HANDLEXIKON
DER
MEDIZIN
A–K

HANDLEXIKON DER MEDIZIN

Herausgegeben von
Dr. Günter Thiele

unter Mitarbeit von Dr. Dagobert Tutsch,
Dr. Heinz Walter und der Lexikonredaktion
des Verlages Urban & Schwarzenberg

Mit rund 1200 Abbildungen

A–K

Urban & Schwarzenberg · München–Wien–Baltimore

Anschrift der Redaktion: Dr. *Günter Thiele,* c/o Lexikon-Redaktion des Verlages Urban & Schwarzenberg, Postfach 202440, 8000 München 2

Gebrauchsnamen, Handelsnamen, Warenbezeichnungen und dergleichen, die in diesem Buch ohne besondere Kennzeichnung aufgeführt sind, berechtigen nicht zu der Annahme, daß solche Namen ohne weiteres von jedem benützt werden dürfen. Vielmehr kann es sich auch dann um gesetzlich geschützte Warenzeichen handeln.

Der Quellennachweis der Abbildungen befindet sich am Ende des 2. Bandes.

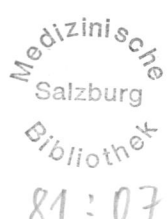

CIP-Kurztitelaufnahme der Deutschen Bibliothek

Handlexikon der Medizin/hrsg. von Günter Thiele.
Unter Mitarb. von Dagobert Tutsch... - München,
Wien, Baltimore: Urban und Schwarzenberg.
  ISBN 3-541-09101-0 Lw.
  ISBN 3-541-09501-6 Hldr.
NE: Thiele, Günter (Hrsg.); Tutsch, Dagobert
(Mitverf.)
A - K. - 1980.
  ISBN 3-541-09111-8 Lw.
  ISBN 3-541-09511-3 Hldr.

Alle Rechte, auch die des Nachdrucks, der Wiedergabe in jeder Form und der Übersetzung behalten sich Urheber und Verleger vor. Es ist ohne schriftliche Genehmigung des Verlages nicht erlaubt, das Buch oder Teile daraus auf photomechanischem Weg (Photokopie, Mikrokopie) zu vervielfältigen oder unter Verwendung elektronischer bzw. mechanischer Systeme zu speichern, systematisch auszuwerten oder zu verbreiten.
Satz: Satz-Rechen-Zentrum Hartmann + Heenemann, Berlin; Druck: Kösel, Kempten
© Urban & Schwarzenberg 1980

ISBN 3-541-09111-8 Lw.   ISBN 3-541-09511-3 Hldr.

Vorwort

Vor genau 100 Jahren erschien im damals noch jungen Verlag Urban & Schwarzenberg der erste Band von Eulenburgs „Realencyclopädie der gesamten Heilkunde". Das Werk wurde von den Rezensenten zwar gelobt, der Sinn dieses verlegerischen Wagnisses dagegen skeptisch beurteilt. Vier Jahre und fünfzehn Bände später jedoch war nicht nur der große Erfolg eingetreten — die Auflage war vergriffen, vier weitere folgten —, es war auch eine lange Reihe medizinischer und naturwissenschaftlicher Enzyklopädien und Lexika begründet und der Durchbruch für Urban & Schwarzenberg als wissenschaftlicher Verlag geschafft.

In konsequenter Weiterentwicklung dieser Tradition arbeitet seit 1961 in der Lexikonredaktion des Verlags ein ausgesuchtes Team von Spezialisten, die von 1966–77 das „Reallexikon der Medizin" konzipierten und herausbrachten. Stand bei diesem Mammutunternehmen der Wunsch nach der wissenschaftlichen Aufarbeitung der medizinischen Terminologie und ihrer Randgebiete im Vordergrund, so galt es hier, dem hoffentlich erwartungsvollen, vielleicht wiederum skeptischen, sicher aber kritischen Lesern mit dem „Handlexikon der Medizin" ein übersichtliches und doch umfassendes Nachschlagewerk in die Hand zu geben.

Dr. med. Günter Thiele in Zusammenarbeit mit Dr. med. Dagobert Tutsch, Dr. rer. nat. Heinz Walter und den übrigen Mitarbeitern und Autoren der Lexikonredaktion haben es geschafft, nur drei Jahre nach Abschluß der Arbeiten am Reallexikon die 2 Bände des Handlexikons, des „Thiele", wie es wohl bald genannt werden wird, der Öffentlichkeit vorzulegen.

Die Konzeption des Handlexikons geht davon aus, daß die Anforderungen eines am Krankenbett oder in der Praxis tätigen Arztes an „sein" Nachschlagewerk andere sein müssen als die eines Studenten, einer Krankenschwester oder Sprechstundenhilfe. Die knappen, auf das wesentliche gerichteten Begriffserklärungen mit vielfältigen Vernetzungen und Querverweisen sind darauf ausgerichtet, dem Arzt, der bei der zunehmenden Spezialisierung seines Berufs zwangsläufig mit neuen Begriffen konfrontiert wird, eine handliche Kommunikationshilfe für seine tägliche Arbeit zur Verfügung zu stellen. Ausgewählte Abbildungen, Graphiken, Schemata und Formeln sollen die Texte der einzelnen Stichwörter ergänzen und veranschaulichen.

Verlag und Redaktion sind stolz, dieses Werk vollbracht zu haben und hiermit der Öffentlichkeit vorstellen zu dürfen.

München, im August 1980 *Michael Urban*

Hinweise für den Benutzer

Die **Alphabetisierung** der Stichwörter (Fettdruck) wertet Umlaute als 2 Einzelvokale (z.B. ä = ae); unberücksichtigt bleiben vorgeschaltete Symbole in Form von Ziffern, griech. Buchstaben etc. (z.B. 4-Nitrodiphenyl, β-Phenylserin), soweit sie nicht ausgeschrieben oder/und wesentlicher Bestandteil der Terminus sind (z.B. Alpha-, A-Zelle), sowie Adelsprädikate u.ä., sofern nicht festverbundener Bestandteil des Namens (z.B. DaCosta, LeFort, VanAllen). Beim mehrteiligen Stichwort bestimmt allein das erste Wort die Einordnung, und zwar als Adjektiv ungeachtet der Genus-abhängigen Endung (z.B. rotes Fieber, roter Fingerhut, rote Hirnerweichung); dagegen gelten durch Bindestrich gekoppelte Stichwörter im vollen Umfang. Häufig sind aus praktischen Gründen lateinische u. deutsche Version sowie Ein- u. Mehrzahl in gemeinsamer alphabetischer Folge aufgeführt. Adjektivisch ergänzte Stichwörter wurden in der Regel beim Substantiv eingeordnet (z.B. Abszeß, steriler), z.T. aber beim „überwertigen" Adjektiv (z.B. brauner Tumor).

Der **Stichwörterblock** ist im allgemeinen alphabetisch geordnet, nur gelegentlich zweckmäßigerweise auch nach sachlichen Zusammenhängen; er umfaßt entweder Termini mit gemeinsamem Führungswort oder -wortteil (wobei der diesen begrenzende Senkrechtstrich in der Regel auch eine Silbenfuge anzeigt!) oder aber solche weitgehender alphabetischer, meist auch etymologischer Übereinstimmung. Auch Eponyme sind als Block unter dem Namen des gemeinsamen Autors zusammengefaßt, unterliegen also bei gleichlautenden Personennamen nicht der streng alphabetischen Ordnung.

Personennamen erscheinen in Großbuchstaben (Kapitälchen), als Stichwortbestandteil (Fettdruck) in gemischter Schrift mit nachgesetztem Index-Stern (z.B. Monod*, Jaques*), der bei Eponymen gleichzeitig die Autorenschaft anzeigt und die adjektivische Endung bzw. den Bindestrich ersetzt (z.B. Wolff* Gang); ein in solchem Falle dennoch vorhandener Bindestrich besagt, daß keine echte Autorenschaft vorliegt, sondern eine sekundäre Namensverbindung (z.B. Douglas*-Metastase). Bei Mehrfach-Eponymen trägt jeder der Autorennamen den Index-Stern (z.B. Allen*-Doisy*Test), während Doppelnamen durch zweifachen Bindestrich verbunden und mit nur einem Stern versehen sind (z.B. Louis=Bar* Syndrom).

Wichtige **Synonyme** sind jeweils beim textführenden Stichwort versammelt und diesem bzw. — bei mehrteiligem Text — der Numerierungsziffer unmittelbar nachgesetzt, z.T. auch, durch Anführungszeichen markiert, in die anschließende Definition eingebaut.

Die **Nomenklatur**-Zugehörigkeit eines Terminus ist aus dem nachgesetzten Kursivkürzel (z.B. *PNA, WHO*) ersichtlich, die Herkunft seiner Definition (z.B. DIN, IUPAC) zu Beginn der Ausführungen in Klammern angegeben (ebenso wie Erstbeschreiber, Namensgeber, Inaugurationsjahr etc.); ähnlich, aber ohne Klammern, wird die Fachrichtung (z.B. *anat, botan*) von Stichwort bzw. Definition deklariert.

Eine **Verweisung** auf das textführende Stichwort erfolgt bei (Teil-)Synonymität durch Schrägpfeil ↗ (der im laufenden Text auch als allgem. Hinweissymbol fungiert), bei Nicht-Synonymität durch „s. u." („siehe unter", womit beim mehrteiligen Stichwort evtl. auch nur die andere alphabetische Einordnung aufgezeigt wird); weitere Hinweise auf einschlägige Begriffe durch „s. a." („siehe auch"), auf gegensätzliche durch „vgl." („vergleiche").

Angaben zur **Etymologie** finden sich beim Stichwort selbst nur ausnahmsweise. Für die wichtigsten aus dem Griechischen und Lateinischen abgeleiteten Wortstämme ist die sprachliche Herkunft am Ende des 2. Bandes nachgewiesen.

Von **Abkürzungen**, Kurzzeichen u. Symbolen wurde zwecks Platzersparnis reichlich Gebrauch gemacht; soweit nicht geläufig, ist ihre Bedeutung dem nachstehenden Verzeichnis oder dem lexikalischen Teil zu entnehmen. Darüber hinaus kann jedes Stichwort oder sein durch Senkrechtstrich begrenzter Führungsteil im anschließenden Text bzw. im zugehörigen Wörterblock durch das Initial ersetzt sein (z.B. Herz, H., H.figur). Für mehrteilige Stichwörter stehen die Initialen jedes Einzelwortes; um Verwechslungen zu vermeiden, ist die Abkürzung evtl. auf 2 oder mehr Anfangsbuchstaben „erweitert". Das Initial ersetzt das betreffende Stichwort in allen Beugeformen. Gelegentlich wird auch die durch Strich abgeteilte 2. Stichworthälfte nur als Initial wiederholt (z. B. Verdin|ikterus, V.ikterus: I., der...). Abgekürzt sind ferner die adjektivischen Endungen -ig, -lich, -aris, -alis, -eus, -icus etc. (samt Beugeformen), die Pluralendungen -eiten u. -ungen (z. B. Einhtn., Verbindgn.), evtl. auch andere im Kontext unverwechselbare Wortteile.

Als **Maßeinheiten** (und damit Meßwerte) wurden in den Texten zum großen Teil die bislang gewohnten beibehalten; z.B. sind alle Temperaturangaben in °Celsius zu verstehen. Das Umrechnen in die vom Gesetzgeber geforderten SI-Einheiten (und umgekehrt) soll eine Zusammenstellung der Umrechnungsfaktoren für die wichtigsten medizinrelevanten Parameter erleichtern (Seite XII). Tabellen mit den einschlägigen physikal. und chem. Bezugsgrößen findet man bei den Stichwörtern „Einheit" u. „SI-Einheiten".

Abkürzungen, Kurzzeichen

(Soweit hier und im Rechtschreibung-Duden nicht aufgeführt, dem lexikalischen Teil zu entnehmen)

a	— Jahr („annus")	BGB	— Bürgerliches Gesetzbuch	DNS	— Desoxyribonukleinsäure
A., Aa.	— Arteria, Arteriae	*biochem*	— Biochemie	dors.	— dorsal(is)
abdom.	— abdominalis	*biol*	— Biologie	dptr	— Dioptrie
Abk.	— Abkürzung	biol.	— biologisch	Drag.	— Dragee(s)
Abltg.	— Ableitung	BK	— Berufskrankheit	DRF	— Deutsche Rezeptformel
adj.	— adjektivisch	BKS	— Blutkörperchensenkung		
Ätiol.	— Ätiologie			E.C.	— Enzyme-Commission-System der IUB
Ät.path.	— Ätiopathogenese				
AG	— Antigen	*botan*	— Botanik		
AK	— Antikörper	BRD	— Bundesrepublik Deutschland	EEG	— Elektroenzephalogramm, -graphie
allerg	— Allergologie				
allg.	— allgemein	BSG	— Blutsenkungsgeschwindigkeit		
Amp.	— Ampulle				
anästh	— Anästhesiologie	BTM	— Betäubungsmittel	Einh.	— Einheit
anamn.	— anamnestisch			EKG	— Elektrokardiogramm
anat	— Anatomie	BW	— Brustwirbel		
anat.	— anatomisch	BWK	— Brustwirbelkörper	einschl.	— einschließlich
androl	— Andrologie			Einw.	— Einwohner
angeb.	— angeboren	BWS	— Brustwirbelsäule	*el.mikrosk*	— Elektronemikroskopie
angew.	— angewendet	bzgl.	— bezüglich		
ant.	— anterior			*embryol*	— Embryologie
anthrop	— Athropologie	C	— Zervikalsegment	embryol.	— embryologisch
Anw.	— Anwendung	Ca.	— Karzinom	*endokrin*	— Endokrinologie
a.p.	— anterior-posterior	Ci	— Curie	endokrinol.	— endokrinologisch
		chem	— Chemie		
Aq.	— Aqua	*chir*	— Chirurgie	*entom*	— Entomologie
arb.med	— Arbeitsmedizin	Cort.	— Cortex	entspr.	— entsprechend
art.	— arteriell			*enzym*	— Enzymologie
asc.	— ascendens			*epidem*	— Epidemiologie
a.-v.	— arteriovenös	d	— Tag („dies")	EPS	— extrapyramidales System
av., Av-	— atrioventrikulär	D	— Dorsal (= Thorakal)-segment		
AZ	— Allgemeinzustand			Erkr.	— Erkrankung
		D.	— Dichte	Ery	— Erythrozyt(en)
		DAB	— Deutsches Arzneibuch	*ethn*	— Ethnologie
Bac.	— Bacillus			*etym*	— Etymologie
Bact.	— Bacterium	Darstg.	— Darstellung	exper.	— experimentell
bakt	— Bakteriologie	db	— Dezibel	ext.	— externus
bakt.	— bakteriell	DD	— Differentialdiagnose	EZ	— Ernährungszustand
bakteriol.	— bakteriologisch				
Baktn.	— Bakterien	def.	— deformans		
baln	— Balneologie	degen.	— degenerativ	F.	— Fließ- oder Schmelzpunkt
Baz.	— Bazillus	*dent*	— Zahnmedizin		
BdE	— Bundesernährungsministerium	dep.	— depuratus	Fam.	— Familie
		derm	— Dermatologie	FK	— Fremdkörper
		dermatol.	— dermatologisch	Flor.	— Flores
BdI	— Bundesinnenministerium	desc.	— descendens	FMB	— Formulae magistrales Berolinenses
		Di	— Diphtherie		
bds.	— beiderseits, -seitig	*diät*	— Diätetik		
		diff.-diagn.	— differentialdiagnostisch	Fol.	— Folia
Begr.	— Begriff			For.	— Foramen
bes.	— besonders, besondere(r)	Dil., dil.	— Dilution, dilutus	*forens*	— Gerichtsmedizin
		dir.	— direkt	frakt.	— fraktioniert
best.	— bestimmt	dist.	— distal(is)	front.	— frontal(is)
Bez.	— Bezeichnung	DL	— Dosis letalis	funkt.	— funktionell

Abkürzungen, Kurzzeichen

gastr	— Gastrologie	IUB, IUPAC	— International Union of Biochemestry bzw. of Pure and Applied Chemestry	maj.	— major
gastrol.	— gastrologisch			MAK	— maximale Arbeitsplatzkonzentration
gbh, geburtsh	— geburtshilflich				
gebr.	— gebräuchlich				
genet	— Genetik				
ges.	— gesamt			max.	— maximal, maximus
gesätt.	— gesättigt	i.v.	— intravenös	Mb.	— Morbus
Ggl.	— Ganglion	i.w.S.	— im weiteren Sinn	MED	— mittlere Einzeldosis
Ggs.	— Gegensatz				
Gl(l).	— Glandula(e)	Jh.	— Jahrhundert	med.	— medial(is)
griech., *gr*	— griechisch	Jz.	— Jahrzehnt	*med.-techn*	— Medizintechnik
gtt.	— guttae (= Tropfen)			*mediz*	— Medizin
		kard	— Kardiologie	MG	— Molekulargewicht
gyn	— Gynäkologie	kardiol.	— kardiologisch		
gynäkol.	— gynäkologisch	KBR	— Komplementbindungsreaktion	mhd	— mittelhochdeutsch
		Kl.	— Klasse	*mikrob*	— Mikrobiologie
h	— Stunde („hora")	*klin*	— Klinik, klinisch	mikrobiol.	— mikrobiologisch
hämat	— Hämatologie	KM	— Kontrastmittel	Min., min	— Minute
hämatol.	— hämatologisch		— Knochenmark	min.	— minimal, minor
Herstg.	— Herstellung	koll.	— kolloidal	MM	— Muttermund
HHL	— Hypophysenhinterlappen	kombin.	— kombiniert	Mm.	— Musculi, Muskeln
		Kombin.	— Kombination		
histol	— Histologie	kons(erv.)	— konservativ	modif.	— modifiziert
histol.	— histologisch	Konz.	— Konzentration	Modifik.	— Modifikation
histor	— Medizingeschichte	konz.	— konzentriert	mol.	— molar
		Kp.	— Siedepunkt	Mol.	— Molekül
histotechn	— Histotechnik	krist.	— kristallin	Mol.gew.	— Molekulargewicht
HNO	— Hals-Nasen-Ohrenheilkunde	Krkht.	— Krankheit		
		Kw.stoff	— Kohlenwasserstoff	Mon.	— Monat
hom	— Homöopathie			MTD	— mittl. Tagesdosis
HVL	— Hypophysenvorderlappen	*kybern*	— Kybernetik	*mykol*	— Mykologie
		K.Z.	— Kräftezustand	Mz.	— Mehrzahl
HW	— Halswirbel				
HWK	— Halswirbelkörper	L	— Lumbalsegment	n	— normal (bei chem. ...)
		LA	— Lebensalter		
HWS	— Halswirbelsäule	*labor*	— Labormedizin	N.	— Nervus
hyg	— Hygiene	*laryng*	— Laryngologie	Nc.	— Nucleus
		lat.	— lateinisch	ND	— Normdosis
			— lateral(is)	neg.	— negativ
i.a.	— intraarteriell	Leuko(s)	— Leukozyt(en)	*neur*	— Neurologie
i.c.	— intrakutan	Lgl(l).	— Lymphoglandula(e)	neurol.	— neurologisch
ICR	— Interkostalraum			*neurophys*	— Neurophysiologie
IE, iE	— Internat. Einheit	Lhj.	— Lebenshalbjahr		
i.e.S.	— im eigentl. Sinn, im engeren Sinn	li.	— links	Nn.	— Nervi
		Lig(g).	— Ligamentum, -ta	NN	— Nebenniere
Ig	— Immunglobulin	Liq.	— Liquor	NNM	— Nebennierenmark
i.m.	— intramuskulär	Lj.	— Lebensjahr		
immun	— Immunologie	Ljz.	— Lebensjahrzehnt	NNR	— Nebennierenrinde
immunol.	— immunologisch	LK	— Lymphknoten		
Ind.	— Indikation	Lmon.	— Lebensmonat	NS	— Nervensystem
indir.	— indirekt	LP	— Lumbalpunktion	*nukl(earmed)*	— Nuklearmedizin
inf.	— inferior	Lsg.	— Lösung		
infekt.	— infektiös	LW	— Lendenwirbel	o.ä.	— oder ähnliche(s)
Inj.	— Injektion	LWK	— Lendenwirbelkörper	o.a.	— oder andere(s)
inn.med	— Innere Medizin			O'arm	— Oberarm
int.	— internus	Lwo.	— Lebenswoche	o.B.	— ohne Befund
I.P.	— isoelektrischer Punkt	LWS	— Lendenwirbelsäule	obsol.	— obsolet
				ÖAB	— Österreichisches Arzneibuch
i.p.	— intraperitoneal				
i.u.	— intrauterin	M.	— Musculus	Ol.	— Oleum

Abkürzungen, Kurzzeichen

OP	— Operationssaal	*radiol*	— Radiologie	Tr.	— Tractus
Op.	— Operation(s...)	re.	— rechts		— Truncus
op.	— operativ	rel.	— relativ	Trit.	— Trituratio
ophth	— Ophthalmologie	RES	— retikuloendothe-	*trop*	— Tropenmedizin
ophthalmol.	— ophthalmolo-		liales System		
	gisch	*rhin*	— Rhinologie		
opt	— Optik	Rhiz.	— Rhizoma	u. a.	— unter anderem
Ordn.	— Ordnung	RHS	— retikulohistiozy-		— und andere(s)
orthodont	— Orthodontie		täres System	u. a. m.	— und andere(s)
orthop	— Orthopädie	RKM	— Röntgenkontrast-		mehr
O'schenkel	— Oberschenkel		mittel	U'arm	— Unterarm
otol	— Otologie	Rö., Rö-	— Röntgen-	ü. d. M.	— über dem Meeres-
		röntg	— Röntgenologie		spiegel
		röntgenol.	— röntgenologisch	u. M.	— und Mitarbeiter
p.a.	— posterior-ante-	RR	— Blutdruck (nach	U/min	— Umdrehung pro
	rior		RIVA-ROCCI)		Minute
päd	— Pädiatrie	Rr.	— Rami	unbest.	— unbestimmt
parasit	— Parasitologie			Ungt.	— Unguentum
parasitol.	— parasitologisch	s	— Sekunde	*urol*	— Urologie
Pat.	— Patient	s.	— sive, seu	urol.	— urologisch
path	— Pathologie	S	— Sakralsegment	urspr.	— ursprünglich
path(ol).	— pathologisch	s.c.	— subkutan	U'schenkel	— Unterschenkel
path.anat.	— pathol.-anato-	sec, Sek.	— Sekunde	u. U.	— unter Umstän-
	misch	sek.	— sekundär		den
pharm(ak)	— Pharmakologie	*serol*	— Serologie		
pharm(az)	— Pharmazie	serol.	— serologisch		
Ph.Helv.	— Pharmacopoea	sin.	— sinister	V.	— Vena
	Helvetica	*soz*	— Soziologie	var.	— Varietas
Ph.Int.	— Pharmacopoea	spez.	— speziell	ven.	— venös
	Internationalis	spezif.	— spezifisch	*vener*	— Venerologie
physik	— Physik	Spir.	— Spiritus	ventr.	— ventral(is)
physiol	— Physiologie	STADA	— Standesvereini-	Verbdg(n).	— Verbindung(en)
physiol.	— physiologisch		gung deutscher	versch.	— verschieden(er)
physiotherap	— Physiotherapie		Apotheker	Verw.	— Verwendung
PK	— Primärkomplex	*statist*	— Statistik	*vet*	— Veterinärmedi-
Pl.	— Plexus	Std.	— Stunde		zin
pl.	— Plural	stdl.	— stündlich	*virol*	— Virologie
Plv.	— Pulvis, Pulver	StGB	— Strafgesetzbuch	virol.	— virologisch
pos.	— positiv	subsp.	— Subspecies	Vit.	— Vitamin
post.	— posterior	sup.	— superior	VK	— Vitalkapazität
ppm	— parts per million	SW	— Sakralwirbel	VO	— Verordnung
Präp.	— Präparat	Sy(ndr).	— Syndrom	Vork.	— Vorkommen
prim.	— primär	Sympt(e).	— Symptom(e)	vork.	— vorkommend
Proc.	— Processus	Syn., syn.	— Synonym, syn-	vorw.	— vorwiegend
protozool	— Protozoologie		onym	Vv.	— Venae, Venen
prox.	— proximal(is)				
psych	— Psychologie	T.	— Teil(e)		
psych(iatr)	— Psychiatrie	tbc.	— tuberculosus	wahrsch.	— wahrscheinlich
pulmon	— Pulmonologie	Tbk	— Tuberkulose	WK	— Wirbelkörper
pur.	— purus	tbk.	— tuberkulös	Wkg.	— Wirkung
purif.	— purificatus	Tbl.	— Tablette	WS	— Wirbelsäule
		Tct.	— Tinctura		
		techn	— Technik		
qual.	— qualitativ	Temp.	— Temperatur	zeitgen.	— zeitgenössisch
quant.	— quantitativ	tert.	— tertiär	ZNS	— Zentralnervensy-
quart.	— quartär	Tg.	— Tag(e)		stem
q.s.	— quantum satis	Th	— Thorakalseg-	*zool*	— Zoologie
			ment	Zus.	— Zusammenset-
		Ther., *therap*	— Therapie		zung
R	— Röntgen (Einh.)	*toxik*	— Toxikologie	*zytol*	— Zytologie
R.	— Ramus	Tr.	— Tropfen	zytol.	— zytologisch
Rad.	— Radix				

Präfixe für Maßeinheiten

Kurz-zeichen	Vor-silbe	Bedeutung	
E	Exa-	10^{18} =	1 000 000 000 000 000 000
P	Peta-	10^{15} =	1 000 000 000 000 000
T	Tera-	10^{12} =	1 000 000 000 000
G	Giga-	10^{9} =	1 000 000 000
M	Mega-	10^{6} =	1 000 000
k	Kilo-	10^{3} =	1 000
h	Hekto-	10^{2} =	100
da	Deka-	10^{1} =	10
d	Dezi-	10^{-1} =	0,1
c	Zenti-	10^{-2} =	0,01
m	Milli-	10^{-3} =	0,001
µ	Mikro-	10^{-6} =	0,000 001
n	Nano-	10^{-9} =	0,000 000 001
p	Piko-	10^{-12} =	0,000 000 000 001
f	Femto-	10^{-15} =	0,000 000 000 000 001
a	Atto-	10^{-18} =	0,000 000 000 000 000 001

Siehe auch Tabellen »Maßangaben in γ u. µ« und »Umrechnung Kubikmeter/Liter«

Umrechnung von Kubikmeter- in Liter-Werte

1 m³	= 10^{0} m³	= 10^{3} l	= (1 kl)
1 dm³	= 10^{-3} m³	= 10^{0} l	= 1 l
1 cm³	= 10^{-6} m³	= 10^{-3} l	= 1 ml
1 mm³	= 10^{-9} m³	= 10^{-6} l	= 1 µl
1 µm³	= 10^{-18} m³	= 10^{-15} l	= 1 fl
1 nm³	= 10^{-27} m³	= 10^{-24} l	= –
1 pm³	= 10^{-36} m³	= 10^{-33} l	= –

Römische Ziffern

I	= 1		L	= 50
V	= 5		C	= 100
X	= 10		D	= 500
		M	= 1000	

Zeichen, Symbole

↑ siehe!	° Grad
∅ Durchmesser; negativ	′ Minute
% Prozent	″ Sekunde
%ig prozentig	+ plus, und; positiv
‰ Promille	± Schwankungsbereich
∞ unendlich	– minus, weniger; negativ
~ ungefähr, etwa	= gleich, synonym mit …
≅ etwa gleich	↔ reversible Reaktion
< kleiner als …	≙ entspricht
> größer als …	♂ männlich(es Individuum)
≦ gleich bis kleiner als …	♀ weiblich(es Individuum)
≧ gleich bis größer als …	⚥ zwittrig, Hermaphrodit
· × mal, multipliziert mit	∢ Winkel
: / geteilt durch, pro	

Griechisches Alphabet

kl.	gr.	Name	Lautwert
α	A	Alpha	a
β	B	Beta	b
γ	Γ	Gamma	g
δ	Δ	Delta	d
ε	E	Epsilon	e (kurz)
ζ	Z	Zeta	z
η	H	Eta	e (lang)
ϑ	Θ	Theta	th
ι	I	Jota	i
κ	K	Kappa	k
λ	Λ	Lambda	l
µ	M	My	m
ν	N	Ny	n
ξ	Ξ	Ksi	x
ο	O	Omikron	o (kurz)
π	Π	Pi	p
ρ	P	Rho	r
σ	Σ	Sigma	s
ς		Schlußsigma	s
τ	T	Tau	t
υ	Y	Ypsilon	y
φ	Φ	Phi	ph (f)
χ	X	Chi	ch
ψ	Ψ	Psi	ps
ω	Ω	Omega	o (lang)

Maßangaben mit Gamma (γ) und My (µ)

	Amtliche Bezeichnungen	Synonyme	
		mit Gamma (γ)	mit My (µ)
LÄNGE (Meter = m)	10^{-6} m = Mikrometer = µm	–	µ Mikron, My
	10^{-9} m = Nanometer = nm	–	mµ Millimikron, Millimy
	10^{-12} m = Picometer = pm	–	µµ Mikromikron, Mymy
GEWICHT (Gramm = g)	10^{-6} g = Mikrogramm = µg (im Ausland mcg)	γ Gamma	µg Mikrogramm, Mygramm
	10^{-9} g = Nanogramm = ng	mγ Milligamma	mµg Millimikrogramm, Millimygramm µmg Mikromilligramm, Mymilligramm
	10^{-12} g = Picogramm = pg	µγ Mikrogamma, Mygamma γγ Gammagamma	µγ Mikrogamma, Mygamma µµg Mikromikrogramm, Mymygramm

Umrechnungsfaktoren für SI-Einheiten

(F I für alte in → neue Einheit, F II (= Ziffernfolge der rel. Atom- bzw. Molekülmasse) für neue in ← alte Einheit; dabei ist die Umrechnung mg ↔ µmol identisch mit g ↔ mmol, µg ↔ nmol, ng ↔ pmol)

		F I	F II				
ACTH	(mg ↔ µmol)	0,2202	4,5413	Asparagin-säure	(mg ↔ µmol)	7,513	0,1331
Adenin	(mg ↔ µmol)	7,4	0,1351				
Adenosindi-phosphat (ADP)	(mg ↔ µmol)	2,341	0,4272	Azetaldehyd	(mg ↔ µmol)	22,7	0,0441
				Azetessig-säure	(mg ↔ µmol)	9,795	0,1021
Adenosinmo-nophosphat (AMP)	(mg ↔ µmol)	2,88	0,3472	Azetoin	(mg ↔ µmol)	11,35	0,0881
				Azeton	(mg ↔ µmol)	17,22	0,0581
				Azetonitril	(mg ↔ µmol)	24,36	0,0411
Adenosintri-phosphat (ATP)	(mg ↔ µmol)	1,972	0,5071	Azetylcholin	(mg ↔ µmol)	6,127	0,1632
				Azetylhexos-amine	(mg ↔ µmol)	4,521	0,2212
Adipinsäure	(mg ↔ µmol)	6,843	0,1461	Azetylhist-amin	(mg ↔ µmol)	6,528	0,1532
Adrenalin	(µg ↔ nmol)!	5,458	0,1832				
Äpfelsäure	(mg ↔ µmol)	7,458	0,1341	Azetylneur-aminsäure	(mg ↔ µmol)	3,233	0,3093
Äthanolamin	(mg ↔ µmol)	16,37	0,0611				
Äthylalkohol	(mg ↔ µmol)	21,71	0,0461				
Ätiocholano-lon	(mg ↔ µmol)	3,443	0,2904				
				Barbital	(mg ↔ µmol)	5,429	0,1842
Alanin	(mg ↔ µmol)	11,22	0,0891	Bernstein-säure	(mg ↔ µmol)	8,468	0,1181
Albumine	(g% ↔ µmol/l)!	144,9	0,0069				
Aldosteron	(µg ↔ nmol)!	2,774	0,3605	Bikarbonat	(Vol.-% ↔ mmol/l)!	0,4492	2,226
Allantoin	(mg ↔ µmol)	6,324	0,1581				
Allobarbital	(mg ↔ µmol)	4,803	0,2082	Bilirubin	(mg ↔ µmol)	1,710	0,5847
Allotetrahy-drokorti-son	(mg ↔ µmol)	2,744	0,3644	Biotin	(mg ↔ µmol)	4,093	0,2443
				Blei,	(mg ↔ µmol)	4,826	0,2072
				Blutdruck	(mm Hg ↔ kPa)!	0,1333	7,501
Aluminium	(mg ↔ µmol)	37,06	0,0269	Bor	(mg ↔ µmol)	92,51	0,0108
Aminoben-zoesäure	(mg ↔ µmol)	7,292	0,1371	Brenztrauben-säure (Pyruvat)	(mg ↔ µmol)	11,36	0,0880
Amino(iso)-buttersäure	(mg ↔ µmol)	9,697	0,1031	Brom	(mg ↔ µmol)	12,52	0,0799
5-Aminolävu-linsäure	(mg ↔ µmol)	7,626	0,1311	Bromsul-fonphthalein	(mg ↔ µmol)	1,193	0,8382
				Bufotenin	(mg ↔ µmol)	4,896	0,2042
Ammoniak	(mg ↔ µmol)	58,72	0,0170	Butalbital	(mg ↔ µmol)	4,459	0,2243
Amobarbital	(mg ↔ µmol)	4,419	0,2263	Butylenglykol	(mg ↔ µmol)	11,1	0,0901
Androsten-dion	(mg ↔ µmol)	3,491	0,2865				
Androsteron	(mg ↔ µmol)	3,443	0,2904	Caeruloplas-min	(mg ↔ mmol)!	6,25	0,16
Anserin	(mg ↔ µmol)	4,162	0,2403				
Aprobarbital	(mg ↔ µmol)	4,757	0,2102	Chenodesoxy-cholsäure	(mg ↔ µmol)	2,547	0,3926
Arabinose	(mg ↔ µmol)	6,661	0,1501				
Arachidon-säure	(mg ↔ µmol)	3,284	0,3045	Chlorid	(mg ↔ µmol)	28,21	0,0354
				Cholesterin	(mg ↔ µmol)	2,586	0,3867
Arbeit, Ener-gie	(kpm ↔ J)!	9,807	0,102	Cholin	(mg ↔ µmol)	8,252	0,1212
				Cholsäure	(mg ↔ µmol)	2,448	0,4085
Arginin	(mg ↔ µmol)	5,741	0,1742	Clearance	(ml/min ↔ ml/s)!	0,0167	60
Arsen	(mg ↔ µmol)	13,35	0,0749				
Asparagin	(mg ↔ µmol)	7,569	0,1321	Curie	(µCi ↔ kBq)!	37	0,0270

Umrechnungsfaktoren für SI-Einheiten

Substanz	Einheit	Faktor 1	Faktor 2
Deoxykortikosteron	(mg ↔ µmol)	3,026	0,3305
Diäthylbarbitursäure	(mg ↔ µmol)	5,429	0,1842
Digoxin	(ng/ml ↔ nmol/l)!	1,28	0,781
Dihydroxyazeton	(mg ↔ µmol)	11,1	0,0901
Dihydroxyphenylessigsäure	(mg ↔ µmol)	5,947	0,1682
Dimethylamin	(mg ↔ µmol)	22,18	0,0451
Dimethyltryptamin	(mg ↔ µmol)	5,313	0,1882
Dopa	(mg ↔ µmol)	5,071	0,1972
Dopamin	(mg ↔ µmol)	6,528	0,1532
Eisen	(mg ↔ µmol)	17,91	0,0558
Enzyme	(U ↔ nkat)!	16,67	0,06
Epitestosteron	(mg ↔ µmol)	3,467	0,2884
Ergothionein	(mg ↔ µmol)	4,361	0,2293
Fettsäuren	(mg ↔ µmol)	3,54	0,2825
Fibrinogen	(mg ↔ mmol)!	2,941	0,34
Fluor	(mg ↔ µmol)	52,63	0,0190
Folsäure	(mg ↔ µmol)	2,265	0,4414
Frequenz	(1/min ↔ Hz)!	0,0167	60
Fruktose	(mg ↔ µmol)	5,551	0,1802
Fukose	(mg ↔ µmol)	6,092	0,1641
Furandikarboxylsäure	(mg ↔ µmol)	6,406	0,1561
Galaktose	(mg ↔ µmol)	5,551	0,1802
Gallensäure	(mg ↔ µmol)	2,547	0,3926
Glukose	(mg ↔ µmol)	5,551	0,1802
Glukuronsäure	(mg ↔ µmol)	5,151	0,1941
Glutamin	(mg ↔ µmol)	6,842	0,1462
Glutaminsäure	(mg ↔ µmol)	6,797	0,1471
Glutarsäure	(mg ↔ µmol)	7,568	0,1321
Glutathion	(mg ↔ µmol)	3,254	0,3073
Glyoxylsäure	(mg ↔ µmol)	13,51	0,0740
Glyzerin	(mg ↔ µmol)	10,86	0,0921
Glyzin	(mg ↔ µmol)	13,32	0,0751
Grundumsatz	(kcal/m^{2}h ↔ J/m^{2}s)!	1,163	0,8598
Guanidin	(mg ↔ µmol)	16,93	0,0591
Guanidinoessigsäure	(mg ↔ µmol)	8,539	0,1171
Guanosintriphosphat	(mg ↔ µmol)	1,911	0,5233
Hämiglobin, Hämoglobin	(g% ↔ mmol/l)!	0,6206	1,611
Haptoglobin	(mg ↔ µmol)	0,0117	85,470
Harnsäure	(mg ↔ µmol)	5,948	0,168
Harnstoff	(mg ↔ µmol)	16,65	0,0601
Hexosamine	(mg ↔ µmol)	5,581	0,1792
Hippursäure	(mg ↔ µmol)	5,581	0,1792
Histamin	(mg ↔ µmol)	8,997	0,1111
Histidin	(mg ↔ µmol)	6,445	0,1552
Homogentisinsäure	(mg ↔ µmol)	5,947	0,1682
Homovanillinsäure	(mg ↔ µmol)	5,489	0,1822
β-Hydroxybuttersäure	(mg ↔ µmol)	9,606	0,1041
5-Hydroxyindolessigsäure	(mg ↔ µmol)	5,230	0,1912
17-Hydroxykortikosteroide	(mg ↔ µmol)	2,759	0,3625
Hydroxyprogesteron	(mg ↔ µmol)	3,026	0,3305
Hydroxyprolin	(mg ↔ µmol)	7,626	0,1311
Hypoxanthin	(mg ↔ µmol)	7,347	0,1361
Imidazolmilchsäure	(mg ↔ µmol)	6,404	0,1562
Indikan	(mg ↔ µmol)	3,979	0,2513
Indolylessigsäure	(mg ↔ µmol)	5,708	0,1752
Inosin	(mg ↔ µmol)	3,728	0,2682
Inosintriphosphat	(mg ↔ µmol)	1,968	0,5081
Inosit	(mg ↔ µmol)	5,551	0,1801
Insulin (Mensch)	(mg ↔ µmol)	0,172	5,8139
Isoleuzin	(mg ↔ µmol)	7,624	0,1312
Jod	(mg ↔ µmol)	7,88	0,1269
Kalium	(mg ↔ µmol)	25,57	0,0391
Kalorie	(kcal ↔ kJ)!	4,1868	0,2388
Kalzium	(mg ↔ µmol)	24,95	0,0401
Karnitin	(mg ↔ µmol)	6,203	0,1612
Karnosin	(mg ↔ µmol)	4,42	0,2262
Karotine	(mg ↔ µmol)	1,863	0,5369
Ketoglutarsäure	(mg ↔ µmol)	6,845	0,1461
Ketoisovaleriansäure	(mg ↔ µmol)	8,611	0,1161
Ketonkörper	(mg ↔ µmol)	17,22	0,0581
17-Ketosteroide	(mg ↔ µmol)	3,467	0,2884
Kieselsäure	(mg ↔ µmol)	16,64	0,0601
Kobalt	(mg ↔ µmol)	16,97	0,0589
Kohlendioxid	(mg ↔ µmol)	22,72	0,0440
Kohlenmonoxid	(mg ↔ µmol)	35,7	0,0280
Koproporphyrine	(mg ↔ µmol)	1,527	0,6547
Kortikosteron	(mg ↔ µmol)	2,886	0,3465
Kortisol	(mg ↔ µmol)	2,759	0,3625
Kortison	(mg ↔ µmol)	2,774	0,3605
Kreatin	(mg ↔ µmol)	7,626	0,1311
Kreatinin	(mg ↔ µmol)	8,840	0,1131
Kresol	(mg ↔ µmol)	9,247	0,1081
Kupfer	(mg ↔ µmol)	15,74	0,0635

Umrechnungsfaktoren für SI-Einheiten

Substanz	Einheit	Faktor 1	Faktor 2
Kynurenin	(mg ↔ µmol)	4,803	0,2082
Kynurensäure	(mg ↔ µmol)	5,286	0,1892
Laktose	(mg ↔ µmol)	2,921	0,3423
Leistung	(PS ↔ kW)!	0,735	1,36
Leuzin	(mg ↔ µmol)	7,624	0,1312
Lezithin	(mg ↔ µmol)	1,475	0,6780
Linolensäure	(mg ↔ µmol)	3,591	0,2785
Linolsäure	(mg ↔ µmol)	3,566	0,2804
Liponsäure	(mg ↔ µmol)	4,847	0,2063
Lithium	(mg ↔ µmol)	144,1	0,0069
Lithocholsäure	(mg ↔ µmol)	2,655	0,3766
Lysin	(mg ↔ µmol)	6,84	0,1462
Magnesium	(mg ↔ µmol)	41,14	0,0243
Mandelsäure	(mg ↔ µmol)	6,572	0,1522
Mangan	(mg ↔ µmol)	18,2	0,0549
Mesoinosit	(mg ↔ µmol)	5,551	0,1801
Metadrenalin, Metanephrin	(mg ↔ µmol)	5,07	0,1972
Methionin	(mg ↔ µmol)	6,702	0,1492
Methoxytryptamin	(mg ↔ µmol)	5,149	0,1942
Methylamin	(mg ↔ µmol)	32,2	0,0311
Methylhistidin	(mg ↔ µmol)	5,911	0,1692
Methylhypoxanthin	(mg ↔ µmol)	6,66	0,1502
Methylmalonsäure	(mg ↔ µmol)	8,468	0,1181
Methylnicotinamid	(mg ↔ µmol)	7,291	0,1372
Milchsäure (Laktat)	(mg ↔ µmol)	11,1	0,0901
Molybdän	(mg ↔ µmol)	10,42	0,0960
Myoglobin	(mg ↔ µmol)	0,0585	17,0999
Natrium	(mg ↔ µmol)	43,5	0,0229
Nickel	(mg ↔ µmol)	17,03	0,0587
Nikotinamidadenindinukleotid (NAD)	(mg ↔ µmol)	1,507	0,6636
Nikotinamidadenindinukleotidphosphat (NADP)	(mg ↔ µmol)	1,345	0,7435
Nikotinsäure	(mg ↔ µmol)	8,122	0,1231
Nitrat	(mg ↔ µmol)	16,13	0,0620
Nitrit	(mg ↔ µmol)	21,73	0,0460
Noradrenalin	(mg ↔ µmol)	5,911	0,1692
Normetadrenalin	(mg ↔ µmol)	5,458	0,1832
Östradiol	(µg ↔ nmol)!	3,671	0,2724
Östriol	(mg ↔ µmol)	3,468	0,2884
Östron	(mg ↔ µmol)	3,699	0,2704
Ornithin	(mg ↔ µmol)	7,567	0,1322
Orotsäure	(mg ↔ µmol)	6,406	0,1561
Oxalessigsäure	(mg ↔ µmol)	7,572	0,1321
Oxalsäure	(mg ↔ µmol)	11,11	0,09
Pantothensäure	(mg ↔ µmol)	4,561	0,2193
Paraaminohippursäure	(mg/min ↔ µmol/s)!	0,0858	11,65
Paraminobenzoesäure	(mg ↔ µmol)	7,292	0,1371
pCO_2, pO_2	(mm Hg ↔ kPa)!	0,1333	7,501
Pentobarbital	(mg ↔ µmol)	4,419	0,2263
Phenazetin	(mg ↔ µmol)	5,58	0,1792
Phenobarbital	(mg ↔ µmol)	4,306	0,2322
Phenol	(mg ↔ µmol)	10,63	0,0941
Phenolsulfonphthalein	(mg ↔ µmol)	2,822	0,3544
Phenylalanin	(mg ↔ µmol)	6,054	0,1652
Phenylbrenztraubensäure	(mg ↔ µmol)	6,091	0,1642
Phosphatide (Phospholipide)	(mg ↔ µmol)	1,292	0,774
Phosphor, Phosphate	(g ↔ mmol)!	32,29	0,0310
Piperidin	(mg ↔ µmol)	11,74	0,0852
Porphobilinogen	(mg ↔ µmol)	4,42	0,2262
Prednisolon	(mg ↔ µmol)	2,774	0,3605
Prednison	(mg ↔ µmol)	2,79	0,3584
Pregnandiol	(mg ↔ µmol)	3,12	0,3205
Pregnanolon	(mg ↔ µmol)	3,14	0,3185
Pregnantriol	(mg ↔ µmol)	2,972	0,3365
Progesteron	(mg ↔ µmol)	3,18	0,3145
Prolin	(mg ↔ µmol)	8,686	0,1151
Prostagl. E_1	(mg ↔ µmol)	2,821	0,3545
Prostagl. E_2	(mg ↔ µmol)	2,873	0,3481
Prostagl. E_3	(mg ↔ µmol)	2,853	0,3505
Prostagl. $F_1\alpha$	(mg ↔ µmol)	2,813	0,3555
Prostagl. $F_2\alpha$	(mg ↔ µmol)	2,829	0,3535
Prostagl. $F_3\alpha$	(mg ↔ µmol)	2,845	0,3515
Protoporphyrin	(mg ↔ µmol)	1,778	0,5624
Pyridoxalphosphat	(mg ↔ µmol)	4,046	0,2472
Pyridoxsäure	(mg ↔ µmol)	5,459	0,1832
Pyrokatechol	(mg ↔ µmol)	9,082	0,1101
Pyrophosphat	(mg ↔ µmol)	5,749	0,1739
Quecksilber	(mg ↔ µmol)	4,985	0,2006
Rad (Energiedosis)	(rd ↔ Gy)!	0,01	100
Rem (Äquivalentdosis)	(rem ↔ J/kg)!	0,01	100
Rhodanid	(mg ↔ µmol)	17,22	0,0581
Ribose	(mg ↔ µmol)	6,661	0,1501
Ribosylurazil (Uridin)	(mg ↔ µmol)	4,095	0,2442
Ribulose	(mg ↔ µmol)	6,661	0,1501
Röntgen	(R ↔ mC/kg)!	0,258	3,876
Rubidium	(mg ↔ µmol)	11,7	0,0855
Saccharose	(mg ↔ µmol)	2,921	0,3423

Umrechnungsfaktoren für SI-Einheiten

Salizylsäure	(mg ↔ µmol)	7,24	0,1381
Schwefel	(mg ↔ µmol)	31,19	0,3206
Secobarbital	(mg ↔ µmol)	4,197	0,2383
Sedoheptulose	(mg ↔ µmol)	4,758	0,2102
Selen	(mg ↔ µmol)	12,66	0,0790
Serin	(mg ↔ µmol)	9,516	0,1051
Serotonin	(mg ↔ µmol)	0,5675	1,7621
Sorbit	(mg ↔ µmol)	5,489	0,1822
Spermidin	(mg ↔ µmol)	6,885	0,1452
Spermin	(mg ↔ µmol)	4,942	0,2023
Sterkobilinogen	(mg ↔ µmol)	1,676	0,5967
Stickstoff	(mg ↔ µmol)	71,39	0,0140
Sulfamethoxazol	(mg ↔ µmol)	3,948	0,2533
Sulfat	(mg ↔ µmol)	10,41	0,0961
Taurin	(mg ↔ µmol)	7,99	0,1252
Testosteron	(µg ↔ nmol)!	3,467	0,2884
Tetrahydrokortisol	(mg ↔ µmol)	2,729	0,3664
Tetrahydrokortison	(mg ↔ µmol)	2,744	0,3644
Threonin	(mg ↔ µmol)	8,395	0,1191
Thyroxin	(mg ↔ µmol)	1,287	0,7769
Triglyzeride (Neutralfett)	(mg ↔ µmol)	1,129	0,8854
Trijodthyronin	(mg ↔ µmol)	1,536	0,6510
Tryptamin	(mg ↔ µmol)	6,241	0,1602
Tryptophan	(mg ↔ µmol)	4,896	0,2042
Tyrosin	(mg ↔ µmol)	5,519	0,1812
Uridin	(mg ↔ µmol)	4,095	0,2442
Uridinomonophosphat	(mg ↔ µmol)	3,085	0,3241
Urobilinogen	(mg ↔ µmol)	1,687	0,5927
Urokaninsäure	(mg ↔ µmol)	7,24	0,1381
Uroporphyrine	(µg ↔ nmol)!	1,204	0,8308
Valin	(mg ↔ µmol)	8,536	0,1172
Vanillinmandelsäure	(mg ↔ µmol)	5,046	0,1982
Vanillinsäure	(mg ↔ µmol)	5,947	0,1682
Vanillylamin	(mg ↔ µmol)	6,529	0,1532
Vitamin A	(mg ↔ µmol)	3,491	0,2865
Vit. B_1 (Thiamin, Aneurin)	(mg ↔ µmol)	2,965	0,3373
Vit. B_2 (Ribo-, Lactoflavin)	(mg ↔ µmol)	2,657	0,3764
Vit. B_6 (Pyridoxin, Adermin)	(mg ↔ µmol)	5,911	0,1692
Vit. B_{12}	(mg ↔ µmol)	0,7378	1,355
Vit. C	(mg ↔ µmol)	5,678	0,176
Vit. D_2 (Ergokalziferol)	(mg ↔ µmol)	2,521	0,3967
Vit. D_3 (Cholekalziferol)	(mg ↔ µmol)	2,6	0,3846
Vit. E (α-Tokopherol)	(mg ↔ µmol)	2,322	0,4307
Vit. E (β-, γ-Tokopherol)	(mg ↔ µmol)	2,4	0,4167
Xanthin	(mg ↔ µmol)	6,574	0,1521
Xanthurensäure	(mg ↔ µmol)	4,874	0,2052
Xylose	(g ↔ mmol)!	6,661	0,1501
Xylulose	(mg ↔ µmol)	6,661	0,1501
Zinn	(mg ↔ µmol)	8,425	0,1187
Zink	(mg ↔ µmol)	15,3	0,0654
Zitronensäure	(mg ↔ µmol)	5,205	0,1921
Zitrullin	(mg ↔ µmol)	5,708	0,1752
Zyanid	(mg ↔ µmol)	38,43	0,0260
Zystamin	(mg ↔ µmol)	6,566	0,1523
Zystathionin	(mg ↔ µmol)	4,499	0,2223
Zystin	(mg ↔ µmol)	4,161	0,2403

A

A: Kurzzeichen für *anat* Arteria; *physik* Ampere, Anode, Arbeit, Atomgewicht; *physiol* Akkommodation; *serol* Antigen A (des AB0-Systems); *biochem* Adenin, Albumen. – **a**: *anat* ante, anterior, arteria, axial; *physik* annum (Jahr); *chem* Gesamtazidität.

α, A: griech. Buchstabe Alpha; α Kurzzeichen für *chem* alpha-ständig; *physik* Alpha-Teilchen; *serol* Anti-A; *genet* zur Kennz. des Inzuchtgrades. – s. a. Alpha-

A1, A2: *kard* der 1. bzw. 2. Aortenton.

$A_1, A_2, A_3, A_4, A_5, A_x, A_o, A_m \ldots$: *serol* Untergruppen der ↑ Blutgruppe A.

A I, A II: *genet* Anaphase der 1. bzw. 2. meiot. Teilung (s. u. Meiose).

Å, ÅE: *physik* ↑ Ångström(-Einheit).

Aa.: *anat* Arteriae.

āā: *pharm* ana partes aequales (»zu gleichen Teilen«).

aaD: alveoloarterieller Druckgradient (s. u. Gradient).

AAF: adrenal ascorbic acid depletion factor (↑ Askorbinsäurefaktor).

Aalgift: ↑ Ichthyotoxin im Aalserum, hitzelabil, hämolysierend, örtl. stark reizend (z. B. eitr. Konjunktivitis bei Fischern, Köchen etc.). Verdünnt getrunkenes Aalblut bewirkt Brechdurchfall, Zyanose, Stertor.

AAM: angeb. ↑ Auslösemechanismus.

A-Antigen: **1)** *bakt* das thermostabile Kapsel-AG der Koli-Baktn.; Partial-AG des ↑ K-Antigens. – **2)** *serol* ↑ Antigen A (des AB0-Systems).

AAR: ↑ Antigen-Antikörper-Reaktion.

Aaron* Zeichen (CHARLES DETTIE A., 1866–1951, Internist, Detroit): bei Palpation des MCBURNEY* Punktes epigastr. Schmerz u. Pylorospasmus als Appendizitis-Zeichen.

AAS: allgem. ↑ Adaptationssyndrom (SELYE).

Aarskog-Syndrom: Intersex mit geteiltem Skrotum, das sich um die Peniswurzel zieht; ferner Kryptorchismus, Minderwuchs nach dem 4. Lj.

A-Avitaminose: ↑ Vitamin-A-Mangelsyndrom.

AAZ, AaZ: ↑ Atemanhaltezeit.

Abadie* Zeichen (CHARLES A., 1842–1932, Ophthalmologe, Paris): *endokrin* ↑ DALRYMPLE* Zeichen.

Abadie*(-Rocher*) Zeichen (JEAN A., 1873–1934, Neurologe, Bordeaux): Druckunempfindlichkeit der Achillessehne bei Tabes dors.

abakteriell: nicht durch Baktn. hervorgerufen.

A-Bande: *histol* der anisotrope Abschnitt (ca. 1,5 μm) der Skelettmuskel-Myofibrille zwischen je 2 I-Banden, dessen Länge sich – im Gegensatz zu der der sie durchziehenden H-Zone – bei Längenänderungen des Muskels nicht ändert; s. a. Abb. »Myofilamente«.

Abarognosis, Baragnosis: Störung des Gewichtschätzens; v. a. bei Kleinhirnerkrn. (als Folge der Dysmetrie), meist als Unterschätzen, bei einseit. Läsion auf der Herdseite.

Abart: *biol* ↑ Varietät. – **Abartigkeit**: *psych* s. u. Abnormität.

Abarthrosis: *anat* frei bewegl. Gelenk (↑ Articulatio).

Abartikulation: *chir* ↑ Exarticulatio.

Abartung: *path* ↑ Dysgenesie, -plasie, Mißbildung, Degeneration, Entartung. – **multiple A.**: (M. v. PFAUNDLER 1929) Zusammentreffen »koordinierter« angeb. Entwicklungs- u. Bildungsfehler, meist an verschied. Organsystemen, z. B. DOWN*, LAURENCE*-MOON*-BIEDL*, BONNEVIE*-ULLRICH* Syndr., Akrozephalosyndaktylie (APERT); beruht, soweit hereditär, auf Punktmutation, Koppelung krankhafter Gene oder auf chromosomaler Aberration (z. B. Trisomie).

Abasie: psychogene oder organ. (z. B. Kleinhirnerkr.) bedingte Gehunfähigkeit (meist mit Astasie kombin.), z. B. Abasia atactica, paralytica, spastica. – **abatisch**: gehunfähig (↑ Abasie).

Abaza*(-Hoet*) Syndrom: endokrines (Somatotropin? NNR-Hormone?) Schwangerschaftssyndrom; Fettsucht der Mutter (CUSHING-Typ), vorübergehender Diabetes mellitus bei Mutter u. – seltener – Kind, Größe u. Geburtsgew. des Kindes über der Norm (mit jeder Geburt ansteigend).

Abba* Lösung: Phenolphthalein-Pepton-Nährboden zur Isolierung von E. coli aus Wasser.

Abbau: **1)** *biol* ↑ Dissimilation, s. a. Reduktionsatmung. – **2)** *path* ↑ Hypo-, Atrophie, Involution. – **3)** *psych* **A. der Persönlichkeit**: meist mit Demenz kombin. Wesensänderung (Entdifferenzierung, Primitivierung, Affekt-, Antriebs-, Triebstörungen); obligates, weitgehend irreparables, oft progred. Syndr. bei chron. Enzephalopathie.

Abbau|fermente: ↑ ABDERHALDEN* Abwehrfermente. – **A.formen der Leukozyten**: »überalterte« Leukos auf dem Wege zum Zelltod, mit Kernpyknose, Wandhyperchromatose, »Kerntropfen« (meist isoliert, z. T. durch fadenförm. Chromatinbrücke ver-

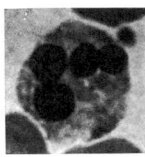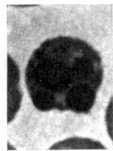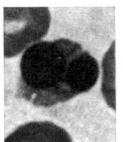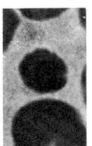

bunden, ↑ Abb.), Plasmabasophilie oder -lyse, »Verdämmern« des Zellkerns. Vork. in Milz, Exsudaten, bei Streß auch im peripheren Blut.

Abbau|intoxikation: Autointoxikation durch bei Verbrennung, Quetschung, Malignom etc. auftret.

Eiweißzerfallsstoffe; s. a. biogene ⌐ Amine, Crush-Syndrom. – **A.krankheit**: Ausfallserscheinungen durch Abbau funktionstücht. Gewebes, infolge (Mikro-)Traumatisierung, Durchblutungsstörung, Intoxikation, Mangelernährung, Alter etc.; s. a. Aufbrauch-, Abnutzungskrankheit. Am häufigsten als A. des Nervensystems (⌐ Hirnatrophie). – **A.lipoide**: beim Lipoid-Abbau entstehende wasserunlösl. Stoffe, z. T. als sogen. Abnutzungs- oder **A.pigment** (⌐ Lipofuszin).

Abbau|phase: *anästh* s. u. Abflutungsphase. – **A.stoffwechsel**: s. u. Dissimilation. – **A.syndrom, hirnorganisches**: ⌐ Hirnatrophie, s. a. A.krankheit. – **A.zelle**: ⌐ Phagozyt.

Abbe* (ERNST A., 1840–1905, Physiker, Jena) **Beleuchtungsapparat**: mehrlins. Hellfeld-Mikroskop-Kondensor mit Irisblende; histor. – **A.* Reagens**: 1-Bromnaphthalin als mikroskop. Einschlußmittel u. Immersionsflüssigkeit; Brechungsindex (n_D^{20}) = 1,6582. – **A.* Refraktometer** zur Brechzahlmessung (auch von Brillengläsern) anhand des Grenzwinkels der Totalreflexion (mit weißem Licht!). – **A.* Theorie der mikroskop. Abbildung**: Das Objekt als Gitter erzeugt in der bildseit. Brennebene Beugungs- u. Interferenzbilder; deren Qualität hängt von der Apertur des Objektivs, von der Gitterkonstante des Objekts u. von der Wellenlänge des Lichtes ab. – **A.* Zählkammer**: *hämat* ⌐ THOMA*-ZEISS* Kammer.

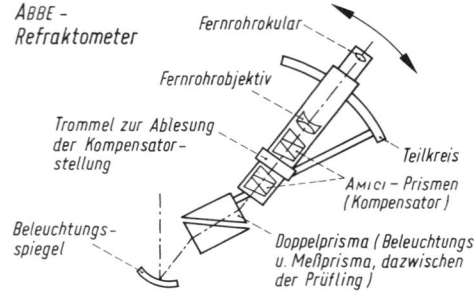

Abbe* (ROBERT A., 1851–1928, Chirurg, New York) **Fadenmethode**: Sprengung einer Ösophagusstriktur unter Leitung eines via Magenfistel eingeführten Fadens. – **A.* Operation**: 1) (1908) ⌐ Endaneurysmorrhaphie nach Eröffnen u. Vernähen der einmündenden Gefäße. – 2) intrakranielle Resektion des 2. u. 3. Trigeminusastes bei einschläg. Neuralgie u. Tic douloureux. – 3) **A.*-Neuber*-Plastik**: Deckung eines kleinen Oberlippendefektes durch gestielten Haut-Schleimhautlappen der Unterlippe; vgl. ESTLANDER* Op. (1). – 4) Scheidenplastik (bei Aplasie) durch Tunnelierung u. freie Hauttransplantation über Kunststoffprothese. – **A.* Ringe**: Katgut-Ringe zur Nahtsicherung einer Darmanastomose.

Abbeizen: *histol* ⌐ Beizenfärbung.

abbildendes System des Auges: die bei Entstehung des Netzhautbildes optisch wirksamen Teile: Hornhaut, Linse, Glaskörper, Kammerwasser, Iris (als Blende). Gesamtbrechkraft n. GULLSTRAND 58,64 (fern) – 70,57 dpt (nah), s. a. Refraktion; vord. Fokus im Blickfeld, hinterer in Netzhautebene. Beziehungen zwischen Ding- u. Bildpunkten mittels einheitl. ⌐ Kardinalelemente (Brenn-, Hauptpunkt, Hauptebene) u. geradlin. Leitstrahlen konstruierbar; s. a. Blick-, Gesichtslinie, schemat. ⌐ Auge.

Abbildungsfehler: *ophth* s. u. Aberration, Asymmetriefehler, Astigmatismus.

Abbinden: 1) Drosseln des Blutkreislaufs in einer Gliedmaße durch straffes Umschnüren, z. B. (max. 2 Std.!) als Erste Hilfe bei stark blutender Verletzung; s. a. ESMARCH* Blutleere. – 2) Erhärten des Gipses nach Hinzufügen von Wasser; Hydratation ergibt schwerlösl., kolloidales Dihydrat, das in der wasserverarmten Lsg. auskristallisiert; durch Kochsalz, Kaliumsulfat etc. beschleunigt, durch Leim, Gelatine, Borax etc. verzögert.

Abblassung, temporale: *ophth* weißl. Verfärbung, evtl. auch flache Exkavation der temp. Hälfte der – sonst scharf begrenzten – Optikuspapille als Ausdruck partieller Sehnervenatrophie; z. B. bei retrobulbärer Neuritis (v. a. MS), chron. Alkohol- u. Tabakabusus, Mangelerkrn.

Abbott* Färbemethode (ALEXANDER CREVER A., 1860–1935, Bakteriologe, Philadelphia): Sporenfärbung durch Kochen mit alkal. Methylenblau (1 Min.), nach Entfärben mit Säurealkohol (HNO_3 in 80%ig. Alkohol) Gegenfärbung mit 10%ig. Eosin (8–10 Sek.); Sporen blau, Baktn. rot. – Von A.* auch mehrere Nährböden angegeben, z. B. Glyzerin-, Milchagar.

Abbott* Formel zur Korrektur der Mortalität (M) im Experiment, wenn sie in den Kontrollen bei > 5% liegt:

$$\text{korrig. Mort.} = \frac{\text{M im Versuch} - \text{M in Kontr.}}{100 - \text{M in Kontrollen}} \times 100.$$

Abbott* Skoliosebehandlung (EDVILLE GERHARDT A., Orthopäde, Portland): WS-Derotation mit gegensinnig verlauf. Bindenzügen, angelegt bei Rückenlage u. größtmögl. Kyphose auf einem Spezialtisch (Rahmengestell mit Hängematte); Fixation in gefenstertem Gips.

Abbott*(-Rawson*) Sonde: *enterol* s. u. MILLER*-A.*.

Abbruch|blutung, Östrogenentzugsblutung: bei anovulator. Zyklus oder nach Abbrechen einer Hormon-Ther. auftret. Diapedeseblutung aus dem Endometrium infolge Östrogen- oder Progesteronentzugs; Schleimhautabstoßung (3–4 Tg. nach Entzug) weniger vollständig u. langsamer als bei echter Menstruation. – **A.situation**: *psych* Konfliktsituation zwischen Pat. u. Arzt, die zum Scheitern einer Psychother. führt; häufig bei sogen. »Wanderpatienten«.

ABC-Ableitungen: *kard* ⌐ ARRIGHI* Dreieck.

ABC-Maßnahmen: (GORDON u. SAFAR) *anästh* »Airway«, »Breathing« u. »Circulation« als Reihenfolge der Sofortmaßnahmen einer kardiopulmonalen Wiederbelebung; fortgesetzt mit »Drogen«, »Ekg«, »Fibrillationsbehandlung«, »Gauging« (Prognose, Grundkrkh. etc.), »Hypothermie«, »Intensivther.«.

ABC-Schutzmaske: Gesichts- oder Kopfmaske aus undurchläss. Material mit Atemfilter; schützt gegen **a**tomare Rückstandsstrahlung u. **b**iol. u. **c**hem. Kampfmittel (»ABC-Kampfmittel«) in Nebel- oder Gasform.

Abdauungsbehandlung: enzymat. ⌐ Débridement (2).

Abdecken: *chir* Bedecken der Umgebung des Op.feldes – nach Sterilisation der Haut – mit sterilen **Abdecktüchern** (Loch-, Schlitztuch), v. a. bei asept. Eingriff.

Abdeckerei: »Tierkörperverwertungsanstalt«, die Kadaver unschädlich beseitigt (Gesetz v. 1. 2. 1939) und verwertet (Fette, Leim, Futtermehl). Untersteht amtstierärztl. Überwachung (Tierseuchengesetz).

Abdeck|schieber: *radiol* fernzubedienende Metallplatte, die das Austrittsfenster einer Ther.röhre bis zum eigentl. Bestrahlungsbeginn strahlensicher abdeckt. – **A.test**, Cover-Test: 1) *ophth* zur objekt. Bestg. von Art u. Ausmaß einer Augenmuskelstörung (Strabismus, Pseudo-, Mikrostrabismus, auch Heterophorie, latenter Nystagmus) Fixierenlassen eines Punktes in einem best. Abstand (Nähe u. Ferne) bei intermittierender oder alternierender Abdeckung der Augen durch ein Mattglas (oder Hand), nach dessen Entfernen die Einstellbewegungen beobachtet werden. – s. a. Aufdecktest. – 2) / DUANE* Parallaxentest.

Abderhalden* (EMIL A., 1877–1950, Biochemiker u. Physiologe, Zürich) **Abwehrfermente**, Abbau-, Gegen-, A-Fermente, Abwehrprote(in)asen: eiweißabbauende Enzyme (Proteinasen, bes. Proteasen), die im Körper nach Aufnahme blutfremder u. körpereigener Eiweiße (Gravidität, Chorionzellen, Neoplasma) entstehen u. im Harn u. Liquor nachzuweisen sind (»**A.*** Reaktion« durch Ausfällen mit Azeton u. Inkubieren des Niederschlags zus. mit Eiweiß; zur Krebsdiagnostik u. als – wenig gebr. – Schwangerschaftsnachweis). – **A.*-Fanconi*(-Kaufmann*-Lignac*) Syndrom**, Amin(osäuren)diabetes: infantile (»maligne«) / Zystinosis mit Sympt. des / DEBRÉ*-de TONI*-FANCONI* Syndroms: proportionierter Zwergwuchs, Pseudorachitis, Spontanfrakturen, Schrumpfniere, Thermolabilität, Adynamie; normale Intelligenz; Hypokaliämie, Hyperproteinämie, anorgan. Phospor u. Alkalireserve vermindert. Beginn meist bis zum 2. Lj.; Exitus vor dem 8. Lj. (»Elektrolyttod« oder akute Urämie).

Abderiten-Fieber: / Denguefieber (im klass. Griechenland).

Abdomen *PNA*: der »Bauch« als Rumpfabschnitt zwischen Brust u. Becken, bestehend aus Bauchwandung, -höhle u. -eingeweiden; unterteilt in Epi-, Meso- u. Hypogastrium. – *chir* / akutes Abdomen.

Abdomenübersicht(saufnahme): *röntg* dorso-ventr. Leeraufnahme, insbes. am Stehenden zur Darstg. von Flüssigkeitsspiegeln u. path. Luftansammlung.

abdominal(is), abdominell: zum Bauch (Abdomen) gehörend, im Bauchraum (= intraabdominell); *chir* mit Zugang durch die Bauchdecke. – s. a. Bauch....

Abdominalatmung: / Zwerchfellatmung (bei der die Bauchdecken im allg. nur passiv mitbewegt werden).

Abdominalepilepsie, MOORE* Syndrom: umstrittener Begr. für viszerale Erscheinungen (meist paroxysmale Leibschmerzen) als atyp., von subkortikalen Strukturen ausgeh. Anfallsform; im EEG oft Temporallappenherd nachzuweisen.

Abdominal|ganglion: / Ganglion coeliacum. – **A.gesicht**: / Facies abdominalis. – **A.gravidität**: / Bauchhöhlenschwangerschaft. – **A.hoden**: / Kryptorchismus. – **A.höhle**: / Cavum abdominis.

Abdominalisation: *chir* zur Entlastung der Herzarbeit »funktionelle Transposition« durch Spaltung des sehn. Zwerchfellanteils, so daß der intrathorakale »Unterdruck« entfällt.

Abdominal|migräne: Leibschmerzen, Übelkeit, evtl. abschließ. Erbrechen bei Migräne oder als Migräne-Äquivalent; auch larvierte Formen ohne Schmerzen; v. a. im Kindes- u. Jugendalter. – **A.muskel(aplasie)-Syndrom**: / Bauchdeckenaplasie-Syndrom. – **A.reflex**: / Bauchhaut-, Bauchdeckenreflex.

Abdominalsyndrom, Peritonealsyndrom (FÈVRE), Pseudoperitonitis: meist im Kindesalter bei akuter Polyarthritis auftret. akute Bauchsympte. vorw. i. S. der akuten Appendizitis (/ Pseudoappendizitis), evtl. mit Pleuritis u. Karditis kombiniert.

Abdominal|tuberkulose: Tbk des Bauchraumes nach oraler Infektion (meist Typus bovinus) oder nach endokanalikulärer oder hämatogener Ausbreitung, manifestiert als / Darm-, Mesenterialdrüsen- oder Peritoneal-Tbk. I. w. S. auch die – meist hämatogene – Leber- u. Milz-Tbk. – **A.tumor**: Neoplasma oder entzündl. Tumor (Abszeß, Darmkonvolut etc.) im Bauchraum; tast- oder sichtbare Vorwölbung, Druckschmerz, (Sub-)Ileus, akuter Bauch. DD: Peritonitis, akutes Abdomen anderer Genese, Kotballen, gefüllte Harnblase. – **A.typhus**: / Typhus abdominalis.

abdominell: / abdominal.

abdomino|kardiales Zeichen: / LIVIERATO* Reflex (1). – **A.skopie**: / Laparoskopie. – **a.thorakales Syndrom**: s. u. thorakoabdominal.

Abdruckmaterialien, Abformmassen: zum Abformen von Zähnen, Kieferteilen, Gesichtsweichteilen etc. geeignete Massen, irreversibel-starr (Alabastergips, Kunststoff, Zinkpasten), reversibel-starr (thermoplast. Kompositions-, Stentsmassen, Wachse), irreversibel-elast. (Alginate, Silikongummi) oder reversibel-elast. (Guttapercha, Agar-Stoffe, Doubliermasse, hydrokolloide Massen) u. kombiniert. – In der Orthopädie v. a. / Gips.

Abdrücken der Frauenmilch: Entleeren der weibl. Brust durch Herausdrücken oder Abmassieren; zur Verbesserung des Milchflusses bei schwergehenden u. zur Vermeidung von Milchstauung (Mastitisprophylaxe) bei nicht-leergetrunkenen Brüsten, ferner zur Milchgewinnung bei Ammen u. für Milchsammelstellen.

abducens: (lat.) weg-, seitwärtsführend, abduzierend. – Kurzform für N. abducens (s. a. Abduzens...).

Abductor: / Musculus abductor. – **Abductio, Abduktion**: Seitwärtsführen eines Körperteils (d. h. weg von der Körper- bzw. Gliedmaßenlängsachse), *ophth* Auswärtswenden des Augapfels (durch M. rectus lat., N. abducens).

Abduktions|defekt: *ophth* mangelhafte Abduktion des Auges; kongenital infolge Hypo- oder Aplasie des Abduzenskerns (häufig mit Kontraktur des Rectus med.; vgl. Abduzenslähmung) oder Entwicklungsstörung des Rectus lat. – **A.-Elevationsverfahren**: / MOTHE* Methode (bei Schulterluxation).

Abduktions|fraktur: Knochenbruch mit Dislocatio ad axim i. S. der Valgusstellung. – **A.kraftzug**: Riemen-, Ketten- oder Kabelzug, der beim Schulterexartikulierten durch Senken der gesunden Schulter eine Abduktion der Armprothese bewirkt. – **A.osteotomie**: valgisierende / Osteotomie; s. a. Abb. »v. BAEYER*-LORENZ* Operation«.

Abduktions|phänomen (Dawbarn*): bei Periarthritis humeroscapul. Kraftlosigkeit u. Schmerzverstärkung

Abduktions|prisma

durch akt. Abduktion des Armes um 80°-120°. – **A.prisma**: prismat. Brillenglas mit temp. brechender Kante (Ablenkung nach nasal) zur Korrektur des Auswärtsschielens. – **A.schiene**: ↑ Schulterabduktionsschiene. – **A.verband**: s. u. Beckenhose, LORENZ* Rumpfgips, Schulterabduktionsschiene.

Abduktoreninsuffizienz: Funktionsschwäche abduzierender Muskeln (↑ Musc. abductor), i. e. S. die der Mm. glutaei med. u. min., ferner die **rel. A.** bei Hüftluxation, Coxa vara, örtl. Lähmung oder Verletzung (TRENDELENBURG* Zeichen pos.), Fettleibigkeit.

Abduktorlähmung: Lähmung eines abduzierenden Muskels, i. e. S. *larying* die des M. cricoarytaenoideus post. (↑ Postikuslähmung). – **A.-Opponens-Atrophie**, (genuine) Daumenballenatrophie: ein- oder beidseit. isolierte Atrophie der Mm. opponens u. abductor pollicis brevis, z. B. bei HWS-Osteochondrose, Skalenus-, Karpaltunnel-Syndrom, spinaler Erkr.; v. a. bei ♀ mittl. u. höheren Alters; Prognose günstig.

Abduzens: ↑ Nervus abducens. – **A.brücke**: verknöchertes ↑ Lig. sphenopetrosum. – **A.kern**: ↑ Nucleus nervi abducentis.

Abduzens|lähmung, -parese: *ophth* totaler bzw. partieller Ausfall des N. abducens, dadurch fehlende Abduktion des Augapfels (der meist nach medial abweicht) u. Doppelbilder (die sich bei Versuch des Seitwärtsblickens verstärken); bei Läsion des Nervs Strabismus convergens, bei Läsion von zentraler Bahn u. Rindenfeld Deviation conjugée zur Herd-, bei Kernläsion zur Gegenseite. Häufigste isolierte Augenmuskellähmung, v. a. bei MS, Basalmeningitis (Frühsympt.!), Neuritis, umschrieb. Hirnprozeß, Hirndrucksteigerung. – **A.phänomen**: s. u. TOURNAY*.

abduzieren: wegführen (↑ Abduktion).

Abe* Nährboden: (1907) Fleischwasserfiltrat-Agar für die Gonokokkenzüchtung.

Abel*-Loewenberg* Bazillus (RUDOLF A., 1868–1942, Bakteriologe, Jena): ↑ Klebsiella ozaenae.

Abeles* Reagens: ca. 2,5%ige Zinkazetat-Lsg. in absol. Alkohol zur Enteiweißung von Blut (1:1).

Abell*-Huddleson* Differenzierung: *bakt* DD innerhalb der Brucella-Gruppe anhand der Empfindlichkeit gegen best. Nährboden-Farbstoffzusätze (bas. Fuchsin, Thionin, Thyronin, Methylviolett).

Abels* Test: (1954) *psych* ↑ Konzentrationsverlaufstest.

Abequose: 3,6-Didesoxy-D-galaktose; Aldose in Salmonella-Polysacchariden.

Abercrombie* Degeneration, Syndrom (JOHN A., 1780–1844, Arzt, Edinburgh): typ. Amyloidose.

Abernethy* (JOHN A., 1764–1831, Anatom u. Chirurg, London) **Faszie**: netzförm. kollagene Bindegewebsscheide auf der A. iliaca ext. – **A.* Operation**: (1796) Unterbindung der A. iliaca ext. bei Femoralis-Aneurysma. – 1798 auch Unterbindung der A. carotis comm. bei einschläg. Blutung. – **A.* Sarkom**: histor. Bez. für gutart. Fettgewebstumor im Rumpfbereich.

aberrans: (lat.) mit ungewöhnl. Verlauf, »aberrierend«.

Aberratio(n): Abirrung, Abweichung; **1)** *biol* (SCHILDER 1952) extreme morphol. Variante, die sporadisch auftritt, meist als nichterbl. Modifikation. – **2)** *genet* ↑ Chromosomenaberration. – **3)** *path* A. loci: endo- oder exogene Keimverlagerung als Entwicklungsstörung (vgl. Dys-, Ektopie); kann Metaplasie vortäuschen. Ferner als **A. temporis** die ↑ Heterochronie. – **4)** *physik* opt. Abbildungsfehler. Als **sphär. A.** infolge

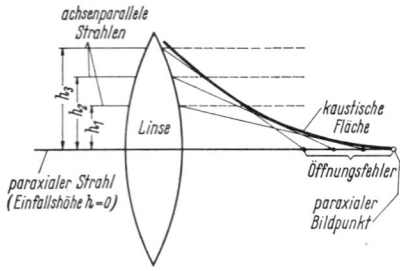

rel. stärkerer Brechung in den Randpartien eines opt. Systems der sogen. Öffnungsfehler (↑ Abb.). – Als **chromat. oder Newton* A.** die sogen. Farbabweichung infolge unterschiedl. Brechung der Lichtanteile (wodurch das Auge im Blaulicht um 0,5 dpt kurzsichtiger, im Rotlicht entsprechend weitsichtiger wird).

Aberratio mammae s. lactis: überzähl. Brustdrüse(n) an ektoper Stelle (↑ Mammae accessoriae). – **A. menstruorum**, retrograde Menstruation: Menstruationsblutung nicht oder nicht nur aus dem Zervikalkanal, z. B. aus dem Tubenostium in die Bauchhöhle. Urs.: Zervix- oder Scheidenatresie, körperl. Anstrengungen während der Menses. Sympte.: Schmerzen, Peritonismen. Gefahr der Endometriose. – **A. testis**: ↑ Hodenektopie.

Aberrationsgeschwulst: dysontogenet. Neoplasie, ausgehend von fetal abgesprengten akzessor. oder aberrierenden Zellverbänden; z. B. Zungenstruma, Nabelgeschwulst (Ductus omphalo-entericus), Ca. einer Mamma aberrans; s. a. COHNHEIM* Theorie (2).

A|beta|globulinämie: seltene Defektproteinämie mit (fast) völl. Fehlen der β-Globulin-Fraktion im Serum.

A|beta|lipoproteinämie(-Syndrom), BASSEN*-KORNZWEIG* Sy.: seltener, rezessiv-erbl. Mangel an β-Lipoproteinen (Verminderung von Cholesterinen, Phospholipoiden, Karotinoiden u. Vit. A) im Serum; klin.: Steatorrhö, tapetoretinale Degeneration, fortschreit. Ataxie, geist. Rückständigkeit, Akanthozytose-Neigung.

Abflammen: *bakt* beim Beimpfen von Kulturmedien Ausglühen oder Durch-die-Flamme-Ziehen des Arbeitsgerätes (Öse, Nadel, Reagenzglasöffnung) zur Beseitigung von Verunreinigungskeimen.

Abflußbronchus: ↑ Ableitungsbronchus. – **A.volumen, systolisches**: *kard* der Teil des Schlagvol. der li. Kammer, der sofort in den Kreislauf strömen kann. – **A.widerstand**: *ophth* der vom abfließ. Kammerwasser zu überwindende Widerstand; wichtiger Glaukom-Parameter.

Abflutungsphase: *anaesth* s. u. Narkosephasen. Für Barbiturat-Narkotika unterschieden als **prim. A.** (= wäßr. Verteilungsphase, bei geringer Dosierung u. »ultrakurzwirkendem« Narkotikum; Unterschreiten der krit. Grenzkonz. im ZNS erfolgt allein durch physikal. Verteilung, daher rasches Erwachen), **sek. A.** (= fette Verteilungsphase, bei mittelhoher Dosierung; Unterschreiten der krit. Konz. erst nach Verlagerung über das Plasma ins Fettgewebe) u. **tert. A.**

(= Abbauphase, bei hoher oder langdauernder Dosierung; nur langsamer chem. Abbau, daher anhaltender Nachschlaf).

Abformung: 1) *dent* Abdruck, i. e. S. die funktionellen (»mukostat.« u. »mukodynam.«) Verfahren der Zahnprothetik. – 2) **A. des Schambogens**: *gyn* ↑ SELLHEIM* Handgriff.

Abführmittel, Depurantia, Laxantia, Purgantia, Purgativa: natürl. u. synthet. Mittel zur Beförderung u. Entleerung des Darminhaltes. Unterschieden nach Wirkungsstärke als Drastika, Laxativa, Aperitiva, Aperientia, Ekkoproktika, Evakuantia u. Lenitiva, nach Angriffsort als Dünn- u. Dickdarmmittel. Wirkstoffe: Anthrachinon-Derivate (Cortex Frangulae = »**A.rinde**«, Aloe, Sennesblätter, Aloin, Dantronum), Harze u. Harzsäuren (Gutti-, Jalapen-, Podophyllum|Harz, Koloquinten-Extrakt), anorg. Salze (»salin. A.«, z. B. Karlsbader, Bitter- u. Glaubersalz, Kalomel), Fette, Öle (Paraffin-, Rizinus- u. Krotonöl), Schleime, Gleit-, Quell- u. Füllmittel, Weichmacher, ferner Einläufe (Klistiere) u. Zäpfchen (Sapo med., Glyzerin). – **A.kolon**: schwerstes, nicht reversibles Dysfunktionssyndrom des Dickdarms nach jahrzehntelangem Laxantien-Abusus; Rö.bild wie bei ausgebrannter Colitis ulcerosa. Kann zu gefährl. Störungen des Mineralhaushaltes führen.

AB-Gamma(-Globulin-Neutralisations)-Test nach K. FISCHER: Nachweis inkompletter AK gegen die Blutgruppe A oder B nach Absättigung störender Agglutinine u. Immunkörper durch AB-Substanz bzw. γ-Globulin. Zur Diagnostik der AB0-Unverträglichkeit zwischen Mutter u. Frucht (Gefahr der AB0-Erythroblastose).

Abgangsanomalien: *kard* s. u. Arteria lusoria, BLAND*-WHITE*-GARLAND* Syndrom.

abgebadetes Moor: ↑ Abmoor.

Abgeflogensein, Aeroneurose: Zustand des physisch u. psych. überforderten Piloten, mit veget.-dystonen Erscheinungen an Kreislauf- u./oder Verdauungssystem, evtl. gesteigert bis zur Neur- bzw. Psychasthenie (nervöse Reizbarkeit, Affektlabilität, Schlaflosigkeit, Verlust des Selbstvertrauens etc.).

abgestorbener Finger: ↑ Digitus mortuus.

Abgießung, Abgußbad: *baln* ↑ Guß.

Abgleiten (der Entbindungszange): vertikale oder horizontale Dislokation der Zangenlöffel am kindl. Kopf infolge falschen Anlegens oder falscher Zugrichtung, bes. bei Deflexionslagen. Verhütung: Anheben der Zangengriffe, Nachtouchieren, Probezug (ggf. erneutes Anlegen oder Vakuumextraktion); Gefahren: Weichteil- u. Nervenläsion, Impression.

Abgliederungsgelenk: *embryol* durch Querspalt in der die Gelenkknochen bildenden einheitl. Gewebsmasse entstehendes Gelenk (als häufigste Form).

Abhängigkeit: *psych* ↑ Suchtstoffabhängigkeit.

Abhängigkeits|ambivalenz: beim Schizophrenen der Versuch, durch auffallende Merkmale andere von sich abhängig zu machen, während er sich selbst unfrei u. abhängig fühlt (z. B. im Verfolgungswahn). – **A.beziehung**: enge Gefühlsbindung an einen als Autorität erlebten Menschen, z. B. des Kindes an einen Elternteil. Eine gewisse A. ist Voraussetzung für jede Psychother., insbes. Suggestionsther. (während es sich bei analyt. Verfahren mehr um eine personale Begegnung handelt).

Abhärtung: Gewöhnung des Organismus an äuß. Einwirkungen u. Entbehrungen, »Kräftigung der Natur« (KNEIPP), d. h. Verbesserung der Anpassungsmechanismen, Hebung der Widerstandsfähigkeit, Beheben von Konstitutionsschwäche etc.; u. a. durch hydro-, thermo- u. klimather. Anwendungen in steigender Dosierung, diätet. u. bewegungsther. Prozeduren.

Abhusten: Herausbefördern von Sekret u. Fremdkörpern aus dem Respirationstrakt durch reflektor. oder willkürl. Husten (↑ Expektoration). Außer bei einschläg. Krkhtn. prophylaktisch wichtig nach Narkose, Bronchographie u. -skopie.

Abikoviromycin: (1951) Antibiotikum (v. a. viruzid) aus Streptomyces abikoensum u. rubescens.

Abimi* Agar: Agar-Nährboden mit tryptisch verdautem Pepton, Hefeautolysat u. 0,1% Dextrose; zur Züchtung von Brucella abortus.

Abio|genese, Archegenesis: die »Urzeugung«, d. h. die Entstehung lebender Substanz aus unbelebter Materie (im Ggs. zur geschlechtl. u. ungeschlechtl. Vermehrung). Experimentell durch Synthese einfacher Peptide aus N_2, CO_2 u. H_2 mit Hilfe elektr. Funken nachgeahmt. – **A.lithe**: durch Mineralstoffsedimentation unter Wasser entstandene Peloide ohne organ. Stoffe.

abionome Fehlhaltung: (J. H. SCHULTZ) die ↑ Neurose als lebensgesetz- u. -sinnwidr. Geschehen.

Abiosis: Unbelebtsein, Tod, ↑ Abiotrophie.

Abiotrophie: Vitalitätsverlust, Wachstumshemmung, Degeneration infolge mangelhafter oder fehlender Trophik (vgl. Hypo-, Atrophie); z. B. die **retinale A.** mit degenerat. Erscheinungen in allen Netzhautschichten, v. a. bei Retinitis pigmentosa u. DOWN* Syndrom. – **abiotrophische Erkrankungen**: (GOWERS 1902) auf erbbedingter Schwäche (↑ Heredodegeneration) einzelner Organsysteme u. deren vorzeit. Funktionsuntüchtigkeit beruhende Erkrn., z. B. Formen von Schrumpfniere, Arthrosis def., Diabetes mellitus. Umstrittene Hypothese, die ursprünglich nur für das ZNS (Neuron) galt; vgl. Abiotrophie.

Abirrung, sexuelle: ↑ Perversion.

abiuret: keine Biuretreaktion ergebend.

Abkapselung: 1) *path* Ausbildung einer Membran oder einer wandart. Bindegewebsschicht um einen Fremdkörper, Abszeß, Erguß etc. (die dadurch ortsgebunden [»lokalisiert«] werden), evtl. mit späterer Verkalkung; s. a. Absackung, abgekapselter ↑ Erguß. – 2) Sichabkapseln: *psych* ↑ Autismus.

Abkauung: ↑ Abrasio dentium.

Abklatsch|geschwür: das durch innigen Kontakt mit einem gegenüberliegenden entstandene »kissing ulcer«, z. B. bei Ulcus ventriculi (praepyloricum) oder duodeni, Ulcus molle. – **A.karzinom, -metastase**, Inokulations-, Kontaktkarzinom: Neoplasma-Metastase auf der dem Primärtumor gegenüberliegenden Gewebspartie durch unmittelbare Absiedelung (meist aber wohl lymphogen), z. B. im Magen-Darmrohr, via Portio/Scheidengewölbe, Leber/Zwechfell. – **A.knötchen**: *laryng* symmetr. »Knötchen«-Bildung an bd. Stimmbändern; meist granulierendes Ulkus mit Knorpelnekrose am Proc. vocalis, selten Ca.

Abklatsch|präparat: *bakt* durch leichtes Aufdrücken eines Deckglases gewonnenes Präp. (nativ oder gefärbt) zum Nachweis der Anordnung der Keime in der Kolonie. – **A.schanker**, Kontakt-, Sukzessivschanker: Selbstüberimpfung eines syphilit. PA auf berührende Haut- oder Schleimhautpartien, z. B. Vorhaut/Eichel (»Tennisschlägerform« am Frenulum), Penis/Skrotum. DD: multiple Primäraffekte!

Abklatschung: *hydrother* straffes Auflegen eines leicht ausgewrungenen kalt-nassen Leinentuches, auf das dann bis zur Angleichung an die Hauttemp. mit flachen Händen geklatscht wird; vgl. Abreibung.

Abklingquote: *pharm* Wirkungsverlust (%) eines verabfolgten Herzglykosids während 24 Std.; wichtig für Dosierung u. Präp.-Wechsel (da z. B. bei Digitoxin 7%, Lanatosid C 20%, Strophanthin 40%!).

Abknickungsfraktur: mit Dislocatio ad axim einhergehende Fraktur eines Röhrenknochens infolge einer quer zur Längsachse einwirkenden Kraft; s. a. Grünholz- (»A. ohne Kontinuitätstrennung«), Abduktions-, Adduktionsfraktur, vgl. Bajonettfraktur.

Abkochung: *pharm* ↑ Decoctum.

Abkühlungs|bad: antipyret. Bad mit absteigender Wassertemp. (n. ZIEMSSEN anfangs 4–5° unter Rektaltemp., dazu Begießungen u. Reibungen), bis Pat. zu frösteln beginnt. – **A.betäubung (Allen*)**: bei desolaten Amputationsfällen angew. »Kältebetäubung« (mit geringerer Schock- u. Vergiftungsgefahr) durch Abkühlen der Extremität mit Eis (Packung, Wanne) bis nahe an den Gefrierpunkt. – **A.meßgerät**: Gerät, das die Kombinationswirkung mehrerer therm. Milieufaktoren (Lufttemp., Wind, Wärmestrahlung, Luftfeuchte) auf die Wärmebilanz des Organismus durch eine einz. Maßzahl (»Abkühlungsgröße«) erfassen soll, z. B. ↑ Katathermometer (für Innenräume), Frigorigraph (bei Freiluft-Liegekur).

Abkühlungs|reaktion: Veränderung (im allg. Verlangsamung) eines physiol. Erregungs- oder Stoffwechselablaufes durch Abkühlung; prakt. Nutzung als ↑ Hypothermie. – **A.versuch**: *angiol* s. u. Wiedererwärmungszeit. – **A.zeit**: (PFLEIDERER) **1)** *physiother* zuläss. Dauer der Nacktliegezeit bei Freiluft-Klimakuren, ermittelt aus Abkühlungsgröße u. Abhärtungszustand; bei starker Sonneneinwirkung auf die »UV-Zeit« zu verkürzen. – **2)** *forens* s. u. Todeszeitbestimmung.

Ablaktation: ↑ Abstillen.

Ablastine: humorale Faktoren der unspezif. Infektabwehr (Hemmung der Zellteilung von Mikroorganismen), z. B. Properdin, Opsonin, β-Lysin.

Ablatio: (lat.) Abhebung, *path* Ablösung, *chir* Amputation (z. B. **A. mammae** = ↑ Mammaamputation, **A. testis** = ↑ Hodenexstirpation).

Ablatio chor(i)oideae, Amotio ch.: Abhebung der Aderhaut von der Sklera, z. B. nach bulbuseröffnender Op., perforierender Augenverletzung, Hornhautgeschwür; klin.: abgeflachte Vorderkammer, Bulbushypotonie, periphere Netzhautbuckel; Prognose günstig; DD: Aderhauttumor. – **A. retinae**, Amotio re.: »Netzhautablösung«, d. h. partielle oder totale Abhebung der dehiszenten oder gerissenen Retina durch subretinale Flüssigkeitsansammlung oder Tumor, Glaskörperstränge, nach Trauma, bei arteriosklerot. Retinopathie, Schwangerschaftsnephritis, auch idiopathisch. Klin.: prodromal Photopsie, initial Kamptopsie, dann Verlust des Sehvermögens der abgelösten Partien. Ther.: Diathermie-, Lichtkoagulation, Amnionimplantation. – Als Sonderform die **A. falciformis congenita** (»Septum retinale«), eine angeb. Faltenbildung der Netzhaut, meist von der Papille temporal nach oben, bei unreifen Kindern, evtl. als Abortivform der retrolentalen Fibroplasie.

Ablatio placentae: »vorzeit. Plazentalösung«, d. h. totale oder partielle Ablösung der normal sitzenden Plazenta bereits vor der Geburt (Häufigkeit ca. 0,2%), bei Schwangerschaftstoxikose, nach Unfall, geburtsh. Op., bei Hydramnion (selten), zu kurzer Nabelschnur, Nikotinabusus, Infekt; klin.: Blutung, Schock, Krampfwehen oder Wehenstille, retroplazentares Hämatom; Gefahren: Atonie, Afibrinogenämie, Nierenschädigung; Sterblichkeit 60% bzw. (Mutter) 5%. Ther.: Blutersatz, Schockbekämpfung, evtl. op. Entbindung.

Ablation: *path* ↑ Ablatio, *psych* ↑ Ablösung.

Ablationshypnose: (KLUMBIES) »Hypnose ohne Hypnotiseur«, bei der nach einleitenden Übungen durch den Therapeuten die hypnot. Umschaltung später mittels Schallplatte, Tonband oder Telefon erzielt wird.

Ablativtherapie: Zusatzther., die best. Wirkungen der eigentl. Medikation aufheben soll, z. B. Atropingaben vor der Inhalationsnarkose, Atropinzusatz zum Morphin. – Ferner die **ablative Hormonther.** z. B. bei Mamma-Ca. durch Ausschaltung von Ovar oder Hypophyse.

Ablaufpyelogramm: retrogrades Pyelogramm (oder Pyeloskopie) mit Prüfung der Entleerungsfähigkeit des Nierenhohlsystems. Das KM (ca. 4 ml) soll – nach Entfernen des Katheters – in der gleichen Anzahl von Min. abgeflossen sein, wie ml eingebracht wurden.

Ablederung: *path, chir* ↑ Decollement traumatique.

ableitende Mittel, Derivantia, Revulsiva: *pharm* äußerl. oder innerl. angew. Mittel der ↑ Ableitungstherapie.

Ableitung: **1)** *psych* ↑ Ableitungsfähigkeit. – **2)** *therap* ↑ Ableitungstherapie. – **3)** *physiol* Abgreifen bioelektr. Potentiale mittels Elektroden zum Nachweis von Potentialdifferenzen an Geweben (Nerven, Muskelfasern) u. Organen, v. a. die Elektrodermato-, -enzephalo-, -gastro-, -kardio-, -myo-, nystagmo-, -retinographie; unterschieden als **bipolare A.** (mit 2 differenten Elektroden, z. B. Extremitäten-Abltg. für EKG, Serienschaltung in Längs- oder Querreihen für EEG), **unipolare A.** (mit 1 differenten u. 1 indifferenten = »Nullpunkt-« oder »Sammelelektrode«; für EKG z. B. intrakardiale, Brustwand-, GOLDBERGER* A., für EEG durch Schaltung gegen eine gemeinsame Bezugs-[Ohrläppchen, Schädelmitte, Nase] oder Sammelelektrode), **semiunipolare A.** (mit 2 differenten Elektroden, von denen die eine ein sehr geringes Potential abgreift; i. e. S. die ↑ Brustwand-A., die nicht gegen »Central terminal« [WILSON], sondern gegen eine Extremität abgeleitet ist, bezeichnet mit C [chest = Brust] sowie R [re. Arm], L [li. Arm] oder F [li. Unterschenkel] u. einer Ziffer 1–6); ferner **orthogonale A.** (GRISHMAN u. a.; spez. für Vektorkardiographie, wobei die einzelnen Abltgn. den natürl. Koordinatenachsen des Rumpfes parallel u. im rechten Winkel zueinander verlaufen), **direkte,**

semidir. u. indir. A. (Elektroden unmittelbar bzw. ziemlich nahe am bzw. fern vom zu untersuchenden Gewebe); s. a. ARRIGHI* Dreieck (A-B-C-Ableitung), Brustwand- (= präkordiale A.), Extremitäten-, GOLDBERGER*, Ösophagus-, Reihen-, Standard-A., NEHB* Dreieck.

Ableitungs|bronchus, Dränagebronchus: bronchiale Verbindung zwischen einem pulmonalen Hohlraum (Kaverne, Ektasie) u. dem übr. Bronchialsystem. Bei Tbk meist miterkrankt, daher in die Ther. einzubeziehen. – **A.fähigkeit**: *psych* die individuell unterschiedl., für die Erlebnisverarbeitung wicht. psych. Funktion der »Ableitung«, entweder durch Einordnung in den Gesamtvorstellungsschatz (evtl. nach Aussprache) oder aber als Willenshandlung oder Affektausbruch. – **A.fistel**: op. Verbindung eines Bauchhohlorgans mit der Körperoberfläche (Einnähen in die Bauchdecken oder Einlegen eines Katheters) zur Ableitung gestauten Inhalts; s. a. Kavernendränage.

Ableitungstherapie: auf Anschauungen der Humoralpathologie beruhendes Behandlungsprinzip der Naturheilkunde, durch Reizung der Ausscheidungsorgane Krankheitserreger u. -stoffe auszuschwemmen. »Ableitung« erfolgt über Niere (Diuretika), Darm (Abführmittel) oder Haut (Senfteig, Kantharidenpflaster, Banki, Blutegel, Hydrother.); ferner Hyperämisierung der Haut zur Entlastung blutüberfüllter Organe (z. B. Lunge).

Ablenkbarkeit: *psych* Zustand, in dem äuß. Sinneseindrücke die Aufmerksamkeitsrichtung regellos ändern u. die Gedankeninhalte bestimmen; entweder infolge Überwachheit des Bewußtseins (z. B. psychasthen. oder hyperthyme Persönlichkeit, Maniker, mißtrauischer Wahnkranker) oder bei Konzentrationsschwäche.

Ablenkung: ∕ Aberration, Deviation, Augenabweichung.

Ablepharie, -ron: partielles oder totales Fehlen der Augenlider, angeb. oder erworb. (Trauma, Ca., Lupus vulg., Exenteratio orbitae).

Ablösung: *path* ∕ Ablatio, *chir* Amputation; *psych* (S. FREUD): Aufhebung der seel. Bindung (Übertragung) des Pat. an den Therapeuten im Verlauf (möglichst vor Beendigung) einer analyt. Psychother.

Ablösungszeichen: *röntg* ∕ Signe de décollement.

A-Blutgruppe: s. u. AB0-Blutgruppensystem.

Ablutomanie: ∕ Waschzwang.

Abmagerungs|kur, Entfettungskur: systemat. (kurmäß.) Beseitigung eines Übergewichts (»Gewichtsreduktion«, bei Fettsucht, Herzinsuffizienz, chron. Arthropathien etc.) durch quant. u. qual. verminderte Ernährung (möglichst < 1000 Kal.) u./oder **A.mittel** (Diuretika, Laxantien, Schilddrüsenhormone, jodhalt. Drogen wie z. B. Blasentang, Borsäure, zentralwirksame Appetitzügler), möglichst auch durch vermehrte körperl. Tätigkeit (sowie durch »Umerziehung«, v. a. mit Hinweisen auf die Risiken des Übergew.). Faustregel: Tagesdefizit von 500 Kal. bewirkt Gew.verlust von 500 g/Wo. Neuerdings auch mengenmäßig reichl. Diäten, für deren Aufschließung der Kalorienbedarf höher liegt als ihr Nutzeffekt (HUMPLIK). Gewichtsabnahme von 1 kg/Wo. soll nicht überschritten werden; s. a. Heilfasten, SCHROTH*, Hollywood-Kur. – **A.syndrom**: *päd* ∕ RUSSELL* Syndrom (2).

Abmoor: abgebadeter Badetorf. Wiederverw. nach mind. 10jähr. Lagerung unter best. Bedingungen zulässig.

Abnabelung: *geburtsh* unmittelbar nach der Geburt Durchtrennung (Schere) der Nabelschnur etwa handbreit vom kindl. Hautniveau zwischen einer plazentar- u. einer kindseit. Unterbindung (erstere soll das Verbluten eines evtl. Mehrlings, letztere eine Nachblutung aus den Nabelgefäßen oder eine aufsteig. Infektion verhüten).

Abney* Phänomen, Effekt (SIR WILLIAM A., 1843–1920): Farbtonänderung von Spektralfarben bei Erhöhung ihres Weißgehaltes, so daß schließlich nur noch Gelb (577 nm), Blaugrün (488 nm) u. Violett (450 nm) unterschieden werden können.

abnorm, anomal: qualitativ oder quantitativ vom Gesetzmäßigen (Norm) abweichend; s. a. Abnormität.

abnorme Erlebnisreaktion, AER: in Dauer oder Intensität ungewöhnl. seel. Antwort auf ein konflikthaftes, nicht bewältigtes Erleben (»abnorme Erlebnisverarbeitung«), häufig durch vorgegebene psychopathol. Grundlage begünstigt. Kann sich in charakterl. bzw. neurot. Fehlhaltungen, aber auch in körperl. Störungen äußern (als »Intimform« z. B. Magen-Darm- -ulzera, Kreislaufstörungen, Versagenszustände). – **a. Gehabe**: gespreiztes, manieriertes Verhalten bei neurot. Fehlhaltung oder psychopathischer Wesensart. – **a. Persönlichkeit**: Spielart menschl. Verhaltens u. Reagierens, die sich vom großen Durchschnitt deutl. unterscheidet; s. a. Psychopath.

Abnormität: ∕ Anomalie. – **psych. A.** oder Abartigkeit: quant. oder intensitative Abweichung von der psych. Norm, i. e. S. die nicht krankhafte, ohne organ. Grundlage. Dabei sind entweder Verstandesleistungen betroffen (= endogener Schwachsinn) oder aber Trieb-, Willens- u. Gefühlssphäre (= Psychopathie bzw. -genie); s. a. Perversion.

AB0-Blutgruppensystem: (LANDSTEINER 1900) das erstentdeckte Blutgruppensystem, das – im Ggs. zu den anderen – automatisch AK gegen die fehlenden Allele produziert u. deshalb durch einfache Blutmischung nachzuweisen ist. Unterscheidet das Blutverhalten von 4 verschied. Individuen (A, B, AB, 0), das, durch die 3 Allele a, b u. 0 eines Gens bedingt (multiple Allelie, BERNSTEIN 1924; Urblutgruppe wahr-

Blutgruppe	Genotyp	Häufigkeit in Deutschl. etwa	Antigene der Erythrozyten	Antikörper im Serum
A	aa oder a0	44 %	A	Anti B (=β)
B	bb oder b0	12 %	B	Anti A (=α)
AB	ab	6 %	A und B	keine
0	00	38 %	weder A noch B	α und β

scheinl. 0), auf den Erythrozyten-AG A u. B u. deren Serum-AK Anti-A (= α) u. Anti-B (= β) beruht. Die Blutgruppensubstanzen (wahrsch. Glykoproteide) sind auch in Organen u. – bei ∕ Sekretoren – im Spei-

AB0-Inkompabilität

chel, Schweiß u. Urin nachweisbar. Bedeutsam u. a. für Vaterschaftsdiagnostik u. Bluttransfusion (↑ AB0-Inkompatibilität). Korrelationen zwischen Blutgruppen u. best. Krankhtn. sind bekannt. – Später anhand der Agglutinationsstärke durch A-Untergruppen erweitert: A_1, A_2, A_3, A_4, A_5, A_x, A_o, A_m usw.; Zwischenformen zwischen A_1 u. A_2 möglich (= intermediäres $A = A_i$); Vererbung: I^{A1} dominant über I^{A2} (THOMSEN u. a. 1930). B-Untergruppen nicht sicher.

AB0-Inkompatibilität: Unverträglichkeit im AB0-System **1)** gegenüber transfundiertem Blut (bewirkt hämolyt. Reaktion); **2)** zwischen Mutter u. Leibesfrucht bei der Elternkombination Mutter 0 / Vater A, B oder AB, mit signifikanter Verminderung der A- u. B-Kinder (23 bzw. 18%), wobei die Selektion weniger auf einer AB0-Erythroblastose (klin. Verlauf meist leichter als bei Rh-Inkompatibilität) als auf der Zunahme der Spontanaborte beruht.

Abnutzungsdermatose, ekzematisierte (Bering*) degenerat., traumatoiteratives oder Empfindlichkeits-Ekzem (SCHREUS*-CARRIE*): vulg. Ekzem als Hautreaktion (meist hyperkerat.-rhagadiform) auf unterschwellige Dosen obligater Schadstoffe (Zerstörung des Lipoidmantels der Haut); wegen verminderter Alkali-Resistenz der Haut auch als »Alkali-Ekzem« (BURKHARDT) bezeichnet; s. a. Gewebeekzem.

Abnutzungs|krankheit, -schaden: auf chron. Überlastung (»Verschleiß«) zurückgeführte organ. Veränderungen u. durch sie bedingte funktionelle Störungen, z. B. degenerat. Gelenk- u. Bandscheibenerkrn.; vgl. Alterskrankheit. – **A.pigmente**: ↑ Lipofuszine. – **A.quote (Rubner*)**: ↑ Eiweißminimum.

ABOB: **A**nhydro-**b**is-(2**o**xyäthyl)-**b**iguanid, das Virostatikum ↑ Moroxydin.

aboral: am Digestionstrakt vom Munde entfernt, d. h. analwärts.

Abort(us): *gyn* »Fehlgeburt«, spontane oder artifizielle Beendigung einer Gravidität mit Verlust des Schwangerschaftsproduktes vor Eintritt der extrauterinen Lebensfähigkeit (Ende der 28. Wo.), unterschieden als **embryonaler A.** (bis 13. Wo.) u. als **fetaler A.**; vgl. Frühgeburt. Stadien: **A. imminens** (leichte Wehen, geringe Blutung, geschlossener MM u. erhaltene Zervix), bei dem die Schwangerschaft unter günst. Umständen erhalten werden kann; **A. incipiens** (unregelmäß. Wehen, stärkere Blutung, eröffneter MM), bei dem eine konserv. Ther. noch versucht wird; **A. progrediens** (»A. im Gange«; regelmäß. Wehen, auch Zervix verstrichen), bei dem Erhaltung aussichtslos u. daher Spasmolytika, Wehenmittel u. Ausräumung angezeigt; **unvermeidbarer A.**, wobei die Ausstoßung einzeitig (im geschlossenen Eihautsack) oder – nach dem 4. Monat – zweizeitig (erst Frucht, dann Plazenta; ↑ Tab.) erfolgt, u. zwar **unvollständig** (= **A. incompletus**) oder **vollständig** (= **A. completus**), meist als **protrahierter A.** (z. B. bei Blut- oder Fleischmole) oder gar **verhaltener A.** (»missed abortion«) ohne Ausstoßung der abgestorbenen Frucht, da bei absinkendem Östrogen- u. unverändert hohem Progesteronspiegel der Uterus auf Wehenreize nur schwer anspricht. – Als Sonderformen der **ovuläre A.**, d. h. Abgang des befruchteten Eies vor oder kurz nach der Nidation (oft unbemerkt mit verspäteter oder verlängerter Schmierblutung), meist bei ↑ Abortivei, seltener infolge zervikaler oder gestörter endometrialer Implantation; ferner ↑ **tubarer u. zervikaler A.** (einer im Halsteil implantierten Frucht; meist aber wohl infolge MM-Rigidität hier retinierter Abort, ähnlich wie der **vaginale A.** bei Scheidenstenose). – Meist **Spontan-A.** (»natürl. A.«, ca. 10% der Geburten; bei > 3mal. kryptogenem Vork. als **habitueller A.** bezeichnet); häufigste Urs. von seiten der Mutter: Uterushypoplasie, -mißbildung, -myomatose, Zervixinsuffizienz, Corpus-luteum-, Plazentarinsuffizienz, Thyreotoxikose, NN-Störung, schwere allg. Erkr., psych. oder phys. Trauma; von seiten des Kindes: Schädigung des Embryo (genetisch oder sek.-exogen) oder des Trophoblasten (Molenbildung). Demgegenüber der **artifizielle** oder **induzierte** oder **provozierte** oder **therap. A.**, entweder als indizierter u. lege artis ausgeführter ↑ Schwangerschaftsabbruch oder als **krimineller A.**, der, v. a. bei Ausführung durch Laien (↑ Abtreibung), häufig als **A. complicatus** mit Infektion (Parametritis, Adnexitis, Peritonitis), Fieber (»A. febrilis«, evtl. mit Bakteriämie als »sept. A.«), stärkerer Blutung, inn. Verletzungen etc. behaftet ist, so daß Ausräumung meist kontraindiziert (frühestens 3 Tg. nach Entfieberung); auch **putride** Form durch Fäulniserreger, evtl. mit Gasbildung (Tympania uteri, Pneumometra). – **A. infectiosus**: *vet* durch Infektion hervorgerufenes Verwerfen, z. B. der ↑ **A. Bang**, das durch Infektion mit Brucella abortus bedingte »seuchenhafte Verkalben« im letzten Drittel der Trächtigkeit; auf Menschen übertragbar (↑ Febris undulans).

Abort|ausräumung: instrumentelles oder digitales Entfernen eines nicht mehr intakten Schwangerschaftsproduktes (nach Zervixdilatation) bis Ende der 28. Wo. – **A.ei**: *gyn* ↑ Abortivei. – **A.einleitung**: ↑ Schwangerschaftsabbruch.

abortieren: eine Fehlgeburt (Abortus) haben.

Abortifaziens, Abortifikans: *pharm* ↑ Abortivum.

abortiv(us): (lat.) **1)** unfertig, abgekürzt, gemildert, z. B. ab. Krankheitsverlauf, Abortivdelir (↑ Subdelir), ↑ Abortivkur. – **2)** eine Fehlgeburt (Abortus) betreffend.

abortive rise: *radiol* zwischenzeitl. Leukozytenanstieg etwa am 6. Tag nach Ganz- oder Teilkörperbestrahlung, häufig mit abnormen Elementen der Granulozytenreihe.

Abort(iv)|ei: entwicklungsunfäh. Schwangerschaftsprodukt, das bis zur 8. Wo. ausgestoßen wird (= ovulärer ↑ Abort; ca. 50% der Spontanaborte). Urs.: genet. Defekt an Sperma oder Ei (Letalfaktoren bei ♂ Früchten), intrauterine Milieustörung (Nidationsschwäche, Trophoblastenschädigung), exogene Schädigung (Rö.strahlen, Hypoxie, diaplazentare Virusinfektionen). – **A.form**: abgekürzte u. symptomenschwache (»milde«) Verlaufsform einer (Infektions-)Krankh., sogen. »Forme fruste«. – **A.kur**: Behandlung, die auf eine Abkürzung des typ. Krankheitsverlaufes (v. a. bei zykl. Infektionskrankh.) abzielt.

Abortivum: **1) Abortifaziens, Abortizid**, Ekbolikum: »Abtreibemittel« als Bez. für die wegen ihrer – meist unsicheren – wehenerzeugenden u. frucht- u. kindsmutterschädigenden Wirkungen zur Erzielung eines kriminellen Abortes eingenommenen Drastika, Schwermetallsalze, Pflanzenabsude (meist äther. Öl-

	ausgestoßen werden	im Uterus bleiben zurück	klin. Verlauf
einzeitiger Abort (1.–3. Monat: „Frühabort")	ganzes Ei (Decidua parietalis, capsularis u. basalis, Chorion, Amnion, Fruchtwasser, Frucht), u. zwar a) im Parietalissack in situ b) nach Umstülpung des Parietalissackes	Reste der spongiösen Schicht der Decidua basalis u. pariet.	Blutungen vom Anfang bis Ende, vollständ. Ausstoßung des Uterusinhalts („Abortus completus")
zweizeitiger Abort (Ende 4.–7. Mon.: „Spätabort")	Kapsularissack mit Inhalt (Chorion, Amnion, Fruchtwasser, Frucht)	Decidua parietalis	Wehen, Blasensprung, Eröffnungs- u. Austreibungsperiode, Geburt des Feten, Pause, Geburt der Plazenta
	Chorionsack mit Inhalt (Amnion, Fruchtwasser, Frucht)	Decidua pariet. u. capsularis	
	Amnionsack mit Inhalt (Fruchtwasser, Frucht)	Decidua pariet. u. capsularis, Chorion	
	Frucht allein (einschl. Fruchtwasser), ohne Eihäute	Decidua pariet. u. capsularis, Chorion, Amnion	

drogen), Zytostatika (Aminopterin), Sexualhormone, Wehenmittel (Chinin, Mutterkorn, Oxytozin). – I. w. S. auch die äußerl. Abtreibungsmethoden. – **2)** einen Krankheitsverlauf kupierendes Mittel.

Abort|nachräumung: *gyn* instrumentelle Entfernung (große, stumpfe »Abortkürette«) von **A.resten** (Dezidua-, Plazenta-, Eihautteile) bei inkomplettem – oder nicht sicher komplettem – Abort. – **A.neurose:** nach kriminellem Abort, aber auch nach legalem Schwangerschaftsabbruch einsetzende seel. Fehlentwicklung (evtl. mit sexuellen Triebstörungen, Menstruationsanomalien etc.), die sich aus Schuldgefühlen oder Haßeinstellungen gegen den Partner herleitet; evtl. kombin. mit **A.psychose** (symptomat. oder durch die Krise ausgelöste endogene Psychose, im wesentl. der Wochenbettpsychose entsprechend).

Abortus: *gyn* Fehlgeburt (↑ Abort).

Abortzange: Instrument (z. B. nach WINTER) mit gerillten, meist gefensterten Löffeln zum Entfernen von Frucht- u. Plazentateilen bei der Abortausräumung.

Aboukine, Aboukoué, ↑ Frambösie (in Gabun).

Abou-rekab: in Somali v. a. im Okt. auftret. Dengue-ähnl. 3-Tage-Fieber, wahrsch. durch Phlebotomen übertragen.

ABP: 1) **A**ldosteron-**b**indendes **P**rotein (in Na-transportierenden Epithelzellen). – **2)** **A**ndrogen-**b**indendes **P**rotein, von den SERTOLI* Zellen in die Tubuli seminiferi sezerniert, wichtig für den Transport aktiver Androgene durch die Blut-Hoden-Schranke.

Abpumpen: *gyn* Entleeren der laktierenden Brust mittels Milchpumpe; bei Trinkschwäche des Kindes, unvollständ. Entleerung der Brust, Hohl- u. Flachwarze, Rhagaden, Milchstauung, Mastitis.

Abrachius, Abrachie: *path* Defektfehlbildung (oft nur hochgrad. Hypoplasie) eines oder bd. Arme; auch als **A. acephalus** (= **Abrachiocephalus**; mit gleichzeit. Fehlen des Kopfes), **A. acormus** (mit rudiment. Rumpf), **A. amorphus** (mit völlig formlosem Körper); vgl. Dysmelie.

Abradat: ↑ Abrasionsmaterial.

Abräumzellen: ↑ Abraumzellen.

Abrahams* Zeichen (ROBERT A., 1864–1935, Arzt, New York): **1)** Perkussionsdämpfung oberhalb des Akromion bei Lungenspitzen-Tbk. – **2)** durch Druck auf die Bauchdecken zwischen Nabel u. re. Rippenbogen auslösbarer Schmerzanfall bei Cholelithiasis.

Abrahamson* Reagens: (1940) Wolframsäure-Lsg. zur Enteiweißung von Blut.

Abrami*(-Vidal*) Syndrom (PIERRE A., 1879–1943, französ. Arzt): enterohepat. Syndr.: aszendierende Koliinfektion der Gallenwege mit den klin. Zeichen der chron. bakteriellen Cholangitis (u. Folgezustände, z. B. immunhämolyt. Anämie); bes. Verlaufsform des ↑ GILBERT* Syndroms (1). – **A.*-Frumasan* Sy.:** anikter. hypertroph. Leberzirrhose (vorw. periportal) mit fibrös-hyperplast. Splenopathie. – **A.-*Parlier* Sy.:** chron. Polyarthritis mit HWS-Beteiligung (bds. Schulter-Arm-Syndrom, Periarthritis humeroscapul.).

Abrams* (ALBERT A., 1864–1924, Internist, San Francisco) **Nadel:** doppellum. Kanüle für die Pleurabiopsie. – **A.* Reflex: 1)** Schmerzminderung u. Verkleinerung der Schmerzzone bei Hautreizung im Ausstrahlungsbereich von Herzschmerzen. – **2)** (1903) ↑ thorakopulmonaler Reflex.

Abrashanow* Amputation: osteoplast. Oberschenkelamputation mit Abdecken des Femurstumpfendes mit breitem Knochenstück aus dem hint. Tibiakopf.

Abrasio(n): Abschabung, Ausschabung; z. B. die **A. dentium** (physiol. oder path. »Abkauen« der Zähne), **A. conjunctivae** (diagnost. oder ther. Abschabung der Lidbindehaut bei Trachom, Verätzung etc.), **A. corneae** (therap. Abschabung des Hornhautepithels mit Lanze oder Hockey-Messer bei rezidivierenden Erosionen, Herpes corneae, Hornhautdegeneration). I. e. S. (*gyn*) die **A. uteri,** d. h. die stumpfe oder scharfe Kürettage der Gebärmutterschleimhaut (Funktionalis) nach Zervixdilatation zur diagnost. Gewinnung von Abrasionsmaterial (z. B. bei Ca.-Verdacht, hormonal bedingter Schleimhautblutung; evtl. – zur genaueren Lokalisierung – als fraktionierte A. zunächst der Zervix, dann des Korpus; s. a. Probeabrasio) oder als therap. Maßnahme (bei hypertroph. Schleimhaut, Polypen, Plazentaresten; s. a. Abortausräumung). Das gewonnene **Abrasionsmaterial** (»Geschabsel«) wird für die histol. Untersuch. aus den Blutkoagula ausgesondert u. in 70%ig. Alkohol oder Formalin fixiert.

Abraumzellen, Abräum-, Körnchenzellen: aus HORTEGA* Zellen hervorgehende, sich abrundende Zellen der Mikroglia, die Lipoide, Eisen u. Pigmente phagozytieren u. in Körnchenform speichern; Vork. v. a. bei Erweichungs- u. frischeren Entmarkungsprozessen des Gehirns, um aus der Nervensubstanz freigesetztes Fett abzutransportieren (»Fettkörnchenzellen«). – Daneben nehmen auch adventitielle Zellen Abbauprodukte auf (»mesodermale Fettkörnchenzellen«).

Abreaktion: *psych* (J. BREUER, S. FREUD) plötzl. Abfuhr aufgestauter, an meist unbewußte Erinnerungen geknüpfter Affekte (im Ggs. zu bewußter Verarbeitung oder langsamem Abklingen); s. a. kathartische Methode.

Abreibung: *hydrother* straffes Anlegen eines leicht ausgewrungenen kalt-nassen Leinentuches, das dann bis zur Angleichung an die Hauttemp. mit langen, glatten Strichen gerieben wird.

Abrikossoff* Geschwulst: ↑ Myoblastenmyom.

Abrin: Toxalbumin aus der Paternostererbse (Abrus precatorius), gegen das der menschl. Organismus Anti-Abrin bildet; früher bei Hornhauttrübung zur Erzeugung einer aufhellenden Konjunktivitis angew.

Abriß|fraktur: bei Jugendl. rel. häuf. Abriß kleiner Knochenteile im Bereich eines Band- oder Sehnenansatzes (z. B. Fußknöchel, Tuberculum majus, Trochanter minor, Proc. post. calcanei) durch plötzl. übermäß. Zugwirkung. Auch als »Ermüdungsbruch« (z. B. ↑ Schipperfraktur). – **A.methode**: *allerg* beim Epikutantest Aufbringen der Testsubstanz erst nach Entfernen der obersten Hornschichten durch wiederholtes Abreißen eines aufgeklebten Heftpflasters oder Tesafilms.

Abrodilpfütze (Kneise*-Schober*): *röntg* Einbringen von nur 10 ml KM (ursprüngl. Abrodil® = Methiodal-Natrium) in die Harnblase, die anschl. mit 100 ml Luft entfaltet wird; zur Darstg. von Steinen u. Tumoren, Prostata- u. Schließmuskelveränderungen etc.

ABR-Probe: *vet* **A**bortus-**B**ang-**R**ingprobe.

Abrufschrittmacher: *kard* ↑ Demand-pacemaker.

Abruptio: Abriß; z. B. **A. placentae** (= Ablatio pl.).

abs.: ↑ absolut(us). – **abs. feb.**: absente febre (»ohne Fieber«).

Absackung: *path* Absinken einer Eiterung oder eines Ergusses in vorgebildeten Bahnen oder Räumen, evtl. mit Abkapselung durch benachbarte Gewebe, Organe oder Adhäsionen.

Absättigung: Besetzung u. damit Neutralisierung physikalischer (z. B. absorbierende Oberflächen), chem. oder biol. Valenzen, Rezeptoren, Akzeptoren oder Medien; z. b. *serol* (DUNGERN-HIRSZFELD 1911) die A. des Anti-A$_2$ eines Anti-A-Serums durch A$_2$-Ery, so daß es dann nur noch A$_1$-Ery agglutiniert. – Auch i. S. von »Sättigung« gebraucht.

Absättigungsversuch (Castellani*): *serol* Verfahren, das durch die Absättigung von Agglutininen die Identität zweier Baktn.stämme nachweisen bzw. feststellen soll, ob die gegen mehrere Baktn.arten gerichteten AK eines Serums (bei Titergleichheit) auf Mischinfektion oder auf partieller AG-Gemeinschaft beruhen: Verfügen beide über die gleichen Teil-AG, so tritt nach Absättigung mit dem einen auch für den anderen keine Agglutination mehr auf. Im Serum absorbiert bei AG-Gemeinschaft der die Infektion verurs. (homologe) Stamm nicht nur die gegen ihn gerichteten Haupt-, sondern auch die Nebenagglutinine des heterologen Stammes; ist eine solche vollständ. Absättigung durch keinen der bd. Stämme zu erreichen, liegt Mischinfektion vor.

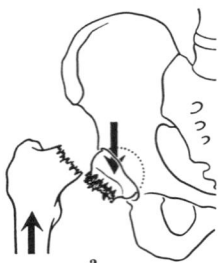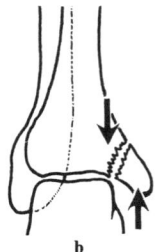

Abscherfraktur: a) des Schenkelhalses, b) des medialen Fußknöchels.

Absatzrolle: am orthopäd. Schuh Absatz mit rollenförm., elast. hint. Rand; bei Teilversteifung im oberen Sprunggelenk. – Ähnl. Effekt durch »Absatzwiege« eines Konfektionsschuhes.

Absaug|gerät: *chir* manuell, elektr. oder mit Gas betriebene Saugpumpe mit Sauganzatz u. Auffangflasche (evtl. geeichtes Schauglas) zur Aspiration von Körperflüssigkeiten (Blut, Schleim, Speichel etc.). Trag- oder fahrbare Ausführung; auch zentrale Vakuum-Absauganlagen mit Einzelwandanschlüssen. – *urol* Spezialzystoskop (mit Absaugrüssel u. -kanal; n. MORGENSTERN) oder gerader Metallkatheter (an dem ein Aspirator angesetzt wird; n. THOMPSON) zum Absaugen von Steintrümmern aus der Harnblase. – **A.katheter**: über Glottis oder Tracheostoma (evtl. mittels Laryngo- oder Bronchoskop) einzuführender biegsamer Katheter mit zentraler oder seitl. Öffnung; zum Absaugen von Sekret, Blut oder Eiter aus dem Bronchialsystem nach Tracheotomie, bei Aspiration, endotrachealer Narkose, Extubation, zur tracheobronchialen Toilette.

abscedens: (lat.) abszedierend.

Abscessus: ↑ Abszeß; z. B. als **A. acutus s. calidus** (»heißer« A.), **A. frigidus** (»kalter« A.), **A. residualis** (↑ Restabszeß), **A. stercoralis** (↑ Kotabszeß), **A. sudoriparus** (↑ Schweißdrüsenabszeß).

Abschabsel: durch **Abschabung** (↑ Abrasio) von Zellen (z. B. an der Cervix uteri n. ↑ AYRE mit Holzspatel) gewonnenes Biopsiematerial für zytol. Krebsdiagnostik.

Abschälungsfraktur: (KOCHER) Absprengung eines schalenförm. Knorpel-Knochenstücks im Gelenkbereich. Gefahr der Einklemmung.

Abschaltungsdystrophie: troph. Störung infolge – experimenteller oder traumat. – Unterbrechung der zuständ. nervalen Versorgung.

Abscheidungsthrombus, Agglutinations-, Konglutinations-Th.: trocken-brüch., »weißer« bis »grauer« Thrombus mit geriffelter Oberfläche; durch Intimaläsion ausgelöste Agglutination von Thrombozyten zu einem – auch Ery u. Fibrin enthaltenden – Maschenwerk, das von einem Leukozytenmantel umgeben wird. Typisch als Kopfteil großer, gemischter Thromben (↑ dort. Abb.).

Abscherfraktur: Kontinuitätstrennung eines Röhrenknochens (z. B. Schenkelhals) durch Einwirken von Scherkräften; mit typ. Dislocatio ad latus (↑ Abb.).

Abschilferung: *derm* ↑ Desquamatio furfuracea.

Abschlaggerät: *hyg* 1894 durch CZAPLEWSKI verbessertes Gerät zur Entnahme von Wasserproben aus best. Tiefen; z. B. SCLAVO* Röhrchen.

Abschlußplatte: die den WK kranial u. kaudal abschließende hyalinknorpel. »Deck-« bzw. »Grundplatte«, von der das Höhenwachstum ausgeht. Bei Minderwertigkeit Einbrüche von Zwischenwirbelgewebe (↑ SCHMORL* Knötchen), bei Bandscheibendegeneration Sklerosierung.

Abschnürbinde, -schlauch: Gummigürtel oder -schlauch (mit Fixierungseinrichtung) zum Abschnüren von Gliedmaßen; s. a. ESMARCH* Blutleere, Staubinde, Tourniquet.

Abschnürung: straffes Umschlingen oder Umwickeln einer Gliedmaße (z. B. mit ↑ Abschnürbinde) zur Drosselung des Blutkreislaufes; i. w. S. auch die unbeabsichtigte A. durch zu engen Gips- oder Bindenverband. Ferner die Strangulation eines Darmabschnittes durch Adhäsionsstränge, des Penis bei Paraphimose, *embryol* von Gliedmaßen des Fetus durch Amnionstränge (»**amniot. A.**«; s. a. amniot. Schnürfurche).

Abschürfung, Excoriatio: offene, flächenhafte Hautverletzung, auf das Epithel beschränkt (= oberflächl. A.) oder auch Korium u. Subkutis betreffend (= tiefe A.); Gefahr breitfläch. Narbenbildung.

Abschuppung, Desquamation: Abstoßung der obersten Hornschicht der Haut in Form dünn- und groblamellöser Schuppen verschiedener Größe. Einzelne Formen (z. B. blätter-, kleie-, kragenförm., pityriasi-, ichthyosiforme, lamellöse, keratot., exfoliative) für best. Dermatosen kennzeichnend (↑ Desquamatio, Coronella, BIETT* Collerette).

Abschwächen: *röntg* Reduzierung der Bilddichte zu stark gedeckter oder zu kontrastreicher Negative mittels eines chem. Abschwächers (z. B. n. FARMER), durch Umentwicklung oder elektronisch (»Logetronic«).

Absehunterricht: s. u. Lippenablesen, Taubstummensprache.

Absence, Absenz, Absentia (mentalis): (französ.) sekundenlange Bewußtseinstrübung oder -einengung (»Denkpause«) bei ↑ Epilepsie als »kleiner Anfall« ohne motor. Phänomene (Abgrenzung vom ↑ Petit mal jedoch kaum durchführbar u. auch entbehrlich). EEG: bilat.-synchrone Spitze-Welle-Komplexe (typisch: 3/Sek.).

Absentismus: neurot. oder durch asoziale Haltung bedingte Neigung, dem Arbeitsplatz häufig fernzubleiben; kann »ansteckend« wirken.

Absetzen: 1) *päd* ↑ Abstillen. – 2) *chir* ↑ Amputation. – 3) *therap* Beenden einer Ther. (Medikation). – 4) *physik* ↑ Sedimentieren.

Abseuchung (Schürmann*): Selbstreinigung des tbk. Organismus durch Ausstoßen der Krankheitsstoffe an der äuß. u. inn. Körperoberfläche (i. S. der »Ableitung« der Humoralpathologie), wobei Kavernen, Fisteln, kalte Abszesse etc. als Mechanismen der natürl. Heilung gelten; s. a. Tuberculosis miliaris. – Auch weniger korrekte Bez. für die – kanalikuläre – Ausbreitung der Tbk im Organismus.

Abshagen* Glocke: *bakt* bei Umgang mit hochinfektiösem Material auf den Bunsenbrenner aufzusetzende Glasglocke.

Absiedlung: *path* ↑ Metastase.

Absinthin: glykosid. Bitterstoff in Artemisia absinthium; Tonikum, Amarum. – **Absinthvergiftung:** durch A.-Spirituosen (aus Wermut = Artemisia absinthium), im wesentl. durch das Thujon (krampferregender Hauptbestandteil des äther. Wermutöles) hervorgerufenes, einem komplizierten Alkoholismus gleichendes Vergiftungsbild: motor. u. sensible Störungen, Nausea, Erbrechen, Stupor; ZNS-Abbauerscheinungen bei chron. **Absinthismus** (leichte Gewöhnung, Entziehungskur nötig).

absolut(us), abs.: losgelöst (z. B. **abs. Temp.,** ab abs. **Nullpunkt** [= –273,16°C] in ↑ Kelvin gemessen), vollkommen (z. B. abs. ↑ Arrhythmie, **abs. letale Dosis** = Dosis letalis maxima), unbedingt (z. B. abs. ↑ Indikation), *pharm* befreit, reinst (z. B. Alcohol abs., s. u. Äthanol).

Absoluta-Anfälle: anfallsweise auftretende ↑ Arrhythmia absoluta.

Absolutblendung: durch sehr hohe Leuchtdichten (> 30 000 cd/m^2) hervorgerufene Blendung infolge max. Erregung aller Netzhautelemente, die auch nach Adaptation (schmerzhafte Verengung der Pupille!) bestehen bleibt.

Absonderung: 1) ↑ Exkretion, Sekretion. – 2) ↑ Isolierung.

Absorbens: Gase u. Flüssigkeiten absorbierender Stoff; *therap* ↑ Adsorbens. – **Absorber:** 1) *physik* (strahlen)absorbierendes Material, ↑ Filter. – 2) *anästh* bei Narkoseapparaten mit Rückatmungssystem die CO_2 A.buchse oder -patrone, gefüllt mit Atemkalk (»**A.kalk**«) u. einem Indikator (Farbumschlag weiß-grau-grün-lila zeigt CO_2-Sättigung an).

absorbieren: absaugen, aufnehmen (↑ Absorption).

Absorption: Aufnahme; 1) Lösung von Gasen in Flüssigkeiten u. festen Körpern nach physikal. Gesetzmäßigkeiten (↑ HENRY* Absorptionsgesetz; vgl. Adsorption, Hydratation, Dissoziation). – 2) Abschwächung von Wellen- u. Korpuskularstrahlung beim Durchgang durch Materie, wobei es infolge Wechselwirkung zur Energieabgabe an das durchstrahlte (»absorbierende«) Medium kommt; s. a. Absorptionsspektrum, Schwächung. – 3) *biol* ↑ Resorption.

Absorptions|bande: ↑ Absorptions-, Bandenspektrum. – **A.kurve,** Schwächungskurve: *radiol* graph.

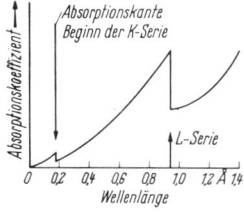

Darstg. (↑ Abb.) der Beziehung zwischen dem **A.koeffizienten** (↑ Schwächungskoeffizient) eines bestrahlten Materials u. der Strahlenqualität (Wellen-

Absorptionskanten

länge). Aus einem solchen Rö.-Absorptionsspektrum der Elemente lassen sich anhand der Kurvensprünge (»**A.kanten**«) Ionisierungsenergien u. Gesetzmäßigkeiten der Elektronenstruktur ableiten.

Absorptionsspektrum: Spektrum einer elektromagnet. Strahlung (IR, Licht, UV, Rö.strahlen) nach Durchdringen einer absorbierenden Schicht. Die ausgelöschten Bereiche treten als – für den untersuchten Stoff charakterist. – dunkle Linien (= diskretes A. oder Linienspektrum, z. B. FRAUNHOFER* Linien) oder als Streifen oder Bänder (= Bandenspektrum) auf. Kann – ebenso wie das (gegensätzl.) ↑ Emissionsspektrum – analytisch ausgewertet werden (Reinheit, Zusammensetzung u. Struktur von Naturstoffen, Elementen etc.); s. a. Absorptionskurve, vgl. Spektralanalyse.

Abspaltung: *psych* außerbewußte Dissoziation im Zusammenwirken seel. Schichten; physiol. z. B. das Nichterinnernkönnen von – trotzdem wirksamen – Erlebnissen; als abnormes (neurot.) Phänomen z. B. die **hypobul.-hyponoische A.** (indem sich unbewältigte Erlebnisse, Antriebe, Wünsche etc. als »Komplexe« vom bewußten Seelenleben trennen, störende Einflüsse entfalten u. zu körperl. Symptn. führen, ↑ Konversionsneurose); als psychot. Sympt. bei Schizophrenie z. B. das »doppelte ↑ Bewußtsein«.

Abspaltungs|neurose: (BECKER) Neurose, bei der der Konfliktinhalt nicht mehr ohne weiteres erinnert wird, jedoch keine Umwandlung oder Verkleidung erfährt. – **A.zone**: *ophth* im Spaltlampenbild der menschl. Linse schmale, optisch leere Zone zwischen Linsenrinde u. Kapselstreifen.

Abspreiz|arthrodese: s. u. JOSTES*-ABBOTT*. – **A.zeichen**: *päd* ORTOLANI* Phänomen.

Absprengung: 1) *chir* ↑ Abrißfraktur. – 2) *serol* Trennung der AK von der Ery-Oberfläche durch mehrmal. Waschen mit physiol. NaCl-Lsg. bestimmter – für den AK unwirksamer – Temp. (meist 37–40°); zur AK-Anreicherung bzw. -Identifizierung.

Abspritzen der Milch: *gyn* ↑ Abdrücken.

abständige Verbundenheit: (J. H. SCHULTZ) bei der Neurosenbehandlung erforderl. ärztl. Haltung, bei der stärkste menschl. Hingabe u. Zuwendung mit sachl. Besonnenheit zu einem »einzigart. Geschehen« vereint sein sollen.

Abstammungs|lehre: die von DARWIN begründete (»Entstehung der Arten durch natürl. Auslese«, 1859) u. von HAECKEL, HUXLEY, LYELL, VOGT u. a. weiterentwickelte »Deszendenztheorie« der Evolution der Organismen im Laufe der Erdgeschichte, insbes. des Homo sapiens aus menschl., vormenschl. (»Tier-Mensch-Übergangsfeld«) u. tier. Arten. – **A.wahn**: Wahnvorstellung des Schizophrenen u. Paralytikers, von hochgestellten Persönlichkeiten (Kaiser, Fürsten usw.) abzustammen oder gar überirdischer Herkunft zu sein.

Abstandsgesetz, Quadrat-A.: *röntg* Die Intensitäten I einer Rö.strahlung (u. damit die Einfallsdosen) verhalten sich umgekehrt proportional wie die Quadrate der Fokus-Objekt-Abstände a:

$$I \sim \frac{1}{a^2}; \quad I_1 : I_2 = a_1^2 : a_2^2.$$

Abstands|technik (Groedel*): *röntg* Distanzierung (ca. 20 cm) der Filmkassette vom Pat. bei Fernaufnahmen, um die bildschädigende Wirkung der im Körper entstehenden Streustrahlung zu reduzieren. – Neuerdings wieder bei Hartstrahlaufnahmen der Lunge angew. – **A.tubus**: *röntg* Tubus zweckentsprechender Form (runder oder rechteck. Querschnitt, Kegel, Spitzkonus) u. Länge, der die Einhaltung eines best. Fokus-Objekt-Abstandes sichert; meist mit strahlenabsorbierender Wandung.

absteigend: descendens.

Absterbe|anlagen: *genet* ↑ Letalfaktoren. – **A.-EKG**: EKG des sterbenden Herzens, gekennzeichnet durch Lähmungs- u. Reizungsphasen der prim. u. tieferen Automatiezentren (z. B. Absterbeflimmern), Lähmung der Reizleitung, Deformierung der Vorhofs- u. Kammerkomplexe, schließl. Ausbleiben jeder Erregung. – **A.ordnung**: *statist* die sich aus der ↑ Sterbetafel ergebenden Sterbeverhältnisse im Rahmen der Bevölkerungsbewegung. – **A.zeit**: in der experim. Pathologie die Zeitspanne von der Induktion einer Erkr. (Impfung mit Tumorzelle bzw. Mikroorganismus) bis zum durch sie bedingten Tod.

Abstiegsneurose: (V. v. WEIZSÄCKER) neurot. Fehlhaltung, die sich aus einem Abstieg in der sozialen Rangordnung heraus entwickelt; vgl. Aufstiegsneurose.

Abstilldyspepsie, Ablaktationsdiarrhö: beim Abstillen auftret. Ernährungsstörung des Säuglings, häufig durch Infektion gefördert (DD: Milchallergie); Ther.: über Heilnahrung Einstellen auf Dauernahrung.

Abstillen: Entwöhnen des Säuglings von der Brust durch Übergang auf künstl. (meist Zwiemilch-)Ernährung. Optimaler Termin Ende des 6. Mon.; vorzeit. Indikation z. B. bei offener Tbk., Mastitis, Hypophyseninsuffizienz, schwerer Allg.erkr., Rhesusfaktor (selten). – Die mütterl. »Ablaktation« wird durch Hochbinden der Brüste, feuchte Umschläge, Diuretika, evtl. Östrogene unterstützt.

Abstinenz: Enthaltsamkeit (auch i. S. der Entziehung) von gewohnten Genußmitteln, Pharmaka, geschlechtl. Betätigungen (= Abstinentia sexualis). – **A.syndrom**, Entzugssyndrom: Übelkeit, Erbrechen, Durchfälle, Hirnkrampfanfälle, Schlaflosigkeit, Delirien (v. a. bei chron. Alkoholismus), Dämmer- oder Verstimmungszustände nach Entziehung von Suchtmitteln (Opiaten, Alkohol u. a.) oder plötzl. Absetzen bestimmter Therapeutika (Schlafmittel, Tranquilizer, Antiepileptika u. a.).

Abstopfballon: ↑ Bronchusblocker.

Abstopfen: *chir* gezieltes Einbringen von großen Mullkompressen oder Tüchern (z. B. »Bauchtücher«) in die eröffnete Körperhöhle, um störende Organe (Darm, Lunge) aus dem Op.feld abzudrängen.

Abstoßungsreaktion: *immun* ↑ Transplantatabstoßung.

Abstraktion: 1) *psych* der gedankl. Prozeß, vom Ganzen des Bewußtseinsinhaltes Teilinhalte abzulösen, die zurückgedrängt oder herausgehoben werden (= neg. bzw. pos. A.). Kann isolierend oder – wie bei der Begriffsbildung des Kleinkindes – generalisierend erfolgen. – 2) *orthodont* der zu große vertikale Abstand der Zähne von der Frankfurter Horizontalen; Gegensatz: Attraktion.

Abstrich: oberflächl. (Schleimhaut, Haut) Entnahme von Untersuchungsmaterial mittels **A.nadel**, **A.öse** (Platindraht, durch Ausglühen sterilisierbar) oder **A.tupfer** (auf Watteträger oder Holzstäbchen) zum

Zwecke bakt., parasitol. oder zytol. Diagnostik. – **A.röhrchen**: Glasröhrchen zur »sterilen« Aufbewahrung u. zum Transport von A.tupfern.

Abstützungsosteotomie: Osteotomie am prox. Femurende mit Abstützung des Beckens, z. B. bei veralteter Hüftluxation (Gabelungsosteotomie nach v. BAEYER-LORENZ, Abwinkelungsosteotomie nach SCHANZ), Hüftmuskellähmung (M. C. MURRAY), Schenkelhalspseudarthrose (LORENZ-PUTTI).

Abstumpfung, emotionale: ↑ Gefühlsverarmung, -verödung.

Absturz|erkrankung: Kompressionserscheinungen (Kopf-, Zahn-, Ohrenschmerzen, evtl. Trommelfellblutung) infolge zu schneller Luftdruckerhöhung beim Einschleusen in Senkkästen (Taucherglocke, Caisson) oder beim absteigenden Flug (↑ Aerootitis, -sinusitis). – **A.trauma**: durch eigenen Absturz oder Miterleben (evtl. Verschulden) des Absturzes eines anderen Piloten ausgelöste traumat. Neurose, oft mit Höhenangst u. Verlust des fliegerischen Selbstvertrauens. – **A.verletzung**: Traumatisierung durch Sturz aus nicht zu großer Höhe (Baugerüst, Baum, Felsen), insbes. Kompressions- (Fersenbein, Wirbel) u. Abscherungsfrakturen (Schenkelhals). Oft wenig typisch u. von nicht-absturzbedingter Gewalteinwirkung schwer abzugrenzen.

Absud: *pharm* arzneil. Abkochung (↑ Decoctum).

Abszedierung: Nekrotisierung u. eitr. Einschmelzung von Gewebe (↑ Abszeß) bei starken u. länger dauernden entzündl. Reizzuständen mit u. ohne Beteiligung von Baktn.

Abszeß, Abscessus: abgekapselte Eiteransammlung im Gewebe, entstanden durch großherd. oder multiple kleinherd. (»Mikroabszeß«) Nekrose u. Einschmelzung als Folge akuter oder chron. bakterieller oder abakterieller Entzündung; glattwand. oder durch Gewebsstränge septierte (»gekammerte«) Höhle, ausgekleidet mit – der Resorption u. Reparation dienendem – Granulationsgewebe (= **A.membran**; bei deren Ausbleiben: »**diffuser A.**« (= Phlegmone); evtl. durch Fistel mit Hohlorgan, Leibeshöhle oder Oberfläche kommunizierend (= **offener A.**); klin.: außer allg. u. örtl. Entzündungszeichen bei entspr. Größe u. Lage Fluktuation, Ödem, nervale Ausfälle (Druckschädigung). Je nach Intensität der entzündl. Reaktion als »**heißer**« (Abscessus calidus) oder »**kalter A.**« (A. frigidus, meist tbk.-käsig), evtl. in Logen etc. absinkend (= **hypostat.** oder Senkungs-A., z. B. Psoas-, BEZOLD* A.). Entstanden primär durch traumat. Keimeinschleppung oder sek.-metastatisch (hämatogen bei Pyämie, meist multipel, auch als **embol. A.**, z. B. BRODIE* A.; ferner lymphogen, kanalikulär oder per continuitatem fortgeleitet (z. B. **otogener A.**). Dem bes. Inhalt nach unterschieden als **hämorrhag. A.** (tox. Kapillarschädigung), **gangränöser A.** (Fäulnisbaktn.; meist sek. Besiedlung), **käs. A.** (Tbk) etc.; je nach Pathogenese als Spät-, Rest-, Kot-A. (»**sterkoraler A.**«, infolge Druckschädigung), ↑ Amöben-A. (»**trop. A.**«), ↑ Spritzen-A., **appendizit. A.** (aus perityphlit. Infiltrat; klin.: akuter Bauch, wegen Gefahr der diffusen Peritonitis dringend dränagebedürftig), **biliärer** oder **biliogener A.**, **cholangiogener** oder **cholangit. A.** (multiple Mikroabszesse der Leber; im allg. Folge einer – entzündl. – Cholestase u. sek. Darmkeimaszension), **otogener A.** (bei Otitis media u. int., Mastoiditis; pe-risinuös, extra-, sub- oder intradural); nach den bes. Erregern als **bilharziöser A.** (in Darm- bzw. Harnblasenschleimhaut um die Schistosomeneier; Gefahr der Aszension in Richtung Niere), **helminth. A.** (Askariden, Filiarien); meist aber nach Lokalisation (u. Genese), z. B. ↑ Hirn- (= **intrazephaler**), Nieren- (s. a. Nephritis apostematosa), Lungen-, Mediastinal-, Douglas-A., **anorektaler A.** (z. B. bei Hämorrhoiden, Lymphopathia venerea; submukös, -kutan, pelvi- oder ischiorektal, mit Fistelneigung), **bartholin. A.** (ein Pseudo-A., ↑ Bartholinitis), **epi-** oder **extraduraler A.** (posttraumat. oder fortgeleitet, als »oberflächl.« in der vord. oder mittl. Schädelgrube, evtl. mit Druckschädigung der Hirnnerven V u. VI; als »tiefer« in der hint. Schädelgrube mit Gleichgewichtsstörungen; Gefahr diffuser Meningitis), **epi-** oder **perinephrit. A.** (nach Einbrechen einer Pyonephrose in die Nierenfettkapsel, bei Nephritis apostematosa u. Herdnephritis nach Kapselperforation oder -durchwanderung; klin.: Flankenschwellung, Zwerchfellhochstand, Druckschmerz am Kostovertebralwinkel, fehlende Verschiebung im Veratmungspyelogramm), **epiploischer A.** (im Bereich des Bauchnetzes; z. B. nach Pankreasapoplexie, zunächst steril, evtl. sek. infiziert), **infratemporaler A.** (↑ Schläfen-A.), **ischiofemoraler A.** (meist abgesackter Spritzen-A.) **ischiorektaler A.** (v. a. von Proktitis u. Hämorrhoiden ausgehend, mit Neigung zu Fistelbildung), **palatinaler A.** (»Gaumenabszeß«, meist dentogen, nur selten fluktuierend), **paraanaler** oder **paraprokt(it). A.** (↑ Periproktitis), **parametraner A.** (v. a. lymphogen-metastat. nach – zunächst seröser – Parametritis; Dränage supra-symphysär-extraperitoneal), **paranephrit.** (= epinephrit.) **A., parapharyngealer A.** (in der seitl. Pharynxwand, dentogen oder nach Peritonsillarabszeß; Mesopharynx u. Kieferwinkel geschwollen u. schmerzhaft, temporales Ödem, Kiefersperre), **paratonsillärer A.** (↑ Peritonsillarabszeß), **paravesikaler A.** (von Perityphlitis oder Salpingitis fortgeleitete eitr. Parazystitis; wegen Gefahr der Perforation in die Harnblase dringend dränagebedürftig), **parodontaler A.** (bei Parodontitis margin., Fremdkörper in Zahnfleischtasche etc.), **pelvirektaler A.** (retrorektal im Levatortrichter, mit Neigung zu anorektaler Fistelbildung; Dränage rektal oder parasakral), **pericholezystit. A.** (aus – perforativer – Cholezystitis hervorgehend, mit Symptn. des akuten Bauchs; Dränage durch Cholezystotomie, evtl. Cholezystektomie mit anschließ. Außendränage), **perimandibulärer A.** (meist molar-dentogen; derbe Schwellung am äuß. UK-Rand bei unauffäll. Mundhöhle), **perinealer A.** (meist von Adnexitis fortgeleitet), **perinephrit.** (= epinephrit.) **A., peripharyngealer A.** (von Adenoiden ausgehend, mit unilat. Vorwölbung der seitl. Oropharynxwand u. Fauzesstenose; meist spontan nach innen perforierend), **peri-** oder **paraprokt(it). A.** (↑ Periproktitis), **perisinuöser A.** (epiduraler A. um einen Hirnsinus), **peritonsillärer A.** (↑ Peritonsillarabszeß), **perityphlit. A.** (abgekapselter appendizit. A. nach Perityphlitis; klin.: akuter Bauch, Gefahr diffuser Peritonitis; vgl. postappendizit. ↑ A.), **periureteraler A.** (im harnleiternahen Retroperitonealgewebe; durch Trauma, z. B. Perforation bei Katheterismus; durch Wandnekrose, z. B. bei eingeklemmtem Ureterstein; Gefahr der Urinphlegmone; in Genese u. Verlauf ähnl. der **periurethrale A.**), **postappendizit. A.** (hämato- oder lymphogener Fernabszeß, v. a. in der Leber,

Abszeß, pterygopalatiner

aber auch Peritonitis-bedingt u. abgekapselt im subphren. oder DOUGLAS-Raum oder als Schlingenabszeß), **pterygopalatiner A.** (in der Flügelgaumengrube, dentogen oder nach örtl. Inj.; evtl. sich sublingual, submandibulär oder parapharyngeal ausbreitend; klin.: Schläfen- u. Lidödem, Chemosis u. Protrusio bulbi, Kiefersperre, Druckschmerz am Tuber maxillae), **pyelit. A.** (↑ Pyelonephritis), **retropharyngealer A.** (zwischen HWS u. hint. Rachenwand nach eitr. Lymphadenitis; Gefahr des Absinkens ins Mediastinum), **subarachnoidaler A.** (Hirnabszeß-Symptomatik), **subareolarer A.** (paramastitisch, in der Subkutis der Areola mammae; Infektionsgefahr für Säugling), **subduraler A.** (= Pachymeningitis int.; meist traumat., mit Meningitis- u. Drucksymptn.; Prognose trotz Dränage u. intensiver antibiot. Ther. dubiös), **subkutaner A.** (traumat. oder von Staphylokokken-Hautprozeß fortgeleitet, meist schlecht begrenzt), **sublingualer A.** (dentogen oder von Sialadenitis ausgehend; Gefahr der Mundbodenphlegmone), **sub-** oder **retromammärer A.** (epifaszial bei Mastitis, meist lymphadenit. Genese), **submandibulärer A.** (in der Submandibularloge, odontogen oder von Sialadenitis ausgehend; Gefahr der Mundbodenphlegmone), **submuköser A.** (z. B. am Alveolarfortsatz, in Magen-Darmwand bei Ruhr, eitr. Gastritis etc.), **subperiostaler A.** (aus infiziertem Hämatom oder Transplantat, bei Osteomyelitis), **subphren. A.** (metastatisch, z. B. postappendizitisch, oder von Leber, Niere, Pleura etc. fortgeleitet; klin.: akutes Abdomen, Atembehinderung, evtl. Spiegelbildung). – Ther.: Inzision, Dränage, evtl. Antibiotika, ätiotrope Maßnahmen (z. B. Stoffwechselstabilisierung bei Diabetes mellitus).

Abszeßtonsillektomie: Tonsillektomie als op. Ther. des Peritonsillarabszesses, v. a. bei verstecktem, tiefsitzendem Abszeß (u. Phlegmone), sept. Erscheinungen, fehlender Rückbildung nach Inzision, Spontanblutung.

Abt*(-Blanc*) Nährlösung: (1921) Hefe-Autolysat als Kulturflüssigkeit für Koli- u. Typhusgruppe.

Abt*-Letterer*-Siwe* Syndrom (ARTHUR FREDERIK A., 1867–1955, Pädiater, Chicago; ERICH L.; STURE S., geb. 1897, schwed. Pädiater), akute oder infektiöse Retikuloendotheliose, aleukäm. oder maligne Retikulose: maligne Erkr. des RES (Infektion?) mit klin. Manif. im 1. u. 2. Lj.: sept. Fieber, Exantheme, Spleno-Hepatomegalie, generalis. LK-Schwellungen, Osteoporose, herdförm. Osteolyse, Anämie, Thrombozytopenie. Meist letaler Verlauf; Übergänge zu HAND*-SCHÜLLER*-CHRISTIAN* Syndrom u. eosinophilem Granulom.

Abtötungszeit: *hyg* bei der ↑ Sterilisation die für die sichere Abtötung aller Keime erforderl. Zeitspanne.

Abtragen: *chir* op. Entfernen einer die Oberfläche überragenden (»störenden«) Gewebspartie (z. B. Knochenvorsprung, Dickdarm bei Anus praeter).

Abtreibung, Abortus criminalis: rechtswidr. ↑ Schwangerschaftsabbruch (§§ 218 ff StGB), von Laien herbeigeführt durch ↑ Abortiva oder durch – im allg. tauglichere, z. T. aber gefährlichere – äuß. Methoden: Erschütterung, Bauchpressen, Uterusmassage, Wechselbäder, elektr. Reizung, Eihautstich, Inj. von Formalin-, Traubenzucker-, Seifen-Lsg. etc. in Uterushöhle bzw. Fruchtkörper.

Abtrennung: *chir* ↑ Amputation.

Abtropf|blase: *urol* ↑ Streßinkontinenz; vgl. Durchlaufblase. – **A.metastase:** ↑ Implantationsmetastase.

ABTS: 2,2'Azino-di-(3-äthyl-benzthiazolin-sulfonsäure); u. a. zum Nachweis von okkultem Blut (zus. mit H_2O_2, Askorbinsäure u. EDTA-Lsg.).

Abulie: krankhafte Willen- u. Entschlußlosigkeit; bei schwerer Neurose, Schizophrenie, organ. (Stirn-) Hirnkrankht.; s. a. akinetisch-abulisches Syndrom.

abundant: überfließend, übermäßig. – **Abundantio:** Überfluß, Fülle (z. B. des Fettgewebes), Völle (z. B. des Magens); s. a. Abundanz.

Abundanz: *biol* Häufigkeit des Auftretens, d. h. durchschnittl. Zahl von Individuen einer (= Individuen-A.) oder verschiedener Arten (= Arten-A.) an einem Standort (z. B. Parasiten im Wirtsorganismus).

Aburabaku: (»Kniekrankheit«) ↑ Denguefieber.

Aburamycin: (1957) Antibiotikum aus Streptomyces aburaviensis; wirksam gegen grampos. Baktn. u. Impftumoren.

Aburel* Schwangerschaftsunterbrechung: Inj. einer NaCl-Lsg. in die Fruchtblase (nach vorher. Fruchtwasserentnahme), die Fruchttod u. – häufig mit langer Latenz – Spontanabort bewirkt.

Abusus: »Mißbrauch«, übermäß. Gebrauch von differenten Pharmaka (↑ Arzneimittelmißbrauch) u. Genußmitteln (↑ Alkohol-, Nikotinabusus); vgl. Sucht.

Abwärtsschielen: ↑ Strabismus descendens.

Abwaschung: *hydrother* ↑ Waschung.

Abwasser: das nach industriellem, gewerbl. u. häusl. Gebrauch verunreinigte Wasser einschl. der von bebautem Gelände abfließenden Niederschläge. In den Städten **A.beseitigung** (Wiedereingliederung in den allg. Wasser-, Stoff- u. Energiekreislauf der Natur) gesetzlich geregelt; vor Einleiten in den Vorfluter **A.reinigung**, d. h. Klärung (Entfernen der Trübstoffe, ↑ Abb.) u. Aufbereitung (Beseitigung aller belästig. u. schädl. Eigenschaften); neben den mechan. u. chem. v. a. auch natürl. (Bodenfilter, Stausee, Fischteich) u. künstl. (Tropfkörper, Tauchkörper, Belebtschlamm) biol. Verfahren (»Selbstreinigung«), d. h. Abbau organ. Stoffe mit Hilfe pflanzl. u. tier. Kleinlebewesen (↑ Saprobien-System). – Erster **A.verband** (Zusammenschluß von Gemeinden u. Industrien) in Deutschland 1904 (Emscher-Genossenschaft in Essen).

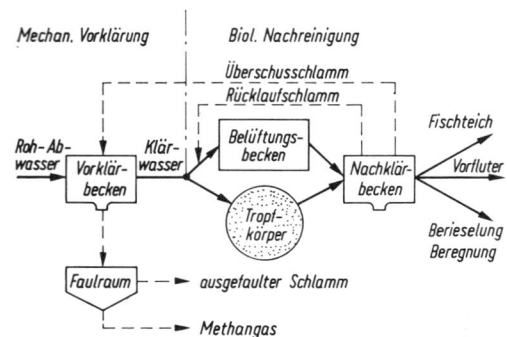

Abwehr: 1) *immun* s. u. Abwehrapparat. – 2) *psych* die psychophys. Reaktionen auf körperl. u. seel. Leiden (Schmerz, Versagung, Gefahr, Versuchung, Schuldgefühle, Angst) im Dienste der Selbstbehauptung.

Von S. FREUD vorübergehend durch die »Verdrängung« ersetzt, später als Oberbegr. für jede Abweisung evtl. zur Neurose führender Konflikte vorgeschlagen (↑ Abwehrpsychoneurose). Solche A.mechanismen (zur Vermeidung inn. Gefahrensituationen) spielen eine große Rolle, da der Mensch jeweils nur eine beschränkte, für seine Charakterstruktur spezif. Auswahl verwendet, z. B. Verdrängung, Isolierung, Ungeschehenmachen, Intro-, Projektion, Verschiebung, Regression, Askese, Intellektualisierung, altruist. Abtretung.

Abwehrapparat, -mechanismen: alle Zellen, Stoffe u. Funktionen eines Organismus, die vorhanden sind oder gebildet werden, um eine Schädigung durch fremde oder fremd gewordene Substanzen zu verhindern, wobei die Abwehr spezifisch (Antikörper, T-Lymphozyten; s. a. ABDERHALDEN* Reaktion) oder unspezif. sein kann (z. B. Phagozyten, Bakterizidine, Komplement-, Properdin-System); s. a. Infektionsabwehr (Tab.), Vitalinhibition.

Abwehr|blutung: *gyn* Menstruationsblutung als psych. Abwehrmechanismus bei Angst vor sexueller Vereinigung, Ablehnung des Partners, Kontaktstörung, abnormer Persönlichkeitsstruktur etc. – **A.fermente:** s. u. ABDERHALDEN*. – **A.fluor:** *gyn* überwiegend zervikaler oder vestibulärer Fluor, für den als Psychogenese eine Ablehnung der erot. Beziehung angenommen wird. – **A.fraktur:** »Parierfraktur« der Ulna bei Abwehr eines Schlages mit dem Unterarm.

Abwehr|phase: die monozytäre »Überwindungsphase« als 2. Phase der biol. ↑ Leukozytenkurve. – **A.prote(in)asen:** ↑ ABDERHALDEN* A.fermente. – **A.psychismus:** Teil des Zwangssyndroms, gedeutet als Reaktion auf einen prim. Störungspsychismus, dessen Abwehr aus elementarem Sicherungsbedürfnis heraus versucht wird. – **A.(psycho)neurose:** aus einer aktuellen Konfliktsituation sich herleitende anankast., phob. oder hyster. Fehlhaltung, meist bei vorgegebener Selbstunsicherheit u. Sensitivität; von S. FREUD als Abwehr verdrängter Triebregungen interpretiert; etwa gleichbedeutend mit Aktualneurose.

Abwehr|reflex: Fremdreflex zum Schutze des Individuums; polysynapt., teilweise erlernbare Antwort auf einen Gefahr ankündigenden Reiz; z. B. als Wisch-, Kratz-, Fluchtreflex. – **A.seuche:** übertragbare Krankh., vor der man sich durch Abwanderung, Absperrung oder Ausstoßung des Erkrankten (z. B. Lepra) schützt. – **A.spannung:** reflektor. Anspannung der Bauchmuskulatur (bis zu »Bretthärte«) infolge Reizung des parietalen Peritoneums (über Nn. intercostales u. lumbosacrales) durch entzündl. Prozeß; bei diffuser Peritonitis ausgedehnt, bei akuter Cholezystitis, Pankreatitis, Appendizitis, Ulkusperforation etc. umschrieben (kann aber im Schock, Rausch u. spätem Peritonitis-Stadium fehlen). Kurze A. durch unerwartete Berührung oder Schlag auf die Bauchdecke ist physiol.; s. a. Peritonismus.

Abwehr|verletzungen: *forens* die für die Rekonstruktion des Tatvorganges bedeutsamen Verletzungen bei Opfer u. Täter an Händen, Unterarmen u. Gesicht. – **A.zeremoniell:** *psych* sich gleichförmig wiederholende, oft komplizierte u. lawinenartig anwachsende Folge von Zwangshandlungen (z. B. Wasch-, Kontrollzwang), die gegen einbrechende Zwangsbefürchtungen oder -antriebe absichern sollen u. diese oft bis zur Unkenntlichkeit überdecken; ↑ Anankasmus.

Abweichung: *path* ↑ Aberration, Deviation; *neurol* v. a. bei vestibulären, zerebellaren u. frontalen Erkrn. die –. meist seitl. – **Abweich|tendenz** bei best. Bewegungen (z. B. Blindgangversuch, BÁRÁNY* Zeigeversuch); z. B. als **paradoxe A.reaktion** (bei Kleinhirnerkr.) die Bewegung der vorgestreckten Arme in entgegengesetzter Richtung bei Kopfdrehung mit geschlossenen Augen.

Abwinkelungsosteotomie (Schanz*): valgisierende subtrochantere Osteotomie des Femur zur flächenhaften Abstützung des Beckens durch das prox. Fragment (↑ Abb.); v. a. bei veralteter angeb. Hüftluxation.

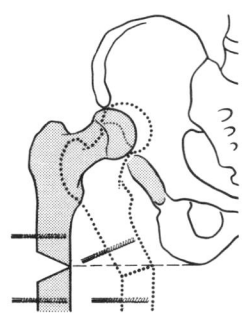

Abzeichentest: *psych* Prüfung der motor.-kinästhet. Differenzierungs- u. Merkfähigkeit u. der visuell-motor. Koordination durch Abzeichnenlassen abstrakter geometr. Figuren.

Ac...: s. a. Ak..., Az...

Ac: 1) **A**ctinium; 2) **a**lternating **c**urrent (= Wechselstrom); 3) **a**nodal **c**losure (= Anodenschließung); 4) **a**xio**c**ervical. – **Ac.:** Acidum.

a.c.: *pharm* 1) **a**nte **c**ibos, **a**nte **c**enam (»vor dem Essen«); 2) **a**nni **c**urrentis (»des laufenden Jahres«).

Acacia catechu: *botan* ↑ Catechu.

Acanthamoeba: *protozool* ↑ Hartmannella.

Acanthella(-Stadium): das infektiöse 2. Larvenstadium der Kratzwürmer (Acanthocephala); entwickelt sich im Arthropodenkörper (Zwischenwirt) in 2–5 Mon. aus dem Acanthor-Stadium.

Acanthia: *entom* ↑ Cimex.

Acanthocephala, Kratz(würm)er: enteroparasitäre Eingeweidewürmer [Nemathelminthes] von Wirbeltieren. Getrenntgeschlechtl. Entwicklung über 2 Larvenstadien (↑ Acanthor, Acanthella) zum geschlechtsreifen Wurm, der sich mit seinem »Rüssel« (Proboscis) in die Darmwand des Endwirtes einbohrt. Invasion durch orale Aufnahme eines Zwischenwirtes mit infektiösem Acanthella-Larvenstadium. Bei – sehr seltener – menschl. Akanthozephaliasis (z. B. durch Moniliformis monilif.) unscharakterist. Sympte. (Durchfall, Bauchschmerzen), Eier im Kot, linsengroße Darmwandreaktionen (glanzlos-verdickte Serosa).

Acanthocheilonema, Dipetalonema: parasitäre Fadenwürmer [Nematodes] in den serösen Häuten von Karnivoren u. Primaten. A. (sive Filaria) perstans u. A. (sive Microfilaria) streptocerca, übertragen durch Culicoides-Arten, sind die Erreger der im trop. Afrika weit verbreiteten – praktisch symptomlosen – **Akanthocheilonemiasis** (Dipetalonemiasis); Nach-

Acantholysis

weis: Mikrofilarien (sehr lebhaft) im Blut, seltener erwachsene Filarien im (s.c.) Binde- u. Fettgewebe.

Acantholysis: ↑ Akantholyse.

Acanthoma: ↑ Akanthom; ferner A. adenoides cysticum (s. u. Epithelioma), **A. alveolare** (AUSPITZ, UNNA; verhornendes Plattenepithel-Ca. der Haut, sogen. Kankroid), **A. callosum s. malignum** (verhornendes ↑ Plattenepithel-Ca.), **A. inguinale s. tropicum** (↑ Papilloma inguin. tropicum), **A. seborrhoicum** (↑ Verruca seborrhoica), **A. verrucosum** (infektiöses ↑ Akanthom, s. a. Alterswarze).

Acanthopelvis: *path* ↑ Exostose-, Stachelbecken.

Acanthor(-Stadium): das am Vorderende mit einem Haken versehene 1. Larvenstadium der Acanthocephala, das nach oraler Aufnahme der Eier im Darm des Zwischenwirts (Arthropoden) schlüpft, in die Leibeshöhle eindringt u. sich dort zur Acanthella entwickelt.

Acanthosis: ↑ Akanthose; z. B. **A. bullosa acquisita** (↑ Porphyria cutanea tarda, Hidroa aestivalis), **A. verrucosa seborrhoica** (↑ Alterswarze), **A. papulosa nigra** (papulöse Hauterscheinung im Gesicht v. a. bei Negern, Virusinfekt?). – Ferner die **A. nigricans** (Dystrophia papillaris et pigmentosa DARIER, Schwarzwucherhaut) als seltene Dermatose mit braunschwarzer Verfärbung u. papillomatösen Wucherungen, meist bilat.-symmetr. in Achselhöhlen, Gelenkbeugen, an Genitale, Nacken, selten fast universell, vereinzelt auch an Schleimhäuten (ohne Verfärbung!); als juveniler, benigner Typ z. T. mit inkretor. Störungen (Diabetes, Fettsucht), Schwachsinn, allg. Unterentwicklung, multiplen Abartungen (↑ MIESCHER* Syndrom I); als maligner Typ meist im höheren Alter, progredient, in etwa 50% mit Malignom-Bildg. (v. a. Magen).

Acardi(ac)us: asymmetr. Doppelmißbildung mit Fehlen (= Holoacardius) oder rudimentärer Entwicklung des Herzens; Vork. nur als eineiige Zwillinge (ca. 1%), wobei der normale Zwilling den A. mit Blut versorgt hat. Evtl. mit weiteren Mißbildungen (z. B. **A. acormus** ohne kaud. Rumpf, **A. amorphus** mit formlosem Kopf).

Acari: *entomol* ↑ Acarina. – **Acariasis:** ↑ Acarinosis.

Acarina, Acari, Akarinen: Ordnung »Milben« der Spinnentiere [Arachnida], mit den Unterordnungen Parasiti-, Sarcopti- u. Trombidiformes; etwa 10 000 Arten, darunter zahlreiche Parasiten u. Lästlinge, auch Krankheitserreger oder -übertrager. Ernährung am Wirt erfolgt bei den nicht-blutsaugenden nach Eingraben in die Hornhaut durch Zerstörung der Epidermiszellen mit Hilfe der Kieferfühler (Chelizeren) u. der im Mundvorraum (Gnathosoma) vorhandenen Enzyme.

Acarinosis, Acari(di)asis, Akarinose, Akarus-Räude: durch Milben (Acarina) oder deren Larven verurs. Hautausschlag, v. a. Skabies sowie die auf den Menschen übertragbaren Tierräuden (durch Sarcoptiae, Gamasidae, Tryglophidae, Trombidiidae, Tarsonemidae, Eupodidae, Pycmotidae, Demodecidae) u. Pflanzenkrätzen, z. B. **Acarodermatitis urticarioides** SCHAMBERG (Dermatitis urticarioides parasitica, Gersten-, Getreide-, Hülsenfrucht-, Saubohnenkrätze), die im Herbst an Brust, Rücken, Schultern u. Oberarmen mit kurzer Latenz als stark juckendes urtikariell-papulöses-vesikulöses, oft generalisiertes Exanthem auftritt (evtl. mit Asthma bronchiale kombin.), verursacht durch im Staub von Getreide u. Strohsäcken enthaltene Tarsonemiden (insbes. Pediculoides ventricosus).

Acaroxenus varioleidis: ↑ Rickettsia akari.

Acarus: Milben-Gattung [Acarina], darunter die Mehlmilbe (Acarus siro). – Auch alter Name für Sarcoptes u. Dermanyssus.

Acatama, Akatama: chron. Polyneuritis unbekannter Ätiol. in Ost- u. West-Afrika; mit Schwellung, Rötung, Brennen, Parästhesien, evtl. exzessiver Schweißneigung im Bereich der betr. Nerven.

Acauli(n)osis, Acaulium: *mykol* ↑ Akaulinose.

accelerans: beschleunigend; auch Kurzform für N. accelerans (s. a. Akzelerans...).

accelerated conduction: *kard* »beschleunigte av-Überleitung« (im KENT* Bündel) als Pathomechanismus des WPW-Syndroms.

accelerator factor: ↑ Faktor V (der Blutgerinnung).

Accelerator urinae: *anat* ↑ Detrusor urinae.

Accelerin: ↑ Faktor VI (der Blutgerinnung).

accessorius: hinzutretend, ergänzend; auch Kurzform für N. accessorius (s. a. Akzessorius...). – **Accessoria:** zusätzl. Organgebilde, z. B. akzessor. Nebennieren, Interrenal- u. Suprarenalkörper, überzähl. Knochen (↑ Ossa accessoria).

accessory factor: *serol* ↑ Aktivator.

accidentalis: ↑ akzidentell.

Accipiter: Gesichtsverband mit geschlitzten Bindenzügeln in Form einer »Habichtsklaue«.

Accouchement forcé: *geburtsh* beschleunigte Entbindung per vias naturales bei noch nicht eröffnetem MM durch Kunsthilfen wie Zervixdilatation u. -inzision, Extraktion etc.; obsolet.

Accretio: Verwachsensein (als Entzündungsfolge); i. e. S. die A. pericardii s. cordis (= Pericarditis adhaesiva ext.), die Verwachsung des pariet. Herzbeutelblattes mit der Umgebung als Ausheilungsstadium einer akuten Perikarditis mit Mediastinal- oder Pleurabeteiligung; klin.: evtl. systol. Brustwandeinziehung, frühdiastol. Schleuderton; von Bedeutung nur bei gleichzeit. Concretio pericardii.

accretus: (lat.) angewachsen.

Accrochage: *kard* »Hängenbleiben« als seltene Herzrhythmusstörung mit period. Synchronisation zweier Schrittmacher beim av-Block als Folge hoher Sinusfrequenz (z. B. unter Belastung).

ACD-Stabilisator: gerinnungshemmende Lsg. zur Konservierung von Frischblut (1+7): Acidum citricum purum 2,5%, Dextrose 2,34%, Natrium citricum 2,16%.

ACE (mixture), Alkoform: 1+2+3-Mischung von Alkohol, Chloroform u. Äther (engl.: ether) als Inhalationsnarkotikum (obsolet) u. Antispasmodikum.

Acecarbromalum: Azetyl-diäthylbrom-azetylharnstoff; Sedativum, Hypnotikum.

Acedicon®: ↑ Thebacon (BTM!).

Acefyllinum piperazinum, Acepifylline: theophyllin-essigsaures Piperazin; leicht wasserlösl. u. weniger tox. Theophyllin-Derivat.

Acenocoumarolum: (Nitrophenyl-azetyläthyl)-hydroxykumarin; Antikoagulans.

Acephalus: Mißbildung mit fehlendem oder rudimentär entwickeltem Kopf; meist kombiniert, z. B. als **A. mono-** und **dibrachius** (= **Acephalobrachius** oder **-cheirus**, d. h. mit Fehlen der Arme bzw. Hände), **A. dipus** (= **Acephalopodius**, d. h. mit Fehlen der Beine oder Füße), **A. sympus** (mit fischschwanzartig. Beinverschmelzung), **A. paracephalus** (mit rudimentärem Schädel ohne Hirn), ferner **Acephalogaster** (ohne Abdomen), **Acephalorrhachius** (ohne WS), **Acephalostomus** (mit mundähnl. Öffnung im Oberkörper), **Acephalothorus** (ohne oberen Rumpf).

Acepromazinum, Azetylpromazin: Azetyl-dimethylamino-propyl-phenothiazin; Neuroleptikum.

acer: (lat.) scharf.

Acerin: Substanz aus dem Samen des Spitzahorns (Acer platanoides), die verschied. Bakteriophagen u. Vakzinevirus in vitro inaktiviert.

Acervulus (cerebri) *BNA*: der weißgelb-bräunl. oft maulbeerförm. »Hirnsand« (aus Glukoproteiden, Ca- u. Mg-salzen) v. a. im Corpus pineale u. Plexus choroideus. Entstehung (oft schon im Kindesalter) u. Bedeutung unbekannt.

Acet(o)...: (lat. acere = sauer sein) Wortteil »Essig« (↑ Acetum); s. a. Azet...

Acetabulum: 1) *anat (PNA)* die napfförm. Vertiefung des Os coxae als »Hüftgelenkpfanne« (↑ Articulatio coxae); s. a. Os acetabuli, Os ad acetabulum. – 2) *helminth* Saugnapf (mit Längs-, Ring-, Radiärmuskulatur) am Scolex der Bandwürmer.

Acetalum: ↑ Azetal.

Acetanilidum, Azetanilid, Phenylacetamidum: eines der ältesten (1886/87) synthet. Antipyretika u. Analgetika; wegen Toxizität (Methämoglobin-Bildg.) weitgehend verlassen.

Acetarsolum, Azetarsol: Azetylamino-hydroxyphenyl-arsonsäure; Arsen(V)-halt. Chemotherapeutikum (bes. gegen Spirochäten); i.m., i.v. u. peroral bei Syphilis, Frambösie, Febris recurrens, Angina PLAUT-VINCENT, Amöbenruhr, Trichomonadiasis.

Acetazolamidum *WHO*: ↑ Azetazolamid.

Acetest®: Schnellreagens (Tabletten) zum Nachweis (LEGAL* Probe) von Ketonkörpern im Harn.

Acetobacter: Gattung »Essigbaktn.« [Pseudomonadaceae]; gramneg. bis -labile, obligat aerobe, polarbegeißelte, bewegl. oder unbewegl. Stäbchen; z. B. **A. aceti** (in Essig, gärenden Früchten, alkohol. Getränken; früher zur Essigherstellung), **A. rancens** (nebst Abart A. pasteurianum in vergorenen Getränken; charakterist. polysaccharidhalt. Oberflächenhäutchen bildend), **A. roseum s. hoshigaki** (auf verdorbenen Feigen u. Datteln; mit Glukose u. Kalziumkarbonat roten Farbstoff bildend), **A. xylinum** (in Essig, gärenden Früchten u. alkohol. Getränken; charakterist. zellulosehalt. Oberflächenhäutchen).

Aceto|carmin: ↑ Karminessigsäure. – **A.hexamidum**: orales Antidiabetikum (Sulfonylharnstoff-Derivat) ohne antibakterielle Eigenschaften. – **A.morphinum**: ↑ Diacetylmorphinum (= Heroin). – **A.phenazinum**: Phenothiazin-Piperazin-Derivat; Neuroleptikum mit milder sedierender u. antiemet. Wirkung.

Acetonum: ↑ Azeton.

Acetum: (lat.) »Essig«, wäßr. Lsg. mit ca. 5% Essigsäure, entweder **Gärungsessig** (durch Essigsäurebaktn. vergorener Sprit) oder verdünnter **Kunstessig** (aus konz. Essigsäure); Verw. als Speisewürze, stark verdünnt als Erfrischungsgetränk, zu Umschlägen u. Waschungen, als Extraktionsmittel für Kräuteressig. – **A. concentratum, A. glaciale**: ↑ Acidum aceticum dilutum bzw. glaciale. – **A. Plumbi s. Plumbicum s. Saturni**: Liquor Plumbi subacetici (»Bleiessig«). – **A. pyrolignosum crudum**: durch trockene Holzdestillation gewonnener »roher Holzessig« (9% Essigsäure, 10% Methanol, Azeton, Teer u. a.); Anw. – ebenso wie die gereinigte Form A. p. rectificatum s. depuratum – als leichtes Ätzmittel, 1–10%ig als Adstringens. – **A. Sabadillae**: aus Sabadillsamen durch Mazeration mit Essigsäure-Alkohol-Wasser gewonnener »Sabadill-« oder »Läuseessig« (äußerl. gegen Kopfläuse, durchblutungsfördernde Einreibung; obsolet).

Acetyl-: s. a. Azetyl-. – **Acet(yl)carbromalum**: Acecarbromal *WHO*; Azetyl-bromdiäthylazetylharnstoff; Tagessedativum.

Acevaltratum, Azetoxyvalepotriat: Sedativum aus der Baldrianwurzel.

Ac-Globulin: ↑ Akzelerans-Globulin.

Ach: Azetyl**ch**olin.

Achalasie: Motilitätsstörung von Hohlorganen (insbes. des Verdauungstraktes) durch fehlende Erschlaffung der glatten Muskulatur infolge Innervationsstörung oder aber Aplasie oder Degeneration des Plexus myentericus (↑ aganglionäres Segment); vgl. Chalasie. Die **A. des Ösophagus** (sogen. ↑ Kardiospasmus) ist eine korrelierte Teilerscheinung der Aperistalsis oesophagi; die **pelvirektale A.** äußert sich als ↑ Megacolon congenitum (HIRSCHSPRUNG).

Achalme* Bazillus: ↑ Clostridium perfringens (Typ A).

Achard*-Castaigne* (CHARLES EMILE A., 1860–1944, Internist, Paris) **Nierenfunktionsprobe**: nach i.m. Inj. (schmerzhaft!) von 1 ml 20%ig. Methylenblau-Lsg. stdl. Harnkontrolle auf Farbstoffausscheidung (normal Beginn nach 30 Min., Ende nach 2–3 Tg.). – **A.*-Foix*-Mouzon* Syndrom**: sehr seltene Mißbildung mit Agenesie des Steißbeines u. der 2–3 letzten Kreuzbeinwirbel, Atrophie der Beckenknochen, Gesäßbacken (»homme sans fesses«) u. Beinmuskeln, Sphinkterinkontinenz. – **A.*-Marfan* Syndrom**: ↑ MARFAN* Syndrom I (»Arachnodaktylie«). – **A.* – Thiers* Syndrom**: »Diabetes bärtiger Frauen«, mit Stammfettsucht (CUSHING-Typ), Hypertrichose vom ♂ Verteilungstyp, Diabetes mellitus, evtl. Amenorrhö u. Hypertonie. Ätiol.: basophiles Adenom der Hypophyse oder NNR-Tumor. Als Krankheitsentität umstritten.

ACHE: ↑ Azetyl**ch**olinesterase.

Ach(e)ilie: angeb. Fehlen einer od. bd. Lippen.

Acheir-: s. u. Achir-.

Achenbach* Syndrom, Fingerapoplexie (WALTER A., zeitgen. Internist, Köln), paroxysmales Handhämatom: v. a. bei ♀ spontan oder nach mechan. Belastung unter heft. Schmerz auftret. Blutung (meist Volarseite der Finger) mit münzengroßem Hämatom u. Begleitödem; häufig rezidivierend. Ätiol. unklar (al-

Achillea millefolium

lerg.-hyperg. Gefäßwandschädigung? normaler Gerinnungsstatus).

Achillea millefolium: »Feld-« oder »Schafgarbe« [Compositae]; Anw. von Kraut u. Blüten (Herba bzw. Flores Millefolii; äther. Öl mit Azulen, Gerb- u. Bitterstoffe) als Aromatikum, Stomachikum, adstringierendes Wundheilmittel.

Achillessehne: ↑ Tendo calcaneus.

Achillessehnen|reflex, ASR: Plantarflexion des Fußes (Kontraktion der Wadenmuskulatur) bei Beklopfen der – passiv angespannten – Achillessehne als propriozeptiver (Muskeldehnungs-)Reflex über die RM-Segmente L5–S2. Gesteigert (↑ Fußklonus) als Pyramidenzeichen; abgeschwächt bis aufgehoben bei Störung im Bereich des Reflexbogens (Neuritis, Poliomyelitis). – **A.riß**: teilweise oder komplette ein- oder zweizeit., spontane oder traumat. Faserruptur der Triceps-surae-Sehne an typ. Stelle (↑ Abb.). Häuf. Sportverletzung durch plötzl. Überanstrengung, bes. bei Älteren (mit degenerativ vorgeschädigter Sehne). Klin.: Zehenstand nicht ausführbar.

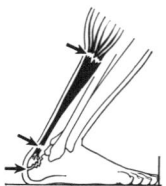

Achillitis: ↑ Achillotendinitis.

Achillo|bursitis, ALBERT* Krankh.: Entzündung der Bursa achillea prof. (zwischen Fersenbein u. Achillessehne); klin.: heft. Schmerz beim Gehen u. Stehen, geringe Schwellung. Urs.: (Mikro-)Traumatisierung, Infektion (Go, Tbk.).

Achill|odynie: v. a. bei Belastung des Beines auftret. »Fersenschmerz« (einschl. Achillessehne u. Schleimbeutel); bei Periostitis calcanei, Kalkaneussporn (HAGLUND* Ferse), Achillobursitis, Trauma, gonorrh. oder tbk. Ostitis, Entkalkung, Apophysitis calcanei.

Achillo|gramm: neurol ↑ Reflexogramm des ASR. – **A.(r)rhaphie**: op. Verkürzung (Raffung) der Achillessehne.

Achillo|tendinitis: chron.-entzündl. Reizzustand der Achillessehnenscheide (evtl. einschl. Sehne); v. a. nach größerer Anstrengung beim Untrainierten, nach chron. Überlastung. Klin.: Schmerzen, evtl. Krepitation bei Bewegung; Gefahr der Sehnenruptur. – **A.(teno)tomie**: schräge oder Z-förm. Durchtrennung der Achillessehne, meist zum Zwecke ihrer Verlängerung bei Pes equinus, equinovarus, -valgus etc.; als **geschlossene** (= »subkutane«, z. B. nach BAYER, STROMEYER) oder – meist – **offene A.tomie** (VULPIUS, SCHERB u. a.).

Ach(e)irus: Mißgeburt mit Fehlen einer oder bd. Hände.

Achlorhydrie, absol. oder (histamin)refraktäre oder Histamin-Anazidität: auch nach starkem Sekretionsreiz (0,5 mg Histamin) fehlende Salzsäure-Absonderung der Magenschleimhaut, mit konst. HCl-Defizit bei fraktionierter Magenuntersuchung; klin.: gastrogene Diarrhöen. Vork. bei Schleimhautatrophie (»chron. atroph. Gastritis«) u. nach totaler Magenresektion, aber auch bei Gesunden (4%) u. im Senium; fast obligates Frühsympt. der perniziösen Anämie. – Davon zu unterscheiden die »chem.« oder rel. A. mit nur scheinbarem Fehlen der Salzsäure infolge übermäß. Bindung von H-Ionen durch Eiweiß-Substanzen (bei Gastritis, Ca.) oder rückfließende alkal. Dünndarmsäfte (Pylorusinsuffizienz).

Achloro(ble)psie: »Grünblindheit« (↑ Deuteranopie).

Achluophobie: Furcht vor Dunkelheit.

Acholie: mangelhafte oder fehlende Galleausscheidung ins Duodenum infolge intrahepat. Cholostase oder Obstruktion der äuß. Gallenwege; klin.: intra- bzw. posthepat. Ikterus, achol. Stühle (hellgrau bis weißlich, »tonfarben«).

Acholtest®: mit Farbindikator u. Cholinester imprägniertes Testpapier zur Schnellbestg. der Serum-Cholinesterase.

Acholurie: fehlende Ausscheidung von Gallenfarbstoffen im Harn; insbes. die mit gleichzeit. Ikterus (»acholuric jaundice«) bei hämolyt. Anämie.

Achondro|(dys)plasie: 1) ↑ Chondrodystrophia fetalis KAUFMANN. – 2) **A. atypica**: ↑ SILFVERSKIÖLD* Syndrom. – **A.genesis**: ↑ Chondrodystrophie; s. a. PARENTI*, FRACCARO*, GREBE* Syndrom (= Typ I bzw. II).

Achor*-Smith* Syndrom: (1955) sek. hypokaliäm. Muskeldystrophie mit Pellagra-Sympt. u. Perniziosa-ähnl. megaloblast. Anämie infolge chron. Unterernährung; klin.: Schwäche, Mattigkeit, Anorexie, Diarrhö, histaminrefraktäre Anazidität, Störungen des Elektrolythaushaltes, Albuminurie.

Achor granulatus Schoenlein*: »körn., feuchter Kopfgrind«, Impetigo contagiosa des behaarten Kopfes.

Achorese: vermindertes bis aufgehobenes Fassungsvermögen eines Hohlorgans (z. B. Harnblase).

Achoricine: Antibiotika (A, B, C) aus Achorion gypseum; wirksam gegen Pilze, grampos. u. -neg. Keime.

Achorion: mykol alter Gattungsname von Schlauchpilzen [Ascomycetes]; neuerdings der Gattgn. Microsporum (z. B. M. gypseum) u. Trichophyton (z. B. Tr. gallinae, Tr. quinckeanum, Tr. schoenleinii, Tr. violaceum) zugerechnet; Erreger von Dermatomykosen (Favus) bei Mensch u. Tier.

achrestisch: (gr achrestos = unbrauchbar) auf einer Verwertungsstörung beruhend; z. B. achr. ↑ Anämie.

Achroma: derm ↑ Achromia.

Achromasie: 1) ↑ Achromie. – 2) lokale **A.**: genet farbveränderte Stelle im Chromosom durch unvollständ. Chromatidenbruch (lokale DNS-Störung). – 3) ophth (STUDNITZ) Farbenfehlsichtigkeit bei erbl. Zapfenblindheit.

Achromatin: Substanz (»Linin«) im Kerngerüst der fixierten Zelle, die keinen Farbstoff annimmt.

achromatisch: 1) zytol nicht anfärbbar; z. B. **a. Lücke** (s. u. Chromosomenbruch). – 2) opt ohne »Farbfehler«, d. h. ohne chromat. Aberration; z. B. das **a. Prisma** als Kombination zweier Prismen mit entgegengesetzter Farbabweichung (meist Kron- u. Flintglas; gleiches Prinzip bei Linsensystemen: »Achromat«).

Achromatopsie: die »totale Farbenblindheit«, bei der nur ein farbloses Bild wahrgenommen wird (wie vom

Normalsichtigen im Dämmerlicht); entweder Teilerscheinung der erbl. Zapfenblindheit (»Achromasie«) oder Folge einer erworb. nervösen Störung im Sehapparat (Zapfen-Farbenblindheit, »Monochromasie«).

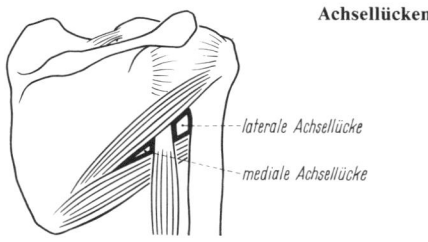

Achsellücken
— laterale Achsellücke
— mediale Achsellücke

Achromatozyt: *hämat* / Achromoretikulozyt.

Achromia, -mie, -matosis: 1) *histol* fehlende oder mangelhafte Anfärbbarkeit von Zellen (z. B. Erythrozyten, Ganglienzellen) u. Geweben. – 2) *derm* angeb. oder erworb. Pigmentmangel, / Albinismus, Leukoderm, Leukonychia (= A. unguium), Vitiligo (= A. vitiligo); z. B. die **parasitäre A.** als Sammelbez. für trop., mit Schuppung u. Depigmentierung (bis zu großen, landkartenart. Leukodermen) einhergehende Dermatomykosen (Tinea albigena, T. imbricata u. a.), insbes. die **Achromie parasitaire à recrudescence estivale** (JEANSELME; = Tinea flava, »Hodi-Potsy«, »Ala-Lama«) durch Hermodendron fontoynonti, v. a. an Gesicht u. Hals.

Achromobacter: Gattung (neben Alcaligenes u. Flavobact.) der Fam. **Achromobacteriaceae**; peritrich begeißelte, bewegl. oder unbewegl., vorw. aerobe, nicht-pigmentbildende gramneg. bis -labile Stäbchen; z. B. **A. mucosus** (Bact. anitratum, Diplococcus m., Moraxella glycidolytica) als gelegentl. Erreger einer Harnwegsinfektion (u. Meningitis?).

Achromo|derma: / Leukoderma. – **A.(retikulo)zyt:** Hb-freier oder -armer Ery, der nur aus Stroma u. Membran besteht u. als Zellschatten oder Halbmond (»Corps en demilune«) erscheint; labiler Retikulozyt im Zustand der Hämolyse? Artefakt?

A-Chromosomen: s. u. B-Chromosomen.

Achromotrichie: angeb. oder erw. Pigmentverlust der Haare; s. a. Canities. – **A.faktor:** / Pantothensäure (deren Mangel bei schwarzen Ratten zu »farblosen« Haarpartien, bei Mäusen zu Alopezie führt).

Achroo|dextrin, -dextrose: beim Stärkeabbau durch α-Amylase entsteht. Grenzdextrin, das sich nicht mehr mit Jod anfärbt (z. B. im »farblosen« Grenzröhrchen der Diastase-Bestg. n. WOHLGEMUTH). – **A.zytose:** / Leuko-, Lymphozytose; leukozytäres (leukäm.) Infiltrat (insbes. bei MIKULICZ* Krankh. 2).

Achse: *anat* gedachte Linie, die in einem Körper, Organ oder Gelenk jeweils eine der 3 Dimensionen angibt; s. a. Herzachse. – *opt* im abbild. System die geradlin. Verbindg. des Bildpunktes über die Hauptknoten- u. Brennpunkte mit dem Blickpunkt; vgl. Axis bulbi u. opticus (»anatom. bzw. opt. Augenachse«).

Achsel: / Axilla. – **A.arterie:** / Arteria axillaris. – **A.bogen:** / Fibrae falciformes axillares. – **A.drüsen:** 1) / Nodi lymphatici axillares. – 2) / Glandulae sudoriferae axillares; s. a. Schweißdrüsen.... – **A.falten:** / Plicae axillares. – **A.faszie:** / Fascia axillaris. – **A.grube:** / Fossa axillaris. – **A.haare:** / Hirci. – **A.höhle:** / Fossa axillaris. – **A.linie:** / Linea axillaris.

Achsellücke: 1) **lat. A.:** vom Humerus (Collum chirurgicum) u. den Mm. triceps (Caput longum), teres major u. minor u. subscapul. begrenzte viereck. Lücke (/ Abb.), durch die N. axill. u. A. circumflexa humeri post. zur Regio deltoidea ziehen. – 2) **med. A.:** vom Caput longum m. tricipitis u. M. teres major u. minor begrenzte dreieck. Lücke, durch die die A. circumflexa scapulae zur Regio scapularis zieht.

Achsel|schluß: *geburtsh* Tastbefund zur DD der 1. u. 2. Querlage, d. h. kindl. Achsel nach li. bzw. nach re. geschlossen. – **A.schweiß:** Sekret der apokrinen Glandulae sudoriferae in der Achselhöhle; bei Anstrengung, seel. Erregung, vegetat. Stigmatisation vermehrt (= Hyperhidrosis axillae).

Achselvenensperre, -thrombose, akute, PAGET*-v. SCHROETTER* Syndrom: durch Thrombosierung, aber auch durch Kompression oder Spasmus verurs. Abflußbehinderung in der V. axill. (oder V. subclavia); Urs.: Überlastung (»Überanstrengungsthrombose«), Narben, Trauma, Dauererregung des regionären Sympathikus. Sympt.: meist plötzl. Schwellung des – meist re. – Armes (»akuter Armstau«) mit Zyanose, gestauten Venen, Schweregefühl, krampfart. Schmerzen, evtl. Parästhesien, troph. Störungen. Protrahierter Verlauf, häufig Rezidive; Androtropie (3:1).

Achsen|ametropie: Fehlsichtigkeit durch Längenfehler des Auges, / Achsenmyopie, -hyperopie. – **A.band:** / Ligamentum mallei laterale. – **A.drehung:** *path* / Torsion, Stieldrehung, Volvulus, Dislocatio ad peripheriam. – **A.einstellung:** *geburtsh* s. u. / Asynklitismus, Synklitismus.

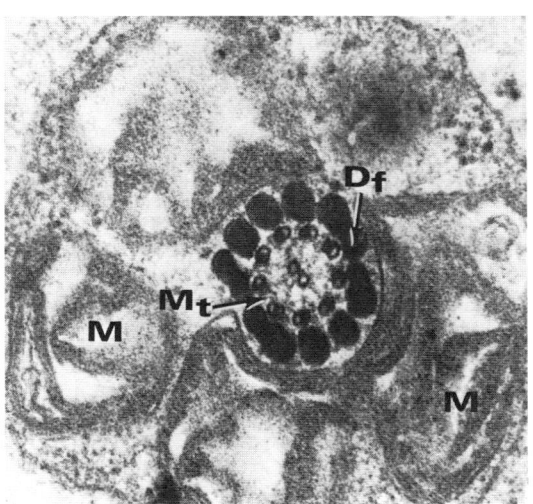

Mittelstück eines Mäusespermiums (Querschnitt, 40 000fach) mit **Achsenfaden**; M = Mitochondrium; Mt = Mikrotubulus; Df = Doppelfibrille

Achsen|faden: *zytol* Struktur im Verbindungsstück u. Schwanz des reifen Spermiums (/ dort. Abb.), bestehend aus Zentralfaden, 2 zentralen Fibrillen, 9 zirkulär angeordneten Doppel- u. (im vord. Schwanzhauptstück) 9 dickeren, einfachen Fibrillen (kontraktile Eiweißfilamente?). – **A.feld**: *radiol* bei Pendelbestrahlung das senkrecht zum Zentralstrahl liegende Bestrahlungsfeld in Höhe der Pendelachse. – **A.fibrille**: ↑ Neurofibrille; vgl. A.faden. – **A.fortsatz**: *zytol* ↑ Neurit.

Achsen|hyperopie: angeb. u. häufigste Form der Hypermetropie, bei der die Augenachse im Verhältnis zur Brechkraft zu kurz ist (evtl. mit Mikrophthalmus), so daß parallel einfallende Strahlen ihren Brennpunkt hinter der Retina haben; 1 mm Achsverkürzung = 3 dpt Hyperopie; geringgrad. A. kann durch Akkomodation korrigiert werden (= latente A.). – **A.myopie**: angeb. u. häufigste Form der Myopie, bei der die Augenachse im Verhältnis zur Brechkraft infolge Dehnung des Augenabschnittes zu lang ist, so daß parallel einfallende Strahlen ihren Brennpunkt vor der Retina haben; 1 mm Achsenverlängerung = 3 dpt Myopie. Progression bis zum 20. Lj.; bei maligner Form Gefahr von Konusbildung, Amotio retinae, Vitium maculae.

Achsen|organ: die WS einschl. Gelenkverbindungen, Bandapparat, Rückenmuskulatur u. neuraler Anteile. – **A.schema**: *ophth* Gradbogen-Schema zur Bez. der Zylinderachsen astigmat. Augen u. zylindr. Brillengläser sowie der Basis-Senkrechten prismat. Gläser; seit 1928 als internat. ↑ TABO (OKA)-Schema. – **A.skelett**: die Chorda dors. (bei Branchiostoma u. Zyklostomen) bzw. die WS (vgl. Achsenorgan).

Achsensyndrom: die zentrale, meist durch das Krankheitsgeschehen direkt ausgelöste Symptomatik (im Ggs. zu den Randsymptn.); z. B. das **A. der Tetanie**: pos. CHVOSTEK* u. TROUSSEAU* Zeichen, gesteigerte neuromuskuläre Erregbarkeit (ERB* Zeichen); **A. der progress. Paralyse**: Intelligenz- u. Persönlichkeitszerfall.

Achsen|zugzange: *qeburtsh* Entbindungszange (z. B. nach TARNIER) mit Beckenkrümmung u. Zugvorrichtung (unterhalb der Griffe), um bei noch hochstehendem Kopf in Richtung Beckenachse zu ziehen. – **A.zylinder**: *zytol* ↑ Neurit.

Achtergang, -tour, Kreuzgang: Grundform gelenküberbrückender Verbände, wobei je 2 Bindentouren sich in Form einer 8 kreuzen; s. a. Spica, Testudo.

Achucarro* Färbemethode: Imprägnation feiner Bindegewebsfasern im formalinfixierten Gefrierschnitt mit gesätt. wäßr. Tannin-Lsg. u. nachfolgende Behandlung mit ammoniakal. AgNO₃-Lsg.

Achylanaemia: achylische ↑ Anämie.

Achylie, Apepsie: Fehlen der Verdauungssekrete, insbes. von Magen u. Bauchspeicheldrüse. – **Achylia gastrica** (Fehlen von HCl u. Fermenten) bei Atrophie der Magenschleimhaut (chron. Gastritis) u. nach totaler Magenresektion (agastr. Syndrom), mit gastrogener Diarrhö u. Maldigestion. Da auch der Intrinsic Factor nicht gebildet wird, ist A. Urs. u. oblig. Sympt. der perniziösen Anämie (»perniziöse Achylie«); s. a. Achlorhydrie (= **A. absoluta s. refractoria**). – **A. pancreatica** (exkretor. Pankreasinsuffizienz) bei Obstruktion (Tumor, Konkrement, Striktur) des Ductus pancreaticus, Mukoviszidose u. a. schweren Pankreatopathien, mit Steato- u. Kreatorrhö.

achylisch: ohne (Magen-)Saftproduktion (↑ Achylie); z. B. **a. Chloranämie** (= achlorhydr. ↑ Anämie), **a.** (= gastrogene) ↑ **Diarrhö**.

acid: (engl.) sauer, Säure; z. B. **acid rebound** (reakt. Hyperazidität des Magens nach Anw. von Antazida). – **Acid**: Süchtigenjargon für LSD.

Acidophilus: ↑ Lactobac. acidophilus; s. a. Azidophilusmilch.

Acidum, Acid., Ac.: (lat.) Säure.

Acidum aceticum: »Äthan-« oder »Essigsäure«, CH₃COOH; organ. Säure als 30–95%ige wäßr. Lsg., ätzend, mit Wasser klar mischbar. Bei Intoxikation (MAK 25 ml/m³ = 10 ppm) Hämolyse, Schock, Azidose, Lungenödem, Nierenversagen. – Salze: Azetate. – **A. a. anhydricum**: Essigsäureanhydrid, H₃C·CO·O·OC·CH₃ farblos; an der Luft »rauchend«, schleimhautreizend (MAK 20 ml/m³ = 5 ppm). – **A. a. glaciale**, Acetum glac.: »Eisessig«, >95%ige Essigsäure (unterhalb 16,7° erstarrend).

Acidum acetyl(o)salicylicum: Aspirin®, Azetylsalizylsäure, ASS; 1859 synthetisiertes (↑ Formel) u. 1899 eingeführtes Antipyretikum, Analgetikum u. Rheumamittel (ED 0,3–1,0 g, max. TD 5 g; s.a. Salizylvergiftung). – Hat darüber hinaus zytostat., immunsuppressor. u. antithrombot. Eigenschaften, hemmt die Prostaglandin-Synthese.

Acidum acetylosalicylicum

Acidum aconiticum: ↑ Akonitsäure. – **A. adipinicum**: »Adipinsäure«, HOOC·(CH₂)₄·COOH; natürl. Dikarbonsäure; Säuerungsmittel für Säuglingsmilch u. Limonaden. – Salze: Adipate.

Acidum aethyl-(cyclo)heptenyl-barbituricum: »Heptabarbital«; Sedativum u. Hypnotikum, ED 0,2–0,4 g. – **A. aethyl-hexyl-barbituricum**: »Hexethal«; kurzwirkendes Hypnotikum; Antiepileptikum (meist als lösl. Na-Salz); ED 0,06–0,4 g. – **A. aethyl-isoamyl-barbituricum**: »Amobarbitalum«; Hypnotikum, Antiepileptikum u. Sedativum (meist als leichtlösl. Na-Salz); ED 0,2–0,3 g.

Acidum agari(ci)nicum: »Agarizinsäure«; Wirkprinzip des Lärchenschwammes (Fomes officin.) bzw. des daraus extrahierten Agarizins, das in kleinen Dosen (0,01–0,03 g) die Schweißsekretion (v. a. Nachtschweiß bei Tbk) hemmt.

Acidum allyl-cyclohexanylthiobarbituricum: »Thialbarbital«; Na-Salz in 5%iger Lsg. als i.v. Ultrakurznarkotikum (ED 0,3–1,0 g). – **A. allyl-isobutyl-barbituricum**: »Allyl-«, »Itobarbital-«, »Butalbital« *WHO*, »Talbutal«; Sedativum u. Hypnotikum (ED 0,1–0,2 g) – **A. allyl-iso- propyl-barbituricum**: »Allylpropymal«, »Aprobarbitalum« *WHO*; Sedativum u. Hypnotikum (ED 0,03–0,12 g). – **A. allyl-methylpentinyl-N-methyl-barbituricum**: »Enallynymalum«, Methohexital *WHO*; als Na-Salz-Lsg. der α-DL-Säure zur i.v. Kurznarkose (für Einleitung 50–120 mg). – **A. allyl-methylpropyl-thiobarbituricum**: »Buthalitalum«; Ultrakurznarkotikum (Na-Salz, i.v.).

Acidum aminoaceticum: ↑ Glykokoll. – **A. p-aminosalicylicum**: ↑ Aminosalizylsäure. – **A. amygdalicum**: ↑ Mandelsäure. – **A. arsanilicum**: Arsanilsäure. – **A. arsenic(ic)um**: ↑ Arsensäure.

Acidum arsen(ic)osum, arsenige Säure, Arsenigsäureanhydrid, (weißes) Arsenik, Arsentrioxid: As₂O₃, weiße, geschmack- u. geruchlose Stücke oder Pulver; sehr giftig (MAK 0,5 mg/m^3 Luft), in kleinsten Dosen (z. B. Pilulae asiaticae) leistungssteigernd (»Arsenikesser«; max. ED 5 mg, max. TD 15 mg). Äußerl. therap. Anw. bei Psoriasis, zur Devitalisierung der Zahnpulpa. – Häufiges Vergiftungsmittel (»Altsitzerpulver«; Antidota: Adsorbentien wie Milch, Eiweiß, Kohle, Magnesia usta, frisch gefällte Metallhydroxide = Antidotum arsenici). – Salze: Arsenite.

Acidum ascorbi(ni)cum: ↑ Askorbinsäure (Vit. C).

Acidum barbituricum: ↑ Barbitursäure. – **A. benzoicum**: »Benzoesäure«, C_6H_5COOH; organ.-aromat. Säure, synthet. (aus Toluol) u. natürl. (aus Benzoeharz sublimiert); *therap* Anw. als Expektorans (Tinct. Opii benzoica), Antiseptikum u. Desinfiziens (Verbandmaterial, Mund- u. Gurgelwässer), ferner zur Konservierung von Lebensmitteln; ED 0,03–0,3–1,0 g. – Salze: Benzoate. – s. a. Benzoesäure....

Acidum bor(ac)icum: »(Ortho-)Borsäure«, H_3BO_3; schwache, wenig wasserlösl. Säure; da innerlich, u. U. auch äußerl. toxisch (DL 15–20 g), als Entfettungs- u. Konservierungsmittel verboten (Antidot: Infusion mit physiol. NaCl-Lsg.); *therap* bei äußerl. Anw. mild desinfizierend u. antisept., z. B. als Borsalbe (Unguentum acidi borici), -wasser (Ac. bor. solutum, 1–3%ig), -glyzerin (9+14 Teile), in Pudern. – Salze: Borate. – Metaborsäure (HBO_2) entsteht bei 70°, Pyroborsäure ($H_2B_4O_7$) bei 160° aus Borsäure.

Acidum bromallyl-isoamyl-barbituricum: »Bromallyl-methyl-butyl-barbitursäure«; Na-Salz in 10%ig. Lsg. als rektales Hypnotikum zur Narkoseeinleitung, in der Geburtshilfe (Dämmerschlaf), bei Spinal- u. Lokalanästhesie; ED bis 1 g, Höchstdosis 0,013 g/kg.

Acidum bromatum: ↑ Acidum hydrobromicum. – **A. bromicum**: »Bromsäure«, $HBrO_3$; instabil, nur in wäßr. Lsg. bekannt; Haut u. Schleimhäute reizend; Salze (Bromate) toxisch (Hämolyse, Methämoglobinbildung).

Acidum butyl-aethyl-barbituricum: »Butobarbital«, »Buthetal«; Sedativum u. Hypnotikum (ED 0,05–0,2 g, TD 0,4 g). **A. butyl-bromallyl-barbituricum**: »Butallylonal«; rasch wirkendes Hypnotikum (↑ Tab. »Barbiturate«); leichtlösl. Na-Salz langsam i.v. oder i.m. für Basisnarkose, Dämmerschlaf.

Acidum butyricum: ↑ n-Buttersäure. – **A. camphoricum**: »Kampfersäure«; farb- u. geruchlose, schwer wasserlösl. Kristalle; *therap* Anw. gegen Nachtschweiß der Phthisiker, bei Galaktorrhö, äußerl. Antiseptikum u. Adstringens für Nase u. Rachen (0,5–6%ige Lsg.); Nebenwirkungen (u. U. Hämat- u. Zylindrurie)!

Acidum carbamicum: ↑ Karbaminsäure. – **A. carbolicum**: ↑ Phenol. – **A. carbonicum**: ↑ Kohlensäure. – **A. chaulmoogricum**: s. u. Chaulmoograöl. – **A. chloricum**: ↑ Chlorsäure.

Acidum chol(al)icum s. cholacicum: »Chol(al)säure«, eine natürl. Gallensäure, Komponente der gepaarten Gallensäuren in der menschl. Galle (↑ Formel; Säure u. Salze geben pos. PETTENKOFER* Reaktion). *therap* Anw. als Antazidum (0,1–0,3 g), Abführmittel (Suppositorien, dickdarmwirksam), Cholagogum u. Choleretikum (0,03 g).

Paarung z. B. m. Glykokoll

Acidum cholicum

Dehydrierung   Desoxylierung

Acidum chromicum: »Chromtrioxid«, »Chromsäure(anhydrid)«, CrO_3; dunkelrote, hygroskop. Kristalle; starkes Ätz- (10–50%ige Lsg.) u. Oxidationsmittel, zur Blutstillung, gegen Fußschweiß (5%ige Pinselung); toxisch (MAK 0,1 mg/m^3, DL 1–2 g).

Acidum citricum: »Zitronensäure«, $CH_2(COOH) \cdot C(OH)(COOH) \cdot CH_2(COOH)$; organ. Säure im Pflanzen- u. Tierreich (↑ Zitronensäurezyklus); zum Säuern von Säuglingsmilch (↑ Citretten®), für Pinselungen im Nasen-Rachenraum, als Gurgelwasserzusatz. – Salze: Zitrate.

Acidum clofibricum: α-(p-Chlorphenoxy)-isobuttersäure; Antiarteriosklerotikum (auch als Al-, Ca-, Mg-Salz etc.).

Acidum cyclohexenyl-aethyl-barbituricum: »Cyclobarbitalum«; rasch wirkendes Sedativum u. Hypnotikum (auch als lösl. Ca-Salz), ED 0,1 g – **A. cyclopentenyl-allyl-barbituricum**: »Cyclopentobarbitalum«; kurz wirkendes Hypnotikum (auch als wasserlösl. Na-Salz), ED 0,05–0,15 g.

Acidum diaethylbarbituricum: »Barbitalum«, als Veronal® ältestes (EMIL FISCHER; v. MEHRING 1903) Barbiturat-Hypnotikum, mit langsam einsetzender u. lang anhaltender Wirkung (bis 10 Std., sogen. Durchschlafmittel) u. analget.-sedativer Nebenwirkung; orale ED 0,1–0,6 g; lösl. Na-Salz für i.m. u. rektale Applikation; zur Kumulation neigend (↑ Barbiturat-Vergiftung), gewöhnungsfördernd. – **A. diallylbarbituricum**: »Allobarbitalum«; Sedativum u. Hypnotikum mittlerer Wirkungsdauer, orale ED 0,03–0,3 g; verstärkte analget. Wirkung zus. mit Aminophenazon.

Acidum diphenesenicum: ↑ Acidum xenyhexenicum.

Acidum edeticum: ↑ Äthylendiamintetraessigsäure.

Acidum formicicum s. formicarum s. formylicum: Ameisensäure, HCOOH, farblose, ätzende Flüssigkeit, flüchtig, brennbar; Anw. als Konservierungsmittel; *therap* Hautreizmittel (z. B. Spiritus formicarum), s.c. zur Umstimmungsther., *hom* (wäßr. Dil. für Inj.) bei rheumat. u. allerg. Affektionen. – Salze: Formiate.

Acidum gallicum: »Gallussäure«; gelbl., schwer wasserlösl. Kristallpulver; *therap* Anw. früher als Adstringens, Hämostyptikum, Streupulver; *labor* Reagens auf Formaldehyd. – Salze: Gallate.

Acidum hydrobromicum: »Bromwasserstoff(säure)«; stark saure, wäßr. Lsg. von gasförm. HBr; *therap* Ätzmittel; MAK 5 ml/m^3. – Salze: Bromide.

Acidum hydrochloricum s. hydrochloratum: »Chlorwasserstoff-, Salzsäure«; farblos-klare, wäßr.

Acidum hydrocyanicum

HCl-Lsg. (max. Konz. 35–40%: »rauchende HCl«); stark schleimhautreizend u. -zerstörend, MAK 7 ml HCl-Gas/m³ (Gegenmittel: Eiweiß, Milch, Magenauspumpen): Salze: Chloride. – *therap* Zur Substitution bei Achylie, An- u. Subazidität des Magensaftes (ED 5–25 Tr. der 25%ig. Lsg. – Meist als **A. h. dilutum** (nach DAB 10%ig).

Acidum hydrocyanicum s. hydrocyanatum: »Zyanwasserstoff«, »Blausäure«, HCN; farblos, mit Bittermandelgeruch; sehr giftig durch Atemfermentblokkade (DL ca. 50 mg, MAK 10 ml Gas/m³; ↑ Blausäurevergiftung). Anw. *therap* (v. a. als Aqua amygdal. amar., *hom* als 2%ige wäßr. Lsg. in Dil. mit 45% Äthanol) bei Cor pulmonale, *hyg* zur Ungeziefer- u. Schädlingsbekämpfung. – Salze: Zyanide.

Acidum hydrofluoricum: »Fluorwasserstoff- oder Flußsäure«, 30–80%ige wäßr. HF-Lsg.; stark ätzend, Ca-ausfällend (tiefe Nekrosen, blut. Brechdurchfall; Gegenmittel: Abspülen mit Bikarbonat-Lsg., Schlämmkreide, Magnesia usta; Augen mit Wasser u. dann mit 3,5%ig. MgSO₄-Lsg. spülen; keine Brechmittel, viel Magnesia usta in Milch, Eier); MAK 3 ml Gas/m³.

Acidum hypophosphorosum: »unterphosphorige Säure«, H_3PO_2; hygroskop., stark reduzierend; *therap* Stimulans, Tonikum (ED bis 1 g der 10%igen Lsg.); *labor* Reagens auf HJO_3 u. Tellur.

Acidum isoproyl-bromallyl-barbituricum: »Ibomalum«; Hypnotikum u. Sedativum (ED 0,2 g).

Acidum jodicum: ↑ Jodsäure. – **A. jod-oxychinolin-sulfonicum**: Chiniofon WHO, »7-Jod-8-hydroxy-5-chinolin-sulfonsäure« (↑ Formel); *therap.* Anw. als Jodoform-Ersatz (im Gemisch mit $NaHCO_3$ etc.) bei Wunden u. Eiterungen sowie als int. Antiseptikum bei Magen- u. Darmkrankhn., insbes. Amöbendysenterie (ED 0,25–0,75 g); *labor* Reagens auf Kalzium- u. Eisen(III)-salze.

Acidum jod-oxychinolin-sulfonicum

Acidum lacticum: »Milchsäure«, natürl. Säure in 4 Formen (Nr. 1–3 = a-, 4 = b-Hydroxypropionsäure): **1)** razem. DL-, Äthyliden-, Gärungs-, Thebomilchsäure, $CH_3 \cdot C(HOH) \cdot COOH$, übl. Handelsform u. gem. DAB 7; Vork. in Pflanzen (v. a. Salat, Kirschen, Kraut); *therap* i.v. bei Leberkoma, als Spül-, Ätz- u. Reinigungsmittel, *hom* wäßr. Dil. bei Rheuma. – **2)** Fleisch-, Para-, Rechts-, L(+)-Milchsäure (li.drehende Salze!); glykolyt. Hydrierungsprodukt der Brenztraubensäure, Blutwerte normal 5–20 mg% (bei Muskelarbeit bis 200 mg%), im Harn nur bei Phosphorvergiftung, Leberatrophie, Osteomalazie, Trichinose etc.; Nachweis u. a. mit UFFELMANN* Reagens. – **3)** Links-, D(–)-Milchsäure; selten, z. B. bei Zuckervergärung durch Lactobac. leichmannii. – **4)** Äthylenmilchsäure, $CH_2OH \cdot CH_2 \cdot COOH$.

Acidum malicum: ↑ Äpfelsäure.

Acidum 1-methyl-5-bromallyl-5-isopropylbarbituricum: »Narcobarbitalum«; als Na-Salz schnell wirkendes i.v. Narkotikum (5- u. 10%ig. wäßr. Lsg. für Rausch- u. Vollnarkose, Narkoanalyse; max. ED 20 ml 5%ige Lsg.). – **A. methyl-cyclohexenyl-methyl-barbituricum**, »Hexobarbitalum«; Hypnotikum (ED 0,2–0,3 g); lösl. Na-Salz als Ultrakurznarkotikum i.v. (0,2–1 g in 10%ig. Lsg.). – **A. methyl-phenyl-aethyl-barbituricum**: »Methylphenobarbitalum«; Sedativum (ED 0,03–0,06 g), Antiepileptikum (ED bis 0,2 g), Antikonvulsivum, Sedativum, Antihyperthyreotikum. – **A. methylthioaethyl-methylbutyl-thiobarbituricum**: »Methitural«; Na-Salz in – frisch herzustellender – 5- u. 10%iger Lsg. als i.v. Kurznarkotikum (1. ED 0,8 g).

Acidum monojodaceticum: »Jodessigsäure«, $CH_2J \cdot COOH$, Hemmstoff der anaeroben Glykolyse (insbes. Phosphorylierung). – **A. muriaticum**: ↑ Acidum hydrochloricum. – **A. mycophenolicum**: ↑ Mykophenolsäure.

Acidum nalidixicum: ↑ Nalidixinsäure. – **A. nicotinicum**: ↑ Nikotinsäure.

Acidum nitricum: »Salpetersäure«, HNO_3; starke, kräftig ätzende u. oxidierende Mineralsäure (MAK 10 ml/m³), gem. DAB 25%ig., als konz. HNO_3 ca. 63%ig, als **Ac. ni. crudum** (= »rohe S.«) 61–65%ig. Bewirkt örtl. Haut- u. Schleimhautschäden (gelbe Flecken infolge Nitrierung aromatischer Aminosäuren) u. – durch v. a. beim Auflösen von Metallen (ungelöst bleiben Au, Pt, Ir) entstehende »nitrose Gase« (tox. Konz. bereits bei 0,01 Vol% = 100 ml NO_2-Gas/m³ Luft) – Glottis- u. Lungenödem u. Methämoglobinämie (Antidota: Ergotamintartrat, Antihistamine, Kreislaufmittel, Ca-Glukonat-, $NaHCO_3$-Infusion, Aderlaß, O_2-Beatmung, Methylenblau- u. Thionin-Inj.; bei Aufnahme in den Magen kein Karbonat, sondern Milch, Eiweiß u. Magnesia usta). Anw. als Ätzmittel, in Wasch- u. Verbandwässern u. Frostlinimenten, *hom* (Dil. der 1%ig. wäßr. Lsg. mit Äthanol) bei geschwür. Schleimhautprozessen. – Salze: Nitrate.

Acidum nitrosum: »salpetrige Säure«, HNO_2; nur in kalter, wäßr. Lsg. bekannt (rasch zerfallend); *therap* Salze als Antihypertonika (cave Methämglobin-Bildg.!); *labor* Reagens für Diazoreaktion. – Salze: Nitrite. – Im Blut normal ca. 0,01 mg% NO_2^-; eine an-C gebundene isomere NO_2-Gruppe auch in den organ. Nitroverbindungen (Nitroglyzerin, Erythroletranitrat etc.).

Acidum oleinicum: ↑ Ölsäure. – **A. osmicum**: ↑ Osmium (VIII)-oxid, Osmiumsäure(anhydrid).

Acidum oxalicum: »Klee-, Oxal- oder Zuckersäure«, $HOOC \cdot COOH + 2 H_2O$; natürl. Dikarbonsäure v. a. in Sauerklee, Sauerampfer, Rhabarber (0,2–0,5%), Spinat (0,1–0,4%), Kakao, meist als Alkalisalz; Bestandteil wichtiger Intermediärprodukte (Oxalessigsäure, Oxalursäure, Oxalbernsteinsäure), Blutspiegel 0,2–0,8 mg%, im Harn 10–24 mg/24 Std. (s. a. Hyperoxalurie). Anw. *therap* früher als Hämostatikum u. Antiseptikum (max. ED 0,3 g, TD 1 g, DL 3–15 g). Vergiftung v. a. durch Kleesalz (Kalium bioxalicum): Schlund- u. Magenätzung, Erbrechen, tetan. Krämpfe (Ca-Verarmung), Albuminurie, Olig-, dann Anurie, Urämie (Antidota: Kreide, Kalkwasser, Magenspülung, Lävulose-Dauertropf, Ca-Glukonat-Inj., Herz-Kreislaufmittel). – Salze: Oxalate.

Acidum phenylaethylbarbituricum: »Phenobarbital« (z. B. Luminal®), langsam resorbierbares u. langwirkendes Sedativum, Hypnotikum u. Antikonvulsivum (orale ED 0,05–0,2 g, max. TD 0,9 g), in kleineren Dosen (0,015 g: Luminaletten®) Tagessedativum u. Gefäßspasmolytikum; leichtlösl. Na-Salz für s.c. u. i.v. Inj. – **A. phenylcinchoni(ni)cum**, A. phenylchinolincarbonicum, Acifenochinolin: »Cinchophen« (z. B. Atophan®); Analgetikum u. Antiphlogistikum (ED 0,5 g) mit starker Harnsäureausschwemmung (daher zum Kupieren von Gichtanfällen bes. geeignet); Nebenwirkungen: galletreibend, schlecht verträglich, bei Anw. über 2 Wo. evtl. Fieber, Dyspepsie, Urtikaria, Ödeme, Leberschaden.

Acidum phosphoricum: »(Ortho-)Phosphorsäure«, H_3PO_4; natürl. Säure, wasserfrei (hygroskop. Kristalle) oder als dünnflüssig-wäßr. Lsg. (gem. DAB 25%ig); biol ↑ Phosphatstoffwechsel (Schema); *therap* in Mund- u. Verbandwässern, zur Harnsäuerung bei Zystitis u. Phosphaturie. – Salze: Phosphate. – **A. phosphorosum**: »phosphorige Säure«, H_3PO_3; *labor* Reduktionsmittel. – Salze: Phosphite. – **A. phosphowolframicum**: »Phosphorwolframsäure« (PWS), $H_3PW_{12}O_{40}$ + 14 H_2O; *labor* Reagens auf Eiweiß, Aminosäuren, Harnsäure (Blaufärbung durch Reduktion; Kolorimetrie n. BENEDICT, FOLIN-DENIS), Alkaloide; histol. Färbe- u. Fixierungsmittel.

Acidum picri(ni)cum, s. **picronitricum**: »Pikrinsäure«, »Trinitrophenol« (↑ Formel); schwache Säure, sehr explosiv (auch Salze) durch Schlag u. Erwärmen > 300°; *toxik* MAK 0,1 mg/m³, DL 2–10 g. Anw. *therap* bei Pellagra, Malaria, Filariasis, in 1–4%ig. wäßr. oder alkohol. Lsg. als Adstringens u. Antiseptikum (z. T. obsolet); *labor* eiweiß- u. basenfällend (↑ ESBACH* Reagens), gewebefixierend (↑ BOUIN* Fixation), zur quant. Bestg. reduzierender Zucker (Umsetzung zu dunkelrotbrauner Pikraminsäure, s. u. CRECELIUS*-SEIFERT*); s. a. Pikrinsäure... – Salze: Pikrate.

Pikrinsäure → Pikraminsäure

Acidum pyr(o)uvicum: ↑ Brenztraubensäure.

Acidum salicylicum: »Salizylsäure«; verbreiteter Pflanzenstoff, frei u. verestert (1838 aus Weidenrinde = Cortex Salicis isoliert). *pharm* Stammsubstanz der »Salizylsäuregruppe« (Salizyl-, Azetylsalizyl-, Gentisin-, Resorzylsäure, Salizylamid, -ester), im 19. Jh. als synthet. Anagletikum, Antipyretikum u. Antiphlogistikum eingeführt; rasche Darmresorption, proteingebundene Verteilung, Ausscheidung nach 20–30 Min. beginnend u. in 24 Std. abgeschlossen, harnsäuernd, Harnsäure-treibend; vermindert Askorbinsäuregehalt der NNR, reduziert BSG, mit max. Wirksamkeit in subtox. Dosen (als Na-Salz 6–7 g tgl. bis zur Kumulation; DL 10–25 g. s. a. Salizylvergiftung). Anw. ferner als Antiseptikum bei Hautkrankhtn., Fußschweiß, als Keratolytikum (2–10%ig. Collodium salicylatum); – Salze: Salizylate.

Acidum silicicum: ↑ Kieselsäure.

Acidum steari(ni)cum: »Stearin(säure)«, $CH_2(CH_2)_{16} \cdot COOH$; höhere Fettsäure in tier. Fetten; *pharm* zur Herstg. von Salben u. Suppositorien. – Salze: Stearate.

Acidum succinicum: »Bernsteinsäure«, $HOOC \cdot CH_2 \cdot CH_2 \cdot COOH$; verbreitete Dikarbonsäure, im menschl. Intermediärstoffwechsel z. B. als aktivierte B. (= Succinyl-CoA). Anw. *therap* als Expektorans u. Diuretikum (obsolet); löslichkeitssteigernd in synthet. Arzneimitteln. – Salze: ↑ Sukzinate.

Sulfanilsäure → Sulfanilamid

Acidum sulfanilicum: »p- oder 4-Aminobenzolsulfon-«, »Sulfanilsäure«. Anw. *therap* bei chron. Katarrhen (ED 0,6–1,3 g; obsolet), *labor* als Diazo-, Bilirubin- u. Nitritreagens (↑ Formel). – **A. sulfosalicylicum**: »Sulfosalizylsäure«; *therap* Antiseptikum (obsolet), *labor* Reagens auf Eiweiß (20%ige wäßr. Lsg.) u. Fe^{3+} (Violettfärbung).

Acidum sulfuricum: »Schwefelsäure«, H_2SO_4; starke Mineralsäure, in konz. Form (94–98%) sirupös (»ölig«), bei starkem Erhitzen flüchtig (MAK 1 mg/m³). Im Stoffwechsel als freies SO_4^{2-} (Blut 3–5 mg%, Harn 0,2–1,3 g/Tag, meist Na- u. K-Salz oder als unlösl. $CaSO_4$ = »Gipskristalle«) u. in gebundener Form (z. B, Esterschwefelsäuren; v. a. zur Löslichmachung, Entgiftung u. Harnausscheidung von Abbauprodukten, ferner in Mukopolysacchariden als Chondroitinschwefelsäure etc.). Anw. *therap* als Ätzmittel, stark verdünnt (= **A. s. dilutum**, gem. DAB ca. 16%ig) in Mund- u. Hautwässern u. als Stomachikum; *hom* wäßr. Dil. bei Pyrosis u. klimakter. Wallungen. – Salze: Sulfate. – **A. sulfurosum**: »schweflige Säure«, H_2SO_3 (nur als wäßr. Lsg. mit 5–6% SO_2); MAK 5 ml SO_2/m^3. Anw. *therap* bei parasitären Hautkrankhtn., Frostschäden, in Hautwässern, innerl. gegen chron. Erbrechen (obsolet), *labor* als Reagens (fuchsinschwefl. Säure) u. Reduktionsmittel, *hyg* als Entwesungsmittel, zur Lebensmittelbleichung u. -konservierung. – Salze: Sulfite.

Acidum tannicum: »Gerbsäure«, »Tannin«; aus Galläpfeln gewonnenes Gemisch mit Glukose veresterter Gallussäuren; *therap* Antiseptikum, Adstringens u. Hämostyptikum, Antidot bei Schwermetall- u. Alkaloid-Vergiftg., gegen Diarrhö (ED bis 0,4 g), äußerl. bei Brandwunden (wäßr. Lsg.), in Salben, Pudern, Pinselungen, Bädern. – Salze: Tannate.

Acidum tartaricum: »Wein(stein)säure«, $HOOC \cdot CHOH \cdot CHOH \cdot COOH$; verbreitete pflanzl. Dikarbonsäure, rechtsdrehend (ferner handelsübl. DL-Form = Traubensäure = Acidum uvicum sowie inakt. Mesoweinsäure = Acidum mesotartaricum). Verw. für Erfrischungsgetränke, Brausepulver; Salzbildner bei Seignettesalz u. Brechweinstein. – Salze: Tartrate. – **A. tranexamicum**: ↑ AMCHA. – **A. trichloraceticum**: ↑ Trichloressigsäure.

Acidum undecylenicum s. undecenoicum: »Undezylensäure«, $CH_2 \cdot CH \cdot (CH_2)_8 \cdot COOH$; ungesätt. Fettsäure aus Rizinusöl; *therap* Antimykotikum u. Fungistatikum (zus. mit dem Zinksalz in Pudern u. Salben 2,5–5%ig), als Diäthylaminsalz zur Varizenverödung, oral gegen Psoriasis (unsicher, evtl. tox.). – **A. uricum**: ↑ Harnsäure.

Acidum xenazoicum

Acidum xenazoicum: Phenyl-phenacyl-aminobenzoesäure-Derivat, Chemotherapeutikum bei Virusinfektion. – **A. xenyhexenicum**: 2-(4-Biphenyl-)-4-hexensäure; Lipoidstoffwechselregulans bei Hyperlipämie, Hypercholesterinämie, Arteriosklerose.

Acinetobacter mallei: ↑ Actinobacillus mallei.

Acinus: *anat* beerenförm. Endstück einer Drüse, mit großen Epithelzellen u. enger Lichtung; s. a. Lungen-, Leberazinus.

Ackerknecht* Organ (EBERHARDT A., geb. 1883, Anatom, Zürich): nervenreiches, einer rudimentären Drüse ähnl. epitheliales Gebilde an der Mündung des Ductus submandibularis; Bedeutung unbekannt.

Ackerman* Karzinom: verruköses Plattenepithel-Ca.

Ackermann* Winkel (CONRAD THEODOR A., 1825–1896, Pathologe, Halle/Saale): Neigungswinkel der Schädelbasis (bei Hydrozephalus, basilärer Impression etc. verändert).

Acladium castellanii Pinoy*, Aleurisma cast.: Pilz der Ordn. Hyphomycetales; Erreger der ↑ Akladiose.

Acme ↑ Akme.

Acne: ↑ Akne. – Ferner (französ.) **Acné sébacée** (Form der Keratosis follicularis contagiosa MORROW-BROOKE), **Acné végétante** (↑ DARIER* Krankheit), **Acné vermoulante ou vermiculée des joues** (↑ Atrophodermia vermiculata; sowie **A. albida s. miliaris** → Milium), **A. erythematosa s. rosacea** (→ Rosacea), **A. sebacea** (→ Seborrhö), **A. urticata** (→ Prurigo simplex).

acneiformis: akneartig, -ähnlich, akne(i)form.

Acomia: ↑ Alopezie.

Aconiazidum: Isonikotinsäure-(karboxymethoxybenzyliden)-hydrazid; Tuberkulostatikum.

Aconitase: ↑ Akonitat-hydratase.

Akonitin

Aconitinum: »Akonitin« (↑ Formel), Hauptalkaloid (als Ester) in Aconitum napellus; äußerst giftig; therap. Anw. (Normdosis 0,2 mg) als rasch wirksames Antipyretikum u. Antineuralgikum (bes. bei chron. Arthritis, Trigeminusneuralgie); s. a. Akonitinvergiftung. – **Aconitum napellus**: »Eisenhut«, »Sturmhut«; Giftpflanze [Ranunculaceae], die in Knollen (bis 3%) u. Kraut (ca. 1%) Akonitin u. a. Alkaloide enthält; *therap* bei Fieber, Neuralgien, Rheumatismus, Herzleiden, Migräne.

Acormus: *path* ↑ Acardius acormus.

Acorus calamus: *botan* »Kalmus« oder »Magenwurz« [Araceae], dessen Wurzelstock (»Rhizoma Calami«) Bitterstoffe (v. a. **Acorin**), Harz, Schleimstoffe, Stärke (bis 40%) u. äther. Öl enthält; Anw. als aromat. Magenmittel, Kosmetikum, des äther. Öls auch zu hautreizenden Einreibungen u. in Gurgelmitteln.

d'Acosta* Krankheit (JOSÉ d'A., 1539–1599, span. Missionar): die nach Selbstbeobachtung in Peru 1591 erstmals beschriebene Berg- oder ↑ Höhenkrankheit.

ACP: **a**cyl **c**arrier **p**rotein (s. u. Fettsäurebiosynthese).

acquisitus: erworben.

acralis: die Spitzen (Akren) betreffend, akral.

Acranius: *path* ↑ Akranie.

Acree*-Rosenheim* Reaktion: Farbreaktion auf Tryptophan(-halt. Proteine) analog der ADAMKIEWICZ*-HOPKINS* Reaktion: violetter Ring beim Unterschichten der Formaldehyd-versetzten Probe mit konz. H_2SO_4, die in 100 ml 5 mg $FeCl_3$ enthält.

Acremoniella lutzi: *mykol* ↑ Allescheria boydii.

Acremonium: Pilzgattung der Fam. Sporophorae; verwandt (identisch?) mit Cephalosporium. **A. potroni** gilt als Erreger der Akremoniose des Menschen.

Acrencephalon: »Vorderhirn« (↑ Telencephalon).

Acria: *pharm* scharfe Mittel, Hautreizmittel.

Acriflavin(ium chloratum): bakteriostat. Gemisch von 2 Akridin-Derivaten; Antiseptikum (z. B. ↑ Trypaflavin®) u. Mund-Rachen-Desinfiziens (Panflavin®).

Acro-: s. a. Akro-.

Acromion *PNA*, Akromion: der platte, seitl. Ausläufer der Spina scapulae, der das Schultergelenk überdacht (»Schulterhöhe«); Urspr. der Mm. trapezius u. deltoideus. – **acromialis**: das Acromion betreffend, »akromial«.

Acrosarcoma Kaposi*-Unna*: Hautmalignom an Händen u. Füßen, vom eigentl. Hautsarkom histol. u. durch protrahierten Verlauf unterschieden; s. a. KAPOSI* Syndrom.

Acryl-: s. u. Akryl-.

ACS: **A**ntireticular **C**ytotoxic **S**erum (↑ BOGOMOLEZ* Serum).

Actea racemosa, Cimicifuga rac.: »nordamerikan. Schlangenwurzel« [Ranunculaceae]; Anw. des Wurzelstocks (bis 20% Harz u. Bitterstoffe wie Cimicifugin, Racemosin) als Beruhigungsmittel, Antirheumatikum, Antiasthmatikum, bei klimakter. Beschwerden.

ACTH: **A**dreno-**c**orticotrophic **h**ormone (↑ Kortikotropin). – **ACTH-Psychose**: ↑ Kortisonpsychose.

ACTH-Test: klin. NNR-Funktionsprüfung an Hand des 17-Ketosteroidspiegels in Blut u. Harn vor u. nach ACTH-Gaben; entweder als Zweitage-i.v.-ACTH-Test n. LAIDLAW (8 Std. Dauertropf mit 20 bis 25 E. pro Tag) oder aber in 12-Std.-Abstand mit je 40 E. Depot-ACTH. Bei prim. u. sek. NNR-Insuffizienz u. adrenogenit. Syndrom kein deutl. Anstieg (normal im Harn 5–30 mg/24 Std.), bei CUSHING* Syndrom Zunahme um 50–80 mg, bei Adenom unterschiedl. Verhalten. Kann mit dem ACTH-Eosinophilentest (↑ THORN* Test) kombiniert werden (↑ CHRISTY*-THORN* Test).

Actidion: »Cycloheximid«, Mykostatikum aus Streptomyces griseus u. Str. nourseri.

Actin: ↑ Aktin.

acting out: (engl.) Lösung von Konflikten im Handeln; Behandlungsmethode der Psychotherapie.

actinicus: durch Strahlen verursacht, aktinisch.

Actinium, Aktinium, Ac: radioakt. Element mit Atomgew. 227; entsteht beim Zerfall des Uran-Isotops Actinouran u. geht über verschied. Stufen in das stabile Ac-Blei (^{207}Pb; auch: »AcD«) über. – **A.-Emanation, Actinon,** An: Glied der Aktinium-Zerfallsreihe, Isotop des Edelgases Radon (^{219}Rn); s. a. Schema »radioakt. Zerfall«).

Actinobacillus: Gattung der Fam. Brucellaceae; polymorphe, gramneg. (fakultativ) anaerobe Baktn.; Erreger von Zoonosen (»Aktinobazillose«); z. B. **Act.** (s. Actinobacter s. Loefflerella s. Pfeifferella s. Malleomyces) **mallei,** der »Rotzbazillus«, Erreger der Rotzkrankh. bei Pferden, Eseln u. Menschen (/ Malleus).

Actinomyces: (HARZ 1877) Gattung der Fam. / Actinomycetaceae; anaerober oder mikroaerophiler »Strahlenpilz« (wegen des strahlenart. Myzelgeflechts in den »Drusen«), mit Luftmyzel-Bildung auf Nährböden, aber keulenförm. Hyphen im nekrot. Gewebe; bei Anfärbung nicht säurefest. Häuf. Kommensalen der Mundhöhle; Erreger einer Aktinomykose nur unter anaeroben Bedingungen u. bei Mischinfektion mit Actinobac. actinomycetem-comitans, Leptotrichien, Staphylokokken, E. coli u. a. (deren gewebsaufschließende Enzyme für die Pathogenese obligat sind); z. B. **A. bovis** HARZ (A. sulphureus, Cladothrix s. Discomyces bo., Nocardia actinomyces s. sulphurea, Proactinomyces s. Sphaerotilus. s. Streptothrix bo.), der 1877 als erster »Strahlenpilz« isolierte Erreger der Rinder-Aktinomykose (mit glatten, glänzenden Kolonien; als eigene Art umstritten) **A. naeslundii** (fakultativ aerob, fragl. pathogen, Karies-Genese?), **A. israeli** (A. WOLFF-ISRAEL, Cohnistreptothrix s. Corynebact. s. Discomyces s. Nocardia s. Oospora s. Proactinomyces s. Streptothrix israeli), der ubiquitäre Mund- u. Rachen-Kommensale u. Erreger der / Aktinomykose beim Menschen, mit mehr blumenkohlart. Drusen, azidophilen Hyphen, meist Rauhformen. – Auch veralteter Gattungsname, z. b. für Corynebact. acnes, Streptomyces beddardi, cinnamonensi, fordii, gibsonii, griseus, kimberi, lavendulae, listeri, odorifer, panja, upcottii, violaceo-niger, virginiae u. willmorei, Nocardia madurae u. rangoonensis, Streptobac. moniliformis (»A. muris ratti«).

Actino|mycetaceae: Fam. der Ordnung / A.mycetales, mit den Gattgn. A.myces u. Nocardia; einzuordnen zwischen Baktn. u. Pilzen, mit myzelialen u. bakteriellen Formen, grampos., ohne proteolyt. Enzyme. – **A.mycetales:** (COUDERT 1955) Ordnung der Klasse **A.mycetes** [Thallophyta], mit den Fam. Mycobacteriaceae, A.mycetaceae u. Streptomycetaceae. Nach WILSON u. MILES (1955) Ordnung der Kl. Schizomycetes.

Actino|mycin C oder **C₃** oder **VII,** Cactinomycin WHO: zytostat. Antibiotikum (Phenoxazon-Struktur) aus Streptomyces chrysomallus BROCKMANN; Anw. v. a. bei Lymphogranulomatose, chron. lymphat. Leukämie, Mykosis fungoides. – Ähnlich auch **A.mycin D** s. C₁ (Meractinomycinum, Dactinomycin WHO), das durch feste, jedoch reversible Bindung der DNS wirkt (bes. bei Lymphogranulomatose).

Actino|mycosis: / Aktinomykose. – **A.myosin:** s. u. Aktin, Myosin, s. a. Muskelkontraktion.

Actinon: / Actinium-Emanation.

Actinospectocin: / Spectinomycin.

Actithiazinsäure, Acidomycin, Mycobacidin: Antibiotikum aus Streptomyces virginiae u. cinnamonensis.

Acto-: s. a. Akto-.

acuminatus: (lat.) spitz.

acusticus: das Hören bzw. Gehör betreffend; Kurzform für N. acusticus (s. a. Akustiko..., Akustikus...).

Acute-Respiratory-Disease-Virus, ARD|Virus: Serotypen 3 u. 7 der Adenoviren, die beim Menschen ein Pharyngokonjunktivalfieber erregen.

acutus: scharf, spitz (z. B. Sacrum acutum), / klin / akut.

Acyano(ble)psia: / Azyanoblepsie.

Acyl-: Präfix für das organ. Säureradikal R-CO- (als die bei Azylierung übertragene Gruppe).

Acylase: Enzym, das einen Acyl-Rest hydrolytisch abspaltet.

Acylcholin-hydrolase, -esterase: / Cholin-esterase.

Acyl-CoA, Acyl-Coenzym A: Acylthioester des Coenzyms A; Sammelbez. für aktivierte Fettsäuren einschl. Essigsäure (/ Azetyl-CoA). – **Acyl(-CoA)- -dehydrogenase:** ein Plavin-Adenin-Dinukleotid (FAD) enthaltender mitochondrialer Enzymkomplex des Fettsäureabbaues (β-Oxidation). – **A.-synthetase:** »Fettsäure-thiokinasen«, die gesättigte u. ungesättigte Fettsäuren in »aktivierte Fettsäuren« überführen.

Acylierung: s. u. Acyl-.

Acyl|phosphatase, Azetyl-ph.: spezif. Enzyme, die Azetylphosphat u. dessen höhere Homologen in freie organ. Säure u. Orthophosphat spalten. – **A.trägerprotein:** s. u. Fettsäurebiosynthese.

ad: (lat.) zu, nach; z. B. *pharm* **ad 100, ad plenum** (»bis 100 ml bzw. bis zur vollen Flasche ergänzen«), **ad libitum** (»nach Belieben«), **ad manus medici** (»zu Händen des Arztes«), **ad ollam albam** (»in weiße Kruke«), **ad scatulam** (»in Schachtel«), **ad usum proprium** (»zum eigenen Gebrauch des Arztes«).

ADA: / Adenosin-desaminase.

adäquale Furchung: *embryol* Teilung des befruchteten Eies in annähernd gleichgroße Tochter- oder Furchungszellen (Blastomeren).

adäquat: angemessen, entsprechend, spezifisch zugehörig; z. B. der **a. Reiz** (JOH. MÜLLER 1826), für dessen Aufnahme ein Sinnesorgan bes. geeignet ist, der also mit rel. geringem Energieaufwand dort die spezif. Erregung hervorruft.

(Adair) Dighton* Syndrom: (1912) / VAN DER HOEVE* Syndrom.

Adaktylie: angeb. Fehlen von Fingern oder Zehen.

Adam* Schema: *päd* Ernährungsschema (bei schwerer Säuglingsdyspepsie) auf Dexaminol®-Basis (bifidogenes Aminosäuren-Molke-Gemisch).

Adamantanamin: / Amantadin.

Adamantiadis* Syndrom: / Behçet* Krkht.

Adamantin: ⌐ Zahnschmelz. – **Adamantinom**: ⌐ Ameloblastom.

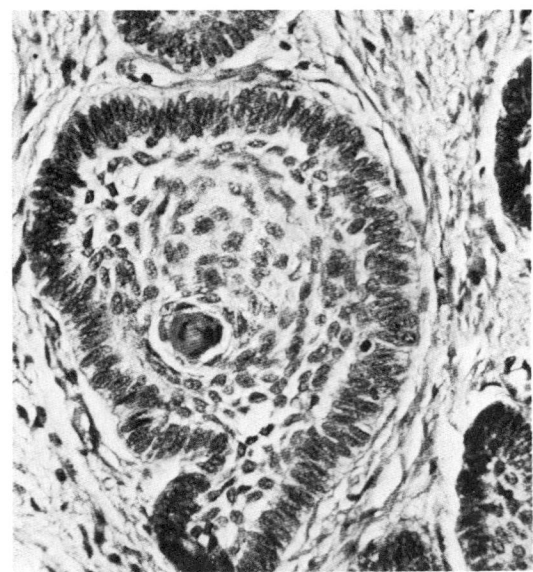

Adamantinom, follikulärer Typ (mit dem sogen. »Ameloblastomstrang« als Grundelement).

Adamanto|blasten, Amelo-, Ganoblasten: sechseck.-längl. Zellen (ektodermal), die nach Differenzierung des Schmelzorgans das Adamantin bilden u. in regelmäß.-palisadenförm. Anordnung das inn. Schmelzepithel darstellen. – **a.blast. Odontom**: ⌐ Odontoblastom.

Adamkiewicz* (ALBERT A., 1850–1921, Pathologe, Wien) **Halbmonde**: sichelförm. Zellen unter dem Neurilemm markhaltiger Nervenfasern. – **A.*-Hopkins* Reaktion**: Nachweis von Tryptophan(-halt. Eiweißen) durch Vermischen mit Glyoxylsäure-halt. Eisessig u. Unterschichten mit H_2SO_4; Grenzfläche dunkelviolett.

Adams* Aortennaht: Deckung der 1. Nahtreihe durch eine alle Schichten des evertierten Gefäßrandes erfassende Vorder- u. Hinterseitennaht.

Adams* (WILLIAM A., 1820–1900, Chirurg, London) **Bogen**: die inn.-unt. Begrenzungslinie des Schenkelhalses; Teil der ⌐ MÉNARD*-SHENTON* Linie. – **A.* Mammaplastik**: op. Kürzung der elongierten Brust durch Umschneidung, Neuformung u. freie Transplantation der Mamille (einschl. Areola) in den oberen Weichteillappen. – **A.* Nasenplastik**: bei Septumdeviation partielle Frakturierung der Scheidewand u. anschl. Tamponade.

Adams* Operation (JAMES ALEXANDER A.): Antefixation des Uterus, ⌐ ALEXANDER*-A.* Operation.

Adams* Reaktion: (1957) *histochem* Tryptophan-Nachweis (blau) mit Dimethylaminobenzaldehyd (in konz. HCl; dann Einstellen in 1% Natriumnitrit). Auch zur Darstg. der Eosinophilen-Granula.

Adams*-Kershner* Syndrom: s. u. KERSHNER*.

Adams*-Stokes*(-Morgagni*) Anfälle, Syndrom (ROBERT A., 1791–1875, Chirurg, Dublin; WILLIAM ST.): (M. 1765, A. 1827, St. 1846) kreislaufbedingte Anfälle von Bewußtlosigkeit mit oder ohne Krämpfe, mit Bradykardie, Pulslosigkeit, Blutdruckabfall, Blässe; oft prodromale Aura; lebensbedrohlich, hohe Rezidivquote. Pathogenese: Hirnanämie bei längerdauernder Asystolie u. extremer Bradykardie (z. B. Av-Block), wobei der Anfall meist durch psych. oder nervalen Reiz ausgelöst wird. Ther.: mechan. (Faustschlag) oder elektr. Reizung, Herzmassage, Sympathikomimetika, Isopropyl-Noradrenalin (Rezidivprophylaxe).

Adamsapfel: *anat* ⌐ Prominentia laryngea.

Adamson* Quaste, Franse: *derm* Aufsplitterung des unt. Haarschaftes bei Mikrosporie (Microsporon audouinii), Sporen u. Myzelfäden enthaltend.

Adamstone*-Taylor* Methode: *histol* Anfertigung unfixierter Gefrierschnitte, indem Gefriertisch u. Mikrotommesser mit Kohlensäureschnee gekühlt werden.

Adaptabilität: Adaptationsvermögen (s. u. Adaptation).

Adaptat: (ADOLPH 1956) die als Streß-Antwort modifizierte Funktion des Organismus.

Adaptatio(n): Anpassung; 1) *physiol* die phys. (funktionelle evtl. morpholog.) oder psych., akt. oder pass., vorübergehende oder dauernde Anpassung eines Organismus oder Organs (z. B. Rezeptor; s. a. A. des Auges) an veränderte Bedingungen oder Reize (z. B. Streß), auch i. S. der »Gewöhnung«. A. von peripheren Nerven u. Muskeln an Dauerreize (durch Erhöhung der Reizschwelle) neuerdings als Akkomodation bezeichnet (NERNST). – Bei mehrfach wiederholtem Reiz evtl. **neg. A.** (SMITH-GUTHRIE) durch Senken der Reizschwelle. – Als ungeklärtes Phänomen die **gekreuzte A.**, d. h. die Interferenz zweier auf verschied. Reizen beruhender Adaptate, die sich synergist. oder antagonist. auswirkt; erstere (»pos. g. A.«) zur Intensivierung von Trainingseffekten (z. B. Höhentoleranz durch vorangehendes Muskeltraining) nutzbar. – Ferner die **postnatale A.** der Organfunktionen des Neugeborenen an die Anforderungen des extrauterinen Lebens; s. a. Funktionswandel, Neugeborenen-Anpassungsstörung. – 2) *genet* auf Mutation u. Selektion beruhende Anpassung der Organismen an die Umwelt (unterschieden von der **phän. A.** im Rahmen der Modifizierbarkeit der Erbanlagen). – 3) *bakt* ⌐ Resistenz. – 4) *chir* das Aneinanderbringen der Wundränder. – **enzymat. A.**: ⌐ Enzyminduktion.

Adaptation des Auges: Anpassung des Gesichtssinnes an versch. Leuchtdichteverhältnisse; komplexer Vorgang (für Lichtsinn, Unterschiedsempfindlichkeit, Sehschärfe, Farbsinn), der sich aus **Sofort-** u. **Dauer-A.** zusammensetzt u. durch Änderung der Pupillenweite, Übergang von Zapfen- auf Stäbchensehen u. insbes. durch Empfindlichkeitsänderung der Netzhaut (**Total-** oder **Lokal-A.**; evtl. Bildung sogen. Empfindungslemente) vollzogen wird. **Hell-A.** sehr schnell (α-A. ca. 0,05 Sek., folgende β-A. 6–7 Min.), **Dunkel-A.** langsamer (optimal frühestens nach 25 Min.). Adaptationsbereich (zwischen Reizschwelle u. Irradiation) umfaßt Leuchtdichten von 10^{-10}–10^{-7} (Dämmerung), 10^{-7}–10^{-4} (Zwielicht), 10^{-4}–10^{-1} (Tageslicht) bzw. 10^{-1}–10^{2} cd/cm² (Blendung). Adaptabilität u. a. vom Vit.haushalt (β-Karotin, A, B_2) abhängig.– Die sogen. **chromat. A.** (»Farbstimmung« des Auges) bewirkt, daß bei farb. Beleuchtung u. mit farb. Augengläsern die Farben richtig erkannt werden (»physiol. Farbenkonstanz«).

Adaptations|breite: max. A.vermögen eines Organs unter best. (Prüfungs-)Bedingungen. – **A.brille**: (TRENDELENBURG) seitlich abschließende Brille mit Rotfiltergläsern (Lichtabsorption < 680 nm); zur Einleitung (Zeitersparnis ca. 9 Min.) bzw. Aufrechterhaltung der Dunkeladaptation. – **A.hypertrophie**: *kard* ↑ Hindernishypertrophie.

Adaptations|krankheit, Adaptinose: im Anschluß an eine phys. oder psych. Streß-Situation auftret. Krankh. (z. B. ADDISON*, CUSHING*, SIMMOND* Syndrom, Polyarthritis, Nephrosklerose, Nephrose, arterielle Hypertonie, Gastroduodenalulkus), die – bei Fehlen anderer nachweisbarer Urs. – auf eine »Entgleisung« des A.syndroms zurückgeführt wird (ungenügende oder überschießende hormonelle Abwehr, abnorme Organreaktionen, Stoffwechselstörungen etc.). – **A.kurve**: *ophth* s. u. Adaptometrie.

Adaptations|paradoxie (Piper*): Bei geringer Leuchtdichte (Dämmerungssehen) ist beidäugig eine höhere Sehschärfe zu erzielen als einäugig, bei Tageslicht nicht. – **A.reflex**: ↑ Fixationsreflex. – **A.störung**: *päd* ↑ Neugeborenen-Anpassungsstörung.

Adaptationssyndrom (Selye*), allg. Anpassungssyndrom (AAS): unspezif. Anpassungsvorgang des Organismus als Reaktion auf best. Reizeinwirkung (»Stressor«, »Streß[-Situation]«, z. B. Infektion, Intoxikation, Trauma, Kälte, Hitze, ionisierende Strahlung, Emotionen). Eingeleitet u. gesteuert vom Zwischenhirn (v. a. CRF)-Hypophysen-System, wobei eine vermehrte Ausschüttung der »adaptive hormones« aus Hypophyse (ACTH u. STH) u. NNR (A–C = antiphlogist. u. P–C = prophlogist. Kortikoide; ↑ Schema) einen ziemlich stereotypen 3-Stadien-Ablauf bewirkt: »Alarmreaktion« mit Hypotonie, Hypochlorämie, Bluteindickung, Permeabilitätssteigerung, Hypothermie u. a. Schocksymptn., die sich in der »Gegenschock-Phase« (beginnende Adaptation) z. T. wieder zurückbilden; »Stadium der Resistenz« (Abwehrstadium, volle Adaptation) mit Eosinopenie, polymorphkern. Leukozytose, thymolymphat. Involution, Anpassung der Bindegewebsreaktion; »Stadium der Erschöpfung«, Zusammenbrechen der Adaptation durch NNR-Insuffizienz bei zu schwerem oder zu lange anhaltendem Streß, evtl. mit letalem Ausgang.

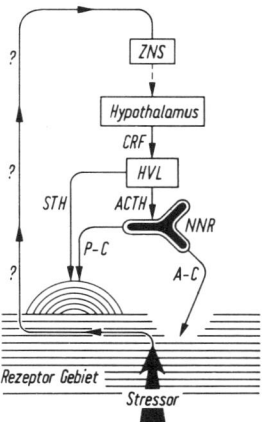

Adaptations|trophik: i. S. der funktionellen oder organ. Anpassung veränderte Gewebstrophik. –

A.verband: Verband, durch den Wundränder – ohne Naht – aneinandergebracht (»adaptiert«) werden, z. B. mit Heftpflasterstreifen.

adaptiert: angepaßt; z. B. adapt. ↑ Milch.

Adaptinose: ↑ Adaptationskrankheit.

Adaption: ↑ Adaptation.

adaptiv: zur Anpassung führend; z. B. ad. Enzym (s. u. Enzyminduktion), ad. Medizin: (H. VALENTIN) Arbeitsrichtung, die – im Ggs. zur »kurativen« Medizin – mit Prävention u. Rehabilitation eine »Anpassung« des krankheitsgefährdeten bzw. kranken (insbes. zivilisationsgeschädigten) Menschen anstrebt, wobei Gesundheitserziehung, Frühheilverfahren, subj. Verhaltensbeeinflussung, Impulskorrektur, »inn. Aufwertung« (L. DELIUS) etc. eingesetzt werden.

Adaptometrie, Nyktometrie: Messung der Dunkeladaptation der Augen (nach vorangehender Helladaptation etwa mit 10^3 cd/m^2 für 10 Min.) durch Ermittlung u. Aufzeichnung des Minimum visibile in best. Zeitabständen (»Adaptationskurve«; s. a. KOHLRAUSCH* Knick). Gebräuchl. Adaptometer n. NAGEL, SCHOBER, BIRCH-HIRSCHFELD (»Fünfpunkt-A.«), v. COMBERG, HARTINGER, HEINSIUS (»Skotoptikometer«).

adde, add.: *pharm* »füge hinzu!«.

Ad(d)ephagie: Freßgier, krankhaft gesteigerte Nahrungsaufnahme, z. B. infolge hirnorgan. bedingter Enthemmung des Nahrungstriebes oder als Ersatzbefriedigung bei neurot. Fehlhaltung. Kann durch vermehrten Nahrungsbedarf bei Stoffwechselstörung, zehrender Krankh. etc. vorgetäuscht werden. – vgl. Bulimie.

Addiermethode (Kraepelin*): *psych* fortlaufendes Zusammenzählenlassen einstelliger Zahlen, wobei Quantität u. Fehlerzahl bewertet werden. Mehrfach modifiziert (v. a. auch für psychopharmakol. Belange).

Addiment: *serol* ↑ Komplement.

Addis* Sediment, A.*(-Hamburger*) Count, Test: (1949) quant. Bestg. (Blutzählkammer) des Harnsediments einer best. Sammelperiode; 24-Std.-Normwerte: 100 000–1 Mill. Ery, 500 000–2 Mill. Leuko, 2000 hyaline Zylinder. Zur Diagnostik u. Verlaufsbeurteilung von (Pyelo-)Nephritiden, nach mechan. Provokation (z. B. Treppensteigen) bei Steinleiden. – Von A. 1922 auch Durstversuch zur Prüfung des renalen Konzentrationsvermögens angegeben.

Addison*(-Biermer*) Anämie (THOMAS A., 1793–1860, Arzt, London): perniziöse ↑ Anämie. – **A.* Keloid**: zirkumskripte ↑ Sklerodermie. – **A.* Krankheit, Syndrom**, Bronze(haut-)krankh., Morbus ADDISON: (LOBSTEIN 1823, BRIGHT 1829, ADD. 1849) chron. NN-Insuffizienz infolge bds. Zerstörung oder Schädigung durch Tbk (= A.* Krankh. i. e. S.) oder – seltener – Neoplasma, Amyloid, leukäm. Infiltration, Histoplasmose sowie bei »kryptogenet. Atrophie«; klin. (v. a. durch Ausfall der Rindenhormone): progred. Adynamie, psych. Asthenie (schlaffer Gesichtsausdruck, phonasthen., verlangsamte Sprache, Gedächtnisschwund, endokrines Psychosyndrom BLEULER, Muskelschmerzen, Abmagerung bis zur Kachexie, bräunl. Pigmentierung von Haut (Knöchel, Mamillen, Druckstellen, Narben) u. Schleimhäuten (Wange; aber auch »weiße« Form bei angeb.

Addison*-Gull*Krankheit

Melanozytenschwäche), Hypoglykämie, Hyponatri-, Hypochlor-, Hyperkaliämie (Na/K-Quotient < 30); vermind. Ausscheidung von 17-Ketosteroiden u. Kortikoiden; Bradykardie, Hypotonie, leise Herztöne, Untertemp., Verdauungsstörungen; Anämie, Leukopenie, rel. Lymphozytose, Eosinophilie. Selten akut; oft krisenhafter Verlauf mit plötzl. schockart. Zuständen (ausgelöst durch banale Infektion, Durchfall, Erbrechen, Überanstrengung, Op., Geburt, ferner bei NN-Apoplexie der Neugeborenen, WATERHOUSE*-FRIDERICHSEN* Syndrom etc.), wobei die Auswirkungen von Hypoelektrolytämie, Azidose u. Bluteindikkung auf Kreislauf (Kollaps), Endokrinium (Hypoglykämie), Magen-Darm-Kanal (Erbrechen, Durchfall, Blutungen) u. ZNS (Benommenheit, **Addison*-Koma**) einen lebensbedrohl. Zustand hervorrufen (»A.*-Krise«). – **A.-Gull* Krankheit** (Sir WILLIAM G.), Vitiligoidea RAYER: plane u. tuberöse Xanthomatose (u. Melanose) der Haut in Kombin. mit Diabetes mell., biliärer Leberzirrhose u. Störung des Phospholipoidhaushaltes.

Addisonismus, Hypadrenie (KAPPERT), rel. NN-Insuffizienz: atyp., leichtere, oft reversible Form der NNR-Insuffizienz, entweder als Konstitutionsanomalie (= **prim. A.**) oder als Folge NNR-erschöpfender Krankh. (= **sek. A.**; z. B. nach Infektionskrankh., Verbrennung, Op., Strahlenther., als THORIN* Syndrom bei Salzverlustnephritis). Neben latenten – oder spätmanifesten – Formen solche mit inkompletter (abgeschwächter) Symptomatik des ADDISON* Syndroms, auch monosymptomat. als chron. Gastroenteritis, Hypotonie, neuroveget. Dystonie (»Addisonoid-Typ« MARK).

Addition latente: (französ.; CH. RICHET) *physiol* Summation unterschwelliger Reize.

additiver Synergismus: *pharm* synergist. Wirkung mit einfacher Summation der Einzeleffekte; vgl. Potenzierung.

Adductor, Adduktor: ↑ Musculus adductor (der ↑ Adduktion bewirkt); s. a. Abb. »Adduktorengruppe der unt. Extremität«. – **adductorius**: zu den Adduktoren gehörend.

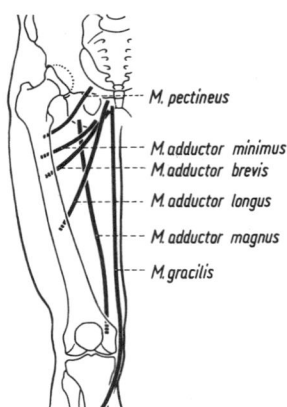

Adduktion: Heranführen eines Körperteils an die Körper- bzw. Gliedmaßenachse; *ophth* Einwärtsdrehen des Augapfels aus der Grundstellung (Mm. recti med., N. oculomotorius).

Adduktions|defekt: *ophth* Einschränkung der Adduktion u. damit Konvergenz der Augen infolge Schwäche der Mm. recti med.; geringe Grade führen zur Exophorie, höhere (v. a. bei kongenit. Kontraktur = Strangfixation) zum Strabismus divergens. – **A.fraktur**: Knochenbruch mit Dislocatio ad axim, wobei sich das dist. Fragment i. S. der Adduktion, d. h. mit nach innen offenem Winkel einstellt. – **A.kontraktur**: Muskelkontraktur, die eine A.stellung des betr. Gliedes bewirkt. – **A.prisma**: prismat. Brillenglas mit brechender Kante nasal (Strahlenablenkung nach temporal); zur Korrektur eines Strabismus convergens (Esophorie).

Adduktoren|falten: *päd* die etwa parallel zu den kurzen Oberschenkeladduktoren verlaufenden Hautfalten des eutrophen Säuglings (in Rückenlage mit gestreckten Beinen). Bei starker Asymmetrie Verdacht auf Luxatio coxae congenita. – **A.kanal**: ↑ Canalis adductorius. – **A.(kanal)-Syndrom**: Durchblutungsstörung des Beines infolge Schädigung (Mikrotraumatisierung?) des Gefäßbündels im Can. adductorius; klin.: Kältegefühl u. Parästhesien in Unterschenkel u. Fuß (verstärkt bei übergeschlagenem Bein u. nachts), örtl. Druckschmerz.

Adduktoren|lähmung: Lähmung adduzierender Muskeln; *laryng* der Ausfall der den Glottisschluß bewirkenden Muskeln (Arytaenoideus obliq. u. transv., Cricoarytaenoideus lat.), mit Respirationsstellung der Glottis, aphon. Stimme, Unmöglichkeit des Pressens. – **A.plastik (Pickrell*)**: ↑ Grazilisplastik. – **A.reflex**: bei Schlag gegen den med. Femur- bzw. Humerus-Epikondylus Adduktion der – zuvor leicht abduzierten – Gliedmaße als Eigenreflex (Dehnungsreflex) der Adduktoren; an der unt. Extremität evtl. auch »gekreuzt« (Reizübertragung via knöchernes Becken, sog. BALDUZZI* Reflex, bei Pyramidenbahnstörung stets nachweisbar). – s. a. Spinoadduktorenreflex.

Adduktoren|schlitz: ↑ Hiatus tendineus. – **A.spasmus**: Überwiegen des A.tonus an den unt. Extremitäten, meist bei perinataler Hirnschädigung (LITTLE* Krankht.); klin.: aneinandergepreßte oder gar überkreuzte Oberschenkel, Innenrotation, Pes equinovarus; evtl. Übergang in Adduktionskontraktur. – **A.syndrom**: ↑ Adduktorenkanal-Syndrom. – **A.test**: *neurol* ↑ FROMENT* Zeichen.

Adduzieren: Heranführen (↑ Adduktion).

Adelmann* (GEORG FR. BL. A., 1811–1888, Chirurg, Dorpat) **Blutleere, Manöver**: max. Gelenkbeugung zur Gefäßdrosselung bei arterieller Blutung. – **A.* Operation**: Fingerexartikulation im Grundgelenk unter Mitnahme des Mittelhandköpfchens; i. w. S. auch die Verschmälerung der Hand nach Fingerverlust durch Resektion des zugehör. dist. Metakarpale.

adelomorph: mit nicht klar erkennbarer Gestalt.

Adelphus: Doppelmißbildung (↑ Duplicitas).

Adenase: ↑ Adenin-desaminase.

Aden-Fieber: ↑ Denguefieber. – **Aden-Geschwür**: ↑ Hautleishmaniase.

Adenie: (TROUSSEAU) histor. Bez. für Pseudoleukämie, Lymphogranulomatose etc.

Adenin, A.: natürl. Purinbase (6-Aminopurin), gebunden in Nukleinsäuren, Nukleotiden (s. a. Adenosin-), Co-Enzymen, frei in Kuhmilch, Harn, Fäzes, Pflanzen (Tee); für tier. Wachstum obligat. – **A.-des-**

aminase, Adenase: Enzym, das Adenin zu Hypoxanthin u. Ammoniak hydrolysiert; u. a. in Kuhmilch. – **A.-phosphoribosyl-transferase**, A.-transphosphoribosylase: Enzym, das bei der Nukleotid-Synthese aus Phosphoribosylpyrophosphat u. Adenin Adenosin-5-phosphat u. Pyrophosphat bildet.

Adenitis: Drüsenentzündung, auch ↑ Lymphadenitis.

Adeno|akanthom: ↑ Adenokankroid. – **A.blepharitis**: Lidrandentzündung mit Beteiligung der MEIBOM* Drüsen. – **A.cephalus**: *helminth* ↑ Diphyllobothrium.

Adeno|fibrom(a): Fibrom, das geschwulstmäßig neugebildete Drüsenschläuche enthält; selten in Ovar u. Mamma. – vgl. Fibroadenom. – **A.fibro(mato)sis**: (LAUCHE) ↑ Endometriose. – **A.graphie**, Glandulographie: *röntg* Kontrastdarstg. von Drüsen (z. B. Mammo-, Lymphographie) oder Drüsengängen (z. B. Pankreato-, Sialo-, Galaktographie).

Adenohypophyse: der ektodermale (Mundbucht), hormonakt. Teil der Hypophyse, bestehend aus Lobus ant. (»HVL«), Pars tuberalis u. Pars intermedia, mit azidophilen (α-), basophilen (β-) u. chromophoben Zellen. Bildet außer den 6 sicher identifizierten Hormonen (↑ Abb.) ca. 20 weitere Wirkstoffe; s. a. Schema »Hypophysenhormone«, Abb. »Pfortaderkreislauf«.

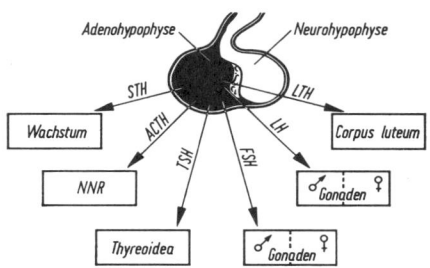

adenoid(es): drüsenähnlich; i. w. S. lymphknotenähnl., lymphoid; z. B. **ad.** (= exsudativ-lymphat.) **Diathese, ad. Vegetationen** (»Adenoide«, ↑ Rachenmandelhyperplasie), **Adenoid-Akne** (CROCKER; ↑ Lupus miliaris disseminatus faciei), **adenoid degeneration viruses** (↑ Adenoviren).

Adenoidal pharyngeal conjunctival viruses, APC-Viren: ↑ Adenoviren.

adenoides Syndrom, Adenoidismus: der »adenoide Habitus« bei Rachenmandelhyperplasie, mit etwas »stumpfem« Gesichtsausdruck (»Facies adenoides«), path. Mundatmung, spröden Lippen, entzündetem Zahnfleisch; dabei oft rezidivierende Anginen, Neigung zu Katarrhen, intellektueller Entwicklungsrückstand, Untergewicht- u. -maß.

Adenoiditis: ↑ Angina retronasalis.

Adeno|kankroid, A.akanthom, dimorphes Ca.: (HERXHEIMER 1907) A.karzinom mit charakterist. soliden (z. T. verhornenden) Plattenepithelhaufen; rel. geringe Metastasierungsneigung. Erstbeschrieben am Magen; häufigste Lokalisation im Corpus uteri (»Adeno|acanthoma endometrii«). – **A.karzinom**, Carcinoma adenomatosum: Ca. des drüsenbildenden Gewebes (»Drüsenkrebs«), nach vorherrschenden Strukturen unterschieden als alveoläres, papilläres, tubuläres, schleimbildendes, anaplast. Ca. (s. a. Carcinoma adenomatosum etc.) sowie als ↑ Adenokan-

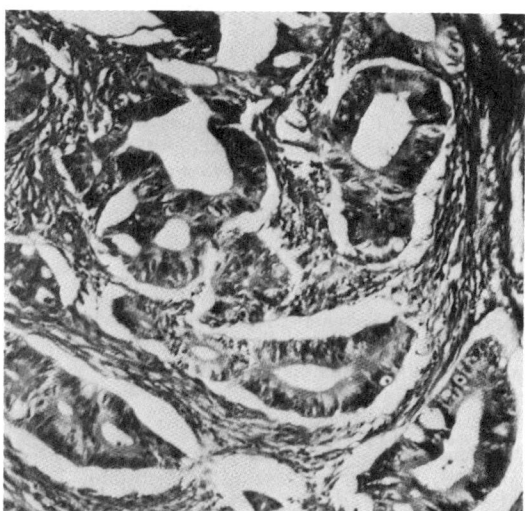

Adenokarzinom des Dickdarms; mittlerer Differenzierungsgrad (neben drüsigen Formationen auch solide Epithelstränge).

kroid (»A.karzinom mit Plattenepithelmetaplasie«). – **A.karzinom der Lunge**: ↑ Alveolarzellenkarzinom. – **A.kystom**: ↑ Cystadenoma.

Adeno|lipomatosis symmetrica: ↑ MADELUNG* Fetthals. – **A.lymphom(a)**, (Cyst-)Adenoma lymphomatosum (papillare): seltene, gutart. Mischgeschwulst mit drüs. u. lymphat. Anteilen, die von – evtl. ektop. – Speichelgängen ausgeht; Vork. fast nur in oder um die Parotis (»WARTHIN* Tumor«).

Adenom(a): gutart., vom drüsenbildenden Epithel ausgehendes Neoplasma; nach vorherrschenden Strukturen unterschieden als **trabekuläres A.** (»solidum«, mit Bälkchenstrukturen), **tubuläres A.** (mit Drüsenschläuchen, s. a. Adenoma testiculare ovarii u. A. tubulare testis), **folliculäres A.** (= azinöses = alveoläres, mit schwammart. Strukturen; an den Speicheldrüsen: »Azinuszelladenom«), **glanduläres A.** (↑ Cystadenoma), **papilläres A.** (↑ papillärer Tumor, Papillom), **fibröses A.** (↑ Fibroadenom, Adenofibrom); s. a. Adenolymphom (= **A. lymphomatosum**), Hidradenom (= **A. sudoriparum**), Schilddrüsen-, Epithelkörperchen-, Inselzell-, Hypophysenadenom (= **basophiles, chromophobes** u. **eosinophiles A.**).

Adenom, kaltes: das hormonell inakt. A. der Schilddrüse, das – im Ggs. zum »heißen« tox. A. – im Szintigramm als kalter Knoten« (mit nur geringer oder fehlender Radiojod-Aktivität) imponiert.

Adenoma malignum s. destruens: seltenes Malignom (i. e. S. des Uterus) von adenomart. Aufbau, jedoch mit größerer Üppigkeit der drüs. Wucherungen u. bes. willkürl. Ausbildung der Epithelverbände (»Adeno-Ca. hoher Reife«, FRANKL). – **A. sebaceum (senile)**, Naevus PRINGLE: multiples Fibroadenom mit zahlreichen Talgdrüsen, das einseitig oder bds.-symmetr. in Gegend der Nasolabialfalte rötl.-gelbe Papeln bildet. Meist Leitsympt. der PRINGLE* Krankh. – **A. testiculare ovarii**: gutart., ausgereifte, epitheliale Ova-

Adenoma toxicum

rialgeschwulst aus der Gruppe der Arrhenoblastome; tubuläres Adenom, dessen Zellen (u. Anordnung) testikulären Charakter aufweisen u. sich vom ♂ Teil des zwittr. Ovars ableiten; vgl. Adenoma tubulare testis. – **A. toxicum**, PLUMMER* toxic adenoma: meist solitäres, nicht immer typisch strukturiertes hormonakt. Adenom der Schilddrüse, das eine Hyperthyreose (⌐ PLUMMER* Krkht.) bedingen kann u. bei der Szintigraphie infolge vermehrter Radiojod-Speicherung als »heißer Knoten« (mit rel. großer Aktivität) imponiert. – **A. tubulare testis**: (PICK) seltenes, meist multiples Neoplasma im abnorm gelagerten Hoden, mit u. ohne Pseudohermaphroditismus. – Bei Vork. im Ovar bzw. Entstehung aus Resten eines Ovotestis: ⌐ »Adenoma testiculare ovarii«. – **A. umbilicale s. umbilici**: 1) seltener »Tumor« (»Enteroteratoma«) der Nabelwunde, wahrsch. Rest eines bleibenden Ductus omphalomentericus. – 2) »Nabeladenom« bei Endometriosis ext. (bis hühnereigroß, nur bei geschlechtsreifer ♀).

Adenomatose: von Drüsengewebe ausgehendes, in der Regel gutart., überschüss. Wachstum, Vorhandensein mehrerer ⌐ Adenome; z. B. als **multiple endokrine A.** (»MEA«; meist autosomal-dominant erbl.; das ⌐ WERMER* (»Typ I«); ZOLLINGER*-ELLISON*, SIPPLE*, POLAK*, COWDEN*- u. MMN-Syndrom, ferner als nicht hormonell aktive »Polyadenomatose« V. HIPPEL* LINDAU*, CRONKHITE*- CANADA*, BEAN*, MAFFUCCI* Sy. u. die Neurofibromatose.

Adenomyo|epitheliom: Mischgeschwulst (pleomorphes Adenom) der Speicheldrüsen mit drüs. u. glattmuskulären Anteilen; große Rezidivneigung. – **A.rhabdosarkom der Niere**: ⌐ WILMS* Tumor.

Adeno|myom(a): seltene, gutart. Mischgeschwulst mit drüs. u. glatt-muskulären Anteilen, deren Genese aus Resten der Urniere u. des WOLFF* Ganges umstritten ist. Häufigste Lokalisation Gebärmutter (in Rückwand, Tubenwinkeln, Mutterbändern der geschlechtsreifen Frau; meist symptomlos, evtl. Dysmenorrhö u. maligne Entartung), ferner Prostata (meist Adenomyofibrom, s. u. Prostatahypertrophie), selten Magen-Darm (Appendix); s. a. Perlschnurgallenblase. – **A.myosis**: (FRANKL) ⌐ Endometriose.

Adeno|pathie: 1) Erkr. endo- oder exokriner Drüsen. – 2) ⌐ Lymphadenopathie, Lymphadenose. – **A.pharyngealfieber**: s. u. Pharyngokonjunktival-. – **A.pituizyt**: (ROMEIS) s. u. Pituizyt.

Adenosarkom: 1) komplex aufgebauter maligner Mischtumor mit mesenchymalen u. epithelialen (drüsenart.) Elementen; dysgenet. Geschwulst, meist (ca. 75%) bis zum 5. Lj. auftretend, mit geringer Metastasierungsneigung (ca. 11%), aber ungünst. Prognose; selten im Ovar, meist als »embryonales A. der Niere« (⌐ WILMS* Tumor). – 2) Adenokarzinom mit sarkomatöser Stromareaktion.

Adenosatelliten-Viren: Picodna-Viren (4 Typen) bei Mensch, Affe u. Maus.

Adenose: ⌐ Adenosis.

Adenosin, Adeninribosid: Verbindung von Adenin u. Ribose; ein Ribonukleosid.

Adenosin|desaminase, **A.desami(ni)dase**, ADA: Adenosin-spezif. Enzym (Mukosa) mit der Reaktion: Adenosin + H_2O = Inosin + NH_3. – **A.diphosphorsäure, -diphosphat**, ADP: Nukleotid aus Adenin, Ribose u. 2 mit einander verknüpften Phosphorsäureresten. Nimmt Phosphat reversibel auf; zus. mit Adenosintriphosphat Schlüsselsubstanz der biol. Energieübertragung; s. a. ADP-. – **A.kinase**: Enzym (Leber, Niere) mit der Reaktion (Mg^{2+}-obligat): Adenosin + ATP = AMP + ADP.

Adenosin(mono)phosphorsäure, -phosphat, Adenylsäure, AMP: sogen. Purinribotide (Nukleotide) aus Adenin + Ribose + Phosphorsäure; wicht. Substanzen im Energiestoffwechsel; v. a. AMP-2' (= AMP a; hydrolyt. Spaltprodukt aus Ribonukleinsäuren), AMP-3' (= Hefe- oder h-Adenylsäure = AMP b; therap. Anw. bei Agranulozytose) u. AMP-5' (= Muskeladenylsäure; Grundsubstanz des Systems in Muskel, Niere, Hirn, Milz, Hefe; durchblutungsfördernd); s. a. zykl. ⌐ AMP (Schema!), AMP-desaminase.

Adenosin|-3'-phosphat-5'-phospho-sulfat: das bei der Übertragung des Sulfatrestes (z. B. Bildung der Mukopolysaccharide u. Sulfolipide, Koppelung körpereigener u. körperfremder Stoffe zwecks Ausschaltung) wesentlich beteiligte Phosphoadenylphosphosulfat (PAPS). – **A.phosphokinase**: ⌐ Adenosin-kinase. – **A.ribosidase**: ⌐ Nukleosidase.

Adenosin|triphosphatase, ATP-ase: Phosphatasen, die Adenosintriphosphat zu Adenosindiphosphat u. Phosphat hydrolysieren: 1) aus Muskel gewonnene, strukturgebundene ATP-ase, die an der Muskelkontraktion beteiligt ist u. durch Ca aktiviert, durch Mg inhibiert wird; spaltet auch Inosin-, Guanosin- u. Zytosintriphosphat. – 2) aus geschädigten Mitochondrien mit Mg gewonnene, aktivierbare ATP-ase. – **A.triphosphorsäure, -phosphat**, ATP: (LOHMANN 1929, FISKE u. SUBBAROW 1929) Mononukleotid aus Adenin + Ribose + 3 Mol. H_3PO_4 (davon 2 energiereich gebunden); wichtigster intermediärer Energiespeicher u. -überträger (tägl. Synthese- u. Umsatzmenge ca. 70 kg!), gruppenübertragendes Koenzym. ATP-liefernde Reaktionen sind v. a. die Atmungs- u. Substratketten-Phosphorylierung (⌐ Zitratzyklus), ATP-Verbraucher alle energiebedürft. Prozesse (Aktivierung des Fettsäure-, Eiweiß- u. Nukleinsäure-Stoffwechsels, Synthesen, zelluläre Abläufe). Anw. *therap* als gefäßerweiterndes Mittel (Reinsubstanz oder Muskelextrakt, i.m., i.v., peroral).

Adenosis: 1) chron. Erkr. von Drüsen (= Adenopathie), evtl. mit path. Gewebsvermehrung. – 2) ⌐ Lymphadenosis; z. B. **A. multiglandularis** (= Mononucleosis infectiosa). – 3) (ALBRECHT) ⌐ Endometriose.

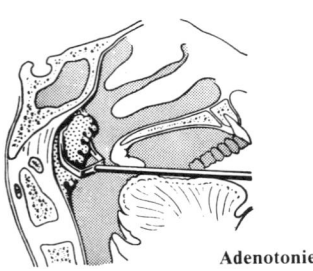

Adenotonie

Adeno|tom: »Pharynxtonsillotom« zur Entfernung der Rachenmandel; ungedecktes Ring- oder Fenstermesser, auch mit Auffangvorrichtung; Modelle von BECKMANN, LA FORCE, SCHÜTZ-RIEDEL, KIRSTEIN-KATZ, GOTTSTEIN-GRÜNWALD u. a. – **A.tomie**: op.

Entfernung der hyperplast. oder chron.-entzündeten Rachenmandel (↑ Abb.), meist beim Kleinkind wegen ↑ adenoiden Syndroms, rezidivierender Infektion der oberen Luftwege (einschl. NNH), chron. Otitits media. – **A.tonsillektomie**: einzeit. op. Entfernung der Rachen- u. beider Gaumenmandeln (»Dreimandel-Op.«).

adenotrop: auf Drüsen gerichtet oder einwirkend (insbes. als Eigenschaft der »-tropen« Hormone der Adenohypophyse).

Adenoviren, **A**cute **R**espiratory **D**isease (= ARD-), **A**denoid **D**egeneration (= AD-), **A**denoidal **P**haryngeal **C**onjunctival (= APC-)Viren, **R**espiratory **I**llness(= RI) Family: weltweit verbreitete DNS-Virus-Gruppe mit z. Zt. 31 Serotypen beim Menschen (u. 12 bei Affen, ferner bei Rind, Hund, Vögeln, Maus, Schwein) u. gruppenspezif., komplementbindendem AG (einzelne Typen durch Neutralisationstest u. Hämagglutination bestimmbar); 60–80 nm groß, ätherresistent; bewirken Einschlußkörper-Bildg. im Zellkern; in Zellkultur oft hefge. zytopath. Effekt u. Säuerung der Nährflüssigkeit. Rufen 2–8% der respirator. Erkrn. einschl. Pneumonie hervor (Serotypen 1–4, 7, 14, 21), ferner Pharyngokonjunktivalfieber (3 u. 7), epidem. Keratokonjunktivitis (3), Gastroenteritis mit Atemwegsinfekt (1, 2, 5 u. 7; evtl. auch Darminvagination des Kleinkindes, Appendizitis), selten Enzephalitis (3, 7), Exantheme; onkogen (transplantable Sarkome) sind die Typen 12, 18, 31, weniger 3, 7 u. 21. – Isolierbar aus Augenspülwasser, Stuhl, Urin, Blut, Liquor, Op.material. – Impfschutz (inakt. mono- oder polyvalente Vakzine parenteral, abgeschwächte Keime per os) ca. 12 Monate.

Adentie: ↑ Anodontie.

Adenylatkinase, AK, Adenylsäure-transphosphatase, ADP-phosphomutase, AMP-kinase: in Mäuseleber (Mitochondrien 72,2%) u. in Myofibrillen nachgewiesenes Enzym; als Muskelenzym (»Myokinase«; MG 21 000, 2 SH-Gruppen/Mol, pH-Optimum 7,5, I.P. 6,1) mit spezif. Wirkung auf Adenin-Derivate (Mg^{2+}-obligat): ATP + AMP = 2 ADP.

Adenylatzyklase, Adenyl(yl)-z.: Enzym in der Zellmembran, das die Umwandlung von ATP in zykl. AMP (+ Pyrophosphat) katalysiert; wird allosterisch aktiviert durch Bindung von Hormonen (z. B. Adrenalin, Glukagon, ACTH, Adiuretin) an den spezif. Hormonrezeptor der Membran. – Das aus den durch A. u. Phosphodiesterase metabolisierbaren Adenosinphosphaten ATP, zyklo-AMP u. AMP bestehende **A.-System** ist als hormoneller Reizvermittler (»second messenger«) zentrales Leit- u. Steuerungssystem des Fett- u. KH-Stoffwechsels etc. (↑ Schema „AMP").

Adenylosukzinase: s. u. Adenylsukzinat-synthetase.

Adenylpyrophosphorsäure: ↑ Adenosintriphosphorsäure.

Adenylsäure: ↑ Adenosinmonophosphorsäure. – **A.desaminase**: ↑ AMP-desaminase.

Adenylsukzinat|synthetase: an der Biosynthese der Adenyl-nukleotide beteiligtes Enzym (u. a. im KM, in Hefe), das aus Inosinmonophosphat mit Guanosintriphosphat u. Asparaginsäure Adenylsukzinat u. Guanosindiphosphat bildet u. so den Aminorest am Purinkern einführt. – An der Adenylnukleotid-Synthese ferner beteiligte die **A.lyase**: Fumarat + Adenosin-5-phosphat → Adenylsukzinat.

Adenyl(yl)zyklase: s. u. Adenylat-.

Adephagie: ↑ Addephagie.

Adeps: (lat.) Fett, Schmalz; z. B. **A. lanae anhydricus** (Agnolin, Alapurin, Lanolinum anhydricum, »Wollfett«) als tier. – durch Kochen von Schafwolle gewonnenes – gelbbraunes Wachs, bestehend aus Sterinalkoholen (v. a. Cholesterin) u. verseifbaren Estern höherer Fettsäuren u. Alkohole, deren freie OH-Gruppen das hydrophile Verhalten (Wasseraufnahme bis zu 185% des Eigengew.) wesentlich bestimmen; vgl. Lanolin (= **A. l. hydrosus**). – Ferner **A. suillus** (s. porci s. praeparatus), das Schweineschmalz als streichbare Masse (Glyzeride der Palmitin-, Stearin- u. Ölsäure), die bei 36–42° schmilzt u. nicht > 5% Wasser enthält; Verw. als Salbengrundlage, meist haltbar gemacht durch Benzoeharz u. Natriumsulfat: **A. benzoatus** (nicht für Augensalbe!).

Ader: ↑ Arterie, Vene. – **güldene A.**: ↑ Hämorrhoiden.

Ader|bruch: ↑ Varikozele. – **A.figur**: *ophth* s. u. PURKINJE*. – **A.geflecht**: ↑ Plexus choroideus. – **A.geschwulst**: ↑ Angiom, Hämangiom.

Aderhaut: ↑ Choroidea. – **A.ablösung**: ↑ Ablatio choroideae. – **A.entzündung**: ↑ Choroiditis. – **A.kolobom**: angeb., meist heredit. Defekt der Choroidea; im allg. leicht schräg nach unten-innen (entsprechend der embryonalen Augenspalte; ↑ Abb.), evtl. als Brückenkolobom (durch queren Streifen normalen Uvealgewebes geteilt). – **A.konus**: sichelförm. Atrophie der Choroidea am temp. Papillenrand, v. a. bei Kurzsichtigkeit (bei hochgrad. Myopie evtl. zirkulär: »Aderhautring«).

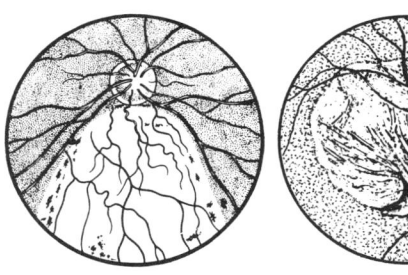

Aderhautkolobom   Makulakolobom

Ader|knoten: ↑ Varize; s. a. Hämorrhoiden. – **A.kuchen**: ↑ Placenta.

Aderlaß: therap. Entnahme größerer Blutmengen (400–1000 ml) aus einer Vene oder (im Dringlichkeitsfall) Arterie, im allg. nach perkutaner Punktion mit weitlum. Kanüle (z. B. STRAUSS* Kanüle), evtl. nach Venaesectio. – Jahrhundertealte, zeitweise exzessiv angew. Behandlungsmethode; heut. Ind.: Kreislaufentlastung bei Linksherzinsuffizienz (Lungenstauung), akutes Hirnödem, maligner Hochdruck, Eklampsie, Polyzythämie. – Ferner als »**unblut. A.**« die therap. Senkung des zentralen Venendrucks (Entlastung des kleinen Kreislaufs) durch Anlegen von Staubinden an den Extremitäten (Mitteldruck, max. 30 Min.), heiße Fußbäder, Senfwickel etc., auch medikamentös (z. B. Euphyllin-Gaben n. WOLLHEIM). – **A.lipämie**: reakt. Anstieg der Lipoide u. Neutralfette

Adermin

im Serum nach exzessivem akutem Blutverlust (Ery < 50%).

Adermin: ↑ Vitamin B$_6$.

Adern|egel: ↑ Schistosomatidae.

Aderpresse: ↑ Tourniquet.

ADH: 1) anti**d**iuretisches **H**ormon (↑ Vasopressin). – s. a. Syndrom der inappropriaten ADH-Sekretion. – **2)** Alkohol-**d**e**h**ydrogenase. – Bei der enzymat. Alkohol-Bestg. im Blut (oder Urin) mit ADH wird der Äthylalkohol zu Azetaldehyd oxidiert u. das – ebenfalls der enteiweißten Probe zugesetzte – Co-Enzym DPN zu DPNH hydriert, dessen spezif. Lichtabsorption dann bei 340 bis 366 nm gemessen wird.

adhärent: anklebend, -haftend, verwachsen, adhäsiv.

Adhaesio interthalamica *PNA*, **Massa intermedia** *BNA*: im III. Ventrikel zwischen den Thalami querstehende Brücke grauer Substanz.

Adhäsion: 1) *physik* Aneinanderhaften von Molekülen an Phasengrenzflächen infolge zwischenmolekulärer Anziehungskräfte; bewirkt die ↑ Adsorption an Oberflächen. – **2)** *path* flächenhafte oder strangförm. Verklebung (Fibrin) bis Verwachsung (Bindegewebe) aneinanderliegender Serosa-überzogener Gewebspartien als Entzündungsfolge oder postoperativ. Kann »Adhäsionsbeschwerden« u. Funktionsstörungen (z. B. **Adhäsions-** oder **Briden**ileus) bewirken.

Adhäsions|kultur: *bakt* Mikrokultur im ↑ hängenden Tropfen, z. B. als LINDNER* Kultur. – **A.-Lysistest**: *venerol* ↑ NELSON* Test. – **A.protein**: an den »Fimbrien« der A-Streptokokken lokalisierter Faktor (Teichosäure-Komplex), der die Adhäsion an orale Epithelzellen bewirkt (Bindung über Fettsäureester). – **A.syndrom, neuroenterochordales**: kombin. Mißbildungen an Verdauungstrakt (Divertikel, Doppelbildungen), ZNS (z. B. Hydrozephalus) u. WS (Rhachischisis, Skoliose). – **A.test**: *serol* ↑ RIECKENBERG* Phänomen.

adhäsiv, adhaesivus: verklebt, verwachsen (↑ Adhäsion).

Adhäsivprozeß: *otol* Zustand nach katarrhal. oder eitr. Otitis media mit narb. Residuen oder trockenen Defekten am Trommelfell, Verwachsungen (Stränge, Polster) im Mittelohr, gestörter Durchgängigkeit der Ohrtrompete; oft symptomlos oder -arm, u. nur Schalleitungsschwerhörigkeit; Rö.bild: Pneumatisationshemmung im Warzenfortsatz.

Adherence-Disappearance-Phenomenon: *venerol* »Haft- und Schwundphänomen« sensibilisierter Treponemen, die sich bei Inkubation (30 Min., 37°) in Gegenwart von Komplement an Ery heften u. so beim Zentrifugieren aus der überstehenden Flüssigkeit verschwinden. Grundlage des TPIA-Tests.

Adiadochokinese: *neurol* Unfähigkeit, rasch aufeinanderfolgende antagonist. Willkürbewegungen rhythmisch u. geordnet durchzuführen; v. a. bei Kleinhirnerkrn.

Adiastolie (Politzer*): *kard* ungenügende diastol. Ausdehnung des Herzens, z. B. bei Pericarditis constrictiva, Endocarditis fibroplastica; klin.: rechtsventrikuläre Insuffizienz.

Adicillin *WHO*: Cephalosporin N (Antibiotikum).

Adie* Syndrom (WILLIAM JOHN A., 1886–1935, brit. Neurologe), konstitut. Areflexie, HOLMES*-, KEHRER*-A.*, MARKUS*, SAENGER*, WEILL*-REYS*, Pseudo-ARGYLL ROBERTSON* Sy., Pseudotabes pupillotonica: meist einseit. Pupillotonie, kombin. mit Hypo- oder Areflexie der unt., selten der oberen Extremitäten. Anomalie ohne Krankheitswert; Ätiol. ungeklärt, z. T. als heredodegenerative Erkr. (mit Gynäkotropie) nachgewiesen.

Adipinsäure: ↑ Acidum adipinicum.

Adipocire, Fettwachs: das schmierig-fett., auch kreidig-körn. »Leichenwachs« aus vorw. gesätt. Fettsäuren u. deren Ca-Mg-Salzen, gebildet durch hydrolyt. Spaltung u. Verseifung von Fettsubstanzen (z. T. auch des Muskelgewebes) unter Luftabschluß u. feuchter Wärme (u. Anaerobier-Beteiligung?) in 4–6 Wo. post mortem, unter günst. Bedingungen (in Wasser, feuchtem Lehmboden) auch früher.

adipös: fettleibig (↑ Adipositas).

Adipokinese: Mobilisierung u. Abwanderung von Körperfetten, evtl. als »adipokinet. Effekt« des Adipokinins (hypothet. HVL-Hormon, mit STH ident.?) oder von Katecholaminen, Glukagon, Glukokortikoiden.

Adiponecrosis subcutanea neonatorum, A. multinodularis disseminata acuta, Lipodystrophia neonatorum: »symmetr. Fettgewebssklerose des jungen Säuglings«, meist bei hohem Geburtsgew. u. nach perinatalem Trauma. Ab 2.–3. Wo. in den oberen Rückenpartien schildpattförm., indolente s.c. Infiltrate (lipophages Granulom mit Fettsäurenadeln); spontane Rückbildung (2–3 Mon.). Ther.: evtl. Kortikosteroide.

Adiposalgia: ↑ Adipositas dolorosa DERCUM. – **A. athritico-hypertonica, A. genus med.**: ↑ GRAM* Syndrom.

Adiposektomie: op. Entfernung überschüss. Fettgewebes.

Adipositas, Obesitas: übermäß. Bildung von Fettgewebe, entweder allg. oder regional (z. B. Stammfettsucht, Breaches-, Falstaff-, Gürtel-Typ = **A. circumpelvica**). Unterscheidung zwischen – noch normaler – Fettleibigkeit u. – krankhafter – Fettsucht (> 20 % über Sollgew.) ist grob; alle Einteilungsschemata der endo- u. exogenen (»Mastfettsucht«) Formen sind problematisch. – vgl. Lipomatose, Vakatwucherung (»**A. ex vacuo**«). – **A. cordis**, Lipomatosis cordis: das »Fetthertz« mit subepikardialer (u. interstitieller) Fetteinlagerung, bes. in der Vorderwand; meist bangloses Teilsympt. der allg. Fettsucht. – **A. cyanotica**: ↑ Erythrocyanosis crurum puellarum. – **A. dolorosa (Dercum*), A. tuberosa simplex**, (Fibro-)Lipomatosis dol., Adipsalgie, ANDERS*, DERCUM* (-VITAUT*) Syndrom: v. a. bei Frauen in der Menopause vork. Syndrom mit schmerzhaften Fettgewebsmassen (Knoten) an Stamm u. Extremitäten (meist bilat.-symmetr.), Adynamie u. depressiven Störungen. Ätiol. dienzephal-hypophysär? – **A. hepatis**: ↑ Fettleber. – **A. hypogenitalis**: Fettsucht bei Hypogenitalismus, i. e. S. die ↑ Dystrophia adiposogenitalis. – **A. osteoporotica**: ↑ CUSHING* Syndrom.

Adipositas-(Hyperthermie-)Oligomenorrhö-Parotis-Syndrom, A(H)OP-Syndrom: dienzephale Regulationsstörung (Nucl. infundibul. hypothalami?) unbekannter Ätiol., mit Adipositas (Typ FRÖHLICH), Oligo- oder Dysmenorrhö u. – nicht obligater – rezidivierender bds. Parotisschwellung, ferner Fieber, evtl. depressive Verstimmung, Schlafstörungen; P u. K im Speichel vermehrt; Gynäkotropie.

Adiposo|gigantismus: mit Riesenwuchs kombin. Pubertätsfettsucht. – **A.gyn(andr)ismus**: männl. Präpubertätsfettsucht mit femininer Verteilung des Fettpolsters (z. B. Pseudomammae). – **a.-hypogenitales Syndrom**: ↑ LAURENCE*-MOON*-BIEDL*-BARDET* Syndrom.

adiposus: fett, fettreich, fettleibig.

Adipo|zele: Eingeweidebruch, der nur Fettgewebe enthält; vgl. Fettgewebsbruch, Liparozele. – **A.zyt**: ↑ Fettzelle.

Adipsie: »Durstlosigkeit«, fehlendes Bedürfnis nach Flüssigkeitsaufnahme; z. B. bei Katatonie, depress. Stupor.

Aditus: (lat.) Zugang. – **A. ad antrum (mastoideum)** PNA, **A. epitympanicus**: der kurze, knöcherne Kanal zwischen Paukenhöhle (Mittelohr) u. Antrum mastoideum. – **A. laryngis** PNA: die obere Kehlkopföffnung, begrenzt vom Kehldeckel (Epiglottis) u. den Plicae aryepiglotticae. – **A. orbitae** PNA: die vord. Öffnung der Augenhöhle, begrenzt von Stirnbein, Jochbein u. Stirnfortsatz der Maxilla. – **A.rinne**: otol die bei der Radikal-Op. des Ohres geschaffene »Rinne« zwischen Aditus ad antrum u. TRAUTMANN* Dreieck.

Adiuretika: Stoffe, die die Harnflut (z. B. bei Diabetes insipidus) hemmen; außer dem Adiuretin (↑ Vasopressin) als Pharmaka z. B. Morphin, Phenazetin, Barbiturate, Chinin (bei allen nur als Nebenwirkung).

Adiuretin: das »antidiuret. Hormon« (ADH) des Hypothalamus bzw. HHL; zykl. Nonapeptide, wegen ihrer vasokonstriktor. Wirkung auch ↑ Vasopressin genannt.

adiuretisch: die Diurese hemmend (»antidiuretisch«).

Adjustment: (engl.) Anpassung; psych Fähigkeit zum Zusammenleben mit anderen Menschen.

Adjuvans: pharm Bestandteil von Arzneimitteln, der, selbst unwirksam, die Wirkung der anderen Bestandteile fördert. – immun s. u. FREUND*.

Adler* Blutnachweis: (OSKAR u. RUDOLF A., 1904) ↑ Benzidinprobe (auch mit Leukomalachitgrün, Kristallviolett-leukobase).

Adler* Farbentest: Farbsinnprüfung anhand der schriftl. Benennung der Farbe eines Teststrichs (Verwechselungsfarbe) mit dem entsprech. Farbstift.

Adler* Probe (RUDOLF A., Chemiker, Karlsbad): Nitrit-Nachweis im krankhaft vergorenen Harn (z. B. bei Blaseninfektion) mit Resorzin (1904) bzw. Aminopyrin (1956).

Adler* Theorie (ALFRED A., 1870–1937, Neurologe, Wien): ↑ Individualpsychologie.

Adlernase, (Papageien-)Schnabelnase: buckelförm. Vorspringen des – schmalen – Nasenrückens als rass. Merkmal, aber auch als Sympt. der kranio-mandibulo-fazialen Dysmorphie (CROUZON*, HALLERMANN*, PAPILLON*-SÉAGE*-PSAUME*, ULLRICH*-FREMEREY-DOHNA*, WAARDENBURG* Syndrom).

Adlersberg*(-Porges*) Test: ↑ FOUCHET* Gallenfarbstoffnachweis.

Adlersberg*-Wang* Syndrom: (1955) ab 5. Ljz. eintret. milder Diabetes mell. mit Hyperlipämie u. erhebl. Arteriosklerose, evtl. starken Xanthelasmen; wahrsch. dominant erblich.

Adminiculum lineae albae PNA: (lat. = Stütze) das an der Symphyse entspringende dreieck. Band, das die Linea alba verstärkt.

Admiralty-Test: Wirksamkeitstest für Desinfektionsmittel, mit Gelatine u. Stärke als Testsubstanzen.

admove, adm.: pharm latein. Rezepturanweisung: »wende an«.

ADM-Verfahren: ADLER* Diachlor-Mutonit-Verfahren der Wasseraufbereitung (Oxidation von Phenolen u. a. geschmacksbildenden Stoffen).

Adnektomie: ↑ Adnexektomie

Adnexa, Adnexe: Anhangsgebilde; v. a. die **A. oculi s. bulbi** (äuß. Augenmuskeln, Lider, Tränenapparat), die **männl. A.** (Hoden, Nebenhoden, Samenleiter, Samenbläschen, Prostata) sowie – i. e. S. – die **weibl. A.** (Tube Ovar, Epioophoron einschl. Bänder u. Pelveoperitoneum).

Anex|algie: ↑ Pelipathia vegetativa. – **A.ektomie**: ein- oder beidseit. op. Entfernung der weibl. Adnexe (Salpingo-Oophorektomie). – **A.hernie**: Inguinalhernie, die weibl. Adnexe enthält; sehr selten.

Adnexitis: ein- oder beidseit. Entzündung der weibl. Adnexe (Eileiter, Eierstöcke), meist durch aufsteigende bakterielle Infektion (↑ Abb.; s. a. Adnextuberkulose); akute Form mit Fieber, Spontan- u. Druckschmerz, peritonealen Reizerscheinungen; chron. mit Menorrhagien, Darmspasmen, Fluor, evtl. Sterilität. – Die A. des Mannes betrifft v. a. Samenblasen u. Prostata.

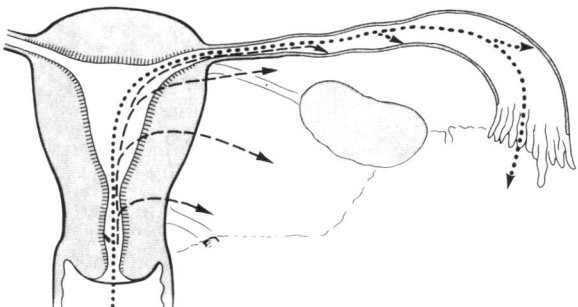

Infektionswege bei Parametritis und Salpingitis.
- - - vorwiegend Strepto- ··· vorwiegend Gonokokken, u. Staphylokokken.

Adnex|tuberkulose: produkt. oder exsudat. Tbk der weibl. Adnexe (fast 10 % aller Adnexitiden) als häuf. Teilerscheinung der »oberen« ↑ Genital-Tbk, mit bevorzugtem Befall der Tuben (= Endosalpingitis tbc., meist bds.); v. a. hämatogen (bei Lungen-Tbk), selten lymphogen (vom Darm). Gefahr der Sterilität. – **A.tumor**: tumorförm. Vergrößerung der weibl. Adnexe, bei der sich Tube u. Ovar nicht mehr abgrenzen lassen; meist entzündlicher Genese, aber auch bei Endometriose oder Neoplasma (mit sek. Verklebungen).

Adoleskarie: helminth bei parasit. Trematoden (z. B. Opisthorchis) das auf die Metazerkarie folgende Entwicklungsstadium.

Adoleszent

Adoleszent: Heranwachsender, Jugendlicher (↑ Adoleszenz).

Adoleszenten|albuminurie: orthostat. ↑ Albuminurie. – **A.herz**: beim Heranwachsenden vork. multiple vegetativ-funktionelle kardiale Störungen (Sinusarrhythmie, Extrasystolie, Systolikum, 3. HT etc.) ohne Krankheitswert. – **A.hypochondrie**: ängstl. Selbstbeobachtung mit Krankheitsbefürchtungen bei Jugendlichen. Als Pubertätskrise nicht pathol.; bei schweren Fällen jedoch Verdacht auf beginnende Hebephrenie oder endogene Depression.

Adoleszenten|krise: ↑ Pubertätskrise. – **A.kyphose**: ↑ SCHEUERMANN* Krankheit. – **A.sterilität**: *gyn* die noch fehlende Fortpflanzungsfähigkeit 1–3 J. nach der Menarche (bis zur vollen ovariellen Funktionsreife). – **A.struma**: in der Pubertät auftret. euthyreote Struma diffusa (parenchymatosa, microfollicularis), meist infolge rel. Jodmangels (bei erhöhtem Bedarf). Ther. nicht erforderl.; vgl. Juvenilenstruma.

Adoleszenz: Alter des Heranwachsens, »Jugendalter« zwischen Pubertätsbeginn u. Erwachsenenalter, bei ♂ ca. 14.–25., bei ♀ vom 12.–21. Lj.

adolfactorius: zum Riechlappen gehörend.

Adonidin(um): Glykosid-Gemisch aus Adonis vernalis; Kardiakum.

Adonis vernalis: »Adonisröschen«, »Frühlings-Teufelsauge« [Ranunculaceae], dessen Kraut (= Herba Adonidis vern.) die nicht-kumulierenden Glykoside Adonidin, Adonidosid, Adonitoxin (3-Rhamnosid, mit Convallatoxin isomer), Adonivernosid, Cymarin u. Helveticosid enthält; Anw. als Digitaloid bei Herz- u. Gefäßkrkhtn. u. als Diuretikum.

ADP: 1) ↑ **A**denosin**d**i**p**hos**p**horsäure, -phosphat. – 2) ↑ **a**nti-**d**iuretisches **P**rinzip (der Hypophyse). – **ADP-desaminase**: Enzym im Muskel, das ADP zu IDP desaminiert.

adrenal ascorbic acid depletion factor, AAF: ↑ Askorbinsäurefaktor (des Kortikotropins).

adrenal weight factor, AWF: ein – nicht bestätigter – Nebennierenwuchsfaktor des Kortikotropins.

Adrenal|ämie: ↑ Adrenalinämie. – **A.ektomie**: op. Entfernung einer oder bd. Nebennieren, z. B. bei NN-Tumor, schwerem Hochdruck (evtl. mit Sympathektomie kombin.), Prostata-Ca. (n. HUGGINS). – Als **unblut., medikamentöse** oder **chem. A.** die Drosselung der NN-Funktion (ACTH-Hemmung, NNR-Atrophie) durch hochdosierte Kortison- oder Prednisongaben.

Adrenalin(um), Akzeleransstoff, Epinephrin *WHO*, Paranephrin, Suprarenin®, Sympathin: (ADDISON 1849, VULPIAN 1856) das 1901 von TAKAMINE krist. isolierte NNM-Hormon, ein Vasokonstringens u. – wie das begleitende ↑ Noradrenalin (25 %) – ein ↑ Katecholamin, das aus Tyrosin über Dopa, Dopamin u. Noradrenalin auf- u. über A.chinon, Adrenochrom, Adrenoxin etc. abgebaut wird. Nachweisbar außer im NN-Mark (ca. 0,1 %, v. a. in den erzeugenden chromaffinen Zellen) in Blut (↑ Adrenalinämie), sympath. Nerven (< 1 µg/g Ganglion), Harn (bis 8 µg, bei »chromaffine-Zellen-Tumor« bis 0,25 mg/24 Std.). Charakterist. Sympathikuswirkstoff (↑ adrenerg), der den Blutdruck (»Pressorsubstanz«; erhöhtes Minutenvol.), ferner O_2-Verbrauch, Glykogenabbau (Phosphorylaseaktivierung) u. Blutzuckerspiegel (Insulin-Antagonist) steigert (s. a. CANNON* Notfallsreaktion), u. zwar physiol. nur als li.drehende Form (ca. 15fach stärker als die Rechtsform im synthet. Razemat). – Therap. Anw. (s.c. bis 1,0 ml 1‰ige Lsg., in dringenden Fällen i.v. 0,2–0,3 ml 10fach verdünnt) bei Blutung (Blase, Darm), allerg. Krisen, zur Schleimhautabschwellung, als Zusatz zu Lokalanästhetika (nie über 1 mg hinaus!); s. a. Sympathikomimetika. – Bestg. biol. an Blutdruckkatze oder Rattenuterus, chem. durch Chromatographie, Kolori-, Fluorometrie, COMESATTI* Nachweis.

Adrenalinämie: vermehrtes Auftreten von Adrenalin im Blut (vgl. Hyperadrenalämie). Der Ruhe-Normwert von 10^{-10} g / l Plasma (= $16,6^{-10}$ g / l Blut) ist arteriell höher als venös, unterliegt einem Tagesrhythmus u. wird durch Sympathikusreize, Pharmaka (z. B. Morphin), Trauma, Streß etc. verändert (bis 10fache Erhöhung bei Insulin-Hypoglykämie, bis 100fache bei Phäochromozytom).

Adrenalin|-Diabetes: inkorrekt für ↑ Adrenalin-Hyperglykämie. – **A.-Glukosurie**: (BLUM 1901) Glukosurie nach Adrenalingabe (0,01–0,1 mg s.c. oder i.p.), die – im Ggs. zu der nach Zuckerstich – auf Abbau von Leber- u. Muskelglykogen infolge peripherer Sympathikusreizes beruht. – **A.-Hyperglykämie**: vorübergeh. Blutzuckeranstieg, evtl. mit flücht. Glukosurie, infolge Glykogenolyse in der Leber nach Adrenalin-Ausschüttung (Notfallreaktion). Als Pathomechanismus des Diabetes mell. nicht bewiesen.

Adrenalin|-Leukozytose: periphere L. als Adrenalin-Effekt, zunächst mit Neutropenie u. rel. Lymphozytose, später mit Neutrophilie, Lympho- u. Eosinopenie. Typ. Blutbild-Verhalten im Phäochromozytom-Anfall. – **A.-Mydriasis**: Pupillenerweiterung (Kontraktion des Dilatator pupillae) durch Adrenalin; s. a. LOEWI* Phänomen. – **A.oxidase**: unspezifisch oxidierende mitochondriale Desaminase, mit Monoamin-oxidase ident.

Adrenalin|-Polyglobulie: Anstieg der Ery.zahl im – ebenfalls vermehrten – zirkulierenden Blut als Adrenalineffekt (Entspeicherung des Blutdepots) bei NN-Erkrn.; meist auch myeloische Tendenz des Blutbildes. – **A.-Sondenversuch (Muck*)**: Bestreichen der ischämisch gemachten Schleimhaut der unt. Nasenmuschel mit 1 %ig. Adrenalin-Lsg.; bei Schwangerschaft, Migräne, Epilepsie, Hirntumor u. Hirnverletzung entsteht statt des normalen roten ein weißer »Strich«.

Adrenalin-Test: 1) vegetat.-endokrine Funktionsprüfung (insbes. des Hypophysen-Zwischenhirn-Systems u. des KH-Stoffwechsels) durch Bestg. von Blutzuckerwert u. Leukozytenzahl vor sowie 15, 30, 45, 60, 90 u. 120 Min. nach 0,75–1,0 mg Adrenalin s. c. am Nüchternen; normal Anstieg (auch des Blutdrucks) um 30–100 % (große physiol. Streubreite); als path. – aber nicht pathognomon. – Kurvenverläufe: hyporegulator. (»Starre-«), hyperregulator. (»Reiz-«), paradoxer u. atakt. Typ; bei Leukämie vermehrtes Auftreten pathol. Zellformen. – 2) **A.-Kreislauftest** (modif. von CSEPI, TONIETTI, STOLLREITER, DRESEL, BERG u. a.), bei dem aus dem Verhalten von Blutdruck, Pulsfrequenz u. Minutenvol. nach Adrenalin-Inj. (0,01–0,2 mg i.v.; 1,0 mg s.c.) auf Reaktionsfähigkeit u. -labilität geschlossen wird (im allg. bei Vagotonie verminderte, bei Sympathikotonie gesteigerte A.-Empfindlichkeit): normal Ansteigen des Blutdrucks systol. um ca. 70 %, diastol. um 15–60 %, der Pulsfrequenz um 40–50 %; bei Hypertonie u. Gefäßlabilität evtl. RR-Anstieg um 150 %, bei Hyperthyreose extremer diastol. RR-Abfall. – 3) **A.-Hauttest** (n.

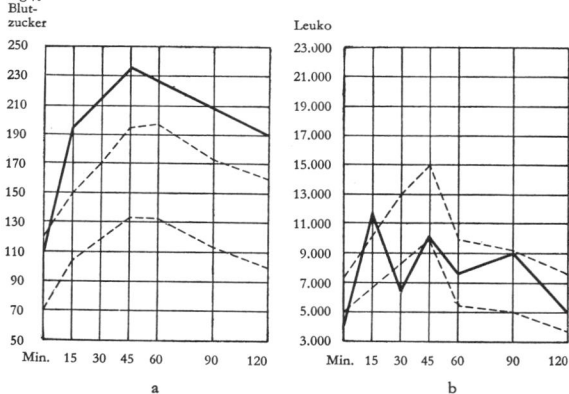

Adrenalinbelastung; a) »Reiztyp« der Blutzuckerkurve; b) »ataktische« Leukozytenkurve (——— normaler Streuungsbereich).

BREITMANN, V. GROERHECHT, ACKERMANN u. a.), bei dem aus der örtl. Reaktion (Durchblutung, Quaddelbildung, Schweißabsonderung) nach epi- u. intrakutader A.-Applikation auf die vegetative (vasomotor.) Reaktionslage geschlossen wird (z. T. im Vergleich mit entsprech. Histamin- u. Pilokarpin-Effekten). – s. a. Noradrenalin-, ROSSIER* Test. – **A.umkehreffekt**: s. u. Wirkungsumkehr.

Adrenalitis: Entzündg. im Nebennierenmark.

Adrenalon(um): vom Adrenalin abgeleitetes sympathikomimet. Keton; *therap* Anw. bei Glaukom u. als Hämostyptikum.

adren(al)otrop: auf die Nebenniere, i. e. S. auf das NN-Mark gerichtet.

Adrenalsystem: »sympath. Paraganglien« mit chromaffinen, Adrenalin erzeugenden Zellen, die retroperitoneal aus Sympathogonien des Truncus sympathicus in Bauch- u. Beckengegend entstehen, sich aber beim Menschen nach der Geburt weitgehend zurückbilden, so daß im allg. nur NNM u. ZUCKERKANDL* Organ bleiben.

Adrenarche: (ALBRIGHT 1949) der der Pubertät vorausgehende (ca. 8. Lj.) Anstieg der Androgenproduktion in der stärker differenzierten NNR; klin.: vermehrte 17-Ketosteroid-Ausscheidung, stärkere Pigmentierung der Mamille.

adrenerg(isch): i. S. des Adrenalin (d. h. sympathikoton) bzw. mit Hilfe von Noradrenalin u. a. Katecholaminen (als sympath. Überträgerstoffen) wirksam bzw. auf Adrenalin ansprechbar (Gegensatz: cholinergisch); z. B. die **a. Rezeptoren** (↑ Alpha-, Beta-Rezeptoren); sowie das **a. System** als Gesamt der vegetat. Nervenfasern, an deren Endigungen, möglicherweise auch in deren Verlauf, Noradrenalin freigesetzt wird u. als Überträgerstoff dient, im wesentl. also das postganglionären Fasern des Sympathikus; besorgt die Innervation von Schweißdrüsen, Uterus u. – präganglionär – NNM (Angriffspunkt des NOR meist die glatte Muskelzelle; da Zerstörung durch Aminoxidasen rel. langsam, Fernwirkungen möglich).

Adrenochrom: aus Adrenalin durch Oxidation (auch im Intermediärstoffwechsel) entsteh. biologisch akt., rote Substanz (H_2-Übertragung, Vasokonstriktion; Zuckerstoffwechsel?). Therap. Anw. als Monosemikarbazon-Verbindung; diagnost. Anw. durch i.v. Inj. einer A.-Lsg. (Farbstoff bei Schizophrenie < 1 Std. im Blut nachweisbar). – *ophth* Ablagerungen von A. (bzw. dessen Polymerisationsprodukte) nach Langzeit-Anw. Adrenalin-halt. Augentropfen sind Substrat der sogen. »schwarzen Hornhaut« (DD: Melanom).

adreno|gen: durch die NN(-Hormone) bewirkt. – **a.genital**: Nebennieren u. Keimdrüsen betreffend.

adrenogenitales Syndrom, AGS, adrenaler Virilismus, Dys-, Hyper(adreno)kortizismus: auf Überproduktion androgener NNR-Steroidhormone (↑ Abb.) beruhendes Krankheitsbild mit hereditären (genotyp. Fermentdefekt, ungenügende Kortisolsynthese, dadurch gesteigerte ACTH-Produktion u. NNR-Hyperplasie) u. erworb. Formen (NNR-Tumor, seltener – Hyperplasie), die sich wiederum bei Eintreten vor bzw. nach der Pubertät verschieden äußern: erheblich vermehrte 17-Ketosteroid-Ausscheidung im Urin; bei Knaben iso-, bei Mädchen heterosexueller Interrenalismus (Pseudohermaphroditismus femininus), mit Pubertas praecox, Makrogenitalismus (bei ♂ »dissoziierter Virilismus«), beschleunigtem Wachstum (»Herkulesknaben«); bei Männern allg. Feminisierung, bei Frauen Virilisierung. Bei Tumor-Genese auch Mischformen mit CUSHING* Syndrom (DHEA-art. Chromogene im Urin vermehrt); kongenit. AGS auch mit Elektrolytstörungen wie bei Morbus ADDISON sowie als **a. Hypoglykämie** (bes. hochgrad. prim. Kortisolmangel?) u. als **a. Hypertensionssyndrom** (Steroidsynthese nicht zwischen 17-OH-Progesteron u. 17-OH-Kortexon, sondern zwischen letzterem u. Kortisol gestört).

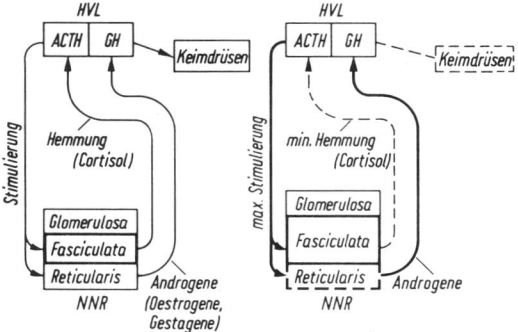

Physiol. Regulationsmechanismus zw. HVL und NNR

Stoffwechselblock beim AGS

Adrenoglomerulotrop(h)in, **a**drenoglomerulotrophic **h**ormone (AGTH): hypothet. Hormon der Zirbeldrüse, das die Synthese u. Sekretion von Aldosteron in der Zona glomerulosa der NN anregt.

adrenokortikal: die NN-Rinde betreffend.

Adrenokortiko|statika: *pharm* Substanzen, die die Biosynthese der NN-Steroide hemmen, z. B. Amphenon B, Heparin, Heparinoide, Metopiron®. Heute meist durch Aldosteron-Antagonisten (Spironolakton) ersetzt. – **a.tropes Hormon**: ↑ Kortikotropin.

Adreno|lyse: Aufhebung der Wirkung adrenergischer Stoffe (Adrenalin, Noradrenalin) im Kreislauf durch **A.lytika** (z. B. Ergotamin, Tetraäthylammoniumchlorid, Dibenamin). – **A.mimetika**: *pharm* ↑ Sympathikomimetika.

Adrenopause: Rückgang der Androgen-Produktion der NNR in der Gonadopause.

adreno|priv: durch Ausfall der NN-Funktion. – **a.trop**: auf die Nebenniere gerichtet; z. B. **a.tropes Hormon** (↑ Kortikotropin); vgl. adrenalotrop.

Adrenoxin: pressorisch wirksames Oxidationsprodukt des Adrenalin-Abkömmlings Adrenochrom.

Adriamycin: Doxorubicin *WHO*; 14-Hydroxy-Daunomycin, tumorhemmendes Antibiotikum (Tetrazyklin-Gruppe) aus Streptomyces peuceticus.

Adriani*-Bronk* Nadel (Lord EDGAR DOUGLAS A., geb. 1889, Elektrophysiologe, Cambridge; 1932 Nobelpreis f. Medizin): koaxiale Nadelelektrode für die Elektromyographie der Augenmuskeln.

Adson* (ALFRED WASHINGTON A., 1887–1951, Neurochirurg, Rochester/USA) **Operation**: subdiaphragmale Sympathektomie u. Splanchnikusresektion. – **A.*Sperrer**: automat. Wundsperrer mit gatterart. Haken; v. a. für Laminektomie. – **A.* Syndrom**: ↑ NAFFZIGER* Syndrom. – **A.* Test**: ↑ ALLEN* Test (3).

Adsorbat-Impfstoff: an ein Adjuvans (meist Al-hydroxid, Alaun) adsorbierte Vakzine (v. a. Toxoid- u. Virusimpfstoff), die dadurch langsamer resorbiert wird u. eine stärkere AK-Bildung bewirkt (auch als dir. Adjuvans-Effekt?); Wiederholungsimpfung daher frühestens nach 4–6 Wo.

Adsorbentia: *pharm* »aufsaugende Mittel«, meist fein verteilte Pulver oder Granula mit großer Oberfläche, die (tox.) Gase u. gelöste Stoffe physikal. binden; v. a. Kohle, Bolus, Talkum, Kieselgur, Kaolin, kolloidale Oxide, Hydroxide, Karbonate; zur »Entgiftung«, bei Magen-Darm-Erkr., sekretaufsaugend bei Wunden (»Exsikkantia«).

adsorbieren: an sich ziehen (↑ Adsorption).

Adsorption: »Ansaugung«, Anreicherung von Gasen, Dämpfen oder gelösten Stoffen an der Oberfläche von Flüssigkeiten oder festen Stoffen; im Gegensatz zur Absorption reine Oberflächenerscheinung, ohne chem. Bindung der Fremdmoleküle. Die Menge des adsorbierten Stoffes (»Sorbend«, »Adsorpt«, »Adsorbendum«) pro Flächeneinheit des »Adsorbens« hängt außer von der Oberflächenstruktur von Konz. bzw. Druck des Sorbenden u. Temp. ab; s. a. Ionenadsorption.

Adsorptions|mittel: *pharm* ↑ Adsorbentia. – **A.theorie**: *pharm* (TRAUBE 1904) zwischen narkot. Wirksamkeit eines Mittels u. seiner Eigenschaft, die Oberflächenspannung herabzusetzen, besteht ein dir. Verhältnis. Die Adsorption des Narkotikums an der Zelloberfläche setzt deren Permeabilität u. damit die spezif. Funktion der (Nerven-)Zelle herab.

Adsorptiv-Plasma: Plasma, das durch adsorbierende Zusätze [tert. Kalziumphosphat, Al(OH)$_3$, BaSO$_4$] frei von den Gerinnungsfaktoren II, VII, IX u. X ist.

Adstringentia: *pharm* äußerl. Mittel, die an Wunden u. Schleimhäuten durch Eiweißfällung oder -fixierung Membranen bilden u. dadurch entzündungswidrig, bakteriostat., austrocknend (u. blutstillend) wirken; v. a. Metallsalz-Lsgn. (Pb, Ca, Al, Zn, Hg), verdünnte Säuren, Formaldehyd, Gerbstoffe.

Adultizid: *entom* Imagizid.

adultus: (lat.) erwachsen, Erwachsener.

adventicius: (lat.) äußerer.

Adventitia, Tunica adventitia *PNA*: die Außenschicht der Blutgefäßwand aus kollagenem u. elast. Bindegewebe, bei Venen auch (bei der V. cava inf. fast nur) aus längsverlaufenden glatten Muskelbündeln. Baut das Gefäß in die Umgebung ein u. wirkt seiner Längsdehnung entgegen. – **A.degeneration (zyst.)**: s. u. Gefäßwanddegeneration. – **A.zellen**, Perizyten, ROUGET* Zellen: dem Grundhäutchen der Kapillaren außen aufliegende u. das Kapillarrohr mit zahlreichen feinen, verästelten Zytoplasmafortsätzen umklammernde Histiozyten oder retikuläre Bindegewebszellen; Funktion unbekannt.

Adversivepilepsie, -krämpfe: bei Reizung oder Ausfall best. frontopräzentraler Hirnregionen (»Adversivfeld«) auftret. Zwangswendung von Blick, Kopf, evtl. Rumpf, meist als ↑ Kontra-, seltener als ↑ Ipsiversivkrise.

AD-Viren: ↑ Adenoviren.

Adynamie: Kraftlosigkeit, krankhafte (Muskel-) Schwäche, z. B. bei ADDISON*, CONN* Syndrom, Hypothyreose, als **Adynamia episodica hereditaria** (↑ GAMSTORP* Syndrom); period. Formen (mit schlaffer Lähmung von Extremitäten- u. Rumpfmuskulatur) infolge K-Stoffwechselstörung (hyper- u. hypokaliäm. Typ), **symptomat. A.** bei Hyperaldosteronismus etc.; ferner die **affektive A.** bei ↑ Narkolepsie.

Adynie: (K. WAGNER) Verlust der Reaktionsfähigkeit gegen spezif. AG, d. h. völl. Schwund der Immunität.

AE: 1) ÅE: *physik* ↑ Ångström-Einheit. – 2) *immun* Antitoxin-Einheit (↑ Immunitäts-Einh.). – 3) *biochem* ↑ Avena-Einheit.

ÄAppO: Approbationsordnung für Ärzte

Aëdes: Stechmücken-Gattung [Culicidae]; Eiablage oberhalb der Ränder von Wasseransammlungen. Trop. Arten wicht. Krankheitsüberträger, z. B. **A. aegypti** (Stegomyia fasciata) des Gelb- u. Denguefiebers in Tropen u. Subtropen (in Mittel- u. Südamerika allein. Überträger des Stadtgelbfiebers), **A. africanus** u. **A. simpsoni** des Buschgelbfiebers in Afrika, **A. albopictus** (Stegomyia scutellaris) u. **A. scutellaris** des Denguefiebers in Asien, **A. polynesiensis** u. **A. togoi** von Filarien (Wuchereria bancrofti) in Polynesien u. Japan.

AEDH: Äpfelsäuredehydrogenase (↑ Malat-dehydrogenase).

Aedocephalus: *path* ↑ Edozephalus.

ÄDTA: inkorrekt für EDTA (↑ Äthylendiamintetraessigsäure).

Ägophonie: (LAËNNEC) *pulmon* »Ziegenmeckern«, Bronchophonie mit hohem, näselnd-meckerndem Klang als auskultator. Phänomen über komprimierten, aber nicht völlig luftleeren Lungenabschnitten (z. B. oberhalb Pleuraerguß).

Ägyptische Anämie, Chlorose: ↑ Ancylostoma-Anämie. – **Ä. Augenkrankheit**: 1798 durch das napoleonische Heer aus Ägypten nach Europa eingeschleppte Augenkrankh., wahrsch. ↑ Trachom. – **Ä. Beule, Geschwür:** ↑ Hautleishmaniase. – **Ä. Hämaturie, Splenomegalie:** ↑ Schistosomiasis (mit Harnblasenbefall bzw. Milzvergrößerung).

Ähnlichkeits|analyse: *anthrop, forens* »polysymptomat.« Vergleich zweier Individuen anhand von anthropometr. Befunden, Blutgruppen, Augen- u. Haarfarbe, Tastleistensystem, u. a.; zur Klärung der Abstammung (z. B. Vaterschaftsnachweis), in der Zwillingsforschung. – **Ä.satz, -gesetz, -regel:** *hom* »Similia similibus curentur« als Hauptlehrsatz der Homöopathie; von S. HAHNEMANN schließlich interpretiert: »Eine schwächere dynam. Affektion wird im lebenden Organismus von einer stärkeren dauerhaft ausgelöscht, wenn diese (der Art nach von ihr abweichend) jener sehr ähnlich in ihrer Äußerung ist.«

-aemia, -ämie: Wortteil »Blutzustand«.

A-Enzephalitis: ↑ Encephalitis epidemica.

Äpfelsäure, Acidum malicum: HOOC·CHOH·CH$_2$·COOH; verbreiteter Naturstoff, Intermediärprodukt im Zitronensäurezyklus. – **Ä.dehydrogenase:** ↑ Malat-dehydrogenase.

aequalis, äqual: (lat.) gleich.

Äquationsteilung: (WEISMANN 1887) indir. mitot. Kernteilung, bei der jeder der bd. Tochterkerne ebenso viele Chromosomen erhält wie der Mutterkern (Tochter- u. Mutterzelle genotypisch ident.).

Aequator bulbi *PNA:* der »Bulbusäquator« als größter frontaler – auf der Augenachse senkrecht stehender – Kreis des Augapfels; ⌀ beim Erwachsenen ca. 24 mm (vertikal am kleinsten).

Aequator lentis *PNA:* der »Linsenäquator« als größter frontaler Umfang der Augenlinse am Übergang der vord. in die hint. Fläche; ⌀ beim Erwachs. 9–10 mm.

Äquatorial|ebene: 1) *ophth* die frontale Ebene durch den Aequator bulbi; Grenze zwischen vord. u. hint. Augenabschnitt. – 2) **Ä.platte:** (van BENEDEN 1875)

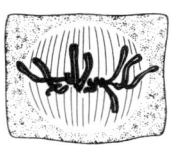 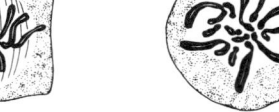

Seitenansicht Aufsicht

zytol Anordnung der Chromosomen in der Medianebene der Teilungsspindel (Metaphase der Mitose u. Meiose; ↑ Abb.). – **Ä.spindel:** *zytol* ↑ Spindel. – **Ä.staphylom:** Skleralstaphylom im Bereich des Aequator bulbi (Durchtritt der Vortexvenen!), evtl. zirkulär um den Augapfel.

Äquilibrierhinken: Hüfthinken mit abnormer seitl. Rumpfbewegung im Moment der Schwerpunktverlagerung von einem Bein aufs andere; bei Abduktorenschwäche, Ab- u. Adduktionskontraktur, Beinverkürzung.

äquilibrierte Lösung: s. u. isotonisch.

äquimol(ekul)ar: *chem* mit gleicher Molarität.

äquivalent, Äquivalent: gleichwertig bzw. das Gleichwertige, Ausreichende; z. B. *serol* ä. ↑ Proportion, **balneotherapeut. Ä.** (E. H. KISCH; Menge eines Mineralwasserbestandteils, die in 24 Std. aufgenommen werden muß, um einen therap. Effekt zu erzielen), **epilept. Ä.** (paroxysmale Kopfschmerzen, vegetat. Erscheinungen, Verstimmungszustände, porioman. Episoden etc. anstelle des Anfalls bei Epilepsie), **hemikran. Ä.** (MÖBIUS; abdomin. Beschwerden, Schwindel, Verstimmungszustände anstelle der Kopfschmerzattacken bei Migräne), **isodynam. Ä.** (RUBNER; die – nur bedingt gült. – gegenseit. energet. Vertretbarkeit der Nährstoffe: 1 g Fett = 2,3 g Eiweiß bzw. KH), **kalor. Ä.** (↑ Wärmeäquivalent). – s. a. Grammäquivalent.

Äquivalent|adsorption: *physiol* ↑ Ionenadsorption. – **Ä.dosis,** Dq: *radiol* s. u. Dosisäquivalent, RBW, ↑ Tab. »Strahlungsfeldgrößen«.

Äquivalentgewicht: *chem* das dem einwert. H-Atom (Atomgew. 1,008) äquivalente Reaktionsgew. chemischer Elemente, Radikale u. Verbindungen:

$$\frac{\text{Gew. der Verbindung}}{\text{Wertigkeit}}.$$

Stöchiometr. Rechengröße, bes. in der Maßanalyse; Ä. in g = Grammäquivalent oder val; dieses gelöst in 1 Liter = 1 n = n = normal (»Normallösung«; hiervon auch Teile oder Vielfache, z. B. 0,1 n, 2 n).

Äquivalenttemperatur: s. u. Temperaturäquivalent.

Äquivalenz: Gleichwertigkeit; *genet* ↑ Allelenäquivalenz; *serol* s. u. Proportion.

aer(o)-: Wortteil »Luft«, »Gas«, »Sauerstoff«, »Luftfahrt«; s. a. pneumo ...

AER: *psych* ↑ abnorme Erlebnisreaktion.

Aerämie: s. u. Aeroembolismus.

Aer(o)asthenie: bei Piloten vork. neurot. Veränderung mit Zeichen der Psychasthenie, insbes. Verlust des Selbstvertrauens; s. a. Abgeflogensein.

aerob: auf das Vorhandensein von O$_2$ angewiesen (*bakt* ↑ Aerobier). Zur **a. Phase** im zellulären KH-Stoffwechsel zählen die der Energiegewinnung dienenden Abbaureaktionen (über Atmungskette, mit Wasser als Endprodukt) wie Glukoseabbau über Pentosephosphatzyklus u. EMBDEN*-MEYERHOF* Weg (bis zur Brenztraubensäure), Milchsäureabbau in der Leber, oxidative Dekarboxylierung von Brenztraubensäure zu Azetyl-CoA; ferner die Milchsäureoxidation im Muskelstoffwechsel sowie eine Phase des »akt. Transports«.

Aerobacter: *bakt* ↑ Enterobacter; s. a. Aerogenes-Gruppe.

Aerobier, Aerob(iont)en, Oxybionten: Organismen (alle Pflanzen u. Tiere, viele Mikroorganismen), deren Stoffwechsel Luft-O$_2$ benötigt; je nach Art der Energiequelle als Chemo-lithotrophe u. -organotrophe u. Photo-lithotrophe u. -organotrophe unterschieden. Neben den obligaten auch **fakultative A.** mit 2 biol. Oxidationsformen: neben aerober Respiration die Fermentation (endgült. H-Akzeptor O bzw. eine organ. Verbindung.

Aerobiose, Oxybiose: die von O$_2$ abhäng. Lebensweise der ↑ Aerobier.

Aerocele: ↑ Aerozele. – **A. colli:** ↑ Laryngozele.

Aer|odontalgie: in Höhen > 3000 m von path. Prozessen des bezahnten Kiefers ausgehendes Schmerzsyndrom. – **Aeroembolismus:** Auftreten von

aerogen

Gasbläschen (insbes. N) in Blut (»Aerämie) u. Geweben bei der ⌐ Druckfallkrankh.; s. a. Ebullismus.

aerogen: 1) gasbildend. – 2) aus der Luft stammend, mit der Luft übertragen.

Aerogenes-Gruppe, Aerobacter-Gruppe: nach Aerobacter aerogenes (s. u. Enterobacter) benannte Gruppe gramneg. Baktn.; ubiquitäre Darmsaprophyten, fakultativ pathogen.

Aerokolie: Dickdarmmeteorismus.

Aero|mammographie: *röntg* Kontrastdarstg. der Mamma nach retrograder Füllung der Drüsengänge u. -alveolen (»Galaktographie«) mit Luft, O_2 oder N_2 oder nach interstitieller CO_2-Insufflation. – **A.manie:** *psych* 1) ⌐ Levitation. – 2) wahnhafte Überzeugung (z. B. im Delir), eine Flugreise zu machen.

Aeromonas: Baktn.-Gattg. der Fam. Pseudomonadaceae; gram-neg., kokkoide, im allg. bewegl. (monotrich begeißelte) Stäbchen; stark pathogen für Kalt- u. Warmblüter (Aer. hydrophila gelegentl. bei Sepsis, Meningitis, Gallen- u. Harnwegsinfekt isoliert, Aer. s. Plesiomonas shigelloides bei Enteritis).

Aero|otitis (media): akute Mittelohrsymptomatik (heft. Schmerzen, Schwerhörigkeit, Trommelfelleinziehung, Blutungen, Paukenhöhlenerguß, Hämatotympanon) beim absteigenden Flug aus Höhen über 3000 m; Barotrauma durch Verschluß des pharyngealen Tubenostiums (⌐ A.syringitis) u. fehlenden Druckausgleich. – **A.phagie:** das (meist) unbewußte »Luftschlucken«, oft manifestiert als salvenart. Rülpsen (bei dem mehr Luft geschluckt als aufgestoßen wird), beim Säugling als glucksendes Geräusch während des Trinkens, ferner als frustrane Inspiration (bei geschlossener Glottis u. geöffnetem Ösophagus); klin.: Magen-Darm-Meteorismus. Ätiol.: gastrointestinale Krkhtn., Bronchitis, meist aber psychogen (Störung der Affektentladung, Konfliktsituation). – **A.sinusitis:** akute NNH-Symptomatik (Schmerzen, Epistaxis) bei absteigendem Flug oder Fallschirmsprung; Barotrauma durch fehlenden Druckausgleich (Ventilmechanismus des Ostiums).

Aerosol: Dispersionssystem feinst in Gas verteilter fester oder flüss. Teilchen (Rauch, ⌐ Nebel) der Größenordnung 10^{-4} bis 10^{-7} cm. **Künstl. A.** wird durch gezieltes Zusammenbringen beider Komponenten (inertes, indifferentes Gas unter Druck als Treibmittel, fein suspendierter Wirkstoff als Dispersum) mit entspr. Geräten unmittelbar hergestellt u. entnommen; s. a A.therapie.

Aerosol|klima: das durch den Gehalt der Luft an – v. a. tox., ätzenden etc. – Teilchen (Kondensationskerne, Ionen) in seiner biol. Auswirkung bestimmte Klima, auf das u. U. (z. B. hoher Kerngehalt zus. mit Sperrschichtwetter) Erkrn. u. Todesfälle zurückgeführt werden. – **A.-Raumluftdesinfektion:** Abtötung der Luftkeime durch Versprayen flüssiger Desinfektionsmittel (v. a. Butylen- u. Triäthylenglykol in Konz. ab 1 : 2,5⁻⁹). Formalinschlußdesinfektion von Boden u. Möbeln trotzdem erforderlich. – **A.-Test:** (HANSEN-SCHLEINZER) diagnost. Expositionsversuch, bei dem das Allergen dem Allergiker oder einer VP (24 Std. nach 0,05–0,5 ml des Allergikerserums i.v. oder s.c.) in Aerosolform appliziert wird. Vorteil: exakte Dosierung, Versuch kann vor Vollentfaltung des allerg. Schocks (bei Absinken von Blut-O_2, VK, Pneumometriewerten etc.) sofort abgebrochen werden. – **A.therapie:** medikamentöse Behandlung, bes. von Erkrn. der oberen Luftwege, durch Inhalation wirkstoffhaltiger (auch Antibiotika) – im Aerosolapparat mittels Düse oder Ultraschall hergestellter – Aerosole, wobei über die Bronchialschleimhaut eine schnelle u. ergieb. (parenterale) Resorption erfolgt (übl. Teilchengröße, 0,5–5 µm). Keine stark wirksamen Substanzen; Dosierung nach Nebeldosis-Prinzip.

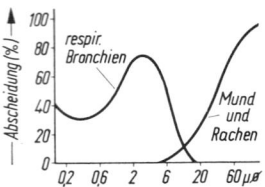

Aero|syringitis: 1) bei absteigendem Flug oder Fallschirmsprung akuter Reizzustand u. »Zufallen« der Ohrtrompete infolge gestörten Druckausgleichs, durch Septumdeviation oder Nasenrachenraum-Entzündung begünstigt; evtl. Initialstadium der Aero-otitis. – 2) ⌐ sinopulmonales Syndrom. – **A.therapie:** therap. Verfahren, bei denen die Luft, evtl. in best. Zusammensetzung u. Reinheit, eine wesentl. Rolle spielt; z. B. Behandlung in allergenfreier Kammer, Inhalationen, Aerosolther.; auch mit Warmluft (»Aerothermotherapie«). – **A.trauma:** ⌐ Barotrauma; s. a. Aerodontalgie, -otitis usw. – **A.zele:** 1) angeb. oder erworb. lufthalt. Zyste, als bruchsackart. Schleimhautausstülpung vom Kehlkopf (Laryngozyste) oder Rachen ausgehend; klin.: tast-, evtl. sichtbarer Tumor wechselnder Größe in der Halsregion. – 2) Pneumatozele der NNH.

Aertrycke-Bakterien: ⌐ Salmonella typhi murium.

Äschrolalie: krankhafter Hang zu obszönen Redensarten, z. B. bei Stirnhirnschaden.

Aescin: Saponin-Glykosid aus Samen von Aesculus hippocastanum; Na-Salz (z. B. Reparil ®) zur Ödembehandlung.

Aesculinum, Äskulin: Glykosid (Aesculetinglukopyranosid) aus der Rinde von Aesculus hippocastanum; Anw. als Venotonikum, bei Kapillarbrüchigkeit, als Lichtschutzmittel; *bakt* ⌐ Äskulinbouillon.

Aesculus hippocastanum: »Roßkastanie« [Hippocastanaceae], mit kreislauf- u. gefäßwandaktiven Wirkstoffen, bes. Saponinen, Kumarinen u. Flavonen (Aescin, Aesculetin, Aesculin u. a.); Anw. finden Rinde, Blüten u. Samen (Cortex, Flores, Semen hippocastani) sowie Extrakte.

Äskulap: latein. Name (Aesculapius) des griech. Heilgottes Asklepios. – Der von der Schlange umwundene **Ä.stab** ist Symbol des Arztes u. Arzttums.

Äskulin: ⌐ Aesculinum. – **Ä.-Bouillon:** Fleischbouillon mit 1 % Äskulin zur Streptokokken-Differenzierung (Äskulin-Spaltung).

-ästhesie: Wortteil »Gefühl«, »Wahrnehmung«.

Ästhesiometer: Gerät zur Prüfung der taktilen Hautsensibilität (⌐ Sensibilitätsprüfung) bzw. des Raumsinnes; s. a. Sensitometrie.

Ästhesioneuroblastom, -epitheliom: langsam wachsendes Malignom (in [Pseudo-]Rosetten angeordnete Neurozyten u. -blasten) der Olfaktoriusgegend, v. a. bei ♂; klin.: einseit. Verlegung der Nase, Nasenbluten, Tränenfluß, Anosmie, bei Einbruch in die Schädelhöhle Kopfschmerzen, Doppeltsehen; Rezidivneigung, bei ca. 14 % Metastasen.

ästhetische Medizin: Zweig der Humanmedizin, der sich mit den Auswirkungen aller die Ästhetik störenden Veränderungen am Körper u. deren Beseitigung oder Minderung befaßt.

aestivalis, aestivus (lat.) sommerlich, im Sommer vorkommend.

Ästivo-Autumnal|fieber: »Sommer-Herbstfieber«, ∫ Malaria tropica. – **Ä.katarrh**: »Sommer-Herbstkatarrh« bei Pollenallergie (v. a. durch Blumen), auch als Exazerbation eines Heufiebers (zweite Gräserblüte).

Äthacridin: s. u. Ethacridin.

Äthan: C_2H_6, farb- u. geruchloses Gas, brennbar; schwache narkot. Wirkung.

Äthanol, Alcohol s. Spiritus aethylicus: der – genießbare – »Äthylalkohol« (als »Alkohol« bzw. »Spiritus« i. e. S.), ein Gemisch von ca. 96 Vol.% C_2H_5OH mit Wasser, gewonnen durch »alkohol. Gärung« oder Synthese aus Azetylen bzw. Äthylen; physiol. Intermediärprodukt in sehr geringer Konz. – Als »absol. Alkohol« (dehydriert, mit ca. 99,5 Vol.%) sehr hygroskop., mit Wasser u. den meisten Lösungsmitteln mischbar, flüchtig, brennbar (Dämpfe im Luftgemisch explosiv!); MAK 1900 ml/m^3 = 1000 ppm, letale Dosis (getrunken) 60–200 ml. – Medizin. Anw. äußerl. zu Einreibungen, Umschlägen, Händedesinfektion, intravaskulär zur Verödung von Hämorrhoiden, Varizen etc., endoneural zur Analgesierung, getrunken oder eingeatmet als Analeptikum (Trinken, Dämpfe einatmen; s. a. Spiritus aethereus), hydrophiles Lösungs- u. Extraktionsmittel für Tinkturen etc., ferner als Reagens, histol. Härtungsmittel u. a. m.; s. a. Spiritus dilutus (70 Vol.%). – **Ä.-Kältefraktionierung**: ∫ COHN* Plasmafraktionierung.

Äthanolamin, β-Aminoäthanol, Kolamin: $NH_2 \cdot CH_2 \cdot CH_2 \cdot OH$, ein biogenes Amin (unmethylierte Vorstufe des Cholins), gebildet durch Dekarboxylierung von Serin; Baustein in Plasmalogenen u. Kolaminkephalinen; MAK 3 mg/m^3 = 3 ppm; *therap* zur i.v. Venenverödung.

Äthansäure: ∫ Acidum aceticum. – **Äthen**: ∫ Äthylen.

Äther: organ.-chem. Verbindungsklasse der allg. Formel R_1-O-R_2 ($R_{1,2}$ = Alkylrest), gebildet aus 2 Mol. Alkohol unter Wasseraustritt. – Meist flücht., brennbare, hydrophobe (»äther.«) Flüssigkeiten (»äther. Fl.«), unterschieden als **einfache Ä.** (gleiche Alkylreste), **gemischte Ä.** (versch. Reste) u. »**zusammengesetzte Ä.**« (= Ester). – I. e. S. der – bereits 1540 von VALERUS CORDUS dargestellte – Diäthyläther (= **Aether aethylicus** s. **sulfuricus**, Äthyl-, Schwefeläther) C_2H_5-O-C_2H_5, klar, farblos, leicht (D. 0,7), mit intensivem berauschendem Geruch (MAK 400 ml/m^3, innerl. Letaldosis ab 8,0 g), rasch flüchtig (Kp. 36 °), sehr entzündlich (Dämpfe schwerer als Luft, Luftgemische ab 1,85 % explosibel); medizin. Anw. als Inhalationsnarkotikum (∫ Aether pro narcosi, Ätherismus), Hautreizmittel, Extraktions- u. Lösungsmittel. – **Aether aceticus**: ∫ Essigsäureäthylester. – **Ae. chloratus**: ∫ Äthylchlorid. – **Ae. vinylicus**: ∫ Divinyläther. – **Ae. pro narcosi** s. **anaestheticus**: »Narkose-Ä.«, gem. Arzneibuch gereinigter Diäthyl-Ä. (frei von Azeton, Aldehyden, Fremdgeruch, Peroxiden, schwefl. u. a. freien Säuren; Zusatz von max. 2 mg Stabilisator/100 ml); aufzubewahren trocken, lichtgeschützt, kühl u. dicht verschlossen (mit Metallfolie überzogener Korken). Inhalationsnarkotikum mit geringer Letalität (ca. 0,3‰; ∫ Äthernarkose).

Äther-Decholin ®-Test: grobklin. Bestg. beider Kreislaufzeiten durch Messen der Arm-Lunge-Zeit (∫ Ätherzeit) u. der Arm-Zunge-Zeit (∫ Decholinzeit) nach i. v. Inj. von 0,3 ml Ä. u. 0,25 ml D.; Normalwerte 4–8 bzw. 10–16 Sek.; bei Linksherzinsuffizienz Decholin-, bei pulmonaler Insuffizienz Ätherzeit, bei Rechtsinsuffizienz beide verlängert. – **Ä.-Mecholyl ®-Test**: Pankreasfunktionsprobe durch fraktion. Untersuchg. des Duodenalsaftes vor u. nach Stimulation mit Äther (3,0 ml intraduodenal; KATSCH) u. Methacholinchlorid (10 mg s.c.); vermehrte Saft- u. Diastaseproduktion bei Pankreasgesunden, normale Menge, aber Subfermentie bei Pankreatitis, verringerte Menge u. – meist – normaler Enzymspiegel bei Pankreaskopf-Ca.; s. a. Ätherschmerz (2).

ätherische Öle: ∫ Olea aetherea. – **Ätherismus**: die »Äthersucht«, befriedigt durch Inhalieren, Trinken oder Injizieren (i.m.) von Äther (einschl. Hoffmanstropfen!). Kurzer, heft. Rausch; Folgen ähnl. wie bei chron. Alkoholismus.

Äthernarkose: (WILLIAM TH. G. MORTON 1846) älteste Allg.narkose durch Inhalation von Ätherdämpfen, appliziert durch ∫ Tropfmethode oder über Narkoseapparat (O_2-Zusatz oder Narkosegemisch). Dosierung nach Wirkung; große therap. Breite (Blutkonz. bei tiefer Narkose 45–115 mg %), gute Steuerbarkeit, zahlreiche Kombinationsmöglichkeiten (andere Narkotika, Relaxantien usw.); Nachteile: Explosionsgefahr (bes. im O_2-Gemisch), häufig postop. Erbrechen, Reizung der Atemwege (**Ätherbronchitis**). – Für kurze Eingriffe auch als Ätherrausch (SUDECK 1901; nur Analgesiestadium).

Ätheromanie: ∫ Ätherismus.

Äther|probe: (ASCOLI 1935) Schütteln von 2 ml Probandenserum u. 4 ml Narkoseäther im Reagenzglas; bei Gallengangs-Ca. Gelbfärbung des überstehenden Ätherextraktes (Bilirubin). – **Ä.rausch**: s. u. Ä.narkose. – **Ä.reflex (Katsch*)**: s. u. Äther-Mecholyl ®-Test, Ä.schmerz (2).

Äther|säuren: Estersäuren (s. u. Ä.schwefelsäuren; s. a. Sulfatester. – **Ä.schmerz**: 1) *kard* schmerzhaftes Gesichtsbrennen nach i.v. Äther-Inj. als Hinweis auf Re.-li.-Shunt (Septumdefekt des Herzens). – 2) (KATSCH) Schmerz, evtl. nur Brennen (mit Würgreiz) im mittl. Epigastrium nach intraduodenaler Äther-Applikation; unsicheres Zeichen bei Pankreatopathie. – **Ä.schwefelsäuren**: (E. BAUMANN) Verbindungen vom Typ der sauren Estersäuren (R–O–SO_3H), die sich aus intermediär anfallenden, nicht oder schwer verwertbaren Alkoholen u. Sulfationen als sogen. »gepaarte Schwefelsäuren« bilden u. so zu leicht eliminierbaren Entgiftungsprodukten werden (z. B. Phenol-, Kresol-, Steroid- sowie Indoxylschwefelsäure = Indikan).

Äther|sprudler: an den Narkoseapparat angeschlossener Behälter, aus dem der durchgeleitete Luft- bzw. Gasstrom dosiert Äther in das Narkosesystem mitreißt. – Ähnlich der **Ä.verdampfer**, in dem der Äther durch die Wärme der Ausatemluft verdampft wird. – **Ä.sucht**: ∫ Ätherismus.

Ätherzeit

Ätherzeit, Arm-Lunge-Zeit: Zeit von der i.v. Inj. (Ellenbeuge) des Äthers (0,3 ml in 5 ml physiol. NaCl-Lsg.) bis zur Wahrnehmung des Äthergeruches in der Ausatemluft; normal 4–8 Sek., verlängert bei Stauung im kleinen Kreislauf, Störung des pulmonalen Gasaustausches. Klinische Anw. meist im Rahmen des ↑ Äther-Decholin-Tests. – Ferner nach NEWMAN* u. COHEN* (1949) die Ä. nach rektaler Applikation von Ätherdämpfen (evtl. Azetylen) zur Prüfung des portalen Kreislaufs.

Äthinyl|nortestosteron, -östrenolon, Norethisteron, Norpregneninolon: oral wirksames, synthet. Gestagen (Norlutin®, Primolut N®), ein Steroid (↑ Formel);

Anw. bei Abort, Amenorrhö, Sterilität, prämenstruellem Syndrom u. zur Konzeptionsverhütung; ED 5 mg. – **Ä.östradiol**: oral wirksames synthet. Östrogen; Anw. (Eticyclin ®, Progynon ®) bei klimakter. Beschwerden, Ovarialinsuffizienz, Uterusblutungen, Mamma- u. Prostata-Ca.; ED 0,02–0,05 mg, TD bis 3 mg. – **17-Ä.testosteron**, Äthisteronum, Pregneninolon, Pregninum: peroral gut wirksames synthet. Gestagen, ein Steroid; Anw. (Lutocyclin ®, Proluton C ®) wie Progesteron, ED 0,01 g (bis viermal tägl.).

Äthionin: Äthyl-Homologes, Antagonist des (essentiellen) Methionins; wachstumshemmend, toxisch (Leber, Niere, Pankreas).

Äthisteron: ↑ 17-Äthinyltestosteron.

Aethocainum: ↑ Procainum.

Äthyl-: das Äthan-Radikal CH_3CH_2-.

Äthyl|äther: s. u. Äther. – **Ä.aldehyd**: ↑ Azetaldehyd. – **Ä.alkohol**: ↑ Äthanol. – **Ä.amin**: klare Flüssigkeit mit ammoniakal. Geruch u. alkal. Reaktion; Augen, Atmungsorgane u. Haut stark reizend, MAK 18 mg/m^3 = 10 ppm; mikroskop. u. präparator. Reagens. – **Ä.azetat**: ↑ Essigsäureäthylester.

Äthyl|barbital: ↑ Acidum diaethylbarbituricum. – **Ä.bromid**, Aether bromatus, Bromäthyl: Monobromäthan, C_2H_5Br; leichtflücht., farblose (durch Lichteinwirkg. gelbl.) Flüssigkeit mit äther. Geruch u. Kp. 38 °; MAK 890 mg/m^3 = 200 ppm; Inhalationsnarkotikum für kleine Eingriffe (letal ab 70 g), Lokalanästhetikum.

Äthylchlorid, Aether chloratus, Chloräthyl: Monochloräthan, C_2H_5Cl; brennbares Gas mit ätherähnl. Geruch, das sich unter Druck verflüssigt (Kp. 12 °); MAK 2600 mg/m^3 = 1000 ppm; Lokalanästhetikum (Vereisung), Inhalationsnarkotikum für kleinere Eingriffe (↑ Chloräthylrausch).

Äthylen(um): $H_2C = CH_2$, brennbares, im Luftgemisch explosives Gas; Inhalationsnarkotikum mit nur geringen Nebenwirkungen (postnarkot. Erbrechen, Nausea).

Äthylen|bromid: ↑ Dibromäthan. – **Ä.chlorhydrin**: 2-Chloräthanol, $CH_2Cl \cdot CH_2 \cdot OH$; farblose Flüssigkeit, Dämpfe v. a. für Lunge u. ZNS stark toxisch. Gefahr der Hautresorption (MAK 16 mg/m^3 = 5 ppm); Lösungs- u. Reinigungsmittel. – **Ä.chlorid**: ↑ Dichloräthan.

Äthylendiamin: Diaminoäthan, $NH_2 \cdot CH_2 \cdot CH_2 \cdot NH_2$; farblose, ammoniakähnlich riechende, ätzende (bas.) Flüssigkeit; MAK 25,9 mg/m^3 = 10 ppm; Komplexbildner, Lösungsmittel, Reagenz. – **Ä.-Probe**: qual. Azeton-Nachweis (kirsch- bis bordeauxroter Ring) im Harn (5 ml) mit Nitroprussidnatrium-Lsg. (5 Tr.) u. 10%ig. Ä. (1–2 Tr.). – **Ä.tetraessigsäure**, Acidum edeticum, EDTA: organ. Säure, die sich komplex mit Metallionen zu sogen. Chelaten verbindet. Anw. *therap* als Antidot (v. a. als Kalzium-di-Natriumsalz; ↑ Formel) bei Schwermetallvergiftungen (v. a. Pb) u. Radionuklid-Inkorporation, ferner bei Hyperkalziämie, Hornhauttrübung, Kalkverätzung des Auges, als Hämostyptikum; *labor* als Salze u. als freie Säure (z. B. Komplexon II) zur (Titrations-) Analyse; s. a. KAISER*-PONSOLD* Test.

Äthylenglykol-monosalizylsäureester: perkutanes Analgetikum, Antirheumatikum u. Antipyretikum.

Äthylen|hydrase: ↑ Butyryl-CoA-Dehydrogenase. – **Ä.iminochinone**: alkylierende Zytostatika mit Ä.imin als wirksamer Gruppe. – **Ä.oxid**: farblose

Flüssigkeit, bei > 15 ° gasförmig; Desinfektions- (»T-Gas«) u. Lösungsmittel, Weichmacher; MAK 90 mg/m^3 = 50 ppm; nach längerem Einatmen Schwindelgefühl, Erbrechen, Bewußtlosigkeit, Herzstörungen mit Atemnot, Reizerscheinungen an Augen- u. Atemwegen; evtl. Spätschäden (starkes Zellgift). – **Ä.tetrachlorid**, Per- oder Tetrachloräthylen: $Cl_2C:CCl_2$, farblose Flüssigkeit, äther. riechend; MAK 670 mg/m^3 (= 100 ppm); *therap* Anthelminthikum (perorale ED 2–3 ml).

Aethylenum trichloratum: ↑ Trichloräthylen.

Äthylgrün, Brillant-, Smaragd-, Diamant-, Malachitgrün G: wasserlösl. bas. Farbstoff; *dermat* Antiseptikum zur Wundbehandlung (0,1 %ige Lsg, 1 %ige Pinselung), *histol* Kernfarbstoff.

Aethylis aminobenzoas, Benzo-, Norcainum: p-Aminobenzoesäureäthylester; Oberflächenanästhetikum (z. B. Anästhesin ®) für Haut u. Schleimhäute. – **Ae. discoumacetas**: 4-Hydroxykumarin-Derivat; perorales Antikoagulans u. Antithrombotikum (z. B. Tromexan ®), das die Bildung von Prothrombin u. Faktor VII in der Leber hemmt (Antagonist zum natürl. Vit. K$_1$).

Äthylismus: ↑ Alkoholismus.

Äthyl|-methyl-thiambuten(um), Emethibutin: stark wirkendes Analgetikum (BTM!) aus der Reihe der Thiambutene (Dithienylbutene). – **Ä.morphinum hydrochloricum**: Analgetikum (BTM!) mit hustenstillendem (z. B. Dionin ®) u. sedierendem Effekt; Anw. auch in Augensalben u. -wässern.

Äthylnitrit, Aether nitrosus: Salpetrigsäureäthylester, $C_2H_5O \cdot NO$; als gefäßerweiterndes Mittel in Spiritus Aetheris nitrosi.

Äthyl|urethan: ↑ Urethanum. – **Ä.violett**: Kristallviolett-homologes Parafuchsin, zur histol. Neuroglia-Färbung.

Ätio|cholan, 5-Epiandrostan, Testan: »5β-Androstan«, der Grundkohlenwasserstoff der ♂ Sexualhormone (Androgene) der β(-cis)-Reihe. – **Ä.cholanolon**, Ätianolon: Ätiocholan-3α-ol-17-on, natürl. Reduktionsprodukt des Testosterons u. der NNR-Steroide, das bei ♂ u. ♀ im Harn ausgeschieden wird (1,4 bzw. 1,3 ml/l). Besitzt humanspezif. pyrogene Wirkung (↑ Steroidfieber). – **Ä.cobalamin**, Cobinamid, Faktor B oder I: Nukleotid-freies Abbauprodukt des Vit. B_{12}; aus Baktn. isoliert, in Fauschlamm, Fäzes u. Panseninhalt nachgewiesen. Wachstumswirksam bei E. coli; im Kükentest B_{12}-Antagonist.

Ätiologie: Lehre von den Ursachen; i. w. S. auch die ↑ Krankheitsursachen selbst.

ätiotrop: auf die Urs. gerichtet, *therap* ↑ kausal.

Ätzalkalien: die Hydroxide von Kalium (»Ätzkali«, ↑ Kalium hydroxydatum), Natrium (»Ätznatron«, Na hydroxydatum), Kalzium (»Ätzkalk«, Ca oxydatum) u. Barium (»Ätzbaryt«), die die biol. Substanz (Haut etc.) angreifen.

Ätzen: Zerstörung von Körpergewebe (Eiweißdenaturierung) durch ↑ Ätzgifte bzw. -mittel.

Ätzgifte: konz. Säuren u. Laugen, Ammoniak u. sogen. ↑ Ätzalkalien, die lebendes Gewebe unter Zersetzung des Zelleiweißes zerstören (fällen, lösen oder oxidieren): zunächst flächenhafte Verschorfung (Ätzschorf), bei Säure als Koagulations-, bei Lauge als Kolliquationsnekrose, dann Schorfauflösung durch Giftüberschuß, schwarzbraunes Gewebe (saures oder alkal. Hämatin), zusätzl. Giftwirkung resorbierter Eiweißzerfallsprodukte; bei längerer Überlebenszeit demarkierende Entzündung, später Abstoßung des nekrot. Gewebes, narb. Schrumpfung (ggf. Striktur).

Ätzmittel, Escharotika, Kaustika: *pharm* zur Entfernung von Wucherungen (z. B. »wildes Fleisch«), Reinigung von Zahnkavitäten ($FeCl_3$) etc. angewend. ↑ Ätzalkalien, Mineralsäuren, Schwermetallsalze etc.; z. B. in **Ätzpaste** (»kaust. Paste«, mit Ätzkali, Ätzkalk, Chlorzink etc., u. a. Wiener Ätzpaste, Pasta caustica UNNA, CANQUOIN* Paste), **Ätzstiften** (↑ Styli caustici).

Äugigkeit, monokulare Dominanz: Überwiegen des vom li. oder re. Auge wahrgenommenen Bildes; s. a. ROSENBACH* Prüfung. Als **physiol. Ä.** meist mit der Händigkeit übereinstimmend; **path. Ä.** (mit Unterdrückung des unterwert. Bildes) bei stärkerer einseit. Sehschwäche u. beim Schielen.

A-Fasern: *physiol* s. u. Fasergruppe.

afebril(is): fieberfrei.

A-Fermente: ↑ ABDERHALDEN* Abwehrfermente.

Afermentie: hereditärer Enzymdefekt oder erworb. Ausfall eines Enzym(system)s infolge Organerkr. oder Mangelernährung; i. e. S. das völl. oder teilweise Fehlen von Fermenten in den Verdauungssäften.

Affekt: rel. kurz dauerndes, abgrenzbares, stark ausgeprägtes Gefühl (»Gefühlswallung«), meist mit vegetativ-körperl. Begleiterscheinungen, die Ausdruckscharakter haben, verbunden. Kann qual. u. quant. von der Norm abweichen (»path. A.«, ↑ **A.störung**), z. B. **inadäquater** oder **schizophrener A.** (der dem Bewußtseinsinhalt nicht entspricht: »**A.dissoziation**«), ferner als **A.abstumpfung** (v. a. bei hirnorgan. Prozeß, Schizophrenie), **A.lahmheit** u. -starre (Schizophrenie), **A.inversion**, **A.leere** oder -schock (↑ Emotionsstupor), **A.verödung** u. **A.zerfall** (als schizophrener Defekt).

Affekt|delikt: s. u. Affekthandlung. – **A.entzugssyndrom**: Gefühlsmangelkrkht. des Säuglings durch Entzug der »mütterl. Affektzufuhr«, z. B. bei frühzeit. Hospitalisierung. Nach mehrmonat. Dauer evtl. irreversible psychophys. Schäden, u. U. Tod durch Marasmus. – **A.epilepsie**: (BRATZ) epilept. Anfall nach heft. Erregung (provoziert durch die Hyperventilation?). – Mißverständl. Begr., oft wahrsch. Temporallappenepilepsie. – vgl. Affektkrämpfe.

Affekt|handlung: Explosiv- oder Kurzschlußhandlung als Folge einer heft., meist auf der Summation gleichsinnig wirkender Erlebnisreize beruhenden Gemütsbewegung; Tat persönlichkeitsfremd, eigene Stellungnahme u. Verhaltenssteuerung kommen nicht zum Zuge; evtl. Erinnerungslücke. Bei derart. strafbarer Handlung (»**A.delikt**«) kann Verantwortlichkeit eingeschränkt sein, wenn Handlungsablauf (Intensität, Dauer) im wesentl. nur von der inn. Affektdynamik abhängt. – **A.illusion**: affektbedingte Trugwahrnehmung (↑ Illusion). – **A.inkontinenz**: verminderte Beherrschung der Affekte, v. a. bei hirnorgan. Krankhtn.

Affektion: Befall, Erkrankung, Krankheit.

affektiv: affektbedingt, -betont; z. B. das **a. Klima** (RÉNE SPITZ), das die Mutter für den Säugling schafft.

Affektivität: **1)** Gefühlsansprechbarkeit. – **2)** (E. BLEULER) Gesamtheit des Gefühlslebens.

Affektkrämpfe: abnorme Steigerung von Affektausdrucksschablonen mit »krampfart.« Charakter, z. B. Lach-, Wein-, Schreikrämpfe, v. a. aber die **respirator. A.** sensibler bis neuropath. Kinder (v. a. 4.–5. Lj.) nach Wunschverweigerung, Ärger etc., wobei es nach heft. Weinen u. Schreien zu Atemstillstand (ca. 1 Min.), Zyanose, evtl. blitzart. Zuckungen, Umfallen (nach hinten) u. Bewußtlosigkeit kommt; Gefahr der Fixierung.

Affekt|labilität: unausgeglichene Affektivität, d. h. vermehrte Ansprechbarkeit u. verminderte Dauer von Gefühlsregungen; charakterlich, körperlich oder situationsbedingt. – **A.psychose**: ↑ manisch-depressive Psychose.

Affekt|stauung: Ansammlung nicht abreagierter (»verhaltener«) Affekte, die intrapsych. Spannungen (Affektverdrängung, vegetat. Störungen) oder **A.entladung** (↑ A.sturm, -handlung) zur Folge hat. – **A.störung**: krankhafte Störung des Gefühls- u. Gemütslebens, z. B. bei Psychosen, Neurosen, Alkoholismus. – **A.sturm**: hochgrad. affektive Erregung, die zu Bewußtseinstrübung bzw. zum Verlust der hemmenden gedankl. u. willentl. Funktionen u. damit zu Explosivreaktionen (Affekthandlung, z. B. »Zuchthausknall«) führen kann.

Affekt|verarmung: ↑ Gefühlsverarmung. – **A.verdrängung**: Abschieben von Affekten, die aus Gründen der Erziehung, Konvention etc. nicht abreagiert

Affenfurche

werden, in andere Erlebnisbereiche oder ins Unbewußte, wo sie Anlaß zu Komplexen u. Neurosen werden können.

Affen|furche, Vierfingerfurche: seltene Handlinie vom uln. Rand zum Interdigitalfeld I, entstanden durch Verschmelzung der Fünf- u. Dreifingerfurche; rel. häufig bei DOWN* Syndrom u. Imbezilität. – **A.haltung**: ↑ pithekoide Haltung. – **A.hand**: Handfehlstellung durch Daumenballenatrophie, so daß das Metakarpale I in der Ebene der anderen Mittelhandknochen liegt; v. a. bei Medianuslähmung. – Auch Bez. für die ↑ Klauenhand bei prox. Ulnarislähmung. – **A.lücke**: *dent* beim Menschen – als Atavismus – nur für die Milchzahnreihe »physiol. Diastema« bds. zwischen seitl. Schneide- u. Eckzahn bzw. (UK) Eckzahn u. 1. Molar.

Affen|ohr: ↑ Apex auriculae. – **A.pocken**: erstmals 1970 in West- u. Zentralafrika v. a. bei Kindern beobachtete Erkr. durch das gleichnam. Virus der Vaccinia-Gruppe, mit Fieber, Halsentzdg., papulovesikulösem Exanthem (v. a. Gesicht, Arme); gutart. Verlauf. – **A.spalte**: 1) ↑ Sulcus lunatus cerebri. – 2) *dent* ↑ Affenlücke.

afferens, afferent: (lat.) zuführend; s. a. Afferenz.

Afferent-loop-Syndrom, Afferentitis, Afferentopathie: ↑ Syndrom der zuführenden Schlinge.

Afferenz: 1) die dem ZNS zuströmende Erregung. – 2) die afferente Nervenfaser, die Erregungen von der Peripherie (Rezeptoren) zum ZNS leitet; im Bereich des RM Fasern bipolarer Ganglienzellen, die durch die Hinterwurzeln eintreten (↑ BELL*-MAGENDIE* Regel); s. a. Neuron, Tab. »Fasergruppen«.

affin: angrenzend, verwandt, anziehend. – **Affinität**: Tendenz zur Verbindung (z. B. zwischen AG u. spezif. AK); *chem* das durch den elektrochem. Charakter bestimmte gegenseit. Verhalten von Elementen beim Eingehen einer neuen Bindung, wobei die A. im allg. um so größer ist, je stärker exotherm die Bindungsreaktion abläuft.

affixus: (lat). angeheftet.

affizieren: einwirken, krankhaft verändern, infizieren.

Afflux: Zufluß, Wallung.

Afibrinogen(äm)ie: hämorrhag. Diathese (Koagulopathie) infolge Fehlens oder Verminderung (»Fibrinogenopenie«) des Fibrinogens (Faktor I) im Blut; Gerinnung stark verzögert bis aufgehoben. **Kongenit. A.** (RABE-SALOMON 1920) als fam., nicht-geschlechtsgebundene, rezessiv-erbl. Störung, meist mit schwersten Haut- u. Schleimhautblutungen (homozygote Form). **Erworb. A.** durch gestörte Fibrinogenbildung (z. B. bei Leberparenchymschaden, KM-Neoplasma) oder vermehrten peripheren Verbrauch (intravasale Defibrinierung oder Aktivierung des fibrinolyt. Systems) nach ausgedehnten Op., bei akuter Leukämie, schwerem Infekt, Schwangerschaft, Geburt (missed abortion, vorzeit. Plazentalösung, Fruchtwasserembolie etc.).

AFL: ↑ Antifibrinolysin.

Aflatoxin: *mykol* Toxin in Aspergillus flavus; mögl. Kanzerogen (in verschimmelten Speisen).

AFP: Alpha-Fetoprotein, ein karzinofetales AG (Glykoprotein), nachweisbar im Serum des Embryo u. der Schwangeren (Max. 3. Drittel) u. im Fruchtwasser, später als Tumor-assoziiertes AG bei prim. Leberzell-Ca., Dysgerminom, Terato-Ca. etc. (aber auch bei akuter Virushepatitis).

Afrikanische Anämie: ↑ Sichelzellenanämie. – **A. Küstenfieber**: ↑ Ostafrikafieber. – **A. Lymphom**: ↑ BURKITT* Lymphom. – **A. Schlafkrankheit**: ↑ Trypanosomiasis. – **A. Zeckenfieber**, Gorgoya (Somaliland): Rückfallfieber durch Spirochaeta duttoni, von Zecke Ornithodorus moubata vorw. nachts übertragen (Zwischenwirt: Ratte). Krkhts.bild wie bei Europ. Rückfallfieber, jedoch mit kürzeren Anfällen u. meist leichtem Verlauf.

After: ↑ Anus.; s. a. Anal.... – **künstl. A.**: ↑ Anus praeternaturalis.

After|bucht: *embryol* die »ektodermale Kloakenbucht« durch Einstülpung des Ekto- gegen das Entoderm. – **A.bürde**: *gyn* in der Nachgeburtsperiode verspürter Druck auf den Darm durch die bereits in der Scheide liegende Plazenta. – **A.druck**: schmerzhafter Druck im After-Mastdarmbereich bei Prostatitis.

After|entzündung, Anitis: akute oder chron. Entzündung des Anus bei Fissuren, Fisteln, Papillitis, Kryptitis, Hämorrhoidalknoten; Gefahr der Periproktitis mit Abszeßbildg. oder Pektenosis. – **A.fratt**: wundgeriebene Analhaut, »Wolf«. – **A.heber**: ↑ Musculus levator ani. – **A.jucken**: ↑ Pruritus ani.

Afterloading: *radiol* ↑ Nachladetechnik.

After|made: *helminth* ↑ Enterobius vermicularis. – **A.membran**: *embryol* ↑ Kloakenmembran.

After-morning-Pille: *gyn* »Pille danach« (s. u. Ovulationshemmer).

After|schließmuskel: ↑ Musculus sphincter ani. – **A.schmerz**: ↑ Proktalgie. – **A.schrunde**: ↑ Analfissur. – **A.vorfall**: ↑ Analprolaps.

Afzelius* Syndrom: ↑ Erythema chronicum migrans.

AG: *serol* Antigen.

Ag: 1) *chem* Argentum (s. a. Silber). – 2) *immun* a) ↑ Antigen; b) das ↑ Antigen Ag.

A(ga)laktie, Agalasie: Fehlen der Milchsekretion in der Laktationsperiode. Selten (z. B. bei Entwicklungsstörung der Brust, dienzephal-hypophysären Ausfällen); meist nur Hypogalaktie (»scheinbare A.«) infolge Fehlens des Saugreizes.

A-Galle: bei der klass. Duodenalsondierung der durch mechan. Reiz initial u. spontan abfließende Duodenalsaft, der zu etwa gleichen Teilen aus Pankreassekret u. Galle aus Choledochus u. Leber besteht (»Lebergalle«, s. a. Tab. »Galle«).

agam: ungeschlechtlich; sich asexuell vermehrend.

Agamet: die undifferenzierte, nicht zur Kopulation bestimmte Fortpflanzungszelle bei Proto- u. Mesozoen; vgl. Gamet.

Agammaglobulinämie, kongenitale: (BRUTON 1952) X-chromosomal-rezessiv erbl. Bildungsstörung aller Immunglobuline mit Fehlen der Plasmazellen (u. Keimzentren), häufig auch der Isohämagglutinine; klin.: ↑ Antikörpermangelsyndrom; s. a. fam. ↑ Lymphozytopenie (»**Schweizer A.**«), Tab. »Immundefekt-Syndrome«. – Erworbene Formen s. u. Hypogammaglobulinämie.

Agamofilaria streptocerca: ↑ Acanthocheilonema.

Agamogenie, -genese, Apogamie, -mixis: »ungeschlechtl.« oder »vegetat.« Fortpflanzung, d. h. Vermehrung ohne Befruchtung, im einfachsten Fall durch Kern- u. Zellteilung.

aganglionäres Segment, Aganglionosis: Darmabschnitt mit angeb. Defekt der intramuralen Ganglien (Plexus myentericus u. submucosus); rel. enggestellt (»narrow segment«, Tonuserhöhung) u. aperistaltisch, dadurch im unteren Dickdarm wesentl. pathogenet. Faktor des / Megacolon congenitum (»**a. Megakolon**«, HIRSCHSPRUNG* Krankh.). – Entsprech. Ausfälle auch in der Speiseröhre, / Aperistalsis oesophagi.

Agar(-Agar), Ceylon-Tang, japan. Fischleim: (malaiisch) getrockneter, in Fäden geschnittener pflanzl. Schleim aus roten Meeresalgen [Rhodophyceae], zusammengesetzt aus hochmolek. Galaktosiden (u. a. Ca- u. Mg-Salze von Galaktose-Schwefelsäureestern); löst sich nach Anquellen gelartig in Wasser u. erstarrt noch in 0,5%ig. Lsg.; *therap* Abführ- u. Füllmittel, Arzneiträger, Tablettensprengmittel; *bakt* Nährboden (/ Nähragar), *labor* Elektrophorese-Medium.

Eindimensionale Agardiffusionstechniken

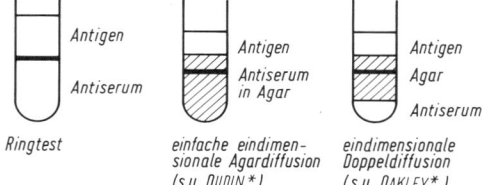

Ringtest — einfache eindimensionale Agardiffusion (s.u. OUDIN*) — eindimensionale Doppeldiffusion (s.u. OAKLEY*)

Agar|-Diffusionstest: bakt.-serol. Verfahren, bei denen Agar als Nähr- u. Diffusionsmedium dient, z. B. / Hemmhof-, GUTHRIE* Test sowie die ein- (/ Abb.) u. zweidimensionalen Präzipationstechniken (s. u. OUCHTERLONY*); s. a. Immunelektrophorese. – **A.-Gel:** 0,5–2%ige. Agar-Aufkochung, die nach Abkühlen zu einem transparenten Gel erstarrt; Diffusionsmedium für Immunelektrophorese, ELEK*Test (»**A.-Präzipitation**«) etc. – **A.-Gußplatte:** / Gußplatte aus flüss., auf 45–55° abgekühltem u. dann mit Baktn.-Material vermischtem Nähragar, die – in sterilisierte Petrischalen gegossen – nach Erstarren bebrütet wird; zur Keimzählung oder Weiterzüchtung von Einzelkolonien.

Agaricinum, Agarizin(säure): / Acidum agaricinicum. – **Agarose:** gelierfäh. Polysaccharid aus Agar. v.c. für Elektrophorese u. Chromatographie.

agastrisch: ohne Magen; z. B. das **agastr.** oder Postgastrektomie-**Syndrom** nach (sub)totaler Magenresektion, die – ohne postop. Prophylaxe obligat! – nach Mon. oder Jahren zur Maldigestion führt: Hypoproteinämie, Wasserretention, Steatorrhö, Fettgewebsschwund, Vit.-A-Mangel (Hemeralopie, Hyperkeratose), Siderophilie, hypochrome, evtl. megaloblast. (»**agastr.**«) **Anämie,** Hypokalziämie, Osteoporose, -malazie, intermittierende Hypoglykämie, alimentäre Glykosurie (/ Dumpingsyndrom), Inappetenz, Leberfunktionsstörungen (evtl. Zirrhose), Indikanurie, Myokardose, Hodenatrophie, Impotenz, Hautatrophie, Pruritus, Pigmentverschiebungen, Ekchymosen, Glossitis, Alveolarpyorrhoe, geist. u. kör-

perl. Schwäche, erhöhte Infektanfälligkeit; 17-Ketosteroidausscheidung vermindert.

Agazotti* Gasgemisch: Gemisch aus 87% O_2 u. 13% CO_2 für Beatmung bei Luftkrankheit.

Agenesie: fehlende Anlage u. Entwicklung eines Körperteils (vgl. Aplasie); z. B. **Agenesia abdomin.** (»seitl. Bauchwandbruch« bei angeb. Teildefekt der Bauchmuskeln; s. a. Bauchdeckenaplasie-Syndrom); **A. corporis callosi** (/ Balkenmangel), **A. corticalis** (B. SACHS; angeb. Fehlen der Hirnrinden-, insbes. der Pyramidenzellen; klin.: infantile zerebrale Paralyse, Idiotie); ferner die **A. ovarii** oder Anovarie: genet. bedingtes Fehlen der Keimzellen bei ♀ Phänotyp; Intersex mit bindegeweb. Keimplatte statt Gonaden, mit hypoplast. Tuben, Uterus u. Vagina; kernmorphol. überwiegen chromatin-neg. (♂) Fälle; mit Kleinwuchs u. a. Mißbildungen einhergehend beim / ULLRICH*-TURNER* Syndrom.

Ageniozephalie: angeb. Fehlen des UK, meist im Rahmen der / Otokephalie.

Agenitalismus: Fehlen der Geschlechtsorgane (meist aber nur Hypogenitalismus!) einschl. der resultierenden Ausfallserscheinungen. – vgl. Agonadismus.

Agens (Mehrz.: Agentien, Agenzien): wirkendes Mittel, wirksames Prinzip, Krankheitserreger.

Ageusie: Aufhebung der Geschmackswahrnehmung für alle Qualitäten, meist an den vord. $2/3$ der Zunge (Fasern der Chorda tympani); auch bei peripherer Läsion der Nn. lingualis u. glossopharyngeus; vgl. Geschmackslähmung (dissoziierte).

Ag-Faktor: / Antigen Ag.

Agger: (lat.) Schutzwall, Damm; z. B. **A. auriculae** (Ohrmuschelleiste, Ansatz des M. auricul. post.), **A. nasi** *PNA* (»Nasenwall« der seitl. Nasenwand, Muschelrudiment vor der mittl. Muschel nach vorn-unten).

Aggloide: imkomplette, nicht blockierende AK, nachzuweisen durch Kolloid-Konglutination u. Enzym-Test.

Agglomerabilität: Fähigkeit von Zellen (spez. Erythro- u. Thrombozyten), sich zusammenzuballen (/ Agglomeration). – **Agglomerat:** zusammengeballte (Blut-)Zellen als Ergebnis der / Agglomeration.

Agglomeration, Aggregation: Zusammenballung bzw. sehr enge Zusammenführung von Zellen, spez. von Blutzellen u. Mikroorganismen; s. a. Konglomerat... **A. der Thrombozyten** unter Einwirkung von Kollagen u. ADP bei Anwesenheit von Ca u. eines plasmat. Kofaktors; Primärphase der zellulären Blutstillung (s. a. Thrombasthenie), zunächst reversibel (Adenylatkinase), erst durch Thrombin irreversibel (viskose Metamorphose). – **A. der Ery** (»Geldrollenbildung«) von »Ballungsbereitschaft« (FRIMBERGER) u. Agglomerinen abhängig bzw. von Ballungsfaktoren (Fibrinogen, Haptoglobin usw.); wesentl. Teilgeschehen von BKS u. Blut»sludge«.

Agglomerine: die bei BKS aktiven Plasmaproteine.

Agglugen, agglutinable Substanz: / Agglutinogen.

Agglutination: Zusammenballung (Verklumpung) von Partikeln. – **A.-Lysis-Reaktion,** ALR: Leptospirose-Nachweis (ab 3. Wo.): In fallenden Verdünnungen von Probandenserum (oder unverdünntem Liquor) wird nach Zusatz flüss. Kulturen Agglutination

Agglutinationselektrophorese

oder Lysis der Leptospiren beobachtet (nach 30 Min. oder 24 Std. bei 37°); pos. Titer ab 1:400 (Liquor 1:4). – Mit spezif. Immunseren auch zur Typendifferenzierung.

Agglutinations|elektrophorese: (G. BERG) Papier-E. zum Nachweis von Blutgruppen, heterophilen AK u. Organ-Auto-AK; rechtwinklig zum getrennten Serum wird eine Ery-Aufschwemmung als AG-Träger aufgetragen, deren Ausbreitung durch Serum-AK gehemmt wird. – **A.hemmungsreaktion**: Nachweis bestimmter gelöster AG: Der bekannte AK reagiert zunächst mit der zu testenden Lsg., in der das AG vermutet wird; kann er anschließend mit dem gleichen AG beladene Partikel nicht mehr agglutinieren, so ist das Vorhandensein des AG in der Test-Lsg. nachgewiesen. – s. a. Hämagglutinationshemmungsreaktion. – **A.reaktion**: Test zum Nachweis der Reaktion von AK mit suspendierten partikulären AG (z. B. Ery, Baktn., Latexpartikel) durch Verklumpung. Gleiches Prinzip wie bei Präzipitationsreaktion; s. a. Bakterien-, Hämagglutination. – **A.-Sedimentationsreaktion**: ↑ RUBINO* Reaktion.

Agglutinations|thrombus: ↑ Abscheidungsthrombus. – **A.titer**: letzte Stufe der Verdünnungsreihe eines Agglutinin-halt. Serums, die noch eine Baktn.- bzw. Ery-Agglutination erkennen läßt.

Agglutinine: (GRUBER u. DURHAM 1896) agglutinierende ↑ Antikörper. – **Irreguläre A.** des AB0-Systems sind Anti-A_1 bei Blutgruppe A_2 (2–8%) u. A_2B (21–40%).

Agglutinisierung, chromatische, sticky effect: ↑ Agglutination; i. e. S. (genet) die oberfläch. Verklebung zweier Chromosomen oder Chromatiden (↑ Stickiness).

Agglu(tino)gen: ein agglutinierbares, d. h. partikuläres Antigen.

Agglutinoid: imkompletter AK, der sich zwar an das Agglutinogen bindet, eine Agglutination aber nur bei Anwesenheit eines Supplements (COOMBS* Serum) auslöst.

agglutinophil: zur Agglutination neigend.

Agglutinoskop: Gerät zur besseren Beobachtung der Agglutination, z. B. mit Hilfe des TYNDALL* Effektes.

Aggravatio(n), Aggravierung: Erschwerung, *klin* Übertreibung von Symptn. durch den Kranken; vgl. Simulation.

Aggregat: Zusammenballung, Vereinigung von Teilchen (Molekülen); *techn* größere Maschineneinheit. – **A.zustand**: *physik* Erscheinungsform der Materie; nach klass. Einteilung: fest, flüssig, gasförmig; nach molekularkinet.: kristallin, amorph, gasförmig. – **Aggregation**: *hämat* ↑ Agglomeration. – *histol* ↑ Zellaggregation. – *virol* ↑ Maturation, Self-assembly.

Aggressine: von den Toxinen zu unterscheidende Baktn.-AG, die als gelöste Proteine die Schutzkräfte des Blutes binden, später aber AK-Bildung hervorrufen.

Aggressionssyndrom der Leber: ↑ Schockleber; s. a. progressive (»chron. **aggressive**«) ↑ **Hepatitis**.

Aggressivität: **1)** *psych* Angriffslust als Ausdruck seel. Fehlhaltung bei abnormer Persönlichkeit, zerebralem Schaden, Psychose. Unbewußte Aggressionstendenz häufig Kompensation eines Minderwertigkeitsgefühls oder Folge von Frustrationen. In der Psychoanalyse gilt als Triebquelle der Aggression der Todestrieb (FREUD) bzw. der Wille zur Macht (ADLER). – **2)** *parasit* Fähigkeit, in den Wirt einzudringen.

agitans: (lat.) heftig bewegend, agitiert.

Agitatio(n), Agitiertheit: motor. (u. affektive) Unruhe; z. B. die **parästhet. A.** der unt. Gliedmaßen (↑ WITTMAACK*-EKBOM* Syndrom).

Agitophasie, -lalie: sehr hast. Sprechen, evtl. mit Auslassen von Silben u. Wörtern, infolge psych. Erregung.

AGK-T(est): ↑ Antiglobulinkonsumptionstest.

aglanduläre Hormone: ↑ Gewebs-, Neurohormone.

Aglossie: angeb. Fehlen der Zunge, i. w. S. auch der Sprechfähigkeit. – Sehr selten ist **A.-Adaktylie-Syndrom** (Gynäkotropie?), kombin. mit Vogelgesicht, Zahnaplasien, Lippen-Gaumenspalte, Dextrokardie.

Aglukosurie: Fehlen einer Glukose-Ausscheidung im Harn (↑ Glukosurie).

Aglykon, Genin: der zuckerfreie Rest eines Glykosids (z. B. Aglukon). – **Aglyko(r)rhachie**: ↑ Hypoglykorrhachie.

Agmatin: biogenes Amin (Guanidinbase), u. a. in Mutterkorn u. Darmbaktn. vork.

Agnathie: angeb. Fehlen des (Unter-)Kiefers.

Agn(ol)in: ↑ Adeps lanae anhydricus.

Agnosie, agnost. Störung: Störung des Erkennens trotz intakter Wahrnehmung als zerebrales Herdsympt.; z. B. die **akust. A.** (= Amnesia s. Aphasia auditoria s. acustica), die »Seelentaubheit«, mit Unfähigkeit, Gehörswahrnehmungen mit dem akust. Erinnerungsgut zu identifizieren (dadurch Störung des Erkennens), z. B. bei bds. Schläfenherden; die **opt.** oder **visuelle A.**, »Seelenblindheit«, mit Unfähigkeit, Gesichtswahrnehmungen mit dem opt. Erinnerungsgut zu identifizieren (Unterformen: Objekt-, Vorstellungs-, Symbol-, Simultan-, BÁLINT* A.), meist bei bds. Okzipitalherden (kortikales Sehzentrum); ferner die **taktile A.** (↑ Astereognosie) u. **pragmat. A.** (↑ Pragmatagnosie).

-agogum: Wortteil (Suffix) »treibendes Mittel«.

Agon: (KRAUT u. Mitarb. 1935) ↑ Koenzym.

Agonadismus: Fehlen oder völl. Funktionsausfall der Gonaden, ↑ Agenesia ovarii, Eunuchismus, Eunuchoidismus. – Beim sehr seltenen »echten A.« (OVERZIER u. LINDEN 1956) unterbleibt bereits die Anlage der Keimdrüsen u. infolgedessen die Entwicklung der WOLFF* u. MÜLLER* Gänge; wahrsch. chromosomaler Schaden (beider Geschlechtschromosomen?).

agonal: die ↑ Agonie betreffend; z. B. die **a. Ausschwemmung** reifer u. unreifer weißer Blutzellen aller Formen (Hyperleukozytose mit extremer Kernverschiebung).

Agonie: »Todeskampf«, Zustand mit zunehmender Einschränkung (Dysregulation) der wichtigen Körperfunktionen (Vita reducta bzw. minima), aus dem es keine spontane Erholung gibt; klin.: Facies hippocratica, Bewußtseinsverlust, röchelndes Atmen, schwindender Puls.

Agonist: ↑ Synergist.

Agoraphobie, Platzangst: (WESTPHAL) zwanghafte Angst davor, allein u. ohne Halt über belebte oder leere Plätze u. Straßen zu gehen; v. a. bei neurot. Fehlhaltung, als Erwartungsangst nach Versagenssituation, bei Hypothyreose.

Agostini* Reagens: 1‰ige Goldchlorid-Lsg. zum Glukose-Nachweis im Harn (je 5 Tr., dazu 2 Tr. 5%ige KOH, Erhitzen; bei Erkalten Rötung).

Agrammatismus, Dys-, Paragrammatismus: Unvermögen, beim Sprechen richt. grammatikal. Beziehungen herzustellen; v. a. bei sensor. u. – abklingender – motor. Aphasie, Schwachsinn, antisozialer Einstellung.

Agranulozyt: 1) neutrophiler Granulozyt, der seine Körnelung verloren hat. – 2) weniger oder nicht sichtbar granulierte Zelle der Granulozytenreihe mit neg. Peroxydase-Reaktion. – 3) inkorrekt für Mono- u. Lymphozyt.

Agranulozytose, Agranulosis: hochgrad. Granulozytopenie u. Depression der Granulozytopoese als Überempfindlichkeitsreaktion auf best. Medikamente (Chlorpromazin, Amidopyrin, Sulfonamide etc.), aber auch durch entzündl. Prozesse, Paraproteine, Leukozytenlysine (hypothet.), bei KM-Schädigung (Toxine, ionisierende Strahlen, Osteomyelosklerose). Klin.: plötzl. Beginn mit Fieber, Schüttelfrost, Kopfschmerzen, Appetitlosigkeit, Übelkeit; Schleimhautulzera (Mundhöhle, Rachen, Konjunktiva, Präputium, Anus, Vulva, evtl. Ösophagus, Magen, Darm), Hautnekrosen, regionale Lymphome, evtl. geringer Milztumor, rel. Lympho- u. Monozytose (prognostisch günstig); im KM fehlende bis gesteigerte Granulopoese (z. B. Promyelozytenmark). Als Sonderform unbekannter Ätiol. die **zykl. A.** mit 3–4 Wo. dauernden leukopen. Phasen u. günst. Prognose. – Ferner die **infantile hereditäre A.** (KOSTMANN 1956) als autosomal-rezessive fam. Erkr. des Säuglingsalters ohne Chromosomenaberration: hypoplast. Mark mit Reifehemmung der Myelopoese, meist vollständ. Schwund der Granulozyten, entzündl. Hautaffektionen; Prognose infaust (früher Tod).

Agraphie: »Aphasie der Hand«, Unfähigkeit zu schreiben bei sonst intakter Funktion des Armes; zerebrales Herdsymptom (Gyrus angul.), Sonderform der Apraxie, meist mit aphas. Störungen kombiniert; s. a. Angularis-Syndrom. – Im Ggs. dazu die **motor. A.** infolge Lähmung oder Koordinationsstörung.

Agrobacterium: *bakt* Gattung der Rhizobiaceae; begeißelte, gramneg. Stäbchen. Bei **A. tumefaciens**, das weiche parenchymatöse Pflanzentumoren hervorruft, wurde als induzierendes Prinzip eine abtrennbare DNS nachgewiesen.

Agrypnie: Schlaflosigkeit. – **Agrypnia laeta**: Schlafstörung bei (neuropath.) Säuglingen, mit nächtl. Spiel- u. Erzählpause. – **Agrypnotikum**: / Weckmittel.

AGS: / adrenogenitales Syndrom.

AGTH: Adrenoglomerulotrophic Hormone (/ Adrenoglomerulotropin).

Agulhon* Reagens: 0,5%ige Kaliumbichromat-Lsg. in HNO₃ zum Nachweis leicht oxidierender organ. Verbindungen.

AGW: / Atemgrenzwert.

Agyrie, -rismus: Fehlen der Großhirnwindungen.

AHA: American Heart Association.

Ahaptoglobinämie: Fehlen faßbarer Haptoglobin-Mengen im Serum, physiol. (z. B. bei Neugeb.) oder bei Erkrn. (insbes. Hepatopathie, Anämie) mit übermäß. Bindung von Hepatoglobin an Hb. Annahme eines Gens Hp^0 nicht berechtigt.

AHBDH: α-Hydroxybutyrat-Dehydrogenase.

AHC: antihämophiler Faktor C (/ Faktor XI).

AHD: / Antihyaluronidase.

AHF: 1) Antihämophilie-Faktor; **AHF A** = Faktor VIII, **AHF B** = Faktor IX. – 2) Argentinisches hämorrhag. Fieber (/ JUNIN* Fieber).

AHG: antihämophiles Globulin; **AHG A** = Faktor VIII; **AHG B** = Faktor IX.

Ahlfeld* (JOHANN FRIEDR. A., 1843–1929, Gynäkologe, Leipzig, Marburg) **Desinfektion**: präop. Händedesinfektion durch 2mal. 5minüt. Waschen (einschl. Unterarmen) mit fließ. Heißwasser, Seife, Bürste, Abtrocknen mit sterilem Handtuch, weitere 5 Min. Waschen mit 70–90%ig. Alkohol. – **A.* Methode**: *geburtsh* 1) »intrauterine« Längenmessung des Kin-

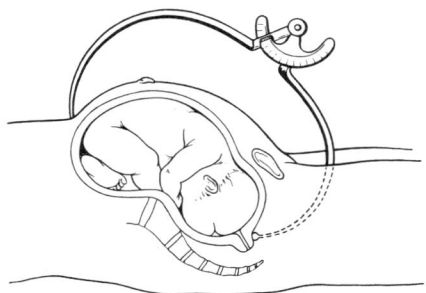

des (mit Beckenzirkel, / Abb.) u. Berechnung des Schwangerschaftsmon. nach der Formel:

$$S = \frac{(2 \times \text{Länge}) - 2}{5}.$$

2) Entwicklung des Schultergürtels bei übergroßem Kind durch Drehen der vord. Schulter in den schrägen ⌀, starkes Ziehen am Kopf u. Hebeln der Symphyse über die Schulter (mehrmals wiederholen!). – 3) Asphyxie-Behandlung beim abgenabelten Neugeb.: warmes Bad, Atemwege säubern, 15 Sek. Kopfhängelage, leichte Schläge gegen den Thorax; kräft. Frottieren, erneutes Bad, Trachealkatheter. – **A.* Zeichen**: 1) Nabelschnur-, HICKS* Zeichen: (1892) Lösungszeichen der Plazenta in der Nachgeburtsperiode; ein vor der Vulva um die Nabelschnur geknüpftes Band rückt bei Druck auf den Fundus mit der gelösten Plazenta nach unten. – 2) Schwangerschaftszeichen: (1896) Konsistenzwechsel (Kontraktion) des Uterus bei bimanueller Untersuchung; etwa ab 3. Monat. – 3) Längs- oder Schrägfurche der Bauchdecke (Segmentierung des Uterus) bei Zwillingsschwangerschaft; unsicher.

Ah-Linie: die beim Sprechen des Vokals A sichtbar werdende Grenze zwischen hartem u. weichem Gaumen.

AHOP-Syndrom: / **A**dipositas-**H**yperthermie-**O**ligomenorrhö-**P**arotis-Syndrom.

Ahornrinden-Krankheit, -Syndrom: / TOWEY* Krankheit.

Ahornsirup-Krankheit

Ahornsirup(harn)-Krankheit, -Syndr., Valin-Leuzin-Isoleuzinurie: autosomal-rezessiv erbl., fam., zerebrodegenerat. Leiden mit Manifestation im frühesten Säuglingsalter; Enzymopathie (Fehlen einer Aminopeptidase), Störung des intermediären Aminosäuren(einschl. Tryptophan)-Stoffwechsels; klin.: Trinkschwäche, Muskelrigidität, Dystrophie, Schwachsinn; Tod unter Krämpfen. Charakterist. Geruch des Urins nach Karamel bzw. Ahornsirup; vermehrt Aminosäuren mit langen Seitenketten (Leuzin, Isoleuzin, Valin) in Blut, Harn, Liquor u. Speichel; im Harn ferner Indolyl-essigsäure u. -milchsäure, Methionin.

A-H-Reihe: *bakt* AMMON-HOTTINGER*Reihe.

AHT: *immun* ↑ Antihyaluronidase-Test.

Ahumada* Syndrom: ↑ ARGONZ*-del CASTILLO* Syndrom.

Ahylognosie: (RÉVÉSZ 1928) Unfähigkeit, durch Betasten das Material eines Gegenstandes zu erkennen.

A-Hypervitaminose: »Vit.-A-Intoxikation« bei Überdosierung; akute Form (tgl. 1 Mill IE u. mehr) mit Kopf-, Magenschmerzen, Nausea, Schwindel, bei Kindern ↑ MARIE*-SÉE* Syndrom; chron. Form (50.–100.000 IE über längere Zeit) mit Anorexie, Reizbarkeit, Mundwinkelrhagaden, Haarausfall, Fieber, Hepatomegalie, periostalen Schwellungen, Schmerzlähmungen.

Ahypnie: Schlaflosigkeit.

A-Hypovitaminose: ↑ Vit.-A-Mangel-Syndrom.

Aicardi* Syndrom: (1969) angeb. Balkenmangel u. Chorioretinopathie (Uveakolobom) unbekannter Ätiogenese (nicht-fam., bisher nur bei ♀); Sympte.: BNS-Krämpfe (charakterist. EEG), psychomotor. Retardierung, WS-Anomalien. DD: GREGG* Syndrom, Toxoplasmose.

Aichmophobie: krankhafte Furcht oder Zwangsvorstellung, sich selbst oder andere mit spitzen Gegenständen zu verletzen.

Aidiorhythmie: *neurol* s. u. Parenrhythmie.

Aid(oi)|odynie: Schmerzen im Genitale. – **A.id(oi)omanie**: krankhaft gesteigerter Geschlechtstrieb.

Aiello* Probe: Tryptophan-Nachweis (violetter Ring) im Liquor (2–3 ml) durch Mischen mit 0,8 ml konz. HCl u. 2–3 Tr. 2%ig. Formaldehyd u. Überschichten mit 0,06%ig. NaNO$_2$-Lsg.

Ainhum, Dactylosis essentialis s. spontanea: ätiogenetisch ungeklärte ringförm. Abschnürung der Kleinzehe bei Negern. – I. w. S. (»Pseudo-Ainhum«) jede solche Abschnürung von Finger- oder Zehengliedern.

Air-block|(-Syndrom): Dyspnoe u. Zyanose infolge Eindringens von Luft in das interstitielle Bindegewebe von Lunge u. Mediastinum (Kavakompression!) bei Thoraxverletzungen, Lungenphthise, Pneumonie, Emphysem. – **A.-Technik**: (ORBACH 1947) bei Varizenverödung Vorinj. einer kleinen Menge Luft oder Schaum, um den Abfluß der sklerosierenden Substanz zu verzögern.

Air bone gap: *otol* Differenz zwischen Knochen- u. Luftleitungskurve im Audiogramm; zur Beurteilung der Innenohrleistung (kochleäre Reserve).

Air-trapping: Bildung alveolärer Luftkissen nach tiefer Inspiration bei Bronchialasthma, Emphysem etc. infolge erhöhten Strömungswiderstandes (Bronchiolostenose), so daß das Lungenvol. erst in mehreren Exspirationen zur Ausgangslage zurückkehrt (treppenförm. absteigendes Spirogramm, ↑ Abb.).

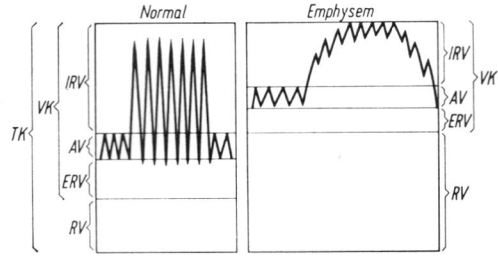

AV Atemvolumen, ARV exspir. Reservevolumen (= Reserveluft), IRV inspir. Reservevolumen (= Komplementärluft), RV Residualvolumen (= Residualluft), TK Totalkapazität (= Gesamtvolumen), VK Vitalkapazität

Air-velocity-Index, AVI: (GAENSLER 1961) Quotient aus Atemgrenzwert u. VK (in % der Sollwerte) als respirat. Index (> 1,0 bei restriktiver, < 1,0 bei obstruktiver Ventilationsstörung).

Air viscance, Viscance: die bei der Atemarbeit zur Überwindung der nichtelast. (laminären u. turbulenten) Atemwiderstände notwend. Kräfte.

Airborne diseases: die durch Staub- oder Tröpfcheninfektion übertragenen Krnkhtn.

AIT: ↑ analytischer Intelligenztest.

Ajmalin, Rauwolfin: Indulin-Alkaloid aus der Wurzel von Rauwolfia-Arten, antiadrenergisch u. am Herzen Chinidin-ähnlich wirksam; Anw. bei Extrasystolie, paroxysmaler Tachykardie, prophylakt. bei Herzkatheterismus. **A.-Test**: Abgrenzung des WPW-Syndroms gegenüber Blockformen, Infarktveränderungen etc. im EKG anhand der Beseitigung der Antesystolie durch Ajmalin (10–50 mg i.v., 2 ml/Min.).

AK, Ak: 1) Antikörper. – **2)** ↑ Adenylatkinase.

Akairie: iterative Sprachstörung (Zwangshandlung), indem eine Frage – trotz befriedigender Antwort – nach Min. wiederholt wird; bei enzephalit. Parkinsonismus.

Akalkulie: Rechenstörung (bis zur Unfähigkeit, einfachste Rechnungen auszuführen) bei sonst erhaltener Intelligenz; entweder Folge einer Alexie u. Agraphie für Zahlen, oder Ausdruck einer Zählstörung; evtl. zerebrales Herdsympt. (beim Re.händer meist li. Parietalregion).

Akanthästhesie: Parästhesie mit nadelstichart. Empfindungen.

Akantho|keratose: Zunahme (Verdickung) der Horn- u. Stachelzellschicht der Haut; **einfache A.** = Keratosis senilis; **präkanzeröse A.** (»Akanthokeratom) = Keratoma senile bzw. Land- u. Seemannshaut. – **A.(kerato)lysis**: Verlust des Zusammenhaltes der Stachelzellen infolge Degeneration der Interzellularbrücken (Desmosomen); führt zu intraepidermaler Blasenbildung; typisch bei Pemphigus u. DARIER* Krankh. (»Clivage«, NIKOLSKI* Zeichen), unspezif. bei Virusbläschen, spitzen Kondylomen, seniler Keratose, Spinaliom; s. a. AUSPITZ* Phänomen, Epidermolysis bullosa hereditaria.

Akanthom: umschrieb. »Stachelzellgeschwulst« ohne wesentl. kutane Beteiligung; i. e. S. die gutart. (»pseudoepitheliomatöse«) Epithelwucherung, z. B. bei chron. Ulzeration, nach Einwirkung von Teer, Akridinfarbstoffen, ionisierender Strahlung etc.; als idiopath. Form das **hellzell. A.** (R. DEGOS et alii 1962) mit typ. Protoplasma- u. Glykogen-reichen Zellen; als **infektiöse Akanthome** (UNNA*-LIPSCHÜTZ*) die virogenen – überimpfbaren – Hyperplasien von Epidermis u. Papillen: Molluscum contagiosum, Akanthoma verrucosum, Verruca vulg., Condyloma acuminatum, i. w. S. auch Melkerknoten, Ecthyma contagiosum (ORF), Mundschleimhaut-, Larynxpapillom etc.; vgl. Akanthopapillom. – **malignes A.:** verhornendes / Plattenepithel-Ca.

Akantho|papillom: epitheliale Hautwucherung mit Hyperkeratose u. Hyperplasie des Stratum papill.; z. B. Naevus verrucosus, Keratosis senilis, akanthot. seborrhoische Warze, Verruca vulg., Acanthosis nigricans, Fibroepitheliom, Papillomatosis cutis carcinoides GOTTRON. – **A.pelvis:** / Exostosebecken.

Akanthose: Verdickung des Stratum spinosum der Haut mit Vermehrung der Zellagen, meist auch Verlängerung der Reteleisten; s. a. Acanthosis.

Akanthozyt: / Stechapfelform des Ery.

Akapnie: (A. MOSSO) Fehlen von CO_2 im Blut; meist nur Hypokapnie.

Akarbie: vermind. Karbonatgehalt des Blutes.

Akardi(ak)us, Akardie: / Acardius.

Akari(di)asis, Akarinose: / Acarinosis.

Akarizide: gegen Milben (Acarina) wirksame bzw. Krätze- u. Räudebekämpfungsmittel; synthet. Substanzen (z. B. Chlorbenzilat), meist Synergisten zum DDT.

Akaro|dermatitis: / Acarodermatitis. – **A.phobie:** 1) neurot. Furcht vor Krätzemilben-Infektion. – 2) Wahnvorstellung, von Milben o. ä. Hautparasiten befallen zu sein, z. B. bei Kokainismus.

Akarus-Räude: / Acarinosis, i. e. S. die Demodicosis.

Akatalasämie, TAKAHARA* Krankh.: (1951) einfach-rezessiv erbl., im Kindesalter beginnende Enzymopathie mit Fehlen der Katalase in Blut u. Geweben; dadurch unterbleibt Spaltung des von vergrünenden Streptokokken gebildeten H_2O_2, so daß Nekrosen u. Geschwüre in Mund u. Rachen (maligne Alveolarpyorrhoe) auftreten.

Akatama: neurol / Acatama.

Akataphasie: / Agrammatismus.

Akathexie: Unfähigkeit, Ideen u. a. psych. Inhalte festzuhalten. – **Akathisie:** »Nicht-Stillhaltenkönnen«, indem innere Unruhe u. Mißempfindungen in den Extremitäten zu Bewegungen drängen, die aber nur kurze Erleichterung schaffen. Extrapyramidalmotor.-hyperkinet. (Früh-)Sympt. bei PARKINSON* Krkht. u. während neurolept. Ther.; bei ♀ häufiger (2:1).

Akauli(n)ose: gummöse Schimmelpilz-Dermatose durch Acaulium VIGNOLO-LUTATI; als Entität angezweifelt.

Akayami-Fieber: / Japan. Herbstfieber.

Akedie: Apathie u. Melancholie.

Akembe: Onyalai (trop. / Thrombozytopenie).

Akerfeld* Test: Nachweis der beschleunigten Oxidation von N,N-Dimethyl-p-phenylendiamin im Serum als Zeichen für Coeruloplasmin-Zunahme bei Schizophrenie.

Åkerlund* (AKE Å., 1887–1958, Röntgenologe, Stockholm) **Deformität:** typ. Narbenbulbus durch Einziehungen der dem (chron.) Ulkus gegenüberliegenden Wand. – **Å.* Hernie:** nicht reponible Hiatushernie bei angeb. Verkürzung der Speiseröhre. – **Å.* Stöpselsymptom:** röntg zentraler Füllungsdefekt am Boden einer En-face-Ulkusnische, hervorgerufen durch thrombosiertes Gefäß.

Åkermann* Operation: (NILS Å., 1938) Reposition u. Fixation des frakturierten Jochbogens mit Schrauböse.

aketoplastisch: biochem s. u. Aminosäuren.

Akinese: 1) Akinesie. – 2) zytol / Amitose.

Akines(i)e: Bewegungslosigkeit, -armut; meist extrapyramidale Störung (z. B. PARKINSON* Syndrom), selten bei Stupor oder motor. Lähmung; s. a. EHRET* Lähmung (= **amnest. A.**), akinet. / Mutismus; ferner die **Akinesia algera** (MÖBIUS 1891) infolge organisch nichtbegründbarer Schmerzen; sowie die Dyssive **Akinesia intermittens angiosclerotica**, der Typus DETERMANN des intermittierenden Hinkens, mit zeitweisem Muskelversagen (Arm, Bein, Zunge) infolge organ. oder funktioneller Gefäßverengung (Sonderform des CHARCOT* Syndroms).

Akinespermie: Bewegungslosigkeit (fast) aller Samenfäden im Spermiogramm; Artefakt oder / Nekrozoospermie.

akinetisch: bewegungslos, -arm (/ Akinese); z. B. **ak.** / **Anfall** (s. u. Epilepsie). – Ferner die **ak. Motilitätspsychose** (zykloide Randpsychose? schizophrener Formenkreis?) mit Ausfall der Ausdrucks- u. Reaktivbewegungen, oft auch hyperkinet. Phasen wechselnd; ferner als **ak.-abul. Syndrom** während der Chlorpromazin- oder Reserpin-Ther. von Psychosen: vermind. Spontanmotorik u. Mimik, Antriebsschwäche, Gleichgültigkeit (aber Besserung der psychot. Symptomatik); u. das **ak.-hyperton. Syndrom** (Bewegungsarmut u. Muskelrigor) bei Ekrn. des Pallidum (z. B. Paralysis agitans, Zerebralsklerose, Encephalitis lethargica) u. bei akutem Hungerschaden.

Akiurgie: die operative Chirurgie.

Akiyami, Akinetsu: / Japan. Herbstfieber.

Akja: 2teil., körpergroßer, wannenart. Rettungsschlitten mit Führarmen vorn u. hinten.

Akklimatisation: Anpassung von Lebewesen durch Gewöhnung oder natürl. Auslese an neue physik.-klimat. Gegebenheiten bei Erhaltung der Fortpflanzungsfähigkeit (= ökoklimat. Anpassung); beim Menschen v. a. als rassenspezif. – Kälte- u. Wärme-A.; i. w. S. auch Anpassung an fremde Lebensformen (»**ökobiot.**« A.) sowie die »seel.« u. Verhaltensanpassung.

Akkommodation: funktionelle Anpassung eines Organismus oder Organs an die jeweil. Aufgabe; s. a. Adaptation. – I. e. S. die **A. des Auges** (Linse, Ziliarkörper, Pupille) an das Sehen in die Ferne u. Nähe; beruht als »**inn. A.**« n. HELMHOLTZ auf Änderung der Linsenwölbung durch Tonuswechsel des M. ciliaris (= **extrakapsuläre A.**) sowie auf Änderung des

Akkomodationsbreite

Linsenbrechwertes durch Verschieben von Linsenfasern (= **intrakapsuläre A.**); eine »**äuß. A.**« durch Einwirken der Augenmuskeln auf die Gestalt des Bulbus ist umstritten. **Akkommodations|zentrum** ist der Nucl. originis n. III. Konvergenz u. A. sind gekoppelt (zunächst reflektor. Grob-, dann Fein.A.). In der **A.ruhelage** (= Desakkommodation = **A.entspannung**) ist das Auge auf den Fernpunkt eingestellt; **pos. A.** = Naheinstellung. Die **A.breite** (Brechkraftsteigerung zwischen Fern- u. Nahpunkteinstellung) beim Jugendl. bis zu 14 dpt (↑ Abb.), im Alter abnehmend

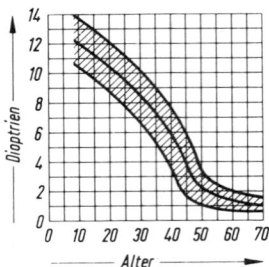

(↑ Alterssichtigkeit). Die **A.zeit** (Umstellung von Fern- auf Nahsehen) beträgt etwa 0,5 Sek. u. ist verlängert bei Ermüdung, Elastizitätsverlust der Linse (Alter) oder erhöhtem Tonus des Ziliarmuskels (= **ton. A.**, s. a. Pupillotonie). – **A. des Nervs**: (NERNST 1908) der Adaptation der Rezeptoren verwandte Schwellenerhöhung erregbarer Strukturen bei Reizung mit Stromstößen geringer Steifheit (dA/dt); Voraussetzung für das »Einschleichen«. – **A. der Niere**: Anpassung der Ausscheidungsleistung an das Angebot harnpflichtiger Substanzen sowie zur Regulation u. Konstanterhaltung des »Milieu interne« (CLAUDE BERNARD). Breite der A. (Differenz zwischen höchster u. niedrigster Konz. des Harns) nimmt mit der Schwere einer Nierenerkr. ab. – **A. des Ohres**: durch langdauernde oder intensive Schallreize ausgelöster Ermüdungsvorgang in Hörnervenfasern u. Hörbahn mit Abnahme der Informationsbreite; als Verlängerung der Refraktärzeit u. Verminderung der Höhe der Aktionspotentiale meßbar.

Akkommodations|breite: max. A.vermögen eines Organes unter best. Bedingungen. – **A.krampf**: *ophth* Spasmus des Ziliarkörpers mit dauernder extremer Naheinstellung des Auges (»Pseudomyopie«), evtl. von Einwärtsschielen begleitet; z. B. beim Schulkind als Endstadium eines Akkommodationsexzesses (erhöhte A.tendenz als psychosomat. Störung). – **A.lähmung**: *ophth* Unfähigkeit des dioptrisch normalen Auges, nahegelegene Objekte auf der Netzhaut scharf abzubilden; meist infolge organ. Schädigung. (Kerngebiet oder Hirnbasis). Einseitig z. B. bei Contusio bulbi, doppelseit. oft Spätfolge einer Diphtherie (u. nach Di.-Schutzimpfung), ferner bei Botulismus. – **A.phosphen**: *ophth* bei starker willkürl. Akkommodation in der Gesichtsfeldperipherie aufblitzender heller Ring (nur bei absol. Dunkelheit wahrzunehmen). – **A.strecke**: *ophth* Strecke zwischen Fern- u. Nahpunkt des Auges als Maß der Akkommodation; vorteilhaft in Dioptrien umzurechnen.

Akkommodometer: *ophth* ↑ Optometer für Nahpunktbestimmung.

Akkordeonherz: das unter der Ther. in seiner Größe wechselnde Herz bei Myxödem.

Akladiose, Acladiosis: trop. Schimmelpilzdermatose durch Acladium castellanii PINOY; mit scharfrand., zur Verkrustung neigenden Ulzera.

Akme: Höhepunkt, Kulminationspunkt, Phase des höchsten Fiebers, Orgasmus.

Akne, Acne, Hautfinnen(ausschlag): Sammelbegr. für – knötchen- u. knotenförm. – Erkrn. des Talgdrüsenapparates; z. T. deutlich unter hormonalen Einflüssen, z. B. als **A. menstrualis**, bei CUSHING*, STEIN*-LEVENTHAL* Syndrom, Diabetes mell.; ferner als **A. medicamentosa** (Mittel, die über die Haut ausgeschieden werden, z. B. Kortison-A.), als **A. professionalis** (»Gewerbe-A.«), s. a. Brillantine-, Brom-, Chlor-, Fremdkörper-, Halogen-, Jod-, Neugeborenen-, Öl-, Schwangerschafts-, Teerakne (= **A. piccealis**). I. e. S. die **A. vulgaris s. simplex** als sehr chronisch verlauf. Hautkrankh. des Pubertätsalters (»**A. ephebica s. juvenilis**«), vorw. im Gesicht, auch an Brust u. Rücken (evtl. als A. disseminata) mit abnormer Verhornung (Keratose) in Form von »Mitessern« (Komedonen), an denen entlang Staphylokokken in den Follikel eindringen u. eine perifollikuläre Entzündung auslösen; klin.: Komedonen, entzündl. Knötchen, Pusteln u. Abheilungsstadien; als spez. Formen: **A. agminata** (mit bes. dicht stehenden Effloreszenzen), **A. capitis** (vorw. im Gesicht), **A. ciliaris** (↑ Hordeolum externum), **A. cystica** (mit Retentionszysten), **A. excoriata** (mit Abschürfungen durch Kratzen u. kosmet. Anwdn., v. a. bei jungen ♀), **A. frontalis** (vorw. an der Stirn), **A. hordeolaris** (Hordeolum-art., in Reihen), **A. indurata s. nodularis** (mit schmerzhaften Knoten), **A. papulosa**, **A. pustulosa**, **A. phlegmonosa s. confluens** (mit konfluierenden s.c. Einschmelzungsherden), **A. tarsi** (der Lidtalgdrüsen). – Häufig damit kombin. – v. a. bei jungen ♂ – die **A. colliquativa** mit abszeßähnl. Eiterungen (bes. am Rücken) u. entstellenden Narben. – Weitere Formen: **A. aggregata** (abszedierende Form, mit großen, eingeschmolzenen Infiltraten, die von blaurot., schwappender Haut bedeckt sind), **A. atrophicans** (weißl.-atroph. Narben), **A. gravis** (mit tiefen Infiltraten u. Abszessen), **A. kachekticorum** (HEBRA; mit geschwürig zerfallenden Knötchen an Rumpf u. Gliedmaßen). – **A. conglobata**, Dermatitis follicularis et perifollicularis conglobata (SPITZER-LANG), Folliculitis et Perifolliculitis abscedens et suffodiens (HOFFMANN), Dermatitis papillaris capillitii (KAPOSI): schwerste, an die Pubertät gebundene Form der A. mit Doppel- u. Gruppenkomedonen, großen, tiefliegenden, abszedierenden u. konfluierenden Knoten, Brücken- u. Zipfelnarben. – **Lupoide Akne**, Dermatitis sycosiformis atrophicans (DUCREY – STANZIALE), lupoide Sykosis (BROCQ): gruppierte, follikuläre Pusteln mit entzündl. Hof u. oberflächl., bis handtellergroßer Hautinfiltration an Wangen u. im Bereich des Bartes, im Ggs. zur gewöhnl. Sykosis mit roter, glatter, narb. Atrophie abheilend. – **A. necrotica miliaris** (SABOURAUD): Staphylodermie des behaarten Kopfes im mittl. LA, unabhäng. von Seborrhö; einzelnstehende u. nicht unbedingt follikulär gebundene vesikulo-pustulöse Effloreszenzen, die stark jucken u. narbig abheilen (Alopecia cicatricata). – **A. necrotica(ns) Boeck***, **A. pilaris s. rodens** (BAZIN), **A. varioliformis** (HEBRA), Impetigo rodens (DEVERGIE): meist beim erwachsenen ♂, mit entzündl. Knötchen an der Stirnhaargrenze (u. im Gesicht), die rasch ulzerieren u. mit schüsselförm. Narben abheilen; Erreger: Staphylokokken. Auch als **A. necroticans et exulcerans (serpiginosa)**, bei der teils Impetigo-art., teils mumifizierte konfluierende Nekrosen auf Gesicht, Brust u. Rücken übergreifen; Übergänge zur Pyodermia chron. superf. serpiginosa ulcerosa. – **A. scleroticans nuchae**, Folliculitis s. Sykosis scl. n.: chron. staphylogene Dermatitis, bei der nach kurzem papulo-pustulösem Vorstadium an der Nacken-Haargrenze reiskorngroße, gruppierte u. konfluierende, weißl. derbe Papeln entstehen, die keloidiform abheilen. – **A. ulcerosa serpiginosa nasi**, Folliculitis exulcerans LUKASIEWICZ: seltene Pyodermie der Nase mit gruppiert stehenden violettrötl., weichen Knötchen, die zu serpiginösen Geschwüren mit schlaffen, violettroten, unterminierten Rändern konfluieren; Abheilung unter Narbenbildung. – Ferner als veraltete Bez.: **A. decalvans** (s. u. Folliculitis), **A. erythematosa** (= Rosacea), **A. keloides** (↑ Folliculitis nuchae scleroticans EHRMANN), **A. miliaris s. albida** (↑ Milium), **A. molluscoides** (↑ Mollusum contagiosum), **A. rosaceae** (↑ Rosacea; mit A. hypertrophica als bes. Verlaufsform), **A. scroti** (↑ Sebocystomatosis), **A. sebacea** (↑ Seborrhö bzw. Keratosis follicularis MORROW-BROOKE), **A. solaris** (= chron.-polymorpher ↑ Lichtausschlag), **A. syphilitica** (= kleinpapulöses Syphilid), **A. urticata** (↑ Prurigo simplex), **A. vegetans** (↑ DARIER* Krankht.), **A. vermiculata** (↑ Atrophodermia verm.).

Akne|-Keloid: narbig-hypertroph. Endzustand einer Folliculitis nuchae scleroticans EHRMANN mit »Pseudokeloid des Nackens«. – **A.-Prurigo,** HUTCHINSON* Krankh., Lichtekzem WILLIAM-VEIEL: pruriginös-polymorphe, vorw. follikuläre Sonderform des chron.-polymorphen Lichtausschlages.

Aknem: *psych* die phon. (artikulator.) Merkmale eines Affektes.

Aknemie: angeb. Fehlen der unteren Extremität(en).

Aknephaskopie: Schwäche des Dämmerungssehens.

Aknitis, BARTHÉLEMY* Krankh.: s.c., knötchenförm., papulo-nekrot. (Rosazea-art.) Tuberkulid.

Akoasmen: ungeformte akust. Halluzinationen (Dröhnen, Poltern, Donnern etc.), die mit sinnl. Klarheit gehört werden; bei Schizophrenie, epilept. Aura, symptomat. Psychosen.

Akonitat-hydratase, Akonitase: Fe enthaltendes mitochondriales Enzym des Zitratzyklus, das Zitrat stereospezif. in D-Isozitrat umwandelt.

Akonitin: ↑ Aconitinum. – Bei Intoxikation durch das Alkaloid oder A.-halt. Pflanzen (z. B. Aconitum napellus) vielfält. Sympte.: Parästhesien, völl. Anästhesie, Puls- u. Temp.abfall, Polyurie, Koliken, Atemstillstand, Herzlähmung.

Akonitsäure: Trikarbonsäure, $H_2C(COOH) \cdot C(COOH):CH \cdot COOH$; in cis-Form wicht. Glied des Zitronensäurezyklus.

Akorie: 1) Fehlen der Pupille als angeb. Irismangel oder – häufiger – durch Augenverletzung oder Wundsprengung nach Katarakt-Op. (mit teilweiser Einklemmung der Iris in die Sklerawunde). – 2) krankhafte Appetitsteigerung (Addephagie).

Akormus: *path* ↑ Acardius acormus.

Akortizismus: Ausfall der NNR-Hormone (↑ Nebennierenrindeninsuffizienz).

akral: die ↑ Akren betreffend.

Akranie: Dyszephalie mit vollständ. oder teilweisem Fehlen des Kopfes bzw. Hirnschädels.

akratische Quelle: mineralarme Quelle mit Gesamtmineralisation < 1 g/kg Wasser. – Als **Akratopege** mit natürl. Temp. < 20°, als **Akratotherme** > 20°.

Akremoniose: seltene Schimmelpilz-Dermatose durch Acremonium potroni, mit Bildung weicher Gummata. Mit Cephalosporiosis ident.?

Akren, Akra: (*gr* akron = äußerstes Ende) die »Spitzen« des Körpers: dist. Extremitäten (i. e. S. Finger- u. Zehenendglieder), Nase, Kinn, Jochbogen.

Akrenzephalon: Vorderhirn (↑ Telencephalon).

Akridin|-Farbstoffe: neben histol. Farbstoffen wie **A.gelb** (3,6–Diamino–2,7–dimethylakridiniumchlorid) u. **A.orange** (Tetramethyldiaminoakridiniumchlorid; nach ADAMCZYK für Tbk-Baktn., ferner zur Krebsdiagnostik) auch Chemotherapeutika wie Mepacrin (Atebrin®) u. Aethacridinum lacticum (Rivanol®).

Akrinie: Fehlen einer Sekretion.

Akro|anästhesie: Empfindungslosigkeit der Gliedmaßenenden, meist bei Durchblutungsstörung (z. B. Digitus mortuus), ferner im Klimakterium u. bei Neuropathen; nicht selten mit Akroparästhesien kombiniert. – **A.angioneurosis**: ↑ Akroerythrosis indolens. – **A.angiothrombose**: ↑ MOSCHCOWITZ* Syndrom.

Akroasphyxie: anfallsweise Blässe, Kälte u. Parästhesien an Fingern u. Zehen infolge örtl. Durchblutungsstörung (Arteriolenspasmen), u. a. bei RAYNAUD* Krkht., bei Preßluftarbeitern, auch idiopathisch. Oft Übergang in Akrocyanosis. – **Akroasphyxia chronica (hypertrophica) Cassirer*-Crocq***: ↑ CASSIRER* Syndrom.

Akrocalcinosis: metabol. Kalkablagerungen in Haut u. Unterhaut der Finger u. Zehen, bevorzugt an Streckseiten u. in Gelenknähe; s. a. Calcinosis cutis.

Akrochondro|dysplasie: ↑ Brachydaktylie-Syndrom. – **A.hyperplasie**: ↑ Marfan* Syndrom I (Arachnodaktylie).

Akrochordon: weiche, papillomatöse »Stielwarze« an Nacken- oder Lidhaut; nosolog. zwischen Fibroma pendulum u. filiformer Warze bzw. Condyloma acuminatum stehend (oder Neurofibromatose?).

Akrocyanosis: blaurote Verfärbung der Akren (Finger, Zehen, Ohren, Nase), entweder bei allg. Zyanose oder infolge örtl. vasomotor. Kapillarstörung (venöser Schenkel); bei Kälte u. Nässe verstärkt, Neigung zu Erfrierungen, häufig mit Cutis marmorata kombiniert. – Auch als **A. anaesthetica** (mit Sensibilitätsverlust für Kälte u. Schmerz, ↑ CASSIRER* Syndrom), als **juvenile A.** (↑ CURTIUS* Syndrom II) sowie als **A. e frigore**, d. h. als chron. Kälteschäden mit blaurotfleck. Erythem an Händen, seltener an Füßen u. Gesicht, mäß. polsterart. Schwellung, Hyperhydrosis, Rhagaden, evtl. Parästhesien; meist bei jungen Mädchen; evtl. Übergang in Perniosis.

akrodentale Dysplasie: s. u. WEYERS*.

Akrodermatitis

Akrodermatitis: entzündl. Dermatose an den Akren (Hände, Füße, Nase, Ohren). – **1) A. chronica atrophicans** (PICK-HERXHEIMER): an Beinen u. Unterarmen mit schlaffer Hautatrophie; nach initialem Ödem weinrotes Erythem, später Schwund des s.c. Gewebes, zigarettenpapierart. Fältelung der Haut, Anetodermie, juxtaartikuläre Knoten u. Streifen, die später verkalken können; Kollagenose? Infektion? – **2) A. papulosa infantum**: ↑ GIANOTTI*-CROSTI* Syndrom. – **3) A. suppurativa continua (Hallopeau*) s. continua s. perstans**, infektiöse ekzematoide Dermatitis (CROCKER): sehr selten, meist chron.-schubweise, mit herdförm. Rötung u. Pustelbildung an Fingern u. Zehenendgliedern, später disseminiert; Nagelplatte u. Umgebung blätterteigartig, angrenzende Haut atrophisch; Ausfallen der Nägel. Oft Lymphadenitis, -angitis, Furunkulose u. Erysipel. Ätiol. unbekannt (Beziehungen zu Psoriasis pustulosa u. Impetigo herpetiformis?). – Als Sonderform (oder aber Zinkmangelsyndrom?) im Säuglings- u. Kleinkindalter die **A. enteropathica** (BRANDT*, DANBOLT*-CLOSS* Syndr.), mit vesikulobullös-pustulösen, teils psoriasiform-squamösen Eruptionen auch an Körperöffnungen, erosiver, ulzeröser Kolitis, Dystrophie, evtl. Paronychie u. Alopezie; schlechte Prognose.

Akrodynie: (CHARDON 1830) troph. Störungen (Zyanose, Hautabschuppung, Nageldystrophie, Juckreiz) an Händen u. Füßen; bei Ergotismus, Pellagra, Ustilaginismus, FEER* Krankheit.

Akrodysostose-, -dysplasie-Syndrome: heterogene Gruppe peripherer epi- u./oder diaphysärer Dysostosen; z. B. ↑ BRAILSFORD* Syndrom (2b), Zapfenepiphysen-Syndrome wie das tricho(rhino)phalangeale, LANGER*-GIEDION*, THIEMANN* Syndrom sowie begleitende akrale Dysplasien anderer Syndrome. – s. a. MAROTEAUX*-MALAMUT* Syndrom.

Akrodystonie: Muskeldystonie der (dist.) Extremität infolge chron. Reizung eines peripheren Nervs (z. B. durch Narbengewebe = **traumat. A.** [BING]); sek. Fehlhaltungen u. Kontrakturen, evtl. troph.-vasomotor. Störungen. – **neurovaskuläre A.**: ↑ Akroosteolyse.

Akro|elephantiasis: ↑ MARIE*-BAMBERGER* Syndrom. – **A.erythrosis indolens (Bechterew*)**, A.angioneurosis (STÖLZNER): heredit., im Jugendalter auftret. Hautrötung (juckend, aber nie schmerzhaft) an Händen, Füßen, Gesicht u. Augen.

Akrogerie (familiäre) Gottron*: (1941) auf Gesicht u. Akren beschränkte Progerie (Typus minor des HUTCHINSON*-GILFORD*-Syndroms), wahrsch. autosomal-rezessiv erblich; klin.: regionaler Fettschwund, runzelig-welke Gesichtshaut, oft mit scharlachähnl. Erythem; evtl. progress. Sklerodermie, Mikrognathie, Zahnstellungsanomalien, Akromikrie; sek. Geschlechtsmerkmale normal.

Akro|gnosie: Fähigkeit, die Hautempfindung »spitz« u. »stumpf« zu unterscheiden. Aufgehoben (= **A.-agnosie**) bei RM- u. peripherer Nervenläsion. – **A.hyperhidrose**: übermäß. Schweißabsonderung an Händen u. Füßen, oft mit Akrozyanose kombin.; Haut weich u. samtartig. Ätiol.: vegetat. u. hyperthyreot. Dysregulation, Berufsschaden (Kaltwellflüssigkeit etc.).

Akro|keratosis verruciformis, HOPF* Keratose; seltene, meist in der Jugend beginnende polygonale, einzeln stehende oder konfluierende, keratot. Papeln an Hand- u. Fußrücken; wahrsch. Teilsympt. der DARIER* Krankh. – **A.kranie**: »Hochschädeligkeit« als knöchernes Substrat der ↑ Akrozephalie.

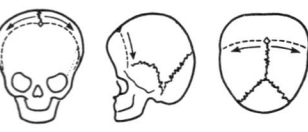

Akrolein: Akryl-, Allylaldehyd, $CH_2 = CH–CHO$; stechend-riechende Flüssigkeit, entstehend beim Erhitzen von Glyzerin mit wasserabspaltenden Mitteln wie Na- oder $KHSO_4$ (= **A.probe**, als Fettnachweis). Durch **A.-Dämpfe** (MAK $0{,}25 \text{ ml/m}^3 = 0{,}1$ ppm) bei Hitzezersetzung von Fetten starke Schleimhautreizung, Bronchitis, Schwindelgefühl u. Leberschädigung (»**Akroleinose**«, evtl. letal).

Akro|makrie (v. Pfaundler*): ↑ MARFAN* Syndrom I. – **A.megalie**: selektive Größenzunahme der Akren (Nase, Ohren, Kinn, Hände, Füße; aber auch Jochbein, Wirbel, knorpl. Thorax) nach Abschluß des Wachstumsalters infolge vermehrter STH-Ausschüttung des HVL, meist bei eosinophilem Adenom; weitere Sympte.: Hirsutismus, Haarausfall, bitemp. Hemianopsie, Stauungspapille (durch Hypophysentumor), Amenorrhö, Potenzverlust (Gonadenatrophie), evtl. Diabetes mellitus. – Bei HVL-Erkr. in der Kindheit akromegaler Minderwuchs (vorzeit. Epiphysenschluß). – **A.megaloid(ismus)**: akromegale Merkmale oder Veränderungen als Konstitutionstyp bzw. im Rahmen einer physiol. endokrinen Umstellung (Gravidität, Klimakterium, Senium), letztere evtl. reversibel.

Akro|melalgie, Erythrothermie, GERHARDT*, (WEIR) MITCHELL* Krankh.: vasomotor.-neurot. Schmerzanfälle an Händen u. Füßen, mit Erythromelalgie, Schwellung, Hyperhidrosis, Hyperästhesie, troph. Störungen (aber gut tastbarer Puls); meist bei arterieller Hypertonie, seltener bei Polyglobulie, Polyzythämie, neurol. Erkrn. – **A.mikrie**: rel. Kleinheit der dist. Hände u. Füße, z. B. bei Progerie (HUTCHINSON-GILFORD), LORAIN*, NONNE*-MILROY*-MEIGE*, PRADER*-WILLI*, Pseudo-CROUZON*, Pseudo-FRÖHLICH* Syndrom. – Ferner das BRUGSCH* Syndrom (1927) als klin. Gegenstück zur Akromegalie (bei Hypophysen-Tbk, Entzündg., Tumor) mit eigentüml. Knochenumbau der akralen Gliedmaßen, seltener auch des UK, troph. Störungen, Diabetes insipidus, sek. Amenorrhö.

Akromion: ↑ Acromion.

Akro|neurose: vasoneurot. Durchblutungsstörungen der Akren, ↑ Akrocyanosis, -asphyxie, -trophoneurose. – **A.nym**: mit Initialen verknüpfter Terminus (s. u. Syndrom).

Akroosteolyse, progressive (familiäre), neurovaskuläre Akrodystrophie, GIACCAI* Syndrom; seltene, meist fam. (dominant-erbl.?) oder sporad. Osteopathie im Kindes- oder frühen Erwachsenenalter, häufig mit Hyperglobulinämie; klin.: reaktionslose Osteolyse (konzentr. Atrophie u. Sequestrierung) an Zehen u. Mittelfußknochen mit sek. Deformierung (»Pferdefuß«), indolente Sohlengeschwüre, Pachydermie, (dissoziierte) Empfindungsstörungen, Reflexausfälle; schubweiser Verlauf, meist Defektheilung. – Die autosomal-dominant oder X-chromosomal erbl. fam. Form LAMY-MAROTEAUX mit Osteolysen der Endphalangen von Hand u. Fuß frühkindlich u. ebenfalls progredient, jedoch ohne Sensibilitätsstörungen u. Ulzerationen. Ferner ↗ HAJDU*-CHENEY*, VAN BOGAERT*-HOZAY*, THÉVENARD* Syndrom; sowie **symptomat.** Formen z. B. bei Vinylchlorid-Krankh., Hyperparathyreoidismus (↗ dort. Abb.).

Akro|pachie: subperiostale Knochenapposition u. Weichteilverdickung (schmerzlos, normal temperiert) an Finger- u. Zehenendgliedern (I–III) bei länger bestehender Hyperthyreose (thyreo-hypophysäres Syndrom), selten auf die weitere Extremität übergreifend.– **A.parästhesie:** Mißempfindungen (Kribbeln, Taubheits-, Pelzigkeitsgefühl) an Händen u. Füßen infolge peripherer Nervenschädigung (z. B. Neuritis) oder vasomotor. Störungen bei Zervikal- (z. B. als Brachialgia paraesthetica nocturna), Skalenus-, WARTENBERG* Syndrom (»idiopath. A.«). – **A.pathia ulcero-mutilans:** erbl. Erkr. mit Ulzerierung u. Verstümmelung der dist. (meist unt.) Extremitäten; häufig mit nervalen Ausfällen einhergehend; Dys- bzw. Paraproteinämie einhergehend; vgl. Akroosteolyse.

Akropigmentation, Spitzenpigment (THOMAS): dors. Hyperpigmentierung der Finger- u. Zehenendglieder bei Kindern (2.–4. Lj.) mit dunkler Haar- u. Irisfarbe; wahrsch. im Rückgang befindl. phylogenet. Merkmal. – Ähnl. die dominant-erbl., zum Alter hin zunehmende gleichart. Spitzenpigmentierung (evtl. auch der Gelenkbeugen) bei dunkelhäut. Rassen; als Sonderform die **symmetr. A. Dohi*** (KOMAYA 1924) an Extremitäten (Leukomelanodermie) u. Gesicht (Epheliden) bei Japanern.

Akro|sarkom: ↗ KAPOSI* Syndrom. – **A.sklerose:** milde, vorw. vasomotor. Verlaufsform der progr. Sklerodermie mit troph. Veränderungen an Händen (»Sklerodaktylie«) u. Gesicht, evtl. Ösophagus-, seltener Lungenbeteiligung; Prognose günstig.

Akro|som: aus dem Akroblasten entstehendes kappenförm. Gebilde, das mit einer inn. u. äuß. Hülle den Apikalkörper des Spermienkerns überdeckt; seine Enzyme bewirken das Durchbrechen der Schutzhülle der Eizelle (genetisch bedingter Defekt kann Befruchtungsunfähigkeit zur Folge haben). – **A. spirom:** path ↗ Porosyringom.

Akrostealgie: (E. BURCKHARDT) auf path. Gewebsdisposition beruhende, evtl. mit Apophyseopathie (LARSEN*-JOHANSSON* Syndr., OSGOOD*-SCHLATTER* Krankh.) kombin. schmerzhafte Wachstumsstörung der Sehnenansätze (Fasersplitterung, Nekrosen, Verkalkungen), z. B. am Lig. patellae.

Akroteriasis congenita: ↗ HANHART* Syndrom II.

Akrotie, Akrotismus: ↗ Pulslosigkeit.

Akrotrophoneurose: vaso- u. trophoneurot. Störungen an den Extremitätenenden bei Akrosklerose, Sklerodermie, Syringomyelie, Akroosteolyse, CASSIRER* Syndrom etc.; i. e. S. die RAYNAUD* Krankheit.

Akro|zephalie: »Hochköpfigkeit«, d. h. Brachyzephalie mit steilem, seitlich ausladendem Vorderkopf (Breiten-Ohr-Höhen-Index > 85,0); Folge vorzeitiger Synostose der Schädelnähte (v. a. Sutura coronaria); Vork. v. a. bei den sogen. Dyszephalie-Syndromen. –

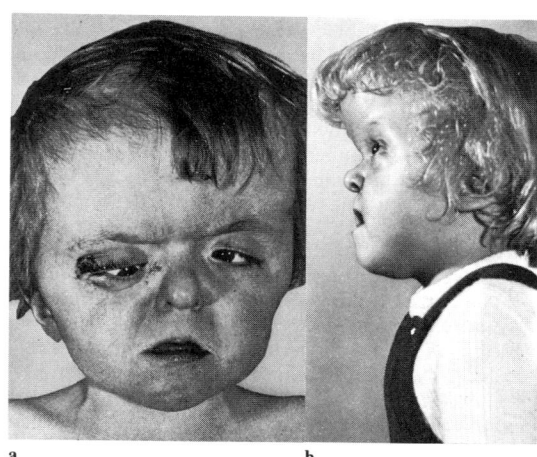

Apert* Syndrom I: Kraniosynostose mit Orbitaverdrängung (a), stark gewölbter Stirn u. eingesunkener Nasenwurzel (b).

A.zephalosyndaktylie: 1) APERT* Syndrom I: (WHEATON 1894, A. 1906) seltenes hereditäres Dysmorphie-Syndrom mit Akro- u. Skaphozephalie, Hypertelorismus, Exophthalmus, Syndaktylie (bis zur »Löffelhand«) u. a. Anomalien, Minderwuchs, geist. Retardierung; auch Übergangsformen (z. B. A.*-↗ CROUZON* Sy.); s. a. CHOTZEN*, WAARDENBURG* Syndrom. – 2) CARPENTER* Syndrom: (1901) im Unterschied zu (1) rezessiv-erbl., mit höhergrad. geist. Störung, nur unvollständ. Syndaktylie, aber präaxialer Polydaktylie an den Füßen (= **A.zephalopolysyndaktylie;** als dominante Form: NOACK* Syndrom). – Weitere Formen mit Schädeldefekten (↗ Abb. »CARPENTER* Syndrom«) u. Finger- oder Zehenaplasien u. mit Lippen-Kiefer-Gaumenspalte.

Akrozyanose: ↗ Akrocyanosis.

Akryl|aldehyd: ↗ Akrolein. – **A.harze:** unexakte Bez. für die Polymerisationskunststoffe der A.säuregruppe (»**Akrylate**«). – **A.säure:** $CH_2 = CH-COOH$, stechend riechende Flüssigkeit, auf der Haut blasenbildend u. ätzend.

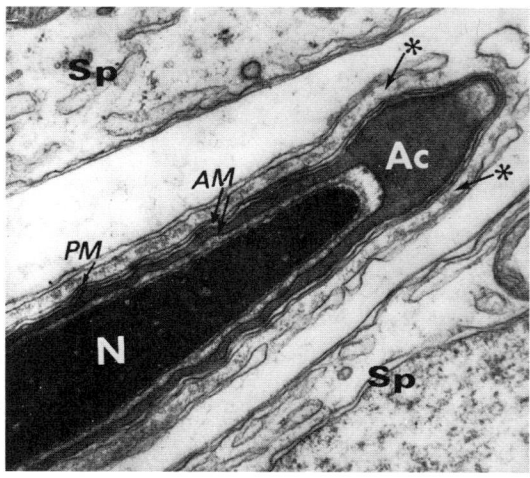

Kopfteil eines Mäusespermiums (18 000fach). Ac Akrosom, N Nukleus, PM Plasmamembran, AM Akrosomalmembran, Sp Spermatozyten, ↗ SERTOLI-Zellen (bzw. Zelltrümmer).

Aktin: aktiv an der Muskelkontraktion teilnehmendes lösl. Protein der ↑ Myofibrille (neben Myosin u. Tropomyosin, im Skelettmuskel zu etwa 10–15%); 2 Formen: a) fibrilläres F-Aktin (polymer), b) globuläres G-Aktin (mono- oder dimer, 2 Mol ATP/Monomeren-Mol.; MG 46 000, ⌀ mind. 54 Å; bei Gegenwart von Salz-Ionen unter Freiwerden von ADP in ersteres übergehend). Tritt mit Myosin zu Aktomyosin zusammen; s. a. Abb. »Muskelkontraktion«. – Ein weiteres mechanochem. F-Aktin-Filamin-System spielt wahrsch. bei allg. Zellbewegungen eine Rolle.

aktinisch: Licht (insbes. UV)-, i. w. S. auch ionisierende Strahlung betreffend; s. a. Aktino... .

Aktinium: ↑ Actinium.

Aktinodermatitis, -dermatose: entzündl. Hautreaktion auf Sonnen-, Röntgen-, Wärmestrahlung; s. a. Dermatitis solaris, Lichtdermatosen, Radiodermatitis.

aktinogen: durch Strahlen verursacht.

Aktinometer: Gerät zur Messung der Sonnenstrahlungsintensität (in cal pro Flächeneinheit u. Min.).

Aktinomykose: »endogene«, nicht ansteckende, meist chron. Infektionskrankh. durch eine Actinomyces-Art (als Leiterreger, beim Menschen meist A. israeli), u. zwar bei obligater Mischinfektion (↑ Actinomyces) u. unter anaeroben Bedingungen (Eindringen normaler Mundflora ins Gewebe, z. B. bei Verletzung mit Getreidegrannen); eine sogen. Pseudomykose (s. Tab. »Mykosen«). Inkubation ca. 4 Wo.; Erregernachweis kulturell, mikroskop. (Drusen; wenig zuverlässig), durch Intrakutanprobe, KBR (bedingt brauchbar); path.-anat.: starke Bindegewebsreaktion, oft Einschmelzung u. Fistelbildung. Klin.: a) zerviko-faziale Form (ca. 70%); bretthartige Infiltration (»**Aktinomykom**«), meist am UK, von Speicheldrüsen oder Mundschleimhaut ausgehend; äuß. Haut bläul. verfärbt; schmerz- u. fieberlos, Knochen meist nicht befallen. – b) thorakale Form; uncharakterist. Bronchitis mit Übergang in Pneumonie (»Pneumonitis actinomycotica«), hohe BSG, kein Fieber (= bronchopulmonales Stadium); evtl. Übergreifen auf Pleura (= pleurothorakales Stadium) mit Exsudat- u. Empyembildung; starker Hustenreiz, Auswurf; evtl. Durchbruch durch äuß. Thoraxwand mit Fistelbildung (= fistuläres Stadium). – c) abdominale oder intestinale Form, meist ileozäkal.; uncharakterist. Bauchbeschwerden, Darmtumoren, Peritonealbeteiligung mit Abszessen, die evtl. nach außen durchbrechen. – Seltene Lokalisationen (nach hämatogener Aussaat): Knochen, Urogenitaltrakt, ZNS (auch fortgeleitet).

Aktinomyzeten, -myzin: s. u. Actino... .

Aktinon: ↑ Actinium-Emanation.

Aktino|skopie: ↑ Elektrokymographie. – **A.therapie**: UV(einschl. Helio)-, im engl. Sprachgebr. auch Röntgen-Therapie.

Aktionspotential, Erregungspotential: *physiol* bioelektr. Spannungsänderung (ca. 100 mV) an der Zellmembran bei Erregung; dabei wird das Membranpotential gegenüber dem Ruhepotential umgepolt; s. a. Ionentheorie (der Erregung).

Aktionsstrom: bei Erregung von Muskel- oder Nervenfasern auftret. bioelektr. Strom (bzw. Potentialdifferenz); als **monophas. A.** (= Verletzungsstrom) mit einmal. neg. Schwankungen des Ruhestromes; als **diphas. A.** (bei Reizung eines unverletzten Muskels oder Nervs) mit Doppelschwankung. Grundlage der Elektrokardio-, -enzephalo-, -myo-, -retinographie etc.; s. a. Belichtungsstrom (»**A. des Auges**«).

Aktionssubstanzen: (v. MURALT) Stoffe, deren Neubildung, Freisetzung oder Konz.änderung Faktoren einer nervalen Aktion sind; z. B. Transmitter.

aktiv: tätig, wirksam (Gegenteil: inaktiv; z. B. *path* akt. ↑ Herd, **a. Prozeß** (d. h. mit noch nachweisbarer Reaktion auf die Krankheitsurs.), eigentätig (Gegenteil: passiv; z. B. akt. ↑ Transport); *chem* in wirksamer Form, z. B. **a. Methyl** (Adenosyl-L-methionin; wicht. für Transmethylierungen), **a. Azetaldehyd** (von Thiaminpyrophosphat gebildet u. übertragen), **a. Essigsäure** (= Azetyl-Coenzym A), **a.** ↑ **Glukose** (s. a. UDPG-Schema), **a. Kohlensäure** (= Karboxybiotin; an Biotin [-Enzym] gebunden für ATP-spaltende Reaktionen, Fettsäureaufbau etc.), **a. Nukleotid** (↑ UDPG). – s. a. Aktivität.

Aktivation: *neurol* ↑ Flimmerlichtaktivation. – Ähnl. Reaktion auch durch Hyperventilation oder best. Substanzen (i.v.).

Aktivator: 1) Promotor: *chem* Stoff, der die Wirksamkeit eines Katalysators steigert, meist ohne selbst katalyt. zu wirken. – 2) Protektor: *enzym* Stoff, der die Geschwindigkeit des enzymat. Umsatzes erhöht (z. B. durch Schutz bzw. Stabilisierung des Enzymmoleküls) oder die Enzymreaktion überhaupt auslöst; z. B. Cl^-, NO_3^-, Ca^{2+}, Mg^{2+}, PO_4^{3-}, organ. Verbindgn. mittl. Molekulargröße (z. B. Zystein, Glutathion), hochmolek. Eiweiß (Enterokinase, Thrombokinase); s. a. Kinase. – 3) Accessory factor (WINSSER): *serol* im menschl. Serum vork. Faktor, der gegen Toxoplasmen gerichtete AK aktiviert (↑ SABIN*-FELDMAN* Test); vgl. Adjuvans. – 4) *kieferorth* Apparat, der die Kräfte der Kau-, Zungen-, Wangen- u. Lippenmuskulatur auf die parodontalen Gewebe überträgt (formative Reize zur Zahnbewegung).

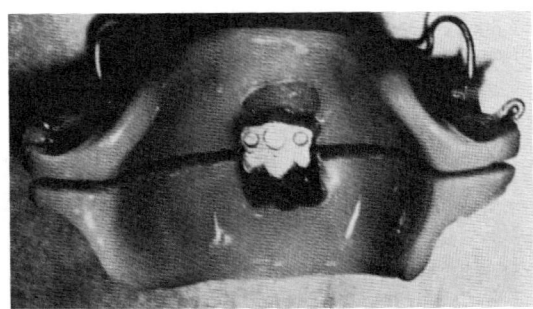

Profenie-Aktivator nach WUNDERER (horizontal segmentiert, mit spez. Sagittalschraube u. Verbindungsbügel).

aktivierte Essigsäure: ↑ Azetyl-Coenzym A.

Aktivierung: 1) *biochem* Förderung u. Beschleunigung eines Stoffwechselvorganges (z. B. enzymat. Umsatz; s. a. Aktivator, Kinase), Überführen eines Stoffes in eine wirksame Form (z. B. Proferment in Ferment). – 2) *ther* allg. Leistungssteigerung. – 3) *path* ↑ Reaktivierung.

Aktivierungswärme: *physiol* die vom Muskel in der Latenzzeit, d. h. vor der Kontraktion, gebildete

Wärme; 1. Phase der anaeroben initialen Wärmebildung (gefolgt von Verkürzungs- u. Erhaltungswärme).

Aktivität: Tätigkeit, Wirksamkeit (↑ aktiv). – **1) enzymat. A.**: biokatalyt. Wirkungsvermögen eines Enzyms, definiert (meist) in rel. Werten; vgl. Enzymeinheit, MICHAELIS* Konstante; **spezif. A.** = Enzymeinheiten pro mg Enzymeiweiß; **molekulare A.** = Einheiten pro μMol Enzym. – **2) insulinähnl. A.**: die anhand der Glukose-Aufnahmerate im isolierten Rattenzwerchfell (»Rattendiaphragma-Test«) bzw. der Oxidation von Glukose-^{14}C im Nebenhodenfettgewebe der Ratte bestimmte Insulin-Wirkg. an Muskel- u. Fettgewebe; zum qual. u. quant. – nicht streng spezif. – biochem. Insulinnachweis (bis zu Mikro-Einhtn./ml); ferner zur Unterscheidung von »freiem« u. »gebundenem« Insulin (Wirkung nur im Fettgewebe). – **3) katalyt. A.**: s. u. Katal, Turnover. – **4) optische A.**: Fähigkeit bestimmter Kristalle u. Flüssigkeiten, die Polarisationsebene eines polarisierten Lichtes zu drehen; s. a. spezif. ↑ Drehung. – I. w. S. auch die lichtbrechende Eigenschaft einer ↑ Linse. – **5) radioaktive A.**: physikal. Größe proportional der Zahl der pro Zeiteinh. zerfallenden Atomkerne eines radioakt. Stoffes; Einh.: Curie (Ci); $1\ Ci = 3{,}7 \times 10^{10}$ Zerfallsakte/Sek.; vgl. Radioaktivität. Spezif. A. ist die pro Massen- oder Vol.einheit, z. B. $1\ Ci\ g^{-1}$.

Aktivitäts|hypertrophie: ↑ Arbeitshypertrophie. – **A.koeffizient, -faktor, f**: *chem* Maß für die Abweichung der Wirkung eines Elektrolyten bei best. Konz. von der bei völl. Dissoziation.

Aktivkohle: ↑ Carbo activatus.

Aktographie: graph. Registrierung der Bewegungsaktivität, z. B. zur Feststellung des Schlafverhaltens, Beurteilung des Sättigungseffektes etc.

Akt(in)omyosin: kontraktionsfäh. Protein der Muskelfibrille, polymerisiert aus Aktin u. Myosin in Gegenwart von SH-Gruppen; dabei ist die durch Ca (u. Mg) aktivierbare ATPase-Wirkung offenbar Grundlage für die Kontraktion; vgl. Tropomyosin.

Aktual|angst: (FREUD) plötzl. Angstanfall infolge behinderten Triebanspruchs oder akuter Gefahr. – **A. neurose**: Neurose als Auswirkung eines starken aktuellen Affektreizes, die sich vorw. im somat. Bereich (hyster. Mechanismen) äußert: Panikreaktion, Angsterregung, Schreikrampf, Lähmung, Zitteranfälle usw.; oft zweckbetont (Rente, Mitleid, Beachtung, berufl. Vorteile etc.). Mit Fremdneurose (J. H. SCHULTZ) weitgehend ident.

Akuität: akuter Verlauf, akutes Bild einer Krankheit.

Akumeter: geräuscherzeugendes Hörmeßgerät (z. B. nach POLITZER).

Akupunktur: die »Stichelther.« (u. -prophylaxe) der altchines. Medizin, auf dem Prinzip der Polarität (Spannung = Yang; Entspannung = Ying) beruhend; spez. Form der Hautreiz- bzw. Segmenttherapie. Auf sogen. Meridianen (»Strom der Lebensenergie«, ↑ Abb.) sind 780 Punkte festgelegt, die bei Erkr. druckempfindl. werden. In eine geeignete Auswahl von Punkten werden dünne Nadeln (Gold aktiviert, Silber beruhigt, ferner Stahl) zum Ausgleich der »Dysfunktion« eingestochen. Anw. in der westl. Medizin v. a. bei Schmerzzuständen (Migräne, Neuralgie; auch Op.anästhesie), Spasmen, Verstauchungen. – Als Sonderformen die Ohr-A. (»Aurikulother.«, mit bes. kurzen Hirnreflexwegen; v. a. bei Heuschnupfen, Asthma, Migräne, zur Appetithemmung, Raucherentwöhnung u. a. m.), die ↑ Elektro-A. (neuerdings auch ↑ Laser-A.).

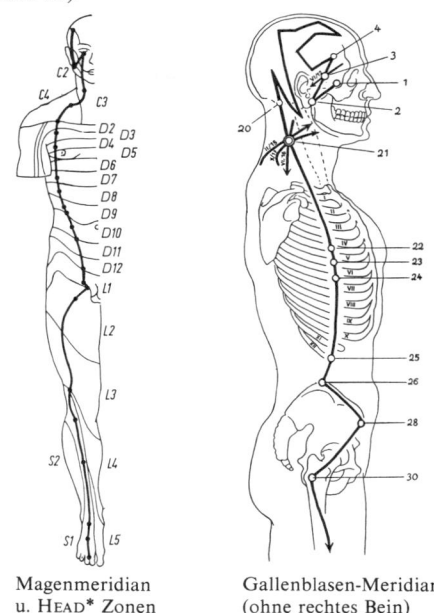

Magenmeridian u. HEAD* Zonen   Gallenblasen-Meridian (ohne rechtes Bein)

Akureyri-Krankheit, -Fieber, Island-Krankh.: »epidem. Neuromyasthenie« (erstmals 1948/49 in Island), v. a. bei ♀ im 15.–19. Lj.; Inkubation 7 Tg., Muskelschmerzen, meist leichter, aparalyt. Verlauf.

akustikomotorische Reaktion: inadäquate Bewegungsäußerungen (bis zur heft. Erschütterung des ganzen Körpers) bei plötzl. Geräuscheinwirkung (Enthemmung subkortikaler Bewegungsabläufe durch Reizung des N. cochlearis); z. B. nach LITTLE* Krkht.

Akustikus: ↑ Nervus acusticus. – **A. neurinom, -tumor**: vom N. statoacusticus ausgehendes Neurinom, nicht selten – auch bds. – bei Neurofibromatose; häufigster Kleinhirnbrückenwinkeltumor. Sympte.: Hör- u. Gleichgewichtsstörungen, Nachbarschaftssympte. des Trigeminus u. Fazialis; Felsenbeinusuren, (erhebl.) Eiweißvermehrung im Liquor, später Hirndruck, EEG-Veränderung.

akustisch: das Hören (Gehör) betreffend; z. B. der **ak. Lidreflex** (= kochleo- oder auropalpebraler Reflex; reflektor. Lidschlag bei plötzl. starker Schalleinwirkung).

akut, acutus: plötzl. einsetzend, heftig u. von kürzerer Dauer; z. B. *psych* der **a. exogene Reaktionstyp** (s. u. BONHOEFFER*), *chir* das **a. Abdomen**: plötzl. einsetzendes, zunehmend schweres, häufig lebensbedrohendes Krankheitsbild mit umschrieb. oder diffusen Leibschmerzen (Spontan-, Druck-, Bewegungsschmerz), Abwehrspannung (peritoneale Reizung), veränderter Darmmotilität, Erbrechen, Temp.anstieg, belegter (trockener) Zunge, Leukozytose (oft nur Li.verschiebung), Tachykardie u. weitere Schockzeichen. Bei oft zunächst unklarer, meist chir. Grundkrankh. (↑ umseit. Tab.) schnelle u. intensive (stationäre) Diagnostik erforderl., in der Regel sogar Op.!

Akute-Phase-Protein: ↑ C-reaktives Protein.

Akutomie: (KEYSSER) ↑ Elektrotomie.

AK-Virus: ↑ Kardiovirus.

Akzeleransglobulin

Differentialdiagnosen beim akuten Abdomen

gesamter Bauch:
Ileusformen, mesenteriale Durchblutungsstörungen, diffuse Peritonitis.

Oberbauch:
Ulkusperforation, penetrierendes Ulkus, Cholezystitis, -lithiasis, Gallenblasenempyem, subphren. Abszeß, inkarzerierte Hiatushernie, Pankreatitis, Milzinfarkt, Ileus.

Unterbauch:
Appendizitis, CROHN* Enteritis MECKEL* Divertikel, Dünndarmperforation, Invaginationsileus, Strangulationsileus, Sigmadivertikulitis, Divertikelperforation, stielgedrehte Ovarialzyste, Pyosalpinx, Pyovar, Tubenruptur, -abort.

abzugrenzen:
Myokardinfarkt, Lungenembolie, Pneumothorax, Pneumonie, Pleuritis diaphragmatica, Urolithiasis, Coma diabeticum, akute Prophyrie, Diskusprolaps, bestimmte Autoimmun- u. Infektionskrankheiten.

Akzeleransglobulin, Akzeleratorfaktor: Faktor V u. VI (der Blutgerinnung).

Akzeleransstoff: Sympathikus-Überträgerstoff, der die Herztätigkeit beschleunigt; vermutl. (Nor-)Adrenalin.

Akzeleration: Beschleunigung. – *anthrop* beschleunigtes u. vermehrtes Größenwachstum mit Vorverlegung der körperl. Reife, wie sie in allen zivilisierten Ländern beobachtet wird. Mögl. Urs.: gesteigerte Lichteinwirkung, hochwert. Nahrung, allg. Umweltreize, Durchmischung der Rassen (»Luxurieren der Bastarde«). – *geburtsh* vorübergehendes (1–3 Min.) Ansteigen der fetalen Herzfrequenz, ausgelöst durch Kindsbewegungen oder externe Stimuli; vgl. Dezeleration.

Akzelerin: ↑ Faktor VI (der Blutgerinnung).

Akzeptor: Substanz, die etwas mit sich vereint u. – verändert – weiterreicht; z. B. O- u. H-Akzeptoren bei biochem. Oxidoreduktionsvorgängen. – **Akzeptor-RNS:** *genet* ↑ transfer-RNS.

akzessorisch, accessorius: zusätzlich, *anat* überzählig, z. B. akz. Milz (↑ Lien accessorius), **a. Lungenlappen** (↑ Lobus venae azygos, Lobus cardiacus), **a. Knochen** (↑ Ossa accessoria); s. a. Neben....

Akzessoriuslähmung: Lähmung des N. accessorius (bei Erkr. von Zervikalmark u. -meningen, HWS) mit Ausfall des Sternokleidomastoideus (Kopfneigung zur gesunden, Kinndrehung zur kranken Seite) u. teilweise des Trapezius (Schultertiefstand, Lateralisation des Schulterblattes).

akzidentell: zufällig, unbedeutend, nicht zum gewöhnl. Krankheitsbild gehörend; z. B. **a. Geräusch** (s. u. Herzgeräusch).

Al: ↑ Aluminium. – **ALA:** ↑ Aminolävulinsäure (= acid).

Ala: 1) *chem* ↑ Alanin. – 2) (lat.) Flügel, *anat* flügelähnlich geformter Körperteil; z. B. **Ala cinerea** (↑ Trigonum nervi vagi), **Ala cristae galli** (*PNA*, Proc. alaris *BNA*, *JNA*; paar. seitl. Knochenfortsatz am vord.-unt. Ende), **Ala lobuli centralis** (*PNA*; flügelart. Fortsatz des Kleinhirnwurmes), **Ala major ossis sphenoidalis** (*PNA*; der »große Keilbeinflügel«, zwischen Stirn-, Wangen-, Scheitel- u. Schläfenbein (Felsenbein) gelegener Teil der mittl. Schädelgrube u. des Orbitadaches), **Ala nasi** (*PNA*; der paar. »Nasenflügel« aus Haut, hyalinen Knorpelplättchen u. M. dilatator naris), **Ala ossis ilii** (*PNA*; die »Darmbein- oder Beckenschaufel«), **Ala vomeris** (*PNA*; »Pflugscharbeinflügel«, Verbindung zum Keilbein an der Schädelbasis).

Åländische Augenerkrankung: ↑ FORSIUS*-ERIKSSON* Syndrom.

Alajouanine' Syndrom: 1) (1930?) seltene, angeb., bds. Fazialis-, evtl. auch Abduzensparese infolge Agenesie oder frühzeit. Atrophie der Kerne; Teil des MOEBIUS* bzw. BONNEVIE*-ULLRICH* Syndroms (ohne fam. Vork.). – 2) ↑ FOIX*-A.* Syndrom. – **A.* Reflex:** ↑ Genitoabdominalreflex.

Alaktasie: ↑ Laktasemangel. – **Alaktie:** ↑ Agalaktie.

Alaktoflavinose: ↑ Ariboflavinose-Syndrom.

Alalie: Unfähigkeit, artikulierte Laute zu bilden, insbes. infolge Störung an den Sprechwerkzeugen; ferner: **A. idiopathica** (↑ Hörstummheit), **A. logographica** (↑ Agraphie), **A. mentalis s. relativa** (K. L. MERKEL; psychoneurot. Sprachscheu bei Kindern infolge Stotterns, nach mißglückten Sprechversuchen etc.), **A. organica** (insbes. bei entzündl. oder degenerat. Veränderungen der Hirnnerven VII, IX, X u. XII), **A. prolongata** (über den 18. Mon. hinaus, meist infolge angeb. oder erw. Hörstörung, Intelligenzdefekts, fehlender Anregung).

Alanin, Aminopropionsäure: natürl. vork., nicht essentielle Aminosäure (↑ Formeln); L- oder α-Al. rechtsdrehend, in allen Eiweißen; β-Al. Baustein der Pantothensäure, Wuchsstoff für Hefezellen. – **A.-aminotransferase,** Glutamat-pyruvat-transaminase, GPT: in allen tier. Geweben vork., Pyridoxalphosphat enthaltendes Enzym mit der Reaktion: L-Alanin + α-Ketoglutarat = Pyruvat + L-Glutamat. In hoher Konz. im Leberparenchym enthalten, bei akuter Schädigung ins Serum übertretend (»S-GPT«, bei akuter Hepatitis bis tausendfacher Wert; auch beim Herzinfarkt anfangs erhöht).

$$\begin{array}{cc} \text{COOH} & \text{COOH} \\ | & | \\ H_2N-C-H & CH_2 \\ | & | \\ CH_3 & H_2C-NH_2 \\ \\ \alpha-Alanin & \beta-Alanin \end{array}$$

Alant|kampfer, Helenin: Wirkstoff (mehrere Laktone) aus dem äther. Öl der Wurzeln von Inula Helenium; anthelminth., antisept. u. hustenreizlindernde Wirkung. – **A.stärke:** ↑ Inulin.

alaris: (lat.) flügelförmig, eine »Ala« betreffend.

Alarmreaktion, -syndrom: 1. Stadium des ↑ Adaptationssyndroms (SELYE), mit Schock- u. Gegenschock-Phase. – Auch Bez. für das ganze Syndrom; s. a. postaggressor. Syndrom.

Alastrim, Kaffern-, Neger-, Samoa-, Milch-, weiße Pocken, Paravariola, Variola minor: (brasil.: »brennender Zunder«) Infektionskrankh. durch das gleichnam. Virus der Vaccinia-Gruppe, von der Variola major durch Verlaufsform u. niedr. Todesrate (1–5%) unterschieden (aber Mischinfektion möglich!). Inkubation ca. 14–15 Tage (evtl. mehr); Initialphase mit plötzl. Temp.anstieg, Kopf- u. Kreuzschmerzen, kein Rash; 2. Phase meist ohne Fieber, Exanthem am 2.–5. Tag, Pustel ohne Ödem u. prim. Pockennabel, mit weißl. Inhalt; geringe Schleimhautbeteiligung, evtl. sek. Bronchopneumonie; Leuko- u. Lymphozytose, geringe Monozytose; nur kurze Immunität, kein Schutz gegen Variola major.

Alaun, Alumen: Doppelsalze aus Al- (oder gleichwert. Metall-) u. Alkali-Sulfat: $Me^I Me^{III}(SO_4)_2 \cdot 12\, H_2O$; i. e. S. der Kali-A. (Aluminium-Kalium sulfuricum, $KAl[SO_4]_2$); äußerl. (1–5%ig) als Adstringens, ferner in histol. Färbegemischen (insbes. Kernfärbung), z. B. A.-Borax-Karmin (HAUG), A.hämatoxylin (HANSEN), A.karmin. Als »gebrannter A.« (= Alumen ustum) auch mildes Ätzmittel u. Hämostyptikum. – **A.wässer**: *baln* Aluminiumsulfat-halt. Quellwässer.

Albarran* (JOAQUIN A. y DOMINGUEZ, 1860–1912, kuban. Urologe, Paris) **Drüse**: der Teil des mittl. Prostatalappens unterhalb der Uvula vesicae. – **A.* Hebel**: fernzubedienender Hebel am vord. Schaftende des Zystoskops zum Einführen des Ureterkatheters in das Ostium. – **A.*Operation**: 1) Harnleiter-Nierenbekken-Anastomose bei hoher Insertion des Ureters. – 2) Nierenbeckenplastik (Polresektion) bei Gefäßanomalien. – 3) Einkerbung beider Ureterenden bei Querresektion (Stenose-Prophylaxe). – **A.* Syndrom**: ↑ ORMOND* Syndrom. – **A.* Test**: Nierenfunktionsprobe anhand von Menge, Gefrierpunktserniedrigung, Osmolarität, NaCl- u. Harnstoffwerten der getrennt entnommenen 30-Min.-Portionen des Nierenbeckenharns nach Trinken von 600 ml Wasser. – **A.* Tubuli**: ↑ Ductuli prostatici. – **A.* Zeichen**: Blutung aus dem Nierenbecken bei Katheter-Instillierung als Hinweis auf Neoplasma.

Albatros-Syndrom: Variante des Münchhausen-Syndroms beim Gastrektomierten (mit abnormer Persönlichkeit): Ulkusschmerz ohne Ulkus (dadurch Analgetika-Mißbrauch), Übelkeit u. Erbrechen ohne Anlaß, unzureichende Nahrungsaufnahme. (Die Betroffenen umkreisen ihren Chirurgen wie ein Albatros sein Schiff).

Albdrücken: ↑ Alpdrücken.

Albee* (FRED HOUDLETT A., 1876–1945, Chirurg, New York) **Operation**: 1) A.*-KAPPIS* Op.: (1908 extraartikuläre Hüftarthrodese mit kräft. Tibiaspänen zwischen Beckenschaufel u. Trochanter major. – 2) (1911) op. WS-Versteifung durch Spaneinpflanzung in die gespaltenen Dornfortsätze. – 3) (1915) bei habitueller Patellarluxation Anheben des fib. Femurkondylus durch lat. Osteotomie u. Eintreiben eines Knochenkeils. – 4) einseit. Spanverriegelung des Iliosakralgelenkes bei einschläg. Schmerzzuständen. – 5) bei Schenkelhalspseudarthrose Exstirpation des nekrot. Femurkopfes, Abhebeln des Trochanter (eingekeiltes Kopfsegment), Einstellen des Halsstumpfes in die Gelenkpfanne. – 6) Knie-Arthrolyse durch Einlagerung eines frei transplantierten Fettlappens zwischen mobilisierte Patella u. Femur. – 7) (1919) Daumenersatz durch Knochenspan-versteiften Rollappen. – **A.* Säge**: 1) spez. Drahtsäge zur Durchtrennung der Knochenbrücken bei Bohrosteotomie. – 2) elektr. Knochensäge für Spanentnahme. – **A.* Span**: auto- oder heterologer Knochenspan für freie Transplantation.

Albers=Schönberg* (HEINRICH ERUST A=S., 1865–1921, Radiologe, Hamburg) **Blende**: *röntg* strahlendichter Kompressionstubus mit Schraubengang. – **A.=Sch.* Krankheit**: ↑ Marmorknochenkrankheit.

Albert* Krankheit (EDUARD A., 1841–1900, Chirurg, Wien): ↑ Achillobursitis.

albicans: (lat.) weiß schimmernd, weißlich.

Albinatio: *ophth* Abblassung des Sehnervs.

Albini* Knötchen (GUISEPPE A., 1827–1911, Physiologe, Neapel), CRUVEILHIER* Kn.: (1867) graue, sagokorngroße Knötchen an den Segelklappenrändern des Kinderherzens.

Albinismus(-Syndrom), Achrom(as)ie, Leukopathia univers., Weißsucht: Enzymopathie mit Störung der Melaninbildung (genet. Block, ↑ Abb.) infolge o-Diphenoloxidase (Tyrosinase)-Mangels. Als **A. partialis s. circumscriptus** (»Leukismus«) einfach-dominant erbl., mit Melaninmangel in Haut (»Weißscheckung« u. »Tigermensch«), Haaren oder nur im Auge; als **A. totalis s. universalis** (= Alphodermie) autosomal-rezessiv erbl., mit vollständ. Fehlen des Pigments in Haut, Haaren u. Augen (rötl. aufscheinende Iris, Photophobie), oft mit Nystagmus, Amblyopie, Makula-Aplasie, Brechungsfehlern u. Taubheit kombin. (s. a. WAARDENBURG*-KLEIN* Syndrom); als **A. totalis incompletus** (»Albinoidismus«) rezessiv oder unvollständig-dominant erbl., mit bes. ausgeprägten Augen-Symptn.

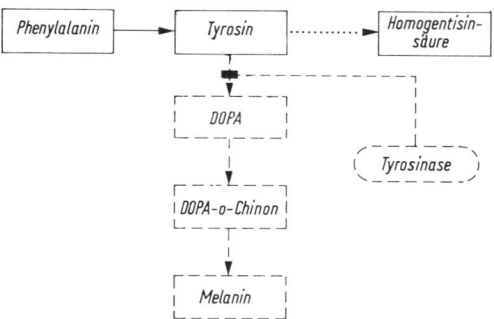

Albino: (span. = Weißling) Mensch mit – totalem – ↑ Albinismus. – **Albinoidismus**: s. u. Albinismus.

Albo|cyclin: Antibiotikum aus Streptomyces bruneogriseus, spezifisch wirksam gegen Staph. aureus. – **A.myc(et)in**: Antibiotikum aus Actinomyces subtropicus, wirksam gegen Penizillin-resistente Pneumo- u. Staphylokokken.

Albrecht* Knochen (KARL MARTIN PAUL A., 1851–1894): fetaler kleiner Belegknochen zwischen den Ossa basi-occipitale u. -sphenoideum an der Schädelbasis.

Albrecht*-Arzt* Tumor: ↑ Cystadenoma papilliferum lymphomatosum.

Albright* (Fuller A., geb. 1900, Arzt, Boston) **Krankheit, Syndrom**: 1) A.*-MCCUNE*-STERNBERG* Krankh.: (WEIL 1922, A. 1937) Kombin. von polyostot. Fibroplasie (JAFFÉ-LICHTENSTEIN), Pigmentstörungen (z. T. im gleichen Segment) u. Pubertas praecox als konstitutionelle Erkr. ungeklärter Ätiol. (mit Gynäkotropie). – 2) A.* Bantam-Sy.: ↑ MARTIN*-A.* Syndrom. – 3) A.*-BUTLER*-BLOOMBERG* Sy.: ↑ Phosphatdiabetes. – 4) ↑ KLINEFELTER*-REIFENSTEIN*-A.* Syndrom. – 5) ↑ LIGHTWOOD*-BUTLER*-A.* Syndrom. – 6) FORBES*-A.* Sy.: ↑ ARGONZ*-DEL CASTILLO* Syndrom. – 7) A.*-REIFENSTEIN*-FORBES* Sy.: ↑ Osteopathia idiopathica. – **A.* N-Hormone**: in der Zona reticularis gebildete anabole Nebennie-

Albright* Probe

renandrogene. – **A.* Probe**: Säurebelastung als Nierenfunktionsprobe.

Albuginea: ↑ Tunica albuginea. – Auch Bez. für andere »weißl. Häute«, z. B. **A. lienis, A. renis** (= Tunica fibrosa), **A. oculi** (= Sklera). – **Albugineotomie**: op. Einschnitt in die Tunica albuginea des Hodens bzw. Eierstockes.

Albugo: (latein. = weißer Fleck) **1)** *ophth* ↑ Leukom (i. e. S. die leichteste Form der ↑ Opakifikation). – **2)** *mykol* Schimmelrasen parasitärer (insbes. endophyt.) Pilze. – **3)** *derm* **A. unguium**: ↑ Leukonychie.

Albumen: (lat.) ↑ Eiweiß; vgl. Albumin.

Albumine: wichtigste Gruppe der Eiweiße (Sphäroproteine); Mol.größe ca. 150 Å, MG 17 000–80 000; gut wasserlösl., stark hydratisierend u. schwer aussalz-

Aminosäurenspektrum der Albumine

Aminosäuren	Serumalbumin	Laktalbumin	Ovalbumin
Glykokoll	1,6	3,2	3,1
Alanin	–	2,1	6,7
Valin	7,7	4,7	7,1
Leuzin	11,0	11,5	9,2
Isoleuzin	1,7	6,8	7,0
Serin	3,3	4,8	8,2
Threonin	4,6	5,5	4,0
Zystein	0,7	6,4	1,4
Zystin (1/2)	5,6	–	0,5
Methionin	1,3	1,0	5,2
Phenylalanin	7,8	4,5	7,7
Tyrosin	4,7	5,4	3,7
Tryptophan	0,2	7,0	1,2
Prolin	5,1	1,5	3,6
Hydroxyprolin	–	–	0,4
Asparaginsäure	9,0	18,7	9,3
Glutaminsäure	17,0	12,9	16,5
Lysin	12,3	11,5	6,3
Arginin	6,2	1,2	5,7
Histidin	3,5	2,9	2,4

bar (70–100% Ammonsulfatsättigung), I.P. 4,6, ampholyt. Verhalten (Azidalbumine/Alkalialbuminate); mit starkem Anteil an S-halt. Aminosäuren u. wenig Glykokoll (↑ Tab.). Hauptträger des kolloidosmot. (onkot.) Druckes im Gefäßsystem; Vork. im Blut ($2/3$ des Serumeiweißes, mit Vehikelfunktion für endo- u. exogene Stoffe) u. a. Körperflüssigkeiten, Milch (= Laktalbumin), Eiern (= Ovalbumin), Pflanzen (Leukosin in Zerealien, Legumelin in Hülsenfrüchten). Nachweis durch Fällungsreaktionen (mit Neutralsalz, Alkohol, Äther, Chloroform, als Trübungsreaktion n. BLOCH, Kochprobe, HELLER* Ringprobe u. a.), Farbproben (MILLON, SAKAGUCHI, ADAMKIEWICZ-HOPKINS, PAULY, ARNOLD u. a.), Biuret-, Ninhydrin- u. Xanthoprotein-Reaktion.

Albumin|-Antikörper: blockierender ↑ Antikörper. – **A.-Globulin-Quotient**, Eiweißquotient: durch fraktionierte Neutralsalzfällung u. N-Bestg. ermittelte A.-Gl.-Relation im Blut (Normalwerte ↑ Abb.) oder Liquor (0,1–0,4); bedeutsam als diagnost. Index. bei Leber- u. Infektionskrankhn.

Albuminat: 1) allg. Bez. für Eiweißkörper. – **2)** bas. Eiweißverbindung durch Einwirkung von Alkali auf Albumin.

Albuminimeter: ESBACH* Röhrchen (↑ E.* Probe).

Album(in)oide: die in Schutz- u. Gerüsteiweißen enthaltenen Sklero- oder Faserproteine (Kollagen, Elastin, Keratin, Skelettin, Fibrin, Fibroin, Serizin).

Albuminurie, Proteinurie: Ausscheidung von – insbes. niedrigmolekularem – Eiweiß im Urin. Geringgrad. A. der Neugeb. ist physiol.; anhaltende Werte > 0,2–0,3‰ (einschl. korpuskul. Elemente) gelten als pathol.; insbes. die **renale** oder **echte** A. infolge Verlustes der Eiweißdichtigkeit der Niere, dem ein passives (Alteration der Glomerulagefäße = **glomerulogene A.**; häufigere Form) oder ein akt. Geschehen (Änderung der Tubulusfunktion = **tubulogene A.**) zugrunde liegt, v. a. bei parenchymatösen Nierenerkrn. (wobei die überwieg. Ausscheidung von Globulinen als prognost. ungünstig gilt); zu unterscheiden von der – meist geringergrad. – **extrarenalen** (= **falschen, akzidentellen**) A., die v. a. auf den korpuskul. Elementen (Blut, Eiter, Fibrin) im Harn bei Pyelitis, Zystitis etc. beruht, u. von der **prärenalen A.** bei kreislaufbedingter Stauungsniere etc. – Weitere Formen: **febrile** A. (bei Infektionskrankhtn.), **alimentäre** oder **diätet.** A. (nach eiweißreicher Kost, z. B. Hühnereiweiß, das wegen seiner geringen Mol.größe auch bei intakten Glomerula durchtritt), **lordot.** oder **juvenile** oder **(ortho)stat.** A. (v. a. bei Jugendln. infolge hyperlordot. WS-Haltung u. Kreislauflabilität mit passagerer Anoxie der Niere [?], auch als **Marsch-** oder **Anstrengungs-A.**; Eiweiß im allg. < 0,1–0,2‰, Sediment o. B.), **dienzephale** A. (z. B. nach Commotio cerebri). – **A. ins Gewebe** (EPPINGER): Begr. der Permeabilitätspathologie für den Austritt von Bluteiweiß bei der serösen Entzündg.

Album(in)osen, Proteosen: amorphe Eiweiß-Abbauprodukte, die nicht mehr koagulieren, aber mit HNO_3 oder Zinksulfat ausfällbar sind. Ausscheidung im Harn (»Albumosurie«, ca. 0,06–0,6%) z. B. im Wochenbett, bei eitr. Prozessen, Darmulzera, schwerer Leberaffektion (z. B. Phosphorvergiftung); nachzuweisen mit Ferrozyankali-Essigsäure, Koch-, Biuret-Probe (v. ALDOR, JOLLES, SALKOWSKI u. a.).

albus, alb.: (lat.) weiß.

Albustix®: Tetrabromphenolblau-Teststäbchen zur grobquant. Bestg. von Eiweiß im Harn (Farbumschlag gelb → grün → blau).

Alcalescens: *bakt* ↑ Alkaleszens-Dispar-Gruppe.

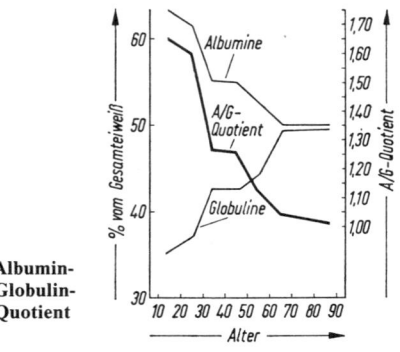

Albumin-Globulin-Quotient

Alcaligenes: *bakt* bewegl., sporenlose, gramneg. Stäbchen [Achromobacteriaceae], die in Lackmusmolke Alkalisierung bewirken. Vork. in Intestinaltrakt u. Milchprodukten; **A. faecalis** fragl. pathogen (Urogenitaltrakt).

Alclofenacum *WHO*: 4-Allyloxy-3-chlorphenylessigsäure; als β-Äthanolamin-Salz (peroral, s.c.) analgetisch, antipyretisch u. entzündungshemmend.

Alcloxa *WHO*: Chlortetrahydroxy-di-aluminium-Deriv. von Allantoin; adstringierend, keratolyt. wirksam.

Alcock* Kanal (Thomas A., 1784–1833, Chirurg, London): ↑ Canalis pudendalis.

Alcohol(um): ↑ Alkohol.

Alcotest ®: Röhrchen mit Kieselgel-Bichromatschwefelsäure zur halbquant. Alkohol-Bestg. in der Ausatemluft (nach Aufblasen eines Kunststoffbeutels).

Alcuroniumchlorid *WHO*: Diallyl-bis-nor-toxiferin; Kurareähnlich wirkendes Muskelrelaxans.

ALD: ↑ Aldolase.

Aldehyde: organ. Verbindgn., die durch Oxidation primärer Alkohole entstehen (»**Alcohol dehyd**rogenatus«) u. die charakter. – sehr reaktive – »Aldehydgruppe« tragen; z. B. Form- u. Azetaldehyd, die Aldosezucker. Reduzieren u. a. Fehling* Lsg., bilden mit Alkoholen Azetale, polymerisieren leicht (zu Met- u. Paraformaldehyd). Niedrige A. sind wicht. Intermediärprodukte, höhere auch Phosphatid-Bausteine.

$$-C\begin{matrix}\diagup O\\ \diagdown H\end{matrix}$$

Aldehyd|alkohol: ↑ Aldol. – **A.dehydrogenase**: Enzym (v. a. in Leber), das aliphat. u. aromat. Aldehyde NAD-abhängig oxidiert: $R\text{-}CHO + NAD^+ + H_2O = RCOOH + NADH + H^+$. An der Entgiftung des Alkohols maßgebl. beteiligt (Azetaldehyd zu Essigsäure). – **A.dismutation**, Cannizzaro* Reaktion: in Gegenwart von Alkali erfolgende bzw. intermediär durch Aldehyd- u. Alkohol-dehydrase katalysierte intermolekulare Umsetzung von 2 Aldehyd-Mol. zu je 1 Mol. Karbonsäure u. Alkohol; häuf. Stoffwechselschema.

Aldehyd|fuchsin: durch Feulgen* Reaktion aus Thyminose u. fuchsinschwefl. Säure entstandener wasserlösl. »Nuklealfarbstoff« für Sulfogruppen-reiche u. Zystin-halt. Gewebe(bausteine) nach Voroxidation mit $KMnO_4$. – **A.oxidase**: unspezif. Enzym in Leber-Mitochondrien, das aromat. u. aliphat. Aldehyde unter Elektronenübertragung (vermutlich auf Cytochrom c) zu den entspr. Säuren oxidiert. – **A.probe**: 1) ↑ Ehrlich* Aldehydprobe. – 2) Nachweis reduzierender Verbindungen (Aldehyde, Zucker) mit Phenylhydrazin (n. Riegler) oder mit ammoniakal. $AgNO_3$-Lsg. (»Silberspiegel«; n. Tollens).

Aldehyd|-Syndrom: *toxik* ↑ Azetaldehyd-Syndr. – **A.-Test (Napier*)**: unspezif. Präzipationstest zum Nachweis des Kala-Azar; 1 ml Serum + 1 Tr. Formalin (30–40%ig) werden nach 3–30 Min. (Zimmertemp.) fest u. undurchsichtig. – **A.zucker**: ↑ Aldose.

Alder*(-Reilly*) Granulationsanomalie (Albert A., geb. 1888, Hämatologe, Aarau): (1937/39) plumpe, azurophile Granulation der Leukozyten (»A.*-R.* Körperchen«) in KM u. peripherem Blut; funktionell harmlose Mißbildung (Enzymopathie mit konsekut. Thesaurismose?), gehäuft bei Dysostosis multiplex. 3 Formen: komplette (v. a. Eosinophile), inkomplette (mit Neutrophilen-Typ Hottinger-Eichenberger, Lymphozyten-Typ Gasser, Monozyten-Typ Grgić-Kalafatić) u. KM-Form. Alle Merkmalsträger homozygot; in der Sippe jeweils nur 1 Form (Typ).

Aldersberg* (-Porges*) Probe: (1924) Bilirubin- u. Urobilin-Nachweis in den Fäzes mit Trichloressigsäure.

Aldo|hexose: H. mit – meist in Halbazetalform gebundener – Aldehydgruppe, die reduzierend wirkt (Fehling* Probe etc. pos.); z. B. Glukose, Mannose, Galaktose. – **A.pentose**: P. mit – reduzierender – Aldehydgruppe; z. B. Arabinose, Ribose, Xylose.

Aldol, Aldehyd**alkohol**: durch Zusammentritt von 2 Mol. Aldehyd (bei Alkali-Gegenwart in vitro: »Aldolkondensation«) bzw. von Aldehyd u. Keton (in vivo: »Aldolase-Reaktion«) entstehender, biochemisch (Zuckerauf- u. -umbau) bedeutsamer Verbindungstyp. – **Aldolase**, ALD, Zymohexase: Schlüsselenzym der Glykolyse, katalysiert v. a. die Reaktion: Fruktose-1,6-diphosphat ↔ Dihydroxyazetonphosphat + D-Glyzerinaldehyd-3-phosphat. Nach ihrem Verhalten gegenüber Fruktose-1-phosphat als Muskel- u. Leberaldolase unterschieden; Blutspiegel Diagnostikum für Lebererkrn. (Nachweis z. B. mit Trichloressigsäure-Natronlauge-Collidin.)

v. Aldor* Reaktion: Albumosen-Nachweis durch Biuretprobe mit dem aus angesäuertem Harn durch PWS ausgefällten, gewaschenen u. in NaOH wiedergelösten Niederschlag.

Aldose, Aldehydzucker: KH mit Aldehydgruppe (z. B. Glukose); s. a. Aldohexose, -pentose.

Aldosteron, Elektrocortin, **S**odium **e**xcreting **f**actor (SEF): Mineralokortikoid-Hormon der NNR (↑ Formel), das speziell die tubuläre Na^+-Rückresorption etwa 30fach u. die K^+-Exkretion ca. 5fach stärker fördert als z. B. Kortikosteron, jedoch kaum als Glukokortikoid wirkt; s. a. ABP. Normalwerte: Sekretion ~ 200 µg tgl., ~ 0,03 µg/100 ml Plasma, ~ 10 µg/24-Std.-Harn; erniedrigt bei NNR-Insuffizienz, Schock, nach Entfernung A.-bildender Neoplasmen; ansteigend bei Graviden kurz vor der Geburt, bei Streß, nach Op., bei prim. u. sek. Aldosteronismus. – 1953 von Reichstein u. Mitarb. isoliert, 1955 vollsynthetisiert. Therap. Dosen tgl. bis 150 µg. – **A.-Antagonisten** am dist. Tubulus, die i. S. einer Diurese die Sekretion von Na^+ u. Cl^- erhöhen u. die von K^+, H^+ u. NH_4^+ vermindern, sind z. B. Spironolakton (Aldactone®) u. Triamterene (Iatropur®, ein Pteridin-Derivat), therap. eingesetzt bei Wasserretention (z. B. Leberzirrhose; Elektrolytkontrolle nötig, ggf. Zusatzther. mit Saluretika u. Kortikosteroiden).

Aldosteronismus, Hyperaldosteronismus: übermäß. Aldosteron-Sekretion (> 200 µg/Tag) der Zona glomerulosa; Vork. als: **1)** prim. **A.** (= Conn* Syndrom), d. h. als autonome Mehrproduktion von Aldosteron durch NNR-Adenom (»Aldosteronom«); mit hypokaliäm. Alkalose, Hypertonie, nächtl. Polyurie u. Hyperaldosteronurie (aber normalen 17-Ketosteroid-Werten); **2)** sek. **A.** (infolge extrazellulärer Na-retention?) bei Stimulierung des Renin-Angio-

Aldrich* Syndrom

tensinsystems durch renale Ischämie (z. B. Nierenarterienstenose, maligne Hypertonie mit Nephrosklerose), bei Angiotensinresistenz u. Hyperplasie des juxtaglomerulären Apparates der Niere (/ BARTTER* Syndrom), Kaliummangel (z. B. Anorexia nervosa, Laxantien- oder Diuretikaabusus), hydrop. Leber-, Nieren- oder Herzinsuffizienz, angeb. Enzymdefekt der NNR, z. B. 17- oder 11-Hydroxylasemangel (= NEW*-PETERSON* bzw. SUTHERLAND* Syndrom); **3) idiopath. A.** (/ MACH* Syndrom).

Aldrich* Syndrom: / Wiskott*-A.* Syndrom. – **A.(-MacClure*) Test**: Hautresorptionstest (Gewebsclearance) als Kreislauffunktionsprobe.

Aldridge* Operation (ALBERT HERMANN A., geb. 1893, Gynäkologe, New York): 1) reversible Sterilisation der ♀ durch Fixation der Tubenfimbrien am Lig. latum. – 2) A.*-RICHARDSON* Op.: totale intrafasziale Hysterektomie. – 3) A.*-STUDDIFORD* Op.: (1942) retropub. Faszienschlinge (vord. Rektusscheide, Obliquus ext.) um den Blasenhals bei rel. Harninkontinenz.

Aleppobeule: / Hautleishmaniase im vord. Orient.

Alerting reaction: *physiol* Weckreaktion, bei der die Weckung der Aufmerksamkeit stärker im Vordergrund steht; vgl. Arousal reaction.

d'Alessandro*-Comes* Test: / β-Phenylproprionsäure-Test.

Aletezucker®: α-Dextrin-Maltose-Gemisch (1:1) zur Anreicherung der Säuglingsnahrung mit nichtgärenden KH.

Aleudrin: / Isoprenalin.

Aleukämie: aleukämische / Leukose.

Aleukie: obsolet für 1) Agranulozytose; 2) aplast. Anämie (mit hämorrhag. Diathese = FRANK* A.).

Aleurie, Aleuriospore: *mykol* birnen- oder keulenförm. Exospore (Konidie) für die asexuelle Vermehrung, die sich einzeln oder zu mehreren im veget. Myzel bildet u. nicht von der Mutterhyphe abfällt.

Aleurisma castellani: *mykol* s. u. Acladium.

Aleuron(at): körn. Eiweiß (kein Kleber!) in der Wabenschicht der Getreidesamenschale.

Aleurosporium rosaceum: / Trichophyton megninii.

Alexander* Syndrom (W. STEWART A., Neuropathologe, London): (1949) seltene, progred. Leukodystrophie mit Speicherung eosinophiler Substanzen im ZNS, fibrinoider Degeneration der Astrozyten u. Hydrozephalus. Beginn (mit Fieber u. Krämpfen) in den ersten Lebensmon.; später Enthirnungsstarre, spast. Tetraplegie; früher Exitus.

Alexander*-Adams* Operation (W. CHURCHILL AL., 1815–1902, Gynäkologe, Liverpool; JAMES ALEXANDER AD., 1818–1899, Gynäkologe, Glasgow): (1882) Antefixation des Uterus durch Verkürzung der Ligg. rotunda extraperitoneal im Leistenkanal.

Alexie: (KUSSMAUL) Unfähigkeit, trotz erhaltenen Sehvermögens Buchstaben (= **literale A.**) oder geschrieb. Wörter (= **verbale A.**) zu erfassen, infolge Herdstörung im Parietal- (meist Gyrus angul.) oder Okzipitallappen; vgl. Dys-, Paralexie. Als Sonderformen die **sensor. A.** (Lesestörung bei sensor. Aphasie; durch Verlust der Wortklangerinnerung fällt das mit dem Lesen verbundene »inn. Sprechen« aus; Temporallappen-Sympt.), die **subkortikale A.** (Leitungsstörung zwischen Gyrus angularis u. Centrum opticum) u. die **lineare A.** (MOSSE 1954; Unfähigkeit, beim Lesen auf die nächste Zeile überzugehen).

Alexin: (BUCHNER 1889) natürl. unspezif. Schutzstoff (»Normal-AK«) im menschl. u. tier. Serum mit der Fähigkeit, Keime aufzulösen; hitzelabil (Zerstörung bei 56°); mit Komplement (EHRLICH) identisch? – Ferner unter UV-Bestrahlung in der Keimschicht der Haut entstandene »Dermalexine«.

Aleydigismus: / LEYDIG*-Hypogonadismus.

Alfieri* Methode: *histol* indir. Pigment-Nachweis durch Ausbleichen mit $KMnO_4$ u. Entfernen des Braunsteins mit Oxalsäure.

Alfraise* Reagens: 1%ige Stärke-Lsg. mit 1% KNO_3 u. 0,5% HCl zum Jod-Nachweis (Blaufärbung).

ALFT: Aluminium-Formol-Toxoid.

Alganästhesie: / Analgesie.

Algen|pilze: / Phycomycetes. – **A.säure**: / Alginsäure.

Algesie: Schmerz, Schmerzhaftigkeit, Hyperalgesie.

Alg(es)imetrie, Algometrie: Messung der Schmerzempfindung bei dosierter mechan., chem., therm. oder elektr. Reizung mit spez. Gerät (»Algesimeter«). Änderungen von Blutdruck, Herz-Atemfrequenz, elektr. Hautwiderstand, Pupillenweite (»Algopupillometrie«) etc. als objekt. Begleitphänomene erst bei stärkeren Schmerzen, jedoch nicht in linearer Abhängigkeit, EEG-Verhalten unspezifisch. Als subj. Schmerz-Einheit das »dol«.

-algia, -algie: Wortteil »Schmerz«, »Schmerzhaftigkeit«.

Alginsäure, Algensäure: aus Algen gewonnene farblose, kolloidale Masse (glykosidisch verknüpfte Uronsäure-Ketten); Anw. als Alginat(schleim) zu Blutstillung, Wundverschluß, als Abdruckmasse, Tablettenbindemittel.

Algodystrophie-Syndrom, INH-Arthritis: (BROUET et al., MCKUSICK et al. 1961) 2. Wo. bis 6 Mon. nach hochdosierter INH-Medikation auftret. schmerzhafte Polyarthropathie v. a. an Fingergrund- u. Schulter-, weniger an Ellbogen-, Knie- u. Fußgelenken; Rheumatests neg.; nach Absetzen im allg. Rückbildung in Wochen.

Algo|lagnie: »Schmerzgeilheit«, Oberbegr. für Sadismus u. Masochismus. – **A.lyse**: »Schmerzlösung«, z. B. durch Pharmakon (»A.lytikum«). – **A.menorrhö**: / Dysmenorrhö. – **A.metrie**: / Algesimetrie.

Algo|pareunie: *gyn* / Dyspareunie. – **A.phobie**: krankhafte Furcht vor Schmerzen. – **A.pupillometrie**: s. u. Algesimetrie.

Algor mortis: (lat.) / Totenkälte.

Algospasmus: schmerzbedingter Muskelkrampf.

Algurie: schmerzhafte Harnentleerung.

AlGW: *radiol* / Aluminium-Gleichwert.

Alibert* Krankheit (JEAN LOUIS A., 1766–1837, Dermatologe, Paris): 1) A.*-BAZIN* Krkht.: / Mycosis fungoides. – **2)** / Hautleishmaniase. – **3)** A.*Mentagra: / Sycosis simplex barbae (non parasitaria). – **4)** / Tinea amiantacea. – **5)** zirkumskripte / Sklerodermie. – **6)** / Narbenkeloid.

Alice-im-Wunderland-Syndrom: (J. TODD) Depersonalisation, Verkennung von Raum u. Zeit, illusionist. Störung von opt. Wahrnehmung u. Körpergefühl bei Epilepsie, Intoxikation, Migräne, Fieberdelirium, Schizophrenie u. a.

Alienie: angeb. Fehlen der Milz (mit JOLLY* Körperchen im Blut); als Einzelmißbildung (ohne klin. Bedeutung) oder beim ∤ IVEMARK* Syndrom.

Alimemazin *WHO*: Methylpromazin; Phenothiazin-Derivat; Antihistamin, Psychosedativum.

alimentär, alimentarius: mit der Ernährung zusammenhängend; z. B. **a. Intoxikation** (∤ Säuglingsintoxikation), **a. Diabetes** (∤ Hungerdiabetes, Glukosurie), Alimentärpsathyrose (∤ Hungerosteopathie).

A-Linien: *röntg* ∤ KERLEY* Linien.

aliphatisch: adj. Bez. für organ. Verbindungen mit offener C-Kette (»azykl.«, sogen. »Fettreihe«).

alipotrope Faktoren: »antilipotrope Substanzen« (z. B. Zystin), die den lipotropen Stoffen (z. B. Cholin, Methionin) intermediär entgegengesetzt wirken u. die Fettablagerung in der Leber fördern.

Aliquorrhö: mangelnde Liquor-cerebrospin.-Produktion, spontan oder nach Punktion, Trauma, Infektion, Intoxikation; mit konsekut. »Liquorunterdruck-Syndrom«: Meningismus, Übelkeit, Kopfschmerz (beim Aufrichten verstärkt, bei Jugularvenenkompression vermindert), evtl. veget. Labilität, Hypotonie.

Alius*-Grignaschi* Anomalie: *hämat* Peroxidase-Defekt der Neutrophilen (prim.) u. Monozyten (sek.).

Alizarin: pflanzl. Farbstoff (1,2-Dihydroxyanthrachinon), v. a. in der Krappwurzel (»Krapprot«; heute meist synthetisch); Grundlage der **A.farbstoffe** wie **A.cyanin** (in Lsg. mit Chromalaun oder Ferrisulfat zur Kernfärbung), **A.gelb** (zur Färbg. von Knochen u. Zähnen durch Verfütterung), **A.rot** (s. a. Anthrarobin, Chrysarobin), **A.viridin** (Bindegewebsfasern blau-grün).

Alkaleszens-Dispar-Gruppe: (KAUFMANN) gramnegat., aerobe, sporenlose u. unbewegl. Stäbchen [Enterobacteriaceae] als Baktn.-Gruppe zwischen Shigella u. Escherichia (bilden kein Gas, verhalten sich biochem. wie E., serol. aber wie FLEXNER- u. BOYD-Gruppe). Vork. im Stuhl Gesunder u. Kranker (z. B. bei Gastroenteritis, Zystopyelitis).

Alkali: (arab.: al-quali = sich basisch lösende Asche) allg. Bez. für das (Hydr-)Oxid eines Alkali- u. Erdalkalimetalls (sowie für Ammoniak), das in wäßr. Lsg. stark alkalisch (= basisch) reagiert.

Alkal(i)ämie: über die physiol. Norm (arteriell pH 7,41) hinausgehende Alkali-Vermehrung im Blut (= erhöhte Alkalireserve = Säuredefizit); entweder respiratorisch oder metabolisch bedingt (∤ Alkalose).

Alkali|bad: Vollbad mit Zusatz von 150 bis 500 g Pottasche oder 250–1000 g Soda; keratolyt. Wirkung, z. B. bei Psoriasis, Akne, Ichthyosis. – **A.belastung (Sellard*):** ∤ Bikarbonatbelastung. – **A.defizit:** durch renalen oder intestinalen Verlust von Basenäquivalenten bedingtes Störung des Säure-Basen-Haushaltes; i. e. S. die Verminderung der Alkalireserve bei metabol. Azidose (z. B. Diabetes mell., Hunger, Schwerarbeit). – **A.-Ekzem:** s. u. Abnutzungsdermatose.

Alkaligenes: *bakt* ∤ Alcaligenes.

Alkali|metrie: maßanalyt. Bestg. von Laugen, meist durch Neutralisation in Gegenwart eines Indikators. – **A.-Milch-Syndrom:** ∤ Burnett Sy. – **A.neutralisationstest:** ∤ Bikarbonatbelastung.

Alkali(n)urie: Ausscheidung alkal. Harns, pathol. (ammoniakal. Harngärung, Zystitis) oder alimentär bedingt (Pflanzenkost, alkalisierende Diät).

Alkalireserve, Standard-Bikarbonat: klin. Begr. für die bas. Bindungskapazität des arteriellen Blutes, die dem ionisch (überw. als Bikarbonat) gebundenen CO_2 entspricht (das aber meist zus. mit dem nur physikalisch gelösten volumetrisch [VAN SLYKE* Apparatur] als Gesamt-CO_2 gemessen u. dann errechnet wird: Mittelwert 51,85 ± 0,86 Vol% CO_2; weitere Verfahren: photoelektr. Bestg., Errechnung aus dem Blut-pH mit HASSELBALCH*-HENDERSON* Gleichung, Nomogramm n. SINGER u. HASTINGS). Teil des den Blut-pH-Wert konstant (arteriell ca. 7,41) haltenden Puffersystems, das anfallende Säuren u. Basen mit erhebl. Kapazität abfängt (s. a. Azidose, Alkalose, Alkalidefizit).

Alkaliresistenz: 1) *klin* s. u. Bikarbonatbelastung. – **2)** *bakt* Lebensvermögen von Mikroorganismen (z. B. Mycobact. tuberc.) in konz. Laugen.

Alkali|-Säure-Belastung: (REHN, RAABE) als Nierenfunktionsprobe (einschl. Seitendiagnostik) vergleichende pH-Untersuchung des mit Ureterkatheter gewonnenen Urins zunächst nach Trinken von 25 Tr. 2%ig HCl in 300 ml Wasser, anschließ. nach i. v. Inj. von 50 ml 4%iger $NaHCO_3$-Lsg. – **A.seife:** die beim Verseifen von Fetten mit Natron- oder Kalilauge entsteh. Na- bzw. K-Salze höherer Fettsäuren (Natron- = Kernseife; Kali- = Schmierseife). – **A.toleranztest:** ∤ Bikarbonatbelastung.

alkalisch: mit laugenhafter (»basischer«), Lackmus bläuender Reaktion (pH 7–14), ∤ Alkali.

alkalische Wässer: ältere Bez. für Natrium-Hydrogenkarbonatwässer. – Auch **alk. Eisenwässer** (mit 10 mg Fe/kg; z. B. in Bad Neuenahr), **alk. Eisensäuerlinge** (mit freier CO_2 > 1 g/kg; z. B. Driburg, Elster, Franzensbad, Pyrmont) sowie **alk.-erd.** (s. u. erdig), **alk.-muriat.** (Natriumchlorid-Hydrogenkarbonat; z. B. Homburg, Kissingen, Orb, Salzuflen, Tarasp), **alk.-salin. Wässer** (Natrium-Hydrogenkarbonat-Sulfat; z. B. Bertrich, Karlsbad, Marienbad, Salzig, Elster, Tarasp).

alkalische Starre: obsolet für ∤ Leichenstarre (die aber auf der sauren Reaktion der Muskulatur beruht!).

alkalisierende Kost: Kostform mit ∤ basenüberschüss. Lebensmitteln (v. a. Gemüse, die auch metabolisch rasch oxidierbare organ. Säuren enthalten).

Alkaliurie: ∤ Alkalinurie.

Alkaloide: (MEISSNER 1818) bas. (»alkaliähnl.«) Pflanzenstoffe (mit vorw. heterozykl. Amin-N), die auf best. Abschnitte des NS eine starke – meist sehr spezif. – Wirkung haben; z. B. Strychnin, Morphin, Chinin. – Nachweisbar u. a. durch Farbreaktion mit H_2SO_4 (Kodein: blau), Ausfällung mit Phosphorwolfram- oder -molybdänsäure.

Alkalose: Zustand der Alkalivermehrung in Blut (= Alkaliämie, ∤ Abb.) u. Geweben; als **metabol. A.** infolge starker Säureverluste durch Erbrechen, nach Einnahme von Alkalisalzen schwacher oder organ.

Alkane

Säuren (z. B. Natriumbikarbonat, -tartrat etc., auch pflanzl. Nahrung); als **respirator. A.** infolge Hyperventilation (übermäß. CO_2-Abatmung, z. B. bei Vergiftung), als **hypochloräm. A.** durch starke Chlorverluste, z. B. bei anhaltendem Erbrechen oder Diarrhö († Chlorid-Diarrhö-Syndrom), übermäßig induzierter Diurese (v. a. Hg-Diuretika). – Ferner die **fixe A.** als Elektrolytstörung unter Kortisol-Ther. (bei CUSHING* Syndrom) durch K-Verarmung des extra- u. intrazellulären Raumes, Abwandern von Na- u. H-Ionen aus dem Extrazellularraum.

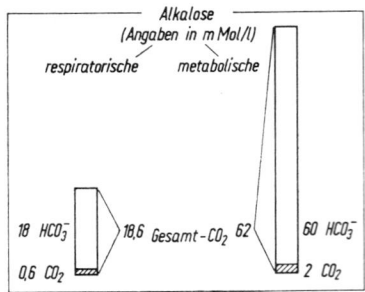

Alkane: gesättigte aliphat. KW-Stoffe mit der Summenformel C_nH_{2n+2} (z. B. Methan, Äthan) sowie polyzykl. KW-Stoffe (z. B. Adamantan).

Alkannapapier: Indikatorpapier (rot/blau) mit Extrakt aus Alkanna tinctoria.

Alkapton|körper: durch Oxidation an der Luft schwarz werdende Abbauprodukte des Phenylalanins u. Tyrosins, insbes. † Homogentisinsäure u. Derivate. – **A.urie:** (SCRIBONIUS 1584, LUSITANUS 1649, BOEDECKER 1859) Ausscheidung von A.körpern im – dadurch schwarzbraunen – Harn; selten bei chron. Phenolzufuhr, im allg. infolge angeb. (meist rezessiv-erbl.) Störung des Phenylalanin-Tyrosin-Stoffwechsels († Schema) durch Enzymdefekt (Fehlen der Homogentisinoxigenase; GARROD 1908); klin.: A.ausscheidg., Arthritis mit gichtart. Schmerzanfällen, degenerat. Veränderung an periph. Gelenken u. WS (»Osteoarthrosis/-chondrosis alcaptonurica«), Ochronose (Homogentisinsäure-Ablagerungen in den

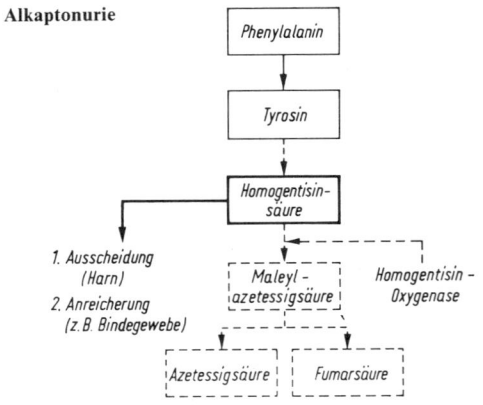

bradytrophen Geweben wie Ohr-Nasen-Knorpel, Sklera, Bandscheiben); Neigung zu Nephrolithiasis, Kalkablagerungen in Sehnen u. Bändern, Herzfunktionsstörungen (»Cardiopathia ochronotica«).

Alkene: *chem* † Alkylene. – **Alkine:** ungesättigte organ. Verbindgn. mit 1 Dreifachbindung zwischen 2 C-Atomen, z. B. $HC \equiv CH$ (Azetylen).

Alkohol: KW-Stoff (aliphat., aromatisch usw.), dessen H-Atome durch -OH ersetzt sind; unterschieden nach Anzahl der OH-Gruppen als 1-, 2-wertig usw., nach dem Bindungstyp der C-OH Gruppe als prim. ($-CH_2 \cdot OH$), sek. ($= CH \cdot OH$) u. tert. A. ($\equiv C \cdot OH$). – I. e. S. der – genießbare – Äthylalkohol († Äthanol). – s. a. Allyl-, Amyl-, Benzyl-, Butyl-, Methyl-, Propyl-, Zetyl-, Zetylstearylalkohol. – **A.abusus:** † Alkoholismus.

Alkoholase: † Alkohol-dehydrogenase.

Alkoholat: 1) Destillat aus alkohol. Drogenansatz. – **2)** salzart. Verbindung von Alkohol u. Metall.

Alkohol|bestimmung: s. u. Blutalkohol. – **A.blockade:** hochproz. Alkohol-Inj. intra- oder perineural, intradural, in Ganglien oder Sehnen zur selektiven Dauerausschaltung sensibler Reizbahnen bzw. proprioperzeptiver Afferenzen bei chron. Schmerzzuständen u. Spasmen (Kontrakturen). – **A.-Chloroform-Eisessig:** *histol* † CARNOY* Gemisch.

Alkohol-dehydrogenase, ADH, Alkoholase: **1)** weitverbreitetes Enzym, das Alkohole NAD-spezif. oxidiert: $R-CH_2OH + NAD^+ = R-CHO + NADH + H^+$. – L-ADH im Zytoplasma der Leber (MG 83 300) am Alkoholabbau beteiligt; ADH der Hefe (MG 150 000) an alkohol. Gärung beteiligt, zur Blutalkohol-Bestg. verwendet († ADH). – **2)** NADP-spezif. ADH in der Leber, die u. a. D-Glyzerinaldehyd zu Glyzerin reduziert.

Alkohol|delir, Delirium tremens: häufigste A.psychose nach chron. Abusus; mit örtl. u. zeitl. Desorientierung, Bewegungsdrang, Sinnestäuschungen (meist opt. u. szenenhaft, selten hapt., vereinzelt akust.), starker Suggestibilität, Tremor der Hände, Ataxie. Da lebensbedrohl. Zustand (Herz-Kreislauf-Versagen), klin. Behandlung erforderl. (Barbiturate kontraindiziert!). – **A.depravation:** toxisch bedingte Wesensänderung bei chron. Alkoholismus; Absinken des geist. u. eth. Niveaus, insbes. der Selbstkritik u. Selbstverantwortung, Affektlabilität, Enthemmung, später – als Ausdruck eines organ. Psychosyndroms – **A.demenz:** fortschreitender intellektueller Abbau mit Gedächtnis- u. Auffassungsstörung, Urteilsschwäche, affektive Verflachung. – **A.epilepsie:** epileptiforme Anfälle (auch Absenzen u. Temporalanfälle), wie sie bei allen Formen des Alkoholismus vorkommen, bes. frühzeitig durch Absinth-(Thujon-)halt. Alkoholika. – Bei chron. Abusus evtl. Manifestwerden einer genuinen Epilepsie.

Alkohol|fettleber: s. u. A.leber. – **A.gastritis:** akute G. als Sympt. des postalkohol. Syndroms (»Kater«); ein Betäuben dieser Beschwerden mit Alkohol kann zum chron. Alkoholismus führen, zugleich auch die G. scheinbar symptomlos (evtl. bis zur Ulkusperforation) verlaufen lassen. – Die zunächst hyper-, später anazide **chron. A.gastritis** ist nicht nur tox. bedingt, sondern auch durch Mangelernährung († Alkoholismus) u. psychosomatisch; Beginn meist mehrere Mon. vor der Polyneuritis; Sympte. in der postalkohol. Phase verstärkt. – **A.halluzinose:** s. u. A.psychose. – **A.hepatitis:** s. u. Hepatitis.

Alkoholiker, Alkoholkranker: *(WHO)* exzessiver Trinker, dessen Abhängigkeit vom Alkohol einen solchen Grad erreicht hat, daß er deutl. Störungen bzw. Konflikte in der körperl. u. geist. Gesundheit, den menschl. Beziehungen sowie den sozialen u. wirtschaftl. Funktionen aufweist oder aber Prodrome einer solchen Entwicklung. Unterschieden (JELLINEK) als α- u. β-Trinker (ersterer »Konflikttrinker«, zur Linderung von Angst- und Spannungszuständen, letzterer »Gewohnheitstrinker« durch Trinkgewohnheiten der Umgebung; beide noch zur Abstinenz fähig) u. als γ- u. δ-**Alkoholiker** (d. h. schwerer Grad des »Zwangs-« bzw. »Gewohnheitstrinkers« [in der BRD etwa 1:3]; γ häufigster Typ des chron. A., mit »Kontrollverlust«, aber zunächst noch zu vorübergehender Abstinenz fähig; δ mit »rauscharmer Daueralkoholisierung«).

Alkohol|injektion, -infiltration: ↑ A.blockade. – **A.intoxikation:** ↑ Alkoholrausch (= akute A.), Alkoholismus (= chron. A.).

alkoholische Gärung: durch Hefe bewirkter enzymat.-anoxidativer Abbau von KH (Hexosen) zu Äthanol u. CO_2; Gärungsstop bei 14 bis 18 Vol.% Alkohol, max. Zuckerkonz. 15%.

Alkoholismus: 1) akuter A.: ↑ Alkoholrausch. – 2) chron. A.: permanenter oder period. (↑ Dipsomanie) Alkoholabusus, ohne oder mit Suchterscheinungen (↑ Trunksucht). Führt häufig zu sozialem Abgleiten (↑ Alkoholiker) u. chron. Alkoholintoxikation, deren körperl. u. seel. Schäden aber z. T. auch Mangelerscheinungen (Eiweiß, Vitamine, Elektrolyte, lipotrope Substanzen) sind; z. B. **Alkohol|amblyopie** (Schädigung von papillomakulärem Sehnerv u. Retina-Ganglienzellen), ↑ A.gastritis, **A.polyneuropathie** (Druck- u. Dehnungsempfindlichkeit der Nervenstämme, schlaffe Paresen u. Sensibilitätsstörungen an den v. a. dist. Extremitäten, oft Ataxie = »Pseudotabes alcoholica«, evtl. Hirnnervenbeteiligung), **A.myelopathie** (Sensibilitätsstörungen, Ataxie, Paraspastik etc.; vorw. durch B_{12}-Mangel u. Gefäßschäden bedingt), ↑ A.depravation, ↑ A.psychose, **A.tremor** (oft schon Ruhetremor; evtl. Frühsympt. eines Delirs). – **A.embryopathie**, embryopath. Alkoholsyndrom: (JONES u. SMITH 1973) bei Alkoholismus der Frühschwangeren vork. prä- u. postnatale Wachstumsretardierung des Kindes mit typ. Fazies (verkürzte Lidspalte, Ptosis, rel. OK-Hypoplasie, Mikrozephalie), zerebraler Dysmorphie, geist. u. psychomotor. Entwicklungsstörung, oft angeb. Herzfehler. – Nach Alkoholentzug Geburt normaler Kinder.

Alkohol|leber, Säuferleber: »alimentäres Fettleber-Zirrhose-Syndrom der gemäßigten Zonen« durch chron. Alkoholismus: 1) einfache A.fettleber: kleintropf. Zellverfettung im Läppchenzentrum, später Fettzysten, entzündl. Infiltrate, hydrop. Schwellung, MALLORY* Körper; 2) Fettleber mit Cholostase u. Leberinsuffizienz; 3) chron. tox. ↑ Hepatitis (»floride Zirrhose POPPER); 4) Alkoholzirrhose. – Entstehung weniger auf tox. Wirkung des Alkohols als auf Malnutrition (↑ Alkoholismus) u. Maldigestion (chron. A.gastritis u. -pankreopathie) zurückzuführen. Schwere Verlaufsform oft nach interkurrentem Infekt.

Alkohol|polyneuropathie: s. u. Alkoholismus. – **A.-Probetrunk:** (EHRMANN) zur klin. Prüfung der Magensäure Instillation von 300 ml 5%ig. Äthanol (mit Zusatz von 0,15 g Natr. salicyl. u. 2 Tropfen 2%ig. Methylenblau-Lsg.), dann fraktionierte Aushebung des Magensaftes. – **A.psychose:** durch chron. Alkoholismus bedingtes ↑ Delirium tremens, **A.halluzinose** (meist akust., selten optisch, mit vorw. bedrohenden, oft biograph. ableitbaren Inhalten, ungestörtem Bewußtsein, evtl. ins Delir übergehend; auch als Delir-Residuum, evtl. in organ. Demenz übergehend), **A.paranoia** (mit Eifersuchtswahn als spez. Form), ↑ KORSAKOW* Syndrom.

Alkoholrausch: 2. Stadium (nach Euphorie, Rededrang, verlangsamten Reflexen) der akuten Alkoholintoxikation ohne völl. Bewußtlosigkeit; als **einfacher A.** mit Analgesie, zerebellarer Ataxie, artikulator. Sprachstörung, Enthemmung, Denkstörung, meist Euphorie; als **pathol. A.** (»komplizierter«, »epileptoider A.«, infolge qual. Änderung der Alkoholwirkung) mit Dämmerzustand, charakterl. Enthemmung, persönlichkeitsfremden Handlungen, Amnesie, evtl. Erregungszuständen (Wut, Gewalttat: »agitierter A.«). Ggf. gefolgt von Stadium 3 (sinnlose Trunkenheit = Vollrausch; Stellreflexe gestört) u. 4 (Koma, ↑ Abb.). – Zum path. Rausch mit abnormem, dem A.konsum nicht adäquatem phys. u. psych. Verhalten kommt es bei konstitutioneller **A.intoleranz** oder aber nach Hirnverletzung (Commotio), bei Epilepsie, schwerer Infektionskrankh., bes. Affektlage, nach Einnahme best. Arzneistoffe (bes. INH, Disulfiram).

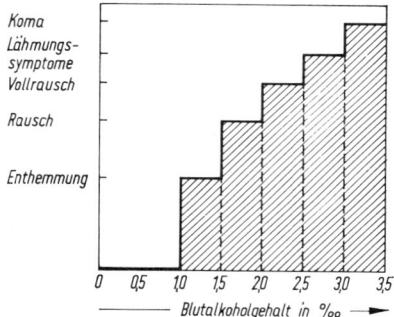

Alkohol|reihe: histol A.bäder verschied. Konz. (50, 70, 80, 96, 100%) zur Entwässerung (aufsteigend) oder Entparaffinierung (absteigend) von Gewebeteilen oder Schnittpräpn. – **A.schmerz:** (HOSTER 1950) spätestens 20 Min. nach Alkoholgenuß im Herdbereich auftret. Schmerz als frühsympt. der Lymphogranulomatose (aber auch bei anderen Malignomen, Lymphangitis, Morbus BOECK etc.). – **A.syndrom, fetales:** ↑ Alkoholismus-Embryopathie.

Alkyl: ein aliphat. Radikal (z. B. Methyl-, Äthyl-Gruppe).

Alkylantien: pharm durch Alkylierung der Nukleinsäuren wirkende Zytostatika (z. B. Stickstofflost, Endoxan u. ä.). – Andere **alkylierende Agentien** sind kanzerogen u. mutationsauslösend. – **Alkylene:** ungesätt. organ. Verbindgn. mit einer oder mehreren Doppelbindgn.; z. B. $H_2C = CH_2$ (Äthylen). – **Alkylphosphate:** tox. organ. ↑ Phosphorsäureester, z. B. TEPP, E 605®, Fluostigmin (**Diisopropyl-fluorphosphat = DFP**); sogen. ↑ Azetylcholinesterasehemmer.

ALL: akute lymphatische ↑ Leukämie.

All(ach)ästhesie: neurol Unfähigkeit, Berührungs-, Schmerz- oder Temp.reize richtig zu lokalisieren; v. a. bei organ. Nervenkrankhtn. (z. B. Tabes dors.). – Ferner als **akust. A.** die Störung des Richtungshörens in-

Allan* Syndrom

folge Hördauer- oder Tonhöhendifferenz zwischen li. u. re. Ohr.

Allan* Syndrom: (1958) fam.-erbl. Schwachsinnsform mit Störung des Aminosäuren-Stoffwechsels (unbekannte – im Hirn entstehende? – Aminosäure in Harn u. Liquor). Manifestation nach dem 1. Lj.: epileptiforme Krampfanfälle, Haardystrophie, Systolikum.

Allantiasis: Wurstvergiftung (↑ Botulismus).

Allantoin: Glyoxylsäurediureid, Naturstoff in Pflanze (z. B Schwarzwurzel, Weizenkeim, Roßkastanie), Tier (z. B. Fliegenmaden) u. Mensch (ca. 0,5 mg% im Serum; bis 30 mg/l Harn); Endprodukt des intermediären Purin-Abbaues (Urikolyse) der »allantoinotelen« Säuger (außer Mensch u. Primaten). Therap. Anw. in granulationsfördernden, keratolyt. (vgl. Alcloxa) u. wundreinigenden Rezepturen. – **A.säure**: (H$_2$N · CO · NH)$_2$CH · COOH, Diureido-essigsäure, ein Oxidationsprodukt des Allantoins.

Allantois, Harnsack: *embryol* Ausstülpung des hint. Darmendes (Entodarm u. viszerales Mesoderm) bei den Landwirbeltieren (Amniota); bei den eierlegenden sackförm. »**A.blase**«, die die Funktion der Atmung u. Ernährung ausübt u. den Urnierenharn sammelt; bei den Plazentaliern in den Haftstiel vorgetriebenes Bläschen (»**A.divertikel**«), das der Vaskularisation des Chorion dient (↑ Plazentarkreislauf). – Der embryonale **A.kreislauf** (↑ Abb.) löst den ↑ Dottersackkreislauf ab.

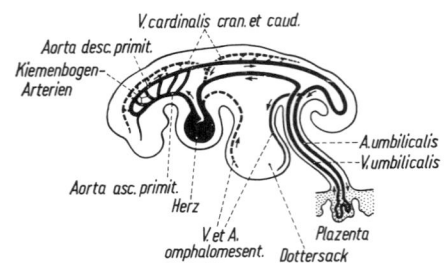

Allastrim: ↑ Alastrim.

Allegorisation (Neisser*): *psych* gleichnishaft verdichtende Neubildung von Wörtern u. Redewendungen; häufig bei Schizophrenie.

Allel, Allelogen: (JOHANNSEN 1909) die mutationsbedingt abweichende Zustandsform eines Gens, wobei die zuerst bekannte Konfiguration als »Wildtyp-« oder ↑ Normal-A. bezeichnet wird. Für jeden Genlocus kann ein diploides Individuum nur 2 – gleiche oder ungleiche – Allele aufweisen (»Allelenpaar«, »Allelomorphe«, »Partnergene«), eine Population aber viele (bei Pflanzen bis zu 200); solche **multiple Allele** (MORGAN 1914) können zu ident. (= Pleiotropie) oder zu verschied. Phänotypen führen, d. h. sie sind bezügl. ihrer Wirkung »nicht-seriierbar« bzw. »seriierbar«. Auch Blutgruppen-Allele (z. B. A, B, 0) sind multiple A. (»Allelomorphismus«).

Allelenäquivalenz: annähernde phänotyp. Gleichwertigkeit zweier ungleicher Allele eines Paares in der (heterozygoten) F$_1$-Generation; sogen. intermediäre, Partial- oder Semidominanz.

Allelozym: genetische Variante eines Enzyms.

Allemann* (RICHARD A., 1893–1958, Urologe, Zürich) **Operation**: extramuköse Durchtrennung des pyeloureteralen Schließmuskels bei »kleiner schmerzhaf-

ter Hydronephrose«. – **A.* Syndrom**: (1936) Doppelniere u. Trommelschlegelfinger als seltene erbl. Mißbildungskombination (dysraph. Störung).

(van) Allen*: s. u. Van Allen*.

Allen* Blau-Reaktion (WILLARD M. A., geb. 1904, Gynäkologe, St. Louis): (1950) Blaufärbung neutraler Steroide (einschl. DHA-art. u. Chromogene) im Harn mit konz. H$_2$SO$_4$; wenig spezif. Probe auf DHA-Vermehrung bei NNR-Tumoren (u. Steroid-Ther.!).

Allen* Gesetz, Regel (FREDERIC MADISON A., 1879–1949, Internist, New York): (1913) Die Ausnutzung der KH wird beim Gesunden durch erhöhtes Angebot gesteigert, beim Diabetiker gesenkt (paradoxer Effekt).

Allen* Operation: doppelte Jejunostomie (Ernährungs- bzw. Absaugfistel) bei postop. stenosierter GE.

Allen* Probe (CHARLES WARREN A., 1854–1906, Dermatologe, New York): bei Pityriasis versicolor tiefbraune Verfärbung der Effloreszenzen nach Betupfen mit LUGOL* Lsg.

Allen* Test: 1) (EDGAR V. A., 1892–1943, Arzt, Rochester) modifiz. MOSZKOWICZ* Kollateralenprüfung mit Drosselung der A. rad. oder uln. – 2) A.*-DOISY* Test (EDGAR A.): quant. biol. Bestg. der Östrogene anhand der brunstauslösenden Minimaldosis bei kastrierten ♀ Mäusen oder Ratten (Schollenstadium, d. h. verhorntes Epithel im Vaginalabstrich bei 50% der Tiere = 1 ME bzw. RE); 1 mg Östriol = 75, 1 mg Östron = 8 000, 1 mg Östradiol = 75 000 ME. – 3) (DUDLEY PETER A., 1852–1915, Chirurg, Cleveland) bei Skalenussyndrom, Halsrippe etc. Verschwinden des Radialispulses bei Abduktion u. Supination des rechtwinklig gebeugten Armes. – 4) (CHARLES A.) ↑ A.* Probe.

Allenthese: alloplast. ↑ Endoprothese.

Allergen: das Antigen im Falle einer Allergie; meist ein Hapten. Wichtigste Gruppen: Inhalations- (z. B. häusl. A. wie Bettfedern, Schimmel, Staub etc.), Ingestions- (meist alimentäres = nutritives = Nahrungsmittel-A., v. a. Milch, Eier, Fisch, Erdbeeren, Tomaten, Schokolade, Honig, Schweinefleisch, Getreideprodukte), Kontakt-, Injektions-, Infektionsallergene.

Allergen|ämie: *päd* ↑ WISSLER* Syndrom. – **a.freie Kammer**: (STORM VAN LEEUWEN) abgeschlossener Raum, dem nur A.-freie Luft zugeführt wird; zur diagnost. u. therap. **A.karenz** bei Bronchialasthma, Heuschnupfen etc.

Allergen|testung: zur Allergen-Analyse u./oder zum AK-Nachweis dir. Haut- u. Schleimhautproben (Epikutan-, Skarifizierungs-, Intrakutanproben, Ophthalmoreaktion, Inhalationstest), indir. Hautproben, (PRAUSNITZ*-KÜSTNER*, URBACH*-KÖNIGSTEIN* Reaktion), Expositions- u. Karenzproben; s. a. Antigen-Pneumometrietest, orale A.probe. – Die bei Verdacht auf Allergose von HANSEN geforderte »**große A.probe**« ist eine Hauttestung mit 25–30 A.-Extrakten.

Allergide, kutane noduläre (Gougerot*), allerg. Angionekrose MIESCHER-GUILAINE: (1932) schubweise auftret. Hautknötchen mit hämorrhag. Flecken u. kokardenartig. erythematös-papulösen Gebilden;

wahrsch. allerg. Vaskulitis (RUITER) der oberen Kutis mit fibrinoider Nekrose u. Granulombildung. Evtl. Fieber, Gelenk-, Nieren- u. Herzbeteiligung.

Humorale Allergie

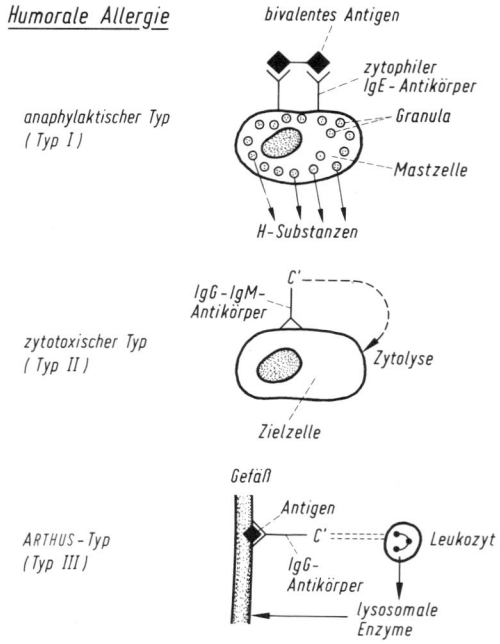

Allergie: (PIRQUET 1906) die veränderte – gesteigerte oder verminderte – Reaktionsweise (»Andersempfindlichkeit«) eines Individuums auf ein AG (»Allergen«); i. e. S. die gewebeschädigende Reaktion (»Überempfindlichkeit«), d. h. die Immunantwort mit Phänomenen, die Krankheitswert haben (»Allergosen«). Das »Schockorgan« wird bei zirkulierenden AK von der AG-Lokalisation bestimmt, bei fixierten AK von deren Sitz (IgE z. B. an Mastzellen, somit v. a. kutan-vaskuläre Reaktion); die spezif. Phase reicht von der Immunkomplexbildung bis zur Freisetzung bzw. Aktivierung von Mediatoren (↑ H-Substanzen, ferner aktiviertes Komplement, lysosomale Leuko-Enzyme, zytotox. Effektorzellen, Lymphokine), die unspezif. umfaßt Mediatorenwirkung nebst Folgereaktionen u. klin. Manifestation; Intervall zwischen Exposition u. Symptn. bei Erstkontakt im allg. 8–12 Tage (s. a. Atopie), bei Zweitkontakt (d. h. nach ↑ Sensibilisierung) je nachdem, ob Reaktion humoral oder zellulär bedingt: Bei der AK-vermittelten **A. vom Sofort- oder Frühtyp** (Typen I–III, ↑ Abb., s. a. Schema »Immunreaktion«) treten innerhalb von Sek. bis Min. bis Stdn. nach AG-Kontakt Reaktionen auf, die von Juckreiz, Erythem u. Quaddelbildung bis zum Schock reichen können (z. B. Anaphylaxie, Serumkrankh., angioneurot. Ödem, Heufieber u. a. Pollinosen, best. Arznei- u. Nahrungsmittel-A.); bei der zellvermittelten **A. vom verzögerten oder Spättyp** (Typ IV) wandern erst nach 6–24 Std. T-Lymphozyten in den AG-Bereich ein, ist nach 28–48 Std. ein zelluläres Infiltrat (Knötchen) mit entzündl. Hof (als Lymphokine-Effekt Gefäßerweiterung u. intra- bzw. subepidermales Ödem: »Ekzem-« bzw. »Tuberkulintyp«) voll ausgebildet (z. B. Kontakt-, Infekt-, Arzneimittel-A.). Zustandekommen einer A. abhängig von Disposition (allerg. ↑ Diathese), Allergenmenge, Durchlässigkeit der Kontaktflächen (Haut, Schleimhäute), Verdauungsfunktion, vegetat. Reaktionslage;

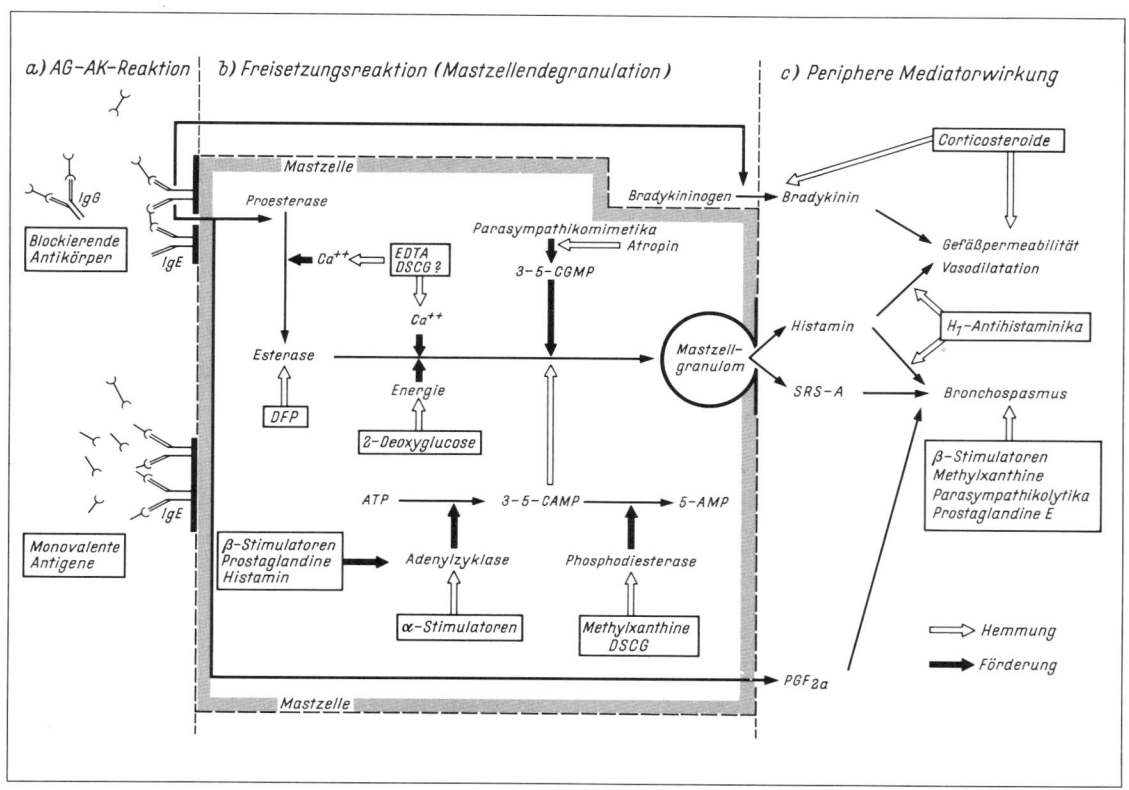

Allergische Sofortreaktion u. ihre Pharma-Beeinflussung. $PGF_{2\alpha}$ = Prostaglandin $F_{2\alpha}$; SRS = Slow-reaction substance.

Allergie

s. a. Idiosynkrasie. **Angeb. A.** besteht nach diaplazentarer Übertragung von AK (s. a. Atopie); bei **derivativer** (»übertragener«) **A.** löst bereits mittelbarer Allergenkontakt Krankheitserschngn. aus (z. B. Kontakt mit Penizillin-behandeltem Pat. als Allergen-Vermittler); bei **inverser** (»umgekehrter«) **A.** ist das Allergen im Organismus vorhanden u. die AK werden zugeführt (Grundlage der PRAUSNITZ*-KÜSTNER* Reaktion u. der inversen Anaphylaxie). Die **latente, potentielle** oder **stumme A.** ist im Hauttest nachweisbar, Allergen-Exposition führt aber (noch) nicht zu Krankheitserschngn.; die **postklin.** oder **inveterierte A.** ist nur noch im Hauttest erkennbar, Allergen-Exposition führt aber nicht mehr zu klin. Erscheinungen (z. B. im Alter nach abgeheilter Wurm-Erkr.); die **subklin. A.** ist durch Haut- u. Expositionstest nachweisbar, bringt aber nur bei massivem Allergenkontakt erneut klin. Erscheinungen hervor. – Ther.: Allergenkarenz, Desensibilisierung, Pharmaka (↑ Schema).

Allergie-Diät: 1) ↑ FUNK* Suchkost. – 2) prophylakt.-therap. Kostschema für Allergiker; kleine (< 800 g), häuf. Mahlzeiten, kochsalz- u. flüssigkeitsarm; Verbot von Fisch, Käse, Milch (außer Sauermilch), Eiklar, Konserven, scharfen Gewürzen.

Allergiker: überempfindl. Individuum mit nachweisbarer Allergie.

Allergin: AK im Falle der Allergie.

allergisch: »überempfindlich« i. S. der Allergie, durch ↑ Allergie bedingt; z. B. a. Krankheit (↑ Allergose), a. Reaktion (↑ Allergie).

Allergisierung, Hypersensibilisierung: Erzeugung einer Allergie, meist durch wiederholten AG-Kontakt.

Allergo|dermatose, -dermie: allerg. Hauterkr. (Urtikaria, QUINCKE* Ödem, Akne, Ekzem, Exanthem); vgl. A.toxikodermie. – **A.logie:** Lehre von der Allergie. – **A.metrie:** Ermittlung des Sensibilitätsgrades durch Hauttest mit steigenden Allergenmengen; vgl. Hauttitration.

Allergose: bei ↑ Allergie die durch AG-AK-Reaktion ausgelöste (»allerg.«) Krankheit. Symptomatik vielfältig (häufig völlig uncharakterist., auch Schockfragmente), z. T. abhängig von Art u. Eintrittspforte des Allergens, von Organdisposition etc., s. a. Allergie.

Allergotoxikodermie: Hautreaktion bei individuell verstärkter Reaktionsbereitschaft auf – äußerl. oder innerl. angreifende – nicht generell tox. organ. oder anorgan. Stoffe, meist Arzneimittel; s. a. Toxikodermie, Dermatitis venenata.

Allescheria boydii: saprophyt. Pilz der Fam. Aspergillaceae; in (sub)trop. Gebieten gelegentl. Erreger eines Myzetoms (»Allescheriasis«) mit weißl. Körnern.

Alles-oder-Nichts-Gesetz, ANG: Zur Erregungsleitung befähigte Strukturen beantworten (außer in der Refraktärphase) überschwell. Reize unabhängig von der Erhöhung der Reizstärke mit stets max. fortgeleiteten Erregungen; bei unterschwell. Reizen wird keine Erregung fortgeleitet (nur lokale Antwort, synapt. Membranprozeß). Ursprüngl. am Herzmuskel entdeckt, dessen mechan. Antwort dem ANG folgt (BOWDITCH 1871); allg. gültig nur an Einzelfasern von Muskel u. Nerv (am Gesamtnerv mit der Reizstärke zunehmendes Summen-Aktionspotential).

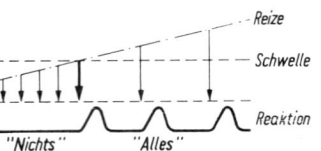

Allgemein|betäubung: ↑ Narkose. – **A.infektion:** den Gesamtorganismus betreffende Infektion(skrankht.), i. e. S. die Sepsis. – **schleichende A.infektion:** ↑ Fokaltoxikose.

Allgemein|praktiker: ↑ Arzt für A.medizin. – **A.reaktion:** reaktive Störung des Gesamtorganismus nach Op., Inj., Bestrahlung, Impfung hydrother. Anw., Klimawechsel etc.; in der Allergologie die unspezif. Allg.symptomatik (Schockfragmente, Fieber, Schüttelfrost, Abgeschlagenheit) im Anschluß an eine Intrakutanprobe (wahrsch. infolge AAR).

Allgemeinsyndrom, zerebrales (posttraumatisches): Hirnleistungsschwäche als Folge von Hirnverletzungen. Sympt.: Konzentrations- u. Gedächtnisschwäche, Denkverlangsamung, Einschränkung der assoziativen Fähigkeiten, affektive u. psych. Labilität; durch Hitze, Infekt, Alkohol, Nikotin u. a. Belastungen verstärkt.

Alligatorzange: urol flexible Zange mit gezahnten Branchen; Zubehör des Op.-Zystoskops für Gewebsentnahme, Fremdkörperextraktion etc.

Allihn* Glukosebestimmung: gewichtsanalyt. Erfassung des mit FEHLING* Lsg. äquivalent ausgefällten Kupferoxids.

Allison*-Johnson* Anomalie: ↑ BARRET* Syndrom.

Allium sativum: »Knoblauch« [Liliaceae]; Zwiebel enthält äther. Öl mit **Allizin** (bakteriostat. Allyldisulfidoxid) u. a. S-halt. Wirkstoffen; v. a. volksmedizin. Anw. bei Hypertonie, Magen-Darmerkrn., als Wundmittel.

allo-: Wortteil »anders«, »fremd«, »von der Norm abweichend«; *chem* Vorsilbe bei organ. Stoffen zur Kennzeichnung isomerer Formen. – s. a. allogen.

Allo|barbitalum: ↑ Acidum diallylbarbituricum. – **A.biose:** (HEUBNER) von der Norm abweichender Lebenslauf (Verhalten) infolge Veränderung der äuß. oder inn. Bedingungen. – **A.ch(e)irie,** Heterocheirie, BAMBERGER* Zeichen: Empfindungsstörung, bei der Berührungs-, Schmerz- oder Temperaturreize am symmetr. Punkt der anderen Hand (oder Extremität) lokalisiert werden; Vork. bei organ. Nervenkrankhn. (z. B. Tabes dors.), auch psychogen. – **A.chezie:** 1) dystope Stuhlentleerung, z. B. bei Anus praeter. – 2) anale Entleerung nicht fäkulenter Massen (z. B. Blut, Schleim, Urin).

Allo|daktylie: Oberbegr. für Brachy-, Dolicho-, Hypo-, Hyper-, Oligo-, Pero-, Poly-, Syndaktylie. – **A.dromie:** *kard* Allorrhythmie. – **A.endoprothese:** E. aus alloplast. Material.

allogen(etisch): von einem Individuum der gleichen Art stammend (früher: homogenetisch, homolog).

Allo|kinese: unbeabsichtigte Bewegung eines Gliedes anstelle der intendierten Bewegung des hierzu symmetrischen; z. B. beim GERSTMANN* Syndrom. – **A.kor-**

tex: strukturell primitivere Areale der Großhirnrinde, z. B. die nur dreischicht. Riechrinde.

Allo|metrie, -morphose: inkongruentes (pos. oder neg.) Wachstum einzelner Organ(system)e. – **A.mnesie**: ↑ Gedächtnisillusionen. – **A.morphie, -morphismus**: *chem* unterschiedl. Kristallform bei gleicher chem. Struktur; *biol* Änderung der Zellform durch mechan. Einwirkung oder Metaplasie.

Allopathie: (S. HAHNEMANN) die übl. Heilmethode (der Schulmedizin) mit Mitteln, die beim Gesunden der Krankh. entgegengesetzte Sympte. hervorrufen; vgl. Homöopathie.

allophänischer Defekt: Ausfallserscheinung infolge fehlender sek. Beeinflussung eines Zellsystems durch Gen-spezif. Stoffe eines anderen, z. B. Wachstumshemmung bei HVL-Aplasie.

Allophlogistie: (HEILMEYER) unspezif., nicht durch AAR bedingte Änderung der Entzüngungsbereitschaft (Hyper- oder Hypophlogistie), z. B. unter dem Einfluß einer zweiten im Körper ablaufenden Entzündung.

All|ophthalmie: ↑ Heterophthalmie.

Allo|plasie: *path* ↑ Heteroplasie. – **A.plastik**: plast. Op. unter Verw. körperfremden – aber gewebefreundl. – toten Materials (Metall, Kunststoff); vgl. Xenoplastik. – **A.pregnan**: s. u. REICHSTEIN* Substanzen. – **A.proteine**: blutfremde, rel. gering abartige Serumproteine, die nur in kleinen Mengen u. ohne Speicherungserscheinungen auftreten; z. B. Makroglobuline, best. AK, C-reaktives Protein, MENKIN* Entzündungsproteine. – vgl. Dys-, Hetero-, Paraproteinämie. – **A.purinol**: Pyrazolopyrimidin-Derivat; hemmt Xanthinoxidase u. findet Anw. als Antiarthritikum.

Allo(r)rhythmie, Allodromie: *kard* regelmäß. Arrhythmie durch Extrasystolen oder als partieller Herzblock; z. B. Bi- u. Trigeminie, 2:1-Extrasystolie.

Allo|som: 1) Heterosom: (MONTGOMERY 1906) vom normalen Autosom in Größe, Form oder Verhalten abweichendes Chromosom; i. e. S. das Geschlechtschromosom. – 2) abnormer Bestandteil (Körnchen, Tröpfchen) des Zytoplasma. – **A.sterie**: bei Proteinen mit Quartärstruktur (z. B. Enzyme, Hb) die Konformationsänderung (u. damit Aktivierung bzw. Hemmung) unter dem Einfluß niedermolekularer Verbindgn. (↑ Effektoren); s. a. JACOB*-MONOD* Modell.

allotherm: *biol* ↑ poikilotherm.

Allo|topie: *path* ↑ Dystopie. – **A.transplantat**: allogenes ↑ Transplantat. – **A.triophagie**: das Essen ungewöhnlicher Stoffe wie Erde (↑ Geophagie), Steine, Glas, Eßbesteck. Vork. bei Psychosen u. Psychopathie. – **A.typie**: *serol* s. u. Immun-Globuline.

Alloxan-Diabetes: tierexperimentell durch Mesoxalylharnstoff (i.v.) erzeugtes, dem menschl. Diabetes mell. sehr ähnl. Krankheitsbild mit Hyperglykämie; anat.: selektive Koagulationsnekrose der Pankreas-B-Zellen. Vorher. Gaben von Mesoxalsäure, Zystein, Glutathion, BAL, Nikotinsäure können A.-Wirkung aufheben, Methylenblau verstärkt sie; Homo- u. Analoge des Alloxan (z. B. Harnsäure, Glyoxal) wirken ähnlich, aber schwächer.

Alloxazin: dem Vit.-B$_2$-Grundgerüst isomeres Ringsystem, u. a. in den sogen. A.nukleotiden Flavin-adenin-di- u. -mononukleotid) u. im Lumichrom. – **A.proteid**: »altes gelbes Ferment« (↑ Flavinenzyme).

Alloxurbasen, -körper: ↑ Nukleinbasen bzw. Purinkörper.

Alloxyproteinsäure: im Harn nachweisbare Proteinsäure (höhermol. Eiweißoxidationsform, S-haltig, mit Bleiessig fällbar).

Allozephalie: (W. CATEL) von der Norm abweichende Schädelform wie Makro-, Mikro-, Stenozephalie; s. a. Dyszephalie-Syndrom.

Allyl: das Radikal »$H_2C = CH - CH_2 - $«.

Allyl|aldehyd: ↑ Akrolein. – **A.alkohol**, Alcohol allylicus: $H_2C = CH \cdot CH_2 \cdot OH$; mit stechendem Geruch, brennbar, schleimhautreizend (MAK 5 mg/m^3 = 2 ppm); Anw. als Konservierungs- u. Fixierungsmittel, ferner als hepatotox. Testsubstanz zur tierexperim. Ermittlung präventiver u. kurativer Leberschutzeigenschaften von Pharmaka (»A.-Test« n. EGER). – **A.barbital**: ↑ Acidum allyl-isobutyl-barbituricum.

N-Allylnormorphin: ↑ Nalorphinum.

Allyl|östrenol: synthet. Progestativum (↑ Formel),

therap oral wirksam bei drohendem u. habituellem Abort. – **A.propymal**: ↑ Acidum allyl-isopropyl-barbituricum.

Allyl|-Senföl: ↑ Senföl (1). – **A.thioharnstoff, -thiokarbamid**, Thiosinaminum: wasserlösl. Kristalle; früher i.m. (frische, sterilisierte Lsg.) zur Narbenkorrektur u. Gewebserweichung (Adhäsionen, Lupus); tierexperim. zur Erzeugung einer Schilddrüsenhyperplasie.

ALM: *derm* akrolentiginöses Melanom.

Almecillin *WHO*, Penicillin AT oder O: Antibiotikum (Anw. v. a. des Procainsalzes als Depot-Präp.).

(de) Almeida* Krankheit: ↑ Parakokzidioidomykose.

Almen* Probe (AUGUST THEODOR A., 1833–1903, Physiologe, Uppsala): 1) ↑ Guajakprobe. – 2) ↑ NYLANDER* Probe.

Aloe: *pharm* der eingetrocknete Saft der Blätter trop. Aleo-Arten; Anthrachinon-Droge mit Aloin, Aloe-Emodin, äther. Öl u. Harz. Wirkt dosisabhängig als Drastikum, Amarum u. Choleretikum (bei chron. Gebrauch evtl. Nebenwirkungen an Blase u. Niere); äußerl. zur Wundheilung.

Aloin: laxierend wirksamer Hauptinhaltsstoff der Aloe, Anthrazen-Derivat (»Nataloin«, »Barbaloin«); ED 0,01–0,03 g. In alkohol. Lsg. zum unspezif. Blutnachweis im Urin (ROSSEL*, SCHAER* Probe: nach Zusatz von H_2O_2 oder Terpentinöl Oxidation des A. zu rotem Farbstoff).

Alonso* Horizontalresektion: bei Epiglottis-Ca. supraglott. Teilresektion des Kehlkopfs unter Erhaltung der Stimmbänder u. Subglottis; Verschluß durch Haut-Muskellappen, mit u. ohne Pharyngostoma.

Alopecia, Alopezie, Calvities, De- s. Effluvium capillorum: Haarausfall, -armut, -losigkeit (s. a. Glatze). Neben seltenen angeb. Formen (meist Ektodermal-

Alopecia

Syndrom der Anhidrosis hypotrichotica SIEMENS, ferner **A. triangularis** vorübergehend an Stirnecken u. Scheitelwirbel infolge Hautspannung durch Schädelwachstum sowie abortive Aplasia cutis circumscripta) v. a. erworb. Formen (reversibel oder irreversibel), darunter als physiol. die **A. senilis** (ohne wesentl. Seborrhö u. Schuppung). In der Form unterschieden als **A. diffusa s. disseminata** (z. B. A. cachectica, climacterica, neurotica, praematura, senilis, seborrhoica, toxica durch Thallium etc.) u. als **A. areata s. circumscripta s. occident.** (»Area Celsi s. Johnstoni«, »Pelade«), d. h. mehr oder weniger kreisförm. Haarausfall (selten einschl. Augenbrauen u. Bart); letztere entweder idiopathisch u. plötzl. (unabhäng. von LA u. Geschlecht) in fast kreisrunden, oft zusammenfließenden Feldern mit glatter, glänzender u. eingesunkener Haut, ohne Schuppen (histol.: perifollikuläre Rundzelleninfiltrate), innerhalb einiger Mon. heilend, häufig rezidivierend; oder aber symptomat., z. B. bei Hautnarben, Trichotillomanie, Erythematodes, Psoriasis, im Klimakterium; selten als akute, maligne oder totale A. a. des ganzen Kopfes, evtl. auch der Gesamtkörperbehaarung (u. Nägeldystrophie). – Weitere Formen: **A. atrophicans s. pseudoareata**, Pseudopelade BROCQ: meist idiopath., irreversibel, mit im mittl. LA beginnender Atrophie der Kopfhaut, herdförm. Zerstörung der Haaranlagen, ohne Entzündung; unregelmäßig begrenzte Herde, darin meist einige draht. Haare; s. a. Folliculitis decalvans. – **A. epidemica**: in Internaten u. Schulen gehäuft auftret. A. areata mit dichten lymphozytären Randinfiltraten u. Anschwellung der Nacken-LK. – Ebenfalls kontagiös die **A. parvimaculata** nach Tragen fremder Hüte. – **A. indurata atrophica (Pincus*)**: häufig fam. (meist ♀), sklerosierende A.; Kopfhaut u. Aponeurose (infolge Vaskulitis?) fest verbakken. – **A. liminaris s. marginalis front. traumatica (Sabouraud)**: streifenförm. »Traktionsalopezie« im Stirnbereich durch monströse oder straffe Haartrachten sowie bei Anw. von Haarnadeln, -spangen, -kämmen (»Chignon-A.«), Lockenwicklern. – Als weitere Formen der **A. mechanica** (durch chron. Zug, Druck, Reibung; erst nach Follikelatrophie irreversibel) die **A. neonatorum** (»Säuglingsglatze«) am Hinterkopf, bes. auch bei Jactatio capitis (sogen. Kissen-A.) u. die **postop. Druck-A.** (NOVY, EPSTEIN) im Vertexbereich 3–28 Tg. nach Op. (obliterierende Vaskulitis infolge Anämie u. Hypotonie?). – **A. mucinosa (Pinkus)**, Mucophanerosis intrafollicularis et seboglandularis (BRAUN-FALCO): (1957) herdförm. A., selten auch an Rumpf u. Extremitäten, mit flacherhabenen, scharf begrenzten, wenig entzündl. u. schuppenden Herden follikulärer Hyperkeratose infolge Muzinose der Wurzelscheide. – **A. pityro(i)des**: flächenhafter chron. Haarausfall mit kleieförm. Schuppung (Pityriasis capitis) ohne Begleitentzündung der Follikel; Gegensatz zur A. seborrhoica. – **A. praematura s. simplex**: idiopath., v. a. fam. bei ♂ Jugendl., meist an Vorderkopf u. Schläfen beginnend (»Geheimratsecken«, »Stirnglatze«), ohne stärkere Schuppung, Kopfhaut oft verdünnt u. spiegelnd; auch als – vorübergehende – symptomat. Form (Allg.erkr., Intoxikation, endokrine Störung, als Mangelsympt.). – Ebenfalls symptomat. die **A. traumatica** (örtl., chem. oder physikal. Einwirkg.), **A. actinica** (s. a. Strahlenepilation), **A. psychotraumatica** (»emotional shock alopecia«, s. a. Trichotillomanie), **A. neuritica** (auch bei Sklerodermie, Hemiatrophia faciei etc.), **A. mycotica** (v. a. Favus), **A. para-** u. **postinfectiosa** (Typhus, Grippe, Fleckfieber; diffus, z. T. irreversibel), insbes. als **A. syphilitica s. specifica** (Stadium II, diffus oder areolär, reversibel in <1 J.). – Idiopathisch die **A. seborrhoica** (auf dem Boden einer fett. Seborrhö), bei ♀ meist in der Pubertät beginnend, anfangs in der Scheitelgegend, später diffus über den ganzen Kopf, nur zum Schütterwerden der Haare führend u. reversibel; bei ♂ auch auf zu trockenem Haarboden mit Schuppenbildung u. Juckreiz (»**A. furfuraceae s. pityroides**«), irreversibel, bevorzugt an Vorderkopf u. Kopfmitte (d. h. kräft. Restbehaarung im Nacken: »Calvities hippocratica«).

ALP, aLPA: alkal. ∕ Leukozytenphosphatase(-Aktivität).

Alp(drücken): Angstgefühl im Traum oder beim Einschlafen.

Alpenkropf: in den Alpenländern endem. euthyreote Struma; s. a. Kropfgebiete.

Alper* Eiweißprobe: Trübung des mit HCl angesäuerten Harns bei Zusatz des gleichen Vol. 1%ig. Hg-sukzinimid-Lsg.

Alpers* Krankheit: ∕ KRABBE* Syndrom (I).

Alpers* Syndrom (BERNHARD A., Neurochirurg, Philadelphia): (1931) fam.-erbl. (?), im Kindesalter beginnende progress., diffuse Hirnatrophie (v. a. graue Substanz von Groß- u. Kleinhirn, Thalamus, Basalganglien) mit kortikaler Sklerose. Initial Krampfanfälle u. myoklon. Hyperkinesen, evtl. Choreoathetose, zerebraler Tremor, Amaurose; zunehmende Demenz; hochgrad. Spastizität; Enthirnungsstarre, Status epilepticus (Exitus).

Alpha-: griech. Buchstabe ∕ A, α (s. a. beim jeweil. Hauptbegriff!).

Alpha|-Aktivierung: *neurol* umschrieb. Vermehrung von α-Wellen im EEG; Herdbefund auf der Seite der geringeren Frequenz. – **A.-Anastomose**: Op.technik bei Totalresektion des Magens (∕ Abb.).

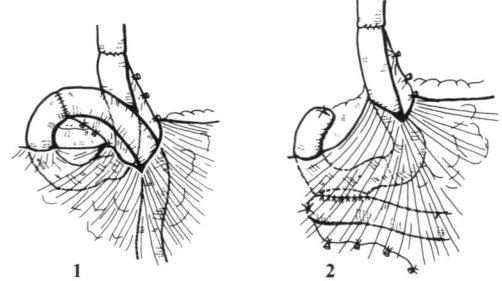

Anisoperistaltische Wiederherstellung der Duodenalpassage (nach Gastrektomie) durch 1) α-Anastomose, 2) λ-Anastomose.

Alpha-Antitrypsin-Mangel: ∕ LAURELL*-ERIKSSON* Syndrom.

Alphabet-Keratitis: ∕ Keratoconjunctivitis herpetica mit buchstabenartig verzweigten Ulzera.

Alpha-Blockierung, Desynchronisation: Verschwinden eines α-Rhythmus (Frequenzzunahme, Amplitudenverringerung) im EEG auf – v. a. opt. – Sinnesreize hin; sogen. BERGER* Effekt als Teil einer allg. Bereitschaftsreaktion.

Alpha-chain-, Alpha-Ketten-Krankheit: α-Typ der Schwerkettenkrankheit († FRANKLIN* Syndrom).

Alpha|-Fasern: *physiol* † Tab. »Fasergruppen«. – **A.-Hämolyse:** für die Streptokokken der α-Gruppe (z. B. Str. mitis) typ. Hämolyse auf Blutagar in Form dunkelgrüner Zonen um die Kolonien; Umwandlung des Hb zu Met- u. Sulf-Hb. – **A.-Körperchen:** *virol* † LIPSCHÜTZ* Körperchen.

Alpha|-Phase: *bakt* an Stelle der unspezif. Phase eintretende (serol.) Phase des H-Antigens (z. B. der Salmonella-Gruppe) durch Hinzutreten eines bestimmten Antigen-Komplexes (a, b, c, d...) zur spezif. Phase. – s. a. Phasenwechsel. – **A.-Rezeptoren:** auf Adrenalin u. a. adrenerge Stoffe empfindl. (»adrenerg.«) Rezeptoren des sympath. Systems mit fördernder (Gefäße, Uterus, Nickhaut etc.), nur am Darm hemmender Funktion. Diese α-Wirkung läßt sich durch Sympathikolytika prompt blockieren. – **A.-Rhythmus:** die rhythm. Aufeinanderfolge der † Alpha-Wellen im (normalen) EEG.

alpha-ständig: *chem* Stellungsangabe für Substituenten in organ. Verbindngn.; z. B. ist in aliphat. α-Aminosäuren die NH_2-Gruppe an das 1., der endständ. Säuregruppe benachbarte C-Atom (»α-C«) gebunden: $H_3C - CH_2 - CH(NH_2) - COOH$; in ringförm. Verbindungen analog (aber uneinheitl.).

Alpha-Strahlen: Korpuskularstrahlen mit **α-Teilchen** (aus 2 Protonen u. 2 Neutronen bestehender, doppelt positiv geladener Kern des $_2He^4$-Atoms) als Energieträger. Vork. als natürl. α-Str. (< 10 MeV, Reichweite in Wasser 30–100 μm, in Luft 2–8 cm) sowie als künstliche bei Kernumwandlungen oder durch Teilchenbeschleunigung (bis ca. 30 000 MeV). Medizin. Anw. in Autoradiographie u. Strahlenther. (Kontaktbestrahlung).

Alpha|-Toxin: eines der für die Hämolyse verantwortl. Hämotoxine pathogener Staphylokokken (ein Staphylolysin); hämolysiert die Ery von Schaf u. Kaninchen, nicht aber des Menschen; s. a. Toxin. – **A.-Wellen,** BERGER* W.: Wellenform des normalen EEG mit der Frequenz 8–13/sec; Spannungshöhe 50–100 μV. Deutlichste Ausprägung okzipital; s. a. Alpha-Aktivierung, -Blockierung. – **A.-Zellen:** 1) † azidophile (= eosinophile) Zellen des HVL. – 2) † A-Zellen der LANGERHANS* Inseln.

Alphaprodin: Pethidin-Derivat († Formel); stark wirksames Analgetikum (BTM), ED 0,04 g.

Alphodermie: † Albinismus totalis.

Alphos, Alphus: (gr. = weißer Fleck) *derm* Bez. für schuppende oder bläschenbildende Hautkrankhn. mit Dyschromie (z. B. A. melas = Lepra, A. leuke = Psoriasis) u. für best. Pyodermieformen (z. B. A. confertus = Impetigo scrofulosa).

Alprenolol *WHO:* 1-(2-Allylphenoxy)-3-iso-propyl-aminopropanol-(2); adrenerg. β-Rezeptorenblocker.

Alport* Syndrom: (1927) † Nephropathie-Taubheits-Syndrom.

ALR: † Agglutination-Lysis-Reaktion.

ALS: 1) **a**myotrophische † **L**ateralsklerose. – 2) δ-**A**minolävulinsäure. – 3) **A**ntilymphozytenserum.

Alsberg* Dreieck: *röntg* das normal etwa gleichschenkl. Dreieck aus Schenkelhalsachse, verlängerter Femurschaftachse u. Basislinie des Schenkelkopfes.

Alsever* Lösung: Erythrozyten-Konservierungsflüssigkeit aus wasserfreier Dextrose (18,66 g), NaCl (4,16 g), Dihydro-Na-zitrat (8,00 g) u. Aqua bidest. (ad 1000,00); insbes. zur Vorbehandlung von Schaf-Ery für die Hämagglutinationsreaktion n. MIDDLEBROOK-DUBOS u. WAALER-ROSE.

Alström* Syndrom (CARL HENRY A., Biochemiker, Stockholm): 1) A.*-HALLGREN* Sy.: (1959) autosomal-rezessiv (?) erbl. progred. atyp. Netzhautdegeneration (kleinfleck. Dyspigmentation, Papillenabblassung), mit Erblindung, progred. Innenohrtaubheit, Fettsucht (evtl. Hypogenitalismus, Germinalzellenhypoplasie), Diabetes mellitus. – 2) A.*-OLSON* Sy. (OLAF O., Ophthalmologe, Stockholm): (1957) autosomal-rezessiv erbl. Anomalie des Zapfenapparates (Heredoretinopathia congenit.) mit hochgrad. Amblyopie oder Amaurose; irregulärer Nystagmus, später evtl. Katarakt, Keratokonus, Optikusatrophie.

Alter: 1) chronolog. oder kalendar. A.: das Lebensalter. – 2) biol. oder physiol. A.: das nach dem Ausmaß der morphol. (»anatom. A.«) u. funktionellen Entwicklung († Alterung) eines Organismus oder seiner Teile bestimmte »Leistungsalter«, das dem kalendar. A. entsprechen oder von ihm abweichen kann; s. a. Ossifikations-, Intelligenzalter, Geriatrie. – 3) das Greisenalter († Senium).

Alterantia (remedia): *pharm* durch Stoffwechselumstimmung wirksame Mittel.

Altern, Alterung: fortschreit., der Regeneration entgegengesetzte u. diese überwiegende Veränderung der lebenden Substanz innerhalb der genetisch begrenzten Lebensdauer, primär gesteuert durch eine normale (Genom-gesteuerte) oder krankhafte Korrelationsänderung des Stoffwechsels. Natürl. Folge der Differenzierung der – potentiell nicht alternden – Zellen (s. a. Gerontologie).

alternans: (lat.) wechselnd, abwechselnd, † alternierend; *kard* Kurzform für Pulsus alternans; als **hämodynam.** oder **mechan. Alternans** klin. Ermüdungssympt. des Herzens: jede 2. Aktion unterscheidet sich von der vorhergehenden durch Veränderung von Spitzenstoß, Herztönen, Blutdruck, Venen- u. Arterienpuls (= Pulsus alternans i. e. S.); als **elektr. A.** im EKG (jeder 2. Kammerkomplex verschieden, wechselnde intraventrikuläre Reizausbreitung) bei Tachykardie u. nach Digitalis bedeutungslos, bei Normalfrequenz ernstes Sympt. einer Myokardiopathie.

alternierend: abwechselnd, sich ablösend; z. B. **alt. Anfälle** (bei Halbseitenepilepsie, die Seite wechselnd), **a. Dusche** (»Wechsel- oder schott. D.«, mit wiederholtem Wechsel der Wassertemp.), **a. Lähmung** († Hemiplegia alternans, s. a. FOVILLE*, JACKSON*, MILLARD*-GUBLER*, WALLENBERG*, WEBER* Syndrom), **a. Psychose** (mit regelmäß. kurzzeit. Besserungen oder Verschlechterungen).

Alterns|forschung, A.lehre: † Gerontologie. – **A.krankheit:** Kr., die weitgehend auf die biol. Alterung des Organismus zurückgeführt wird (↑ Abnutzungskrankheit); im Ggs. zur Alterskrankheit, wie sie auf der bes. Pathergie des Seniums beruht.

Alter-Prozent-Faustregel: *pharm* ↑ AUGSBERGER* Regel.

Altersatrophie: Involutionsatrophie von Geweben u. Organen des alten Menschen infolge Nachlassens der Stoffwechselvorgänge.

Alters|bestimmung: bei fossilen u. archäol. Funden mittels Fluor- u. Radiokarbon (^{14}C)-Test; bei menschl. Skelett(teil)en auch Bestg. des Todesalters anhand von Zahnstatus, Knochenentwicklung, Geschlechtsreife etc. (= individuelle A.). – **A.blödsinn, A.demenz**: senile ↑ Demenz. – **A.brand**: ↑ Altersgangrän. – **A. brille**: Lesebrille bei ↑ Alterssichtigkeit.

Alters|depression: *psych* etwa nach dem 50. Lj. erstmals auftretende endogene (Spätmanifestation), klimakter.-arteriosklerot. oder Involutionsdepression; oft mit paranoiden Zügen. – **A.diabetes**: etwa nach dem 40.–50. Lj. manifest werdender Diabetes mell.; meist rel. Insulin-unempfindl., aber auf Sulfonylharnstoffe gut ansprechend (nach Versagen des β-zytotropen Reizes Übergang in Insulin-empfindl. Typ mögl.). – **A.disposition**: die für jedes LA spezif. Ansprechbarkeit auf pathogene Einflüsse (Pathergie) bzw. Neigung zu Erkrn. – **A.drusen**: *ophth* ↑ Glasdrusen.

Alters|emphysem: prim., substantielles (irreversibles) Lungenemphysem des höheren LA infolge Atrophie der – elast. – Lungengewebe u. Thoraxdeformität (Alterskyphose). – **A.flecke**, Lentigo senilis: Pigmentvermehrung in den Basalzellen der degenerat.--atroph. A.haut, unterschieden als klein- u. großfleck. u. als leukomelanodermat. Typ; frühestens im 4. Ljz., bevorzugt an lichtexponierten Stellen (Handrücken, Unterarm, auch Gesicht, Nacken). – **A.gangrän**, Greisenbrand: jenseits des 60. Lj. auftret., meist trokkene Gangrän (Mumifikation) dist. Körperteile infolge arteriosklerot. Durchblutungsstörung. Kann ohne Vorboten u. erkennbare Urs. (»essentielle A.«) in wenigen Tg. zur Amputatio spontanea von Fingern oder Zehen führen.

Alters|haut, Geroderma: die physiol., im 4. Ljz. beginnende einfache Atrophie aller Hautschichten; s. a. Ichthyosis senilis. – Präsenile (path.) Formen s. u. Gerodermia. – **A.heilkunde**: ↑ Geriatrie. – **A.hochdruck**: arterielle Hypertonie im höheren LA; meist Elastizitäts- u. Widerstandshochdruck infolge allg. Gefäßsklerose, aber auch essentielle Formen jenseits des 6. Ljz. – **A.involution**: s. u. Involution.

Alters|katarrh: die – rel. häuf. – katarrhal. Zustände der Luftwege bei älteren Menschen, meist aufgrund von Emphysembronchitis, Bronchiektasie, Asthma bronchiale u. cardiale, Stauungsbronchitis, Alters-Tbk. – **A.keratose**: ↑ Keratosis senilis. – **A.kern**: *ophth* der ab 3. Ljz. sklerosierende, evtl. stärker brechende zentrale Teil der Augenlinse, im Spaltlampenbild gegen den eingeschlossenen Embryonalkern u. die umgebende Rinde durch sogen. »**A.kernflächen**« begrenzt. – **A.knick**: *psych* der altersbedingte, ziemlich akute »Leistungsknick«, oft mit neurot. Überbau. – **A.kolpitis**: senile ↑ Kolpitis. – **A.krankheit**: s. u. Alternskrankheit. – **A.kyphose**: etwa nach dem 6. Ljz. beginnender, zunehmend fixierter »Rundrücken« (BWS); nach kaudal fortschreit. Degeneration der vord. Bandscheibenanteile, Elastizitätsschwund der Haltemuskulatur, keine prim. WK-Veränderungen (vgl. A.osteoporose); s.a. Abb. »Kyphose«.

Alters|manie: im Rückbildungsalter wahrsch. durch Zerebralsklerose u. Altersabbau ausgelöste zyklothyme Psychose; im Unterschied zur »reinen« Manie durch Leere, Starre u. Unruhe charakterisiert. – **A. osteoporose**: meist nach dem 6. Ljz. als Involutionserscheinung beginnende (aber auch präsenil vork.). progred. Osteoporose des ges. Skeletts, insbes. der WK (Deformierung bei rel. intakten Bandscheiben); meist nur geringe Beschwerden.

Alters|pathomorphose: A.verschiebung im Auftreten einer Krankht., z. B. das neuerdings häufigere Vork. der Poliomyelitis bei Erwachsenen. – **A.pigment**: ↑ Lipofuszin. – **A.polyglobulie**: reaktive Vermehrung von Ery u. Hb im peripheren Blut infolge inn. O_2-Mangels bei älteren Menschen mit Lungenemphysem. – **A.pruritus**, Pruritus senilis: Juckreiz der – trockenen u. fettarmen – Altershaut als Involutionsphänomen, auch anfallsweise u. bes. bei Bettwärme. – **A.psychose**: *psych.* Störung aufgrund altersbedingter zerebraler Involution oder Arteriosklerose, evtl. verstärkt durch psychoreaktive Momente; s. a. A.manie, senile ↑ Demenz; vgl. A.schizophrenie. – **A.purpura**, Purpura senilis: auf degenerat. Altershaut (Handrükken, Unterarme) spontan auftret. flächenhafte, bis münzgroße, reversible Diapedese- u. Rhexisblutungen, evtl. mit Restpigmentierung; ferner die Purpura factitia senilis JADASSOHN.

Altersreflex: *ophth* diffuser, hellgrauer Reflex der senilen Linse (mit physiol. Sklerosierung der Linsenrinde) bei auffallendem Licht.

Altersschizophrenie: »Spätschizophrenie« erstmalig im vorgerückten Alter; im allg. als echte Schizophrenie aufgefaßt (häufig aber zyklothyme Konstitution). Charakterist. Formen (M. BLEULER): Paraphrenie-art. Verläufe (Wahnideen u. Gedächtnisstörungen, kein schwerer Persönlichkeitszerfall), ängstl.-depressiv-katatones Syndrom, akute erregt-verworrene Psychose (selten, dem deliranten Syndrom ähnl.).

Alters|schwachsinn: senile ↑ Demenz. – **A.schwäche**, Marasmus senilis: körperl. u. geist. Abbau im Alter, individuell unterschiedl. (s. a. biol. ↑ Alter); Schwund der Körpersubstanz (Herabsetzung des Gewebsstoffwechsels), allg. Resistenzverlust, verzögerte Rekonvaleszenz, Bewegungsverarmung, Starrsinn, Verlust des Neugedächtnisses, geist. Abstumpfung, Schlaflosigkeit. – **A.schwerhörigkeit**: ↑ Presbyakusis. – **A.sichtigkeit**, Presbyopie: *ophth* altersbedingter Verlust der Nahanpassungsfähigkeit der Linse (Nahpunkt rückt vom Auge weg) durch Elastizitätsschwund, Sklerose u. Wasserverarmung des Linsenkernes. Korrektur durch Konvexgläser (»A.brille«, ↑ Tab.).

Alter	Dioptrien
45	+ 1,0 bis + 1,5
50	+ 1,5 bis + 2,5
55	+ 2,0 bis + 2,5
60	+ 2,5 bis + 3,25

Alterstod: durch natürl. Verschleiß der Gewebe. – **A.tremolo, A.stimme**: ↑ Vox senilis. – **A.tuberkulose**: oft aus 2. PK entsteh. akt. Lungen-Tbk jenseits des 6. Ljz., vorw. produktiv-fibrös, evtl. mit infiltrativen Schüben u. Kavernisierung. Als »Opahusten« oder »Alterskatarrh« häufig verkannt.

Alterswarze, Verruca seborrhoica (senilis): im späten Alter meist an Seborrhö-Prädilektionsstellen auftretende rundl.-ovale, gelb-braun-schwarze, scharf begrenzte, der Haut breitbasig aufsitzende Exkreszenz mit fettig-warz. Oberfläche (hyperkeratot.-verruköser u. akanthot.-papillomatöser Typ, bd. harmlos).

Alterung: 1) *biol* ↑ Altern. – 2) A. der kolloidalen Systeme: *chem* Abnahme der Hydratation infolge Ladungsverlustes, Bildung größerer Teilchen-Komplexe (ohne Ausflockung), Verminderung der Stabilität.

Altgedächtnis: ↑ Langzeitgedächtnis.

Althaea officinalis: »Eibisch« [Malvaceae]; Anw. v. a. der Radix Althaeae (Stärke, Pektine, Zucker, Schleimstoffe, Gerbstoffe, ca. 2% Asparagin, Öl) in Tees, Abkochungen etc. bei Erkrn. der Luftwege, Nieren, des Darmkanals (v. a. bei Kindern), in Kataplasmen u. Klistieren.

Althausen*-Uyeyama* Probe: Vergleich des Blutzuckerverhaltens nach oraler Gabe von Glukose u. von Stärke (je 100 g); die sonst annähernd parallele Kurve nach Stärke ist bei Pankreasinsuffizienz deutlich abgeflacht.

Altinsulin: s. u. Insulin-Präparate.

Altmann* Bioblasten (RICHARD A., 1852–1900, Anatom, Gießen): (1886) Körnchen im Zellplasma, die nach der **A.* Protoplasmatheorie** (1890) als kleinste Lebenseinheiten (»Elementarorganismen«) für den Aufbau der Zelle (u. die Fettsynthese) verantwortl. sind. Die mit **A.* Reagens** (Anilinwasser u. Säurefuchsin 10 + 2) nachgewiesenen **A.*-Schridde* Granula** sind nach heut. Kenntnis Mitochondrien, z. T. Sekrete bzw. Reservestoffe.

Altsalvarsan: ↑ Arsphenamin®.

Altschul*-Uffenorde* Aufnahme (WALTER A., 1883–1942): *röntg* halbaxiale Schädelaufnahme (bregmatiko-okzipital, Zentralstrahl 30–45° zur Ohrvertikalen) zum Vergleich beider Felsenbeine (u. ihrer Beziehungen zur hint. Schädelgrube).

Alttuberkulin: s. u. Tuberkulin.

Altweiberbart: klimakter. ↑ Hypertrichosis.

Aludrin®-Test: (WYSS, HADORN 1942) Nachweis von Bronchialspasmen (bei Asthma, Bronchitis, Emphysem, Silikose) anhand des um mind. 0,3 l/Sek. ansteigenden Pneumometerwertes nach Inhalation des Sympathikomimetikums Isoprenalin.

Alumen: (lat.) ↑ Alaun; z. B. A. cupricum (= Cuprum aluminatum), A. kalicum (= Aluminium-Kalium sulfuricum).

Aluminium, Al: (OERSTEDT 1825) Erdmetall-Element mit Atomgew. 26,98, 3wertig; Leichtmetall, in Säuren u. Laugen lösl. (»Aluminate«); Al-Salze bilden mit organ. Farbstoffen (z. B. Alizarin S) Farblacke; Al-Verbdgn. haben großes Anlagerungsvermögen an höhermolekulare Substanzen (↑ Adsorbatimpfstoff). Noch wenig erforschtes Spurenelement, in Leber u. Pankreas ca. 1, in Herz, Hirn u. Niere ca. 0,2, in Vollblut bzw. Serum 0,02–0,03 bzw. 0,03–0,05 mg%, in Harn u. Liquor 78 bzw. 125 µg/l. – Wicht. Verbindgn.: **A. acetico-tartaricum** (»essigweinsaure Tonerde«, Gemisch von Azetat u. Tartrat ca. 2:1; in 1–3%ig. Lsg. als Adstringens u. Antiseptikum). **A. aceticum** (»bas. A.azetat; bei Oxyuriasis, äußerl. als Antiphlogistikum, Adstringens u. Desodorans v. a. zur Wundbehandlung), **A. aceticum solutum** (»essigsaure Tonerde«, mit mind. 8,5% bas. A.azetat $(CH_3COO)_2AlOH$; mit 10–30 T. Wasser verdünnt für adstringierende, entzündungswidr., kühlende Umschläge, Gurgeln u. Spülungen, z. B. des Darmes bei Oxyuriasis, Kolitis, Proktitis), **A. hydroxydatum** (»Tonerdehydrat«, $Al(OH)_3$; intensiv wirkendes Antazidum, bei Diarrhö, äußerl. bei Wunden u. Hautaffektionen; s. a. Adsorbatimpfstoff), **A. sulfuricum** (»schwefelsaure Tonerde« $Al_2(SO_4)_3 + 18H_2O$; Lsg. als Adstringens u. Antiseptikum zu Verbänden, Spülungen, Umschlägen; innerl. bei Diarrhö, Oxyuriasis; histol. Beize), **A.-Kalium sulfuricum** (↑ Alaun), **A.phosphid** (AlP, bildet durch Feuchtigkeit PH_3 = Phosphin, daher starkes Gift gegen Schädlinge, v. a. Ratten).

Aluminium|asthma: s. u. Aluminose. – **A.folie:** *pharm* hauchdünne Al-Blätter (0,01 mm), wegen antiphlogist. Wirkung (Al_2O_3) u. geringer mechan. Reizung zur Behandlung offener Wunden (statt Silberfolie) angewendet. – **A.-Formol-Toxoid,** AlFT: Formoltoxoid mit Zusatz von Al-hydroxid, Al-phosphat u. Kalialaun zur Steigerung der antigenen Wirkung (bis 100fach!); s. a. Adsorbatimpfstoff.

Aluminium|-Gleichwert, AlGW: *radiol* Filterwert eines im Strahlengang liegenden Körpers, ausgedrückt in mm Dicke eines Al-Filters gleicher Wirkung. – **A.körperchen:** s. u. Aluminose. – **A.pulver:** pulverisiertes Al-Metall zur Behandlung (physikal., elektro- u. kolloidchem. Effekte) offener, schlecht heilender Wunden einschl. Ulcus cruris u. Dekubitus.

Aluminium|(staub)lunge: ↑ Aluminosis pulmonum. – **A.wässer:** *baln* ↑ Alaunwässer. – **A.zyste:** bei Verw. $Al(OH)_3$-haltiger Adsorbat-Impfstoffe (z. B. Pertussis-Vakzine) vork. sterile Gewebseinschmelzung an der Impfstelle.

Aluminose: krankhafte Veränderung der oberen Luftwege (Rhinitis, Septumperforation, Bronchitis) durch Al-Staub; i. e. S. die **Aluminosis pulmonum** als chron. benigne Pneumokoniose durch feinsten Staub (auch Dämpfe), meist bei jüngeren Exponierten, mit Fibrose, Nekrose, Emphysem, Obliteration; anfangs symptomenarm, später Dyspnoe, Zyanose, Husten (evtl. asthmoide Bronchitis = »Al-Asthma«), Brust- u. Leibschmerzen, Erbrechen; evtl. Spontanpneu; netzförm.-wab., weichfleck. (selten kalkdichte) Veränderungen der Untergeschosse; histol.: »Al-Körperchen« mit eisenhalt. Gelhülle, v. a. in Alveolarsepten. Entschädigungspflicht. BK. – s. a. Korundschmelzerlunge.

Aluteinismus: s. u. Follikelpersistenz.

alveolär, alveolar(is): zu einer Alveole (meist Lunge oder Kiefer) gehörend, alveolenartig; z. B. **a. Drüse** (extraepithelial, mit bläschenförm. Endstück), **a. Ventilation** (↑ Nettoventilation), **a. Belüftung** (V_{alv}, der auf die Belüftung der Lungenalveolen entfallende Anteil des Atemzeitvol., d. h. Gesamtbelüftung ohne Totraumbelüftung, errechnet als alveoläres Luftvol. mal Atemfrequenz).

Alveolar|atrophie: *dent* Schwund des A.fortsatzes als Altersinvolution oder bei Parodontose; etweder »stufen- oder treppenförm.« Höhenabbau oder »tüten-

Alveolar|bucht

oder bandförm.« Seitenabbau (= Atrophia alv. horizontalis bzw. verticalis). – **A.bucht**: *rhinol* inkonst. Ausbuchtung des Kieferhöhlenbodens; oft nur dünne Knochenschicht, die ein Übergreifen von Zahnwurzelprozessen (Prämolaren, Molaren) auf die Sinusschleimhaut ermöglicht. – **A.druck**: *pulmon* Luftdruck in der Lungenalveole, zusammengesetzt aus den Partialdrücken der Alveolargase (O_2 100, CO_2 40, N_2 573 mm Hg) u. dem Sättigungsdruck des Wasserdampfes (47 mm Hg). In Atemruhelage – bei geöffneter Glottis – gleich dem atmosphär. Druck.

Alveolar|ektasie: Überdehnung der Lungenalveolen als Pathomechanismus des alveolären Emphysems. – **A.epithel**: das die Lungenalveolen auskleidende einschicht. Plattenepithel. – **A.fortsatz**: ↑ Processus alveolaris maxillae; i. w. S. auch der entspr. Abschnitt des Mandibulakörpers.

Alveolargasanalyse: ↑ Atemgasanalyse der am Ende einer vertieften Exspiration gewonnenen Luft.

alveolar(is): ↑ alveolär.

Alveolar|kollaps: (COHN, PASTEUR) Atelektase. – **A.luft**: das Gasgemisch in den Lungenalveolen (ca. 14,0% O_2, 5,6% CO_2, 80,4% N_2 u. inerte Gase), das sich mit den Blutgasen in den Lungenkapillaren unter Abgabe von O_2 u. Aufnahme von CO_2 ins Gleichgewicht setzt. – s. a. A.gasanalyse.

Alveolar|phagozyten: Histiozyten u. freie Alveolarepithelien, die auf der Alveolarwand abgesetzte Partikel (»Staub-«, »Rußzellen«) oder Mikroorganismen phagozytiert haben. Werden ausgehustet oder in der Lunge (Alveolarwand, Interstitium, LK) abgelagert; s. a. »Herzfehlerzellen«. – **A.proteinose**, ROSEN*-CASTLEMAN*-LIEBOW* Syndrom: ätiol. ungeklärte Ansammlung gekörnter eiweiß- u. fetthalt. Stoffe in den Alveolen größerer Lungenbezirke; klin.: pulmonale u. kardiale Insuffizienz. – **A.pyorrhö**: »eitrige« Form einer Parodontopathie. – **A.septum**: ↑ Septum interalveolare (in Kiefer u. Lunge).

Alveolarzell(en)karzinom, Adenokarzinom der Lunge, Lungenadenomatose: seltenes (v. a. bei ♀ u. in höherem LA), multiples, kleinknot. Neoplasma aus

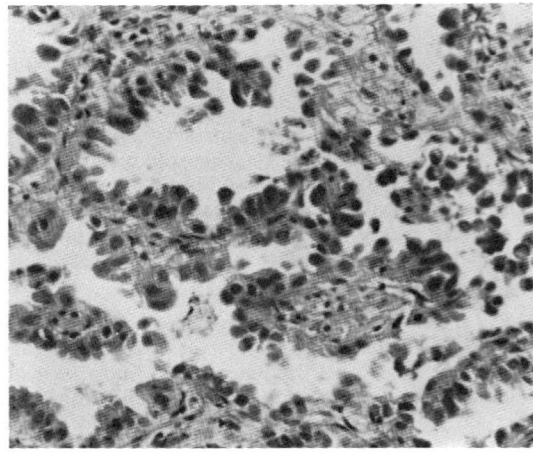

Alveolarzellkarzinom. Wucherung dunkelkerniger kubischer bis zylindrischer Epithelien.

schleimproduzierendem einschicht. Zylinderepithel in peripheren Lungenalveolen, evtl. auch in Bronchiolen (»bronchiolo-alveoläres Ca.«); wenig infiltrierendes Wachstum, geringe Metastasierungstendenz. Klin.: Luftmangel, Reizhusten, dünnflüss. Auswurf; miliare Form mit feinfleck. Durchsetzung der ganzen Lunge, später Konfluenz; pneumon. Form (»multizentr. adenomatöse Pneumonie«) mit meist bds. diffusdichten, lappen- oder segmentgebundenen Verschattungen.

Alveolen: 1) **Alveoli dentales** *PNA*: die vom knöchernen Parodontium begrenzten kon.-röhrenförm. »Zahnfächer« im Alveolarfortsatz beider Kiefer, im Zahnhalsbereich voneinander durch die Alveolarlamelle getrennt. – 2) **Alveoli pulmonis**: die sehr dünnwand. (einschicht. Plattenepithel mit kernlosen »Zytoplasmaplatten«) »Lungenbläschen« (∅ ca. 0,2 mm) an den Bronchioli respiratorii sowie Ductuli u. Sacculi alveolares. Gesamtfläche ca. 7 cm²/g Körpergew.; Ort des Gasaustausches zwischen Atemluft u. Blut (Endphase der äuß. Atmung), der, da die Basalmembran der eingelagerten Blutkapillaren (oft für 2 Alveolen gemeinsam) unmittelbar an das respirator. Epithel grenzt, optimal erfolgt. – **A.säckchen**: *pulm* ↑ Sacculi alveolares.

Alveolitis: 1) *dent* ↑ Periodontitis. – 2) *pulm* Entzdg. der Lungenbläschen; z. B. **A. allergica** (Spätreaktion) exogen durch eiweißhalt. Partikel oder organ. Stäube (als Befeuchterfieber, Vogelzüchter-, Farmerlunge), im Unterschied zum Asthma bronch. mit Latenz (4–8 Std.), Fieber, chron.-exazerbierend, zu Fibrose neigend.

alveolo...: Wortteil »(Lungen-)Alveolen«; z. B. **a.arterieller** u. **a.kapillärer** ↑ Gradient, **a.kapillärer** oder **a.vaskulärer** Reflex (↑ V. EULER*-LILJESTRAND* R.). – **A.kapillarblock**: (AUSTRIAN-COURNAND 1951) Beeinträchtigung der Gasdiffusion zwischen Lungenalveolen u. Kapillaren infolge Fibrose der Zwischenschicht, z. B. bei diffuser interstitieller Lungenfibrose, Sklerodermie, BOECK* Krankht.; Sympt. der restriktiven Lungeninsuffizienz.

Alveus hippocampi *PNA*: die dünne Wand des Seitenventrikels zwischen Hippocampus u. Gyrus parahippocampalis.

alvus: (lat.) Unterleib, Eingeweide; z. B. Incontinentia alvi, alvo adstricto (»mit Stuhlverstopfung«).

Alymphozytose: weitgeh. Fehlen der Lymphozyten im peripheren Blut bei sept. Infekten, maligner Systemerkr. (Lymphosarkom), Antikörpermangelsyndrom (deren Schweizer Typ: »**Alymphoplasia thymica**«).

Alzheimer* (ALOIS A., 1864–1915, Neurologe, München, Breslau) **Fibrillen**: bes. dicke, im Silber-Bild dunkel imprägnierte Neurofibrillen bei der A.* Krankh.; wahrsch. physikal.-chem. Störung im labilen Stäbchensol der Nervenzelle. – **A.* Krankheit, Syndrom, Demenz, Sklerose**: dominant erbl. (?), präsenile (6., seltener 5. Ljz.), unaufhaltsam fortschreit. Demenz bei rel. lang erhaltener Gemütsansprechbarkeit; Atrophie der Großhirnrinde, als Herdsympte. Logoklonie, Aphasie, Apraxie. – **A.* Zellen, Körperchen**: Riesenzellen der Astroglia mit großen, hellen Kernen, die z. T. nach Auflösung der Kernmembran verdämmern. Zeichen für Überfunktion u. Degeneration bes. bei Leber- u. Pankreasaffektion (hepato-lentikul. Degeneration, Pseudosklerose).

Alzianblau: (STEEDMAN 1950) Kupferphthalozyanin-Farbstoff zur Darstg. saurer Mukopolysaccharide

(Chondroitinschwefel-, Hyaluronsäure etc.), auch im Kombin. mit PAS-Färbung.

AMA: antimitochondrialer Antikörper.

Amaas: *trop* ↑ Alastrim.

amakrine Zellen: multipolare Nervenzellen (Assoziationszellen?) mit kurzen Fortsätzen in der inn. Körnerschicht der Retina.

Amalgam: *dent* Hg-Legierung mit Ag, Cu, Sn, Zn (»Silber-A.«) oder Cu, Sn, Hg (»Kupfer-A.«) oder Ag, Sn. u. Spuren von Zn, Au oder Pt (»Edel-A.«).

Amanita: Pilz-Gattg. [Amanitaceae]; als sehr gift. Arten v. a. der »Fliegenpilz«, **A. muscaria** (Agaricus muscarimus), der u. a. Muskarin, Muskaridin (»Pilzatropin«) u. Cholin enthält: nach 1–2 Std. Gastroenteritis, dann ZNS-Reizung i. S. der Atropinvergiftung, Abklingen nach 12 Std., ca. 2% Letalität (HABERSAAT); der »Pantherpilz« **A. pantherina** (Letalität höher als bei A. muscarina); der »Knollenblätterpilz« **A. phalloides** (Agaricus ph. s. viridis), mit α-, β- u. γ-Amanitin (thermostabile Polypeptide), Phalloidin (zykl. Hexapeptid), Muskarin u. Strychnin-artig wirkenden Stoffen (s. a. Phallotoxine): nach 8–24 Std. (bei zunächst ungetrübtem Sensorium) Erbrechen, Cholera-art. Durchfälle, Fadenpuls, Leberschädigung (evtl. akute gelbe Dystrophie), tox. Hämolyse, schwere metabol. Azidose, > 50% Letalität.

Amantadin-hydrochlorid: diamantoide Verbdg. als Virustatikum; wirkt nicht viruzid, sondern stört das Eindringen in die Wirtszelle; auch zur Parkinsontherapie.

Amara: *pharm* »Bittermittel«, pflanzl. Drogen, die Bitterstoffe enthalten, z. B. Radix Gentianae, R. Colombo, Herba Absinthii; appetitanregend, verdauungsfördernd.

Amastie: angeb. ein- oder beidseit. Fehlen der weibl. Brustdrüse (Hemmungsmißbildung), evtl. auch der Brustwarzen (= Athelie).

Amato* Körperchen (ALLESSANDRO A., geb. 1879, ital. Pathologe): Einschlußkörperchen im Protoplasma neutrophiler Leukozyten bei Scharlach.

d'Amato' Test: *immun* Nachweis von Typhus, Paratyphus, Q-Fieber etc. anhand einer hämolyt. Reaktion nach Inj. der einschläg. Vakzine. Auch als Krebstest mit Neoplasma-Extrakten vorgeschlagen.

Amaurose: Blindheit; i. e. S. die totale Erblindung (»schwarzer Star«) mit fehlender Lichtempfindung; **angeb. A.** z. B. bei Augenmißbildg., tapeto-retinaler Degeneration, Sehnervenatrophie, zentraler Entwicklungsstörung; **erworb. akute A.** einseitig z. B. bei Glaukom, Sehnerverkr. oder -verletzung, Embolie der Zentralarterie etc., bds. bei Methylalkohol-Vergiftung, Urämie (tox. Sehrindenlähmung oder spast. Ischämie), Eklampsie, zerebraler Gefäßerkr. mit Blutung oder Enzephalomalazie (= zerebrale oder zentrale A.). Ferner die **Amaurosis partialis fugax** als plötzl., vorübergehende bds. Sehstörung, meist psychogen (Lichtreaktion erhalten), auch als Flimmerskotom bei Migräne.

amaurotisch: blind, erblindet; z. B. die **a. Idiotie** (↑ DOWN* Syndrom), das **am. Katzenauge** (weißl.- gelber oder -grüner Lichtreflex des blinden Auges mit weiter Pupille bei [Pseudo-]Gliom der Retina).

Amazonasfuß: ↑ Chromomykose.

Amazonenkomplex: ↑ Pallas-Athene-Komplex.

Ambard* (LEO A., 1867–1962 Pharmakol., Straßburg) **Harnstoffbestimmung:** im – enteiweißten – Blut oder Harn durch Versetzen mit Bromlauge u. volumetr. Bestg. des dabei freiwerdenden N (im Ureometer). – **A.* Konstante:** (1910) Verhältnis von Blut- u. Urinharnstoff nach der Formel:

$$\sqrt{\frac{U}{70 \cdot D \cdot \sqrt{c}}}{5 \cdot p}$$

(U, D, c = g Harnstoff pro l Blut bzw. 24-Std.-Urin bzw. l Urin; p = Körpergew.); normal 0,06–0,1 (> = pathol.).

Ambazon *WHO*: Benzochinonthiosemikarbazon-Deriv.; *otol* Mund- u. Rachenchemotherapeutikum.

Amberg* Linie: Winkelhalbierende zwischen Linea temp. (Schläfenbein) u. Vorderkante des Warzenfortsatzes; Hilfslinie für Mastoidektomie.

Amberlite®: Ionenaustauscher auf Kunstharzbasis, u. a. zur Wasserenthärtung, Chromatographie, als Antazidum.

Ambidexter: »Beidhänder«, mit gleicher Geschicklichkeit beider Hände.

ambiguus: (lat.) nach beiden Seiten neigend.

Ambi|sexualität: ↑ Bisexualität. – **A.tendenz:** *psych* Willensstörung durch Wirksamwerden von Gegenantrieben, mit Abbrechen begonnener Bewegungen, Entschlußlosigkeit etc.; v. a. bei Schizophrenie.

Ambivalenz: Doppelwertigkeit; *psych* als **affektive A.** (BLEULER) das gleichzeit. Bestehen zweier konträrer Gefühle (z. B. Haßliebe), Willensrichtungen, Gedankengänge, Triebe; das seel. Fehlhaltung u. Psychose evtl. bis zum »Auseinanderbrechen« (»Schizophrenie«) gesteigert.

Amblyomma: *entom* »Buntzecken«, Schildzecken-Gattg. [Ixodidae]; Überträger des Felsengebirgsfleckfiebers (Rickettsia rickettsii) u. des Zeckenbißfiebers (R. conori).

Amblyopia, Amblyop(s)ie: angeb. oder erworb. Schwachsichtigkeit, i. e. S. die ohne organ. Augenbefund. Häufigste Formen: die **A. ex nonusu** infolge längeren Nichtgebrauchs z. B. des schielenden Auges (zentralnervöse Unterdrückung des störenden Doppelbildes); die – irreversible – **A. ex anopsia** durch echten Funktionsausfall (z. B. ↑ Schielamblyopie); die **tox. A.** infolge Schädigung des nervösen Elemente von Netzhaut u. Sehnerv (papillo-makuläre Fasern) durch exo- oder endogene Gifte wie Alkohol (bei chron. Abusus retrobulbäre Neuritis, bei Methylalkohol Optikusatrophie), Nikotin, Chinin, Blei, Arsen sowie bei Nahrungsmittelvergiftung, Stoffwechselstörung, Urämie.

Amblyoskop: stereoskop. Gerät zur Übungsbehandlung der Schielamblyopie (↑ Abb.).

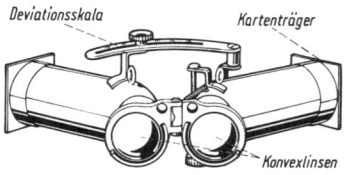

Amboine-Beule: großknot. Hautgeschwulst (Gesicht, Extremität) im akuten Stadium der Bartonellosis.

Amboß: *otol* ↗ Incus.

Ambozeptor: bei Infektionskrankh. oder Sensibilisierung entstehender spezif. AK, der nach der ↗ EHRLICH* Seitenkettentheorie 2 haptophore Gruppen besitzt (Verbindung zum spezif. AG bzw. zum Komplement; s. a. Schema „Komplementbindungsreaktion". Als **hämolyt. oder hämolysierender A.** (für KBR u. Hämolysehemmungsreaktion) meist aus Kaninchenserum nach Sensibilisierung mit Hammel-Ery gewonnen. – **A.-Einheit**: diejen. Menge A., die nach best. Einwirkungszeit bei ausreichendem Komplement die restlose Hämolyse einer 2%ig. Hammel-Ery-Suspension erzeugt, wobei die Hämolyse das Vierfache der bei der halben Ablesungszeit betragen muß.

ambulant: *med* in der Sprechstunde, ohne stationäre Aufnahme.

Ambulanz: 1) Institution eines Krankenhauses (Fachabteilung) für die ärztl. Versorgung nicht stationär aufgenommener Patienten. – 2) (engl.-amerikan.) Krankenkraftwagen. – **Ambulatorium**: einem Krankenhaus angegliederte oder selbständ. gemeinnütz. Einrichtung zur ärztl. Untersuchung u. Behandlung Geh- u. Transportfähiger; häufig mit spez. Zielsetzung (z. B. Rheuma-A., Betriebs-A.).

Ambustio: ↗ Verbrennung.

AMCHA, Acidum tranexamicum *WHO*, TAMCHA: 4-Aminomethylzyklohexankapronsäure; Inhibitor der Plasminogen-Aktivierung (Antifibrinolytikum); s. a. PAMBA.

AMDP: **A**rbeitsgemeinschaft für **M**ethodik u. **D**okumentation in der **P**sychiatrie.

amedulläre Amputation: ↗ BUNGE* Amputation.

Ameisen|fraß: durch Ameisen verurs. oberflächl., rundl. u. streif., häufig braunschwarze Hauteintrocknungen u. -defekte an der Leiche, oft in der Umgebung von Mund- u. Nase. – **A.laufen**: *neurol* Par- bzw. Dysästhesien von kribbelndem Charakter bei peripherer Nervenschädigung (z. B. Neuritis) oder vasomotor. Störung. – **A.säure**: ↗ Acidum formicicum; s. a. Formiat ..., Formyl ....

amelanotischer Tumor: *derm* nicht pigmentiertes Neoplasma des pigmentbildenden Zellsystems, meist Variante des (bösart.) Melanoms u. seiner Metastasen.

Amelie: 1) Amelia: angeb. Fehlen einer oder mehrerer Extremitäten; z. B. beim Thalidomid-Syndrom (↗ dort. Abb.). – 2) (ZIEHEN) falsche Sprechgewohnheit, z. B. Diktionsamelie, Paraphasie. – 3) **Ameleia**: Gleichgültigkeit, Apathie.

Amelo|blast: ↗ Adamantoblast. – **a.blastisches Fibrom**: weiches ↗ Odontom. – **A.blastom**, Adamantinom, Adamanto-, Ganoblastom: dysontogenet. epitheliale Kiefergeschwulst (häufiger UK), ausgehend von Resten des undifferenzierten Schmelzorgans, mit typ. Strangstrukturen, solide oder zystisch, evtl. mit Bildung zylindromatöser Hohlräume (»Adeno-A.b.«), selten »Stachelzell-Typ« (»Akantho-A.b.«) oder verhornend, häufig Mischformen. Destruktives Wachstum, erhebl. Rezidivneigung. – Daneben die seltene (2–5%) maligne Form des **soliden A.b.** (mit vermehrtem Parenchym u. weniger differenziertem Epithel; bei Ähnlichkeit mit Spindelzell-Sa. auch als **A.- blasto|sarkom** bezeichnet), die in regionale LK, Lunge u. Schädel metastasieren kann; s. a. Melano-ameloblastom. – **A.genesis hypoplastica hereditaria**: dominant-geschlechtsgebunden erbl. Fehldifferenzierung des Schmelzmantels mit höckr. Dysplasie bzw. (♂) glatter Aplasie u. Braunfärbung (Cu-Einlagerung) aller Zähne, wobei Wurzel u. Pulpa intakt bleiben.

Amelus: *path* Mißbildung mit Amelie (1).

Amenorrhö: Nichteintreten (= **prim. A.**) oder Ausbleiben (= **sek. A.** = Menostase) der Regelblutung bei der geschlechtsreifen Frau. Urs.: Fehlen, Unterentwicklung oder Dysfunktion der Ovarien, psych. Belastung oder Störung, Neoplasma (Hypophyse, Zwischenhirn), Medikation (Phenothiazine, Rauwolfia-Alkaloide), endokrine u. Allg.erkrn.; als **uterine A.** nach Entzündung, Geburt, Abort, Curettage; s. a. ASHERMAN* Syndrom (»**atret.** oder **traumat. A.**«). – Ferner die **physiol. A.** vor der Menarche u. nach der Menopause (= **hypo-** bzw. **hypergonadotrope A.**) sowie während Schwangerschaft u. Stillzeit (»Laktations-A.«, bis zu 6 Mon.). – **Amenorrhoea spuria**, Pseudo-A.: scheinbares Ausbleiben des Menses bei Zervix- oder Vaginalatresie; mit Hämatokolpos u./oder -metra.

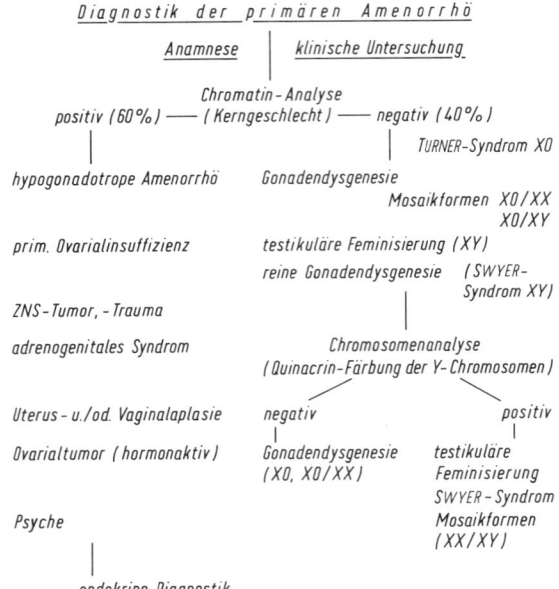

Diagnostik der primären Amenorrhö

Amentia, Amenz, amentielles Syndrom: (MEYNERT 1881) akutes halluzinator. Irresein mit Inkohärenz des Denkens, Ratlosigkeit, Desorientiertheit, Sinnestäuschungen (Illusionen), evtl. sek. Wahnideen (= **A. paranoides**), auch motor. Unruhe (= **A. agitata**) oder Stupor (= **A. attonita**); Übergänge zum deliranten Syndrom. Vork. als symptomat. Psychose u. Psychosyndrom (BONHOEFFER); z. B. die **alkohol. A.** (STEARN) als leichte Form der Alkoholpsychose (ohne wesentl. Merkmale des Delirium tremens). – **nävoide A.**: ↗ STURGE*–WEBER* Syndrom.

Amerikanische|Enzephalitis, St. Louis-Enz.: in Nordamerika durch Milben u. Culex-Mücken (Hühner u. Vögel als Virus-Reservoir) übertragene Virus-Enzephalitis, meist bei älteren Leuten; Inkubation 4–21 Tage, Sommer-Herbst-Gipfel, Letalität bis 30%. – Das – erstmals 1933 in St. Louis isolierte – ARBO-Virus B ist 20–30 nm groß, ätherempfindl. u.

gibt serol. Kreuzreaktionen mit West Nil-, Murray-Valley-, Japanese B-encephalitis-, Ileus- u. Gelbfieber-Virus. – **A. Fieber**: 1) durch Zecken übertragenes (»tick-borne«) Rückfallfieber (Borrelia hermsii). – 2) ↑ Felsengebirgsfleckfieber (Rickettsia rickettsi). – 3) ↑ BRILL* Krankh. – **A. Hakenwurm**: ↑ Necator americanus. – **A. Naht**: chir HALSTED* Naht (1).

ametabol: 1) *zool* ohne – deutl. – Metamorphose (bei Insekten, Ziliaten). – 2) *biochem* nicht im normalen (Intermediär-)Stoffwechsel ablaufend.

Ametazol: ↑ Betazolum.

Amethopterin: Methotrexat *WHO*; 10-Methyl-4-amino-pteroyl-glutaminsäure; synthet. Folsäure-Antagonist, Zytostatikum (insbes. bei Leukämie).

Ametriodinsäure: Acidum ametriodicum, trijodierte Benzoesäure; v. a. als Methylglukaminsalz Rö-KM für Vaso- u. Urographie.

Ametropie: Fehlsichtigkeit infolge Refraktionsanomalie des Auges (parallel auffallende Strahlen werden bei entspannter Akkommodation nicht punktuell auf der Netzhaut vereinigt, ↑ Abb.). Meist als Achsen-A. (↑ Achsenmyopie, -hyperopie), seltener als Brechungs-A. (↑ Krümmungs-, Index-A.); s. a. Myopie, Hypermetropie, Astigmatismus, Aphakie.

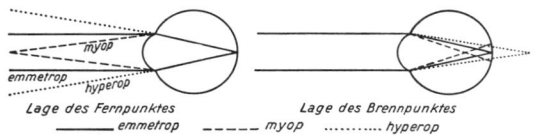

Ameuille*-Lemoine* Syndrom: chron.-rezidiv. Tracheobronchitis nach Läsion der Nase, wahrsch. durch reflektor. ausgelöste Hypersekretion u. sek. Infektion.

Amfepramon WHO: α-Diäthylaminopropiophenon; Appetitzügler.

AMH, Faktor X: (N. JOSSO 1972) »Anti-Müllerian hormone«, wahrsch. von den Sertoli* Zellen produziertes Peptidhormon, das die Rückbildung der MÜLLER* Gänge (Ductus paramesonephrici) bewirkt.

Amici* Linie: *histol* ↑ Z-Streifen.

Amidase, Aminase: Hydrolase, die die Säureamidbindung in Monokarbonsäureamiden spaltet; z. B. die ω-A. in der Leber, die α-Keto-ω-amide von Dikarbonsäuren desaminiert; s. a. Desamidasen, -aminasen.

Amide: Derivate des Ammoniaks (NH_3), dessen H-Atome entweder durch Metall ersetzt sind (= anorgan. oder Metall-A., z. B. Natrium-A. $NaNH_2$) oder durch organische Säureradikale (= organ. oder Säure-A., z. B. Azetamid, $CH_3CO\ NH_2$); je nach Ersatz von 1, 2 oder 3 H-Atomen als prim. sek. u. tert. A. unterschieden; darunter als therap. wicht. Verbindgn. die Sulfonamide. – Halb- oder Semi-A. (= saure A., Amidsäuren) sind Monoamide von Dikarbonsäuren.

Amidine: bas. Verbindgn. vom Typ $R \cdot C(=NH)NH_2$, darunter die Chemotherapeutika Prop-, Stilb- u. Pentamidin.

Amido-: Kennz. für die substituierte NH_2-Gruppierung in Amiden bzw. für die Aminogruppe-NH_2 (↑ Amino-).

Amidophosphoribosyl-transferase: an der Purin-Synthese de novo in der Leber beteiligte Pyrophosphatase, die aus Phosphoribosylpyrophosphat mit Glutamin das 5-Phospho-β-D-ribosylamin bildet (Mg^{2+}-obligat).

Amido|pyrin: ↑ Aminophenazon. – **A.schwarz 10 B**, Naphtholblauschwarz: saurer Azofarbstoff, alkohol- u. wasserlösl.; zum Anfärben von Globulinen u. Albuminen nach der Papierelektrophorese. – **A.trizoat-Natrium**: 3,5-Diazetylamino-2,4,6-trijodbenzoesaures Na; wasserlösl. Rö.-KM (z. B. Urografin®).

Amikacin *WHO*: mit Streptomycin verwandtes Aminoglykosid-Antibiotikum (z. B. Biclin®).

Amikrobiosis intestinalis: (DE RUDDER) Fehlen der normalen Darmflora nach enteraler Antibiotika-Medikation; mit Sympt. der Dysbakterie (Meteorismus, enterit. Stühle), Gefahr der Soor-Infektion.

Amikronen: im Ultramikroskop nicht mehr einzeln erkennbare (»amikroskop.«) Teilchen (< nm).

Amilorid *WHO*: Chlorpyrazinkarboxamid-Deriv.; Anw. als K^+-retinierendes Diuretikum.

Amimie: mim. Unbewegtheit (»Maskengesicht«) infolge Beeinträchtigung der extrapyramidalen Motorik, v. a. bei PARKINSON* Syndrom (= **motor.** oder **atakt. A.**); i. w. S. auch den Verlust der Mienen- u. Gebärdensprache u. deren Verständnis (= **sensor. A., amnest. A.**) bei Aphasia totalis.

Aminase: ↑ Amidase.

Amin|azidurie: ↑ Hyperaminoazidurie. – **A.diabetes**: ↑ ABDERHALDEN*-FANCONI* Syndrom.

Amine: bas. Verbindungen, die sich vom Ammoniak durch Ersatz von H-Atomen durch Alkyl- oder Arylgruppen ableiten (= aliphat. bzw. aromat. A.); bilden mit Säuren Salze. Unterschieden als Mono- u. Diamine (1 bzw. 2 Amingruppen im Molekül), als prim. ($R \cdot NH_2$; »Amidbasen«; Isonitril-Reaktion), sek. ($R_1R_2=NH$; »Imidbasen«; Nitrosamin-Bildung) u. tert. A. ($R_1R_2R_3 \equiv N$; »Nitrilbasen«, keine HNO_2-Reaktion). Stellen – v. a. auch als **biogene A.** (GUGGENHEIM; auch: »proteino-«, »toxogene«; mit äquat. Ammonium- oder Aminogruppen, auch heterozykl. Struktur) – zahlreiche, meist stark wirksame u. physiol. bedeutsame bas. Bausteine oder Zwischen- u. Abbauprodukte von höhermolekularen N-halt. Verbindngn. dar; wicht. Transmethylierungspartner (Betaine wie z. B. Glyzin, Karnitin u. a. »quartäre Ammoniumbasen«), neurale Wirkstoffe u. Gewebshormone (Azetylcholin, Serotonin, Tryptamin, Histamin, entstanden v. a. durch Dekarboxylierung von Aminosäuren (Histidin → Histamin, Tyrosin → Tyramin); intermediäre Entgiftung erfolgt durch Desaminierung (v. a. Aminoxidase).

Amino-, Amido-: *chem* die »Aminogruppe«-NH_2.

Amino|acylase: Hydrolase (v. a. in der Niere), die N-Acyl-L-aminosäuren spaltet, u. zwar Typ I die Chlorazetyl-, Azetyl-, Formyl- u. Benzoylderivate aliphatischer L-Aminosäuren, Typ II die Acylderivate der L-Asparaginsäure. – **A.äthanol**: ↑ Äthanolamin. – **A.aethylis nitras**: ein Salpetersäure-Ester; Vasodilatans.

Amin(o)azidurie: ↑ Hyperaminoazidurie.

4-Aminobenzoesäure, para-A., PAB, Vit. B_x, Vit. H': verbreiteter Naturstoff (Hefe, Weizenkeimlinge, Haferflocken, Spinat, Milch, Leber etc.); als Folsäure-Baustein Wachstumsfaktor vieler Mikrorga-

Amino-n-buttersäure

nismen, der intermediär durch die strukturanalogen Sulfonamide verdrängbar ist. Ausgangsstoff für Lokalanästhetika (z. B. Procain), Arzneimittel, Farb- u. Lichtschutzstoffe (Ester); Na-Salz peroral bei infektiösen, allerg. u. parasit. Haut- u. Gefäßerkrn. — **2-Aminobenzoesäure**: »Anthranilsäure«. — s. a. PABA.

γ-Amino-n-buttersäure, Piperidinsäure: $H_2N \cdot (CH_2)_3 \cdot COOH$; Naturstoff (Früchte, Gemüse, Käse), beim Menschen Dekarboxylierungsprodukt der Glutaminsäure (mit offenbar Hirnsynapsen-blokkierenden Eigenschaften).

Aminochinolin-Derivate: therap. bedeutsame Substanzgruppe, darunter Malariamittel (z. B. Chlorochin®, Plasmochin®) u. Antiseptika (z. B. Aminochinuridum).

4-Aminodiphenyl: gewerbl. Kanzerogen v. a. der Anilin-Industrie (ƒ Anilinkrebs).

Amino|essigsäure: ƒ Glykokoll. — **A.glykosid-Antibiotika**: die — v. a. gegen gramneg. Stäbchen wirksamen — Substanzen Genta-, Tobra-, Sisomycin u. Amikacin.

p-Aminohippursäure, PAH: als Na-Salz in gepufferter Lsg. (20%) i.v. gut verträgl., bei Plasmakonz. von < 3 mg% vollständig ausgeschiedene Clearance-Substanz zur funktionellen Nierendiagnostik (Nephrotest®; Bestg. durch Photometrie des Diazotierungsproduktes bei 530 nm). — s. a. PAH.

ε-Aminokapronsäure: synthet. Aminosäure, die die Umwandlung von Profibrinolysin in Fibrinolysin blockiert; Anw. als Antifibrinolytikum.

Aminokrebs: durch chron. Einwirkung (1–45 J.) aromatischer Amine (z. B. ƒ Anilin, Benzidin, β-Naphthylamin) verurs. Karzinom (meist prognost. rel. günst. Zottenkrebs) der uri. Harnwege, seltener an Darm, Lunge, Leber, Prostata. Pathogenese umstritten (Blut- oder Harnweg?); häufig zunächst — chron. entzündl. — Hyperplasie (z. B. Blasenpapillome). Ggf. Entschädigungspflicht. BK (s. a. Anilinkrebs).

δ-Amino|lävulinat-dehydratase: an der Biosynthese des Hämin-Porphyrinskeletts beteiligtes Enzym in Ery, Niere u. bes. Leber. — **δ-A.lävulinsäure**: $H_2N \cdot CH_2 \cdot CO \cdot CH_2 \cdot CH_2 \cdot COOH$, Intermediärprodukt im Aminosäurestoffwechsel u. Zitratzyklus, Vorstufe des Pyrrol-Derivats Porphobilinogen (zentrale Substanz des Häminaufbaues). — Eine **δ-Aminolävulinazidurie** (bis zum 50fachen der Norm) ist empfindlichster Indikator der Bleivergiftung.

p-Aminomethylbenzoesäure: ƒ PAMBA.

Amino-oxidase: ƒ Monoamin-oxidase, ƒ Diamin-oxidase.

Aminopeptidase: 1) Hydrolase (Thymus, Ery), die Tripeptide in ein Dipeptid u. eine Aminosäure aufspaltet. Bei Arthropathien Aktivität in der Gelenkflüssigkeit erhöht. — 2) Polypeptidase (Niere, Darmschleimhaut etc.), die Di-, Tri- u. Polypeptide vom freien Amino-Ende her spaltet (Mg^{2+}- bzw. Mn^{2+}-obligat).

Aminophenazon(um), Amidophenazon, Aminopyrin, Dimethyl-A., Pyramidon®: (1897) Antipyretikum, Antineuralgikum, Spasmolytikum u. Antirheumatikum mit langsam einsetzendem, nach 1–2 Std. max. u. ca. 2–3 Std. anhaltendem Effekt (durch Hypnotika verstärkt). Bei akuter Intoxikation (ca. 10 g) Krämpfe u. Atemlähmung, bei chron. Abusus (ca. 3 g tägl.) Gefahr der Agranulozytose. — *labor* Anw. zum Oxidasen-Nachweis bei okkulter Blutung (»Pyramidonprobe«).

Amino|pherase: ƒ Transaminase. — **A.polypeptidase** ƒ Aminopeptidase (2).

α-Aminopropionsäure: ƒ Alanin.

Aminopterin *WHO*: 4-Aminofolsäure (Aminopteroylglutaminsäure); zytostat. wirksamer Folsäure-Antagonist, oral oder i.m. bei (sub)akuter lymphat. Leukämie des Kindes, bei Mamma-Ca., Metastasen.

Amino|purine: NH_2-Derivate von Purinen, z. B. Adenin u. Guanin; Nukleotid-Bausteine. — **A.pyrin**: ƒ Aminophenazonum.

Aminosäuren, AS: frei oder — als Eiweißbaustein — gebunden vork., meist am α-C-Atom (= α-A.), seltener in anderer Position (= ω-A., z. B. β-Alanin, γ-Aminobuttersäure, δ-Aminovaleriansäure) mit einer Aminogruppe substituierte aliphat. Karbon- u. aromat. Säuren, vorw. mit L- (»natürl. A.«) seltener mit D-Konfiguration (»unnatürl. A.«; ster. Antipoden). Gelöste A. verhalten sich amphoter (»Zwitterion«) u. färben sich mit Ninhydrin blau bis rötlich. — Bekannt sind: Alanin (Ala), Arginin (Arg), Asparagin (Asp-NH_2 oder Asn), Asparaginsäure (Asp), Cystin (Cys-S-), Cystein (Cys-SH), Cysteinsäure (Cys-SO_3H), Glutamin (Glu-NH_2 oder Gln), Glutaminsäure (Glu), Glykokoll (Gly), Histidin (His), Hydroxylysin (Hyls oder [OH] Lys), Hydroxyprolin (Hypro oder [OH] Pro), Isoleuzin (Ileu), Leuzin (Leu), Lysin (Lys), Methionin (Met), Ornithin (Orn), Phenylalanin (Phe), Prolin (Pro), Serin (Ser), Threonin (Thr), Thyroxin (Thx), Tryptophan (Try oder Trp), Tyrosin (Tyr),

Aminosäuren	Säuglinge (3–6 Monate)	Kinder (10–12 Jahre)	Erwachsene*
	mg/kg		
Histidin	33	?	?
Isoleucin	80	28	12
Leucin	128	42	16
Lysin	97	44	12
Methionin Cystin	45	22	10
Phenylalanin Tyrosin	132	22	16
Threonin	63	28	8
Tryptophan	19	4	3
Valin	89	25	14

* Mindestbedarf + 30% Zuschlag zur Deckung individueller Schwankungen.

Valin (Val). — **Ketoplastisch** (Azeton bildend) sind Isoleuzin, Leuzin, Phenylalanin, Tyrosin; **aketoplastisch** Tryptophan, Lysin; **glukoplastisch** (Zucker bildend) Alanin, Arginin, Asparaginsäure, Glutaminsäure, Hydroxyprolin, Prolin, Serin, Valin, Zystin, **aglukoplastisch** Tryptophan, Lysin; basisch reagieren: Lysin, Arginin, Histidin, Ornithin. — Lebensnotwend. Stoffgruppe mit vielfält. Intermediärfunktionen, v. a. im Eiweiß- u. KH-Stoffwechsel; als **essentiell** (d. h. unentbehrlich u. nicht zu ersetzen) gelten die vom Organismus nicht synthetisierten u. daher mit der Nahrung ausreichend zuzuführenden Isoleuzin, Leuzin, Lysin, Methionin, Phenylalanin, Threonin,

Tryptophan, Valin (Arginin u. Histidin); bei Mangel (infolge eiweißarmer Ernährung [↑ Tab.] oder endogen, z. B. bei Nephrose-Krisen u. a. Erkrn. mit Aminoazidurie) ist die Leber krit. Organ, s. a. Eiweißmangel.

Aminosäure(n)|-Antagonisten: ↑ Antiaminosäuren. – **A.dehydrase**: 1) ↑ L-Aminosäure-oxidase. – 2) L-Aminosäure-dehydrogenase; oxidiert u. desaminiert aliphat. L-Aminosäuren zu den entspr. Ketosäuren. – **A.diabetes**: ABDERHALDEN*-FANCONI* Syndrom.

Aminosäure-oxidase: FAD-halt. Oxidasen (in Leber u. Niere), die als D-Form nur D-Aminosäuren zu α-Ketosäuren u. NH$_3$ umsetzen, als L-Form aber alle L-α-Aminomonokarbonsäuren (außer Glyzin, Threonin u. Serin) oxidieren (wobei O normalerweise nicht als Elektronenakzeptor dient).

Aminosäuren|sequenz: die Aufeinanderfolge der miteinander verknüpften Aminosäuren (bzw. deren Reste) im Eiweißmolekül; evtl. mit regelmäß. Wiederkehr einzelner Bausteine (»**A.frequenz**«). genet ↑ Eiweißbiosynthese, Kode.

p-Aminosalizylsäure, PAS: perorales Tuberkulostatikum (häufig als Na- oder Ca-Salz), das sowohl das Wachstum als auch die Resistenzentwicklung der Mykobaktn. hemmt.

Aminosidin: Antibiotikum aus Streptomyces chrestomyceticus; wirksam v. a. gegen Staphylo- u. Pneumokokken, Diphtherie-Baktn. u. Koli sowie sonst resistente Erreger; Nebenwirkungen!

Aminotransferasen: ↑ Transaminasen.

Amin-oxidase: ↑ Monoamin-, Diaminoxidase.

Aminozucker: mit einer – meist azetylierten – Aminogruppe substituierte Monosaccharide, z. B. Glukos-, Galaktosamin; Bausteine hochmolekularer Naturstoffe.

Aminurie: ↑ Hyperaminoazidurie.

Amiphenazolum *WHO*, Diamino-phenyl-thiazol, DAPT: die Atemdepression behebender Morphin-Antagonist, der höhere Morphin-Dosen ermöglicht. Auch Antidot bei Barbitursäure-Vergiftung (zus. mit Bemegridum).

Amitose: (FLEMMING 1882) die dir. (»amitot.«) Zellteilung mit hantelförmig. Durchschnürung des Zellkerns in der Äquatorialebene, wobei keine Teilungsspindel ausgebildet, Chromosomen also nicht sichtbar werden; vgl. Mitose.

Amitriptylinum *WHO*: Dimethylaminopropylidendibenzozykloheptadien; Thymoleptikum (bei Glaukom u. akuter Intoxikation kontraindiziert).

AML: akute myeloblast. ↑ Leukämie.

Amme: laktierende Frau, die – gegen Entgelt – fremde Kinder stillt; i. w. S. auch jede Frauenmilchspenderin.

Ammenwachstum, -phänomen: Wachstum nichtsynthetisierender Baktn. (z. B. Haemophilus influenzae) auf gewöhnl. Agar durch Symbiose mit solchen, die den Wachstumsfaktor V synthetisieren (z. B. Staphylokokken).

Ammi visnaga: (sub)trop. Pflanze [Umbilliferae], deren Früchte das ↑ Khellin enthalten.

Ammoidin: ↑ Methoxypsoralen.

Ammon* (FRIEDRICH AUGUST V. A., 1799–1861, Ophthalmologe, Dresden) **Filamente**: feine Zilien auf der inn. Oberfläche des Ziliarkörpers. – **A.* Fissur**: birnenförm. Öffnung der Lederhaut des Auges in der frühen Fetalzeit.

Ammon|-Hottinger* Reihe, A-H-Reihe: bakt Nährbodenreihe aus nährstoffarmen (»**A.böden**«, NH$_4$-haltig) u. -reichen Substraten (»**H.* Lsg.**«: Agar + modif. KOSER* Lsg. + KH oder Na-zitrat + Bromthymolblau) zur kulturell-biochem. Typendifferenzierung der Salmonellen (Fermentationsprüfung gegenüber KH). Ablesen der A.-Reihe nach 4, der H.-Reihe nach 2 Tg.

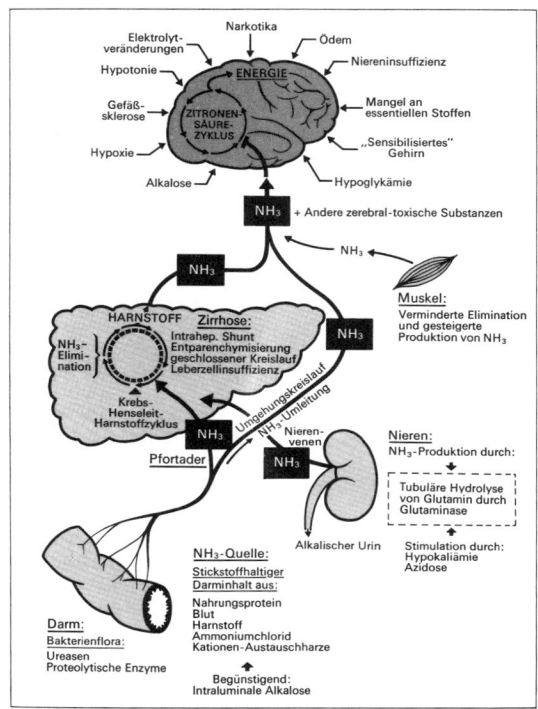

Bildungsorte, Kreislauf u. Elimination des **Ammoniaks** sowie dessen Mitwirkung bei der »ammoniakalischen Enzephalopathie« (n. EISENBURG).

Ammoniak: NH$_3$, in wäßr. Lsg. als starke Base Ammoniumhydroxid (NH$_4$OH, Liquor Ammonii caustici); farbloses, stechend riechendes, Schleimhäute u. Augen reizendes Gas (MAK 35 mg/m^3 = 50 ppm; 1,5 g/m^3 in 30–60 Min. letal); krampferregendes Zellgift (s. a. hepato-zerebrales Syndrom), in kleinen Mengen analeptisch wirkend. Bei – meist gewerbl. – Vergiftung (durch Einatmen): Speichelfluß, Erstickungsgefühl, Krampfhusten, evtl. blut. Auswurf, Pneumonie, Lungenödem, Erbrechen, Magenschmerzen, ferner Entzündungserscheinungen an Augen u. Haut, als Spätschäden Bronchitis, Hornhauttrübung, Katarakt, Gehörschaden; bei konz. Gasmengen evtl. Schocktod (Ther.: Essig, Zitronensaft, Antibiotika, Kortison, Kreislaufmittel). – Intermediäres Stoffwechselprodukt bei Abbau von Aminosäuren (v. a. Glutaminsäure) u. Muskelkontraktion; Entgiftung als Harnstoff (Ornithin-Zyklus); wicht. Glied im Säure-Basen-Gleichgew.; im Harn ca. 1,9 g/24 Std. = 63 mg% NH$_4$ (erhöht bei Diabetes, Azidose, ammoniakal. Harngärung, nach i. v. Aminosäureninfu-

Ammoniak-Koeffizient

sion), im Blut ca. 0,08 (Pfortaderblut bis zu 9), Magensaft 0,5–4, Pankreassaft 10–15, Speichel 2–10 mg%. – Ther. Anw. lokal gegen Insektenstiche, in Einreibungen, innerl. als ⨯ Liquor Ammonii anisatus. – **A.-Koeffizient, A.-Zahl**: (HASSELBALCH) Quotient aus Ammoniak-N u. Total-N im Urin als Maß der Ammoniakausscheidung. Normal zwischen 0,02 u. 0,1; pH-abhängig, nach Säurebelastung beim Nierengesunden deutlich ansteigend.

ammoniakalisch: Ammoniak betreffend, nach A. riechend, basisch reagierend. – **a. Enzephalopathie**: ⨯ hepatozerebrales Syndrom; s. a. Schema »Ammoniak«. – **a. Harngärung**: bakterielle Zersetzung (Micrococcus ureae) des Harnstoffes im Urin zu CO_2 u. NH_3 (vorw. als Urease-Reaktion), die bei Zystitis etc. bereits im Körper einsetzen kann. Im Sediment »Sargdeckelkristalle« (Tripelphosphat = Mg-Ammonium-phosphat).

Ammoniogenese: die intermediäre NH_3-Bildung.

Ammonium: das beim Lösen von NH_3 in Wasser entstehende NH_4^+-Ion (»Ammon-«, ⨯ Formel), Kation des Ammoniumhydroxids NH_4OH. Wirkt fördernd

$$\left[\begin{array}{c} H \\ | \\ H-N-H \\ | \\ H \end{array}\right]^+ \quad OH^-$$

auf Diurese u. Expektoration (⨯ A. chloratum), löst als Kurare-ähnl. quart. Base Depotkalziummobilisierung u. Muskelkontraktion aus; s. a. A.basen, quartäre u. Ammoniak. – Wicht. Verbindgn.: **A. bichromicum** (das Bichromat $(NH_4)_2Cr_2O_7$; Staub stark hautreizend, beim Einatmen tox.; MAK 0,13 mg/m^3; Reagens, histol. Beizmittel z. B. für Markscheiden), **A. bituminosulfonicum s. sulfoichthyolicum** (Ichthyol®, wasserlösl., braunes Teeröl, gewonnen aus bituminösem Schiefer durch trockene Destillation, Sulfurierung, Neutralisation mit NH_3; Ther. Anw. innerl. u. als Salbe, Schüttelmixtur, Pflaster, Seife, Lsg., Zäpfchen, Globuli bei Haut- u. Adnexerkrn., für hyperämisierende Packungen u. a. m.), **A. bromatum** (NH_4Br; Sedativum), **A. carbonicum** (»Hirschhornsalz«, $(NH_4)_2 CO_3 + H_2O$; äußerl. für hautreizende Waschungen u. als Riechpulver), **A. chloratum** (»Salmiak«, NH_4Cl; als schleimlösendes Expektorans in Mixt. solvens, Salmiakpastillen etc., zur Säuerung von Harn u. Blut bei Alkalose, Rachitis, kindl. Tetanie, Harnwegsinfektion, als Diuretikum zur ⨯ **A.chlorid-Belastung**; äußerl. als Riech- u. Inhalationsmittel, zur Wundreinigung), **A. fluoratum** (NH_4F; MAK des Staubes 4,9 mg/m^3; 2%ig bei Hyperthyreose), **A. jodatum** (NH_4J; früher als Antisyphilitikum, bei Entzündungen der Atemwege, Arteriosklerose; äußerl. bei Hauterkrn.; zus. mit A.pikrat oder A.rhodanid als histol. Fixierungsmittel für SCHABADASCH* Färbung), **A. nitricum** (»Ammonsalpeter«, $NH_4 \cdot NO_3$; als Diuretikum u. Diaphoretikum), **A. rhodanatum** (NH_4SCN; Expektorans, maßanalyt. Reagens u. Fe^{3+}-Indikator, histol. Fixierungsmittel für Nervengewebe), **A. salicylicum** (»salizyl-saures Ammoniak«; innerl. als Gicht- u. Rheumamittel, Antipyretikum, Cholagogum), **A. sulfuricum** ($[NH_4]_2SO_4$; angen. z. B. zur fraktionierten Serumeiweißfällung bei der ⨯ NONNE*-APELT* Reaktion), **A. tumenolicum** (sulfoniertes Destillationsprodukt aus bituminösem Schiefer, als Salbe, Paste, Lotio etc. bei Hauterkrn. mit Juckreiz, Entzündg., bei Verbrennung).

Ammonium|basen, quartäre: N-halt. organ. Substanzen mit 4 Alkyl-gebundenen N-Wertigkeiten, sogen. »Oniumverbindgn.«; darunter zahlreiche – auch natürl. – Wirkstoffe, z. B. (Azetyl-)Cholin, Muskarin, Kurare-ähnl. Relaxantien, i. w. S. auch Betaine, synthet. »Quats« (oberflächenakt. Stoffe), Invertseifen. – **A.chlorid-Belastung**: Leberfunktionsprobe anhand des Blutammoniak-Verhaltens (Normalwerte ca. 100 µg% venös, 110 µg% arteriell) 45. Min. nach peroraler Gabe (nüchtern) von 3–5 g NH_4Cl: bei Zirrhose Anstieg, bei portokavalem Shunt oft Werte > 150 µg%, bei Hepatitis meist neg.

Ammon-Nährboden: *bakt* s. u. Ammon-HOTTINGER* Reihe.

Ammonsfalte: *anat* ⨯ Uncus (gyri hippocampi).

Ammonshorn: ⨯ Pes hippocampi. – Zur ein- oder doppelseit. **A.sklerose** (Verkleinerung u. Verhärtung, Gliawucherung) infolge Mangeldurchblutung kommt es bei idiopath. Epilepsie.

Ammotherapie: ⨯ Psammotherapie.

Amnesia, Amnesie: zeitl. begrenzte totale oder partielle Erinnerungslücke, die von Konfabulationen ausgefüllt sein kann; s. a. Erinnerungsinseln. Betrifft als **anterograde A.** die erste Zeit nach Rückkehr des Bewußtseins, als **kongrade A.** die Dauer der Bewußtlosigkeit, als **retrograde** oder **retroaktive A.** eine kürzere oder längere Zeit vor dem auslösenden Ereignis (z. B. Commotio u. Contusio cerebri, epilept. Anfall, Strangulation); besteht als **psychogene A.** in der »Verdrängung« bestimmter (unangenehmer, anstößiger etc.) Erlebnisse ins Unterbewußte; wird als **posthypnot. A.** (für die Erlebnisse während der Hypnose) vom Hypnotiseur suggestiv erzeugt. – Ferner alte Bez. für Agnosie u. (»**A. logophonica s. verbalis**«) für amnest. Aphasie.

amnestisches Syndrom: organ. Psychosyndrom mit Bewußtseinsstörung; i. e. S. das ⨯ KORSAKOW* Syndrom.

Amniographie: *röntg* intrauterine Darstg. des Feten (Konturen, Geschlechtsbestg.) u. der Plazenta nach KM-Inj. in die Amnionhöhle.

Amnion, Amnios: die dünne, gefäßlose Membran (»Schafhaut«, aus der Embryonalanlage), die bei den Amnioten die inn. Fruchthülle bildet (A.-Choriosack = ⨯ Fruchtblase). Je nach Entstehung unterschieden als Falten- u. als Spalt-A. (bei den meisten Säugern einschl. Mensch: »Amniota«). Ausgekleidet mit einschicht., flachem bis kub. Epithel, das die **A.flüssigkeit** (s. a. Fruchtwasser...) sezerniert: alkal., anfangs gelbl.-klare, später durch Fruchtschmiere u. Haare trübe Flüssigkeit (bis zu 2 l), die den Embryo bzw. Fetus allseitig umgibt (Schutz bei freier Entfaltungsmöglichkeit) u. dem extraplazentaren Kreislauf dient; s. a. Abb. »Trophoblast«.

Amnion|nabel: *päd* seltene Nabelschnuranomalie mit Ausbreitung der Amnionscheide des Nabelstranges auf die Nabelumgebung; meist Spontanheilung, bei großer Ausdehnung chir. Verschluß. – **A.scheide**: der Amnionepithel-Überzug des reifen Nabelstranges. – **A.zysten**: Fruchtwasserzysten zwischen Amnion u. Chorion, v. a. auf der fetalen Seite der Plazenta; klin. bedeutungslos.

Amnioskopie: (SALING) Betrachtung der stehenden Fruchtblase mit zervikal eingeführtem Endoskop (Amnioskop); zur Früherkennung von Anoxie (Mekonium), Erythroblastose (Grünfärbung) etc.; für die Frucht nicht ungefährlich.

Amnioten, Allantoidia: die »**Amniontiere**« (Vögel, Kriech- u. Säugetiere), bei denen Amnion, Serosa u. Allantois als embryonale Fruchthüllen ausgebildet werden.

amniotische Stränge, Fäden: zu bindegeweb. (»SIMONART*«) Strängen ausgezogene Verwachsungen des Amnions mit der Oberfläche der Frucht, meist infolge Fruchtwassermangels; Urs. von Hautdefekten (sogen. **amniot. Schnürfurchen**), evtl. Gliedamputationen.

Amni|otomie: *geburtsh* ↑ Blasensprengung, z. B. mittels Amniotoms (n. DREW-SMYTHE u. a.); vgl. A.zentese. – **A.zele:** ↑ Nabelschnurbruch (Omphalozele). – **A.zentese:** abdomin. Punktion der Fruchtblase zur Entnahme von Fruchtwasser für spektrophotometr. Untersuchung; bei Verdacht auf kindl. Erythroblastose, zur pränatalen Geschlechtsbestg.

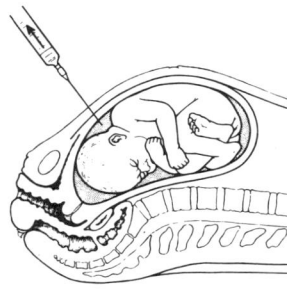

Amobarbital *WHO:* ↑ Acidum aethyl-isoamyl-barbituricum.

Amodiaquinhydrochlorid *WHO:* Chlorchinolyl-amino-diäthyl-aminomethyl-phenol; Schizontenwirksames Malariamittel (Camoquin®); auch bei Lambliasis, chron. Polyarthritis, Spondylarthritis.

Amoeba, Amöbe: »Wechseltierchen«, Einzeller [Amoebida, Rhizopoda] ohne feste Gestalt; Fortbewegung u. Nahrungsaufnahme durch sogen. Pseudopodien, Fortpflanzung durch Teilung; bei vielen Arten Zysten als Dauerform. Vork. u. a. endokommensal u. parasit. im Darm von Wirbeltieren, beim Menschen v. a. Entamoeba gingivalis (apathogen), E. histolytica (fakultativ pathogen), E. hartmanni, E. coli, Jodamoeba bütschlii, Endolimax nana, Dientamoeba fragilis (alle apathogen); Nachweis (v. a. von E. histolytica bei Amöbenruhr) mikroskop. im Nativpräparat (frische, körperwarme Stuhlprobe, möglichst nach Provokation) mit Hintergrundtönung durch Eosin u. Jodimprägnation; oder als Dauerpräp. (Kernstrukturen durch Eisenhämatoxylin n. HEIDENHAIN); evtl. nach Zysten-Anreicherung (mit NaCl, Zinksulfat n. FAUST, Formalin-Äther n. RITCHIE) oder Anreicherung der vegetat. Formen u. Zysten in der Kultur (nach CRAIG, DOBELL-LAIDLAW, NELSON, ST. JOHN); ferner serol. Methoden (KBR n. CRAIG, Präzipitinreaktion, Intradermaltest).

Amöbenabszeß, trop. Abszeß: hämatogen-metastat., meist solitäre Abszeßbildung als Komplikation der intestinalen Amöbiasis; meist im re. Leberlappen (portale Embolie aus Kolongeschwüren; diffuse ↑ Amöbenhepatitis); schleichend-chron. Verlauf, aber Gefahr des – oft sehr späten – Durchbruchs in Bauch- oder Pleurahöhle; häufig Superinfektion (Streptokokken u. a.). – Weitere Lokalisationen: Gehirn (Hirndruck etc.), Lunge (meist sek. von Leber aus; bei Durchbruch schokoladenfarbenes Sputum).

Amöben|granulom: ↑ Amöbom. – **A.hepatitis:** diffuse Hepatitis während oder – oft sehr spät – in der Remission einer akuten Amöbenruhr; wahrsch. als enterotox. oder allerg. Reaktion auf Entamoeba histolytica (postmortal fast immer in der Leber nachzuweisen). Klin. Bild wie bei anikter. Hepatitis; in ca. 20% Abszeßbildung. – **A.meningoenzephalitis:** nekrotisierende M. durch ↑ Naegleria- oder Hartmannia-Arten.

Amöbenruhr, -dysenterie, -kolitis: »intestinale ↑ Amöbiasis« als (sub)akute Durchfallerkr.; evtl. in chron.-rezidivierende Form übergehend. Inkubation wenige Tage oder mehrere Wo.; plötzl. blutig-schleim. (später evtl. fast normale) Stühle, Tenesmen, ziehende Schmerzen im – walzenförmig tastbaren – Sigma; meist ohne Fieber u. tox. Zeichen; ausgeprägte Anorexie, selten Erbrechen, Lebervergrößerung (auch ohne Hepatitis), myxödematös-subikter. Haut, mäß. Leukozytose. – Ferner gutart. Form durch ↑ Dientamoeba fragilis. Kann alle anderen Dysenterieformen nachahmen; selten Amöbom. Diagnose: Amöbennachweis (Ery-halt. vegetat. Formen) im frischen Stuhl, Rektoskopie.

Amöbiasis: Infektion mit Entamoeba histolytica, deren Zystenform mit Trinkwasser u. Nahrungsmitteln (evtl. verunreinigte Hände, Vermittlung durch Fliegen) aufgenommen wird. Zunächst symptomenlose Darminfektion; nur unter best. Bedingungen (Ernährung, Darmflora, Begleitinfektion, Gewebsresistenz u. a.). Eindringen der Minutaform in die Darmwand u. Umwandlung in Magnaform, der die intestinalen (↑ Amöbenruhr) u. – hämatogen – extraintestinalen Krankheitsbilder (z. B. Leber, Lunge, Milz, Haut, Knochen, Genitale, Harnwege, Herz, Gehirn) folgen können. Stark verbreitet in Südeuropa, Südasien, Zentralafrika, Süd- u. Mittelamerika (mehr lokalisiert).

Amoebina, Amoebida: »Nacktamöben«, Ordng. der Rhizopoda.

amöboid: amöbenähnlich, von wechselnder Gestalt; z. B. **Amöboidzellengliom** (= Astrozytom).

Amöbom: schüssel- oder eiförm., meist derb-höcker. »Kolongranulom« bei rezidivierender intestinaler Amöbiasis. Gestalt u. Größe evtl. schnell wechselnd, oft therapieresistent (Emetin i.v.), stets gutartig.

Amoklaufen, Androphonomanie: dem Amok malaiischer Völker (psychoreakt. Zustände, Malariafolge?) vergleichbare Anfälle explosiv einsetzender Zerstörungswut u. sinnlosen Tötens. Meist epilept. Ausnahmezustand, seltener Katatonie, Delirium.

Amopyroquinum *WHO:* Chlorchinolyl-amino-pyrrolidino-o-kresol, dem Amodiaquin nahe verwandtes Malaria-Chemotherapeutikum.

Amor lesbicus: (lat.) ↑ lesbische Liebe.

amorph: gestaltlos; *chem* nicht kristallin.

Amorpha vulgaris: histor. Bez. für Intertrigo, Erythrasma, Ekzema marginatum.

Amorphus, Holoakardius amorphus: *path* formlose Mißgeburt ohne Herz.

Amoss* Zeichen

Amoss* Dreifußzeichen (HAROLD LINDSAY A., 1886–1957, Internist, Baltimore): typ. Sitzhaltung mit beidarm. Abstützen nach hinten-seitl.; bei Meningitis, aber auch bei Schmerzen im WS-Bereich.

Amotio: (lat.) Wegbewegung, Abhebung; z. B. **A. retinae** (s. u. Ablatio).

Amoxicillin *WHO*: Penicillin-Derivat mit therap. breitem Wirkspektrum.

Amp.: 1) Ampere. – 2) Ampulla.

AMP: ↑ **A**denosin**m**ono**p**hosphorsäure. – Als **zykl. AMP** (3', 5'-cyclo-AMP) der durch Einwirkung der Adenylatzyklase auf ATP (unter Abspaltung von Pyrophosphat u. Ringbildung durch Verknüpfung des C3-Atoms der Ribose mit dem Phosphatrest) entstandene »second messenger« bestimmter Hormone (z. B. Adrenalin, Glukagon, ACTH, Adiuretin), der best. Enzymsysteme der Zelle aktiviert (z. B. die Phosphorylase beim Glykogen-Abbau; die Cholesterinesterase zur Spaltung von Cholesterin-palmitat; ↑ Schema). – **AMP-(des)aminase**: spezif. Enzym im Muskel, das Adenosin-5'-phosphat zu Inosin-5'-phosphat desaminiert. Zur opt. Bestg. von AMP verwendet.

Ampere, A, Amp: nach ANDRÉ MARIE AMPÈRE (1775–1836, Mathematiker u. Physiker, Paris) benannte SI-Einheit der elektr. Stromstärke; definiert als derjen. – zeitlich konst. – elektr. Strom, der beim Durchfließen zweier gerader, paralleler (Abstand 1 m), unendlich langer Drähte mit kleinem Querschnitt zwischen diesen eine Kraft von $2 \cdot 10^{-7}$ m kgs^{-2} (pro m Draht) hervorruft (= absol. Amp. = A_{abs}; seit 1948 international gültig). – **A.sekunde**, As: ↑ Coulomb.

Amphenon B: 3,3-Bis-(p-aminophenyl)-butanon-2; Hemmstoff für die Biosynthese der NNR-Steroide.

Amphetaminum sulfuricum: razem. Phenylaminopropansulfat (DL-Form; s. a. Dex- sowie Levamphetamin), ein »Weckamin« (z. B. Benzedrin®, Elastonon®) mit starker sympathikomimet. u. zentralstimulierender Wirkung (bei Parkinsonismus, Barbiturat- u. Morphinvergiftung, Narkolepsie, Schwäche- u. Ermüdungszuständen, Alkoholismus); Anw. auch als Appetitzügler u. als Betäubungsmittel (ebenso wie Amph. phosphoricum, z. B. Aktedron®); BTM!

amphi-: Präfix »doppelt«, »beid-«, »mehrseitig«, »ringsherum«.

Amphi|arthrose: *anat* bänderstraffes Gelenk mit nur geringer, nicht nach Achsen geordneter Beweglichkeit (»Wackelgelenk«). – **A.aster**, Biaster: (FOL 1887) der

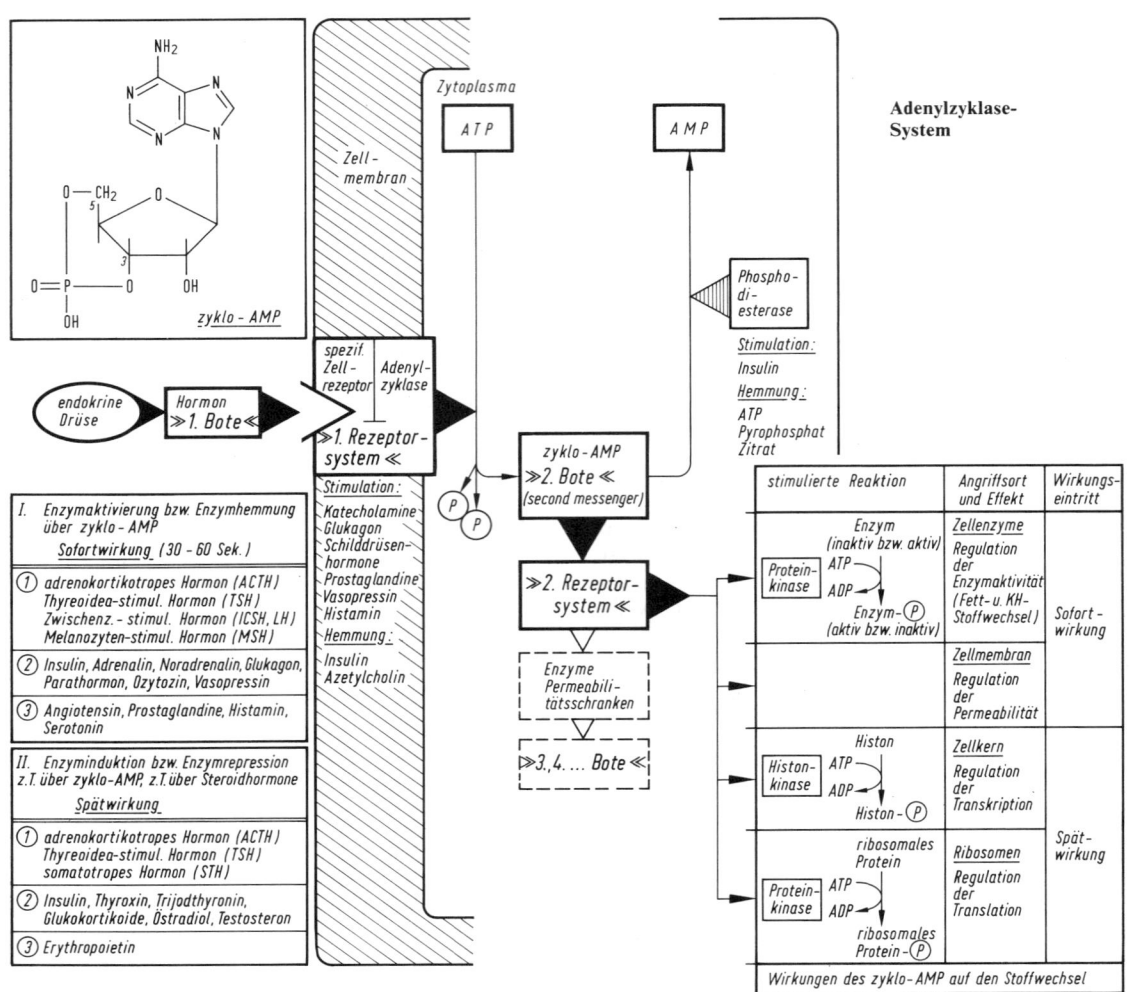

Adenylzyklase-System

aus bd. Zentrosomen u. Faserspindeln des Mitosekernes gebildete Strahlenstern bei der Amphiastralmitose (↑ Abb.).

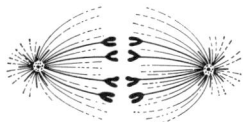

amphi|boles Stadium: das ca. 1 Wo. anhalt. Stadium decrementi des Fiebers bei Typhus abdomin., mit ausgeprägten morgendl. Remissionen (bis zu 3°, sog. »steile Kurve«). – **A.gonie**: (HAECKEL) zweigeschlechtl. Fortpflanzung.

Amphi|karyon: diploider Zellkern. – **A.kranie**: beidseit. Kopfschmerz; vgl. Hemikranie. – **A.mixis**: *genet* Vereinigung des Idioplasmas (WEISMANN 1892) bzw. Kernverschmelzung (RENNER 1916) bei der Befruchtung.

Amphioxus lanceolatus: ↑ Branchiostoma lanceolatum.

Amphistoma: *helminth* ↑ Gastrodiscoides.

Amphitän: Phase der ↑ Meiose mit gepaarten u. ungepaarten Chromosomen(segmenten).

amphithrich: ↑ Abb. »Geißel«.

Ampholyte: *chem* s. u. amphoter.

amphophil: mit sauren u. bas. Farbstoffen färbbar.

amphorisches Atmen, Amphorophonie, Krug-, Krukenatmen: hohlklingendes Bronchialatmen mit hohen, metall. Obertönen über großer Lungenkaverne oder Abszeßhöhle.

amphoter: beiderseitig, zweisinnig, nach bd. Seiten: adj. Bez. für chem. Stoffe, die sowohl als Säure wie auch als Base reagieren können, z. B. Metallhydroxide wie $Al(OH)_3$, $Zn(OH)_2$ sowie die Eiweiße u. Aminosäuren (»Ampholyte«).

Amphotericinum B *WHO*: antibiot. Substanz aus Streptomyces M 4575; wirksam bei Kryptokokkose u. a. Pilzinfektionen.

amphotrope Wirkung: *pharm* entgegengesetzte Wirkungen eines Arzneimittels auf Grund ihres gleichzeit. peripheren u. zentralen Angriffs; z. B. bei Koffein vasodilatator. bzw. -konstriktorisch.

Ampicillinum *WHO*: α-Aminobenzylpenizillin, das erste halbsynthet. Penizillin, das außer grampos. auch gramneg. Keime in das Wirkungsspektrum einbeziehen.

Amplitude: der »Scheitelwert« als jeweils größter Wert, den eine periodisch veränderl. Größe annimmt, z. B. die max. Auslenkung eines Pendels; *med* ↑ Blutdruckamplitude.

Ampulla, Ampulle: 1) *pharm* **A. vitrea**, das zylindr. »Einschmelzglas« für zu injizierende Arzneimittel (ferner Brech-, Riech- u. Schluck-A.), die steril sein müssen; als Sonderformen Carpule®, Serüle®, Majole® etc. – 2) *anatom* der bauchig-spindlig erweiterte Abschnitt eines Hohlorgans; z. B. (*PNA*) **A. canaliculi lacrimalis** (zwischen vertikalem u. horizont. Schenkel des Tränennasenkanals), **A. ductus deferentis** (spindelförm. Endabschnitt des Samenleiters), **A. hepatopancreatica** (die »VATER* A.«, das durch die Vereinigung mit dem Pankreasgang erweiterte Endstück des Choledochus oberhalb des Sphincter Oddi), die **Ampullae membranaceae** (Anfangsteile der 3 häut. Bogengänge des Innenohres; Wandepithel platt, einschichtig; auf den Cristae ampullares mit Sinnesepithel) **u. osseae** (»knöcherne Bogengangsampullen«), die **A. recti** (oberhalb des Pars analis, wo sich der Kot sammelt; mit gleichmäßig verteilter Längsmuskulatur, ohne Tänien u. Haustren), **A. tubae uterinae** *PNA* (der an Schleimhautfalten bes. reiche, dist. Eileiter), **A. urethrae** (*JNA*; Anfang der Pars spongiosa der ♂ Harnröhre).

ampullaris: (lat.) 1) bauchig erweitert (= **ampullär**). – 2) zu einer »Ampulla« gehörend.

Ampullendivertikel: s. u. Diverticulum.

Amputatio(n), Ablatio: spontanes (infolge Nekrose, Gangrän, Altersbrand, durch Amnionstränge, Nabelschnur), traumat. oder op. Abtrennen eines endständ. Körper- oder Organabschnittes; i. e. S. das »Absetzen« einer Gliedmaße in ihrer Kontinuität (d. h. außerhalb des Gelenkes (↑ Abb.), wobei die Affektion die Höhe der Amputation bestimmt; vgl. Exartikulation (= **A. per contiguitatem**), Resektion, Exzision; s. a. Oberarm-, Oberschenkel-A., BUNGE* Amputation (= **amedulläre oder aperiostale A.**), BIER*, PIROGOFF*, GRITTI* A. (= osteoplast. A.)... – Als besonders große, verstümmelnde Eingriffe die **A. interilioabdominalis** (↑ Hemipelvektomie) u. die **A. interscapulothoracalis** (»forequarter amputation« des Armes samt Schultergürtel u. Achselhöhleninhalt n. BERGER, KOCHER bzw. – von hinten – LITTLEWOOD, BÄTZNER). – Inkorrekt auch für Exartikulationen, z. B. A. mediotarsalis s. intertarsea (s. u. CHOPART*).

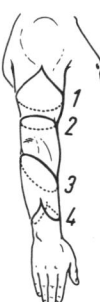

Amputationsschnitte
1 Racketschnitt
2 Zirkelschnitt
3 Ovalärschnitt
4 Lappenschnitt

Amputations|neurom: bis hühnereigroße, spontan- u. druckschmerzhafte, geschwulstart. Verdickung (überschüss. Regeneration von Neurofibrillen u. Bindegewebe) am Nervenstumpf nach Gliedmaßenamputation mit typ. Lokalisation in der Narbe; Rezidivneigung (»Neuromkrankheit«). – **A.scheibe** (Heyn*): Metallscheibe mit Lochschlitz u. Haltelöchern zum Abdrängen u. Schutz der Weichteile bei Gliedmaßenamputation. – **A.täuschung**: ↑ Phantomglied.

Amputismus: *psych* sexuelle Perversion mit dem obsessiven Wunsch 1) nach Amputation eines seiner Glieder (»Apotemnophilie«), 2) nach sexuellem Kontakt mit einem amputierten Partner (»Alloapotemnophilie«, »Akrotomophilie«).

AMS: ↑ Antikörper-Mangel-Syndrom. – **AMS-Schock**: *experiment.* Schock mit max. Gefäßreaktionen im Gebiet der A. mesenterica sup.

Amsterdamer Degenerationstyp: ↑ LANGE* Syndrom.

Amusie: Unfähigkeit, Melodien aufzufassen (= **sensor. A.**, »Tontaubheit«), zu singen oder zu spielen

Amussat* Zeichen

(= **motor. A.**) oder Noten zu verstehen (= musikal. Alexie, »Notenblindheit«); oft mit sensor. oder motor. Aphasie kombiniert.

Amussat* Zeichen (JEAN ZULÉMA A., 1796–1856, Chirurg, Paris): Lage einer Leistenhernie ober- u. einer Schenkelhernie unterhalb der Verbindungslinie Spina iliaca ant. sup./Tuberculum pubicum.

AMV: *physiol* ↑ **Atem**minutenvolumen.

Amyelhämie: Fehlen der aus dem KM stammenden Blutzellen im peripheren Blut; i. e. S. die ↑ Panmyelophthise bzw. aplast. Anämie. – **Amyelie**: angeb. Fehlen des Rückenmarks.

Amygdalae, Mandeln: 1) *botan* reife Samen der bitteren bzw. süßen Varietät von Prunus amygdalus [Rosaceae]. – 2) *anat* Gaumenmandeln (↑ Tonsilla palatina).

Amygdalin(um): blausäurehalt. Glykosid (Mandelnitrilgentiobiosid) in bitteren Mandeln, Aprikosen- u. Pfirsichkernen etc., das durch Emulsin (Enzymgruppe aus Amygdalase, Prunase, Oxynitrilase) bis zu Blausäure u. Zuckern gespalten wird.

Amygdalitis: ↑ Tonsillitis.

Amygdal(oid)ektomie: op. Ausschaltung des Corpus amygdaloideum (Nucl. amygdale) als psychochirurg. Eingriff (z. B. bei Aggressivität).

Amygd(al)opharyngoplastik: (MÜNDENICH) s. u. Pharyngoplastik.

Amylalkohol, Alcohol amylicus: $C_5H_{11}OH$, aus Fuselöl gewonnenes Gemisch der Isomeren 2- u. 3-Methylbutanol-(1) (»Iso-A.«; MAK 36 mg/m³ = 100 ppm); hustenreizend, bei Vergiftung (»Amylismus«) Übelkeit, Erbrechen, Kopfschmerzen, Schwindel, evtl. Zuckungen, Delir, selten Exitus let. – Ferner als sogen. »**tertiärer A.**« das Amylenhydrat (Dimethylaethylcarbinolum), flüchtig, ölig, mit Kampfergeruch, angew. als Sedativum, Hypnotikum u. Antiepileptikum.

Amylasen: »amylolyt. Verdauungsenzyme«, glykosidspaltende Hydrolasen, die Stärke u. Glykogen an den Glykosidbindungen spalten u. bis zu Dextrinen (β-Amylase), Maltose (α-A.) oder vollständig zu Glukose (γ-A.) abbauen; s. a. SOMOGYI* Einheit. – Der

autosomal-rezessiv **erbl. A.-Mangel** äußert sich in chron. Durchfällen mit erhebl. Stärkeausscheidung im Stuhl.

Amylenhydrat: s. u. Amylalkohol.

Amylnitrit; **Amylium nitrosum**: Salpetrigsäureisoamylester, flücht., im Luftgemisch explosive Flüssigkeit; bei Inhalation (2–8 Tr. = 0,1–0,3 ml aus Brechampulle) momentane Blutdrucksenkung (für 5–10 Min.) u. ggf. Kupierung stenokard. u. asthmat. Anfälle; Anw. auch bei Migräne, Epilepsie, Tetanus, Vergiftungen, ferner als Testsubstanz: Nach Einatmen von A. spricht 1) Absinken des erhöhten Blutdrucks gegen fixierten Hypertonus, 2) Bestehenbleiben von »Herzschmerzen« u. ST-Senkung (EKG)' gegen echte Koronarinsuffizienz, 3) (ELSBERG) verzögerter Anstieg des Liquordruckes für partielle, fehlender Anstieg für totale Liquorblockade, 4) werden (infolge Erhöhung des HMV) systol. Herzgeräusche außer bei Mitralinsuffizienz, Vorhofseptumdefekt, FALLOT* Tetralogie u. offenem Ductus Botalli leiser, diastol. Geräusche der Mitralstenose u. Pulmonalinsuffizienz lauter, der Aorteninsuffizienz leiser.

Amylocain: Benzoesäure-dimethylaminomethyl-methyl-propylester (HCl-Salz); wegen Kokain-ähnl. anästhesierender Wirkung Anw. in 2–10%ig. Lsg. zur Lumbal-, Infiltrations- u. Oberflächenanästhesie.

Amylasen (EC: Glykosidasengruppe/Hydrolasen)

empfohlener Name (EC)		Trivialnamen	Vorkommen	Pathologie	Bestimmung und Bewertung
α-Amylase	amylolyt. oder diastat. Enzyme, glykosid. Hydrolasen	dextrinogene Amylase, Endoamylase, Glykogenase (Leber), Ptyalin (Speichel), Taka-amylase (in Takadiastase vork.) ――――――― Falsch: Dextrase, Glykolase, Heparase, Pankreatase	*Mensch:* Pankreas, Speichel (hohe Aktivität), Serum, Harn, Plazenta, Leber (niedr. Aktivität); geringe Serumaktivität bei Neugeb. (normal ab 1. Lj.) *Säugetiere:* bei fast allen ähnl. Verhältnisse *Höhere Pflanzen, Mikroorganismen*	wichtigstes Enzym zur Pankreasdiagnostik; erhöhter Enzymspiegel in Harn u. Serum bei Pankreatopathien; sichere Diagnose schwierig, da erhöhte Werte auch bei Erkr. von Nieren (!), Leber u. Magen sowie bei Diabetes; erniedrigte Harnwerte bei akuter Niereninsuffizienz	Erfassen des nicht umgesetzten Substrats (Polysaccharide, z.B. Stärke; später auch Dextrine, Amylopektin) oder der entstand. Spaltprodukte wie Oligosaccharide, α-Maltose, Maltotriose, Glukose (n. WOHLGEMUTH, HEINKEL, SOMOGYI, OTTENSTEIN, BALTZER, HENNING, TELLER): Spaltung eines mit Remazolbrillantblau® markierten Stärkesubstrats u. Kolorimetrie der Spaltprodukte bei 595 nm. Angaben in g abgebauter Stärke im 24-Std.-Harn (für Methode n. HEINKEL: 50 g = sicher normal, 50–75 g = indifferent, > 75 g = pathol. erhöht)
β-Amylase		Exoamylase, saccharogene Amylase, Glykogenase	Pflanzenreich (bes. Sojabohne) u. Mikroorganismen; wirkt ein auf Stärke, Glykogen etc. u. bildet β-Maltose	—	
Exo-1,4α-glykosidase		γ-Amylase, Amyloglukosidase, lysosomale α-Glukosidase, saure Maltase, Glukamylase	Leber u. Niere (meist mit niedr. Aktivität)	—	

Amylodextrin: Abbaustufe der Stärke, die noch Jodblau-Reaktion zeigt, aber von den übl. Zuckerproben (FEHLING, NYLANDER) noch nicht erfaßt wird.

Amyloid: (VIRCHOW 1854) grauweiße, speck- oder wachsart., path. Eiweißsubstanz kristalliner Struktur (Paraprotein wechselnder Zusammensetzung, wahrsch. Polysaccharid-halt.), die sich färberisch (LUGOL* Lsg.) wie Stärke (»Amylum«) verhält u. dem Serumglobulin nahesteht (Ausfällung körpereigener AK-Globuline?). Elektive Darstg. mit Methyl- oder Gentianaviolett (metachromatisch rot); klin. Nachweis mit Kongorot (/ BENNHOLD* Probe); vgl. Paraamyloid.

Amyloid|arthritis, -rheumatismus: Gelenkmanifestation einer prim. Amyloidose (im Ggs. zur sek. A. bei der pcP). – **A.körper, -steine**: / Corpora amylacea.

Amyloidose, amyloide Degeneration, Amyloidopathie: Oberbegr. für Krankheitsbilder mit Einlagerung von Amyloid (= typ. oder sek. A.) bzw. Paramyloid (= atyp. oder prim. A.) in die Grundsubstanz des Bindegewebes. – Erstere (»ABERCROMBIE* Syndrom«) stets generalisiert, bevorzugt in Milz, Leber (vorw. perikapillär; Organ groß, bräunl.-grau, glatt; oft Fettinfiltration u. Druckatrophie der Parenchymzellen), Niere, auch NN, Herz (in kleinen Myokardgefäßen, häufig isoliert), LK; u. zwar als Folge von chron. Eiterung. u. Gewebszerfall (Bronchiektasen, Tbk., Rheuma, Malaria etc.), meist mit Dysproteinämie (Hyperglobulinämie) einhergehend, je nach Einlagerungsort unterschieden als »Schinkenmilz-« (Ablagerung vorw. periretikulär in der Pulpa, mit Organverplumpung u. -vergrößerung; daneben Ablagerungen in Nierentubuli, NNR, Leberarterien etc.) u. als »Sagomilz-Typ« (überw. in Follikeln, kleinsten Arterien, Kapillaren, mit nur geringer Vergrößerung, aber Verhärtung); nach Ausheilen der Grundkrankh. evtl. reversibel; s. a. LUBARSCH*-PICK* Syndrom. – Letztere (»Paramyloidose«) seltener u. ätiol. unklar, mit Einlagerung der dem Amyloid chemisch u. färber. sehr ähnl. Substanz in die mesenchymalen Gewebe, meist umschrieben-geschwulstart. (»Amyloidtumor«) in Zunge, Larynx, Trachea, Harnblase, Konjunktiva etc., aber auch mehr diffus in Haut, Herz- u. Skelettmuskulatur.

Amylo-isomerase: / Dextrin-1,6-glukosidase.

amylolytische Enzyme: / Amylasen.

Amylo|pektin: die mit Wasser quellende, kleisternde Hüllensubstanz der Stärkekörner, ein mit Phosphorsäure verestertes Polysaccharid (MG $5 \cdot 10^4$-10^6) mit hellvioletter Jodstärke-Reaktion. – **A.pektinose**: (ANDERSEN 1956) seltener, ätiopathogenetisch ungeklärter zirrhot. Typ einer / Glykogenose mit Amylopektin-ähnl. Ablagerungen im RES (Leber, Milz, Lymphknoten); klin.: Hepato-Splenomegalie, Ikterus, Aszites, Ödeme, Hämorrhagien; Exitus durch Intestinalblutung oder Pneumonie.

Amylopsin-Test: Nachweis von Pankreasamylase in Blut, Duodenalsaft u. Harn anhand der Fähigkeit, Stärke zu Dextrinen u. Maltasen abzubauen (nicht abgebaute Stärke wird mit Jod ermittelt).

Amylorrhö, Stärkestuhl: Ausscheidung unverdauter Stärke in den Fäzes bei beschleunigter Passage in Ileum u. Dickdarm. Nachweis (Blaufärbung) mit LUGOL* Lösung im Ausstrichpräp.

Amylose: der lösl., nicht kleisternde, inn. Bestandteil des Stärkekorns; unverzweigtes Glukose-Polysaccharid; gibt Jodblau-Reaktion.

Amylum: das bei der pflanzl. Assimilation entstehende Polysaccharid »Stärke« $(C_6H_{10}O_5)_x$, das als Stärkekorn zu $8/10$ aus dem umhüllenden Amylopektin u. zu $2/10$ aus der inn. Amylose besteht (allg. Zus.: bis 20% Wasser, bis 85% reine Stärke, bis 0,15% Eiweißstoffe); Nachweis mit Jodblau-Reaktion; enzymat. Abbau durch Amylasen. Als Bestandteil von Kartoffeln u. Getreide (v. a. **A. Tritici** = Weizenstärke, **A. Oryzae** = Reisstärke) wichtigste KH-Quelle der Nahrung, Rohstoff für Stärkezucker u. -sirup, Traubenzucker, Tablettensprengmittel etc.

Amyoplasia congenita (Sheldon*): / Arthrogryposis multiplex congenita (GUÉRIN-STERN).

amyostatisches Syndrom: (STRÜMPELL 1920) extrapyramidale Störung im stat. Zusammenwirken der Muskulatur, mit Rigor u. Hypo- bzw. Akinese (mim. Starre, Fehlen automat. Bewegungen); bei Parkinsonismus, WILSON* Krankh.

Amyo|sthenie: / Myasthenia gravis pseudo-paralytica. – **A.tonie**: / Myatonie. – **A.trophie**: / Muskelatrophie; s. a. myatroph. / Lateralsklerose, / neuralgische A.

Amytal®: / Acidum aethyl-isoamyl-barbituricum. – Anw. auch zur DD der Hypertonie; Absinken des Blutdrucks nach i.v. Inj. von 3mal 0,2 g spricht gegen fixierten Hochdruck.

ANA: antinukleärer Antikörper.

ana partes aequales, āā: *pharm* latein. Rezepturanweisung »zu gleichen Teilen«.

Anabasin: Alkaloid in Anabasia aphylia u. im Tabak; Nikotin-Isomeres, Anw. als Insektizid (v. a. synthet. »Neonikotin«).

Anabiose, Kryptobiose: »verborgenes Leben« als natürl. oder künstl. (H_2O-Verlust, O_2-Mangel, Hypothermie etc.) Form der Hypobiose ohne nachweisbare Stoffwechselaktivität; s. a. Scheintod. – **A.fähigkeit** mancher Lebewesen ermöglicht das Überdauern (bei Baktn. u. U. Mill. Jahre!) selbst extremer Bedingungen (z. B. Temp. am abs. Nullpunkt).

anabiotisch: wiederbelebend. – Die Lebenskraft erneuernde »**Anabiotika**« sind bisher nur ein Wunschziel.

anabol(isch): zum Aufbaustoffwechsel gehörend, aufbauend (Gegensatz: katabol). – Eine **anabole Therapie** (mit »**Anabolika**«) erfolgt v. a. mit Androgenen (»**a. Steroide**«), die die Eiweiß-Biosynthese aus zugeführten Nahrungsproteinen stimulieren, wobei meist solche synthet. Präp. benutzt werden, deren virilisierende Wirkung weitgehend verringert ist (z. B. Androstanolon). – **Anabolismus, Anabolie**: der »Aufbaustoffwechsel«, i. e. S. die – im Wachstumsalter bes. ausgeprägte – intermediäre Umwandlung von Nahrungsstoffen in körpereigene Substanz (s. a. anabol), i. w. S. auch die Assimilation. Gegensatz: Katabolismus. – **Anabolite**: 1) *biochem* im Stoffwechsel aufgebaute Körpersubstanzen. – 2) *pharm* Anabolika.

Anachorese: 1) (ASCOLI; VON SLAUCK u. SIEGMUND in die Herdinfektionslehre eingeführt) Anziehung u. Ansiedlung im Blut kreisender Keime im Granulationsgewebe eines früher erkrankten Gebietes (oder in

Anadenie

sterilen Entzündungsherden), das dann bei Herdsanierung zur Prädilektionsstelle eines Zweitfokus werden kann. – 2) *psych* Rückzug, Abkapselung von der Mitwelt.

An|adenie: Fehlen oder Schwund von Drüsen; z. B. die **Anadenia gastrica** als Urs. von Achlorhydrie u. Achylie bei atroph. Gastritis.

Ana|didymus: ↑ Duplicitas incompleta anterior (nach anderen Autoren: posterior!). – **Anadikrotie**: *kard* ↑ Anakrotie.

Anaemia, Anämie: 1) die »Blutarmut«, d. h. (*WHO*) die Verminderung von Hb-Konz. (↑ Färbeindex, Hb_E, Sättigungsindex), Hämatokrit u./oder Erythrozyten-Zahl unter die Norm (vgl. Oligämie); bedingt als pathophysiol. Faktor v. a. Störung des O_2-Transports (Leistungsschwäche, Herzinsuffizienz, ↑ Anämieherz), erhöhten Bilirubinanfall (Gallensteine) u. sek. Hämochromatose (Diabetes, Leberzirrhose, Myokardschaden). Zahlreiche Formen (**essentielle u. sek. = symptomat. A.**, akut u. chron.), die sich nur unbefriedigend nach Ätiogenese (↑ Schema), Morphologie, Farbstoffgehalt etc. systematisieren lassen (↑ Tab.); meist gebr. klin. Einteilung in hyper-, normo-, hypochrome, hämolyt. u. aplast. Anämien (wobei den hypochromen Formen im wesentl. eine Hb-Bildungs-, den hyperchromen eine Zellbildungsstörung zugrunde liegt); s. a. Blutungs- (= **A. post-haemorrhagica**), Eisenmangel- (= **A. oligosideraemica**), Frühgeborenen-, Neugeborenen- (= **A. neonatorum**), Infekt- (= **A. infectiosa**), Kugelzellen- (= **fam. hämolyt.**), renale (= nephrogene), Schwangerschafts- (= **A. gravidarum**), Sichelzellanämie (= **A. drepanocytaria**), Erythroblastose (= **A. fetalis s. praenatalis s. congenita neonatorum**), CEELEN*-GELLERSTEDT* (= **lungenhämosiderot. A. = pneumohämorrhag. A.** [GERSCHE]), CROSBY*, ESTREN*-DAMASCHEK*, HADEN*, HERRICK* Syndrom, Thalassämie (= **mediterrane A.**), BENJAMIN*, DEBLER* (= **A. hereditaria hypochromica haemolytica**), DIAMOND*-BLACKFAN* (= **kongen. aplast. A.**), LEDERER*-BRILL*, LOUTIT*, MARCHIAFAVA*, VAUGHAN* Anämie, MARLIN* Syndrom (als »**phagozytäre** Anämien«). – 2) die »Blutleere« (↑ Ischämie).

Anämie, achrestische: megaloblast. A. mit Perniziosa-Bild, jedoch gegen Vit. B_{12}, Leberextrakt u. meist auch gegen Folsäure therapieresistent; evtl. ohne Achylie. – vgl. die sideroachrest. ↑ Anämie.

Anämie, achylische: hypochrome (durch Eisenmangel), seltener hyperchrome A. (Intrinsic-factor-Mangel) bei Achylia gastrica. – Analog die **agastr. A.** nach (sub)totaler Gastrektomie (Erschöpfung der B_{12}-Speicher erst nach Jahren!); ähnl. die **achlorhydr. A.** (mit Fe-Resorptionsstörung).

Anämie, akute: A. nach akutem Blutverlust (↑ Blutungsanämie) oder hämolyt. Krise (bei chron.-hämolyt. Anämie, Infektion, Retikulose, Leukämie, aufgrund von Immunkörpern etc.); s. a. LEDERER*-BRILL* (= **a. febrile hämolyt. A.**).

Anämie, alimentäre: (CZERNY 1912) *päd* Eisenmangelanämie infolge einseit. Ernährung (Fe-arme Kuh- u. Ziegenmilch) des Säuglings oder Kleinkindes. – I. w. S. jede A. infolge Eiweiß- oder Vit.mangels.

Anämie, aplastische oder aregeneratorische, Panmyelophthise, areg. Panmyelopathie: (EHRLICH 1888) akute oder chron., fast stets progred. normochrome A. mit Panzytopenie (Erythroblastophthise), die auf einem Defekt im blutbild. System selbst beruht. Neben konstit.-hereditären (Marmorknochenkrankh., FANCONI* A.) u. splenogenen Formen (bei Hypersplenismus) werden auch (auto)immunogene, allerg. u. tox. (z. B. Benzol) diskutiert. Im Unterschied zur Osteomyelofibrose keine extramedulläre Blutbildung; klin.: vermehrte Infektionsbereitschaft, hämorrhag. Diathese, hypo- bis aplast. KM mit Vorherrschen von retikulären u. Plasmazellen, evtl. (meist als Vorstadium) zellreich mit Linksverschiebung (Reifungsstörung?); stark beschleunigte BSG, Serum-Fe, später oft auch $α_2$- u. γ-Globuline vermehrt; gelegentl. hämolyt. Schübe; therapeut. kaum beeinflußbar.

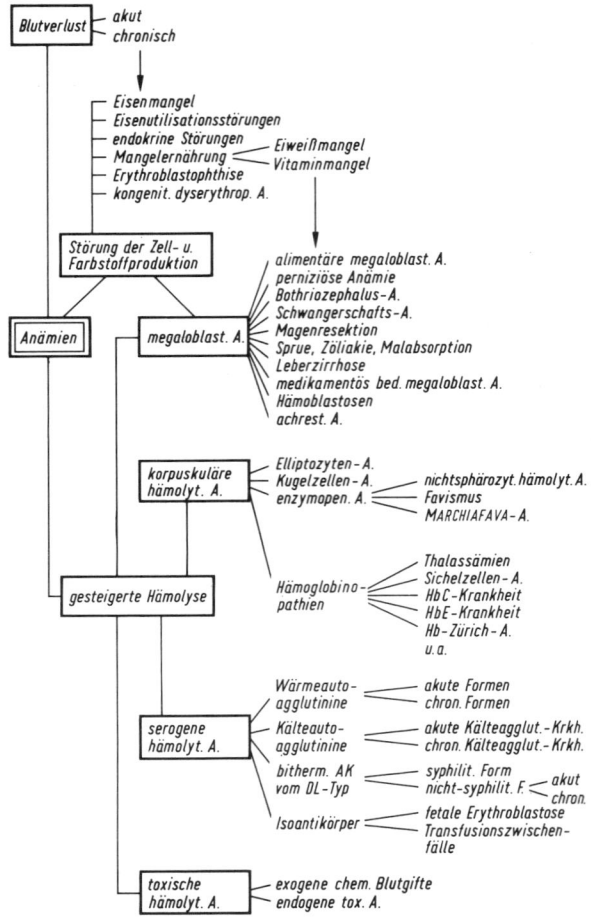

Einteilung der **Anämien** nach der Pathogenese (nach H. BEGEMANN).

Anämie, erythroklastische: auf mechan. Ery-Schädigung zurückgeführte hämolyt. A.; unpräziser Begr. (verminderte mechan. Ery-Resistenz ist bei verschied. hämolyt. Formen bekannt, eine gesteigerte Hämolyse z. B. nach Einsetzen von Herzklappenprothesen).

Anämie, essentielle hypochrome: 1) (SCHULTEN) Sammelbez. für Eisenmangelanämien bei ungenügender Fe-Zufuhr oder -Resorption, chron. Blutverlust (Mikroblutungen, verstärkte Menses etc.), ver-

Anämien (gem. CIOMS)

I. Mangelanämien
  1. Eisenmangel-A.
  2. akute Blutungs-A.
  3. symptomat. (= sek.) A.
  4. sideropen. Schwangerschafts-A.
  5. Hakenwurm-A.
  6. megaloblast. A.
  7. perniziöse A.
  8. kongenit. perniz. A.
  9. Diphyllobothrium-A.
  10. symptomat. megaloblast. A.
  11. alimentäre A.
  12. alimentäre megaloblast. A.
  13. Folsäuremangel-A.
  14. Eiweißmangel-A.
  15. Vit.-C-Mangel-A.
  16. megaloblast. Schwangerschafts-A.
  17. Orotsäure-A.
  18. megaloblast. A. nach Antikonvulsiva

II. sideroachrestische Anämien
  1. sideroblast. A. (unterschieden als idiopath., kongenit. u. symptomat.)
  2. Pyridoxin-sensible A.

III. hämolyt. Anämien
  1. heredit. Sphärozytose
  2. Elliptozytose
  3. Stomatozytose

„enzymopath. h. A."
  4. enzymopen. häm. A.
  5. Glukose-6-phosphat-dehydrogenase-Defekt-A.
  6. Glukose-6-phosphat-dehydrogenase-Defekt-A. bei Neugeb.
  7. Favismus
  8. Bagdad-Frühlings-A.
  9. Pyruvatkinase-Defekt-A.
  10. Triosephosphat-isomerase-Defekt-A.
  11. mit Mangel an reduziertem Glutathion
  12. idiopath. hämolyt. A.
  13. paroxysmale nächtl. A.
  14. Marschhämoglobinurie

„autoimmun-h. A."
  15. paroxysmale Kältehämoglobinurie
  16. chron. Kälteagglutininkrankht.
  17. durch Wärmeautoantikörper
  18. erworb. akute hämolyt. A.
  19. hämolyt.-uräm. A.
  20. symptomat. hämolyt. A.
  21. mechan. hämolyt. A.
  22. tox. hämolyt. A.
  23. bei sept. Infektionen

„immun-h. A.", durch Iso-AK
  24. Morbus haemolyticus neonatorum
  25. Transfusionshämolyse
  26. HEINZ-Körper-Anämie des Neugeb.
  27. thrombot.-thrombozytopen. Purpura
  28. mikroangiopath. hämolyt. A.

IV. aplast. Anämien
  1. Panmyelopathie
  2. Erythroblastophthise
  3. kongenit. Erythroblastophthise
  4. erw. Erythroblastophthise
  5. FANCONI* Anämie
  6. erythropoet. Porphyrie
  7. Myelofibrose
  8. sek. Myelofibrose
  9. Osteopetrose

V. Hämoglobinanomalien, Myoglobinurien
  1. Hämoglobinopathie
  2. Thalassämie
  3. Thalassaemia major
  4. Thalassaemia minor
  5. α-Thalassämie
  6. Hämoglobin-Lepore-Syndrom
  7. Hämoglobin-C-Krankh.
  8. Hämoglobin-D-Krankh.
  9. Hämoglobin-E-Krankh.
  10. Sichelzellanämie
  11. Sichelzellanämieanlage
  12. Sichelzellanämiekrankheit
  13. Sichelzell-HbC-Krankheit
  14. Sichelzell-HbD-Krankheit
  15. Sichelzell-Thalassämie
  16. heredit. Hämoglobin-F-Persistenz
  17. hämolyt. A. durch instabiles Hb
  18. angeb. Methämoglobinämie
  19. tox. Methämoglobinämie
  20. idiopath. paralyt. paroxysmale Myoglobinurie
  21. Haffkrankheit
  22. sek. Myoglobinurie

mehrtem Fe-Bedarf (Wachstum, Schwangerschaft, Stillzeit) u. »inn. Eisenmangel« (Infekt, Malignom). – 2) ↑ FABER* Anämie.

Anämie, familiäre: 1) fam. hämolyt. A.: ↑ Kugelzellenanämie (MINKOWSKI-CHAUFFARD-GÄNSSLEN). – **2) fam. hämolyt. (mikrozytäre) hypochrome A.**: ↑ Thalassaemia minor (RIETTI-GREPPI-MICHELI). – **3) fam. hypoplast. A.**: a) ↑ DIAMOND*-BLACKFAN* Anämie. – b) ↑ ESTREN*-DAMASCHEK* Syndrom. – **4) fam. (konstitutionelle) infantile perniziosaähnl. A.**: ↑ FANCONI* Anämie. – **5) A. famil. splenica**: a) A. bei ↑ GAUCHER* Krankheit. – b) ↑ Kugelzellenanämie.

Anämie, hämokateretische: (HITTMAIR) ther.resistente normochrome A. mit verkürzter Ery-Lebenszeit ohne gesteigerten Ery-Abbau (Retikulozytenzahl normal oder nur leicht erhöht); im KM normale Erythropoese. Ät.-path. unklar; von der eigentl. aplast. A. u. leichten Formen der hämolyt. A. abzugrenzen.

Anämie, hämolytische: A. durch krankhaft gesteigerten Ery-Zerfall (verkürzte Lebensdauer) bei im allg. ungestörter, nur kompensatorisch gesteigerter Erythropoese; a) **korpuskuläre h. A.** mit angeb. innerstrukturellem Ery-Defekt (= heredit. Erythropathie): konstitutionelle mikrosphärozytäre h. A. (= Kugelzellen-A.), atyp. hereditäre nichtsphärozytäre h. A., Elliptozyten-A., Thalassaemia major u. minor, Sichelzellen-A., Hb-C-Krankh., MARCHIAFAVA* A. (nicht hereditär); b) **serogene h. A.**, erworben, mit gegen die strukturell normalen Ery gerichteten Auto-AK bzw. autoaggressiven Substanzen, symptomatisch bei lymphat. Leukämie, Retikulo-, Lymphosarkom, Retikulose, Lymphogranulomatose, Knochenkarzinose, Milz-Tbk, BOECK* Sarkoidose, Syphilis, Malaria, best. Kollagenosen, splenomegaler Leberzirrhose, Ovarialkystom, idiopathisch durch Auto-AK (inkomplette Wärmeagglutinine, Kälteagglutinine, -hämolysine, Iso-AK, s. a. LOUTIT* A.); c) **tox. h. A.** durch endo- oder exogene Blutgifte bei primär gesunden Ery, z. B. nach schwerer Verbrennung (> 1/5 der Körperoberfläche), bei Nierenerkr. mit Rest-N-Erhöhung, Eklampsie, Kollagenkrankhtn. (Panarteriitis nodosa, LE visceralis), Marsch- u. Sporthämoglobinurie, infektiös-tox. Erkr. (hämolyt. Syndrom bei Perfringens-, seltener Strepto-, Staphylo-, Pneumokokken-, Koli-Infektion, Typhus, Cholera) oder aber durch Chemikalien, Arzneimittel, Pflanzen-, Schlangengifte etc.; d) **enzymopen. h. A.** infolge erbl. Enzymdefekts oder Enzymmangels (Glukose-6-phosphat-dehydrogenase, Pyruvat-kinase etc.) in den Ery. – Ferner die **hereditäre makrozytäre h. A.** unbekannter Ätiol. (Splenektomie ohne Effekt!), mit Normochromasie, Makrozytose, normaler osmot. u. mechan. Ery-Resistenz, geringem Milztumor, Porphobilinogenurie (damit von der Kugelzellenanämie eindeutig unterschieden); sowie die **hereditäre h. A. ohne Sphärozyten** als dominant-erbl. Störung mit Ery-Minderwertigkeit (Enzymdefekte) u. Porphyrinstoffwechselstörung; s. a. CROSBY* Syndrom, Kugelzellen-, DYKE*-YOUNG* Anämie.

Anämie, hyperchrome: A. mit vermehrtem Hb-Gehalt des einzelnen Ery, d. h. FI > 1,0 u. Hb_E > 34 pg. Im Unterschied zur hypochromen A. Zellbildung stärker gestört als Hb-Bildung; meist qual. Veränderungen an Ery (Makro-, Megalozyten) u. Vorstufen (Megaloblasten).

Anämie, hypochrome: A. mit vermindertem Hb-Gehalt des einzelnen Ery (FI deutlich <1,0 u. Hb_E <30 pg) infolge Störung im Hb-Aufbau; weit überwiegend als Eisenmangel-A.; selten als sideroachrest. A. einschl. der – evtl. normochromen – **A. hypochromica sideroachrestica hereditaria Heilmeyer*** (Enzymdefekt, der Fe-Einbau ins Porphyrinskelett verhindert?), mit ausgeprägter Androtropie (♀ Überträger der Erbanlage), oft Thrombo- u. Leukopenie, evtl. Targetzellen u. Schizozyten, verbreiterter osmot. Resistenz (erhöhte Maximalresistenz), Hyperplasie der Erythropoese, Ausreifungsstörung der Erythroblasten, Vermehrung der Sideroblasten u. -zyten sowie der Kopro- u. Protoporphyrine in den Ery, Lävulinsäure im Harn, Lebersiderose.

Anämie, leuko-erythroblastische: im Verlauf der Osteomyelofibrose/-sklerose (auch KM-Karzinose) vork. A. mit roten Vorstufen im peripheren Blut (extramedulläre Erythropoese) bei gleichzeit. Leukozytose.

Anämie, makrozytäre: hyperchrome A. mit Megalobzw. Makrozyten im Blut (mittl. Ery-⌀ > 8 μm, Re.-Verschiebung der PRICE-JONES* Kurve), aber ohne Megaloblasten im KM; häufig bei Leber- (Zirrhose, Hämochromatose), Pankreas- u. chron. Nierenerkr. oder -dysplasie. – Auch aplast. Formen nach Intoxikation (z. B. Benzol, Arsen, Gold), Strahleninsult, chron. Infekt etc. können makrozytär sein, ferner ein Teil der erworb. akuten serogenen hämolyt. A.n; s. a. DYKE*-YOUNG* Anämie.

Anämie, megaloblastische: hyperchrome A. mit Megaloblasten im KM sowie Megalozyten (»megalozytäre A.«), evtl. auch -blasten im peripheren Blut; meist infolge Vit.-B_{12}- bzw. Folsäuremangels, z. T. als ungeklärte Reifungsstörung der Granulopoese (Riesen-Stabkernige, -Metamyelozyten, hypersegmentierte Granulozyten). Neben der – kryptogenet. – perniziösen A. symptomat. Formen nach Magenresektion, bei chron. Darmkrkht., Magen-Ca., Sprue, Zöliakie, Fischbandwurmbefall, Milchnährschaden, Kwashiorkor (selten), Schwangerschaft, Malignom, Leukämie (s. a. Aufbrauchperniziosa), nach Medikation von Hydantoinkörpern, seltener Conteben®, Daraprim®, PAS etc.; sowie achrest. Formen.

Anämie, mikrozytäre: A. mit abnorm kleinen Ery (Mikrozyten); v. a. Kugelzellen- (»konstitutionelle hämolyt. mikrosphärozytäre«) A. u. Thalassämie, evtl. Eisenmangel- u. aplast. A.

Anämie, normochrome: A. mit normalem FI (1,0) u. Hb_E-Wert (ca. 32 pg); v. a. akute Blutungs- sowie die aplast. u. die meisten hämolyt. Anämien.

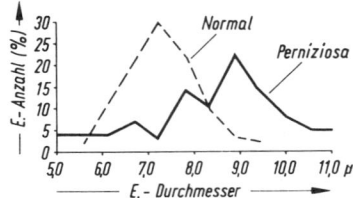

Anämie, perniziöse, »Perniziosa«, BIERMER* (-EHRLICH*-ADDISON*-HUNTER*) A.: häufigste megaloblast. A., mit umstrittener Ät.path. (kryptogenet. Form, bevorzugt bei Weißen; Autoimmunopathie? s. a. CASTLE* Theorie). Klin.: hyperchrome A., Leuko- u. Thrombopenie, Aniso-Poikilozytose, Megalozytose, evtl. -blastose; Re.verschiebung der PRICE-JONES* Kurve (↑ Abb.); im KM Hyperplasie der Erythropoese mit Megaloblasten, Riesen-Stabkernigen u. -Metamyelozyten; beschleunigte BSG, hohes oder normales Serum-Fe, Hyperbilirubinämie, LDH im Serum, Glukose-6-phosphat-dehydrogenase in den Ery vermehrt, Serum-Vit.B_{12} < 100 pg/ml; histaminrefraktäre Anazidität, path. SCHILLING* Test, HUNTER* Glossitis; häufig funikuläre ↑ Spinalerkr., gelegentl. psych. Sympte.; Ther.: Vit. B_{12}, Intrinsic-factor-Präparate. – **perniziosiforme A.**: symptomat. megaloblast. A., bei der die morphol. Veränderungen der Ery bzw. der Vorstufen im KM nur angedeutet sind; s. a. GERBASI* Anämie.

Anämie, postinfektiöse: nach Abklingen eines Infektes nachweisbare Eisenmangel-A.; meist ohne zusätzl. Ther. ausheilend; s. a. Infektanämie.

Anämie, pseudoaplastische: 1) (GASSER) frühkindl. aplast. A., die sich unter Steroid-Medikation zumindest vorübergehend bessert. – 2) A. bei chron. Intoxikation, z. B. Erythroblastophthise durch Benzol.

Anämie, sideroachrestische: A. infolge Störung der Eisenverwertung (Häm-Synthese), im allg. mit Auftreten von Sideroblasten (»sideroblast. A.«); meist hypochrom u. mit vermehrtem Serum-Fe. Symptomatisch bei Hämoglobinopathien (z. B. Thalassämien), als Pyridoxin-, Eiweißmangel-, Blei-A., bei best. Leukämie- u. Erythrämieformen; essentiell als ↑ **A. hypochromica sideroachrestica hereditaria** u. als **A. refractoria sideroblastica** (BJÖRKMAN 1959; hypo- bis normochrom, der hereditären sehr ähnlich, wobei aber der ursächl. Ery-Enzymdefekt wahrsch. erst im Laufe des Lebens erworben wird).

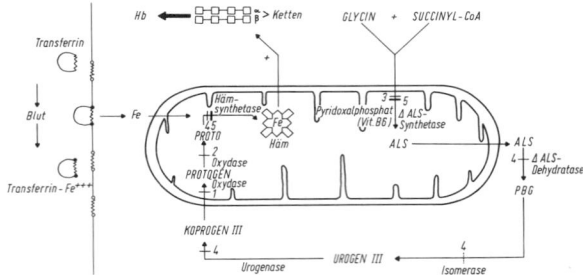

Häm-Biosynthese (einschl. Beziehungen zu Zellplasma u. Mitochondrien) u. ihre Störung bei sideroachrest. Anämien (SAA). Succinyl-CoA = Sukzinyl-Koenzym A; ΔALS = δ-Aminolävulinsäure; PBG = Porphobilinogen; Urogen, Protogen, Koprogen = Uro- bzw. Proto- bzw. Koproporphyrinogen; Proto = Protoporphyrin. 1: Störung bei hereditärer SAA; 2: SAA Typ BJÖRKMANN; 3: Pyridoxin (Vit. B_6)-Mangel; 4: Bleianämie; 5: SAA durch Chloramphenikol.

Anaemia splenica: A. mit Milzbeteiligung; i. e. S. die »splenogene« A. (vorw. durch Reifungshemmung) bei Hypersplenismus. – Als Sondergruppe die **A. spl. infectiosa** bei chron. Malaria, Bruzellosen, Typhus abdom., Milz-Tbk etc.; ferner die **A. febrilis spl.** bei Kala-Azar: hypochrom, makrozytär, mit Thrombo- u. – oft hochgrad. – Leukopenie bei rel. Lympho- u. Monozytose u. vermind. Gerinnungsfähigkeit; teils auf Wucherung Leishmanien-haltiger RES-Zellen im KM, teils auf Durchsetzung der Milz mit parasitenhalt. Makrophagen beruhend. – Auch histor. Bez. für ↑ v. JAKSCH*-HAYEM* u. ↑ ECKLIN* Anämie.

Anaemia tropica: A. infolge starker Sonneneinstrahlung, trop. Klimate etc.; heute meist als sek. A. bei parasitären u. Infektionskrankhn. (insbes. Malaria, Hakenwurmbefall) erkannt. – Als bes. Form die **makrozytäre Tropenanämie vom Perniziosa-Typ** infolge Folsäure-Mangels, häufig mit hämolyt. Komponente: Hb_E erhöht (nur bei zusätzl. Fe-Mangel vermindert), im Blut Megalozyten (8,4 µm), Leukopenie, im KM stark vermehrte Megaloblasten, reichlich Metamyelozyten; evtl. Hyperbilirubinämie, Urobilinogenurie; keine Achylie, evtl. neurol. Störungen.

Anämie|faktor: ↑ Vitamin B_{12}. – **A.herz**: funktionelle u. organ. Veränderungen am Herzen bei chron. Anämie: Steigerung von Kreislaufgeschwindigkeit u. Minutenvol., Herzvergrößerung, Anämiegeräusche (funktionell, meist Systolikum), evtl. Herz- u. Koronarinsuffizienz, in schweren Fällen fett. Degeneration u. Nekrose. – **A.syndrom, seniles**: A. durch Zusammenwirken exo- u. endogener Altersfaktoren (Mangelernährung, Magenachylie mit latentem Eisen- u. Vit.-B_{12}-Mangel; mangelnde Regenerationsfähigkeit des KM ? Unterfunktion der Schilddrüse?).

anämisch: 1) blutarm, mit ↑ Anämie einhergehend oder durch sie bedingt; z. B. **a. Hyp- oder Anoxie** (infolge verringerter O_2-Transportkapazität des Blutes, z. B. durch Blutverlust oder Hb-Blockierung). – 2) blutleer (↑ ischämisch), mit Mangeldurchblutung einhergehend, durch ↑ Ischämie bedingt; z. B. **a.** (= hämorrhag.) ↑ **Schock, a.** (= funikuläre) ↑ **Spinalerkr.**

Anämisierung: Durchblutungsminderung von Organen oder Körperabschnitten durch Drosselung der Blutzufuhr zwecks Blutstillung, präop. Blutungsprophylaxe (↑ Blutleere), Durchblutungstestung, Autotransfusion etc.

Anäquidistanzbrille mit unterschiedl. Abstand beider Gläser von der Kornea; zur Korrektur einer Aniseikonie.

anaerob: *biol* ohne Vorhandensein bzw. Verbrauch von O_2; z. B. die von Luft-O_2 unabhäng. **a. Phase** eines biol. bzw. biochem. Vorganges, im Muskelstoffwechsel z. B. die Bildung der Initialwärme (Abbau des Phosphokreatins), die glykolyt. Arbeits- u. Erholungsphase (Abbau des Glykogens zu Milchsäure), die Resynthese von ATP u. Phosphokreatin (auf Kosten der glykolyt. Erholungsphase); s. a. EMBDEN*-MEYERHOF* Schema.

Anaero|bier, A.b(iont)en, Anoxybionten: Mikroorganismen, die sich nur bei Nichtvorhandensein von Luft-O_2 (oder auf Nährböden mit neg. Redoxpotential) entwickeln, d. h. die zur biol. Oxidation einen anderen H-Akzeptor als O benötigen (z. B. Nitrat, Karbonat, Sulfat), während O ihre lebenswicht. Enzyme inaktiviert (= obligate A.; im Ggs. zu fakultativen A. [richtiger: fakultat. Aerobier!]), die sich mit u. ohne O_2 entwickeln können. – A. sind u. a. die human- bzw. tierpathogenen Clostridien (Cl. tetani, Cl. botulinum, Cl. perfringens u. a.), Pepto(strepto)kokken, best. Staphylo- u. Streptokokken, Veillonellen, Aktinomyzeten. Zu deren Züchtung muß der Kultur O_2 entzogen werden, u. zwar a) physikal. durch Vakuum (»Anaerobentopf«, z. B. ZEISSLER* Glocke, **A.stat**), Gasaustausch (N_2, H_2, CO_2) oder Überschichten mit luftabdichtenden Medien (Paraffin, Vaseline), b) biol. durch Zusatz reduzierender biochem. u. Organsubstrate (Traubenzucker, Leberbouillon n. TAROZZI, Hirnbrei nach ↑ v. HIBLER) oder stark O_2-verbrauchender Baktn. (↑ FORTNER* Platte); c) chem. durch O_2-absorbierende Chemikalien (Thioglykolat, Pyrogallol) in luftdichten Kulturgefäßen (z. B. FUHRMANN* Röhrchen, KÜSTER* Schale). – **A.biose**, Anoxybiose: die Luft(O_2)-unabhäng. Lebensvorgänge bei ↑ Anaerobiern.

Anästhesie: »Empfindungslosigkeit«, Unempfindlichkeit gegenüber somatoviszeral-sensiblen Reizen (s. a. Empfindungsstörung). Kann natürlicherweise (auch krankheitsbedingt) bestehen oder aber – partiell u. total – künstl. hervorgerufen werden. Diese reversible »Schmerzausschaltung« erfolgt entweder als ↑ Lokal- oder als Allgemein-A. (↑ Narkose). – Auch Kurzbez. für das Fachgebiet **Anästhesiologie**, die Lehre von der Schmerzausschaltung (↑ Anästhesist). – **Anaesthesia dolorosa**: Aufhebung der Oberflächensensibilität mit – meist quälenden – örtl. Schmerzen; v. a. bei frischer NS-Läsion (z. B. Hinterstrangdurchtrennung).

Anästhesie-Formen
(nach TSCHIRREN)

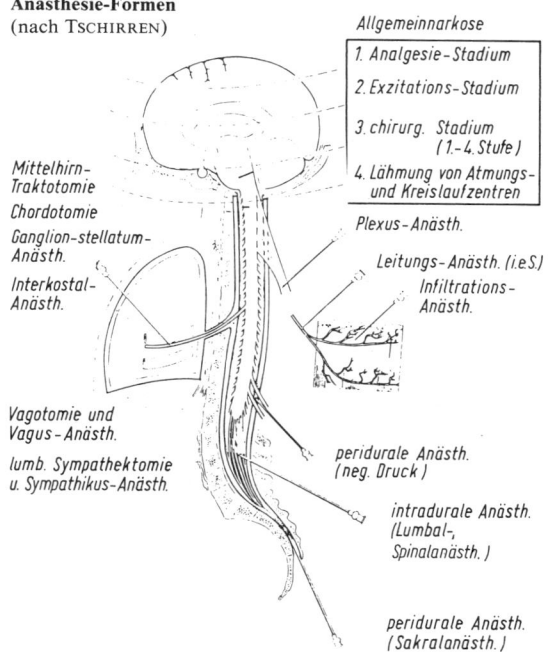

Anästhesiometer: *ophth* Gerät (z. B. nach FRANCESCHETTI) zur ↑ Sensitometrie der Hornhaut.

Anästhesist: für die Auswahl u. Durchführung von Anästhesieverfahren u. Narkosen ausgebildeter ↑ Facharzt, dem Schmerzbetäubung, Kreislaufüberwachung, Blutersatz, Schockbekämpfung sowie Wiederbelebung während der Op. u. in der postop. Phase obliegen. – **Anästhetika**: *pharm* Mittel, die durch ihre spezif. Affinität zum Nervengewebe (Lipoidlöslichkeit) bei geringer Toxizität u. hoher therap. Breite eine Ausschaltung der Schmerzleitung bzw. -empfindung bewirken.

anästhetisches Gleichgewicht: Zustand im Verlauf der Narkose, bei dem die gewünschte narkot. Plasmakonz. durch gleichmäß. Zufuhr der durch Abbau, Ausscheidung oder Ausatmung verlorengehenden Menge an Narkosemittel aufrechterhalten wird. Ein Ausgleich zwischen Plasma u. Geweben wird erst später erreicht (45–60 Min.).

Anaglyphen-Verfahren

Anaglyphen-Verfahren: *opt* subtraktive Methode der Stereoskopie durch rote u. grüne Tönung der für das re. bzw. li. Auge bestimmten Bildteile, die bei Betrachtung mit einer komplementär-zweifarb. Brille getrennt wahrgenommen u. zu einem dreidimensionalen Bild verschmolzen werden (»Farbenstereoskop«).

Anahämin: (CASTLE) ↑ Vitamin B_{12}.

Anakalziphylaxie: »umgekehrte« ↑ Kalziphylaxie.

Anakhré: ↑ Gundu.

Ana|klisis: vollkommene gefühlsmäß. Abhängigkeit des Säuglings von der Mutter oder Pflegeperson; s. a. Affektentzugs-Syndrom. – **Anakoluthie:** *psych* Auslassen von Silben oder Wörtern beim Sprechen u. Schreiben; auch Abbrechen von Sätzen, die evtl. mit veränderter Konstruktion fortgesetzt werden. – **Anakrotie** Anadikrotie, -tismus: »anakroter Puls«, d. h. ↑ Dikrotie durch eine zusätzl. Welle im aufsteigenden (»anakroten«) Schenkel der Pulskurve; v. a. zus. mit langsamem Pulswellenanstieg u. Plateaubildung bei Aortenstenose.

An|aktinose: Krankht. infolge UV-Mangels; z. B. Rachitis.

An|akusis: angeb. oder erworb. Gehörverlust; i. e. S. die »nervöse« Taubheit infolge Schädigung des N. cochlearis oder des CORTI* Organs.

anal, analis: zum After gehörend oder diesen betreffend (↑ Anal...); *psych* die anale Phase betreffend (↑ Phasenschema).

Anal|abstrich: 1) Haut-Schleimhautabstrich der Aftergegend zwecks Untersuchung auf Oxyureneier. – 2) Rektalabstrich. – **A.abszeß:** anorektaler bzw. periproktit. ↑ Abszeß. – **A.atresie:** ↑ Atresia ani.

An|albuminämie: Fehlen oder starke Verminderung der Albuminfraktion im Serum, z. B. bei Leberzirrhose, nephrot. Syndrom; Kongorot-Probe stark pos., Ödemneigung. Sehr selten als fam. Defektdysproteinämie (BENNHOLD 1954) mit Gesamteiweiß < 5,0 g%, aber ohne Ödeme.

Anal|ekzem: s. u. Anogenitalekzem.

Analeptika, Exzitantia: *pharm* »Belebungsmittel«, die die verminderte Erregbarkeit bestimmter ZNS-Bezirke (insbes. für Atmung, Kreislauf, Reflexe) steigern; unterschieden als a) zentral erregende Mittel (z. B. Pikrotoxin, Strychnin, Koffein, Cardiazol®, Coramin®, Kampfer), b) reflektor. wirkende Mittel (Lobelin, Kampfer, Alkohol, Ammoniak, Riechsalze), c) Mittel mit zentralem u. peripherem Angriff (Pervitin®, Benzedrin, Preludin®, Adrenalin, Ephedrin, d) Mittel mit dir. Einfluß auf den Stoffwechsel (Brenztrauben-, Bernstein-, Fumar-, Glutaminsäure). – **analeptisch:** stimulierend, das ZNS anregend (↑ Analeptika).

Anal|fissur, Afterrhagade, -schrunde: oberflächl., meist längs verlaufender Einriß der Haut-Schleimhautgrenze des Afters, häufig an der hint. Kommissur; klin.: Schmerzen (bes. bei spröder Haut), Entzündung, Stuhlverhärtung, Hämorrhoiden, evtl. Sphinkterkrampf, Ulzeration. DD: syphilit. PA, Ulcus molle, Tbk. – **A.fistel:** mit Granulationsgewebe ausgekleidete Röhrenfistel, die von der intra- oder extrasphinktären Schleimhaut zur Haut des Afters führt (= komplette A.) oder aber die Oberfläche nicht erreicht (= inkomplette A.); häufig verzweigt (»Fuchsbaufistel«); s. a. Abb. »Fistula anorectalis«. Ätiol.: Periproktitis, Abszeß, Tbk, seltener Syphilis, Typhus. Bevorzugt (ca. 70%) bei ♂ im 3.–5. Ljz.

An|alg(es)ie: Aufhebung der Schmerzempfindung durch Läsion (einschl. Op.) oder medikamentöse Blockierung der Schmerzbahn bzw. -zentren (s. a. Narkosestadien), i. w. S. auch durch Verdrängung bei psychoneurot. Reaktionen bzw. psychotherapeut. Maßnahmen; s. a. Analgia.

Analgetika: *pharm* Mittel, die über zentrale Angriffspunkte Schmerzen verringern oder aufheben können (z. T. bei gleichzeit. antipyret., antineuralg. u. antirheumat. Wirkung, wobei aber analgetisch wirksame Dosen weitere Funktionen im wesentl. unbeeinflußt lassen sollen): v. a. Derivate von Morphin (bzw. synthet. Morphinomimetika), Salizylsäure, Anilin, Chinolin u. Pyrazol. – **A.-Nephropathie:** ↑ Phenazetinniere.

Analgia congenita (FANCONI*), generalisierte Schmerzindifferenz (FORD, WILKINS): angeb. (einfach rezessiv-erbl.?) Fehlen von Schmerzempfindung u. -reaktionen (z. B. Pupillenreaktion, Puls- u. Blutdruckanstieg); klin.: Abbeißen von Zungen-, Lippenteilen u. Fingerspitzen, multiple Haut- u. Schleimhautläsionen, schmerzlose (Dauer-)Frakturen, chron. Luxationen, schlechte Heilungstendenz; Eureflexie (nur Kornealreflex meist abgeschwächt). Evtl. mit anderen Hirnfunktionsstörungen (Worttaubheit, Oligophrenie, Krampfanfälle) kombiniert.

an|algiphore Gruppe: *pharm* die die analget. Wirksamkeit von Pharmaka (insbes. Morphin u. Derivate) bestimmende charakterist. innermolekulare Gruppierung: durch 2 Brücken-C vom N getrenntes quartäres C-Atom. – **Analgothymie:** zentral bedingte ↑ Indolenz, z. B. nach Leukotomie.

Anal|höcker: *embryol* 2 Mesenchymwülste unter dem Ektoderm in Umgebung der prim. Afteröffnung, die die Analgrube vertiefen u. die Ektoderm-Entodermgrenze in den Bereich der späteren Columnae anales verlegen.

analis: (lat.) zum After gehörend, anal.

Anal|kanal: ↑ Canalis analis (Abb.). – **A.karzinom:** vom A.kanal oder A.rand ausgehendes Plattenepithel-Ca., evtl. auf Perinealhaut u. Inguinal-LK übergreifend; klin.: Schmerzen, Blutungen. – **A.krisen:** tab. Krisen mit Afterschmerz u. Stuhldrang.

an|allergisches Serum: von seinen antigenen Eigenschaften weitgehend befreites Heilserum, das weder eine Allergie hervorrufen noch anaphylaktisch wirken kann.

Anal|myiasis: s. u. Urogenitalmyiasis.

analoge Organe: in der vergleichenden Anatomie baulich verschiedene, funktionell aber gleichwert. Organe, z. B. Kiemen u. Lungen.

Analog|rechner: *statist* s. u. Digitalrechner. – **A.stoffe,** biogene Antimetaboliten: *biochem* sogen. »falsche« organ. Substratmoleküle, die an einem Enzym o. ä. Reaktionspartner als »kompetitive Antagonisten« die Rezeptorpositionen des zugehör. Agonisten – weil ihm strukturverwandt – besetzen (blockieren), ohne selbst spezifisch zu reagieren; Wirkungsmechanismus z. B. von Sulfonamiden, Antineoplastika, Antibiotika.

An-alpha-lipoproteinämie, familiäre: ↗ TANGIER-Syndrom.

Anal|polyp: inn. Hämorrhoidalknoten, der durch Stielbildung (Dauerzug bei chron. Prolaps) u. entzündl. fibröse Umwandlung polypöses Aussehen erlangt. – **A.prolaps**: Vorfall von Afterschleimhaut, meist als Prolapsus ani et recti; häufig mit Hämorrhoiden kombin. (angeb. Bindegewebsschwäche). Ther.: Op. (n. KIRSCHNER, THIERSCH, REHN-DELORME u. a.). – **A.pruritus**: ↗ Pruritus ani.

Anal|reflex: reflektor. Kontraktion des M. sphincter ani beim Einführen des Fingers in den After. Fehlt z. B. bei Myelomeningozele, Kaudatumor oder -läsion. – **A.ring**, Afterring: die aus – ektodermalem – mehrschicht., verhorntem Plattenepithel, M. sphincter ani ext. u. äuß. Haut bestehende ringförm. Begrenzung des Afters.

Anal|stenose: angeboren als Mißbildung mit unvollständ. Perforation der fetalen Kloakenmembran; erworben (»**A.striktur**«) als Folge vernarbender Entzündung (Fisteln, Abszeß), Sphinkterfibrose, Op.defekt. – **A.syndrom**: schmerzhafte Sphinktertenesmen, Defäkationsangst (evtl. konsekut. Obstipation) u. abnorme Stuhlentleerung (evtl. seröse Sekretion, tropfenweiser Blutabgang) als Frühsympte. einer A.affektion (häufigste Urs. ↗ Abb.). Die durch Stuhlpassage gesteigerten, evtl. ausstrahlenden (Kreuzbein, Damm, Adduktoren, Harnblase) Schmerzen können das Allg.befinden erheblich beeinträchtigen (Schlaflosigkeit, Reizbarkeit, depressive Verstimmung). – vgl. anorektales Syndrom.

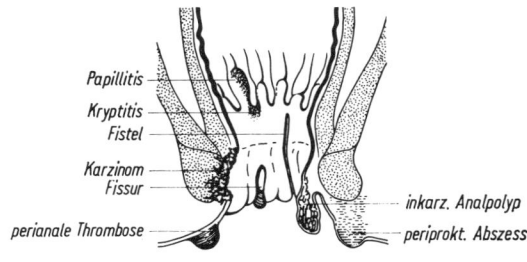

Analysator: 1) (PAWLOW) *physiol* nervale Funktionseinheit aus Rezeptor (z. B. Sinneszellen), Leitungsbahnen u. verarbeitender Hirnrinde. – 2) *opt* s. u. Polarimeter.

Analyse: Zerlegung, Untersuchung eines Ganzen auf seine Bestandteile (Gegensatz: Synthese), z. B. einer Substanz auf ihre stoffl. (= qual. A.) u. mengenmäß. (= quant. A.) Zusammensetzung; s. a. Kolori-, Potentiometrie, Maßanalyse; *psych* ↗ Psychoanalyse. – **Analysenzwang**: *psych* zwanghafte Neigung, das eigene Denken, Handeln u. Erleben selbstquälerisch zu zergliedern; Form des Anankasmus.

analytischer Intelligenztest, AIT: Testserie, die die Intelligenz durch Bestg. ihrer Einzelfaktoren (Ganzheit, Flüssigkeit, Komplexität, Plastizität etc.) zu erfassen sucht. – **a. Psychologie**: die »komplexe Tiefenpsychologie«; i. e. S. die nach C. G. JUNG, die die Einseitigkeit von Psychoanalyse u. Individualpsychologie zu überwinden sucht u. über das persönl. Unbewußte hinaus ein der ganzen Menschheit eigenes »kollektives Unbewußtes« annimmt, dem die Archetypen angehören.

Anamnese: die aus den Angaben des Pat. u. seiner Umgebung erhobene Vorgeschichte einer Krankh., unterteilt in Familien- u. Eigen-A.; evtl. auf die ganze Lebensgeschichte erweitert u. vertieft als »**biograph. A.**«; auch als ↗ Psycho-, Regel-A.; vgl. Katamnese.

anamnestische Reaktion, Anamnesephänomen: (WEICHARD, BIELING) *serol* Reproduktion bereits früher einmal vorhandener, z. Z. aber nicht mehr nachweisbarer AK durch Inj. unspezif. Reizkörper; wiederholt auslösbares Phänomen, das die nachträgl. Diagnose abgelaufener Immunisierungsvorgänge ermöglicht; vgl. Booster-Effekt.

An|andrie: Fehlen der männl. Geschlechtsmerkmale beim ♂, auch i. S. von Eunuchismus, Impotenz etc.

Anankasmus: *psych* Zwangsvorgang, bei dem Vorstellungen oder Handlungen, obwohl als unsinnig erkannt, nicht unterdrückt werden können, z. B. Wasch-, Zählzwang, unüberwindl. obszöne Vorstellungen. Vork. (auch zus. mit phob. Zeichen als »anankast. Syndrom«) bei Psychopathie u. Schizophrenie sowie als Zwangskrankh. ungeklärter Ätiol.

Anaphase: (STRASBURGER 1884) *genet* Stadium der mitot. u. der meiot. Kernteilung (= A. I bzw. II), in dem sich die homologen Chromatiden nach Disjunktion getrennt zu den Zellpolen bewegen (↗ Abb. »Meiose« g bzw. l). Bei Verklebung an einem Chromosomenbruchende mit Bildung einer **A.brücke** (↗ Abb.).

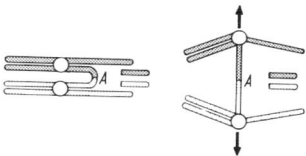

Anaphasebrücke (A)

Ana|phorese: Elektrophorese positiv geladener Teilchen (Kationen) zur Anode; vgl. Kataphorese (als ursprüngl. Ggs. zur A.).

An|aphrodisiaka: *pharm* den Geschlechtstrieb dämpfende Mittel; vgl. Aphrodisiaka.

ana|phylaktisch: die ↗ Anaphylaxie betreffend, durch sie bedingt. – **a. Syndrom**: s. u. Anaphylaxie.

Anaphylaktogen: das AG im Falle der Anaphylaxie.

anaphylaktoide Purpura: ↗ Purpura rheumatica.

Anaphylatoxin: angeblich bei anaphylakt. Reaktionen nachgewiesenes thermolabiles Globulin, das Histamin freisetzt, aber auch direkt die glatte Muskulatur erregt. – s. a. Schema »Atopie«.

Anaphylaxie: (PORTIER u. RICHET 1902) »Typ I« der Immunreaktion (↗ dort. Tab.), Form der Allergie vom Soforttyp, die nach humoraler Sensibilisierung Komplement-unabhängig durch Reagine (IgE) vermittelt wird, d. h. durch zytophile AK, die die Oberfläche ihrer Zielzellen (Mast-, Endothelzellen, basophile Granulo-, Thrombo-, Retikulohistiozyten) durch Bindung an deren Fc-Rezeptor besetzen u. so zur pass. Zellsensibilisierung führen. Bei AG-Zufuhr (z. B. heterologe Seren, Pollenextrakte, Bienengift, Penizillin, Eiklar, Fisch, Nüsse) kommt es im Gefolge der AAR zur Freisetzung aktiver Mediatoren (Histamin, Serotonin, Kinine) aus den Zellen, wodurch es in best. Organen (= **lokalisierte A.**) oder generalisiert zu verschiedensten Störungen kommt: gesteigerte

Anaplasie

Gefäßpermeabilität, Kontraktion der glatten Muskulatur (z. B. Bronchospasmus, Darmkoliken), Hypersekretion, Störungen der Hämostase, Herzrhythmusstörungen etc.; Larynxödem u. Hypotonie sind Zeichen der Systemisierung u. des drohenden Lungenödems u. anaphylakt. Schocks, evtl. mit Todesfolge. – Bekannte klin. Manifestationen sind v. a. Heuschnupfen, Urtikaria, atop. Ekzem, Bronchialasthma, QUINCKE* Ödem. – Abweichend von dieser »akt. A.« die »**pass. A.**« (AK-Zufuhr durch Immunserum, dann homologes AG) u. die »**inverse A.**« (Schockauslösung durch homologe AK, die mit dem zellständig gewordenen AG reagieren); ferner das – nicht spezifisch oder plurifaktoriell ausgelöste – **anaphylakt. Syndrom**, z. B. wenn die Mediatoren durch Aktivierung des Komplementsystems (im Gefolge von AAR, durch Endotoxine, physikal. Reize mit Enzymfreisetzung etc.) freigesetzt werden. – vgl. Antianaphylaxie (= **maskierte A.**).

Ana|plasie, -plastie: (HANSEMANN 1893) regressive Metaplasie von Zellen u. Geweben mit Verlust an Differenzierungsfähigkeit; physiol. bei Keimzellen, path. beim Malignom. – **Anaplasmose**, Gallenseuche, Küstenfieber: *vet* durch Zecken übertragene fieberhafte Erkr. (Anämie, Gelbsucht) von Rind, Schaf u. Ziege in (sub)trop. Ländern; Erreger: Anaplasma marginale [Rickettsiales]. – **Anaplastik**: Eingriff der Wiederherstellungschirurgie, um abgetrennte Körperteile wieder zum Anheilen zu bringen; i. w. S. jede Transplantation.

Ana|ptyxis: »Lauteinschiebung« beim Stammeln (z. B. »Kalappe« statt »Klappe«).

Anarchie cardiaque: (französ.) regellose Schlagfolge des Herzens ohne vorherrschenden Grundrhythmus infolge polytoper Reizbildung bei schwerer Myokardschädigung. **Ventrikuläre A.** als Tachyarrhythmie durch polymorphe Extrasystolen; **aurikuläre A.** mit sehr polymorphen T-Zacken, präfibrillator. Zustand.

An|arthrie: ungegliedertes, unartikuliertes Sprechen von Buchstaben (= **literale A.**), Silben (= **syllabare A.**) oder Worten (= **verbale A.**) bis zum unverständl. Lallen infolge Funktionsstörung der die Sprachmuskeln beherrschenden Neurone, v. a. bei (Pseudo-)Bulbärparalyse; Sprachverständnis u. zentrale Wortbildungsfähigkeit sind erhalten. – Auch weniger korrekt für Dysarthrie u. Stottern.

Ana|sarka, Hydrops anasarca: nicht-entzündl., i. e. S. auch nicht durch Neoplasma bedingte Flüssigkeitsansammlung (Ödem) in der Unterhaut, meist infolge Kreislaufdekompensation; klin.: glatte, dünne, zu dystroph. Veränderungen neigende Haut, in der sich bei Druck Dellen bilden; vgl. Ödem, Hydrops.

Ana|spadie: Mündung der – verkürzten – ♂ Harnröhre auf dem Dorsum penis; Hemmungsmißbildung i. S. der Epispadie. – **Anastalsis, -staltik**: (CANNON) der Peristaltik entgegengesetzte Kontraktionswellen eines Hohlorgans (v. a. prox. Dünndarm), wobei sich die anastalt. Welle der peristalt. unmittelbar, d. h. ohne vorhergehende Entspannung, anschließt; vgl. Antiperistaltik.

anastigmatisch: *opt* weitgehend ohne astigmat. Fehler (u. sphär. Aberration).

Anastomose: angeb. oder erworb. (v. a. op. angelegte) Verbindung zweier Hohlorgane (Blut-, Lymphgefäße, Verdauungstrakt; s. a. Fistel, Shunt), i. w. S. auch zweier Nerven; z. B. die **arteriovenöse A.** als physiol. Nebenschluß zwischen Arterie u. Vene, meist zwischen Arteriolen u. Venolen, zur Umgehung, Entlastung oder Stillegung von Kapillargebieten (z. B. SUCQUET*-HOYER* A.), wobei von epitheloiden Zellen gebildete Wandpolster die Gefäßlichtung verengen und schließen können (s. a. Glomusorgan), aber auch als op. Verbindung zwischen Aorta (A. subclavia) u. Pulmonalis bei der FALLOT* Tetralogie (als POTTS*, BLALOCK* Op.); ferner die op. **biliobiliäre** End-zu-End-Anastomosierung der Hepatikus- oder Choledochusstümpfe nach Gallengangsresektion, die **bilio-digestive** zwischen Gallengangssystem u. Verdauungstrakt (z. B. Hepatogastro-, Choledochoduodeno-, Cholezystoduodenostomie), die **gastro-ösophageale** bei stenosierendem Ösophagusprozeß (z. B. n. SWEET, SAUERBRUCH), die **ösophago-jejunale** bei Ösophagusstenose (n. YUDIN) oder nach totaler Gastrektomie (n. TANNER, RIENHOFF, TOMODA u. a.), die **ösophago-ösophageale** nach Resektion (GROSS), bei Ösophagusatresie (HAIGHT), die **portokavale** zwischen V. portae u. V. cava inf. (angeb. oder op.), die **spinofaziale** zwischen dem – gelähmten – Fazialis u. dem Akzessorius oder Hypoglossus, die **splenorenale** (End-zu-Seit) zwischen V. lienalis u. V. renalis (zus. mit Milzexstirpation bei portaler Hypertonie), die **transduodenale** des Duodenums mit einem Nachbarorgan durch den eröffneten Zwölffingerdarm (z. B. Pankreatozystoduodeno-, inn. Choledochoduodenostomie), die ↑ **pyeloureterale**, die **uretero-intestinale** (Einpflanzung des Ureterstumpfes ins Sigmoid n. COFFEY-MAYO, MATHISEN, MARION u. a.). – Erfolgt als Op. lateroterminal (= Seit-zu-Seit bzw. Seit-zu-End) oder aber terminoterminal oder -lat. (= End-zu-End bzw. End-zu-Seit), am Magen-Darm entweder iso- oder antiperistaltisch (z. B. als Alpha-Anastomose).

Anastomosen|geschwür: postop. pept. Ulkus im Bereich der gastrojejunalen Anastomose bei – unzureichender – Magenresektion oder einfacher GE. – **A.klemme**: spez. Darmklemme zur gleichzeitigen Adaptation u. Durchtrennung der Darmschlingen bei der op. Anastomosierung.

Anastomosierung: op. Herstellung einer ↑ Anastomose; s. a. Fistel, Shunt.

Anastrophe: 1) *biochem* Wechsel zwischen akt. u. inakt. Phase, z. B. eines Enzyms. – 2) (K. CONRAD) *psych* die bei der akuten Schizophrenie mit der Apophänie eintret. veränderte Erlebnisweise (Verlust der Fähigkeit zum sogen. Überstieg).

Anatolische Sommercheilitis: durch starke Sonneneinstrahlung bedingte Dermatose der Unterlippe mit Schwellung, Bläschen- u. Erosionsbildung.

Anatomie: Leichenzergliederung zu wissenschaftl. Zwecken; i. w. S. das grundlegende medizin. Lehrfach vom normalen (»**normale A.**«, einschl. Embryologie) oder abnormen (»**pathol.**« bzw. »**forens. A.**«) Bau u. Zustand des Körpers, seiner Gewebe u. Organe, soweit sie mit bloßem oder mit bewaffnetem Auge sichtbar sind (»**makroskop.**« bzw. »**mikroskop. A.**«). Die »**deskriptive** oder **systemat. A.**« beschreibt die Körperteile u. ordnet sie nach Systemen; die »**topograph. A.**« teilt den Körper in Regionen ein u. befaßt sich mit den Lagebeziehungen der Organe; die »**angewandte A.**« ist weitergehend auf die

Bedürfnisse der prakt. Medizin ausgerichtet; die »**funktionelle A.**« beschäftigt sich mit den Zusammenhängen von Bau u. Funktion der Körperteile; die »**vergleichende A.**« zeigt die anatom. Beziehungen zwischen ausgestorbenen u. rezenten Tieren u. dem Menschen auf.

Ana|toxin: 1) (E. v. BEHRING) ↑ Anaphylaktogen. – **2)** (RAMON 1923) durch Formolzusatz u. Wärmeeinwirkung entgiftetes (Diphtherie-)Toxin, ↑ Formoltoxoid.

an|atrisch: ohne Beteiligung der Herzvorhöfe.

Anauxonosen: (KOLLATH) auf das Fehlen von »Auxonen« (Zellvermehrungsstoffe) in der Zivilisationskost zurückzuführende Mangelkrankhtn.

Anazidität: Fehlen der freien HCl im Magensaft, ↑ Achlorhydrie. – **Anazidogenese:** Unfähigkeit der Niere, Säureäquivalente auszuscheiden; z. B. beim LIGHTWOOD*-ALBRIGHT* Syndrom.

Anazoturie: fehlende N-Ausscheidung im Urin.

Anblasreflex: päd ↑ Schnapp-Schluckreflex.

anceps: (lat.) doppelsinnig, zweifelhaft.

Anchipodie: Mißbildung des Beckengürtels (evtl. mit Fehlen unterer WS-Abschnitte), bei der die – meist deformierten – Beine abnorm nahe aneinander liegen; häufig kombin. mit Fehlbildung des Darm- u. Urogenitalsystems.

Anchylostoma: *helminth* ↑ Ancylostoma.

ancon(a)eus: (griech./lat.) zum Ellbogen gehörend, auch Kurzform für ↑ Musc. anconeus.

Ancranius: Acranius (↑ Akranie).

Ancy-: s. a. Anky-.

Ancylostoma: Haken- oder Grubenwurm [↑ Ancylostomatidae], Gattg. blutsaugender Dünndarmparasiten bei Säugetieren u. Mensch. Wichtigste Arten: außer **A. americanum** (↑ Necator americanus), **A. braziliense** (»Hautstreifen-Hakenwurm« in Amerika u. Asien bei Hund, Katze, Bär; Larven beim Menschen – als Fehlwirt – Erreger einer Creeping eruption; wahrsch. mit A. ceylanicum ident.) u. **A. caninum s. canum** (»Hundehakenwurm«; Larven beim Menschen Creeping-eruption-Erreger?) v. a. **A. duoden(ojejun)ale s. hominis** (Strongylus duodenalis s. quadridentatus, Uncinaria hominis), der »Haken-« oder »Grubenwurm« als stark verbreiteter Parasit des Menschen (zus. mit Necator americanus ca. 500 Mill. Infektionen, ↑ Ancylostomiasis); s. a. Wurmeier. – **A.-Dermatitis: 1)** papul(o-vesikul)öse Hautveränderungen beim Eindringen von A.-duodenale- u. Necator-americanus-Larven in die Haut. – **2)** urtikarielle Reaktionen (z. T. wandernde Wülste) der unt. Körperhälfte bei Reinfektion (d. h. nach erfolgter Sensibilisierung). – **3)** Creeping eruption durch A.-braziliense- oder A.-caninum-Larven. – **4)** stark juckende Hautveränderungen an den Füßen durch eingedrungene Larven von Strongyloides (vituli, ratti, venezuelensis, fülleborni), insbes. bei Bergleuten.

Ancylostomatidae: die »Hakenwürmer« [Nematodes], mittelgroße (6–18 mm), blutsaugende Darmhelminthen der Säugetiere. Kopfende deutlich dorsalgekrümmt, mit zahnförm. Fortsätzen oder Schneideplatten besetzte Mundkapsel. Dir. Entwicklung über Organwechsel ohne Zwischenwirt; Eier gelangen mit Fäzes in den Boden, dort Larvenentwicklung mit 2 Häutungen: rhabditiforme zur filariformen u. schließlich zur – invasionsfäh. – enzystierten filariformen Larve, die dann aktiv perkutan (selten passiv oral) in den Endwirt eindringt u. mit dem Blutstrom über Herz u. Lunge in Trachea u. Darmtrakt gelangt, wo sie nach 2 weiteren Häutungen (ca. 4 Wo.) geschlechtsreif wird. – Wichtigste Gattungen: Ancylostoma u. Necator.

Ancylostomiasis, -stomatosis: die »Hakenwurmkrankht.« (auch: »Bergarbeiter-, Minen-, Tunnel-, Ziegelbrenner-Krankh.«) durch A. duodenale u. Necator americanus, bevorzugt in warmen u. niederschlagsreichen Gebieten, über 45° nördl. bzw. 30° südl. Breite hinaus nur in Bergwerken. Infektion aller Altersklassen durch verseuchte Fäkalien, meist perkutan (Barfußgehen), selten peroral. Chron. Verlauf: nach uncharakterist. Magen-Darm-Erscheinungen (Völlegefühl, Sodbrennen, Flatulenz, evtl. Obstipation, Oberbauchschmerzen) häufig okkultes Blut im Stuhl, bei schweren Fällen Eisenmangelanämie (mit starker Eosinophilie), später Herzinsuffizienz (evtl. letal). Nachweis der Wurmeier im frischen Stuhl (Kochsalz-Anreicherung).

Andamanen-Fieber: der WEIL* Krankht. ähnl. Leptospirose (Leptospira andamana) im Bengal. Meerbusen; Mortalität bis 25%. – Ikterische Form: WOOLEY* Fieber.

Andampfung: *baln* Teildampfbad (Gesicht, Kopf, Fuß u. Unterleib).

Andernach* Knöchelchen (JOHANN GÜNTHER V. A., 1505–1574): ↑ Ossa suturarum.

Anderntagsfieber: ↑ Malaria tertiana.

Anders* Krankheit: ↑ Adipositas dolorosa.

Andersch* (CARL SAMUEL A., 1732–1777) **Ganglion:** ↑ Ganglion inf. nervi IX. – **A.* Nerv:** ↑ Nervus tympanicus.

Andersch*-Gibson* Test: Bestg. des Fibrinogens als Fibrin nach Überführung in dessen Hydrolyseprodukte, wobei die phenol. Fibrin-Aminosäuren mit Phenolreagens (Folin, Ciocalteu) erfaßt werden.

Andersen* Syndrom (DOROTHY HANSINE A., 1901–1964, Pathologin, New York): **1)** angeb. zyst. Pankreasfibrose u. Bronchiektasie (↑ Mukoviszidose). – **2)** ↑ Amylopektinose.

Anderson* Extension (ROGER A., geb. 1891, Orthopäde, Seattle): E. bei Femurschaftfraktur, wobei das gesunde – ebenfalls eingegipste – Bein in volle Adduktions-, das frakturierte in volle Abduktionsstellung gebracht wird.

Anderson* Färbung: Gegenfärbung von WEIGERT-PAL-Schnitten des Nervengewebes mit Gemisch aus Ammoniak, Al- u. Ca-chlorid u. mit Karmin.

Anderson* Syndrom: (1930) paraneoplast. Hypoglykämie-Paroxysmen bei NN-Tumoren (v. a. Ca.), mit normalem Insulingehalt des Blutes. Ät.Path. ungeklärt (Ausschüttung Insulin-art. Substanzen? Produktion Insulin-stimulierender Substanzen?).

Anderson*-Goldberger* Typhustest: i.p. Inj. von Probandenblut beim Meerschweinchen; im pos. Fall typ. Fieberkurve.

Anderson*-Mac-Sween* Nährboden: auf Platten gegossene filtrierte Natriumsilikat-Bouillon mit Bromthymolblau als Indikator.

Andogsky* Syndrom, Cataracta syndermatotica: (1914) rezessiv-erbl. Neurodermitis mit (5–10 J. später) bds. Kapselepithelstar; häufig zusätzl. allerg. Sympte. (Asthma, Urtikaria, Durchfälle etc.).

Andrade* Indikator: *bakt* Gemisch aus farblosem 0,5%ig. Säurefuchsin u. NaOH als Indikator (rot) für Säureproduktion in Baktn.kultur.

Andral* Zeichen, Lage (GABRIEL A., 1797–1876, Pathologe, Paris): im schmerzhaften Anfangsstadium der Pleuritis das Liegen vorw. auf der gesunden Seite.

Andreasch* Probe: Zysteinnachweis anhand der Rotviolettfärbung nach Zusatz von $FeCl_3$ u. NH_3 zur HCl-sauren Probe.

Andreesen* Schraube: *chir* Schraube mit Gegenmutter zur queren Verschraubung von Tibiakopf-Frakturen.

(André) Thomas*: s. u. Thomas*.

Andrews* Syndrom (GEORGE CLINTON A., geb. 1891, Dermatologe, New York), pustulöses Bakterid, Pseudomykose GANS: in Handteller- u. Fußsohlenmitte schubweise auftret., von Bläschen, Pusteln u. braunen Flecken durchsetzte, wabenförm. lachsrote Erytheme; später psoriasiforme Schuppung, häufig Hyperkeratose u. Hypohidrose; chron. Verlauf (Zusammenhang mit Herdinfekt?), Abheilung nach Jahren.

Andro|blastom: / Arrhenoblastom. – **A.gamet:** männl. differenzierter Gamet. – **A.gamone:** geschlechtsspezif. Ektohormone der ♂ Keimzellen (s. a. Gamone) von Mikroorganismen u. niedr. Tieren, die die chemotakt. Anlockung u. Geißelagglutination bewirken. – vgl. Gynogamone.

Androgene, androgene Stoffe: die »männl. Keimdrüsenhormone«, d. h. alle Substanzen mit Testikelhormonwirkung (im Kapaun-Test virilisierend wirksam) wie Andro-, Testo-, Adrenosteron; meist C_{19}-Steroide, die vom Androstan abstammen; z. T. wicht. biol. Wirkstoffe, die in Hoden (LEYDIG* Zwischenzellen), NNR u. Ovar gebildet, in der Leber abgebaut u. im Harn ausgeschieden werden (vorw. als Sulfat-Ester); s. a. ABP. Therap. Anw. bei Hormonmangel u. zur »hormonalen Kastration« (z. B. bei Mamma-Ca.). Biol. Standardisierung durch / Kapaunenkamm- (1 K.E. = 100 µg Androsteron), Samenblasen-, myotropen Test.

Androgen|resistenz: s. u. testikuläre / Feminisierung. – **A.urie:** Ausscheidung androgener Stoffe (vorw. 17-Ketosteroide) im Urin. Normalwerte 63–68 bzw. (♀) 42–56 IE (altersabhängig); erhöht bei NNR-Tumor (stark) u. Hirsutismus (mäßig), vermindert bei ADDISON* Krankh., hypophysärer Insuffizienz, Hyperthyreose.

Androgynie, -gynismus: 1) / Pseudohermaphroditismus masculinus. – 2) Umkehr der geschlechtl. Gefühlsweise von Frauen.

androider Typ: Intersex-Typ der Frau.

Andro|kortikoide: die androgen wirksamen NNR-Hormone mit Steroidcharakter (»A.steron-Gruppe«). – **A.logie:** Lehre vom Bau u. Funktion der ♂ Geschlechtsorgane u. den einschläg. Erkrn., insbes. von der Zeugungsfähigkeit u. ihren Störungen.

Andro|manie: / Nymphomanie. – **a.morph:** mit männl. Erscheinungsbild.

Andro|pause: s. u. männl. / Klimakterium. – **A.spermium:** Sp. mit ♂-Geschlechtsrealisator (beim Menschen: Y-Chromosom).

Andro|stan: chem. Grundkörper (19-C-Steroid) der Testikelhormone, mit nur geringer androgener Eigenwirkung; 2 Isomere: 5α- u. 5β-A. (= Ätiocholan). – **A.stanazol:** Stanazolol WHO; Hydroxymethyl-androstano-pyrazol (/ Formel), synthet., stick-

stoffhalt. Steroidhormon mit starken anabolen Eigenschaften (z. B. Anabol®). – **A.standiol:** Dihydroderivat des Androsteron. – **A.stanolonum** WHO: Dihydrotestosteron, anabol wirksames synthet. Steroidhormon (z. B. Anabolex®) mit weitgehend reduzierten Androgeneigenschaften; s. a. Mestanolonum.

Andro|stendiol: Steroidhormon (Δ5-Androsten-3β, 17β-diol), dessen anabol wirksames Methylderivat (/ Methandriolum) u. Dipropionat therap. verwendet. – **A.stendion:** in geringen Mengen von der NNR gebildetes androgenes Steroidhormon (/ Schema »Geschlechtshormone«).

Androsteron: das 1931 von BUTENANDT als erstes aus ♂-Harn kristallin isolierte Androgen (ein 19-C-Steroid, ca. 1–2 mg/l); zus. mit α-Ätianolon Hauptmetabolit u. Ausscheidungsform von Testosteron; bis 1950 internat. Standardsubstanz für die androgene Wirkung (0,1 mg = 1 IE; etwa 1 KE); s. a. Schema »Geschlechtshormone«.

Andro|termone: (1939) geschlechtsspezif. Wirkstoffe (z. B. Oxaldehyd des Safranöls), die in Gameten ♂ Charakter determinieren. – **A.trichie:** der männl. Behaarungstyp. – **A.tropismus, -tropie:** »Knabenwendigkeit«, das bevorzugte Auftreten von Krankhtn. oder Letalfaktoren beim ♂ Geschlecht.

Anel* Operation (DOMINIQUE A., 1679–1730, Chirurg. Toulouse): Erweiterung der Tränenwege mit feiner Silbersone u. anschließende Inj. einer adstringierenden Lsg.

An|elektrotonus: *physiol* vermind. Erregbarkeit eines von konst. Gleichstrom durchflossenen Nervs in der Nähe der Anode; / PFLÜGER* Zuckungsgesetz.

Anemometer: 1) Windmesser. – 2) (VOLHARD) Gerät zur Messung des Exspirationsstoßes (/ Pneumometrie).

Anemonismus: *toxik* das nach Genuß bestimmter Hahnenfußgewächse (Ranunkulazeen) auftret. Vergiftungsbild mit Erregung, dann Lähmung des ZNS, evtl. letal durch Kreislauf- u. Atemlähmung; bedingt durch das tox. **Anemonol** (Ranunculol, α-Angelikalakton), das spontan in **Anemonin** (Lakton-Struktur, weniger tox., antibiot. wirksam) u. **Anemoninsäure** zerfällt.

An|enzephalie: *path* angeb. vollständ. oder weitgehendes Fehlen von Großhirnhemisphären, Neurohypophyse u. Dienzephalon sowie des Schädeldaches, so daß der Kopf in Höhe der Schädelbasis wie abgeschnitten erscheint (»Frosch-«, »Krötenkopf«, bedingt auch durch Exophthalmus u. HWS-Hyperlordose).

Anenzymatose, dysontogenetische: ↑ v. GIERKE* Krankh. (1).

Aneosinophilie: Maximalform der ↑ Eosinopenie.

Anergie: 1) *psych* Inaktivität, Energielosigkeit; beim Neurastheniker das Unterdrücktwerden von Willensregungen durch Hemmungen. – 2) *immun* fehlende Reaktion auf ein AG, als **neg. A.** (auch i. S. der Anallergie) bei herabgesetzter Widerstandskraft (z. B. Masern-A.), als **pos. A.** infolge erworb. Immunität oder natürl. Resistenz. – **Anerythrop(s)ie**: ↑ Rotblindheit.

Anethol(um): »Aniskampfer«, Hauptbestandteil des Anisöls; Anw. u. a. als Mikroskopie-Einbettungsmittel. – **A.trithion**: ein Gallenwegs-Therapeutikum.

An|ethopathie: mangelnde Fähigkeit zu gefühlsmäß. Bindung an Mitmenschen; i. w. S. die Psychopathie.

Aneto|dermie, Atrophodermia erythematosa maculosa: (JADASSOHN 1892, OPPENHEIMER 1910) fleckförm. Effloreszenzen mit ein- oder ausgestülpter Haut infolge Elastikaschwunds (»Weichhaut«), vorw. an Extremitäten (Streckseite) u. seitl. Thorax, meist bei ♀ (2.–3. Ljz.); Typ SCHWENNINGER-BUZZI mit größeren, sich hernienartig vorwölbenden Herden (ca. 1 cm ⌀). Ätiol. unbekannt (Variante der Akrodermatitis chronica atrophicans?). – **A.dermia striata**: ↑ Striae distensae.

An|euploidie: (TÄKHOLM 1922) numer. Änderung des Chromosomensatzes bei Diplonten durch meiot. Genom-Mutationen, z. B. durch Non-disjunction. Typ. Beispiel ist die Trisomie 21 des DOWN* Syndroms.

Aneurin: ↑ Vitamin B_1; s. a. Thiamin...

Aneurysma: umschrieb. Erweiterung eines arteriellen Blutgefäßes (einschl. Herz) infolge angeb. Mißbildung (meist Mediadefekt, v. a. an Bauchaorta, Aortensinus, Herzklappe, z. B. ↑ A. sinus Valsalvae) oder erworb. Wandschädigung (z. B. Trauma, Narbenzug [»Traktions-A.«], Degeneration, Entzündung, v. a. als A. infectiosum s. mycoticum durch sept. Embolie); häufiger bei ♂. Pathogenet. unterschieden als **A. verum**

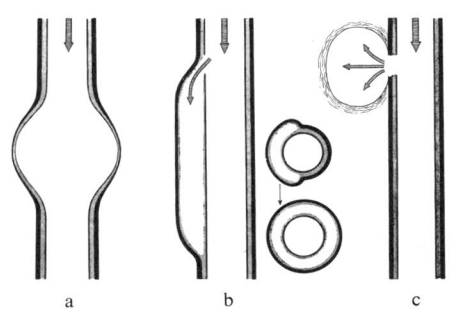

a) Aneurysma verum; b) Aneurysma dissecans; c) Aneurysma spurium.

(= echtes oder Dehnungs-A., unter Beteiligung aller Wandschichten) u. als **A. spurium s. falsum** (= falsches oder Ruptur-A., i. e. S. das durch einen Wanddefekt hindurch mit dem Lumen kommunizierende perivaskuläre, von einer organisierten Fibrinmembran umschlossene Hämatom; mit mögl. Spontanheilung durch Umwandlg. in Zyste); der Form nach als ampullär, axial, zylindrisch (meist A. dissecans), miliar (v. a. an Hirngefäßen), fusiform (spindelförm.), sackförm. (häufigste Form), als **A. cirsoideum s. racemosum** (= Trauben-, Ranken-A., meist angeb., mit geschlängeltem Gefäßverlauf, Beteiligung der Äste, evtl. Anastomosen; v. a. in Kopfhaut u. Milz); ferner als Sonderformen ↑ A. arteriovenosum u. A. dissecans. – Auswirkungen: örtl. Wirbelbildung des Blutstromes mit Thrombosierung (Möglichkeit der Spontanheilung), Kompression bzw. Arrosion benachbarter Gewebe durch Druck des wachsenden (bis Kindskopfgröße) u. pulsierenden A., Gefahr der Ruptur. – s. a. Aorten-, Herzwand-A., Aneurysma-Operationen.

Aneurysma arteriovenosum, A. intervasale s. varicosum, a.-v. Fistel: abnorme Verbindung zwischen Arterie u. benachbarter Vene (meist an Extremität) als Sonderform des A. spurium, entstanden meist – evtl. mit Latenz (Wandnekrose) – nach gleichzeit. Verletzung beider Gefäße, seltener durch Einbruch eines A. verum in die Vene; klin.: Durchblutungsstörung (Kreislaufkurzschluß), evtl. Varix aneurysmaticus; s. a. Aneurysma orbitale, arteriovenöse Lungenfistel. – Weniger korrekt auch Bez. für ein Angioma racemosum mit Beteiligung des arteriellen u. venösen Schenkels. – **A. dissecans**, intramurales oder SHEKELTON* A.: zylindr. oder sackförm. A. spurium durch Eindringen von Blut in die äuß. Gefäßwandschichten (= intramurales Hämatom), meist als Folge einer Medianekrose (mit Intimadefekt), mit Bildung eines neuen, scheidenförm. »Gefäßrohres« (↑ Abb.); bei Fehlen einer Rückflußmöglichkeit (durch zweiten Innenwanddefekt) Gefahr der Ruptur u. lebensbedrohl. Blutung. Häufigster Sitz: klappennahe Aorta. – **A. orbitale**: aneurysmat. Verbindg. zwischen A. carotis int. u. Sinus cavernosus in der hint. Orbita nach Schädelbasisfraktur; Sympt.: sichtbare Pulsation u. Protrusio bulbi, Amaurosis, schwirrendes Geräusch am gesamten Schädel, später Hornhautgeschwür. – **A. sinus Valsalvae (congenitum)**: seltene, angeb. aneurysmat. Ausweitung einer der 3 Aortenklappen, dadurch evtl. Schlußunfähigkeit u. klin. Bild der Aorteninsuffizienz; Gefahr der Perforation in Herzkammer, Pulmonalarterie oder re. Vorhof.

Aneurysma|blase: *urol* Endzustand einer chron. Zystitis bei neurogener Blasenstörung; mit ungleichmäß. Wandstarre (Kapazität 100–200 ml) u. Pseudodivertikeln; häufig vesikorenaler Reflux. – **A.operation**: palliativer oder radikaler Eingriff zur Thrombosierung, Verkleinerung (»**Aneurysmorrhaphie**«; s. u. Endo...) oder Entfernung (Exzision, evtl. mit abschließ. »wrapping«) des A. oder nur zur Drosselung der Blutzufuhr, i. w. S. auch zur Behandlung der Folgezustände. Spez. Verfahren nach ABBÉ, DE BAKEY, BLAKEMORE, BRASDOR, HILL, HUNTER, KIKUZI, MATAS, MOORE, PRATT u. a. – **A.zeichen**: ↑ HALL* Zeichen.

Aneutrozytose: Maximalform der ↑ Neutropenie; s. a. Agranulozytose.

ANF: ↑ antinukleärer Faktor, i. e. S. der ↑ Lupus-erythematodes-Zellfaktor.

Anfärbung: *röntg* ↑ Kontrastanfärbung.

Anfall: plötzl. eintretende (»paroxysmale«), an sich reversible Zustandsänderung des Bewußtseins, Vege-

Anfallsäquivalent

Differentialdiagnostische Merkmale der neuropsychiatr. Anfälle

Merkmale	Affektkrampf	Synkope	Hyperventilationstetanie	Hysterischer Anfall	Grand mal	Psychomotorischer Anfall
Alter	Kleinkinder	— ab Schulalter, bevorzugt in der Pubertät —			keine Altersbindung	ab Kleinkindalter, Gipfel zwischen 10. u. 20. Lj.
Initialsymptome	Schreiweinen	Übelkeit, Ohrgeräusche	Parästhesien an den Akren u. perioral	uncharakteristisch	Aura fakultativ	Aura, dreamy state
motorische Phänomene	Opisthotonus; extrem selten Toni/Kloni	Tonus schlaff, selten terminale Kloni	schmerzhafte tonische Muskelkontraktionen (Karpopedalspasmen)	wild, dramatisches Gebaren	zuerst Toni, dann Kloni	Adversivbewegungen; oralsensorische oder sprachliche Automatismen
Sturz	uncharakteristisch	In-sich-Zusammensacken	uncharakteristisch	theatralisch, variationsreich	jäh, wie ein gefällter Baum	möglich, aber selten
Zungenbiß	fehlt	fehlt	fehlt	nur selten, Zungenspitze	seitlich, kann fehlen	fehlt
Einnässen	fehlt	in der Regel nicht	fehlt	fehlt	häufig, kann fehlen	möglich, aber sehr selten
Bewußtsein	kurzfristige Bewußtseinstrübung	kurzfristiger Bewußtseinsverlust	meist nur Bewußtseinstrübung	psychogener Stupor täuscht Bewußtseinsverlust vor	Bewußtseinsverlust während des gesamten Anfalls	in der Regel nur Bewußtseinstrübung
Dauer	etwa 1 Minute	wenige Minuten	unterschiedlich	unterschiedlich, u.U. wieder aufflackernd	Sekunden bis mehrere Minuten; Übergehen in Anfallshäufung oder Status möglich	Kern des Anfalls dauert 1/2 bis 2 Minuten
postparoxysmale Phase	schläfrig, weinerlich	u.U. Erbrechen (selten)	uncharakteristisch, Übergang in hysterischen Anfall möglich	u.U. den Anfall überdauernder psychogener Stupor	Erbrechen; Nachschlaf	reorientierend oder szenisch ablaufender Dämmerzustand

tativums etc. (↑ Paroxysmus) einschl. der klin. Auswirkungen (z. B. Schmerzen, Fieber, Nausea u. a. m.); i. e. S. der zerebrale bzw. ↑ epilept. Anfall mit oder ohne motor. Entladungen (Differentialdiagnostik ↑ Tab. nach W. STEFFENS).
Anfalls|äquivalent: epilept. ↑ Äquivalent. — **A.leiden**: durch Paroxysmen gekennzeichnetes Leiden; i. e. S. das wiederholte u. nicht an bes. Bedingungen geknüpfte Auftreten zerebraler Anfälle (↑ Epilepsie), als **posttraumat. A.leiden** die einschläg. ↑ JACKSON* Anfälle. — **A.serie**: zerebrale Anfälle in schneller Folge, aber jeweils mit Wiedererlangen des Bewußtseins; vgl. Status epilepticus.
Anfangs|nahrung, Holländische (Rietschel*): zusatzfreie Buttermilch als Basisdiät bei Säuglingsdyspepsie; allmähl. anzureichern mit Nährzucker (bis 5%) u. Maisstärke (1—2%). — **A.puls**: ↑ Primärpuls. — **A.schwankung**: *kard* ↑ Kammeranfangsschwankung; vgl. Initialzacke.
Anfeuchter: Vorrichtung, mit der die Atemluft (bzw. ein Narkosegas) feuchtgehalten wird, um die Atemwege vor Austrocknung zu bewahren; z. B. der sogen. ↑ Wärme- u. Feuchtigkeitsaustauscher (»künstl. Nase«) für den Tracheotomierten.
Anflutungsphase: *anästh* s. u. Narkosephasen.
Anfrischen: *chir* op. Entfernen nekrotischer, verschmutzter, zerquetschter oder schlecht granulierender oberfläch. Gewebsschichten sowie osteoiden Gewebes im Wundbereich (»Wundtoilette«), um für die Naht bzw. Heilung geeignete Verhältnisse zu schaffen. — **Anfrischungsarthrodese**: Arthrodese mit Aufsplitterung oder Resektion der korrespondierenden Gelenkflächen vor der Fixierung; zur schnellen u. sicheren knöchernen Versteifung.
ANG: ↑ Alles-oder-Nichts-Gesetz.
angeboren, konnatal, kongenital: zum Zeitpunkt der Geburt vorhanden; s. a. congenitalis, connatalis.
Angelhaken|form (des Magens): *röntg* der beim Stehenden hakenförmig durchhängende Magen; physiol. Form, insbes. bei schlanken Individuen (vgl. Stierhornform). — **A.schnitt (Kirschner*)**: zur Eröffnung von Thorax- u. Bauchraum bei Zweihöhlen-Op. li.seit. Rippenrandschnitt, in Höhe des 8. ICR zur hint. Axillarlinie fortgesetzt, evtl. mit paravertebraler Resektion eines kleinen Rippenstücks.
Angelman* Syndrom (HARRY A., brit. Pädiater, Warrington), Syndrom der glückl. Puppenkinder: (1965) angeb. erethiformer Schwachsinn mit unmotivierten Lachanfällen, steifem, dystakt. Gang (nach initialer Muskelhypotonie u. gesteigerten Sehnenreflexen), paroxysmaler Zungenprotrusion, Krampfanfällen, verzögerter psychomotor. Entwicklung; ferner Brachy-, Mikrozephalie, Irishypoplasie, evtl. auch Optikusatrophie.
d'Angelo* Einheit: die Menge TSH, die eine — durch Futterentzug — arretierte Metamorphose von Kaulquappen aufhebt.
Anger* Kamera: *nuklearmed* ↑ Szintillationskamera.
Anghelescu* Zeichen: bei Wirbel-Tbk die Unfähigkeit, die WS in Rückenlage zu lordosieren.

Angi|algie, Vasalgie, Angiodynie: »Gefäßschmerz«, spontan, nach Belastung oder als Druckschmerz; meist bei organ. Erkr. der Gefäßwand (z. B. Arteriosklerose, Thrombangiitis obliterans) oder Spasmen. – **A.ektasie**: angeb. oder erw., allseit. u. – im Ggs. zum Aneurysma – nicht umschrieb. Erweiterung von Blut- oder Lymphgefäßen; s. a. Teleangiektasie. – **Angiectasia cavernosa multiplex fibrinopenica**: ↑ KASABACH*-MERRITT* Syndrom. – **A.ectasia serpiginosa**: ↑ Angioma serpiginosum. – **A.ektomie**: ↑ Vasoresektion.

Angiitis: Wandentzündung eines Blut- oder Lymphgefäßes, ↑ Arteriitis, Phlebitis, Lymphangitis; z. B. **A. necroticans** (= angiophylakt. ↑ Gangrän).

Angina: Krankheitszustand mit »Enge-« u. »Angstgefühl«; neben der »Bauch-« u. »Brustenge« (↑ Angina abdom. bzw. pectoris) i. e. S. die »Halsentzündung« im Bereich der lymphat. Rachenrings als selbständ. akute Infektionskrankh. (durch unspezif. Erreger) oder als Sympt. zahlreicher Allg.erkrn.; klin.: Hals- u. Schluckschmerzen; Rachenschleimhaut u. Tonsillen gerötet, aufgelockert, geschwollen, später Exsudation, belegte Zunge; Beteiligung der regionären Hals-LK (Kieferwinkel); Fieber, gestörtes Allg.-befinden; s. a. Tonsillitis (= **A. tonsillaris**). Leichteste Verlaufsform die **A. catarrhalis s. simplex**, evtl. **A. exsudativa** oder **fibrinosa**; bes. Formen: die – oft ulzerierende u. nekrotisierende – **A. agranulocytotica** als Frühsympt. von Agranulozytose u. Hämopathien mit Granulozytopenie (u. dadurch herabgesetzter Abwehrfunktion der Schleimhäute); die epidemieart., alimentär bedingte A. nach Tröpfchen- oder Kontaktinfektion (Inkubation 2–4 Tg.) durch hämolyt. Streptokokken (A u. B), oft mit schweren Lokal- u. Allg.erscheinungen u. protrahierter Rekonvaleszenz; **A. aphthosa**, oft auf Zungenränder u. Gingiva übergreifend, meist unbekannter Ätiol.; **A. crouposa** mit Pseudo-Krupp, z. B. als Monozytenangina, bei Peritonsillarabszeß, Dreimandelhyperplasie; **A. diphtherica** (↑ Rachendiphtherie); **A. fusospirillaris s. spirochaetobacillaris** (↑ PLAUT*-VINCENT* Angina); **A. gangraenosa** (Pharyngitis necroticans); die echte (Coxsackie-Viren) oder nur symptomat. **A. herpetica** (Herp[es]angina, Pharyngitis vesicul., Stomatitis herpetica, ZAHORSKY* Syndrom) v. a. des Kindesalters, mit akutem Beginn u. oft schweren Allg.erscheingn. u. starken Schluckschmerzen, bei meist gutart. Verlauf, aber Rezidivneigung; **A. follicularis s. lacunaris s. punctata** (s. u. Tonsillitis); **A. lateralis** (↑ Seitenstrangangina); **A. Ludovici s. Ludwigi** (↑ Mundbodenphlegmone); **A. monocytotica** oder **lymphoidzell. A.** (↑ Mononucleosis infectiosa); **A. necroticans** (als Verlaufsform von Agranulozytose-, PLAUT*-VINCENT*-, Monozyten-A., ferner bei Scharlach, Diphtherie, Masern, Typhus etc., Diabetes mellitus, Hämopathien, Kachexie, Rachendermatosen), beginnend an den Tonsillen, häufig in Rachengangrän übergehend; **A. phlegmonosa**, flächenhaft von den Tonsillen per continuitatem auf peritonsilläre Gewebe u. umgebende Weichteile übergreifend, evtl. mit Peritonsillarabszeß (Schüttelfrost nach lyt. Entfieberung), Meningismus; **plasmazellulär-lymphoidzell. A.** (bei verschied. Hämopathien) mit ulzerös-nekrotisierenden, hämorrhag. Prozessen in Mund u. Rachen, LK-Beteiligung, Dysphagie, behinderter Nasenatmung, pharyngealem Stridor (Diagn.: Blutbild, Sternalpunktat); **A. pseudomembranacea** mit membranart. Belägen, i. e. S. die A. diphtherica, ferner solche durch Pneumo-, Staphylokokken, Pneumobac. Friedländer; **A. retronasalis** (= Epi- s. Rhinopharyngitis acuta) als akute Entzündung des Nasenrachens, insbes. der Rachenmandel (»Adenoitis«, »Tonsillitis retronas.«), häufig Virusinfekt mit schwerem Krankheitsbild bei Säugling u. Kleinkind (Fieber, Verdauungsstörungen, erschwerte Nasenatmung u. Nahrungsaufnahme, Schwellung der zervikalen u. nuchalen LK); **Angina scarlatinosa** (s. u. Scharlach); **A. septica**, mit tonsillogener (hämato- oder lymphogener) Sepsis; oft lebensgefährl. Komplikation zunächst harmlos erscheinender Formen (Strepto-, hämolysierende Staphylokokken, Anaerobier, auch Mischinfektionen); **A. syphilitica s. specifica** im Stadium II (Polyskladenitis), mit ödematöser Schwellung u. Rötung der Tonsillen, schleierart., grauweißen (evtl. diphtheroiden) Belägen, auch Erosionen u. Ulzerationen (DD: luet. Papeln, PA); **A. toxica**, meist ulzerös-phlegmonös-nekrotisierend, die, mit oder ohne Halsphlegmone, hämatogen (Erreger u. Toxine) zur nicht-thrombophlebit. Sepsis führt (oft letal, daher frühzeit. chir. Ausschaltung des Sepsisherdes!); **A. typhosa** als »trockener Katarrh« in der 2. Wo. bei Typhus abdom., evtl. mit rundl.-ovalem Ulkus am vord. Gaumenbogen (DUGUET* Ulkus), ohne LK-Beteiligung, evtl. Di-ähnl. u. nekrotisierend (Sekundärinfektion); **A. ulcerosa** (evtl. mit Übergang in A. necroticans), insbes. als **A. ulceromembranacea** (↑ PLAUT*-VINCENT* Angina).

Angina abdominalis, A. mesenterica s. visceralis, Dysbasia intestinalis (MIKKELSEN): heft., krampfart., evtl. intermittierende Leibschmerzen mit Erbrechen, Vernichtungsgefühl, Darmatonie u. peritonealen Zeichen infolge arteriosklerot. Minderdurchblutung von Mesenterialgefäßen sowie bei Ischämiezuständen im Rahmen von ↑ Anzapfsyndromen im Bereich der Bauchaorta bzw. deren Äste.

Angina pectoris s. cordis, Brustenge, Stenokardie, HEBERDEN* Krankh.: klin. Syndrom, gekennzeichnet durch organisch bedingte, meist anfallsweise retrosternale bzw. präkordiale Schmerzen (dumpf, drückend, krampfartig oder bohrend (s. a. Tab. »Kardialgie«) mit charakterist. Oppressions- oder Vernichtungsgefühl (»Angor animi«), oft ausstrahlend (↑ Abb.; selten auch in re. Schulter), evtl. nur als Par-

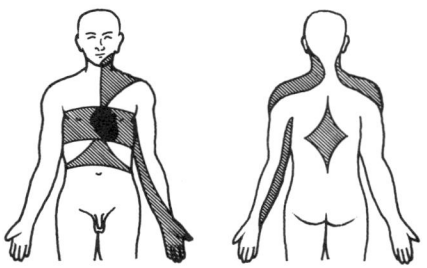

Schmerzzonen bei **Angina pectoris**

ästhesien; dabei sind Zusammenhang mit körperl. Belastung (u. Kälte!) u. ein lyt. Abklingen in Ruhe pathognomonisch. EKG: im Anfall oft ST-Senkung, T-Abflachung, spitz-neg. T. Komplikationen: Herzinfarkt, Herztod. – Die **A. p. gravis** (= intermediäres Koronarsyndrom GRAYBIEL, chron. Koronarvitium)

anginös

Angina pectoris nach *H. Just*

Erscheinungsform	Auslösemechanismus	Spezielle Therapie
1. sporadische Angina pectoris	Muskelarbeit, Erregung, Kälte, Hypertonie, Anämie, Hyperthyreose u.a.	Nitrate, β-Rezeptorenblocker
2. nächtl. Angina pectoris a) Angina decubitus b) nächtl. Angina pectoris bei chron. Emphysembronchitis c) kälteabhängige Angina pectoris (wie 1)	latente Linksherzinsuffizienz, erhöhtes Blutangebot in horizontaler Körperlage zirkadiane Schwankungen des Bronchialwiderstandes z.B. niedrige Raumtemperatur bei geöffnetem Schlafzimmerfenster	Diuretika, Herzglykoside, Nitrate, keine β-Rezeptorenblocker! Bronchitistherapie, Xanthin-Derivate, keine β-Rezeptorenblocker! β-Rezeptorenblocker, bei geschlossenem Fenster schlafen. Zimmer heizen.
3. Crescendo-Angina pectoris	progrediente Koronarstenose und Myokardalteration	Sedativa, Nitrate, Herzglykoside, Antikoagulantien, Fibrinolyse, u.U. β-Rezeptorenblocker.
4. „unstabile Angina pectoris" (Typenwechsel, Crescendo-Angina, Angina decubitus, insgesamt als Infarktvorläufer zu bewerten)	progred. Koronarverengung, meist mit Myokardalteration unbekannt	Sedativa, Opiate, Nitrate, Diuretika, Herzglykoside, β-Rezeptorenblocker, wenn keine Herzinsuffizienz stationäre Aufnahme, Überwachung, Koronarchirurgie erwägen!
5. PRINZMETAL*-Angina	unbekannt, vielleicht Koronarspasmen beteiligt	Sedativa, Nitrate, Nifedipin

mit gehäuft auftret. heft. Schmerzen ist meist bereits ein rudimentärer Innenschichtinfarkt (»Präinfarkt«). Als Sonderformen die **A. decubitus** mit nächtl. Schmerzanfall 2–20 Min. (= Typ I) oder 2–4 Std. (= Typ II) nach Horizontallage infolge Nichtbewältigung des Mehrangebots an Blut durch den geschädigten Herzmuskel mit Dilatation der li. Kammer, die **Crescendo-A.** als unstabile Form mit Schwerewechsel- u. -anstieg der Anfälle, ferner der Status anginosus (mit anhaltenden Schmerzzuständen) u. das ↑ PRINZMETAL* Syndrom. – Diese auf Myokardanoxie (meist infolge Koronarsklerose) beruhenden Zustände sollten von Präkordialschmerzen anderer Genese klinisch u. terminol. streng unterschieden werden: **A. p. spuria s. falsa** (s. vasomotorica s. nervosa), d. h. funktionelle »Stenokardie« (wahrsch. meist ohne Minderdurchblutung) bei veget. Dystonie, psych. Alteration, Hyperthyreose, ferner die **A. p. pulmonalis** bei pulmonaler Hypertonie (ca. 20%) sowie das sogen. **A.-p.-Syndrom** durch Störungen des Halssympathikus bei HWS-Spondylose, -Osteochondrose oder -Trauma, bei Tabes, zervikaler Hämato- u. Syringomyelie, periph. Verletzung von Arm u. Hand.

anginös: in Form einer ↑ Angina, durch Angina bedingt; z. B. die **a. Sprache** mit typ. »klößiger« Stimme bei entzündl. Rachenprozeß (v. a. Peritonsillarabszeß).

Angioarchitektonik: räuml. Verteilung der Blutgefäße eines Organs (insbes. Großhirnrinde), wobei die einzelnen Felder eine charakterist. Gefäßgliederung aufweisen; erstmals dargestellt als »angioarchitekton. Hirnkarten« 1928 von R. A. PFEIFFER.

Angio|blasten: *embryol* sehr früh determinierte Zelle unbestimmter Keimblattzugehörigkeit, die die prim. Wand (Endothel) der Blutgefäße u. des Herzens bilden. – **A.blastom**: von der Gefäßwand ausgehendes Neoplasma mit echter Gefäßneubildung; i. e. S. die multiplen, z. T. zyst. Tumoren in Kleinhirn, RM u. Retina beim ↑ HIPPEL*-LINDAU* Syndrom. – **A.blastosarkom**: ↑ Angiosarkom.

Angioderma pigmentosum: ↑ Xeroderma pigmentosum.

Angioderm(at)itis: 1) **A. pigmentosa et purpurica Favre***, mit retikulär-fleck. Pigmentierung (nach Hämorrhagie auf dem Boden einer Kapillaritis) an den lat. Unterschenkeln. – 2) **A. pruriginosa disseminata Casala*-Mosto*** (Purpura pruriginosa LÖWENTHAL, Purpura ekzematoides DOUCAS-KAPETANAKIS), mit intensivem Juckreiz akut einsetzende papulöse Purpura mit histiolymphozytärer Infiltration im Stratum (sub)papillare, zunächst an Extremitäten, später am ganzen Körper, abheilend mit Lichenifikation u. gelbl. Pigmentierung.

Angi|odynie: ↑ Angialgie.

Angio|dysgenesia spinalis (KOTHE), **angiodysgenet. Myelomalazie**: ↑ FOIX*-ALAJOUANINE* Syndrom. – **A.dystrophie**: dystroph. Veränderung der Gefäßwand, z. B. der Ovarialgefäße (bei Diabetes, Gonadotropin-Überdosierung etc.) mit konsekut. Störung der Hormonproduktion.

Angioendothelioma: ↑ Hämangioendotheliom. – **A. cutaneum**: ↑ Kaposi* Syndrom (1).

Angio|fibrose: regressive bindegeweb.-hyaline Verdickung der Arterien-Intima, evtl. auch -Media; teils physiol. Alterungsprozeß, teils beginnende Arteriosklerose. – **A.fluoroskopie**: Bestg. von Kreislaufzeit u. Durchblutungsgröße anhand von Beginn u. Intensität einer peripheren Hautfluoreszenz nach i.v. Inj. von Fluoreszein-Natrium (nach vorher. Histaminisierung); normal 10–25 Sek.

Angio|graph: *röntg* Kassetten- oder Filmwechsler zur Anfertigung schneller (programmierter) Aufnahme-Serien (»A.gramm«). – **A.graphie**: *röntg* Gefäßdarstg. nach Inj. eines – im allg. pos. – KM; i. e. S. die ↑ Arteriographie (s. a. Aorto-, Hirn-, Nierenangiographie), ferner die ↑ Phlebo- u. ↑ Lymphangiographie.

Angiohämophilie: autosomal-dominant erbl. (variable Penetration) Blutungsdiathese mit Mangel an Faktor VIII, seltener an Faktor IX (= Angioh. A bzw. B) oder an beiden (= AB), z. T. verbunden mit konstitut. Thrombopathie. Von der klass. Hämophilie durch Erbgang, lange Blutungszeit u. fehlende Gelenkblutungen zu trennen; Blutungsneigung wechselnd, Prognose meist günstig; Abgrenzung gegen Pseudohämophilie u. WILLEBRAND*-JÜRGENS* Syndrom nicht einheitlich.

angioide Netzhautstreifen, »angioid streaks«: bräunl.-livide, teilweise mit Pigment eingesäumte gefäßähnl. Streifen in der Retina, oft konzentr. am hint. Pol (im Makulabereich das Sehvermögen beeinträchtigend); Teilerscheinung des ⁄ GROENBLAD*-STRANDBERG* Syndroms.

Angiokardio|graphie: *röntg* Darstg. der Ein- u. Ausflußbahnen u. der Binnenräume des Herzens nach Inj. eines pos. KM (i.v. oder über Herzkatheter) in den re. Vorhof: Dextrogramm bei i.v. Inj. nach 1–3, Angiopneumogramm nach 2–5, Lävogramm nach 5–10 Sek. (einschl. Aorta). – Auch als **retrograde A.k.** nach Einführen eines Katheters von peripherer Arterie über Aorta in die li. Kammer; v. a. bei Ventrikelseptumdefekt, Mitralinsuffizienz, Aortenstenose. – **A.pathie:** angeb. oder erw. Anomalie des Herzens u. der großen herznahen Gefäße; ⁄ Tab. »Herzfehler«.

Angiokeratom(a), Blutwarze: Teleangiektasien oder Angiome in Kombination mit warz. Hyperkeratosen; z. B. das **A. corporis circumscriptum naeviforme Hallopeau*** (Angioma simplex verrucosum systematisatum, Naevus vasculosus et verrucosus KISSMEYER) halbseit. an Extremitäten, seltener am Stamm, streifenförmig angeordnet mit dunkelblauroten Knoten, meist auf dem Boden eines (angeb.) Naevus flammeus; das **A. corporis diffusum** (⁄ FABRY* Syndrom); das **A. Mibelli*** (digitorum acroasphycticum, Keratoangioma symptomaticum SZODORAY) an Fingerrücken, Zehen u. Knien Jugendlicher in Zusammenhang mit Akroasphyxie oder Perniosis; solitäre u. gruppierte, stecknadelkopf- bis bohnengroße, dunkelrote, vaskuläre Papeln mit warz.-hyperkerat. Oberfläche (Kapillarektasie in Papillarkörper u. oberer Kutis mit Verhornung); die **A. scroti Fordyce*** (Hyperkeratosis in punctiform angioma SUTTON) des mittl. LA, mit hanfkorn- bis linsengroßen, weichen, dunkel-blauroten, maulbeerförm. Knötchen mit warzig-hyperkerat. Oberfläche.

Angiokymographie: (H. BÜCHNER 1963) *röntg* Funktionsdarstg. (Füllungsablauf) peripherer Gefäßgebiete unter Anw. der Flächenkymographie (Spezialkassette 30 × 90 cm).

Angiolen: die Blutgefäße der Endstrombahn (Arteriolen, Präkapillaren, Kapillaren, Venolen).

Angio|lith: ⁄ Phlebolith. – **A.logie:** Anatomie, Physio-, Pathologie u. Klinik der Blut- u. Lymphgefäße.

Angiolopathie: (RATSCHOW) Erkr. der termin. Strombahn, z. B. Akrocyanosis, Erythralgie, hämorrhag. ⁄ Diathese.

Angiolupoid, BROCQ*-PAUTRIER* Syndrom: gutart. Gesichtsdermatose (an Nasenwurzel rundl.-ovale, flache Knoten, ziemlich scharf begrenzt, blaurot verfärbt, pigmentiert u. von Teleangiektasien durchzogen) v. a. bei ♀ im 5. Ljz.; wahrsch. flächenhaft-infiltrierende Form des ⁄ BESNIER*-BOECK*-SCHAUMANN* Syndroms.

angiolytisch: Gefäßspasmen lösend.

Angiom(a), Aneurysma spongiosum, Adergeschwulst: benigne geschwulstart. Gefäßneubildung mit den Zeichen der Gefäßsprossung u. Endothelwucherung (⁄ Häm-, Lymphangiom); i. w. S. auch die Gefäßfehlbildg. (⁄ Kavernom, ⁄ Angiektasie, Verlängerung präformierter Gefäße etc.); z. B. **A. capillare et venosum calcificans s. cutaneo-cerebrale** (⁄ STURGE*-WEBER* Syndrom), **A. corporis diffusum** (⁄ FABRY* Syndrom), **A. haemorrhagicum hereditarium** (⁄ OSLER* Syndrom), **A. myoneuroarteriale** (⁄ Glomustumor), **A. pigmentosum et atrophicum** TAYLOR-WHITE (⁄ Xeroderma pigm.), **A. retinae** (⁄ v. HIPPEL*-LINDAU* Syndrom), **A. stellatum** (⁄ Naevus araneus), **A. teleangiectaticum** (⁄ Kapillarhämangiom). – Bes. Formen: **A. arteriale racemosum** s. plexiforme, das »Rankenangiom« als Konvolut geschlängelter u. erweiterter arterieller Gefäße (wahrsch. echte Neubildung) v. a. an Schädel u. Gesicht, auch an Schleimhäuten, angeb. an der Retina beim ⁄ BONNET*-DECHAUME*-BLANC* Syndrom. –

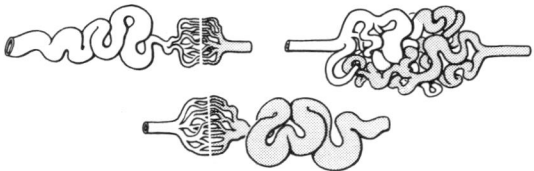

Formen des **Angioma racemosum** arteriale und venosum.

Als Gegenstück (häufig Mischformen, ⁄ Abb.) das **venöse Rankenangiom,** mehr oder weniger begrenzt, weich, dunkelblau durch die Haut schimmernd; im RM beim ⁄ FOIX*-ALAJOUANINE* Syndrom. – **A. infectiosum** s. **serpiginosum** CROCKER (HUTCHINSON* Krankheit, Nävuslupus, Naevus infectiosus), ab frühem Kindesalter am ganzen Körper (außer Handflächen u. Fußsohlen) pfefferkorngroße Papeln, die zu ringförm. Herden mit eleviertem Rand u. purpurfarb., atroph. Zentrum werden; Rückbildung oft unvollkommen; Gynäkotropie, Ätiol. unbekannt (Kapillarschaden?). – **A. senile** (VIRCHOW-DUBREILH), frühestens ab 4. Ljz. an Stamm u. prox. Gliedmaßen einzelne oder mehrfache, rubinrote, bis über glasstecknadelkopfgroße, kugel.-läppchenförm., subpapilläre Kapillarwucherung (Naevus tardus). – Ferner (PIERINI-PASINI) das **A. s. des freien Lippenrandes** in Form rotvioletter, hirsekorn- bis linsengroßer Erhabenheiten (Ektasie oder Wucherung der Venolen u. Kapillaren). – **eruptives A.:** ⁄ Granuloma pediculatum.

Angiomatose: angeb. Vorhandensein multipler Angiome; z. B. die **Angiomatosis cerebelli et retinae** (⁄ v. HIPPEL*-LINDAU* Syndrom). **A. cerebro-retinalis** (⁄ BONNET*-DECHAUME*-BLANC* Syndrom), **A. diffusa cortico-meningealis** (⁄ VAN BOGAERT*-DIVRY* Syndrom), **A. encephalo-oculo-cutanea** s. **trigeminocerebralis** (⁄ STURGE*-WEBER* Syndrom), **A. haemorrhagica fam.** (⁄ OSLER* Syndrom I), **A. intramedull.** (⁄ FOIX*-ALAJOUANINE* Syndrom), **A. miliaris** (multiple Teleangiektasien bei Karzinoidsyndrom, sogen. »phenomenal flushing«), **A. multiplex haemorrhagica** (⁄ KAPOSI* Syndrom), **A. neurocutanea** (mit Nävus-art. Gefäßmißbildungen an Haut u. NS, oft im gleichen Segment; z. B. KLIPPEL*-TRÉNAUNAY* Syndrom), **zystische A.** (nur bei Jugendl., Ätiol. unbekannt; multilokuläre, serumgefüllte Zysten in allen Organen einschl. Skelett, langsam progredient; Hepato-Splenomegalie, Aszites, zyst. Lymphangiome in der Achselhöhle, Thrombopenie, Hautblutungen).

Angio|myom(a): blutgefäßreiches Myom; z. B. als **A. cutis** vom Muskelgewebe der Hautanhangsgebilde (Haarbälge, Gefäße, Schweißdrüsen) oder versprengten embryonalen Muskelfasern ausgehend, einzeln

Angiomyopathie

oder (unregelmäß.-)multipel mit stecknadelkopf- bis erbsgroßen Knoten, gelegentl. sarkomatös entartend; ferner als **A.myolipom** (z. B. der Nieren), **A.myoneurom** (/ Glomustumor).

Angiomyopathie: Angioorganopathie mit vorwieg. Befall der Wandmuskulatur.

Angio|neurose, -neuropathie: vorw. funktionelle Störungen der nervösen Gefäßregulation (paradoxe Reaktion, Spasmen, Atonie), z. B. als Digitus mortuus, RAYNAUD* Krankh., Erythrozyanose, Erythralgie, Angina pectoris vasomotorica; ferner die angioneurot. Zeichengruppe (HAMBURGER 1919) mit Wärme- u. Kälteempfindlichkeit, Herzklopfen, Neigung zu Kopfschmerzen, Ohnmachten, Schweißausbrüchen, Labyrinthstörungen, Dermographismus, angioneurot. Ödem; sowie der **a.neurot. Symptomenkomplex** bei Veget.-Labilen nach i.v. Inj. (insbes. Salvarsan), mit Schockfragmenten wie Übelkeit, Erbrechen, Erstickungsgefühl, Kopfröte, Gesichtsödem. – **a.neurot. Ödem**: akut einsetzendes, flücht., lokales Ö. der Haut oder Schleimhaut (/ QUINCKE* Ödem), seltener der Gelenke (»Hydrops articulorum intermittens«), das über eine nervöse Fehlregulation (mit Permeabilitätsstörung der Kapillaren) zustande kommt, häufig als allerg. Reaktion.

Angio|organopathie: (RATSCHOW) Oberbegr. für die auf prim. organ. Wandveränderung beruhenden Angiopathien, z. B. Arteriosklerose, Endangiitis oblit., Arteriitis. – **a.-osteohypertrophisches Syndrom**: (TOBLER) / KLIPPEL*-TRENAUNAY* Syndrom.

Angioparalyse: / Vasomotorenlähmung.

Angiopathie: Oberbegr. für die Gefäßerkrn., / Arterio-, Veno-, Lymphangio-, Makroangio-, Mikroangio-, Angioorganopathie; z. B. die **Angiopathia hereditaria haemorrhagica** (/ OSLER* Syndrom I), **A. labyrinthica** (/ MENIÈRE* Krankh.), **A. retinae juvenilis Axenfeld*** (/ EALES* Syndr.), **A. retinae traumatica** (/ PURTSCHER* Syndr.). – Insbes. die **A. diabetica** als häufigste Komplikation des länger bestehenden Diabetes mellitus; entweder als Makro-A. (generalisierte Arteriosklerose) der großen, mittl. u. kleinen Arterien (Gehirn, Herz, Niere, Peripherie), bei jugendl. Diabetikern evtl. schon nach mehrjährig. Erkr.; oder als Mikro-A. (Kapillaropathie, manifest meist erst nach 10jähr. Verlauf) der Angiolen (Einlagerung von Mukopolysacchariden in die Basalmembran) v. a. von Netzhaut (= Retinopathia diabetica), Nieren (= Nephropathia diabetica, / KIMMELSTIEL*-WILSON* Syndrom), Haut (evtl. mit Gangrän), Gehirn u. Nerven (= diabet. Polyneuropathie). – s. a. Abb. »Malum perforans«.

Angio|plast: / Angioblast. – **A.psathyrosis**: »Gefäßbrüchigkeit«, / Kapillarfragilität.

Angio|reticuloma cerebelli: / LINDAU* Tumor. – **A.retikulosarkomatose**: / KAPOSI* Syndrom. – **A.rezeptoren**: Chemo- u. Pressorezeptoren in der Blutgefäßwand, die v. a. das Vasomotorenzentrum u. die Herznerven beeinflussen. – **A.(r)rhexis**: Zerreißung von Blut- oder Lymphgefäßen.

Angio|sarkom, Angioma sarcomatodes: von Blut- oder Lymphgefäßen ausgeh. Sa. mit atyp. Wucherung entdifferenzierter Gefäßwandzellen; s. a. angioblastisches Sarkom, Hämangioendotheliom, Perithliom, Lymphangiosarkom. – **A.sarcoma haemorrhagicum s. pigmentosum**: / KAPOSI* Syndrom.

Angiose: Oberbegr. für degenerat. Gefäßwandveränderungen, z. B. Arteriosklerose, Varikose.

Angio|skleroplastose (Favre*): (1939) schnell wachsende kapilläre Neubildungen mit Ulzerationen u. Hämorrhagien im Gesicht 1–2 Mon. alter Säuglinge; viszerale Veränderungen (vorw. perivaskuläre Fibrose) an Leber u. Lunge. – **A.sklerose**: Verdickung u. Verhärtung der Gefäßwand, meist als / Arteriosklerose.

Angio|skopie: / Kapillarmikroskopie. – **A.skotom**: vom blinden Fleck ausgehendes strichförm. Skotom, hervorgerufen durch ein größeres Netzhautgefäß; wird nach Anw. gefäßerweiternder Mittel deutlicher.

Angio|spasmus: reflektorisch oder durch örtl. Reiz ausgelöster »Gefäßkrampf« insbes. arterieller (»Arterio-«, »Arteriolo-«, »Kapillarospasmus«), seltener venöser Gefäße (»Phlebospasmus«). – Eine **a.spast. Diathese** besteht z. B. bei Akrozyanose, RAYNAUD* Krankh., Claudicatio intermittens.

Angio|strongylus cantonensis, Pulmonema cant.: der in Südostasien u. Australien verbreit. »Rattenlungenwurm« [Nematodes], 16–19 bzw. (♀) 21–25 mm lang; Zwischenwirte: Schnecken u. die Landplanarie Geoplana septemlineata. Infektion des Menschen (durch Genuß roher Garnelen?) führt evtl. zu eosinophiler Meningoenzephalitis. – **A.szintigraphie**: s. u. Isotopenangiographie.

Angio|tensin, -tonin, Hypertensin: blutdrucksteigerndes, muskelkontrahierendes Gewebshormon mit Polypeptidstruktur, das im Blut zunächst unter Einfluß des proteolyt. Nierenenzyms Renin aus einer zu den α_2-Plasmaglobulinen zählenden inakt. Vorstufe (Hyper- oder **A.tensinogen**) zum bereits wirksamen Dekapeptid Ang. I umgesetzt wird; hieraus Umwandlung durch das sogen. »Converting enzyme« zum wirksamen Oktapeptid Ang. II (als synthet. **A.tensinamid** WHO z. B. in Hypertensin®), das dann durch weiteren enzymat. (»**A.tensinase**«, v. a. Amino- u. Karboxypeptidasen) Abbau wirkungslos wird. – **A.tensin-Test.**: / KAPLAN*-SILAH* Test.

Angio|tripsie, -thrypsie: blutstillendes Abklemmen (statt Ligatur) kleiner Gefäße mit bes. Quetschklemme (»**A.triptor**«). – **A.trophoneurose**: troph. Veränderungen bei »angioneurot.« Durchblutungsstörung; z. B. als Sklerodermie, SUDECK* Atrophie, RAYNAUD* Krankh., Akrodermatitis atrophicans.

Anglade* Reagens: essigsaure Osmium- u. Chromsäure-Lsg. für histol. Färbung.

Anglesey* Bein: histor., nach seinem ersten Träger Marquis d'A. (1768–1854) benanntes Kunstbein aus massivem Holz mit Knie- u. Knöchelgelenk.

Angolamycin: Antibiotikum aus Streptomyces eurythermus.

Angophrasie: (KUSSMAUL) stoßweises Sprechen mit eingeschobenen unartikulierten Lauten (»Gacksen«).

Angor: (lat.) Beklemmung; z. B. A. (= Pavor) nocturnus, A. (= Angina) pectoris.

Angst: beengendes, mit veget. Erscheinungen (veränderte Mimik, Unruhe, Blässe, Schweiß, Zittern, Herzklopfen, Blutdruckanstieg, Ohnmacht, Diarrhö, Störung der Sexualfunktion etc.) verbundenes Unlustgefühl beim Erleben oder Sichvorstellen einer unüberwindl. (oft nicht voll bewußten) Bedrohung; im Ggs. zur Furcht nicht objektgerichtet, mit Gefühl existentiellen Bedrohtseins (extrem als Todesangst). – Krankhaft übersteigerte **path. A.** als neurot. (↑ Angstneurose, -anfall, -hysterie), psychot. (z. B. bei Schizophrenie, endogener Depression, Angst-Glückspsychose, Phasophrenie; als Angstdelirium bei Epilepsie evtl. in Gewalttätigkeit umschlagend) oder somat. Sympt. (z. B. bei Angina pectoris, Thyreotoxikose).

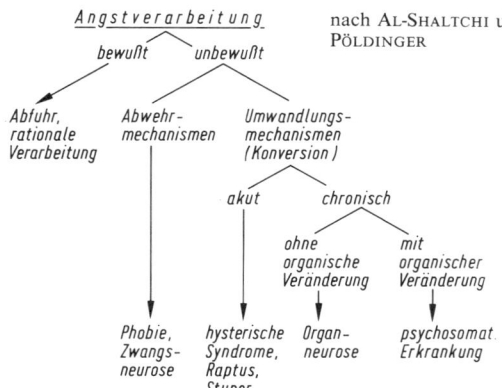

nach AL-SHALTCHI u. PÖLDINGER

Angst|fluor: *gyn* Hypersekretionsfluor (Zervix-, seltener BARTHOLIN* Drüsen) bei neurot. Phobie. – **A.-Glück(s)-Psychose:** in Phasen verlaufende »zykloide Randpsychose« (KLEIST), gekennzeichnet durch eine mit Mißtrauen, Hypochondrie u. a. depress. Zeichen gepaarte Angst, oft auch entsprech. Halluzinationen; u. als Gegenpol dieser »Angstpsychose« Gefühl u. Vorstellung eigenen Glücks u. der Beglückung anderer (»Eingebungs-,« »Glückspsychose«). – **A.neurose:** N., die sich in allg. übersteigerter A.bereitschaft oder in bes. A.sympt. äußert; i. w. S. auch jede Phobie (wegen des erhebl. Anteils an ungerichteter Angst). – **A.regression:** (H. M. SUTERMEISTER) durch Angst ausgelöstes schutzreflektor. Rückschalten auf ursprüngl. Reaktions- (z. B. Totstellreflex, Bewegungssturm) u. überwundene Verhaltensweisen (z. B. kindl. Sprachformen, Einnässen).

Ångström(-Einheit), Å, ÅE: die 1887 nach dem schwed. Physiker Anders Jonas Å. (1814–1874) benannte Längeneinh. 10^{-10} m (= 10^{-1} nm).

Anguill(ul)osis, -iasis: *helminth* ↑ Strongyloidosis.

angularis: (lat.) winkelig. Auch Kurzbez. für Gyrus bzw. Vena angul. – **Angulare,** Os angulare: Bindewebsknochen, aus dem die Pars tympanica des Schläfenbeins hervorgeht.

Angularis|-Syndrom, GERSTMANN* Sy.: auf eine Läsion des Gyrus angul. bezogene neurol. Ausfälle wie opt. Agnosie, Agraphie, Akalkulie, kontralat. homonyme Hemianopsie, Orientierungsstörungen (auch am eigenen Körper). – **A.-Thrombose:** Thrombose der V. angul. als Komplikation entzündl. Prozesse im Bereich von Oberlippe (z. B. Furunkel) u. Fossa canina. Klin.: strangart. Schwellung zum inn. Augenwinkel, Lidödem, evtl. Benommenheit, Fieber; Gefahr der Ausbreitung über V. ophthalmica sup. oder inf. zum Sinus cavernosus.

anguloskapuläres Symptom: ↑ BACCELLI* Zeichen.

Angulus: (lat.) Winkel; z. B. *anat* **A. acromialis** (am Übergang zur Spina scapulae), **A. cerebello-pontinus** (↑ Kleinhirn-Brückenwinkel), **A. costae** (*PNA*; stärkste Krümmung des Rippenkörpers), **A. front.** (*PNA*; zwischen Margo front. u. sagitt. des Scheitelbeins), **A. inferior scapulae** (*PNA*; die Schulterblattspitze), **A. infrasternalis** (*PNA*; der von den vord. Rippenbögen gebildete »epigastr. Winkel«; bei Leptosomen 50–68, bei Eurysomen 80–95°), **A. iridocornealis** (*PNA*; die sogen. Kammerbucht des Auges), **A. lat. scapulae** (*PNA*; A. articul. *JNA*; der seitl. Schulterblattwinkel mit der Gelenkpfanne), **A. mandibulae** (*PNA*; der vom unt. bzw. hint. Rand des Corpus u. Ramus gebildete »Kieferwinkel«), **A. mastoideus** (*PNA*; zwischen Warzenteil des Schläfenbeines), **A. occipit.** (*PNA*; zwischen Margo sagitt. u. occipit. des Scheitelbeines), **A. oculi lat. u. med.** (*PNA*; = temp. bzw. nasalis *JNA*; der äuß., spitze bzw. der inn., abgerundete »Augen-« oder »Lidwinkel«, nasal mit Plica semilun., Caruncula, Lacus lacrim.), **A. oris** (*PNA*; der »Mundwinkel«), **A. sphenoidalis** (*PNA*; der mit dem großen Keilbeinflügel spitzwinklig durch Knochennaht verbundene Scheitelbeinteil), **A. sterni** (*PNA*; der nach dorsal offene, stumpfe Winkel zwischen Manubrium u. Corpus sterni in Höhe der Synchondrosis), **A. subpubicus** (*PNA*; A. pubis *JNA*; der von unt. Schambeinästen u. Symphyse gebildete – meist spitzwinkel. – »Schambogen« des ♂ Beckens (beim ♀: Arcus pubis), **A. superior scapulae** (*PNA*; = med. *BNA* = cran. *JNA*; der vom oberen u. med. Rand gebildete Schulterblattwinkel), **A. venosus** (der von V. jugularis int. u. V. subclavia gebildete »Venenwinkel«, ↑ Abb.), **A. ventriculi** (das »Magenknie« am Übergang des vertikalen in den horizontalen Abschnitt der kleinen Kurvatur).

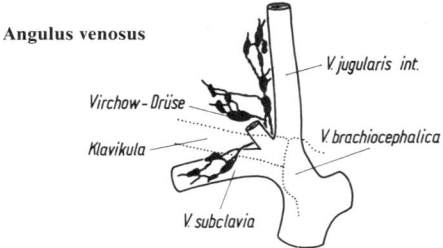

Angulus venosus

Angulus infectiosus (oris), Faulecke, Perlèche: Mundwinkelrhagaden infolge anatom. Besonderheiten, physikal. Einflüsse (Speichelfluß, Trockenheit), Infektion (Kokken, Candida albicans, Herpes-Virus) oder Stoffwechselstörung (Diabetes mell., Eisenmangel, Achylia gastrica, megalozytäre Anämie, Ariboflavinose etc.).

anhämolytisch: nicht hämolytisch.

Anheliose: durch Mangel an Sonnenlicht (UV) hervorgerufene Gesundheits- u. Leistungsstörung.

anhepatisch: ohne Beteiligung der Leber.

An(h)idrose: vermind. bis fehlende Schweißbildung (meist symptomat.); z. B. die Hitzschlag-art. **Anhidrosis tropica** mit völl. Xerodermie der Körperhaut bei schweißüberströmtem Gesicht; i. e. S. die angeb. – fam. gehäuft androtrope – **A. hypotrichotica polydysplastica Siemens** (Dysplasia ectodermalis anhidrotica WEECH, CHRIST*-SIEMENS*-TOURAINE* Syndrom) als ektodermales Dysplasie-Syndrom mit Anhidrosis, Hypotrichosis, An- oder Hypodontie, Xerosis, Onychogryphose, Onycholyse, Melanoleukoderm, evtl. geist. Defekt.

Anhormie

Anhormie: (KRETSCHMER) Antriebsschwäche u. Verlangsamung bis zur Akinesie.

Anhydr|ämie: vermind. Wassergehalt des Blutes (u. damit entspr. erhöhte Ionen- u. Eiweißkonz.). – **A.amnie**: *geburtsh* Fehlen des Fruchtwassers, oft mit Fehlbildung der Frucht u. Eihäute verbunden; führt zur sog. »trockenen Geburt«. – s. a. Oligohydramnie.

Anhydride: anorgan. oder organ. Verbindgn., die durch Wasseraustritt aus 1 oder 2 – gleichen oder verschiedenen – Molekülen entstehen, erstere als sogen. inn. oder intramolekulare oder zykl. A. (bei Dikarbonsäuren, α- u. γ-Aminosäuren; s. a. Betain). Hauptgruppe: die Säure-A. (z. B. das Phosphorsäure-A. P_2O_5); Base-A. sind die laugenbildenden Metalloxide (z. B. K_2O, CaO).

Anhydro|biose, Trockenstarre: durch Wassermangel oder -verlust bedingtes »latentes Leben« (Hypobiose); bei Zellen, Geweben a. Organismen natürl. auftretend oder künstl. hervorgerufen. – **A.-hydroxyprogesteron**: Äthynil-testosteron, ein synthet. Gestagen.

Anideus: *path* ↑ Acardius amorphus.

Anidrose: *derm* ↑ Anhidrose.

anikterisch: ohne Ikterus; z. B. ↑ Hepatitis.

Anilid: Anilin-Derivat, das an Stelle eines H der Aminogruppe einen Säurerest trägt; z. B. Azetanilid sowie die daraus entwickelte Phenazetin u. weitere analget.-antipyretisch wirksame Substanzen (wegen der rel. leichten Abspaltung des tox. Anilins außer Phenazetin weitgehend verlassen).

Anilin, Aminobenzol: (UNVERDORBEN 1826) einfachstes aromat. Amin, öl. Flüssigkeit mit eigentüml. Geruch u. brennendem Geschmack; Ausgangsprodukt für Arzneimittel u. Farbstoffe. – *toxik* Vergiftung (ggf. anzeigepflicht. BK) durch Einatmen oder Hautresorption von A.-halt. Dämpfen u. Stäuben (MAK 19 mg/m³ = 5 ppm; perorale LD ab 1 g); Bildg. von Hämi- u. Verdoglobin, HEINZ* Innenkörpern, bei akuter Intoxikation sogen. »**A.pips**« (Reizbarkeit, Erregung) oder »**A.schwips**« (Rausch), blaugrüne Zyanose, Harndrang, Lähmungen, Krämpfe, Dyspnoe, Atemstillstand, Leberschaden (Ther.: Frischluft, bei Zyanose Toluidinblau i.v.); bei chron. »**Anilinismus**« blauer Lippensaum, Zyanose, Hämat- u. Stranguria, hypochrome Anämie, evtl. Blasenpapillome, ↑ Anilinkrebs. – **A.grün**: ↑ Malachitgrün.

Ani|lingus: Lecken am Anus des Partners als hetero- oder homosexuelle Perversion.

Anilin|krebs: (REHN 1895) »Blasenkrebs der Anilinarbeiter« (oft auf dem Boden einer papillomatösen Hyperplasie) infolge chron. Einwirkung von – das Anilin begleitenden – aromat. Aminen (↑ Aminokrebs); Latenzzeit 1–45 J.; häufig multipel im Urogenitaltrakt, meist Zottenkrebs mit langsamem Wachstum u. geringer Metastasierungstendenz. – **A.wasser**: durch Ausschütteln von Wasser mit chemisch reinem A.öl u. Filtrieren gewonnenes Lösungsmittel für histol. Farbstoffe (deren Färbekraft evtl. intensiviert wird).

Anima, Animus: (C. G. JUNG) das zu den Archetypen gehörende Bild der Frau im Unbewußten des Mannes bzw. dessen Bild im Unbewußten der Frau, entstanden als Niederschlag aller Erfahrungen der Ahnenreihe. Die Anima produziert z. B. Launen, der Animus Meinungen. – vgl. Animismus.

animal(isch): tierisch, *physiol* auf Sinnesreize ansprechend, zu willkürl. Bewegung fähig (bzw. befähigend), somatisch. – **a. Nervensystem**, somat. NS: nach funktionellen Gesichtspunkten abgetrennter Anteil des peripheren u. zentralen NS, der – im Ggs. zum vegetat. NS – den somat. Funktionen, d. h. der Regelung der Beziehungen zur Außenwelt dient: Oberflächen- u. Tiefensensibilität, Temp.empfindung, somat. Schmerz, somat. Reflexe, willkürl. u. unwillkürl. Motorik. Mit dem ↑ vegetat. NS auf allen Ebenen morphol. u. funktionell eng gekoppelt. – **a. Pol**, zytoplasmat. Pol: *embryol* Organisationspunkt der Eizelle, in dessen Bereich bei holoblast. Eiern präsumptives Ektoderm, bei meroblast. der ganze Keimling (Keimscheibe) entsteht.

Animalkulisten: Anhänger der ↑ Präformationstheorie, die das Spermium als präformierten Menschen u. das Ei nur als Nährboden für die Entwicklung ansahen; vgl. Ovisten.

Animismus: (G. E. STAHL 1707) an Vorstellungen des Hippokrates (»Physis«) u. Paracelsus (»Archaeus«) angelehnte spekulative Lehre (u. entspr. therap. Richtung) von der »Anima«, die den Organismus belebt u. ihn vor Zerfall schützt.

Animus: *psych* s. u. Anima.

Anionen: ein- oder mehrfach negativ geladene Ionen, die im elektr. Feld zur Anode wandern; z. B. alle Säurereste u. OH-Ionen; Kennz.: Cl^-, SO_4^{2-} usw. – **A.austauscher**: s. u. Ionenaustauscher.

Anir(id)ie, Irideremie: *ophth* Fehlen der Iris, erworb. z. B. nach Bulbusruptur, häufiger angeb. als Hemmungsbildung (oft mit Unterentwicklung der Makula u. hochgrad. Sehschwäche), meist im Rahmen eines sogen. A.-Syndroms mit dominant-erbl. Hypo- oder Aplasie der Regenbogenhaut (»Iriskolobom«) u. des Aufhängeapparates der Linse (Sympt.: Lichtscheu, Refraktionsfehler, Cataracta polaris ant. oder post., selten Mikrophthalmus), oft kombin. mit Skelettmißbildungen, Leberpl. u. geist. Retardierung etc. († MARFAN* I, BIEMOND* I, KLEIN*-WAARDENBURG*, DELAY*-PICHOT*, RIEGER*, STARGARDT*, TURNER*-KIESER*, ULLRICH*-FEICHTIGER* Syndrom).

Anisakiasis: die seltene »Heringswurm-Krankh.« des Menschen nach Genuß roher Fische; in die Ileumwand eingewanderte Anisakis-Larven (»Eustoma rotundum«, ca. 2 cm lang; entwickeln sich nur in Raubfischen, Meeressäugern u. Vögeln zum reifen Wurm!) verursachen Darmkoliken, Fieber, eosinophile Abszesse (Ther.: Op.).

Anischurie: ↑ Incontinentia urinae.

Aniseikonie: *ophth* ungleiche Größe oder Form der bd. Netzhautbilder, die dadurch nicht als einheitl. Bild wahrgenommen werden; »anatom.« oder »physiol. A.« z. B. bei ungleichmäß. Verteilung der Netzhautelemente; »anomale A.« infolge erhebl. Refraktionsunterschiede (= A. dioptrica), entweder als »axiale A.« oder als »opt. A.« (z. B. bei einseit. Aphakie); »induzierte A.« durch Korrektionsgläser (die andererseits als »size-« oder »iseiconic-lenses« zur Korrektur verw. werden; s. a. Anäquidistanzbrille).

Aniso|chromie: die in Abhängigkeit von Zelldicke bzw. Hb_E unterschiedl. Anfärbbarkeit der Ery eines Individuums bei prakt. allen Anämien. – **A.chronie**: (STRUGHOLD) die durch die Dauer des sinnesphysiol. Prozesses bedingte Verzögerung der Wahrnehmung, die damit von der – inzwischen veränderten – Realität abweicht (z. B. bei hoher Fluggeschwindigkeit).

Anisodontie, Heterodontie: ungleichart. (»differenzierte«) Bezahnung, z. B. beim Menschen mit Schneide-, Eck- u. Backenzähnen.

Anisöl: ↑ Oleum Anisi.

Aniso|gamie, Heterogamie: Fortpflanzung durch Vereinigung morphologisch ungleicher ↑ Gameten (»Anisogameten«; z. B. Mikro- u. Makrogamet, Spermatozyt u. Eizelle). – **A.hypoleukozytose:** vermind. Leukozytenzahl bei zunehmendem Auftreten unreifer neutrophiler Granulozyten im peripheren Blut; wahrsch. Insuffizienz des KM, das bei hochgrad. infektiöser Blutverschiebung die übl. Leukozytose nicht mehr aufbringt.

Aniso|karyose: Ungleichheit der Zellkerne. – **A.korie:** ungleiche Pupillenweite beider Augen infolge einseit. Parese oder Spasmus des Sphincter bzw. Dilatator pupillae; s. a. Pupillenreflex. Frühsympt. bei Neurosyphilis; bei Schädeltrauma Mydriasis auf der Seite der subduralen Blutung.

anisolezithal: adj. Bez. für ein Ei mit unregelmäß. Verteilung des Dotters; vgl. zentro- u. telolezithal.

Aniso|merie: (SIRKS 1933) Ausbildung eines Merkmals durch mehrere, nicht gleichsinnig wirkende Gene. – **A.metr(op)ie:** ungleiche optische Brechkraft beider Augen. Erst bei Differenz von > 3–4 dpt Gläserkorrektur erforderl. (z. B. bei einseit. Aphakie mit ca. +11 dpt). – **A.nukleose:** ↑ Anisokaryose.

anisoperistaltisch: mit nicht-gleichlaufender Peristaltik (vgl. isoperistaltisch).

Anisophie: (CIBIS) Überwiegen des Seheindrucks einer Seite trotz guter bds. Sehschärfe; s. a. Äugigkeit.

Anisophorie: latentes Höhenschielen (Gesichtslinien nicht in der gleichen Horizontalebene) infolge Tonusdifferenz der Vertikalmotoren.

Anisosphygmie: Pulsdifferenz zwischen re. u. li. Extremität bzw. oberer u. unterer Körperhälfte; z. B. beim Aortenbogen-Syndrom.

Anisotropie: Richtungsabhängigkeit der physikal. Eigenschaften eines Stoffes; i. e. S. die **opt. A.** (= Doppelbrechung) bestimmter Kristalle, wie sie ähnlich aber auch bei biol. Strukturen als Form- u. Eigendoppelbrechung v. a. durch Anw. polarisierten Lichtes nachzuweisen ist, z. B. die A(= »**anisotrope**«)-Bande der quergestreiften Muskelfibrille.

Anisozytose: ungleiche Größe vergleichbarer Zellen; i. e. S. *hämat* die **A. der Ery** (ohne Formveränderung), wie sie praktisch bei jeder stärkeren Anämie vorkommt (labor- klin.: verbreiterte Basis der PRICE*-JONES* Kurve).

Anisurie: ungleichmäß. Urinausscheidung innerhalb 24 Std., z. B. bei Leberparenchymerkr.

Anitschkow* Myozyten: »Kardiohistiozyten« im Av-Knoten mit gezacktem Chromatinbalken im Kern.

Anklopferkrankheit: paroxysmale periphere Durchblutungsstörungen der – v. a. dist. – oberen Extremität (vom Digitus mortuus bis zur ausgeprägten RAYNAUD* Krankh.; evtl. auch schmerzhafte Gelenkveränderungen) infolge ständ. rhythm. Erschütterung bei Arbeiten mit »Anklopfmaschinen« (Schuhindustrie) oder Preßluftwerkzeugen; anzeigepflicht. BK.

Ankylo|blepharon: angeb. Verwachsung der Lidränder (vorw. medial, mit Verkürzung der Lidspalte); oft mit Mikrophthalmus etc. kombiniert. – Ferner **traumat. A.** durch narb. Verbindung von Lid- u. Bulbusschleimhaut. – **A.ch(e)ilie:** Verwachsung der Lippen, z. B. nach Verbrennung, Strahlenschädigung. – **A.daktylie:** angeb. Finger- oder Zehenversteifung in Beugestellung.

Ankyloglosson, -glossie, -glossus: 1) »angewachsenes Zungenbändchen«, angeb. Verkürzung des Frenulum linguae, das, weit nach vorn reichend, die Zungenspitze einkerbt; meist ohne wesentl. Störung des Saugens u. Sprechens. – 2) **A.-sup.-Syndrom:** angeb. Zungen-Munddach-Verwachsung infolge intrauteriner Schädigung, kombin. mit Hypoplasie von Oberlippe u. -kiefer, Schneidezahndefekten, Hypoplasie der rad. oder uln. Randstrahlen, Fazialisparese. – 3) narb. Adhäsionen der Zunge am Mundboden.

Ankylose, -osis: vollständ. »Gelenksteife« (ursprüngl. nur in Beugestellung) infolge bindegeweb. oder knöcherner intraartikulärer Verschmelzungsprozesse (= **A. fibrosa** bzw. **ossea**); i. w. S. auch die anderer Genese (= **A. falsa s. extraarticul.**, z. B. die myogene Sperrsteife); s. a. Löt-, Sperrsteife, Arthrodese (»künstl. A.«).

Ankylostoma: *entom* ↑ Ancylostoma (Hakenwurm).

ankylotisch: gelenkversteift, durch ↑ Ankylose bedingt. – **ankylosans, ankylopoeticus:** versteifend, »ankylosierend«.

Anlage: 1) *genet* ↑ Erbanlage. – 2) *embryol* Zellgruppe, aus der sich ein Organ(teil) entwickelt, s. a. Blastem. – 3) *path, psych* Disposition.

Anlagerungsgelenk: *embryol* durch Sichaneinanderlegen zweier getrennt entstandener Knochen (u. einem dazwischen liegenden Schleimbeutel = spätere Gelenkkapsel) gebildetes Gelenk; z. B. Kiefergelenk, einige Wirbelgelenke.

Anlageträger: Individuum mit best. rezessiver Erbanlage (Allel), die erst bei Inzucht homozygot sichtbar wird; s. a. Konduktor.

Anlaßmechanismus: *neurophysiol* einen best. Vorgang stimulierender kortikaler Impuls.

Anlaufschmerz: rel. starke Schmerzhaftigkeit u. Funktionsbehinderung bei Beginn einer Gelenkbewegung; charakterist. für degenerat. Arthropathien.

Anmelung*-Horn* Einheit: Serum-Enzymaktivität, angegeben in µMol Substratumsatz /ml Serum /Std. bei 25°.

Annäherungsreflex: Lidschluß bei rascher Annäherung eines Objektes an das Auge als – bedingter – Schutzreflex (neurol. unbedeutend).

Annam-Geschwür: ↑ Ulcus phagedaenicum in Vietnam.

Annamiten-Beule: ↑ Hautleishmaniase in Vietnam.

Anneliden: *helminth* die »Ringel-« oder »Gliederwürmer« als Unterstamm der Artikulaten, mit den Klassen Oligo-, Polychäten u. Hirudineen.

Annexa: *anat* ↑ Adnexe.

Annulus, annular(is): obsolet (z. B. *BNA*) für ↑ Anulus (lat. = Ring) bzw. anular(is).

Anode

Anode: die »pos.« Elektrode in einer elektrolyt. Zelle, Gasentladungs- oder Elektronenröhre, zu der die (»neg.«) Anionen bzw. Elektronen hinwandern. – Bei Rö.röhren ist die Fest- oder Drehanode gleichzeitig der Ort, an dem die Bremsstrahlung erzeugt wird (ursprüngl. Funktion der Antikathode).

Anoden|bad: hydroelektr. Bad mit Gleichstrom, wobei die Anode im Hand- oder Fußbad liegt, die großfläch. Kathode am Körperstamm; Stromstärke bis 2 mA pro 10 cm^2 Elektrodenfläche. Dämpfende u. schmerzlindernde Wirkung. – **A.block:** *physiol* bei Gleichstromreizung eines Nervs oder Muskels Verminderung bis Aufhebung der Erregbarkeit im Anodenbereich infolge Hyperpolarisation des Membranpotentials.

Anoden|öffnungszuckung, AÖZ: *physiol* bei Gleichstromreizung nach Unterbrechung des Stromflusses (Verschwinden des Anelektrotonus) von der Anode ausgehende Muskelzuckung (s. a. PFLÜGER* Zukkungsgesetz); evtl. als Dauerkontraktion (Tetanus) durch Verkürzungsrückstand. – **A.schließungszuckung, ASZ:** tetan. Muskelkontraktion bei Durchfluß eines starken Gleichstroms (die in Wirklichkeit jedoch von der Kathode ausgeht).

Anoden|spannung: *röntg* ↑ Röhrenspannung. – **A.strahlen:** von der Anode einer Gasentladungsröhre ausgehende Korpuskularstrahlen, die aus den pos. Ionen eines zuvor aufgebrachten Stoffes (z. B. mit Graphit gemischte Alkalisalze) bestehen u. im charakterist. Spektralbereich des Metallions aufleuchten; ↑ HITTORF* Röhre. – **A.strom:** *röntg* ↑ Röhrenstrom. – **A.teller:** *röntg* runde Metallscheibe (meist Wolfram) mit 1 oder 2 abgeschrägten ringförmigen Brennfleckbahnen (»**A.spiegel**«) als wesentl. Teil der Drehanode einer Rö.röhre.

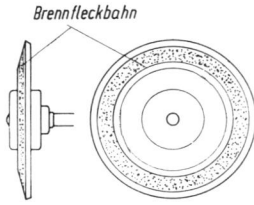
Brennfleckbahn

Anodontie: Zahnlosigkeit, als **Anodontia vera** infolge Entwicklungsstörung; vgl. Hypodontie.

anoëtisches Syndrom: (FR. DUENSING 1949) bei schwerem Hirnschaden herabgesetzte bis aufgehobene Verstandesleistungen (einschl. örtl. u. zeitl. Desorientiertheit u. Gedächtnisschwund) bei Erhaltenbleiben von Wachheit, Umweltzuwendungsbereitschaft, teilw. auch von Affektivität u. situationsgemäßem Gebaren.

Ano|genitalekzem: ekzematöse u. ekzematoide Hautveränderungen am After u. äuß. Genitale, z. B. als Intertrigo, Ekzema marginatum, Erythrasma, bei Analfistel, Proktitis, Candidiasis, Oxyuriasis, B-Avitaminose, Arzneiüberempfindlichkeit.

Anoia: ↑ Demenz.

anomal: vom Gesetzmäßigen abweichend (↑ Anomalie).

Anomalie: qual. oder quant. Abweichung vom Gesetzmäßigen bzw. von der Norm (↑ Abnormität); i. e. S. die Fehlbildung (Entwicklungsstörung) geringen Grades (vgl. Varietät, Mißbildung). – *hämatol* **Anomalie I–X:** ↑ Leukozyten-, Kernanomalien.

Anomaliewinkel: *ophth* der pos. (bei nasaler Abweichen) oder neg. Winkel zwischen den Foveolarstrahlen des schielenden u. des fixierenden Auges, jeweils an bd. Augen – bei Fixation der Gegenseite – bestimmt.

Anomaloskop: spektraler Farbmischapparat zur Prüfung von Farbensinnstörungen; s. a. RAYLEIGH* Gleichung.

Anonychie, -chosis: angeb. oder erworb. (z. B. durch Syphilis, Pocken, Verbrennung), vollständ. oder teilw. Fehlen der Finger- u. Zehennägel.

anonymus: (lat.) namenlos. – »**Anonyma**«: Kurzbez. für die A. anonyma (= Truncus brachiocephalicus).

Anophelendichte: *epidem* im Malariagebiet die Anzahl der pro Haus, Brutplatz, Wirt etc. festgestellten ♀ Anophelen.

Anopheles, Malaria-, Fieber-, Gabelmücke: weltweit verbreitete Stechmücken-Gattg. (Culicidae) mit etwa 400 Arten u. Unterarten; darunter als wichtigste Malariaüberträger a) (paläarkt. Region = Europa, Mittelmeergebiet, Nordasien) A. maculipennis, atroparvus, messeae, labranchiae, sacharovi, superpictus, sergenti, pharoensis, claviger, plumbeus, hyrcanus, pulcherrimus; b) (oriental. Region) A. culicifacies, minimus, sundaicus, fluviatilis, stephensi, maculatus, balabacensis, barbirostris, philippinensis, aconitus, leucosphyrus, annularis, letifer; c) (austral. Region) A. punctulatus, farauti, koliensis, bancrofti; d) äthiop. Region) A. gambiae, melas, funestus, nili, moucheti; e) (Amerika) A. quadrimaculatus, pseudopunctipennis, albimanus, darlingi, aquasalis, bellator, nuñez-tovari, cruzii, albitarsis. Ferner Überträger von Filarien (v. a. Wuchereria bancrofti, Brugia malayi) u. Viren (z. B. O'Nyongnyong).

Anophthalmus, -mie: angeb. (auch als Embryopathie; meist Fehlen der Sehbahn) oder erworb., ein- oder beidseit. Fehlen des Augapfels, i. w. S. auch dessen Verkümmerung u. Schrumpfung.

Anop(s)ie: Funktionsausfall der Augen bzw. des Gesichtssinnes; s. a. Deuter-, Hemi-anopsie.

Anoplura, Siphunculata: *entom* die Ordnung »echte Läuse«; blutsaugende, permanente Ektoparasiten (Plagegeister) an Mensch u. Säugern, streng wirtsspezif.; Überträger von Flecktyphus, Wolhyn. Fiber u. a.; s. a. Pediculus, Phthirus, Läuse....

Anorchi(di)e: Fehlen eines oder beider Hoden, i. w. S. auch von funktionstücht. Hodengewebe bei primär angelegtem Organ; meist angeb. (bds. Hypoplasie, oft bei Kryptorchismus), seltener erworb. (z. B. nach Orchitis).

Anorektal|atresie: ↑ Atresia ani et recti. – **A.prolaps:** ↑ Prolapsus ani et recti.

anorektales Syndrom: als Folge antibiot. Ther. (Änderung der normalen Darmflora) auftret. Vit.mangel-Syndrom (das durch Vit.-B-Komplex beseitigt oder verhütet werden kann): brennender Schmerz im Mastdarm, Analpruritus, Mastdarmblutungen.

An|orektika: *pharm* ↑ Appetitzügler.

An|orexie, Asitie: Verlust des Nahrungstriebes, i. w. S. auch Appetitlosigkeit, Magersucht; z. B. die **Anorexia nervosa** (= A. mentalis, psycho- oder endogene Pubertätsmagersucht) aufgrund psych. Fehlhaltung (z. B. Schwierigkeiten mit Fam., Beruf), vorw. bei Mädchen in der Pubertät, ohne prim. Organbefund, häufig mit sek. Schilddrüsen-, NN- oder Gonaden-Unterfunktion; hochgrad. Kachexie, evtl. Exitus letalis.

anorganisch: unbelebt; *path* nicht durch Organerkr. bedingt (z. B. anorg. = akzidentelles ↑ Herzgeräusch); *chem* »nicht-« oder »unorganisch« (d. h. mineralisch), z. B. die **a. Chemie** der Elemente u. Verbindgn., soweit sie keinen Kohlenstoff enthalten (Ausnahme z. B. CO_2 u. a. einfache C-Derivate), die **a. Bestandteile** (»Mineralstoffe«) von Knochen, Körperflüssigkeiten u. a. biol. Material, die zus. mit Wasser die Bau- u. Betriebsstoffe bilden.

Anorgasmie: *gyn* Unfähigkeit, einen Orgasmus zu entwickeln; s. a. Frigidität.

Anorthographie: ↑ Schreibschwäche.

Anoskop: Spekulum zur Untersuchung von After u. unt. Mastdarm; vgl. Proktoskopie, Mastdarmspekulum, Rektosigmoidoskop.

An|osmie, Anaesthesia olfactoria: aufgehobene Geruchswahrnehmung (evtl. nur für best. Riechstoffe = elektive A. = Merosmie); **periphere A.** (z. T. reversibel) infolge Schädigung des Riechepithels, z. B. bei entzündl. oder zerstörendem Prozeß in der Riechspalte (Sinusitis, Ozäna, Schnupfen), Intoxikation, nach traumat. Abriß (oder angeb. Fehlen) der Nn. olfactorii an der Lamina cribrosa, häufig nur als »**respirator. A.**« bei mechan. Verlegung des oberen Nasenganges (Schleimhautschwellung, Polyp, Septumdeviation) oder als **gustator. A.** bei fehlendem retrogradem Eindringen der Riechstoffe vom Rachen in die Riechspalte (z. B. bei Choanalpolyp, -atresie); **zentrale A.** (selten) durch Schädigung oder Fehlbildg. von Bulbus olfactorius, zentralen Bahnen oder Rindenzentren, z. B. bei Tabes, Hirntumor u. a. endokraniellen Erkrn., ferner psychogen (»**funktionelle A.**«).

A|nosognosie, Nosoagnosie: Unfähigkeit, die eigenen Funktionsausfälle wahrzunehmen; nach zerebraler Läsion (Apoplex etc.; wahrsch. ohne einheitl. Lokalisation).

An|ostose: fehlende (oder mangelhafte) Knochenentwicklung; i. w. S. (inkorrekt) der Knochenschwund.

An|otie: angeb. Fehlen der Ohrmuschel; selten (meist nur hochgrad. Mikrotie).

Ano|vestibularfistel: ↑ Atresia ani cum fistula vestibulari.

An|ovulatoria: *pharm* ↑ Ovulationshemmer. – **anovulatorischer Zyklus**: *gyn* period. monophas. Blutung – ohne Ovulation – aus der oberfläch., nicht transformierten Uterusschleimhaut mit nur geringem Gewebsverlust; während der Geschlechtsreife sehr selten. Ätiol. ungeklärt (Progesteron- oder Östrogenentzugsblutung?); als häufigste Urs. der Sterilität diskutiert. – Eine entsprech. erste Blutung post partum ist häufig.

Anoxämie: völlig unzureichende Sauerstoffsättigung des Blutes; vgl. Hypoxämie.

Anoxie: völlig unzureichende O_2-Konz. im Gewebe (meist nur i. S. der Hypoxie), die, generalisiert oder lokal, auf unzureichendem O_2-Angebot (»**anoxäm.** bzw. **anäm. A.**«) oder auf Zirkulationsstörung (»Stagnations-A.«) oder auf Gewebsschädigung (»**histotox. A.**«, z. B. durch HCN) beruht; ↑ Schema, s. a. Abb. »Wiederbelebungszeit«.

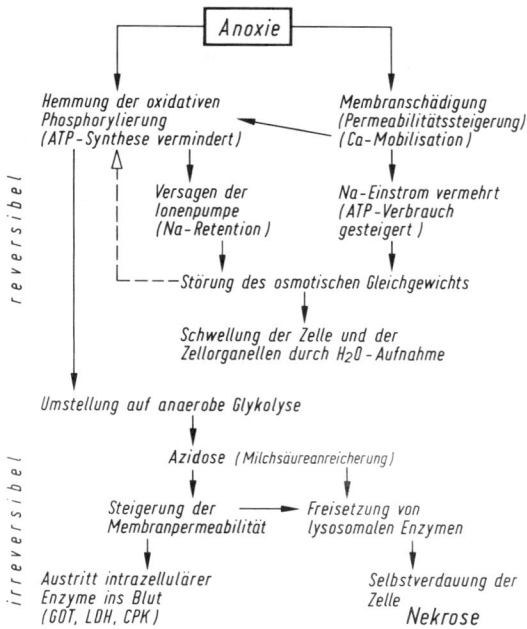

Pathogenese der **anoxischen Zellschädigung**

Anoxy|biose: ↑ Anaerobiose. – **A.hämie**: ↑ Anoxämie.

ANP: *kard* **A**nkunft des **n**eg. **P**otentials (↑ Umkehrpunkt).

Anpassung: 1) *biol* Prozeß (oder Ergebnis) der reaktionsnormabhäng. Entwicklung von Merkmalen eines Organismus, die für gegebene Umweltbedingungen einen Selektionsvorteil darstellen; s. a. Adaptation, Akklimatisation, Selektion. – 2) *psych* ↑ Adjustment. –

Anpassungssyndrom: ↑ Adaptationssyndrom.

Anprallverletzung: ↑ Aufprallverletzung.

Anregungsmittel: *pharm* ↑ Analeptika.

Anreicherungsnährmedium: *bakt* Medium, das durch optimale Bedingungen für die Vermehrung u./oder durch Unterdrückung unerwünschter Begleitflora die Züchtung bestimmter Baktn. ermöglicht; z. B. Tetrathionat-Brillantgrün-Nährboden n. KAUFFMAN, Tetrathionat-Lsg. n. PREUSS, Selenit-F-Brühe n. LEIFSON zur TPE-Diagnostik. – Eine Anreicherung von Keimen aus Untersuchungsmaterial kann auch auf physikal. Wege (z. B. Zentrifugieren; s. a. Antiformin-Verfahren) oder im Tierversuch erfolgen, mit physikal. u. chem. Methoden auch die von Wurmeiern aus der Stuhlprobe (z. B. n. FÜLLEBORN, TELEMANN, WILLIS).

Anresine: Anionenaustauscher auf Kunstharzbasis.

ANS: **A**temnot-**S**yndrom (↑ Respiratory-distress).

Ansa: (lat.) »Schlinge«; z. B. *anat* **A. atlantis** (Fasern des 1. u. 2. Zervikalnervs an der Vorderseite des Atlasquerfortsatzes), **A. capitis** (↑ Arcus zygomaticus), **A. cervicalis** (*PNA*, A. nervi hypoglossi *BNA*, *JNA*, die »Hypoglossusschlinge« des Zervikalplexus im

Ansa Galení

Trigonum caroticum aus Fasern des 1. u. 2. Zervikalnervs, die sich dem Hypoglossus für die unt. Zungenbeinmuskeln anschließen), **A. Galeni** (= R. comm. n. laryngei sup. cum nervo laryngeo inferiore), **A. Halleri** (Verbindung zwischen N. facialis u. N. glossopharyngicus vor der V. jugularis int.; inkonst.), **A. lenticularis** (*PNA*; die »Linsenkernschlinge« vom Nucl. lentiformis zum Thalamus u. umgekehrt), **A. nervorum spinalium** (*PNA*; Verbindg. der Rr. ventr. der Spinalnerven miteinander), **A. peduncularis** (*PNA*; die Substantia innominata REIL vor dem Thalamus), **A. subclavia** (*PNA*; die VIEUSSENS* Schlinge als die Subclavia umfassende Gabelung des R. interganglion. zwischen mittl. u. unt. Halsganglion des Sympathikus).

Ansatz: *anat* ↑ Insertion.

Ansatz|rohr: *laryng* das – durch zentralgesteuerte Muskelbewegungen veränderl. – Raumsystem oberhalb der Stimmlippen als Teil (Resonanzraum) des Stimmbildungsapparates: Rachen, Nase (nebst NNH), Mundhöhle (einschl. Gaumensegel, Zunge, UK, Lippen, Wangen, Zungengrundmuskulatur). – **A.störung**: *päd* chron. Gedeihstörung des Säuglings; s. a. Ernährungsstörung, Säuglingsdystrophie.

Ansbacher* Einheit: ↑ Vit.-K-Menge, die bei K-frei ernährten Küken die Gerinnungszeit in 6 Std. wieder normalisiert.

Anschauungsbilder: *psych* s. u. Eidetik.

Anschlagsperre: *orthop* 1) nach schlecht geheiltem Gelenkbruch auftret. oder op. hergestellte (= Arthrorise) Sperre der Gelenkbewegung an einem best. Punkt. – 2) mechan. Anschlagwiderstand an Gelenken von Kunstgliedern etc.

Anschlagszuckung: *physiol* zunächst iso- oder auxotone, dann – infolge mechan. Behinderung – isometr. Muskelkontraktion.

Anschliff: *histol* ↑ Schliffpräparat, Dünnschliff.

Anschoppung: *path* das 1–2täg. 1. Stadium der klass. kruppösen Pneumonie, zunächst mit akt., dann mit pass. Hyperämie u. seröser Exsudation (mit vereinzelten Ery u. Leuko u. Alveolarepithelien) ins Alveolarlumen; klin.: Dämpfung, Crepitatio indux. – Als Anschoppungsatelektase der hypoventilierte Lungenabschnitt distal einer Bronchusstenose mit Hyperämie u. Exsudation in die Alveolen; häuf. Vorstadium der mass. Atelektase.

Anschütz* Zeichen (ALFRED WILHELM A., 1870–1954, Chirurg, Kiel): Zökummeteorismus bei Stenose terminaler Dickdarmabschnitte.

Anschwellung: ↑ Schwellung, Tumor.

Ansitzphase: *helminth* Phase im Entwicklungszyklus des Askariden, in der sich die Larve im Darm des spezif. Wirtes aufhält u. zum geschlechtsreifen Wurm entwickelt; s. a. Migrationsphase.

Anson* Einheit: Meßgröße für Proteinasen (Pepsin, Kathepsin, Papain); 1 E vermag pro Min. 1 mÄq Tyrosin aus Hb enzymat. freizusetzen.

Anspannungs|ton: Geräuschphänomen bei isometr. Muskelkontraktion; i. e. S. der – dumpfe, längere – 1. ↑ Herzton während der Myokardanspannung (der aber kein reiner Muskelton ist). – **A.zeit**: Zeit der isometr. Kontraktion eines Muskels; i. e. S. der 1. Teil der mechan. Kammersystole des Herzens bis zur Öffnung der Semilunarklappen (sogen. Verschlußzeit; im EKG: Q-Zacke u. aufsteigender R-Schenkel); normal 0,05–0,1 Sek.; vgl. Austreibungszeit.

Anstalts|syndrom: ↑ Hospitalismus. – **A.unterbringung**: Zwangseinweisung (ggf. mit polizeil. Unterstützung) in Kranken- oder Pflegeanstalt; zulässig bei – auch drohender – Selbst- (Selbstbeschädigung, Verwahrlosung, Hilflosigkeit) u. Gemeingefährdung (Gesundheits- oder Sachschäden). Gerichtl. Kontrolle vor oder kurz nach der Aufnahme u. nach best. Aufenthaltsdauer vorgeschrieben; im Anfechtungsverfahren hat der Betroffene unmittelbare Antrags- u. Vertretungsrechte.

ansteckende Krankheit, kontagiöse Krkh.: Infektionskrankheit, bei der die mit Sekreten oder Exkreten eines Individuums ausgeschied. Erreger ein anderes Individuum – durch Kontakt, Luft-, Nahrungsmittel- oder sonst. Vermittlung – zu infizieren vermögen; s. a. ↑ übertragbare u. ↑ anzeigepflicht. Krankhtn.

Ansteckung: ↑ Infektion; s. a. ansteckende Krankheit.

Ansteckungs|phase: der – meist schwer zu bestimmende – Abschnitt einer Infektionskrankh., in dem eine Weiterübertragung auf natürl. Wege möglich ist. – **A.verdacht**: der anamnestisch u./oder aufgrund best. Sympte. berechtigte Verdacht, daß jemand Träger einer ansteckenden Krankheit ist. Kann zur Isolierung, bei gemeingefährl. Erkrn. auch zur Zwangshospitalisierung veranlassen.

Anstoßen (beim Sprechen): ↑ Sigmatismus.

Anstrengungsurtikaria: bei Überanstrengung u. Übermüdung auftret. Urtikaria; allerg. Genese umstritten.

Antabus®: ↑ Disulfiramum.

Ant|aggregantien: ↑ Thrombozytenaggregationshemmer.

Antagonismus: gegeneinander gerichtete Funktion oder Wirkungsweise (vgl. Synergismus), z. B. das gegenseit. Sichausschließen zweier Krankhn., die entgegengesetzte Wirkung von Giften, Medikamenten (↑ Analogstoffe) oder Mikroorganismen (↑ Antibiose); s. a. Reflexumkehr. – **Antagonist**: der »Gegenspieler«, dessen Funktion (Wirkung) der eines anderen entgegengesetzt ist, z. B. Sympathikus/Parasympathikus, Streck-/Beugemuskel, Adrenalin/Insulin, OK-/UK-Zahn (»Gegenzähne«, die bei Neutralbiß aufeinandertreffen).

Ant|alg(et)ika: *pharm* ↑ Analgetika. – **Antarthritika**: *pharm* Mittel zur Arthritis-Ther. (bes. bei Gicht).

Ant|asthmatika: *pharm* Mittel zur Asthma-bronch.-Ther.; insbes. Adrenalin u. Derivate, Spasmolytika (Atropin, Papaverin, Theophyllin), Antihistaminika, Sedativa, Antiallergika. – **Antazida**: *pharm* Magensäure bindende Mittel, die möglichst weder das Säure-Basen-Gleichgew. des Blutes stören noch selbst oder in Form von Reaktionsprodukten als Säurelocker wirken (»acid rebound«).

Antazolin *WHO*: 2-(N-Benzylanilinomethyl)-2-imidazolin; Antihistaminikum, Antiarrhythmikum.

ante: (lat.) vor; z. B. **ante cenam** s. **cibum** s. **prandium** (= a.c.: »vor der Mahlzeit«), **ante meridiem** (= a.m.: »vor dem Mittagessen«), **ante finem** s. **mortem** (»vor dem Tode«), **ante partum** (»vor der Entbindung«).

Antebrachium *PNA*: Vorder- oder Unterarm.

Antefixationsoperation, Ante- oder Ventrofixation, Profixur: *gyn* op. Lagekorrektur des retroflektierten oder -vertierten Uterus in die normale Anteflexion, u. zwar auf inguinalem (ALEXANDER-ADAMS), vaginalem (vesikovaginale Interposition) oder abdomin. Wege (BALDY-WEBSTER, DOLÉRIS u. a.) durch Fixierung an Bauchdecken oder Blasenperitoneum (obsolet) oder als sogen.»schwebende Fixation«.

Anteflexio uteri: physiol. Haltung der Gebärmutter mit nach vorn offenem stumpfem – bei Hypoplasie meist spitzem – Winkel zwischen Kollum- u. Korpusachse; s. a. Anteversio-flexio uteri.

antekolisch: *chir* vor dem Querkolon (als Lagebez. für typ. Gastroenteroanastomosen).

Ante|kurvation: vorn-konvexe Verbiegung. – **A.menstruum**: ↑ Prämenstruum.

Ant|emetica remedia: *pharm* ↑ Antiemetika.

antenatal: ↑ pränatal.

Antennulae microvillares: s. u. Mikrovilli.

Antepositio(n): **1)** *anat* atyp. »Vorlagerung« eines Organes, z. B. der Pars inf. duodeni vor den Mesenterialstiel bei Malrotation II. – **2)** A. uteri: »Vorverlagerung« der Gebärmutter insges., physiol. bei starker Füllung der Rektumampulle, path. durch retrouterinen Tumor, Exsudat etc.; vgl. (*chir*) Vorlagerung. – **3)** *dent* »Vorstand« des Gebisses (»gerades Vorgesicht«, ↑ Abb.) durch sagitt. Parallelverschiebung der Kiefer nach vorn (Fazialwinkel > 85°). – **4)** *genet* »anteponierende Vererbung«, d. h. Vorverlegung u. Verstärkung eines Merkmals innerhalb der Generationsfolge, bedingt durch Neukombination (z. B. Homozygotie) der Gene beider Eltern; s. a. Antizipation.

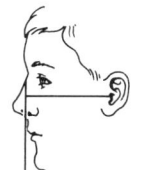 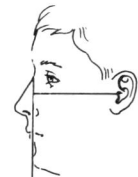

Durchschnittsgesicht   gerades Vorgesicht

Antepulsion: *neurol* ↑ Propulsion.

anterior: (lat.) der vordere; s. a. antero.... – **Anterior**: Kurzbez. für M. ant. (= cricothyroideus).

antero|basal, anterio(r)-basalis: an der Basis vorn (z. B. Lagebez. des 8. Lungensegments). – **a.grad** nach (zeitlich) vorn gerichtet (s. u. Amnesie).

Anterolateralinfarkt: Vorderwand u. lat. Abschnitte des li. Ventrikels betreffender ↑ Myokardinfarkt, meist durch Verschluß des R. descendens ant. der Coronaria sin.; EKG: Infarktzeichen in V_{1-6}, aVL u. I (NEHB).

anteroposterior, a. p.: (lat.) von vorn nach hinten (am Rumpf = ventrodorsal); adj. Bez. des Strahlenganges bei sagittaler Rö-Aufnahme.

Anteropulsion: *neurol* ↑ Propulsion.

anteroseptaler Infarkt: Vorderwand u. Kammerseptum betreff. Myokardinfarkt durch Verschluß eines Astes des R. desc. der Coronaria sin.; EKG: Infarktzeichen in V_{2-4}, in Extremitäten-Abltgn. nur angedeutet.

Ante|systolie: *kard* s. u. Präexzitation, WOLFF*-PARKINSON*-WHITE* Syndrom. – **A.torsion**: Verdrehung des prox. Femur, so daß der Schenkelhals mehr nach vorn gerichtet ist; meist mit Coxa valga kombiniert bei angeb. Hüftluxation (↑ AT-Winkel).

Anteversio uteri: die physiol. Neigung des – der Harnblase aufliegenden – Uterus, bei der Korpus- u. Vaginalachse einen nach vorn offenen Winkel von fast 90° bilden; meist als Anteversio-flexio mit stumpfem Winkel zur Kollumachse (gilt bei Bestehenbleiben in der Gravidität als Hinweis auf mögl. Geburtskomplikationen).

Antezedenz: *genet* s. u. Rezedenz.

Anthelix *PNA*: der dem Ohrmuschelrand (Helix) etwa parallele Bogenwulst als hint. Begrenzung der Concha auriculae. Ausbildung u. Form wichtig für erbbiol. Begutachtung.

Anthelminthika: *pharm* die »Wurmmittel« gegen endoparasitäre Saug-, Band- u. Fadenwürmer, insbes. gegen Eingeweidewürmer. Früher meist auch für den Wirt tox. Substanzen u. Drogen wie Kosoblüten, Granatrinde, Brechwurzel, Farnwurzelextrakt, Tetrachlorkohlenstoff, Zn-, Sb- u. As-Verbindgn. (mit geringer Abtötung der Wurmeier u. -larven; häuf. Laxation erforderl.); jetzt spezifischer wirkende u. weniger gift. synthet. Stoffe wie Piperazin, Hexylresorzin, Phenothiazine etc.

Anthelon: als »Gastro-A.« der Dünndarmmukosa entstammendes, im Harn nachweisbares (= Uro-A. oder Urogastron, ca. 15 mg/100 l) Gewebshormon, das die Magensekretion hemmt, im Tierversuch auch die Bildung von Magengeschwüren (hypothet. Anti-Ulkus-Faktor).

Anthidrotika: *pharm* Mittel gegen übermäß. Schweißabsonderung; z. B. (mit zentralem oder peripherem Wirkungsansatz) Fol. Salviae, Atropin (Hyoscyamin), Agarizin- u. Kampfersäure.

Anthrachinon: Oxidationsprodukt des Anthrazens; haut- u. schleimhautreizendes Schädlingsbekämpfungsmittel, Ausgangssubstanz für synthet. Farbstoffe (z. B. Alizarin, Indanthrenblau u. Therapeutika (z. B. ↑ Anthra- u. Chrysarobin), Grundkörper natürl. Pigmente u. pflanzl. Wirkstoffe (v. a. laxierende Emodine in Aloe, Rhabarber u. Fol. Sennae). – Nachweis im KOH-alkal. Harn durch Kochen, HCl-Ansäuern, Ausschütteln mit Äther u. Versetzen mit verdünntem Alkohol (kirschrot).

Anthracosis: **1)** A. cutis: Einsprengung kleinster Kohlepartikel in die Haut. – **2)** A. linguae: Schwarzfärbung der Zungenoberfläche durch eingedrungene Kohleteilchen, z. B. bei Bergleuten oder durch kohlehalt. Zahnputzmittel. – Auch Bez. für die »schwarze Haarzunge« (↑ Lingua villosa nigra). – **3)** A. pulmonum: die »Anthrakose« als harmlose Pneumokoniose mit Ablagerung reinen (kieselsäurefreien) Kohlenstaubs in Lungenalveolen, -gefäßen u. -LK; nach längerer Exposition evtl. mit Lungenfibrose u. Rechtsherzschaden; s. a. Anthrasilikose.

Anthracyclin: ↑ Tetrazyklin.

Anthrako|krene: ↑ kohlensaure Quelle (»Säuerling«).

Anthrarobin(um), Desoxy-, Leukoalizarin: Dihydroxyanthranol, Reduktionsprodukt des Alizarin; *therap* Anw. in Salben oder Lsg. (z. B. ARNING* Tinktur) bei

Anthrasilikose

Hautkrankhtn. anstelle des – stärker wirkenden – Chrysarobins.

Anthrasilikose: Pneumokoniose durch Einatmen kieselsäurehalt. Kohlenstaubs; Mischstaublunge mit Silikosecharakter, bei der allein der SiO_2-Gehalt Art u. Tempo des Krankheitsverlaufs bestimmt; rel. häufig durch Lungen-Tbk kompliziert. Anzeigepflicht. BK.

Anthrax: Milzbrand; s. a. Darm- (= A. intestinalis), Haut- (= A. contagiosus), Lungenmilzbrand (= Anthraxpneumonie). – **A.bazillus:** ↑ Bacillus anthracis.

Anthrazen: schwer wasserlösl., dreikern., aromat. KW-Stoff (in Steinkohlenteer u. Luft) mit schwach kanzerogenen Eigenschaften.

Anthropodesoxycholsäure: ↑ Chenodesoxycholsäure.

Anthropo|genese, -genie: (HAECKEL) Lehre von der Entstehung des Menschen. – **A.genetik:** ↑ Humangenetik.

Anthropoiden, Anthropomorphen, Pongidae: die »Altwelt-« oder »Menschenaffen« (Gibbon, Orang-Utan, Schimpanse, Gorilla), die mit dem Menschen Appendixausbildung, Zahnformel, Milchleiste, Menstruation, Blutgruppen u. a. gemeinsam haben.

Anthroponose: nur beim Menschen vork. Infektionskrankh.; vgl. Anthropozoonose, Zoonose.

anthropo|phil: *parasit* den Menschen bevorzugend (auch wenn tier. Wirte ebenfalls zugängl. sind). – **A.phobie:** »Menschenscheu« (meist als neurot. Sympt.).

anthroposophische Medizin: nach den geisteswissenschaftl. Erkenntnissen (Imagination, Inspiration, Intuition) der von R. STEINER begründeten Anthroposophie erweiterte Heilkunst (Prophylaxe, Therapie, Pharmazeutik).

Anthropozoonose: bei Mensch u. Tier vork. Infektionskrankh. (↑ Zooanthroponose); vgl. Anthroponose, Zoonose.

anti: (griech.) gegen, entgegen, gegenüber. – *serol* **Anti-:** Präfix »Antikörper«, z. B. Anti-A, Anti Be[a] (s. u. zugehör. ↑ Antigen).

Anti|adrenergika: *pharm* Antagonisten der Adrenalinwirkung am Erfolgsorgan (s. a. Alpha-, Beta-Rezeptoren); vgl. Adreno-, Sympathikolytika. – **A.akanthogen:** *pharm* Substanz, die eine Akanthose verhindert. – **A.akrodynie-Faktor:** ↑ Vitamin B_6.

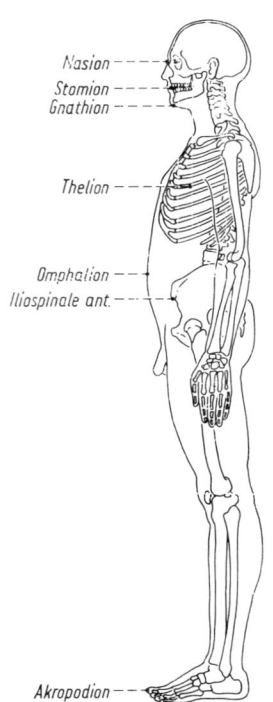
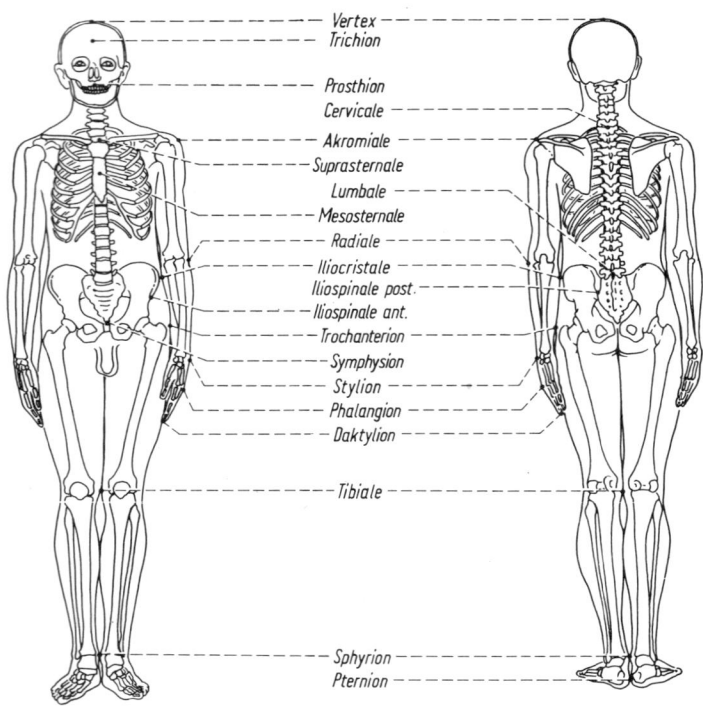

Anthropo|logie: Wissenschaft vom Menschen; als naturwissenschaftl. A. (»**A.biologie**«) befaßt u. a. mit Art- u. Rassen-, Konstitutionslehre, Humangenetik, Eugenik. – **A.metrie:** anthropol. Längen- u. Umfangsmessungen an Knochenmaterial u. am Lebenden; dabei werden absol. Meßwerte durch Aufstellen von Indizes relativ u. vergleichbar gemacht. Wichtigste Meßpunkte ↑ Abb. (s. a. Abb. »Kraniometrie«). – **A.morphismus:** »Vermenschlichung«, d. h. Übertragung menschl. Eigenschaften oder psych. Inhalte auf Außermenschliches (Tiere, Natur, Gottesbegriff etc.).

Anti|allergika: *pharm* Mittel gegen allerg. Erscheinungen, z. B. Kalzium, Antihistaminika, Kortikosteroide. – **A.alopezie-Vitamin:** ↑ Inosit.

Antiaminosäuren: die aufgrund struktureller Verwandtschaft mit dem natürl. Aminosäurepartner metabolisch konkurrierenden »Aminosäureantagonisten«, z. B. Äthionin (als wachstumshemmendes Äthylanaloges des Methionins); vgl. Aza-.

antianämisch: gegen Anämie gerichtet, z. B. ant. ↑ Faktor, **a. Prinzip** (↑ Antiperniziosaprinzip), **a. Vitamin** (↑ Vit. B_{12}, Folsäure).

Antianaphylaxie: (BESREDKA, REINHARD 1907) fehlende anaphylakt. Reaktion trotz vorher. Sensibilisierung; beruht auf Vermehrung zirkulierender AK im Blut, die das AG vor Erreichen der zellständ. AK abfangen (»maskierte Anaphylaxie«); ferner bei Absättigung zellständ. AK durch protrahierte unterschwell. AG-Zufuhr (= Skeptophylaxie) sowie nach Überstehen eines manifesten anaphylakt. Schocks (für max. 2 Tage).

Antiandrogene: die Androgenwirkung am Erfolgsorgan aufhebende Substanzen, z. B. das Hydroxyprogesteron-Derivat Cyproteronum, Androstan- u. Östran-Derivate wie 17 α-Methyl-B-nortestosteron, A-Norprogesteron, das nichtsteroidale Flutamid; therapeut. angew. u. a. bei Seborrhö, Akne, Alopezie, Hirsutismus. I. w. S. (der gegengeschlechtl. Hormonther.) auch die Östrogene.

I

Antibiotika-Gruppen	Einzelstoffe (Auswahl)
Aminoglykosid-A., Streptomycin-Gruppe	Amikacin, Genta-, Kana-, Neo-, Paromo-, Spectino-, Strepto-, Tobramycin
Ansamakrolid-A., Ansamycine, Rifamycine, makrozyklische A.	Rifampin, Rifamycin B, O, S etc.
Antimykotika, Fungizide, Fungistatika	lokale: Candicidin, Nystatin, Trichomycin; Cotrimazol; systemische: Amphotericin, Griseofulvin, Saramycetin, Sulfonamide
Antivirale Wirkstoffe Viruzide, Virustatika	Amantadin (zykl. Amin), Biguanide, Interferon u. I. induktoren, Pyrimidine, Thiosemikarbazone
Betalaktam-A.	Penicilline u. penicillinasefeste P., Cephalosporine u. cephalorisporinasefeste C.
Cephalosporine	orale, parenterale u. cephalinsporinasefeste C.
Makrolid-A., „Schmalspektrum-A.", Erythromycin-Gruppe	Erythro-, Oleando-, Troleando-, Spira-, Carbo-, Pikromycin
Oligo- oder Polysaccharid-A.	Bluenso-, Genta-, Glebo-, Kana-, Neo-, Paromo-, Tenemycin
penicillinasefeste Penicilline, „Penicilline", Staphylokokkenpenicilline	Oxa-, Methicillin, Di-, Flu-cloxacillin
Penicilline	orale, parenterale (Depot sowie sofort/kurzwirksame), Breitspektrum-P. (Azlocillin = halbsynthet. Acylureidopenicillinderivat; Epi-, Ampi-, Carbeni-, Hetacillin) sowie penicillinasefeste P.
Peptid-, Peptolid- oder Polypeptid-A.	Bacitracin, Colistin, Gramicidin, Polymyxin, Tyrocidin; Ampho-, Clinda-, Eta-, Fosfo-, Linco-, Staphylo-, Vancomycin
Polyen-A.	Amphotericin B, Natamycin, Fumagillin, Nystatin, Variotin, Trichomycin
Steroid-A.	Fusidinsäure
Tetracyclin-Gruppe	Chlor-, Oxy-, Rolitetracyclin etc.; Doxy-, Lime-, Meta-, Minocyclin
Tuberkulostatika	Strepto- u. Dihydrostreptomycin, Capreo-, Kana-, Viomycin; Rifampicin, D-Cycloserin, INH, PAS, Pyrazin-, Prothion-, Ethionamid; Ethambutol, Thiambutosin, Thioacetazon, Tiocarlid
zytostatische A.	Bleo-, Dauno-, Mithra-, Sarco-, Adriamycin (Doxorubin), Actinomycin D, Mitomycin C, DON(6-Diazo-5-oxo-L-norleuzin)

Anti-Antikörper: nach Immunisierung mit einem – als AG wirkenden – AK (z. B. Antitoxin) entstehender AK, der in vitro die Wirkung des ursprüngl. AK aufhebt (In-vivo-Versuche bisher erfolglos, da A.-A.-Bildung innerhalb der gleichen Art nicht mögl.).

Anti|arin: Pfeilgift aus dem Milchsaft von Antiaris toxicaria (»Upasbaum«). – **A.asthmatika**: ∕ Antasthmatika. – **A.atelektasefaktor**: ∕ Surfactant-Faktor.

Anti|babypille: volkstümlich für die oral anzuwendenden ∕ Ovulationshemmer. – **A.basalmembran-AK-Nephritis**: s. u. Antiglomerulus-. – **A.beriberi-Vitamin**: ∕ Vitamin B_1.

Antibio|gramm: *bakt, pharm* aus dem Experiment abgeleitete tabellar. Darstg. der Sensibilität (Wachstumshemmung) von Erregern gegenüber den versch. Antibiotika-Typen. – **A.lymphine**: Antibiotika, die durch Kopplung mit karboxylierten, sulfurierten u. phosphorylierten höhermolekularen Substanzen eine selektive Affinität zum lymphat. System erhalten sollen; zur Ther. von Erkrn. der LK (in denen sich die übl. Antibiotika nicht anreichern).

Antibiose: gegenseit. Ausschließlichkeit (Entwicklungsbehinderung) von Organismen (»Antibio[n]ten«), beruhend auf dem Einfluß in geringer Konz. ausgeschiedener Stoffe (keine Enzyme!). Der Entdeckung der A. (zunächst bei Mikroorganismen) folgte die der ∕ Antibiotika.

Antibiotika: (1889 VUILLEMIN) mit dem Penizillin (FLEMING 1928; FLOREY u. CHAIN 1940) in die Ther. eingeführte natürl. Stoffwechselprodukte (u. deren synthet. Nachbildungen) aus Baktn., Aktinomyzeten, Pilzen, Flechten, Algen, höh. Pflanzen (∕ Tab. I), die mit einem noch wenig bekannten Wirkungsmechanismus (z. B. Stoffwechselstörungen) mehr oder weniger spezifisch (»Wirkungsspektrum«) pathogene Mikroorganismen abtöten (= Bakterizidie) oder im Wachstum hemmen (= Bakteriostase); häufig mit therapieschwächender ∕ Resistenzentwicklung der Erreger u. mit Nebenwirkungen (z. B. Sensibilisierung). Anw. auch als Kombinations-Präp. mit sich vorteilhaft addierenden, potenzierenden oder indifferent zueinander verhaltenden Komponenten, dadurch breiterer Wirkungsbereich, erhöhter antibakterieller Effekt, verzögerte Resistenzentwicklung, geringere Toxizität, Verhütung von Infektionswechsel (∕ umseit. Tab. II). – Prophylakt. Anw. (»**A.schutz**«) vor, während u. nach Op. (z. B. präop. Sterilisierung des Dickdarms), bei schwerer Schlafmittelvergiftung, nach Unfällen u. a.

Antibiotika|-Mast: *vet* Mast von Jungtieren (Kälber, Schweine, Geflügel) mit Futtermitteln, die A. in nutritiven Dosen enthalten; bringt raschere Gewichtszunahme u. weniger Aufzuchtverluste. Sek. Auswirkungen auf den Verbraucher umstritten. – In der Humanmedizin Anw. bei chron. Verdauungsstörungen, v. a. nach Magenresektion, mit dem Ziel einer besseren Eiweißverwertung. – **A.-Nephropathie**: s. u. Nephropathie.

antiblastisch: Tumorwachstum-hemmend.

Antiblutungsfaktor (Nilsson): ∕ Vascular factor.

Antibrachium *BNA*: der Vorder oder Unterarm.

Anti-C-Agglutinin: von WIENER (1953) postulierter AK bei Blutgruppe 0, der mit A u. B reagiert.

Anti-CDE

Resistenz-bildung	Wirkweise		Wirkmechanismus				II Antibiotika	Nebenwirkungen					
r rasch / i intermediär / l langsam	Bz Bakterizidie / Bs Bakteriostase	Vermehrungsstadium	Ruhestadium	e extrazellulär / i intrazellulär	Zellwand + gut (+) mäßig	Permeabilität	Proteinsynthese (F Folsäurestoffwechsel) (P PABS-Effekt)		Magen–Darm	Allergie	Hämatopathie	Nephropathie	Hepatopathie	Neurotoxizität
l	Bz	+		e/i	+			Aminopenicilline	●	●●(●)		○	○	
								Amphotericin B		○	○	●●	○	○
l	Bz	+		e/i	+			Carbenicillin	●	●●				○
l	Bz	+		e/i	+			Cefalexin	●	●		○		
l	Bz	+		e/i	+			Cefaloridin	●	○		●		
i/l	Bz	+		e/i	+			Cefalotin	●	○				
i/l	Bs	+	(+)				+	Chloramphenicol	●●	○	●			○
r	Bs	+	(+)	(e)?			+	Clindamycin	●					
l	Bz	+		(e/i)			F	Co-Trimoxazol	●●	●●	●	○		
r	Bs	+	(+)	(e)			+	Erythromycin	●●	○			●	
								Fusidinsäure	●●●	○				
r/i	Bz	+	+	e?		(+)	+	Gentamicin	○	○	○	●		●●
								Griseofulvin		●	○		○	●
l	Bz	+		e/i	+			Isoxazolylpenicilline	●	●●				
r/i	Bz	+	+	e		(+)	+	Kanamycin	○	●		●		●●
	Bs	+	(+)	(e)?			+	Lincomycin	●●	○				
r	Bs	+	(+)	?			+	Nalidixinsäure	●●		○		○	●
i/l	Bs	+	(+)	e			+	Nitrofurantoin	●●●	●●	○		○	●●
l	Bz	+		e/i	+			Penicillin G + V	●	●●	○	○		○
l	Bz	+	+	e		(+)		Polymyxin B	○	●		●		●●
r	Bz	+	+	e(i)		(+)		Streptomycine	●	●	○	○		●●
l	Bs	+		(e/i)			P	Sulfonamide	●●	●●	●	●		
i/l	Bs	+	(+)	e/i			+	Tetracyclin	●●●	○	○	○		

Nebenwirkungen: ●●● relativ häufig / ●● weniger häufig / ● selten / ○ sehr selten

Anti-CDE-Mischung: seltenes Mischserum mit Anti-C, -D u. -E; häufiger nur als Anti-CD- oder Anti-DE-Serum. – Weitere AK-Gemische z. B. Anti-Ec, Anti-CE (Anti-rh^i).

Anti-ce: Anti-f (↑ Antigen f).

Anticholin|ergika: *pharm* ↑ Parasympathikolytika. – **A.esterasen**: ↑ Azetylcholinesterase-Hemmer.

anticus: (lat.) der vordere; s. a. Antikus...

Anti-D: (RACE) Anti-Rh (s. u. Rhesus-System). – Ein **Anti-D-Immunglobulin** dient zur Prophylaxe einer Rh-Sensibilisierung bei Rh-neg. Müttern mit Rh-pos. Kindern oder bei Spätabort, wenn Rh-Faktor des Kindesvaters bzw. Feten pos. oder unbekannt; s. a. Rhesus-Sensibilisierung.

Anti|depolarisationsblock: *physiol* kompetitiver Block (s. u. neuromuskulär). – **A.depressiva**: Psychopharmaka mit depressionsunterdrückendem Effekt; s. a. Thymoleptika, Thymerethika.

Antidermatitis-Vitamin: ↑ Vitamin B$_6$.

Antideterminante: *immun* s. u. Determinante.

Antidiabetes insipidus: ↑ Oligurie, primäre (VEIL).

Antidiabetika: *pharm* blutzuckersenkende Mittel zur Ther. des Diabetes mell.; v. a. das – parenteral wirksame – Insulin sowie die **oralen A.** (»BZ-Verbindgn.«) als heterogene Wirkstoffgruppe: neben den pflanzl. Glukokininen (v. a. Galegin, Hypoglyzin, Myrtillin) insbes. synthet. Verbindgn. wie Mesoxalsäure, Guanidine u. Biguanide (z. B. Phenformin = DBI, Metformin, Buformin), Sulfonyl- u. Sulfanilylharnstoff-Derivate, darunter Carbutamid (»BZ 55«), Tolbutamid (»D 860«), Crotonylcarbutamid, Glycodiazin, Acetohexamid, Glybuthiazol u. Chlorpropamid, Glisoxepid, Glibenclamid, Glibornurid, Gliquidon, Tolazamid.

Anti|diaphoretika: *pharm* ↑ Anthidrotika. – **A.diarrhoika**, Obstipantia: die »Stopfmittel« gegen Durchfallerkrn., die entweder die Darmperistaltik hemmen (Opium u. zahlreiche synthet. Präp.) oder aber adsorbierend, adstringierend u. entzündungswidrig wirken.

Antidiptika: *pharm* Mittel gegen Durstzustände u. Trockenheit im Mund-Rachenraum; meist die Speichelsekretion anregende Synthetika.

Antidiuretika: *pharm* Mittel, die die renale Wasserausscheidung einschränken. Spezifisch diuresehemmend (durch vermehrte Rückresorption in den dist. Nierentubuli) wirkt das »**antidiuret. Prinzip**« des HHL (= **Antidiuretin** = ↑ Vasopressin); andere Pharmaka hemmen die Diurese als Nebenwirkung, z. B. Morphin, Analgetika, Barbiturate; Abführmittel schränken die Harnsekretion durch Ableitg. über den Darm ein.

Antidot: Gegengift; z. B. **Antidotum Arsenici** (frisch aus Ferrisulfat-Lsg. u. Magnesia usta zu bereitende braune Schüttelmixtur), **Fantus* A.** (CaS-Lsg. für i.v. Inj. bei Hg-Vergiftung), **A. metallorum** (H$_2$S-Lsg., oral bei Schwermetall-Vergiftg.), **A. universale** (Magn. usta, Acid. tannic. u. Carbo med. 1 + 1 + 2; 5–6 gehäufte Kaffeelöffel); daneben v. a. gebrauchsfertige pharmaz. Spezialpräparate gegen Metall-, Morphin-, Insektizidvergiftungen u. gegen Blutgifte etc.

Ant(i)emetika: *pharm* Mittel gegen Erbrechen (bei Kinetosen, Hyperemesis gravidarum etc.); z. B. Hyoszyamin, Skopolamin, Sedativa, Hypnotika, Vit. B$_6$, Phenothiazinderivate, Cer-Salze.

Anti|enzyme: in der Blutbahn gegen Enzymproteine gebildete spezif. AK; können zum Nachweis u. zur Charakterisierung von (Iso-)Enzymen dienen. – **A.epileptika:** *pharm* ↑ Antikonvulsiva.

Antifaktoren: *serol* physiol. u. reaktive Inhibitoren der Blutgerinnung; spontan z. B. die Antithrombokinasen, Antithrombin I u. III (= Heparin-Kofaktor), α-Heparin, physiol. Heparinoide (?), Inhibitoren der aktivierten Faktoren VI, VII, IX, XII; erworben z. B. Immun-AK gegen aktivierte u. nicht aktivierte Gerinnungsfaktoren (z. B. bei Faktor-VII-Mangel das »Immunantiprokonvertin« nach Plasmazufuhr oder Bluttransfusion) u. Plättchenfaktor 3, i. w. S. auch Paraproteine, Ikterusantithrombin etc.

Anti|febrilia: *pharm* ↑ Antipyretika. – **A.fermente:** *biochem* ↑ Antienzyme. – **A.fertilisin,** Androgamon II: von den Spermien ausgeschiedener Befruchtungsstoff (↑ Gamone), der die Eigallerte auflöst u. die Agglutinationswirkung des Fertilisins (Gynogamon II) aufhebt.

Antifibrillantien: *pharm* Mittel zur Ther. des Vorhof- u. Kammerflimmerns; z. B. Ajmalin, Chinidin, Prokainamid, Spartein, Antazolin, Diphenylhydantoin, ferner β-Rezeptorenblocker u. Digitalisglykoside.

Antifibrino|lyse: Hemmung der Fibrinolyse in Blut, Gewebe u. in vitro, direkt durch Hemmung des Fibrinolysins oder aber indirekt, d. h. gerichtet gegen den (Pro-)Aktivator des Profibrinolysins oder gegen Fibrinolyso- bzw. Zytokinasen (↑ A.lytika). – **A.lysin,** Antiplasmin, AFL: spezif. Inhibitor der vollaktivierten Fibrinolysins, im menschl. Plasma als »Sofort-A.« (»immediate antiplasma«) das Interalpha- u. Alpha-2-Antiplasmin, als »Progressiv-A.« (»slow inhibitor«) das Alpha-1-Antitrypsin oder -Antiplasmin. Ferner gewebsgebundenes A. in Pankreas, Speicheldrüsen u. Lungen des Rindes. – **A.lysin-Test:** s. u. Antistreptolysin. – **A.(lyso)kinasen:** spezif. Inhibitoren der Fibrinolysekinasen, unterschieden als Serum- u. Gewebs-A.; ferner gegen Bakterienkinasen gerichtete A. (z. B. Antistrepto- u. Antistaphylokinase). – **A.lytika:** Substanzen, die – ebenso wie die A.lysine des Plasmas – Fibrinolysin oder dessen Entstehung hemmen, z. B. ε-Aminokapronsäure, Kallikreininhibitoren (z. B. Trasylol®), AMCHA, PAMBA; therap. angew. bei spontaner oder induzierter lokaler (z. B. uteriner) u. generalisierter Hyperfibrinogenolyse. Bei Thromboseneigung kontraindiziert.

Antiformin: Natriumhypochlorit-Lsg. mit ca. 5% wirksamen Cl u. ca. 7,5% überschüss. NaOH, die außer Sputum, Schleim, Zellen, Haut, Haaren etc. (Anw. z. B. zur Mazeration) auch Baktn. mit Ausnahme von Mycobact. tuberculosis u. Milzbrandsporen auflöst (Anreicherung von Tbk-Baktn. n. UHLENHUTH mit 25%iger Lsg. u. Zentrifugieren, evtl. Schütteln mit Ligroin).

antigen: i. S. eines ↑ Antigens wirksam; z. B. **a. Potenz** (↑ Antigenität).

Antigen, Ag, AG: jede Substanz, die mit spezifisch gegen sie gebildeten AK zu einer ↑ Immunreaktion (AG-AK-Reaktion) befähigt ist. Unterschieden als höhermolekulares Voll-AG, das darüber hinaus immunogen ist (d. h. eine AK-Bildung induziert) u. als niedrigmolekul. Hapten (»Halb-AG«), das – als prosthet. Gruppe – erst durch Kopplung an ein größeres Trägermolekül immunogen wird; immunogen sind v. a. komplexer gebaute u. größere Moleküle, d. h. Proteine (mit MG > 4000), Polysaccharide (z. B. Dextrane ab MG 600 000), ferner Nukleotide, Lipide u. zahlreiche synthetische Stoffe. – Sonderformen: das **derivate AG** als erst durch Umwandlung (z. B. intermediär im Molekül, durch Komplettierung mit Körpereiweiß) antigen werdende – u. **sensibilisierende** – Sekundärsubstanz (so daß Teste mit der Ausgangssubstanz neg. bleiben!); sowie die **konjugierte AG,** das durch künstl. Einbau von Atomgruppen (z. B. Isozyanate, Diazoniumsalze) eine neue »konstitutive« Spezifität aufweist. – s. a. Auto-, Hetero-, Transplantations-, Tumor-, Virus-Antigene.

Antigen A: (DUNGERN u. M. 1910) das häufigere AG des ↑ AB0-Blutgruppensystems, bei Weißen in etwa 30–50%. Nachweis mit Anti-A (früher: α). – **Ag:** (van LOGHEM) α$_2$-Makroglobulin im Serum Polytransfundierter, das mit Anti-Ag (ALLISON 1961) präzipitiert; bei Weißen in ca. 60%; Vererbung wahrsch. durch 2 Genpaare. – **Au^a:** (SALMON u. M. 1961) mit Anti-Au^a nachweisbar; bei Weißen in 82%.

Antigen B: (DUNGERN u. M. 1910) das weniger häuf. AG des AB0-Systems; bei Weißen in 3–25%. Nachweis mit Anti-B (früher: β; Iso-AK bei 0 u. A; zum B-Nachweis Titer 1:256 gefordert); Varianten möglich. – **Be^a:** (DAVIDSOHN u. M. 1953) bisher nur bei einer Fam. Berrens nachgewiesenes Individual-AG. – **Bi:** (WADLINGTON u. M. 1961) bisher nur bei einer Fam. Biles nachgewiesenes Individual-AG. – **Bu^a, Boisvert:** (ANDERSON u. M. 1963) ein Individual-AG. – **By, Batty:** (SIMONS u. M. 1961) ein Individual-AG.

Antigen C: (RACE u. M.) der Faktor rh' des ↑ Rhesus-Systems; Häufigkeit (bei Weißen) ca. 70%; nachweisbar mit Anti-C (meist Anti C + C^w, auch Anti-CD). Als bes. Typen (STURGEON 1958) C^N u. C^n (nur bei Weißen bzw. Negern), als Varianten C^u (RACE u. M. 1948; meist mit Anti-C erfaßt), C^w (CALLENDER u. M. 1946; mit Anti-C^w erfaßt; bei Weißen ca. 5%), C^x (STRATTON u. M. 1954; etwa 1‰). – **c:** (LEVINE u. M. 1941) mit Anti-c (oft als Anti-cE) nachweisbares Rhesus-AG; bei Weißen in etwa 80%. Vermeintl. Variante c^V (RACE u. M. 1948) später als Positionseffekt gedeutet.

Antigen Ca, Cavaliere: (WIENER u. M. 1953) ein Individual-AG. – **Cellano:** ↑ Antigen k. – **Chr:** (KISSMEYER-NIELSEN 1955) ein Individual-AG. – **Cl^a, Caldwell:** (WALLACE u. M. 1963) Individual-AG mit Beziehungen zum MNSs-System. – **Cs^a:** (GILES u. M. 1965) bei Europäern zu 98% nachgewiesen.

Antigen D: (LANDSTEINER u. WIENER 1940) der mit Anti-D (= Anti-Rh) nachweisbare »Rh-Faktor« als Haupt-AG des ↑ Rhesus-Systems; bei Weißen etwa in 85%. Bei Rh-neg. Müttern AK-Bildg. gegen D des Feten u. damit dessen Schädigung mögl. (↑ Morbus haemolyticus neonatorum). Aus D-neg. Elternkombination keine D-pos. Kinder! – Ein nur durch einige D-Seren agglutinierbares D^u (STRATTON u. M. 1946) existiert in verschied. Stärken (gegenüber D abgeschwächt).

Antigen Di^a, Diego: (LEVINE u. M. 1954) bisher fast nur bei Indianern (bis 45%), Japanern u. Chinesen nachgewiesen. – **Do^a, Dombrock:** (SWANSON u. M. 1965) in Nordeuropa mit ca. 64% nachgewiesen. – **Donna:** (BUCHANAN u. M. 1960) mit Anti-Donna (inkomplett als Begleit-AK spezif. Antiseren) nachge-

Antigen Duffy

wiesen; Vererbung noch ungeklärt. – **Duffy**: ↑ Antigen Fy^a.

Antigen E: (RACE u. M.) der Faktor rh" des ↑ Rhesus-Systems, bei Weißen in ca. 30%; möglicherweise aus Partial-AG E + E^T bestehend. Als abgeschwächte Varianten: **E^u** (CEPPELLINI u. M. 1950; von WIENER mit rh(") bezeichnet) u. **E^w**: (GREENWALT u. M. 1950; nur einmal beobachtet, meist auch mit Anti-E nachweisbar. – **e**: (MOURANT 1945) AG des Rhesussystems bei Weißen in ca. 96%. – Die Variante **e^s** (SANGER u. M. 1960) ist bei Negern häufiger als bei Weißen. – s. a. SH-Antigen.

Antigen f: 1) (ROSENFIELD u. M. 1953) mit Anti-f (gelegentl. in Anti-c- u. Anti-e-Seren enthalten) nachweisbares AG, das durch eine 4. Serie von allen Genen des ↑ Rhesus-Systems gesteuert sein soll oder aber auf gemeinsamer Vererbung der Gene c u. e (Cis-Stellung) beruht. – 2) (WIENER) ↑ Antigen Fy^b. – **Fy^a, F**, **Duffy**, **Pluym**: (CUTBUSH u. M. 1950) AG des ↑ DUFFY-Systems; bei Weißen in ca. 60–80% (Australier 100%, Indianer 0%). – **Fy^b, f**: (IKIN 1951) AG des ↑ DUFFY-Systems; bei Weißen in ca. 20–40%.

Antigen G: 1) (ALLEN u. M. 1958) bei einer Frau Crosby festgestelltes Rhesus-AG (»Crosby-Typ«), das mit Anti-C u. Anti-D neg., mit Anti-CD (= Anti-G) pos. reagierte (Gen-Ort zwischen D u. C? Nach WIENER Allel r^G). – 2) (Imamura 1934) bei Japanern gefundenes AG, nach HENNINGSEN (1954) mit P identisch.

Antigen Ge, Gerbich: (ROSENFIELD u. M. 1960) sehr häuf. AG (25 000 Engländer durchweg pos.). – **Go^a, Gonzalez**: (ALTER u. M. 1963) ein Individual-Antigen. – **Good**: (FRUMIN u. M. 1960) ein Individual-AG. – **Gr**: (GRAYDON 1946) erwies sich 1959 (SIMMONS u. M.) als mit V^w identisch. – **Gy**: an Blutkörperchen mit aus Erdnüssen gewonnenem Anti-Gy (BOYD u. M. 1959) nachweisbar.

Antigen He, Henshaw: (IKIN u. M. 1951) zu NS (Zentralafrika) oder MS (Südafrika) in Beziehung stehend; bei Negern in 3–5%, bei Weißen nie. – **hr**: ↑ Tab. »Rhesus-Nomenklatur«. – Anti-hr = Anti-f; Anti-hr' = Anti-c; Anti hr" = Anti-e; Anti hr^v = Anti-V. – **Hu, Hunter**: (LANDSTEINER u. M. 1934) nur bei Zugehörigkeit zur Gruppe MN oder N auftretend; bei Negern in ca. 20%, bei Weißen nie.

Antigen I: (MARSH 1960) fast allg. vorhanden, mit dem Kälte-AK Anti-I (WIENER u. M. 1959) nachweisbar.

Antigen Jay: ↑ Antigen Tj^a. – **Jk^a, J, Kidd**: (ALLEN u. M. 1951) mit Anti-Jk^a (»Anti-Kidd«) nachweisbar; bei Weißen in ca. 75%. – **Jk^b, j**: (PLAUT u. M. 1953) mit Anti-Jk^b nachweisbar; bei Weißen in ca. 25%. – **Jobbins**: (GILBEY 1947) ein Individual-AG. – **Js^a, Sutter**: (GIBLETT 1958) bei Negern in ca. 20% nachgewiesen, bei Weißen bisher nicht gefunden. – Dazu in Beziehung stehend **Js^b** (WALKER u. M. 1963).

Antigen K, Kell, Si: (COOMBS u. M. 1946) mit Anti-K (einer Frau Kellacher) nachweisbares AG des ↑ Kell-Cellano-Systems; bei Weißen in 6–11%, bei Chinesen, Japanern u. Indianern nie. – Dagegen findet sich **K^u** (CORCORAN u. M. 1961) bei allen Personen mit Gen K^b, k^b u k^a. – **k**: (LEVINE u. M. 1949) mit Anti-k (»Anti-Cellano«) nachweisbares AG des ↑ Kell-Cellano-Systems; bei Weißen in 89–96%, bei Mongoliden in 100%. – **Kidd**: ↑ Antigen Jk^a. – **Kp^a**, Penney: (ALLEN u. M. 1957) mit Anti-Kp^a (des Blutspenders Penney) nachweisbares AG (mit Beziehung zum ↑ KELL-System); bei Weißen in etwa 2%. – **Kp^b, Rautenberg**: (FUDENBERG 1956) mit Anti-Kp^b (»Anti-RAUTENBERG«) nachweisbares AG (mit Beziehung zum ↑ Kell-System).

Antigen L: ursprüngl. für Le^a u. Lu^a. – **Lan**: (M. HART u. M. 1961) von AB0-, Rh-, MNSs- u. Kidd-System unabhängig vererbbares Universal-Ag. – **Le^a, Lewis**: (MOURANT 1946) mit Anti-Le^a (ursprüngl.: Anti-L$_1$) nachweisbares AG des ↑ LEWIS-Systems; bei erwachsenen Weißen in etwa 20–25%, bei Säuglingen (bis zu 3 Mon.) in etwa 79%. – Dagegen kommt das mit Anti-Le^b (= Anti-L$_2$) nachweisbare Le^b (ANDRESEN 1948) bei Erwachsenen in etwa 70%, bei Kindern seltener vor. – Ein Faktor Le^c (ISEKI u. M. 1957) existiert hypothetisch bei Le^a- u. Le^b-Negativität. – **Levay**: (CALLENDER u. M. 1946) ein Individual-AG. – **Lu^a, Lu^b**: s. u. Lutheran-Blutgruppe.

Antigen M: (LANDSTEINER u. M. 1927) mit Anti-M (entdeckt bei Absorption von Anti-Mensch-Seren) nachweisbares AG des ↑ MNSs-Systems; bei Weißen in 50–60%. Besitzt nach WIENER verschiedene Partialfaktoren (M$_i$, M$_{ii}$, M$_{iii}$ usw.). – **M$_2$** oder **M$_s$** (FRIEDENREICH u. M. 1938) als sogen. »schwaches M« (bei MN-Kindern) reagiert nicht mit allen Anti-M-Seren; bei **M^c** (DUNSFORD u. M. 1953) reagierten die Ery mit den meisten Anti-M-, aber auch mit einigen Anti-N-Seren; **M^e** (WIENER u. M. 1961) ist wahrsch. Partial-AG von M u. He; **M^g** (ALLEN u. M. 1958) ist weder mit Anti-M noch mit Anti-N erfaßbar (wahrsch. sehr selten). – **Mi^a, Miltenberger**: (LEVINE u. M. 1951) AG mit Beziehung zum MNSs-System. – **Mo**: (PROKOP u. M. 1951) ein Individual-AG. – **Mt^a**: (SWANSON 1962) AG mit Beziehung zum MNSs-System.

Antigen N: (LANDSTEINER u. M. 1928) AG des ↑ MNSs-Systems; bei Weißen etwa in 50–60%. Besitzt nach WIENER Partialfaktoren N$_i$ u. N$_{ii}$. – **N$_2$** oder **N$_s$** (CROME 1935) als sogen. »schwaches N« reagiert nicht mit allen Anti-N-Seren. – **0, Null**: s. u. AB0-System; s. a. Anti-Null.

Ny^a, Nyberg: (ÖRJASAETER u. M. 1964) AG mit Beziehung zum ↑ MNSs-System; Häufigkeit in Oslo 0,2%.

Antigen P: (LANDSTEINER u. M. 1927) AG des ↑ P-Systems; bei Weißen (Europa) in ca. 65–80%. Von ANDRESEN (1941) unterschiedene 3 Stärkegrade P$_1$, P$_2$ u. P$_3$, jetzt alle als »P$_1$« bezeichnet (s. a. Anti-P). – **P^k** (MATSON u. M. 1959) bisher nur bei einer Fam. gefunden. – **Penney**: ↑ Antigen Kp^a. – **Pluym**: (van LOGHEM u. M. 1950) ↑ Antigen Fy^a.

Antigen Rautenberg: ↑ Antigen Kp^b. – **Rh, rh', rh"**: ↑ Antigen D bzw. C bzw. E (des ↑ Rhesus-Systems). – **Ri^a**: (CLEGHORN 1962) AG mit Beziehung zum ↑ MNSs-System. – **Rm, Romunde**: (van der HART u. M. 1954) ein Individual-AG.

Antigen S: (WALSH u. M. 1947) AG des ↑ MNSs-Systems; bei Weißen in ca. 30%. – **s**: (LEVINE u. M. 1959) AG des ↑ MNSs-Systems; bei Weißen in ca. 90%. – **Sco**: (NAGEL 1953) ein Individual-AG. – **Si**: (WIENER u. M. 1947) ↑ Antigen K. – **Sm**: offenbar universell im menschl. Blut, wahrsch. durch Bu^a-alleles Gen determiniert. – **St^a**: (CLEGHORN 1962) bisher bei 3 Fam. nachgewiesenes AG mit Beziehung zum ↑ MNSs-System. – **Stobo**: (WALLACE u. M. 1959) ein

Individual-AG. – **Sutter**: ↑ Antigen Js^a. – **Sw^a**, SWANN: (CLEGHORN 1959) ein Individual-AG.

Antigen Tj^a: (LEVINE u. M. 1951) bei fast allen Menschen vork. AG, nachweisbar mit Anti-Tj^a (= Anti-P+P$_1$). – **Tr^a**: (T. E. CLEGHORN) nach dem Namen Traversu benanntes Familienantigen.

Antigen U: (WIENER u. M. 1953) AG des ↑ MNSs-Systems, vork. bei allen Weißen, nicht nachzuweisen bei ca. 12% der untersuchten Neger (gleichzeitig keine Reaktion mit Anti-S u. Anti-s).

Antigen V: s. u. Anti-V. – **Vel**: (SUSSMANN u. M. 1952) fast universelles AG. – **Ven**: (van LOGHEM u. M. 1952) ein Individual-AG. – **Vr, Ve**: (VAN DER HART u. M. 1958) AG mit Beziehung zum ↑ MNSs-System. – Extrem selten der 1954 mit Anti-Vw (= Anti-Gr?) nachgewiesene Faktor **Vw**.

Antigen Wiel: (CHOWN u. M. 1962) AG des ↑ Rhesus-Systems (Parital-AG von D^u?). – **Wr**: (HOHLMANN 1953) s. u. Wr-Faktoren.

Antigen X: ↑ X-Faktor (2), s. a. Anti-X. – **Xg^a**: (MANN u. M. 1962) X-chromosomal-geschlechtsgebunden vererbtes AG; bei Weißen in ca. 87 bzw. (♂) 64%; pathogenet. Bedeutung beim KLINEFELTER* Syndrom?

Antigen Yt, Yt^a: (EATON u. M. 1956) bei 99,62% der untersuchten Engländer festgestellt. – **Yt^b**: (GILES u. M. 1964) bei Weißen in ca. 8% nachgewiesen.

Antigen Z^a: (HIRSZFELD 1960) ein Individual-AG.

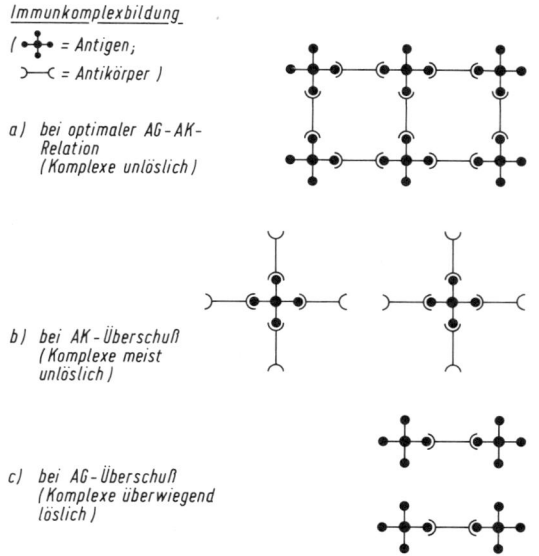

Immunkomplexbildung
(•+• = Antigen;
)—(= Antikörper)

a) bei optimaler AG-AK-Relation
(Komplexe unlöslich)

b) bei AK-Überschuß
(Komplexe meist unlöslich)

c) bei AG-Überschuß
(Komplexe überwiegend löslich)

Antigen-Antikörper|-Komplex: ↑ Immunkomplex. – **A.-A.-Reaktion**, AAR: reversible Verbindung (über von pH u. Ionenstärke abhängige physikochem. Wechselwirkungen) von AG u. - spezif. - AK zum immun-inakt. AG-AK-Komplex; bei Ablauf im Organismus (»humorale Immunreaktion«) häufig von klinisch faßbarem Symptom gefolgt. Kann unter Laboratoriumsbedingungen als Präzipations-, Agglutinations-, Agglutinationshemmungs-, Komplementbindungs- oder Neutralisationsreaktion, ferner mit markierten AK als Immunfluoreszenz- oder Radioimmunreaktion sichtbar gemacht werden u. zum Nachweis von AG bzw. AK dienen.

Antigen|-Drift: *virol* s. u. Antigen-Shift. – **A.-Einheit**: die kleinste AG-Menge, die eine Komplement-Einh. (in einer Ery-Suspension) so bindet, daß keine Hämolyse eintritt.

Antigen|formel: *bakt* formelart. Darstg. des AG-Musters eines Baktn.-Typs, z. B. im ↑ KAUFFMANN*-WHITE* Schema. – **A.gemeinschaft**: *bakt* Vork. gleicher (Teil-)AG bei verschied. Baktn.stämmen.

Antigenhalter-Theorie: (PIETRUSKY 1944) von allen im Serum in haptogener Form enthaltenen AG werden die genet. determinierten auf den »AG-Haltern« (Rezeptoren) der Ery aufgenommen u. damit vollantigen.

Antigenität: Fähigkeit, als AG zu wirken; s. a. Immunogenität.

Antigen|konkurrenz: *immun* s. u. Konkurrenz. – **A.muster, -mosaik**: die Summe aller (Partial-)AG-Qualitäten eines Individuums; von prakt. Bedeutung für die Unterscheidung sonst ähnlicher Keime (z. B. Esch. coli u. Salmonellen), in der Blutgruppenserologie zur Identifizierung eines Individuums (z. B. Vaterschaftsausschluß).

Antigen-Pneumometrietest: Ermittlung des aktuellen Allergens (insbes. zur Frühdiagnose des Asthma bronch.) durch Aerosol-Belastung (nach Hauttitration u. Leerinhalation) mit 0,5 – 1,0 ml der AG-Lsg. unter pneumometr. Kontrolle des Bronchialwiderstandes (Exspirationsstoß); bei pos. Test meist Bronchospasmus für 5-20 Min.

Antigen|-Shift: *virol* beim Grippevirus 8-20 J. nach einer Pandemie Auftreten völlig neuer Subtypen, deren Hüllen-AG keine Verwandtschaft mehr mit denen der vorhergehenden aufweisen (auch nicht mit deren Drift-Formen, wie sie alle 2-4 J. durch kleinere AG-Veränderungen entstehen). – **A.spezifität**: an die Oberflächenstruktur des Moleküls gebundene Eigenschaft des AG, die Bildung des spezif. AK (mit dem ausschließlich es wieder reagiert) anzuregen.

Antigen|toleranz: ↑ Immuntoleranz. – **A.wechsel**: *bakt* verändertes antigenes Verhalten von Bktn.stämmen, insbes. das Fehlen oder die Veränderung des normalen O-Antigens bei Rauhformen (z. B. Typhus-Koli-Gruppe); vgl. Formen-, Phasenwechsel.

Anti|gerinnungsmittel: *pharm* ↑ Antikoagulantia. – **A.gewebskonvertin(-Komplex)**: »Antikonvertin« als Inhibitor der intermediären Prokoagulans-Aktivität, die sich aus Gewebsthrombokinase in Anwesenheit von Ca u. Prokonvertin bildet. Wahrsch. mit Antithrombin-III- u. Heparin-Kofaktor-Aktivität ident.

Anti-G-Hose: Zusatzkleidung für Besatzungen schneller Flugzeuge zum Schutz gegen ein Blackout bei hoher pos. Beschleunigung (G = gravity = Schwerkraft), indem mit Preßluft aufblasbare Kammern das Absacken des Blutes in die unt. Körperabschnitte verhindern.

Antiglobulin: nach Immunisierung mit einem artfremden Globulin gebildeter AK, der mit dem Globulin in Form einer Präzipitation reagiert; s. a. Antihumanglobulin. – **A.-Konsumptionstest**, AGK-, STEFFEN* Test: AK-Nachweis durch Titerschwund (Verbrauch) eines Antihumanglobulin-Serums, das der zu untersuchenden Zellsuspension zugesetzt

Antiglobulin-Test

wird. – Modifiziert als **A.-Neutralisationstest** (DACIE). – **A.-Test**: ↑ COOMBS* Test.

Antiglomerulusbasalmembran - Antikörper - Nephritis, Anti-GBM-Nephr.: durch gegen die glomeruläre Basalmembran gerichtete (u. dort nebst Komplement immunfluoreszenz-mikroskopisch nachweisbare) AK hervorgerufene Nephropathie, z. B. beim GOODPASTURE* Syndrom, als rasch-progred. Glomerulonephritis.

Anti-Gm-Mechanismus: *serol* ↑ STEINBERG*-SPEISER* Phänomen.

Antigonorrhoika: *pharm* gegen Gonorrhö wirksame Mittel; früher v. a. Silbersalze zur Lokalbehandlung (Argentum proteinicum, Argentamin u. a.), heute meist Penizilline.

Anti-H: (MORGAN 1948) durch einen dem menschl. Null-AG verwandten AG-Komplex (Shigella A_1) provozierter »heterogenet.« AK. Die z. B. für Rinder normalen Anti-H-Seren in letzter Zeit auch im Menschen nachgewiesen; z. T. zum Nachweis der Blutgruppen 0 u. A_2 geeignet.

Antihämolysin: Eigenschaft eines Serums (bisher ohne sichere stoffl. Grundlage), die lysierende Wirkung auf Erythrozyten zu hemmen.

antihämophiles Globulin, AHG: **1)** AHG A: ↑ Faktor VIII. – **2)** AHG B: ↑ Faktor IX. – Das rezessiv-geschlechtsgebundene Fehlen (oder starke Erniedrigung) des sogen. »Antihämophilie-Faktors« (i. e. S. nur VIII) im Serum führt zur Hämophilie A bzw. B; geringe Verminderung wird auch bei Angiohämophilie- u. v. WILLEBRAND*-JÜRGENS* Syndrom beobachtet. – Ein AHG-Präp. der Behringwerke (zus. mit Eiweißfraktionen isolierter Faktor VIII; keine Gewähr für Virusfreiheit!) wirkt nur i.v. als Hämostyptikum bei Hämophilie A u. ä. hämorrhag. Diathesen.

antihämorrhagisches Vitamin: ↑ Vitamin K.

Anti-HAV: Antikörper gegen **H**epatitis-**A**-**V**irus.

Anti|helminthika: ↑ Anthelminthika.

Antiheparin: Substanz, die in vitro u. in vivo α-Heparin oder Heparinoide ausschaltet, z. B. Protaminsulfat, Toluidinblau, Polybrene (Hexadimethrinbromid; polymerer Stoff). – Eine A.-Aktivität ferner in Thrombozyten u. in Geweben (↑ Thrombozytenfaktor 4).

Antihistaminika, -histamine: *pharm* Substanzen, die die Histaminwirkung durch Blockierung der spezif. Gewebereozeptoren hemmen; strukturell sehr unterschiedlich, aber mit gemeinsamem Wirkungskern R_1–R_2–X–C–C–N · R_1–R_2 (X = O, N, S oder C, d. h. Äthylendiamin-, Kolamin-, Propylamin-Derivate). Anw. bei Allergosen, allerg. Reaktionen; je nach Präp. darüberhinaus spasmolyt., adrenolyt., antiemet., lokalanästhet., (psycho)sedierende, fungistat. Eigenschaften; s. a. Schema »Allergie«.

Anti|hormone: (ANDERSON, COLLIP 1934) körpereigene Stoffe, die nach längerer Applikation von Proteohormonen deren Wirkung herabsetzen oder aufheben; z. B. Antithyreotropin, -gonadotropin. – Umstritten (wahrsch. nur spezif. Immunkörper gegen artfremdes Eiweiß; darüber hinaus Effekt einer hormonalen Gegenregulation?). – **A.humanglobulin**: Immun-AK, der vom Versuchstier (Kaninchen, Ziege, Meerschweinchen) nach Inj. gereinigten menschl. Globulins gebildet wird, je nach Reinheitsgrad als Anti-γ- oder Anti-non-γ-AK. – s. a. Antiglobulinkonsumptions-, COOMBS* Test.

Anti-Hr₀: (BUCHANAN 1955; WIENER) AK, der nur mit den Ery von Personen nicht pos. reagiert, die hinsichtl. des Super-R°-Gens (nach WIENER) homozygot sind.

Antihyaluronidase, AHD: gegen die Hyaluronidase hämolytischer Streptokokken gerichteter Inhibitor-AK, gruppenspezif. für A u. B bzw. C u. G. – Klin. Nachweis im **A.-Test** (»AHT«, »AHR«; mit Serum-Verdünnungsreihe + A-Streptokokken-Kulturfiltrat + Hyaluronsäure: nach Inkubation spezif. AAR u. Gerinnselbildg.); Normtiter 4000 – 8000 E (je nach Methode), erhöht bei Streptokokken-Infektion u. streptogenen Erkrn. (z. B. rheumat. Fieber).

Anti|hydropika: *pharm* gegen Hydrops wirkende Mittel, z. B. organ. Quecksilberdiuretika, Hydrochlorothiazid. – **A.hypertonika, -hypertensiva**, Hypotensiva: *pharm* Mittel gegen erhöhten Blutdruck; v. a. Veratrum- u. Rauwolfia-Alkaloide, Saluretika (z. B. Benzothiadiazin-Derivate, Phthalazine), Sympathikolytika, Ganglienblocker, MAO-Hemmer, Guanethidin, Methyldopa.

antiinflammatorisch: entzündungwidrig.

Antikanzerogene: belebte oder unbelebte Stoffe, die eine Malignom-Entstehung verhindern (bisher nur im Experiment in Ausnahmefällen).

Antikathode: *röntg* von der Anode gesonderte pos. Elektrode einer Rö.röhre (älterer Bauart), an der die Bremsstrahlung erzeugt wird.

antiketogene Substanzen: Inhibitoren der Ketonkörperbildung; v. a. native Verbindungen wie Glukose, Glykogen u. die »aketoplast.« Aminosäuren.

Antikinase, -kephalin: ↑ Antithrombokinase (die v. a. auch das Kephalin inaktiviert).

Antikoagulantien: Stoffe, die die Blutgerinnung hemmen; *pharm* i. e. S. die therap. angewandten, die thrombostatisch wirken, indem sie durch Verdrängung des Vit. K in die Prothrombinsynthese eingreifen (Kumarine, seltene Erden) oder die Thrombinaktivität blockieren (Heparin, Heparinoide, Indandione). – Bei Langzeit-Anw. Gefahr des A.-Ileus, der A.-Nekrose u. A.-Osteopathie. – Vgl. Antithrombotika.

Antikodon: *genet* ↑ Nodoc; s. a. Kodon.

Antikörper, AK: von Plasmazellen (= umgewandelte B-Lymphozyten) als Reaktion auf einen best. antigenen Reiz (↑ Selektionstheorie) synthetisierte u. sezernierte Immunglobuline (Ig) mit der Fähigkeit, das AG spezifisch zu binden (AG-AK-Reaktion). Sie zirkulieren im Blut (γ-Globulinfraktion) in freier (= **humorale AK**) oder gebundener Form (↑ Immunkomplexe) oder binden sich an best. Zielzellen (= zytophile ↑ AK) u. bilden so die Grundlage für die humorale Immunität u. die Allergie vom Soforttyp (bei Defekt ↑ Antikörpermangel-Syndrom bzw. Gammopathie). Nach chem. (↑ Immunglobulin) u. funktionellen Kriterien 5 Klassen: IgG (die »normalen« AK der späten Primär- u. der Sekundärreaktion, die als einzige die Plazenta passieren können; wirksam als agglutinierende [»Agglutinin«], präzipitierende [»Präzipitin«], blockierende, neutralisierende [s. a. Neutralisationstest] u. komplementbindende = zytotox. AK), IgM (AK der frühen Primärreaktion, mit Funktionen wie IgG), IgA (v. a. als »Sekret-IgA« im Speichel, Nasen-, Bronchial- u. Darmschleim), IgE (= Reagine = zytophile / AK), IgD (mit bisher unbekannter Funktion). – Der normale (komplette) AK ist bivalent (2 AG-Bindungsstellen); als mono- oder univalenter AK ist seine Funktion eingeschränkt (evtl. noch blockierend wirksam. s. a. Auto-, Hetero- (= heterophiler), Isoantikörper. – **antitoxische A.**: *virol* s. u. Neutralisationstest. – **blockierende A.**: 1) bei Desensibilisierung entsteh. inkomplette AK, die durch AG-Blockade eine allerg. Reaktion hemmen u.

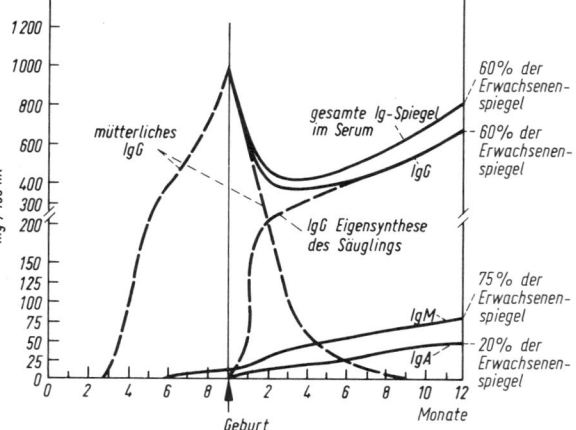

Antikörper-Spiegel im Serum des Feten und Säuglings. Fetales IgG stammt nur von der Mutter, IgM und IgA vom Feten selbst.

Sympte. verhindern. – 2) inkomplette Hämagglutinine, die erst bei Supplement-Zugabe wirksam werden; s. a. Agglutinoid. – **zellständ. A.**: an der Oberfläche von B-Lymphozyten nachweisbare AK (vor ihrer Sekretion). – **zelluläre A.**: obsolete Bez. für die Oberflächenrezeptoren der T-Lymphozyten (die früher als AK angesehen wurden). – **zytophile A.**: AK mit der Fähigkeit, sich – über ihren Fc-Anteil – an Zellen der gleichen oder einer fremden Spezies zu binden (= homo- bzw. heterozytotrope AK), um danach über ihren Fab-Anteil mit einem AG zu reagieren. Beim Menschen handelt es sich um IgE-AK, die entweder auf Mastzellen sitzen (bei AG-AK-Reaktion Freisetzung von Histamin mit anaphylakt. Reaktion) oder auf Makrophagen (»armierte M.«, nachweisbar durch Rosettentest). – **zytotox. A.**: zytolyt. AK (»Lysine«), die mit Hilfe von Komplement (»**komplementbindende A.**«) AG-tragende Zellen zerstören, indem die entstehenden Membrandefekte infolge Elektrolytverschiebungen einen Zusammenbruch des Membranpotentials bewirken u. die Zelle durch H_2O-Einstrom anschwillt. Gegen Ery gerichtete z. A. führen zur Hämolyse, gegen Leukozyten bzw. Blutplättchen gerichtete zum – oft langsamen – Absterben der mechanisch u. osmot. resistenten Zellen. Entstehen häufig als Ergebnis eines Autoimmunisationsvorganges (autoimmune hämolyt. Anämien, Agranulozytosen, Thrombozytopenien) u. im Rahmen der körpereigenen Abwehr (z. B. Bakteriolyse); s. a. Zytotoxizität.

Antikörpermangelsyndrom, AMS: angeb. oder erworb. (Nephrose, Leukose, Dys-, Para-proteinose) Defekt der AK-Bildung, mit Verminderung (= **hypogammaglobulinäm. A.**, bei Jugendl. u. Erwachs.) oder völl. Fehlen des Gammaglobulins (= **agammaglobulinäm. A.**; s. a. A-, Hypo-, Dysgammaglobulinämie, BRUTON*-GITLIN* Syndrom), nur selten als **normogammaglobulinäm. A.** (bei Erwachs. u. Kindern). Klin.: starke Anfälligkeit gegen bakterielle Infekte des Respirations- u. Intestinaltraktes (»Immunparalyse«), Fehlen der Plasmazellen u. ihrer Vorstufen, Fehlen humoraler AK nach akt. Immunisierung; als sogen. **kombiniertes A.** (verschiedenster Genese) auch mit Defekt der zellulären Immunität; s. a. Tab. »Immundefekt-Syndrome«.

Antikörper-Thrombozytopenie: Thr. durch antithrombozytäre Auto- (Nachweis evtl. schwierig), Iso- (z. B. nach häuf. Transfusionen) oder Hetero-AK (z. B. in Faktor-VIII-Konzentrat aus tier. Plasma) oder aber infolge sek. Thrombozytenschädigung bei AG-AK-Reaktion. – Daneben auch Panzytopenien, bei denen antierythro-, -leuko- u. -thrombozytäre AK im Serum nachweisbar sind.

Anti|komplement: Serumsubstanz, die bei der KBR auf das Komplement hemmend wirkt, ohne an der Spezifität der Reaktion beteiligt zu sein; s. a. Eigenhemmung. – **A.konvertin**: / Antigewebskonvertin. – **A.konvulsiva**, Ant(i)epileptika: *pharm* Mittel, die das Auftreten u. die Intensität zentral bedingter – v. a. epilept. – Krämpfe ganz oder teilweise hemmen (indem sie die Krampfschwelle erhöhen); z. B. Barbiturate, Hydantoine, Sukzinimide, Oxazolidine. – **A.konzeption**: / Konzeptionsverhütung; s. a. Kontrazeptiva.

Anti-Ku: (CORCORAN 1961) bei einer Frau Peltz nachgewiesener AK (mit mehreren Spezifitäten?), der dem Kell-System zuzuordnen ist u. mit dem ein nahezu universell in menschl. Erythrozyten vorhandenes AG bestimmt wird.

Anti-Kükendermatitis-Faktor: / Pantothensäure.

Antikus: »Musculus anticus«, als alte Bez. für 1) / Musc. cricothyroideus; bei **A.-Lähmung** (selten isoliert) infolge postdiphther. Neuritis des N. laryngeus cran.: schlaffer Stimmlippenrand, Unsicherheit u. rasche Ermüdung der Stimme, Anästhesie von Kehlkopf u. Pharynx, fehlender Kehldeckelschluß (Verschlucken). – 2) / Musc. tibialis ant.; als **antagonist. A.-Reflex** (auch: paradoxer Antagonisten-, PIOTROWSKI* Reflex) kommt es bei Beklopfen des Muskels (zwischen Tuberositas tibiae u. Fibulaköpfchen) zur Kontraktion u. damit zur Plantarflexion des dorsalflektierten Fußes mit Streckung im Kniegelenk (pass. Dehnung des M. triceps surae); meist pos. bei gesteigertem ASR; für Pyramidenbahnläsion nicht beweisend.

Antileprotika: *pharm* Mittel gegen Lepra; v. a. Sulfone (Diaphenyl-, Gluco-, Thiazol-, Aldesulfon, meist Na-Salz), Äthylmerkaptane (z. B. BAL), Thiosemikarbazone, Phenazine, Chaulmograöl u. seine Säuren, Streptomycin.

antileukozytäre Substanzen: / Leukozyten-AK.

Antilymphozytenserum, ALS: nach Immunisierung mit gereinigten menschl. Lymphozyten gewonnenes Immunserum (meist vom Pferd; bei entspr. Dosierung als Hochimmunserum), das beim Empfänger nach wiederholter Inj. eine starke Lymphopenie hervorruft (Suppression v. a. der zirkulierenden T-, schwächer auch der B-Lymphozyten). Klin. Anw. (nach Vorabsorption mit Ery u. Plasmaproteinen) zur Hemmung

Antimeren

der zellulären Transplantatabstoßung sowie zur Ther. von Autoaggressionskrankhtn. u. best. Leukämieformen; als reine IgG-Fraktion (Antilymphozytenglobulin, ALG) nur schwach antigen wirksam.

Antimeren: spiegelbildlich gleiche »Gegenstücke« eines bilat.-symmetr. Tierkörpers.

Antimerkurialisten: *histor* die Gegner der Quecksilber-Ther. der Syphilis (16.–19. Jh.).

Antimetaboliten: den Intermediärstoffwechsel auf einer best. Stufe hemmende synthet. Substanzen, die auf Grund ihrer Strukturverwandtschaft den Stoffwechselplatz des natürl. Metaboliten einnehmen, nicht aber dessen physiol. Funktion; z. B. das antibiot. Sulfanilamid anstatt des Bakterienwuchsstoffes p-Aminobenzoesäure. Wicht. Arbeitsmodell insbes. der Malignom-Chemother. (↑ Antineoplastika).

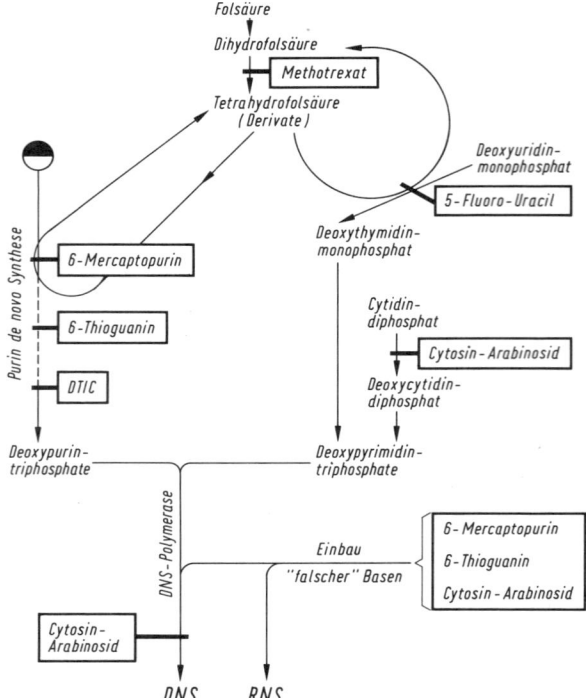

Angriffspunkte von **Antimetaboliten** (nach SAUER u. WILMANNS 1979)

Antimitotika: mitosehemmende Gifte, z. B. Kolchizin, Podophyllin, Vinca-Inhaltsstoffe.

Antimon, Stibium, Sb: Arsen-ähnl. Halbmetall, Atomgew. 121,75; toxisch (MAK 0,5 mg Staub/m^3), auch in Salzform (↑ Stibialismus). *therap* Anw. der 3- u. 5wert. organ. Verbindgn. (z. B. Stibophen, Na-Antimonyl-glukonat, -thioglykolat, -dimerkaptosukzinat, Antimonylkaliumtartrat; Neostibosan, Na-stiboglukonat) bei Schistosomiasis, Leishmaniase, Filariasis, Kala-Azar, Mycosis fungoides u. a. – **A.butter, A.trichlorid**, Stibium chloratum: hygroskop. Kristallmasse, giftig; früher zum Ätzen syphilit. Geschwüre; Reagens auf Vit. A. (↑ CARR*-PRICE* Reaktion).

antimongoloide Lidachse: s. u. Lidspalte.

Antimonose: ↑ Siliko-Antimonose.

Antimon|-Test (Chopra*): unspezif. Kala-Azar-Nachweis anhand der Serumglobulin-Zunahme, erfaßt als typ. Ausflockung nach Zusatz eines gelösten Sb(V)-Präp. (z. B. Neostibosan) in 3 Serumproben ansteigender Verdünnung. – **A.zähne**: bei gewerbl. Umgang mit A.trioxid (Sb$_2$O$_3$) orange-rote bis gelblichbraune Verfärbung (Sb-sulfid) der Zähne, v. a. an rauhen oder defekten Stellen, bzw. bei Prothesenträgern des Zahnfleischsaumes; mechanisch nicht zu entfernen.

Antimonyl-Kaliumtartrat, Antimon-, Brechweinstein, Tartarus antimoniatus s. emeticus s. stibiatus: K(SbO)C$_4$H$_4$O$_6$; widerlich süßes, wasserlösl. Kristallpulver, das Brechreiz auslöst, in therap. Dosen (bis 3mal tgl. 0,0025 bis 0,008 g) expektorierend wirkt; max. ED 0,1 g; als Nebenwirkungen v. a. Magen-Darmreizung.

Anti-M-Präzipitin: gegen die typenspezif. M-Substanz der Streptokokken gerichteter AK; diagnostisch genutzt zum immunbiol. Nachweis insbes. der akuten Polyarthritis (wobei hohe Titer mit spätem Maximum für eine Herdinfektion sprechen).

Anti-Müllerian hormone: ↑ AMH.

Antimutagene: Agentien, die spontane oder induzierte Mutationsraten herabsetzen; entweder von außen einwirkende »Protective compounds« (Sulfhydryl-Verbindungen, Salze von Karbonsäuren, Alkohole, stark reduzierende Stoffe), Lichtstrahlen (↑ Photoreaktivierung) u. Temperaturänderungen (»Hitzereaktivierung«) oder aber zelleigene Puffersysteme u. Enzyme (z. B. Katalase).

Antimykotika: gegen – krankheitserregende – Pilze wirkende Mittel, ↑ Fungizide, ↑ Fungistatika.

Antineoplastika: *pharm* Tumorwachstum hemmende Substanzen; insbes. Alkylantien (z. B. Stickstoff-Lost, Endoxan u. a.), Mitosegifte (↑ Antimitotika), Antimetaboliten (z. B. Folsäure-Antagonisten, Methotrexat u. a.), Peroxid-Bildner (Natulan® u. ä.); s. a. Zytostatika. Anw. (mit meist zeitlich begrenztem Effekt) v. a. bei hämatol. Systemerkrn. wie Leukämie, Lymphogranulomatose, Plasmozytom etc., beim Chorionepitheliom, WILMS* Tumor, generalisiertem Mamma-Ca. u. a., meist als hochdosierte Polychemother. (evtl. in Kombin. mit chir. u. Strahlenther.).

Anti|neuralgika: Mittel gegen Neuralgien (↑ Analgetika). – **A.nieren-Serum**: s. u. Nierenantikörper. – **A.noradrenergika**: ↑ Antiadrenergika.

antinukleäre Faktoren, ANF: gegen Zellkernbestandteile wie DNS, Histone, RNP, Nukleolus-RNS, fibrilläre Proteine etc. gerichtete AK (γ-Globuline, wahrsch. Auto-AK); als erster nachgewiesen der ↑ Lupus-erythematodes-Zellfaktor.

Anti-Null: AK in – früher als spezifisch beschriebenen – Anti-0-Seren (tier. Normal- u. Immunseren), bei dem es sich aber meist um ↑ Anti-H handelt.

Anti|östrogene: Substanzen, die den Östrus unterdrücken; neben pflanzl. Stoffen (aus Polygonum hydropiper, Lithospermum ruderale, Sanguisorba) v. a. gegenregulatorisch wirksame Hormone wie Progesteron u. Testosteron-Derivate (z. B. bei der antihormonellen Krebsther. sowie die synthet. Wirkstoffe Ethamoxytriphetol u. Clomifenum. – **A.ovulantien**: *pharm* ↑ Ovulationshemmer.

Anti-P: (LEVINE 1951) bei einer Frau Jay nachgewiesener AK (ein Anti-Tj^a). Da nach SANGER (1955) ein Zusammenhang mit dem Antigen P besteht, jetzt »Anti P+P$_1$« (n. VAN LOGHEM 1950: »Anti-Pluym«) oder »Anti P$_1$+P$_2$« genannt.

Anti|parasitika: *pharm* Mittel zur Bekämpfung, Abtötung oder Abtreibung von Parasiten, auch als Chemoprophylaktikum oder ↑ Repellent. – **A.parkinsonika:** *pharm* Mittel gegen Parkinsonismus; früher Atropin u. Belladonna-Präp., Bromide, Mg-salze i.v., Vit. B$_6$. Bulbokapnin, Harmin u. a.; heute Synthetika wie Trihexyphenidyl u. Derivate (Cycrimine, Procyclidin, Biperiden), Benztropin, Phenglutarimid, Amantadin sowie L-Dopa. – **A.pellagra-Vitamin:** ↑ Nikotinsäure(amid). – **A.penizillinase-Faktor:** *mykol* von Penicillium-Arten gebildeter Penizillinase-Hemmer. – **A.peristaltik:** der physiol. Peristaltik entgegengesetzte (»rückläuf.«) Muskelbewegung in Hohlorganen.

Antiperniziosa|-Faktor: ↑ Vitamin B$_{12}$. – Auf dem Zusammenwirken des »extrinsic« (Vit. B$_{12}$) u. des »intrinsic factor« beruht das **A.-Prinzip** (CASTLE), das für die normale Blutbildung Voraussetzung ist (Fehlen des letzteren führt zur Vit.-B$_{12}$-Resorptionsstörung, aus der sich eine megaloblast. Anämie entwickeln kann).

Anti|phase: *neurol* ↑ Phasenumkehr. – **A.phlogistika:** *pharm* Mittel, die – begrenzten – Entzündungen örtlich oder über die Blutbahn entgegenwirken.

Anti|plasmin: ↑ Antifibrinolysin. – **A.poden:** *chem* optisch akt. Substanzen, die die Polarisationsebene des Lichts in entgegengesetzter Richtung drehen (d. h. als R- u. L-Form). – **A.port:** *biochem* s. u. Transportsysteme.

Anti|proaccelerin: (HÖRDER) spezif. Inhibitor des Gerinnungsfaktors V bei fam. Hypoproakzelerinämie (↑ Parahämophilie). – **A.prothrombinase:** Inhibitor des endogenen Prothrombin-Umwandlungsfaktors, der sich aus Blutthrombokinase in Anwesenheit von Ca u. aktiviertem Prokonvertin bildet; wahrsch. von Antithrombin III, Heparin-Kofaktor u. Antigewebskonvertin verschieden. – **A.prothrombokinase:** die die Entstehung aktiver Blut- u. Gewebsthrombokinasen hemmenden Stoffe, v. a. Heparin, wahrsch. aber auch Hirudin u. AK gegen Faktor VIII u. IX.

Antipruriginosa: *pharm* Mittel gegen Juckreiz.

Anti|pyrese: therap. Anw. fiebersenkender Maßnahmen u. Mittel (»**A.pyretika**«). – **a.pyretisches Bad:** ↑ Abkühlungsbad.

Antipyrin®: (KNORR 1883) ↑ Phenyldimethylpyrazolonum. – **A.-Exanthem, Antipyrimid:** fixes ↑ Arzneimittelexanthem nach Einnehmen von A.® (-Derivaten); s. a. Toxikodermie.

anti|rachitisches Vitamin: ↑ Vitamin D. – **a.retikuloendotheliales Serum:** ↑ BOGOMOLEZ* Serum.

Antirefluxplastik: Reflux-verhindernde bzw. -beseitigende Op.; z. B. bei BILLROTH*-I-Magenresektion Prophylaxe des duodenogastr. Refluxes durch termino-lat. Gastroduodenostomie (SCHREIBER et al.), isoperistalt. Jejunuminterposition oder MAKI* pyloruserhaltende Resektion (↑ Abb.), bei Ureterostiuminsuffizienz mit vesiko-ureteralem Reflux z. B. als POLITANO*-LEADBETTER* Op.; s. a. Abb. »Ösophagojejunoplicatio«.

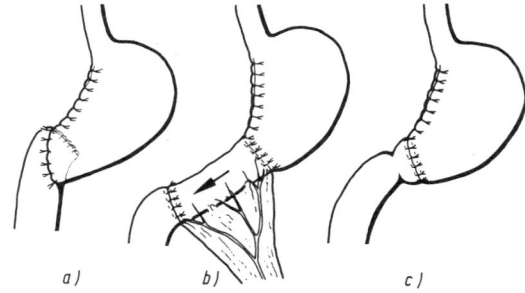

Antirefluxplastik: a) terminolaterale Gastroduodenostomie (SCHREIBER u. M.); b) isoperistalt. Jejunuminterposition: c) Pylorus-erhaltende Resektion nach MAKI.

Antirheumatika: *pharm* Mittel gegen rheumat. Erkrn.; dem großen Formenkreis entsprechend vielfält. Präp.-Gruppe: im akuten u. chron. Stadium kausal Penizillin, symptomatisch Glukokortikoide, Salizylate, Pyrazolone, Indometazin (u. a. Antiphlogistika), bei chron. Formen als Basisther. D-Penicillamin, Chloroquin u. Gold, ferner Immunsuppressiva (Typ Alkylantien).

Anti-Rh-Immunisierung: ↑ Rhesus-Sensibilisierung.

Antischwärmverfahren: *bakt* Unterdrückung des »Schwärmens« von Proteus vulg. bei der Reinzucht anderer Keime durch bes. Nährboden-Zusätze (»Antischwärmplatte«, z. B. mit 1 ‰ Chloralhydrat, Proteus-Immunserum = »Antischwärmserum«) oder Elektivnährböden.

Anti|sepsis: Zustand der bedingten Keimfreiheit (»Keimarmut«) von Personen oder Körperteilen durch Anw. von Desinfektionsmitteln bzw. ↑ Antiseptika. – **A.septik** als Wundversorgung 1847 eingeführt durch SEMMELWEIS mit Chlorwasser, fundiert durch LISTER (1864–1871) mit Karbolsäure (Spray, Waschungen, Okklusivverband). – **A.septika:** *pharm* bakteriostat. Substanzen, die – im Ggs. zu Chemotherapeutika u. Antibiotika – möglichst unspezif. wirken sollen u. sich von denselben chem. Stoffklassen ableiten wie die – bakteriziden – Desinfektionsmittel (z. B. Phenole, Halogene, Alkohole, Schwermetallsalze). – **a.septisch:** i. S. der ↑ Antisepsis wirkend, ↑ bakteriostatisch.

Antiserum: ↑ Immunserum.

Anti|skabiosa: *pharm* Mittel gegen Krätze (Skabies); v. a. Externa (Salben, Lösgn.) mit Schwefel u. organ. S-Verbindgn. (z. B. Dimethylthianthren), Crotamiton, Benzylbenzoat (auch im Perubalsam), γ-Hexachlorzyklohexan. – **A.skorbut-Faktor:** ↑ Askorbinsäure.

Anti|somatogen: urspr. Bez. für ↑ Antigen. – **A.spasmodika:** *pharm* Mittel gegen Spasmen (der glatten Muskulatur), s. u. Spasmo-, Parasympathikolytika.

Antistaphylolysin, AStL: AK gegen das von Staphylokokken gebildete Staphylolysin. Als Einh. (»AStE«) gilt die Menge A., die eine Staphylolysin-Einh. (Standard-Staphylolysin) neutralisiert. Der in der **A.-Reaktion** (»AStR«) bestimmte Serum-A.-Titer (»AStT«, normal bis 4 E.) ist nach Staphylokokkeninfekt erhöht (öfter auch bei pcP).

Antisterilitätsviatmin

Antisterilitätsvitamin: ⟋ Vitamin E.

Anti-Stiffness-Faktor: (engl. = Steifheit) fettlösl. Stoff (z. B. in grünen Pflanzen, roher Sahne, Zuckersirup), der den P-Stoffwechsel regulieren u. einer »Gewebsverhärtung« (einschl. Gefäßsklerose) entgegenwirken soll; akt. Prinizp wahrsch. Ergostanylazetat. Therap. Anw. bei Sklerodermie.

Anti-Stobo: (WALLACE 1959) AK zum Nachweis des Individual-Antigens Stobo.

Antistreptokinase, ASK: AK gegen die von Streptokokken gebildete Streptokinase. Als Einh. (»ASKE«) gilt die Menge A., die eine Lösung des Standard-Gerinnungssystems durch 1 Streptokinase-E. in 30 Min. gerade noch verhindert. Serumtiter (normal bis 256 ASKE) ist nach Streptokokkeninfektion erhöht; als diagnost. Test (auch: »Antifibrinolysin-Test«) weitgehend durch ⟋ Antistreptolysin-Reaktion (AStR) abgelöst.

Antistreptolysin, ASL: AK (γ-Globulin) gegen das von Streptokokken gebildete Streptolysin O. Als Einh. (»ASE«) gilt die Menge A., die eine Streptolysin-E. (Standard-Streptolysin O) neutralisiert. Der in der sogenannten **A.-Reaktion** (»ASR«, »AST«; AG-AK-Reaktion zum Nachweis von AK gegen β-hämolysierende Streptokokken der Gruppen A, C u. G) bestimmte Serumtiter ist von der Durchseuchung der Bevölkerung abhängig u. beträgt in Deutschland normal bis 200–250 E.; erhöhte Werte nach Streptokokkeninfekt, für Diagnose u. Verlaufsbeurteilung einer akuten Polyarthritis wichtig. – **A.-Typ**: (TICHY u. M.) Verlaufsform der chron. Polyarthritis mit neg. Rheumafaktor, aber erhöhtem Antistreptolysin-Titer, so daß eine Streptokokkengenese – wie bei der akuten Polyarthritis – diskutiert wird. Rel. häuf. Herzbeteiligung (25–40%); Verwandtschaft zur sogen. zykl.-asymmetr. Verlaufsform?

Antisyphilitika: *pharm* Mittel gegen Syphilis; früher v. a. Hg-Präp., organ. As-Verbindgn., Bi-Salze, heute v. a. Penizillin (im Mehrkurensystem), bei Unverträglichkeit Tetrazykline, Erythromycin.

Anti-T: (FURUHATA 1939) AK in Hühnerseren, der menschl. Nonsekretor-Speichel präzipitiert.

antitetanischer Faktor 10, A. T. 10: ⟋ Dihydrotachysterin.

Antithenar: *anat* ⟋ Hypothenar.

Antithrombin, AT: *serol* gegen Thrombin gerichtete Aktivität; **1)** AT I: (SEEGERS) das Fibrinogen (Faktor I), das als naszierendes Fibrin stark thrombinadsorbierend wirkt. – **2)** AT II: sofort wirksames A., bestehend aus Heparin-Kofaktor in der α-Plasmafraktion u. aus α-Heparin; steigert die Thrombinadsorption an naszierendes Fibrin, hemmt Thrombin u. verstärkt die AT III-Wirkung. – **3)** AT III, Progressiv-, Serum-AT: Thrombin langsam-progredient inaktivierendes A. in der α_2-Fraktion, durch α-Heparin wirkungsgesteigert; bei Leberzirrhose vermindert, bei akutem Verschlußikterus vermehrt. Nach HENSEN u. LOELIGER der »Thrombuswachstumstendenz-begrenzende Faktor«. – **4)** AT IV: (SEEGERS) Sofort-A., das aus Prothrombin entsteht u. im Plasma nach Ätherbehandlung restiert (?). – **5)** AT V: (LOELIGER) Sofort-A. in der γ-Fraktion bei chron. Entzündung; bis 56° wärmeresistent, bei 100° zerstört; durch Protaminsulfat nicht neutralisiert. – **6)** AT VI: Sofort-A., das zugleich die Fibrin-Polymerisation stört; entsteht bei Einwirkung von Plasmin auf Fibrinogen bzw. Fibrin (auch in vitro); im Plasma bei Hyperfibrino(geno)lyse u. bei Ther. mit Streptokinase, Urokinase u. Plasmin-Präpn. nachweisbar. – **A.zeit**: ⟋ Thrombinzeit.

Antithrombokinase, -thromboplastin: Inhibitoren der Gewebs- bzw. Blutthrombokinase; außer physiol. Plasma-Substanzen (z. B. α-Heparin) auch die synthet. Heparinoide. Inaktivierung der Gewebsthromboplastine nur bei Ca-Präsenz; Aktivität offenbar nicht gegen die Plastine selbst, sondern gegen induzierte Intermediärprodukte (»Gewebskonvertinkomplex«) gerichtet. – Erworb. A. (in der γ-Globulin-Fraktion, z. B. bei Kollagenosen, arteriellem Verschluß, idiopath. Thrombopenie) verlangsamt die Thrombinbildung u. wird nicht an $BaSO_4$, $Al(OH)_3$ u. $Ca_3(PO_4)_2$ adsorbiert.

Antithrombotika: *pharm* Mittel, die Thrombenbildg. u. Thrombembolien verhüten oder heilen, insbes. Antikoagulantia u. Thrombo- u. Fibrinolytika (= A. 1. Ordng.), ferner andere Stoffe (= A. 2. Ordng.), die indirekt antithrombot. wirken (z. B. durch Verbesserung von Herzarbeit u. Kreislauf). – **antithrombozytäre Antikörper**: i. S. eines AK gegen die Oberflächenstruktur der Blutplättchen gerichtete Proteine, entweder spontan u. unspezif. als Auto-AK oder nach Blutübertragung als Immun-AK.

anti|thyreoid(al): gegen die Schilddrüsenfunktion gerichtet; z. B. **a.th. Stoffe** (⟋ Thyreostatika). – **a.thyreotrop**: gegen die Wirkung des thyreotropen Hormons gerichtet; z. B. das **a.th. Hormon** (»Antithyreotropin«) als einschläg. »Schutzstoff« im Blut (auch gegen Thyroxin?).

Antitoxin: »Gegengift«; vom Organismus bei Eindringen bakterieller, tier. oder pflanzl. Toxine – im Rahmen der akt. Immunisierung – gebildeter spezif. AK, der die Toxine (auch in vitro) neutralisiert; ein differenzierter, hitzelabiler (55°) Eiweißkörper. – **A.-Einheit, AE**: ⟋ Immunitätseinheit. – **antitoxisches Serum**: durch akt. oder künstl. Immunisierung gewonnenes Serum mit angereichertem Antitoxin für prophylakt. oder therap. Zwecke (⟋ Immunserum).

Antitragus *PNA*: der Ohrmuschelhöcker an der Grenze Anthelix/Ohrläppchen, durch die Incisura intertragica vom Tragus getrennt.

α_1-Antitrypsin: Glykoprotein im Humanserum (⟋ Tab. »Plasmaproteine«) mit Hemmwirkung auf Trypsin u. Chymotrypsin (elektrophoret. Polymorphismus, mindestens 3 Allelomorphe); normal 210–500 mg/100 ml. Hereditärer Mangel (»Hypo-α_1-Antitrypsinanämie«, ⟋ LAURELL*-ERIKSSON* Syndrom) geht mit Lungenemphysem einher; bei entzündl. Prozessen vermehrt; ein **A.-Test** (BERGMANN*-MEYER*, FULD*-GROSS*, MÜLLER*-JOCHMANN* Probe) als Nachweis einer erhöhten trypsinhemmenden Serumaktivität bei Tbk, Ca., Nephritis u. Schwangerschaft ist umstritten.

Anti|tumorogramm: ⟋ Onkobiogramm. – **A.tussiva**: *pharm* »hustenstillende«, d. h. auf das Hustenzentrum einwirkende u. den Hustenreflex hemmende Mittel, v. a. Kodein u. dessen natürl. u. synthet. – insbes. nichtnarkot. – Derivate; vgl. Expektorantia.

Anti-V: (DE NATALE 1955) AK, mit dem vermutl. ein zusammengesetztes AG (»Neger-AG«) des Rhesus-Systems nachgewiesen wird, wenn c u. e^s in Cis-Stellung vererbt werden.

Antivertiginosa: *pharm* Mittel gegen Schwindelzustände; häufig mit antiemetischer u. Antihistamin-Komponente.

Antivirus (Besredka*): (1914) mit Koli, Pyozyaneus, Strepto- u. Staphylokokken erschöpfend bebrütete, dann filtrierte u. sterilisierte Nährbouillon mit antibiot. (u. immunisierenden) Eigenschaften; örtl. Anw. (z. B. Antipiol®) bei Haut- u. Schleimhauterkrn.

Antivitamine: ↑ Vitamin-Antagonisten.

Anti-VS: (SANGER 1960) AK, mit dem ein wahrsch. zusammengesetztes Antigen dCe^s nachgewiesen wird.

Antiwirkstoff: ↑ Antimetabolit.

Anti-X: (AANDRESEN 1949) bei einer ♀ vom serol. Typ A$_1$ Le(a-b-) gefundener AK, der auch mit A$_2$ u. mit 0Le(a-b-) positiv reagierte; s. a. X-Faktor (2).

antixerophthalmisches Vitamin: ↑ Vitamin A.

Antizellkern-Antikörper (Seligmann*): ↑ antinukleäre Faktoren.

Antizipation: Vorverlegung, Vorwegnahme (z. B. antizipiertes ↑ Klimakterium); *genet* das von Generation zu Generation frühere (u. schwerere) Auftreten einer – v. a. neurol. – Erbkrankheit (vgl. Anteposition), heute fast durchweg als statist. Kunstprodukt angesehen.

Anton* Körperchen (JULIUS A., 1835–1915, Pathologe, Heidelberg): ↑ Thrombozyten.

Anton* (GABRIEL A., 1858–1933, Neurologe, Graz u. Halle) **Operation: 1)** ↑ Balkenstich. – **2)** A.*-SCHMIEDEN* Op.: Punktion der Cisterna cerebellomedullaris nach Fensterung der Membrana atlanto-occipit. – **A.* Zeichen: 1)** Nichtwahrnehmen der eigenen Blindheit bei best. bds. Okzipitalhirnprozessen; Spezialform der Anosognosie. – **2)** A.*-BABINSKI* Syndrom, Hemiasomatognosie: halbseit. Nichtwahrnehmung des eigenen Körpers u. seiner Ausfälle bei Scheitel- u. Schläfenhirnläsion.

Anton* Versuch: Nachweis von Listeria monocytogenes an der Meerschweinchen-Konjunktiva; ca. 8 Std. nach Applikation des verdächt. Materials ggf. Konjunktivitis mit Erregern im Eiter.

Antoniusfeuer: *histor* ↑ Ergotismus.

Antransportorgan, akustisches: s. u. Reizverteilungsorgan.

Antrieb: *psych* vitaler Impuls, der sich in Trieb, Wollen u. Motorik – meist auf eine best. Handlung hinzielend – auswirkt. **Antriebs|mechanismus** (Impuls- u. Reflexgeschehen) u. a. abhängig vom irritablen Gewebe, in dem der Vorgang ausgelöst wird. – **A.armut** findet sich als konstitut. Vitalitätsschwäche oder als Krankheitsfolge, **A.hemmung** oder **-verarmung** z. B. bei Depression, **A.vermehrung** bei affektiver Erregung, Schizophrenie, in der man. Phase, **A.verminderung** bei organ. Hirnschaden u. Schizophrenie.

Antritis: 1) *otol* Entzündung des Antrum mastoideum als bes. Verlaufsform der akuten Otitis media beim Säugling (fehlende Pneumatisation!); otoskop. Befund oft uncharakteristisch. – **2)** *rhinol* ↑ Sinusitis.

Antro|graphie: *röntg* ↑ Sinographie. – **A.phore:** *pharm* in eine Körperhöhle einzuführendes Arzneistäbchen; mit Kautschuk überzogene Metallspirale, außen mit Gelatine-Wirkstoff-Schicht; vgl. Bougies. – **A.skop(ie):** ↑ Sinoskop(ie). – **A.tomie:** op. Eröffnung des Antrum mastoideum; s. a. Mastoidektomie.

Antrum: (lat.) *anat* Höhle, Hohlraum; z. B. das **A. cardiacum** (der kurze, ampulläre Abschnitt der Speiseröhre unterhalb des Zwerchfells vor der Kardia), **A. Highmori** (↑ Sinus maxill.), **A. mastoideum** (*PNA*, A. tympanicum *BNA*; die größte Zelle des Warzenfortsatzes, die dessen pneumat. System über den Aditus ad antrum mit der Paukenhöhle verbindet), **A. pyloricum** (*PNA*, ↑ Abb. »Magen«).

Antrum|perforation: *dent, rhin* Eröffnung der Kieferhöhle bei Extraktion eines OK-(Prä)molaren, selten eines Eckzahns; Sympte.: pos. Nasenblasversuch, Austritt von Flüssigkeit aus der Nase beim Trinken; evtl. Sinusitis maxill. – **A.spülung:** *päd, otol* beim Säugling Einbringen lösl. Medikamente in das entzündete Antrum mastoideum nach Punktion vom Planum mastoideum aus.

Antwortpotential: *physiol* auf Reduktion des Hautwiderstandes u./oder Polarisationsvorgängen infolge Schweißsekretion beruhende Änderung eines Bestandpotentials der Haut (mit ableitbaren »Antwortströmen«) nach künstl. oder natürl. Reizung. – vgl. lokale Antwort, s. a. psychogalvanischer Reflex.

anukleal: (HEITZ 1935) adj. Bez. für Chromosomenabschnitte, die sich wegen geringerer DNS-Konz. nur schwach anfärben.

anular(is), an(n)ulär: (lat.) ringförmig.

Anulo|plastik: op. Einengung eines erweiterten Anulus fibrosus cordis (insbes. des Mitralringes bei Insuffizienz) durch Klappenraffung (»A.rrhaphie«) n. NICHOLS oder Aufsteppen einer Teflon-Ringprothese. – **A.zyten:** *hämat* Ring- oder Pessarformen der Ery als Ausdruck eines stark erniedrigten Hb$_E$ bzw. einer hochgrad. Hypochromie (bei allen Farbstoffanämien). An sehr dünnen Stellen eines Blutausstriches evtl. nur vorgetäuscht.

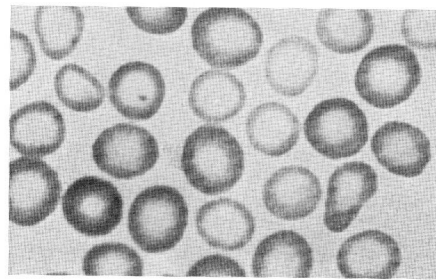

Anulozytose bei chron. Blutungsanämie.

Anulus *JNA, PNA,* Annulus *BNA:* kleiner Kreis, Ring. – **A. ciliaris:** ringförm. oberfläch. Teil des Ziliarkörpers zwischen Iris u. Choroidea. – **A. conjunctivae** *PNA:* Übergangszone der Conjunctiva bulbi in den Limbus corneae. – **A. fermoralis** *PNA:* der zur Lacuna vasorum gehörende »inn. Schenkelring« zwischen V. femoralis u. Lig. lacunare, ausgefüllt von lokkerem Bindegewebe u. dem ROSENMÜLLER* LK; inn. Bruchpforte der Hernia femoralis. – **A. fibrocartilagineus** *PNA:* peripherer Randwulst (Faserknorpel)

Anulus fibrosus des Trommelfells, im Sulcus tympanicus des Schläfenbeins verankert. – **A. fibrosus** *PNA*: der den Nucl. pulposus umschließ. Randteil (kollagener Faserknorpel) der Zwischenwirbelscheibe. – **Anuli fibrosi cordis** *PNA*: die kollagen-bindegeweb. Ringe der Atrioventrikularostien des Herzens zwischen Vorhof- u. Kammermuskulatur; Ursprung der Segelklappen. – **A. inguinalis** *PNA*: der »Leistenring«; **1)** A. i. prof. s. abdomin. (*BNA*) s. praeperitonealis (*JNA*), der »inn. Leistenring« an der Bauchwandinnenfläche lat. des Lig. interfoveol., vom Bauchfell abgedeckt u. von der ausgestülpten Fascia transvers. begrenzt, als inn. Mündung des Leistenkanals. – **2)** A. i. superf. s. subcutaneus (*BNA*, *JNA*), der »äuß. Leistenring« in der unt.-med. Obliquus-ext.-Aponeurose oberhalb des Schambeins, umgrenzt vom Crus med. u. lat. u. Lig. reflexum, als äuß. Mündung des Leistenkanals u. Austrittsstelle von Samenstrang bzw. rundem Mutterband. – **A. iridis major** *PNA*: der ringförm.-äuß. Teil der Regenbogenhaut mit Plicae ciliares. – **A. iridis minor** *PNA*: der schmale, ringförm., inn. Teil der Regenbogenhaut um die Pupille. – **A. tendineus communis (Zinni)** *PNA*: der trichterförm., sehn. Ring am orbit. Ende des Can. opticus bis in die Fissura orbit. sup.; Durchtrittsort für Arteria ophthalmica sowie Nn. oculomotorius u. abducens; Urspr. der geraden Augenmuskeln u. des M. levator palpebrae sup. – **A. tympanicus** *PNA*: kleiner, hufeisenförm. Knochen beim Neugeborenen, der das Trommelfell einfaßt u. mit der Schläfenbeinschuppe verbunden ist; vergrößert sich zur Pars tympanica. – **A. umbilicalis** *PNA*: der von Sehnenfasern der bd. schrägen Bauchmuskeln umzogene »Nabelring« (Durchtritt der Nabelschnur) in der Linea alba, der postnatal von der sogen. Nabelplatte geschlossen wird. Potentielle Bruchpforte. – **A. urethralis** *JNA*: Muskel-Schleimhautwulst (mit Venenplexus) der Harnblase um das Ostium urethrae int.

Anulus migrans: *derm* **1)** Anfangsstadium des Erythema chronicum migrans (DD: Erythema anulare centrifugum, Granuloma anulare). – **2)** ↑ Exfoliatio areata linguae.

Anurie: fehlende oder auf max. 100 ml/24 Std. verminderte Harnabsonderung der Niere, die entweder auf einer prim. Parenchymschädigung beruht (= **renale A.**; bei diffusem Kapillarschaden, häufiger bei glomerulärer Permeabilitätsstörung mit sek. Tubulusschaden) oder aber Folge einer Störung oberhalb (= **prä-** oder **extrarenale A.**, v. a. als **reflektor. A.** bei Steinkolik, Nierenembolie, ZNS-Reizzuständen, ferner bei Exsikkation, Schock, tox. Eiweißzerfall, als Crush-Syndrom) oder unterhalb des Nephrons ist (= **post-** oder **subrenale A.**, »hohe Harnsperre« infolge Blockierung der Harnwege oberhalb der Blase, meist akut einsetzend). Diese »echte« A. (einschl. der reflektor. Formen) ist stets lebensbedrohlich u. von der »Harnsperre« (= **falsche A.** durch Abflußhindernis unterhalb des Ureters) zu unterscheiden; s. a. Oligurie, stumme ↑ Niere. – Die **physiol. A.** der Neugeb. am 1. Tg. (postnatale Adaptation der Nieren) bedarf keiner Ther.

Anus: (lat.) Ring, ringförm. Öffnung; i. e. S. *(PNA)* der ↑ After als vom Analring umgrenzter unterster Rektumabschnitt. – **A. imperforatus**: ↑ Atresia ani (als **A. co[o]pertus** mit fistellosem Blindstumpf). – **A. praeter(naturalis) s. anomalus**: *path* der nicht an normaler Stelle gelegene After; angebl. meist als »Nebenafter« bei Atresia ani; erworb. als spontane äuß. Darmfistel oder *chir* als op. angelegter »Kunstafter« (**A. artificialis**) durch komplette Ausleitung des Dickdarms (ganz selten u. nur kurzzeitig des Dünndarms) zur Körperoberfläche, u. zwar ein- oder doppelläufig (endständ. Anastomosierung nur des prox. bzw. beider Darmschenkel); als **präliminarer A. p.** bei mechan. Unwegsamkeit, Mißbildung u. Fisteln der unt. Darmabschnitte etc., als **definitiver A. p.** bei Mastdarmtumor. Benennung entweder nach Lokalisation: meist **A. p. iliacus** (zwischen Nabel u. li.-vord. Beckenkamm), ferner **A. p. lumb.** (extraperitoneal über dem Quadratus lumborum), **A. p. sacr.** (im oberen Winkel der Afterwunde, z. B. bei Rektumexstirpation n. KRASKE, BARDENHEUER, HOCHENEGG, GOETZE, KÜTTNER, SCHMIEDEN), **A. p. perinealis** (bei Rektumexstirpation n. SAUERBRUCH, REHN-GERSUNY, LISFRANC-DIEFFENBACH); oder nach dem Darmabschnitt: meist **A. p. sigmoideus**. Bekannte Verfahren ferner n. MIKULICZ, MAYDL, HAECKER-KURTZAHN; als bes. Form der mit gestieltem Bauchhautlappen eingescheidete, etwa 10 cm über die Bauchdecken herausragende GOETZE* After (= **A. p. peni- s. rostriformis**).

Anwendung: *balneol* hydrotherapeut. Maßnahme; i. e. S. die ↑ KNEIPP* Anwendung.

Anxietas: (lat.) Angst. – **A. tibiarum**: ↑ WITTMAACK*-EKBOM* Syndrom (»restless legs«). – **Anxiolytika**: *pharm* »angstlösende« Mittel, die – bei rel. geringem sedierendem Effekt – v. a. auf das limb. System einwirken; z. B. Ataraktika u. Tranquilizer.

Anzapfsyndrom: auf Blutentzug (»Steal-Effekt«) infolge Strömungsumkehr beruhende Symptomatik; i. e. S. (weil am bekanntesten) das **Vertebralis-** oder **Subklavia-Entzugssyndrom** (»Subclavian-steal-Syndrom«, REIVICH u. M. 1961) als Sonderform des TAKAYASU* Syndroms bei – meist arteriosklerot. – Verschluß der Subklavia im Anfangsteil, wodurch der Vertebralis u. Basilaris Blut entzogen wird (↑ Abb.);

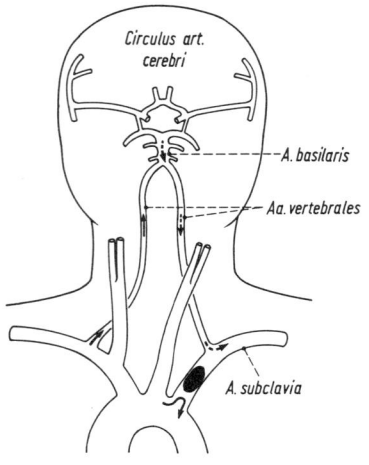

klin.: Mangeldurchblutung der ob. Extremität u. des Gehirns, Arm- u. Kopfschmerzen, Schwindel, evtl. passagere Erblindung u. Paresen; Pulshöhe u. Blutdruck der erkrankten Seite vermindert. – Gleiche

Sympte. bei path. Kommunikation der Subklavia mit der A. pulmonalis, d. h. bei Abfließen des Blutes in das pulmonale Niederdrucksystem u. kompensator. Blutentzug aus dem kontralat. Vertebralis-Basilarissystem (sogen. **Pulmonalis-Subklavia-A.s.**); zerebrale Mangeldurchblutung auch beim **intrazerebralen** oder **Interhemisphären-A.s.** infolge einseit. Obstruktion der inn. Karotis u. Blutentzugs aus der kontralat. Hirnhälfte (z. B. Hemiparesen, -spastik, evtl. Sehstörungen, später auch auf der Gegenseite). Ferner das **aorto-iliakala A.s.** (KOUNTZ 1965) 1–2 Tage nach einer iliofemoralen Überbrückungs-Op., mit Erbrechen, Bauchschmerzen, Diarrhö, Leberinsuffizienz, evtl. Ileus (Prognose sehr schlecht!); sowie das ↑ mesenteriale Entzugssyndrom. – Weitere Steal-Syndrome bei a.-v. Fisteln (z. B. als **Radialis-A.s.** bei op. Shunt zwischen A. radialis u. V. cephalica im Rahmen der intermittierenden Hämodialyse), bei Obstruktion des Truncus coeliacus u. Blutentzug von der re. Niere über Kollateralen in die A. hepatica comm. (= **Renalis-A.s.**; mit Symptn. des GOLDBLATT* Syndroms).

anzeigepflichtige Krankheiten: gem. Bundesseuchengesetz vom 18. 7. 1961 (2. 1. 62) der Gesundheitsbehörde anzuzeigende übertragbare Krankhtn.: 1) Verdachts-, Erkrankungs- u. Todesfälle an Aussatz, Botulismus, Cholera, infektiöser Enteritis (a) Salmonellose, b) übr. Formen), Fleckfieber, übertragbarer Gehirnhautentzündung, Gelbfieber, übertragbarer Kinderlähmung, Mikrosporie, Milzbrand, Ornithose (a) Psittakose, b) übr. Formen), Dysenterie (bakterielle u. Amöbenruhr), Tollwut, Tuberkulose (a) akt. Formen der Atmungsorgane, b) der Haut, c) der übr. Organe), Tularämie, Typhus abdomin.; 2) Erkrankungs- u. Todesfälle an Bruzellose (a) BANG* Krankh., b) Maltafieber, c) übr. Formen), Diphtherie, übertragbarer Hirnhautentzündung (a) Meningokokken-Meningitis, b) übr. Formen), Hepatitis infectiosa, Kindbettfieber (während oder nach Geburt u. Fehlgeburt), Leptospirose (a) WEIL* Krankh., b) Feldfieber, c) Canicolafieber, d) übr. Formen), Malaria (Ersterkrankung u. Rückfall), Q-Fieber, Rotz, Scharlach, Toxoplasmose, Trachom, Trichinose, Wundstarrkrampf; 3) Todesfälle an Grippe (Virusgrippe), Keuchhusten, Masern; 4) Ausscheiden von Erregern bei Enteritis infectiosa (Salmonellose), Paratyphus A. u. B, bakterieller Ruhr, Typhus abdominalis; 5) Verletzung durch tollwutverdächt. oder -erkranktes Tier oder Berührung eines solchen (auch als Kadaver). – Ferner besteht eine Anzeigepflicht für ↑ Geschlechts- u. ↑ Berufskrankheiten.

AO: Arbeitsgemeinschaft ↑ Osteosythese (s. a. Druckosteosynthese).

AÖZ: ↑ **A**nodenöffnungszuckung.

AOK: **A**llgemeine **O**rtskrankenkasse.

AOP-Syndrom: ↑ **A**dipositas-**O**ligomenorrhö-**P**arotis-Syndrom.

Aorta *PNA*: die vom li. Herzen ausgehende Hauptkörperschlagader, von der alle Gefäße des großen Kreislaufs ihr Blut erhalten; unterteilt in **A. ascendens** (vom Ostium aortae des li. Ventrikels im Herzbeutel aufsteigend, 5–6 cm lang, die Aa. coronariae abgebend), ↑ Arcus aortae (mit abschließendem ↑ Isthmus) u. **A. descendens** (ab Höhe 4. BW li. vor der WS abwärts), bis zum Aortenschlitz des Zwerchfells (12. BW) als **A. thoracica** (»Brustaorta«, mit viszeralen u. parietalen Ästen: Rr. bronchiales, oesophagei, pericardiaci, mediastinales, Aa. phrenicae sup., intercostales post.), dann retroperitoneal bis in Höhe 4. LW (Aufteilung in Aa. iliacae comm.) als **A. abdomin.** (»Bauchaorta«; mit Tr. coeliacus, Aa. mesentericae sup. u. inf., A. suprarenalis media, A. renalis, A. spermatica bzw. ovarica; parietal A. phrenica, Aa. lumb., A. sacr. media; s. a. Abb. »Aortographie«). – **A. dextra, duplex**: *path* s. u. Arcus aortae... – **Aortae primitivae s. primordiales**: *embryol* die frühembryonale paar. A. ventralis, aus der Porta arteriosa des Herzschlauchs zum 1. Kiemenbogen aufsteigend (= Aortae ascendentes), mit prim. Aortenbogen (aus 1. Kiemenbogenarterie) abwärts (= Aortae descendentes) u. als Aa. umbilic. in den Nabelstiel eindringend; später als Aa. caudales in die Schwanzknospe einwachsend. – **reitende A.**: *path* die – häufig bei »hoher Rechtslage« – über einem hohen Septumdefekt beginnende A. ascendens, die dadurch Blut aus bd. Kammern empfängt (Mischungszyanose); wesentl. Befund der FALLOT* Tetralogie.

Aorta-Iliaka-Entzugssysdrom: s. u. Anzapfsyndrom.

aortal: die Aorta betreffend, von der Aorta aus.

Aort|algie: Retrosternalschmerz bei Erkr. der oberen Aorta, auch bei Stenokardie mit Beteiligung eines Nervengeflechts an der Aortenwurzel. – **A.ektasie**: pathol. Erweiterung der Aorta.

Aorten|aneurysma: meist echtes A. im aufsteigenden (mit Klappeninsuffizienz!) oder Bogenteil, seltener im absteigenden. Häufigste Komplikation der Mesaortitis syphilitica, aber auch bei Arteriosklerose, nach Trauma, durch Arrosion; evtl. thromboskulär; auch als Aneurysma dissecans zwischen Intima u. Media. Sympte. (durch Druck auf die Nachbarorgane): Dysphagie, Husten, »aneurysmat. Phthise«, Anisokorie, Rekurrenslähmung, Rippen- u. Wirbelusuren; ferner Aortalgie, systol. Schwirren, diastol. Stoß, A.geräusch. – **A.anzapfsyndrom**: 1) s. u. Anzapfsyndrom. – 2) diastol. A.a.: (H. STERZ 1969) bei v. a. angeb. Herzfehlern unter Belastung eintret. zerebrale Mangeldurchblutung (Kopfschmerzen, Schwindel) u. Stenokardie infolge gesteigerten diastol. Blutrückflusses aus der Aorta (häufig nachweisbarer Li.-re.-Shunt von 30–40%). Große Blutdruckamplitude, CORRIGAN* Puls, Tachykardie. – **A.arkade**: ↑ Ligamentum arcuatum medianum. Angeb. Enge der Arkade mit zirkulärer Einengung des Truncus coeliacus führt zum Lig.-arc.-med.-Syndrom mit konst. Oberbauchschmerz u. – in Abhängigkeit vom Zwerchfellstand – viszeraler Ischämie i. S. der Angina abdominalis.

Aorten|bifurkation, -gabel: die Aufteilung der termin. Aorta in die Aa. iliacae comm. – **A.bifurkationssyndrom**, LERICHE* Sy.: vorw. bei ♂ im 6. Ljz. vork. Obliteration der termin. Aorta an der Bifurkation, meist durch Arteriitis oder Atherosklerose mit sek. Thrombosierung. Sympte.: Sexualstörungen, Schwäche bis Atrophie der Beinmuskulatur, Hautblässe der unt. Extremitäten, MARBURG* Zeichen, evtl. Claudicatio intermittens. Ther.: Op.

Aortenbogen: ↑ Arcus aortae. – Zahlreiche angeb. Form- u. Verlaufsabweichungen (z. B. ↑ Arcus aortae dexter, A. a. duplex), häufig mit atyp. Abgang u. Verlauf der großen Äste (z. B. dorsal entspringende A. subclavia = A. lusoria) u. angeb. Herzvitien kombiniert; ferner die – seltene – segmentale Aplasie (»Unterbrechung«). – **A.syndrom**, Thrombarteriitis oblit. subclavio-carotica (SHIMUZU), »umgekehrtes« Isthmusstenose- oder Koarktationssyndrom, TAKAYASU* Krankh.: die polyätiol. (z. B. Syphilis, Endangiitis oblit., angeb. Mißbildung) »Pulslos-Krankh.« durch (Teil-)Verschluß eines oder mehrerer A.äste, vorw. bei jungen Frauen. Sympte.: Blutdruckdifferenz zwischen einer oder bd. oberen u. den unteren Extremitäten (Hypotonie oben, Hypertonie unten, also umgekehrt wie bei Isthmusstenose), troph. Störungen an Händen, Durchblutungsstörungen an Augen u. Innenohr, Claudicatio masticatoria.

Aorten|dehnungston: *kard* ↑ Austreibungston. – **A.druck**: der von Kammerdruck, Windkesselfunktion der Aorta u. peripherem Widerstand abhäng. Blutdruck in der Aorta, systol. max. 120, diastol. 80 mmHg. Die – den zentralen Druckpuls repräsentierende – Kurve steigt gleichmäßig zum Max. an u. fällt gegen Ende der Austreibung ab; bei Ventrikelerschlaffung durch Blutrückfluß steiler (»Inzisur«), dann langsamer Abfall zum diastol. Minimum, u. U. mit aufgesetzter Druckerhöhung (stehende Welle). Path. Werte z. B. bei Aortenstenose. – **A.durchmesser**: *röntg* 1) (KREUZFUCHS) im a.p.-Bild Breite des »A.knopfes« nach re. gegen den kontrastgefüllten Ösophagus; Mittelwerte 20–77 mm (+ 2 mm für Ösophagus- u. Aortenwand). – 2) (VAQUEZ-BORDET) Summe der größten Abstände der li. bzw. re. Aortenbogenkontur von der Medianen.

Aortenenge: ↑ Isthmus aortae; s. a. Ösophagusenge.

Aorten|fenster: *röntg* das im 2. schrägen Durchmesser vom Aortenbogen umrahmte u. kaudal von der li. Lungenarterie begrenzte rel. helle Feld. Bei Atresie u. Hypoplasie der Pulmonalis fehlt die unt. Abschattung, das A.f. ist größer u. noch heller (»Pulmonalisfenster«).

Aorten|gabel: ↑ A.bifurkation. – **A.geflecht**: ↑ Plexus aorticus.

Aorten|herz: *röntg* die typische »A.konfiguration« (»Enten-«, »Schuhform«) des Herzens mit kräftig gerundetem (»betontem«) li. unt. Bogen – evtl. auch Linksvergrößerung – bei ausgeprägter Herztaille (Hypertrophie u. Dilatation des li. Ventrikels). – vgl. Holzschuhform (»Cœur en sabot«). – **A.insuffizienz**: ↑ A.klappeninsuffizienz.

Aortenisthmus: ↑ Isthmus aortae. – **A.stenose**, Coarctatio aortae: kongenit. Stenose bis Atresie der Aorta am Übergang vom Bogen zum absteigenden Teil; als »infantile Form« oberhalb der Mündung des Ductus Botalli (frühfetale Störung, meist mit Herzmißbildung kombin.), als »Erwachsenenform« unterhalb der Mündung (spätfetale Störung, ↑ Abb.). Erstere ohne oblig. Blutdruckdifferenz, mit »Differentialzyanose«, pulmon. Hypertonie, Re.-li.-Shunt, im EKG Rechtsbelastung; Prognose schlecht (Tod meist im 2.–3. Lj.). Letztere mit deutl. RR-Differenz zwischen oberer (Hypertonie!) u. unt. Extremität (Normo- bis Hypotonie), verspätetem Femoralispuls, Claudicatio intermittens, Kopfschmerzen, Schwindel, Parästhesien, tast- u. sichtbaren Pulsationen der Kollateralgefäße (Rete scapulare, A. thorac. lat., A. intercost.); EKG: normal oder Linksbelastung; Rö.bild: Aortenherz, poststenot. Aortendilatation, Rippenusuren, LIAN* Zeichen. Im mittl. LA Gefahr der Apoplexie u. Erblindung. Ther.: Op. (Resektion, dir. oder Umgehungsanastomose, Transplantation). – s. a. Vierer-, Fünfer-, Sechserstenose, Pseudocoarctatio aortae (»kinking«). – **umgekehrte A.stenose**: ↑ Aortenbogen-Syndrom.

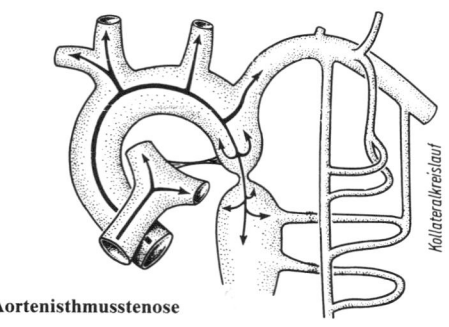

Aortenisthmusstenose

Aortenklappe: ↑ Valva aortae. – Ist als rel. häufige Anomalie nur »bikuspidal«.

Aorten|(klappen)insuffizienz, CORRIGAN* Krankh.: Schlußunfähigkeit der A.klappe; selten angeb., meist infolge syphilit. oder rheumat. Karditis oder bakterieller Endokarditis, auch als sklerot. (»funktionelle«) Form: diastol. Rückstrom in den li. Ventrikel führt zu Vol.belastung u. exzentr. Hypertrophie. Sympte.: Palpitationen, Karotidenhüpfen (MUSSET* Zeichen), Pulsus celer et altus, Kapillarpuls, hohe Blutdruckamplitude mit niedr. diastol. Wert (bis unter 50 mm Hg); HILL* Zeichen, TRAUBE* Doppelton, Pistolenschußphänomen, DUROZIEZ* Doppelgeräusch, hyperakt. Spitzenstoß, weiches, gießendes frühdiastol. Geräusch (»Sofort-Diastolikum«, p.m. 3. ICR li.), evtl. FLINT* Geräusch; linkstyp. EKG, im Rö.bild »A.herz«, schleudernde Pulsationen (li. Ventrikel, Aorta asc.). Prognose zunächst rel. gut, nach Dekompensation Lebenserwartung 2 bis 3 Jahre.

Aortenklappen|plastik: s. u. SENNING*. – **A.stenose**: die valvuläre Form der Aortenstenose (Verdickung, evtl. sek. Verkalkung der Klappensegel u. Verklebung der Kommissuren), meist infolge rheumat. oder bakterieller Endokarditis, seltener sklerot. oder angeb.; Sympte.: Ermüdbarkeit, Schwindel, Kollapsneigung, kardiale Synkope nach Belastung, Angina pectoris; systol. Schwirren, mittel- bis spätsystol. Spindelgeräusch (p.m. 2. ICR re., fortgeleitet in die Karotiden), abgeschwächter Aortenton, evtl. umgekehrte Spaltung des 2. Tones, oft Aortendehnungston; hebender Spitzenstoß (konzentr. Hypertrophie), Pulsus parvus et tardus, kleine Blutdruckamplitude; im EKG Linksbelastung, Reizleitungsstörung; im Rö.-bild Aortenherz ohne Verbreiterung, häufig poststenot. Dilatation der Aorta ascendens. Prognose zunächst gut; nach Li.(später Re.)dekompensation Lebenserwartung 3–8 Jahre.

Aorten|knopf: *röntg* der li. obere Bogen der Herz-Gefäßfigur im a.p.-Bild; verkürzte Projektion des Aortenbogens. – **A.körper**: ↑ Paraganglion aorticum. – **A.kompression**: *therap* Kompression der

Bauchaorta zur provisor. Blutstillung bei heft. Blutungen im Becken-Beinbereich; Faustdruck gegen die Bauchdecken in Richtung WS, evtl. mit spez. Kompressorium oder als ↑ MOMBURG* Blutleere. – **A.konfiguration**: *röntg* ↑ Aortenherz. – **A.konusstenose**: subvalvuläre ↑ Aortenstenose.

Aorten|lues: ↑ Aortensyphilis. – **A.messung**: *röntg* s. u. Aortendurchmesser. – **A.naht**: *chir* im allg. Intima-evertierende, atraumat. ↑ Gefäßnaht (n. CARELL, GROSS, BLALOCK, ADAMS). – **A.nerven**: ↑ Nervi cardiaci superiores.

Aorten|ostium ↑ Ostium aortae. – **A.punktion**: für Aortographie meist translumbale P. (Lokalanästhesie, 16–18 cm lange Kanüle), entweder als »typ.«(Höhe L II/III) oder – seltener – als »hohe« lumbale A.p. (»subdiaphragmale«, Th XII). – Punktion der Brustaorta – vom Jugulum, 2. ICR li. oder via Ösophagus – bringt größeres Risiko.

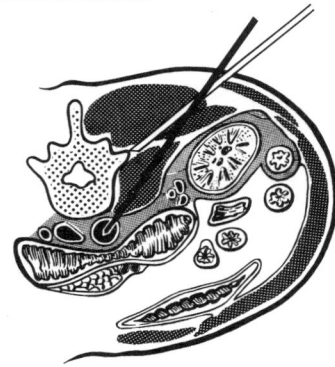

Lumbale Aortenpunktion: Einstich (etwa 60° zur Sagittalebene) bis an den LW, dann steiler am Knochen entlang.

Aorten|resektion: ↑ KIRKLIN*-ELLIS* Op. – **A.ringanomalien**: A.bogenanomalien mit Gefäßringbildung, z. B. ↑ Arcus aortae dexter circumflexus. – **A.ruptur**: fast stets tödl. Einriß der – vorgeschädigten – A.wand infolge plötzl. Blutdruckanstiegs, z. B. bei A.sklerose u. -aneurysma, Isthmusstenose, unter der Geburt, bei entspr. Trauma (Verkehrsunfall); s. a. GSELL*-ERDHEIM* Syndrom.

Aorten|schlitz: ↑ Hiatus aorticus. – **A.sklerose**: Atherosklerose der – v. a. thorakalen – Aorta, z. T. mit erhebl. Kalkeinlagerungen; führt bei herznaher Lokalisation evtl. zu Aortenklappenfehler, Koronarinsuffizienz, Aneurysmabildung. Klin.: rauhes systol. Geräusch, Aortalgie, Elastizitätshochdruck; Gefahr der Ruptur.

Aortenstenose: angeb. oder erworb. Verengung der Aorta, i. e. S. 1) die **valvuläre** Form (↑ Aortenklappenstenose). Ferner 2) die seltene **supravalvuläre A.** (MENCARELLI 1930) mit Verengung dicht oberhalb der Klappe, evtl. Rechtshypertrophie u. Pulmonalarterienstenose; auch fam. in Kombin. mit idiopath. infantiler Hyperkalziämie u. multiplen Mißbildgn. (↑ WILLIAM*-BEUREN* Syndrom); u. 3) die **infra-** oder **subvalvuläre** »Konusstenose« in der Ausflußbahn des li. Ventrikels (bis 1 cm unterhalb der A.klappe) durch – meist ringförm. – fibrös-muskuläre Endokardleisten; stets angeb. als sogen. idiopath. hypertroph. **subaortale** Stenose (= IHSS, mit Symptn. wie bei valvulärer A., evtl. ohne poststenot. Dilatation des Aszendens u. Aortendehnungston; Diagnose durch Linksherzkatheterismus; Ther.: evtl. Op. (Resektion der Endokardleiste). – Ganz selten 4) die **kongenit. abdomin. A.** oberhalb der Nierenarterien, gekennzeichnet durch Blutdruckdifferenz zwischen oberen u. unt. Extremitäten, evtl. Durchblutungsstörungen.

Aortensyphilis, Mesoartitis syphilitica: im Stadium III auftretende, oft jahrelang latente Entzündung der Aszendens u. des Bogenteils (Klappennähe), selten der Bauchaorta; subakut (begrenzt) oder chron., von der Adventitia zur Media fortschreitend (miliare Gummen, Nekrosen, Schwielen); klin.: Aneurysmabildung, Aortenklappen- u. Koronarinsuffizienz, evtl. Myokardinfarkt.

Aortenton: »A$_1$« als Klappenöffnungston im allg. nur in PCG nachweisbar; »A$_2$« (durch Schluß der Aortenklappe, p.m. 2. ICR li.) als Teil des 2. ↑ Herztones (zus. mit P$_2$), wobei die Intensität von Auswurfmenge, Aortendruck u. Klappenbeschaffenheit abhängt.

Aorten|verschluß, abdominaler: Obliteration der Bauchaorta, meist nahe der Bifurkation (s. a. A.bifurkations-Syndrom), durch Embolie oder auf- (A. iliaca) oder absteigende Thrombose. Sympte.: Hautblässe u. -kälte u. Muskelatrophie der Beine, Erektionsschwäche, fehlende Femoralispulse, Claudicatio intermittens bds. – **A.zwiebel**: ↑ Bulbus aortae.

Aortikopulmonalfenster: ↑ aortopulmonaler Septumdefekt.

Aortismus, abdominaler: ↑ Phantomaneurysma.

Aortitis: Entzündung der Aortenwand; unspezif. v. a. als **A. rheumatica** (meist Bauchaorta) bei akuten oder chron. Rheumaformen, mit lymphozytären Infiltraten in Adventitia u. Media (Zerstörung der elast. Fasern) u. großzell., ASCHOFF* Knötchen ähnl. Granulomen; spezifisch als **A. syphilitica** (↑ Aortensyphilis), selten als **A. tuberculosa** (hämatogen über Vasa vasorum bei Miliar-Tbk, kontagiös durch verkäste LK).

Aortographie: *röntg* Kontrastdarstg. der Aorta u. ihrer Äste. Einbringen des KM entweder nach ↑ Aortenpunktion (= dir. A.) oder aber über einen von der Peripherie (Aa. rad., brach. oder carotis comm. u. ext.) in die Aorta vorgeschobenen Katheter (= **indir. A.**), am ungefährlichsten als **retrograde A.** perkutan mit ↑ SELDINGER* Technik von der Femoralis aus; evtl. mit Sondierung bestimmter Äste (»**selektive A.**«, z. B. ↑ Etagenaortographie).

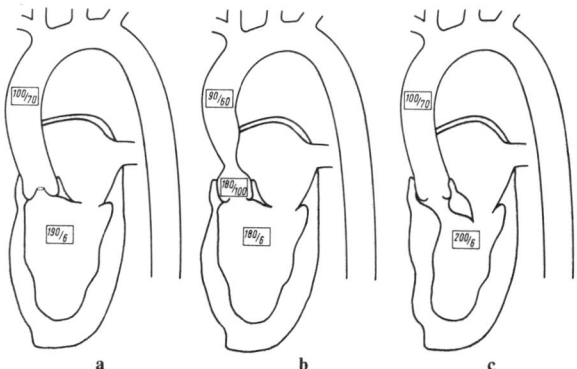

Aortenstenose: Druckwerte (mm Hg) bei valvulärer (a), supravalvulärer (b) und subvalvulärer (c) Form

aortopulmonaler Septumdefekt, Aortikopulmonalfenster, -fistel: Lücke im Septum aorticopulmonale als angeb. Mißbildung, seltener durch Trauma. Hämodynamik wie bei persist. Ductus Botalli.

Aortotomie: Längsinzision der Aorta im Bifurkationsbereich bei der – selten ausgeführten – dir. Embolektomie; i. w. S. jede Aorteninzision.

AOS: *orthop* Arbeitsgemeinschaft ↑ **O**steosynthese.

AOZ: *kard* ↑ **A**rm-**O**hr-**Z**eit.

AP: alkalische ↑ **P**hosphatase. – **a.p.**: 1) **a**nte **p**artum. – 2) **a**nterior-**p**osterior. – 3) **a**nte **p**randium.

mangel, geist. Verlangsamung, evtl. Muskelrigidität u. Haltungsstereotypien infolge traumat. Schädigung des dors. Stirnhirns u. des Hirnstammes im Bereich des III. Ventrikels; beim Neugeb. (n. PRECHTL als Zeichen schwerer ZNS-Affektion nach Drogenabusus der Mutter, nach Asphyxie, Kernikterus etc.) gekennzeichnet durch hohe Reizschwelle u. geringe Intensität der Reaktionen: träger Lidschluß nach akust. oder opt. Reiz, schwaches Schreien u. Saugen, Hypokinese u. Muskelhypotonie, MORO-, Schreit- u. Suchreflex fehlend oder rasch erschöpfbar.

apathogen: nicht krankmachend.

Aortogramm
(Bauchaorta)

1 A. hepatica comm. mit Ramus dexter (1a) und R. sinister (1b)
2 A. gastroduodenalis
3 A. pancreaticoduodenalis inf.
4 A. renalis dextra
5 Aa. lumbales
6 A. gastroepiploica dextra
7 A. ileocolica
8 A. lienalis
9 A. gastrica sin.
10 A. renalis sin.
11 Aa. jejunales
12 A. ilica comm. dextra bzw. sinistra
13 A. phrenica inf.
14 A. suprarenalis sup.

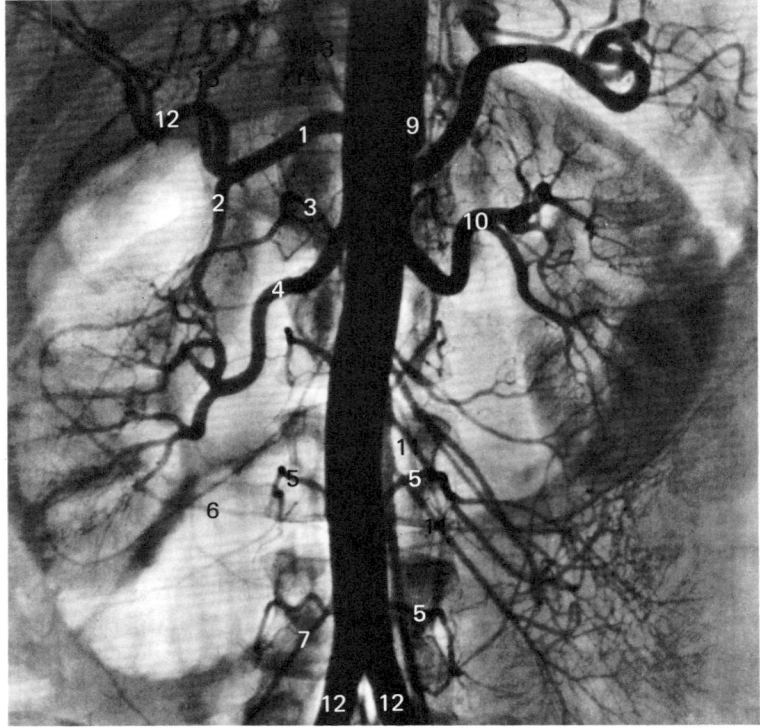

apallisches Syndrom: (W. ROSENBLATH 1899, E. KRETSCHMER 1940) durch Trauma, Panenzephalitis, fortgeschritt. Gefäßsklerose etc. bedingter Funktionsausfall (histol.: ausgedehnte Mark- u. Rindenläsionen, Nekrosen) des Mantelhirns (Pallium): Fehlen von gerichteter Aufmerksamkeitslenkung, Spontaneität, Reizbeantwortung u. gnost. u. prakt. Leistungen (bei erhaltenen vegetat. Funktionen), Überwiegen der extrapyramidalen Motorik, Wiederauftreten phylogenetisch alter Reflexe (z. B. Greif- u. Saugreflex), evtl. Depressionen. – »**Apalliker**« auch Bez. für den trotz gelungener Reanimation Dauerbewußtlosen.

Aparathyreose: Fehlen der Epithelkörperchen mit resultierender »parathyreogener« Tetanie (↑ Hypoparathyreoidismus).

Apastie: psychotisch bedingte Nahrungsverweigerung, v. a. bei Schizophrenie.

Apathie: Teilnahmslosigkeit, mangelnde Gefühlsansprechbarkeit; ferner als **A.syndrom** mit Antriebs-

Apatit: Fluor-halt. Phosphatmineral, $Ca_{10}(PO_4)_6F_2$; wesentl. biol. Ca- u. P-Quelle, am Knochenstoffwechsel als ↑ Hydroxylapatit entscheidend beteiligt.

APC: ↑ **A**pexcardiogramm. – **APC-Viren**: **A**denoidal-**P**haryngeal-**C**onjunctival-Viren (↑ Adenoviren).

Apektomie: op. Entfernung einer Organspitze; *dent* ↑ Wurzelspitzenresektion.

Apepsie, Apepsia gastrica: mangelnde oder fehlende Pepsin- bzw. Pepsinogen-Produktion der Magenschleimhaut infolge Schädigung der Hauptzellen der Fundusdrüsen, z. B. im Spätstadium der chron. Gastritis. – I. w. S. auch die ↑ Achylia gastrica.

aperiostale Amputation: ↑ BUNGE* Amputation.

Aperistalsis, -staltik: fehlende oder unzureichende akt. Motilität (Peristaltik) eines Hohlorgans; z. B. die – auf einem angeb. Defekt intramuraler Ganglien beruhende – **A. oesophagi**, die sich im kardianahen Abschnitt als Achalasie (sogen. ↑ Kardiospasmus) manifestiert; s. a. Megacolon congenitum.

Apert* Syndrom (EUGÈNE A., 1868–1940, Pädiater, Paris): **1)** ⌐ Akrozephalosyndaktylie. – **2)** VAN DER ⌐ HOEVE* Syndrom. – **3)** A.*-CUSHING* Hirsutismus, A.*-GALLAIS* Syndrom: ⌐ CUSHING* SYNDROM (I).

Apertur: Öffnung; **1)** *anat* ⌐ Apertura. – **2)** *physik* (Blenden-)Öffnung eines opt. Systems, errechnet als Sinus des Winkels zwischen einer Mantellinie des einfallenden Lichtkegels u. der Kegelachse (= halber Öffnungswinkel).

Apertura: *anat* Öffnung eines Körperhohlraums; z. B. *(PNA)* **A. ext. aquaeductus vestibuli** (spaltförmig unterhalb der Fossa subarcuata an der hint. Felsenbeinfläche), **A. ext. canaliculi cochleae** (auf der basalen Felsenbeinfläche zwischen Fossa jugul. u. Apertura ext. canalis carotici), **A. lat. ventriculi quarti** (das paar. »For. Luschkae«, im 5. Fetalmon. im seitl. Dachteil des IV. Ventrikels entstehend, zus. mit der A. mediana das Kammersystem des Gehirns mit dem Subarachnoidalraum [Cisterna pontis] verbindend), **A. mediana ventriculi quarti** (das unpaare »For. Magendii«, im 5. Fetalmon. im hint. Dachteil des IV. Ventrikels entstehend, das Kammersystem des Gehirns mit dem Subarachnoidalraum [Cisterna cerebellomedull.] verbindend), **A. pelvis (minoris) inf. u. sup.** (⌐ Beckenausgang bzw. -eingang), **A. piriformis** (die von bd. Stirnfortsätzen u. Nasenbeinen begrenzte birnenförm. äuß. Öffnung der knöchernen Nase), **A. sinus front.** (Öffnung der Stirnhöhle zum mittl. Nasengang), **A. sinus sphenoidalis** (Öffnung der Keilbeinhöhle in die Nasenhöhle am Ende der mittl. Muschel), **A. thoracis inf. u. sup.** (die untere, rel. weite Brustkorböffnung, begrenzt von Proc. xyphoideus, Rippenbögen u. 12. BW, an der das Zwerchfell ansetzt; bzw. die obere, querovale, begrenzt von Manubrium sterni, 1. Rippen u. 1. BW), **A. tympanica canaliculi chordae tympani** (Mittelohröffnung des Canaliculus tympanicus).

apertus: (lat.) offen.

Apex: (lat.) Kuppe, Spitze; z. B. *(PNA)* **A. auriculae** (»DARWIN* Höcker«, am oberen Helixrand der Ohrmuschel; Atavismus), **A. cartilaginis arytaenoideae** (Spitze des Gießbeckenknorpels, mit der Cartilago corniculata gelenkig verbunden), **A. cordis** (die von der li. Kammer gebildete – abgerundete – »Herzspitze«), **A. linguae** (»Zungenspitze«), **A. nasi** (»Nasenspitze«, vorderster Teil der knorpel. Nase), **A. ossis sacri** *PNA* (die – stumpfe – »Kreuzbeinspitze« zum Steißbein hin), **A. partis petrosae** (die »Felsenbeinspitze«, neben dem For. lacerum), **A. patellae** (die unt. Partie), **A. prostatae** (der untere, dem Diaphragma urogenit. aufsitzende Teil), **A. pulmonis** (»Lungenspitze« oberhalb des Schlüsselbeins), **A. radicis dentis** (»Wurzelspitze« des Zahnes mit For. apicale), **A. vesicae** (die nach oben-vorn gerichtete Rundung der gefüllten Harnblase).

Apexkardiogramm, APK: über der Herzspitze gewonnenes ⌐ Mechanokardiogramm.

APF: animal protein factor (⌐ Vit. B$_{12}$).

Apfeldiät: kalorienarme, wasserbindende, »füllende« Kostform aus (meist) rohen, geriebenen, (un)geschälten Äpfeln (ca. 1 kg/Tag); bei Diarrhö (z. B. als HEISLER*-MORO* Diät bei Säuglingsenteritis), Diabetes, als Reduktionskost.

Apfel|säure: ⌐ Äpfelsäure. – **A.schalen-Syndrom:** (BLYTH u. DICKSON 1969) Dünndarmatresie (z. T. autosomal-rezessiv erbl.) mit Aplasie des Mesenteriums (so daß sich der betr. Darmabschnitt wie eine spiralig geschälte Apfelschale ringelt) u. Symptomatik des hochsitzenden Dünndarmverschlusses: von Geburt an Erbrechen sofort nach dem Füttern; Prognose schlecht.

Apfelsinenileus: ⌐ Orangenileus.

Apfelsinen(schalen)|dermatitis: Kontaktdermatitis bei Überempfindlichkeit gegen die äther. Öle der Apfelsinenschale oder die zur Konservierung u. Schönung verwendeten Diphenyl- u. Anilinfarben. – **A.haut:** orangeschalenähnl. Hautfärbung u. -strukturierung (Einziehung der Poren infolge Lymphstauung) bei PAGET* Krebs u. Mamma-Ca.; vgl. Orangenhaut (2).

APGAR-Index: Punkt-System zur Vitalitätsbeurteilung des Neugeb. anhand der Befunde (⌐ Schema) 1 Min. nach beendeter Geburt.

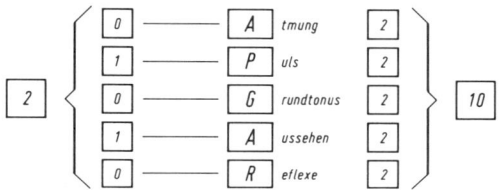

APGAR-Schema: Werte 7 - 5 = mäßige Asphyxie, 4 - 1 = schwerste Asphyxie.

APH: alkal. ⌐ Phosphatase.

Aphagie: Unfähigkeit zu essen oder zu schlucken; z. B. infolge der Schlingkrämpfe bei Tetanus, als **Aphagia algera** infolge schmerzhafter Kaubewegung bei Trigeminus- oder Glossopharyngeus-Neuralgie, auch psychogen.

aphak: linsenlos (⌐ Aphakie). – **Aphakie:** Fehlen der Augenlinse, angeb. (häufig kombin. mit anderen Augenmißbildungen), posttraumat. oder nach Star-Op.; klin.: tiefe Vorderkammer, Irisschlottern, tiefschwarze Pupille (falls kein Nachstar); Hypermetropie (»**Aphakenhyperopie**«, 10–11 dpt). Gefahr der Netzhautablösung (»**A.amotio**«), v. a. bei postop. Form mit Verflüssigung u. Schrumpfung des Glaskörpers.

Aphaniptera, Siphonaptera, Suctoria: die Ordng. »Flöhe«, mit etwa 1200 Arten; blutsaugende Ektoparasiten (z. B. Pulex irritans = Menschenfloh, Ctenocephalides canis = Hundefloh, Ct. felis = Katzenfloh), wicht. Krankheitserreger (z. B. Purpura pulicosa) u. -überträger (z. B. Pest u. Fleckfieber durch Rattenflöhe).

Aphanisis: krankh. Furcht vor Verlust der Sexualität.

Aphasie, Aphemie: Sprechstörung – bei intakten Sprechwerkzeugen – infolge zerebraler Herdläsion in der dominanten Hemisphäre (v. a. Präzentral-, Temporal-, Inselregion); s. a. Spontansprache, Leitungs-A., Alexie (= **Aphasia visualis**). – Auch inkorrekte Bez. für Sprechstörungen anderer Genese. – Haupt-

Aphasie, amnestische

Aphasie	reine motor. A.	totale motor. A.	LICHTHEIM* motor. A.	reine sensor. A.	totale sensor. A.	LICHTHEIM* sensor. A.	totale Aphasie	Leitungs- aphasie	Alexie (reine)
Spontan- sprechen	auf- gehoben	auf- gehoben	auf- gehoben	erhalten; Paraphasie	schwer gestört; Paraphasie, Logorrhö	erhalten; Paraphasie	auf- gehoben	erhalten; Paraphasie	erhalten
Nach- sprechen	auf- gehoben	auf- gehoben	erhalten	auf- gehoben	auf- gehoben	erhalten	auf- gehoben	schwer gestört od. auf- gehoben	erhalten
Lautlesen	auf- gehoben	auf- gehoben	erhalten	erhalten	auf- gehoben	erhalten (ohne Ver- ständnis)	auf- gehoben	erhalten; Paraphasie	auf- gehoben
Spontan- schreiben	erhalten	auf- gehoben	schwer gestört	erhalten	schwer gestört; Paragraphie	erhalten; Paragraphie	auf- gehoben	erhalten; Paragraphie	erhalten
Kopieren	erhalten	erhalten	erhalten	erhalten	erhalten	erhalten	erhalten	erhalten	erhalten
Diktat- schreiben	erhalten	auf- gehoben	erhalten	auf- gehoben	auf- gehoben	erhalten	auf- gehoben	erhalten; Paragraphie	erhalten
Sprach- verständnis	erhalten	erhalten	erhalten	auf- gehoben	auf- gehoben	auf- gehoben	auf- gehoben	erhalten	erhalten
Schrift- verständnis	erhalten	schwer gestört	erhalten	erhalten	auf- gehoben	auf- gehoben	auf- gehoben	erhalten	auf- gehoben

formen (↑ Tab.): **amnest., Namen- oder verbale A.**, die »Wortvergessenheit« (gestörte Wortfindung bei erhaltener Begriffsvorstellung; angedeutet bei Ermüdung oder Aufregung, ausgeprägt bei organ. Herden im unteren Scheitellappen, progr. Paralyse, Zerebralsklerose, seniler Demenz); **reine (»subkortikale«) motor. A.**, »reine Wortstummheit« (mit erhaltener »inn. Sprache«; Worte können nicht gesprochen, Silbenzahl u. Betonung jedoch durch Klopfzeichen angegeben werden = DÉJERINE*-LICHTHEIM* Phänomen; bei subkortikalen Herden am motor. Sprachzentrum BROCA); **reine (»subkortikale«) sensor. A.**, »reine Worttaubheit« (bei Läsion des motor. Sprachzentrums im subkortikalen Bereich); **totale (»kortikale«) motor. A.**, BROCA* A. (»inn. Sprache« gestört; bei Läsion des motor. Sprachzentrums in der 3. li. Stirnwindung); **totale (»kortikale«) sensor. A.**, BASTIAN*-WERNICKE* KUSSMAUL* A. (»inn. Sprache« beeinträchtigt, Kontrollverlust führt zu enthemmter Logorrhö mit literalen, syllabären oder verbalen Paraphasien; bei Läsion des sensor. Sprachzentrums im mittl.-hint. Anteil der 1. li. Temporalwindung); **»transkortikale« A.** (die sogen. LICHTHEIM-Formen der sensor. bzw. motor. A. bei Läsion zentraler Bahnen).

Aphemie: ↑ Aphasie.

Aphonie: »Stimmlosigkeit« infolge Lähmung, Tumor, Spasmen (↑ Dysphonie) oder aber funktionell (plötzl. ohne organ. Urs., z. B. bei heft. Emotion wie Angst, Erschrecken, Trauer) oder neurotisch (Flüstersprache mögl., normaler Klang bei Lachen, Weinen, Husten), auch als »Ermüdungskatarrh« bei Rednern (»**Aphonia clericorum**«). Klin.: bei Phonation weit offene Glottis, hochgrad. Luftverschwendung.

Aphoria: Unfruchtbarkeit.

Aphrasie, Alogie: Unfähigkeit, richt. Sätze zu bilden, z. B. im Rückbildungsstadium einer motor. Aphasie, als psychot. Sympt. (= **Aphrasia paranoica**).

Aphrodisiaka: *pharm* Mittel zur Anregung u. Stärkung von Geschlechtstrieb u. Potenz; neben symbol. u. myst. Mitteln (»Liebestränke«) v. a. kräft. Gewürze, Alkohol, Kanthariden, Rauschgift, örtlich hyperämisierende Substanzen, Hormon-Präpe., Yohimbin u. a. Alkaloide.

Aphthen: im Mund, seltener am Genitale vork. schmerzhafte, bis linsengroße, scharf begrenzte rundl.-ovale Schleimhauterosionen mit festhaftendem fibrinösem Belag u. schmalem hellrot.-entzündl. Saum; meist Begleitsympt. von Allg.erkrn. (↑ Aphthosis), auch solitär (metastat.) bei akuter Infektionskrankh. (Typhus, Tbk, Bruzellose). Als bes. Formen die **nichtinfektiösen, chron.-rezidivierenden A.** (MIKULICZ; »habituelle A.« FLUSSER) der Mundschleimhaut (v. a. Umschlagstellen, meist solitär) als Folge von Verdauungs- oder Menstruationsstörungen (?; bei Kindern selten); sowie die **Aphthen Riga* (-Fede*)** beim kachekt. Säugling unter der Zunge u. am Zungenbändchen (linsengroße, zentral gedellte Granulationsgeschwulst mit fibrinoidem Belag), evtl. kombin. mit Hepato-Splenomegalie; s. a. Stomatitis aphthosa. – **trop. A.**: s. u. Sprue. – **epizoot. A.**: ↑ Maul- u. Klauenseuche.

Aphthoid Pospischill*-Feyrter*: »aphthoide Polypathie« der Mundschleimhaut u. periorale Haut bei Infektionskrankhtn., insbes. Keuchhusten; mit Neigung zum Deszendieren in Larynx u. Ösophagus, evtl. auch Miterkrankung der Vulva (»**vagantes A.**«).

Aphthongie: ton. oder klon. Anspannung der Zungen- (u. Schlund)muskulatur mit Sprachbehinderung. Ätiol. uneinheitl., u. a. extrapyramidale Bewegungsstörungen (z. B. Chorea HUNTINGTON), psych. Fehlhaltung.

Aphthosis: mit Aphthenbildung einhergehende (Allg.-)Erkr., s. a. Aphthoid; z. B. die **chron.-rezidivierende A. (Kumer*)** an Mund- u. Genitalschleimhäuten (»bipolar«), begleitet von Erythema nodosum; **A. generalisata (Touraine*)** als schwere, in Schüben verlaufende Virose (?) mit Erscheinungen an Augen, Mund- u. Genitalschleimhaut (oft monosymptomat. Beginn), multiformen oder nodösen

Hautreaktionen, Fieber, Phlebitiden, Beteiligung von ZNS, inn. Organen u. Gelenken; sowie die **A. magna (Neumann*)** als akute fieberhafte Virose (?) der Mädchen u. jungen Frauen, mit multiplen Aphthen an Mund-, Genital-, evtl. auch Augenschleimhäuten u. Polyarthritis; im Blutbild starke Linksverschiebung; Prognose gut.

Apicitis: Entzündung einer Organspitze (z. B. Lunge).

A.P.I.: ↑ Arzneiprüfungsinstitut.

apikal, apicalis: an der Spitze; z. B. **a. Abszeß** (Zahnwurzel, Lunge), **a. Infarkt** (Vorderwandinfarkt im Bereich der Herzspitze, meist durch Verschluß des Ramus desc. ant. der A. coronaria sin.; EKG: Infarktzeichen in Abtlg. II, evtl. 1 u. V_6; ↑ Myokardinfarkt), **a. Thorax-Syndrom** (↑ Pancoast* Syndrom).

Apiko|kardiogramm: ↑ Apexkardiogramm. – **A.lyse**: 1) extrapleurale oder -fasziale op. Auslösung der Lungenspitze einschl. des weichen Thoraxdaches (evtl. nach Resektion von 3–4 Rippen) aus örtl. Pleuraverwachsungen; z. B. als Pneumolyse, Semb* Op. – 2) elektrokaust. Durchtrennung von Adhäsionssträngen der apikalen Pleura. – **A.tomie**: op. Entfernung einer Organspitze, *dent* ↑ Wurzelspitzenresektion.

Apinealismus: s. u. Marburg* Syndrom.

Apiol: »Petersilienkampfer«, Kristalle aus dem äther. Öl der Petersiliensamen; Anw. als Emmenagogum (0,1–0,2 g, auch s.c.) u. Abortivum (mit tox. Dosen).

Apis virus, Apisinum: das »Bienengift« (der Honigbiene Apis mellifica), das u. a. tox. Protein, Phospholipase A u. einen direkt-hämolysierenden Faktor enthält; *therap* Anw. (Inj.) bei Rheuma u. Myalgien.

Apituitarismus, Panhypopituitarismus: völl. Fehlen der Hypophysenfunktion (z. B. nach Hypophysektomie oder Zerstörung durch Tumor) mit den entspr. Ausfallserscheinungen; meist nur Unterfunktion (↑ Hypopituitarismus).

APK: ↑ Apexkardiogramm.

APL: *endokrin* ↑ APL-Hormon.

Aplanatio: *opt* ↑ Applanatio.

Aplasie: fehlende (i. e. S. trotz vorhandener Anlage) oder unvollständ. Entwicklung eines Körperteils; vgl. Agenesie, Hypoplasie; z. B. die **Aplasia axialis extracorticalis congenita** (↑ Pelizaeus*-Merzbacher* Syndrom), **A. cervicis** (fehlende Cervix uteri durch Entwicklungsstörung der Müller* Gänge; meist mit Aplasie der Vagina kombin., Uteruskörper u. Ovarien aber normal), **A. corporis callosi** (↑ Balkenmangel), **A. cutis congenita circumscripta** (Hautdefekt beim Neugeb., meist im Bereich des Kopfes; durch amniot. Verwachsung, intrauterine Drucknekrose?) oder **totalis s. diffusa** (seltene Anlageanomalie bei nicht lebensfäh. Frühgeburten, die nur von einer transparenten Membran überzogen sind, durch die Gefäße u. tiefere Gewebe bläulich-rot durchschimmern), **A. dentalis** (↑ Anodontie), **A. dentis** (↑ Densaplasie), **A. germinalis** (↑ Agonadismus), **A. moniliformis** (↑ Pili moniliformes), **A. nuclearis infantilis** (↑ Kernschwund), **A. ureteri** (↑ Harnleiteraplasie), **A. uteri** (infolge fehlender Anlage, Hemmung oder Rückbildung der Müller* Gänge im 3. Embryonalmon.; stets mit A. vaginae, Ovarien meist normal), **A. vaginae** (infolge Hemmung des Abwärtswachsens der Müller* Gänge oder völl. Rückbildung des prim. Uterovaginalkanals vor oder im 3. Mon.; äuß. Genitale u. Ovarien normal, Uterus rudimentär oder fehlgebildet).

Aplastie: unstillbarer Hunger.

aplastisch: nicht bildend, nicht gebildet (↑ Aplasie); z. B. **a. Syndrom** (↑ Panmyelophthise).

APL-Hormon: (engl.: **a**nterior-**p**ituitary-**l**ike) das Chorion-Gonadotropin.

Apneumatosis: ↑ Atelektase.

Apnoe: Atemstillstand infolge Unreife (bei Früh- u. Neugeborenen) oder Lähmung des Atemzentrums (z. B. Poliomyelitis, Botulismus, ZNS-Trauma), bei Hypokapnie (Fehlen des chem. Reizes), Thoraxquetschung, elektr. Unfall. – **blaue u. weiße A.**: ↑ Asphyxia livida bzw. pallida. – **A.zeit**: s. u. Atemanhalteversuch.

apnoisch: mit Atemstillstand (↑ Apnoe) einhergehend, »atemlos«; z. B. die **a. Pause** bei forcierter Atmung (Hyperventilation) infolge Absinkens des CO_2-Blutspiegels.

apo...: Präfix »ab«, »weg«, »los«, »zurück«. – **Apo A, Apo B** usw. Kurzbez. für die Hauptklassen der Apolipoproteine (↑ Präbetalipoproteine).

Apochromat: opt. Linsensystem, bei dem der Farbfehler durch Kombination dreier optisch verschied. Glassorten weitgehend aufgehoben ist; vgl. Achromat.

Apocynum cannabinum: »amerikan.« oder »kanad. Hanf«; Anw. des Wurzelstocks als Glykosiddroge (v. a. Cymarin = k-Strophanthin-α).

Apodie, Amelia inf.: angeb. Fehlen oder rudimentäre Entwicklung (Hypoplasie) der Füße bzw. der Beine (= Aknemie); s. a. Hemi-, Phokomelie.

Apoenzym, Apoferment: (v. Euler; Adler 1935: Apoenzym + Koenzym = Holoenzym) der substrat- u. oft auch wirkungsspezif. Proteinanteil eines Enzyms.

Apoerythein: ↑ Intrinsic factor. – Als **A.-Einheit** (AEE) gilt die 1 µg Vit. B_{12} mikrobiol. (z. B. Lactobac. lactis Dorner) unwirksam machende Menge.

Apoferritin: (1943) in der Leber gebildetes Globulin-ähnl., Fe- u. P-freies Protein, das sich bei der Fe-Resorption in der Mukosa in ↑ Ferritin umwandelt. Ein die Fe-Resorption regulierender »Mukosablock« wird duskutiert; Störung der A.-Synthese (bei Infektion, Lebererkr., Entzündung) hat u. a. Hämosiderose zur Folge.

apokrine Sekretion: Form der merokrinen Sekretion bei Drüsenzellen, die mit dem Sekret den apikalen Teil des Zelleibes (Zytoplasmakuppe) abstoßen; vgl. ekkrin. – **A. Drüsen** sind u. a. die laktierende Mamma, axilläre Schweißdrüsen sowie Glandulae circumanales, ceruminosae, ciliares (Moll), sudoriferae nasales.

Apolipoproteine: Eiweiß-Strukturelemente der Lipoproteine, unterschieden als Apo A (I u. II), B, C (I–III; wie B in Chylomikronen, VLDL) u. E (= A III); z. T. mit Modulatorfunktion, z. B. aktiviert A I die LCAT, C II die Lipoproteinase (die von C III inhibiert wird).

Apollinaris: CO_2-halt. Natrium-Hydrogenkarbonat-Wasser aus Heimersheim/Ahrtal.

Apomorphin

Apomorphinum hydrochloricum: salzsaures Apomorphin (↑ Formel); Morphin-Derivat ohne analget. u. euphorisierende Eigenschaften, das das Brech- u. Atemzentrum erregt, in hohen Dosen die Körpermuskulatur (außer Herz u. Atmung) erschlafft; kräft. Emetikum, u. a. angewendet zur Alkoholentwöhnung (»**Apomorphinkur**«, ↑ Aversionsbehandlung).

Morphin   Apomorphin

Aponeur(os)ektomie: op. Entfernung einer Aponeurose, z. B. der Palmaraponeurose bei DUPUYTREN* Kontraktur.

Aponeurosenquerschnitt: ↑ PFANNENSTIEL*, PERTHES* Querschnitt.

Aponeurosis *PNA*, **Aponeurose**: dünne, breitfläch. Sehnenplatte eines oder mehrerer Muskeln (vgl. Faszie); z. B. (*PNA*) die **A. linguae** (Lamina propria der Schleimhaut des Zungenrückens, verdickt durch die Sehnenfasern der Zungenmuskeln), **A. musculi bicipitis** (von der Endsehne in die Vorderarmfaszie ausstrahlendes Blatt, das die Art. brach. u. cubit., den N. medianus u. den M. pronator teres überspannt; sogen. Lacertus fibrosus), **A. palmaris** (die aus der Verschmelzung der Palmaris-longus-Sehne mit der volaren s.c. Faszie hervorgehende »Palmaraponeurose«, die die Muskeln, Gefäße u. Nerven der Hohlhand schützt; Ausläufer zu Vaginae fibrosae u. Fingerhaut), **A. plantaris** (vom Fersenbein bis zu den Zehengrundgelenken reichende Sehnenplatte, mit 5 Zipfeln in die Vaginae fibrosae der Beugersehnen u. die Haut; 2 längsgerichtete Septen gliedern die Fußsohle in Mittel-, Großzeh- u. Kleinzehballenfach).

Aponeurositis: Entzündg. einer Aponeurose, z. B. der Plantaraponeurose (↑ LEDDERHOSE* Syndrom I).

Apo|phänie: (CONRAD) die manifeste ↑ Schizophrenie (nach den Prodromalerscheinungen). – **A.pherese**: selektive Entfernung bestimmter Bestandteile, z. B. aus dem Blut (meist nur als Leuko-, Plasmapherese usw. bezeichnet).

Apophyse, Apophysis *PNA*: ein seitl. Auswuchs; i. e. S. als »sek. Epiphyse« der im 9.–11. Lj. auftret. Knochenkern an Darmbeinkamm, Dornfortsatz, WK, Schulterblatt, Schien-, Fersenbein, Metatarsale V etc., der im allg. mit diesem verschmilzt, gelegentl. aber persistiert; s. a. Abb. »Randleiste«.

Apophysen|lösung, Apophyseolyse: traumat. Ablösung (meist durch Muskelzug) einer noch nicht fest verknöcherten Apophyse; typ. Sportverletzung Jugendlicher v. a. an Trochanter major u. minor, Tuberositas tibiae, Tuber calcanei. – **A.(osteo)nekrose, Apophyseonekrose**: beim Jugendl. asept. Knochennekrose einer – meist vorzeitig verknöcherten – Apophyse, z. B. der Tuberositas tibiae (↑ OSGOOD*-SCHLATTER* Syndrom), der Kalkaneus- (↑ SEVER* A.) oder der Metatarsale-V-Apophyse (↑ ISELIN* A.). – **Apophyseose**: ↑ Apophysose.

Apophysitis: »Entzündung« einer Knochenapophyse, oft i. S. der ↑ Apophyseonekrose; z. B. die **A. calcanei** (HAGLUND* Syndrom I) im Wachstumsalter, mit umschrieb. Druckschmerz, evtl. Schwellung u. stat. Beschwerden, wahrsch. eine komplexe Ossifikationsstörung (funktionell, traumat., hormonell?), häufig durch Pes valgus begünstigt; sowie als **A. tib. adolescentium** das ↑ OSGOOD*-SCHLATTER* Syndrom. – **Apophysose** (Fanconi*): unregelmäß. Demineralisation u. Verkalkung einer Knochenapophyse im Pubertätsalter.

apoplektiform: apoplexieartig, einem Hirnapoplex ähnlich; z. B. der **a. Anfall** bei progr. Paralyse, mit plötzl. Bewußtseinsverlust (mit oder ohne Vorboten: Übelkeit, Muskelzucken etc.), evtl. Zurückbleiben von Herdsymptn. (Aphasie, Hemiparese etc.); ähnl. Zustände auch bei MS, Hirntumor. – **apoplektisch**: in Form einer ↑ Apoplexie, durch eine (Hirn-)A. bedingt, zum Schlaganfall neigend.

Apoplexie: plötzl., erhebl. Blutung in ein Organ oder eine Körperhöhle, z. B. **Apoplexia abdomin.** (durch Gefäßruptur), **A. retinalis** (flächenhaft bei Zentralvenenthrombose), **A. papillae Rintelen*** (*ophth* meist arteriosklerot.; mit Optikusatrophie); s. a. A. uteri, Gallenblasen-, Hoden-, Pankreasapoplexie. – I. e. S. die **A. cerebri**, der »apoplekt. Insult« (Schlaganfall, Schlagfluß, Gehirnschlag) als plötzl. Durchblutungsstörung einer umschrieb. Hirnregion mit neurol. u./oder psych. Erscheinungen; meist im Bereich der Capsula int., mit anfangs schlaffer, später spast. Lähmung der kontralat. Seite, Bewußtseins-, häufig auch Sprachstörungen; bei großer Ausdehnung evtl. homonyme Hemianopsie. Ät.path. (s. a. Tab. »Hirnblutung«): a) Massenblutung nach Gefäßruptur (Hypertonie, Arteriosklerose, entzündl. Wandprozeß; Aneurysma, evtl. angeb.), b) ischäm. Insult (Blutdruckabfallkrise), c) Embolie; angiospast. Genese umstritten. – Im gleichen Sinne auch die **A. bulbaris** (Hirnnervenausfälle i. S. der Bulbärparalyse durch Zirkulationsstörungen in der Medulla oblong.), **A. cerebelli** (meist infolge Thrombose der A. cerebelli post. inf.; heft. Nackenschmerz, Bewußtlosigkeit bis Koma; blut. Liquor, von Subarachnoidalblutung kaum zu unterscheiden; Prognose meist ungünstig), **A. spinalis** (mit kompletter oder inkompletter Querschnittlähmung; s. a. Hämatomyelie). – Ferner *päd* die **A. intestinalis neonatorum** als geburtstraumat. Ruptur parenchymatöser Bauchorgane (Leber, NN, Milz, Niere) v. a. bei hohem Geburtsgew., Frühgeburt, Morbus haemolyticus, Syphilis; sowie *gyn* die versch. Formen der **A. uteri**: Per-rhexim-Blutung (meist nur gering, für Stdn. bis Tg., ohne weitere Sympte.) aus der Basal- oder inn. Myometriumschicht in der Menopause, v. a. bei Hypertonie u. Arteriosklerose; evtl. stärker ausgeprägt mit Beteiligung von Myo-, Peri- u. Parametrium, auch mit Blutungen ins Beckenbindegewebe (= **A. uteroparametrica** bzw. **-pelvica**). Als geburtsh. Komplikation die **A. utero- s. retroplacentaris** (COUVELAIRE* Syndrom) mit abrupter, fast vollständ. Ablösung der normal sitzenden Plazenta u. starker Blutung in Myo- u. Perimetrium u. Adnexserosa, selten nach außen; hochgrad. Druckempfindlichkeit des hypertonen – rotviolett bis schwarz verfärbten – Uterus, Schocksympte., meist intrauteriner Fruchttod; mütterl. Mortalität 5–20%; Ätiol. oft unklar (erhöhter zentraler Venendruck?), rel. häufig bei Gestosen, Herzvitien (8%), nach stump-

		Apoplexie	Hämorrhagie (Massenblutung)	Ischämie (Thrombose)	Embolie
allgemeine Symptomatik	Beginn		allmählich oder akut		akut
allgemeine Symptomatik			Retinopathia arteriosclerotica; periphere Gefäßsklerose; kardiovaskuläre Erkrankungen; Hypertonie		rheumat. Endokarditis; Mitralstenose; Vorhofflimmern; Myokardinfarkt; periphere Embolie
Anfangssymptomatik			Kopfschmerzen, Schwindel, Erbrechen, Übergang zu Koma	Sprachstörungen, Schwäche der Extremitäten	neurolog. Störungen
spezielle Symptomatik	Krämpfe		ca. 14%	ca. 7%	gelegentlich
spezielle Symptomatik	Koma		häufig; > 24 Std. bei ausgedehnter Blutung	weniger als 24 Std.; oft fehlend	nur bei größerer Embolie
spezielle Symptomatik	CHEYNE*-STOKES*Atmung		meist	selten	vereinzelt
spezielle Symptomatik	konjugierte Blickablenkung		häufig	selten	vereinzelt
spezielle Symptomatik	Meningismus		häufig	vereinzelt	vereinzelt
spezielle Symptomatik	Quadriplegie		vereinzelt	vereinzelt	vereinzelt
spezielle Symptomatik	BABINSKI* Reflex +		häufig	vereinzelt	vereinzelt
spezielle Symptomatik	Leukozytose		in 50% über 12000 Leukozyten	ungewöhnlich	ungewöhnlich (außer bei infiziertem Embolus)
spezielle Symptomatik	Auskultation		uncharakteristisch	oft Stenosegeräusche über den Halsarterien	Herzgeräusche
spezielle Symptomatik	Augenhintergrund		hyertonisch, auch Stauungspapille	arteriosklerotisch; bei Diabetes oft o.B.	uncharakteristisch
spezielle Symptomatik	Mittelecho		starke Verlagerung, rasch zunehmend	ohne Befund oder geringe Verlagerung	oft ohne Befund
spezielle Symptomatik	EEG		Herdbefund + Allg. befund ++	Herdbefund + Allg. befund (+)	Herdbefund + Allg. befund (+)
spezielle Symptomatik	Liquor		meist blutig, xanthochrom	meist klar (eventuell mikroskopisch verändert)	

fem Bauchtrauma (1%); Vork. in ca. 10% der vorzeit. Plazentalösung, meist vor Wehenbeginn; Ther.: schnelle u. schonende Entbindung, evtl. Uterusexstirpation, Schockbekämpfung.

Apoprotein: die Eiweißkomponente eines zusammengesetzten Proteins; z. B. als ↑ Apolipoprotein.

Apoptosis: *histol* länd. Sichabstoßen von Zellen aus dem Gewebe, die entweder ausgeschieden oder in Fragmenten dem Zellverband wieder zugeführt werden (Phagozytose oder lysosomal-enzymat. Abbau); physiol. Vorgang, bei Neoplasie wahrsch. verstärkt.

Aposkeparnismus: lappenförm. Kopfwunde mit Knochenbeteiligung durch schräg auftreffende Gewalteinwirkung mit scharfem Instrument (z. B. Beil).

Apostasis: 1) ↑ Krise, Ende einer Erkrankung. – 2) ↑ Abszeß. – 3) **A. otum**: abstehende ↑ Ohrmuscheln.

Apostema: ↑ Abszeß. – **apostematosus**: abszedierend.

Apostilb, asb: Bruchteil der photometr. Leuchtdichte-Einheit Stilb (sb); 1 asb = $10^{-4}/\pi$ sb = 1 Candela/m².

APO-Syndrom: s. u. Adipositas-Hyperthermie-.

Apotheke: mit staatl. Bewilligung eingerichtetes u. von einem approbierten Apotheker geführtes gewerbl. Unternehmen zur Herstg. u. Abgabe von Arzneimitteln (»Gesetz über das Apothekenwesen« vom 20. 8. 1960, Verordng. ü. d. Betrieb von Apotheken vom 7. 8. 1968/1974).

Apozymase: der nicht-dialysable Anteil des Enzymsystems der alkohol. Gärung.

APP: **A**neurin**p**yro**p**hosphat (s. u. Thiamin . . . .).

Apparat: 1) *orthop* aus starren oder funktionellen Teilen bzw. Einheiten zusammengesetztes Hilfsmittel; z. B. ein **medikomechan. A.** für die Bewegungsther., ein ↑ Stützapparat. – 2) *anat* ↑ Apparatus; z. B. der **dioptr. A.** des Auges (Hornhaut, Kammerwasser, Linse, Glaskörper), **lymphat. A.** (↑ Systema lymphaticum), **Apparato reticulare interno** (ital.; ↑ GOLGI* Internum).

Apparatnarkose: Inhalationsnarkose mittels eines ↑ Narkosegeräts im halboffenen, halbgeschlossenen oder geschlossenen System (↑ Kreissystem).

Apparatus: *anat* das Gesamt der Strukturen bzw. Organe mit gemeinsamer Funktion; z. B. **A. acusticus** (↑ Gehörorgan; als dessen Teile der **A. cochlearis** = CORTI* Organ u. der **A. vestibul.** = Utriculus + Sacculus + häut. Bogengänge), **A. digestorius** *PNA* **s. alimentarius** (der aus Mundhöhle mit Speicheldrüsen, Schlund, Speiseröhre, Magen u. Darm mit Anhangsdrüsen besteh. »Verdauungs-« oder »Digestionsapparat«), **A. genitalis** (↑ Genitalapparat), **A. lacrimalis** *PNA* (Tränendrüse, Bindehautsack, Tränenkanälchen, -sack u. -nasengang), **A. respiratorius** *PNA* (Nase, Mundhöhle u. Schlund sowie Kehlkopf,

Apparatus urogenitalis

Luftröhre u. Lungen als »äuß.« bzw. »inn. Respirationsapparat«), **A. urogenitalis** *PNA* (»Harn- u. Geschlechtsapparat«, 2 phylo- u. ontogenetisch anfangs bei bd. Geschlechtern, später nur noch beim ♂ gekoppelte Organsysteme: Niere, Harnleiter, Harnblase u. Harnröhre; Eierstöcke, Eileiter, Gebärmutter, Scheide, Vulva bzw. Hoden, Nebenhoden, Samenleiter, Samenbläschen, Vorsteherdrüse, Penis), **A. vocalis** (↑ Stimmapparat).

Appelt*-Gerken*-Lenz* Syndrom: (1966) ↑ Tetraphokomelie-Syndrom.

Appendektomie: op. Entfernung des – entzündlich veränderten – Wurmfortsatzes (Appendix vermiformis), sogen. »Blinddarm-Op.«; nach Pararektal-, Kulissen- oder Wechselschnitt u. Eröffnung des Peritoneums Darstg. (evtl. ↑ Appendikolyse) u. Skelettierung der Appendix, die nach Quetschung an der Basis (Quetschklemme u. Ligatur) thermoelektrisch oder scharf abgetragen wird. Stumpfversorgung durch Z-, Tabaksbeutel- oder Schlupfnaht; fortlauf. Peritoneal- u. Etagennaht der Bauchdecken. Bei eitr. oder kot. Peritonitis Dränage. – Auch als **A. »en passant«** (im Verlauf einer anderweitig indizierten Laparotomie) oder **herniale A.** (anläßl. einer Herniotomie).

Appendicitis, Appendizitis, Wurmfortsatz-, »Blinddarmentzündg.«: die vorw. enterogene – im allg. unspezif. – Entzündg. der Appendix vermiformis als häufigste chir. Baucherkr.; i. e. S. die **akute A.** (als obstruktive A. nach Lumenverschluß durch Kotsteine, Adhäsionen etc., als nicht-obstruktive hämatogen), mit zunächst uncharakterist. Beschwerden (Übelkeit, Inappetenz, Erbrechen, diffuse Leibschmerzen), später typischen rechtsseit. Unterbauchschmerzen (↑ A.-Schmerzpunkte, -Zeichen), Muskelabwehrspannung, Temp.anstieg (axillo-rektale Differenz!), Leukozytose, erhöhte BSG. Path.-anat.: katarrhal. bis eitr. Wandprozesse (Gefahr der Nekrose u. Perforation), Exsudatbildung, Begleitentzündg. der Nachbarorgane. Bes. gefährl. Verlauf bei Kindern nach Infektionskrankhtn. (z. B. Masern-A.), im hohen Alter (»Greisen-A.«) u. bei Schwangeren (↑ Abb. »Schwangerschaftsappendizitis«). Ther.: Früh-Op. innerhalb 48 Std.; bei verschleppten Fällen (z. B. periappendizit. Abszeß, Konglomerattumor) Intervall-Op., evtl. zuvor Abszeßdränage. – Als Sonderform bes. beim Kind die **»A. mit Netzkappe«** (↑ Glückshaube), mit oft biphas. Verlauf (Exazerbation des abgekapselten Abszesses); sowie die **A. vermicularis s. helminthica** als Askariden-A. (massive Druckschmerzhaftigkeit, Gefahr von Empyem, Gangrän u. Perforation) oder ↑ Appendicopathia oxyurica. – Verlaufsformen: **A. purulenta** mit eitr. Sekret in Appendix u. subserösen Lymphsträngen, Gefahr von Perityphlitis, eitr. Peritonitis, Peritonealabszeß; **A. phlegmonosa** mit Ulzerationen, keilförm. Leukozyteninfiltraten u. konfluierenden Abszessen, Periappendicitis serosa oder purulenta, Beteiligung der Nachbarorgane (stärkste peritoneale Sympte., hohe Leukozytose, ausgeprägte axillo-rektale Temp.differenz); **A. perforans** mit Durchbruch in Nachbarorgane oder freie Bauchhöhle, gedeckt oder als freie Perforation (diffuse Peritonitis, intraperitoneale Abszesse etc.); selten die **retrozäkale** oder **iliolumbale A.** bei hinter dem Zäkum gelegenem Wurmfortsatz, mit zunächst nur geringer Symptomatik, aber Gefahr der Abszeßbildung u. Zäkumphlegmone; die **retrokol. A.** bei hinter dem Aszendens liegender Appendix, deren Spitze oft bis zur Leberpforte reicht (häufig bei Malrotation); die **A. sinistra** (↑ Linksappendizitis). – Ferner die **chron. A.** als Restzustand nach (sub)akuter A. oder Beteiligung der Appendix bei einer Kolitis; gekennzeichnet durch Schleimhautnarben, Obliteration, peritoneale Verwachsungen. Meist chron.-rezidivierend (evtl. Herdwirkung); Sympte. im Intervall uncharakterist. (Druckgefühl, Obstipation, seltener Durchfälle, gastrit. oder cholezyst. Beschwerden), im Rö.bild fehlende Appendixfüllung bei Breipassage. – Als Sonderform die **A. fibroplastica** (LÄWEN; mit Bindegewebswucherung, v. a. in der Submukosa, u. tumoröser Organvergrößerung), **A. granulosa** (mit Granulationsgewebe), **A. myxoglobulosa** (s. u. Mukozele); sowie die **Appendicite neurogène (Masson*)** als Wucherung des sogen. »Helle-Zellen-Organs« in das hyperplast. vegetat. Nervengewebe der Appendixmukosa u. -submukosa (klin.: örtl. Schmerzen, wechselnd Durchfälle u. Obstipation; evtl. Karzinoid-, Neurombildung).

Appendicopathia: nicht-entzündl. Erkr. des Wurmfortsatzes; z. B. die **A. oxyurica** als chron. Reizzustand durch Madenwürmer (↑ Oxyuriasis); meist klin. Bild der chron. Appendizitis, keine typ. Schleimhautveränderungen. – s. a. Appendixkarzinoid.

Appendiko|lyse: intraop. Lösung der Appendix aus ihren Verwachsungen. – **A.stase**: Muko- u. Koprostase im Appendixlumen bei Verschluß der GERLACH* Klappe durch Fremdkörper oder entzündl. Schwellung. – s. a. Mukozele. – **A.stomie**: op. äuß. Appendixfistel durch Einnähen des – eröffneten – Wurmfortsatzes in die Bauchhaut, z. B. als Vor-Op. bei tiefsitzendem Ileus, zur Spülbehandlung, als Orificium ext. der »Zäkumblase«.

Appendix: (lat.) Anhängsel, *anat* »Anhangsgebilde«, z. B. *(PNA)* die **A. epididymidis** (bläschenförm. Rest des WOLFF* Körpers – oft langgestielt – am Nebenhodenkopf), **Appendices epiploicae** (vom Peritoneum überzogene, mit Fettgewebe gefüllte Serosaausstülpungen des Dickdarms), **A. fibrosa hepatis** (durch postnatale Rückbildung des li. Leberlappens an dessen seitl.-oberem Rand entstandene bandförm. Bauchfellplatte, in die das Lig. triangulare sin. übergeht), **A. testis** (MORGAGNI* A., »Hodenanhängsel«, plattes Gebilde aus Bindegewebe, glatter Muskulatur, Gefäßen u. Flimmerepithel-ausgekleideten Kanälchen am oberen Hodenpol, Rest des MÜLLER* Ganges), **Appendices vesiculosae** (gestielte Bläschen an den Eileiterfransen u. am Epoophoron; wahrsch. Reste der Urnierenkanälchen); i. e. S. die **A. vermiformis** (früher: »Proc. v.«), der 2–20 cm lange u. 0,5–2 cm dicke »Wurmfortsatz« am unt. Pol des Blinddarms, mit Wandschichten wie im Zäkum, reich an lymphat. Gewebe (»Darmtonsille«), mit Mesenteriolum u. GERLACH* Klappe.

Appendixkarzinoid: 1) **benignes A.**: Appendikopathie Jugendlicher mit gelbl.-weißen, bis haselnußgroßen submukösen Tumoren aus »enterochromaffinen« Mukosazellen an der Appendixspitze; ohne Serotonin-Vermehrung. – 2) **malignes A.**: meist im mittl. LA aus (1) hervorgeh. Karzinoid; klin. Bild der chron. Appendizitis, Sympte. des Karzinoid-Syndroms. Ein echtes Ca. (primär oder entartetes Myxom) ist selten.

Appendixquetsche, -klemme: zangenart. Klemme zur Serosa-schonenden basisnahen Quetschung des Wurmfortsatzes bei der Appendektomie.

Appendizismus: Appendizitis-Symptomatik (ohne path. Substrat: »Pseudo-Appendizitis«) im Verlauf einer anderen Erkr. (z. B. Azetonämie, Magen-Darmtetanie, kindl. Pneumonie).

Appendizitis: ↑ Appendicitis. – **A.-Schmerzpunkte**: charakterist. Druckschmerzpunkte im re. Unterbauch (↑ Abb.), entweder im SHERRENS* Dreieck (Nabel/Symphyse/re. Flanke) oder auf der MONRO* (Nabel/re. Spina iliaca ant. sup.) bzw. LENZMANN* Linie (= Interspinallinie); z. B. MCBURNEY* (= lat. Drittelpunkt der MONRO* Linie), LANZ* (= re.seit. Drittelpunkt der LENZMANN* Linie), KÜMMELL* (auf der MONRO* Linie knapp unterhalb des Nabels), ↑ COPE*, ↑ MORRIS*, ↑ ROTTER*, ↑ SONNENBURG* Punkt. –

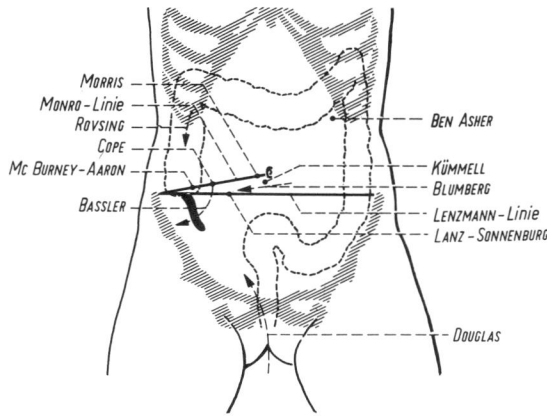

A.zeichen: 1) ROVSING* Z.: Appendixschmerz bei Ausstreichen des aufsteigenden Dickdarmes zum re. Unterbauch hin. – 2) BLUMBERG* Z.: »Loslaßschmerz«, d. h. Zunahme des re.seit. Unterbauchschmerzes bei plötzl. Nachlassen eines Druckes in die Bauchdecke. – 3) SITKOWSKI* Z.: Entlastungs- bzw. Dehnungsschmerz im re. Unterbauch bei li. Seitenlage. – 4) »Psoas-Z.«: re.seit. Unterbauchschmerz bei Heben des gestreckten re. Beines gegen Widerstand bzw. (COPE) bei Hyperextension des re. Beines in Li.-seitenlage. – 5) »Obturator-Z.« (COPE): re.seit. U'bauchschmerz durch Innenrotation des im Hüftgelenk gebeugten re. Beines (Irritation des M. obturatorius int.). – 6) (COPE) re.seit. U'bauchschmerz bei Druck auf die A. femoralis oberhalb des SCARPA* Dreiecks. – Ferner Zeichen n. AARON, BALDWIN, BARON, BEN ASHER, BRITTAIN, BASSLER, BASTEDO, JACOB, LIGAT, PRZEWALSKI, REDER, SATTLER, TEN HORN; s. a. A.-Schmerzpunkte.

Apperzeption: *psych* bewußtes, willensgesteuertes Erfassen von Eindrücken; z. B. die **tendenziöse A.** (A. ADLER) bei neurot. Fehlhaltung, wobei bevorzugt nur das erfaßt wird, was vorgefaßte Meinungen zu bestätigen scheint.

Appetenz: Verlangen, i. e. S. das nach geschlechtl. Betätigung (= Libido sexualis). – **A.verhalten**: (WALLACE CRAIG 1918) Begr. der Verhaltensforschung für die der Instinkthandlung vorausgehende Suche nach Reizsituationen (»Reizsuche«), die zur Auslösung des angeb. Instinktmechanismus führt.

Appetit: komplexes (Sinneseindrücke, Magenmotilität, Drüsensekretion, Blutzuckerabfall, Tageszeit etc.) psychosomat. Verlangen nach Nahrungsaufnahme; Schwachform des Hungers. Als momentanes lustvolles Verlangen nach einer best. Speise z. B. Sympt. der Frühschwangerschaft. – **A.-anregende Mittel**: »Appetizer«, v. a. aromat.-bittere Pflanzenauszüge (Enzian, Chinarinde, Wermut), Würzsuppen u. Fleischbrühen, wirksam durch kräft. Steigerung der Magensaftsekretion.

Appetit|losigkeit: ↑ Anorexie. – **A.saft**: der stark saure, pepsinreiche Magensaft in der 1. (»nervösen«) Phase der Magensekretion. – **A.zentrum**: ↑ Hungerzentrum. – **A.zügler, -hemmer**, Anorektika: *pharm* synthet. Substanzen zur Verminderung von Appetit u. Eßlust, insbes. zwecks Gewichtsreduktion; meist Sympathikomimetika der Grundtypen Amphetamin (= Benzedrin; sogen. »Weckamine«; BTM!), Ephedrin, Phenylbutylamin u. -methylmorpholin (= Phenmetrazin), die durch zentrale Stimulation Stoffwechsel u. Energieverbrauch steigern, z. T. auch Hunger- u. Sättigungszentrum hemmen.

Applanatio: (lat.) Abflachung; z B. die **A. corneae** (angeb. oder erworb. durch Vernarbung etc., häufig mit Verminderung des intraokularen Drucks u. Phthisis bulbi kombin.), **A. lentis** (physiol. bei Ferneinstellung des Auges durch den Zug der Zonulafasern, path. bei Linsenschrumpfung). – **Applanationstonometer**: *ophth* s. u. Tonometer, s. a. Abb.

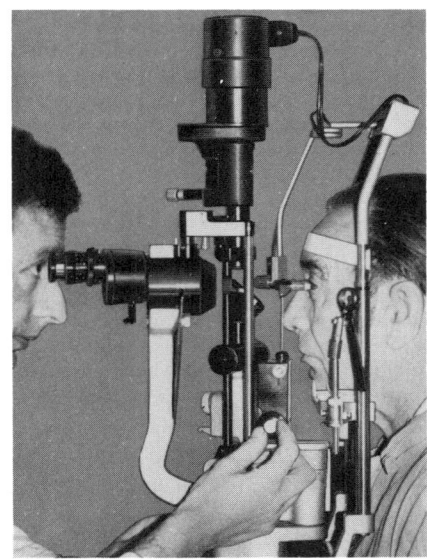

Applanationstonometer nach GOLDMANN (in Kombination mit der Spaltlampe).

applanatisch: *opt* adj. Bez. für ein korrigiertes abbildendes Linsensystem, das die ABBE* Sinusbedingung erfüllt u. Öffnungsfehler vermeidet.

Applikation: *therap* Anw. einer physikal. Maßnahme bzw. Verabfolgung eines Arzneimittels (je nach Arzneiform u. beabsichtigter Wirkung enteral, parenteral, lokal, intravasal usw.). – **Applikator**: *radiol* Hilfsvorrichtung zum Einbringen radioaktiver Substanzen (offene oder umschlossene Form) in den Körper des Patienten.

Apposition

Apposition: *physiol* Anlagerung neuer Gewebsschichten an bereits vorhandene; z. B. in Form des **appositionellen Wachstums** (»Dickenwachstum«) von Knorpel u. Knochen, wobei sich Bindegewebszellen des Perichondrium bzw. Periost in Knorpel- bzw. Knochenzellen umwandeln u. an den vorhand. Gewebskern anlagern. – **Appositionsthrombus**: ↑ Abscheidungsthrombus.

Approximalfläche: *dent* die dem Nachbarzahn – u. damit dem Approximal- oder Interdentalraum (vom Kontaktpunkt bis zur Zahnfleischpapille) – zugekehrte »Berührungsfläche« des Zahnes.

Approximator: *chir* Instrument (Schiene mit gatterförm. Haken) zur Annäherung klaffender Wundränder.

A.P.R.: 1) Anterior Pituitary Reaction (↑ ASCHHEIM*-ZONDEK* Reaktion). – 2) Abwehrproteinasen-Reaktion (↑ ABDERHALDEN* Reaktion).

Apraxie: zerebral bedingte Unfähigkeit zum zweckmäß. Handeln trotz erhaltener Wahrnehmungs- u. Bewegungsfähigkeit; meist bei ausgedehnter, nicht gesetzmäßig lokalisierter Herdläsion (Gefäßprozeß, Tumor, Trauma etc.), oft mit diffuser Hirnschädigung kombiniert; evtl. streng halbseit. mit Prävalenz der li. Hemisphäre. Grundsätzl. unterschieden als **ideator. A.** (LIEPMANN) infolge Störung des Bewegungsentwurfes, so daß eine falsche Handlung richtig abläuft; u. als **motor. A.** (mit unvollständ., vergröberten oder amorphen Bewegungsabläufen, auch als **mim. A.**), u. zwar die **gliedkinet.** (= **innervator.**, »kortikale«) A. stets halbseit., evtl. auf ein Glied beschränkt, wobei schon die einfachsten Bewegungen amorph u. desintegriert sind, u. die **ideokinet.** (= **ideomotor.**, »subkrotikale«) A. mit richt., wenn auch verlangsamtem Ablauf der Teilbewegungen, die jedoch bei komplizierten Handlungen falsch zusammengesetzt werden (Störung der Verbindung zwischen Bewegungsentwurf u. motor. Zentrum). Ferner die **konstruktive A.** nur für gestaltende Handlungen (Zeichnen, Bauen, Modellieren etc.) infolge gestörter Verknüpfung opt.-räuml. Funktionen mit der Handlungsfunktion (Herdsympt. bei parietalen u. parieto-okzipitalen Hirnläsionen); sowie die **opt. A.** mit Unfähigkeit, Gesehenes für Handlungen zu nutzen, z. B. bei Okzipitallappenläsionen (teilweise Überschneidung mit konstruktiver A.).

Apresolin®-Syndrom: ↑ Hydralazin-Syndrom.

Aprindin *WHO*: N-(Diäthylaminopropyl)-N-phenyl-2-indanamin; Antiarrhythmikum.

APRL-Prothese: vom Army Prosthetic Research Laboratory der US-Armee entwickelte Handprothese (aktiv schließbar, mit Arbeitshook).

Aprosexia: Aufmerksamkeitsschwäche bei tox. u. organ. Hirnschaden, Schwachsinn, Psychose oder Erschöpfung. – **A. nasalis**: (GUYE 1887) geist. Retardierung bei Kindern mit gestörter Nasenatmung (adenoide Vegetationen etc.).

Aprosopus: Mißbildung mit fehlender oder unvollständ. Gesichtspartie.

Aprotinin *WHO*: hochmolekularer Proteinasen-Inhibitor (hemmt Kallikrein, Chymotrypsin, Plasmin u. Plasminogenaktivierung); Antifibrinolytikum.

APS: 1) Adenosinphosphosulfat. – 2) Arbeitspulssumme.

Apsithyrie: schwerste psychogene Aphonie mit Ausfall der Flüstersprache.

Apt*(-Downey*) Test (LEONARD A., amerikan. Arzt): Nachweis von fetalem Hb (bei der DD der Melaena neonatorum) anhand seiner Alkaliresistenz (bleibt rot, während mütterl. Hb durch 1%ige Natronlauge in Hämatin übergeführt wird).

A|ptyalismus, Asialie, Xerostomie: völl. Versiegen der Speichelsekretion; v. a. bei schweren, insbes. sept. Infektionskrankhtn., ferner infolge erhebl. Wasserverarmung (Blutverlust, profuse Diarrhö, Erbrechen etc.) u. bei Atropin-Überdosierung (Blockierung der cholinergen Übertragung zur Drüsenzelle).

APUD-Zellen (A.G.E. PEARSE u. M. 1968; »Amine and precursor uptake and decarboxylation«) endokrine Zellen mit der gemeinsamen Fähigkeit, Amine bzw. deren Vorstufen aufzunehmen u. zu dekarboxylieren, d. h. Polypeptidhormone zu bilden; v. a. – sämtlich von der Neuralleiste abstammend – die Zellen des HVL, C-Zellen der Schilddrüse, A$_2$- u. B-Zellen des Inselorgans, enterochromaffine Z. des Darms, argyrophile Z. des Magens. – Als klass. **Apudome** gelten: Gastrinom, Vipom, Insulinom, Glukagonom, Karzonoid; einschläg. Syndrome: ZOLLINGER*-ELLISON*, VERNER-MORRISON*, WERMER* Sy. u. a.

Apurinsäure: durch schonende saure Hydrolyse gewonnene Purinbasen-freie DNS (mit etwa gleichem MG).

Apus: *path* Mißgeburt ohne Füße.

Apyrase, ATP-diphosphatase: ATP (u. ADP) in AMP u. »energiereiches Phosphat« spaltende Hydrolase.

apyretisch: ohne Fieber.

Apyridoxinose: ↑ Pyridoxinmangel-Syndrom.

Aqua, Aq.: (lat.) Wasser, Flüssigkeit, wäßr. Lsg.; z. B. **A. fontana** s. simplex (= Trinkwasser), **A. marina** s. maritima (= Meerwasser), **A. mineralis** (↑ Mineralwasser, Heilquelle), **A. destillata**, bi- oder redestillata (»Aq. dest.«, »Aq. bidest.«, ein- bzw. zweimal aus Trinkwasser abdestilliert, als **A. ad injectionem** steril, pyrogenfrei), **Aquae amarae** (↑ Bitterwässer), **A. Amygdalarum amararum** (»Aq. Am. am.«, Bittermandelwasser; wäßrig-alkohol. Lsg. von Benzaldehydzyanhydrin mit ca. 0,1% Zyanwasserstoff; gegen Hustenreiz, zur Beruhigung von Magen u. Darm, äußerl. gegen Urtikaria u. in Augenwässern), **A. Calcariae** (Aq. Calcis, Calcium hydricum solutum, »Kalkwasser«; gesätt. wäßr. Lsg. mit 0,15 bis 0,17% Ca(OH)$_2$; Antazidum u. bei kindl. Diarrhö, äußerl. in Mund- u. Gurgelwässern, Klistieren etc.), **A. Coloniensis** (»Kölnischwasser«), **A. cresolica** (»Kresolwasser«; 1+9 verdünnte Kresolseifen-Lsg. als Antiseptikum u. Desinfektionsmittel), **A. phenolata s. carbolisata** (»Phenolwasser«, mit 2% Phenol; Antiseptikum u. Antipruriginosum), **A. Plumbi** (Aq. alba, Liquor Plumbi subacetatis dilutus; 1+49 verdünnt. Bleiessig für adstringierende Umschläge u. Waschungen).

Aquaeductus: (lat.) Wasserleitung, *anat* Verbindungskanal zwischen flüssigkeitsgefüllten Räumen; i. e. S. der **A. cerebri** *PNA* (A. mesencephali *JNA*), der den 3. u. 4. Hirnventrikel verbindet; ferner der **A. vestibuli** *BNA, PNA* (Canaliculus ve. *JNA*, »COTUNNIUS* A.«) im Felsenbein (vom Recessus ellipticus zur Kleinhirnseite), der den Ductus endolymphaticus u.

die V. aquaeductus vestibuli enthält. – **Aquädukt-Syndrom**: durch Prozesse in Nähe des A. cerebri ausgelöste neurol. Symptomatik (je nach Lokalisation): Pupillen- u. Augenmuskelstörungen und Nystagmus (Okulomotoriuskerne), vertikale Blicklähmung oder -krämpfe u. Konvergenzspasmen (Vierhügelgegend), Schlafstörung (dist. 3. Ventrikel), zerebellare Ataxie (Mitaffektion des Kleinhirns). Oft mit **Aquäduktstenose** (Entzündg., Tumor) komb.: symmetr. Hydrocephalus int., doppelseit. Stauungspapille, Übelkeit, Erbrechen; evtl. generalisierte epilept. Anfälle, Knochenusuren (z. B. Drucksella), im Wachstumsalter auch Größenzunahme des Hirnschädels, Nahtdehiszenz.

Aquo|cobalamin, -cobamid: ↑ Vitamin B_{12b}. – **A.kapsulitis**: entzündl. Veränderungen der an die Vorderkammer des Auges angrenzenden Iris u. DESCEMET* Membran, kombiniert mit Keratitis punctata superf.

aquosus: (lat.) wasserreich.

Ar: *chem* ↑ Argon.

ARA: American Rheumatism Association.

Ara* Reaktion: *serol* s. u. TAKATA*-ARA*.

Arabinose: Aldopentose $C_5H_{10}O_5$, ein natürl. Zucker; 1) L(+)-Form, (»Pektin«, »Gummizucker«, »Pektinose«) in Pflanzen, v. a. als **Araban** (ein Pektin-Begleiter, verdaulich); Nachweis mit BIAL* Orzinprobe, TOLLENS* Reaktion (Phlorogluzin). – 2) D(-)-Form (Aloinzucker) in Tbk.baktn., pflanzl. Glykosiden (Aloe), tier. Nukleosiden. – 3) DL-Form, »razem. A.«, z. B. im Harn.

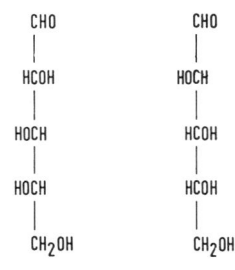

L-Arabinose   D-Arabinose

Arachidonsäure, Acidum arachidonicum: vierfach ungesätt. C_{20}-Polyenfettsäure vom Isolen-Typ; Vork. in tier. Fetten (z. B. zu ca. 30% im Waltran), häufig gebunden (Phosphatid). Wurde zus. mit Linol-, Linolen- u. Vakzensäure als »Vit. F« angesehen. – **Arachinsäure**, Acidum arachicum, n-Eikosansäure: gesätt. C_{20}-Fettsäure; Vork. als Glyzeridbestandteil in pflanzl. u. tier. Fetten sowie in Dermoidzysten.

Arachis hypogaea: die Erdnuß [Leguminosae]; Samen reich an Öl (20 bis 50%), Eiweiß (25–35%) u. KH (10–20%).

Arachnidismus: »Spinnenbißkrankheit«, z. B. nach dem Biß der Schwarzen Witwe (↑ Latrodektismus). Sympte.: Schmerzen an der Bißstelle, gesteigerte Reflexe, Spasmen, Brechreiz, Konvulsionen; Hypothermie, irregulärer Puls, Schüttelfrost; evtl. Respirationsstörungen (Atemstillstand), Lähmungen.

Arachnitis, Arachnoiditis: akute oder chron. (adhäsive) Entzdg. der Arachnoidea von Gehirn oder RM (mit Wurzelsymptn., Querschnittslähmung, Liquorstopp); meist sek. bei lokalem Trauma, Allg.erkr. (Virusinfekt, Sepsis, rheumat. Fieber, Lues, Tbk), NNH- bzw. Wirbelprozeß, ZNS-Entzdg. (z. B. MS), Tumor, Gumma (sogen. Begleit-A.). – Als bes. Form die **seröse A. optico-chiasmatica** (z. B. bei Sinusitis ethmoidalis), mit schweren, ein- oder doppelseit. Kopfschmerzen, Visusminderung, Gesichtsfeldeinschränkung (evtl. Zentralskotom), nicht selten Optikusatrophie, Stauungspapille; s. a. Chiasma-Syndrom.

Arachnodaktylie: »Spinnenfingrigkeit«, ↑ MARFAN* Syndrom I.

arachnoidal(is): die Arachnoidea betreffend; z. B. **A.raum** (= Cavum subarachnoidale), **A.zotten** (= Granulationes arachnoidales), **A.zyste** (bei Arachnitis cystica nach Trauma, Blutung, als Entwicklungsstörung; kann Tumor vortäuschen).

Arachnoidea: *anat* die zarte, fast gefäßlose, aus netzig verbundenem lockerem Bindegewebe bestehende mittl. Gehirn- u. RM.haut (= **A. encephali** bzw. **A. spinalis** *PNA*, »Spinnwebenhaut«), die – bds. von Endothel überzogen – das Cavum subarachnoidale nach außen begrenzt. Bildet zus. mit der Pia mater die Leptomeninx, dringt aber nicht in die Hirnfurchen ein.

Arachnolysin: s. u. Aranin.

Aräo|meter, Densimeter: Gerät zur Dichtebestg. von festen Körpern u. Flüssigkeiten (nach dem Archimedischen Prinzip); z. B. hydrostat., Senk-, MOHR*, WESTPHAL* Waage, »Senkspindel« für spez. Gew. (Alkoholo-, Lakto-, Hydro-, Urometer, z. B. **A.pyknometer** n. EINHORN) oder Gehalt an festen Stoffen (z. B. Saccharometer).

Aran*: (FRANÇOIS AMILCAR A., 1817–1861, Arzt, Paris) **Gesetz**: Ausstrahlende Schädelbrüche setzen sich auf dem kürzesten Wege fort, z. B. vom Schädeldach zur -basis u. umgekehrt. – **A.* Krebs**: ↑ Chlorom. – **A.*-Duchenne* Krankheit**: Hand-Arm-Typ der spinalen progress. ↑ Muskelatrophie.

Aran: (M. CURRY) in nicht-verunreinigter Freiluft vorhandene Substanzen, die aus neutraler KJ-Lsg. durch Oxidation Jod freisetzen; wahrsch. mit dem natürl. Ozongehalt identisch. Durchschnittl. **A.wert** (= Ozon-Konz. gleicher Oxidationswirkung): $20 \cdot 10^{-6}$ g/m³ (mit sehr großer Schwankungsbreite); Anstieg soll bei Disponierten (»K-Typ«) eine parasympathikotone, Abfall beim »W-Typ« eine sympathikotone Verschiebung der veget. Reaktionslage hervorrufen (umstrittene Erklärung der Wetterfühligkeit).

Araneae: Ordnung »Webspinnen« der Spinnentiere [Arachnida], darunter **Araneus diadematus** (»Kreuzspinne«) u. **A. ixobolus** (»schwarze Nachtspinne«). Biß (nur in Abwehr) mancher Arten kann Fieber, Lähmung, örtl. Nekrose, z. T. tödl. Reaktionen (Atemstillstand) hervorrufen (↑ Aranin).

araneus: (lat.) spinnenförmig, spinngewebig; z. B. Naevus araneus.

Aranin: neurotox. Hauptgift (Protein-halt., nur unvollständig erforscht) der Spinnen, das zus. mit dem proteolyt. Arachnolysin (= Epeiralysin; in der Hämolymphe) u. einigen Enzymen die tox. bzw. therap. Wirkung der Spinnengifte ausmacht.

Arantius* (GIULIO CESARE ARANZIO, 1530–1589, Anatom, Bologna) **Kanal**: ↑ Ductus venosus. – **A.* Ventrikel**: ↑ Cavum septi pellucidi.

Aranwert: s. u. Aran.

Arbeit: *physik* mechan. oder dynam. Arbeit, gemessen als Produkt Kraft · Weg; SI-Einh.: ↑ Joule. – In der Muskelphysiologie außerdem die sogen. **stat. A.** (d. h. ohne »Weg«, wobei die chem. Energien nur in Wärme umgesetzt werden). – In der Physiother. Bewegungsübungen, bei denen der Pat. den passiv ausgeführten Bewegungen Widerstand entgegensetzt (= **exzentr. A.**) oder aber akt. Bewegungen gegen äuß. Widerstand ausführt (= **konzentr. A.**).

Arbeits|arm: *orthop* aktiv oder passiv bewegbare Arm-Hand-Prothese mit Anschlußstück für – je nach Bedarf – Arbeitsklaue, -ring oder -haken (↑ Hook). – **A.buckel**: über das physiol. Maß hinausgehende BWS-Kyphosierung als Folge schwerer körperl. Arbeit; meist erst nach dem 40. Lj.

Arbeits-EKG: ↑ Belastungselektrokardiogramm.

Arbeitsgewöhnung: nerval-regulator. Anpassung der Kreislaufleistung, wie sie bei regelmäß., gleichart. Arbeit im allg. bereits in wenigen Tagen erfolgt. Störung der A. (z. B. durch Krankh.) führt zum Übungsverlust (der mit dem Trainingsverlust nicht identisch ist!).

Arbeits|herz: Reaktionsform des gesunden Herzens bei gesteigerter Anforderung; dabei kann über die ergotrop-funktionellen Änderungen (Zunahme von Frequenz, koronarer Durchblutung, Schlag- u. Min.vol.) hinaus bei chron. Belastung eine gewisse Größenzunahme erfolgen, die v. a. auf regulator. Dilatation, weniger auf Hypertrophie beruht; s. a. Sportherz. – **A.hook**: *orthop* ↑ Hook.

Arbeitshyper|ämie: gesteigerte Durchblutung (mit Erweiterung insbes. der Arteriolen) in einem Organ während seiner Tätigkeit, ausgelöst durch Metabolite, Kinine oder nerval. – **A.glykämie**: leichter Anstieg der Blutzuckerwerte zu Beginn einer Muskelarbeit; wahrsch. Glykogen-Mobilisierung infolge Adrenalin-Ausschüttung; vgl. Arbeitshypoglykämie. – **A. trophie**, Aktivitätshypertrophie: Vergrößerung der Einzelelemente (Zellen) einer Gewebsstruktur als Anpassung an längerdauernde Mehrbeanspruchung, z. B. in Herz- u. Skelettmuskulatur, endokr. Drüsen.

Arbeitshypoglykämie: Erniedrigung der Blutzuckerwerte nach körperl. Arbeit infolge gesteigerter Glukoseverwertung, bes. ausgeprägt bei Hyperinsulinismus u. übermäß. exogener Insulinzufuhr. Kann bei eingestelltem Diabetes zum hypoglykäm. Schock führen; wird andererseits bei der Arbeitsther. des Diabetes zur Insulin-Einsparung genutzt.

Arbeitsinsuffizienz: die – im Ggs. zur Ruheinsuffizienz – erst unter Arbeitsbelastung eintret. kardiale oder respirator. Insuffizienz.

Arbeitskern: *zytol* nicht mehr teilungsbereiter (experim. aber zu erneuter Mitose anregbarer) Zellkern eines differenzierten Gewebes; zeigt gegenüber dem ↑ Interphasekern (fälschl.: »Ruhekern«) größeres Vol. (bis 100fach), vergrößerte Nukleolen, Überproduktion best. Stoffe u. Polyploidie.

Arbeits|klima: ↑ Arbeitsplatzklima. – **A.|korsett**: ↑ BOHNE* Gelenkkorsett. – **A.kyphose**: ↑ Arbeitsbuckel.

Arbeitslosigkeitsneurose: (FRANKL, VALLEJO) beim Arbeitslosen durch sozialen Abstieg, Fehlen sinnerfüllender Beschäftigung, Verlust früherer Bindungen etc. ausgelöste Neurose.

Arbeitsmedizin: Fachgebiet der Medizin, das sich in Forschung, Lehre u. Praxis mit den Wechselbeziehungen zwischen Arbeit u. Gesundheit befaßt, insbes. auch mit den unmittelbar oder mittelbar durch – v. a. berufl. – Arbeit entstehenden Gesundheitsschäden. Teilgebiete: Arbeitsphysiologie, -hygiene, -psychologie, -pathologie (einschl. ↑ Berufskrankhtn.), Arbeits- u. Unfallschutz, versicherungsmedizin. Begutachtung. – s. a. Sozialmedizin, Werksarztzentrum (»**Arbeitsmedizin. Zentrum«**).

Arbeitsmyopie: Kurzsichtigkeit als Folge intensiver berufl. Naharbeit, z. B. bei Repassiererinnen, Schriftsetzern, Bibliothekaren; s. a. Schulmyopie.

Arbeits|parese: »Beschäftigungslähmung« durch lokale Druck- oder Zugwirkung auf Nerven u./oder Muskeln bei langdauernder, einförm. Tätigkeit; z. B. Ulnarislähmung durch Aufstützen des Ellbogens, Fibularislähmung durch hockende Haltung (»Rübensteckerneuritis«); evtl. gefördert durch zusätzl. tox. Faktoren (gewerbl. Gifte, z. B. Blei, Alkohol). – **A.plasma**: *zytol* ↑ Ergastoplasma.

Arbeitsplatz|klima: die »klimat.« Verhältnisse am Arbeitsplatz, z. B. Temp. (optimal 18–20°), Luftfeuchtigkeit (temp.abhäng. 30–70%), -druck u. -bewegung (bis 1m/sec), Belichtung etc.; für Unfallprophylaxe u. Arbeitsleistung von wesentl. Bedeutung. – **A.konzentration, maximale**, MAK: die bei 8-Std.-Arbeit gewerbehygienisch höchstzulässige Konz. (Schwellenwert) an schädl. Gasen oder Stäuben am Arbeitsplatz (unter Berücksichtigung von tox. u. Reizwirkung), gemessen in Atemhöhe. Für Gase u. Dämpfe (bei 20° u. 760 Torr) in ppm (»parts per million«) u. mg/m^3, für Schwebstoffe in mg/m^3 oder mg/kg angegeben.

Arbeits|polyglobulie: reversible Vermehrung der Ery bei länger dauernder schwerer körperl. Arbeit. Extreme Werte (z. B. 7 Mio. bei sportl. Dauerleistung) werden aber bestritten. – **A.psychiatrie**: Teilgebiet der Psychiatrie (u. der Arbeitsmedizin), das sich mit den Wechselwirkungen zwischen psych. Störung u. (berufl.) Arbeit sowie mit den einschläg. therap., prophylakt. u. fürsorger. Maßnahmen befaßt. – **A.pulssumme**, APS: *physiol* die für eine best. Arbeitsleistung (gemessen in mkg) erforderl. Gesamtzahl der Pulsschläge; s. a. Erholungs-, Gesamtpulssumme (Abb.).

Arbeitsschutz: Verordnungen, Anweisungen u. Maßnahmen zum Schutz von Leben u. Gesundheit des Berufstätigen am Arbeitsplatz. Über den **gesetzl. A.** hinaus (Mutter- u. Jugendschutzgesetz, techn. Auflagen für den Unternehmer, Arbeitszeit- u. Pausenregelung), der z. T. in der Gewerbeordnung (§ 120a) verankert ist u. von staatl. Gewerbeaufsichtsämtern überwacht wird, sind die Berufsgenossenschaften verpflichtet, einen **betriebl. A.** in Form zweckentsprechender Vorschriften u. Einrichtungen (z. B. Sicherheitsingenieur bzw. -ausschuß einschl. Belehrung u. Schulung (Aufgabe des Betriebsrates!) bzgl. einschläg. Schutzkleidung, -mittel, Sicherheitsmaßnahmen etc. durchzuführen.

Arbeitstherapie: dosierte körperl. oder geist. Arbeit im Rahmen des allg. Behandlungsplanes zum Zwecke der Rehabilitation; evtl. mit berufl. Umschulung. Bei psych. Erkrn. soll die nützl. Beschäftigung Heilung u. soziale Wiedereingliederung fördern (s. a. Beschäftigungstherapie); bei Diabetes mellitus dient körperl. Arbeit gleichzeitig der Insulin-Einsparung.

Arbeits|umsatz: *physiol* der Anteil des Energieumsatzes, der über den Grundumsatz hinausgeht u. auf die Tätigkeit bestimmter Organe zurückzuführen ist. Ein stets nachweisbarer Mindest-A. beruht auf solchen lebensnotwend. Mehrleistungen (Verdauungstätigkeit, Intermediärstoffwechsel etc.). – **A.unfähigkeit:** gesundheitl. Zustand (eines Versicherten), der die Ausübung der unmittelbar zuvor ausgeübten Erwerbstätigkeit nicht oder nur mit Gefahr der Verschlimmerung zuläßt. – **A.unfall:** i. S. der RVO (§§ 557, 537 Nr. 5a) ein Unfall mit »haftungsbegründender Kausalität«, d. h. als plötzl. u. in kurzem Zeitraum (max. eine Arbeitsschicht) von außen einwirkendes Ereignis am Arbeitsort oder auf dem Weg von oder zur Arbeit. Bei Todesfall u. bei Arbeitsunfähigkeit über 3 Tg. meldepflichtig.

Arbeitsversuch: Prüfung der körperl. Leistungsfähigkeit bei dosierter Arbeit (z. B. am Fahrradergometer); registriert werden Herz-Kreislauf- u. Atmungsfunktion, evtl. Blutbildverhalten, u. zwar in der Ruhe-, Arbeits- u. Erholungsphase.

Arbor: (lat.) Baum; z. B. **A. bronchialis** (↑ Bronchialbaum), **A. alveolaris** (Aufzweigung des Bronchiolus termin. in die Bronchioli respiratorii mit ihren Ductus u. Sacculi alveolares); **A. vitae:** »Lebensbaum«; 1) BNA, JNA: Bild der Windungen des Kleinhirnwurmes im Medianschnitt. – 2) die fein verästelten Schleimhautfalten des Collum uteri.

arborescens: (lat.) sich verzweigen.

Arborisations|block, Ast-, Verzweigungsblock: ventrikuläre Leitungsstörung in einzelnen Ästen eines TAWARA* Schenkels; EKG: aufgesplitterte Kammerkomplexe, niedere Amplitude in den Extremitäten-Ablatgn.; fließende Übergänge zum faszikulären u. Schenkelblock. – **A.phänomen:** *gyn* ↑ Farnkrautphänomen.

ARBO-Viren, Arthropod-**bo**rne viruses: »von Insekten übertragene« artenreiche (>200) Gruppe der RNS-Viren, 20–60 ng, rund, durch Äther u. Natrium-desoxycholat inaktivierbar; hämagglutinieren insbes. Gänse-Ery, z. T. mit zytopath. Effekt in HeLa-Zellen. Isolierung durch intrazerebrale Inj. in säugende Mäuse (tödl. Enzephalitis). Natürl. Übertragung durch Stechmücken (Culicinae) oder Zecken (bes. Ixodes ricinus u. persulcatus), in denen – ebenso wie im befallenen Vertebraten – Vermehrung erfolgt. Serol. Untergruppen (soweit humanpathogen): A, B (↑ umseit. Tab.) u. C (v. a. in Brasilien), Bunyanwera-, California-, Simbu-, Tacaribe-, Phlebotomus-, Bwamba-, Guama-Gruppe sowie die nicht-gruppierten (z. B. Colorado-tick-, Rift-Valley-fever).

l'arbre nu: *röntg* franz. Bez. (»kahler Baum«) für das bronchograph. Bild des indurierten Bronchialbaumes.

Arbutin(um), Ursin: Hydrochinon-Glukosid v. a. in den Pflanzenfam. Rosaceae, Saxifragaceae, Ericaceae (z. B. Fol. Uvae ursi mit 5–11% A.); Anw. als Harndesinfiziens u. Diuretikum.

arc de cercle: (CHARCOT) franz. Bez. (»Kreisbogen«) für die extreme Dorsalflexion des Körpers (durch Opisthotonus, so daß in Rückenlage nur noch Hinterhaupt u. Fersen aufliegen) als Sympt. des großen hyster. Anfalls (u. im Narkose-Frühstadium).

Archambault* Schleife: *anat* ↑ CUSHING* Schleife.

Archebiosis, -genesis: ↑ Abiogenese.

Arch|enteron: *embryol* der »Urdarm«; bei Vögel- u. Säugerkeimen als Grübchen im Primitivstreifen. – **A.enzephalon:** *embryol* das »Urhirn«, der vor der Chorda dors. gelegene Teil des Neuralrohres, aus dem Vorder- u. Mittelhirn hervorgehen.

Archetypen: (C. G. JUNG) *psych* seit Urzeiten genetisch überkommene, dem »kollektiven Unbewußten« angehörende Bilder von best. Bedeutungsgehalt, die sich z. B. in Träumen, Halluzinationen u. Mythen zeigen.

Archibald* Fieber (ROBERT GEORGE A., 1880–1953, engl. Tropenarzt): fieberhafte Infektion (starke Benommenheit) durch Enterobacter cloacae im Sudan.

Archi|cerebellum: Vermis u. Flocculus als ältester Teil des Kleinhirns. – **A.cortex,** Palaeocortex: das Riechhirn (i. e. S. dessen Rinde) als ältester Teil des Endhirns. – **A.genesis, -gonie:** ↑ Abiogenese. – **A.kapillaren:** primitive Kapillaren (plump, stark gewunden) in Haut u. Nagelfalz des Säuglings (path. auch beim Erwachsenen); vgl. Neokapillaren.

Archi|nephron: *embryol* ↑ Vorniere. – **A.neuron:** (WALDEYER) das zentrale Neuron einer motor. Bahn, von dem der Impuls ausgeht. – **A.pallium:** das Riechhirn als ältester Teil des Hirnmantels (Pallium).

Architektonik: *anat* s. u. Angio-, Myelo-, Zytoarchitektonik.

Archoplasma, Archiplasma: (BOVERI) *zytol* der das Zentriol umgebende Bezirk im Zelleib.

Arctostaphylos uva ursi: die »Bärentraube« [Ericaceae], deren Blätter (»Folia Uvae ursi«, »Herba Garjubae«) bis 11% Arbutin u. Methylarbutin sowie Gerbstoffe enthalten; Anw. als Harndesinfiziens.

arcuatus: (lat.) bogenförmig.

Arcus: (lat.) Bogen, Bogenteil; *anat* **A. alveolaris** *PNA:* die vord. bogenförm. Begrenzung der Zahnfächer. – **A. anterior atlantis** *PNA:* der kurze, vord. Knochenbogen (WK-Rest) des 1. HW, mit Tuberc. ant. u. Fovea dentis. – **A. aortae** *PNA:* der schräg

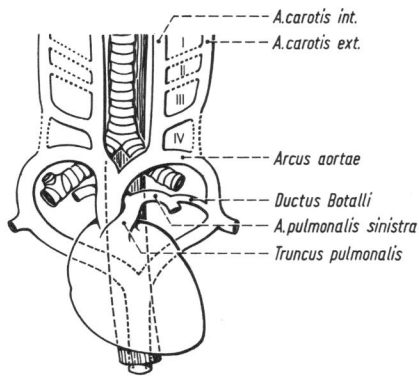

Arcus aortae duplex

nach li.-hinten gestellte »Bogenteil« der Brustaorta zwischen Aorta ascendens [Höhe des 1. ICR re.] u. descendens [4. BW], aus dem Truncus brachiocephalicus, A. carotis comm. u. A. subclavia sin. abgehen. Zahlreiche Varianten u. Anomalien (↑ Abb.), z. B. **A.**

Humanpathogene ARBO-Viren A u. B

Virus	geographische Verbreitung	Überträger (Virusreservoir)	Krankheit (klin. Symptome)
Untergruppe A			
Chikungunya	Kongo, Tanganjika, Süd-, Ostafrika, Thailand	Culicinae	ähnl. Denguefieber
Eastern Equine Encephalomyelitis (EEE)	Kanada, Ost-USA, Mittelamerika, Brasilien, Argentinien	Culiseta melanura Culicinae, Culicoides	hämorrhag. Meningoenzephalitis
Mayaro	Äquatorial-Amerika	Mansonia venezuelensis	Fieber, Muskel-, Kopfschmerzen (Hepatitis?)
O'nyong-nyong	Ostafrika, Kongo, Sudan	Anopheles	ähnl. Denguefieber
Ross-River	Australien	Culicinae	Polyarthritis (?)
Sindbis	Ägypten, Südafrika, Indien, Australien, Philippinen, Malaya	Culicinae	Fieber
Venezuelan Equine Encephalomyelitis (VEE)	Äquatorial-Amerika	Culicinae	ähnl. Denguefieber
Western Equine Encephalomyelitis (WEE)	Kanada, West-USA, Äquatorial-Amerika, Argentinien	Culex tarsalis Culicinae	Meningoenzephalitis
Urma	Mittel- u. Südamerika	Culicinae	Fieber, Kopfschmerzen
Untergruppe B			
Central European Encephalitis (CEE)	Südschweden, Südfinnland, Åland-Inseln, Bornholm, Osteuropa	Ixodes ricinus	Frühsommer-Meningoenzephalitis Sonderform: biphas. Milchfieber
Russian Spring Summer Encephalitis (RSSE)	Sibirien, Ferner Osten	Ixodes persulcatus Dermacentor silvarum Haemaphysalis concinna	russ. Frühling-Sommer-Enzephalitis
Biphasic Meningoencephalitis	Osteuropa, Skandinavien	Zecken	Meningoenzephalitis
Powassan	Kanada, USA	Ixodes marxi Dermacentor andersoni	Meningoenzephalitis
Louping Ill (LI)	Nordengland, Schottland, Wales, Irland	Ixodes ricinus	Meningoenzephalitis (ähnl. Influenza)
Kyasanur Forest Disease (KFD)	Indien	Haemaphysalis spinigera	hämorrhag. Fieber
Omsk Hemorrhagic Fever (OHF)	Zentral-UdSSR, Westsibirien	Dermacentor pictus Dermacentor marginatus	hämorrhag. Fieber
Dengue I	Indien, Hawaii, Malaya, Neuguinea	Aëdes aegypti	Denguefieber
Dengue II	Indien, Neuguinea, Thailand, Trinidad	Aëdes aegypti, Culicinae	Denguefieber (hämorrhag. Fieber)
Dengue III	Philippinen, Thailand	Aëdes aegypti, Culicinae	hämorrhag. Fieber
Dengue IV	Indien, Philippinen, Thailand		hämorrhag. Fieber
Japan B Encephalitis (JBE)	Japan, Ostasien	Culex tritaeniorhynchus Culicinae	Meningoenzephalitis (Herbst-Enzephalitis)
Murray Valley Encephalitis (MVE)	Australien, Neuguinea	Culex annulirostris Culicinae	Meningoenzephalitis
Kunjin	Australien	Culicinae	Fieber oder subklinisch
St. Louis Encephalitis (SLE)	USA, Äquatorial-Amerika	Culex tarsalis, Culicinae	Meningoenzephalitis
Negishi	Japan		Meningoenzephalitis
H-336	Südafrika	Culex rubinotus	Fieber
Ilheus	Äquatorial-Amerika, Mittelamerika	Culicinae	Fieber (Enzephalitis?)
Spondweni	Nigeria, Südafrika	Culicinae	Fieber
Uganda S	Süd-, Ostafrika	Culicinae	ähnl. Denguefieber
Wesselsbron	Süd-, Ostafrika	Culicinae	ähnl. Denguefieber
West Nile (WN)	Ägypten, Uganda, Israel, Indien, Borneo	Culicinae	ähnl. Denguefieber (Myokarditis)
Zika	Uganda	Culicinae	Fieber, Kopfschmerzen, Neuralgien
Yellow Fever (YF)	Mittel- u. Süd-, West- u. Äquatorialafrika	Haemagogus, Culicinae Aëdes aegypti	Gelbfieber

aortae bicurvatus (↑ Pseudocoarctatio), **A. a. dexter** (bei Entwicklung der Aorta aus der re. 4. Kiemenbogenarterie; rel. häufig, oft kombin. mit Herzanomalien; auch als **A. a. d. circumflexus** mit li. absteigender Aorta: »Ringanomalie«; ↑ Rechtslage des Aortenbogens), **A. a. duplex** (der seltene »doppelte Aortenbogen« bei Persistenz der li. u. re. 4. Kiemenbogenarterie; klin.: Stridor, gehäufte Erkr. der Respirationsorgane, Heiserheit; Beschwerden meist ab 2. Lj. nachlassend); s. a. Aortenbogen-Syndrom. – **A. branchialis**: ↑ Kiemenbogen. – **A. cartilaginis cricoideae** *PNA*: der vord. niedr. Teil des Ringknorpels. – **A. costalis** *PNA*: der die unt. Thoraxapertur vorn u. seitl. begrenzende »Rippenbogen« (bindgeweb. Verwachsung der 7.–10. Rippe). – **A. dentalis** *PNA*: der von Alveolarfortsatz, Zahnfleisch u. Zähnen gebildete »Zahnbogen« des UK (= A. d. inf.; parabelförm.) u. OK (= A. d. sup.; ellipsoid). – **A. faucium**: der von Gaumenbögen u. Zäpfchen gebildete »Schlundbogen«. – **A. hyoideus**: der 2. Kiemenbogen, aus dem Stapes, Proc. styloideus, Lig. stylohyoideum, kleines Zungenbeinhorn u. die vom Fazialis innervierte mim. Muskulatur hervorgehen. – **A. iliopectineus** *PNA*: Teil der Faszie des Darmbeinmuskels, der, mit Leistenband u. Eminentia iliopectinea verknüpft, die Lacuna musculorum von der L. vasorum abgrenzt. – **A. juvenilis**: *ophth* 1) ↑ Embryotoxon. – 2) schon im jüngeren LA vork. weiße, ringförm. Trübung in der Hornhautperipherie ähnl. dem A. senilis. – **A. lumbocostalis lateralis (Halleri)** *PNA*: Sehnenbogen vom Querfortsatz LW I zur Spitze der 12. Rippe; überbrückt den M. quadratus lumborum (»Quadratusarkade«), Urspr. der lat. Pars. lumb. des Zwerchfells. – **A. lumbocost. med. (Halleri)** *PNA*: der den M. psoas überspannende Sehnenbogen (»Psoasarkade«) zwischen WK u. Querfortsatz L I oder II. – **A. mandibularis**, Mandibular-, Kieferbogen: *embryol* der 1. Kiemenbogen, aus dem Hammer, Amboß, UK u. OK sowie den vom Trigeminus innervierten Kaumuskeln, Gesichtshaut, Mundschleimhaut, Zahnpulpa hervorgehen. – **A. palatoglossus** *PNA*: der »vord. Gaumenbogen« bds. vom Zäpfchen zum seitl. Zungenrand, den M. palatoglossus enthaltend. – **A. palatopharyngeus** *PNA*: der »hint. Gaumenbogen« bds. vom Zäpfchen zur seitl. Schlundwand, den M. palatopharyngeus enthaltend. – **A. palmaris prof.** *PNA*: der vom R. palm. prof. der Radialis u. Ulnaris (schwächer!) gebildete tiefe Arterienbogen der Hohlhand, aus dem die Aa. metacarpeae palm. hervorgehen. – **A. palmaris superf.** *PNA*: der vom R. palm. superf. der Ulnaris u. Radialis (schwächer!) gebildete Arterienbogen der Hohlhand unter der Palmaraponeurose, von dem die Aa. digit. palm. comm. abgehen. – **A. palpebralis** *PNA*: je ein querer Gefäßbogen zwischen lat. u. med. Lidarterie im Ober- u. Unterlid (= A. p. sup. bzw. inf.) zwischen Lidhaut u. Augenringmuskel. Bd. Bögen bilden einen Gefäßkranz. – **A. pedis longitudin. u. transversus** *PNA*: ↑ Fußgewölbe. – **A. plantaris** *PNA*: der von der Art. plant. lat. (Endast) u. dem R. prof. der Art. plant. med. gebildete distalkonvexe Gefäßbogen in der Tiefe der Fußsohle (zwischen M. adductor hallucis u. Mm. interossei plantares). – **A. posterior atlantis** *PNA*: der Wirbelbogen des HW I, mit Tuberculum post. an Stelle des Dornfortsatzes. – **A. pubis** *PNA*: der von unt. Schambeinästen u. Symphyse gebildete stumpfwinkl. Bogen des ♀ Beckens. Beim ♂: Angulus pubis. – **A. superciliaris** *PNA*: der bogenförm. Knochenwulst des Stirnbeins im Bereich der Augenbrauen. – **A. tendineus fasciae pelvis** *PNA*: durch Bindegewebe verstärkter (weißl.) Streifen in der Beckenfaszie (Umschlagstelle auf Harnblase) zwischen Schamfuge u. Sitzbeinstachel. – **A. tendineus musculi levatoris ani**: Sehnenbogen an der seitl. Wand des kleinen Beckens zwischen Spina ischiadica u. unterem Schambeinast; Übergang der Sehnenfasern des Levator ani in die Faszie des Obturatorius int. – **A. tendineus musculi solei** *PNA*: Sehnenbogen zwischen Fibula- u. Tibia-Urpsr. des M. soleus, unter den Vasa poplitea u. N. tib. aus der Kniekehle in den Unterschenkel übertretend. – **A. thyroideus**: *embryol* der 3. Kiemenbogen, der das große Zungenbeinhorn u. die vom Glossopharyngeus innervierten Weichteile bildet. – **A. venosus dors. pedis** *PNA*: der distalkonvexe Venenbogen in Höhe der Mittelfußbasen, der Vv. saphenae magna u. parva verbindet u. die Vv. digit. pedis dors. aufnimmt. – **A. venosus juguli** *PNA*: Verbindung der paar. V. jugul. ant. oder der V. mediana colli mit der V. jugul. ext. bzw. V. subclavia, quer oberhalb des Sternum. – **V. venosus palmaris profundus** *PNA*: den Arcus palm. prof. begleitender Venenbogen, in den die Vv. metacarpeae palm. einmünden. – **A. venosus palmaris superf.** *PNA*: den Arcus palm. superf. begleitender Venenbogen, in den die Vv. digit. palmares comm. einmünden. – **A. venosus plantaris** *PNA*: den Arcus plant. begleitender Venenbogen, der die tiefen Vv. metatarseae plant. aufnimmt. – **A. vertebralis** *PNA*: ↑ Wirbelbogen. – **A. zygomaticus** *PNA*: der aus Proc. zygomaticus des Schläfen- u. Proc. temp. des Jochbeins bestehende »Jochbogen«, der Gesicht u. Schläfe voneinander abgrenzt; Urspr. des M. masseter.

Arcus senilis (corneae), A. adiposus s. lipoides, Gerontoxon: *ophth* schmaler, grauweißer, durch eine klare Partie vom Limbus abgesetzter Trübungsring (Lipoid-Einlagerung) in der bradytrophen Kornea des alten Menschen; vgl. A. juvenilis.

ARD: ↑ Acute Respiratory Disease. – **ARD-Viren**: ↑ Adenoviren.

Ardmore-Syndrom: erstmals 1955 in Ardmore/USA beobachtete, oft chron. Infektionskrankh. (Virose?) ähnl. einer Hepatitis sine ictero, mit Rhinitis, Pharyngitis, myalg. Brustschmerz, schmerzhafter Hepatosplenomegalie, generalis. LK-Schwellung, Nausea.

Ardor: (lat.) Hitze, Brennen; z. B. A. urinae (Harnröhrenbrennen), A. ventriculi (↑ Sodbrennen).

Area: (lat.) Grundfläche, *derm* Glatze (z. B. **Area Celsi** = Alopecia areata); *anat* Organwandfläche, Hirnrindenfeld; z. B. **A. cochleae** *PNA* (im Grunde des inn. Gehörganges, mit durchlöchertem Spiralstreifen, durch den Hörnervenfasern in das Innenohr ziehen), **A. cribrosa papillae renalis** *PNA* (auf der Spitze jeder Markpyramide der Niere, mit Mündungsöffnungen der Ductus papillares), **A. dysgranularis** (44 n. BRODMANN, die vord. Operkulargegend), **A. entorhinalis** (28 n. BRODMANN; im vord. Gyrus hippocampi, sek. Riechrinde?), **A. front. agranularis** (6 n. BRODMANN, rostral der Area praecentr., im Bereich von oberer u. mittl. Stirnwindung u. Gyrus praecentr.; koordiniert zus. mit subkortikalen Strukturen Bewegungsteile zu korrekten Abläufen), **A. front. granularis** (9 n. BRODMANN; in der orbitofrontalen Rinde, in die der kaud. Teil des Nucl. med.

thalami projiziert), **A. front. intermedia** (8 n. BRODMANN; streifenförm., 2–3 cm breit, den Gyrus front. sup. bedeckend bis zur Pars opercul. der unt. Stirnwindung; mit front. Augenfeld), **A. front. media** (46 n. BRODMANN; orbitofront. Rinde um den Stirnpol, in die der mittl. Anteil des Nucleus med. thalami projiziert), **A. frontopolaris** (10 n. BRODMANN; orbitofront. Rinde, in die der mittl. Teil des Nucleus med. thalami projiziert), **A. gastricae** *PNA* (warzenförm., bis 5 mm breite Erhebungen der Magenschleimhaut mit zahlreichen Foveolae), **A. giganto-pyramidalis** (s. u. Area praecentralis), **A.** s. Fossa **intercondylaris tibiae** *PNA* (die vord. bzw. hint. grub. Vertiefung zwischen den Schienbeinknorren, Ansatz des Lig. cruciatum ant. bzw. post.), **A. interpleurica caud.** (»Trigonum pericardiacum«, dreieck., von der Umschlagstelle der Pleura pariet. u. den Knorpeln der 4.–6. Rippe begrenztes Feld, in dem der Herzbeutel pleurafrei der Brustwand anliegt), **A. interpleurica cranialis** (»Trigonum thymicum«; dreieck., von der Umschlagfalte der Pleura pariet. u. dem Manubrium sterni begrenztes Feld, in dem der Thymus liegt), **A. nervi facialis** *PNA* (Eintrittstelle des Fazialis in seinen Kanal am Grunde des inn. Gehörgang), **A. nuda** *PNA* (die Pars affixa der Facies diaphragmatica der Leber ohne Peritonealüberzug), **A. olfactoria** (↑ Substantia perforata ant.; Stria olfactoria lat. u. med.; s. a. Geruchsfeld), **A. opercularis** (44 n. BRODMANN; kaudal u. okzipital in der orbitofront. Rinde, in die der kaud. Teil des Nucl. med. thalami projiziert), **A. orbitalis** (47 n. BRODMANN; orbitofront. Rinde, in die der rostr. Teil des Nucl. med. thalami projiziert), **A. parastriata s. occipitalis** (18 n. BRODMANN; als Rindensehfeld II funktionell eng mit dem prim. opt. Kortex verknüpft, wahrsch. für sensomotor. Kontrolle der Augenbewegungen u. Formensehen), **A. peristriata** (19 n. BRODMANN; als opt. Rindenfeld III, obwohl ein höherem Anteil an hyperkomplexen Rindenzellen als die A. parastriata, wahrsch. ähnl. Funktionen), **A. postrema fossae rhomboidis** *JNA* (hinten am Boden des 4. Ventrikels zwischen Trigonum n. vagi u. Taenia ventriculi quarti, mit an Kreislaufreflexen beteiligten Strukturen), **A. praecentralis Campbell*** (4 n. BRODMANN; vor dem Sulcus centr., mit genau lokalisierten Punkten, deren Reizung eine best. Gelenkbewegung verursacht; im hint. Abschnitt als A. gigantopyramidalis [»4γ«] mit BETZ* Riesenpyramidenzellen, im unteren [»4 a«] als A. p. agranularis ohne Betz* Zellen; ferner ↑ Streifenfeld [»4s«, »Suppressorfeld«]; s. a. Präzentralfeld, motor. ↑ Kortex), **A. praefrontalis** (11 n. BRODMANN; kaud. orbitofront. Rinde, in die der rostr. Teil des Nucl. med. thalami projiziert), **A. praepiriformis** (im Gyrus semilunaris; wahrsch. prim. Riechrinde), **A. striata** (17 n. BRODMANN; an der Fissura calcarina, auf die Okzipitallappenkonvexität übergreifend; charakterisiert durch VICQ D'AZYR* Streifen; prim. opt. Kortex), **A. subcallosa** *PNA* s. **adolfactoria** *JNA* s. **parolfactoria** *BNA* (unterhalb des Balkenschnabels auf der med. Stirnlappenfläche zwischen Gyri adolfactorii ant. u. post.; vermittelt wahrsch. Geruchseindrücke u. deren Verarbeitung im limb. System), **A. triangularis** (45 n. BRODMANN; orbitofront. Rinde, in die der kaud. Teil des Nucl. med. thalami projiziert), **A. vestibularis fossae rhomboideae** *PNA* (etwas erhaben seitl. am Boden der Rautengrube, mit den Nuclei vestibul.), **A. vestib. inf. u. sup.** *PNA* (am Grund des inn. Gehörganges, von wo die Nn. saccul. u. utriculoampull. ins Innenohr vordringen).

Arecolinum, Arekolin: Hauptalkaloid (N-Methylnikotinsäure-Derivat, ↑ Formel) aus den Samen der Betelpalme Areca catechu; Parasympathikomimetikum, das v. a. Speichelsekretion u. Darmperistaltik anregt (als Anthelminthikum max. ED 0,5 mg, max. TD 1,5 mg).

$$\underset{CH_3}{\underset{|}{N}}\hspace{-0.5em}\diagdown\hspace{-0.3em}CO_2CH_3$$

Areflexie: Fehlen der normalen Reflexe (v. a. Eigenreflexe) als Hinweis auf eine Läsion im peripheren Neuron (z. B. bei Polyneuritis, Tabes dors., FRIEDREICH* Krankh.). – **fam. hereditäre A.**: ↑ ADIE* Syndrom.

aregenerative Reaktion: *hämat* Verminderung bis Sistieren der Lympho- (z. B. bei tox. Prozeß, immundepressiver Ther.) oder Granulopoese (↑ Granulozytopenie, Agranulozytose); s. a. Erythroblastophthise, aplast. ↑ Anämie.

Arena-Gruppe: *virol* pleomorphe (wegen der längl.-ovalen Form so genannte) RNS-Viren, mit LCM-Virus als Prototyp (ferner Lassa-Virus); ⌀ 50–200 nm; Virion mit »Pantherfellzeichnung«.

Arenie: (angeb.) Fehlen der Nieren.

Areola mammae *PNA*: der stark pigmentierte querovale oder kreisförm. »Warzenhof« (⌀ ca. 4–8 cm), von der Mamille mit feiner Furche abgesetzt. In der Schwangerschaft noch Zunahme der Pigmentierung, evtl. als »sek.« – geringer pigmentierter – Hof zur Brusthaut hin. – **areolaris**: (lat.) den Brustwarzenhof betreffend. – **Areolitis**: Entzdg. des Warzenhofes, Form der ↑ Mastitis.

Arey* Formel: zur Bestg. des Fruchtalters: Standhöhe des Feten (gestreckte Beine, in cm) · 0,2 oder aber Sitzhöhe (Scheitel-Steißbeinlänge) · 0,3 = Alter (in Mon.).

ARF: **a**cute **r**espiratory **f**ailure (↑ respirator. Insuffizienz).

Arg: ↑ Arginin.

Argañarez* Ringe: *röntg.* dem Augapfel aufzulegende Metallringe für Aufnahmen zur Fremdkörperlokalisation.

Argas persicus: »Geflügelzecken« [Argasidae], in Europa, Nahost, Südafrika, China u. Australien Gelegenheitsparasiten des Menschen (anschwellende Bißwunde, evtl. Erbrechen, Dyspnoe), Überträger von Piroplasmose u. Spirochätose der Geflügel. – Als gelegentl. Lästling auch **A. reflexus** (»Saumwanze«, »Taubenzecke«).

Argasidae: »Lederzecken« [Ixodoidea]; blutsaugende Ektoparasiten bei Mensch u. Tier. Einige Arten wicht. Krankheitserreger u. -überträger (↑ Argas, Ornithodoros, Otobius).

argent|affine Zellen: Gewebszellen, deren zytoplasmat. Granula sich mit Ag-Salzen schwärzen (bei Feten u. Neugeb., weniger zahlreich bei Kindern u. Erwachsenen im Inselorgan u. exkretor. Pankreas) oder bräunen (↑ »gelbe« oder »basalgekörnte Zellen« im Epithel der Darmkrypten u. Magenschleimhaut). –

A. affinität: *histol* Fähigkeit von Gewebselementen, ammoniakal. HgNO₃-Lsg. ohne (!) Reduktionsmittel zu reduzieren (Schwarzfärbung) u. mit dem Ag Verbindgn. einzugehen; Prüfung auf A. mit FONTANA* Lsg. (n. MASSON). – vgl. aber argyrophil. – **A. affinom**: aus »gelben« oder »enterochromaffinen« Zellen aufgebautes, meist bösart. Neoplasma im Magen-Darmtrakt; s. a. Karzinoid-Syndrom.

Argentinisches hämorrhag. Fieber: ↑ Junin-Fieber.

argentophil: ↑ argyrophil.

Argentum: latein. Name des Edelmetalls ↑ Silber (Ag); z. B. *pharm* **Ag. colloidale** (Kollargol®, »kolloides Silber«, mit ca. 70% Ag u. 25% Eiweißstoffen; obsol. Antiseptikum), **Ag. proteinicum** (Ag-Albuminat, z. B. Protargol®, mit ca. 8% Ag; obsol. Antiseptikum u. Antigonorrhoikum; für histol. Silberfärbg. n. BODIAN), **A. foliatum** (»Blattsilber«, ↑ Silberfolie); v. a. aber **A. nitricum**, das Silbernitrat AgNO₃ in Form leichtlösl. Kristalle oder gegossener Stifte (»Höllenstein«): 0,1–2%ig adstringierend u. bakterizid (Bildung oberflächl. Ag-Eiweiß-Komplexe mit ständ. oligodynam. Ag-Abgabe an die Umgebung; z. B. für ↑ CREDÉ* Prophylaxe); in 5–50%ig Lsg. oder fester Form ätzend (Ätzschorf) bei Wunden u. Warzen; innerl. Dosen von > 2 g toxisch, 10–30 g letal (Antidot: NaCl).

Argentumkatarrh: harmlose katarrhal. Konjunktivitis (»Schmieraugen«, meist bds.) des Neugeb. als Folge der CREDÉ* Prophylaxe (mit Argentum nitricum).

Arginase: bei Tier u. Mensch v. a. in Leber (nicht bei Vögeln u. Reptilien) u. Arginin-reichen Zellkernen vork. Hydrolase; Schlußenzym im Harnstoffzyklus, das L-Arginin zu L-Ornithin u. Harnstoff spaltet; – s. a. Argininurie-Syndrom. – Empir. Einh. n. EDLBACHER u. RÖTHLER.

Arginin(um) WHO, L(+)-Arginin (früher: D-Arg.): δ-Guanidino-α-aminovaleriansäure, natürl., für Tiere essentielle, bas.-aliphat. Aminosäure (Hexonbase) in allen Eiweißen (insbes. bas. Zellproteine); glukoplastisch wirksam, beteiligt an der Intermediärsynthese von Harnstoff (↑ Argininbernsteinsäure, -sukzinurie) u. Kreatin; ca. 2,3 mg% frei im Serum, Harnausscheidung 24–36 mg in 24 Std.; in Milch ca. 130 mg%. Nachweis n. SAKAGUCHI (Rötung durch α-Naphthol u. Hypobromit) oder mit Diazetyl u. Ätzkali (violett), enzymatisch mit Arginase, mikrobiell mit Leuconostoc citrovorum. Therap. Anw. als Infusion (5%ig) bei Leberschäden.

Arginin|ämie: s. u. A.sukzinurie. – **A. bernsteinsäure**, Sukzinylarginin: im Harnstoffzyklus aus Zitrullin u. Asparaginsäure unter der Einwirkung der Argininosukzinat-synthetase entsteh. Vorstufe des Arginins; bei ↑ Argininsukzinurie (»A.b.schwachsinn«) im Harn stark vermehrt. – **A. phosphorsäure**: energiereiches Phosphat (Phosphagen) in den Muskeln Wirbelloser (z. B. Crustaceae) an Stelle von Kreatinphosphat.

Argininosukzinat|lyase, Argininsukzinase: in Leber u. Niere vork. Hydrolase des Harnstoffzyklus, die Argininbernsteinsäure in L-Arginin u. Fumarsäure spaltet; s. a. Argininsukzinurie. – **A. synthetase**: in der Leber vork. Enzym des Harnstoffzyklus, das aus L-Zitrullin u. Asparaginsäure Argininbernsteinsäure bildet (Mg²⁺-obligat).

Arginin(o)sukzinurie, Argininosukzino-azidurie: »Argininbernsteinsäure-Schwachsinn« als seltene heredit. Enzymopathie (Fehlen der Argininosukzinatlyase, ↑ Schema); weitere Sympte.: epileptiforme Krämpfe, Haardystrophie; Argininbernsteinsäure in Harn (bis 3 g/24 Std.) u. Liquor vermehrt. – Als ähnl. enzymopath. Schwachsinnsform das **Argininämie-** oder **Argininurie-Syndrom** (mit Hyperammonämie) infolge rezessiv-erbl. Arginasedefektes (TERHAGGEN u. M. 1969).

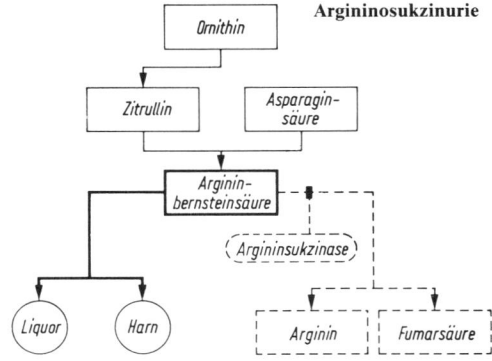

Argininosukzinurie

Argipressinum: s. u. Vasopressin.

Argon, Ar: farb-, geruch- u. geschmackloses Edelgas mit OZ 18, Atomgew. 39,948; 3 Isotope (³⁶Ar, ³⁸Ar, ⁴⁰Ar).

Argonz*-del Castillo* (-Ahumada*) Syndrom: (1932) ↑ CHIARI*-FROMMEL* Syndrom ohne vorangehende Schwangerschaft, meist aufgrund eines chromophoben Hypophysenadenoms; mit Amenorrhö, Galaktorrhö, vermind. Gonadotropin-Ausscheidung im Harn.

Argyll Robertson* Phänomen (DOUGLAS MORAY COOPER LAMB A. R., 1837–1909, schott. Arzt): »reflektor. Pupillenstarre«, auf Licht beeinträchtigte, auf Konvergenz bzw. Naheinstellung intakte (oder überschießende) Pupillenreaktion bei Neurosyphilis, sehr selten bei Enzephalitis, MS, zerebraler Gefäßsklerose oder Tumor.

Argyrie, -rismus, -rosis: Ag-Einlagerung in die Haut (Korium, v. a. elast. Fasern) nach langdauernder Einnahme oder Einatmung von Ag-halt. Präpn. (z. B. AgNO₃), meist als generalisierte grau-schiefr. Verfärbung von Gesicht u. Händen (Lichteinwirkung!). Fleckförm. reversible A. auch durch lokale Einwirkung von AgNO₃; irreversible Argyrosis conjunctivalis (mit Pigmentierung der Binde-, seltener auch der Hornhaut) bei langer Anw. Ag-haltiger Augentropfen.

argyrophil, argentophil: *histol* durch Versilberung, d. h. mit ammoniakal. AgNO₃-Lsg. (u. nachfolgender Reduktion mit Formol, Tannin etc.) anfärbbar (vgl. argentaffin); z. B. **a. Fasern** (= Gitterfasern), **a. Granula** (der argentaffinen Zellen).

Arh-: s. u. Arrh-.

ARI: akute ↑ respirator. Insuffizienz.

Arias=Stella* Phänomen: (1954) bei uterinem Abort, Tubargravidität, Blasenmole, Chorionepitheliom etc. das atyp. Nebeneinander von Proliferation u. Sekretion im (»mixed«) Endometrium; histol.: in den Drüsenepithelien Kernhypertrophie u. -polymorphie, evtl. Riesenzellen. Wahrsch. Reaktion auf hormonale

Ariboflavinose

Impulse noch aktiven Trophoblastengewebes; experim. durch kombin. Gaben von Choriongonadotropin, Östrogenen u. Gestagenen zu erzeugen.

Ariboflavinose(-Syndrom), Alaktoflavinose, Riboflavin-, Vit.-B_2-Mangelsyndrom: Cheilosis, seborrh. Hautveränderungen, Rhagaden (Angulus infectiosus) u. Dermatitis, urogenit. Sympte., neuroveget. Störungen (z. B. Parästhesien), evtl. Retrobulbärneuritis als Folge chron. unzureichender B_2-Zufuhr (quant. u. qualit. Mangelernährung), -Resorption (z. B. chron. Enteritis) oder -Verwertung (z. B. Leberparenchymschaden).

Aristophylaxie: ↑ Allergie (als Zustand höchster Abwehrbereitschaft im Ggs. zur Anaphylaxie).

Arithmomanie: ↑ Zählzwang.

Arizona: *bakt* Salmonellen-Gattg.; darunter **A. arizonae** (Subgenus III) als gelegentl. Erreger akuter Gastroenteritis (Reservoir: Reptilien, Geflügel nebst Eiern, Säuger nebst Produkten).

Arkusstenose: ↑ Aortenbogen-Syndrom.

Arlt* (CAROL FERDINAND RITTER V. A., 1812–1887, Ophthalmologe, Wien) **Dreieck**: typ. Anordnung der Hornhaut-Präzipitate bei Zyklitis in Form eines Dreiecks mit oberer Spitze (rel. feinfleck.) gegen Hornhautmitte. – **A.* Linie**: horizontaler weißer Streifen auf der Innenseite des Augenlids im Narbenstadium des Trachoms. – **A.* Rezessus, Sinus**: kleines Divertikel in der seitl. Wand des Tränensackes. – **A.* Theorie**: Die Myopie ist Folge des konvergierenden Druckes der Augenmuskeln bei ungenügendem Abfluß aus den Vortexvenen u. dadurch vermehrtem intraokularem Druck.

Armanlage: *embryol* im 3-mm-Stadium auftret. »Armknospe« (ektodermales Epitel + somatopleurales Mesenchym) der seitl. Leibeswand (C_5–Th_1), die zur Armplatte auswächst u. sich durch dist. Abschnürung in Handplatte u. Ober-Unterarmstück gliedert.

Armanni*-Ebstein* Zellen (LUCIANO A., 1839–1903, Pathologe, Neapel): glykogenhalt. Zellen in den Nierenkanälchen (v. a. tiefste Abschnitte der Hauptstücke u. HENLE* Schleifen) bei – unbehandeltem oder komatös-letalem – Diabetes mellitus.

Arm|bad: s. u. HAUFFE* Teilbäder. – **A.geflecht**: *anat* ↑ Plexus brachialis. – **A.guß**: *baln* s. u. KNEIPP* Anwendungen.

Armillifer armillatus: afrikan. Zungenwurm-Art, Parasiten in Schlangen; Larven gelegentlich beim Menschen (v. a. Leber) nach Genuß larvenbefallenen Fleisches oder von Nahrungsmiteln, die mit Wurmeiern (aus Schlangenexkrementen) verseucht sind.

Armknospe: *embryol* ↑ Armanlage.

Armlähmung: ↑ Armplexuslähmung. – **schmerzhafte A.**: ↑ CHASSAIGNAC* Lähmung.

Armlösung: *geburtsh* Entwicklungsverfahren bei Bekkenendlage u. halber oder ganzer Extraktion; **1) klass. A.**: Rumpf u. Beine des bis über den Nabel geborenen Kindes werden mit »Hasengriff« möglichst in die bauchseit. Schenkelbeuge der Mutter gelegt (Schulter tief im Beckenausgang), dann der hint. Arm über Gesicht u. Brust gebracht, bis er herausfällt; durch nach oben stopfende Bewegungen Umlagerung der vord. Schulter nach hinten, Lösung des anderen Armes; Entwicklung des Kopfes mit VEIT*-SMELLIE* Handgriff. – **2) kombinierte A.**: (BICKENBACH) nach klass. Lösung des hint. Armes wird Kind stark nach unten gezogen, so daß die vord. Schulter unter der Symphyse hervortritt u. der Arm herausgestreift werden kann. – **3) A. nach Lövset**: durch Zug an den Beinen unter Drehung des kindl. Körpers nach unten-außen dreht sich der hint. Arm nach vorne u. tritt von selbst aus; anschließend Zurückdrehen um 180°, bis der andere Arm erscheint. – **4) A. nach Mueller**: bei nicht nach oben geschlagenen Armen wird das bis über den Nabel geborene Kind zunächst mit bd. Händen kräftig nach unten gezogen, bis Schulter u. Arm unter der Symphyse sichtbar werden; nach Herausstreifen des Armes kräftig nach oben ziehen, wodurch der hint. Arm herausfällt oder leicht herausgestreift werden kann. – s. a. Abb. »LÖVSET* Methode«, »MUELLER* A.«. – Folge der Handgriffe bei Beckenendlage (n. MARTIUS):

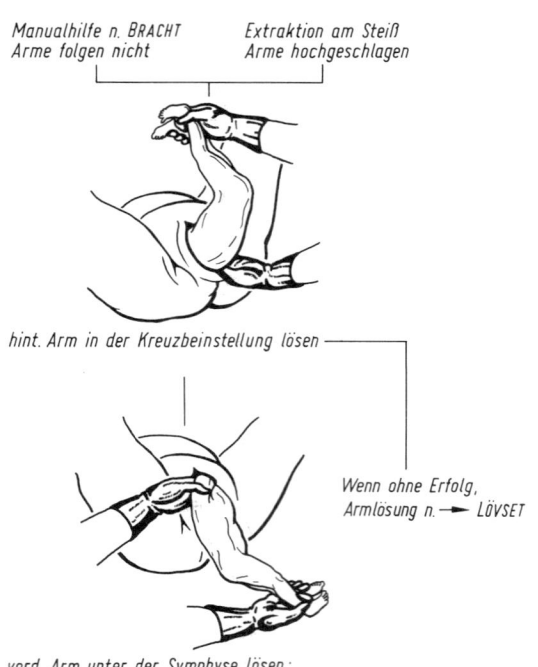

Manualhilfe n. BRACHT Arme folgen nicht   Extraktion am Steiß Arme hochgeschlagen

hint. Arm in der Kreuzbeinstellung lösen

Wenn ohne Erfolg, Armlösung n. → LÖVSET

vord. Arm unter der Symphyse lösen: kombin. Armlösung n. BICKENBACH

Wenn ohne Erfolg,

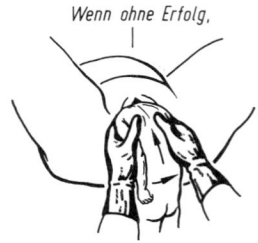

vord. Arm in die Kreuzbeinhöhlung stopfen, klass. Armlösung

Arm-Lunge-Zeit: *kard* ↑ Ätherzeit. – **Arm-Ohr-Zeit**, AOZ: *kard* Zeitspanne vom Beginn der Inj. eines Farbstoffes (Methylenblau, EVANS* blue) in die Kubitalvene bis zum Eintreffen im Ohr (erkennbar z. B.

am Absinken der Oxymeterkurve); normal 9,8–12 Sek.; verlängert bei Polyzythämie, Stauungsinsuffizienz, Myxödem; verkürzt bei Blutverlust, vergrößertem Herzzeitvol. (Arbeit, Hyperthyreose, Fieber, a.-v. Fistel etc.).

Armplexus: ↑ Plexus brachialis; s. a. Abb. »JANTZEN* Schema«. – Die **A.lähmung** infolge Druckwirkung (Lymphome, Tumoren, Halsrippe, »Tornisterlähmung« etc.), Trauma (z. B. Ausrißverletzung, Geburtstrauma), Entzündung (↑ Plexusneuritis) äußert sich mit motor., sensiblen u. vegetat. Ausfällen im Bereich von Schultergürtel u. oberer Extremität. Bei Läsion von Plexusanteilen aus C V/VI: »**obere A.lähmung**« = [DUCHENNE*-] ERB* L.), mit motor. Ausfällen der Mm. teres min., deltoideus, biceps, coracobrachialis, rhomboideus, levator scapulae, supra- u. infraspinatus u. Sensibilitätsstörungen an der Radialseite des Armes; Ausdehnung u. Ausprägung variabel. Bei »**unterer A.l.**« (= KLUMPKE* L., C VIII/D I) motor. Ausfälle an kleinen Handmuskeln u. Flexoren, Sensibilitätsstörungen an der Ulnarseite des Armes, evtl. HORNER* Syndrom.

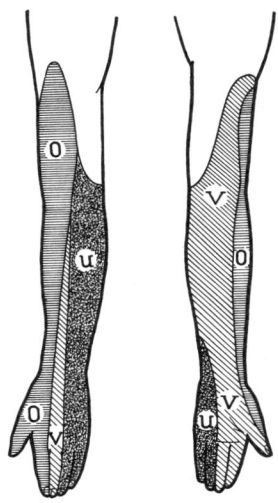

Sensibilitätsstörung bei oberer (O), unterer (U) u. vollständiger **Armplexuslähmung** (O + U + V).

Armprothese: an Armstumpf oder Schulter (»Exarm-Pr.«) anzubringender, meist mit Gelenken ausgestatteter Arbeits- oder Schmuckarm, für dessen pass. oder akt. Bewegungen die Energie von Muskeln (Stumpf oder Schulter), Gasen (Heidelberger Prothese) oder elektr. Batterie (IBM-, Vaduzer Prothese) geliefert wird; s. a. Oberarmprothese.

Armstand: *geburtsh* Haltung des kindl. Armes während der Geburt, normalerweise schräg über der Brust; bei Schädellagen evtl. ↑ Armvorliegen oder -vorfall, bei Beckenendlagen über den Kopf »hochgeschlagener« Unterarm.

Armstrong* Einheit: s. u. KING*-ARMSTRONG*.

Armstrong* Krankheit (CHARLES JOHN A., 1886–1958, Bakteriologe, Washington): lymphozytäre ↑ Choriomeningitis.

Arm|tonus-Reaktion: (WODAK, FISCHER) bei Kleinhirnausfall (u. Labyrinthreizung) langsames Absinken des herdseit. Armes (wenn beide bei geschlossenen Augen aktiv horizontal gehalten werden). – **A.tragtuch**: ↑ Mitella.

Armvenensperre: *path* Stauung der V. brach. durch Narbenstränge (z. B. nach Mammaamputation) oder raumfordernden Prozeß in der Axilla, insbes. auch bei Skalenus-Syndrom.

Armvorfall: *geburtsh* regelwidr. Haltung des kindl. Armes nach dem Blasensprung, meist spontan (ungenügende Abdichtung des Geburtskanals, überreichl. Fruchtwasserentleerung, Blasenmole), selten nach Wendung. Dabei sind entweder Arm u. Hand (= vollständ. A.) oder nur die Hand vorgefallen (= unvollständ. A. = Handvorfall). Vork. bei Schädellagen in 0,1–0,5% (meist unvollständ.), bei Quer- u. Schräglage in 30% (fast stets vollständ.; Anschlingen des Armes, Wendung oder Sectio!); bei Mehrgebärenden etwa 10mal häufiger. – **Armvorliegen**: regelwidr. Haltung des kindl. Armes vor dem Blasensprung (infolge akt. oder pass. Kindsbewegungen), u. zwar bei Schädellage vor dem Kopf, bei Querlage im unteren Uterinsegment. Evtl. Vorstufe des ↑ Armvorfalles.

Arm-Zunge-Zeit: ↑ Decholin-Zeit.

Arndt*-Gottron* Skleromyxödem (GEORG A., 1874–1929, Dermatologe, Berlin): ↑ Lichen myxoedematosus.

Arndt*-Schulz* Gesetz, Regel (RUDOLF A., 1835–1900, Psychiater, Greifswald; HUGO SCH., 1853–1932, Pharmakologe, Greifswald), »biol. Grundgesetz«: Schwache Reize fördern, starke hemmen, stärkste lähmen die Lebenstätigkeit; lähmende Substanzen in sehr kleinen Dosen wirken nicht immer erregend.

Arneth* (Leukozyten-)Schema: (JOSEPH. A., 1873–1958, Internist, Münster) Einteilung der granulopoet. Reifungsreihe in Myelozyten, leicht- u. starkeingebuchtete, nicht-segmentierte u. segmentierte Granulozyten (mit zahlreichen Unterklassen). – s. a. Linksverschiebung.

Arnica montana: »Arnika« oder »Bergwohlverleih« [Compositae]; Auszüge des Wurzelstocks (äther. Öl, viel Inulin, Schleim- u. Gerbstoffe) wirken kreislauf- u. atmungsanregend, blutdrucksenkend u. gefäßkrampflösend; Arnikatinktur (aus der Blüte) mit den Flavonglukosiden Astragalin u. Isoquerzitrin ist herzwirksam u. dient äußerl. zur Wundbehandlung (Gefahr der tox. Arnikadermatitis).

Arning* (EDUARD A., 1855–1935, Dermatologe, Hamburg) **Karzinoid**, Nävokarzinom (GOTTRON): multiple Epitheliome vorw. der Rumpfhaut (bei Jüngeren), mit schubweiser im Einzelherd evtl. multizentr. Entwicklung; wesensmäßig dem Basaliom pagetoides gleichzusetzen. – **A.* Tinktur**: Anthrarobin, Tumenol, Äther u. Tinct. Benzoes; zur Pinselung bei Hautkrankhtn.

Arnold* (FRIEDRICH A., 1803–1890, Anatom, Freiburg) **Bündel**: ↑ Tractus frontopontinus. – **A.* Falte**: ↑ Plica lacrimalis. – **A.*Feld**: ↑ Trigonum nervi vagi. – **A.* Furche**: ↑ Ostium cardiacum. – **A.* Ganglion**: ↑ Ganglion oticum. – **A.* Kanal**: ↑ Canaliculus mastoideus. – **A.* Ligament, Band**: ↑ Lig. incudis sup. – **A.* Membran**: ↑ Pars iridica retinae. – **A.* Nerv**: ↑ Ramus auricularis n. vagi. – **A.* Oper-

Arnold* Substanz

culum: /Operculum temp. – **A.*Substanz**: / Substantia reticularis alba.

Arnold* Vitalfärbung: (E. A. 1938) Anfärbung aus dem Eileiter isolierter lebender Oozyten von Nagetieren in RINGER* Lsg., der einige Tr. 0,5%iger Brillantkresylviolett-, Kresylechtviolett- oder Neutralrot-Lsg. zugesetzt sind.

Arnold*-Chiari* Syndrom (JULIUS A., 1835–1915, Pathologe, Heidelberg; HANS CH.): Hemmungsmißbildung (Dysrhaphie) mit zungenförm. Vorwölbung des Kleinhirns u. Verlagerung der dors. Medulla obl. durch das For. occipit. magnum; dadurch Störung der Liquordynamik mit Okklusionshydrozephalus, Kleinhirnsympt. (Ataxie, Nystagmus, Hirnstamm-, RM- (Lähmungen, Tetraplegie), Hirnnervenkompression (Spasmen, tetanoide oder epileptiforme Anfälle), Haltungsanomalien des Kopfes. Evtl. zusätzl. Mißbildungen an Schädelbasis/HWS (KLIPPEL*-FEIL* Syndrom etc.).

Arnold* (-Lipliawski*) Probe (VINCENZ A., 1864–1925, Internist, Lemberg): empfindl. (0,04 ‰) u. rel. spezif. Farbreaktion im Harn, indem sich aus – mittels $NaNO_2$ – diazotiertem p-Amino-azetophenon u. der nachzuweisenden Azetessigsäure ein blauvioletter, Chloroform-lösl. Farbstoff bildet.

Aromastoffe: natürl. Geruchs- u. Geschmacksstoffe in Lebensmitteln (v. a. Vegetabilien), die – meist enzymatisch – freigesetzt werden u., falls vertraut, appetitanregend wirken; i. w. S. auch die künstl. Aromen.

aromatisch: 1) *chem* adj. Bez. für alle ringförm., vom Benzol abgeleiteten organ. Verbindgn. (»**Aromate**«). – Gegensatz: »aliphatisch«. – 2) wohlriechend; z. B. **a. Bäder** (mit Zusatz von Stoffen, die äther. Öle enthalten; Wirkungsmechanismus weitgehend unklar; Indik.: vegetat. Störungen, Rekonvaleszenz, allg. Roborierung), *pharm* **a. Tinkturen, Wässer, Drogen** (»**Aromatika**«).

Aron* Reaktion (MAX A., geb. 1892, Histologe, Straßburg): (1933) klin. Krebstest anhand der massiven Lipoid-Exkretion der NNR-Zellen des Kaninchens nach Inj. von Probandenurin.

Aron* Reflex (C. A.): reflektor. Ausschüttung gonadotropen HVL-Hormons nach Manipulationen an den Gonaden; Reflexbogen über RM (bei fragl. Beteiligung einer hypothalam. Releasing-Funktion). Erklärt z. T. die kompensator. Hypertrophie der Gonaden nach Semikastration bzw. Keilexzision des Ovar.

Arousal| reaction: (MAGOUN) »Weckreaktion«, d. h. Erzeugen hellen Wachbewußtseins durch sensor. u. sensible (beim Tier auch elektr.) Reize über eine Erregung der Formatio reticul. (/ A.-System); im EEG: Desynchronisation; s. a. Weckeffekt, vgl. alerting reaction. – **A.-System**, thalamoretikuläres Projektionssystem: (MORUZZI u. MAGOUN 1949) der »retikuläre Apparat des Hirnstamms«, der mit einem zentralen Kern der grauen Substanz von der untersten Medulla oblong. über den Pons zum Thalamus reicht u. mit dem »thalam. diffusen Projektionssystem« eine funktionelle Einheit bildet (»mesodienzephales Aktivierungssystem«, RINALDI u. HIMWICH 1955). Wesentl. Bedeutung für psych. Grundstimmung, Affekte, Angst etc.; durch Atropin, Benztropin, Antiparkinsonmittel, Chlorpromazin (in kleinen Gaben) gehemmt, durch Reserpin erregt (/ Aurousal reaction).

Arrangement, neurotisches: (A. ADLER) einen unbewußten Zweck erfüllende neurot. Störung.

Arrector: »Aufrichter«, Kurzform für / Musc. arrector.

Arrhenoblastom: 1) Androblastom: seltener, meist im 20.–30. Lj. auftret. hormonakt. (androgener) Ovarialtumor mit den LEYDIG* Zwischenzellen ähnl. Zellelementen, der eine – nach Tumorentfernung reversible – Vermännlichung bewirkt. – 2) / SERTOLI*-LEYDIG*-Zelltumor (des Hodens).

arrheno|karyotisch: adj. Bez. für ein Individuum, das nur den väterl. Chromosomensatz aufweist. – **A.tokie**: »Männchenbrütigkeit«, das Hervorgehen von nur ♂ Nachkommen aus unbefruchteten Eiern (bei Bienen, Wespen, Ameisen).

A(r)rhinenzephalie: angeb. Fehlen des Riechhirns (u. der Bulbi olfactorii); evtl. kombin. mit Entwicklungshemmungen im Kopfdarmbereich (z. B. mediane Lippen-Kiefer-Gaumenspalte). – **A(r)rhinie**: angeb. Fehlen der Nase im Rahmen einer hochgrad. Fehlentwicklung des Gesichts- u. Hirnschädels (einschl. Gehirn u. Augen) bei lebensunfäh. Monstren.

A(r)rhythmie: Störung einer rhythm. Tätigkeit, i. e. S. (*kard*) die der regelmäß. Herzschlagfolge infolge Reizbildungs- oder -leitungsstörung (/ Allorrhythmie, Block, Sinusarrhythmie, Vorhofflimmern u. -flattern, WENCKEBACH* Periode, Extra-, Ersatzsystole, Pararhythmie, -systolie, Überleitungsstörung); physiol. als vegetativ bedingte **respirator. A.** (Sinus-A.), mit Frequenzzunahme im Inspirium u. -abnahme im Exspirium (unter Belastung, bei Hyperthyreose u. meist im höheren Alter fehlend); pathol. als **Arrhythmia absoluta s. perpetua** mit regelloser Schlagfolge der Kammern ohne erkennbaren Grundrhythmus (im EKG meist Vorhofflimmern oder -flattern, gelegentl. frustrane Kontraktionen), die langsame Form mit Kammerfrequenz < 100/Min., die schnelle (auch als »Absoluta-Anfall«) mit 100–180/Min.; Ät.path. meist Koronar-Insuffizienz, seltener Myokarditis.

Arrhythmokinese: Unfähigkeit, Bewegungen in best. Rhythmus auszuführen; meist kombin. mit Adiadochokinese.

Arrighi* Dreieck, ABC-Ableitung: *kard* EKG-Ableitungsdreieck zur Erfassung der Sagittalebene des Herzens; Punkt A = li. submandibulär (nahe Kinn), B = li. interskapulär (Höhe D VII), C = 3–4 cm li. vom Mittelpunkt der Nabel-Symphysen-Linie.

Arrillaga* Krankheit: / Pulmonalsklerose.

Arrosion: *path* »Annagung« (Zerstörung) von Gewebe, insbes. von Blutgefäßen u. Knochen durch Entzündungsprozeß, Geschwür, (pulsierendes) Aneurysma, Tumor etc.; bei Gefäßarrosion Gefahr der **Arrosionsblutung** ins Gewebe (z. B. Lunge) oder in ein Hohlorgan (z. B. Magen) sowie des – meist echten – **A.aneurysmas** (Wandläsion von außen z. B. bei Tbk, Ulcus pepticum etc., von innen z. B. bei ulzeröser Endocarditis aortica, Thrombus).

Arroyo* Zeichen (CARLOS FERNAND A., 1892–1928, amerikan. Arzt): Trägheit der Pupillenreaktion (Asthenokorie) bei NN-Unterfunktion.

Ars obstetrica: (latein.) die / Geburtshilfe.

Arsanilsäure, Acidum arsanilicum: $H_2N \cdot C_6H_4 \cdot AsO(OH)_2$; erstes Arsen-organ. Chemotherapeutikum gegen Trypanosomen, v. a. bei der Afrikan.

Schlafkankh. (meist als Na-Salz, z. B. Atoxyl®). Nebenwirkung: Sehstörung (bis Blindheit).

Arsen, As: 3- u. 5wert. Halbmetall mit Atomgew. 74,9216, OZ 33. Biol. Vork. in allen Lebewesen; im menschl. Körper Umwandlung von As^V in As^{III} u. Anreicherung in Leber, Niere, Haut, Haar u. Nägeln (As-Nachweis in Leichen noch nach 10 J. möglich), langsame Ausscheidung (3–10 Tg.) im Urin (10 μg/24 Std.), ferner in Stuhl, Schweiß, Atemluft; Blutwerte ca. 60 μg%. *therap* Anw. a) anorgan. Verbindgn. (Arsentrioxid, Liq. Kal. arsenicosi, Pil. asiaticae, Arsenwässer) innerl. zur Stoffwechselanregung, für Mastkuren, äußerl. ätzend-nekrotisierend; b) organ. Verbindgn. (weniger toxisch) mikrobizide Chemotherapeutika v. a. gegen Spirochäten u. Trypanosomen, z. B. Arsphenamin (Salvarsan®), Neoarsphenamin (Neosalvarsan®), Oxo- u. Chlorphenarsin, Atoxyl®, Tryparsamid. – *toxik* Giftig in jeder Form, insbes. als As_2O_3 u. AsH_3 (Arsin); MAK für As-Staub 0,5 mg/m³; v. a. Kapillargift, schädigt außerdem Thiol-Enzyme; nach Inhalation oder peroraler Aufnahme (meist Arsenik) akute Intoxikation mit choleraähnl. Durchfällen (= gastrointestinale Form) oder aber Kopfschmerzen, Verwirrtheit, Krämpfen (= zerebrospinale Form); ferner Kreislaufstörungen, evtl. tödl. Kollaps; Ther.: Sulfactin®, Erbrechen, Magenspülung, Plasmaexpander, Humanalbumin, Antidotum arsenici. – Bei chron. (meist gewerbl.) Schädigung sogen. »**A.ausschlag**« (entzündl., ekzematös, pustulös oder ulzerierend, evtl. vesikulobullös = »**A.pemphigus**«, an Mundwinkeln, Naseneingang, Hautfalten, Schleimhäuten; s. a. Leukonychia striata = MEES* Streifen), Ätzgeschwüre, Hyperkeratosen, Melanose, Haarausfall, Konjunktivitis, Septumperforation, Tracheobronchitis, Leistungsminderung, Impotenz, Polyneuritis (symmetr., nach distal fortschreitend), Parästhesien, Schmerzen, später Spasmen, Motilitätsstörungen bis schlaffe Lähmung, kein Tremor, evtl. fehlende PSR u. Pupillenreflexe); ggf. entschädigungspflichtig. BK. Nachweis (»A.-probe«) chemisch n. BETTENDORF durch Ausfällen mit Zinn(II)-chlorid, nach ENGEL u. BERNARD durch jodometr. Titration, n. FLEITMANN, GUTZEIT als AsH_3-$AgNO_3$-Reaktion (Grenze 9–10 μg As), n. MARSH (klass. Methode; modif. von LOCKEMANN: bis 0,1 μg durch therm. Zersetzung von AsH_3 (mit Bildung des sogen. ↑ Arsenspiegels), n. SANGER u. BLOCK als AsH_3-Sublimat-Reaktion auf Filterpapier; mikrobiol. mit Penicillium brevicaule (das aus As-halt. Material AsH_3 bildet), mit der Seeanemone Aiptasia diaphane (die noch 5 μg/100 ml zu AsH_3 umsetzt: Knoblauchgeruch).

Arsenat: Salz der Arsensäure (H_3AsO_4).

arsenhaltige Wässer, Arsenquellen: Heilquellen mit As-Gehalt von mind. 0,7 mg/kg Wasser; z. B. in Dürkheim, Kudowa, Liebenwerda.

Arsen|(hyper)keratose: nach längerer As-Zufuhr Rauhigkeit, Rissigkeit u. Trockenheit der Haut mit gelbl. Verfärbung, Nachdunklung der Hautfurchen u. kleieförm. Schuppung u. Hyperhidrosis. – Durch anorgan. As-Anwendungen auch knot. bis linsengroße »**A.warzen**« (oft mit rotem Hof), bes. an Handtellern u. Fußsohlen; histol.: Hyperkeratose, Akanthose u. Papillomatose mit Vakuolisierung der Stachelzellen; Übergänge zur Kanzerose (↑ Arsenkrebs).

Arsenik (weißes), arsenige Säure, Arsenigsäureanhydrid: ↑ Acidum arsenicosum.

Arsenit: Salz der arsenigen Säure (H_3AsO_3).

Arsenizismus: 1) chron. Arsenvergiftung. – 2) ↑ Arsenophagie.

Arsen|krebs: nach chron. As-Schädigung (gewerbl., medikamentös) epitheliales Malignom an inn. Organen (v. a. Bronchien, Leber) u. Haut (meist Basaliom oder BOWEN* Krankh. nach A.keratose). »**A.k. der Winzer**« wohl durch chron. As-halt. »Haustrunk« u. als Schädlingsmittel versprühte A.kupferkalkbrühe (ggf. anzeigepflicht. BK). – **A.melanose**: fleck. Hyperpigmentierungen oder flächenhafte schmutzig-grauschwarze Verfärbung der Haut (mit gesunden Inseln, »wie Regentropfen im Sand«), teils durch Ablagerung metall. Arsens, teils durch Melaninvermehrung nach längerer As-Zufuhr.

Arsenophagie, Arsenikessen: chron. Einnahme steigender, schließlich hochtox. As-Mengen (bis zum Mehrfachen der DL!) zur Steigerung von Wohlbefinden u. Potenz oder aus kosmet. Gründen. Keine echte Giftgewöhnung, sondern vermind. Resorption der gepulverten Substanzen (parenterale Applikation oder Einnahme von As-Lsg. führt auch beim »Arsenikesser« zur Vergiftung!).

Arsen|pemphigus: s. u. Arsen. – **A.polyneuritis**: s. u. Arsen. – **A.quelle**: ↑ arsenhaltige Wässer.

Arsen|säure, Acidum arseni(ci)cum, Orthoarsensäure: H_3AsO_4, Säure des 5wert. As. – Salze: Arsenate. – **A.spiegel**: der glänzende As-Niederschlag bei der MARSH* Probe (s. u. Arsen); im Ggs. zum Antimonspiegel in NaOCl lösl.

Arsenwasserstoff, Arsin: AsH_3, nach Knoblauch riechendes Gas, schwerer als Luft. Stark giftig, MAK 0,2 mg/m³ = 0,05 ppm, DL 30–50 ml; nach – meist unvermutetem – Einatmen Übelkeit, Atemnot, Zyanose, Unruhe, später (1/2–14 Std.) Hämaturie, allg. Hämolysezeichen, nach 2–3 Tg. extrahepat. Ikterus, häufig letal; Ther.: Alkalisierung des Urins (Prophylaxe einer Anurie infolge Hb-Schollen-Verstopfung der Tubuli), Aderlaß, Bluttransfusion, BAL (im Frühstadium).

Arsonvalisation: älteste, von JACQUES-ARSÈNE D' ARSONVAL (1851–1940, Paris) eingeführte Hochfrequenzther. (500–1000 kHz, hohe Spannungen; Perioden gedämpfter Schwingungen, durch 500mal so lange Pausen getrennt) in Form der Funken- u. Effluvienbehandlung (nur geringe Erwärmung).

Arsphen|amin: das »Alt-Salvarsan« (Salvarsan®) als erstes (1910) Chemotherapeutikum der Salvarsan-Reihe, eine organ. As(III)-Verbindung, wirksam gegen die Erreger von Syphilis, Frambösie u. Rückfallfieber. Nebenwirkungen an Leber, Magen, Darm, Haut, Blut (Agranulozytose); obsolet (z. T. durch Antibiotika abgelöst). – **A.oxid**: ↑ Oxophenarsinum.

Art, Species: *biol* taxonom. Kategorie (unterhalb der Gattung), die morphologisch u. physiol. in sehr vielen Merkmalen übereinstimmende Organismen umfaßt (↑ Tab. »Systematik«).

Artefakt: »Kunstprodukt«, z. B. die absichtlich oder unabsichtl. herbeigeführte Veränderung an einem histol. Präp. oder Rö.bild; *klin* die bewußt am eigenen Körper vorgenommene Veränderung (z. B. Selbstverstümmelung). – **artefiziell**: als Kunstprodukt, ↑ künstlich.

Artemisia

Artemisia absinthium: *botan* »Wermut« oder »Absinth« [Compositae]. Anw. des Krautes (Gerb- u. Bitterstoffe wie Absinthin, äther. Öl mit tox. Thujon-Verbindg.) als aromat. Bitterdroge bei Magen-, Darm-, Leber-Galle-Beschwerden, als Tonikum u. Würzaroma; das äther. Öl wirkt antispasmodisch u. vermifug, äußerl. schmerzlindernd, in hohen Dosen als Krampfgift (↑ Absinthvergiftung).

Artemisia cina: *botan* »Zitwer« [Compositae]; Anw. der Blütenknospen (bis 3,8% Santonin u. **Artemisin** [= Hydroxysantonin]) u. des äther. Öls (ca. 80% Cineol) innerl. gegen Maden-, Spul-, Peitschenwürmer.

Arterenol®: Noradrenalin-bitartrat.

Arteria, Arterie, Schlagader, A. (Mz.: Aa.): Blutgefäß (große, mittelgroße, kleine u. kleinste A.) mit typ. Wandaufbau (Intima, Media, Adventitia, dazwischen Elastica int. bzw. ext.), das – mit Ausnahme der A. pulmon. – »arterialisiertes« Blut vom Herzen wegführt. Je nach Vorherrschen von elast. Binde- oder glattem Muskelgewebe in der Media werden ein elast. (herznahe) u. ein muskulöser Typ (herzfern) unterschieden. – **A. alveolaris inf.** *PNA*: aus der A. maxill. (Pars mandib.) in schrägem Verlauf (R. mylohyoideus) durch das For. mandibulae in den UK-Kanal (zahlreiche Ästchen für Mandibula, Zähne, Zahnfleisch), jenseits des For. mentale als A. ment. endend. – **Aa. alveolares sup. ant.** *PNA*: Äste der A. infraorbit., durch Löcher in der Wand des Can. infraorbit. an mittl. u. vord. OK-Zähne (einschl. Zahnfächer u. -fleisch) u. Schleimhaut der Kieferhöhle. – **A. angularis** *PNA*: »Augenwinkel-A.« als Endstrecke der A. facialis, mit Ästchen an Nasenflügel u. -rücken; anastomosiert mit A. infra- u. supraorbit. – **A. anonyma** *BNA*: ↑ Truncus brachiocephalicus. – **A. appendicularis** *PNA*: Ast der A. ileocolica im Mesenteriolum zum Wurmfortsatz. – **A. arcuata** *PNA*: aus der A. dors. pedis auf dem Fußrücken an der Grenze Tarsus/Metatarsus von med. nach lat.; bildet mit der A. tarsea lat. das Rete dors. pedis u. gibt Aa. metatarseae dors. II, III u. IV ab. – **Aa. arcuatae renis** *PNA*: an der Mark-Rindengrenze verlaufend (↑ Aa. renis). – **A. ascendens** *PNA*: aus der A. mesenterica sup. zum Colon ascend.; anastomosiert mit A. colica dextra. – **A. auricularis post.** *PNA*: aus der A. carotis ext.; gibt A. stylomastoidea zum Can. fac. ab, Äste an Mm. digastricus, stylohyoideus u. sternocleidomastoideus, ferner Rr. auricul. (für hint. Ohrmuschel) u. occipit. (mit A. occipit. anastomosierend). – **A. auricularis prof.** *PNA*: kleiner Ast der A. maxill. hinter dem Kiefergelenk zum äuß. Gehörgang u. Trommelfell. – **A. axillaris** *PNA*: »Achselarterie« als Fortsetzung der A. subclavia ab 1. Rippe (oder Schlüsselbein u. M. subclavius) bis zum unt. Rand des M. pector. major; Äste: A. thoracica sup., A. thoracoacrom., Rr. subscapul., A. thoracica lat., A. subscapul., Aa. circumflexae humeri. – **A. azygos**: ↑ Arteria genu media. – **A. basilaris** *PNA* s. **basialis** *JNA*: aus der Vereinigung beider Aa. vertebr. hervorgehend, an der Unterseite des Hirnstammes; Äste: A. cerebelli inf. ant. u. post., A. cerebri post., A. labyrinthi, Rr. ad pontem. – Bei örtl. Zirkulationsstörungen (meist Sklerose, auch Verschluß der prox. A. subclavia mit Anzapf-Syndrom) **Basilaris-Syndrom** mit – evtl. von Kopfhaltung abhängig. – Schwindel, Nackenkopfschmerz, Kleinhirn- u. Hirnnerven-Symptn., Verstimmungen. – Ferner das (intermittierende) **Bas.-Thrombose-Syndrom** (MILLIKAN-SIEKERT): nach Prodromalerscheinungen mit – meist plötzl. – Hirnnervenausfällen (i. S. der apoplektiformen Bulbärparalyse) Ataxie, Bewußtseinsstörungen, Tetraparesen etc., oft auch nur Sympte. des WALLENBERG* Syndroms. – **A. brachialis** *PNA*: die »Oberarm-A.« als Fortsetzung der A. axill. ab unt. Rand des M. pector. maj. (nur von Haut, Faszie u. med. Bizepsrand abgedeckt) im Sulcus bicipit. bis zur Ellenbeuge, wo sie sich zwischen Mm. brachiorad. u. pronator teres in A. rad. u. A. uln. aufteilt; Äste für Mm. biceps u. brach., ferner A. prof. brachii, A. collat. uln. sup. u. inf. (am Rete articulare cubiti beteiligt). Bei ca. 25% ferner die – embryonal stets angelegte – **A. br. superfic.** (allein oder zusätzlich s. c. verlaufend). – **Aa. bronch(i)ales** *BNA, JNA*: ↑ Rami bronchiales. – **A. buccalis** *PNA*: aus der A. maxill. (Pars pterygoidea) unter dem M. masseter in der seitl. Gesichtsregion nach vorn-abwärts an M. buccinator u. Wangenschleimhaut. – **A. bulbi penis, A. b. vestibuli** *PNA*: aus der A. pudenda int. an den Bulbus penis bzw. (♀) vestibuli vaginae u. ans Diaphragma urogenitale. – **A. caecalis ant. u. post** *PNA*: aus der A. mesenterica sup. zur Vorder- bzw. Hinterfläche des Blinddarms. – **A. calcarina**: Rindenast der A. cerebri post. im Sulcus calcarinus. Örtl. Zirkulationsstörung (Verschluß) manifestiert sich mit Quadranten-Hemianopsie (»Kalkarina-Syndrom«). – **A. canalis pterygoidei** (Vidii) *PNA*: kleiner Ast der A. palatina descend. im Can. pterygoideus für Nasenrachen, Ohrtrompete u. Mittelohr.

Arteria carotis comm. *PNA*: die paar. Hauptschlagader des Halses, re. aus dem Truncus brachiocephalicus, li. aus dem Arcus aortae, ohne Äste neben Luftröhre u. Kehlkopf zum oberen Schildknorpelrand, wo sie sich teilt: **1)** vorn **A. c. ext.** (für Schädel nebst Weichteilen, Teile von Kehlkopf u. Schilddrüse), steigt im Trigonum caroticum aufwärts, unterkreuzt die Mm. diagstricus (hint. Bauch) u. stylohyoideus u. zieht durch die Parotis u. vor dem äuß. Ohr in die Regio temp.; Äste u. Aufzweigungen: Aa. thyroidea sup., pharyngea asc., ling., fac., sternocleidomastoidea, occipit., auricul. post., maxill., temp. superf. (Endast). – **2)** hinten **A. c. int.** (für Gehirn u. Auge), ebenfalls im Trigonum caroticum, dann tiefer in der Fossa retromand. u. durch den Can. caroticus ins Schädelinnere, im Sulcus caroticus der Sella aufwärts durch die Dura zum Gehirn: Aa. ophthalmica, cerebri ant. u. media, choroidea, Beteiligung am Circulus arteriosus. – Mangeldurchblutung (meist Thrombose; aber auch bei ↑ Anzapf-Sy.) führt zum Karotis- oder DENNY=BROWN* Syndrom mit Hemiparese der Gegenseite, bei Betroffensein der dominanten Hirnhälfte auch Aphasie u. evtl. Sehstörungen auf der kranken Seite; Diagnose durch Ophthalmodynamographie u. ↑ Karotisangiographie. – **A. caudae pancreatis** *PNA*: aus dem Ende der A. lien. (oder einem Endzweig), im Pankreasschwanz mit der A. pancreatica inf. anastomosierend. – **A. centralis**: ↑ A. rolandica. – **A. centr. retinae** *PNA*, ZINN* A.: 1. Ast der A. ophthalmica, 1–2 cm vor dem Bulbus oculi von unten in den N. opticus u. darin axial bis zur Papille; noch im Sehnerv Teilung in 2 Haupt- u. je 2 Nebenäste (Arteriolae temp. et nas. sup. u. inf.) mit Arteriolae macul. bzw. med., die alle nahe der Membrana limitans int. in der Optikusfaserschicht verlaufen, die Netzhaut bis zur Membrana limitans ext. durchdringen u. Kapillarnetze bilden. – **A. cerebelli inf. ant.**

PNA: aus der A. basil. zur vord. Unterfläche der Kleinhirnhemisphäre. – **A. cerebelli inf. post.** *PNA*: aus der A. vertebr. (selten A. basil.) zur hint. Kleinhirnhemisphäre u. zum Wurm; s. a. WALLENBERG* Syndrom. – **A. cerebelli sup.** *PNA*: aus der A. basil. zur Kleinhirnoberfläche. Bei Verschluß – variables – »oberes Syndrom der Hirnschenkelhaube«: meist homolat. Kleinhirnsympte. mit choreiformen Bewegungen, horizontale Blicklähmung zur Herdseite, kontralat. dissoziierte Empfindungsstörungen.

Arteria cerebri anterior *PNA*: der schwächere Endast der Carotis int. vor dem Chiasma opticum, nach median in die Fissura longitud. (Querverbindg. durch A. communic. ant.), aufwärts zum Balkenknie u. auf der Balkenoberfläche nach dorsal (Äste an Stirn- u. Scheitellappen, um mit kleinen Rr. perforantes (für Nucl. lentiformis) die Substantia perforata ant. zu durchbrechen. – Bei Zirkulationsstörungen **Cerebri ant.-Syndrom** mit psych. Veränderungen (fehlende Initiative, Desinteressiertheit, Orientierungsstörungen, u. U. Bewußtseinsverlust), Parese des kontralat. Beins, Blasenstörungen, evtl. Apraxie. – **A. cerebri media** *PNA*: der stärkere Endast der Carotis int. seitl. vom Chiasma, zwischen Stirn- u. Schläfenlappen in den Sulcus lat. eindringend, mit Ästen an Stirn-,

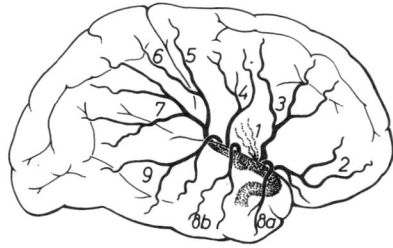

1 Aa. lenticulostriatae lat. (A. haemorrhagica), 2 A. orbitofrontalis, 3 A. praerolandica, 4 A. rolandica, 5 A. parietalis ant., 6 A. parietalis post., 7 A. gyri angularis, 8a A. temporalis ant., 8b A. temporalis media, 9 A. temporalis post.

Schläfen- u. Scheitellappen u. an die Insel. – Bei Zirkulationsstörungen **Cerebri-media-Syndrom** mit kontralat. Hemiparese bzw. -anästhesie, evtl. homonymer Hemianopsie sowie – bei Betroffensein der domin. Hemisphäre – aphas. u. aprakt. Störungen – **A. cerebri post.** *PNA*: Endast der A. basil., der sich – nach Bogen um den Hirnschenkel – auf der Unterseite des Schläfen- u. Hinterhauptlappens (Hauptversorgungsgebiet) verästelt; beteiligt an Versorgung von Substantia perforata post., Lamina tecti u. Plexus choroidei, durch A. communic. post. mit A. carotis int. verbunden (*↑* Circulus arteriosus cerebri). – Bei Zirkulationsstörungen **Cerebri-post.-Syndrom** mit homonymer Hemianopsie, evtl. unt. Quadranten-Hemianopsie, bei Betroffensein der domin. Hemisphäre opt.-agnost. Störungen, bei Beteiligung tiefer Äste Thalamus-Syndrom. – **A. cervicalis ascendens** *PNA*: aus dem Truncus thyrocervic. medial des N. phrenicus (oder neben M. scalenus ant.) aufsteigend, mit Rr. muscul. u. spinales (durch Foramina intervertebr.) für Wirbel u. RM nebst Häuten, ferner R. prof., der mit der A. cervic. prof. anastomosiert. – **A. cervic. prof.** *PNA*: aus Truncus costocervic. oder A. subclavia, hinter den HWS-Querfortsätzen auf dem M. semispinal. aufwärts, mit Rr. spin. (in Wirbelkanal) u. dors. (für tiefe Nackenmuskeln). – **A. cervic. superf.**: der R. superf. der A. transversa colli. – **A. choroidea**

PNA: aus der Carotis int. im Bereich des Gyrus parahippocamp. in das Unterhorn des Seitenventrikels u. zum Plexus choroideus. – Bei Mangeldurchblutung (meist Thrombose) **Chor(i)oidea-Syndrom**: homolat. Sensibilitätsstörung im Arm, kontralat. spast. Hemiplegie, Hemianästhesie, Blicklähmung, homonyme (oder Quadranten-) Anopsie. – **Aa. ciliares ant.** *PNA*: aus den Augenmuskelarterien, für Conjunctiva bulbi, Ziliarkörper u. Iris. – **Aa. cil. post. breves** *PNA*: mehr als 10 kurze Äste der A. ophthalmica (oder ihrer Äste), die um den N. opticus in die Bulbuswand eindringen, sich in der Lamina vasculosa der mittl. Augenhaut verzweigen u. ein Kapillarnetz für die Ernährung der – gefäßlosen – Stäbchen- u. Zapfenschicht entwickeln. – **Aa. cil. post. longae** *PNA*: 2 längere Äste aus der A. ophthalmica (oder Ästen) zwischen mittl. u. äuß. Augenhaut, für Ziliarkörper u. Iris. – **A. circumflexa femoris lat.** *PNA*: aus der A. prof. femoris oder A. femoralis, mit R. ascendens u. descend. für Mm. sartorius u. quadriceps femoris u. Endästen zur Haut der Beugeseite; über A. nutricia femoris prox. mit der A. glutaea inf. anastomosierend (wicht. Kollateralkreislauf!). – Mit gleicher Herkunft die **A. c. f. med.** als Hauptgefäß der Adduktoren, mit R. superf. (mit A. obturatoria anastomosierend) u. R. prof. (auch Hüftgelenk, R. acetabul. zum Lig. capitis femoris; mit A. c. f. lat. anastomosierend). – **A. circumflexa humeri ant.** *PNA*: aus dem 3. Abschnitt der A. axill. unter den Mm. coracobrach. u. biceps (Caput breve) zum Collum chirurgicum, von dort als R. ascend. längs der Bizepssehne zum Caput humeri, als R. descendens mit der A. circumflexa post. anastomosierend. – Mit gleicher Herkunft die **A. c. h. post.**, mit dem N. axill. durch die lat. Achsellücke u. um das Collum chirurgicum ins Spatium subdeltoideum zum M. deltoideus u. Schultergelenk; Äste an benachbarte Muskeln u. in die Haut, mit A. circumflexa humeri ant. u. scapulae sowie A. thoraco-acrom. anastomosierend. – **A. circumflexa ilium prof.** *PNA*: aus der A. iliaca ext. (vor der Lacuna vasorum), hinter dem Leistenband parallel zur Circumflexa superfic. an der inn. Bauchwand, mit Ästchen an die seitl. Bauchmuskeln. – **A. circ. il. superf.** *PNA*: aus der A. femoralis, unterhalb des Leistenbandes auf die Spina iliaca ant. sup. zu, mit Haut- u. Muskelästchen. – **A. circumflexa scapulae** *PNA*: axillarer Hauptast der A. subscapul., durch die med. Achsellücke u. unter den Mm. teres minor u. infraspinatus in die Fossa infraspinata, mit Muskelästen an Subscapularis, Latissimus dorsi, Teres maj. u. minor, Infraspinatus, Deltoideus; bildet mit den Aa. suprascapul. u. transversa colli das Rete arteriosum scapulare (wichtig für evtl. Kollateralkreislauf zwischen Subclavia u. Axillaris). – **A. coeliaca** *BNA, JNA*: *↑* Truncus coeliacus. – Bei Verschluß (meist infolge retroperitonealer Fibrose) klin. Bild der Angina abdominalis. – **A. colica dextra** *PNA*: aus der A. mesenterica sup. (evtl. zus. mit A. ileocolica), retroperitoneal quer zum Colon ascend. (auf- u. absteigender Ast); anastomosiert mit A. ileocolica oder A. colica media. – **A. colica media** *PNA*: aus der A. mesenterica sup. über Duodenum u. Pankreaskopf im Bogen nach re. ins Mesocolon transversum, dort mit einem re. u. li. Ast Arkaden bildend u. mit A. c. dextra bzw. sinistra anastomosierend. – **A. colica sinistra** *PNA*: 1. Ast der A. mesenterica inf., retroperitoneal mit auf- u. absteigendem Ast nach li. zum Colon descendens; mit A. colica media bzw. Aa. sig-

Arteria collateralis

moideae anastomosierend. – **A. collateralis media** *PNA*: aus der A. prof. brachii, zwischen lat. u. med. Trizepskopf (Muskeläste) zum Rete articul. cubiti. – **A. collat. rad.** *PNA*: Fortsetzung der A. prof. brachii im Sulcus n. rad. des Humerus, mit Ästen an den lat. u. med. Trizepskopf, im Rete articul. cubiti endend. – **A. collat. uln. inf.** *PNA*: aus der A. brach., für benachbarte Muskeln; anastomosiert mit A. recurrens uln., durch das Septum intermusculare brachii med. zum Rete articulare cubiti. – **A. collat. uln. sup.** *PNA*: aus der A. brach. (proximal Oberarmmitte), mit dem N. uln. auf dem med. Kopf des Triceps brachii (diesen u. benachbarte Muskeln versorgend) zum Rete articul. cubiti. – **A. comitans nervi ischiadici** *PNA*: aus der A. glutaea inf. für den Ischiasnerv; Überbleibsel der embryonalen Hauptarterie des Beins (»A. ischiadica«). – **A. communicans ant.** *PNA*: kurze Querverbindung der Aa. cerebri ant. (vor dem Chiasma opticum); schließt den Circulus arteriosus cerebri vorn. – **A. commun. post.** *PNA*: aus der A. carotis int. (lat. des Tractus opticus); schließt den Circulus arteriosus cerebri seitl. (zur A. cerebri post.). – **Aa. conjunctivales ant. u. post.** *PNA*: aus den Aa. episclerales bzw. palpebr. lat. u. med. (der Aa. cilicares ant.); für die Bulbuskonjunktiva. – **A. coronaria cordis dextra u. sinistra** *PNA*: die vom Sinus aortae ausgehenden Herzkranzarterien; die re. im Sulcus coronarius (Ästchen an re. Herzkammer u. -vorhof) nach seitl.-hinten u. als R. interventricul. post. im gleichnam. Sulkus abwärts, um sich an bd. Kammern zu verteilen. Die li. mit stärkerem R. interventric. ant. im gleichnam. Sulkus abwärts (Seitenästchen an bd. Kammern), mit schwächerem R. circumflexus im Sulcus coronarius nach li. u. über der li. Herzkammer abwärts; s. a. Abb. »Koronararterien«. – **A. cremasterica** *PNA*, A. spermatica ext. *BNA*: aus der A. epigastrica inf., dem Funiculus spermaticus vom inn. Leistenring zum Hoden folgend, für Samenstranggebilde u. M. cremaster; anastomosiert mit A. testicul. u. A. ductus deferentis. – **A. cystica** *PNA*: aus dem re. Ast der A. hepatica propria am Leberhilus, im Lig. hepatoduodenale zur Gallenblase (Wandversorgung); häuf. Verlaufsatypien.

Arteriae digitales dors. (manus) *PNA*: »Fingerrückenarterien«, nur an den Grundgliedern, für die benachbarten Seiten des 2. bis 5. Fingers aus den Aa. metacarpeae dors., für rad. 2. Finger u. Daumen aus der A. rad., für uln. 5. Finger aus dem R. carpeus dors. (der Ulnaris). – **Aa. digit. dors. (pedis)** *PNA*: »Zehenrückenarterien«, paarig aus den Aa. metatarseae dors. (nur die seitl. der 5. Zehe aus A. tarsea lat.). – **Aa. digit. palmares comm.** *PNA*: 3 Äste des Arcus palm. superf. unter der Hohlhandaponeurose, bei den Metakarpalköpfchen sich in Aa. digit. palm. propriae aufgabelnd, mit Ästchen an Mm. lumbricales u. an Sehnen der langen Fingerbeuger. – **Aa. digit. palm. propriae** *PNA*: 6 Fingerarterien der Hohlhandseite, für die benachbarten Seiten des 2. bis 5. Fingers aus den Aa. digit. palm. comm., für uln. 5. Finger aus dem R. vol. superf. der A. uln., für den Daumen aus der A. princeps pollicis. Ernähren – außer Rückenpartie der Grundglieder – prakt. den ganzen Finger (Gefahr der Gangrän z. B. bei Leitungsanästhesie!). – **Aa. digit. plantares comm.** *PNA*: »unt. Zehenarterien« als Fortsetzung der Aa. metatarseae zwischen den Grundgliedern. – **Aa. digit. plant. propriae** *PNA*: Doppeläste der Aa. digit. plant. comm. entlang den Zehenrändern; versorgen diese u. plantare Weichteile, z. T. auch Rücken der Endglieder (während tib. Rand der Großzehe von A. plant. hallucis tib., fibul. Rand der Kleinzehe von A. plant. digiti V fib. versorgt wird). – **A. dorsalis clitoridis** *PNA*: aus der A. clitoridis zur Glans; entspricht der A. dors. penis des ♂. – **A. dors. nasi** *PNA*: s.c. Endast der A. ophthalmica, am med. Augenwinkel durch den M. orbicul. oculi auf den Nasenrücken; anastomosiert mit A. angularis. – **A. dors. pedis** *PNA*: Fortsetzung der A. tib. ant., unter dem Retinaculum mm. extensorum inf. zum Fußrücken u. unter dem M. extensor hallucis brevis zum 1. Mittelfuß-Spatium; Hauptäste: Aa. tarseae lat. u. med., A. arcuata, R. plant. prof. – **A. dors. penis** *PNA*: Endast der A. pudenda int. (im Trig. urogenit.), medial des M. bulbocavernosus nach vorn, in Symphysenhöhe auf den Penisrücken u. subfaszial zur Glans u. ins Präputium, Ästchen in die Corpora cavernosa. – **A. ductus deferentis** *PNA*: aus der A. iliaca int. oder einem ihrer Äste (Gegenstück zur A. uterina), seitl. im kleinen Becken zum Samenleiter (Harnblasengrund), R. descend. zus. mit Samenleiter durch den Leistenkanal zu Hoden u. Nebenhoden; anastomosiert mit A. spermatica. – **A. epigastrica inf.** *PNA*: Beckenast der A. iliaca ext. (vor der Lacuna vasorum), unter Samenleiter hindurch zwischen Fascia transvers. u. Peritoneum pariet. nach medial-oben auf die Hinterfläche des M. rectus abdominis (Muskeläste), mit A. epigastrica sup. anastomosierend (Kollateralkreislauf zwischen Subclavia u. Iliaca ext.!); Nebenäste: R. pubicus, R. obturatorius, A. cremasterica bzw. ligamenti teretis. – **A. epig. superf.** *PNA*: Hautast der A. femoralis (im Hiatus saphenus), s.c. zum Hypogastrium. **A. epig. sup.** *PNA*: Endast der A. thoracica int., durch LARREY* Spalte u. hint. Blatt der Rektusscheide auf die Rückseite des M. rectus abdominis; anastomosiert mit ƒ A. epig. inf. (!). – **Aa. episclerales** *PNA*: aus den Aa. ciliares int. zur Sklera, in deren oberflächl. Faserschicht sie sich verzweigen u. mit den Aa. cil. post. longae anastomosieren. – **A. ethmoidalis ant.** *PNA*: aus der A. supratrochlearis, von der Augenhöhle durchs For. ethm. ant. in die vord. Schädelgrube, an Schleimhäute der vord. Siebbeinzellen u. Stirnhöhle, nach Abgabe der A. meningea ant. durch die Siebbeinplatte in die Nase. – **A. ethmoid. post.** *PNA*: aus der A. ophthalmica, durchs For. ethm. post. zu den hint. Siebbeinzellen. – **A. facialis** *PNA*, A. maxill. ext. *PNA*: 3. Ast der A. carotis ext. (im Trigonum caroticum), unter den Mm. digastricus u. stylohyoideus kranial ins Trig. submandib., durch die Gl. submandib. (selten davor) zum Vorderrand des UK (hier »Abdrücken« zur Blutstillung!) u. unter der mim. Muskulatur geschlängelt bis zum inn. Augenwinkel, als A. angul. endend; anastomosiert mit A. dors. nasi (Verbindg. zwischen Carotis ext. u. int.). Äste: A. palatina asc., R. tonsill., Rr. glandul., A. subment., A. labialis inf. u. sup. – **A. femoralis** *PNA*: Fortsetzung der A. iliaca ext. vom Leistenband (Lacuna vasorum) bis zum Ende des Adduktorenkanals (entsprechend der Linie Leistenbandmitte – Epicondylus med. femoris). Äste im Trigonum femorale: A. epigastrica superf., A. circumflexa ilium superf., Aa. pudendae extr., Rr. inguinales, A. prof. femoris, Rr. muscul., im Kanal die A. genu descendens. – **A. fibularis** *JNA*: ƒ Arteria peronea. – **A. frontopolaris**: 2. Ast der A. cerebri ant., für das Polgebiet des Stirnlappens.

Arteriae gastricae breves *PNA*: aus Stamm oder Ästen der A. lienalis zum Magenfundus (v. a. große Kurvatur). – **A. gastrica dextra** *PNA*: 1. oder 2. Ast der A. hepatica comm. (basal oder im Lig. hepatoduod.) entlang der kleinen Magenkurvatur nach li., Ästchen an vord. u. hint. Magenfläche; anastomosiert mit der **A. g. sin.** (aus dem Truncus coeliacus), die retroperitoneal (Plica gastropancreatica) zum oberen Magen (Äste an Kardia u. untere Speiseröhre) u. an der kleinen Kurvatur abwärts zieht. – **A. gastroduodenalis** *PNA*: aus der A. hepatica comm. (im Lig. hepatoduod.) hinter der Pars pylorica des Magens abwärts, zwischen Duodenum u. Pankreas sich aufteilend in A. gastro-epiploica dext. u. A. pancreaticoduod. sup. (für Magen, Duodenum u. Pankreas). – **A. gastroepiploica dextra** *PNA*: aus der A. gastroduod. (hinter Pars pylorica), bogig nach li. u. im Omentum majus entlang der großen Kurvatur an Magen u. großes Netz; anastomosiert mit **A. g.e. sin.** (aus der A. lienalis oder Ast), die entlang der großen Kurvatur im Omentum majus abwärts ebenfalls zum Magen u. großen Netz zieht. – **A. genu descendens** *PNA*: aus der A. femoralis (Adduktorenkanal), durch die Lamina vastoadductoria u. unter dem M. sartorius (Muskeläste), mit R. saphenus (Hautast, Begleiter des N. saphenus) u. Rr. articulares, im Rete artic. genus endend. – **A. genu inf. lat.**: distal der A. genus media aus der A. poplitea, unter lat. Gastroknemiuskopf, Bizepssehne u. Lig. collaterale fib. um den lat. Schienbeinknorren (Muskel- u. Hautästchen), seitl.-vorn im Rete articulare genus endend. – **A. genu inf. med.** *PNA*: aus der A. poplitea (unterhalb Gelenkspalt), am M. popliteus nach distal-medial u. unter dem Lig. collaterale tib. um den med. Schienbeinknorren zum Rete artic. genus (Muskel- u. Hautästchen). – **A. genu media** *PNA*: aus der A. poplitea, durch die Gelenkkapsel zu den Ligg. cruciata des Kniegelenks. – **A. genu superior lat.** *PNA*: aus der A. poplitea (oberhalb Femurkondylen), lateralwärts unter dem M. biceps um den Femur zum Rete artic. genus (Muskel- u. Hautästchen). – Mit gleicher Herkunft die **A. g. sup. med.** (um die med. Femurkante unter den Mm. semitendinosus u. semimembranosus ebenfalls zum Rete articulare). – **A. glutea inferior** *PNA*: aus der A. iliaca int., im kleinen Becken auf dem Plexus sacr. u. M. piriformis, durch das For. infrapiriforme u. unter dem M. glutaeus max. zu den Adduktoren u. Flexoren des Oberschenkels; versorgt außerdem Mm. gemelli, quadratus femoris u. glutaeus max., gibt A. comitans n. ischiadici ab u. anastomosiert mit Aa. glutaea sup., circumflexa femoris med. u. obturatoria. – **A. glutea sup.** *PNA*: aus der A. iliaca int., dorsalwärts durch Pl. sacr. u. For. piriforme sup. in die tiefe Gesäßgegend am oberen Rand des For. ischiadicum majus (A. nutricia an Hüftbein), dann Teilung in R. superfic (für Mm. glutei max. u. medius) u. prof., dessen R. sup. zwischen den Mm. glutei medius u. min. bis zum M. tensor fasciae latae reicht u. mit den Aa. circumflexae ilium, lumbales u. iliolumb. anastomosiert u. dessen R. inf. im Gluteus medius zum Hüftgelenk u. an periphere Gesäßmuskeln zieht. – **A. haemorrhoidalis** *BNA*: ↑ Arteria rectalis. – **Aa. helicinae** *PNA*: die »Rankenarterien« aus den A. prof. u. dors. penis, die sich auf Erektionsreiz hin öffnen, die karvernösen Räume der Corpora cavernosa u. der Glans füllen u. so die Erektion des Penis bewirken. – **A. hepatica comm.** *PNA*: aus dem Truncus coeliacus, oberhalb des Pankreas retroperitoneal ins Lig. hepatoduod., nach Abgabe der Aa. gastroduod. u. gastrica dextra als A. h. propria, die sich in R. dexter (mit A. cystica) u. R. sin. für bd. Leberlappen teilt; s. a. Hepatika... – **A. hyaloidea** *PNA*: gerade Fortsetzung der A. centr. retinae durch den Glaskörper bis an die Linse; bildet sich im allg. vor der Geburt weitgehend zurück, selten aber **A. h. persistens.** – **A. hypogastrica** *BNA*: ↑ Arteria iliaca int.

Arteriae ilei *PNA*: Äste der A. mesenterica sup. im Dünndarmgekröse zum unt. Ileum, mit zahlreichen Arkaden u. Ästchen. – **A. ileocolica** *PNA*: aus der A. mesenterica sup., retroperitoneal zum termin. Ileum u. Zäkum, auf- u. absteigende, arkadenbildende Äste für Ileum, Zäkum u. Colon ascend., ferner die A. appendicularis; anastomosiert mit A. colica dextra. – **A. iliaca comm.** *PNA*: paarig aus der Aufspaltung (4.–5. LW) der Aorta abdom., schräg nach unten-außen (kleine Seitenäste), nach 5–6 cm sich in die **A. iliaca ext. u. int.** teilend. – Erstere setzt den Verlauf der Iliaca comm. entlang der Psoas major bis zum Lig. inguin. fort u. gibt vor der Gefäßlakune die Aa. circumflexa ilium prof. u. epigastrica inf. ab. Letztere (= A. hypogastrica *BNA*) zieht zur seitl. Wand des kleinen Beckens, am oberen Rand des For. ischiadicum majus mit parietalen (Aa. iliolumb., sacralis lat., glutaea sup. u. inf., obturatoria) u. viszeralen Ästen (Aa. umbilicalis, vesicalis inf., ductus deferentis bzw. uterina, rectalis media, pudenda int.). – **A. iliolumbalis** *PNA*: 1. rückläuf. Ast der A. iliaca int., hinter dem M. psoas major sich aufteilend in R. iliacus (in die Fossa iliaca, an M. iliacus u. Bauchdeckenmuskulatur; anastomosiert mit A. circumflexa ilium prof.) u. R. lumb. (zu Mm. psoas, quadratus lumborum u. transversus abdominis aufsteigend, R. spin. zum Wirbelkanal). – **A. infraorbitalis** *PNA*: Fortsetzung der A. maxill., im Can. infraorbit. zum For. infraorbit. (Aa. alveol. sup. ant.) u. zu den Weichteilen der Wange; anastomosiert mit A. facialis. – **A. innominata**: ↑ Truncus brachiocephalicus. – **Aa. insulares**: klin. Bez. für die Äste der A. cerebri media, die sich der Insel anlegen: Aa. orbitofront., praerolandica, rolandica (s. centralis), parietalis ant. u. post. – **Aa. intercostales post. III–XI** *PNA*: segmental aus der Aorta thoracica in die betr. ICR, mit Rr. dors. für RM u. Rückenmuskeln, Rr. cutanei für die Haut des Rückens u. der seitl. Brustwand. – **A. intercost. suprema** *PNA*: oberhalb der 1. Rippe aus dem Truncus costocervic. abwärts zum 1. u. 2. ICR. – **Aa. interlobares renis** *PNA*: aus beckennahen Ästen der A. renalis im Mark (zwischen den Nierenlappen) zur Rinde aufsteigend, mit Ästchen an die Columnae renales u. Arteriolae rectae an das Nierenmark; s. a. Arteriae renis. – **Aa. interlobulares hepatis** *PNA*: die den Pfortaderaufzweigungen folgenden Ästchen der A. hepatica in den Portalfeldern, mit arteriellem Blut für interstitielles Bindegewebe u. Leberparenchym (Sinusoide). – **Aa. interlobul. renis** *PNA*: radiär in die Nierenrinde aufsteigende Äste der Aa. arcuatae, von denen die Vasa afferentia der Glomerula abzweigen. – **A. interossea comm.** *PNA*: aus der A. brach. in Höhe der Tuberositas radii; als fortsetzender Ast die **A. i. ant.**, zwischen den tiefen Vorderarmbeugern zum M. pronator quadratus, je 1 Ast zum Rete carpi dors. u. vol., zahlreiche Muskelästchen, ferner A. mediana u. Aa. nutriciae für Ulna u. Radius; als 2. Ast die **A. i. post.**, durch die Membrana interossea u.

Arteriae jejunales

am M. supinator zur Streckseite des Vorderarmes (hier **A. i. recurrens** zum Rete articul. cubiti) u. zwischen den oberflächl. u. tiefen Streckmuskeln zus. mit dem R. prof. n. rad. zur Streckseite des Unterarms (Muskel- u. Hautäste). – **Aa. jejunales** *PNA*: in der Mesenterialwurzel aus der A. mesenterica sup. nach li., im Mesenterium durch Arkaden verbunden, mit geraden Ästchen zu den Jejunumschlingen. – **A. labialis inf.** *PNA*: aus der A. facialis (in Höhe Mundwinkel oder tiefer) durch den M. orbicul. oris in die Unterlippe; anastomosiert mit Gegenseite u. A. mentalis. – **A. lab. sup.**: aus der A. facialis (oberhalb Mundwinkel), horizontal unter dem M. orbicul. oris in der Oberlippe, Ästchen zur Nase; anastomosiert mit Gegenseite. – **A. labyrinthi** *PNA*: aus der A. basil. oder A. cerebelli inf. ant., mit dem N. statoacusticus im inn. Gehörgang zum Innenohr, sich in Rr. vestibul. u. R. cochleae aufzweigend. – **A. lacrimalis** *PNA*: aus der A. ophthalmica, an der seitl. Orbitawand auf dem M. rectus lat. vor zur Tränendrüse, Ästchen an Augenmuskeln, Aa. palpebrales lat. an Augenlieder. – **A. laryngea inf.** *PNA*: aus der A. thyroidea inf., durch den M. constrictor pharyngis u. mit dem N. laryngeus inf. an den Kehlkopf (Muskeln u. Schleimhaut). – **A. laryngea sup.** *PNA*: aus der A. thyroidea sup. (Trig. caroticum), nach vorn unter den M. thyrohyoideus (R. cricothyroideus) u. durch die Membrana thyrohyoidea zus. mit dem N. laryngeus sup. (R. int.) in den Kehlkopf (Muskeln u. Schleimhaut). – **Aa. lenticulostriatae**: klin. Bez. für 8–10 Ästchen der A. cerebri m. u. 10–20 der A. cerebri media (vor den kortikalen Ästen) durch die Substantia perforata ant. u. entlang der Insel zu den subkortikalen Strukturen des Tel- u. Dienzephalon: inn. u. äuß. Kapsel, Thalamus, Nucl. caudatus, Pallidum, Balkenknie, vord. Kommissur, Infundibulumhälfte, For. Monroi. – **A. lentis**: *embryol* ↑ Linsenarterie. – **A. lienalis** *PNA*: aus dem Truncus coeliacus am oberen Rand der Bauchspeicheldrüse (zahlreiche Rr. pancreatici) zum Milzhilus (Rr. lienales), zuvor Aa. gastroepiploica sin. u. gastricae breves. – **A. ligamenti teretis uteri** *PNA*: aus der A. epigastrica inf. (am inn. Leistenring), im Leistenkanal zus. mit dem Mutterband zur großen Schamlippe. – **A. lingualis** *PNA*: aus der A. carotis ext. (Trigonum caroticum), zwischen Mm. hypo- u. genioglossus zur Zunge; Äste: R. suprahyoideus, A. sublingualis, Rr. dors. linguae, A. prof. linguae. – **A. lobi caudati** *PNA*: aus dem R. sin. der A. hepatica propria. – **Aa. lumbales** *PNA*: 4 paar. Äste der Aorta abdomin., vom Truncus sympathicus überkreuzt in die Mm. psoas major u. quadratus lumborum; Rr. ventr. für diese u. die seitl. Bauchmuskeln, Rr. dors. für Rückenmuskulatur u. -haut, Rr. spin. in den Wirbelkanal für unt. RM. – Ferner die paar. **A. lumb. ima** aus der A. sacr. media für den M. psoas major. – **A. lusoria**: Bez. für die Subclavia dextra, wenn sie statt aus dem Tr. brachiocephalicus aus der Aorta descend. hervorgeht u. hinter (seltener vor) der Speiseröhre nach re. aufsteigt; s. a. Dysphagia lusoria.

Arteria malleolaris ant. lat. u. med. *PNA*: aus der A. tib. ant. hinter der Sehne des M. extensor digitorum longus zum Rete malleolare lat. u. zum Fußgelenk bzw. unter der Sehne des M. tib. ant. zum Rete malleolare med.; s. a. Rami malleolares. – **A. mammaria int.** *BNA*: ↑ Arteria thoracica int. – **A. masseterica** *PNA*: aus der A. maxill. (Tiefe des seitl. Gesichts), durch die Incisura mandibulae zum M. masseter. – **A. maxillaris** *PNA*: aus der A. carotis ext. (Fossa retromandib.), unter der Mandibula u. über oder unter dem M. pterygoideus lat. zur Fossa pterygopalatina, dort Endäste; 3 Abschnitte: 1) Pars mandib. mit Aa. auricul. prof., tympanica ant., meningea media u. alveol. inf.; 2) Pars pterygoidea mit Aa. temp. prof., masseterica, Rr. pterygoidei u. A. bucc.; 3) Pars sphenomaxill. mit Aa. alveol. sup. post., infraorbit., palatina descend. u. sphenopalatina. Versorgt Paukenhöhle, harte Hirnhaut, Schädelkapsel, Wangenschleimhaut, OK- u. UK-Zähne, Kaumuskeln, Gaumen, Nase u. Wange. – **A. maxill. ext.** *BNA*: ↑ Arteria facialis. – **A. mediana** *PNA*: aus A. interossea ant. für den N. medianus. – **A. meningea ant.** *PNA*: aus der A. ethmoid. ant. (vord. Schädelgrube) für harte Hirnhaut u. Stirnbein. – **A. meningea media** *PNA*: aus A. maxill. (Pars mandib.), hinter der Mandibula schädelbasiswärts, durch For. spinosum in die mittl. Schädelgrube, dort – extradural aufsteigend – R. front. (Stirnbein) u. R. pariet. (Scheitel- u. Hinterhauptbein nebst Dura); weitere Äste: R. meningeus accessorius, A. tympanica sup., R. anastomoticus cum a. lacrimali, R. petrosus. – **A. meningea post.** *PNA*: Endast der A. pharyngea asc., durchs For. jugulare in die hint. Schädelgrube für Knochen u. Dura. – **A. mentalis** *PNA*: Endast der A. alveol. inf., aus dem For. ment. zu Kinn u. Unterlippe; mit A. lab. inf. anastomosierend. – **A. mesenterica inf.** *PNA*: ventr. Ast (2./3. LW) der Aorta abdom., retroperitoneal steil nach unten-li., sich in Aa. colica sin., sigmoideae u. A. rect. sup. aufzweigend. – **A. mesenterica sup.** *PNA*: 2. (u. stärkster) Ast der Aorta abdom. (unterhalb Tr. coeliacus) in die Mesenterialwurzel; Äste: Aa. pancreaticoduod. inf., jejunales u. ilei (nach li.), Aa. colica media u. dextra, ileocolica (nach re.). Bei Insuffizienz ↑ Angina abdominalis; s. a. arteriomesenterialer Duodenalverschluß. – **Aa. metacarpeae dors.** *PNA*: 3 aus dem R. carpeus dors., 1 aus der A. rad.; auf den Mm. interossei dors. nach distal (mit den Aa. metacarpeae palm. anastomosierend), als Aa. digit. dors. für die Rücken der Fingergrundglieder. – Ferner die **A. metacarpea dors. I** aus der Radialis für bd. Daumenseiten u. die Medialseite des 2. Fingers. – **Aa. metacarpeae palmares** *PNA*: 4 Äste des Arcus palm. prof. in der Hohlhand (Spatia interossea) für die Mm. interossei, je 1 R. perforans zum Handrücken; mit Aa. digitales palm. comm. anastomosierend. – **Aa. metatarseae dors.** *PNA*: 4 Äste an der Streckseite des Mittelfußes für die Mm. interossei dors., als Aa. digitales dors. endend. I ist Endast der A. tib. ant., II, III u. IV kommen aus A. arcuata (A. dors. pedis) oder Rete dors. pedis. – Ferner die **A. metatarsea dors. I** in Fortsetzung der A. dors. pedis für den M. interosseus dors. I. – **Aa. metatarseae plant.** *PNA*: 4 Äste aus dem Arcus plant., bei den Zehengrundgelenken endend, mit Ästchen an die Mm. interossei (I mit A. plant. hallucis lat.). – **A. musculophrenica** *PNA*: lat. Endast (5. ICR) der A. thoracica int., am Rippenbogen auf dem Zwerchfell, mit Ästen für Zwerchfell, unteren 6. ICR u. Bauchmuskeln. – **Aa. nasales post. lat. et septi** *PNA*: aus der A. sphenopalatina (auf der Lamina perpendicul.), für Nasenmuscheln bzw. -scheidewand, erstere mit Ast in Can. incisivus (Anastomose mit A. palatina major). – **A. nutricia**: einen Knochen (einschl. Mark) ernährende A.; z. B. die **Aa. nutr. humeri** *PNA*: als Hauptgefäß ein Ast der

A. prof. brachii, der etwa in Schaftmitte eintritt, sowie zahlreiche Ästchen anderer Gefäße von der Knochenhaut in die Meta- bzw. von der Gelenkkapsel in die Epiphysen.

Arteria obturatoria *PNA*: aus der A. iliaca int., an der seitl. Beckenwand (unterhalb Linea termin.) zum For. obturatum (R. pubicus für Anastomose mit A. epigastrica inf.) u. durch den Can. obturatorius, mit R. ant. (für M. obturatorius ext., Oberschenkeladduktoren, äuß. Genitale) u. R. post. (zwischen Tuber ischiadicum u. Acetabulum nach dorsal zur tiefen Gesäßmuskulatur; R. acetabul. für Lig. capitis femoris); bd. Äste bilden um das For. obturatum einen Gefäßkranz u. anastomosieren mit den Aa. circumflexa femoris med. u. glutaea inf.; bei ca. 25 % entspringt die A. o. aus der A. epigastrica inf. (↑ Corona mortis). – **A. occipitalis** *PNA*: retromandibul. Ast der Carotis ext., unter den Mm. digastricus (hint. Bauch) u. sternocleidomastoideus, im Sulcus a. occipit. (Mastoid) u. unter dem M. splenius capitis zum Hinterhaupt durch den M. trapezius, dann s.c. aufsteigend (Rr. occipit.); außer zahlreichen Muskelästen Rr. mastoideus, auricul. u. meningeus. – **Aa. omphalomesentericae**: *embryol* s. u. Dottersackkreislauf. – **A. ophthalmica** *PNA*: 1. Ast der Carotis int. (mittl. Schädelgrube), mit dem N. opticus durch den Can. opticus in die Augenhöhle; wichtigste Äste: Aa. centralis retinae, ciliares post. breves et longae, lacrimalis, supratrochlearis, supraorbitalis. – **A. ovarica** *PNA*: paarig aus der Aorta abdom. (unterhalb A. renalis), retroperitoneal über dem M. psoas major steil abwärts (re. über die V. cava inf.), Harnleiter u. A. iliaca kreuzend u. im Lig. suspensorium zum Ovar; Äste an Eileiterampulle, Harnleiter; mit R. ovaricus der A. uterina anastomosierend. – **A. palatina ascendens** *PNA*: aus der A. facialis (Trig. submandib.), zwischen Mm. stylopharyngeus u. styloglossus seitl. des Pharynx an Gaumensegel u. Tonsilla palatina (R. tonsill.); anastomosiert mit der **A. palat. descend.** (Aa. p. minores) aus der Pars sphenomaxill. der A. maxill. (Fossa pterygopalatina) die nach Abgabe der A. canalis pterygoidei im Can. palatinus major abwärts zieht, hier Aa. palatinae minores u. major (erstere zum weichen, letztere zum harten Gaumen u. Zahnfleisch, mit den Aa. nasales post. anastomosierend). – **Aa. palpebrales lat.** *PNA*: Endäste der A. lacrim. für seitl. Augenlider u. angrenzende Gesichtshaut. Bilden mit **Aa. palp. med.** (2 Endästchen der A. ophthalmica vom inn. Augenwinkel in Ober- bzw. Unterlid) den Arcus palpebr. sup. bzw. inf. – **A. pancreatica dors. u. magna** *PNA*: aus der A. lienalis (Beginn bzw. Mitte); erstere hinter Pankreashals abwärts (häufig mit Aa. supraduoden. sup. anastomosierend), am unt.-hint. Pankreaskörper die A. p. inf. abgebend; letztere zweigt sich an der Pankreasrückfläche auf (u. anastomosiert mit der A. p. inf.). – **A. pancreaticoduodenalis inf.** *PNA*: aus der A. mesenterica sup., retroperitoneal zwischen Pankreaskopf u. aufsteigendem Duodenum (Äste an beide) zur **A. p.d. inf.** (aus A. gastroduod.). – **A. parietalis ant.**: Ast der Cerebri media für den Gyrus praecentralis. Bei Mangeldurchblutung **Parietalis-ant.-Syndrom**: kontralat. Sensibilitätsstörungen vom kortikalen Typ, evtl. sensible JACKSON* Anfälle. – **A. pariet. post.**: Ast der A. cerebri media für den oberen Scheitellappen. Bei Mangeldurchblutung aprakt. Störungen (falls dominante Hemisphäre betroffen). – **A. parieto-occipitalis**: Ast der A. cerebri post. für obere Area peri- u. parastriata, die Übergangswindungen des Hinterhaupt- u. den hintersten Scheitellappen. Bei Mangeldurchblutung **Pa.-occ.-Syndrom**: Metamorphopsie, evtl. epilept. Anfälle. – **Aa. perforantes** *PNA*: 3 starke Äste der A. prof. femoris (dist. Trigonum femorale) für die Muskeln (einschl. Adduktoren) u. sonst. Weichteile des dors. Oberschenkels u. den Femur. – **A. pericardiacophrenica** *PNA*: aus der A. thoracica int. (bei Eintritt in den Brustraum), dem N. phrenicus zwischen Perikard u. Pleura mediastin. folgend (Äste an diese u. ans Zwerchfell). – **A. perinealis** *PNA*: Endast der A. pudenda int. (Fossa ischiorect.), unter oder über dem M. transversus perinei superf. zum Damm, dort zwischen Mm. ischio- u. bulbocavernosus (Äste auch an übr. Dammuskeln u. an Haut), mit Rr. scrotales bzw. labiales post. endend. – **A. peronea s. fibularis** *PNA*: aus der A. tib. post., auf dem M. tib. post. entlang der Fibula u. unter dem M. flexor hallucis longus (Äste auch an Mm. peronei) distalwärts, am Rete malleolare lat. u. Rete calcaneum endend; weitere Äste: A. nutricia fibulae, R. perforans, R. communicans, Rr. malleolares lat. u. Rr. calcanei. – **A. pharyngea ascendens** *PNA*: aus der Carotis ext. (Trig. caroticum), medial der Carotis int. senkrecht, aufsteigend, mit Rr. pharyngei, Aa. tympanica inf. u. meningea post. – **A. phrenica (inf.)** *PNA*, (*BNA*): paar. Ast der Aorta abdom. an der Unterseite des Zwerchfells, mit A. suprar. sup. – Ferner die **Aa. phr. sup.** aus der Aorta thoracica für den Lendenteil des Zwerchfells. – **A. plantaris lat.** *PNA*: stärkerer Endast der A. tib. post., zwischen Mm. flexor digitorum brevis u. quadratus plantae zum lat. Fußrand, im Sulcus plant. lat. längs dem Abductor digiti minimi, mit Ästchen an Ballen u. lat. Kleinzehe, im Arcus plantaris endend. – Als schächerer Endast die **A. pl. med.**, unter dem M. abductor hallucis zum med. Fußsohlenrand u. im Sulcus plant. med., mit Rr. superf. u. prof. u. Ästchen an Großzehenballen. – **A. poplitea** *PNA*: Fortsetzung der A. femoralis vom Hiatus adductorius bis zum Arcus tendineus m. solei (tief auf der Facies poplitea des Femur u. auf der Kniegelenkkapsel); Äste: Rr. muscul., Aa. surales, genu sup. lat u. med., genu media, genu inf. lat. u. med., tib. ant. u. post. (als Endäste). – **A. praecentralis s. praerolandica**: Ast (bzw. Äste) der Cerebri media, der sich an die Basis der 2. u. 3. Stirnwindung sowie an Operculum u. Insula verzweigt. – Bei Mangeldurchblutung **Prärolandika-Syndrom**: motor. Aphasie u. Agraphie (bei Befall der domin. Hemisphäre), Gesichtspraxie, kontralat. zentrale Fazialisparese. – **A. princeps pollicis** *PNA*: Endast der A. rad. (Spatium interosseum I der Hohlhand), der die Aa. digitales palm. propriae für Daumen u. – meist – radialseit. Zeigefinger abgibt. – **A. profunda brachii** *PNA*: aus der A. brach. (unt. Sehnenansatz des Teres major), dorsalwärts zum N. rad. u. M. deltoideus, nach Abgabe der A. nutricia humeri sich in A. collat. rad. u. media aufzweigend. – **A. prof. clitoridis** *PNA*: aus der A. clitoridis (Dammgegend), auf dem M. transv. perinei prof. zum Corpus cavernosum der Klitoris. – **A. prof. femoris** *PNA*: aus der A. femoralis (Trigonum femorale), mit Aa. circumflexa femoris lat. u. med. u. Aa. perforantes praktisch den ganzen Oberschenkel versorgend. – **A. prof. linguae** *PNA*: Fortsetzung der A. lingualis, zwischen Mm. genio- u. hyoglossus geschlängelt zur Zungenspitze (Äste an Muskeln u.

Arteriae pudendae

Schleimhaut). – **A. prof. penis** *PNA*: aus der A. penis (jenseits des M. transv. perinei prof.) in das Corpus cavernosum (Aufzweigung in Aa. helicinae). – **Aa. pudendae ext.** *PNA*: aus der A. femoralis (Trig. femor.), im Hiatus saphenus durch die Lamina cribrosa, dann s.c. nach medial; Rr. inguinales (Haut des Schamberges), Rr. scrotales bzw. labiales (Haut des Hodensacks bzw. der großen Schamlippen). – **A. pudenda int.** *PNA*: aus der A. iliaca int. (kleines Becken) über den Pl. sacr. u. M. piriformis abwärts durch das For. ischiadicum minus zur seitl. Wand der Fossa ischiorect. († A. rectalis inf.), dann in der Obturatorius-int.-Faszie zum hint. Rand des Diaphragma urogenit.; Endäste: Aa. perinealis, prof. u. dors. penis. – **A. pulmonalis** *PNA*: fast rechtwinklig aus dem Truncus pulmon., re. hinter der Aorta ascendens u. der V. cava inf., li. vor der Aorta descendens u. dem li. Hauptbronchus zum Lungenhilus, wo sie sich in Äste für die Lungenlappen aufteilen; s. a. Pulmonal(arterien)...

Arteria radialis *PNA*: Verlauf-fortsetzender Zweig der A. brach., medial des M. brachiorad. unter der Vorderarmfaszie u. Haut zur Handwurzel u. unter den Abductor-pollicis-longus- u. Flexor-pollicis-brevis-Sehnen in die Fovea rad., in Spatium interosseum I in die Tiefe der Hohlhand, mit R. prof. für den tiefen Arcus palm.; Äste an die Muskeln des rad. Vorderarms, ferner A. recurrens rad., R. palm. (zum Rete carpi dors.), A. metacarpea dors. I, A. princeps pollicis; s. a. Anzapfsyndrom. – **A. radialis indicis** *PNA*: aus der A. rad. – u. nicht aus der A. princeps pollicis – hervorgehende radiale A. digit. palm. propria. – **A. rectalis inf.** *PNA*: aus der A. pudenda int. (im ALCOCK* Kanal), quer durch die Fossa ischiorect. zu deren Fettgewebe, den Mm. levator ani u. sphincter ani ext. u. zur Afterhaut. – **A. rect. media** *PNA*: aus der A. iliaca int. (oberhalb Diaphragma pelvis) oder A. pudenda int. (vor infrapiriformem Spalt), subperitoneal zu hint. Mastdarmfläche, ferner Ästchen an M. levator ani, Samenblasen u. Prostata; mit den A. rect. sup. u. inf. anastomosierend. – **A. rect. sup.** *PNA*: unpaarer Endast der Mesenterica inf., subperitoneal in Kreuzbeinhöhle an die hint. Fläche des Mastdarms (Hauptarterie für dessen oberes u. mittl., z. T. auch unt. Drittel). – **A. recurrens radialis** *PNA*: aus der A. rad. (Ellenbeuge), zwischen Mm. brachiorad. u. brach. aufwärts (Muskeläste) zum Rete articulare cubiti; mit A. collat. rad. der A. brach. anastomosierend. – **A. rec. tib. ant.** *PNA*: aus der A. tib. ant. (jenseits der Membrana interossea cruris), durch den M. tib. ant. zum Rete articul. genus. – Ferner die **A. rec. tib. post.** *PNA* aus der Tibialis ant. oder post. oder der Poplitea, ebenfalls zum Rete genus. – **A. rec. uln.** *PNA*: einfach oder doppelt aus der A. uln. oder A. brach., mit R. ant. (für Mm. pronator teres u. brach.; mit A. collat. uln. inf. anastomosierend) u. R. post. (für M. flexor digitorum superf. u. N. uln.; mit A. collat. uln. sup. anastomosierend, schließl. zum Rete articul. cubiti). – **A. renalis** *PNA*: paarig (oft doppelt) aus der Aorta abdom. (in Höhe 1. LW), quer nach lat. (re. die V. cava inf. unterkreuzend) bis an den Nierenhilus (s. a. Anzapfsyndrom), dort Aufteilung in A. supraren. u. Rr. ureterici sowie in mehrere **Aa. renis**, die sich in der Niere in die Aa. interlobares teilen, die dann zur Mark-Rinden-Grenze ziehen (Äste an Pyramiden u. Columnae), um sich dort in die Aa. arcuatae aufzuteilen, von denen Arteriolae rectae medullares ins Mark u. Aa. interlobul. in die Rinde abgehen; letztere geben Arteriolae afferentes ab, die sich in den Nierenkörperchen in Kapillaren aufzweigen († Glomerulus) u. wieder zu einer Arteriola efferens zusammenschließen, die dann in Rinde oder Mark mit Kapillaren die Harnkanälchen versorgt. – **Aa. retroduodenales** *PNA*: aus der A. gastroduoden. an die Rückfläche von Duodenum u. Pankreaskopf; Ast an den – überkreuzten – Ductus hepaticus. – **A. rolandica**: Ast (bzw. Äste) der A. cerebri media für die vord. Zentralwindung (»A. centralis«) u. einen Teil der Insel. Bei Mangeldurchblutung **Rolandika-Syndrom**: kontralat. kortikale Parese, evtl. motor. (bisweilen auch sensible) JACKSON* Anfälle. – **Aa. sacrales lat.** *PNA*: paarig aus der A. iliaca int., in der Kreuzbeinhöhlung paramedian zur Steißbeinspitze; lat. Äste an Plexus sacr., Mm. piriformis u. levator ani, Rr. spin. durch die Foramina sacr. pelvina in den Sakralkanal u. nach Verzweigung wieder durch die dors. Foramina zu den langen, tiefen Rückenmuskeln u. zum Gluteus max.; schwächere med. Ästchen anastomosieren auf dem Kreuzbein mit der **A. sacralis media** (Fortsetzung der terminalen Aorta), die median über 5. LWK, Kreuz- u. Steißbein abwärts zum Glomus coccygeum zieht, mit viszeralen Ästen zum Mastdarm u. als parietalen die paar. A. lumb. ima u. segmentale Kreuz- u. Steißbeinarterien (anastomosieren mit A. sacr. lat.). – **A. saphena**: embryol Fortsetzung der A. femoralis auf den Unterschenkel, spätere A. genu desc. u. A. tib. post. (unt. Abschnitt). – **A. scapularis** *PNA*: R. prof. der A. transversa colli. – **A. segmenti anterioris, med. u. post.**: aus der A. hepatica propria, für die betr. Lebersegmente. – **A. segmenti superioris, inf., post.** sowie **ant. sup. u. inf.**: aus der A. renalis, für die entspr. Nierensegmente. – **Aa. sigmoideae** *PNA*: aus der A. mesenterica inf. (oder starkem Ast), im Mesocolon sigmoideum abwärts, dort Arkaden mit Ästchen zur Darmwand. – **A. spermatica** *BNA*: 1) A. sp. ext.: † A. cremasterica. – 2) A. sp. int.: † A. testicularis. – **A. sphenopalatina** *PNA*: aus der A. maxill. (Fossa pterygopalatina), durch das For. sphenopalatinum in die Nase (Aa. nas. post. lat. et septi). – **A. spinalis ant.** *PNA*: zunächst paarig aus den Aa. vertebr. (in der Schädelhöhle), nach Vereinigung in Höhe des For. magnum in der Fissura mediana ant. des RM abwärts zum Filum termin.; außer Ästchen an RM, Anastomosen mit Rr. spin. anderer RM-Arterien. – Bei Verschluß (Terminalgefäß!) Ausfall ventraler u. ventr. RM-Anteile (evtl. auch Hinterhornbasis) mit **Spinalis-ant.-Syndrom** (BECK 1922): radikuläre Schmerzen, therm. Parästhesien, Adynamie, später variable Sympte. i. S. der Querschnittslähmung. – Mit gleicher Herkunft die paar. **A. spin. post.** auf der Rückseite des RM (vor den hint. Wurzeln) zur Cauda equina, die außer RM-Ästen Verbindungen zu Rr. spin. der Aa. vertebr., intercost. post. u. lumb. besitzt. – **A. stylomastoidea** *PNA*: aus der A. auricul. post. (vor dem Mastoid), durch das For. stylomastoideum in den Can. fac. u. an der Seite des Fazialis aufsteigend; Äste: Rr. mastoidei, A. tympanica post., R. stapedius. – **A. subclavia** *PNA*: re. aus dem Truncus brachiocephalicus (s. a. Arteria lusoria), li. aus dem Arcus aortae, über Pleurakuppel u. 1. Rippe u. durch die hint. Skalenuslücke hinter das Schlüsselbein (Fortsetzung als A. axillaris); Äste: A. vertebr., Truncus thyreocervic., A. transversa colli, A. thoracica int., Tr. costocervic. – **A. subcostalis** *PNA*: unterste A. intercost. post. (aus der Aorta thoracica), unterhalb der 12. Rippe zu Rücken- u. Bauchmuskeln. – **A. sublingualis** *PNA*: aus der A. lingualis (Trig. submandib.), unter dem M. mylohyoideus an Gl. submandib., Mundbodenmuskeln, unt. Zungen-, Mundschleimhaut, UK-Zahnfleisch (lingual). – **A. submentalis** *PNA*: aus der A. facialis (Trig. submandib.), am UK-Rand nach vorn an Mm. mylohyoideus u. digastricus (vord. Bauch) u. Kinnhaut. – **A. subscapularis** *PNA*: aus der A. axill., auf dem M. subscapul. (Äste), Aufteilung in Aa. thoracodors. u. circumflexa scapulae. – **Aa. supraduodenales sup.** *PNA*: aus der A. gastroduodenalis, retroperitoneal zwischen Pankreaskopf- u. absteigendem Duodenum (Äste), mit Aa. pancreaticoduodenales inf. anastomosierend. – **A. supraorbitalis** *PNA*: lat. Endast der Ophthalmica, am Orbitadach u. auf dem M. levator palpebrae sup. nach vorn, jenseits des For. supraorbit. aufwärts zu den Stirnweichteilen, mit R. front. der A. temp. superf. anastomosierend. – **A. suprarenalis inf.** *PNA*: aus der A. renalis (vor Eintritt in Niere) zur Nebenniere. – **A. supraren. media** *PNA*: paarig aus der Aorta abdomin., retroperitoneal zur Nebenniere (die außerdem versorgt wird von der A. s. inf. u. **A. supraren. sup.** (aus Stamm der Aa. phrenicae inf.). – **A. suprascapularis** *PNA*: aus dem Tr. thyreocervic. (oder A. subclavia), vor dem Scalenus ant. u. über das Lig. transversum scapulae auf die Rückseite des Schulterblattes, in der Fossa infraspinata mit der A. circumflexa scapulae anastomosierend; Äste v. a. an M. supraspinatus, häufig R. acromialis zum Rete acromiale. – **A. supratrochlearis** *PNA*: med. Endast der Ophthalmica, durch die Incisura front. u. über dem inn. Augenwinkel zu den Stirnweichteilen. – **Aa. surales** *PNA*: aus der A. poplitea, für Mm. gastrocnemius (bd. Köpfe) u. soleus (oberer Teil) u. Faszie u. Haut der oberen Wade.

Arteria tarsea lat. *PNA*: 1. Ast (Caput tali) der A. dors. pedis, unter den Mm. extensor hallucis u. extensor digitorum brevis zum Rete dors. (u. zur A. dors. digiti V fib.). – **Aa. tars. med.** *PNA*: aus der A. dors. pedis, zum med. Fußwurzelrand. – **A. temporalis ant.**: je ein Ast der Cerebri media u. post. für vord.-unt. Teile des Schläfenlappens. – Bei Mangeldurchblutung **Temp.-ant.-Syndrom**: Unzinatus-Anfälle, kontralat. obere Quadranten-Hemianopsie. – **A. temporalis post.**: je 1 Ast der A. cerebri media u. post. für 1. Schläfenwindung des Stirnlappens u. Polgebiet des Sulcus calcarinus bzw. Unterfläche des Schläfenlappens. – Bei Mangeldurchblutung **Temp.-post.-Syndrom**: bei Befall der domin. Hemisphäre sensor. Aphasie, bei bds. Befall reine Worttaubheit oder kortikale Taubheit. – **Aa. temporales prof.** *PNA*: 2 oder 3 Äste der A. maxill., zum M. temp. aufsteigend. – **A. temp. superf.** *PNA*: fortsetzender Endast (obere Regio retromandib.) der Carotis ext., über den Jochbogen (Möglichkeit der Blutstillung durch Abdrücken!) u. vor dem Ohr s.c. aufsteigend; Äste: Rr. parotici u. auricul. ant., A. transversa faciei A. zygomatico-orbit. – **A. temp. media** *PNA*: durch die Fascia zum M. temp., schließl. Rr. front. u. parietales. – **A. testicularis** *PNA*: aus der Aorta abdomin., auf dem M. psoas steil abwärts über Harnleiter u. A. iliaca ext. u. im Leistenkanal (zus. mit Samenleiter) zum Hoden. – **A. thoracica int.** *PNA*, A. mammaria int. *BNA*: aus der A. subclavia, unter der 1. Rippe nach medial, auf der Pleura cost. abwärts u. jenseits des Trig. sternocost. an der vord. Bauchwand als A. epigastrica sup. endend; Äste: A. pericardiacophrenica, Rr. intercost. ant., perforantes, mammarii, costalis lat. – **A. thor. lat.** *PNA*: aus der A. axill., am Seitenrand des Pectoralis minor, mit Ästen für Mm. pectorales u. serratus ant., Rr. mammarii lat. an die Brustdrüse. – **A. thor. suprema** *PNA*: inkonstant aus der A. axill., an die Mm. serratus ant. u. pectorales. – **A. thoracoacromialis** *PNA*: aus der A. axill., im Trig. deltoideopectorale durch die Fascia pector., dann sich auflösend in Rr. pectorales u. deltoideus (für gleichnam. Muskeln), R. acrom. (Rete acrom.) u. R. clavicularis. – **A. thoracodorsalis** *PNA*: axillär aus der A. subscapul., an die Mm. subscapul., teres major, latissimus dorsi u. serratus ant. (unt. Zacken). – **A. thyroidea ima** *PNA*: »NEUBAUER* A.«, inkonst. aus Tr. brachiocephalicus oder Arcus aortae, vor der Luftröhre zum Schilddrüsenisthmus, mit Ästchen an Thymus u. Luftröhre. – **A. thyroidea inf.** *PNA*: aus dem Tr. thyreocerv. (Trig. scalenovertebrale), hinter dem Gefäß-Nervenstrang zur Rückseite der Schilddrüse, mit senkrecht aufsteigendem oberen u. medianwärts verlaufendem unt. Ast. (der den N. laryngeus recurrens kreuzt: Gefahr der Rekurrenslähmung bei Ligatur!); Nebenäste: Rr. tracheales, oesophagei, pharyngei, A. laryngea inf. – **A. thyr. sup.** *PNA*: aus der A. carotis ext. (Trig. caroticum), neben dem Kehlkopf abwärts, hinter dem M. omohyoideus zum oberen Pol der Schilddrüse (R. post. zur Hinter-, R. ant. zur Vorderfläche des Lappens); Nebenäste: Rr. infrahyoideus, sternocleidomastoideus, cricothyroideus, A. laryngea sup. – **A. tibialis ant.** *PNA*: Teilungsast der A. poplitea, auf der Vorderseite der Membrana interossea cruris nach distal (zwischen M. tib. ant. u. Mm. extensor digitorum u. hallucis longus) u. als A. dors. pedis auf den Fußrücken (Orientierungslinie: Mitte zwischen Tuberositas tibiae u. Caput fibulae/ Mitte zwischen den Fußknöcheln); Äste an die Strecker des Unterschenkels, ferner Aa. recurrentes tib. ant. u. post., malleolaris ant. lat. u. med.; s. a. Tibialis-ant.-Syndrom. – **A. tib. post.** *PNA*: der stärkere u. richtungsfortsetzende Teilungsast der A. poplitea, im hint. Unterschenkel (R. circumflexus fibulae, A. peronea fib.) abwärts u. mit dem N. tib. im tiefen Beugerfach auf dem M. tib. post. (Muskeläste) hinter den med. Fußknöchel, unter dem Retinaculum mm. flexorum sich aufzweigend in Aa. plant. lat. u. med.; weitere Äste: A. nutricia tibiae, Rr. malleol. med. u. calcanei. – **A. transversa colli** *PNA*: aus der Subclavia (hint. Skalenuslücke), zwischen den Ästen des Pl. brach. nach lat.-kran. über die Mm. scalen. med. u. post. u. levator scapulae (Äste), dann Aufteilung in R. superf. (Nackenmuskeln) u. R. prof. (Mm. serratus post. sup., rhomboidei, latiss. dorsi). – **A. transv. faciei** *PNA*: der 1. vord. Ast der A. temp. superf., durch die Ohrspeicheldrüse u. quer über den M. masseter, mit Ästchen an Parotis, mim. Muskeln u. Gesichtshaut. – **A. tympanica ant.** *PNA*: aus der A. maxill. (Pars mandib.), hinter dem UK-Köpfchen aufwärts u. neben der Chorda tympani in die Paukenhöhle; Ästchen an Kiefergelenk. – **A. tymp. inf.** *PNA*: Endästchen der A. pharyngea asc., im Canaliculus tymp. zur Paukenhöhle (Promontorium). – **A. tymp. post.** *PNA*: aus der A. stylomastoidea (Fazialiskanal), im Canaliculus chordae tympani zur Paukenhöhle, mit Rr. mastoidei an Warzenfortsatzzellen. – **A. tymp. sup.** *PNA*: aus der A. meningea media (nahe For. spinosum), im Sulcus n. petrosi min. u. durch die

Arteria ulnaris

Apertura sup. canaliculi tympanici in die Paukenhöhle. – **A. ulnaris** *PNA*: Ellenbeuge-Ast der A. brach., unter den M. pronator teres u. N. medianus u. mit dem N. uln. zwischen oberflächl. u. tiefer Beugerschicht medial des Os pisiforme zur Hohlhand; Äste an Beuger u. Haut des uln. Unterarms, Rr. palm. prof. u. superf. zu den gleichnam. Arcus, Rr. carpei palm. u. dors. zum entsprech. Rete carpi. – **A. umbilicalis** *PNA*: die paar. »Nabelarterie« aus dem Lendenabschnitt der fetalen Aorta abdom., die zunächst in die Allantois (↑ Allantoiskreislauf) u. später in den Trophoblasten einwächst (↑ Plazentarkreislauf); an der Seitenwand des kl. Beckens zur vord. Bauchwand aufsteigend, in Höhe des Blasenscheitels an die Medianlinie, wo beide in die Nabelschnur eindringen, um sich in den Plazentazotten zu Kapillaren aufzusplittern. Nach der Geburt Umwandlung in Bindegewebsstrang (Lig. umbilicale lat.) bis auf Anfangsteil, der die A. vesic. sup. abgibt; s. a. Nabelarterien ... – **A. urethralis** *PNA*: aus der A. pudenda int. (Diaphragma urogenit.), im Corpus spongiosum penis (Äste auch an Harnröhre) bis zur Glans. – **A. uterina** *PNA*: aus der A. iliaca int., an der seitl. Beckenwand abwärts, im Parametrium zur Cervix (Kreuzung mit Harnleiter; cave bei Ligatur!), im Lig. latum zum Corpus uteri; gewundene u. quere Äste an die Gebärmutter (Anastomosen mit der Gegenseite), ferner **A. vaginalis** (absteigend für die obere Scheide), R. ovaricus, R. tubarius. – **A. vertebralis** *PNA*: 1. u. stärkster Ast der Subclavia, im Trig. scalenovertebrale zum For. transversarium des 6. HW, durch die Querfortsatzlöcher des 5.–1. HW (Muskelästchen u. Rr. spinales), dann durch Membrana atlanto-occipit., Dura u. Hinterhauptsloch in die Schädelhöhle, um sich mit der A. vert. der Gegenseite auf dem Clivus zur A. basil. zu vereinigen; weitere Äste: R. meningeus, Aa. spinales ant. u. post., cerebelli inf. post. – Bei Zirkulationsstörungen Sympte. i. S. der Basilaris-, u. U. auch des BÄRTSCHI=ROCHAIX* (= zervikale Migräne) u. Subclavian-steal-Syndroms; s. a. Abb. »Gehirnkreislauf«. – **A. vesicalis inf.** *PNA*: aus der A. iliaca int. (oder Ast), für Harnblasengrund, Samenbläschen u. Prostata bzw. Scheide. – Die **Aa. vesic. sup.** als nicht verödete Anfangsabschnitte der Nabelarterien zum Blasenscheitel u. -körper. – **A. zygomatico-orbitalis** *PNA*: aus der A. temp. superf., oberhalb des Jochbogens zum M. orbicul. oculi.

Arterialisation, Arterialisierung: Umwandlung des O_2-armen »venösen« Blutes durch O_2-Aufnahme während der Lungenpassage in rel. O_2-gesättigtes (max. 20–22 Vol.%), dadurch hellrotes (»arterielles«) Blut. – I. w. S. auch der Grad der O_2-Sättigung.

Arterie: ↑ Arteria.

Arteri|ektasie: mehr diffuse Ausweitung einer Arterie; vgl. Aneurysma. – **A.ektomie:** Resektion eines Arterienabschnittes; s. a. Endarteriektomie.

arteriell: eine Arterie bzw. das Arteriensystem betreffend. – Zum **a. Schenkel** oder **System** des Kreislaufs (das »a. Blut« führt; s. u. Arterialisation) zählen: Lungenkapillaren, -venolen u. -venen, li. Herz, Aorta, Arterien, Arteriolen, Kapillaren; es enthält bei rel. hohem ↑ Blutdruck ein rel. geringes Blutvol. (s. a. Blutkreislauf, ↑ Abb. »Niederdrucksystem«).

Arterien|bank: *chir* ↑ Gefäßbank. – **A.geräusch:** auskultator. Phänomen über einer peripheren Arterie infolge Wandveränderung (Stenose, Aneurysma); z. B. »Sausen« bei Aortenisthmusstenose.

Arterien|klemme: ↑ Gefäßklemme. – **A.lappen:** *chir* dem Ausbreitungsgebiet einer Arterie entsprechender gestielter Hautlappen. – **A.naht:** *chir* ↑ Gefäßnaht.

Arterien|prothese: s. u. Gefäßprothese. – **A.puls:** s. u. Puls. – **A.punktion:** an typ. Stelle (Aa. carotis, brach. femor.) perkutan oder nach Freilegung mit kurzgeschliffener weitlum. Nadel (z. B. COURNAND* Nadel) auszuführende Punktion für diagnost. (Blutanalyse, Arteriographie) oder ther. Zwecke (Inj., Infusion).

Arterien|verschluß: ↑ Verschlußkrankheit. – **A.verkalkung:** ↑ Arteriosclerosis; s. a. Arteriopathia calcificans infantum. – **A.zeichen:** ↑ OSIANDER* Schwangerschaftszeichen.

Arteriitis: entzündl. Veränderung an einzelnen (= End-, Mes-, Periarteriitis) oder allen Schichten der Arterienwand (= Panarteriitis). Ätiol.: Sepsis, lok. Eiterung, Tbk, Syphilis (Stadium III, vorw. Mesarteriitis, selten generalisiert, meist nur basale Hirnarterien; lymphozytäre Infiltrierung, kleinfleck. Nekrosen, evtl. Aneurysmen; s. a. Aortensyphilis), Fleckfieber (Endarteriitis), ferner allerg.-hyperg. Prozesse (↑ Tab.), Kollagenosen (↑ Periarteriitis nodosa), Endangiitis oblit., rheumat. Erkrn. (meist generalisiert, vorw. perivaskulär, mit Bildung von Granulomen u. typ. ASCHOFF* Knötchen; evtl. Beteiligung venöser Gefäße). Chron. Formen meist i. S. der Arteriosklerose (»A. deformans«). – Als (sub)akute Sonderform die infektiös-allerg.-hyperg. (?) **A. temporalis** (= **A. cran. s. gigantocellul. senilis s. granulomatosa**, Riesenzell-A., GILMOUR*, HORTON* Syndrom): der äuß. Kopfarterien (aber auch A. centr. retinae u. a., ↑ Tab.), mit Zerstörung der Media durch riesenzellreiche Granulationen; Sympte.: Müdigkeit, migräneart. Kopfschmerzen, subfebrile Temp., hohe BSG; Gefäße verhärtet, verquollen, druckempfindlich, evtl. pulslos; evtl. irreversible Erblindung; Beginn erst ab 7. Ljz; Spontanheilung in 1–2 J.

Arteriogramm: 1) Rö.bild(serie) bei ↑ Arteriographie. – 2) ↑ Sphygmogramm.

Arteriographie: (E. MONIZ 1927) *röntg* Darstg. einer Arterie u. ihrer Aufzweigungen nach i.a. Inj. eines – meist pos., wasserlösl. – KM; Punktion perkutan oder nach Freilegung, ab über retrograd eingeführten Katheter (↑ SELDINGER* Technik); evtl. Verw. einer Druckspritze; Aufnahmebeginn am Ende der Inj., möglichst mit Serientechnik; evtl. auch Darstg. der venösen oder Parenchymphase. – Als **selektive A.** nach gezieltem Einbringen eines Spezialkatheters in den betr. Gefäßast (z. B. Lappenast der Pulmonalis für Lungen-, der Renalis für Nieren-A.); **superselektive A.** der Abdominalgefäßäste höherer Ordnung (z. B. mittels »Kobrakopf«-Katheter) v. a. zur Pankreasdiagnostik. – **renale A., zerebrale A.:** s. u. Nieren-, Hirnangiographie. – s. a. Abb. »Aortogramm«, »Karotisangiogramm«.

Arteriola, Arteriole: kleinstes – sich in Kapillaren aufspaltendes – arterielles Gefäß (Wandaufbau: Endothel, Gitterfaserhäutchen, glatte Muskelzellen) mit Blutdrücken von 70–20 mm Hg; z. B. für die entspr. Netzhautabschnitte die **Artt. nasales, temp. sup.** u. **inf., maculares sup.** u. **inf.** (alle aus A. centr. retinae), in der Niere die **Artt. rectae** (teils Vasa efferentia marknaher Glomeruli, teils Ästchen der Aa. inter-

Allergisch-hyperegische Gefäßwandprozesse

Erkrankung	Gefäßwandprozeß	Organbefall	Dauer der Erkrankung
Endocarditis parietalis fibroplastica (LÖFFLER)	Endarteriitis	Herz (Kardiomegalie), Lunge, Leber, Niere, Milz (Splenomegalie)	bis zu 1 Jahr
LIBMAN*-SACKS* Endokarditis	Endarteriitis	Herz, seröse Häute, Niere, Haut, Muskulatur, Gelenke, Auge	Wochen, Monate, Jahre (Schübe)
Arteriitis rheumatica	Panarteriitis (Granulation, Verfettung)	Herz (Koronarien)	
Periarteriitis nodosa KUSSMAUL-MAIER	Panarteriitis (kapilläre Blutungen, Thrombose, Embolien, Infarkte, Aneurysmen, Granulome)	Haut, Muskulatur, Nerven, Herz, Lunge, Leber, Niere, Milz, Magen, Darm	Tage, Monate
Angiitis granulomatosa (CHURG-STRAUSS)	herdförmige Nekrosen, Granulome (Art. u. Venen)	Luftwege, Lunge, Niere	Monate, Jahre
Arteriitis temporalis	Mesarteriitis (Granulome)	äuß. Kopfarterien, aber auch Centralis retinae, Aorta, Karotis, Subklavia, Radialis	1–2 Jahre
Aortenbogen-Syndrom	Panarteriitis	Aa. anonyma, subclavia, carotis (prox. Teil), brachialis	2–20 Jahre

lobul. u. arcuatae, in die Marksubstanz eindringend u. nierenbeckenwärts bis zu den Mündungen der Ductus papillares, die sie kranzförmig umschlingen). – **Arteriolendilatationstyp, -konstriktionstyp**: ↑ Abb.»Wiedererwärmungszeit«.

Arteriolith: durch Thrombusverkalkung entsteh. kreideart. Konkrement in einer Arterie.

Arteriolitis: Entzündung der Arteriolenwand; z. B. die **A.** (sive Vasculitis) **allergica cutis superf. Ruiter***, mit kleinfleck., meist symmetr. Hautveränderungen an den Unterschenkeln infolge entzündl. Reaktionen des oberflächl. papillären Gefäßplexus, unterschieden als hämorrhag. (einschl. Purpura rheumatica), polymorph-nodulärer (mit Tri- bzw. Penta-Symptomenkomplex GOUGEROT), papulonekrot., teleangiektat., Livedo-art., erythematöser u. exanthemat.-varioloformer Typ.

Arteriolosklerose: der Arteriosklerose entspr. Veränderungen der Arteriolenwand (v. a. in Niere, ↑ Nephrosklerose; ferner in Gehirn, Pankreas, Milz, Retina), mit Hyalinose u. elast-hyperplast. Verdikkung der Intima, Fibrosierung (Kalzinose) der Media u. Lumeneinengung.

Arteriom: (HORANYI u. SZÖTS) Angioma racemosum in der Bronchialwand, mit papillären u. ulzerösen Schleimhautveränderungen.

arteriomesenterialer Duodenalverschluß: Kompression (Strangulation) der Pars horizontalis an der Kreuzungsstelle mit der A. u. V. mesenterica sup. (oder Abknickung durch die Radix mesenterii); z. B. bei Mesenterium commune, postop. Atonie, Kachexie, Klin.: intermittierende Abflußstörung (hochsitzender Ileus) oder chron. Stase, Leibschmerzen, Erbrechen.

Arteriopathia: Oberbegr. für die – i. e. S. nicht entzündl. – Erkrn. der Arterien; z. B. die **A. deformans** (= Arteriosklerose), **A. pulmonalis** (BREDT* Krankh.; rheumat. oder allerg. Arteriitis der kleinen u. mittl. Lungengefäße, mit konsekut. Cor pulmonale), **A. calcificans infantum** (»idiopath. Mediaskerose des Säuglings«, mit charakterist. Verkalkung auch der Elastika int. größerer Arterien, insbes. der Herzkranzgefäße; klin.: Infarkt-Sympte., Kardiomegalie; Prognose schlecht, oft »plötzl. Tod«).

Arterior(r)haphie: chir Raffung der Arterienwand, meist durch entsprech. Verknoten des Fadens bei der Arteriennaht; als Sonderform die ↑ Endoaneurysmorrhaphie u. die **transvenöse A.** (BIGGER; bei a.-v. Fistel).

Arteriosclerosis, -sklerose, Arteriopathia deformans: (LOBSTEIN 1833) »Arterienverkalkung« als häufigste (weltweit verbreitete, ab 40. Lj. fast obligate), polyätiol. Systemerkr. der arteriellen Gefäße, mit chron.-fortschreit. Degeneration (↑ Atheromatose) u. produktiven Veränderungen (↑ Atherosklerose) der Gefäßwand (v. a. Intima), schließlich weitgehender Deformierung (Elastizitätsverlust, Lumeneinengung). Ät.Path.: neben konstitutionellen u. Alternsfaktoren (↑ Physiosklerose) u. a. Lebensweise (Ernährung), tox. Einflüsse (Nikotin), Hypertonie, Stoffwechselleiden (z. B. Diabetes), chron. Entzündgn. (z. B. rheumat. Formenkreis); s. a. Arteriopathia calcificans infantum. Typ. – oft einzige – Lokalisation sind Aorta u. deren große Äste (»zentrale A.«, evtl. thorakal oder abdominal betont), einzelne Organe u. Organsysteme (↑ Koronar-, Zerebral-, Nephrosklerose), Extremitäten. Klin. Folgen (Minderdurchblutung bis Verschluß = A. obliterans) vielfältig: Abmagerung, Nachlassen der geist. u. körperl. Leistungsfähigkeit; Infarzierung, Malazie (Gehirn, Herzmuskel),Gangrän (Extremitäten), atroph. Schrumpfung (Niere, Herz), Diapedeseblutung, Gefäßruptur (Apoplexie), Aneurysmen, Embolien u. a. m. – Diagnose (v. a. der sogen. Präsklerose) oft schwierig: geschlängelte, verhärtete Gefäße (»Gänsegurgel«), evtl. mit Kalkeinlagerung (Rö.bild!); Serumcholesterin u. Gesamtlipoide vermehrt, Phospholipide vermindert. – s. a. Arteriolo-, Aorten-, Zerebralsklerose (= **A. cerebri**).

Arteriose: nicht-entzündl. Erkr. der Arterienwand.

Arteriospasmus: über die Vasomotoren oder durch dir. Reizung der Wandmuskulatur ausgelöster Spasmus v. a. kleinerer Arterien (u. Arteriolen), u. a. bei RAYNAUD* Krkht., Embolie, durch Pharmaka (Sekale, Nikotin, Adrenalin, Kokain).

arteriosus: (lat.) eine Arterie bzw. das arterielle System betreffend.

Arteriotomie: *chir* op. Eröffnung einer Arterie; s. a. Längs-A., Embolektomie; *forens* »Pulsaderschnitt« als Lebensprobe zum Scheintod-Ausschluß.

arteriovenös, a.-v.: Arterie(n) u. Vene(n) bzw. den entspr. Kreislaufschenkel betreffend; z. B. die **a.-v. Differenz** (Konz.differenz körpereigener oder -fremder Substanzen, meist auf O_2 bezogen, ↑ Tab.)

	Vol. %	
	O_2	CO_2
arterielles Blut	20	48
venöses Mischblut		
in Ruhe	14	53
bei starker Muskeltätigkeit	7	60
arteriovenöse Differenz		
in Ruhe	+ 6	− 5
bei starker Muskeltätigkeit	+13	−12

zur Berechnung der Durchblutungsgröße des betr. Körperabschnitts oder Organs (s. a. FICK* Prinzip, KETY*-SCHMIDT* Methode; vgl. a.-v. ↑ Druckdifferenz); die **a.-v. Fistel** als angeb. oder erworb. (z. B. Stich, Schuß) path. Verbindung zweier benachbarter Gefäße, häufig mit a.-v. ↑ Aneurysma kombin.; klin.: kontinuierl. Geräusch, Pulsation, dist. Ischämie, evtl. Tachykardie, später Herzinsuffizienz, BRANHAM* Zeichen; bei Shunt von 20–50% des HMV Zunahme von Blut- u. Minutenvol., Kreislaufwerte oft wie bei Aorteninsuffizienz; als Sonderform die meist angeb. **a.-v. Lungenfistel** (solitär oder multipel) mit Kurzschluß (einfache Anastomose bis Aneurysma) zwischen A. u. V. pulmon.: Zyanose, Hypoxie, Polyglobulie, Trommelschlegelfinger, Hämoptoe, selten Herzvergrößerung, evtl. angeb. Vitium, OSLER* Syndrom; im Rö.bild pulsierender, runder oder traub. Schatten (bis hühnereigroß) mit gewundenem Strang zum Hilus.

Arthralgie: Gelenkschmerz; z. B. die rheumatiforme **A. saturnina** als spez. Manifestation der chron. Bleivergiftung.

Arthrektomie: Teilresektion eines Gelenkes, unterschieden als **A. synovialis** u. **A. ossalis** (mit Knochenanteilen).

Arthritis: akute oder chron., unspezif. oder spezif. Gelenkentzündung, trocken (= A. sicca, z. B. Tbk, Syphilis, Typhus) oder serös bis eitrig (= A. purulenta, s. a. Gelenkeiterung, -empyem), infolge dir. Schädigung (geschlossenes oder offenes Trauma mit oder ohne intraartikulärer Infektion, = prim. A.) oder durch hämatogene Keimaussaat (= metastat. A., s. a. Infektarthritis), Übergreifen eines Prozesses aus der Nachbarschaft (= sek. A.) oder als Systemkr.; entweder auf die Synovialis beschränkt (= Synovialitis) oder Knorpel u. Knochen miteinbeziehend (= ossale oder Osteo-A. = Arthritis i. e. S.), entweder auf ein größeres Gelenk beschränkt (↑ Monarthritis) oder zahlreiche Gelenke betreffend (↑ Polyarthritis). Klin.: Erguß, Schmerzen, Funktionshemmung, Entlastungsstellung. – s. a. Arthropathie, Periarthritis, Gelenk..., vgl. Arthrose. – Bes. Formen: (Osteo-)Arthropathia oder **A. alcaptonurica,** die Gelenkveränderungen u. »rheumat.« Beschwerden bei Alkaptonurie infolge Pigmentablagerung (Ochronose) in den bradytrophen Geweben (bes. Knorpel) u. Störung des Skelett-Mineralstoffwechsels; im Rö.bild hypertroph. Knochenatrophie, Knorpelverdichtung. – **A. allergica,** auf allerg.-hypererg. Reaktionen (mit)beruhend, wobei als auslösende Agentien Baktn. (u. Viren?), Nahrungsmittel, Pharmaka, Vakzine, Eigenblut, Fremdserum u. a. m. in Frage kommen. Obwohl bisher nicht bewiesen, werden auch akute Polyarthritis, intermittierender Hydrops, Rheumatismus palindromicus etc. dazu gerechnet; als »partial-allerg. A.« gelten insbes. die ↑ Infektarthritiden. – **A. ankylosans,** chron. A., bei der destruierende u. narb. Schrumpfungsprozesse zur Gelenkversteifung führen. – **atypische A.** als Klassifizierungsbegr. der Internationalen Rheumaliga (Toronto 1957) für die atyp. Formen der chron. Polyarthritis: A. psoriatica, STILL*, FELTY*, SJÖGREN*, REITER* Syndrom. – **A. dysenterica:** ↑ Ruhrrheumatoid. – **A. fungosa:** ↑ Gelenkfungus. – **A. gonorrhoica: 1)** metastat. Infektarthritis bei Go (frühestens 1 Wo. nach Infektion), meist Monarthritis (gelegentl. mit polyartikulärem Beginn) in Knie- (insbes. bei ♂), Hand- (insbes. bei ♀), Hüft- oder Sprunggelenk; Erreger-Nachweis im – oft eitr. – Gelenkpunktat schwierig; häufig mit Beteiligung der Sehnenscheiden. – **2)** allerg.-hypererg. Rheumatoid bei Go. – **hämophile A.:** ↑ Blutergelenk. – **A. leucocytotica:** ↑ STILL* Syndrom. – **A. mutilans** (MARIE*-LÉRI* Krankh.): seltene Form der pcP u. der ↑ Arthropathia psoriatica mit – meist seitensymmetr. – trophoneurot. Osteolyse der Phalangen (»Fernrohrfinger«). – **A. rheumatica:** ↑ Gelenkrheumatismus, Polyarthritis. – **A. syphilitica:** entweder als mono- oder oligo-artikuläre spezif. Hydrarthrose (häufig bei kongen., seltener bei tertiärer Lues) bes. der Kniegelenke, mit sterilem Erguß (WaR darin oft pos.?) u. Zystenbildung durch – evtl. tastbare – periartikuläre Gummen (Perisynovitis gummosa; s. a. CLUTTON* Syndrom); oder als polyartikuläres Rheumatoid im Sekundärstadium oder als ↑ Arthropathia tabica. – **A. tuberculosa:** ↑ Gelenktuberkulose. **A. urica:** im Verlauf der ↑ Gicht, bevorzugt an Hand-, Fuß-, Knie- u. Ellbogengelenken; zunächst anfallsweise u. monartikuläre, äußerst schmerzhafte (sub)akute Entzündung (↑ Podagra); im chron. Stadium Mononatriumurat-Ablagerung im gesamten (Peri-)Arthron, Deformierung der Gelenkkörper, evtl. gelenknahe Knochen-Tophi (im Rö.bild scharf begrenzte »zyst.« Aufhellungen).

Arthritisfaktor: ↑ Rheumafaktor.

Arthritismus: »arthrit. Diathese« als umstritt. Begr. für eine Konstitutionsanomalie mit heredit. Stoffwechselverlangsamung u. dadurch Neigung zu best., offenbar genetisch zusammenhängenden Erkrn. wie rheumat. Polyarthritis, Harnsäuregicht, Diabetes mellitus, Fettsucht, Steinleiden, Bronchialasthma, Migräne, Ekzeme. Als »**kindl. A.**« (»gouty disposition«, kindl. Lithämie) wurde von COMBY eine fam. Sonderform der exsudat. Diathese mit Neigung zu Gelenk-, Knochen- u. Muskelschmerzen u. Pseudoneuralgien beschrieben.

Arthrochalasis multiplex congenita: der massive Gelenkbefall beim EHLERS*-DANLOS* Syndrom Typ VII (mit Zwergwuchs).

Arthro-dento-osteodysplasie: ↑ HAJDU*-CHENEY* Syndrom.

Arthroderma: *mykol* die asexuelle Form von Trichophyton-Arten, z. B. **A. uncinatum** (von Tr. ajelloi), **A. benhamiae** (Tr. mentagrophytes), **A. gertleri** (Tr. vanbreuseghemii).

Arthrodese: op. Versteifung eines Gelenks (bei spezif. Arthritis, schwerer Arthrose), aber auch aus stat. Gründen (z. B. Gelenkinstabilität bei Dauerparese); entweder als **intraartikuläre A.** (Anfrischungs-, Druck- oder Kompressions-, Verriegelungs- oder Überbrückungs-, Bolzungs-A. etc.) oder als **extra (= para)artikuläre A.**, d. h. Verriegelung des nicht eröffneten Gelenks, meist durch Spananlagerung (rel. schonend).

arthrodigitales Syndrom: ↗ LARSEN* Syndrom.

Arthrodynie: Gelenkschmerz.

arthrogen: 1) gelenkbildend (s. u. Arthrom). – 2) vom Gelenk ausgehend; z. B. die **a. Lähmung** infolge mechan. Läsion eines peripheren Nervs durch benachbarte Gelenkveränderungen (meist Einmauerung durch Kallusbildung).

Arthrographie: *röntg* Darstg. der Gelenkhöhle (v. a. Kiefer-, Schulter-, Hüft-, Kniegelenk) nach Einbringen eines pos. oder neg. KM (= Arthropneumographie), auch mit »Doppelkontrast«.

Arthrogryposis multiplex congenita, Arthromyodysplasia congenita, ROCHER*-SHELDON*, GUÉRIN*-STERN* Syndrom: seltene, angeb. (fam.-erbl.? intrauterin erworben ?), einseit. oder symmetr.-bds., system. Dysplasie der – v. a. großen – Gelenke mit Ankylosen (»hölzerne Puppe«), Muskelhypo- oder -aplasie, Osteoporose, Luxatio coxae, »Fossettes cutanées« über den großen Gelenken; evtl. kombin. mit weiteren Mißbildungen, auch mit BONNEVIE*-ULLRICH* Syndrom (= Pterygoarthromyodysplasia congen. ROSSI; s. a. Kuskokwim-Syndrom. – Auch spinale Formen infolge prim. RM-Defekte (v. a. zervikal u. lumbal) u. solche mit prim. (oder Begleit-)Myopathie.

Arthro|kake: Gelenkprozeß (v. a. Tbk) mit hochgrad. Zerstörungen. – **A.kleisis**: ↗ Arthrodese.

Arthro|lith: inkrust. ↗ Gelenkkörper. – **A.lues tard(iv)a** (SCHLESINGER*): metasyphilit. (Stadium IV) Arthropathie v. a. der Sternoklavikular-, Sternokostal-, Kiefer- u. Wirbelgelenke, gekennzeichnet durch heft. nächtl. Schmerzen. – **A.lyse**: op. Mobilisierung (Entfernung intraartikulären Pannusgewebes) des fibrös versteiften Gelenks; z. B. n. HOHMANN, PAYR, ALBEE.

Arthrom (BAKER*): aus Keimen arthrogenen, bei der Entwicklung des Synovialorgans nicht verbrauchten Gewebes hervorgehendes »Ganglion«.

Arthro|meningitis: ↗ Synovitis. – **A.myogryposis congenita**: ↗ Arthrogryposis multiplex mit Myopathie.

Arthronosis: (BENEKE) ↗ Arthrose.

Arthro|ophthalmie, progressive hereditäre: ↗ STICKLER* Syndrom. – **A.-osteo-onychodysplasie**: ↗ TURNER*-KIESER* Syndrom.

Arthropathia, -pathie: »Gelenkerkr.«, i. e. S. die nicht-entzündl., vorw. degenerative (auch posttraumat.); z. B. die **A. alcaptonurica** (s. u. Arthritis), **A. deformans** (s. u. Arthrosis), **hämophile** oder **hämorrhag. A.** (↗ Blutergelenk), **A. ovaripriva** s. **climacterica** (sogen. **endokrine A.**, vorw. Arthrose, bei Ausfall der Ovarien nach Kastration oder Menopause; Ätiol. umstritten). Ferner: **A. neuropathica** s. **neurogenica** als hochgradig deformierende, meist schmerzlose A. (vorw. der großen Gelenke) infolge Störung von Neurotrophik, Tiefensensibilität, evtl. auch Durchblutung bei Syringomyelie u. Myelodysplasie (meist obere Extremitäten), traumat. Nerven- u. RM-Schädigung, v. a. aber bei Neurosyphilis (= **A. tabica**, CHARCOT* Gelenk); u. die **A. psoriatica**, vor oder während einer Psoriasis vulg. (»Ps. arthropathica«) als – häufig mutilierende – Polyarthritis, ohne nachweisbaren Rheumafaktor.

Arthro|phyt: Osteophyt im Gelenkbereich. – **A. phlysis vulgaris**: ↗ Hautgicht (2).

Arthroplastik: op. Eingriff zur Wiederherstellung der Gelenkbeweglichkeit, z. B. Arthrolyse, Teilresektion u. Interposition eines autoplast. Transplantats, Neuformung u. alloplast. Deckung des Gelenkkopfes, Einpflanzen einer ↗ Gelenkprothese.

Arthropneumographie: *röntg* s. u. Arthrographie.

Arthropoda: die »Gliederfüßer« (mit chitinösem Außenskelett u. gegliederten Extremitäten) als formenreichster Tierstamm: Krebs- (Diantennata), Spinnentiere (Chelicerata), Insekten (Insecta) u. Tausendfüßer (Antennata). – **Arthropod-borne Viruses**: (engl.) ↗ ARBO-Viren.

Arthrorise: *orthop* op. Sperrung der Gelenkbeweglichkeit in einer Richtung durch eingepflanzten Knochenspan (meist extraartikulär), z. B. bei Schlottergelenk.

Arthrose, Arthro(no)sis: vorw. degenerat. Gelenkerkr. verschiedenster Genese, primär oder sek.; s. a. Arthropathie, Kox-, Gonarthrose; i. e. S. die **A. deformans** (auch: Arthritis, Arthropathia, Osteoarthrosis def.) als chron., schmerzhafte Gelenkveränderung infolge eines Mißverhältnisses von Tragfähigkeit u. Belastung aufgrund angeb. (Dysplasie) oder erw. Minderwertigkeit (hormonal, postarthrit., -traumatisch etc.) der Gewebe (v. a. Knorpel) sowie infolge Fehlbelastung (gestörte Statik, Deformität etc); anat.: Erweichung u. Auffaserung des Gelenkknorpels, subchondrale Verdickung, Neubildung von Spongiosa (Osteophyten), evtl. schwere Deformierung der Gelenkknochen).

Arthroskopie: endoskop. Untersuchung einer Gelenkhöhle.

Arthro|spore: *mykol* nach Zerfall einer Hyphe zunächst noch »gelenkig« mit dieser verbundene Spore. – **A.sporia**: *mykol* ↗ Trichophyton.

Arthro|tomie: op. Eröffnung eines Gelenks (mit typ. Schnittführung) für diagnost. oder therap. Zwecke; evtl. als breite »Aufklappung« mit anschl. Dränage (= A.stomie). – **A.typhus**: (N. ORTNER) Typhus abdom. mit ausgeprägter Infektarthritis (ähnl. der akuten Polyarthritis). – **A.zentese**: ↗ Gelenkpunktion.

Arthus* Reaktion, Phänomen (MAURICE A., 1862–1945, Physiologe, Lausanne), Immunreaktion Typ III: erstmals 1903 am vorsensibilisierten Kaninchen beobachtete schwere Entzündungsreaktion (bis zur Gewebsnekrose) am AG-Applikationsort (Haut, Schleimhaut), u. zwar unabhängig davon, ob die Sensibilisierung (humorale AK) aktiv oder passiv erfolgte. Im Rahmen einer lokalen intravasalen Immunkomplexbildung mit Präzipitation (ohne Gewebefixierung der beteiligten IgG- oder IgM-AK) werden durch Komplementaktivierung Chemotaxine frei, die Leukozyten anlocken, deren freigesetzte Enzyme dann zur Nekrose führen. – Beim »**inversen**« **A.* Ph.** werden zunächst die AK i.c., später das AG i.v.

articularis

appliziert; Reaktion (mit den »sessilen« AK) schwächer; vgl. PRAUSNITZ*-KÜSTNER* Versuch.

articularis: (lat.) zu einem Gelenk gehörend.

Articulatio *BNA, PNA,* **Articulus** *JNA,* **Diarthrosis** *BNA, JNA,* **Junctura synovialis** *PNA*: bewegl. Verbindung hyalin überknorpelter Knochenenden, die von einer,- meist durch Bänder verstärkten,- Gelenkkapsel (↑ Capsula articularis) umfaßt u. in einer mit Gelenkschmiere (↑ Synovia) erfüllten Gelenkhöhle zusammengeschlossen sind; evtl. mit Gelenkzwischenscheiben (↑ Disci articulares); meist als A. simplex (zwischen nur 2 Knochen). Unterschieden als **Art. composita** (mit mehr als 2 Gelenkteilen), **Art. cotylica** (= ‚Enarthrosis sphaeroidea = »Napf-, Nußgelenk«; mit sphär. Flächen über Halbkugelgröße; nur Hüftgelenk), **Art. cylindroidea** (»Zylindergelenk«, mit Scharnier-Funktion), **Art. ellipsoidea** (»Ellipsoid-«, »Eigelenk«, 2achsig, z.‚B. Radiokarpalgelenk), **Art. plana** (mit rel. ebenen Flächen, z.‚B. Intervertebralgelenke), **Art. sellaris** (»Sattelgelenk«, Bewegung um 2 Achsen senkrecht zueinander), **Art. sphaeroidea** (3achs. Kugelgelenk, Bewegung in 3 Haupt- u. allen Zwischenebenen), **Art. trochoidea** (= ‚Radgelenk, einachsig, mit kurzer rinnenförm. Pfanne). Wichtigste Gelenke (*PNA*): **Art. acromioclavicul.**, das »Schultereckgelenk«, Kugelgelenk mit Zwischenscheibe; Gelenkkapsel durch Lig. acromioclavic. verstärkt.,- **Art. atlantoaxialis**, »2. oder unt. Kopfgelenk«, Mehrfachgelenk zwischen 1. u. 2. HW, bestehend aus **Art. a. lat.** (unt. bzw. obere seitl. Gelenkflächen; für Dreh-, Nick- u. Seitbewegungen des Kopfes) u. **Art. a. mediana** (Drehgelenk, vorn zwischen vord. Atlasbogen u. Axiszahn, hinten zwischen Axiszahn u. Lig. transversum atlantis).,- **Art. atlanto-occipitalis**, »1. oder oberes Kopfgelenk«, paarig., mit ellipt. Gelenkkörpern, für Nick- u. Seitbewegungen des Kopfes.,- **Art. calcaneocuboidea** zwischen Fersen- und Würfelbein, mit starker Bandsicherung; seitl. Teil des CHOPART* Gelenkes.,- **Art. capitis costae** zwischen Rippenköpfchen u. 2 benachbarten BWK (bei der 12., evtl. auch 1. Rippe nur mit 1 BW!); Gelenkraum durch Lig. capitis costae intraarticul. unterteilt; für Hebung u. Senkung der Rippen.,- **Artt. carpometacarpeae** zwischen dist. Handwurzelknochen (Trapez-, Trapezoid-, Kahn-, Hakenbein) u. Basen der Mittelhandknochen II–V; durch die Ligg. carpometacarpea dors. u. palm. fast unbewegl. Amphi-Arthrosen, von gemeinsamer Kapsel eingeschlossen.,- **Art. carpometacarpea pollicis** als typ. Sattelgelenk (mit eigener Gelenkkapsel!) zwischen Trapezium u. Metakarpale I, für Ab- u. Adduktion, Op- u. Reposition des Daumens.,- **Art. costotransversaria** zwischen Tuberculum costae u. Proc. transversus des zugehör. BWK; Kapsel durch Ligg. costotransversaria sup. u. lat. verstärkt; zus. mit Art. capitis costae das Drehgelenk der Rippe (=‚Art. costovertebralis)., - **Art. coxae**, das »Hüftgelenk« zwischen Femurkopf (fast zu ⅔ überknorpelt) u. Hüftpfanne (Acetabulum, mit hyalinknorpel. Facies lunata, durch das faserknorpel.-bindegeweb. Labrum acetabulare vertieft); mit Lig. capitis femoris (intraartikulär vom Femurkopf zur Incisura bzw. Lig. transversum acetabuli); Napfgelenk für Beuge-, Streck-, Abduktions-, Adduktions- u. Kreiselbewegungen des Beines, mit kräft. Bandapparat (Ligg. ilio-, ischio-, u. pubofemorale).,- **Art cricoarytaenoidea**, Dreh-Gleitgelenk zwischen Ring- u. Gießbeckenknorpel des Kehlkopfes; mit schlaffer, durch Lig. cricoarytaenoideum post. verstärkter Kapsel.,- **Art. cricothyroidea** zwischen Ringknorpelplatte u. unt. Horn des Schildknorpels; ermöglicht Nachhintenkippen des Ringknorpels (Anspannen der Stimmbänder).,- **Art. cubiti**, das »Ellbogengelenk«, zusammengesetzt aus ↑ Art. humero-uln., humerorad. u. radio-uln.; Ansatzlinie der gemeinsamen Gelenkkapsel an der Knochen-Knorpelgrenze, jedoch vorn oberhalb der Fossae coronoidea u. rad., hinten mitten durch die Fossa olecrani; starke Führungsbänder (Ligg. collat. uln. u. rad., anulare radii).,- **Art. cuneonavicularis**, Fußwurzelgelenk zwischen Kahnbein u. den 3 Keilbeinen (als Gelenkpfanne).

Articulatio genus, das »Kniegelenk« als Scharniergelenk zwischen Femur (konvexe, spiralig gekrümmte Kondylen u. Knorpelfläche für Patella) u. Tibia (flache Pfannen beider Kondylen), mit Patella (Sesambein in vord. Kapselfenster), 2 Menisci (zum Ausgleich der Inkongruenz der Gelenkflächen) u. starkem Bandapparat (Ligg. collat. fib. u. tib., cruciatum ant. u. post.); Ansatzlinie der Gelenkkapsel an der Tibia nahe, am Femur oberhalb der Knorpel-Knochengrenze; für Beugung u. Streckung, aber auch – bei erschlafften Kollateralbändern – beträchtl. Drehung des Unterschenkels. – **Art. humeri**, das »Schultergelenk« als Kugelgelenk zwischen Cavitas glenoidalis (mit Labrum) des Schulterblattes u. Oberarmkopf (um ⅔ größere Gelenkfläche); im Dachteil von der abgescheideten Sehne der langen Bizepskopfes durchzogen. Sehr schlaffe Kapsel, außen am Labrum glenoidale, oben an der Basis des Proc. coracoideus u. am Collum anatomicum humeri befestigt; Ligg. coraco- u. glenohumeralia schwach, aber Abdeckung durch Mm. subscapul., supraspinatus, infraspinatus u. teres minor; für Hebung u. Senkung, Abduktion u. Adduktion, Kreiselung u. fast alle Zwischenbewegungen des Armes. – **Art. humeroradialis**, der vom Capitulum humeri u. Caput radii gebildete Teil des Ellenbogengelenks (↑ Art. cubiti); durch Lig. anulare radii nur beschränkt beweglich (Drehung des Radius, Beugung u. Streckung). – **Art. humeroulnaris**: der von Trochlea humeri u. prox. Ulna (Incisura trochl.), gebildete Teil des Ellenbogengelenks (↑ Art. cubiti); Scharniergelenk, bei Beugung u. Streckung auch kleine Lateral- bzw. Medialbewegung. – **Artt. intercarpeae** zwischen den Handwurzelknochen einer Reihe; Kapselansatz an Knochen-Knorpelgrenzen; Ligg. intercarpea dors. u. palm.; kommunizierend mit ↑ Art. mediocarpea. – **Artt. intermetacarpeae**, die dist. Ausbuchtungen des Handwurzel-Mittelhand-Gelenks zwischen den Basen der Metakarpalia II–V; Amphiarthrosen (durch Ligg. metacarpea dors., palm. u. interossea fast unbewegl.). – Analog die **Artt. intermetatarseae**, zwischen den Basen der Metatarsalia II–V (mit Ligg. metatarsea dors., plant. u. interossea). – **Artt. interphalangeae** zwischen den Finger- bzw. Zehenphalangen, am 2.–5. Strahl je 2, am 1. Strahl (oft auch 5. Zehe) je 1; reinste Scharniergelenke (Beugung u. Streckung) mit starken Seitenbändern. – **Artt. intertarseae** zwischen den Fußwurzelknochen, mit den Teilgelenken Artt. talocalcaneonavicul., calcaneocuboidea, subtalaris u. cuneonavicularis. – **Art. mediocarpea** zwischen prox. u. dist. Reihe der Handwurzelknochen, mit S-förm. Spalt; zus. mit Artt. intercarpeae »dist. Handgelenk« (als funktionelle Einheit zus. mit Art. radiocarpea. –

Artt. metacarpophalangeae, die »Fingergrundgelenke« zwischen Metakarpalköpfchen u. Fingerbasen, Kugelgelenke mit starken Seitenbändern. – **Artt. metatarsophalangeae,** die »Zehengrundgelenke« zwischen Metatarsalköpfchen u. Zehenbasen; Kugelgelenke. – **Artt. ossiculorum auditus** zwischen den Gehörknöchelchen, ↑ Artt. incudomallearis u. -stapedia. – **Art. ossis pisiformis** zwischen Erbsen- u. Dreieckbein der Handwurzel; sehr beweglich (schlaffe Kapsel), durch Ligg. pisohamatum u. -metacarpeum verstärkt.

Articulatio radiocarpea, das »prox. Handgelenk« zwischen dist. Speichenende (einschl. Discus articul. der Artic. radio-ulnaris dist.) u. Handwurzel (Kahn-, Mond-, Vieleckbein); mit dünner, schlaffer Gelenkkapsel (Ansatz an Knorpel-Knochengrenze), verstärkt durch Ligg. collat. carpi uln. u. rad., radiocarpeum dors. u. palm., ulnocarpeum palm; Eigelenk (funktion. Einheit mit ↑ Art. mediocarpea) für Dorsal- u. Palmarflexion, Ulnar- u. Radialabduktion, Handkreiseln. – **Art. radio-ulnaris dist.,** Drehgelenk mit Discus articul. u. weiter Gelenkkapsel (Rec. sacciformis); für Supination u. Pronation (Drehbewegung der Ulna um den Radius). – **Art. radio-ulnaris prox.** als Teil des Ellbogengelenks zwischen Circumferentia artic. des Speichenkopfes u. Incisura rad. der Elle; Lig. anulare radii in die Kapsel eingebaut, distal davon Rec. sacciformis; Radgelenk für Pro- u. Supination. – **Art. sacroiliaca,** das »Iliosakralgelenk« mit flachen, unebenen Gelenkflächen u. sehr geringer Beweglichkeit (Amphiarthrose), insbes. durch die kräft. Ligg. sacroiliaca (gegen Schwangerschaftsende aufgelockert; s. a. WALCHER* Hängelage). – **Art. sternoclavicularis,** Kugelgelenk zwischen Brust- u. Schlüsselbein, dessen sphär. Gelenkflächen sich nicht decken u. dessen Höhle durch einen mit der Gelenkkapsel ringsum verwachsenen Discus unterteilt ist; verstärkt durch Ligg. sternoclaviculare ant. u. post., costo- u. interclaviculare; für Heben u. Senken, Vor- u. Rückführung sowie Kreiselbewegung der Schulter. – **Artt. sternocostales** zwischen der 2. bis 5. Rippe u. dem Brustbein (1., 6. u. 7. Rippe meist Synchondrose!), verstärkt durch Ligg. sternocostalia intraarticul. u. radiata; für inspirator. Rippenhebung. – **Art. subtalaris,** das »hint. Sprunggelenk« zwischen Facies articul. calcanea post. des Sprung- u. Fac. art. talaris post. des Fersenbeins; Ansatz der dünnen, schlaffen Gelenkkapsel an Knochen-Knorpelgrenze, verstärkt durch Ligg. talocalcaneum lat. u. med. – **Art. talocalcaneonavicularis,** das 3teil. »vord. Sprunggelenk« aus **Artt. subtalaris ant.** u. **media** u. **talonavicul.**; Knochenlücke zwischen Fersen- u. Kahnbein vom Lig. calcaneonavicul. plant. (»Pfannenband«) geschlossen, das zus. mit der mittl. u. vord. Gelenkfläche des Naviculare das »Talusbett« bildet; Kapsel setzt an Knorpelrändern an, verstärkt durch Ligg. talocalcaneum interosseum, calcaneo-, talonaviculare; für Adduktion/Supination, Abduktion/Pronation des Fußes (funktionell Teil des unt. Sprunggelenks). – **Art. talocruralis,** das »obere Sprunggelenk« (Scharniergelenk) zwischen dist. Tibia u. Fibula u. Talusrolle; Kapsel setzt an Knochenknorpelgrenze an, verstärkt durch Ligg. calcaneo- u. talofib. ant., quadratum u. deltoideum; für Dorsal- u. Plantarflexion des Fußes u. seitl. Wackelbewegungen (nur bei max. Plantarflexion). – **Art. tarsi transversa,** das »CHOPART* Gelenk«, bestehend aus ↑ Artt. calcaneocuboidea u. talonavicularis; der konkav-konvexe Gelenkspalt, (unterbrochen vom Lig. calcaneonavic.) ist »Amputationslinie« bei der op. Absetzung des Vorfußes n. CHOPART. – **Artt. tarsometatarseae,** das »LISFRANC Gelenk«, aus Amphiarthrosen zwischen den 3 Keilbeinen u. Würfelbein u. den 5 Mittelfußknochen; Gelenkkapsel meist dreifach unterteilt, verstärkt durch Ligg. tarsometatarsea dors. u. plant., cuneometatarsea interossea. – **Art. temporomandibularis,** das »Kiefergelenk« (Dreh-, Gleitgelenk) zwischen Fossa articul. des Schläfenbeins u. Caput mandibulae; weite Gelenkkapsel, unterteilt durch ringsum verwachsenen Discus, verstärkt durch Ligg. lat., spheno- u. stylomandibulare; für Senkung u. Hebung, seitl. Verschiebung (Mahlbewegung), Vor- u. Rückschieben des UK. – **Art. tibiofibularis,** straffes Gelenk (Ligg. capitis fibulae ant. u. post.) zwischen Capitulum fibulae u. Tibia, nur kleine, gleitende Vor- u. Rückwärtsbewegungen; vgl. Syndesmosis tib.-fib. (die, wenn mit Gelenkhöhle, ebenfalls Art. genannt wird). – **Artt. zygapophyseales,** die »Intervertebral-«, »Zwischenwirbel-« oder »kleinen Wirbelgelenke« zwischen den Gelenkfortsätzen benachbarter Wirbelbögen.

Articulus *JNA*: Gelenk (↑ Articulatio).

artificialis, artifiziell: (lat.) als Kunstprodukt, ↑ künstlich (s. a. Artefakt).

Artikulation: 1) *anat* gelenkige Verbindung, ↑ Articulatio. – 2) *dent* komplexe Bewegung beider Zahnreihen insbes. beim Kauakt. – 3) *laryng* Formung der Sprachlaute durch koordiniert-abgestufte Bewegungen des peripheren »**Artikulations|organs**« (Mundhöhle mit Lippen, Zähnen, Zunge u. Gaumensegel, Rachen, Kehlkopf); als »stumme A.« beim ↑ A.unterricht (für Taubstumme) u. zur Entlarvung psychogener Taubheit. – **A.störungen** peripher od. zentral, z. B. als Dyslalie, -glossie, -arthrie, Entwicklungshemmung der Sprache etc. – **A.unterricht**: *laryng* Darstg. der physiol. Lautbildung u. Unterweisung des Gehörlosen in der Kontrolle der eigenen Artikulationsbewegungen durch Auge u. Tastsinn; wesentl. Teil des Taubstummenunterrichts, Möglichkeit der Spracherhaltung beim Spätertaubten.

Artikulator: *dent* in der Prothetik benutzte »Gelenkmaschine«, mit der die natürl. Bewegungen des UK am eingespannten Kiefer- bzw. Zahnmodell nachgeahmt werden.

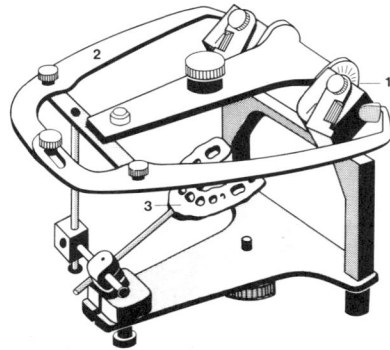

Individueller **Artikulator.** 1 = verstellbares Artikulatorgelenk; 2 = Gesichtsbogen; 3 = Bißgabel.

Artom* Methode: *helminth* Fixation von Askaris-Eiern in FLEMMING* Lsg. nach Zerlegen (Gefriermikrotom) in 30 µm-Scheiben.

Aryknorpel: ↑ Cartilago arytaenoidea.

Aryl-: Präfix für Radikale aromatischer Kw.stoffe (Phenyl, Naphthyl usw.).

Aryl|amin-azetyl(transfer)ase, A.amin-azetokinase: Enzym (Leber), das aromat. Amino-Verbindgn. (z. B. p-Aminobenzoesäure, m-Nitroanilin) u. auch Histamin u. Glukosamin am N azetyliert. – **A.-4-hydroxylase**: Enzym in den Mikrosomen der Leber, das Benzolderivate bei nichtsubstit. 4-Stellung hydroxyliert. – **A.sulfatase**: Hydrolase (Typ A u. B in Mitochondrien, Lysosomen u. Mikrosomenfraktion der Leber, C nur in letzterer) mit der Reaktion: $Ar-OSO_3H + H_2O \leftrightarrow ArOH + H_2SO_4$. – **A.sulfotransferase**, Phenolsulfotransferase: Sulfokinase (v. a. Leber), die aromat. Alkohole (z. B. Phenole) zu lösl., eliminierbaren Sulfoestern umwandelt u. dadurch entgiftet.

Arytänoid: ↑ Cartilago arytaenoidea. – **A.winkel**: hint. Teil der Stimmritze zwischen den Aryknorpeln. – **A.ektomie**: op. Entfernung des Aryknorpels bei Luftnot infolge bds. Postikusparese oder bei Kehlkopfstenose mit narb. Fixierung des Knorpels.

arytaenoideus: (lat.) gießkannenähnlich.

Arytänoidopexie: op. Verlagerung u. Anheftung des Aryknorpels, z. B. bei bds. Postikusparese; nach DE GRAAF-WOODMANN (↑ Lateralfixation), KRESSNER, KING u. a.

Arzberger* Birne: stumpf-kon. Instrument, das in den Mastdarm eingeführt u. mit durchfließendem Wasser gekühlt oder erwärmt wird; z. B. zur Ther. der Prostatitis.

Arznei|bild: Begr. der Homöopathie für das aus Prüfungsversuch am Gesunden, Toxikologie, klin. Beobachtung, evtl. auch Tierversuch gewonnene Gesamt-Symptn.bild eines Arzneimittels; im allg. nach Organbereichen unter Hervorhebung von Leitsymptn. u. Modalitäten geordnet. – **A.buch**, Pharmakopöe: amtl. Vorschriftenbuch für die Beschaffenheit, Prüfung, Aufbewahrung u. Zubereitung der wichtigsten »offizinellen« Arzneimittel; in Deutschland z. Zt. 2 Ausgaben: DAB 7 1965 für DDR (integriert ins Compendium medicament. der Comecon-Länder); DAB 8 1969 für BRD (amtlich verbunden mit der dtsch. Ausgabe des **Europ. Arzneibuchs** des Europarats); daneben »Ergänzungsbücher« (Dt. Arzneimittel-Codex, »DAC«), ↑ Homöopath. Arzneibuch u. die 1951 von der *WHO* herausgegebene »Pharmacopoea Internationalis«.

Arznei|exanthem: ↑ Arneimitteldermatitis. – **A.kapseln**: ↑ Capsulae. – **A.kohle**: ↑ Carbo medicinalis.

Arzneimittel, Medikamente, Pharmaka: pflanzl., tier. oder chem. Stoffe, lt. Arzneimittelgesetz (»Ges. z. Neuordnung des Arzneimittelrechts« v. 21.8.1976) dazu bestimmt, a) die Beschaffenheit, den Zustand oder die Funktion des Körpers oder seel. Zustände erkennen zu lassen (Diagnostika) oder zu beeinflussen, b) vom menschl. oder tier. Körper erzeugte Wirkstoffe oder Körperflüssigkeiten zu ersetzen, c) Krankheitserreger, Parasiten oder körperfremde Stoffe zu beseitigen oder unschädlich zu machen.

Arzneimittel|allergie: von Dosis u. pharmakol. Wirkung unabhängig., auf AG-AK-Reaktion beruhende Überempfindlichkeit gegen best. Pharmaka, entweder als Sofortreaktion (Schockfragmente: Hypotonie, Hyperperistaltik, Bronchospasmen, angioneurot. Ödem) oder vom Typ Serumkrankheit (ARTHUS* Phämomen: Fieber, Gelenkschmerzen, LK-Schwellungen, Proteinurie, Exantheme, Meningismus). – **A.dermatitis**: nach äußerl. oder innerl. Anw. von Pharmaka akut auftret., urtikarielle, erythematöse, vesikulöse, pustulöse, bullöse, hämorrhag. oder nekrotisierende, weitgehend monomorphe Hautveränderungen, im allg. symmetr. u. weitgehend monomorph. Meist allerg. Reaktion, wobei das Arzneimittel als Hapten unter Kupplung an Eiweißkörper zum Voll-AG wird oder gleich als solches wirkt. Oder aber **fixes A.exanthem** (scharf begrenztes lividrotes, später bläul.-bräunl., infiltriertes Erythem) als tox. Reaktion auf Antipyrin, Barbiturate, Phenolphthalein, Pyramidon etc., das länger anhält u. in Ein- oder Mehrzahl immer wieder an der gleichen Stelle auftritt.

Arzneimittel|ikterus: Ikterus als Sympt. eines durch As-, Sb-, Hg-Verbindgn., Phenothiazine (z. B. Chlorpromazin), Chloroform, Salizylate, Chinolinderivate etc. verurs. tox.-degenerativen Leberparenchymschadens. – **A.interaktion**: s. u. Wechselwirkung. – **A.kommission** der Bundesärztekammer zur laufenden Überprüfung der Arzneimittel, Beratung der Ärzteschaft, Verhinderung unlauterer Werbung u. Vertretung des Arzneimittelfaches gegenüber dem Gesetzgeber. – **A.lehre**: ↑ Pharmakologie.

Arzneimittel|mißbrauch: nicht indizierte (häufig bis chron.) Einnahme v. a. von Analgetika, Hypnotika, Sedativa, Anregungsmitteln u. Psychopharmaka, die von seel. oder körperl. Unlust befreien u. evtl. eine Euphomanie herbeiführen. Gefahr der ↑ A.sucht. – **A.nephritis**: Nierenaffektion durch nephrotox. Pharmaka (Phenazetin, Salizylate, äther. Öle, Schwermetalle, As- u. Sb-Verbindgn. etc.); z. B. als interstitielle Nephritis mit Papillennekrose. – **A.sucht**: sücht. Verlangen nach best. Medikamenten, die über körperl. oder seel. – meist unkontrollierbare – Leiden hinweghelfen sollen; s. a. Sucht. – **A.ulkus**: ↑ Ulkus pepticum durch örtl. Wirkung von ASS, Phenylbutazon, Steroiden etc.

Arznei|prüfungsinstitut: das seit 1953 von der Apotheker- u. Ärzteschaft u. dem Bundesverband der Pharmazeut. Industrie gemeinsam getragene »Deutsche A. P. I.« (Sitz: München), das im Handel befindl. Arzneimittel (Industrie- u. Apothekenware) auf ihre gesetzlich geforderten Merkmale untersucht u. ggf. als Gutachter u. Sachverständiger auftritt. – **A.symptom**: *hom* s. u. Arzneibild.

Arzt: Berufsbez. für den nach endgült. Bestallung (Approbation) zur Ausübung des Arztberufes Berechtigten. – Als »Arzt für Allg.medizin« anerkannt nach 4jähr. Weiterbildg.: 1 ½ J. inn. Med., 1. J. Chir. u./oder Gynäkologie + Geburtshilfe, 3 Mon. freie Praxis, ¾ J. Allg.medizin oder Fachgebiet freier Wahl. – Neuerdings auch Bez. für den ↑ Facharzt (z. B. Arzt für Radiologie). – **A.register**: im jeweil. Zulassungsbezirk von der Kassenärztl. Vereinigung nach § 1 der Bundeszulassungsordnung geführtes Register aller an der kassenärztl. Versorgung beteiligten Ärzte u. derjenigen, die ihre Eintragung beantragt haben.

As: *chem* Arsen, Aminosäure(n); *serol* Anaerobierserum; *ophth* Astigmatismus; *physik* Amperesekunde.

Asaccharasie: ↑ Saccharose-Intoleranz.

asb: *physik* Aposstilb.

Arzneimitteldermatitis-Formen

Wirkstoffe	ekzema-tös	exfolia-tiv	fix	makulo-papulös	morbillif. scarlatif.	pur-purisch	urtika-riell	Typ Erythema exsudat. multif.	Typ Erythema nodosum	Typ Lichen ruber
Alkaloide Chinin, Chinidin	+	+	+		+	+				
Opium, Morphin					+		+			
Antibiotika Bacitracin	+									
Chloromycetin	+			+			+			
Griseofulvin				(+)			(+)			
Neomycin	+									
Penicillin	+		(+)	+		(+)	+	(+)		(+)
Spiromycin	+	(+)								
Streptomycin	+			+	+		+			
Tetrazyklin	(+)	(+)	(+)				(+)	(+)		
Antihistamine	+					(+)	(+)			
Barbiturate		(+)	+		+	+		+		
Hydantoine				+			+			
Malariamittel			+	(+)			(+)			(+)
Metallverbindungen Arsen	+	+	+	+			+	(+)		(+)
Gold	+	+	+	(+)			+	(+)		(+)
Quecksilber	+	+	+							
Wismut			+		+		+		(+)	
Phenylbutazone		(+)		+	+	+	+	(+)		
Pyrazolone			+	(+)	+	(+)				
Salizylate		(+)	(+)		+	(+)		+	(+)	
Sulfonamide	+	+	+		+	(+)	(+)	+	+	
Tranquilizer	+				+	+	+			
Tuberkulostatika	+			(+)	(+)	(+)	(+)	(+)		
Desinfektionsmittel	+									

Asbest, Alumen plumosum: bis > 1000° thermisch stabiles silikat. Fasermineral, unterschieden als Hornblende- u. Serpentin-A. (Mg-, Ca-, Fe-, Na-, bzw. nur Mg-halt.). Spinn- u. webbar für feuerfeste Schutzkleidung, Filter etc.; MAK 30 bzw. 170 Teilchen pro m³ (bei 10 bzw. 1 μm Faserlänge); ↗ Asbestosis.

Asbest|faserung: *histol* parallele Pseudofaserbildung mit Anfärbbarkeit der »demaskierten« Kollagenfibrillen der Interzellularsubstanz bei der sogen. **asbestart. Degeneration** des alternden hyalinen Knorpels (»**A.knorpel**«, mit Erweichung, Verflüssigung, evtl. Zellwucherung). – **A.granulom**: artifizielles Granulom (durch sterilen Asbestfaden) in der Flankenhaut der Ratte; zur Wirksamkeitsprüfung von Antiphlogistika. – **A.dermatitis, -körperchen, -krebs, -lunge**: s. u. Asbestosis.

Asbestosis pulmonum, Asbest(staub)-, Bergflachslunge: prognost. ungünst. Pneumokoniose durch eingeatmeten Asbeststaub; mit frühzeit. Lungenfibrose, die nach Beseitigung der Exposition fortschreiten kann. Klin.: Dyspnoe, Reizhusten, zäher Auswurf, Hinfälligkeit; diffuse, netzförm.-zartfleck. Veränderungen in den Untergeschossen, zunächst diskret (= Stadium I), dann gröber u. dichter (aber weiterhin weich-verschwommen), mit herznahen Fibrosen u. Adhäsionen (= St. II), so daß schließl. Hilus- u. Mittelschatten vereinigt (= St. III); Emphysem im Oberfeld; im Sputum sogen. Asbest(ose)körperchen (10–20 μm, bräunl. mit Hämosiderinhülle um die »Asbestnadel«). Sehr spät evtl. (> 15 %) maligne Entartung (»Asbestkrebs«, Lunge, Pleura, seltener Peritoneum, evtl. multizentr.). Entschädigungspflicht. BK. Als berufl. Schädigung auch chron. ↗ Asbestdermatitis (durch i.c. abgebrochene Asbestnadeln) u. Asbestwarze.

Asbestplaques: umschriebene, meist flächenhafte, oft verkalkte Schwielenbildung in Pleura u. Zwerchfell infolge »Nachbarschaftsexposition« bei Asbestosis pulmonum.

A-Scan: s. u. Ultraschalldiagnostik.

Ascari(di)asis, -osis: Befall mit Spulwürmern (↗ Ascaris lumbricoides) durch orale Infektion mit Trinkwasser oder Nahrungsmitteln (fäkale Kopfdüngung!); keine Selbstinfektion, aber embryonale Infektion

Ascarididae

möglich. Sympte. uncharakterist.: Müdigkeit, Blässe, Augenringe, Eosinophilie; infolge Sensibilisierung durch Toxine bei neuerl. Befall im Stadium der Larvenwanderung flücht., oft multiple eosinophile Lungeninfiltrate (↑ Asthma verminosum), bei Sekundärinfektion auch Pneumonia verminosa (Larven im Sputum nur selten nachweisbar); durch geschlechtsreifen Wurm enterit. Beschwerden (häufig Nabelkoliken, Cholangitis), evtl. auch Einwanderung in Pankreas (Pankreatitis, Pankreasnekrose), Appendix (↑ Appendicitis vermicularis), selten – über Magen, Ösophagus – in Atemwege, Tränennasengang, Eileiter; Gefahr der Peritonitis (s. a. Askarideniileus) bzw. Mediastinitis. Diagnose: Nachweis von Würmern oder Eiern im Stuhl.

Ascari(di)dae: die »Spulwürmer« [Nematodes], große Darmparasiten mit getrenntgeschlechtl. Entwicklung bei Säugern u. Menschen; orale Infektion durch larvenhalt. Eier, die sich nach Häutung aus den – mit dem Stuhl ausgeschiedenen – ungefurchten Eiern im Freien entwickeln. Larve schlüpft im Dünndarm, dringt durch die Darmwand, wandert via Blut, Leber, Herz in die Lunge (»Migrationsphase«) u. über die Trachea wieder in den Darm, wo der geschlechtsreife Wurm heranwächst (»Ansitzphase«); Gesamtdauer 6–8 Wo. – Als kosmopol. u. sehr häuf. Parasit des Menschen **Ascaris lumbricoides s. gigas** (Lumbricoides vulg., Stomachida pereboomii), rund, weiß, etwa 4 mm dick, 20–40 bzw. (♂) 15–25 cm lang, bei ♂ Hinterende eingerollt; Eier mit fester Schale; s. a. Wurmeier. Entwicklung zum geschlechtsreifen Wurm nur im Menschen. Morphol. nicht zu unterscheiden von **A. l. suis** (mit wirtsspez. Ansitzphase im Schwein).

ascendens: (lat.) aufsteigend, kranial- bzw. zentralwärts laufend oder leitend; s. a. »Aszendens«.

Ascensus: (lat.) Aufstieg; z. B. *embryol* **A. der Niere** (teils echt, teils unecht durch Kaudalwachstum der hint. Bauchwand), **A. des Rückenmarks** (nur scheinbar infolge geringeren Wachstums gegenüber der WS).

Aschabadka: ↑ Hautleishmaniase im Sudan.

Aschen|bild, Spodogramm: *histol* mikroskop. Bild von Gehalt u. Verteilung der mineral. Stoffe eines Organschnittes nach Mikroveraschung der organ. Bestandteile. – **A.haut**: ↑ Dermatitis cinerea.

Ascher* (KARL W. A., geb. 1887, Ophthalmologe, Cincinnati/Ohio) **Syndrom**: seltene, oft erbl. Kombination von Blepharochalasis (Ptosis adiposa), Doppellippe u. Struma (fast immer euthyreot.). Beginn meist im 10.–13. Lj., Ätiol. ungeklärt. – **A.*-Goldmann* Phänomen**: ↑ Glasstab-Phänomen.

A-Sch-E-Verband: ↑ DESAULT* Verband (mit Bindentouren über **A**chsel-**Sch**ulter-**E**llenbogen).

Aschheim*-Zondek* Reaktion (SELMAR A., 1878–1965, Gynäkologe, Berlin, Paris; Bernhard Z., 1891–1966, Gynäkologe, Berlin, Jerusalem, New York), AZR: Frühschwangerschaftstest (ab 14. Tag in 99 % pos.) durch den Nachweis von Choriongonadotropin im Harn, das bei infantilen Mäusen ab 5. Tag p. i. im Eierstock zahlreiche reife Follikel (»I«), Blutaustritte (»II«) u. Corpora lutea (»III«) erzeugt.

Aschner* (-Dagnini*) Test (BERNHARD A., 1883–1960, Gynäkol., Wien, New York): ↑ Bulbusdruckversuch.

Aschoff* (LUDWIG A., 1866–1942, Pathologe, Freiburg i. Br.) **Knötchen**: ↑ Rheumaknötchen. – **A.*-Geipel* Knoten**: ↑ rheumat. Granulom (mit RNS-reichen, oft gelapptkern. **A.*-G.* Riesenzellen**). – **A.*-Puhl* Reinfekt**: subpleurale tbk. Herde im Lungenobergeschoß, unregelmäßig geformt, mit Kalkeinlagerungen u. derber Kapsel; exogene Superinfektion (oder hämatogene Streuung?). – **A.*-Rokitansky* Sinus**: schlauchförm. Einsenkungen des Epithels in die Tunica propria u. muscul. der Gallenblase. – **A.*-Tawara* Knoten**: ↑ Atrioventrikularknoten.

Ascites: Bauchwasser (↑ Aszites).

Ascoli* Reaktion: 1) (ALBERTO A., 1877–1957, Veterinär, Mailand) serol. Nachweis von Milzbrand (auch Pest u. a.) durch Thermopräzipitation; prompte ringförm. Trübung bei Überschichten eines nach Kochen von Gewebspartikeln in physiol. NaCl-Lösg. gewonnenen Filtrates mit spezifisch präzipitierendem Serum. – 2) (MAURIZIO A., 1935) unspezif.-biochem. Krebstest anhand der Kalt-Extrahierbarkeit ätherlöslicher Lipoide (mit reichlich ungesättigten Valenzen) aus dem Serum.

Ascomycetes, Askomyzeten: Klasse »Schlauchpilze«; echte Pilze, mit sexueller Vermehrung (Karyogamie u. Sporenbildung; Askosporen als Haupt-, Konidien als Nebenfruchtform). Unterteilt in Hemiasko- u. Plektomyzeten; z. B. Saccharomyces, Aspergillus, Penicillium, Trichophyton, Achorion, Epidermophyton.

A-Scope: s. u. Ultraschalldiagnostik.

Ascorbinsäure: ↑ Askorbinsäure.

Ascus: *mykol* »Sporenschlauch« des Askomyzeten, eine best. Anzahl Askosporen enthaltend.

ASD: **a**trial-**s**eptal **d**efect (↑ Vorhofseptumdefekt).

ASE: ↑ **A**ntistreptolysin-**E**inheit.

-ase: *biochem* Suffix zur Kennz. der Enzyme.

Asemie: ↑ Asymbolie.

Asepsis: die von der ↑ Aseptik angestrebte Keimfreiheit bei Op., Wundbehandlung, Frühgeburtenaufzucht etc. (unter Beachtung »asept. Kautelen«). – **Aseptik**: Praxis der Keimfreimachung (Sterilisation) aller Gegenstände, die bei einer Op. mit der Wunde in Berührung kommen, durch Anw. von Heißluft, kochendem Wasser, Äthylenoxid, gespanntem Dampf. Löste im letzten Drittel des 19. Jh. (PASTEUR sterilisiert 1874 Verbandstoffe, BUCHNER 1878 Instrumente) die Antiseptik von SEMMELWEIS (1847) u. LISTER (1867) ab.

aseptisch: keimfrei (↑ Asepsis), ohne Beteiligung von Erregern; z. B. **a. Knochennekrose** (↑ Epiphysennekrose), **a. Operation** (im nicht-infizierten Gewebe, unter Asepsis), **a. Station** (für Pat., bei denen eine **a. Operation** wie Strumek-, Herniotomie, Gelenk- u. Gefäßeingriff angezeigt ist u. ein nicht durch exogene Infektion gestörter Heilungsverlauf erfolgen soll; bedarf bes. Maßnahme gegen Hospitalismus).

Asexualität: 1) Fehlen der Libido. – 2) Fehlen der Gonaden (↑ Hypo-, Agonadismus, Infantilismus).

asexuell: *biol* geschlechtslos, ohne geschlechtl. Differenzierung, ohne Geschlechtsakt (z. B. die a. ↑ Fortpflanzung); vgl. Asexualität.

Ashbel* -Seligman* Reaktion: (1949) histochem. Nachweis von Steroidhormonen mit Phenylhydrazin oder 2,4-Dinitrophenylhydrazin, v. a. zur NNR-Tumor-Diagnostik (aber nicht Androgen-spezif.!).

Ashby* Test: quant. Bestg. des Überlebens transfundierter Blutkörperchen durch Differentialagglutination mit Antiserum.

Asherman* (-Fritsch*) Syndrom (JOSEPH G. A., Gynäkologe, Tel-Aviv), Amenorrhoea traumatica (atretica): (FR. 1894, A. 1948) nach Entbindung, Fehlgeburt (v. a. »missed abortion«) oder Kürettage chron. Regelstörungen durch intrauterine Synechien (Stenose) mit Verlust der normalen Endometriumfunktion. Tastbefund normal, Konzeptionsfähigkeit kaum eingeschränkt; Neigung zu Abort u. a. Schwangerschaftsstörungen.

Asialie: ↑ Aptyalismus.

Asiatisches Rückfallfieber: Febris recurrens durch Borrelia usbekistana s. persica s. caucasica; oft mit – evtl. tödl. – ZNS-Komplikationen.

Asiatisches Zeckenbißfieber: s. u. Rickettsia sibirica.

Asibi-Impfstamm: durch Hühnerpassagen attenuierter Gelbfiebervirus-Stamm 17 D für s.c. Impfung (mehrjähr. Immunität).

Asiderose: ↑ Sideropenie.

ASK: ↑ Antistreptokinase.

Askanazy* (MAX A., 1865–1950, Pathologe, Genf) **Kalkdrüsen**: ↑ SCHAUMANN* Körper. – **A.* Syndrom**: Perichondritis (granulomatöse Knötchen) der Ohrmuschel u. Nase; seltene Kollagenose, evtl. mit Chondromalazie, Mitbeteiligung der Arygelenke (Atemnot) u. diffusen rheumatoiden Arthritiden. – **A.*-Roch* Syndrom**: Kachexie mit Ödemen der unt. Körperhälfte, Hypotension, Hypothermie, Hypoglykämie, Bradykardie, Amenorrhö, Hypertrichose; Hypertrophie der LANGERHANS* Inseln. – **A.*-Rutishauser* Syndrom**: durch NN-Funktionsstörung bedingte Fettsucht mit Hochdruck u. Osteoporose.

Askansky* Syndrom: systematisierte ↑ Chondromalazie.

Askari(di)asis, Askaridose: ↑ Ascaridiasis. – **Askariden-Ileus**: s. u. Wurmileus. – **Askaridol**: Peroxido-menthen, anthelminthisch wirksamer Hauptbestandteil des Wurmsamenöles (Ol. Chenopodii anthelminthici). Starke Nebenwirkungen (u. a. Gehörstörungen); bei Intoxikation: Magenspülung, Tierkohle, mineral. Abführmittel.

ASKE: Antistreptokinase-Einheit.

Asklepiaden: *histor* die Angehörigen der altgriech., von MACHAON u. PODALEIRIOS abstammenden Ärztefamilie; berühmtester »Asklepios-Priester« war HIPPOKRATES. – **Asklepiadenschwur**: »Eid des Hippokrates« (↑ Genfer Gelöbnis).

Asklepios, Äskulap: *histor* griech. Heilgott (ursprüngl. thessal. Erdgott?), Sohn des Apollon, der als Bruder u. Stammvater anderer Heilgötter u. Arztheroen galt; s. a. Äskulapstab.

Asko...: *mykol* s. u. Asco ....

L(+)-Askorbinsäure, Acidum ascorbi(ni)cum: (SZENT=GYÖRGYI 1927) das natürl. u. synthetisch erhält »antiskorbut.« Vit. C; weißes, gut wasserlösl. Kristallpulver (in Lsg. reduzierend, wenig haltbar).

Wicht. biol. Redoxsubstanz (s. Schema UDPG-Metabolismus) in allen Körperzellen (im Gleichgew. zu Dehydro-A., ↑ Formel), normaler Plasmawert um 1 mg% (da beim Menschen keine Biosynthese, ab etwa 0,6 mg% Mangelerscheinungen bis zum Skorbut); angereichert in hormonbildenden Organen (z. B. NNR), beteiligt am Stoffwechsel der KH, Steroide (Hydroxylierung), zykl. Aminosäuren, Folsäure u. a.; Tagesbedarf ca. 1 mg/kg = 50–100 mg; 1 IE = Vit.-wirksamkeit von 0,05 mg (D-Form wirkungslos!). Anw. *therap* bei Präskorbut u. Skorbut (auch prophylakt.), Vergiftungen, Infektion, Wundheilung, Schwangerschaft, in Diätkost, künstl. Säuglingsnahrung; *techn* als Antoxidans bes. bei Fetten; *labor* s. u. Dichlorphenol-indophenol.

$$\begin{array}{cc}
\text{O=C}\!-\!\!\!\rceil & \text{O=C}\!-\!\!\!\rceil \\
\text{HO}-\text{C} \;\;\; & \text{O=C} \;\;\; \\
\text{HO}-\text{C} \!\!\parallel\! \text{O} \rightleftarrows & \text{O=C} \;\;\; \text{O} \\
\text{H}-\text{C} \;\;\; & \text{H}-\text{C} \;\;\; \\
\text{HO}-\text{C}-\text{H} & \text{HO}-\text{C}-\text{H} \\
\text{CH}_2\text{OH} & \text{CH}_2\text{OH} \\
\text{Askorbinsäure} & \text{Dehydroaskorbinsäure}
\end{array}$$

Askorbinsäure|faktor, adrenal **a**scorbic acid depletion **f**actor, AAF: hypothet. Faktor im ACTH, der an der Askorbinsäureverarmung der NNR beteiligt sein u. die unterschiedl. Wirkung von Hypophysenextrakten auf das NNR-Wachstum erklären soll. – Ferner ein **A**drenal **w**eight **f**actor (= AWF = Nebennierenwuchsfaktor). – **A.test (Sayers*)**: spektralphotometr. Methode (2,6-Dichlorphenol-indophenol, »TILLMANN* Reagens«) zur Bestg. der ACTH-Konz. in Blut oder Harn anhand des Askorbinsäuregehaltes der NN von Ratten, denen nach Hypophysektomie die Probe i.v. injiziert wurde.

Askosporen: *mykol* s. u. Ascus. – **unechte A.**: ↑ Blastosporen.

Ask=Upmark* Syndrom: (1929) juvenile (maligne) ↑ Nephrosklerose.

ASL: ↑ Antistreptolysin.

Aslan*(-Parhon*) Therapie (ANNA A., zeitgen. Internistin, Bukarest): kurmäß. i.m. Inj. von 2 %ig. Prokain-Lsg. zur Ther. von Altersbeschwerden.

Asoma: *path* **1)** Mißgeburt mit nur rudimentärem Stamm u. unvollständ. Kopf. – **2)** (PUTTI) Wirbel mit fehlender Anlage (oder Ossifikation?) des WK.

Asomnie: ↑ Schlaflosigkeit. – **asomnisch-hyperkinetisches Syndrom**: bei – v. a. epidem. – Enzephalitis als Teilbild (infolge Reizung von Thalamus u. Höhlengrau des III. Ventrikels) völl. Schlaflosigkeit oder Schlafumkehr, delirante Erregungszustände, starke motor. Unruhe (Hin- u. Herwälzen, extrapyramidale Hyperkinesien), Hyperpathie; evtl. Übergang in PARKINSON* Syndrom, auch Exitus.

Asp: ↑ Asparaginsäure.

L-**Asparagin, -amid**, Aminobernsteinsäure-(halb- oder mono-)amid, Asp-NH$_2$: H$_2$N·CO·CH$_2$·CH(NH$_2$)·COOH; aliphat. Aminosäure, frei u. als Eiweißbaustein (v. a. in Pflanzen, 1802 in Asparagus offic. = Spargel entdeckt); für Menschen nicht essentiell, aber wachstumsfördernd; intermediäre NH$_2$-Quelle für Harnstoffsynthese; s. a. Asparaginase.

Asparaginase

Asparaginase, Asparagin-amidase: Enzym (Form I hitzelabil, durch Phosphat aktiviert, II hitzestabil, durch α-Ketosäuren aktiviert), das spezifisch L-Asparagin in L-Asparaginsäure u. NH_3 spaltet. – Für klin. Zwecke aus Koli-Extrakten gewonnen; Anw. z. B. zur spezif. zytostat. Ther. bestimmter Hämoblastosen (deren Zellen A.-abhängig wachsen).

L(+)-Asparaginsäure, Acidum asparticum: Aminobernsteinsäure, $HOOC \cdot CH_2 \cdot CH(NH_2) \cdot COOH$; Aminosäure (v. a. in Pflanzen, frei u. gebunden) aus der Gruppe der Monoaminodikarbonsäuren; wichtig im Harnstoffzyklus (A. + Zitrullin → Sukzinylarginin → Arginin → Harnstoff; s. a. Schema UDPG-Metabolismus. Mikrobiol. Nachweis durch Leuconostoc mesenteroides. – **Asparamid**: ↑ Asparagin.

Aspartase: Enzym (z. B. in Darmflora) mit der Reaktion: Asparaginsäure = Fumarsäure + Ammoniak.

Aspartat|-amino-transferase, Glutamat-oxalazetattransaminase (GOT): in den meisten Körpergeweben (v. a. Leber) vorhandenes Enzym, das mit zahlreichen β-Ketosäuren reagiert (prosthet. Gruppe: Pyridoxalphosphat): L-Aspartat + β-Ketoglutarat = Oxalazetat + L-Glutamat. Serumwert (»S-GOT«; normal < 20 mU/ml) wichtig für Diagnostik u. Verlaufskontrolle bei Herzinfarkt, Leber- u. Skelettmuskelerkrn. (↑ Tab. »Enzymmuster«). – **L-A.oxidase**: in Leber u. Niere nachgewiesenes Enzym (FAD enthaltend), das spezif. aus D-Aspartat mit H_2O u. O_2 Oxalazetat, NH_3 u. H_2O_2 bildet.

Aspect encastré: (GUTMANN) röntg das »versenkte Bild« der Magenkontur mit starren, kant. Rändern als Malignomhinweis.

asper: (lat.) rauh.

Asper|gillom: lokalisierte, tumorart. Form (»Pseudotuberkel«) der Lungenaspergillose; erregerhaltig. – **A.gillose**: bei Mensch u. Tier (Vögel) vork. Schimmelpilzinfektion (meist durch Aspergillus fumigatus, selten durch A. niger u. a.), die vorw. zu lokalen Erscheinungen an Lungen (»Pseudotuberculosis aspergillina«, GAUCHER* Krankh., ↑ Aspergillom), Ohren u. NNH führt (s. a. Tab. Mykosen); sehr selten sept.-pyäm. Verlaufsform mit Metastasen in Myokard, ZNS, Nieren (»Nephromycosis aspergillina«). Erregernachweis: mikroskopisch, kulturell (Pilzagar n. GRÜTZ, SABOURAUD* Dextrose-Schrägagar), Tierversuch, serol. (unsicher).

Aspergillus: »Gießkannen-«, »Kolbenschimmel« [Aspergillaceae]; meist Saprophyten, gelegentl. pathogen (↑ **Aspergillose**). – **A. bouffardi** in Südostasien u. Afrika Erreger des »Schwarzkorn-Myzetoms« (Madurafuß). – **A. flavus** (LINK 1909) Erreger von Dermato-, Oto-, Pneumo- u. Keratomykose; Antibiotikabildner (Flavicin), der auch industriell zur Herstg. von Koji- u. Aspergillsäure genutzt wird. – **A. fumigatus s. bronchialis** (FRESENIUS 1863) häufigster Erreger (»rauchgrau«) der Aspergillose (Haut, inn. Organe, v. a. Lunge); bildet die Antibiotika Fumagillin, Helvol- u. Kojisäure. – **A. glaucus** »grünsporiger« Saprophyt auf Lebensmitteln, gelegentl. Erreger von Onychomykose; bildet Kojisäure. – **A. nidulans** (EIDAM 1883) grünspor. Bodensaprophyt, Erreger von Dermato-, Onycho-, Pneumomykose; bildet die Antibiotika Kojisäure, Penizillin, Ustin. – **A. niger** (VAN TIEGHEM 1867) »schwarzspor.« Saprophyt auf Lebensmitteln, gelegentl. Erreger von Aspergillose an Haut, Ohr, inn. Organen (v. a. Lunge); industriell genutzt zur Erzeugung von Zitronen- u. Kojisäure, Aspergillin, Penizillin, Flavacin, Fumigacin.

Aspermatismus, -matie: Fehlen des Samenergusses – evtl. bei normaler Erektion u. Orgasmus – infolge mangelhafter Spermabildung (↑ Aspermie) oder Ejakulationsstörung (z. B. Verschluß der Samenwege). – **Aspermie**: 1) Fehlen der Spermaflüssigkeit. – 2) (JOEL u. a.) Fehlen aller zellulären Elemente im Sperma (vgl. Azoospermie, Aspermatismus).

asphärisch: nicht sphärisch, mit einer von der Kugelform abweichenden Oberfläche; z. B. **a. Brillengläser** zur Vermeidung der sphär. ↑ Aberration.

asphyktisch: pulslos (↑ Asphyxie).

Asphyxie, Asphygmie: »Pulslosigkeit«, i. w. S. auch die damit verbundene Apnoe u. die resultierende Hypoxie-Hyperkapnie mit Zyanose u. Bewußtlosigkeit; Ätiol.: Herz-Kreislaufversagen, zentrale oder periphere Atemlähmung, Verlegung der Atemwege (Ertrinken, Erwürgen, Fremdkörper u. a.). Gefährdet v. a. ZNS u. Nieren, daher Notfallsituation Ther.: künstl. Beatmung, evtl. Herzmassage, Atemanaleptika. – I. w. S. auch die örtl. Minderdurchblutung bzw. Hypoxie, z. B. als **A. symmetrica** (↑ RAYNAUD* Krankht.); s. a. Asphyxiesyndrom. – Als Sonderformen die **fetale A.** infolge ungenügender O_2-Zufuhr durch die Nabelvene bei mütterl. Eklampsie, Anämie, Kardiopathie, Analgetika-Abusus, Nabelschnurkompression, Plazenta-Anomalien, langer Geburt, Wehenmittelgaben etc.; Sympt.: Verschlechterung der kindl. Herztöne, Mekoniumabgang ins Fruchtwasser; Ther.: Geburtseinleitung oder -beschleunigung. – Die **A. neonatorum** infolge zentraler Atemlähmung (Unreife, subpartale Hypoxie, geburtstraumat. Tentoriumriß) oder Behinderung der O_2-Aufnahme (verlegte Atemwege, mangelhafte Lungenentfaltung, hyaline Membranen, Fruchtwasseraspiration etc.); je nach Dauer u. Stärke als **A. livida** (»blauer Scheintod«, mit tiefer Zyanose u. Schnappatmung; bei sofort. Reanimation prognostisch günst.) oder als **A. pallida** (»weißer Scheintod«, mit hochgrad. Blässe, absol. Apnoe, schwachen Herztönen; schlechte Prognose). Auch als – anfallsweise – **postnatale A.** Stunden oder Tage post partum infolge Hirnblutung, Aspiration oder Unreife des Atemzentrums (bes. bei Frühgeburten); s. a. APGAR-Schema.

Asphyxie|schmerz: initialer Schmerz in einer Extremität (Finger) nach arteriellem Verschluß. – **traumat. A.syndrom**, Druckstauung (PERTHES): bei schwerer Kompression von Brustkorb u. Oberbauch durch Zu- u. Abflußbehinderung im re. Herzen (Hämoperikard, Herzklappenriß oder -dilatation) bedingte Zyanose u. venöse Stauung (mit Blutungen) an Hals, Kopf u. Kopforganen (z. B. Angiopathia retinae traumatica, Taubheit), evtl. auch Alveolarrisse, Schocksympte., Bewußtlosigkeit; im EKG Rhythmusstörungen.

Aspidinol: tänizides Phloroguzin-Derivat im Rhizom des Wurmfarns Aspidium (jetzt: Dryopteris) Filix mas. Therap. Anw. (meist gereinigt u. angereichert als »Aspidinolfilizin«) v. a. gegen Taenia u. Diphyllobothrium (deren Muskulatur gelähmt wird), mit max. Dosis 10,0 g (u. Abführen mit Ol. Ricini!); als tox. Nebenwirkungen (v. a. bei Überdosierung, leerem Magen, gleichzeit. Öl- oder Alkaligaben, zu langem Verweilen im Darm): Krämpfe, Herzanfälle, Sehstörungen (Amblyopie, Gelbsehen, vorübergeh. Amaurose, Darmaffektion, evtl. psychot. Bild).

Aspiration: »Ansaugen« fester, flüss. oder gasförm. Stoffe durch Erzeugen eines neg. Drucks; *path* ↑ Fremdkörper-A., Aspirationspneumonie, -tod.

Aspirations|biopsie: ↑ Saugbiopsie. – **A.metastase:** Implantationsmetastase nach Einatmen von Tumorgewebe. – **A.nystagmus:** durch künstl. Unterdruck (POLITZER* Ballon) im äuß. Gehörgang ausgelöster Nystagmus zur ohrgesunden Seite hin; Hinweis auf Labyrinthfistel bei chron. Otitis media; vgl. Drucknystagmus.

Aspirations|pneumonie: Bronchopneumonie infolge inspirator. Ansaugens von Blut, Erbrochenem, Fremdkörpern etc. in das Tracheobronchialsystem, z. B. bei Schlucklähmung (Poliomyelitis, Bulbärparalyse, diphther. Gaumensegellähmung), Inhalationsnarkose, Ertrinken, Bewußtlosigkeit. – **A.psychrometer:** Gerät zur Bestg. der Luftfeuchtigkeit, errechnet aus der Temp.differenz zweier Thermometer, deren eines mit feuchtem Mull umwickelt ist.

Aspirationstod: Erstickungstod infolge inspirator. Aspiration von erbrochenem Mageninhalt, Blut, kompaktem Fremdkörper etc., v. a. beim schlafenden Säugling, beim volltrunkenen oder bewußtlosen Erwachsenen (herabgesetzte Funktion der Kehlkopfreflexe), nach Halsdurchschneidung, Schädelbasisbruch, in der Agonie (als »konkurrierende« Todesursache).

Aspirator: ↑ Flaschenaspirator, Saugdränage.

Aspirin®: ↑ Acidum acetylosalicylicum.

Asplenie: angeb. oder erworb. Fehlen der Milz.

Aspontaneität: *psych* Antriebsmangel, Apathie, Denkverlangsamung.

ASR: 1) ↑ Antistreptolysin-Reaktion. – 2) ↑ Achillessehnenreflex.

ASS: 1) *pharm* Azetylsalizylsäure (↑ Acidum acetylosalicylicum). – 2) *gastr* akute Schleimhautschädigung (s. u. Gastritis).

Assam|-Beule: ↑ Hautleishmaniase im nordöstl. Indien. – **schwarzes A.-Fieber:** ↑ Kala-Azar.

Assanierung: Seuchenprophylaxe durch hygienisch einwandfreie Wasser- u. Lebensmittelversorgung, Abwässer- u. Abfallbeseitigung, Luftreinhaltung.

Assembly: (engl.) *virol* ↑ Self-assembly.

Assimilation, -lierung: Angleichung; 1) *biochem* Umsetzung der von Pflanze (↑ Photosynthese), Tier u. Mensch aufgenommenen anorgan. u. organ. Stoffe in körpereigene Substanzen (»konstrukt. Metabolismus«; s. a. Anabolismus). – 2) *anat* Formangleichung eines Skelettelementes an das benachbarte (max. als Verschmelzung). – 3) *ophth* Aufbau der Sehsubstanzen in der Netzhaut beim Farbensehen, ↑ HERING* Theorie. – 4) *psych* Eingliederung eines Sinneseindruckes in gleichartige früher erworbene; (C. G. JUNG) Angleichung neuer Bewußtseinsinhalte an bereits vorhand. Vorstellungen u. Schemen. – 5) (WADDINGTON 1942) *genet* »Erblichwerden« eines erworb. Merkmals durch Hinzutreten einer Mutation; vgl. BALDWIN* Effekt.

Assimilationsbecken: Formanomalie des knöchernen Beckens (anlagebedingte Entwicklungsstörung?), als **hohes A.** (Sakralisation des 5. LW), **niedr. A.** (Lumbilisation des 1. SW, breites Sakrum), **querverengtes A.** (schmales bzw. stark quergewölbtes Sakrum) oder **mittenplattes A.** (vorgewölbte Synchondrose S 2/3, evtl. nur einseitig). Nur selten Geburtshindernis.

Assimilations|hypophalangie: ↑ Brachyhypophalangie. – **A.prüfung:** *bakt* s. u. Auxanogramm. – **A.wirbel**, Übergangswirbel: »numer. Variation« der WS am Übergang zweier WS-Abschnitte (bes. am lumbosakralen), indem der erste oder der letzte Wirbel des Abschnittes (= Kranial- bzw. Kaudalvariation) Merkmale des angrenzenden aufweist (evtl. nur einseitig). – vgl. aber Synostoseassimilation.

Assistenzarzt: vollapprobierter Arzt, der unter Aufsicht, Weisungsbefugnis u. Verantwortung des leitenden Arztes (Chef- bzw. Oberarzt) arbeitet. – Die zivilrechtl. (nicht jedoch die strafrechtl.!) Haftung für Schäden am Pat. trifft nicht den A., sondern den Krankenhausträger oder Chefarzt.

assistierte Atmung: künstl. Beatmung bei vermind. Spontanatmung (Narkose, Intoxikation, Schädel-, Thoraxtrauma), indem durch intermittierenden Druck auf den Atembeutel (evtl. Pat.-gesteuerte Beatmungsmaschine) das Atemvol. inspirationssynchron vergrößert wird; vgl. BIRD* Respirator, kontrollierte Atmung.

Assmann* (HERBERT A., 1882–1950, Internist, Königsberg) **Frühinfiltrat**, SIMON*-REDEKER* Fr.: (1922) rundl., zart-homogene Lungenverschattung im apikodors. Oberlappen (oder infraklavikulär) im apikalen Unterlappensegment; typ. für Primärinfektion u. Erwachsenenphthise; s. a. präphthis. Infiltrat. – **A.*-Hueck* Krankheit:** ↑ Osteomyelosklerose.

Assoziation: Verkoppelung, Verknüpfung (z. B. von Bewegungen, Reflexen usw.); *biol* Artengemeinschaft von Lebewesen (↑ Biozönose); *psych* Verbindung von Vorstellungen (s. a. Assoziationsversuch), Vergesellschaftung seelischer Inhalte so, daß ein Erlebnisinhalt das Bewußtwerden des anderen (»ihm assoziierten«) bedingt oder begünstigt; *chem* Zusammentreten einzelner Moleküle zu größeren Komplexen (»Assoziate«) durch zwischenmolekulare Kräfte; *genet* das Sichaneinanderlegen von Chromosomen (↑ Chromosomenkonjugation) oder Bivalenten (als **diakinet. A.** bis zur Prometaphase anhaltend, als **terminale A.** während der 1. meiot. Teilung); *virol* die – für die Replikation obligate – Verbindg. eines Virus mit dem »Helfervirus«; *ophth* **binokuläre A.** als orthophor. Einstellung beider Augen (mit Schnittpunkt der Gesichtslinien im Fixationspunkt), beeinflußt durch Willen, Fusionszwang, Akkommodation u. Konvergenz, Muskeltonus, beim Schielen durch Deviation gestört.

Assoziations|faser: Neurit einer Großhirnnervenzelle, der Rindenareale miteinander verknüpft; meist zu **A.bahnen** gebündelt (vgl. Intersegmentärbahn). – **A.felder:** Gebiete im front., temp. u. parieto-okzipit. Kortex, die weder Projektionsfelder noch Urspr. motorischer Bahnen sind u. über Verbindgn. zu anderen Rindenfeldern u. den Assoziationskernen im Thalamus (Pulvinar, Dorsomediankern; für gezielte Weckreaktionen?) wahrsch. höheren geist. u. seel. Funktionen dienen. – Die Lokalisierung bestimmter **A.zentren** ist zwar kaum gelungen, ihr Ausfall bei Agnosie, Apraxie, sensor. Aphasie etc. jedoch offensichtlich.

Assoziations|psychologie: (HOBBES, HUME) die »atomist.« oder »Elementarpsychologie«, die das Seelen-

Assoziations|störung

leben als gesetzmäß. Assoziation unabhängiger, elementarer Bewußtseinsinhalte (»psych. Elemente«) erklärt. – **A.störung**: *psych* Beeinträchtigung bis Aufhebung der sinnvollen Verknüpfung von Bewußtseinselementen; wesentl. Sympt. der Schizophrenie.

Assoziationsversuch: (C. G. JUNG) psychodiagnost. Test, bei dem auf »Reizwörter« hin möglichst schnell das dem Probanden jeweils zuerst hierzu einfallende Wort zu nennen ist. Inhalt u. Reaktionszeit der so provozierten Assoziationen werden ausgewertet (z. B. Hinweis auf seel. Konflikte). – Ferner die »freie« u. »gerichtete« Assoziation auf der Basis von Trauminhalten.

Assoziations|zelle: Nervenzelle, deren Fortsätze Verbindungen zu benachbarten oder weiter entfernten Nervenzellen herstellen. – **A.zentren**: s. u. Assoziationsfelder.

assoziiert: gekoppelt, verbunden, gleichsinnig (↑ Assoziation).

AST: **A**ntistreptolysin-**T**est bzw. -**T**iter.

Astasie: Unfähigkeit zu stehen; meist als **A.-Abasie-Syndrom** bei Affektionen von Kleinhirn oder Brückenhaube, v. a. aber als neurot. Basostasophobie.

Astaxanthin, Astazin: verbreitetes Karotinoid-Pigment (u. a. bei Algen, Hummer, Flamingo).

Astblock: *kard* ↑ Arborisationsblock.

AStE: ↑ **A**ntistaphylolysin-**E**inheit.

Asteatosis: Sistieren der Talgdrüsensekretion (Atrophie der Drüse), z. B. beim SJÖGREN* Syndrom.

Aster, Astrosphäre: (gr. = Stern) *zytol* das Gesamt der in Mitose u. Meiose vom Pol (»Zytozentrum«) in das Zytoplasma strahlenden faserart. Plasmadifferenzierungen (»Polstrahlen«); nicht mit Spindelfasern identisch. – Auch weniger korrekte Bez. für die Äquatorialspindel.

Astereo|gnosie, taktile Agnosie oder Amnesie: Unfähigkeit, Berührungsempfindungen – bei erhaltener Sensibilität – zu identifizieren, als zerebrales Herdsympt. (hint. Zentral- bzw. unt. Parietalregion). Bei »**prim. A.**« werden auch Einzelheiten des Gegenstandes nicht erkannt, bei »**sek. A.**« (v. a. diffuse Rindenprozesse) nur der Gegenstand als solcher nicht. – **A.skopie**: *ophth* Unfähigkeit, räumlich zu sehen; entweder nur i. S. des Begleitschielens (↑ Strabismus concomitans) oder als ↑ Stereoamaurose.

Asterion: *anthrop* Berührungspunkt der Suturae lambdoidea, occipito- u. parietomastoidea.

Asterixis: *neurol* »Flügelschlagen« beim Versuch, eine best. Armhaltung einzunehmen; auch ↑ Flattertremor.

Asteroidkörperchen: sternförm. Einschlußkörperchen in den Riesenzellen bei BOECK* Sarkoid.

Asthenie: allg. körperl., i. w. S. auch psych. Schwäche, konstitutionell bedingt (↑ Astheniker) oder erworben (»Asthenisierung«); z. B. **Astenia crurum dolorosa** (↑ WITTMAACK*-EKBOM* Syndr.), **A. gravis hypophyseogenea** (↑ SIMMONDS*, SHEEHAN* Syndrom), **A. pigmentosa** (↑ ADDISON* Krankh.), **A. universalis congenita** (↑ STILLER* Syndrom); ferner die **neurozirkulator. A.** (Störungen von Herz-Kreislauf, Verdauung, Sexualfunktion u. Sensibilität, evtl. depressive Verstimmung) als Fehlfunktion des Vegetativums nach chron. Infekt, Fehl- oder Mangelernährung, starkem Blutverlust, psych. Trauma u. a., meist auf dem Boden einer konstitutionellen Schwäche.

Astheniker, Leptosomer: (E. KRETSCHMER) der magere, flachbrüst., blaß-schmalgesicht. (»asthen.«) Konstitutionstyp mit langen, dünnen Extremitäten, Langhalsigkeit u. rel. kleinem Kopf.

asthenisch: 1) von schmalem Typus (↑ Astheniker). – 2) mit körperl. u./oder seel. Schwäche (↑ Asthenie), z. B. **a. Bulbärparalyse** (↑ ERB*-GOLDFLAM* Syndrom), **a.** (= adynam.) ↑ **Fieber, a. Psychopathie** (↑ Psychasthenie).

Asthenisierung: erworbene ↑ Asthenie.

Asthenokorie: Trägheit der Pupillenreaktion; s. a. ARROYO* Zeichen.

Asthenopie: Störung (Schwäche, mangelnde Ausdauer, Beschwerden) beim Nahsehen; symptomat. z. B. bei chron. (Blepharo-)Konjunktivitis, Kopfneuralgien, nervöser Erschöpfung; als **muskuläre A.** insbes. bei Konvergenzschwäche, Eso- u. Exophorie, Vertikalabweichung; als **akkomodative** oder **opt. A.** infolge gestörter Akkomodation, oft von Tränenfluß, Augenbrenen, Kopf- u. Augenschmerzen begleitet (Ther.: Parasympathikomimetika).

Astheno(zoo)spermie: ↑ Tab. »Spermatogramm«.

Asthma: anfallsweise, hochgrad. Atemnot; i. e. S. das **A. bronchiale** (Bronchialasthma): anfallsweise (v. a. nachts, Vagotonus!) Atemnot durch funktionelle Broncho- u. Bronchiolostenose (Spasmus, Schleimhautödem, path. Schleimsekretion) u. – wahrsch. reflektor. – Hypertonus der Inspirationsmuskulatur (v. a Zwerchfell). Ät.path.: endo- oder exogene Allergie (s. a. Extrinsic- u. Intrinsic-A., mit vorw. IgE bzw. IgG) auf hereditär-konstitutioneller Grundlage bei Mitwirkung vegetat.-endokriner, psych., mechan., mikrobiell-infektiöser u. tox. Faktoren, auch »symptomat.« Formen bei Lungen-Tbk, -Tumor, eosinophilem Infiltrat. Klin. (s. a. Tab.): paroxysmale Dyspnoe (bis Orthopnoe) mit erschwerter Ausatmung u. exspirat. Stridor, blasse bis zyanot. Gesichtsfarbe; zähes, schleim. Sputum mit eosinophilen Leukozyten, ↑ CHARCOT*-LEYDEN* Kristallen u. ↑ CURSCHMANN* Spiralen. Schweregrade vom »Subasthma« bis zum Status asthmaticus, bei längerem Bestehen mit chron. Bronchitis, Dehnungsemphysem, Bronchiektasie, Atelektasen, Cor pulmonale (Rechtsherzinsuff.); häufig allerg. Begleitreaktionen (evtl. als »Asthmaäquivalent«) im übr. Respirationstrakt, v. a. Rhinitis, Sinusitis, Bronchitis (»sinobroncho-pulmonales Asthmasyndrom«). Ther.: Allergenausschaltung (Klimakammer, -wechsel, Milieusanierung, Desensibilisierung), symptomat. Medikation (Anticholinergika bzw. Sympathikomimetika, Antihistaminika, zentraldämpfende Mittel, Kortison-Derivate, Antibiotika), evtl. Psychother., Atemgymnastik.

Asthma abdominale: 1) **A. dyspepticum**: durch Zwerchfellhochstand bei Dyspepsie, Flatulenz etc. ausgelöster asthmat. Anfall. – 2) Bez. für die Colica mucosa aufgrund der ätiol. u. klin. Parallelen zum Bronchialasthma. – **A.arthriticum**: autotox. A. bronch. bei Harnsäure-Diathese.

Asthma cardiale, Herzasthma: anfallsweise Atemnot infolge vermehrter Lungenstauung bei Linksherzinsuffizienz, meist nachts (Zunahme des venösen Rückflusses bzw. des Blutvol. im Liegen), oft spontan abklingend. Klin.: Dys- bis Orthopnoe, Husten, (blut.) Auswurf, Giemen, Brummen, feuchte RG, evtl. Bronchospasmen, akutes Lungenödem. Ther.: aufrechte Lagerung, Sedativa, Atropin, Äthylmorphin, Herzmittel. – **A. cerebrale**: Atemnot infolge mangelhafter Blutversorgung des Atemzentrums, z. B. bei arterieller Hypertonie, Nephropathie.

Asthma diabeticum: das Kardialasthma im diabet. Koma. – **A. nasale**: »reflektogenes« A. bronch. bei Affektionen der Nasenhöhle (Muschelschwellung, Polyp, Synechien, Septalleiste etc.); vgl. Rhinitis nervosa. – **A. saturninum**: ↗ Bleiasthma.

Asthme sec: (französ.) das »trockene« Bronchialasthma (meist allerg.) ohne wesentl. path. Schleimsekretion. – **A. tardif**: (französ.; TURIAF 1949) beim ♂ rel. spät auftret. »endokrines« Bronchialasthma, das mit dem Ausfall der Sexualfunktion zusammenhängt u. durch androgene Steroide günstig beeinflußt wird. – Auch bei der ♀ sogen. **Asthma sexuale** im Prämenstruum, Klimakterium, während der Schwangerschaft (hier evtl. aber auch Besserung!).

Asthma thymicum: Zustände von Atemnot (↗ Stridor congenitus) bei – oft mit konnataler Struma kombinierter – Thymushyperplasie. – **A. uraemicum**: asthmoide Zustände bei Urämie infolge seröser Durchtränkung der Lunge (erhöhte Durchlässigkeit der Alveolar- u. Kapillarwandungen). – **A. verminosum**, Wurmasthma: endogen-allerg. A. bronch. durch Eingeweidewürmer (Askariden, Trichinen, Strongyloides, Echinokokken, selten Tänien u. Oxyuren).

Asthma|äquivalent: allerg. Manifestation im Respirationstrakt im Intervall eines Bronchialasthma, meist als ↗ A.sinusitis. – **A.bronchitis**: chron. Bronchitis als Komplikation eines Bronchialasthma. – vgl. aber ↗ asthmoide Bronchitis. – **A.kristalle**: ↗ CHARCOT*-LEYDEN* Kristalle.

asthmogene Punkte: Zonen an Nase u. äuß. Thorax, deren (therap.) Reizung eine reflektor. Beeinflussung des Bronchialasthma zur Folge hat. Umgekehrt sind bei Asthma umschrieb. Veränderung der Brustwand bekannt, z. B. rhomb. Einziehung in Höhe Th XI–L IV, Myogelose im 2. ICR vorn.

asthmoide Bronchitis: meist chron., therapeutisch schwer beeinflußbare Bronchitis mit spast.-allerg. Charakter (»Asthmatoid«). Von Asthmabronchitis nicht immer zu unterscheiden.

Astigmatismus: nicht-punktuelle Abb. eines opt. Systems infolge asphär. Krümmung – u. damit Brennpunktlosigkeit – der brechenden Flächen; i. e. S. (*ophth*) die sogen. Zerr- oder Stabsichtigkeit infolge Hornhautverkrümmung des Auges (vgl. Linsenastigmatismus). Nachweis mit Ophthalmometer (»Astigmometer«); dabei werden die Meridiane stärkster bzw. schwächster Brechkraft als Hauptschnitte bezeichnet. – A. bis 0,5 dpt gilt als physiol., > 0,5 dpt erfordert Ausgleich mit zylindr. Gläsern; s. a. Restastigmatismus. Unterschieden als **A. simplex** (ein Hauptschnitt emmetrop, der andere ametrop), **A. compositus** (bd. Hauptschnitte entweder hyper- oder myop), **A. mixtus** (ein Hauptschnitt hyper-, der andere myop), **A. rectus** u. **A. inversus** (»A. nach der Regel« bzw. »gegen die Regel«; d. h. vertikaler Hauptschnitt stärker gekrümmt als der horizontale bzw. umgekehrt), **regulärer** u. **irregulärer A.** (mit regelmäß. Wölbung der Hornhaut, so daß Hauptschnitte u. Brennlinie senkrecht aufeinanderstehen; bzw. mit unregelmäß. Wölbung, d. h. jeder Meridian mit mehreren Radien, daher nur durch Haftschalen ausgleichbar), **A. obliquus** (Hauptschnitte schräg bei etwa 45 u. 135° TABO-Schema); ferner der **totale A.** (Hornhaut + Linse).

Asthma bronchiale (Differentialdiagnostik)

	Asthma bronchiale	sek. Emphysem	Asthma cardiale
Vorerkrankung	Hautallergien (fam. Disposition)	Bronchialasthma, Bronchitis, Pneumonie	renale u. essentielle Hypertonie, Aortenvitium, Koronarinsuffizienz
Alter (Beginn)	20–30	nach 40	nach 50
Allgemeinbefinden	relativ gut	erhebl. herabgesetzt	erhebl. herabgesetzt
Atemnot	paroxysmal, exspirator. Stridor (keuchende Atmung)	dauernd; bei Belastung erhebl. Kurzatmigkeit	paroxysmal (bes. nachts)
Husten	gering	stark	Stauungshusten
Auswurf	zäh, schleimig	zäh. schleimig (bes. morgens)	schaumig, bräunlich
Herz u. Kreislauf	Herzfigur u. Puls unauffällig	schmale, steilgestellte Herzfigur, Sinustachykardie, leise Töne; später latente Rechtsinsuffizienz	verbreiterte Herzfigur; Linksinsuffizienz (Linksgalopp); Puls meist fadenförmig, irregulär
Lunge	Grenzen ausreichend verschieblich, Schachtelton, trockene RG, verlängertes Exspirium. – Atemstoß u. -grenzwert vermindert.	Grenzen tiefstehend, wenig verschieblich; leise Atemgeräusche, feuchte u. trockene RG, verlängertes Exspirium. – Atemstoß u. -grenzwert stark vermindert; Residualvol. vermehrt.	feuchte RG (Knisterrasseln). – Lungenfunktion altersgemäß vermindert.

Asthma|sinusitis: bei Bronchialasthma allerg. Begleitreaktion (meist durch Inhalationsallergene) der NNH, mit hyperplast. Schleimhautentzündung, Ödem, lymphoplasmazellulärer (oft stark eosinophil durchsetzter) Infiltration, meist ohne freies Exsudat; sehr flüchtig, bei Eliminierung der Allergene rasche Rückbildung (auch tumoröser Polypen!) – **A.spiralen**: ↗ CURSCHMANN* Spiralen.

Astigm(at)ometer, -skop: Gerät zur Bestg. bzw. Erkennung des Hornhautastigmatismus, ↗ Ophthalmometer, Keratoskop.

AStL: ↗ Antistaphylolysin.

(Astley) Cooper*: s. u. COOPER*.

Astomie: angeb. Fehlen des Mundes.

AStR: ↗ Antistaphylolysinreaktion.

Astrablau

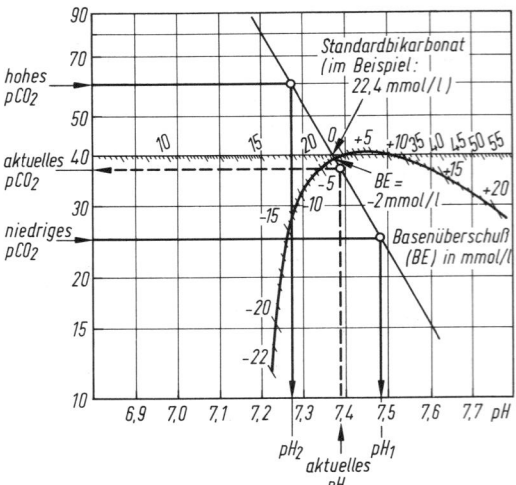

Astrup* Methode:
Nachdem das Blut mit pCO₂-verschiedenen Eichgasgemischen äquilibriert u. der pH-Wert gemessen ist (pH₁ u. pH₂), wird im pH/log pCO₂-Diagramm aus diesen Meßpunkten eine Gerade konstruiert. Das aktuelle pH des nativen Blutes liefert dann am Schnittpunkt mit der Geraden das aktuelle pCO₂. Standardbikarbonat u. Basenüberschuß (BE) ergeben sich aus den Schnittpunkten der Geraden mit den entsprechenden Skalen. Normwerte: pH 7,35–7,45, pCO₂ 35–45 mmHg (4,6–5,98 kPa), Standardbikarbonat 21–27 mmol/l, Pufferbasen 46–48 mmol/l, Basenüberschuß ± 3 mmol/l.

Astrablau: *histol* stark bas. Kupferphthalozyanin-Farbstoff, der als 0,5 % Lsg. in 1 %ig. Essigsäure bei pH 2–3 saure Mukopolysaccharide elektiv anfärbt.

Astragalus: *anat* ↑ Talus. – **Astragalektomie**: ↑ Talusexstirpation.

A-Streifen (der Muskelfaser): ↑ A-Bande.

Astro|blast: Mutterzelle des ↑ Astrozyten, »juveniler Astrozyt« (CAJAL). – **A.blastoma**: rel. gutart., durch feinzyst. Zerfall charakterisierte Untergruppe des Astrozytoms aus plumpen, mit Goldsublimat imprägnierbaren Zellen, deren kolb. Fortsätze radiär oder tangential um ein regelmäß. Gefäßnetz angeordnet sind.

Astro|cytoma: ↑ A.zytom. – **A.glia**: die aus ↑ A.zyten bestehende »Makroglia«, v. a. in der grauen Substanz des ZNS.

Astrom: ↑ Astrozytom.

Astro|phobie: krankhafte Furcht vor Gewittern. – **A.sphäre**: *zytol* ↑ Aster.

Astro|zyt, Sternzelle: die »Makrogliazelle« mit strahlenförm. Fortsätzen; unterschieden als **protoplasmat.** u. als **faseriger A.** (mit großem bzw. kleinem Zelleib, mit zahlreichen kurzen bzw. wenigen langen, dünnen Fortsätzen, erstere ohne Fibrillen). – **A.zytom**, Glioma durum: kastanien- bis apfelgroßes, meist knotenförm., selten diffuses »Spinnen- oder Sternzellengliom«, vorw. im Parietal- oder Frontallappen, selten in Thalamus, Mittelhirn, Brücke u. RM; mit charakterist. Zell- u. Kapilararmut, Neigung zu groß- u. kleinzyst. Zerfall (bei fehlender Nekrose). 4 Untergruppen: fibrilläres, großzell. (**A.cytoma gigantocellulare**) u. protoplasmat. A. sowie das ↑ A.blastom. 7–9 % aller Hirntumoren. Entwicklg. vorw. im 4. Ljz. (geringe Androtropie); Metastasierung selten, Rezidi-

vierungstendenz nach Radikal-Op. (jedoch auch Dauerheilung), aber nur selten maligne Entartung.

Astrup* Methode: (1956) Mikromethode zur pH- u. CO₂-Bestg. im Arterien- oder Kapillarblut (100 µl) mit spez. Apparatur. Ermittlung weiterer Säure-Basen-Meßgrößen (im Rahmen der Azidosen- bzw. Alkalosendiagnostik) mit der HENDERSON*-HESSELBACH* Gleichung oder aus einem Nomogramm (z. B. nach SIGGARD-ANDERSEN).

AStT: Antistaphylolysin-Titer bzw. -Test.

Astysie, Astyphie: Fehlen der Erektion.

Asuero* Therapie: Kauterisation der Nasenschleimhaut u. des Ggl. pterygopalatinum bei Asthma bronch., evtl. kombin. mit Suggestionsbehandlung.

Asyllabie: Unvermögen, aus den einzelnen Buchstaben bzw. Lauten Silben zu bilden; Sonderform der Agraphie, Alexie bzw. Aphasie.

Asymbolie: Störung der »Symboläußerung« (= motor. A.) oder des »Symbolverständnisses« (= sensor. A.; ↑ Symbolagnosie) im Rahmen von Aphasie, Agraphie, Alexie, Amusie etc.

Asymmetriefehler (optischer), Koma: opt. Abbildungsfehler, bei dem ein seitlich der Achse liegender Dingpunkt als ovale, einseitig unscharfe Zerstreuungsfigur abgebildet wird.

asymptomatisch: ohne – erkennbare – Krankheitszeichen.

Asynapsis: *genet* Verhinderung der meiot. Chromosomenpaarung durch Störung der »synapt. Komplexe«. Folgen: kein Crossover, hypo- u. hyperploide Gameten, häufig Sterilität.

asynchron: ungleichzeitig, nicht synchron.

Asyndese: 1) *psych* Denkstörung mit zusammenhanglosem Sprechen u. Schreiben. – 2) *genet* ↑ Asynapsis.

Asynergie: Koordinationsstörung der Muskeltätigkeit, i. w. S. jede Ataxie, i. e. S. die Störung der bei Willkürbewegungen erforderl. automat. Hilfsinnervation; bei Kleinhirn- u. EPS-Affektion (z. B. HUNTINGTON* Chorea).

Asynklitismus: *geburtsh* »asynklit. Achsen- oder Kopfeinstellung«, d. h. Abweichen der Sagittalnaht von der Beckenführungslinie bei Eintritt des kindl. Kopfes ins kleine Becken; vgl. Synklitismus. – **1) vord., regelrechter** oder **physiol. A.**, sogen. NAEGELE* Obliquität in Richtung Kreuzbein, wobei die

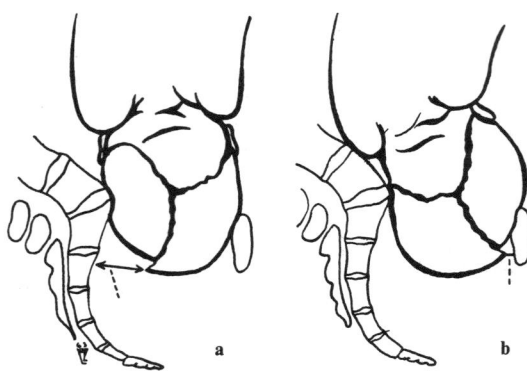

Asynklitismus: a) NAEGELE* Obliquität; b) LITZMANN* Obliquität.

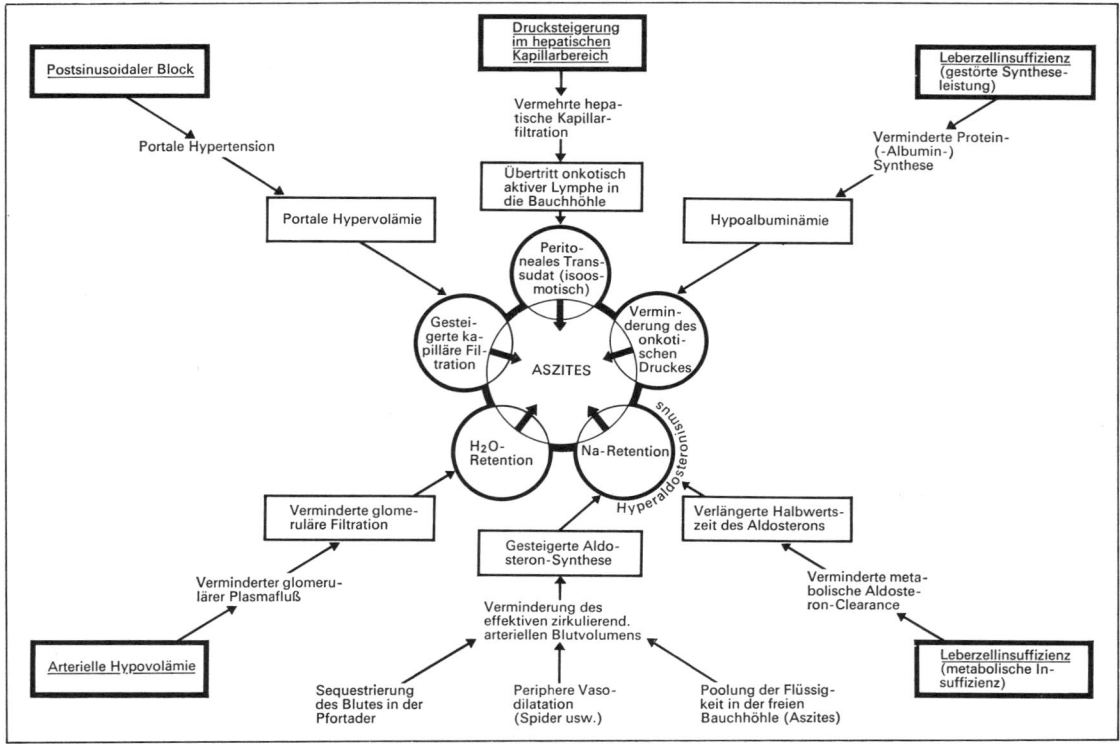

Pathomechanismus der **Aszitesbildung** bei Leberzirrhose.

vord. Scheitelbeinschuppe die Führung übernimmt; ergibt verstärkt (= vord. Scheitelbeineinstellung) bei geradverengtem Becken den günstigsten Eintrittsmechanismus; im Extremfall (vord. Ohr tastbar) = vord. Ohrlage. – **2) hint. A.** (h. Scheitelbeineinstellung), sogen. LITZMANN* Obliquität in Richtung Symphyse, wobei die hint. Scheitelbeinschuppe die Führung übernimmt; weniger günstig, im Extrem = hint. Ohrlage. – s. a. RÖDERER* Einstellung.

Asystolie: (BEAU 1856) *kard* Ausbleiben der Herzsystole infolge vagaler Reflexe, gestörter Reizbildung oder -leitung, unmittelbarer Schädigung des Arbeitsmyokards. Gefahr des dauernden ↑ Herzstillstands.

ASZ: *physiol* ↑ Anodenschließungszuckung.

Aszendens: ↑ Colon ascendens. – **A.typ (der Obstipation)**: die sogen. »Propagations-« oder »Rechtsobstipation« (meist aton.) mit Retention der Fäzes v. a. im aufsteigenden Dickdarm.

Aszendenz: Verwandschaft in aufsteigender Linie (»Ahnenreihe«). – **Aszendenten** = Ahnen.

aszendierend: aufsteigend; z. B. asz. Paralyse (↑ LANDRY* Paralyse), **asz. Infektion** (kanalikulär oder lymphogen; im Urogenital- u. Magendarmtrakt: »retrograd«).

Aszites: »Bauchwasser«, Trans- oder Exsudat der Bauchfellserosa in den – normalerweise kapillären – Peritonealraum als Folge kardialer/portaler Stauung (Leberzirrhose, Pfortaderthrombose); ferner bei Obstruktion des Ductus thoracicus (»**chylöser A.**«), bei entzündl. u. tumorösem Bauchfellprozeß (oft hämorrhag., z. B. bei Tbk. u. Ca.) sowie als **A. praecox** bei Perikarderguß; soweit ser(ofibrin)öses Exsudat mit reichlich polymorphkern. Leukos u. – zunehmend – Makrophagen (Histiozyten der Subserosa u. der sogen. Milchflecken des großen Netzes) zytodiagnostisch auswertbar. – Diagnose: Perkussion, Palpation (lageabhängige Dämpfung, Undulation), Rö-Untersuchung, Probepunktion; Ther.: kausal, ↑ A.punktion, -dränage.

Aszites|-Agar: Agar-Nährboden (pH 7,5) mit – nur bedingt steriler – menschl. A.flüssigkeit; zur Züchtung von Meningo- (25–30 %ig), Gono- (30–50 %ig), Pneumo- u. Streptokokken (10 %ig). – Ähnl. die **A.-Bouillon** (pH 7,4, 10 %ig) für Meningo- u. Gonokokken.

Aszites|dränage: Dauerableitung eines Aszites, im allg. in die Subkutis, durch op. in die Bauchhöhle eingeführten Drän (z. B. Seidenfäden, Muskellappen, »Rektusdocht« n. STATHAM-TOTT). Selten geübtes, durch künstl. Kollateralkreislauf (portokavaler bzw. splenorenaler Shunt) überholtes Verfahren. – **A.punktion**: Entleerung eines Aszites durch asept. Einführung eines Trokars – nach Stichinzision in Lokalanästhesie – u. langsame Ableitung (Kollapsgefahr!); zweckmäßigste Punktionsstelle (bei entleerter Harnblase!): Grenze mittl./lat. Drittel der RICHTER*-MONRO* Linie im li. Unterbauch. Anschließend Klammerung der Inzisionswunde, Leibbinde. – **A.tumor**: krebsigen Aszites (u. solide Tumoren) bildende, durch diesen Aszites i.p. oder s.c. transplantable Impfgeschwulst; z. B. YOSHIDA* A.sarkom, WALKER* u. DS-A.karzinosarkom (Ratte), EHRLICH* A.karzinom (Maus). Meist rasches Wachstum; Exitus nach 4–10 Tg.

AT, A. T.: 1) ↑ Alttuberkulin. – 2) ↑ Aortenton. – 3) ↑ Antithrombin.

A. T. 10®-Test (Fünfgeld*): zur DD des Hyperventilationssyndroms; Anstieg der Serumkalziumwerte um < 0,6 mg % nach A. T. 10® (ein ↑ Dihydrotachysterin-Präp.; 7 Tg. 2 × 20 Tr. tgl.) gilt als pathognomonisch für normokalziäm. Tetanie.

at: *physik* ↑ Atmosphäre.

Ataktilie: Fehlen der Tastempfindung. – **ataktisch**: ungeordnet, unkoordiniert (↑ Ataxie).

Atalante-Reaktion: (O'NEILL 1951; nach der schnellfüß. Jägerin der griech. Mythologie, die von einem Freier schließlich nur durch eine List im Wettlauf besiegt wurde) Streß-Reaktion der Frau mit Dysmenorrhö, Frigidität, Dyspareunie, Abortneigung, Schwangerschaftserbrechen, Geburtsschwierigkeiten, postpartaler Depression u. Agalaktie.

Ataraktika: *pharm* ↑ Tranquilizer.

Atavismus: (DE VRIES 1901) Auftreten von Ahnenmerkmalen, die in den vorher. Generationen nicht vorhanden waren, evtl. nur in der Phylogenese bekannt sind (z. B. überzähl. Brustwarzen); unterschieden als Bastard-, Mutations- u. Variations-A.

Ataxie: »Unordnung«; 1) *neurol* Koordinationsstörung mit ausfahrenden, mangelhaft kontrollierten Bewegungsabläufen (= **dynam. A.**; bei geschlossenen Augen meist verstärkt) u. unsicherer Körperhaltung (= **stat. A.**; ROMBERG* Phänomen pos.); z. B. bei Störungen im peripheren Neuron (Polyneuropathie, neurale Muskelatrophie, THOMSON* Syndrom), als **Hinterstrang-** oder **spinale A.** (mit Störung der Tiefensensibilität; z. B. bei funikulärer Spinalerkr., MS, Tabes dors., i. e. S. die »fam.« oder **hereditäre** ↑ FRIEDREICH* A.; z. B. bulbäre Formen), **zerebellare A.** (bei einseit. Prozeß homolat. Hemiataxie, bei Wurmläsion symmetr. Ataxie etc.; kongenital als [PIERRE] MARIE* Syndrom II sowie als LOUIS = BAR* Syndrom = A. + Teleangiektase), **zerebrale** oder **zentrale A.** (v. a. als Stirnhirn-A., doppelseitig mit zerebellaren Symptn.; auch bei Schläfen-, Scheitellappen-, Vierhügel-, Thalamusläsion; Hemiataxie kontralat.). Nach Pathomechanismus unterschieden als **sensor.** (z. B. die spinale) u. **motor. A.** (z. B. zerebrale u. zerebellare), ferner als **labyrinthäre** oder **vestibuläre A.** mit vorw. Gleichgewichtsstörung; dominant-erbl. als **Ataxia vestibulocerebellaris periodica**). – Akute Form vorw. zerebellär (mit Asynergie, Dysmetrie, skandierender Sprache, Hypotonie, evtl. Nystagmus, initialer Bewußtseinsstörung) als WESTPHAL*-VON LEYDEN* Syndrom (nach Virusinfekt, Fleckfieber, Malaria, Insolation, bei MS), zerebral als ↑ ZAPPERT* Syndrom (»Säuglings-Parkinson«). – 2) im übertragenen Sinne: **intrapsych. A.** (STRANSKY; Durcheinandertaumeln von Gedanken, Gefühlen, Antrieben etc. bei Schizophrenie; vgl. Psychataxie), **literale A.** (KUSSMAUL; = sprachl. Koordinationsstörung, ↑ Silbenstolpern), **Ataxia ocularis** (↑ Nystagmus); **A. optica** (↑ BALINT* Syndrom), **vasomotor. A.** (↑ Gefäßataxie).

ataxisch: ↑ ataktisch.

Atebrin®: spezifisch Schizonten-wirksames Malariamittel, ein Akridin-Derivat (↑ Mepacrinum). – Nebenwirkungen: **A.-Exanthem** als tox. Arzneimittelexanthem, mit Hyperkeratosen oder lichenoiden, ekzematoid-vesikulösen oder exfoliierenden Veränderungen (evtl. tödl., ↑ Lichen tropicalis); oft übergehend in **A.-Pigmentierung** mit Atrophie, Alopezie u. – reversibler – Unterfunktion der Schweiß- u. Talgdrüsen. Ferner **A.-Ikterus**, d. h. Gelbfärbung von Haut u. Nägeln durch den Akridinfarbstoff (auch bei Pan- u. Trypaflavin® [Acriflavin *WHO*]); Konjuntiven anfangs frei, Blutserum anikterisch. Nach erhebl. Überdosierung rauschähnl. Zustände (»**A.-Psychose**«).

Atelektase: vermind. bis fehlender Luftgehalt der Lungenalveolen. Als **angeb.** oder **fetale A.** physiol. Zustand der noch nicht entfalteten Neugeborenenlunge vor dem 1. Atemzug; kann bei Bronchusverstopfung (Schleim, Fruchtwasser) oder Läsion des Atemzentrums anhalten. – Stets pathol. die **sek. A.** (v. a. durch Resorption der Alveolarluft) mit zunächst unveränderter, später verminderter Blutzirkulation; u. zwar passiv als ↑ Obstruktions- oder Obturations-A. (bei Bronchusverschluß), als ↑ Kompressions- oder Verdrängungs-A., als Entspannungs-A. (↑ Lungenkollaps); aktiv als ↑ Kontraktions-A. (z. B. postoperativ). Klin.: Schallverkürzung, abgeschwächtes oder bronchiales Atemgeräusch, **A.knistern** (fein, ohrnah; v. a. initial u. bei Lösung der A.), evtl. **atelektat. Pneumonie** (↑ Pneumonitis). – Nach Form u. Ausdehnung unterschieden als ↑ Total-, Teil-, Lappen-, Segment-, Flächen-, Flecken-, Platten-, oder Streifen-, Schalen-, Mantel-, Rand-A.

Atelo...: Wortteil »unvollständ. Entwicklung«; z. B. A.myelie oder A.rhachie (des RM), A.prosopie (des Gesichts).

Atem: ↑ Atemluft; s. a. Atmen, Atmung.

Atem|äquivalent, AÄ, spezif. Ventilation (V_{vent}/V_{O_2}): (BRAUER, KNIPPING) das Verhältnis des AMV zur O_2-Aufnahme/Min., das die für eine O_2-Aufnahme von 100 l zu ventilierende Luftmenge angibt; Normalwert (mit BTPS korrigiert) ca. 28, abhängig von Alter, Geschlecht, Beschaffenheit der Atmungsorgane. – Kann analog für CO_2 errechnet werden (normal ca. 3,3–3,5). – **A.analeptika**: s. u. Analeptika.

Atemanhalte|-EKG: Belastungs-EKG bei willkürl. Apnoe (meist nach 30 Sek.), mit Veränderungen i. S. von Sympathikotonie (vermehrte Adrenalinausschüttung!), evtl. Koronarinsuffizienz u. O_2-Mangel (Repolarisationsstörung). Klin. Wert umstritten. – **A.versuch**: (KISCH) Messung der max. willkürl. **A.zeit** (AaZ); normal im Inspirium > 30 Sek. (bei eingeschränkter Kreislaufreserve < 20), im Exspirium > 20 Sek.; Quotient aus AaZ nach u. vor Belastung = »Hyperventilationsindex«.

Atem|apparat: 1) *anat* ↑ Apparatus respiratorius. – 2) *anästh* ↑ Beatmungsgerät. – **A.arbeit**: die insbes. bei der Einatmung zur Überwindung des ↑ A.widerstands zu leistende Arbeit; berechnet aus dem Druck-Vol.-Diagramm von Lunge u. Thorax.

Atem|beutel: Gummibeutel (mit oder ohne Gaszuleitung), mit dem durch manuelle oder mechan. rhythm. Kompression über Maske oder Endotrachealtubus künstlich beatmet wird (als Widerbelebungsgerät oder Teil des Narkoseapparates); z. B. Ambu-Beutel, ↑ Beatmungsbalg. – **A.bewegungen, intrauterine**: (AHLFELD 1888) oberflächl. diaphragmat. Atembewegungen (60–70/Min.) des Feten in den letzten Schwangerschaftsmonaten; nur bei starker O_2-Not tiefere Inspirationen. – **A.depression**: reflektor. oder zentral ausgelöste Verringerung u. Abflachung (evtl. Stillstand) der Atmung, z. B. bei Karotis-Sinus-Syndrom, Larynxirritation (bei Intubation), Barbituratvergiftung.

Atem|essen: ↑ Aerophagie. – **A.filter**: A.schutzgerät (DIN 3181) mit 3 Stufen gegen Grob- (> 5 μm) u. Feinstaub (< 5μm) sowie Schwebstoff-, Dampf- u. Gasgemische (wobei die Konz. giftiger Gase u. Dämpfe 2 Vol.-% nicht überschreiten u. die des O_2 16 Vol.-% nicht unterschreiten darf). – **A.frequenz**, AF: Zahl der A.züge pro Min., abhängig von Alter (↑ Abb.; ab 30. Lj. etwa gleichbleibend), Geschlecht, Körperhaltung (im Stehen höher als im Sitzen u. Liegen), Arbeit, Bluttemperatur u. psych. Faktoren. – s. a. A.minutenvolumen.

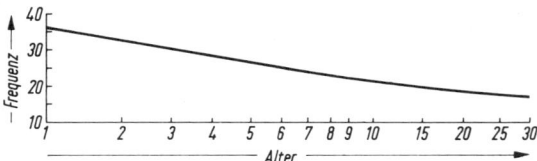

Atem|gasanalyse: quant. Bestg. von O_2 u. CO_2 (z. B. in der Ausatmungs- oder endexspirator. Alveolarluft) durch sukzessive Absorption an Pyrogallol oder Na-Dithionit bzw. KOH. Die bei konst. Druck u. Temp. im HALDANE* oder SCHOLANDER* Apparat gemessene Vol.minderung entspricht dem %-Anteil (als Restgase N_2 u. inerte Gase). – **A.geräusch**: auskultator. Phänomene beim Ein- u. Ausströmen der Atemluft, ↑ Atmen (bronchiales etc.), Amphorophonie, Rasselgeräusche. – **A.grenzwert**, AGW, max. Ventilation: max. Luftmenge, die durch willkürl. Hyperventilation pro Min. ventiliert werden kann (»max. AMW«). Bestg. meist in 10-Sek.-Perioden (cave Hyperventilationssyndrom!) u. Umrechnung auf Min.wert (beim Erwachs. ca. 80–150 l). – **A.gymnastik**: s. u. A.therapie.

Atem|hilfsmuskulatur: die bei forçierter oder path. Atmung (z. B. Asthma, Pneumonie) in- u. exspiratorisch zusätzlich in Anspruch genommenen »auxiliären« Atemmuskeln (↑ dort. Tab.). – **A.hubvolumen**: ↑ Atemvolumen.

Ateminsuffizienz: ↑ respirator. Insuffizienz. – Als **akute A.** (Zyanose, Dyspnoe oder abgeflachte, beschleunigte Atmung, Bewußtseinsstörung) v. a. bei chron.-obstruktiver Bronchialerkr., komplizierter Pneumonie, Schlafmittelvergiftung, Status asthmaticus; lebensbedrohl. Notfall (Intubation, Analgetika, O_2, Überdruckbeatmung!); s. a. Atemlähmung.

Atem|kalk: Barium- oder Natronkalk (in Körner- oder Tablettenform) zur chem. Bindung von CO_2 (exotherme, nur in Anwesenheit von H_2O ablaufende Reaktion) in Grundumsatz- u. Narkosegeräten (mit Rückatmung) u. Absorbern. – **A.korsett**: (v. HATTINGBERG) s. u. nervöses ↑ Atmungssyndrom, Zwerchfellring.

Atemlähmung: Ausfall der Atemtätigkeit; entweder als **zentrale A.** durch Lähmung der Atemzentren (z. B. Gifte, Pharmaka, hohe CO_2-Konz., O_2-Mangel, Trauma, Bulbärparalyse); oder als **periphere A.** infolge Störung in Atemmuskulatur bzw. neuromuskulärer Endplatte (z. B. durch Aufsteigen der Anästhesie-Lsg. bei Spinal-/Periduralanästhesie, Poliomyelitis, RM-Läsion C_{1-4}, Muskelrelaxantien, als Narkosestadium IV).

Atemluft: das zum Atmen verfügbare Gasgemisch der ird. Lufthülle (78 Vol.-% N_2, 21% O_2, 0,03% CO_2, 1% Edelgase); i. e. S. die ein- (↑ Atemvolumen) bzw. ausgeatmete Luft (s. a. Alveolarluft).

Atem|mechanik: die äuß. ↑ Atmung. – **A.minutenvolumen**, AMV: das in 1 Min. ventilierte Luftvol. (»A.zeitvol.«), Produkt aus A.zugvol. u. A.frequenz; hängt im wesentl. von Energieumsatz u. Totraumventilation ab. Normalwert (starke individuelle Schwankungen) 6–8 l/min.; bei Asthma, Emphysem etc. verringert, im diabet. Präkoma erhöht. – **A.mittellage**, respirator. Mittellage: (PARNUM, BOHR) Punkt des A.zyklus in der Mitte zwischen Ein- u. Ausatmung; Lungenvol. = funktionelle Residualkapazität (= expirator. Lungenvol.) + ½ A.zugvol. – **A.muskulatur**: die an der äuß. Atmung – v. a. im Inspirium – durch Volumenänderung des Thoraxraumes beteiligten Muskeln (↑ Tab.).

Atem|neurose: psychogene Regulationsstörung der Atmung. – **A.not**: ↑ Dyspnoe. – **A.not der Neugeb.**: ↑ Respiratory-distress-Syndrom.

Atem|pause: die von nervösen u. chem. Antrieben abhäng., nur bei verlangsamter Atmung (z. B. im Schlaf) deutl. »Ruhephase« zwischen Ein- u. Ausatmungsphase, nach Exspiration relativ länger; s. a. apnoische Pause. – **Willkürl. A.pause** bei Trainierten bis zu 5 Min.; s. a. A.anhalteversuch. – **A.phasen**: die Abschnitte des A.zyklus: Einatmungs-, Ausatmungs-, Ruhephase (= A.pause).

Atem|reflexe: die an der ↑ A.regulation beteiligten Reflexe, entweder mit zentraler Umschaltung im Atemzentrum (z. B. über periphere Chemorezeptoren auslösbar) oder aber proprizeptiv von den Lungendehnungs- u. Mechanorezeptoren der A.muskulatur ausgehend (sogen. reflektor. Selbststeuerung der Atmung).

Atemregulierung: Anpassung der äuß. Atmung an den Atembedarf; Regelkreis, in dem P_{O_2}, P_{CO_2} u. [H^+] im arter. Blut (als Regelgrößen) durch Lungen-

inspir. Atemmuskeln	inspir. Hilfsmuskeln	exspir. Atemmuskeln	exspir. Hilfsmuskeln
Diaphragma	M. sternocleidomastoideus	Mm. intercostales interni	M. rectus abdominis
Mm. intercostales externi	M. levator scapulae	M. transversus thoracis	M. transversus abdominis
Mm. intercostales interni	Mm. scalenus anterior, medius et posterior		M. obliquus externus abdominis
Mm. levatores costarum breves	M. trapezius		M. obliquus internus abdominis
Mm. levatores costarum longi	M. rhomboideus major		M. erector spinae
	M. rhomboideus minor		M. quadratus lumborum
	M. pectoralis major		M. serratus posterior inferior
	M. pectoralis minor		
	M. serratus posterior superior		
	M. serratus anterior		
	M. subclavius		
	M. deltoideus		

Atemregulierung

belüftung (Stellgröße) von dem Atemtiefe u. Atembewegungen kontrollierenden Atemzentrum (als Regler) konst. gehalten werden. Erfolgt als **neurale** (a, b) u. als **chem. A.** (c, d) durch a) zentrale Afferenz von Stammhirn (Tonus der Atemmuskulatur) u. Kortex (Modifizierung beim Singen u. Sprechen, Mehratmung bei Muskelarbeit, evtl. über Kollateralen der Pyramidenbahn), b) Mechanorezeptoren in Bewegungsapparat, Atemmuskulatur u. Lunge (z. B. HERING*-BREUER* Reflex), c) periphere Chemorezeptoren des Glomus caroticum u. aorticum (bei O_2-Mangel), d) zerebrale Chemorezeptoren an der Oberfläche des Rhombenzephalon u. in Zellen des Atemzentrums (?); ferner Stimulation bei Erhöhung von $[H^+]$ u. P_{CO_2} in Liquor u. Blut.

Atem|reserve, Ventilationsreserve: (KNIPPING) das über das Ruhevol. hinaus mögl. A.vol., d. h. die Differenz zwischen Ruheminutenvol. u. A.grenzwert; i. w. S. auch der durch TIFFENEAU* Test bzw. Pneumometerstoß (HADORN) ermittelte Wert.

Atem|schlauch: Gummischlauch (antistatisch) an Narkose- oder Beatmungsgeräten zur Führung des Gasstromes, durch Metallspirale verstärkt oder ziehharmonikaartig gefaltet (Förderung der Wärmeabgabe). – **A.schleife**: ↑ Druck-Volumen-Diagramm. – **A.sekundenvolumen**: ↑ A.stoß-Test. – **A.spende**: ↑ Mund-zu-Mund-Beatmung. – **A.stillstand**: ↑ Apnoe.

Atemstoß: Luftmenge, die nach tiefer Inspiration stoßartig ausgeatmet werden kann. – **A.-Test nach Tiffeneau***: (1952) Prüfung der mechan. Atemleistung als Lungenfunktionsprobe; Bestg. des in 1 Sek. durch max. Exspirationsstoß ausgeatmeten Vol. (= max. Atemsekundenvol., »Sekundenkapazität«) im Verhältnis zur aktuellen VK; normal 75–85%, herabgesetzt v. a. bei obstruktiver (nicht aber bei restriktiver!) Insuffizienz. – Modifikation mit Sollwert der VK.

Atem|therapie: unterstützende Ther. bei Lungen- u. Bronchialerkrn. (z. B. Asthma, Emphysem, Pleuraverschwartung, chron. Bronchitis, vor u. nach Thorax-Op.) in Form von pass. u. akt. A.gymnastik (evtl. mit Hilfe von Atemübungstisch, -stuhl, Klimakammer, Elektrolunge, Inhalation etc.) u. phonet. Übungen (z. B. zur Verlängerung einer A.phase). – I. w. S. jede therap. Anw. eines geschulten »Atmens«. – **A.totraum**: *physiol* ↑ Totraum. – **A.typ**: ↑ Thorakal-, Zwerchfellatmung; i. w. S. auch die pathol. Typen (s. u. Atmung).

Atem|übung: s. u. A.therapie. – **A.volumen**, A.hub-, A.zugvol.: das durch einen A.zug eingeatmete Luftvol.; normal bei Erw. ca. 0,5 l. – **max. A.vol.**: ↑ Vitalkapazität. – s. a. Schema »Lungenvolumina«, Abb. »Spirogramm«.

Atem|widerstand: der von der A.muskulatur pro A.zug zu überwindende Widerstand, zusammengesetzt aus inspirator. Widerstand (elast. Kräfte) von Lunge u. Thorax, Reibungs- u. Deformierungswiderständen des Lungengewebes sowie (i. e. S.) Strömungswiderständen der Luftwege; normal beim Erwachs. ca. 2 cm $H_2O/l/sec$, bei Asthma bronch. z. B. stark erhöht.

Atem|zähltest: s. u. SCHLEICHER*. – **A.zeitquotient**: Quotient aus Inspirations- u. Exspirationsdauer; normal ca. 0,6–0,8, vermindert z. B. bei Asthma bronch. (mit verlängerter Exspiration).

Atemzentrum: der Atemregulation dienendes komplexes Substrat in der Medulla oblong. (räumlich getrennte, funktionell differente neuronale Netzwerke): **inspirator. A.** am Obex rostral des Tr. solitarius, **exspirator. A.** in Nähe des Nucl. ambiguus; s. a. pneumotakt. Zentrum. Bewirken durch Autorhythmie, reziproke Innervation u. rekurrente Hemmung den Wechsel von Ein- u. Ausatmung, wobei der Grundrhythmus den Erfordernissen des Organismus angepaßt wird; regulieren, von Kortex u. Mittelhirn sowie von Chemo- u. Lungendehnungsrezeptoren beeinflußt, über absteigende Impulse an spinale Motoneuronen Atemfrequenz u. -amplitude (s. a. Atemregulation). Bei Ausfall »zentrale« Atemlähmung.

Atemzugvolumen: ↑ Atemvolumen.

Athelie: Fehlen der Brustwarzen als sehr seltene Hemmungsmißbildung (meist mit Amastie).

Atherom, Balggeschwulst, Grützbeutel: langsam wachsendes (bis hühnereigroß), kutan bis subkutan gelegenes kugelig-glattes, prall-elast., gelbl. Gebilde. Als unregelmäßig-dominant erbl. **echtes A.** (v. a. an Raphen u. behaartem Kopf) einzelne u. multiple »Epidermiszysten« (versprengte embryonale Talgdrüsenkeime), deren Wand aus Epithel (mit Papillarkörper) u. deren Inhalt aus geschichteten Hornlamellen besteht (z. T. aber auch traumat. ↑ Epidermiszysten!); als **falsches A.** (Atheroma spurium, Follikelzyste, Sebozystom) eine Talgretentionszyste in der mittl. Kutis (mit ölig-talg. Inhalt u. punktförm. Follikelöffnung), v. a. an Gesicht, Brust u. Rücken als »Ölzyste« oder »Steatozystom«, am Skrotum meist multipel als »Sebozystomatose«, evtl. bakteriell infiziert. – Ferner das **syringeale A.** (einzeln u. multipel) an Lidern u. Skrotum (mit Freilassen der Raphe) in Form kleiner, weißl., kugel. Zysten mit glatter Oberfläche u. zentraler Delle (papillenlose Epithelauskleidung, bis zu 20 Schichten abgeplatteter Zellen, konzentr. geschichtete Hornmasse).

Athero|matose, Atherosis: die degenerativ-nekrotisierenden – von den »sklerot.« nicht immer scharf zu trennenden – Gefäßwandveränderungen der

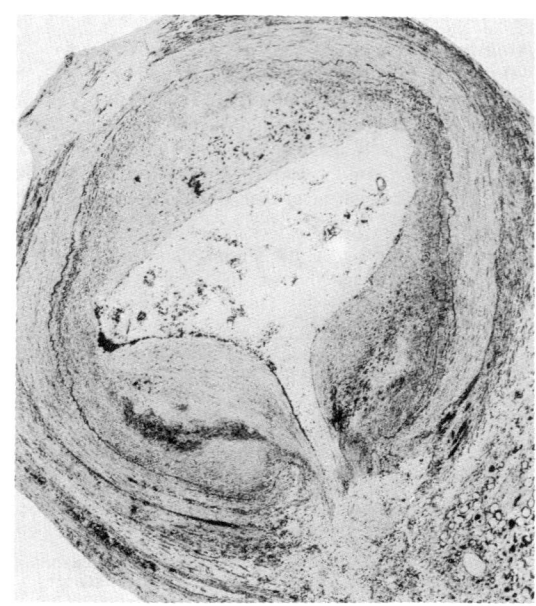

Atherosklerotische Stenose einer Koronararterie.

↗ A.sklerose. – **A.sklerose**: (MARCHAND) die der ↗ Arteriosklerose zugrundeliegenden chron.-progred., degenerat., diffusen oder mehr fleckförm. Veränderungen der Arterienwand, meist von der Intima ausgehend: »Sklerose« durch Bindegewebswucherung, mit Verhärtung u. Verdickung der Wand; »A.matose« durch hyaline Quellung der Kittsubstanz des elast. u. kollagenen Gewebes, Einlagerung fettiger Massen (Cholesterin, Fettsäuren), später auch von Kalk, schließl. Nekrose, evtl. mit Durchbruch in das Gefäßlumen (»**atheromatöses Geschwür**«); Progredienz u. Ausmaß beider Prozesse sind weitgehend voneinander unabhängig.

Athetose: (W. A. HAMMOND 1871) akute oder chron., extrapyramidal (v. a. Striatum u. Pallidum) ausgelöste ein- oder doppelseit. Haltungs-, Tonus- u. Bewegungsstörung mit langsamen, geschraubt-wurmförm. (»athetot.«), evtl. krampfart. Abläufen sowie spontan u. bei Willkürbewegung auftret. Hyperkinesien. Ätiol.: perinatale Noxen, entzündl. u. degenerat. Schädigung; fam. beim ↗ HALLERVORDEN*-SPATZ* Syndrom, erbl. oder frühkindl. erworben (meist Kernikterus) als HAMMOND* Sy. (**A. duplex**), mit bds. Auftreten, Stellungsanomalien der Extremitäten, Muskelhypotonie, Überstreckbarkeit der Gelenke (meist »Status marmoratus« der Ganglienzellen). – **A. pupillaris**: ↗ Hippus.

Athletenfuß: ↗ Epidermophytia pedum.

Athletiker, athletischer Habitus: (KRETSCHMER) der »mesosome« Konstitutionstyp (zwischen Leptosomem u. Pykniker), mit gedrungener Gestalt, faßförm. Thorax u. kräftig entwickelter Muskulatur.

Athletismus, myxödematöser: das kongen. ↗ DEBRÉ*-SEMELAIGNE* Syndrom.

Athrepsie: ↗ Atrepsie.

athrombopenische Purpura: nicht durch Thrombopenie u. Gerinnungsstörung (sondern vaskulär) bedingtes Blutungsübel, i. e. S. die ↗ Purpura rheumatica.

Athrozytose: Vitalspeicherung kolloidaler Stoffe u. kristalliner Proteinsubstanzen durch RES-Zellen (»Athrozyten«).

Athymie: (EMMINSHAUS) *psych* Melancholie, Mutlosigkeit, Antriebslosigkeit.

Athyrie, Athyreoidismus, Athyreosis congenita: angeb., nicht-heredit. Fehlen (Agenesie) der Schilddrüse, das sich erst im späteren Säuglingsalter auswirkt (Latenz durch mütterl. Hormone): motor. Trägheit, trockene, rauhe gelbl. Haut, plumpe Gesichtszüge mit Vergrößerung von Mund u. Zunge; später geist. u. körperl. Retardierung (Minderwuchs).

ATK: **A**lttuberkulin **K**och (↗ Tuberkulin).

Atkinson* Reflex: *ophth* farb. Reflex (Spaltlampe) der vord. Linsenkapsel bei chron. Hg-Vergiftung.

atlantoaxial(is): den 1. u. 2. HW betreffend.

Atlas *PNA*: der 1. Halswirbel. Besitzt keinen Körper, sondern 2 modifizierte Bögen (Arcus ant. u. post.), die seitlich zu den Massae lat. verschmelzen u. weitausladende Proc. transversi mit großen Foramina transversaria u. je einer oberen u. unteren Gelenkfläche (für Atlantookzipital- bzw. -axialgelenk) tragen. In die von bd. Atlasbögen gebildete Öffnung ragt der Dens axis.

Atlas|assimilation: angeb. Verschmelzung des 1. HW mit dem Hinterhauptbein (»Okzipitalisation«) als Form der ↗ okzipitalen Dysplasie. Bei doppelseit. Form völl. Fehlen des oberen Kopfgelenkes (»A.synostose«); einseit. Form häuf. Urs. des ossären Schiefhalses. Oft mit weiteren Fehlbildungen der Okzipitozervikalregion kombiniert (z. B. Blockwirbel, For.-magnum-Einengung, basiläre Impression). – **A.luxation**: L. des 1. gegen den 2. HW (durch übermäß. Beugung u. Streckung des oberen HWS), meist nach vorn, seltener nach hinten; als seitl. u. Rotationsluxation oft mit Densfraktur kombiniert. Gefahr der RM-Kompression u. -Abquetschung; s. a. JEFFERSON* Fraktur.

atm: Normalatmosphäre (s. u. Atmosphäre).

Atmen: ↗ Atmung, s. a. Atem.... – *klin* die auskultator. Phänomene bei der Atmung: als Normalbefund das **vesikuläre**, Vesikulär- oder **Bläschen**-A., tief, brausend, während der inspirator. Entfaltung der Alveolen deutlich, bei Exspiration nicht – oder nur leiser u. kürzer – hörbar; verstärkt bei tiefer Atmung u. Bronchitis, abgeschwächt bei Emphysem, Pleuraschwarten. Über der kindl. Lunge als »**pueriles A.**« mit scharfem, fast bronchialem Charakter, bedingt durch das kleine Lungenvol., so daß die Bronchusgeräusche durchdringen. – Pathol. das **bronchiale** oder **Bronchial**-A., im Röhrensystem des Bronchialbaums entstehend, hell (hochfrequent) in- u. exspiratorisch etwa gleichlaut, -lang u. -scharf; außer direkt über den großen Bronchien charakterist. für verdichtetes Lungengewebe (Infiltration, Atelektase, Induration, Tumor) mit höherer Eigenschwingungszahl u. besserer Schalleitung. Als Mischformen **bronchovesikuläres** u. **vesikobronchiales** A. (mit Überwiegen der Bronchial- bzw. der Bläschenkomponente) über Infiltrationen mit Restluft bzw. über kleinen Infiltraten. Bei wechselndem Luftgehalt auch als »**unbestimmtes A.**«. Ferner das **sakkadierte** A., mit ruckweisem, ungleichmäß. Inspirium, entweder auf Schwellung der Bronchialschleimhaut beruhend oder aber psychisch bedingt.

Atmokausis, Dampfätzung: Verschorfung stark blutender Wunden mit strömendem Wasserdampf; i. e. S. die Uterusvaporisation (obsolet).

Atmosphäre: **1)** *physik* Einheiten des Druckes; **a)** die **physikal., alte** oder **Normal-A**. (atm, at_{phys}), definiert als $1,013250 \cdot 10^6$ dyn/cm² ($= 1,013250 \cdot 10^5$ N/m² $= 1,013250$ bar). – **b)** die **techn., neue** oder **metr. A**. (at, at_{techn}), definiert als 1 kp/cm² ($= 9,80665 \cdot 10^4$ N/m² $= 0,980665$ bar); zur Unterscheidung von »atü« ($=$ at Überdruck) auch »ata« ($=$ at absolut) genannt. – **2)** *meteor* die die Erde umgebende gasgefüllte Hohlkugel, unterteilt in Tropo- (bis 10 km) u. Stratosphäre (bis 75 km).

Atmung: **1)** die vom Atemzentrum gesteuerte **äuß.** oder **Lungen-A**., unterteilt in Ventilation (Belüftung der Lungenalveolen) u. Gasaustausch (Diffusion u. Bindung von O_2 ans Blut der Lungenkapillaren, Abgabe von CO_2). Inspiration: durch akt. Muskelarbeit (↗ Atemmuskulatur, Thorakal-, Zwerchfellatmung) Erweiterung des Thorax-Lungenraumes, durch alveolären Unterdruck Einströmen von Außenluft bis zum Druckausgleich; Exspiration vorw. passiv, Verkleinerung des Thoraxraumes durch Brustkorbsenkung u. elast. Retraktion der Lunge, dadurch alveolärer Überdruck mit Ausströmen der Luft; s. a. Druck-

Atmung

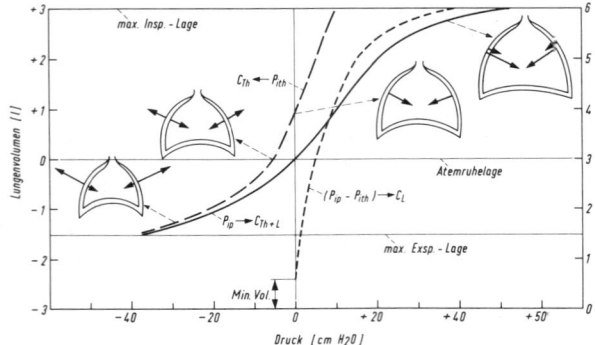

Elastisches Verhalten des Atemapparates: ——— intrapulmonaler Druck (Ruhedehnungskurve); – – intrathorakaler Druck (Ruhedehnungskurve des Thorax); - - - Dehnungskurve der Lungen (deren Steilheit die Compliance = Volumendehnbarkeit C_L angibt).

volumendiagramm. – 2) die **inn.** oder **Zell-A.** als Vorgang, der aus energiereichen Verbindungen (H-Donatoren) ATP-gebundene chem. Energie freimacht; dabei wird in der letzten Abbaustufe der sogen. ↑ Atmungskette Wasserstoff oxidiert (»Verbrennung«). Je nach Oxidationsmittel (H-Akzeptor) 3 Typen: **aerobe A.**, **anaerobe A.** u. mikrobielle Fermentation, mit den H-Akzeptoren O_2 bzw. anorgan. (Nitrat, Sulfat u. a.) bzw. organ. Verbindgn. (Äthylalkohol, Milchsäure). – **Atmungsstörungen**: a) durch Hindernis in den Atemwegen (Fremdkörper, Tumor, Membran etc.), b) Einschränkung der alveolaren Oberfläche bzw. Blutzirkulation, c) Störung der Oxidationsvorgänge (Enzymgifte etc.), d) Schädigung des Atemzentrums. – Pathol. Formen: 1) **agonale A.**, Alles-oder-Nichts-A.: langsame, von größeren apnoischen Pausen unterbrochene A. (»Keuch-«, »Schnappatmung«), die bei Ausfall des Atemzentrums von RM-Zentren gesteuert wird; nur unzureichende O_2-Versorgung. Meist präfinal oder als lebensrettende Überbrückungsatmung bei Frühgeburten bis zum Funktionieren der Medulla oblong.; vgl. Seufzer-, Singultusatmung. – 2) **große** oder **Kussmaul* A.**: rhythm., abnorm tiefe u. gräuschvolle A. mit normaler oder verlangsamter Frequenz, z. B. im diabet., uräm. u. hepat. Koma. – 3) **intermittierende** oder **Biot* A.**, gleichmäßig, mit großer Amplitude u. plötzlich einsetzenden Atempausen; insbes. bei Meningitis (»meningit. A.«), aber auch organ. Hirnaffektion. – 4) **paradoxe** oder **Czerny* A.**, mit inspirator. Einziehung u. exspirator. Vorwölbung des Abdomens infolge gestörter Atemkoordination; bei Chorea minor, Pneumothorax etc. – 5) **period.** oder **Cheyne*-Stokes* A.**, mit abwechselnd hypo- u. hyperventilator. Perioden, unterbrochen von apnoischen Pausen (bis zu 1 Min., während derer Pat. oft schläft); physiol. z. B. im Schlaf u. beim Säugling, pathol. (präfinal) bei Apoplexie, Kreislaufkollaps, zerebraler Intoxikation. Auch als »**wogende A.**« ohne apnoische Pausen.

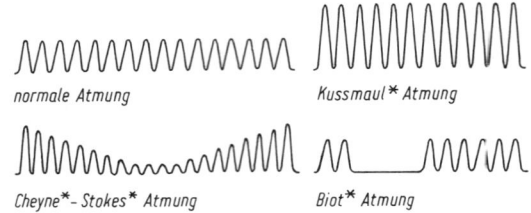

Atmung, künstliche: ↑ Beatmung, ↑ assistierte u. kontrollierte Atmung.

Atmungsapparat: ↑ Respirationsapparat; vgl. Beatmungsgerät.

Atmungsenzyme, -fermente: (MAC MUNN 1885: »Histohämatine«) die vorw. an der Atmungskette beteiligten Enzyme, i. e. S. die eisenhalt. WARBURG* Atmungsfermente (1926, Zytochromoxidase), i. w. S. die H-übertragenden Enzyme bzw. Koenzyme (NAD, FAD, Chinon). – **gelbes A.ferment**: s. u. Flavinenzyme.

Atmungsgift: Substanz, die die äuß. oder inn. Atmung beeinträchtigt, u. zwar über Blockierung von Atemwegen (sogen. Lungengift wie Grünkreuz, Phosgen, Chlorpikrin), Atemzentrum (Narkotika), Hb (Blutgifte, z. B. CO, Schlangengift) oder aber der Atmungskette (Enzymgifte, z. B. Amytal, Antimycin A, HCN) bzw. deren Phorphorylierung (»Entkopplung«; z. B. Dikumarin, α-Dinitrophenol).

Atmungsinsuffizienz: ↑ respiratorische Insuffizienz.

Atmungskette: mit der Substratkette des Zitratzyklus in den Mitochondrien räumlich u. funktionell verknüpftes »Multienzym-System«, das als Träger der letzten u. energetisch wichtigsten Abbauphase der Nährstoffe (»inn. Atmung«) Energie aus der Vereinigung von H mit Atmungs-O_2 zu Wasser gewinnt, wobei ersterer über Zwischenstufen oxidiert wird (»Verbrennung«). Gesamtreaktion über 3 hintereinandergeschaltete ↑ Redoxsysteme mit abfallendem Energieniveau (»Kaskaden«; ↑ Abb., s. a. Schema »Zytochrom«); die Energie tritt als Wärme auf bzw. wird durch ATP-Synthese chemisch gespeichert (»oxidative Phosphorylierung«, d. h. Überführung von anorgan. Phosphat in eine energiereiche Bindung, von jeder Redoxkaskade jeweils 7 kcal pro 1 ATP).

Atmungspigmente: intra- bzw. interzelluläre Verbindgn. (vorw. Enzyme) mit Mol.-spezif. Eigenfarbe

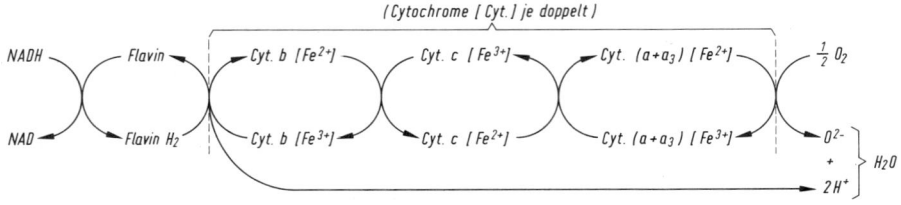

Vereinfachtes (»klassisches«) Schema der **Atmungskette** (s. a. Schema »Zytochrome«).

u. O-, H- oder Elektronen-übertragender Funktion. Außer Chinonen u. Flavinen v. a. metallhalt. (meist Fe) Chromoproteide wie die »Cruorine« Hämo- u. Myoglobin, Chloro- u. Erythrocruorin, Hämerythrin u. Zytochrome.

Atmungsquotient: ↑ respiratorischer Quotient.

Atmungs|syndrom, nervöses, »A.korsett«, A.tetanie (ROSSIER), Zwerchfellneurose (JAMIN), kardiorespirator. Syndrom: psychosomat. Symptn.komplex (oft bei Konflikt- u. Belastungssituationen) mit Dys- u. Hyperventilation, Parästhesien, kardialen Mißempfindungen, Aerophagie, ängstl. Gespanntheit, evtl. manifesten tetan. Symptn.; Variante des DA COSTA* u. Hyperventilationssyndroms.

ATNR: *päd* asymmetr.-ton. Nackenreflex (s. u. Halsstellreflex).

Atom: *physik* das mit chem. Mitteln nicht mehr teilbare kleinste Teilchen eines Elementes, infolge Gleichgew. zwischen pos. Kern u. neg. Hülle ein elektrisch neutrales Gebilde (Zahl der Hüllenelektronen = Zahl der Kernprotonen = Ordnungszahl); Elektronenabgabe ergibt ein pos., -aufnahme ein neg. Ion (= Kat- bzw. Anion). Im stabilen oder instabilen (= radioakt.) Kern (Ladung stets ganzzahl. Vielfaches der Elementarladung) werden die Nukleonen (= Proton + Neutron) durch Kräfte sehr kurzer Reichweite (ca. 2×10^{-13} cm) mit Bindungsenergie von ca. 8 MeV zusammengehalten; s. a. Nuklid. – Anordnung der Kennziffern am Elementsymbol:

$$^{32}_{16}S^{2+}_2$$

(Massenzahl 32, Ordnungszahl 16, Ionenladung 2+, Anzahl der Atome 2).

Atombombenkrankheit: *psych* nach Kernwaffenexplosion völl. Apathie u. Schweigsamkeit zus. mit allg. Symptn. des ↑ Strahlensyndroms; neben Schockwirkung vielleicht auch Folge strahlungsbedingter Hirnveränderungen.

Atomgewicht: 1) absol. A.: auf das Gramm bezogene »absol. Atommasse«, das Grammatom. – 2) rel. A.: dimensionsloser, auf ein Standard-Atom bezogener Zahlenwert für die Atommasse. Durch Wechsel des Bezugselements ^{16}O gegen ^{12}C im Jahre 1961 wurden Faraday-Einh., Molvol., Gaskonstante, AVOGADRO-Zahl etc. um 0,0043% kleiner.

Atomiseur: Flüssigkeitszerstäuber (↑ Spray), z. B. zur Raumluftdesinfektion, als Hand- oder Heim-A. zur Reinigung der Mundhöhle.

Atomnummer: *physik* ↑ Ordnungszahl.

Atonie: fehlender oder mangelhafter ↑ Tonus eines Gewebes, insbes. der muskulären Anteile, infolge zentraler oder peripherer Nervenlähmung bzw. örtl. Schädigung; fließende Übergänge zur ↑ Hypotonie; s. a. Blasen-, Magen-, Darm-, Uterusatonie u. s. w.

atonisch: ohne Tonus, durch Atonie bedingt; z. B. **at. Anfall** (Bewußtlosigkeit mit Tonusverlust; bei ↑ Narkolepsie, als ↑ Petit-mal-Anfall), **aton.-astat. Syndrom** (↑ FOERSTER* Sy.), **at. Geschwür** (schmerzlos, langsam granulierend).

Atophan®-Test (Lichtman*): Prüfung der Oxidationsfähigkeit der Leber durch Zufuhr von Cinchophen, das als Oxycinchophen im Harn kolorimetr. nachweisbar wird.

Atopie: (COCA u. COCKE 1923) hereditär-genotyp. Überempfindlichkeit, die bereits beim erstmal. Kontakt mit dem Allergen (»Atopen«; Glykoproteine mit best. Lysin-Zucker-Gruppen; v. a. in Hausstaub, Epithelien, Pflanzenfasern) zur allerg. Krkht. führt, z. B. zu Heuschnupfen, Asthma bronch., Neurodermitis, endogenes Ekzem (»atop. Dermatitis«, da nicht mit der Lokalisation der konditionellen Ekzeme). Pathogenese z. T. unklar; neben vegetat. Imbalance zugunsten der Parasympathikus wahrsch. eine »intrinsic hyperreactivity«, die die Produktion von spezif. AK (IgE) bes. schnell erfolgen läßt, u. eine erhöhte Komplement-Empfindlichkeit, wobei C_1-Aktivierung auch ohne vorher. Sensibilisierung über Anaphylatoxine Mediator-Freisetzung bewirkt (↑ Schema). – I. w. S. (inkorrekt) auch jede Allergie mit Sofort-Typ-Reaktion.

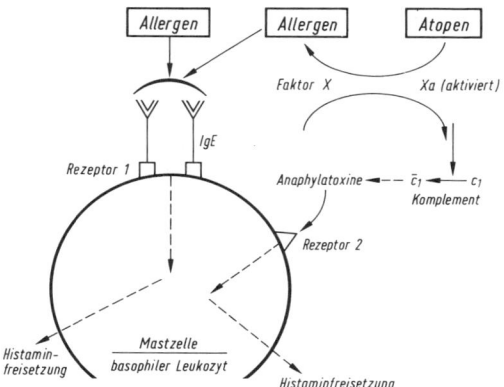

Atopie: Komplement-Aktivierung durch Atopene mit Wechselwirkung zum Allergen und deren Effekt auf die Mastzelle.

ATP: ↑ Adenosintriphosphorsäure. – **ATP-ase,** ATP-(pyro)-phosphohydrolase, -pyrophosphatase: ↑ Adenosin-triphosphatase. – **ATP-diphosphatase,** -diphosphohydrolase: ↑ Apyrase. – **ATP-sulfurylase:** ↑ Sulfat-adenylyl-transferase. – **ATP-zitrat-lyase,** Zitronensäure-desmolase: Enzym (Leber) mit der Reaktion (Mg^{2+} obligat): Zitrat + ATP + CoA = Azetyl-CoA + ADP + Phosphat + Oxalazetat.

ATPS: *physiol* »Ambient temperature/Pressure/Saturated« als Kennz. für atemphysiol. Größen, die unter »Spirometer-Bedingungen« (Zimmertemp., aktueller Barometerstand, Wasserdampfsättigung) gemessen sind. – vgl. BTPS.

Atraktosom: *zytol* spindelförm., fäd. oder tropf. Einschluß im Zytoplasma von mukösen (z. B. COWPER* Drüse) u. Speicheldrüsen; wahrsch. Sekretvorstufe.

Atransferrinämie, kongenitale: rezessiv-erbl. Mangel (Fehlen) an ↑ Transferrin im Blut, dadurch Eisenmangelanämie u. Siderose der inn. Organe (bes. Leber, Milz). Sicherung der Diagnose durch Immunelektrophorese.

atraumatisch: nicht durch Trauma bedingt, nicht traumatisierend, wenig gewebsschädigend; z. B. **a. Nadel** (mit übergangsloser Befestigung des Fadens am Nadelende), **a. Verbandstoff** (gefettete Gaze,

Atrepsie

wasserabweisende Folien, metallbedeckte, stark saugende Vliese etc., die sich nach Vollsaugen mit Wundsekret von der Wunde abheben u. die Granulation schonen).

Atrepsie: 1) Marasmus, Unterernährung, schwere (Säuglings-)Dystrophie. – 2) (EHRLICH) »atrept. Immunität« gegen Tumorinokulation infolge Fehlens spezifischer, für das Tumorwachstum unerläßl. Stoffe.

Atresie: Fehlen oder path. Verschluß der natürl. Öffnung oder des Lumens eines Hohlorgans; meist angeb. aufgrund pränataler Fehlentwicklung, z. B. als Membran-A. (fehlende Rückbildung einer embryonalen Verschlußmembran), Strang-A. (Druck oder Zug von außen), Blindend-A. (fehlende Lumenbildung), Defekt-A. (Hemmungsmißbildung); seltener erworben als Verklebungs-A., Narben-A. etc. (vgl. Striktur, Stenose; s. a. Choanal-, Duodenal-, Jejunal, Ösophagusatresie).

Atresia ani, Anus imperforatus: angeb. Analverschluß (infolge Persistenz der Kloakenmembran), oft kombin. mit Anomalien an Darm (bes. **Atresia recti**), Urogenitalsystem u. kaud. WS. – Formen: **A. a. simplex** (Verschluß durch dünne Membran oder normale Haut, Anus als kleines Grübchen), **A. a. analis** (mit kleiner Fistel statt der normalen Afteröffnung; nur unvollständig eingerissene Kloakenmembran) **A. a. cum fistula** (Mekonium-Druckeffekt!) **perineali** (= Anus perinealis), **scrotali**, **sub-** bzw. **supraurethrali**, **vestibulari** (= Anus vestibul.; häufigste Form, Vork. auch ohne Atresie), **A. a. uterina** (mit Fistel zum Uterus; ungenügende Trennung des Sinus urogenit. vom Darmrohr), **A. a. vaginalis** (= Anus vagin., mit breiter Kommunikation zwischen Rektum u. Vagina), **A. a. vesicalis** (mit Kommunikation zwischen Rektum u. Harnblase; androtrop; klin.: ständ.

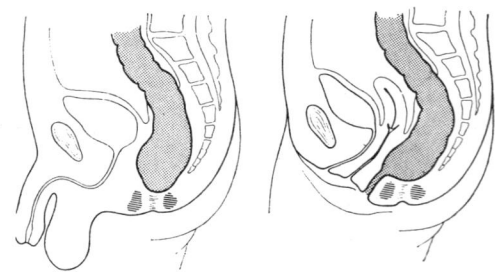

Atresia ani simplex   Atresia ani cum fistula perineali

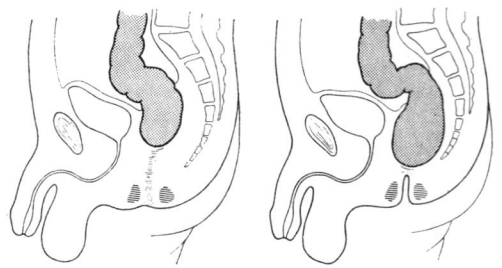

Atresia ani et recti   Atresia recti

Stuhlbeimengungen im Urin, auch im Katheterurin; wegen Gefahr der aszendierenden Infektion frühzeit. Op. – Letztere 3 Hemmungsmißbildgn. mit ungenügender Trennung des Sinus urogenital. vom Darmrohr), **A. a. et recti** (Fehlen auch des angrenzenden Enddarmlumens, meist mit Fisteln in die Nachbarorgane, oft mit Beckenfehlbildungen; Darstg. des rektalen Blindsacks durch Rö-Aufnahme n. WANGENSTEIN-RICE).

Atresia auris: angeb. Gehörgangsatresie, ein- oder doppelseit., meist kombiniert mit Mikrotie u. herabgesetztem Hörvermögen (keine Taubstummheit!).– **A. cervicalis**: *gyn* angeb. oder erworb. (↑ ASHERMAN* Syndrom), vollständ. oder teilweiser (durch bindegeweb. Stränge) Verschluß der Cervix uteri, meist in Nähe des Orificium ext. – **A. coli** als Entwicklungsanomalie mit Bindegewebsstrang anstelle des Kolonabschnittes.

Atresia folliculi: Untergang des prim. oder mit einer Membrana granulosa versehenen Eierstockfollikels u. Umbildung zum Corpus atreticum; als **A. f. obliterans** mit rascher, als **A. f. cystica** mit langsamer Verödung der Follikelhöhle. – **A. hymenalis**: angeb. Verschluß des Scheideneingangs durch fehlende Öffnung im Hymen; harmlose Entwicklungsstörung. Klin.: Amenorrhoea spuria; Ther.: op. Eröffnung z. Z. der Pubertät. – **A. multiplex congenita**: ↑ WEYERS* Syndrom (1).

Atresia nasalis, Atretorhinie: angeb. oder erworb., ein- oder doppelseit. Verschluß der Nasenhöhle. **Vord. A. n.** trichterförmig, mit membranöser Verschlußplatte u. Blindgang oder kleiner Perforation; **mittlere** selten, meist erworben; **hintere** = ↑ Choanalatresie. – **A. pupillae s. iridis**, Atretopsie: angeb. Verschluß der Pupille durch fehlende Rückbildung der embryonalen Pupillarmembran.

Atresia recti, Rektumatresie: blind endender Mastdarm, durch mehr oder weniger dicke Gewebsschicht vom kurzen Analblindsack getrennt; Sphincter ani normal angelegt. Hemmungsmißbildung (Obliteration am oberen Ende des Bulbus analis). Als **A. r. complicata** mit inn. Fistel (»... et communicatio cum vagina, cum utero« etc.) oder mit äuß. Fistel (»cum fistula perineali« etc.; s. u. Atresia ani).

Atresia ureteri: Verschluß des – meist nur oberen – Harnleiters infolge Persistenz der fetalen Falten u. Klappen; Gefahr der Hydronephrose (evtl. bereits pränatal). – **A. urethrae**, Atreturethrie: Verschluß der Harnröhre durch Membran oder Obliteration, partiell bis komplett, meist in Nähe des Orificium ext.; sehr selten, androtrop; klin.: Anurie (DD: physiol. postnatale Anurie des Neugeb.). – **A. uteri**, Atretometrie: angeb. Minderentwicklung (bei Uterus bicornus oder duplex rel. häufig) oder Verödung (Entzündungsfolge) der Gebärmutterhöhle.

Atresia vaginalis: Scheidenatresie, angeb. bei Störung der Organogenese, erworb. als narb. Verödung nach – auf die Vagina übergreifender – Infektion (z. B. Diphtherie, Masern, Scharlach, Aphthen), Verätzung, Verletzung, Strahlenschädigung. Ther.: plast. Op.

atretisch, atreticus: nicht durchgängig, durch ↑ Atresie bedingt; z. B. atr. Follikel (↑ Atresia folliculi).

Atret(o)...: Wortteil »Atresie«; z. B. Atretometrie (↑ Atresia uteri), -opsie (↑ Atresia pupillae), -rhinie (nasale ↑ Atresie), -stomie (fehlende Mundöffnung), -urethrie (↑ Atresia urethrae).

Atria mortis: *histor* Mund, Nase u. Auge als »Eintrittspforten des Todes« (zum ZNS).

Atrial..., Atrio...: Wortteil »Herzvorhof«; z. B. **A.galopp** (präsystol. ⸺ Galopprhythmus).

Atricha: *bakt* geißellose Baktn. ohne Eigenbewegung; z. B. Enterobacteriaceae. – **Atrichie, Atrichose:** »Haarlosigkeit«, angeb. oder erworben (⸺ Alopezie).

atriodigitale Dysplasie (McKusick*): ⸺ HOLT*-ORAM* Syndrom.

Atriogramm: *kard* Registrierung der mittels Ösophagus-Ballonsonde gemessenen Druck- u. motor. Abläufe in den Herzvorhöfen.

atriopressorischer Reflex: ⸺ BAINBRIDGE* Reflex.

Atrioseptopexie: ⸺ BAILEY* Operation.

atrioventrikulär, -kular, av., av-: die zwischen Vorhof u. Kammer gelegene Strecke des spezif. Reizleitungssystems des Herzens (einschl. ASCHOFF*-TAWARA* Knoten) betreffend; z. B. die **av.** oder **Knotenextrasystole** mit Urspr. im Atrioventrikularknoten; im EKG neg. P-Zacke vor, im oder nach dem – unveränderten – QRS-Komplex (= obere bzw. mittl. bzw. unt. av-Extr.); ferner die av-Reizleitungsstörung (PQ > 0,2 Sek.), als 1. Grad ohne Leitungsausfälle (bei Vagotonie), 2. Grad mit partiellem (2:1-, 3:1- oder 4:1-) Block, evtl. WENCKEBACH* Periode, 3. Grad mit totalem Block (z. B. bei Myokarditis, Koronarsklerose, Herzinfarkt, Digitalis-, Chininintoxikation); s. a. av. ⸺ Block, ⸺ Dissoziation.

Atrioventrikular|bündel: ⸺ Fasciculus atrioventricularis. – **A.ebene:** die von den Vorhof-Kammerostien des Herzens gebildete »Klappenebene« (mit leichter Winkelstellung der Ostien zueinander); vgl. Ventilebene.

Atrioventrikularkanal, Aurikularkanal: *embryol* enger Abschnitt des S-förm. Herzschlauches zwischen Vorhof- u. Kammeranteil, aus dem sich später die Av-Klappen entwickeln. – *kard* Persistenz des Kanals entweder als »komplette Form« mit nur einer einzigen Av-Klappe (s. a. Vorhofseptumdefekt) oder aber nur als »partieller Endokardkissendefekt« mit tiefsitzendem Vorhof-, meist auch oberem Ventrikelseptumdefekt u. Klappendeformierungen; klin.: bds. verbreitertes Herz, Überdurchblutung der Lungen, evtl. EISENMENGER* Reaktion mit Shuntumkehr u. Blausucht, im EKG Zeichen der Rechtshypertrophie, meist auch überdrehter Linkstyp.

Atrioventrikular|klappen: ⸺ Valva atrioventricularis. – **A.knoten,** Av-Knoten: der ASCHOFF*-TAWARA* Knoten als Gebilde spezif. Muskelfasern (Teil des Reizleitungssystems) am Übergang des re. Vorhofs zur Herzscheidewand; Ausgangspunkt des HIS* Bündels. Wird vom Sinusknoten her über die Vorhofmuskulatur im Sinusrhythmus erregt, bei dessen Ausfall aber zum Schrittmacher des Herzens (»Knotenrhythmus«); s. a. ADAMS*-STOKES* Anfall.

Artrioventrikular|rhythmus: ⸺ Knotenrhythmus. – **A.zeit:** *kard* ⸺ Überleitungszeit, s. a. Elektrokardiogramm.

Atriplizismus: die v. a. in Asien vork. – 1945 auch in Europa beobachtete – »chines. Bettlerkrankheit« 10–20 Std. nach dem Genuß von Atriplex-Arten (v. a. »Ufermelde« = Atr. littoralis); offenbar Lichtdermatose (pflanzl. Gifte, Blattläuse?), mit characterist. Ödemen an Händen, Unterarmen u. Gesicht.

Atrium: (lat.) Vorhof; z. B. **A. cordis** *PNA* (der re. u. li. ⸺ Vorhof des Herzens), **A. laryngis** (s. u. Vestibulum), **A. meatus medii** *PNA* (in den mittl. Nasengang überleitende Bucht der seitl. Nasenwand unterhalb des Agger nasi), **A. pulmonale** (Überleitungsstück zwischen Ductulus u. Sacculus alveol. der Lunge), **A. ventriculi** (Teil des Seitenventrikels zwischen Hinter- u. Unterhorn).

Atropa Belladonna, Tollkirsche, Belladonna: gift. Blütenpflanze [Solanaceae] mit starkwirkenden Alkaloiden (ca. 1%), darunter als Hauptwirkstoffe L-Hyoszyamin (im Herbst maximal) u. Atropin (razem. Gemisch von L- u. D-Hyoszyamin), ferner L-Skopolamin, Apoatropin. Therap. Anw. (auch *hom*) aller Pflanzenteile als Spasmolytikum (Magen, Darm, Uterus, Harn-, Gallenblase), Sekretionshemmer, Mydriatikum, Asthmamittel, Nervinum. *toxik* Bei Vergiftung (DL 3–15 Beeren) künstl. Beatmung, Analeptika, Magenentleerung, Sedativa, evtl. Prostigmin.

Atrophie: durch exo- oder endogene Mangelernährung bedingter Gewebsschwund, der auf Verminderung der Zahl (= **numer.** oder **degenerat. A.**) u./oder Verkleinerung der Gewebselemente beruht u. mit Änderung der Makrostrukturen (»Struktur-A.«) u./oder der Gesamtform einhergeht (»Form-A.«, »Schrumpfung«), nur die Zelle (»Zell-A.«), ein Organ (»Organ-A.«) oder Organsystem (»System-A.«) oder aber den Gesamtorganismus (= **universelle A.**) betrifft. Exogene Urs. ist die quantitativ (»Inanitions-A.«) oder qual. ungenügende Nahrungszufuhr (z. B. Eiweißmangel, Säuglingsdystrophie), endogene Urs. die gestörte Tätigkeit der Zelle (= **funktionelle A.,** z. B. Inaktivitäts-, Druck-, **entzündl., spinale, neuropath., neurotroph. A.**). Neben solcher »pathol. A.« (⸺ ZNS-, Hirn-, Knochen-, Optikus-, Alveolar-, Muskel-, Uterus-A.) gibt es auch die »physiol.« oder »orthische« A. (= Involution, z. B. von Thymus u. Gonaden). – Formen: »einfache« A. (VIRCHOW) oder Zellersatz, d. h. mit Substanz- u. Zellzahlminderung; »entdifferenzierende A.« (LETTERER) mit Verlust differenzierter Strukturen (Querstreifung, Granula etc.); »fett. A.« mit Ersatz des Parenchyms durch Fettgewebe, z. B. als sogen. Vakatwucherung; »granuläre A.« mit feinkörn. Organoberfläche, meist durch Arteriosklerose oder Endangiitis oblit.; »braune A.« (A. fusca, »Pigment-A.«; v. a. im Alter u. bei chron. Erkr.) mit Lipofuszin-Ablagerung, bes. in Herzmuskel, Milz u. Leber; »weiße A.« von Nervensubstanz mit Ersatz durch Bindegewebe bzw. (»A. blanche«) der Haut (bei variköser Stauung) in Form kleiner straff-atroph., eingesunkener, depigmentierter Narben mit hyperpigmentiertem Rand; »rote« oder »zyanot.« A. bei chron. pass. Stauung; »exzentr. A.« eines Hohlorgans (oder Knochens) mit Lumenerweiterung, »konzentr. A.« mit Umfangsminderung.

Atrophie canabienne: (französ.) s. u. Cannabiosis.

Atrophia cerebelli: 1) konnatales ⸺ Kleinhirn-Syndrom. – 2) ⸺ THOMAS* Syndrom.

Atrophia cutis diffusa s. universalis: »idiopath.« Hautatrophie mit partiellem Schwund der Stachelzellen u. der kollagenen u. elast. Fasern des Koriums; z. B. Dermatitis atrophicans diffusa, Anetodermie, Akrodermatitis chronica atrophicans (PICK-HERXHEIMER). – Ferner symptomat. **A. maculosa cutis** (mit fingernagelgroßen schlaffen Maculae atrophicae) als Endzustand chron. entzündl. Dermatosen (v. a. Syphilid); s. a. Atrophoderma. – Ferner die **A. striata**

Atrophia gyrata

et maculata (Striae et Maculae distensae) mit linearer u. fleckförm. schlaffer, teilweise erythematöser Hautatrophie (Strukturumwandlung der elast. Fasern), idiopath. (z. T. fam.) oder aber symptomat. nach mechan. Überdehnung, bei Fettsucht, Schwangerschaft, CUSHING* Syndrom, nach Kortikoid-, ACTH-, INH-Medikation.

Atrophia gyrata choroideae et retinae: erbl., progressive (von der Peripherie zur Mitte fortschreitende) Ader- u. Netzhautatrophie mit typ. Pigmentverschiebungen am Fundus; s. a. Chorioideremie. - **A. (hemi)facialis**: ↑ v. ROMBERG* Syndrom.

atrophicans: (lat.) zur Atrophie führend, atrophisierend, atrophisch.

atrophisch, atrophicus: i. S. der ↑ Atrophie rückgebildet; z. B. **a. Lähmung** (bei Läsion im bulbo- bzw. spinomotor. Neuron, mit Muskelschwund, häufig mit troph. Störungen der Haut einhergehend).

Atrophoderm(i)a: Hauterkr. mit atrophisierenden Veränderungen; z. B. das **A. erythematosum maculosum** (↑ Anetodermie), **A. pigmentosum** (ROCKER*; ↑ Xeroderma pig.); i. e. S. das **A. vermiculatum** (Akne vermiculata, Atrophia maculosa varioliformis cutis HEIDINGSFELD, **A. reticulatum symmetricum faciei** PERNET, Folliculitis atrophicans reticulata WITTLE, Merythoma acneiforme, Naevus vermiculatus, Ulerythema acneiforme UNNA) des Kleinkindes symmetr. an Jochbogen u. Wangen, mit gruppierten, scharfrand., grübchen-, streifen- oder netzförm., wurmstich- bzw. honigwabenart. Einsenkungen (= Typ I n. BRUCK, OPPENHEIM, PHOTINOS, ZOON), follikulären Pseudokomedonen (= Typ II n. DARIER = A. verum cum lichene spinuloso), Follikulitiden (= Typ III n. UNNA, BESNIER-BROCQ, MAC KEE-PAROUNAGIAN, LITTLE) bzw. Erythemen u. Pigmentflecken (= Typ IV n. PAUTRIER-BRÜNAUER), evtl. in Kombination mit Onycholyse, Hypotrichose u. Leukoplakie (= ZINSSER* Syndrom) oder mit Neurofibromatose u. Herzmißbildungen (= GODFRIED*-PRICK*-CAROL*-PRAKKEN* Syndrom); ferner die **progress. idopath. A.** (PASINI-PIERINI) als gynäkotropfam. (erbl.?), im 2. Ljz. am Stamm - z. T. segmental - beginnende, allmähl. progred. neurogene (?) Atrophie der Lederhaut (insbes. Corpus reticulare), die unter Hautniveau liegenden konfluierenden blauvioletten bis bräunl. Flecken, ohne Entzündungszeichen.

Atropin(um): der Tropasäure-tropinester DL-Hyoszyamin; hochtox. Alkaloid in Nachtschattengewächsen [Solanaceae] wie Stechapfel (Datura stramonium), Tollkirsche (Atropa Belladonna), Bilsenkraut (Hyoscyamus niger). - Therap. Anw. in Salzform (max. ED u. TD 0,5 bzw. 1 mg): **A. methylobromatum** (A. brommethylat, Methylatropinium bromatum) als quart. Salz mit geringerer Toxizität u. stärkeren parasympathikolyt., dagegen reduzierten zentralerregenden Eigenschaften, spasmolytisch wirksam bei infantilen Pylorospasmen, Bronchialasthma u. Emphysem (s. c. 1,5–3 mg mehrmals tgl., peroral 1 mg) u. in Augentropfen (1%). Mit ähnl. Eigenschaften **A. methylonitricum** (Atropini methonitras *WHO*) v. a. als Mydriatikum (1–2%), Spasmolytikum u. gegen Nachtschweiß (ED 1–2 mg). - Insbes. aber **A. sulfuricum** (A.sulfat; schnelle Resorption, Exkretion in 6–8 Stdn.), »peripher« wirksam i. S. eines Anticholinergikums (parasympath. Nervenenden einschl. Herzvagus lähmend: Erweiterung der Hautgefäße, Erschlaffung glatter Muskeln, Mydriasis mit aufgehobener Akkomodation für 6–8 Tg.), »zentral« ZNS-erregend, in großen Dosen aber hemmend (Atemlähmung bei Atropinvergiftung); Anw. (max. ED u. TD 1 bzw. 3 mg) als Spasmolytikum (Magen, Darm, Blase, Galle, Bronchien, Uterus), Sekretionshemmer (Nachtschweiß, Magengeschwüre), bei Parkinsonismus, Keratitis, Iritis, als Antidot (1–4 mg i. v.) bei Vergiftung mit Fingerhut, Morphin, HCN, Pilokarpin u. Alkylphosphaten (z. B. E 605). – *toxik* Nach Dosen > 5–10 mg (DL ~ 100 mg). Mydriasis, Akkommodationsstörung, Schluckbeschwerden (trockener Mund), Blasenlähmung, Erbrechen, Tachykardie, Rhythmusstörungen, Hypertonie, gerötete, trockene Haut, Hyperthermie, Euphorie, Erregung, Halluzinationen, Krämpfe, Bewußtlosigkeit, CHEYNE*-STOKES* Atmung, Atemstillstand, Schock, Anurie, Lungenödem; Ther.: Magenspülung mit Kohle, Pilokarpin (bis 10 mg s. c.), Beatmung, Neostigmin, Carbachol, Pyridostigmin, evtl. Plasmaexpander, Hexobarbital i. v., Pikrotoxin s. c.

Atropin-Test: 1) ↑ NORRIS* Test (bei Typhus). – 2) ↑ DEHIO* Zeichen (bei Vagotonie). – 3) *röntg* während der Cholezystographie Gabe von 0,5 mg Atropin s.c. u. Einatmenlassen von Amylnitrit; bei funktioneller Stenose des Sphincter Oddi 30 Min. danach vermehrte Kontrastgalle im Duodenum.

ATS: Anti-Tetanus-Serum (↑ Tetanus-Serum).

Attacke, zerebrale: ischämischer zerebraler Anfall.

Attenuierung: *virol* Herauszüchten eines Virusstammes mit abgeschwächter Virulenz für den natürl. Wirt; meist durch Passagen in artfremden Geweben (Tiere, Eier, Gewebekulturen) mit Selektion geeigneter Mutanten. Übl. Verfahren für die Herstg. von Lebendimpfstoffen (z. B. für Poliomyelitis, Gelbfieber, Masern, Rabies).

Atticus, Attik(us): ↑ Recussus epitympanicus. – Bei der **Attik(o)-Antrotomie** - als funktionserhaltendem Eingriff bei (chron.-)entzündl. Mittelohrprozeß (bes. Kuppelraum) - werden der Warzenfortsatz ausgeräumt u. die hint. Gehörgangswand so abgetragen, daß die sogen. »Brücke« sowie gesunder Trommelfellrahmen, Trommelfell u. Gehörknöchelchen erhalten bleiben.

Atto...: Präfix (Kurzzeichen: a) bei Meßeinheiten mit der Bedeutung 10^{-18}.

Attonität: völlige Regungslosigkeit, z. B. bei schizophrenem Stupor, katalept. Starre.

Attractants: (engl.) »Lockmittel« für - zu vernichtende - Insekten, z. B. Isovaleraldehyd für Haus- u. Aasfliegen. - Vgl. Repellents.

Attraktion: *dent* s. u. Abstraktion.

Attraktions|theorie (Virchow*): Bei der sogen. parenchymatösen Entzündg. kommt es zum »attraktiven Reizzustand« der Zelle, in dem sie mehr Stoffe »anzieht« (nach heut. Kenntnis der gesteigerte Stoffwechsel). – **A.welle**: (GOTTSTEIN) *hyg* die in ziemlich regelmäß. Abständen – nach Ansammlung einer genügend großen Zahl von Empfänglichen – eintret. quant. Steigerung einer Zivilisationsseuche, z. B. bei Masern nach ca. 2–4 J.

atü: s. u. Atmosphäre.

AT-Winkel: »Antetorsionswinkel« des Hüftgelenks, den der Schenkelhals mit der Frontalebene nach vorn bildet; normal ca. 12°, path. bis 90° (z. B. bei angeb. u. spast. Hüftluxation).

atypicus, atypisch: vom Typischen abweichend (s. a. Atypie); z. B. **a.** ⌁ **Neuralgie** (i. e. S. das ⌁ HORTON* Syndrom).

Atypie: jedes Abweichen vom Typischen (im normalen u. path. Bereich); i. e. S. (*zytol*) die Formabweichung der Zellen u. Gewebe mit Verschiebung der Kern-Plasma-Relation zu Gunsten des Kernes, wie sie für eine maligne Entartung kennzeichnend ist (s. a. Tumorzelle, Zellkernatypie).

ATZ: *gyn* atyp. ⌁ Umwandlungszone.

Au: *chem* Kurzzeichen für ⌁ Gold (latein.: aurum).

Au^a: *serol* ⌁ Antigen Au^a (= AUBERGER).

Au-Antigen: Australia-Antigen (⌁ SH-Antigen).

Aubert* (HERMANN AU., 1826–1892, Physiologe, Breslau, Rostock) **Blende**, Katzenaugenblende: Stufenblende, deren viereck. Öffnung sich proportional dem Quadrat der Verschiebung der Blendenhälften einstellt; v. a. für Absorptions- u. Reflexionsmessungen am Auge. – **A.* Phänomen**: 1) scheinbar kontralat. Abweichen einer senkrechten Lichtlinie, die im dunklen Raum bei Seitenneigung des Kopfes betrachtet wird (Ausbleiben der kompensator. Augenverrollung bei Dunkelheit. – 2) **A.*-Förster* Phänomen**: rel. stärkere Abhängigkeit der peripheren Sehschärfe von der Entfernung bzw. Größe des Sehzeichens.

Audimutitas, motor. Hörstummheit: über das 3. Lj. hinaus bestehende Stummheit (oder erhebl. verzögerte Sprachentwicklung) bei normalem Gehör u. durchschnittl. Intelligenz. DD: Taubstummheit, sensor. Hörstummheit (Seelentaubheit).

audioartikulatorischer Reflex: die Kontrolle der Sprache durch das Ohr, das die Sprachlaute analysiert, dem Gehirn ein dekodiertes Substrat liefert u. so die Sprechmotorik steuert; s. a. LOMBARD* Reflex.

audiogen: durch akust. Reize verursacht.

Audio|meter: Gerät für die elektroakust. Hörprüfung; bestehend aus Tongenerator mit Frequenzwähler (im allg. von 64 in Oktav- bzw. Halboktavsprüngen bis

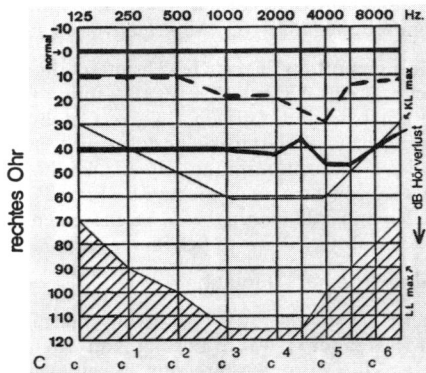

Reinton-Schwellenaudiogramm bei Otosklerose; ——— = Knochenleitung, – – – = Luftleitung.

8000 Hz = c^6), Intensitätsregler (jeder Ton stufenweise bis ca. 120 dB), elektroakust. (zur Prüfung der Luftleitung; Kopfhörer mit Gummiabdichtung) u. elektromagnet. Wandler (»Knochenhörer«, zur Prüfung der Knochenleitung an Mastoid oder Stirn), Vertäubungs-Geräuscherzeuger (Ausschaltung des anderen Ohres) u. diversen Zusatzvorrichtungen. – **A.metrie**: quant. u. qual. Hörprüfung mittels ⌁ A.meters (die jeweils eben noch wahrgenommene Tonintensität wird vom Probanden angezeigt); zur Diagnostik von Hörstörungen, zur Beurteilung hörverbessernder op. Möglichkeiten, zur Hörgeräteanpassung etc.; mit Darstg. der Meßwerte als **A.gramm** (Frequenz auf Abszisse, Tonintensität in dB auf Ordinate). – Spez. Methoden: Sprech-, Kinder- (z. B. ⌁ Spiel-, Reflex-, EEG-), »**überschwell.**« **A.metrie** (für Laute oberhalb der Hörschwelle; zur Differenzierung von Innenohr- u. Hörnervstörungen; s. a. Recruitment).

Auditio: (lat.) Hören, Hörvermögen; z. B. **A. colorata (s. chromatica s. solerata)** als ⌁ Chromästhesie beim Hören eines best. Tones. – **Audition**: »Stimmenhören«, akust. ⌁ Halluzination.

auditivus, auditorius: das Gehör (**Auditus**) betreffend. – **auditor. Reflex**: ⌁ Kochlearisreflex.

Audry* Syndrom: ⌁ Cutis verticis gyrata.

Auenbrugger* Zeichen (LEOPOLD JOSEPH EDLER VON AU., 1722–1809, Arzt, Wien): 1) palpator. Wahrnehmung eines Pleuraergusses mit der flach aufgelegten Hand, während Pat. hustet. – 2) Vorwölbung in der Herzgegend (evtl. Epigastrium) bei Perikarderguß.

Auer* Stäbchen (JOHN A., 1875–1948, Pharmakologe, St. Louis): azurophile Kristalle im Zytoplasma von Myeloblasten, Promyelozyten u. insbes. Paramyeloblasten bei akuter myeloischer Leukämie.

Auerbach* (LEOPOLD A., 1828–1897, Physiologe, Breslau) **Plexus**: ⌁ Plexus myentericus. – **Au.* Regel**: Am Nervensystem angreifende Noxen schädigen am schwersten die funktionell meistbeanspruchten Muskelgruppen (die sich auch am langsamsten wieder erholen).

Aufbau|effekt, Build-up-Effekt: *radiol* energieabhäng. Anstieg der Ionisationsdichte von der Oberfläche zur Tiefe hin bei Einwirkg. energiereicher Strahlung (> 1 MeV), u. zwar bis zu einer Schichtdicke, die etwa 25 bis 30% der Gesamtreichweite der Elektronen entspricht (z. B. bei Telekobalt 0,5 cm; 18 MeV-Rö-Strahlung ≈ 3,0 cm; 35 MeV ≈ 5,0 cm). Wesentl. Voraussetzung der Megavolt-Ther. (Dosismax. unter der Hautoberfläche!). – **A.kost**: 1) kalorienreiche, biologisch vollwert. Ernährung bei Magersucht, nach konsumierender Erkr. etc. – 2) die in mehreren Stufen aufgebaute »Staffelkur« bei Magen-Darmulkus u. chron. Gastritis (⌁ Ulkusdiät). – **A.ernährung**: *bakt* ⌁ Autotrophie; vgl. A.kost. – **A.stoffwechsel**: ⌁ Anabolismus.

Aufbißaufnahme: *rönt* Spezialaufnahme des OK oder UK mit großformat. Zahnfilm, der in der Kauebene durch Aufbeißen gehalten wird (»Beißfilm«).

Aufbruch|krankheit: Oberbegr. für Krankhtn., die auf dem – vorzeit. – Verschleiß der Gewebe (⌁ Abnutzungskrkht.) oder dem vermehrten Verbrauch lebenswicht. Aufbaustoffe beruhen, insbes. (EDINGER) solche des Nervensystems. – **A.perniziosa**: megaloblast. Anämie bei Malignomen (insbes. Bluterkrn. wie Leukose, Plasmozytom) u. während der Schwangerschaft, wobei pathogenet. ein Mangel an hämopoet. Wirkstoffen (Vit. B_{12}, Folsäure u. a.) infolge der übersteigerten Zellproliferation angenommen wird.

Aufdecktest: *ophth* ↑ Abdecktest mit Beobachtung des zuletzt freigegebenen Auges (das normalerweise in seiner Stellung verharrt); gibt Hinweis auf Amblyopie bzw. Heterophorie.

Auffassung: geist. Aufnahme u. Beurteilung von Situationen durch Identifikation mit früheren Sinnesempfindungen; Intelligenzmerkmal, gestört (»Auffassungsschwäche«) v. a. bei Schwachsinn (nur Einzelheiten werden wahrgenommen, aber nicht im Zusammenhang erfaßt), ferner bei diffuser Hirnschädigung u. Bewußtlosigkeit.

Auffrisch(ungs)impfung: erneute Impfung mit dem spezif. AG, die einen nochmal. Anstieg des bereits abgesunkenen AK-Titers bewirken soll (↑ Booster-Effekt; vgl. anamnest. Reaktion).

Auffülldosis: die für den Herzstillstand notwend. Menge eines Glykosids (zur Bestg. von dessen Verweildauer bzw. Eliminationsgröße).

Aufguß: *pharm* ↑ Infus. – **A.tierchen**, Infusorien: die im Wasser eines Heu-Aufgusses (lat.: infusum) aus Dauerzysten entstand. Einzeller (↑ Ciliophora), erstmals von Leeuwenhoek (1685) als »Urtierchen« beschrieben.

Aufhängenaht: *chir* ↑ Kappeler* Naht.

Aufhärtung: *radiol* vermehrtes Durchdringungsvermögen einer inhomogenen Rö- oder γ-Strahlung nach Durchtritt durch ein Filter, d. h. nach Eliminierung der rel. langwell. »weichen« Anteile (sogen. Homogenisierung).

Aufheizaffekt: *physiol* s. u. zirkadianer Rhythmus.

Aufhellung: *röntg* vermehrt strahlendurchläss. Bezirk, der sich im Schirmbild rel. hell, im Negativbild (Film) aber rel. dunkel darstellt. – Gegensatz: Verschattung. – **Aufhellungsstreifen (Fuchs*)**: *ophth* Unterbrechung ursprüngl. zusammenhängender Hornhautnarben durch klare Partien.

Aufklärungspflicht (des Arztes): Teilbereich der ärztl. Auskunft, dessen Verletzung Haftungsansprüche gegen den Arzt auslöst. Dem Pat. muß – nach § 242 BGB auch ohne Bestehen eines Behandlungsvertrages – jenes Wissen vermittelt werden, das er für seine Entscheidung über die Beseitigung einer erhebl. gesundheitl. Gefährdung benötigt (einschl. der Gefahren durch häuf. u. wesentl. Nebenwirkungen bei Eingriffen).

Aufklappung: *chir* 1) übersichtl. Darstg. eines Organes oder Körperabschnittes (z. B. Gelenk) durch ausgedehnte Weichteilschnitte, evtl. mit Freilegen des Knochens (z. B. bei op. Zahnextraktion). – 2) **Aufklapp-Phänomen**: Möglichkeit des pass. seitl. »Aufklappens« eines Gelenkes (v. a. Knie) bei Seitenbandriß.

Aufkochen des Blutes: ↑ Aeroembolismus.

Auflage: *ther* ↑ Packung, Kompresse.

Auflagegeschwür, »Aufliegen«: ↑ Dekubitus.

Auflichtmikroskopie: Mikroskopie, bei der Beleuchtung u. Beobachtung von der gleichen Seite des – meist undurchsicht. – Objekts her erfolgen; v. a. zur Untersuchung von Oberflächenstrukturen, als Fluoreszenzmikroskopie (Beleuchtung mit UV-Licht) auch bei eigenfluoreszierenden oder entsprechend angefärbten lebenden Objekten.

Auflösungsvermögen: 1) »**opt. A.**« abbildender Systeme, angegeben durch die Auflösungsgrenze (kleinster Abstand zweier noch getrennt abgebildeter Punkte) oder durch deren reziproken Wert. Beträgt beim menschl. Auge etwa 1 Bogenmin. (z. B. 0,3 mm in 1 m Entfernung). – 2) »**akust. A.**« des Gehörorgans, d. h. Erkennen der geringsten Tondifferenzen (abhängig von Höhe u. Intensität); Unterschiedsschwellen beim Menschen zwischen 1,0 (bei 64 Hz) u. 0,1% (bei 16000 Hz). – 3) *radiol* bei Strahlungsmeßgeräten die Fähigkeit, dicht aufeinanderfolgende Impulse noch getrennt aufzunehmen.

Aufmerksamkeits|lähmung: Begr. der Psychother. für die weitgeh. Verminderung der fluktuierenden Aufmerksamkeit bei Suggestion u. Hypnose; dadurch erhöhte Fixierung an den Therapeuten. – **A.reflex**: geringfüg. »ideomotor.« Erweiterung der Pupillen bei geist. Anstrengung, Vorstellung von Dunkelheit oder Schmerz; bzw. Verengung bei der Vorstellung von Licht. – **A.störung**: vermind. Fähigkeit zur – v. a. distributiven (mehrseit., rasch wechselnden) – Aufmerksamkeit, z. B. bei Müdigkeit, Konzentrationsschwäche, path. Ideenflucht. – Als »**halbseit. A.störung**« die – durch gezielte Konzentration überwindl. – kontralat. Empfindungsstörung beim Thalamus-Syndrom.

Aufnahme: *röntg* ↑ Röntgenaufnahme; z. B. die **gehaltene A. nach Böhler*** zum Nachweis von Bänderrissen (v. a. Knie- oder Sprunggelenk), bei der Unterschenkel bzw. Fuß in Abwinkelung zur Seite des intakten Bandes gehalten wird.

Aufpfropfgestose, -toxikose, präexistente oder Pfropfgestose: durch ein von der Gravidität bestehendes Leiden (arterielle Hypertonie, chron. [Pyelo-] Nephritis, Nephrose, Diabetes, Hepatopathie, Herz-Kreislauf-Insuffizienz etc.) wesentlich mitbestimmte symptomat. Spätgestose (ca. 10–50%), bes. bei älteren Mehrgebärenden. Sympte. (u. Ther.) wie bei Grundkrankh.

Aufprallverletzung: Traumatisierung durch Aufprall, mit Verletzungen nicht nur am Ort des Widerstandes, sondern indir. Fernwirkungen als Folge des abrupten Stops (z. B. aufprallendes Knie als Drehpunkt einer Schleuderbewegung); vgl. Aufschlagverletzung.

Aufräumgranulom: nach Gewebsuntergang (im Hämatom, altem Abszeß, bei Pannikulitis, Erythema nodosum bzw. indurativum; in der Gefäßwand bei Arteriitis bzw. Periarteriitis nodosa) auftret. »tuberkoloides« Resorptionsgranulom aus kapillar-retikulären Grundnetzen u. Speicher- u. Fremdkörperriesenzellen mit Ablagerung von Eisenpigmentation u. lipoiden Substanzen (evtl. Schaumzellen).

Aufrahmen: *labor* ↑ Flotation.

Aufrecht* (Emanuel A., 1844–1933, Internist, Magdeburg) **Reagens**: wäßr. Lösung von 1,5% Pikrinsäure u. 3,0% Zitronensäure zum Eiweißnachweis im Harn (Ausfällung). – **Au.* Zeichen**: verkürztes Atemgeräusch über der Fossa jugul. bei Trachealstenose.

Aufrichtungsosteotomie: 1) bei Coxa vara u. Schenkelhalspseudarthrosen subtrochantäre Osteotomie mit Aufrichtung des Schenkelhalses (↑ Abb.; Techniken nach F. Lange, M. Lange, Pauwels u. a.). – 2) (Lexer) bei Genu recurvatum Osteotomie der Unterschenkelknochen mit Einbringen eines Knochenkeils in die Tibia.

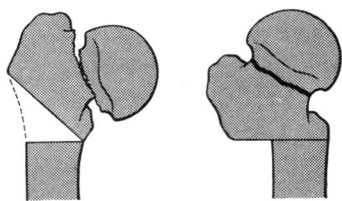

Aufsammeltest: *neurol* zur DD der Armnerven-Läsionen möglichst rasches Aufsammelnlassen kleiner Gegenstände in einen Behälter ohne Blickfixierung; dabei Beobachtung, welche Finger bevorzugt werden.

Aufschlag: *physiotherap* ↑ Kompresse. – **Aufschlagverletzung**: typ. Verletzung bei »Sturz aus der Höhe« (Multitrauma mit Knochenbrüchen u. Organrupturen); vgl. Aufprallverletzung.

Aufschließen: *labor* Überführen einer unlösl. Substanz in eine lösl. – nach übl. Methoden analysierbare – Form, z. B. durch Umsetzen mit Salzen zur Schmelze, als KJELDAHL-Aufschluß für Eiweiß-Bestg.; *diät* Überführen von Lebensmitteln in eine verdaul. Form (z. B. durch Garkochen, Vermahlen).

Aufschrecken, nächtliches: ↑ Pavor nocturnus.

Aufschwemmung: ↑ Suspension.

Aufspaltung: *genet* ↑ Segregation. – **Aufsplittern**: (KIRSCHNER) bei schlecht heilender Fraktur oder Pseudoarthrose op. Knochenaufsplitterung am Spalt zur Beschleunigung der knöchernen Heilung.

Aufsteh|schmerz: nur bei den ersten Bewegungen nach der Nachtruhe auftret. oder dann bes. heft. Schmerzen bei Gelenkrheuma, Myogelosen etc. – **A.versuch**: Aufstehenlassen oder Aufrichten des Pat. zur Auslösung eines – flücht. – orthostat. Effekts (EKG, Puls, Blutdruck); vgl. Stehversuch.

aufsteigend: ascendens; *neurophys* zentripetal.

Aufstiegsneurose: Neurose aufgrund raschen sozialen Aufstiegs, der infolge inadäquater Charakter- u. Bildungsstruktur nicht richtig verarbeitet wird.

Aufstoßen, Ructus, Ruktation, Rülpsen: orale – meist geräuschvolle – Entleerung von Gasen aus Speiseröhre oder Magen nach der Nahrungsaufnahme durch rückläuf. Peristaltik. Gehäuftes Vork. bei Aerophagie (oft in Salven), Magen-Darm-Meteorismus, gestörter Gasresorption. – vgl. Singultus.

Auftrennung: präparat. analyt. Zerlegen eines Stoffgemisches in seine Komponenten, z. B. durch Chromatographie.

Auftrieb, statischer: die auf einen Körper (mit Vol. V), der in Flüssigkeit oder Gas vom spez. Gew. s eintaucht, entgegen der Schwerkraft wirkende Kraft P = s · V.

Aufwach|epilepsie: Epilepsie mit generalis. Krampfanfällen bevorzugt in den frühen Morgenstunden; evtl. 2. Häufigkeitsgipfel am Spätnachmittag (»Feierabend-Epilepsie«); vgl. Schlafepilepsie. – **A.temperatur**: die normalerweise mit ca. 36° um etwa 1° unter der Abendtemp. liegende Körpertemp. beim Erwachen; s. a. Basaltemperatur, zirkadianer Rhythmus.

Aufwärmungsaffekt: *physiol* s. u. zirkadianer Rhythmus.

Aufwärtsschielen: ↑ Strabismus verticalis.

Aufzähltest, AZT: (BUSEMANN) psychol. Test, bei dem Proband alle ihm einfallenden Gegenstände nennt; quant. u. qual. Auswertung ergeben Aufschluß über die – pathol. veränderte – Erlebniswelt.

Aufzeichnungen, ärztliche: schriftl. Vermerke des Arztes über den Pat. (Krankenblätter, Karteikarten), zu denen er standesrechtlich verpflichtet ist (juristisch nur nach § 10 des Ges. zur Bekämpfung der Geschlechtskrankhtn.). Aufbewahrungspflicht mind. 5 Jahre. Unterliegen in Strafverfahren gegen andere Personen als den Arzt grundsätzlich nicht der Beschlagnahme (§ 97 StPO), solange sie im Besitz des ausfertigenden Arztes oder der Krankenanstalt.

Auge, Oculus: das bei Wirbeltieren am höchsten entwickelte, auf elektromagnet. Wellen von 350–800 nm ansprech. Sinnesorgan (↑ Abb.) bestehend aus dem opt. Apparat u. den Schutz- (Bindehaut, Lider, Tränenorgan) u. Hilfsvorrichtungen (Augenmuskeln, Nerven, Gefäße). Ersterer umfaßt das abbild. System (Glaskörper, Linse, Hornhaut) mit Blende (Iris) u. Akkommodationsapparat (Ziliarmuskel, Linse) u. das Rezeptionsorgan (Netzhaut, Sehnerv). Die Wand des

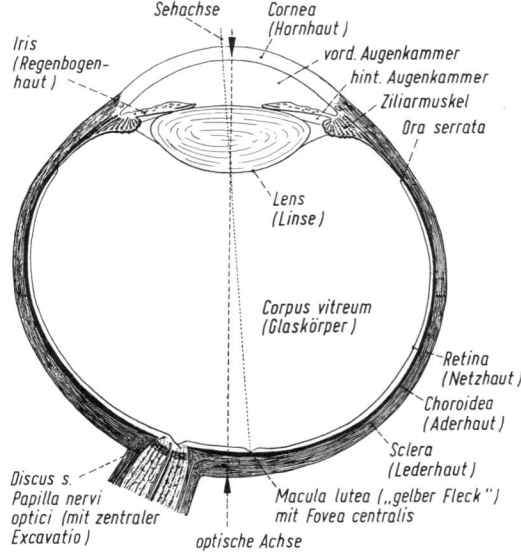

annähernd kugel. (⌀ ca. 24 mm) menschl. Augapfels (Bulbus oculi) besteht aus der – äuß. – ↑ Sclera (»Lederhaut«, vorn in die Kornea = »Hornhaut« übergehend), ↑ Choroidea (»Aderhaut«, mit ↑ Corpus ciliare, ↑ Iris u. ↑ Pupille) u. Retina (»Netzhaut«); das Innere aus dem gallert. ↑ Corpus vitreum (Glaskörper) u. der – hinter der Pupille am Linsenbändchen aufgehängten – ↑ Augenlinse. Gefäßversorgung durch Aa. ciliares ant. u. post., A. u. V. centr. retinae, Vv. vorticosae; Innervation durch N. nasociliaris (sensibel), parasympath. Fasern in den Nn. ciliares u. sympath. im N. ophthalmicus; Bewegungen (↑ Tab.) durch die 6 äuß. ↑ Augenmuskeln, die mit Ausnahme des M. rectus lat. (N. trochlearis) u. des M. obliquus (N. abducens) vom N. oculomotorius versorgt werden. – **künstl. A.**: ↑ Kunstauge. – **schematisches A.** (GULLSTRAND): Schema des Normalauges mit sphär. Begren-

Auge, reduziertes

zungsflächen des abbildenden Systems; homogene Linse mit Brechungsindex n = 1,4085; Brechkraft von Hornhaut + Kammerwasser 45,05, Linse 5,985 bzw. (Naheinstellung) 14,97, gesamt 58,64 (Ferne) bzw. (Nähe) 70,57 dpt. – Noch stärker vereinfacht das **reduzierte A.** (DONDERS) als Kugel (∅ 24 mm) mit nur 1 brechenden Fläche (vord. Hornhautfläche, Krümmungsradius 6 mm) u. 1 brechenden Medium (Wasser, n = 1,333); ca. 56 dpt. – s. a. Abb. »Kardinalelemente«, »HORNER* Symptomenkomplex«.

Augen|abstand: ↑ Pupillardistanz. – **A.abweichung**: »Blickablenkung« von der Fixationsrichtung bzw. der Ausgangsstellung; als **assoziierte A.** (»Déviation conjugée«) anfallsweise bei supranuklearer Schädigung eines Augenwenderpaares, mit gleichsinn. Ablenkung beider Augen zur gesunden Seite; als **dissoziierte A.** mit Doppeltsehen u. Scheinbewegungen bei Intoxikation (bes. Alkohol), Commotio cerebri, Enzephalitis, intrakraniellem Prozeß etc. – **A.chase**: ↑ Axis bulbi.

Augen|ballotement: die physiol. Zurückdrängbarkeit des Augapfels in den elast. orbit. Fettkörper. Bei Oribtaltumor aufgehoben; bei BASEDOW* Exophthalmus verstärkt. – **A.bank**: *ophth* Institution, die Menschenaugen als Spendermaterial für Hornhauttransplantation (↑ Keratoplastik) lagert.

Augenbecher: *embryol* ↑ Augenblase. – Die durch verzögertes Wachstum der unt. Abschnitte entstehende **A.spalte** (»embryonale Augenspalte«) für Sehnerv u. A. centr. retinae schließt sich später.

Augenbewegungen: ↑ Tab.; normal als **konjugierte A.**, d. h. mit Muskelsynergie; s. a. Blickbewegung, DONDERS*, HERING*, LISTING*, SCHUBERT*, VOLKMANN* Gesetz bzw. Regel.

Augen|bindehaut: ↑ Tunica conjunctiva; s. a. Bindehaut..., Konjunktival.... – **A.(b)innendruck**: ↑ Augendruck.

Augen|blase: *embryol* paar. Ausstülpung (einschicht. Epithelblatt) des Zwischenhirns, aus der – nach Einstülpung = »A.becher« – Netzhaut u. Pigmentepithel des Auges hervorgehen; »prim. A.« vor, »sek. A.« nach Ausbildung des **A.blasenstiels** (späterer »A.becherstiel«, aus dem der Sehnerv hervorgeht). – **A.blennorrhö**: ↑ Blepharo-, Gonoblennorrhö.

Augen|braue, Supercilium *PNA*: parallelstehende Borstenhaare am oberen Orbitalrand als Blend-, Schweiß- u. Staubschutz des Auges. – **A.butter**: ↑ Sebum palpebrale.

Augen|darre: ↑ Xerophthalmus. – **A.diagnose**, Irisdiagnostik: (IGNAZ V. PÉCZELY 1880) im Ggs. zur Schulmedizin entwickelte Methode aufgrund der Vorstellung, daß alle Organe nervale Verbindungen zu best. »Irisfäserchen« besitzen, deren Veränderung eine Organkrankh. erkennen läßt (»Organschlüssel der Irides«).

Augendrehpunkt: 1) **wirkl. A.**: reeller Punkt im Augeninnern (14,43 mm hinter dem Hornhautscheitel, 1,33 mm hinter dem Krümmungsmittelpunkt, 9,57 mm vor der Netzhaut, 1–1,5 mm temp. der opt. Achse), der seine Lage bei Blickbewegungen beibehält. – 2) **scheinbarer A.**: virtueller Punkt (Schnittpunkt der einfallenden Strahlen ohne Berücksichtigung der Linsenbrechung) beim Brillenträger, der bei konkaven Gläsern vor, bei konvexen Gläsern hinter dem wirkl. A. liegt.

Augendruck: der »intraokulare Druck« als Resultante des Zu- u. Abflusses der intraokularen Flüssigkeit; normal (bei intakten Abflußwegen im Kammerwinkel u. ungestörter Zwischenhirn-Regulation) 12–22 mm Hg mit Tagesschwankungen um 2–5 mm (Max. morgens); dauernd erhöht bei Glaukom, erniedrigt im diabet. Koma, nach schwerer intraokulärer Entzündg. (Vorstufe der Atrophia bulbi). Bestg. indirekt durch ↑ Tonometrie. – **A.versuch**: ↑ Bulbusdruckversuch.

Augen|durchleuchtung: ↑ Diaphanoskopie. – **A.entzündung**: ↑ Ophthalmie.

Augenfeld: die »Area ophthalmica« in der mittl. Temporalwindung des Großhirns, von der die Impulse für die Augenbewegungen ausgehen.

Augenbewegungen

Seitwärtsbewegung (Ab- u. Adduktion)	Vertikalbewegung	Schrägbewegung		Rollbewegung
Dextroversion re. Auge: M. rectus lat. li. Auge: M. rectus med.	*Elevation* (Hebung) Mm. recti sup. Mm. obliqui inf.	*Dextroelevation* re. Auge: M. rectus sup. li. Auge: M. obliquus inf.	*Lävoelevation* li. Auge: M. rectus sup. re. Auge: M. obliquus inf.	*Extorsion* (Auswärtsrollung) M. rectus inf. M. obliquus inf.
Lävoversion re. Auge: M. rectus med. li. Auge: M. rectus lat.	*Depression* (Senkung) Mm. recti inf. Mm. obliqui sup.	*Dextrodepression* re. Auge: M. rectus inf. li. Auge: M. obliquus sup.	*Lävodepression* li. Auge: M. rectus inf. re. Auge: M. obliquus sup.	*Intorsion* (Einwärtsrollung) M. rectus sup. M. obliquus sup.

Augen|filariose: s. u. Loa-loa-Filariose. – **A.finne**: ↑ Sparganum mansoni. – **A.flimmern**: anfallsweise Sehstörung in Form intermittierender Lichterscheinungen (Blitze); v. a. bei entzündl. Veränderungen der Retina bzw. Choroidea, bei Myopie, Amotio retinae; mit gleichzeit. »Verdunkelungen« u. Halbseitenkopfschmerz Frühsympt. des Glaukoms, auch Hinweis auf A.migräne. – **A.fremdkörper**: im Bindehautsack oder auf der Hornhaut liegende Kohle- oder Aschepartikel, Sandkörnchen, Flügeldecken kleiner Insekten etc. (nach Bindehautanästhesie leicht zu entfernen); oder aber in Hornhaut, Sklera oder Bulbusinneres eingedrungene (Metall-)Splitter (deren Nichtentfernung das Auge gefährdet; s. a. A.magnet).

Augen|glas: ↑ Brille, Kontaktlinse. – **A.gymnastik**: sogen. »Palmieren« (d. h. Druck mit beiden Händen) der geschlossenen Augen sowie rhythm. wiederholte Augenbewegungen (Rollen, Schweifen, Schwingen) in extreme Blickrichtungen; s. a. BATES* Methode, Sehschule.

Augen|heilkunde: ↗ Ophthalmologie. – **A.hintergrund,** Fundus oculi: das mit dem Augenspiegel erkennbare Bild der Innenfläche des Augapfels (Netzhaut, Gefäße, Papille, Macula, Choroidea); Grundfarbe – durch blutreiche Choroidealgefäße – rot, je nach individuellem Pigmentgehalt heller oder dunkler; Veränderungen von diagnost. Bedeutung bei Augenleiden, aber auch bei anderen Erkr. (Arteriosklerose, Diabetes mell., Hirndruck, Tbk, Syphilis, Toxoplasmose), s. a. Fundus albinoticus u. s. w. – **A.höhle:** ↗ Orbita. – Plast. Wiederherstellung n. ESSER-MAY, CZAPODY u. a.; s. a. Orbitalbodenplastik. – **A. hypotonie:** s. u. Augendruck.

Augenkammer, Camera bulbi (*PNA*) s. oculi (*BNA, JNA*): der intraokuläre Hohlraum als Sammelbecken des Kammerwassers (Humor aqueus, für den Stoffwechsel des Auges): a) die 3–3,5 mm tiefe **vord. A.** zwischen Hornhaut u. Iris- bzw. (im Bereich der Pupille) Linsenvorderfläche, mit dem sogen. Kammerwinkel; b) die **hint. A.** zwischen Iris (Pigmentschicht) u. Glaskörper bzw. Ziliarkörper u. Linse. Beide miteinander verbunden über einen Spalt zwischen Uvea u. Iris, dessen Breite von der Pupillengröße abhängt.

Augenkrise: anfallsart.»Augenkopfschmerz« mit Lichtscheu u. Tränenfluß, Pupillenverengung u. Bindehautinjizierung; v. a. bei Gesichtsneuralgie, FOTHERGILL* Syndrom, Glaukom; ferner als tab. Krise (PEL* Syndrom) mit zusätzl. Lidkrampf u. Hyperästhesie der umgeb. Haut (paroxysmale Reizzustände des Trigeminus oder der Ziliarnerven).

Augenleuchten (Brücke*-Cumming*): rotes Aufleuchten der Pupille bei Lichteinfall in einem best. Winkel (Reflexion vom Augenhintergrund) u. geringer Entfernung zwischen Lichtquelle u. Auge des Beobachters.

Augenlid: ↗ Lid. – **A.entzündung:** ↗ Blepharitis. – **A.knötchen:** opaleszente subepitheliale, auf kleinen Gefäßbüscheln sitzende Knötchen (1–3 mm) am Unterlid (meist lat.); Frühsympt. bei Masern, das mit Auftreten von Konjunktivitis u. Exanthem wieder verschwindet. – **A.talg:** ↗ Sebum palpebrale.

Augenlinse, Lens (crystallina) *PNA*: die durchsicht., gefäßfreie, bikonvexe »Kristallinse« (Ø ca. 9 mm) im menschl. Auge zwischen Glaskörper u. Regenbogenhaut, durch die am Linsenäquator entspringenden Zonulafasern (als »Aufhängeapparat«) mit dem Ziliarkörper verbunden. Krümmungsradius vorn ca. 10, hinten ca. 6 mm. Linsenkörper aus langgestreckten L.fasern, die zu sternförm. L.nähten zusammenstoßen, nach vorne in ein L.epithel übergehen u. von der L.kapsel umschlossen sind; mit L.kern u. – im Alter härterer u. wasserärmerer – L.rinde. Brechkraft bei stärkster Naheinstellung 14,97 dpt.

Augen|madenfraß: ↗ Ophthalmomyiasis. – **A.magnet:** hochleistungsfäh. Elektromagnet (als Hand- oder stationärer Riesenmagnet) zur Entfernung intraokulärer Eisen-Fremdkörper. – **A.meridiane:** die Halbkreise zwischen vord. u. hint. Augenpol senkrecht zum Äquator. – **A.migräne:** heft., meist einseit. Attacken von »**A.kopfschmerzen**«, häufig mit Flimmerskotom beginnend; Teilerscheinung einer Hemikranie (↗ Migräne), auch bei Zervikalsyndrom. – **A.mikroskop:** *ophth* ↗ Hornhautmikroskop.

Augenmuskeln: 1) äuß. A., Mm. bulbi *PNA*: 6 quergestreifte Muskeln, u. zwar 4 gerade (Mm. rectus sup., inf., lat. u. med.) u. zwei schräge (M. obliq. sup. u. inf.), als akt. Bewegungsapparat des Augapfels, dessen Bewegungsharmonie (»Augenmuskelgleichgew.«) die Orthophorie bedingt. – I. w. S. auch die Mm. orbit. u. levator palpebrae. – **2) inn. A.:** 3 glatte Muskeln in der Uvea, u. zwar die Irismuskeln Sphincter u. Dilatator pupillae u. der Akkommodationsmuskel (M. ciliaris) mit meridionalen, zirkulären u. radiären Fasern (= BRÜCKE* bzw. MÜLLER* bzw. IWANOFF* Muskel); innerviert von den Hirnnerven III, IV u. VI (zentrale Ursprungskerne im Boden der Rautengrube). – Bei – neuro- oder myogener – Lähmung der äuß. A. charakterist. Störungen der Augenmotilität, stets mit Doppeltsehen u. paralyt. Schielen (Doppelbilder max. in Wirkungsrichtung des gelähmten Muskels); s. a. Augenabweichung, Blicklähmung, Heterophorie, Strabismus, MOEBIUS* Syndrom I (= **infantiler Augenmuskelschwund**), *anästh* Augenzeichen.

Augenmyiasis: ↗ Ophthalmomyiasis.

Augen|pol: Scheitelpunkt des Augapfels; **vord. A.** (Polus ant.) am Krümmungsscheitel der Hornhaut, **hint. A.** (Polus post.) temporal vom Austritt des Fasc. opticus. – **A.prothese:** ↗ Kunstauge.

Augen|ränder: laienhaft für ↗ halonierte Augen. – **A.refraktometer:** ↗ Refraktometer. – **A.roller:** ↗ Tab. »Augenbewegungen«.

Augen|säcke, »Tränensäcke«: Vorwölbung des basalen Unterlids durch Bruchsackbildg. im periorbit. Fettgewebe infolge Erschlaffung der vord. Stützgewebe (Haut, M. orbicul., Bindegewebshülle) im fortgeschritt. Alter. – **A.schwäche:** ↗ Asthenopie. – **A.spalte:** *embryon* s. u. Augenbecher. – **A.spiegel:** ↗ Ophthalmoskop, s. a. HELMHOLTZ* A.spiegel:

Augensyndrom: 1) Åländ. A.: ↗ FORSIUS*-ERIKSSON* Sy. – **2) nasoethmoidales A.:** ↗ CHARLIN* Sy. – **3) posttraumat. A.** (nach schwerem Schädel-Hirn-Trauma) mit Akkommodations- (Asthenopie), Pupillen- (reversible Miosis oder Mydriasis), Fusionsstörungen (Diplopie), Strabismus paralyticus; bei Blutung evtl. einseit. Stauungspapille, reversibles Zentralskotom, bei Orbitafraktur Enophthalmus.

Augen|tabes: bei Neurosyphilis Lähmung der Hirnnerven III u. VI (Ptosis, Anisokorie, ARGYLL ROBERTSON* Phänomen), Störung des Farbensinns u. der Sensibilität im Ophthalmika-Gebiet infolge spezif. Meningopathie. – **A.tripper:** ↗ Gonoblennorrhö.

Augenverätzung: örtl. Einwirkung von Säuren (Verschorfung) oder Laugen (Verquellung). Ther.: sofort. reichl. Spülung mit indiff. Flüssigkeit (evtl. Leitungswasser).

Augen|wimpern: ↗ Cilia. – **A.winkel:** ↗ Angulus oculi. – **A.wurm, (West-)Afrikanischer:** ↗ Loa loa.

Augen|zahn: ↗ Eckzahn (Dens caninus). – **A.zeichen:** *anästh* die Narkosetiefe kennzeichnende unwillkürl. Bulbusbewegungen (»Augenmuskelzeichen«), Bindehautveränderungen, Abweichungen von Lid-, Korneal-, Konjunktivalreflex, Pupillenweite u. Lichtreaktion (Blend- u. Blinzelreflex), Tonusänderungen des M. orbic. oculi (im Exzitationsstadium Anspannung, in tiefer Narkose Erschlaffung). Nicht immer zuverlässig, da von Prämedikation (Morphin, Atropin, Ganglienblocker) u. Narkotikum abhängig.

Augenzittern: ↗ Nystagmus. – **A. der Bergleute** als BK (zentrale Koordinierungsdefekte infolge gruben-

Augmentationsplastik

klimat. Einflüsse?) nach jahrelanger Untertagearbeit in Form eines Pendelnystagmus (3–7/Sek.), häufig kombin. mit Zwinkern u. Blepharospasmus.

Augmentationsplastik: *chir* op. Vergrößerung eines Körperorgans; als Funktionsplastik z. B. die der Schrumpfharnblase (u. a. Dünndarm-Ringplastik, Sigmaplastik n. GIL VERNET), als kosmet. oder Formplastik z. B. die der hypoplast. Mamma.

Augsberger* Regel, Alter-Prozent-Faustregel: *pharmak* Die Kinderdosis (ab 2. Lj.) soll betragen (4 × Alter + 20)% der Erwachsenendosis.

Augustine* Methode: *chir* s. u. Kreuzbandriß.

Aujeszky* Krankheit (ALADÁR A., 1869–1933, Pathologe, Budapest): »Pseudowut« der Haustiere durch Herpesvirus suis, mit Enzephalomyelitis (3 Tg.), Pruritus (»Tollkrätze«), Lähmungen, oft let. Ausgang; beim Menschen nur Laboratoriumsinfektion bekannt, mit Juckreiz an den oberen u. Schwäche der unt. Extremitäten. Inkubation 12–24 Std.; Erregernachweis durch Kultur u. Tierversuch.

Aura: meist nur Sekunden dauernde »Vorboten« (Initialstadium!) eines – generalisierten – epilept. Krampfanfalls: Bewußtseinseinengung oder -trübung, aber auch abnorme Bewußtseinshelligkeit, Entfremdungs- u. Déjà-vu-Erlebnisse, Angst, seltener Beglückungsgefühl; zusätzl. evtl. vegetat.-vasomotor. Sensationen (Palpitationen, Hitzegefühl, Hyper-, Hypotonie, periphere Durchblutungsstörung etc.) oder Halluzinationen (z. B. **akust. A.**, mit Dröhnen, Donnern, Glockengeläut etc.; **visuelle** oder **opt. A.**, mit Figuren, Blitzen, Sternen, auch Ma- oder Mikropsie; **olfaktor. A.**, mit Geruchsempfindungen); ferner **sensible A.** (Dys-, Hyper-, Parästhesien, Schmerzen, auch als **hapt. A.**), **viszerale A.** (Magen-Darm-Sensationen), **vestibuläre A.** (Schwindel, Fall- oder Schwebegefühl), **motor. A.** (Zwangsbewegungen wie Zucken, Zittern, Schmatzen, auch Laufbewegungen = **kursative A.**), **respirat. A.** (meist arrhythm. Tachypnoe mit Erstickungsgefühl; auch bei partiellem Anfall), **A. canora** (mit Singen), **A. logorrhoica** (mit Redefluß). – I. w. S. auch die **hyster. A.** mit krampfart. Zuckungen, Globusgefühl, visuellen Sensationen, evtl. anschl. Bewußtseins(nie aber Tonus-!)verlust; s. a. perzeptuell-ideator. Aura; sowie als **A. tetanica** Spannungsgefühl oder ziehende Schmerzen im Wundgebiet frühzeitig bei Tetanus.

aural: das Ohr (Auris) betreffend.

Auramin: »gelbes Pyoktanin«, ein Vitalfarbstoff, auch zur elektiven Fluorochromierung von Mykobaktn. u. im Schnittpräparaten.

Aurantia: Hexanitrodiphenylamin-NH_4-Salz, ein Mikroskopierfarbstoff, z. B. als **A.-Eosin-Indulin** (EHRLICH* Triglyzeringemisch) zur Darstg. von Granula in Granulozyten (insbes. DD der α- u. β-Granula), als **A.-Säurefuchsin-Toluidinblau** für die KULL* Färbung mit Mitochondrien (bläul.-rot; Chromatin blau).

Aurantiasis cutis (Baelz*): ⌇ Karotinikterus.

Aurantidin: Antibiotikum aus Aspergillus. – **Aurantin**: (1957) Antibiotikum aus Actinomyces. – **Aurantiogliocladin**: (1951) Antibiotikum aus Gliocladium.

Aureo|facin: (1956) Antibiotikum aus Streptomyces aureofaciens; mit AYF (anti-yeast-factor) ident.?. **A.mycin®**: ⌇ Chlortetracyclinum. – **A.thricin**: (1948) Antibiotikum aus Streptomyces celluloflavus; stark tox. Dithiolkörper.

Aureus: Kurzbez. für ⌇ Staphylococcus aureus.

Auri-: Wortteil 1) »Gold« (latein.: aurum; bei 3wert. Au-Verbindgn.); 2) »Ohr« (latein.: auris). – **Auriasis**: ⌇ Pigmentatio aurosa.

Auricula *PNA*: 1) die »Ohrmuschel«, aus elast. Knorpel u. Haut, durch Ligg. auricularia mit dem Periost des Schläfenbeins verbundener Teil des äuß. Ohres; Form u. Größe individuell verschieden (erbbedingt). – 2) **A. atrii** *PNA* s. cordis *BNA, JNA*: das »Herzohr« als vord., dreieck. Teil der Vorhöfe, innen mit Mm. pectinati; re. entlang der Aorta ascendens bis zur A. pulmon., vom Sinus venarum cavarum durch Crista bzw. – außen – Sulcus termin. abgegrenzt; li. kleiner, der A. pulmon. anliegend.

Aurikelklemme: *chir* Spezialklemme für die Ausschaltung des Herzohres; z. B. nach CRAFOORD, SATINSKY.

aurikulär, auricularis: 1) das (Herz-)Ohr, 2) die Ohrmuschel betreffend.

Aurikulär-, Aurikularblock: *kard* sinuaurikulärer ⌇ Block. – Bei **aurikulärer** ⌇ **Erregungsleitungsstörung** (Myokarditis, Vorhofinfarkt, Mitral-, Trikuspidalvitium, Pulmonalstenose, Pericarditis adhaesiva etc.) im EKG Abflachung, Verbreiterung oder Doppelgipfeligkeit von P, Abdrehen des P-Vektors; Gefahr von Av-Block, Vorhofflimmern oder -flattern.

Aurikular|anhänge: weiche Höcker-, Wulst- oder Läppchenbildung (mir normaler Haut, evtl. Knorpeleinlage) an oder neben der Ohrmuschel; branchiogene Entwicklungsstörung (ein- oder beidseit. ⌇ Abb. »okuloaurikuläres Syndrom«). – **A.galopp** *kard* präsystol. ⌇ Galopprhythmus. – **A.höcker**, Ohrhöcker: *embryol* je 3 Mesenchymwülste im Bereich des 1. u. 2. Kiemenbogens, aus denen die Ohrmuschel hervorgeht.

Aurikularisphänomen (Mendel*): starke Druckempfindlichkeit der Gehörgangshinterwand bei beginnender Meningitis.

Aurikularkanal: *kard* ⌇ Atrioventrikularkanal.

Aurikulo|-osteodysplasie: ⌇ Oto-osteodysplasie; i. e. S. das ⌇ BEALS* Syndrom. – **a.temporales Syndrom**, FREY*-BAILLARGER*, Irritations-Sy.: einseit. Hautrötung u. verstärkte Schweißsekretion im Versorgungsgebiet des N. auriculotemp., ausgelöst durch psych. Reize oder best. Speisen (sogen. »Geschmacksschwitzen«). – **A.temporalpunkt**: Druckpunkt vor dem Ohr in Höhe des Jochbogens; schmerzhaft bei Trigemius-Affektion.

Aurikulo|therapie: (P. NOGIER 1958) s. u. Akupunktur. – **a.ventrikulär**: ⌇ atrioventrikulär.

Auris *PNA*: das »Ohr« (als Hör- u. Gleichgewichtsorgan); unterteilt in 1) **A. externa** = »äußeres Ohr«, mit Ohrmuschel (Auricula) u. äuß. Gehörgang (Meatus acusticus ext.); schalleitender Teil des Hörorgans. – 2) **A. media** = »Mittelohr«, der lufthalt., mit Schleimhaut ausgekleidete Abschnitt, der den Schall dem Hörorgan im Innenohr zuleitet: Paukenhöhle (Cavum tympani) mit Gehörknöchelchen (Ossicula auditus), Ohrtrompete (Tuba auditiva), Warzenfortsatzzellen (Cellulae mastoideae). – 3) **A. interna** = »Innenohr« (Labyrinth) im Felsenbein: knöcherne Schnecke (Cochlea) mit häut. Schneckengang (Ductus cochl.) für das Hörorgan; knöcherner Vorhof (Vestibulum) mit häut. Utriculus u. Sacculus sowie knöcherne (Canales semicirc. ossei) u. häut. Bogengänge (Ductus semicirc.) für das Raumsinnesorgan.

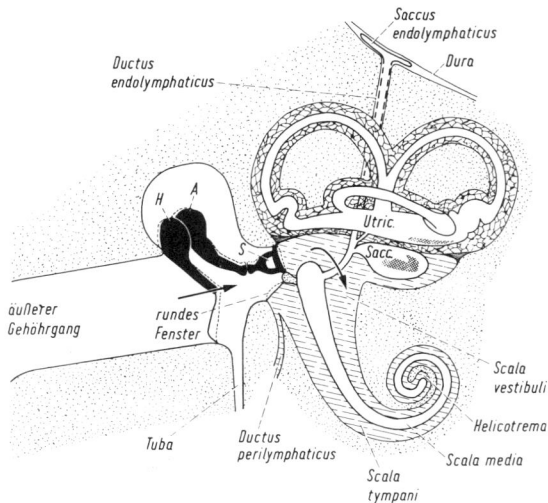

Schema des Mittel- u. Innenohres. H = Hammer (Malleus); A = Amboß (Incus); S = Steigbügel (Stapes).

Auro-: Wortteil 1) »Gold« (latein.: aurum); z. B. als Präfix bei 1wert. Au-Verbdgn. (vgl. auri-), in **A.therapie** (↑ Goldtherapie). – 2) »Ohr« (lat.: auris); z. B. **A.myiasis** (↑ Myiasis des äuß. Ohres), **a.palpebraler Reflex** (BECHTEREW; ↑ akustischer Lidreflex), **a.urogenitales Syndrom** (↑ WINTER*-KOHN* Sy.), **A.plastik:** plast. Ersatz der Ohrmuschel mit Hautlappen aus Nachbarschaft oder fernerer Körperbezirken (Rollappen), evtl. mit Einpflanzen von Knorpel (z. B. Rippenknorpel); bei Totaldefekt auch Epithese.

Aurum: ↑ Gold. – **A. colloidale:** durch Reduktion von Gold(III)-chlorid-Lsg. oder elektr. Zerstäubung hergestelltes kolloidales Gold; Anw. – früher – in Mischung mit Eiweißstoffen (als »Schutzkolloide«) bei Krebs, Syphilis, Skrofulose, Arthritis (↑ Goldtherapie). – **A. foliatum:** Blattgold (ca. 0,0001 mm dick), u. a. zum Vergolden von Pillen. – **A. oxydatum:** »Goldsäure«, $Au(OH)_3$, histor. Antisyphilitikum.

Ausatmung: ↑ Exspiration. – **Ausatmungsstoß:** ↑ Atemstoß.

Ausbrechen der Kammer: kard gehäufte ventrikuläre Ersatzsystolen (bis zum Pararhythmus) bei Av-Block.

Ausbrecherkrebs, -tumor: Malignom, das die Grenzen des Ursprungsorgans überschreitet; i. e. S. der ↑ PANCOAST* Tumor.

Ausbreitungsreaktion: (PEIPER) physiol Mitreagieren eines nicht gereizten Sinnesorgans infolge Reizausbreitung, z. B. Lidschlag auf Schallreiz, Niesen auf Lichtreiz.

Ausdauertraining: s. u. Training.

Ausdrucks|hader: (J. KLAESI) Triebkonflikte des Neurotikers, die sich in Disharmonien der Audrucksbewegungen, Versprechen, Verschreiben, Verunfallen etc. kundtun. – **A.krankheit (v. Uexküll):** ↑ Konversionsneurose. – **A.simulation:** Verhalten, das insgesamt (d. h. nicht durch Vortäuschen einzelner Sympte.) den Eindruck einer Krkht. erwecken will. Gegen neurot. Fehlhaltung kaum abzugrenzen. – **A.verarmung:** vermind. Fähigkeit, durch Mimik, Gestik etc. den seel. Zustand zu äußern; z. B. bei Schizophrenie, PARKINSON* Syndrom.

Ausdünstung: Abgabe von H_2O, CO_2 u. a. flücht. Substanzen durch die Haut (u. Lunge) sowie über Schweiß- u. Talgdrüsen, z. T. im Dienste der Wärmeregulation; s. a. Perspiration.

Aus-Effekt: physiol ↑ Off-Effekt.

Ausfällen: chem ↑ Fällung, Präzipitation.

Ausfallnystagmus: bei Ausfall eines Labyrinths (Felsenbeinquerfraktur, Labyrinthitis) schlagartig auftret. Horizontalnystagmus zur kranken Seite; mit Schwindel, Übelkeit, Erbrechen; Spontanrückbildung (oft erst nach Mon.).

Ausfallserscheinungen: Sympte., die auf den Funktionsausfall von Organen beruhen; z. B. **klimakter. A.** durch die Involution der Ovarien.

Ausflockung: ↑ Koagulation, Flockungs... .

Ausfluß: urol ↑ Harnröhrenausfluß, gyn ↑ Fluor. – **A.bahn:** kard das vord., den Semilunarklappen nächstliegende Segment der Herzkammer, das sich als letztes kontrahiert. Eine path. Erweiterung (insbes. re. bei Vol.belastung) beginnt an der Herzbasis u. führt zur Verlängerung der A.; eine Verengung ist muskulär (z. B. FALLOT* Tetralogie, idiopath. Hypertrophie) oder fibrös bedingt (evtl. Spangenbildg.); Stenose li. als subvalvuläre ↑ Aortenstenose, re. als infundibuläre ↑ Pulmonalstenose.

Ausgangs|persönlichkeit: psych ↑ Primärpersönlichkeit. – **A.wertgesetz (Wilder*)** (1930) ein Pharmakon wirkt um so stärker normalisierend, je weiter die betroffene biol. Funktion vom individuellen Normwert entfernt ist. – Gilt auch für andersart. Reize u. vice versa auch für Wirkungen entgegen der Norm, wobei es bei extremer Ausgangslage sogar zur Wirkungsumkehr kommen kann.

ausgebrannt: path adj. Bez. für einen chron.-destruierenden Prozeß mit Erschöpfung des reaktionsfäh. Substrats, i. w. S. auch für das somit funktionsuntücht. Organ (z. B. »burned-out-Kolon« u. »-Pankreas« als Endzustand der Colitis ulcerosa bzw. Pankreatitis); in der Psychiatrie für den – z. B. durch Prozeßpsychose – affektiv verödeten Menschen.

Ausgetragensein: geburtsh ↑ Austragen, ↑ Reifezeichen.

Ausgleichszeit: hyg s. u. Sterilisationszeit.

Ausgußstein: das Nierenhohlsystem mehr oder weniger ausfüllendes Harnkonkrement (meist Phosphatstein).

Au/SH-Antigen: Australia-SH-Antigen.

Ausheberung: ↑ Magenaushebung.

Auskratzung: ↑ Abrasio (uteri). – **Auskühlung:** ↑ Hypothermie.

Auskultation: diagnost. »Abhorchen« des Körpers auf Schallphänomene, insbes. Herztöne u. -geräusche (↑ Herzauskultation), Atem- (↑ Atmen, bronchiales etc., ↑ Pleurareiben) u. Darmgeräusche (Plätschern, Gurren, ↑ Borborygmus); entweder direkt mit dem Ohr oder mittels Stethoskops (LAËNNEC 1819); s. a. Phonokardiographie, orale Auskultation. – **auskul-**

Auskunftspflicht

tatorische Lücke: (COOK u. TAUSSIG 1917) bei der Blutdruckmessung nach RIVA passagere stumme Zone nach Unterschreiten des systol. Wertes; rel. häufig bei arterieller Hypertonie, Aortenisthmusstenose.

Auskunftspflicht: Verpflichtung des Arztes zur Auskunft, dem Pat. gegenüber v. a. im Rahmen der ↑ Aufklärungspflicht, Dritten gegenüber nur auf Ersuchen u. bei bes., u. U. gesetzl. normierter (z. B. § 1543 RVO) sozialer Motivation.

Auslesekrankheit: (O. LENTZ) epidem. Krankh., an der nur einzelne Individuen erkranken; z. B. Poliomyelitis, Encephalitis epidemica.

Auslöschphänomen: 1) röntg opt. Phänomen an der Grenze verschieden stark geschwärzter Flächenschatten, indem neben einer Verdichtung (durch Überlagerung) eine hellere Zone erscheint, die eine »Aufhellung« vortäuscht; vgl. MACH*, WALTHER* Effekt, Psoasrandzeichen. – 2) Verschwinden der EKG-Zeichen eines Infarktes bei bald. Nachfolgen eines zweiten. – 3) ↑ SCHULTZ*-CHARLTON* Zeichen (bei Scharlach).

Auslöse|mechanismus, angeborener, AAM: von der Verhaltensforschung (TINBERGEN) postulierter neurosensor. Mechanismus, der angeb. Verhaltensweisen (Instinkthandlungen) auf best. Außenreizkombinationen (Schlüsselreize, »Auslöser«) hin freigibt. – **A.zone**: physiol, neurol ↑ Triggerzone.

Ausnahmezustand: 1) epilept. A.: stunden- bis tagelange Bewußtseinseintrübung bei Epilepsie, oft verbunden mit psychot. Handlungsweisen (z. B. Fortlaufen, Brandstiften, Gewalttaten, unmäß. Alkoholgenuß). – 2) psychogener A.: akutes, nur kurz andauerndes psychot. Bild mit lebhafter Symptomatik; z. B. als »visionäre Ekstase« nach Einnahme von Halluzinogenen, aber auch als hyster. Reaktion.

Ausnutzungskoeffizient: Verhältnis der im Darm resorbierten zur aufgenommenen Nährstoffmenge.

Auspitz* (HEINRICH A., 1835–1886, Dermatologe, Wien) **Dermatose**: ↑ Mycosis fungoides. – **Au.* »Pänomen des blutigen Taus«**: Auftreten punktförm. Blutungen nach Entfernen des »letzten Häutchens« als sicheres Zeichen für Psoriasis vulg.

Ausräumung: chir op. Entfernung der Gewebe bzw. Organe aus einer Körperhöhle, z. B. die Total-A. der Axilla bei Mamma-Op. wegen Malignoms. – gyn ↑ Abortausräumung.

Ausrenkung: ↑ Luxation.

Ausrißfraktur: Ausriß eines Knochenstücks durch Zug der daran befestigten Bänder u. Sehnen; vgl. Abrißfraktur.

Aussaat: 1) path ↑ Metastasierung, Streuung, Generalisierung. – 2) bakt **fraktionierte A.** mit abnehmenden Keimmengen bis zur Einzelkultur.

Aussalzung(sverfahren): labor Differenzierung der – unterschiedlich lösl. – Eiweißfraktionen des Plasmas durch Zusatz gestufter Konzentrationen von Salzen (z. B. Ammoniumsulfat, Kalziumchlorid).

Aussatz: ↑ Lepra. – **Italienischer oder Mailänd. A.**: ↑ Pellagra.

Ausschabung: gyn ↑ Abrasio.

Ausschaltungs|diät: allerg ↑ Eliminationsdiät. – **A.probe**: allerg Karenzprobe. – **A.operation**: sogen. Umgehungsanastomose, z. B. die Ileotransversostomie bei inoperablem Zäkum-Aszendens-Tumor; ferner bei Magen-Duodenalulkus die Beseitigung des Gastrin-Säure-Mechanismus in Form der »Ausschaltungsresektion« (↑ KELLING*-MADLENER* Op.) bzw. der »Resektion zur Ausschaltung« (↑ FINSTERER*-DRÜNER* Op.; s. a. Pylorusausschaltung). – Ferner der ideale ↑ Bypass zur Gewichtsreduktion.

Ausscheider: Person, die Krankheitserreger zeitweilig (= temporärer A.) oder dauernd (= permanenter A., ↑ Dauerausscheider) in Stuhl, Urin oder Sputum ausscheidet, ohne krank oder krankheitsverdächt. zu sein. – **A.-Nichtausscheider-System**: serol von der Blutgruppenzugehörigkeit unabhäng. Einteilung der Menschen in »Sekretoren« u. »Nichtsekretoren« der – wasserlösl. – Blutgruppen-Antigene A, B u. H. in Körperflüssigkeiten (insbes. Speichel). 80% der Europäer sind Sekretoren (Dominanz des Ausscheider-Gens).

Ausscheidung: physiol ↑ Exkretion; s. a. Sekretion.

Ausscheidungs|abszeß: abszedierende Entzündung in einem Exkretionsorgan (z. B. Harnkanälchen der Niere) durch die auf dem Ausscheidungswege dorthin gelangten Erreger. – Analog kommt es durch tox. Abbauprodukte zur **A.cholangitis** (BAHRMANN; prim. hämatogene intrahepat. Ch. mit eitr. Einschmelzungen, evtl. »weißer Galle«), **A.gastroenterokolitis** (bei azotäm. Urämie; aber auch durch Bakt.toxine, Hg, Pb, J, Br, Salizylsäure, Morphin). – **A.immunität**: Eliminierung von Erregern (v. a. Viren) durch Ex- u. Sekretion (Harn, Speichel etc.) als wesentl. Faktor der unspezif. Abwehr. – **A.tuberkulose**: die offene Tbk, insbes. die Urogenital-Tbk mit Baz. im Harn.

Ausscheidungssuro|graphie: röntg Darstg. der ableitenden Harnwege nach i.v. Applikation eines pos. KM (Aufnahmen im allg. 7 u. 10 Min. p. i.). – Auch als **A.skopie** (fortlauf. Rö-Durchleuchtung), evtl. mit gezielten Aufnahmen oder Kinematographie. – s. a. Infusionsurographie.

Ausschlag: derm ↑ Exanthem. – **A.hammer**: chir Instrument, mit dem Marknägel – unter Zwischenschaltung des Ausziehhakens – aus dem Knochenschaft herausgeschlagen werden.

Ausschleichen: ther Abschließen einer Medikation (v. a. Hormone) durch zeitlich u. mengenmäßig langsam abfallende Dosierung, um Entzugserscheinungen vorzubeugen.

Ausschleusungskrankheit: ↑ Druckfallkrankheit.

Ausschöpfungszyanose: periphere Zyanose durch O_2-Verarmung (»Ausschöpfung«) des Kapillarblutes bei örtlich verlangsamtem Blutstrom (»Stagnations-Zy.«, z. B. bei kleinem HMV).

Ausschuß: path s. u. Schußverletzung.

Ausschwemmung: hämat Übertritt von Blutzellen aus dem KM ins periphere Blut; offenbar normalerweise für unreife Zellen gehemmt. Pathol. A. aller Leuko-Vorstufen z. B. in der Agonie.

Ausschwitzung: path ↑ Exsudat(ion).

Außenbandschaden: chir traumat. Läsion des Lig. collat. fib. des Kniegelenks; häuf. Sportverletzung (Skilauf, Fußball).

Außenfürsorge: fürsorger. Maßnahmen für ambulant behandelte psychisch Kranke.

Außenpfeiler: anat ↑ CORTI* Pfeiler.

Außenschichtschaden, -infarkt: *kard* Läsion subepikardialer Myokardanteile infolge Hypoxie, Perikarditis, Trauma etc.; EKG: im frischen Stadium (mit reduzierter Erregung) ST-Hebung (monophas. Deformierung), im Spätstadium (mit verlängerter Erregung) neg. T-Zacke.

Aussparphänomen: 1) Aussparung eines Masern- oder Rötelexanthems im Bereich der Einstichstelle nach i.c. oder s.c. Inj. von Rekonvaleszenten-Serum während der Inkubationszeit. – 2) Aussparung eines Scharlachexanthems an Stellen früherer DICK* Reaktionen oder abgeheilter Effloreszenzen von Impetigo streptogenes infolge lokaler Antitoxinbildung.

Aussparung: *röntg* ↑ Kontrastaussparung.

Ausstich: *path* s. u. Stichwunde.

Ausstreichung: *physiother* s. u. Streichmassage.

Ausstrich|(präparat): durch Ausstreichen auf Objektträger in dünner Schicht zur mikroskop. Untersuchung vorbereitetes – natives oder gefärbtes – biol. Material (Blut, Eiter, Sediment, Organpunktat, -abstrich), insbes. für Zelldiagnostik (»**A.zytologie**«).

Austastung, Exploratio int.: palpator. Untersuchung von Körperhöhlen (z. B. Enddarm, Scheide, Uterus, Mundhöhle) ohne Sicht; z. B. die – vaginale oder rektale – Beckenausstattung zur Beurteilung des Geburtskanals.

Austausch: *zytol* ↑ Crossing-over, ↑ Rekombination.

Austauscher, Austauschharze: ↑ Ionenaustauscher.

Austausch|transfusion: große Blutübertragung mit dem Ziel, das Blut des Empfängers weitgehend gegen Spenderblut auszutauschen; v. a. bei fetaler Erythroblastose, akuter Leukämie, Nephritis, schwerer Infektion, Hepatitis. Entweder gleichzeit. Ablassen u. Inj. von Blut an je einer Armvene oder Inj. mit anschl. Absaugen gleicher Mengen (jeweils 10–20 cm³) durch dieselbe Kanüle (↑ Nabelvenenmethode); s. a. Saphena-Methode. Bei 1 ½facher Empfängerblutmenge werden etwa 40%, bei 3facher (beim Neugeb. 2facher = ca. 500 cm³) ca. 95% des Blutes ausgetauscht; s. a. POLACEK* Diagramm. **A.wert,** Rekombinationswert: *zytol* für die Gen-Kartierung (↑ Chromosomenkarten) durch Kreuzungsanalyse ermittelter Wert (%-Häufigkeit des Austausches eines Gens durch Crossover), der den rel. Abstand zweier Gene voneinander bezeichnet u. die Bestg. der Gen-Reihenfolge ermöglicht.

Austin* Syndrom: (1964) ↑ Mukosulfatidose mit etwa ab 3. Lj. rückläuf. psychomotor. Entwicklung; ferner Minderwuchs, Skelettdysplasien, Hepatomegalie, progred. Seh- u. Hörminderung, epileptiforme Anfälle; vermind. Arylsulfatase-Aktivität der Leukozyten.

(Austin) Flint* Geräusch: *kard* s. u. FLINT*.

Austragen: *geburtsh* Behalten einer Schwangerschaft bis zur Entbindung; s. a. Reifezeichen.

Australia-Antigen: ↑ SH-Antigen (HB_s-AG).

Australisches Siebentagefieber: Leptospirose durch die Serotypen Australis A (Wirt: Rattus connatus) u. Pyrogenes (Wirt: Rattus brevicaudatus). Kurzfrist. Fiebertyp der benignen, nichtikter. Form, ähnl. der Schweinehüter-Krankh. – **A. X-Enzephalitis:** ↑ Murray-Valley-Enzephalitis (durch ARBO-Virus B).

Austreibungs|ton, Ejection click: *kard* heller, frühsystol. Extraton zu Beginn der **A.phase** (0,05–0,09 Sek nach 1. HT). Wahrsch. »Gefäßdehnungston« der Aorta ascendens (bei Isthmusstenose, Aneurysma, Aortenstenose mit poststenot. Dilatation, Aorteninsuffizienz; nicht aber bei hochgrad. Insuffizienz u. supra- u. subvalvulärer Stenose!) oder der Pulmonalis (pulmonale Hypertonie, EISENMENGER* Syndrom, idiopath. Ektasie, valvuläre Stenose mit poststenot. Dilatation; nicht aber bei hochgrad., v. a. infundibulärer Stenose!), selten bei Vorhofseptumdefekt u. nach dessen Verschluß.

Austreibungs|wehen: ↑ Preßwehen. – **A.zeit:** 1) *kard* 2. Hälfte der Herzsystole (mit isoton. Kontraktion) von der Öffnung der Aortenklappen bis zum Beginn des 2. HT; normal 0,20–0,31 Sek. (im EKG: R-Gipfel bis T-Ende). – 2) *geburtsh* »Austreibungsperiode« vom Durchtritt des Kopfes durch den äuß. MM bis zur Geburt des Kindes.

Austritts|block: *kard* ↑ Exitblock. – **A.dosis:** *radiol* Oberflächendosis an der der Strahlenquelle abgewandten Objektseite. – **A.mechanismus:** *geburtsh* 3. Phase der Geburt mit Durchtreten des Kopfes durch das Knie des Geburtskanals, wobei er sich mit dem Subokziput in den Symphysenwinkel legt u. unter Übergang der Beuge- in die Streckhaltung durch die Vulva austritt; danach Schulterbreite im geraden Durchmesser u. Austritt des übr. Körpers.

Austrocknung: *path* ↑ Exsikkose.

Auswärtschielen: ↑ Strabismus divergens.

Auswasch|kurve: die nach Inj. eines Indikators in den Herzventrikel an anderer Stelle registrierte Indikatorverdünnungskurve; spez. beim ↑ **A.verfahren:** (J. P. HOLT) Indikatorverdünnungstechnik zur quant. Bestg. des enddiastol. u. endsystol. Ventrikelvol. nach Inj. (Brausekatheter) des Farbstoffs oder einer Kältelösung in den Ventrikel; Blutentnahme aus Aorten- oder Pulmonaliswurzel u. Analyse der »Auswaschkurve« (spez. Formeln).

Auswurf: ↑ Sputum. – **A.volumen:** *kard* ↑ Herzschlagvolumen.

Auszieh|haken: *chir* s. u. Ausschlaghammer. – **A.naht:** ↑ BUNNELL* Naht (3; Abb.).

Auszug: *pharm* ↑ Extracta, Mazeration.

Autenrieth* (-Königsberger*) Kolorimeter (WILHELM LUDWIG A., 1865–1926, Chemiker u. Pharmakologe, Freiburg/Br.), Universal-K.: einstuf. Vergleichskolorimeter (Meßlösung in Glaskeil): Genauigkeit bis 3%; früher als ↑ Hämoglobinometer verw.

Autismus: (E. BLEULER 1911) *psych* Absonderung von der Außen- u. Einkapselung in die eigene Welt. Als **autist. Denken** mit Flucht in Phantasien über die verlorene Kindheit, fremde Welten etc.; als **autist. Verhalten** soziale Anpassungsstörung aufgrund best. Charaktereigenschaften (still, zurückhaltend, kontaktschwach, steif, reizbar-kühl, insbes. beim schizoiden (»autist.«) Psychopathen sowie – evtl. bis zum Stupor gesteigert – als bedeutsames psychopath. Sympt. bei Schizophrenie. – Ferner der **frühkindl. Au.** (KANNER-ASBERGER) als nosolog. umstrittenes Bild (kindl. Schizophrenie? hirnorgan. Störung? Erziehungsfehler?) mit schon im Säuglingsalter erkennbarer Kontaktstörung: keine Reaktion auf Zuwendung der Umgebung, in die Ferne gerichteter Blick,

Autoagglutination

zwanghafte Spielgewohnheiten, übermäß. Bindung an Einzelobjekte, frühes Sprechenlernen, seltener Sprachretardierung.

Auto|agglutinationsanämie: serogene, erworbene hämolyt. Anämie, bei der Autoagglutinine im Serum nachweisbar sind; meist i. S. der chron. ↑ Kältehämagglutinationskrankheit. – **A.agglutinin:** durch Autoimmunisierung entstehendes Agglutinin, meist antierythrozytärer AK, auch gegen art- u. gruppengleiche Ery anderer Individuen gerichtet, fast stets als ↑ Kältehämagglutinin.

Autoaggressionskrankheit, Autoimmunopathie: (DAUSSET) die ganz oder teilweise auf Auto-AK-Bildung zurückzuführenden Krankhtn., v. a. best. Formen von Agranulozytose, Thrombopenie u. hämolyt. Anämie, chron. Kälteagglutinationskrankhtn., progress. Hepatitis, LE, Rheumatismus, chron. Strumitis, Orchitis, sympath. Ophthalmie (durch Organ-Autoantikörper).

Auto|akkusator: *psych* »Selbstankläger«, der sich einer nicht begangenen Tat bezichtigt; z. B. Psychopath mit hochgrad. Geltungssucht. – **A.allergie:** Allergie gegen körpereigene Stoffe (↑ Autoantigen). – **A.anästhesie:** ↑ ANTON*-BABINSKI* Syndrom.

Autoantigen: aus körpereigener Substanz (»**endogenes A.**«; z. B. Spermatozoen, Linsen-, Schilddrüsen-, Hirngewebe, Blutkörperchen) oder unter deren Mitwirkung (»**exogenes A.**«; nach Konjugation mit Haptengruppen wie Nukleoproteid oder Glykopolypeptid) entstehendes Voll-AG, das die Bildung von Auto-AK bewirkt. Stets pathol.; Genese ungeklärt, experimentell provozierbar.

Autoantikörper: durch Auto-AG hervorgerufener u. gegen körpereigene Elemente gerichteter kompletter oder inkompletter AK, insbes. die Häm-Au. (↑ Tab.), die jedoch im allg. (unabhängig von der Blutgruppe) nicht nur die eigenen, sondern auch die Ery anderer Individuen agglutinieren (= Autohämagglutinin) oder hämolysieren (= Autohämolysin); s. a. Kälte-, Wärmeantikörper. – **A.krankheit:** ↑ Autoaggressionskrankheit.

Antikörper-Typ	Krankheitsbild
Antikörper gegen Erythrozyten	
inkomplette Wärme-AK Wärmehämolysine	idiopath. u. symptomat. hämolyt. Anämie
inkomplette Kälte-AK abnorm vermehrte komplette Kälteagglutinine monotherm. Kältehämolysine	Kälteagglutininkrankh.
bitherm. Kältehämolysine	paroxysmale Kältehämoglobinurie
Antikörper gegen Leukozyten	
Leukozytenagglutinine, -lysine	chron. Leukopenien
Leukozytenkern-AK (?)	LE-Phänomen
Antikörper gegen Thrombozyten	
Plättchenagglutinine, -lysine	idiopath. Thrombozytopenien (thrombozytopen. Purpura)

autochthon: an Ort u. Stelle bzw. von selbst entstanden (Ggs.: allochthon); z. B. die **a. Rückenmuskeln,** die, aus den dors. Hälften der Myotome hervorgegangen, in der Rinne zwischen Dorn- u. Querfortsätzen geblieben sind u. von denen sich nur noch die zutiefst liegenden, kürzesten (Mm. interspin., intertransvers., rotatores sowie kleine, tiefe Nackenmuskeln) den einzelnen Myotomen zuordnen lassen.

Auto|digestion: *biochem* ↑ Autolyse. – **A.duplikation:** *biol* Selbstvermehrung durch ident. Verdoppelung des – als Matrize wirkenden – genet. Materials (RNS, DNS) durch Aufnahme der Bausteine aus dem Milieu (auch in vitro!); ↑ Reduplikation, Replikation.

Autoerotismus, -erastie: vom eigenen Körper ausgeh. sexuelle Erregung; im Kindesalter normale Frühform der Libido (s. a. Narzißmus). – I. w. S. auch die »Selbstbefriedigung« (↑ Onanie).

Autogamie: durch Ausbildung von ♂ u. ♀ Geschlechtsorganen am gleichen Organismus mögl. Selbstbefruchtung, z. B. bei Bandwürmern u. zahlreichen Pflanzen.

auto|gen: 1) aus sich selbst oder von selbst entstehend, selbst erzeugend. – **2) a.gen(et)isch,** a.log: vom selben Individuum stammend. – **a.genes Training:** (J. H. SCHULTZ) psychotherap. Methode, bei der der Pat. – zunächst unter Anleitung des Therapeuten – durch gezielte Übung (»Droschkenkutscherhaltung« oder bequeme Rückenlage) u. Verlebendigung formelmäßig verdichteter Vorstellungen (meist Wärme- u. Schwereerlebnis) zur »konzentrativen Selbstentspannung« u. – in einem hypnoseähnl. Zustand – zur angestrebten »Umschaltung« des vegetat. Systems gelangen soll. Auch als Gruppen- u. gezieltes Organtraining durchführbar.

Autographie: ↑ Dermographismus.

Auto|hämagglutinin, -hämolysin: s. u. Autoantikörper. – **A.hämotherapie:** ↑ Eigenblutbehandlung. – **A.hypnose:** Hypnose durch ↑ A.suggestion; uraltes Verfahren (↑ Yoga), zuerst von LEVY als ärztl. Ther. angew., von J. H. SCHULTZ im ↑ autogenen Training methodisch ausgebaut; s. a. Ablationshypnose.

Autoimmunisierung: ↑ Autosensibilisierung.

Autoimmun|krankheit, Autoimmunopathie: ↑ Autoaggressionskrankheit (der aber meist keine echte Immunisierung zugrunde liegt), z. B. die **A.nephritis,** infolge Sensibilisierung gegen die eigene Basalmembran (s. u. Antiglomerulus-); i. e. S. die einschläg. hämatol. Geschehen, bei denen die eigenen Blutkörperchen oder deren Vorstufen durch körpereigene Serum-Substanzen mit AK-Eigenschaft (= Autohämantikörper) direkt oder indir. geschädigt werden u. vorzeitig zugrunde gehen, z. B. Autoimmunogranulo-, -thrombo- u. -panzytopenie, ferner entspr. Immunkoagulo- u. -plasmopathien. – **A.reaktion:** die AAR zwischen spezif. Auto-AK u. körpereigenen AG; Grundlage der Autoaggressionskrankhtn. – **A.thyreoiditis:** ↑ HASHIMOTO* Thyreoiditis.

Auto|infektion: manifeste »Selbstinfektion« mit körpereigenen Mikroorganismen, meist infolge Resistenzminderung oder Immunitätsänderung des Wirtsorganismus, seltener durch Pathogenitätssteigerung der Erreger; s. a. A.invasion. – **A.infusion, -transfusion:** rel. Vermehrung der zirkulierenden Blutmenge im großen Kreislauf durch Hochlegen u. Bandagieren (von dist. nach prox.) der Beine, evtl. auch Kompression der Bauchaorta. Notmaßnahme bei Schock, starkem Blutverlust, zerebraler Hypoxämie. – vgl. Reinfusion. – **A.inokulation**: Kontaktabsiedlung von Infektionserregern oder Tumorzellen innerhalb des Organismus, z. B. Schmierinfektion, Implantationsmetastase. – **A.intoxikation**: »Selbstvergiftung« durch körpereigene path. oder retinierte physiol. Stoffwechselprodukte bei unzureich. Ausscheidungsfunktion von Leber (= **hepat. A.**, mit zerebralen Reizerscheinungen, Fieber, Haut-Schleimhautblutungen), Niere (Urämie), Intestinaltrakt (z. B. bei chron. Kolitis, Ileus; mit tox. Schädigung durch p-Kresol., p-Indol, Phenol. Kadaverin etc.); s. a. Azetylcholinvergiftung. – **A.invasion**: Autoinfektion mit Metazoen (z. B. durch Ingestion von Oxyureneiern).

Auto|katalyse: katalyt. Förderung des eigenen Entstehungsprozesses durch dieselbe Substanz; z. B. die autokatalyt. Aktivierung von Pepsin u. Trypsin. – **A.katheterismus**: ↑ Selbstkatheterismus.

autokinetische Täuschung: *ophth* scheinbare Bewegung eines Objektes im Gesichtsfeld bei Fehlen visueller Bezugspunkte; opt. Täuschung v. a. bei Dunkelheit u. längerer Fixation eines Lichtpunktes.

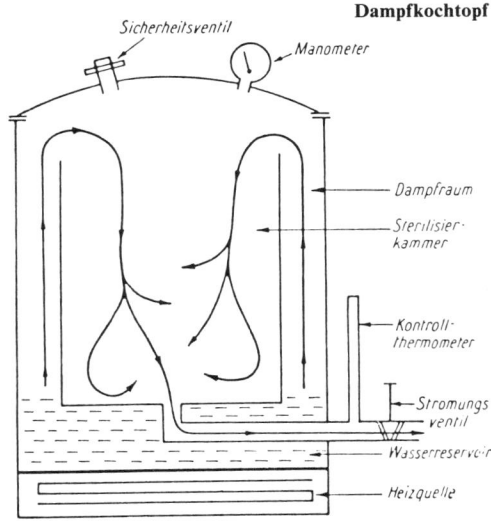

Dampfkochtopf

Auto|klav: spez. Gefäß für die Anw. von Überdruck u. erhöhter Temp. (»Dampfkochtopf«), z. B. für die Sterilisation mit »gespanntem Dampf« (= PAPIN* Topf). – **A.krankheit**: durch Bewegungen u. Erschütterungen beim Autofahren verurs. Kinetose.

Autolipoidantikörper: körpereigenes Substrat, das nach Art eines AK mit den körpereigenen Lipoiden reagiert u. so deren eigentl. Funktion ausschaltet.

autolog: ↑ autogen (2).

Auto|lyse, Autodigestion: (SALKOWSKI) enzymgesteuerter chem. Abbau eigener Körpereiweiße (bis zur Aminosäurenstufe), u. zwar ohne Mitwirkung von Baktn. – **A.lysin**: 1) *immun* gegen körpereigene Zellen gerichtetes Lysin, insbes. Autohämolysin. – 2) *bakt* Enzym der Pneumokokken, das die Dellenbildung auf festen Nährböden u. das rasche Absterben der Keime in flüss. Nährmedien (bei 37°) bewirkt.

Automatenhaken, »Automat«: durch ein seitl. herabhängendes Gewicht selbsthaltender Wundhaken.

Automatie: *physiol* stereotyper (evtl. rhythm.), unbewußter, vom Willen oder von äuß. Reizen unabhäng. Ablauf innerer u. äußerer Lebensvorgänge; vgl. Automatismen. – Insbes. die A. des Warm- u. Kaltblüterherzens als rhythm. Erregungsbildung, die zur Kontraktion des Myokards führt, ausgelöst von bes. zur Autorhythmie befähigten Strukturen (»**A.zentren**«), deren Wirksamkeit in der Reihenfolge Sinusknoten (= physiol. Schrittmacher)/Av-Knoten/HIS*-Bündel/PURKINJE* Fasern abnimmt. – s. a. Autorhythmie, Blasenautomatie, Befehlsautomatie, STANNIUS* Ligaturen.

Automationssyndrom: depress. Psychosyndrom bei v. a. älteren Menschen, die angesichts zunehmender Automatisation um ihren Arbeitsplatz bangen.

Automatismen: unwillkürl., eigengesetzl. (evtl. rhythm.) Funktionsabläufe in Form instinktiver oder optimal eingeübter Handlungen (gebahnte Reflexe); als physiol. A. Gehen, Radfahren, Bedienen von Maschinen etc.; als pathol. A. Nesteln, Klatschen, Strampeln etc., die **oralen A.** wie Kauen, Schmatzen, Schlucken (bei psychomotor. Anfällen, herdförm. oder diffusen zerebralen Affektionen, häufig postparoxysmal), die **hypobul. A.** (E. KRETSCHMER; rhythm. Singen, Schreien, Tanzen), die **spinalen A.** (Enthemmungs- u. Reizphänomene bei Querschnittsläsionen) sowie die neurot. Stereotypien (z. B. Tic- u. Bewegungsstereotypien bei Schizophrenie); vgl. Befehlsautomatie, Bewegungsautomation.

Automatose: anfallsweise auftret. Streckkrampf der ges. Körpermuskulatur bei voll erhaltenem Bewußtsein; seltenes Sympt. einer subkortikalen Läsion.

Auto|mixis: *protoz* ↑ Amphimixis. – **A.mutation**: spontane, ohne Einfluß von Mutagenen entstandene Mutation. – **A.mutilation**: ↑ Selbstverstümmelung.

Auto|nephrektomie: *path* Selbstausschaltung einer Niere durch Spontanverschluß des Harnleiters; v. a. bei Nieren-Tbk, wodurch die Abheilung spezifischer Blasenprozesse begünstigt wird (dennoch Nephrektomie indiziert!) – **A.neurotisation**: Wiederherstellung der Innervation u. damit der Funktion gelähmter Muskeln durch End-zu-End-Anastomosierung der zerrissenen motor. Nerven; s. a. Neurotisation, LEXER*-ROSENTHAL* Muskelplastik.

autonom: unabhängig, selbständig, nach eigenen Gesetzen lebend; z. B. **a. Harnblase** (↑ Blasenautonomie), **a. Nervensystem** (↑ vegetatives NS), **a. Reizbildung** (↑ Automatie).

Auto|phän: *genet* durch zelleigene Gen-Wirkung (»autochthon«) beeinflußtes Merkmal. – **A.phagie**: krankhaftes Verlangen, den eigenen Körper anzunagen. – **A.philie**: ↑ Narzißmus. – **A.phobie**: krankh. Furcht vor dem Alleinsein. – **A.phonie**, Tympanophonie: »Dröhnen« der eigenen Stimme im Ohr, z. B. bei Tuben-Mittelohrkatarrh.

Auto|plastik: *chir* plast. Op. unter Verw. körpereigenen Gewebes; vgl. Allo-, Xenoplastik. – **a.plastisches Krankheitsbild**: (S. FREUD) Psychose (des schizophrenen Formenkreises), bei der die – abgewiesene – reale Welt (»Realitätsverlust«) vom Kranken seelisch zu einer eigenen Ersatzrealität »umgearbeitet« wird.

Autopolymerisat, Kalt-, Autoplast: »Selbsthärter«, d. h. ohne äuß. Wärmezufuhr erhärtender Kunststoff (Metakrylat); enthält im Monomer neben einem Stabilisator (z. B. Hydrochinon) einen Akzelerator (z. B.

tert. Amin), der mit dem im Polymer enthaltenen Katalysator (z. B. Benzoylperoxid) ein Redoxsystem bildet; beim Anteigen entstehende labile Amine u. Peroxid-Radikale bringen als energiereiche Verbindgn. die Polymerisation in Gang.

Auto|protektion: *toxik* Schutz des Organismus gegen die tödl. Dosis eines Pharmakons durch vorher. Applikation nicht letaler Dosen; vgl. Heteroprotektion. – **A.prothrombin**: (W. H. SEEGERS) während der Thrombinbildung entsteh. Derivate des Prothrombins (Faktor II), z. B. A.p. Ip (= Faktor VII), Ic (= X), II (= IX).

Aut|opsie: Inspektion des Körperinnern am Lebenden (z. B. Probelaparotomie, Biopsie) oder – i. e. S. – am Toten (/ Obduktion, Sektion).

Auto|psychose: (WERNICKE, KLEIST) krankhafte Störung der **A.psyche**, d. h. der Orientierung über das eigene Seelenleben; z. B. bei Schizophrenie.

Autoradiographie: lokalisierender Nachweis radioaktiver Substanzen im Gewebe (z. B. nach Markierung mit Tritium) anhand des Strahlungsbildes in einer in engen Kontakt gebrachten photograph. Emulsion (Platte oder Stripping-Film). – Auch als Doppel-Au. (BESERGA 1961) mit 2 Nukliden verschied. Reichweite (z. B. ^{3}H u. ^{14}C) u. zweischicht. Emulsion.

Autorhythmie: Fähigkeit erregbarer Strukturen (z. B. Erregungsleitungssystem des Herzens, Neurone des Atemzentrums, glatte Muskulatur des Darmes), ohne äußeren Reiz rhythm. Erregungen zu erzeugen (s. a. Automatie), wahrsch. durch entspr. Depolarisationen an der – spez. aufgebauten – Membran, die in Aktionspotentiale übergehen. Durch äuß. Reize, Ionenmilieu, Hormone etc. beeinflußbar.

Autosensibilisierung, Autoimmunisierung: Vorgang, bei dem – z. B. entzündlich – verändertes Körpergewebe antigene Eigenschaften erwirbt (»Autoantigen«) u. die Bildung von »Auto-AK« hervorruft; (/ Autoimmunkrankheit).

Autosit: *path* der (»autositäre«) Individualteil einer asymmetr. Doppelmißbildung, der – im Ggs. zum / Parasiten – durch sich selbst lebensfähig ist.

Auto|skopie: (KIRSTEIN 1894, KILLIAN, BRÜNINGS) »dir. Laryngoskopie« mit Hilfe eines peroral eingeführten Autoskops (z. B. n. NEGUS, MACINTOSH, [mit Batteriehandgriff], Elektroskop n. BRÜNINGS, Laryngoskop n. HOLINGER); s. a. Stützautoskopie (SEIFERT), Schwebelaryngoskopie (KILLIAN). – **A.skopophilie**: *psych* s. u. Voyeurismus.

Autosom: (MONTGOMERY) *genet* das sich vom / Allo- oder Heterosom in Kondensationsgrad, Orientierungs-, Bewegungsverhalten u. Morphologie unterscheidende normale / Chromosom; tritt bei Diploidie als homologes Paar auf; s. a. autosomale / Trisomie.

Auto|sterilisation: Unwirksammachen eingedrungener Erreger durch körpereigene Abwehrkräfte. – **A.sterilität**: materialbedingte Keimfreiheit, z. B. bestimmter Kunststoffe. – **A.stimulation**: / Onanie.

Auto|suggestion: unbewußte oder bewußte Beeinflussung eigener Vorstellungen oder des eigenen Willens; z. B. als **A.suggestivther.** zur gezielten Beeinflussung von Krankheitserscheinungen (/ Couéismus).

Auto|tomie: *forens* / Selbstverstümmelung. – **A.topagnosie**: gestörte Orientierung am eigenen Körper; zerebrales Herdsympt. (v. a. Parietallappen). – **A.toxikose**: / Autointoxikation.

Auto|transfusion: / Autoinfusion. – **A.transplantation**: / Autoplastik, Transplantation. – **A.trophie**: *bakt* die »Aufbauernährung« der »a.trophen« Mikroorganismen, die aus anorgan. Verbindgn. (CO_2, NH_3, Salze) durch Chemo- oder Photosynthese größere organ. Moleküle aufbauen (u. dadurch – im Ggs. zu den heterotrophen – von organ. Stoffen anderer Organismen unabhängig sind); s. a. hemiautotroph.

Autovakzine: therap. Vakzine, deren antigenes Material vom Pat. selbst stammt (z. B. Erguß, Eiter) u. ihm nach entsprech. Verarbeitung reinjiziert wird (z. B. bei chron.-rezidivierender Furunkulose).

Aut|oxidation: nicht physikal.-chemisch erzwungene Oxidation durch Luft-O_2, z. B. ungesättigter Fette (/ Ranzigkeit).

autumnalis: (lat.) im Herbst vork.; z. B. Autumnalkatarrh (/ Aestivo-Autumnalkatarrh). – *bakt* Serotyp der / Leptospiren.

Auvard* (PIERRE VICTOR ALFRED A., 1855–1941, Gynäkologe, Paris) **Basiotriptor**: (1884) erster dreiblättr. Kranioklast zur Perforation, Verkleinerung u. Extraktion des kindl. Kopfes unter der Geburt. – **Au.*** **Handgriff**: *geburtsh* Extraktion der Plazenta durch Druck auf den Fundus u. synchronen Zug an der Nabelschnur.

Auxanogramm: *bakt* »Wachstumsbild« der Keime (Größe der Kulturkolonien, Assimilationszonen etc.) auf spez. Agarplatte (mit Zusatz von Zuckern, Stickstoff, Vitaminen) zur Differenzierung von Arten, Typen etc.; z. B. n. BEIJERINCK, SCHABINSKI, auch als Agar-Diffusionstest.

Auxiliar|atmung: durch die Atemhilfsmuskeln (»A.muskeln«) forcierte Atmung bei hochgrad. Dyspnoe; vom Kranken durch Aufsetzen, Aufstützen etc. gefördert.

Auxine: pflanzl. »Wachstumshormone« die die Zellstreckung, Bildung von Blüte, Frucht u. Wurzel, Tropismen u. a. beeinflussen; z. B. β-Indolylessigsäure (»Heteroauxin«), Valeriansäure-Derivate.

Auxochrome: (WITT) Halogene, die als »Farbbildungshelfer« ebenso wie die chromophoren (»farbtragenden«) Gruppen Voraussetzung für die Wirkung eines Stoffes als Farbstoff sind.

auxokanzerogene Gruppe: *toxik* »krebsfördernde Gruppe« (z. B. Methylgruppe, Benzolkern, aromat. Amin), die die Wirksamkeit eines an sich nur schwach kanzerogenen Moleküls verstärkt.

Auxo|merie: (v. KRIES) *physiol* Erregungsausbreitung (z. B. im Herzen), bei der eine immer größere Zahl erregbarer Elemente erfaßt wird. – **A.pathie**: Wachstumsstörung mit erhebl. Abweichen des Längen- u. Gewichtswachstums, d. h. um > 3 Jahreszuwachsraten im **auxometr. Dreieck** n. GOBESSI (graph. Darstg. des Längen- u. Gewichtswachstums des Kindes in Form eines rechtwinkl. Dr. mit Abszisse u. Ordinate als Katheten; ist bei normalem Verhältnis beider Größen gleichschenkelig, bei Dissoziation Hypotenuse steiler bzw. flacher).

auxoton(isch): *physiol* s. u. isoton.

Auxotrophe: Mutanten von Mikroorganismen, die – im Ggs. zu ihren prototrophen Wildformen – nicht auf Minimalnährmedien wachsen.

av., av-: atrioventrikulär, -lar. – **a.-v.:** arteriovenös.

Avellis* (GEORG A., 1864–1916, Laryngologe, Frankfurt) **Stellung:** Seitwärtsneigen des Kopfes bei der indir. Laryngoskopie; begünstigt Einblick in seitl. Kehlkopfpartien u. subglott. Raum. – **A.*(-Longhi*) Syndrom, Lähmung:** Hemiplegia alternans durch Läsion (Zirkulationsstörung, Entzündg., Tumor) der lat. Medulla oblong.: homolat. Ausfälle an Hirnnerven IX u. X (Gaumensegel- u. Stimmbandparese, Teillähmung des Constrictor pharyngis), kontralat. Hemiparese, evtl. Hemihypästhesie für Schmerz u. Temp.; vgl. BABINSKI*-NAGEOTTE*, JACKSON* Syndr.

Avena-Test, Krümmungstest: (WENT 1933) quant. Bestg. von Wuchsstoffen anhand des Ablenkungswinkels der Krümmung, die ein Haferkeimling (Avena sativa) durch einseit. Aufsetzen eines wuchsstoffgetränkten Agarblöckchens erfährt. 1 **Avena-Einh.** (»A. E.«) entspricht der Wirkung von $5 \cdot 10^{-7}$ mg krist. Auxin an der präparierten Koleoptile (Krümmungswinkel 10°).

Avenalin, Avenarin: Protein (Globulin) bzw. Polysaccharid (Polyfruktosan) im Hafer (Avena sativa). –
Avenolith: filz. Darmkonkrement (Pflanzenfasern u. Kalkphosphat) bei vorw. mit Haferprodukten ernährten Kindern.

Aversionsbehandlung: als drast. Hilfe bei Alkoholentwöhnungskuren die kombin. Gabe von Alkohol u. Emetika (Emetin, Apomorphin), die bedingt-reflektorisch Ekel gegen Alkoholika erzeugt (Aversion verliert sich nach Monaten wieder).

aVF: (**a**ugmented **V**olt **f**oot) kard s. u. GOLDBERGER* Ableitung.

AVI: pulmon / Air-Velocity-Index.

aviäre Tuberkulose: Vogel-Tbk durch Mycobact. avium; Übertragung auf Menschen selten.

Avicenna, Ibn Sina: arab. Philosoph u. Arzt (980–1037), Galenist; medizin. Hauptwerk: »Canon medicinae«.

Avicularia avicularia: die brasilian. gemeine Vogelspinne, 8 cm lang, behaart, dunkelbraun bis schwarz, mit rel. schwach entwickelten Giftdrüsen.

Avidin: aus 3 Komponenten (NA, XA, A) besteh. Protein des Eiklars, das Biotin in vivo fest (auch gegen enzymat. Einflüsse) u. unter Inaktivierung seiner Vit.funktion bindet.

Avidität: Anziehungs-, Bindungskraft; z. B. / Jodavidität; vgl. Affinität.

Aviragnet* Phänomen: durch ischäm. Hof um die Effloreszenzen bedingtes urtikarielles Bild bei Röteln.

A-Viren: s. u. Hepatitis-, Influenzavirus. – **avirulent:** »ohne Virulenz«, adj. Bez. für pathogene Mikroorganismen, die – z. B. durch wiederholte Kulturpassagen – ihre Ansteckungsfähigkeit verloren haben.

A-Vitamin: / Vitamin A. – **Avitaminose:** durch mangelhafte Zufuhr oder Resorption eines oder mehrerer – Vitamine hervorgerufenes Krankheitsbild (meist nur Hypovitaminose).

aVL: (**a**ugmented **V**olt **l**eft) kard s. u. GOLDBERGER* Ableitung.

Avogadro* Gesetz (AMADEO GRAF V. A., 1776–1856, Physiker, Turin): (1811) Gleiche Volumina eines idealen Gases enthalten bei gleichem Druck u. gleicher Temp. die gleiche Anzahl von Molekülen.– Die Zahl der in 1 ml unter Normalbedingungen (760 Torr, 0° C) enthaltenen Moleküle beträgt $2{,}69 \times 10^{19}$ (»**A.* Zahl**«; vgl. LOSCHMIDT* Zahl).

aVR: (**a**ugmented **V**olt **r**ight) kard s. u. GOLDBERGER* Ableitung.

A-V-Resektion: Antrumresektion des Magens mit zusätzl. Vagotomie.

Avulsio: gewaltsames Ausreißen eines Körperteils, z. B. **A. bulbi** (des Augapfels, evtl. als Selbstverstümmelung), **A. fasciculi optici** (des Sehnervs, z. B. durch Kompression des Orbita, Schuß- u. Stichverletzung).

a-Welle: die »Vorhofwelle« des / Venenpulses (/ dort. Abb.), hervorgerufen durch die Kontraktion der Herzvorhöfe; verschwindet bei Vorhofflimmern.

AWF: / **a**drenal **w**eight **f**actor.

Axenfeld* (KARL THEODOR A., 1867–1930, Ophthalmologe, Freiburg) **Diplokokkus:** / Moraxella lacunata. – **A.* Pigmentspindel:** s. u. KRUKENBERG*. – **A.*(-Schürenberg*) Syndrom:** durch Gefäßanomalien (z. B. Karotisaneurysma) bedingte »zykl. Okulomotoriuslähmung«, unterbrochen von ton.-klon. Kontraktionen der betr. Muskeln (Hebung des ptot. Oberlides, Einwärtswandern des auswärtsschielenden Auges, Verengung der paralyt. Pupille).

axenisch: frei von Fremdorganismen.

Axerophthol: / Vitamin A_1.

Axhausen* Operation (GEORG A., 1877–1960, Kieferchirurg, Berlin): 1) Verschluß epithelisierter alveolärer Kieferhöhlen-Mundfisteln (bei entzündungsfreier Kieferhöhle) mit Wangenschleimhaut-Schwenklappen. – 2) LANGENBECK* Gaumenplastik: Verschluß der Gaumenspalte mit Brückenlappen (nach schichtweiser Aufspaltung u. entlastenden Seitenschnitten); mehrschichtige Naht. – 3) bei Progenie Durchtrennung des aufsteigenden UK-Astes von retroaurikulärem Schnitt aus.

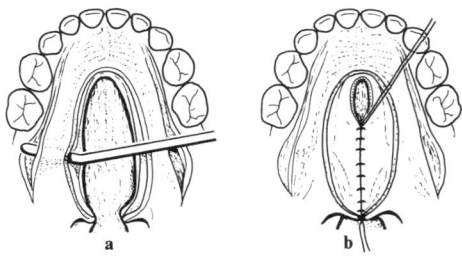

Axhausen*-Langebeck* Operation: a) Aufgliederung des Brückenlappens in seine 3 Schichten; b) schichtweise Naht.

axial(is): 1) in Richtung einer (Körper-, Gliedmaßen-, Organ-)Achse. – 2) die Körperachse betreffend; z. B. die – von Kopf, Hals, Rumpf auslösbaren – **Axialreflexe** (bei Parkinsonismus häufig gesteigert).

Axilla PNA: die »Achsel(höhle)«, Übergangsregion vom Hals-Rumpf zum Arm; ausgefüllt mit lockerem Bindegewebe u. Speicherfett, darin eingelagert Gefäße u. Nerven (für Arm, Achselwände, Schulter) u. die Axillardrüsen (Nodi lymphatici axill.) vgl. Fossa axillaris.

axillar(is): in der Achselhöhle, zur Achsel hin; z. B. **A. abszeß** (/ Schweißdrüsenabszeß), **A. linie** (/ Linea

Axillar|venenthrombose

axill.), **A. venenthrombose** († Achselvenensperre). – **Axillaris** Kurzform für A., V. u. N. axill.; z. B. **A. lähmung** mit Ausfall der Mm. deltoideus (behinderte Armhebung über die Horizontale) u. teres minor sowie Sensibilitätsstörung (für alle Oberflächenqualitäten) in ovalem Bezirk lat. vom Schultergelenk.

Axis: 1) *PNA*, Epistropheus *BNA, JNA*: der 2. Halswirbel (als Drehachse für Kopf u. 1 HW), mit WK u. je 2 seitl. oberen u. unteren Gelenkflächen u. dem nach kranial abgehenden Dens (ursprüngl. Körper des 1. HW). – **2)** die Körper-, Gelenk-, Organachse; z. B. **A. bulbi ext.** *PNA* (»äuß. oder anatom. Augenachse«, Verbindungslinie zwischen vord. u. hint. Bulbuspol; davon als Teilstrecke die »inn. Augenachse« = **A. bulbi int.** zwischen Hornhauthinterfläche u. Netzhaut), **A. conjugata** (s. a. Diameter), **A. cordis** († Herzachse), **A. lentis** *PNA* (opt. Achse der Augenlinse), **A. opticus bulbi oculi** *PNA* (mit der A. bulbi zusammenfallende »opt. Augenachse«, auf der die Krümmungsmittelpunkte der Hornhaut u. der Linsenflächen liegen), **A. pelvis** († Beckenführungslinie).

Axolemm(a): die »Schalenhaut« (Zellmembran) des Achsenzylinders der Nervenzelle.

Axolotl, Amb(l)ystoma mexicanum: der »Mexikan. Kiemenmolch«, lebenslang im kiementragenden Larvenzustand, aber geschlechtsreif. Versuchstier; als **A.-Einh.** gilt die kleinste Menge Schilddrüsensubstanz (ca. 1 µg Thyroxin), die einen 12–15 cm langen A. in 4 Wo. zum lungenatmenden Salamander verwandelt.

Axon: der »Achsenzylinder« († Neurit) der Nervenzelle.

Axonotmesis: † Nervenquetschung.

Axonreflex: Umschaltung eines afferenten in einen efferenten Impuls an einer Verzweigungsstelle des Neuriten ohne Vermittlung einer Synapse (also kein Reflex i. e. S.), z. B. Dermographismus, Vasodilatation durch Metaboliten.

Axoplasma: das von der Nervenzelle in die Peripherie hinauswachsende (u. von ihr zeitlebens erhaltene u. erneuerte) Neuroplasma, in das die Neurofibrillen eingebettet sind.

Axungia: *pharm* † Adeps. – **A. mineralis:** † Vaseline.

Ayala* Quotient (GIUSEPPE A., 1878–1943, Neurologe, Rom): Quotient aus dem 10fachen des Liquordruckes nach Entnahme von 10 ml Liquor u. dem Anfangsdruck; normal 5,5–6,5; bei Werten < 5 Verdacht auf Subarachnoidalblock, bei > 7 auf Hydrozephalus oder seröse Meningitis.

Ayer* Test (JAMES BOURNE A., 1882–1963, Neurologe, Boston): Messen des lumb. u. des subokzipit. Liquordruckes beim Liegenden; Druckdifferenz spricht für spinalen Block. – s. a. TOBEY*-AYER* Zeichen.

Ayerza* Krankheit (ABEL AY., 1861–1918, Internist, Buenos Aires): † Pulmonalsklerose.

Ayre* Biopsie (J. ERNST A., Gynäkologe, Miami): exfoliativ-zytol. Zervixabstrich (mit Holzspatel an der Platten-Zylinderepithel-Grenze) zur Krebsdiagnostik (für präklin. Ca. bessere Ergebnisse als bei Entnahme aus hint. Scheidengewölbe).

Ayre* T-Stück: ventilfreies, T-förm. Ansatzstück für Endotrachealtubus (bei Sauglings- u. Kleinkindernarkose) mit min. Atemwiderstand u. Totraum. Ermöglicht künstl. Beatmung durch intermittierenden Verschluß der Ausatemöffnung mit dem Finger (großer Gaszufluß notwendig!).

Ayun: *trop* † Ainhum.

Az.: **Az**iditätsgrad.

AZ: 1) *klin* **A**llgemeinzustand. – **2)** *chem* † **A**zetylzahl.

Aza-: Präfix bei organ.-chem. Namen zur Kennz. des Austausches einer CH-Gruppe gegen ein N-Atom; z. B. **Azabonum** (ZNS-stimulierender Wirkstoff), **Azacosterolum** (Hypocholesterinämikum), **Azacyclonolum** (Ataraktikum), **Azamethoniumbromid** (quart. Ammoniumverbdg., Ganglienblocker), **Azapurine** (C_8 ersetzt; z. B. 8-Azaguanin, das in RNS, geringer auch in DNS eingebaut wird u. wachstumshemmend auf Mikroorganismen u. Neoplasmen wirkt, wahrsch. als Antimetabolit durch Störung der Matrizenfunktion), **Azapyrimidine** (C_4 ersetzt; z. B. 4-Azauridin, das – als Antimetabolit – die Pyrimidinsynthesen kompetitiv hemmt), **Azaserin** (antibiot. Serinderivat aus Streptomyces, auch synthet.; Anw. bei akuter Leukämie in Kombin. mit 6–Merkaptopurin), **Azatepum** (Zytostatikum), **Azathioprinum** (Merkaptopurin-Derivat; Zytostatikum bei Leukämie, Antimetabolit, Immunsuppressivum), **6-Azathymin** (stört Thyminstoffwechsel, antibakteriell wirksam; für Malignom-Ther. versucht), **Aza-urazil** (antimetabol. Zytostatikum), **6-Azauridin** (blockiert Uridylsäure-Synthese; Tumorhemmstoff, aber neurotox. [Halluzinationen, Lethargie etc.]).

Azanfärbung (Heidenhain*): *histol* Mehrfachfärbung mit **Az**okarmin u. **An**ilinblau-Goldorange G-Eisessig nach Beizung mit PWS; Chromatin u. Ery rot, Muskel rötl., kollagenes Bindegewebe leuchtend blau.

A-Zellen, Alpha-, α-Zellen: **1)** im LANGERHANS* Inselorgan des Pankreas Zellgruppe mit groben plasmat. α-Granula, die sich mit Azan goldgelb färben u. mit Silbersalzen schwärzen (»Silberzellen«); bilden als Variante A_2, die wahrsch. auch im Magen vorkommt, das Hormon Glukagon (während A_1 mit † D-Zellen ident. sind). – **2)** die † azidophilen Zellen der Adenohypophyse.

azentrisch: *zytol* adj. Bez. für zentromerenlose, autoduplikante Chromosomen(teile), die von den Spindelfasern nicht auf die Pole verteilt werden können.

azeotrop: adj. Bez. für Flüssigkeitsgemische, die mit konst. Siedepunkt gemeinsam sieden.

Azephal...: † Acephal....

Azerophobie: krankhafte Furcht a) vor scharfen Gegenständen, b) sauren u. bitteren Speisen u. Getränken.

azet...: s. a. acet....

Azetabuloplastik: † Hüftpfannendachplastik.

Azetal: durch Kondensationsreaktion zwischen Alkohol u. Aldehyd in 2 Stufen entstehender Verbindungstyp

$$R-\underset{OR'}{\overset{H}{C}}-OH \quad \text{oder} \quad R-\underset{OR'}{\overset{H}{C}}-OR''$$

(= Halb- bzw. Vollazetal). – Anw. des Diäthyl-A. (»Acetalum«, Azetaldehyd + Äthanol) früher als Schlafmittel.

Azetaldehyd, Äthanal, Alcohol dehydrogenatus: $CH_3 \cdot CHO$, brennbare Flüssigkeit mit stechendem Geruch, leicht zu Met- u. Paraldehyd polymerisierend; schleimhautschädigend, MAK 360 mg/m³ = 200 ppm. Tritt im Intermediärstoffwechsel durch Dekarboxylierung von Brenztraubensäure bei der Glykylose auf; als **aktives A.** von Thiaminpyrophosphat-Enzymen gebildet u. übertragen, am Thiazolring gebunden. – **A.-Syndrom**: sek. Vergiftungsbild nach Verzehr von »Tintlingen« (Coprinus atramentarius u. comatus, auch Boletus luridus, die als Speisepilze gelten!) bei gleichzeit. Alkoholgenuß (Latenz bis 3 Tg.): intensive Rötung von Gesicht u. Brust, Schwindelgefühl, Kopfschmerzen, Tachypnoe, Tachykardie; Sensorium klar. Wahrsch. ausgelöst durch eine dem Kalziumzyanamid nahe verwandte Verbdg., die den Alkoholabbau blockiert; Spontanrückbildung (n. 20–24 Std.). – Ein entsprech. Effekt wird bei der Antabus®-Alkoholentziehungskur genutzt (↑ Aversionsbehandlung).

Azetalphosphatide, Plasmalogene: Lipoide, die an Stelle höherer Fettsäuren (Stearin-, Palmitinsäure) deren Aldehyde enthalten (wodurch sie eine pos. FEULGEN* Plasmalreaktion bieten). Vork. in Gehirn, Muskel, Leber, Blut (ca. 4 mg%), angereichert in Spermatozoen.

Azetanilid, -arsol: ↑ Acetanilidum, -arsolum.

Azetat: Salz der Essigsäure. – **A.puffer**: A.-halt. wäßr. Puffer-Lsg., z. B. Barbital-Natriumazetat (MICHAELIS* Puffer, mit pH 2,6–9,4), Essigsäure-Natriumazetat (WALPOLE* Puffer, pH 3,6–5,6).

Azetazolamid: heterozykl. Sulfonamid-Abkömmling (↑ Formel; nicht bakteriostat.), der nach 5–6 Std. durch Karbanhydrase-Hemmung als Diurektikum wirkt (z. B. Diamox®, Nephramid®); gering tox.; durch azidot. Mittel, auch NH_4Cl, Wirkung aufhebbar.

Azetessigsäure: CH_3COCH_2COOH, natürl. ß-Karbonsäure, unbeständig (zerfällt in CO_2 u. Azeton). Intermediärprodukt aus ketoplast. Aminosäuren u. im Fettstoffwechsel; Normwerte im Harn ca. 20 mg/24 Std. (zus. mit Azeton), im Serum 0,1–0,3 mg% erhöht (bis 100 mg%) bei Diabetes mell. (zus. mit Azeton, im Präkoma auch mit β-Hydroxybuttersäure), Fieber, azetonäm. Erbrechen, Hyperemesis gravidarum, Vergiftungen, aber auch bei Hunger, KH-freier Ernährung. Nachweis (meist alle 3 Ketonkörper!) n. ARNOLD-LIPLIAWSKI mit p-Aminoazetophenon (rel. spezif.), n. GERHARDT mit $FeCl_3$ (modif. n. HURTLEY; unspezif.), n. LEGAL mit Nitroprussidnatrium (ab 3–5 mg%; modif. n. HARDING-RUTTAN, NOBEL), n. RIEGLER mit Jodsäure, n. LINDEMANN mit LUGOL* Lsg., n. NANAVUTTY volumetrisch. – **Azetessig(säureäthyl)ester**: dient zur Synthese von Harnsäure u. Pyridin-Abkömmlingen u. als Lösungsmittel.

Azetoazetyl-: s. a. Azetyl-. – **A.-CoA-reduktase**: an der Fettsäuresynthese beteiligtes NADPH-spezif. Enzym (z. B. in Leber), das Azetoazetyl-CoA zu D-Hydroxybutyryl-CoA reduziert.

Azetoin: Azetylmethylkarbinol, $CH_3COCH(OH)CH_3$; natürl. Stoffwechselprodukt, durch »Azyloin-Kondensation« aus 2 Mol. Azetaldehyd entstehend; z. B. mit VOGES*-PROSKAUER* Reaktion beim mikrobiellen KH-Abbau nachgewiesen.

Azetol-kinase: Enzym in Leber u. Niere, das Azetol (Hydroxyazeton) mit ATP zu Azetolphosphat phosphoryliert.

Azeton, Dimethylketon, Propanon: $CH_3 \cdot CO \cdot CH_3$, das chemisch einfachste Keton; farblos, mit Wasser mischbar, flücht., leicht brennbar, im Luftgemisch explosibel. Anw. u. a. als Lösungs-, Fixier-, Härtungsmittel, zur Händedesinfektion. *toxik* Erzeugt eingeatmet Schleimhautkatarrh u. Kater-Syndrom; MAK 2400 mg/m³ = 1000 ppm. Wicht., aus ketoplast. Substanzen gebildetes u. über Zitronensäurezyklus abgebautes Intermediärprodukt, das bei Fasten, Hungern, KH-Stoffwechselstörung (Diabetes mell.: »Ketosis«), azetonäm. Erbrechen, hypochloräm. Syndrom etc. zus. mit Azetessigsäure u. β-Hydroxybuttersäure (»Ketonkörper«, ↑ Formel) vermehrt im Harn auftreten kann (↑ Azetonurie), ebenso im Blut (= Azetonämie, stets mit Alkalireserve < 50%; normale Werte im Serum 0,4–0,9 mg/100 ml) u. Atem (normal 0,35–2,61 mg/l; Obstgeruch!). – *analyt* Nachweis n. FROMMER, LEGAL, DENIGÈS, ROTHERA u. a. – **A.chloroform**: ↑ Chlorobutanolum.

$$H_3C-\underset{\underset{O}{\|}}{C}-CH_2-COOH$$
$$\text{Azetessigsäure}$$
$$\swarrow \qquad \searrow$$
$$\text{Azeton} \qquad \text{β-Hydroxy-buttersäure}$$
$$H_3C-\underset{\underset{O}{\|}}{C}-CH_3 \qquad H_3C-\underset{\underset{OH}{|}}{CH}-CH_2-COOH$$

Azeton|ämie: s. u. Azeton. – **a.ämisches Erbrechen**: das »rekurrierende oder zykl. Erbrechen mit Ketonämie«, anfallsweise u. oft rezidivierend, v. a. bei psychisch u. vegetativ labilen Kleinkindern ausgelöst durch Diätfehler, Nahrungsmittelallergie, Wurmbefall, Infekt, seel. Konflikt, Klimafaktoren etc.; klin.: nach Prodromi (Kopfschmerzen, Appetitlosigkeit, Übelkeit) Azetonausscheidung in Atemluft u. Harn, heft., meist unstillbares Erbrechen (evtl. Hämatemesis), Apathie, vertiefte Atmung, Exsikkose; Blutazeton bis 18 mg%, metalbol. Azidose (Überangebot u. unzureichende Verwertung des Azetyl-CoA bei gesteigerter Fettmobilisation), evtl. Hypokaliämie. Ther.: Fruktose i.v., reichl. Flüssigkeit. Salze, ZNS-Dämpfung; Prognose günstig (aber ketonäm. Koma mögl.).

Azetonitril-Einheit: die kleinste Menge Schilddrüsensubstanz, die die Resistenz von Mäusen gegen Vergiftung mit Azetonitril (H_3CCN) um 100% steigert; obsolet.

Azeton|körper: ↑ Ketonkörper. – **A.urie**, Ketonurie: Auftreten von Ketonkörpern (Azetessigsäure, β-Hydroxybuttersäure, Azeton) im Harn; normal 0,02–0,05 g/Tag, klin. Bedeutung ab 2,0 g (z. B. bei Diabetes mell., im Hunger).

2-Azetoxybenzoesäure: ↑ Acidum acetylosalicylicum.

Azetophenetidin: ↑ Phenazetin.

Azetyl-: der Essigsäurerest CH_3CO-.

Azetylase: Enzym, das den Azetylrest hydrolytisch abspaltet.

Azetylchlorid

Azetylchlorid: CH_3COCl, Chlorid der Essigsäure; sich mit Wasser heftig zersetzende, stechend riechende Flüssigkeit; Dämpfe stark schleimhautreizend (v. a. Augen!).

Azetylcholin: (DALE u. EWINS 1914) [$H_3CCOO \cdot CH_2CH_2\overset{+}{N}(CH_3)_3$] OH^-, leicht hydrolysierbarer Essigsäureester des Cholins; biogenes Amin (quart. Ammoniumbase) in Pflanzen (z. B. Bursa pastoris, Digitalis lanata u. purpurea, Secale cornutum) u. Tieren (Hornisse, Zitterrochen, Tintenfisch); wicht., enzymatisch reguliertes Gewebshormon im menschl. Körper, Überträgersubstanz an cholinergen Synapsen (für parasympath. u. präganglionäre sympath. Impulse) u. motor. Endplatten (↑ adrenerg. System), nach NACHMANSOHN auch für die Nervenleitung verantwortlich. Normalwerte im Blut ca. 0,0013 mg% (bei Asthmatikern bis 0,004 mg%), Muskel 0,1 mg%. Nachweis mikrobiol. mit Neurospora crassa (zus. mit Cholin), biol. am isolierten Frosch- u. Egelmuskel, ferner histol. u. chemisch. – *pharm* 3 Wirkweisen: Muskarin-artig (normal; Herzverlangsamung, Blutdrucksenkung; durch Atropin aufhebbar), Nikotinartig (nach Atropin; erhöhter Tonus, verbesserte Muskelfunktion; Kurare wirkt antagonist.), Kurare-artig (bei hoher Dosierung). – *toxik* Vergiftgn. meist als Autointoxikation, z. B. nach – suizidaler Einnahme von ↑ Alkylphosphaten (Azetylcholinesterase-Hemmer, z. B. Pflanzenschutzmittel, Insektizide): Vagotonie mit Diarrhö, Harnabgang, Hypersekretion von Speichel, Tränen (»blut. Tränen«) u. Bronchialsekret, Bradykardie, Schweißausbrüche, Miosis, Bronchospasmen, Krampfanfälle, Atemlähmung; Dauer im allg. sehr kurz; Gegenmittel: Atropin, PAM. – *ther* Anw. v. a. des **A.chlorid** (peroral nur zus. mit Neostigmin u. a. Azetylcholinesterase-Hemmern wirksam; bei parenteraler Applikation Atropin für evtl. Komplikationen bereithalten!) als Herz- u. Gefäßmittel (u. a. bei supraventrikulärer Tachykardie, intrakoronar bei Herz-Op.) u. als hyperämisierendes Agens in Salben.

Azetylcholin-esterase, ACHE: die »echte Cholinesterase«, die im Säugergewebe v. a. an der nervösen Reizleitung durch Spaltung von Azetylcholin in Cholin u. Azetat beteiligt ist; hydrolysiert auch Propionyl- u. Butyrylcholin, spaltet Acylcholinderivate mit > 4 C-Atomen im Acylrest. Bei Hepatitis u. Herzinfarkt Serumwerte vermindert. Aktivitäts-Bestg. a) histochem. am Gefrierschnitt mit Azetylthiocholinjodid als Substrat (freigesetztes Thiocholin kolorimetr. nachgewiesen), b) manometr. (aus entstehender Essigsäure u. Bikarbonat freigesetztes CO_2), c) elektrometr. (pH-Wert-Änderung durch entsteh. Essigsäure), d) photometr. (Mikrobestg. von Estern). – **A.-Hemmer**, Anticholin-esterasen, Stigmine: Wirkstoffe, die durch Hemmung des Enzyms u. damit Blockierung des Azetylcholin-Abbaus dessen tox. Anreicherung bewirken (»indir. Parasympathikomimetika«). Als Typ A (Azetylcholin-ähnl.) Verbindgn. mit quartärem N, z. B. Physostigmin (Eserin), Neostigmin (Prostigmin®), Pyridostigmin, Edrophonium; als Typ B (Phosphorsäureester) Insektizide, z. B. TEPP, Nitrostigmin (E 605®), Fluostigmin (DFP), OMPA; häufig zu Suizid benutzt.

Azetylcholin|mangelblock: Blockierung der motor. Nervenendplatte (schlaffe Lähmung der zugehör. Muskulatur) durch Kurare u. ähnl. Synthetika (z. B. Gallamin), die die A.wirkung hemmen oder aufheben. – **A.-Prostigmin-Test**: i.c. Inj. von 0,2 ml eines Azetylcholin(5%ig)-Prostigmin(0,5%ig)-Gemisches (5:1) in die Dermatome D6–L2; bei Erkr. der Bauchorgane rel. starkes Reflexerythem im Viszeralsegment. – Ähnl. Gemisch (TIFFENEAU) als Aerosol zur Testung von Antiasthmatika (evtl. bei gleichzeit. Allergen-Exposition).

Azetylcholinomimetika: Substanzen, die – wie Azetylcholin – die polarisierte Endplatte entladen u. eine Aufladung verhindern; sogen. Relaxantien 2. Ordnung, z. B. Dekamethonium, Sukzinylcholin.

Azetyl-CoA: ↑ Azetyl-Koenzym A.

Azetyldigitoxin: herzwirksames Glykosid (α- u. β-Form, erstere leichter lösl. u. resorbierbar); Anw. bei Tachykardie, Vorhofflimmern u. -flattern (MED 0,1 mg per os, 0,2 mg i.v., i.m.).

Azetylen: (DAVY 1836) $HC \equiv CH$, ungesätt. Kw.stoff, Grundtyp der Azetylen-Reihe; brennbar, als Luftgemisch explosiv. Anw. in reinster Form (z. B. Narcylen) als Inhalationsnarkotikum (obsolet), im O_2-Gemisch für Fremdgas-Methode der HMV-Bestg. (n. BAUMANN, GROLLMANN u. a.). – Für die techn. Flüssigkeiten **A.tetrabromid** u. **-chlorid** beträgt die MAK 14 mg bzw. 7 mg/m³ (= 1 ppm).

Azetylglukosamin: Baustein in Polysacchariden u. Glykoproteiden. – Einschläg. Enzyme: **β-A.ase**, **N-A.-6-sulfat-sulfatase** (bei Defizienz Abbaustörung von Keratan- u. Heparansulfat), **A.phosphatisomerase** (in Niere nachgewiesen), **A.phosphomutase** (katalysiert Glukose-1-phosphat ↔ Glukose-6-phosphat).

Azetylierung: chem. oder enzymat. Einführung eines Azetylrestes; *biochem.* ↑ Entgiftung.

Azetylkarbonsäure: ↑ Brenztraubensäure.

Azetyl-Koenzym A, Azetyl-CoA: $H_3C \cdot CO \sim S \cdot CoA$ (↑ Formel), wichtigste Koenzym-A-Verbindung (»A« = Azetylierung), bei der ein Essigsäurerest (CH_3CO-)

an die SH-Gruppe des Zysteamin-Anteils Thioesterartig gebunden ist; wegen des hohen Übertragungspotentials (energiereicher als ATP) auch »aktivierte Essigsäure« genannt. Macht intermediär C_2-Bruchstücke verfügbar; Endprodukt des KH-, Amino- u. Fettsäurenabbaues (durch thioklast. Spaltung bei β-Oxidation; Ausgangsstoff für Zitratzyklus sowie

Fettsäure-, Cholesterin-, Gallensäure- u. Steroidbiosynthese. – Einschläg. Enzyme: Azetyl-CoA-|acyltransferase (wichtig für thioklast. Spaltung bei β-Oxidation), -azetyltransferase (für Azetoazetyl-CoA), -hydrolase (für Azetyl-CoA, in Herz, Leber, Gehirn), -karboxylase (Biotin-halt., für 1. Schritt der Fettsäuresynthese), -synthetase (verknüpft Essigsäure u. kurzkett. Fettsäuren mit CoA).

Azetyl|kortison: s. u. Cortisonum. – **A.methadol,** Amidol-, Methadyl-azetat: Dimethylamino-diphenyl-azetoxyheptan; Analgetikum vom Methadon-Typ (BTM!). – **A.neuraminsäure**: ↑ Laktaminsäure. – **A.phosphat**: $CH_3 \cdot CO \cdot O \cdot PO_3H_2$, Anhydrid aus Essig u. o-Phosphorsäure; Reaktionsprodukt der oxidat. Dekarboxylierung von Brenztraubensäure. – **A.phosphatase**: ↑ Acylphosphatase.

Azetyl|salizylsäure: ↑ Acidum acetylosalicylicum. – **A.sulfisoxazol**: wasserunlösl. u. geschmacksfreies Azetylderivat des Sulfisoxazols; chemotherap. wirksam gegen grampos. u. -neg. Erreger. – **A.trichlorid**: ↑ Trichloräthylen. – **A.zystein**: L-α-Azetamidoβ-merkaptopropionsäure; die Schleimviskosität (z. B. des Bronchialsekrets) vermindernde Substanz.

azid...: Wortteil »sauer«, »Säure«; s. a. acid....

Azid|ämie: ↑ Azidose. – **A.albumin(at)**: durch Säureeinwirkung denaturiertes Eiweiß, lösl. in verdünnten Säuren u. Laugen, unlösl. in Wasser un neutralen Salz-Lsgn. – **A.amfenicolum** WHO: ↑ Azidoamphenikol.

Azidimetrie: quant. maßanalyt. Säure-Bestg. durch Titration mit Laugen bekannter Konz. in Gegenwart eines Farbindikators (z. B. Dimethylaminoazobenzol = TÖPFER* Reagens).

Azidismus: subjekt. Beschwerdekomplex (Sodbrennen, saures Aufstoßen) infolge Motilitätsstörung des Magens mit Saftreflux (aber häufig ohne Hyperazidität); v. a. bei Ulcus ventriculi u. duodeni, Gastritis, Cholezystitis, Ösophagushernie, Gravidität.

Azidität: die saure Eigenschaft einer Flüssigkeit; i. e. S. der theoretisch definierte u. durch pH-Wert (»**aktuelle** A.«) oder H-Dissoziationsvermögen (»**potentielle** oder **stöchiometr.** A.«) exakt festgelegte, je nach Methode aber unterschiedl. »Säuregrad« einer sauer reagierenden wäßr. Lsg.; i. e. S. die **A. des Magensaftes**, unterschieden als **1)** die – für den Verdauungsprozeß entscheidende – **wahre oder aktuelle A.** (»Ionen-A.«, »freie HCl«), exakt bestimmbar intragastral mit Glas- oder Antimonelektrode (H+-Konz. an der Schleimhaut größer als im Magensaft), angenähert durch fraktionierte Magensaftuntersuchung (nach eiweiß- u. salzfreiem Probefrühstück oder -trunk, z. B. Alkohol, Koffein) u. zwar qual. mit GÜNZBURG* Probe, quant. mit Indikatorskalen oder durch Titration mit TÖPFER* Reagens (normal 20–40 ml 0,1 n NaOH auf 100 ml Magensaft); **2) gebundene A.** (»gebundene HCl«), d. h. als Gesamt der im Magensaft an Eiweiß u. a. organ. Material gebundenen, dissoziablen H-Ionen von HCl u. organ. Säuren, ermittelt (zus. mit ↑ Gesamtazidität u. freier u. gesamter HCl) durch Titration mit 0,1n NaOH u. TÖPFER* Reagens + Phenolphthalein. – Die so gewonnene Aziditätskurve (↑ Abb.) der freien u. Gesamtazidität stellt den Ablauf der Säuresekretion dar: bei Normazidität gleichmäß. An- u. Abstieg (Gipfel etwa 40–50 Min. p. c.) mit Entleerungszeit von 60–80 Min.; bei ↑ Hyperazidität steil-hoher (= Frühazidität), langsamer-hoher (= Spätazidität) oder treppenförm.-hoher Anstieg (»Kletterkurve«, meist bei Ulcus duodeni durch Rückfluß alkal. Duodenalsaftes); bei Subazidität meist flache Kurve, bei Anazidität Fehlen der freien HCl, evtl. histaminrefraktär (sogen. Achlorhydrie).

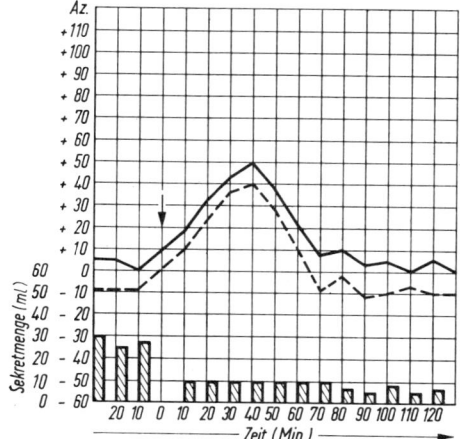

Normazidität

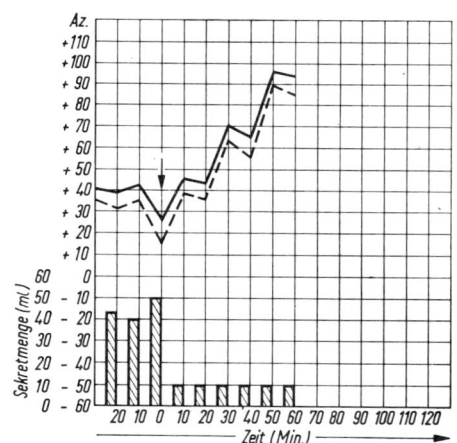

Hyperazidität (Klettertyp)
— Gesamtazidität, - - - freie HCl, ↓ Probetrunk

Azido|amphenikol, Leukomycin-N®: wasserlösl. (jahrelang haltbares) Chloramphenikol-Derivat, geeignet bes. für Augentropfen u. wasserhalt. Salben. – **A.bakterien**: ↑ Lactobacilleae. – **A.cillinum**: synthet. Oralpenicillin.

Azidogenese: *physiol* im dist. Nierentubulus die Exkretion von H-Ionen u. organ. Säuren (z. B. Zitronensäure) im Austausch mit Basen (Na, K, Ca); zur Aufrechterhaltung des Säure-Basen-Gleichgew.

azidophil: **1)** *mikrob* auf sauren Nährböden gut wachsend (z. B. Laktobazillen). – **2)** *histol* sich mit sauren Farbstoffen anfärbend (↑ Azidophilie, s. a. eosinophil); z. B. **a. Einschlußkörperchen** (↑ dort. Tab.), **a. Degeneration** (der – sonst basophilen – Leberzelle als Zeichen der Parenchymschädigung, auch bei Mangelernährung; s. a. COUNCILMAN* Körper), **a. Zellen** der Adenohypophyse (»A-«, »Alpha-Zellen«, mit eosinophilen, sich kräftig rot

Azidophilie

färbenden zytoplastmat. Granula; bilden STH u. wahrsch. weitere Hormone; s. a. E-, Karminzelle). –
Azidophilie: *histol* Färbbarkeit von – bas. N-Bindungen enthaltenden – Zell(anteil)en mit sauren, d. h. statoelektr.-neg. geladenen Farbstoffen (z. B. Eosin, Azokarmin); durch Vorbehandlung mit Essigsäurenanhydrid reversibel, mit VAN SLYKE* Reagens, Ninhydrin u. Chloramin T irreversibel (Inaktivierung der freien Aminogruppen) aufgehoben.

Azidophilusmilch: *päd* mit Lactobac.-acidophilus-Kulturen beimpfte, leicht gesäuerte Milch (0,6–0,8% Milchsäure) als künstl. Säuglingsnahrung. Angestrebte Überwucherung unerwünschter Darmkeime zweifelhaft.

Azidose, Azidämie: Störung des Säure-Basen-Gleichgew. durch Vermehrung saurer Produkte (CO_2, Cl^-, fixe organ. Säuren) im Blut; zu ermitteln anhand der Alkalireserve, CO_2-Spannung der Alveolarluft, Ionenverteilung in Blut u. Harn; s. a. ASTRUP* Methode. Als **kompensierte** oder **rel. A.** (durch Inanspruchnahme von Alkalireserve u. a. Kompensationsregulationen wie Verminderung des Atemluft-CO_2, Ausscheidung stärker sauren Harns etc.) mit normalem Blut-pH (arteriell 7,41); als **dekompensierte** oder **echte A.** (mit Blut-pH arteriell < 7,41) infolge Versagens der Kompensationsregulationen u. Erschöpfung der Alkalireserve (< 35 Vol.%): Alveolar-CO_2 < 2 Vol.% (große KUSSMAUL* Atmung), Anwachsen der NH_3-Ausscheidung im Urin, evtl. Ketonämie u. Ketonurie; Vork. v. a. bei Diabetes mell., Urämie, Dehydration, Durchfällen, nach Gaben von NH_4Cl, $CaCl_2$ u. a.; meist **hämatogene A.** renaler (z. B. / tubuläre A.), alimentärer oder metabol. Genese (z. B. bei Nierenerkr., Verbrennung, Op., Fieber, Hunger, Arbeit), v. a. als **diabet. A.** (mit Glykosurie, Ketosis, Dehydration, KUSSMAUL* Atmung, Präkoma, Koma, evtl. Exitus), zunächst infolge kompensator. Hyperventilation (Absinken der CO_2-Spannung in Blut u. Alveolarluft) nur an erniedrigter Alkalireserve, gestörter Ammoniakausscheidung im Harn u. gesenkter alveolärer CO_2-Spannung erkennbar, erst bei Erschöpfung der Puffersysteme dekompensiert; oder aber **respirator. A.** infolge Hypoventilation (bei pulmonalem Prozeß, kard. Dyspnoe), sogen. »Kohlensäure-A.« mit erhöhter Alveolar-CO_2-Spannung u. Abnahme der Alkalireserve, fast immer kompensiert, auch als **zentrogene A.** bei erhöhter Reizschwelle des Atemzentrums (physiol. im Schlaf, ferner bei Narkose. – Die **renale tubuläre A.** (RTA), meist als metabol. **hypochloräm.** u. **hypokaliäm. A.** (mit normalem Rest-N), geht mit Rachitis bzw. Osteomalazie, Nephrolithiasis oder Nephrokalzinose einher; von der prim. Form (mit Zwergwuchs) wird eine sek. (nach chron. Pyelonephritis, WILSON* Krankh., Nierentransplantation, Arzneimittelintoxikation, Schock etc.) unterschieden; ferner eine – häufigere – dist. (»klass.«) Form bei Defekt im dist. Tubulus mit Unfähigkeit, den Urin < pH 6 anzusäuern (verminderte H^+-Sekretion; inkomplette Form erst durch Säurebelastung manifest); u. eine proximale mit Störung der Bikarbonat-Rückresorption (erniedrigte Nierenschwelle, vermehrter Verlust), isoliert oder beim DEBRÉ*-DETONI*-FANCONI* Syndrom.

Azidose|atmung: vertiefte, leicht beschleunigte Atmung bei Azidose; s. a. KUSSMAUL* / Atmung. – **A.krücke**: (HOLLMANN) die physiol. Azidose bei schwerer Muskelarbeit zur besseren O_2-Ausschöpfung des Blutes (kein Absinken der O_2-Spannung in der a.-v. O_2-Differenz!). Wird beim Ausdauertrainierten rel. später in Anspruch genommen.

Azidurie: Ausscheiden eines sauren Harns; pathol. mit pH-Werten < 6 durch vermehrte organ. Säuren (Azetessig- u. β-Hydroxybuttersäure). – Eine **paradoxe A.** mit gleichzeit. Alkalose u. erhöhtem Rest-N z. B. bei chron. K-Verlust.

Azotämie: Reutilisation des andogenen Harnstoff-Stickstoffs (nach E. BUDDECKE)

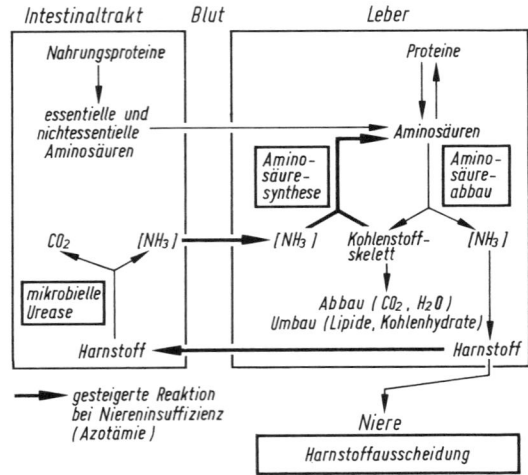

Azinfarbstoffe: Farbstoffklasse mit Phenazingerüst als Chromophor; z. B. Chinoxaline, Safranine, Eurhodine, Induline, Nigrosine (Azokarmin, Neutralrot etc.).

azinös: beerenförmig; einen Acinus betreffend. – **a.-nodöser Herd**: kleeblatt- oder rosettenförm. Herd bei postprim. Lungen-Tbk durch Konfluenz kraniokaudal befallener Azini, die z. T. kollabieren, z. T. vernarben u. von frischen Tuberkeln umgeben sind.

Azinus: / Acinus; s. a. Leber-, Lungenazinus. – **A.zelltumor**: / Adenom.

Azlocillin *WHO*: synthet. Penicillin z. Inj./Infusion (z. B. Securopen®).

Azo-: Präfix zur Kennz. organ. Verbindng. mit **Azogruppe** -N=N-.

Azobenzol: $C_6H_5 \cdot N = N \cdot C_6H_5$; tox., früher als Askarizid angewendet.

Azofarbstoffe: synthet. Farbstoffe mit Azogruppe (-N=N-) als Chromophor; z. B. **Azofuchsin, -karmin** (v. a. für Kernfärbg., »B« schwach blaustichig, »G« gelbrot; s. a. Azanfärbung), **Agophloxin** (/ GOLDNER* Färbg.), Bismarckbraun, Echtrot; Anw. auch als Pharmaka u. Chemikalien.

Azokupplungsmethode: *histochem* Nachweis von Phosphatasen durch Diazotieren der aus zugesetztem Naphthylphosphat enzymat. abgespaltenen Naphthylgruppen u. Kuppeln zum – kolorimetr. auswertbaren – rotbraunen Azofarbstoff (n. PEARSE, GOMORI, KAPLOW u. a.).

Azomycin: aus Nocardia isoliertes Antibiotikum (2-Nitroimidazol-Körper) mit extrem hohem N-Gehalt (37%); wirksam v. a. gegen Protozoen.

A|zoospermie: Fehlen reifer Spermien – bei Vorhandensein der Vorstufen – im Ejakulat (↑ Spermatogramm).

Azoreaktion (Grieß*): Nachweis salpetriger Säure im Urin (z. B. bei Koli-Infektion) anhand der Rotfärbung (Azofarbstoff) durch α-Naphthylamin, Sulfanilsäure, 30%ige Essigsäure etc.

Azorubin-Clearance: Prüfung der exkretor. Leberfunktion durch i.v. Inj. von 1%igem **Azorubin-S** (= Naphtholrot S; ca. 4 ml), das normal zu 90% mit der Galle (Duodenalsaft 15 Min. p. i. rot), zu 10% mit dem Urin ausgeschieden wird. Von UHLMANN modifiz. durch Messen des Farbstoffschwundes (Halbwertszeit) im Serum.

Azosulfanid, -sulfanilamid: ↑ Prontosil.

Azotämie: Anreicherung des Blutes mit N-halt. Endprodukten des Eiweißstoffwechsels (↑ Rest-N über 35 mg%) infolge Retention harnpflichtiger Stoffe (vermind. glomeruläre Filtration, verstärkte tubuläre Rückresorption, ↑ Schema). Neben der **prim.** oder **renalen A.** auch eine **extrarenale** durch sek. Nierenfunktionsstörung (meist Mangeldurchblutung) bei Diabetes, Hyperparathyreoidismus, Myxödem, NNR-Insuffizienz, Magen-Darmstenose, -blutungen, Diarrhö, ZNS-Blutung, Meningitis, Krämpfe, Kollagenosen, Verbrennungen, Bestrahlungsschäden, Crush-Syndrom, Autointoxikation u. a. m.; als deren bes. Form die **hypochloräm.** oder **chloroprive A.** infolge Exsikkose, mit Salzmangelzustand (ADDISON* Krise, diabet. Koma, Erbrechen, Diarrhö, Peritonitis). – Evtl. mit Anstieg der Körpertemp. (»**Azothermie**«); fließende Übergänge zur Urämie.

Azotierung: Einführen von N in organ. Verbindungen; s. a. Diazotierung.

Azoto|bacter: einz. Gattg. der Fam. Azotobacteraceae; bewegl. sporenlose Stäbchen (selten kokkoid) mit der Fähigkeit, Luft-N zu verwerten. Typenart: **A.b. chroococcum** Beijerinck. – **A.monas:** Gattung der Fam. Pseudomonadaceae; aerobe, gramneg., bewegl. (1–3 polare Geißeln), kokkoide Bodenbaktn., sporenlos.

Azotomycinum WHO: antibiot. Wirkstoff aus Streptomyces ambofaciens.

Azotorrhö: vermehrter Gehalt des Stuhles an N-Verbindgn. (v. a. Harnstoff), z. B. bei Pankreasaffektion mit gestörtem Eiweißabbau; s. a. Kreatorrhö.

Azoturie: »Harnstoffruhr«, erhöhte Ausscheidung von N-Verbindungen (v. a. Harnstoff, -säure) im Urin, z. B. bei Eiweißstoffwechselstörung.

Azoverbindung: chem organ. Verbindung, die die Azogruppe –N=N– enthält.

AZQ: ↑ Atemzeitquotient.

AZR: ↑ ASCHHEIM*-ZONDEK* Reaktion.

AZT: psych ↑ Aufzähltest.

Aztekenschädel: Mikroform mit fliehender Stirn, abgeflachtem Hinterkopf u. Vogelgesicht.

Azul: derm ↑ Pinta.

Azulene: (1864) in Pflanzen vorgebildete hydroaromat. Kw.stoffe (kondensierte C_5- u. C_7-Ringstruktur); mit zahlreichen – blauen u. violetten – Derivaten (z. B. das im äther. Öl der Kamillenblüten reichlich enthaltene Chamazulen [↑ Formel], auch synthet. Derivate wie Azulen SN), die ebenfalls entzündungshemmend wirken.

Azur|farbstoffe: methylierte Thionine (Monomethyl-thionin = Azur C; Di-m. = Azur A; Tri-m. = Azur B), die in alkal. Lsg. aus Methylenblau entstehen (↑ Formeln); als wasserunlösl., histol. Farbstoffe (leuchtend-blau) v. a. **Azur I** (»Methylenazur«, Gemenge aus A, B u. C) u. **II** (+ Methylenblau ää, s. a. GIEMSA* Färbung). – **A.granula,** azurophile **Granula:** mit Azur-Eosin-Methylenblau (GIEMSA* Färbung) darzustellende purpurrote Körnchen im Zytoplasma der Mono- u. Lymphozyten. – azurophile **Kristalle:** ↑ AUER* Stäbchen.

AZV: Atemzugvolumen (↑ Atemvolumen).

Azyanoblepsie, Azyanopsie: »Blaublindheit« als ↑ Farbenfehlsichtigkeit.

azygos: (griech.) unpaar. – Auch Kurzform für V. azygos (s. a. Lobus venae azygos).

azyklisch: 1) biol ohne bzw. unabhängig von einem Entwicklungs-, Menstruationszyklus etc.; z. B. die **a.** ↑ **Blutung,** die **a.-taktile Übertragung** von Erregern (durch Insekten, ohne Entwicklg. im Vektor). – 2) chem adj. Bez. für organ. Substanzen mit offener, kettenförm. Struktur, z. B. aliphat. Verbindgn.

Azyl-: ↑ Acyl..., Azetyl.... – **Azyloin:** s. u. Azetoin.

azymisch: nicht fermentativ.

Azyr*: s. u. VICQ D' AZYR*.

Azystie: urol angeb. Fehlen der Harnblase.

B

B: Kurzzeichen für *chem* Bor; *physik* Bel; *serol* Antigen B (des AB0-System); *biochem* Vit. B (B_1, B_2 etc.). – Buchstabe Beta des griech. Alphabets (s. a. Beta...). – **b**: *physik* Bar, Bel.
B_T: Vitamin B_T (↑ Karnitin).
β, B: griech. Buchstabe Beta; Symbol zur Kennz. *chem* von Konstituenten (z. B. ↑ β-Aminosäuren), *genet* des Inzuchtgrades; *serol* für Anti-B (s. u. AB0-System); s. a. Beta....
BA: *gyn* ↑ Beckenausgang. – **Ba**: ↑ Barium.
Baader* Dermatostomatitis: fieberhafte Erkr. unklarer Ätiol. mit pseudomembranöser bis hämorrhag. Entzündung der Halbschleimhäute, Lymphknotenschwellungen, makulo-papulo-vesikulösem Exanthem. – Teilw. als Sonderform des Erythema exsudativum multiforme bzw. als ident. mit FIESSINGER*-RENDU*, STEVENS*-JOHNSON* oder FUCHS* Syndrom (1) angesehen.
Baastrup* Syndrom (CHRISTIAN INGERSLEV B., 1885–1950, Röntgenologe, Kopenhagen), Osteo- s. Diarthrosis interspinosa: bei Hyperlordose zu Nearthrosenbildung führende interspinale Osteoarthrose mit Periostose u. Schliffebenen an den lumbalen Dornfortsätzen (**B.* Zeichen** im Rö-Bild). Klin.: örtl. Druckschmerz, Kreuzschmerzen, Bewegungseinschränkung.
Babbit* Metall (ISAAC B., 1799–1862, Boston): *dent* leichtschmelzende Legierung (80% Sn, 15% Sb, 5% Cu, F. 238°) zur Herstellung von Stanzmodellen, i. w. S. auch weitere Legierungen mit Pb u. Sn.
Babcock* Operation (WILLIAM WAYNE B., 1872–1963, Chirurg, Philadelphia): **1) B.*-Bacon* Op.**: 2zeit. abdominoperineale Prokto-Sigmoidektomie nach dem Durchzugsverfahren u. unter Kreuzbeinschonung. – **2)** Extraktion (Stripping) variköser (Bein-) Venenstränge mittels **B.* Sonde** (biegsame metall. Doppelknopfsonde), s. a. MAYO* Op. (6).
Babes* (VIKTOR B., 1854–1926, Bakteriologe, Bukarest) **Färbung**: 1) Spezialfärbung der B.*-ERNST* Körperchen mit LÖFFLER* Methylenblau. – 2) Baktn.färbung mit gesättigter Safranin-Lsg. in 50%ig. Alkohol. – **B.* Knötchen**: entzündl. u. degenerat. knötchenförm. lymphozytäre Zellanhäufungen (»Gliaknötchen«) in Gehirn u. RM bei Tollwut, sogen. »Wutknötchen«. – **B.*-Ernst* Körperchen** (PAUL E., 1859–1937, Pathologe, Zürich, Heidelberg): metachromat. Zytoplasmakörperchen an den Enden (»Polkörperchen«) bestimmter Baktn., bestehend aus konz. Reservestoffen (Nukleinsäureverbindungen, sogen. Volutin); typisch für Di-Baktn.; s. a. NEISSER* Polkörperchenfärbung, Polkörnchen.
Babesia, Babesiella, Piroplasma: Gattung der Piroplasmida [Hämamöben]; amöboide oder abgerundete, Plasmodien-ähnl., in Teilungsstadien oft birnenförm. (Fortpflanzung durch Zweiteilung), intraerythrozytär lebende Erreger der tier. Piroplasmosen (↑ Babesiose). Übertragung durch Zecken (Ixodidae), auch als sogen. erbl. Infektion (durch transovarial infizierte Tochtergeneration). – **Babesiose, Babesiasis**: von Zecken übertragene (sub)trop. Zoonose durch Babesia-Arten, mit hoher Mortalität; v. a. beim Rind (Rinder-Malaria, Texas-Fieber, Rinder-Hämoglobinurie), aber auch bei Hund, Pferd, Schwein, Schaf.
Babinski* (JOSEPH FRANÇOIS FÉLIX B., 1857–1932, Neurologe, Paris) **Ohr-Phänomen, Vestibularisreaktion**: bei einseit Labyrinth- oder Akustikuserkr. Neigung des Kopfes nach der kranken Seite bei galvan. Ohr-zu-Ohr-Durchflutung (2 präaurikuläre Elektroden), während beim Gesunden die Neigung nach der Seite der Anode erfolgt u. von einem horizontal rotator. Nystagmus nach der Kathodenseite begleitet ist (sogen. **B.* Gesetz**; bei der monoaurikulären Modifikation indifferente Elektrode median an Stirn oder Thorax). – **B.* Reflex**: 1) (Groß)Zehenreflex: träge Dorsalflexion der Großzehe nach Bestreichen der Fußsohle (v. a. lat. Rand) als Zeichen einer Pyramidenbahnläsion. Phylogenetisch älterer, im 1. Lj. noch physiol. Reflex. – **2)** umgekehrter oder dissoziierter ↑ Radiusperiostreflex. – **B.* Syndrom 1)** B.*-NAGEOTTE* Syndrom: (JEAN N., 1866–1948) Läsion der dorsolat. Medulla oblongata (ohne Pyramidenbahnbeteiligung; vgl. WALLENBERG* Syndrom); alternierende Lähmung: homolat. zerebellare Hemiataxie, HORNER* Syndrom, kontralat. Hemiparese u. -hypästhesie. – vgl. AVELLIS* Syndrom. – **2)** BABINSKI*-VAQUEZ* Syndrom: (LOUIS HENRI V.) bes. Verlaufsform der Spätsyphilis, mit ARGYLL-ROBERTSON* Phänomen, chron. lymphozytärer Meningo-Enzephalitis, Abschwächung bzw. Aufhebung von ASR u. PSR, Aortitis (evtl. Aneurysma). – Ferner das ↑ ANTON*-BABINSKI* u. das BABINSKI*-FRÖHLICH* Syndrom (↑ Dystrophia adiposogenitalis). – **B.* Zeichen**: ↑ Platysmazeichen.
Babkin* Reflex (P. S. BABKIN, zeitgen. russ. Neurologe): der etwa bis zum 3. Mon. nachweisbare »Handreflex auf den Mund«: bei gleichmäß. Druck gegen die Handflächen Öffnen des Mundes, Drehung u. Vorwärtsbeugung des Kopfes (»Palmomandibularreflex«).
Babymäuse-Test (Dalldorf*): Isolierung u. Differenzierung von Coxsackie-Viren anhand Typ-spezif. Organveränderungen nach Inj. von Untersuchungsmaterial in neugeb. Mäuse. Typ A: Myositis mit spast. Paralyse; Typ B Entzündung in Pankreas, Hirn, Rückenfett.
Baby-Pulmotor (Peters*): kombin. Beatmungs-(Pulmotor-Prinzip) u. Absauggerät für Neugeborene.

Babytest: 1) *päd* ↑ Kleinkindertest. – 2) *gyn* Einstellungsscheibe zur Ermittlung der empfängnisgünst. u. -ungünst. Tage nach der KNAUS*-OGINO* Regel.

Bac.: ↑ Bacillus.

Bacampicillin *WHO*: breitwirkendes Ampicillin-Derivat. – **Baccatin**: Antibiotikum aus Gibberella baccata.

Baccelli* Zeichen (GUIDO B., 1832–1916, Internist, Rom): 1) anguloskapuläres Symptom: vermind. inspirator. Bewegung des oberen Schulterblattwinkels (Muskelhypotrophie) auf der Seite einer Lungenspitzen-Tbk. – 2) bei Pleuraerguß variierende Bronchophonie (mit zunehmender Dichte abnehmend). – 3) doppelter 2. HT (Mitralöffnungston?) bei Mitralstenose. – 4) fortgeleitetes hauchendes Systolikum bei Mitralinsuffizienz. – 5) perkutor. Dämpfung über dem Darmbein bei Ovarialzyste (Abdrängung der Darmschlingen).

Bach* Test: Auslösen eines optokinet. Nystagmus zum Ausschluß einer simulierten Blindheit.

Bachman* (Haut-)Test: Nachweis einer Trichinella-spiralis-Infektion anhand von Rötung u. Quaddelbildung nach i.c. Inj. des Trichinen-AG.

Bachmann* Bündel (JEAN GEORGE B., geb. 1877, amerikan. Physiologe): »Interaurikular-Bündel« zwischen bd. Herzohren (s. a. sinuatrial).

Bacilipin: Antibiotikum aus Bacillus subtilis.

Bacill...: s. a. Bazill....

Bacillaceae: Baktn.-Fam. der Ordnung Eubacteriales; grampos., aerobe, mikroaerophile oder anaerobe, meist begeißelte, sporenbildende Stäbchen; Erreger von Infektions- u. Intoxikationskrankhtn.

Bacilli: 1) *bakt* Bazillen (↑ Bacillus). – 2) *pharm* **B. medicati**, Styli medicati: Arzneizubereitungen in Stäbchenform zum Einführen in Körperhöhlen für örtl. Ther.

Bacillin, Bacillomyxin: antibiot. Substanzen aus Bac. subtilis.

Bacillosis: durch Bazillen (Baktn.) hervorgerufene Erkr.; z. B. Typhobacillosis.

Bacillosporin: ↑ Polymyxinum B (Antibiotikum).

Bacillus: (lat. = Stäbchen) *bakt* Gattung grampositiver, meist bewegl., sporenbild. Stäbchen der Fam. Bacillaceae. – Meist aber obsol. Gattungsname für z. B. Acetobacter-, Actinobac.-, Alcaligenes-, Bacteroides-, Bordetella-, Brucella-, Clostridium-, Corynebact.-, Enterobacter-, Haemophilus-, Lactobac.-, Listeria-, Pasteurella-, Proteus-, Pseudomonas-, Salmonella-, Serratia-, Sphaerophorus- u. a. Arten. – **B. acidi lactici**: Milchsäure bildende Baktn., z. B. Bac. a. l. ESTEN (= Streptococcus lactis), Bac. a. l. I, II etc. (E. coli var. acidilactici). – **B. aerogenes capsulatus**, **B. amylobacter immobilis**: ↑ Clostridium perfringens Typ A. – **B. alcaligenes**: ↑ Alcaligenes faecalis. – **B. anaerobius foetidus**: Clostridium sporogenes. – **B. anthracis**: 1) aerobe, unbewegl. Stäbchen (Bacillaceae), Sporen oder Schleimkapseln bildend (außerhalb bzw. innerhalb des Organismus), auf einfachsten Nährböden gedeihend, mit lockenart. Ausläufern (»Medusenhaupt«), in Blutagar Hämolyse. Erreger des ↑ Milzbrandes (Anthrax); Übertragung durch Kontakt mit infizierten Tieren, durch Stechmücken, durch Kontamination an Kadavern, Fellen, Häuten, Ausscheidungen erkrankter Tiere, verseuchtem Erdboden). – 2) Bac. a. symptomatici: ↑ Clostridium chauvoei. – **B. anthracoides**: ↑ Bac. cereus. – **B. bifidus (communis)**, Lactobac. bif.: strikt anaerobes, pleomorphes (keulenförm. oder astförmig verzweigte Enden), Milch- u. Essigsäure bildendes apathogenes Stäbchen; im Stuhl Erwachsener u. natürlich ernährter Säuglinge. – **B. bipolaris boviseptieus**: ↑ Pasteurella multocida. – **B. breslaviensis**: ↑ Salmonella typhimurium. – **B. brevis**, Bac. lactis I: sporenbildende, aerobe Stäbchen; Antibiotikabildner (Tyrothricin, Gramicidin, Brevolin, Brevin). – **B. cadaveris butyricus**: ↑ Clostridium perfringens Typ A. – **B. Calmette*-Guérin***: ↑ BCG. – **B. capsulatus**: 1) Bac. c. aerogenes: ↑ Clostridium perfringens Typ A. – 2) Bac. c. mucosus: ↑ Klebsiella pneumoniae. – **B. carbonis**: ↑ Clostridium chauvoei. – **B. caustophilus**: fakultativ aerobe, sporenbildende, bewegl. Stäbchen mit abgerundeten Enden; noch bei 73–75° wachsend. Bei Gruppendiarrhöen nach Genuß im Thermophor transportierter Speisen nachgewiesen (Abart des Bac. subtilis?). – **B. cereus**, Bact. pseudoanthracis: aerobes, sporenbildendes, polar begeißeltes Stäbchen; Kolonien denen des Bac. anthracis ähnlich; ubiquitär in Erde, Luft, Staub, auf Pflanzen; Erreger von »Pseudomilzbrand« (vereinzelt); Antibiotikabildner (Biocerin, Cerein). – **B. clostridioides**: ↑ Bacillus polymyxa. – **B. coli (communis verus)**: ↑ Escherichia coli. – **B. colistinus**: sporenbildendes, anaerobes Stäbchen; Antibiotikumbildner (Colimycin). – **B. comma**: ↑ Vibrio comma. – **B. communis**: ↑ Escherichia coli. – **B. diphtheriae**: ↑ Corynebacterium diphtheriae. – **B. disciformans**: unbewegl., anaerobe Stäbchen (Lactobacteriaceae); isoliert bei eitr. Emphysem, Lungengangrän, Dermatitis. – **B. dispar**: ↑ Shigella dispar, Sh. sonnei. – **B. duplex**: ↑ Moraxella lacunata, Mo. liquefaciens. – **B. dysenteriae**: ↑ Shigella dysenteriae u. s. w. – **B. Eberth***: ↑ Salmonella typhi. – **B. emphysematis (maligni)**: ↑ Clostridium perfringens Typ A. – **B. enteritidis**: ↑ Salmonella enteritidis u. s. w. – **B. enterotoxicus**: ↑ Clostridium perfringens Typ F. – **B. funduliformis**: ↑ Sphaerophorus necrophorus. – **B. furcosus**: ↑ Bacteroides furcosus. – **B. fusiformis**: 1) (VEILLON-ZUBER): ↑ Fusobact. fusiforme. – 2) (GOTTHEIL): ↑ Bac. sphaericus. – **B. gangraenae emphysematosae**: ↑ Clostridium chauvoei. – **B. gastrophilus**: ↑ Lactobac. acidophilus. – **B. gigas**: ↑ Clostridium novyi Typ B. – **B. haemolyticus**: ↑ Clostridium haemolyticum. – **B. insidiosus**: ↑ Erysipelothrix insidiosa. – **B. lacticus**: 1) (KRUSE, CHESTER) ↑ Streptococcus lactis. – 2) (MACÉ) Escherichia coli var. acidilactici. – **B. lactis**: 1) Bac. l. I.: ↑ Bac. brevis. – 2) Bac. l. IX, X.: ↑ Bacillus subtilis. – 3) Bac. l. acidi: ↑ Lactobacillus lactis. – **B. licheniformis**: aerobe, sporenbildende Stäbchen (Bacillaceae); Antibiotikabildner (Bacitracin, Licheniformin). – **B. megat(h)erium**, Zopfiella tumescens: aerobe, sporenbildende Stäbchen (Bacillaceae); in Erdboden, Wasser, Kompost. Bilden das auch gegen den eigenen Stamm bakterizide Megacin. – **B. mucosus capsulatus**: ↑ Klebsiella pneumoniae. – **B. murisepticus**: 1) ↑ Pasteurella multocida. – 2) (FLÜGGE) ↑ Erysipelothrix insidiosa. – **B. oedematiens s. oedematis maligni**: ↑ Clostridium novyi, sporogenes, septicum, bifermentans. – **B. ozaenae**: ↑ Klebsiella ozaenae. – **B. paradysenteriae**: 1) (KRUSE) bewegl., gasbildende, gramneg., der E. coli ähnl. Stäbchen; isoliert bei

Dysenterie-art. Krankhn. – **2)** (COLLINS) ↑ Shigella flexneri. – **3)** Bac. p. X: ↑ Shigella schmitzii. – **B. paratyphi**: ↑ Salmonella paratyphi, abortusovis, schottmuelleri. – **B. parvus ovatus**: ↑ Pasteurella multocida. – **B. pestis**: ↑ Yersinia pestis. – **B. pleurisepticus**: ↑ Pasteurella multocida. – **B. pneumoniae**: (FLÜGGE) ↑ Klebsiella pneumoniae. – **B. polymyxa**: gramlabile, mesothermophile, aerobe, sporenbildende, bewegl. Stäbchen (Bacillaceae); in Getreide, Erdboden, pasteurisierter Milch. Antibiotikabildner (Polymyxin A [Aerosporin], B_1, B_2, C, D u. M). – **B. prodigiosus**: ↑ Serratia marcescens. – **B. proteus**: ↑ Proteus vulgaris. – **B. pseudodiphtheriae**: Corynebact. bovis. – **B. pseudotetani**: ↑ Bacillus sphaericus. – **B. psittacosis**: ↑ Salmonella typhimurium. – **B. pumilus**, B. mesentericus var. flavus: aerobes, sporenbildendes, mesothermophiles, bewegl. Stäbchen (Bacillaceae); Antibiotikabildner (Tetain, Pumilin). – **B. pyocyaneus**: (GESSARD) ↑ Pseudomonas aeruginosa. – **B. pyogenes**: **1)** (GLAGE) ↑ Corynebacterium pyogenes. – **2)** (BELA = JOHAN) ↑ Sphaerophorus pyogenes. – **B. rhusiopathiae**, B. ruboris suis: ↑ Erysipelothrix insidiosa. – **B. sarcophysematos** (ZEISSLER): ↑ Clostridium chauvoei. – **B. septicaemiae**: ↑ Pasteurella septicaemiae, P. multocida. – **B. subtilis**, Heubazillus: ubiquitäres, aerobes, proteolyt., meist bewegl. Stäbchen mit abgerundeten Enden (Bacillaceae), im allg. apathogen. Einzelne Stämme Antibiotikabildner (Subtilin, Bacillin, Subtenolin u. a.). – **B. tularense**: ↑ Francisella tularensis. – **B. tussis convulsivae**: ↑ Bordetella pertussis. – **B. typhi**: ↑ Salmonella typhi, S. typhimurium. – **B. ulceris cancrosi**: ↑ Haemophilus ducreyi. – **B. vaginae** s. vaginalis (longus): ↑ Lactobac. acidophilus; s. a. DÖDERLEIN* Bazillen. – **B. vulgaris**: (MIGULA) ↑ Proteus vulgaris.

Bacilysin: Antibiotikum aus Bac. subtilis.

Bacitracin(um) *WHO*: Antibiotikum (Polypeptidkomplex) aus Bac. subtilis; wirksam gegen grampos. Baktn., Gono- u. Meningokokken, Entamoeba histolytica; nur lokale Anw.

back-cross, BC: (engl.) Rückkreuzung.

Backe: ↑ Bucca. – **Backentaschen**: der Wangenbereich des Vestibulum oris. – **Backenzähne**: Prämolaren (= kleine B.) u. Molaren (= große B.).

Background (radiation): (engl.) der von einer anderen – nicht ausschaltbaren – Strahlenquelle (z. B. kosm. Höhenstrahlung) herrührende Anteil einer zu messenden Strahlung; durch starke Abschirmung (Blei etc.) reduzierbar. – Eine Strahlung gilt nur als meßbar, wenn sie sich statistisch gesichert von diesem »Untergrund« (»Nullpegel«) abhebt.

Backpointer: *radiol* mit der Röhre (Strahlenquelle) des Therapiegerätes gekoppelter »Gegenpunktanzeiger«, der den Austrittspunkt des Zentralstrahls am Objekt machanisch oder opt. anzeigt.

Backsteinblattern: mildeste Form des ↑ Erysipeloids, mit rotvioletten Quaddeln (»Rotlaufnesselfieber«); Spätfolgen: Arthritis, Endokarditis.

Backward-failure: (engl.) »rückwärtsgerichtetes Herzversagen«, Herzinsuffizienz, deren Sympte. prim. Folge einer pass. venösen Stauung im »rückwärt.«, stromaufwärts vom insuffizienten Herzabschnitt gelegenen Kreislauf sind (eine Hypothese, die nicht alle Rechts- u. Linksinsuffizienzphänomene erklärt; »Forward-failure«).

Backwash-Ileitis: ↑ Rückflußileitis.

Baclesse*-Huc* Syndrom: akute, osteolyt. Form myeloplast. Knochengeschwülste.

Baclofen *WHO*: 4-Amino-3-(4-chlorphenyl)-buttersäure; Muskelrelaxans.

Bacon* Operation (HARRY E. B., geb. 1900, Chirurg, Philadelphia): op. Entfernung von Sigma u. Rektum (unter Erhaltung des Anus) bei Carcinoma recti.

Bact.: ↑ Bacterium. – **Bacteriaceae**: ↑ Brevibacteriaceae. – **Bacteriales**: ↑ Schizomycetes. – **Bacterioides**: ↑ Bacteroides.

Bacterioerythrin: ↑ Erythrin.

Bacteriophagum: ↑ Bakteriophage; z. B. **B. intestinale** (ein Ruhrbaktn. lysierendes Agens aus filtrierten Kotaufschwemmungen Ruhrkranker; vermutl. ein Phagengemisch).

Bacterium: veralteter Gattungsname für Brevibacterium (z. T. als Species indefinita), aber auch für Acetobacter, Actinobac., Actinomyces, Bacillus, Bacteroides, Cellulomonas, Corynebacterium, Clostridium, Dialister, Enterobacter, Escherichia, Micrococcus, Moraxella, Pseudomonas, Salmonella, Shigella, Streptococcus, Xanthomonas u. a. m. – **B. agarogenes**: aerobe, sporenbildende, vielgestalt. Stäbchen; bes. Entwicklungsformen überdauern Erhitzung >180°, verunreinigen normal sterilisierten Nähragar. – **B. alcalescens dispar**: ↑ Alkalescens-Dispar-Gruppe. – **B. bifidum**: wieder gebr. Artname für ↑ Bacillus bifidus. – **B. casei**: Lactobac. bulgaricus.

Bacteroidaceae: Fam. der Ordng. Eubacteriales, mit den Gattgn. Bacteroides, Fusobact., Sphaerophorus, Streptobac.; anaerobe (gelegentl. mikro-aerophile), gramneg., unbewegl., sporenlose Stäbchen. Normalflora der warmblüt. Vertebraten; gelegentl. pathogen.

Bacteroides: Gattung der Fam. Bacteroidaceae; anaerobe, gramneg., meist geißel- u. sporenlose, abgerundete Stäbchen; Saprophyten (Intestinal-, Urogenitaltrakt), einige Arten fakultativ pathogen (v. a. bei Mischinfektionen u. dadurch begünstigtem Eindringen in tiefe Gewebeschichten); **B. fragilis** (unbewegl., sporenlos, z. T. tierpathogen; isoliert bei Appendizitis, Lungengangrän, Abszessen des Urogenitaltraktes-Septikämie), **B. furcosus** (unbewegl., sporenlos, mit zugespitzten Enden; isoliert bei Appendizitis, Lungenabszeß), **B. melaninogenicus** (unbewegl., sporenlos; bildet auf Hb-halt. Nährboden schwarzes Pigment [Hämatin]; nachgewiesen in sek. infizierten Wunden), **B. perfoetens** (sporenlos, ellipsoid; im Darmtrakt von Kindern mit Durchfällen), **B. putredinis** (unbewegl., sporenlos, abgerundete Enden; Kulturen faulig riechend; bei akuter Appendizitis, **B. serpens** (bewegl., gasbildend, sporenlos, abgerundete Enden; bei Appendizitis, Mastoiditis, Lungengangrän), **B. trichoides** (unbewegl., sporenlos, z. T. unter Fadenbildung wachsend; bei Cholezystitis), **B. viscosus** (sporenlos, ellipsoid; bei Lungenabszeß). – Auch obsol. Gattungsname für Lactobac.-, Sphaerophorus- u. a. Arten.

Bacteroidosis: durch Bacteroides verurs. Erkr.; meist eitr. Mischinfektion mit E. coli im unt. Darmabschnitt; i. e. S. die Septikämie durch Bacteroides fragilis.

Bactoscilla: *bakt* stäbchenförm., Trichome bildende Gattung der Fam. Vitreoscillaceae. Nachweis bedeutsam für Wasserbeurteilung (Hinweis auf faul., organ. Material). Typspezies: **B. flexibilis**.

Bad: 1) Kurort (Heilbad), Badeanstalt. – 2) therap. Eintauchen des Körpers (= Halb-, Dreiviertel-, Vollbad) oder von Körperteilen (= Teilbad, z. B. Sitz-, Arm-, Fußbad) in ein Bademedium (↑ Heilwässer, Wasser ohne u. mit Zusatz von Mineralsalzen, Pflanzen etc.; Brei, ↑ Peloide; Gase, ↑ Gasbad; i. w. S. auch Sonnen-, Luft-, Sandbad); je nach Temp. (↑ Tab. »Badetemperatur«), Bademedium, Zielsetzung etc. unterschieden als: **absteigendes B.** (Vollbad; durch Kaltwasserzufluß Temp.senkung von 39/36° auf 30/27°; antipyret., Abkühlungsbad), **ansteigendes B.** (von ca. 35° auf 40/45°; Fuß- oder Armbad n. SCHWENINGER-HAUFFE, Sitz-, Halb- oder Vollbad, evtl. als Überwärmungsbad; bewirkt örtl. u. konsensuelle Hyperämie ohne Wärmeschock), **hydroelektr. B.** (Voll- oder Teilbad unter Einleitung von Gleich- oder Wechselstrom in die Badewanne mittels Elektrode; als **bipolares B.** mit Stromdurchfluß teils durch den Körper, teils – in parallelem Kreis – durch das Wasser, als **monopolares B.** mit einer Elektrode im Wasser u. der anderen – großen – am Körperstamm; s. a. Anoden-, Zwei-, Vierzellen-, STANGER* Bad), **medizin. B.** (mit therap. wirksamen Zusätzen, z. B. als **adstringierendes B.** bei Verbrennungen u. Hautkrkhtn.; als **erweichendes B.** mit keratolyt. Zusätzen wie Schwefel, Alkali, Seife, z. B. bei Psoriasis, trockenem Ekzem), **japan. B.** (Wechselbad in 2 Wannen, davon eine mit 50° nur teilweise, die andere mit 42–44° voll gefüllt; nach Übergießen des im kühleren Wasser Stehenden mit warmem Wasser Überwechseln in die gefüllte Wanne für etwa 2 Min., mehrm. Wiederholung; zur Abhärtung, bei Erkältungen); **radioakt. B.** (↑ Radonquelle, Radiumemanationsbad); **röm.-irisches** oder **türk. B.** (Heißluft-Ganzschwitzbad mit abgestuften Lufttemperaturen 40–80°), **russ. B.** (Dampfschwitzbad 35–45°; anstrengender als Heißluftbäder gleicher Temp., da geringere Schweißabdunstung, rascherer Körpertemp.anstieg; auch Kombin. als **russ.-röm. B.**); s. a. Sauna (= **finnisches B.**), Balneo...

Badal* Operation (ANTOINE J. B., 1840–1929, französ. Ophthalmologe): Dehnung oder Ausreißen des N. infratrochl. (zentripetale Leitungshemmung im N. nasociliaris) zur Schmerzlinderung bei Glaukom.

Badearzt: im Heilbad tät., mit den örtl. Kurmitteln u. den balneotherap. Methoden vertrauter u. für entspr. Tätigkeit spezialisierter Arzt.

Badeausschlag: 1) skarlatiniformes tox. Exanthem nach Bädern mit Arznei- oder Kosmetikzusätzen (»Badezimmerekzem«). – 2) ↑ Eczéma craquelé. – 3) ↑ Badedermatitis.

Bade|dermatitis: 1) bei tägl. Anw. v. a. saurer u. schwefelhalt. Thermen am 3. u. 5. Tag auftretende, erst nach Ende der B.kur abklingende Dermatitis (mit gesteigerter Durchlässigkeit der Haut für Badeinhaltsstoffe). »B.ausschlag« galt als Zeichen der Kurwirksamkeit. – 2) B.krätze, Strandbaddermatitis: Photodermatitis phytogenica infolge feuchtigkeitsbedingten Kontaktes mit Wiesenkräutern u. Gräsern u. nachfolgender Sonnenbestrahlung. – 3) ↑ Schistosomendermatitis. – **B.diurese**: s. u. B.effekt.

Badeeffekt: akute Wirkung physikalischer u. chem. Faktoren des Bades auf den menschl. Organismus; a) hydromechan.: durch stat. Auftrieb (Herabsetzung des effekt. Körpergew.), hydrostat. Druck (im Stehbad bis 100 mm Hg) u. Viskosität des Bademediums Blutvol.-Verschiebung in das Niederdruck-System; Verschiebung der Atemmittellage in Richtung Exspiration; Badediurese. – b) (kutiviszeral. – c) osmotisch: durch Diffusion bzw. Dialyse (in bd. Richtungen) Änderung des Gehalts der Haut an Wasser u. wasserlösl. Substanzen, u. a. infolge – unterschiedl. – Resorption u. pharmakodynam. Wirkg. von Heilquellenbestandteilen (Radon, Schwefel, Jod etc.) bzw. Mediatorwirkung kutaner Stoffaustauschvorgänge. – d) thermisch: intensiver Wärmeaustausch (Leitung, Konvektion) zwischen Bademedium u. Körper, bei Breibad rasche Wärmezufuhr, evtl. Hyperthermie, Vasodilatation, Blutdruckabfall, Schweißsekretion u. Umsatzsteigerung, im kühlen u. kalten Bad Wärmeentzug, evtl. Hypothermie mit Kältegegenregulation (Vasokonstriktion, RR-Anstieg, Wärmeproduktion). Metabolisch indifferente Badetemp. 35–36°.

Bade|fieber: s. u. Badereaktion. – **B.krise**: ↑ Badereaktion. – **B.moor**: ↑ Badetorf. – **B.ort**: ↑ Kurort.

Badeotitis: akute Otitis media durch mit dem Wasser über Tube oder Trommelfelldefekt eingedrungene Erreger.

Badereaktion: im Verlauf einer Badekur vorübergehende – evtl. sich wiederholende – psych. (»Badekoller«) u. somat. (v. a. vegetat.) Symptomatik i. S. einer Verschlechterung des Gesundheitszustandes (einschl. Exazerbation des zu behandelnden Leidens; evtl. mit (sub)febriler Temp.erhöhung. Nach Beendigung evtl. Bademüdigkeit (noch nicht abgeschlossene Umstellung auf Reizserie).

Bade|sinusitis: akute rhinogene Sinusitis durch Eindringen von Wasser in die NNH; oft Anaerobier-Infektion. – **B.spekulum**: Röhrenspekulum für Scheidenspülung u. -bad.

Badetemperatur: ↑ Tab.

Wasser	Temp. °C	Anwendungsform
brunnenkalt	10–15	Abreibungen, Waschungen, Güsse
kalt	<30	Teilbad oder Tauchbad kurzer Dauer
lau oder kühl	30–33	Bürstenbad, Abgußbad
indifferent	34–35	Dauerbad, Hydrogymnastik
warm	36–37	Unterwasserdruck-, Strahlenmassagen
sehr warm	38–40	Bäder mit Zusätzen
heiß	>40	Sitzbad, Teilbad, Tauchbad

Bade|tod: plötzl. Tod beim Baden (i. e. S. außer dem echten Ertrinkungstod, u. zwar als »Kollaps-« oder »Schocktod« (reflektorisch vermehrte Histaminausschüttung bei Kälte), »Ohrentod« (Trommelfelldefekt, labyrinthäre Gleichgewichtsstörung), »Magentod« (Preßatmung, evtl. Aspiration von Erbrochenem bei vollem Magen), ferner Herz- (bei Organschaden), Erfrierungs-, Wärme-, Erschöpfungstod. – **B.torf**: aus (Hoch- oder Flach-)Moor entnommener, bzgl. Zersetzungsgrad, Huminsäuregehalt, Fremdbestandteilen etc. differierender Torf, der nach Zugabe von Leitungs- oder Mineralwasser zu Bädern (breiiger Konsistenz) verwendet wird; s. a. Schwebstoffbad.

Bäcker|allergie: Überempfindlichkeit gegen Mehl (Proteine) u. Mehlverbesserungsmittel, manifestiert v. a. als **B.asthma** (evtl. mit vasomotor. **B.schnupfen** als Vorstufe) u. **B.dermatitis** (v. a. an Händen; bd. ggf. entschädigungspflicht. BK); s. a. Bäckerpneumokoniose.

Bäcker-bein, -knie: Genu valgum als berufsbedingte Belastungsdeformität (evtl. auf der Basis einer Spätrachitis). – **B.karies**: rasch fortschreitende Zahnkaries bei Zuckerbäckern (vermehrte Bildung organ. Säuren aufgrund von Gärungsprozessen); ggf. entschädigungspflicht. BK. – **B.pneumokoniose**: berufsbedingte gutart. Pneumokoniose. Häufiger nur allerg. Tracheo- oder Emphysembronchitis.

Bäderheilkunde, -lehre: ⌠ Balneologie.

Bäfverstedt* (Bo B., schwed. Dermatologe) **Syndrom**): (SPENGLER 1894, B. 1943) solitäre bis multiple disseminierte, knot. oder flächenhafte (evtl. ulzeröse), bläul., gutart. lymphozytäre Hautinfiltrate (lymphoretikuläre u. vaskulär-endotheliale Proliferationen). – **B.* Typ**: Ichthyosis-hystrix-Typ mit Epilepsie.

Bähung: feucht-warmes oder heiß-trockenes ⌠ Kataplasma.

v. Baelz* (ERWIN V. B., 1849–1913, Internist, Stuttgart, Tokio) **Emotionslähmung, -stupor**: akuter, minutenlanger Emotionsstupor, evtl. von stundenlanger »Betäubung« gefolgt. – **B.* Syndrom**: schmerzlose, oberflächl. ⌠ Cheilitis glandul. apostematosa mit Lippenschwellung, Rhagaden, hämorrhag. Krusten, schleim-eitr. Sekret, Hypersalivation.

Bändchenkeratitis: ⌠ Keratitis fascicularis.

Bändelung: *chir* zur Drosselung der Blutzufuhr zu einem Organ Umschlingung des zuführenden Gefäßes, z. B. (bei VSD, Transposition der großen Gefäße) der A. pulmonalis (»künstl. Pulmonalisstenose«).

Bänder|becken: das – lateral z. T. von Bändern gebildete – kleine Becken. – **B.riß**: (in)komplette Zerreißung eines Gelenkbandes. Sympte.: örtl. Schmerz, charakterist. Funktionsausfälle u. -phänomene (z. B. ⌠ Schubladenphänomen, Gelenkaufklappbarkeit). – Unterhalb der Belastbarkeitsgrenze nur »B.zerrung«: Hämatom, evtl. Einrisse, Funktionsstörung.

BAEO: **B**undes**ä**rzte**o**rdnung.

v. Baer* (KARL ERNST V. B., 1792–1876, russ. Anatom) **Bläschen**: Folliculi ovarici vesiculosi. – **v. B.* Membran**: ⌠ Zona striata des reifen GRAAF* Follikels. – **v. B.* Primitivorgane**: die 3 Keimblätter bzw. die daraus entstandenen ausdifferenzierten Embryonalorgane (Ursegmente, Urdarm, Neuralrohr).

Baer* Handgriff (J. L. B., Gynäkologe, Chikago): *geburtsh* Expression der gelösten Plazenta (bes. bei schlaffen Bauchdecken, Rektusdiastase) durch bimanuelles Bauchdeckenraffen in der Medianlinie (Verkleinerung des Bauchraumes, Festigung der Bauchpresse) ohne dir. Druck auf den Uterus. – vgl. CREDÉ* Handgriff.

v. Baerensprung* Krankheit (FRIEDRICH WILHELM FELIX V. B., 1822–1864, Arzt, Berlin): ⌠ Erythrasma.

Bärentraubenblätter: ⌠ Folia Uvae ursi.

Baernstein*-Rees*-Bartgis* Medium: monophas. Nährboden (Hühner-Embryonen in HANKS* Lsg. u. Pferdeserum) zur Züchtung von Entamoeba histolytica.

Bärtschi = Rochaix* Syndrom (W. B. = R., zeitgen. Arzt, Bern): infolge posttraumat. HWS-Spondylarthrose (Unkovertebralgelenke C_{1-3}) örtl. Irritation der Nerven u. Gefäße (Vertebralis).

Bäuschchennaht: über Mullbäuschchen geknüpfte Haut- bzw. durchgreifende Bauchdeckennaht; angezeigt bei übermäß. Nahtspannung.

v. Baeyer* (HANS RITTER V. B., geb. 1875, Orthopäde, Heidelberg) **Feder**: Metallschiene mit zur Schuhspitze ziehendem Spiralfederzug bei Peronaeuslähmung. – **v. B.* Korsett**: Korsett aus Beckenkorb mit 2 die Schultern umgreifenden, redressierenden Stahlbügeln; zur Skoliosekorrektur. – **v. B.* Operation**: v. B.*-LORENZ* Bifurkationsop.: schräge, subtrochantäre Femurdurchmeißelung (⌠ Abb. a) u. Einstellung des dist. Fragmentes gegen die Hüftpfanne (b); bei veralteter kongenit. Hüftgelenkluxation.

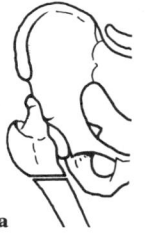
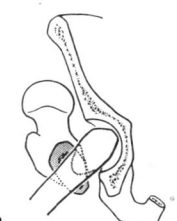

a   b

Bagassosis: bei der Verarbeitung von extrahiertem, getrockneten Zuckerrohr (»Bagasse«) entstehende, meist gutart., nach Expositionsbeendigung reversible Staublungen-Erkr.: akuter Beginn mit Atemnot, Fieber, Husten, Auswurf (evtl. Hämoptyse), Bronchiolitis, Bronchopneumonie, später evtl. Fibrose.

Bagatellkrankheit: geringfüg., unbedeutende Erkr.

Bagdad-Beule: Orientbeule (⌠ Hautleishmaniase). – **B.-Frühlingsanämie**: im Vord. Orient bei Knaben vork. akute hämolyt. Anämie (allerg. Reaktion auf Frühjahrsblumen u. -früchte?).

Bagg*-Little* Mäuse: Inzuchtstamm mit morphogenet. Störungen im Kopfbereich (u. Sympt. ähnl. dem BONNEVIE*-ULLRICH* Syndrom) infolge eines rezess. Gens mit polyphäner Wirkung (strahlenbedingte Mutation?).

Bagolini* Gläser: *ophth* Plangläser mit sehr feinen, parallelen Rillen, durch die – bei ungestörter Fusion – ein punktförm. Licht als Streifen gesehen wird; mit um 90° divergierender Streifung zur Untersuchung des Binokularsehens (Schielwinkel, einseit. Suppression, Skotom etc.).

Bahia-Beule, -Geschwür: südamerikan. ⌠ Haut-Schleimhautleishmaniase.

Bahima-Krankheit: in West-Uganda infolge einseit. Milchernährung vork. Eisenmangelanämie mit Hochwuchs, Höckerschädel, zirkulären Narben der behaarten Kopfhaut, Bürstenschädel.

Bahn: *anat* Tractus; auch mehrgliedr. Leitungssysteme (z. B. kortikomuskuläre B.).

Bahnung: *physiol* Förderung von Leistungen bzw. Erregungsprozessen des ZNS durch zusätzl. Erregungsabläufe. – **a) räuml. B.**: gegenseit. Förderung von Impulsen, die über verschied. Nervenfasern an der gleichen Nervenzelle konvergieren; z. B. räuml. Summation von EPSP. – **b) zeitl. B.**: Förderung von Erregungen, die nach einer über den gleichen Neuriten zur gleichen Nervenzelle gelaufenen Erregung eintreffen. – Beide bedeutsam für Ausbildung bedingter Reflexe, für Lernvorgänge (meist räuml. B.), wobei sich für die postsynapt. Zelle unterschwell. Impulse verschiedenen Ursprungs zeitlich addieren können.

Baierlacher* Reaktion (EDUARD B., 1825–1889, dtsch. Arzt): ↑ Entartungsreaktion.

Bailey* Operation (HAMILTON B., 1894–1961, Chirurg, London): **1)** Atrioseptopexie: Verschluß eines Vorhofseptumdefektes durch Aufnähen eines lat. Wandabschnitts des vergrößerten re. Vorhofs. – **2)** blinde Dilatation der Aortenklappenstenose mit Spezialdilatator (3 Spreizballen).

Bailey* Probe: *ophth* Bilder-Sehprobe zur Visusbestg. bei Kindern.

Baillarger* (JULES GABRIEL F. B., 1809–1890, Psychiater, Paris) **Streifen**: mikroskop. Nervenfasernverdichtungen in der Großhirnrinde; äuß. B.* St. in der inn. Körnerschicht der Sehrinde, innere in der Schicht der großen Pyramidenzellen. – **B.* Syndrom**: ↑ aurikulotemporales Syndrom. – **B.* Zeichen**: Anisokorie bei progress. Paralyse.

Bailliart* Index (PAUL B., geb. 1877, Ophthalmologe, Chicago): das Verhältnis des – ophthalmo-dynamometrisch gemessenen – Netzhautarteriendruckes zum peripheren diastol. Blutdruck; normal 1:2 (= 0,5), erhöht bei Glomerulonephritis, essentiellem Hochdruck.

Bainbridge* Reflex (FRANCIS ARTHUR B., 1876–1921, Physiologe, London): Tachykardie u. RR-Anstieg (Vagushemmung, Akzeleransreizung) infolge Druckerhöhung im re. Vorhof u. in herznahen Venen bei ungenügendem Herz-Minutenvol. (möglicherweise kein Reflex, sondern dir. Änderung der Sinus-Autorhythmie durch Dehnungsreize).

Bajaderen-Becken: (Bajadere = ind. Tempeltänzerin) durch unphysiol., in früher Kindheit beginnendes Training (Tänzerinnen, Artisten) u. funktionelle Wuchsablenkung querverengtes Becken.

Bajonett|finger: path. Haltung des 2.–4. Fingers i. S. der Überstreckung im Mittel- u. Beugung im Endgelenk; z. B. als Folge frühkindl. Hirnschädigung. – **B.fraktur**: »bajonettförmige Abknickung«, d. h. die Dislokation des dist. Fragments nach radial u. dorsal bei der typ. Radiusfraktur (↑ Abb.).

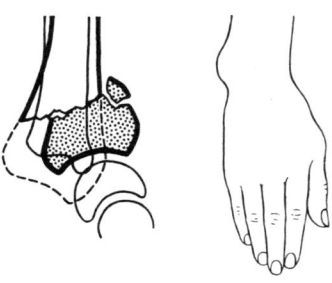

Bajonettierknochen: umschrieb. Myositis ossificans im Bereich des M. brachialis mit Streckbehinderung; nach häuf. Bajonettübungen (↑ Exerzierknochen), aber auch nach suprakondylärer Humerusfraktur u. Ellenbogenluxation.

Bajonett|schnitt: ↑ KEHR* Schnitt. – **B.stellung**: s. u. B.finger, -fraktur. – **B.verschluß**: mechan. – durch Drehung feststellbare bzw. lösbare – Verbindung zweier Instrumentteile in Form von Stiften (Klauen) u. bajonettförm. Schlitzen als Gleitbahn. – **B.zange**) Z. mit im Kontrawinkel gebogenen Branchen; z. B. als Kornzange für Wundtamponade, als Wurzelzange zur Extraktion oberer Zahnwurzeln (bzw. Molaren).

Bakandya: im Kongogebiet endem. Fleckfieber (Rikkettsia typhi).

Baker* Test: histol. Differenzierung der Phospholipide (Pyridin-extrahierbar) von den sich mit Säurehämatein ebenfalls tiefblau färbenden Nukleoproteiden, Muzinen u. Fibrinstoffen durch Vergleich von extrahiertem u. nicht extrahiertem Präp.

Baker* Zyste (WILLIAM MORRANT B., 1839–1896, Chirurg, London): **1)** zyst. Zungengeschwulst von zylindromart. Aufbau, hervorgehend aus epithelialen Schleimzysten. – **2)** Synovialhernie, insbes. das mit dem Gelenk kommunizierende Hygrom in der Kniekehle.

Baker*-Rosenbach* Krankheit: ↑ Erysipeloid.

Bakes* Sonde: biegsame Olivensonde zur Austastung extrahepat. Gallengänge u. zur Dehnung der VATER* Papille.

de Bakey* (MICHAEL DE B., zeitgen. Chirurg, Houston/Texas) **Operation**: Palliativ-Op. eines inoperablen Aneurysma dissecans durch Intimaresektion im peripheren Abschnitt (Ableitung des intramuralen Blutstromes ins Gefäßlumen); evtl. »wrapping« (Cellophan-Umhüllung). – **de B.* Pumpe**: v. a. in Herz-Lungen-Maschinen verw. nichtokklusiv oder deklusiv arbeitende Rollenpumpe (rotierende Bewegung von Metallrollen, die einen Schlauch gegen ein U-förm. Widerlager auspressen).

Bakt-: s. a. Bact-.

Bakteri|ämid: tox. oder metastat. Hautveränderungen (makulös, papulös, vesikulös, hämorrhag., ulzerierend oder nekrotisierend) bei Bakteriämie (Sepsis); vgl. Bakterid, Pyämid. – **B.ämie**: bei eitr.-entzündl. Zahn-, Tonsillen-, Mittelohrherden etc. erfolgender, durch örtl. Eingriff begünstigter Einbruch von Baktn. (v. a. Strepto-, Staphylo-, Pneumokokken, Koli) in die Blutbahn. Je nach Zahl u. Virulenz der Erreger u. Abwehrlage des Organismus evtl. zu Folgekrankhn. führend; vgl. Pyämie, Sepsis.

Bakterid: allerg.-exanthemat. Hautreaktion gegen Baktn. u. ihre Produkte, i. e. S. das **pustulöse B.** (ANDREWS* oder BARBER* Typ, ↑ ANDREWS* Syndrom bzw. Psoriasis pustulosa; s. a. Id-Typ).

bakteriell: Bakterien betreffend, durch Baktn. verursacht; z. B. **b. Ruhr** (↑ Bakterienruhr), **b. Schock** (↑ Schock, septischer).

Bakterien: kleinste einzell. (ausnahmsweise Filamentbildende) Mikroorganismen mit Vermehrung durch Spaltung (»Spaltpilze« = Schizomyzeten; s. aber Parasexualität); meist ohne Chlorophyll u. Plastiden, jedoch mit Kernäquivalenten u. hochdifferenzierter Zellwand sowie Ribosomen, Geißeln, Fimbrien u.

(Schleim-)Kapseln (»bekapselt«); kugelig, stäbchenförm. oder schraubig (↑ Kokken, Spirillen). I. e. S. die nicht Endosporen bildenden B. (↑ Bazillen). Nach Art des Oxidationspartners (H-Akzeptor) für die Energiegewinnung unterschieden als – obligat oder fakultativ – **aerobe** u. **anaerobe B.** (↑ Aerobier, Anaerobier), sowie als **denitrifizierende** (Nitrite oder Nitrate zu Ammoniak bzw. Nitrit u. weiter zu Distickstoffoxid u. Stickstoffgas reduzierend) u. **sulfatreduzierende** (Sulfat zu H_2S), **autotrophe** (einz. C-Quelle CO_2 anorganischer Medien, umgewandelt durch Ausnutzung von Licht- oder von aus der Oxidation anorgan. Verbindungen gewonnener Energie = photo- bzw. chemoautotrophe), **heterotrophe** (anorgan. Substanz als Wachstumsfaktor u. Energiequelle gebunden), **nitrifizierende** (symbiontisch zusammenwirkende Aerobier mit Energiegewinnung aus Oxidation von anorgan. Ammoniak-N zu Nitrit bzw. des Nitrits zu Nitrat), **photosynthetisierende** (Lichtenergie für CO_2-Reduktion nutzend; keine O_2-Bildung aus CO_2, da nicht H_2O, sondern anorgan. oder organ. Verbindungen als H-Donator = litho- bzw. photoorganotrophe B.), **prototrophe B.** (alle nöt. Substanzen selbst bildend, auf Minimalmedien gedeihend), **zymogene B.** (optimale Vermehrungsfähigkeit nur in enzymatisch spaltbaren organ. Substanzen), **fermentative B.** (organ. Verbindungen als H-Donator u. -Akzeptor), **homogene** (Farbstoffbildner), **sulfurizierende B.** (H_2S zu S oder freies S zu Sulfat oxidierend), **stickstoffbindende** (in Symbiose mit Leguminosen Luft-N zu organ. gebundenem N reduzierend); ferner **peritriche** (je 1 Geißel an bd. Enden) u. **atriche B.** (geißellos), **lophotriche** (mit endstd. Geißelbündel), **faden-** oder **filamentbildende** (durch kettenförm. Sichaneinanderreihen, z. B. bei Eubacteriales, Aktinomycetales), **fusiforme B.** (spindelförm.); **azidophile** (↑ Lactobacilleae), **hämophile** (Blut als Mediumzusatz erforderl.); **hämotherme** (bei Bluttemp. der Säugetiere u. Vögel gedeihend), **hypertherme** (45–75° benötigend = thermophile oder Hitze-B.), **mesotherme** oder **-phile** (5–35°, sogen. Kühle-B.), **psychrophile** (< + 5°, sogen. Kälte-B.), **thermotolerante** (auch > 65°); **lysogene** oder **lysogenisierte B.** besitzen die erbl. Fähigkeit, genet. Material temperenter Phagen als Prophagen an ihr Genom zu assoziieren, die Phagen mitzureplizieren u. – spontan oder induziert – unter Lysis freizusetzen; sind gegen Phagen des gleichen Typs meist immun. – **Parasit. B.** sind entweder Kommensalen (oder kommensal. Saprophyten) oder aber pathogen. – **Säurefeste B.** enthalten im Ektoplasma wachsart. Substanzen u. färben sich nicht mit den übl. Anilin-Farbstoffen, sondern nur mit Karbolfuchsin, das sie auch bei anschließ. Säure- oder Alkoholbehandlung nicht wieder abgeben (= Säure- bzw. Alkoholfestigkeit), z. B. Mycobact., Nocardia. – Systemat. Gliederung n. BERGEY: Kl. Schizomycetes mit den Ordngn. Pseudomonadales (Fam. Pseudomonadaceae, Spirillaceae), Eubacteriales (Achromobacteriaceae, Enterobacteriaceae, Brucellaceae, Bacteriodaceae, Micrococcaceae, Neisseriaceae, Lactobacillaceae, Corynebacteriaceae, Bacillaceae), Actinomycetales (Mycobacteriaceae, Actinomycetaceae), Spirochaetales (Treponemataceae), Mycoplasmatales (Mycoplasmataceae), Rickettsiales (Rickettsiaceae, Bartonellaceae).

Bakterien|agglutination: auf AG-AK-Reaktion basierende, für die serol. Baktn.typisierung bedeutsame Agglutination (mit den spezif. Typen H, K, O u. Vi); bei begeißelten Baktn. mit O- u. H-, bei unbegeißelten nur mit O-AG als Reaktionspartner. Entweder zur Identifizierung eines Stammes (Serum bekannt) oder eines Krankenserums (Stamm bekannt); s. a. GRUBER* Reaktion. – **B.allergen:** bakterielles AG (Zerfallsprodukte, evtl. in Verbindung mit körpereigenem Eiweiß), das eine ↑ mikrobielle Allergie auslöst; s. a. Endoallergene.

Bakterien|anreicherung: s. u. Anreicherungsnährmedium. – **B.antagonismen:** s. u. Antibiose, Bakterienflora. – **B.antigen:** die für die Immunologie der Infektionskrankhn. ausschlaggebende antigene Substanz der Erreger; meist Polysaccharide (der Kapsel-Substanz), die zur AK-Bildung führen (u. mit spezif. Antiseren analysiert werden können). Von Bedeutung v. a. die Kapsel-Antigene der gramneg. Baktn. A, B, L, O, ferner K, M, T_o.

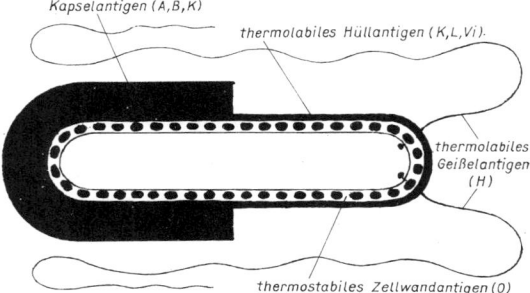

Zuordnung von Antigenen zur Bakterienzelle.

Bakterien|aufschwemmung: durch Schütteln gleichmäßig mit Baktn. durchmischte Flüssigkeit (flüss. Kultur, Abschwemmung, z. B. von Schrägagar). – **B.ausscheider:** ↑ Dauerausscheider.

Bakterien|chromosom: ↑ Lineom. – **B.dichte:** Größe einer B.population (z. B. aus einer Agar-Abschwemmung), ausgedrückt als »Zellkonzentration« (= Zellzahl pro Vol.; entweder Gesamt- oder nur Lebendkeimzahl, s. u. »Keimzahl«) oder als »Zellmasse« (»Zelldichte«, = Zellgewicht/Vol.; bestimmt nephelometrisch als »opt. Dichte«).

Bakterien|embolie: E. durch in die Blutbahn verschleppte Baktn., z. B. bei Endokarditis. – **B.enzyme:** von Baktn. gebildete, für die jeweil. Art bzw. Gruppe typ. u. daher diagnostisch nutzbare Enzyme; z. T. Toxine (»aggressive B.«), u. a. Proteasen u. Lezithinasen pyogener Kokken. Auch industriell aus B.kulturen gewonnen.

Bakterien|färbung: färber. Darst. für mikroskop. Diagnostik; z. B. mit Methylenblau, als GRAM*, NEISSER*, ZIEHL*-NEELSEN*, CZAPLEWSKI*, ferner Fluoreszenz-, Kapsel-, Geißelfärbung u. a. m. – **B.farbstoff:** ↑ Bakterienpigment. – **B.filament:** fäd. Gebilde aus aneinandergereihten (»filamentbildenden«) Baktn. – **B.filter:** mikroporöses Material, das geeignet ist, Baktn., Viren u. Teilchen molekularer Größe durch Sieb- oder Adsorptionswirkung aus Gasen oder Flüssigkeiten zurückzuhalten; z. B. Ganzglas-, Membran-, Siebfilter. – **B.flora:** die dauernd (= Standortflora, resident flora) oder vorübergehend (= Durchgangsflora, transient flora) einen Ort biozönotisch besiedelnden Baktn.; beim Menschen als ↑ Mund-, ↑ Haut-, ↑ Darm-, ↑ Schei-

Bakterienkapsel

denflora (in konst. Artenzusammensetzung) die örtl. Population parasitärer u. saprophytärer Kommensalen (als Verdauungshilfe u. Gewebeschutz).

Bakterien|kapsel: bei manchen Baktn. eine – die Typenspezifität bestimmende – glatte Außenschicht der Wand aus Polysacchariden, evtl. auch Glutaminsäurepolypeptiden; s. a. Kapsel.... – **B.kern**: ↑ Nukleoid. – **B.kolonie**: ↑ Kolonie (Tab.). – **B.ktanine**: natürl. Abwehrstoffe des Magen-Darm-Saftes, Speichels u. der Schleimhäute; verhindern Vermehrung bestimmter Baktn.arten (natürl. Seuchenresistenz); vgl. Lysozyme, DOLD* Inhibine. – **B.kultur**: in oder auf flüss. bzw. festem Kulturmedium (in Reagenzglas, Petrischale, Kölbchen etc.) als Misch- oder Reinkultur vermehrte B.population, bestehend aus einer oder mehreren ↑ Kolonien.

Bakterien|membran: s. u. B.zellwand, Zellmembran. – **B.nährböden**: feste oder flüss., natürl., künstl. u. halbsynthet. Substanzen enthaltende ↑ Nährmedien zur Isolierung u. Kultur, Diagnostik u. Differenzierung, auch für Analyse des Nahrungsbedarfs; s. a. Anreicherungs-, Elektiv-, Differenzierungsnährböden.

bakterienpathogene Viren: ↑ Bakteriophagen.

Bakterien|pigment: intrazelluläre Stoffwechselfunktionen erfüllende oder nach außen abgeschiedene Farbstoffe, z. B. bei Chlorobakteriazeen u. Staphylokokken. – **B.proteine**: die Spezies-typ., antigenen, größtenteils als Enzyme, z. T. als Endo- oder Exotoxine wirksamen Geißel- (↑ H-Antigen), Kapsel- (grampos. A-Streptokokken; »M«-Protein-AG) u. Zellwandproteine (gramneg. Baktn.; Protein-Lipid-Polysaccharid-Komplex; Endotoxin) sowie die Proteine in Zellmembran, Ribosomen u. Kernäquivalenten.

Bakterienruhr: katarrhal. bis nekrot., oft letale Dickdarmerkr. mit Lymphfollikelschwellungen durch Shigellen (dispar, flexneri, sonnei); blut.-schleim. Stühle, Tenesmen, durch Exotoxine bedingte Allg.sympte. (Fieber, Kreislaufstörungen, Exsikkation, evtl. ZNS-Beteiligung). Tendenz zur epidem. Ausbreitung (Kontakt- bzw. Kontaminationsinfektion). Diagn.: Kultur, GRUBER*-WIDAL* Reaktion. – vgl. Amöbenruhr.

Bakterien|sporen: aus dem B.körper bei ungünst. Lebensbedingungen entstehende Endosporen als Dauerform. – **B.stamm**: die ursprüngl. aus einer einz. Isolation (Klon) hervorgegangene, von anderen Stämmen der gleichen Spezies (bzw. Subspezies) in best. physiol. Merkmalen abweichende Reinkultur einer B.art; nomenklatorisch gekennzeichnet durch Fundort, (Personen-)Namen, Labor-Nr. etc. – **B.stein**: Harnkonkrement aus nekrot. Gewebe, Eiweißmassen u. Baktn.; bei schwerer bakterieller Nierenerkr. – **B.suspension**: ↑ B.aufschwemmung.

Bakterientoxin: s. u. bakterielle ↑ Toxine.

Bakterien|wachstum: zahlenmäß. Vermehrung einer B.population durch fortlaufende Zellteilung nach Überimpfung auf einen geeigneten Nährboden; 5 Phasen (↑ Abb.): lag-, progress. (Zunahme der Zellzahl) u. log-Phase, gefolgt von Verlangsamung der Vermehrung mit Zunahme der Generationszeit (infolge Nährbodenerschöpfung etc.) u. Ruhepause (mit anfängl. Kompensation der Autolyse durch Vermehrung). Jeweil. Phase entscheidend für Wirkung von

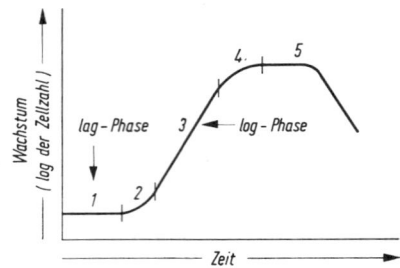

Bakteriostatika u. Bakteriziden. – **B.wuchsstoffe**: für das Wachstum heterotropher Baktn. oder biochem. Mangelmutanten erforderl. Nährbodenzusätze; s. a. Wachstumsfaktoren.

Bakterien|zellwand: die mehrschicht. Stützmembran zwischen zytoplasmat. Membran u. äuß. Anhangsgebilden (Schleim, Kapsel, Geißeln, Fimbrien); Grundsubstanz ein allseitig geschlossenes Makromolekül (»Sacculus«; aus Mukopeptid »Murein« u. Teichoinsäuren, deren N-Azetylglukosamin für serol. Reaktionen bedeutsam ist). – Morphol. u. chem. unterschiedlich bei grampos. u. -neg. Baktn. – **B.zylinder**: urol Pseudozylinder aus B.haufen im Harnsediment bei Pyelonephritis; von echten granulierten Zylindern durch Fuchsin- u. Methylenblaufärbung zu unterscheiden.

Bakteriid: ↑ Bakterid.

Bakterine: »Bakterienvakzine« (↑ Impfstoff).

Bakterio|chlorophyll: an kleinste Pigmentträger gebundener Farbstoff photosynthetisierender Baktn. (Chlorobacteriaceae, Purpur-Baktn.), vom Chlorophyll a chemisch unterschieden; ermöglicht photosynthet. UR-Nutzung. – **B.cholie**: Vork. von Baktn. in den Gallenwegen; Nachweis durch Duodenalsondierung.

Bakterioide: morpholog. auffällig veränderte, z. B. unnatürlich große u. verzweigte Baktn. – **Bakterioidose**: ↑ Bacterioidosis.

Bakterioklasie (D'HÉRELLE*): ↑ Bakteriophagie.

Bakteriologie: Wissenschaft von den Baktn.; Teilgebiet der ↑ Mikrobiologie; befaßt mit Morphologie der Erreger (Hell-, Dunkelfelduntersuchung, hängender Tropfen, Phasenkontrast-, Fluoreszenz-, Elektronenmikroskopie) u. deren Züchtbarkeit (auf übl. u. Spezialnährböden, ferner mit Serologie (Präzipitations-, Flockungs-, Hämagglutinations-, Agglutinationsverfahren, KBR), Tierversuchen, klin. Diagnostikmethoden u. a. m.

Bakterio|lyse: Auflösung von Baktn., z. B. durch spezif. AK oder durch bakteriolyt. Myxobaktn. – **B.lysin**: spezif. Immun-AK, der Baktn. bei Gegenwart von Komplement auflöst; s. a. PFEIFFER* Versuch.

Bakterio|noxine: s. u. KNORR*. – **B.opsonine**: Baktn.-schädigende ↑ Opsonine. – **B.pexie**: »Festhalten« der in den Körper eingedrungenen Mikroorganismen durch Histiozyten.

Bakteriophagen, Phagen, D'Herellata, Bakteriovoren, bakterienpathogene Viren: ultravisible (10–150 nm), auf Kosten lebender Baktn.zellen vegetierende kugel. (geschwänzt), keulen- (mit Fortsätzen), diplokokken- oder stäbchenförm. Lebensträger (nach

BERGEY: Gattung Phagus HOLMES der Ordn. Virales der Klasse Microtatobiotes), bestehend aus Nukleinsäure u. einer umgebenden Proteinhülle; s. a. Prophage. Vermehrung durch Multiplikation im Innern der Zelle nach spezif. Adsorption an die Baktn.zellwand. – Unterteilt in DNS-Phagen (doppelsträngig: T-, λ-Phagen; einsträng.: Φ X 174-, f1-, fd-Phagen) u. einsträng. RNS-Phagen (f2-Phagen R 17 u. M 13). – Unterschieden als temperierte oder **temperente** (freigesetzt durch lysogene Baktn., bei denen sie den lysogenen Zustand herbeiführen) u. als **virulente** (= lyt.) B. (die sich unmittelbar nach Adsorption u. DNS-Injektion in der Baktn.zelle sehr schnell vermehren u. nach deren Lyse freigesetzt werden; / Abb.). – Während der Phagenvermehrung spontanmutierte Formen sind z. B. die »plaquetype-mutants« (r-Mutanten; veränderte Lochbildung im Baktn.rasen infolge langsamerer oder schnellerer Lyse) u. »host-range-mutants« (mit Wirtsbereich durch verändertes lyt. Verhalten). – s. a. vegetative u. Vi-Phagen.

Bakteriophagie

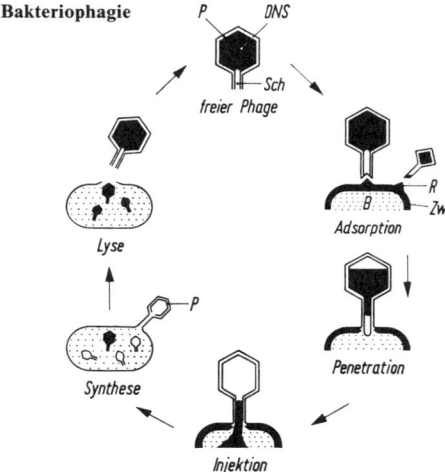

B = Bakterium (Teilstück), DNS = Desoxyribonukleinsäure, P = Proteinhülle, R = (spezif.) Rezeptor, Sch = Schwanzstift, Zw = Zellwand

Bakteriophagen|synökie: Zusammenleben phagenfester Baktn. mit der zugehör. Phagenart. – **B.therapie**: s. u. Phagenprophylaxe.
Bakterio|phagie: (D'HÉRELLE 1917) Zerstörung von Baktn. durch Bakteriophagen; i. e. S. die **B.phagolyse** (Aufbrechen der Baktn.zellwand). – **B.phobie**: / Bazillophobie. – **B.plasmin**: tox. Eiweißkörper im Preßsaft mancher Baktn.arten. – **B.präzipitin**: AK, der gelöste bakterielle Eiweiß-AG als Niederschlag ausfällt; serol.-diagnostisch genutzt.
Bakteriorrhö: wässerig-schleim., eine Mischflora enthaltende, miktionsunabhäng. Sekretion aus der Urethra; postgonorrhoisch u. nach unspezif. Urethritis.
Bakteriose: bakterielle Erkrankung.
Bakterio|stase: zu reversibler Hemmung der Vermehrungsfähigkeit führende Schädigung von Baktn.; vgl. Bakterizidie. – **B.statika**: durch B.stase wirkende Desinfizientia oder Chemotherapeutika; auch / Bakterizide in subbakterizider Konz.
Bakteriotherapie: 1) parenterale Applikation abgetöteter oder abgeschwächter Baktn. krankheitseigener oder nicht krankheitseigener Art i. S. einer unspezif. Reizkörperther. oder aber zur Anregung der spezif. AK-Bildung (/ Vakzination, / Autovakzine); i. w. S. auch die Anw. von Autonosoden. – 2) Applikation lebender körpereigener Baktn.(-kulturen) zur Regeneration der Darm- oder Scheidenflora.
Bakterio|toxämie: Vork. von Bakterientoxinen im Blut. – **B.toxine**: bakterielle Giftstoffe, unterschieden als / Ekto- u. Endotoxine.
bakterio|trop: spezifisch auf Baktn. gerichtet. – **B.tropine**: (DENYS u. LECLEF 1895) AK, die bei Abwesenheit von Komplement best. Baktn. für Leukozyten leichter phagozytierbar machen. – Diagnost. Nutzung z. B. zur Ermittlung des opson. / Index.
Bakteriovoren: / Bakteriophagen.
Bakterio|zidine: / Bakterizidine. – **B.zine**: nur auf gleiche oder nahestehende Arten antibiotisch wirkende Baktn.produkte (Letalsynthese der Zelle); wahrsch. Lipopolysaccharid-Proteine, die sich an entspr. Oberflächenrezeptoren sensibler Baktn. binden; / Colicin; s. a. Bakterizidine. – **B.zyt**: *hämat* stäbchenförm. Ery als Extremform des Elliptozyten bei Kupfermangelanämie.
Bakterium: / Bacterium, Bakterien.
Bakteriurie, Bazillurie: Ausscheiden von Baktn. im Urin (krankhaft bei Keimzahlen > 10^5/ml). Urin opaleszent (Zunahme der Trübung beim Stehenlassen), mit »Satin- oder Moiréglanz«, evtl. von stechendem oder fadem Geruch (Kolibaz. bzw. Staphylokokken). – Oft jahrelang beschwerdelos, insbes. bei alten (auch tbk.) Nierenherden u. bei Harnwegsanomalien.
Bakterizid: bakterienabtötende (»bakterizide«) Substanz (Desinfizientia oder Chemotherapeutika).
Bakteri|zidie: den Zelltod herbeiführende, von stamm-, gruppen- oder artspezif. Eigenschaften u. der Konz. u. Art des B.zids abhäng. Schädigung der Baktn.zelle; erzielt durch Zellwandzerstörung u. -veränderung (Wirkung von / Lysozym bzw. / Bakterizidin), Verhinderung der Zellwandsynthese (bei Penizillin), Proteinkoagulation (bei Phenolen, Alkoholen, Schwermetallen); s. a. Antibiotika. – **B.zidine**: natürl. Schutzstoffe des Serums (z. B. Alexine, Opsonine), wirkend durch Lyse, Phagozytosebegünstigung etc.; vgl. Bakteriozine. – **B.zidität**: Vermögen eines Stoffes (/ B.zidie) bzw. eines Mikro- oder Makroorganismus, Baktn. abzutöten.
Bakwin* Syndrom: 1) B.*-EIGER* Syndrom: (1956) / Hyperostosis corticalis def. juvenilis (SWOBODA). – 2) B.*-KRIDA* Syndrom: / PYLE* Syndrom.
BAL: British Anti-Lewisite (/ Dimercaprolum).
Balamuth*-Sandza* Kulturmedium: monophas. Nährboden aus Eigelbaufguß in physiol. NaCl- oder in Pufferlösung von pH 7,5 mit Zusatz von Reisstärke zur Züchtung von Entamoeba histolytica.
Balance, genetische: (BRIDGES 1922) harmon. Zusammenwirken der Gene des Genotyps im normalen Organismus.
Balanitis: Entzündung der Glans penis, fast stets mit Beteiligung des inn. Vorhautblattes (= Balanoposthitis); mit Schwellung u. Rötung (= **B. simplex** s. vulg.), aber auch erosiv (auch landkartenart. Bild, = **B. erosiva circinata**) bis ulzerös oder gangränös (auch phagedän. Form, / Balanozele); ausgelöst oder

Balanitis

begünstigt durch Phimose, Entartung von Saprophyten (mangelnde Reinlichkeit), Pilze (= **B. mycotica**, nicht selten durch Geschlechtsverkehr übertragen), spezif. Erreger (v. a. syphilit. u. diphther. B.), metabolisch verändertes Terrain (bei Diabetes), Reinigungs- u. Verhütungsmittel, mechan. Reize u. Verletzungen (Koitus, Ipsation, ärztl. Eingriffe). Bes. Formen: **B. aphthosa** (auf das Genitale beschränkte Aphthen oder mit Mundschleimhaut- u. Hauterscheinungen = kombinierte oder bipolare Aphthose), **B. candidamycetica** (durch Candida albicans), **B. chronica circumscripta plasmacellularis** (ZOON; spiegelnd bräunl.-rote, nicht erhabene, scharf-polyzykl. Plaques durch plasmozytäre Infiltration; »Plasmocytoma penis«), **B. circinata gonorrhoica** (BAERMANN-JADASSOHN), **B. c. parakeratotica** (REICH; wahrsch. hämatogen-tox. oder allerg. Reaktion bei Keratodermia blennorrhagica oder bei REITER* Krankh.; rundl., grauweiße Hornschildchen, bei bedeckter Eichel feuchtrot-glänzende Flecken u. zarter Schuppensaum), **B. diabetica** (juckendes Genitaldiabetid, häufig mikrobiell superinfiziert), **B. interstitialis profunda** (FOURNIER; progress. sklerosierende Schleimhautatrophie von Glans u. Präputium infolge wiederholter Entzündungen; als Spätfolge evtl. Phimose), **B. medicamentosa toxicodermica** (fixes Arzneiexanthem mit scharf begrenzten erythematösen, später nässenden Herden, häufig auch an anderen Körperstellen), **B. micacea pseudoepitheliomatosa** (chron., tumorart., zu Hyperkeratosen mit glimmerart. Plättchen u. zu Phimose führend), **B. pseudo-epitheliomatosa** (meist nach Phimose-Op., rezidivierend; geschwürig-glänzende, papillomatöshyperkeratot. Epithelwucherungen), **B. pustulo-ulcerosa** (DU CASTEL; von Kranzfurche ausgehend konfluierende, ulzerierende u. narbig abheilende Pusteln nach suspektem Koitus; »Kokkobazillus« noch nicht näher definiert), **B. seborrhoica** (flächenhaft erosiv; mit übelriechendem Sekret), **B. syphilitica** FOLLMANN* (im Sekundärstadium; meist superinfiziert), **B. xerotica et obliterans** (ätiol. unklar, atroph. u. sklerosierend, auf die Urethra übergreifend; gelegentlich nach Zirkumzision = B. x. postoperativa STÜHMER. – s. a. Kraurosis penis).

Balano|blennorrhö: Eiterfluß bei / Balanitis. – **B.chlamyditis:** *gyn* Entzündung von Glans u. Praeputium clitoridis. – **B.lith:** »Präputialstein«, Konkrement aus Smegma u. Harnsalzen unter der Vorhaut bei Phimose u. Unreinlichkeit.

Balano|plastik: plast. Op. an der Glans penis, z. B. bei Epi-, Hypospadie. – **B.posthitis:** »Eichel-Vorhautkatarrh«, / Balanitis u. / Posthitis. – **B.posthomykose:** Balanoposthitis (meist gangränös) durch Pilze (z. B. Candida albicans).

Balano|rrhagie, -rhö: 1) / B.blennorrhö. – 2) Blutung aus der Glans penis (bzw. clitoridis), meist nur aus einem Einriß des Frenulum. – **B.zele:** Hervortreten der Glans penis durch eine Präputiumruptur oder -fensterung (bei Balanitis gangraenosa).

Balantidiasis, -diosis: durch Balantidium coli hervorgerufene, oft latente, Amöbenruhr-ähnl. Enterokolitis (»Balantidien-Dysenterie«) bes. disponierter Menschen v. a. in warmen Ländern.

Balantidiophorus: / Balantiophorus.

Balantidium coli: einzelliger, sich durch Zweiteilung fortpflanzender Dickdarmparasit; ein ovales (50– 100/35–55 µm), holotriches Ziliat [Balantidiidae] mit characterist. großem (oft nierenförm.) Makronukleus mit 2 kontraktilen u. 1 Rektalvakuole (mit Zytopyge). Übertragung durch kugel. Zysten (Ø 50–60 µm); Erreger der Balantidiasis. Nachweis im Stuhl (morphol. Artdifferenzierung gegenüber B. suis nicht möglich).

Balantiophorus minutus: (SCHAUDINN 1899) apathogenes, koprophiles, auch im menschl. Kot massenhaft vork. Ziliat (fälschl. »Balantidium minutum«).

Balaties, Balbuties: / Stottern.

Baldachin-Zeichen: (NICOLAS et ROUSSET) *derm* die einem median vom Nacken herabhängenden, bds. hoch gerafften Baldachin ähnl. Anordnung der – in parallelen Linien gelegenen – Effloreszenzen bei generalisierter Pityriasis rosea.

Baldrian: / Valeriana officinalis (volkstüml. auch für Radix u. Tinctura Valerianae).

Balduzzi* Reflex: s. u. Adduktorenreflex.

Baldwin* Effekt: *genet* als Selektionswirkung vork. Ersatz erworbener Merkmale durch gleiche, mutationsbedingte, erbliche, so daß eine Vererbung erworbener Eigenschaften vorgetäuscht wird; s. a. Assimilation.

Baldwin* Zeichen: retrozäkaler (durch Kolon-Palpation abgrenzbarer) Druckschmerz bzw. Anschwellen des Flankendruckschmerzes beim Heben u. Fallenlassen des gestreckten re. Beines (Verkürzung u. plötzl. Dehnung der Faszie des M. iliopsoas) als Hinweis auf retrozäkale Appendizitis.

Baldwin*(-Mori*) Plastik (JAMES FAIRCHILD B., 1850–1936, Gynäkologe, Columbia/Ohio): s. u. Dünndarmscheide.

Baldy* Operation (JOHN MONTGOMERY B., 1860–1934, Gynäkologe, Philadelphia): Uterusantefixation durch Aufnähen der – nach B.-WEBSTER durch das Mesometrium, nach B.-FRANKE durch die Mesosalpinx geführten – Ligg. teretia auf die Uterushinterwand.

Balfour* Krankheit (JOHN HUTTON B.; 1808–1884, Arzt, Edinburgh): / Chloroleukämie.

Balfour* Operation (DONALD CHURCH B., 1882–1963, Chirurg, Rochester/USA): 1) Anastomosierung von Magen u. Pars descendens duodeni zur Ausschaltung des ulkustragenden Duodenalabschnittes. – 2) MAYO-Methode der Magenresektion nach BILLROTH II: antekol. Gastrojejunostomie (nur am kleinkurvaturseit. Querschnitt). – 3) abdomin. Resektion des Sigmoids; Anastomosierung von oberem Dickdarmstumpf u. Rektum über einen Gummischlauch (temporäre Prothese) mit Teleskoptechnik. – 4) **B.* Kauterisation:** Elektroresektion des Ulcus ventriculi mit anschließ. Defektübernähung.

Balg: 1) Haarbalg: / Folliculus pili. – 2) Zungenbalg: Folliculus lingualis. – 3) *anästh* / Beatmungsbalg.

Balg|abszeß: membranös abgekapselter Abszeß. – **B.drüsen:** 1) Haarbalgdrüsen: / Glandulae sebaceae. – 2) Zungenbälge: / Folliculi linguales. – **B.geschwulst:** / Atherom. – **B.kropf:** / Struma nodosa mit Zysten. – **B.milbe:** / Demodex folliculorum.

Bali-Gerät®: sicherheitsnadelartig gespannte Federstahlkonstruktion (mit Griffen u. Fußschlaufen) für Haltungsübungen.

Balingal* Krankheit: ↑ Myzetom.

Balint*-Gruppe (MICHAEL B., 1896–1970, Arzt, Biochemiker u. Psychoanalytiker, Budapest, England) kleiner Kreis sich regelmäßig zusammenfindender niedergelassener Ärzte, die anhand einschlägiger Fälle aus der eigenen Praxis im gegenseit. Gespräch unter Leitung eines Psychotherapeuten die dynamischen Zusammenhänge zwischen Pat. u. Arzt aufzuhellen suchen (»Beziehungsdiagnose«), um so eine Sanierung dieser Beziehung zu erreichen.

Bálint* Syndrom (RUDOLPH B., 1874–1929, Neurologe, Budapest): Unfähigkeit, mehrere Gegenstände – unabhängig von der Größe – gleichzeitig u. den apperzipierten detailliert wahrzunehmen (scheinbare Einengung des Gesichtsfeldes durch verminderte opt. Aufmerksamkeit: »Seelenlähmung des Schauens«); dadurch Störung des Augenmaßes u. opt. Ataxie. Ät.-path.: Läsion von Assoziationsbahnen zwischen der bds. Sehrinde.

Baljet* Reaktion: Rötung von alkohol. Pikrinsäure-Lsg. u. 10%ig. NaOH āā durch Herzglykoside (Digitalis-Strophanthus-Gruppe).

Balkan|fieber, -grippe: ↑ Q-Fieber. – **B.nephritis**: v. a. in ländl. Gebieten Südosteuropas »endemische« ↑ Nephritis.

Balken: *anat* ↑ Corpus callosum; s. a. Trabeculum.

Balken|apraxie: vorübergehende einseit. Apraxie (bei Rechtshändern der li. Hand u. umgekehrt) infolge Störung der Erregungsleitung zwischen dominanter u. inferiorer Großhirnhälfte bei B.läsion. – **B.arterie: 1)** ↑ Arteria cerebri ant. – 2) Äste der A. lienalis in den Milztrabekeln, s. a. Milzkreislauf.

Balkenblase: *urol* Harnblase mit hypertrophierten, in das Lumen vorspringenden Detrusorbündeln u. Pseudodivertikelbildung; bei chron. mechan. (Prostatahypertrophie, Sphinktersklerose, Harnröhrenstriktur) oder neurogener Harnabflußstörung (MS, Tabes dors.; meist feintrabekulär, dyston, s. a. Blasenautonomie).

Balken|degeneration: mit Muskelstarre u. Paresen einhergehender Untergang des Corpus callosum. – **B.fenster**: *chir* Schnittöffnung im Corpus callosum für Liquorpassage zwischen Hirnkammern u. Subduralraum bei Hydrocephalus int. occlusivus; vgl. B.stich. – **B.mangel**: *path* vollständ. oder teilw. Fehlen des Corpus callosum, häufig mit weiteren Hirnmißbildungen kombin.; bei Hydrozephalus, infolge Ependymitis, Toxinwirkung, nach intrauterinem Trauma. Enzephalogramm: Auseinanderrücken u. »stierhornförm.« Schwingung der Vorderhörner; Angiogramm: kelchförm. Gefäß an Stelle der A. pericallosa. Ohne pathognomon. Bedeutung.

Balken|stich: (ANTON-BRAMANN 1907–1909) Durchstechen des Corpus callosum (mit spez. mandrinbewehrter Balkenstichkanüle) zur Schaffung einer Liquorpassage zwischen Hirnkammern u. Subduralraum bei Hydrocephalus int. occlusivus; vgl. Balkenfenster. – **B.strahlung**: *anat* Radiatio corporis callosi.

Balken|tumor: Neoplasma des Corpus callosum bzw. – den Balken zerstörend – seiner Umgebung (Falxmeningiom, Glioblastom, Oligodendrogliom); klin.: psych. Veränderungen, Hirndruck, Paresen, evtl. Apraxie; im Pneumenzephalogramm Auseinanderdrängung u. Verformung der Seitenventrikel; Angiogramm unsicher. – **B.zwinge**: *anat* ↑ Forceps major u. minor.

Ball* Operation (Sir CHARLES BENT B., 1851–1916, Chirurg, Dublin): **1)** (1884) der BASSINI* Op. ähnl. Eingr. bei indir. Leistenhernie; Torquierung des eröffneten Bruchsackes vor der Abtrennung, Stumpfbefestigung am Leistenring. – **2)** submuköse Ausschneidung von Hämorrhoidalknoten. – **3)** Zystourethropexie bei Harninkontinenz: vord. Scheidenplastik, Raffung von ventr. Blasenhals u. Harnröhre, Fixation der Blase am M. rectus abdominis.

Ballance* (Sir CHARLES ALFRED B., 1856–1936, Chirurg, London) **Operation**: (1895) Fazialis-Akzessorius-Anastomosierung nach Verletzung (Lähmung) des ersteren im Can. fac.; vgl. KÖRTE* Op. (2). – **B.* Zeichen**: li.seit., lageunabhäng. Flankendämpfung (durch koaguliertes Blut) nach Milzruptur, evtl. auf den TRAUBE* Raum übergreifend; bei Rechtslagerung Dämpfung auch re. (durch nachfließendes Blut).

Ballantyne* (ARTHUR JAMES B., 1876–1954, Ophthalmologe, Glasgow) **Aneurysmen**: noduläre Kapillaraneurysmen in der Netzhaut mit hyalinen Tröpfchen (Mukopolysaccharide) zwischen den Kapillarschlingen bei diabet. Nephropathie. – **B.* Ringe**: vorübergehende rundl. Kontusionstrübung der Kornea.

Ballantyne*(-Runge*) Syndrom (JOHN WILLIAM B., 1861–1923, Gynäkologe, Edinburgh: HANS R., 1892–1964, Gynäkologe, Heidelberg): durch Dysfunktion der überalterten Plazenta bei Übertragung: Exsikkose, Dystrophie, Oligohydramnie (evtl. mit Mekonium), reduzierte bis fehlende Vernix caseosa u. Lanugobehaarung, ältl. Gesicht (»little old man«), falt., pergamentart., lamellär abschilfernde Haut (»Waschfrauenhände«), Mazeration; evtl. Fruchtwasseraspiration, Atelektasen, ZNS-Schaden.

Ballaststoffe: unverdaul., weil enzymatisch nicht aufspaltbare Bestandteile der menschl. Nahrung: Lignin, Pentosane, Keratine, Zellulose (die die Peristaltik begünstigen).

Ballen: ↑ Thenar, ↑ Hypothenar, ↑ Zehenballen. – Auch volkstüml. für ↑ Hallux valgus.

Ballenger* (-Killian*) Schwingmesser: *rhin* zwischen 2 dünnen Branchen um eine Achse »schwingendes« Bogenmesserchen für die submuköse Septumknorpelresektion.

Ballen|hohlfuß: Hohlfuß (auch »unechter«) mit zusätzl. Plantarverlagerung des Metatarsalköpfchens I, evtl. Hallux valgus u. Krallenzehen; meist neurogen (z. B. Myelodysplasie). – **B.zehe**: ↑ Hallux valgus.

Ballerup-Gruppe: *bakt* s. u. Citrobacter.

Ballet* Zeichen (GILBERT B., 1853–1916, Neurologe, Psychiater, Paris): exophthalm. ↑ Ophthalmoplegie.

Balli* Sphinkter: Sphinkter am Übergang des Colon descendens ins Sigmoid.

Ballingall* Krankheit (Sir GEORGE B., 1780–1855, Chirurg, Edinburgh): ↑ Myzetom.

Ballismus, ballismisches oder ballistisches Syndrom: extrapyramidale Bewegungsstörung bei Schädigung des Nucl. subthalamicus oder der zugehör. Bahnen; schnelle, wuchtig-schleudernde Bewegungen (bei herabgesetztem Muskeltonus) durch Spontaninnervation bes. der Schulter- u. Beckengürtel-, aber auch der Rumpf-, Hals- u. Gesichtsmuskeln (Grimassieren); meist einseit. (= Hemiballismus).

Ballisto|kardiographie, BKG: Ableitung u. Registrierung der durch ballist. Kräfte von Herz (Blutauswurf) u. großen Gefäßen (v. a. Strömungsumkehr im Aortenbogen) hervorgerufenen longitudinalen, weniger auch sagittalen u. transversalen Rückstoßbewegungen des Körpers bzw. des spez. Lagerungstisches (niedr. Eigenschwingungsfrequenz, in Hg schwimmend oder auf Luftpolster schwebend), kombiniert mit EKG, evtl. auch PKG. – **B.kardiogramm** je nach erfaßter Bewegung bezeichnet als Beschleunigungs-, Geschwindigkeits-, Verschiebungs-BKG.

Ballondilatation: s. u. Kolp-, Metr-, Prokteurynter.

ballonierende Degeneration: mit Bildung von Ballonzellen (groß, mit homogenem eosinophilem Plasma) beginnende Degeneration in Epidermis u. Epithel der Haarfollikel u. Talgdrüsen bei bläschenbildenden Virus-Erkrn. (Variola, Varizellen, Herpes simplex, Zoster); führt über Akantholyse zu intra-, später subepidermalen Bläschen.

balloniert: aufgebläht, ballonartig; z. B. **b. Kaverne** (/ Blähkaverne), **b. Zyste** (/ Ballonzyste).

Ballo|nierung: Aufblähung, i. e. S. die der Lunge (= akutes Lungenemphysem, v. a. als Emphysema aquosum). – **B.nisation**: / ballonierende Degeneration.

Ballon|kanüle: mit Ballon armierte K. für die koronare Perfusion bei Op. am offenen Herzen. – **B.katheter**: Gummi- oder Kunststoffkatheter mit meist endständ., durch Wandkanäle mit Luft oder Flüssigkeit aufblasbarem Ballon; zur Embolektomie (n. FOGARTY) u. als selbsthaltender Harnröhren-Dauerkatheter. – Auch Bez. für B.sonden, best. Herzkatheter u. Tuben (MILLER*-ABBOTT*, LINTON*, BLAKEMORE*-SENGSTAKEN*, BARTELHEIMER* Sonde, COLE* Tubus, Bronchusblocker). – **B.kompressorium**: röntg aufpumpbare Gummiblase zur Weichteilkompression bei Bauchaufnahmen (Reduzierung von Belichtungszeit u. Streustrahlung, Verlangsamung der Nierenbeckenentleerung bei der Ausscheidungsurographie).

Ballon|schädel: hydrozephale Auftreibung des Hirnschädels. – **B.sella**: röntg gleichmäßig erweiterte Sella turcica bei Hypophysentumor. – **B.sonde**: s. u. B.katheter, -tamponade.

Ballon|tamponade: T. eines Hohlorgans mittels B.katheters oder -sonde, insbes. zur Kompression blutender Ösophagusvarizen (z. B. mit BLAKEMORE*-SENGSTAKEN* Sonde).

Ballon|zellen: s. u. ballonierende Degeneration. – **B.zyste**: angeb. oder erworb. großblas. Lungenzyste alveolären oder bronchialen Ursprungs. Gefahren: Mediastinalverdrängung (Dyspnoe, Zyanose), Ruptur, Spontanpneumothorax; vgl. Blähkaverne.

Ballot(t)ement: durch Stoß oder ruckart. Bewegung ausgelöstes »Schaukeln« eines festen Körpers in einer eingeschlossenen Flüssigkeit; z. B. das »Tanzen« der / Patella, geburtsh das **B. des kindl. Kopfes** (als abdomin.-indirektes mit dem 3. LEOPOLD* Handgriff, als vaginal-dir. durch den untersuchenden Finger ausgelöstes »Tanzen des Kopfes auf dem Finger«; Zeichen der noch fehlenden festen Beziehung zum Becken); ferner gleichart. Schaukeln in einer elast. Umgebung (/ Augen-, Nierenballottement).

Ballowitz* Zentrophormien (EMIL V. B., 1859–1936, Anatom, Greifswald, Münster): GOLGI* Apparat der Endothelzellen der vord. Augenkammer.

Ballum: *bakt* Serumgruppe der / Leptospira interrogans.

Ballung: 1) *pulmon* flächenhafte Verschwielung als entzündl.-proliferative Reaktion bei Pneumokoniose (quarzärmere Mischstaub-Silikose). – 2) *serol* s. u. Ballungsreaktion.

Ballungsreaktion (Müller*), MBR II: Konglobat-Bildung in Serum oder Liquor als unspezif. Flokkungsreaktion auf AK (angewendet als Syphilis-Nebenreaktion).

Balme* Husten, Syndrom (PAUL JEAN B., geb. 1857, französ. Arzt): Hustenanfälle im Liegen bei Rachen-Nasenverlegung durch hyperplast. Mandeln.

Balneoäquivalent: balneotherapeut. / Äquivalent.

Balneo|biologie: (VOUK) Biologie der – teilweise an ungewöhnl. Lebensbedingungen angepaßten, z. T. als »Indikator« wertbaren – Heilquellenflora u. -fauna. – **B.geologie**: mit Entstehung, Vork., Beschaffenheit u. Klassifizierung von Heilquellen u. -sedimenten befaßter Zweig der Geologie. – **B.graphie**: Beschreibung der Heilbäder u. Kurorte nach wissenschaftl. Gesichtspunkten (Klima, Landschaft, Einrichtungen, Kurmittel, Indikationen u. Gegenindikationen). – **B.hydrologie**: Lehre von den Heilquellen (chem. u. physikal. Eigenschaften etc.).

Balneologie: Lehre von der Entstehung, Gewinnung u. therap. Anw. (»Bäderheilkunde«, s. a. Balneotherapie) ortsgebundener Kurmittel (Heilquellen, -sedimente, -gase) einschl. Meerwasser (»Thalassother.«) u. Klima (= Klimatologie). Neben Grundlagenforschung auch Untersuchungen über Wirkung auf den Organismus bei Einzelanwendung u. Kur.

Balneo|reaktion: / Badereaktion. – **B.therapie**, Krenotherapie: Ther. mit ortsgebundenen natürl. Heilquellen, -sedimenten u. -gasen in Form von Bädern, Trinkkuren u. Inhalationen nach festgelegtem Heilplan (meist steigende Dosierung); gleichzeit. Nutzung von Klima, Landschaft, Diät, Ruhe u. Bewegung, psych. Faktoren etc.; vgl. Hydrotherapie.

Balneum: (lat.) Bad; z. B. **B. arenae** (/ »Sandbad«, / Psammotherapie), **B. coenosum s. luteum** (»Schlammbad«), **B. laconicum** (»Schwitzbad«), **B. medicatum** (»medizin. / Bad«), **B. pneumaticum** (/ »Luftbad«), **B. vaporis** (/ »Dampfbad«).

Baló* Krankheit (JÓZSEF B., geb. 1896, Neuropathologe, Budapest): (1927) »Encephalomyelitis periaxialis concentrica« (mit Dysmyelinisierung), wahrsch. Sonderform der Polysklerose.

Balsam(um), Bals.: *pharm* dickflüss.-sirupöses, häufig wohlriechendes (»balsamisches«) Pflanzensekret bzw. dessen künstl. Nachahmung; wegen seines Wirkstoffgehalts therap. angewendet (»Balsamikum«; äußerl. u. innerl., auch *hom*); z. B. **B. canadense** (»Kanada-B.«, »kanad. Terpentin«; an Luft langsam erstarrend, klebend, in Benzol, Chloroform, Toluol u. Xylol leicht lösl.; Anw. innerlich bei Bronchitis, als Pflaster, mikroskop. Klebe-Einschlußmittel), **B. Copaivae** (»Jesuiter-B.«; aus südamerikanischen Leguminosen; äußerl. bei Geschwüren, Frostbeulen, Skabies), **B. peruvianum** (»Peru-B.«, »China-Öl«, Opobalsamum liquidum; aus Myroxylon balsamum var. pereirae [Papilionaceae]; nach Vanille riechend; v. a. antisept. bei Wunden, Hautkrankheiten, Skabies), **B. Terebinthinae** (/ Terebinthina).

Balser* Gelenk: passiv verstell- u. sperrbares Handgelenk an Unterarmprothesen, mit drehbarem Lochtellerzapfen für auswechselbare Arbeitsansatzstücke.

Balser* Nekrose: (1882) Fettgewebsnekrose des Pankreas.

Balzer* hormonelle Zange: Geburtsbeendigung durch Oxytozin i.v. an Stelle einer Beckenausgangszange (zus. mit Kreislaufmitteln zur Stützung des kindl. Kreislaufs).

Bamatter*-Franceschetti*-Klein*-Sierro* Syndrom: (1948) ∫ Gerodermia Osteodysplastica hereditaria.

Bamberger* (HEINR. V. B., 1822–1888, Internist, Würzburg, Wien): **Albuminurie**: A. bei schwerer Anämie. – **B.* Krankheit**: 1) saltator. ∫ Reflexkrampf. – 2) chron. idiopath. Polyserositis (∫ SIEGAL*-CATTAN*-MAMOU* Syndrom). – **B.* Zeichen**: 1) **B.* Puls**: mit Venenklappenton verbundene Pulsation des Bulbus venae jugul. bei Trikuspidalinsuffizienz. – 2) pulsator. Auseinanderdrängung der die vord. Brustwand palpierenden Finger bei Aneurysma der Aorta thoracica. – 3) beim Vornüberbeugen verschwindende Dämpfung unterhalb des unteren Skapulawinkels li. bei exsudativer Perikarditis. – 4) ∫ Allocheirie.

Bamberger* Syndrom (EUGEN B., 1858–1921, Kliniker, Wien): ∫ MARIE*-BAMBERGER* Syndrom. – Die dabei auftretenden Endphalanxverdickungen werden als **B.* Knöpfchen** bezeichnet.

Bamble-Krankheit: in Telemarken (Norwegen) endem. ∫ Bornholmer Krankheit.

Bambus|haar: Kopfhaar (auch Wimper, Augenbraue) mit in Abständen stehenden knot. Auftreibungen (∫ Trichorrhexis nodosa); von ichthyosiformer Dermatitis begleitet. – **B.stab-Wirbelsäule**: röntg Bild der porot. WS nach Ossifikation der Anuli fibrosi im Endstadium der Spondylarthritis ankylopoetica.

Bamethan *WHO*: 2-n-Butylamino-1-(4-hydroxyphenyl)- -buttersäure; durchblutungförderndes Mittel.

Bamipinum *WHO*: 4-(N-Benzyl)-anilino-1-methylpiperidin; Antihistaminikum, -allergikum u. -pruriginosum.

Bamityllin *WHO*: bronchospasmolyt., durchblutungförderndes 8-Benzyltheophyllinderivat.

banal: unbedeutend, *klin* harmlos.

Bananendiät: Bananenbrei (evtl. mit Kochzucker-Zusatz) als glutenfreie, pektinreiche Diät; bei Zöliakie, trop. Sprue, Fettresorptionsstörung, Enteritis.

Bancroft* Filarie (JOSEPH B., 1836–1894, engl. Arzt, Brisbane/Australien): ∫ Wuchereria bancrofti. – **Bancroftose**: Wuchereriasis (s. u. Filariose).

Band: 1) *anat* aus bindegeweb. (= **kollagenes B.**) u./oder elast. Fasern bestehendes bandförm. Gebilde (∫ Ligamentum), auch als auto- oder allogenes Transplantat (= künstl. B.). – 2) *dent* das »orthodont. B.« zur Verankerung einer festen Apparatur.

Bandage: (französ.) Verband (evtl. mit Klebstoffunterlage) oder Mieder (i. e. S. nach Maß gefertigt) aus elast. oder halbsteifem Material, entweder als **prophylakt. B.** (Sport-B., Umstandsmieder) oder als **therap. B.** (Spreiz-B., Miederleibbinde); s. a. Bruchband.

Bandapparat: *anat* die Bänder eines Organs oder einer Funktionseinheit (Gelenk).

Bande: 1) *physik* s. u. Bandenspektrum. – 2) *histol* Querstreifen der ∫ Myofibrille.

Bandenspektrum: *physik* Absorptions- oder Emissionsspektrum, dessen Spektrallinien infolge ungenügender Dispersion u. Auflösungsvermögens des Spektralapparates bandartig beieinander liegen. – Auch diffus verbreitete u. kontinuierl. Molekül-Spektren.

Bandhaft: *anat* ∫ Syndesmosis.

Bandi*(-Terni*) Vakzine (IVO B., 1867–1926; CAMILLO T., 1864–1934, Pathologen, Neapel): Pest-Vakzine aus Peritonealexsudat mit Pasteurella pestis geimpfter Ratten oder Kaninchen.

Bandico(o)t: (engl.) austral. Beuteltiere, z. B. Paramelis nasuta (»long-nosed B.«), Bandicota indica (»large B.rat«), Isoodon torosus (»Beuteldachs«), Reservoir für Leptospiren (Autumnalis, Australis), Pasteurella pestis, Rickettsia burneti, australis u. conorii.

Banding: (engl.) ∫ Bändelung.

Bandkeratitis: degenerat. gürtelförm. Trübung der oberflächl. Hornhautschichten durch – meist nasal u. temporal beginnende – Kalkeinlagerung (»queres Kalkband«), evtl. mit leichter Entzündung. Vork. nach chron. Iridozyklitis, tiefer Keratitis, chron. äuß. Reizung (z. B. Hg-Dämpfe); oft Zeichen einer beginnenden Phthisis bulbi.

Bandl* (LUDWIG B., 1842–1892, Gynäkologe, Wien u. Prag) **Kontraktionsring**: unter der Geburt durch die Bauchdecken tastbare schräge Furche um den Uterus an der Isthmus-Korpus-Grenze; mit Muttermundöffnung bis etwa Unterbauchmitte, bei drohender Uterusruptur bis Nabelnähe emporsteigend. – **B.* Riß**: zirkulär im B.* Ring, i. w. S. jede im unteren Uterinsegment unter der Geburt auftretende Ruptur.

Bandscheibe: ∫ Discus intervertebralis. – Als Gesamtheit u. funktionelle Einheit: »**Bandscheibenapparat**«.

Bandscheiben|degeneration: Alterungsvorgänge, v. a. Elastizitätsverlust durch Entquellung (∫ Chondrose) u. nachfolgende (Zermürbungs-)Risse des äuß. Faserringes u. Sequestrierungen; Einschränkung des funktionellen Wertes (»**B.schaden**«), v. a. an LWS u. HWS. – **B.protrusion**: Vortreten der degenerierten, in der äuß. Faserschicht aber noch intakten Bandscheibe aus ihrem Bett. Meist nur WS-Sympte. (z. B. Lumbago), selten komplettes B.-Syndrom.

Bandscheiben|syndrom, Pulposus(-Prolaps)-Sy.: die durch med. oder lat. ∫ B.vorfall ausgelöste komplexe Symptomatik: lokaler, oft durch Husten, Niesen oder Jugularvenenkompression verstärkter »Spontanschmerz« der WS mit Einschränkung der Beweglichkeit, evtl. Skoliose, Streckstreife (meist lumbal) u. neurol. Sympte. (Irritation des RM bzw. der spinalen Wurzeln, Reflex- u. Motilitätsstörungen, evtl. fibrilläre u. faszikuläre Zuckungen, Hypalgesie u. -ästhesie, Ischias-Syndrom; s. a. LASÈGUE*, GOWERS*-BRAGARD*, CYRIAX*, DANDY*, GÜNTZ*, HÄUSSLER*, NAFFZIGER*, QUECKENSTEDT* Zeichen).

Bandscheiben|vorfall, -hernie, -prolaps: hernienart. Vortreten des Nucleus pulposus in die Nachbarorgane bei ∫ B.degeneration (v. a. lumbal, zervikal); intermittierend (»pendelnd«), d. h. mit spontanen Re-

Bandscheibenvorfall

missionen v. a. bei ↑ B.protrusion (= **inkompletter B.v.**), als Dauerprolaps (»**sequestrierter**« bzw. »**freier**« **B.v.**) v. a. bei völl. Zerreißung des Faser-

ringes (= **kompletter B.v.**). Je nach Prolapsrichtung Bildung von ↑ SCHMORL* Knötchen, Spondylosis deformans sowie neurol. Sympte. (↑ B.syndrom). Diagnose: klin.-neurol., evtl. Myelo- u. Nukleographie. Ther.: konservativ (z. B. Chiropraktik, Streckverfahren) oder op. Entfernung des Prolapses nach Fensterung oder (Hemi-)Laminektomie, evtl. Versteifungs-Op. (z. B. MOORE).

Bandspeicher: *röntg* s. u. Röntgenbildspeicher.

Bandwürmer: die in der Klasse ↑ Cestoda zusammengefaßten Wurmarten (↑ Tab.); s. a. Zestoden... – **Bandwurm|anämie**: s.u. Bothriocephalus-. – **B.finne**: ↑ Finne (1). – **B.glied**: ↑ Proglottide. – **B.mittel**, Tänizide: gegen Zestoden (insbes. Tänien)-Befall angew. Stoffe; als pflanzl. Präp. (mit uneinheitl. Wirkung; evtl. schädl. Nebenwirkungen) z. B. Wurmfarn (Dryopteris Filix mas; als Wirkstoff Aspidinolfilizin), Granatrinde (von Punica granatum; Pelletierin u. Iso-P.), Kosoblüten (von Hagenia abyssinica; Kosotoxin u. a.), Kamala (Drüsen u. Büschelhaare von Mallotus philippinensis; Rottlerin), Kürbiskerne (Semen Cucurbitae); als chem. Mittel Magnesium sulfuricum, Zinnoxid u. -chlorid, Niclosamidum, Akridin-Derivate (z. B. Mepacrinum). Meist kurmäß. Anw. (nach leichter Diät u. Darmentleerung) mit dem Ziel der Wurmabtreibung.

Bandzeichen: *röntg* ↑ String-sign.

Bang* (IVAR CHRISTIAN B., 1869–1918, norweg. Arzt u. Biochemiker, Lund) **Probe**: 1) Albumosennachweis mit Biuretreaktion (nach Ausfällung mit Ammonsulfat u. Befreiung von Urobilinogen). – 2) Eiweißbestg. im Harn durch Gravimetrie (= SCHERRER*-B.* Probe) oder durch modifizierte Essigsäure-Kochprobe mit Zusetzen eines Azetatpuffers (= **B.* Reagens**) zur Vermeidung einer neg. Reaktion bei Essigsäure-Überschuß (Bildung lösl. Azidalbumine). – 3) Fruktosenachweis im Harn durch Zusatz von Rindergalle

Humanpathogene Bandwurm-Arten

Ordnung [Familie]	Art	Vorkommen
Pseudophyllidea [*Diphyllobothriidae*]	Diphyllobothrium cordatum	Grönland, Japan
	Diphyllobothrium houghtoni	China (Schanghai)
	Diphyllobothrium latum (Fischbandwurm)	Nord- u. Mitteleuropa, Vorderasien, Sibirien, Japan, Nordamerika
	Diphyllobothrium minus	Sibirien (am Baikalsee)
	Diphyllobothrium parvum (= D. latum ?)	Rumänien, Persien, Japan, Nordamerika
	Diphyllobothrium strictum (= D. latum ?)	Sibirien (am Baikalsee)
	Diphyllobothrium tungussicum	Sibirien (am Jenissei)
	Digramma brauni	Rumänien (Jassy)
	Diplogonoporus grandis	Japan
	Ligula intestinalis	Frankreich, Rumänien (Jassy)
Cyclophyllidea [*Anoplocephalidae*]	Bertiella studeri	Indien, Mauritius, Sumatra, Java, Philippinen, Britisch-Westindien
	Inermicapsifer cubensis	Venezuela, Kuba
[*Davaineidae*]	Raillietina asiatica	Südturkmenistan (Aschabad)
	Raillietina demerariensis	Britisch-Guayana, Ekuador, Kuba
	Raillietina formosana	Formosa, Japan
	Raillietina garrisoni	Philippinen
	Raillietina madagascariensis	Madagaskar, Komoren, Mauritius, Thailand, Philippinen, Ekuador
[*Dilepididae*]	Dipylidium caninum (Gurkenkernbandwurm)	kosmopolit.
[*Hymenolepididae*]	Drepanidotaenia (Hymenolepis) lanceolata	Schlesien (Breslau)
	Hymenolepis diminuta (Rattenbandwurm)	kosmopolit.
	Hymenolepis nana (Zwergbandwurm)	kosmopolit.
[*Mesocestoididae*]	Mesocestoides variabilis	Texas
[*Taeniidae*]	Taenia saginata (Rinderbandwurm)	kosmopolit.
	Taenia solium (Schweinebandwurm)	kosmopolit.
	Taenia taeniaeformis (Katzenbandwurm)	kosmopolit.

Mensch als Zwischenwirt

Ordnung [Familie]	Art	Vorkommen
Pseudophyllidea [*Diphyllobothriidae*]	Diphyllobothrium erinacei/mansoni	Mittelmeergebiet, Afrika, Indien, Südostasien
	Diphyllobothrium mansonoides	Nordamerika
	Sparganum proliferum	Japan, Florida
Cyclophyllidea [*Taeniidae*]	Echinococcus granulosus	Afrika, Australien, Neuseeland, Tasmanien, Südamerika
	Echinococcus multilocularis	Mittel- u. Osteuropa, Sibirien, Australien, Neuseeland, Südamerika, Alaska
	Multiceps glomeratus	Kongo, Nigeria
	Multiceps multiceps (Quesenbandwurm)	England, Frankreich, Südafrika, USA
	Multiceps serialis	Frankreich, Kalifornien
	Taenia solium	kosmopolit.

u. konz. HCl; Violettfärbung nach Kochen. – Schwächere Reaktion auch bei Rohrzucker. – **B.* Mikromethoden**: halbquant. gravimetr. Erfassung von Blutbestandteilen (Cl⁻ u. a. Ionen, Glukose etc.) durch Wägen (**B.* Federwaage**) geringer, mit Filterpapier aufgesogener Blutmengen vor u. nach der jeweiligen spezif. Reaktion.

Bang* (BERNHARD LAURITS FREDERIK B.*, 1848–1932, Arzt u. Tierarzt, Kopenhagen) **Bakterium, Bazillus**: ↑ Brucella abortus. – **B.* Nekrosebazillus**: ↑ Sphaerophorus necrophorus. – **B.* Krankheit**: ↑ Febris undulans BANG; s. a. Abortus BANG.

Bangin: abgetötete Kulturaufschwemmung von Brucella abortus BANG für Per-, Intra- u. Epikutantestung auf Bruzellose.

Bangkok-Fieber: hämorrhag. Fieber durch Dengue-Viren.

Bankart* (ARTHUR SYDNEY BLUNDELL B., 1879–1951, Chirurg, London) **Impression**: Dellenbildung (durch die 1. traumat. Luxation) im Oberarmkopf (meist gegenüber dem Korakoid) bei habitueller Schulterluxation. – **B.* Operation**: Fesselung des Oberarmkopfes durch freie Faszienschlinge bei habitueller Schulterluxation.

Banki: (russ. = Dosen) Glasschröpfköpfe, die vor dem Aufsetzen auf die vorgefettete Haut mit einem brennenden spiritusgetränkten Wattebausch »evakuiert« werden.

Banko-Kérende: sudanes. Bez. für ↑ Ainhum.

Bannermann*-Cramer* Lösung: Verdünnungsflüssigkeit für Thrombozytenzählung (Na-Zitrat-NaCl- u. Brillantkresylblau-Lsg. in 2%ig. wäßr. Formalin).

Bannister* Krankheit (HENRY MARTYN B., 1844–1920, Neurologe, Chikago): ↑ QUINCKE* Ödem.

Bannwarth* Syndrom: ätiol. unklare (rheumat.?), spontan u. ohne Residuen abheilende chron. lymphozytäre Meningitis mit Liquor-Pleozytose, Muskel- u. Gelenkschmerzen, Polyneuritis (insbes. der Hirnnerven).

Bantam-Syndrom: ↑ MARTIN*-ALBRIGHT* Syndrom.

Banti* (GUIDO B., 1852–1925, Pathologe, Florenz) **Syndrom**: Krankheitsbild bei prim. oder sek. Milzerkr. (= **B.* Krankh.** bzw. **B.* Syndr. i. e. S.**) mit Spleno- u. Hepatomegalie, im 1. Stadium Fibroadenie der Milz (»**B.*-Milz**«) u. Panzytopenie, im Übergangsstadium splenopath. Markhemmung, Subikterus u. Urobilinurie, im 3. (»aszit.«) Stadium Leberzirrhose (»**B.*-Zirrhose**«) u. progred. Kachexie. Vgl. Pseudo-BANTI-Syndrom. – **B.*-Vaquez*-Aubertin* Spenomegalie**: splenomegale Retikulose ohne Leberzirrhose, mit pernisziosiformen anäm. Krisen u. Hämatemesis.

B-Antigen: **1)** thermolabiles, für die serol. Koli-Typisierung genutztes Teil-AG des K-AG nichtbekapselter Baktn.stämme; vgl. A-, L-Antigen. – **2)** ↑ Antigen B (des AB0-System).

Banting*, Sir Frederick Grant: 1891–1941, Chirurg u. Physiologe, Toronto; 1923 Nobelpreis für Medizin (zus. mit BEST) für die Entdeckung u. Isolierung des Insulins.

Banting*(-Harvey*) Kur: Gewichtsreduzierung mit eiweißreicher, aber KH- u. bes. fettarmer Kost.

BAO: (engl.) **b**asal **a**cid **o**utput, die unstimulierte Säuresekretion des Magens (in mval/l/h).

Bar, b: Einh. des Druckes; 1 bar = 10^3 mbar = 10^6 μbar = 10^6 dyn · cm^{-2} (CGS-System) = 10^5 Nm^{-2} (MKS-System) = 0,9869233 atm = 750,0617 Torr.

Bar* Inzision: Schnittentbindung mit medianer Laparotomie.

Bar* Syndrom: Koli-Bazillose in der Gravidität, mit Cholezystitis, Ureteritis (u. Pyelitis) mit Bakteriurie, evtl. Appendizitis.

Barach* Index (ALVAN LEROY B., geb. 1895, Arzt, New York) Produkt aus Pulsfrequenz u. Summe der systol. u. diastol. Blutdruckwerte als Kreislauf-Index zur Abschätzung der Op.fähigkeit (pos. bei 13 000 – 20 000).

Bar|ästhesie: Schwere-, Druckempfindung (insbes. bei Druckänderung); zu bestimmen (= **Barästhesiometrie**) u. a. mittels **Barästhesiometers**.

Bar|agnosis: ↑ Abarognosis. – **Baranästhesie**: Verlust der ↑ Barästhesie.

Baral* Syndrom: ↑ REYE* Syndrom.

Bárány* (ROBERT B., 1876–1936, Otologe, Wien, Uppsala; 1914 Nobelpreis für Medizin) **Drehstarkreizprüfung**: selektive Prüfung der Bogengänge (des vorangehenden, d. h. der Drehrichtung entgegengesetzten) Labyrinths durch gleichmäß. Drehen des Probanden (»Drehprüfung«) auf spez. »**B.* Drehstuhl**«: bei gesundem Vestibularapparat Nachnystagmus (20–50 Sek.) entgegen der Drehrichtung, Fallneigung, Gangabweichung u. Vorbeizeigen in Drehrichtung; bei Labyrinthschädigung verkürzter Nystagmus, bei bds. Ausfall keine, bei zentraler Vestibularisschädigung abnorme Reaktion. – **B.* Fallversuch**: DD der Gleichgewichtsstörungen anhand des »Mitgehens der Fallneigung« bei Kopfdrehung: bei Ausschaltung des Labyrinths Fallneigung zur gleichen, bei Reizung zur entgegengesetzten Seite, bei Kleinhirnerkr. unabhängig von Kopfstellung. – **B.* Gesetz**: Der jeweil. Nystagmus bei den versch. Kopfstellungen im Drehversuch resultiert aus den von den einzelnen Bogengängen induzierten Nystagmusarten. – **B.* Kalorisation**: (1905) die »Starkform« der ↑ kalor. Prüfung. – **B.* Simulationsprüfung**: Nachweis vorgetäuschter bds. Schwerhörigkeit (Taubheit) anhand des unwillkürlich lauteren Sprechens nach Ausschalten der Lautstärkekontrolle der eigenen Stimme mittels zweier **B.* Lärmtrommeln** (aufziehbares Läutwerk mit in den äuß. Gehörgang einzuführender Olive) oder durch sonst. Vertäubungsgeräusche. – **B.* Syndrom**: bei nichteitr. Prozeß in der hint. Schädelgrube homolat. Hinterkopfschmerz (Hemicrania cerebellaris) mit homolat. Schwerhörigkeit, Ohrensausen u. Gleichgewichtsstörungen. – **B.* Zeichen**: **1)** ↑ kalor. Nystagmus durch Wärme. – **2)** bei Schallempfindungsschwerhörigkeit das längere Hören einer auf den Kopf des Probanden aufgesetzten Stimmgabel durch den Untersucher (dessen Ohr über einen Schlauch mit dem Testohr verbunden ist). – **B.* Zeigeversuch**: *neurol* zur Erfassung von Abweichtendenzen soll bei geschlossenen Augen mit dem Zeigefinger erst des einen, dann des anderen ausgestreckten, vertikal bewegten Armes jedesmal der Zeigefinger des Untersuchers berührt werden; »Vorbeizeigen« spricht für Labyrinthausfall, Kleinhirnläsion, Stirnhirn- u. Schläfenlappenprozeß. – Vgl. GRAHE* Zeigeversuch.

Barashek: Riboflavinmangelerscheinungen in Südindien u. Westafrika, mit Burning feet u. entzündl. Veränderungen der Mundwinkel.

Barba: (lat.) Bart. – **B. virilis**: Hirsutismus des Gesichts (männl. Bartdichte) als Teilerscheinung eines suprarenalen oder gonadotropen Virilismus, z. B. bei ACHARD*-THIERS*, GORDAN*-OVERSTREET* Syndrom, virilisierendem Ovarialtumor.

Barbados-Bein: Elephantiasis der Beine bei Filariasis.

Barbarolalie: durch Artikulationsstörung schwer verständl. Sprache.

Barbeau* Hypothese: Zwischen Azetylcholin u. Dopamin besteht ein Gleichgew., das bei Parkinsonismus durch Abnahme des letzteren gestört ist.

Barbeiro-Fieber: ⌇ CHAGAS* Krankheit (übertragen durch »im Bartbereich stechende« Raubwanzen).

Barben-Cholera: Brechdurchfall nach Genuß des während der Laichzeit (Mai/Juni) gift. Rogens der Barbe.

Barber* Krankheit: 1) (HAROLD WORDSWORTH B., 1886–1955, Dermatologe, London), B.* Bakterid: ⌇ Psoriasis pustulosa. – 2) ⌇ BLOUNT*(-BARBER*) Syndrom.

Barberio* Methode (MICHELE B., geb. 1872, Pathologe, Neapel): 1) Sperma-Nachweis durch Zusatz gesätt. Pikrinsäure-Lsg. (Niederschlag mikroskop. kleiner gelber Nadelkristalle). – 2) Unterscheidung von Ex- u. Transsudat durch Zusatz 5%ig. Essig- oder 0,5%ig. Salzsäure zum Filtrat der verdünnten Probe: milch. Trübung bzw. (Transsudat) höchstens leichte Opaleszenz. – Vgl. RIVALTA* Probe.

Barbexaclon WHO: 1-(1-Zyklohexyl-2-methylaminopropan)-phenyläthylbarbiturat; Antiepileptikum.

Barbier* Schrift: eine Blindenschrift mit 12-Punkte-System; vgl. BRAILLE* ⌇ Blindenschrift.

Barbier*-Piquet* Methode: BSR mit Sedimentationsbeschleunigung durch Zentrifugieren.

Barbierfistel: fistelndes Fremdkörpergranulom (v. a. interdigital) um eingedrungene Haarfragmente bei Friseuren.

Barbiero: trop ⌇ Barbeiro.

-barbital: pharm Wortteil zur Kennz. der ⌇ Barbiturate. – **Barbitalum (solubile)**: ⌇ Acidum bzw. Natrium diaethylbarbituricum.

Barbitalismus, Barbiturismus: chron. Mißbrauch von Barbituraten, mit Apathie, Antriebsschwäche, erhöhtem Schlafbedürfnis, Konzentrations- u. Affektverlust, Dermatitis; s. a. Barbituratsucht.

Barbiturase, Barbiturat-amidohydrolase: Barbiturate in Harnstoff u. Malonsäure spaltende Hydrolase.

Barbiturate: die durch Substitution am C_5 hypnotisch u. sedativ wirksamen Derivate der – sonst indifferenten – ⌇ Barbitursäure (⌇ Formel; Wirkung proportional der Kettenlänge des Substituenten bis zu 5 C; noch stärker, aber kürzer bei Ersatz des H an einem der N-Atome durch Methyl- oder Phenylgruppe sowie bei Umwandlung der $C = O$— in eine $C = S$–Gruppe [»Thiobarbiturat«] am C_2). – Beeinflussen durch Einwirkung auf den Hirnstamm, die physiol. Schlafbereitschaft (»Ein-« u. »Durchschlafmittel«, die Thio-B. mit ultrakurzer Wirkung). Meist Bindung an Plasmaprotein, langsame Exkretion, restl. Abbau v. a. durch die Leber (evtl. tagelange Wirksamkeit, Kumulationsgefahr); bei s.c. Gabe Nekrosegefahr. – Nachweis s. u. Barbitursäure.

C_2-Konfiguration:

Barbitursäuren $\rangle C = O$

Thiobarbitursäuren $\rangle C = S$

Barbiturat-amidohydrolase: ⌇ Barbiturase.

Barbiturat|-Antagonisten: v. a. analept., zentralerregende Substanzen (z. B. Bemegridum, oft kombiniert

	Barbiturate			
Nr.	Kurzbez. (WHO)	chem. Bez. (der betr. „Säure")	Präparate (Auswahl)	Wirkweise*
1	Allobarbital	Acidum 5,5-diallyl-barbituricum	Hypno-Tablinen® (Nr. 9)	m
2	Amobarbital	Acidum 5-aethyl-5-isoamyl-barbituricum	Stadadorm®	m
3	Aprobarbital	Acidum 5-allyl-5-isopropyl-barbituricum	Nervisal®	m
4	Barbital	Acidum 5,5-diaethylbarbituricum	Eusedon®, Quadro-Nox®	l
5	Cyclobarbital	Acidum 5-cyclohexenyl-5-aethyl-barbituricum	Phanodorm®	k
6	Cyclopentobarbital	Acidum 5-cyclopentenyl-5-allyl-barbituricum	Cyclopal®	k
7	Heptabarb	Acidum 5-aethyl-5-cycloheptenyl-barbituricum	Medomin®	m
8	Pentobarbital	Acidum 5-aethyl-5-methylbutyl-barbituricum	Nembutal®, Neodorm®	m
9	Phenobarbital	Acidum 5-phenyl-5-aethyl-barbituricum	Luminal®, Phenaemal®	l
10	Propallynonal	Acidum 5-isopropyl-5-bromallyl-barbituricum	Noctal®	k
11	Proxibarbal	Acidum 5-allyl-5-(2-hydroxypropyl)-barbituricum	Axeen-Hommel®	m
12	(Sec)butabarbital	Acidum 5-sek. butyl-5-aethyl-barbituricum	Trisomnin® (Nr. 9 u. 13)	m
13	Secobarbital	Acidum 5-allyl-5-methylbutyl-barbituricum	Medinox® (Nr. 5)	k
14	Vinylbital	Acidum 5-(1-methylbutyl)-5-vinyl-barbituricum	Speda®	m
	Thiobarbiturate			
15	Thiopental (Na-Salz)	Acidum 5-aethyl-5-methylbutyl-2-thiobarbituricum	Trapanal®	uk, z.N.
16	Thiobutabarbital (Na)	Acidum 5-aethyl-5-methylpropyl-2-thiobarbituricum	Inactin®	k, z.N.
	N-substituierte Barbiturate			
17	Hexobarbital	Acidum 5-cyclohexenyl-5-methyl-N-methylbarbituricum	Evipan®(-Natrium)	uk, (z.N.)
18	Methohexital	Acidum 5-allyl-5-methylpentinyl-N-methylbarbituricum	Brevimytal®-Natrium	uk, z.N.

* k = kurz, m = mittel, l = lang, uk = ultrakurz, z.N. = zur Narkose.

mit Amiphenazol, Pikrotoxin), die insbes. die tox. B.wirkungen (Atemlähmung, Kreislaufinsuffizienz bei akuter Intoxikation) abschwächen bzw. aufheben. – **B.narkose**: durch Barbiturate erzeugte Basis- (i.v.; Klysma), Lang- (i.v., Dauertropf), Kurz- (evtl. Ultrakurz- mit Thiobarbituraten) oder aber kombinierte N. (Basis- mit anschließ. Langnarkose).

Barbiturat|puffer: Pufferlösung mit Barbitursäure; blutisoton, pH-Bereich 2,6–9,6. – **B.starter**: Jargon für die extrem rasch Schlaf induzierenden – durch raschen Zerfall aber nur kurzfristig wirkenden – Barbitursäure-Derivate. – **B.sucht**: »Drogenabhängigkeit vom B.typ«; Schlafmittelmißbrauch mit pseudoparalyt. Zuständen ähnlich denen des chron. Alkoholismus bzw. leichten Morphinismus. Bei zu plötzl. Entzug evtl. epileptiforme Anfälle.

Barbituratvergiftung: akute Intoxikation durch Barbitursäure-halt. Schlafmittel (Suizid, Verbrechen, Überdosierung). Klin. Bild u. Verlauf abhängig von Dosis (4–10 g letal), Resorption u. Ther.beginn: initiales Rauschstadium mit Somnolenz, Sopor, Koma (Areflexie); Atemdepression bis -stillstand (Pneumoniegefahr); Hypotonie, Hypothermie; Olig- bis Anurie; terminal. Kreislaufversagen. Ther.: Magenspülung, Barbiturat-Antagonisten, Kreislaufmittel, Bronchialtoilette, künstl. Beatmung, Diuretika, Hämodialyse, Sauerstoffkammer.

Barbiturismus: ↑ Barbitalismus. – **Barbiturist**: Schlafmittelsüchtiger.

Barbitursäure, Acidum barbituricum: (A. v. BAEYER 1863) N,N'-Malonylharnstoff, 4-Hydroxyurazil; wenig lösl. Kristallpulver, Ausgangssubstanz der Barbiturate, Laborchemikalie (Puffer, CN-Nachweis). – Quant. u. qual. Nachweis im Körper u. seinen Exkreten durch unspezif. Vorproben (ZWIKKER* Reaktion, Fällung mit Xanthydrol) oder aber spezifisch durch Rö-Diagramm, UV- u. IR-Spektrographie, Papierchromatographie mit $HgNO_3$ quant. durch Dithizon-Gegentitration.

Barbotage: wiederholte, die Vermischung u. Ausbreitung fördernde Aspiration des Liquors während der Spinalanästhesie.

Barbula hirci: büschelförm. wachsende Haare in der Umgebung des äuß. Gehörgangs.

Barcat* Operation: bei vord. Hypospadie Durchzug der freipräparierten Harnröhre durch einen Tunnel in der Glans.

Barcoo-Krankheit: Hautdiphtherie (insbes. Gesicht u. Extremitäten) in Australien.

Barcroft*-Haldane* Methode (Sir JOSEPH B.; 1872–1947, Physiologe, Cambridge; JOHN SCOTT H.): quant. Bestg. des Hb-gebundenen O_2 einer Blutprobe; Messung des durch Kaliumferrizyanid-Lsg. ausgetriebenen O_2-Vol. mittels Differentialmanometers (↑ H.*-B.* Apparat).

Barczy* Methode: auf das Vibrationsempfinden gestütztes Verfahren des Taubstummenunterrichts.

Bard* Kuppel: pulssynchrone Vorwölbung der Brustwand durch den vergrößerten li. Ventrikel bei schwerer Aorteninsuffizienz.

Bard* (LOUIS B., 1857–1930, Arzt, Lyon) **Zeichen**: bei wiederholter Nystagmusprüfung in wechselnder Richtung Abschwächung eines angeb. bzw. Verstärkung eines erworb. Nystagmus; unsicher. – **B.*-Pic***

Syndrom (ADRIEN P.; 1888): Verschlußikterus mit Gallenblasenhydrops, ferner Kachexie, Dyspepsie u. leichter Diabetes mellitus bei Pankreaskopf-Ca.

Bardach* Probe (BRUNO B., zeitgen. Chemiker, Wien): 1) Azetonnachweis: Ausfällung typ. Kristalle mit Jod-Jodkali-Lsg. u. HCl. – 2) Blutnachweis: Farbreaktion analog der Benzidinprobe mit Guajakharz, Natriumperborat, Essigsäure. – 3) Eiweißnachweis: unspezif. Ausfällung gelber Kristallnadeln mit LUGOL* Lsg., NH_3 u. Azeton.

Bardel* Lösung: wäßr. Lsg. von $NaCl$, Na_2SO_4, $NH_4H_2PO_4$ u. Phenol als Blutersatz.

von Bardeleben* Binde (HEINRICH-ADOLF V. B., 1819–1895, Chirurg, Berlin): mit Bismutum subnitricum u. Stärke imprägnierte Binde zur Ther. von Verbrennungen u. Frostbeulen.

Bardenheuer* (BERNHARD B., 1839–1913, Chirurg, Köln) **Beckenstütze**: mittels Tragestange am Gipstisch anschraubbare Stützplatte. – **B.* Extension**: U-förmig u. über die Frakturstelle weg angelegter Heftpflasterzug mit eingesetzten Spreizbrettchen (Angriffspunkt für Zuggewichte). – **B.* Methode**: Umschlagen u. Einnähen des angefrischten Nervenstumpfes in eine seitl. Inzision des Nervs zur Prophylaxe eines Amputationsneuroms. – **B.* Operation**: 1) gabelförm. Spaltung des dist. Ellenendes zur »Einstellung« der Hand bei angeb. Radiusdefekt. – 2) extrakapsuläre Kniegelenkresektion in toto (bei Tbk). – 3) Ligatur des Truncus brachiocephalicus nach Resektion der oberen Sternumpartie. – 4) Spaltung des dist. Tibiaendes (Bildung einer Knöchelgabel) bei Fibulaaplasie. – 5) Gelenkkapselraffung bei rezidivierender Patellaluxation. – 6) **B.*-Ravitch* Methode**: ↑ Hemipelvektomie (in Symphyse u. Sakroiliakalgelenk).

Bardet*-Biedl* Syndrom: s. u. LAURENCE*-MOON*.

Bardinet* Band (BARTHélemy ALPHONSE B., 1819–1874, franz. Arzt): hint. Teil des inn. Kollateralbandes des Ellenbogengelenks.

Barégine: baln an elementarem S u. S-Verbindgn. reiche organ. Abscheidung an Schwefelquellen (z. B. in Baréges); verwendet als Badezusatz, für Packungen u. Umschläge.

Barff* Reagens: (1902) histol heiß gesätt. Lsg. von Borsäure in Glyzerin als Konservierungs- u. Einschlußmittel.

Barfoed* Reagens (CHRISTEN THOMSEN B., 1815–1899, schwed. Arzt): Kupfer(II)-azetat in 1%ig. Essigsäure zum Glukose-Nachweis (Ausfällung von rotem Cu_2O nach kurzem Aufkochen; bei Disacchariden später u. geringer).

Barge*-Bourgain* Reaktion: perifokale Rötung beim 2 Wo. zuvor sensibilisierten Meerschweinchen nach Inj. von Serum eines Tbk-Kranken.

Bargen* Therapie (JACOB A. B., geb. 1894, Bakteriologe, Rochester/Minn.): Ther. der Colitis ulcerosa mit Immunserum von mit Streptococcus bovis immunisierten Pferden.

Bargeton*-Farkas* Krankheit: neurol spongiöse lentikuläre ↑ Poliodystrophie.

Barium, Ba: dem Ca ähnl. Erdalkalimetall; 2wertig, Atomgew. 137,34, OZ 56; 7 Isotope (^{130}Ba–^{138}Ba). Als Ba^{2+} – in Form lösl. Salze – sehr giftig (↑ Ba-Vergiftung). – Verw. seines unlösl. u. daher ungift. Sulfats

Barium carbonicum

(BaSO$_4$) in der Rö-Diagnostik (↗ Bariumbrei). – Weitere wicht. Salze: **B. carbonicum** (Bariumkarbonat, BaCO$_3$; als mineral. Witherit giftig! MAK [Staub] 0,72 mg/m^3; Insektizid u. Rodentizid), **B. chloratum** (B.chlorid, BaCl$_2$ + 2H$_2$O; kristallin, sehr giftig [DL ab 0,5 g]; MAK [Staub] 0,76 mg/m^3; Insektizid, Reagens auf Sulfationen), **B. chloricum** (B.chlorat, Ba(ClO$_3$)$_2$ + H$_2$O; lösl., leicht explodierend; Oxidationsmittel, Herbizid), **B. peroxydatum** (B.di- oder peroxid, BaO$_2$; schwerlösl., giftig; MAK [Staub] 0,62 mg/m^3; Oxidationsmittel), **B. sulfuratum** (B.sulfid, BaS; in Wasser zersetzl., gift.; MAK [Staub] 0,62 mg/m^3; Fellenthaarungs-, Pflanzenschutzmittel).

Barium|brei: *röntg* KM aus Barium sulfuricum (purissimum!) u. Wasser für die orale, mit spez. Zusätzen auch rektale Darstg. des Verdauungstraktes. Evtl. mit Zusatz gewohnter Nahrungsmittel (Brötchen, Pudding): »**B.speise**«; mit Grießbrei: »RIEDER* Mahlzeit«. – Führt gelegentl. durch Kristallreiz zu Granulombildung im Kolon. – **B.kalk**: 1 + 4-Gemisch von Ba(OH)$_2$ u. Ca(OH)$_2$ als ↗ Atemkalk (evtl. mit Farbindikator). Gegenüber Natronkalk geringere Wärmefreisetzung u. Schleimhautreizung, größerer Absorptionseffekt.

Barium|platinzyanür: Ba[Pt(CN)$_4$], eine dichroit., im durchscheinenden Licht gelbgrün, im auffallenden blauviolett schimmernde u. im Rö-Licht fluoreszierende Substanz (früher Leuchtschirmmasse). – **B.staublunge**: ↗ Barytosis pulmonum.

Bariumsulfat: Barium sulfuricum, ↗ Bariumbrei. – **B.plasma**: die Gerinnungsfaktoren V, VIII u. XI enthaltendes Oxalat (oder Komplexon®)-Plasma, aus dem die Faktoren II, VII, IX u. X durch Adsorption an BaSO$_4$ entfernt sind; für den BIGGS* Test.

Bariumvergiftung: meist infolge Verwechslung von BaSO$_4$ mit lösl. Ba-Salzen (DL 0,5–1,0 g): Erbrechen, Diarrhöen, Leibschmerzen, Schwindel, Extrasystolie, Kammerflimmern, arterielle Hypertonie. Gegenmittel: MgSO$_4$, Na$_2$SO$_4$, Papaverin (u. andere Spasmolytika), Amylnitrit, Strophanthin.

Barjon*-Lestradet*-Labauge* Syndrom: (1964) fam.-erbl. (autosomal-rezessiv?) Kombination von Diabetes mellitus, zentrogener Taubheit u. Optikusatrophie.

Barkan* Eisen: (1938) das mit verdünnten Säuren aus dem Hb oder dem mutmaßlich daraus entstandenen Verdoglobin (wahrsch. »Pseudo-Hb« bzw. »Fraktion E«) leicht abspaltbare Fe.

Barkan* Operation (OTTO B., 1887–1958, Ophthalmologe, Wien, München, San Franzisko): Goniotomie bei infantilem Glaukom mit Hydrophthalmus.

Barker* Methode: *chir* Versorgung des Leistenbruchsackes durch zusätzl. Nahtfixierung an den Muskeln der Kanalvorderwand. – **B.* Nadel**: Stilett-armierte Lumbalpunktionsnadel. – **B.*-Cannon* Naht**: fortlaufende Naht einer Endarteriektomie über temporär liegendem Katheter.

Barker* Probe (SAMUEL BOOTH B., Physiologe, Tennessee): Heparin-Empfindlichkeitstest vor therap. Anw. bei Thrombose.

Barker* Punkt (ARTHUR EDWARD B., 1850–1916, Chirurg, London) hinter u. über dem Meatus acusticus ext.; für Punktion temporosphänoidaler Abszesse.

Barkley* Syndrom: Hypertonie, -kinesie u. -peristaltik des Dünndarmes als Rö-Syndrom der »hypersthen. Dyspepsie«.

Barkman* Reflex (ÅKE VILHELM B., 1890–1931, Internist, Borås/Schweden): Kontraktion des homolat. M. rectus abdominis bei Hautreizung am unt. Thorax.

Barlow*: s. u. MOELLER*-BARLOW*.

Barnard* Operation (CHRISTIAAN B., zeitgenöss. Chirurg, Kapstadt, Südafrika): 1) Transplantation eines Kadaver-Herzens an die Stelle eines irreparabel insuffizienten Herzens (oder als Zweitherz). – 2) B.*-STUBBINS* Op.: Korrektur der Kahnbeinpseudarthrose durch Abmeißeln des Griffelfortsatzes der Speiche, Ablösen des rad. Handgelenkbandes u. Bänderraffung um die Pseudarthrose.

Barnes* (ROBERT B., 1817–1907, Gynäkologe, London) **Krümmung**: Winkel zw. Vorderseite der LWS u. Kreuzbeinhöhlung (= Summe aus Beckeneingangs- u. -öffnungswinkel). – **B.* Rinne**: Scheidenspekulum aus 2 ineinanderlegbaren, gebogenen Rinnen mit je 1 offenen u. geschlossenen Ende. – **B.* Zange**: Achsenzugzange mit Traktionshaken.

Barnes* Operation: 1) bei desinvaginabler ileokol. Invagination Vorlagerung von Zäkum u. unt. Aszendens, seroseröse Fixation des terminalen Ileum ans Zäkum, Resektion des Invaginats nach Zäkotomie (die postop. als Zäkostomie dient). – 2) (R. W. B. 1953) *urol* Blasenhalsplastik (bei Stenose) mit gestieltem Blasenwandlappen über Katheter.

Barnes* Syndrom: (1932) autosomal-dominant erbl. dist. Muskeldystrophie mit Manifestation im 4.–5. Ljz.; mit generalis. Hypertrophie der Skelettmuskeln u. nachfolg. Pseudohypertrophie u. Atrophie (primär v. a. pelvin u. femoral), Erlöschen der Sehnenreflexe.

Barnett*-Chapman* Technik: pH-Bestg. in Nährböden unter Verw. von Lsgn. mit bekanntem pH, indem die bd. extremen Indikator-Werte in wechselnden Mengen aufeinandergeschichtet werden.

Barney* Punkt (JAMES DELLINGER B., geb. 1878, Urologe, Boston/Mass.): (1938) Druckpunkt etwa 1 Zoll (2,6 cm) ab- u. einwärts des MCBURNEY* Punktes bei Ureterolithiasis. – s. a. SULKOWITCH* Probe.

Bar|odontalgie: Zahnschmerz durch Änderung des barometr. Druckes, z. B. als ↗ Aerodontalgie.

Baro|gnosis: Gewichtssinn (s. a. Barästhesie); Fähigkeit des Gewichtschätzens aufgrund sensibler (v. a. auch zerebellarer) Funktionen. – **B.hypästhesie**: vermind. Barästhesie.

Baron* (JONAS B., 1845–1911, Chirurg, Budapest) **Operation**: 1) Einstellung des Humerus in den äuß. Schulterblattrand nach subkapitaler Osteotomie. – 2) Ersatz des gelähmten M. quadriceps durch den Sartorius (Fixierung an einer Schlinge aus dem Li. patellae). – **B.* Zeichen**: Empfindlichkeit der Psoasdruckpunkte re. bei chron. Appendizitis (unsicher).

Baro|rezeptoren: ↗ Mechanorezeptoren im Dienste der Blutdruckregulation: ↗ Presso- u. ↗ Volumenrezeptoren im Hochdruck- bzw. Niederdrucksystem des Kreislaufs, s. a. Blutdruckregelung, Corpuscula lamellosa (VATER-PACINI). – **B.sinusitis**: ↗ Aerosinusitis. – **B.spirator**: druckgesteuertes Beatmungsgerät mit alternierendem Über- u. Unterdruck.

barostatisches Reglersystem: *physiol* s. u. Blutdruckregelung.

Barotrauma: im Zusammenhang mit schnellem Luftdruckwechsel (Kompression, Dekompression) auftretende Gesundheitsstörung (bei Fliegern, Bergsteigern, Tauchern; ⌐ Druckluft-, Druckfallkrankheit), i. e. S. die durch rel. Unterdruck in Körperhöhlen bedingte (z. B. Aero-otitis, -sinusitis).

Barr* (MURRAY L. B., geb. 1908, Anatom, Kanada) **Körper:** (1949) im Zellkern nahe der Membran gelegener, größter (ca. 0,8–1,1 μm), FEULGEN-pos. »Chromatinkörper« (Chromozentrum); nachweisbar in Mund-, Nasen-, Vaginalschleimhaut, Fibroblasten, Nervengewebe, Amnion. Entspricht (LYON 1961) einem inaktivierten, in der Interphase heterochromat. X-Chromosom; gehäuft (66%) in ♀-determinierten Zellen (in ♂ nur 6%); gut darstellbar durch Hämatoxylin-Eosin, Biebricher Scharlach u. Orzein. – Die **B.* Kernanalyse** (als zellkernmorphol. ⌐ Geschlechtsbestimmung) verlangt die Untersuchung von mind. 50 Körperzellen (meist Epithel, sogen. **B.* Hautbiopsie**) auf Chromatinkörper: »BARR*-pos.« (60–70%) spricht für ♀ Determination. Anw. zur Diagnostik der Intersex-Typen, aber auch bei Ther. mit gegengeschlechtl. Hormonen.

Barrage artériolaire protégeant: (französ.) reflektor. Arteriolenkonstriktion in der Lunge bei fortgeschrittener Mitralstenose als Schutzmechanismus gegen Lungenödem.

Barral* Probe: Überschichten einer 20%ig. o-Phenolsulfonsäure-Lsg. mit der Probe; bei Eiweißgehalt (bis 5 mg/l) weißer, bei Gallenfarbstoffen grüner Ring.

Barraquer* Operation (IGNACIO B., 1855–1928, Ophthalmologe, Barcelona): **1)** nach Enucleatio bulbi Einpflanzen von Bauchdeckenfett in den TENON* Raum u. kreuzweise Vereinigung der 4 geraden Augenmuskeln zur Stützung u. verbesserten Beweglichkeit des künstl. Auges. – **2)** Phakoeresis bei beginnender Katarakt.

Barraya* Operation: 1) breite G. E. an der großen Magenkurvatur. – **2)** termino-termin. Ösophagojejunostomie mit Ersatzmagen durch breitfläch. Seit-zu-Seit-Anstomosierung des blind verschlossenen zuführenden mit dem zur Stomie verwendeten abführenden Schenkel der Jejunumschlinge. – **3) B.* Inzision:** mediane infraumbilikale Laparotomie mit Schnittverlängerung in Richtung re. oder li. 8. ICR; für Kolon-Eingriffe.

Barre: *urol* eine die Blasenentleerung behindernde quere Wulstbildung am Blasenausgang; als **neurogene B.** Hypertrophie der Detrusor- u. Trigonalmuskulatur bei organ.-neurol. Erkr.; als »hohe Querbarre« Mittellappenbildung zu Beginn der Prostatahypertrophie bzw. Hypertrophie der Mm. urethro-trigonales (= Sphinktersklerose) oder – nach Prostatektomie – sogen. Prostatalippe (»Pavillon«) zwischen regeneriertem Prostatabett u. Trigonum; s. a. MERCIER* Barre.

Barré* (JEAN ALEXANDRE B., 1880–1967, Neurologe, Straßburg) **Beinhalteversuch:** Prüfung auf – auch latente – Hemiparese durch rechtwinkl. Beugung bd. Unterschenkel (Bauchlage) auf paret. Seite – als Pyramidenzeichen – Beinstreckung (Überwiegen des Streckertonus). – **B.* Lot:** das von der Nasenspitze gefällte Lot, das bei Labyrinth-Erkr. seitlich der geschlossenen Füße auftrifft. – **B.* Zeichen:** verzögerte reflektor. Pupillenverengung bei Oligophrenie. – **B.* Syndrom: 1)** ⌐ GUILLAIN*-BARRÉ* Syndrom. – **2) B.*-Liéou* Syndrom:** neurovaskuläre Sympte. bei HWS-Erkr. (Osteochondrose, Spondylose, Spondylarthrose, evtl. auch Trauma): Hinterkopfschmerz, Schwindel, Ohrgeräusche, hypotone Kreislaufregulationsstörungen. Wahrsch. Irritation des Halssympathikus; weitgehende Überschneidung mit dem Syndrom der zervikalen Migräne (BÄRTSCHI = ROCHAIX). – **3) B.*-MASSON* Syndrom:** ⌐ Glomustumor.

Barrenscheen*-Weltmann* Probe (HERMANN KARL B., geb. 1887, medizin. Chemiker, Wien): **1)** rote, später auch grüne Fluoreszenz (max. 643 nm) bei Reaktion von SCHLESINGER* Reagens u. Jod mit neutralisiertem Bilirubin-halt Harn. – **2)** bei Rest-N-Gehalt > 45 mg% auftretende Gelbgrünfärbung (photometrisch auswertbar) des eiweißfreien Serums bei Zusatz von EHRLICH* Aldehyd.

Barreswil* Glukosereagens: ⌐ FEHLING* Lsg. mit KOH anstatt NaOH.

Barrett* Hernie (NORMAN R. B., geb. 1903, Chirurg): Hiatushernie (abdominaler Ösophagus, oberer Magen) i. S. eines sek. Brachyösophagus; meist mit **B.* Syndrom**, d. h. gestörter Kardiafunktion u. Epithelanomalien i. S. des Endobrachyösophagus, dadurch Refluxösophagitis u. Ulkusbildung (**B.* Ulkus**); vgl. ÅKERLUND* Hernie.

Barret(t)*-Daley* Operation: die Lungendurchblutung fördernde Palliativ-Op. bei Pulmonalstenose; nach Resektion der Pleurablätter (Obergeschoß), Einstreuen von Asbestpuder (der Verklebungen u. reakt. Gefäßsprossung auslöst). – vgl. BECK* Operation (3).

Barrie* Syndrom: ⌐ Dysplasia polyepiphysaria.

Barrier* Vakuolen (FRANÇOIS MARGUÉRITE B., 1812–1870, Arzt, Lyon): peribronchiale Hohlräume als Folge einer abszedierenden Bronchitis oder Bronchiolitis.

Barriere: 1) *derm* **a)** (A. SZAKALL) lückenlose Lage der bd. untersten Hornzellenlagen auf dem feuchten Stratum granulosum als wirksame Trennfläche zwischen den feuchten Zellagen der Epidermis u. der Außenwelt. Eigentl. Ursprungsschicht der Epidermis-Hornschicht. – **b)** die – wechselnd dicke – Haut (einschl. Säuremantel) als Hindernis für Strahlen u. chem. Substanzen (⌐ REIN* B.), wirkungsverstärkt durch sogen. **B.salben** (Hautschutzsalben). – **2)** *urol* ⌐ Barre.

Barsiekow* Lösung: Nährlösung zur Differenzierung der Enterobacteriaceae (TPE); aus 1%ig. Nutroselösung (bei THIEL* Nährböden zusätzl. Pepton) u. Zusatz versch. Zucker (Glukose: B. I; Laktose: B. II) u. Zuckeralkohole (z. B. Mannit: HETSCH I) u. Lackmustinktur als Vergärungsindikator (sogen. »bunte Reihe«).

Bársony* (THEODOR B., 1887–1942, Röntgenologe, Budapest) **Pseudodivertikel:** die sogen. Korkenzieherspeiseröhre bei Spasmen infolge vegetat. Dysfunktion; etagenförmig u. kombiniert mit funktionellen kardiovaskulären Störungen u. Aortensklerose beim **B.*-Teschendorf* Syndrom. – B.*-Koppenstein* Aufnahme** (ERNST K., Arzt, Budapest): *röntg* **1)** seitl. Darstellung der 4 oberen BW am Sitzenden (BUCKY* Wandstativ) bei max. Vorwärtsneigung des Kopfes bzw. Streckung der HWS (u. Wegziehen der Schultern durch beidhänd. Umklammern des frei hängenden Unterschenkels). – **2)** zervikodors. Ein-

Bársony* Aufnahme

blickaufnahme (sagittal) der unt. HWS u. oberen BWS am Liegenden. – **B.*-Schulhof* Aufnahme**: Darstg. von Kreuzbein bzw. lumbosakralem Übergang am Liegenden (bei mäß. Oberschenkelflexion); Zentralstrahl suprasymphysär, etwa 30° kraniokaudal geneigt. – **B.*-Polgar* Syndrom**: (1928) ↑ Ostitis condensans ilei.

Barsy*-Moens*-Dierckx* Syndrom: (1967/68) schwere kutaneo-okulo-zerebrale Mißbildungen (Ät.-path. unklar) mit Schädelasymmetrie (weit vorspringende Stirn!), Mikrostomie, Hypertelorismus, tiefem Ohransatz, Mikrocheilie u. -podie (u. Kamptodaktylie), Muskelhypotonie, Cutis laxa, Haardystrophie, Hornhauttrübung, feinschläg. Nystagmus u. pseudoathetot. Dyskinesien.

Bart, Barba: die umschriebene Terminalbehaarung an Untergesicht u. Hals als sek. ♂ Geschlechtsmerkmal; s. a. Hirsutismus.

Bart* Syndrom: (E. BART 1966) autosomal-dominant erbl., dem Typ HERLITZ nahestehende, prognostisch jedoch günstigere Epidermolysis bullosa hereditaria.

Bart*-Pumphrey* Syndrom (ROBERT B. u. ROBERT E. P., Dermatologe bzw. HNO-Arzt, New York): (1967) das autosomal-dominant erbl. ↑ »Zehen-Fingerknöchelpolster«-Sy.

Bartelheimer* Sonde (HEINRICH B., zeitgen. Internist, Berlin, Hamburg): dreiläuf. Sonde mit 2 aufblasbaren Gummiballons für die kran. u. kaud. Abdichtung des Duodenums; zur Entnahme von Pankreassaft nach Ätherreizung. – Von B*. auch **Knochenbiopsienadel** angegeben.

Bartels* Brille: Brille hoher Brechkraft (± 20 dpt) zur Ausschaltung der Fixation bei Prüfung des optokinet. ↑ Nystagmus. – **B.* Nystagmus**: Störung der konjugierten Augenbewegungen nach Stirnhirnverletzung.

Bartenwerfer* Krankheit (KURT B., 1892–1946, Orthopäde, Görlitz): »**Typus B.***« der enchondralen metaepiphysären ↑ Dysostose; klin. Typus des ↑ MORQUIO* Syndroms mit dessen Symptn. sowie mit markanter Physiognomie: mongolide Lidspalten, Epikanthus, Hypertelorismus.

Bartfinne, -flechte: chron.-entzündl., ekzematöse Hautausschläge im Bartbereich; ↑ Folliculitis, Trichophytie, Sycosis barbae.

Barth* Hernie (JEAN BAPTISTE PH. B., 1806–1877, Chirurg, Straßburg): echter Eingeweidebruch zwischen persistierendem Ductus vitellinus u. Nabelring.

Barthel*(-Küster*) Düse: Düsen-tragende Kugel zur Erzeugung von ↑ Elektroaerosol (ca. 50 KV).

Barthélemy* (P.-TOUSSAINT B., 1850–1906, französ. Dermatologe) **Krankheit**: (1891) ↑ Aknitis. – **B.* Zeichen**: Lymphadenitis im Abflußgebiet einer Zoster-Manifestation.

Bartholin* (CASPAR B. jun., 1655–1738, Anatom, Kopenhagen) **Drüse**: ↑ Glandula vestibul. major. – Nach dieser »Glandula Bartholini« benannt der **Bartholini-Abszeß** (s. u. Bartholinitis) u. die **B.-Zyste** (als Retentionszyste). – **B.* Gang**: ↑ Ductus sublingualis major.

Bartholinitis: unspezif. oder gonorrhoische Entzündung der Glandula vestibularis major (Bartholini); meist Verschluß des Drüsenausführungsganges, dadurch walnuß- bis faustgroßer, sehr schmerzhafter Pseudoabszeß (»Bartholini-Abszeß«).

Bartkrätze: ↑ Bartflechte.

Bartlett* Index: (1936) Quotient aus max. inspirator. u. exspirator. Anhaltezeit (normal etwa 2,5) als Hinweis auf Thyreotoxikose (bis 1,0 erniedrigt).

Barton* Fraktur (JOHN RHEA B., 1794–1871, Chirurg, Philadelphia): volarer Randbruch der dist. Radiusepiphyse mit volarzentraler Subluxation bis Luxation der Handwurzel (= palmare Luxationsfraktur). – **umgekehrte B.* F.**: der entsprech. dors. Randbruch; s. a. Abb., »Radiusfraktur«.

Barton*-Wiesner* Test: ↑ KURZROK*-MILLER* Test.

Bartonella: (A. L. BARTON 1905) monotyp. Gattung [Rickettsiales] kleiner, polymorpher, aerober, gramneg., teilweise polar begeißelter Organismen; Vermehrung auf künstl. sowie Erythrozyten-halt. Nährböden u. in Zellkulturen; s. a. Haemobartonella. – **B. bacilliformis** in Südamerika Erreger der **Bartonellosis** (Überträger: Phlebotomus verrucarum), mit reo- oder intermittierendem Fieber (»Oroya-Fieber«, Wochen bis Mon. anhaltend, oft letal), makrozytärer Anämie u. Skelettschmerzen, evtl. gefolgt von papulösen Eruptionen an Gesicht u. Extremitäten (= Verruga peruviana; auch ohne vorangehende Symptomatik).

Bartonia: alte Bez. für Bartonella (u. Leptospira).

Bartoš* Phänomen (AUGUSTIN B., Pädagoge, Prag): (1940) Bildung von Papillarlinien (wie an den Fingerbeeren) am Armstumpf nach mehrjähr. prothesenloser »manueller« Arbeit.

Bartpilzflechte: ↑ Trichophytia barbae.

Bartter* Syndrom (FREDERIC C. B., Endokrinologe, Bethesda/Mar.): (1962) extrarenaler Hyperaldosteronismus bei Hypertrophie des juxtaglomerulären Apparates der Niere, mit vermehrter Renin-Angiotensin-Bildung, aber vermindertem Ansprechen auf Angiotensin II (keine Hypertonie; durch Rückkopplungsmechanismus weitere Hypertrophie des Organs). – s. a. SCHWARTZ*-BARTTER* Syndrom.

Baruch* Gesetz (SIMON B., 1840–1921, Balneologe, New York): Wasser mit Temp. über oder unter der Hautwärme wirkt stimulierend, gleichwarmes sedierend.

Barurie: Ausscheidung hochgestellten Harns.

bary-: Wortteil »schwer«, »Schwere«. – **B.glossie, -lalie**: schwerfäll., verlangsamte Sprache bei organ. Hirnschaden.

Baryosis: ↑ Barytosis pulmonum.

Baryt: ↑ Bariumsulfat (ferner: Barium oxidatum anhydricum); z. B. **Barytbeton** als Baustoff für Strahlenschutzwände.

Barythymie: »Schwermut«, ↑ Depression mit allg. Verlangsamung.

Barytosis pulmonum s. pulmonalis, Baryt-, Schwerspat-Staublunge: gutart. bzw. nicht echte Pneumokoniose durch $BaSO_4$-Staub; Knötchenbildungen im Lungenbindegewebe (im Rö.bild: miliare Schatten) durch Elimination des $BaSO_4$ rückbildungsfähig, keine Beeinträchtigung der Lungenfunktion. Bei Schwerspat-Arbeitern evtl. gleichzeit. Silikose.

Bas.: *hämat* **bas**ophiler ↑ Granulozyt.

Basämie: ↑ Alkaliämie.

basal acid output: *gastrol* ↑ BAO.

Basal|arachn(oid)itis: s. u. Basalmeningitis. – **B.fibroid, -fibrom**: juveniles ↑ Nasenrachenfibrom. – **B.filamente**: streifenförm. Strukturen der basalen oder äuß. Zytoplasmazone von (exkretor.) Drüsenzellen (deren Ergastoplasma?). – **B.fortsätze**: *histol* an den Basisecken der Pyramidenzellen der Großhirnrinde entspringende Dendriten (»Basisdendriten«) bzw. ein an der Basis entspringender Neurit.

Basalganglien: Gruppe grauer, aus dem Vorderhirn hervorgegangener End- u. Zwischenhirnkerne: Nuclei caudatus u. lentiformis, Claustrum u. Corpus amygdaloideum bzw. Thalamus u. Tuber cinereum; als **subthalam. B.** der ↑ Nucl. subthalamicus. – s. a. **neuroradiologisches B.syndrom.**

basalgekörnte Zellen: Zellen der Drüsenschläuche des Darmes u. Magens mit gelbl. Körnern in der Zellbasis; Gelbfärbung durch Chromsalze intensiviert (enterochromaffine Zellen).

Basalimmunität: ↑ Grundimmunität.

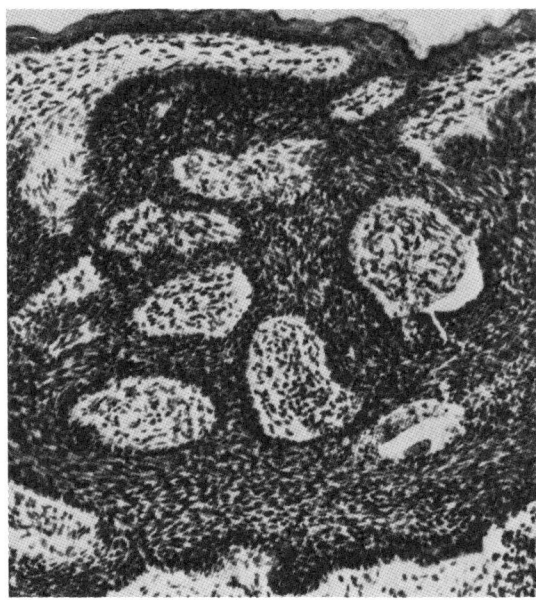

Basaliom: zelluläres Stroma, palisadenartige Anordnung der Tumorzellen an der Neoplasma-Stromagrenze.

Basaliom(a), Carcinoma s. Epithelioma basocellulare: nur durch sein Wachstum (infiltrierend, erythematoid-oberflächl. oder nodulär, ulzerierend, fibrosierend), nicht metastasierendes (Ausnahme: das karzinomatös entartende Ohrmuschel-B.) Neoplasma aus prim. Epithelkeimzellen, v. a. im Gesicht (s. a. Ulcus rodens, Ulcus terebrans); evtl. mit zyst., alveolärer, adenoider oder keratot. ↑ Differenzierung. – Makroskopisch unterschieden als **B. keloidiforme s. sclerodermiforme** (mit bindegewebsreichen Strängen; nicht ulzerierend), **B. pagetoides** (oberflächl. schuppend, mit palisadenförm. Proliferationen aus nicht weiter in die Kutis eindringenden Basalzellnestern), **B. pigmentatum Bloch** (mit melaninbildenden Melanozyten u. reichl. Melanophoren), **B. planum cicatricans** (langsam wachsend, zentral zerfallend, mit perlart. Randsaum vernarbend; v. a. an der Schläfe),

B. vegetans (proliferierend; derber, dunkelroter, erodierter oder ulzerierter, von Krusten bedeckter, knopfartig wuchernder Knoten), **zyst. B.** (blauweiße, von Teleangiektasien überzogene Zyste). Ferner das verwilderte, **entdifferenzierte B.** (= metatyp. Basalzellkarzinom GOTTRON = anaplast. Stachelzell-Ca. = »type intermediaire« n. DARIER, mit Zelltypen zwischen baso- u. spinozellulär; im Unterschied zum »type mixte« mit Nebeneinander von Basaliom u. spinozellulärem Ca.). – **multiple Basaliome**: (ARNDT) flach, bis handtellergroß, braunrötl. evtl. schuppend, nur langsam und oberflächlich wachsend, vorwiegend am Stamm (»Rumpfhautbasaliome«), aber auch am Kopf. – Als Typ PINKUS das ↑ Fibroepithelioma PINKUS*; s. a. nävoide Basaliome.

basalis: an der Basis, basal; Kurzbez. für Zona basalis, das basale Endometrium (z. B. **B.adenom**).

Basalkörperchen, -knötchen, -korn: rundl.-ovales (elektronenmikroskop.: stiftchen-, hörnchenförm.) Gebilde im apikalen Zellsaum der Flimmerepithelien; Basis der Flimmerhärchen (Kinozilien) u. -fortsätze. – Ähnl. das Kinetosom der Ciliophora u. Mastigophora.

Basalmedium: *bakt* 1) die Beweglichkeit u. Lebensfähigkeit der Syphilis-Treponemen sichernde Puffer-Lsg. für den NELSON* Test; z. B. (n. BERLINGHOFF) ein Periston-halt. B. mit Zusatz von Komplement u. Humanserum. – 2) eine konzentrierte, d. h. verdünnungsfäh. Nähr- oder Stammlösung.

Basalmembran, Basilemm(a), Lamina densa: *histol* die glasklare Grenzschicht (»Glashaut«, aus Gitterfasern u. Mukopolysaccharid-halt. Kittsubstanz) zwischen (Schleimhaut-)Epithelien u. der kollagen-bindegeweb. Tunica propria. Schwillt zuweilen bei AG-AK-Reaktion unter fibrinoider Degeneration an. – *ophth* **B. der Kornea**: ↑ Lamina limitans post. u. ant. – **B. der Retina**: ↑ Lamina limitans externa.

Basal|meningitis: (Lepto-)Meningitis vorwiegend im Bereich der Hirnbasis. – **B.neurit**: s. u. Basalfortsätze.

Basalpleuritis: basale ↑ Pleuritis.

Basal|sekretion: die zur Erhaltung des B.stoffwechsels erforderl. Inkretion bzw. die sogen. Nüchternsekretion der exkretor. Organe (z. B. basal acid output = ↑ BAO des Magens). – **B.stoffwechsel**: ↑ Grundstoffwechsel.

Basaltemperatur: *gyn* die morgens nach dem Aufwachen 5 Min. lang rektal oder oral gemessene Körper-Temp.; bei normaler Ovarialfunktion biphas. Verlauf (steile Erhöhung in der 2. Zyklushälfte, beginnend etwa 48 Std. vor dem LH-Gipfel, der 24 Std. nach Eisprung erreicht wird [Progesteronwirkung; gleicher Effekt – normale Ovarialfunktion vortäuschend – bei

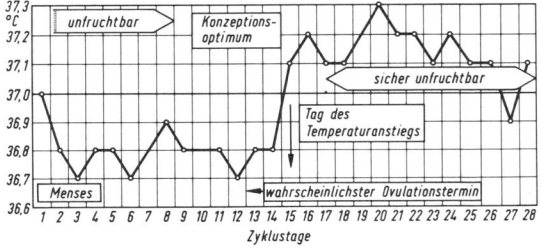

Typ. **Basaltemperaturkurve** einer geschlechtsreifen Frau. Follikelphase mit niedrigen, Gelbkörperphase mit hohen Werten (»hypertherme Phase«).

Basalumsatz

Medikation von Sexualsteroiden als Sequenzpräparate]). Messung genutzt für Analyse von Zyklusstörungen (z. B. monophasisch bei Anovulation oder – selten – bei »fehlendem Temp.effekt« im Gestagen-Test, atyp. biphasisch bei Gelbkörperinsuffizienz u. -persistenz, s. a. Abb.) u. Festlegung des ↑ Ovulationstermins (Konzeptionsverhütung, Sterilitätsberatung).

Basal|umsatz: ↑ Grundumsatz. – **B.winkel:** 1) (WELCKER) ↑ Sphenoidalwinkel. – 2) (SCHÜLLER) der ↑ Sphenoidal-Klivuswinkel als Platybasie-Parameter.

Basalzellen: die schmalen, zylindr. Zellen (mit ovoidem, sich dunkel anfärbendem Kern) des ↑ Stratum basale. – **B. des Riechepithels:** s. u. Ersatzzellen. – **Basalzell(en)|epitheliom:** ↑ Basaliom. – **B.karzinom:** maligne entartetes (meist nach unzureichender Strahlenther. »verwildertes«), autonom wachsendes u. metastasierungsbereites – metatyp. – Basaliom. – **B.krebs** KROMPECHER: ↑ Basaliom. – **B.nävus-Syndrom:** ↑ GORLIN*-GOLTZ* Sy.

Basculement: (französ.) *gyn* bimanuelle (mit äuß. u. inn. Hand) Schaukelbewegung des Uterus zur Aufrichtung bei Retroflexio.

Base: s. u. Basen.

Basedow: ↑ BASEDOW* Krankheit.

Basedow* Krankheit, Syndrom (KARL ADOLF V. B., 1799–1854, Arzt, Merseburg): (FLAJANI 1802, PARRY 1825, GRAVES 1835, BASEDOW 1840) prim. oder sek. Hyper- bzw. Dysthyreose mit den Leitsymptn. (»Merseburger Trias«): Struma (»Str. basedowiana«; diffus oder knotig, stark vaskularisiert, mit Drüsenepithelproliferation u. Kolloidverflüssigung bis -verarmung), Exophthalmus u. Tachykardie; daneben variierende klin. Zeichen u. subj. Beschwerden (↑ Hyperthyreose), u. a. die charakterist. Augensympte. (z. B. nach v. GRAEFE, STELLWAG, MOEBIUS), der **B.*-Exophthalmus** (durch sympath. Reizung des M. orbitalis, später auch Vol.zunahme des orbitalen Fettkörpers; Gefahr der Infektion, Keratitis, Ulzeration, bei »malignem E.« auch der Erblindung durch Luxation der Augäpfel u. Hornhauteinschmelzung), das **B.*-Herz** (»basedow. Kardiopathie«; Vorhofflimmern u. Hypertrophie, evtl. Dilatation mit Insuffizienz, entweder pro od. anderweit. Herzerkr., z. B. Koronarinsuffizienz, oder infolge metabolisch bedingter Mehrarbeit), die **B.*-Psychose** (extreme Stimmungslagen, geist. Störungen). Ät.path.: konstitutionelle neurovegetat. Disposition, degenerat. Anlage, Stimulierung durch TSH; Auslösung u. a. psychogen (»Schreck-Basedow«), somatisch (Hypophysentumor, endokrine Umstellungen), infektiös-toxisch (»Infekt-Basedow«), durch unsachgemäße Bestrahlung oder Jodbehandlung, Pb- u. Hg-Vergiftung. Diagnose: Grundumsatz, ↑ Radiojod-Test (Szintigraphie), T_3-RIA, TRH-Test u. a.; Ther.: Diät (KH-reich, kein tier. Eiweiß), Thyreostatika, Sedativa, Radiojod, evtl. Op. – **B.*-Krise:** spontane oder exogen induzierte (Strahlenther., Op., v. a. nach ungenügender Plummerung) akute Verschlechterung einer rel. gutart. Thyreotoxikose (»thyreotox. Krise«): Hyperpyrexie, extreme Tachykardie, Dehydration, Erbrechen, Durchfall, extreme Unruhe; schließl. Übergang in **B.-Koma** (»Encephalitis thyreotoxica«, mit schwerster Myasthenie u. Delirien).

Basedowifizierung: Umwandlung einer Struma (nodosa) in eine »Struma basedowificata« mit Kolloidverflüssigung u. hyperthyreot. Symptn.; z. B. durch Jod-Überdosierung bei endem. Struma, im Klimakterium infolge prim. Überfunktion der Hypophyse. – **Basedowismus:** Symptomatik der BASEDOW* Krankh. – **Basedo(wo)id:** »Thyreoneurose« mit äußerl. Basedow-Bild, aber ohne tox. Sympte.; vgl. Pseudohyperthyreose.

Baseler Nomenklatur, BNA: s. u. Nomenklatur.

Basen: *chem* alkalisch reagierende (pH > 7), in wäßr. Lsg. OH-Ionen abspaltende, Lackmus blau, Methylorange gelb u. Phenolphthalein tiefrot färbende, »laugig« schmeckende Verbdgn., deren Neutralisation mit Säuren unter Salzbildung erfolgt. – Nach der Säure-Basen-Theorie Protonenakzeptoren im protolyt. System: Säure ↔ Base + Proton; nach LEWIS Elektronendonatoren, unterschieden als **anorgan. B.** (Metallhydroxide) u. als **organ. B.** (natürl. u. synthet. Verbindungen basischen Charakters, insbes. Amine; s. a. Nukleinbasen). Nach der Anzahl der durch Säurereste ersetzbaren OH-Gruppen als einsäurig (= einwert.) bzw. mehrsäurig (= mehrwert.) bezeichnet.

Basen|analoga: Substanzen mit einer den natürl. Purin- u. Pyrimidinbasen ähnl. chem. Struktur, die während der DNS-Replikation an Stelle der »richt. Basen« in die Nukleinsäuren eingebaut werden (z. B. 5-Bromurazil statt Thymin, 2-Aminopurin statt Adenin u. Guanin; ↑ Formeln) u. dadurch Mutationen auslösen. – **B.austauscher:** Kunstharze, die ihre austauschaktiven OH-Gruppen gegen Anionen einer Elektrolyt-Lsg. austauschen (daher besser: »Anionenaustauscher«). Therap. Anw. bei Hyperchlorhydrie. – **B.einsparung:** *physiol* als renales Regulationsprinzip zur Ausscheidung eines Säureüberschusses die Produktion eines das Blutplasma an »Säure« übertreffenden Harns u. Neutralisation überschüss. Säuren mit Ammoniak. – **B.exzeß:** ↑ B.überschuß.

3-Basen-Kode, -Code: *genet* Triplett-Code (↑ Kodon).

Basen|mangel: s. u. Alkalidefizit. – **B.sequenz:** Reihenfolge der 4 Basen Adenin, Guanin, Zytosin u. Thymin bzw. Urazil in der Nukleotidkette der DNS u. RNS; liegt der spezif. Information eines Gens zugrunde, determiniert die Aminosäurensequenz der Proteine. Veränderung der B.s. durch Basenanaloga oder ionisierende Strahlen ist die chem. Grundlage der Mutation. – **B.überschuß, -exzeß,** BE: *biochem* die Basen-Konz. im Blut bei pH 7,38 u. einem pCO_2 von 30 mmHg; s. a. ASTRUP* Methode.

basenüberschüssige Lebensmittel: (RAGNAR BERG) an mineral. Kationen reiche Produkte wie Kartoffeln, Milch, Obst- u. Gemüsearten. Basenverlust durch Kochen (nicht beim Dämpfen!).

Baseosis: ↑ Alkalose.

Base-Säure(n)...: s. u. Säure-Base....

basi-: Wortteil 1) »Basis« (s. a. Bas(i)o..., Basal...), 2) »Base(n)«.

basialis *JNA*: an der Basis, basal (= basilaris = basalis *PNA*).

Basi|arachn(oid)itis: s. u. Basalmeningitis. – **B.chromatin**: der mit bas. Farbstoffen anfärbbare, aus kleinsten »Basichromiolen« bestehende Anteil des Zellkernes.

Basidie: *mykol* der keulenförm. Sporenständer der Basidiomycetes; einzellig bei Holo-, septiert bei Phragmobasidiomycetes. Bildet durch Reduktionsteilung u. 2 weitere Teilungen verschiedengeschlechtl. **Basidiosporen** (die – exotop auf sogen. Sterigmen abgeschnürt – je 1 haploide Gonospore enthalten).

Basidiobolus ranarum: ein Phykomyzet bei Fröschen, der in den Tropen eine (subkutane) Phykomykose hervorruft.

Basidio|mycetes: Unterklasse »Ständerpilze« der Eumycetes; mit komplizierter Sexualität ohne Geschlechtsorgane (Bildung von ↑ B.sporen); z. B. Rost- u. Brandpilze, viele Speisepilze (Champignon), Antibiotika-Bildner, Giftpilze u. Ustilagismus-Erreger. – **B.mykose**: ↑ Phykomykose. – **B.sporen**: s. u. Basidie.

Basidium: *mykol* ↑ Basidie.

Basihyoid: der Zungenbeinkörper.

basilär, basilar(is): die Schädel- bzw. Hirnbasis betreffend.

Basilarimpression, basiläre Impression: dysontogenet. (oder malaziebedingte), kaskadenart. oder trichterförm. »Invagination« der Hinterhauptbasis in die hint. Schädelgrube; seltener als **vord.** (vorzeit. Schluß der Sphenookzipitalnaht mit Clivusverkürzung) oder **seitl. b. I.** (Hypoplasie der Basiskondylen), auch asymmetrisch (dann Schiefhals, Gesichtsskoliose). Oft kombiniert mit KLIPPEL*-FEIL* Syndrom, SPRENGEL* Deformität etc. – Diagnose röntgenologisch (↑ CHAMBERLAIN*, FISCHGOLD*-METZGER*, Bimastoidlinie als Bezugslinien).

Basilaris-Insuffizienz: s. u. Arteria-basilaris-Thrombose-Syndrom.

Basilarmembran: ↑ Lamina basilaris.

Basilemm(a): ↑ Basalmembran.

basilicus: (lat.) die Basis betreffend, basilaris. – **Basilika**: Kurzform für ↑ Vena basilica.

Basilom: ↑ Basaliom

Basion: vord. Medianpunkt des großen Hinterhauptloches (obere Umschlagkante = »Endobasion«, untere = »Hypobasion«).

Basio|tripsie, -thrypsie, Kephalotripsie: geburtshilfl. Op. bei toter Frucht sowie bei rel. Mißverhältnis u. fehlender Kaiserschnitt-Indikation unter Verw. eines **B.triptors** (Standardmodell mit mittl. Perforatorium u. 2 seitl. gefensterten Branchen; evtl. als kombin. B.pygotriptor): Anbohren der kindl. Schädelbasis, Kranioklasie, Extraktion.

Basiparasitismus: Parasitismus bei Nichtparasiten (als Gegenstück zum ↑ Hyperparasitismus).

Basis: (griech.) Sockel, Grundlage; *pharmaz* indifferenter Träger (Vehikel) einer Arznei, *chem* ↑ Base; *anat* der untere (oder breitere) Abschnitt eines Organs, z. B. (*PNA*) **B. cerebri**: unt. Fläche des Gehirns, gebildet vorn – bds. der Fissura longitud. – von den Stirnlappen (einschl. Bulbus u. Tractus olfactorius), jenseits der Fissur von den Schläfenlappen, Kleinhirnhemisphären u. den hinten-seitl. überragenden Hinterhauptlappen, am Hirnstamm von Di-, Mes- u. Rhombenzephalon (mit Hirnnerven). – **B. cochleae**: den inn. Gehörgang abschließ. Teil der knöchernen Innenohrschnecke. – **B. cordis**: »Herzbasis«, das kran. Herzende, an dem die großen Gefäße abgehen bzw. münden u. das fibröse in das seröse Perikard übergeht. – **B. cranii**: die von Stirn-, Sieb-, Schläfen-, Keil- u. Hinterhauptbein gebildete »Schädelbasis«; als **B. c. ext.** (Unterseite) mit vord. (harter Gaumen, oberer Zahnbogen, Jochfortsätze des OK, d. h. als Splanchnokranium), mittl. (Choanen, Flügelfortsätze, große Keilbeinflügel bis zum großen Hinterhauptloch), seitl. (Felsenbein, Schläfenbeinschuppe) u. hint. Teil (Hinterhauptbein mit For. magnum, Warzenfortsätze des Schläfenbeins); als **B. c. int.** (Oberseite) mit den 3 nach hinten stufenförmig abfallenden Schädelgruben (↑ Fossae cranii). – **B. mandibulae**: unt. Rand des UK-Körpers. – **B. modioli**: »Spindelbasis«; der breite Abschnitt der Schneckenspindel (in der Basis cochleae). – **B. ossis sacri**: die durch Bandscheibe mit dem 5. LW verbundene obere Fläche des 1. Sakralwirbels. – **B. ossium metacarpalium u. metatarsalium**: die mit der Hand- bzw. Fußwurzel gelenkig verbundenen Enden der Mittelhand- bzw. -fußknochen. – **B. patellae**: der breite obere Kniescheibenrand. – **B. pedunculi**: ↑ Crus cerebri. – **B. phalangis**: die rel. breite prox. Ende eines Finger- u. Zehenknochens. – **B. prostatae**: die der Harnblase anliegende Prostatafläche. – **B. pulmonis** *PNA*: die dem Zwerchfell aufliegende »Lungenbasis«. – **B. pyramidis**: die gewölbte, in der Nierenrinde fußende Fläche einer MALPIGHI* Pyramide. – **B. stapedis**: die nierenförm. Fußplatte des Steigbügels (im ovalen Fenster).

Basis|aktivität: *radiol* ionisierende Strahlung aus natürl. Quellen. – **B.anästhesie**: ↑ Basisnarkose. – **B.bündel**: ↑ Fasciculi proprii (des RM).

basisch: 1) basig: die Anzahl (z. B. 1-, 2basig) der durch andere Kationen (insbes. Metallionen der Basen) ersetzbaren H-Atome einer Säure bezeichnend. – 2) ↑ alkalisch; z. B. **b. Farbstoff** (mit wirksamer bas. Gruppe wie NH_2, NH, $NHCH_3$, als Salz oder als Farbbase, z. B. Gentiana-, Methylviolett, Fuchsin, Toluidinblau); oder mit bes. Affinität zu basophilen Strukturen.

Basis|dendrit: s. u. Basalfortsätze. – **B.einheit**: *physik* s. u. SI-Einheiten. – **B.extrasystole**: von der Kammerbasis ausgehende E. als häufigster Typ; im EKG hohes pos. R_{III}. – **B.fraktur**: ↑ Schädelbasisfraktur.

Basis|immunität: konstitut. Fähigkeit des Organismus, auf antigene Reize universeller Art mit allg. Hebung des AK-Spiegels ohne zwangsmäß. Überproduktion einer spezif. Partialfraktion zu reagieren. – **B.impfung**: erste Impfung (Impfserie), die die AK-Bildung auslöst u. gleichzeitig deren Spezifität

Basis|kaskade

prägt. Wirkung durch Auffrischimpfung auf Dauer haltbar. – **B.kaskade**: *röntg* Deformierung der Schädelbasis (Seitenbild) bei ↑ basilärer Impression. – **B.konflikt**: Begr. der Psychoanalyse für einen (verdrängten) Konflikt im prägenitalen Stadium.

Basisnarkose: Allg.betäubung durch ein Basisnarkotikum (z. B. Chloralhydrat, Barbiturat; nach Applikation kaum noch steuerbar); entweder als Narkoseeinleitung mit anschließ. Inhalationsnarkose oder als **kombin. B.** (Basisnarkotikum + Muskelrelaxans) bei Tetanus.

Basiswinkel: der von Clivus u. der vord. Schädelgrube gebildete »Basisebenenwinkel«.

Basizität: 1) Basenstärke, Basengehalt einer Lsg. – 2) Neutralisationsvermögen einer Säure.

Basler Krankheit: ↑ Keratosis follicularis epidemica.

basocellularis: die Zellen des Stratum basale der Haut betreffend.

Baso-Erythrozyt: E. mit durch basophile Farbstoffe anfärbbaren Strukturen im Stroma. Periphere **Baso-Erythrozytose** bei gesteigerter u./oder peripherer Erythropoese.

Basopenie: s. u. Basophilie (1).

basophil: sich bevorzugt mit bas. Farbstoffen anfärbend (↑ Basophilie), aus entspr. Zellen bestehend; z. B. **b. Adenom** (↑ Hypophysenadenom), **b.** ↑ **Granulozyt** (»Basophiler«), **b. Tüpfelung** (Polychromasie mit punktförm. Verteilung basophiler Substanz im Ery bei gesteigerter Regeneration u. gestörter Erythropoese; obligat bei Bleiintoxikation), **b. Viren** (↑ PLT-Gruppe), **b. Zellen** (die zahlenmäßig geringere Gruppe der verschieden großen u. geformten »β-Zellen« des HVL mit basophilen Körnchen im Zelleib u. Sekretvakuolen, die TSH u. die gonadotropen Hormone bilden; vgl. B-Zellen des Pankreas).

Basophilen|leukämie, myeloische B.leukose: umstrittene Leukämieform, von der symptomat. Basophilie abzugrenzen durch %-Anteil der basophilen Granulozyten von > 40 (auch unreife Formen). Leukozahl nicht immer erhöht, KM evtl. hypo- oder aplastisch (terminal bei Myelofibrose).

Basophilie: 1) Basozytose: Vermehrung der basophilen Granulozyten im peripheren Blut u./oder KM; bei chron.-myeloischer Leukämie, Polycythaemia vera rubra u. Krankhtn. mit erhöhtem Serum-Lipid-Spiegel (z. B. Diabetes mellitus, Nephrose, Myxödem), Als **symptomat. B.** insbes. bei myeloischer Leukämie u. myeloproliferativen Erkrn. (als Präleukämie). – Die klin. Bedeutung einer **Basopenie** ist unklar. – 2) Eigenschaft insbes. saurer Zell- u. Gewebestrukturen, sich mit bas. Farbstoffen anzufärben, z. B. Kollagen u. Knorpel.

Baso|philismus (hypophysärer): ↑ CUSHING* Syndrom (bei basophilem Hypophysenadenom = B.philom). – **B.zytose**: ↑ Basophilie (1).

Bass* Syndrom (HAROLD N. B.; Pädiater, San Bernardino/Calif.): (1968) wahrsch. autosomal-dominant erbl. Brachydaktylie (Aplasie der Mittelphalangen), mit Verdoppelung u. Verplumpung der Endglieder von Daumen u. Großzehe; evtl. Ohrmuscheldysplasie. Intelligenz normal.

Bass*-Watkins* Probe: (1910) als Objektträger-Schnellreaktion modifizierte WIDAL* Reaktion mit wasserverdünntem Bluttropfen u. Suspension abgetöteter Typhus-Baktn.

Bassen*-Kornzweig* Syndrom: ↑ Abetalipoproteinämie.

Basset* Operation (ANTOINE B., 1882–1951, Chirurg, Paris): Radikal-Op. des Vulva-Ca. unter Mitentfernung der bds. inguinalen Lymphknoten.

Bassini* Operation (EDUARDO B., 1844–1924, Chirurg, Padua): 1) Leistenbruch-Op. (↑ Herniotomie) mit nachfolg. Festigung der Kanalhinterwand durch **B.* Nähte** (Knopfnahtreihe zw. Tuberculum pubicum u. inn. Leistenring zur Vereinigung des Leistenbandes mit dem M. obl. abdominis int.) unter hoher Herausleitung des Samenstranges unter die Externusaponeurose (bzw. – als **B.*-Kirschner* Op.** – ins Subkutangewebe vor die Externusnaht). – 2) **B.*-Lotheisen* Methode**: Verschluß der Bruchpforte bei Femoralhernie durch tiefe Kanalnaht: Einengung der Lacuna vasorum (3–4 Knopfnähte) durch Vereinigung der bd. tiefen Bauchmuskeln mit Leistenband u. Schambeinperiost bis an die Femoralvene.

Bassler* Zeichen (ANTHONY B., 1874–1959, Gastroenterologe, New York City): bei chron. Appendizitis Schmerzauslösung durch Daumenkompression des Wurmfortsatzes am Halbierungspunkt der MONRO* Linie gegen die Beckenschaufel.

Bastard: durch Kreuzung verschiedener Arten u. Rassen (»Bastardierung«) oder durch Mutation entstandenes heterozygotes Individuum (bei Menschenrassen: »Mischling«). – Hat beim Art-B. genisch oder chromosomal bedingte Sterilität zur Folge (Ausbleiben der Gametenbildung, Gametentod oder gestörte Embryonalentwicklung).

Bastedo* Zeichen (WALTER ARTHUR B., 1873–1952, Gastroenterologe, New York): bei chron. Appendizitis (Dilatations-)Schmerz am MCBURNEY* Punkt nach rektaler Luftinsufflation.

Bastian* (HENRY CHARLTON B., 1837–1915, brit. Neurologe) **Regel**: Bei frischer zentraler Lähmung können die Gliedmaßen anfangs schlaff u. reflexlos sein u. die typ. spast. Lähmung sich erst später einstellen (anfängl. Schockzustand des RM?). – **B.*-Bruns* Regel**: Anhaltende prim. Areflexie u. Lähmungen unterhalb eines RM-Segmentes sind Zeichen einer kompletten Querschnittslähmung; später oft Steigerung der Eigenreflexe. – **B.*-Wernicke* Aphasie**: totale sensorische ↑ Aphasie.

Bastianelli* Methode (RAFFAELE B., 1863–1951, Chirurg, Rom): bei Herniotomie Versorgung des Bruchsackstumpfes durch Nahtfixation im Leistenkanal.

Bastos*-Ansart* Plastik: Ersatz der gelähmten hint. Partien des M. deltoideus durch Verankern der ansatznah durchgetrennten Latissimus-dorsi- u. Teresmajor-Sehnen am Tuberculum majus.

Batai-Fieber: in Indien u. Malaya durch das gleichnam. ARBO-Virus (Bunyamwera-Gruppe) hervorgerufene, von Anopheles-Mücken übertragene akute Virose (ähnl. dem Bunyamwera-Fieber).

Bataviae: Serotypus der ↑ Leptospira interrogans; Erreger des **Batavia-Fiebers** (= Reisfeldfieber, -leptospirose; akut, febril, grippeähnl., meist biphasisch; Vork. mediterran, in Indonesien, Australien vorw. mit Ikterus [»Indones. WEIL* Krankh.«]; Überträger: Haustiere, kleine Nager).

Batchelor* Test: ↑ ACTH-Test mit zweizeit. oraler Wasserbelastung. Bei NN-Insuffizienz keine Änderung der – sonst um etwa 50 % reduzierten – Na⁺-Ausscheidung unter ACTH-Einfluß.

Bateman* Krankheit (THOMAS B., 1778–1821, Arzt, London): 1) WILLAN*-B.* Lichen circonscrit: **a)** ↑ Tuberculosis cutis lichenoides. – **b)** figuriertes follikul. Seborrhoid. – 2) Herpes iris: ↑ Erythema exsudativum multiforme. – 3) Lichen urticatus: ↑ Strophulus infantum. – 4) Purpura senilis: ↑ Alterspurpura. – 5) ↑ Molluscum cantagiosum BATEMAN. – 6) Porrigo s. Linea decalvans: ↑ Alopecia areata.

Bates* Methode: (1915) Versuch, Fehlsichtigen durch Sehübungen u. Augenmassage das Brillentragen abzugewöhnen.

Bathmo|metrie: Messung der Wasserstoffionenkonz.– **B.phobie**: krankhafte Furcht vor dem Gehen über Stufen oder Schwellen. – **B.tropismus**: Eigenschaft der Herznerven (auch Pharmaka-induziert), die Reizschwelle des Myokards zu verändern (wahrsch. über Membranpermeabilität); Vagusreizung wirkt neg.-, Sympathikusreizung pos.-bathmotrop.

batho..., bathy...: Wortteil »tief«, »Tiefe«. – **Bathophobie**: krankhafte Furcht (u. Schwindelgefühl) beim Blick in die Tiefe (»Zug in den Abgrund«). Evtl. Sympt. einer neurot. Fehlhaltung.

Bathrozephalus: ↑ Stufenschädel.

Bathy|ästhesie: ↑ Tiefensensibilität. – **B.kardie**: ↑ Kardioptose. – **B.morphie**: überdurchschnittl. Achsenlänge des myopen Augapfels (↑ Achsenmyopie). – **B.pnoe**: vertiefte Atmung.

Batilolum WHO: ↑ Batylalkohol.

Batiochromie: (*gr* batos = Brombeere) graue Zyanose durch Methämoglobin.

Batophobie: (*gr* batos = ersteigbar) Furcht beim Anblick hoher Bauwerke, Berge usw. aus der Nähe.

Batrachotoxin, Batracin: Gift aus der Haut südamerikan. Frösche (v. a. Phyllobates-Arten); Pfeilgift mit Wirkung auf Herz u. Nerven.

Batroxobin WHO: sogen. Hämokoagulase KLOBUSITZKY; gerinnungsfördernde Fraktion aus dem Gift von Bothrops atrox.

Batson* Plexus: ↑ Plexus vertebralis.

Batten* (FREDERIC EUSTACE B., 1865–1918, Pädiater u. Neurologe, London) **Syndrom**: 1) B.*-SPIELMEYER*-VOGT* Syndrom: ↑ Zeroidlipofuszinose. – 2) B.*-MAYOU* Sy.: STOCK*-SPIELMEYER*-VOGT* Syndrom mit psych. Verfall u. fortschreitendem Sehverlust, spast. Paresen, Aphasie, hirnorgan. Anfällen, extrapyramidalen Bewegungen (Typ des erstgenannten Syndroms?). – 3) ↑ CURSCHMANN*-BATTEN*-STEINERT* Syndrom.

Battered-child-Syndrom: (engl.) Krankheitsbild bei Kindesmißhandlung durch die Eltern; vgl. KASPAR-HAUSER-Syndrom.

Battey|-Krankheit: durch atyp. säurefeste Mykobaktn. (**B.-Stämme**, dem Myobact. avis ähnl.) hervorgerufene Lungenerkr. (evtl. auch LK- u. Hauterscheinungen) ähnl. einer Tbk., aber nicht von Mensch zu Mensch übertragbar u. oft resistent gegen INH, PAS u. Streptomyzin.

Battle* Zeichen (WILLIAM HENRY B., 1855–1936, Chirurg, London): Ekchymosen u. später Depigmentierung der Warzenfortsatzgegend bei Schädelbasisbruch.

Batty-Faktor: *serol* ↑ Antigen-By.

Baty*-Vogt* Bänder, juxtaepiphysäre Osteoporose (UEHLINGER): *röntg* bandförm. Aufhellungen der epiphysennahen Metaphysenspongiosa bei Leukämie.

Batylalkohol, Batilolum *WHO*: (SANDLER 1949) u. a. in Arteriosklerose herden nachgewiesener Glyzerin-α-n-oktadezyläther; KM-stimulierend.

Bauch: ↑ Abdomen; i. w. S. auch die Bauchregionen; s. a. Abdominal..., Leib... – **akuter B.**: s. u. Abdomen. – **brettharter B.**: s. u. Bauchdeckenspannung. **großer B.**: vergrößertes Abdomen mit ausladenden Flanken bei chron. Kotstauung (Dickdarmüberdehnung; Skybala tastbar).

Bauch|aorta: ↑ Aorta abdominalis. – **B.atmung**: ↑ Zwerchfallatmung.

Bauchauftreibung, paroxysmale idiopathische: ohne Prodromi einsetzende, ätiol. unklare (»funktionelle«) Bauchauftreibung ohne Meteorismus (»Pseudometeorismus«; evtl. aber brettharter Bauch), mit Dyspnoe u. Symptn. des ROEMHELD* Syndroms, evtl. auch rezidiv. Erbrechen, Obstipation, krampfart. Bauchschmerzen. – Als **hyster. p. i. B.** wie ↑ Scheinschwangerschaft.

Bauchbruch: ↑ Bauchwandhernie.

Bauchdecke: der vord. u. seitl. Teil der Bauchwandung (»weiche B.«, bis zur Linie Spitze 12. Rippe/Darmbeinkamm). Schichtung: Haut, Unterhaut, oberflächl. Körperfaszie, Bauchmuskeln mit Sehnenplatten u. Faszien, inn. Bauchfaszie, Bauchfell. – Steht unter dem intraabdomin. Druck, den sie ihrerseits durch Muskelkontraktion (»Bauchpresse«) verstärkt.

Bauchdecken|abszeß: abszedierende Eiterung nach offener Verletzung, nach Op. an vereiterten Organen, bei Hämatom, Asepsis, Nabeleiterung etc.; bes. Lokalisationen: RETZIUS* (nach urol. Op.), HERTOUX* Raum (↑ Urachuszyste). – **B.aplasie-Syndrom**: Bauchmuskelaplasie, kombiniert mit Mißbildungen, v. a. des Urogenitaltraktes (Mega-, Hydroureter, Kryptorchismus etc.); Androtropie, ungeklärte Ätiol., schlechte Prognose. – **B.arterie**: ↑ Arteria epigastrica.

Bauchdecken|desmoid: gynäkotropes D. der B.aponeurosen oder der Intersectiones tendineae; glatter, schmerzloser, bis kopfgroßer Tumor. – **B.emphysem**: Gasansammlung in der weichen Bauchdecke; bei Pneumothorax, -(retro)peritoneum, Gasbrand. – **B.fistel**: auf die Bauchdecke beschränkte (postop., traumat. etc.) äuß. Fistel; vgl. Bauchfistel.

Bauchdecken|hämatom, spontanes: Bluterguß bei physiol. Belastung der Bauchmuskeln (Risse in Ästen der A. epigastrica im M. rectus). Evtl. Sympte. des akuten Bauches. – **B.haken**: chir. Weghalte-Instrumente für die Bauchdecke bzw. deren einzelne Schichten; z. B. nach ROUX, FRITSCH, VOLKMANN; s. a. Bauchhaken. – **B.lähmung (Sprengel*)**: umschriebene »Schwäche der Bauchdecke« mit hernienähnl. Vorwölbung nach op. oder andersart. Nervenschädigung. – **B.naht**: schichtweise oder durchgreifende (»Massennaht«), evtl. durch Situations-, Draht- oder Drahtplattennähte gestützte Naht der Bauchdecken.

Bauchdecken|phlegmone: flächenhaft subkutan bzw. subfaszial fortschreitende eitr. Entzündung, ausgehend von akzidentellen oder Op.-Wunden, infiziertem Hämatom, Furunkel etc.; v. a. bei Resistenzschwäche u. im Kleinkind- und Säuglingsalter (postnatal, postinfektiös). – **B.plastik**: s. u. Bauchplastik. – **B.presse**: *geburtsh* ↑ BAER* Handgriff. – **B.reflex**, BDR: Kontraktion der Bauchmuskeln nach pass. Dehnung (Eigenreflex) durch Schlag gegen Rippenbogen, Crista iliaca, Os pubis oder ein flach aufgelegtes Lineal. Areflexie z. B. bei Hemiplegie, MS (= ROSENBACH* Zeichen). – vgl. Bauchhautreflex.

Bauchdeckenschnitt: Schnittführung zur Eröffnung der Bauchhöhle, u. zwar (↑ Abb.) als oberer u. unt. Mittel- (1), Rippenbogenrand- (KOCHER, FENGER; 2), Paramedian- (HAGEN; 3), Transrektal- (RIEDEL; 4), Pararektal- (LENNANDER; 5), Wellen- (KEHR; 6), medianer oder lat. Quer- (SPRENGEL, HEUSSNER; 7) sub- oder epiumbilikaler Bogen- (8), Wechsel- (MCBURNEY, SPRENGEL; 9), Aponeurosen- oder Faszienwechsel- (PFANNENSTIEL; 10) Angelhaken- (KIRSCHNER; 11), thorakoabdominaler Schräg- (HEANEY; 12), schräger Leistenschnitt (14), Rippenbogenaufklappung (MARWEDEL; 13).

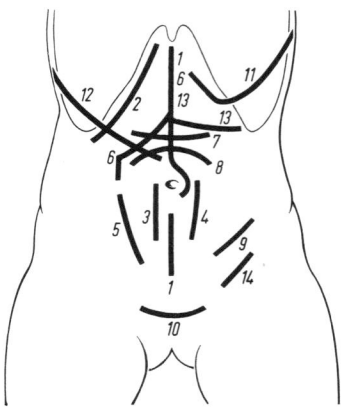

Bauchdeckenspannung: durch Reizung des Peritoneums reflektorisch ausgelöste (über Interkostal- u. Lumbosakralnerven) Tonuszunahme der Bauchdeckenmuskulatur bei intraabdomin. (u. basalem intrathorakalem) u. retro- oder präperitonealem Prozeß. Einseitig umschrieben bei Ureter- u. Gallenkolik, basaler Pleuritis; im Oberbauch bei Herzinfarkt, penetrierendem Magen-Duodenalulkus, Pankreatitis; diffus bei fortschreitender Peritonitis. Extrem: »brettharter Bauch« (nicht eindrückbar).

Bauchdecken|tumor: von der Bauchhaut o. a. B.schichten ausgehende Geschwulst, v. a. Lipom, Hämangiom, Desmoid, SCHLOFFER* Tumor. – **B.wechselschnitt**: ↑ Wechselschnitt.

Bauch|eingeweide: die z. T. intraperitoneal (Leber, Magen, Dünndarm, Transversum, Sigma), z. T. extraperitoneal (Duodenum, Pankreas, A- u. Deszendens, Milz, NN, Nieren, Harnleiter) gelegenen Organe, unterteilt in eine obere (Leber, Magen, Duodenum, Pankreas, Milz) u. eine unt. Gruppe (Dünn-, Dickdarm; Grenze: Ansatz des Mesocolon transversum). – **B.emphysem**: ↑ Pneumoperitoneum; vgl. B.deckenemphysem.

Bauchfell: ↑ Peritoneum; s. a. Peritoneal... – **B.entzündung**: ↑ Peritonitis. – **B.taschen**: die vom Peritoneum parietae gebildeten Nischen ↑ Recessus duodenalis, ileocaecalis, retrocaecalis u. intersigmoideus. Häufig Ort einer »inn.« ↑ Hernie, s. a. Bursa omentalis.

Bauchfistel: Fistel zwischen Bauchhöhle (bzw. einem Bauchorgan) u. Körperoberfläche (= äuß. B.) oder zwischen 2 Bauchorganen (= inn. B.); angeb. oder aber erworben nach Op., Wundbettinfektion, Fremdkörpereiterung, Dränage, als Galle-, Duodenal-, Pankreas-, Kot-, Urinfistel, künstlich als Ernährungsfistel.

Bauch|ganglion: ↑ Ganglion coeliacum; i. w. S. auch die unpaaren Ganglia coeliacum dextrum, renaliaorticum, phrenicum. – **B.glatze**: Verlust der – oberen – Schambehaarung, z. B. bei endokrinen oder Stoffwechselstörungen, bei – Neigung zu – Leberzirrhose (dann evtl. einschl. Pektoralglatze u. Achselhaarverlust).

Bauch|haken: *chir* stumpfe, spatel- (»Bauchspatel«), haken- oder gatterförm. Weghalte-Instrumente für Bauch-Op.; z. B. nach REHN, KÖRTE, LANGENBECK. – Als – sattelförm. – **B.halter** zum Fassen der B.decke in toto, gestielt oder in starren Rahmen einzusetzen.

Bauchhaut|reflex, BHR: reflektor. Kontraktion der Bauchmuskeln (mit homolat. Nabelverziehung) auf mechan. Reizung der Bauchhaut (evtl. auch Thorax- oder Oberschenkelhaut). Diagnostisch wicht. Fremdreflex; Fehlen oder Abschwächung (v. a. einseitig) Hinweis auf Pyramidenbahnläsion. – Inkorrekt als Bauchdeckenreflex bezeichnet. – Halbseit. **B.areflexie** bei Pyramidenbahnläsion.

Bauch|hoden: ↑ Kryptorchismus. – **B.höhle**: ↑ Cavum abdominis. – **B.höhlenschwangerschaft**: ↑ Extrauteringravidität mit Ansiedlung des Eies im Bauchraum (Peritoneum von Darm, Netz, Uterusrückwand; wahrsch. an Endometrioseherden, u. zwar primär oder sek. nach Loslösung von Tube oder Ovar). Komplikationen: intraabdomin. Blutung, Perforation in Harnblase u. Darm. Gelegentlich Austragung.

Bauch|massage: ↑ Darmmassage. – **B.muskelaplasie**: ↑ B.deckenaplasie. – **B.muskulatur**: ↑ Musculi abdominis. – **B.organe**: ↑ B.eingeweide.

Bauch|plastik: Op. zur Straffung der B.decke, insbes. bei Hängebauch (Adiposektomie), zum Verschluß übergroßer Bruchpforten einschl. Rektusdiastase (z. B. nach WULLSTEIN). – **B.plexus**: ↑ Plexus coeliacus. – **B.presse**: durch gleichzeit. Kontraktion der Muskeln von Bauchdecke, Beckenboden u. Zwerchfell auf die Bauchhöhle u. deren Inhalt ausgeübter Druck, möglichst bei Inspiration u. Glottisschluß (um Ausweichen des inkompressiblen Bauchhöhleninhalts in Richtung Zwerchfell zu verhindern); z. B. bei Defäkation, beim Tragen schwerer Lasten. Durch willkürl. Erschlaffung eines der Muskelsysteme Lenkung der Kraft in best. Richtung möglich (z. B. intrapartal in der Austreibungsperiode). – **B.punktion**: P. der B.höhle (nach Harnblasenentleerung) in der Medianlinie (meist zwischen Nabel u. Symphyse) oder – häufiger – im (li.) ↑ MONRO* Punkt mit Kanüle oder Trokar (nach Stichinzision) zur Entleerung eines krankhaften Inhaltes, zur Lufteinblasung, Peritonealwäsche etc.

Bauch|raum: der von der B.wandung (weiche B.decke, WS mit zugehör. Weichteilen, Zwerchfell, Darmbeinschaufeln) umschlossene Raum; durch B.fell in Cavum peritonaei (i. e. S.) u. Spatium retroperitoneale gegliedert. – **B.reflex:** ↑ B.hautreflex. – **B.regionen:** ↑ Regiones abdominis.

Bauch|schnitt: ↑ Laparotomie; s. a. B.deckenschnitt (Abb.). – **B.schock:** reflektor. Sch. auf akute peritoneale Reizung, mit Absacken des Blutes in die – vom Plexus coeliacus gesteuerten – abdomin. Blutdepots. – **B.schuß:** prim. oder sek. (z. B. ↑ Zweihöhlenschuß) Schußverletzung der Bauchdecken einschl. Peritoneum parietale (= Streifschuß) oder der Bauchorgane (als Durch- bzw. Steckschuß; mit frühzeit. Schocksymptomatik).

Bauch|spalte: Mißbildung mit (in)kompletter Spalte in der B.decke, ohne oder mit Eventration von B.eingeweiden. – **B.spatel:** starres oder verformbares (GARRÉ) Instrument zum schonenden Beiseitehalten von B.eingeweiden aus dem Op.-Feld u. bei der B.deckennaht.

Bauchspeichel: das transparente, farb- u. geruchlose, alkal., eiweißhalt. Sekret des Pankreas (»B.drüse«), d. h. seiner intralobulären Gangepithelien (= hydrokinet. Funktion) u. Azinuszellen (= ekbol. Funktion); ca. 800 bis 1000 ml tgl., abgesondert auf nervös-reflektor. u. humoral-chem. Impulse (Sekretin bzw. Pankreozymin); mit Enzymen für KH-, Eiweiß- u. Fettverdauung, z. B. α-Amylase, Karboxypeptidase, Trypsin, Lipase. Diagnost. Gewinnung – vermischt mit Galle u. Duodenalsaft – mittels Duodenalsonde, evtl. nach Ätherreflex.

Bauch|spekulum: ↑ Bauchhaken. – Auch als – selbsthaltender **B.sperrhaken** (z. B. n. HOUZEL, als FRANZ* Rahmen). – **B.Spiegelung:** ↑ Laparoskopie.

Bauchtrauma: penetrierende (= offenes = scharfes B.) oder durch stumpfe Gewalt (Stoß, Quetschung, Zentrifugalkraft bei Abstürzen u. Bremsung; = **stumpfes B.** = Contusio abdominis) bedingte Verletzung von Bauchwand, -höhle u./oder -eingeweiden (Zerreißung parenchymatöser Organe, u. U. zweizeitig; Berstungen von Hohlorganen); klin: Schocksympte., evtl. akutes Abdomen.

Bauchtyphus: ↑ Typhus abdominalis.

Bauch|wand: die den B.raum umschließ. Gebilde: ventrolat. die weiche ↑ B.decke, dorsal der unt. Rücken (WS mit Weichteilen), kranial das Zwerchfell, kaudal das große Becken. – **B.muskeln:** ↑ Musculi abdominis. – **B.wandableitung:** *geburtsh* Ableitung des fetalen EKG (ab 6. Monat) von der Bauchwand der Schwangeren.

Bauch(wand)hernie: Eingeweidebruch durch die Bauchdecke; als **extramediane B.** die in der Linea semilunaris, **mediane B.** z. B. die Hernia epigastrica u. paraumbilicalis, i. w. S. auch örtl. Narbenbruch u. Rektusdiastase sowie Pseudohernien u. Bauchdeckenlähmung (SPRENGEL); s. a. Bauchdeckenaplasie-Syndrom.

Bauchwassersucht: ↑ Aszites.

Baudelocque* Durchmesser (JEAN LOUIS B., 1746–1810, Gynäkologe, Paris): ↑ Conjugata externa.

Baudens* (-v. Langenbeck*-Ollier*) Operation (LUCIEN B., 1804–1857, Chirurg, Algier): Resektion des Humeruskopfes unter Erhaltung der am Tuberculum majus ansetzenden Außenrotatoren, Anfrischung der Gelenkpfanne u. Arthrodese in Gebrauchsstellung (evtl. Suspension am Akromion).

Baudouin* Probe: Gallenfarbstoff-Nachweis im Harn (orange) durch Zutropfen 0,5%iger wäßr. Fuchsin-Lsg.

Bauer* Leberfunktionsprobe (RICHARD B., 1879 bis 1959, Arzt, Wien, New York): ↑ Galaktosetoleranztest.

Bauer* Medium: Nährboden aus Harnstoff u. Natriumphosphat, versetzt mit Phenolrot; zur Differenzierung von Brucella.

Bauer* Milchprobe (JULIUS B., geb. 1879, Pädiater, Düsseldorf, Hamburg): Differenzierung der Frauenmilch von Kuhmilch. Nilblaufärbung, die anschließend nur bei Frauenmilch durch Ätherzusatz entfärbbar ist (Sedimentbildung).

Bauer* Operation (KARL HEINZ B., 1890–1978, Chirurg, Breslau u. Heidelberg): 1) zirkuläre Kraniotomie bei Turmschädel. – 2) sakroabdomin. Rektumexstirpation. – 3) Modifikation der KIRSCHNER* Pseudarthrosebehandlung: Exzision des Gewebes im Pseudarthrosespalt, Aufsplitterung u. Splitterverriegelung der Knochenenden. – 4) Modifikation der KRUKENBERG* Plastik durch Exzision der für die Zangenfunktion nicht benötigten Beuge- u. Streckmuskeln. – 5) Doppelnagelung: Osteosynthese einer Schenkelhalspseudarthrose durch Einführung zweier parallel übereinander liegender Schenkelhalsnägel (des unteren durch den Gelenkspalt in die Hüftgelenkpfanne = temporäre Arthrodese). – 6) transfrontale Elektrokoagulation der Hypophyse. – s. a. Mutationstheorie (der Krebsentstehung).

Bauer* Spreizband (FELIX B., zeitgen. Orthopäde, Wien): (1936) ↑ Spreizbandage aus unelast. Bändern zur funkt. Ther. der angeb. Hüftluxation.

Bauern|rücken: 1) Rundrücken (»Arbeitsbuckel«) der bäuerl. Bevölkerung. – 2) Adoleszentenkyphose (↑ SCHEUERMANN* Krankheit). – **B.tölpel, -wetzel:** volkstümlich für ↑ Parotitis epidemica.

Baufett: Körperfett mit Stützaufgaben, z. B. in Fußsohle, Hohlhand, Augenhöhle, Gelenken, Gesäßgegend. Wird auch bei starker Abmagerung nur unvollständig abgebaut.

Bauhin* (CASPAR B., 1560–1624, schweizer. Anatom) **Drüse:** Glandula lingualis anterior. – **B.* Klappe:** ↑ Valva ileocaecalis. – Danach benannt die **Bauhinitis** (z. B. bei Ileitis terminalis, Ileozäkal-Tbk.), der **Bauhinospasmus.**

Baumann* Lagerung: Drahtextension am gebeugten Arm in Richtung Oberarmachse mit zusätzl. Querzug an Oberarm u. Hand zur Reposition der suprakondylären Extensionsfraktur.

Baumé* Skala (ANTOINE B., 1728–1805, Chemiker, Paris): empir. Aräometer-Skala für Flüssigkeiten, die leichter (1–0,742) bzw. schwerer (1–1,946) als Wasser sind (2 Skalenbereiche mit 60 bzw. 70°Bé).

Baumgarten* (PAUL CLEMENS V. B., 1848–1928, Pathologe, Tübingen) **Färbung:** 1) Lepra-Baz. nach Fixierung in verdünntem Alkohol-Fuchsin mit Alkohol-Salpetersäure (10%ig), Kontrastfärbung mit Methylenblau. – 2) Knorpel- u. Nervengewebe mit Karmin-Anilinblau. – **B.* Syndrom:** 1) ↑ CRUVEILHIER*-B.* Syndrom. – 2) **B.*-Assmann*-Schmid***

Baumgarten*-Tangl* Gesetz

Sy.: ↗ Osteomyelosklerose. – **B.*-Tangl* Gesetz**: Bei der Tbk. treten die ersten spezif. Gewebsveränderungen stets an der Keimeintrittspforte auf.

Baumgarten* Test (FRANZISKA B.*=TRAMER, Psychologin, Bern): ein Situationsbilder- u. ein Sprüchetest zur Analyse bes. Lebenssituationen u. des eth. Empfindens bzw. der sozialen Einstellung.

Baumgartner* Probe: Bilirubinnachweis im Harn anhand der Grünfärbung (Biliverdin) durch wäßr. Dichlorphenolindophenol.

Baumm* (PAUL B., geb. 1860, Gynäkologe, Breslau) **Blase**: glyzeringefüllte Hammelblase als Metreurynter. – **B.* Handgriff**: beidhänd. Umgreifen der Darmbeinkämme zur Abschätzung der geburtsh. Beckenmaße (Distanz der Zeigefingerspitzen).

Baumwoll|fieber, -staublunge: ↗ Byssinose; s. a. Weberhusten. – **B.spinnerkrebs**: 1) Haut-Ca. an Unterbauch u. Skrotum durch verspritztes Schmieröl; entschädigungspflichtige BK. – 2) Lippen-Ca. infolge ständ. Durchziehens des Spinnfadens zwischen den Lippen.

Baunscheidtismus: vom Bonner Stellmacher CARL BAUNSCHEIDT (1809-1874) 1851 angegebene »Heilmethode« durch örtl. Hautreizung mit einem Nadelinstrument (»Lebenswecker«) u. anschließ. Einreiben mit **Baunscheidt* Öl** (Kroton-, Rizinus-, Olivenöl, Euphorbium, Kantharíden, Seidelbast).

Bauru: südamerikan. ↗ Haut-Schleimhautleishmaniase (»Espundia«) in Brasilien.

Bausch*-Lomb* Mikrotom: Rotationsgefriermikrotom zur Herstg. unfixierter Serienschnitte in der Enzymhistochemie.

Baustoffwechsel: *biol* der dem Auf- u. Abbau von Körpersubstanzen dienende Stoffwechsel; vom Betriebsstoffwechsel nicht scharf zu trennen.

Baxter-Flasche®: Vakuumflasche für Blutkonserven; schnelle Füllung u. Durchmischung mit dem Stabilisator.

Bayard* Ekchymosen (HENRI LOUIS B., 1812–1852, Gerichtsarzt, Paris): punkt- bis fleckförm., dunkelrote Erstickungsblutungen in Pleura, Epikard, Mediastinum, Thymus, seltener auch Mundschleimhaut, Tonsillen, Hals-LK.

Bayer* Achillotomie (KARL B., 1854–1930, Chirurg, Prag): zur plast. Verlängerung der Achillessehne s.c. Durchtrennung je einer Sehnenhälfte (lateral ansatznahe, med. etwa 3–5 cm oberhalb), die dann gegeneinander verschoben werden.

Bayford*-Autenrieth* Dysphagie: ↗ Dysphagia lusoria durch eine akzessor. Subklavia vom li. Aortenbogen nach re.-oben.

Bayle* Krankheit (ANTOINE LAURENT B., 1799–1858, Psychiater, Paris): progressive ↗ Paralyse.

Bayle* Operation: Anastomosierung des Nebenhodens mit dem Ductus deferens bei entzündl. Samenwegsverlegung im Schwanzteil.

Bayley* (ROBERT HEBARD B., geb. 1906, Kardiologe, Oklahoma-City) **Block**: Rechtsschenkelblock Typ IV oder C (in Extremitäten-Abltgn. ähnl. dem atyp. Li.-schenkelblock), mit QRS-Dauer meist >0,15 Sek., niedr. R- u. S-Zacke in I, tiefer, gekerbter S-Zacke in II u. III; Untertyp a mit breitem u. niedr., Untertyp b mit schlankem u. höherem R in I. – **B.*-Cabrera* Kreis**: EKG-Kreisskala (gleichwinkl. Hexaxialsystem mit gemeinsamem Nullpunkt; ↗ Abb.) durch Zusammenlegen der triangulären bi- u. unipolaren Extremitätenableitungslinien (Standard- + GOLDBERGER* Abltgn.). Ermöglicht Definition jedes sich in der Frontalebene manifestierenden Vektors bezügl. Winkel u. Projektionsgröße.

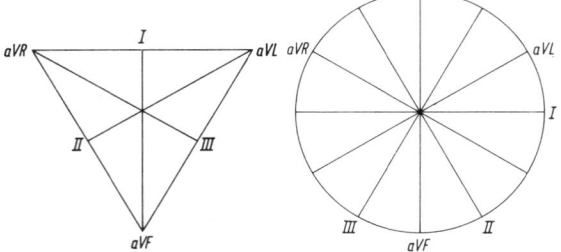

Bayley* Probe: Bildersehprobe zur Bestg. der Sehschärfe bei Kindern (Herausfinden best. Zeichen aus Anzahl ident. Silhouetten).

Bayliss* (Sir WILLIAM MADDOCK B., 1860–1924, Physiologe, London). **Effekt**: *physiol* reaktive (autoregulative?) Kontraktion der Gefäßwand bei Erhöhung des intravasalen Druckes, insbes. durch die einschießende Blutwelle nach Aufhebung einer Arterienkompression; bedingt Abweichung von der linearen Druck-Stromstärke-Beziehung (POISEUILLE* Gesetz). Als entsprech. **B.*-Reaktion** an den Hirngefäßen Vasokonstriktion bei Hypertonie (u. Dilatation bei Hypotonie). – **B.*-Starling* Symptom**: poststenot. Erschlaffung des unt. Ösophagusdrittels.

Baynton* Verband (THOMAS B., 1761–1820, Chirurg, Bristol): aufsteigender Pflaster-Dachziegelverband am U'schenkel bei Ulcus cruris.

Bazett* Formel: (1920) Verhältnis der QT-Dauer zur Dauer der Pulsperiode(C): $QT = k \cdot \sqrt{C}$ (k-Werte > 0,39 pathol.).

Bazex* Syndrom: Akrokeratosis paraneoplastica: (1965) bei Ca. des Nasen-Rachenraumes auftret. psoriasiforme Keratose der Akren; mit Pruritus, Erythrozyanose von Gesicht u. Händen, Dystrophie der Nägel. – **B.*-Dupré*-Reilhac* Syndrom** (Dermatologen, Toulouse): (1955/56) atyp., periorifizielle (an hellen Körperöffnungen), zirzinäre Erythro(kerato)-dermie u. Hypotrichose der Kopfhaut.

Bazill...: s. a. Bacill...

Bazillämie: ↗ Bakteriämie; i. e. S. das Generalisationsstadium der Tbk.

Bazillat: Reinkultur lebender oder abgetöteter Erreger für die Verarbeitung zu Toxinen.

Bazillen: ↗ Bacillus. – Auch inkorrekte Bez. für Bakterien; s. a. Bazill(o)..., Bakteri(o)...

Bazillen|ausscheider: ↗ Ausscheider; s. a. Dauerausscheider. – **B.ruhr**: ↗ Bakterienruhr. – **B.träger**: ↗ Keimträger; s. a. Ausscheider.

bazilliform: stäbchenförmig, Bazillen-ähnlich.

Bazillophobie, Bakterienphobie: krankhafte Furcht (passagere Phobie bis Zwangsbefürchtung), sich zu infizieren; oft psychogen.

Bazillurie: ↗ Bakteriurie.

Bazillus: ↗ Bacillus, Bazillen.

Bazin* Krankheit (ANTOINE PIERRE ERNEST B., 1807–1878, Dermatologe, Paris): 1) Erythema induratum BAZIN. – 2) Erythema contusiforme: ↑ Erythema nodosum (HEBRA). – 3) **Alibert*-B.* Krankh.**: ↑ Mycosis fungoides.

Bazy* (PIERRE JEAN BAPTISTE B., 1853–1934, Chirurg, Paris) **Bougie**: filiforme Harnröhrenbougie. – **B.* Krankheit**: intermittierende Hydronephrose bei Aplasie der glatten Muskeln von Nierenbecken u. -kelchen. – **B.* Punkt**: Schnittpunkt einer Horizontalen durch den Nabel u. einer Vertikalen durch den MCBURNEY* Punkt (entsprechend etwa dem Ureterabgang); Druckpunkt bei Pyelitis, Pyelonephritis u. Nephrolithiasis. – **B.* Zeichen**: 1) ↑ ureterovesikaler Reflex. – 2) Druckschmerz am ↑ B.* Punkt. – 3) rektale Druckschmerzhaftigkeit (mit Resistenz) des Ureters bei Ureterspasmus; dagegen perineale Resistenz bei Stenose. – **B.*-Moyrand* Viereck**: röntg Projektionsfeld des Nierenbeckens, begrenzt von den Horizontalen durch 1. bzw. 2. LKW sowie von den Senkrechten durch die zugehör. Querfortsatzenden bzw. 5 cm seitl. davon.

(Louis) Bazy* Inzision (PIERRE LOUIS JEAN B., 1883–1960, Chirurg, Paris): sogen. »vord. horizont. Schnitt« (Rückenlage, hyperextendierter Rumpf) zur retroperitonealen Nierenfreilegung, beginnend unterhalb der 11. Rippe ventralwärts zu einem Punkt zwischen Nabel u. Schwertfortsatz.

BB: 1) *gyn* Beckenboden. – 2) *hämat* Blutbild.

BBB-Syndrom: (1965) fam. (zunächst in 3 Fam. mit Namen B. beobachteter), androtroper (dominanterbl.?) kraniofazialer Dysmorphismus (Hypertelorismus, breite, evtl. gespaltene Nasenspitze, Ohrmuschelmißbildung u. -tiefstand) mit Herzmißbildung, Hypospadie, Kryptorchismus, Gaumenspalte.

BBF-Gips: Becken-Bein-Fuß-Gipsverband (s. u. Bekkengips).

BBT: *gyn* basal body temperature (↑ Basaltemperatur).

BB-Typ: *pulmon* blue-bloater-Typ (s. u. pink puffer).

BCG: 1) ↑ Ballistokardiogramm. – 2) *bakt* Bacille CALMETTE-GUÉRIN, eine durch Züchtung auf gallehalt. Nährböden apathogene Variante des bovinen Mycobact. tuberculosis; zur Herstg. des **BCG-Impfstoffes** (flüss. oder lyophilisierte Suspension als »Lebendvakzine« für Tbk-Schutzimpfung im Kindesalter (= **BCG-Impfung**); i.c. durch Skarifikation oder Multipunktur, peroral; neuerdings auch gegen tuberkuloide Lepra). – **BCG-id, -itis**: Hautreaktion(en) bzw. Hilusvergrößerung nach BCG-Impfung. – **BCG-Test** (Ustvedt*): Applikation (Skarifikation oder Pflasterprobe) verdünnten BCG-Impfstoffes zum Nachweis einer Tbk-Allergie (rötlich-blaues Knötchen).

B-Chromosomen: 1) (WILSON, RANDOLPH) akzessor., d. h. nicht zu den normalen (A-)Chr. zählende »Supernumeries« (z. B. als Folge von Chromosomenbrüchen), die durch Fragmentation die kleineren C-, D-, E- u. F-Chromosomen entstehen lassen, meist genetisch inaktiv. – 2) Chromosomen der B-Gruppe der ↑ Denver-Klassifikation.

Bdellotomie: bei der Blutegel-Ther. Abschneiden des festgesaugten Egels zwecks Verlängerung des Blutentzugs.

BDR: Bauchdeckenreflex.

BD-Syndrom: bei 2 Fam. B. u. D. 1975 erstmals beobachtete Mikrozephalie mit Minderwuchs u. Organdysplasien.

BE: 1) Broteinheit (↑ Weißbroteinheit). – 2) ↑ BODANSKY* Einheit. – 3) *gyn* ↑ Beckenendlage, ↑ Beckeneingang. – 4) Base excess (↑ Basenüberschuß, s. a. Säure-Basen-Gleichgewicht).

Be: *chem* ↑ Beryllium. – °**Bé**: *physik* s. u. BAUMÉ* Skala.

Be^a: ↑ Antigen Be^a.

Beachtungswahn: paranoide, evtl. phob. Vorstellung, von der Umgebung bes. beachtet zu werden (wegen vermeintl. oder wirklicher Körperfehler).

Beadle*, George Wells: geb. 1903, Biologe, Pasadena/Cal.: Nobelpreis für Medizin 1958 (zus. mit TATUM) für »Entdeckung, daß Gene durch best. chem. Verläufe regulierend wirken«. – s. a. Ein-Gen-ein-Enzym-Hypothese.

beaf-tea: (engl.) gesalzene, fettlose Fleischsuppe zur Flüssigkeitsersatzther. bei Wassermangelzuständen.

Beal* Konjunktivitis: ↑ Conjunctivitis follicularis acuta.

Beal*-Longmire* Operation: ↑ LONGMIRE* Op. 2.

Beale* Zellen (LIONEL SMITH B., 1828–1906, Pathologe, London): s. u. Spiralnervenzelle.

Beals* Syndrom: (RODNEY K. BEALS 1967) autosomal-dominant erbl. Oto-osteodysplasie, mit Ohrmuschelmißbildung, Ellenbogen- u. Hüftgelenkfehlbildung.

Bean* Syndrom (WILLIAM B., geb. 1909, Internist, Iowa-City): 1) Malabsorptions-Syndrom mit Steatorrhö, vaskulärer Lipomatose, Phlebektasie, Ophthalmoplegie. – 2) (1956?) »blaues-Gummibläschen-Nävus-Sy.«: multiple kavernöse kutane u. intestinale Hämangiome, wahrsch. autosomal-dominant erbl.

Bear* Methode: artifizielle Myiasis als Wundbehandlung.

Beard* Syndrom (GEORGE MILLER B., 1839–1883, Neurologe, New York): ↑ Neurasthenie.

Beare*-Dodge*-Nevin* Syndrom (J. MARTIN B., J. A. DO. u. N. C. NE., Dermatologen, Belfast): (1969) Mißbildungskomplex unklarer Ätiol.: schwere Gesichtsdysmorphie mit Cutis verticis gyrata im Stirnbereich, perioraler Hyperkeratose i. S. der Acanthosis nigricans, Zahn-, Gaumen- Uvulaanomalien, Makrocheirie u. -podie, Zygodaktylie, funktioneller Pylorusstenose, Leistenhernie, Scrotum bifidum.

Bearn*-Kunkel* Syndrom: (1951) lupoide ↑ Hepatitis.

Beatmung: Ventilation der Lunge; i. e. S. die manuell oder maschinell herbeigeführte (s. a. Reanimation) oder nur gestützte Lungenbelüftung (als »**kontrollierte B.**« bei künstl. oder path. Atemstillstand, »**assistierte B.**« bei mangelhafter Spontanventilation) über Atemmaske oder Tubus, entweder durch rhythm.-intermittierende Erhöhung des Lungeninnendruckes (bei atmosphär. Außendruck) mit Atembeutel oder -balg (von Hand bzw. Maschine des Narkose-/Beatmungsgerätes), ohne oder mit Intubation (= **endotracheale B.**, evtl. über Tracheostoma); oder aber durch Erniedrigung des Thoraxinnendruk-

Beatmung, elektrische

kes bei atmosphär. Außendruck (= Tankbeatmung, z. B. Eiserne Lunge), auch als alternierende oder ↑ Wechseldruckbeatmung; ferner – als **elektr. B.** (rhythm. Elektrostimulation der Atemmuskeln, sogen. »Elektrolunge«), durch Atemspende u. durch rhythm. Thoraxkompressionen. – Neuerdings die intermittierend gesteuerte Zusatzbeatmung (IGZ) als Kombination von Spontanbeatmung (über »Abrufventil«) u. wenigen kontrollierten Beatmungszügen (bzgl. Frequenz, Dauer u. Strömung variierbar).

Beatmungs|balg: maschinell oder von Hand rhythmisch (dosiert) zu komprimierender Gummiballon oder »Ziehharmonika-« Blasebalg mit Anschluß an einen Beatmungs- oder Narkoseapparat. – **B.gerät**: Apparat zur künstl. Beatmung durch a) Erzeugen von Ein- und Ausatmungsbewegungen durch intermittierend auf die Thorax- u./oder Bauchpartien einwirkende Druckerhöhung u. -erniedrigung (z. B. Biomotor®, Chestrespirator, »Eiserne Lunge«); b) rhythm. Auslösen von Kontraktionen der Atemmuskeln mittels elektr. Reizung der Nn. phrenici oder der Muskeln (= Elektrolunge); c) druck- oder volumengesteuerte Insufflation u. Lungenaufblähung in Verbindung mit einem geschlossenen System (z. B. Spiropulsator, Poliomat, BANG* Respirator, Pulmomat, ENGSTRÖM* Respirator).

Beatson* Operation (GEORGE THOMAS B., 1848–1935, Gynäkologe, Glasgow): bds. Ovarektomie bei Rezidiv oder Inoperabilität eines Mamma-Ca. (Ausschaltung einer »kanzerogenen« Wirkung der Sexualhormone).

Beatty*-Bright* Geräusch (THOMAS E. BE., 1801–1872, Gynäkologe, Dublin): pleurit. ↑ Reibegeräusch.

Beau* Geldscheinhaut (WILLIAM BENETH B., geb. 1909, Hepatologe, Cincinnati): (1958) ↑ Dollarhaut.

Beau*-Reil* Furchen, Linien, B.* Onychomalazie (JOSEPH HONORÉ SIMON B., 1806–1865, Internist, Paris): Querfurchen am Fingernagel infolge vorübergehender Störung der Nagelmatrix (etwa 6 Wo. nach schwerer Krankh. oder Intoxikation); wachsen mit dem Nagel heraus. – Auch inkorrekt für ↑ Leukonychia striata.

Beaumé* Zeichen (LUCIEN B., geb. 1865): Retrosternalschmerz bei Angina pectoris.

Beaoumont* Syndrom: ↑ Hämophilie B.

Beauvieux* Krankheit: Dysgenesie der Sehbahn beim Frühgeborenen bzw. Pseudoatrophie des N. opticus beim Säugling; klin.: Aufhebung der Lichtreflexe, Nystagmus, Amaurose, graue Papille (verzögerte Myelinbildung).

Bebaru-Fieber: in Australien u. Malaya von Moskitos übertragene fieberhafte Erkr. (Myalgien, Arthralgien, Kopfschmerzen) durch gleichnam. ARBO-Virus A.

Bec: (französ.) Schnabel, Rüssel; z. B. **Bec acromégalique** (Verlängerung des Proc. clinoideus ant. bei Hypophysenadenom).

Becegid, Becegitis: ↑ BCG-id, BCG-itis.

Becher* (FRIEDRICH ERWIN B., 1890–1947, Internist, Frankfurt, Halle, Gießen, Mainz) **Xanthoproteinreaktion**: Gelbfärbung des mit Trichloressigsäure enteiweißten u. mit konz. HNO_3 aufgekochten Harns (nach Alkalisierung weitere Farbvertiefung); bedingt durch Darmfäulnisprodukte, die – bei Niereninsuffizienz – nicht in der übl. Form ausgeschieden werden. – **B.* Zahl**: Summe aus den Hunderter-Zahlen der in ml angegebenen 24-Std.-Harnmenge u. den bd. letzten Ziffern des spez. Gew. (z. B. 1100 ml/24 Std. u. spezif. Gew. 1020: 11 + 20 = 31). Normalwert ca. 30; kleinere Werte (20–22) sprechen für Nierenfunktionseinschränkung.

Becher|epiphyse: becherförm. Deformierung der Röhrenknochenepiphyse bei Rachitis. – **B.hülse**: ↑ Abb. »Spermium«. – **B.keim, -larve**: ↑ Gastrula. – **B.zelle**: stielglas- oder becherförm., muzinbildende Epithelzelle (solitär oder gruppiert) der intraepithelialen Drüsen.

v. Bechterew* (WLADIMIR MICHAILOWITSCH V. B., 1857–1927, Neurologe, Leningrad) **Kern**: Nucleus vestibularis sup. – **B.* Krankheit, Syndrom** ursprüngl. eine WS-Erkr. etwa i. S. der Spondylosis hyperostotica (OTT) bzw. der Hyperostose ankylosante vertébrale sénile (FORESTIER); jetzt Bez. für die ↑ Spondylarthritis ankylopoetica, von manchen Autoren nur bei ausschließl. Befall der WS einschl. Iliosakralgelenken (bei Mitbeteiligung auch großer Gelenke: **B.*-Marie*-Strümpell* Krankh.**). – **B.* Reflex**: 1) Akromialreflex (physiol.): durch Beklopfen des Akromion oder Proc. coracoideus auslösbarer Bizepsreflex. – 2) Augenreflex: Kontraktion beider Mm. orbicul. oculi bei Beklopfen der Stirn-Schläfen-Region (= MCCARTHY* Supraorbitalreflex). – 3) Hackenreflex, MARKOW* prox. Plantarreflex: Zehenbeugung bei Beklopfen der Hackensohle oder des äuß. Fußrandes (dem ROSSOLIMO* Reflex nahe verwandt, ihm etwa in der Bedeutung entsprechend). – 4) Kontraktion des M. erector trunci bei Schlag auf das Kreuzbein (normal, meist aber nur bei Pyramidenbahnläsion oder Hinterwurzelreizung auslösbarer Eigenreflex). – 5) Kontraktion der Glutealmuskulatur bei Beklopfen des Trochanter major (in Bauchlage; diagnostisch unbedeutender Eigenreflex). – 6) Handreflex: Extensorenkontraktion bei Beklopfen der Dorsalseite der Ulna (normaler, pathol. verstärkter Eigenreflex). – 7) auropalpebraler Reflex: ↑ akust. Lidreflex. – 8) Pektoralisreflex: Adduktion u. Innenrotation des – leicht abduzierten u. supinierten bzw. leicht über den Kopf gelegten – Armes bei Beklopfen der 7. Rippe zwischen vord. u. mittl. Axillarlinie. – 9) Kontraktion der Unterarmpronatoren bei Beklopfen des dist. Radiusendes (Arm entspannt in leichter Pronationsstellung ulnarseitig aufliegend); Pyramidenbahnzeichen. – 10) paradoxer Pupillenreflex (»Bechterew I«): bei Beschatten des Auges Verengung bzw. bei Lichteinfall Erweiterung der Pupille; Sympt. bei Tabes dors., progress. Paralyse, Vierhügel-Tumor. – 11) skapulohumeraler Reflex (»Bechterew II«): Kontraktion der Schultermuskeln bei Beklopfen des med. Skapularandes (Interpretation schwierig). – 12) B.*-JACOBSOHN* Karpometakarpalreflex: Fingerbeugung bei Beklopfen des Proc. styl. radii bzw. ulnae oder des Handrückens (aussageschwaches Pyramidenzeichen). – 13) B.*-MENDEL* Reflex: Plantarflexion der Zehe (evtl. auch fächerförm. Spreizung) bei Schlag auf den prox. seitl. Fußrücken (Pyramidenzeichen). – **B.* Schicht**: Nervenfaserschicht der Großhirnrinde zwischen BAILLARGER* Streifen u. Tangentialfaserschicht. – **B.*Symptom, Zeichen**: 1) fehlende Schmerzempfindung auf kräft. Druck gegen den N. fibul. bei Tabes dors. – 2) B.* Ischiasphänomen: Unvermögen des im Bett Sitzenden, bd. Beine gleichzeitig zu strecken; bei Ischiadikusaffektion. – **3)** ↑ MARIE*-FOIX* Zeichen. – s. a. BECHTEREW* Reflexe. – **B.*-Stölzner* Syndrom**: ↑ Erythema palmare hereditarium.

Bechthold* Membran: Ultrafilter aus Kollodium-Eisessig; auch für hochmolekulare Stoffwechselprodukte von Baktn. impermeabel.

Beck* Beatmungsgerät (HANS B., Gynäkologe, Donaueschingen): B. zur intermittierenden Überdruckbeatmung apnoischer Neugeborener im halboffenen System (mit 2 AYRE* T-Stücken zwischen Trachealtubus u. Sauerstoffquelle; z. B. Baby-Pulmotor).

Beck* Gürtel: Leinen-G. zur Aortenkompression bei bedrohl. Nachgeburtsblutung.

Beck* (ALFRED B. B., geb. 1889, Chirurg, Kiel) **Bohrung**: (1929) perkutane – oder offene – Anbohrung einer Kontaktpseudarthrose zur Anregung der Kallusbildung. – **B.* Bügel**: durch Flügelschraube spreizbarer »Spannbügel« für Drahtextension (da Draht im Bohrkanal nicht fixiert, erhöhte Infektionsgefahr). – **B.* Kanüle**: kurze flügelkanüle für Bluttransfusion. – **B.* Mühle**: Gerät für dir. Bluttransfusion: ventillose Schlauchpumpe (3 mit Handkurbel betriebene Walzen) mit Vierwegehahn (Anschluß an 2. Schlauchsystem mit physiol. NaCl-Lsg. für Spülung). – Techn. Prinzip späterer Systeme für den extrakorporalen Kreislauf.

Beck* Krankheit: 1) B.*(-IBRAHIM*) Krankheit (SOMA CORNELIUS B., 1872–1930, Dermatologe, Budapest): »Erythema mycoticum infantile«; mazerationsbedingter (?) Soor junger Säuglinge (perianal, -genital, am Rücken). – **2)** ↑ KASCHIN*-BECK*.

Beck* Methode: (EMIL G. B., 1866–1932, Chirurg, Chikago): bei abszedierender (tbk.) Osteomyelitis Exkochleation u. Füllung der Knochenhöhle mit **B.* Paste** (Wismutkarbonat u. -subnitrat; zur Ther. von Wunden, Fisteln u. Kavernen, auch als Rö-KM).

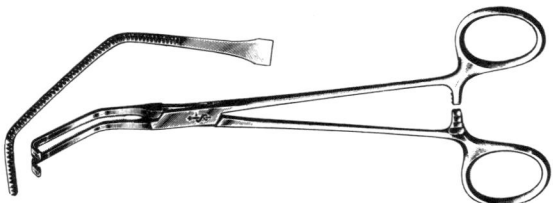

Beck*-Potts* Klemme.

Beck* (CLAUDE SCHAEFFER B., geb. 1894, Chirurg, Cleveland) **Klemme**: lange, nichtquetschende Gefäßklemme für Teilausklemmung der Aortenwand. – Entsprechend kleine Klemme auch für Sinus cavernosus. – **B.* Operationen** (bei Koronarinsuffizienz): **1)** Kardiomyopexie: Verlötung gestielter Muskellappen aus der Brustwand mit dem angerauhten Epi- u. Myokard (Anregung der Kollateralenbildung). – **2)** »Beck II«: Anastomosierung von Aorta u. Sinus coronarius (oder V. cordis magna) durch autoplast. Venentransplantat; in 2. Sitzung Einengung des Sinus coronarius. – **3)** Kardioperikardiopexie (»Beck I«): Einbringen von Asbestpulver oder Knochenstaub in den Herzbeutel (um durch Adhäsionen mit Gefäßeinsprossung im Myokard interkoronare Kollateralen zu schaffen). – **4)** Kardioomentopexie: Fixation des hochgeschlagenen großen Netzes an das Epikard. –

5) Fixierung eines mediastinalen Fettlappens am Epikard. – **B.* Trias**: (bei Herzbeuteltamponade) erniedrigter arter. u. erhöhter venöser Blutdruck (mit Venenstauung), verminderte Herzwandpulsationen (mit leisen Tönen).

Beck* Spatel: schmaler Bauchspatel (flache Hohlrinne) mit Z-förmig angesetztem Griff.

Becke* Linie: heller Lichtsaum an der Grenze zweier Medien unterschiedlicher Brechkraft im mikroskop. Bild (bei angezogener Aperturblende oder abgesenktem Kondensor); zur Bestg. der Brechungszahl.

Becken: *anat* ↑ Pelvis. Das weibl. oder **feminine B.** mit flacheren Darmbeinschaufeln u. breiteren Kreuzbeinflügeln, niedriger, breiter u. weiter, BE rundl.-queroval (größerer retropub. Winkel), mit halbkugel. Höhlung, weiterem Ausgang u. Schambogen; vgl. Becken, gynäkoides. – Das männl. oder **virile B.** höher, schmaler u. enger, mit steileren Darmbeinschaufeln, schmaleren Kreuzbeinflügeln, durch vorspringendes Promontorium u. kleineren retropub. Winkel kartenherzähnlichem BE, trichterförm. Beckenhöhle, engem Beckenausgang u. Schambogen; vgl. Becken, androides. – Bes. (pathol.) Formen: **allg.-verengtes B.**: proportioniert klein u. schmal (mit Schmalheit von Kreuzbein u. MICHAELIS* Raute, Enge des Arcus pubis); bei bes. Kleinheit: »Zwerg- oder Miniatur-B.«, geburtsmechan. oft als enges B. (evtl. kompensierbar durch ROEDERER* Kopfeinstellung). – **androides B.**: dem ♂ B. ähnl. Formvariante beim Weibe, mit dreieck. BE (evtl. Schwierigkeiten in der Austreibungsperiode). – **ankylot. B**: mit Ankylose eines oder bd. Iliosakralgelenke; entweder bei Aplasie eines Kreuzbeinflügels oder als »ostit.-synostot. B.«; bei einseit. Ankylose schräg- (↑ NAEGELE*, ↑ KUNDRAT* Becken), bei beidseitiger queverengt (= ROBERT* Becken), evtl. mit Hüftgelenkankylose kombiniert (↑ Koxitisbecken). – **anthropoides B.**: Formvariante des ♀ B. mit längsovalem BE, geringer Kreuzbeinkrümmung, langem Kavum, engem Hinter- und geräum. Vorderbecken. – **chondrodystroph. B.**: allg. verengtes, selten plattes Zwergbecken (meist kein Geburtshindernis, da Geburtsobjekt entspr. klein). – **dyspygisches B.**: durch Kreuzbeinaplasie querverengt, mit spitzwinkl. Vereinigung der Darmbeinschaufeln. – **einfach-plattes B.**: geradverengtes B. nichtrachit. Genese (frühkindl. Überlastung?). – **enges B.**: im Verhältnis zur Größe des kindl. Kopfes funktionell zu eng; bedingt Geburtsverzögerung oder -unmöglichkeit; häufig Haltungs- u. Lageanomalien, Schädelkompression, vorzeit. Blasensprung, Vorfall von Nabelschnur oder kleinen Teilen, Uterusruptur, Wehenerschöpfung, Geburtskanalverletzung, Fruchttod. Evtl. kompensierbar durch ROEDERER* Einstellung; s. a. Asynklitismus. – **geradverengtes B.**: in einem geraden Durchmesser (meist BE) verengt, u. zwar als einfach plattes oder plattrachit., geradverengtes Trichter-, mittenplattes Assimilations-, i. w. S. auch Spondylolisthese-B.; u. U. geburtsmechan. zu eng (evtl. kompensierbar durch Asynklitismus). – **gynäkoides B.**: mit typ. ♀ Form, d. h. gut gerundetem Vorder- u. Hinterbecken bei geraden Seitenwänden, normaler Kreuzbeinneigung u. -krümmung; ideales Geburtsbecken. – **hyperplast. B.**: zu weites ↑ Becken, **hypoplast. B.**: allgemein verengtes ↑ Becken. – **infantiles** oder **juveniles B.**: allg. verengt, leicht trichterförm., mit engem Schambogen, schmalem Kreuzbein (u. MICHAELIS* Raute) ohne Wölbung,

Becken, kartenherzförmiges

hochstehendem Promontorium (häufig weiteren Entwicklungsstörungen wie Genitaldysplasie etc); geburtsmechan. als enges B. – **kartenherzförm. B.**: ↗ Kartenherzbecken. – **koxalg. B.**: ↗ Koxitisbekken. – **langes B.** (KIRCHHOFF): ↗ Assimilations-B. mit Sakralisation von LW 5 (Promontorium hoch über Symphyse) mit übernormaler Kreuzbeinlänge (Gefahr geburtshilfl. Schwierigkeiten i. S. des engen B.); 3 Typen: »Übergangs-B.« (LW an Kreuzbein angeglichen, aber nicht knöchern verwachsen), »einfaches langes B.« (= hohes Assimilations-B.; Promontorium-Hochstand, kleiner BE u. längerer knöcherner Geburtsweg bei erhaltener Beckenkrümmung), »Kanal-B.«. – **osteodystroph. B.**: ↗ ESCH* Becken. – **osteomalaz. B.**: unregelmäßig verengtes B., evtl. mit gummiart. Nachgiebigkeit der Knochen, im Extremfall Kartenherz- oder Schnabelform. – **plattes B.**: ein geradverengtes B.; in der einfachen Form als ovales B.; vgl. einfach plattes ↗ Becken. Ferner das **plattrachit. B.**, im BE durch vorspringendes Promontorium geradverengt (Kreuzbeindrehung unter Rumpflast; oberes Dreieck der MICHAELIS* Raute abgeflacht); Darmbeinschaufeln klein, mit abgeflachtem Kamm; Distantia spinarum bis 2 cm kleiner als D. cristarum; geburtsmechan. korrigierbar durch synklit. oder ROEDERER* Einstellung. – **querverengtes B**: in einem oder mehreren Querdurchmessern verengt; geburtsmechan. evtl. als enges B. – **rachit. B.**: verschiedenste Formen, meist platt oder plattrachitisch, evtl. »pseudoosteomalazisch« (zusammengeknicktes Schnabelbecken). – **schrägverengtes B.**: im schrägen ⌀ verengtes (geburtsmechanisch oft »enges«) B.; Symphyse seitl. verschoben, MICHAELIS* Raute schief (s. a. ankylot. ↗ Becken, Hinke-, Skoliosebecken); z. B. als ↗ Synchondrose-, Exostose-, Fraktur-B. – **verengtes B.**: in allen oder einzelnen Durchmessern engeres (geburtsmechan. evtl. enges) B., allg. (= verjüngtes B.), gerad-, quer-, schräg- oder unregelmäßig-verengt; Folge von Entwicklungsstörung, örtl. Knochen-Erkr., Veränderungen der WS oder unteren Gliedmaßen, ZNS-Störung; nach Urs. oder Form bez. als ankylot., chondrodystroph., osteomalaz., rachit., typhöses, Assimilations-, Exostose-, Fraktur-, Klaudikations-, Kyphose-, Lazerations-, Mißbildungs-, Neubildungs-, Neurose-, Spondylolisthese-, Synchondrose-, Trichter-, Zwerg-B. – **weites** oder **zu weites B**: durch allg. Riesenwuchs oder hyperplast. Knochenwachstum in allen oder einzelnen Durchmessern vergrößert; verminderte (fehlende) geburtsmechan. Zwänge bedingen häufig Haltungs- u. Drehungsanomalien des kindl. Kopfes.

Becken|achse: ↗ B.führungslinie. – **B.amputation**: ↗ Hemipelvektomie. – **B.apertur**: ↗ B.eingang bzw. -ausgang.

Beckenausgang: **1)** Apertura pelvis minoris inf. *PNA*: die vom muskulären ↗ Beckenboden verschlossene rautenförm. unt. Öffnung des Bänderbeckens (Ausgang des Geburtskanals), begrenzt von Lig. arcuatum pubis, unterem Schambein- u. Sitzbeinast, Tuber ischiadicum, Lig. sacrotuberale u. Steißbein; durch Diameter tuberalis in ein vord. u. hint. Dreieck gegliedert. – **2)** im LEVRET* ↗ Beckenebenensystem (Abb.) die Ebene mit der anatom. ↗ Beckenausgangskonjugata als Diameter recta. – Messung erfolgt äußerl. mit Becken(ausgangs)zirkel (s. a. SELLHEIM* Handgriff, Beckenaustastung); bei Verengung (Summe von Diameter sagitt. post. u. tuberalis < 15 cm, Schambogen verschmälert) häufig Vorderhauptslagen u. Geburtsstillstand.

Beckenausgangskonjugata: die Diameter recta s. sagitt. des Beckenausgangs (durch Projektion der Diameter tuberalis in D. sagitt. ant. u. post. teilbar); unterschieden als **anatom. B.** (= Distantia pubococcygea) u. als – geburtshilf. maßgebende – **funktionelle B.** (= Distantia sacropubica bei voll ausnutzbarem Arcus pubis).

Beckenausgangszange: Zangenentbindung bei Stand des kindl. Kopfes auf dem Beckenboden; u. U. durch ↗ Vakuumextraktion zu ersetzen.

Beckenaustastung: vaginale oder rektale Untersuchung des kleinen Beckens, z. B. auf der Suche nach Tumor(metastasen), im Rahmen einer Schwangeren- bzw. geburtshilf. Untersuchung (mit digitaler inn. Beckenmessung).

Becken|bänkchen: *chir* ↗ BORCHARDT* B.stütze. – **B.bindegewebe**: das sub- bzw. retroperitoneale Bindegewebe, das die B.wand mit den Eingeweiden verbindet. Als Grundstock das um die viszeralen Abzweigungen der großen Gefäße gelegene »Corpus intrapelvinum«; ferner der Uterovaginal- (basal vom sogen. Lig. cardinale ausgehend; an der Lig.-latum- u. Parametrienbildung beteiligt), der Blasen- (vom Lig. cardinale zur Harnblasenfaszie; med. Anteile: Lig. vesicouterinum; lockere perivesikale Anteile: Parazystium) u. der Rektumpfeiler (ebenfalls basal vom Lig. cardinale; bds. den DOUGLAS* Raum bogenförmig umfassend, medial begrenzt vom Lig. recto-sacrouterinum; Grundlage der gleichnam. Plicae; im lat. Pfeiler der Ureter).

Beckenboden, BB: ↗ Diaphragma pelvis u. D. urogenitale als Weichteilverschluß des Beckenausgangs, mit Durchtrittsöffnung für Mastdarm, Harnröhre u. Scheide (ergänzt durch das – nach dorsal abbiegbare – Steißbein als knöchernem BB). Gegen Ende der Austreibungsperiode ausgewalzt zum Weichteilansatzrohr. Schwäche oder Schwächung (z. B. durch Geburten) bedingt Scheidensenkung, Mastdarm-, Gebärmuttervorfall, Beckenbodenbruch (Prophylaxe: BB-Gymnastik mit Spannungs- und Entspannungsübungen). – Die **B.ebene** im HODGE ↗ Beckenebenensystem (Abb.) verläuft parallel zur BE-Ebene in Höhe des knöchernen Beckenbodens. – **B.plastik**: vaginale Op. i. S. der »überphysiol.« Verengung des erweiterten Hiatus genit. im muskulären Beckenboden der Frau (Vereinigung der Levatorschenkel = Kolporrhaphia post. = Kolpoperineorrhaphie). – **B.querstand**: *geburtsh* tiefer ↗ Querstand.

Becken|breite: Distantia cristarum s. intercristalis: größte Enfernung zwischen den äuß. Lippen beider Darmbeinkämme. – **B.bruch**: ↗ Beckenfraktur.

Becken|drehungsindex, DI: (TÖNNIS u. BRUNKEN 1968) *röntg* der Quotient aus den Querdurchmessern des re. u. li. For. obturatum im a.-p.-Bild; bei tischparalleler Lage des Beckens = 1. – **B.durchmesser**: ↗ Tab. u. Abb. »B.maße«; s. a. Conjugata u. Diameter. – Von den schrägen Durchmessern (zwischen Eminentia iliopectinea u. Ileosakralfuge der Gegenseite) wird der von li. Eminenz ausgehende n. MARTIUS als »1.« oder »li.«, n. BUMM als »re.« bezeichnet.

Beckenebenen: ↗ Abb.; nach LEVRET (divergente = klass. B.): Beckeneingang (a), -weite (b), -enge (c), Beckenausgangsebene (d), n. HODGE (»Parallelebenen«): Beckeneingangsebenen (e), parallele Beckenweite (g), parallele Beckenenge (h) u. Beckenbodenebene (i), von SELLHEIM ergänzt durch unt. Beckeneingangsebene (f; dadurch e = obere Eingangsebene).

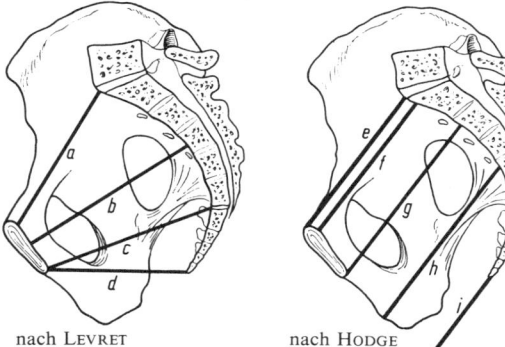

nach LEVRET   nach HODGE

Beckeneingang: 1) Apertura pelvis minoris sup. *PNA*: die obere Öffnung des kleinen Beckens zur Beckenhöhle, begrenzt von Linea termin., Promontorium u. oberem Symphysenrand; beim ♀ querelliptisch bis rund, beim ♂ kartenherzförm.; Verkürzung der – nicht in einer Ebene liegenden – Conjugata anatomica sowie Diameter transversa u. obliqua bedingt das enge Becken. – 2) im LEVRET* ∤ Beckenebenensystem (Abb.) die Ebene mit der Conjugata vera obstetrica als Diameter recta. – 3) ∤ Beckeneingangsraum.

Beckeneingangs|achse: die Senkrechte auf der Mitte der B.ebene bzw. der Conjugata anatomica; bei normalem Becken bis zum Knie des Geburtskanals prakt. identisch mit der Führungslinie. – **B.ebene**: 1) obere Schoßfugenrand-, O-Ebene: im HODGE* Beckenebenensystem (∤ Abb.) die Ebene mit der Conjugate vera anatomica als Diameter recta. – 2) (SELLHEIM) a) **obere B.ebene** durch Promontorium u. bd. Tubercula pubica (praktisch mit [1] ident.); b) **unt. B.ebene** (= Terminal-, T-Ebene) parallel zur oberen durch die bd. tiefsten Punkte der Linea termin.; beide begrenzen den sogen. **B.raum** (mit größtem Querdurchmesser des knöchernen Geburtskanals) als »Vorraum« der Beckenhöhle (von der Conjugata vera obstetrica schräg durchmessen). – **B.winkel**: ∤ Abb. »Beckenwinkel«; beim ♂ normal zwischen 120 u. 130°. – **B.zange**: »hohe Zange« (mit KJELLAND oder Achsenzugzange) bei Stand des kindl. Kopfes fest im BE. Da Gefahr der Schädigung von Kind u. Mutter (intrakranielle Blutung, ERB* Lähmung, Zervixriß, Uterusruptur), nur noch indiziert bei Unmöglichkeit der Schnittentbindung (u. fast vollständ. Muttermundöffnung u. geburtsgerechtem Verhältnis zwischen Kind u. Geburtswegen).

Beckenendlage: *geburtsh* ∤ Längslage mit vorangehendem Beckenende, d. h. als Steiß- (2,25%), Fuß- oder Knielage (0,75%); gehäuft bei Abnormitäten von Gebärmutter, Frucht oder Fruchtanhängen, bei Mehrlings-, Früh- u. Totgeburten; Kunsthilfe erforderlich.

Beckenenge: 1) die »Spinalebene«, d. h. die Beckenebene (∤ Abb.) mit der Interspinallinie als kleinstem Quer-⌀ des knöchernen Geburtskanals. – 2) das enge ∤ Becken; s.a. Beckenverengung.

Becken|formen: s. u. Becken. – **B.fraktur**: ∤ B.ringbruch; ferner Frakturen des B.randes (∤ B.schaufel-, Sitz-, Steiß-, Kreuzbeinfraktur) u. der Hüftpfanne. – **B.führungslinie**, Axis pelvis *PNA*: die die Mittelpunkte der geraden Durchmesser des ♀ kleinen Beckens verbindende, vom Knie des Geburtskanals an (kurz unterhalb B.mitte) entspr. der B.krümmung gebogene Linie; symbolisiert den Weg der Leitstelle unter der Geburt.

Becken|gips: zirkulärer Gipsverband zur Ruhigstellung des Beckens; meist als Becken-Bein-Gips, der das Becken u. ein Bein oder bd. Beine (ein- bzw. doppelseit. B.g.) umfaßt, evtl. auch den Fuß (B.-Bein-Fuß- = BBF-Gips); als Liege- oder Gehgips, entlastend oder nicht-entlastend; s. a. B.hose, -spreizgips.

Beckengürtel: *anat* ∤ Cingulum membri inferioris. – Ein umschrieb. Befall der zugehör. Muskulatur (»B.form«) findet sich v. a. bei der progress. Muskeldystrophie u. der infantilen Form der spinalen progress. Muskelatrophie, aber auch bei myatropher Lateralsklerose u. a.

Beckenhochlagerung: Rückenlage mit Hebung des Beckens (Kissen, verstellbarer Op.-Tisch) über Schultergürtelhöhe; z. B. für best. Op., geburtsh. Untersuchung, Entbindung im Längsbett, als **extreme B.** zur Verhinderung des Eintritts des vorangehenden Teils ins Becken; s. a. TRENDELENBURG* Lagerung, Knie-Ellenbogenlage.

Becken|höhle: ∤ Cavum pelvis. – **B.hörner**: exostosenart. Veränderungen an den B.schaufeln beim ∤ TURNER*-KIESER* Syndrom. – **B.hose, B.gipshose**: zirkulärer B.gips mit – meist einseit. – Oberschenkelteil. Stellt Hüftgelenk nur teilweise ruhig.

Beckenkamm: ∤ Crista iliaca. – **B.linie**: 1) Linea intermedia. – 2) Diameter intercristalis. – **B.punktion**: der Sternalpunktion gleichwert. biopt. oder therap. (für intrailiale Inj.) Knochenpunktion im Bereich der Spina iliaca ant. sup.

Becken|kippungsindex, KI: (BALL) *röntg* Quotient aus Mittelhöhe des For. obturatum u. Abstand Oberkante Schambeinast/HILGENREINER* Horizontale im a.-p. Bild; normal 0,9–1,2, bei extremer Lendenlordose Werte bis 2,5. – **B.korb**: 1) *anat* das knöcherne Becken als Eingeweideträger. – 2) *orthop* durch Metallbänder verstärkte, das Becken umfassende Lederhülse eines orthop. Apparates. – **B.krümmung**: Krümmung des knöchernen Geburtskanals um die Symphyse (∤ B.führungslinie). – Entsprechend die Löffelkrümmung z. B. der ∤ NAEGELE* Zange (bei KJELLAND* u. ZWEIFEL* Z. nur noch angedeutet).

Becken|länge: die mittels Rö-Pelvimetrie bestimmte Länge des knöchernen Geburtsweges (unter Berücksichtigung der Kreuzbeinkrümmung), gemessen als kürzester Abstand zwischen BE-Ebene u. der Parallelen durch die Kreuzbeinspitze (= **absol. B.**) oder zwischen Promontorium u. Kreuzbeinspitze (= **dir. B.** = Kreuzbeinlänge). – **B.lockerung**: ∤ B.ringlockerung. – **B.luxation**: L. der Iliosakralgelenke oder der Symphyse, meist bei B.ringbruch. – **B.lymphknoten**: ∤ Nodi lymphatici iliaci int.

Beckenmaße: ∤ Tab. u. Abb. – **B.messung**, Pelvimetrie: *gyn* Bestg. der Abstände tastbarer Punkte des knöchernen Beckens zur Beurteilung von Beckenausgang, -eingang u. -höhle (= **indir. inn. B.**). Ferner die digitale oder (obsolet) instrumentelle vaginale Messung von Conjugata diagonalis u. C. vera obstetrica (= **dir. inn. B.**) sowie die ∤ Röntgenpelvimetrie.

Beckenneigung

Beckenmaße

Abstände (Außenmaße)	cm
Conjugata externa	18 – 21
Distantia spinarum (ant.)	25 – 26
Distantia cristarum (Beckenbreite)	28 – 29
Distantia trochanterum	31 – 32
Distantia spinarum post. (Sakrumsbreite)	10
Beckenhöhe	20

Querdurchmesser	
Diameter transversa des Beckeneingangs	13 – 13,5
Diameter transversa der Beckenweite (Interazetabularlinie)	12 – 12,5
Diameter transversa der Beckenenge (Interspinallinie)	10,5
Diameter transversa des Beckenausgangs (Diameter tuberalis)	11 – 12

Längsdurchmesser	
Conjugata (vera) anatomica	11 – 11,5
Conjugata vera (obstetrica)	10 – 11
Conjugata diagonalis	12,5 – 13
Diameter sagittalis der Beckenweite	12 – 12,5
Diameter sagittalis der Beckenenge	11 – 11,5
Distantia sacropubica	11 – 12
Diameter sagittalis des Beckenausgangs (Distantia pubococcygea)	9 – 10

Schrägdurchmesser	
Diameter obliqua des Beckeneingangs	12 – 13
Diameter obliqua der Beckenweite	12 – 12,5

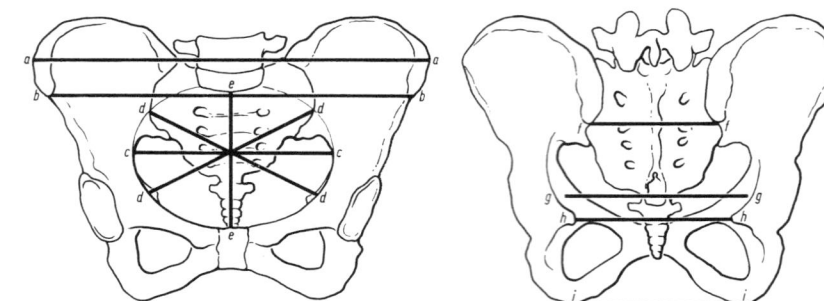
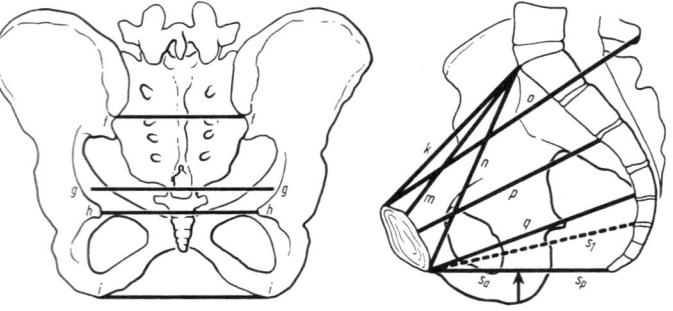

a Distantia cristarum, **b** Distantia spinarum, **c** Diameter transversa d. Beckeneingangs, **d** Diameter obliqua d. Beckeneingangs, **e** Diameter sagutalis d. Beckeneingangs, **f** Distantia spinarum post. (Sakrunisbreite), **g** Diameter transversa d. Beckenweite, **h** Diameter transversa d. Beckenenge, **i** Diameter transversa d. Beckenausgangs, **k** Conjugata (vera) anatomica, **m** Conjugata vera (obstetrica), **n** Conjugata diagonalis, **o** Conjugata externa, **p** Diameter sagittalis d. Beckenweite, **q** Diameter sagittalis d. Beckenenge, s_a Diameter sagittalis anterior, s_p Diameter sagittalis posterior, s_t Distantia sacropubica

Becken|neigung: Neigung der B.eingangsebene (oder Conjugata anatomica) zur Horizontalen bzw. der B.eingangsachse zur Vertikalen beim Stehenden. – Häufig gleichgesetzt mit dem **B.neigungswinkel**, der als oberer B.n. (Neigung der Eingangsebene zur Horizontalen) um 55° bzw (♀) 60–65° beträgt (vergrößert z. B. bei Promontoriumshochstand, verstärkter Lendenlordose, als unterer B.n. (Neigung des B.ausgangs) etwa 12°.

Becken|neuralgie, -neuritis: *gyn* ↑ Pelipathia vegetativa. – **B.niere:** pelvine Dystopie (unvollständ. Aszensus) der – meist formveränderten, evtl. solitären – Niere, mit atyp. Gefäßversorgung, meist aber ausreichender Funktion; evtl. mit Genitalanomalien. Neigung zu Konkrement- u. Zystenbildung, Hydronephrose u. Entzündungen; evtl. Geburtshindernis.

Becken|öffnung: ↑ B.eingang, -ausgang. – Der **B.öffnungswinkel** (↑ Abb. »B.winkel«; normal 90–110°) ist geburtsh. Maß für die bedeutsame Kreuzbeinneigung (vergrößert z. B. beim platt-rachit. Becken).

Becken|peritonitis: ↑ Pelveoperitonitis. – **B.phlebographie:** *röntg* Darstg. der Beckenvenen nach i.v. (oberhalb der Klitoris) oder intraspongiöser (Trochanter major) typ. KM-Inj. – **B.phlegmone:** phlegmonöse Form der Peri- u. Parazystitis, Periproktitis, Parametritis u. -kolpitis.

Beckenrandbruch: s. u. B.schaufel.

Beckenring|bruch: Fraktur mit Sprengung des – von bd. Hüftbeinen u. dem Kreuzbein gebildeten – Bekkenrings; Bruchlinien entweder in den Scham- oder Sitzbeinästen oder aber im Kreuz- oder Darmbein (einschl. Sakroiliakalgelenk; = vord. bzw. hint. Vertikalbruch); s. a. DUVERNEY* (Abb.) MALGAIGNE* Fraktur. Sympte.: Instabilität des Beckens, stat. Störungen (↑ TRENDELENBURG* Zeichen), Hämatome, evtl. inn. Verletzungen an Harnröhre (Ausschluß durch Katheterisierung) u. -blase, Darm, Scheide. – Eine **B.lokkerung** (in Iliosakralgelenken u./oder Symphyse [↑ Symphysendehnung]) ist prämenstruell u. während der Schwangerschaft physiol. (geburthilflich genutzt bei WALCHER* Hängelage); s. a. Syndrom der Beckenringlockerung, Symphysenschaden, PIERSON* Syndrom.

Becken|schaufel: ↑ Ala ossis ilii. – Eine isolierte Fraktur (B.randbruch) kommt vor als DUVERNEY*-THIEME* Querbruch, ferner als B.kammabsprengung, Trümmerbruch, Abriß der Spina iliaca ant. (Epiphysenabriß) u. a. – **B.schiefstand:** einseit. Tiefstellung des Beckens bei WS-Skoliose oder Beinlängendifferenz; mit Asymmetrie der Gesäßfalten u. Kreuzbeingrübchen, evtl. scheinbarer Beinverkürzung. – **B.skoliose:** ↑ Skoliosebecken; vgl. B.schiefstand. – **B.spaltung:** *geburtsh. chir* ↑ Hebeosteo-, Symphyseotomie. – **B.spreizgips:** bei angeb. Hüftluxation indizierter B.gips in Spreizstellung der Oberschenkel (↑ LANGE*, LORENZ* Stellung).

Becken|tamponade: *gyn* s. u. LOGOTHETOPULOS*. – **B.typ:** 1) ↑ B.gürtelform. – 2) Verschluß der Aorta abdomin. oder einer A. iliaca (nebst Ästen); durch Kollateralen (z. B. RIOLAN*, WINSLOW* Anastomose) kompensierbar. – 3) physiol. oder path. Typ des knöchernen Beckens; darunter als normale Varianten das runde u. ovale (n. WEBER) bzw. runde u. transversal-ellipt. (n. STEIN) bzw. gynäkoide, androide u. einfach-platte Becken (n. CALDWELL-MOLOY).

Becken|(venen)thrombose, -sperre: abflußsperrende oder -hemmende Thrombosierung tiefer B.venen mit gleichseit. venöser Stauung; v. a. nach Bein- u. Becken-Op. u. Entbindung. – **B.verengung:** *geburtsh* Einengung des B.innenraums, insbes. des BE. 4 Grade: I) Conjugata-vera-Länge normal (bis 9 cm; Spontangeburt bei normalgroßem Kind möglich); II) 9–7,5, n. MARTIUS um 8 cm (unter 8,5 fast immer Sectio erforderl.); III) 7,5–5,5 bzw. 8–6 cm (Spontangeburt nur bei unreifen Feten); IV) <5,5 bzw. 6 cm (= absol. B.enge; absol. Kaiserschnittindikation). – **B.verwringung:** (CRAMER) ↑ Iliosakralverschiebung.

Becken|weite, B.mitte (BM): die nahezu rund begrenzte B.ebene (↑ dort Abb.) mit der Interazetabularlinie als Quer-⌀, entweder parallel zur BE-Ebene (= parallele B.weite = unt. Schoßfugenrand- oder U-Ebene) oder durch 3. SW. Hier dreht der kindl. Kopf in den Schrägdurchmesser (Beginn der inn. Drehung). – **B.winkel:** die Winkel zwischen – anatom. u. gedachten – Linien, Flächen u. Ebenen des Beckens; z. B. ↑ Arcus bzw. Angulus pubis, Symphysen- u. Kreuzbein-Neigungswinkel sowie (↑ Abb.) oberer u. unt. B.neigungswinkel (a bzw. b), B.eingangs- u. -öffnungs- (c bzw. d), Promontoriumwinkel (e), DÜRR* Winkel (f).

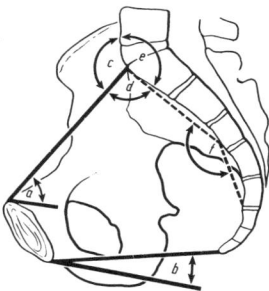

Becker-Faktor: ↑ Antigen Becker.

Becker* Höschen: *orthop* Kunststoff-Spreizhöschen (↑ dort. Abb.) für die Ther. der angeb. Hüftgelenkdysplasie (Präluxation, leichte Luxationshüfte) beim Säugling.

Becker* Krankheit, Herz: in Afrika vork. Myokardiopathie unbekannter Genese.

Becker* Methode: *bakt* Spirochätenfärbung mit Karbolfuchsin nach Ausstrichfixierung mit Methylalkohol oder RUGE* Flüssigkeit u. Beizen mit Tannin.

Becker* Prüfung (OTTO HEINR. E. B., 1828–1890, Ophthalmologe, Heidelberg): *ophth* subj. Bestg. des Astigmatismus mit Hilfe einer Strahlenfigur (jeweils 3 Linien über alle Meridiane); die Linien des zum fixierten senkrecht stehenden Meridians erscheinen tiefschwarz u. scharf begrenzt. – Von **B.*** wurde ferner eine stenopäische »**Präzisionsbrille**« u. eine »**Testkarte**« (Sehprobentafel mit Buchstaben, LANDOLT* Ringen u. Malteserkreuzen) angegeben.

Becker* Zeichen: Pulsation der Netzhautarterien bei Basedow-Exophthalmus.

Becker*-Kiener* Syndrom: (1955) eine rezessivgeschlechtsgebunden erbl. Muskeldystrophie mit Symptn. wie beim DUCHENNE*-v. LEYDEN + Syndrom.

Becker*-Witt* Klammer: scharfzink. Klammer mit Lasche für 2 Knochenschrauben; zur Fragmentfixierung bei Derotationsosteotomie.

Beckmann* Instrumente (HUGO B., 1861–1907, Otorhinologe, Berlin): **1) Adenotom:** ungedecktes Ringmesser (u. a. für nachblutende adenoide Reste); als **B.*-Weil* Adenotom** mit Fangkorb. – **2)** zangenart. **Nasenspekulum** (in geschlossenem Zustand einen Trichter bildend) für die Rhinoscopia ant. (versch. Größen). – **3) Mundsperrer** (Keilform) für Adenotomie im Rausch.

Beckmann* Thermometer: Quecksilberthermometer-Satz zur Bestg. kleinster Temp.differenzen von –20° bis +80°; jedes Thermometer 6 Grad umfassend, mit $^1/_{100}°$-Skala (Schätzung bis $^1/_{1000}°$ möglich); für Kryo- u. Ebullioskopie.

Beckwith* Syndrom: ↑ Thalidomid-Embryopathie.

Béclard* (PIERRE AUGUSTIN B., 1785–1825, Chirurg, Paris) **Dreieck:** dreieck. Feld zwischen M. hyoglossus, hint. Bauch des M. digastricus u. großem Zungenbeinhorn. – **B.* Hernie:** durch die Fossa ovalis hervortretende Schenkelhernie. – **B.* Kern:** Knochenkern der dist. Femurepiphyse; mit Mindest-⌀ von 0,5 cm beim Neugeb. als **B.* Reifezeichen.**

Becquerel: nach dem französ. Physiker ANTOINE HENRY B. (1852–1908) benannte SI-Einh. der Radioaktivität; 1 Bq(= 1 s^{-1} = 1 »reziproke Sek.«) ist gleich der Aktivität einer Menge eines radioakt. Nuklids, in der der Quotient aus der statist. Erwartungswert für die Anzahl der Umwandlungen u. der Zeitspanne, in der diese stattfinden, dem Grenzwert 1/sec bei abnehmender Zeitspanne zustrebt.

Bedampfung: Aufbringen eines dünnen Metallüberzuges (z. B. Gold) im Vakuum auf das elektronenmikroskop. Objekt zur Kontraststeigerung (»Schattengebung«).

Bedeutungs|diagnose: naturheilkundl. Diagnose, die – im Ggs. zur klass. »Zustandsdiagnose« – den einzelnen Symptn. eine bei der Ther. zu berücksichtigende Bedeutung beimißt. – **B.erlebnis:** *psych* plötzl., »autochthon« aufschießende Wahneinfälle mit krankhafter Eigenbeziehung. **B.verlust:** *psych* Verlust des Bewußtseins der Bedeutung einzelner Wahrnehmungsgegenstände, die durch die Sinnentleerung oft einen unheiml. Charakter annehmen; Merkmal des ↑ Fremdheitserlebnisses. – **B.wandel:** Wechsel, Verschiebung, Einengung, Erweiterung etc. der Sinngewichtigkeit von Erlebnis- u. Bewußtseinsinhalten; als **pathol. B.wandel** mit unkorrigierbarer Gewißheit der Realität des Wahnerlebens u. »Beziehungssetzung« ohne Anlaß« v. a. bei Schizophrenie.

bedingter Reflex: (PAWLOW) ein unter best. Bedingungen anerzogener (»gebahnter«) Reflex, indem die reflektor. Antwort eines angeb. unbedingten Reflexes an einen indifferenten Auslösungsreiz gekoppelt wird, der, zunächst nur als Begleiter des adäquaten Reizes eingesetzt, diesen dann aber im Laufe der ↑ Konditionierung als Auslöser ersetzt. Erlischt ohne gelegentl. Bekräftigung durch den unbedingten Reiz oder aber wird sogar paradox (Hemmung der eingeübten Antwort). Durch Kombination mit weiteren »bedingten« (besser: »bedingenden«) Reizen über das 1. (z. B. als opt. u. akust. Reiz) oder das 2. (z. B. Wort, Sprache) Signalsystem entstehen b. R. 2., 3. usw. Ordnung, wie sie u. a. für Lernvorgänge, Milieuanpassung etc. von Bedeutung sind; s. a. GUTHRIE* Lerntheorie, Behaviorismus.

Bednar* (ALOIS B., 1816–1888, Pädiater, Wien) **Aphthen**: (VALLEIX 1838) mikrotraumatisch bedingte flache »Sauggeschwüre« bds. am harten Gaumen des Säuglings. – **B.*** **Zyste**: seröse Zyste des Thymus (Genese unklar). – **B.*-Parrot*** **Epiphysenlösung**: ↑ PARROT* Lähmung.

Bedside-Methode: technisch einfache u. deswegen am Krankenbett durchführbare laborklin. Methode (Teststreifen-, Mikromethode).

Bedsonia: ↑ Miyagawanella.

BEE: ↑ BÜCHER* Enzymeinheit.

Beefsteak|-Pankreatitis: akute bis chron. hämorrhag. P. nach subtotaler Adrenalektomie. – **B.-Stuhl**: bei chron. Fäulnisdyspepsie nach Einnahme von frei gewählter oder Probekost abgesetzter faulig riechender, alkal. Stuhl mit rötl., bis linsengroßen Fleischfetzen (u. mangelhaft verdauten Muskelfasern).

Beeinflussungswahn: wahnhafte Wahrnehmungen u. Einfälle einer subjekt. Beeinflussung (z. B. Fernhypnose, Ferngelenktsein); v. a. bei Schizophrenie (in akuten Stadien wechselnd, bei Chronizität als System fixiert).

Beeinträchtigungs|erlebnis: Wahrnehmung u. Erlebnis einer subjekt. Beeinträchtigung; v. a. als neurot. Entwicklung oder paranoide Reaktion bei best. Charakterstruktur (Affekt- u. Retentionsstärke mit Neigung zu Mißtrauen, erhöhter Reizbarkeit etc.; evtl. akut u. mit voller Korrektur abklingend), ferner bei Sinnesdefekten, im Initialstadium einer endogenen Psychose. – Als **B.wahn** (Beobachtetwerden, Benachteiligung, Beeinflussung, Bedrohung, Verfolgung) mit Sinnbezug auf die eigene Person u. reale Erlebnisse; v. a. bei Schizophrenie (**präseniler B.wahn** oft Spätform eines Paranoids), sensitivem Beziehungswahn, Psychopathie, Zyklothymie.

Beely* (FLORIAN B., 1846–1902, Orthopäde, Berlin) **Gerät, Schwebe**: Stehrahmen mit Flaschenzug u. GLISSON* Schlinge zur vertikalen Extension (Suspension) bei Skoliose, zur aktiv regulierbaren Belastung bei abgeheilter Spondylitis, zum Anlegen von Gipskorsetten etc. – **B.*** **Schiene**: aus wassergetränktem Hanf anmodellierte, durch Gipsbelag verstärkte Schiene.

Beer* **Methode**: transurethrale Fulguration von Blasentumoren.

Beer* **Reagens**: gesättigte Dinitroresorzin-Lsg. in 75%ig. Äthanol; zur Färbung mikroskop. Präparate.

Beer* **Zeichen**: *röntg* bei paranephrit. Abszeß herdseits konkave LWS-Skoliose u. homolat. Psoasrand-Unschärfe.

Beerenaneurysma: kleines Aneurysma sacciforme, v. a. an – basisnahen – Hirngefäßen.

Beer(en)seuche: ↑ Frambösie.

Beevor* **Zeichen**: durch Anspannen der Bauchdecken (z. B. tiefe Inspiration) auslösbare Verziehung (meist kranialwärts) des Nabels infolge schlaffer Lähmung best. Abschnitte der Bauchmuskulatur bei Vorderhornläsion D 10–12.

Be^a-Faktor: ↑ Antigen Be^a.

Befehls|automatie: automatenhaftes Ausführen von Befehlen ohne Gegentendenz sowie Imitieren von Bewegungen der Umgebung (↑ Echokinesie, -lalie); v. a. bei chronifizierter (inveterierter) Schizophrenie u. seniler Demenz. – **B.negativismus**: *psych* ↑ Negativismus (1).

Befeuchterfieber: fieberhafte Erkr. mit Husten u. Dyspnoe durch Inhalation versprühten, mit Schimmelpilzen (in USA auch thermophile Aktinomyzeten, in England Amöben) verunreinigten u. – meist – zellulosehalt. Wassers in holzverarbeitenden Betrieben; weitgehend identisch mit ↑ Farmerlunge.

Befruchtung: paarweise Vereinigung der Zellkerne (= Karyogamie) u./oder des Zytoplasma zweier differenter oder gleicher Zellen, meist mit Bildung einer Zygote oder eines Zygotenkerns; beim Menschen als ↑ Oogamie. Ermöglicht Neukombination des Erbgutes (nicht immer Beziehung zur Vermehrung); s. a. Konzeption, Imprägnation, Konjugation, Parasexualität. – **künstl. B.**: s. u. Insemination.

Befruchtungs|fähigkeit: ↑ Potentia generandi. – **B.membran**: bei der Eizelle die eine weitere Besamung verhindernde Oberflächenmembran, d. h. das sich nach der Imprägnation (noch vor der Karyogamie) verfestigende Eihäutchen oder (bei Metazoen, vielen Protozoen u. Algen) eine Abscheidung mit analoger Funktion; s. a. Empfängnishügel. – **B.stoffe**: *genet* ↑ Gamone.

Begattung: die der »inn. Besamung« durch Begattungsorgane (äuß. Genitale) dienende Vereinigung (»Kopulation«) zweier verschiedengeschlechtl. Individuen; s. a. Beischlaf.

Begbie* **Syndrom** (JAMES B., 1798–1869, Arzt, Edinburgh): **1)** ↑ BASEDOW* Krankheit. – **2)** ↑ DUBINI* Syndrom.

Begehrensneurose: (BLEULER) tendenziöse u. bewußtseinsnahe seel. oder körperl. Reaktionsweise (ohne Krankheitswert), ausgerichtet auf die Erreichung bestimmter Wünsche u. Ziele (z. B. als Rentenneurose); unbewußte Tendenzfaktoren aber auch bei echten Neurosen u. neurot. Fehlhaltungen).

Beggiatoa: Gattung farbloser, aerober (H_2S zu Schwefel oxidierender u. dadurch Energie für CO_2-Bindung gewinnender) Schwefelbaktn. in Süß- u. Salzwasser; den »Badeschleim« bildende Abwasserpilze.

Begleit|anämie: symptomat. ↑ Anämie; z. B. bei Myeloblastenleukämie in der präleukäm. Phase, mit Normoblasten- u. Myelozytenbildung sowie ringförm. Sideroblasten im Mark. – **B.appendektomie**: A. anläßlich einer anderweitig indizierten Laparotomie (nur wenn indiziert u. nicht risikosteigernd).

Begleit|empfindung: eine die vorherrschende reizadäquate Empfindung begleitende u. ergänzende E. (z. B. Wärme oder Kälte bei Tastempfindung, Schmerz bei starkem akust. Reiz); entweder »Mitreizung« eines zweiten oder exzessive Reizung des einen Rezeptorsystems. – **B.enzephalitis**: s. u. B.krankheit. – **B.eosinophilie**: symptomat. E. bei Allergie, Parasitosen, Infektionsallergie, verschiedenen Hautkrankhtn., Lymphogranulomatose.

Begleit|gastritis: s. u. B.krankheit. – **B.hämolyse**: durch Endo- oder Ektotoxine, Immun-AK etc. bedingte H. im Zusammenhang mit einem – oft unerkannten – andersart. Grundleiden (Retikulose, Lymphadenose, Paraproteinose, Neoplasma, Infekt). – **B.hepatitis**: sek. Hepatitis, v. a. bei Adenovirus-Erkrn. (mit Nekrosen, v. a. bei Resistenzschwäche, Agammaglobulinämie, Alymphoplasia thymica), Coxsackie-Virosen (herdförm., mit Riesenzellen; oft auch Myokarditis u. Meningoenzephalitis), Herpes simplex (umschrieb. Nekrosen), infektiöser Mononukleose (gutartig, mit Rundzellinfiltraten, evtl. auch umschrieb. Nekrosen), Q-Fieber (meist bei Pneumonie), Gelbfieber (Nekrosen, Verfettung), Röteln (mild), typhoidem Fieber (herdförm. Nekrosen; Knötchen der Periportalfelder), Bruzellose (Granulombildung), Zytomegalie (meist milde), Tbk, Leptospirosen.

Begleit|krankheit: vom– im Vordergrund stehenden – Grundleiden mehr oder weniger unabhäng., gleichzeitig auftretende (»symptomat.«) Zweitkrankh., z. B. **B.bronchitis** (bei Pneumokoniose, Lungen-Tbk), **B.enzephalitis** (bei Infektionskrkhtn. wie Fleckfieber, Influenza, Scharlach; nach Vakzination; u. U. hämorrhagisch), **B.gastritis** (bei pept. Ulkus, Magen-Ca., Urämie), **B.meningitis** (bei Infektionskrkhtn. para- oder metainfektiös; meist benigne, evtl. Übergänge zu Enzephalitis, Myelitis; vgl. Meningismus), **B.pleuritis** (v. a. bei der frühen tbk. Streuung), ↑ B.hepatitis.

Begleit|meningismus: s. u. ↑ Meningismus. – **B.-ödem**: seriöses Ö. im Randgebiet eines – v. a. entzündl. – Prozesses. – **B.pigment, rotes**: mit Chromogen (WALDENSTRÖM) verwandtes P., das bei Porphyrie die Urinfärbung mitbestimmt. – **B.psychose**: ↑ Psychosyndrom BONHOEFFER.

Begleit|schatten: röntg Abschattung, die sich einer anderen – meist dichteren – mit etwa paralleler Begrenzung anschließt; z. B. der Weichteilschatten oberhalb der Klavikula, der STIEDA*-PELLEGRINI* Schatten. – **B.schielen**: ↑ Strabismus concomitans.

Begleit|staub: bei Pneumokoniosen der neben der Hauptnoxe (z. B. Quarz) vork. Staub (z. B. Kohlenstaub), der das klin., röntgenol. u. histol. Bild evtl. charakteristisch modifiziert (↑ Anthrasilikose, Mischstaubsilikose). – **B.stimmen**: motor. Aktivitäten begleitende akust. Halluzinationen; bes. bei Schizophrenie. – **B.streifen**: im ophthalmoskop. Bild weiße Einscheidung der Netzhautvenen bei der Periphlebitis retinae.

Begleit|symptom: nicht zum typ. Krankheitsbild gehörendes, durch den Pathomechanismus sekundär ausgelöstes Symptom. – **B.vene**: zur zugehör. Arterie etwa parallel verlaufende – meist gleichnam. – Vene; bei kleineren Arterien paarig.

Begnadigungswahn: bei Sträflingen mit langer Freiheits- oder Todesstrafe psychogene Haftreaktion oder Sympt. einer beginnenden Psychose; vgl. Haftpsychose.

Béguez = César* Anomalie: *hämat* ↑ CHEDIAK*-STEINBRINCK*-HIGASHI* Syndrom.

Behaarung: das konstitutions- u. rassenabhäng. bei ♀ meist schwächer ausgebildete Haarkleid der Körperhaut als ↑ Lanugo bzw. ↑ Terminalhaar. – **abnorme B.**: ↑ Hyper-, Hypotrichosis, Hirsutismus.

Behaglichkeitsklima: Kombination klimat. Milieubedingungen, bei der – für den nicht schwitzenden Menschen – keine therm. Empfindungen wie kalt, kühl, warm, schwül auftreten (wobei die zugehör. Wärmebilanz von Kleidung, körperl. Betätigung, Gewöhnung, Konstitution u. a. abhängig ist). Als Behaglichkeitsgrenze gelten z. B. 30,5 bzw 32,5° Stirntemperatur.

Behandlung: das auf Heilung oder Besserung (einschl. ↑ Rehabilitation), i. w. S. auch auf die ↑ Prophylaxe gerichtete Handeln des Arztes oder einer Heilhilfsperson am Kranken; ↑ Therapie.

Behandlungs|ablehnung: s. u. B.pflicht. – **B.fall**: 1) in der Sozialversicherung der »Abrechnungsfall«, d. h. die Gesamtheit der im Quartal am Pat. vom selben Arzt oder dessen Vertreter vorgenommenen Behandlungen, unabhängig von Erkrankungszahl u. -art. – 2) im Bundesversorgungsrecht der abgeschlossene Krankheitsfall. – **B.fehler**: ↑ Kunstfehler. – **B.neurose**: iatrogene ↑ Neurose.

Behandlungspflicht: Pflicht des – niedergelassenen – Arztes zu ärztl. Hilfeleistung bei Anforderung. Besteht unbedingt nur für den Notfall (»Gefahr im Verzuge«), bei Selbstmordversuch auch gegen den Willen der Person. – Eine Behandlungsablehnung ist zulässig für Fachärzte außerhalb ihres Fachgebietes, für Krankenhausärzte außerhalb ihres Wirkungsbereiches, für den prakt. Arzt in dringenden Fällen nur, wenn seine Hilfe anderweitig dringend nötig, seine Leistungsfähigkeit erschöpft oder ausreichende Hilfe anderweitig sichergestellt ist; evtl. Weiterleitung in befähigtere Betreuung. Die Weiterbehandlung kann abgelehnt werden bei beharrl. Zuwiderhandeln des Pat. (aber nur bei Nichtgefährdung).

Behandlungsvertrag: mündl. oder stillschweigend begründeter Dienstvertrag zwischen Arzt u. Pat., nur in Ausnahmefällen ein Werkvertrag (z. B. bei kosmet. Op.). Nicht erforderl. beim Bewußtlosen (Geschäftsführung ohne Auftrag; dennoch Honorarpflicht). Verzicht des Pat. auf Weiterbehandlung beendet den Vertrag, tangiert jedoch nicht den erworb. Honoraranspruch.

Behandlungszwang: Behandlung auch gegen den Willen des Pat.; in der BRD gesetzlich vorgesehen für Geschlechts- u. best. andere Infektionskrkhtn. (gem. Bundesseuchengesetz) u. u. U. auch bei Untersuchungs- u. Strafgefangenen (u. für best. Untersuchungen nach StPO.)

Behavio(u)rismus: (J. B. WATSON, E. L. THORNDIKE) einflußreichste amerikan. Richtung der Psychologie (mit Reiz-Reflex-Mechanismus als Basis), die nur das objektiv beobacht- u. meßbare Verhalten wertet (u. auf jede seel. Deutung verzichtet) u. in der Umweltfaktoren u. die bestmögl. Anpassung an diese von wesentl. Bedeutung sind. Anw. u. a. in Verhaltensforschung u. Lerntheorien (HULL u. TOLMAN). – **Behavio(u)r therapy**: ↑ Verhaltenstherapie.

Behçet* Aphthen, Krankheit (HULUSHI B., 1889–1948, Dermatologe, Istanbul): chron.-rezidivierende sept.-allerg. Erkr. (Virose?), charakterisiert durch die Trias Hypopyon-Iritis (meist zu Erblindung führend), Aphthen (u. Erosionen) an Mund- u. Genitalschleimhaut, Hautknoten an den Unterschenkeln; ferner Thrombophlebitis, polymorphe Erytheme, rezidivierende Epididymitis, rheumatoide Erscheingn.

Behensäure: aliphat.-gesätt. Fettsäure in tier. u. pflanzl. Fetten (u. a. im Zerebrosid, Kerasin). – Salze: »Behenate«.

Béhier*-Hardy* Symptom: Aphonie im Frühstadium der deszend. bronchogenen Lungengangrän.

Behind-back-Therapie: *psych* 1) in der Psychoanalyse Sitzanordnung (Therapeut »im Rücken« des liegenden Pat.) zur Erleichterung des Assoziierens. – 2) in der Gruppenther. Beantwortung neurot. Problematik unter Beachtung der Reaktion der Gruppe (»Lebenshintergrund«).

Behla* Körperchen: degenerative Einschlüsse in Krebszellen.

Behn* Test: (1920) *psych* gleichwert. Parallelserie zum ↑ RORSCHACH* Test.

Behnke*-Thiel* Syndrom (HORST B., Humangenetiker, HANS-JÜRGEN TH., Ophthalmologe, bd. Kiel): (1967) in der Kindheit beginnende, bis zum ca. 50. Lj. progred. bilat. Hornhautdystrophie mit subepithelialen Wabenstrukturen u. rezidivierenden Erosionen (dadurch Photophobie u. Blepharospasmus).

Behr* Krankheit: (CARL B. 1905/09) heredofam., bds. Optikusatrophie mit Makuladegeneration, zentralen u. parazentralen Skotomen, Pyramidenbahnzeichen, Ataxie, Blasenentleerungsstörung u. leichter Oligophrenie.

Behre*-Benedict* Reaktion: kolorimetr. Bestg. aus Harn abdestillierter Azetonkörper mittels FROMMER* Reaktion.

Behre*-Muehlberg* Färbung: Harnsedimentfärbung mit Eosin u. Methylenblau-Pikrinsäure: hyaline Zylinder u. Zylindroide leuchtend blau, hyalin-granulierte Zylinder zartblau mit dunklen Granula (evtl. gelb, orange oder rötl.-braun), Epithelien der Niere rot, der ableitenden Harnwege rot oder blau, Ery leuchtend rot, Leuko rot (evtl. blau).

v. Behring*, Emil Adolph: 1854–1917, Hygieniker u. Serologe, Halle, Marburg; Schüler von ROBERT KOCH, Begründer der Serumther. (1890/93 mit KITASATO u. WERNICKE Seren gegen Tetanus u. gegen Diphtherie = **v. B.* Serum**); entwickelte 1913 die Diphtherieschutzimpfung; erhielt 1901 Nobelpreis für Medizin.

BEI: ↑ **b**utanol **e**xtractable **i**odine.

Beigel* Krankheit (HERMANN B., 1830-1879, Dermatologe, London, Wien): »weiße Piedra« als seltene Sporophytie der – vorgeschädigten – Bart-, seltener der Achsel-, Scham- oder Kopfhaare, durch Trichosporon (s. Geotrichum) beigeli; lichte, gelbl., gräul. oder grünl., manschettenart. Knötchen entlang der brüch. Haare (↑ Trichorrhexis nodosa).

Beihoden: ↑ Paradidymis.

Beijerinck* Medium: Nähr-Lsg. für ureasehalt. (= harnstoffspaltende) path. Mikroorganismen, z. B. Harnstoff, Natriumazetat u. K_2HPO_4 für die TPE-Diagnostik.

Beikost, -nahrung: *päd* beim natürlich oder künstl. ernährten Säugling zur Deckung des Vit.- u. Mineralbedarfs notwend. Ergänzungsnahrung (Obst- u. Gemüsesaft ab 6. Wo.), später bei steigendem Kalorienbedarf auch KH-halt. Breie (Breivorfütterung ab 3./4. Mon., volle Breimahlzeit mit 4 Mon.).

Beilegespan: *chir* ↑ PHEMISTER* Span.

Bein|glatze: Haarlosigkeit der Unterschenkel; mechanisch bedingt oder (einseitig) Frühsympt. der Endangiitis obliterans. – **B.halteversuch**: s. u. BARRÉ*; s. a. RATSCHOW* Lagerungsprobe. – **B.haut**: ↑ Periost.

Beinigkeit: Bevorzugung eines Beines bei einbein. oder best. zweibein. Tätigkeiten (»**funktionelle B.**«, analog zur ↑ Händigkeit). – Ferner als »**morphol. B.**« die einseitig betonte Beinmuskulatur (meist als Rechtsbeinigkeit).

Beinlänge: 1) **absol.** oder **anatom. B.**: Abstand zwischen Trochanter major u. Malleolus med. bei gestrecktem Bein. Bei Seitendifferenz bis 1,5 cm durch Ausgleichbewegungen kompensierbar. – 2) **funktionelle B.**: am Stehenden der Abstand zwischen Spina iliaca ant. sup. u. Malleolus med. (am Liegenden: »**rel. B.**«) bzw. Erdboden (»**ganze B.**«).

Beinödem: hydrostatisch bedingtes Ödem bei kardialer Stauung, Wasserhaushalts- (Beri-Beri, Eiweißmangel) oder lokaler Zirkulationsstörung (Phlebitis, Phlebothrombose, Varikose, KLIPPEL*-TRÉNAUNAY* Syndrom, MILROY* Krankh., Venenkompression, Lymphangitis, -adenitis, Filariose), zunächst an Knöchel u. Unterschenkel, evtl. kranialwärts fortschreitend.

Beinphänomen: 1) POOL=SCHLESINGER* Zeichen bei Tetanie: Streckkrampf im Bein mit extremer Supination u. Plantarflexion des Fußes (Pedalspasmus) nach pass. Beugung des kniegestreckten Beins im Hüftgelenk am Liegenden oder beim Aufsitzen mit gestreckten Knien. – 2) ↑ OPPENHEIM* Reflex.

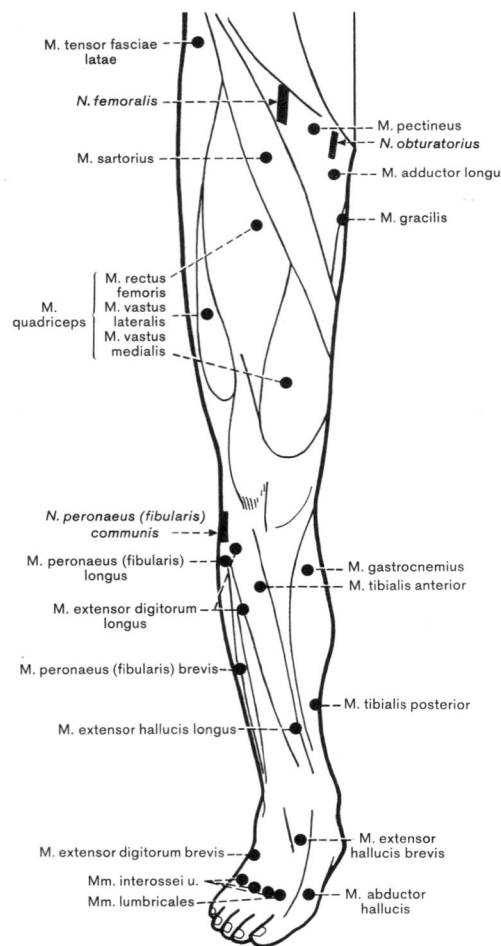

Muskel- u. Nervenreizpunkte am Bein.

Beinschiene: Schiene zur Lagerung u. Ruhigstellung eines – v. a. verletzten oder operierten – Beines; z. B. als Transportschiene. Modelle nach CRAMER, BRAUN, VOLKMANN u. a., auch aufblasbare, ferner Spezialschienen zur Redression (z. B. nach SCHEDE), Beinentlastung (z. B. nach THOMAS; s. a. Schienenhülsenapparat).

Bein|verkürzung: s. u. Beinlänge. Evtl. ↑ Verlängerungsosteotomie erforderlich. – **B.vorfall**: *geburtsh* das – seltene – Vorangehen der Füße vor dem kindl. Kopf bei Schädellagen, v. a. bei unreifer (hohe Mortalität) oder mazerierter Frucht. Ther.: Reposition oder Wendung auf den vorgefallenen Fuß.

Beischlaf, Kohabitation: geschlechtl. Vereinigung zweier verschiedengeschlechtl. Personen (s. a. Coitus). – Im Strafrecht die Ausübung des Geschlechtsverkehrs (Conjunctio membrorum), wobei eine Immissio seminis nicht zu erfolgen braucht (vgl. Beiwohnung).

Beiß: mundartl. Bez. für – insbes. im Sommer vork. – stark juckende Hauterkrn. durch Milben (»Milben-«, »Heu-«, »Erntekrätze«).

Beiß|block: *anästh* Hartgummikeil (evtl. Mullbinde), der, zwischen die Zahnreihen gebracht, beim Narkotisierten Zungenbisse u. die Läsion peroraler Sonden etc. verhindern soll. – **B.filmaufnahme**: *röntg* ↑ Aufbißaufnahme.

Beize: *histol* substratänderndes, farbstoffbindendes oder die Färbung verstärkendes bzw. begünstigendes Agens. Bei der **Beizen|färbung** schlägt sich die zunächst angew. Beize nur auf affinen Teilchen echt nieder (während sich der Rest wieder auswaschen läßt = regressive Differenzierung), so daß hier der – elektrochemisch konträre – »**B.farbstoff**« fest haftet u. schwer- bis unlöslich wird (z. B. Hämatoxylin, Hämatein, Karmin, Oxazin-, Nitroso-, Anthra- u. Naphthochinonfarbstoffe).

BEJ: ↑ Butanol-extrahierbares Jod.

Bejel: (arab.) durch ein Treponema verurs., der Syphilis verwandte, hochinfektiöse Erkr. in arab. Ländern (aber auch in USA u. andernorts, v. a. bei Kindern. Schmierinfektion, meist kein Primäraffekt, nur Exantheme u. Depigmentationen, selten viszerale Komplikationen. – vgl. Frambösie.

Bekanntheitstäuschung: ↑ Déjà-vu-Erlebnis.

Bekehrungswahn: auf wahnhafter Eigenbeziehung u. Bedeutungswandel basierendes Erleben eines bedeutungslosen Geschehens als Bekehrungsmotiv bei Psychosen (v. a. Schizophrenie).

v. Békésy* (GYÖRGY V. B., geb. 1899–1974, Biophysiker, Boston; 1961 Nobelpreis f. Medizin) **Audiometer**: automat. Gerät für Schwellen- u. überschwell. Tonaudiometrie, indem unter Durchlaufen der kontinuierl. Frequenzskala (pulsierender oder Dauerton) Schwellenwert, Lautstärkenausgleich u. Unterschiedsschwelle bestimmt werden. – **B.* Wirbeltheorie** (des Hörens): Länge u. Fortpflanzungsgeschwindigkeit der fortlaufenden Wellen werden in der Scala vestibuli – abhängig von der Elastizität der Basilarmembran – zum Helikotrema hin geringer; bei Erreichen einer best. Wellenlänge wird die Energie durch Dämpfung (Wirbelbildung) »vernichtet« u. auf eine der Anfangsfrequenz entsprechende Stelle der Basilarmembran übertragen.

Bekräftigung: *neurophysiol* Intensivierung eines bedingten Reflexes (Verhinderung seines Erlöschens) durch erneute Verabfolgung der zugrundeliegenden Reizkombination (unbedingter u. bedingter Reiz).

Bel, B, b: s. u. Dezibel. – **BEL**: ↑ Beckenendlage.

Belag: abnorme, oft krankhafte Auflagerung an freien Organoberflächen, z. B. Zungen-, Tonsillen-, Wundbelag.

Belagerungsdelir: (BILZ) Alkoholpsychose (Halluzinose u. Delirium tremens) mit dem Gefühl des Verfolgtwerdens u. Belagertseins.

Belastungs|deformität: *orthop* Verunstaltung des unausgereiften oder krankhaft erweichten Stützapparates durch unphysiol. Belastungsdruck, z. B. bei zu früher stat. Belastung des Säuglings (Sitzbuckel, Knickfuß), Osteogenesis imperfecta, Rachitis, Osteoporose (Genu varum oder valgum etc.). – **B.diät**: s. u. Such-, Eliminationsdiät, Probekost. – **B.dyspnoe**: unter erschöpfender Arbeitsbelastung bzw. beim Kranken (kardiale oder pulmonale Insuffizienz, Anämie u. a.) – im Ggs. zur Ruhedyspnoe – erst bei körperl. Belastung auftret. Atemnot (»**B.asthma**«).

Belastungselektrokardiogramm: beim Gesunden nach starker (Treppensteigen, Ergometerarbeit), beim Herz-Kreislaufkranken nach dosierter leichterer körperl. Belastung (mehrmal. Aufsitzen, Kniebeugen, Stufentest, Ergometerarbeit) geschriebenes EKG; normal: Sympathikotoniezeichen, leichtes Rechtsabdrehen des P- u. QRS-Vektors, betontes P, verkürztes PQ; pathol.: Linksabdrehen des QRS- bzw. T-Vektors, massive ST-Senkung, »koronares« T, Überleitungsstörungen, Extrasystolie. Bedeutsam der Befund unmittelbar u. 3–5 Min. nach Belastung.

Belastungs|feld: *path* in der Fokallehre der krankhaft veränderte bindegeweb. Apparat des Herdes, über dessen path. Funktionen die allg. u. lokalen Fernwirkungen erfolgen. – **B.hepatalgie**: Schmerzen unter dem re. Rippenbogen nach körperl. Belastung bei Rechtsherzinsuffizienz (Leberstauung). – **B.husten**: unter körperl. Belastung infolge Hyperventilationsreizes oder – verstärkter – Lungenstauung einsetzender Husten.

Belastungs|ikterus: (MARTIUS) *päd* Hyperbilirubinämie bis Icterus gravis als Folge einer schweren körperl. Belastung des Neugeb. unter der Geburt. – **B.insuffizienz**: nur unter oder nach Belastung in Erscheinung tretende Organinsuffizienz (insbes. des Herzens). – **B.klima**: die Regulations- u. Anpassungsmechanismen des Organismus überdurchschnittlich beanspruchendes Klima (starke Temp.schwankungen, extreme Temp.reize etc.). – **B.kollaps**: beim Herzkranken unter körperl. Belastung eintret. Kreislaufkollaps, meist infolge Hirnanoxie (bei Re.-li.-Shunt, Rhythmusstörung, ADAMS*-STOKES* Anfall, mechan. Ostiumverlegung) oder durch Karotissinusreflex (bei Aortenstenose).

Belastungs|linie: *orthop* an Beinprothesen Bezugslinie für die Koordination der Einzelteile; durch individuellen Aufbau (»Probierbein«) oder am Balance-Gerät ermittelt. – **B.obstipation**: psychogene, funktionelle O. (»Darmneurose«). – **B.probe**: Funktionsprüfung eines Organ(system)s durch dosierte allg. oder spezif. (evtl. pharmakodynam.) Belastung; s. a. Arbeitsversuch.

Belastungs|syndrom, psychisches: seel. Veränderungen nach Extrembelastung; u. voll- oder teilreversibel nach akutem Überschreiten der psychosomat. Belastungstoleranz, irreversibel nach chron. psych. Überlastung (»erlebnisbedingter Persönlichkeitswandel« mit Knick in der Persönlichkeit). – **B.thrombelastographie**: Thr. mit zuvor mechanisch (z. B. durch Rotation) belastetem Zitratplasma; zur Differenzierung pathol. Thrombozyten (umstritten).

Belebungsmittel: *pharm* ↑ Analeptika.

Belebtschlamm-, Belebungsverfahren: *hyg* die natürl. Selbstreinigung der Gewässer nachahmende Abwasserreinigung (nach Vorklärung) durch Belüften u. Versetzen mit mikrobiell besiedelten (»belebten«) Schlammflocken.

Beleg|knochen: ↑ Bindegewebsknochen. – **B.zellen**: große, stark eosinophile Drüsenzellen der ↑ Magenschleimhaut (Fundus, Corpus), die Cl-Ionen ausscheiden (für Salzsäurebildung).

Belemnophobie: krankhafte Furcht vor spitzen Gegenständen.

Beleuchtungsstärke: Verhältnis des auf eine Fläche (A) auffallenden Lichtstromes (Φ) zur Größe der Fläche (in m²): $E = \Phi/A$. Bestg. mit visuellem oder lichtelektr. Beleuchtungsmesser (Luxmeter). Einheit: Lux (lx). – Die **künstl. Beleuchtung** des Arbeitsplatzes wird unterschieden als ganzdirekt (mind. 90% nach unten, max. 10% zur Decke), ganzindirekt (90% zur Decke), halbdirekt (10–40% zur Decke), halbindirekt (60–90% zur Decke).

Belfanti* Stäbchen: ↑ Corynebacterium belfanti.

Belfield* Methode: Spülbehandlung von Samenleiter u. -bläschen über Vasostoma.

Belichtung: *opt* 1) Produkt aus Beleuchtungsstärke u. Zeit als photometr. Größe; Einheit: Luxsekunde (lxs). – 2) Exposition einer photograph. Schicht. Erfolgt bei Rö.aufnahmen mit Verstärkungsfolien zu etwa 95% durch deren Fluoreszenzlicht.

Belichtungs|automatik: *röntg* elektron. Steuerung einer objektgerechten Filmbelichtung – auf der Basis empir. »Belichtungsgrößen« – mit Hilfe direkter oder indir. Dosismessung (Ionisationskammer bzw. Leuchtdichtenmessung an Leuchtschirm-Photozelle-Kombination hinter oder vor dem Film). Entweder Steuerung aller Größen (»Einknopf-Automatik«) oder aber mit Möglichkeit der Vorwahl von Röhrenstrom u./oder Schaltzeit. – **B.daten**: *röntg* die für die Filmbelichtung wesentl. Angaben über Röhrenspannung (kV), Röhrenstromstärke u. -dauer (mAs-Produkt), Fokusabstand, i. w. S. auch über Film- u. Folienmaterial, Streustrahlenblende etc.

Belichtungs|potential: *ophth* im Elektroretinogramm der Potentialanstieg bei Belichtung des Auges. – **B.strom**: *ophth* der durch – meist mehrphas. – Verstärkung des Bestandpotentials bei Belichtung bedingte »Aktionsstrom des Auges«.

Bell* Delirium (LUTHER VOSE B., 1806–1862, Arzt, Somerville, Mass./USA): akutes hochfieberhaftes Delir (mit maniformen Zügen) bei Meningoenzephalitis.

Bell* (SIR CHARLES B., 1774–1842, Chirurg, London) **Lähmung**: idiopath., unilat., periphere ↑ Fazialislähmung entzündlicher (»rheumat.«) Genese (wahrsch. Spasmus der Vasa nutritiva, Ödem, Kompression im Fazialiskanal). – I. w. S. jede periphere Fazialisparese. – **B.* Nerv**: ↑ Nervus thoracicus longus. – **B.* Phänomen**: bei ↑ BELL* Lähmung durch Lidschlußversuch ausgelöste »Schließstellung« der Augäpfel (Drehung nach oben-temporal, die – durch Assoziation der Hirnnervenkerngebiete IV u. VII – an den Lidschluß gekoppelt ist auch bei dessen peripher bedingter Unausführbarkeit). – **B.* Spasmus**: ↑ Hemispasmus facialis. – **B.*-Magendie* Regel**: Die spinalen Vorderwurzeln sind efferente motor., die Hinterwurzeln afferente sensible Neuriten; Ausnahmen wahrsch. auf das vegetat. NS beschränkt.

Bell* Tumor: (F. GORDON B. 1925) von den ausgereiften Samenkanälchen ausgehender rel. benigner Hodentumor (Spermatozytom-Gruppe).

Bell*-Dally* Dislokation: spontane (atraumat.) Atlasluxation, vgl. HADLEY*, GRISEL* Dislokation.

Belladonna: ↑ Atropa Belladonna. – **Belladonnin**: Alkaloid aus Radix Belladonnae, mit Atropin-ähnl. (schwacher antikonvulsiver u. anticholinerg.) Wirkung; Anw. als Antiparkinsonikum.

belle indifference: (französ.) die »schöne Gleichgültigkeit« u. selbstgefäll. Haltung des Neurotikers gegenüber seinen Symptn.

Bellhusten: trockener, unproduktiver Husten, oft mit inspirator. Stridor; bei Erkr. der oberen Luftwege.

Belling* Methode: *zytol* Färbung des Alkohol-Essigsäure-fixierten Ausstrichs mit Karmin-Lsg.; zur Mitosen-Darstg.

Bellini* Gänge (LORENZO B., 1643–1704, Anatom, Pisa): ↑ Tubuli renales recti.

Belloc(q)* Tamponade (JEAN JACQUES B., 1730–1807, Chirurg, Paris): »hint.« Nasentamponade bei Blutung aus hint.-oberer Nase, Choane u. Epipharynx (evtl. in Kombination mit »vord.« Tamponade): ein peroral eingeführter Tampon wird mit **B.* Röhrchen** (»Tamponführer«, mit flexibler Öhrsonde) an einem durch die Nase herausgezogenen Markierungsfaden in die hint. Nasenpartien gezogen u. dort fixiert (↑ Abb.).

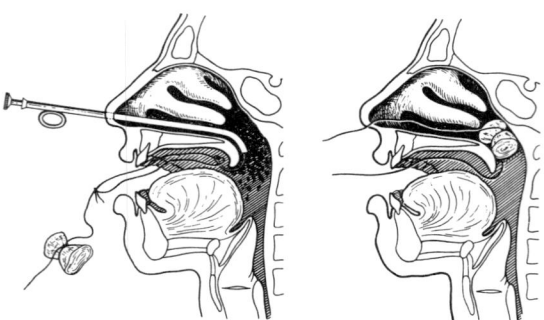

Bell-Ville-Krankheit: in der argentin. Provinz Cordoba aufgetret. Arsenkeratose (u. Lungenkrebs?) durch As-halt. Trinkwasser.

Belmas* Methode: (DENIS-GÉNIE B., 1793–1864, Chirurg, Straßburg, Paris): »inn. Verschluß« einer Leistenbruchpforte durch op. Anlagerung einer Darmschlinge.

Belonephobie: krankhafte Furcht vor Nadeln.

Belonoskiaskopie: *ophth* subj. ↑ Skiaskopie-Methode, indem während der Fixation eines entfernten Lichtpunktes die Schattenbewegung eines vor dem Auge bewegten Stäbchenkreuzes durch Vorhalten von Probiergläsern eliminiert wird.

Belski*-Filatow* Flecken: (1890/1895) ↑ KOPLIK* Flecken.

Bema: *sozialmed* **Be**wertungs**ma**ßstab.

Bemegridum *WHO:* das Atemzentrum stimulierendes Analeptikum. Anw. (oft zus. mit Amiphenazol) bei Barbituratvergiftung, Neugeborenenasphyxie, zur Unterbrechung von Barbituratnarkosen.

Ben Asher* Zeichen: während tiefer, kopfwärts gerichteter Palpation des Abdomens unmittelbar am li. Rippenbogen durch Hustenstoß ausgelöste Schmerzen in der re. Fossa iliaca als Appendizitiszeichen.

Benactyzinum *WHO:* zentral u. peripher wirksames Parasympathikolytikum; Tranquilizer bei Psychoneurosen, Depressionen, Nervosität.

Benario* Lösung: 1%ige alkohol. Formalin-Lsg. zur Fixierung von Blutausstrichen.

Bence=Jones* (HENRY B.=J., 1813–1873, Arzt, London) **Eiweißkörper:** bei verschied. Erkrn. (Leukämie, Osteomalazie, multiples Myelom) im Urin in Zylinderform vork., wahrsch. von Plasmazellen gebildetes, nierengäng., mikromolekulares Paraprotein (MG ~ 45 000). Nachweis durch **B.=J.* Reaktion:** Ausflockung beim Erhitzen des (sauren) Urins auf 60–70°, erneute Auflösung bei weiterem Erhitzen. – **B.=J.* Krankheit:** ↑ Plasmozytom.

Benckiser* Anomalie: *geburtsh* ↑ Insertio velamentosa.

Benda* Färbemethoden (CARL B., 1857–1933, Histologe, Berlin): 1) Markscheidenfärbung im Gefrierschnitt mit Eisenalaun u. alkohol. Hämatoxylin-Lsg. – 2) Mitochondriendarstg. mit a) Eisenalizarin-Kristallviolett, b) Safranin-Lichtgrün (evtl. nach Fixieren mit dem Osmium u. Chromsäure enthaltenden **B.* Reagens**).

Benda* Test (RAYMOND B., geb. 1896, französ. Arzt): s.c. Adrenalin-Inj. zur Prüfung der Knochenmarkreaktion; bei aplast. Anämie bleibt Leukozytose aus, evtl. Monozytose.

Bender* Gestalttest: (LAURETTA B. 1938) sprachfreier (gestalt-)psychol. Test; Nachzeichnung von 9 einfachen geometr. Figuren zur Erfassung der gegen Ende des Volksschulalters normalerweise voll ausgeprägten visuomotor. Koordination.

Bender* Körper, CESARIS*-DEMEL* K.: »Degenerationskörnchen« (tox. Granulierung?) in Leukozyten bei schwerer Anämie.

Bendien* Reaktion: biochem. Krebstest anhand der Ausfällung bestimmter Serumeiweißkörper mit einem Essigsäure-Natriumvanadat-Gemisch.

Bendroflumethiazidum *WHO:* starkes Saliuretikum (Chlorothiazid-Derivat) mit geringer K^+-Elimination.

bends: (engl.) *arbeitsmed* heft., stechende Glieder- u. Gelenkschmerzen bei der ↑ Druckfallkrankh. (mit Gasbläschenbildung v. a. in den Lipoiden der Gelenke u. Nervenscheiden).

Bendz* Ganglion: ↑ Ganglion inf. nervi vagi.

Benedek* Reflex: (1923) »path. Fascia-cruris-Reflex«, Plantarflexion des dorsalflektierten Fußes bei Schlag auf die Fibulavorderkante in Unterschenkelmitte. Nur bei deutl. Seitendifferenz verwertbar.

Benedick* Lösung: Phenolphthalein-halt. Zucker-Nährlösung zur Züchtung des Vibrio comma.

Benedict* (STANLEY ROSSITER B., 1884–1936, Biochemiker, New York) **Glukoseprobe:** Nachweis reduzierender Zucker im Harn mit **B.* Zuckerreagens** (Kupfersulfat, Natriumzitrat u. -karbonat, für quant. Bestg. ferner Kaliumrhodanid u. -ferrozyanid, die konzentrationsabhängig entfärben) anhand eines grünen, bei Abkühlen gelben u. roten Niederschlags. Reaktion auch für Eiweiß- (Biuretprinzip, spektrophotometr. Bestg.) u. Flavonoid-Nachweis (chromatograph.) nutzbar. – **B.* Harnsäurereagentien:** Wolframsäure«-halt. Lsgn. für kolorimetr. Bestg. in Blut u. Urin; I (**B.*-Hitchcock* Reagens**): modifiz. FOLIN*-MACALLUM* Reagens in Form von Natriumwolframat-Phosphorsäure-Lsg. – II: modifiz. FOLIN*-WU* Reagens mit Arsen(phosphor)-wolframsäure anstelle von Phosphorwolframsäure. – **B.*-Denis* Bestg.** des Gesamt-S im Harn durch »nasse Veraschung« mit wäßr. Kupfernitrat-NaCl-Lsg., Befeuchten des Trockenrückstandes mit HCl u. Messen des anorgan. Sulfats n. FOLIN. – **B.*-Leche* Bestg.** des Blutspiegels der anorgan. Phosphate durch Reduktion mit Hydrochinon-Sulfit-Gemisch. – **B.*-Murlin* Bestg.** des Aminosäuren-N im Harn durch Formol-Titration nach Behandlung mit Phosphorwolframsäure. – **B.*-Osterberg* Bestg.** (kolorimetr.) von Harnzucker mit Pikrinsäure (Rötung nach Zusatz von Soda u. Azeton). – **B.*-Theis* Bestg.** 1) des mit HNO_3–H_2SO_4 zu PO_4^{3-} oxidierten Lipoidphosphors im Blut; 2) (kolorimetr.) der Phenolkörper (orangefarben) durch Umsetzen mit diazotiertem Nitroanilin im Na-azetat-gepufferten, Na_2CO_3-versetzten Blutfiltrat.

Benedict* (FRANCIS G. B., geb. 1870, Physiologe, Boston) **Kalorimeter, B.*-ROTH* Respirator:** Respirationskalorimeter ähnlich dem KROGH* Kalorimeter, jedoch mit Luftantrieb durch Ventilator anstelle eines Ventils. – **B.*-Harris* Tabellen:** Nomogramme mit Grundumsatz-Sollwerten (in Kal./Std.) zur Berechnung der %-Abweichung der Ist- vom Soll-Umsatz anhand von Größe, Gew., Alter u. Geschlecht des Probanden. In gleicher Form **B.*-Talbot* Tabellen** für Kinder.

Benedikt* Krankheit (MORITZ B., 1835–1920, Neurologe, Wien): das sogen. Hirnschenkelhauben- oder unteres Ruber-Syndrom nach Läsion (Tumor, Entzündung, Zirkulationsstörung) im Mittelhirn (Nucleus ruber): homolat. Okulomotoriuslähmung; kontralat. Hemiparese, -rigor, -ataxie, -choreoathetose, Tremor u. Myorhythmien.

Bengalrosa: Na- oder K-Salz des Tetrajoddichlorfluoreszein als tiefrosa färbende bakt.-mikroskop. Farbstoff. – Auch inkorrekte Bez. für das nahe verwandte Bengalrot (↑ Rose bengale).

Benger* Diät: mit Trypsin u. Amylopsin angereicherte Kost.

Bengis* Agar: Glukose-Ammoniumsulfat-Agar zur Züchtung von Escherichia coli.

Benham* Scheibe: *ophth* »Farbkreisel« mit schwarzen u. weißen Segmenten.

Benian* Spirochätenfärbung: Behandeln des Sekrets mit Kongorot u. – nach Ausstreichen – mit 1%ig. salz-

Benignität

saurem Alkohol (Treponemen weiß auf blauem Grund).

Benignität: die Gutartigkeit einer (»**benignen**«) Krankh. oder eines Krankheitsverlaufes bei Neoplasmen: rel. Zellreife, vorw. expansives Wachstum, fehlende Metastasierung.

Benin* Syndrom: intensiver, langdauernder katarrhal. Ikterus, nach 1–3 Wo. mit Ödemen u. Aszites.

Béniqué* Sonde (PIERRE JULES B., 1806–1851, Arzt, Paris): urol entsprechend dem Verlauf der Pars prostatica der männl. Urethra gebogene (= **B.* Krümmung**) Metallsonde, auf die eine filiforme Bougie aufgeschraubt werden kann; zur Dehnung von Harnröhrenstrikturen. – Die Maßeinh. **Béniqué** (»B«) für Katheterkaliber beträgt ⅙ mm äuß. ⌀ (= ½ Charr).

Benjamin* Syndrom (ERICH B., geb. 1880, Pädiater, München) konstitutionelle, frühkindl., hochgrad. hypochrome Anämie (kongenit. Erythroblastenphthise) mit starker Poikilozytose, geringer Polychromasie; ferner blasse, schlaffe Haut, Minderwuchs, graziler Knochenbau, Muskel- u. Genitalhypoplasie, hydrozephale Schädelbildung, Oligophrenie.

Bennet* Körperchen (JAMES HENRY B.): fettspeichernde (phagozytierende) Makrophagen v. a. in Ovarialzysten.

Bennet-Goodspeed-Sturgeon-Faktor: mit dem Antigen Donna verwandtes oder ident. Individual-AG.

Bennet*(-Hunter*-Vaughan*) Syndrom: der Zöliakie nahestehendes Malabsorptionssyndrom des Kleinkindes (6–18 Mon.), mit Steatorrhö, Osteoporose, Anämie (Erythroblastenvermehrung), Lebervergrößerung, Fieberschüben.

Bennett* Fraktur (EDWARD HALLARAN B., 1837–1907, Chirurg, Dublin): Adduktions- u. Oppositionsfraktur der Basis des 1. Mittelhandknochens mit Aussprengung eines dreieck. ulnarseit. Fragmentes u. radial-dors. Daumenluxation.

Bennett* Operation: **1)** GEORGE ELI B., geb. 1885, Baltimore) **a)** (1922) bei Strecksteife des Kniegelenkes Verlängerung der Quadrizeps-Sehne durch seitl. Kapselinzision u. Lsg. der Retinacula. – **b)** (1926) bei Knie-Schlottergelenk u. habitueller Schulterluxation Kapselverstärkung durch Sehnentransplantation. – **2)** (EDWARD HALLARAN B.): bei Varikozele Resektion des Plexus pampiniformis mit Vereinigung der Stumpfenden.

Bennett* Respirator: Beatmungsgerät für assistierte Atmung, mit spez. (**B.***) **Ventil** an der luftdicht schließenden (**B.***) **Maske**, das sich bei temporärem inspirator. Überdruck in den Luftwegen automatisch für die pass. exspirator. Phase öffnet.

Bennhold* (HANS HERM. B., 1893–1976, Internist, Hamburg, Tübingen) **Färbung**: histol Amyloid-Darstg. (gelb- bis orangerot) mit Kongorot u. nachfolgend mit Lithiumkarbonat-Lsg. – **B.* Probe**: i.v. Kongorot-Gabe zur Amyloidose-Diagnostik anhand des beschleunigten Farbstoffschwunds im Serum.

Benninghoff* (ALFRED B., 1890–1953, Anatom, Marburg) **Bügel**: bogenförm. Bindegewebsfaser-System im Gelenkknorpel, das den belastungsbedingten Ausweichbewegungen entgegenwirkt. – **B.* Spannmuskeln**: verzweigte glatte Muskelzellen in der mittl. Wandschicht der Aorta, die deren elast. Lamellen spannen u. entspannen u. so den elast. Widerstand der Aorta ändern.

Benommenheit: Bewußtseinstrübung leichten Grades, mit Wortbildungsstörungen sowie Herabsetzung von Wahrnehmung, Merkfähigkeit, geist. Leistungsfähigkeit, Orientierungs-, Urteils- u. Reaktionsvermögen; außer bei path. Prozessen auch unter Affekteinfluß; evtl. mit retrograder Amnesie. – vgl. Somnolenz.

Benperidolum WHO: stark wirksames Neuroleptikum der Fluorbutyrophenon-Gruppe.

Bensaude* (RAOUL B.) **Methode**: Verödungsther. von Hämorrhoiden durch zahlreiche, mehrzeit. Inj. kleinster Dosen (mit zartesten Kanülen unter Zwischenschaltung eines **B.* Ansatzstückes**). – **B.*-Launois* Syndrom**: (1898) MADELUNG* Fetthals.

Bensley* (ROBERT RUSSEL B., 1867–1956, Anatom, Chicago) **Färbung**: **1)** Mitochondrien-Darstg. mit Anilin-Fuchsin-Methylgrün. – **2)** Gentianaviolett-Säurefuchsin-Färbung der **B.* Granula** in den A-Zellen der LANGERHANS* Inseln. – **B.* Zellen**: die Hauptzellen der Magenschleimhaut.

Benson* Krankheit (ARTHUR HENRY B., 1852–1912, Ophthalmologe, Dublin): ↑ Synchisis alba.

Benton* Test: (1945) zeichner. Reproduktion kurze Zeit dargebotener, geometr. Figuren mit zunehmend höherer Differenzierung; v. a. zur Prüfung der visuellen Merkfähigkeit u. zur Erfassung hirnorganischer Störungen.

Bentonit: in Säuren u. organ. Lösungsmitteln unlösl. Tonmineral (kolloidales Al-silikathydrat; Partikelgrößen 50–150 u. 1–2 µm), das mit Wasser bis zur 12fachen Menge zu einem gießbaren Sol bis salbenform. Gel quillt. Anw. in Galenik (Salbe, Lotio, Emulsion) u. Labor (Filtrier- u. Chromatographiermittel, Ionenaustauscher). – **B.-Flockungstest**: (1958) Nachweis des Rheumafaktors anhand der Ausflockung von mit γ-Globulin (COHN* Fraktion II) beladenem B.

Benzaldehyd: C_6H_5CHO, der einfachste aromat. Aldehyd, mit Bittermandelgeruch, an der Luft allmähl. zu Benzoesäure oxidierend. Stoffwechselintermediärprodukt beim Abbau aromat. Verbindungen (insbes. via Hippursäure). Bewirkt beim Menschen psych. Depression u. Atmungshemmung; letale Menge (peroral) ~ 50 ml.

Benzalgrün: ↑ Malachitgrün.

Benzalkoniumchlorid WHO: bakterizides Gemisch quartärer Ammoniumbasen; Anw. als – stark schäumendes – Desinfektionsmittel (Op.feld, Hände, Spülungen, Gerätesäuberung).

1,2-Benzanthrazen: Tetraphen; aromat. Kw.stoff im Steinkohlenteer mit schwach karzinogener Wirkung (lokal); Muttersubstanz stark karzinogener Derivate (↑ Formel).

Benzathin-Penizillin: komplexes Salz aus 2 Mol. Penizillin G bzw. V (↑ Formel) u. 1 Mol. Dibenzyläthylendiamin (»DBED«); schwerlösliche, oral protrahiert wirksame Antibiotika.

$$\left[\begin{array}{c} \underset{O}{\overset{O}{>}}C-CH-N=C=O \\ \underset{H_3C}{\overset{H_3C}{>}}C-CH-CH-NH-C-CH_2-O-C_6H_5 \\ \parallel \\ O \end{array}\right]_2^{2+} \quad \begin{array}{c} 1 \\ \text{Mol.} \\ \text{DBED} \end{array}$$

Benz(a)tropini methansulfonas *WHO*: Anticholinergikum mit Atropin-, Antihistamin-, lokalanästhet. u. zentralsedierender Wirkung; Antiparkinsonmittel.

Benzbromaron *WHO*: Harnsäure-ausschwemmendes Benzofuran-Derivat; Anw. bei Gicht, Hyperurikämie, Uratsteinen.

Benzenum: / Benzol.

B-Enzephalitis: / Encephalitis japonica.

Benzethoniumchlorid *WHO*: quart. Ammoniumbase; Antiseptikum.

Benzidin: Diphenyldiamin, $H_2N \cdot C_6H_4 \cdot C_6H_4 \cdot NH_2$; dem Anilin ähnl. organ. Base. Wird als Leukobase durch Oxidation (Blutfarbstoff, Metallionen) zu **B.blau** umgesetzt (Farbumschlag analytisch genutzt für / B.probe, HCN-Nachweis, Chromatographie). – Nach längerem Einatmen von B.staub oder perkutaner (!) B.aufnahme tox. (/ Anilinvergiftung) u. evtl. kanzerogene Wirkung (/ Aminokrebs). – **B.probe**: auf der B.-Peroxidase-Reaktion (O-Übertragung durch Hämproteine) basierender chem. Blutnachweis (in Urin, Fäzes, Liquor) durch Zusetzen von B. (gesätt. Lsg. in Eisessig, Essigsäure, Äthanol) zur Probe in Gegenwart von H_2O_2 (blaugrüne bis blaue Verfärbung). Empfindl. Reaktion, jedoch falsch-pos. durch jeden oxidierenden Fremdeinfluß (Leukozyten, mehrhb). Metall-Ionen, Vit C, externes Hb nebst Derivaten, Chlorophyll, Peroxide im Extraktionsäther); neg. u. U. durch Hämretention beim Filtrieren. In der Forensik nur als Orientierungsprobe, die durch spezif. Verfahren (z. B. Hämochromogenkristallprobe, Spektralnachweis) zu fundieren ist.

Benziloniumbromid *WHO*: 1,1-Diäthyl-3-hydroxy-pyrrolidiniumbrombenzilat; Anticholinergikum.

Benzilsäure: eine aromat. organ. Säure, Grundsubstanz für synthet. Analgetika u. (atropinanaloge) Spasmolytika.

Benzimidazole: heterozykl. Verbindungen (Imidazol + ankondensierter Benzolring); davon zahlreiche antiviral wirksam; einige auch mit Antihistamin-Eigenschaft.

Benzin: flücht., brennbares, im Luftgemisch explosibles Gemisch v. a. aliphatischer Kw.stoffe mit aromat.-ungesätt. Anteil. Mit Äther, Chloroform, absol. Alkohol mischbar; fett-, öl- u. harzlösend. Medizin. Anw. (»Benzinum Petrolei«) als Wasch- u. Lösungsmittel, in antirheumat. Einreibungen. Bei akuter Intoxikation durch perorale Aufnahme (DL 10–50 g) oder Inhalation von Dämpfen (MAK-Wert für Handelsbenzin 500 ml/m³) Exzitation (oder nur hyster. Erregungszustand), vegetat. Sympte. (u. a. Thermoregulationsstörung), tiefe Bewußtlosigkeit, evtl. Krämpfe, Atemlähmung; bei i.v. Applikation (Suizid, Fahrlässigkeit) häufig akuter Schocktod; bei chron. Vergiftung (häufig durch Beimengungen wie Benzol, Bleitetraäthyl) Kopfschmerzen, Nausea, Magen-Darmstörungen, Anämie (gewisse Gewöhnung beobachtet; s. a. Benzinismus). Bei äußerl. Einwirkung Ekzem, Schleimhautreizung, evtl. (bei ungenügender Verdunstungsmöglichkeit) Hautnekrosen.

Benzinismus, Benzinomanie: suchtmäß. Einatmen (Dämpfe) oder – seltener –Trinken von Benzin zur Herbeiführung eines kurzen, euphor. Rauschstadiums (mit anschließ. Schlaf). Komplikationen: Polyneuritis, Retrobulbärneuritis, Zwangslachen, Koronarschädigung, u. U. Bleivergiftung.

Benzoat: Salz der Benzoesäure ($C_6H_5 \cdot COOH$). Latein. Bez.: benzoicum. – **Internationale B.-Einheit**: 1 IBE = Aktivität von 0,0001 mg Östradiolbenzoat.

Benzochinon: $O:C_6H_4:O$; als p-B. mit stechendem Geruch sublimierend, Haut bräunend, Schleimhäute reizend (MAK 0,4 mg/m³ = 0,1 ppm), bei dir. Berührung evtl. nekrotisierend (Gefahr irreversibler Augenschädigungen). Natürl. Vork. im Sekret verschied. Käfer; ferner in Pilzen u. Blütenpflanzen als antibakterielle Hydroxychinon-Derivate (z. T. enzymhemmend). – **B.chlorid** (als quart. Ammoniumverbindung) mit kuraremimet. Eigenschaften.

Benzoctamin *WHO*: Sedativum (Anthrazenderivat).

Benzodiazepin|-Derivate: vom 3H-1,4-B. abstammende Wirkstoffgruppe (z. B. Diazepamum, Chlordiazepoxidum), meist Psychosedativa.

Benzodioxan®: Piperoxanhydrochlorid *WHO*; eine antiadrenerg. Substanz, angew. zur DD der Hypertonie (»B.-Test«): Blutdruckabfall nach langsamer i.v. Inj. spricht für Phäochromozytom (bei unerwarteter Blutdruckkrise Regitin®-Medikation).

Benzododeciniumchlorid *WHO*: Dimethyl-benzyl-dodezyl-ammonium-chlorid; bakterio- u. fungistat. sowie desinfizierende quart. Ammoniumverbindung.

Benzoe: aromat. Harz aus südostasiat. Styrax-Arten (Siam-, Sumatra-B.). Anw. als antisept.-desinfizierender, antiparasitärer u. konservierender Zusatz zu galen. u. kosmet. Präpn.; **B.tinktur** (Tinctura Benzoes) innerl. als Expektorans (schwer metabolisierbar; Ausscheidung als Glukuronid; **kolloidales B.harz** als Zusatz für Liquor-Flockungsreaktionen: normal Trübung im 7., 8. Röhrchen, bei Neurosyphilis im 1.–7. (ähnlich bei Polysklerose u. best. Parasitosen), bei tbk. u. viraler Meningitis u. bei Polyradikulitis im 8.–15.

Benzoesäure: / Acidum benzoicum. – Anw. von **B.benzylester** (aromat., wasserunlösl.) in verschied. Balsamen (z. B. Perubalsam), als Krätzemittel u. Antiseptikum, innerl. als Spasmolytikum, *histol* zur Herstg. transparenter Präp. u. als nicht härtendes Einschlußmittel; von **B.guajakolester** (»Guajakolbenzoat«) als Expektorans; von **B.methylester** (»Methylbenzoat«; Celloidin-lösend) *histol* als Intermedium zur Alkohol- u. Wasserentfernung vor der Paraffineinbettung, als Aufheller (SPALTEHOLZ).

Benzol, Benzenum: C_6H_6 (/ Benzolring), einfachster aromat. Kw.stoff, brennbar, mit Luft gemischt explosiv. Inhalations- u. – mäß. – Kontaktgift (Met-Hb-Bildner u. Nervengift; wegen Lipophilie mit Anreicherungstendenz in Fettgewebe, Mark u. Hirn, aber auch in Ery; / B.vergiftung). Intermediärer

Benzol|derivate

Abbau gering (Phenole, Mukonsäure), meist ($1/3$–$2/3$) Ausscheidung mit der Atemluft (Dauer bis zu 10 Tg.). Kanzerogen; MAK-Werte (USA): 40 ml/m³ = 35 ppm; 60 mg/1 in 30–60 Min. letal; Toxizität gilt auch für die **B.homologen** wie Methylbenzol u. die **B.derivate**). Anw. *histol* als Intermedium bei Paraffineinbettung, *labor* als Lösungsmittel (Farb- u. a. Duftstoffe, Arzneimittel).

4-Benzolazo-m-phenylendiamin: bas. Azofarbstoff; Anw. innerl. u. äußerl. als antibakterielle Substanz (Zitrat, Hydrojodid, Monorhodanid), ferner zur Baktn. – (in NEISSER* Reagens) u. Plasmafärbung.

Benzolhexachlorid: ↑ Hexachlorzyklohexan.

Benzolichtbordeaux: ein Disazofarbstoff; zur Gegenfärbung eisenhämatoxylingefärbter Gewebeschnitte u. für Darmausstrichpräp. (Protozoen-Diagnostik).

Benzolismus: 1) ↑ Benzolvergiftung. – 2) ↑ Benzolsucht.

Benzolring: (FRIEDR. AUGUST KEKULÉ V. STRADONITZ; 1865): die bis heute gültige klass. Darstg. der Struktur von Benzol (C_6H_6) als Sechsring mit 3 lokalisierten Doppelbindungen (die jedoch zwischen 2 mögl. mesomeren Strukturen oszillieren, ↑ Formel); s. a. Kohlenwasserstoffe.

Benzol|sucht: suchtmäß. Einatmen von B.dämpfen zur Herbeiführung des euphor. Rauschstadiums.

Benzol|vergiftung: Intoxikation durch orale Aufnahme (DL 30 g) oder Inhalation von B.dämpfen (toxisch ab 25 ppm). Neben allg. Reizerscheinungen an Haut u. Schleimhäuten (Augen, Atemwege) bei **akuter B.v.** Nausea, Erbrechen, Rauschzustand, Narkose (u. U. Tod durch Kreislaufschwäche oder Atemlähmung; evtl. Spätschäden), bei **chron. B.v.** (evtl. lange Latenz) nach unauffäll. Allgemeinsympt. Leber-, Nieren-, Gefäß- (Haut- u. Schleimhautblutungen), v. a. aber KM-Schädigung (»B.myelopathie«): a) echte aplast. Anämie (Parenchymschwund; evtl. auch bei akuter B.vergiftung), b) pseudoaplast. Anämie (Hyperplasie der Erythropoese, Polyglobulie; evtl. Übergang in hypo- bis aplast. Anämie, evtl. Hämolyse), c) atyp. Anämie mit Milztumor, Leukozytose, d) **B.aleukie**, e) **B.leukämie** (lymphat., myeloisch, auch akut). – Ggf. entschädigungspflichtig. BK.

Benzo|phenon: $C_6H_5 \cdot CO \cdot C_6H_5$. Unter den Derivaten als substituierte Sulfonamido-benzophenonkarbonsäure das Diuretikum Chlorthalidon. – **B.purpurin**: ein rötl. Disazofarbstoff, z. B. für Darstg. von Rekurrens-Spirochäten, zur Gegenfärbung zu Hämatoxylin, als Indikator (pH 2,0–4,0). – **B.reinblau**: wasserlösl., blauer Disazofarbstoff; *histol* Bestandteil des ↑ Trioxychroms (n. KRUGENBERG u. TIELEMANN).

Benzoyl-: der Benzoesäure-Rest C_6H_5CO–. – **B.aminoessigsäure, -glykokoll**: ↑ Hippursäure. – **B.chlorid**: *analyt* Reagens zum »Benzoylieren« aromatischer Amine, zum papierchromatograph. Steroid-

nachweis; *histol* SH-Gruppen-Blocker. – **B.-CoA**: durch Koenzym A aktivierte Benzoesäure, die enzymat. mit Glykokoll zu Hippursäure umgesetzt wird. – **B.grün**: ↑ Malachitgrün. – **B.peroxid**: Anw. bei Akne vulg. u. als Antidot bei Hautschäden durch Giftsumach; *histol* Auffrischmittel.

Benzphetaminum *WHO*: Benzyldimethylphenäthylamin; sympathikomimet. Amin, Appetitzügler mit schwacher ZNS-Stimulation.

3,4-Benzphenanthren: ein hochkarzinogener polyzykl. Kw.stoff.

3,4-Benzpyren: höherer (5kern.) aromat. Kw.stoff in Holz- u. Steinkohlenteer, Ruß, Tabakrauch, Großstadtluft (klimaabhängig) etc.; Prototyp der – auch experimentellen – Teerkarzinogene (v. a. Hodenkrebs der Schornsteinfeger).

Benzpyrinii bromidum *WHO*: Salz einer quart. N-Base; Cholin-esterase-Inhibitor (Anw. ähnl. wie Neostigmin).

Benzthiazidum *WHO*: Benzylthiomethylchlor-sulfamoyl-benzothiadiazin-dioxid; hypotensives Saliuretikum (bei Hypertonie, Ödemen).

Benzydaminum *WHO*: 1-Benzyl-3(3-dimethyl-aminopropoxy)-1H-indazol; Antiphlogistikum.

Benzyl-: das Radikal $C_6H_5CH_2$-.

Benzyl|alkohol, Benzylium, Alcohol benzylicus: $C_6H_5 \cdot CH_2OH$; Antiseptikum; Lokalanästhetikum, *histol* Einschluß-, Lösungsmittel. – **B.orange**: heißwasserlösl. Indikator für pH 1,9–3,3 (rot/gelb; 0,01%ige Lsg.). – **B.penizillin**: ↑ Penizillin G. Als **B.p.benzhydrylamin** schwerlöslich (Depotwirkung). – **B.senföl**: B.isothiozyanat; antibiot. Substanz im äther. Öl von Garten- u. Kapuzinerkresse.

Beobachtungs|mittel: *histol* indifferente, ein Austrocknen mikroskop. Frischpräp. verhindernde natürl. (Augenkammerwasser, Amnionflüssigkeit, Blutserum, Lymphe) oder künstl. Flüssigkeit (z. B. physiol. NaCl-, RINGER* Lsg.). – **B.wahn**: objektiv falsche, meist unkorrigierbare Gewißheit (wahnhafte Verkennung), von bestimmmten Menschen oder der Allgemeinheit beobachtet u. überwacht zu werden; bei paranoidem Syndrom.

Bepheniumhydroxynaphthoat *WHO*: Anthelminthikum (gegen Necator americanus, Ancylostoma duodenale, Ascaris lumbricoides, Trichostrongylus orientalis).

Bepti: in der Malaria-Epidemiologie Akronym aus den engl. Wörtern **b**ionomics, **e**nvironment, **p**lasmodium, **t**reatment, **i**mmunity.

Béraneck* Tuberkulin (EDMOND B., 1859–1920, Bakteriologe, Villefranche): Tuberkulin, das extrazelluläre Stoffwechselprodukte u. extrahierte intrazelluläre Toxine des Mycobact. tuberculosis enthält.

Bérard* (AUGUSTE B., 1802–1846, Chirurg, Paris) **Aneurysma**: traumat. Aneurysma varicosum im perivenösen Gewebe.– **B.* Ligament**: Bindegewebsstrang zwischen Perikard u. 3.–4. BW. – Beide oft fälschlich nach BÉRAUD benannt.

Berardinelli* Syndrom (W. B., Endokrinologe, Rio de Janeiro): 1) (1954) kongenit. endokrinometabol. ↑ Zwischenhirn-Syndrom, mit akromegaloidem Riesenwuchs, Hypergenitalismus, Muskelhypertrophie, s.c. Lipodystrophie, Hepatosplenomegalie (später

Zirrhose), Hyperlip- u. -proteinämie, Hypertonie. – **2) B.*-Seip* Syndrom**: ↗ SEIP*-LAWRENCE* Syndrom.

Béraud* Aneurysma, Ligament: s. u. BÉRARD*.

Béraud* Klappe: inkonst. Schleimhautfalte am Übergang des Tränensackes in den Tränennasengang.

BE-Raum: *gyn* Beckeneingangsraum.

Berauschungsprüfung: ärztl. Untersuchung auf Trunkenheit(sgrad), v. a. anhand der psychomotor. u. -sensor. Funktionen, mit abschließ. Gutachten gemäß polizeil. Fragebogen; meist in Verbindung mit Blutalkoholbestimmung. In der BRD Verpflichtung des Arztes zur B. nach § 75 der StPO (Ausnahme: § 76).

Berberin: Alkaloid aus Mahonien, Berberitzen etc.; als Sulfat Hemmstoff der Flavinenzyme (Zellatmung) u. Fluoreszenzfarbstoff. – Das synthet. Homologe **Berbin** wirkt sympathikolytisch u. antihypertonisch.

Bercowitz* Zeichen: (1930) *gyn* Pupillenerweiterung (oder -verkleinerung) nach Einbringen von Zitrat-Eigenblut in den Konjunktivalsack als – unzuverlässiges – Schwangerschaftszeichen.

Bereitschaftsumsatz: *physiol* der für akt. Transport u. Intakthaltung der Erregbarkeit notwend. Energieumsatz des Organismus oder einzelner Organe in völl. Ruhe, jedoch mit Bereitschaft zu sofort. Tätigkeit; liegt. quant. zwischen Struktur- u. Tätigkeitsumsatz (für Großhirn ca. 50 % des letzteren).

Berenblum* Effekt: (1941) tierexperimentelle Papillom-Induktion durch Dimethylbenzanthrazen- u. nachfolg. Krotonöl-Pinselung (Summationseffekt, jedes für sich wirkungslos).

Berendes* Syndrom: ätiol. unklare, z. T. fam., generalisierte, maligne Granulomatose im Kindesalter, v. a. in Lunge u. Leber (Hepatomegalie); ferner eitr. zervikale Lymphadenitis, periokulare ekzematoide Dermatitis mit Konjunktivitis, Epistaxis, intermittierendes Fieber, Leukozytose, Gammaglobulinämie; letaler Ausgang.

Berens* (CONRAD B., geb. 1889, Ophthalmologe, New York) **Operation**: Iridokorneosklerotomie (modifiz. LAGRANGE* Op.) bei Glaukom. – **B.*Prismenleiste**: Prismen-Reihe mit ansteigendem Winkel (1–40°) zur raschen Bestg. des obj. Schielwinkels n. KRIMSKY.

Berg* Reaktion: **1)** *histol* (1922) Einweiß-Nachweis (niedere Proteinkörper u. Proteinabbauprodukte blau) an formalinfixiertem Material mit Ninhydrin-Lsg. – **2)** kolorimetrischer Nachweis von Milchsäure u. Aldosen mit salzsaurer, Eisen(III)-chlorid-halt. wäßr. Lsg.

Berg* Regel RAGNAR B., 1871–1956, schwed. Chemiker): *diät* Die Nahrung soll einen Basenüberschuß enthalten (viel Kartoffeln u. sonst. Vegetabilien, jedoch < ¼ l Milch), da dieser die Eiweißverwertung fördert u. die Stoffwechselbilanzierung begünstigt.

Bergara*-Wartenberg* Zeichen: Fehlen der sonst bei geschlossenen Augen auftretenden Lidvibrationen nach Rückbildung einer Fazialisparese.

Bergarbeiteranämie: Ancylostomaanämie; s. a. Bergmannskrankheiten.

Bergegriffe: Handgriffe zur optimalen, den Verletzten nicht weiter schädigenden Bergung; z. B. ↗ RAUTEK* Handgriff u. a. ↗ Transportgriffe.

Berger* Nephropathie: IgA- ↗ Glomerulonephritis.

Berger* (PAUL B., 1845–1908, Chirurg, Paris) **Operation**: **1)** juxtaossäre Drahtumschlingung der Kniescheibe bei Stück- u. Sternbrüchen. – **2)** Amputatio interscapulothoracalis von vorn. – **3)** bei DUPUYTREN* Kontraktur ausgedehnte Exzision der geschrumpften Hohlhandweichteile u. Defektdeckung mit Hauttransplantat. – **4)** bei Leistenhernie Bruchpfortenplastik mit der Rektusscheide. – **B.* Zeichen**: bei instabiler subkapitaler Oberarmfraktur Möglichkeit, die subakromiale Abduktionsstellung durch Fingerdruck zu beseitigen.

Berger* (HANS B., 1873–1941, Psychiater, Jena; 1929 erstes brauchbares EEG) **Rhythmus, Wellen**: ↗ Alpha-Rhythmus, -Wellen. – **B.* Effekt**: ↗ Alpha-Blockierung bei Öffnen der Augen (= on-Effekt, »B.* Reaktion«) u. Intensivierung des α-Rhythmus bei Lidschluß (= off-Effekt).

Berger* (EMIL B., 1855–1926, Ophthalmologe, Graz, Paris) **Zeichen**: ellipt. oder eckig-entrundete Pupille als Frühzeichen der Neurosyphilis. – Von B.* auch **Binokularlupe** angegeben.

Berger* Zellen: (1923) argentaffine, sympathotrope, paraganglionäre Zellen im Mesorchium. Davon ausgehendes Neoplasma am Eierstockhilus bewirkt evtl. Virilisierung.

Bergeret* Operation: **1)** zweizeit. Magenresektion mit Gastroenteroanastomose in der 1. Sitzung. – **2) B.-Champeau* Op.**: totale Kolon-Rektum-Extirpation u. Ileoanostomie.

Bergeron*-Henoch* Krankheit (ETIENNE JULES B., 1817–1900, Arzt, Paris): Chorea electrica, ↗ DUBINI* Syndrom.

Bergey* Manual of Determinative Bacteriology: weltweit führende engl. Baktn.-Systematik (1. Auflage 1923, 8. Auflage 1974).

Berg|fieber: ↗ Colorado-Zeckenfieber. – **B. flachslunge**: ↗ Asbestosis pulmonum.

Bergh* Frenulum (LUDWIG R. S. B., 1824–1909, Venerologe, Kopenhagen): ↗ Frenulum lab. pudendi.

Bergh* (A. A. HIJMANS VAN DEN B., 1869–1943, Internist, Utrecht) **Reaktion**: Differenzierung von dir. u. indir. ↗ Bilirubin im Serum (s. a. Diazoprobe). – **B.* Zyanose**: ↗ STOKVIS*-TALMA* Syndrom.

Bergkoller, -krankheit: Symptomatik der ↗ Höhenkrankheit bei Bergsteigern: unübersehbl. Müdigkeit u. Abgeschlagenheit (bis zum Fehlen jegl. Tatkraft), Atemnot (evtl. CHEYNE*-STOKES* Atmung), Herzpalpitationen, Stirnkopfschmerz, Appetitlosigkeit, Übelkeit, evtl. Erbrechen, Schlaflosigkeit, Temp.erhöhung, Schüttelfrost.

Bergman*-Turner* Unit: biol. Einheit für TSH; 1 B.*-T.* U. bewirkt eine Gewichtszunahme der Kükenschilddrüsevon 33% in 6 Tgn.

Bergmann* (GOTTLIEB HEINRICH B., 1781–1861, Psychiater, Hildesheim) **Fasern**: Fortsätze der ↗ GOLGI*-B.* Gliazellen. – **B.* Stränge, Streifen**: ↗ Striae medullares ventriculi quarti.

v. Bergmann* (ERNST V. B., 1836–1907, Chirurg, Dorpat, Berlin) **Fistel**: breite op. Fistel zwischen Mundboden u. Halsoberfläche, z. B. bei UK-Resektion. – Als Analogon auch das Einnähen des unt. Randes einer akzidentellen Mundbodenwunde in eine Hautinzision. – **B.* Handgriff**: Anheben des Kehldekkels mit dem oral eingeführten Zeigefinger bei Narkoseasphyxie. – **B.* Hernie**: ↑ Hernia lineae albae; vgl. aber v. BERGMANN* Syndrom. – **B.* Inzision**: schräger Flankenschnitt vom Kostovertebralwinkel (12. Rippe) bis an die Spina iliaca ant. sup. zur retroperitonealen Nierenfreilegung. Modifikation n. ISRAEL: Schnittverlängerung bis nahe Symphyse. – **B.* Operation**: 1) bei Hydrozele Spaltung u. subtotale Abtragung des parietalen Blattes der Tunica vaginalis testis. – 2) Modifikation der BILLROTH* Magenresektion ähnl. der nach POLYA-REICHEL. – 3) ↑ Wundtoilette. – Von v. B.* wurden zahlreiche Instrumente angegeben, z. B. ein **Knochenhammer** (mit scheibenförm. Enden des symmetr. Kopfes), eine **Schieberpinzette** (Mehrzweckklemme, mit sogen. Klauenschieber).

v. Bergmann* (GUSTAV V. B., 1878–1955, Internist, Berlin, München) **Syndrom**: 1) durch kleine – intermittierende – Hiatushernie (**B.* Hernie**) verurs. Beschwerdekomplex mit Dysphagie, retrosternalen u. epigastr. Schmerzen, Singultus, Ösophagitis (Reflux), Herzbeschwerden, evtl. Extrasystolie. – 2) **B.*-Meulengracht* Syndrom**: ↑ Icterus juvenilis intermittens. – **B. Probe**: 1) B.*-EILBOTT* Probe: (1927) Leberfunktionsprobe durch i.v. Bilirubin-Belastung (nüchtern 50 mg in 20 ml 5%ig. Soda-Lsg.); bei Leberschädigung über 4 Std. anhaltende Erhöhung des Bilirubinserumspiegels (nicht durchführbar bei Ikterus). – 2) B.*-MEYER* Probe: ↑ Antitrypsintest.

Bergmanns|krankheiten: berufstyp. Schädigungen im Bergbau: Pneumokoniosen (»**B.lunge**«, im allg. Mischstaubsilikosen mit – oder unabhängig davon – Emphysembronchitis = »**B.asthma**«), Abnutzungserscheinungen an Schleimbeuteln »**B.ellenbogen**«, evtl. mit »Reiskörpern«, Verkalkungen, Verknöcherungen), Gelenken (»**B.knie**«), WS (Bandscheibenschäden) sowie ↑ Preßluftwerkzeugschäden (»Pickhammer-Krankh.«); ferner ↑ »Augenzittern« (»**Bergarbeiternystagmus**«), Hautaffektionen (Furunkulose, Fußmykosen), Wurmbefall (Ancylostomiasis, z. B. als »**B.anämie**«, »**B.krätze**«; Strongyloidosis), im Pechblende-Bergbau auch Lungen-Neoplasmen (↑ Schneeberger Lungenkrankheit) u. a. Strahlenschäden. – Sämtlich entschädigungspflicht. BK (bei Knie-Meniskopathie erst nach mind. 3jähr. regelmäß. Tätigkeit unter Tage).

Bergonié*-Tribondeau* Gesetz (JEAN ALBAN B., 1857–1925, Arzt, Bordeaux): (1904) Gesetzmäßigkeiten der Strahlensensibilität von Körperzellen. Neuere Fassung (SPIER 1953): Die Empfindlichkeit gegenüber ionisierenden Strahlen steigt mit dem Grad der reproduktiven Aktivität u. sinkt mit der Differenzierung. – Von B. wurde auch eine gewichtsreduzierende u. roborierende Elektrogymnastik (»**Bergonisation**«, auf spez. Stuhl mit 4 großfläch. Elektroden) angegeben.

Bergonzini* Reagens: (1892) *histol* Farblösung mit Säurefuchsin, Methylgrün u. Goldorange; kollagenes Bindegewebe rot, Ery orange, Muskelfasern dunkelgelb, Zellkerne grün.

Bergstrand* (HILDING B., geb. 1886, Pathologe, Stockholm) **Syndrom**: 1) (1930) androtrope (2.–4. Ljz.), monost., destruierende Erkr. bes. der langen Röhrenknochen mit solitärem, schmerzhaftem »Osteoid-Osteom« (Osteoid mit sklerot. »Mantel«; Weichteilschwellung); unterschieden als Kompakta- u. Spongiosatyp. – 2) **B.* Zirrhose**: in Schüben verlaufende chron. Leberatrophie; leber hart, vergrößert; Milztumor.

Berg- u. -Talbahn-Syndrom: *kard* im EKG Konvexität der ST-Strecke mit nachfolgender biphas. T-Zacke (neg./pos.); oft bei Widerstandshypertrophie.

Beriberi: (singhales. = große Schwäche) klass. Avitaminose bei Mangel an Vit. B_1 (Thiamin); v. a. bei Ernährung mit »poliertem« Reis (Keimentfernung beim Schälen), ferner bei gastrointestinalen Erkrn. (Malabsorption), hepatopathisch bedingtem Speicherungsdefekt, Störung von KH-Stoffwechsel (v. a. Zitronensäurezyklus) u. Azetylcholinabbau (bei Pelztieren nach Verfütterung reichl. Thiaminase enthaltender Fischabfälle). Klin. Formen: »trockene«, mit überwiegend neurit. Störungen (Parästhesien, Reflexstörungen, Schwäche bes. der Beinmuskulatur); »feuchte«, mit – nicht kardial bedingten – Pleura- u. Perikardergüssen, Larynxödem, evtl. Hirnödem, Leptomeningitis, tox. Hepatitis; »akute periniziöse«, mit allseit. Herzdilatation u. meist tödl. kardialer Stauung, Ruhebradykardie u. starker Belastungstachykardie bei Niedervoltage (**B.-Herz**; Shoshin-Zustand); als »zerebrale oder okuläre« ferner auch die B_1-Mangel-bedingte Pseudo-Enzephalitis WERNICKE. – Besonders schwer u. akut im Kindes-, v. a. im Säuglingsalter (regional auch **kongenit. B.** infolge pränataler Hypovitaminose; meist feuchte Form mit Herzinsuffizienz, Oligurie, Koliken, Hirndruck; akute perniziöse Form evtl. mit plötzl Herztod; zerebrale Form z. B. bei der »breast-milk-intoxication«; s. a. Prä-Beriberi). – **B.schutzstoff**: ↑ Vitamin B_1.

Beriel*-Devic*-Alajouanine* Syndrom (EUGÈNE D., gest. 1930, französ. Arzt): »pseudomyopath.« Form der infekt. Polyneuritis, mit Sympt. der ↑ Muskeldystrophie an Stamm- u. prox. Muskelgruppen; Prognose meist günstig.

Beritow* Phänomen: verstärkte Kontraktion des durch tetan. Reizung ermüdeten Muskels bei Einzelreizung mit Frequenzsteigerung (extrazelluläre K^+-Anhäufung).

Berkefeld* Filter, Kerze: (1892) hohlzylindr., bakterien(nicht aber virus)dichte Filterkerze aus Kieselgur (Größen V, N u. W = kleinste Poren); u. a. zur Trinkwasser-»Entkeimung«.

Berkelium, Bk: *chem* ein Transuran (OZ 97).

Berkeley* Färbung: *histol* Darstg. von Nervengewebe mit Bichromat u. Silbernitrat bzw. Osmium-Kupfer-Hämatoxylin.

Berkow* Tabelle (SAMUEL GORDON B., geb. 1899, amerikan. Chirurg) zur Berechnung der prozentualen Ausdehnung von Brandwunden bei Kindern (↑ Abb.).

Berlin* Syndrom (CHAIM B., Dermatologe, Tel Aviv): fam. (unvollständ.) Ektodermaldysplasie mit hyperhidrot. Palmoplantarkeratose; Minderwuchs, »Vogelbeine«, geist. Retardierung, bei ♂ Hypogonadismus, Hypodontie, Melanoleukodermie (»Leopardenhaut«).

Berlin* (Netzhaut-)Trübung (RUDOLF B., 1833–1897, Ophthalmologe, Rostock): partielles bis totales Retinaödem mit weißl. Verfärbung der Makula nach Contusio bulbi. Prognose günstig.

Berliner Arm: *orthop* Kunstarm (Leichtmetall u. Leder bzw. Kunststoff) mit stufenlos passiv bewegl. Ellenbogen- u. Handgelenk (Spiralfederbremsung) u. gegen individuelle Hooks austauschbarer Hand (Finger durch Einrasten fixierbar).

Berliner Blau, Ferriferrozyanid: bei Reaktion von Eisen(III)-salzen mit gelbem Blutlaugensalz (Ferrozyankali) entstehendes tiefblaues Ferrisalz der Ferrozyanwasserstoffsäure (als lösl. B.-B. K^+ enthaltend) u. a. zum Nachweis von Fe^{3+} u. organisch gebundenem N sowie (»**B.-B.-Reaktion**«, im Gemisch mit HCl) von nicht Hb-gebundenem Fe in Erythrozyten (»Siderozyten«), von »Herzfehlerzellen« im Sputum u. a. m. – **B.-B.-Methode**: Prüfung der Schweißdrüsentätigkeit anhand der blauen Punkte, die sich nach Andrücken eines mit Ferrozyankali u. Eisen(III)-chlorid bepuderten Klebestreifens bilden.

Berliner Plättchen: (RACKWITZ 1952) objektträgergroße Plexiglas-Plättchen mit Trennstegen; für serol. Reaktionen (Einsparung von Testseren).

Berliner Schuh: *orthop* Spitzfuß-Schuh mit Mittelfuß u. Ferse umfassender Walklederkappe bis zum unt. U'schenkeldrittel.

Berlinghoff* Medium: Periston-Lsg. mit Puffer-, Komplement- u. Serumzusatz als »Überlebensmedium« für die Treponemen beim NELSON* Test.

Berloque-Dermatitis: Photodermatitis mit Pigmentationen in Form kleiner Uhrkettenanhänger (französ.: berloque), hervorgerufen durch die äther. Öle (z. B. Bergamott-Öl) spirituöser Kosmetika (z. B. Kölnisch Wasser).

Berman* Rohr: (1949) Polyäthylen-Prothese zur Überbrückung von Ösophagusdefekten bei Palliativ-Operationen.

Bernard* (JEAN B., geb. 1907, französ. Hämatologe u. Pädiater) **Hämolyse**: seltene, fam., perakute hämolyt. Anämie mit Hämoglobinurie; Ätiol. unbekannt. – **B.*-Nenna* Purpura**: WERLHOF* Purpura mit bukkalen Blutblasen u. starker Hämaturie. – **B.*-Soulier* Syndrom**: (1948) seltene, fam.-erbl. Thrombozytopathie (Riesenthrombozyten) mit Purpura, oft bereits beim Neugeborenen. Thrombo-Zahl normal oder leicht vermindert, Megakaryozyten im KM unauffällig; Blutungszeit verlängert.

Bernard* (CLAUDE B., 1813–1878, Physiologe, Paris) **Kanal**: ↑ Ductus pancreaticus accessorius. – **B.* Ströme**: ↑ diadynam. Ströme. – **B.* Syndrom**: ↑ HORNER* Symptomenkomplex. – **B.* Zuckerstich**: (1849) passagere Glukosurie auslösender Stich in den Boden des 4. Ventrikels (beweist nicht Oblongata-Zuckerzentrum, nur NNM-Stimulierung über den Splanchnikus infolge Reizung dienzephaler sympath. Bahnen). – s. a. Wärmestich.

Bernard*(-Bernou*) Plastik (LÉON B., 1872–1934, Arzt, Paris): subskapular-paravertebrale obere Teilplastik des Thorax, ein- oder zweizeitig.

Bernbeck* Methode (RUPPRECHT B., zeitgen. Orthopäde, München, Hamburg): pertrochantere ↑ Derotationsosteotomie bei angeb. Hüftluxation.

Berndorfer*(-Wildervanck*) Syndrom (ALFRED B., Kinderchirurg, Budapest): erbl. Mißbildungskomplex mit sehr variabler Beteiligung der Einzelkomponenten: Lippen-Kiefer-Gaumenspalte (isoliert oder bilat.), Ohrmuscheldysplasie, Innenohrschwerhörigkeit, Spalthand, Spaltfuß.

Bernhard* (FRIEDR. B., 1897–1949, Chirurg, Gießen) **Operation**: Anastomosierung eines kurzen Choledochus-Stumpfes oder der Ductus hepatici mit dem Duodenum über zwischengeschaltetes T-Drain. – **B.*-Köhler* Test**: (1936/37) »enzymat. Krebstest« anhand der Blutwerte der Atoxyl-resistenten Lipase (erhöht v. a. bei Mamma-, Haut-, Rektum-Ca.; nach Radikalentfernung allmähl. Normalisierung).

Bernhard* Schema (OSKAR B., geb. 1861, Arzt, St. Moritz): Heliotherapie der extrapulmonalen Tbk mit zunächst nur örtl., später auch Ganzkörperexposition.

Bernhard* Typ: VULPIAN*-BERNHARD* Typ. der progress. ↑ Muskelerkrankungen (Tab.).

Bernhardineraugen-Symptom: Hyperämie der Konjunktiven bei sek. Polyglobulie u. Polycythaemia vera.

Bernhardt* Formel: Normalgewicht (obere Grenze; in kg) des Erwachsenen =

$$\frac{\text{Körperlänge} \times \text{mittl. Brustumfang (bd. in cm)}}{240}$$

Bernhardt* (MARTIN B., 1844–1915, Neurologe, Berlin) **Insel**: umschrieb. Störung der Oberflächensensibilität im Versorgungsgebiet des N. cutaneus femoris lat. (Außenseite des Oberschenkels) bei der ↑ Meralgia paraesthetica (= **B.*-Roth* Syndrom**). – s. a. Typ VULPIAN B. der spin. progred. ↑ Muskelatrophie.

Bernheim* Index: (ALICE RHEINSTEIN=B., geb. 1883, Ärztin, New York): (1924) durch kolorimetr. Vergleich von Serum (Plasma) u. einem Farbstandard (0,1%ige Kaliumdichromat-Lsg.) gewonnener »Ikterus-Index« für Diagnose u. Prognose von Leber-Erkrn.; wenig nützlich, da Farbe u. a. von Karotinoid- u. Fettgehalt beeinflußt.

Bernheim* Syndrom: (1910) Störung der Hämodynamik des Herzens (evtl. Rechtsherzversagen) durch

Berkow* Tabelle

Körperteil	Neugeborenes	1 Jahr	5 Jahre	10 Jahre
Kopf	19	17	13	11
Nacken	2	2	2	2
Bauch-, Brustwand	13	13	13	13
Rücken	13	13	13	13
beide Gesäßbacken	5	5	5	5
Genitale	1	1	1	1
beide Oberarme	8	8	8	8
beide Unterarme	6	6	6	6
beide Hände	5	5	5	5
beide Oberschenkel	11	13	16	17
beide Unterschenkel	10	10	11	12
beide Füße	7	7	7	7

Bernheimer* Fasern

Rechtsausbuchtung des Kammerseptums bei Linkshypertrophie u. -dilatation (Hypertension, Aortenstenose); klin.: Überfüllung des venösen Schenkels; Lungenstauung erst terminal infolge Linksinsuffizienz.

Bernheimer* Fasern (STÉPHAN B., 1861–1918, Ophthalmologe, Wien): Nervenfaserzug vom Tractus opticus zum Nucleus subthalamicus.

Berning* Trias: Bakteriurie, Leukurie u. BKS-Beschleunigung als wichtigste Sympte. der chron. Pyelonephritis.

Bernreuther* Test (ROBERT G. B., amerikan. Psychologe): (1935) Fragebogentest mit Alternativfragen (Ja/Nein) zur Persönlichkeitsdiagnose (»personality inventory«).

Bernstein* Theorie (JULIUS B., 1839–1917, Physiologe, Halle): *physiol* 1) Präexistenztheorie: Verletzungspotentiale erregbarer Strukturen sind vorgebildet, werden durch eine Verletzung nur ableitbar. – 2) Membranhypothese: die ionentrennende Eigenschaft einer Zellmembran geht bei Erregung reversibel-unspezifisch verloren (vermutlich nur für EPSP gültig).

Bernstein* 3-Gen-Theorie (FELIX B., 1878–1956, dtsch. Mathematiker): (1924) Annahme von 3 allelen Genen (p, q, r) für die Vererbung der Ery-Eigenschaften A, B u. 0 (↑ Tab.).

Phänotyp	Genotyp
A	pp = AA
	pr = A0
B	qq = BB
	qr = B0
0	rr = 00
AB	pq = AB

Bernsteinsäure: ↑ Acidum succinicum; s. a. Sukzinat-, Sukzinyl-. – Als **aktiv(iert)e B.** das ↑ Sukzinyl-Koenzym A.

v. Bernuth* Syndrom (FRITZ V. B., Pädiater, Bethel): (1926) sporad. Hämophilie unklarer Ätiologie; Blutungszeit normal oder verkürzt; kein Milztumor, Thrombozyten u. Retraktionszeit normal, RUMPEL*-LEEDE* Zeichen neg.; paradoxe Kapillarreaktion (keine Kontraktion nach Verlegung).

Bernutz* Phlegmone (GUSTAVE LOUIS RICHARD B., 1819–1887, Arzt, Paris): bauchfellnahe Bauchdeckenphlegmone.

Bero-Test: *psych* ↑ **Behn*-Ro**rschach Test.

Berrens-Faktor: ↑ Antigen-Be^a.

Berry* (SIR JAMES B., 1860–1946, Chirurg, London) **Aneurysma**: mykot., syphilit., arteriosklerot. oder angeb. Aneurysma der A. basilaris. Bei Ruptur tödl. Subarachnoidalblutung. – **B.* Band**: ↑ Lig. suspensorium glandulae thyroideae. – **B.* Symptom**: trotz Struma an typ. Stelle tastbarer Karotispuls als Hinweis auf Malignität der Struma (mit infiltrativer Fixierung des Gefäßes).

Berry* Syndrom (SIR GEORGES ANDREWS B., 1853–1940, Ophthalmologe, Edinburgh): (1889) ↑ Dysostosis mandibulofacialis (FRANCESCHETTI). – Von B.* auch Test-**»Kreise«** zur Prüfung des räuml. Sehens angegeben.

Berry*-Dedrick* Phänomen: (1936) Reaktivierung eines Hitze-inaktivierten Virus (der Pocken-Gruppe) durch Mischen mit lebendem Virus derselben oder einer anderen Untergruppe (= Homo- bzw. Heteroaktivierung).

Berserkerwut: rasende Kampfwut, z. B. im epilept. Dämmerzustand; evtl. mit Amoklauf.

Berson* Mammaplastik: (1948) Hängebrustkorrektur durch ausgedehnte Keilexzision des Drüsenkörpers oberhalb der – danach nach oben zu versetzenden – Mamille; Mammopexie am M. pectoralis.

Berstungsbruch: Schädelbruch infolge die Elastizitätsgrenze überschreitender Deformierung des Gesamtschädels durch zwei- oder mehrseitig angreifende (»Nußknackermechanismus«) oder – seltener – von innen nach außen wirkende Kräfte (»Explosionsbruch«). Fraktur- bzw. Fissurlinien meridianart.-parallel zur »Pollinie« (↑ Abb.); häufig Sinuseinrisse.

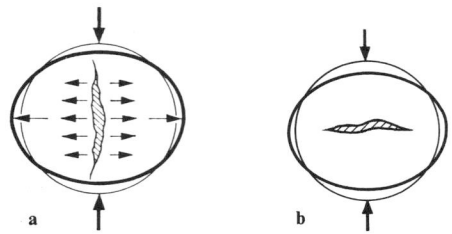

a) Berstungsbruch, b) Biegungsbruch der Schädelkalotte.

Bertelli* Membran: die Speiseröhre im Hiatus fixierende membranart. Faserzüge des Zwerchfells; ihre Lockerung (bei Tonusverlust oder kardiofundaler Fehlanlage) führt zur Gleithernie.

Berthelot* (-Mahler*-Kröcker*) Kalorimeter (MARCELLIN PIERRE EUGÈNE B., 1827–1907, Chemiker, Paris): Stahlbehälter (»Bombe«) zur Bestg. des kalor. Äquivalents eines Stoffes durch dessen vollständ. Verbrennung (O_2-Atmosphäre, hoher Druck) u. »verlustlose« Aufnahme der Verbrennungswärme in umgebendem Wassergefäß. – Von B.* wurden ferner angegeben Nachweis-**Reaktionen** für Äthanol (mit Benzoylchlorid + NaOH: Benzoesäureäthylester-Bildung; typ. Geruch), Ammoniak (Blaufärbung von Chlorkalk-Phenolwasser), Luft-CO (Schwärzung von ammoniakal. $AgNO_3$-Lsg.).

Berthollet* Lösung (CLAUDE LOUIS VON B., 1748[9]–1822, Chemiker, Paris): wäßr. Lsg. von Na-chlorid u. -hypochlorit als Desinfektionsmittel.

Bertiella: eine Zestoden-Gattung [Anoplocephalidae]; z. B. **B. studeri** als kleiner trop. Bandwurm (4 Saugnäpfe, hakenfreies Rostellum, Eier mit 2 hornart. Fortsätzen; Zwischenwirt: koprophage Milben) bei Tieren, selten beim Menschen (»**Bertielliasis**«, im allg. symptomlos).

Bertillon* System (ALPHONSE B., 1853–1914, Anthropologe, Paris), Bertillonage: Identifizierung Lebender anhand von 11 Körpermaßen (Größe, Spannweite, Sitzhöhe, Kopflänge u. -breite, Ohrlänge u. -breite, Augenfarbe, Länge des li. Fußes, Unterarms, Mittel- u. Kleinfingers.

Bertin* (EXUPÈRE JOSEPH B., 1712–1781, französ. Anatom) **Band**: ↑ Ligamentum iliofemorale. – **B.* Knöchelchen**: aus der embryonalen Nasenkapsel hervorgehende kleine Ersatzknochen, die das Keilbein u. die Concha sphenoidalis (= **B.* Muschel**) bilden. – **B.* Säulen**: ↑ Columnae renales.

Bertolotti* (M. B., geb. 1876, ital. Radiologe) **Syndrom**: 1) Ischialgie infolge Sakralisation des 5. LW mit Skoliose u. Nervenkompression. – 2) ↑ Halbbasis-Syndrom. – **B.* Zeichen**: *röntg* 1) Passagebehinderung bariumhalt. Kapseln durch Ösophagus-Ca. bei noch freier Breipassage. – 2) scheinbare Erweiterung der Foramina intervertebralia infolge Strukturatrophie bei Spondylitis (cervicalis). – 3) ↑ VALOBRA*-BERTOLOTTI* Zeichen.

Bertrand* Methode (GABRIEL B., 1867–1962, Biologe u. Chemiker, Paris): 1) (1899) *forens* Alkaloid-Nachweis (Morphin, Strychnin, Akonitin u. a.) durch Fällung mit Kieselwolframsäure-Lsg. – 2) (1906) Volumetrie reduzierender Zucker durch Oxidation von – aus $CuSO_4$ stöchiometrisch ausgefälltem – Cu_2O zu CuO mittels Ferrisulfats u. Titration der – äquivalent – entstandenen Fe^{2+}-Ionen mit $KMnO_4$.

Bertrand* Operation: 1) bei Hackenfuß Arthrodese des CHOPART* u. Talokalkanealgelenkes nach Rückwärtsverlagerung des Fußes. – 2) ALBEE* Operation (2) mit zusätzl. Resektion der konkavseit. Gelenk- u. Querfortsätze u. Querinzision der Bandscheibe. – 3) ↑ EGGERS*-BERTRAND* Operation.

Berührungsempfindung: Funktion der – rasch u. vollständig adaptierenden – einschläg. Rezeptoren in Haut/Schleimhaut (s. a. Berührungssinn) bei adäquater Reizung (Tangentialzerrung; bei erniedrigter oder erhöhter Temp. des Reizkörpers verstärkte Impulse). Afferenz zum RM (Einbau in spinale Reflexmuster) u. zur sensiblen Großhirnrinde (Bewußtwerden), u. zwar gekreuzt als ungekreuzt (Tr. spinothalamicus bzw. Hinterstränge); im Thalamus Übertragung auf ein 3. Neuron. Path. Veränderungen bei peripheren, spinalen u. zerebralen Erkr. (↑ Hyper-, Hyp- u. Anästhesie, dissoziierte Empfindungsstörung).

Berührungs|furcht: ↑ Hapto-, Mysophobie. – **B.gürtel**: *geburtsh* unter der Geburt durch festen Kontakt des kindl. Kopfes mit dem Isthmus uteri gebildete Abdichtungszone gegen weiteren Fruchtwasserabgang u. damit gegen eine Umschnürung des Kindes durch den kontrahierten Uterus. Unterhalb davon bildet sich die Geburtsgeschwulst.

Berührungs|sinn: das sensible System zur ↑ B.empfindung; einer der 4 Hautsinne (B.- u. Drucksinn wahrsch. verschied. Qualitäten derselben Empfindungsqualität. – **B.zwang**: ununterdrückbarer Impuls zur Berührung libidinös besetzter Gegenstände; bei Zwangsneurose, man.-depress. Erkr., im Beginn der Schizophrenie, gelegentl. bei hirnorgan. Erkr.

Berufs|asthma: Asthma bronchiale als ↑ B.krankheit, v. a. als Inhalationsallergie gegen Mehl (»Müller-«, »Bäckerasthma«), Baumwolle, Flachs u. Hanf (»Weber-«, »Hechelasthma«), Honig u. Bienengift (»Imkerasthma«) sowie Holz u. Harz, Naßbestäubungsmittel, ferner gegen Tuberkulin, Toxine, Chemikalien u. a. m. – **B.dermatose**: durch berufl. Noxen (einschl. Infektion) verurs. schwere oder rückfäll., insbes. zur B.aufgabe, evtl. sogar Erwerbsunfähigkeit führende Hautaffektion, z. B. Hyperkeratose (»Arbeitsschwiele«) auch tox. Formen, evtl. als präkanzeröses Keratom), Hautkrebs, Mykose, Acne professionalis, Tuberculosis cutis verrucosa, Erysipeloid (↑ Tab. »B.krankheiten« S. 242), insbes. auch das **B.ekzem** infolge Abnützung (z. B. Lösungsmittel, Kalk, Zement) oder Sensibilisierung (z. B. Chrom, Nickel, Terpentin).

Berufs|geheimnis: ↑ Schweigepflicht. – **B.genossenschaft**, BG: Pflichtvereinigung der Unternehmer gleichart. Gewerbezweige (Körperschaft des öffentl. Rechts) als Träger der gesetzl. Unfallversicherung gegen Arbeitsunfälle u. Berufskrankheiten aller in unselbständ. Arbeit Stehenden. Ther. (Heilverfahren) u. Nachbehandlung der Versicherten erfolgt gem. Abkommen zwischen BG-Spitzenverbänden u. Kassenärztl. Bundesvereinigung in der Regel durch Ärzte mit bes. Erfahrung auf dem Gebiet der B.krankhn. u. Traumatologie (D-Ärzte), als Erstversorgung z. T. durch Allg.ärzte (Ausnahme: primär obligate D-Arzt-Fälle nach § 6 der entspr. Unfallvorschrift).

Berufs|gericht, ärztliches: im allg. erstinstanzl. Verwaltungsgericht, das aufgrund von Ländergesetzen Verstöße gegen die ärztl. B.pflichten (B.ordnung) verfolgt; ferner ein Gerichtshof für Heilberufe als Berufungsinstanz. Mögl. Strafen: Warnung, Verweis, Geldbuße, Entziehung des B.wahlrechts, Feststellung der B.unwürdigkeit.

Berufs|hinderung: Gesundheitsbeeinträchtigung, die die Ausübung eines bestimmten Berufs gefährdet oder ausschließt. – **B.karzinogen**: ↑ Tab. »Karzinogene«.

Berufs|krankheit, BK: durch Eigentümlichkeiten des Berufs bedingte – meist chron. – Erkr., i. e. S. die, der der Gesetzgeber einen Versicherungsschutz gewährt, d. h. die »anzeige- u. entschädigungspflichtig.« Erkrn. gem. **B.krankhn.-Verordnung** (z.Z. gültig die 7. BKVO vom 20. 6. 68, geändert ab 1. 1. 77. ↑ Tab.). Nach Unfallversicherungs-Neuregelungsgesetz von 1963 auch Entschädigung weiterer Krkhtn. im Einzelfall, sofern nach neuen Erkenntnissen die Voraussetzungen erfüllt sind.

Berufs|krebs: durch chem. u. physikal. Einflüsse der gewohnten berufl. Tätigkeit ausgelöstes Malignom (i. e. S. das als ↑ B.krankh. anerkannte); s. a. Tab. »Karzinogene«. – **B.lähmung**: ↑ Arbeitsparese.

Berufsunfähigkeit, BU: Unfähigkeit zur weiteren Ausübung des bisher. Berufs. Rentenanspruch (⅔ der Vollrente) besteht nach erfüllter Wartezeit, wenn »Erwerbsfähigkeit infolge von Krankh. o. a. Gebrechen oder Schwäche der körperl. oder geist. Kräfte auf weniger als die Hälfte derjenigen eines Gesunden mit ähnl. Ausbildung u. gleichwert. Kenntnissen u. Fähigkeiten herabgesunken ist« (Zumutbar sind aber Tätigkeiten, für die erfolgreiche Umschulung erfolgte).

Beruhigungs|bad: Vollbad indifferenter Temp. (ca. 36°), mit oder ohne sedierende Zusätze; evtl. als Luftsprudelbad. – Früher als Dauerbad bei Erregungszuständen. – **B.mittel**: *pharm* ↑ Sedativa; s. a. Hypnotika, Psychopharmaka.

Berven* Methode: (1949) bei Vulva-Ca. totale Vulvektomie (einschl. Klitoris) durch Elektrokoagulation, Nachbestrahlung der regionären LK.

Beryll(i)ose: chron. ↑ Berylliumkrankheit; i. e. S. die **Berylliosis pulmonum** als granulomatöse Pneumokoniose (mit Remission) durch Be-Staub, entweder im Anschluß an eine ↑ Berylliumpneumonie oder nach langjähr. Be-Exposition; klin.: Atemnot, trockener Husten, Gewichtsabnahme, evtl. tödl. Herzinsuffizienz; fein- bis grobkörn. Fleckschatten (»Sand-

Beryllium

Nr.	Berufskrankheiten	Nr.	Berufskrankheiten	Nr.	Berufskrankheiten
1	Durch chemische Einwirkungen verursachte Krankheiten		oder Muskelansätze, die zur Unterlassung aller Tätigkeiten gezwungen haben, die für die Entstehung, die Verschlimmerung oder das Wiederaufleben der Krankheit ursächlich waren oder sein können	41.04	Asbeststaublungenerkrankung (Asbestose) in Verbindung mit Lungenkrebs
11	Metalle und Metalloide			41.05	Durch Asbest verursachtes Mesotheliom des Rippenfells und des Bauchfells
11.01	Erkrn. durch Blei oder seine Verbindungen			41.06	Erkrn. der tieferen Atemwege und der Lungen durch Aluminium oder seine Verbindungen
11.02	Erkrn. durch Quecksilber oder seine Verbindungen	21.02	Meniskusschäden nach mindestens dreijähriger regelmäßiger Tätigkeit unter Tage	41.07	Erkrn. an Lungenfibrose durch Metallstäube bei der Herstellung oder Verarbeitung von Hartmetallen
11.03	Erkrn. durch Chrom oder seine Verbindungen	21.03	Erkrn. durch Erschütterung bei Arbeit mit Druckluftwerkzeugen oder gleichartig wirkenden Werkzeugen oder Maschinen		
11.04	Erkrn. durch Cadmium oder seine Verbindungen			41.08	Erkrn. der tieferen Atemwege und der Lungen durch Thomasmehl (Thomasphosphat)
11.05	Erkrn. durch Mangan oder seine Verbindungen			42	Erkrankungen durch organische Stäube
11.06	Erkrn. durch Thallium oder seine Verbindungen	21.04	Vibrationsbedingte Durchblutungsstörungen an den Händen, die zur Unterlassung aller Tätigkeiten gezwungen haben, die für die Entstehung, die Verschlimmerung oder das Wiederaufleben der Krankheit ursächlich waren oder sein können	42.01	Farmer-(Drescher-)Lunge
11.07	Erkrn. durch Vanadium oder seine Verbindungen			42.02	Erkrn. der tieferen Atemwege und der Lungen durch Rohbaumwoll- oder Flachsstaub (Byssinose)
11.08	Erkrn. durch Arsen oder seine Verbindungen			43	Obstruktive Atemwegserkrankungen
11.09	Erkrn. durch Phosphor oder seine anorganischen Verbindungen	21.05	Chronische Erkrn. der Schleimbeutel durch ständigen Druck	43.01	Durch allergisierende Stoffe verursachte obstruktive Atemwegserkrankungen, die zur Unterlassung aller Tätigkeiten gezwungen haben, die für die Entstehung, die Verschlimmerung oder das Wiederaufleben der Krankheit ursächlich waren oder sein können
11.10	Erkrn. durch Beryllium oder seine Verbindungen	21.06	Drucklähmungen der Nerven		
12	Erstickungsgase	21.07	Abrißbrüche der Wirbelfortsätze		
12.01	Erkrn. durch Kohlenmonoxid	22	Druckluft		
12.02	Erkrn. durch Schwefelwasserstoff	22.01	Erkrn. durch Arbeit in Druckluft		
13	Lösemittel, Schädlingsbekämpfungsmittel (Pestizide) und sonstige chemische Stoffe	23	Lärm		
		23.01	Lärmschwerhörigkeit		
		24	Strahlen	43.02	Durch chemisch-irritativ oder toxisch wirkende Stoffe verursachte obstruktive Atemwegserkrankungen, die zur Unterlassung aller Tätigkeiten gezwungen haben, die für die Entstehung, die Verschlimmerung oder das Wiederaufleben der Krankheit ursächlich waren oder sein können
13.01	Schleimhautveränderungen, Krebs oder andere Neubildungen der Harnwege durch aromatische Amine	24.01	Grauer Star durch Wärmestrahlung		
		24.02	Erkrn. durch ionisierende Strahlen		
13.02	Erkrn. durch Halogenkohlenwasserstoffe	3	Durch Infektionserreger oder Parasiten verursachte Krankheiten sowie Tropenkrankheiten		
13.03	Erkrn. durch Benzol oder seine Homologe	31.01	Infektionskrkht., wenn der Versicherte im Gesundheitsdienst, in der Wohlfahrtspflege oder in einem Laboratorium tätig oder durch eine andere Tätigkeit der Infektionsgefahr in ähnlichem Maße besonders ausgesetzt war	5	Hautkrankheiten
13.04	Erkrn. durch Nitro- oder Aminoverbindungen des Benzols oder seiner Homologe oder ihrer Abkömmlinge			51.01	Schwere oder wiederholt rückfällige Hauterkrankungen, die zur Unterlassung aller Tätigkeiten gezwungen haben, die für die Entstehung, die Verschlimmerung oder das Wiederaufleben der Krankheit ursächlich waren oder sein können.
13.05	Erkrn. durch Schwefelkohlenstoff				
13.06	Erkrn. durch Methylalkohol (Methanol)				
13.07	Erkrn. durch organische Phosphorverbindungen	31.02	Von Tieren auf Menschen übertragbare Krkht.	51.02	Hautkrebs oder zur Krebsbildung neigende Hautveränderungen durch Ruß, Rohparaffin, Teer, Anthrazen, Pech oder ähnliche Stoffe
13.08	Erkrn. durch Fluor oder seine Verbindungen	31.03	Wurmkrankheit der Bergleute, verursacht durch Ankylostoma duodenale oder Strongyloides stercoralis		
13.09	Erkrn. durch Salpetersäureester	31.04	Tropenkrankheiten, Fleckfieber		
13.10	Erkrn. durch halogenierte Alkyl-, Aryl- oder Alkylaryloxide	4	Erkrankungen der Atemwege und der Lungen, des Rippenfells und Bauchfells	6	Krankheiten sonstiger Ursache
				61.01	Augenzittern der Bergleute
13.11	Erkrn. durch halogenierte Alkyl-, Aryl- oder Alkylarylsulfide	41	Erkrankungen durch anorganische Stäube		Zu 11.01–11.10, 12.01 u. 12.02, 13.03–13.09: Ausgenommen sind Hauterkrankungen. Diese gelten als Krankheiten im Sinne dieser Anlage nur insoweit, als sie Erscheinungen einer Allgemeinerkrankung sind, die durch Aufnahme der schädigenden Stoffe in den Körper verursacht werden, oder gemäß Nummer 51.01 zu entschädigen sind.
13.12	Erkrn. der Zähne durch Säuren	41.01	Quarzstaublungenerkrankung (Silikose)		
13.13	Hornhautschädigungen des Auges durch Benzochinon	41.02	Quarzstaublungenerkrankung in Verbindung mit aktiver Lungentuberkulose (Siliko-Tuberkulose)		
2	Durch physikalische Einwirkungen verursachte Krankheiten				
21	Mechanische Einwirkungen	41.03	Asbeststaublungenerkrankung (Asbestose)		
21.01	Erkrn. der Sehnenscheiden oder des Sehnengleitgewebes sowie der Sehnen-				

sturm-«, »Schneegestöberlunge«), z. T. konfluierend. Entschädigungspflicht. BK.

Beryllium, Be: 2wert. Element (Metall) mit OZ 4 u. Atomgew. 9,0122. Spurenelement im menschl. Körper (Ablagerung in Leber u. Knochen, Mg^{2+}-kompetitiv; s. a. B.krankheit). Nachweis.: spektroskopisch, röntgenol. (Fremdkörperschatten). – **B.fenster**: *röntg* ↗ LINDEMANN* Fenster.

Berylliumgranulomatose: Fremdkörpergranulome nach inhalativer oder traumat. (z. B. Glassplitter von Leuchtstoffröhren) Be-Inkorporation. Entweder als ↗ Berylliosis pulmonum oder als »Hautsarkoide« (lange fistelnd, unter Keloidbildung abheilend); evtl. auch sek. in LK, Milz, Leber.

Beryllium|krankheit: sofort oder mit Latenz (immunol. Effekt von Be-Protein-Verbdgn.?) auftret. Erkr. durch – meist berufl. – inhalative (Staub, Dampf, Abgase) oder Kontakt-Einwirkung von Be(-Verbindgn.); bedenkl. Konz. $>10\ \mu g/m^3$ Atemluft (MAK für 8-Std.-Tag $2\ \mu g/m^3$; obsolet). Akut als schwere Allg.intoxikation oder kurzdauernde fieberhafte Erkr. (wie Metalldampffieber) oder als tox. ↑ B.pneumonie (Ther.: BAL, O₂, Kortison, ACTH). Chronisch als ↑ Berylliosis pulmonum u./oder ↑ B.-granulomatose; Übergänge zwischen allen Formen; vereinzelt auch Knochenveränderungen (»**B.rachitis**«), Leberparenchymschäden, Nervenlähmungen. Nach Einnahme löslicher Salze evtl. Magenulzera. – Nachweis in der Latenzphase durch Läppchenprobe; ferner durch Spektroskopie an Exzisaten.

Beryllium|pneumonie: tox. Lobärpneumonie sofort oder nach längerer Be-Exposition. Beginn mit Fieber, Erythem, Ekzem, Konjunktivitis, Husten (Sputum nicht rostbraun), später schwere Zyanose, Nierenreizung, Leberschwellung; im Rö.bild Trübung u. miliare Fleckung der Mittelfelder, später homogene Verschattung (auch in Unter- u. Oberfeldern); s. a. B.granulomatose. Letaler Ausgang (Lähmung des Atemzentrums) oder aber Übergang in **B.(staub)lunge** (↑ Berylliosis pulmonum).

Berze* Therapie (JOSEF B., zeitgen. Psychiater, Wien): ↑ Insulinschocktherapie.

v. Berzelius* (JÖNS JAKOB FREIHERR V. B., 1779–1848, Chemiker, Stockholm) **Probe**: 1) Arsennachweis anhand eines (sublimierbaren) As-Spiegels beim Erhitzen der Probe mit KCN oder Kohle. – 2) Eiweißnachweis in Harn etc. konz., frischer, wäßr. Metaphosphorsäure-Lsg. (weiße Trübung oder Niederschlag; Empfindlichkeit > 0,1%). – **B.* Theorie**: (1825–39) Chem. Affinität (nebst Variationen) ist Ausdruck einer elektr. Polarität der Teilchen, deren elektronegativstes das O₂ ist. Oxide von elektroneg. Elementen sind den Säuren, von elektropos. den Basen gleichzusetzen.

Bes: (1953) in Italien gebr. Masseneinh. (= 1 kg).

Besamung: 1) ↑ Imprägnation. – 2) ↑ Insemination.

Beschädigter: durch einen nachgeburtl., insbes. unfallbedingten Körperschaden Behinderter, i. e. S. der Anspruchsberechtigte gem. Bundes- oder Soldaten-Versorgungsgesetz (nach Grad der Schädigung auch: »Schwer-«, »Schwerstbeschädigter«).

Beschäftigungs|delir(ium): getrieben-unruhiges, unproduktives Hantieren nach Art der früheren Tätigkeit, verbunden mit deliranter Verwirrtheit; bei Kontusionspsychose, Delirium tremens, seniler Demenz. – **B.drang**: triebhafte Tendenz zu intensiver Zuwendung zu best. Tätigkeit oder zu planlosem Tun (»Beschäftigungsunruhe«); bei Manie u. Alterspsychosen; vgl. B.zwang. – **B.krämpfe**: krampfähnl. Zustände bis ton. Krämpfe in durch best. Tätigkeiten bes. beanspruchten Muskelgruppen; bedingt durch Überbeanspruchung, Temp.einflüsse, endo- u. exogene psych. Urs. (↑ B.neurose); seltener bei extrapyramidaler Störung (i. S. des torsionsdyston. Syndroms).

Beschäftigungs|neuritis: durch gewohnheitsmäß. Tätigkeit (mechan. Schädigung, Entzündung, Überbeanspruchung), evtl. in Verbindg. mit Hypovitaminose, ausgelöste lokale Nervenschädigung mit motor. Schwäche bis zur totalen schlaffen Lähmung. – **B.neurose**: vorw. psychogene (z. B. aversionsbedingte) Krampf- u. Lähmungszustände in beruflich beanspruchten Muskeln mit Störung bestimmter Bewegungsabläufe, insbes. auch koordinierter Arbeitsleistungen (Schreiben, Geldzählen); bei Beobachtung der Erscheinungen gesteigert.

Beschäftigungs|parese: ↑ Arbeitsparese (s. a. B.neuritis). – **B.therapie**: systemat. Nutzung handwerklicher u. künstler. Vorgänge (z. B. Werken, Zeichnen, Malen, Musizieren) in der Bewegungsther. unter Anleitung eines **B.therapeuten** (»Ergotherapeut«); auch als leichtere Form der – v. a. psychiatr. – Arbeitsther. im Dienste der Rehabilitierung (Resozialisierung) oder nur zu sinnvoller Zeitüberbrückung.

Beschäftigungs|unruhe: s. u. B.drang. – **B.zwang**: quälender Zwang zu pausenlosem – unproduktivem – Arbeiten als Form des Anankasmus; i. w. S. das rastlose Getriebensein bei neurot. Fehlhaltung.

Beschattung: ↑ Bedampfung.

Beschleuniger: 1) *chem* »Akzelerator« (z. B. für Abbinden des Gipses). – 2) *physik* ↑ Elektronenbeschleuniger.

Beschleunigung: Grenzwert der Geschwindigkeitsänderung für unendlich kleine Zeitintervalle, entweder als Bahn- oder als Radial-B. (d. h. in Richtung der Geschwindigkeit oder senkrecht dazu). – Die zur Änderung der ersteren aufzuwendende Beschleunigungsarbeit entspricht der Änderung der kinet. Energie; beträgt z. B. beim Herzen für die Blutbeschleunigung mit ca. 0,001 pkm etwa 1% der ges. Herzarbeit (der Rest ist Druck-Vol.-Arbeit; unter path. Bedingungen Verschiebung bis 1:1, unökonomisch). – Die Empfindung des Körpers für B. erfolgt über vestibulare Rezeptoren (z. B. »Liftempfindung«), ergänzt durch extero- (v. a. visuelle) u. proprioceptive Reize (bei Gliedmaßen-B.), begleitet von Reflexen (z. B. Nystagmus, Halte-, Stellreflexe).

Beschleunigungs|toleranz: Höchstbelastbarkeit des Menschen mit B.kräften («G.-Kräfte«); bestimmt insbes. durch Belastungsfestigkeit der Gewebe, hydrostat. Effekte im Kreislaufsystem (sogen. **B.kollaps** v. a. bei Einwirkung in Richtung Kopf-Fuß; s. a. Blackout), atmungsbehindernde Gewichtszunahme der Thoraxwand, Endolymphwirkungen. Beträgt je nach B.richtung 3–15 G.

Beschmutzungsfurcht: ↑ Mysophobie.

Beschneidung: aus rituellen oder hygien.-krebsprophylakt. Gründen bei ♂ Säuglingen oder Pubanden vorgenommene Ein- oder Beschneidung der Vorhaut (s. a. Zirkumzision) bzw. bei ♀ die Ausschneidung der Labia minora oder der Klitoris.

Beschränktheit: Intelligenzmangel oberhalb der Schwachsinnsgrenze (IQ noch > 78).

beschützende Werkstätte: für die Arbeitsther. benutzter handwerkl. Betrieb einer psychiatr. Anstalt; ähnl. auch für Körperbehinderte.

Besenreiser: 1) *röntg* a) kurze, radiärstreif. Ausläufer einer umschrieb. Abschattung der Lunge, v. a. bei zentralem Bronchial-Ca. (auch: »Krebsfüßchen«). – b) verstärkte retikuläre Lungenzeichnung beim ↑ sinobronchopulmonalen Syndrom. – 2) *derm* »**B. varizen**«: feinverzweigte oberflächl. Phlebektasien v. a. am Bein der Frau. – vgl. Naevus araneus.

Besetzung: (S. FREUD) vom Lust-Unlust-Prinzip regulierte Inanspruchnahme u. Determinierung der psych. Energie.

Besnier* Krankheit, Syndrom (ERNEST B., 1831–1909. Dermatologe, Paris): 1) **B.* Prurigo**: Neurodermitis disseminata. – 2) **B.* Flechte**: ↑ Pityriasis rubra pilaris. – **3) B.*-Boeck*-Schaumann***

Besnier*|-Boeck* Syndrom

Syndrom: chron., ätiol. unklare (Mykobaktn.? Autoimmunkrankh.?) systematisierte, meist generalisierte benigne Granulomatose (»Sarkoidose«) v. a. an Lungen (↑ Lungensarkoidose), Haut (s. a. Lupus pernio, Angiolupoid), Lymphknoten u. Skelett (↑ PERTHES*-JÜNGLING* Krankh.), seltener an Augen u. Parotis (= Uveo-Parotis-Syndrom). 3 Stadien: Befall des lymphat. (insbes. RHS-)Systems, hämatogene Generalisation, Rückbildung oder Vernarbung. *Path-anat* klein- u. grobknot. oder diffus infiltrative Herde mit Epitheloid- u. LANGHANS* Riesenzellen u. Nekrosen (fibrös-hyaline Defektheilung), Lymphozytose (evtl. aber Leuko- u. Lymphopenie), Eosinophilie, evtl. Monozytose. Bei »Lungen-Boeck« tumorförm. Hilusvergrößerung (»Kartoffelhili«), verstärkte retikuläre Zeichnung, miliare Fleckung. – Vgl. LÖFGREN*, HEERFORDT* Syndrom.

Bespaloff* Zeichen: Trommelfellrötung u. Nasopharyngealkatarrh als Frühzeichen bei Masern.

Besredka* (ALEXANDER B., 1870–1940, Serologe, Odessa, Paris) **Desensibilisierung**: bei Serumther. s.c. Inj. von 0,5 ml Serum etwa 15–30 Min vor der Hauptinjektion. – **B.* Probe**: KBR auf Tbk mit einem thermostabilen Autolysat des auf spez. eihalt. Nährboden gezüchteten Mycobact. tuberculosis (= **B.* Antigen**). Modifizierbar für andere Erreger. – **B.* Vakzine**: oraler Impfstoff gegen Typhus abdom. (abgetötete Salmonellen). – Ferner eine Milzbrandvakzine.

Bessarabien-Fieber: ↑ Wolhynisches Fieber.

Bessau* (GEORG B., 1884–1944, Pädiater, Berlin) **Arthritis leucocytotica**: ↑ STILL* Syndrom. – **B.* Nahrung**: adaptierte ↑ Milch.

Bessel=Hagen* Dysplasie (FRITZ KARL B.=H., 1856–1922, Chirurg, Berlin): Agenesie der dist. Ulna mit Deformierung u. Atrophie des Unterarmes, evtl. proximale Luxation des außenkurvierten Radius. Exostosen.

Bessey*-Lowry*-Brock* Einheit: diejen. Menge alkal. Phosphatase, die bei pH 10,3 in Gegenwart von Mg^{2+} in 1 Std. 1 mmol p-Nitrophenylphosphat spaltet (Normwert: 2–6 B.E./100 ml Serum).

Bessman*-Baldwin* Syndrom: ↑ Imidazol-Syndrom.

Best* Dränage: Choledochus-Dränage mit **B.* T-Drän** (auch zur Cholangiomanometrie).

Best* Färbung (FRANZ B., 1878–1920, Pathologe, Rostock): (1906) *histol* Glykogenfärbung mit wäßr., K_2CO_3, KCl u. Ammoniak enthaltender Karmin-Lsg. (nach Verdünnung mit Methanol-Ammoniak).

Best* Krankheit: *ophth* hereditär-fam., kongenit. Makulaentartung. – vgl. STARGARDT* Syndrom.

Bestätigungsreaktion (Witebsky*): zur DD spezifisch u. unspezif. positiver WaR Wiedertrennen der durch Reaktion zwischen Probandenserum u. Organextrakt entstandenen Flocken bei 56° u. erneute WaR oder Flockungsreaktion mit dem so gewonnenen AK, die dann nur bei Syphilitikerserum pos. wird.

Bestands|potential: *physiol* ↑ Ruhemembranpotential. – Der darauf beruhende **B.strom** (s. a. Ruhestrom) ist z. B. am Auge als »Dunkelstrom« mit unpolarisierbaren Elektroden zwischen Hornhaut u. hint. Augenpol ableitbar (vgl. Elektroretinographie).

Bestehlungswahn: wahnhafte Idee, bestohlen worden zu sein; meist als hirnorgan. Psychosyndrom.

Bestimmungsrecht: Recht des Pat., über den Umfang der ärztl. Behandlung (insbes. bei Eingriffen in die körperl. Integrität) zu entscheiden; in der BRD eingeschränkt bei »unverantwortl.« Handeln (z. B. Selbstmord), Geisteskrankhtn. (mit »die freie Willensbestimmung ausschließendem Zustand«) u. in der gesetzl. Unfallversicherung (Duldungspflicht best. Untersuchungen bzw. Eingriffe).

Bestrahlung: therap. Einwirkung elektromagnetischer Schwingungen mit Strahleneigenschaften (Grenze für den menschl. Körper bei ca. 300 MHz bzw. 1 m) sowie hochenergetischer korpuskulärer Strahlen: Dezimeter- u. Zentimeterwellen (Mikrowellen), Wärmestrahlen, sichtbares u. UV-Licht (nicht aber die Hochfrequenz-Ther. im Kondensator- u. Spulenfeld) sowie – als ↑ Strahlentherapie – Rö- u. Gamma-, Alpha-, Beta- u. Neutronenstrahlen.

Bestrahlungs...: s. a. Strahlen...

Bestrahlungs|chimäre: Chimäre durch radiogene chromosomale Aberration. – **B.feld**: *radiol* das der Strahlung ausgesetzte, durch Tubus oder Blende eingegrenzte Hautfeld (Einfallsfeld), bei Bewegungsbestrahlung mit konst. Pendelradius das ↑ Achsenfeld. Feldgröße (cm × cm) wichtiger Faktor der Dosisbestimmung (↑ Abb.); s. a. Feldgröße, Streuzusatz.

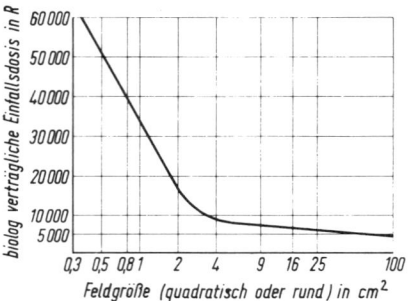

Bestrahlungs|protokoll: *radiol* bei Strahlenther. nach DIN 6827 zu führendes Protokoll mit Dokumentencharakter, aus dem die Bestrahlung in allen Merkmalen reproduziert werden kann. Enthält **B.plan** (mit topograph. u. bestrahlungstechn. Angaben, möglichst Isodosenberechnung; ↑ Abb.) u. **B.nachweise** mit Datum, Arbeitsplatz, Strahlenart (Röhrenspannung, HWS bzw. Aktivität oder Elektronengleichgew.), Fil-

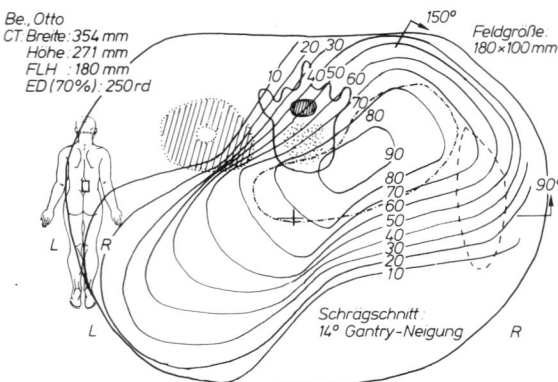

Anhand des Computer-Tomogramms erstellter **Bestrahlungsplan**. Isodosen für Teilrotationsbestrahlung (nach Tumornephrektomie) mit 8-MeV-Röntgenstrahlung.

ter, Dauer, zeitl. Verteilung, Einstellung, Abstand, Felder (Lage, Größe, Form), Oberflächen- u. Herddosen (für Einzel- u. Gesamtbestrahlung); spez. Angaben bei Bewegungsbestrahlung.

Bestrahlungs|sieb, -raster: *radiol* Hilfsmittel für die ↑ Siebbestrahlung. Bei Rö- (bis 300 kV) u. Elektronen-Ther. eine Bleigummiplatte mit regelmäßig angeordneten Löchern im Öffnungsverhältnis (»Apertur«) 30–50%, wodurch – infolge Streuzusatzes – eine mit der Tiefe zunehmende Homogenität erzielt wird. – Bei ultraharter Rö- u. Gamma-Strahlung eine ca. 50 mm dicke Blei- oder Wolframplatte mit fokussierten Bohrungen oder aber ein »neg. Sieb.« aus fokussierten W-Stegen. – **B.syndrom:** ↑ Strahlensyndrom.

beta-adrenergisch: s. u. Beta-Rezeptoren.

Beta-Aktivität: 1) *neurol* Folge von ↑ Beta-Wellen im EEG. – **2)** *radiol* Aktivität eines ↑ Beta-Strahlers.

Betätigungsdrang: Gestimmtsein zu aktiv-zielgerichteter Lebensäußerung. – Ziel- u. planloser B. bei agitierten Depressionen, man. Zuständen, hirnorgan. Psychosyndrom u. a.

Betäubung: ↑ Anästhesie; i. w. S. auch der rauschähnl. Zustand (mit Halluzinationen durch ↑ Betäubungsmittel).

Betäubungsmittel, BTM, BtM: Wirkstoffe mit suchterzeugenden Eigenschaften, insbes. euphorisierende Analgetika, zentralerregende Weckamine, Psy-

A Morphin
B Morphinan
C Methadon
D Pethidin
E Hexamethylenimin [Azazykloheptan]
F Thiambuten
G Amphetamin

choanaleptika sowie das Lokalanästhetikum Kokain. Stofflich sehr different (↑ Formeln A–G): **1)** natürl. u. halbsynthet. Opiumalkaloide wie Morphin (A), Deso-, Nicomorphin, Hydro-, Oxycodon, Hydromorphon, Metopon, Thebacon. – **2)** synthet. Morphinomimetika: a) Morphinan-Typ (B), z. B. Levorphanol, Racemorphan, Levo-, Racemethorphan; b) Methadon-Gruppe (C), z. B. Acetylmethadol, Dimepheptanol, Normethadon, Moramid, Alpha-, Betaprodin; c) Pethidin-Gruppe (D), z. B. Cetobemidon, Diphenoxylat, Morpheridin; d)Hexamethylenimine (E), z. B. Proheptazin; e) Thiambutene (F), z. B. Dimethyl-, Diaethylthiambuten. – **3)** Amphetamine (G), z. B. Amphetamin, Methyl-A. – **4)** Cocainum. – **5)** Opium u. entspr. Zubereitungen, Kokablätter, Ind. Hanf. – In der BRD regelt das **B.gesetz** v. 10. 1. 1972 u. f. (»Opiumgesetz«, 1929) Ein-, Durch-, Ausfuhr, Herstg., Verarbeitung, Aufbewahrung, ärztl. Verordnung u. Abgeben von BTM (Zuwiderhandlungen mit Strafe bedroht). Die **B.-Verschreibungsverordnung (BtMVV)** v. 24. 1. 1974 enthält u. a. Bestgn. über die Führung eines Morphiumbuches sowie über Form u. Inhalt der ärztl. Verschreibung.

Betäubungsmittelsucht: sücht. Verlangen nach BTM, die, zumindest anfänglich, über – meist unkontrollierbare – körperl. oder seel. Leiden hinweghelfen sollen; s. a. Sucht.

Beta|-Fasern: *histol* s. u. Fasergruppe. – **B.-Globulin:** chemisch u. serol. heterogene Eiweißfraktion des Serums (9–14% des Gesamtproteins), die v. a. Lipoproteine, Prothrombin, Agglutinine, Transferrin enthält. MG bis 1,3 Mio, isoelektr. Punkt bei pH 5,12; elektrophoret. Wanderungsgeschwindigkeit zwischen α- u. γ-Globulinen; ↑ Tab. »Serumproteine«. – **B.-Gruppe:** *neurol* s. u. Beta-Wellen.

Beta-Hämolyse: *bakt* für best. Streptokokken (β-Gruppe n. BROWN) u. Staphylokokken typ. Hämolyse auf Blutagar, mit breiter hämopept. Zone – u. schmaler Übergangszone – um die Kolonien.

Betahistinum *WHO:* Diaminooxidase-Hemmstoff mit histaminähnl. Wirkung.

Betain: 1) Betainum, Trimethylglykokoll, Glykokollbetain: das chemisch einfachste der ↑ Betaine; biochemisch wicht. Methylengruppen-Donator (mit labiler CH_3-Gruppe) für Transmethylierung (Cholin-, Kreatin- u. Methionin-Stoffwechsel, Porphobilinogen-Aufbau); therap. Anw. als lipotroper Stoff bei Leber-Erkr., Fettstoffwechsel- u. Kreislaufstörungen; **B.hydrochlorid** als Magensäure-Substituens, als lipotrope Substanz bei Hyperlipämie. – **2)** Betaine: Gruppe organischer quart. Ammonium- bzw. Sulfoniumverbindungen mit Zwitterionenstruktur u. inn. (intramolekularer) Anhydridbindung zwischen freier Karboxylgruppe (COO^-) u. quart. Stickstoff (N^+) oder SO_3^- u. N^+; biogene, am N-Stoffwechsel u. Transmethylierungsvorgängen beteiligte Amine, meist indifferent, nur best. Ester mit hoher vegetat. Wirksamkeit, z. T. mit Vitaminwirkung (Karnitin, »Vitamin B_T«).

Betain|aldehyd-dehydrogenase: ein NAD-spezif. Enzym (mit funkt. SH-Gruppen) v. a. im Zytoplasma von Leber u. Nierenzellen; am Cholinabbau beteiligt. – **B.homozystein-methyltransferase:** Enzym in der Leber, das den Methylrest des Glykokollbetains (↑ Betain [1]) unter Methionin- u. Dimethylglyzin-Bildung auf L-Homozystein überträgt.

Beta|-Körnchen: basophile Granula im Zytoplasma der ↑ Beta-Zellen. – **B.-Körperchen:** ↑ LIPSCHÜTZ* Körperchen bei Herpes genitalis.

Beta-Lipoproteide: an Eiweiß gebundene Serum-Lipoidfraktion (III-O nach COHN) mit Lipidgehalt 76,7% (8,3 bzw. 39,1% freies u. verestertes Cholesterin, 29,3% Phospholipide, ferner Karotinoide, Östriol); immunol. identisch mit α_2-Lipoprotein (zu unterscheiden durch Rotfärbung mit Ölrot O). Wichtig für Transport der Lipide (ca. 65% des Blutcholesterins, 40% der Phospatide), Karotinoide u. Steroide. Normale Serumwerte 470–860 mg%, fehlend beim ↑ Abetalipoprotein-Syndrom, vermehrt v. a. bei Atherosklerose, frischem Herzinfarkt, Gefäßverschluß, Diabetes, Myxödem, nephrot. Syndrom. Quant. Bestg. durch Ultrazentrifugierung, Aussalzung, Äthanolfraktionierung, Nephelo- u. Kolorimetrie, (Immun-)Elektrophorese; ferner (v. a. zur klin. Verlaufskontrolle) mit dem Beta-L-Test (Kapillar-Schnelltest in Serum, Liquor u. Harn) anhand der Präzipitatbildung zwischen dem Probanden-Betalipoproteid u. einem Antihuman-B.-Serum.

Betalysin: ↑ β-Lysin.

Betameprodinum *WHO*: β-3-Äthyl-1-methyl-4-phenyl-4α-propionyloxypiperidin; Analgetikum (BTM).

Betamethasonum *WHO*: 16β-Methyl-9α-fluorprednisolon; synthet., mit Dexamethasonum stereoisomeres Kortikosteroid (↑ Formel) mit antiphlogist. u. antiallerg. Wirksamkeit, aber ohne merkl. Mineralokortikoideffekt. Bei Langzeitmedikation evtl. CUSHING*-Symptomatik.

Beta-Oxidation: (KNOOP) der ↑ Fettsäurenabbau gem. KNOOP* Regel, d. h. mit Bildung von CoA-Fettsäureester u. Abspaltung der bd. letzten Fettsäure-C-Atome als aktivierte Essigsäure, die im KREBS* Zyklus verbrannt wird.

Betaprodinum *WHO*: β-1,3-Dimethyl-4-phenyl-4-propionoxipiperidin; Analgetikum (BTM).

Beta-Rezeptoren: »β-adrenerg. Rezeptoren« des sympath. Systems, die auf Einwirkung von Adrenalin (u. a. andrenergen Stoffen) hin meist hemmende (Gefäße, Uterus u. a.) u. nur am Herzen fördernde Einflüsse entfalten (= pos. ino- u. chronotrop. Effekt). Diese β-Wirkung ist gegen Sympathikolytika auffallend resistent. – Sogen. **B.-R.blocker** (z. B. Pronetalolum, Propranololum) werden v. a. zur kardialen Sympathikolyse angew.: Verlängerung der Druckanstiegs- u. Austreibungszeit u. der Kreislaufzeiten, Arteriolendilatation mit Senkung des systol. u. Anstieg des Venendruckes.

Beta-Rhythmus: *neurol* s. u. Beta-Wellen.

Beta|-Strahler: β-Teilchen emittierende radioakt. Substanz. – **B.-Strahlung**: bei B.-Zerfall entstehende Korpuskularstrahlung (Elektronen bzw. Positronen); den α-Teilchen an Ionisationsdichte unter-, an Durchdringungsvermögen überlegen. Messung mit β-Zählrohr (Gas-, Flüssigszintillations-, Halbleiterzähler; dünnwandig, als Durchfluß- oder Endfensterzählrohr). – Auch inkorrekte Bez. für künstlich beschleunigte (»schnelle«) Elektronen. – Als **inverse B.-Strahlung** die sogen. Rö-K-Strahlung bei Einfangen eines Hüllenelektrons der K-Schale durch einen instabilen Kern.

Betatron: (engl.) ↑ Elektronenbeschleuniger; s. a. Elektronentherapie (als »B.-Ther.« wird weniger korrekt auch die auf derartig beschleunigten Elektronen basierende Rö-Megavolt-Ther. bezeichnet).

Beta-Wellen: im EEG rel. schnelle Wellen (14–30/Sek.) mit Amplituden von 10–30 μV (meist < 50% der α-Amplituden); als **schnelle B.** solche mit 30–40/Sek., wie sie u. U. auch in Gruppen auftreten (= »schnelle β-Gruppen«, z. B. bei Medikamentabusus). Vork. v. a. bei differenzierter Aktivität; bisweilen von Muskelpotentialen schwer abzugrenzen.

Beta|-Zählrohr: s. u. Beta-Strahlung. – **B.-Zellen**: *histol* ↑ B-Zellen. – **B.-Zerfall**: spontane Emission eines neg. oder pos. Elektrons aus einem Atomkern (= β⁻- bzw. β⁺-Zerfall); i. w. S. auch jede andere Kernumwandlung, bei der sich die OZ um eine Einheit ändert (z. B. K-Einfang).

Betazismus: Sprachstörung (meist funktionell), bei der andere Konsonanten in »B«-Laute umgewandelt werden.

Betazolum *WHO*: 3-(2-Aminoäthyl)-pyrazol; dem Histamin analoger, nebenwirkungsfreier Wirkstoff zur Magensekretionsanalyse.

Betel|kauen: in Südostasien verbreiteter Genuß von »B.bissen« (aus B.nuß [Semen Arecae] mit Kalk u. Pflanzenextrakten), deren parasympathikomimet. Alkaloide (Arekolin, Arekaidin, Guavakolin etc.) eine anregende, die Arbeitsfähigkeit nicht vermindernde Stimmung (ähnl. wie nach Tabakgenuß) erzeugen. Bei chron. Mißbrauch tiefschwarze Mund- u. Zahnfärbung (durch Gerbstoffe; anfangs rot), Gebißschäden, evtl. »Betelnußtumoren« (Fibrom, Sarkom, Plattenepithel- u. Zylinderzellkarzinom; aber auch Speicheldrüsenzysten).

Bethesda-Ballerup-Gruppe: *bakt* ↑ Citrobacter.

Betriebsarzt: ↑ Werksarzt.

Betriebs|neurose: *arbeitsmed* neurot. Verhaltensweise in Verbindung mit der innerbetriebl. Kommunikations- u. Leistungsstruktur (falscher Arbeitseinsatz, langjähr. Fließbandarbeit, ungünst. B.klima); fast stets unter Mitbeteiligung außer- u. überbetrieblicher Faktoren. – **B.psychose**: erlebnisbedingte Reaktion oder Manifestation einer anlagebedingten Psychose durch die Arbeitsplatzsituation; Gefahr der Massenpsychose.

Betriebs|stoffwechsel: *biochem* der in allen Zellen (insbes. Leber) unmittelbar der Gewinnung freier chem. Energie dienende St.; eng verflochten mit dem ↑ Baustoffwechsel. – **B.unfall**: ↑ Arbeitsunfall.

Betrunkenheit: ↑ Alkoholrausch, -intoxikation.

Bett|allergene: Bettfedern, Matratzenmaterial etc. als Bronchialasthma auslösende Inhalationsallergene. – **B.ataxie**: taumelnder Gang nach längerer B.ruhe, v. a. infolge orthostat. Kreislaufregulationsstörung.

Bett|barren: *chir* bds. am Krankenbett anzubringende variable Metallkonstruktion (z. B. Lochstäbe) als Extensions- u. Suspensionshilfen. – **B.bügel**: tunnelart. Drahtgestell zum drucklindernden Hochhalten der B.decke.

Bettendorf* Probe (ANTON JOSEPH HUBERT MARIA B., 1839–1902, Chemiker, Bonn): ↑ Arsennachweis (1).

Bettenschlüssel: 1) im Krankenhaus das – mit dem Aufgabenbereich variierende – zahlenmäß. Verhältnis von zuständ. Personal u. zu betreuenden Betten. – **2)** Zahl der Krankenhausbetten in Relation zur Bevölkerungszahl.

Bettex* Zange (MARCEL B., Kinderchirurg, Bern): Stanzzange für die Kraniotomie.

Bett|fahre(r): am Krankenbett zu befestigendes Fahrgestell mit Rollen (Rädern). – **B.galgen:** Metallgerüst an der Schmalseite eines Krankenbettes zum Aufhängen von Extensionszügen, Infusionsflaschen u. Vorrichtungen zum selbständ. Aufrichten des Pat. etc. – **B.gymnastik:** akt. krankengymnast. Übungsbehandlung (langzeitig) bettlägeriger Kranker zur Prophylaxe von troph. u. Kreislaufstörungen, Thrombosen, Pneumonie sowie als dosierte Übungsther. (nach Thorax-Op., Infarkt, bei Lähmung, im Wochenbett).

Bettman* (ADALBERT G. B., geb. 1883, Chirurg, Portland/Oreg.) **Behandlung:** Verschorfung frischer Brandwunden mit Tannsäure u. Silbernitrat. – **B.* Bett:** Redressionsbett mit umlaufendem Metallrahmen (zur Befestigung fixierender u. redressierender Pelotten) für die Skoliose-Ther. – **B.* Längenvergleich** der Beine im Liegen bei Beugung im Hüft- u. Kniegelenk; bei einseit. Dysplasia coxae luxans steht das Knie der kranken Seite tiefer.

Bettnässen: ↑ Enuresis.

Bett|waage: mit dem Krankenbett gekoppelte Waage zur Gewichtskontrolle B.lägeriger (z. B. vor u. während der Hämodialyse). – **B.wanze:** ↑ Cimex lectularius.

Betz* (WLADIMIR ALEXANDROWITSCH B., 1834–1894, russ. Anatom) **Ligament:** Schleimhautfalte vom Arcus palatopharyngeus zum lat. Rand der Epiglottis. – **B.* Riesenzellen:** die größten Pyramidenzellen der Großhirnrinde (Lamina pyramidalis int.).

Beuge|bandage (Hoffmann*-Daimler*): Bandage zur funkt. Ther. (Selbsteinrenkung) der angeb. Hüftluxation (durch Beugung, Abspreizung, Außenrotation). – **B.fraktur:** ↑ Flexionsfraktur. – **B.kontraktur:** Teil- bis Vollversteifung eines Gelenkes in Beugestellung nach langzeit. Inaktivität in dieser Fehlhaltung. Zunächst nur als Streckhemmung, d. h. mit Restbeugevermögen.

Beuger: ↑ Musculi flexores.

Beugereaktion: bei pass. Zehen- u. Fußbeugung reakt. Flexion (= **kinet. B.**) auch des Unter- u. Oberschenkels mit anschließ. Streckhemmung (= **stat. B.**) infolge Störung der Tonusverteilung bei Klein-, Stamm-, Schläfen- oder Stirnhirnaffektion. Analoges aton. Einknicken am Arm; vgl. Streck-, Stützreaktion.

Beugereflex, Beugersynergie: spinales Reflexmuster (Fremdreflex), dessen endo- oder exogene (v. a. nozizeptive) Auslösung zu ton. Muskelkontraktion der Beuger einer oder mehrerer Extremitäten führt, evtl. mit kontralat. Streckreaktion. Phylogenetisch alter Abwehr- bzw. Fluchtreflex (mono- oder polysynapt.), z. B. als KERNIG* Zeichen, Bauchdeckenspannung bei Peritonitis, Beugehaltung der Gelenke bei Arthritis sowie – als path. **enthemmter B.** – bei Pyramidenbahnläsion u. als Massen-B. (spinale Automatismen), BABINSKI*, OPPENHEIM*, GORDON*, CHADDOCK*, BECHTEREW*-MARIE*-FOIX*, RIDDOCH* Reflex. – Ferner – propriorezeptiv – der **Beugesehnenreflex** (Fingerbeugung bei Beklopfen der Beugesehnen am Handgelenk) als Muskeldehnungsreflex über die RM-Segmente C_8 u. D_1.

Beugung: 1) *physiol* ↑ Flexion. – **2)** *physik* Abweichung der Wellenbewegung im homogenen Medium von der geradlin. Ausbreitung infolge eines Hindernisses (z. B. Spalt, Beugungsgitter) im Strahlengang; bei parallelen Lichtstrahlen mit interferenzbedingten Intensitätsunterschieden nur senkrecht zur Fortpflanzungsrichtung, bei nichtparallelen auch senkrecht dazu (= FRAUNHOFER* bzw. FRESNEL* **Beugungs|bild**); hinter kreisförm. Blende helle u. dunkle »**B.ringe**« um das sogen. AIRY* Scheibchen; als **B.spektrum** erscheint ein Nebeneinander von **B.maxima** gleicher Ordnung der versch. Wellenlängen (Hauptmaximum »nullter Ordnung« in Richtung des einfallenden Strahles).

Beulenpest: ↑ Bubonenpest.

de Beurmann*(-Gougerot*)Krankheit (CHARLES LUCIEN DE B., 1851–1923, Dermatologe, Paris): ↑ Sporotrichose.

Beutel|blase: bei neuro-myogener Atonie durch Elastizitätsverlust ausgeweitete Harnblase, mit Ischuria paradoxa. – **B.herz:** die bds. stark konvex ausladende Herzfigur beim EBSTEIN* Syndrom. – **B.magen:** Magen mit »schneckenförm. Einrollung« der kleinen Kurvatur (infolge Schrumpfungsprozeß, meist bei präpylor. Ulkus) u. Ausweitung des unt. Korpus; häufig motor. Insuffizienz.

Beuteltampon: mit Tamponade-Material ausgestopfter Gazebeutel, z. B. ↑ MIKULICZ*, ↑ LOGOTHETOPULOS* Tamponade.

Beutler* Test: Erythrozyten-Inkubation mit Azylphenylhydrazin zur Darstellung von HEINZ* Innenkörpern.

Beutner* Ölketten: aus einer wasserlösl. u. wasserunlösl. (lipoidhalt.) Flüssigkeitsphase bestehendes experimentelles System mit Membraneigenschaft.

Bevan*(-Cabot*) Operation (ARTHUR DEAN B., 1861–1943, Chirurg, Chicago): Orchidopexie mit einem an der Tunica albuginea fixierten, durch eine skrotale Inzision herausgeleiteten u. an der Innenseite des Oberschenkels verankerten Faden. – Von B.* auch **Rektusrandschnitt** für Gallenblasen-Op. angegeben.

Bevan=Lewis* Zellen (WILLIAM B.=L., 1847–1929, Psychiater, Leeds): Pyramidenzellen in der motor. Großhirnrinde.

Bevölkerung: jedes endl. oder unendl. Kollektiv von Individuen als Grundgesamtheit für die Auswahl von Stichproben; s. a. Population.

Bevoniummetilsulfat *WHO*: spasmolytisch wirkendes Benziloyl-piperidin-Derivat.

Bewahrung: *hyg* Isolierung oder Asylierung von Erkrankten, Kontaktpersonen, Ausscheidern etc. gem. Bundesseuchengesetz als Schutzmaßnahme für die gesunde Bevölkerung; ↑ Quarantäne.

Beweglichkeit: ↑ Mobilität, Motilität.

Bewegung: 1) *physik* zeitl. Veränderung eines physikal. Systems; definierbar durch Bewegungsgleichun-

Bewegung

gen (z. B. NEWTON* B. eines Massenpunktes). In der Mechanik die geradlin., krummlin. oder kreisförm. Ortsänderung (gleichförm., ungleichförm., period.); bei elast. oder plast. Körpern die Deformation, bei Flüssigkeiten u. Gasen das Fließen (↑ Strömung). – **2)** *physiol* Lageänderung von Gliedmaßen(teilen) oder des Körpers im Raum über die Zeit, als **pass. B.** durch Wirkungen von außen (z. B. bei Bewegungsübung), oder aber als **akt. B.** infolge Aktivierung von Motoneuronen, entweder willkürlich gemäß einem im Gyrus praecentr. entworfenen Innervationsmuster mit Steuerung durch das ZNS (Stammganglien, Mittel-, Kleinhirn, Medulla oblongata), wobei unter Integration sensibler u. sensor. Impulse von Retina, Labyrinth, Muskel-, Sehnen- u. Hautrezeptoren die modifizierten Bewegungsimpulse an die Vorderhorn-Motoneuronen u. weiter – unter Moderation durch das ges. EPS – an die Muskelfasern geleitet werden (s. a. Willkürmotorik); oder aber unwillkürlich (ohne prim. Hirnrindenaktivität) als **reflektor.** (gemäß einem aktivierten spinalen oder höheren Reflexmuster) oder **automat. B.** (stereotyp; meist als pathol. ↑ Automatismen); s. a. Bewegungskette. – Im Ablauf entweder koordiniert (geregeltes Zusammenspiel von Agonisten u. Antagonisten) oder – pathol. – unkoordiniert, z. B. choreatisch (↑ Chorea), choreiform, ataktisch (↑ Ataxie), athetotisch (↑ Athetose). – Die **Bewegungsempfindung** beruht auf zentraler Verarbeitung simultaner oder isolierter Erregungen der Rezeptoren von Vestibularapparat u. Haut u. des sogen. ↑ Bewegungssinnes; sie unterliegt der Adaptation. – **amöboide B.**: *zytol* Ortsveränderung durch »ausfließenden« Gestaltwechsel, meist durch Bildung von ↑ Pseudopodien. – **konjugierte B.**: *ophth* s. u. Augenbewegungen.

Bewegungs|apparat: Sammelbegr. für Knochen, Gelenke, Bänder (= **pass. B.a.**) u. Skelettmuskeln (= **akt. B.a.**). – **B.armut**: ↑ Hypokinesie. – **B.ataxie**: dynamische ↑ Ataxie. – **B.automation**: *physiol* bei häuf. Reiziteration zunehmende synapt. Bahnung (spez. Innervationsmuster) mit Entwicklung von Automatismen.

Bewegungs|bad: B.übungen im Warmwasserbecken mit oder ohne Anleitung bzw. Hilfen einer Krankengymnastin. – **B.behandlung**: ↑ B.therapie. – **B.bestrahlung**: *radiol* Form der Rö-, Gamma- u. Elektronen-Teletherapie, bei der Strahlenquelle oder Pat. so bewegt werden, daß sich der genau lokalisierte (nicht zu große) Herd während der ges. Bestrahlungszeit, die Teile des – rel. großen – Einstrahlfeldes aber nur vorübergehend im Strahlenkegel befinden (günstigere Oberflächenbelastung, vereinfachte Einstelltechnik); als ↑ Rotations-, Pendel-, Konvergenz- oder Pendelkonvergenz-Bestrahlung.

Bewegungs|drang: ungerichtete motor. Unruhe, v. a. bei Katatonie, agitierter Melancholie, Dämmerzustand, Fieberdelir, organ. Hirnkrankh.; s. a. Akathisie. – **B.empfindung**: s. u. Bewegung; vgl. B.wahrnehmung. – **B.hämaturie**: durch körperl. Bewegung ausgelöste oder verstärkte H.; z. B. als Marschhämaturie. – **B.halluzination**: kinästhet. ↑ Halluzination.

Bewegungs|kette: (BENNINGHOFF) physikal.-mechanisch fundierter Begr. für die motor. Funktionseinh. als Kombin. mehrerer, hintereinandergeschalteter Gelenke (unter Mitwirkung mehrgelenkiger Muskeln, im Zusammenspiel mit Schwerkraft u. Trägheitsmoment), die die komplexen Bewegungsabläufe auf-

grund koordinierten Zusammenwirkens kortikaler, zerebellarer, pyramidaler u. spinaler Systeme ermöglicht. – **B.krankheit**: ↑ Kinetose.

Bewegungs|leukozytose: reakt. L. nach anstrengender körperl. Arbeit oder sportl. Leistung. – **B.luxus**: qual. u. quant. gesteigerte, wenig koordinierte Motorik; z. B. in der Vorpubertät, bei Psychopathien, bei Geistes- u. Nervenkrankhn. – **B.muster**: *physiol.* s. u. Bewegung, Willkürmotorik; vgl. Reflexmuster.

Bewegungs|nachbild: *ophth* Wahrnehmung einer scheinbaren, der ursprüngl. Richtung entgegengesetzten Bewegung nach längerer Beobachtung einer gleichförm. Bewegung; s. a. Nachbild. – **B.nystagmus**: optokinet. ↑ Nystagmus.

Bewegungsreflex: durch Änderung der Kopfhaltung auslösbarer ↑ Stellreflex (Labyrinthreflex); z. B. ton. Anspannung der gelähmten homolat. Extremitätenmuskeln auf Drehung des Kopfes bei zerebraler Hemiplegie.

Bewegungs|schmerz: nur bei Bewegung (Belastung) der erkrankten Körperpartie auftretender Sch. (im Unterschied zum Ruheschmerz). – **B.segment**: **1)** ↑ Meniscus articularis. – **2)** die für die B.vorgänge zwischen 2 Wirbeln zuständ. Funktionseinheit der WS: Bandscheibe, Wirbelgelenke mit Bändern, be-

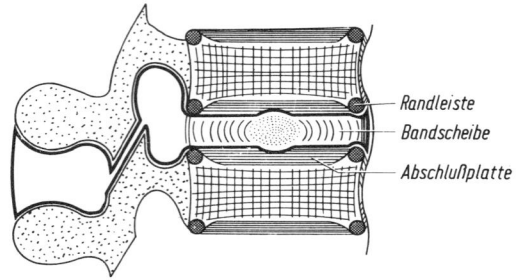

– Randleiste
– Bandscheibe
– Abschlußplatte

wegende Muskeln (u. zugehör. Neuromer; s. a. Abb.) – **B.sinn**: Qualität der Tiefensensibilität zur Wahrnehmung von Körperbewegungen (einschl. Schwingung, Kraft, Druck); zentripetale Erregungsleitung (aus Sehnen- u. Muskelspindeln) über Hinterstrangbahnen zur Hirnrinde; s. a. Kinästhesie, Bewegung (2), Tab. »Sinne«. Bei Störung ↑ Ataxie.

Bewegungs|sperre: **1)** *orthop* ↑ Gelenksperre, Arthrodese u. -rise, Sperrsteife. – **2)** *psych* regungsloses (= akinet.) Erstarren als Sympt. der Katatonie. – **B.stereotypie**: *psych* automatenhafte Wiederholung von – meist unmotivierten – Bewegungen; z. B. bei Schizophrenie, organ. Hirnkrankhn., Neuropathie etc., aber auch bei angeb. Blindheit.

Bewegungsstörung: arthro-, myo- oder neurogene Störung normaler Bewegungsabläufe; letztere entweder als **pyramidale B.** (bei entzündl., degenerat., neoplast. oder vaskulärer Störung im Pyramidenbahnsystem), mit typ. Hyperreflexie (evtl. Klonus), Tonussteigerung, path. Reflexen (v. a. BABINSKI-Gruppe), Paresen u. Schwäche der Willkürbewegungen, Störung bis Aufhebung fein abgestufter Spezialbewegungen, Abschwächung der Fremdreflexe; oder als **extrapyramidale B.** (bei Läsion oder Irritation des EPS), u. zwar als Chorea, Ballismus, Torsionsdystonie, Athetose, Ruhetremor, Parkinsonismus, Myoklonien, organ. Tics, meist kombin. mit Hyperkinesie, Muskelhypotonie, Rigor, Abweichungen der Ausdrucks- u. Mitbewegungen; oder als **nervale B.**

(bei Ausfall peripherer bzw. Hirnnerven durch Trauma, Toxinwirkung, Stoffwechselstörung, Mangelernährung), ferner psychogen.

Bewegungssturm: triebhaft-ungesteuerte Überproduktion von Bewegungen (v. a. Angriffs- oder Fluchtbewegungen) bei extremer affekt. Erregung (Primitivreaktionen bei infantiler, hyster. oder debiler Persönlichkeitsstruktur), schweren katatonen Erregungsoder epilept. Dämmerzuständen. Evtl. als **atavist. B.** mit unverständl. Manieren u. Zeremonien (Durchbrechen phylogenetisch alter Reaktionsweisen oder – nach BOSTROEM – »verkürzte Formeln« ehemals sinnvoller Handlungen).

Bewegungstherapie: planmäßig dosierte, wiederholt durchgeführte pass. u./oder akt. Bewegungsübungen (s. a. Krankengymnastik), z. B. als Entspannung, Übungen mit geringem Kraftaufwand, Kraft-Widerstands-, Schnellkraft-, Koordinations-, Stabilisations-, Gehübungen (z. B. OERTEL* Terrainkur), auch als Hydro- bzw. Unterwassergymnastik; v. a. bei Schäden des Bewegungs- u. Halteapparates, Kreislauf-, Atmungs-, Stoffwechselstörungen sowie postop. (Atemgymnastik, Thromboseprophylaxe); *chir* s. a. POELCHEN* Methode.

Bewegungstremor: Gliedmaßenzittern als Ausdruck einer Koordinationsstörung (kein echter Tremor), das – im Ggs. zum Ruhetremor – erst bei Bewegung auftritt (v. a. bei Zielbewegungen: »Intentionstremor«, »Zielwackeln«); u. a. bei MS, Kleinhirnerkr.

Bewegungs|übungen: s. u. B.therapie. – **B.unruhe**: ⟋ Akathisie; s. a. B.drang.

Bewegungswahrnehmung: 1) opt. Wahrnehmung einer Objektbewegung im Gesichtsfeld anhand der Verschiebung der Bildlage auf der Retina (aufeinanderfolgende Erregung verschiedener Netzhautstellen); meist von Aufmerksamkeitsweckung u. Fixation gefolgt. Voraussetzung ist best. Größe von Bewegungsbahn u. Geschwindigkeit (für den Menschen 1–2 Winkelminuten/Sek. bei Vergleichsmöglichkeit mit ruhenden Objekten). – **Vorgetäuschte B.** bei pass. Bulbusbewegung; s. a. Stroboskop. – Auch inkorrekt für physiol. Bewegungsempfindung (s. u. Bewegung).

Bewetterung: 1) »Wetterführung« in Schachtanlagen. – 2) Klimatisierung von Arbeits- u. Wohnräumen; auch Klimaverbesserung am menschl. Körper durch eine dem Wärmeabstrom angepaßte Bekleidung.

Bewußtlosigkeit: weitgehende Ausschaltung des Bewußtseins, entweder mit noch auslösbaren reflektor. Abwehrbewegungen (= Tiefschlaf) oder aber ohne jegl. Reaktion (⟋ Coma).

Bewußtseins|störung: nach dem Grad der Helligkeit (bzw. Minderung; reguliert vom Hirnstamm) unterschieden als **B.klarheit** (Voraussetzung des Denkens u. planenden Wollens), **B.trübung** leichten (⟋ Benommenheit), schweren (zusätzl. Schläfrigkeit, ⟋ Somnolenz) u. schwersten Grades (leichte Bewußtlosigkeit, ⟋ Sopor mit völl. Reaktionslosigkeit, ⟋ Coma). Als Sonderzustände ⟋ Absence u. ⟋ Dämmerungszustand sowie die Halbbewußtheit (affekt-, trieb-, instinktbedingte Minderleistung), ferner **B.einengung** (im Affekt, organ. Dämmerzustand, bei intensiver geist. Konzentration; Denken klar u. geordnet oder verworren) u. **B.lücke** (Erinnerungslosigkeit für alle oder best. Erlebnisinhalte nach – meist plötzl. – Unterbrechung des kontinuierl. Bewußtseinsstromes; v. a. bei organ. Hirnschädigungen, Intoxikationen, Epilepsie, Psychosen), ferner als **alternierendes Bewußtsein** (mit Unterbrechungen des kontinuierl. Bewußtseinsstromes u. nachfolgenden Erinnerungslücken; z. B. im Dämmerzustand), **approximatives B.** (C. G. JUNG; Zustand zwischen Bewußtsein u. Bewußtlosigkeit), **doppeltes B.** (bei endogenen Psychosen das – bei Hysterie evtl. zeitdifferente – Erleben der Wirklichkeit in 2 voneinander unabhäng. Bedeutungen, einer realen u. einer traumhaft-phantast. oder wahnhaften), **kollektives B.** (die sich aus der Menschheitsentwicklung reflektierenden Bewußtseinsinhalte des Einzelnen als Teil des sozialen Ganzen).

Bexi(g)a: örtl. Bez. (Südamerika) für ⟋ Alastrim.

Beyerinck*: s. u. BEIJERINCK.

Beziehungs|erlebnis: subjektiv erlebter Bezug auf eine Sache oder ein Ereignis; kann bei krankhafter Verarbeitung zur »überwert. Idee« werden u. zu Querulantentum u. B.wahn führen. – **B.idee**: Ich-bezogene, überwert. Bindung (bewußt oder unbewußt) an einen Vorstellungsinhalt; evtl. prägendes Moment einer sensitiven Beziehungsneurose oder Sympt. einer phas.-depressiven oder paranoiden Psychose (= ängstl. bzw. progress. **B.psychose**). – **B.reaktion, sensitive**: abnorme Erlebnisreaktion mit paranoiden Elementen i. S. des Benachteiligt-, Beobachtetwerdens etc.; v. a. bei gesteigerter Sensitivität (begünstigt durch phys. oder psych. Überanstrengung).

Beziehungswahn: wahnhafte »Beziehungssetzung ohne Anlaß« von – oft belanglosen – Ereignissen zur eigenen Person, meist mit dem Gefühl des Beeinträchtigtseins; bei Schizophrenie, Depression, organ. Hirnschaden. – Ferner der **sensitive B.** (KRETSCHMER) als spez. wahnhafte Erlebnisverarbeitung bei sensitiv-asthen. Strukturen, stets mit anfängl. »Erlebnis der beschämenden Insuffizienz« (z. B. im Berufsleben), auch als »**erotischer B.**«.

Bezoar: »Haarball«; kugel. Gebilde aus verschluckten Tierhaaren oder Pflanzenfasern (Tricho- bzw. Phytobezoar) im Pansen von Wiederkäuern, selten auch im Magen von Kindern; evtl. inkrustiert (»**B.stein**«, z. B. als ⟋ Avenolith).

Bezold* (ALBERT V. B., 1836–1868, Physiologe, Jena, Würzburg) **Fasern**: ⟋ B-Fasern. – **B.* Ganglion**: Ganglienzellansammlung im Vorhofseptum des Herzens. – **B.*-Abney* Phänomen, B.*-Brücke* Effekt**: mit steigender Leuchtdichte (Lichtstärke) zunehmende, ab 1 cd/cm^2 wieder abnehmende Unterscheidbarkeit für Farben (max. 160 Farbtöne) durch das menschl. Auge. – **B.*-Jarisch* Reflex**: (1867 bzw. 1937) Bradykardie u. Blutdruckabfall infolge eines über den Vagus laufenden Depressorreflexes (»Schonreflex« des Herzens, das dabei mechanorezeptives u. Erfolgsorgan ist); z. B. bei Herzinfarkt, Myokarditis. Wahrsch. Analogon des physiol. DALE*-VERNEY* Reflexes; auch medikamentös (z. B. Veratrin) auslösbar.

Bezold* Mastoiditis (FRIEDRICH V. B., 1842–1908, Otologe, München): eine seltene, v. a. bei Erwachsenen vork. Mastoiditis mit aus der schmerzhaft geschwollenen Mastoidspitze (= **B.* Zeichen**) unter die seitl. Hals- u. Nackenmuskulatur perforierendem Senkungsabszeß (als schmerzhafter Schiefhals). – **B.* Trias**: *otol* angehobene untere Tongrenze, verlängerte Knochenleitung u. neg. RINNE* Versuch (Stimmgabelprüfung) als charakterist. Sympt. der reinen Mittelohrschwerhörigkeit, z. B. bei Otosklerose. – **B.*-Edelmann* kontinuierliche Tonreihe** (MAX TEODOR E., 1845–1913, Naturwissenschafter München): qual. u. quant. (durch Audiometrie überholte) Hörprüfung (im ges. Tonbereich) mit belasteten u. unbelasteten Stimmgabeln, 2 gedeckten Pfeifen u. GALTON* Pfeife.

Bezugselektrode: über einer rel. inakt. Region angelegte EEG-Elektrode, die bei unipolarer Abltg. das sogen. Bezugspotential liefert; zur Eliminierung störender Potentiale meist über hohe Widerstände geschaltet; s. a. Sammelschiene.

BfA: / **B**undesversicherungsanstalt für **A**ngestellte.

B-Fasern: s. u. Fasergruppe.

BFD: / **b**ioelektr. **F**unktions**d**iagnostik.

BFP: »**b**iologisch / **f**alsch **p**ositiv«.

BFS-Virus: (»**b**acteria **f**ree **s**tool«) Virus der epidem. Gastroenteritis des Menschen (s. u. Virusenteritis).

BG: Berufsgenossenschaft. – **B-Galle**: / Blasengalle. – **B-Globulin**: / Beta-Globulin.

BGZ: / **B**lut**g**erinnungs**z**eit.

Bhatnagar Vi I: *bakt* / Vi-Bhatnagar.

BHL-Syndrom: (engl.: **b**ilateral **h**ilar **l**ymphoma) / LÖFGREN* Syndrom.

B-Hormon: 1) / Melanotropin. – 2) / Progesteron (β-Form).

BHR: / **B**auch**h**aut**r**eflex.

B-Hypovitaminose: s. u. Vitamin-Mangelkrankheiten.

Bi: 1) / Wismut. – 2) / Bilirubin. – 3) / Biot. – 4) / Antigen-Bi.

bi-: (lat. bis = 2mal) Wortteil »zweifach«, »doppelt«; s. a. di....

Biak-Fieber: in Indonesien akute, fieberhafte Erkr. durch ECHO-Virus: Nausea, Erbrechen, Stirn-, Kopf-, Nackenschmerzen, Lymphozytose im Liquor.

Bial* Pentosenprobe (MANFRED B., 1870–1908, Arzt, Bad Kissingen): Pentosen-Nachweis in Harn mit **B.* Reagens** (Orzin in HCl, Zusatz von $FeCl_3$-Lsg.) anhand von Grünfärbung bzw. -niederschlag (Reaktionsprodukt aus Orzin u. Pentose-Furfurol; mit Amylalkohol ausschüttelbar); nach KRAFFT durch Zutropfen von Harn zum erhitzten Reagens. Mit Galaktose u. Glukose nur schwache Gelbfärbung; Differenzierung gegen ähnlich reagierende Fruktose durch Vergären. Auch für Ribose in Hefenukleinsäure (grün) u. Desoxyribose in Thymonukleinsäure (rot) geeignet.

Bianchi* (GIOVANNI BATTISTA B., 1681–1761, Anatom u. Pharmazeut, Turin) **Falte**: / Plica lacrimalis. – **B.* Körper**: / Noduli valvularum semilunarium.

Bianchi* Syndrom: 1) (LEONARDO B., 1848–1927, Psychiater, Neapel) sensor. Aphasie mit Apraxie u. Alexie bei Parietallappenläsionen (vaskulär, entzündl., neoplast. etc.) der dominanten – meist li. – Hirnhälfte. – 2) (CESA B.) / EPPINGER*-BIANCHI* Syndrom.

Bias: *statist* Verfälschungseffekt durch Meß- u. Beurteilungsfehler oder nicht-zufäll. Stichprobensammeln (im Ggs. zum Zufallsfehler).

Biastigmatismus: *ophth* totaler / Astigmatismus.

bib...: *pharm* latein. Rezepturanweisung »bibe« (»trinke!«).

Biber* Degeneration: (1890) *ophth* / HAAB*-DIMMER* Hornhautdystrophie.

Bibliotherapie: unterstützende Heilbehandlung durch geeignete Lektüre.

Bibrocatholum *WHO*: bas. Wismutsalz des Tetrabrombrenzkatechins; Antiseptikum (adstringierend, bakterizid, antisept.), z. B. Noviform®.

bicarb...: / bikarb....

bicaudatus: (lat.) zweischwänzig.

biceps: (lat.) zweiköpfig. – Auch Kurzbez. für Musculus biceps (s. a. Bizeps...).

Bichat* (MARIE FRANÇOIS XAVIER B., 1771–1802, Anatom, Paris) **Band**: der unt. Abschnitt der Ligg. sacroiliaca dors. – **B.* Fettpfropf**: / Corpus adiposum buccae. – **B.* Grube**: / Fossa pterygopalatina. – **B.* Kanal**: Durchtritt für die V. cerebri magna in der Arachnoidea. – **B.* Loch**: Arachnoidea-Öffnung zwischen Subarachnoidalraum u. III. Ventrikel. – **B.* Membran**: / Tunica elastica interna (der Blutgefäßwand).

Bichel*-Bing*-Harboe* Syndrom: s. u. BING*-NEEL*.

Bicho: (portugies. = Floh; span. = Käfer) 1) epidem., gangräneszierende Proktitis in Südamerika. – 2) B. do pe: / Tunga penetrans.

Bichromat: Salz der (hypothet.) Dichromsäure $H_2Cr_2O_7$; i. e. S. das Kaliumdichromat. – Die – meist berufsbedingte (z. B. Lederindustrie) – Allergodermie durch wasserlösl. Cr(VI)-Salze gilt auch als prädisponierend für das Zementekzem; im Haushalt einschläg. Allergie gegen Putzmittel.

Bickel*-Thursby*-Pelham* Syndrom: / DEBRÉ*-DE TONI*-FANCONI* Syndrom.

Bickenbach* (WERNER B., 1900–1974, Gynäkologe, München) **Methode**: *geburtsh* kombinierte / Armlösung. – **B.* Stehversuch**: Kreislaufregulationstest durch fortlaufende Kontrolle der Puls- u. Blutdruckwerte während 12–15minüt. Stehbelastung u. anschließ. horizontaler Ruhelage bis zum Erreichen der Ausgangswerte.

bicornis: (lat.) zweihörnig.

Bicoudé-Katheter: (französ. = 2mal gekrümmt) halbweicher, hinter der l. Schnabelkrümmung nochmals gebogener Harnröhrenkatheter.

bicuspidalis: s. u. bikuspidal. – **bicuspidatus**: (lat.) zweihöckrig; z. B. Dens b. (= Prämolar).

b.i.d.: latein. Rezepturanweisung »bis in die« (»2mal am Tag«).

Bidaktylie: Oligodaktylie mit nur 2 Strahlen (meist als / Spalthand bzw. -fuß).

Bidder* (HEINRICH FRIEDR. B., 1810–1894, Anatom, Dorpat) **Organ**: (1846) rudimentäres inkretor. Organ (hermaphrodite Anlage?) bei bes. Kröten, in dem sich Oozyten bilden, die sich aber nur nach Exstirpation der Drüse zu reifen Eiern entwickeln (bei ♂ Geschlechtsumkehr). – **B.* (-Remak*) Ganglion, Haufen**: 2 Ganglienzellhaufen des Herzvagus im Vorhofseptum bei Vögeln, Fröschen u. Säugern, beim Menschen um den ASCHOFF*-TAWARA* Knoten.

bidentatus: (lat.) zweigezähnt.

Bidermoma: teratoide Geschwulst aus Elementen zweier Keimblätter.

bidestillatus: doppelt destilliert, z. B. Aqua bidestillata.

Bidet: (französ. = kleines Reitpferd) Sitzwaschbecken mit Unterdusche zur Reinigung der Genitoanalregion u. für Genitalspülungen.

Bidwell* Schatten: *ophth* bewegten Primärbildern nachlaufendes pos. Nachbild.

Bie* Färbung (VALDEMAR B., 1872–1939, Epidemiologe, Kopenhagen): Harnsedimentfärbung mit wäßr. Kristallviolett-Lsg. (mit Eisessig).

Biebricher Scharlach: 1) Sudan IV: Toluol-2 azo 3-toluol-6 azo 1-naphthol-2; ein in organ. Lösungsmitteln u. fetten Ölen rot lösl. neutraler Disazofarbstoff; *histol* Fettanfärber; *therap* epithelisierende Wirkung; bedingt zulässig für Lebensmittelfärbung. – 2) 4-Aminoazobenzol-3,4'-disulfosäure-azo → β-naphthol als Di-Na-salz; wasserlösl. Farbstoff, u. a. für SHORR* Färbung (verhornte Vaginalepithelien) zur Zyklusdiagnose.

Biedermann* (WILHELM B., 1852–1929, Physiologe, Jena) **Phänomen**: rhythm. Zuckungen eines Froschschenkels in isoton. Na-salz-Lsg. – **B.* Regel**: Durch einen Muskel geleiteter Gleichstrom bewirkt Kontraktion zuerst an der Kathode infolge Kationenwanderung mit Protoplasmagerinnung.

Biedermann* Zeichen (J. B. B., geb. 1907, Arzt, Cincinnati): Rötung des vorderen Gaumenbogens bei Syphilis.

Biedert* (PHILIPP B., 1847–1916, Arzt, Straßburg) **Diarrhö**: / Steatorrhö (2). – **B.* Verfahren**: Anreicherung von Tbk.-Baktn. im Sputum durch Kochen mit Wasser u. Kalilauge. – Von B.* auch eine **Fermentmilch** u. ein **Rahmgemenge** als Säuglingsnahrung angegeben.

Biedl* Krankheit: s. u. LAURENCE*-MOON-BIEDL*.

Biegleisen* Nadel: modif. VIM*-SILVERMAN* Nadel.

Biegungs|bruch: Fraktur nach Überschreiten der Elastizitätsgrenze eines Röhrenknochens durch verbiegende Kraft; je nach Intensität konvexseit. Infraktion (Zugeffekt) oder auch konkavseit. Heraussprengung (»B.keilbruch« infolge Drucksteigerung); Sonderform: Grünholzfraktur. – B.b. des Schädels / Abb. »Berstungsbruch«.

Biegungs|fazillimum: (SELLHEIM) Richtung der leichtesten Abbiegbarkeit der fetalen WS unter der Geburt (im Ggs. zum **B.diffizillimum**). Jeder Fruchtwalzenabschnitt dreht sich am Knie des Geburtskanals so lange, bis die Richtung seines B.fazillimum mit der Verbiegungsrichtung zusammenfällt.

Bieling*-Caspar*-Neumann* Nährboden (RICHARD B., 1898–1967, Bakteriologe, Wien): Blutwasser-Agar bes. für Strepto- u. Gonokokkenzüchtung.

Bielschowsky* (ALFRED B., 1871–1940, Ophthalmologe, Breslau, Basel) **Phänomen**: bei Strabismus Abwärtsbewegung des nicht fixierenden Auges, während dem fixierenden ein dunkles Glas vorgehalten wird. – **B.* Nachbildtest**: / HERING* Fallversuch. – Von B.* auch ein **Heterophorometer** angegeben.

Bielschowsky* (MAX B., 1869–1940, Neuropathologe, Berlin) **Silberimprägnation**: (1904) *histol* Färbung von retikulären (argyrophilen) Bindegewebsfasern, Neurofibrillen u. Neuroglia (nach Formalinfixierung) mit ammoniakal. Silbernitrat-Lsg. u. anschließ. Reduktion mit Formalin. Zahlreiche Modifikationen. – **B.* Syndrom**: 1) **B.*-Jansky*-Schob* Syndrom**: / DOLLINGER*-B.* Sy. – 2) / ROTH*-B.* Sy. – 3) Typ SCHOLZ-B.-HENNEBERG der diffusen Hirnsklerose (/ SCHOLZ* Sy.). – 4) Spongioblastosis centralis circumscripta: tuberöse / Hirnsklerose.

Biemond* Syndrom: I) **B.*-VAN BOGAERT* Syndrom** (A. BI., Neurologe, Amsterdam; 1934): erbl. dienzephale Degeneration (Tuber cinereum, ventromedianer Hypothalamus) mit hypogenitalem Infantilismus, Adipositas, Oligophrenie, Enthemmung, Schwindelanfällen, ferner Poly-, Zygo-, Syndaktylie, bds. atyp. Iriskolobom, Aniridie bzw. Irishypoplasie. Variante des LAURENCE*-MOON*-BIEDL*-BARDET* Syndroms? – II) (1955) die juvenile Form der Myopathia distalis hereditaria. – III) (1934) fam.-erbl. (autosomal dominant?) metakarpale bzw. -tarsale Brachydaktylie mit Kleinhirnataxie u. Oligophrenie.

Bien* Diagnostikum: (1919) Proteus-OX$_{19}$-Aufschwemmung (Niederschlag durch Karbolsäure u. absol. Alkohol) als AG für Fleckfieber-Diagnostik.

Bienengift: komplexes, proteinhalt. Sekretgemisch, das Histamin, Phospholipase A, Hyaluronidase u. mehrere Eiweißfraktionen enthält (u. a. hämolysierendes Melittin, bas. Apamin). Tox. Wirkung (abhäng. von Empfängerkonstitution, Jahreszeit, Stichstelle): örtl. Schwellung, Schmerz, Röte u. Nekrose, Herz-Kreislaufstörungen, Schweiß, Schwindel, Erbrechen, Ödeme, Krämpfe oder Lähmungen; bei **B.allergie** (v. a. der Imker, selten auch angeb.) hypererg. Reaktion mit oft schweren Schocksympt., auch Enzephalitis (Ther.: nach Stachelentfernung Umschläge, i.v. Kalzium, ggf. NNR-Hormone, Analeptika, Tracheotomie oder Intubation). – Therap. Anw. in Salben (Rheumatismus, Gelenkerkrn., Pleuritis).

Bienen|stichstar: tox.-degenerat. Kapselstar nach Bienen- oder Wespenstich ins Auge. – **B.waben-Makula**: *ophth* zystisch degenerierte Macula lutea bei Retinopathia pigmentosa.

Bier* (AUGUST KARL GUSTAV B., 1861–1949, Chirurg, Berlin) **Anästhesie**: 1) (1899) / Lumbalanästhesie. – 2) (1908) / Venenanästhesie. – **B.* Flecken**: nach venöser Stauung während der reakt. Hyperämie auftretende umschriebene Ischämien (akt. Entleerung der Arteriolen u. Kapillaren ?). – **B.* Methode**: 1) Inj. von Blut in eine straffe Pseudarthrose zur Förderung des knöchernen Durchbaues. – 2) freie Markverpflanzung. – 3) Schnupfen-Ther. mit hochverdünnter Jodtinktur (in Wasser). – 4) / B.* Stauung. – **B.* Operation**: 1) zweizeit. Verlängerung des Oberschenkels durch quere Osteotomie (mehrfache Durchbohrung) u. nach 3–5 Tg. Distraktion der Fragmente. – 2) osteoplast. Unterschenkelamputation mit Deckung beider Knochenstümpfe mit schalenförm. Periost-Knochenlappen aus der Tibia. – 3) osteoplast. Sequestrotomie (Tibia), wobei die – gesäuberte – Sequesterhöhle mit einem gleichzeitig wunddeckenden Weichteil-Knochen-Lappen (Türflügelschnitt) ausgefüllt wird. – **B.* Stauung**: wiederholte, allmählich bis zu Stdn. gesteigerte leichte, venöse Extremitätenstauung (elast. Staubinde) zur Erzielung einer abwehr- u. heilungsfördernden Hyperämie (»venöse Hyperämiebehand-

Bier

lung«); am Rumpf mittels Saugglocke (z. B. bei Furunkel).

Bier: Kohlensäure (>2%) u. Alkohol (ca. 2–4%) enthaltendes Getränk, hergestellt aus Gerstenmalz (Ausnahme: Weizenbiere), Hopfen (Bitterstoffe) u. Wasser (gütebestimmend) unter Verw. von / Bierhefe. Bewertung nach Gehalt an »Stammwürze« (Gemisch von Malz- o. ä. Extrakten aus gemälztem Weizen, Mais, Reis, Hirse oder Stärkesirup, dazu Auszüge aus Hopfen o. a. Bitterdrogen u. Gewürzen; Vol.gehalt bis 5,5, 8, 14 u. >16% = Einfach-, Schank-, Voll- bzw. Starkbier; Alkoholgehalt etwa 1/3 so groß). Enthält – sortenabhängig – KH, Eiweiß u. Aminosäuren, mineral. Salze, Milchsäure, B-Vitamine.

Bierfahrerknochen: berufsbedingte umschrieb. Ossifikation des M. rectus femoris infolge chron. Traumatisierung durch Abbremsen des fallenden Fasses.

Bierhefe, Brauereihefe: Kulturformen von Saccharomyces (insbes. S. cerevisiae), die bei der Bierbereitung die durch Mälzen u. Maischen zu niedr. Zuckern aufgeschlossenen Polysaccharide zu Äthanol u. CO_2 vergären (daneben geringer Abbau von Eiweiß u. Dextrin). Protein-reich (>50%), Fett- (1,5%), Sterin- u. Vitamin-haltig; abgepreßt, ausgewaschen u. entbittert als / Faex medicinalis.

Bierherz (Münchener): Myokardiopathie bei exzessivem Bierkonsum (/ Trinkerherz), wobei auch die chron. Volumenbelastung u. die kalorisch bedingte Adipositas eine Rolle spielen dürften.

Biermer* (ANTON B., 1827–1892, Internist, Breslau) **Krankheit:** perniziöse / Anämie. – **B.* Zeichen:** über größerer Kaverne oder Pneumothorax mit Erguß Schallwechsel bei Lageänderung (tiefer Klang beim Liegenden, höherer beim Sitzenden).

Biernacki* Zeichen (EDMUND B., 1866–1911, Internist u. Pathologe, Lemberg): Fehlen der normalen Druckempfindlichkeit peripherer Nervenstämme (insbes. N. uln.) bei Tabes dors.

Bier|probe: / Alkoholprovokation (bei Go). – **B.tripper:** verstärkter eitr. oder schleim. unspezif. Harnröhrenausfluß nach Alkoholgenuß bei chron. Prostatitis u. Cowperitis.

Bierwürze: mit Hopfen gekochter wäßr. Auszug aus Darrmalz. Filtriert auch als Nährbodenzusatz für Pilzzüchtung.

Biesalski* (KONRAD B., 1868–1930, Orthopäde, Begründer der Krüppelfürsorge, Berlin) **Methode:** bei subperiostaler Tenodese »paketartige«. Verschnürung des freien Sehnenendes zwecks partieller – verwachsungsfördernder – Nekrose. – **B.*-Mayer* Operation:** Auswechseln der – am Ansatzpunkt abgetrennten u. aus der Sehnenscheide entfernten – Sehne eines gelähmten Muskels gegen die eines gesunden (als »physiol.« absteigende Sehnenverpflanzung).

Biesenberger*-Holländer* Plastik (HERMANN B., geb. 1885, Chirurg, Wien): op. Verkleinerung der hypertroph. Hängebrust durch seitl. Resektion des Drüsenkörpers u. »Hochdrehen« des Drüsenrestes (einschl. Warzenhof u. Mamille).

Biesfliegen: / Oestridae.

Bietamiverinum *WHO:* Phenyl-piperidyl-essigsäurediäthylaminoäthylester; synthet. neuro- u. muskulotropes Spasmolytikum mit partieller Atropinwirkung, leicht dämpfend.

Biett* (LAURENT THÉODORE B., 1781–1840, Dermatologe, Paris) **Collerette, Band:** schmaler, halskrausenart., schuppender Epithelsaum (/ Coronella) eines papulolentikulären Syphilids. – **B.* Krankheit:** / Erythema centrifugum (1).

Bietti* (G. B. B., ital. Ophthalmologe, gest. 1976) **Degeneration:** / Schneckenspurdegeneration. – **B.* Syndrom:** (1943) wahrsch. erbl. mesodermale Augenanomalien i. S. des RIEGER* Syndroms (schlitzförm. oder entrundete Pupille, Hornhauttrübung, Atrophie des Irisvorblattes, Hydrophthalmus (durch Glaukom) in Kombin. mit Xerose der Konjunktiva.

Bi-Faktor: / Antigen Bi.

Bifidibacterium bifidum: (PRÉVOT 1938) / Lactobacillus bifidus.

bifidus: zweigeteilt. – Kurzform für / Lactobac. bifidus. – **B.-Faktor:** in Frauenmilch (nicht aber Kuhmilch), Kolostrum, Mekonium, Sperma, Amnion- u. Tränenflüssigkeit enthaltene, für das Wachstum der Lactobac.-bifidus-Stämme im Darm des Brustkindes u. damit für die Vitaminsynthese unentbehrl. Stoffgruppe (glykosid. Poly- u. Oligosaccharid-N-azetyl-D-glukosaminverbindungen), die bei Kuhmilchernährung infolge Überwucherung der B.stämme durch Kolibaktn. fehlt; teilweise substituierbar durch »humanisierte« (β-Laktase, Zystin) oder durch **B.-Milch** (adaptierte / Milch nach BESSAU). – **B.-Flora:** die v. a. aus Lactobac. bifidus (neben Koli-, Entero-, gelegentl. Staphylokokken) bestehende charakterist. Darmflora des Frauenmilch-ernährten Säuglings.

bifokal: mit 2 Brennpunkten bzw. -flecken; z. B. *ophth* das **Bifokalglas** als Brillenglas aus 2 Linsen verschiedener Brennweite (obere für Fern-, untere für Nahsehen), die entweder zusammengekittet oder -geschmolzen sind (FRANKLIN* Brille); oder Nahlinse in den Fernteil eingeschliffen oder aufgeschmolzen.

biforis: (lat.) zweitürig, mit 2 Öffnungen.

Biformin: Antibiotikum aus Polyporus biformis.

Bifurkation: *anat* »Gabelung« eines Röhrenorgans, z. B. der Bauchaorta in die li. u. re. Arteria iliaca comm. (= Bifurcatio aortae; entspr. auch der unt. Hohlvene in die Vv. iliacae comm.), der Luftröhre in die Bronchi principales (= B. tracheae; mit Carina). – *orthop* Kurzbez. für / Bifurkationsosteotomie.

Bifurkations|osteotomie: s. u. BAEYER*-LORENZ*. – **B.prothese:** Gefäßprothese für – größere – Arterien- oder Venengabelung. – **B.syndrom:** / Aortenbifurkationssyndrom. – **venöses B.syndrom:** (GUMRICH 1960) angeb. Enge einer V. iliaca comm. dicht unterhalb der Gabel, mit »kongenit. Lymphödem« des Beins. – **B.winkel:** Winkel der Bifurcatio tracheae (zwischen bd. Hauptbronchien); normal 55–65° (Kinder 70–80°), vergrößert bei raumforderndem Prozeß im mittl.-unt. Mediastinum.

bigaster: (lat.) zweibäuchig.

Bigelow* (HENRY JACOB B., 1818–1890, Chirurg, Boston) (Y-förm.) **Band:** / Lig. iliofemorale. – **B.* Lithotripsie:** »blinde« transurethrale Blasensteinzertrümmerung u. anschließ. Trümmerentfernung mit ballonarmiertem Metallkatheter (Evakuator). – **B.* Septum:** / Schenkelsporn.

Bigeminie: (TRAUBE) Extrasystolie mit regelmäß. Einfall einer – evtl. »gekoppelten« – Extrasystole (oft nur frustran) nach jedem Normalschlag.

bigeminus: (lat.) doppelt, zweimal. – **Bigeminus**: 1) Zwilling. – 2) Pulsus bigeminus (↑ Bigeminie).

Bigger* Operation: transvenöse ↑ Arteriorrhaphie.

Biggs* Syndrom: (1952) ↑ Hämophilie B.

Biggs* Test: I **B.*(-Douglas*-MacFarlane*) Thromboplastin(re)generationstest**: zur (halb-)quant. Erfassung der Bildung der Blutthrombokinase u. zur Differenzierung der Hämophilie A u. B. Inkubieren deprothrombinisierten Serums u. Plasmas mit Ca^{2+} u. kontinuierl. Austesten der sich entwickelnden Thrombokinase-Aktivität an rekalzifiziertem thrombozytenfreiem Testplasma. Modifiziert auch zur vergleichend-quant. Bestg. des Faktors VIII. – **II**) Bestg. der Rekalzifizierungszeit an Zitratblut durch Zusatz von Ca^{2+}; Normwert 90–210 Sek.

Bi-GGY-Medium: mykol ↑ NICKERSON* Medium.

Big(i)o: trop in Eritrea u. Somalia vork. infektiöses (Erreger unbekannt), chron. Unterlippengeschwür ohne regionale Lymphadenitis.

Bigitalinum: (CLOETTA 1926) ↑ Gitoxin.

biglanduläres Syndrom: ↑ SCHMIDT* Syndrom (2).

Biglas: ophth Bikonkav- oder Bikonvexlinse mit gleicher Krümmung der Vorder- u. Hinterfläche. Wegen Abbildungsfehlern nur als Probierglas verwendet.

Bigler*(-Mais*-Dowben*)-Hsia* Syndrom: (1959) autosomal-rezessiv (?) erbl. Lipidose mit Hypertriglyzerid- u. -phospholipidämie (evtl. auch leichter Hypercholesterinämie), Hepatomegalie u. geist. Retardierung.

Bignami* Krankheit (AMICO B., 1862–1929, Pathologe, Rom): ↑ MARCHIAFAVA*-BIGNAMI* Syndrom. – Von B.* auch wäßr. **Fixierungslösung** (mit Sublimat, Eisessig u. NaCl) angegeben.

Bigonadismus: Intersextyp mit ♂ u. ♀ Gonaden (↑ Testovar, Ovotestis).

Biguanide: von Guanylguanidin [= H_2N-(NH)C-NH-C(NH)-NH_2] abgeleitete synthet. Verbindgn. mit peroral blutzuckersenkender (z. B. Phenforminum, Buforminum) bzw. »antimikrobieller« Wirkung (z. B. Proguanilum als Malariamittel, Picloxydinum als Bakteriostatikum, Chlorhexidinum als Antiseptikum, Moroxydinum als Virostatikum).

bihiläres Syndrom: ↑ LÖFGREN* Syndrom.

BII: biochem ↑ butano-insoluble iodine.

Biilmann* Reagens: wäßr. Natriumhexanitrokobaltat-Lsg. zum Kaliumnachweis (kristall. Fällung).

bikalorische Spülung: otol ↑ kalorische Prüfung (des Gleichgewichtsapparats) durch Kalt- u. Warmspülung.

Bikarbonat: »(doppeltkohlen)saures Salz« der hypothet. Kohlensäure H_2CO_3; z. B. $NaHCO_3$ = Natrium-B. – Auch inkorrekte Bez. für das – stets einem Puffersystem zugeordnete – HCO_3-Ion in Körperflüssigkeiten. Eine **B.ämie** (s. a. Alkaliämie) ist klinisch meist ausreichend erfaßbar durch die sogen. ↑ Alkalireserve (= »**Standard-B.**«; Mittelwert 22–28 mval HCO_3^-/l Plasma).

Bikarbonatbelastung: (SELLARDS) zur Untersuchung des Säure-Basen-Gleichgew. Nüchterngabe von 5 g $NaHCO_3$ per os alle 2 Stdn. (oder einmalig 10 g i.v.) bis zum pH-Umschlag des Harns ins Alkalische (normal nach 5–10 g). Als Nierenfunktionsprobe wenig zuverlässig, da bei diffuser Nephritis u. Nephrosklerose gesteigerte Alkalitoleranz (Gefahr der Alkalose bei > 20 g!).

Bikarbonat|sekretionsphase: beim Sekretintest (Duodenalsaftanalyse nach i.v. Inj. von Sekretin, evtl. zus. mit Pankreozymin) die quant. Steigerung der B.ausscheidung als Zeichen für intakte exokrine Pankreasfunktion. – **B.system, -puffer**: physiol Puffersystem (Alkalibikarbonate u. H_2CO_3) zur Erhaltung des Säure-Basen-Gleichgew., mit der Regulation: H-Ionen-Konz. =

$$\frac{\text{freie Kohlensäure}}{\text{Bikarbonat}} \cdot k \ (= \text{Dissoziationskonstante}).$$

Bikarbonat|verlust-Syndrom: bei Azidose oder protrahiertem (z. B. medikamentös induziertem) B.verlust auftret. Störung des Elektrolytgleichgew.: Kopfschmerzen, Übelkeit, Erbrechen, evtl. auch Atemdepression.

Bikeles* Zeichen: Dehnungsschmerz (Strecken des Unterarms bei eleviertem Oberarm) des peripher erkrankten N. radialis.

Bikommissurallinie: röntg im seitl. Ventrikulogramm (III. Ventrikel) Verbindungslinie zwischen den Scheitelpunkten beider Kommissuren; Hilfslinie für stereotakt. Eingriffe am Pallidum.

bikondyläre Fraktur: beide Kondylen (u. meist auch das Gelenk) einbeziehende, oft T- oder Y-förm. Humerus-, Femur- oder Tibiafraktur.

Bikonkavglas: opt Zerstreuungslinse mit konkaver Krümmung der Vorder- u. Hinterfläche. Analog das Bikonvexglas (als Sammellinse); s. a. Biglas.

bikuspidal, bicuspidalis: zweizipflig; z. B. Valva b. (»2-Segel-Klappe« = Mitralklappe; path. **Bikuspidalität** auch der Aorten- u. Pulmonalklappe).

bilaminar(is): (lat.) zweiblättrig, -schichtig.

Bilan: der über CH_2-Brücken verbundene 4kern. Grundkörper der farblosen Bilirubinoide wie Uro- u. Sterkobilinogen. – I. w. S. auch die davon abgeleiteten, durch Brücken-C-Atome in offener Kette verbundenen 4kern. Pyrrolfarbstoffe: Biliene, Bilidiene, -triene.

Bilanz: biochem für biol. Vorgänge formulierbares »Gleichgew.«; als **B.formel** die Gegenüberstellung von Ausgangs- u. zugehör. Endstoffen (-zuständen), um so die Umsetzung – ohne Berücksichtigung der Zwischenstufen – zu erfassen (»pos.«, »neg.« oder »ausgeglichene B.«) u. Mißverhältnisse zwischen Ein- u. Ausfuhr (»**B.störung**«) aufzuzeigen. – Als **B.minimum** gilt die zur Erhaltung des Stoffwechselgleichgew. gerade ausreichende Substanzzufuhr.

bilateral(is): zwei-, doppelseitig, auf bd. Seiten, seitensymmetrisch; z. B. **bi. hiläre Lymphome** (LÖFGREN, LUNDBÄCK) als Sonderform der BESNIER*-BOECK*-SCHAUMANN* Krkht., **bi.-synchrone EEG-Elemente** (d. h. gleichzeitig unter bd. Hemisphären).

Bild: 1) psych ↑ Imago. – 2) opt s. u. Abbildung; als **reelles B.** das »wirkl.«, auf einem Schirm abbildbare B., erzeugt im Bildpunkt durch ein vom Dingpunkt ausgehendes Strahlenbündel (nach Durchgang durch ein opt. System); als **virtuelles B.** das »scheinbare«,

Bild

nicht auf einem Schirm abbildbare, stets im Dingraum gelegene (B.weite neg.!), dessen **B.punkte** aus der rückwärt. Verlängerung divergenter Strahlen resultieren. – **hetero-** u. **homoiomorphes B.**: in der Stereoskopie das gegenüber den dreidimensionalen Objektverhältnissen erheblich veränderte bzw. annähernd übereinstimmende Raumbild. – **hyper-, hypo-** u. **isometr. B.**: die vergrößerte bzw. verkleinerte bzw. größengerechte Abb. eines Gegenstandes. – **latentes B.**: das nach der Exposition – aber vor der Entwicklung – noch unsichtbare (»entwicklungsfäh.«) B. in einer photograph. Schicht. – **nachlaufendes B.**: *ophth* Abfolge mehrerer – an- u. abklingender – ↑ Nachbilder nach kurzzeit. punktueller Netzhautbelichtung durch einen schnell durch das Gesichtsfeld (bei konst. Augenstellung) wandernden Lichtpunkt. – **pseudoskop. B.**: in der Stereoskopie das »scheinbar raumricht.« B. (z. B. nach Vertauschen bd. Halbbilder, Umkehrung der Tiefenstaffelung). – **tauto-** oder **orthomorphes B.**: in der Stereoskopie das weitgehend »raumricht.« B. (bei genauer Übereinstimmung von Aufnahme- u. Betrachtungsbedingungen).

Bild|abstand: Abstand zwischen opt. System u. dem von ihm entworfenen Bild. – **B.auflösung**: *opt* s. u. Auflösungsvermögen. – **B.ebene**: (GAUSS) *opt* die zur opt. Achse senkrecht stehende Ebene, auf das der vom opt. System entworfene Bild entsteht; eines der Kardinalelemente.

Bilderleben, katathymes: (KRETSCHMER) mit zunehmender Einengung des Bewußtseins eintretende Formvereinfachung der Bildvorstellungen (Vorherrschen affektiver Momente); z. B. als aktiv angeregte Wachträume, zur Analyse unbewußter psych. Zusammenhänge.

Bild|feldblende: *röntg* fokusnahes Blendensystem zur Einengung des Strahlenkegels auf das gewünschte B.format. – **B.formate**: genormte Formate für photograph. Aufnahme u. Wiedergabe (↑ Tab.); s. a. Tab. »Röntgenfilme«. – **B.fusion**: *ophth* binokuläre ↑ Fusion; s. a. Heterophorie.

	Bildformat	Bildgröße	Filmformat
Photographie	Kinoformat	7,5 × 10,3 mm	Schmalfilm (16 mm)
		16 × 22 mm	Normalfilm (35 mm)
	Kleinbildformat	24 × 36 mm	Normalfilm (35 mm)
	Mittelformat	56 × 72 mm 6 × 6 cm 6 × 9 cm 6,5 × 9 cm	Rollfilm B II 8/120 Rollfilm B II 8/120 Rollfilm B II 8/120 (Planfilm) Rollfilm B II 8/120
	Großformat	9 × 12 cm	Planfilm (Platte)
Projektion	Kinoprojektion	7,5 × 10,3 mm 16 × 22 mm	Umkehrfilm (16 mm) Normalfilm (35 mm) [Negativ-Positiv-Verfahren]
	Diaprojektion	24 × 36 mm 50 × 50 mm (Glasbild)	Normalfilm (35 mm)

Bild|kontrast: *opt* das Gesamt der Helligkeits- (bzw. Schwärzungs-) oder Farbdifferenzen benachbarter B.stellen. Ein Rö.bild wird mit zunehmender Strahlenhärte ärmer an Zwischenkontrasten (es wird »hart«); s. a. Logetronic-, Subtraktionsverfahren. –

B.punkt: bei opt. Abb. ein Punkt in der B.ebene, in dem ein Dingpunkt abgebildet ist. – **B.raum**: *opt* bei opt. Abb. der Raum zwischen Linse u. B.ebene. – **B.röhre**: Kathodenstrahlröhre, in der aus Spannungswerten ein Leuchtschirmbild aufgebaut wird; z. B. BRAUN* Röhre (als Oszillograph, Bildverstärker-, Fernsehröhre).

Bild|schirm: ↑ Leuchtschirm. – **B.speicherung**: Magnetbandspeicherung von Bildern; s. a. Röntgenbildspeicher.

Bild|streifendenken: (KRETSCHMER) filmartig-pass. Abrollen szenisch geordneter, an reale Erlebnisse anknüpfender u. mit »freisteigenden Einfällen« durchmischter B.gruppen; in hypnoiden Zuständen. – **B.test**: psychol. Test, bei dem B.serien zu beschreiben, werten oder ergänzen sind; in der klin. Diagnostik z. B. der ↑ RORSCHACH*, WARTEGG*, SZONDY* Test.

Bildungs|gewebe: *embryol* ↑ Blastem. – **B.plasma**: das den Embryo bildende Protoplasma der Eizelle (»B.dotter«). – **B.relief**: *derm* die nicht genetisch determinierte, durch Fettpolster, Muskulatur, Alter etc. bedingte Oberflächengestaltung der Haut.

Bildungswärme: *physik* bei Entstehen einer Verbindung aus ihren Elementen freiwerdende oder verbrauchte Wärme (= exo- bzw. endotherme Reaktion); z. B. als **molare B.** (auf 1 Mol bezogen).

Bildverschmelzung: *ophth* binokuläre ↑ Fusion; s. a. Heterophorie.

Bildverstärker, -wandler: Kathodenstrahlröhre, in der elektronenoptisch ein reelles unsichtbares (z. B. IR-)Bild in ein sichtbares umgewandelt oder die Helligkeit eines sichtbaren Bildes um ein Vielfaches verstärkt wird (z. B. ↑ Röntgenbildverstärker). – Ferner der **akust. B.** zum Sichtbarmachen von (Ultra-) Schallfeldern.

Bildwinkel: *ophth* doppelter Wert des Winkels zwischen Bildfeldrand u. opt. Achse als Maß für das bilat. Gesichtsfeld.

Biles-Faktor: ↑ Antigen Bi.

Bilharz* Krankheit (THEODOR B., 1825–1862, dtsch. Arzt, Kairo): »Bilharziose« (↑ Schistosomiasis).

Bilharzia: *helminth* ↑ Schistosoma. – **B.ruhr**: ↑ Schistosomiasis intestinalis bzw. japonica (mit ruhrart. Diarrhöen).

Bilharziom: Haut-Schleimhaut-Malignom (z. B. der Harnblase) bei Schistosomiasis. – **Bilharziose, -iase**: ↑ Schistosomiasis.

bili-: Wortteil »Galle«.

biliaris, biliär: (lat.) gallig, Galle betreffend (auch i. S. von biliogen); z. B. bi. ↑ Dyskinesie, Peritonitis, Rheumatismus, Zirrhose.

Biliene, Bilidiene: Bilirubinoide mit 1 bzw. 2 »=CH-«-Brückenbindungen (Methinbrücken); z. B. Bilirubin bzw. Uro- u. Sterkobilin.

bilifer: galletragend, galleführend.

Bili|fulvin: ↑ Bilirubin. – **B.fuszin**: beim oxidoreduktiven Gallenfarbstoffabbau durch Polymerisation zweikerniger Zwischenprodukte aus ↑ **B.leukan** (Probilifuszin) gebildetes stabiles Endprodukt im Hämstoffwechsel; in Mekonium u. Fäzes (brauner Hauptfarbträger), Harn (bei Ikterus); nicht durch

GMELIN* u. EHRLICH* Reaktion, jedoch chromatographisch erfaßbar.

Bili|genese: die Gallebildung. – **B.leukan**: farbloses Häm-Abbauprodukt; Vorstufe des B.fuszins (zweikern. Pyrromethanstruktur?) in Fäzes (u. Harn).

Bilin: einfachstes Grundgerüst der Bilirubinoide; offene Kette aus 4, durch 3 »-C-«-Brücken miteinander verbundenen Pyrrolkernen.

Bilineurin: ↗ Cholin.

biliogen: der Galle bzw. den Gallenwegen entstammend.

biliosus, biliös: (lat.) gallig, mit Ikterus verbunden; z. B. bi. Pneumonie, b. Typhoid (GRIESINGER; ↗ Leptospirosis icterohaemorrhagica); s. a. biliär.

bilious attacks: (HUNT) Sympt. i. S. der Abdominalmigräne, u. a. mit galligem Erbrechen.

Biliprasin: grünes Begleitpigment des Bilirubins (Biliverdin + Bilifuszin ?).

Bilir(h)achie: Bilirubin-Anwesenheit im Liquor.

Bilirubin

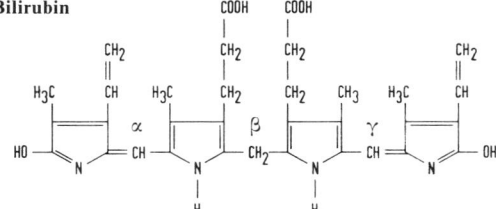

Bilirubin: gelbbrauner Gallenfarbstoff (↗ Formel), zu etwa 90% beim oxidativen Hb-Abbau im RES (v. a. Milz u. KUPFFER* Sternzellen) als »**prim. B.**« entstehend (über Biliverdin; ~300 mg pro Tag), ferner bei der Hb-Synthese (»**parahämat. B.**«, aus Protoporphyrin; nierengängig, konjugiert, als direktes B. erfaßt) u. aus anderen Quellen (↗ Shunt-B.). Färbt normales Serum gelblich. Primär proteingebunden; wird in der Leberzelle zu – wasserlösl. – »**sek. B.**« gepaart (↗ B.konjugation) u. in die ↗ Galle sezerniert. Nach Ausscheidung ins Duodenum Rückbildung in unkonjugiertes B. u. stufenweise Dehydrierung zu Urobilinogen/Urobilin, Sterkobilinogen/Sterkobilin u. Spaltung in 2kern. Pyrrolderivate (z. B. Mesobilifuszin), die z. T. erneut aggregieren; z. T. Ausscheidung mit den Fäzes, z. T. aber Rückresorption im Duodenum (im Pfortaderblut zur Leber u. erneute Sekretion = enterohepat. Kreislauf) oder Enddarm (über Plexus haemorrhoid. in großen Kreislauf, Elimination im Harn ca. 70 μg/kg Körpergew., ~10 mg in 24 Std.) – Nachweis u. quant. Bestg. als dir., indir. u. Gesamt-B. (VAN DEN BERGH, CLEGHORN-JENDRASSIK, MALLOY – EVELYN), u. zwar oxidativ (z. B. nach GMELIN), durch Diazotierung (EHRLICH* Aldehydprobe), Zinksalzreaktion mit Fluoreszenz (SCHLESINGER), Fällung mit Farbstoffen (Methylenblau n. KALK-WILDHIRT, Fuchsin n. BAUDOUIN), Hg-Salz-Fällung (SCHMIDT u. a.), Farbvergleich mit $K_2Cr_2O_7$ (BARAC, MEULENGRACHT); ferner sogen. Schnelltests (HEILMEYER* Probe mit rauch. HCl; Ictotest®). – Terminologie u. Normalwerte: **1) Gesamt-B.** (auch: »Serum-, 60-Min.-B.«; = indir. + dir. B.; ↗ Formel); normal (bei Diazoreaktion) 0,3–1,5 mg%. – **2) indirektes = prim. = unkonjugiertes = freies = prähepat. B.** (auch: BI oder IXa; wasserunlöslich, proteingebunden, erst bei Serumwerten > 2 mg% nierengängig; mit diazotierter Sulfanilsäure n. VAN DEN BERGH erst nach Katalysatorzusatz reagierend); normal 0,2–1,1 mg/100 ml (= Differenz zwischen Gesamt- u. dir. B.); bei > 2 mg% Übertritt in Harn); vermehrt bei Hämolyse, Shunt-Bilirubinämie, Hepatitis epidemica, MEULENGRACHT* Syndrom, posthepat. Hyperbilirubinämie, Verschlußikterus, CRIGLER*-NAJJAR* Syndrom. – **3) direktes = sek. = konjugiertes = gepaartes B.** (»B. II«, ↗ B.glukuronide; **B.diglukuronid** = »Pigment 2«; wasserlösl., nierengängig, n. VAN DEN BERGH unverzögert reagierend); normal 0–0,35 mg/100 ml (Diazoreaktion); vermehrt bei angeb. Galaktosämie, Cholostase, DUBIN*-JOHNSON* Ikterus, Hepatitis epidemica (überwiegend), Hyperthyreose, Leberzirrhose, Parenchym- u. Verschlußikterus, Sepsis, Infektionskrankhn., tox. Leberschädigung, Speicherkrankhn. – **oxidierbares B.**: das mittels modifizierter GMELIN* Probe (CHABROL 1932) quant. bestimmbare dir. B.

Bilirubinstoffwechsel

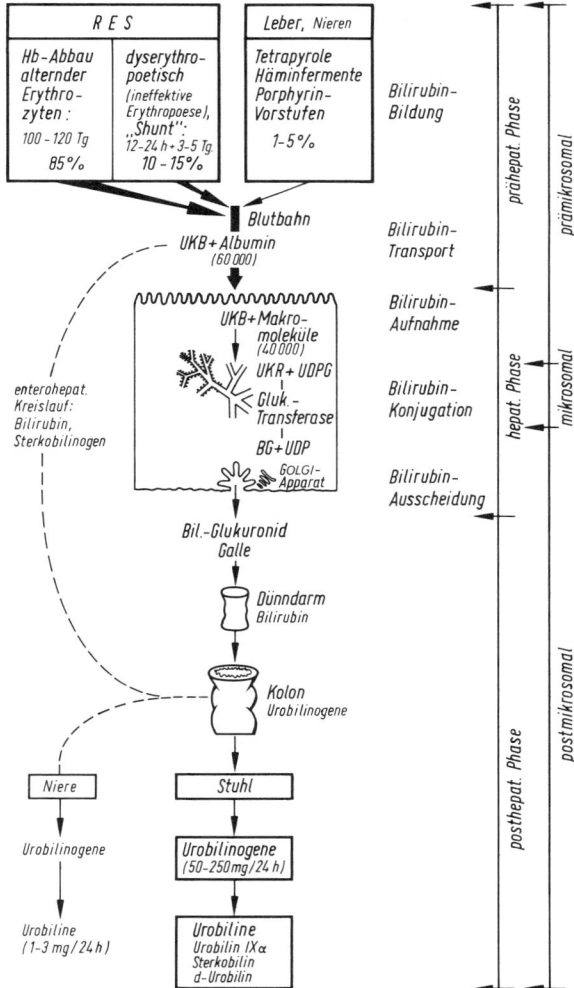

Beziehungen der Phasen des **Bilirubinstoffwechsels** zur Hyperbilirubinämie. UKB = unkonjugiertes Bilirubin; BG = Bilirubinglukuronid.

Bilirubinämie

Bilirubinämie: das Vorhandensein (bis 1,5 mg%) von – überwieg. unkonjugiertem – Bilirubin im Serum; i. e. S. die ↑ Hyperbilirubinämie. – **physiol.** oder **Neugeborenen-B.**: ↑ Icterus neonatorum simplex.

Bilirubinat: salzart. Verbindung des Bilirubins; z. B. in Bilirubin(kalk)steinen.

Bilirubin|ausscheidungsquotient, BAQ: (MÖLLER, SCHRÖDER 1953)

$$\frac{\text{B.konzentration (Harn)} \times \text{Menge des Std.harns}}{\text{B.konzentration (Serum)}};$$

bei Hepatitis u. Leberzirrhose < 11, bei Verschlußikterus > 11. – **B.belastung**: ↑ BERGMANN*-EILBOTT* Probe. – **B.enzephalopathie**: Hirnschaden nach Morbus haemolyticus neonatorum mit Kernikterus. Sympte.: Facies cerebralis, »Phänomen der untergehenden Sonne«, Rigidität, Opisthotonus, Apnoe, Hyperpyrexie; tödl. Ausgang oder Dauerschaden. Prophylaxe: Austauschtransfusion. – s. a. CRIGLER*-NAJJAR* Syndrom, zerebrale ↑ Kinderlähmung.

Bilirubin|fraktionen: die durch Chromatographie unterscheidbare α- (= unkonjugiertes B., v. a. bei Konjugations-, Transportstörung) sowie β-, γ- u. δ-Fraktion (= konjugiertes B.; bei schwerem Leberschaden β zunehmend, δ abnehmend). – **B.glukuronide**: bei der ↑ B.konjugation entstehende wasserlösl., nierengäng. Konjugate zwischen Bilirubin u. Glukonsäure, meist als Diglukuronid (»Pigment 2«, ↑ Formel; zus. mit B.sulfat als »dir. Bilirubin« n. VAN DEN BERGH nachweisbar). Ihre Bildung ist bei spezif. Enzymdefekten unter Vermehrung des indir. Bilirubins gestört (↑ CRIGLER*-NAJJAR*, GILBERT*-LEREBOULLET* Syndrom); s. a. Schema UDPG-Metabolismus.

Bilirubindiglukuronid

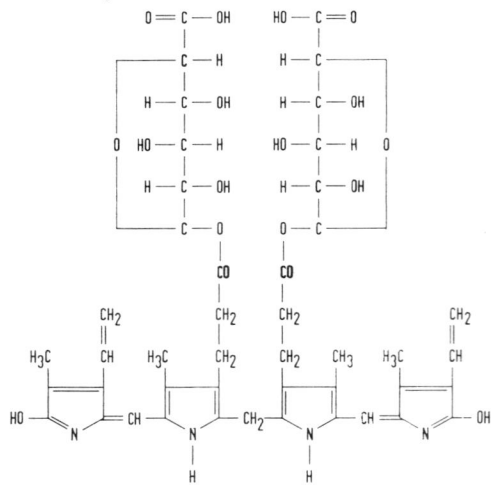

Bilirubin|index: Quotient aus den Serumwerten von dir. u. Gesamtbilirubin (normal < 1, bei hepat. Ikterus > 1), nach MALLOY u. EVELYN von dir. u. indir. Bilirubin (»D. I. Q.«). – **B.infarkt**: (E. NEUMANN) körn. (hellgelbe) oder rhomb.-kristall. (rubinrote) Ausfällungen von Bilirubin in den Harnkanälchen (weniger in Nierenepithelien, -interstitium, -gefäßen) beim Neugeb.-Ikterus; evtl. zus. mit Harnsäureinfarkt.

Bilirubin|(kalk)stein: schwarzbraunes, hartes, oft geschichtetes Gallenkonkrement aus (v. a. Ca-, Mg-)Bilirubinat u. »Kalk«; im Rö.bild proportional zum Mineralgehalt zunehmend überweichteildicht. –

B.konjugation: v. a. durch Transferasen gesteuerte, in Mikrosomen des Leberparenchyms stattfindende Paarung des schwerlösl. prim. Bilirubins zu ↑ B.glukuroniden bzw. -sulfat. Gestört u. a. bei angeb. Enzymopathien mit nichthämolyt. Hyperbilirubinämie: ↑ CRIGLER*-NAJJAR*, MEULENGRACHT*, GILBERT*-LEREBOULLET*, DUBIN*-JOHNSON* u. ROTOR* Syndrom; Art u. Menge der Konjugate sowie ihre Relation zueinander (↑ B.index) pathognomonisch bedeutsam.

Bilirubinoide: wie Bilirubin aus 4 kettenförmig angeordneten Pyrrolkernen bestehende Gallenfarbstoffe: Bilane (s. a. Bilin), Biliene, Bilidiene, Bilitriene. – Zweikern. Gallenfarbstoffe: ↑ Propent- u. Pentdyopent.

Bilirubinometer: Kolorimeter zur Bestg. des Serumbilirubins anhand der vorübergehenden Rotfärbung nach Versetzen mit rauchender HCl (HEILMEYER).

Bilirubinose: Ablagerung von Bilirubin in Körpergeweben; s. a. Kernikterus.

Bilirubin|quotient: ↑ B.index; vgl. B.ausscheidungsquotient. – **B.säure**: zweikern., beim reduktiven Abbau von (Meso-)Bilirubin anfallende Pyrrolverbindung. – **B.urie**: Ausscheidung von (dir.) Bilirubin im Harn; normal ca. 70 µg/kg Körpergew. in 24 Std.; vermehrt (bierbrauner Harn, mit gelbem Schaum beim Schütteln) bei Serumwerten > 2 mg% (Verschlußikterus, Virushepatitis, als Frühsympt. bei tox. Leberschaden).

Bilis: (lat.) ↑ Galle (s. a. Fel).

Bilitriene: 4kern., offenkett., blaugrüne Bilirubinoide mit 3 »=CH–«-Brückenbindungen; z. B. Biliverdin.

Biliverdin: natürl., blaugrünes ↑ Bilitrien (ein Dehydrobilirubin) der Galle als Vorläufer des Bilirubins beim Hb-Abbau; path. Vork. (bis 2 mg%) im Serum bei Gallenausscheidungsstörung, Leberzirrhose, Hepatitis; ferner im Stuhl des Neugeborenen (von Darmbaktn. nicht reduzierbar) u. als Kunstprodukt bei Gallenfarbstoffproben. Nachweis mit GMELIN* Probe sowie (LEMBERG - LEGGE) in der nach Zusatz von Zinkazetat u. Jod rot fluoreszierenden, blaugrünen, NH_3-halt. alkohol. Lsg. durch Absorption im Orange (λ_{max} 700 u. 300–370 nm); Diazoprobe neg.

Billes* Test: Geschicklichkeitstest (z. B. als Trunkenheitsprüfung) durch Einfüllenlassen von Kugeln in enghals. Flaschen.

Billroth* (THEODOR B., 1829–1894, Chirurg, Zürich, Wien) **Bälkchen**: ↑ Trabeculae lienis. – **B.* Batist**: wasserdichter Verbandstoff (getränkt mit fettsaurem Blei u. präpariert mit Leinöl u. Firnis), auch für Umschläge. – **B.* Jammerecke**: nahttechnisch krit. Treffpunkt der Magenstumpf- mit der Anastomosennaht bei den Magenresektionen n. BILLROTH (mit partiellem Verschluß des Stumpfes in der Resektionslinie). Sicherung durch KAPPELER* Naht. – **B.* Kanalnaht**: bei Herniotomie den Leistenkanal einengende Naht nach Abtragung des Bruchsackes (ohne vorher. Obliquus-Durchtrennung). – **B.* Krankheit**: 1) ↑ Lymphogranulomatose. – 2) traumat. Hydromeningozele: beim Schädelbruch des Kindes mit Einriß der Dura mater Geschwulst unter der unverletzten Kopfschwarte durch Austritt von Liquor. – 3) postop. (traumat.), seröse Meningitis mit Hirnödem. – 4) ↑ Endangitis obliterans. – **B.* Narkosegemisch**: Chloroform, Alkohol u. Äther (3:1:1) für Inhalationsnarkose; vgl. ACE. – **B.* Operation***: 1) Magenresektion I: (1881) Antrum-Pylorusresektion mit End-zu-End-Vereinigung von Magenstumpf u. Duodenum nach Teilverschluß des Magens von der Minorseite (= Gastroduodenostomia terminoterm. oralis partialis inf.). Modifikationen n. HABERER, KOCHER, MAYO u. a. m. – 2) Magenresektion II: (1885) Resektion von Pylorus u. präpylor. Magendrittel mit Blindverschluß von Magen u. Duodenum u. End-zu-Seit-Vereinigung von Magenvorderwand u. antekolisch herangezogener oberer Jejunumschlinge (= Gastrojejunostomia laterolat. ant. antecolica). Modifikationen (u. a. 2/3-Resektion) n. GULEKE, POLYA-REICHEL, FINSTERER, ROUX u. a. – **B.* Syndrom**: ↑ Pylorushypertrophie. – **B.* Venen**: Venen der Milzpulpa.

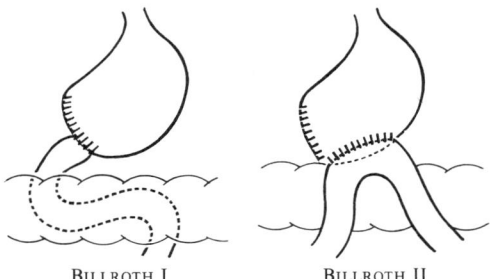

BILLROTH I BILLROTH II

bilobaris, -lobatus, -lobär: zweilappig, zweigelappt.

Bilobektomie: op. Entfernung zweier Lungenlappen (↑ Lobektomie) in einer Sitzung.

bilobularis: (lat.) aus 2 Lobuli bestehend.

bilocularis: (lat.) zweikammerig.

Bilsenkraut: ↑ Hyoscyamus niger.

bimalleoläre Fraktur: s. u. Knöchelfraktur. – **bimanuell**: beidhändig.

Bimastie: die Entwicklung nur zweier Brustdrüsen bei Mensch u. Primaten.

Bimastoidlinie (Fischgold*-Metzger*): *röntg* auf der a.p.-Aufnahme des okzipitozervikalen Übergangs die Verbindungslinie zwischen den Warzenfortsatzspitzen; zur Beurteilung der Stellung des Dens axis (normal unterhalb der B.).

bimaxillar, -maxillär: OK u. UK betreffend.

Bimetall: 2 längsseitig verbundene Streifen unterschiedlich legierter Metalle (Cu, Co, Mn, Ni) mit verschied. Wärmeausdehnungskoeffizienten, wodurch bei Temp.änderung eine für Meßzwecke oder Kontaktbildung genutzte Formänderung (Krümmung) eintritt.

Bimsstein|lunge: Silikose durch Einatmen von B.pulver (poröses vulkan. Gestein aus verschied. Silikaten), z. B. in Zahnlaboratorien, beim Lederpolieren u. -schleifen. – **B.schädel**: *röntg* Jargon für die Verdickung u. wolk. Verdichtung der Schädelkalotte bei Ostitis def.

binär: aus 2 Teilen bestehend; z. B. chem **b. Moleküle** (aus 2 Elementen), **b. Systeme** (z. B. Alkohol-Wasser-Gemisch), *biol* **b. Nomenklatur** (LINNÉ 1735; systemat. Benennung jeweils mit Gattungs- u. Artnamen), *math.* **b. Zahlensystem** (nur mit Ziffern 0 u. 1, mit der 2 als Grundzahl; z. B. Darstg. der 10 als »1010«, d. h. $1 \cdot 2^3, 0 \cdot 2^2, 1 \cdot 2^1, 0 \cdot 2^0$).

binaural: mit bd. Ohren beidohrig; z. B. die **b. Verschmelzung** der bds. – frequenz- u. intensitätsgleichen (= diot.) oder -verschiedenen (= dichot.) – Hörempfindung; s. a. Richtungshören.

Bindearm: *anat* ↑ Pedunculus cerebellaris superior. – **B.atrophie (genuine)**: ↑ Dentatumatrophie. – **B.chorea, -syndrom**: halbseit. Choreoathetose (evtl. auch Tremor) durch Bindearmläsion (vaskulär, neoplast., entzündl.); homolateral bei Herden kaudal der Bindearmkreuzung (Decussatio), kontralat. bei höher gelegenen (evtl. mit homolat. Okulomotoriuslähmung, ↑ BENEDIKT* Krankheit).

Bindegewebe: aus (Bindegewebs-)Zellen u. Interzellularsubstanz bestehendes Körpergewebe; als Füllgewebe in organfreien Räumen, als Hüllgewebe in Organkapseln, als Leitgewebe der organeigenen Gefäße u. Nerven, als Gerüstgewebe (= **interstitielles B.** = Stroma). Bei Überwiegen faser. Komponenten u. wenig Grundsubstanz: »fibrilläres B.«; nach der vorherrschenden Faserart unterschieden als **1) kollagenes B.**: überwiegend aus leimgebenden Fasern, die in formlose, Polysaccharid-halt. Grundsubstanz (Bindegewebsschleim) eingelagert sind, u. zwar locker ungeformt (im Stroma der Organe; lockeres, faser. Raumgitter, darin Fibro-, Histio-, Masto-, Plasmozyten, Blutwander-, in Iris, Korium, Arachnoidea Pigmentzellen) oder aber straff (= dicht) u. ungeformt, als Faserfilz (z. B. in Dura, Sklera) oder als **membranöses B.** (im Stroma seröser Häute); auch **netzförm. B.** mit eingelagerten elast. Fasern (z. B. im Mesenterium, Omentum) sowie **parallelfaser. B.** der Ligamente, Faszien u. Sehnen; **2) retikuläres B.** (dem embryonalen ähnl., mit Retikulumzellen u. Retikulinfasern sowie eiweißhalt. Zwischensubstanz; in KM u. lymphat. Gewebe); **3) elast. B.** (überwiegend aus elast. Fibrillen, mit nur wenig kollagenen Fasern; z. B. in Lig. flavum, Stimmbändern, Tunica elastica der Gefäße). – Ferner **hyalines B.** (wie Faserknorpel; z. B. Tarsus palpebrae) sowie **zell. B.** (faserarm, gallertig, retikulär), z. B. als »**akt. B.**« (HUECK, H. SIEGMUND) inner- u. außerhalb der Organe, in dem Histiozyten etc. u. interzelluläre Flüssigkeit vorherrschen, in ständ. Wechselbeziehung stehen u. mit Kapillaren u. vegetat. Nerven ein synergist. Prinzip bilden (prim. Regulationszentrum u. Milieu für die Aktivität der spezif. Organzelle). – Das aus dem Mesoderm, z. T. auch aus der Neuralleiste hervorgehende **embryonale B.** (↑ »Mesenchym«, mit sternförm., ein Raumgitter bildenden Zellen u. flüss., eiweißhalt. Interzellularsubstanz) ist Muttergewebe aller anderen Bindegewebe, ferner des Blutes, der Blut- u. Lymphgefäße, des Fett-, Knorpel- u. Knochengewebes (analog, jedoch mit Mykopolysaccharid- u. Hyaluronsäure-halt., kollagene Fasern bildender Gallerte als Interzellularsubstanz die WHARTON* Sulze). – **subperitoneales B.**: ↑ Beckenbindegewebe.

Bindegewebs|diathese: ↑ B.schwäche. – **B.fasern**: die aus den B.zellen hervorgegangene geformte Interzellularsubstanz (Gitter- oder Retikulin-, kollagene u. elastische Fasern). – **B.fibrille**: Bauelement der kollagenen Faser; stäbchenförm. Molekülaggregat (Mizelle) aus Fadenmolekeln (Polypeptidketten), mit elektronenmikroskop. »Querstreifung«.

Bindegewebs|grundstock: *gyn* die den Blasen-, Zervix- u. Rektumpfeiler bildende, weitgehend dem Lig. cardinale entspr. keilförm. B.platte (Gefäß-Nerven-Leitplatte) vom M. levator ani (seitl. des uterovaginalen Knickungswinkels) bis in Höhe des inn. MM (»Beckenbindegewebe«); ↑ Abb. S. 258.

Bindegewebskapsel

Bindegewebsgrundstock des kleinen Beckens

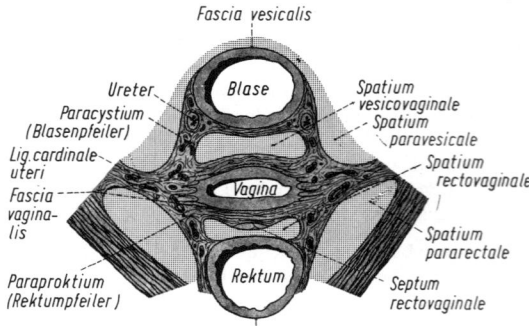

Bindegewebs|kapsel: Organkapsel (z. B. Leber, Niere) aus kollagenem Bindegewebe. – **B.knochen:** s. u. Ossifikation. Solcher desmaler Genese sind Schädeldach, die meisten Gesichtsknochen, Pars tympanica u. squamosa des Schläfenbeins u. – mit Übergängen zur chondralen Ossifikation – das Schlüsselbein. – **B.knorpel:** ∫ Faserknorpel. – **B.krankheit:** ∫ Kollagenose.

Bindegewebsmassage: ∫ Reflexzonenmassage mit tangentialem, ziehendem Durchstreichen von Haut u. Unterhaut ohne wesentl. Druckwirkung auf tiefere Gewebe; Gewebsstrich (der zum Dermographismus, u. U. zur Quaddelbildung führt) entweder lang (E. DICKE) oder kurz-anhakend (TEIRICH-LEUBE), mit spez. Behandlungsaufbau. Anw. v. a. bei Verhaftungen der Haut mit tieferen Geweben, Funktionsstörungen innerer Organe, Durchblutungsstörungen.

Bindegewebs|nävus: ∫ Naevus elasticus (LEWANDOWSKY). – **B.schwäche,** B.diathese: konstitutionelle Minderwertigkeit der Stützgewebe; disponiert zu typ. Schäden wie Varikosis, Hämorrhoiden, Hernien, Organptosen, Senkspreizfuß, Arthrosen. – **B.tumoren:** ∫ Tab. »Neoplasmen« (2).

Bindegewebs|zelle: ∫ Fibroblast u. -zyt (als »**fixe**« B.); i. w. S. die Zellen des ∫ retikulohistiozytären Systems. – **B.zonen:** etwa den HEAD* Zonen analoge Haut-Unterhaut-Zonen, die bei Erkr. segmental zugehöriger inn. Organe infiltrative oder indurative Veränderungen aufweisen können (Schwell-, Dellzonen; mit bes. verhärteten Maximalpunkten); s. a. Bindegewebsmassage, vgl. MACKENZIE* Zonen.

Bindehaut: ∫ Tunica conjunctiva. – **B.abstrich:** *ophth* Entnahme (Platinöse) diagnostischen Materials aus der unt. Übergangsfalte der Konjunktiva. – **B.entzündung, -katarrh:** ∫ Conjunctivitis, Keratoconjunctivitis. – **B.katarrh des Neugeb.:** ∫ Argentumkatarrh. – **B.melanose:** kleinste, Melanosarkom-ähnl. Tumoren auf der Bulbus- u. Lidkonjunktiva im Senium. – **B.phlyktäne:** ∫ Conjunctivitis scrophulosa. – **B.test:** ∫ Konjunktivaltest. – **B.verhornung:** ∫ BITOT* Flecke.

Binden|elektrode: E. mit Körperkontakt über eine mit elektrisch leitender Flüssigkeit getränkte Mullbinde. – **B.kopf:** der noch aufgerollte Teil einer (Mull-)Binde. – **B.verband:** mit Textilbinden gewikkelter V. (im Ggs. zum Heftpflaster- u. Tuchverband); zirkulär (mit Kreis-, Achter-, Schraubengang) oder als Dolabra, Spica, Testudo. – **B.zügel:** Behelfsgurt aus einer Mull- oder Elastikbinde für Frakturreposition u. Redressionen.

Binder* Syndrom: ∫ maxillonasales Syndrom.

Bindigkeit: *physikochem* Zahl der von einem Atom ausgehenden Atombindungen bzw. Anzahl der Valenzelektronen, die das Atom zur Atombindung beisteuert.

Bindung: 1) *chem* der durch Haupt- oder Nebenvalenzen bewirkte Zusammenhalt zwischen 2 oder mehr Atomen oder Atomgruppen. Hauptvalenzen (»Edelgaskonfiguration«) führen zu Verbindungen 1. Ordnung: **Ionen-** (= **elektrovalente** = **heteropolare** = **ionogene B.**), **Atom-** (= **homöopolare** = **kovalente B.**) u. **Metallbindung,** ferner Übergangstypen (z. B. Halbmetalle, Legierungen). Bei Absättigung der Hauptvalenzen u. U. Ausbildung von Nebenvalenzen durch Auffüllung der Außenelektronenschale (= **koordinative** oder **semipolare B.,** bei Additions- u. Komplexverbindungen), ferner Dipolbildung (= **polarisierte B.**). Die bei Molekülbildung freiwerdende bzw. zur Mol.spaltung aufzuwendende »Bindungsenergie« beträgt bei Hauptvalenzbindungen 20–130, bei Nebenvalenzbindungen 2–5 Kal./Mol. – Die **energiereiche B.** (bei deren intermediärer Hydrolyse Energiebeträge von >6 Kal./Mol. frei werden; Symbol: ~) ist in der Biochemie wicht. Prinzip zur Übertragung u. Speicherung im Stoffwechsel anfallender Energie, die an einen Akzeptor übertragen oder als Wärme freigesetzt wird, z. B.

$$ATP + CH_3 \cdot C\underset{OH}{\overset{O}{\diagup}} \rightarrow ADP +$$

$$CH_3 \cdot C\underset{O\sim Phosphat}{\overset{O}{\diagup}} \quad bzw. \quad CH_3 \cdot C\underset{O\sim Phosphat}{\overset{O}{\diagup}}$$

$$\rightarrow CH_3 \cdot C\underset{OH}{\overset{O}{\diagup}} + H_3PO_4 + 8 \text{ Kal./Mol.}$$

(analog bei Azetylkoenzym A, Kreatinphosphat). – **2) seel. B.:** *psych* Stetigkeit der Zuwendung u. des emotionalen Kontaktes zu best. Menschen oder Gegenständen; gemütsprägender Faktor. Eine **Bindungslosigkeit** besteht bei starker Ich-Bezogenheit, schizoidem Charakter, Schizophrenie.

Bindungs|analyse: *immun* ∫ Displacement-Analyse. – **B.wertigkeit, -zahl:** *chem* ∫ Bindigkeit.

Binet*-Simon* Test (ALFRED B., 1857–1911, Neuro- u. Psychologe, Paris; THÉODORE S., 1873–1961, Psychologe, Paris): (1905 bzw. 1911) Intelligenztest für Kinder u. Jugendl. anhand der Lösung in einer »Testskala« für die verschied. Altersstufen gestaffelter Aufgaben (6 für jedes Lj.). Aus der Zahl der richt. Antworten (eine jeweils 2 Lebensmon. entsprechend) werden Intelligenzalter u. -quotient errechnet:

$$IQ = \frac{Intelligenzalter}{Lebensalter}.$$

– Überarbeitungen von BOBERTAG (1914), KRAMER (1954), TERMAN u. MERRIL (1937; sogen. Stanford-Revision, die als beste gilt).

Bing* (ROBERT B., 1878–1956, Neurologe, Basel) **Reflex:** Plantarflexion des passiv dorsalflektierten Fußes nach Beklopfen des Fußrückens in Höhe der Malleolen; »paradoxer Fußgelenkreflex« als Pyramidenbahnzeichen. – **B.* Syndrom:** ∫ HORTON* Syndrom (1).

Bing* (ALBERT B., 1844–1922, Otologe, Wien) **Versuch:** (1891) Verschließen bd. Gehörgänge nach Abklingen einer auf den Warzenfortsatz aufgesetzten Stimmgabel; führt zu erneuter Hörempfindung, die bei Störung des schalleitenden Apparates verkürzt ist. – **B.* Zeichen:** (1890) aufgehobenes Hörvermögen über den äuß. Gehörgang, nicht jedoch über einen Tubenkatheter; bei Läsion der Gehörknöchelchen.

Bing*-v. Neel* Syndrom (JEAN B., geb. 1906, Internist, Kopenhagen; AXEL V. N., Psychiater, Kopenhagen): (1936) Sonderform der Makroglobulinämie WALDENSTRÖM (diffuse Mikrogliomatose), mit schleichendem Beginn (subfebr. Temp.), Persönlichkeitsveränderungen, Wahnvorstellungen, Sehstörungen (evtl. Hornhauttrübungen), intermittierender Hämaturie, Hepatosplenomegalie; oft Polyradikulitis.

Bing*-Taussig* Syndrom (RICHARD B.): ↑ TAUSSIG* Syndrom (2).

Bingold* Reaktion (KONRAD B., 1886–1955, Internist, Hamburg, München): (1934) ↑ Pentdyopent-Reaktion.

Binklay*-Johnson* Syndrom: autosomal-erbl. Erkr. mit multiplen, symmetrisch verteilten Hauttumoren (Basaliome), Kieferzysten, Stirn- u. Nasenvorwölbung (wie bei Osteodystrophie), Hypertelorismus, Strabismus, UK-Prognathie. – Weitgehend ident. (?) mit dem GORLIN*-GOLTZ* Syndrom.

Binnen...: s. a. Innen....

Binnen|gerüst (der Zelle): ↑ GOLGI* Apparat. – **B.körper:** solitäre (»Karyosom«) oder multiple basophile »Kernkomponenten« bei Protozoen. – **B.ohrmuskeln:** die im Mittelohr gelegenen Mm. tensor tympani u. stapedius. – **B.verletzung:** V. des Kniegelenkinnern (Menisken, Kreuz- u. Seitenbänder, Knorpel, HOFFA* Fettkörper). **B.zellen (des ZNS):** ↑ Cellulae axiramificatae.

binokular: beidäugig, mit 2 Okularen versehen (»Binokular« Kurzbez. für derart. opt. Instrumente, z. B. **B.lupe** für Mikrochirurgie, **B.mikroskop**). – **b. Antagonismus:** momentanes oder dauerndes Vorherrschen eines der bd. Netzhautbilder (Netzhautrivalität). – **b. Sehen:** das »beidäug. Einfachsehen« durch Abbildung aller auf dem Horopterkreis gelegenen Objekte auf korrespondierenden Netzhautstellen (»Simultansehen«) u. – zentraler u. peripherer – Fusion beider Netzhautbilder mit Plastizitätseindruck (= Stereoskopie, »Panum-Sehen«; gestört z. B. beim Schielen). Objekte vor u. hinter dem Horopter werden doppelt gesehen; s. a. Diplopie, Orthoptik.

Binomen: zweiteil. Terminus; z. B. die Spezies-Bez. in der biol. Systematik (z. B. Homo sapiens); s. a. binär.

Binoskop: *ophth* Gerät zur Übung des beidäug. Sehens (bei Schielschwachsichtigkeit); beiden Foveae wird gleichzeitig dasselbe Objekt dargeboten.

binotisch: ↑ binaural.

Binswanger* Demenz, Enzephalitis, Krankheit (OTTO B., 1852–1929, Neurologe, Jena): Enzephalopathie infolge arteriosklerot., zu Hirnerweichungen führender Ischämie; bis zur Verblödung fortschreitende präsenile Demenz, Antriebsstörungen, amnest. Syndrom, Affektinkontinenz; gereizt-paranoides Verhalten, Sprachstörungen, epileptiforme Anfälle.

Bioavailability: *pharm* biol. ↑ Verfügbarkeit.

Bioblasten: s. u. ALTMANN*.

Biochelone: Komplexone im lebenden Organismus, die – als Bioliganden – z. B. die sogen. »Biometalle« komplex binden (u. vorübergehend inaktivieren).

Biochemie: 1) Chemie der Lebensvorgänge u. der lebenden Organismen; befaßt mit den organ. - u. anorgan. - Bausteinen des Organismus sowie den entspr. Reaktionsabläufen (»dynam. B.«; z. B. als »Physiolog. Chemie«); vgl. biologische Chemie. – **2)** (SCHÜSSLER) *pharm* der Homöopathie entstammende Lehre, derzufolge alle Krankhn. auf einem gestörten Mineralstoffwechsel beruhen; 12 anorgan. Salze u. sogen. Ergänzungsmittel in homöopath. Verdünnung sollen i. S. einer Substitution zur Ther. ausreichen.

Biodynamika: *pharm* Mittel zur Hebung der Spannkraft u. Leistungsfähigkeit; z. T. »Tonika« genannt.

Bioelektrizität: elektr. Phänomene im lebenden Gewebe; s. a. Potential (2). – **bioelektr. Funktionsdiagnostik (BFD):** auf der (Elektro-)Akupunktur basierende »Herdsuche« (auch bei Intoxikation, veget. Dystonie, chron. Erkrn.) anhand der Widerstandsänderung (für einen 10 µA-Gleichstrom) am zugehör. Hautpunkt, deren Ausgleich durch in den Meßkreis gebrachte – homöopath. – Medikamente zugleich therapeut. Hinweise geben.

Bioelement: am Aufbau von Lebewesen beteiligtes, in der Biosphäre vork. (Spuren-)Element. – **Bioenergetik:** Energieumsetzung biologischer Vorgänge bzw. die Lehre davon. – **Bioengineering:** (engl.) Zweig der technisch ausgerichteten Biophysik, tätig i. S. der Angleichung hochentwickelter techn. Systeme an den Menschen. – Ferner die Technologie der Durchführung u. Nutzbarmachung von biol. Prozessen (z. B. für die industrielle Antibiotikagewinnung).

Biörck*-Thorson* Syndrom: (1952) ↑ Karzonoid-Syndrom.

Biofeedback: »biol. Feedback« (↑ Rückkoppelung). – **B.-Therapie:** elektron. Verstärkung unbewußter biol. Funktionen, um über ein selektiv gesteigertes Feedback autonome Funktionen zu trainieren.

Bioflavonoide: (OSER, BRYANT) die als Vit. P bezeichneten Verbindgn. mit Flavonstruktur (Glykoside u. Aglykone mit der Molekülgruppierung C_6-C_3-C_6), z. B. Citrin (1936), Hesperidin, Eriodictin, Rutin. Synergistisch mit Vit. C, ferner antihämorrhag., entzündungswidr., antiallerg. u. östrogene Eigenschaften.

biogen: 1) von organ. Substanz bzw. von Organismen abstammend (z. B. biog. Transplantat, Amin); **2)** wicht. Lebensstoffe aufbauend. – **biogene Faktoren, b. Stimulatoren:** s. u. FILATOW* Gewebetherapie.

Biogenese: 1) Biogenie: Entstehung u. Entwicklung des Lebens, Phylo- u. Ontogenese. – **2)** (i. e. S.) Entstehung von Lebendigem aus Lebendigem (im Ggs. zur Abiogenese = Urzeugung). – **biogenet. Grundgesetz:** (E. HAECKEL 1866) Die Ontogenese ist eine vereinfachte Wiederholung der Phylogenese (d. h. Übereinstimmung zwischen Individual- u. Stammesentwicklung).

biographische Methode: *psych* psychodiagnost. Verfahren, das aus Lebenslauf u. dessen Beschreibung in dynam. Interpretation auf die Persönlichkeits- u. Milieustruktur zurückschließt.

Biohelminthen: (SKRJABIN) parasit. Würmer, deren Larvenentwicklung an Zwischenwirte gebunden ist.

Biohydraulik

Infektion des Menschen durch ei- oder larvenhalt. Fleisch oder Stich blutsaugender Insekten.

Biohydraulik: Lehre von den Flüssigkeitsbewegungen in Organismen (z. B. Kreislauf).

Biokatalysatoren: Enzyme, Hormone, Vitamine, Spurenelemente u. ä. »Wirkfaktoren« im Organismus.

Biokinetik: Lehre von den – physikal.-gesetzmäßig ablaufenden – Bewegungen in der belebten Natur.

Bioklima: Gesamtheit der auf lebende Organismen wirkenden meteorol. Faktoren. – **Bioklimatik, -klimatologie**: Wissenschaft von den physiol. u. path. Wirkungen der – auch künstl. – Klimate (= Klimaphysiologie bzw. -pathologie) auf Menschen (= **medizin. B.klimatik**, Grundlage der Klimaheilkunde), Tiere u. Pflanzen. Wegen Beteiligung meteorologischer Faktoren u. Wirkungskomplexe häufig gleichgesetzt mit Meteorobiologie.

Biokomplexone: (SEMENOV 1957) Biochelone.

Biokoshio: (chines.-japan.) ↑ Rattenbißfieber.

Biokybernetik: biol. ↑ Kybernetik; Theorie kybernetischer Systeme im Bereich der Biologie.

Bioliganden: (BERSIN) natürl. Komplexverbindungen im Organismus, z. B. die ↑ Biochelone. – **Biolithe**: unter Wasser aus organ. Material oder unter Beteiligung von Organismen entstandene Ablagerung (z. B. Torf, Meeresschlick); vgl. Abiolithe.

Biologie: (TREVIRANUS 1802) beschreibend-vergleichende u. experimentelle Wissenschaft vom Leben u. dessen Grundeigenschaften. Zahlreiche Fach- (Botanik, Mikro-, Paläo-, Hydrobiologie [Limnologie], Zoologie) u. Spezialgebiete (Biogeographie, -stratigraphie, Ergogenie [Entwicklung der Funktionen], Genetik, Molekular-, Photo-, Strahlen-B., Phylogenie, Systematik [= spez. B., Taxonomie], Verhaltensforschung.

biologisch: die ↑ Biologie bzw. die Lebensvorgänge betreffend. – **biol. Bekämpfung**: Parasiten- u. Schädlingsbekämpfung mit Hilfe der natürl. Feinde (s. a. Hyperparasitismus), u. zwar direkt (durch deren Einführung in das Biotop) oder indirekt (Wiederherstellung des biol. Gleichgew.); neuerdings (z. B. bei Insekten) durch Unfruchtbarmachung der ♂ oder ♀. – **Biol. Chemie**: »Chemie der Lebewesen«, mit den Fächern Biochemie u. Physiolog. Chemie. – **biol. Gleichgewicht**: s. u. Biozönose. – **biol. Grundgesetz**: ↑ ARNDT*-SCHULZ* Gesetz.

biologische Leukozytenkurve: (V. SCHILLING) phasisch ablaufende Veränderungen des Differentialblutbildes während einer Infektion (↑ Abb.; akuter bakterieller Infekt) oder nach Fiebertherapie.

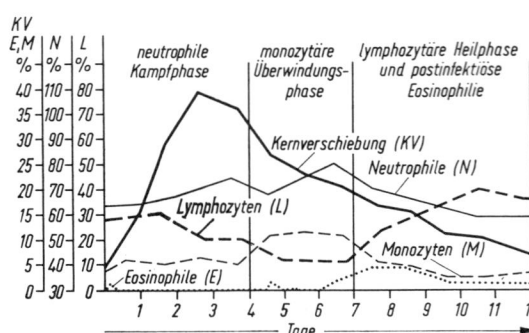

biologische Medizin: Zweig der Medizin, der »natürl.« Heilmittel (Wasser, Luft, Sonne, Bewegung, Fasten, Diät, Kräuter, Blutegel, homöopath. Mittel u. a.) bevorzugt u. die Selbstordnungskräfte des Organismus durch Umstimmung bzw. Einwirkung auf die Konstitution zu stimulieren sucht; s. a. Naturheilkunde, Erfahrungsheilkunde. – **biol. Radikal**: *psych* Verhaltensweisen des Menschen, die – als phylogenet. Relikt – auch beim Tier anzutreffen sind (»Verhaltenshomologie«); werden erst bei psychopathol. Zuständen deutlich.

biologische Uhr: s. u. zirkadianer Rhythmus. – **biol. Vorprobe**: Prüfung der Verträglichkeit von Spenderblut (zusätzlich zur Kreuzprobe!); 1) (OEHLECKER) rasche Übertragung von 10–20 ml Blut, evtl. von weiteren 20 ml nach 2 Min.; bei Unverträglichkeit Gesichtsrötung, Unruhe, Nausea, später evtl. ausgeprägte Schocksymptome. – 2) (WIENER) nach Übertragung von 50 ml Untersuchung des Empfängerblutes auf Geldrollenagglutination. – **biol. Wertigkeit**: ursprüngl. (K. THOMAS 1909) diejen. Menge an Körpereiweiß, die durch 100 g des zu prüfenden Nahrungseiweißes ersetzt werden kann. Bestimmbar nach der allg. Formel:

$$\frac{\text{retinierter Stickstoff}}{\text{resorbierter Stickstoff}} \cdot 100 .$$

Biomagnetismus: tierischer ↑ Magnetismus, ↑ Mesmerismus. – **Biomechanik**: s. u. Biophysik. – **Biomet**: ↑ biometrischer Mittelwert. – **Biometeorologie**: ↑ Meteorobiologie.

Biometrie: (K. PEARSON, um 1900) Wissenschaft, die mit mathemat.-statist. Methoden versucht, allg. gült. Aussagen über Eigenschaften biologischer Gruppen anhand von Messungen bzw. Beobachtungen an deren Elementen zu gewinnen. – vgl. aber Biometrik. – **biometr. Mittelwert**, Biomet: aus einer möglichst großen Reihe von Untersuchungsobjekten (mit GAUSS* Verteilung ihrer Merkmale) durch »**Biometrik**« gewonnener Mittelwert, der als biol. Norm gelten kann; z. B. als **Biometgesicht**.

Biomikroskopie: 1) Untersuchung lebenden Gewebes in situ mit dem **Biomikroskop**. – 2) Untersuchung des Auges mit Spaltlampe u. Hornhautmikroskop.

Biomorphose: (BÜRGER) die »Biometamorphose« als Gesamt der physiol. eintretenden (chem., funkt., strukturellen) Wandlungen des Organismus zwischen Zeugung u. Tod; s. a. Biorrheuse. – **Biomotor**: (EISENMENGER 1929) nach dem Wechseldruckprinzip arbeitender Beatmungsapparat mit einer den Bauch u. unt. Brustkorb umfassenden, luftdicht aufsitzenden Pelotte.

Biomycin: (1954) dem Aureomycin ähnliches Antibiotikum.

Biondi* (ADOLFO B., 1846–1917, Pathologe, Neapel) **Goldimprägnation**: Bindegewebsfärbung (tiefschwarz; Grund violett) des ZNS am formalinfixierten Gefrierschnitt; Vorfärben in KMnO₄-Lsg., Entfärben in wäßr. Kaliumsulfit- u. Oxalsäure-Lsg., Vergolden (wäßr. Goldchlorid- u. Sublimat-Lsg.), Auswaschen, Fixieren. – **B.* Lösung**: ursprüngl. Rezeptur des ↑ EHRLICH*-BIONDI* Triazidgemischs. – **B.* Silberringe**: mit Argentum-Methoden darstellbare bogen-, ring-, seltener dolchförm. Einschlüsse (Filamente) in Plexus-choroideus-Epithelien älterer Menschen; Bedeutung ungeklärt.

Bionekrose: ↑ Necrobiosis.

Bionik: Forschungsrichtung der Kybernetik mit dem Ziel, biologische Regelkreise auf die Elektronik zu übertragen.

Bionomie: Lehre von den Lebensgesetzen. – **Bionomik:** Gesetzmäßigkeit der Beziehungen der Organismen zu ihrer Umwelt; vgl. Ökologie. – **Bionose:** Krkht. durch lebende Organismen.

Bionten: Lebewesen (insbes. niedere).

Bioperiodik: ↑ Rhythmik, ↑ zirkadianer Rhythmus.

Biophoren-Theorie (J. G. ADAMI 1901) erklärt das »lebenstragende Prinzip« im enzymat. Stoffwechsel in Anlehnung an die EHRLICH* Seitenkettentheorie; s. a. WEISMANN* Biophoren. – **Biophylaxie:** (TZANCK 1932) Selbstschutz lebender Organismen durch unspezif. Reaktionen (Phagozytose, Entzündung etc.).

Biophysik: Wissenschaft, befaßt mit Erforschung der Wechselwirkungen zwischen biol. Strukturen, Funktionen, Verhaltensweisen etc. u. physikal. Energieformen bzw. – z. B. als Biomechanik – mit der Erklärung biologischer Vorgänge als physikal. Gesetzmäßigkeiten. – **Biophysiologie:** Physiologie der normalen Lebensvorgänge (im Unterschied zur ↑ Pathophysiologie).

Bioplast: ↑ (ALTMANN*) Bioblast. – **Biopotential:** ↑ Potential (2). – **Bioprothese:** Prothese aus natürl. (biol.) Gewebe; z. B. als Herzklappenersatz (mit rel. seltenen thrombot. Komplikationen).

Biopsie: (BESNIER 1879) die – v. a. mikroskop. (histol., zytol.) – Untersuchung einer dem lebenden Organismus entnommenen Gewebsprobe; i. w. S. auch die zu diesem Zweck vorgenommene – gezielte oder »blinde« – Gewebsentnahme: ↑ Nadel-, Saug-, Stanz-, Exzisions-, Feinnadelbiopsie, Kürettage etc.; s. a. Knochen-, Leber-, Lungen-B. etc. – **präskalenische B.:** ↑ DANIELS* B. – **B.sonde:** flexible oder starre, vakuumfeste Magen-Darmsonde für Saugbiopsie (Schleimhautproben mittels Saugkopfes mit Schneidevorrichtung; nach HENNING-HEINKEL, MAHLO, SIELAFF, ROSS-MOORE u. a.).

Bioradiologie: ↑ Strahlenbiologie.

biorbital: beide Augenhöhlen betreffend. – **B.winkel:** der von den Längsachsen beider Orbitae eingeschlossene Winkel.

Bio(r)rheuse: das dem biol. Alter entspr. Lebensgefälle (= Altern = ↑ Biomorphose). Es ist um so steiler, je näher dem Lebensbeginn. – **Biorhythmik:** ↑ Rhythmik (endogene), ↑ zirkadianer Rhythmus.

Biorisation: Pasteurisierung fein versprühter Milch durch Kurz- oder Hocherhitzung (71–74° für 40 Sek.; 80–82° für 5–15 Sek.).

Biose: 1) *path* (V. V. WEIZSÄCKER) organ. Krankheit (im Gegensatz zu Neurose u. Psychose). – 2) *chem* a) einfacher Zucker mit 2 O im Molekül; z. B. Glykolaldehyd. – b) ↑ Disaccharid.

Biosensor®: Meßwert-Abnehmer für biol. Reaktionen; auch in Miniatur-Ausführungen (mit Verstärker) für Biotelemetrie. – **Biosid:** Glykosid mit 2 an das Aglykon gebundenen Zuckermolekülen. – **Bioskopie:** intravitale (In-situ-)Inspektion von Körperorganen u. -geweben, z. B. Kapillarmikroskopie, Endoskopie (mit Gewebsentnahme für Biopsie).

Biosom: (LEHMANN 1947) submikroskop. Makromolekülkomplex der Zelle. – **Biosphäre:** der mit Leben erfüllte Bereich der Atmo-, Hydro- u. Lithosphäre. – **Biostasis:** Widerstandsvermögen des Organismus. – **Biostatik:** 1) Lehre von den Gesetzmäßigkeiten zwischen Organismenstruktur u. -funktion. – 2) Lehre von der mittl. Lebensdauer. – **Biostrom:** bioelektr. Strom (z. B. ↑ Aktionsstrom).

Biosynthese: Auf- u. Umbau körpereigener Stoffe (KH, Fette, Proteine etc.) im lebenden Organismus. – Technisch genutzt z. B. mit Mikroorganismen (als biol. Teil- oder Vollsynthese von Antibiotika, Steroiden, Vitaminen etc.).

Biot: Grundeinh. des elektromagnet. Vierersystems Länge – Masse – Zeit – Stromstärke; 1 Bi = 10 Amp.

Biot* Atmung (CAMILLE B., 19. Jh., Arzt, Lyon): intermittierende ↑ Atmung (s. a. dort. Abb.).

Biotaxonomie: s. u. Taxonomie. – **biotechnisch:** s. u. Werkstoffe. – **Biotelemetrie:** Messung u. sofort. drahtlose Übertragung biol. Werte (Blutdruck, EKG, EEG etc.) mit Miniaturinstrumenten u. a. in Arbeitsu. Sportmedizin, Raumfahrt.

biotellurische Reaktion: Reduktion von K- u. Na-Tellurit zu metall. Te durch Baktn.; diagnostisch genutzt in Selektivnährböden (z. B. nach CLAUBERG; Grau- bis Schwarzfärbung).

Biotherapie: Behandlung mit biol. Material (Serum, Vakzine, Eigenblut, Frischzellen etc.); s. a. Organotherapie.

Biotin: das sogen. Vitamin H (↑ Formel), ein Wachstumsfaktor (u. a. als Oxy-B. für Hefen; wird durch Avidin gebunden u. inaktiviert), Koenzym im Trikarbonsäurezyklus u. bei Fettsäurensynthese. Hemmbar durch **B.-Antagonisten** (z. B. – synthet. – B.sulfon). Hypovitaminose (Dermatitis, Seborrhö) beim Menschen nur nach ausschließl. Ernährung mit rohem Hühnereiweiß, d. h. durch nicht-denaturiertes Antivitamin Avidin. – Therap. Anw. bei Akne, Seborrhö, Haarerkrankungen.

Biotin   Biotinsulfon   Oxybiotin

Biotinidase: Hydrolase im Serum, die Biotinamid zu Biotin u. Ammoniak, Biozytin zu Biotin u. Lysin hydrolysiert.

biotisch: das Leben (lebende Substanz, Lebewesen) betreffend.

Biotomie: ↑ Vivisektion.

Biotonus: Spannungsgrad im lebend. Kräftegleichgew., i. w. S. (EWALD) auch die temperaturgebundene Gesamtspannungslage (»schlaffer B.« z. B. bei endogener Depression, »straffer B.« bei Manie). – Bestg. des vegetat. B. (»**Biotonometrie**«) anhand des – mit 2 V-Wechselstrom ermittelten – »Widerstandswertes« R (0,01–99 kΩ) u. des »Kapazitätswertes« C (0,01–0,5 μF) der Haut; bei Vagotonie hoher R- u. niedr. C-Wert, bei Sympathikotonus umgekehrt.

Biotop: (DAHL 1921) Siedlungsort von Organismen; i. e. S. der von einer ↑ Biozönose bewohnte, evtl. eng

Biotransformation

begrenzte Lebensraum (z. B. Mundhöhle als Mikrobiotop). – **Biotransformation**: ↑ Abb. »Pharmakokinetik«.

Biotripsis: Beschaffenheit der Haut bei seniler Atrophie. – **Biotropie**: Wirksamkeit auf Lebensvorgänge. Biotrope Umweltfaktoren (Klima, Wetter, geophysikal. Einflüsse etc.) können bei entspr. Intensität, Vielfalt, Schwankung etc. pathogen wirken. – **Biotropismus**: 1) (MILIAN) Aktivierung latenter Erreger im lebenden Organismus durch Reizeinwirkung. – 2) (HAUDUROY 1944) spezif. Affinität der Viren zur lebenden Zelle.

Biotyp(us): Gruppe von Individuen unterschiedl. Phänotyps bei gleichem Genotyp. – *bakt* Kategorie innerhalb einer Art (Unterart, Stamm) mit konst. morphol., biol. oder serol. Merkmalen, die aber zur taxonom. Abtrennung nicht ausreichen; s. a. Kultur-, Serotyp.

biozid: Leben zerstörend, tötend.

Biozönose: (MÖBIUS 1877) die sich bei Gleichbleiben der Umweltbedingungen im biozönot. Gleichgew. (Konstanz der zahlen- u. artenmäß. Zusammensetzung, Fähigkeit zur Wiederherstellung derselben nach Verschiebung) haltende Lebensgemeinschaft aller Organismen-Arten eines Biotops. – **Biozyklus**: zyklisch wiederkehrender Ablauf biol. Funktionszustände im Organismus, z. B. ↑ Zell-, Zitrat-, Menstruationszyklus; s. a. Rhythmik (endogene), zirkadianer Rhythmus.

Bipara: *gyn* Frau, die Zwillinge gebären wird oder geboren hat. – vgl. Zweitgebärende.

biparental: beide Eltern betreffend.

biparietal(is): bd. Scheitelbeine betreffend.

bipartitus: (lat.) zweigeteilt, doppelt.

Bipedie: *anthrop* die »Zweifüßigkeit«, d. h. der aufrechte Gang mit ausschl. Gebrauch der unt. Extremitäten. Wesentl. Differenzierungsmerkmal des (»bipedalen«) Menschen gegenüber den Anthropomorphen.

bipennatus: doppelt (d. h. nach bd. Seiten) gefiedert.

Biperidenum *WHO*: Bizykloheptenyl-phenyl-piperidino-propanol; Antiparkinsonmittel u. Spasmolytikum.

Bipersonalität: Spaltung des Persönlichkeitsbewußtseins, mit verdoppeltem u. entfremdet erlebtem »Ich«.

Biphakie: Zweilinsigkeit des Auges.

Biphalangie: »Zweigliedrigkeit« der Finger bzw. Zehen. Beim Menschen an Daumen u. Groß-, evtl. auch Kleinzehe normale Reduktionsform; an den übr. Strahlen Assimilationshypophalangie durch Verschmelzen der rudimentären Mittelphalanx mit der End- oder Grundphalanx bzw. infolge Gelenkaplasie.

biphasisch: mit 2 Phasen; z. B. der **b. Genitalzyklus** der Frau mit Proliferations- u. Sekretionsphase. – **biphasic Meningoencephalitis-Virus**: in Mittel-, Ost- u. Südosteuropa von Zecken übertragenes ARBO-Virus B.

bipolar(is): (lat.) zweipolig, an 2 Polen, zyklisch (z. B. **b. Psychose** = man.-depressive Erkr.). – **Bipolarisbazillen**: ↑ Pasteurella. – **Bipolaritätsstadium**: der frische Primärkomplex der Lungen-Tbk, mit pulmonalem Infiltrat u. hilärer LK-Schwellung (im Rö-Bild sog. Hantelform). – **Bipolarzelle**: zweipol. Zelle, z. B. Nervenzelle mit 2 getrennt abgehenden Fortsätzen.

Bipupillarlinie: ↑ Pupillarlinie (1).

Birch=Hirschfeld* (FELIX VIKTOR B.=H., 1842–1899, dtsch. Pathologe) **Färbung**: *histol* Amyloidfärbung mit Gentianaviolett u. Bismarckbraun. – **B.=H.* Tumor**: (1894) embryonales Adeno(rhabdomyo)sarkom der Niere, ↑ WILMS* Tumor.

Birch=Hirschfeld* (ARTHUR B.=H., 1871–1945, Ophthalmologe, Königsberg) **Adaptometer**: Photometer zur Prüfung der Dunkeladaptation anhand des Lichtminimums, das nach Adaptation zur Erkennung einer 5-Punkt-Sehprobe ausreicht. – **B.=H.* Lampe**: spez. Wärmestrahler zur Ther. von Augenleiden.

Bircher=Benner* Diät (MAXIMILIAN OSKAR B.=B., 1867–1939, schweizer. Arzt): die akt. Heilkraft steigernde NaCl-freie, laktovegetabile Normalkost mit je 50% Koch- u. Rohkost (einschl. B.=B.* Müsli aus eingeweichten Haferflocken, Zitronensaft, gesüßter Kondensmilch oder Honig u. Sahne, geriebenen Äpfeln, Nüssen oder anderem Obst) unter Ausschluß aller Genußmittel u. übermäß. Eiweißzufuhr.

Bird* Respirator: mit intermittierendem pos. Druck arbeitendes, druckgesteuertes Beatmungsgerät (Überdruck u. inspirator. Stromstärke getrennt registrierbar); zur Druckbeatmung u. Emphysembehandlung.

Bird* Zeichen (SAMUEL DOUGAN B., 1833–1904, Arzt, Melbourne): (1874) umschrieb. Dämpfung mit aufgehobenem Atemgeräusch bei pleuranaher Lungenzyste.

Birkenhäuser*-Zeller* Reaktion: enzymat. Schwangerschaftsnachweis anhand der ab 10. Wo. vermehrten Enzyme (insbes. Diaminoxidase).

Birkenteer: ↑ Pix betulina.

Birkett* Hernie (JOHN B., 1815–1904, Chirurg, London): 1) ↑ Hernia inguinalis interparietalis (intermuscularis, properitonealis oder subcutanea) mit primär im Leistenkanal gelegenem Bruchsack. – 2) Protrusion der Synovialis in die Gelenkkapsel.

Birkhäuser* Tafeln: *ophth* Sehproben zur Bestg. der Nahsehschärfe.

Birkhaug* Test (KONRAD ELIAS B., geb. 1892, Bakteriologe, New York): Rheuma-Nachweis (induriertes Erythem) durch i.c. Inj. einer verdünnten Streptokokkentoxin-Lsg., gewonnen aus Erregern von einem an akuter Polyarthritis oder rheumat. Karditis Erkrankten. Analoger Hauttest auf Empfänglichkeit für Erysipelstreptokokken.

Birnberg* Schleife: *gyn* zusammenfaltbares 8förm. ↑ Intrauterinpessar aus Kunststoff.

Birnen|blase: *urol* Birnenform der hypo- oder hyperton. Harnblase bei neurogener Blasenstörung. – **B.thorax**: nach unten stark verjüngter Thorax bei allg. Asthenie, Enteroptose.

Bironella: Malaria-Mücken der austral. Region.

Bi(r)rhinie: Gesichtsdysplasie mit Nasendoppelung.

bis-: (lat.) Wortteil »zweifach«, »doppelt« (s. a. bi-, di-). – **bis in die**: latein. Rezepturanweisung »2mal täglich«.

Bisabolol: Sesquiterpen (in Pappelknospen, äther. Kamillenöl) mit antibakterieller u. spasmolyt.-antiphlogist. Wirksamkeit.

Bisacodylum WHO: 4,4'-Diazetoxydiphenylpyridyl-(2)-methan; mildes Kontaktlaxativum.

Bi(s)albuminämie: (KNEDEL) wahrsch. heterozygot-dominant erbl. Doppelung der Albuminfraktion.

Bisbentiaminum WHO: Benzoylthiamindisulfid, Vit.-B_1-Derivat; neurotropes Analgetikum.

Bische: örtl. Bez. (Trinidad) für eine oft gangränöse Form der SHIGA-Ruhr.

v. Bischoff* Kranz (THEODOR LUDWIG WILHELM v. B., 1807–1882, Anatom, Heidelberg, München): ↑ Corona radiata (folliculi ovarii).

Bischoff* Operation (JOHANN JACOB B., 1841–1892, Gynäkologe, Basel): »Amputatio praecaesarea«, d. h. Schnittentbindung aus dem zuvor – wegen Infektionsgefahr oder sonst. Komplikationen – amputierten Uterus.

Bischoff* Plastik (PETER F. B., 1904–76, Urologe, Hamburg): 1) Verkleinerung eines Megaureters durch Längsresektion (z. T. linear, unter Schonung periureteralen Gewebes). – 2) asymmetr. Resektion des ektat. Nierenbeckens bei hoher Insertion des Ureters (mit Abgangsstenose); evtl. kombiniert mit unterer Nierenpolresektion. – 3) Einhüllung des wegen vesikorenalen Refluxes bei Megaureter neoimplantierten (u. evtl. resezierten) Ureters mit segelförm., gestieltem Harnblasenlappen. – 4) bei Ureterabgangsstenose Spaltung u. Einnähen eines gestielten Lappens aus dem Nierenbecken.

Bischoff* Test (CARL ADAM B., 1855–1908, dtsch. Chemiker): modifiz. PETTENKOFER* Reaktion; Rotfärbung der Gallensäure-halt. Probe (z. B. Harn) bei Zusatz von Rohrzucker u. verdünnter H_2SO_4.

Bisegmentierung: Segmentierung in 2 Portionen; i. e. S. der Granulozytenkerne, normal bei Eosinophilen, pathol. bei der PELGER*-HUET* Anomalie (ferner Pseudo-PELGER-Formen bei Leukose).

Bisexualität: 1) bipolare Sexualität (»Zweigeschlechtigkeit«), d. h. die Einzelindividuen der Spezies besitzen den einen oder den anderen von zwei Genotypen; vgl. Intersexualität. – 2) *genet* bisexuelle ↑ Potenz. – 3) »Zweigeschlechtlichkeit«: Nebeneinanderbestehen hetero- u. homosexueller Triebe; bis Abschluß der Pubertät physiol.

bisexuell: zweigeschlechtig bzw. -geschlechtlich (↑ Bisexualität).

Bishop* Apparat (GEORGE HOLMAN B., geb. 1889, amerikan. Physiologe): Reizisoliereinheit, bei welcher der Reizeinbruch durch Abgleichen einer Ausgangsbrückenschaltung am Reizgerät verringert wird.

Bishopric* Test (GEORGE ANDREW B., geb. 1926, Internist, Sarasota/Fla.): (1955) Radiojodtest nach Thyreotropin-Belastung; zur DD der prim. u. sek. Hypothyreose.

Biskrabeule: Hautleishmaniase in Algerien.

Biskuitform: 1) *hämat* Normalform des Ery (Seitenansicht) im strömenden Blut. – 2) Form der Kristalle des kohlensauren Kalziums im Harnsediment. – 3) »Bisquottenfinger«: die weichteil-atroph. F. bei Korbflechtern (komb. mit ulnarseit. Verdickung des Kleinfingerballens).

Bismarckbraun: wasser- u. alkohollösl. bas. Disazofarbstoff (m-Phenylendiamindisazo-di-m-phenylendiamin), mit tox. u. allergenen Eigenschaften; zur Kernfärbung (WEIGERT), Gegenfärbung bei NEISSER* u. LJUBINSKY* Methode (Di-Bazillen).

Bismutismus, Bismutose: ↑ Wismutvergiftung.

Bismutomanie: sücht. Verlangen nach Wismut-Präpn. (v. a. nach einschläg. Ther. bei Magenkrankh.).

Bismutum, Bismuthum, Bi: das metall. Element ↑ Wismut. – **B. loretinicum**: Wismutsalz der 8-Hydroxy-7-jodchinolin-5-sulfonsäure (»Chiniofonum« WHO), Darmantiseptikum, Wundmittel. – **B. oxy- s. subchloratum**: bas. Wismutchlorid; Antiseptikum, Adstringens. – **B. oxydatum hydricum**: Wismuthydroxid = $Bi(OH)_3$; Antazidum, Adstringens. – **B. oxyjodogallicum**: Wismuthydroxyjodidgallat, unlösl. Antiseptikum u. Adstringens (anstelle von Jodoform). – **B. subcarbonicum**: bas. Wismutkarbonat, weißes unlösl. Pulver; Antazidum, Magen-Darm-Adstringens; Rö-Kontrastmittel. – **B. subgallicum**: bas. Wismutgallat; unlösl. Antazidum, externes Antiseptikum u. Adstringens. – **B. subnitricum**: bas. Wismutnitrat; externes Antiseptikum (bei Brandwunden), orales Adstringens, Rö-Kontrastmittel, in Sommersprossencremes. – **B. subsalicylicum**: bas. Wismutsalizylat; Antazidum u. Adstringens, Wundstreupulver; in öl. Suspension i.m. bei Syphilis u. Angina. – **B. tannicum**: Wismuttannat; ex- u. internes Adstringens. – **B. tribromphenylicum**: Darmantiseptikum u. Wundtherapeutikum (Jodoform-Ersatz); s. a. Wismuttherapie.

bisphärisch: mit bds. sphär. Krümmung.

Bisquit-: ↑ Biskuit-.

Biß: *dent* Zusammentreffen u. Ineinandergreifen beider Zahnreihen in Okklusionsstellung (»Schlußbiß«), entweder eugnath (»Neutral-«, »Regel-B.«) oder dysgnath (z. B. Vor-, Rück-, Seit-B.). – Als **geschlossener B.** mit Kontakt möglichst vieler Zahnberührungsflächen, als **offener B.** mit fehlendem Okklusionskontakt von Zahngruppen im Front- oder Seitenzahngebiet (↑ Abb.), entweder rachitisch (»echt«) oder »lutschoffen« (= »unecht«), selten artifiziell (nach kieferorthopäd. Maßnahmen); als **tiefer B.** (= frontaler Überbiß um > 2–3 mm) entweder angeb. (»prim.«) bei steilem Stufenbiß oder erworb. (»sek.«) bei mangelhafter Abnützung des Milchgebisses, nach Zahnverlust etc.; s. a. Abb. «Regelverzahnung«.

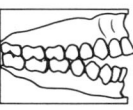 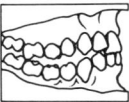

Bissa: Ödem-Krkht. in Unterägypten nach Genuß des Fleisches von Schafen, die von einer »Bisse« genannten Pflanze gefressen haben.

Bissen: *pharm* ↑ Bolus.

Bißverletzung: Biß-, Riß-, Quetsch- oder Kombinationswunde durch Tier- oder Menschenbiß; Tetanus-, evtl. Tollwutgefahr.

Bistouri: (französ.) langes, schmales, lanzenart. Skalpell mit auswechselbarer Klinge.

Bisulfat: saures Salz der Schwefelsäure.

Bisulfit: saures Salz der schwefl. Säure.

Bit, bt: (binary digit) die Fähigkeit zur Entscheidung zwischen 2 gleichwahrsch. Zuständen (z. B. Vorhan-

bitemporal

densein oder Nichtvorhandensein) als dimensionslose kleinste Einheit der Information.

bitemporal(is): beide Schläfen(seiten) betreffend.

bitonal: zweifach klingend, z. B. bi. ↑ Husten.

Bitot* Flecke (PIERRE A. B., 1822–1888, Arzt, Bordeaux): weißl., eingetrocknet erscheinende Flecke im Lidspaltenbereich der Conjunctiva bulbi; Frühsympt. des Vit.-A-Mangels (Xerophthalmie + Hemeralopie = **B.* Syndrom**).

bitrochantär, bitrochanter: beide Trochanteren betreffend.

Bitter* Agar (LUDWIG B., geb. 1882, Hygieniker u. Bakteriologe, Kiel): Milchzucker-halt. Nährboden mit Chinablau (Indikator) zur selektiven Salmonellen-Züchtung.

bitter: eine der 4 Geschmacksqualitäten; über Glossopharyngeus-Rezeptoren (am Zungengrund) wahrgenommen; bei Läsion der Chorda tympani evtl. isoliert erhalten. Prüfung mit ↑ Bitterstoffen (gegen solche mit =N–C=S-Gruppierung besteht evtl. angeb. Geschmacksblindheit).

Bitterdrogen: ↑ Amara; vgl. Bitterstoffe.

Bitterlingtest: biol. Schwangerschaftsnachweis anhand der Ausstülpung der Legeröhre beim ♀ Weißfisch (Cyprimidae) nach Zusatz von Probandenharn zum Aquariumwasser; wenig zuverlässig.

Bittermandelöl: 1) Blausäure- u. Benzaldehyd-halt. Duftstoff (= äther. oder **echtes B.** = Oleum Amygdalarum amararum aethereum); ferner das HCN-freie Ol. A. a. sine Acido hydrocyanico. – Als **künstl. B.** Benzaldehyd, als **falsches B.** das – tox. – Nitrobenzol.

Bitter|mittel: pharm ↑ Amara. – **B.salz**: ↑ Magnesium sulfuricum; s. a. B.wässer.

Bitterstoffe: intensiv bitter schmeckende (meist pflanzl.) Substanzen wie Alkaloide, Chinin, Koffein, Strychnin, Nikotin sowie Verbdgn. mit NO$_2$-Gruppen (z. B. Pikrinsäure) oder den Gruppierungen N-, -SH, -S-, -S-S-, -CS-, z. B. im Hopfen (Humulon, Lupulon), Absinth (z. B. Absinthin), Enzian (Gentiopikrin, Amarogenin). Regen die Sekretion von Speichel u. Magensaft an; Anw. – als Amara – bei Anorexie, Dyspepsie sowie zur Geschmacksprüfung (s. a. bitter).

Bitterwässer: Magnesiumsulfat-Wässer mit Gesamtmineralisation > 1 g/kg Wasser, wobei Mg als Kation u. Sulfat als Anion vorherrschen (Mineralisation zwischen 100 u. 1000 mval). Anw. (v. a. Trinkkur) bei Erkr. von Magen, Darm, Leber u. Gallenwegen, bei Stoffwechselstörungen.

Bittner* Adenokarzinom (JOHN JOSEPH B., 1904–1963, Biochemiker, Bar Harbor/Maine): durch Muttermilch übertragbarer Virustumor (Mamma-Ca.) der ♀ Maus (ursprünglich beim Zuchtstamm C3H), induziert vom **B.* Virus** oder **Milchfaktor** (90–120 nm; ↑ Tab. »Tumorviren«; Angehen bei 100%, evtl. mit langer Latenz).

Bittorf* (ALEXANDER B., 1876–1949, Internist, Breslau, Leipzig) **Phänomen**: bei Endocarditis lenta vermehrtes Vorhandensein von Monomakrophagen im nach Reiben u. Drücken aus dem Ohrläppchen entnommenen Blut (»Ohrblutmonozytose«; umstritten). – **B.* Reaktion**: Ausstrahlen der durch Druck auf Testes oder Ovar hervorgerufenen Schmerzen in die Nierengegend als Hinweis auf renale Genese einer Kolik. – **B.* Zeichen**: 1) röntg Abflachung (anstatt Vorwölbung) des Pulmonalbogens beim VALSALVA* Versuch als Hinweis auf offenen Ductus Botalli. – **2)** pulmon ↑ SCHMIDT* Zeichen.

Biuret: Amid der Allophansäure; entsteht beim trokkenen Erhitzen von Harnstoff (aus jeweils 2 Mol.); ergibt mit CuSO$_4$ in alkal. Lsg. eine blauviolette Komplexverbindung (↑ Formel). Die **B.reaktion** (ROSE 1833) zwischen komplex gelöstem Cu^{II} (meist als wäßr. Lsg. von krist. CuSO$_4$, Kaliumnatrium-tartrat u. Ätznatron) u. Substanzen mit der Gruppierung -CO-NH-(R) (»Säureamide«, z. B. Proteine u. deren Abbaustufen, Diamide, synthet. Polypeptide, Histidin, Urobilin, Porphobilinogen) ergibt – nach Zutropfen des Reagens zur alkal. Probe – bei Albuminen blauviolette, bei Peptonen rosarote Verfärbung; vielfältig abgewandelt, u. a. zur (halb)quant. kolorimetr. oder spektrophotometr. Eiweiß-Bestg.

$$\left[\begin{array}{c} O \quad\quad\quad O \\ \| \quad H \quad H \quad \| \\ C-N \quad\quad N-C \\ HN \quad\quad Cu \quad\quad NH \\ C-N \quad\quad N-C \\ \| \quad H \quad H \quad \| \\ O \quad\quad\quad O \end{array} \right]^{2-} 2K^+$$

Bivalent: genet (HAECKER 1892) Paarungsverband zweier homologer Chromosomen eines diploiden Organismus in der Meiose. – **bivalent**: chem bindungsfähig für 2 H-Atome oder entspr. Äquivalenzen besitzend. – serol mit zwei Bindungsstellen ausgestattet, z. B. **b. Antikörper** (mit 2 Antideterminanten – als Gegenstück der Determinanten des AG; bildet mit dem AG bei gutem Mischungsverhältnis unlösl. Präzipitat). – **Bivalenz**: Doppelwertigkeit (↑ bivalent); vgl. psych Ambivalenz.

Biventer: ↑ Musc. digastricus. – **B.linie**: röntg auf dem a.p. Bild des okzipitozervikalen Übergangs Hilfslinie (etwa 1 cm oberhalb der Bimastoidlinie) zwischen den bds. Ansätzen des M. biventer am Proc. mastoideus. Bei basilärer Impression liegt der Dens axis in Höhe der B.l. oder darüber.

bivisuelle Aufnahme: röntg Schädelaufnahme, bei der die Schädelhälften mit gesonderter (seitensymmetr.) Einstellung nacheinander auf einem Film abgebildet werden, z. B. zur Untersuchung des Os ethmoidale (HECKMANN 1957).

Bizarrerie: psych gezierte, eckig-manirierte Bewegungsungeschicklichkeit, Grimassieren oder zeremonienhafte »Parakinesien«; meist »barocke« Überbleibsel schizophrener Bewegungsstörungen. – Bizarre (oft sinnlose u. zerfahrene) Einfälle sind – im Unterschied zu Wahnideen – nicht fixiert.

Bizephalie: path ↑ Dizephalie.

Bizeps: ↑ Musculus biceps. – **B.fremdreflex**: ein ↑ DUENSING* Fremdreflex. – **B.-femoris-Reflex**: physiol. Eigenreflex (über L$_5$-S$_2$) als sichtbare Kontraktion oder nur tastbare Anspannung des Muskels nach Beklopfen seines Ansatzes am Fibulaköpfchen. – **B.(sehnen)reflex, BSR**: physiol. Eigenreflex des Armbizeps (über C$_5$-C$_6$) als Kontraktion (oft auch Unterarmbeugung) auf Beklopfen der Sehne; gesteigert bei Pyramidenbahnläsionen; abgeschwächt bis aufgehoben bei Störung im peripheren Neuron. – Die **B.(-brachii)-Lähmung** ist Hauptsympt. bei Ausfall des N. musculocutaneus (auch bei oberer u. totaler Armplexuslähmung) u. äußert sich als Behinderung der gleichzeit. Flexion u. Pronation des Unterarmes.

bizipital: zweiköpfig; den M. biceps betreffend.

bizygomatisch: beide Jochbeine betreffend.

bizyklisch: *chem* aus 2 kondensierten Ringen (mit einem oder mehreren gemeinsamen Ringgliedern) aufgebaut.

Bizzari* Glukosereaktion: (1884) Glukosenachweis im Harn mit Zinnchlorid-imprägnierter Wolle (Schwarzfärbung).

Bizzozero* (GIULIO B., 1846–1901, Pathologe, Turin) **Blutplättchen**: ∫ Thrombozyt. – **B.* Knötchen**: ∫ Desmosom. – **B.* Kristalle**: ∫ CHARCOT*-LEYDEN* Kristalle. – **B.* Methode**: 1) *histol* Kernfärbung im Ausstrichpräp. mit Gentianaviolett-Lsg. in Anilinwasser; Nachbehandlung in Jodjodkali-Lsg. u. 1%ig. Chromsäure (Chromatin intensiv blau). – 2) (1882) *dir.* Erythrozytenfärbung auf der Fingerbeere mit Methylviolett.

Bjerrum* Schirm, Skotometer (JANNIK B., 1829–1892, Ophthalmologe, Kopenhagen): Perimeter für die Kampimetrie (als ältesten obj. Skotom-Nachweis); schwarze Tuchfläche mit Grad- u. meridionaler Unterteilung, zentralem, weißem Fiktionspunkt (einäugig aus 1–2 m Entfernung zu fixieren) u. verstellbaren Weiß- oder Farbmarken.

Bjerrum* Zeichen (JANNIK PETERSEN B., 1851–1920, Ophthalmologe, Kopenhagen): bogenförm., vom blinden Fleck ausgehendes Skotom (Ausfall in der Nervenfaserschicht der Retina) als Frühsympt. des chron. Glaukoms.

Bjoerum* Fettleber: familiäre ∫ Fettleber.

Björck*-Thorson* Syndrom: (1952) ∫ Karzinoidsyndrom.

Björk* Oxygenator: Modell eines ∫ Scheibenoxygenators. – **B.*-Shiley* Prothese**: ∫ Abb. »Herzklappenprothese«.

Björnstad* Syndrom: (1965) angeb. (autosomal-rezessiv erbl.?) Innenohrschwerhörigkeit mit Pili torti; Intelligenz normal.

BK: ∫ Berufskrankheit. – **Bk**: *chem* Berkelium.

BKE: Brechkrafteinheit (∫ Dioptrie). – **BKG**: ∫ Ballistokardiogramm. – **BKK**: Betriebskrankenkasse.

B-K-mole-Syndrom: (engl.) *derm* autosomal-erbl. »fam. Melanome« (wie Nävuszellnävi, aber z. T. bizarr), v. a. an Brust, Kopf, oberem Rücken; evtl. plötzl. invasives Wachstum, oft schon im 2.–3. Ljz.

BKS: ∫ Blutkörperchensenkung(sgeschwindigkeit).

Bkt.: ∫ Bakterium. – **BKVO**: BerufskrankheitenVerordnung.

Black* Formel: 1) (DOUGLAS ANDREW KILGOUR BL., geb. 1913, Internist, Manchester) zur Berechnung der menschl. Vitalität: F = (W + C) – H [W = Gew. in Pounds, C = inspirator. Brustumfang, H = Körperlänge, beide in Inches]; bei Werten > 120 bes. groß, < 80 bes. gering. – 2) zur Ermittlung der nöt. Plasmazufuhr nach Blutverlusten:

$$\frac{Hb_1}{Hb_2} = \frac{BV_1}{BV_2}$$

[Hb_1, Hb_2 = Hb-Wert (in %) normal bzw. nach Verlust; BV_1, BV_2 = Blutvol. normal bzw. nach Verlust].

Black* Probe (OTIS FISHER B., 1867–1933, Biochemiker, Washington): qual. u. quant. β-Hydroxybuttersäure-Nachweis anhand der Rötung des Verdunstungsrückstandes vom Ätherauszug aus dem auf ¼ eingedickten Harn mit H_2O_2-$FeCl_3$-Lsg.

black light: ∫ Ultraviolett A; s. a. Photochemother.

black tongue: 1) ∫ Lingua villosa nigra. – 2) *vet* »Schwarzzungenkrankh.« (Vit.-B-Hypovitaminose) des Hundes; zur biol. Wirksamkeitsbestg. von Nikotinsäure genutzt.

Blackberg*-Wanger* Test: gravimetr. Melanin-Bestg. durch Ausfällen als Persulfat im eingedickten methanol. Harn.

Blackfan*-Josephs*-Diamond* Anämie: s. u. DIAMOND*-BLACKFAN*.

black-head: *derm* ∫ Abb. »Komedo«.

Black-out: (engl.) beim Fliegen bei Einwirkung hoher G-Kräfte in Richtung Kopf-Fuß auftret. zunächst »Grauwerden« (Greyout), dann »Schwarzwerden« des Gesichtsfeldes (Amaurosis fugax) durch Blut- u. O_2-Verarmung der Retina (da Blut in Extremitäten versackt). – Auch klin. Bez. für analoge Zustände bei plötzl. Ausfall der Hirntätigkeit (EEG: Verlust der α-Wellen). – vgl. Red-out.

Blähbauch: ∫ Meteorismus. – **rachit. B.**: ∫ Froschbauch.

Blähhals: ∫ Struma.

Blähkaverne: durch temporär erhöhten Innendruck (Ventileffekt am Ableitungsbronchus) ballonierte, tbk. Lungenkaverne. Gegen Kollapsther. evtl. resistent; als »gereinigte« B. häufig nach Tuberkulostatika-Medikation.

Blähung: ∫ Meteorismus.

Blaes*: s. u. BLASIUS*.

Bläschen: ∫ Vesicula; s. a. Vesikel. – **B.atmen**: vesikobronchiales ∫ Atmen. – **B.ausschlag**: ∫ Herpes. – **B.bronchitis**: ∫ Bronchiolitis. – **B.drüse**: ∫ Vesicula seminalis. – **B.flechte**: ∫ Herpes simplex. – **B.follikel**: ∫ Folliculi ovarici vesiculosi. – **B.pharyngitis**: ∫ Angina herpetica.

Bläschen|enanthem: 1–3 Wo. bestehende farblose bis gelbl. Bläschen am vord. Gaumenbogen, auf weichen Gaumen, Uvula u. Tonsillen übergreifend; bei Virusgrippe, auch als selbständ. Erkr. – **B.krankheit**: durch einen best. Margarine-Emulgator verurs. B.ausschlag, teils als Erythema infectiosum, teils als tox. Exanthem (wie Erythema exsudat. multiforme). – **B.oxygenator**: (WALTON C. LILLEHEI) O. (an Herz-Lungen-Maschine), in dem das Blut mit kleinsten O_2-Bläschen beschickt wird.

Blaesitas: ∫ Sigmatismus.

Blässe: Fehlen des normalen Hautkolorits infolge Mangeldurchblutung, Anämie oder Pigmentmangels. – Auch umschriebene Formen, z. B. perioral bei Scharlach (∫ Mund-Kinn-Dreieck). – **B.-Hyperthermie-Syndrom**: (OMBRÉDANNE 1929) bei disponierten Säuglingen/Kleinkindern 6–10 Std. postop. auftret. Temp.erhöhung, Blässe u. Apathie infolge streß- u. kreislaufbedingter Hypoxidose; schlechte Prognose. – Vork. auch bei Erwachsenen nach Schädeltrauma u. Verbrennungen.

Blättchentest: Agar-Diffusionstest zur orientierenden In-vitro-Bestg. der antibiot. Resistenz von Krankheitserregern (↑ Antibiogramm) anhand des Hemmhofs um Antibiotika-getränkte Filterpapierblättchen auf mit Probanden-Material beimpften Agarplatten; vgl. Röhrchen-, Plattenmisch-, Lochtest (1). – Analog auch Nachweis bzw. Prüfung von Immunkörpern, Vitaminen etc.

Blätter|papillen: ↑ Papillae foliatae. – **B.teiggehirn**: bei Toxoplasmose typ. Großhirnkolliquation infolge sek. eitr. Leptomeningitis (mit Panarteriitis u. Infektion der Nekrosen).

Blair* Operation (VILRAY PAPIN B., 1871–1955, Chirurg, St. Louis): **1)** bei Talus-Trümmerbruch Verriegelungsarthrodese des oberen Sprunggelenks durch Span aus der vord. Tibiakante. – **2)** (1937) dreizeit. Korrektur der skrotalen Hypospadie; Streckung des Penis, Neubildung der Urethra (über Katheter) aus Präputial- u. Penisschafthaut (Deckung durch gestielten Skrotalhautlappen), Fistelverschluß. Gleiches Prinzip auch bei ↑ Epispadie. – **3)** B.*-MIROULT*-BROWN* Op.: Früh-Op. der totalen Lippenspalte; nach Randanfrischung Medialverpflanzung eines dreieck. lat. Lippenrotläppchens, gleichzeit. Mobilisierung der Nasenweichteile.

Blake* Cingula athletica (EDWARD THOMAS B., 1842–1905): Ring erweiterter Hautgefäße (Kollateralen) in Höhe der Rippenbögen bei pulmonaler Hypertonie.

Blake* (JOSEPH B., 1864–1937, amerikan. Chirurg) **Methode**: **1)** (1904) op. Verschl. der Nabelbruchpforte durch Doppelung der Bruchpfortenränder in kraniokaudaler Richtung. – **2)** i.v. Heparin-Infusion nach Splenektomie.

Blakemore* (ARTHUR HENDLEY B., geb. 1897, Chirurg, New York) **Operation**: **1)** intrasakkuläre Elektrokoagulation der (Aorten-)Aneurysmas durch Beschicken einer eingebrachten Drahttamponade mit galvan. Strom (»warmes Wiring«). – **2)** B.*-Lord* Op.: (1945) bei BANTI* Syndrom (mit portaler Stauung u. mäß. Leberschaden) li.-seit. splenorenale Anastomosierung nach Splenektomie u. Nephrektomie. – **B.*-Lord* Rohr**: Vitalliumrohr zur Ausstülpung der Gefäßintima bei der Gefäßnaht. – **B.*-Sengstaken* Sonde**: dreiläuf. Doppelballonsonde zur Kompression blutender Ösophagusvarizen (mit dem oberen, längl. Ballon); Sondenfixierung unterhalb der Kardia durch einen mit Luft oder wäßr. KM (Rö.kontrolle) beschickten runden Ballon; Absaugen bzw. Nahrungszufuhr durch 3. Kanal (mit freiem gastralen Ende).

Blalock* (ALFRED B., 1899–1944, Chirurg, Baltimore) **Inzision**: Thorakotomie durch paravertebralen, unten in den 6. ICR verlaufenden Winkelschnitt. – **B.* Klemme**: **1)** Schraubenklemme mit winkelig-U-förm., gegeneinander verschiebbaren Branchen zum temporären Abklemmen großer Gefäße. **2)** Pulmonalisklemme mit F-förm. Branchen u. Schraubenzug. – **B.*-Methode**: Thymektomie zur Ther. der Myasthenia gravis. – **B.* Naht**: fortlaufende, atraumat., die Intima evertierende Matratzennaht bei End-zu-Seit-Anastomose großer Gefäße (Hinterwand zuerst, durchs offene Gefäßlumen; ↑ Abb. »Gefäßnaht«). – **B.* Nahtligatur**: Unterbindung des Ductus Botalli durch je 1 diavasale, Adventitia-fassende Tabaksbeutelnaht an bd. Duktusenden. – **B.* Operation**: **1)** B.*-Taussig* Anastomose: (1944) »künstl. Ductus Botalli« bei FALLOT* Tetralogie, d. h. terminolat. Anastomosierung der Subklavia mit einem poststenot. Ast der Pulmonalis. – Modifiziert (»B.* Op. II«) als terminoterm. Verbindg. mit der in der Stenose ligierten, distal eröffneten Pulmonalis. – **2)** B.*-Park* Op.: bei ausgedehnter Aortenisthmusstenose poststenot. terminoterm. Anastomosierung des dist. Aortenstumpfes (nach Ligatur der Stenose) mit der in Höhe Pleurakuppe durchtrennten, nach unten gekippten Subklavia.

Blanc* Reagens: Mischung aus gesätt. alkohol. Safranin-Lsg. u. Alkohol (1 + 3) zur Protozoenfärbung.

Blanc* Vakzine (GEORGES B., 1884–1963, Bakteriologe, Marokko): Lebendimpfstoff gegen murines Fleckfieber, hergestellt aus dem Kot mit Galle-attenuierten Rickettsien infizierter Flöhe.

Blanchard* (-Harper*) Test (EVELYN LYMAN B., geb. 1909, Biochemiker, Los Angeles): Prüfung des Vit.-A-Bedarfs; nach Dunkeladaptation starke Belichtung (3 Min.) zentraler Netzhautpartien u. Messen der Zeit, nach der bestimmte Lichtreize wieder wahrgenommen werden.

Blanchet* Symptom: Schmerzsteigerung durch Genuß heißer Speisen bei Kausalgie der unt. Extremität. – **B.* Syndrom**: (1945) einseit. meningo-polyradikuläre Lumbalneuritis mit Grenzstrangbeteiligung, bevorzugt bei ♀ im 3.–5. Ljz.: nächtl. paroxysmale Kausalgien, pseudoerysipeloide oder phlegmonöse Hauterscheinungen, evtl. Erythralgien, Zoster--art. Bläschen; Verwirrtheit, Tonus- u. Reflexminderung; BKS-Beschleunigung, leichte lymphozytäre Albuminreaktion im Liquor.

bland: mild, reizlos, nicht infiziert.

Bland*-White*-Garland* Syndrom: (1932) Koronaranomalie (Ursprung der li. A. coronaria aus der Pulmonalis) mit anoxäm. Myokardschädigung bereits im 1. postpartalen Trimenon: Tachypnoe, Husten, Lippencyanose, pektanginöse Beschwerden, Herzdilatation u. -hypertrophie (v. a. li.), Gedeihstörung, im EKG obligate T-Inversion; letaler Ausgang.

Blandin* (PHILIPPE FRÉDÉRIC B., 1798–1849, Anatom u. Chirurg, Paris) **Ganglion**: ↑ Ganglion sublinguale. – **B.*-Nuhn* Drüse**: ↑ Glandula lingualis ant.; s. a. NUHN* Zyste.

Blaschko* Linien (ALFRED B., 1858–1922, Dermatologe, Berlin): Papillarleistenmuster der Haut.

Blase: **1)** *derm* ↑ Bulla. – **2)** *anat* Harnblase (↑ Vesica urinaria); i. w. S. auch ↑ Gallen-, ↑ Fruchtblase. – **aganglionäre B.**: *urol* ↑ Megaureter-Megazystis-Syndrom. – **amniochoriale B.**: *gyn* Flüssigkeitsansammlung zwischen Amnion u. Chorion am unteren Eipol, die sich bei Einriß des Chorions entleert (»falscher Blasensprung«). – **atonische B.**: *urol* ↑ Blasenatonie. – **automatische** oder **reflexaktive** bzw. **reflektor. B.**: s. u. Blasenautomatie. – **autonome B.**: s. u. Blasenautonomie. – **feintrabekuläre B.**: *urol* ↑ SCHRAMM* Phänomen. – **hypertone B.**: *urol* Harnblase mit pathol., evtl. hochgradig (= **spast. B.**) gesteigertem Tonus (tonometr. Index über 0,1); konstitutionell oder funktionell (Zystospasmie; s. a. Reizblase); Sympt.: Pollakisurie, evtl. Enuresis. – **nervöse B.**: »nervöse Pollakisurie« (↑ Blasenneurose). – **neurogene, dysneurale** oder **periphere B.**: Blasenstörungen nervaler Genese (s. u. Blasenlähmung); als enthemmte neur. B. die durch kortikale oder subkortikale Läsion bedingte.

Blasen|achalasie: (SCHULTHEIS) Dysurie durch unzureichende Eröffnung des B.mundes; neurogen (MS, Querschnittslähmung) oder mechanisch (z. B. Prostatahypertrophie). – **B.adenom**: 1) adenomatoide Wucherung der Harnblasenschleimhaut, v. a. bei Cystitis cystica. – 2) dem embryonalen Nierenadenom ähnl. polypöse Wucherung in der Harnblase (sogen. polypöses Adenom PASCHKIS). – **B.agenesie, -aplasie**: angeb. Fehlen der Harnblase; Ureterenmündungen in der Haut oder in der sackförmig dilatierten Urethra. Wegen bald. Niereninsuffizienz lebensunfähig. – **B.apraxie**: unkontrollierbare Miktion (u. Defäkation) bei Frontalhirnprozessen.

Blasenatonie: *urol* Minderung bis Aufhebung des Tonus der Harnblasenmuskulatur; angeb. (bei ↑ Megaureter-Megazystis-Syndrom) oder erworben, u. zwar **neurogen** (bei motor. Lähmung, z. B. im – traumat. – spinalen Schock, bei Poliomyelitis, oder nach Schädigung sensor. Afferenzen in Hinterstrang bzw. hint. Spinalwurzeln, z. B. bei Tabes dors., Syringomyelie; funktioneller Endzustand: »neurogene Überlaufblase«), **myogen** (bei Distension – bis zur »Papierblase« – infolge mechan. Abflußbehinderung, z. B. bei Blasenhalskropf; Überdehnungsschmerz, Harndrang) oder **neuromyogen** (nach Degeneration intramuraler Ganglienzellen, z. B. bei Tabes; Blasenwand verdickt, fibrös, im Endzustand »Beutelblase«; spärl. Miktion; Restharnzunahme). Ther.: Grenzstrangresektion bzw. Resektion der Blase bzw. Rektusplastik.

Blasen|atresie: *urol* ↑ Atresia vesicae. – **B.atrophie**: *urol* Muskelatrophie der Harnblase durch chron. dysur. Überdehnung. Extrem: »Papierblase«. – **B.ausgang**: *urol* ↑ Blasenhals. – **B.ausschlag**: *derm* bullöse Hautefflorszenzen, z. B. bei ↑ Pemphigus, Dermatitis herpetiformis.

Blasen|automatie: *urol* »Rückenmarksblase« infolge Ausschaltung der vom Großhirn gesteuerten willkürl. Entleerungsfunktion bei RM-Querschnittsverletzung oberhalb des spinalen Reflexbogens (Th XI), Hirnverletzung oder -erkr. (»obere B.lähmung«; physiol. beim Säugling). Miktionseintritt bei best. – trainierbarem – Füllungszustand: B.dehnungsreiz erregt spinale Zentren, von denen – über N. pelvicus – die Detrusorkontraktion ausgelöst wird; wenig Restharn (»normale Querschnittsblase«). – **B.autonomie**: »untere B.lähmung« bei Isolierung der Harnblase von allen nervalen Impulsen, z. B. bei Myelomeningozele, Sakralmarkverletzung; Miktion unwillkürlich (unter Bauchpresse-Beteiligung) alle 10–20 Min.: Kontraktion einzelner Detrusorfasern; große Restharnmenge.

Blasen|bilharziose: ↑ Schistosomiasis urogenitalis. – **B.blutung**: *urol* ↑ Makro- oder Mikrohämaturie (initial, total oder – häufig – terminal) nach Trauma, durch Fremdkörper, Steine, Infektion, Varizen, Neoplasma. – **B.boden**: *urol* ↑ Blasengrund. – »**angehobener B.**« (im Urogramm) bei Prostatahypertrophie.

Blasen|-Darm-Fistel: inn. ↑ B.fistel v. a. zum Sigma-Rektum; nach Trauma (einschl. Op.), Abszeß-, Tumorperforation, Strahlenther.; Sympte.: Zystitis, evtl. Kot- u. Gasabgang aus der Harnröhre, Urinabgang aus dem After. – **B.denervierung**: *urol* Resektion der Nn. hypogastrici, Nn. pelvici, des N. pudend. oder aber sakrale Neurotomie oder Rhizotomie (meist nach probator. medikamentöser Blockade) zur Verbesserung der Harnblasenentleerung bei B.atonie oder -starre.

Blasen|divertikel: *urol* angeb. »echtes B.« insbes. bei angeb. Schwäche der Blasenwand (v. a. Hinter-Seitenwand, sogen. ↑ Uretermündungsdivertikel), im allg. enghalsig, oft multipel; Gefahr der Harnstauung, Steinbildung (meist Phosphat oder Struvit), sek. Infektion (Pyurie), evtl. Perforation, Malignom. – Ferner erworb. Pseudodivertikel bei Entleerungsstörung (z. B. Prostatahypertrophie). – **B.dreieck**: ↑ Trigonum vesicae. – **B.druckmessung**: *urol* ↑ Zystotonometrie.

Blasenekstrophie, -exstrophie: *urol* Defektmißbildung der Harnblase bei Bauchdeckenspalte (s. a. Ekstrophie); **totale B.** mit offen ausgebreitetem Blasenteil (u. ausgestülpten Rändern); Genitale mißgebildet: Klitorisspalte, Dammverkürzung, evtl. Fehlen von Urethra u. Scheide bzw. Kryptorchismus (dadurch Geschlechtsbestimmung oft schwierig), Kloakenpersistenz, Analatresie, Spina bifida, Anomalien der Nieren u. ableitenden Harnwege, auch sagittale Spaltbildung der hint. Blasenwand, Darmvorfall, Spaltbecken; **partielle B.** oft nur als Blasenspalte. – Komplikationen: Entzündung, Schleimhautulzerationen, Infektion der oberen Harnwege, Urinekzem, evtl. Karzinom.

Blasen|ektopie: *urol* angeb. Vorverlagerung der geschlossenen Harnblase durch klaffende Bauchdecken. – Auch inkorrekt für ↑ B.ekstrophie. – **B.emphysem**: *urol path.* Gasansammlung in der Harnblasenwand, meist bei Cystitis emphysematosa (s. u. Zystitis). – **B.endometriose**: *gyn, urol* Endometriosis ext. in der Harnblase (bevorzugt Trigonum); Sympte.: menstruelle Dysurie, später Hämaturie.

Blasen|entleerung: *urol* ↑ Miktion; s. a. B.fistel (2), B.punktion, Katheterismus. – **B.entzündung**: *urol* ↑ Zystitis. – **B.exstirpation**: *urol* ↑ Zystektomie. – **B.exstrophie**: ↑ B.ekstrophie.

Blasen|fistel: 1) F. zwischen Harnblase u. Nachbarorganen (einschl. Genitale, Darm, Bauchhöhle, Hüftgelenk = **innere B.f.**) oder der Körperoberfläche (= **äuß. B.f.**); kongenital (persistierender Urachus, Blasenekstrophie) oder erworben (traumatisch, postop.; Tumor-, Abszeßperforation). – 2) **künstl. B.f.** (meist suprapub. Schnitt- oder Trokarfistel bei Harnentleerungsstörung, mit eingelegtem (Dauer-)Katheter; s. a. Blasenpunktion, Sectio alta. – **B.frühreaktion**: bei gyn. Strahlenther. etwa nach 3 000 R (3. Woche) auftretende »Strahlenzystitis« mit Harndrang, Schmerzen u. Brennen beim Wasserlassen, evtl. Tenesmen, Hämaturie; meist reversibel. – vgl. B.spätreaktion.

Blasen|galle: die in der Gallenblase angesammelte dunkle, gegenüber der Lebergalle bis 10fach konzentrierte G., die bedarfsgerecht reflektorisch in das Duodenum ausgeschüttet u. bei der Duodenalsondierung als »B-Galle« gewonnen wird (vgl. A-, C-Galle). – **B.geschwür**: *urol* Schleimhautulkus der Harnblase; häufigste Formen: Ulcus simplex (↑ HUNNER* Geschwür), syphiliticum, tuberculosum, incrustatum u. radiologicum; s. a. Cystitis ulcerosa. – **B.grund**: *urol* der hint.-unt. Abschnitt der Harnblase mit dem Trigonum vesicae; Ursprungsort der Harnröhre.

Blasenhämorrhoiden: *urol* ↑ Blasenvarizen.

Blasenhals

Blasenhals: *urol* Übergang der Harnblase in die hint. Harnröhre, beim ♂ die – als **B.länge** mit spez. Blasenhalszystoskop meßbare – Pars prostatica urethrae, bei der ♀ der Schließmuskelabschnitt der Harnröhre.

Blasenhals|adenom, -kropf: ↑ Prostatahypertrophie. – **B.gerät**: *urol* ↑ Urethrozystoskop. – **B.plastik**: ↑ BARNES* Operation (2).

Blasenhalssklerose: *urol* Sklerosierung (Fibrose) der hint. Harnröhre, v. a. bei chron. Prostatitis, auch bei isolierter tbk. Schrumpfung; klin.: Dysurie (korrigierbar durch Dehnung, Elektroresektion, Y-Plastik.) – **angeb. B.**: ↑ MARION* Syndrom.

Blasenhals|starre: *urol* abflußbehindernde Elastizitätsminderung des Blasenhalses infolge fibröser Umwandlung der Muskulatur, z. B. bei B.sklerose, im Endzustand neurol. Blasenerkrn. (Beutel-, Aneurysmablase). – **B.stenose**: *urol* abflußbehindernde Einengung der hint. Harnröhre; angeb. bei Urethralklappen, Fibrose mit Querbarrenbildung, bei ♀ als MARION* Syndrom; erworb. bei Striktur, Blasenhalsstarre, Tumor. – **B.struma**: *urol* ↑ Prostatahypertrophie. – **B.zystoskop**: ↑ Urethrozystoskop.

Blasen|harn: der durch Miktion oder B.katheterung gewonnene, aus bd. Nieren stammende Harn; vgl. Nierenbeckenharn. – **B.-Harnröhrenstein**: teils im B.hals, teils in der Harnblase gelegenes, vielfält. gestaltetes Harnkonkrement (Pfeifen-, Pilz-, Hantelstein), blasenseitig von diaphragmaart. Saum umfaßt; klin.: heft. Tenesmen, Begleitzystitis. – **B.hernie**, Hernia vesicalis: *urol* extra-, para- oder intraperitonealer Durchtritt eines Harnblasenabschnitts durch eine Bruchpforte (Leisten-, Schenkelkanal, For. obturatum oder ischiadicum, Linea alba, Perineum). – **B.hirn**: *path* schwerste doppelseit. Porenzephalie bei intrauteriner Fruchtschädigung; an Stelle des Großhirns aus weichen Hirnhäuten u. Hirnresten gebildete, flüssigkeitshalt. Blase; knöcherner Schädel normal.

Blasen|infarkt: *urol* akute B.wandnekrose bei Arterienverschluß; klin.: hämorrhag. Zystitis, Gefahr der Ruptur. – **B.inkontinenz**: ↑ Harninkontinenz. – **B.instillation**: Einbringen flüssiger Therapeutika in die Harnblase mit Katheter, Harnröhrenspritze, Einweg-Instillationsbehälter. – **B.kapazität**: Fassungsvermögen der Harnblase; beim Erwachs. 250–400 ml, max. ca. 800 bzw. (♀) 700 ml; s. a. Schrumpfblase, Ischuria paradoxa, Abb. »Zystometrie«.

Blasen|karzinom: prim. Ca. der Harnblasenwand (v. a. durch örtl. Kanzerogenwirkung); papillär oder papilliform (breitbasig; Malignität je nach Differenzierungsgrad) oder nicht-papillär (solide, knotenförm. oder infiltrierend, frühzeitig zerfallend; als Urothel-Ca. mit Nestern u. Strängen wenig differenzierter Zellen, als Plattenepithel-Ca. z. B. bei Bilharziose, als Adeno-Ca. – Häufig maligne entartetes B.papillom. Sympte.: Zystitis, Hämaturie. Ther.: Elektroresektion, Teilresektion oder Exstirpation, Strahlenther.; Heilung in 15–20%.

Blasen|katarrh: ↑ Zystitis. – **B.katheter**: starrer oder elast. Metall-, Glas-, Seidengespinst-, Gummi- oder Kunststoffkatheter (auch als Einweg-K.) für Harnblasenkatheterismus. Modelle z. B. nach NÉLATON, MERCIER, TIEMANN, BOEMINGHAUS, STAEHLER, MALECOT, PEZZER, CASPER; s. a. Ballon-, Dauerkatheter. – **B.krise**: *urol* anfallsart. B.schmerz, häufig mit quälendem Harndrang u. schmerzhaftem Harnabgang; auch als B.-Mastdarmkrise mit Diarrhöen etc.; u. a. bei Tabes dors. u. best. Infektionskrankhn. – **B.kropf**: *urol* ↑ Prostatahypertrophie.

Blasen|lähmung: *urol* vollständ. oder teilweise Lähmung der B.muskulatur, evtl. reversibel (z. B. postop.); bei RM-Läsion durch Ausfall efferenter oder afferenter Bahnen. Unterschieden (z. T. auch graduell) als neuro-, myo- u. neuromyogene ↑ B.atonie, -automatie, -autonomie; s. a. neurogene ↑ Blase. – **B.leuchter** (Nitze*): (1877) *urol* ältestes Übersichtszystoskop ohne Spülvorrichtung, mit wassergekühlter Lichtquelle. – **B.lumen**: *urol* inn. Weite der Harnblase; definiert u. a. durch Höhen-(11–19 bzw. 6–17 cm) u. Breitendurchmesser (8–14 bzw. [♀] 6–11 cm).

Blasen-Mastdarmkrise: s. u. B.krise. – **B.mißbildung**: ↑ B.aplasie, -ekstrophie, -ektopie, Doppelblase, Urachusfistel (s. a. Abb. »Vesica urinaria«).

Blasenmole, Mola hydatidosa: bei ca. 5‰ der Graviditäten vork. Fehlbildung der Chorionzotten, mit Epithelwucherung, hydrop. Stromaquellung, mangelhafter Gefäßanlage, traubenförmig angeordneten wasserklaren Blasen, evtl. kontinuierlich ins Myometrium vordringend (= **destruierende B.** = Mola hydatidosa intravenosa s. accreta); vgl. Fleisch-, Blutmole. Klin.: blut.-wäßr. Fluor, Abgang von Blasen, Uterus weich, übermäßig groß, evtl. gesteigerte Choriongonadotropin-Aktivität (durch Luteinzysten). – Bei **totaler B.** Fruchttod, bei **partieller** Frühabort oder Ausreifung. Ther.: vorsicht. digitale Ausräumung oder Kürettage (bei Residuen Gefahr des Chorionepithelioms); laufende Nachkontrolle anhand der Gonadotropinwerte. – **metastasierende B.**: ↑ Chorionepitheliosis interna.

Blasen|-Nabelfistel: ↑ Urachusfistel. – **B.neuralgie**: *urol* miktionsunabhängige inter- oder remittierende Schmerzen in der Harnblasengegend, evtl. mit Pollakisurie; z. B. bei Polyneuritis, Tabes, MS, (»urosexueller«) Neurasthenie. – **B.neurose**: *urol* psychogene Blasenentleerungsstörung, ohne organ. Befunde; z. B. als »nervöse Harnverhaltung« (Sphinkterkrampf, Detrusorhemmung) oder als – beim Kind nahezu physiol. – »nervöser Harndurchbruch« bei Erschrekken.

Blasen|pärchenegel: ↑ Schistosoma haematobium. – **B.papillom**: dünngestielte, selten breitbas. gutart. Zottengeschwulst der Harnblasenschleimhaut (»fibroepithelialer Polyp«) mit geringer Rezidivneigung; klin.: Hämaturie, Dysurie, evtl. Harnstauung. – Dagegen zeigt die **B.papillomatose** mit zahlreichen, breitbas., strauch- u. rasenartig wachsenden, meist atyp. Fibroepitheliomen (basale Lymphoidzellansammlung) große Rezidivneigung u. gilt als Übergangsform zum Ca.

Blasen|pfeiler: *gyn* der sagitt., feste ↑ Bindegewebgrundstock zwischen ventr. Parametrium u. lat. B.wand (das Lig. vesicouterinum), der die großen Uterusgefäße führt. – **B.pfütze**: *urol, röntg* ↑ Abrodilpfütze. – **B.plastik**: *urol* ↑ Dünndarm- u. ↑ Dickdarmblase zur B.vergrößerung bzw. Ersatzblasenbildung; s. a. Siphonblase, Conduit. I. w. S. auch die verschied. Ureterozysto(neo)stomien, -ileozysto- u. Nephro(pyelo)zystoplastiken. – **B.polyp**: *urol* ↑ Blasenpapillom.

Blasen|probe: *angiol* ↑ Kantharidenblasen-Methode. – **B.prolaps**: *urol* ↑ Zystozele. – **B.punktion**: *urol*

Punktion (Kanüle, Trokart) der Harnblase oberhalb der Symphyse. Palliativmaßnahme bei Harnverhaltungen; s. a. B.fistel (2). – **B.purpura**: *derm* Hautpurpura mit Blasenbildung (v. a. bei Hyperergie).

Blasen|reflex: der vegetat., durch supraspinale Zentren kontrollierte Reflex, der zur Harnblasenentleerung führt; mit afferenten Fasern intramuraler B.rezeptoren u. efferenten parasympath. Neuronen im RM (S_2-S_4 = spinales B.zentrum). – **B.ruptur**: *urol* intra- u. extraperitonealer Riß der B.wand mit Harnaustritt in die freie Bauchhöhle bzw. ins Beckenbindegewebe; nach stumpfem Bauchtrauma (z. B. Quetschung), bei Beckenfraktur, extremer Bauchpresse (v. a. bei überdehnter u. atroph. B.wand), Infarkt, nekrotisierender Divertikulitis. Klin.: Schock, Tenesmen, Hämaturie; Gefahr der Urinphlegmone.

Blasensarkom: *urol* im klin. Bild dem Blasen-Ca. entspr. Sa.; grauweiß, ins Lumen proliferierend. Beim Kleinkind (♀ > ♂) evtl. als Rhabdomyosarkom (die Blase ausfüllend; Metastasen in Leber, Lunge u. Knochen).

Blasen|-Scheidenfistel: innere ↑ B.fistel zwischen Harnblase (Boden, Hinterwand) u. Vagina; als Strahlenschaden, infolge Trauma (einschl. Op.), Tumorzerfall, Abszeßperforation, Drucknekrose (Pessar). Klin.: Incontinentia urinae. – **B.scheitel**: *urol* ↑ Apex vesicae. – **B.schleim**: *urol* ↑ Blennurie. – **B.schleimhautprolaps**: *urol* Vorfall von B.mukosa in die hint. Harnröhre. – **B.schließmuskel**: *urol* ↑ M. sphincter vesicae. – **B.schmerz**: s. u. Miktionsbeschwerden, Blasenneuralgie. – **B.schnitt**, Zystotomie: *urol* op. Eröffnung der Harnblase, z. B. durch suprapub. (↑ Sectio alta) oder Querschnitt (z. B. BARDENHEUER-CHERNEY), ferner pararektal, vaginal (↑ Kolpozystotomie), inguinal, perineal (↑ B.steinschnitt). – **B.schock**: *urol* durch überstarke Füllung einer hyperton.-spast. (nerval gestörten) Harnblase ausgelöste Schocksympte.: Kopfschmerz, Blutdruckabfall, Dyspnoe, Bradykardie. – **B.schrumpfung**: *urol* ↑ Schrumpfblase. – **B.schwäche**: *urol* häufiger, vermehrter Harndrang.

Blasen|sklerose: *urol* ↑ B.starre, B.halssklerose.

Blasen|spätreaktion: *radiol* 1–2 J. nach hochdosierter örtl. (meist gyn.) Strahlenther. auftret. 2. Reaktion der Harnblasenwand, die ↑ B.frühreaktion an Intensität übertreffend.: am B.boden bullöses Ödem, leicht blutende Ulzerationen. – **B.spalte**: *urol* ↑ B.ekstrophie (einschl. der Minusvarianten: obere oder unt. ventr. Fissur, Hinterwandfissur). – **B.sperre**: ↑ Harnsperre. – **B.spiegel**: ↑ Zystoskop.

Blasensprengung: *geburtsh* instrumentelle (vaginal, mit kornzangen-ähnl. »Blasensprenger« n. HERFF, GAUSZ u. a. oder mit Spezialkatheter) oder digitale (rektale Druckanw.) Eröffnung der Fruchtblase während der Wehe (möglichst unter gleichzeit. Fixieren des vorangehenden Teiles); entweder als **tiefe** (am unteren Eipol) oder als **hohe B.** (oberhalb des Isthmus uteri mit DREW*-SMYTHE* Katheter); v. a. zur Geburtseinleitung bzw. -beschleunigung, vor intrauterinem Eingriff.

Blasenspritze: *urol* Kolben- oder Ballonspritze zur Harnblasenspülung (z. B. nach JANET, BONNEAU).

Blasensprung: *geburtsh* Spontanruptur der Fruchtblase (meist erst Chorion, dann Amnion) mit Abgang von Fruchtwasser. Zeitlich abhängig u. a. von Weite u. Dehnbarkeit des Zervixkanals, Zerreiß- u. Haftfestigkeit des Amnions, Fruchtwassermenge. Als **rechtzeit. B.** zwischen Ende der Eröffnungs- u. Anfang der Austreibungsperiode bzw. 20 Min. vor bis 10 Min. nach Beginn der Preßwehen; als **unzeit. B.** entweder vorzeitig (vor Wehenbeginn; bei path. Geburt, mit erhöhter Infektionsgefahr bei langer Wehenlatenz) oder frühzeitig (zwischen Wehenbeginn u. fast vollständ. MM-Eröffnung, mind. 20 Min. vor Beginn der Preßwehen; häufigste Form) oder verspätet (= **verzögerter B.**, erst während der Austreibungsperiode, bei abnorm dicken Eihäuten, mangelnde Abdichtung der Vorblase; evtl. geburtsverzögernd). Als **hoher B.** (oberhalb des Berührungsgürtels des vorangehenden Teiles meist bei Fehlen einer Vorblase (s. a. Blasensprengung), mit nur geringem, aber stet. Fruchtwasserabgang u. kaum Gefahr der Keimaszension); als **tiefer B.** (am unteren Eipol) evtl. dem hohen folgend (= doppelter B.). – **Falscher B.**: Abgang geringer Fruchtwassermengen trotz erhaltener Fruchtblase; bei vorübergehendem, wieder verklebendem Einriß nur des Chorions, bei amniochorealer Blase oder aber aus Wasseransammlung zwischen Chorion u. Dezidua (»Hydrorrhoea amnialis«).

Blasen|spülung: *urol* Sp. der Harnblase (z. B. bei Zystitis, nach Op., vor Zystoskopie) mittels B.spritze u. Harnröhrenkatheter (bzw. Spülzystoskop), nötigenfalls mit therapeut. Zusätzen (auch bei Fertigpräp. in sterilem Kunststoff-Instillationsbehälter). – **B.starre**: *urol* Elastizitätsverlust der weitgehend durch Bindegewebe ersetzten Harnblasenmuskulatur (»Vesica fibrosa«); v. a. nach krankhafter Änderung des B.tonus, bei neurogener Blase, chron. Abflußstörung (Spätzustand der Aneurysma-, Papier-, Beutel-, Schrumpfblase). Klin.: Ischuria paradoxa.

Blasenstein: Harnkonkrement im Blaseninneren; **prim. B.** v. a. bei obstrukt. oder entzündl. Prozessen (z. B. in Divertikel); meist aber **sek. B.** aus den oberen Harnwegen. Sympt.: Tenesmen (v. a. nach Miktion), Dys- u. Pollakisurie, (Bewegungs-) Hämaturie. – **B.schnitt**: *urol* bereits im Altertum geübte perineale (Steinschnittlage) Zystotomie zur Entfernung eines – manuell oder instrumentell (transurethral-vesikal) gegen den Damm gepreßten – Blasenkonkrements. Durch Sectio alta ersetzt. – **B.zertrümmerung**: ↑ Lithotripsie.

Blasen|stich: *urol* ↑ B.punktion. – **B.stottern**: ↑ Harnstottern. – **B.syphilid**: *vener* das bullöse ↑ Syphilid.

Blasen|tamponade: *urol* massive Auffüllung der Harnblase mit Blut(gerinnseln) bei ↑ B.blutung (v. a. bei ungenügender Eiswasserspülbehandlung). Sympte.: heft. B.tenesmen, Kollaps, akutes Abdomen. Ther.: transurethrales Absaugen, Blutstillung (Koagulation), offene Ausräumung. – **B.tenesmus**: *urol* schmerzhafter ↑ Harndrang. – **B.training**: *urol* Einüben der Spontanmiktion beim Querschnittsgelähmten durch Regulierung von (ansteigender) Flüssigkeitszufuhr u. Miktionsfrequenz (Abklemmen des Dauerkatheters) mit dem Ziel einer zunehmenden Tonisierung der Blasenmuskulatur u. damit einer »willkürl.« Miktion in immer größeren Abständen; s. a. Tidaldrainage.

Blasen|tuberkulose: spezif. Affektion der Harnblasenwand als Teilerscheinung einer ↑ Urogenital-Tbk

Blasen|tumor

(meist von der Niere kanalikulär deszendierend); klin.: nodös-ulzeröse, zur Schrumpfblase führende Zystitis (an den Ostien beginnend, bis Blasenscheitel), mit Mikrohämat-, Protein-, Pollakis- u. Strangurie (Harn sauer, Mykobaktn. enthaltend). Diagnose: Zystoskopie. – **B.tumor**: **1)** Neoplasma der Harnblasenwand, primär v. a. Papillom, Karzinom, Fibrom, seltener Adenom, Hämangiom, Myom, Sarkom; klin.: Zystalgie, Hämat-, Dysurie, Harnverhaltung, Tenesmen. – **2)** klin »**hohe Blase**« bei extremer Harnblasenfüllung.

Blasen|ulkus: urol ↑ B.geschwür. – **B.-Urethrastein**: ↑ Pfeifenstein. – **B.-Uterus-Fistel**: inn. ↑ B.fistel zwischen Harnblase u. Corpus uteri; v. a. postop. u. bei Ca.; klin.: Urinabgang aus der Vagina. Diagnose: Zystogramm, -skopie.

Blasen|varizen: urol »B.hämorrhoiden«, v. a. im Halsteil bei Prostataadenom; Blutungsquelle bei Zystoskopie u. Katheterismus. – **B.vorfall**: urol ↑ Zystozele. – **B.wurm**: unpräzise Bez. für ↑ Echinococcus, Cysticercus, Coenurus.

Blasen|zange: urol mit Zystoskop einzuführende Zange für transurethrale endovesikale Eingriffe (Biopsie, Lithotripsie), flexibel oder starr (z. B. YOUNG*, Alligatorzange). – **B.zentren**: physiol die Harnblasenentleerung steuerndes ZNS-Strukturen in vord. Pons, Mittelhirn u. hint. Hypothalamus, v. a. aber im Großhirn (Parazentrallappen, motor. Feld 4 u. 6 bds. = **supraspinales B.zentrum**; für willkürl. Miktion) u. im Lumbalu. Sakralmark (Th_{12}-L_3, sympath. N. hypogastricus für Schließmuskulatur; S_2-S_4, parasympath. Nn. pelvici für Detrusor).

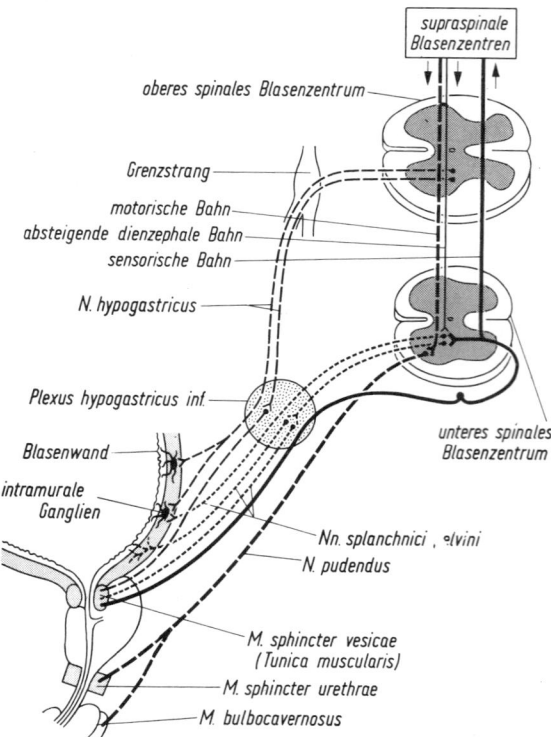

Blasen|-Zervixfistel: inn. ↑ B.fistel zwischen Harnblase u. Gebärmutterhalsteil; Sonderform der ↑ B.-Uterusfistel.

Blasius* Gang (GERHARD oder GÉRARD B., auch BLAES; etwa 1625–1682, Anatom, Amsterdam): ↑ Ductus parotideus.

Blaskowicz* Operation (LASZLO DE B., 1869–1938, Ophthalmologe, Budapest): **1)** bei Lidptosis Teilresektion von Levator palpebrae u. Tarsus. – **2)** Kanthoplastik: op. Erweiterung der Lidspalte durch Temporalverlagerung des äuß. Lidwinkels. – **3)** Epikanthus-Korrektur durch halbmondförm. Hautexzision am inn. Lidwinkel. – **4)** Blepharoplastik mit gestieltem temporalem Hautlappen.

...blast: Wortteil »Keim«, »junge, nicht endgültig differenzierte«, »sich teilend vermehrende Zelle« (Gewebe).

Blastem: indifferentes Bildungsgewebe, aus dem differenzierte Gewebe hervorgehen (auch bei Regeneration); z. B. das **nephrogene B.** lumbosakral in der Rückwand der Zölomhöhle als Ausgangssubstrat der Nierenanlagen. – **Blastematose**: generalisierte Mißbildung aufgrund einer Verteilungsstörung der sogen. Organisatoren.

Blasten|leukämie: s. u. akute ↑ Leukämie. – **B.schub**: ↑ Myeloblastenschub.

Blasticidin: (FUKUNAGA 1955) Antibiotika-Gruppe aus Streptomyces griseochromogenes; wirksam gegen Pseudomonas; Anw. auch als Pflanzenschutzmittel.

Blastid: erste Andeutung des Kerns im befruchteten Ei.

Blastmycin: (WATANABE 1957) fungizides Antibiotikum aus Streptomyces blastomyceticus.

Blasto...: Wortteil »Sproß«, »Keim«, »Blastula«.

Blastocele: embryol die mit Flüssigkeit gefüllte Höhle der Blastula.

Blastocystis hominis: mykol apathogener Fadenpilz, häufig im Darm des Menschen (leicht mit Amöbenzysten zu verwechseln). – vgl. Blastozyste.

Blastodendrion: mykol älterer Gattungsname für Candida (z. T auch Rhodotorula u. Torulopsis).

Blastoderm: embryol die ↑ Keimscheibe, bestehend aus Keimschild u. dem nicht an der Bildung des Embryo beteiligten Außenbezirken (= **embryonales** bzw. **extraembryonales B.**).

Blastodiskus: embryol ↑ Keimscheibe; s. a. Blastoderm.

blasto|gen: **1)** blastogenetisch: aus der Keimanlage hervorgegangen. – **2)** keimbildend, lebenserweckend; z. B. **b.gene Potenz** (Fähigkeit zum Geschwulstwachstum). – **B.genese**: **1)** Keimentwicklung; i. e. S. die von der Befruchtung der Eizelle bis zum 1. Herzschlag (s. a. Blastopathie). – **2)** Vermehrung durch Knospung.

Blastom(a): echte Geschwulst (↑ Neoplasma); als **autochthones B.** von körpereigenem Gewebe, als **heterochthones** (= teratogenes) **B.** von einem Zweitorganismus (Parasit) ausgehend, evtl. auf dem Boden einer lokalen Entwicklungsstörung (= **dysontogenet. B.**).

blasto|m(at)ös: mit Merkmalen des Blastoms, ein Blastom betreffend. – **B.matose**: Krankh. mit Bildung zahlreicher echter Geschwülste.

Blastomeren: durch Teilung des befruchteten Eies entstandene Eiteile oder Furchungszellen. Im Experiment in andere Keimbezirke oder anderen Keimling verpflanzbar (= **B.translokation, B.transplantation**).

Blastomyces: teils den anaskosporogenen Hefen [Ascomycetes], teils den Fungi imperfecti zugerechnete Pilzgattung; Wachstum mit wenig regelmäß. Konidien oder segmentierten Myzelien in der Myzel-, mit vielfach sprossenden Zellen in der Hefephase. Darunter **B.** (s. Paracoccidioides) **brasiliensis** u. **B. dermatitidis** (Erreger der Süd- bzw. Nordamerikan. ↑ Blastomykose). – Auch alter Gattungsname für Coccidioides immitis, Histoplasma farciminosum, Cryptococcus neoformans.

Blastomycin: aus Kulturfiltrat von Blastomyces dermatitidis gewonnenes AG für Kutantest auf Nordamerikan. Blastomykose.

Blastomykose: Erkr. durch Hefen oder hefeart. Organismen, deren Sproßformen im Gewebe nachweisbar sind (»Sproßformmykosen«), d. h. für die Nordamerikan. u. die **Südamerikan. B.** (↑ Parakokzidioidomykose) sowie – i. w. S. – die ↑ Histoplasmose, ↑ Kokzidioidomykose u. Kryptokokkose (= **Europäische B.**); inkorrekt auch die ↑ Chromomykose (= **B. nigra**). – **Nordamerikan. B.**, GILCHRIST*(-RIXFORD*) Krkht., Zymonematose: in den USA, Kanada u. Tunesien vork. seltene, chron. Lungen-Erkr. nach Inhalation von Blastomyces dermatitidis; mit Husten, Auswurf, Schweiß, unregelmäß. Fieber, Abmagerung, Kachexie; evtl. kompliziert durch Befall von Leber, Milz, Knochen, Niere, Prostata u. Gehirn, evtl. auch noduläre oder gummöse, am Rand verruköse Hautulzerationen (= **generalisierte B.**); oder nur die rel. gutart. kutane Form (papulös, später pustulös mit zentraler Vernarbung u. randständ. kleinen Abszessen). Ther.: Antibiotika, Vakzine, evtl. Strahlenther., Exzision. – Ferner **Blastomycosis pulmonum infantum**, eine interstitielle plasmazelluläre Pneumonie durch Saccharomyces actosporus(?); sowie **B. queloidana** (LÔBO* Krankh.), im Amazonasgebiet durch Glenosporella loboi s. amazonica hervorgerufene chron., therapieresistente Mykose (derbe, knotenförm., s.c. Granulome vom pseudokeloiden Typ, evtl. eiternde Fisteln).

Blastomyzeten: ↑ Blastomyces.

Blasto|pathie: (THALHAMMER) tiefgreifende Entwicklungsstörung der Leibesfrucht (Kyematopathie) infolge Umorganisation bereits in der ↑ B.genese. – **B.phore**: *zytol* bei der Umwandlung der Spermide zum Spermium abgestreiftes Zytoplasma. – **B.phthorie**: (FOREL 1911) ↑ Keimschädigung. – **B.phyll** *embryol* ↑ Keimblatt. – **B.porus**: *embryol* Öffnung des Urdarmes nach außen im Gastrulastadium; Ekto-/Entoderm-Grenze.

Blasto|sphäre: *embryol* Stadium zwischen Morula u. Blastula. – **B.sporen**: *mykol* die asexuellen Sporen (im Ggs. zu den sexuellen Askosporen). – **B.tomie**: experim. Zerstörung des Keimlings. – **B.zele, -zöl**: ↑ Blastocele. – **B.zyste**: der frühembryonale Säugerkeim, mit flüssigkeitsgefülltem Hohlraum zwischen Trophoblast u. Embryonalknoten (↑ Abb.).

Blastula: *embryol* Kugel aus einschicht. Epithel mit flüssigkeitsgefülltem Hohlraum (= Blastozöl); frühe Entwicklungsstufe von Amphioxus, Amphibien; vgl. Blastozyste. – **Blastulation**: *embryol* Entwicklung der ↑ Morula zur ↑ Blastula.

Blatin* Zeichen: ↑ Hydatidenschwirren.

Blatt*-Nantz* Methode: (1958) Desensibilisierung gegen bakterielle Antigene mit im Baktn.filtrat inkubierten – u. dadurch erkennbar veränderten – Leukozyten des Pat.

Blatta: *entom* Gattung »Schaben« [Blattaria]; darunter **B.** (s. Blattella) **germanica, B. orientalis** (= Kakerlake = Küchenschabe; nachtaktiver Lästling, Verbreiter von Fäulniserregern, Vektor für Krankheitserreger).

Blatter(n): ↑ Pocke(n). – **Schwarze B.**: ↑ Variola. – **Spitzblattern**: ↑ Varizellen (auch: »wilde B.«).

Blattern|belzen: ↑ Variolation. – **B.virus**: ↑ Variolavirus; i. w. S. auch das ↑ Vaccinia-Virus.

Blatt|säure: ↑ Folsäure. – **B.zunge**: ↑ Exfoliatio areata linguae.

blauer Eiter: durch Pyozyanin bläul. Eiter bei Pseudomonas-Infektionen. – **bl. Fleck**: ↑ Sugillation, Suffusion, Hämatom; s. a. blauer Naevus. – **bl. Nabel**: ↑ CULLEN*(-HELLENDALL*) Zeichen. – **bl. Nävus**: (JADASSOHN-TIÈCHE 1906) angeb., bis linsengroßer, gering erhabener, dunkelblauer Hautfleck (Ansammlung DOPA-pos. Melanophoren in der Kutis), v. a. an Hand- u. Fußrücken; vgl. Mongolenfleck, OTA* Nävus.

blaue Skleren: blauweißl. Verfärbung der – morphol. unauffäll., meist normal dicken – Skleren (Durchschimmern der Uvea) bei meist erbl. Systemerkrn. des mesenchymalen Gewebes, v. a. EDDOWES*, VAN DER HOEVE*, LOBSTEIN*, VROLIK*, BLEGVAD*-HAXTHAUSEN*, seltener HUTCHINSON*, ULLRICH*-FREMEREY=DOHNA*, BLOCH*-SULZBERGER*, BUSCHKE*-OLLENDORF*, MARFAN*(-MADELUNG*) Syndrom.

Blau-Anomalie: *ophth* »Gelb-Blauschwäche« als ↑ Farbenfehlsichtigkeit (anomale ↑ Trichromasie).

Blaue-Windeln-Syndrom: fam. Hyperkalziämie mit Nephrokalzinose, Hyperphosphat- u. Indikanurie (infolge angeb. Tryptophan-Resorptionsstörung: »Tryptophan-Malabsorptionssyndrom« u. enteraler bakterieller Bildung von Indol, (das in der Leber zu Indikan metabolisiert u. als solches im Urin ausgeschieden wird).

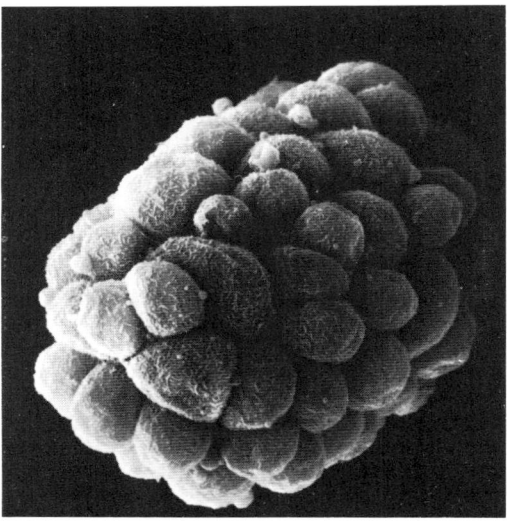

Blastozyste (Maus, 1.300fach).

Blau|ausscheidung: *nephrol* ↑ Blauprobe. – **B.blindheit:** »Azyanoblepsie« als sogen. Tritanomalie (s. u. Farbenfehlsichtigkeit, Trichromasie).

Blaud* Pillen (PAUL PIERRE B., 1774 – 1858, Arzt, Beaucaire): ↑ Pilulae Ferri carbonici.

Blau|einheit: *enzym* ↑ Blauwert-Einheit. – **B.gel:** *labor* Trockenmittel aus Kieselgel mit einer Kobaltverbindung als Feuchtigkeitsindikator; wasserfrei blau, nach Sättigung mit Wasser rosa.

Blau-Gelb-Blindheit: »Tritanopie« als ↑ Farbsinnstörung (s. a. Trichromasie).

Blau|husten: ↑ Keuchhusten. – **B.keime:** Mikroorganismen (z. B. Escherichia intermedia), die auf DRIGALSKI* Agar bläul. Kolonien bilden (da keine Milchzuckervergärung). – **B.körper, -körner:** ↑ HEINZ* Innenkörper.

Blaukommen (des Tauchers): Schwellung u. tiefe Zyanose von Gesicht, Hals u. Schultern infolge Barotraumas beim zu schnellen Tauchen (»Tauchersturz«) mit Schlauchhelmanzug. Zunehmender Außendruck bewirkt rel. Unterdruck im starren Helmteil u. in den Luftwegen; dadurch regionale Zirkulationsstörung, aber auch verminderte Atemleistung (evtl. Erstickungstod).

Blaukreuz: *toxik* Kampfgase mit Nasen-Rachen-Reizwirkung; Arsenverbindungen (z. B. das Adamsit, Clark I u. II).

Blauprobe: grob orientierende Nierenfunktionsprobe durch i.v. Gabe von Indigokarmin, das bei normaler Funktion nach 2½ – 6 Min. in Harnblase bzw. Katheterurin erscheint (aber farblose Leukoform in alkal. Harn!). Werte > 10 u. > 15 Min. sprechen für schlechte bzw. sehr schlechte renale Leistung; s. a. Chromozystoskopie.

Blaurock* Agar (GÜNTER B., geb. 1907, Bakteriologe, Berlin): Leberbrühe-Zystin-Laktose-Agar zur anaeroben Lactobac.-bifidus-Züchtung.

Blausäure: ↑ Acidum hydrocyanicum. – **B.glykoside:** Zyanwasserstoff (HCN) enthaltende (»zyanogene«) Glykoside in Samen zahlreicher Prunusarten, (z. B. Amygdalin in bitteren Mandeln), aus denen beim enzymat. Abbau Blausäure freigesetzt wird. – Bei der inhalativen, oralen oder perkutanen **B.vergiftung** (auch durch Zyanide): heft. Krämpfe, Bittermandelgeruch der Atemluft, ros. Aussehen (Venenblut hellrot), Erbrechen, Bewußtlosigkeit, Atemnot u. tödl. Atemlähmung (Hemmung der Zellatmung durch Komplexbildung mit Fe der Atmungsfermente; MAK 11 mg/m^3 = 10 ppm, DL 50 mg HCN); Ther.: Kohle, 0,1%ige KMnO$_4$-Lsg., Einatmen von O$_2$ oder Amylnitritdämpfen aus Brechampullen, Magenspülung, Natriumnitrit (1%ig) u. Natriumthiosulfat (10%ig.) i.v., Kreislaufmittel.

Blau|schwäche: *ophth* Tritanomalie als ↑ Farbenfehlsichtigkeit (s. a. Trichromasie). – **B.schwarz (B):** ein Disazofarbstoff; im Gemisch mit Pikrinsäure (»Pikroblauschwarz«) zur Bindegewebsfärbung (n. HEIDENHAIN). – **B.sucht:** generalisierte ↑ Zyanose; i. e. S. die bei kongen. Herzvitien mit Re.-li.-Shunt (»Morbus caeruleus«).

Blauwert-Einheit: Einheit für Vit. A (1 B.E. ~ 30 IE); ↑ CARR*-PRICE* Reaktion.

Blaxland* Zeichen: Übertragung des Aortenpulses auf ein Bauch oberhalb der Spinallinie angedrücktes Lineal bei großer Ovarialzyste (nicht aber bei Aszites).

Bl.B.: ↑ Blutbild.

Blegvad*-Haxthausen* Syndrom: (OLAF B., 1888 – 1961; HOLGER H., 1892 – 1959, dän. Ophthalmologe bzw. Dermatologe): (1921) ↑ Osteogenesis imperfecta (Typ LOBSTEIN) mit erblicher Störung der Kollagenfaserentwicklung, Anetodermie, Katarakt, blauen Skleren.

Blei, Plumbum, Pb: 2- u. 4wert. Schwermetall, Atomgew. 207,19, OZ 82; 8 Isotope $^{204-214}$Pb (darunter sogen. »Radium G, D, B«, »Actinium B«, »Thorium B«). Ebenso wie seine Salze (s. u. Plumbum) u. Derivate giftig; tägl. Aufnahme 300–400 µg über Verdauungskanal, Atemwege, Haut u. Schleimhäute (MAK für Staub u. Dämpfe 0,15 mg/m^3; max. zuläss. Menge in Trinkwasser: 0,3 mg/l nach 9 Std. Stehen). Darmresorption als bas. Karbonat; im Serum (normal ~ 60 [20–100]µg%) v. a. als Phosphat u. in Proteinbindung (Sulfhydrylgruppen). Bei tox. Dosen Ablagerung v. a. als – schwerlösl. – tert. Phosphat in Knochen (> 90%; Ca-Verdrängung, Rest in Leber u. Niere; durch Azidose, Alkalose, Parathormon, Vit. D, EDTA aktivierbar). – *toxik* ↑ Bleivergiftung. – Therap. Anw. als *hom* Plumbum metallicum sowie als Adstringens (in Aqua Plumbi, Emplastrum Lithargyri etc.). Nachweis anhand typ. Fällung (u. a. schwarzes Sulfid, gelbes Chromat u. Jodid) mit Anthranilsäure, Thioharnstoff, Salizylaldoxim etc., in biol. Material v. a. mit Dithizon (rot), Rhodizonsäure (rot), Benzidin (blau).

Bleiäquivalent: *radiol* ↑ Bleigleichwert.

Blei|amblyopie: bei chron. B.vergiftung bilat. zentrales Skotom (anfangs für Farben, später Gesichtsfeldlücken u. Optikus-Teilatrophie). – **B.anämie:** meist normochrome Anämie infolge bleitox. Störung von Hb-Synthese (Hemmung des Fe-Einbaus in Porphyrin) u. Erythropoese (vermind. Nukleoproteinsynthese); z. T. mit Hämolyse. Starke Polychromasie, basophile Tüpfelung; ferner Siderozyten, leichte Anisozytose; im KM rel. Zunahme der Erythropoese; s. a. Schema »sideroachrest. ↑ Anämie«. – **B.arthralgie:** heft., meist nächtl. Extremitätenschmerzen (vasospastisch?) bei Pb-Intoxikation, oft gleichzeit. B.koliken. – **B.asthma:** asthmaähnl. Oppressionsgefühl bei B.vergiftung. – **B.atem:** faulig-süßl. Mundgeruch bei chron. B.vergiftung mit Magen-Darm-Beteiligung.

Bleiazetatlösung: 10- bis 25%ige. wäßr. Lsg. von Plumbum aceticum (letztere für Indikannachweis im Harn). – Mit B. getränkte Filtrierpapierstreifen zum H$_2$S-Nachweis.

Blei|bänder: *toxik, röntg* ↑ Bleilinien. – **B.basedow:** (VIGLIANI 1934) bei entspr. Disposition durch Pb-Intoxikation ausgelöste Hyperthyreose.

Bleibeklistier: für längere Retention best. Klistier (allg. 100–200 ml); meist mit Zusatz lokal wirkender Medikamente u. als Nährklysma.

Bleichen: Entfärben durch Beseitigung oder Umwandlung des Farbstoffs (Adsorption, Oxidation, Überführung in Leukoverbindungen); z. B. der Haare mit H$_2$O$_2$, der Haut mit unlösl. Hg-Verbindgn. (enzymat. Hemmung des Melaninaufbaues), Hydrochinon-monobenzyläther (Allergiegefahr!), H$_2$O$_2$, Peroxiden, von Melanin (in Paraffinschnitten) mit H$_2$O$_2$, freiem Cl in Alkohol, HOCl, von Knochenpräpn. mit kaltem H_2O_2, Bleichsoda.

Bleichsucht: ↗ Chlorosis.

Blei|delirium: bei B.enzephalopathie vork. Bewußtseinstrübung mit Unruhe, passagerer Verwirrtheit, evtl. JACKSON-Krämpfen, Sinnestäuschungen, Gesichtszuckungen, Lippentremor. – **B.depot**: in den Körpergeweben (v. a. Knochen; mit dem Alter zunehmend) als inakt. tert. Phosphat gespeichertes Pb; löst bei Mobilisierung (Alkalose, Azidose, Parathormon) ↗ B.vergiftung aus. – **B.dicke**: *radiol* Stärke (mm) eines B.bleches bzw. einer B.wandung als Strahlenschutz-Maß (gem. DIN 6812 u. 6811 u. einschläg. UVV).

Bleienzephalopathie: vasospast. u. endarteriit. Großhirnschädigung bei ↗ Bleivergiftung, evtl. als Spätschaden. Initial Kopfschmerzen, Schwindel, Übererregbarkeit, Schlaflosigkeit, Tremor, transitor. Amaurose, meningit. Reizung (erhöhte Pb-Werte u. Leukozytose im Liquor), später Depressionen, ↗ Bleidelir, epileptiforme Anfälle (JACKSON-Typ); bei **chron. B.** Gedächtnisschwund, Demenz, zentrale Lähmung, Sprach-, Gang-, u. Sehstörungen, Ohrensausen; oft letaler Ausgang.

Bleiessig: Liquor Plumbi subacetici.

Blei|gicht: ↗ B.arthralgie. – **B.glas**: Glas mit in Silikat gelöstem PbO_2; für ionisierende Strahlung mehr oder minder undurchlässig. – **B.gleichwert**: *radiol* Filter- bzw. Strahlenschutzwert eines Körpers oder Werkstoffes, ausgedrückt in mm Dicke einer B.schicht gleicher Wirkung. – **B.gummi**: *radiol* Pb-Staub oder elektrolyt. Pb enthaltender Gummi (mit bestimmtem Bleigleichwert).

Blei|-Hämatoxylin-Färbung: (MALLORY 1936) Gemisch von Pb(IV)-salzen u. saurem Hämatoxylin zur polychromen Simultanfärbung von Nervenfasern (bei vorhergehender oder gleichzeit. Anw. von Säurefuchsin oder Pikrinsäure). – **B.handschuhe**: *radiol* ↗ Strahlenschutzhandschuhe. – **B.intoxikation**: ↗ Bleivergiftung.

Blei|kolik: bleitox. krampfart. Schmerzattacken im Oberbauch; mit Ostipation, Erbrechen, Blutdrucksteigerung, in schweren Fällen Temp.erhöhung. – **B.kolorit**: aschgraue Farbe der Haut u. Schleimhäute bei B.vergiftung infolge Vasospasmen (Minderdurchblutung) u. Anämie (evtl. auch Subikterus). – **B.kontrastierung**: Einführung von Pb (stabilisierte alkal. Pb-[OH]$_2$-Lsg.) ins elektronenmikroskop. Präp. zur Erhöhung des Bildkontrastes (stärkere Elektronenstreuung). Bes. gute Darstg. von Ribonukleophosphat; mit zusätzlichem Uranylazetat Doppelkontrastierung. – **B.krankheit**: ↗ Bleivergiftung.

Blei|lähmung: bleitox. Lähmung peripherer motor. Nerven (Polyneuropathie). Beginn an Unterarmstreckern; später Radialislähmung u. GUBLER* Tumor; auch Schulter- u. Oberarmtyp (REMAK), evtl. als Klauenhandtyp (ARAN-DUCHENNE) mit Atrophie der Mm. interossei; bei Kindern auch – meist einseit. – Beinlähmung. Restitution langsam, unvollständig. – **B.linien**: *röntg* bei B.vergiftung metaphysäre, evtl. diskontinuierl. Verdichtungslinien (ähnl. denen bei D-Hypervitaminose). – **B.lippen**: graublaue Pb(sulfid)-Niederschläge in der Lippenschleimhaut bei B.vergiftung.

Blei|niere: ↗ B.schrumpfniere. – **B.osteosklerose**: bei chron. B.vergiftung knöcherne Metaplasie des Bindegewebes u. Spongiosaverdichtung mit osteoblast. Lamellenbildung u. randständ. dissezierender Fibroosteoklasie (»Achatstruktur«).

Blei|papier: mit ↗ B.azetat getränktes Filterpapier. – **B.pflaster**: ↗ Emplastrum Lithargyri. – **B.plattennaht**: *chir* ↗ Plättchennaht. – **B.polyglobulie**: bei B.vergiftung initiale, unspezif. Polyglobulie. – **B.polyneuritis**: s. u. B.lähmung. – **B.punktierung**: ↗ B.-tüpfelung.

Bleiraster: *radiol* Lamellengitter oder Lochplatte aus Blei(legierung); als Streustrahlenblende bzw. Siebraster (»Bleisieb«).

Blei|saum: blau-schwarzgraue Ablagerung (Pb-sulfid als Produkt aus Pb u. H_2S) im Zahnfleischrand. – **B.(schrumpf)niere**: chron.-bleitox. Nephrosklerose (Spätschaden), weitgehend der arteriosklerot. Schrumpfniere entsprechend. – Selten auch akut-bleitox. tubuläre Schrumpfniere bei einmal. hoher Pb-Aufnahme. – **B.schürze**: ↗ Strahlenschutzschürze. – **B.sieb**: *radiol* Bestrahlungssieb aus Blei(gummi) zur ↗ Siebbestrahlung; s. a. B.raster. – **B.spätschaden**: die nach Bleiexposition oder -vergiftung erst rel. spät eintretende ↗ B.enzephalopathie, -lähmung, -schrumpfniere.

Bleistiftkot: schwachkalibr. Kotsäule bei stenosierendem Prozeß in Rektum u. Anus.

Blei|tetraäthyl: $Pb(C_2H_5)_4$; ölig-farblose Flüssigkeit, über Haut u. Atemwege resorbierbar; Verw. als Antiklopfmittel für Benzin (»Verbleiung«). Wie andere lipoidlösl. organ. Pb-Verbindgn. toxisch (MAK 0,075 mg/m^3 = 0,01 ppm): nach wenigen Stdn. Hypotonie, Verwirrtheit, Delirium, motor. Unruhe, Krämpfe, Koma (mit Hypo-, präfinal Hyperthermie). – **B.tetraazetat-Methode**: *histol* der PAS-Reaktion überlegener Nachweis von Polysacchariden in Gegenwart von Proteinen.

Blei|trägertum: das klinisch stumme Vorstadium der B.vergiftung: δ-Aminolävulinazidurie (bis 100 mg pro Tag), Koproporphyrinurie, Bleitüpfelung der Ery, erhöhter Pb-Serumspiegel, evtl. Bleisaum u. -kolorit. – **B.tremor**: ↗ Tremor saturninus. – **B.tüpfelung, -punktierung**: basophile Tüpfelung der Ery als obligates Frühsympt. der Bleivergiftung.

Bleivergiftung, Saturni(ali)smus: chron., subchron. oder – selten – akute (↗ Bleitetraäthyl) Intoxikation durch Einatmen (Staub, Rauch, Dampf), orale Aufnahme oder Hautresorption von metall. oder organisch gebundenem Pb. Tox. Effekt v. a. durch Enzym-Inaktivierung (mit Störung von Porphyrinstoffwechsel, Blutbildung u. Vasomotorik); nach stummem Vorstadium (↗ Bleiträgertum) u. sogen. Präsaturnismus (↗ Tremor saturninus) Vollbild mit Gefäßspasmen (↗ Bleiarthralgien, -kolorit, evtl. Gangrän der Akren) u. deren Auswirkung auf ZNS (↗ Bleienzephalopathie), Verdauungstrakt (↗ Bleikolik) u. Nieren (↗ Bleischrumpfniere); ferner Bleitüpfelung u. -anämie, Bleilinien, -osteosklerose, Bleisaum u. -niederschläge, als Spätschäden Bleilähmung, chron. Enzephalopathie etc.; terminal Kachexie (mit Nachlassen auch der geist. Kräfte). Ther.: Magenspülung, Tierkohle, Antidotum metallorum, Kalzium i.v., Äthylendiamintetraessigsäure-Salze; bei **chron. B.** Arbeitsplatzwechsel, Kalkgaben, Vit. D, Jodide. – Ggf. entschädigungspflichtig. BK.

Bleiwasser: ↑ Aqua Plumbi.

Blencke* Syndrom (AUGUST B., 1868 – 1937, Orthopäde, Magdeburg): dem HAGLUND* Syndrom (I) nahestehende Apophysitis calcanei mit sek. Ossifikationskernen im Sehnenansatz.

Blende: Vorrichtung zur Begrenzung eines Strahlenbündels (bei stabiler oder variabler »Blendenöffnung«). In der Radiologie v. a. zur Reduktion der Streustrahlung, u. zwar als objektnahe Raster- oder als objektferne Tiefen- (z. B. Lichtvisier-) oder Tubusblende.

Blenden|faktor *röntg* Multiplikator für Belichtungszeit bzw. -spannung oder -stromstärke zum Ausgleich des »B.verlustes« bei Aufnahmen mit Streustrahlenblende. – **B.tubus**: ↑ ALBERS=SCHÖNBERG* Blende.

Blendfilarie: ↑ Onchocerca volvulus.

Blendung: *opt* Störung des Sehvermögens durch überstarken Lichteinfall, abhängig von Leuchtdichte (absolut bei > 20 sb), Dauer u. Einfallswinkel; verstärkt nach längerer Dunkelanpassung, bei Pupillenweitstellung, Albinismus, best. Hypovitaminosen; evtl. schmerzhaft (physiol. Schutzfunktion). Unterschieden als Direkt- u. Indirekt- (einschl. Reflexions- u. Nebel-), Infeld- u. Umfeld-, Simultan- u. Sukzessiv-B. (mit Nachbildern). Als irreversibler Effekt evtl. Verbrennungen in Netzhautmitte (= schwerster Grad einer aktinogenen Retinitis); s. a. Conjunctivitis nivalis, Schweißerophthalmie.

Blenno…: Wortteil »Schleim«, »Schleimhaut«, »Eiter«; z. B. **B.metritis** (purulente ↑ Endometritis), **B.rrhagie** (starke Blennorrhö, Gonoblennorrhö).

Blennorrhö: profus-eitr. Absonderung einer Schleimhaut; z. B. die **Blennorrhoea umbilici** (»nässender Nabel«) des Neugeb., evtl. mit Nabelgranulom; meist durch harmlose Stuhlkeime, häufiger bei Nabelanomalie (offener Ductus omphaloentericus, Urachusfistel), bes. gefährl. als **spezif. B.** bei konnat., Syphilis (Gefahr der Verblutung). – I. e. S. die **B. der Augenbindehaut** (= Blepharo-B.), insbes. bei Go (↑ Gonoblennorrhö), aber auch bei Einschlußkörperchen-, Pneumo- u. Streptokokkenkonjunktivitis.

Blennotorrhö: schleim.(-eitr.) Sekretion aus dem Gehörgang.

Blennozystitis: katarrhal. (chron.) Zystitis.

Blennurie: Schleimbeimengung (z. B. Genitalsekrete) im Urin. Ferner die »schleim.« Konsistenz alkal. Urins infolge bakterieller Zerstörung von Leukos u. Epithelien.

Bleomycinum *WHO*: zytostat. wirkendes Antibiotikumgemisch (biolog. standardisiert) aus Streptomyces verticillus).

blephar…: Wortteil »Augenlid« (Blepharon); z. B. **B.adenitis** (Entzündung der MEIBOM*, seltener der MOLL* u. ZEIS* Drüsen des Lides = Hordeolum bzw. Retentionszysten), **B.adenom** (↑ Chalazion, Hordeolum), **B.ektomie** (Exzision des Lidknorpels), **B.elosis** (buckel. Lidschwellung – meist mit Entropium – bei chron. Blepharitis).

Blepharismus: ↑ Blepharospasmus.

Blepharitis: Lidhaut-, Lidrandentzündung; u. U. mit Juckreiz, Wimpernausfall, häufig als Blepharokonjunktivitis. Unterschieden als **B. angularis** (Lidwinkel, meist durch Moraxella lacunata), **B. ciliaris** (Haarbälge einzelner Wimpern), **B. follicularis** (Wimpernfollikel; evtl. auch ZEIS*, MOLL* u. MEIBOM* Drüsen), **B. marginalis** (Lidränder; meist staphylogen oder allergisch), ferner **B. acarica** (durch Demodex folliculorum; chron. marginal), **B. crustosa** (eitr., mit Krusten), **B. erythematosa s. sicca** (marginale Kapillarstauung; v. a. bei Blonden; konstitutionell oder allerg.), **B. gangraenosa** (evtl. spontan perforierend), **B. granulomatosa** (ungewöhnl. Form des MELKERSSON*-ROSENTHAL* Syndroms; ödematöse Durchtränkung u. – meist perivaskulär – Granulombildung), **B. mycotica** (Hautpilze), **B. oleosa** (squamöse B. mit gelben, wachsart. Krusten am Wimpernboden), **B. parasitaria** (v. a. Kopfu. Filzläuse, Demodex folliculorum; Eiablage an Wimpern), **B. phlegmonosa** (flächenhaft fortschreitend, meist präaurikuläre LK-Schwellung, **B. rosacea** (bei Rosazea, marginal, häufig Chalazionbildung), **B. squamosa** (schuppenart. Auflagerungen, v. a. bei Seborrhö), **B. ulcerosa** (meist staphylogen).

Blepharo|blennorrhö: Blepharitis mit ↑ Blennorrhö. – **B.chalasis**: Koriumatrophie des Oberlides, mit vorn u. seitl. über den Lidrand herabhängender Haut (»Ptosis falsa«, evtl. sichtbehindernd; angeb. beim ASCHER* Syndrom); evtl. bds. (= Typ FUCHS; senile Atrophie, meist ödematös).

Blepharo|kl(e)isis: Verschluß der Lidspalte durch Lidrandverklebung. – **B.klonus**: klon. Blinzelkrampf, meist beidäug. Form des ↑ B.spasmus bei Reizung von Horn-, Bindehaut, N. facialis bzw. Ggl. geniculi; evtl. als Blinzeltic. – **B.kolobom**: ↑ Lidkolobom. – **B.koniose**: staub-, gas- oder dampfbedingte Lidschädigung; gelegentl. ulzerös, evtl. mit sek. En- bzw. Ektropium oder Trichiasis. – **B.konjunktivitis**: Lidrand-Bindehautentzündung.

Blepharon: ↑ Lid.

Blepharophimosis: Verkürzung der Lidspalte, entweder dominant/rezessiv erbl. (mit Tieflage der Bulbi, Mikrophthalmus, Ptose, Hypertelorismus, Tränenpunkte-Dystopie etc.; s. a. KLEIN*-WAARDENBURG* Syndrom, Ankyloblepharon); oder erworben (narb. Lidplattenschrumpfung nach chron. Blepharitis, bei Trachom; evtl. mit En- u. Ektropium) u. als **senile B.** (Erschlaffung von Fascia tarsoorbit. u. Lid, Medialverziehung des lat. Lidwinkels durch den M. orbicul.).

Blepharophryplastik: plast.-chir. Ersatz des Lidrandes samt Wimpern durch Augenbrauenstreifen.

Blepharo|plast: bei Flagellaten das Basalkörperchen, an dem die Geißel ansetzt. – s. a. Kinetoplast. – **B.plastik**: »Lidplastik« (↑ Blepharophry-, Kanthoplastik). – **B.plegie**: »Lidlähmung« durch Ausfall des M. orbicul. bei Fazialisparese (Lidschlußdefekt, evtl. Keratitis e lagophthalmo) oder des M. levator palpebrae bei Okulomotoriusparese (Ptose; angeb. meist doppelseit.). – **B.ptosis**: ↑ Ptosis (des Oberlides).

Blepharo(r)rhaphie: ↑ Tarsorrhaphie.

Blepharospasmus: Lidkrampf, entweder ↑ Blepharotonus oder ↑ Blepharoklonus, (evtl. Blinzeltic = **B. nictitans**); isoliert oder bei Spasmus des ges. Versorgungsgebietes. **Reflektor. B.** bei Erkr. von Hornhaut, Iris, Ziliarkörper, Zähnen, Siebbeinzellen, bei Fremdkörper- u. starken sensor. Reizen; ferner **sympath.** oder **essentieller B.** (im Alter, bei Neurasthenie, Neuropathie, Hysterie) sowie B. bei ZNS-Erkr. (z. B. postenzephalit., bei Fazialisirritation, AXEN-

FELD*-SCHÜRENBERG* Syndrom, als CHVOSTEK* Zeichen). Evtl. nur Teile des Muskels betreffend. (»spast. Entropium«).

Blepharo|spinkterektomie: Resektion lidrandnaher Teile des Orbicularis oculi bei Ptosis (Oberlidhebung, Verminderung des Liddruckes auf die Kornea). – **B.stat**: ↑ Lidhalter. – **B.stenose**: ↑ B.phimosis. – **B.symphysis, -synechie**: ↑ Symblepharon.

Blepharotonus: ton. ↑ Blepharospasmus (als u. U. langanhaltender Lidschluß); bei Reizzuständen des Auges, Irritation von Trigeminus oder Optikus, nach Enzephalitis.

bleps..., ...blepsie: Wortteil »Sehen«.

Blessig* Zysten (ROBERT B., 1830 – 1878, Ophthalmologe, Leningrad): bes. im Alter u. bei Myopie auftret. Hohlräume in der Netzhaut (Ora serrata) infolge Degeneration neuraler Elemente zwischen inn. u. äuß. Körnerschicht. Gilt als potentielle Urs. der Netzhautablösung; z. T. aber histochem. Artefakt.

Bleuler* Krankheit (EUGEN B., 1857–1939, Psychiater, Zürich): ↑ Schizophrenie. – **B.* Psychosyndrom**: (1916) organ. Psychosyndrom (↑ KORSAKOW* Syndrom).

Blick|ablenkung: ↑ Augenabweichung, B.bewegung. – **B.anfall**: ↑ B.krampf. – **B.apraxie**: ↑ B.lähmung.

Blick|bahn: die zentrale ↑ Sehbahn. – **B.bewegung**: willkürl. oder unwillkürl. Abweichung der Sehlinien von der Primärstellung nur durch Augenbewegung, d. h. durch Abduktion, Adduktion, Senkung, Hebung (max. bis 70°, 50°, 60° bzw. 20°). – s. a. B.feld. – **B.ebene**: Horizontalebene durch die B.linien beider Augen in Primärstellung.

Blicken: willkürl. Hinwendung der Augen auf ein Objekt mit dem Ziel seiner Abbildung in der Fovea centr.; schließt neben der Konvergenz Akkommodation u. Abblendung ein.

Blickfeld: der allein durch ↑ Blickbewegung mit Scharfeinstellung (d. h. Objekte auf Makula) optisch erfaßbare Teil des Raumes; unterschieden als »**max. B.**« (Bestg. mit Perimeter) u. als »**Gebrauchs-B.**« (Bewegungen bis ca. 20°). Das **binokulare B.** besteht aus bd. monokularen u. deren Überlagerungsbereich (»**überdeckendes B.**«), von dem wiederum nur ein Teil (»**gemeinsames B.**«) binokulares Einfachsehen zuläßt. Vgl. Gesichts-, Umblickfeld.

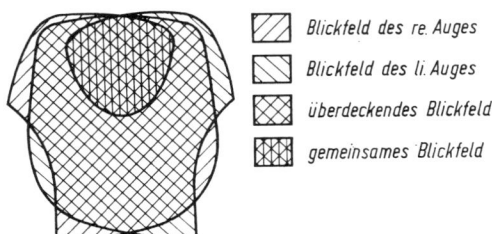

▨ Blickfeld des re. Auges
◪ Blickfeld des li. Auges
▩ überdeckendes Blickfeld
▦ gemeinsames Blickfeld

Blickkrampf: zwanghaft erlebte rhythm., oft ton.-klon., evtl. Stunden anhaltende Blickbewegungen oder aber starrer Geradeausblick infolge Enthemmung komplizierter Reflexmechanismen oder -synergien bei supranukleärem Schaden der Augenmuskeln oder Reizzustand in den Blickzentren, z. B. nach Enzephalitis.

Blicklähmung: gleichmäß. Bewegungseinschränkung bd. Augen für best. Blickrichtungen infolge Schädigung der Blickzentren oder supranukleärer Bahnen. Vork. als **1) assoziierte** oder **konjugierte B.** (Einschränkung gleichsinn. Bewegungen, ohne Doppelbilder; v. a. als **seitl. B.** = Unfähigkeit der gleichzeit. Blickwendung zur Seite; oft mit assoziierter ↑ Augenabweichung kombin.; längerdauernd bei Erkr. im Pons- u. Vierhügelgebiet, s. a. Ophthalmoplegia internuclearis), oder als **2) dissoziierte B.** (Einschränkung gegensinn. Augenbewegungen, u. zwar als Divergenz-, Konvergenz-, dissoziierte Vertikallähmung; stets mit Doppelbildern). – s. a. PARINAUD* Ophthalmoplegie.

Blick|linie: Verbindungslinie zwischen B.punkt, Augendrehpunkt u. Fovea centr. – **B.punkt**: der vom Auge angeblickte, in der Fovea centr. abgebildete »Kernpunkt«. – **B.richtung**: Verbindungslinie zwischen fixiertem Objekt u. »Deckauge« (Mitte zwischen bd. Augen). – **B.richtungsnystagmus**: schon bei mittelgrad. Blickbewegung auftret. Endstellungsnystagmus, z. B. bei Hirnstammprozeß oberhalb der Vestibulariskerne. – **B.schwankung**: Augenbewegung von max. 4–5 Winkelmin. beim Fixieren; physiol. durch Ortswechsel des Retinareizes (Regeneration des Rhodopsins).

Blickzentrum: ZNS-Abschnitte für Lenkung der Blickbewegungen. In mittl. Stirnwindung »Spähzentrum« (für willkürl. assoziierte Augenbewegungen), im Kalkarinabereich »**opt. B.**« (für reflektor. Blickbewegungen), subkortikale Zentren nahe Abduzenskern (»**pontines B.**«) u. im Vierhügelgebiet (seitl. bzw. vertikale Bewegungen), als **akust. B.** die Hörrinde; ferner Koordinationszentrum im Kleinhirn, Konvergenzzentrum im Bereich des PERLIA* Kernes. Untereinander u. mit anderen kortikalen Zentren u. Augenmuskelkernen verbunden.

blind: *ophth* s. u. Blindheit.

Blindbiopsie: Entnahme des Biopsiematerials ohne dir., endoskop. oder röntg. Sichtkontrolle.

Blinddarm: ↑ Caecum. – **B.entzündung**: ↑ Typhlitis (volkstüml.: ↑ Appendicitis).

blinder Fleck: *physiol* **1)** rundl. Gesichtsfeldlücke (Skotom) 12–18° temporal des Fixierpunktes infolge Fehlens von Pigmentepithel u. Sinneszellen in der Papilla n. optici. Bei beidäug. Sehen im allg. durch korrespondierende Bildanteile ausgefüllt; Nachweis durch MARIOTTE* Versuch. – **2) b. F. des Vestibularapparates**: Ausfall des räuml. Lagegefühls in einer best. Kopfhaltung (Reize der 3 Bogengänge gegenseitig aufgehoben).

blinde Strecke: *opt* bei hoher Annäherungsgeschwindigkeit der Bereich, in dem infolge Anisochronie ein auftauchendes Hindernis nicht mehr wahrgenommen wird.

Blind|end|atresie: *path* Atresie mit blinder Endigung des Organes (am Darm auch Mesenteriumdefekt).

Blinden|nystagmus: zielloses, vorw. horizontales Umherwandern der Augen bei Blindheit. – **B.schrift**: 1829 von LOUIS BRAILLE auf der Basis der BARBIER* Schrift entwickelte Schriftzeichen aus 1–5 erhabenen Punkten in 6-Punkte-Anordnung (↑ Abb. S. 276), mit den Zeigefingern von links nach re. abzutasten. – Seit 1885 ferner eine raum- u. zeitsparende »**B.kurzschrift**« nach KROHNS. – vgl. B-Test.

Blindfilarie

Blindenschrift

Gruppe I: Die Punkte 3 und 6 fehlen

A B C D E F G H I J

Gruppe II: Den Zeichen der Gruppe I ist Punkt 3 zugefügt

K L M N O P Q R S T

Gruppe III: Den Zeichen der Gruppe I sind die Punkte 3 und 6 zugefügt

U V X Y Z   ß/ss ST

Gruppe IV: Den Zeichen der Gruppe I ist Punkt 6 zugefügt

AU EU EI CH SCH   Ü Ö W

Gruppe V: Umkehrungen der Gruppe IV

ÄU Ä IE Zahlenzeichen

Gruppe VI: Die Zeichen der Gruppe I sind um eine Stufe heruntergesetzt

, ; : . ? ! ( ) " * "

Gruppe VII: Die Zeichen der Gruppe I sind um zwei Stufen heruntergesetzt

' -

Zahlen: Den Zeichen der Gruppe I ist das Zahlenzeichen zugefügt

1 2 3 4 5 6 7 8 9 0

Blindfilarie: Onchocerca volvulus.

Blindgangversuch: neurol. Prüfung auf Abweichtendenzen (v. a. bei Labyrinth- u. Kleinhirn-Erkr.) durch Geradeausgehenlassen mit geschlossenen Augen; bei Gleichgewichtsstörungen konst. Richtungsabweichung nach einer Seite (führt bei wiederholtem Vor- u. Rückwärtsgehen zu einer Sternfigur: »Sterngehen«). Von BABINSKI-WEIL modifiz. als 5mal. Vor- u. Rückwärtsgehen im Kreis (Ø ca. 3 m; Angabe der path. Drehtendenz in Graden, normal 10–15°).

Blindheit: angeb. oder erworb. hochgrad. Minderung des Sehvermögens, i. e. S. die völl. (beidäug.) B. = Amaurose; – »prakt. B.«: Herabsetzung des Visus auf 1/25 bis 1/50, so daß sich der Betroffene in einer ihm wenig vertrauten Umwelt nicht zurechtzufinden vermag. – Evtl. als »**funktionelle** oder **psychogene B.**« ohne obj. Augenbefund, z. B. nach Commotio cerebri, schwerem Schock, bei neurol.-psychiatr. Affektion einschl. »Hysterie«. – s. a. Rindenblindheit, opt. ↑ Agnosie.

Blind-loop-Syndrom, Blindsacksyndrom: (W. H. WHITE 1890) durch chron. Chymusstagnation im blinden Ende einer Enteroanastomosenschlinge, Divertikel etc. ausgelöster Beschwerdenkomplex seitens des oberen Dünndarms: Verdauungsstörung, Schleimhautaffektion (einschl. Ulzera), Völle- u. Druckgefühl, Diarrhöen, (latente) megalozytäre Anämie (erhöhter Vit.-B_{12}-Verbrauch durch Darmflora, Resorptionsstörung). – vgl. Dumpingsyndrom.

Blind|passage *mikrobiol* Passage-Verfahren, bei dem das aus einem anscheinend neg. Isolierversuch gewonnene Material jeweils für die erneute Anzüchtung verwendet wird. – **B.punktion**: Organpunktion ohne dir. oder indir. Sichtkontrolle (↑ Blindbiopsie).

Blindsack-Syndrom: *enterol* ↑ Blind-loop-Syndrom.

Blindverschluß: op. Verschluß eines Hohlorgans unter Bildung einer »Sackgasse« (meist Bildung einer Umgehungsanastomose); z. B. B. an Magen/Duodenum bei originaler BILLROTH* Op. II. – Als **angeb. multipler B.** (WEYERS* Syndrom) ein Komplex multipler Verschlüsse.

Blindversuch: *pharmak* Wirkungsprüfung, bei der die VP (= einfacher B.) bzw. auch Arzt u. Versuchshelfer (= Doppel-B.) nicht erfahren, ob das verabreichte »Präp.« echt oder ein Placebo ist.

Blindwert: *labor* durch die Methode (Reagentien etc.) bedingter, im Meßergebnis enthaltener »Leerwert«.

B-Linien: *pulm, röntg* ↑ KERLEY* Linien.

Blinzel-Kiefer-Test: willkürl. oder unwillkürl. kräftiger Lidschluß als Auslösungsreiz für eine reflektor. Kontralateralbewegung des UK als path. Enthemmungsphänomen.

Blinzel|krampf: ↑ Blepharoklonus. – **B.reflex**: reflektor. Lidschluß durch Reizung der Horn- oder Bindehaut (= Korneal- bzw. Konjunktivalreflex), Berühren der Wimpern, grelle Belichtung (= visueller Orbikularis-, optikofazialer Reflex) oder plötzl. starke Geräusche (= akust. Lidreflex). – **B.tic**: anfallsweise, solitäre oder repetitive, ton. Kontraktion des M. orbicul. oculi; bei extrapyramidaler Störung, aber auch psychogen.

Blisterbildung: *zytol* Ausstülpung des Zytoplasmas während der Mitose (Anaphase); Ausdruck akuten O_2-Mangels (hoher Energieverbrauch während Zellstreckung).

Blitzfigur: **1)** *path* baumartig verzweigte (»Dendrit«) bräunl. ↑ Strommarke (örtl. Blutgefäßlähmung u. -wandschädigung) bei Hochspannungsunfall. – **2)** *röntg* büschelart. Schwärzungsstreifen als Filmfehler durch Reibungselektrizität (beim Herausnehmen des Filmes aus Hülle bzw. Kassette).

Blitzguß, -dusche: KNEIPP* Anwendung mittels eines Gießschlauches mit spez. – sich verjüngendem – »**B.kopf**« (therm. u. mechan. Reiz); als Knie-, Schenkel-, Vollblitz (kalt, heiß oder wechselwarm), v. a. bei vegetat. u. Kreislaufdysregulation. – Auch **B.bad**, d. h. indifferentes bis mäßig warmes ¾-Bad mit wiederholtem heißen Rückenblitz (u. a. bei Spondylarthrose, Lumbalgie).

Blitz(-Nick-Salaam)-Krämpfe, BNS-, maligne Kleinkindkrämpfe: Epilepsie-Manifestation beim Kleinkind als blitzart. Zusammenfahren des Körpers, Beugung der Beine, Nachobenwerfen der Arme oder nickende Bewegungen des Kopfes, evtl. Beugebewegung des Rumpfes (»Propulsiv-Petit-mal«); oft progred. intellektueller Verfall; EEG: Hypsarrhythmie.

Blitz(schlag)syndrom: als unmittelbare Blitzschlagfolge (Zusammenwirken von Elektrizität, Hitze, Luftdruck u. Sog) Bewußtseinsverlust (mit unterschiedl. Restitutionstendenz), evtl. Atemstillstand u. Blitztod; neben schußart. Verbrennungen evtl. schwere Polytraumatisierung (v. a. Frakturen), oft neurol. evtl. nur passagere Ausfälle; path.anat.: Ödem u. Hyperämie von Lunge, Gehirn, Meningen, Blutung am Perikard u. serösen Häuten, Zellschädigung in Gehirn u. Muskulatur.

Blitz|star: durch Elektrizitätseinwirkung (Starkstromunfall, Blitzschlag) hervorgerufene – zunächst meist nur subkapsuläre – Linsentrübung, anfangs oft reversibel, später evtl. Übergang in Rinden- bzw. Totalkatarakt. – **B.sterilisation**: *hyg* ca. 2minüt. Sterilisieren mit gespanntem u. gesättigtem Wasserdampf (2 atü, 134°). – **B.tod**: s. u. B.schlagsyndrom.

Blix* Gesetz (MAGNUS GUSTAV BL., 1849 – 1904, Physiologe, Uppsala): Die Muskelkontraktion steigt mit dem Dehnungsgrad.

BLK, BlK: Blutkörperchen.

Blobner*-Jensen* Phänomen: (1937 bzw. 1941) bei BEHÇET* Krankh. Papel- oder Pustelbildung mit infiltriertem hyperäm. Hof am Ort einer s.c. Inj. von NaCl-Lsg.

Bloch* (MARCEL BL., 1885 – 1925, Internist, Paris) **Gesetz**: Die für eine Netzhautreizung erforderl. Lichtintensität verhält sich reziprok zur Reizdauer. – **Bl.* Quetschmethode**: Tuberkulose-Erregernachweis im LK-Quetschpräp. wen. Tage nach Inj. des Probematerials in die Leistengegend des Meerschweinchens. – **Bl.* Reaktion**: halbquant. Albumin-Bestg. durch Vergleich der Trübungsgrade der erwärmten Harnprobe u. einer Standard-Lsg. (wäßr. Tct. Benzoe/Glyzerin).

Bloch* Versuch (EMIL BL., 1847 – 1920, Otologe, Freiburg/Br.): (1895) Stimmgabelversuch zum Simulationsnachweis einseitiger Taubheit; modifiziert von STENGER (kontemporäre Anw.). – Von **Bl.*** auch **Spülkanüle** für Paukenhöhle u. Antrum mastoideum angegeben.

Bloch* (BRUNO BL., 1878 – 1933, Dermatologe, Basel, Zürich) **Basaliom**: ↑ Basalioma pigmentatum. – **Bl.*-Reaktion**: (1917) histol Nachweis eines spezif. intrazellulären Oxidationsenzyms durch Umwandlung von DOPA in schwarzes DOPA-Melanin. – **Bl.* Ekzemprobe**: Allergentestung durch 24stünd. Auflegen des verdächt. Stoffes unter wasserdichtem Verband (z. B. BILLROTH* Batist); sogen. »Läppchenprobe«, v. a. bei (vulg.) Ekzem. – **Bl.*-Sulzberger* Syndrom**: häufig unmittelbar nach der Geburt einsetzende dystroph. entzündl. Dermatose, mit blas. Veränderungen in linearer u. gruppierter Anordnung beginnend, späterer Übergang in verruköse Hyperkeratose, danach in fadenförm.-verzweigte u. spritzerart., graubraune bis stahlgraue Pigmentanomalie (»Incontinentia pigmenti«). Ätiol. unklar, Gynäkotropie, evtl. weitere Mißbildungen.

Bloch* Operation: 1) subtotale (bis auf post. Stumpf) Strumektomie bei diffusem Knotenkropf. – 2) **Bl.*-Mikulicz* Operation**: dreizeit. Segmentresektion des Kolons (Vorlagerung, Resektion u. Anus praeter; Rückverlagerung).

Bloch* Zeichen (MARTIN BL., 1866–1908, Neurologe, Berlin): 1) Fußklonus durch Aufsetzen des angewinkelten Beines auf die Zehenspitze im Sitzen; path. Pyramidenbahnreflex. – 2) unwillkürl. Hochziehen der Kniescheibe beim Stehen mit geschlossenen Augen als Hinweis auf echte Ataxie (?).

Block* Methode (WERNER BL., 1893–1976, Chirurg, Berlin): 1) Rosettenplastik zur Deckung eines Amputationsstumpfes. – 2) Frakturbehandlung mit doppelten Drahtquerzügen (»Bajonettdrähte«).

Block: spontane oder künstl. (↑ Blockade) Unterbrechung einer »Leitung«, z. B. an Nerv-Muskel (↑ neuromuskulärer u. Elektroblock), Lunge (↑ Alveolokapillarblock), Leber (↑ Abb.): als **extrahepat. Bl.** prähepatisch (Pfortader-Bl. bei Mesenterialvenenthrombose, Nabelinfektion, CRUVEILHIER*-BAUMGARTEN* Krankh.) oder posthepatisch (**V.-hepatica-Bl.** bei BUDD*-CHIARI* Syndr., nach Zwerchfell-Pleuraaffektion etc.) oder aber intrahepatisch (bei Leberzirrhose, schrumpfenden Nekroseherden etc.), alle 3 mit portaler Hypertonie (Ther.: Shunt-Op.); ferner ↑ Liquorblock, ↑ Enzymblock (meist als »**genet. Bl.**«). I. e. S. der Herzblock, d. h. die Verzögerung oder Unterbrechung der Erregungsausbreitung im kardialen Reizleitungssystem, organisch bedingt (mechan., hypox., tox. oder entzündl. Myokardalteration) oder »funktionell« (ohne organ. Urs. u. nur passager z. B. bei Vagotonie, Karotissinus-, Bulbusdruckversuch, hochgrad. oder langdauernder Tachykardie, vorzeitig einfallenden supraventrikulären Extrasystolen u. a. m.), partiell (unvollständ. oder nur zeitweilig; im EKG verlängerte Überleitung, evtl. Erregungsausfall distaler Myokardabschnitte) oder total (völl. Unterbrechung, v. a bei Koronarsklerose, Infarkt, Syphilis), transitorisch (z. B. bei akuter Kardiopathie) oder permanent; bes. Formen: **atrioventrikulärer Bl.** infolge partieller oder totaler av-Überleitungsstörung, bei entzündl., hypox., hypokaliäm., tox. Schädigung, erhöhter Reizschwelle oder abgeschwächter Erregungsintensität (Absterbe-EKG); als **partieller Av-Bl.** mit PQ-Verlängerung, gleitend (z. B. WENCKEBACH* Periodik), irregulär oder in festem zahlenmäß. Verhältnis (2:1-, 3:1-Block etc.), als »**labiler Av-Bl.**« unter Belastung evtl. übergehend in **totalen Bl.** mit Reizbildung in sek. oder tert. Zentren (s. a. atrioventrikuläre ↑ Dissoziation), evtl. ADAMS*-STOKES* Anfällen (oder endgült. Herzstillstand); als bes. Form der »**totale orthograde**« **Bl.** mit mögl. ↑ Reentry (gelegentl. neg. P-Zacken unmittelbar hinter dem QRS); als »**bilat. intraventrikulärer Bl.**« (= doppelseit. Schenkelblock) mit Verspätung der größten Negativität über bd. Kammern bei normaler Überleitungszeit; als **fokaler Bl.** nur innerhalb eines eng umschrieb. Kammerbezirkes, mit QRS-Knotung (evtl. -Verbreiterung) meist nur in einzelnen Ableitungen. – **Gemischter Bl.** mit gleichzeit. Beteiligung mehrerer Abschnitte des Reizleitungssystems (meist av- u. sinuaurikulärer Bl.) – »**Bl. im Block**«: totaler Av-Block mit zeitweisem Ausfall des Ersatzrhythmus (zusätzl. Blockierung des Automatiereizes); langzeit. Kammerasystolie mit ADAMS*-STOKES* Anfällen. – **infrafokaler Bl.** unterhalb des av-Zentrums, z. B. bei Interferenzdissoziation (EKG: verlängerte Kammerintervalle). – **Intermittierender Bl.** mit vereinzelter u. kurzfrist. (meist av-)Blockierung. – **Intraventrikulärer Bl.** infolge Leitungsbzw. Ausbreitungsstörung im spezif. Muskelsystem der Kammern: QRS-Verbreiterung, kein typ. Bild des Li.- oder Re.-Schenkelblockes; als »**diffuser ventrikulärer Bl.**« (»Wandblock«, bei Hypothermie, Chinidin-, K-Intoxikation, Agonie) meist mit entspr. atrialen bzw. av-Leitungsstörungen: QRS-Komplexe stark

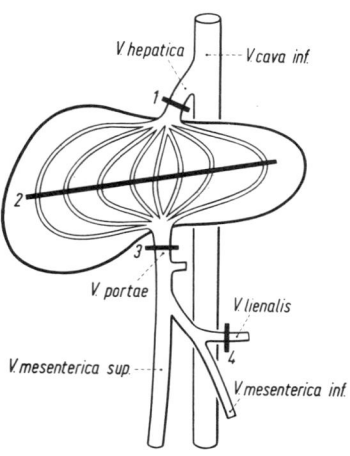

1 posthepatischer Block, 2 intrahepatischer Block, 3, 4 prähepatischer Block

Block

verbreitert (meist über 0,20 Sek.), plump, ohne typ. Schenkelblockkonfiguration. – **Latenter Bl.** unterschwellig, erst bei beschleunigter Frequenz manifest. – **Posterokaudaler Bl.** infolge fokaler Störung in der li. Kammerhinterwand; EKG: QRS-Verlängerung (wie WILSON* Block) in Extremitäten-, keine Verspätung der größten Negativität in Brustwand-Abltgn. – Als **retrograder Bl.** (die »av. Einbahnleitung«) mit Hemmung nur der retrograden Leitung zum Vorhof (↑ Reentry). – **Sinuatrialer, -aurikulärer Bl.** mit Überleitungsstörung von Sinusknoten zur Vorhofwandung (bzw. Herzohr), unterschieden als **sinu-links-** u. **-rechts-aurikulärer**, als **sinukranialer** (veränderte Form u. Dauer der P-Zacken, unterschiedl. P-P-Intervalle) u. als **kompletter SA-Block** (sek. oder tert. Ersatzrhythmus). – **Subepikardialer Bl.** (SEGERS) in der äuß. Herzmuskelschicht (Synapsen des spezif. u. muralen Myokards); evtl. als WILSON* Bl. (= »Major-Form« des rechtsseit. subepik. Bl.). – **Subtotaler Bl.** (Av-Block 2. Grades) mit seltener Überleitung infolge stark verlängerter Refraktärperioden. – s. a. BAYLEY*, WILSON*, Arborisations-, Hemi-, Schenkel-, Periinfarktblock, WENCKEBACH* Periode, Abb. »TAWARA* Schenkel«.

Blockade: spontane oder (i. e. S.) künstl., meist nur passagere Unterbrechung einer (Leitungs-)Funktion, z. B. ↑ Ganglien-, ↑ Nerven-, ↑ Paravertebral-, **retikuläre B.** (Hemmung des retikulären Hirnstammapparates [= arousal system] durch Phenothiazin-Neuroleptika etc.). – Im EEG das Verschwinden eines Rhythmus (ohne Ersatzrhythmus) bei plötzl. extero- oder enterozeptiver Reizung; z. B. der sog. Augenöffnungseffekt.

Blockdissoziation: *kard* komplette Vorhof-Kammer-Dissoziation bei totalem Av-Block (im Ggs. zur frequenzbedingten Av-Dissoziation ohne Leitungsunterbrechung).

Blocker: ↑ Bronchus-, Ganglienblocker.

Block|färbung: histol. Färben eines Gewebeblockes [aus dem dann Mikrotomschnitte (große Schnittserien) angefertigt werden]; Nachteil: zentrale Partien meist schwächer gefärbt. – Analog auch **B.imprägnation** (mit ammoniakal. Silbernitrat-Lsg.) zur Darstg. von Neurofibrillen, Retikulumfasern, Krankheitserregern (z. B. LEVADITI* Färbung). – s. a. blocking.

Blockierung: ↑ Block, Blockade, *orthop* Arthrodese, -rise.

blocking: **1)** *histol* Einbettung von Untersuchungsmaterial in flüss. Celloidin, Paraffin, Methakrylat etc. u. anschließ. Formen (Schieberrähmchen) der Masse zum Block. – **2)** *psych* (S. FREUD) plötzl. Stop in einer Assoziationsbildung bei Durchbruch eines Komplexes. – **3)** *immun* s. u. blockierender ↑ Antikörper. – **B.-Test**: (WIENER) Nachweis unvollständ. (monovalenter) AK anhand des Reaktionsausfalls eines bivalenten bzw. kompletten AK (der am Substrat keine freien Rezeptoren mehr vorfindet).

Block|syndrom: **1)** *pulmon* ↑ Alveolokapillarblock. – **2) spinales B.**: ↑ NONNE*-FROIN* Syndrom. **B.wirbel**: partielle bis totale Verschmelzung von 2 oder mehr WK (evtl. einschl. Bögen u. Dornfortsätzen); konnatal (Differenzierungsstörung der Bandscheibenanlage?) oder erworben (entzündl., traumatisch).

Blocq* Krankheit (PAUL OSCAR BL., 1860 – 1896, Neurologe, Paris): psychogene (»hyster.«) ↑ Ataxie.

Blom* Färbung: Eosin-Nigrosin-Färbung des Sperma zur DD vitaler u. toter Samenfäden (letztere intensiver gefärbt).

Blond* Fingerhut: *geburtsh* Einführungsgerät für die GIGLI* Säge zur Dekapitation in utero.

Blondheim* Test: (1957) DD von Myoglobin: Hb bei Proteinurie durch Zusatz von Ammoniumsulfat; bei Myoglobin Filtrat bzw. Zentrifugat schwarz.

Blondlot* Strahlen: *radiol* ↑ Grenzstrahlen.

blood pool: *röntg* KM-Ansammlung in umschrieb. Gefäßerweiterungen als angiograph. Malignomzeichen. – vgl. Blutspeicher.

Blood-saline-coagulation-Test (Copley*): Bestg. der spontanen Blutgerinnungszeit in aufsteigenden NaCl-Lösungen bei 37°.

blood sludge: ↑ Sludge-Phänomen.

Bloodgood* Operation: Verschluß einer med. Leistenbruchpforte mit dreieck. Faszienzipfel des Rectus abdominis (Fixation am Leistenband).

Bloom*(-Torre*-Machacek*) Syndrom: ätiol. unklarer fetaler Zwergwuchs mit teleangiektat. Erythem (»mottles discoloration«; Gesicht, Vorderarm), Café-au-lait-Flecken, systemat. Naevus flammeus, Photosensibilität, evtl. Polydaktylie u. Progerie. – Dem DUBOWITZ* Sy. nahestehend.

Bloor* Reaktion: kolorimetr. Bestg. des Serumcholesterins mit Essigsäureanhydrid u. konz. H_2SO_4 im Chloroform-gelösten Eindampfrückstand des Alkohol-Äther-Extraktes.

Blot* Dolch (CLAUDE PHILIBERT HIPPOLYTE BL., 1822 – 1888, Geburtshelfer, Paris): Perforatorium mit dolchart. Branchen für die ↑ Kraniotomie.

Blount* (WALTER PUTNAM BL., amerikan. Orthopäde) **Klammer**: krampenart.-spitze Knochenklammer, v. a. für Epiphysenklammerung. – **B.*Korsett**: ↑ Milwaukee-Korsett. – **B.*(-Barber*) Syndrom**: (1937) asept. Nekrose des med. Tibiakondylus; infantile Form meist bilat. (evtl. spontan heilend), juvenile (6.–12. Lj.) häufiger unilat. u. Genu varum (kompensator. Hypertrophie des med. Femurkondylus), Gangstörung. – **B.*(-Clarke*) Op.**: unilat. Epiphyseodese (B.* Klammer) der dist. Femurepiphyse zur Gelenkachsenkorrektur (einseit. Bremsung des Knochenwachstums).

Blow-out-Fraktur: Orbitawandbruch nach Gewalteinwirkung auf den Augapfel; meist Sprengung des Orbitabodens mit Weichteilherniation; mit Hämophthalmus ext., Enophthalmus, Diplopie.

blue baby: »blausücht. Säugling« bei angeb. Herzvitium (v. a. ↑ FALLOT* Tetralogie) oder ↑ Methämoglobinämie. – **blue bloater**: *pulm* s. u. pink puffer. – **blue disease**: ↑ Felsengebirgsfieber. – **blue eye**: *trop* ↑ bungeye.

Blue-tampon-Methode: *gyn* einfache (aber unsichere) Bestg. der unfruchtbaren Tage mit präparierten Vaginaltampons (Farbumschlag blau z. Zt. der Ovulation).

Blüten|star: *ophth* ↑ Cataracta floriformis. – **B.staub**: *allerg* ↑ Pollen.

Blum* Schutzkost (FERDINAND BL., 1865 – 1959, Endokrinologe, Frankfurt): hochkalor., milchreiche Diät ohne Fleischeiweiß bei Hyperthyreose.

Blum* Syndrom 1) (PAUL BL., 1878 – 1933, Arzt, Straßburg): prim. oder sek. chloroprive Azotämie mit Anurie u. extrarenaler Urämie; Form des ⫽ Salzmangelsyndroms. – 2) GOUGEROT*-B.* Sy.: ⫽ Dermatitis lichenoides purpurica pigmentosa.

Blum* Tumor: Epulis-art. Zahnfleischwucherung bei Gingivitis gravidarum.

Blumberg* Zeichen (MORITZ BL., 1873 – 1955, Chirurg, Berlin): (1907) Loslaßschmerz im re. Unterbauch als ⫽ Appendizitis-Zeichen.

Blumenau* (LEONID WASSILJEWITSCH BL., 1862 – 1929, russ. Neurologe) **Kern**: seitl. Teil des Nucl. cuneatus. – **B.* Test**: Tuberkulin-Pflasterprobe am Unterarm.

Blumenbach* (JOHANN FRIEDR. BL., 1752 – 1840, dtsch. Physiologe) **Fortsatz**: ⫽ Processus uncinatus ossis ethmoidalis. – **B.* Klivus**: ⫽ Clivus.

Blumenkohltumor: *path* Papilloma oder Carcinoma cauliflore (mit blumenkohlart. Oberfläche).

Blumensaat* Linie: *röntg* auf der seitl. Kniegelenkaufnahme die durch die sklerosierte Fossa intercondyl. bedingte Linie, deren Verlängerung bei 150°-Beugung normalerweise den unt. Patellapol schneidet (nicht aber als Patellahochstand).

Blumenthal* Probe (FERDINAND BL., geb. 1870, Arzt, Berlin): 1) Pentosen-Nachweis im Harn anhand blaugrüner oder -violetter Färbung bzw. Fällung beim Kochen der Probe nach HCl- u. Orzinzusatz. – 2) Azeton-Nachweis anhand der Blaufärbung der Probe (Harn + Hydroxylamin-Lsg., NaOH, Bromwasser u. etwas Pyridin) nach H_2O_2-Zusatz.

Blumenthal*-Lipskerow* Färbung: modif. LJUBINSKI* Färbung (für Di-Baktn.) mit Pyoktanin-Essigsäure-Chrysoidin-Lsg.

Blumenthal* Reaktion (G. BL., Hygieniker, Berlin): KBR (WaR-Prinzip) für Echinokokkose.

Blumer* Zeichen (GEORGE ALBERT BL., 1858 – 1940, amerikan. Internist): rektal tastbare, derbe Resistenz bei DOUGLAS-Metastase (**Blumer* Tumor**) eines prim. Magen- oder Darmmalignoms.

Blumgart* Therapie (HERMANN LUDWIG BL., geb. 1895, Arzt, Boston): Thyreoidektomie zur Stoffwechseldämpfung bei Herzinsuffizienz u. Angina pectoris gravis (»**B.* Syndrom**«). – Prinzip als Radioresektion noch praktiziert.

Blusentyp: auf oberen Schultergürtel u. Oberarme beschränkte Adipositas (Lipomatose).

Blut: das im Blutkreislauf zirkulierende »flüss. Organ«, das zahlreiche Transport- u. Verknüpfungsfunktionen (z. B. für Gase, Nährstoffe, Wärme, Intermediär- u. Abbauprodukte, Abwehrstoffe, Hormone) erfüllt. Heterogene, je nach O_2- bzw. CO_2-Gehalt hell- bis dunkelrote Flüssigkeit (»arterielles«, ⫽ »Kapillar-«, »venöses Bl.«) aus Blutplasma (⫽ Tab.) u. -zellen (♂ 47%, ♀ 42%); unterliegt unter best. Bedingungen der Gerinnung (⫽ Blutgerinnung), s. a. Blutbild, -dichte, -faktoren, -gase, -strömung, -viskosität, -volumen. – **okkultes B.**: mit dem bloßen Auge nicht wahrnehmbare B.beimengung in Urin oder Fäzes (⫽ B.nachweis).

Blut|agar: mit zitrathalt. oder defibriniertem, menschl. oder tier. Blut (5 – 10%) versetzter steriler Nähragar (Platte, Schrägagar); begünstigt Erregerwachstum u. gestattet Nachweis hämolysierender Eigenschaften. – Auch als B.-Alkali- (z. B. nach DIEUDONNÉ, PILON, ESCH), B.-Dextrose-Agar etc. – **B.alkohol**: Äthanolgehalt (meist in ‰) des menschl. Blutes z. Zt. der Blutprobenentnahme (möglichst mit Venüle; keine Alkoholdesinfektion!) oder – errechnet – als »**B.spiegel**« zum relevanten Zeitpunkt zuvor; Bestimmung durch Gaschromatographie, Interferometrie (basierend auf apparativ kompensierter Veränderung des Interferenzbildes von reinem Wasser gegen ein Gemisch mit wechselndem Alkoholgehalt; Berechnung mit Eichkurve) oder aber chemisch n. SCHIFFERLI (katalyt.-pyrogene Umwandlung in Äthylen, Errechnung nach quant. Bromanlagerung), WIDMARK (1922; Oxidation zu Azetaldehyd unter Reduktion äquivalenter Cr^{VI}-Mengen zu Cr^{III}, jodometr. Titration des Cr^{VI}-Überschusses; benötigt 100 mg Blut, liefert fälschl. hohe Werte nach Äthernarkose, bei Diabetes [Azeton, Azetessigsäure], im Leichenblut [Fäulnisprodukte], daher in der BRD zusätzl. ⫽ ADH-Methode obligat; bei Blutentnahme möglichst auch ärztl. ⫽ Berauschungsprüfung!). **B.kurve** (vom Trinkbeginn bis zur vollständ. Ausscheidung bzw. Verbrennung) abhängig u. a. von Magenfüllung, Resorptionsgeschwindigkeit, Trinkgewohnheiten, Art des Getränkes; auch vegetativ bedingte kurzzeit. Verschiebung des Alkohols vom Blut ins Gewebe u. umgekehrt möglich. Bewertet werden: 0–0,5‰ = nicht betrunken, 0–1,0‰ = zur Hälfte funktionelle Einbußen, 0,5–1,5‰ = gestörte Konzentration, 1,5–2,0‰ = betrunken, 2,0–2,5‰ = teilweise schwere Vergiftung, 3–5‰ = Koma, Todesgefahr, 5‰ = letale Dosis (Alkoholintoxikation).

Blutandrang: als »Wallung« empfundene arterielle Hyperämie der Kopfgefäße aufgrund vorübergehender Hypertonie (»Blutdruckunruhe«).

Blut|antigene, -antikörper: ⫽ B.gruppenantigene bzw. -antikörper. – **B.armut**: ⫽ Anämie. – **B.aspiration**: *klin* A. von Blut bei Atemwegsblutung oder B.erbrechen; Gefahr der Aspirationspneumonie.

Blut|auge: *ophth* ⫽ Hämophthalmus. – **B.ausstrich**: filmart. Ausstrich eines Tropfens frischen Kapillarblutes auf Objektträger; nach Trocknung ungefärbt zur mikroskop. Untersuchg. auf Parasiten, gefärbt zur Differenzierung der Blutzellen (Ery u. best. Leukozytengranula mit sauren, andere Granula, Kernsubstanzen u. Protoplasma mit bas. Stoffen färbbar), z. B. nach PAPPENHEIM, MAY-GRÜNWALD, GIEMSA, GRAHAM-KNOLL, SATO, SCHULTZE, EHRLICH, LÜDIN. – **B.austausch**: ⫽ Austauschtransfusion.

Blut|bahn: s. u. Gefäßsystem, Kreislauf. – **B.bank**: Einrichtung des B.spendedienstes, die ⫽ B.konserven für Bedarfsfälle lagert. – **B.basophilie**: ⫽ Basophilie (1).

Blutbild, BB: qual. u. quant. Zusammensetzung des Blutes (z. B. als humorales Bl.); i. e. S. die des peripheren Blutes bzgl. seiner korpuskulären Elemente (⫽ Differential-Bl.), unterschieden als rotes (Ery) u. weißes Bl. (der Leukos; meist mit Angabe von Ery-, Leuko-, Thrombozytenzahl (pro mm³), Retikulozytenzahl (in ‰, bezogen auf Ery pro mm³), Färbeindex oder Hb_E; s. a. Hämatomyelogramm (= zentrales Bl.). – **buntes Bl.**: (SCHILLING) Differential-Bl. mit ausgeprägter Polymorphie des Lympho- u. Monozyten (bei Fleckfieber, Virusinfekten, insbes. infektiöser Mononukleose). – **leukämoides Bl.**: passager u.

Blut

Blut

Eigenschaften und Zusammensetzung	Serum/Plasma	Vollblut
I. Allgemeines		
Spezifisches Gewicht (20°/20°)	1,024–1,032	1,050–1,064
Osmotischer Druck (Torr)	4922–5106	–
Onkotischer Druck (Torr)	20,60–35,31	–
Plasmawasser	92–94%	–
pH art.	7,32–7,52	7,31–7,45
pH ven.	7,27–7,46	7,25–7,50
Gefrierpunktserniedrigung	0,535–0,570°	–
CO_2 art.	56–65 Vol. %	45–54 Vol. %
ven.	53–76 Vol. %	47–62 Vol. %
N_2 art.	–	0,7–0,79 ml %
ven.	–	0,7–0,79 ml %
O_2 art.	–	15–23 Vol. %
ven.	–	10–18 Vol. %
Standardbikarbonat	22–30 mval/l	–
Basen	146–155 mval/l	–
Gesamtstickstoff	0,9–1,4 g %	2,6–4,3 g %
Rest-N	18–40 mg %	20–40 mg %
II. Anorganische Stoffe (Werte, wenn nicht anders vermerkt, in mg/100 ml)		
Aluminium	0,01–0,05 (0,07)	0,02–0,06
Ammoniak	0,1–0,3	0,07–0,20
Arsen	0,0083–0,0638	–
Blei	0,0015–0,030	–
Bromid	0,2–1,8	0,3–2,0
Chlorid	320–390	250–330
Chrom	0,00017–0,030	–
Eisen	0,06–0,23	42–56
Fluorid	0,01–0,045	0,01–0,10
Jod, gesamt	0,0048–0,012	0,0036–0,016
Jod, proteingebundenes (PBI)	0,003–0,014	–
Kalium	13–25	126–220
Kalzium, gesamt	8,2–11,6	5–7
Kalzium, ionisiert	4,25–5,25	–
Kobalt	0,0004–0,0017	–
Kupfer	0,085–0,140	0,072–0,160
Lithium	0,003	0,0015–0,0019
Magnesium	1–5,1	2–4
Mangan	0,02–0,03	–
Molybdän	–	0,002–0,007
Natrium	280–356	170–209
Nickel	0,1–0,258	–
Phosphor, gesamt (als P)	7–18	28–50
– ätherlöslich (Lipoid-Phosphor; als P)	3–10	7–18
– anorganisch (als P)	2–5	2–5
– säurelöslich (Eiweiß-Phosphor; als P)	2–4	18,6–30
Quecksilber	–	0,002–0,004
Rhodanid	0,079	0,1–0,2
Schwefel, gesamt (als S)	2,95–4,0	0,9–5,06
– anorganisch (als S)	0,5–4,0	0,28–0,65
– frei (als S)	–	0,7–1,7
– neutral (als S)	0,9–1,95	0,1–4,32
– säurelöslich (als S)	–	3,0–3,8
– verestert (als S)	0,25–0,65	0,07–1,2
Silizium (als SiO_2)	–	0,35–1,31
Zink	0,3–1,7	0,5–1,3
Zinn	0,003	0,03
III. Organische Stoffe (Werte, wenn nicht anders vermerkt, in mg/100 ml)		
Adenosin	0,32–1,86	–
Adenosindiphosphat-P (als P)	–	8,1–16,7
Adenosintriphosphat	–	30–54
Adenosintriphosphat-P (als P)	–	5,1–10,4
Adrenalin	0,0002–0,0004	0,0002–0,0004
Alanin	2,6–5,4 (10,9)	2,8–5,2

Organische Stoffe	Serum/Plasma	Vollblut
Allantoin	0,3–0,6	–
Ameisensäure	–	4,8
Aminosäuren, freie	–	38–53
Arginin	1,1–3,6 (7,8)	0,4–2,4
Asparagin	0,54–0,65	–
Asparaginsäure	0,01–1,40	–
Azetaldehyd	–	0,32–0,50
Azetessigsäure	0,1–0,3	–
Azeton	0,3–0,9 (5,0)	0,5
Azetonkörper (Azetessigsäure + Azeton + β-Hydroxybuttersäure)	0,3–2,0	0,5
Azetylcholin (s.a. Cholin)	0,0013	–
Bernsteinsäure	0,6–0,7	–
Brenztraubensäure (s.a. α-Ketosäuren)	0,5–1,7	0,4–1,2
Cholin, gesamt (s.a. Azetylcholin)	26–35	–
Cholin, frei	0,2–2,0	0,25–4,00
Desoxyribonukleinsäure	< 1,6	–
Ergothionein	–	8,96–10,24
Fruktose, nüchtern	–	0,5–5,0
Fumarsäure	–	0,1–0,3
Gallenfarbstoffe		
Bilirubin, gesamt	0,3–1,5	–
Bilirubin, direkt	0,00–0,35	–
Bilirubin, indirekt	0,2–1,1	–
Urobilin	0,2	–
Urobilinogen	< 0,5	–
Gallensäuren	0,2–3,0 (10,0)	2,5–6,0
Gallensalze (als Na-Glykocholat)	5,0–7,0 (12,0)	–
Glukosamin, gesamt	61–78	–
Glukose, kapillär	–	86–99
– nüchtern	50–110 (130)	65–120
– venös	–	75–91
– wahre	50–95	–
Glukuronsäure	0,4–1,4	1,5–6,6 (9,3)
Glutamin	2,7–8,9	–
Glutaminsäure	0,4–6,2 (20,3)	–
Glutathion	–	27–41 (52)
Glykogen	2,8–3,0 (70,0)	1,2–11,7 (16,2)
Glykokoll	0,8–2,3 (7,7)	1,7–2,3
Guanidinoessigsäure (Glykozyamin)	0,24–0,28	0,24–0,28
Harnsäure	0,7–8,7	1,0–6,0 (11,0)
Harnstoff	10,0–45,0	0,3–1,3
Hexosephosphat-P (als P)	–	8,5–22,0
Hexuronsäuren	0,4–1,4	–
Histamin	0,0004–0,01	–
Histidin	0,79–1,78	1,04–1,44
β-Hydroxybuttersäure (s.a. Azetonkörper)	0,2–3,0	–
Indikan	0,03–0,10	–
Isoleuzin	0,4–2,3	0,8–1,4
α-Ketoglutarsäure (s.a. α-Ketosäuren)	0,8	0,05–0,27
α-Ketosäuren, gesamt (α-Ketoglutarsäure + Brenztraubensäure + Oxalessigsäure)	0,6–2,1	0,0–3,1
Kreatin	0,2–4,3 (7,0)	3,0–5,0
Kreatinin	0,6–1,6 (7,0)	1,2–1,5 (8,0)
Leuzin	1,2–2,6 (3,3)	1,4–2,0
Lipide		
Gesamtlipide	500–920	–
Azetalphosphatide (Plasmalogene)	1,93–5,85	~ 4,0
Cholesterin, gesamt	160–260	130–230
Cholesterin, frei	25–70 (125)	50

Blut (Fortsetzung)

Organische Stoffe	Serum/Plasma	Vollblut
Cholesterin, Ester (% vom Gesamtcholesterin)	60–75	60
Fette, gesamt (ätherlösliche Fette)	385–675 (800)	400–722
Fettsäuren, gesamt	240–420 (525)	290–420
Fettsäuren, verestert	100–390 (550)	–
Kephalin	0–36	31–118
Lezithin	50–200	~300
Neutralfett	30–150 (450)	85–237
Phosphatide (Phospholipide)	–	~200
Sphingomyelin	8–47	–
Lysin	2,1–5,3 (13,1)	1,3–2,3
Malonsäure	–	<0,1
Methionin	0,1–0,4 (1,48)	0,3–0,7
Methylguanidin	–	0,2–0,3
Milchsäure	5–17 (25)	4,7–15,1
Neuraminsäure	40–65	–
Noradrenalin	0,0004–0,0006	–
Nukleotide	–	31–52
Nukleotid-N (als N)	–	4,4–7,4
Nukleotid-P (als P)	–	2,2–3,4
Pyridinnukleotide	0,02–0,12	2,6–4,6

Organische Stoffe	Serum/Plasma	Vollblut
Ölsäure	6–20,8 mval/l	–
Oxalessigsäure (s.a. α-Ketosäuren)	–	0,28
Oxalsäure	1,1–2,9 (5,0)	0,4–0,6
Pentosen, gesamt	1,81–3,29	–
Pentosen, phosphoryliert	1,59–2,79	–
Phenole	0,002–2	2–8
Phenylalanin	0,7–2,4	0,75–1,2
Polysaccharide	93–126	–
Prolin	1,7–3,3	–
Proteine	→ Tab. „Serumproteine"	–
Ribonukleinsäure	3,9–5,9	–
Spermin	0,5–2,0	–
Steroide, gesamt	120–230	–
Threonin	1,1–3,9	1,2–2,0
Tryptophan	0,5–3,2 (10,0)	0,53–1,05
Tyrosin	0,6–1,5 (2,2)	0,7–1,4
Valin	2,1–3,7 (7,5)	1,8–2,9
Zitronensäure (s.a. Isozitronensäure)	1,4–3,2	1,3–2,3
Zitrullin	0,38–0,59	–
Zystin	0,89–2,05	0,60–1,26

symptomatisch auftret. Leuko-Vorstufen im peripheren Blut auf tox. Reize, bei schwerer Infektion, generalisiertem Neoplasma, Osteomyelosklerose, hochgrad. allerg. Bluteosinophilie, ferner agonal. – **Mittelmeerländ. Bl.**: charakterist. Bl. bei Thalassämie, mit Anisopoikilozytose, Target-Zellen, Fragmento-, Ellipto-, Makrozytose, Riesenformen, Anisochromasie. – **pseudoregeneratives Bl.**: charakterist. Bl. mit Pseudolinksverschiebung bei der ↑ PELGER*-HUET* Anomalie.

Blutbildung: ↑ Hämopoese. – Erfolgt beim Embryo zunächst außerembryonal (mesodermale Blutinseln des Dottersackes = **mesoblast. B.**; Differenzierung der Innenzellen zu Blut-, Außenzellen zu Endothelzellen = prim. Gefäßwand), später intraembryonal in Mesenchyminseln der Leber u. Milz (= **hepatolienale B.**; 2.–8. bzw. 5.–8. Mon.), ab 6. Mon. auch in Mesenchyminseln des KM. – Eine **extramedulläre**, d. h. vollständ. oder teilweise in die embryonalen Blutbildungsstätten (Leber, Milz, Nieren) verlagerte B. erfolgt z. B. bei Osteomyelosklerose, Hämoblastose, überschieß. Regeneration; evtl. mit unreifen Zellformen im peripheren Blut. – Als Faktoren für eine störungsfreie B. gelten: Vitamine (v. a. B_6, B_{12}, Folsäure, Citrovorum-Faktor), Eisen, Enzyme, Eiweiß. – **Blutbildende Gewebe** beim Menschen sind KM, Milz, LK u. RHS.

Blut|blase: Hämorrhagie zwischen Epidermis u. Korium. – **B.bouillon (Kitt*)**: Nährbouillon mit Schüttel- oder Zitratblut für Anaerobier-Dauerkultur u. zum Nachweis hämolyt. Baktn. – **B.brechen**: ↑ Hämatemesis. – **B.bruch**: ↑ Haematocele.

Blut|chimäre: auf embryonalem Stammzellenaustausch basierende ↑ Chimäre mit B.zellen des eigenen Genotyps u. vom eineiig. Zwillingspaarling; z. B. ↑ B.gruppenchimäre.

Blut|depot: *physiol* ↑ B.speicher. – **B.derivat**: aus Vollblut(konserven) hergestelltes Präp. für den Ersatz spez. B.bestandteile, z. B. Plasma-, Serumkonserve, Erythro-, Leuko-, Thrombozytenkonzentrat, best. Gerinnungsfaktoren. – **B.dialyse**: ↑ Hämodialyse. – **B.dichte**: spezif. Gew. des Vollblutes, errechnet aus Ery- (1,097; von Hb-Konz. abhängig, rel. konst.) u. Plasma-Dichte (ca. 1,024–1,028; insbes. vom Eiweißgehalt abhängig). – **B.differenzierung**: ↑ Differentialblutbild.

Blutdruck: der Druck im Körper- u. Lungenkreislauf, i. e. S. der arterielle Bl. als treibende Kraft für die Blutströmung (s. a. Venendruck, Niederdrucksystem, Systemblutdruck), unterschieden als **diastol.** (min. B. während der Herzdiastole, aufrechterhalten durch das Abströmen des endsystol. Speichervol. in der Aorta; normal um 80 mm Hg) u. als **systol. B.** (höchster Wert, normal um 120 mm Hg, zur Peripherie hin evtl. den Aortendruck um 20 mm Hg übersteigend, im Alter durch Verminderung der Gefäßelastizität ansteigend), ferner als **kapillarer B.** (↑ Kapillardruck) u. als **mittl. B.** (gewonnen durch Mittelung der arteriellen Pulskurve; beim zentralen Puls etwa arithmet. Mittel aus systol. u. diastol. Bl., peripher etwa unt. Drittel der Amplitude; Produkt aus mittl. Stromstärke u. totalem peripheren Widerstand: $p_m = I \cdot W$; normal ca. 100 mm Hg). – s. a. Druckgefälle. – Liegt als **statischer B.** (nach Stillegung der Zirkulation) etwas unter dem normalen Venendruck, ist – bei gegebenem Blutvol. – Ausdruck der Gesamtelastizität des Kreislaufs u. durch induzierte Vasodilatation (z. B. Spinalanästhesie) oder Blutvol.vermehrung (z. B. Infusion) beeinflußbar. – Die **B.regelung** (Einstellung des mittl. B. auf ein den jeweil. Erfordernissen angepaßtes Niveau) erfolgt durch Afferenzen aus Presso- u. Chemorezeptoren (↑ B.zügler) über ↑ Kreislaufzentren u. deren sympath. u. parasympath. (»vasomotor.«) Efferenzen, z. T. mit Beteiligung von NNM-Hormonen, u. zwar als »Abstrom-« (Änderung des peripheren Widerstandes durch Vasomotorik oder Metaboliten) oder als »Zustromregulung« (reziproke Innervation des Herzens mit Veränderung von Herzfrequenz u. -kraft). – **B.messung** direkt (»blutig«, d. h. nach Einführen eines Katheters, z. B. mit Wider-

Blutdruck|apparat

stands- oder elektron. Manometer) oder indirekt (mit »**B.apparat**«), d. h. mit aufblasbarer, an ein Manometer angeschlossener Gummimanschette, wobei systol. u. diastol. Druckwert auskultatorisch (↑ KOROTKOW* Ton), »oszillatorisch« (Manometerpulsationen) oder palpatorisch (Tasten des Pulses) identifiziert werden.

Blutdruck|amplitude: Differenz zwischen systol. u. diastol. Druckwert; beim Erwachsenen normal ca. 40 mm Hg; mit Nachlassen der Windkesseldehnbarkeit der Aorta zunehmend (bei nur wenig verändertem mittl. Druckwert). – **B.anfall**: ↑ B.krise. – **B.differenztest**: (G. v. MUNDY) Prüfung der Elastizität des Gefäßsystems; Aufblasen der B.manschette bis zum Verschwinden (1. Meßwert), dann Luftablassen bis zum Wiederauftreten des Pulses (2. Meßwert). Bei mangelnder Gefäßelastizität Differenz >5 mm Hg (= pos. B.d.).

Blutdruck|krankheit: arterielle ↑ Hypertonie. – **B.krise**: neural, humoral oder durch körperl. oder seel. Belastung ausgelöste abrupte (anfallsart.) Erhöhung des systol. Blutdrucks >200 – 300 mm Hg (»**B.anstiegskrise**«, z. B. bei Phäochromozytom); i. w. S. auch die »**B.abfallkrise**« (<70 mm Hg) einschl. der konsekut. Kreislaufalterationen (evtl. mit irreversibler Zellschädigung wie Hirnapoplex, Koronarinfarkt, Nierenversagen). – s. a. PAL*Krise, krit. B.

Blutdruckschwankung: *physiol* 1) Druckänderung im Ablauf der Pulswelle (= B. 1. Ordnung). – 2) die – zentral u. mechan. gesteuerte – inspirator. Depression (begleitet von Pulsbeschleunigung) u. exspirator. Elevation (= B. 2. Ordnung). – 3) HERING*-TRAUBE* Wellen (= B. 3. Ordnung).

Blutdrucksenkung, gesteuerte: kontrollierte ↑ Hypotension.

Blutdruck|unruhe, klimakterische: labile ↑ Hypertonie (mit kurzfrist. systol. Druckanstieg), zentral-vegetativ bedingt, häufig mit Wallungen, Schweißausbrüchen etc. kombiniert. – **B.zügler**: Oberbegr. für N. depressor u. Karotissinusnerven (HERING), deren elektr. Reizung B.senkung hervorruft. Als Rezeptoren fungieren Pressorezeptoren in Aortenbogen u. Karotissinus.

Blutdrüse: endokrine ↑ Drüse. – **multiple Blutdrüsenatrophie**: FALTA* Syndrom.

Blutegel: ↑ Hirudo. – **B.therapie** (bei Thrombose, Thrombophlebitis, Hypertonie etc.) durch Ansetzen von 3–6 Hirudines medicinales für 1–3 Std. (2–3mal wöchentl.); Blutentzug pro Egel 10–20 ml, durch Nachblutung 30–40 ml (s. a. Bdellotomie). – Als **künstl. B.ther.** das ↑ Schröpfen.

Blut|eindickung: Verminderung des Wassergehaltes des Blutes (Anhydrämie) durch Schwitzen, anhalt. Erbrechen, Durchfall, bei Verbrennung; ferner infolge Vermehrung der korpuskulären Elemente (↑ Polyglobulie, ↑ -zythämie). – **B.eisen**: das »Funktionseisen« im Hb u. das an ↑ Transferrin gebundene »Transporteisen«. – **B.eiweißstoffe**: ↑ Tab. »Blut«, »Plasmaproteine«.

blutende Mamma: bluthalt. Sekretion aus der Brustdrüse bei – evtl. noch inpalpablem – Papillom, Ca., seltener Mastopathie.

Blutentnahme: Gewinnung von Probandenblut mit Pipette nach Hauteinstich oder -schnitt (an Fingerbeere, Ohrläppchen, beim Säugling Ferse, Großzehe), in größeren Mengen mit Injektionsspritze oder Venüle nach Venenpunktion (V. cubit.; beim Säugling u. Kleinkind evtl. Vv. temp., jugul. ext., umbilic.). Ausführung durch Arzt oder ausgebildete Hilfskraft (Haftung des Arztes) u. mit Einwilligung des Pat. bzw. Vormundes (Ausnahme ist die vom Richter, Staatsanwalt oder Hilfsbeamten angeordnete, nur von approbiertem Arzt auszuführende B.).

Blut|entzugssyndrom *kard* ↑ Anzapfsyndrom. – **B.enzyme**: aus B.zellen oder Geweben stammende, im Blut nachweisbare Enzyme (↑ Enzymmuster).

Bluter: Pat. mit hämorrhag. ↑ Diathese, i. e. S. mit ↑ Hämophilie (»**B.krankheit**«). – **B.gelenk**: chron. Arthropathie mit degenerat. Usurierung u. Hämosiderinablagerung nach wiederholtem ↑ Hämarthros bei Hämophilie (u. a. hämorrhag. Diathese).

Blut|erbrechen: ↑ Hämatemesis. – **B.erguß**: ↑ Hämatom. – **B.ersatz(flüssigkeit)**: wäßr. Lsg. anorganischer oder organ. Stoffe (physiol. NaCl-, RINGER*, TYRODE* Lsg., Polyvinylpyrrolidon, Dextran etc.) zur Ther. der ↑ Hypovolämie (meist als Dauertropfinfusion).

Blut|fadenmethode: ↑ BÜRKER* Gerinnungsprüfung. – **B.fäden**: *hämat* ↑ Pseudospirochäten. – **B.faktoren**: unabhäng. oder einem B.gruppensystem zugehör., mit spezif. Antiseren nachweisbare erbl., serol. Eigenschaften (s. a. Antigen A usw., Serumgruppen). – Weniger korrekt auch Bez. für die B.gerinnungsfaktoren (↑ Faktor I usw.). – **B.farbstoff**: ↑ Hämoglobin.

Blut|filarien: s. u. Nematodes, Microfilaria, Brugia, Wuchereria. – **B.fixierung**: Behandlung frisch getrockneter B.ausstriche mit Alkohol, Formalin, Sublimat-Lsg., Osmiumsäure u. a. (Eiweißfällung, Verbesserung der Haftung am Objektträger) vor der Färbung. – **B.fleck**: 1) ↑ Hämatom, Petechie, Suggilation, Suffusion, Vibices, Purpura (»Blutfleckenkrankh.«), BAYARD*, PALTAUF* Fleck. – 2) *forens* ↑ Blutspur. – **B.flüssigkeit**: ↑ B.plasma, -serum. – **B.formel**: das Gesamt der serol. Merkmalsbefunde im Erythrozyten (AB0-Blutgruppen, Rh-System usw.) u. Serum.

Blutgasanalyse: die – volumetr. manometr., photoelektr., potentiometr. oder polarograph. – Bestg. (Gehalt, Spannung, Kapazität) der einzelnen **Blutgase** (O_2, CO_2, N_2, path. auch CO, HCN u. a.) in arteriellen oder venösen Blutproben, z. B. im Rahmen der Lungenfunktionsprüfung. – s. a. ASTRUP*, BARCROFT*-HALDANE*, SCHOLANDER*, VAN SLYKE* Methode, HENDERSON*-HASSELBALCH* Gleichung.

Blutgefäß: ↑ Arteria, Vena, Arteriola, Venula, Vas capillare, Gefäßsystem. – **B.geschwulst**: ↑ Hämangiom, Angioma. – **B.knäuel**: ↑ Glomerulum. – **B.mal**: ↑ Naevus flammeus (»Feuermal«).

Blut|gerinnsel: Masse geronnenen Blutes (nach der Retraktion); Fibrinnetz mit reichlich Erythro- sowie Leuko- u. Thrombozyten; s. a. B.gerinnung; Thrombus, Cruor, Clot-.

Blutgerinnung: komplexer, in Phasen ablaufender Vorgang (↑ Schemata), ausgelöst durch physiol. oder pathol. Urs. (u. a. blutfremde Oberfläche, proteolyt. Enzyme), im Ablauf abhängig u. a. von ca. 30 ↑ Gerinnungsfaktoren (s. a. Faktor I, II usw., Extrinsic-, Intrinsic-System); v. a. im Dienste der Blutstillung

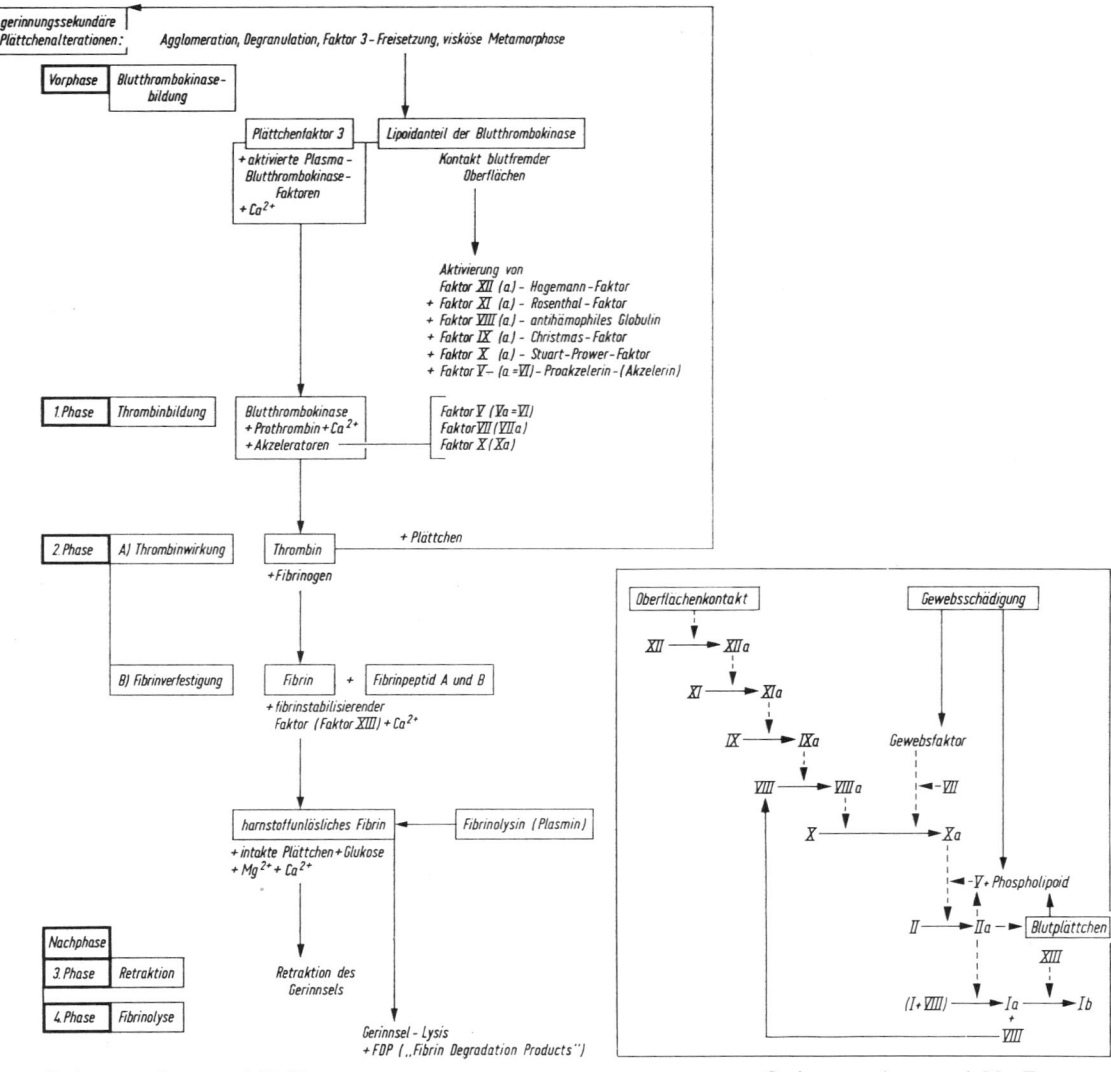

Gerinnungsschema nach R. MARX

Gerinnungsschema nach MACFARLANE

(ferner Infektabwehr, Wundheilung u. a.). Wesentl. Mechanismen: Bildung von Thrombin u. Fibrin (Autopolymerisation der Fibrinmonomeren als Folge Thrombin-bewirkter Abspaltung niedermolekularer Peptide [A u. B; letzteres wird bei Präsenz von Faktor XIII u. Ca harnstoffunlösl.]); gleichzeitig Thrombinwirkung auf die Thrombozyten (irreversible Agglomeration, Aktivierung von ATP-ase, Austritt von ADP, Serotonin u. Adrenalin ins Serum). – Eine unterschwell. »latente intravasale B.« im Dienste der Funktionstüchtigkeit der Gefäße ist umstritten (s. a. DIC, Verbrauchskoagulopathie). – **Hemmung der B.** (durch Störung von Einzelphasen oder Produktionsbeeinflussung oder Destruktion von Faktoren bzw. Komplexen ist Pathomechanismus der Minuskoagulopathien (s. u. Koagulopathien, s. a. hämorrhag. ↑ Diathese); sie wird künstlich erzeugt in vivo durch ↑ Antikoagulantien (s. a. ↑ Gerinnungsinhibitor), in vitro z. B. durch Komplexon®.

Blutgerinnungszeit: Zeitspanne zwischen Blutentnahme u. spontanem Gerinnungseintritt (Bildung festen Fibrins). »Globale« Bestg. (in Kapillar- oder Venenblut) z. B. nach LEE-WHITE, BÜRKER.

Blut|geschwür: ↑ Furunculus. – **B.geschwulst**: ↑ Hämangiom, Angiom, Hämatom. – **B.-Gewebe-Schranke**: *physiol* organspezif. Schrankeneffekt gegen den Übertritt best. Stoffe aus der Blutbahn ins umgeb. Gewebe; z. B. als Filtereffekt der Endothelporen für Makromoleküle, durch selektive akt. Transportprozesse in der Kapillarwand; s. a. Plazenta-, Blut-Leber-, Liquor-Hirn-Schranke.

Blutgifte: Substanzen, die Hb-Veränderungen auslösen (»Blutfarbstoffgifte; z. B. CO, Nitro-, Aminoverbindungen, HCN, Pb, As, H_2S u. Sulfone als CO-Hb-, Met-Hb-, Zyan-Hb-Bildner) oder Hämolyse bewirken (Schlangengift, Chinin, Saponine, Netzmittel) oder Gerinnungs- (↑ Gerinnungsinhibitoren) bzw. Blutbildungsstörung provozieren (z. B. Benzol, Toxine, Kampfstoffe, R-Strahlen).

Blutgruppe: angeb., von Alter, Geschlecht u. Außenwelt unabhäng. spezif.-antigene Eigenschaft der Erythrozyten des Individuums (↑ Blutgruppenantigen), i. w. S. auch die durch deren Identität bedingte serol. Gruppe innerhalb eines Blutgruppensystems. Im ↑ AB0-System die Gruppen: **A** (LANDSTEINER 1900),

Blutgruppe

mit dem Antigen A der Ery; ihr Gen A [I^A] gegenüber B kombinant, gegenüber 0 dominant; auch mit Untergruppen. – **AB** (DeCastello u. Sturli 1902), mit dem Antigen AB der Ery; durch kombinante Wirkung der Gene A u. B einander entsprechender Phäno- u. Genotypus (Unterschiede durch A-Untergruppen möglich). – **B** (Landsteiner 1900), mit Antigen B der Ery; Gen B gegenüber A kombinant, gegenüber 0 dominant; Unterschiede, z. B. »B weak«, beschrieben. – **0** (»Null«; Landsteiner 1901), mit »0-« oder ↑ »H-Substanz« statt Antigen A u. B der Ery; Gen 0 gegenüber Gen A u. B rezessiv, daher nur bei Homozygoten. – Alle 3 AG bzw. die H-Substanz sind bei Sekretoren auch in anderen Körperflüssigkeiten nachweisbar. – Weitere Gruppen bzw. Systeme s. u. Duffy-, Kell-Cellano-, Kidd-, Lewis-, Lutheran-, MNSs-, P-, Rhesus-; ferner **private Bl.** durch ↑ Individualantigene. – Bestg. (einschl. Untergruppen, Faktoren, Plasmaeigenschaften) mit Testseren (numerierte Chargen mit 1jähr. Laufzeit; B-Serum blau-dunkelgrün, A-Serum chromgelb, 0-Serum farblos) oder -blutkörperchen, meist als Agglutinationsmethode in physiol. NaCl-Lsg.); s. a. Coombs* Test, Kreuzprobe. – **Blutgruppengutachten** für Vater- u. Mutterschaftsausschluß, zur Identitätsprüfung u. Zwillingsdiagnostik.

Blutgruppen|antigen: das durch AK oder Phytoagglutinine nachweisbare Isoagglutinogen als erbl. Eigenschaft bzw. substantielle Grundlage der Oberflächensubstrate A u. B der Ery (Polysaccharid-Aminosäuren-Komplexe; auch in anderen Körpergeweben nachweisbar; durch Aminosäure-Komponente mit immunol. Spezifität); s. a. AB0-System, B.substanzen. – **B.antikörper**: Immunglobulin, das nach Verbindung der sterisch komplementären »combining site« mit dem spezif. B.antigen Agglutination (s. a. Geldrollenagglutination, Hübener*-Friedenreich* Phänomen) bzw. Präzipitation ergibt (für physiol. Anti-A u. Anti-B aber keine antigenen Reize nachweisbar!). Als komplette (= agglutinierende) meist 19-S-, als inkomplette (= konglutinierende) meist 7-S-Antikörper. – **B.chimäre**: zweieiiger Zwilling, der infolge Austausches von Primordial-Ery über Gefäßanastomosen während der Fetalzeit (bei Unreife des Immunsystems) Ery eigener u. fremder Prägung produziert.

Blutgruppensubstanzen: makromolekulare Substrate im Ery-Stroma, Speichel, Magensaft, Urin u. in Gruppenantigen-halt. Körpergeweben, die spezif. ABH- u. Le^a-Aktivität zeigen. Mukopolysaccharide, deren serol. Spezifität wahrsch. von den rel. kurzen KH-Ketten (insbes. nicht-reduzierende Zucker) abhängt; Aufbau enzymatisch unter dir. Kontrolle von Genen (Se, se, Le^a, Le^b). Von prakt. Bedeutung v. a. die aus Schweine- bzw. Pferdemagenmukosa hergestellten A- u. B-Substanzen (zur Reduzierung des Anti-A-, Anti-B- bzw. Anti-A+B-Titers in Blutkonserven; zum Nachweis von Iso-AK im Agglutinationshemmungstest, zur Stimulierung von Anti-A u. Anti-B).

Blut|harnen: ↑ Hämaturie; s. a. Hämoglobinurie. – **B.-Harn-Index**: ↑ Ambard* Konstante. – **B.-Hirn-Schranke**: Schrankeneffekt der perivaskulären Glia u. des Kapillarendothels für best. Stoffe (nichtlipoidlösl. Substanzen, Proteine). Wird bei Intoxikation, Hypoxidose u. im Tumorbereich durchbrochen. – s. a. Blut-Liquor-Schranke. – **B.histiozyten**: Monozyten, seltener Plasmazellen aus der Gefäßadventitia. – **B.hochdruck**: arterielle ↑ Hypertonie.

Bluthusten: ↑ Hämoptoe, Hämoptysis. – **endem. B.**: ↑ Paragonimiasis (mit »pneumon.« Sputum).

blutiger Schweiß: ↑ Hämhidrosis; s. a. Chromhidrosis. – **bl. Tau**: derm ↑ Auspitz* Phänomen.

Blutindex: als Malaria-Index der %-Satz der Bevölkerung mit Blutzellenbefall (Giemsa* Färbung).

Blut|-Kammerwasser-Schranke: Schrankeneffekt der Kapillarwände des Ziliarkörpers als Regulans des Stoffaustausches. Prüfung mit Fluoreszeinversuch; durchlässiger für AK bei Infektionskrankhn., für Eiweiß bei örtl. Entzündung. – **B.kapillare**: ↑ Vas capillare; s. a. Kapillar... . – **B.koagulum**: ↑ B.gerinnsel.

Blutkörperchen: ↑ Erythro-, Leuko- u. Thrombozyten (= rote bzw. weiße B. bzw. Blutplättchen) einschl. Vorstufen u. path. Formen.

Blutkörperchen|eigenschaften: s. u. Blutgruppen, HLA-System. – **B.quotient**: Quotient aus Ery-Zahl u. Hb-Gehalt (in %); s. a. Färbeindex. – **B.schatten**: (Traube) »ausgelaugter« Ery nach Verlust des Hb; im Urinsediment bei Hämaturie, im Blutausstrich als Artefakt.

Blut(körperchen)senkungsreaktion, BKS, BSR: von der Agglomerationsbereitschaft der Ery u. Ballungsfaktoren abhäng. Plasmareaktion, abzulesen in vitro an der Senkungsgeschwindigkeit der Ery (»BSG«) im venösen Zitratblut (Zitrat-Lsg./Blut = 1:5). Zahlreiche Makro- u. Mikromethoden, gebräuchlichste nach Westergren (normale 1- u. 2-Std.-Werte: ♂ 3–8 bzw. 5–18 mm, ♀ 6–11 bzw. 6–20 mm). Beschleunigte BSR bei ↑ Dys- u. Paraproteinämie (Zunahme grobdisperser Globuline u. Verminderung feindisperser Albumine), bei qual. u. quant. Veränderungen der Ery, verlangsamte durch best. Pharmaka (z. B. Conteben®, Steroide) u. eigene Inhibitoren.

Blutkörperchenvolumen: das Vol. der korpuskulären Blutelemente; entspricht praktisch dem ↑ Erythrozytenvolumen. – **B.zählung**: quant. Bestg. der korpuskulären Bestandteile des Blutes, z. B. als Differentialzählung im »Dicken Tropfen« (v. a. der Leuko nach Hämolysierung der Ery), Relativzählung im Blutausstrich sowie in Zählkammern oder mit automat. Zählu. Analysengeräten (Prinzip: Umwandlung der durch Formelemente erzeugten Lichteffekte in elektr. Impulse, Widerstandsveränderungen in einer gleichstromdurchflossenen Präzisionskapillare); s. a. Erythro-, Leukozytenzählung. – **B.zylinder**: urol ↑ Erythro-, Leukozytenzylinder.

Blutkonserve: unter sterilen Kautelen gewonnenes u. in einem Spezialgefäß (Flasche oder Beutel aus Glas oder Kunststoff) aufbewahrtes flüss. Vollblut (bzw. – in Spezialkonserven – Blutderivat) für Transfusionszwecke (im allg. erst nach 72stünd. Aufbewahrung im Kühlschrank zur Prophylaxe einer Syphilisübertragung); s. a. Frischblut-, Plasmakonserve. Konservierung durch Zusatz gerinnungshemmender u. den Stoffwechsel der geformten Elemente erhaltender Substrate (»Stabilisator«); Haltbarkeit von Ery etwa 3 Wo. (bei ADP-Zusatz ca. 2 Mon., bei Tiefkühlung unter Glyzerinschutz mehrere Mon.), von Plasma im flüss. Zustand 6–12 Mon. (nach Gefriertrocknung 10 J.), von Plasmaproteinlösung 3–5 J.

Blut|krankheit: ↗ Hämopathie. – **B.krebs**: Neoplasmen der blutbildenden Gewebe, z. B. Leukämien.

Blutkreislauf: 1) Umlauf des Blutes innerhalb des arteriellen u. venösen, über die Endstrombahn miteinander vereinigten Gefäßsystems (einschl. Herz). Seine Regulation erfolgt, in Abhängigkeit von zentralnervöser Steuerung nach hydromechan. Prinzipien, in erster Linie im Dienste des Wärme- u. Stofftransports. – Bedarf in bes. Fällen temporärer herzentlastender mechan. Hilfen = »assistierte Blutzirkulation«; z. B. finden Anw. a) die arterio-arterielle Gegenpulsation (EKG-getriggertes systol. Absaugen von Blut aus den kanülierten Femoralarterien u. diastol. Reinjektion), b) intraaortale Ballonpulsation (ein retrograd hoch in die thorakale Aorta eingeführter, diastolisch aufgeblasener u. systolisch entleerter Katheterballon bewirkt Anstieg des diastol. Druckes u. damit Verbesserung der koronaren Durchblutung sowie Absinken des systol. durch regulator. Umstellung über den Karotissinus, ohne Änderung des Mitteldruckes; bes. geeignet für hypotone Zustände z. B. bei kardiogenem Schock nach Herzinfarkt u. -Op.), c) die ↗ Herz-Lungen-Maschine (bei herzchirurg. Eingriff) sowie der partielle Linksherz- oder venoarterielle Bypass (Blut wird über Katheter aus dem li. Ventrikel bzw. der unt. Hohlvene – nach extrakorporaler Oxygenisierung – in eine periphere Arterie gepumpt; letzterer – zur kombin. Druck- u. Vol.entlastung – auch als »pulsierender« Bypass, d. h. mit aus dem re. Vorhof gespeister Gegenpulsationspumpe am arteriellen Schenkel). – s. a. LILLEHEI* gekreuzte Zirkulation. – 2) das dieser Blutzirkulation dienende, beim Menschen aus Lungen- u. Körperkreislauf (s. a. dort. Abb.) bestehende Kreislaufsystem.

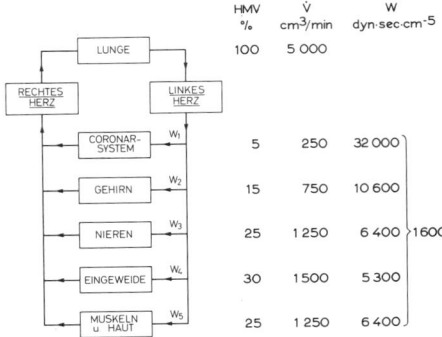

Die parallelen Strombahnen des Kreislaufs. Die Strömungswiderstände W_1-W_5 addieren sich nach dem KIRCHHOFF* Gesetz zum Gesamtwiderstand von 1600 Einheiten.

Blut|krise: Auftreten zahlreicher kernhalt. Ery-Vorstufen (Normo-, Makroblasten) im peripheren Blut bei Blutungs- u. perniziöser Anämie, nach akuter Hämolyse etc. – **B.kristalle**: *forens* ↗ TEICHMANN* Kristalle. – **B.kristallisationsprobe**: Mischen von Pat.-Blut mit CuCl-Lsg. in vitro; bei »Krebs« Bildung charakterist. Kristallformen.

Blut|kuchen: ↗ Cruor (sanguinis). – **B.kühlung**: dir. oder indir. Herabsetzung der B.temperatur als Hypothermie-Maßnahme im Rahmen der künstl. ↗ Hibernation. – **B.kultur**: Nachweis im Blut vorhandener Infektionserreger. Vermischen der körperwarmen B.probe mit flüss. Agar (u. Ausgießen in Petrischale) oder durch Einbringen – in abgestuften Mengen – in Nährbouillonröhrchen; Bebrütung unter aeroben u. anaeroben Bedingungen. Wegen des oft nur schubweisen Auftretens der Keime evtl. mehrfache Wiederholung erforderlich. – **B.kupfer**: im Blutplasma vorhandenes Cu, u. zwar im Zörulophasmin u. als Enzymbestandteil (Phenyloxidasen), bei Tieren auch in Hämozyaninen.

Blutlanzette: lanzenförm. (Einweg-)Instrument zur dosierten Hautläsion zwecks ↗ B.entnahme.

Blutlaugensalz: Ferro-, Ferrizyankali (= **gelbes** bzw. **rotes** B.); s. a. Berliner Blau-Reaktion.

Blut|-Leber-Schranke: Schrankeneffekt zwischen Pfortaderblut u. Lebergewebe; wegen Großporigkeit des Sinusendothels u. Fehlens einer Basalmembran für die meisten Stoffe stärker durchlässig als z. B. die B.-Hirn-Schranke. Außerdem dir. Stoffaustausch durch DISSE* Raum. – **B.leere**: ↗ Ischämie; i. e. S. die künstl. herbeigeführte durch Kompression des Extremitätenhauptgefäßes (evtl. kombin. mit zentripetalem Auswickeln der Gliedmaße) oder durch Ganglienblockade u. Hochlagerung. – s. a. ESMARCH*, MOMBURG* B.leere. – **B.leiter**: ↗ Sinus durae matris. – **B.lipide**: die im Blut(plasma) vorhand. Lipide (↗ Tab. »Blut«, s. a. Hypertriglyzeridämie, Lipämie).

Blut|-Liquor-Schranke: der die Liquorzusammensetzung mitbestimmende Schrankeneffekt in den Plexus choroidei u. meningealen Kapillaren. Durchlässiger als die B.-Hirn-Schranke, so daß von dieser zurückgehaltene Toxine vom Liquor aus am Gehirn wirksam werden können. – **B.lymphknoten**: ↗ Hämolymphknoten.

Blut|mal: ↗ Hämangiom (der Haut), Naevus flammeus. – **B.mastzelle**: basophiler ↗ Granulozyt. – **B.mauserung**: (EPPINGER) der physiol. Auf- u. Abbau der Ery (als Teilfunktion der Blutregeneration). Die im KM gebildeten, z. T. auch in Form ihrer polychromat. Vorstufen (↗ Retikulozyten) im peripheren Blut auftretenden Ery werden nach ca. 120 Tg. im RES wieder abgebaut. Intensität erkennbar am Mauserungsindex, d. h. an der auf 100 g zirkulierendes Hb bezogenen Urobilinmenge in Stuhl u. Urin (normal 10–20 bzw. 150 mg/Tag, entsprechend einem Hb-Abbau von ca. 4,3 g; also Erneuerung des Gesamt-Hb [ca. 900 g] in frühestens 200 Tg.).

Blut|menge: ↗ Blutvolumen. – **B.merkmal**: ↗ Blutgruppe.

Blutmilchsäurespiegel-Erhöhung, kindliche familiäre: (HARTMANN u. M. 1962) komplexe Stoffwechselstörung mit ständig erhöhten Milchsäurewerten; klin.: Azidose, Tachypnoe, Tetanie, psych. Retardierung.

Blut|mischpipette: Meßpipette mit kugel. Erweiterung u. Glasperle; zum Mischen des für die B.körperchenzählung aufgezogenen Kapillarbluts mit der Verdünnungsflüssigkeit. – **B.mole**: in den ersten 12 Wo. abgestorbenes, nicht ausgestoßenes u. vollständig von Blut durchsetztes Schwangerschaftsprodukt; s. a. BREUS* Mole, verhaltener ↗ Abort. Wird zur lehm- oder lachsfarbenen ↗ Fleischmole, evtl. zu einer Steinmole (↗ Lithokelyphos). – **B.mustertest**: *onkol* ↗ BOLEN* Test.

Blutnachweis: Nachweis von Blut u. Blutfarbstoff a) mit spezif. u. empfindl. (durch Eiter, Medikamente, Vitamine etc. störbaren) Farbreaktionen, d. h. katalyt. Farbstoffbildung aus Leukobasen (O-Übertragung), z. B. nach ALMÉN (Guajakharz), KUPPER, MICHEL

(Malachitgrün), ADLER (Kristallviolett), BOAS (p-Phenylendiamin), BOAS (Phenolphthalein), als ↑ Benzidin-, Pyramidon-Probe, in der Forensik durch Chemilumineszenz (Aminophthalsäurehydrazid), als Schaumprobe (H_2O_2-Spray), Berliner Blau-Reaktion, HELLER* Probe; **b)** durch mikroskop. Ery-Nachweis, spektroskop. Hb- u. Hämochromogen-Nachweis als TEICHMANN* u. Azeton-Chlorhäminkristalle; **c)** als »biol. B.« (mit spezif. Antiseren zur DD von menschl. u. tier. Blut u. pflanzl. Eiweiß).

Blutohr(geschwulst): ↑ Othämatom.

Blut|parasiten: im B.serum oder -körperchen lebende Protozoen u. Helminthen (bzw. ihre dort nachweisbaren Stadien). – **B.pest:** ↑ Pestseptikämie. – **B.pfropf:** ↑ Embolus, Thrombus.

Blut-pH: die bei normalem Stoffwechsel in engen Grenzen schwankende schwach alkal. Reaktion des Blutes (arteriell pH 7,32–7,52, venös um ca. 0,03 niedriger), gesichert durch Puffersysteme (Bikarbonat, Hb, Phosphat) u. die renal u. pulmonal aufrechterhaltene rel. Konstanz der H^+-Konz. (↑ Isohydrie). Bestg. mit Indikator, elektrometrisch (Glas-, Wasserstoffelektrode) oder gasometrisch (↑ HENDERSON*-HASSELBALCH* Gleichung); s. a. Alkalireserve, Azidose, Alkalose.

Blutpigment: ↑ Hämoglobin. – Als **grünes B.** ferner die Hb-Abbauprodukte wie Verdoglobin u. grünes Hämin sowie dem Hb funktionell entspr. Blutfarbstoffe u. Derivate (Chloro-, Erythrocruorine).

Blutplättchen: ↑ Thrombozyt; s. a. Plättchen... . – **B.enzyme:** die im Thrombozyten enthaltene Amylase, Cholinesterase, Glukuronidase, Histaminase, Katalase, Lezithinase, Phosphatase, Phosphomonesterase, Trypsin.

Blutplasma: der flüssige, nach Entfernen der korpuskulären Elemente (Zentrifugieren) verbleibende Anteil des Blutes (ca. 55%), im Mittel ~40–53 ml/kg Körpergew.; klare, leicht gelbl. Flüssigkeit mit ca. 7–8% Eiweiß (einschl. der Gerinnungsfaktoren); s. a. Tab. »Blut«, »Plasmaproteine«, COHN* Fraktionierung. Plasma..., Serum... .

Blut|plasmodium: intraerythrozytäres Schizogoniestadium der Plasmodien im Wirbeltier; ↑ Malariazyklus (Schema). – **B.platte:** bakt ↑ Blutagarplatte. – **B.-Plazenta-Schranke:** ↑ Plazentarschranke; s. a. diaplazentar.

Blut|proteine: ↑ Plasmaproteine (Tab.), Serumproteine, Tab. »Blut«. – **B.pufferung:** s. u. Blut-pH, Alkalireserve.

Blutpunkte: ↑ Petechien. – **ovarielle B.:** punktförm. Blutungen in den überstürzt wachsenden Follikeln des Ovars von Maus oder Ratte nach Inj. großer Mengen hormonaler Luteinisierungsaktivität, sog. Reaktion II im ASCHHEIM*-ZONDEK* Test; beweisend für Gravidität bzw. hohe Choriongonadotropin-Konz. (Blasenmole, Chorionepitheliom).

Blutrausch: *psych* über einen blinden Wut- u. Bewegungssturm max. gesteigerte (oft affektverstärkende) motor. Reaktion, häufig bei Primitivstruktur, Psychose; zwischen auslösender Emotion u. Entladung evtl. Latenz mit affektiver Anreicherung. – Tötung im Bl. gilt als Totschlag.

Blut|regeneration: s. u. Hämopoese, B.mauserung. – **B.reinigung:** in der Volksmedizin erhalten gebliebene Vorstellungen der Humoralpathologie von einer »Reinigung« des Blutes durch Ausscheidung best. Substanzen (»materia peccans«) mit Hilfe abführender sowie harn- u. schweißtreibender Mittel (»**B.reinigungskur**«). – vgl. B.wäsche.

Blutröstplatte: (WETHMAR) *bakt* Nähr- oder Traubenzuckeragar u. defibriniertes Blut enthaltender Nährboden (insbes. für Brucella, Neisseria), der vor Beimpfung 90 Min. bei 60° »geröstet« wird (Diffusion des thermolabilen V-Faktors u. des thermostabilen Katalysators X).

Blut|rückstauung: durch Abflußbehinderung bedingte Stauung in einem – meist venösen – Gefäßgebiet, z. B. bei Herzinsuffizienz, Shunt, Gefäßkompression oder -obliteration; führt zu. B.stromverlangsamung bis Stase, Gefäßdilatation, evtl. Transsudation u. Thrombenbildung; s. a. Rückstauungs... . – **B.ruhr:** Bakteriämie bei Dysenterie; selten.

Blutsack: *path* ↑ Aneurysma.

Blutsauerstoffsättigung: %-Verhältnis des O_2-Gehaltes zur O_2-Kapazität des Blutes. Normale **arterielle B.** 96–98% (= 17,9–20,3 Vol.% O_2), **venöse B.** peripher 25–90%, zentral (Pulmonalis-Mischblut) 65–80%.

Blut|schatten *hämat* ↑ B.körperchenschatten. – **B.schlamm:** *path* »blood sludge« (s. u. Sludge-Phänomen). – **B.schnäpper:** ↑ FRANCKE* Nadel. – **B.schorf:** Kruste aus geronnenem Blut über Haut- oder Schleimhautläsionen. – **B.schwamm:** ↑ Hämangiom (i. e. S. das Kavernom). – **B.schweiß, -schwitzen:** ↑ Hämhidrosis.

Blut|senkung: ↑ B.körperchensenkungsreaktion. – **B.serum:** die nach Defibrinierung des B.plasmas resultierende, außer Fibrinogen alle Serumeiweißkörper enthaltende B.flüssigkeit (↑ Tab. »Blut«, Serum...). – Anw. auch als B.ersatz (↑ Plasmakonserve).

Blut-SH-Agar: Blutagar mit Zystinzusatz.

Blutspeicher: Gefäßgebiet, das, durch Sphinkteren o. ä. abgeschlossen, Blutmengen für eine plötzl. Bedarfssteigerung vom Kreislauf fernzuhalten vermag. Echte B. bisher nur bei Tieren nachgewiesen (z. B. Milz des Hundes); beim Menschen entsprech. Blutverteilungsänderung (z. B. »Speicherung« im Splanchnikusgebiet) über Änderungen des Gefäßtonus.

Blutspender: Person, die Blut für klin. Zwecke (Transfusion, Forschung) oder industrielle Verwertung (Gewinnung von Eiweißfraktionen, Testseren) spendet; als Dauer- oder Gelegenheitsspender (gem. Richtlinien der Dtsch. Ges. für Bluttransfusion); s. a. Blutbank. Für Spenderblut gesetzlich Doppelbestg. der Blutgruppe verlangt (eine davon durch Serologen oder unter seiner Aufsicht): AB0 (ohne A-Untergruppen) einschl. Blutkörperchen- u. Serumeigenschaften, Rh-System.

Blut|sperre: künstl. Drosselung der B.zirkulation in einem Kreislaufgebiet (Extremität, unt. Körperhälfte); s. a. B.leere. – **B.spiegel:** die über einen best. Zeitraum etwa konstante – Konz. einer körpereigenen oder -fremden Substanz (z. B. Pharmakon) im Blut; ↑ Tab. »Blut«, »Plasmaproteine« (sowie die einzelnen Stoffe). – **B.spucken:** ↑ Hämoptoe. – **B.spur:** *forens* makro- oder mikroskopisch erkennbare B.flecken am Tatort. Von Bedeutung sind Herkunft (Tier oder Mensch, evtl. Blutgruppe), Alter, Form (Tropfen, Spritzer, Schleudertropfen, Griffspuren), Beimischungen (Haare, Schleim, Gehirnbrei, Knochen, Textilfasern), Finger- oder Fußabdrücke etc.; s. a. B.nachweis, B.straße.

Blut|stäubchen: *hämat* ↑ Hämokonien. – **B.stammzelle:** unreifste, aber bereits determinierte Stammzelle der ↑ Hämopoese (Abb.), als Proerythroblast, -myelozyt, Megakaryo-, Lympho-, Plasmo-, Basophilo-, Eosinophilo-, Monoblast u. Megalozyt. Physiol. nur in den Blutbildungsstätten vorkommend; s. a. CFU. – **B.status:** das periphere B.bild, evtl. einschl. der Befunde einer orientierenden humoralen B.untersuchung (z. B. BKS, Elektrophorese, Ionogramm). – **B.stauung:** s. u. B.rückstauung, passive ↑ Hyperämie.

Blutstillung: 1) als physiol. Beendigung einer Blutung Gefäßkontraktion u. -retraktion, Thrombozytenaggregation u. Blutgerinnung; s. a. Hämostase. – 2) den Stillstand einer Blutung fördernde therap. Maßnahmen: Lagerung, Tamponade, Blutleere (n. ADELMANN, ESMARCH), Kompression (n. PERTHES, MOMBURG, SEHRT), Druckverband; *chir* Abklemmen (u. Ligatur), Umstechen, Elektrokauterisation, Aufsteppen von Gewebe (Netz, Muskelstückchen, Knochen-, auch Holzsplitter); oral, parenteral oder lokal Hämostyptika (Vit. K, Adstringentien, Schwermetallsalze, Organextrakte, Thrombin, hochmol. Kolloide, pflanzl. Extrakte), lokal heiße NaCl-Lsg., Fibrinschaum; evtl. Frischbluttransfusion, Substitution von Gerinnungsfaktoren, örtl. Unterkühlung (z. B. Gastric cooling); *geburtsh* bei aton. Nachblutung kombin. Handgriffe n. FRITSCH, ZWEIFEL, DE LEE, RISZMANN u. a.

Blut|straße: *forens* Abrinnspur des aus Wunden oder Körperöffnungen austretenden Blutes auf der Körperoberfläche; s. a. B.spur. – **B.strömung:** die durch den kardialen Auswurf bedingte, in den Gesetzen der Hämodynamik unterworfene, in den großen Gefäßen diskontinuierl. Fortbewegung des Blutes. Meßbar am eröffneten (LUDWIG* Stromuhr, Bubble flow-meter, PITOT* Rohr, Rotameter) oder uneröffneten Gefäß (Thermostromuhr, elektromagnet. oder Ultraschall-Strommesser). Geschwindigkeit (Aorta 50, Kapillaren 0,05 cm/Sek.) bei laminärer Strömung im Axialstrom höher als im Randstrom; reduziert bei Turbulenz; systolisch im arteriellen Gefäßabschnitt stoßweise vergrößert.

Blut|stuhl: Fäzes mit makro-, mikroskopisch oder nur chemisch nachweisbaren (»okkulten«) B.beimengungen bei intestinalen Erkr. (Ulkus, Ca., Entzündg. Hämorrhoiden etc.) u. Verschlußikterus. Beimengung schwärzlich (↑ Melaena) bei Blutung in oberen, rötlich (evtl. nur aufgelagert) aus unteren oder untersten Abschnitten des Intestinaltraktes; s. a. B.nachweis. – **B.sturz:** massive, nach außen tretende Organblutung; i. e. S. die arterielle Lungenblutung (sprudelnd, hellrot, schaumig) bei progress. Lungen-Tbk.

Blutsverwandtschaft: Verwandtschaft in auf- u. absteigender Linie, d. h. durch Abstammung; führt zu genetischer Ähnlichkeit.

Blutthrombokinase, -thromboplastin: Gerinnungsaktivität, die – zus. mit Kalzium – bei Anwesenheit der Faktoren V, VII u. X im Milieu des Blutplasmas (↑ Intrinsic system) Prothrombin in akt. Thrombin umwandelt (vgl. Gewebsthrombokinase). Entsteht aus Thrombozytenfaktor 3, Erythrozytin u. Ca^{2+} nach obligater Aktivierung von Faktor XII (durch Kontakt mit blutfremden Oberflächen) u. bei Präsenz von X, IX, VII, V u. Ca; wahrsch. spielt auch koautolyt.

Thrombin-Wirkung eine Rolle sowie der Thorium-vulnerable-, FLETCHER* Faktor, PPA (= Plasma Prephase Accelerator) u. a.; s. a. Blutgerinnung (Schemata), Thromboplastin....

Bluttiter: Konz. eines AK im Blutserum.

Bluttransfusion: als syn- oder allogenet. Organtransplantation anzusehende Übertragung von Vollblut (gruppengleich, ausnahmsweise auch der Blutgruppe 0 = »Universalspenderblut«) auf einen Empfänger; direkt von Mensch zu Mensch (veno- oder arteriovenös) oder mit Konservenblut (= indir. B. = Blutinfusion), stets nach vorangegangener ↑ biol. Vorprobe. Ind.: akuter Blutverlust oder Anämie, Agranulozytose, Hypovolämie, Schock(prophylaxe), Hämoblastosen (Substitution von Gerinnungsfaktoren, Thrombozyten, schwere Infekte, Tumorerkr., extrakorporaler Kreislauf. Bei Kontraind. (Hypervolämie, Herzinsuffizienz, Thrombose, Zitratschäden, zu erwartende AK-Reaktion) gezielt Ther. mit Blutbestandteilen zweckmäßig (↑ Tab.); s. a. Massen-, Übertransfusion, Transfusionsschaden, -zwischenfall. – Als Extremmaßnahme bei oligäm. Schock die **retrograde Bl.**, bei der das Blut über die Aorta (oder großen Ast) unter Überdruck rückläufig zum Herzen gepumpt wird. – Ferner als **intrauterine Bl.** die – evtl. wiederholte – Übertragung von rh-neg. Blut der Gruppe 0 (Ery-Konzentrat) in die Bauchhöhle des Feten mit schwerem Morbus haemolyticus (nach spektralanalyt. Fruchtwasseruntersuchung); vgl. fetomaternale Transfusion.

Transfusionsmaterial	*Indikationen*
Erythrozytenkonzentrat gewaschene Erythrozyten	normovolämische Anämie hämolyt. Anämie u. Paraproteinämien, Leukozytenantikörper
Vollblutkonserve (bis 24 Std. alt) + COHN-Fraktion I	profuse Blutung bei unbekanntem Gerinnungsdefekt, Hämophilie A*
Thrombozytenkonserve	amegakaryozytäre Thrombopenie*
Fibrinogen	Afibrinogenämie, Fibrinolyse
COHN-Fraktion I	Afibrinogenämie, Fibrinolyse, (Angio-) Hämophilie A, Thrombopenie, Thrombopathie
PPSB (Prothrombin, Prokonvertin, Stuart-Faktor, antihämophiles Globulin B)	(Angio-) Hämophilie B
AHG (antihämophiles Globulin)	Hämophilie A
PPL (Plasmaproteinlösung)	Hypovolämie, Eiweißmangel
Humanalbumin	Albuminmangel
γ-Globulin	Antikörpermangelsyndrom, tox.-sept. Zustandsbilder

* Indikationen nur relativ

Bluttrichine: Larve von Trichinella spir. im Blutstrom auf der Wanderung vom Darm zur Muskulatur.

Blut|umlaufzeit: ↑ Kreislaufzeit. – **B.umleitung, künstliche:** s. u. extrakorporaler ↑ Kreislauf, Bypass, Shunt.

Blutung: Austritt von Blut aus der Strombahn bei Läsion bzw. erhöhter Durchlässigkeit der Gefäßwand oder infolge Gerinnungsstörung; als **äuß. B.** zur Körperoberfläche, als **inn. B.** in Körperhohlraum oder -gewebe; als **arterielle** (pulskonform spritzend, Blut hell; Verblutungsgefahr), **kapilläre** (erhöhte Durch-

Blutung

lässigkeit oder Läsion der Kapillarwand oder eines Parenchyms) oder **venöse B.** (im Schwall oder gleichmäß. flutend, Blut dunkelrot; Gefahr der Luftembolie); evtl. **petechial** (punktförmig in Haut, Schleimhaut, Submukosa, oft bei Vit.-P-Mangel; subkonjunktival = ↑ Hyposphagma; unter Gaumenschleimhaut pathognomon. bei infektiöser Mononukleose); s. a. Hämorrhagie, Hämatom, Sugillation, Vibex, Suffusion. – *gyn* die **genitale B.** (aus dem Uteruskavum), z. B. als **annoncierende B.** (leicht; in 2. Schwangerschaftshälfte bei Placenta praevia, **anovulator. B.** (Abbruchblutung nach anovulator. Zyklus; oft länger u. stärker als normale Menses), **aton. B.** (massiv u. durch Wehenmittel nicht zu beeinflussen; in Nachgeburtsperiode durch mangelhafte Uteruskontraktion infolge angeb. muskulärer Minderwertigkeit, Überdehnung oder sek. Erschöpfung, v. a. bei Querlage, Mehrlingsschwangerschaft, Hydramnion, Blasenmole, missed abortion, Wehenmittelüberdosierung, ferner bei Multipara; 3 Grade: 500, 1000 bzw. 1500 ml Blutverlust), **azykl. B.** (Metrorrhagie; vom Zyklus unabhängig), **dysfunktionelle B.** (bei hormonellen Zyklusstörungen), **funktionelle B.** (atyp., ohne organ. Urs.; durch Probeabrasio abzuklären), **juvenile** oder **virginelle B.** (dysfunktionell u. meist protrahiert; zwischen Menarche u. Geschlechtsreife bei Follikelpersistenz, d. h. Östrogeneffekt bei fehlender Progesteron-Wirkung), **klimakter. B.** (meist unregelmäßig u. verstärkt; bei Follikelpersistenz oder glandulärer Hyperplasie), **menstruelle** oder **zykl. B.** (↑ Menstruation), ferner die **vikariierende** oder **komplementäre B.** (aus Haut oder Schleimhaut anstelle der Menses, evtl. im menstruationsähnl. Zyklus; häufig i. S. der **neuropath. B.**, ohne greifbare Gerinnungs- oder Gefäßstörung). – *chir* die **intrakranielle B.** (s. a. Hämatom) entweder als **intrazerebrale-Hirn-B.**, oder als **extra-** = **epidurale B.** zwischen Schädelknochen u. Dura, als **subdurale B.** zwischen Dura u. Arachnoidea, als **subarachnoidale B.** zwischen Arachnoidea u. Pia mater (bei Lues cerebri, Intoxikation, Trauma, Aneurysma der Hirnbasis; mit Meningismus, Erbrechen, Hirnnervenlähmung, blut. Liquor). Ferner: (als **okkulte B.** oder als ↑ Blutstuhl), **intraabdominelle B.** (in die freie Bauchhöhle; bei Gefäßzerreißung oder – stumpfer – Verletzung parenchymatöser Organe, bei Tubarabort, als Geburtstrauma; mit Peritonealreizung u. – evtl. zunehmender – Schocksymptomatik), **choläm. B.** (Vit.-K-Mangel bei Cholämie mit Fettresorptionsstörung; meist intestinal), **intraokuläre B.** (z. B. massiv-expulsiv infolge Zerreißens größerer Choroidealgefäße während oder nach bulbuseröffnender Op., bes. bei Glaukom, mit Wundsprengung u. Ausdringen des Bulbusinhalts), **subaponeurot. B.** unter die Kopfschwarte des Neugeb. (Begrenzung durch Galea; mit Kopfdeformierung, oligäm. Schock, schwerer Anämie; Ätiol. unklar; vgl. Kephalhämatom).

Blutungsanämie: normochrome, bei konsekut. Eisenmangel hypochrome Anämie nach akutem oder chron. Blutverlust. Als **akute B.** klinisch oft erst nach Tagen voll erkennbar (kompensator. Einströmen von Gewebsflüssigkeit in die Blutbahn; Absinken der Hb- u. Ery-Werte nach 24–48 Std. bei Verlust von 500 ml um 10%, von 1000 ml um 30%).

Blutungs|bereitschaft, -krankheit, -übel: hämorrhag. ↑ Diathese. – **B.fieber:** Anstieg der Körpertemp. als Schocksympt. bei Blutverlust über 1000 ml. – **B.puls:** beschleunigter, kleiner, weicher Puls infolge Hypovolämie nach starkem akutem Blutverlust. – **B.schock:** hämorrhag. ↑ Schock.

Blutungszeit: von Thrombozytenfunktion, Gefäßkomponenten (?) u. Blutgerinnung abhäng. Zeitspanne zwischen Setzen einer Wunde (Lanzettenstich) u. Sistieren der Blutung; diagnost. Parameter hämorrhagischer Diathesen (Vorfelddiagnostik). »**Prim. B.**« (sofort nach Läsion) normal 2–5 Min., bei herabgesetzter Aktivität des Intrinsic- u. Extrinsic-Systems verlängert); »**sek. B.**« (24 Stud. nach Läsion, bei Entfernen des Blutschorfes) 1–3 Min., bei Störung des Intrinsic-Systems verlängert. Bestg. n. DUKE, HOCHHESS (Stichprobe), IVY (Unterarmschnitt) u. a.

Blutungszyste: (POMMER) kleine Zyste der – gelenknahen – Knochenspongiosa nach intraossärer Blutung, meist multipel; bei degenerat. Gelenkprozessen, evtl. schon im präarthrot. Stadium; vgl. Geröllzyste.

Blutuntergruppen: AB0-Untergruppen.

Blut|verdünnung: ↑ Hydrämie. – **B.vergiftung:** ↑ Sepsis, s. a. Lymphangitis. – **B.verlust:** Blutvolumenverminderung durch physiol. oder path. Blutung. Bei akutem B.v. von > 1000 ml Schocksympte (infolge O_2-Mangels, v. a. aber durch Verringerung des intrathorakalen Blutvol. u. mangelnde Gefäßfüllung; psychot. Erscheinungen, Entblutungskrämpfe, Fieber, Azotämie; bei Verlust von über 60% des Gesamtblutes Gefahr der Verblutung (bei chron. B.v. oft erst bei 85%). Physiol. Ausgleich (auch der Hypotonie) durch Einströmen von Gewebsflüssigkeit in die venöse Blutbahn, später durch gesteigerte Erythropoese. – Bei chron. Bl. ↑ Eisenmangelanämie.

Blutviskosität: die mit ansteigendem Hämatokritwert etwa linear zunehmende Zähigkeit des Blutes (Koeffizient 4–5mal größer als der des Wassers; **absol. B.** in vivo bei 2,70 Centipoise). Infolge Heterogenität der Flüssigkeit (Beimischung korpuskulärer Elemente) nicht nur von Temp., sondern auch umgekehrt proportional von Strömungsgeschwindigkeit abhängig.

Blutvolumen: die durch volumenregulator. Reflexe u. Durstmechanismus konstant gehaltene Gesamtblutmenge (s. a. Volämie); beim Erw. 4–6 l (ca. $1/13$ des Körpergew. bzw. 60–98 ml/kg). Beim Menschen ohne Unterteilung in **absol.** u. **zirkulierendes B.** (da echte Blutspeicher fehlen); jedoch unterschieden: **arterielles** (ca. 900 ml = 15% des ges. B. u. von dessen Änderungen kaum betroffen), **extrathorakales B.** (im venösen System außerhalb des Brustraumes; ca. 3000 ml = 60%; schwankt bei orthostat. Belastung), **intrathorakales B.** (= zentrales B. + B. des re. Herzens u. der intrathorakalen Venen; ca. 1600 ml = 25%; infolge bes. großer Dehnbarkeit dieses Gefäßsystems Aufnahme großer Volumina – z. B. bei peripherer Vasokonstriktion – möglich, ohne wesentl. Druckänderung, jedoch mit Veränderungen von Herzgröße u. Lungendichte), **zentrales B.** (in Gefäßen zwischen Pulmonal- u. Aortenklappen [Lungenkreislauf] u. als **enddiastol. B.** im li. Ventrikel; Teil des intrathorakalen B., mit ca. 700–1200 ml; ermöglicht sofort. Steigerung des HMV). – Bestg. (getrennt nach ↑ Plasma- u. ↑ Erythrozytenvol.) anhand des Verdünnungsgrades in die Blutbahn eingebrachter Stoffe, für Plasma (P) kolloider Farbstoffe (z. B. EVANS* Blau) oder radioaktiv (z. B. [131]J) markierter

Serumeiweißkörper, für Ery (E) radioaktiv (z. B. ^{32}P, ^{42}K, ^{51}Cr) markierter Ery; approximative Werte auch aus dem Hämatokritwert: $E = P \cdot Ht$.

Blut|wäsche: 1) hämatogene ↗ Oxidationstherapie (WEHRLI). – 2) ↗ Hämodialyse. – 3) ↗ Erythrozytenwäsche. – **B.wallung:** ↗ Blutandrang. – **B.wanderzellen:** meist aus dem Blut ins lockere Bindegewebe eingewanderte Granulo-, Mono- u. Lymphozyten (erstere mit phagozytären Eigenschaften). – **B.warze:** ↗ Angiokeratom.

Blutwasser: 1) *hämat* ↗ Blutserum. – 2) *bakt* Mischung von Tier- oder Menschenblut mit Aqua dest.; als **B.-Agar** n. BIELING-CASPAR für Kultur v. a. von Strepto- u. Gonokokken, als LORENTZ* Nährboden (defibriniertes Blut, 20% nNaOH, 3%ig. Nähragar) mit Milchsäure auf gewünschten pH eingestellt, als **B.-Serum-Zystin-Agar** n. COHN (mit sterilem Serum, Proteose-3-Agar, Zystinmonohydrochlorid) v. a. für Gonokokken.

Blutzellen: ↗ Erythro-, Leuko- u. Thrombozyten (u. deren Vorstufen sowie pathol. u. Abbauformen). – **B.prüfer (Pijper*):** Gerät zur Größenmessung der Ery im ungefärbten Ausstrich mittels ↗ Halometrie. – **B.-Index (Geyer*):** Verhältnis der Zellzahlen der myeloischen zu denen der lymphat. u. retikulohistiozytären Reihe (im Differentialblutbild); in der 1. Krankh.-Woche bei Virus-Erkr. < 1,5, bei bakterieller Erkr. > 3.

Blutzirkulation: ↗ Blutkreislauf.

Blutzucker: der »Glukose«-Gehalt in Vollblut, Plasma oder Serum (in Ery angereichert); normaler **B.spiegel** (bei den übl. Reduktionsverfahren überhöhte, aber diagnost. brauchbare Werte, da wahre, d. h. freie Glukose u. reduzierende Nichtzucker erfassend) 80–120 mg% bzw. (Reduktionsproben) 0,8 bis 1,20 g/l (arteriell ca. 4–10 mg% höher als venös, bei Jugendl. 80–140 mg%, im Alter bis 160 mg%, bei enzymat. Bestg. 46–94 mg%). Diagnostisch wichtig als »Nüchtern-B.« (90–100 mg%) u. postprandialer Wert (s. a. B.belastung); für Diabetes mellitus gelten > 180 mg% als sicher, 130–180 mg% als wahrsch. u. < 110 mg als unwahrscheinlich; Werte unter 60 mg%: »Hypoglykämie«, über 160 mg%: »Hyperglykämie«. – Graph. Darstg. über einen best. Zeitraum (»**B.kurve**«; z. B. Tages- u. Nachtprofil über 24 Std.) als Nüchternwerte, bei normaler Zufuhr oder unter ↗ B.belastung (Werte nach ½, 1, 1½, 2, 3, 4 u. 5 Stdn.) – **B.bestimmung** (einschl. der bedeutungslosen »Restreduktion« durch Ergothionein, Glutathionin etc., methodenabhängig mit ca. 20 mg% der »Gesamtreduktion« einzuschätzen) annähernd exakt nur mit enzymat. Methoden, die auf 5 Prinzipien basieren: 1) (unspezif.) Reduktionsvermögen der Glukose (Fruktose, Mannose, Laktose etc.) gegenüber Pikrinsäure (s. u. CRECELIUS*-SEIFERT*), Ferrizyankali (s. u. HAGEDORN*-JENSEN*), Kupfer (s. u. SOMOGYI*); 2) Farbreaktion zwischen Hydroxyfurfurol (aus Glukose) u. Phenolen (Thymol, m-Aminophenol, Anthron) bzw. 3) Glukose u. Benzidin, Chromotropsäure, o-Tolidin (z. B. n. DUBOWSKI); 4) spezif. Umsetzung mit Peroxidase + Glukoseoxidase, als UV-Test mit Hexokinase + Glukose-6-phosphatdehydrogenase, Vergärung mit Hefe (EINHORN* Saccharometer); 5) opt. Drehung (↗ Polarimetrie). Ferner Schnelltests (halbquant.), Mikroverfahren, automat. Analysen. – **B.regulation** endokrin-nervös durch Zusammenspiel von Insulin u. kontrainsulinären Hormonen (Adrenalin, Glukagon, Thyroxin, NNR-Hormone u. STH; (↗ Schema). Die integrierte, fast vollständ. tubuläre Rückresorption der Glukose (Verlust nur ~ 0,5 g pro Tag) versagt bei Überschreiten des Blut-Nieren Schwellenwertes (160–170 mg%; »hyperglykäm. Glukosurie«, z. B. bei Diabetes mellitus), reduzierter Tubuluskapazität (»renale Glukosurie«, z. B. beim FANCONI* Syndrom), alimentärer Hyperglykämie (»alimentäre Glukosurie«); Nachschub erfolgt aus Glykogendepots (Leber, Muskeln; s. a. CORI* Zyklus) u. durch ↗ Glukoneogenese (Glukokortikoideffekt; ↗ UTTER* Reaktion) u. dir. Übernahme aus dem Stoffwechsel. – s. a. Antidiabetika.

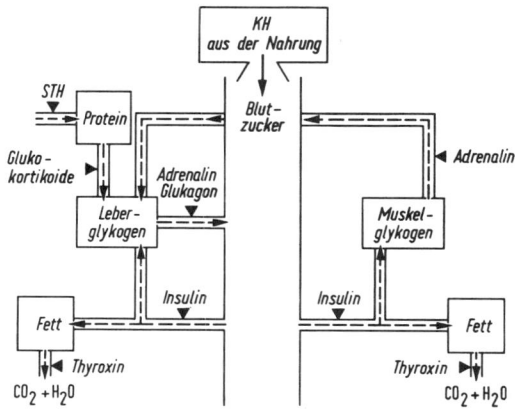

Blutzucker|belastung(sprobe): Funktionsprüfung des KH-Stoffwechsels durch Gaben von Traubenzucker (Glukose) o. a. KH; v. a. ↗ Glukosetoleranztest (GTT), STAUB*-TRAUGOTT* Doppelbelastung, Weißbrottest. – **B.mangel:** ↗ Hypoglykämie.

Blut|zylinder: ↗ B.körperchenzylinder. – **B.zyste:** Zyste mit blut. Inhalt, z. B. Corpus luteum menstruationis, apoplekt. Hirnzyste.

B-Lymphozyt: Lymphozyt (↗ dort. Tab.), der aus Bursa-fabricii-äquivalentem lymphatischem Gewebe (»Bursa-abhäng. Areale«: v. a. Milz, PAYER* Plaques), stammt, nach anderer Ansicht aus dem KM (engl.: bone marrow); bildet u. sezerniert AK, ist zur AG-Bindung befähigt.

Blyth* Test: Trinkwasserprüfung auf Blei mit Cochenille-Tinktur (farb. Niederschlag).

BM: *gyn* Beckenmitte (s. u. Beckenweite).

BMHP: 1-Brommercuri-2-hydroxy-Propan; mit ^{197}Hg radioaktiv markiert zur Milz-Szintigraphie (schädigt ab gewisser Konz. Ery, begünstigt so deren Abbau in der Milz).

B-Mode: (engl.) B-Secan der ↗ Ultraschall-Diagnostik.

B-MSH: β-Melanocyte-Stimulating Hormone (↗ Melanotropin).

BMVVG: Betäubungsmittelverschreibungsverordnung.

BNA: Baseler Nomina Anatomica.

B-Neuron: Nervenzelle im visuellen Kortex, die bei Belichtung der Retina vermehrte Entladung, dann Entladungspause u. Nachaktivierung zeigt.

BNS-Krämpfe: ↗ Blitz-Nick-Salaam-Krämpfe.

Boari* Operation

Boari* (ACHILLE B., zeitgen. italien. Chirurg) **Operation:** 1) bei traumat. oder op. kaud. Ureterdefekt Implantation des Harnleiters in einen gestielten Blasenlappen (Muff- oder Zipfelplastik). – 2) **B.*-Poggi* Op.**: ureteroureterale Anastomose durch Einziehen (u. U-Nahtfixierung) des prox. Ureterstumpfes in den längsgespaltenen distalen.

Boas* (ISMAR Isidor B., 1858–1938, Arzt, Berlin) **Druckpunkte:** paravertebrale Druckschmerzpunkte in Höhe Th X – XII, li. bei Ulcus ventriculi, re. bei Cholelithiasis. – **B.* Probe, Reaktion:** 1) Nachweis okkulten Blutes im Stuhl mit Phenolphthalein, Guajakharz (↗ Guajakprobe), Thymolphthalein oder Benzidin (= **B.*-GREGERSEN* Probe**: Benzidin-Bariumsuperoxid-Tabln., gelöst in 50%ig. Essigsäure; Blaufärbg.). – 2) Nachweis freier HCl im Magensaft mit **B.* Reagens I** (alkohol. Tropäolin-Lsg.; Violettfärbung) oder **II** (wäßr. Resorzin-Rohrzucker-Alkohol-Lsg.; Rosa-Rot). – 3) Nachweis von Milchsäure im Magensaft mittels Eisenchlorid-Lsg.; Gelb. – 4) Durchgängigkeitsprobe: diätet. Bestg. der Konsistenztoleranz des Magens bei Pylorusstenose (4 Schweregrade: Durchgängigkeit für Reis, Gemüse- u. Kartoffelbrei, feines Weißgebäck, flüss. Kost). – **B.* Zeichen:** Anwesenheit von Lactobac. acidophilus (»**B.* Stäbchen**«) im Magensaft bei HCl-Mangel u. Stagnation; Hinweis auf Magen-Ca. – **B.*-Ewald* Probefrühstück:** 25 g Weißbrot u. 400 ml Tee als Testmahlzeit, die den nicht entleerungsgestörten Magen in 45 Min. zu ¾, in 2 Std. völlig passiert.

Bobath* Methode: konservat. Ther. der infant. Zerebralparese; Unterdrücken nicht zurückgebildeter primitiver bzw. der path. Reflexmechanismen durch Antireflexhaltungen, Herstellen der normalen Tonuslage u. Anbahnung höherintegrierter Bewegungs- u. Haltungsreflexe durch systemat. Training; vgl. VOJTA* Methode.

Bobble-head-doll-Syndrom: (1966) Tic-art., willkürlich unterdrückbare u. im Schlaf sistierende Kopf-, später evtl. auch Rumpfwackelbewegungen bei chron. Hydrozephalus.

Bobrow* Operation: bei Leber-Echinokokkuszyste Resektion der Zystenwand, Marsupialisation u. Dränage. Modifikation n. GARRÉ: Nahtverschluß u. Versenkung der Resthöhle.

Bochdalek* (VINCENT ALEXANDER B., 1801 – 1883, Anatom, Prag) **Blumenkörbchen:** zwischen Flocculus u. Kleinhirnhemisphäre sichtbarer Teil des Pl. choroideus des IV. Ventrikels. – **B.* Dreieck:** ↗ Trigonum lumbocostale. – **B.* Drüse:** schlauchart. Reste des Ductus thyroglossus (= **B.* Gang**) in der Zunge; s. a. **B.* Zyste**. – **B.* Foramen*** ↗ Hiatus pleuroperitonealis. – **B.* Ganglion:** Plexusverdikkung oberhalb der Eckzahns (Vereinigung des mittl. u. vord. Zahnastes des N. maxill.). – **B.* Hernie:** posterolat. ↗ Zwerchfellhernie (Bruchpforte: Hiatus pleuroperiton. = **B.* Foramen**). – **B.* Klappe:** Tränenkanalfalte vor dem Tränensack. – **B.* Plexus:** ↗ Plexus choroideus des IV. Ventrikels. – **B.* Zyste:** mit Flimmerepithel ausgekleideter Rest des Ductus thyroglossus am Zungengrund (»unechte Ranula«); klin.: evtl. Hustenreiz, Atembeschwerden.

Bock* Krebstest (HANS-ERHARD B., zeitgen. Internist, Tübingen): Messung der – beim Tumorkranken erhöhten – Gerinnbarkeit mittels In-vitro-Titration mit Antikoagulantien.

Bockhart* Impetigo, Krankheit (MAX B., 1883 – 1921, Dermatologe, Wiesbaden): kleine, subkorneale staphylogene Pusteln mit rotem Hof, einzeln oder gruppiert; an intertriginösen Hautstellen, Haarfollikeln (= Perifollikulitis), Schweißdrüsenmündungen (= Periporitis); s. a. Staphylodermia.

Bodal* Test: *ophth* Prüfung der Farbtüchtigkeit mit verschiedenfarb. Klötzchen.

Bodansky* Einheit (AARON B., 1896 – 1941, Biochemiker, New York): Einh. der alkal. u. sauren Phosphatase; 1 B. E. ~ 1 mg Phosphor (der aus 100 ml Serum enzymatisch aus Na-Glyzerophosphat bei 37° freigesetzt wird); Normalwerte 0–1,2 bzw. (alkal.) 2–9 B. E.; Umrechnung auf I. E. (mE/ml) durch Multiplikation mit 16,7.

Bodansky*-Wroblewski* Test: (OSCAR B., 1964) serol.-enzymat. Krebstest, v. a. zur Aktivitätserfassung von Knochenmetastasen des Mamma-Ca. (Phosphoglukomutase u. -hexoisomerase im Serum erhöht).

Bodenbakterien: im Humus lebende, z. T. Fäulnis erzeugende Mikroorganismen; pathogen u. a. Bac. anthracis u. Clostridium-Arten; apathogene aerobe B. (z. B. Bac. subtilis, mesentericus, cereus) dienen als Leit- bzw. Testkeime zur Beurteilung von Wasser u. Sterilisationsanlagen.

Boden|krätze: pustulöse Dermatitis durch Larven von Ancylostoma duodenale (mit bakterieller Sekundärinfektion). – **B.naht:** *chir* Naht, die oberflächl. Strukturen im Wundboden fixiert. – **B.strahlung:** terrestr. ↗ Strahlung (Abb.). – Die sogen. **B.luftemanation** (Radon, Thoron. u. Actinon) findet therap. Anw. z. B. im Böcksteiner Thermalstollen.

Boder*-Sedgwick* Syndrom: (1958) ↗ LOUIS=BAR* Syndrom.

Bodian* Krankheit: ↗ Ileus.

Bodily movement: *dent* in der Orthodontie die Parallelverschiebung von Zähnen (z. B. mit Bandbögen) ohne Veränderung der Achsstellung.

Bodinia violacea: *mykol* ↗ Trichophyton violaceum.

Bodo: nackte, birnenförm. Flagellaten [Mastigophora, Protomonadina] mit freier Schwimm- u. Schleppgeißel. Gelegenheitskommensalen beim Menschen, z. B. **B.urinarius** im Harn, **B. caudatus** u. **saltans** im Stuhl.

Body building: systemat. Muskeltraining durch isometr. u. isodynam. Übungen.

Boeck* Krankheit: 1) (CAESAR PETRUS MOELLER B., 1845–1917, Dermatologe, Oslo) **a) B.* Lupoid, Sarkoidose:** ↗ BESNIER*-BOECK*-SCHAUMANN* Krankh. – **b) B.*-JÜNGLING* Krankh.:** ↗ PERTHES*-JÜNGLING* Krankh. (ostit. Form von a). – **c)** ↗ Akne necroticans. – 2) (KARL WILH. B., 1808–1875, Dermatologe, Oslo) **a) B.* Skabies:** »Scabies norvegica«, mit generalisierter Erythrodermie u. krustösen, Milben enthaltenden Auflagerungen; bei abwehrschwachen, kachekt. Menschen (bei infizierten Mitpatienten nur gewöhnl. Skabies). – **b)** Lepra tubero-maculo-anaesthetica BOECK-DANIELSSEN (= Komb. beider Lepra-Hauttypen).

Boeck* Kulturmedium (WILLIAM CHARLES B., geb. 1894, Naturwissenschaftler, Baltimore): LOCKE* Lsg. u. Humanserum als flüss. Medium für Darmflagellaten. – Modifiz. von DRBOLAV (1925) für Dauerzüchtung von Entamoeba histolytica: als feste Phase (koaguliert) Eier in LOCKE* Lsg., als flüssige LOCKE* Lsg. u. Humanserum oder krist. Ei-Albumin (»L. E. S.-« bzw. »L. E. A.-«Medium).

Boedeker* Reaktion (CARL HEINR. B., 1815–1895, Chemiker): empfindl. Eiweiß-Nachweis im Harn mit kleinen Mengen 30%ig. Essigsäure u. 10%ig. Ferrozyankali-Lsg. (gelbl.-weißer feinflock. Niederschlag, evtl. erst nach Min. u. nur als Opaleszenz).

Böhlau* Methode (VOLKMAR B., zeitgen. Internist, Leipzig, Bad Soden): apparative (»Metabolimeter«) Prüfung der körperl. Leistungsfähigkeit durch fortlaufende Messung von O_2-Verbrauch u. CO_2-Abgabe in Ruhe, bei dosierter Steigearbeit u. während der Erholung (s. a. Erholungsquotient).

Böhler* (LORENZ B., 1885–1973, Unfallchirurg, Wien) **Aufnahme**: röntg gehaltene ↑ Aufnahme. – **B.* Extensionsgerät, Schraubenzugapparat**: Konstruktion aus Stahlrohrschienen zur extendierenden Reposition u. initialen Retention von Extremitätenfrakturen (anschließ. Versorgung mit »Drahtzug-Gipsverband«). – **B.* Frakturbehandlung**: die weitgehend »unblut.« Einrichtung, entweder manuell mit einfacher Drahtextension oder im Extensionsgerät (s. a. **B.* Schiene**). – **B.* Gehbügel**: U-förm., als Absatz in die Sohle des Gehgipses eingepaßtes Bandeisen. – **B.* Hüftarthrodese**: Versteifung durch paraartikulären Knochenspan (zwischen Trochanter major u. Os ischii) u. bis in die Pfanne eingeführten kant. Schenkelhalsnagel (mit Kopf u. Femurschaftplatte = **B.* Laschennagel**). – **B.* Mieder**: an Brustbein, Symphyse u. mittl. LWS abgestütztes Gipsmieder bei WS-Fraktur (unt. BWS, LWS); anzulegen bei Dorsalflexion (Wirbelaufrichtung). – **B.* Redressor**: Schraubzwinge zur Fragmentkompression bei Trümmerbruch (z. B. des Fersenbeines). – **B.* Schiene**: 1) mit Rollen für Extensionszüge versehene ↑ BRAUN* Schiene zur Extension u. Retention von Beinfrakturen. – 2) **B.* Fingerschiene**: biegsame, gepolsterte T-Drahtschiene zur Reposition u. Ruhigstellung. – **B.* Symptom**: bei Meniskusläsion örtl. Schmerz durch Ad- oder Abduktion des flektierten Unterschenkels. – **B.* Winkel**: der ↑ Tubergelenkwinkel.

Böhm* Operation: Schielop. mit Inzision einer Augenmuskelsehne.

Böhmer* Hämatoxylin: (1865) histol alkohol. Hämatoxylin-Lsg. u. Alaun-Lsg. (je 10%ig; 1:20) für Kernfärbung (nach Reifen an der Luft tintenfarbig).

Boeke* Grundplexus, -netz (JEAN B., 1874–1956, Histologe, Leyden, Utrecht): durch Silberimprägnation darstellbares feinstes vegetat. Nervenfasernetz in der Eingeweidewand (elektronenmikroskopisch widerlegt). – Von B.* auch BIELSCHOWSKY* Silberimprägnation modifiz. (mit Pyridin u. ammoniakal. $AgNO_3$-Lsg.).

Boeminghaus* (HANS B., geb. 1893, Urologe, Düsseldorf) **Inzision**: Lumbalschnitt (über 11. bzw. 12. Rippe) in Kombin. mit Bauchquerschnitt bis zum Rektusrand zur retro- u. transperitonealen Nierenfreilegung. – **B.* Katheter**: Gummikatheter (ohne Ende) mit querer Scheidewand u. je 1 seitl. Öffnung; zur Blasenspülung (u. Dränage ohne Ende) bei Harnröhrenverletzung. – **B.* Methode**: 1) Resektion oder Ligatur des Samenleiters in Höhe des Skrotalansatzes (skrotale Vasoresektion) nach perkutaner Fixierung (BACKHAUS* Klemmen) u. kleiner Inzision. –
2) offene Unterbindung der Venenknäuel am Samenstrang (zw. Leistenring u. Hoden) bei Varikozele. – 3) Methode der ↑ Ureterozystoneostomie.

Bönicke* Test (RUDOLF B., Mikrobiologe, Borstel): (1959; zus. mit PELISBOA) biochem. Differenzierung von Typus bovinus u. humanus des Mycobact. tuberculosis anhand der größeren Nikotinamidase-Aktivität des letzteren.

Boenninghaus* (HANS GEORG B., geb. 1921, Otorhinologe, Heidelberg) **Lappen**: Schleimhautlappen aus dem unt. Nasengang, der (in Modifikation der Kieferhöhlen-Op. n. DENKER u. CALDWELL-LUC) durch ein Nasenfenster in die ausgeräumte Kieferhöhle eingeschlagen wird. – **B.* Parazentese**: semizirkuläre Parazentese des Trommelfells im basalen Abschnitt. – **B.* Syndrom**: akute, meist persistierende Hörstörung als Kombinationsschaden (?) nach akutem Lärmtrauma bei posturaler Innenohr-Durchblutungsstörung.

Böök* Syndrom: (J. A. B., geb. 1915, Humangenetiker, Uppsala): fam.-erbl. (einfach-dominant?) Ektodermalsyndrom mit Palmoplantar-Keratose, Hypodontie u. Aplasie der Prämolaren, Hyperhidrosis, Calvities praematura. – s. a. Mongolism-like-Syndrom.

Boerema* Operation: (ITE B., zeitgen. Chirurg, Amsterdam): 1) dist. Umgehung einer Aortenisthmusstenose durch End-zu-Seit-Anastomosierung der li. Subklavia mit der Aorta. – 2) totale Gastrektomie (einschl. dist. Ösophagus, evtl. auch Milz u. Pankreasschwanz) mit Interposition einer ausgeschalteten Jejunumschlinge (terminoterm. Ösophagojejunostomie über modif. MURPHY* Knopf, Duodenojejunostomie). – 3) Gastropexia ant. geniculata (bei Hiatushernie). – 4) Modifikation der HELLER* Kardiomyotomie durch zusätzl. Kardiadehnung (Zug nach unten) u. Gastropexie (Wiederherstg. des HIS* Winkels). – 5) Operieren in Überdruckkammer (2 – 4 atm) u. Beatmung mit reinem O_2 (d. h. hyperbare Oxygenation zur Minderung krit. O_2-Mangelzustände) bei Eingriffen am offenen Herzen.

Boerhaave* (HERMANN B., 1668–1738, Arzt, Leyden) **Drüse**: ↑ Glandula sudorifera. – **B.* Syndrom**: bei – älteren – Männern Spontanruptur des Ösophagus bei sehr heft. Erbrechen; schwerste Form des MALLORY*-WEISZ* Syndroms: rotes Blut im Erbrochenen, Vernichtungsgefühl, Schockfragmente, progred. Tachy- u. Dyspnoe, Abwehrspannung im oberen Abdomen, Hautemphysem am Hals u. Gesicht; subphren. Luftsicheln.

Börjeson*-Forssman*-Lehmann* Syndrom: (1961) rezessiv-erbl. Schwachsinn (bei ♂) mit Minderwuchs, Stammfettsucht, s.c. Gesichtsschwellung, X-Beinen, übergroßen Ohren, Hypothyreose, Keimdrüsenunterfunktion, epilept. Anfällen.

Boernstein* Skala: Serie von Geruchsstoffen (Wachs, Stearin, Vanillin, Teeröl, Benzaldehyd, Amylum aceticum) zur qant. Geruchsbestg. (abwechselndes Angebot an re. u. li. Nasenöffnung). – **B.* Trias**: bei Störung im unt. Abschnitt der Gyri prae- u. postcentr. anfallsart., unwillkürl. Kaubewegungen u. path. Geschmacks- u. Hörempfindungen.

Boëro* Schwangerschaftsunterbrechung (ENRIQUE B., 1880 – 1914, Gynäkologe, Chile): perkutane oder

bösartig

vaginale (oberes Scheidengewölbe) Formalin-Inj. in die Fruchtblase zur Abortauslösung.

bösartig: / maligne, perniziös.

Boettcher* (ARTHUR B., 1831 – 1889, Pathologe, Dorpat) **Gang**: / Ductus endolymphaticus. – **B.* Kristalle**: bald (v. a. nach Zugabe lösl. Phosphate) in frischem Sperma entstehende, den CHARCOT*-LEYDEN* Kristallen ähnl. Rhomboeder aus Sperminphosphat. – **B.* (-Cotugno*) Sack**: / Saccus endolymphaticus. – **B.* Zellen**: einschicht. Zellage auf der Membrana basil. des Organum spirale.

Boettger* Probe (RUDOLF CHRISTIAN B., 1806 – 1881, Chemiker, Frankfurt/M.): **1)** CO-Nachweis durch Reduktion von Palladium-Salzen zu schwarzem Pd. – **2)** Ozon-Nachweis durch Violettfärbung eines mit säurefreiem Goldchlorid getränkten Filtrierpapiers. – **3)** / NYLANDER* Probe.

Böttiger*-Wernstedt* Syndrom: (1927) kongenit. / Thymusaplasie.

BOFA: β-**o**nkofetales **A**ntigen ein unspezif. Tumormarker

Bofors|-Binde®: nach Eintauchen in Azeton o. ä. erhärtende Kunststoffbinde für Starrverbände u. orthop. Hilfsmittel (z. B. Nachtschienen). – **B.-Schiene®**: hängemattenähnl., zusammenlegbare Transportschiene aus Rö.-durchläss. Spezialpappe, in die Pat. mit Frakturen (Femur, WS, Becken) fest eingeschnürt wird (gleichzeitig Schutz vor Auskühlung).

van Bogaert* (LUDO VAN B., belg. Neurologe) **Leukoenzephalitis**: / Encephalitis subacuta sclerosans. – **B.* Zirrhose**: atyp. Leberzirrhose bei OSLER* Syndrom. – **B.*-Bertrand* Syndrom**: (1949) / CANAVAN* Syndrom. – **B.*-Divry* Syndrom**: (1945) rezessiv-geschlechtsgebundenes neurokutanes Erbleiden mit kongenit. diffuser leptomeningealer u. Hautangiomatose (Teleangiektasien u. Poikilodermie) u. ZNS-Defekten (Demenz, epilept. Anfälle, motor. Störungen, Hemianopsie). – **B.*-Hozay* Syndrom**: (1952/53) seltene, rezessiv-erbl., frühkindlich manifeste Mesoektodermaldysplasie mit Mikrognathie, Spitzgaumen, Hypoplasie der Augenbrauen u. -wimpern, Extremitätenverkürzung, Myopie, Astigmatismus, Imbezillität, Osteoporose, akraler Osteolyse. – **B.*-Scherer*-Epstein* Syndrom**: (1937) seltene fam. Cholesterinstoffwechselstörung (Ablagerung in ZNS u. Bindegewebe; keine Granulomatose) mit verzögerter körperl. Entwicklung, Oligophrenie, zerebellar-atakt. Symptn., Paraparese der Beine, Bulbärparalyse, Hypogenitalismus, Katarakt, Osteoporose, gelbl.-riss. Haut, Haut-, Sehnen-Xanthomatose, Lid-Xanthelasmen, Haardystrophie; histol.: diffuser Schwund der PURKINJE* u. motor. Vorderhornzellen. – s. a. NYSSEN*-B.* Syndrom.

Bogdan*-Buday* Krankheit: hochfieberhafte Septikopyämie durch Corynebact. pyogenes anaerobium (nach Verletzungen); Abszesse in Leber, Milz, Lunge u. Muskeln.

Bogenfeld: *radiol* das bei der konvergenten / Pendelbestrahlung erfaßte einzelne Hautfeld (senkrecht oder schräg zur Pendelachse).

Bogengangs|apparat: der aus den knöchernen u. häut. Bogengängen (= Canales bzw. Ductus semicirculares) bestehende Teil des Gleichgewichtsorganes des Innenohres. – **B.fensterung**: nach konservat. Radikal-Op. des Ohres Bildung eines Knochenfensters im lat. Bogengang (»Fenestra novovalis«) als hörverbessernde Maßnahme bei otosklerot. Stapesankylose u. Adhäsivprozeß, heute v. a. bei Mißbildung u. Tympanoplastik; s. a. Fenestration, Enchondralisation, Inkudopexie. – **B.fistel**: Defekt im knöchernen – meist horizontalen – Bogengang bei chron. Mittelohreiterung, Cholesteatom etc.; klin.: Fistelsymptom.

Bogen|lampe: Lichtquelle mit **B.entladung** hoher Stromdichte zwischen 2 Elektroden (bei Gleichstrom Hauptstrahlung von der Anodenkohle). »**B.licht**« (meist bläul.) mit kontinuierl. Spektrum, durch UVA-Gehalt dem Sonnenlicht sehr ähnl.; Anw. für Teil- u. Ganzkörperbestrahlung.

Bogenlotzeiger: (GAUWERKY) *radiol* graduierter Metallbogen mit darauf verschiebl. lotrechtem Zeiger; an Therapieröhren zur Einstellung schräg einfallender Strahlenkegel.

Bogenmaß, -winkel: *physik* Maß für ebene Winkel (Verhältnis von Kreisbogen zu -radius; Einheit: Radiant) bzw. für räuml. Winkel (Verhältnis der von ihm aus einer Kugel herausgeschnittenen Fläche zum Quadrat des Kugelradius; Einheit: Steradiant).

Bogen|schnitt: *chir* bogenförm. Op.-Schnitt (Eröffnung oder Umschneidung; z. B. nach DRÜNER-ZANDER, BARDENHEUER, HELFERICH, PARTSCH. – **B.skotom**: *ophth* s. u. BJERRUM* Zeichen. – **B.spalte**: Spaltbildung im Wirbelbogen infolge ausbleibender Fusion in der Mittellinie (= Spina bifida), in der Interartikularportion (= Spondylolysis) oder an den B.wurzeln.

Bogenwurzel: der WK-nahe Anteil des Wirbelbogens. – Abstandsvergrößerung zwischen li. u. re. B. ist Rö-Zeichen einer Wirbelkanalerweiterung.

Bogomolez* Serum (ALEXANDER B., 1881 – 1946, Pathophysiologe, Moskau): **1) A**ntiretikulo**e**ndothelia**les S**erum = ARES: Ig gegen menschl. RES-Zellen enthaltendes Kaninchen-Serum; zur Vitalisierung u. Reaktivierung des RES. – **2)** »Serum Sclavo« von AK-halt. Meerschweinchen, die mit menschl. Organextrakten vorbehandelt wurden; ein antiretikulär-zytotox. Serum (»ACS«, auch »SARC« = serum antiréticulaire-cytotoxique).

Bogorad* Syndrom: (1918) / Krokodilstränensyndrom.

Bogros* Lücke: retro- u. suprainguinaler, von Bindegewebe ausgefüllter Raum, kranial durch Peritoneum, kaudal durch Fascia transversalis begrenzt. Ort der Wahl für Freilegung der Iliaca ext. ohne Eröffnung der Bauchhöhle. – **B.* Membran**: das Spatium intervaginale der TENON* Kapsel auskleidende seröse Haut.

Bogrow* Fasern: Nervenfasern vom Tractus opticus zum Thalamus.

Bogue* Operation: multiple Unterbindung der varikösen Venen bei Varikozele.

Bohmansson* Methode: Vorbehandlung des Harns (HCl, Knochenkohle, Filtrieren) für die NYLANDER* Probe.

Bohn* (HEINRICH B., 1832–1888, Pädiater, Königsberg) **Dentitionsgeschwüre**: / Aphthen RIGA. – **B.* Perlen**: stecknadelkopfgroße, weiße Knötchen (Retentionszysten) bds. der Gaumennaht; vgl. SERRES* Drüsen.

Bohn* Zeichen: (1938) ausgeprägtes Absinken der diastol. Blutdruckwerte (bei primär erhöhter Amplitude) nach körperl. Belastung oder beim Stehen als Hinweis auf offenen Ductus arteriosus.

Bohne* Korsett: Stützkorsett (»Arbeitskorsett«) mit Scharniergelenk zwischen Brust- u. Beckenteil.

Bohnengift: 1) Phasin: dem Rizin nahestehendes wasserlösl., durch Kochen zerstörbares hämagglutinierendes Toxalbumin in rohen u. getrockneten »weißen« (Phaseolus vulg.) u. auch in »grünen Bohnen«; verursacht – u. U. tödl. – hämorrhag. Gastroenteritis. – 2) Phaseolunatin: Linamarin (in Phaseolus lunatus). – 3) tox. Stoff Vicia faba (s. u. Favismus = »**Bohnenkrankh.**«).

Bohnerwachs|vergiftung: Intoxikation (Kopfschmerz, Übelkeit, Vomitus, Haut-Schleimhautreizung) durch das im B. enthaltene Tetralin u. Dekalin.

Bohr* (CHRISTIAN B., 1855 – 1911, Physiologe, Kopenhagen) **Effekt:** Abhängigkeit der O_2-Aufnahme u. -Abgabe des Blutes (bei best. O_2-Druck) vom CO_2-Druck (direkt oder indirekt über pH-Effekt), u. zwar i. S. einer Rechtsverschiebung der O_2-Bindungskurve mit steigendem CO_2-Druck; begünstigt O_2-Aufnahme in der Lunge u. O_2-Abgabe an die Gewebe. – **B.* Formel:** Formel über die Beziehung von / Totraum (V_D) zum Atemzugvol. (V_T) sowie zur Konz. von O_2 oder CO_2 in Inspirations- (C_{in}), Exspirations- (C_{ex}) u. Alveolarluft (C_{alv}):

$$V_D = V_T \cdot \frac{C_{ex} - C_{alv}}{C_{in} - C_{alv}}.$$

B.*Kohlenmonoxidmethode: quant. Erfassung einer alveol. Diffusionsstörung durch Einatmenlassen von CO. Unter der Annahme einer vollständ. Bindung des CO an Hb kann die pro Zeiteinh. diffundierte CO-Menge berechnet u. daraus auf die O_2-Diffusion geschlossen werden. – Mit gleichem diagnost. Zweck ein **B.* Integrationsverfahren** mit 12-, 21u. 40%ig. O_2-Gemsich.

Bohr*(-Rutherford*) Atommodell (NIELS B., 1885 – 1962, Atomphysiker, Kopenhagen; LORD ERNEST R., 1871 – 1937, Physiker, Manchester, Cambridge): Weiterentwicklung des klass. R.* – elektrodyn. – Atommodells (elektr. neutraler Kern, lockere neg. Elektronenhülle) durch Einführen der Quantenbedingungen (nur kreis- oder ellipsenförm. Elektronen-Umlaufbahnen mit genau bestimmten Energie- u. Drehimpulswerten). Die Energie des beim Elektronenübergang auf eine äuß. Bahn ausgesandten Lichtquants entspricht der Energiedifferenz der bd. Umlaufbahnen.

Bohr|draht: *chir* mittels B.maschine durch bzw. in Knochen einzuführender rostfreier Stahldraht (verschiedener Stärken) für Osteosynthese, -arthrodese (temporär, z. B. nach MOBERG bei Sehnenausriß), Drahtextension, Mark- u. Schenkelhals-Nagelung (als Führungsdraht). – **B.drüse:** *helminth* dem Eindringen in Haut u. Schleimhaut u. der Gewebswanderung dienendes Organ der Zerkarienlarve. Ähnlich auch bei Onkosphären.

»Bohren«: *päd* Instinktbewegung des Säuglings beim / Brustsuchen.

Bohrloch|kristall: *nuklearmed* Szintillatorkristall mit zentraler Bohrung zur Aufnahme der Meßflüssigkeit. Ermöglicht Bestg. kleinster Aktivitäten. – **B.osteomyelitis:** O. im Bereich des Bohrkanals nach Drahtextension.

Bohr|nagel *chir* / SCHANZ* Schraube. – **B.osteoklasie, -osteotomie:** (BRANDES) Anlegen zahlreicher Bohrlöcher in der vorgesehenen Durchtrennungslinie u. nachfolg. Fragmentierung des Knochens (evtl. durch Meißelschlag). Ermöglicht gute Verzahnung.

Boiffin* Operation: paravertebrale Teilresektion der 5–6 unt. Rippen für Pleuraempyem-Dränage.

Boiling: Gasblasenbildung (»Kochen«) in Körperflüssigkeiten bei Abfall des Umgebungsluftdruckes < 47 mm Hg; Sympt. der / Druckfallkrankheit.

Boinet* Zeichen: *röntg* systol. Linksverlagerung der Trachea bei Aortenaneurysma.

(du) Bois-Reymond*: s. u. DU BOIS = REYMOND*.

Boit* Rohr (HANS B., geb. 1876, Chirurg, Königsberg): biegsamer Katheter zur intraop. Absaugung des Darminhalts bei Ileus.

Bojesen* Krankheit: / Hemichondrodystrophie.

Bol.: *pharm* Bolus.

Bolen* Test: unspezif. (auch bei akt. Lungen-Tbk, Schwangerschaft etc. pos.) Krebstest anhand der Anordnung u. Qualität der Fibrinfasern, Größe u. Zahl der »Plasmaseen«, Lage u. Stabilität der Ery im Dikken Tropfen (verschiedener Größe).

Boletus: Pilz-Gattung »Röhrlinge«; neben genießbaren (z. B. **B. edulis** = Steinpilz) auch – zumindest in ungekochtem Zustand – gift. Arten, z. B. **B. erythropus** (»flockenstiel. Hexenröhrling«, blau anlaufend; bei Rohgenuß Darmstörungen), **B. luridus** (»netzstiel. Hexenpilz«; blau anlaufend; roh giftig; gekocht häufig schädlich), **B. satanas** (»Satanspilz«; rote Röhren, mit Muskarin u. nicht identifizierten Krampf- u. Kapillargiften; führt zu Gastroenteritis, n. 1–2 Std. Kollaps).

Boli: *pharm* »Bissen« (s. u. Bolus).

Boll* Gänge (FRANZ CHRISTIAN B., 1849 – 1879, dtsch. Physiologe, Rom): in den Speicheldrüsen feine Gänge (Schaltstücke ?) zwischen Endstücken u. Ausführungsgängen.

Boller* (REINHOLD B., zeitgen. Internist, Wien) **Sonde:** doppelläuf. Darmsonde. – **B.*-Pilgersdorfer* Diät:** »Zweinährstoff-Wechseldiät« (alternierende Beschränkung auf Proteine u. je 3 Tg. KH oder Fett) als Abmagerungskost (unwirtschaftl. Fettverwertung).

Bollinger* Spätblutung: apoplekt. Insult nach schwerem Hirntrauma (v. a. im Hirnstamm).

Bolo fecal: (span.) Kotballenbildung (u. Obstipation) infolge Darmplexus-Zerstörung bei CHAGAS* Krkht.

Bolognini* Zeichen: Gefühl des Reibens bei beidhändig wechselndem Fingerdruck auf den Bauch, als Masern-Frühzeichen.

Bolometer: Widerstandsthermometer (mit geschwärzten Platindrähten) zur Messung der Wärmestrahlung (z. B. bei / Thermographie).

Bolt* Zeichen: reflektor. Spannung u. Schmerzhaftigkeit der Parametrien bei Elevation der Cervix uteri als – unzuverläss. – Hinweis auf Tubarruptur (mit intraabdomineller Blutung).

Bolton* Ebene: *röntg* Bezugsebene (auf seitl. Schädelaufnahme) durch Nasion u. höchsten Punkt der Einkerbung hinter dem Condylus occipit.

Boltz* Reaktion: Violettfärbung der Serumprobe bei Zugabe von Essigsäureanhydrid u. konz. Schwefelsäure als Hinweis auf progr. Paralyse.

Bolus: »Bissen«; **1)** *pharm* Bol.: große Pille (2–20 g), v. a. für Tiere. – **2)** *chem* **B. alba** = weißer Ton (wasserhalt. Aluminiumsilikat, knetbar; Anw. als trocknender Wund- u. Hautpuder, Badezusatz bei generalisierter Hautaffektion (z. B. Ekzem), Adsorbens bei Darm-Erkr., Pillenmasse; **B. rubra** = roter Ton (Eisenoxid-haltig; Denaturierungsmittel für Kochsalz; »Streu-«, »Viehsalz«). – **3)** bei der sogen. »Injektion im Schuß« das zunächst kompakt (d. h. hochkonzentriert) bleibende Injektat. – **4)** *radiol* in der Strahlenther. der eine inkongruente Oberfläche ausgleichende Block aus gewebeäquivalentem Material (in einfachster Form als B.-alba-gefüllter Beutel).

Bolustod: Erstickungs- oder Schocktod (Vagusreizung, reflektor. Herzstillstand, Kreislaufversagen) bei Verlegung der Luftwege (Kehlkopf) durch kompakten Fremdkörper. – Ther.: sofort. Tracheotomie. – vgl. Aspirationstod.

Bolzen|behandlung: *laryng* nach Exzision einer Laryngotrachealstenose Einlegen mit der Trachealkanüle verbundener »Bolzen« (Guttapercha, Palavit u. a.) als Schrumpfungsprophylaxe. – Ferner das Dehnen narbiger Kehlkopfstenosen mit einer **B.kanüle** (z. B. n. BRÜGGEMANN).

Bolzung: Eintreiben (Einkeilen) eines die Fragment- bzw. Gelenkenden verbindenden Bolzens aus körpereigenem (Knochen) oder -fremdem Material (Tier-, Leichenknochen, Metall, Elfenbein) als Osteosynthese- u. Arthrodesetechnik (intraartikulär nach Entknorpelung).

Bombay|-Beule: ⁄ Hautleishmaniase in Indien. – **B.-Typ:** *serol* seltene, erstmals 1951 bei einer Inderin gefundene AB0-Variante (Unterdrückung der B-Expressivität durch ein Suppressor-Gen »x«? Modifik. der A-Expressivität durch ein Gen »y« ?) mit Anti-A, -B u. -H im Serum.

Bomben|form: (HABERER) die typ. frühkindl. Schädelform mit größter Breite zwischen Tuber pariet. u. Sutura squamosa. – **B.syphilid**: Knotensyphilid (Rezidivexanthem, meist gegen Ende des Sekundärstadiums), bei dem mehrere kleine Papeln um eine große lokalisiert sind.

Bombesin: ein 14-Aminosäuren-Peptid, nachgewiesen in NS u. Duodenalschleimhaut, das u. a. die Sekretion von Magensäure, Gastrin u. Cholezystokinin anregt.

Bombus: **1)** ⁄ Tinnitus aurium; **2)** ⁄ Borborygmus.

Bomke* Dosimeter: v. a. in der Radiumther. verw. Universaldosimeter (Dosisleistungs- u. integrierende Dosismessung) mit austauschbaren Meßkammern.

Bona*-Jaeger* Exartikulation: Absetzen des Fußes im Kahnbein-Keilbeingelenk u. in dessen Verlängerungslinie durch das Kuboid (Sägeschnitt). – Vgl. LISFRANC*, CHOPART* Exartikulation.

Bonacci* Medium: flüss. Nährboden (Rinderbouillon u. Agar mit Pepton-, NaCl-, Glukose- u. Schweineblutzusatz) für Trypanosomenkultur.

Bonbongefühl: Fremdkörpergefühl im unt. Ösophagus u. Retrosternalschmerz bei chron. Pankreatitis.

Bonduelle*-Jolivet* Syndrom: s. u. WITTMAACK*-EKBOM*.

Bone seeker: Elemente, die vermehrt im Knochen abgelagert werden; neben Ca, Ba u. P auch das – bei Kernspaltung anfallende – Strontium-90 (HWZ 19,9a). – Einschläg. kurzleb. Radioisotope (z. B. ^{45}Ca, ^{32}P, ^{85}Sr, ^{89}Sr) dienen in der Nuklearmedizin zu Knochenstoffwechsel-Untersuchungen.

Bonet*-Maury* Methode: sehr empfindl., fast spezif. H_2O_2-Nachweis mit Titansulfat (sofort. Auftreten des gelben bis orangefarbenen Persalzes).

Bonfils* Krankheit: (1856) ⁄ Lymphogranulomatose.

Bongiovanni*-Eisenmenger* Syndrom: Kombin. von hepatomegaler Leberzirrhose u. ⁄ Hyperkortizismus (mit dessen typ. Symptn., ferner Menstruationsstörung, Asthenie, Muskelhypotonie).

Bonham*-Gibbs* Test: enzymat. Krebstest anhand der vermehrten Aktivität von 6-Phosphoglukogenat-Dehydrogenase (z. B. im Aspirat aus dem hint. Scheidengewölbe bei gynäkol. Ca.).

Bonhoeffer* (KARL B., 1868 – 1948, Psychiater, Berlin) **Delirium**: ⁄ besonneres Delirium. – **B.* akuter exogener Reaktionstyp**: ⁄ Psychosyndrom BONHOEFFER. – **B.* Zeichen**: Muskelhypotonie bei extrapyramidalen Hyperkinesen (z. B. Chorea).

Bonjour-Tröpfchen: das vor der morgendl. Miktion aus der ♂ Harnröhre austretende Sekrettröpfchen bei – subakuter – Gonorrhö.

Bonnaire* (ERASME B., 1858 – 1918, Gynäkologe, Paris) **Geburtseinleitung**: manuelle Erweiterung des MM. – **B.* Syndrom**: dominant-erbl. Erkr. mit symmetr. Scheitelbeindefekten (⁄ Foramina pariet. permagna), beim Erwachsenen Kopfschmerzparoxysmen, evtl. Absencen.

Bonnel*-Raby* HS-Nährboden: Kasein-Pankreas-Pepton, Hefeextrakt, NaCl, Agar-Agar u. Aqua dest. mit Zusatz von Glukose, Na-Hydrosulfit u. Resorzin für Aerobier- u. Anaerobiernachweis (bei Sterilitätsprüfung).

Bonnet* (AMÉDÉE B., 1802 – 1858, Chirurg, Lyon) **Kapsel**: rückwärt. Teil der TENON* Kapsel (ab Durchtritt der geraden Augenmuskeln). – **B.* Operation**: Thyreopexie an Kopfnickern u. Haut in Höhe des Ringknorpels bei Luftröhrenkompression durch Struma. – **B.* Position**: **1)** arthrogene Entlastungsstellung des Hüftgelenks bei großem Erguß (⁄ B.* Regel): Abduktion, Flexion u. Außenrotation. – In Analogie auch (AXHAUSEN) die des Kiefergelenks bei akuter Arthritis: offener Mund, zur gesunden Seite verschobener UK. – **2)** Entlastungsstellung (im Liegen) bei Ischias-Syndrom: Beugung in Knie- u. Hüftgelenk, Ferse aufgestellt; vgl. B.* Zeichen. – **B.* Regel**: Bei Arthritis mit Erguß wird diejen. Gliedmaßenstellung eingenommen, bei der die Gelenkhöhle das max. Vol. aufweist. – **B.* Schiene**: gepolsterte rinnenförm. Drahtschiene zum Transport bei Becken- u. Oberschenkelfraktur. – **B.* Spülung**: bei Spermatozystitis u. Deferentitis Samenblasenspülung mit desinfizierender Lsg. von einer Samenleiterfistel aus. – **B.* Zeichen**: Durch Adduktion des Beines ausgelöste Ischialgie bei Ischias-Syndrom.

Bonnet* Syndrom (PAUL B., 1884 – 1959, französ. Ophthalmologe): **1)** »Tortuositas vasorum retinae« als hochdruckbedingte Netzhautdurchblutungsstörung bei Aortenisthmusstenose (Erwachsenenform). – **2)** umschrieb. vasomotor. Trigeminus-Sympte. bei entzündl. Prozeß der sensiblen Wurzel: Kausalgie,

Neuralgie, HORNER* Syndrom. – **B.*-Dechaume*-Blanc* Syndrom**: (1937) kongenit. neurokutane Gefäßmißbildungen einer Körperseite (Rankenangiome der Retina, Aneurysmen di- u. mesenzephaler, seltener auch der Hautgefäße) mit entsprech. neurol. Ausfällen (z. B. Visusverfall, Lähmung des 3. u. 4. Hirnnervs); evtl. Turmschädel u. Katarakt.

Bonnevie*-Ullrich* Syndrom (KRISTINE B., 1872 – 1950, Zoologin, Oslo; OTTO U.): erbl. Anomaliekomplex mit Flügelfellbildung (Leitsympt.) sowie lymphangiektat. Ödemen, Extremitätenmißbildungen, Hirnnervenläsionen, Dyskranie, Cutis laxa, Streckstörungen der Gelenke, Wachstums- u. Ossifikationsstörungen, Ohrmuscheldysplasie, Intelligenzdefekt. – Als Kombinations- u. Unterformen ∕ ULLRICH*-TURNER*, U.*-NIELSEN*, ROSSI* Sy., Status B.*-U.* (s. u. ULLRICH*). – s. a. Schema »Gonadendysgenesie«.

Bonney* (WILLIAM FRANCIS VICTOR B., 1872 – 1953, Gynäkologe, London) **Operation**: Uterus-Myomektomie (abdomin. Enukleation) unter Abdrosselung der Gefäße u. gefäßführenden Ligamente mit weichen Klemmen. – **B.* Test**: bei Harninkontinenz der Frau Herabziehen bzw. Elevieren der Blasenwand (Trigonum-Gegend) mit vaginal eingeführter Klemme: Urinabgang bei Zug u. Kontinenz bei Elevation bedeutet Insuffizienz des Blasenschlusses (u. Indikation zur op. Blasenhalshebung).

Bonnier* Syndrom (PIERRE B., 1861 – 1918, Otologe, Paris): Vestibularis-Sympte. (Vertigo, Nausea, Nystagmus u. Dysakusis), evtl. auch Okulomotoriusausfälle u. Trigeminusneuralgie bei Läsion des DEITERS* Kernes (bzw. der bulbopontinen Region) durch Zirkulationsstörung, Trauma, entzündl., degenerat. oder neoplast. Prozeß.

Bonnvallet* Operation: Splenektomie u. splenorenale Anastomosierung bei BANTI* Syndrom mit Pfortaderhochdruck.

Boogard* (JOHANNES ADRIANUS B., 1823 – 1877, niederländ. Arzt) **Linie**: Verbindungslinie Nasion–Opisthion (die bei basilärer Impression vom Basion überschritten wird). – **B.* Winkel**: vom Klivus (bzw. Verbindungsgerade Dorsum sellae – Basion) u. For.-magnum-Ebene gebildeter Winkel (im seitl. Rö-Bild des Schädels); normal ca. 127°, bei basilärer Impression verkleinert.

Bo|opie: (HELLPACH) »Kuhäugigkeit«, der berechnend-schmachtende Blick bei Hysterie.

Booster-Effekt: (engl.) immun »anamnest.« AG-AK-Reaktion mit prompter u. starker Produktion der zuvor kaum noch nachweisbaren spezif. AK als »Verstärkungsreaktion« auf eine rel. kleine AG-Applikation (»Auffrischimpfung«, »Injection de rappel«) in größerem zeitl. Abstand zur Grundimmunisierung.

Boothby* Formel: Produkt aus Pulszahl u. Blutdruckamplitude zur approximativen Ermittlung des Grundumsatzes (unter exakten Ruhe-Nüchtern-Bedingungen); Normalwert 1400–3000. – vgl. GALE*, READ* Formel.

Bor, Borium, B: (1808) 3wert. Nichtmetall (amorph u. krist.); Atomgew. 10,811, OZ 5; 4 Isotope, davon ^{9}B u. ^{12}B radioaktiv. Für Pflanzen essentielles Spurenelement; bei Mensch u. Tier bei Mangel allerg. Sympte.; wirkt in organ. gebundener Form u. in höherer Konz. toxisch (∕ Borvergiftung). Anw. *therap* nur äußerl. als Antiseptikum (Cave Borsäure-Intoxikation !), ferner in Herbiziden, Dünge- u. Reinigungsmitteln.

Bor* Syndrom ∕ KLIPPEL*-TRENAUNAY* Sy.

Borane: Borwasserstoffe der Zus. B_nH_{n+4} u. B_nH_{n+6}; z. T. widerlich riechend, toxisch für Atmungsorgane, Augen, Leber, Niere u. ZNS.

Borat: Salz der Borsäure (lat.: -boricum). – **B. puffer**: borsaure Salze enthaltende Puffer-Lsg.; a) Borsäurepuffer (mit KCl u. NaOH; pH 7,8–10); b) Borax-Bernsteinsäurepuffer (pH 3,0–5,8); c) Borax-Phosphatpuffer (Borax u. K_2HPO_4; pH 5,8–9,2).

Borax: Natriumtetraborat; $Na_2B_4O_7 + 10\ H_2O$; therap. Anw. äußerl. als Desinfiziens u. Antiseptikum (1–5%ig. Lsg.) in Mund- u. Augenwässern; ferner **B.-Borsäure-Methylenblau** (vor Gebrauch Zusatz einiger Tr. NaOH) zur Darstg. von Plasmodium vivax, Baktn. u. basophiler Ery-Tüpfelung. – s. a. Boratpuffer.

Borbely* Syndrom: ∕ Pränarkosekater.

Borbely* Test: Prüfung der Kapillarresistenz durch Ansetzen einer Saugglocke u. Bestg. des Druckes, bei dem die ersten Petechien erscheinen.

Borborygmus: kollerndes, gurrendes Geräusch im Darm, durch die peristalt. Bewegung des mit Gas vermischten Darminhaltes. – Auskultator. Fehlen Hinweis auf paralyt. Ileus.

Borchardt* (MORITZ B., 1868–1948, Chirurg, Berlin) **Beckenstütze**: Metallbänkchen zum Anheben des Beckens beim Anlegen von Becken(gips)verbänden. – **B.*Trias**: Erbrechen, epigastr. Meteorismus u. Magen-Sondierungshindernis als Leitsympte. des akuten Magenvolvulus.

Borchardt* Lävuloseprobe: (1909) D-Fruktose-Nachweis im Harn durch Rötung der mit HCl u. Resorzin versetzten Probe beim Aufkochen.

Borchgrevin* Latte: in der Axilla abstützende krückenart. Schiene bei Extensions-Ther. der Klavikularfraktur durch Eigengewicht.

Bordeaux: Name von Farbstoffen; z. B. Bo. B (= B.rot, Echtrot B: Monoazofarbstoff für Zytoplasmafärbung, Lebensmittelfarbstoff), Bo. DH oder S (= Azorubin S).

Borden* Test: modif. WIDAL* Reaktion auf Typhus abdomin. (weißer Niederschlag abgetöteter Salmonellen in NaCl-Suspension).

Borderline|-Gruppe: die atyp., in ihrer Entwicklung unbestimmten, häufig malignen Verlaufsformen der Lepra mit Entwicklung vom tuberkuloiden zum lepromatösen Typ; meist stark pos. Erregerbefund u. neg. Immunitätslage. – **B.-Karzinom**: epitheliales Neoplasma an der Grenze zur Malignität (etwa i. S. von Präkanzerose, Carcinoma in situ).

Bordet* (JULES JEAN BAPTISTE VINCENT B., 1870–1961, Bakteriologe, Brüssel; Nobelpreis f. Medizin 1919) **Antikörper**: spezif., komplementbindungsfäh. ∕ Amboozeptor. – **B.* Theorie**: »Zweiphasentheorie«, derzufolge das spezif. Immunserum bei der KBR zuerst zur Agglutination, dann zur Lyse (»B.*-GENGOU* Phänomen«) führt. – **B.*-Gengou* Agar**: Kartoffel-Glyzerin-Vollblut-Agar zur Züchtung von Bordetellen (»B.*-G.* Baktn.«); z. B. als »Hustenplatte«. – **B.*-G.* Reaktion**: (1901) ∕ Komplementbindungsreaktion.

Bordetella

Bordetella: *bakt* Gattung der Fam. Brucellaceae [Eubacteriales], gramneg., sporenlos, klein, ovoid bis kokkoid; z. B. **B. bronchiseptica** (aerobes, bewegl. Stäbchen, einzeln, paarweise oder kettenbildend; Sekundärerreger bei Hunde-Staupe, gelengentl. Erreger einer keuchhustenähnl. Erkr. beim Menschen), **B. parapertussis** (aerobe Stäbchen, einzeln, in Paaren oder kettenbildend, in Ausscheidungen meist intrazellulär; Erreger keuchhustenähnl. Erkrn.), **B. pertussis** (aerob, ellipsoid, in der S-Form bekapselt, einzeln, paarweise oder kettenbildend, in Ausscheidungen meist intrazellulär, nachweisbar auf BORDET*-GENGOU* Agar, durch KBR u. Agglutinationsreaktion; Erreger des / Keuchhustens).

Bordier*-Fränkel* Zeichen: *neurol* / BELL* Phänomen.

Borell* Einheit: Einh. des thyreotropen Hormons (~ 10 µg des USP-Standards).

Borggreve* Operation (JOSEPH B., zeitgen. Orthopäde, Wiesbaden): Ersatz des Kniegelenks durch das in der Beinlängenachse um 180° gedrehte Sprunggelenk (»Umdrehplastik«) bei starker Verkürzung (z. B. Mißbildung) von Ober- u. Unterschenkel.

Borglyzerin: s. u. Acidum boricum.

Borismus: / Borvergiftung. – **Borium**: / Bor.

Borjeson* Syndrom: Intersex mit Hypogonadismus, Kryptorchismus, Adipositas, intellektueller Retardierung, »groteskem« Gesicht, Sandalenlücke.

Borke: *derm* / Kruste. – **Borken|flechte**: / Impetigo contagiosa. – **B.krätze**: Scabies norwegica (/ BOECK* Krkh. [2a]).

Borkenstein* Test: (1956) Alkohol-Nachweis in Atemluft anhand der Reduktion des gelben Kaliumbichromats in H_2SO_4.

Borlint: Borsäure-imprägnierter Lint als Verbandsstoff.

Borna-Krankheit: *vet* infektiöse, endem., oft tödl. Enzephalomyelitis der Pferde (Schafe u. Rinder) durch das gleichnam. Virus (bisher nicht klassifiziert, auf Chorio-Allantois-Membran für Lebendimpfstoff züchtbar). Übertragung auf Menschen nicht bekannt.

Bornaprin *WHO*: Phenyl-bizykloheptankarbonsäure-(diäthylaminopropyl)-ester; Parkinsonmittel.

Borneol(um), Borneokampfer: $C_{10}H_{17}OH$; pflanzl. Verbindung, z. B. als **B. aceticum** Hauptbestandteil des Fichtennadelöls, als **Bornylum salicylicum** (= Salizylsäure-Bornylester) in antirheumat. Einreibungen.

Bornhardt* Formel zur Berechnung des Sollgewichts: Länge (cm) × mittl. Brustumfang (cm) : 240.

Bornholmer Krankheit, Myalgia acuta epidemica: (FINSEN 1856) im Sommer u. Herbst v. a. in Nordeuropa u. USA epidem. benigne Erkr. durch Coxsackie-Virus B; mit thorakaler (= Pleurodynie), abdominaler (= Pseudoappendizitis) u. Extremitäten-Form (»Muskelkaterkrankh.«, Pseudoparesen), oft kompliziert durch Meningitis.

Bornstein* Methode: (1950) biol. Bestg. der Blut-Insulinaktivität anhand des Blutzuckerverhaltens bei alloxandiabet., hypophysen- u. nebennierenlosen Ratten nach Inj. einer Serumprobe.

Bornylum: s. u. Borneol.

Boros* Reaktion: einfache Objektträger-»Suchreaktion« auf Syphilis (Lipoid-Reaktion mit körn., scholl. oder fleck. Sedimentation in getrübter bis klarer Flüssigkeit). Empfindlich wie KAHN* Reaktion; bei therapierten Fällen rasch neg.

v. Boros* (-Naumann*) Diagonale: *kard* im p.a. Rö.bild des Herzens die Verbindungslinie vom re. Herz-Zwerchfellwinkel zur Grenze li. Herzohr / A. pulmon.; normal bis 11,5 cm lang, bei isolierter Rechtsvergrößerung (z. B. Cor pulmonale) bis zu 18 cm.

Boroviczeny* Färbung: (1961) *hämat* panopt. Schnellfärbung mit leicht alkal., Methanol-halt. Toluidinblau-Safranin-Lsg., nach Abspülen Gegenfärbung mit leicht saurer Kaliumphosphat- u. Cialit®-halt. Eosin-Lsg.

Borrel* (AMÉDÉE B., 1867–1936, Bakteriologe, Straßburg, Paris) **Körper**: *vet* Virus-Elementarkörperchen im Zytoplasma bei Schaf- u. Geflügelpocken. – **B.* Zylinder**: *histol* Serie von 6 Glaszylindern (2 mit Xylol sowie absteigende Alkoholreihe) zum Entparaffinieren.

Borrelia: Gattung der Fam. Treponemataceae [Spirochaetales]; flache, unregelmäßig spiral., in Fäden auslaufende Stäbchen; Endo-Parasiten v. a. von Arthropoden (als Vektor), mit GIEMSA* Lsg. in natürl. Material blau, in Kulturmaterial rot. Einige Arten humanpathogen, z. B. **B. berbera** (auch für Affen, Ratten u. Mäuse; Erreger von Rückfallfieber in Nordafrika, übertragen durch Läuse ?), **B. carteri** (auch auf Affen, Kaninchen, Ratten u. Mäuse übertragbar; Erreger von Rückfallfieber in Indien, übertragen durch Pediculus humanus), **B. caucasica** (auch Meerschweinchen-pathogen; Erreger des kaukas. Rückfallfiebers, übertragen durch Ornithodoros verrucosus), **B. duttonii** (pathogen auch für weiße Mäuse u. Ratten; Erreger von Rückfallfieber in Zentral-, Südafrika u. Madagaskar, übertragen durch Ornithodoros moubata), **B. graingeri** (auch für Ratten pathogen; Erreger generalisierter Lähmungen u. langanhaltender Bakteriämie in Kenia, übertragen durch Ornithodoros graingeri), **B. harveyi** (auch Ratten- u. Affen-pathogen; Erreger einer leichten Borreliose), **B. hermsii** (pathogen auch für weiße Mäuse u. Meerschweinchen; Erreger von Rückfallfieber in Mittel- u. Nordamerika, übertragen durch Ornithodoros hermsi), **B. hispanica** (Rückfallfieber in Spanien, Portugal, Nordwest-Afrika), **B. parkeri** (auch Mäuse- u. Meerschweinchen-pathogen, Erreger von Rückfallfieber im USA-Westen, übertragen durch Ornithodoros parkeri), **B. recurrentis**, **B. obermeieri** (pathogen auch für kleine Labortiere; Erreger des epidem. Rückfallfiebers, übertragen durch Pediculus humanus; züchtbar auf NOGUCHI* Aszites-Kaninchen-Nährboden), **B. turicatae** (auch Mäuse- u. Meerschweinchen-pathogen; Erreger von Rückfallfieber in Mexiko u. USA, übertragen durch Ornithodoros turicata), **B. venezuelensis**, **B. phagedaenis s. neotropicalis** (auch Mäuse- u. Ratten-pathogen; Erreger von Rückfallfieber in Panama, Kolumbien, Venezuela u. Ekuador, übertragen durch Ornithodoros rudis s. venezuelensis). – Apathogen z. B. **B. refringens** (in Genitale), **B. vincentii** (in Respirationstrakt, bei Angina PLAUT-VINCENT zus. mit Fusobact. fusiforme).

Borrelidin: (1949) Antibiotikum aus Streptomyces rochei; in vivo stark wirksam gegen Borrelien.

Borreliose: durch ↑ Borrelien hervorgerufene Krankh. (insbes. Febris recurrens).

Borreliotaceae: (Nomenklatur nach F. O. HOLMES) Virus-Fam. mit den Gattgn. **Borreliota** (z. B. B. vaccinae = Vakzine-Virus, B. variolae = Variola-Virus), Briareus, Scelus, Hostis u. Molitor.

Borrelomyces: (TURNER 1935) ↑ Mykoplasmen.

Borries* Syndrom: (1921) otogene, hochfieberhafte, lokalisierte, nichteitr.-hämorrhag. Enzephalitis (»Pseudo-Hirnabszeß«) mit einseit. Stauungspapille, seröser bis eitr. Otitis media, polymorpher Liquor-Pleozytose. – **B.* Zeichen**: durch Druck auf das Abdomen oder Amylnitrit-Inhalation auslösbarer Schwindel bei Labyrinthfistel.

Borrowing-Lending-Phänomen: (DE BAKEY) Blutverteilungsänderung zuungunsten durchblutungsgestörter Gewebe, v. a. bei Vasodilatantien-Medikation (weitere Durchblutungsminderung im gestörten Bereich infolge generalisierter Vasodilatation u. Blutdrucksenkung mit Verschlechterung des Druckgradienten). – Auch synon. mit »Steal effect« (↑ Anzapfsyndrom).

Bors* Reflexe: durch Kaltwasserreiz ausgelöster Anal-, Bulbokavernosus- u. Harnblasenreflex zur Conus-medull.-Funktionsprüfung.

Bor|säure: ↑ Acidum boricum; s. a. Borvergiftung. –

Borsalbe, -vaseline: 3 % Borsäure in Vaseline.

Borsieri* Zeichen: neg. Dermographismus im Frühstadium des Scharlachs; unspezif.

Borsos*-Nachtnebel* Anämie: ↑ CEELEN*-GELLERSTEDT* Syndrom.

Borst* Diät: KH-, fett- u. vitaminreiche (C, B-Komplex), 200 mg Na u. 1000 mg K enthaltende eiweißarme Diät bei Urämie-Neigung (Reduzierung des endogenen Eiweißabbaus); auch als Sondenkost (= HAMMERSMITH Cocktail).

Borst* Kleinzellen (MAXIMILIAN B., 1869–1946, Pathologe, München): kleine, nicht ausdifferenzierte Epithelzellen in anaplast. Karzinomen. – s. a. Epitheliom BORST-JADASSOHN.

Borsten|herz: röntg bei fortgeschritt. Asbestose »verwischte Herzkontur«, in verstärkte Radiärzeichnung der Lungen übergehend. – **B.würmer**, Polychaeta: meerbewohnende Ringelwürmer. Einige Spezies (z. B. Hermodice carunculata) mit glasharten Borsten, die ein noch unbekanntes Gift enthalten (das beim Menschen Hautentzündung bis -nekrosen hervorruft).

Borvergiftung: Intoxikation durch Inhalation, orale Aufnahme oder perkutane Resorption (Wundbehandlung) von – rasch resorbierten, nur langsam eliminierten, dadurch kumulierenden – Bor-Verbdgn. wie Borsäure, Borax, Borane (Anreicherung in Leber, Hirn, Niere; Wirkung aus osmot. u. enzymat. Reaktionen). Bei **akuter B.** Krämpfe, Meningismus, Kollaps; bei **chron. B.** Gastroenteritis, Leberdegeneration, Nierenschädigung, Lungenblutung u. -ödem, Neuritis, juckende Dermatitis (»Psoriasis borica«), evtl. Anämie, Kachexie. Ther.: ggf. Magenspülung (Kohlezusatz), Glaubersalz, evtl. Austauschtransfusion, Peritonealdialyse.

Borwasser: ↑ Acidum boricum solutum.

Bosaeus* Experiment: experim. Teratom-Erzeugung beim Frosch durch Homoiotransplantation unbefruchteter Eier in den Lymphsack. Stütze der Theorie einer parthenogenet. Teratomgenese.

Bose* (HEINRICH B., 1840–1900, Chirurg, Gießen) **Haken**: schlanker, einzink. Haken zur Luftröhrenfixierung bei Tracheotomie. – **B.* Ligament**: feste, bandförm. Verbindung zwischen Schilddrüsenisthmus u. Ringknorpel; bewirkt Mitbewegung der Schilddrüse beim Schluckakt. – **B.* Operation**: Tracheotomie mit Medianschnitt in Schildknorpelhöhe u. Querschnitt am Ringknorpeloberrand. – **B.* Sperrelevatorium**: selbsthaltender Wundspreizer für Tracheotomie.

Bossard* Fleck: ↑ Nävus.

Bostock* Katarrh: Frühlingskatarrh (Heuschnupfen).

Boston-Exanthem: infektiöses (ECHO-Virus Typ 16), Rush-art., makulopapulöses Exanthem (v. a. Gesicht, Brust, Rücken) 2 Tage nach hochfieberhaften Prodromi, 2–4 Tg. anhaltend.

Boston* Zeichen: spast. Oberlidsenkung beim Blick nach abwärts bei BASEDOW-Exophthalmus.

Boström*(-Kugelberg*) Test: Prüfung des Farbensinns mit pseudo-isochromat. Tafeln.

Bosviel* Syndrom: (1911) apoplektiforme ↑ Gaumensegelblutung.

Bosworth* Operation: 1) »interspinöse Spanarthrodese« zwischen 4. LW u. Crista sacr. mediana. – 2) Ersatz des med. Knieseitenbands durch die Semimembranosus-Sehne (Durchzug). – 3) B.*-VERE HODGE* Op.: Federschrauben-Fixierung des Schlüsselbeines am Rabenschnabelfortsatz bei inveterierter Schulterluxation.

Botalli-Ligament: ↑ Ligamentum arteriosum (Botalli). – **Botallismus**: Embryokardie mit offenem For. ovale u. persistierendem Ductus arteriosus.

Botallo* (LEONARDO B., 16. Jh., italien. Anatom u. Chirurg) **Foramen**: ↑ Foramen ovale (des Herzens). – **B.* Gang**: ↑ Ductus arteriosus.

Botelho* Test: Krebstest anhand der Serumtrübung nach Zusatz verdünnter Salpetersäure u. eines Jodreagens.

Boten: *biochem* ↑ Schema „AMP". – **B.-Nukleinsäure**: ↑ messenger-RNS.

Both* Respirator: Tankrespirator ähnl. der Eisernen Lunge.

Bothridium: *helminth* s. u. Bothrium.

Bothriocephalus: älterer Gattungsname für ↑ Diphyllobothrium. – Daher auch »**Bothriocephalosis**« für die Infektion (auch bei Hund, Katze etc.) mit dem Dünndarmparasiten ↑ Diphyllobothrium latum durch Genuß roher Fische (als 2. Zwischenwirt): Magen-Darmbeschwerden, Anämie (Perniziosa-ähnlich infolge B_{12}-Verbrauchs, v. a. bei Sitz in Jejunum), evtl. lokale Schwellung u. Entzündung in Bauchhöhle u. Muskulatur durch Plerozerkoide.

Bothrion: *ophth* abszedierendes Ulkus an Hornhaut, Konjunktiva u. Sklera.

Bothrium: *helminth* vom umgebenden Parenchym nicht abgesetzte Sauggrube der Cestoda (v. a. Pseudophyllidea, z. B. Diphyllobothrium). – Im Ggs. zum deutlich abgesetzten (z. T. gestielten) **Bothridium** anderer Arten.

Bothrops: »Lanzenottern«, Unterfam. der Grubenottern [Crotalinae] in Mittel- u. Südamerika. Biß häufig tödlich (durch Neurotoxine, Hämorrhagine, Hämolysine, Koaguline; poly- u. monovalente neutralisierende Sera vorrätig im Institut Butantan in São Paulo). Etwa 50 Arten, darunter **B. alternatus** (»Urutú«), **B. ammodytoides** (»Yarará nata«), **B. atrox** (»Caicaca«), **B. insularis** (»Jararaca ilhoa«), **B. itapetiningae** (»Cotiarinha«), **B. jararaca** (»Jararaca«).

Botkin* Krankheit: (1866) epidem. Hepatitis (i. e. S. eine nach Leberschädigung, z. B. durch Salvarsan).

botryoid(es): traubenförmig.

Botryo|mykose: 1) *vet* »BOLLINGER* Krankh.« der Pferde, mit traubenförm. Granulomen (»**B. mykom**«) in Haut, Unterhaut u. Wunden, metastat. auch in inn. Organen; Erreger: Staphylococcus pyogenes aureus (»**B.myces equi**«). – 2) ↑ Granuloma pediculatum. – **B. therapie**: ↑ Traubenkur.

Botsztejn* Pneumonie: gutart. pertussoide, interstitielle Pneumonie des jungen Säuglings mit hoher Eosinophilie; Rö.bild ähnl. dem der plasmazellulären Pneumonie.

Botteri* Probe: (1931) Komplementbindungsreaktion auf Echinococcus cysticus.

Bottini* Operation: transurethrale Kauterisation einer medianen Prostata-Barre.

Bottu* Probe: (1909) Glukose-Nachweis im Harn anhand der indigoblauen Färbung bei Erhitzen mit o-Nitrophenylpropiolsäure in frischer NaOH.

Bottyan* Test: Provokationstest (AG-AK-Reaktion) zur Erkennung dentaler Herde; s.c. Inj. eines Substrats aus bakterienfreien Zahnwurzelgranulomen (»**B.* Antigen**«, in NaCl-Lsg. mit Trypaflavin-Zusatz).

Botulinus|-Toxin: das stark wirksame, hitzeempfindl. Ektotoxin des Clostridium botulinum (»**B.-Bazillus**«), unter anaeroben Bedingungen in unzureichend konserviertem Fleisch, Fisch u. Gemüse gebildet (u. bei deren Verzehr in Magen u. Jejunum resorbiert); mit typenspezif. Wirkung auf Nervenkerne der Medulla oblong. (evtl. auch motor. Endplatten).

Botulismus: Intoxikation mit ↑ Botulinus-Toxin; wahrsch. auch Toxoinfektion mit dem Erreger. Sympte. (nach Latenz von 30 Min. – 8 Tg.; bei Toxoinfektion Inkubationszeit bis 14 Tg.!): Magen-Darm-Atonie u. -Sekretionsstörungen, bulbäre, evtl. auch symmetr. Extremitätenlähmungen (= rein motor.; »**Botulinus-Polyneuropathie**«). Letalität bei Typ A (USA) ca. 50%, bei Typ B (Europa) geringer. Ther.: Magenspülung, Abführmittel, Botulismus-Serum (antitox., meist polyvalent gegen Toxine A, B, C u. E). Als Prophylaxe **Botulinus-Toxoid** (Formalin-behandeltes Filtrat von Bouillonkulturen A, B, C u. D).

Bouchard* (CHARLES JACQUES B., 1837–1915, Pathologe, Paris) **Index**: Quotient aus Körpergew. (kg) u. -größe (dm); Normalwert (Erwachsene) 4,3. – **B.* Knoten**: vorw. dors. Auftreibung (Epiphysenhyperplasie, Osteophyt, periartikuläre Weichteilverdikkung) des arthrot. Fingermittelgelenks; im Ggs. zum HEBERDEN* Knoten nicht zweigeteilt. – **B.* Koeffizient**: die pro Zeiteinh. u. kg Körpergew. ausgeschiedene Menge urotox. Substanzen. – **B.* Krankheit**: 1) aton. Magenerweiterung. – 2) HEBERDEN* Arthrose. – **B.* Linie**: Verbindungslinie vom Nabel zur nächstliegenden falschen Rippe links. Auskultierbarkeit von Magengeräuschen unterhalb dieser Linie Hinweis auf Magendilatation. – **B.* Probe**: Zusatz von FEHLING* Lsg. zum erwärmten Harn; darin enthaltener renaler (nicht aber vesikaler!) Eiter steigt als Koagulum an die Oberfläche.

Bouché(-Hustin*) Methode: »progress. Desensibilisierung« (schwache Schock-Serien mit größeren Intervallen) bei allerg. Asthma, Hemikranie etc.

Bouchet*(-Gsell*) Krankheit: ↑ Leptospirosis pomona.

Bouchut* (JEAN ANTOINE EUGÉNE B., 1818–1891, Arzt, Paris) **Atmung**: path. Atemtyp mit verkürzter Inspiration bei kindl. Bronchopneumonie. – **B.* Tuberkel**: (1866) kleine, weiße, paravasale Netzhautknötchen als chorioretinale Manifestation einer tbk. Meningitis. – **B.* (-Levrat*-Guichard*) Krankheit**: myeloide KM-Hyperplasie u. osteomalaz. Entkalkung v. a. kurzer u. platter Knochen (mit Schmerzen, Deformierung, Spontanfrakturen); später Blutbild i. S. der akuten Leukämie; Ausgang meist letal.

Boucke*-Brecht* Pulstonabnehmer: elektrostat. Tieftonmikrofon (mechanoelektr. Wandler) zur Registrierung von Pulsvol. u. -druck über EKG-Gerät.

Bougainville-Rheumatismus: bei austral. Soldaten auf der gleichnam. Pazifik-Insel epidemisch aufgetret. akute Polyarthritis (unklarer Ätiol.) mit leichtem Fieber, Hautausschlag u. LK-Schwellungen.

Bougie: (französ. = Wachskerze) 1) gerade oder gekrümmte, starre oder flexible, stabförm., evtl. geknöpfte (»**B. à boule**«) Dehnsonde verschiedener Dicke (Angabe in Charr oder Béniqué) für Hohlorgan-Stenosen; z. B. DITTEL*, Le FORT* B.*, HEGAR* u. Laminaria-Stift. – 2) *pharm* Arzneistoffe enthaltender Stift (aus Kakaobutter, Glyzeringelatine o. ä.) zum Einführen in Körperhöhlen; s. a. Antrophore.

Bougierung: Dehnungsther. mit ↑ Bougies (2). – Als Sonderformen die »**B. ohne Ende**« (REHN 1943; bei extremer Harnröhrenstenose, aber auch anderen Organstenosen) mit – filiformen – Kathetern steigender Charr.-Zahl, die an einem durch die Harnröhre in die Blase eingeführten u. durch eine suprapub. Fistel herausgeleiteten Faden befestigt u. schrittweise durch die Enge gezogen werden; u. die »**retrograde B.**« entgegen der übl. Richtung (z. B. der Urethra von der op. eröffneten Blase her).

Bouillaud* (JEAN BAPTISTE B., 1796–1881, Kardiologe, Paris) **Krankheit**: das ↑ rheumat. Fieber (mit Pankarditis, evtl. auch Pleuritis u. abdomin. Symptn., z. B. Pseudoappendizitis). – **B.* Regel**: Bei der akuten Polyarthritis kommen Endo-, Myo- u. Perikarditis in der Regel gemeinsam vor, nicht aber bei der pcP. – **B.* Zeichen**: 1) schnell auftret., wechselnd große Dämpfung über dem Herzen bei Perikarderguß. – 2) präkardiale Einziehung bei schrumpfendem Pleuroperikardprozeß. – 3) metall. Ton medial der Herzspitze bei Herzhypertrophie.

Bouillon|filtrat: bakterienfreies Filtrat einer Nährbouillon. – **B.kultur**: nach entsprech. Inkubation (bei definierter Temp.) mit Baktn. bewachsene Nährbouillon. – **B.-Reiztrunk**: Brühwürfel-Bouillon (200 bis 300 ml, getrunken oder via Sonde) als Sekretionsreiz bei – fraktionierter – Magensaftbestimmung.

Bouilly* Operation: kollare Uterusamputation mit ausgieb. Scheidenresektion bei Prolaps.

Bouin* Fixation (PAUL B., 1870–1962, Histologe, Nancy, Straßburg): *histol* Gewebefixation mit B.* Flüssigkeit (gesätt. wäßr. Pikrinsäure, Formol, Eisessig), insbes. für nachfolg. Glykogen-Darstg.

Bouisson* (MATHIEU FRANÇOIS RÉGIS B., 1776–1805, französ. Arzt) **Arkade**: Ligament zwischen Darm- u. Kreuzbein in Höhe der Incisura ischiadica major. – **B.* Tuberkulum**: randständ. Darmbeinhöcker oberhalb der Spina iliaca post. inf.

Bound* Syndrom: (1956) pulmonales Syndrom mit Atelektasen, Emphysem u. Pneumothorax, z. T. auch Bildung hyaliner Membranen (/ Membransyndrom), infolge gestörter Ventilfunktion (?) des Kehlkopfes (u. dadurch Aspiration), mangelhafter Lungenentfaltung u. Bronchopneumonie; hohe Letalität.

Bouquet: (französ.) *klin* der typ. Geruch einer Krankheit. – s. a. Bukett.

Bourdon* Test: *psych* Prüfung von Konzentration, Leistungstempo u. Belastbarkeit durch Herausstreichenlassen best. Buchstaben aus Buchstabenreihen u. Texten.

Boureau* Probe: (1897) Eiweiß-Nachweis im Harn (weiße Fällung) durch Zutropfen einer wäßr. Lsg. von Phenolsulfon- u. Sulfosalizylsäure.

Bourgelatioides: *helminth* / Oesophagostomum.

Bourgeois* Versuch: *otol* modifiz. STENGER* Versuch bei Simulation einseit. Taubheit; beidohr. Schallzuleitung über gleichart. Hörrohre, die jedoch aus versch. Entfernung besprochen werden. Ein Simulant versteht angeblich nichts, wenn sein »krankes« Ohr lauter beschallt wird, wohingegen ein einseitig Tauber auch hierbei prompt nachspricht.

Bourgeonnement: (französ.) Endophytie eines drüs. Gewebes (mit oder ohne Abschnürung vom Mutterboden).

Bourgery* Band: 1) / Lig. popliteum obliquum. – 2) fibröse Fasern zwischen bd. Zwerchfellhälften im Bereiche des Centrum tendineum.

Bourguignon* Gesetz: (1923) Synergist. Muskeln besitzen gleiche Chronaxien. – **B.* Methode**: »transzerebrale Galvanisation« (Elektroden über Augen bzw. Nacken) bei Erkrn. des Großhirns.

Bourland* Sphinkter: Musc. sphincter ani tertius.

Bourneville* (DÉSIRÉ-MAGLOIRE B., 1840–1909, französ. Arzt) **Zwergwuchs**: Kleinwuchs bei angeb. Hypothyreoidismus. – **B.*(-Brissaud*-Pringle*-Pelizzi*) Syndrom**: tuberöse / Hirnsklerose.

Bourquin* Fahrplan: (1948) schemat. Darstg. der Kyematopathien in zeitl. Abhängigkeit von der Einwirkung der kausalen Noxen (insbes. Virosen).

Boussarole: *derm* / Pinta.

Bouton: (französ. = Knospe, Knopf) Beule; z. B. **B. des Andes** (eine Bartonellose), **B. de Biskra**, **B. du Nil** (Hautleishmaniase), **B. diaphragmatique** (= MOUSSY* Punkt; Schmerzpunkt an der Kreuzung von Parasternallinie u. verlängerter 10. Rippe bei Pleuritis diaphragmatica).

Boutonneuse-Fieber: meist gutart., akute Rickettsiose durch Rickettsia conorii (Überträger: Schildzecken), mit Schüttelfrost, Fieber, Kopf- u. Gliederschmerzen, makulo-papulösem Exanthem (ab 3.–5. Tag); an der Stelle der Primärläsion kleines, später schwarz verkrustetes Geschwür (»tache noire«) mit nekrot. Zentrum, schmerzhafte Lymphadenitis.

Boutonnière: (französ.) / Urethrotomia externa.

Bouveret* (LÉON B., 1850–1929, Internist, Lyon) **Syndrom**: die paroxysmale / Tachykardie, insbes. ihre aurikuläre Form (B.*-Hoffmann* Typ). – **B.* Ulkus**: Rachengeschwür bei Typhus abdomin. – **B.* Zeichen**: 1) tastbare Zäkumblähung bei behinderter Kolonpassage. – 2) undulierende Tonuszunahme u. Schwellung im re. Oberbauch (Magenspasmen) bei Pylorusstenose. – 3) Wiederauftreten von Speiseresten in der Spülflüssigkeit nach bereits erfolgter Klarspülung bei Stenose in Magenmitte.

Bouvier* Operation: Sprunggelenk-Arthrodese durch Entknorpeln des Talokruralgelenkes u. Aufsplittern der Fußwurzelknochen (parallele Meißelschläge), Spaltung des Außenknöchels (u. Abbiegen gegen den Talus).

Bouyof*-Palmer* Test: *gyn* / HUHNER* Test.

Bovée* Operation: bei Ureterstenose schräge Resektion u. End-zu-End-Anastomosierung.

Boveri* Reaktion: (PIERO B., 1879–1932, italien. Neurologe): Globulin-Nachweis (Gelbfärbung) im Liquor durch Zusatz 0,1 %ig. $KMnO_4$-Lsg.

Boveri* Theorie (THEODOR B., 1862–1915, Biologe, Würzburg): (1914) Die Tumorzelle weist gegenüber der gesunden einen spezif., in der abnormen Mitose vererbbaren Verlust auf (Chromosomenabnormitäten; »Zellen mit best. abnormem Chromatinbestand«).

Bovero* Muskel: Fasern des Orbicularis oculi zwischen Haut u. Schleimhaut als »Saugmuskel«.

bovin(us): das Rind betreffend; z. B. Typus bovinus des / Mycobact. tuberculosis.

Bowditch* Treppenphänomen: zunächst schwache, dann stufenförmig zum Max. anwachsende Kontraktionen des Kaltblüterherzens bei überschwell. Reizung nach längerem Herzstillstand (mit resultierenden ungünst. Stoffwechselbedingungen).

Bowen*(-Darier*) Dermatose, Epitheliom, Syndrom (JOHN TEMPLETON B., 1857–1941, Dermatologe, Boston): (1912) oberflächl., schuppende, chron. Präkanzerose der Haut (v. a. am Stamm); talergroße, scharf begrenzte, braun-rote (später konfluierend) Einzelherde; histol.: blockförm. Akanthose, Dys-, Parakeratose, Clumping- u. Riesenzellen.

Bowenoid: (v. ALBERTINI) meist multiple präkanzeröse Mikrogeschwülste (ähnl. dem BOWEN* Syndrom) der Lungen bzw. Bronchien.

Bowie* Farbstoff: (1924) *histol* Neutralfarbe aus Biebricher Scharlach (wasserlösl.) u. Äthylviolett; ursprüngl. zur Darstg. der LANGERHANS* Inseln.

Bowman* (SIR WILLIAM B., 1816–1892, Anatom, Chirurg, Ophthalmologe, London) **Drüsen**: / Glandulae olfactoriae. – **B.*(-Müller*) Kapsel**: (1842) / Capsula glomeruli. – **B.* Membran**: / Lamina limitans anterior. – **B.* Muskel**: / Musc. ciliaris. – **B.* Operation**: Iridektomie bei akutem Glaukom. – **B.* Pro-

be: 1) Prüfung des intraokulären Druckes durch simultane Palpation der Augäpfel bei Lidschluß u. Infraversion. – 2) Durchgängigkeitsprüfung des Ductus nasolacrim. mit Fluoreszein (Eintropfen in Konjuktivalsack). – **B.* Scheibe**: die ↑ A-Bande der Myofibrille. – **B.* Sonde**: zweiend., geknöpfte Tränensacksonde (Silber; Stärken 0–6). – **B.* Theorie**: (1842) Bei der Harnbereitung sondern die Glomerula nur Wasser u. Salze, die Tubulusepithelien die spezif. Harnbestandteile ab. – vgl. LUDWIG*, HEIDENHAIN* Theorie.

Boxenstation: Krankenstation mit Pflegeeinheiten zu 1–2 Betten; für Frühgeburten, Säuglinge, Infektionskranke.

Boxer|enzephalopathie (traumatische): nach einmal. schweren oder aber häuf. mittelschweren Kopftreffern (Knockouts) durch Mikroblutungen oder akuten Hirndruck (subdurales Hämatom) hervorgerufenes Syndrom mit 3 Stadien (n. LACAVA): leichte psych. u. motor. Störungen; deutl. psychopath. Erscheinungen (Aggressivität), schwere charakterl. u. motor. Störungen (»weiche Birne«). – **B. fraktur**: 1) B.daumen: ↑ BENNETT* Fraktur. – 2) Fraktur des Köpfchens des Metakarpale I. – **B.nase**: ↑ Sattelnase; i. e. S. die der Boxer (infolge Nasenbein-, -knorpelfraktur bzw. Luxation an Knorpel-Knochengrenze). – **B.ohr**: für Boxer typ. Verstümmelung der Ohrmuschel (narb. Schrumpfung, Knorpelneubildung, verkalkte Perichondritis, unbehandeltes Othämatom).

Boxerstellung: *röntg* Schrägstellung (li. Schulter vorn) im 2. schrägen Durchmesser; vgl. Fechterstellung.

Boyce* Stellung: horizontale Rückenlage mit Dorsalflexion des Kopfes (nach Anheben und Strecken); für – dir. – endoskop. Larynx- u. Bronchuseingriffe. – **B.*Zeichen**: Gurgelgeräusch bei manueller Kompression der Halsweichteile bei oberem Ösophagusdivertikel.

Boyd* Operation (HAROLD BUHALTS B., geb. 1904, Chirurg, Memphis): 1) Patellektomie: Längsdurchsägen u. Auslösen der Patella aus der gespaltenen Quadrizepssehne. – 2) bilat. Knochenspan-Schienung (Schraubenfixation) einer Unterschenkel-Pseudarthrose u. Spongiosafüllung des Spaltes.

Boyd* Typen (JOHN SMITH KNOX B., geb. 1889, Bakteriologe, London): Shigella boydii (Erreger der »B.-Ruhr«).

Boyd* Venen: Perforansvenen des U'schenkels (↑ Abb. »Vena saphena«).

Boyd*-Stearns* Syndrom (JULIA DEIGH B. u. GENIEVE ST., amerikan. Ärztinnen): (1941/42) Zwergwuchs bei tubulärer Niereninsuffizienz; meist im Säuglingsalter beginnend. Azidose mit noch unbekannter Säure des Intermediärstoffwechsels, erniedrigte Alkalireserve, Hypochlorämie, Albumin-, Poly-, Isosthen-, intermittierende Glykosurie, evtl. Hyperphosphaturie u. paroxysmale Paresen.

Boyden* (Fett-)Mahlzeit: 2 mit Sahne geschlagene Eidotter als Reizmahlzeit bei Cholezystographie (Kontrolle der Gallenblasenkontraktion). – **B.* Sphinkter**: (1957) ↑ Spincter choledochus.

Boyden* Test: (1951) indir. (pass.) Hämagglutinationstest (Auto-AK-Nachweis) mit Tanninsäure-gegerbten u. dadurch zur Proteinbindung befähigten Ery (als Träger des AG); ursprünglich für Tbk.-Diagnostik.

Boye* Syndrom: s. u. GILBERT* Syndrom (I).

Boyer* Bursa: ↑ Bursa subcutanea prominentiae laryngeae (u. U. zur »**B.*-Zyste**« vergrößert).

Boyksen* Test (DIEDRICH OTTO B., geb. 1891, Arzt, Pinneberg): (1926) unspezif. Krebstest durch i.c. Inj. des »ABDERHALDEN* Serums« (vom Pferd, das mit Lebermetastasen eines humanen Kolon-Ca. sensibilisiert wurde); rot-schwarze Quaddel am Injektionsort.

Boyle*-Davis*-Negus* Spatel: Kombin. von selbsthaltendem Mundsperrer u. Mundspatel mit Anschlußmöglichkeit an Narkoseapparat; für pharyngeale Insufflationsnarkose bei Tonsillektomie u. Adenotomie in Kopfhängelage (bei Kindern).

Boyle*-Mariotte* Gesetz (SIR ROBERT B., 1627–1691, engl. Physiker; EDMONDE M.): (1662, 1676) Bei idealen Gasen ist das Produkt aus Druck u. Vol. bei gleichbleibender Temp. konstant. – s. a. GAY=LUSSAC* Gesetz.

Bozeman* (NATHAN B., 1825–1905, Gynäkologe, New York) **Lage**: fixierte Knie-Ellenbogenlage. – **B.* Tamponzange**: gynäkol. Zange zum Einführen von Tampons in die Scheide. – **B.*(-Fritsch*) Katheter**: doppelläuf. Rücklaufkatheter für heiße Uterusspülung bei postpartaler Atonie.

Bozzi* Foramen: ↑ Fovea centralis bzw. Macula lutea.

Bozzolo* Krankheit: ↑ Plasmozytom. – **B.* Zeichen**: sichtbare Pulsationen der Nasenflügel bei Aortenaneurysma.

Bq: *physik* ↑ Becquerel.

BR: **B**irmingham **R**evision (of anatomical nomenclature). – **Br**: ↑ **B**rom.

Braasch* Versuch: »Kopfsenkversuch« (Oberkörperneigung zur Horizontalen für 15 Sek.) als Herz-Kreislauf-Belastungsprobe; bei vegetat. Dystonie Pulsfrequenzanstieg oder -abfall (mit Weich- u. Kleinerwerden des Pulses), verlängerte Gesichtsröte, Kopfdruck, Schwindel.

Bracherium: ↑ Bruchband.

Brachet*(-Boivin*) Methode: *histochem* färber. Darstg. des Kernapparates der Baktn.zelle durch Ausschalten der RNS-bedingten Basophilie mit Ribonuklease u. Nachfärben mit chromaffinem Farbstoff.

brachi(o)...: Wortteil »(Ober-)Arm«.

Brachialgie: Armneuralgie bei Alteration des Plexus brach. (s. a. Schulter-Arm-Syndrom). Als **Brachialgia paraesthetica nocturna** (W. SCHULTE) mit schmerzhaften Mißempfindungen (bes. in den Akren) während der Nachtruhe, wahrsch. infolge veget.-vasomotor. Dysregulation; als **Br. statica** (meist im Rahmen eines Zervikalsyndroms) nur bei aufrechter Körperhaltung; s. a. WARTENBERG* Syndrom (1).

brachialis: (lat.) zum (Ober-)Arm gehörend. Auch Kurzform für Plexus br. (↑ Armplexus...), Arteria br., Vv. brach.

Brachiokyrtosis, -trophosis: Armmißbildung i. S. der Verbiegung.

Brachiotomie: *geburtsh* Exartikulation des Armes bei der Embryotomie.

Brachium: 1) der Arm (= Membrum sup.; i. e. S. *PNA* der Oberarm). – 2) »Bindearm«; als **B. cerebelli** der ↑ Pedunculus cerebell. sup. (i. w. S. auch inf.)

u. med. = **B. pontis**). – **B. colliculi inf. u. sup.** *PNA*: Mittelhirndach-Stränge (weiße, markhalt. Fasern) zwischen Colliculus inf. u. Corpus geniculatum med. (als Teil der Hörbahn) bzw. zwischen Coll. sup. u. Corpus gen. lat., Thalamus u. Tr. opticus (als nicht im Kniehöcker umgeschaltete Fasern der Sehbahn).

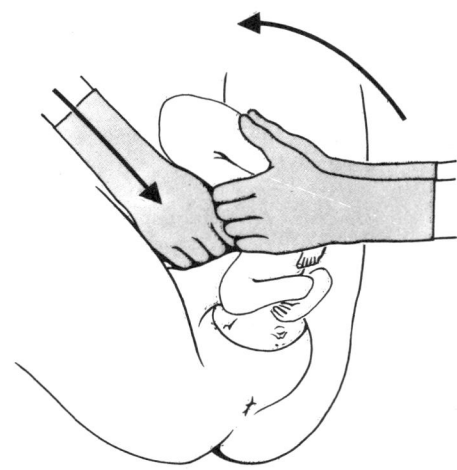

Bracht* (ERICH FRANZ EUGEN B., geb. 1882, Gynäkologe, Berlin) **Handgriff**: *geburtsh*: bei normaler Beckenendlage Manualhilfe (nach Episiotomie, Durchtrittsrausch) durch Kompression von oben (KRISTELLER* Griff durch Hilfsperson; ↑ Abb.), intravaginales Herausleiten der Fruchtwalze bis zum Freiwerden der Füße, Beugen des Rumpfes (Beine auf den Bauch geschlagen) um die mütterl. Symphyse. – **B.*-Waechter* Körper**: umschrieb. Mikroabszeß (Rundzellen, polymorphkern. Leuko) im Myokard bei subakuter, bakterieller Endokarditis.

brachy...: Wortteil »kurz«.

Brachy|basie: kleinschritt. Gang als extrapyramidale Bewegungsstörung bei Parkinsonismus, im Greisenalter (striopallidäre Atrophie). – **B.basophalangie**: ↑ Abb. »B.phalangie«.

Brachycera: »Fliegen« als Unterordn. der Zweiflügler (Diptera); darunter Lästlinge, Parasiten, Krankheitserreger u. -überträger, z. B. Tabanidae (Bremsen), Muscidae (Stubenfliegen), Stomoxydidae (Stechfliegen), Glossinidae (Tsetse-Fliegen), Calliphoridae (Schmeißfliegen), Sarcophagidae (Fleischfliegen), Cuterebridae (südamerikan. Dasselfliegen), Oestridae (Nasen- u. Dasselfliegen), Gasterophilidae (Magenfliegen), Hippoboscidae (Lausfliegen), Cordyluridae (Kotfliegen).

Brachy|ch(e)ilie: angeb. kürze einer oder bd. Lippen (verkürzte Mundspalte). – **B.ch(e)irie**: »Kurzhändigkeit«, z. B. durch ↑ B.metakarpie.

Brachydaktylie: Kurzfingrigkeit bzw. -zehigkeit (s. a. Brachyphalangie, -metakarpie). Als dominant-erbl. Rückbildungsform (»Akrochondrodysplasie«) mit den Typen DRINKWATER I u. II, FARABEE, VIDAL.

Brachy|genie: UK-Verkürzung (↑ Mikrogenie). – **B.gnathie**: OK-Verkürzung (↑ Mikrognathie). – **B.holmie**: ↑ Fischwirbelform. – **B.hyperphalangie**: ↑ Abb. »Brachyphalangie«. – **B.hypophalangie**: ↑ Abb. »Brachyphalangie«; meist frühembryonale Assimilation von Mittel- u. End- bzw. Grundphalanx (= B.tele- bzw. B.basohypophalangie).

Brachykeph...: ↑ Brachyzeph....

brachykerkisch, -knem: mit rel. kurzem Unterarm bzw. -schenkel.

Brachy|kolon: abnorme Dickdarmkürze (meist nur partiell). – **b.korm**: mit rel. kurzem Körperstamm. – **B.kranie**: Kürze des Schädels (s. u. B.zephalie).

Brachy|melie: abnorme Kürze einer Extremität. – **B.menorrhö**: verkürzte Regelblutung (1 Std. bis 1½ Tage; meist Hypomenorrhö) bei ovarieller oder uteriner Unterfunktion (z. B. nach Abrasio, Strahlenther., Endometritis). – **B.mesophalangie**: ↑ Abb. »Brachyphalangie«.

Brachymeta|karpie: abnorme Kürze eines oder mehrerer Mittelhandknochen; sporadisch oder erbl.-fam. (evtl. mit Pseudohypoparathyreoidismus, Kleinwuchs, Brachytarsie, Pachydermie). – Analog die **B.podie** oder **-tarsie**.

Brachy|morphie: ↑ MARCHESANI* Syndrom. – **B.myonie**: (1918) generalisierte Muskelverkürzung bei Kindern, mit Manifestation meist im 6.-7. Lj.: »Affenhaltung« (gebeugt fixierte Ellenbogen- u. Kniegelenke, Kyphose), Sehnen steif, schmerzhaft Ätiol. unbekannt.

Brachyösophagus: abnorme Kürze der Speiseröhre als angeb. Entwicklungsstörung (s. a. BARRETT* Syndrom) oder – häufiger – infolge entzündl. fixierten Gleitbruchs. Die Pars abdomin. oesophagi u. Teile des Magenfornix liegen im Thoraxraum; klin.: Reflux, Erbrechen (bei freier Passage), fortschreit. örtl. Entzündung, Hämatemesis, Melaena.

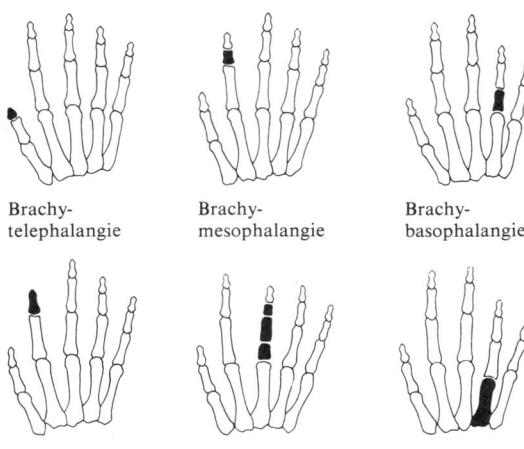

Brachy-telephalangie   Brachy-mesophalangie   Brachy-basophalangie

Brachy-hypophalangie   Brachy-hyperphalangie   Brachy-metakarpie

Brachy|phalangie: abnorme Kürze der Finger- bzw. Zehenglieder (↑ Abb.). – Auch inkorrekt für ↑ B.-daktylie. – **B.podie**: Kurzfüßigkeit bzw. -beinigkeit. **B.r(r)achie**: abnorme Kürze der WS (i. e. S. infolge ↑ B.spondylie); v. a. beim »Wirbelsäulenzwerg« der polytopen enchondralen Dysostosen.

brachyskel: kurzbeinig (d. h. rel. langstämmig).

Brachy|spondylie: abnorm geringe WK-Höhe (s. a. Platyspondylie); generalisiert z. B. bei Leukämie infolge hochgrad. Osteoporose (s. a. Fischwirbel). – **B.syndaktylie**: ↑ B.daktylie mit bzw. infolge ↑ Syndaktylie.

Brachy|tarsie: abnorme Kürze der Fußwurzel. – **B.telephalangie**: ↑ Abb. Brachyphalangie; am 1. Handstrahl als »Kolbendaumen«. – **B.typus**: der »brachymorphe Körperbautyp«, mit kurzem Rumpf, Hals u. Extremitäten u. breitem, flachem Gesicht (evtl. massigem Untergesicht).

Brachyzephalie: *anthrop* die »Rund- oder Breitköpfigkeit als Entwicklungsmerkmal des menschl. Schädels ab Neolithikum (»**Brachyzephalisation**« = Globularisation). – Extremform: »ultrabrachykephal«.

Brackett* Operation: bei Dysplasia coxae luxans bogenförm. pertrochantäre Osteotomie mit Fragmentverdrehung u. -verschiebung.

Bradford* Rahmen: segeltuchbespannter Metallrahmen als Krankenlager bei tbk. Spondylitis.

Bradley* Krankheit: epidem. ↑ Erbrechen.

brady...: Wortteil »langsam«, »schwerfällig«. – Inkorrekt auch für »brachy-«.

Brady|ästhesie: ↑ Hypästhesie mit verzögerter Empfindung taktiler Reize. – **B.akusie**: ↑ Schwerhörigkeit. – **B.arrhythmie**: langsame totale Arrhythmie (<50/Sek.) bei Vorhofflimmern (erschwerte Av-Überleitung) oder -flattern (wechselnde 4:1- oder 5:1-Überleitung). – **B.arthrie, -glossie**: ↑ Bradylalie.

Brady|diadochokinese: verlangsamte ↑ Diadochokinese, v. a. bei Kleinhirnerkrn. – **B.diastolie**: Bradykardie mit verlängerter Diastole.

Bradykardie: langsame – regelm. oder unregelmäß. – Herzschlagfolge (<60/Min.) mit normo- oder heterotoper Reizbildung. Physiol. bei konstitution. Vagotonie, trainierten Sportlern; pathol. infolge Alteration des Herzens oder des autonomen bzw. zentralen NS, z. B. als **postsynkopales B.-Stoffwechselsyndrom** (nach ADAMS*-STOKES* Anfällen; Av-Block, T-U-Verschmelzung im EKG; Folge einer Myokardstoffwechselstörung, evtl. Hypokaliämie) oder als **alternierendes B.-Tachykardie-Syndrom** (LOWN 1967; wechselnd brachy- u. tachykarde supraventrikuläre Reizbildungs- u. -leitungsstörung infolge Ausfalles oder Dysfunktion des Sinusknotens: »Sick-Sinus-Syndrom«, mit Synkopen, Ohnmacht, Herzklopfen, Schwindel).

Bradykinesie: verlangsamte Bewegungsabläufe bei organ. Hirn-Erkrn. (z. B. »**bradykinet. Syndrom**« bei Parkinsonismus; s. a. Myorrhythmie), Depression, neurot. Fehlhaltung; auch als **spast. B.** (LEVY). – s. a. B.teleokinese.

Bradykinin: (1948) Gewebshormon (↑ Kinin; Nonapeptid mit MG 1100), das am isolierten glatten Muskel langsame Kontraktion auslöst, den Blutdruck senkt, die Kapillarpermeabilität steigert. Bildung im Blutplasma aus inakt. Vorstufe (Bradykininogen; ein α-Pseudoglobulin) durch Einwirkung proteolyt. Enzyme (z. B. Trypsin, Schlangengift) bzw. des aktivierten Serum-Kallikreins.

Brady|krotie: ↑ B.sphygmie. – **B.lalie**: verlangsamtes Sprechtempo durch Pausen u. Langziehen der Silben; bei Läsion des Kleinhirns u. zugeordneter Strukturen (v. a. bei MS); oft auch weitere motor. Antriebsstörungen. – **B.lexie**: verlangsamtes Lesetempo; oft kombin. mit literaler u. verbaler Alexie. – **B.logie**: Verlangsamung der Denkvorgänge.

Brady|phagie: erheblich verlangsamter Eßvorgang bei hirnorgan. Verlangsamung oder als psych. Fehlhaltung. – **B.phasie, -phemie, -phrasie**: verlangsamtes Sprechen; z. B. als ↑ B.lalie. – **B.phrenie**: Verlangsamung der psych. Abläufe bei hirnorgan. Prozeß, hochgrad. Myxödem. – **B.pnoe**: vermind. Atemfrequenz (beim Erwachsenen <16/Min.); physiol. (meist mit Atemvertiefung) im Schlaf u. bei körperl. Anstrengung, zentral bedingt als große, periodische, intermittierende ↑ Atmung. – **B.pragie, -praxie**: abnorm verlangsamte Handlungsabläufe.

Brady|spermie: verzögerte Ejakulation. – **B.sphygmie**: niedr. Pulsfrequenz (bei ↑ B.kardie, frustranen Herzkontraktionen). – **B.stalsis**: verlangsamte Peristaltik.

Brady|teleokinese: Verlangsamung von Zielbewegungen (z. B. bei ↑ Finger-Nase-Versuch) kurz vor Erreichen des Ziels; »Bremsungsphänomen« bei Erkrn. des Kleinhirns u. zugeordneter Strukturen. – **B.tokie**: ↑ Wehenschwäche.

bradytrophes Gewebe: Körpergewebe mit verlangsamtem, herabgesetzten Stoffwechsel (bei nur geringer Kapillarversorgung Stoffaustausch v. a. durch Diffusion); z. B. Knorpel, Hornhaut, Linse, Trommelfell, Gefäßwand.

Bradyurie: 1) verlangsamter Urinfluß bei gestörter Miktion. – 2) verzögerte Harnbildung; z. B. bei Leber-, Stoffwechselerkrn.

Bräune: volkstüml. Bez. für mit Engegefühl einhergehende Erkrn. (u. bräunl. Schleimhautverfärbung); z. B. Rachen-B. (= Krupp, Angina, Di), Brust-B. (= Angina pectoris).

Bragard* Zeichen (KARL BR. 1890–1973, Orthopäde, München): 1) durch pass. Dorsalflexion im Fuß- bzw. Großzehengrundgelenk bei 90°-gebeugtem, im Knie gestrecken Bein ausgelöster Ischiasschmerz. – 2) durch Beugung (»Br. I«) bzw. zusätzl. Auswärtsdrehung des Unterschenkels nach der Läsionsseite (»Br. II«) gesteigerte Druckschmerzhaftigkeit am vord. Kniegelenkspalt bei Meniskusläsion.

Bragg*-Gray* Prinzip: *radiol* »Hohlraum-Prinzip« der Dosimetrie, bei dem nicht die prim. Quantenstrahlung, sondern Sekundär- u. Deltaelektronen den Meßeffekt liefern.

Bragg*-Paul* Pulsator: Beatmungsapparat mit rhythmisch pulsierendem, den Thorax umfassenden luftgefüllten Schlauchsystem.

Brahn* Probe: Melanogen- bzw. Melanin-Nachweis (Schwarzfärbung.) im Harn mit $KMnO_4$-Lsg. u. Aufkochen.

Braidismus: ↑ Hypnotismus (2).

Braille* Schrift: (1829) ↑ Blindenschrift.

Brailsford* Syndrom (JAMES FREDERIK BR., 1888–1961, Radiologe, Birmingham): 1) B.*-BÁRSONY*-POLGAR* Sy.: (1924) ↑ Ostitis condensans ilei. – 2) a) ↑ MORQUIO* Syndrom. – b) (1948) autosomalrezessiv u. -dominant erbl., selten auch spontan vork. epi-metaphysäre Akrodysplasie (Brachy-, Klinodaktylie, Zapfenepiphysen), evtl. mit Minderwuchs u. Intelligenzdefekt.

Brain* (SIR WALTER RUSSELL BR., 1895–1966, Neurologe, London) **Reflex**: synergist. Streckung eines hemiplegisch gebeugten Armes bei Einnahme der Vierfüßer-Stellung. – **B.* Syndrom**: 1) Exophthalmus u. Ophthalnoplegia ext. bei BASEDOW* Krankh. – 2) (1948) ↑ DENNY=BROWN* Syndrom.

Brain-fag-Syndrom (Prince*): geist. Erlahmung (Auffassungs-, Konzentrations-, Gedächtnisverlust), Kopfschmerzen u. Sehstörungen als Folge sozialer Adaptationsstörung (z. B. bei Gastarbeitern).

Brallobarbitalum: Allyl-(2-bromallyl)-barbitursäure; Sedativum u. Hypnotikum.

Bramann* Kallotomie: ↑ Balkenstich.

Branche: »Arm« einer Schere, Zange oder Klemme.

branched chain: *chem* ↑ Verzweigtkette.

branchialis: (lat.) ↑ Kiemen(bögen) betreffend.

branching enzyme, brancher: ↑ α-Glukan-verzweigende Glykosyltransferase.

branchiogen: von einem Kiemenbogen(gebilde) bzw. einer Schlundtasche ausgehend; z. B. **b. Fistel** (= lat. ↑ Halsfistel bei unvollständ. Kiementaschenrückbildung), **b. Karzinom** (Plattenepithel- oder Basalzell-Ca. am seitl. Hals), **b. Tumor** (zyst. Adenolymphom an der Karotisgabel), **b. Zyste** (durch partielles Persistieren einer Kiemenfurche bzw. -tasche oder durch sek. Verschluß einer b. Fistel; entartet evtl. zum b. Karzinom).

Branchiom(a): branchiogener Tumor (Ca.).

Branchio(s)tom: *embryol* ↑ Kiemenspalte.

Branchiostoma lanceolatum, Amphioxus lanceolatus: der – entwicklungsgeschichtl. wicht. – »Lanzettfisch«, ohne Gliedmaßen- u. Schädelskelett, mit ungegliederter Chorda als Rückgrat.

Brand: *path* ↑ Gangrän (z. B. feuchter, trockener, schwarzer, weißer B.); **emphysematöser B.**: ↑ Gasödem.

Brandberg* Methode: halbquant. Eiweiß-Bestg. im Harn; Ringbildung 2–3 Min. nach Überschichten von konz. HNO₃ mit Harn (1:1) entspricht 0,0033% Eiweiß (Konz.-Bestg. mit Harnverdünnungsreihe).

Brandblase: seröse Exsudation zwischen Korium u. Epidermis bei ↑ Verbrennung 2. Grades (Papillarkörper erhalten); narbenlose Heilung.

Brandes* Operation (MAX AUGUST LUDWIG BR., geb. 1881, Orthopäde, Dortmund): 1) bei Hallux valgus ⅔-Resektion der Grundphalanx mit »Exostosen«-Abtragung u. Interposition eines gestielten Kapsellappens. – 2) Bohrosteoklasie bei kindl. O-Bein. – 3) bei Pseudarthrose Freimachen des Spaltes u. Ansägen der Bruchenden in Längsrichtung. – 4) bei Tibiadefekt Fibula-Interposition (Bolzung). – 5) B.*-VOSS* Op.: ↑ VOSS* Hängehüfte.

Brandhämatom: bröckl., schmierig-rötl. Einlagerung zwischen verkohltem Schädelknochen u. geschrumpfter Dura als postmortale Veränderung nach örtl. Hitzeeinwirkung.

Brand|mal: *derm* ↑ Naevus flammeus (u. ä. kutane Hämangiome). – **B.narbenkarzinom**: spinozelluläres oder Plattenepithel-Ca. in geschwür. B.narbe; s. a. Kangri-Krebs.

Brand|salben: Salben mit adstringierenden (Blei-, Wismut-, Aluminiumsalze) u. desinfizierenden, antibiot. u. antiphlogist. Komponenten zur örtl. Ther. von Verbrennungen. – **B.saum**: *forens* schmaler, dunkler Ringsaum um die Einschußwand (Abschürfung u. Verbrennung der oberflächl. Epithelschichten) beim absol. Nahschuß. – **B.schorf**: Nekrose bei Verbrennung 3. Grades. – **B.seuche**: ↑ Ergotismus.

Brandt* Methode: bimanuelle Massage der weibl. Beckenorgane bei Adhäsionen, Uterus-, Scheidenprolaps etc.

Brandt* Operation (GEORG BR., geb. 1895, Chirurg, Mainz): 1) End-zu-Seit-Anastomosierung des durchtrennten Choledochus u. Pankreatikus mit dem Duodenum über transduodenal (Bauchdeckeninzision, Duodenotomie) eingeführtem Ureterkatheter (der gleichzeitig dräniert: »B.*Dränage«). – 2) bei Epispadie Umwandlung in eine perineale Hypospadie u. deren Beseitigung durch freie Hauttransplantation. – 3) Patellafesselung mit frei transplantiertem Faszienstreifen.

Brandt* Syndrom (THORE BR., geb. 1901, Dermatologe, Malmö): ↑ Akrodermatitis enteropathica.

Brandt*-Andrews* Handgriff: *geburtsh* frühzeit. Plazenta-Entfernung durch Zug an der Nabelschnur bei wehensynchronem Druck auf den Uterusfundus.

Brandtorso: verstümmelte »Brandleiche« mit Verbrennungen 4. Grades (evtl. bis an die Knochen), Extremitätendefekten (Verkohlung, Abbruch, Zerfall), häufig Fechterstellung, Brandhämatom, geschrumpfte inn. Organe (»Puppenorgane«).

Brandungsbad: *baln* mit Unterwassermassage kombin. Schaumbad (Sole-Kastanienextrakt).

Brandwunde: s. u. Verbrennung.

Brandy-Nuckel: *päd* mit Weinbrand u. 10%ig. Glukose-Lsg. (1+3) benetzter N. zur Prämedikation beim Säugling.

Branham* Phänomen: *angiol* s. u. NICOLADONI*-ISRAEL*.

Brasilianische Blastomykose: ↑ Parakokzidioidomykose. – **B. Fleckfieber**: ↑ Felsengebirgsfleckfieber in Südamerika.

Brasilin: Tetrahydroxindan aus Brasil- oder Rotholz; Anw. als histol. Kernfarbstoff, u. als Indikator (pH 5,85–7,73, gelb/karminrot).

Brassica: *botan* Gattung »Kohl« [Cruciferae]; z. T. mit hohem Vit.-C-Gehalt, einige mit strumigenen Inhaltsstoffen (»**Br.-Faktoren**«; schwefelhalt. glykosid. Substanzen, antithyreoidal wirksam, z. B. L-5-Vinyl- u. 5,5-Dimethyl-2-thiooxazolidon [↑ Formel I bzw. II]).

I $H_2C\!-\!NH$ $H_2C\!=\!CH\!-\!C\diagdown_O\diagup C\!=\!S$ 　　II $H_3C\diagdown_{H_3C}C\diagup^{H_2C\!-\!NH}_{\diagdown O\diagup C\!=\!S}$

brassière breast: Mamma mit – auch im Mammogramm sichtbaren – Schwielen durch chron. Druck eines zu straffen BH.

Bratrostschnitt: s. u. Wechselschnitt.

Bratwurstfinger: weichteilverdickter Finger (evtl. mit »Uhrglasnagel«) beim ↑ MARIE*-BAMBERGER* Syndrom.

Braue: ↑ Augenbraue.

Brauer* (LUDOLF BR., 1865–1951, Pulmonologe, Hamburg) **Methode**: Pneumothoraxfüllung mit Stickstoff; Vorteil: langsamere Resorption. – **B.* Operation**: 1) Handschuhfingerplastik: Thorakoplastik mit subperiostaler Resektion von 4–5 Rippen, die

Brauer* Operation

– nach Durchtrennung paravertebral u. in der vord. Axillarlinie – aus dem Periostschlauch herausgezogen werden. – 2) präkordiale Fensterung der Thoraxwand (Teilresektion 4. bis 6. Rippe) u. Kardiolyse bei Accretio pericardii. – 3) B.*-Friedrich* Op.: Thorakoplastik mit zirkulärer Resektion der 2.–11. Rippe (»Entknochung« der Thoraxwand).

Brauer* Syndrom (AUGUST BR., 1883–1945, Dermatologe, Danzig): 1) † Keratosis palmoplantaris mutilans PARDO=CASTELLO. – 2) B.*-Buschke*-Fischer* Sy.: Keratosis palmoplantaris papulosa s. maculosa († FISCHER* Syndrom).

Braun* Anästhesie (HEINR. F. W. BR., 1862–1934, Chirurg, Zwickau) **Anästhesie**: 1) B.*-SCHLEICH* An.: (1903) Infiltrationsanästhesie mit Novocain u. Suprareninzusatz. – Als B.*-HACKENBRUCH* Methode mit rhombusförm. Umspritzung des Op.areals von 2 Punkten aus. – 2) † Parasakralanästhesie. – **B.* Blockade**: intraop. (Laparotomie) Ausschaltung der Nn. splanchnici durch retroperitoneal-prävertebrale Inj. von Novocain-Suprarenin. – **B.*Draht-Plattennaht**: durchgreifende, mit Schrotkugeln fixierte u. über Gummiplättchen geführte Drahtnaht bei Gefahr der Dehiszenz einer Laparotomiewunde; vgl. Plättchennaht. – **B.*Extension**: † Lochstabextension. – **B.*Schiene**: in der Länge verstellbares Metallstangen-Gestell zur Lagerung des Beines in Semiflexion. – **B.*Transfusionsapparat**: durch Dreiwegehahn modifiz. TZANCK* Spritze. – **B.* Tumor**: † SCHLOFFER* Tumor. – **B.* Unterbindung**: Ligatur der V. ileocolica bei durch mesenteriale Thrombophlebitis u. Pyämie komplizierter Appendizitis.

Braun* (HEINRICH BR., 1847–1911, Chirurg, Göttingen) **Anastomose**: (1893) Seit-zu-Seit-Anastomose zwischen zu- u. abführendem Schenkel der Jejunumschlinge bei vord. antekol. GE (u. bei terminolat. Ösophagojejunostomie) zur Verhütung des »Syndroms der zuführenden Schlinge«. – **B.* Lücke**: Lücke im Ursprungsbereich des M. latissimus dorsi; Bruchpforte lumbaler Hernien. – **B.* Operation**: modifiz. BILLROTH-II-Magenresektion mit hint. retrokol. Anastomose. – **B.*(-Roser*) Zeichen**: Fehlen der Hirnpulsation (bei freiliegender Dura) über einem Tumor, Abszeß, Zyste.

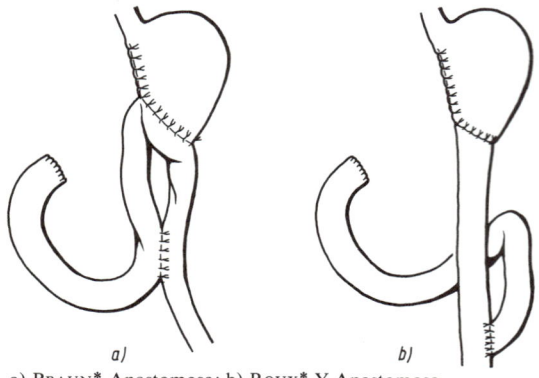

a) BRAUN* Anastomose; b) ROUX* Y-Anastomose.

Braun* Glukosenachweis (CHRISTOPH H. BR., 1847–1891, dtsch. Physiker): (1866) Erhitzen der Harnprobe mit alkal. Pikrinsäure-Lsg. (Rotfärbung).

Braun* Haken (GUSTAV AUGUST BR., 1829–1911, Gynäkologe, Wien): »Schlüsselhaken« für die geburtshilfl. Dekapitation.

Braun* Kanal (MAXIMILIAN GUSTAV CARL BR., 1850–1930, dtsch. Anatom): † Canalis neurentericus.

Braun* (CARL RUDOLF BR., RITTER V. FERNWALD, 1822–1891, Gynäkologe, Wien) **Kontraktionsring**: s. u. BANDL*. – **B.* Kranioklast**: ein † Basiotriptor. – **B.* Schwangerschaftszeichen**: asymmetr. Vergrößerung des Uterus mit längsverlaufender Furche (nach Nidation u. Ausbildung der Plazenta); vgl. PISKAČEK* Zeichen. – Nach B.* (aber auch: »BRAUNE«) ist der Geburtskanal benannt.

Braun* Pfropfung (WILHELM BR., 1871–1940, Chirurg, Berlin): Bildung multipler Epithelinseln durch Eindrücken kleiner Hautläppchen (aus autoplast. THIERSCH* Lappen = B.* **Lappen**) in die Granulationen zur Beschleunigung der Wundepithelisierung.

Braun* Röhre (KARL FERDINAND BR., 1850–1918, Physiker [Nobelpreis – mit MARCONI – 1909], Marburg, Straßburg, Tübingen): (1897) Kathodenstrahlenröhre; als einfache Ionenröhre mit eingebautem Leuchtschirm zur Analyse des zeitl. Verlaufs elektr. Ströme u. Spannungen (heute als Hochvakuumröhre mit Glühkathode, elektronenopt. System [zur Beschleunigung u. Fokussierung] u. Ablenkungsvorrichtung als universales Gerät für Steuer-, Meß- u. Fernsehzwecke).

Braun* (HUGO BR., 1881–1963, Bakteriologe, Prag, Frankfurt, München, Ankara) **Test**: Differenzierung der Enterobakteriazeen anhand ihrer Vermehrungsfähigkeit auf KCN-halt. Nährsubstrat. Wachstumshemmung (»KCN-neg.«) bei Salmonella, Arizona, Shigella u. Escherichia. – **B.*-Husler* Reaktion**: (1912) Globulin-Nachweis (Opaleszenz oder Trübung) im Liquor durch HCl-Zusatz.

Braun*-Schreier* Faktor: »Bifidus«-Wachstumsfaktor aus Streptomyces olivatus.

Braune* (CHRISTIAN WILHELM BR., 1831–1892, Anatom, Leipzig) **Kanal**: der nach Verstreichen des MM von Uterus u. Vagina gebildete »Geburtskanal« (auch: »BRAUN* Kanal«). – **B.* Klappe**: Schleimhautfalte mit Klappenfunktion in Höhe der Kardia.

braunes Pigment: Sammelbez. für autochthone, dunkle Pigmente mit Eiweißcharakter, z. B. Melanin, Lipofuszin. – **b. Tumor**: gutart. »Resorptionsgeschwulst« des Knochens bei Osteodystrophia fibrosa cystica generalisata; i. w. S. die lokalisierte Form der Osteodystrophie sowie Riesenzelltumoren anderer Genese (soweit durch Hämosiderinablagerung braun).

Braunia jassyensis: Bandwurm in Rumänien u. Frankreich; wahrsch. unreife Form von Ligula intestinalis.

Braun|nesseln: *derm* † Urticaria pigmentosa. – **B.stein**: *chem* Manganum dioxidatum.

(Braxton) Hicks* (JOHN B. H., 1825–1897, Gynäkologe, London) **Nabelschnurzeichen**: s. u. AHLFELD*. – **(B.) H.* Schwangerschaftszeichen**: ab Mens III bei bimanueller Untersuchung tastbarer Konsistenzwechsel (schmerzlose Kontraktionen). – **(B.) H.* Wendung**: *geburtsh* inn. Wendung auf einen Fuß bei mind. für 2 QF durchgäng. Zervix (»2-Fingerwendung«), bewegl. Frucht, nicht überdehntem unteren Uterinsegment u. normalem Becken; prophylakt. bei Placenta praevia (blutstillende

Tamponade durch Steiß), Querlage, Nabelschnurvorfall, akuter Gefahr für die Mutter bei kontraindizierter Sectio; ↑ Abb.

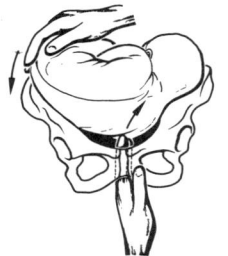 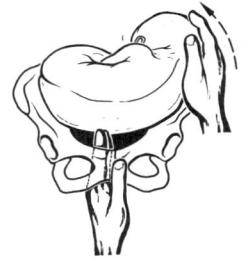

Bray*-Wever* Phänomen* *physiol* ↑ Mikrophonpotentiale.

break-off feeling: beim Flug in großer Höhe die Empfindung des völl. Getrenntseins von der Erde u. der menschl. Gesellschaft.

Brech|durchfall: volkstüml. Bez. für unspezif. Gastroenteritis, Virusenteritis, akute Nahrungsmittelvergiftung, Cholera nostras, Säuglingsdyspepsie. – **B.husten:** ↑ Keuchhusten (Pertussis).

Brechkraft: *opt* der reziproke Wert der auf Luft bezogenen ↑ Brennweite eines abbildenden Systems; Maßeinh.: ↑ Dioptrie. – **B. des Auges:** ↑ Refraktion.

Brech|mittel, Emetika: *pharm* Stoffe, die reflektorisch oder durch dir. zentrale Wirkung Erbrechen bewirken (in kleinen Dosen auch Expektoration). – **B.reflex, -reiz:** s. u. Erbrechen. – **B.ruhr:** ↑ Cholera nostras.

Brechung: Richtungsänderung (gemäß ↑ Brechungsgesetzen) einer elast., opt., elektr. oder elektromagnet. Welle an der Grenzfläche zweier unterschiedl. Medien (»brechende Fläche«) bei nicht-senkrechtem Auftreffen oder aber bei Durchgang durch ein inhomogenes Medium. – *ophth* ↑ Refraktion.

Brechungs|ametropie: ↑ Ametropie, Krümmungs-, Indexametropie, B.hyperopie, -myopie. – **B.fehler:** *ophth* ↑ Ametropie.

Brechungs|gesetze: Bei der Brechung optischer Wellen 1) liegen einfallender u. gebrochener Strahl stets in derselben Ebene; 2) (SNELLIUS) stehen Sinus des Einfalls- ($α_1$) u. des **B.winkels** ($α_2$; zw. gebrochenem Strahl u. Einfallslot) in einem konst., nur vom ↑ B.koeffizienten (n) abhäng. Verhältnis:

$$\frac{\sin α_1}{\sin α_2} = \frac{n_2}{n_1}.$$

Beim Übergang vom dichteren zum dünneren Medium erfolgt bei Überschreiten eines »Grenzwinkels« Totalreflexion (d. h. Ausfallswinkel > 90°).

Brechungshyperopie: ↑ Hyperopie infolge zu geringer Brechkraft des – normal langen – Auges.

Brechungs|index, -koeffizient, -exponent: die für die Ausbreitung einer elektromagnet. (insbes. opt.) Welle im betreff. Medium maßgebende Materialkonstante. Als **absol. B.** (n) das Verhältnis der Lichtgeschwindigkeit (c) im Vakuum zu der im anderen Medium:

$$n = \frac{c_{vak}}{c};$$

als **rel. B.** (Maß für Änderung der Ausbreitungsrichtung beim Übergang von einem Medium in das andere) das B.verhältnis n_2/n_1 (das dem Quotienten aus den Fortpflanzungsgeschwindigkeiten des Lichtes in den betr. Medien entspricht).

Brechungsmyopie: ↑ Myopie infolge zu starker Brechkraft des – normal langen – Auges; bei Keratokonus, -globus, als Linsenmyopie (z. B. bei Diabetes mellitus, Sulfonamidallergie, Cataracta incipiens).

Brech|weinstein: *chem* ↑ Antimonyl-Kaliumtartrat. – **B.wert:** *opt* ↑ Brechkraft.

Brechzentrum: Strukturen in der dorsolat. Formatio reticul. des RM; Umschaltstelle für periphere (Schlund, Magen) u. vom N. vestibul. kommende Afferenzen über polysynapt. Reflexbogen auf motor. Efferenzen, die ↑ Erbrechen bewirken. Direkt (örtlich) beeinflußbar, ferner durch zentral angreifende ↑ Brechmittel u. Stoffwechselprodukte; metabol. Beeinflussung möglicherweise Teilursache der Hyperemesis gravidarum.

Breda* Krankheit: ↑ Frambösie.

Bredt* Krankheit (HEINRICH BR., geb. 1906, Pathologe, Leipzig, Mainz): ↑ Arteriopathia pulmonalis.

Breeches-Typ: Lipomatose an Hüften u. Oberschenkeln, v. a. bei älteren Frauen mit Diabetes, dienzephal-hypophysärer Störung.

Bregma: 1) *anthrop* Schnittpunkt von Sagittal- u. Koronarnaht. – 2) Fonticulus ant.; z. B. **bregmokardialer Reflex** (Bradykardie bei Druck auf die große Fontanelle). – 3) Vorderkopf; z. B. **B.-Einstellung** (*geburtsh* ↑ Vorderhauptslage).

Brei|beschlag: *röntg* feine Kontrastbrei-Beschichtung der Magen-Darm-Schleimhaut. – **B.geschwulst:** *derm* ↑ Atherom. – **B.kost:** 1) »Löffelbrei« als Zusatz zu oder Ersatz für Säuglings-Flaschenmahlzeit; ab ca. 4. Monat. Gemüse, ab 5.–6. Mon. Milchbrei; s. a. B.vorfütterung. – 2) Schonkost für Kaubehinderte u. Magen-Darmkranke. – **B.passage:** *röntg* ↑ Magen-Darmpassage.

Breisky* (AUGUST BR., 1832–1889, Gynäkologe, Bern, Prag) **Becken:** im geraden (zumindest des BE) erweitertes, im queren ⌀ (bes. des Beckenausgangs) verengtes Kyphosebecken. – **B.* Handgriff:** *geburtsh* ↑ FRITSCH* Handgriff II. – **B.* Krankh.:** ↑ Kraurosis vulvae.

Breitband|antibiotikum: A. mit die Mehrzahl der grampos. u. gramneg. Keime, Rickettsien, große Viren, Protozoen u. Spirochäten erfassendem Wirkungsspektrum; z. B. Chloramphenikol, Tetrazykline. – **B.gerät:** *otol* elektr. Hörhilfe mit breitem Frequenzbereich (naturgetreuere Sprachwiedergabe).

Breitenwachstum: seitl. Wachstum der Schulter- u. Beckenbreite. Überwiegt in den ersten 3 Lj.; später wechselnde Perioden von Br. u. Längenwachstum (mit ziemlich konst. Verhältnis beider).

Breit|gesichtigkeit: ↑ Chamäprosopie. – **B.hals:** *path* ↑ Pterygium colli. – **B.kopf:** ↑ Brachyzephalie.

Breitmann* Test: Skarifikation mit Adrenalin bzw. Histamin zur Beurteilung der vegetat. Reaktionslage.

Breitspektrum-Antikoagulans: A. mit Hemmwirkung auf Thrombokinase-, Thrombin- u. Fibrinbildung u. mit fibrinolyt. Potenz.

Brei|umschlag: ⌐ Kataplasma. – **B.vorfütterung**: beim Säugling (3.–4. Mon.) Gabe eines Löffels Brei vor der Flaschenmahlzeit zur Gewöhnung an die ⌐ B.kost; auch bei aton. Erbrechen.

Bremer* Status: ⌐ Dysrhaphie-Syndrom.

Brems|effekt: s. u. Rebound-Effekt, B.therapie. – **B.knie**: *orthop* bei Belastung selbsttätig bremsendes Kniegelenk in Beinprothesen.

Brems|spektrum: kontinuierl. Spektrum (von sehr kleinen Frequenzen bis zu einer max. Grenzfrequenz, die mit der Röhrenspannung ansteigt) einer Bremsstrahlung als Funktion ihrer Wellenlänge, Frequenz oder Energie. – **B.strahlung**: durch Abbremsung schneller Elektronen im elektr. COULOMB-Feld eines Atomkerns emittierte elektromagnet. Strahlung, z. B. die an der Antikathode einer Rö.röhre entstehende Rö.Strahlung (Intensität nimmt bei gleicher Spannung mit steigendem Atomgew. des Antikathodenmaterials zu; ⌐ Abb.).

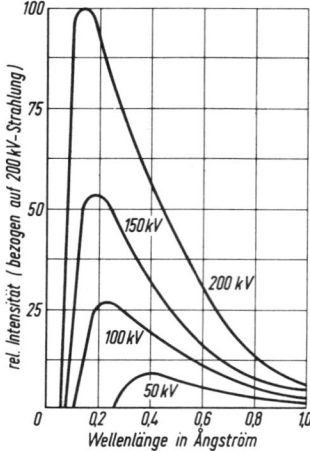

Bremsspektren der in einer Rö-Röhre mit Wolfram-Anode bei verschiedenen Spannungen erzeugten Rö-Strahlung.

Bremstherapie: auf dem Rebound-Effekt basierende Stoßther. sekretorischer bzw. sekretorisch gesteuerter Funktionen mit sehr hohen Hormondosen, die zunächst Bremsung von Hypophyse u. peripherer Drüse bewirkt. Nach Abbrechen evtl. verstärkte Funktion.

Bremsungsphänomen: *neurol* ⌐ Bradyteleokinese.

Bremswelle: (JUNG) im EEG bei elektr. Rindenreizung die auf eine Spike-Entladung folgende langsame Welle (Hemmung des Erregungsablaufs).

Brennebene: *opt* die Bildlage bestimmende Ebene im ⌐ Brennpunkt eines opt. Systems senkrecht zu dessen Achse; am Auge im Vereinigungspunkt aller achsenparallelen Strahlen (bei Normalsichtigkeit in der Makula).

Brenneman* Syndrom (JOSEPH BR., 1872–1944, Pädiater, Chicago): (1927) akute Appendizitis-Symptomatik infolge mesenter. u. retroperiton. Lymphadenitis. – Bei Infektion der oberen Luftwege (v. a. Tonsillitis) im Kindesalter.

brennende Füße: ⌐ Burning-feet-Syndrom.

Brenner* Operation (ALEXANDER BR., 1859–1936, Chirurg, Linz): Leistenbruchpforten-Verschluß durch Fixieren des M. obl. int. an den M. cremaster, an der Vorderwand durch Vereinigung von Externusaponeurose u. Leistenband; bei Nabel- u. mittl. Bauchwandbruch mit einem medial gestielten Rektusscheidenlappen.

Brenner* Tumor (FRITZ BR., geb. 1877, Pathologe, Frankfurt/M.): dem Granulosazelltumor verwandter, von WALTHARD* Zellnestern hergeleiteter gutart. Ovarialtumor (meist einseit.) mit organoider Gewebereitung; in bindegeweb. Stroma follikelähnl. Epithelnester thekaartig. Hülle ohne Eizelle.

Brennfleck, Fokus: in der Rö.röhre derjen. Abschnitt des – zur Röhrenachse geneigten – Anodenspiegels, auf den die Masse der Elektronen auftrifft u. von dem die Rö-Strahlen ausgehen (= **therm.** oder **wahrer B.**) bzw. die Projektion dieser Fläche auf eine zum Zentralstrahl senkrechte Ebene (= **effektiver B.**). Bei Diagnostikröhren »Strichfokus« mit effekt. Fläche von 2 × 2 bis 0,3 × 0,3 mm (»Feinstfokus«). Die **B.größe** bestimmt Belastbarkeit u. Zeichenschärfe der Röhre; s. a. Doppelfokusröhre.

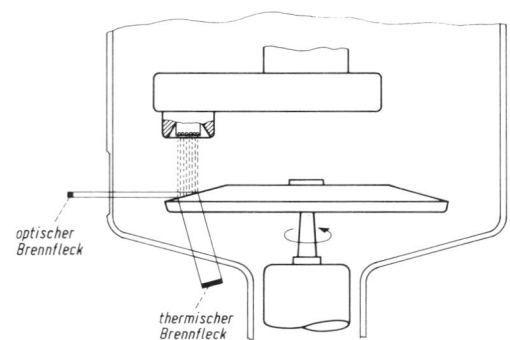

Thermischer u. optischer **Brennfleck** bei Ein-Fokus-Drehanodenröhre.

Brenn|punkt: *opt* Vereinigungspunkt achsenparalleler Lichtstrahlen nach Brechung durch sphär. Linse oder Reflexion an sphär. Hohlspiegel; bei nicht idealer opt. Abb. als **B.fläche**, bei zylindr. Linse oder torischem Hohlspiegel als **B.linie**. Liegt ding- bzw. bildseitig auf der opt. Achse in einem best. Abstand vom Hauptpunkt des opt. Systems. Diese **B.weite** (in mm) ist abhängig von Lage u. Verhältnis der Flächenradien, Linsendicke u. Glasart; sie wird bei sammelnden Systemen als »pos.«, bei zerstreuenden als »neg.« bezeichnet; reziproker Wert: ⌐ Brechkraft.

Brennwert: *biochem* ⌐ Kalorienwert. – Als »**physiol. B.**« der Energiegehalt (Cal pro g) von KH, Fett, Protein.

Brenzkatechin: (REINSCH 1839) $C_6H_4(OH)_2$, o-Dihydroxybenzol. Bildet mit o-Chinon ein Redoxsystem; steht über – sauerstoffaktivierende – Phenoloxidasen mit der Atmungskette in Verbindung. Einige Derivate (Methyldopum, Bibrocatholum, Niceverinum etc.) pharmakol. wirksam; s. a. Katecholamine (»B.amine«), Guajacolum (»B.monomethyläther«). – **B.methyltransferase**: Methylgruppen übertragendes Enzym; katalysiert insbes. die Reaktion: S-Adenosylmethionin + Brenzkatechin ↔ S-Adenosylhomozystein + Guajakol. – **B.oxidase**: ⌐ o-Diphenoloxidase. – **B.-1,2-oxygenase**: Enzym, das die Umsetzung Brenzkatechin + O_2 ↔ cis-cis-Mukonat katalysiert (Fe^{2+} obligat).

Brenztraubensäure: die Ketosäure CH_3-CO-COOH (= Azetylameisensäure). Metabolit im Intermediärstoffwechsel (v. a. KH; aerob u. anaerob) des Menschen; bei hypox., hypovitaminot., tox. etc. Zellschädigung in Serum (Azidose) u. Harn angereichert (mit Glykogenverarmung in Muskulatur u. Leber). *analyt* Nachweis mit α- oder β-Naphthol, Phenylhydrazin, 2,4-Dinitrophenylhydrazin, quant.-enzymatisch mit LDH. – Salze: Pyruvate (»pyruvicum«; s. a. Pyruvat-). – **B.-Oligophrenie:** durch Ausscheidung von Phenyl-B. charakterisierter Schwachsinn bei unbehandelter / Phenylketonurie (FÖLLING* Syndrom).

Brephoplastik: experimentelle, allogenet. Transplantation embryonalen oder Neugeborenengewebes auf ein erwachsenes Tier.

Breschet* (GILBERT BR., 1784–1845, Anatom, Paris) **Hiatus:** / Helicotrema. – **B.*Knöchelchen:** / Oss(icul)a suprasternalia. – **B.* Sinus:** / Sinus sphenoparietalis. – **B.* Venen:** Venae diploicae (in den B.* Kanälen; parietal als »B.* Venenstern«).

Breslau* Probe (BERNHARD BR., 1829–1867, Gynäkologe, Zürich): *forens* / Magen-Darmschwimmprobe.

Breslau-Bakterium, Bazillus: / Salmonella typhimurium.

Breslauer Apparat: *hyg* / FLÜGGE* Apparat.

Bret* Syndrom: (1956) *röntg* s. u. SWYER*-JAMES* Syndrom.

Breton* Theorie: (als Substitut des WEBER* Gesetzes) Das Verhältnis zwischen Reiz u. eben wahrnehmbarem Reizzuwachs ist nicht ein konstantes, sondern ein parabolisches.

Brett-Symptom: Mitgehen des Rumpfes bei pass. Anheben der gestreckten Beine des Liegenden bei Hüft-Lendensteifheit.

Breuer* Verfahren (JOSEF BR., 1842–1925, Internist, Wien): psychokathart. Ther.-Verfahren, bei dem – meist in leichter Hypnose – psych. Traumen u. begleitende Affekte wachgerufen u. abreagiert werden. – s. a. HERING*-B.* Reflex, MACH*-B.* Theorie.

Breus* (KARL BR., 1852–1914, Gynäkologe, Wien) **Mole:** Molenschwangerschaft, bei der es durch Blutung aus der trotz Fruchttodes weiter wachsenden Plazenta zu Hämatomen mit knoten- u. faltenförm. Chorionvorwölbung kommt; später Thromben- u. Fibrinbildung, myomähnl. »Tumor«. – **B.* Zange:** Achsenzugzange für hohe Zangenentbindung.

brevi...: Wortteil »kurz«; vgl. brachy....

Brevibacterium: Gattung der Fam. Brevibacteriaceae (neben Kurthia); kurze, unverzweigte, im allg. unbewegl., Pigment-bildende Stäbchen in Milchprodukten, Erdboden, Wasser, faulender Substanz; z. B. **B. ammoniagenes** (aerob, fakultativ anaerob, sporenlos, grampos.; Erreger von Ausschlag bei Säuglingen, isoliert aus Säuglingsfäzes).

Breviduktor: / Musculus adductor brevis.

Brevimanie: Kurzhändigkeit (= Brachycheirie).

Brevin: Antibiotikum (Polypeptid) aus Bac. brevis, wirksam gegen grampos. Bakt.

brevis, breve: (lat.) kurz.

Brewer* Bouillon: Thioglykolat-halt. Nährbouillon (mit Hefeextrakt oder Tryptikase-Phytone) zur Züchtung anaerober u. mikroaerophiler Einzeller. – **Br.* Substrat:** s. u. Thioglykolat-.

Brewer* Infarkt: streifen- oder keilförm., dunkelrote Nierenrindenherde bei Pyelonephritis. – **B.* Punkt:** Druckschmerzpunkt im Kostovertebralwinkel der letzten Rippe bei Nephropathie.

Brewster* Winkel (SIR DAVID BR., 1781–1868, Physiker, Edinburgh): Winkel (α), unter dem unpolarisiertes Licht an der Grenzfläche zweier nicht absorbierender Medien einfallen muß, um bei der Reflexion vollständig linear polarisiert zu werden; abhängig von den Brechungskoeffizienten, beträgt z. B. für Luft/Glas ca. 57°.

Briareus: *virol* obsol. Gattungsname (HOLMES), z. B. des Masern- u. Varizella-Zoster-Virus.

Brick* Syndrom: *hepat* / BURKA* Syndrom.

Bricker* Plastik: Implantation bd. Ureteren in eine ausgeschaltete unt. Ileumschlinge mit Harnableitung über kutanes Ileostoma.

Brickner* Zeichen: Verminderung der opt.-akustisch ausgelösten Mimik bei Fazialisparese.

Bride: (französ. brider = zusammenbinden) postop. oder entzündl. bindegeweb. Verwachsungsstrang im Bauchraum; oft Urs. eines »**Briden-Ileus**«.

Briefkuvert-Formen: *urol* oktaedr. Kalziumoxalatdihydrat-Kristalle im Urinsediment.

Brieger* (LUDWIG BR., 1849–1919, Internist, Berlin) **Bazillus:** Escherichia coli. – **B.* Reaktion:** 1) / Cholera-(Rot-)Reaktion. – 2) Antitrypsin-Anstieg im Blut bei Malignom u. Kachexie. – 3) Strychnin-Nachweis anhand Violettfärbung mit Chromsäuren in konz. schwefelsaurer Lsg.

Briggs* Beutel (JAMES EMMONS BR., 1869–1942, Chirurg, Boston): in die Prostataloge einzulegender, aufblasbarer Gummibeutel zur Blutstillung nach suprapub. Prostatektomie.

Briggs* Syndrom: Zwergwuchs, Taubstummheit, geist. Retardierung sowie PELGER = HUET-ähnl. Anomalie (geringe Kernlappung) der Neutrophilen.

Bright* (RICHARD BR., 1789–1858, Internist, London) **Blindheit:** akute, bis zur uräm. Amaurose reichende Sehstörungen bei Nierenversagen. – **B.* Granulationen:** Granulierung der Nierenoberfläche bei chron. (interstitieller) Nephritis. – **B.* Knarren:** »Lederknarren« bei trockener Pleuritis u. Perikarditis. – **B.* Krankheit:** (1827) ursprüngl. alle Nieren-Erkrn. mit Albuminurie u. Ödemen; seit 1905 (FRIEDR. V. MÜLLER) nur noch die entzündlichen. – **B.*-Psychose:** symptomat. Psychose bei Urämie (infolge B.* Krht.). – **B.* Retinitis:** / Retinitis albuminurica.

Brighton* Ballon: Doppelballonsonde (Wasser- oder Luftfüllung) zur Nasentamponade bei Epistaxis.

Brill* (NATHAN EDWIN BR., 1860–1925, Internist, New York) **Krankheit:** das zunächst als »endogen« aufgefaßte Spätrezidiv des epidem. Fleckfiebers (mit Latenz bis zu 40 J.). – **B.* Papeln:** 1) retikulohistiozytäre Hautknötchen bei BRILL*-SYMMERS* Krankh. – 2) »obtuse Papeln«: / Prurigo nodularis. – **B.* Syndrom:** 1) / LEDERER*-B.* Anämie. – 2) **B.*-Symmers*(-Pfister*-Baehr*-Rosenthal*) Sy.:** (1925)

Brillantgelb

generalisierte Lymphadenopathie (v. a. Follikelhyperplasie) mit Leber- u. Milzvergrößerung, Aszites, Pleuraergüssen u. Lymphomen im Parotisgebiet, evtl. einseit. Protrusio bulbi, terminal Kachexie; in den LK Riesenzellen (»Lymphoma gigantocellulare«), epitheloide Zellen mit Kerndegeneration (bis Rosettenbildung). Ätiol. unklar (tox.-infektiös?); evtl. maligne Entartung (»noduläres Lymphosarkom«); neuerdings als »zentroblastisch-zentrozyt. Lymphom« (B-Zellen) in die / Non-HODGKIN-Lymphome eingeordnet.

Brillant|gelb: / Kadmiumsulfid. – Ferner der Monoazofarbstoff **B.gelb S** (in schwefelsaurer wäßr.-alkohol. Lsg. für Untergrund bei ZIEHL*-NEELSEN* Färbung). – **B.grün**: s. u. Äthylgrün. – **B.grün-Agar** (CONRADI; mit Pikrinsäure) für Salmonellenzüchtung.

Brillantine|akne: Akne cosmetica als allerg. Reaktion auf das in Haarkosmetika enthaltene Paraffinöl. – Nach langjähr. Anw. evtl. Hyperkeratosen (»**B.warzen**«).

Brillantkresyl|blau: 7-Amino-2-dimethylamino-3--methyl-phenoxyzoniumchlorid; zur Färbung der Substantia granulofilamentosa in Retikulozyten, von Chromosomen, Darmprotozoen, Thrombozyten; Redox-Indikator (blau/farblos). – Damit verwandt das **B.violett** (Indikator u. für Vitalfärbung).

Brillantschwarz: Disazofarbstoff; »3 B« zur Glanzleistenfärbung im Herzmuskel (HEIDENHAIN), »BN« als Lebensmittelfarbstoff u. Redox-Indikator.

Brille: (mhdt. berille = opt. Hilfsmittel aus Beryll): Sehhilfe zum Ausgleich von Refraktionsanomalien (»Korrektions-B.«) oder zum Schutz gegen aktin., therm. oder chem. Reize (»Schutz-B.«); ferner **orthopäd. B.** (z. B. Blepharospasmus-, Entropium-, Epikanthus-, Ptosis-, Diaphragma-, Okklusions-, Spiegel-B.), **orthoskop. B.** (genau zentriert, verzeichnungsfrei; ermöglicht bei Strabismus das Verschmelzen der Sehbilder), **stenopäische B.** (Metallscheiben mit einem oder mehreren Löchern, Spalt oder Schlitz, evtl. veränderl. Irisblende; engen Strahlenbündel u. a. erhöhen Netzhautbild- u. Tiefenschärfe, schützen vor Blendung oder mindern Augenbewegung); s. a. BARTELS* Brille. – Die korrigierenden **Brillen|gläser** (Kron-, Flintglas, Hartplastik) sind plankonkav oder -konvex (= Minus- bzw. Plusglas), sphärisch oder zylindrisch; s. a. Mehrstärken-, Progressivglas; ferner – punktuell abbildende – »durchgebogene« Gläser (bd. Flächen zur vom Auge abgewandten Seite hin; vermeiden »Astigmatismus schiefer Bündel«), unterschieden als periskop. (= schwach durchgebogen) u. als Halbmuschelglas (/ Meniskus). – Die **B.bestimmung** umfaßt außer der Prüfung des Sehvermögens für Ferne u. Nähe die Untersuchung des Augenmuskelgleichgew. u. die Messung von Hornhautkrümmung (Ophthalmometer) u. Gesamtrefraktion (Refraktometer oder Skiaskop).

Brillen|elektrode: brillenförm. Doppelelektrode für die transzerebrale Durchströmung bei Elektroschlaf u. -narkose. – **B.hämatom**: Bluterguß in die Augenlider bei einfachen orbitalen u. Lidblutungen u. bei Schädelbasisfraktur. – **B.kerne**: *hämat* bisegmentierte Kerne von Granulozyten.

Brindeau* (AUGUSTE BR., 1867–1948, Gynäkologe, Paris): **Methode 1)** *geburtsh* »Entwicklung« des hochgeschlagenen vord. Armes bei Beckenendlage durch Zug am gelösten hint. Arm nach abwärts u. vorn (Drehung von Rumpf u. Kopf), wodurch der vord. Arm zur manuellen Lösung in die Kreuzbeinhöhle kommt. – **2) B.*-Hinglais* Methode**: quant. Bestg. der Choriongonadotropine (1 B.*-H.*-Einh. = diejen. Menge, die beim Kaninchen einen einz. hämorrhag. Follikel hervorruft) zur Schätzung der Vitalität der Plazenta; Werte > 80 000 E bei Blasenmole, < 500 E bei abgestorbener Leibesfrucht.

Brinell* Härte, HB: Härte eines Werkstoffes, errechnet aus der Eindrucktiefe, die eine mit best. Kraft gegen das Prüfobjekt gepreßte Stahlkugel hinterläßt.

Brinkerhoff* Spekulum: röhrenförm., seitlich gefenstertes Anuskop mit Beleuchtung.

Brinkhous* Hämophiloid: erbl. hämorrhag. Diathesen mit Störung der Vorphase der Blutgerinnung (i. e. S. außer Hämophilie A, B u. AB).

Brinon=Cherbuliez* Syndrom: (1944) asept. Nekrose des Cuneiforme I bds.; im 3.–6. Lj. beginnend mit Fußschmerzen (evtl. nur tibialseitig). Im Rö.bild punktförm. Rarefizierungen mit sklerot. Randsaum; evtl. Beteiligung des 2. Keilbeins u. des Kahnbeins (i. S. der KÖHLER* Krankh.).

Brinton* Krankheit (WILLIAM BR., 1823–1867, Arzt, London): **1)** / Linitis plastica. – **2)** / MOELLER*-BARLOW* Krankh.

Brion* Krankheit (ALBERT BR., 1874–1936, Internist, Straßburg): Paratyphus (als »B.*-KAYSER* Krankh.« der Paratyphus B), / Salmonellenenteritis.

Briquet* (PAUL BR., 1796–1881, Internist, Paris) **Ataxie**: unkoordinierte Bewegungen bei Hysterie. – **B.* Gangrän**: Lungengangrän bei Bronchiektasie. – **B.* Syndrom**: aphon. Sprechweise u. Kurzatmigkeit infolge mangelhafter Zwerchfellbewegungen bei der Hysterie.

Brisement forcé: *orthop* »gewaltsame Mobilisierung« fibrös versteifter Gelenke (mit anschließ. Übungsbehandlung!); vgl. Quengeln.

Brissaud* (P. EDOUARD BR., 1852–1909, Internist, Paris) **Hemicraniosis**: einseit. Hyperostosis des Schädels mit Gesichtsdeformierung; erblich oder reaktiv (bei Meningiom). – **B.* Reflex**: Kontraktion des Tensor fasciae latae bei Bestreichen der Fußsohle; stärker ausgeprägt bei Pyramidenbahnläsion. – **B.* Gigantismus**: mäß. Riesenwuchs mit Akromegalie der Hände u. Füße, Zyanose der Genitalhypoplasie. – **B.* Sinistrose**: / Rentenneurose. – **B.* Skoliose**: WS-Skoliose als Schonhaltung bei Ischialgie. – **B.* Syndrom**: **1)** (1880) alternierende Lähmungen bei Läsion der kaud. Brückenhaube: kontralat. Hemiparese, homolateral ton. oder klon. Krampf der vom Fazialis versorgten Muskeln mit »B.* Neuralgie«, evtl. auch Kausalgie. – **2)** / TOURETTE* Syndrom. – **3)** B.*-BOURNEVILLE* Sy.: tuberöse / Hirnsklerose. – **4)** B.*-LEREBOULLET* Sy.: **a)** halbseit. krampfart. Erscheinungen im Mundbereich bei Hysterie. – **b)** fam. kongenit., bilat. Fazialisparese infolge Aplasie der Kerne. – **5)** B.*-SICARD* Sy.: **a)** / B.* Syndrom (1). – **b)** / RAYNAUD* Sy. – **B.* Zwerg**: infantiler Zwergwuchs mit Myxödem, Hypotrichose, Unterentwicklung von Genitale u. Gebiß.

Bristowe* Syndrom (JOHN SYER BR., 1827–1895, Arzt, London): bei balkennahem Hirntumor schleichende Hemiplegie (später mit kontralat. Parese), Somnolenz, Apathie, evtl. zentrale Sprachstörung u. Apraxie (keine Hirnnervenausfälle); terminal Koma.

Brittain* Operation (HERBERT ALFRED BR., 1904–1954, Orthopäde, Norwich): **1)** (1951) extraartikuläre ischiofemorale Spanarthrodese des Hüftgelenkes bei tbk. Koxitis. – **2)** extraartikuläre humeroskapuläre Spanarthrodese (Tibiaspan) des Schultergelenkes. – **3)** intraartikuläre Arthrodese des Ellenbogengelenkes durch überkreuzende Bolzung mit ulnohumeralen Spänen.

Brittain* Zeichen: Retraktion des re. Hodens beim Eindrücken des re. Unterbauches als – unzuverläss. – Hinweis auf gangränose Appendizitis.

brittle diabetes: engl. Bez. für einen labilen Diabetes mellitus.

Broadbent* (SIR WILLIAM HENRY BR., 1835–1907, Internist, London) **Aneurysmazeichen**: (1890) systol. Pulsation der seitl. Thoraxwand bei Aneurysma des li. Herzens (u. bei Kammerhypertrophie). – **B.* Syndrom**: schwere apoplekt. Blutung mit späterem Durchbruch in das Ventrikelsystem; Übergang in Enthirnungsstarre (Spastik, Koma, zentrales Fieber), Tod durch Atemlähmung.

Broadbent* Zeichen: **1)** SIR JOHN FRANCIS HARPIN BR., 1865–1946, Kardiologe, London) Fehlen epigastr. Bewegungen bei Pericarditis adhaesiva. – **2)** (WALTER BR., 1868–1951, Internist, London) inspirator. Einziehung der posterolat. Thoraxwand bei (Mediastino-) Pericarditis adhaesiva.

Broca* (PIERRE PAUL BR., 1824–1880, Chirurg, Anthropologe, Paris) **Amnesie**: Unfähigkeit, sich gesprochener Worte zu erinnern; bei organ. Hirnschädigung. – **B.* Aphasie**: totale (kortikale) motor. ⁄ Aphasie bei Läsion des **B.* Sprachzentrums** (in der unt. Stirnhirnwindung). – **B.* Area**: ⁄ Area subcallosa. – **B.* Formel**: Faustregel zur Bestg. des Sollgew. (in kg) aus Körpergröße (cm) minus 100. – **B.* Gyrus** ⁄ Gyrus front. inf. – **B.* Phänomen**: beim Hören von 2 Tönen gleicher Höhe, aber verschiedener Intensität das Tiefempfinden des lauteren. – **B.* Schädelfraktur**: ⁄ Tennisballimpression. – **B.*-Sulzer* Kurve**: graph. Darstg. der – bei gleichbleibender Leuchtdichte – infolge Flimmerfusion unterschiedlich wahrgenommenen Lichthelligkeiten (max. Werte bei mittl. Aufleuchtzeiten).

Brock* Einheit: s. u. BESSEY*-LOWRY*-B.*

Brock* Operation (Sir RUSSELL CLAUDE BR., geb. 1903, Chirurg, London): (1949) bei infundibulärer oder valvulärer Pulmonalstenose transventrikuläre Infundibulektomie bzw. Valvulotomie (mit »rückwärtsschneidender« Stanze bzw. Olivenmesser-Valvulotom, einem lanzettförm. Messer mit flexiblem Griff) unter manueller Kontrolle.

Brock* Test: *ophth* **1)** Nachbildtest zur Prüfung der anomalen Fixation (Netzhautkorrespondenz) eines amblyopen Auges. – **2)** »Fadentest« mit Rot-Grün-Brille u. zwischen Nasenwurzel u. Lichtquelle ausgespanntem Faden; bei normalem Binokularsehen werden 2 Fäden jeweils in der Farbe des kontralat. Glases wahrgenommen. – **3)** Fusionstest, wobei ein vor dem geschlossenen Auge aufblitzendes Licht im Bereich eines vom anderen Auge fixierten Punktes wahrgenommen werden soll. – **4)** Prüfung des räuml. Sehens anhand des Projektionsbildes zweier komplementär gefärbter Ringe.

Brock*-Graham* Syndrom: *pulmon* ⁄ Mittellappensyndrom.

Brock*-Suckow*-Polypose: obliterierende Arteriolosklerose des Kolon mit Wandnekrosen.

Brockenbrough* Nadel: (1962) Mandrin-armierte, leicht gebogene Punktionskanüle für den Katheterismus des li. Herzventrikels.

Brockmann* Operation: bei Klumpfuß Durchtrennung der Plantaraponeurose u. Intermetatarsalbänder in Höhe des CHOPART* Gelenkes (Weichteilentflechtung).

Brocq* (LOUIS ANNE JEAN BR., 1856–1928, Dermatologe, Paris) **Ekzem**: **1)** ⁄ Neurodermitis diffusa B.-JAQUET. – **2)** papillovesikulöses Ekzem (⁄ Ekzema nummulare GROSS*) u. Seborrhoide. – **3)** Eczéma traumatique, dermoépidermite microbienne B.-GOUGEROT (als 3 bes. Manifestationsformen des endogenen, seborrhoischen bzw. vulg. Ekzems). – **B.* Krankheit**: **1)** B.* Alopezie, Pseudopelade B.*: ⁄ Alopecia atrophicans. – **2)** ⁄ Parapsoriasis guttata. – **3)** ⁄ Erythrose peribuccale pigmentée. – **4)** **B.*-Duhring* Syndrom**: ⁄ Dermatitis herpetiformis. – **5)** **B.*-Pautrier* Sy.**: **a)** ⁄ Angiolupoid. – **b)** ⁄ Glossitis rhombica mediana. – s. a. Lichen corneus, Dermatitis exfoliativa generalisata, B.* Ekzem.

Broders* Klassifikation: (1920) Einteilung der Plattenepithel-, insbes. Stachelzellkarzinome der Haut in 4 Malignitätsgrade anhand des %-Verhältnisses der differenzierten zu den undifferenzierten Zellen (>75 bzw. 50 bzw. 25 bzw. $<25\%$ Zellen differenziert).

Brodie* (SIR BENJAMIN COLLINS BR., 1783–1862, Chirurg, London) **Abszeß**: (1832) umschrieb. chron.-osteomyelit. Herd in der Metaphyse eines langen Röhrenknochens (v. a. Tibia), meist bei jüngeren Menschen. – **B.* Krankheit, Syndrom**: **1)** B.* Gelenk: unspezif. chron. Synovitis des Kniegelenks. – **2)** »hyster.« WS-Pseudofraktur oder Arthralgie (v. a. Koxalgie), z. B. bei Unfallneurose. – **3)** **B.*-Fagge*-Marie* Sy.**: ⁄ BECHTEREW* Krkht. – **B.* Test**: ⁄ TRENDELENBURG* Versuch (1). – **B.* Zeichen**: schwarzer Fleck auf der Glans penis nach Urin-Extravasation ins Corpus spongiosum (»Urinphlegmone«).

Brodie* Band (CHARLES GORDON BR., geb. 1929, Arzt, London): Lig. transversum humeri als Verstärkung der Schultergelenkkapsel, unter der die lange Bizepssehne in den Sulcus bicipit. eintritt.

Brodie* Knoten: entzündl. Infiltrat am aboralen Ende einer Analfissur.

Brodin* Syndrom: mesenteriale Lymphadenopathie bei chron. Appendizitis; evtl. mit funktioneller Duodenalstenose.

Brodmann* Areae, Felder (KORBINIAN BR., 1868–1918, Neurologe, Berlin): nach zyto- u. myeloarchitekton. Gesichtspunkten eingeteilte, fortlaufend numerierte Gebiete der Großhirnrinde des Menschen (s. a. Hirnrindenkarte); mit rel. grober Relation zu physiol. Funktionen. Area 1–8 prä- u. postzentral (1–3 = primär motor. Kortex), 9–12 frontal, 17–19 okzipital (17 = prim. visueller Kortex), 20–22 temporal.

Brodny* Klemme: Federklemme zur Kompression der Penis-Schwellkörper (u. Urethra) bei der ⁄ Urethrographie.

Bröckelmitose: gestörte Mitose mit Chromosomen- bzw. Chromatiden-Fragmentation (u. U. als Malignitätszeichen).

Brödel* Linie: helle Linie auf der Nierenoberfläche (am Lebenden), die die Grenze der Versorgungsgebiete des vord. u. hint. Astes der Nierenarterie markiert.

Broemser*-Ranke* Methode (PHILLIPP BR., 1886–1940; Otto R., 1899–1959, dtsch. Physiologen): sphygmometr. Bestg. des Schlagvol. des Herzens; rel. ungenau.

Broenstedt* Theorie: Definition der Säuren als Stoffe, die an Wasser Protonen abgeben (Bildung von Oxonium-Ionen: $HCl + H_2O \leftrightarrow H_3O^+ + Cl^-$), der Basen als Stoffe, die von Wasser Protonen aufnehmen (unter Bildung von Hydroxid-Ionen: $NH_3 + H_2O \leftrightarrow NH_4^+ + OH^-$). Sowohl neutrale Moleküle als auch Ionen können als »Proteolyten«, d. h. als Säuren u. Basen wirken. Allg. Definition: Säure ↔ Base + Proton.

Broesike* Falte (GUSTAV BR., geb. 1853, dtsch. Anatom): ↑ Plica duodenojejunalis. – Den Autorennamen BR. tragen ferner die Fascia clavipector., Facies sphenomaxill. (alae majoris), Recessus parajejun., Rec. ileocaec. inf., Rec. duodenojejun. (»Rec. venosus«), Trigonum omoclaviculare (= Fossa supraclavicul. major), Tr. colli (= Regio colli ant.), Tuberculum jugulare (ossis occipit.).

brom(o)...: Wortteil 1) »Brom«, 2) »Gestank«.

Brom, Bromum, Br: (1826) 1-, 3- u. 5wert. Nichtmetall (Flüssigkeit) der Halogen-Gruppe mit Atomgew. 79,909 u. OZ 35; 13 Isotope ($^{75-88}$Br, außer 79 u. 81 radioaktiv). Entwickelt, in Wasser u. organ. Solventien gelöst, rotbraune, tox. erstickende, haut-, schleimhaut-ätzende Dämpfe (MAK 0,7 mg/m^3 = 0,1 ppm). Bioelement in Pflanze, Tier u. Mensch; ferner in Meerwasser u. Salzseen. Anw. *therap* als Sedativum (v. a. organ. Verbindgn.); Serum-Konz. >200 mg% tox., >300 evtl. letal (im allg. verdrängen Br-Ionen die Cl-Ionen aus dem EZR, die dann mit dem Harn ausgeschwemmt werden; ferner Br-Speicherung in Schilddrüse); bei chron. Intoxikation Konzentrationsschwäche, Halluzinationen, Schlaflosigkeit, evtl. ↑ Bromakne, -kachexie. – Nachweis mit AgNO$_3$ (Fällung, n. MOHR), Fluoreszein (FAJANS), rhodano-(VOLHARD) u. jodometrisch. – Anw. von ^{82}Br (β-Strahler; HWZ 36 h) für stoffwechselphysiol. Versuche (Elektrolytaustausch; Schilddrüsenfunktion).

Bromacrylidum *WHO*: N-[(3-Brompropionamido)-methyl]-akrylamid; Kanzerostatikum.

Bromäthyl: ↑ Äthylbromid.

Bromakne: bei chron. Br-Medikation vork. disseminierte, später gruppierte u. konfluierende u. ulzerierende akneiforme Knötchen (intraepitheliale Abszesse, Kutisinfiltrate) mit entzündl. Rand; mit pigmentierter Narbe abheilend, z. T. in ↑ Bromoderm übergehend.

Bromalin-Silbermethode: (BIELSCHOWSKY 1931) Neuroglia-Darstg. durch Fixieren in Formalin-Formol, Imprägnieren in ammoniakal. AgNO$_3$-Lsg., Tonieren in Goldchlorid.

Bromamphenikol: ein Breitspektrum-Antibiotikum (wie ↑ Chloramphenikol).

Broman* Drüsen: Drüsen in der Mukosa des Nasenseptums an der Grenze zum Plattenepithel.

Bromat: Salz der Bromsäure HBrO$_3$; latein. Bez.: bromicus.

Brom(at)ometrie: oxidimetr., maßanalyt. Bestg. oxidierbarer Substanzen durch Titration mit (0,1n) Kaliumbromat-Lsg. (Indikator: Methylorange).

Bromatotherapie: ↑ Diätetik.

Bromausschlag: ↑ Bromakne, Brompemphigus.

Brom|azepam *WHO*: ein Brom-pyridyl-benzodiazepin-Derivat; Sedativum. – **B.azeton, B.azetophenon**: CH_3- bzw. C_6H_5-CO-CH$_2$Br; sogen. Tränengase. – **B.azinum** *WHO*: Dimethylaminoäthyl-p-brombenzhydryläther; orales Antihistaminikum.

Brom|benzylzyanid: Phenylbromazetonitril; ein Tränengas (ab 0,09 ml/l tödl.). – **B.chlorenonum** *WHO*: 6-Brom-5-chlor-2-benzoxazolinon; Desinfektionsmittel. – **B.chlorphenolblau**: Dibrom-dichlor-phenolsulfonphthalein; Indikator (pH 3,0–4,6, gelb/blau). – **5-B.desoxyuridin**, BUdR = Hemmstoff für (tier.) Zellwachstum, ↑ Strahlensensibilisator.

Bromelain *WHO*: dem Papain ähnl., Eiweiß, Amide u. Ester hydrolysierendes Enzym (in verschied. Ananasgewächsen); optimal pH 5–5,5 u. 7. Therap. Anw. bei Verdauungsstörungen, als Anthelminthikum (Auflösg. der Nematodenkutikula), Antiphlogistikum, zur Ausschwemmung postop. Ödeme; ferner im **Bromelin**®- oder **Bromelase**®-Test der Blutgruppen- u. Transfusionsserologie, basierend auf der Eigenschaft des B., Ery durch Andauen so zu verändern, daß sie für imkomplette AK auch im Kochsalzmilieu agglutinabel werden.

Brom|exanthem: ↑ Bromodermie. – **B.finnen**: ↑ Bromakne.

Bromhexin *WHO*: Zyklohexyl-methyl-(amino-3,5-dibrombenzyl)-amin; Expektorans, Ophthalmikum.

Brom|hidrosis: durch Zersetzung übelriechende Schweißabsonderungen (oft als Hyperhidrosis). – **B.hormon**: 1) *pharm* Analoges der Schilddrüsenhormone; z. B. ↑ Dibromtyrosin (Thyroxin-Antagonist; bewirkt J-Abnahme u. Br-Speicherung in der Schilddrüse), Tetrabromthyronin u. – 7mal wirksamer! – 3,5,3'-Tribromthyronin (Anw. bei Myxödem). – 2) *biochem* ↑ Ermüdungsstoff. – **B.husten**: (oft spast.) durch Schleimhautreizung der oberen Luftwege bei Einatmen von Br-Verbindungen (z. B. Äthyl-, Äthylenbromid, Di-, Tetrabromäthan).

Bromid: Salz der Bromwasserstoffsäure (Acidum hydrobromicum, HBr). – **B.raum**: *pharmak* der extrazelluläre Verteilungsraum für Bromide; etwa dem ↑ Chloridraum entsprechend (da rascher Austausch zwischen Br- u. Cl-). Bestg. als Quotient aus injizierter Menge NaBr/kg Körpergew. u. der sich einstellenden Br-Serumkonz. (ermöglicht Bestg. der austauschbaren Chlormenge).

Bromidrosis: ↑ Bromhidrosis.

Bromismus: chron. Bromvergiftung (s. u. Brom).

Bromisovalum *WHO* α-Bromisovalerianylharnstoff; Sedativum u. Hypnotikum.

Bromkachexie: körperl. Verfall bei Bromismus (insbesondere durch die – obsolete – Bromid-Ther. bei Epilepsie).

Bromkresol|grün: 3,3',5,5'-Tetrabrom-m-kresolsulfonphthalein; Indikator (pH 3,8–5,4; gelb/blaugrün), chromatograph. Sprühreagens. – **B.purpur**: 5,5'-Dibrom-o-kresolsulfonphthalein; Anw. als Indikator (pH 5,2–6,8; gelb/purpur), chromatograph. Sprühreagens, Nährbodenzusatz (z. B. in Glyzerin-halt. Ei-Kartoffel-Substrat zur Differenzierung Typus humanus u. bovinus der Tbk-Baktn.).

Bromlaugen-Methode: (KOWARSKI) Harnstoff-Schnellbestg. (einschl. Amino- u. Guanidin-Gruppen) durch Zerlegen mit Natriumhypobromit-Lsg. (im Ureometer) in N_2 u. CO_2; nach CO_2-Absorption (durch Lauge) Berechnung aus frei gewordenem N.

Brommethode: (WALTER) Bestg. des sogen. Permeabilitätsquotienten anhand der Bromid-Konz. im ↑ Bromidraum u. Liquor nach mehrtäg. Verabfolgung von 4 g NaBr.

Brommethyl: ↑ Methylbromid. – **B.äthylketon**: CH_2Br-CO-C_2H_5; ein Tränengas.

Bromocriptin *WHO*: 2-Brom-α-ergocriptin; Prolaktin-Hemmer.

Bromoderm(a), -dermie: kutane Arzneimittelreaktion auf Brom-Präpe.; z. B. ↑ Bromakne, -pemphigus (»**B. bullosum**«) sowie das **B. tuberosum s. vegetans** (nach längerer Medikation, beim Säugling auch durch Br in Muttermilch) mit braun- bis schwarzroten, schlaffen, ulzerierenden Granulationen, die mit pigmentierter Narbe heilen.

Bromoform(ium): Tribrommethan, $CHBr_3$, süßlich riechende Flüssigkeit; Sedativum bei Keuchhusten; örtlich reizend, bei Überdosierung Erregungszustand, dann narkoseähnl. Bewußtseinsstörung, Lähmung des Atem- u. Kreislaufzentrums.

Bromo|manie: krankhaft gesteigertes Verlangen nach Brom-Präpn. (bei Langzeit-Ther.). – **B.menorrhö**: unangenehmer Geruch des Menstruationsblutes. – **B.metrie**: *chem* ↑ Bromatometrie.

Bromo|pnoe: ↑ Foetor ex ore. – **B.sulfonphthalein**: ↑ Bromsulfalein.

Brompemphigus: ↑ Bromoderm mit Blasenbildung.

Brompheniraminum *WHO*: 3-(p-Bromphenyl)-3-(2-pyridyl)-dimethylaminopropan; Antiallergikum.

Bromphenol|blau: 3,3',5,5'-Tetrabromphenolsulfonphthalein; Indikator (pH 3,0–4,6; gelb/blau), (Sprüh-) Reagens für Aminosäuren-Nachweis (Papierelektrophorese, Chromatographie), zur färber. Darstg. toter (!) Spermien. – **B.rot**: 3,3'-Dibromphenolsulfonphthalein; Indikator (pH 5,2–6,8; gelb/rot).

Brom|säure: ↑ Acidum bromicum. – **B.schnupfen**: allerg. oder durch örtl. Ätzwirkung bedingte Rhinitis nach Br-Medikation.

Bromsulfalein

Bromsulfalein(um), -sul(fo)phthalein, BSP: Dinatriumsalz der 4,5,6,7-Tetrabromphenolphthalein-3',3''-disulfonsäure (↑ Formel); Anw. für chromodiagnost. Leberfunktionsproben, basierend auf dem Abfiltern des Farbstoffs aus dem Blut durch Leber-RES-Zellen u. Ausscheidung in die Galle, z. T. nach Kuppelung mit Glutathion u. Glyzin. Bei der **B.-Retentionsprobe** wird die **BSP-Clearance** nach Test-Inj. von 5 mg/kg Körpergew. bestimmt bzw. die Konz. im Serum (mg%) 45 oder 60 Min. nach Inj. (Normalwert 0–6); modifiz. als »Zweifarbstofftest« (ZIMMER 1956) mit Trypanrot als Bezugssubstanz; ferner als **renale BSP-Ausscheidung** (bei reduzierter hepat. Elimination) im 8-Std.-Harn (normal <1,5% der injizierten Menge; Werte >2% sicher pathol.). – **B.-Exkretionstest**, CAROLI* Test: »**transduodenale B.probe**« (nach i.v. Inj.) zum Nachweis oder Ausschluß einer Passagebehinderung in den Gallenwegen anhand der BSP-Bestg. in der Sonden-Galle (Violettfärbung in Kalilauge; normale Erscheinenszeit <20 Min.).

Bromtest: 1) Melanin-Nachweis im Harn (Schwarzfärbung) mit Bromwasser. – 2) Tryptophan-Nachweis (als Malignom-Hinweis) im Magensaft (Rosa-, Rotviolettfärbung) mit Bromwasser.

Bromtetrazyklin: Antibiotikum aus Bromid-halt. Kulturen Tetrazyklin erzeugender Streptomyzeten.

Bromthymolblau: 3,3'-Dibromthymolsulfonphthalein; Indikator (pH 6,0–7,6, gelb/blau), Nährbodenzusatz (Zuckergärung anzeigend), papierchromatograph. Sprühreagens (auf Lipoide); zum Fruchtwasser-Nachweis (unspezif.; alkal. Reaktion auch bei Fluor vagin., Blut etc.).

Bromum: ↑ Brom.

Brom|urazil: 2,6-Dihydroxy-5-brompyrimidin; Thymin-Analoges; Wachstumsinhibitor. – **B.wasserstoffsäure**: ↑ Acidum hydrobromicum (HBr). – **B.zahl**: *chem* s. u. Jodzahl.

Bronchadenitis: Adenitis der paratrachealen, tracheobronch. u. bronchopulmonalen LK, z. B. als tbk. Primärkomplex, aber auch bei bakterieller u. viraler Infektion.

Bronche: ↑ Bronchus.

Bronchi: (lat.) die Bronch(i)en (s. u. Bronchus, s. a. Bronchialbaum).

bronchial(is): einen Bronchus bzw. das Bronchialsystem betreffend; z. B. **b. Reizsyndrom** (↑ Empfindlichkeitsasthma).

Bronchial...: s. a. Broncho..., Bronchus....

Bronchialabsaugung: gezieltes (endoskop.) oder ungezieltes Absaugen von Bronchialsekret (für Zytodiagnostik, als ↑ Bronchialtoilette) mit Spezialkatheter (z. B. nach MÉTRAS) u. angeschlossener Saugvorrichtung.

Bronchialadenom: von der Wand großer Bronchien ausgehender (meist endophytisch) polypöser oder breitbas. epithelialer Tumor (außer Adenom auch – semimaligne – Karzinoid u. Zylindrom); Sympte.: Reizhusten, Dyspnoe, evtl. Pneumonie, Hämoptysen. – Als **fetales zyst. B** (STOERCK) ein lappenbegrenztes, mit den Bronchen nicht kommunizierendes Hamartom (mit Schleim).

Bronchial|allergose: (inhalations)allerg. Bronchitis u./oder Bronchospasmen; i. e. S. das Asthma bronchiale. – **B.anschoppung (innere)**: Sekretstauung u. -vermehrung infolge Transportminderung bei herabgesetztem B.tonus (Koma, Barbiturat-Vergiftung), Funktionsausfall des Flimmerepithels, Erlöschen des

Bronchial|asthma

Hustenreflexes. Gefahren: »inn. Ertrinken«, atelekt. Pneumonie, Pulmonalkreislaufstauung, Lungenödem. – **B.asthma**: ⁄ Asthma bronchiale. – **B.atmen**: bronchiales ⁄ Atmen.

Bronchialbaum: die sich peripherwärts dichotom verzweigenden Bronchen (⁄ Bronchus principalis dexter et sin., Bronchi lobares et segmentales, Bronchioli, Bronchioli termin. u. respiratorii); ⁄ Abb. »Bronchus«, »Bronchogramm«.

Bronchial|divertikulose: ⁄ MOUNIER=KUHN* Syndrom. – **B.drüsen**: ⁄ Nodi lymphatici bronchopulmon. – **B.erweiterung**: ⁄ Bronchiektasie, Bronchodilatation.

Bronchial|fremdkörper: aspirierter FK, meist im re. Hauptbronchus. Initial krampfart. Husten, Erstickungsanfall; bei längerem Verbleiben Bronchitis (evtl. abszedierend), evtl. Pneumonie; »festsitzender« FK oft symptomlos. – **B.fremitus**: ⁄ Stimmfremitus.

Bronchialkarzinoid: s. u. Bronchialadenom. – Metastasierende Oat-cell-Karzinome bewirken oft ein ⁄ Karzinoid-Syndrom mit sehr intensiver Flush-Symptomatik (Tachykardie, Hypertonie, Oligurie).

Bronchialkarzinom, Lungenkrebs: prim., vom Bronchialepithel ausgehendes Malignom, meist im Lungenkern (Stamm- oder Lappenbronchus), seltener im Lungenmantel (= **zentrales** bzw. **peripheres B.**), entweder endobronchial-stenosierend oder intramural-extrabronchial; begünstigt durch Luftverunreinigungen (v. a. 3,4-Benzpyren) u. Syntropie gewerbl. Noxen (z. B. Chrom, Uran, Radium). Meist (bei ♂ ca. 50%) verhornendes u. nicht-verhornendes Plattenepithel-Ca., ferner undifferenziertes solides (polymorphzell.) Ca., groß- oder riesenzell. Ca., kleinzell. Ca. (als Oat-cell- oder Haferzell-Ca. anaplast. u. bes.

Bronchialkarzinom-Stadien

Stadium I	A	Tumor-⌀ < 3 cm, keine LK- oder Fernmetastasen
	B	Tumor-⌀ < 3 cm, ipsilateral hiläre LK-Metastasen
	C	Tumor-⌀ > 3 cm, keine LK- oder Fernmetastasen
Stadium II		Tumor-⌀ > 3 cm, ipsilateral hiläre LK-Metastasen
Stadium III	A	jeder Tumor mit Atelektase oder Retentionspneumonie der ges. Lunge u./oder malignem Erguß u./oder Invasion des Mediastinums u./oder weniger als 2 cm distal der Carina gelegen; mit oder ohne Befall hilärer, mediastinaler oder supraklavikulärer LK
	B	jeder Tumor mit Lymphangiosis carcinomatosa zu mediastinalen LK hin
	C	jeder Tumor mit Fernmetastasen
	D	jedes (!) kleinzell. Ca.

bösartig), Adeno-Ca. (bei ♀ überwiegd.; einschl. ⁄ Alveolarzell-Ca.) u. Mischformen; als sog. »Ausbrecherform« der ⁄ PANCOAST* Tumor. Sympte.: Reizhusten, hämorrhag. (»himbeerfarb.«) Sputum, Atelektasen, Retentionspneumonie, Cava-superior-Syndrom; lympho- u. hämato-, evtl. bronchogene Metastasierung. Diagn.: Rö.untersuchung (einschl. Broncho- u. Tomographie), Broncho-, Mediastinoskopie (mit Biopsie), Sputumzytologie, Skalenus-, Lungenbiopsie, Szintigraphie. Ther.: Op. (Lobektomie, Pneumonektomie), Strahlenther.

Bronchial|katarrh: ⁄ Bronchitis catarrhalis. – **B.knorpel**: die hyalinknorpel. Spangen u. hyalinelast. Platten in der Wand der Haupt- u. Lappen- bzw. Lappen-, Läppchen- u. Segmentbronchen. – **B.kollaps**: beim Emphysematiker infolge Elastizitäts- u. Tonusänderung der Bronchialmuskulatur exspirator. Annäherung der Luftröhrenrück- u. -vorderwand mit konsekutiver Stenose.

Bronchial|kreislauf: das über a.-v. Anastomosen mit dem Pulmonalkreislauf verbundene System der Rr. bronchiales der Brustaorta u. deren Venen. – **B.krise**: tab. Krise mit Bronchospasmen, Hypersekretion, Atemnot, Husten.

Bronchiallymphknoten: ⁄ Nodi lymphatici bronchopulmon. – **B.-Tuberkulose**: spezif. Erkr. der tracheobronchialen u. paratrachealen LK bei der Primär-Tbk der Lunge (⁄ Primärkomplex). Klin.: subfebrile Temp., Inappetenz, Husten (evtl. bitonal); Hilusvergrößerung u. -verdichtung (z. T. durch perifokale Entzündung); Komplikationen: Bronchialwandperforation, broncho- u. hämatogene Streuung (»**Bronchialphthise**«), Generalisation.

Bronchial|stein: Konkrement im B.baum, z. B. inkrustierter Fremdkörper, inkrustiertes, nekrot. Gewebe, perforierter LK-Kalkherd. – **B.stimme**: *pulmon* ⁄ Bronchophonie. – **B.syndrom, paralytisches (Soulas*)**: reflektor. Tonusverlust der peripheren Bronchen u. Bronchiolen (⁄ B.kollaps) nach Bauch-Op.; Gefahr der inn. ⁄ B.anschoppung.

Bronchialtoilette: Säuberung der Trachea u. Hauptbronchen während der Narkose oder Reanimation durch – evtl. bronchoskopisch gezieltes – Absaugen mit Tracheal- oder Bronchialkatheter, evtl. auch Spülung mit isoton. NaCl-Lsg. (»Bronchuslavage«).

Bronchialwiderstand: die der Einatemluft entgegenwirkenden Kräfte (= Verhältnis des für die Strömung benötigten Druckes zur Stromstärke), bedingt durch Trägheits- u. Strömungswiderstand (bei laminärer Strömung gem. POISEUILLE* Gesetz). Bestg. als nichtelast. Komponente des Intrathorakaldrucks (mittels Ösophagussonde) u. als Atemstromstärke (mittels ⁄ Pneumotachographen); s. a. Atemwiderstand, Compliance, Elastance.

Bronchialzyste: heterogene, solitäre oder multiple, mit kub. oder Flimmerepithel ausgekleidete zyst. Lungenveränderungen, bei Kommunikation mit dem Bronchiallumen luft-, sonst flüssigkeitsgefüllt (Schleim, Eiter). Gefahr von Infektion, Ballonierung, Atelektase, Spontanpneumothorax. – s. a. Bronchozele, Waben-, Zystenlunge.

Bronchie: ⁄ Bronchus (außer Hauptbronchus).

Bronchiektas(i)e: angeb. oder erworb., spindel-, zylinder- oder sackförm. Bronchialerweiterung(en) infolge Zerstörung elast. u. muskulärer Wandelemente durch akute (eitr., bis in die Bronchiolen reichend) oder chron. Bronchitis (s. a. Bronchomalazie), evtl. unter Mitwirkung extrabronchialer Narbenzüge (Tbk, Silikose, chron. Atelektase) u. veränderter Atemmechanik (Pleuraschwarte, Dyskrinie bei Mukoviszidose etc.). Klin.: Husten, fötider, kopiöser (»maulvoller«) Auswurf (geschichtet), Hämoptysen (evtl. nach bes. symptomenarmem Verlauf), Fieberschübe, Neigung zu Bronchitis, Bronchopneumonie u. Lungenabszeß, progred. respirator. u. kardiale Insuffizienz (↑ Cor pulmonale), Uhrglasnägel. – Auch als **generalisierte B.**, ↑ WILLIAMS*-CAMPBELL* Syndrom.

Bronchiloquie: Bronchophonie mit bes. hohem Klang.

Bronchiolar|emphysem: »bronchiolektat. ↑ Lungenemphysem« (ab Bronchioli respiratorii); z. B. bei spast. Bronchitis, Pertussis. – **B.karzinom:** vom Bronchiolenepithel ausgehendes (seltenes) Alveolarzell-Ca.

Bronchioli *PNA:* die knorpellosen, nur mit glatter Muskulatur u. Flimmerepithel ausgestatteten Zweige (∅ < 1 mm) der Lappen- u. Segmentbronchen, zunächst die **B. terminales** (nur luftleitend), dann – als deren Äste – die **B. alveolares s. respiratorii** (mit kub. Epithel, nur spärl. Muskulatur u. seitl. Wandausbuchtungen = Alveolen; nach deren Anzahl: »I.«, »II.« u. »III. Ordnung«).

Bronchiolith: ↑ Bronchialstein.

Bronchiolitis: deszendierende Entzündung der Bronchiolen, v. a. im Kindes- u. Greisenalter (bei Masern, Pertussis, Grippe); s. a. Bronchulitis. Murale Form infiltrativ, proliferativ oder ulzerös (evtl. mit Einschmelzungen, Bronchomalazie), evtl. durch eitr.-fibrinöse Beläge obliterierend (bei Infektionen, Einwirkung von Gasen, Dämpfen, Gipsstaub). Sympte.: akute, lebensbedrohl. Atemnot (**»suffokative B.«**), Tachykardie, Husten, feinblas. RG, miliares Rö.bild; Komplikationen: Atelektasen, Bronchopneumonie, Emphysem, Bronchiektasie.

Bronchiolo|stenose: passagere oder ständ., oft nur funktionelle Lumenverengung der Bronchiolen bei **B.spasmus** (z. B. Asthma bronch.), Schleimhautschwellung (Bronchiolitis, Enurtikaria), Dys- u. Hyperkrinie, Kompression.

Bronchiolus: s. u. Bronchioli.

Bronchiom(a): gutart. Tumor der Bronchen; i. e. S. das ↑ Bronchialadenom; als **B. chondromatosum** das ↑ Hamartobronchiom.

Bronchitis: akute (meist katarrhal., oft afebrile) oder chron., (↑ Schema) unspezif. oder spezif. (↑ Bronchus-Tbk) Entzündung der Bronchialschleimhaut (evtl. mit Dyskrinie u. sek. Wandveränderungen wie Verlust von Flimmerbesatz u. elast. Faserelementen, Bildung mehrschicht. Plattenepithels; evtl. als deformierende u. **obstruktive B.** mit Gefahr von Mittellappensyndrom, Peribronchitis, Bronchopneumonie, Emphysem, respirator. Insuffizienz) durch infektiöse, chem. u. physikal. (**»mechan. B.«**) oder allerg. Noxen (sowie als ↑ Stauungs-B.), oft als Teilerscheinung einer Tracheobronchitis oder eines sinobronchopulmonalen Syndroms, evtl. als Begleit-Erkr. bei Infektionskrankh., Pneumokoniose etc., evtl. nur ganz umschrieben (z. B. am Lappen- oder Segmentbronchusabgang bei Bronchial-Ca.). Klin.: Husten, Auswurf (schleimig, eitrig, hämorrhag.; zäh, dünnflüssig, fötid usw.), örtl. Schmerzen; feuchte, nichtklingende RG (Giemen, Brummen, Pfeifen), evtl. verlängertes Exspirium. – Nach Verlauf unterschieden als akute u. als chron. B. Weitere Formen: **destruierende B.** (mit irreparablen Wandschäden, spast. Kaliberschwankungen, zylindr. Ausweitungen, Schleimdrüsen-»Divertikeln«), **B. dissecans** (mit eitr. Wandzerstörung, bei abszedierender Pneumonie) **eosinophile B.** (»eosinophiler Katarrh«, durch organ. Stäube, bei chron. Lungen-Tbk), **B. epidemica** (wahrsch. Grippe-Virose, evtl. eitrig, häufig tödl.), **B. erosiva** (meist hämorrhag.), **B. fibrinosa** (↑ B. plastica), **B. foetida s. putrida** (mit Sekretstagnation u. -zersetzung durch Fäulniserreger; bei Bronchiektasien, Lungenabszeß, kavernöser Tbk, zerfallendem Tumor, Fremdkörperaspiration), **B. haemorrhagica** (mit sanguinolentem Auswurf, heft. Hustenattacken; bei **Tbk, Neoplasma, Bronchiektasie etc.), B. humida** (↑ B. pituitosa), **hypertroph. B.** (mit Schwellung u. Hyperkrinie, ohne wesentl. Epithelschädigung; asthmoid oder chron.), **B. infiltrativa** (Wandinfiltrate, u. U. vereiternd, Gefahr von Peribronchitis, Bronchiektasien; v. a. bei Masern, Keuchhusten u. Grippe im Kindesalter), **käsige B.** (Bronchus-Tbk, mit Ulzerationen; v. a. durch Übergreifen verkäsender Hilus-LK-Herde), **kruppöse B.** (↑ B. plastica), **B. membranosa** (mit absteigender Pseudomembranbildung bei Kehlkopf-Di; hohe Letalität durch Erstickung u. Pneumonie; vgl. B. plastica = pseudomembranacea), **B. mucopurulenta** (meist Sekundärinfektion im Endstadium einer chron. B.; Übergang zu Bronchiektasie), als **B. necroticans** (mit Wandzerstörung, z. B. bei Grippe), **B. nodosa** (ENGEL; mit Lymphfollikelwucherung, Nekrose der elast. u. muskul. Elemente, sek. Stenose, Obliteration, dist. Bronchiolendilatation, bei Masern, Keuchhusten), **B. obliterans** (durch fibrinöse Auflagerungen, fibröse Wandveränderungen; vgl. Bronchiolitis. oblit.), **obstruktive B.** (s. o.!; i. e. S. eine chron.-spast. mit Verschiebung der Atemmittellage zum Inspiratorium u. Einschränkung der Atemreserven, d. h. sogen. Verteilungsstörung, evtl. mit späterer Partialinsuffizienz), **B. pituitosa** (mit kopiösem, eiweißarmem Auswurf), **B. plastica** (**s. crouposa s. fibrinosa s. pseudomembranacea**; mit fibrinös-schleim. Bronchialausgüssen, die in toto expektoriert werden; idiopath. oder symptomat. bei Gas-Exposition, viralen u. bakteriellen Lungen-Erkrn., Asthma bronchiale), **B. productiva** (chronisch, mit Wandhypertrophie; im Rö.bild vermehrte Streifenzeichnung), **B. serosa** (mit eiweißreichem Exsudat, z. B. bei Lungenödem), **B. sicca** (nur spärl., zäher, klebr., evtl. körn. Auswurf; quälender Husten), **B. silicotica** (bei Silikose, mit hyperäm. Atrophie oder Hypertrophie der Mukosa), **B. spasmodica s. spastica** (meist chronisch, als asthmoide B., mit Einschränkung der funktionellen Atemreserven, d. h. Vermehrung des physiol. Totraumes, Verminderung des Pneumometerwertes, evtl. Partialinsuffizienz; evtl. Eosinophilie u. sek. irreversible Veränderungen); s. a. Bronchospirochaetosis.

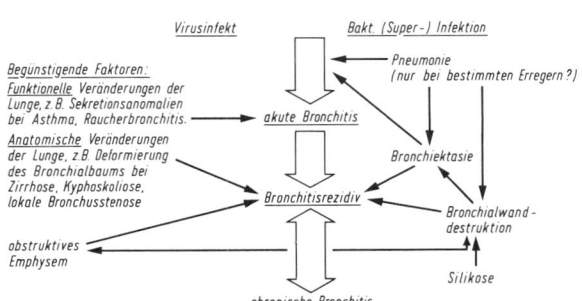

Pathogenese der chron. **Bronchitis** (nach N. ZÖLLNER).

Bronchitisgeräusche: ↑ Rasselgeräusche.

Bronchium: ↑ Bronchie.

Broncho...: s. a. Bronchial..., Bronchus....

Bronch(o)|alveolitis: vom Bronchus oder Bronchiolus auf die Alveole übergreifende exsud. Entzündung; Initialvorgang der bronchogenen Herdpneumonie bei Infektionskrankhn., ferner nach Inhalation irritierender Substanzen (z. B. Capsicain bei Paprika-Verarbeitung). – **B.aspergillose**: s. u. Bronchomykose.

broncho|biliäre Fistel: inn. Gallenfistel mit Verbindung zum Brochialbaum. – **B.blennorrhö**: reichlicher dünnflüss., (schleim.-)eitr. Auswurf bei putrider Bronchitis, Bronchiektasie; Dreischichtung des Sputums im Spitzglas.

Bronchodilatator: *pharm* Medikament (Sympathikomimetikum, Parasympathikolytikum, Spasmolytikum), das eine Erweiterung spastisch verengter Bronchien u. Bronchiolen herbeiführt (u. dadurch den bronchialen Strömungswiderstand u. die Gefahr der Lungenüberdehnung u. pulmonalen Hypertonie vermindert).

bronchogen: von den Bronchen ausgehend.

Bronchogeotrichose: s. u. Bronchomykose.

Bronchographie: *röntg* Darstg. des Bronchialbaums nach Applikation eines – meist wasserlösl. – KM via Katheter (oral oder nasal nach Oberflächenanästhesie eingeführt, z. B. MÉTRAS* Katheter, lenkbare STRNAD* Sonde) bzw. durch Inhalation (»Zerstäubungs-B.«). Entweder Übersichts- (meist eine Lungenhälfte) oder **selektive B.** (Katheterspitze unter Rö.kontrolle in Lappen- oder Segmentbronchus); meist nur Beschlagfüllung (↑ Abb.), evtl. Schicht- u. Veratmungsbilder.

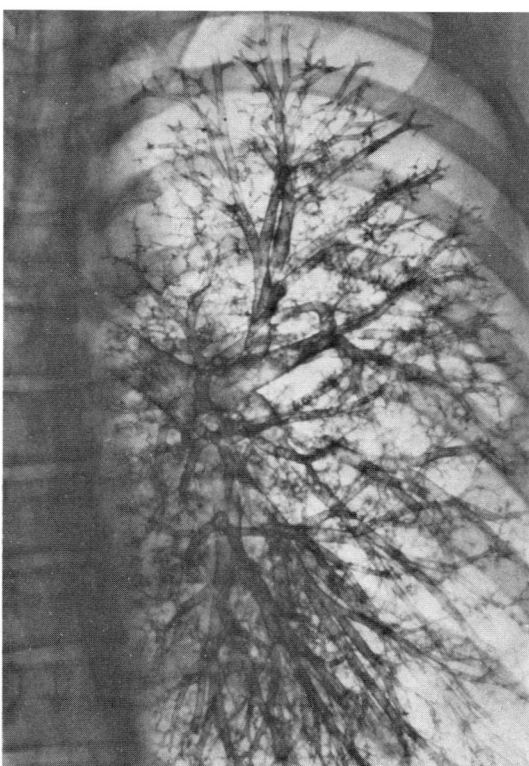

Bronchogramm der linken Lunge.

Broncho|klyse: therap. ↑ Bronchuswaschung. – **B.kryptokokkose**: s. u. Bronchomykose. – **B.lith**: ↑ Bronchialstein. – **B.lytikum**: *pharm* ↑ Bronchodilatator.

Broncho|malazie: (ENGEL 1950) Schwäche der Bronchen- u. Bronchiolenwand infolge Gewebsunreife (»Dysplasie«) beim Neugeborenen, konstitutioneller Minderwertigkeit oder muraler Bronch(iol)itis. – **B.moniliasis**: s. u. Bronchomykose.

Broncho|mykose: Pilzinfektion der Luftwege durch Erregeransiedlung nach Epithelläsion (u. bei Resistenzschwäche); mit entzündl.-katarrhal., granulomatösen, selten ulzerös-nekrot. Wandveränderungen. Am häufigsten als **B.aspergillose** (asthmoide Bronchitis, auch chron. mukomembranöse Form mit reichl. Auswurf »Bronchialpfröpfe«), **B.kryptokokkose** (Cryptococcus neoformans; katarrhal. Bronchitis, Reizhusten, evtl. subfebril), **B.geotrichose** (Geotrichum candidum; Reizhusten, weißl.-schleim. Auswurf, subfebril), **B.moniliase** (primär durch Masseninhalation pilzhalt. Staubes, asthmoid; sek. bei Kachektischen u. Moribunden; Erstickungsgefahr durch Membranen); ferner Pseudomykosen (↑ Tab. »Mykosen«). Pilzsporen (z. B. Aspergillus) darüberhinaus evtl. Urs. eines echten Bronchialasthma; s. a. Farmerlunge.

Broncho|pankreose: ↑ Mukoviszidose. – **B.pathie**: Erkrankung (bes. nicht-entzündl.) der Bronchen. – **B.phonie**: bei Auskultation über luftleeren (infiltrierten) Lungenabschnitten klar u. deutl. hörbare Pat.-Stimme als dem Brochialatmen weitgehend entsprech. Phänomen; abgeschwächt u. tonlos bis aufgehoben bei Bronchusverlegung, Pleuraerguß, Pneumothorax; bes. ausgeprägt über größeren Lungenhohlräumen; s. a. Ägophonie. – **B.plastik**: *chir* s. u. Bronchusstumpfverschluß. – **B.plegie**: Fehlen des Bronchialtonus (z. B. bei Schlafmittelintoxikation); führt zu Sekretstauung, erhöhtem Atemwiderstand, Stauung im kleinen Kreislauf (evtl. Lungenödem).

Bronchopneumonie: häufigste, von den Bronchen/Bronchiolen ausgehende herdförm. Pneumonie, meist multifokal, evtl. bis zu pseudolobärer Form konfluierend. Zunächst Entzündung der Alveolarsepten mit Ödem u. Exsudation, dann Erregeransiedlung (Viren, Pneumo-, Staphylo-, Streptokokken, Haemophilus, Pilze); oft sek. bei anderer Infektionskrankh. (z. B. Masern, Keuchhusten, Grippe, Tbk), Fremdkörperaspiration, kardialer Lungenstauung (Hypostase). Trotz typischer Pneumonie-Sympte. uncharakterist. Temp.verlauf, feine, klingende RG (bei Kindern oft fehlend); unregelmäßig geformte u. unscharf begrenzte Infiltrate, im Frühkindesalter auch vielherd. hilifugale oder pseudomiliare Verschattungen. Komplikationen: Kollaps, Herzinsuffizienz, Empyem, beim Kinde Otitis, Meningitis, Enteritis, Pyelonephritis; s. a. Viruspneumonie, Pneumonitis. – Als bes. Formen u. a. die **chron. nichttuberkulöse Riesmann* Pneumonie**, die **ödematöse Br.** (mit schwerem Lungenödem, z. B. nach Kampfstoffeinwirkung), die **pseudosyphilit. B.** (FANCONI, HEGGLIN; prim.-atyp., sub- oder afebrile Pneumonie mit hilifugalen Infiltraten u. unspezif.-pos. Lues-Reaktionen; v. a. bei Kindern mit stark reduziertem AZ, auch endemisch u. mikroepidemisch bei Erwachsenen; trotz sehr langsamer Lösung gute Prognose), die **chron. tbk. B.** (nach Tuberkulostatika-Medikation indurativ umgewandelte lobulär-käs. Lungen-Tbk).

Bronchopyozele: eiterhalt. ↑ Bronchozele.

Broncho|rrhagie: starke Blutung aus den Bronchen; s. a. B.staxis. – **B.rrhaphie:** chir. Naht am Bronchus (↑ Bronchusstumpfverschluß). – **B.rrhoe(a serosa):** ↑ Bronchitis pituitosa.

Bronchosinusitis: ↑ sinopulmonales Syndrom.

Broncho|skop: (KILLIAN 1897) Endoskop für den Bronchialbaum; starres Rohr mit – meist entständ. – Lichtquelle, Betrachtungslupe u. zusätzl. Staboptik (einschl. Winkeloptiken) für Einblick in die Bronchialäste. Meist als Beatmungs-B.skop, ausgestattet mit Spezialinstrumentarium (Zangen, Schlinge, Watteträger etc.) für endoskop. Eingriffe. – **B.skopie:** endoskop. Untersuchung von Trachea u. Bronchen (einschl. Segmentostien) mittels B.skops; Instrumenteinführung am Sitzenden oder Liegenden per os oder durch Tracheostoma (= **B.scopia sup.** bzw. **inf.**), in Lokalanästhesie oder Vollnarkose (Relaxation, Beatmungsbronchoskop). Ermöglicht außer Inspektion auch diagnost. (Abstrich, Probeexzision, Punktion, Aspiration) u. therap. Eingriffe (Fremdkörperextraktion, Bougierung, Elektrokoagulation, Instillation), unter Rö-Kontrolle bis in Subsegmentäste.

Broncho|spasmolytika: spasmenlösende ↑ B.dilatatoren. – **B.spasmus:** Krampfzustand der Bronchialmuskulatur mit Erhöhung des Strömungswiderstandes u. Einschränkung der Atemreserven (Diagnose: Verminderung von Atemgrenz-, Atemstoß- u. Pneumometerwert bzw. deren Normalisierung im ROSSIER* Adrenalin-Test). – »**Künstl. B.spasmus**« durch Applikation von Azetylcholin.

Bronchospirochaetosis Castellani*: (1906) akute oder chron. gutart. Tracheobronchitis mit hämorrhag., gelegentl. fötidem Auswurf, quälendem Husten, evtl. Hämoptysen; Erreger: Borrelia vincenti (in Symbiose mit Fusobact. fusiforme).

Bronchospiro|metrie: getrennte Spirometrie (u. graph. Registrierung = **B.graphie**) beider Lungen unter Ballonabdichtung jeweils des anderen Flügels mit Doppellumentubus (z. B. CARLENS* Tubus); zur vergleichenden Bestg. der Leistungsfähigkeit (z. B. hinsichtlich Operabilität einer Lungenseite).

Bronchostaxis: Schleimhautblutung aus den Bronchen (mit hämorrhag. Sputum bzw. mit Blutbeimengungen).

Bronchostenose: mechan. oder funktionelle, partielle (evtl. als Ventilstenose) oder totale, temporäre oder konstante, elast. oder starre Einengung des Bronchiallumens (mit resultierenden Symptn., bei partieller B. als **B.-Syndrom:** Entlüftungs- u. Dränagestörung eines Lappen- oder Segmentbronchus mit Atelektase, Sekretstauung, Bronchiektasie, rezidivierender oder abszedierender Pneumonie, ventilator. Insuffizienz, Rechtsherzüberlastung; evtl. als ↑ Mittellappensyndrom); v. a. durch Schleimhautschwellung, Sekretstauung (»Sekretstenose«), Fremdkörper, Tumor, Emphysem (»check-valve«-Phänomen), Lungenkollaps. Bei **exspirator. B.** (Bronchospasmus; evtl. Ventilmechanismus) Erhöhung des Atemwiderstandes in der Exspiration u. – infolge Zunahme des Alveolardrucks u. Verringerung des Sogs auf der Stenoseseite – ↑ Mediastinalpendeln zur gesunden Seite (auch beim Hustenversuch; beim Schnupfversuch gegensinnig); bei **inspirator. B.** (Ventilmechanismus) infolge Herabsetzung des Alveolardrucks u. Verstärkung des Sogs inspirator. Mediastinalpendeln zur Stenoseseite (auch beim Schnupf-, nicht aber beim Hustenversuch).

Broncho|stomie: op. Anlegen einer Bronchusöffnung (»**B.stoma**«), z. B. als Bronchus-Brustwandfistel zur offenen Kavernendränage. – **B.tetanie:** spast. Bronchitis (extreme exspirator. Dyspnoe) mit Spasmophilie (z. B. bei Rachitis). – **B.tomie:** Schnitteröffnung eines Bronchus bei Lungenresektion u. B.stomie. – **B.typhus:** Typhus abdomin. mit Atemwegs-Symptn. im Vordergrund; vgl. Pneumotyphus.

bronchovesikulär: Bronchien u. Lungenbläschen (Alveolen) betreffend; z. B. b. ↑ Atemgeräusch.

Bronchozele: umschrieb. Bronchiektasie (zwischen 2 Stenosen) mit eitr. oder schleim. Inhalt (= Bronchopyo- bzw. -mukozele); als **hilusnahe** (= zentrale oder prox.) B. meist nach Durchbruch verkäster Hilus-LK; als **hilusferne** (= periphäre oder terminale) B. durch Übergreifen von Parenchymprozessen. Im Rö.-Bild typ. Y- oder V-förm., hiluswärts gerichtete Verschattung. – vgl. Bronchialzyste.

Bronchuli JNA: ↑ Bronchioli. – **Bronchulitis:** ↑ Bronchiolitis. – Als bes. Formen die **B. exsudativa Curschmann*** (dem Asthma bronch. sehr ähnl., mit Entleerung zähen Sputums u. C.* Spiralen) u. die **B. oblit. connata** (ätiol. ungeklärte angeb. Veröduung).

Bronchus PNA, Mz. Bronchen: jeder der bd. Hauptäste der Trachea (**B. principalis dexter** bzw. **sin.** = re. bzw. li. »Haupt-B.«; ersterer etwa 3 cm lang, steil zur Lungenwurzel laufend, nach Abgang des Oberlappenbronchus als Stammbronchus; letzterer 4–5 cm, etwas schwächer, weniger steil, i. w. S. auch deren Aufzweigungen (im Hilusbereich) in Lappen-, weiter distal in Segment- u. Läppchenbronchen (↑ Ramus

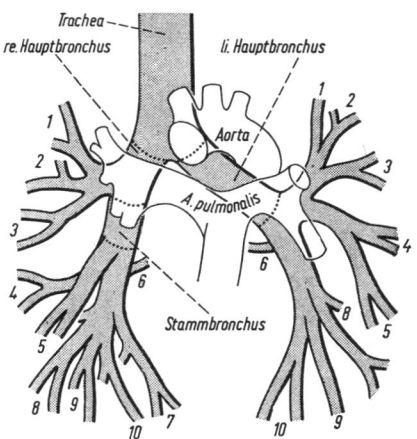

Segmentbronchien der rechten Lunge: **Oberlappen:** 1 B. segment. apicalis, 2 B. segm. posterior, 3 B. segm. anterior, **Mittellappen:** 4 B. segm. lateralis, 5 B. segm. medialis, **Unterlappen:** 6 B. segm. apicalis (= sup.) 7 B. segm. basalis medialis (= cardiacus) 8 B. segm. basalis anterior, 9 B. segm. basalis lateralis, 10 B. segm. basalis posterior, der linken Lunge: **Oberlappen:** 1 B. segm. apicalis, 2 B. segm. posterior (apicoposterior), 3 B. segm. anterior, 4 B. lingularis superior, 5 B. lingularis inferior, **Unterlappen:** 6 B. segm. apicalis (= sup.), 8 B. segm. basalis anterior, 9 B. segm. basalis lateralis, 10 B. segm. basalis posterior

Bronchusblockade

bronch. segmentorum); mit distalwärts abnehmendem ∅ bei im wesentl. gleichem Wandaufbau wie der der Luftröhre (mehrzeil. Flimmerepithel, Drüsen, Knorpelspangen bzw. -stücke, glatte Muskelringe) bis zu den Bronchiolen; ↑ Abb., s. a. Broncho..., Bronchial....

Bronchus|blockade: ↑ B.verschluß. – I. e. S. der artifizielle »luftdichte« Abschluß gegen das übr. Bronchialsystem mittels Bronchusblockers zur Verhinderung bronchogener Keimverschleppung während einer Lungen-Op. oder für die Bronchospirometrie; s. a. B.tamponade. – **B.blocker**: unter bronchoskop. Kontrolle einzuführender Spezialkatheter mit aufblasbarem Gummi-Haftballon am dist. Ende (zur ↑ B.blockade), meist doppelläufig mit zentralem Kanal für Sekretabsaugung. Modelle n. THOMPSON, MAGILL DIBOLD; ferner mit Blockerballon ausgestattete Endotrachealtuben (»Blockertubus«) n. STURZBECHER, CARLENS u. a. – s. a. B.tamponade.

Bronchus|bündelung: abnormes Aneinanderrücken von Bronchen infolge Zugwirkung fibrot.-narb. Lungenprozesse (z. B. bei Pneumokoniose). – **B.deformation**: endo- u. exobronchial bedingte B.verformung, z. B. bei destruierender oder deformierender Bronchitis, bei schrumpfendem Lungenprozeß (u.U. mit Verdrehung: »**B.distorsion**«).

Bronchus|fibrom: v. a. in Hauptbronchen vork. spindelzell., fibröses, myxomatöses oder ossifizierendes Fibrom, meist gestielt. – **B.fistel**: kongenit. (z. B. bei Ösophagusatresie) oder erworb. (Trauma, Bronchusstumpfinsuffizienz, eitr., u. U. käs. Prozeß etc.) Verbindung des Bronchialsystems mit einem Nachbarorgan bzw. der Körperoberfläche (= **innere** bzw. **äußere B.fistel**).

Bronchus|karzinom: ↑ Bronchialkarzinom. – **B.lavage**: ↑ B.waschung. – **B.ligatur**: ↑ B.unterbrechung. – **B.lippe**: Begr. der Bronchoskopie für den scharfkant. Rand am Eingang großer Bronchen. Bei Neoplasma oder schrumpfendem Lungenprozeß evtl. verbreitert bzw. verschmälert.

Bronchus|ruptur: komplette oder inkomplette B.zerreißung, meist durch dir. oder indir. Trauma. Gefahr des Mediastinalemphysems. – **B.(stumpf)verschluß**: op. (evtl. plast.) Versorgung des B.stumpfes (bei Segmentresektion, Lobektomie, Pneumektomie) durch Naht u. Aufsteppen gut durchbluteten Gewebes aus der Nachbarschaft. Methoden n. SWEET-CHURCHILL-NISSEN, KLINKENBERGH, DERRA, GEBAUER u. a.

Bronchus|tamponade (Crafoord*): B.blockade durch – bronchoskop. – Gazeabstopfung. – **B.tuberkulose**: spezif. Erkr. der Bronchialwandung, hämatogen (als Endobronchitis caseosa, mit ausgedehnten Nekrosen, aber ohne wesentl. Parenchymschaden), bronchogen (über Ableitungsbronchus) oder lymphogen (Durchbruch verkäsender LK). Gefahr der Stenose, Atelektase, Bronchiektasie, käs. Pneumonie. Evtl. Kollaps- oder Resektions-Ther. angezeigt.

Bronchus|unterbrechung: Ligatur eines Segmentbronchus zur Ruhigstellung des betr. Lungensegments (bei tbk. Kaverne). – **B.verschluß**: Verschluß der Bronchiallichtung durch FK, endo- od. exobronchialen Prozeß, als Effekt der Kavernenabheilung etc.; ferner artifiziell als ↑ B.blockade, -unterbrechung, -stumpfverschluß. – **B.waschung**: therap. Bronchialspülung mit isoton. Lsg. i. S. der ↑ Bronchialtoilette.

Bronck* Kanüle: Spezialkanüle mit Elektrode in der Spitze u. isolierter koaxialer Zuleitung; z. B. für blut. EEG.

Brondgeest* Ruhetonus: (PAULUS QUIRINUS BR., 1835–1904, Physiologe, Utrecht): Dauertonus der Muskulatur einer herabhängenden, innervierten Extremität (Dauerbahnung der Motoneurone, z. B. durch Spindeln der gedehnten Muskeln).

Bronkhorst* Skala: (1949) Bewertungsschema (mit 5 Klassen) für die Lungen-Tbk anhand der Erreger im Sputumausstrich.

Bronopolum *WHO*: 2-Brom-2-nitropropan-1,2-diol; Bakteriostatikum (grampos. u. -neg. Baktn.), Antiseptikum, Konservierungsmittel.

Brønstedt*: ↑ Broenstedt*.

Bronstein* Methode: *bakt* Differenzierung (Farbumschlag) von Corynebact. diphtheriae u. Pseudodiphtherie-Baktn.

Brontophobie: Gewitterangst.

Bronze|diabetes: therapieresistenter Diabetes mellitus bei Kombin. von Pankreas- u. Leberzirrhose (Spätkomplikation einer allg. Hämochromatose); Leitsympt.: bronzefarbenes Hautkolorit. – **B.haut**: bräunl. Pigmentierung belichteter Hautstellen bei ADDISON* Krankheit (»**B.krankh.**«). – **B.katatonie**: (WIGERT) exogene Psychose mit ADDISON-ähnl. Sympt. u. katatoniformem Stupor; bei Hypothalamus-Irritation (z. B. Tumor im Boden des III. Ventrikels).

Brook* Verbindungsstück: an GUEDEL* Tubus anzuschließendes Zwischenstück zur respirat. Reanimation ohne Mund-zu-Mund-Kontakt.

Brooke* Krankheit (HENRY AMBROSE GRUNDY BR., 1854–1919, Dermatologe, Manchester): **1) B.*-Siegler* Phakomatose**: ↑ Epithelioma adenoides cysticum. – **2) MORROW*-B.* Syndrom**: ↑ Keratosis follicularis contagiosa.

Brooke* Operation (RALPH BR., geb. 1900, Chirurg, London): »geteilte terminale Ileostomie«, mit Ausleitung des prox. Stoma durch die Zugangslaparotomie, des distalen durch kleineren Zusatzschnitt.

Brooks* Operation (BARNEY BR., 1884–1952, amerikan. Chirurg): »Embolisierung« eines a.-v. Aneurysma zwischen Carotis int. u. Sinus cavernosus durch Einbringen von Muskelstückchen.

Broparoestrolum *WHO*: (p-Äthylphenyl)-stilbenbromid; synthet. Östrogen mit Langzeitwirkung.

Broquinaldolum *WHO*: 5,7-Dibrom-8-hydroxychinaldin; antisept.-antimykotisches Brom-Analoges zu Chlorquinaldolum *WHO*.

Brot|einheit: ↑ Weißbroteinheit. – **B.ekzem**: Handekzem bei Mehlallergie. – **B.teighaut**: die typ. wachsart. Konsistenz der Haut bei Skleroedema adultorum.

Broussaisismus: die von FRANÇOIS BROUSSAIS (1772–1838, Arzt, Paris) entwickelte »physiol.«, d. h. funktional fundierte Medizin, die alle Krankhn. auf Überreizung der Gewebe (v. a. Darmmukosa) zurückführt u. mit abschwächenden Mitteln (Aderlaß, Fasten etc.) bekämpft.

Brossard*-Kaeser* Syndrom: (1886 bzw. 1964) Typ der spinalen progred. ↑ Muskelatrophie.

Brown* Ataxie (SANGER BR., 1852–1928, Neurologe, Chicago): FRIEDREICH* Ataxie mit rel. geringer Pyramidenbahnbeteiligung u. mit Neigung zu Optikusatrophie.

Brown* Blut-Glukose-Agar: Traubenzucker- u. Pferdeblut-halt. Nähragar zur Prüfung der Streptokokken auf **B.* Hämolyse** (↑ Alpha-, Beta-, Gammahämolyse).

Brown* Lappen (JAMES BERRET BR., geb. 1889, Chirurg, St. Louis): Spalthautlappen von etwa ½ bis ¾ Dicke.

Brown* Lösung (JAMES HOWARD BR., geb. 1884, Pathologe u. Bakteriologe, Princetown/N. J.): *bakt* flüss. Nährboden aus Magermilch u. Aq. dest. (1+2), der durch Zusatz von 3% Na-zitrat oder -oxalat transparent wird.

Brown* Methode (FRANCIS ROBERT BR., zeitgen. Arzt, Dundee): *chir* bei Herniotomie Rekonstruktion des Leistenkanals durch fortlaufende BASSINI-Naht mit Streifen aus dem resezierten Bruchsack.

Brown* (Molekular-)Bewegung (ROBERT BR., 1773–1853, Botaniker, London): unregelmäß. Zitterbewegungen von Kolloidteilchen in Flüssigkeiten oder Gasen, beruhend auf Schwankungen von Stoßzahl u. übertragenem Impuls der aus verschied. Richtungen auf die suspendierten Teilchen stoßenden Flüssigkeits- bzw. Gasmoleküle; s. a. Wärme.

Brown* Naht (FRANCIS ROBERT BR., zeitgen. schott. Arzt): fortlaufende BASSINI* Naht mit Gewebsstreifen aus dem resezierten Bruchsack (»lebende Naht«).

Brown* Östrogenreaktion (WILLIS ELLSWORTH BR., geb. 1909, amerikan. Gynäkologe): (1952) bei – experimenteller – Östrogengabe biphas. Reaktion der Hypophyse, d. h. zunächst Stimulierung, dann Hemmung der Gonadotropin-Ausschüttung.

Brown* Operation: 1) BR.* – ADSON* Op. (GEORGE ELGIE BR., 1885–1935; WASHINGTON A., 1887–1951; Chirurgen, Rochester/Minn.): 1) (1925) Grenzstrangresektion L 2–4 u. periarterielle Sympathektomie der Iliaca comm. bei Durchblutungsstörungen des Beins. – 2) (1939) bei Trichterbrust Resektion der Schwertfortsatzspitze u. der bd. untersten Rippenknorpel.

Brown* Striae: *dent* ↑ RETZIUS* Streifen.

Brown* Test (GEORGE ELGIE BR.): 1) Vasomotorentest mit Typhus-Vakzine i. v.; bei spast. Dysregulation deutl. Anstieg der örtl. Hauttemp., nicht aber bei Angioorganopathie. – 2) HINES*-BR.* Test: ↑ Cold--pressure-Test.

Brown*-Pearce* Tumor: (1923) spontanes Hoden-Ca. des Kaninchens, vaskulär metastasierend; Transplantationstumor in der chemotherapeut. Forschung.

Brown=Séquard* (CHARLES EDOUARD BR.=S., 1817–1894, Neuro- u. Physiologe, Paris) **Lähmung**: typ. Syndrom bei RM-Halbseitenläsion (↑ Abb.): völl. Anästhesie im zugehör. Dermatom (a) mit schmaler hyperästhet. Zone kranial bzw. (Gegenseite) kaudal davon (b); homolat. motor. Lähmung (Tract. corticospin. [c]) u. Ausfall des Lagegefühls (Tract. spinocerebell. [d]); kontralat. Analgesie u. Thermanästhesie (Tract. spinothalamicus [e]) sowie Störungen des Berührungssinns. – **B.=S.* (Spinal-)Epilepsie**: Fußkloni u. ähnl. Spontanbewegungen bei RM-Läsionen als spinale Reize- u. Enthemmungsphänomene.

Brown*-Symmers* Krankheit (CHARLES LEONARD BR., 1899–1959, Internist, New Jersey; DOUGLAS S., New York): (1925) bes. bei Kleinkindern vork. perakute, seröse, wahrsch. virusbedingte Enzephalitis, mit Fieber, Meningismus, gastroenteralen u. bulbären Symptn., Koma, Krämpfen; meist letal.

Brown bowel-Syndrom: ätiol. unklare, ausgedehnte braune Pigmentierung (perinukleär) der Dünndarm-Muskularis.

Browne* (SIR DENIS JOHN BR., geb. 1892, Chirurg, London) **Operation**: 1) Denervierung des Ovars bei Dysmenorrhö bzw. der Cervix uteri bei Dysmenorrhö, Tumorschmerzen etc. – 2) (1949) einzeit. Harnröhrenplastik bei peniler Hypospadie; Urethrabildung aus s.c. versenktem schmalem Penishautstreifen, bedeckt durch brückenartig vereinigte seitl. Lappen; Nahtentlastung durch dors. Inzision; perineale Fistel. – 3) Modifikation der AXHAUSEN* Gaumenspalten-Op. durch vorher. Tonsillektomie, Durchtrennung der A. palatina u. Spaltverschluß unter Konstriktion des Mesopharynx. – 4) Beseitigung einer Analatresie mit kurzer vestibulärer Fistel durch Scherenschlag. – **B.* Schale**: individuell gestaltete Liegeschale (Aluminium) für die Skoliose-Ther. (in Bauchlage); mit Krümmungen entgegengesetzt denen der Skoliose. – **B.* Schiene**: verstellbare zirkelart. Nachtschiene zur Ther. des angeb. Klumpfußes (der durch spez. Schuh fixiert wird).

Brownianismus: *histor* medizin. Lehre des Arztes JOHN BROWN (1735–1788, Edinburgh, London), derzufolge alle Krankhn. auf Störungen des Gleichgew.

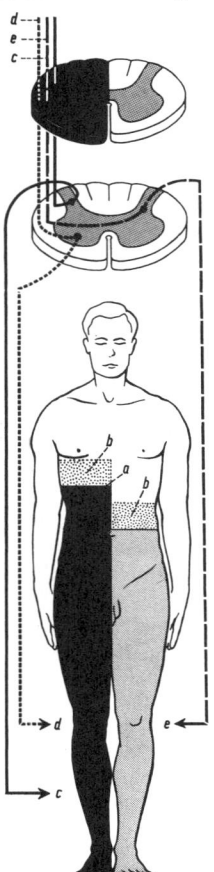

Brown=Séquard* Lähmung

Browning* Muskel

zwischen Umwelt- u. Körperreizen u. der Erregbarkeit des Organismus beruhen; gesteigerte Erregbarkeit verursacht die »sthenischen«, verringerte die »asthen.« Krkhtn. (die mit Sedativa bzw. Stimulantia zu behandeln sind).

Browning* (WILLIAM BR., 1855–1941, Anatom, Brooklyn) **Muskel**: Musculus ischiococcygeus. – **B.* Vene**: physiol. Anastomose zwischen V. cerebri media superf. u. Sinus sagitt. sup.

Brownlee* Zeichen: Lidödem bei Masern.

Broxaldinum WHO 5,7-Dibrom-2-methyl-8-chinolylbenzoat; Darmantiseptikum; in Kombin. mit **Broxyquinolinum** bakteriostatisch u. parasitizid.

Bruce* (ALEXANDER BR., 1854–1911, Neuro-, Pathologe, Edinburgh) **Faserbündel**: ∫ Fasciculus septomarginalis. – **B.* Knötchen**: intraartikuläre Knötchen bei bestimmten Arthritisformen.

Bruce* Septikämie (Sir DAVID BR., 1855–1931, Mikrobiologe u. Militärarzt, Australien u. England): die – meist sept. – Bruzellose des Menschen; s. a. Brucella.

Brucei-Gruppe: nach Trypanosoma brucei benannte Gruppe der Tr.-Arten (u. a. Tr. gambiense u. rhodesiense) mit undulierender Membran u. übereinstimmender Entwicklung in Darm u. Speicheldrüsen der Tsetsefliege.

Brucell...: s. a. Bruzell....

Brucella: (MEYER u. SHAW 1920) nach Sir DAVID BRUCE benannte Gattung der ∫ Brucellaceae; unbewegl., aerobe, gramneg. Kurzstäbchen, Harnstoff spaltend. – **B. abortus**: der Erreger des seuchenhaften Verwerfens (»Abortus BANG«) bei Rind, Schaf u. Stute u. des undulierenden Fiebers beim Menschen, morphol. weitgehend identisch (ellipsoid, bekapselt, nicht säurefest, einzeln, paarweise, selten in kurzen Ketten) mit **B. melitensis** (nicht Indol-bildend, aber Glukose-vergärend u. Nitrate reduzierend) als Erreger des Maltafiebers (auf alle Haustiere übertragbar); von beiden nur enzymol. u. serol. abgrenzbar, **B. suis**, der Erreger des seuchenhaften Verwerfens beim Schwein (natürl. Wirtstier) u. einer Bruzellose des Menschen. – Rauhformen von B. abortus u. B. suis sind **B. paraabortus** bzw. **parasuis**. – Obsolete Art-Namen: B. bronchiseptica (s. u. Bordetella), B. mallei (s. u. Actinobacillus), B. tularensis (s. u. Pasteurella).

Brucellaceae: Fam. der Ordnung Eubacteriales; fakultativ anaerobe, gramneg., oft kokkoide Kurzstäbchen, einzeln, in Paaren oder kurzen Ketten; z. T. bewegl. (Bordetella, Noguchia), Haut u. Schleimhäute penetrierend. Gattungen (alle pathogen): Pasteurella, Yersinia, Francisella, Bordetella, Brucella, Haemophilus, Actinobac., Calymmatobact., Moraxella, Noguchia.

Brucella-Dermatitis: 1) juckende Kontaktdermatitis (Erythem, Urtikaria, Papeln, Pusteln) des Brucella-abortus-Sensibilisierten nach Reexposition. – 2) generalisiertes morbilli- oder skarlatiniformes, hämorrhag. Exanthem im Generalisations- bzw. im Organmanifestationsstadium der Bruzellose. – 3) Purpura u. diffuse Pigmentierung bei Maltafieber.

Brucellin-Hauttest: Intrakutantest mit gereinigtem Extrakt aus Kulturen von Brucella-abortus-, Br.-melitensis-Kulturen; bei AG-AK-Reaktion Quaddelbildung ($\varnothing > 5$ mm). – Ähnlich mit »Brucellergen« (Totvakzine) n. BURNET.

Brucellosis: ∫ Bruzellose.

Bruch* (KARL WILHELM LUDWIG BR., 1819–1884, Anatom, Basel, Gießen) **Drüsen, Follikel**: LK in der unt. Bindehautübergangsfalte. – **B.* Membran**: die Lamina choriocapillaris an das retinale Pigmentepithel fixierende Grenzschicht (mit ektodermaler Lamina vitrea u. mesodermaler L. elastica).

Bruch: 1) ∫ Hernie. – 2) ∫ Fraktur.

Bruchanlage: die Hernienbildung begünstigende anatom. Struktur, z. B. offener Proc. vaginalis peritonei, Diverticulum Nuckii, angeb. oder erworb. Bauchwandlücken (Nerven-, Gefäßdurchtrittsstellen, Narben).

Bruchband: mechan. Hilfsmittel zur Retention einer Hernie; z. B. elast. Stahlband mit die Bruchpforte bedeckender Pelotte, entweder mit Stützkissen über dem Kreuzbein (= **engl. B.**) oder mit Riemen (= **französ. B.**); ferner Leibbinden u. sog. **Bruchbandage** (maßgefertigt; bei Bauchwand- u. großem Narbenbruch). Als Scheuerwirkung der Pelotte gelegentl. Haut-Ca.

Bruch|einklemmung: Inkarzeration des B.sackes samt Inhalt in der B.pforte, mit charakterist. akuter Symptomatik; entweder infolge plötzl. intraabdomin. Drucksteigerung (Husten, Pressen) mit Durchtritt des Bruches durch die zu enge B.pforte oder infolge Vol.-zunahme bereits im B.sack ausgetretener Darmschlingen (z. B. bei Koteinklemmung). Komplikationen: Infarzierung, Nekrose, Peritonitis, Ileus. Ther.: Taxis-Versuch, bei Mißlingen Op.

Bruchoperation: ∫ Herniotomie, -plastik.

Bruch|pforte: angeb. oder erworb., ringförm. (»B.ring«) oder kanalart. Lücke (»B.kanal«, begrenzt vom »inn.« u. »äuß.« B.ring) in der Wandung einer Körperhöhle (an typ. oder atyp. Stelle) als Austrittsstelle einer Hernie.

Bruchsack: sackart. Ausstülpung einer Körperhöhlenauskleidung (Peritoneum, Pleura, Meningen) durch eine Bruchpforte (s. a. Hernie), unterteilt in Collum, Corpus u. Fundus; evtl. mit der Umgebung verwachsen (Hernia accreta), auch mit inn. Verwachsungen (u. U. sogar Zystenbildung). Bei den inn. Eingeweidehernien auch die natürl. Wandung des intraabdominalen Rezessus. – Als **physiol. B.** der ∫ Proc. vaginalis peritonei.

Bruchspaltenanästhesie: (BÖHLER) Lokalanästhesie für die Reposition eines Knochenbruchs durch perkutane Inj. des Anästhetikums in den Frakturspalt.

Bruchwasser: die – normalerweise seröse – Flüssigkeit im Bruchsack.

Brucin(um): Dimethoxystrychnin; gift. Alkaloid der Brechnuß mit Strychnin-ähnl. Wirkung (Reflexkrampfgift); Anw. in Kleinstdosen als langwirkendes Analeptikum.

Bruck* Reaktion (CARL BR., 1879–1944, Dermatologe, Altona): Syphilis-Nachweis anhand der erschwerten Wiederauflösung einer Salpetersäurefällung des Serums in Aqua dest.

Bruder-Schwester-Paarung: genet »Geschwisterpaarung« als engste Inzuchtform zur schnellstmögl. Erzielung von Erbreinheit. »Inzuchtschäden« durch homozygotes Herausspalten rezessiver Anlagen nur in den ersten Generationen.

Brudzinski* Reflexe, Zeichen (JOSEF V. BR., 1874–1917, Pädiater, Warschau): Sammelbegr. für reflektor. Reaktionen bei meningealer Reizung; als **Kontralateralreflex** Mitbeteiligung des anderen Beines an einer pass. Beugung in Hüft- u. Kniegelenken; als **Nackenzeichen** Beugung der Beine in Hüft- u. Kniegelenken nach pass. Kopfbeugung (Dehnung der hint. RM-Wurzeln); als **Symphysenzeichen** Beugung u. Abduktion der Beine (des Liegenden) bei Drücken auf die Symphyse; als **Wangenzeichen** Anteversion der Arme, evtl. mit Beugung im Ellenbogengelenk, bei Drücken unterhalb der Jochbögen.

Brücke* Inzision (H. von BR., zeitgen. österr. Chirurg): Oberbauchschnitt parallel zu den Bauchdeckennerven von der 9. Rippe (seitl. des Rippenbogens) zur Mittellinie (knapp supraumbilikal). – Von B. auch ein doppellum. Rohr für intraop. Absaugen von Darminhalt durch ein Enterostoma angegeben. – **B.* Operation**: osteoplast. Bruchpfortenverschluß durch Mobilisierung (Osteotomie) u. Einwärtskippen des Beckenkamms (Entspannung der Bauchmuskulatur).

Brücke* (ERNST WILHELM Ritter von BR., 1819–1892, Physiologe, Königsberg, Wien) **Muskel**: die von korneoskleralen Trabekeln zu den vord. Aderhautpartien ziehende Fibrae meridionales des M. ciliaris; an der Akkommodation beteiligt, ferner als »Tensor choroideae«. – **B.* Reaktion**: 1) **Gallenfarbstoff-Nachweis** durch modif. GMELIN* Reaktion; nach Vermischen des Harns mit konz. HNO_3 u. Unterschichten mit konz. H_2SO_4 farb. Ringe an der Berührungsstelle. – 2) **Glukose-Nachweis** (Schwarzfärbung) im mit HCl angesäuerten Harn nach Versetzen mit frisch gefälltem bas. Wismutnitrat in heißer salzsaurer KJ-Lsg., Abfiltrieren evtl. ausgeschiedenen Eiweißes u. Aufkochen nach Zusatz von KOH. – 3) **Harnstoff-Nachweis** durch Ausfällen als Oxalat mit äther. oder amylalkohol. Oxalsäure-Lsg. – 4) Blauviolettfärbung von koaguliertem Eiweiß durch verdünnte Kupfersulfat-Lsg. u. Natronlauge (Biuretreaktion). – **B.* Theorie**: Die binokulare räuml. Gesichtsempfindung beruht v. a. auf den feinen Schwankungen der Konvergenzbewegungen. – **B.*-Bartley* Effekt**: subjektiv stärkere Helligkeit einer intermittierenden gegenüber einer gleichstarken kontinuierl. Beleuchtung. – **B.*-Cumming* Phänomen**: ∫ Augenleuchten.

Brücke: 1) anat ∫ Pons. – 2) dent fester (»fixe B.«) oder bedingt oder bedingungslos abnehmbarer Zahnersatz, bestehend aus **Brücken|anker** (Krone, Gußfüllung oder Klammer, als Verbindung zum tragenden natürl. Zahn) u. **B.körper** (Zwischenglieder). – 3) otol bei Mittelohr-Op. nach Abtragen der lat. Kuppelraum- u. der hint. Gehörgangswand über dem Aditus ad antrum verbleibende Knochenbrücke (zw. Schädelbasis u. Fazialissporn), die bei Radikal-Op. durch »Sprengschlag« durchtrennt wird (nicht jedoch bei Attiko-Antrotomie). – 4) zytol ∫ Chromatidenbrücke, Fragment (1). – Ferner als **achromat. B.** der persistierende Rest der Kernspindel bei der mitot. Kernteilung.

Brücken|ankylose: A. durch randständ., extraartikulär das Gelenk überbrückende reakt. Knochenspangen. – **B.arm**: anat ∫ Pedunculus cerebellaris medius. – **B.arthrodese**: extraartikuläre, gelenküberbrückende Spanarthrodese (z. B. am Kniegelenk n. LANGE); s. a. Verriegelung. – **B.atrophie**: sek. A. des Pons bei best. Systematrophien (z. B. DÉJÉRINE*-THOMAS*, paramedianes Pons-Syndrom, Nucleus-niger-Atrophie bei Parkinsonismus).

Brückenfuß: anat der ventrale, die Brückenkerne enthaltende Teil des Pons.

Brückengips: Gipsverband mit schienen- oder bügelüberbrückter Aussparung über Wunden, Entzündungsherden etc.

Brücken|haube: ∫ Tegmentum. – Bei Läsion alternierende neurol. Ausfälle (homolat. an Hirnnerven, kontralat. an Rumpf u. Extremitäten), v. a. als BRISSAUD*, FOVILLE*, GASPERINI*, MILLARD*-GUBLER*, RAYMOND*-CESTAN* (= **orales B.haubensyndrom**) sowie – i. e. S. – als ∫ GASPERINI* Syndrom (= **kaud. B.haubensyndrom**).

Brücken|kallus: luxurierender Kallus als knöcherne Brücke zwischen Frakturbereichen benachbarter Knochen (z. B. Unterarm, Rippen) bzw. bei Gelenkfrakturen als paraartikuläre Spange; klin.: Sperrerscheinungen, evtl. Nerven-, Gefäßkompression. – **B.kerne**: ∫ Nuclei pontis. – **B.kolobom**: Iris- oder Aderhautkolobom mit umschrieben überbrückter Kolobomspalte.

Brückenlappen: primär bds. gestielter (PAYR) oder durch Vereinigung zweier einstiel. Lappen gebildeter, brückenartig über dem Niveau stehender Haut- oder Schleimhaut-Transplantatlappen; s. a. Muffplastik, Visierlappen.

Brücken-Mittelhirn-Syndrome: kombin. Pons- u. Mesenzephalon-Läsion, meist mit alternierender Lähmung; s. u. PARINAUD*, WEBER*, MILLARD*-GUBLER*, FOVILLE*, RAYMOND*, BRISSAUD*, GASPERINI*, RAYMOND*-CESTAN*, BENEDIKT*, AVELLIS*, Pons-Syndrom.

Brückenplastik: plast. Op. mit ∫ Brückenlappen.

Brücken|schenkel, -stiel: ∫ Pedunculus cerebell. medius. – **B.symptome**: 1) Symptom(fragment)e im Intervall zwischen Ersterkr. u. Rezidiv bzw. zwischen Unfall u. Unfallfolge (wichtig für Zusammenhangsfrage). – 2) Sympte. bei Pons-Läsion.

Brückenwinkel: anat ∫ Kleinhirnbrückenwinkel.

Brückner* Phänomen (RICHARD MAX BR., geb. 1896, Neurologe): neurol ∫ Oszillopsie.

Brückner* Reaktion: Phospholipid- u. Lipid-Nachweis in vitro durch Reaktion der Pentosen u. Hexosen mit Orzin (entsprechend der BIAL* Reaktion); für Schnittpräp. mit 2 n H_2SO_4 modifiziert (Zerebroside u. Ganglioside rot).

Brüggemann* Dilatator (ALFRED BR., 1882–1971, Otologe, Gießen): mit »Bolzen« armierte Trachealkanüle zur Dilatation subglott. Stenosen.

Brühediagnostik: bakt ∫ SCHLIRF* Färbung.

Brüllhusten: bellender Husten bei Tracheitis.

Brünauer* Syndrom: Keratoma palmare et plantare mit Hyperhidrosis.

Brüner* Test: psych Prüfung des Reaktionsvermögens anhand der Fähigkeit, aus 5 verschieden großen Kugeln die zu einer kurzfristig freigegebenen Öffnung passende auszuwählen.

Brüning* Operation (FRIEDRICH BR., 1879–1938, Chirurg, Berlin): periarterielle Sympathektomie bei Durchblutungsstörung.

Brünings* (WILHELM BR., 1876–1958, Otolaryngologe, Jena, München) **Bronchoskop**: »Bronchoelektroskop« mit Verschlußkappe, anschraubbarem Handgriff u. schwenkbarer Elektrobeleuchtung (ursprünglich Stirnlampe oder -reflektor); s. a. Autoskopie. – **B.* Optimumstellung**: 60°-Dorsalflexion des Kopfes bei der kalor. Labyrinthreizung (mit spez. »Otokalorimeter«) zum Nachweis thermisch bedingter Endolymphstörungen. Außer dieser »geraden« auch eine »schiefe O.« (zusätzl. Neigen des Kopfes um 45° zur Seite des Spülohres). – **B.* Untersuchungsstuhl**: speziell für direkte Endoskopie (vgl. Autoskopie) von Speiseröhre, Kehlkopf u. Tracheobronchialbaum am sitzenden Pat.

Brünninghausen* Schloß (HERMANN JOSEPH BR., 1761–1834, Chirurg, Würzburg): (1802) *gyn* das »Deutsche Schloß« (Junctura per axim et contabulationem) der Geburtszange (z. B. nach NAEGELE, das die Zangenblätter auf einer Achse durch Plattenabschluß vereinigt; Kombination aus »Französ.« u. »Engl. Schloß« (der LEVRET* bzw. SMELLIE* Zange).

Bruggiser* Hernie: ↑ KRÖNLEIN* Hernie.

Brugia malayi, Wuchereria m.: parasit. Nematode [Filariidae] im Lymphsystem von Mensch u. Säugetieren; Erreger der malayischen Filariose (»**Brugiasis**«). Larven (»Microfilaria malayi«) 0,24–0,3 mm lang, gescheidet, nur nachts im peripheren Blut; Überträger: u. a. Anopheles- u. Mansonia-Arten.

Brugsch* (THEODOR BR., 1878–1963, Internist, Berlin) **Reaktion**: 1) intensive örtl. Blaufärbung der Haut nach i.c. Inj. von 1 Tr. Ferrizyankali-Lsg. bei hepatisch bedingtem Rubinikterus. – 2) Harnsäure-Nachweis im – verdünnten – Serum durch quantifizierbare Blaufärbung bei Zusatz von PWS u. Soda-Lsg. – 3) Porphyrin-Nachweis im Harn (bei Porphyrie, Intoxikation, Leberfunktionsstörung) mit Auftrennung in ätherlösl. Porphyrin u. Uroporphyrin (Differenz zum Gesamtporphyrin entspricht den Vorstufen). – **B.* Syndrom**: (1926/27) seltene Form der HVL-Insuffizienz (Tumor, Entzündung) mit dystroph. Knochen- u. Weichteilveränderungen der Extremitätenenden (»Akromikrie«: Brachytelephalangie bei wurstförm. Auftreibung der Mittel- u. Grundglieder; Rarefizierung, Osteolyse) sek. Amenorrhö, Diabetes insipidus, evtl. Haar- u. Nägeldystrophie.

Bruit: (französ.) Geräusch; z. B. **B. d'airain, B. de coin** (bei Anschlagen einer dem Thorax vorn aufliegenden Münze mit einer zweiten auch an der Hinterwand hörbarer »Metallton«; bei Pneumothorax, großen Kavernen), **B. (de flot) ascitique** (bei Aszites-Perkussion Doppelgeräusch aus Perkussions- u. anschließ. Plätschertton), **B. de bois** (»Holzgeräusch«, als Perkussionsphänomen über größerem Pneumothorax), **B. de caille**: (»Wachtelschlag« als ↑ Mitralöffnungston), **B. de canon** (*kard* ↑ Kanonenschlag), **B. de chainon** (»Kettengeräusch« bei Tendovaginitis; ähnl. Geräusch bei bimanueller Palpation von Leberzysten), **B. de clapotement** (↑ Plätschergeräusch), **B. de craquement, B. de cuir neuf** (↑ BRIGHT* Knarren), **B. de diable, B. de nonne** (*kard* ↑ Nonnensausen), **B. de drapeau** (»Fahnentuchknattern« bei Bronchitis plastica), **B. de flot** (»Wogengeräusch« durch schnellen Lagewechsel bei Hydropneumothorax), **B. de froissement** (↑ »Knistergeräusch«), **B. de frôlement** (zartes Reibegeräusch bei Pleuritis u. Perikarditis), **B. de galop** (*kard* ↑ Galopprhythmus), **B. de glouglou** (»Gluckergeräusch« bei Hydrothorax), **B. de grelot** (exspirator. »Schellengeräusch« bei freiem Trachealfremdkörper), **B. de lime** (»Feilengeräusch« als Pendant des B. de râpe), **B. de moulin** (»Mühlradgeräusch« bei Pneumoperikard, Pneumohydrothorax, über dem Magen), **B. de piaillement** (schwirrendes »Plärrgeräusch« bei pulsierendem Exophthalmus infolge a.-v. Aneurysmas an der Schädelbasis), **B. de pot-fêlé** (supraklavikulär über großen Kavernen hörbares Perkussions-Geräusch des gesprungenen Topfes«; ähnl. auch am Schädel vor Nahtschluß oder bei kindl. Hydrozephalus), **B. de râpe, B. de scie**: (»Raspel-« bzw. »Sägegeräusch«, das rauhe Präsystolikum bei Mitralstenose), **B. de rappel**: (»Rückrufsignal« als ↑ Mitralöffnungston), **B. de rouet** (*kard* etwa dem ↑ Nonnensausen entsprech. »Spinnradgeräusch«), **B. skodique** (*pulmon* ↑ SKODA* Geräusch), **B. de soufflet** (holosystol. »Blasebalggeräusch« bei Mitralinsuffizienz), **B. tambour** (*kard* ↑ Tamburinton), **B. de tempête** (»Regengeräusch« bei Kapillarbronchitis).

Brummen: *pulmon* trockenes ↑ Rasselgeräusch bei Einengung der Bronchen- u. Bronchiolenlumina durch Sekret, Schleimhautschwellung oder Spasmus.

Brummkreiselgeräusch: *kard* ↑ Nonnensausen.

Brumptiella: *helminth* ↑ Raillietina.

de Brun* Symptom (HIPPOLYTE DE BR., 1855–1931, französ. Internist, Beirut): infraxiphoidaler, durch körperl. Belastung verstärkter Schmerz (mit Spannungs- u. Druckgefühl) bei Lungenemphysem (mit dessen Schwere zunehmend, u. U. sogar gürtelförm.).

Brun* Syndrom: atyp. Augen-Tbk mit rezidivierender phlyktänulöser Keratokonjunktivitis u. Iritis.

Brunati* Zeichen: Hornhauttrübung als Zeichen des drohenden Todes bei Pneumonie oder Typhus.

Brunhilde-Stamm: Prototyp des serol. Typs 1 des Poliovirus hominis (benannt nach dem Versuchstier, der Schimpansin Brunhilde); häufigster Erreger bei Epidemien u. paralyt. Formen.

v. Brunn* (ALBERT V. BR., 1849–1895, Anatom, Rostock) **Epithelnester**: dichte Epithelzellhaufen in der Wand des Harnleiters. – **B.* Membran**: Basalmembran (oder Epithel?) der Riechschleimhaut.

Brunn* (MAX V. BR., 1875–1924, Chirurg, Bochum) **Naht**: durchgreifende Muskel-Hautnaht als 8-förmig geführte Bauchdeckennaht. – **B.* Schiene**: ↑ U-Schiene.

Brunnen: *baln* ↑ Heilwasser. – **B.fieber, B.koller**: s. u. Badereaktion. – **B.rausch**: Mißempfindung bei Trinkkur mit Säuerlingen von hohem CO_2-Gehalt. – **B.wasser-Vergiftung**: alimentäre ↑ Methämoglobinämie.

Brunnenschachttechnik: (GROSS) halboffene Technik bei Herz-Op., indem über der vorgesehenen Inzisionsstelle ein Plastiktrichter aufgenäht wird, in dem das Blut nach der Kardiotomie entsprechend dem intrakardialen Druck etwa 10 cm hoch steigt.

Brunner* Diazoreaktion: (1899) Rotfärbung des Harns von Typhuskranken bei Zusatz von p-Amino-azetophenon (in HCl u. NaNO₂-Lsg.) u. Ammoniak.

Brunner* Drüsen: (JOHANN CONRAD BR., 1653-1727, Anatom, Mannheim, Heidelberg): ↑ Glandulae duodenales.

Brunner* Operation (ALFRED BR., 1890–1972, Chirurg, Zürich): bei Trichterbrust T-förm. Spaltung des Sternums u. Hebung durch parasternale Keilresektionen; Naht-Fixierung über Metallbügel.

Brunner*-Frühwald* Methode: (1966) Krebsdiagnostik anhand des – verminderten – Zinkgehalts der Leukozyten (Ausstrich eines Leuko-Konzentrates).

Brunnerosis: Hyperplasie der BRUNNER* Drüsen.

Brunonianismus: *histor* ↑ Brownianismus.

Bruns* Einheit (FRIEDR. H. BR., Biochemiker, Düsseldorf): *enzym* Aldolase-Einh., ~ 0,61 mE/ml.

Bruns* Gesetz: *neurol* ↑ BASTIAN*-BRUNS* Regel.

Bruns* (PAUL EDUARD V. BR., 1846–1916, Chirurg, Tübingen) **Kanüle**: zweischenkl. Trachealkanüle als »künstl. Kehlkopf« nach Laryngektomie. – **B.* Naht**: Nervennaht nach keilförm. Exzision des einen u. entspr. Zuspitzung des anderen Endes. – **B.* Schiene**: ↑ THOMAS* Schiene (1).

Bruns* Krankheit (JOHN DICKSON BR., 1836–1883, Pathologe, New Orleans): ↑ Pneumopaludismus.

Bruns* Plastik (VIKTOR V. BR., 1823–1883, Chirurg, Tübingen): Deckung eines rechteck. Unterlippendefektes durch Brückenlappen aus 2 Verschiebelappen der bds. Nasolabialfalte. – **B.* Watte**: sterilisierte Verbandwatte aus entfetteter, gebleichter Baumwolle.

Bruns* Syndrom, Zeichen (LUDWIG BR., 1858–1916, Neurologe, Halle/Saale): bei freiem Zystizerkus im 4. Ventrikel Kopfschmerzparoxysmen, Übelkeit, Erbrechen, Schwindel (v. a. nach plötzl. Kopfbewegung). Nicht pathognomon., da Vork. auch bei Arachnitis der hint. Schädelgrube, Anomalien des atlantookzipitalen Übergangs, Kleinhirntumor, synkopalem zervikalem Vertebralis-Syndrom (UNTERHARNSCHEIDT).

Brunschwig* Operation (ALEXANDER W. DANIEL BR., 1901–1969, amerikan. Chirurg): abdomin. ↑ Evisceratio pelvis (je nach Tumorausdehnung) als Radikal-Op. bei fortgeschrittenem Uterus-Ca.; endständ. Kolostomie u. kutane Ureterostomie (oder Darmblase). – Ferner u. a. Methoden der Duodenopankreatektomie u. Ureterokolostomie (ohne Tunnelung) angegeben.

Brunst: (ahdt. »Brand«) bei Säugern (außer Primaten), Fischen u. Vögeln im fortpflanzungsfäh. Alter jahreszeitl.-regelmäßig wiederkehrender Zustand (»**B.zyklus**«) mit die Begattung u. Befruchtung begünstigenden morphol., funktionellen u. verhaltensmäß. Veränderungen (z. B. »Hochzeitskleid«, »**B.feige**« hinter den Hörnern der Gemse, »**B.schwielen**« am Vorderarm des ♂ Großfrosches). Ablauf als Vor-, Hoch- u. Nachbrunst (= Proöstrus, Östrus i. e. S., Postöstrus) mit nachfolgendem Ruhezustand (= An- oder Diöstrus).

Brunsting* Syndrom (LOUIS ALBERT BR., geb. 1900, Dermatologe, Rochester/Minn.): chron.-persistierende, gruppiert stehende, narbig abheilende subepidermale Blasen an Kopf u. Nacken (evtl. auch Mundschleimhaut u. Bindehäuten); Ätiol. unbekannt.

Bruschettini* Nährboden: Eiweiß mit Zusatz von Kuhmilch u. Fleischwasser-Agar zur Züchtung von Brucella melitensis. – **B.* Serum**: Tbk-Serovakzine (vom Kaninchen).

Brushfield* Flecken: disseminierte kleine gelbl.-weiße Flecken auf der Iris bei DOWN* Syndrom. – **B.*-Wyatt* Krankh.**: ↑ STURGE*-WEBER* Syndrom.

Brushit: sek. Kalziumphosphat, CaHPO₄ · 2H₂O.

Bruskin* Methode (Chirurg in Moskau): bei Malignom therap. Transfusion von Umbilikal- u. Plazentarblut (in dem besondere antiblast. Substanzen vermutet werden).

Brust: 1) der obere Teil des Rumpfes (zwischen Hals u. Bauch), ↑ Thorax, s. a. Brustwand. – 2) Pectus: die Thoraxvorderwand (im Ggs. zum Rücken). – 3) ↑ Mamma.

Brust|aorta: ↑ Aorta thoracica. – **B. atmung**: ↑ thorakale Atmung.

Brustbein: ↑ Sternum. – **B.drüse**: ↑ Thymus. – **B.winkel**: ↑ Angulus sterni.

Brustbräune: *kard* ↑ Angina pectoris.

Brustdrüse: ↑ Glandula mammaria; i. w. S. auch Mamma u. Corpus mammae. Als »**inn. B.**« der ↑ Thymus. – **Brustdrüsen|entzündung**: ↑ Mastitis. Beim Neugeb. zu unterscheiden von der vorübergehenden physiol. **B.schwellung** mit Absonderung von Hexenmilch als harmlose Reaktion auf den plötzl. Ausfall der plazentaren Östrogene.

Brustenge: *kard* ↑ Angina pectoris.

Brustfell: ↑ Pleura. – **B.entzündung**: ↑ Pleuritis. – **B.höhle**: ↑ Cavum pleurae.

Brust|gang: ↑ Ductus thoracicus. – **B.höhle**: ↑ Cavum thoracis.

Brustkind: mit Frauenmilch ernährter, i. e. S. durch Anlegen an die Brust gestillter Säugling.

Brustkorb: Thorax; s. a. Thorako.... – **B.erschütterung, -prellung, -quetschung**: ↑ Contusio bzw. Compressio thoracis.

Brustkrebs: ↑ Mammakarzinom, PAGET* Krebs.

Brustlymphgang, -milchgang: ↑ Ductus thoracicus.

Brustmark: ↑ Pars thoracica des RM.

Brustmilch, -nahrung: ↑ Frauenmilch. – **B.intoxikation**: infantile ↑ Beriberi.

Brustmuskeln: die Muskeln des Thorax, i. e. S. die ↑ Musculi pectorales.

Brust|nerven: ↑ Nervi thoracici. – **B.pulver**: *pharm* ↑ Pulvis Liquiritiae compositus. – **B.raum**: ↑ Cavum thoracis.

Brust|scheu: ↑ *päd* Ablehnung der Brust durch den Säugling (Perversion des Such- u. Saugtriebs) als funktionelles Stillhindernis. – **B.schnitt**: *chir* ↑ Thorakotomie. – **B.spalte**: *path* ↑ Thorakoschisis. – **B.suchen**: *päd* durch Berühren der Mundgegend auslösbare rhythm., ungerichtete Kopfbewegungen (»Bohren«; bes. intensiv bei Hunger) als angeb. Reflex des Säuglings zum Auffinden der mütterl. Brustwarze.

Brustumfang: bei hängenden Armen u. ruhiger Atmung bzw. bei extremer In- u. Exspiration zu messender Thoraxumfang unterhalb der unt. Schulterblattwinkel u. über der Schwertfortsatzbasis.

Brustwand: die Wandung des Cavum thoracis aus Haut, Unterhaut, oberflächl. Muskelfaszien (= oberflächl. Schicht), der dem Brustkorb auflieg. Bauch-, Rücken- u. Gliedmaßenmuskulatur (= mittl. Schicht) sowie knöchernem Brustkorb, Zwischenrippenmuskeln, Fascia endothoracica u. Pleura parietalis (= tiefe Schicht). – **B.abszeß**: subkutaner bis submuskulärer Abszeß, mit Neigung zur **B.phlegmone**, wie sie auch sonst bei herabgesetzter Abwehr vorkommt, z. B. nach Durchbruch eines Pleuraempyems (»Empyema necessitatis«), durch – lymphogene – Ausbreitung einer bakteriellen Infektion der Arme oder Rippen, bei Bauchdeckenphlegmone. – **B.entknochung**: op. Entfernung der Rippen im Rahmen der ↑ Thorakoplastik. – **B.hernie**: Vorwölbung von Thoraxinhalt durch eine angeb. ↑ Thorakoschisis oder erworb. (»traumat.«) **B.lücke**; als echte Hernie (↑ Lungenhernie) oder nur als Prolaps (d. h. ohne Rippenfellbruchsack).

Brustwandableitungen: *kard* EKG-Abltgn. von der äuß. Thoraxwand (meist Saugelektroden, ↑ Abb.), i. w. S. auch deren Aufzeichnung (»**Brustwand-EKG**«); v. a. als unipolare WILSON* Abltgn. V_1-V_6, Vr_3, Vr_4, als bipolare NEHB* Abltgn. A, D, I; obsolet die bipolaren Abltgn. CR, CL, CF, CB. – s. a. Mapping.

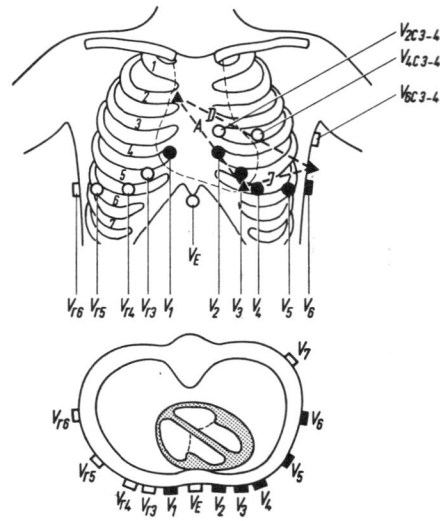

Brustwandsyndrom, vorderes: langdauernde (neurozirkulator.?) Schmerzanfälle mit lokalem Druckschmerz (aber ohne Ausstrahlung u. EKG-Veränderungen), lage- oder bewegungsabhängig. Vork. ohne vorher. Herzerkr., aber auch als Postinfarktvarietät.

Brustwarze: ↑ Papilla mammae (s. a. Mamillar..., Mamillen...). – Häuf. Fehlbildung bezügl. Form (z. B. Hohl-, Flach-, Spitz-, Spalt-, Höckerwarze), Zahl (↑ Hyper-, Athelie) u. Größe (↑ Mikrothelie). – Entzündung (»Thelitis«) meist nur oberflächlich (v. a. während der Laktation; ebenso wie Rhagaden vorübergehendes Stillhindernis), aber mit Gefahr der ↑ Mastitis.

Brustwarzen|hof: ↑ Areola mammae. – **B.hütchen**: über die Mamille zu stülpendes Gummi- oder Plastikhütchen als Still-Hilfsmittel bei Flach- u. Hohlwarze, auch bei örtl. Entzündung.

Brustwickel: von den Achselhöhlen bis zu den unt. Rippen reichender Teilwickel (20–30 Min.) zur Auslösung einer reflektor. Hyperämie der Lungen (z. B. bei Pneumonie).

Brustwirbel, BW: ↑ Vertebrae thoracicae. – **B.säule**, BWS: der längste, normalerweise aus 12 BW bestehende mittl. Abschnitt der WS mit physiol. Kyphose; Teil des knöchernen Thorax.

Brutapparat, -kasten: ↑ Inkubator.

Brutkapsel: *parasit* beim Echinokokkus die aus der Keimschicht der »Mutterblase« nach innen gesproßte Skolexanlage, aus der der »Hydatidensand« austritt.

Bruton*(-Gitlin*) Syndrom: (1952) kongenit., geschlechtsgebundenes Antikörpermangel-Syndrom (Agammaglobulinämie). Stark reduzierte lymphat. Organe ohne Plasmazellen (u. mit Lymphozyten nur in der Rindenschicht); keine Keimzentren u. Lymphfollikel, jedoch normale Thymusstruktur; Zahl der zirkulierenden Lympho normal (evtl. Neutropenie).

Brutreaktor: *physik* Kernreaktor (»Brüter«), der 1) mehr spaltbares Material erzeugt als er verbraucht, 2) das gleiche spaltbare Material erzeugt, mit dem er betrieben wird (im Ggs. zum Konverter).

Brutsaert*-Henrard* Medium: flüss. Nährboden aus RINGER* u. TYRODE* Lsg. u. Zitrat-Menschenblut zur kurzfrist. Kultur von Trypanosoma gambiense u. rhodesiense (auch zur Diagnostik der Schlafkrank.: Parasitennachweis 10–20 Tg. nach Inokulation).

Brutschrank: 1) *bakt, labor* Wärmeschrank mit thermostat. Regulation – 2) *päd* ↑ Inkubator.

Brutzellen: *mykol* ↑ Chlamydosporen.

Bruxomanie: Knirschen, Pressen u. Mahlen mit den Zähnen außerhalb des Kauakts (v. a. auch im Schlaf: »**Bruxismus**«) bei übererregbaren u. neurotischen Personen; Gefahr der Parodontopathie (»KÁROLYI* Effekt«).

Bruzellämie: Vorhandensein von Bruzellen im strömenden Blut; 1. Stadium der ↑ Bruzellose.

Bruzellen: Brucella. – **B.sepsis**: akut-sept. Form der ↑ Bruzellose.

Bruzellose, Brucellosis: Oberbegr. für die durch die verschied. Brucella-Biotypen verurs., epidemiologisch nahe verwandten Anthropozoonosen (BANG* Krankheit, Maltafieber, Schweinepest; Infektion durch Kontakt oder Genuß tier. Produkte); meist septisch, mit wellenförm. Fieber u. Organmanifestation (Milz, Leber); Verlauf abortiv oder akut maligne, als splenohepatonephrit., meningit., enterit., bronchopneumon., rheumat.-sept. oder Mischform. Diagnose: serol. (Hauttests mit Bangin, Brucellin etc.; KBR, MKR, Ringprobe), Erregerkultur, Tierversuch.

Bruzin: ↑ Brucinum.

Bryamycin: (1955) Polypeptid-Antibiotikum aus Streptomyces hawaiiensis; wirksam gegen grampos. Erreger.

Bryant* (THOMAS BR., 1828–1914, Chirurg, London) **Ampulle**: umschrieb. Ausweitung der Arterie oberhalb einer Ligatur. – **B.* Dreieck**: Hilfsdreieck (am Liegenden) zwischen Trochanter major, Spina iliaca ant. sup. u. dem Fußpunkt der Spina-Senkrechten auf der verlängerten Femurachse (»**B.* Linie**«); normalerweise gleichschenklig, bei Trochanterhochstand horizont. Schenkel verkürzt (↑ Abb.). – **B.* Exten-**

sion: Vertikalextension eines Femurschaftbruches beim Säugling u. Kleinkind durch Gummizugsuspension (im allg. beider Beine) an senkrecht zum Liegebrett angebrachtem Bügel; vgl. SCHEDE* Suspension. – B.* Operation: (1876) lumbale Kolotomie nach Schrägschnitt zwischen letzter Rippe u. Beckenkamm. – B.* Zeichen: Senkung der Achselfalte bei Luxatio subcoracoidea humeri.

Brygmus: Zähneknirschen (↑ Bruxomanie).

Bryson* Zeichen (ALEXANDER BR., 1802–1869, engl. Marinearzt): vermind. inspirator. Ausdehnung des Thorax bei BASEDOW* Krankh.

BSB$_5$: biochemischer Sauerstoffbedarf (in 5 Tagen).

BSD: balancierte synthet. Diät.

BSG: 1) Blutsenkungsgeschwindigkeit. – 2) Bundesseuchengesetz. – 3) Bundessozialgericht.

BSP: Bromsulfonphthalein (↑ Bromsulfalein).

BSR: 1) ↑ Blutsenkungsreaktion. – 2) ↑ Bizepssehnenreflex.

BST: gyn ↑ Basaltemperatur.

Bsteh* Transfixation: perkutane Fixierung der – reponierten u. adaptierten – Stümpfe einer im Bereich des »Niemandslandes« durchtrennten Finger-Beugesehne fern der Verletzungsstelle.

B-Strahlen: ↑ Beta-Strahlen.

B-Steptokokken: s. u. LANCEFIELD* Einteilung.

bt: ↑ Bit. – **BT, B-T°**: ↑ Basaltemperatur.

BTDS: Benzoylthiamindisulfid (↑ Bisbentiamin).

B-Teilchen: Beta-Teilchen. – **B-Test**: Prüfung der taktilen Sensibilität durch Abtastenlassen der BRAILLE* Blindenschrift nachempfundener geometr. Figuren aus punktförm. Erhabenheiten.

BTK: Basaltemperaturkurve.

BTM: ↑ Betäubungsmittel. – **BtmVVO**: BTM-Verschreibungsverordnung.

BTPS: physiol Body Temperature / Pressure / Saturated (oder Soft) als Kennz. für atemphysiol. Größen, die unter »Körperbedingung« (Temp. 37°, Luftdruck 760 Torr, Wasserdampfsättigung) gemessen oder auf »Lungenwerte« umgerechnet sind. – vgl. Standardbedingungen (STPD).

B-Typ (Jaensch*): anthrop s. u. T-Typ.

BU: Berufsunfähigkeit. – **Bu^a**: ↑ Antigen Bu^a.

buba(s): (span. = Geschwür) örtl. Bez. für ↑ Frambösie u. ↑ Haut-Schleimhautleishmaniase.

Bubble-flowmeter: mit proximal eingebrachten Luftblasen arbeitendes ↑ Flowmeter.

Bubo: sicht- oder tastbare LK-Schwellung; i. e. S. der Leistenbubo (= B. inguinalis), derb, indolent, gut abgrenzbar, verschiebl. u. indolent als Teil des syphi-

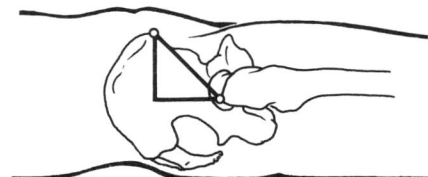

Bryant* Dreieck

lit. PK, fast schmerzlos bei Lymphopathia venerea (»**klimat.**« oder »**trop. B.**«), druckschmerzhaft bei Ulcus molle (»**schankröser**« oder »**virulenter B.**«, mit Neigung zur Ulzeration = NISBET* Schanker; s. a. Bubonuli), schmerzhaft bei Pest (»**maligner B.**«); ferner bei Leukämie, Herpes genit., Prurigo, Tbk (»**skrofulöser B.**«; als Tuberculosis colliquativa mit Beteiligung der umgeb. Haut [»glanduläres Skrofuloderm«] u. Neigung zu Einschmelzung, Durchbruch, Fistelbildung; Abheilung mit Zipfel-, Trichter- u. gestrickten Narben). – Als bes. Form bei vener. Infektionen der **prim. B.** (»Bubon d'emblée«, ohne nachweisbaren PA) u. der **B. strumosus** (mit starker bindegeweb. Reaktion).

Bubonen|krankheit: ↑ Lymphopathia venerea. – **B.pest**: »Beulen-« oder »Drüsenpest« als häufigste Form der ↑ Pest nach perkutaner Invasion von Yersinia pestis, d. h. 2–5 Tage nach Biß von Nagerflöhen: schmerzhafte, abszedierende, bis gänseeigroße inguinale Bubonen, Fieber u. Benommenheit (vgl. Pestis minor); präfinal ausgedehnte petechiale Blutungen (»Schwarzer Tod«). Heilung nach Aufbrechen oder Inzision der Bubonen möglich; bei Erregereinbruch in die Blutbahn (Pestikämie) metastat. Pestpneumonie (»sek. Lungenpest«, meist letal).

Bubonozele: kleine, einem Bubo ähnl. Leistenhernie.

Bubonuli: (NISBET) harte, meist abszedierende Lymphstrangknötchen am Dorsum penis bei Ulcus molle; z. T. mit Bildung schankröser Bubonen.

Bucca *PNA*, **Mala** *PNA*: die »Wange« (zwischen UK, Ohr u. Jochbogen), bestehend aus behaarter Haut, Muskeln (M. buccinator u. a.), Corpus adiposum u. Wangenschleimhaut. – **B. lobata** (mit kissenartig weicher, großbuckl. bis gefurchter Schleimhaut) chron. Bild der Pareiitis granulomatosa (beim ↑ MELKERSSON*-ROSENTHAL* Sy.).

buccalis: (lat.) zur Wange gehörend, wangenwärts.

Buccinator: ↑ Musculus buccinator. – **Buccula**: ↑ Doppelkinn.

Bucetinum: *WHO*: 3-Hydroxy-p-butyrophenetidid; Analgetikum.

Buchanan* Nährboden: erstarrtes LÖFFLER* Serum mit 1% Glukose u. 0,05% Neutralrot; zum Nachweis von Neisseria meningitidis.

von Buchem* Syndrom: (1952) ↑ Hyperostosis corticalis generalisata familiaris.

Buchhold* Lösung: bakterizides Gemisch aus Phenolum liquefactum, Formalin, Borax u. Aqua dest. zur Aufbewahrung ärztl. Instrumente.

Buchinger* Kur (OTTO B., Bad Pyrmont): ↑ Heilfasten(kur).

Buchmann* Osteochondrose (JOSEPH B., geb. 1898, Orthopäde, New York): juvenile Osteochondrose der Darmbeinapophyse (Crista iliaca).

Buchmann* Operation (P. BUCHMANN, Leningrad): (1908) plast. Ersatz des ankylot. Ellbogengelenks durch das in toto extrakapsulär exstirpierte Großzehengrundgelenk.

Buchner* (HANS ERNST AUG. B., 1850–1902, Bakteriologe, München) **Körper**: ↑ Alexin. – **B.* Methode**: 1) Nachweis bakterieller Zuckervergärung in flüss. oder festen Nährböden mit Lackmustinktur. – 2) Anaerobierkultur im luftdicht abgeschlossenen

Buchstabenblindheit

Reagenzglas mit Pyrogallussäure u. $^{1}/_{10}$n-KOH. – 3) Behandlung des fixierten Präp. vor der eigentl. Färbung mit konz. Schwefelsäure oder Kalilauge zur Sporenanfärbung.

Buchstaben|blindheit: literale ↑ Alexie. – **B.keratitis**: ↑ Keratitis mit feinen, strich- u. punktförm. Trübungen.

Buchwald* Atrophie: progred. Hautatrophie.

Buchweizenkrankheit: *derm* ↑ Fagopyrismus.

Buck* (GURDON B., 1807–1877, Chirurg, New York) **Faszie**: Fascia penis (als Fortsetzung der F. diaphragmatis urogenit. inf.) – **B.* Operation**: streckseit. Keilresektion des Kniegelenks (Femurkondylen, Patella, Tibiagelenkfläche) u. Arthrodese bei Ankylose in starker Beugestellung.

Buck* Vakzine: durch starke Attennuierung (Kulturpassagen) für Kälber praktisch avirulenter Stamm »Buck 19« der Brucella suis für Bruzellose-Impfung (auch beim Menschen).

Buckel: ↑ Kyphos(kolios)e, Gibbus.

Bucknall* Operation: (1907) bei penoskrotaler Hypospadie Harnröhrenbildung aus 2 zu einem Brükkenlappen vereinigten, schmalen, paramedianen Türflügellappen (mit lat. Basis vom Sulcus coronarius bis ins Skrotum reichend): Epithelauskleidung erfolgt spontan von median belassenem Hautstreifen aus. Später Ablösung des ans Skrotum fixierten Penis, Nahtdeckung des Defektes.

Bucky* (GUSTAV B., 1880–1963, Röntgenologe, Berlin, New York) **Blende**: *röntg* ursprüngl. (1913) aus gitterartig angeordneten, 2–4 cm breiten Metallstreifen bestehende Muldenblende als objektnahe Streustrahlenblende; später (1914) als »bewegte Aufnahmeblende« (Rollblende, POTTER*-B.* Blende). Heute Bez. für jedes objektnah bewegte Raster (z. B. Kreuzraster-, Initial-, Katapultblende), wie sie höhen-, meist auch neigungsveränderlich am Wand- oder Säulenstativ (»**B.***-**Stativ**«) u. – im Blendenwagen längsverschieblich – am Lagerungstisch (»**B.***-**Tisch**-) üblich sind. – **B.* Strahlen**: ↑ Grenzstrahlen.

Buclizinum *WHO*: 1-(p-Chlorbenzhydryl)-4-(p-tert. butylbenzyl)-diäthylendiamin bzw. -piperazin; Antihistaminikum, -emetikum u. -allergikum.

Buclosamidum *WHO*: N-Butyl-4-chlorsalizylamid; Fungizid.

Buday* Sepsis (KÁLMÁN B., 1863–1937, Chirurg, Budapest): postanginöse oder posttraumat. Septikämie (mit Lungen- u. Leberabszessen) durch Sphaerophorus pyogenes (»**B.*** **Bazillus**«).

Budd* Krankheit (GEORGE B., 1808–1882, Internist, London): 1) **B.* Ikterus**: akute gelbe ↑ Leberdystrophie. – 2) **B.* Zirrhose**: enterogene oder enterotox. Leberzirrhose ohne Ikterus. – 3) **B.*-Chiari* Syndrom** (HANS CH.): Krankheitsbild bei Verschluß der Vv. hepaticae; akut mit Übelkeit, Erbrechen, Hämatemesis, später evtl. Leberkoma; chron. mit zunehmenden Oberbauchschmerzen, Hepato(spleno)megalie, Aszites, Leberfunktionsstörungen (evtl. Subikterus, hepatorenales Syndrom); meist Exitus letalis. Intrahepat. Urs. z. B. Thrombose, Tumor, Echinokokkus, Cholangitis, Endophlebitis oblit. hepat.; extrahepat. z. B. Trauma, Narben, Thrombophlebitis migrans, VAQUEZ*-OSLER* Syndrom; gehäuftes Vork. bei Polyzythämie, Pertussis, Peritonitis, Lebergummen.

Budd* Probe: (1963) Schwangerschaftsnachweis im angesäuerten, mit LUGOL* Lsg. dunkelgelb gefärbten Harn durch Zusetzen konzentrierter Schwefelsäure (Rotfärbung).

Budde* Verfahren, Buddisieren: s. u. Perhydrasemilch.

Buddha-Phänomen: (PACENKO) *neurol* bei zentralparet. Schwäche Unfähigkeit, die pronierte Hand bei gebeugtem Arm längere Zeit über dem Kopf zu halten; nach 15–20 Sek. Schulteradduktion, verstärkte Armbeugung mit Unterarmsupination u. Fingerbeugung.

Budding: (engl.) »Knospung« von Virionen an der Membran der Wirtszelle als Sonderform der Virusemission bei Viren mit Envelope (das in der Wirtszellmembran vorgebildet wird).

Buddingh*-Dodd* Syndrom: (1944) virogene (?) Erkr. mit Durchfall u. Stomatitis bei Säuglingen u. Kleinkindern.

Budge* Zentrum (JULIUS LUDWIG B., 1811–1888, Anatom, Greifswald): ↑ Centrum ciliospinale.

Budin* (PIERRE-CONSTANT B., 1846–1907, Gynäkologe, Paris) **Zirkel**: Beckenzirkel mit im Mittelabschnitt geraden Armen. – **B.* Gelenk**: Synchondrosis intraoccipit. post. (geburtshilfl. bedeutsam). – **B.* Regel**: Bei künstl. Ernährung des gesunden Säuglings soll der Kuhmilchanteil 100 g je kg Körpergew. u. Tag (= 10% des Körpergew. = **B.*** **Zahl**), jedoch höchstens 600 g betragen.

BUdR: ↑ 5-Bromdesoxyuridin.

Bücher* (THEODOR B., geb. 1914, Biochemiker, München) **Enzym**: ↑ Phosphoglyzeratkinase. – **B.* Enzym-Einheit**, BEE: photometrisch bestimmbare Meßgröße für NAD-benötigende Enzyme; 1 BEE ~ $1{,}82 \cdot 10^{-2}$ IE.

Bückversuch (Kretschmer*): vergleichende Beobachtung der Gesichtsfarbe im Stehen u. bei gebückter Haltung; verlängertes u. verstärktes Nachröten (evtl. auch Bückschwindel) nach Wiederaufrichten bei vasomotor. Dysregulation (v. a. Gefäßsklerose, nach Schädel-Hirn-Trauma) – Modifikation von PLOEGER mit Hauttemperaturmessungen.

Büdinger*-Ludloff*-Läwen* Syndrom (KONRAD B., 1867–1944, Chirurg, Wien): ↑ Chondromalacia patellae.

Büffeltyp: für Cushing* Syndrom charakterist. Stammfettsucht mit »Büffelnacken« bei rel. schlanken Extremitäten.

Bügel: *chir* ↑ Extensionsbügel. – **B.gips**: durch eingelegten Metallbügel gestützter Fenstergipsverband (auch als Doppel-B.). – **B.pessar**: *gyn* offenes Ringpessar, z. B. nach CRAMER, LÖHLEIN.

Bügelschnitt: 1) *path* korbhenkelförm. Schädelsektionsschnitt (bds. parasagittal) bei Neugeborenen zur Beurteilung intrakranieller Geburtsverletzungen; ermöglicht seitl. Aufklappen der Kalottenhälften unter Schonung von Sinus sagitt. sup. u. inf., Falx cerebri u. Tentorium cerebelli. – 2) *chir* (MYGIND-UNTERBERGER): Weichteilschnitt von einer Kiefergelenkregion zur anderen entlang der Kranznaht (»Koronarschnitt«); zur Stirnbeinfreilegung bei Stirnhöhlen-Op. oder frontaler Schädelverletzung.

Bühler* Färbung: (1898) *histol* Nervenzellen-Darstg. mit 1%ig. wäßr. Lsgn. von Anilinblau, Vesuvin, Rubin S u. Safranin āā.

Bühler* Muskel: ⁄ Musculus extensor indicis.

Bühler*-Hetzer* Teste (CHARLOTTE B., 1893–1974, Psychologin, Wien, London, Los Angeles; HILDEGARD H.): *psych* s. u. Kleinkinderteste.

Bühlmann* Fasern: durch Baktn. verursachte Linien im kariösen Zahn.

Buelau* Dränage (GOTTHARD B., 1835–1900, Internist, Hamburg): nach dem Heberprinzip konzipierte Dränage zur Ther. des Pleuraempyems; »luftdichte« Schlaucheinführung in die Pleurahöhle mittels kräft. **B.* Trokars**; Eiterabsaugung in zwischengeschaltete Flasche.

Bündel: *anat* 1) Fibrillen-, ⁄ Muskelbündel. – 2) Leitungsbahn des ZNS (⁄ Tractus, Fasciculus); z. B. MONAKOW*B. (⁄ Tractus rubrospinalis), **radiäres B.** (⁄ Pars radiata renis); **papillomakuläres B.**: die von den Ganglienzellen der Netzhaut im Makulabereich zur Optikuspapille ziehenden Nervenfasern (mit geschlossenem Weiterverlauf im Innern des Sehnervs).

Bündelnagelung: (HACKETHAL 1959) geschlossene, unter Rö-Kontrolle u. Extension erfolgende stabile Osteosynthese an Röhrenknochen durch Einbringen multipler, die Markhöhle bündelartig ausfüllender Drahtnägel nach Knochenfensterung.

Bündelstamm: ⁄ Truncus fasciculi atrioventricularis. – **B.-Extrasystole**: vom Stamm des HIS* Bündels ausgehende ventrikuläre Extrasystole; QRS infolge zeitgerechter bds. Reizausbreitung nicht verformt (u. vor dem regulären P auftretend).

Büngner* (OTTO v. B., 1858–1905, Chirurg, Hanau) Bänder: synzytiale Plasmabänder aus SCHWANN* Zellen u. Elementen des Perineuriums in dist. Stumpf eines durchtrennten peripheren Nervs als Leitbahn (Richtungsreiz) für die vom prox. Stumpf auswachsenden Axone. – **B.* Punkt**: Einstichstelle für vord. Hüftgelenkpunktion am med. Sartoriusrand (Mitte zwischen Inguinaldurchtritt der Femoralis u. Trochanter-major-Spitze).

Bürette: kalibrierte (eichfäh.) Glasröhre zur exakt dosierbaren manuellen oder automat. Abgabe von Reagentien-Lsg. bei volumetr. Titrationen.

Bürger* (MAX B., 1885–1966, Internist, Leipzig) Probe, Versuch: 1) orale Zufuhr von 5 g Cholesterin in 100 ml Öl zur Prüfung der Fettresorption; normal 4 bis 8 Std. anhaltender Anstieg des Serum-Cholesterins mit Lipämie (nicht bei Leber-Pankreas-Störungen). – **2) Preßdruckprobe**: Kreislauffunktionsprüfung durch forcierte Exspiration gegen Widerstand, die zu intrathorakaler Drucksteigerung mit Drosselung des Blutrückstroms zum Herzen u. dadurch zu Blutdruckabfall führt (evtl. Kreislaufkollaps, v. a. bei Asthenikern). Bei leistungsfäh. Kreislauf, evtl. Blutdruckanstieg bereits während der Exspiration. – **B.* Strophanthinversuch**: Strophanthin-Gabe mit anschließ. Kontrolle der Diurese (bei kardialer Dekompensation gesteigert). – **B.* Syndrom**: entzündl. Schwellung des Ductus parotideus bei Mumps u. weiteren Viruserkrn. – **B.*-Grütz* Syndrom**: fam. idiopath. Lipoid-Thesaurismose mit Hypercholesterinämie, entzündl.-tuberösen Xanthomen, Neigung zu Atherosklerose (einschl. Koronarien), Hepato-Splenomegalie; evtl. Pankreatitis mit Hypoglykämie, zentralnervöse u. neurit. Störungen. – s. a. Wipfeldürre.

Buerger* (LEO B., 1879–1943, Chirurg, Wien, New York) Gangrän, »Brand«: der unt. Extremitäten bei Endangiitis oblit. (»WINIWARTER*-B.* Krankh.«). – **B.* Zeichen**: bei Endarteriitis oblit. **a)** periphere Leukozytose; **b)** bevorzugte Erkr. des (bei Rechtshändern stärker belasteten?) Beins.

Bürgi* Regel (EMIL B., 1872–1947, Pharmakologe, Bern): (1910) »Kombinationsregel« für die gegenseit. Beeinflussung zweier gleich oder ähnlich wirkender Pharmaka mit verschied. Angriffspunkten in Form von Potenzierung oder überadditiver Wirksamkeit.

Bürker* (KARL B., 1872–1957, Physiologe, Gießen, Tübingen) Methode: in vitro-Bestg. der Gerinnungszeit; je 1 Tr. Aqua dest. u. Blut werden auf einem Hohlschliff-Objektträger bei konst. Temp. (25°; gesichert durch Wasserbad) in regelmäß. Zeitabständen von einer zuerst dünnen Glasspitze bis zur ersten Gerinnselbildung durchfahren. – **B.* Zählkammer**: verbesserte THOMA*-ZEISS* Zählkammer für Ery-Zählung; Fixierung des Deckglases vor der Füllung.

Bürkle de la Camp* Methode (HEINZ B., 1895–1974, Chirurg, Bochum): **1)** Reduktionsplastik der hypertrophen Hängebrust durch Exzision des oberen Mammakörpers von supramamillärem Torbogenschnitt aus u. Mamillenhebung in den oberen Wundwinkel. – **2)** Aufrichtung des frakturierten Fersenbeins mittels Schraube.

Bürsten∣abstrich: Biopsie-Materialgewinnung mit Bürsten-armierter Sonde. – **B.bad**: lauwarmes Bad (30–34°) mit B.massage von Bein u. Arm der einen, dann der anderen Seite, dann Rücken, Brust, Bauch, Flanken; bei vegetat. Dystonie, in der Rekonvaleszenz. – **B.besatz, -saum**: *histol* die Zytoplasmafortsätze an freien Zelloberflächen, ⁄ Kutikularsaum.

Bürsten∣frottierung, -massage: Trockenbürstung einer Extremität oder des ganzen Körpers; v. a. bei veget. Störungen, Schlaflosigkeit, best. Herzfehlern; s. a. B.bad. – **B.schädel**: *röntg* Schädelkalotte mit spikulärer Verdichtung der Diploe; bei Thalassaemia major u. best. Hämoglobinopathien, aber auch bei Ancylostoma-Anämie, Polyzythämie, zyanot. Kardiopathie etc.

Bürzel: **1)** bei bds. Lippen-Kieferspalte der vorstehenden Zwischenkiefer. – **2)** *prokt* ⁄ Marisque sentinelle.

Bütschli* Theorie (OTTO B., 1848–1920, Zoologe, Heidelberg): (1891/92) Das Protoplasma besteht aus »Hyaloplasma«-Waben, die das flüss. »Enchylema« enthalten.

Bufadienolide: freie, unveresterte 24-C-Sterinderivate mit ungesätt. Laktonring als C 17 im gift. Hautdrüsensekret von Kröten (»**Bufagine**«, »**Bufogenine**«, »**Bufanolide**«, s. u. Bufotoxin) u. als Aglykone in den **Bufadienolidglykosiden** digitaloid wirksamer Pflanzen (»Scilla-Bufo-Typ«); v. a. in Scilla-, Urginea-, Bowiea-, Helleborus-Arten).

Bu[a]-Faktor: ⁄ Antigen Bu[a].

Bufano* Probe: i.v. Inj. von 12%ig. Glykokoll-Lsg. als Leberfunktionsprobe (bei Störung kein Abfall des Eiweiß-N im Blut).

Buffalo-Typus: ⁄ Büffeltyp.

Buffy coat

Buffy coat: *hämat* ↑ Leukozytenmanschette. – Das daraus gewonnene Granulozytenkonzentrat (»**B.-c.-Konserve**«) ist reich an Thrombo- u. Erythrozyten (Kreuzprobe erforderl.!).

Bufo: *zool* Kröten-Gattung mit Gift (↑ Bufotoxin) sezernierenden Hautdrüsen; z. B. **Bufo bufo** s. rana s. vulg., die »Erdkröte«, deren ♂ Tiere für den GALLI=MAININI* Schwangerschaftstest benutzt werden; ferner **B. gargarizans** s. asiaticus, die das hochtox. Giftsekret »Ch'an su« bzw. (japan.) »Senso« liefert. – **B.-Einheit:** »Froscheinheit«, d. h. die geringste Menge HCG, die im GALLI=MAININI* Test nach Inj. (im Frauenharn) bei 2 von 3 ♂ Kröten (s. o.) oder Fröschen (z. B. Rana esculenta) Spermatorrhö hervorruft (bzw. nach EDAM dies beim Einzelfrosch nach Inj. in den dors. Lymphsack innerhalb 2 Stdn. bewirkt).

Bufogenine: genuine u. im Krötengift vork. ↑ Bufadienolide. Anw. des aus Gift von Bufo-Arten isolierten **Bufogeninum** *WHO* als Atmungsstimulans.

Buforminum *WHO*: Butylbiguanid-HCl; orales Antidiabetikum.

Bufo|talin: ↑ Bufadienolid der Kröte Bufo vulg. – **B.tenin:** N-Dimethylserotonin; aus Krötengift isoliertes hypertensives 5-Hydroxytryptamin-Derivat. – **B.toxin:** Sammelbez. für die meist mit Suberylarginin oder Essigsäure veresterten herzwirksamen Bufadienolide im Krötengift. I. e. S. ein best. tox. Inhaltsstoff im Hautsekret der europ. Erdkröte.

v. Buhl* Krankheit (LUDWIG V. B., 1816–1880, Pathologe, München): Neugeborenensepsis mit Ikterus, hämorrhag. Diathese u. Neigung zu Untertemp., Zyanose u. Kollaps (mit V. WINCKEL* Krankh. verwandt oder identisch?). – **B.*-Dittrich* Regel:** Voraussetzung für eine miliare Tbk ist stets ein käsiger Herd.

Bujaru-Virus: ARBO-Virus der Phlebotomus- u. Changuinola-Gruppe; in Brasilien Erreger einer fieberhaften Erkr. mit Kopfschmerzen u. Myalgien.

Bujwid* Reaktion: Cholera-Rotreaktion (Indolnachweis) durch HCl-Zusatz zur Erregerkultur.

Bukardie: ↑ Cor bovinum.

Bukett: 1) *genet* bündelförm. Anordnung mütterl. u. väterl. Chromosomen im sog. **B.stadium** der Meiose. – 2) *radiol* auf Nikelinstäbchen geschraubte Filterröhrchen als »raumfüllende« Einlage bei intrakavitärer Radium-Ther. des Uterus.

bukkal: die Wange betreffend, wangenseitig. – **B.reflex:** »Rüsselstellung« der Lippen auf Beklopfen der Oberlippe; Enthemmungsphänomen bei bds. supranukleärer Hirnläsion (z. B. Pseudobulbärparalyse, progr. Paralyse).

Bukowina-Fieber: akute hämorrhag. ↑ Zeckenenzephalitis durch ARBO-Viren B der Russ.-Frühjahr-Sommer-Gruppe.

Bukzinator: ↑ Musculus buccinator.

Bulam|-Beule: (Insel vor Guinea) chron., durch Insektenlarven (?) verursachte Geschwüre. – **B.-Fieber:** wahrsch. ↑ Gelbfieber.

bulbär, bulbaris: einen Bulbus (aortae, oculi usw.), i. e. S. den Bulbus cerebri (= Medulla oblong.) betreffend; z. B. **b. Krise** (Anfall von tachykarder Arrhythmie bei tox. Di, nach örtl. Trauma oder Op.), **b. Nervensystem** (im Hirnstamm lokalisierter Anteil des vegetat. NS), **b. Syndrom** (↑ Bulbärparalyse), **b. Neuritis** (der in der Medulla entspringenden Hirnnerven); s. a. Bulbär...

Bulbärneurose: (OPPENHEIM 1887) bulbäre Form der ↑ Myasthenia gravis pseudoparalytica (mit neg. path.-anatom. Befund).

Bulbärparalyse: Sammelbegr. für Syndrome bei Läsion (Tumor, Vasopathie, Polysklerose, Entzündung) der Medulla oblongata oder zugehör. Hirnnerven; vgl. Pseudobulbärparalyse. Sympte. lokalisationsabhängig, z. B. die Bulbärsprache (verlangsamt, verwaschen, kloßig-nasal, evtl. Anarthrie), Schluck-, Kau-, evtl. Atemstörungen, Kehlkopflähmung; bei umschrieb. einseit. Läsion oft alternierende Lähmung (↑ JACKSON*, WALLENBERG*, BABINSKI*-NAGEOTTE*, CESTAN*-CHENAIS*, AVELLIS*, SCHMIDT*, VERNET* Syndrom); ferner das **akute apoplektiforme B.-Syndrom** infolge Zirkulationsstörungen im Vertebralis-Basilaris-Gebiet (mit ↑ Arteria basilaris-Thrombose-Syndrom weitgehend identisch), die **(my)asthenische B.** (↑ Myasthenia gravis pseudoparalytica), **chron. progr. B.** (↑ DUCHENNE* Syndrom), **infektiöse B.** (↑ AUJESZKY* Krankh.), **kindl. fam. progr.** oder **spast. B.** (↑ FAZIO*-LONDE* Syndrom), **obere B.** (↑ v. GRAEFE* Syndrom).

Bulbärsprache: s. u. Bulbärparalyse.

bulbiform(is): knollen- oder zwiebelförmig.

Bulbitis: Entzündung eines ↑ Bulbus; i. e. S. die Urethritis im Bereich des Bulbus penis.

Bulbocapnin: Alkaloid (Isochinolin-Derivat) aus Corydalis-Arten [Papaveraceae]; therap. Anw. bei Tremor, Vestibularnystagmus etc.

bulbocavernosus: den Bulbus corporis cavernosi (= B. penis) betreffend.

Bulbogastrone: überwiegend im Bulbus duodeni gebildetes, durch Säure freigesetztes Gewebshormon, das die Gastrin-stimulierte Magensekretion hemmt.

bulboid(eus): knollen-, zwiebelähnlich.

Bulbokavernosus: Kurzform für Musc. bulbocavernosus (= M. bulbospongiosus). – **B.-Plastik:** (MARTIUS) vaginale Plastik mit aus der Schamlippe präpariertem gestielten Bulbospongiosus-Fettlappen, der an der Blasenfaszie fixiert wird; z. B. bei Vesiko- u. Rektovaginal-Fistel, Urethroplastik (wegen Epispadie) zur Blasenhals-Elevation bei Harninkontinenz; **B.-Reflex:** ↑ Ejakulationsreflex.

bulbomimischer Reflex (Mondonesi*): beim Komatösen durch Drücken auf den Augapfel ausgelöste Muskelkontraktion im Fazialisbereich; bei einseit. Hirnläsion (z.B. Apoplex) nur kontralat., im tox. Koma bilateral.

Bulbo|spongiosus: ↑ Musculus bulbospongiosus; s. a. B.kavernosus. – **B.urethraldrüse:** ↑ Glandula bulbourethralis.

Bulbus: (lat.) Zwiebel, Knolle (z. B. **B. scillae**, die Zwiebel von Scilla maritima); *anat* knollenförm. Organ(teil), z. B. **B. aortae** (*PNA*, der im Semilunarklappenbereich ausgebuchtete Anfangsteil), **B. arteriae pulmonalis** (*JNA*, ↑ Sinus trunci pulmonalis), **B. caroticus** (s. u. Sinus), **B. cerebri s. medullae spinalis** (↑ Medulla oblongata), **B. cordis** (*embryol* der vom Kammerteil der Herzschleife in den ↑ Truncus arteriosus überleitende Abschnitt; bildet den kontraktilen Teil des Herzens), **B. cornus posterioris** (*PNA*, Verdickung des Corpus spongiosum um die Harnröhre nach deren Durchtritt durchs Diaphragma durch Fasern aus dem Balken-Splenium zum Hinterhauptslappen), **B. dentis** (s. u. Papilla), **B. duodeni** (die zwiebelförm. Auftreibung der Pars sup. distal des Pylorus), **B. oculi** (*PNA*, der ⁄ Augapfel; s. a. Abb. »Auge«), **B. olfactorius** (*PNA*; der »Riechkolben« als rostr., verdickter Teil des Riechlappens auf der Lamina cribrosa des Siebbeins, der die Nn. olfactorii aufnimmt u. die das 2. Riechbahn-Neuron bildenden ⁄ Mitralzellen enthält), **B. ovarii** (Verdickung aus ovariellen Arterien- u. Venengeflechten), **B. penis** (*PNA*, Verdickung des Corpus spongiosum um die Harnröhre nach deren Durchtritt durchs Diaphragma urogenit.), **B. pili** (*PNA*; »Haarzwiebel«, das verdickte, die Papilla pili umfassende Ende der epithelialen ⁄ Haarscheide, dessen Epithelzellen fortlaufend das Haar bilden), **B. venae jugularis** (*PNA*; als B. v. j. inf. der unt., mit ein- oder zweiteil. Klappe versehene Abschnitt der Jugularis int. vor ihrer Vereinigung mit der Subclavia [Ort der deutlichsten Jugularispulsation]; als B. v. j. sup. die trichterförm. Erweiterung des Anfangsteils im hint. For. jugulare), **B. vestibuli** (*PNA*; bindegewebig umhülltes dichtes Venengeflecht bds. des Scheidenvorhofs in den kleinen Schamlippen, den Scheideneingang verengend; entspricht dem Corpus spongiosum penis).

Bulbusaufnahme, skelettfreie: *röntg* temporonasale tangentiale Aufnahme des Augapfels unter Verw. eines spez. Filmhalters (z. B. nach VOGT), so daß keine Überlagerung durch den Gesichtsschädel erfolgt.

Bulbus(druck)|reflex: (ASCHNER) bei glaukombedingter Erhöhung des Augeninnendruckes Vagusreflex mit Bradykardie, Brechreiz etc.; Afferenz über 1. Trigeminusast u. Sympathikus(?). – Wird als **B.versuch** (ASCHNER-DAGNINI) therapeut. genutzt, um durch wachsenden Fingerdruck auf die obere Hälfte bd. Augäpfel (bei Lidschluß) eine paroxysmale Tachykardie zu stoppen; Gefahren: Retinaablösung, Herzblock, evtl. -stillstand.

Bulbus|ersatz: *ophth* nach Enukleation oder Eviszeration des Augapfels in die TENON* Kapsel bzw. den B.rest eingesetzte Kunststoffplombe oder -kugel, um die Beweglichkeit des Stumpfes zu erhalten.

Bulbus|operation: *otol* s. u. GRUNERT*. – **B.pneumatose**: *gastr* ⁄ Gipfelblase. – **B.symptom**: (HAENEL 1909) Druckunempfindlichkeit der Augäpfel bei Tabes dors. – **B.thrombose**: Thrombosierung des Bulbus venae jugul. sup., meist sek. nach Thrombophlebitis des Sinus sigmoideus bei (chron.) Otitis media.

Bulgarikusfaktor: ⁄ Pantethein.

Bulgarische Kur: (RAEFF) Langzeitther. von Nervenkrkhtn. (v. a. postenzephalit. Parkinsonismus) mit einem Extrakt aus der bulgar. Belladonnawurzel.

Bulging factor: (1957) aus Streptomyces-Stamm isoliertes, dem Streptothrizin ähnl. Antibiotikum (fungizid durch Quellung = »bulging« des Myzels).

Bulimie: pathol. gesteigertes Hungergefühl.

Bull* Technik: *röntg* Ventrikulographie nach Inj. eines pos. KM in einen Seitenventrikel u. anschließ. zweckmäß. Lagewechsel unter Durchleuchtungskontrolle. – **B.* Winkel**: (1955) *röntg* Winkel zwischen Gaumen- u. Atlasebene; normal ~ 0°, bei Anomalien des okzipitozervikalen Übergangs abweichend.

Bulla: 1) *anat* Knochenhöhle, z. B. (*PNA*) die **B. ethmoidalis** (= Antrum ethmoidale) als größte der vord. Siebbeinzellen, in den mittl. Nasengang vorgewölbt, zus. mit dem Proc. uncinatus den Hiatus semilunaris begrenzend. – 2) *derm* erbs- bis eigroße, flüssigkeitsgefüllte »Blase« (Epidermisabhebung) als prim. Hauteffloreszenz, von der Vesicula nur durch ihre Größe unterschieden, entweder subkorneal (= **keratolyt. B.**) oder intraepidermal (= **akantholyt. B.**) oder subepidermal (= **epidermolyt. B.**). Ätiol.: physikal., mechan. oder aktin. Trauma (übermäß. Exposition oder Überempfindlichkeit gegen Sonnenlicht, Strahleninsult, tox.-allerg. Reaktion (bullöse ⁄ Toxikodermie), Entzündung, Infektion (z. B. Staphylodermia bullosa, bullöses Syphilid), ferner »spontan« z. B. bei Pemphigus, Dermatitis herpetiformis. Heilung meist ohne Narbenbildung, evtl. umschrieb. Hautatrophie; bei stärkerer Leukozyten-Einwanderung ⁄ Pustel. Als bes. Form die **B. repens** s. **rodens** (langsam weiterkriechend, nicht reißend) an Finger, Nagelwall (»Umlauf«), Handteller u. Fußsohle, meist als Streptodermia bullosa superf., seltener durch Staphylokokken; s. a. Bullosis, Abb. »Effloreszenzen«; vgl. Panaritium, Paronychie.

Bulldog(gen)|kopf-Syndrom: ⁄ Cutis verticis gyrata. – **B.nase**: in die Apertura piriformis eingesunkene Nasenspitze bei – später – tert. Syphilis (Septumzerstörung). Auch Bez. für die kongenit.-syphilit. Sattelnase. – **B.reflex**: bei Bestreichen der Lippen zwanghaftes Zubeißen als Enthemmungsphänomen (z. B. bei Stirnhirnläsion).

Bulldogklemme: selbsthaltende gekreuzte Federklemme.

Buller* Operation: temporäre Ligatur der Tränenkanälchen zur Verhütung einer aus dem Pharynx aufsteigenden Infektion des operierten Auges.

Bulletin, ärztliches: für die Öffentlichkeit bestimmter Bericht über den Krankheitszustand einer hochgestellten Person.

bulliens: (lat.) kochend.

Bullis-Fieber: erstmals in Camp Bullis/Texas nach Zeckenbiß (Amblyomma americanum) beobachtete Krkht. (Rickettsiose? Virose?) mit Leukopenie, Lymphadenitis, evtl. flücht. Exanthem.

bullös, bullosus: mit Blasenbildung, großblasig (⁄ Bulla).

Bullosis: mit Blasenbildung (⁄ Bulla) einhergeh. Haut-Krkht., z. B. **B. actinica** (bei Porphyria cutanea tarda unter Licht- u. mechan. Einwirkungen, aber auch bei erythropoet. Porphyrie als ⁄ Hidroa vacciniformis s. aestivalis), **B. mechanica hereditaria** (⁄ Epidermolysis; als deren schwere Form die **B. mutilans** mit örtl. Verstümmelung), **B. traumatica** (serös-bullöse Entzündung an Handflächen u. Fußsohlen infolge mechan. Beanspruchung der untrainierten Haut), ferner die **rezidivierende B.** (= Epidermolysis bullosa tarda; an Fußsohlen, seltener an Handflächen bei feuchtwarmem Wetter, nach Marschleistung etc.; als erbl. [?] Krkht. ähnl. der Epidermolysis bullosa hereditaria).

Bullrich* Salz (RAFAEL AUGUSTO B., geb. 1877, Internist, Buenos Aires): Natrium bicarbonicum.

Bulpiss: ansteckende, juckende papulöse Dermatitis in Mittelamerika; unter grauweißer bis schwarzer Pigmentation abheilend.

Bumadizon *WHO*: Butylmalonsäure-mono-(1,2-diphenyl-hydrazid); Antirheumatikum.

Bumerang|bein: hochgrad. Säbelbein bei kindl. Frambösie (u. disponierender Rachitis?). – **B.nadel**: stark gekrümmte chir. Nadel mit spitzennaher Kerbe (als Öhr, an der konvexen Seite) u. langem Griff; wird aus günst. Position leer eingeführt u. vor dem Zurückziehen mit dem Faden armiert (»**B.naht**«); v. a. für tiefe Logennähte bei – retropub. – Prostatektomie.

Bumetanid *WHO*: Butylamino-phenoxy-sulfamoylbenzoesäure; Diuretikum.

Bumke* Zeichen (OSWALD CONRAD EDWARD B., 1877–1950, Psychiater, München): Fehlen der Psychoreflexe der Pupillen bei Schizophrenie.

Bumm* (ERNST B., 1858–1925, Gynäkologe, Berlin) **hohe Kollifixur**: bei gynäkol. Prolaps abdomin. Fixierung der Zervix an die Bauchdecke (elevierte Retroversio), dann vord. u. hint. Kolporrhapie. – **B.* Kontraktionsring**: der sich unter der Geburt als Grenze zwischen gedehnter Zervix- u. verdickter Korpuswand deutlich abhebende inn. Muttermund. – **B.* Kürette**: großschleif., stumpfe Kürette zur postpartalen Entfernung von Plazentaresten. – **B.* Tisch**: spez. gynäkol. Untersuchungstisch für zweckmäß. Lagerung mit Entspannung der Bauch- u. Beckenbodenmuskulatur. – **B.* Uterusfaßzange**: kräft., lange Zange mit ringförm. Branchenenden.

Bumps: (engl. = Beulen) ∫ Kokzidioidomykose.

Bumpus* Resektoskop: Instrument für die transurethrale Prostataresektion, wobei das Gewebe vor dem Stanzen durch eine Nadelelektrode koaguliert wird (»Cautery punch«).

Bundesärzte|kammer: (1955) privatrechtl. Zusammenschluß der Ärtekammern der Länder der BRD. Organe: Hauptversammlung (»Dtsch. Ärztetag«), geschäftsführender u. Gesamtvorstand. – **B.ordnung**, BAEO: Bundesgesetz (anstelle der Reichsärzteordnung) das die Grundsätze des ärztl. Berufes aufstellt, Bestallung u. vorübergehende Erlaubnis zur Ausübung des ärztl. Berufes (durch die Landesbehörde) regelt u. die Bundesregierung ermächtigt, eine ärztl. Gebührenordnung zu erlassen; enthält ferner Strafbestimmungen für die unzuläss. Ausübung der Heilkunde.

Bundesbehandlungsschein: Berechtigungsschein für Beschädigte (auch Zugeteilte, Ausgesteuerte), die keinen Anspruch gegenüber einer gesetzl. Krankenkasse oder Ersatzkasse haben, zur freien Behandlung durch einen berechtigten Arzt: roter Schein für anerkannte Schädigungsfolgen, grüner für anerkannte Versorgungsleiden u. auch versorgungsfremde Gesundheitsstörungen, blauer für Angehörige, Hinterbliebene u. Pflegepersonen des Beschädigten.

Bundesgesundheitsamt: dem Bundesminister für Gesundheitswesen unterstellte Oberbehörde (in Berlin); Aufgaben: Forschungen über Gesundheitsfürsorge, Lebensmittelwesen, Wasser-, Boden-, Luft-, Umwelthygiene u. Gesundheitstechnik, medizinstatist. Erhebungen. – **B.rat**: (1950) Gremium zur Beratung der Bundesregierung bei der öffentl. Gesundheitspflege u. Vorbereitung der Gesundheitsgesetzgebung; gebildet aus Persönlichkeiten aller Bevölkerungskreise mit Erfahrung im Gesundheitswesen (für 4 J. ernannt; Höchstzahl 80). Ausschüsse für Heilberufe u. Krankenhauswesen, Seuchenbekämpfung u. Hygiene, Gesundheitsvor- u. -fürsorge, Arzneimittel-, Apotheken- u. Giftwesen, Strahlenschutz u. -belastung, Lebensmittelwesen, Gesundheitsstatistik, Veterinärmedizin, Wasser u. Abwasser, Reinhaltung der Luft u. Lärmbekämpfung.

Bundesministerium für Gesundheitswesen: 1962 eingerichtet, mit den Abteilungen: I Humanmedizin, Arzneimittel- u. Apothekenwesen; II Lebensmittelwesen u. Veterinärmedizin; III Wasserwirtschaft, Reinhaltung der Luft, Lärmbekämpfung.

Bundes|seuchengesetz: »Gesetz zur Verhütung u. Bekämpfung übertragbarer Krkhtn.« beim Menschen (∫ anzeigepflicht. Krankhtn.). – **B.versorgungsgesetz**: zur Regelung der Ansprüche bei Gesundheitsschäden durch militär. oder militärähnl. Dienstverrichtung oder durch die diesem Dienst eigentüml. Verhältnisse (einschl. Unfall); umfaßt u. a. Heil- u. Krankenbehandlung, (Hinterbliebenen-)Renten. Zuständig sind die (Landes-)Versorgungsämter.

Bungalore-Typhus: Indisches ∫ Zeckenbißfieber.

Bunge* (RICHARD B., geb. 1870, Chirurg, Bonn) **Amputation**: aperiostale-amedulläre Knochenabsetzung, d. h. mit Entfernung von Periost u. Mark am Stumpfende (Prophylaxe von Knochenwucherungen). – **B.* Färbung**: 1) Geißelfärbg. mit Karbolgentiana-Lsg. nach Beizen mit Tannin-Eisenchlorid- u. Fuchsin-Lsg. – 2) B.*-TRANTENROTH* F.: (1896) nach Chromsäure-Beizung Färben mit Karbolfuchsin-, dann mit Methylenblau-Lsg. zur DD von Tbk- (rot) u. Smegma-Baz. (farblos).

Bunge* Gesetz, Regel (GUSTAV V. B., 1844–1920, Physiologe, Dorpat, Basel): (1874) Der Eiweiß- u. Mineralstoffgehalt der Muttermilch entspricht dem Bedarf in der Säugeperiode u. ist artspezifisch um so größer, je schneller sich das Geburtsgew. verdoppelt.

Bunger* Reagens: histol wäßr. Lsg. von Chrom-, Osmium- u. Essigsäure zum Härten.

bungeye, blue eye: (engl. bung = Stöpsel) in Australien Augenkrankh. durch Hapronema-Larven.

bungpagga: trop. ∫ Myositis purulenta in Westafrika.

Bunion: (engl. = Ballen) chron. Bursitis bei Hallux valgus. – Als Gegenstück die **Bunionette** am Kleinzehengrundgelenk durch berufsbedingte Sitzhaltung (Schneidersitz, mit Digitus superductus).

Bunitrolol *WHO*: tert. Butylamino-(zyanophenoxy)-propanol; Betarezeptorenblocker.

Bunkerhusten: morgendl. Reizhusten (Katarrh der oberen Luftwege einschl. NNH) nach Aufenthalt in noch betonfeuchten Unterständen (des. 2. Weltkriegs).

Bunnell* (STERLING B., 1882–1957, Chirurg, San Franzisco) **Beugeschiene**: Quengelschiene mit volar-lat. Gummizügeln für Ther. von Streckkontrakturen der Fingergrundgelenke. – **B.* Inzision**: 1) breite ulnarseit. Handgelenkaufklappung mit ansatznaher Durchtrennung des uln. Handbeugers u. -streckers. – 2) streckseit. bogenförm. Handgelenkschnitt (vom Metakarpale II zur rad. Unterarmseite). – **B.* Lappen**: dorsolat. Verschiebelappen zur Deckung volarer Fingerdefekte. – **B.* Naht**: 1) atraumat. (Stahldraht-)Achtertournaht mit an der Hautoberfläche geknüpften Knoten (Entfernung nach ca. 3–4 Wo.). – **2)** »Naht auf Distanz«: den prox. Sehnenstumpf durch distal gerichteten adaptierenden Zug fixierende »Blockiernaht« (mit Ausziehdraht). – **3)** Senkelnaht: ausziehbare Stahldrahtnaht mit sich überkreuzenden Schrägstichen (↑ Abb.) im prox. Sehnenstumpf, achsenparalleler Weiterführung nach distal. u. Ausleitung an die Hautoberfläche. – **4)** ↑ DYCHNO*-B.* Naht. – **B.* Niemandsland**: der etwa den Sehnenscheiden der Fingerbeuger entspr. Hohlhandbereich, der für eine Sehnennaht ungeeignet ist. – **B.* Operation: 1)** bei versteiftem Fingergrundgelenk Arthroplastik durch Kürzung des Mittelhandköpfchens u. Stumpfeinhüllung in frei transplantierten Fascia-lata-Streifen. – **2) B.* »Medianusplastik«** durch Auswechseln der Sehnen der gelähmten Muskeln gegen Sehnen nicht gelähmter (Flexor carpi uln., Extensor carpi rad. u. digitorum prof. IV u. V, Brachioradialis). – **3) B.* »Sublimisplastik«** (bei Krallenhand) durch Verpflanzen der oberflächl. Fingerbeugesehne auf die Streckaponeurose. – **4) B.* »Opponensplastik«** (bei Medianuslähmung), **a)** als freies Sehnentransplantat zwischen Metakarpal-Köpfchen V u. Daumengrundgliedbasis u. Fixieren dieses Querzuges durch oberflächl. Fingerbeugesehne; **b)** durch Verpflanzen der Palmaris-longus-Sehne unter Anschluß ans Pisiforme oder nach Durchzug unter der Flexor-carpi-uln.-Sehne auf die Daumengrundphalanx.

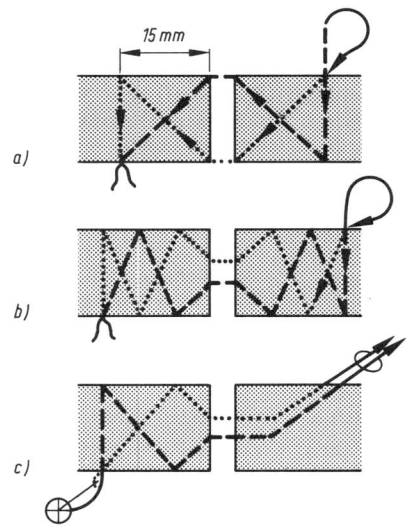

Sehnennaht nach BUNNELL (sogen. Senkelnaht mit Ausziehdraht).

Bunnell* Reaktion: *serol* s. u. PAUL*-BUNNELL*.

Bunsen* (ROBERT WILHELM B., 1811–1899, Chemiker, Heidelberg) **Absorptionskoeffizient:** Größenwert α, der die sich bei 760 mm Hg u. 0° pro Raumeinheit Lösungsmittel lösenden Raumteile eines Gases angibt. – **B.* Brenner:** Laboratoriumsgasbrenner mit getrennter Leuchtgas- u. Luftzuleitung; Temp. der nichtleuchtenden Flamme 1200–1500°. – **B.* Flaschenaspirator:** System luftdicht aneinandergeschalteter Flaschen mit Sogwirkung durch Flüssigkeitsübergang aus einer höheren in eine tiefere Flasche. – **B.*-Roscoe* Gesetz:** Die photochem. Wirkung einer elektromagnet. Strahlung ist dem Produkt aus Strahlungsintensität u. -dauer proportional, d. h. von der Menge der absorbierten Strahlung abhängig. (Nur im mittl. Intensitätsbereich gültig; s. a. SCHWARZSCHILD* Exponent.)

bunte Reihe: *bakt* Serie flüssiger Nährsubstrate mit verschied. KH (Poly-, Di- u. Monosaccharide), niederen Alkoholen (Glyzerin, Sorbit, Mannit u. a.) u. Glykosiden (Äskulin, Salizin) u. mit einem Indikatorfarbstoff; für kulturelle Diagnostik (v. a. Enterobacteriaceae) anhand des Vergärungstyps. – **b. Steine:** *urol* durch Stoffwechselsubstanzen oder Therapeutika auffallend gefärbte Harnkonkremente: blau durch Indikanspaltprodukte, grün durch Harnsäure u. Methylenblau, violett durch Salizylsäure, Eisen u. Blut, schwarz durch Homogentisinsäure u. Chlorsilber (nach langjähr. AgNO$_3$-Instillation).

Buntzecken: ↑ Amblyomma.

Bunyamwera-Gruppe: antingenverwandte, nichtklassifizierte ARBO-Viren: Bunyamwera-, Wyeomyia-, Simbu-, Orepouche-, Cache Valley-, Kairi-, Germiston-, Ilesha-, Chittoor-, Guaroa-, Batai-, Calovo-, Maguari-, Sororoca-, Tensaw-, Ilacotalpan-, Ukauawa-Virus. Von Aëdes-Arten übertragene Erreger fieberhafter Erkrn. mit Kopfschmerzen, Übelkeit, Myalgien, v. a. in Süd- u. Ostafrika u. Mittelamerika.

Bunyan*-Stannard* Umschlag: Verband mit 5%ig. wäßr. Natriumhypochlorit-Lsg. für Brandwunden.

Bupheninum *WHO*: 1-(p-Hydroxyphenyl)-2-(1-methyl-3-phenylpropylamino)-1-propanol; vasodilator. Sympathikomimetikum.

Buphthalmus: ↑ Hydrophthalmus.

Bupivacainum *WHO*: 1-Butyl-2',6'-pipekoloxylidid; Lokalanästhetikum.

Buquinolatum *WHO*: 4-Hydroxy-6,7-diisobutoxychinolin-3-karbonsäureäthylester; Kokzidiostatikum.

Burch* Phlebomanometer: Anaeroidmanometer zur blut. Venendruckbestg. in mm/H$_2$O. – **B.* Syndrom:** Fehlen der Q-Zacken in den Abltgn. I, V_5 u. V_6 als Hinweis auf Myokardfibrose (?) im Septumbereich.

Burchardt* Körperchen: (MAX B., 1831–1897, Arzt, Berlin): rundl. gallert. Partikeln im Bindehautsekret bei Trachom.

Burckhardt* Operation: Spaltung eines retropharyngealen Abszesses durch äuß. Halsinzision.

Burdach* (KARL FRIEDRICH B., 1776–1847, Anatom u. Physiologe, Königsberg) **Fissur:** Spaltraum zwischen Insula u. Operculum. – **B.* Kern:** ↑ Nucleus cuneatus. – **B.* Strang, Säule, Tractus:** ↑ Fasciculus cuneatus.

Burdwan-Fieber: die erstmals Mitte des 19. Jh. in Bengalen als »epidem. Fieber« beobachtete Kala-Azar.

Bureau* Syndrom (YVES B., Dermatologe, Nantes): **1)** diffuse, symmetr., nicht auf die dors. Akren übergreifende hyperhidrot. Palmoplantarkeratose (rezessiv erbl.?) mit Trommelschlegelfingern u. Uhrglasnägeln, rezidiv. Unterschenkelgeschwüren, akromegaloidem Wuchs u. rel. Kortikalisverschmälerung. – **2) B.*-Barrière* Sy.:** nicht-fam. Form der ulzerösmutilierenden pseudosyringomyelit. Akroosteopathie der unt. Extremitäten (ähnlich der – fam. – THÉVENARD* Krankh.). – Auch bei PVC-Arbeitern beobachtet.

van Buren* (WILLIAM HOLME VAN B., 1819–1883, amerikan. Chirurg) **Krankheit**: ↑ Induratio penis plastica. – **B.* Operation**: 1) ↑ Kolpokleisis. – 2) Kauterisation des Rektumprolapses.

Burger* Plastik (K. B., gest. 1962, Gynäkologe, Budapest, Würzburg): Scheidenplastik unter Verw. von Eihaut.

Burger* Zeichen (HENDRIK B., 1864–1957, Otorhinologe, Amsterdam): Fehlen der örtl. Diaphanoskopie-Transparenz bei Sinusitis maxill.

van den Burgh* Diät: Rohfrüchte-Milch-Kost bei idiopath. Sprue.

Burghart* Symptom (HANS GERNY B., 1862–1932, Internist, Berlin): klingende RG bei akt. Lungenspitzen-Tbk.

Burka*(-Brick*-Wolfe*) Syndrom: anikter., lipochrome Hepatose ohne Hyperbilirubinämie (als Variante oder Schwachform des DUBIN*-JOHNSON* Sy.); mit Koliken, Abgeschlagenheit, Hepato-Splenomegalie; normale Leberfunktionsproben; Biopsie: im Parenchym braunes, undefiniertes Pigment, KUPFFER* Sternzellen normal.

Burke* Färbung (VICTOR B., geb. 1882, Bakteriologe, San Francisco): modifiz. GRAM* Färbung mit Ersatz des Karbolfuchsins durch 2%ige wäßr. Safranin-Lsg. beim Nachfärben.

Burke* Syndrom: 1) (R. M. B. 1937) »idiopath. fortschreitende Lungenatrophie« unbekannter (zumindest uneinheitl.) Genese; klin.: Emphysem, Bronchitis, Bronchiektasie, Spontanpneumothorax; path.-anat.: Gewebsschwund, Arterienatresie. – 2) (VALERIE B., austral. Kinderärztin, Melbourne): (1967) metaphysäre Dysostose mit zykl. Neutropenie u. exkretor. Pankreasinsuffizienz. In Metaphysen unregelmäß., grobmasch. sklerot. Spongiosazonen. Vermutlich famil.-erblich.

Burkeim* Syndrom: Ausfall der Systole über der Pulmonalis als Auskultationsphänomen bei Atresie der re. Herzkammer.

Burkholder* Faszikel (JACOB F. B., geb. 1861, amerikan. Ophthalmologe): 1) »Funiculus lat. minor« (im Seitenteil der Brücke). – 2) »Funiculus fusiformis« (an der dors. Fläche der Medulla oblong.).

Burkitt* Lymphom, Tumor (DENIS B., brit. Tropenarzt, Edinburgh): (1958) in Zentralafrika (fast nur bei Kindern) vork. klin. u. histol. Sonderform eines Lymphosarkoms (↑ Tab. »Non-HODGKIN-Lymphome«, wahrsch. virusbedingt (EB-Virus?). Multiple Tumoren v. a. der Kiefer (oft auch Nieren, Nebennieren, Ovarien, Leber, Speicheldrüsen, terminal KM); periph. LK unbeteiligt; vereinzelt leukäm. Verlaufsformen, absolut letal. – s. a. Abb. »Sternhimmelzelle«.

Burnam* Probe (CURTIS FIELD B., 1877–1947, Chirurg, Baltimore): (1912) Formaldehyd-Nachweis im Harn anhand dunkelroter, dann dunkelgrüner u. gelber Verfärbung nach Zutropfen von 0,5%ig. Phenylhydrazinhydrochlorid- u. Nitroprussidnatrium-Lsg. u. gesätt. NaOH.

burned out: (engl.) path ↑ ausgebrannt.

Burnet* (SIR FRANK MACFARLANE B., geb. 1899, Virologe u. Serologe, Melbourne; 1960 Nobelpreis für Medizin) **Test**: 1) Hämagglutinationsreaktion bei Mumps; sensibilisierte, später durch Elution wieder virusfreie Ery werden durch Rekonvaleszentenserum agglutiniert. – 2) (1922) ↑ Brucellin-Hauttest. – **B.* Theorie**: 1) ↑ Selektionstheorie (»Clonal selection theory«). – 2) B.*-Fenner* »adaptive Enzymtheorie«; (1949) »indir. ↑ Matrizentheorie« der AK-Bildung, indem das in die Zelle gelangende AG eine spezif. Anpassung der intrazellulären Ig-gestaltenden Enzymsysteme bewirkt, u. zwar i. S. einer Dauermodifikation.

Burnett* Syndrom (CLARENCE H. B., geb. 1901, amerikan. Arzt): (1949) Alkalose, Hyperkalziämie (ohne Hyperkalziurie u. ohne Hypophosphatämie) u. Kalzinose (v. a. in Horn- u. Bindehaut, Nieren) infolge übermäß. Zufuhr leicht resorbierbarer alkalisierender Stoffe (z. B. $CaCO_3$, MgO, Milch: »Milch-Alkali-Syndrom«).

Burnier* Syndrom: Zwergwuchs, Optikusatrophie u. adiposogenit. Dystrophie bei Adenom oder Tumor-Kompression der Hypophyse.

Burning-feet-Syndrom: paroxysmale (nächtl.), heftig »brennende« Parästhesien der Füße, evtl. mit vegetat.-troph. Störungen (Hyperhidrose, Hautschuppung etc.) u. Polyneuropathie; z. B. bei Malnutrition oder -resorption (bes. Vit. B), Malaria, Diabetes mellitus, Hepatopathien, Kälteschäden, chron. Intoxikation (bes. Alkohol), Periarteriitis nodosa. Path.-anat.: vaskulär bedingte anoxämische Schädigung peripherer Nerven.

Burns* (ALLAN B., 1781–1813, Chirurg, Glasgow) **Fortsatz**: ↑ Processus falciformis (des Lig. sacrotub.). – **B.* Ligament**: Margo falciformis der Fascia lata. – **B.* Raum**: ↑ Spatium suprasternale.

Burns* Syndrom (BRYAN HARTOP B., Orthopäde, London): (1921) seltene asept. Nekrose der dist. Ulnaepiphyse (v. a. bei Erwachsenen).

Burns*-Marshall* Methode (JOHN WILLIAM B. u. CHARLES MCINTOSH M., Geburtshelfer in Liverpool): »Liverpool-Methode« der Entwicklung des Kindes bei Beckenendlage, indem der Rumpf zunächst nach unten hängt u. erst bei Sichtbarwerden der Hinterkopfhaargrenze um 180° nach oben gewendet wird; spontane Entwicklung des Kopfes.

Burns*-Schramm*-Alexejew* Phänomen: urol s. u. SCHRAMM*.

burnt out: (engl.) path ↑ ausgebrannt.

Burnus-Zeichen: der dem Faltenwurf eines Burnus ähnl. typ. Verlauf der Kardia-Schleimhautfalten; bei Einschnürung (z. B. Hiatushernie) alteriert.

Burow* (KARL AUGUST V. B., 1809–1874, Chirurg, Königsberg) **Dreieck**: bei ungleicher Länge korrespondierender Wundränder am Ende des kürzeren zu dessen Verlängerung zu exzidierendes dreieck. Hautfeld; z. B. bei Blepharoplastik. – **B.* Flüssigkeit, Lösung**: ↑ Aluminium aceticum solutum. – **B.* Vene**: inkonst. Pfortaderstamm (meist aus bd. Vv. epigastricae inf. u. parumbilicales).

Burq* Therapie (VICTOR B., 1823–1884, Arzt, Paris), **Burquismus**: (1848) histor. »Metallother.« von Nervenleiden u. Hysterie durch Auflegen von Metallplatten bzw. Verabreichen von Metallsalz-Lsgn.

burr cells: (engl. = rauhe Kante, Bohrer) zipflig ausgezogene Erythrozyten mit einem oder mehreren spitzen Fortsätzen; v. a. bei Nieren-Erkr. (Urämie), hämolyt. Anämie, pept. Ulkus.

Burr* Syndrom: (1926/30) Mangelerscheinungen bei Ratten bei Fehlen hochungesättigter Fettsäuren (»Vit. F«): Wachstumsstillstand, Dermatitis, Schwanznekrose, Nachlassen der Geschlechtsfunktionen. – s. a. EVANS*-BURR* Einheit.

Burri* Verfahren (ROBERT B., 1867–1952, schweizer. Bakteriologe): Objektträgerausstrich einer Baktn.-Suspension in Tuscheverdünnung (ungefärbte Baktn. hell in dunkler Umgebung); ursprüngl. zum Treponema-Nachweis im Schankerexsudat; durch Nachfärben auch zur Kapsel-Darstg. (Baktn. gefärbt, Kapseln farblos, Umgebung tiefschwarz). Ermöglicht Abimpfung einzelner Keime für die **B.* Ein-Zell-Kultur**.

Bursa, Bursae: Beutel, Tasche, *embryol ↑ Fruchtblase* (»B. aquarum«), Kloakentasche (die **Bursa Fabricii** der Vögel als Differenzierungsort der ↑ B-Lymphozyten), *anat ↑* Bauchfelltasche (↑ B. omentalis), Schleimbeutel; v. a. (*PNA*) **B. anserina** (Schleimbeutel zwischen Tibia u. Pes anserinus), **B. bicipitoradialis** (zwischen Tuberositas radii u. Bizepssehne), **B. cubitalis interossea** (zwischen Bizepssehnenansatz u. Membrana interossea; inkonstant), **B. iliopectinea** (zwischen Iliopsoas u. Hüftgelenkkapsel, evtl. mit ihr kommunizierend), **B. infrahyoidea** (paarig unterhalb des Zungenbeins zwischen Sternohyoideus-Ansatz u. Membrana thyrohyoidea), **B. infrapatell. prof.** (zwischen Lig. patellae u. Tibia), **Bb. intermusculares musculorum glutaeorum** (2–3 zwischen Tuberositas glutaea u. Glutaeus-max.-Sehne; inkonst.), **B. intratendinea olecrani** (in der Triceps--brachii- Sehne; inkonst.), **B. intramuscularis obturatorii interni** (zwischen Incisura ischiadica minor u. Obturatorius int.), **B. musculi bicipitis femoris sup.** (zwischen Urspr. des Caput longum u. Semimembranosus), **B. m. coracobrachialis** (zwischen Coracobrachialis- u. Subscapularis-Sehne nahe dem Korakoid; inkonst.) **B. m. extensoris carpi rad. brevis** (zwischen Muskelansatz u. Basis des Metakarpale III), **B. m. infraspinati subtendinea** (zwischen Sehne u. Schultergelenkkapsel), **B. m. latissimi dorsi** (zwischen Ansatzsehnen von Latissimus u. Teres major), **B. m. piriformis** (zwischen Ansatzsehnen von Piriformis u. Gemellus sup. u. Trochanter major), **B. m. semimembranosi** (zwischen Muskelansatz u. Kniegelenkkapsel), **B. m. subscapul. subtendinea** (zwischen Ansatz u. Schultergelenkkapsel), **B. m. tensoris veli palatini** (zwischen Sehne u. Hamulus pterygoideus), **B. m. teretis majoris subtendinea** (zwischen Ansätzen von Teres major u. Latissimus dorsi u. Crista tuberculi minoris), **B. retrohyoidea** (zwischen Ansatz des Sternohyoideus u. Membrana thyrohyoidea), **B. subachillea** (↑ B. tendinis calcanei), **B. subacromialis** (zwischen Akromion, Lig. coracoacromiale u. M. subscapul.), **B. subcutanea acromialis** (zwischen Haut u. Akromion; inkonst.), **B. subcut. calcanea, B. subcalcanea** (zwischen Haut u. Tuber calcanei an der Sohlenseite), **B. subcutanea infrapatell.** (zwischen Haut u. Lig. patellae), **B. subc. malleoli lat. u. med.** (am äuß. bzw. inn. Fußknöchel), **B. subc. olecrani** (zwischen Olekranon u. Tricepsbrachii-Sehne), **B. subc. praepatell.** (zwischen Haut u. Faszie), **B. subc. prominentiae laryngeae** (vor dem Adamsapfel), **B. subdeltoidea** (zwischen Deltoideus u. Tuberculum majus), **B. subfascialis praepatellaris** (zwischen Kniefaszie u. Patella; inkonst.), **B. subtendinea iliaca** (zwischen Iliopsoas-Ansatz u. Trochanter minor), **B. subt. m. bicipitis femoris inf.** (zwischen Ansatz u. Lig. collat. fib.), **B. subt. m. gastrocnemii lat. u. med.** (zwischen Caput lat. bzw. med. u. Kniegelenkkapsel, jeweils über dem Femurkondylus; letzere: »BRODIE* Schleimbeutel«), **B. subt. m. obturatoris int.** (zwischen Ansatz u. Fossa trochanterica), **B. subt. m. pectoralis majoris** (gegen die Caput-longum-Sehne des Bizeps), **B. subt. m. sartorii** (zwischen Sartorius- u. Grazilis-Ansatz am Pes anserinus), **B. subt. m. tib. ant.** (zwischen Ansatz, Cuneiforme med. u. Metatarsale I), **B. subt. m. trapezii** (zwischen aufsteigendem Teil u. med. Spina scapulae), **B. subt. m. tricipitis brachii** (zwischen Ansatz u. Olekranon; inkonst.) **B. subt. praepatellaris** (unmittelbar vor der Kniescheibe), **B. suprapatellaris** (oberhalb der Kniescheibe, zwischen Quadrizepssehne u. Femur; fast immer mit dem Gelenk kommunizierend), **B. synovialis s. mucosa** (mit ↑ Synovia gefüllter Schleimbeutel; s. a. Bursae et vaginae synoviales), **B. tendinis calcanei s. subachillea** (zwischen Triceps-surae-Sehne u. Fersenbein), **Bb. trochantericae m. glutaei max. u. medii u. minimi** (gegen den Trochanter major; erstere bes. groß, mittlere multipel). – Ferner die **Bursa omentalis** *PNA*: der »Netzbeutel« als größte, aus dem Mesogastrium dors. entstandene Bauchfelltasche hinter dem Magen, li. mit Recessus lienalis bis zur Milz, kranial mit Rec. sup. zwischen Leber u. Zwerchfell, kaudal mit Rec. inf. evtl. zwischen bd. Netzblätter; begrenzt dorsal von Peritoneum pariet. des Pankreas u. hint. Bauchwand, ventral von Omentum minus, Magen u. Lig. gastrocolicum; mit Verbindung zur freien Bauchhöhle durch Vestibulum bursae u. For. epiploicum (s. a. Hernia omentalis). – Sowie die **B. pharyngea** als kleines, inkonst. Schlundtaschenrudiment am hint. Rachenmandelende, evtl. periostfixiert.

Bursae et vaginae synoviales *PNA*: Synovia enthaltende Schleimbeutel u. Sehnenscheiden (aus Synovialmembran u. bindegeweb. Haut), die dort der Reibungsminderung dienen, wo Sehnen über Knochen oder unter Bändern verlaufen; kommunizieren evtl. mit dem benachbarten Gelenk.

Bursa-abhängige Areale: *histol* s. u. B-Lymphozyt; s. a. Abb. »Thymus-abhäng. Areale«.

Bursaanästhesie (Payr*): intraop. Lokalanästhesie der Bauchhöhle durch Anästhetikum-Applikation (NELATON* Katheter) in die Bursa omentalis.

Bursektomie: op. Entfernung eines Schleimbeutels.

Bursitis: akute oder chron. seröse bis fibrinöse, eitr. oder phlegmonöse, evtl. nekrotisierende (»**B. destruens**«) Entzündung eines Schleimbeutels nach Infektion (Penetrationsverletzung, per continuitatem, hämatogen, stumpfem Trauma, bei degen. Prozeß der Nachbarschaft etc.; Sympte.: sukkulente oder zyst. Schwellung, evtl. Fluktuation u. Hautrötung; **B. chronica** häufig produktiv (Zotten- u. Gelenkkörper-Bildung = **B. proliferans**) oder mit gelatinöser Prallfüllung (↑ Hygrom), seltener mit Kalkablagerungen (meist nur »Pseudobursitis«; v. a. **B. subdeltoidea** u. **coracobrachialis** bei DUPLAY* Krkht.). Ther.: Ruhigstellung, Punktion, Umschläge, Druckverband; bei chron. Form evtl. Exstirpation. – Weitere Lokalisationsformen: **B. (sub)achillea** (↑ Achilloburisitis), **B. anserina** (evtl. mit Beteiligung der Bursa m. sartorii; u. a. bei Genu valgum infolge stärkerer Spannung des Pes anserinus), **B. bicipit(ora-**

Bursitis

di)alis (v. a. bei degenerat. Ellbogenprozeß, z. B. Tendinose; Druckschmerz am Bizepsansatz, schmerzhafte Pro- u. Supination), **B. infrapatellaris** (subkutane u./oder subfasziale Bursa; v. a. bei chron. mechan. Reizung), **B. olecrani** (meist asept.-serös, v. a. durch mechan. Irritation; Gefahr der Kuppennekrose u. Infektion; bei Bergarbeitern u. U. entschädigungspflicht. BK), **B. pharyngealis** (»TORNWALDT* Krankh.«, oft chron., mit Zystenbildung), **B. poplitealis** (meist chron., v. a. nach örtl. Gewalteinwirkung; prallelast., umschrieb., schmerzhafte Schwellung, bei gestrecktem Bein gut sichtbar; vgl. BAKER* Zyste), **B. praepatellaris** (subkutan., -faszial u./oder -tendinös, meist chron.-rezidivierend; v. a. bei Mikrotraumatisierung; Weichteilsukkulenz bis fluktuierende Schwellung; bei Bergleuten, Dienstmädchen, Parkettlegern etc. u. U. entschädigungspflicht. BK; evtl. Exstirpation nötig), **B. radiohumeralis** (meist chron., z. B. als Tennisellenbogen). – Spezif. Formen: **B. gonorrhoica** (akut bei Gonarthritis), **B. tuberculosa** (prim. oder sek. bei tbk. Arthritis u. Lymphadenitis, v. a. an Bursa subdeltoidea, iliaca, ischiadica, glutaealis, olecrani).

Burso|graphie: röntg KM-Darstg. eines Schleimbeutels. – **B.lith**: Konkrement im Schleimbeutel. – **B.pathie**: chron. ↑ Bursitis, ↑ Bursose. – **B.tomie**: Inzision eines Schleimbeutels.

Bursose: chron. Reizzustand eines Schleimbeutels (mit entzündl., oft auch degenerat. Erscheinungen) als Folge rein mechan. Einflüsse (Mikrotraumen); z. B. »Bergmanns-«, »Tennisellenbogen«.

Burst: (engl. = Ausbruch) **1)** *virol* die von der infizierten Zelle reproduzierten Viren. – **2)** *physiol* plötzl., kurzdauernde Entladungssalve an Pressorezeptoren, RENSHAW* Zellen, als Belichtungseffekt im EEG.

Burton* Linie, Zeichen: *toxik* ↑ Bleisaum.

Buruli-Ulkus: v. a. in Uganda (u. Australien) vork. flache, unterminierend progred. Geschwüre durch Mycobact. ulcerans, ohne spontane Heilungstendenz.

Bury* Krankheit: Typ des Erythema elevatum et diutinum (Spielart des Granuloma anulare?); knötchenförm. Verdickung u. Verhärtung der Haut, intermittierende Albuminurie.

Busarola: *derm* ↑ Pinta.

Busacca* Gelatinetest: Syphilisnachweis durch (sub)kutane Inj. steriler Gelatine; nach 6 Std. roter, infiltrierter Hof. – **B.* Knötchen**: Irisknötchen (Epitheloidzellen, Lymphozyten) bei chron. Uveitis.

Busch* Fraktur (CARL DAVID B., 1826–1881, Chirurg, Bonn): Ausriß der dors. Basis des Fingerendgliedes (Ansatz der Strecksehne).

Busch* Haken (DIETR. WILH. HEINRICH B., 1788–1858, Gynäkologe, Marburg, Berlin): Haken am Griffende der Geburtszange, der ein Ziehen ohne Druckanwendung ermöglicht.

Busch|(fleck)fieber (Japan.): ↑ Tsutsugamushi. – **B.gelbfieber**: das »silvat. G.« bei Wildtieren; selten durch Aëdes- u. Haemagogus-Arten auf den Menschen übertragen, vom klass. Stadtgelbfieber nur epidemiologisch (nicht klin. u. immunol.) unterschieden. – **B.jucken**: in Fernost (v. a. zur Monsunzeit) vork. juckender Hautausschlag (v. a. Beine) durch Trombicula-Arten (»Erntemilben«). – s. a. B.krätze.

Buschke* Krankheit (ABRAHAM B., 1868–1943, Dermatologe, Berlin): **1)** ↑ Skleroedema adultorum. – **2) B.*-Busse* Krankh.**: ↑ Kryptokokkose. – **3) B.*-Fischer* Krankh.**: ↑ FISCHER* Syndrom. – **4) B.*-Ollendorf* Syndrom**: seltene, fam.-erbl. Konstitutionsanomalie mit Osteopoikilie u. etwa linsengroßen, fibromatös-sklerot. Kutisverdickungen (meist Keloidneigung) u. Striae, symmetr. an Oberarmen u. -schenkeln, Oberbauch, Rücken, Gesäß.

Buschkrätze: lineare ↑ Creeping myiasis.

bush sickness: (engl. = Busch) *vet* Kobaltmangelkrankh. bei Wiederkäuern; mit Lecksucht, Brunststörungen, Abmagerungen. – **b. yaws**: (afrikan.-engl. yaw = Himbeere) ↑ Haut-, Schleimhautleishmaniase. Auch Bez. für ↑ Myzetome verschied. Ätiologie.

Bushy|creek-Fieber: Autumnalis-Leptospirose in Australien (↑ Herbstfieber [2]).

Busi* (ARISTIDE B., 1874–1931, Röntgenologe, Bologna) **Sphinkter**: *röntg* zu ringförm.-ton. Kontraktion befähigter Dickdarmabschnitt zwischen Zäkum u. Aszendens. – **B.*-Berg* Zeichen**: *röntg* bei MDP den Nischen-Kontrastschatten in der Aufsicht ringförmig umgebende Aufhellung.

Busquet* Krankheit (PAUL B., 1866–1930, Chirurg): metatarsale (periostit.?) Fußrückenexostose.

Busse*-Buschke* Krankheit (OTTO B., 1867–1922, Pathologe, Zürich): ↑ Kryptokokkose.

Busulfanum *WHO*: Butandiol-bis-(methansulfonat); Zytostatikum.

Butadiazamidum *WHO*: N-(5-Butyl-1,3,4-thiadiazol-2-yl)-p-chlorbenzolsulfonamid; Antidiabetikum.

Butadien: $CH_2=CH-CH=CH_2$; narkotisierendes u. anästhesierendes, in hoher Konz. schleimhautreizendes Gas; MAK 2200 mg/m^3 = 1000 ppm (sein Di-epoxid gilt als Karzinogen).

Butäthamin: p-Aminobenzoesäure-isobutylaminoäthylester; Lokalanästhetikum.

Butalaminum: das 5{[2-(dibutylamino)aethyl]amino}-3-phenyl-1,2,4-Oxadiazol; Vasodilatans. – **Butalbitalum** *WHO*: ↑ Acidum allyl-isobutyl-barbituricum. – **Butallylonal**: ↑ Acidum butyl-bromallyl-barbituricum.

Butamoxanum *WHO*: 2-(Butylaminomethyl)-1,4-benzodioxan; Psychosedativum.

Butan: $CH_3-CH_2-CH_2-CH_3$; C_4H_{10}; geruchloses, in höherer Konz. narkotisierendes Gas (Bewußtlosigkeit, Krämpfe, Delirien; MAK 2350 mg/m^3 = 1000 ppm). – **1,4-B.dikarbonsäure**: ↑ Acidum adipinicum. – **B.-2,3-dion**: ↑ Diazetyl. – **B.disäure**: Acidum succinicum.

Butanilicainum *WHO*: ω-n-Butylamino-essigsäure-2-methyl-6-chloranilid (Chlorid, Phosphat); Lokalanästhetikum.

1-Butankarbonsäure: ↑ n-Valeriansäure.

Butanol: ↑ Butylalkohol. – **B. extractable iodine**, BEI: aus dem Serum mit Butanol extrahierbare Fraktion, die die hormonakt., jodhalt. organ. Substanzen (v. a. Thyroxin) angereichert enthält u. aus der sich die biol. inakt. Jodverbindgn. (anorgan. Stoffe, Tyrosin-Derivate) abtrennen lassen. – Im Ggs. zum **B. insoluble iodine** (BII), das – als von der Extraktionsmethode abhäng. Fraktion – nur bedingten diagnost. Aussagewert hat. – vgl. PBI.

Butanolgärung: *bakt* anaerobe Vergärung von Zucker u. Stärke durch Clostridium-Arten zu Butanol (über Butter- u. Essigsäure) u. – je nach Spezies – Azeton (Cl. acetobutylicum) oder Isopropanol (Cl. butylicum); als Nebenprodukt u. a. Riboflavin.

Butansäure: / n-Buttersäure.

Butantan: Vorort von São Paulo/Brasilien; Sitz des für Schlangengift- u. Serumgewinnung international führenden »Instituto Butantan«.

Butarsen: Natriumsalz der p-Arsenosophenylbuttersäure; Protozoen-wirksames Chemotherapeutikum.

Butaxaminum *WHO*: 2-(tert. Butylamino)-1-(2,5-dimethoxyphenyl)-1-propanol-hydrochlorid; Inhibitor der Fettsäuremobilisation.

Butenandt* Einheit (ADOLF B., geb. 1903, Biochemiker, Tübingen, München; 1939 Nobelpreis für Chemie): biol. Meßgröße für Östrogene; 1 E. entspricht der Menge, die bei 50% ovarektomierter Mäuse pos. Befund im Vaginalsmear ergibt; 1 mg β-Östradiol = 700 E., 1 mg β-Östradiolbenzoat = 1000 E.

Butetamatum *WHO*: β-Diäthylaminoäthyl-2-phenylbutyrat (Zitrat); Spasmolytikum. – **Butethal:** / Acidum butylaethylbarbituricum.

Buthiopurin: 5-(6-Purinylthio)-valeriansäure; Zytostatikum.

Buthus: Skorpion-Gattung in Asien u. Nordafrika; Stich von **B. quinquestriatus** evtl. tödl.

Butinolinum *WHO*: 1,1-Diphenyl-4-pyrrolidino-2-butin-1-ol; Anticholinergikum, Spasmolytikum. – **Butizidum** *WHO*: 3-Isobutyl-6-chlor-3,4-dihydro--2H-1,2,4-benzothiadiazin-7-sulfonamid-1,1-dioxid; Salidiuretikum, Antihypertonikum.

Butler* Syndrom: 1) B*-Bound*-Spector* Syndrom: / Membransyndrom der Früh- u. Neugeborenen. – 2) / LIGHTWOOD*-B.*-ALBRIGHT* Sy.

Butler*-Darrow*-Lösung: isotone wäßr. Lsg. mit 4% KCl u. 1,6–1,8% Natriumlaktat; i.v. (Tropfeinlauf) bei Exsikkosen mit K-Verarmung der Zellen.

Butobarbital: / Acidum butyl-aethylbarbituricum.

Butter* Syndrom: Beschwerdekomplex bei Kolon-Ca. der Flexura hepatica.

Butter: das zu einer plast. Masse emulgierte Milchfett (»Wasser-in-Fett«-Emulsion mit sa. 20% Nichtfett-Bestandteilen); v. a. Fettsäureglyzeride (u. freie Fettsäuren) der Palmitin-, Myristin-, Stearin- u. Ölsäure, ferner Eiweiße, KH (<0,8%, v. a. Milchzucker), Vit. A, D, E, K, Karotin, Geschmacks-, Mineral- u. natürl. Farbstoffe.

Butterbakterium: / Mycobact. smegmatis (das ein gelbes Pigment bildet, u. a. auch in Butter).

Buttergelb: der Teerfarbstoff 4-Dimethylamino-azobenzol; erzeugt bei der Ratte nach Verfüttern das »B.hepatom« aus Leber- u. Gallengangszellen.

Butterglockeniris: *ophth* / Napfkucheniris.

Butter-Mehlbrei (Moro*): Mastnahrung für dystrophe Säuglinge, aus Vollmilch, Weizenmehl, Butter u. Zucker (100+7+5+5). – Als Heilnahrung gleicher Indikation die **B.-M.-Nahrung n. Czerny*-Kleinschmidt***, angereichert mit KH u. Fett (als Einbrenne), so daß die fert. Nahrung 1,3% Eiweiß, 4,7% Fett u. 8% KH (= 820 Kal/l) enthält; sowie die **B.-M.-Vollmilch n. Moro*** (mit 3% Mehl, 5% Butter u. 5–7% KH).

Buttermilch: die beim Ausbuttern des Rahms verbleibende fettarme, aber die sonst. Milchbestandteile (außer fettlösl. Vit.) weitgehend enthaltende Flüssigkeit mit ca. 3–4% Eiweiß, 0,5% Fett, bis 4% KH (= 35 Kal./100 g); meist leicht gesäuert u. Butterteilchen enthaltend. Diätet. Verw. u. a. als wasserverdünntes **B.konzentrat** bei Haut-Erkr. (insbes. Psoriasis), als **B.einbrenne** n. KLEINSCHMIDT* (Zusatz von 2–3% Butter, 3% Mehl u. wenig Zucker; Übergangsnahrung des Säuglings nach Heilnahrung), als **medizinale B.** (antidyspept. Säuglingsheilnahrung; eiweiß- u. salzreiche, fett- u. KH-arme Gärungssauermilch mit 2,5–2,7% Eiweiß, 0,5–1% Fett, 3–3,5% Milchzucker).

n-Buttersäure: Acidum butyricum, Butansäure: $CH_3 \cdot CH_2 \cdot CH_2 \cdot COOH$; ranzig riechende Monokarbonsäure in tier. Sekreten u. Fetten (z. T. als Triglyzerid), beim Menschen in Exkrementen, Darm- u. Magensaft. – Salze: Butyrate. – Eine sogen. **B.gärung** (PASTEUR 1861), d. h. die bakteriell-anaerobe Vergärung von Zucker, Polysaccharid-halt. Material durch Clostridium-Arten zu Butter-, Essig- u. a. organ. Säuren, CO_2 u. H_2O, erfolgt u. a. bei der Dickdarm-Verdauung u. der Zersetzung von Fußschweiß.

Butter|stuhl: *päd* / Fettstuhl. – **B.test**: Gaben von Butter zur Provokation von Fettstühlen (bei Fettverdauungsstörung). – **B.zyste**: durch Erweichen einer Fettgewebsnekrose entstandene Zyste mit butterart. Sekret.

Buttiaux* Methode: Koli-Nachweis im Trinkwasser durch Einbringen der Probe in Röhrchen mit Peptonwasser, Nachweis des gebildeten Indols auf Indikatornährboden.

Butyl-: das Radikal C_4H_9-.

Butylalkohol: Alcohol butylicus: $CH_3 \cdot CH_2 \cdot CH_2 \cdot CH_2 \cdot OH$ (= n-B.) oder $CH_3CH(OH) \cdot CH_2 \cdot CH_3$ (= sek. B.) oder $(CH_3)_3C \cdot OH$ (= tert. B.); brennbar, mit stechendem Geruch schleimhautreizend; Verw. als Lösungsmittel u. in der Chromatographie.

Butyl|azetat: Essigsäurebutylester, CH_3COO-C_4H_9; Augen u. Nasenschleimhäute reizend, narkotisch wirkend; MAK 950 mg/m^3 = 200 ppm. – **B.chloralum hydratum**: CH_3-$CHCl$-CCl_2-$CH(OH)_2$; Antineuralgikum u. Hypnotikum. – **B.essigsäure**: / Kapronsäure.

Butylis aminobenzoas: p-Aminobenzoesäurebutylester; langwirkendes Lokalanästhetikum.

Butyl|merkaptan: CH_3-CH_2-CH_2-CH_2SH; übelriechende Flüssigkeit; Anw. in Erd- u. Leuchtgas als – warnendes – Odorierungsmittel; MAK 1,5 mg/m^3 = 0,5 ppm. – **B.phenamid**: N-n-Butyl-3-phenylsalizylamid; Fungistatikum.

Butyr-: das Buttersäureradikal C_3H_7CO-.

Butyrat: Salz der / Buttersäure. – **Butyrobetain**: / Karnitin.

Butyrometer: graduiertes Zentrifugenglas zur Fett-Bestg. in Milch u. a. Lebensmitteln, von denen Proben mit H_2SO_4 oder konz. Essigsäure (»Azidobutyrometer«) zersetzt u. nach Amylalkoholzusatz zentrifugiert werden; Genauigkeit ±0,1%.

Butyrum: (lat.) Butter, *pharm* Substanzen mit butterähnl. Konsistenz (z. B. **B. Cacao** = Kakaobutter).

Butyryl-CoA-dehydrogenase: Äthylen-reduktase, -hydrase: FAD u. Cu enthaltende, am Fettsäureabbau beteiligte (»grüne«) Dehydrogenase in den Mitochondrien von Leber, Herz u. a. Organen, die Butyryl- (zu Krotonyl-), Propionyl-, Valerianyl- u. Kapryl-CoA oxidiert.

Butzengeiger* Katheter: Darmrohr mit schirmartig geformtem Ende für Rektalnarkose.

Buzzard* Kunstgriff: Festaufsetzenlassen der Fußspitzen während der PSR-Prüfung.

Buzzi* Methode (FAUSTO B., geb. 1889, Dermatologe, Berlin): Eleidin-Färbung mit Orange G, Methyleosin u. Wasserblau.

B-Virus: 1) (SABIN u. WRIGHT 1934) das biol. u. serol. mit dem Herpes-simplex-Virus verwandte »Herpesvirus simiae«, das bei Affen eine – latente – vesikuläre Stomatitis hervorruft, beim Menschen (meist nach Affenbiß) jedoch eine fast stets tödl. Enzephalomyelitis mit aszendierenden Lähmungen. – 2) ↑ Hepatitisvirus B. – 3) ↑ Influenzavirus B.

B-Vitamin: ↑ Vitamin B.

BW: Brustwirbel. – **BWA**: *kard* Brustwandableitung.

Bwamba-Virus: (1941) mit dem Pongala-Virus AG-verwandtes ARBO-Virus; mit BERKEFELD* u. SEITZ* EK-Filter filtrierbar; elektronenmikroskop. im ZNS infizierter Mäuse nachgewiesen. Weit verbreitet unter Eingeborenen von Uganda u. Tanganjika (AK nachgewiesen), übertragen von Aëdes aegypti, Erreger einer dem Gelbfieber verwandten Infektion mit Fieber, Rücken- u. Kopfschmerzen, Mattigkeit (meist nur leichter Verlauf über 5–7 Tg.).

B-Wellen: *neurol* ↑ Beta-Wellen.

BWK: Brustwirbelkörper.

BWR: BORDET*- ↑ WASSERMANN* Reaktion.

BWS: ↑ Brustwirbelsäule.

By: ↑ Antigen By.

Byars* Operation: Hypospadieplastik unter Verw. des Präputiums.

Bychowski* (ZYGMUNT B., geb. 1935, Arzt, Warschau) **Probe**: Eiweißnachweis im Harn anhand der Trübung bei Zutropfen kochendheißen Wassers. – **B.*(-Grasset*) Zeichen**: (1905) bei Hemiparese Unfähigkeit des auf dem Rücken Liegenden, bd. Beine gleichzeitig zu heben (wohl aber einzeln!).

Bylicki* Stäbe: Satz bajonettförm. Stäbe zur intrapelvinen Bestg. der Conjugata vera.

Bypass: *chir* Umgehungsanastomose; i. e. S. der künstl. temporäre (z. B. als Nadel-B.; s. a. Links-B.) oder permanente Kollateralkreislauf (↑ Shunt, Anastomose), z. B. als femoropoplitealer, portokavaler oder splenorenaler ↑ Shunt bei path. oder artifizieller Unterbrechung der Zirkulation (Gefäßsklerose, Thrombendangiitis, intraop. Gefäßabklemmung, bei offener Herz-Op.). Entweder äuß. Umleitung mit **B.-Transplantat** (z. B. autogenet. Saphena, Milzarterie, allogenet. Aortenkonserve, alloplast. Prothese [↑ Abb. »Prothesenshunt«]) oder »temporäre inn. Schienung«; ferner der »extrakorporale Kreislauf« mittels Herz-Lungen-Maschine. Als **ilealer B.** die temporäre ↑ Ileumausschaltung bei Adipositas. – Ein **natürl. B.** besteht bei den ↑ Anzapfsyndromen.

Byrd* Operation: Anus praeter perineales bei Analatresie.

Byssinose, Baumwollfieber: Pneumokoniose durch Inhalation von Baumwollstaub (Flachs- u. Hanfstaub; s. a. Cannabiosis, Farmerlunge) in Baumwollindustrie, Spinnereien etc. (melde-, z. T. entschädigungspflichtig. BK), ausgelöst durch Histamin-freisetzende Samenpartikeln (?). Bronchialasthma-art. Beschwerden, anfangs nur nach Arbeitspause (z. B. an Montagen), im 2. Stadium andauernd, im 3. mit stärkerem Husten u. Auswurf (auch im Intervall), evtl. Rhinitis, Bronchitis, Emphysem; als Spätschäden Re.herzhypertrophie, -insuffizienz; im Rö.bild verstärkte Lungenzeichnung, evtl. diffuse Fleckung; histol.: u. a. »Bodies« durch Anlagerung präzipitierten körpereigenen Materials an Staubteilchen. – Gelegentl. Kombination mit Tbk: »Byssophthise«.

Byssus: Schambehaarung.

Bywaters* Krankheit: ↑ Crush-Syndrom.

BZ: Blutzucker; z. B. **BZ-Verbindgn**. (= Antidiabetika).

BZ-CoA: Benzoyl-CoA.

B-Zellen, Beta-Zellen: 1) Zellgruppe im Inselorgan des Pankreas mit Körnchen (»Beta-Granula«) im Zelleib, die sich mit Chromhämatoxylin spezifisch blau färben u. Zink enthalten; bilden das Hormon Insulin. Verhältnis von A- zu B-Zellen etwa 20:80. – Eine »**künstl. B-Zelle**« (mit Autoanalyser, Rechner, Infusionspumpen für Insulin, Glukagon, Glukose) dient der schnellen u. optimalen Einstellung des Diabetikers. – 2) ↑ basophile Zellen des HVL. – 3) ↑ B-Lymphozyten.

C

C: Kurzzeichen für *physik* Coulomb, Curie (jetzt: Ci); *chem* Kohlenstoff; *biochem* Cytidin; *serol* Antigen C (des Rhesussystems); *radiol* Schutzkoeffizient. – Röm. Zahl 100 (= centum). – **c**: *physik* Karat, Zenti- (= 10^{-2}); *serol* Antigen c (des Rhesussystems).

°C: *physik* Grad ↑ Celsius. – **C'**: *immun* ↑ Komplement.

C$_{1, 2, \ldots}$: *anat* die Halswirbel ((= Vertebrae cervicales) bzw. die Halssegmente des RM; *kard* die Brustwand (= chestwall)-Ableitungen nach WILSON (im dtsch. Schrifttum auch mit »V« bezeichnet).

C 1, C 2, C 3 usw.; *hom* Centesimalpotenz (s. u. Potenz).

C 5: Pentamethonium. – *otol* ↑ c_5-Senke.

C 6: Hexamethonium. – **C 10**: Decamethonium.

^{14}C-Methode: ↑ Radiokarbon-Test.

Ca: *chem* ↑ Calcium (Kalzium); *path* ↑ Carcinoma (ca.); *serol* ↑ Antigen Ca.

Cabot* Operation (HUGH C., 1872–1945, amerikan. Urologe): 1) Nephropexie durch Fixieren der Kapsel (nach Spaltung entlang der Konvexseite) an den Interkostalmuskeln XI/XII u. am Quadratus lumborum. – 2) C.*-HOLLAND* Operation: indir. Nephrostomie mit prim. Eröffnung des Nierenbeckens.

Cabot*(-Schleip*) Ringe, Reifen (RICHARD CLARKE C., 1868–1939, Internist, Boston; KARL SCH.): violette Ring- u. Schleifenkörper in den Ery (Membranfaltungen?) bei panchromat. Färbung. Vork. bei überstürzter Blutneubildung (Blei-, perniziöse Anämie, Erythrämie).

Cacanthrax: ↑ Hautmilzbrand.

CaCC: **c**athodal **c**losure **c**ontraction (↑ Kathodenschließungszuckung).

Cacchi*-Ricci* Syndrom (ROBERTO C., Urologe; VINCENZO R., Röntgenologe, bd. Padua): (1948) ↑ Schwammniere.

Cacciapuoti* Hemiplegiezeichen: 1) Adduktion u. Elevation des betroffenen Beines beim Versuch, das andere, um 50° gestreckte elevierte Bein gegen den Widerstand des auf dem Rücken Liegenden herabzudrücken. – 2) Antezedenz der Kniebeuge der betroffenen Seite beim Hinsetzen mit geschlossenen Beinen.

Cachets: ↑ Capsulae amylaceae.

Cache Valley-Virus: (Tal in Utah) in Nord- u. Äquatorialamerika vork. ARBO-Virus der Bunyamwera-Gruppe; aus versch. Culicidae isoliert; AK auch beim Menschen nachgewiesen.

Cachexia: ↑ Kachexie.

Cacospira: (ENDERLEIN 1925) ↑ Borrelia.

Cactinomycinum *WHO*: ↑ Actinomycin C.

Cadet* Krankheit (CH. J. E. CADET DE GASSICOURT, 1826–1900, Pädiater, Paris): die der Anschoppung bei kruppöser Pneumonie entspr. Hyperämie der Lunge bei kindl. Bronchopneumonie.

Cadmium: ↑ Kadmium.

Cadophora americana: *mykol* ↑ Phialophora verrucosa.

cadre colique: (französ.) Flankenmeteorismus infolge Blähung des Kolonrahmens, z. B. bei tiefsitzender Stenose.

Caduca: *anat* ↑ Decidua. – **Caduceus**: (PRÉVOT 1938) ↑ Clostridium.

caducus: (lat.) hinfällig; z. B. Dens ca. (= Milchzahn), Morbus ca. (= Epilepsie).

Caec...: s. a. Zäk..., Zök....

caecalis: (lat.) zum Blinddarm (Caecum) gehörend.

Caecitas: (lat.) Blindheit (↑ Amaurose); z. B. **Cae. diurna** (= Tagblindheit, ↑ Nyktalopie), **Cae. nocturna** (= Nachtblindheit, ↑ Hemeralopie), **Cae. psychica** (= Seelenblindheit, opt. ↑ Agnosie), **Cae. verbalis** (↑ Alexie).

Caecocolon: Zäkum u. prox. Aszendens.

Caecum *PNA*, Intestinum caecum *BNA, JNA*, Zäkum, Zökum, Blinddarm: der sackförm., meist vollständig vom Bauchfell überzogene Anfangsteil des Dickdarms (re. im großen Becken), in den der Dünndarm einmündet (Valva ileocaecalis); mit der Appendix vermiformis unten in Fortsetzung der Taenia libera. – Als Lageanomalie das **C. altum s. hepaticum**, der »Zäkumhochstand« mit fetaler Fixierung am unteren Leberrand, meist im Rahmen der Malrotation (das sich erst später entwickelnde Aszendens wächst dadurch nur zur Mitte hin, der Querdarm wird länger). – Als bes. Formen das **C. fixum** (mit der Darmbeingrube flächenhaft verwachsen) u. das **C. mobile** (mit abnormer Beweglichkeit meist auch des anschließenden Aszendens = Caecocolon mobile) infolge fehlender Fixierung an der hint. Bauchwand; klin.: Neigung zu Obstipation (Aszendens-Typ) u. – infolge »habitueller Zäkumtorsion« – rezidivierende Koliken (**»Caecum mobile dolorosum«**, **»C.-m.-Syndrom«**). Ther.: kons. oder op. Kolopexie, Op. nach WILMS, PAUCHET, DELBET).

caecus: (lat.) blind.

Caeno...: ↑ Kaino....

caeruleus: (himmel)blau; s. a. Coerulo....

Cäsar: (F. KÜNKEL) Bez. für einen psychoaktiven Charaktertyp mit rücksichtslosem Machtstreben.

Cäsarenhals, Collum proconsulare: ödematös geschwollener Hals bei tox. Diphtherie.

Cäsarotomie: Sectio caesarea, ↑ Schnittentbindung.

Cäsium, Cs: dem Kalium verwandtes Alkalimetall mit Atomgew. 132,905 u. OZ 55; 1wertig. Isotope ^{127}Cs – ^{235}U-betriebenen Reaktoren als Spaltprodukt anfallende ^{144}Cs außer ^{133}Cs sämtlich radioaktiv, darunter das in ^{137}Cs (β^- u. γ [0,66 MeV], physikal. HWZ 30 a., biol. 17 d [bezogen auf das krit. Organ], effektive HWZ 17 d), das in der Telecuriether. u. zur Sterilisierung u. Pasteurisierung von Lebensmitteln angew. wird. Sehr seltenes Biolelement (0,00065% der Erdkruste) in Salzlagern, Meerwasser (0,4–1,3 γ/l) u. Quellen (z. B. Dürkheimer Sole); *toxik* kann K ersetzen (Adrenalinausschüttung; langsame Ausscheidung im Harn); wird im Magen-Darm vollständig resorbiert u. in Muskeln > Testes > Nieren > Leber > Knochen > Blut angereichert. *analyt* Nachweis durch Spektrallinien u. mit Kalium-Fällungsreagentien.

Cafaminol *WHO*: 8-(Hydroxyäthyl-methylamino)-1,3,7-trimethylxanthin; Rhinologikum.

Café-au-lait|-Fleck, Naevus spilus: milchkaffeefarbener, rundl. oder unregelmäßig begrenzter Hautfleck, in der Ein- oder Mehrzahl bereits bei der Geburt vorhanden oder kurz danach auftretend; oft Teilerscheinung der Neurofibromatose RECKLINGHAUSEN bzw. des LESCHKE* Syndroms. – **C.-au-l.-Gesicht**: fahl-gelbl.-graues Gesichtskolorit, v. a. bei bakterieller Endokarditis, angeb. Syphilis.

Cafedrinum *WHO*: 7-[2-(β-Hydroxy-α-methylphenäthyl-amino)-äthyl]-theophyllin; Kreislaufanaleptikum.

Caffein: ↑ Coffeinum.

Caffey* Syndrom: I) **C.*-Silverman* Syndrom**, (ROSKE*-DE TONI*-)C.*-SMITH* Krankh., Polyosteopathia deformans connat. regressiva: seltene, im 1. Lj. auftr., auf die Extremitätendiaphysen, Klavikula u. Mandibula beschränkte »Hyperostosis corticalis infant.« mit Kompaktaverdickung u. Spongiosaskerose; ferner Weichteilschwellungen, Pseudoparesen, Fieber, beschleunigte BSR, Leukozytose, vermehrte alkal. Phosphatase. Spontanheilung nach einigen Mon.; Ätiol. unbekannt. – II) **C.*-Lefèbvre* Syndrom**, Osteofibrosis lacunaris: bevorzugt bei ♂ im 13.–18. Lj. auftretende metaepiphysäre, kortikale, lakunäre Knochenfibrose an re. Femur, Tibia u. Fibula (seltener an oberen Extremitäten); charakterist. Rö-Bild: mind. 4 cm lange ovale Kortikalisaufhellungen mit sklerot. Rand; keine klin. Sympt. – III) angeb. symmetr. Krümmung der Oberschenkel mit »fossettes cutanées« an der Außenseite. – Ferner wurde von C. (1945) eine **asept. Knochennekrose** multipler Tarsalknochen beschrieben.

CAH: 1) Carboanhydrase (↑ Karbonat-dehydratase). – 2) chron. aggressive Hepatitis.

Cahier* Methode: bei Blaseninkontinenz Inj. von etwa 100 ccm physiol. NaCl-Lsg. bds. der Raphe perinealis (Dehnung der Nervengeflechte).

Cain* Methode: (J. A. C. 1947) *histochem* Färbung neutraler u. saurer Lipide mit konz. Nilblausulfatlösung bei 60°.

...cain(um): *WHO*-empfohlene Wortendung für Lokalanästhetika.

Cairns* (SIR HUGH C., 1896–1952, Neurochirurg, Oxford) **Operation**: ↑ Zingulektomie. – **C.* Syndrom**: kommunizierender Hydrozephalus infolge basalen Blockes (v. a. nach tbk. Meningitis). Pneumenzephalogramm: erweiterte Ventrikel, Darstellung der hint. Zisternen, nicht aber der vorderen u. der Liquorräume an der Hirnkonvexität.

Caissonkrankheit: die bei Arbeiten im Caisson (Senkkasten, Taucherglocke) oder unter ähnl. Bedingungen auftretende ↑ Druckluftkrankh., i. e. S. die ↑ Druckfallkrankh. (beim Ausschleusen).

Cajal* (SANTIAGO RAMÓN Y C., 1852–1934, Anatom, Madrid; Nobelpreisträger für Medizin 1906) **Bündel**: vom Nucl. interstit. zum Fascic. longitud. med. absteigende Fasern. – **C.* Silberimprägnation**: Stückimprägnation (Darstg. von Neurofibrillen) mit 2%ig. wäßr. Silbernitrat-Lsg. u. Reduktion in Pyrogallol oder Hydrochinon. – Modifikationen, z. B. zur Darstg. von GOLGI* Apparat u. Glia (für diese ferner eine Gold-Sublimat-Methode). – **C.* Zelle**: 1) Horizontalzelle: vereinzelt in der oberflächlichsten Großhirnrinde vork. kleine, längl., polyneurit. Nerven- oder Gliazelle mit langen, horizontal ausgerichteten Fortsätzen. – 2) Spindelzelle: v. a. in der »Hörrinde« vork. »Spezialzelle« mit 2 horizontal gestellten Dendriten. – 3) Riesensternzelle: große »Spezialzelle« in der Schicht IV b der Area striata (Sehrinde).

Caklin* Zeichen: bei Kniegelenkmeniskusschaden Atrophie des M. vastus u. Tonusvermehrung des M. sartorius.

Cal, cal: Kilo- bzw. Grammkalorie (s. u. Kalorie).

Calabar-Beule, Kamerun-Schwellung: flücht., schmerzloses prall-elast. Hautödem (∅ 1–10 cm) mit Rötung, Hitze u. Juckreiz als häufigstes, oft frühestes Sympt. einer Loa-loa-Filariose.

Calamus scriptorius *BNA, JNA*: das (wie eine Schreibfeder zugespitzte) hint. Ende der Rautengrube.

calcanearis: zur Ferse bzw. zum Fersenbein (Calcaneus) gehörend.

Calcaneus *PNA*, **Os calcis** *PNA*: das mit dem Sprung- u. Würfelbein gelenkig verbundene Fersenbein als größter Knochen des Fußes, dessen hintere Stütze er bildet; am Tuber calcanei Ansatz der Achillessehne. – s. a. Kalkaneus..... – Als seltene Anomalie (v. a. bei Plattfuß) der **C. bifidus** infolge ausgebliebener Fusion der bd. Ossifikationskerne. – **C. secundarius**: akzessor. Knöchelchen zwischen Kalkaneus, Talus, Navikulare u. Kuboid.

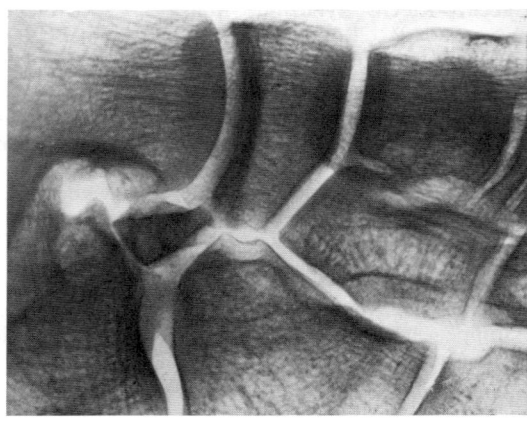

Calcaneus secundarius mit gelenkartigen Verbindungen zu den Nachbarknochen.

Calcar: (lat.) Sporn, Stachel; z. B. **C. femorale** (↑ Schenkelsporn); i. e. S. der **C. avis** *PNA* (»Vogelsporn«), der längl. Wulst im Hinterhorn des Seitenventrikels (Impression der Seitenwand durch den Sulcus calcarinus).

calcareus: kalkig, mit Kalkeinlagerung.

Calcaria: Kalk, Kalzium; z. B. **C. chlorata** (Bleich-, Chlorkalk; ca. 25–36% lose gebundenes Cl) mit bleichender, desinfizierender u. desodorierender Wirkung (durch freiwerdenden Sauerstoff bzw. Bildung von HOCl u. Cl$_2$), von Ignaz Semmelweis als medizin. Desinfiziens eingeführt; sowie **C. saccharate** (Kalziumsaccharat, Zuckerkalk), ein Kalziumoxid (mind. 10% CaO) u. Zucker enthaltendes wasserlösl., weißes Pulver von süßl., später laugigem Geschmack, angew. als Antazidum, Antidot bei Säurevergiftungen, bei Diarrhö.

Calcarina-Syndrom: ↑ Arteria-calcarina-Syndrom

calcarinus: den Calcar avis betreffend.

Calcariuria: ↑ Hyperkalziurie.

calci...: s. a. kalzi....

Calciferol(um) *WHO:* ↑ Vitamin D.

calcificans: kalkbildend, verkalkend. – **Calcificatio:** Kalzifikation, ↑ Kalkablagerung, ↑ Verkalkung.

Calcii: Wortteil der älteren *WHO*-Nomenklatur für Kalziumsalze, z. B. **C. carbimidum** *WHO* (↑ Kalkstickstoff); jetzt mit dtsch. INN-Kurznamen, z. B. Kalziumfolinat (der N^5-formyltetrahydrofolsäure; = Leucovorinum), K.dobesilat (der 2,5-Dihydroxybenzolsulfonsäure; Hämostatikum), K.sulfoxilat (darmwirksames Chemotherapeutikum), K.trinatriumpentetat (Komplexbildner, Antidot bei Schwermetallvergiftung).

Calcinose-Faktor: ↑ Dihydrotachysterolum.

Calcinosis, Kalzinose: dystope Ablagerung von Kalziumsalzen (Phosphat, Karbonat) in mesenchymalen Geweben (Haut, Bindegewebe, Muskulatur, Blutgefäße, Gelenkkapsel u. a.) verschiedenster, z. T. ungeklärter Ätiogenese; prinzipiell unterschieden als: **C. metabolica** mit normalen Blutkalkwerten; ohne Knochenveränderungen u. nicht in inn. Organen, v. a. bei best. Dermatosen, Dermatomyositis, Thibierge*-Weissenbach*, Teutschländer*, Münchmeyer* Syndrom; neben örtl. Disposition (Alkaleszenz, Störung der terminalen Strombahn etc.) auch veränderte Kalzium- u. Phosphatbindung am Serumeiweiß diskutiert; als Sonderform die **C. dystrophica** durch sek. Kalkinkrustation »trophisch gestörter«, d. h. nekrobiot. oder degen. veränderter Gewebe (z. B. bei Pseudoxanthoma elasticum, Raynaud*, Ehlers*-Danlos* Syndrom) oder in Tumoren (z. B. Epithelioma calcificans Malherbe), auch als **C. subcutanea postphlebitica**; ferner als **C. metastatica** infolge Mobilisierung von Skelettkalk, mit Hyperkalzi- u. Hyperphosphatämie einhergehend; etwa der »Kalkmetastase« (Virchow) entsprechend; meist universelle Form mit Ablagerungen in Korium (= **C. cutis**, mit oder ohne Abszedierung; s. a. CRST-Syndrom) u. inn. Organen, v. a. bei prim. u. sek. Hyperparathyreoidismus, destruierenden Knochenprozessen (Karzinose, Plasmozytom, Leukämie, Osteomyelitis), Vit.-D-Intoxikation, Milch- u. Alkalisyndrom. – Nach Ausbreitung unterschieden als **C. circumscripta s. localisata,** auf einzelne, meist knotenförm. Herde (Haut, Unterhaut, paraartikulär) beschränkt, z. T. auch »Kalkgicht« (Profichet* Syndrom) genannt; u. als **C. (interstitialis) universalis s. generalisata s. diffusa,** auf mehrere Körperabschnitte ausgedehnt, mit zahlreichen Ablagerungen in Haut, Unterhaut u. inn. Organen (bevorzugt im interstit. Bindegewebe), v. a. beim Teutschländer* (= **C. lipogranulomatosa multiplex s. progrediens**) u. Münchmeyer* Syndrom. – **C. intervertebralis:** Verkalkung des Nucleus pulposus der Zwischenwirbelscheibe, meist im Alter im Rahmen einer Spondylosis deformans. – **C. pulmonum:** ↑ Microlithiasis alveolaris.

Calciphylaxis: (H. Selye 1962) ↑ Kalziphylaxie.

calciprivus: mit bzw. durch Kalkarmut, ↑ kalzipriv.

Calcitoninum *WHO:* ↑ Kalzitonin.

Calcium: Erdalkalimetall mit OZ 20 (↑ Kalzium; s. a. Calcii).

Calcoglobulin: an Serumglobuline gebundenes, nicht ultrafiltrierbares Ca(II); wicht. Ca-Transportform.

Calculosis: ↑ Lithiasis.

Calculus: (lat.) kleines (Kalk-)Konkrement; z. B. **C. biliaris s. felleus** (↑ Gallenstein), **C. bronchialis** (↑ Bronchialstein), **C. dentis** (↑ Zahnstein), **C. intestinalis** (↑ Kotstein), **C. nasalis** (↑ Nasenstein), **C. pinealis** (↑ Acervulus), **C. pulmonum** (↑ Lungenstein), **C. renalis** (↑ Nierenstein), **C. salivalis** (↑ Speichelstein), **C. spermaticus** (↑ Samenstein), **C. tonsillaris** (↑ Tonsillenstein), **C. ventriculi** (↑ Gastrolith), **C. vesicalis** (↑ Blasenstein).

Caldani* Ligament (Leopoldo Marc-Antonio C., 1725–1813, Anatom, Padua): ↑ Lig. coracoacromiale.

Caldarium, Calidarium: Warmwasser-Schwitzabteilung der öffentl. Thermen im altröm. Kulturkreis; bestehend aus Lakonikum (Rundbottich), Sudatorium (Dampf durch Wassergüsse auf erhitzten Marmor) u. Alveus (Wanne mit warmem Wasser).

Caldeyro = Barcia* Elektrode: *geburtsh* durch die mütterl. Bauchdecke in die Glutäalgegend des Feten einzuführende Drahtelektrode für fetales EKG (auch bei stehender Fruchtblase).

Caldwell-Antigen: ↑ Antigen Cl^a.

Caldwell* Methode: *chir* ↑ Hängegips.

Caldwell*-Luc* Operation (George W. C., 1834–1918, amerikan. Otologe; Henri L., 1855–1925, französ. Otologe), Lima* Op.: Radikal-Op. der Kieferhöhle; Freilegung u. Eröffnung vom Vestibulum oris (Fossa canina) her, Ausräumung u. Anlegen eines bleibenden Fensters zum unt. Nasengang.

Calentura roja: (span. = rotes Fieber) **1)** ↑ Dengue-Fieber. – **2)** bei trop. Hitze auf hoher See einsetzendes Hitzedelirium mit dem Drang, sich ins Wasser zu stürzen.

Calices *JNA:* ↑ Calyces (= Kelche); s. a. Kaliko....

Caliculus: (lat.) kleiner Kelch; z. B. Porus s. **C. gustatorius** *PNA,* die »Geschmacksknospe« (»Schmeckbecher«) als epitheliales Sinnesorgan (lange, zylindr. oder spindel. Stützzellen u. schmalere, fadenförm. Geschmacks- = Sinneszellen) vereinzelt im Schleimhautepithel von Gaumenbögen, unt. Schlund u. Kehldeckel, zahlreich in den Wall- u. Blattpapillen der Zunge; *embryol* **C. ophthalmicus** *PNA,* die durch Einstülpung des vord. Teiles der Augenblase (Vesi-

calidus

cula ophthalmica) entsteh. zweiblättr. »Augenbecher« als Anlage für die inn. Haut des Augapfels (inn. Blatt bildet Pars optica u. caeca der Netzhaut, äußeres das Pigmentepithel von Netzhaut, Streifenkörper u. Regenbogenhaut).

calidus: (lat.) warm, heiß. – **Calidarium**: histor ↑ Caldarium.

California-Enzephalitis-Gruppe: nicht klassifizierte ARBO-Viren, durch Mücken übertragen. Dazu gehören bisher: California- (»CEV«), La Crosse-, Tahnya, Trivittatus-, Jamestown-Canyon-, Jerry-Slangh-, Keystone-, Lumbo-, Melao-, San Angelo- u. Snowshoe-Hare-Virus, von denen wahrsch. nur die 4 ersten für menschl. Infektionen in Frage kommen (AK bisher in wenigen Enzephalitisfällen in Kalifornien nachgewiesen).

Calix: (lat.) Kelch; s. a. Calyces renales.

Calkins* Handgriff (LEROY ADELBERT C., geb. 1894, Gynäkologe, Kansas City): geburtsh in der Plazentarperiode Umfassen des Fundus uteri, um die Kugelform des Uterus als Plazentalösungszeichen abzuwarten, die Gebärmutter leicht bis zur nächsten Wehe zu massieren u. die Plazenta dann durch verstärkten Druck zu exprimieren.

Call*-Exner* Körperchen (FRIEDRICH V. C., 1844–1917, Arzt): **1)** dunkle Zellkörperchen in der Membrana granulosa von Tertiärfollikeln des Eierstocks. – **2)** durch Gewebsverflüssigung entstandene Aufhellungen in Geschwulstgeweben.

Callahan* Schnitt: s. u. Hüftgelenkeröffnung.

Callander* Amputation (LATIMER C., 1892–1947, Chirurg, San Francisco): tendoplast, Oberschenkelamputation im unteren Drittel mit Stumpfdeckung durch das Patellarbett.

Callaway* Meßprobe (THOMAS C., 1791–1848, Chirurg, London): vergleichende Umfangsmessung der Schultergelenkpartie (Akromion-/Achselhöhle); rel. größerer Wert bei Luxation.

Callier* Effekt: höherer photograph. Schwärzungseffekt (auch abhäng. von Korngröße) bei Anw. paralleler Strahlen als bei diffusem Licht.

Calliphoridae: entom Schmeißfliegen, Brummer; Brut in verwesenden animal. Stoffen, auch in Fleischwaren, Fisch; darunter fakultative u. obligator. Myiasis-Erreger bei Menschen u. Tieren. – Gattungen **Calliphora** (z. B. die schwarzblaue **C. erythrocephala** weltweit in gemäßigten Klimaten), Auchmeromyia, Chrysomyia, Cordylobia, Callitroga, Lucilia, Stasisia.

Callison* Flüssigkeit (JAMES GEORGE C., geb. 1873, Otologe, New York): Verdünnungsflüssigkeit für Ery-Zählung: LÖFFLER* Methylenblau, Formaldehyd, Ammoniumoxalat, NaCl, Glyzerin, Wasser.

Callitroga, Cochliomyia: Schmeißfliegen-Gattg. [Calliphoridae] in Amerika; Larven (insbes. von **Call. s. Cochliomyia hominivorax s. americana**) wicht. Myiasis-Erreger (»New world screw worm«).

Callositas: ↑ Hornschwiele.

callosus: verdickt, schwielig, kallös.

Callus: **1)** ↑ Knochenkallus. – **2)** ↑ Hornschwiele. – **C. luxurians**: bei Frakturheilung überschießend gebildeter Knochenkallus; kann zu Bewegungseinschränkung (bis Gelenksperre), Durchblutungs- u. Innervationsstörungen führen; s. a. Brückenkallus.

Calmann* Zeichen (ADOLF C., geb. 1871, Gynäkologe, Hamburg): geburtsh Gefühl des Stuhldranges als – wenig verläßl. – Zeichen für Plazentalösung.

Calmette* (ALBERT C., 1863–1933, Bakteriologe, Paris) **(Ophthalmo-)Reaktion**: Konjunktivalprobe auf Tuberkulin-Allergie mit 1%ig. Alttuberkulin-Lsg. (in pos. Falle in 6–24 Std. starke Hyperämie der Bindehaut). Bei tbk. oder skrofulösen (auch früheren) Augenerkrn. kontraindiziert. – **C.* Serum**: nach Immunisierung mit Kobra- u. Viperngift gewonnenes antitox. Serum (Pferd) zur Ther. von Schlangenbissen. – **C.* Vakzination**: (1928) ↑ BCG-Impfung. – **C.*-Guérin* Bazillus** (CAMILLE G.): Galle-Glyzerin-Kartoffel-Nährboden zur Züchtung von Mycobact. tuberculosis (u. Gewinnung von ↑ BCG-Impfstoff).

Calmettisation: CALMETTE* Vakzination (↑ BCG-Impfung).

Calomel: Hydrargyrum chloratum (Hg_2Cl_2). – **C. vegetabilis**: ↑ Podophyllinum.

Calone: wachstumshemmende Stoffe (Glykoproteide?), endomitotisch wirkend in jeder Körperzelle (von BULLOUGH zuerst in der Epidermis entdeckt).

Calor: (lat.) Wärme, Hitze, med (erhöhte) Körpertemp., Fieber, örtl. Hautwärme als klass. Entzündungszeichen.

Calori* Bursa (LUIGI C., 1807–1896, Anatom, Bologna): Schleimbeutel zwischen Trachea u. Aortenbogen.

Calot* (JEAN-FRANÇOIS C., 1861–1944, französ. Chirurg) **Dreieck**: das von A. cystica, Ductus hepaticus u. Ductus cysticus gebildete spitzwinkl. Dreieck. – **C.* Verfahren**: **1)** gewaltsames Strecken (»redressement forcé«) eines spondylit. Gibbus mit anschl. Fixierung im Gipsverband; obsolet (Gefahr der Querschnittslähmung u. Prozeßreaktivierung). – **2)** Ther. des kalten Abszesses durch Punktion u. Spülen mit einschläg. Medikamenten.

Calotte de neige: (französ. = Schnee-Kalotte) röntg die rel. kalkdichte Kopfkalotte eines Gelenkknochens bei Arthroosteopathie (z. B. der Druckluftarbeiter).

Calovo-Virus: in der ČSSR aus Anopheles maculipennis isoliertes ARBO-Virus der Bunyamwera-Gruppe.

Calutron: (**Ca**lifornia University **C**yclo**tron**) Anlage zur Trennung wägbarer Mengen von Isotopen genügend großer HWZ mittels magnet. Sektorfeldes.

Calvaria PNA, Calva: das aus Stirnbein, Scheitelbeinen u. Hinterhauptsbein bestehende Schädeldach (»Hirnschale«, »Kalotte«).

Calvarium: **1)** anthrop Schädel ohne Mandibula. – **2)** anat ↑ Calvaria.

Calvé (JACQUES C., 1875–1954, Chirurg, Berck-sur-mer) **Kanüle**: spez. Kanüle zur Dränage eines intraspinalen Abszesses durch das For. intervertebrale bei POTT* Querschnittslähmung. – **C.* Syndrom**: **1)** Vertebra plana. – **2)** **C.*-Galland* Syndrom**: ↑ Calcinosis intervertebralis. – **3)** **C.*-(Legg*-) Perthes* Syndrom**: s. u. PERTHES*. – **C.*-Mommsen* Operation** (FRIEDRICH M.): subtrochantäre Osteotomie mit lat. Keilresektion u. zapfenförm. intramedullärer Einbolzung des Femurschaftes ins Kopffragment; bei Coxa vara, Adduktionsankylose, -kontraktur etc.

Calvities: ↑ Alopecia. – **Calvus:** Mensch mit totaler Glatze.

Calx: 1) *PNA*: Ferse. – **2)** *chem* ↑ Kalzium.

Calyces, Calices (Einz.: Calyx): *anat* Kelche; i. e. S. die **C. renales** *PNA*, die Nierenkelche (1. Abschnitt der harnableitenden Wege), 8–10 markwärts gerichtete Ausstülpungen des Nierenbeckens, in die die Nierenpyramiden (15–20) hineinragen; Wandaufbau: kapillarreiche Lamina propria mit glatten Muskelfasern (↑ Abb.), Übergangsepithel; unterschieden als **C. r. majores**, die sogen. »Zwischenstücke« für 2 oder mehrere in sie einmündende **C. r. minores** (sogen. »Kelchgruppe«). – s. a. Kelch…, Kaliko….

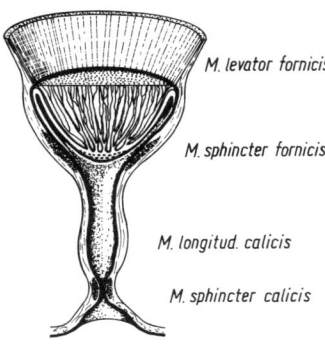

Die muskulären Elemente der Nierenkelchwand (nach MARCHTALER).

Calymmatobacterium granulomatis, Donovania s. Klebsiella gr., Encapsulatus inguinalis: (ARAGÃO u. VIANNA 1913) Typenart der Gattung Calymmatobact.; aerobe Stäbchen mit abgerundeten Ecken. Erstisolierung nur auf Hühnerembryonen, nach Adaptation Wachstum auch auf künstl. Nährböden; bei intrazellulärer Vermehrung Kapselbildung; Erreger des Granuloma venereum inguinale; für die übl. Versuchstiere apathogen.

Calyx: Kelch (s. u. Calyces).

CAM: ↑ Chorioallantoismembran.

Camalotte-Symptom: (französ. = schwimmende Wasserlilie) *röntg* auf dem Zysteninhalt schwimmende Membranreste bei Lungenechinokokkus.

Camara*-Alvarez* Lösung: 0,5%ige wäßr. Eosin-Lsg. mit 5% Azeton (das die übr. Blutkörperchen auflöst bzw. unsichtbar macht) zur selektiven Eosinophilenzählung.

Cambric-Binde: elast. Binde aus dickem leinenart. Baumwollgewebe.

Camera* (UGO C., italien. Orthopäde) **Operation: 1)** (1953) »biol. Arthroplastik« (bei Koxarthrose): Exkochleation von Hüftkopfzysten, Auffüllung mit Knochengewebe, Rück- u. Distalverlagerung des Trochanter major (dadurch andere Belastungspunkte). – **2)** »Triple-Arthrodese« des Talokrural-, Talokalkaneal- u. CHOPART* Gelenks durch Einbolzung des um 180° gedrehten partiellen unteren Fibuladrittels. – **3)** hintere Arthrorise des oberen Sprunggelenks bei Hängefuß. – **C.* Syndrom:** (1951) entzündl. Osteopathie (fibröse Umwandlung, reaktive Osteozytenwucherung) an Beinen, Oberarmen, Wirbelfortsätzen etc., mit örtl. u. Wurzelschmerzen, evtl. Myalgien, Muskelspasmen; Ätiol. unbekannt.

Camera: (lat.) Kammer; *anat* die **C. bulbi** *PNA* s. aquosa s. oculi, die vord. u. hint. ↑ Augenkammer (letztere im Bereich des Glaskörpers jetzt auch als C. vitrea bulbi bezeichnet); *otol* **C. silens**, die »schalltote« Kabine für audiometr. Untersuchungen.

Camerer* Regel (JOHANN FRIEDRICH WILHELM C., 1842–1910, Arzt, Stuttgart), Energieumsatz-Formel: (1894) Die im Wachstumsalter erforderl. Nahrungsenergie entspricht etwa der Summe: anwachsende Körpersubstanz + Wasserverdunstung + verrichtete Arbeit.

Caminopetros* Reaktion: *serol* Kala-Azar-Nachweis durch tropfenweises Zusetzen des Probandenserums zu einer 1- bis 4%ig. Sulfarsenobenzol-Lsg. (flock. Niederschlag).

CAMP: 1) *biochem* zyklisches ↑ AMP. – **2)** *bakt* s. u. CAMP-Test.

Camp* Zeichen (OSKAR DE LA C., 1871–1925, Internist, Freiburg): Dämpfung über den Dornfortsätzen Th V u. VI bei Hiluslymphknotenvergrößerung.

Campbell* Area, Rindenfeld (ALFRED WALTER C., 1868–1937, Neurologe, Sydney): ↑ Area praecentralis.

Campbell* Band (WILLIAM FRANCIS C., 1867–1926, Chirurg, New York): der untere, vom Pectoralis minor in die Achselfaszie übergehende Teil der Fascia clavipectoralis.

Campbell* Fraktionierung (WALTER RUGGIES C., geb. 1890, Arzt, Toronto): (CA. u. HANNA 1937) Bestg. der Plasmaproteine durch fraktionierte Fällung mit 15-, 18- u. 21%ig. Natriumsulfit-Lsg.

Campbell* Operation (WILLIS COHOON C., 1880–1940, Orthopäde, Memphis/Tenn.): **1)** bei deformiert geheilter Radiusfraktur Osteotomie u. Einpflanzen eines Knochenspans aus dem Caput ulnae. – **2) C.*-Gill*-Ombrédanne* Op.:** Arthrodese des unteren u. hint. u. Arthrorise des oberen Sprunggelenks bei Lähmungsspitzfuß. – **3)** bei extraartikulärer Hüftankylose »Darmbeinkammverlagerung« (samt Ansätzen von Sartorius u. Tensor fasciae latae). – **4)** Fixierung der Querfortsätze L 5 an die des 4. LW u. an bd. Kreuzbeinflügel bei Spondylolisthesis. – **5)** bei inveteriertem Schenkelhalsbruch mit Kopfnekrose Hüftgelenksarthordese mit 2 Nägeln durch den – mit dem Femurkopfrest unterlegten – großen Rollhügel u. den in das Gelenk eingestellten Femur in die Hüftpfanne. – **6) C.*-Pichler* Operation:** Verschluß einer Spalte des harten Gaumens bei einseit. vollständiger Lippenkieferspalte durch umgeschlagenen Vomer-Schleimhautlappen (»Vomer flap«). – **7)** ↑ SJÖVALL*-C.* Op.

Campbell* Probe: Pellagra-Nachweis anhand der rel. schnellen Entfärbung einer J-Lsg. durch die Ery des Probanden.

Camper* (PIETER C., 1722–1789, Anatom, Groningen) **Band:** ↑ Fascia diaphragmatis urogenitalis. – **C.* Chiasma:** ↑ Chiasma tendinum. – **C.* Ebene**, Nasoaurikularebene: Ebene durch die Spina nasalis (= Subnasale) u. den oberen Rand der knöchernen Gehörgänge (= Tragion), die annähernd parallel zur Kauebene verläuft (Abweichung bis 1,5°). – Bildet

Camper* Gesichtswinkel

mit der Geraden zwischen Ophryon u. Subnasale den kephalometr. **C.* Gesichtswinkel.** – **C.* Faszie**: die oberflächl. Bauchfaszie in der unt. Abdominalhälfte. – **C.* Lobulus**: Lobulus anterior insulae.

Camphora, Kampfer: $C_{10}H_{16}O$; zykl. Keton im äther. Öl zahlreicher Pflanzen; bei Raumtemp. sublimierende Kristallmasse mit charakterist. Geruch u. brennendem bis kühlendem Geschmack. Als natürl. Kampfer in d- u. l-Form, als künstl. in dl-Form (**C. synthetica**, Synthese-Kampfer). Anw. *therap* i.m. 0,2–0,3 g in 10%ig. öl. Lsg. oder oral als Atmungs- u. Kreislaufstimulans, Expektorans, Sedativum, Antaphrodisiakum, äußerl. als Rubefaziens. *toxik* Bei Intoxikation (»**Camphorismus**«; Aufnahme oral, parenteral, pulmonal, auch als »Kampfersucht«) je nach Menge: Übelkeit u. Erbrechen, zentrale Erregung, epileptiforme Krämpfe, Rauschzustände bis zum Exitus (DL ab 2 g, Kinder 1 Teelöffel Kampferöl). Ther.: Entleerung, Äther, Chloralhydrat, Beatmung.

Camp..., Campto...: Kampo..., ↑ Kampto....

Campos* Ligament: Ausläufer des Glaskörpers zwischen die Zonulafasern, an der Lamina limitans int. des Ziliarkörpers haftend.

CAMP-Test: *bakt* CHRISTIE*-ATKINS*-MUNCH=PETERSEN* Test. (zur Differenzierung von Streptococcus agalactiae).

Camurati*-Engelmann* Syndrom (M. CAMURATI, italien. Arzt; GUIDO E., geb. 1876, Orthopäde, Berlin, Wien), Osteopathia hyperostotica (scleroticans) multiplex infantilis, systematisierte erbl. Osteosklerose, progress. diaphysäre Dysplasie: (1929) erbl.(?)-fam. generalisierte Osteosklerose mit symmetr. diaphysärer Hyperostose u. Periostsklerose der langen Röhrenknochen (Freibleiben der Meta- u. Epiphysen); klin.: muskuläre Ermüdbarkeit, »Entengang« (regrediente Myopathie), oft disproportioniertes Wachstum (lange Extremitäten).

Camus* Sonde: Duodenalsonde für biopt. Zwecke.

Camylofin *WHO*: Isopentyl-α-(N-2-diäthylaminoäthyl)-amino-α-phenylazetat; Spasmolytikum.

Canadabalsam: ↑ Balsamum canadense.

Canale*- Smith* Syndrom: (1967) ät.path. unklare (Enzymopathie? Autoimmunisierung?) gutart., chron., generalisierte Lymphadenopathie mit immunproliferativer Reaktion, Gammaglobulinvermehrung, Hepato-Splenomegalie; Beginn im Säuglings- oder Kleinkindalter; Verlauf afebril, mit intermittierender Markhemmung.

Canaliculitis: 1) Entzündung des Canaliculus lacrimalis. – 2) **C. tarsi**, MEIBOM* Akne, Tarsitis periglandularis: meist mit Blepharitis komb. Entzündung der Ausführungsgänge der MEIBOM* Drüsen.

Canaliculus: *anat* kleiner Kanal; z. B. die **Canaliculi (= Cc.) biliferi** (Vasa bilicapillaria), wandlose, nur von Leberzellen begrenzte Gallenkapillaren (Spalträume) in den Leberzellplatten der Leberläppchen, die die von der Leberzelle sezernierte Galle aufnehmen u. in die Cholangiolen ableiten; die **Cc. caroticotympanici** *PNA* vom Karotiskanal zur Paukenhöhle, für den R. caroticotympanicus der A. carotis int. u. die sympath. Nn. caroticotympanici vom Pl. caroticus int.; **C. chordae tympani** *PNA* vom Fazialiskanal (oberhalb des For. stylomastoideum) zur Paukenhöhle; **C. cochleae** *PNA*, das Schneckenkanälchen zwischen Scala tympani u. Cavum subarachnoidale, das Bindegewebe, den Ductus perilymphaticus u. die V. canaliculi enthält; **Cc. dentales** *PNA*, die feinen, die Zwischenzellsubstanz des Zahnbeins von der Pulpa bis zur Dentin-Zement- u. Dentin-Schmelz-Grenze radiär durchsetzenden Dentinkanälchen für die Dentinfasern; **C. lacrimalis** *PNA* (Ductus l. *BNA*, Ductulus l. *JNA*), das vom oberen u. unteren Punctum lacrimale in den Saccus lacrimalis ziehende häut. Tränenröhrchen (Wand: mehrschicht. Plattenepithel, Bindegewebe, Fasern des M. orbic. oculi); **C. mastoideus** (Canalis innominatus, ARNOLD* Kanal) von der Fossa jugularis zur Fissura tympanomastoidea für den Ramus auricularis nervi vagi; **Cc. medullares** (↑ HAVERS* Kanäle); **C. tympanicus** *PNA* (für N. tympanicus u. A. tympanica) von der Fossula petrosa zur Paukenhöhle (Fortsetzung als Sulcus promontorius); **C. vestibuli** *JNA* (↑ Aquaeductus).

Canalis: *anat* Kanal; z. B. der **C. adductorius** (HUNTERI) *PNA* (Canalis cruralis HENLE), der vorn u. medial von der Lamina vastoadductoria, hinten von den Sehnen des M. adductor longus u. magnus u. seitl. vom M. vastus medialis begrenzte dreikant. »Adduktorenkanal« (für die A. u. V. femor.) vom oberen Rand der Lamina vastoadductoria bis zum Hiatus adductorius (Adduktorenschlitz), der das Trigonum femorale mit der Kniekehle verbindet; **C. alimentarius** *PNA* (C. digestivus, Tubus digestorius *BNA*, Tractus a.), der Verdauungskanal (Speiseröhre, Magen, Darm nebst Anhangsgebilden); **Canales (= Cc.) alveolares** *PNA* von den Foramina alveolaria des Tuber maxillae u. vom Can. infraorbit. in der seitl. u. vord. Wand des OK für die Nerven u. Gefäße der Zähne; **C. analis** *PNA* (Pars analis recti *BNA*, *JNA*), der Afterkanal als Endabschnitt des Mastdarms zwischen Columnae anales u. Afteröffnung, mit Zona haemorrhoidalis u. Mm. sphincteres ani int. u. ext. (↑ Abb.), ausgekleidet mit mehrschicht. Plattenepi-

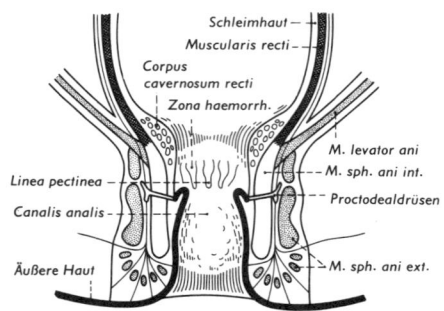

Canalis analis; Frontalschnitt durch das Kontinenzorgan (nach STELZNER).

thel; **C. atrioventricularis** s. **auricularis** (↑ Atrioventrikularkanal); **C. caroticus** *PNA* in der Pars petrosa des Schläfenbeins, für A. carotis int., Pl. venosus caroticus int. u. Pl. caroticus n. sympathici; **C. carpi** *PNA*, der vom Sulcus carpi u. Lig. carpi transversum gebildete osteofibröse Handwurzelkanal, durch den die Sehnen der Fingerbeuger u. der N. medianus zur Hand ziehen; **C. centralis** *PNA*, der mit Ependym ausgekleidete Zentralkanal zwischen bd. RM.hälften u. den Commissurae ant. alba u. grisea, der Liquor enthält (beim Erwachsenen streckenweise verödet);

C. cerebrospinalis als Obergr. für Schädelhöhle u. Wirbelkanal (oder aber für Hirnkammern u. RM-Kanal); **C. cervicis uteri** *PNA*, der vom falt. Schleimhaut mit hohem Zylinderepithel (deren Drüsen den zervikalen Schleimpfropf bilden) ausgekleidete »Zervixkanal« im Gebärmutterhals; **C. condylaris** *PNA* im Hinterhauptbein von der Fossa condylaris zum Sulcus sinus sigmoidei (Anastomose zwischen Vv. der Kopfhaut u. dem Sinus); **C. craniopharyngeus**, der inkonst. LANDZERT* Kanal an der Stelle des ursprüngl. Hypophysenganges im Os sphenoidale zwischen Rachendachhypophyse u. Sella turcica; **C. cruralis** (↑ C. femoralis bzw. ↑ C. adductorius), **Cc. diploici** *PNA*, die BRESCHET* Kanäle in der Diploe des Schädeldaches für die gleichnam. Venen; der **C. egestorius** (FORSSELL*; ↑ Abb. »Magen«); **C. facialis** *PNA* (FALLOPIO* Kanal) in der Pars petrosa des Schläfenbeins für den N. facialis, vom Boden des inn. Gehörgangs oberhalb des Innenohrvorhofs zwischen Schnecke u. Bogengängen bis zum Hiatus can. fac., wo er spitzwinklig nach hinten umbiegt (Geniculum canalis facialis), um im For. stylomastoideum zu enden; **C. femoralis** *PNA*, der Schenkelkanal zwischen Anulus fem. u. Lamina cribrosa (begrenzt hinten von der Pectineusfaszie, vorn u. seitl. von der Fascia lata, innen von der Bindegewebsscheide der Vasa cruralia), Bruchpforte der ↑ Schenkelhernien; **C. hyaloideus** *PNA* (CLOQUET* oder STILLING* Kanal), der von der Papilla n. optici bis zur hint. Linsenfläche reichende Glaskörperkanal, der in der Fetalzeit die A. hyaloidea führt; **C. hypoglossi** *PNA*, der das Os occipit. seitl. vom For. magnum durchsetzende Hypoglossuskanal (für den N. XII); der paar. **C. incisivus** *PNA* (C. nasopalatinus, STENSEN* Kanal) von der Nasen- zur Mundhöhle (For. incisivum) für den N. nasopalatinus u. einen rudimentären Schleimhautkanal; **C. infraorbitalis** *PNA* im Boden der Augenhöhle für die gleichnam. A., V. u. N.; **C. inguinalis** *PNA*, der die vord. Bauchwand zwischen Anulus inguin. prof. u. superf. schräg durchsetzende Leistenkanal (begrenzt oben-vorn vom M. obl. int. abdominis, unten vom Lig. inguin. u. hinten von der Fascia transv. abd.) für den Funiculus spermaticus bzw. das Lig. teres uteri, Bruchpforte der indir. ↑ Leistenhernien; **Cc. longitudinales modioli** *PNA* parallel zur Längsachse der Schneckenspindel von den Foramina des Tr. spiralis foraminosus zum Can. spiralis modioli; **C. mandibulae** *PNA* (C. mandibularis, C. dent. inf.), der Unterkieferkanal zwischen For. mandibulae u. For. mentale für A., V. u. N. alveolaris inf.; **C. musculotubarius** *PNA* in der Pars petrosa parallel zum C. caroticus, unterteilt in die Semicanales musculi tensoris tympani u. tubae auditivae. **C. nasolacrimalis** *PNA*, der von Tränenbein, unt. Nasenmuschel u. Sulcus lacrimalis maxillae begrenzte Tränennasenkanal zwischen Fossa sacci lacrimalis u. Meatus nasi inf. für den Ductus lacrim.; **C. neurentericus**, der beim Embryo nur vorübergehend bestehende KOWALEVSKY* Kanal zwischen Neural- u. Darmrohr; **C. nutricius** *PNA* zwischen Außenfläche u. Markraum des Knochens für die größeren ernährenden Blutgefäße; **C. obstetricus** (↑ Geburtskanal); **C. obturatorius** *PNA* zwischen Sulcus obturatorius des oberen Schambeinastes u. Membrana obturatoria vom Becken zum Bein für die gleichnam. A., V. u. N.; der schlitzförm. **C. opticus** *PNA* (For. opticum *BNA*) im kleinen Keilbeinflügel für N. opticus u. A. ophthalmica; **C. osteofibrosus** an der Beugeseite der Finger u. Zehen für die langen Flexorensehnen (begrenzt volar von der Vagina fibrosa, dorsal von Phalangen u. Gelenkkapseln, deren synoviale Auskleidung sich nach proximal als zartrand. Manschette fortsetzt); **Cc. palatini** *PNA*, vom Canalis palatinus major abzweigende u. mit den Foramina palatina minora endende Gefäß-Nervenkanäle; **C. palatinovaginalis** *PNA* (C. pharyngeus *BNA*) an der Unterseite des Keilbeinkörpers zwischen Proc. ossis sphenoidalis u. Proc. sphenoid. ossis palatini für die Rr. nasales post. sup. lat. des Ggl. pterygopalatinum u. für ein Ästchen der A. pterygopalatina; **C. palatinus major** *PNA* (C. pterygopalatinus *BNA*), gebildet von Proc. pterygoideus des Os sphenoidale, Os palatinum u. Maxilla, für Nn. palatini u. A. palatina descend.; **Cc. palatini minores** für die gleichnam. Nn. im Proc. pyramidalis; **C. palatovaginalis** zwischen Proc. vaginalis des Os sphenoidale u. dem Os palatinum für Äste der A. maxill. u. des Ggl. pterygopalatinum; **C. popliteus**, der »Kniekehlenkanal« zwischen Tibia, Fibula u. Sehnenbogen des M. soleus, für den Durchtritt von A. u. V. poplitea u. N. tib. von der Kniekehle zum Unterschenkel; **C. pterygoideus** *PNA* (Canalis Vidianus) sagittal in der Wurzel des Proc. pterygoideus, für A., V. u. N. canalis pterygoidei; **C. pterygopalatinus** *BNA*, *JNA* (↑ Can. palatinus major); der von der Faszie des M. obturatorius int. gebildete **C. pudendalis** *PNA* (ALCOCK* Kanal) für A. u. V. pudenda int. u. N. pudendus; **C. pyloricus** *PNA* als Pförtnerkanal des Magens; **C. radicis dentis** *PNA*, der von der Nerven u. Gefäße von der Wurzelspitze zur Pulpahöhle führende Wurzelkanal des Zahnes, der sich evtl. spitzenwärts radiär aufzweigt (Canales rami radicis), so daß das For. apicis siebartig ist; **C. sacralis** *PNA* (Sakralkanal) als Kreuzbeinabschnitt des Wirbelkanals; **Cc. semicirculares ossei** *PNA*, die knöchernen Bogengänge in der Pars petrosa des Schläfenbeins (Innenohr), halbkreisförm., ungefähr in den Hauptebenen des Raumes senkrecht aufeinander stehend u. die häut. Bogengänge (Ductus semicirculares) enthaltend, der anteriore (auch: superiore, frontale) senkrecht zur Längsachse des Felsenbeins, der lat. (= horizontale) nach hinten orientiert, der posteriore (= sagittale) etwa parallel zur Felsenbeinkante (s. a. Abb. »Labyrinth«); **C. spinalis**, der »RM-Kanal« (↑ C. vertebralis); **C. spiralis cochleae** *PNA* (CORTI* Tunnel, Kanal, Schneckenrohr), der um die Schneckenspindel im Gegenuhrzeigersinn gewundene knöcherne Spiralkanal für die Perilymphe u. den Ductus cochlearis, beginnend am Vorhof des Innenohrs, endend (stumpf u. blind) an der Schneckenspitze, von den Laminae spiralis ossea u. basilaris aufgeteilt in die Scalae vestibuli u. tympani; der spiralig gewundene **C. spiralis modioli** *PNA* (C. ganglionaris) in der Schneckenspindel am Ansatz der Lamina spiralis ossea für das Ggl. spirale cochleae; **C. tarseus** (↑ Sinus tarsi); der **C. urogenitalis** (↑ Harn-Samenröhre); **C. vaginalis** s. **vulvouterinus**, die Lichtung der weibl. Scheide; **C. ventriculi** *PNA*, der Magenkanal, die Lichtung des Magens (vgl. Magenstraße); **C. vertebralis** *PNA* (C. spinalis *BNA*), der von der Foramina vertebralia gebildete, dazwischen von Wirbelkörpern, Bandscheiben u. Ligg. flava begrenzte RM-, Spinal- oder Wirbelkanal für das RM u. seine Häute; **C. Vidianus** (↑ Can. pterygoideus); **C. vomerovaginalis** *PNA* (C. basipharyngeus *BNA*) zwischen Proc. vaginalis sphenoidalis u. Ala vomeris, für die Rr. nasales post. inf. et sup. lat.

Canalis zygomaticus

des Ggl. sphenopalatinum; **C. zygomaticus**, der Jochbeinkanal, vom For. zygomaticoorbitale mit 2 Armen für die Nn. zygomaticofacialis bzw. -temporalis.

Canavan* Syndrom (MYRTELLE C., amerikan. Ärztin), VAN BOGAERT*-BERTRAND* Sy., frühinfantile diffuse spongiöse Dystrophie, »zerebrale Ödemkrankh.«: (CANAVAN 1931, VAN BOGAERT-BERTRAND 1949) autosomal-rezessiv-erbl., nur bei jüd. Kindern beobachtete letale Krankh., die sich im 2.–6. Mon. durch Zurückbleiben der stat. Funktionen u. der psychomotor. Entwicklung sowie Hyper-, dann Hypo- bis Atonie der Gliedmaßen, Megazephalie, Blindheit, zerebrale Anfälle u. schließlich Enthirnungsstarre manifestiert; path.anat.: Status spongiosus, evtl. glasig-gelatinöse Veränderungen im Marklager des Gehirns (v. a. subkortikal), Hydrops der Markscheiden (auch der Astrozyten?), diffuse Entmarkung. – vgl. JAKOB*-CREUTZFELD* Syndrom.

Cancer: 1) *path* Krebs, ↑ Carcinoma, ↑ Karzinom; z. B. **C. aquaticus** (↑ Noma), **cancer en cuirasse** (den Thorax panzerförmig umgebendes, infiltrierend in die Haut wachsendes Mamma-Ca [↑ Lokalrezidiv], mit Verhärtungen, Vorbuckelungen u. geschwür. Zerfall), **C. pyreticus** (mit Temp.steigerung, meist schubweise, nur z. T. durch Tumorzerfall bedingt, oft schon im Frühstadium, häufig bei Befall von Lymphknoten u./oder Leber), **C. xanthosus** (das ↑ Chlorom). – 2) *chir* **C. galeni**: Kopfverband mit 6zipfl. Tuch.

cancero...: ↑ kanzero..., karzino....

Cancroid: verhornendes ↑ Plattenepithelkarzinom.

Cancrophobia: (lat.) Karzinophobie.

Cancrum: Krebs, Karzinom, Noma.

Candela, cd, »neue Kerze«: (1948) SI-Einh. der Lichtstärke, so definiert, daß die Leuchtdichte (Stilb) eines schwarzen Körpers bei 2042,5 K 60 cd/cm² beträgt; 1 cd = 1,107 HEFNER* Kerzen (HK) = 0,981 internat. Kerzen (IK).

Candicidin: (1953) Polyen-Antibiotikum (A, B) aus Streptomyces griseus, wirksam gegen Fadenpilze u. Hefen, bes. Candida albicans.

Candida: Gattung der asporogenen Sproßpilze (Hefen), nach LODDER u. VAN RIJ der Unterfam. Cryptococcoideae [Cryptococcaceae] zugeordnet; als Charakteristika Sproßzellen, Pseudo- oder echtes Myzel, keine Arthrosporen. Mehr als 120 Arten (mit zahlreichen Synonymen, ↑ Tab.); Typ-Spezies **Candida albicans** (neuerer Name: Syringospora alb., da ebenso wie **C. stellatoidea** von manchen Autoren als sprossender Brandpilz eingeordnet), aerob, meist grampos., ovoid, mit Hyphen u. Chlamydosporen, auf Reisagarplatte identifizierbar; pathogen für Mensch, Maus, Meerschweinchen, Kaninchen, Geflügel etc. (↑ Candidosis). Humanpathogen ferner: **C. guilliermondi** (mit Sproßzellen u. Pseudomyzel, ohne Chlamydosporen, fakultativ pathogen für Mensch u. verschied. Tiere; perfekte Form: Pichia guill.), **C. krusei** (langgestreckt, mit Sproßzellen, Pseudo- u. verzweigtem Myzel [»crossed sticks«], ohne Chlamydosporen; fakultativ pathogen für Mensch u. Tier), **C. parapsilosis** (fadenbildend, mit Blastosporen, Pseudomyzel, selten Chlamydosporen [kleiner als bei C. albicans], fakultativ pathogen für Mensch [v. a. Nagelmykose] u. Tier), **C. pseudotropicalis** (sehr lang,

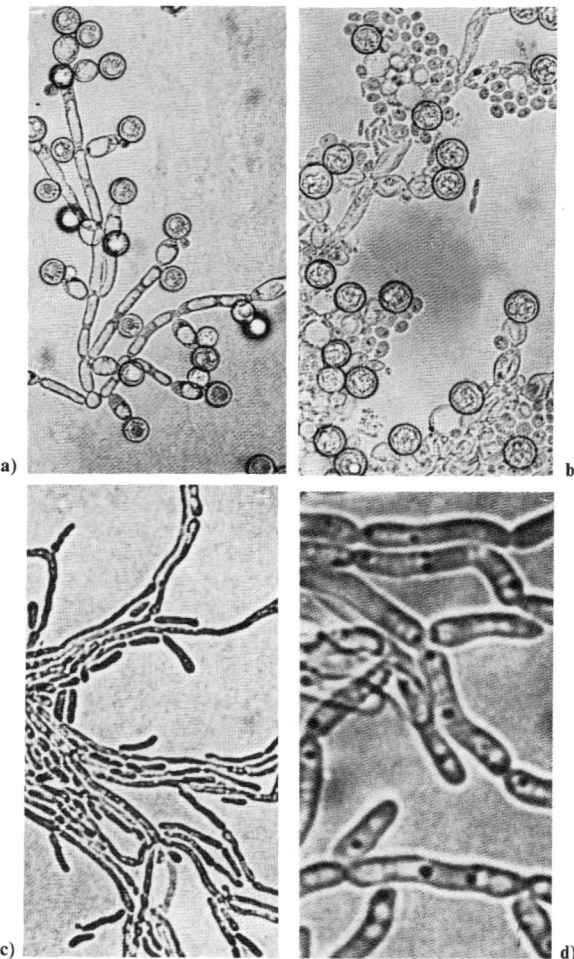

a) Candida albicans (Chlamydosporen am Pseudomyzel); b) Candida stellatoidea (Chlamydo-, Blastosporen, Pseudomyzel); c) Candida pseudotropicalis (Pseudomyzel); d) Candida krusei (grobes Pseudomyzel).

»floßartig« -parallel gelagert, mit Sproßzellen, Pseudo- u. schwach entwickeltem Myzel, ohne Chlamydosporen; fakultativ pathogen für Mensch u. Tier; perfekte Form: Kluyveromyces fragilis), **C. stellatoidea** (neuerer Name: Syringospora st.; mit Hyphen, Sproßzellen, Pseudomyzel, Chlamydosporen; stellt hohe Feuchtigkeitsansprüche; beim Menschen Erreger von Haut-, Schleimhaut-Mykosen), **C. tropicalis** (gut entwickeltes Pseudo- u. verzweigtes Myzel, mit zahlreichen Blasto-, selten Chlamydosporen; fakultativ pathogen für Mensch u. Tiere) sowie **C. brumptii, C. intermedia, C. zeylanoides**. – ↑ Abb., s. a. Abb. »Hefen«.

Candidaemia: Vork. von Candida-Blastosporen im Blut; s. a. Candida-Sepsis.

Candidamycosis: ↑ Candidosis.

Candida|-Mykid, Candidid, Kandidid, Levurid, Moniliid: allerg.-hypererg. Hautreaktion (z. B. ekzematiforme Parakeratose) als örtl. oder Fernreaktion bei Candida-Befall, v. a. an Händen u. Füßen sowie über den Augenbrauen (typ. bei Candida-Vulvovaginitis). Weitere Manifestation als Vaskulitis u. Asthma

Wichtigste Candida-Arten (mit Synonymen)

Candida albicans (Syringospora alb.)	*Blastodendrion* cutancum, crectum, favrei, gifuense, intestinale, oosporoides, pinoyi, pinoyisimilis. *Candida* aldoi, desidiosa, favrei, metalondinensis, mycotoruloidea, pinoyisimilis, psilosis, triadis. *Castellania* alba, copellii, decolorans, metalondinensis, nabarroi, pseudolondinensis, pseudolondinoides, pseudometalondinensis, richmondi. *Cryptococcus* copellii, favrei, harteri, pinoysimilis. *Dematium* albicans. *Endomyces* pinoyi, rhoi. *Geotrichoides* krusei. *Monilia* alba, albicans, aldoi, alvarezsotoi, cutanea, decolorans, inexorabilis, laryngitidis, mannitofermentans, metalondinensis, metalondinensis, var. alba, metalondinensis var. pseudolondinensis, nabarroi, periunguealis, pinoyi, pinoyi var. nabarroi, pinoyisimilis, pseudoalbicans pseudolondinensis, pseudolondinoides, pseudometalondinensis, psilosis, richmondi, triadis, tumefaciens-alba. *Myceloblastanon* albicans, ashfordi, copellii, cutaneum, decolorans, favrei, gruetzii, metalondinense, nabarroi, pinoyi, psilose, tumefaciens-album. *Mycocandida* pinoysimilis. *Mycotorula* actoni, albicans, albicans var. vuillemini, alvarezsotoi, armeniensis, bethaliensis, buccalis, ovalis, periunguealis, pinoyi, quasi-linguaepilosae, triadis, vaginalis. *Mycotoruloides* aldoi, ovalis, triadis. *Mycoderma* desidiosum. *Oidiomyces* unguium. *Oidium* albicans. *Onychomyces* unguium. *Parasaccharomyces* albicans, ashfordi, colardi, oosporoides. *Parendomyces* periunguealis. *Saccharomyces* albicans, tumefaciens-albus. *Syringospora* albicans, negronii, psilosis, robii. *Torulopsis* copellii. *Trichosporum* glycophile. *Zymonema* albicans, album, alvarezsotoi, bucalis, harteri.
C. guilliermondii (var. membranaefaciens)	*Blastodendrion* arztii, krausi, guilliermondii. *Candida* tropicalis var. rhagii. *Castellania* guilliermondii, pseudoguilliermondii. *Monilia* guilliermondii, guilliermondii var. pseudoguilliermondii, pseudoguilliermondii. *Myceloblastanon* arzti, krausi, guilliermondi. *Mycotorula* guilliermondi, krausi, negrii. *Torula* fermentati.
C. krusei	*Candida* chevalieri, dendritica, monosa. *Castellania* parakrusei. *Cryptococcus* lesicuri. *Enantiothamnus* braulti. *Endomyces* krusei. *Monilia* africana, balcanica, dissocians, enterocola, inexpectata, intestinalis, krusei, krusoides, londinensis, nitida, parabalcanica, parakrusei, tonge. *Myceloblastanon* krusei, parakrusei. *Mycotorula* monosa. *Mycotoruloides* krusei. *Mycocandida* inexpectata. *Mycoderma* bordetii, chevalieri, lambica, monosa. *Pseudomonilia* inexpectata. *Saccharomyces* krusei. *Torula* monosa. *Trichosporon* dendriticum, krusei.
C. parapsilosis s. parakrusei	*Blastodendrion* globosum, gracile, intestinale var. epidermicum. *Castellania* kartulisii. unguium, saccharum. *Monilia* chalmersi, fioccoi, parapsilosis. *Myceloblastanon* gifuense, *Mycocandida* parapsilosis, skutetzkyi. *Mycotorula* vesica. *Schizoblastosporion* globosum, gracile. *Spicaria* unguis.
C. pseudotropicalis	*Atelosaccharomyces* pseudotropicalis. *Blastodendrion* procerum. *Candida* mortifera, mortifera var. α. *Castellania* pseudotropicalis. *Cryptococcus* sulfureus. *Endomyces* pseudotropicalis. *Monilia* mortifera, pseudotropicalis, pseudotropicalis var. metapseudotropicalis, var. pseudotropicalis. *Myceloblastanon* pseudotropicalis. *Mycocandida* mortifera, pseudotropicalis. *Mycotorula* pseudotropicalis. *Torula* cremoris.
C. tropicalis	*Atelosaccharomyces* paratropicalis, tropicalis. *Blastodendrion* irritans, kayongosi. *Candida* bonordenii, bronchialis, butantanensis, enterica, insolita, kefir, nivea, paratropicalis, pulmonalis, vulgaris. *Castellania* bronchialis, enterica, faecalis, insolita, metatropicalis, nivea, paratropicalis, pulmonalis, tropicalis. *Endomyces* bronchialis, entericus, faecalis, insolitus, niveus, paratropicalis, pulmonalis, tropicalis. *Geotrichoides* kefir, vulgaris. *Monilia* aegyptiaca, argentina, tonordenii, bronchialis, butantanensis, candida, enterica, faecalis, insolita, issavi, kefir, metatropicalis, nivea, onychophila, paratropicalis, pseudobronchialis, pseudotropicalis, pulmonalis, tropicalis. *Myceloblastanon* bronchiale, candidum, entericum, faecale, insolitum, niveum, paratropicale, tropicale. *Mycotorula* dimorpha, interdigitalis, trimorpha. *Mycotoruloides* trimorpha. *Oidium* breve, tropicale. *Parendomyces* butantanensis. *Syringospora* dimorpha.

bronchiale. – **C.-Sepsis**: generalisierte Form der Candidosis mit Pilzpyämie u. sept. Krankheitsbild, evtl. mit Staphylokokkensepsis kombiniert. Erregernachweis im Blut.

Candidia: gelegentl. Exanthem bei Candida-albicans-Mykose.

Candidin: 1) aus Streptomyces viridoflavus-Kulturen erhaltenes Polyen-Antibiotikum (wahrsch. Heptaen-Gruppe, dem Candicidin ähnlich) mit starker fungizider Wirkung. – 2) Oidiomycin: Extrakt aus Candida-albicans-Kulturen für die epi- u. intrakutane Probe auf Candida-Sensibilisierung (für Candidose-Diagnostik nicht geeignet).

Candidosis, Candidiasis, Moniliasis, Oidio-, Kandidamykose, Soor: v. a. durch Candida (sive Syringospora) albicans, ferner C. krusei, tropicalis, pseudotropicalis, parapsilosis, guilliermondii u. a. hervorgerufene Mykose, entweder prim. durch pathogene Besiedlung (Kontaktinfektion, infizierte Nahrungsmittel, Gebrauchsgegenstände) oder erst nach Eintreten weiterer pathogenet. Faktoren (Diabetes mellitus, Schwangerschaft, Hautmazeration, langandauernde Antibiotika-Medikation etc.). Pilznachweis mikroskopisch (Kalilauge, PAS-, Methylenblau-Färbung) u. kulturell. Befallen werden v. a. Haut (= Candidamycosis cutis generalisata) u. Schleimhäute; erstere als generalisierter Soor v. a. beim Säugling (= Erythema mycoticum infantile, † BECK*-IBRAHIM* Krankh.), seltener beim Erwachs. (Dermatitis pustulosa; oft bei Candidasepsis), als Candida-Follikulitis (Bart- oder Kopfhaar, auch U'schenkel; Pilzfäden in der Keratinfaser), C.-Intertrigo (flächenhafte, polyzykl., dunkelrote, feuchtglänzende Herde mit Knötchen u. Bläschen, typ. Schuppen, evtl. Rhagaden, oft starker Juckreiz; v. a. in Leistenbeuge, Bauch- u. Brustfalten nach intensivem Schwitzen, ferner interdigital, oft zwischen 3. u. 4. Finger oder den Zehen, auch an den Mundwinkeln = Angulus infectiosus candidamyceticus); ferner als Mykid, in Form von Granulomen, Paronychie, Onychomykose. Als Schleimhautsoor in Mund/Schlund, äuß. Ohr, als Balanitis, Vulvovaginitis (mit typ. pastenart. Fluor als »Tampon« vor der Zervix, bei Mischinfektion mit Trichomonaden aber profus u. flüssig). Ferner Befall inn. Organe: v. a. nach örtl. Strahlen- u. Antibiotika-Ther. meist durch Deszendieren eines Mundsoor, mit Pseudomembranen, Retrosternalschmerz, Schluckstörung, evtl. auf den Magen übergreifend; als **akute** oder **chron. C. pulmonalis**, selten primär durch Einatmen infizierten Staubes, meist sek. durch Deszendieren eines Mundsoor, v. a. bei vorgeschädigtem Bronchial- u. Lungengewebe (u. begünstigt durch massive Antibiotika-Ther.), mit uncharakterist. Reizhusten, schlei-

Candidosis urogenitalis

mig eitr., evtl. hämorrhag. Sputum (Pilznachweis!), später Fieber, Pleuraschmerzen, bronchopneumon. u. miliaren, evtl. abszedierenden Infiltraten, im Abheilungsstadium Fibrose; außer bei Kachexie mit günst. Prognose; als **C. urogenitalis** (Harnblase u. Niere) entweder aszendierend (v. a. bei Diabetes mellitus u. langer Bettlägerigkeit) oder als **Ausscheidungs-C.** (v. a. bei postantibiot. Candida-Sepsis, begünstigt durch Harnretention), Erregernachweis im Urin. – Candida-Endo- u. Myokarditis bei kachektisierenden Erkrn. (Agranulozytose, Leukose, Malignom), v. a. unter Antibiotika-Ther. u. i.v. Ernährung als interstitielle, evtl. abszedierende Entzündung; Enzephalitis v. a. im Säuglings- u. Kindesalter, meist Organmanifestation einer Candida-Sepsis, als akute oder chron., vorw. basale Meningoenzephalitis (Erregernachweis im Liquor); s. a. Tab. »Mykosen«.

Candidulin: Antibiotikum ($C_{11}H_{15}NO_3$) aus Aspergillus candidus, bakterizid (grampos. u. -negative Baktn.) u. fungizid; sehr toxisch (DL_{50} Maus s.c. 250 mg/kg).

Candiru, Vandellia cirrhosa: ca. 5 cm langer, schlanker Parasitenwels [Trichomyoteridae] im trop. Südamerika, der manchmal Badenden in Harnröhre oder Vagina schlüpft u. – falls nicht op. entfernt – dort stirbt u. eine Fremdkörperentzündg. hervorruft.

Candiru-Virus: in Brasilien vork., von Zecken übertragenes (?) Virus der Phlebotomusfieber-Gruppe, das beim Menschen Fieber, Kopfschmerzen u. Myalgien hervorruft.

cane fever: Zuckerrohrfieber; v. a. in Australien vork. Leptospirose (Microtus australis A u. B) ähnl. dem Schlamm- oder Erntefieber (das scharfkant. Zuckerrohr setzt Verletzungen, die eine Infektion durch die mit leptospirenhalt. Rattenurin beschmutzten Pflanzen begünstigen); klin.: Meningitis serosa, Myalgien, kein Ikterus, gute Prognose.

Caneotica: auf Kreta (= Chania = Canea) endem. Hautleishmaniase.

canescens: ergrauend, alternd.

Canescin: fungizides Antibiotikum aus Penicillium canescens; instabil.

Canetti* Test: (1963) Resistenzprüfung (in %) bei Mycobact. tuberculosis durch Einbringen einer Erreger-halt. Sputumverdünnung in mit einschläg. Chemotherapeutika u. Antibiotika in best. Konz. versetztes LÖWENSTEIN*-JENSEN* Medium.

Canicola-Fieber: ↑ Leptospirosis canicola (Stuttgarter Hundeseuche).

Caninus: Dens caninus (↑ Eckzahn).

Canities: Grau-, Weißhaarigkeit, auf Pigmentschwund oder Einlagerung von Luftbläschen in den Haaren beruhend. Als **C. senilis** im höheren Alter physiol. (hormonelle Einflüsse, fam. u. individuelle zeitl. Unterschiede, bei ♂ im allg. früher); als **C. praematura s. praecox s. praesenilis** essentiell oder symptomat., z. B. bei Enzymstörung, chron. intestinaler Toxämie, Vit.mangel, endokrinen u. neurovegetat. Störungen, auch als **C. (subita) psychogenica** nach starkem Affekt (Aufregung, Schreck, Todesangst). – **C. unguium**: ↑ Leukonychie.

Cannabi-diol, -gerol, -nol: ↑ Haschisch.

Cannabinomania: Haschischsucht.

Cannabiosis, Hanf-, Hechelfieber, Hanfstaublunge: (KOELSCH u. LEDERER 1933) Byssinose-ähnl. Pneumokoniose der Hanfarbeiter, vorw. als allerg. Reaktion auf pflanzl. Eiweißkörper, anhaftende Pilze u. Baktn.; klin.: Reizerscheinungen der Luftwege, asthmaähnl. Dyspnoe; Gewöhnung meist nach wenigen Tagen, Rückfälle nach längerer Arbeitspause, nur bei Dauerzustand chron. Bronchitis mit Emphysem u. Cor pulmonale. – Ferner die durch tox. Harze (u. anhaftenden Schwefel?) bedingte **Atrophie canabienne**, mit erdig-bräunl. Hautfarbe, Abmagerung, Kopfschmerzen, Nachlassen der geist. u. geschlechtl. Funktionen, Metrorrhagien etc.

Cannabis sativa var. indica: ind. Hanf; Wild- u. Kulturpflanze in Süd- u. Osteuropa, Amerika, Asien; wie alle anderen C.-Rassen u. -Kulturformen in der BRD dem ↑ Betäubungsmittelgesetz unterworfen, da aus den harz. ♀ Blüten u. dem Kraut das Rauschgift Haschisch (indian.: Marihuan[h]a) gewonnen wird.

Cannabismus: chron. ↑ Haschischvergiftung.

Cannizzaro* Methode (STANISLAO C., 1826–1910, Chemiker, Genua, Rom): *histochem* indir. Aldehydnachweis durch Aldehydblockierung mit NaOH. – s. a. Aldehyddismutation.

Cannon* (WALTER BRADFORD C., 1871–1945, Physiologe, Boston) **Gesetz**: ↑ Denervationsgesetz. – **C.* Notfallsreaktion, -funktion, Reflex**: Teilphänomen des ↑ Adaptationssyndroms bei plötzl. schwerer psych. oder phys. Belastung; reflektor. Sympathikusstimulierung führt zu vermehrter Ausschüttung von NNM-Hormonen (bes. Adrenalin) u. dadurch zum Blutdruck- u. Blutzuckeranstieg. – **C.* Welle**: ↑ Vorhofpfropfungswelle. – **C.*-Böhm* Sphinkter, Ring, Punkt** (GOTTFRIED B., 1880–1952, Röntgenologe, München): Wandabschnitt etwa in Mitte des Colon transversum, in dem häufig ein Kontraktionsring auftritt (anatom. aber keine »Sphinkter«-Struktur). – **C.*-Davis* Syndrom** (WALTER BR. C.; WILLIAM ELIAS D., 1863–1902, Gynäkologe, Birmingham): funktionelle Dysmenorrhö mit Spasmen von Rektum u. Harnblase.

Cañonvarizen: Varizen in durch Druckatrophie entstandenen Weichteillogen oder Knochenexkavationen.

Cantani* Zeichen (ARNOLDO C., 1837–1893, Internist, Neapel): 1) CHEYNE*-STOKES* Atemtyp ohne apnoische Pausen; v. a. bei fett. Myokarddegeneration. – 2) Bläschengeräusch über dem Abdomen bei Perforationsperitonitis.

Cantelli* Zeichen: 1) ↑ Puppenauge (2). – 2) paradoxer okulokardialer Reflex: bei Bulbusdruckversuch Tachykardie (bis zu 6 Min. über den Druck hinaus) als Zeichen einer Vagusinsuffizienz. – 3) Li.-Verlagerung des Herzspitzenstoßes in Rechtsseitenlage bei exsudativer Perikarditis.

Cantharides, Cantarella, Kanthariden, Blasenkäfer, Musca hispanica, span. Fliegen, Pflasterkäfer: *pharm* die getrockneten, eigenartig stark riechenden Körper des in Mittel- bis Südeuropa vork. Blasenkäfers Lytta s. Cantharis vesicatoria; haut- u. schleimhautreizende Giftdroge (DL 1–3 g; MED 50 mg; MTD 150 mg), die neben Harz, Fett u. Farbstoffen mind. 0,7% stark gift. Cantharidinum enthält; Anw. früher als Aphrodisiakum (Liebestränke), bei Neuralgien u. Zahnschmerzen, als blasenziehendes Pflaster. – s. a. Kanthariden....

Cantharidin(um), Kantharidin: 3,6-Oxido-1,2-dimethyl-hexahydrophthalsäureanhydrid; starkes Gift in mehreren Käferarten, insbes. in Lytta vesicatoria (⁄ Cantharides); sublimierbare Kristalle, deren Dämpfe Augen u. Haut stark reizen. Anw. wie Cantharides (2mal tägl. max. 0,1 mg); bei Vergiftung (»**Cantharidismus**«: Nierenschädigung, Nekrosen im Magen-Darmtrakt, Kreislaufkollaps) Magenspülung, salin. Abführmittel, Schleime, Anästhetika (kein Öl!).

Canthus: Augen-, Lidwinkel (⁄ Angulus oculi); s. a. Kantho....

Cantlie* Flechte (SIR JAMES C., 1851–1926, Tropenarzt, London): interdigitale Epidermophytie.

Cantonnet* Zeichen: chron. (Knie-)Gelenkerguß bei konnat. Syphilis.

Cantor* Sonde (MEYER O. C., geb. 1907, Chirurg, Detroit): (1946) einläuf. Gummisonde mit mehreren seitl. Öffnungen u. Hg-beschwertem Ballon als Führungspunkt als Verweilsonde zum Absaugen der oberen Dünndarmabschnitte.

Cantus galli: (lat. = Krähen des Hahns) die krächzende Inspiration bei Laryngismus stridulus.

Cantwell*(-Young) Operation (FRANK V. C., 1862–1910, Chirurg, Trenton; HUGH H. Y.) bei Epispadie Harnröhrenplastik aus dors. Penishaut u. Einbettung zwischen die Schwellkörper.

canus: (lat.) grau.

Canyut* Methode: Methode der ⁄ Trachealanästhesie.

CAP: *bakt* Catabolite gene activation protein.

Capacitation: *gyn* ⁄ Kapazitation.

Capaldi*-Proskauer* Nährboden (ACHILLE C., Arzt, Neapel): wäßr. Lösung von 2% Pepton, 0,1% Mannit u. Lackmus (Nachweis der Säurebildung) zur DD von Typhus- u. Kolibaktn.

Capdepont*(-Hodge*-Stainton*) Zahndysplasie, Dentinogenesis hypoplastica hereditaria: (BARRET 1882, ST. 1892, CA. 1905) domin.-erbl. Entwicklungsstörung des Milch- u. bleibenden Gebisses mit vermindertem Mineralgehalt der 3 Hartsubstanzen, graubräunl. Verfärbung u. völl. Abrasion durch Kauakt (»crownless teeth«); Folgen: Pulpatod, apikale Erkrn. Oft mit anderen mesodermalen Anomalien (z. B. Osteogenesis imperfecta) kombiniert. – vgl. Dentinogenesis imperfecta hereditaria.

Capgras* Syndrom (JEAN MARIE JOSEPH C., 1873–1950, französ. Psychiater): (1923) wahnhafte Personenverkennung, indem bekannte Personen als deren Doppelgänger oder Zwillinge angesehen werden; v. a. bei Schizophrenie.

Capillar...: s. a. Kapillar....

Capillaria hepatica, Hepaticola h.: (BANCROFT 1893) parasitierender »Haarwurm« [Trichuridae] in der Leber von Nagetieren (v. a. Ratten) u. Affen, seltener des Menschen; 4–12 mm lang; Entwicklung ohne Zwischenwirt im Boden in der Eihülle; orale Infektion des Endwirtes; Larven schlüpfen im Darm u. gelangen auf dem Blutwege in die Leber; klin.: (sub)akute Hepatitis mit Eosinophilie. – 1968 erstmals beschrieben die »intestinale Capillariasis« durch C.

philippinensis (2,6, ♀ 3,6 mm Zyklus unbekannt) mit akutem Cholera-ähnl. Bild (Eiweißverlust, Enteropathie) u. oft letalem Ausgang.

capillaris: haarartig. – **Capillaritis**: Veränderung der Blutkapillaren im akuten Entzündungsfeld; Schwellung der Endothelien, erhöhte Permeabilität.

Capilli *PNA*: die Haare (des Kopfes).

Capillitium: Haupthaar, -behaarung.

Capistratio: (lat. = Anhalfterung) ⁄ Phimose.

Capistrum: »Kopfhalterverband« für Gesichts- u. Kopfverletzungen, mit waagerechten Stirn- u. Halstouren u. senkrechten Kiefer-Scheiteltouren (Ohren bleiben frei). **C. simplex** für eine, **C. duplex** für bd. Gesichtshälften.

capitatus: mit einem Kopf versehen; z. B. Os capitatum.

Capitium: »Mützen-« oder »Kapuzenverband« mit drei- oder viereck. Tuch, das durch Einschneiden fünfzipflig gemacht wird.

Capitulum: 1) *anat* das mit einer konvexen oder konkaven Gelenkfläche versehene »Köpfchen« eines Knochens; z. B. das **C. humeri** *PNA* (lat. Teil des dist. Gelenkkörpers für die Articulatio humeroradialis). – **C. costae, C. fibulae** etc. ⁄ Caput. – 2) *entom* »falsches Köpfchen«: der die Mundwerkzeuge tragende Körperteil der Zecken.

Caplan*-Colinet* Syndrom (ANTHONY CA., Arzt, Cardiff), Silikoarthritis, -arthrose: (COLINET 1950) bei Kohlebergleuten Mischstaubsilikose (multiple, sich rasch entwickelnde Rundherde) in – zeitlich nicht kongruenter – Kombination mit prim. chron. (oder subakuter) Polyarthritis; selten; Pathogenese unklar.

Capocaccia*-Coa=Pinna* Medium: biphas. Nährboden zur Züchtung von Entamoeba histolytica; Zus.: Agar, Ei u. Leberextrakt, überschichtet mit RINGER* Lsg. u. Serum (6+1), Zusatz von Reisstärke.

Cappagnoli* Glukosenachweis: Blaufärbung bei Zusatz einer Lsg. von Kupfer(II)-hydroxid in KOH.

Capps* (JOSEPH ALMARIN C., 1872–1964, Internist, Chicago) **Reflex**: reflektor. »Pleuraschock« (Blutdruckfall, Schweißausbruch, Blässe) bei Reizung der Pleura. – Ein solcher Schock beim Pneufüllen dürfte meist Folge einer Luftembolie sein. – **C.* Zeichen**: über sympath. Fasern des N. phrenicus ausstrahlende Nacken- u. Schulterschmerzen bei zentraler Pleuritis diaphragmatica.

Capreomycinum *WHO*, Capromyzin: (1961) tuberkulostat. Polypeptid-Antibiotikum aus Streptomyces capreolus (80–90% C. I, 10–20% C. II). Ototox. u. geringe nephrotox. Nebenwirkungen; peroral keine Resorption; schwach wirksam gegen grampos. u. -neg. Keime; Parallelresistenz zu Viomycin.

Capron-, Capryl-: ⁄ Kapron-, Kapryl-.

Caps.: *pharm* ⁄ Capsula.

Capsaicinum, Kapsaizin: 7-Methylokten-(5)-karbonsäure-(1)-vanillylamid, ein zykl. Säureamid; Bestandteil der roten Paprikafrüchte (Capsicum fastigiatum). Wirkt nervenreizend u. kapillarerweiternd. Anw. als Tct. (Spiritus russicus), Liniment oder Pflaster bei rheumat. Erkrn., innerl. als Stomachikum.

Capsella Bursa pastoris: »Hirtentäschelkraut« [Cruciferae]; Anw. des Krautes (Herba Bursae pasto-

Capsicum annuum

ris) wegen Gehaltes an schwefelhalt. äther. Öl u. anuterostypt. wirksamen – biogenen Aminen.

Capsicum annuum: der Paprikastrauch [Solanaceae], in über 50 Arten kultiviert (Gewürz-, Tomaten- u. Gemüsepaprika); *therap* Anw. der getrockneten Früchte (Fructus Capsici, »span. Pfeffer«; mit Capsaicin, Vit. A u. C., Rutin u. fettem Öl) in hautreizenden Tinkturen, Pflastern etc., als Magen- u. Gurgelmittel.

Capsid, Capsomeren: *virol* Kapsid, s. u. Virion.

Capsula: (kleine) Kapsel. **1)** *pharmaz* **C. medicinalis**: »Arzneikapsel« aus verschiedenem Material (s. a. Charta), z. B. **C. amylacea** (Oblatenkapsel), **C. gelatinosa** (Gelatinek.), **C. keratinosa** (Keratin-K.; dünndarmlösl.; s. a. Keratinieren). – **2)** *anat* Organkapsel; z. B. die **C. adiposa renis** *PNA*, die aus lockerem gelben Baufett bestehende Fettkapsel der Niere u. NN (zwischen Capsula fibrosa u. Fascia renis), dorsal dicker als ventral, auch bei starker Abmagerung nicht völlig schwindend; die **C. articularis** *PNA*, die die Gelenkhöhle luftdicht abschließende, am Knochen befestigte Gelenkkapsel, mit Stratum fibrosum u. St. synoviale; die **C. ext.** *PNA*, die weiße Substanz zwischen Linsenkern u. Claustrum; **C. fibrosa glandulae thyroideae** *PNA* (dünn, kollagenbindegeweb.); die **C. fibrosa perivascularis hepatis** *PNA*, die mit dem Leberperitoneum verwachsene, kollagen-bindegeweb. GLISSON* Kapsel der Leber, die sich an der Porta hepatis zusammen mit Gefäßen u. Gallengängen als Stroma in das Organinnere begibt; die **C. fibrosa renis** *PNA* kollagen-bindegewebig, mit glatter Oberfläche, sich am Nierenhilus in das Bindegewebe der Nierengefäße fortsetzend, von der gesunden Niere leicht abzuziehen; die **C. glomeruli** *PNA*, die becherförm., aus viszeralem u. parietalem Epithelblatt bestehende BOWMAN* Kapsel, die den Nierenglomerulus einschließt, u. deren Spaltraum den Primärharn aufnimmt, um ihn über den Harnpol in das Nierenkanälchen abzuleiten (s. a. Corpuscula renis); die **C. interna** *PNA* (»innere Kapsel«), die schalenförm. Ausbreitung der markhalt. Projektionsfasern des Hirnschenkels zwischen Nucl. caudatus, Thalamus u. Nucl. lentiformis, unterteilt in Genu, Crus ant. u. post., Pars sub- u. retrolentiformis; Läsionen führen zu ausgedehnten neurol. Störungen, da hier auf engstem Raum Pyramidenbahn, supranukleäre Bahnen für Hypoglossus u. Fazialis, Tractus opticus u.a.m. verlaufen; die **C. lentis** *PNA*, die als Linsenkapsel vom Linsenepithel ausgeschiedene homogene, glasklare, kutikulare Membran, die die Augenlinse umhüllt.

capsular drops, fibrin caps: (engl.; HALL u. KOSS 1952) fibrinoide oder exsudative »Kappen« in den peripheren Glomerulusschlingen, v. a. beim lipoidnephrot. Syndrom, auch bei der diabet. Glomerulosklerose.

Capsulitis: Entzündung einer Organ- oder Gelenkkapsel (↑ Capsula).

Capsuloplicatio: op. Raffung einer Gelenkkapsel, z. B. des Kniegelenkes bei der habituellen Patellarluxation.

Capua* Methode: (1932) quant. gasometr. Mikroverfahren (N_2-Messung) zur Harnsäure-Bestg.

Caput: *anat* **1)** Kopf, Haupt; **2)** Gelenkkopf (Endstück eines artikulierenden Knochens); **3)** Muskelkopf (Ursprungsstück eines mehrteiligen Muskels). –
C. breve *PNA*: der »kurze Kopf« des M. biceps brachii (Urspr.: Proc. coracoideus der Skapula) bzw. des Biceps femoris (Lamina lat. der Linea aspera). – **C. costae** *PNA*, Capitulum co.: das etwas verdickte, mit 2 WK gelenkig verbundene Rippenköpfchen (für die Articulatio costovertebralis). – **C. epididymidis** *PNA*: der von den Ductuli efferentes testis u. dem prox. Ductus epididymidis gebildete, den oberen Hodenpol überragende Nebenhodenkopf. – **C. femoris** *PNA*: der Femur- oder Schenkelkopf, das prox. Femurende (für die Articulatio coxae); s. a. Hüftkopf. – **C. fibulae** *PNA*, Capitulum fibulae *BNA, JNA*: das Wadenbeinköpfchen (für die Articulatio tibiofibularis). – **C. humerale** *PNA*: **1)** der am Epicondylus med. humeri u. der Fascia antebrachii entspringende Kopf des M. flexor carpi ulnaris; **2)** der am Epicondylus med. humeri u. am Septum intermusculare brachii med. entspringende Kopf des M. pronator teres. – **C. humeri** *PNA*: der Oberarmkopf (für die Articulatio humeri); s. a. Humeruskopf.... – **C. humeroulnare** *PNA*: der am Epicondylus med. humeri u. an der Tuberositas ulnae entspringende Kopf des M. flexor digitorum superf. – **D. laterale** *PNA*: **1)** C. fibulare *JNA*: der am Epicondylus lat. femoris entspringende Kopf des M. gastrocnemius; **2)** C. radiale *JNA*: der an der Humerusrückseite proximal vom Sulcus n. radialis entspringende Kopf des M. triceps brachii. – **C. longum** *PNA*: **1)** der am Tuberculum supraglenoidale scapulae u. am Labrum glenoidale entspringende Kopf des M. biceps brachii (mit langer, dünner Sehne durch das Schultergelenk u. den Sulcus intertubercularis); **2)** der am Tuber ischiadicum entspringende Kopf des M. biceps femoris; **3)** der am Tuberculum infraglenoidale u. Margo lat. scapulae entspringende Kopf des M. triceps. brachii. – **C. mallei** *PNA*, Capitulum m. *BNA, JNA*: das Hammerköpfchen (für die Articulatio incudomallearis). – **C. mandibulae** *PNA*, Capitulum m. *BNA, JNA*: das UK-Köpfchen (Endabschnitt des Gelenkfortsatzes für die Articulatio temporomandibularis). – **C. mediale** *PNA*: **1)** Caput tibiale: der am Epicondylus med. femoris entspringende Kopf des M. gastrocnemius; **2)** C. ulnare *JNA*: der an der Humerusrückseite distal vom Sulcus n. radialis entspringende Kopf des M. triceps brachii. – **C. obliquum** *PNA*: **1)** der an Mittelfußknochen (Basen), Os cuneiforme lat., Os cuboideum u. Lig. plantare entspringende Kopf des M. adductor hallucis; **2)** der an den Handwurzelknochen (u. Bändern) entspringende Kopf des M. adductor pollicis. – **C. pancreatis** *PNA*: der in der Duodenalschlinge liegende Pankreaskopf. – **C. radiale** *PNA*: die an der Radiusvorderseite in langer Linie entspringende dünne Muskelplatte des M. flexor digitorum superf.; s. a. Caput laterale. – **C. radii** *PNA*, Capitulum r. *BNA, JNA*: das tellerförm. Radiusköpfchen mit einer oberen (für Articulatio humeroradialis.) u. einer seitl. Gelenkfläche (Circumferentia articularis, für Articulatio radioulnaris prox.). – **C. stapedis** *PNA*, Capitulum st. *BNA, JNA*: das Steigbügelköpfchen (für die Articulatio incudostapedia). – **C. tali** *PNA*: der knaufförm. Sprungbeinkopf (für die Articulatio talo-calcaneo-navicularis). – **C. transversum** *BNA, PNA*: **1)** der an den Metatarsophalangealgelenkkapseln II–IV entspringende quere Kopf des M. adductor hallucis; **2)** der am 3. Mittelhandknochen entspringende Kopf des M. adductor pollicis. – **C. ulnae** *PNA*: **1)** Capitulum u. *BNA, JNA*: das Ellenköpfchen (mit Circumferentia

articularis für die Insicura ulnaris des Radius); **2)** der an der Olekranon- u. Ulnarückseite entspringende Kopf des M. flexor carpi ulnaris; **3)** der am Proc. coronoideus ulnae entspringende schwache, oft nur sehn. Kopf des M. pronator teres. – Ferner als *path* Schädelformen: **C. membranaceum** (↑ Kautschukschädel), **C. natiforme** (↑ Natizephalie), **C. obstipum** (↑ Schiefhals), **C. progeneum** (Progenie), **C. quadratum** (= Frons quadrata, »Quadratschädel« durch osteophytäre Auflagerungen an Tubera front. u. parietalia; z. B. bei Rachitis), **C. trigonum** (↑ Trigonozephalus). – *geburtsh* **C. gelatum** (↑ Glückshaube), **C. succedaneum** (s. u. Geburtsgeschwulst). – *hepat, ophth* **C. Medusae**, Varicomphalus: sichtbare Erweiterung u. Schlängelung der Bauchdeckenvenen (ähnl. einem Medusenhaupt) in der Umgebung des Nabels als Kollateralkreislauf bei Behinderung des Pfortaderabflusses (Leberzirrhose oder Thrombose). Auch Bez. für die erweiterten episkleralen Gefäße beim akuten Glaukom.

Capute*- Rimoin*-Konigsmark* (-Esterly*) Syndrom: (1969) dominant-erbl. (?) Phakomatose (generalisierte Lentigines) mit angeb. Innenohrtaubheit u. Syndaktylie 2./3. Finger.

Cara(a)te: (indian./span.) ↑ Pinta.

Caraparu-Virus: in Panama u. Brasilien von Moskitos übertragenes ARBO-Virus C, das beim Menschen Fieber u. Kopfschmerzen erregt.

Carapatos: *entom* ↑ Ornithodorus moubata.

Carassini* Spule: zweiteil. Al-Knopf für intestinale End-zu-End-Anastomosen.

carb...: Wortteil »Kohlenstoff«, s. a. Karb....

Carbachol(um) *WHO*, Karbachol: Karbamoylcholinchlorid; stark u. anhaltend wirkendes, von Cholin-esterase nur langsam hydrolysierbares Parasympathikomimetikum (oral 2 mg, s.c. 0,25 mg pro dosi; cave Herzinsuffizienzen!); *ophth* in Augensalbe u. -tropfen (1%ig) zur Pupillenverengerung u. Senkung des intraokulären Drucks; als **C.-Stimulationstest** zur Beurteilung der Speicheldrüsen-Restfunktion bei Hyposialie.

Carbamazepinum *WHO*: 5H-Dibenzo[b,f]azepin-5-karboxamid; antikonvulsiv u. psychotrop wirkendes Antiepileptikum.

Carbamidum: ↑ Harnstoff.

Carbanhydrase: ↑ Karbonat-dehydratase; vgl. aber Karboanhydrase.

Carbarsonum *WHO*: p-Ureido-phenylarsonsäure; As-halt. Chemotherapeutikum mit großer therap. Breite (v. a. Amöben- u. Balantidiendysenterie u. Trichomonadenvaginitis), aber tox. Nebenwirkungen.

Carbazochromum: Adrenochrom-mono-semikarbazon; Hämostyptikum (Verminderung der Kapillarpermeabilität u. Verkürzung der Blutungszeit ohne Beeinflussung der Blutgerinnung).

Carbenicillin: α-Karboxybenzylpenizillin; nur parenteral wirksames Antibiotikum (v. a. gegen Pseudomonas); ↑ Tab. »Penizilline«.

Carbenoxolonum *WHO*: Karboxypropionyloxy-oxo-oleanensäure; Ulkustherapeutikum.

Carbimazolum *WHO*: 3-Methyl-2-thioxo-4-imidazolin-1-karbonsäureäthylester; Thyreostatikum.

Carbinoxaminum *WHO*: 2-[p-Chlor-α-(2-dimethylaminoäthoxy)-benzyl]-pyridin(maleat); orales Antihistaminikum.

carbo...: s. a. karbo....

Carbo: (lat.) Kohle; z. B. *pharm* **C. animalis s. sanguinis** (Tier-, Blutkohle aus Knochen, Fleisch, Blut u. a. tier. Stoffen), **C. coffeae** (»Kaffeekohle«, koffeinhalt.; bei Schleimhautentzdg., im Klysma bei Hydrops), **C. ligni pulveratus s. vegetabilis** (gepulverte Holzkohle nach DAB), **C. medicinalis** (Arzneikohle, meist aus Blut; als **C. activatus** mit bes. hohem Adsorptionsvermögen, in Form von Pulver, Granulat, Tabl.; als Adsorbens bei Darm-Erkrn., Meteorismus, Flatulenz, Vergiftungen, äußerl. als antisept. Wundstreupulver).

Carboanhydrase, CAH: ↑ Karbonat-dehydratase; s. a. Karboanhydrase-Hemmer.

Carbocromenum *WHO*: 7-(Äthoxykarbonyl-methoxy)-3-(2-diäthylaminoäthyl)-4methylkumarin; Koronardilatans.

Carbogen: Gasgemisch aus CO_2 u. O_2 (5+95) zur Reanimation bei Vergiftgn. mit atemdepressor. Charakter; obsolet.

Carbolum: ↑ Phenolum.

Carbomycinum *WHO*: (TANNER et alii 1951) Makrolid-Antibiotikum (Erythromycin-Gruppe) aus Streptomyces halstedii; wirksam gegen grampos. u. einige gramneg. Baktn. (z. B. Neisseria catarrhalis, Haemophilus influenzae), ferner gegen Rickettsien u. manche Viren.

Carboneum: (lat.) ↑ Kohlenstoff.

carbonicus: adj. Bez. für ein Karbonat.

Carbovisor®: (BRINKMAN-KIPP) Gerät zur kontinuierl. Registrierung des CO_2-Gehaltes der Exspirationsluft während einer Narkose. Prinzip: photoelektr. Messung des Farbumschlags eines Indikators; nach Eichung dir. Angabe in Vol. %.

Carbowax®: Gruppe wasserlösl., lipophober Polyäthylenglykole; je nach MG (200–7000) klare Flüssigkeit oder weiße, wachsart. Massen. Anw. als Glyzerinersatz, Salben- u. Suppositoriengrundlage etc. sowie als Einbettungsmittel für gefriergetrocknete Gewebe (bes. zur Darstg. von Lipiden u. KH).

Carboxy|biotin: ↑ aktive Kohlensäure. – **C.methylcysteinum** *WHO*: S-(Karboxymethyl)-L-zystein-Natrium; Expektorans, Antitussivum.

Carbunculus: ↑ Karbunkel. – **C. contagiosus s. malignus:** ↑ Milzbrandkarbunkel.

Carbutamidum: 1-Butyl-3-sulfanilyl-harnstoff; oral wirksames Antidiabetikum (bes. für Altersdiabetes).

Carcasson(n)e* Band: ↑ Ligamentum transversum perinei.

carcino...: s. a. karzino....

Carcinoma, Ca., Cancer, Karzinom, Krebs: bösart. Neoplasma epithelialer Herkunft mit zahlreichen, bzgl. des gewebl. Aufbaus u. des Wachstums (z. B. endo- oder exophytisch, infiltrierend) unterscheidbaren Formen; s. a. Tab. »Neoplasmen« sowie die einzelnen Organkrebse. – Bez. erstmals durch GALEN für das Ca. der Mamma (deren gestaute Venen Krebsfüßen ähneln). – **Ca. acutum:** das schnell wachsende medulläre Ca. (»soft cancer«). – **Ca. adenoides cy-**

Carcinoma adenomatosum

sticum: das zylindromatöse Ca. der Mamma. – **Ca. adenomatosum**: ↑ Adenokarzinom (i. e. S. mit vorw. gestreckten Strängen). – **Ca. alveol(ocellul)are**: ↑ Alveolarzellenkarzinom. – **Ca. asbolicum**: ↑ Rußkrebs. – **Ca. atrophicans**: ↑ Skirrhus. – **Ca. avenocellulare**: ↑ Haferzellkarzinom (»oatcell-carcinoma«), s. Carcinoma parvocellulare. – **Ca. basocellulare**: ↑ Basalzellenkarzinom, Basaliom, Ulcus terebrans. – **Ca. biliare**: ↑ Cholangiom (1). – **Ca.cauliflore**: ↑ Blumenkohltumor. – **Ca. chronicum**: der – langsam wachsende – ↑ Skirrhus. – **Ca. clarocellulare**: s. u. Helle Zellen. – **Ca. colloides**: ↑ Carcinoma mucoides. – **Ca. corticale**: NNR-Tumor, s. u. Nebennierentumor. – **Ca. cribriforme s. cribrosum**: ↑ Adenokarzinom mit siebartig durchlöcherten Strängen; v. a. in Mamma (intrakanalikulär) u. Prostata. – **Ca. cystopapilliferum**: das »dendrit. Ca.« der Mamma, mit zystisch ausgeweiteten Drüsenausführungsgängen, in die baumförmig verzweigte, mit polymorphem (kub. oder zylindr.) Epithel ausgekleidete Papillen hineinragen. Klin.: blutende Mamma. – **Ca. disseminatum**: ↑ KROMPECHER* Krebs (2). – **Ca. durum**: ↑ Skirrhus. – **Ca. embryonale**: von embryonalen Geweben ausgehendes Ca., v. a. an Leber u. Hoden (↑ Teratoblastoma malignum). – **Ca. endoepidermale**: ↑ Carcinoma in situ. – **Ca. endometriale**: ↑ Korpuskarzinom. – **Ca. erysipelatosum s. erysipelatoides**, Erysipelas carcinomatosum: Mamma-, seltener Anal-Ca. mit derber, geröteter, flächenhafter Infiltration der Haut durch per contiguitatem oder retrograd auf dem Lymphweg vordringende Krebszellen; s. a. cancer en cuirasse. – **Ca. fibrosum**: ↑ Skirrhus. – **Ca. folliculoides et cylindromatosum**: (R. MEYER) ↑ Granulosazelltumor. – **Ca. fusocellulare**: das wenig differenzierte »Spindelzellkarzinom« v. a. an Epithelübergangszonen (wie Zervix, Epipharynx), mit spitz ausgezogenen u. fischzuartig angeordneten Zellen; weitgehend ident. mit dem Transitionalzell-Ca.; z. T. mit Karzinosarkom gleichgesetzt. – **Ca. gelatinosum**: »Gallertkrebs« (↑ Carcinoma mucoides). – **Ca. gigantocellulare**: »Riesenzellkarzinom« (z. B. im Ovar), wobei die Riesenzellen nur Ausdruck einer gesteigerten DNS-Synthese bei gestörter Zellteilung sind; s. a. Bronchialkarzinom. – Das »giant cell carcinoma« der Schilddrüse (WARREN u. MEISSNER) ist wahrsch. ein polymorphzell. oder Karzinosarkom. – **Ca. granulocellulare**: »gekörntzell. Ca.«; in der Niere, mit deutl. Zellgranulierung. – **Ca. granulosocellulare**: ↑ Granulosazelltumor. – **Ca. hepatocellulare**: ↑ Leberzellkarzinom. – **Ca. hidrocellulare, -glandulare**: ↑ Schweißdrüsenkarzinom. – **Ca. insulocellulare**: ↑ Inselzellkarzinom. – **Ca. intradermale**: ↑ PAGET* Krebs. – **Ca. intraductale**: das intrakanalikulär wachsende Mamma-Ca. – **Ca. lobulare**: Mamma-Ca. mit läppchenförm. Anordnung der Zellnester. – **Ca. medullare**: der – im Unterschied zum Skirrhus – vorwiegend aus Parenchym (u. weniger aus Stroma) bestehende, dadurch bes. weiche »Markschwamm«. – Als Sonderform das **C. m. cum stromate lymphoide** der Mamma. – **Ca. melanodes s. melanoticum**: ↑ Melanokarzinom. – **Ca. mucoepidermoides**: klinisch nicht unterscheidbare Variante (nur versch. Differenzierung?) des Plattenepithel-Ca. mit monozellulärer Verschleimung; Vork. an Portio, Speicheldrüsen, Mund- u. Nasenhöhle, Ösophagus, Bronchien, Harnblase, Anus. – **Ca. mucoides s. mucosum**, Ca. colloides s. gelatinosum s. myxomatodes: das »Schleim-« oder Gallert-Ca. als solides oder drüs. Adenokarzinom mit überreichl. Schleimproduktion u./oder kolloider Degeneration (histol.: häufig ↑ Siegelringzellen u. kernlose Schleimkugeln); Vork. v. a. in Magen, Rektum, Ovar, Uteruskörper. –

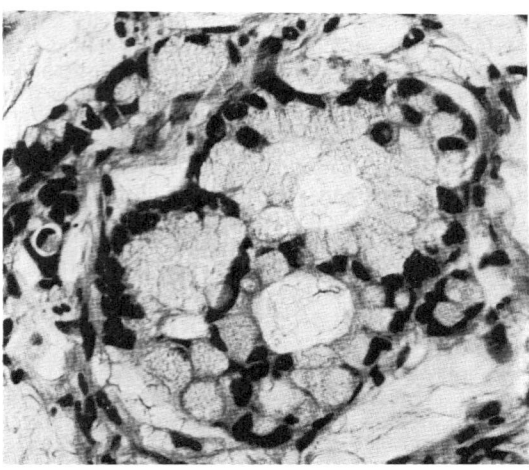

Carcinoma mucoides (350fach). Im Stroma extra- u. intrazelluläre Schleimablagerung, Siegelringzellen.

Ca. oncocyticum, oxyphiles Ca.: von Onkozyten ausgehendes »großzellig-eosinophiles Ca.«, z. B. das ↑ HÜRTHLE*-Zell-Karzinom. – **Ca. papillare s. papilliferum**: ↑ Carcinoma villosum. – **Ca. parvocellulare**: »kleinzell.« Ca. der Bronchien (↑ Haferzellkarzinom) u. Schilddrüse, als **C. p. anaplasticum** auch der Prostata. – **Ca. physaliferum**: ↑ Helle-Zellen-Karzinom. – **Ca. plano- s. platycellulare**: ↑ Plattenepithelkarzinom. – **Ca. praeinvasivum**: ↑ Carcinoma in situ. – **Ca. sarcomatodes**: 1) verwildertes, kataplast. Ca., wobei durch Entdifferenzierung der epithelialen Geschwulstzellen der Eindruck eines polymorph- oder spindelzell. Sarkoms entsteht. – 2) Karzinosarkom. – **Ca. scirrhosum**: ↑ Skirrhus (hart durch überwieg. bindegeweb. Stroma). – **Ca. sebaceum**: ↑ Talgdrüsenkarzinom. – **Ca. sigillocellulare**: Siegelringzellkarzinom; bes. Typ des Ca. mucoides, charakterisiert durch intra- u. extrazelluläre Schleimbildung. – **Ca. simplex**: Ca. (meist solidum) mit etwa gleichen Anteilen an Parenchym u. Stroma (damit zwischen Markschwamm u. Skirrhus stehend). – **Ca. in situ**, CIS, Ca. praeinvasivum, Ca. endoepidermale, Oberflächen- oder präinvasives Karzinom: (BRODERS) umschriebene Epithelveränderung mit den zytol. Merkmalen eines Ca. (Entdifferenzierung, Zellpolymorphie, verschobene Kern-Plasma-Relation, Zunahme der Kerndichte), jedoch ohne die histol. Merkmale der Proliferation; Vork. v. a. an Portio (↑ Abb. »Kollumkarzinom«), Kehlkopf, Glans penis, Bronchien, Mundschleimhaut. – I. w. S. die Präkanzerosen. – **Ca. solidum**: einfachste gewebl. Form des Ca. ohne bes. Differenzierung, mit Strängen u. Nestern unreifer Epithelzellen innerhalb eines Bindegewebsgerüstes; unterschieden als Ca. sol. simplex., medullare u. scirrhosum. – **Ca. spinocellulare**, Stachelzellkrebs, Spinaliom: Plattenepithel-Ca. der Haut oder Schleimhaut, das histologisch das Stratum spinosum der Epidermis imitiert (Zellen durch Interzellularbrücken verbunden, Bildg. von Hornperlen). Als verhornendes das Kankroid. – **Ca. trabeculare**:

Ca. solidum (z. B. Epithelkörperchen) mit deutl. Bälkchen-Anordnung der Parenchymzellen. – **Ca. transitiocellulare**, Übergangszellkarzinom: Karzinom der Schleimhaut der ableitenden Harnwege. – Sehr ähnlich (»anaplast. Pflasterzell-Ca.«) u. ebenso benannt ein Ca. des oberen Rachenraums; gilt – ebenso wie das Lymphoepitheliom (SCHMINCKE* Tumor) – als rel. strahlenempfindlich. – **Ca. tubulare s. tubulosum**: Adenokarzinom mit tubulären Strukturen (z. B. in der Mamma). – **Ca. ex ulcere (ortum)**: ∕ Ulkuskarzinom. – **Ca. villosum. Ca. papilliferum s. papillare**: der »Zottenkrebs« der Haut u. Schleimhäute (z. B. Harnblase, rel. langsam wachsend), mit papillärem Bau, dendritisch verzweigtem Stroma u. Überzug aus atyp. Pflaster- oder Zylinderepithelien.

Carcino(mato)sis: ∕ Karzinose.

Cardarelli* (ANTONIO C., 1832–1927, Internist, Neapel) **Aphthen**: ∕ Aphthen RIGA*. – **C.* Zeichen**: 1) ∕ OLIVER*-C.* Zeichen. – 2) **C.*-Chauffard* Zeichen**: bei Leber-Echinokokkus an der hinteren Thoraxwand infraskapulär wahrnehmbare Vibrationswellen, ausgelöst durch kurze Schläge auf die gegenüberliegende Vorderwand. – 3) **C.*(-Senator*)-D'AMATO* Zeichen**: bei Mediastinalprozeß hörbares laryngotracheales Blasen über Sternum u. Klavikel der erkrankten Seite. – 4) **C.*-Frugoni* Zeichen**: bei Tumor im vord. Mediastinum Fortleitung des (para-)sternalen Perkussionsschalles zum Mund. – 5) **C.*-Gnéneau de Mussy* Zeichen**: über einer pulmonalen Infiltration bes. hochfrequenter Klopfschall an der Thoraxrückwand bei Perkussion von Sternum oder Klavikel.

Carden* Operation (HENRY DOUGLAS C., gest. 1872, Chirurg, Worcester): osteoplast. intrakondyläre Oberschenkelamputation mit Stumpfdeckung durch einen die Patella tragenden Weichteillappen.

Cardia: ursprüngl. Bez. für das Herz, seit GALEN für den »Magenmund« (∕ Pars cardiaca ventriculi, Kardia...).

cardiac index: ∕ Herzindex. – **c. lung**: sek. Lungenveränderungen bei Herzerkrn. – **c. output**: ∕ Herzminutenvolumen.

cardiacus: 1) das Herz betreffend. – 2) die Pars cardiaca ventriculi betreffend.

cardialis, kardial: das Herz betreffend.

Cardiazol®|-Krampftherapie: (V. MEDUNA 1934) Konvulsionsther. (ton.-klon. Krämpfe mit Bewußtseinsverlust) bei Schizophrenie u. Depression durch rasche i. v. Inj. von Cardiazol® (Pentetrazolum WHO; meist 5–10 ml, im allg. 2mal wöchentl.; insges. 6–12); obsolet (auch in Form der subkonvulsiven C.®-Ther., sogen. »Abortivschock«). – **C.®-Quaddel**: i.c. Inj. im zugehör. Hautsegment bei Steinkolik als Ther. oder zur diagnost. Abgrenzung von Entzündungsschmerzen (die im allg. nicht ansprechen).

cardio...: Wortteil 1) »Herz« bzw. 2) »Kardia«; s. a. kardio....

Cardiolipin: *serol* aus dem Herzmuskel isoliertes, N-freies Phospholipid, ein Phosphatidsäure-Derivat, bestehend aus mit Phosphorsäure u. ungesätt. Fettsäuren (v. a. Öl- u. Linolsäure, etwa 1:5) verestertem Glyzerin. Anw. als AG in der Syphilis-Serodiagnostik: 1) (PANGBORN 1941) in 0,0175%ig. äthanol. Lsg. mit Zusatz von 0,0875% Lezitin u. 0,3% Cholesterin für die **C.-Reaktion**, eine KBR zur Serodiagnostik der Syphilis, evtl. unter Anw. der KOLMER* Technik (zwar ebenso unspezif. wie WaR u. Nebenreaktionen, jedoch mit weniger »falsch pos.« Ergebnissen); 2) modifiziert (0,03% C., 0.23% Lezithin, 0,9% Cholesterin) für den **C.-Flockungstest** (CFT, qual. u. quant. in Serum u. Liquor ausführbar, angesetzt im Röhrchen (wie WaR-Nebenreaktionen) oder – meist – auf dem Objektträger (Mikroflockungsreaktion, Schnelltest, bes. für Reihenuntersuchungen).

Cardiomegalia congenita: angeb. Herzvergrößerung; z. B. die **C. glycogenica** (∕ Glykogenose Typ 2, = POMPE* Krankh.), **C. lipogenica** (angeb. bei Fettspeicherkrankh., z. B. als ∕ KUGEL*-STOLOFF* Syndrom).

Cardiopalmus: ∕ Palpitation.

Cardiopathia: Herzleiden, -affektion; z. B. **C. basedowica s. thyreotoxica** (∕ BASEDOW-Herz, Thyreokardiopathie), **C. nigra** (bei ∕ Pulmonalsklerose), **C. ochronotica** (bei ∕ Alkaptonurie), **C. zosterica** (bei ∕ Zoster, z. B. prodromal, mit Infarktzeichen).

Carditis: »Herzentzündung«, Karditis, ∕ Endo-, Myo-, Peri-, Pankarditis.

Cardona* Brücke, Keratoprothese (H. C., Ophthalmologe, New York): *ophth* Keratoplastik mit Implantation eines kleinen Kunststoffensters.

Carducci* (AGOSTINO C., geb. 1873, italien. Arzt) **Fieber**: ein ∕ Boutonneuse-Fieber. – **C.* Zeichen**: bei Echinokokkuszyste im Lungenmantel kreisrunder, absoluter Dämpfungsbezirk innerhalb einer Zone rel. Dämpfung.

Carere = Comes* Methode (O. C. = C., zeitgen. Histologe, Siena): *histol* färber. Darstg. von Ery u. glattem Muskelgewebe mit Siena-Orange, auch als histochem. K-Nachweis (Ausfällung von orangerotem Kalium-p-Dipikrylamin).

(Carey) Coombs* Geräusch: ∕ COOMBS* Geräusch.

Carey* Methode: Darstg. nervöser Endplatten (schwarz) in Muskelzellen durch Einlegen der Muskelstücke in Zitronensaft, Imprägnieren in 1%ig. wäßr. Goldchlorid u. Reduktion in 25%ig. Ameisensäure.

Cargile* Membran (CHARLES HASTINGS C., 1853–1930, Chirurg, Bentonville/Ark.): präpariertes

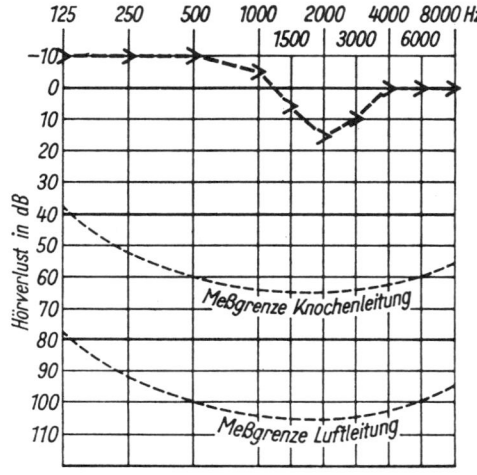

Carhart* Senke (und Okklusionseffekt).

Carhart* Senke

Rinderperitoneum zur Deckung von Bauchfelldefekten, z. B. zur Adhäsionsprophylaxe.

Carhart* Senke, Mulde: *otol* im Audiogramm Depression der Knochenleitungskurve im tieferen Frequenzbereich (500 u. 4000 Hz) bei Stapesankylose. – **C.* Test:** *otol* ↑ Schwellenschwundtest.

Caribi: auf den Karib. Inseln epidem. gangränöse Proktitis.

Caries: »Knochenfraß«; **1)** *dent* ↑ Zahnkaries, Karies.... – **2)** *chir* ↑ Knochenkaries (i. e. S. die ↑ Knochen-Tbk). – **C. humida**, feuchte Karies: **1)** *chir* mit Eiterbildung einhergehende bakterielle Knochenkaries; **2)** *dent* **C. florida**: hochakute Verlaufsform der Zahnkaries mit früher Pulpabeteiligung. – **C. sicca**: *chir* **1)** granulierende (»trockene«) Form der – meist tbk. – Ostitis mit lakunärer Resorption der Knochenbälkchen, ohne Abszeßbildung; **2)** *dent* flächenhafte, sich nur sehr langsam ausbreitende oder sistierende Karies (= **C. nigra**) an Zahnpartien, die ausreichend gereinigt werden (v. a. am hypoplast. Höcker der 6-Jahr-Molaren).

Carina: (lat. = Schiffskiel) *anat* schiffskielart. Sporn oder Leiste; z. B. die **C. epiglottica** (median an der Innenseite des Kehldeckelknorpels), **C. fornicis** (an der Unterfläche des Fornix cerebri), **C. urethralis vaginae** *PNA* (der an der vord. Scheidenwand von der Harnröhre aufgeworfene Wulst); sowie (i. e. S.) die **C. tracheae** *PNA*, der sagitt. Bifurkationssporn zwischen den Mündungen beider Hauptbronchien in die Luftröhre, kranialkonkav, hervorgerufen durch einen entspr. Vorsprung des untersten Trachealknorpels (scheinbare Li.verlagerung im bronchoskop. Bild durch den steileren Verlauf des re. Bronchus bedingt).

carinatus: kielförmig.

Carisoprodolum *WHO*: Isopropylderivat des Tranquilizers Meprobamat; zentral angreifendes, analget. Myotonolytikum, Muskelrelaxans bei Spasmen (sedierende Nebenwirkungen).

Carlens* (ERIK C., zeitgen. Otologe, Stockholm) **Biopsie:** Biopsie einer bei der Mediastinoskopie gewonnenen Gewebeprobe. – **C.* Tubus:** doppellum., mit Karinasporn versehener Gummitubus für die li.-seit. endobronchiale Intubation (isolierte Ventilation, Absaugung, Blockade re.), fixiert durch 2 Gummimanschetten. Zahlreiche Modifikationen.

Carleton* Flecken (BUKK G. C., 1856–1914, Arzt, New York): sklerosierte Knochenherde (hypertroph. Osteoperiostitis) als Fernkomplikation der Gonorrhö.

Carlquist* Nährboden: aus Pankreas-Kaseinpepton, Kaliumphosphat, Glukose u. Aq. dest., zur Kultivierung von Enterobaktn. (u. zum Lysindekarboxylase-Nachweis).

Carlsten* Aufnahme: *röntg* **1)** okzipitonasale Schädelaufnahme zur Darstg. von Stirn- u. Kieferhöhlen u. Siebbeinzellen. – **2)** bitemp. Schädelaufnahme zur Darstg. der NNH (v. a. Stirn- u. Keilbeinhöhle); Zentralstrahl durch untere Orbitaränder senkrecht auf Kassette.

Carman* Meniskus (RUSSELL DANIEL C., 1875–1926, amerikan. Röntgenologe): (1921) *röntg* sichelförm. Füllungsdefekt an der Binnenseite eines Nischenschattens beim schüsselförmig zerfallenden Magenkarzinom.

Carminativa remedia: *pharm* ↑ Karminativa.

Carnegie-Experiment: von der CARNEGIE-Stiftung (USA) getragener Versuch (BENEDICT et alii), das somat. Bild u. die psych. Wirkung von Hungerzuständen zu erfassen.

Carneolutescin: Antibiotikum aus Penicillium ochroaceum; bakterizide Wirksamkeit durch Serum herabgesetzt.

Carnes* Bandage, Aufhängung (WILL T. C., amerikan. Mechaniker): brustfreie Kraftzug-Schultergurtbandage (mit über die Schulter der Amputationssseite laufendem Unterstützungsgurt) zur Halterung u. willkürl. Bewegung des **C.* Armes** (Leichtmetallhand, 2 sperrbare Fingergelenke).

Carnett* Zeichen: Verschwinden eines Palpationsschmerzes im Abdomen nach willkürl. Anspannung der Bauchdecken als Zeichen für intraperitoneale Genese.

carneus, carnosus: (lat.) fleischig.

Carnificatio: *path* Karnifikation (↑ Hepatisation).

Carnivora: *zool* »Fleischfresser«, Ordnung der Raubtiere, mit Unterordnungen Landraubtiere (Fissipedia) u. Robben (Pinnipedia).

Carnot* (PAUL C., 1869–1957, Internist, Paris) **Lösung:** $CaCl_2$ enthaltende sterile Gelatine-Lsg.; lokales Hämostyptikum. – **C.* Probe:** DD von Magenatonie u. Pylorusstenose anhand des 1-Std.-Restes im zuvor ausgeheberten Magen nach Trinken von 500 ml Wasser, bestimmt bei aufrechter Haltung u. – im 2. Versuch – bei Rechtsseitenlage. – **C.* Reflex:** Tränenfluß bei Einführen einer Sonde in den Ösophagus.

Carnoy* Gemisch (JEAN BAPTISTE C., 1836–1899, Zellularbiologe, Loewen), VAN GEHUCHTENS* Gemisch: *histol* absol. Alkohol. Chloroform u. Eisessig (6:3:1) zur Gewebe- u. insbes. Glykogen-Fixierung.

Caro: (lat.) Fleisch; z. B. **C. luxurians**, das schwammart. »wilde Fleisch« (überschießend wucherndes Granulationsgewebe) in heilenden Hautwunden, v. a. bei schleppender Epithelisierung.

Caro* Reaktion (HEINRICH C., 1834–1910, dtsch. Chemiker): (1908) H_2S-Nachweis (insbes. in Abwässern) anhand der Blaufärbung (Methylenblaubildung) bei Zusatz von **C.* Reagens** (1 g p-Amino-dimethylanilin in 300 ml 38%ig. HCl + 100 ml 1%ige $FeCl_3$-Lösung.).

Caroli* Phänomen: bei duodenaler Retroperistaltik einsetzender Ventilmechanismus im intramuralen Choledochus, indem der Abschnitt distal des kontrahierten Sphincter Oddi von der Peristaltik umgeschlagen (»Dreschflegelphänomen«) u. dadurch ein duodenobiliärer Reflux verhindert wird. – **C.* Probe:** transduodenale ↑ Bromsulfaleinprobe. – **C.* Syndrom: 1)** **C.*(-Hepp*) Sy.**, MERCADIER* Sy.: mechanisch bedingte Dyskinesie (Hypertonie) des Ductus cysticus mit kolikart. Schmerzen in der Gallenregion; *röntg* nach übl. Kontraktionsreiz Spasmus von Zystikus u. Gallenblase. – **2)** (1964) angeb. segmentale, zyst. Erweiterungen der intrahepat. Gallenwege mit (Sub-)Ikterus, Hepatomegalie, evtl. Fibroangiomatose der Gallenwege, multiplen Nierenzysten; Neigung zu intrahepat. Konkrementbildung u. Cholangitis (einschl. Komplikationen). – **C.* Verfahren:** (1914) *röntg* ↑ Radiomanometrie.

Caronia* Vakzine (GIUSEPPE C., geb. 1884, Pädiater, Rom): Kombinationsimpfstoff gegen Scharlach u. Typhus.

caroticus: zur Arteria carotis gehörend.

Carotinodermia, Carotinosis: ↑ Karotinikterus.

Carotis: ↑ Arteria carotis; s. a. Karotis... – **C. dolorosa**: ↑ Karotidodynie.

Carpale, Carpalia: ↑ Ossa carpi.

Carpenter* Effekt (W. B. C., 1813–1885, Physiologe, London): durch Wahrnehmung u. Vorstellung von Bewegungen ausgelöste Tonusverlagerungen in der Muskulatur, die zum – latenten – Mitvollzug dieser Bewegungen führen. Erklärt z. B. das Sprechen einfachster Wörter (»Papa«, »Mama«) bei völlig tauben Kleinkindern (Vorbildung der Bewegungsmodelle in der Lallperiode beim Saugakt, nachahmende Artikulationsbewegungen allein aufgrund optischer Wahrnehmung).

Carpenter* Syndrom (GEORGE C., brit. Pädiater): (1901) ↑ Akrozephalosyndaktylie (2); s. a. Abb.

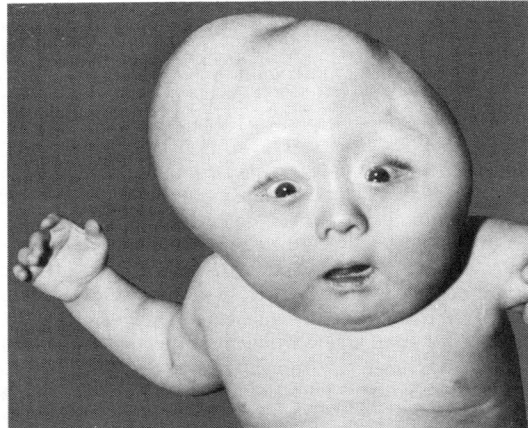

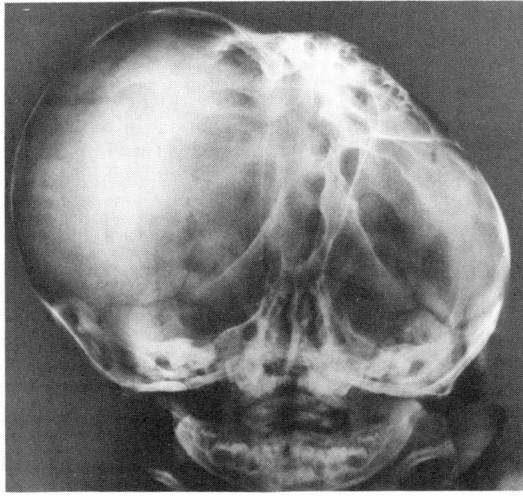

Carpenter* Syndrom; groteske Deformierung des Schädels, der teils nur papierdünne, homogene Knochenlamellen, teils ungeordnete Strukturen u. Überwerfungen aufweist.

Carpentier* Ring: kard bei Trikuspidalinsuffizienz dem Ostiumrand anzunähendes, die Zirkumferenz raffendes Kunststoffimplantat.

Carpue* Operation (JOSEPH CONSTANTINE C., 1764–1846, Chirurg, London): (1816) die ↑ Indische Methode der Rhinoplastik.

Carpus PNA: die aus den 8 gelenkig verbundenen Ossa carpi bestehende »Handwurzel«; dist. Reihe: Os trapezium, trapezoideum, capitatum, hamatum; prox. Reihe: Os scaphoideum, lunatum, triquetrum, pisiforme. – **C. valgus**: ↑ MADELUNG* Deformität.

Carr*-Price* Reaktion (FRANCIS HOWARD C., geb.1874; ERNEST ARTHUR PR., geb. 1882, bd. engl. Chemiker): quant. kolorimetr. Bestg. (»Blauwert«) von Vit. A u. Karotinoiden; **C.*-P.* Reagens** (30%ige Antimontrichlorid-Lsg.) zu der ebenfalls in reinem Chloroform gelösten Probe (2+1).

Carrag(h)een, Lichen irlandicus, irländ. oder Perlmoos: der getrocknete Thallus verschiedener Rotalgen (insbes. Chondrus crispus u. Giartina mamillosa); Droge mit max. 80% gelierendem Pflanzenschleim (Polysaccharid-Schwefelsäureester, v. a. κ- u. λ-Carrageenin), bis 10% Eiweiß sowie Bromiden u. Jodiden in Spuren; therap reizlinderndes Mucilaginosum bei Husten u. Darmkatarrh, Salbenzusatz, Klär- u. Bindemittel, bakt Agar-Ersatz.

Carraro* Syndrom (ARTURO C., ital. Chirurg, Rovigo): (1931) erbl. (autosomal-rezessiv?) angeb. Taubheit mit Hypo- bis Aplasie der Tibia, evtl. auch des Metatarsale I.

Carrefour: (französ.) Kreuzweg, Kreuzung; z. B. anat **C. sensitif** (CHARCOT; okzipitale Capsula int., wo sich Tast-, Seh- u. Hörbahn voneinander trennen), **C. sphénoïdal** (Kreuzung der Nn. oculomotorius, trochlearis, ophthalmicus u. abducens mit dem kleinen u. großen Keilbeinflügel in der Fissura orbit. sup.; bei Nervenschädigung in diesem Bereich typ. Ausfallserscheinungen).

Carrel* (ALEXIS C., 1873–1944, Chirurg, Lyon, New York) **Flasche**: flache, runde Glasflasche mit schräg aufsteigendem Hals für Gewebekultur. – **C.* Plasma**: Nährflüssigkeit für Gewebekulturen: Aqua dest. 100 ml, NaCl 0,9, $CaCl_2$ 0,024, KCl 0,042, Glukose 0,1 u. Agar 3,0 g. – **C.*-Dakin* Lösung**: ↑ DAKIN* Lösung. – **C.*(-Stich*) Naht** (RUDOLF ST.): am freipräparierten Gefäß zunächst Adaptation der Stümpfe (unter Auskrempeln der Ränder) mit durchgreifenden einfachen Haltenähten, dann komplette Vereinigung durch fortlaufende atraumat. Naht.

Carrell* Operation (W. B. C.): **1)** Ersatz des med. Knieseitenbandes durch distal gestielten Fascia-lata-Lappen. – **2)** (1938) Ersatz des Malleolus lat. durch das prox. Fibulaende.

Carr(i)azi* Reagens: histol. Farbstofflösung aus 0,5 g Hämatoxylin, 0,01 g Kaliumjodat, 25 g Alaun in 400 ml Aqua dest. u. 100 ml Glyzerin zur Zellkerndarstellung.

Carrie* Ekzem: ↑ Abnutzungsdermatose.

Carrier: (engl.) Stoff mit der Funktion eines Trägers. **1)** biochem das am akt. Transport durch die Zellwand beteiligte »Trägermolekül« (= **zytoplasmat.** oder **Membran-C.**); s. a. Schlepper. – **2)** nuklearmed eine mit einem Radioisotop markierte chem. Verbindung. – **carrier-free**: Bez. »trägerfrei« für ein Radionuklid-Präp., das keine inakt. Isotope enthält. – **Carrier-Kultur**: virol ↑ Trägerkultur.

Carrión* Krankheit: 1) (DANIEL ALCIDES C., 1850–1885, Medizinstudent, Lima) ↑ Bartonellosis (bei deren Aufklärung C. nach freiwill. Inokulation den Tod fand). – 2) (A. L. C. 1950) ↑ Chromomykose.

Carter* Krankheit (HENRY VANDYKE C., 1831–1907, brit. Arzt, Indien): Madurafuß, ↑ Myzetom.

Carter* Test: *ophth* Bestg. der Farbempfindlichkeitsschwelle durch Beobachtung von Farbmarken bei versch. Beleuchtungsstärken.

Carter*-Robbins* Test: *endokrin* Abgrenzung des Diabetes insipidus durch Infusion einer hyperton. Lsg., die nur bei anderen Polydipsie-Formen eine Verminderung der Harnmenge u. Anstieg des spezif. Gew. bewirkt (über Vasopressin).

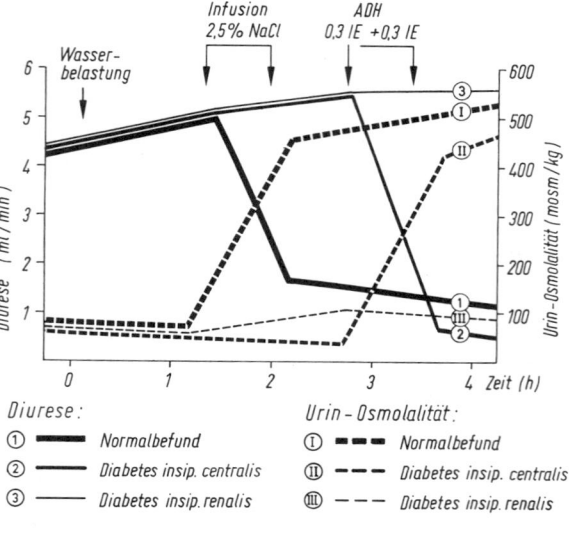

Carticain WHO: 4-Methyl-3-(2-propylamino-propionamido)-thiophen-2-karbonsäuremethylester (als HCl-Salz); rasch wirkendes Mittel zur Infiltrations- u. Regionalanästhesie (auch dental).

Cartilagines: ↑ Cartilago.

cartilagineus: knorplig.

cartilaginosus: knorplig.

Cartilago: (lat.) *anat* ↑ Knorpel. – Als anatom. Gebilde z. B. **C. alaris major** *PNA* (großer Nasenflügelknorpel; mit Crus lat. u. med.; bildet zus. mit mehreren Cartilagines minores das hyalinknorpel. Gerüst des Nasenflügels), **C. articularis** *PNA* (der im allg. bis zu 0,5 mm dicke, hyaline oder hyalinfaser. Gelenkknorpel), **C. arytaenoidea** *PNA* (der kleine, paar. Ary- oder Gießbeckenknorpel des Kehlkopfs in Form einer 3seit. Pyramide; mit stumpfem Proc. muscul. u. spitzem Proc. vocalis; artikuliert – in der Articulatio cricoarytaenoidea – mit der Ringknorpelplatte; Ansatz der inn. Kehlkopfmuskeln u. des Stimmbandes; begrenzt die hint. Stimmritze u. führt deren Eng- u. Weitstellung aus = »Stellknorpel«), **C. auriculae** (der – elast. – Ohr[Muschel]knorpel), **C. corniculata** *PNA* (der paar., winzig kleine SANTORINI* Knorpel bds. im Kehlkopf an der Spitze der ↑ C. arytaenoidea), **C. costalis** *PNA* (der – hyaline – Rippenknorpel), **C. cricoidea** *PNA* (der – hyaline – Ringknorpel des Kehlkopfs, dessen Arcus speiseröhrenwärts in die frontale, mit dem Stell- u. Schildknorpel gelenkig verbundene Ringplatte [Lamina] übergeht; Urspr. einiger Kehlkopfmuskeln), **C. cuneiformis** *PNA* (der kleine, elast. MORGAGNI* oder WRISBERG* Knorpel in der Schleimhaut der Plica aryepiglottica), **C. epiglottica** *PNA* (der herzförm., elast. Kehldeckelknorpel), **C. epiphysialis** *PNA* (der Epiphysenknorpel als hyalinknorpl. Endstück eines Röhrenknochens, in dem sich durch enchondrale Ossifikation die knöcherne Epiphyse entwickelt, während die Randzone zur Cartilago articularis wird; verbleibt als Epiphysenscheibe [»Epiphysenfuge«], von der aus das Längenwachstum des Knochens gegen die Diaphyse hin erfolgt), **C. meatus acustici** *PNA* (Gehörgangsknorpel; Fortsetzung des Ohrmuschelknorpels in der Wand des lat. Gehörgangdrittels), **Cartilagines nasi** *PNA* (die mit den Ossa nasalia das Nasengerüst bildenden hyalinen Nasenknorpel: die dreieck., mit Septum verbundene C. nasi lat., die C. alaris major, Cc. alares min., Cc. nasales accessoriae, die 4eck., vom Sieb- u. Pflugscharbein bis in die Pars mobilis der Nasenscheidewand reichende **C. septi nasi**, die C. vomeronasalis), **C. sesamoidea laryngis** *PNA* (kleiner, linsenförm. Sesamknorpel im – vord. – Stimmband oder in der Ary-Schleimhautfalte), **C. thyroidea** *PNA* (der Schildknorpel; größter Kehlkopfknorpel, mit Laminae dextra et sin., die vorn in der Mittellinie – beim Manne als Prominentia laryngea [»Adamsapfel«] – zusammentreffen, hinten je in ein Cornu sup. u. – für Articulatio cricothyroidea – ein Cornu inf. auslaufen u. den vord. Stimmbandenden u. – in der Linea obl. zwischen Tuberc. thyroideum sup. u. inf. – den Mm. sternothyroideus u. thyrohyoideus als Ansatz dienen), **Cc. tracheales** *PNA* (die 16–20 hufeisenförm., nach hinten offenen, hyalinen Luftröhren- oder Tracheakknorpel in der äuß., fibroelast. Wandschicht der Trachea), **C. triticea** *PNA* (der kleine Weizenknorpel im Lig. thyrohyoideum des Kehlkopfes), **C. tubae auditivae** *PNA* (der teils hyaline, teils elast. Tubenknorpel in Form einer gekrempten Platte; im vord. u. mittl. Drittel der Ohrtrompete), **C. vomeronasalis** *PNA* (der kleine JACOBSON* Knorpel bds. der Vereinigung von Septum nasi u. Vomer).

Cartwright-Faktor: *serol* ↑ Antigen Yt[a].

Carum carvi: der (Feld- oder Wiesen-)Kümmel [Umbelliferae], dessen Früchte (Fructus Carvi, »Kümmelkörner«) als Gewürz, Magen-Darmmittel u. in Badezusätzen u. deren äther. Öl (Oleum Carvi aethereum, »Kümmelöl«; bis 60% Carvon, 30% Limonen) als Karminativum u. Einreibemittel angew. werden.

Caruncula: *anat* warzenförm. Weichteilvorsprung; z. B. die **Carunculae hymenales** *PNA* s. **myrtiformes** (»Hymenalkarunkel«) als Narbenreste des Hymen; **C. lacrimalis** *PNA*, die Tränenwärzchen im inn. Augenwinkel, mit mehrschicht. Plattenepithel, Härchen, Talg u. Knäueldrüsen, manchmal auch akzessor. Tränendrüsen; **C. sublingualis** *PNA* (Papilla salivaria subl. *JNA*) neben dem Frenulum linguae als vord. Ende der Plica subling., in dem die Ductus sublingualis major u. submandib. münden; **C. urethralis**: 1) ↑ Harnröhrenkarunkel; 2) ↑ Colliculus seminalis.

Carus* Krümmung (CARL GUSTAV C., 1789–1869, Gynäkologe, Leipzig, Dresden): die Krümmung der Beckenführungslinie zwischen Beckenmitte u. Beckenausgang.

Carus: extrem tiefes Koma.

Carvacrol: mit Thymol isomeres Phenolderivat in äther. Ölen (z. B. von Thymian); mit bakterizider, fungizider u. anthelminth. Wirksamkeit.

Carvalho*-Lortat = Jacob* Syndrom: gleitende Hiatushernie mit intermittierenden Schmerzen hinter dem Proc. xiphoideus u. spritzart. Erbrechen nach dem Essen. Röntg.: gastroösophagealer Reflux in Rücken- bzw. TRENDELENBURG* Lage.

Cary*-Hotchkiss* Färbung: Spermienfärbung (Kernmaterial blau, Zytoplasma rot) mit Hämatoxylin nach Fixation mit SCHAUDINN* Lsg.

Caryomycin: (OKAMI 1953) Antibiotikum aus Streptomyces filamentosus, mit hemmender Wirkung auf YOSHIDA* Sarkom der Ratte u. EHRLICH* Aszites der Maus.

Carzenidum *WHO*: p-Sulfamoylbenzoesäure, als Diuretikum verw. / Karboanhydrase-Hemmer.

Casablanca-Typhus: murines Fleckfieber in Marokko.

Casal* Halsband, Kollier, Kragen (GASPAR C., gest. um 1759, span. Arzt): bräunl.- bis lividrotes, meist scharf begrenztes zirkuläres Erythem am Hals bei Pellagra.

Cascara sagrada: Rhamnus purshianus (»Amerikan. Faulbaum«).

Case* Typ (JAMES THOMAS C., geb. 1882, Röntgenologe, San Antonio/Tex.): (1929) Pseudoappendizitis bei rezidivierender Dickdarmdivertikulitis.

Casein(um): / Kasein. – **Caseosan**®: 5%ige Kaseinlösung zur Umstimmungs- u. Reizkörpertherapie.

caseosus: *path* / käsig; z. B. Pneumonia caseosa.

Case-Study-Method: in den USA unter dem Einfluß der psychodynam. Verfahren entwickelte Technik der Ermittlung u. Ordnung aller Lebensdaten, Milieuverhältnisse u. Entwicklungsvorgänge (»Case-history«), die sich auf die Entwicklung des einzelnen psychiatr. Falles auswirken. Die darauf basierende »Fallarbeit« (**case-work**) der nachgehenden Fürsorge besteht nicht nur in Beratung u. materieller Unterstützung, sondern sucht eine persönl. Beziehung zwischen Fürsorger u. Betreutem aufzubauen.

Casoni*(-Botteri*) Test (TOMASO C., 1880–1933, italien. Arzt): (1912) Echinokokken-Intrakutantest durch Inj. von 0,1 ml Hydatidenflüssigkeit, die als AG bei 85% der Befallenen (aber auch bei Trägern anderer Bandwürmer!) 6–8 Std. p. i. eine örtl. Hautrötung u. -infiltration hervorruft.

Caspar* Trübung: *ophth* zirkuläre oder gitterart. Trübung der Hornhaut nach Kontusion.

Casper* Faustregel (JOHANN LUDWIG C., 1796–1864, Gerichtsmediziner, Berlin): *forens* Leichenfäulnis u. -verwesung treten an der Luft nach etwa 1, im Wasser nach 2, im Erdgrab nach 8 Wo. ein.

Casper* (LEOPOLD C., 1859–1959, Urologe, Berlin, New York) **Katheter**: mit Spanner einzuführender vierflügel. Kronenkatheter als selbsthaltender Harnblasen-Dauerkatheter. – **C.*(-Richter*) Probe**: (1900) Nierenfunktionsprobe durch Inj. von 0,01 g Phlorhizin s.c.; ausgelöste Glukosurie tritt bei Nierenschädigung stark verzögert ein.

Casperson* Methode: RNS- u. DNS-Nachweis (Grenze 10^{-8} γ Nukleinsäure) in Zellstrukturen mit Hilfe des photoelektr. UV-Absorptionshistoelektroskops (λ_{max} 260 nm).

Casserio* (GIULIO C., um 1550–1616, Anatom, Padua) **Fontanelle**: / Fonticulus posterolateralis. – **C.* Ligament**: / Lig. mallei laterale. – **C.* Muskel**: / Musc. coracobrachialis. – **C.* Nerv**: / Nervus musculocutaneus.

Cassia: *botan* trop. Leguminosen, z. B. **C. acutifolia** (Blätter = Folia Sennae Alexandrinae) u. **C. angustifolia** (Blätter = Folia Sennae Tinnevelly; Früchte = Folliculi Sennae), beide als laxierende Drogen.

Cassidy*-Scholte* Syndrom: (1930) / Karzinoidsyndrom.

Cassinsäure: (1947) Antibiotikum aus Cassia reticulata u. angustifolia; wirksam in vitro gegen grampos. Bakt. u. Mycobact. leprae.

Cassirer*(-Crocq*) Syndrom (RICHARD C., 1868–1925, Neurologe, Berlin), Akroasphyxie-Syndrom, Akrocyanosis anaesthetica: konstitut. – evtl. durch endo- oder exogene Noxen ausgelöste – Vasoneurose mit Akrozyanose u. -asphyxie (vorw. der oberen Extremitäten); kühle u. feuchte Akren, Kältehyperästhesie, sensible u. troph. Störungen (A- oder Hypertrophie).

Castaigne* Methylenblauprobe (JOSEPH C., 1871–1951, Internist, Paris): Nierenfunktionsprobe: s. u. ACHARD-CASTAIGNE.

Castañeda* (M. RUIZ C., mexikan. Virologe) **Färbung**: Färbung basophiler Viren u. Rickettsien im sehr dünnen, luftgetrockneten Ausstrich oder Tupfpräp. mit einer Lsg. aus Phosphatpuffer (pH 7,0), Formalin u. LOEFFLER* Methylenblau (95 + 5 + 10), Gegenfärbung mit Safranin-Lsg.; Elementarkörperchen purpurrot. – **C.* Vakzine**: s. u. ZINSSER-CASTAÑEDA.

Castellanella gambiense: s. u. Trypanosoma.

Castellani* (SIR ALDO C., geb. 1878, Bakteriologe u. Tropenarzt, London, Colombo, Rom) **Agglutininabsättigungsversuch**: / Absättigungsversuch. – **C.* Beine**: in trop. Ländern vork. eitrige Follikulitis der unteren Extremitäten. – **C.* Bronchitis**: / Bronchospirochaetosis. – **C.* Geschwür**, Sand-, Marmarikageschwür, (superficial) tropical ulcer: in Nordafrika endem. kontagiöses (Erreger: Micrococcus mycetoides), meist oberflächl Hautulkus (Ø 1–4 cm), das frühestens nach 3 Mon. abheilt. – **C.* Krankheit**: 1) / Bronchospirochaetosis. – 2) Afrikan. Schlafkrankheit (/ Trypanosomiasis). – **C.* Lösung**: zur Behandlung mikrobieller u. ekzematöser Haut-Erkrn., hergestellt aus übersättigter alkohol. bas. Fuchsin-Lsg. (10,0) sowie Phenol. liquefact. (5,0) u. Aqua dest. (ad 100,0), denen nach Mischen u. Filtrieren Acid. boric. pulv. (1,0) u. je 2 Std. danach Aceton pur. (5,0) u. Resorcin pulv. (10,0) zugesetzt werden (gebrauchsfertig erst nach einigen Tagen). – **C.* Pyosis**: »Dschungelfäule«; sek. infizierte Kontaktdermatitis oder impetiginisierte ekzematoide Dermatitis. – **C.* Reaktion**: Proteinnachweis im Harn anhand eines weißen Ringes, der sich nach Unterschichten mit Phenolum liquefactum innerhalb von 2 Min. an der Grenzfläche bildet. – **C.* Spirochäte**: / Treponema pertenue. – **C.* Trypanosoma**: / Trypanosoma gambiense. – **C.*-Low* Zeichen** (GEORGE CARMICHAEL L.,

Castellani* Syndrom

1872–1952, Arzt, London): leichtes Zittern der Zunge im 3. (zerebralen) Stadium der Afrikan. Schlafkrankh.

Castellani* Syndrom: intermitt. Fieber mit Hepatosplenomegalie u. Polyarthritis, später Leberzirrhose, bisweilen Aszites, ohne Lymphknotenschwellung. Prognose ungünstig.

Castellania: (DODGE 1935) kaum gebr. Gattungsname imperfekter Hefen; meist identisch mit Candida.

Castellanos* Syndrom: kard FALLOT* Tetralogie mit Vorhofseptumdefekt u. Doppelung der V. cava sup.

Castellanus: kaum gebr. Gattungsname für Shigella dispar.

(del) Castillo* Syndrom (E. B. DEL C., zeitgen. argentin. Arzt): 1) Germinalzellaplasie, SERTOLI-Zell-Syndrom: (1947) prim.-anlagemäß., normogonadotroper Hypogonadismus des ♂ mit aspermaler Sterilität (Fehlen des Keimepithels); SERTOLI* u. LEYDIG* Zellen vorhanden, männl. Habitus, prim u. sek. Geschlechtsmerkmale u. Libido normal. – 2) ↑ ARGONZ*-DEL CASTILLO* Syndrom.

Castle* (WILLIAM BOSWORTH C., geb. 1897, Internist, Boston) **Faktor (Ferment)**: 1) (i. e. S.) ↑ Intrinsicfactor. – 2) Extrinsic factor. – **C.* Prinzip**: ↑ Antiperniziosaprinzip. – **C.* Versuch**: experim. Beweis für das Fehlen des Intrinsic factor bei perniziöser Anämie; im Magen einer gesunden VP etwa 2 Std. angedautes Fleisch zeigt nach Sondenzuführung beim Perniziosakranken den gleichen Remissionseffekt wie rohe Leber.

Castleman* Syndrom: 1) (1954) hyalinisierende plasmazelluläre ↑ Lymphknotenhyperplasie. – 2) (1958) ↑ Alveolarproteinose.

Castoröl: ↑ Oleum Ricini.

Castroviejo* Operation (RAMON C., geb. 1904, Ophthalmologe, New York): nicht-durchdringende Keratoplastik mit Fixierung des Hornhauttransplantats durch 8 kreuzweise Nähte.

Cast-Syndrom: (engl. = Gipsverband; WILLET 1878, DORPH 1950) durch ausgedehnten Rumpf-Gips- oder -Pflasterverband ausgelöstes Syndrom mit Magendilatation, paralyt. Dünndarmileus, Bauch- u. Rückenschmerzen, Erbrechen, Oligurie, evtl. Zyanose u. Kollaps. Pathogenese unklar (Sympathikusalteration infolge WS-Hyperextension?).

Casus: (lat.) Fall, Krankheitsfall; s. a. Kasuistik.

cat crying syndrome: (engl.) ↑ Katzenschrei-Syndrom.

cat scratch disease: (engl.) ↑ Katzenkratzkrankheit.

Catalepsia: ↑ Katalepsie. – **C. laryngis**: s. u. Epilepsia; s. a. Hustensynkope.

Catophora: tiefe, von luziden Intervallen unterbrochene Bewußtlosigkeit.

Cataplasma: pharm ↑ Kataplasma.

Cataracta: ophth Linsentrübung, »grüner Star«, ↑ Katarakt; neben dem Altersstar (↑ Cataracta senilis) zahlreiche ätiol. u. morphol. Formen: **C. accreta**: C. traumatica mit groben Kapselfalten, die mit der Hornhaut oder Iris verwachsen sind; **C. aculeiformis**: »Spießkatarakt«; erbl.-angeb. Kristallstar mit spießförm. subkapsulären Trübungen; **C. an(n)ularis**: »Ringstar«, meist angeb., mit weißgrauer Ringtrübung, darin wechselnd dicke Membran; **C. brunescens s. fusca s. nigra s. rubra**: »brauner« oder »schwarzer Star« durch braungelbe, durch die Pupille schwarz erscheinende Verfärbung aller Schichten; **C. bursata**: ↑ C. senilis hypermatura; **C. calcarea**: »Kalk-«, »Gipsstar«; Cataracta complicata mit Einlagerung von Kalk (u. Cholesterin); meist Endstadium einer C. hypermatura, nicht selten bei glaukombedingter Erblindung; kann in C. ossificata übergehen; **C. calorica**: »Wärme-«, »Hitzestar« infolge langdauernder Einwirkung starker Wärmestrahlung, meist auf die vord. Kapsel u. oberflächl. Linsenschichten beschränkt; Berufskrankh. bei Gießern u. Glasbläsern; **C. capsu(olenticul)aris**: auf die Linsenkapsel beschränkter Star; **C. centralis s. axialis**: angeb. »Zentralstar« im Bereich der Linsenachse; vorw. im Embryonalkern; z. B. als zentraler Pulverstar (vgl. aber Coppock-Katarakt); **C. chorioidealis**, Uveitiskatarakt: Cataracta complicata nach chron.-entzündl. oder degen. Erkr. der Uvea, bei Myopia gravis u. Pigmentdegeneration der Netzhaut; **C. coerulea**: kranzförm. C. aus runden u. längl. Flecken in der Rindenperipherie, die im auffallenden Licht bläulich schimmern; **C. complicata**: tox. oder troph. Katarakt als Folge einer intraokulären Erkr.; zunächst unregelmäß. Trübung am hint. Linsenpol, später dichte Rindentrübung; **C. congenita**: angeb. Linsentrübung (evtl. als C. totalis) meist beider Augen, als C. centr. (pulverulenta), suturalis, polaris (ant. oder post.) oder pyramidalis; **C. Coppock**: ↑ Coppock-Katarakt; **C. coralliformis**: der meist erbl.-angeb. »Korallenstar«, gekennzeichnet durch röhrchen- u. plättchenförm. Trübung mit zahlreichen glitzernden Punkten (Umwandlungsprodukte des Linseneiweißes); **C. coronaria**: angeb. oder als Vorläufer des Altersstars auftretende kreuzförm. Rindentrübung (meist nur extrapupillär, daher kaum Sehstörungen); **C. corticalis**: »Rindenstar«, meist als Cataracta complicata u. am hint. Linsenpol auftretend (= C. c. post.); **C. cristalliformis**: meist angeb. »Kristallstar« mit rhomb. Plättchen vom Embryonalkern bis in die Rinde; **C. cruenta**: scheinbare Linsentrübung nach Vorderkammer- oder Glaskörperblutungen; **C. cuneiformis**: s. u. C. senilis; **C. dermtogenes**: ↑ C. syndermatotica; **C. diabetica**: für Diabetes mellitus charakterist., stets bds. u. rasch fortschreitende Katarakt, entweder mit schneeflockenart. Trübungen der ganzen Rinde oder nur mit subkapsulären (u. Vakuolenbildung); bei Jugendl. stets Anzeichen eines schweren Diabetes. DD: C. senilis bei älteren Diabetikern (dreimal so häufig wie bei Nichtdiabetikern!); **C. dilacerata**: s. u. C. juvenilis; **C. dura**: mit hartem, großem Linsenkern, der bei Spaltlampenuntersuchung eine sehr dichte homogene Trübung zeigt (u. bei Star-Op. evtl. Schwierigkeiten bereitet); **C. electrica**: ↑ Blitzstar; **C. embryonalis**: angeb., auf den Embryonalkern beschränkt; **C. floriformis**: »Blütenstar«, meist angeb. ringförm. gelbl.-weiße, fleck. Trübungen in der vord. Alterskernzone, zentral rel. dichter; **C. fusiformis**: »Spindelstar«, axial zwischen einem vord. zu einem hint. Polstar; **C. glaucomatosa**: die nach Glaukomanfall in der Linsenkapsel (vorw. Pupillarbereich) auftretenden multiplen, scharf begrenzten, blaugrauen oder weißl. »Glaukomflecken«; **C. hypermatura**: s. u. C. senilis; **C. intumescens**: s. u. C. senilis; **C. juvenilis**: Linsentrübung beim Jugendl., meist als Begleiterscheinung von System-Erkr. (Tetanie, Diabetes mellitus, Dermatosen etc.), oft mit zartwolk. Trübungen (= C. dilacerata); **C. lamellaris s. lamellosa**: ↑ C. zonularis; **C. matura**: »reifer« oder »Totalstar« (meist Altersstar) mit Trübung bis in die vordersten Schichten (bei seitl. Beleuchtung kein Schlagschatten mehr); Hell-Dunkel-Sehen erhalten, Visus auf Fingerzählen von 30–50 cm Abstand reduziert; **C. membranacea**: angeb. Totalstar, bei dem nur ein flaches Gebilde aus bd. Kapselblättern mit feinkörn. Inhalt geblieben ist, evtl. mit gefäßhalt. Bindegewebe (= C. vasculosa) u. Verdickung der Linsenperipherie (ähnl. dem SOEMMERING* Kristallwulst bei C. secundaria); **C. mollis**: rel. rasch reifende Cataracta senilis, bei Spaltlampenuntersuchung durch zahlreiche Wasserspalten u. breite Speichen gekennzeichnet; **C. Morgagni**: ↑ C. senilis (hypermatura); **C. myotonica**, Myotoniestar: Linsentrübung als Symptom der Dystrophia myotonica (STEINERT-CURSCHMANN), beginnend Ende des 2. Ljz. in Form eines Trübungsgürtels aus weißen, roten u. grünlichen Punkten in den mittleren Rindenpartien; um das 40. Lj meist progredient mit Weiterentwicklung nach Art der senilen Katarakt; **C. natans**: ↑ C. senilis (hypermatura); **C. neurodermatica**: ↑ C. syndermatotica; **C. nigra (nigrescens)**: s. u. C. brunescens; **C. nuclearis**: vorzeitig bei Myopie, meist aber im Senium auftretender »Kernstar«, auch angeb. als C. n. totalis (diffuse Trübung des embryonalen Linsenkerns); **C. ossificata**: s. u. Cataracta calcarea; **C. pisciformis**: seltene juvenile Form mit weißfleck. Streifen, flossenähnl. Bändern u. fischgrätenart. Gebilden auf der Oberfläche des Embryonalkerns; **C. polaris**: »Polstar« als hellweiße, rundl. Trübung; an vord. Linsenpol evtl. mit fäd. Resten der fetalen Pupillarmembran oder zapfenartig in die vord. Kammer ragend (= C. pyramidalis), meist angeb., seltener nach Hornhautgeschwür in frühester Kindheit; am hinteren Pol (subkapsuläre Rindenschicht) angeb. oder Beginn einer C. complicata. – Ferner die **C. p. post. spuria**, vorgetäuscht durch eine stärker ausgeprägten – an sich physiol. – Rest der Glaskörperarterie (Corpusculum hyaloideum); **C. punctata**: »Punktstar«, angeb., mit punkt- bis scheibchenförm. Trübungen in der ganzen Linse;, **C. pyramidalis**: s. u. C. polaris; **C. e radiatione**: ↑ Strahlenkatarakt; **C. rubra**: s. u. Cataracta brunescens; **C. scutellaris**: senile subkapsuläre Form, die als hint. Schalenkatarakt mit zahlreichen Vakuolen beginnt u. rasch an Dichte u. Ausdehnung zunimmt; **C. secundaria**: getrübte Linsenteile, die bei einer Star-Op. zurückgeblieben sind; als einfacher »Nachstar« nur aus Kapselresten u. Linsenfasern bestehend, (s. a. SOEMMERING* ↑ Kristallwulst), als komplizierter (= **C. sec. accreta**) nach postop. Blutungen oder Entzündungen mit der Iris verklebt; **C. senilis**: der im 6. Ljz. oder später ohne erkennbare Urs. beginnende (oft bds., meist ungleich starke) »Altersstar«, anfangs gekennzeichnet durch periphere Speichentrübungen (= C. cuneiformis) u. flache »Wasserspalten« in der Rinde. Bei raschem Zerfall der Linsenfasern Wasseraufnahme u. dadurch Vergrößerung der Linse (= C. intumescens; evtl. Vorwölbung bis vor die Pupillenebene, auch leichte Druckerhöhung); später Abnahme des Vol. u. Verwischung der Linsenstruktur (= C. matura); noch später Verminderung der Linsenkrümmung u. Erschlaffung der Kapsel, milchig verflüssigte Rinde (in der der Kern absinkt), evtl. Kalksalz- u. Cholesterineinlagerungen (= C. hypermatura s. bursata s. cystica s. fluida s. liquida s. natans = MORGAGNI* Katarakt); **C. stellata**: ↑ Cataracta suturalis; **C. supranuclearis**: ↑ C. zonularis; **C. suturalis s. stellaris**: »Stern-« oder »Nahtstar«, meist kongenit., vorw. punktförm. Trübung der Linsennähte, meist in Y-Form, evtl. mit C. coerulea kombiniert; typ. für DOWN* Syndrom; **C. syndermatotica s. neurodermatica**: C. in Zusammenhang mit einer Neurodermitis disseminata, diffuser Sklerodermie oder ROTHMUND* Poikilodermie (bei anderen Dermatosen nur gelegentl. Entwicklung einer präsenilen Katarakt); s. a. ANDOGSKY* Syndrom; **C. tetanica**: »Tetaniestar« infolge Epithelkörpercheninsuffizienz; mit radiärer Streifung der oberflächl. Rinde u. – v. a. bei Jugendl. – schichtstarähnl. Trübungen; im Anfangsstadium durch Ther. des Hypoparathyreoidismus aufzuhalten; **C. totalis**: »Totalstar« mit Trübung der ges. Linse, meist i. S. der C. matura; **C. traumatica**: »Wundstar« nach dir. oder indir. Trauma (Kontusion etc.) mit oder ohne Kapselverletzung, wobei es durch die Proteasen des Kammerwassers zur Quellung u. Zerstörung der – einen idealen Bakteriennährboden darstellenden – Linsenmassen kommt, häufig gefolgt von Irisreizung u. Drucksteigerung. Op. (Ablassen der Linsenmassen) indiziert; **C. tremulosa**: C., bei dem Linse u. Iris bei Augenbewegungen zittern u. schlottern; **C. vasculosa**: s. u. C. membranacea; **C. viridis**: grünlich schillernde Sklerose des Linsenkerns als C. complicata bei absol. Glaukom; **C. zonularis s. perinuclearis s. lamellaris**: »Schichtstar« in der Tiefe der Linsenrinde (im Laufe des Wachstums mit klaren Schichten überdeckt) als Zeichen einer kongenit. oder früh erworb. Linsenschädigung (z. B. als C. tetanica).

catarrhalis: mit vermehrter Sekretion der – entzündeten – Schleimhaut, katarrhalisch.

Catarrhe sec: (LAËNNEC) ↑ Bronchitis sicca.

Catarrhus: ↑ Katarrh. – **C. aestivus, C. autumnalis**: ↑ Ästivo-Autumnalkatarrh. – **C. epidemicus**: ↑ Grippe. – **C. vernalis**: ↑ Frühlingskatarrh.

Catechol: (engl.) ↑ Brenzkatechin. – **Catecholamine**: ↑ Katecholamine.

Catechu (nigrum), Katechu: Extrakt aus dem Kernholz von Acacia catechu [Leguminosae], der v. a. Schleim- u. Gerbstoffe enthält; Anw. innerl. als Adstringens u. blutstillendes Pulver, in Zahntinkturen, Mund- u. Gurgelwässern, zum Betelkauen.

Catel*-Hempel* Krankheit (WERNER C., geb. 1894, Pädiater, Leipzig, Kiel; HANS-CHRISTOPH H.): Sonderform (wahrsch. endogen-fam.) der metaepiphysären Dysostose, mit Minderwuchs, Skelettveränderungen, Muskelatrophie, Gangstörung u. typ. Fazies (kleiner Mund, volle Wangen, tiefliegende Augen, langes Philtrum, starre Gesichtszüge). – vgl. BARTENWERFER* u. MORQUIO* Syndrom.

Catenabacterium: (PRÉVOT 1938) Baktn.-Gattung [Lactobacillaceae], mit der Typenart. **C. helminthoides**: anaerob, unbewegl., grampos., KH unterschiedlich angreifend; bei Warmblütern fakultativ pathogen.

Catenulin: Antibiotikum (Neomyzin-Gruppe) aus Streptomyces-Art; wirksam gegen Mykobaktn.

Catgut: ↑ Katgut.

Catha edulis, K(h)atpflanze: in Arabien u. Ostafrika heim. Staudenpflanze [Celastraceae], deren frische Blätter Koffein, Cathin (D-Norpseudoephedrin) u.

Cathaeretica remedia

andere stimulierende Stoffe enthalten u. als Genuß- u. Rauschmittel dienen (gekaut, geraucht, als Teeaufguß). Bei Intoxikation: Mydriasis, Magenkrämpfe, Obstipation, Inappetenz, Erregung, Libidoverlust.

Cathaeretica remedia: leicht ätzende Mittel.

Cathartica remedia: Abführmittel.

Cathelin* (FERNAND C., 1873–1942, Urologe, Paris) **Anästhesie**: (1901) ursprüngl. Form der Periduralanästhesie; mit epiduraler Inj. des Anästhetikum (= Epiduralanästhesie) mit spez. C.* Nadel durch den Hiatus sacralis = Sakralanästhesie; modifiziert von LÄWEN u. a. – **C.* Segregator**: urol / Segregator (Kurzform: »Cathelin«; »C.« aber auch Bez. für ein zweischneid. »Zwischenknochenmesser« für U.schenkel- u. U.armamputation).

Cathelineau* Syndrom: / TOURETTE* Syndrom.

Catlin* Zeichen: / Foramina parietalia permagna.

Cativa: / Pinta.

Cattalorda* Fraktur: 3strahl.-sternförm. Hüftpfannenfraktur (als Form der Beckenfraktur).

Cattaneo* Operation (LUIGI C., geb. 1890, Gynäkologe): totale Hysterektomie mit Entfernung der Parametrien u. aller regionalen LK.

Cattaneo* Zeichen (CESARE C., 1871–1930, Pädiater, Mailand): fleck. Hautrötung (Dermographismus) bei Perkussion der Dornfortsätze als Hinweis auf Hilusdrüsen-Erkr.; obsolet.

Cattell* (RICHARD BARTLEY C., geb. 1900, Chirurg, Boston) **Dränage**: äuß. Choledochusdränage mit T-Drän (Galleableitung, Strikturprophylaxe), entweder transpapillär oder zur Schienung eines Neoimplantation des Hepatikus- oder Choledochusstumpfes. – **C.* Operation**: Radikal-Op. bei Duodenal-Ca; partielle Duodenopankreatektomie mit End-zu-End-Anastomosierung von Magen u. Jejunum, End-zu-Seit-Implantation des Pankreas- bzw. Choledochusstumpfes in die Jejunumschlinge, BRAUN* Anastomose.

Catu|-Virus: ARBO-Virus der Quama-Gruppe, in Brasilien u. Trinidad von Moskitos übertragen; klin. Bild (»C.fieber«): Kopfschmerzen, Myalgien.

Cauchois*-Eppinger*-Frugoni* Syndrom, thrombophlebit. Splenomegalie: chron.-rezidivierende Entzündung u. Thrombose der Pfortader, evtl. auch der Milzvene; Hepatosplenomegalie, Anämie, Leuko- u. Thrombopenie, evtl. Ösophagusvarizen, Aszites, Fieber, Haut- u. Schleimhautblutungen (Magen-Darm).

Cauchoix*-Bénassy* Operation: Resektion des Wirbelquerfortsatzes nach Exartikulation der zugehörigen Rippe.

Cauda: (lat.) *anat* Schwanz, Schweif; s. a. Kauda...; z. B. die **C. epididymidis** *PNA* (der untere, gebogene Teil des Nebenhodens mit Eingangs-, Mittel- u. Ausgangsabschnitt, in denen der Ductus epid. abgestuft an Kaliber zunimmt; Hauptsamenspeicher), **C. equina** *PNA* (das pferdeschweif-förm. Nervenfaserbündel im unteren Durasack, das in sich die paar. Nerven des untersten Brust- u. des ges. Lenden-, Kreuz-, u. Steißmarks vereinigt; – s. a. Kaudasyndrom), **C. helicis** *PNA* (das das Ohrläppchen stützende Endstück der Ohrknorpelleiste), **C. lienis** (/ Extremitas post.), **C. nuclei caudati** *PNA* (der hintere, dünne, sich schweifartig verjüngende Teil),

C. pancreatis *PNA* (der nach li. bis zum Milzhilus reichende schmale »Pankreasschwanz«).

caudalis, kaudal: schwanz- bzw. steißwärts (als Richtungsbezeichnung am Rumpf, Hals; = inferior *PNA*).

Caudatum: Corpus caudatum (/ Nucleus caudatus).

caudatus: geschweift.

Caulk* Thermokauter (JOHN ROBERTS C., 1881–1938, Urologe, St. Louis): Galvanokauter für die transurethrale Prostataresektion (»**Caulkpunch**«).

Cauquil* Probe: Gallenfarbstoff-Nachweis im Harn durch Überschichten mit alkohol.-wäßr. Jodjodkali-Lsg. (grüner Ring).

Causa: (lat.) Ursache.

Causse* Reagens: Lsg. von 0.25 g Kristallviolett in 250 g kalter, SO_2-gesättigter Aq. dest.; 1:100 zur Prüfung von Wasser auf Verunreinigung durch Exkremente (Probe bleibt farblos).

Caustica remedia: *pharm* Ätzmittel.

Cauterium: 1) Ätzmittel. – 2) C. actuale: Thermokauter (z. B. / Galvanokauter).

Cautery-Punch: (engl.) urol bei Prostatahypertrophie transurethral anzuwendende kaust. Stanzinstrumente (in Ggs. zu elektr. Schneidinstrumenten).

Cava: / Vena cava; s. a. Kava....

Cavaliere-Faktor: *serol* / Antigen Ca.

Cavaré* Syndrom: (1853) / WESTPHAL* Syndrom (fam. paroxysmale Lähmung).

cave: (lat.) hüte dich vor, beachte!

Cave*(-Rowe*) Operation: (1941) bei Chondromalazie Resektion des Gelenkknorpels u. Unterpolsterung der Patella mit einem gestielten Lappen aus dem Fettkörper.

Cavelti* Versuch: tierexperim. Nachweis von Nieren-Auto-AK durch Inj. einer – z. B. mit Kokkenextrakten – vorbehandelten Kaninchennierenzellsuspension, die beim Kaninchen eine diffuse Glomerulonephritis hervorruft, wie sie dann auch bei weiteren Tieren durch das Auto-AK-halt. Serum des ersten ausgelöst werden kann.

Caveola: (lat.) kleine Blase.

Caverna: (lat.) Hohlraum, Höhle; *path* / Kaverne; z. B. die **Cavernae corporis cavernosi** u. **spongiosi** *PNA* (endothelausgekleidet, mit dünnwand. Venen gefüllt; die Wände aus Binde- u. glattem Muskelgewebe).

Cavernitis: / Kavernitis. – **C. fibrosa**: / Induratio penis plastica.

Cavernoma: / Kavernom. – **C. lymphaticum**: / Lymphangioma cavernosum. – **C. senile**: / Angioma senile. – **C. venae portae**: schwammart., einem kavernösen Hämangiom gleichendes Gebilde anstelle des Pfortaderstammes; angeb. Fehlbildung? Restzustand einer Pfortaderthrombose mit Rekanalisation? Folge einer Nabelinfektion post partum?

cavernosus: *anat* mit Hohlräumen (z. B. Corpus cavernosum), *path* mit Kavernenbildung, kavernös. – s. a. Sinus cavernosus.

Cavia-Einheit: / Meerschweinchen-Einheit.

CA-Virus: Croup Associated Virus, ↑ Parainfluenza-Virus Typ 2.

C-Avitaminose: s. u. Vitamin C; s. a. Skorbut, MOELLER*-BARLOW* Krankheit.

Cavitas: (lat.) Höhle, Höhlung, s. a. Cavum, Fossa, Kavität; z. B. **C. digitata** (= Cornu post. ventriculi lat.), **C. hemielliptica** s. -sphaerica s. orbicularis s. **(sub)rotunda** (↑ Recessus sphaericus des Labyrinths), **C. innominata** (↑ Fossa triangularis auriculae), **C. lunata** (↑ Incisura rad. der Ulna), **C. prima** s. **quinta cerebri** (↑ Cavum septi pellucidi), **C. semilunaris** (↑ Incisura trochlearis der Ulna), **C. sigmoidea major** u. **minor** (= Incisura trochlearis bzw. rad. der Ulna), ferner **C. glenoidalis** *PNA*, die »Gelenkpfanne«, i. e. S. (Fossa articularis *JNA*) die ovale, mit hyalinem Knorpel überzogene Schulterblattpfanne; mit ↑ Labrum.

Cavite-Fieber: ↑ Dengue-Fieber.

Cavum: (lat.) *anat* Höhle, Hohlraum, *path* Kaverne; s. a. Fossa, Spatium; z. B. **C. buccale** (↑ Vestibulum oris), **C. Douglasi** (↑ Excavatio rectouterina; als vorderes C. D. das **C. uteroabdominale:** ↑ Excavatio vesicouterina), **C. cranii** (die von Schädeldach u. -basis umschlossene »Schädelhöhle«, in der das Gehirn liegt), **C. Mekkeli** (der von 2 Durablättern gebildete, das Ganglion trigeminale enthaltende MECKEL* Raum bds. an der Spitze der Felsenbeinpyramide), **C. praevesicale (Zeusser*):** der vor der Harnblase gelegene Teil des Spatium retropubicum. – **C. psalteri (Rauber):** Raum zwischen Commissura fornicis (»Psalterium«) u. unt. Balkenfläche. – **C. Retzii:** ↑ Spatium retropubicum. – **C. semilunare (Rauber*):** ↑ Cavum Mekkeli, **C. symphyseos:** der mit Synovialflüssigkeit gefüllte Spaltraum in der Faserknorpelscheibe der Symphyse. – Ferner *(PNA)* **C. abdominis:** die von Zwerchfell, Becken u. Bauchwand umschlossene, vom Peritoneum ausgekleidete u. die Baucheingeweide enthaltende Bauchhöhle. – **C. articulare:** die spaltförm., von Gelenkkapsel u. -körpern begrenzte u. die Gelenkschmiere enthaltende »Gelenkhöhle«. – **C. conchae:** der konkave Hauptteil der Ohrmuschel. – **C. dentis:** die vom Zahnbein umschlossene, das Zahnmark enthaltende »Pulpahöhle«. – **C. epidurale** s. **extradurale** *JNA*: der Epiduralraum zwischen Duralsack des RM u. Periost des Wirbelkanals, ausgefüllt von lockerem Bindegewebe, Fettgewebe u. Venengeflechten. – **C. infraglotticum:** ↑ Cavum laryngis. – **C. interventriculare:** *embryol* die die bd. Hemisphärenbläschen des sich entwickelnden Endhirns verbindende Höhle, die sich später zu For. interventriculare einengt. – **C. laryngis:** das sanduhrförm. Kehlkopflumen (↑ Abb.). – **C. mediastinale:** der »Mediastinalraum«, begrenzt durch Sternum u. WS (nebst angrenzende Rippen) u. Pleura mediastin., von einer Frontalebene durch die Bifurcatio tracheae in **C. m. ant.** u. **post.** geteilt, ersteres weiter unterteilt in **C. m. medium** (mit Herz u. Herzbeutel) u. **C. m. sup.** (oberhalb des Herzens, zum Hals hin offen). – **C. medullare:** die »Markhöhle«, der (fast) spongiosafreie, nur das Knochenmark enthaltende Raum in der Diaphyse der Röhrenknochen. – **C. nasi:** die von den knorpl. u. knöchernen Nasenwänden begrenzte, vom Septum in 2 - meist ungleich große – Hälften geteilte, vom Schleimhaut (Regio respiratoria u. olfactoria) ausgekleidete »Nasenhöhle«, in die die Muscheln hineinragen. Das **C. n. ossei** (von der Apertura piriformis bis zu den Choanen) begrenzt seitl. von Os nasale, Proc. front. maxillae, Os ethmoidale, Os palatinum, Lamina med. proc. pterygoidei, unten von Proc. palatinus maxillae, Os palatinum, oben von Os nasale, Os frontale, Lamina cribrosa ossis ethmoidalis, Os sphenoidale.

Cavum oris: die mit Schleimhaut ausgekleidete »Mundhöhle« (bis zum Schlund), von den Zahnbögen in Vestibulum (lippen- bzw. wangenwärts) u. Cavum proprium unterteilt. – **C. pelvis:** der lichte Raum des kleinen Beckens (zwischen Beckenein- u. ausgang) mit der Form eines nach unten u. vorn abgeschrägten Zylinders. Hier dreht bei regelrechter Geburt die Pfeilnaht des kindl. Kopfes aus der Frontal- in die Medianebene. – **C. pericardii:** die »Herzbeutelhöhle« als kapillärer Spaltraum zwischen Peri- u. Epikard, als Gleitflüssigkeit den Liquor pericardii enthaltend. – **C. periton(a)ei:** die »Bauchfellhöhle« als Spaltraum zwischen dem parietalen u. dem viszeralen Peritoneum, als Gleitflüssigkeit den Liquor peritonei enthaltend. – **C. pharyngis:** die hinten u. seitl. – bis auf die Mündungen der Ohrtrompeten – geschlossene, vorn (Pars nasalis u. oralis) in die Nasen- bzw. Mundhöhle, unten-hinten (Pars laryngea) in die Kehlkopfhöhle übergehende, von Schleimhaut ausgekleidete »Schlund-« oder »Rachenhöhle«, in der sich Luft- u. Speiseweg kreuzen. – **C. pharyngonasale:** »Nasen-Rachenraum« als Sammelbegr. für C. nasi u. C. pharyngis (Pars nasalis). – **C. pleurae:** »Pleurahöhle« oder »Interpleuralraum«, der kapilläre Spaltraum zwischen Pleura pariet. u. pulm. (einschl. Recessus), gefüllt mit einigen ml einer serösen Flüssigkeit als Gleitschicht. Durch Kapilladhäsion sind bd. Pleurablätter so miteinander verhaftet, daß die Lunge die Bewegungen der Brustwand mitmachen muß (s. a. DONDERS* Druck). – **C. septi pellucidi**, DUNCAN*, SYLVIUS*, VIEUSSENS* Höhle, Ventriculus cerebri primus WENZEL, V. cerebri quintus CUVIER, ARANTIUS* Ventrikel: der Hohlraum zwischen beiden Blättern des Septum pellucidum. – **C. subarachnoidale** s. **leptomeningicum** *JNA*: der mit Liquor cerebri gefüllte »(Sub-) Arachnoidalraum« zwischen Arachnoidea u. Pia mater. – **C. subdurale:** der kapilläre, von Bindegewebsfäden durchzogene u. mit Körperlymphe gefüllte »Subduralraum« zwischen Dura mater u. Arachnoi-

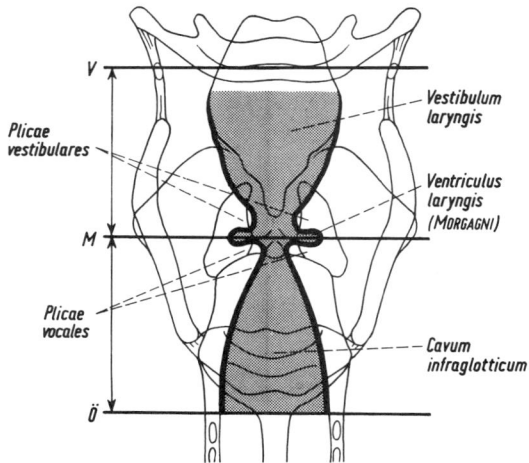

Cavum laryngis. V Vallecula-Ebene, M MORGAGNI* Ebene, Ö Ebene des Ösophagusmundes

dea. – **C. thoracis,** Brusthöhle, Brustraum: die von der Thoraxwand umschlossene, gegen die Bauchhöhle durch das Zwerchfell abgegrenzte, die Brustorgane enthaltende Brusthöhle. – **C. tympani,** Tympanum *JNA*: die von 5 Felsenbeinwänden (Paries jugularis, tegmentalis, caroticus, mastoideus u. labyrinthicus [mit Fenestra cochleae u. vestibuli]) u. vom Trommelfell umschlossene (Paries membranaceus), mit Schleimhaut ausgekleidete lufthalt. »Paukenhöhle« des Mittelohrs (ca. 0,8 cm^3), die die Gehörknöchelchen enthält u. der Schallübertragung zum Innenohr dient. Unterteilt in Epi-, Meso- u. Hypotympanum; mit offener Verbindung zur Rachenhöhle durch die Ohrtrompete u. zu den Zellen des Warzenfortsatzes durch den Aditus ad antrum. – **C. uteri**: der mit Endometrium ausgekleidete, annähernd dreieck. Spaltraum im Corpus uteri (bei Gravidität mit der wachsenden Frucht sich weitend), mit offener Verbindung zu den Tuben (in den sog. Tubenecken) u. zum Zervikalkanal (über den Isthmus uteri).

cavus: hohl; z. B. Vena cava.

Cayor-Wurm: örtl. Bez. (Senegambien) für die – eine furunkulöse Hautmyiasis hervorrufende – Made von Corylobia anthropophaga.

Cazal* Monozytenretikulose: ↑ Mononucleosis infectiosa.

Cazenave* Krankheit (PIERRE LOUIS ALPHÉE C., 1795 bis 1877, Dermatologe, Paris): 1) Pemphigus foliaceus. – 2) ↑ Lupus erythematodes. – 3) »weißer Haarschopf« nach Alopecia areata.

Cazin* Zeichen: durch rektale Untersuchung ausgelöster Schmerz am Azetabulum bei Coxitis tuberculosa.

CB: *kard* halbunipolare EKG-Ableitung (mit Anlegestellen 1–6 wie bei den WILSON* Abltgn.) von der Brustwand (= **c**hest) gegen eine indifferente Elektrode auf der WS (= **b**ack) in Herzhöhe.

CBA: (engl.) **C**omplement **B**inding **A**ntibody (z. B. Lysin).

CBG: (engl.) **C**orticoid **B**inding ↑ **G**lobulin.

CC: (engl.) ↑ **C**ommon **C**old. – **cc.**: 1) concisus. – 2) cubic centimeters.

CCA: **C**himpanzee **C**oryza **A**gent (↑ RS-Virus).

CCC: **C**ancer **C**omprehensive **C**enter.

CCCl: (engl.) **C**athodal **C**losure **Cl**onus (↑ Kathodenschließungszuckung).

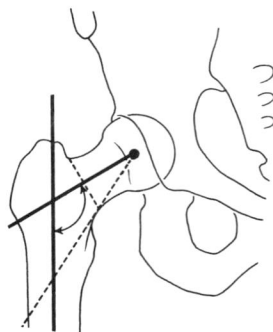

CCD-Winkel: **C**entrum-**C**ollum-**D**iaphysen-Winkel; im Rö-Bild der Winkel zwischen Schenkelhals- u. Diaphysenachse (↑ Abb.), wobei als Bezugspunkte das Hüftkopfzentrum u. die Mitte der in Höhe der tiefsten äuß. Halskontur senkrecht zur Halsachse liegenden Ebene gewählt werden. Dient zur Berechnung (Tabellen) der wahren Schenkelhalsneigung (= Collum-Diaphysen-Winkel = CDW; Mittelwert nach v. LANZ: 128°). – vgl. CE-Winkel.

CCE: **C**erato**c**onjunctivitis **e**pidemica (↑ Keratoconjunktivitis).

C-CHF: (engl.) **C**ongo-**c**rimean **h**aemorrhagic **f**ever (↑ Krimfieber).

C-Chromosomen: 1) durch Fragmentation entstandene Bruchstücke der B-Chromosomen. – 2) Chromosomen der Denver Gruppe C.

CCICMS: (engl.) **C**ouncil for the **C**oordination of **I**nternational **C**ongresses of **M**edical **S**ciences.

CCK: 1) **C**hole**c**ysto**k**inin. – 2) CCK-Substanzen: die hydrierten, sympathikolytisch wirksamen Mutterkornalkaloide Ergocornin, -cristin u. -kryptin (z. B. als Hydergin® bei Durchblutungsstörungen).

CCT: (engl.) **C**ranial **C**omputerized **T**omography (s. u. Tomometrie).

CC-Virus: ↑ **C**ommon **C**old-Virus.

CC-Winkel: *orthop* **C**ollum-**C**orpus-Winkel (s. u. CD-Winkel).

Cd: *chem* **C**admium (↑ Kadmium). – **CD**: (engl.) **C**ontagious **D**isease (↑ ansteckende Krankheit). – **cd**: *physik* **C**andela.

CDE-System: (FISHER 1946) das v. a. in Großbritannien gebr. Rhesus-System (n. WIENER) mit den Teilfaktoren C, c, D, d u. E, e (↑ Tab. »Rhesus-Nomenklatur«).

CDP: **C**ytidin**d**iphosphat (s. u. Zytidin…). – **CDP-Cholinpyrophosphorylase**: Cholinphosphat-zytidyl-transferase.

C-Drepanozytose: ↑ Sichelzellen-Hb D-Krankheit.

CDT: **c**hemisch-**d**esinfizierende ↑ **T**rockenreinigung.

CD-Winkel, CDW, **C**ollum-**D**iaphysen-, Kollodiphysenwinkel: (VALENTIN) s. u. CCD-Winkel.

Ce: *chem* ↑ **Ce**rium. – **CEA**: **c**arcino-**e**mbryonales **A**ntigen (s. u. Karzino…, s. a. Tumorantigene).

Cebocephalia, Zebozephalie: *path* »Affenkopf«, Mißbildung mit fehlender oder nur sehr unvollkommener Nase, häufig auch verschlossener Lidspalte.

Ceccarelli* Schnitt (GALENO C., geb. 1889, italien. Chirurg): li.seit. S-förm. Bauchdeckenschnitt nach Art des KEHR* Schnitts zur Darstg. der Gallenwege.

Ceci* Operation: prim. Kinematisation eines Gliedmaßenstumpfes durch enständ. einfache Antagonistenschlinge.

Cécile Vogt*: s. u. VOGT*.

Ceconi* Syndrom (ANGELO C., 1865–1937, italien. Arzt): ↑ ROEMHELD* Symptomenkomplex.

Cecum: IANC-Schreibweise für ↑ Caecum.

Cediometer: Apparat zur CO_2-Bestg. (n. KIPP) mittels kombin. Glas-Ag/AgCl-Elektrode anhand des pH-Wechsels in der mit $NaHCO_3$-NaCl-Lsg. gefüllten Meßkammer.

CEE: die – vom gleichnam. ARBO-Virus B hervorgerufene – **C**entral **E**uropean **E**ncephalitis (in Österreich, CSSR, Polen, Finnland, Schweden, Jugoslawien; / Frühjahr-Sommer-Enzephalitis).

Ceelen*-Gellerstedt* Syndrom (W. C., 1884–1964, Pathologe, Bonn; NILS G., geb. 1896, Pathologe, Uppsala), progred. lungenhämosiderot. oder pneumohämorrhag. Anämie, idiopath. Eisenlunge: (VIRCHOW 1864, C. 1921, G. 1939) chron.-rezidivierende Lungenblutung mit Phasen schwerer, hypochromer Anämie. Klin.: Dyspnoe, Zyanose, Erbrechen, Tachykardie, evtl. geringe Hepato-Splenomegalie, netzart. Lungenverschattung in Mittel- u. Unterfeldern. Ätiol. unbekannt (allerg.-hyperer. Erkrankungen? Speicherkrankheit? prim. Fehlbildung des elast. Lungengewebes mit Zirkulationsstörung?); Beginn meist im frühen Kindesalter (fam. Häufung!); Prognose ungünstig, Spontanheilung aber möglich (evtl. Milzexstirpation).

Cefa-cetril, -lexin, -loridin, -lotin, -mandol, -pirin, -zolin, Cefradin, Cefuroxim: s. u. Cephalosporine.

Cejka* Zeichen (JOSEPHUS JOANNES C., 1812–1862, Arzt, Prag): von der Atembewegung unbeeinflußte Herzdämpfungsfigur bei Pericarditis adhaesiva.

...cele: Suffix »Bruch«, »Hernie«, »Tumor«.

celer: (lat.) schnell.

Celesticetin: (1954) Antibiotikum (Erythromycin-Carbomycin-Gruppe) aus Streptomyces caelestis; wirksam gegen grampos. Erreger u. Pflanzenschädlinge (keine Phytotoxizität).

Celestin* Rohr: Kunststoff-Prothese zur transtumoralen Anastomosierung von Ösophagus u. Magen bei inoperablem Kardia-Ca.

CELIA: **c**arcino**e**mbryonic-**li**ke **a**ntigen.

celiacus: IANC-Schreibweise für / coeliacus.

cell reproductive death: (engl.) »letale Zellreproduktionsstörung« als Folge einer Strahlenschädigung.

Cella: (lat.) Zelle, Kammer; z. B. **C. lat.** (= Ventriculus lat. cerebri), **C. media** (= Pars centr. ventriculi lateralis).

Celledoni: *bakt* / Tab. »Leptospira«.

Cellano-Faktor: / Antigen K.

Cellia: *entom* Anopheles-Untergattung; einige Arten Malaria-Überträger.

Cello...: s. a. Zello.... – **C.cidin**: (1958) antineoplast. Antibiotikum (Azetylendikarboxamid) aus Streptomyces chibaensis.

Celloidin, Zelloidin: in wasserfreiem Äther-Alkohol oder absol. Alkohol gelöste Kollodiumwolle (niedrig nitrierte Zellulose); explosionsgefährl.; *histl* Einbettungsmittel, z. B. C.-Paraffin-Einbettung als 4–8%ige Lsg. für die entwässerten Gewebeblöcke (nach Chloroformhärtung, Entwässerung u. Alkoholentfernung für 24 Std. in heißem Paraffin).

Cellona®: Mullbinden mit fixiertem Spezialgips für leichte, schnell härtende Gipsverbände.

Cellophan®-Klebestreifen-Methode: *helminth* / Tesa®-Film-Methode.

Cellula: (lat.) kleine Kammer, / Zelle; z. B. **C. aerea** (/ Alveolus pulmonis), **C. funicularis** (Strangzelle; s. u. Cellulae axiramificatae), **C. mucipara** (Becherzelle); ferner: **Cellulae axiramificatae**: die GOLGI* Binnenzellen in der grauen Substanz des ZNS, deren Dendriten u. Neuriten in dieser verbleiben u. die sich mit anderen Nervenzellen als Schalt-, Assoziations-, Kommissuren- u. Strangzellen verbinden. Bilden im RM zus. mit Spinalganglien u. Vorderhornzellen den Eigen- oder Reflexapparat, als Strangzellen die sensiblen Leitungsbahnen. – **Cc. commissurales**: »Kommissurenzellen« in den Vordersäulen des RM (hintere med. Zellgruppe), deren Neuriten in der Commissura ant. (alba) zur Gegenseite verlaufen u. die Tätigkeit beider Vordersäulen koordinieren. – **Cc. ethmoidales** *PNA* (auch: Sinus ethm.): die lufthalt., mit Schleimhaut ausgekleideten, dünnwand. »Siebbeinzellen«, die miteinander kommunizieren u. – als NNH – in die Nasenhöhle münden (Cell. ant. u. mediae in den mittleren, C. post. in den oberen Nasengang). – **Cc. mastoideae** *PNA*: die lufthalt., mit Schleimhaut ausgekleideten »Warzenfortsatzzellen« der Pars mastoidea des Schläfenbeins, die untereinander u. über das Antrum mastoideum mit der Paukenhöhle kommunizieren. – **Cc. pneumaticae tubae auditivae** *PNA*: kleine lufthalt. Buchten im knöchernen Teil der Ohrtrompete. – **Cc. tympanicae** *PNA*: grub. Vertiefungen in der knöchernen – v. a. unteren u. hinteren – Wand der Paukenhöhle.

Cellulalgia, Zellulalgie: im Zellgewebe begründeter Schmerz; i. e. S. (PAVIOT 1929) ein ischialgiformer Schmerz durch disseminierte Zellknötchen in den – dem Ischiadicus benachbarten – Schenkelmuskeln.

cellularis, zellulär: die Zelle(n) betreffend, aus Zellen zusammengesetzt.

Cellulitis, Zellulitis: 1) Entzündung (meist bakteriell-eitrig) des lockeren Unterhautzellgewebes. – 2) / Fibrositis. – 3) Unterhauterkrn. des Gesichtes u. der v. a. unt. - Extremitäten mit Fettaufnahme der Bindegewebszellen u. elephantiast. Hautverdickung.

Celozzi* Lösung (DOMENICO C., Arzt, Florenz): (1918) *bakt* Nährboden auf Plazentablut-Basis.

Celsius* Skala (ANDERS C., 1701–1744, Astronom, Uppsala): 100teil. Temp.skala (°C) mit den Fundamentalpunkten (nach Umkehrung durch LINNÉ) 0 = Schmelzpunkt des Eises u. 100 = Siedepunkt des Wassers.

Celsus*, Aulus Cornelius (ca. 30 v. Chr. bis 50 n. Chr.), röm. Enzyklopädist (»De re medicina«), Erstbeschreiber der »klass.« Entzündungszeichen Rubor, Tumor, Calor u. Dolor. – Nach ihm benannt: **C.* Area** (= Alopecia areata), **C.* Kerion** (= Trichophytia prof.), **C.* Papeln** (= Ekzema papulosum), **C.* Schanker** (= Ulcus molle) sowie die / Vitiligo Celsi.

Cementum *PNA*, **Substantia ossea dentis** *BNA*, *JNA*: die von der Wurzelhaut ernährte Hartsubstanz des Zahnes, die das Dentin am Zahnhals als zellfreies, fibrilläres Zement, an der Wurzelspitze als zellhalt., lamelläres Osteozement überzieht.

Cendehill-Impfstoff: / Röteln-Vakzine.

Centesimalpotenzen: *hom* s. u. Potenz.

...centesis: Wortteil »Punktion«, »Zentese«.

Central European Encephalitis: / CEE.

Central terminal (electrode): *kard* / WILSON* Elektrode.

Centrale: *anat* / Os centrale carpi. – **Centralia**: die Teile des embryonalen Tarsus bzw. Carpus, aus denen beim Menschen der Talus bzw. das Os scaphoideum hervorgehen.

centralis: (lat.) ↑ zentral, im Mittel- bzw. Kernpunkt.

Centriol: *zytol* ↑ Zentriol.

Centrocestus: *helminth* Trematoden-Gattg. [Heterophyidae]; Darmegel fischfressender Vögel u. Säuger; C. armatus (Stamnosoma arm., Centrocestus nycticoracis) in Japan, **C. formosanus s. caninus s. cuspidatus var. caninus s. yokogawai** (Stamnosoma form., Stephanospirumus longus) in China u. auf den Philippinen, auch beim Menschen beobachtet; 1. Zwischenwirt: Melania, 2. Zwischenwert: Süßwasserfische; Epidemiologie usw. wie bei Heterophyes heterophyes.

Centromer, -som, -sphäre: *zytol* s. u. Zentro....

Centrum: (lat.) Mittelpunkt, Zentrum, Reflexzentrum; z. B. **C. abdominale s. epigastricum** (spinales Hautreflexzentrum Th 10/11 für die Bauchregion), **C. anale u. anospinale** (↑ Defäkationszentrum), **C. auditopsychicum** (akust. ↑ Kortex), **C. ciliospinale** (das sympath., unter hypothalam. Kontrolle stehende BUDGE* Zentrum im unteren Hals- u. oberen Brustmark für den M. dilatator pupillae sowie die Gefäßmuskeln von Kopf, Herz u. Lunge. Bei Schädigung: HORNER* Syndrom), **C. faciale** (Großhirnzentrum des N. facialis im unteren Teil der vord. Zentralwindung des Stirnlappens), **C. genitospinale** (das spinale Genitalzentrum im Lumbalmark, das beim Manne die Ejakulation u. bei der Frau den Geburtsakt auslöst), **C. medianum Luys*** (kleiner grauer Kern im Thalamus unter- u. außerhalb der inn. Kernes, mit Verbindung zum FLECHSIG* Kern), **C. musculotendineum** (RM-Zentrum für Reflexbewegung im Fuß- oder Kniegelenk), **C. nervosum Willisii** (= Ggl. coeliacum), **C. olfactorium** (↑ Riechzentrum), **C. rectovesicale** (spinales Reflexzentrum für Mastdarm u. Harnblase); ferner: **C. semiovale** *PNA*: das im Horizontalschnitt halboval erscheinende »weiße Marklager des Großhirns« zwischen Balken u. Hemisphärenrinde, zusammengesetzt aus den markhalt. Fasern der Assoziations-, Kommissuren- u. Projektionssysteme des Endhirns. – **C. tendineum** *PNA* (Lig. cordiforme, Speculum Helmontii): die herzförm. Sehnenplatte des Zwerchfells. – **C. tendineum perinei**: Bindegewebsplatte an der Vereinigung der Mm. bulbospongiosus, sphincter ani ext., levator ani, transversus perinei.

centum, C: (lat.) hundert.

Cepalonium, Cepaloramum: ↑ Tab. »Cephalosporine«.

Cephaelin(um): Desmethylemetin, Alkaloid aus der Wurzel von Uragoga Ipecacuanha; *therap* Anw. bei Amöbiasis u. als Emetikum.

cephal...: s. a. kephal..., zephal....

Cephal(a)ea, Kephal(a)ea: hartnäck., diffuse oder lokalisierte Kopfschmerzen, insbes. die durch äuß. (Licht, Lärm, Erschütterung) oder inn. Einflüsse (Gemütsbewegung, geistige Anspannung) sowie durch körperl. Anstrengung hervorgerufenen oder verschlimmerten; z. B. die **C. attonita s. agitata** mit Überempfindlichkeit für opt. u. akust. Reize, häufig als Allg.sympt. im Frühstadium infektiöser Erkrn.; **C. histaminica** (↑ HORTON* Syndrom); **C. nodularis s. myalgica** im Zusammenhang mit Hartspann u. Myogelosen in Hals- u. Nackenmuskulatur u. Mm. front. u. temp.; **C. syphilitica** (insbes. nachts) bei – v. a. vaskulärer – Neurosyphilis, auch als ↑ SEELIGMÜLLER* Neuralgie.

Cephal(al)gia: Kopfschmerz, s. a. Cephalaea; z. B. **C. contagiosa** (↑ Grippe), **C. pharyngotympanica** (ins Ohr ausstrahlend bei Pharyngitis oder nach Tonsillektomie).

cephalicus: (lat.) zum Kopf gehörend. – **Cephalica**: ↑ V. cephalica.

Cephalitis: ↑ Encephalitis.

Cephalocotyleum: *helminth* Tetrathyridium (Invasionslarve von Mesocestoides).

Cephalosporin(e): erstmals 1945 in Cephalosporium acremonium nachgewiesene penizillinähnl. Antibiotika; i. e. S. das Cephalosporin C (↑ Formel) u. seine Derivate (z. T. synthetisch zugängl. Substanzen; mögl. Kreuzallergie mit Penizillin), z. B. Cepha- oder Cefa-cetril, -lexin etc.

Cephalospor(i)osis, Zephalospor(i)ose: der Sporotrichose nahestehende Sproßformmykose (meist durch Cephalosporium acremonium Corda) mit phlegmonösen u. gummösen, auch rhagadiformen, hyperkeratot.-verrukösen oder Erythema-induratum-ähnl. Hautveränderungen; s. a. Tab. »Mykosen«.

Cephalosporium: (CORDA 1839) Fungi imperfecti mit charakterist. Kondien (Köpfchenform an spitz zulaufenden Trägern u. mit stark verzweigtem, septiertem Myzel; fakultativ pathogen (↑ Cephalosporiosis), z. B. **C. acremonium** (Acremonium kiliense; CORDA 1839); aus Hautläsionen u. Mund isoliert, auf SABOURAUD* Glukose-Pepton-Agar oder glzyerinhalt. Kartoffelnährboden grauweiß, später bräunl. wachsend, Antibiotikabildner (↑ Cephalosporine). – **C. boydii**: s. u. Allescheria.

Cephalothecium: *mykol* alter Gattungsname für Trichothecium.

Cephalus: (gr./lat.) Kopf; s. a. Kephal..., Zephal....

Cer: *chem* ↑ Cerium. – **Cera**: (lat.) Wachs (s. a. Cerata); z. B. **C. alba** (gebleichtes Bienenwachs), **C. flava s. apiaria s. citrina s. comm. s. lutea**, das durch Ausschmelzen entleerter Waben gewonnene gelbe Bienenwachs (Palmitinsäuremyrizylester, Cerotinsäure, Paraffine, Duftstoffe) mit F. 61–68°, angew. u. a. für Pflaster u. Salben, als Resorptionsverzögerer in Depot-Präparaten.

Ceramid: das in natürl. Sphingomyelinen enthaltene N-Azylsphingosin (↑ Schema »Sphingolipid-Stoffwechsel«). – **C.-cholin-phospho-transferase**: in Mitochondrien u. Mikrosomen der Leber enthaltener, an der Sphingomyelin-Synthese beteiligtes Enzym mit der Reaktion (Mn^{2+}- bzw. Mg^{2+}-obligat): CDP-Cholin + Ceramid (N-Azylsphingosin) ↔ CMP + Sphingomyelin.

Cerata, Zerate: wasserfreie Wachs-Fett-Gemische, sogen. Wachssalben, die bei Zimmertemp. meist fest sind, auf der Haut jedoch erweichen; z. B. **Ceratum Galeni** (= Ung. leniens), **C. Plumbi** (= Ung. Pl.), **C. simplex** (= Ung. cereum).

Ceratitis: ↑ Keratitis.
Ceratophyllus: Floh-Gattg. [Ceratophyllidae, Aphaniptera]; Parasiten auf Vögeln u. (Klein-)Säugern, z. T. auch den Menschen (als Verlegenheitswirt) befallend, z. B. **C. columbae** u. **C. gallinae** (Tauben- bzw. Hühnerfloh, v. a. letzterer mit sehr schmerzhaftem Stich), **C. hirsutus** (in USA auf Präriehunden) u. **C. hirundinis** (in Europa u. Nordafrika auf Schwalben; Überträger von Pest bzw. Trypanosomiasis).
Ceratopogonidae: *zool* Gnitzen.
Ceratosis: ↑ Keratose. – **Ceratum:** *pharm* s. u. Cerata.
Cercaria, Zerkarie: die »Schwanzlarve« der Trematoden [Digenea], die sich im Hepatopankreas von Schnecken (Zwischenwirt!) aus der Sporozyste entwickelt u. den Endwirt direkt infiziert oder im Freien bzw. im 2. Zwischenwert zur Metazerkarie wird; Erreger einer Zerkariendermatitis, z. B. **C. douthitti** (von Schistosomatium douthitti, in Nordamerika), **C. elvae** (von Trichobilharzia ocellata in Nordamerika), **C. huronensis** (von Gigantobilharzia huronensis, in Nordamerika), **C. littorinalinae** (im pazif. Raum, Hawaii, Kalifornien), **C. longicauda** (in Neuseeland), **C. neocellata** (von Trichobilharzia ocellata, in Europa), **C. ocellata** u. **pseudocellata** u. **szidati** (von Trichobilharzia ocellata, in Europa), **C. oregonensis** (von Trichobilharzia ocellata, in Nordamerika), **C. parocellata** (von Trichobilharzia ocellata, in Australien), **C. physellae** (von Trichobilharzia physellae, in Nordamerika), **C. spindale** (von Schistosoma spindale, in Afrika u. Malaya), **C. stagnicolae** (von Trichobilharzia stagnicolae, in Nordamerika), **C. sturniae** (von Gigantobilharzis sturniae, in Japan), **C. variglandis** (von Austrobilharzia variglandis, in USA). Strukturell unterschieden z. B. als amphistom (mit endständ. Bauchsaugnapf), furkozerk (Schwanz doppelt gegabelt = Gabelschwanzzerkarie), echinozerk (mit stachelbesetztem Kopfkragen), gymnozephal (mit gleichmäßig abgerundetem Vorderende), lophozerk (mit Flossensaum am Körper).
Cerclage: (französ. = Anlegen eines Reifens) *chir* op. Umschlingen, z. B. der Cervix uteri (↑ SHIRODKAR* Op. 1), von Knochenfragmenten (mit Draht oder Kunststoffaden; n. PUTTI, PARKHAM, JORDAN, BERGER u. a. m.; s. a. Drahtumschlingung), des Anus (↑ THIERSCH* Ring).
Cercomonas: Flagellaten-Gattung (mit je einer Schwimm- u. Schleppgeißel), darunter Darmkommensalen von Tieren (Einordnung menschl. Darmflagellaten, z. B. C. longicauda, in die Gattg. ist veraltet).
Cercopithecus aethiops, grüne Meerkatze: Affenart im trop. Afrika; virol. Verw. (Polio-Impfstoff) von Tieren u. Organen (Gewebekulturen); löste als Labortier ↑ Marburg-Virus-Krankh. aus. – s. a. Zerkopithekus-Ohr.
Cercosporosis, Zerkosporose: sehr seltene Dermatomykose durch **Cercospora**-Arten (Fadenpilze der Fam. Dematiaceae); mit verrukösen u. evtl. mutilierenden Veränderungen.
Cerealien, Zerealien: Körner liefernde Getreidearten; auch das Getreide selbst (einschl. der Produkte).
cerebellaris: das Kleinhirn (Cerebellum) betreffend, ↑ zerebellar.

Cerebellum *PNA*: das zum Metencephalon gehörende, dorsal von Brücke, Medulla oblong. u. IV. Ventrikel in der hint. Schädelgrube gelegene »Kleinhirn«; mit dünnen. blattart. Windungen, unterteilt in Kleinhirnwurm (Vermis; zus. mit Flocculus u. meisten Kernen = Paläocerebellum) u. 2 Hemisphären (zus. mit Nuclei dentati = Neocerebellum); s. a. Cortex cerebelli (Abb.). Verbindung zum Hirnstamm (Mittelhirn, Brücke, Medulla) durch Pedunculus cerebell. sup., med., inferior. – Reihenfolge der Reifung: ↑ Archi-, Paläo-, Neocerebellum; Funktionen s. u. Kleinhirn (Abb.).
cerebralis: das Gehirn (cerebrum) betreffend.
Cerebron: *biochem* ↑ Zerebron. – **Cerebropathia:** ↑ Encephalopathie. – **Cerebrose:** ↑ D-Galaktose.
Cerebrosid: ↑ Zerebrosid. – **Cerebrosidosis:** ↑ GAUCHER* Krankh. (2).
cerebrospinalis: Gehirn (Cerebrum) u. RM (Medulla spinalis) betreffend.
Cerebrum *PNA*, Pallium: (lat.) das Groß- oder Endhirn (↑ Telencephalon), i. w. S. das ↑ Gehirn (Encephalon); auch Oberbegr. für Vorder- (= Prosencephalon) u. Mittelhirn (= Mesencephalon). – **C. posterius:** ↑ Cerebellum.
Cerein: (1952) Anitbiotikum aus Bac. cereus; wirksam gegen grampos. u. -neg. Baktn.
Cereoli: *pharm* »Schmelzbougies« (Form der Bacilli medicati), mit Arzneimasse überzogene Wachsstifte zur Einführung in Hohlorgane.
Ceresinum: Paraffinum solidum (»Hartparaffin«).
cereus: aus Wachs (↑ Cera), wachshaltig.
Cereus grandiflorus s. mexicanus: die in Mittelamerika wildwachsende, in Europa kultivierte Stammsukkulente [Cactaceae] »Königin der Nacht«, deren Stengel u. Blüten noch wenig bekannte herzwirksame Glykoside enthalten.
Cerevioccidin: (1955) Antibiotikum aus Streptomyces; wirksam gegen Hefepilze.
Cerevisia: ↑ Saccharomyces cerevisiae.
Cer(ium), Zer, Ce: 3- u. 4wert. Element der Lanthanidengruppe, mit OZ 58 u. Atomgew. 140,12; 14 Isotope (^{133}Ce–^{146}Ce), davon 10 radioaktiv; rel. weiches Metall, unbeständ. gegen Luft (Oxidation) u. Wasser. *toxik* Hemmt die Blutgerinnung (Prothrombinfällung); in Staubform inhaliertes radioakt. ^{144}CeF$_3$ wird in den LK der Lunge gespeichert u. wirkt kanzerogen (Dekorporierung durch Komplexbildner!). Therap. Anw. sulfanil- u. oxalsaurer Salze (Antiemetika, Antikoagulantia). Nachweis durch Blaufärbung von Benzidin u. o-Tolidin, Entfärbung der roten Eisen(II)-o-phenanthrolin-Lsg., spektrophotometr. mit 8-Hydroxychinolin.
Cerletti* (UGO C., 1877–1963, Neurologe, Rom) **Zeichen:** Streifen in Pentagramm-Form an Gesäß u. Oberschenkeln bei Syphilis connata. – **C.*-Bini* Kur:** (1937) ↑ Elektrokrampftherapie.
Ceroid: (LILLIE, DAFT u. SEBRELL 1941) wachsähnl., eigenfluoreszierende braune Substanz in Körpergeweben (Leber, NN-Retikulärzone, Parenchymzellen, Phagozyten, atherosklerot. Aortenwand; Abnutzungspigment?). Histochem. Nachweis durch Fettfärbung, Perjodsäure-SCHIFF-Reaktion, Reduktion von Osmiumtetroxid.

ceruleus: himmelblau.

Cerumen *BNA*: ↑ Zerumen (»Ohrenschmalz«).

Cerussa: Plumbum subcarbonicum (»Bleiweiß«).

Cerveau isolé: (französ.; BREMER) tierexperiment. Hirnpräp. mit Trennung des Kortex vom Hirnstamm (Schnitt in Höhe der Vierhügel; »hohe Querschnittslähmung«, Unterbrechung des retikulären Systems); dadurch schlafähnl. Zustand, der nur kurzfristig durch visuelle Reize unterbrochen werden kann; im EEG monotone, spindelförm. α-Wellen (statt Desynchronisation). – vgl. Encéphale isolé.

Cervicale, Zervikale: 1) *anthrop* Spitze des Dornfortsatzes des 7. HW als somatometr. Punkt. – 2) Zervikalsegment des RM.

cervicalis: den Hals (auch Knochen-, Gebärmutter-, Zahnhals) betreffend; s. a. zervikal.

Cervicarcin: (OKUMA 1964) Antibiotikum aus Streptomyces ogaensis; wirksam gegen grampos. Baktn. u. EHRLICH* Asziteszellen.

Cervicitis: *gyn* ↑ Endometritis cervicis.

Cervix: (lat.) *anat* Hals (s. a. Collum, Isthmus); z. B. **C. dentis** (=Zahnhals), **C. vesicae urinaria** (*PNA*, ↑ Blasenhals); i. e. S. die **C. uteri** *PNA* (Collum uteri), der rel. dünne, runde, bindegewebsreichere u. muskelärmere, den Uterus verschließende »Gebärmutterhals« (unterteilt in Portio supravagin. u. vaginalis) mit dem axial verlaufenden Zervikalkanal. Fungiert während der Geburt als rein pass. Abschnitt des Geburtskanals u. ist das wesentliche physiologische Geburtshindernis.

C.E.S.: (engl.) *neurophysiol* als Central Excitatory State als histor. Begr. (SHERRINGTON) für einen von der Peripherie geförderten Zustand hoher Erregbarkeit im ZNS.

Cesaris = Demel* Körper (ANTONIO C. = D., 1866–1938, Pathologe, Mailand): ↑ BENDER* Körper.

Cessatio mensium: 1) plötzl. Sistieren der Menstruationsblutung, z. B. als Schreckreaktion. – 2) kurzfrist. Amenorrhö.

Cestan* (E. J. M. RAYMOND C., 1872–1932, Neurologe, Toulouse) **Zeichen**: 1) DUPUY = DUTEMPS*-C.* Zeichen: bei kompletter peripherer Fazialislähmung leichtes Anheben des gleichseit. Oberlides bei willkürl. Augenschluß. – 2) »statuenhaftes« Umfallen (ohne Schwanken) nach Schädelverletzung. – **C.*-Chenais* Syndrom (Krankheit)** (LOUIS JEAN CH., geb. 1872, französ. Arzt), **C.* Paralyse**: (1903) alternierende Lähmungen (Kombination von AVELLIS* u. BABINSKI*-NAGEOTTE* Syndrom) bei Läsion (Zirkulationsstörung, Entzündg., Tumor) in der lat. Medulla oblong.; homolat.: Ausfälle der Hirnnerven IX u. X (Gaumensegel- u. Stimmbandparese, Teillähmung des Constrictor pharyngis), HORNER* Syndrom, zerebellare Ataxie; kontralat.: Hemiparese u. -hypästhesie. – **C.*-Lejonne* Syndrom**: X-chromosomal-erbl. benigner skapulo-humero-dist. Typ der ↑ Dystrophia muscul. progressiva; manifest im Kleinkindalter; frühe Atrophie im Beckengrütel- u. Waden-, später auch Schulterbereich, Kontraktureignung u. WS-Versteifung; ferner Myokardhypertrophie, Herzdilatation, Herzrhythmusstörungen.

Cestoda, Cestodes, Zestoden: die aus Skolex (Kopf u. Sprossungszone) u. Strobila (Proglottiden) bestehenden parasit. »Bandwürmer« [Plathelminthes]; Länge bis 15 m. Kopf mit Haftorganen (Bothrium, Bothridium, Acetabulum), oft auch Hakenkranz (an Rostellum); jede Proglottide mit vollständ. (hermaphroditem) Geschlechtsapparat; häufig Protandrie. Entwicklung: Ei (in der Proglottide entstehend; bei manchen Arten mit Weiterentwicklung im Uterus) → Embryophore (beschaltes Ei) mit Oncosphaera → Finne im Zwischenwirt → geschlechtsreifer Wurm im Endwirt; bei manchen Arten Embryonalentwicklung im Wasser (über das aus dem bedeckelten Ei schlüpfende bewimperte Coracidium, das im Zwischenwirt zur Finne wird). Zwischenwirt kann fehlen (Taenia solium, Hymenolepsis) oder zweifach auftreten (Diphyllobothrium). – Befall (»Cestodiasis«) des Menschen (betroffen als Zwischen- oder Endwirt ca. 72 Mill.) entweder als Darminfektion mit Taenia saginata u. solium, Diphyllobothrium, Hymenolepsis nana u. diminuta, Diphylidium caninum oder als parenterale Infektion mit Cysticercus cellulosae, Coenurus, Echinococcus granulosus u. multilocularis, Sparganum; s. a. Tab. »Bandwurm-Arten«, Abb. »Wurmeier«, Bandwurmmittel.

Cetaceum: der weiße, perlmutterglänzende, sich fettig anfühlende »Walrat« (Hauptbestandteil: der Palmitinsäurecetylester Cetin) mit eigenart. Geruch u. mildem Geschmack, gewonnen insbes. aus den Kopfhöhlen des Pottwals (Physeter macrocephalus); Anw. u. a. zu Wachssalben (Cerata) u. als Zusatz zu kosmet. Präparaten.

Cetalkoniumchlorid *WHO*: Benzyl-hexadecyl-dimethyl-ammoniumchlorid; bakterizides Antiseptikum.

Cetobemidonum *WHO*: 1-Methyl-3-phenylpiperidin-3-karbonsäureäthylester; synthetisches Analgetikum mit euphorisierender Nebenwirkung (BTM).

Cetrimoniumbromid *WHO*, Cetrimide: kationenaktives, bakterizides Netzmittel, wasser- u. äthanollösl.; Anw. zur Haut-, Wund- u. Instrumentendesinfektion.

CET: (engl.) Central European Tickfever (↑ CEE).

Cetyl|alkohol: ↑ Zetylalkohol. – **C.pyridiniumchlorid** *WHO*: bakterizide Invertseife (quartäre Ammoniumverbindung); Anw. in 0,01–1%ig. wäßr. Lsg. oder Salben (0,02–0,2%) als Oberflächendesinfiziens u. Hautantiseptikum. – **C.säure**: ↑ Palmitinsäure.

CEV: (engl.) ↑ California Enzephalitis-Virus.

Cevadin: »kristallisiertes Veratrin« aus den Samen von Sabadilla officinalis [Liliaceae]; tox. Alkaloidgemisch, stark insektizid wirksam, ferner blutdrucksenkend.

CE-Winkel, Centrum-Ecken-, WIBERG* Winkel: (1939) der von der Geraden zwischen Hüftkopfmitte u. äußerstem Pfannendachrand u. der Körperlängs-

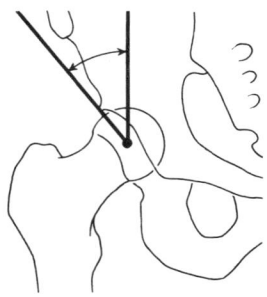

achse gebildete Winkel (↑ Abb.). Kriterium für die Lage des Hüftkopfes im Gelenk; bei Jugendl. (bis zum 13. Lj.) >20°, bei Erw. >26°, Werte <15° sicher pathologisch. – vgl. CCD-Winkel.

Ceylon|-Krankheit: ↑ Beriberi. – **C.-Sore**: tropische ↑ Sprue. – **C.-Tang**: malayischer ↑ Agar-Agar.

CF: 1) *kard* Symbol für halbunipolare EKG-Abltg. von der Brustwand (**c**hest) gegen das linke Bein (**f**oot); s. a. CB, CR, CL. – 2) ↑ Citrovorum-Faktor. – 3) Cystic fibrosis (↑ Mukoviszidose). – **Cf**: 1) *chem* ↑ Californium. – 2) ↑ Carrier-free (»trägerfrei«).

CFA: **C**ell-**f**ree **a**ntigen.

C-Faktor: 1) hypothet. Faktor, der bei Angehörigen der Blutgruppe 0 den gleichzeit. Anstieg des Anti-A- u. Anti-B-Titers nach Inj. von A- bzw. B-Ery erklären würde. – 2) Faktor C des ↑ Rhesus-Systems.

C-Fasern: *histol* s. u. Fasergruppe. – **CFC**: s. u. CFU.

CF-Prüfnährboden: *bakt* wasserfreier Nährboden, der mit Ausnahme des Citrovorum-Faktors alle für das Wachstum von Leuconostoc citrovorum notwend. Substanzen enthält; zum Nachweis von L. citrovorum, da nach Zusatz von CF erhebl. Wachstumszunahme (azidometrisch u. durch Messung des Trübungsgrades faßbar).

CFT: ↑ Cardiolipin-Flockungstest.

CFU: **c**olony **f**orming **u**nit (TILL-MCCULLOCH 1961), die pluripotente Blutstammzelle, untersucht am hämatopoet. Kolonien in der Milz letal bestrahlter Mäuse. – Analog die **CFC** (**c**olony **f**orming **c**ell; PLUZNIK-SACHS u. a. 1966) als granulopoet. Stammzelle (nachgewiesen durch Aussaat in Agarkultur).

CG: Human **c**horionic **g**onadotrophin (↑ Tab. »Gonadotropine«).

C-Galle: die bei klass. Duodenalsondierung nach Sistieren der reflektor. Gallenblasenkontraktion fließende Lebergalle (hellgelb wie A-Galle). Vork. von saprophytären Baktn. spricht für belanglose Bakteriocholie, von Kolibaktn., reichl. Leuko u. Epithelien für Cholangitis. – vgl. A-, B-Galle.

CGMP: *biochem* zykl. ↑ Guanosinmonophosphat.

CGS-System: mechan. Maßsystem mit den 3 absol. Grundeinhn. Zentimeter, Gramm u. Sekunde, i. w. S. auch die davon abgeleiteten Systeme für Elektrizität u. Magnetismus (z. B. elektromagnet. u. elektrostat. CGS-System, GAUSS* u. LORENTZ* Maßsystem).

CGTT: **C**ortison-**G**lukose-**T**oleranz-**T**est (s. u. Glukokortikoid-).

Ch.: *anthrop* ↑ **Ch**eilion; *med* (engl.) **Ch**irurgeon; *pharm* ↑ **Ch**arta.

Chaddock* Reflex (CHARLES CH., 1861–1936, amerikan. Neurologe): 1) träge Dorsalflexion der Großzehe mit Beugung u. fächerförm. Spreizung der übr. Zehen bei Druck hinter dem lat. Malleolus oder Berühren des lat. Fußrandes als Pyramidenzeichen (ähnl. dem BABINSKI* Reflex). – 2) Extension u. fächerförm. Spreizen der Finger mit Beugung im Handgelenk bei Druck auf die uln. Partie des gelähmten Armes als Hemiplegie-Zeichen.

Chadwick*(-Jacquemier*) Zeichen (JAMES READ CH., 1844–1905, Gynäkologe, Boston; JEAN MARIE J.), KLUGE* Zeichen: Lividität der Vaginalschleimhaut als Schwangerschaftszeichen (unsicher).

Chaero|mania: krankhaft übertriebene Heiterkeit. – **Ch.phobia**: krankhafte Furcht vor Zärtlichkeit.

Chaetomin: (WAKSMAN u. HORNING 1942/43) Antibiotikum aus Chaetomium-Arten u. Verticillium cinnabasium; alkalilabil; in vitro schwach wirksam gegen grampos. Keime.

Chaffin*-Pratt* Pumpe: elektr. Pumpe (ca. 50 mm H_2O Unterdruck) für die geschlossene Saugdränage der Wunden bei komplizierter Fraktur.

Chagas*(-Cruz*) Krankheit (CARLOS CH., 1879–1934, Bakteriologe, Rio de Janeiro), Barbiero- oder Barbeiro-Fieber, Pseudomyxödem, Amerikan. Trypanosomiasis: (1916) durch Trypanosoma cruzi verurs. Erkr. – bes. bei Kindern – in Mittel- u. Südamerika (mit schweren endem. Formen in Argentinien u. Brasilien). Überträger: Raubwanzen (z. B. Panstrongylus megistus, Triatoma infestans); infizierender Stich meist im Gesicht, v. a. Augennähe u. Lippen (»kissing bug«). Sympt.: lokale Hautreaktion (sogen. Chagom), Schwellung der regionären LK (↑ ROMAÑA* Zeichen); n. 1–2 Wo. Fieber, generalisierte Lymphadenitis, Milz- u. Lebervergrößerung, Tachykardie, Hypotonie; Exitus (bis 50%, bes. bei Kleinkindern) durch Herz- u. Kreislaufschwäche, evtl. unter meningoenzephalit. Erscheinungen. Bei chron. Form Herz u. Gefäße (Myokarditis, Arteriitis chagasica), ZNS (Enzephalitis, Psychose, Intelligenzdefekte) u. Endokrinium (NNR-Insuffizienz, Myxödem, Thyreoiditis parasitaria) befallen; evtl. **Ch.*-Megaösophagus** (mit Dys- oder Aperistaltik der unt. $2/3$) infolge Neurotoxin-Schädigung des intramuralen Plexus. – Parasitennachweis durch Nativpräparat oder dicken Tropfen; im chron. Stadium Diagnose durch Tierversuch, Xenodiagnose, Hautreaktion mit AG aus Trypanosoma-cruzi-Kulturen (MAYER, PIFANO) oder KBR (MACHADO, GUERREIRA).

Chagres-Fieber: 1) maligne Form der Malaria in Südamerika. – 2) Erkr. (Fieber, Kopfschmerzen, Übelkeit) durch ARBO-Virus (Changuinola-Gruppe) in Panama.

Chagrinleder-Haut: *derm* multiple kleinste Hautfibrome, z. B. bei tuberöser Hirnsklerose.

Chaini-Krebs: in Asien beobachtetes Unterlippen-Ca., verursacht (?) durch Einlegen einer Mischung aus Tabak u. Kalk in die Mundtaschen.

Chalara pyogenes: (ROGER et alii 1912) seltene, nicht genau bestimmte Pilzart der Gruppe Hyphomycetes (bzw. Phialidae); Erreger der Chalarose.

Chalarose: seltene Dermatomykose durch Chalara pyogenes [Hyphomycetes]. Multiple s.c. knot. Effloreszenzen mit sanguinolentem Eiter, meist an unt. Extremitäten.

Chalasia, Chalasie: Entspannung eines Sphinkters; i. e. S. (NEUHAUSER u. BERENBERG) das Klaffen der Kardia (Relaxatio cardiooesophagea); vgl. Achalasie.

Chalaza, Hagelschnur: *embryol* beim Vogelei bds. zum Pol ziehender, meist schraub. Eiweißstrang, der für stet. Obenliegen der Keimscheibe im Dotter sorgt.

Chalazion, Hagelkorn: 1) *ophth* durch chron. granulierende Entzündung einer MEIBOM* Drüse hervorgerufene erbsgroße, derbe, indolente Schwellung unter der Lidhaut, mit livid-geröteter konjunktivaler Zone, evtl. als **Ch. marginale** in Nähe des Lidrandes. Meist op. Entfernung angezeigt; kann später zur Konjunk-

Chalazodermie

tiva durchbrechen u. rötl., polypösen, Granulomknoten bilden. – 2) feste, hagelkornähnl. Körper im Sputum bei Bronchitis.

Chalazodermie: ↑ Chalodermie.

Chalcomycin: Streptomyces-Antibiotikum, wirksam gegen zahlreiche Baktn. (resistent: Klebsiella, Proteus, Aerobacter).

Chalcosis. Chalkosis: Ablagerung von Kupfer(salzen) in Körpergeweben; z. B. die **Ch. bulbi** (Kornea, Glaskörper) v. a. bei Kupferarbeitern durch intraokulären Fremdkörper, insbes. als **Ch. lentis** (»Kupfer-«, »Sonnenblumenstar«) mit rotgrün schillernder Trübung der Linse durch eingelagertes bas. Kupferkarbonat (weitgehende Rückbildung mögl., keine völl. Starbildung).

Chalicosis: Ablagerung von Kalksalzen in Körpergeweben, i. e. S. die **Ch. pulmonum s. lapidarum** (»Chalikose«, Kalkstaublunge) als seltene, gutart. Pneumokoniose durch Einatmen von Kalk-, Kreide- oder Gipsstaub (der meist als Karbonat gelöst u. ausgeschieden wird); klin. Bedeutung nur bei kieselsäurehalt.Mischstaub. –vgl.Kalzikose.

Chalier* Zeichen: bei leichtem Beklopfen wahrnehmbare Vibration im ganzen unteren Thoraxbereich oder nur im 9.–11. ICR paravertebral als Hinweis auf großen bzw. kleinen Pleuraerguß. – **Ch.*-Levrat* Syndrom**: (1930) mit starker Eosinophilie (bis 70%) u. fieberhaften Schüben einhergehende Hepatosplenomegalie oder asthmoide Tracheobronchitis.

Chalikose: Chalcosis pulmonum.

Chalinoplastik: 1) Mundwinkelplastik. – **2)** plast. Ersatz des Zungenbändchens.

Challenge-Virus: (engl. = Herausforderung) Testvirus (z. B. Vesicular-stomatitis-, Newcastle-Virus) zur Titerbestimmung von Interferon.

Chalodermie (Ketly*), Dermatochalasis ALIBERT, Pachydermozele MOTT, Chalazodermie BAZIN, Chalas(t)odermie WEBER, loose skin, Dermatomegalie RHONCHESE, Faltenhaut: spontan oder nach ödematös-entzündl. Vorstadium auftretende atroph. Erschlaffung der Haut, die dann in runzligen Falten herabhängt (»Lappenelephantiasis«); s. a. Abb. »Cutis laxa«.

Chalone: (W. S. BULLOUGH 1965) physiol., endogene, gewebsspezif. (Gluko-)Proteine, die die Teilungstätigkeit bestimmter Zellen hemmen, indem sie die Mitose (G_1, G_2, A_1) unterdrücken (»Antitemplate-Substanzen«); wesentlich für Homöostase u. Regeneration, aber auch bei Tumorwachstum. Bisher nachgewiesen in weißen u. roten Blutkörperchen, Epidermis (z. B. G_1-Ch. = S-Faktor aus sich differenzierenden Zellen, G_2-Ch. = M-Faktor aus Basalzellen), Fibroblasten, Leber; Wirkung reversibel u. nicht artspezifisch.

Chamä|konchie, Platophthalmie, Eurykonchie: abgeflachte Orbitaöffnung mit Orbitalindex <75,9; Vork. v. a. bei Myopie. – **Ch.kranie**: niedr. Schädelform mit Längen-Höhen-Index des Schädels <69,9 bzw. des Kopfes (»**Ch.zephalie**«) <57,9. Nach vorzeit. Kreuznahtsynostose oft fast rechtwinkl. Übergang Schädeldach/Seitenflächen. – **Ch.prosopie**: Breitgesichtigkeit mit KOLLMANN* Index < 90.

Chamazulen: s. u. Azulene.

Chamberlain* Linie (EDWARD WILLIAM CH., 1892–1947, amerikan. Röntgenologe): *röntg* Gerade zwischen dem Hinterrand des For. occipit. magnum u. dem des harten Gaumens als Bezugslinie auf seitl. Schädelaufnahmen. Von der Densspitze normal um 2–5 mm überragt (höhere Werte z. B. bei basilärer Impression).

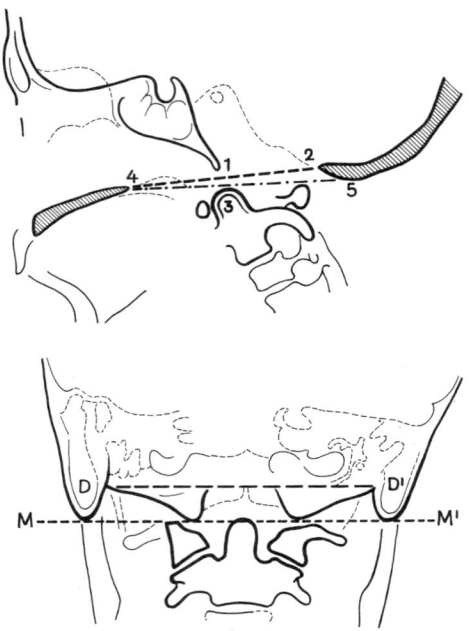

Orientierungslinien am atlanto-akzipitalen Übergang (1 = unterer Klivusrand, 2 = hinterer Rand des For. occipit. magnum, 3 = Kuppe des Dens axis, 4 = Rand des harten Gaumens, 5 = tiefster Punkt der Hinterhauptschuppe): Verbindungslinie 2-4 = CHAMBERLAIN* Linie, M-M', D-D' = METZGER*-FISCHGOLD* Bimastoid- bzw. Digastrikuslinie.

Chamberland* Filter (CHARLES EDOUARD CH., 1851–1908, Bakteriologe, Paris): (1884) bakteriendichte Filterkerze aus nicht glasiertem Porzellan; sogen. Hartfilter, mit unterschiedl. Porengrößen; Modifikationen n. COORS u. KITASATO.

Chamomilla (officinalis): ↑ Matricaria chamomilla (echte Kamille). – **Ch.-Typ**: *hom* das reizbare, unruh. quengel. Kind als Arzneityp.

Chamottesilikose: rel. gutart. Mischstaubsilikose bei Chamottearbeitern; häufig mit großfläch., aber weniger scharf begrenzten Verschwielungen.

Champetier de Ribes* Handgriff (CAMILLE LOUIS ANTOINE CH. DE R., 1848–1935, Gynäkologe, Paris): modifizierter VEIT*-SMELLIE* Handgriff mit Drehung des Kopfes in schrägen Diameter, Vorbeiführen des hint. Parietale am Promontorium, Ziehen des vord. Parietale nach unten.

Champignonputzer-Krankheit: akute Erkr. mit Fieber, Husten, Atemnot, Erbrechen, Eosinophilie u. flücht. Lungeninfiltraten; Dauer 2–3 Tage. Ätiol. ungeklärt (Schimmelpilzmykose?).

Champion*-Cregan*-Klein* Syndrom (R. CH., J. C. F. CR., zeitgen. amerikan. Ärzte; DAVID KL., Ophthalmologe, Genf): ↑ FÈVRE*-LANGUEPIN* Syndrom.

Championnière* Krankheit: s. u. LUCAS = CHAMPIONNIÈRE*.

Champy* Fixierung (PAUL EMILE CHRISTIAN CH., 1885–1962, Histologe, Paris): *histol* vor Mitochondrienfärbung (z. B. n. KULL) Fixierung mit Gemisch aus 3%ig. Kaliumbichromat, 1%ig. Chromsäure u. 2%ig. Osmiumsäure (7+7+4).

Chancre: (französ.) ↑ Schanker; z. B. **Ch. mixte** (»gemischter Schanker« bei gleichzeit. Infektion mit Hämophilus ducreyi u. Treponema pallidum; ca. 3 Wo. nach dem Ulcus molle syphilit. PA an derselben Stelle), **Ch. redux** (»Reinduration« eines bereits abgeheilten syphilit. PA, ohne regionäre LK-Schwellung, evtl. mit Treponema-Befund).

Chancrelle, Chancroïde: (französ.) ↑ Ulcus molle.

Chandipura-Fieber: in Indien von Phlebotomus-Mücken übertragene akute fieberh. Erkr. (grippös, evtl. Enzephalitis) durch gleichnam. Rhabdovirus der Piry-Gruppe.

Chandler* Methode: quant. Fibrinogen-Bestg. im Plasma durch Ausfällen mit Ca-Salz-Lsg. u. Messung des beim Veraschen des Koagulums frei werdenden N mit KJELDAHL* Verfahren.

Chaney* Reflex: ↑ Myxödemreflex.

Changri-Krebs: ↑ Kangri-Krebs.

Changuinola-Fieber: in Mittelamerika von Phlebotomus-Mücken übertragene akute fieberh. Erkr. (ähnl. dem Pappatacifieber) durch das gleichnam. ARBO-Virus der Ch.-Gruppe.

Chaoul* (HENRI CH., 1887–1964, Röntgenologe, Berlin u. Alexandria) **Glocke**: bei peroraler oder retrograder Kontrastfüllung das Umgreifen des normal weiten prä- bzw. poststenot. Darmabschnitts um die Tumorstenose. – **Ch.* Nahbestrahlung**: Strahlenther. mit Nahbestrahlungsgerät (Hohlanodenröhre, Spezialtuben, auch spez. Körperhöhlenrohr) als älteste Form der Rö.-Kleinraumbestrahlung (Distanz 0,5–5 cm, 60–100 kV). Vorteile: sehr kurze Behandlungszeiten, steiler Dosisabfall nach Tiefe u. Seiten (hohe rel. Herdraumdosis); Anw. bei Tumoren der Haut u. in Körperhöhlen (z. B. Mund- u. Kieferhöhle, Vagina, Larynx).

Chapetonada: Miliaria rubra der Kordilleren-Bewohner.

Chapman*-Stone* Nährboden: Hefeextrakt-Gelatine-Agar mit 55% NaCl als ↑ Selektivnährboden für Staphylokokken (gelbe Kolonien mit gelbem Hof).

Chappa: (westafrikan. = Beere) Chromomykose in Lagos u. Südnigeria.

Chappaz* Methode: kolorimetr. Bestg. des pH des Vaginalsekretes mit Ionoskribstift u. Spezallöschpapier (Genauigkeit ±0,2).

Chaptal*-Jean*-Campo*-Carli* Syndrom: (1956) dienzephal-hypophysär bedingter prim. oder sek. (postenzephalit.) Hypothyreoidismus.

Chaput* Operation (HENRI CH., 1857–1919, Arzt, Paris): 1) Verschluß einer extrem weiten Schenkelbruchpforte durch freies Rippenknorpeltransplantat. – 2) Tamponierung einer Osteomyelitishöhle mit Bauchdeckenfett. – 3) einzeit. Enteroanastomose mit Anus praeter.

Charakter: *psych* das Gesamtgefüge der ererbten Anlagen u. erworb. Einstellungen u. Strebungen (Handeln, Wollen, Wertung, Erleben etc.), die – sich rel. gleichbleibend – die individuelle Besonderheit eines Menschen ausmachen; »das individuelle Ganze der verständl. Zusammenhänge des Seelenlebens« (JASPERS). – s. a. Phasenschema der Psychoanalyse; vgl. Persönlichkeit. – **Ch.störungen** sind bedingt durch krankhafte Veränderungen (z. B. Enzephalitis, Trauma, Dystrophie, hormonale, neurovegetative, tox. Störungen, Schizophrenie, Epilepsie), Gefügeschwäche u. Diskrepanzen in der Erbanlage (z. B. Oligophrenie) oder schädigende Umwelteinflüsse (z. B. Fehlerziehung, schlechter Umgang, Internierungs- u. Gefangenenlager) u. führen nicht selten zur Verwahrlosung oder Kriminalität. – **Ch.neurose**, Charakterose: durch schwere, in der Persönlichkeit verankerte inn. Disharmonien u. »Verbiegungen« bedingte seel. Fehlhaltungen, die auch durch analyt. Psychother. kaum zu beeinflussen sind. Ggs.: Aktualneurose; Abgrenzung gegen Psychopathie nicht immer möglich.

charakteristische Röntgenstrahlung: die beim Aufprall schneller Elektronen auf Materie – neben dem kontinuierl. Rö-Brennspektrum u. meist zusammen mit der Rö-Fluoreszenzstrahlung – emittierte, für das Antikathodenmaterial charakteristische prim. Rö-Strahlung mit Linienspektrum.

Charakteropathie: Begr. für ein schwer abnormes jugendl. Persönlichkeitsgefüge. Nach K. KLEIST Charaktervariante mit hochgradigem Mangel an eth. Gefühlen, der oft zur Kriminalität führt (dem »gemütlosen Psychopathen« K. SCHNEIDERS entsprechend). –

Charakterose: Charakterneurose.

Charcot* (JEAN MARTIN CH., 1825–1893, Neurologe, Paris) **Ader**: Arteria lenticulostriata (s. haemorrhagica). – **Ch.* Bündel**: Crus posterius capsulae internae. – **Ch.* intermittierendes Gallenfieber**: Fieberzustände infolge Steinverschlusses der ableitenden Gallenwege mit Sekundärinfektion (Cholangitis, Cholangiolitis). – **Ch.* Gelenk**: ↑ Arthropathia tabica. – **Ch.* Krankheit**: 1) Arthropathia tabica. – 2) chron. Gelenkrheumatismus. – **Ch.* Ödem**: sehr schmerzhaftes (?), umschriebenes Ödem mit livider Haut an den Extremitäten bei Hysterie (auch als Strangulationsartefakt). – **Ch.* Pillen**: Pilulae Argenti nitrici. – **Ch.* Punkt**: Punkt im lat. Unterbauch (bei Frauen = Ovarialpunkt), der bei Hysterie druckschmerzhaft ist (= **Ch.* Schmerz**). – **Ch.* Sklerose**: myatrophe ↑ Lateralsklerose. – **Ch.* Syndrom**: 1) ↑ Claudicatio intermittens. – 2) myatrophe ↑ Lateralsklerose. – 3) **Ch.*-Erb*(-Guinon*) Sy.**: spast. ↑ Spinalparalyse. – 4) **Ch.*-Joffroy* Sy.**: (1858) ↑ Pachymeningitis cervicalis hypertrophica. – 5) **Ch.*-Marie*(-Tooth*-Hoffmann*) Sy.** (PIERRE M., HOWARD HENRY T., JOHANN H.), progress. oder neurot. Muskelatrophie, neurale Muskeldystrophie: meist dominant-erbl., androtrope, autosomale, im Kindesalter beginnende, chron.-progrediente Muskeldystrophie (Degeneration des peripheren Nervs mit Hypertrophie der SCHWANN* Scheiden) mit symmetr. atroph. Lähmungen der kleinen Fuß- u. der Unterschenkelmuskeln (Bereich des N. peronaeus), Klumpfuß, Erlöschen der Sehnenreflexe, Parästhesien, krampusart. Schmerzen u. troph. Störungen im befallenen Bereich. Abkühlung verstärkt die Muskelschwäche (»Kaltparese«); selten auf die obere Extremität übergreifend; im allg. Stehenbleiben der Atrophie in Höhe des Knies bzw. Ellenbogens; gelegentl.

Charcot*-Weiss* Syndrom

mit Augenstörungen u. Schwachsinn kombiniert. – **6) Ch.*-Weiss*-Baker* Sy.** (SOMA W., JAMES B.), (hypersensitives) Karotissinus-, Kollaps-Syndrom: Schwindelanfall (evtl. Bewußtlosigkeit) mit flücht. Lähmungen, Herzsensationen u. Atemnot, ausgelöst durch Druck auf den Karotissinus oder örtl. Gefäßwandprozeß (pathol. gesteigerter Karotissinus-Reflex mit verstärktem Vagotonus). Neben diesem »zerebralen« werden auch ein »vagaler« (mit Bradykardie) u. ein »depressor.« Typ (mit Blutdruckabfall) beobachtet. – **Ch.* Trias**: (1879) skandierende Sprache, Intentionstremor u. Nystagmus bei MS (mit Entmarkungsherden im zerebellaren System); vgl. MARBURG* Trias. – **Ch.* Zeichen**: 1) Vergrößerung des Angulus sterni bei Aortenektasie. – 2) schleppender, schleifender Gang mit schlaffer Lähmung der unteren Extremität. – 3) charakterist. Gang mit Zirkumduktion des Beines bei spast. Lähmung. – 4) »Steppergang« bei Lähmung der Mm. peronei u. extensores hallucis (v. a. bei Alkohollähmung). – 5) »Predigerhand« bei kombinierter Ulnaris- u. Medianuslähmung. – 6) **Ch.*-Marie* Zeichen**: feinschläg. Tremor bei BASEDOW* Krankheit. – 7) **Ch.*-Vigouroux* Zeichen**: herabgesetzter elektr. Widerstand der Haut gegenüber galvan. Strömen bei BASEDOW* Krankh. – 8) **Ch.*-Vulpian* Zeichen**: Fußklonus nach schneller gewaltsamer Dorsalflexion des Fußes bei Pyramidenbahnläsion oberhalb des Reflexbogens. – **Ch.* Zirrhose**: 1) hypertrophische / Leberzirrhose. – 2) monozelluläre Leberzirrhose (bei konnataler Syphilis). – **Ch.* Zonen**: hysterogene Zonen (s. u. CHARCOT* Punkt). – **Ch.*-Leyden* Kristalle** (ERNST L.): schlanke, spindelförm., leicht gelbl., oktaedr. Kristalle (Sperminphosphat?), die als Sekretions- oder Auskristallisationsprodukte eosinophiler Leukozyten im Blut, Sputum oder Stuhl auftreten, u. zwar bei eosinotakt. Prozessen, z. B. Allergosen, Asthma (»Asthmakristalle«), Colica mucosa, parasitären Erkrn. (Echinokokkose, Amöbenruhr, Wurmkrankhn.). Nachweis im lufttrockneten fixierten Ausstrichpräp. durch Färbung mit Eosin-Methylenblau. – **Ch.*-Rindfleisch* Knötchen**: das peribronchiale Infiltrat bei kleinknotiger Bronchopneumonie.

Chardon* Syndrom: (1830) / Akrodynie.

Charente-Fieber: Leptospirosis grippotyphosa im Westen Frankreichs (Golf von Biskaya).

Charité: histor. französ. Name (»Werk der Nächstenliebe«) von Kirche oder Staat unterhaltener Pflegestätten für Alte u. Kranke der ärmeren Schichten. Daraus entstanden später z. T. berühmte Universitätskliniken, z. B. die Pariser (gegründet 1602 von Maria von Medici) u. die Berliner Charité (gegründet 1710 von Friedrich I.).

Charlin*(-Sluder*) Syndrom (CARLOS CH., geb. 1886, chilen. Ophthalmologe), Neuralgia nasociliaris, Syndrom des N. ethmoidalis ant., Ziliarneuralgie, okulonasales oder Riechspalten-Sy.: (1931) seltene Neuritis des N. nasociliaris u. des Ggl. ciliare als Folge nasoethmoidaler Entzündungsprozesse, mit einseit. Rhinitis, ausstrahlenden Schmerzen (Stirn, Nasenrücken, inn. Augenwinkel), Augensympt. (Keratitis, Iritis, Zyklitis).

Charlouis* Krankheit: / Framboesia tropica.

Charmot* Krankheit: Hepatosplenomegalie-Syndrom in Zentralafrika, mit Makroglobulin- u. Hypergammaglobulinämie (als Endstadium einer allg. Dysproteinämie).

Charnley* Operation (JOHN CH.): **1)** Druckarthrodese des entknorpelten Knie- oder oberen Sprunggelenkes mittels spez. **Ch.* Klammer** (in der Länge verstellbares Zwingenklammerpaar, das 2 STEINMANN* Nägel fixiert). – **2)** Hüftgelenkarthrodese durch sogen. Luxatio int. transacetabularis (Heranbringen des Femurkopfes an das Os ilium durch eine breite Öffnung im Pfannenboden). – **3)** Hüftarthroplastik mit spez. Oberschenkelkopfprothese (Polytetrafluoräthylen) mit rel. kleinem Kopf u. dicker Kopffassung (dadurch nur kleiner Widerstand).

Charon: Virusgattung (benannt nach Ch., dem mythol. Fährmann des Styx); z. B. **Ch. evegatus** (/ Gelbfiebervirus), **Ch. vallis** (/ Rifttalvirus).

Charpentier* (AUGUSTIN CH., 1852–1916, Ophthalmologe, Nancy) **Bänder, Streifen**: Serie heller u. dunkler Streifen als Nachbilder eines spaltförm. Lichtbildes. – **Ch.* Gesetz**, RICCO* **Gesetz**: Für kleinste Abbildungen in der Fovea entspricht der Schwellenwert der Lichtempfindung dem Produkt aus Leuchtdichte des Objektes u. Quadrat des Gesichtswinkels. – **Ch.* Täuschung, Phänomen**: 1) Scheinbewegungen eines Lichtpunktes in völlig dunkler Umgebung. – 2) Fehlschätzung des Gewichtes zweier etwa gleich schwerer Gegenstände verschiedener Größe, wobei das größere unter-, das kleinere überschätzt wird.

Charpie, Scharpie: (französ. [von lat. carpere = zupfen, rupfen] = Leinwandfaser) bis um 1900 verw. saugfäh. u. elast. Verbandstoff, gewonnen durch Auszupfen oder Zerschaben gewaschener Leinwand.

Charpy* Kur (JACQUES CH., 1900–1957, Dermatologe, Marseille): (1943) Ther. der Haut-Tbk. mit täglich 1–3 mg (bis insges. > 1000 mg) Vit. D_2.

Charpy* Winkel (ADRIEN CH., 1848–1911, französ. Anatom): / Angulus infrasternalis.

Charrière* Scheibe, Skala (JOSEPH FRANÇOIS BERNARD CH., 1803–1876, Instrumentenmacher, Paris): Metallscheibe mit 30 Löchern, deren Durchmesser ($1/3 – 10$ mm) als Maßeinh. für die Dicke von urol. Kathetern u. Bougies dient. 1 Charr (auch: Ch., Fr. [= French]) = $1/3$ mm äuß. Ø. – CH. konstruierte u. a. den Prototyp eines brauchbaren Lithotriptors.

Charrin* Krankheit (ALBERT CH., 1857–1907, Pathologe, Paris): (1874) / v. WINCKEL* Krankheit.

Charta, Ch., Chart., Charta medicamentosa, arzneil. Papier: (lat.) mit einem Arzneimittel getränktes oder überzogenes Papier- oder Textilstück; z. B. die **Ch. cerata** (Wachspapier in Form von Kapseln zur Aufnahme hygroskopischer Pulver). **Ch. nitrata** s. **antasthmatica** (Asthma- oder Salpeterpapiere, mit 20%ig. KNO_3-Lsg. getränkt u. getrocknet; früher zum Inhalieren der beim Abbrennen entstehenden Dämpfe), **Ch. sinapisata** (Senfpapier, mit entfettetem Senfpulver überzogen, beim Befeuchten Allylsenföl freisetzend, früher als Hautreizmittel).

Chartreusin: (LEACH, JOHNSON u. TEETERS 1953) Antibiotikum ($C_{32}H_{32}O_{14}$) aus Streptomyces chartreusis; wirksam gegen grampos. Keime, säurefeste Stäbchen u. Micrococcus-pyogenes-Phagen.

Chase* Appendizitiszeichen (IRA CARLESTON CH., 1868–1933, amerikan. Arzt, Texas): Schmerzen in der

Blinddarmgegend bei schnellem Ausstreichen des Transversums von li. nach re. (u. Abklemmen des Deszendens durch festen Druck mit der anderen Hand).

Chase*-Lain*-Goldstein* Syndrom: *dent* ↑ Elektrogalvanismus.

Chase*-Sherman* Einheit: ältere Meßzahl für Vit. B$_1$; 1 E. = 1,5 µg Aneurinhydrochlorid = 0,5 I. E.

Chasma, Chasmus: Gähnkrampf, wie er bei Müdigkeit, aber auch bei Hypoxie, Bewußtseinstrübung, als Hirndrucksympt. u. epilept. Aura auftritt.

Chassaignac* (CHARLES MARIE EDOUARD CH., 1805–1879, Chirurg, Paris) **Höcker**: Tuberculum caroticum. – **Ch.* Lähmung, Syndrom**: »schmerzhafte Armlähmung« (Pseudoparese) bei Kleinkindern infolge Zerrung (perianuläre Subluxation des Radiusköpfchens, z. B. durch Hochreißen des fallenden Kindes); klin.: herabhängender Arm in Pronationsstellung, pass. Bewegung (bes. Suspination) schmerzhaft. – **Ch.* Muskel**, M. axillaris: inkonst. Faserbündel vom Latissimus dorsi u. durch die Achsel zur Fascia brachii oder zum unt. Rand des Pectoralis min. – **Ch.* Naht**: *chir* fortlaufende i.c. Hautnaht ohne sichtbare Einstiche; zur HALSTED* Naht weiterentwickelt. – **Ch.* Schwellung**: ringförm. Schwellung um den Hauptschmerzpunkt im Frühstadium einer Osteomyelitis. – **Ch.* Schwiele**: ↑ Schwielenabszeß.

Chassard*-Lapiné* Methode: *röntg* Beckenaufnahme am nach vorn gebeugt Sitzenden (Zentralstrahl auf LW-Dornfortsätze); Anw. zur geburtshilfl. Diagnostik (Querdurchmesser der Beckenausgangsebene), zur überlagerungsfreien Darstg. von Sigma-Rektum u. – bei verändertem Einfallwinkel – der Hüftgelenke (n. BRODERICK).

Chatter: (engl. = Vibrieren) *histol* bei Ultradünnschnitten (v. a. in harten Einbettungsmitteln) period. Dickenänderung senkrecht zur Schnittrichtung als Schneideartefakt.

Chaude pisse: (französ.) histor. Bez. (PARÉ 1560) für die Gonorrhö; Harnröhrenbrennen ohne Pollakisurie.

Chauffard* (ANATOLE ÉMILE CH., 1855–1932, Internist, Paris) **Dreieck**: *röntg* dreieck. paramediastinale Verschattung im Lungenbild, meist Atelektase des re. Unterlappens. – **Ch.* Mikrozyten**: Kugelzellen. – **Ch.* Probe**: ↑ ACHARD*-CH.* Probe. – **Ch.* Punkt**: Druckschmerzpunkt unterhalb der re. Klavikel bei Gallenblasenerkrn. – **Ch.* Syndrom**: 1) TROISSIER*-HANOT*-CH.* Syndrom: ↑ Bronzediabetes. – 2) MINKOWSKI*-CH.*-GÄNSSLEN* Syndrom: ↑ Kugelzellenanämie. – 3) ↑ STILL* Syndrom. – 4) **Ch.*-Ramon* Syndrom**: (1896) Sonderform der chron. Polyarthritis beim Erwachsenen (dem STILL* Syndrom entsprechend, dem FELTY* Syndrom verwandt) mit generalisierter Lymphknotenschwellung. – 5) Encephalitis epidemica. – **Ch.* Zeichen**: 1) Schmerzen in der re. Schulter u. am Dornfortsatz C$_7$ bei Cholelithiasis; s. a. CH.* Punkt. – 2) **Ch.*-Rivet* Zeichen**: druckschmerzhafte Zone im Oberbauch (zwischen Medianlinie u. einer Geraden mit 45° vom Nabel nach kranial) bei Pankreasaffektion (v. a. Kopf-Ca.). – 3) durch Versuch, in Rückenlage den Kopf zu heben, ausgelöste Flexion der Arme bei akuter Meningitis. – 4) **Ch.*-Läderich* Zeichen**: Anisokorie u. homolat. Mydriasis bei Pleuritis exsudativa.

Chauffeurfraktur: dist. Radiustrümmerfraktur durch Zurückschlagen der Anlasserkurbel.

Chauffie: örtl. Bez. (kleine Antillen) für die Ancylostoma-Dermatitis.

Chaulmoogra|öl, Chaulmugraöl, Oleum Chaulmoograe s. Hydnocarpi: fettes Öl aus Hydnocarpus-Arten, mit der zykl. **Ch.säure** (Acidum chaulmoogricum ↑ Formel) als Glyzerid; therap. Anw. bei Lepra u. Haut-Tbk.

Chaulmosulfonum WHO: p,p'-Sulfonyl-bis-dihydrochaulmoograsäureureanilid (↑ Formel); Chemotherapeutikum (i.m.; s.c.) gegen Lepra u. Tbk.

Chaulmosulfonum

Chaulmoograsäure

Chaussé* Aufnahmen: *röntg* Aufnahmetechniken (I–IV) zur Darstg. der Felsenbeine; z. B. »**Ch. II**« mit bukko-okzipit. Strahlengang durch den geöffneten Mund für den hint. Teil des For. lacerum, »**Ch. III**« etwa der steilen STENVERS* Aufnahme entsprechend.

Chaussier* (FRANÇOIS CH., 1746–1828, Anatom, Paris) **Ader**: inkonst. Ast der A. circumflexa femoris lat. vor dem M. quadriceps femoris. – **Ch.* Areola, Hof**: der indurierte Randwall der Milzbrandpustel. – **Ch.* Linie**: Stria longitud. med. corporis callosi. – **Ch.* Wiederbelebung**: Lufteinblasung in die Lungen mittels Trachealkatheters (urspr. mit spez. **Ch.* Tubus**) bei postnataler Apnoe. – **Ch.* Zeichen**: 1) Schmerzen u. Druckgefühl im Epigastrium bei drohender Eklampsie. – 2) Insertion der Nabelschnur in der Mitte der Scheitel-Fersen-Länge als Zeichen für die Reife des Neugeborenen. – 3) gurgelndes Auskulationsgeräusch (ähnl. dem beim Öffnen eines Wasserhahnes) über einem Hydropneumothorax mit Bronchuskommunikation.

Chauveau* (JEAN BAPTISTE AUGUSTE CH., 1827–1917, französ. Tierarzt) **Bazillus**: Clostridium chauvoei. – **Ch.* Retentionshypothese**: Die Abschwächung einer bakteriellen Infektion beruht nicht auf der Abnahme von Nährstoffen für die Erreger, sondern auf der Vermehrung ihrer Ausscheidungsprodukte.

Chavany*-Brunhes* Syndrom: chron. Stirn-Kopfschmerzen u. Gereiztheit bei ausgedehnter Verkalkung der Falx cerebri; hereditäres Leiden (?).

Chavany*-Chaignot* Syndrom: im Verlauf einer Gold-Ther. auftretende diffuse Gliederschmerzen, Hauthyperästhesie, Angstzustände, übermäß. Schweiß, generalisierte fibrilläre Zuckungen; Pathogenese unklar (Biotropismus, der ein neurotropes Virus aktiviert?).

Chavasse* (BERNARD CH., 1889–1941, Ophthalmologe, Liverpool) **Linse**: Okklusionsbrillenglas mit gerillter, vielfacettierter Hinterfläche, das das Auge sichtbar läßt. – **Ch.* Operation**: Ektomie des M. obl.

inf., der mittels **Ch.* Haken** (vorn spitz, gekrümmt, mit rechtwinklig angesetztem Griff) durch die Konjunktiva vorgezogen u. exzidiert wird. – **Ch.* Theorie**: Das Schielen beruht auf einer kongenit. oder erworb. Störung der das Binokularsehen bewirkenden sensor. oder motor. Reflexe.

CHE: 1) **C**holesterin-esterase. – 2) **C**holin-esterase.

Cheadle*(-Moeller*-Barlow*) Syndrom (WALTER BUTLER CH., 1836–1910, Pädiater, London): s. u. MOELLER*-BARLOW*.

Cheatle* (SIR GEORGE LENTHAL CH., 1865–1951, Chirurg, London) **Operation**: Radikal-Op. der Leisten- u. Schenkelhernie. In TRENDELENBURG-Lage von seitl. Mittelschnitt aus extraperitoneale Isolierung des Bruchsackes, der am »Hals« u. – nach Vorziehen – am tiefsten Punkt unterbunden u. rückverlagert wird. – **Ch.*-Cutler* Krankheit**: (1931) seltene, benigne, klinisch jedoch einem Ca. ähnelnde »plasmozytäre Mastitis« mit Verdrängung der drüs. Elemente durch Plasmazell-Infiltration.

Check-up: engl. Begr. für die gesamten Untersuchungen im Rahmen einer Diagnostik.

Check-valve-Phänomen: (engl. = Rückschlagventil) exspirator. Kollaps der kleinsten Bronchiolen bei Elastizitätsverlust des Lungengewebes.

Chediak* (ALEXANDER MOISÉS CH., zeitgen. Serologe, Havanna) **Test**: Mikro- u. Schnellflockungsreaktion als Syphilis-Suchtest (zweifelhafte oder pos. Fälle sind stets mit vollem serol. Status nachzuuntersuchen!). – s. a. Trockenblutreaktion. – **Ch.*-Dahr* Reaktion** (PETER D., geb. 1906, Serologe, Göttingen): (1936) *serol* Objektträger-Test auf Tbk. mit Zusatz von MEINICKE* Extrakt (mit Tolubalsam u. Viktoriablau aus Mykobaktn. gewonnen) zu einem Tropfen defibrinierten Blutes. – **Ch.*(-Steinbrinck*)-Higashi* Syndrom** (O. HIGASHI, zeitgen. japan. Arzt): (1933–1952) sehr seltene (bisher 37 Familien) erbl.-konstitutionelle Stoffwechselerkr. (Enzymopathie?), gekennzeichnet durch die sogen. BÉGUEZ = CÉSAR*-CH.*-STEINBRINCK*-H.* Granulationsanomalie der Leukozyten, d. h. Riesengranula (2–5 µ ∅) in neutrophilen u. eosinophilen Granulozyten, in Lympho- u. Monozyten, im KM Promyelo- u. Myelozyten mit großen runden Körperchen im Zytoplasma; ferner: allg. Pigmentmangel, Pigmentdystrophie, Photophobie, rezidiv. pyogene Infektionen, Hyperhidrosis, verminderte Tränensekretion, Hepatosplenomegalie, Anämie, Leukopenie, Thrombopenie; Prognose schlecht.

Cheil|ektomie: 1) (keilförm.) Lippenexzision (= Cheilotomie). – 2) op. Abtragen degenerativ veränderter »Gelenklippen« zur Wiederherstellung der Gelenkfunktion. – **Ch.ektropion**: Eversion der Lippe, z. B. durch Narbenzug.

Cheilion, Mundwinkelpunkt: anthropometr. Punkt (Symbol: Ch) am Übergang der Oberlippe in die Unterlippe.

Cheilitis: Lippenentzündung, u. a. als Teilerscheinung einer Stomatitis, bei Herpes, Ekzem, Psoriasis, Urtikaria, angioneurot. Ödem, Lupus, Syphilis, Milzbrand; neben der **Ch. vulg.** (»aufgesprungene Lippen«) zahlreiche, z. T. kaum zu klassifizierende Formen, z. B. **Ch. abrasiva praecancerosa** (MANGANOTTI 1934), mit persistierenden oder rezidivierenden, weichen, randlosen Erosionen des – atroph. – Saumgebietes der Unterlippe, meist ohne stärkere Entzündung, aber Gefahr der malignen Entartung, bes. bei älteren Männern; **Ch. actinica** (AYRES) als akute, vesikulobullöse Ch. der Unterlippe (nach einmal. Lichttrauma), evtl. mit Übergang in subakute u. chron. exfoliative Formen durch wiederholte Lichteinwirkung (in Verbindung mit Klimafaktoren, Photosensibisatoren u. evtl. Vitaminmangelzuständen), evtl. als **Ch. hyperheliastica** (WUCHERPFENNIG 1941) ohne Fehlempfindlichkeit am übr. Integument, auch als **Ch. actinoallergica** (WUCHERPFENNIG 1941) im Rahmen einer allg. UV- bzw. Lichtdermatose; **Ch. exfoliativa** (v. MICULICZ-KÜMMEL 1922) mit schmerzhafter, scharlachroter, schuppend-krustöser Lippenschwellung, z. B. bei mikrobiell-seborrhoischem, seltener bei Kontaktekzem, wahrsch. durch Lecken der Lippen gefördert; **Ch. glandularis** mit Hyperplasie von Schleim- u. heterotopen gemischten Speicheldrüsen im Saumgebiet, Hypersekretion u. Pseudo(retentions)zysten; meist als **Ch. gland. simplex** (PUENTE u. ACEVEDO 1927), die unkomplizierte, idiotyp., wiederholt familiär beobachtete »Schrotbeutellippe«, wie sie bei roman. Völkern als androtrope Anomalie vorkommt; evtl. als **Ch. gland. apostematosa** (BROCQ 1907), chron., durch pyogene Superinfektion (aus der Mundhöhle) kompliziert, mit schmerzhafter Lippenschwellung, Ulzeration, Abszedierung u. Blutungsneigung, auch als tiefe abszedierende Form (= VOLKMANN* Ch.; vgl. von BAELZ* Syndrom); **Ch. granulomatosa** (MIESCHER 1945), mit »Rüssellippen« (tuberkuloide Granulome; ohne wesentl. Oberflächenveränderungen, mit Parästhesien, meist Glossitis, Pareiitis u. Uranitis, als Teilerscheinung des MELKERSSON*-ROSENTHAL* Syndroms).

Cheilo|chisma: ↗ Lippenspalte. – **Ch.gnatho(palato)schisis**: ↗ Lippen-Kiefer(-Gaumen)-Spalte. – **Ch.kake**: rötl., derbe Lippenschwellung, z. B. bei skrofulösen Kindern; vgl. Cheilosis. – **Ch.(neo)plastik**: ↗ Lippenplastik. – **Ch.phagie**: ↗ Lippenbeißen. – **Ch.schisis**: ↗ Lippenspalte.

Cheilosis: schmerzhafte Rötung u. Schwellung der Lippen mit Schuppung u. Rhagadenbildung bei Ariboflavinose.

Cheilostomatitis pseudomembranacea exanthematodes: ↗ FIESSINGER*-RENDU* Syndrom.

Cheimaphobie: krankhafte Furcht vor Kälte.

cheir...: Wortteil »Hand«; – s. a. chir....

Cheiracanthus: *helminth* Gnathostoma.

Ch(e)iragra: gicht. Schmerzen im Bereich der Hand.

Ch(e)iralgia paraesthetica: 1) (R. WARTENBERG 1932) schmerzhafte Mißempfindungen am Daumen- u. rad. Handrücken (Versorgungsgebiet des R. superf. des N. rad.) infolge mechan. Irritation des Nervs (z. B. durch Uhrarmband). – 2) ↗ WARTENBERG* Syndrom I.

Cheirismus: Chirospasmus (↗ Schreibkrampf).

Ch(e)iropompholyx: ausgedehnte Bläschen- u. Blasenbildung an Händen u. Fingern bei Dyshidrosis.

Cheirosid: herzwirksames Cardenolid-Glykosid, in Cheiranthus cheiri (»Goldlack«) in 2 Formen (Ch. A u. B), mit Uzarigenin als Aglykon.

Cheiroskop: *ophthalm* haploskop. Gerät für die orthopt. Übung des binokularen Sehens, indem eine dem gesunden Auge mittels Spiegelvorrichtung dargebotene Bildvorlage unter Führung des schwachsicht. Auges nachzuzeichnen ist.

Chelatbildner, Chelone, Komplexone, Sequestierungs-, Maskierungsmittel: organ. (u. anorgan.) Verbindgn., sog. Liganden, mit 2 oder mehr verschied. funktionellen Gruppen (»zweizähnig«, »dreizähnig« usw., ↑ Abb.), die mit Metallkationen (z. B. Me^{IV}, Me^{VI} mit Koordinationszahl 4 bzw. 6 u. s. w.) ringförm. Komplexe, sog. Chel(on)ate, bilden; entweder als natürl. Bioliganden (»Biochelone«) im Intermediärstoffwechsel der Mineralstoffe (s. a. proteolyt. Chelation), bei Funktion der Blut- u. Blattfarbstoffe, enzymat. Reaktionsabläufen, therapeut. Wirksamkeit von Antibiotika u. a. m.; oder als synthet. Liganden (Äthylendiamintetraessigsäure, höhere Aminopolyessigsäuren etc.), wie sie zur Dekorporierung radioaktiver oder tox. Metallionen, zum Nachweis von Metallionen (Komplexometrie) u. zur Wasserentionisierung bzw. -reinigung Verw. finden.

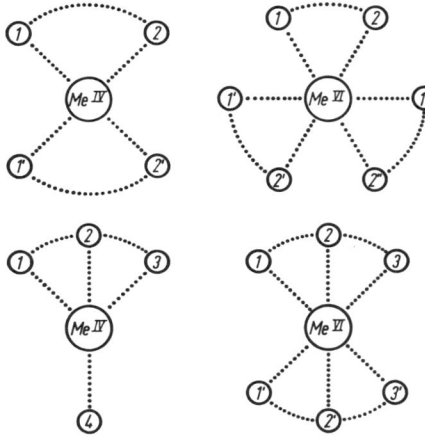

Chelate, Chelonate: die von den Chelatbildnern herbeigeführten »inn. Komplexsalze« oder »Scherenverbindgn.« mit Metallen, wobei das Kation mind. durch eine Atom- u. eine Ionenbindung unter Ringbildung (häufig auch Farbvertiefung) gebunden u. inaktiviert wird. Natürl. Ch. sind z. B. Chlorophyll, Hb, Zytochrome, synthet. Ch. z. B. Phthalozyanine u. verschiedene Farblacke.

Chelidonium majus: das gift. »Schöll-«, »Warzen-« oder »Blutkraut« [Papaveraceae]; Alkaloid-halt. Kraut wirkt analget.-spasmolytisch, ebenso die Wurzel (bis 0,8% Alkaloide, meist Benzophenanthridin-Derivate wie **Chelidonin**, ferner Harz, Chelidonsäure u. fettes Öl); Anw. des blasenerzeugenden Milchsaftes als Warzenmittel. Nach oraler Aufnahme »**Chelidonismus**«: Magenschmerzen, Erbrechen, Koliken, Kreislaufschwäche, evtl. Kollaps.

Cheloid: ↑ Keloid.

Chelonate: ↑ Chelate. – **Chelone:** ↑ Chelatbildner.

Chelonisoma: Mißgeburt mit medianer oder lat. Bauch-Thoraxspalte (u. Eventration), Fehlen des Urogenitalapparates, Torsion der WS u. Ansatz der unt. Extremitäten am dorsal gelegenen Pseudothorax.

Chelotomie, Kelotomie: ↑ Herniotomie.

Chemie...: s. a. Chemo....

Chemie: Naturwissenschaft, die sich theoretisch u. prakt. (»angewandte Ch.«) mit den chem. Elementen in freiem oder gebundenem Zustand, ihren Reaktionen, Umwandlungen u. Wechselwirkungen u. den diesen zugrunde liegenden Gesetzmäßigkeiten befaßt; wesentl. Teilgebiete: anorgan., organ., forens., physiol., biol., klin. Chemie (s. a. Bio-, Histochemie).

Cheminosis: durch Chemikalien verursachte Erkr.

chemisch: die Chemie betreffend, auf (bio)chem. Wege; z. B. **ch. Kampfstoff** (↑ Blau-, Gelb-, Weißkreuz u. a.), **ch. Mißbildung** (↑ Enzymopathie), **ch. Sinne** (Oberbegr. für Geruchs- u. Geschmackssinn), **ch. Starre** (s. u. Muskelstarre).

Chemismus: das Gesamt der (bio)chem. Abläufe bei einer Stoffumwandlung.

Chemo|antigen: chem. Verbindg. mit antigener Wirkung. – **Ch.architektonik:** auf dem spezif. histochem. Verhalten bestimmter Areae basierende »A.« der Hirnrinde.

Chemodektom: Neoplasma des Glomus caroticum aus Nestern nur gering chromaffiner Zellen in einem fibrösen Stroma.

Chemo|genetik: Teilgebiet der Genetik, das sich mit den Wirkungen der ↑ Mitosegifte befaßt; vgl. Strahlengenetik. – **Ch.koagulation:** therap. K. (z. B. von Blasentumoren; auch i. S. der Kauterisation) durch Einwirkung chemischer Mittel (z. B. Trichloressigsäure, s. a. Ätzmittel).

Chemolitholyse: Auflösung der Mineralsubstanz von Harnkonkrementen durch Anw. chemischer Substanzen; bisher erfolgreich nur als Nierenbeckendauerspülung mit organ. Säuren (Zitronen-, Äpfel-, Milch-, Mandelsäure, EDTA) bei Phosphat- u. Karbonatsteinen. – Ferner die Ch. von Gallensteinen z. B. mit Chemodesoxycholsäure.

Chemolumineszenz: auf chem. Reaktion beruhende ↑ Lumineszenz, z. B. das Aufleuchten von Phosphor bei der Oxidation an der Luft. – Der **Ch.-Indikator** α-Aminophthalsäurehydrazid (»Luminol«; für azidimetr. Titrationen) leuchtet in Gegenwart von Hämin u. H_2O_2 beim Überschreiten von pH 7 blau auf.

Chemolyse: Auflösung organ. Substanz mit chem. Mitteln; s. a. Chemolitholyse.

Chemo|pallidektomie: stereotakt. partielle Ausschaltung des Globus pallidus durch wiederholte Alkohol-Inj.; zur Besserung von Tremor u. Rigor bei Parkinsonismus (vgl. Pallidotomie). – **Ch.plaste:** Kunststoffe, die nach Anteigen des Polymeren-Pulvers mit dem flüss. Monomer formbar werden. – **Ch.prophylaxe:** Infektionsprophylaxe durch Verabfolgung von Chemotherapeutika.

Chemo|reflexe: durch Erregung von Chemorezeptoren ausgelöste R., z. B. im Rahmen der chem. Atemregulation (v. a. als Notfallfunktion bei O_2-Gemischen mit < 16 Vol%) u. der reflektor. Blutdrucksteigerung (durch allg. Sympathikusaktivierung). – **Ch.resistenz:** *bakt, pharm* ↑ Resistenz von Krankheitserregern gegenüber Chemotherapeutika, entweder als natürl. oder als sek., erworb. R. (für die eine spontane oder gerichtete Mutation oder Adaptation angenommen wird).

Chemo(re)zeptor: 1) *physiol* durch chem. Stoffe erregbarer Rezeptor, z. B. des Geschmacks- u. Geruchsorgans (»chem. Sinne«), des Glomus caroticum u. Paraganglion aorticum (Kontrolle des Blutchemismus), der lat. Wand des IV. Ventrikels- u. der Ober-

Chemosis

fläche des Rhombenzephalons (chem. Atemregulation), der Triggerzone am Boden des IV. Ventrikels (Funktion nur in Verbindung mit Brechzentrum). – **2)** *biochem* hypothet. Gruppe im Zellprotoplasma, die best. chem. Stoffe zu binden u. damit für den Organismus unwirksam zu machen vermag (z. B. als Arsenozeptor).

Chemosis: *ophthalm* die Hornhaut wallartig umgebende ödematöse Schwellung der Conjunctiva bulbi; meist (allerg.-)entzündl. Genese (Konjunktivitis, Tenonitis, Panophthalmie, Siebbeineiterung), ferner nach op. Eingriff u. – als Signum mali ominis – bei malignem Exophthalmus.

Chemo|stat: *bakt* s. u. Züchtung. – **Ch.steril(is)antia:** chem. Sterilisationsmittel. – **Ch.suppression:** Ch.prophylaxe durch Anw. der antimikrobiellen Wirkstoffe im Inkubationsstadium.

Chemo|taxis: pos. oder neg. Bewegungsreaktion beweglicher Organismen auf einen chem. Reiz hin; s. a. Leukotaxis. – **Ch.thalamektomie:** stereotakt. Zerstörung des ventrolat. Thalamuskernes durch wiederholte Alkohol-Inj.; vgl. Thalamotomie.

Chemotherapeutika: *pharm* (synthet.) Wirkstoffe sehr unterschiedl. Struktur, die pathogene Keime (einschl. Protozoen) oder Neoplasmen möglichst ohne Schädigung von Wirt oder umgebendem Gewebe im Wachstum hemmen (z. B. Bakteriostatika) oder abtöten (z. B. Fungizide). Nach histor. Ther. mit Schwermetallen erst durch P. EHRLICH u. P. UHLENHUTH (1904) mit Anw. des Trypanblau wissenschaftl. begründet; wichtige Gruppen: Sulfonamide, Tuberkulostatika, metallorgan. Therapeutika; s. a. Antiseptika, Antibiotika.

Chemotherapie: (PAUL EHRLICH) auf dem »Prinzip der selektiven Toxizität« beruhende (»suppressive«) Ther. mit Substanzen, die für den Parasiten bzw. Neoplasmazelle schädlich, für den Wirtsorganismus bzw. die gesunde Zelle aber möglichst unschädlich sind (↑ Chemotherapeutika); i. w. S. jede Behandlung mit chem. Mitteln. – **Ch.resistenz:** (P. EHRLICH 1908) ↑ Chemoresistenz. – **chemotherapeut. Index:** ↑ therapeutische Breite.

Chemo|tropismus: *botan* durch chem. Reiz ausgelöste pos. oder neg. Stellungsänderung sessiler Organismen (oder eines Pflanzenteiles). – **Ch.typ:** durch sein (bio)chem. Verhalten definierter Typ eines serol. Agens (z. B. Blutgruppensubstanz) oder eines Mikroorganismus.

Chemo|zentrum: der Zellkern als Initiator des Zellstoffwechsels. – **Ch.zeptor:** ↑ Chemorezeptor.

Chen*-Kao* Reaktion (KO KNEI CH., geb. 1898, Chemiker): (1926) Nachweis von (Pseudo-)Ephedrin anhand der roten, ätherlösl. Fällung bei Zusatz von 10%ig. CuSO$_4$-Lsg. u. 20%ig. NaOH (1 + 10).

Cheno(desoxychol)säure: 3α,7α-Dihydroxy-5β-cholansäure; natürl. Gallensäure v. a. in der Galle von Geflügel (griech.: chen, chenos = Gans), aber auch bei Menschen (45%), Säugern. Gibt pos. LIEBERMANN*-BURCHARD* Reaktion; Anw. für perorale Cholelitholyse.

Chenopodium ambrosioides var. anthelminticum: (sub)trop., kultivierte Blütenpflanze [Chenopodiaceae], die v. a. in den Blättern askaridolreiches äther. Öl (Oleum Chenopodii anthelmintici; amerikan. Wurmsamenöl) enthält; Anw. als Anthelminthikum (Askariden, Tänien, Ankylostoma).

Chenuda-Virus: in Ägypten u. Südafrika durch Zekken übertragenes ARBO-Virus der Quaranfil-Gruppe. Beim Menschen nur subklin. Bild.

Cherbuliez* Syndrom: s. u. BRINON = CHERBULIEZ*.

Cherchewski* (MICHAEL CH., zeitgen. russ. Arzt) **Syndrom:** Darmatonie (paralyt. Ileus) bei Neurasthenikern. – **Ch.*-Rondot* Zeichen, Aortenreflex:** einige Min. anhaltende Aortendilatation (um ca. 2 cm; Aortendämpfung re. des Sternums) nach etwa 20mal. Beklopfen des 2. ICR re. parasternal; fehlt bei Aortitis.

Cherophobia: *psych* ↑ Chaerophobia.

Cherry*-Crandall* Lipasebestimmung (JAN CH.; L. A. CR., zeitgen. amerikan. Physiologen): titrimetr. Bestg. der »echten« Pankreaslipase im Serum unter Verw. einer Olivenölemulsion als zu spaltendes Substrat. Vork. dieser Lipase ohne entspr. Erhöhung der Serumesterase spricht für Pankreasenzym-Entgleisung.

cherry-red-spot: (engl.) der »kirschrote Fleck« an der Fovea centr. beim TAY*-SACHS* Syndrom.

Cherubini* Syndrom: ↑ Diencephalosis psycho-dyspepticodysmetabolica.

Cherubi(ni)smus: im Säuglings- oder frühen Kleinkindalter auftretende Auftreibung des OK u./oder UK, die zu einem Pausbackengesicht mit hochgedrehten Augäpfeln (»cherubin. Engelsgesicht«) u. zur Fehlstellung der Zähne führt; Ca- u. P-Werte normal. Ätiol. vielseitig (Riesenzelltumor, Osteoklastom, seltene Lokalisation des JAFFÉ*-LICHTENSTEIN* Syndroms), auch hereditäre Formen.

Chesney* Agar (ALAN MASON CH., geb. 1888, Arzt, St. Louis): Laktose-Agar mit Phenolrot u. Bromkresolpurpur (als Indikatoren) zur Isolierung von Salmonellen.

Chester* Syndrom: Cholesterinspeicherkrankh. mit isolierter Xanthomatose der langen Röhrenknochen (Spontanfrakturen).

Chester*-Curtis* Reagens: Toluol für die nephelometr. Wasserbestg. in Alkohol.

Chestrespirator: ↑ Plastiklunge.

Chevalier*- Jackson* Krankheit (JOSEPH CH., zeitgen. französ. Arzt): perakute maligne ↑ Laryngotracheobronchitis.

Chevallier* Purpura (P. CH.): Blutungsdiathese mit vaskulären Blutungen (ähnl. der Purpura rheumatica SCHÖNLEIN-HENOCH), kombiniert mit Entzündung oberfläch. Venen u. perivenösen Ekchymosen.

Chevassu* (MAURICE CH., 1877–1957, französ. Chirurg) **Inzision:** Schnittführung (für Nieren-Op.) von der 10. Rippe bis zur Spina iliaca ant. sup. parallel zum M. obl. ext. abdom. – **Ch.* Katheter:** Katheter für retrograde Pyeloureterographie, der, mit einer den Rückfluß verhindernden Olive versehen, nur in den untersten Harnleiterabschnitt eingeführt wird. – **Ch.* Operation:** (1905) Hodenamputation (bei Malignom) mit weitgehender Entfernung des Gefäßstiels u. Ausräumung der region. Lymphknoten. – **Ch.* Teratom:** einseit. Hodenteratom mit Geweben aller 3 Keimblätter. – **Ch.* Zeichen: 1)** aufgehobene Zwerchfellbeweglichkeit bei perinephrit. Abszeß. – **2)** palpator.

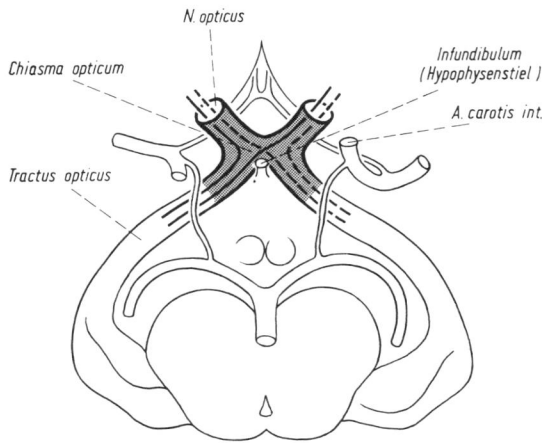
Chiasma opticum

Abgrenzbarkeit des Nebenhodenkopfes bei Hodentumor, nicht aber bei Hämatozele.

Chévremont*-Frédéric* Methode: histochem. Nachweis von -SS- u. SH-Gruppen am formalinfixierten Gewebeschnitt mit frisch bereiteter saurer (pH 2,4) Ferrizyankali-Lsg.

Cheyne* Krankheit, Syndrom (GEORGE CH., 1671–1743, Arzt, Bath): ↑ Hypochondrie.

Cheyne* Operation (SIR WILLIAM WATSON CH., 1852–1932, Chirurg, London): op. Verschluß einer Femoralhernie mit gestieltem Pektineus-Lappen.

Cheyne*- Stokes* Atmung (JOHN CH., 1777–1836; WILLIAM ST., 1804–1878; Ärzte in Dublin): period. ↑ Atmung. – **Ch.*-St.*-Psychose**: Jargon für die psych. Veränderungen infolge Hypoxämie bei CH.*-ST.* Atmung.

CHH: (engl.: cartilage-hair-hypoplasia) ↑ MCKUSICK* Syndrom (2).

Chiari* Netzwerk, Rete (HANS CH., 1851–1916, Pathologe, Prag, Straßburg): bandförm. Fasern oder gefensterte Membran im re. Vorhof als Rest der rarefizierten Valvula venae cavae. Meist ohne klin. Bedeutung; kann aber Katheterisierung behindern u. Sitz von Thromben sein.

Chiari* Operation: 1) (KARL CH., Orthopäde, Wien): bei angeb. Hüftluxation quere Durchtrennung des Beckenrings u. Einwärtsschwenken von Sitz- u. Schambein so, daß die Osteotomiefläche der ob. Fragmentes ein künstl. Pfannendach bildet. – 2) op. Zugang zur Hypophyse durch die Siebbeinzellen nach Resektion von Lamina papyracea u. Keilbeinhöhlenvorder- u. -hinterwand.

Chiari* Syndrom: 1) (HANS CH.): a) ↑ ARNOLD*-CH.* S. – b) ↑ BUDD*-CH.* S. – 2) **Ch.*-Frommel* Sy.** (JOHANN BAPTIST CH., 1817–1854, Gynäkologe, Wien; RICHARD F.), Laktationsatrophie des Genitale: monate-, evtl. jahrelang persistierende postpartale Laktation mit progr. Atrophie von Uterus u. Ovarien (sek. Amenorrhö); meist Kopf-, Kreuz- u. Leibschmerzen, depressive Stimmung; völl. Wiederherstellg. möglich. Pathogenese: Regulationsstörung im Zwischenhirn-HVL-System.

Chiasma: 1) genet (JANSSENS 1909) Überkreuzungsfigur in der meiot. Prophase als morphol. Grundlage des Crossover zwischen jeweils 2 oder 4 Chromatiden eines Bivalents. Die von inn. u. äuß. Milieu, Chromosomenlänge u. Prophasedauer abhäng. **Ch.frequenz** kann z. B. durch Einwirkg. von Strahlen oder chem. Stoffen absinken. – 2) anat Überkreuzung (evtl. mit teilweiser Verflechtung) von Nerven- bzw. Sehnenfasern: **a) Ch. opticum** BNA, PNA s. **fasciculorum opticorum** JNA, die Sehnervenkreuzung im Zentrum der mittl. Schädelgrube (von A. carotis int. u. Sinus cavernosus flankiert), in der die Fasciculi optici – unter Kreuzung der nasalen Fasern zur Gegenseite – miteinander verschmelzen (u. die sogen. **Ch.platte** bilden; ↑ Abb.). – **b) Ch. tendinum** PNA, die CAMPER* Kreuzung der bd. Faseranteile der Sehne des M. flexor digitorum superf. distal des Sehnenschlitzes für den tiefen Fingerbeuger (kurz vor Ansatz an der Mittelphalanx).

Chiasma-Arachnitis: ↑ Arachnoiditis optico-chiasmatica.

Chiasmagliom: von der Sehnervenkreuzung ausgehendes Optikusgliom (meist Spongioblastom, v. a. im Kindes- u. Jugendalter); Sympt.: doppelseit. Sehstörung, evtl. Amaurose, Selladestruktion, hypothalam. Zeichen; vgl. Chiasmasyndrom.

Chiasmasyndrom: characterist. Sehstörung bei raumbeengendem Prozeß am Chiasma opticum (z. B. Hypophysentumor, Meningiom des Tuberculum sellae, Meningitis optico-chiasmatica): Hemianopsie (»Scheuklappenempfindung«), evtl. Zentralskotom; progr. bilat., deszendierende Optikusatrophie.

Chiasmometer, Chiastometer: (LANDOLT) Instrument zur Bestg. der – normalerweise parallelen – opt. Achsen beider Augen.

Chiba-Nadel: (1968) röntg sogen. »Japan. Nadel« (Ø 0,7 mm) für die transhepat. Cholangiographie.

Chicago disease: (engl.) Nordamerikan. ↑ Blastomykose.

Chichismus: Pellagra-ähnl. Erkr. in Mittelamerika.

Chick*-Roscoe* Einheit: ältere Maßzahl für Vit. B_1; 1 E. = 3,5 µg Aneurinhydrochlorid bzw. 1,2 I. E.

Chick unit: (engl.) biochem ↑ Küken-Einheit.

Chickenpox: (engl.) ↑ Varizellen.

Chiclero-Geschwür: chron. Form der Südamerikan. Hautleishmaniase (durch Leishmania mexicana) mit ekthymatösen Geschwüren an der Ohrmuschel, ohne Schleimhautbefall. Endemisch in Waldgebieten von Mexiko (u. südl. Nachbarstaaten), v. a. bei Sammlern des »Chicle« (Pflanzenmilchsaft) durch den engen Kontakt mit übertragenden Phlebotomen.

Chicungunya-Virus: 1952 in Ostafrika erstmals isoliertes 40–50 nm großes RNS-Virus (ARBO-Gruppe A; nach anderer Einteilung Rubella-Gruppe), das, übertragen durch Moskitos, ein dem Dengue-Fieber ähnl. Krankheitsbild (ohne Adenitis) hervorruft: Gelenkschmerzen, biphas. Fieber, Exanthem, Kopfschmerzen (evtl. nach Mon. exazerbierend), Myokarditis. Subtypen »Afrika« (Tanganjika, Süd- u. Ostafrika) u. »Thailand«. Züchtung im Gehirn neugeborener Mäuse u. auf Hühnerembryozellkulturen.

Chien-de-fusil-Stellung, Jagdhundlage: (französ. = Gewehrhahn) typ. Seitenlage mit angezogenen Beinen u. rekliniertem Kopf bei (tuberkulöser) Meningitis.

Chiene* (JOHN CH., 1843–1923, Chirurg, Edinburgh) **Operation**: Keilosteotomie des med. Femurkondylus

Chievitz* Organ

zur Korrektur des X-Beines. – **Ch.* Test**: Feststellung eines Trochanterhochstands (z. B. bei Schenkelhalsfraktur) anhand des gleichseit. Konvergierens der – normalerweise parallelen – Verbindungslinien zwischen den Spinae iliacae ant. bzw. den großen Trochanteren.

Chievitz* (JOHAN HENRIK CH., 1850–1901, Anatom, Kopenhagen) **Organ,** juxtaorales Organ: epitheliales, nervenreiches, einer rudimentären Drüse ähnl. Gebilde an der Mündung des Ductus parotideus. Bedeutung unbekannt. – vgl. ACKERKNECHT* Organ. – **Ch.* Schicht**: *embryol* nur vorübergehend bestehende Faserschicht zwischen inn. u. äuß. Blatt des Augenbechers.

Chievitz*(-Meyer*) Methode (INGEBORG CH., Ärztin, Kopenhagen): (1916) Keuchhustennachweis durch Züchtung von Haemophilus pertussis auf Kartoffelglyzerinextrakt-Agar, der aus 10 cm Entfernung behustet (»Hustenplatte«) oder mit einer Schleimflocke beimpft wird. Im Stadium catarrhale zu ca. 75% pos.

Chignon-Alopezie: (französ. = Haarknoten) Alopécie dite du chignon, ⌐ Alopecia liminaris frontalis traumatica SABOURAUD.

Chignon-Fungus: (französ. = Haarknoten) ⌐ BEIGEL* Krankheit.

Chigot* Operation: 1) bei angeb. Hochstand Fixierung des Schulterblattes – nach Resektion des Angulus inf. – an einem BW-Dornfortsatz. – 2) **Ch.*-Garnier*-Cloutier* Op.**: Vereinigung der rupturierten Achillessehne mit der durch bd. Stümpfe geschlungenen Plantaris-Sehne.

Chikagoblau 6 B, Benzobrillantblau 6 BS, Chloraminlichtblau FF, Diphenylbrillantblau FF, Direktbrillantlichtblau 6 B: vom o-Dianisidin abgeleiteter blauer, direktfärberiger Azofarbstoff; Anw. u. a. zur Plasmavol.-Bestg. (z. B. nach GREGERSEN-STEWART 1939, CACHERA-BARBIER 1941).

Chikungunya: ⌐ Chicungunya.

Chilaiditi* Syndrom, Symptom (DEMETRIUS CH., geb. 1883, Röntgenologe, Wien, Istanbul), Interpositio coli s. hepatodiaphragmatica: (FRERICHS 1861, HOFFMANN 1904, CH. 1911) vorübergehende oder dauernde Interposition von Dickdarm (re. Flexur u. angrenzende Abschnitte), seltener von Dünndarm zwischen re. Leberlappen u. Zwerchfellkuppe; v. a. bei Anomalien von Leber, Lig. falciforme, Zwerchfell (Lähmung, Hernie) u. Kolon (Dolichokolon, mangelhafte Fixation bei starkem Meteorismus). Sympt.: örtl. Druck, Ziehen, krampfart. Schmerzen, meist im Liegen nachlassend; evtl. Anorexie, Obstipation, Flatulenz, »Leberhusten«, Stenokardie. Kontraindikation für Leberblindpunktion!

Chilblain-Lupus: (engl. = Frostbeule) Lupus erythematodes mit Pernio-art. Asphyxie der befallenen Haut.

Child* Technik (CHARLES GARDNER CH., geb. 1908, Chirurg, New York): **1)** einzeit. Radikal-Op. (partielle Duodenopankreatektomie) des Duodenal-Ca; mit (1943) End-zu-End-Anastomosierung von Pankreasrest u. Jejunum u. – unterhalb davon – Implantation des Choledochus- bzw. Magenstumpfes bzw. (1947) mit terminoterm. Anastomosierung von Choledochus u. Jejunum u. – weiter aboral – terminolat. Pankreatojejunostomie u. Gastrojejunostomie (mit BRAUN* Anastomose); bei Infiltration der Pfortader wird diese vorher unterbunden oder in die unt. Hohlvene implantiert. – **2) Ch.*-Poth* Technik**: op. Dünndarmfaltung (v. a. bei rezidivierendem Adhäsionsileus) durch parallele Aneinanderlagerung 15 cm langer Schlingen u. Fixierung des Konvoluts durch transmesenteriale U-Nähte u. Herumlegen der Anfangs- u. Endschlinge.

Child Guidance Clinic: (engl.) öffentl. Einrichtung in England u. USA, die sich mit Elternberatung sowie mit Diagnostik u. Ther. erziehungsschwieriger u. anpassungsgestörter Kinder befaßt.

Child-spacing: amerikan. Jargon für die Geburtenregulierung durch Empfängnisverhütung.

...chilie: Präfix »Lippe(n)«; s. a. cheil....

Chilomastix mesnili, Ch. davainei s. granatensis s. hominis, Cercomonas s. Vyathomastix hominis, Fanapepea intestinalis, Macrostoma s. Tetramitus mesn., Tetrachilomastix bengalensis: (WENYON 1910) birnenförm. Flagellat [Chilomastigidae, Protomonadidae] mit 3 körperlangen, frei nach vorn gerichteten Geißeln u. 1 kurzen im Mundspalt; 12–20 µm; (kosmopolit.) Kommensale im Dickdarm des Menschen, ohne Anhalt für Pathogenität (»**Ch.-Infektion**«, »**Chilomastosis**«, »**-mastigiasis**«, »**-mastixiasis**«); Übertragung durch zitronenförm. Zysten (7–10 µm), die jeweils nur 1 Individuum enthalten.

Chilopa: afrikan. Bez. für die ⌐ Thrombocytopenia tropica.

Chilopoda: wurmförm., bis 50 cm lange »Hundertfüßer« (Centipedes), deren 1. Rumpfbeinpaar mit einer Giftdrüse endet. »Biß« einiger sehr großer trop. Arten (Scolopendridae) auch für den Menschen tox. (Lymphangitis, Hautnekrose); gelegentl. Ansiedlung kleiner Arten (»**Chilopodiasis**«) in Körperhöhlen (v. a. Nasenhöhle).

Chimäre: (WINKLER 1907) Individuum, das aus genet. verschiedenen Geweben zusammengesetzt ist, z. B. nach somat. Mutation, i. w. S. auch nach heteroplast. Transplantationen zwischen Keimen verschiedener Arten; s. a. Bestrahlungschimäre. Bei zweieiigen Zwillingen »Blutchimären« infolge Übertragung von Blutstammzellen durch Gefäßanastomosen während der Embryonalentwicklung.

Chimani*-Moos* Simulationsprobe: *otol* s. u. Moos*.

Chimberé: brasilian. Bez. für Pityriasis versicolor.

Chimpanzee Coryza Agent, CCA-Virus: (MORRIS et alii 1956) afrikan.-engl. Bez. für RS-Virus.

Chin...: s. a. Quin....

Chinaalkaloide: *botan* ca. 25 Alkaloide aus Pflanzen(-Arten) der Gattung Cinchona (⌐ Formel S. 373).

Chinablau-Agar: *bakt* (BITTER) Agar mit Zusatz von Chinablau (= wasserlösl. Anilinblau)-Laktose zur biochem. DD von Mikroorganismen (bei Zuckervergärung blaues Wachstum; Alkalibildner u. nicht vergärende Baktn. farblos); s. a. BITTER* Agar.

Chinaldin|blau: ⌐ Quinaldinum coeruleum *WHO.* – **Ch.säure**: Chinolin-2-karbonsäure; Anw. als Fällungsreagens für 2wert. Metall-Ionen, zur kolorimetr. Bestg. von Fe.

Chinarestaurant-Syndrom: (ROBERT HO MAN KWOK 1968) 10–20 Min. nach Genuß bestimmter fernöstl.

Speisen v. a. bei ♀ auftretende Gesichtsmuskelstarre, Nackensteifigkeit, Armschmerz mit Lähmungsgefühl, allg. Schwäche, kurzzeit. Schweißausbruch, Temporalkopfschmerz, Herzsensationen. Ät.path. unklar (Hypernatriämie u. reaktive intrazelluläre K-Verarmung durch das Geschmackskorrigens Mononatrium-L-glutamat? Endogene Azetylcholinvergiftung? Wirkung von Fermentationsenzymen des Tees oder von Tetrodotoxin des »Puffer«-Fisches?).

China|rinde: ↑ Cortex Chinae. – **Ch.säure**, Acidum chinicum: v. a. im Pflanzenreich verbreiteter Zyklit (Polyhydroxyzyklohexan), z. B. in Pflaumen, Heidelbeeren, in Stamm- u. Wurzelrinde von Cinchona-Arten, z. T. an Alkaloide gebunden oder verestert, z. B. in der Chlorogensäure des Kaffees (»Kaffeegerbsäure«); Anw. früher als Gichtmittel (ED 0,5 g). – **Ch.salz**: ↑ Chininum.

C(h)inchonismus: ↑ Chininvergiftung.

Chinchora: (span.) in Mittelamerika volkstüml. Name für Triatoma-Raubwanzen (Überträger protozoischer Infektionskrankhtn.).

Chinese ringworm: (engl.) ↑ Tinea imbricata.

Chinesinnenfuß: chinesischer ↑ Fuß.

chinesischer Leberegel: ↑ Opisthorchis sinensis.

chinesisch-japanische Bilharziose: ↑ Schistosomiasis japonica.

Chinidin(um), Conchinin: $C_{20}H_{24}N_2O_2$ (s. a. Formel »Chinaalkaloide«); Alkaloid aus der Chinarinde, re.-drehendes Stereoisomeres des Chinins mit dessen – bei Malaria etwas schwächeren – pharmakol. Eigenschaften: setzt Erregbarkeit des Herzmuskels herab, verlängert die refraktäre Phase, verlangsamt Leitungsgeschwindigkeit. Anw. (auch als Ch.bisulfat, -polygalakturonat, -sulfat) v. a. bei Herzarrhythmien, Vorhofflimmern u. -flattern.

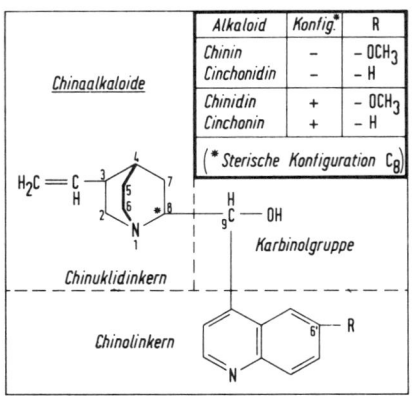

Chinin(um), Methylkuprein: (CAVENTOU u. PELLETIER 1820; Synthese LIEBIG 1831) $C_{20}H_{24}N_2O_2$ (s. a. Formel »Chinaalkaloide«); weißes, schwerlösl., bitteres Kristallpulver; für die Malaria-Ther. bedeutsames Hauptalkaloid aus der Chinarinde (altperuan.: kina = Rinde; Kulturen von Cinchona ledgeriana nach 1865 durch die Engländer in Vorderindien, durch die Holländer auf Java; heut. Bedarf aus Afrika u. Südamerika gedeckt). Pharmakol. Grundeigenschaften: Wirkung auf Protoplasma (Zellgift), Uterus (Wehenmittel) u. quergestreifte Muskulatur (spezif. Spasmolyse bei Myotonia congen.). Anw. als Tonikum, Fieber- u. Schmerzmittel; nach hochdosierter u. chron. Einnahme mannigfalt. Nebenwirkungen (↑ Chininvergiftung); als schizontozides Malariamittel unterdrückt es nur die Anfälle der erythrozytären Phase (»Suppressivbehandlung«) u. ist ohne Einfluß auf Prophylaxe u. Parasitenübertragung; zur »Radikalbehandlung« zus. mit Primaquinum. Kolorimetr. Nachweis durch sogen. Thalleiochin- u. Erythrochin-Reaktion; alle Chininsalze fluoreszieren blau im UV-Licht. – Therap. Anw. auch in Form von Salzen: **Chininum aethylcarbonicum** (wenig bitter, v. a. für Kinder), **Ch. cinnamylicum**, **Ch. dihydrobromicum**, **Ch. dihydrochloricum** (v. a. in Injektionspräpn., als Harnstoff-dihydrochlorid zur Hämorrhoiden- u. Varizenverödung), **Ch. ferro-citricum** (Stomachikum u. Tonikum), **Ch. gluconicum** (10%ige wäßr. Lsg. für parenterale Ther.), **Ch. hydrobromicum**, **Ch. hydrochloricum** (am meisten gebr. Chininsalz), **Ch. sulfuricum** (»Chinasalz«, therap. wichtig, auch Reagens auf Bi), **Ch. tannicum** (schwach bitter, Anw. bes. in Kinderpraxis). – **Ch.urethan**: Mischung von Ch.hydrochlorid u. Äthylurethan; in konz. Lsg. zur Varizen- u. Hämorrhoidenverödung.

Chinin-Ionenaustauscher-Methode: (SEGAL) klin. Nachweis freier Magen-HCl mit oral verabreichtem Chinin-Kationenaustauscher; das bei pH < 3,2 gebildete Chininchlorid wird im Harn ausgeschieden (max. n. 1–2 Std.) u. im UV-Licht nachgewiesen.

Chinin|vergiftung, C(h)inchonismus: Intoxikation (bzw. Nebenerscheinungen) durch Chinin(salz) u. dessen Derivate (z. B. Cinchonin, weniger Chinidin): Ohrensausen, Kopfschmerzen, Erbrechen, Skotom, Verwirrtheitszustände u. Delirium (»Ch.rausch«); als irreversible Schäden evtl. Erblindung (aber auch reversible Amblyopie), Innenohrschwerhörigkeit (tox. Akustikusschädigung). Ferner reversibel: **Ch.ekzem** (tox. Dermatitis; bei Chininarbeitern u. Friseuren auch als nässendes Ekzem: »Ch.krätze«), **Ch.gastritis** (örtl. Irritation), **Ch.hämolyse** (allerg.? als Pathogenese des Schwarzwasserfiebers diskutiert); sowie eine seltene, aber meist heft. Allergie (Asthma, Rhinitis, Urtikaria, Purpura). Ther. des akuten Syndroms (DL 2–8 – 15 g): Analeptika, reichl. Flüssigkeitszufuhr, ggf. künstl. Atmung (evtl. O_2, da auch Kreislauf geschädigt).

Chiniofonum: WHO-Name für Acidum jod-oxychinolin-sulfonicum. – s. a. Cloquinatum.

Chinoanismus: Stammeln mit Ausfall des Buchstaben »R« (der auch in der chines. Sprache fehlt).

Chinolin(um): C_9H_7N; hygroskop., stark lichtbrechende, kaum wasserlösl., alkalisch reagierende, gift. Flüssigkeit; heterozykl. Grundsubstanz zahlreicher Naturstoffe (z. B. in Steinkohlenteer) u. synthet. Arzneimittel; äußerl. Antiseptikum (obsolet), Konservierungs-, Lösungs- u. Einschlußmittel.

Chinon: 1) allg. Bez. für zykl. Verbindungen mit chinoidem System (konjugierte Doppelbindung mit 2 =O- oder =NH-Gruppen in p- oder o-Stellung); u. a. Benzo-, Naphtho- u. Phenanthrenchinone, darunter zahlreiche Naturstoffe. – 2) ↑ Benzochinon.

Chion(o)|ablepsia: Schneeblindheit (↑ Conjunctivitis nivalis). – **Ch.phobie**: krankhafte Furcht vor Schnee.

chips: (engl. = Schnitzel) chir Knochenspäne oder -schnitzel für Transplantationszwecke, insbes. zur Füllung von Knochenhöhlen.

Chi-Quadrat-Test: Signifikanztest, der auf (mehr oder weniger) χ^2-verteilten Testgrößen basiert (↑ Chi-Quadrat-Verteilung). Bekannteste Anw. beim Vergleich einer empir. mit einer hypothet. Verteilung; die dabei verwendete Testgröße

$$\sum_{i=1}^{m} \frac{(b_i - e_i)^2}{e_i}$$

(b_i beobachtete, e_i erwartete Häufigkeit in der i-ten Klasse bei der in m Klassen zerlegten Verteilung) ist, falls bd. Verteilungen übereinstimmen, für große Stichproben annähernd χ^2-verteilt mit m-1 Freiheitsgraden. – **Chi-Quadrat-Verteilung**: (HELMERT 1875, K. PEARSON 1900) Verteilung einer zufäll. Variablen, die Summe von Quadraten von n unabhängigen, normalverteilten zufäll. Variablen in Standardform ist. Für den Parameter »n« ist dabei die Bez. »Anzahl der Freiheitsgrade« üblich.

Chiracanthium: Gattung »Sackspinnen« [Clubionidae]. Biß einiger Arten (z. B. Clubione nutrix, diversum, inclusum, punctorium, virescens) sehr schmerzhaft.

Chir|agra: gicht. Schmerzen im Bereich der Hand. – **Ch.algia**: Schmerzen in der Hand; s. a. Cheiralgia paraesthetica.

Chiralität: (»Händigkeit«) einseit. Abweichen eines Körpers von seiner Spiegelbildsymmetrie (*chem* ↑ Diastereomerie).

Chiray* Zeichen: tiefer Palpationsschmerz (am Sitzenden) in der Harnblasengegend bei Urolithiasis. – **Ch.*-Albot*-Bouvrain* Syndrom**: prolongierter Icterus gravis mit Leberzirrhose. – **Ch.*-Pavel* Syndrom**: hypoton. Dyskinesie der Gallenblase bei Duodenum-, Pankreas- oder Gallenwegsaffektion.

chir(o)...: Wortteil »Hand«; s. a. cheiro....

Chiro|logie: 1) **Ch.gnomik, -mantik**: »Handlesekunst«, die aus Form u. Linien der Hand auf Charakter u. Lebensschicksal des Menschen schließt. – 2) die Hand- u. Fingersprache der Taubstummen. – **Ch.megalie**: die »Tatzenhand« bei Syringomyelie.

Chironomidae: »Zuck-«, »Schwarmmücken« [Nematocera]. Obwohl nicht stechend, bei Massenvermehrung Lästlinge für Mensch u. Tier. – Die Larve der roten Zuckmücke, die Belebtschlamm zerstört u. damit die biol. Abwasserreinigung unterbindet, dient als Wasserindikator im Saprobien-System.

Chiropraktik: (PALMER 1895) Behandlung vertebragener Erkrn. durch Repositionshandgriffe (»Manipulationen«, s. a. Griff) an der WS. Fortsetzung der hippokrat. Rhachiother., basierend auf dem pathogenet. Faktor »Wirbelblockierung« (ferner: Fehlstellung, Kippung, Torsion), bei der sich ein oder mehrere Wirbelgelenke aus ihrer extremen Endstellung spontan nicht mehr lösen können, evtl. mit Irritation des Sympathikus im Bereich der Zwischenwirbellöcher. – Behandelt als »manuelle«, »Manipulations-« oder »**Chirotherapie**« auch einschläg. Affektionen der Extremitätengelenke sowie – insbes. von Ärzten ausgeführt – vertebragene inn. Krankheiten.

Chirospasmus: ↑ Schreibkrampf.

Chirotheca: Bindenverband für Finger u. Hand, mit Kreistouren an der Fingerspitze, einer Dolabra bis zum Grundgelenk u. abschließ. Spikagängen über den Handrücken zum Handgelenk.

chirurgicus: (lat.) chirurgisch.

Chirurgie: »Handwirkung«, die konservative u. op. Behandlung von Krankhn., Körperfehlern, Unfallfolgen etc. durch mechan. oder instrumentelle (»blut.«) Eingriffe. Eine der ältesten Sparten der Medizin (Frakturbehandlung schon im 2. Jahrtsd. v. Chr.); wesentl. Aufschwung im 19. Jh. durch Allgemeinnarkose, A- u. Antisepsis, Rö-Diagnostik etc., heut. hoher Stand durch v. a. techn. Fortschritte (Anästhesieverfahren, Herz-Lungenmaschine, Schockprophylaxe, Blutkonserven u. -ersatz, Reanimation, Antibiotika-Medikation etc.). Als mehr oder weniger selbständ. Fachgebiete sind daraus hervorgegangen: Gynäkologie, Orthopädie, Urologie, Anästhesiologie, ferner Thorax-, Neuro-, Kiefer-, Unfall-, Wiederherstellungs-, Kinder-, kosmet. Chirurgie u. a. m. – Dabei wird die sogen. **kleine Ch.** mit geringem techn. Aufwand, Lokalanästhesie oder Kurznarkose (u. ohne stationäre Nachbehandlung) auch vom Nichtfacharzt ausgeführt; s. a. Facharzt. – Die **kosmet. Ch.** (z. T. auch von HNO-, Augen-, Haut- u. Frauenärzten ausgeübt) sucht durch plast. Maßnahmen angeb. oder erworb. Entstellungen (»ästhet. Medizin«) u. Funktionsstörungen – auch unter Verw. von Ersatzstücken (»epithetische Medizin«) – zu korrigieren. – Die **plast. Ch.** bemüht sich in erster Linie um Rekonstruktion: Deckung oder Ersatz von Defekten, Beseitigung von Funktionsausfällen (»Wiederherstellungs-Ch.«) u. Verunstaltungen, u. zwar durch ↑ Ana-, Auto-, Homoio-, Hetero- u. Alloplastik.

chirurgischer Knoten: bes. sicherer Knoten (zur Beendigung einer Naht bei starker Gewebsspannung, nach Umstechung oder Unterbindung größerer Gefäße), indem die Fadenenden nach doppelter Umschlingung zum »Grundknoten« angezogen werden u. dieser durch einfachen »Endknoten« arretiert wird; s. allg. chir. ↑ Naht. – **chir. Krankheit**: K., die nach allg. Erfahrungsgrundsätzen von vornherein oder unter best. Umständen (= absol. bzw. rel. Indikation) einer chir. Intervention bedarf.

Chitin: natürl., der Zellulose ähnl., jedoch aus N-Azetylglukosamin-Einheiten (Chitobiose) aufgebautes N-halt. Mukopolysaccharid $(C_8H_{13}NO_5)_x$; amorphe, unlösl. Gerüstsubstanz in den Panzern der Arthropoden, in den Schalen von Mollusken, in Pilzen, Flechten, Hefen u. Baktn.; durch konz. Säuren zu Glukosamin u. Essigsäure hydrolysierbar; biol. Abbau durch verschiedene Enzyme.

Chito|neurom: von den Nervenscheiden u. -hüllen (»Ch.neuron«) ausgehendes Neoplasma (z. B. Neurinom, Schwannom). – **Ch.neuromatose**: (MARTIN, DECHAUME) Kombin. der Neurofibromatose v. RECKLINGHAUSEN mit Meningiomen (d. h. von Geschwülsten peripherer u. zentralnervöser Nervenhüllen).

Chitosamin: wegen dessen Vork. im Chitin geprägte Bez. für Glukosamin.

Chitral-Fieber: Pappataci-Fieber in Indien.

Chittoor-Virus: ↑ Batai-Virus.

Chiufa, Chincumbi, Chinkumbi: 1895 in Nordrhodesien erstbeobachtetes, v. a. aber in Südamerika vork. – der Proctitis epidemica gangraenosa ähnl. – Fieber mit Entzündung (u. Verhärtung) zunächst der Analgegend, bei Frauen auch der Vulva, später des Dickdarms (bis li. Flexur); wäßr.-schleim. Diarrhöen, fortschreitende Exsikkose, tödl. Ausgang.

Chlamyd: die das Nukleokapsid bestimmter Viren umgebende Hülle.

Chlamydia: (JONES, RAKE u. STEARNS 1945) Gattung der Fam. Chlamydiaceae [Rickettsiales], kokkoid, im Hühnerembryo nicht züchtbar. Beim Menschen Erreger urogenitaler u. okulärer Infektionen, insbes.: **Chl. s. Chlamydozoon oculogenitalis (-tale)**, »Pseudotrachomvirus« (MOSCHKOWSKI 1945), der vom Trachomvirus serol. nicht unterscheidbare Erreger der Einschlußblennorrhö (»Schwimmbadkonjunktivitis«), nachweisbar in Exsudaten von Konjunktiva, Urethra u. Zervix. Züchtung u. Übertragung bisher nur auf Primaten (u. Mäusen). – **Chl. s. Chlamydozoon** (s. Rickettsia) **trachomatis** (BUSACCA 1935), das Trachomvirus, das in morphol., färber. u. (immun)-biol. Hinsicht zu den Miyagawanellen gehört († PLT-Gruppe); Elementarkörperchen 300–500 nm († HALBERSTÄDTER*-PROWAZEK* Körperchen); züchtbar im Dottersack bebrüteter Hühnereier; Erreger des Trachoms.

Chlamydiaceae: (MOSCHKOWSKI 1945) Familie der Rickettsiales, mit den Gattungen Chlamydozoon, Colesiota, Ricolesia, Colettsia, Miyagawanella; kleine, gramneg., obligat intrazelluläre, meist parasitäre Mikroorganismen; für versch. Warmblüter pathogen.

Chlamydosporen: am Luft- oder vegetat. Myzel der meisten Pilze vork. runde, asexuelle Dauersporen (Vergrößerung einzelner kurzer Segmente oder protoplasmat. Zusammenballung); s. a. Abb. »Candida«.

Chlamydozoon: Gruppen-Bez. für Viren, insbes. die der jetzigen † PLT-Gruppe (s. a. Chlamydia).

Chloasma: Farbänderung der Haut durch Pigmentverschiebung (z. B. **Ch. album** = Vitiligo); i. e. S. die umschriebene Braunfärbung durch Hyperpigmentierung, meist im Stirnbereich; z. B. das **Ch. basedowicum** bei Hyperthyreoidismus, fleckig (eisenfreies Melanin) um Augen u. Mund, an Brustwarze, Achselhöhle, Linea alba, Anogenitalregion, evtl. am ganzen Körper; das **diffuse Ch. hepaticum** bei Leberleiden durch vermehrte Bildung u. Einlagerung eisenfreien Pigments (Folge erhöhten Östrogenspiegels?), z. B. als **Ch. perioculare** (»masque biliaire«); **Ch. kachecticorum** bei konsumierenden Krankhn. (Ca., Tbk, Malaria, Lymphogranulomatose, Perniziosa, katatone Schizophrenie, Sprue, Pellagra); **Ch. periorale virginum** (V. POOR 1922) mit gelben bis braunen, leicht schuppenden Flecken im Gesicht (»Ch. faciei«, v. a. Stirn- u. Mundbereich) bei Mädchen u. jungen Frauen, oft begleitet von Dysmenorrhö (ovarielle Störungen? örtl. Entzündung durch Mundwasser? Identität mit Dermatose érythrose péribuccale BROCQ?); **Ch. uterinum s. gravidarum**, die hellgelben bis dunkelbraunen, schmetterlingsförm. »Mutterflecken« an seitl. Stirn, Nasenrücken, evtl. an Kinn u. a. Körperpartien während Schwangerschaft u. Laktation infolge verstärkter Ausscheidung melanozytenstimulierenden Hormons (im allg. spontane Rückbildung); **Ch. extrauterinum** unabhängig von der Schwangerschaft, meist bei Ovarialtumor oder in der Menopause, flächenhaft, insbes. an den Halsseiten.

Chlochinat: † Cloquinatum.

Chlor, Cl: 1-, 3-, 4-, 5- u. 7wert. Halogen; Atomgew. 35,453, OZ 17; 7 Isotope (^{33}Cl-^{39}Cl, außer 35 u. 37 alle radioaktiv); schweres, gelbgrünes, erstickend riechendes »gift.« Gas, das Körpergewebe infolge HCl- und O-Freisetzung verätzt (MAK 1,5 mg/m^3 = 0,5 ppm; s. a. Chlorvergiftung). Bioelement (nur gebunden) in Mineralen u. Gewässern; für die meisten Lebewesen essentiell, meist als Ion Cl$^-$; beim Menschen (als † Chlorid): 0,156 Gewichts-% (ca. 100 g), im Blut 320–390 mg% (= 90–110 mval/l), Liquor 430 mg%, Speichel 120 mg%, Schweiß 160 mg%, Harn bis 10 g/24 h. Anw. *therap* (Cl$_2$, Oxide, Cl$^-$ u. O-abspaltende Verbindungen) v. a. als Desinfektionsmittel, *hyg* zur Wasserentkeimung († Chlorung), *histol* Bleichen von Präpn. (Alkohol mit Cl$_2$). Nachweis mit Kaliumjodid-Stärkepapier (blau), o-Tolidin (gelb-orange), volumetr. Bestg. mit Quecksilber(II)-nitrat u. Dithizon bzw. Diphenylkarbazon (Grenzwert 1,6 γ% Cl).

Chlorämie: 1) † Hyperchlorämie. – 2) † Chlorosis.

Chloräthyl(en): † Dichloräthan. – **Ch. rausch**: *anästh* Inhalationsnarkose (offene Tropfmethode) mit Dichloräthan, die jedoch das Analgesiestadium nicht überschreiten soll. Da Dosierung schwierig (geringe Narkosebreite), nur als Kurznarkose (Zahnheilkunde) oder Narkoseeinleitung (z. B. Äther) anzuwenden. Ausreichende Schmerzausschaltung bei erhaltener Reflextätigkeit; Verwirrtheits- u. Erregungszustände durch sedierende Prämedikation vermeidbar; Gefahren: Dämpfung des Vasomotorenzentrums, Koronarkonstriktion, Herzrhythmusstörung, inspirator. Stridor (Glottiskrampf). – **Ch. spray**: Applikation von Äthylchlorid in senkrechtem Strahl auf die Haut; bewirkt durch Verdunstung kurzdauernde oberflächl. Kälteanästhesie (»Vereisung«) für kleine Chirurgie; obsolet (mögl. Zellschädigung durch freiwerdende HCl).

Chlorakne, Akne chlorica, Chlorfinnen: (HERXHEIMER) durch intensiven, meist äußerl. Kontakt mit chlorierten Naphthalinen († Perna-Krankh.), Diphenylen, Phenolen u.a. Aromaten verurs. Akne. Klin.: initialer, häufig juckender Hautausschlag mit Lichtempfindlichkeit (»cable rash«), später follikuläre Hyperkeratose, Komedonen, Hyperpigmentierung; chron. Verlauf. Ggf. anzeigepflicht. Berufskrankh.

Chloralhydrat: † Chloralum hydratum.

Chloralismus: chron. Chloral-Vergiftung durch Abusus von Chloralhydrat. Sympte.: Verdauungsstörung, Exanthem, ängstl.-depressive Grundstimmung, psych. Verlangsamung, evtl. Somnolenz, Koma, Asphyxie.

Chloralose: α- bzw. β-Form der Monotrichloräthyliden-D-glukose; *therap* Anw. (α-Chl.) als Schlafmittel (obsolet) u. zur Anästhesierung von Versuchstieren.

Chloral(um), Ch. anhydricum, Trichlorazetaldehyd: Cl$_3$C-CHO; ätzende Flüssigkeit, die mit Wasser festes Chloralhydrat bzw. mit Äthanol Chloralalkoholat bildet. Verw. zur Herstg. von Chloralhydrat, Chloralose u. a. Derivaten (z. B. DDT®). – **Ch. hydratum**, Chloralhydrat: (LIEBIG 1832) Trichlorazetaldehyd-monohydrat, Cl$_3$C-CH(OH)$_2$; wasser- u. äthanollösl. Kristallpulver mit stechendem Geruch; *therap* Schlafmittel (obsolet) u. Sedativum (Gewöhnung: »**Chloralomanie**«), rektal (in Schleim) MED 1,0 g, peroral (Kapseln) MED 1,0 g, MTD 3,0 g, (s. a. † Chloralismus); *histol* Einschluß-, Konservierungs- u. Fixiermittel.

Chlor|ambucilum *WHO*: 4-[p-Bis-(β-chloräthyl)-aminophenyl]-buttersäure; perorales Zytostatikum vom Stickstofflost-Typ, das insbes. die Reifung u. Prolife-

Chlor|amin

ration von Lymphozyten verhindert (Anw. bei follikulärem u. Lymphozytenlymphom mit u. ohne Leukämie, Lymphogranulomatose); MTD 0,2 mg/kg über 3–6 Wo., dann 0,03 mg/kg. – **Ch.amin**: ↑ Tosylchloramidum natricum. – **Ch.ammonium**: ↑ Ammonium chloratum.

Chloramphenicolum *WHO*, **Chloramphenikol**: (1947) D(–)-threo-1-(p-Nitrophenyl)-2-dichlorazetamidopropan-1,3-diol (↑ Formel); aus Streptomyces venezuelae isoliertes, jetzt überwiegend synthet. gewonnenes Breitbandantibiotikum mit bakteriostat. Wirkung (Hemmung der Proteinsynthese) insbes. auf gramneg. Baktn., Sporenbaz., Leptospiren, Spirochäten, Aktinomyzeten u. große Viren; *therap* Anw. (p. o., i. v., i. m., Aerosol) v. a. bei Typhus, Meningitis u. Rickettsiosen (mögl. Resistenz bei Protozoen, Pilzen, Mykobaktn., Viren, Pseudomonas aeruginosa u. a.). Rasche Resorption u. Verteilung, optimale Serumkonz. (1–10 µg/ml) nach ca. 3 Std.; zahlreiche Abwandlungen (Azidamfenicolum, Thiamphenicolum, Chloramphenicon, Chl.palmitat, -sukzinat, -stearoylglykolat u. a. m.) ohne Wirkungssteigerung. Nebenwirkungen selten: kardiovaskulärer Kollaps bei Neu-, insbes. Frühgeborenen (↑ Grey-Syndrom), ferner Hämopathien (ggf. L-Phenylalanin!); dennoch Beschränkung von Ther.dauer (max. 14 Tg.) u. Gesamtdosis (Erwachsene max. 25 g, Kinder 700 mg/kg).

I D(-)-threo-1-(p-Nitrophenyl)-
II 2-dichlorazetamido-
III propan-1,3-diol

O_2N—⟨⟩—CH—CH—CH_2—OH
         | |
         OH   NH—CO—$CHCl_2$

Chloranämie: ↑ Anaemia achlorhydrica. – **achylische Ch.**: ↑ FABER* Anämie.

chlorarme Diät: Diät mit max. 1,8 g Cl pro die; in praxi identisch mit kochsalzarmer Diät (Faustregel: NaCl x 0,6 = Cl-Menge).

Chlorate: Salze der Chlorsäure ($HClO_3$).

chloratus: (lat.) adjekt. Bez. für Chloride.

Chlorazanilum *WHO*: 2-Amino-4-(p-chloranilino)-1,3,5-triazin; synthet., Hg-freies Diuretikum (Hemmung der tubulären Resorption von Na^+, Cl^-, H_2O).

Chlorazol: *histotechn* **1) Ch. black E**, Direkttiefschwarz E: Trisazofarbstoff (p.p'-Diaminodiphenyldisazo-1-amino-8-naphthol-3,6- disulfosäure-azoanilin) für Schnell-Gefrierschnitte (Tumordiagnostik). – **2) Ch. fast pink BK**, Sirius rosa: Disazofarbstoff (p,p'-Diaminodiphenylharnstoff-m,m'-disulfosäure-disazo-bis-[2-amino-8-naphthol-6- sulfosäure] für i.v. Vitalfärbung (neugebildeter Knorpel u. Knochen). – **3) Ch. sky blue FF**: ↑ Chikagoblau 6 B.

Chlorbenzol: C_6H_5Cl; techn. Lösungsmittel, »Fleckenwasser«; bei chron. Einwirkung KM u. Nervensystem schädigend (MAK 230 mg/m^3 = 50 ppm). – Auch die durch Ch.-Homologe (Dichlor-, Trichlor- u. höher chlorierte Benzole; Insektizide) hervorgerufenen Schäden gelten als entschädigungspflichtig. Berufskrankhn.

Chlorbenzoxaminum *WHO*: 1-[2-(o-Chlordiphenylmethoxy)- äthyl]-4-[o-methylbenzyl]-piperazin; Anticholinergikum (bei Gastritis, Magen-Darmgeschwür).

Chlor|brommethan: CH_2ClBr; Feuerlöschmittel, MAK 1050 mg/m^3 = 200 ppm. – **Ch.butanol**: ↑ Chlorobutanolum.

Chlordan(e): wasserunlösl. Insektizid (Kontakt- u. Fraßgift); stark toxisch für Säugetiere u. Menschen (Speicherung in Fettgewebe u. Gehirn); MAK 0,5 mg/m^3; DL Mensch oral ab 100 mg/kg; Hautresorption möglich.

Chlor|diazepoxidum *WHO*: 7-Chlor-2-methylamino-5-phenyl-3H-1,4-benzo-diazepin-4-oxid; ein rasch resorbierbares Psychopharmakon (Tranquilizer, z. B. Librium®), muskelrelaxierend, antikonvulsiv, psychomotor. beruhigend (»anxiolytisch«). MED 10 mg. – **1-Ch.-2,4-dinitrobenzol**: ↑ 2,4 Dinitrochlorbenzol. – **Ch.dioxid, -peroxid**: ClO_2; wasserlösl., beim Erhitzen oder durch Schlag explosionsartig in Cl_2 u. O_2 zerfallend; Augen u. Schleimhäute stark reizend, MAK 0,3 mg/m^3 = 0,1 ppm. Anw. zur Trinkwasserentkeimung, Lebensmittelkonservierung, Mehlbleichung (in BRD nicht zugelassen).

Chlorella: einzell. Grünalgen mit der bes. Fähigkeit, CO_2 in KH u. O_2 umzuwandeln u. in techn. Großkultur bedeutende Fett- u. Karotinoidmengen zu erzeugen (im »Algensystem« genutzt als O_2-Produzent für Raumfahrzeuge).

Chlorellin: antibiot. Substanz aus Chlorella vulg. u. pyrenoidosa; erstes bei autotrophen Organismen aufgefundenes Antibiotikum (1940–1944).

Chlorfinnen: ↑ Chlorakne.

Chlorgasdesinfektion: indir. u. dir. Trink- u. Abwasserdesinfektion mit Chlorgas: $Cl_2 + H_2O \rightarrow HCl + HOCl$; $HOCl \rightarrow HCl + O$; der naszierende Sauerstoff bewirkt Oxidation der organ. Substanz.

Chlorguanide: Proguanilum (ein Malariamittel).

Chlor|häm(at)in: ↑ Hämine (2). – **Ch.hexidinum** *WHO*: 1,6-Bis-(p-chlorphenyldiguanido)-hexan; Antiseptikum (v. a. Staphylokokken).

chloricus: (lat.) adjekt. Bez. für Chlorate.

Chlorid|ämie: ↑ Hyperchlorämie. – **Ch.bestimmung**: ↑ Chloridometrie. – **Ch.bilanz(prüfung)**, Kochsalzbilanz: Nierenfunktionsprüfung durch dosierte NaCl-Belastung u. anschl. Kontrolle von Körpergew., Flüssigkeits- u. NaCl-Ausscheidung (unvollständ. Ausscheidung nach mehr als 2 Tg. spricht für Nephropathie). Modifikationen n. SCHLAYER, LICHTWITZ; obsolet (extrarenale Einflüsse). – **Ch.-Diarrhö-Syndrom**: seltene erbl.-fam. Elektrolyt-Malabsorption; postnatal beginnende wäßr. Durchfälle, Dehydratation, retardierte Entwicklung, chron. hypochlorām. Alkalose.

Chloride: die Salze der Salzsäure (Acidum hydrochloricum), z. B. Natriumchlorid (NaCl, ↑ Natrium chloratum). – *biochem* Die Gesamtheit des überwiegend als freies Ion Cl^- im Körper enthaltenen Chlors; ~70% der extrazellulären Anionen (Plasma u. interstitieller Raum); lebensnotwend., insbes. mit Na^+ korrespondierender Elektrolyt (Osmoregulation, Mineralstoffwechsel, Säure-Base-Gleichgew., Magensäureproduktion), der zur Konstanthaltung seines Plasmawertes (103 mval/l) von außen zugeführt werden muß: Gesamtblut 250–330, Serum/Plasma 320–390, Liquor 430 (–458), Schweiß 35–213 (160) mg% Cl^-, Harn 6–10 g/24 h. Bromide können Cl^- verdrängen (tox. Nebenwirkungen); versch. Enzyme (z. B. α-Amylase) werden durch Cl⁻ beeinflußt; s. a. Chloridometrie.

chloridische Wässer: ↑ Chloridwässer.

Chloridometrie: als Bilanzuntersuchung des Elektrolythaushaltes durchgeführte, meist titrimetr. Bestg. der Chloride in Serum, Harn u. Liquor (z. B. nach VOLHARD, MOHR, FAJANS, FANTUS, RAPPOPORT, VOTOCEK, STRAUSS, BANG, LARSSON) sowie im Schweiß (↑ SHWACHMAN* Test). – vgl. Chloridbilanzprüfung.

Chlorid|raum: der – mittels Radiochlorids bestimmte – extrazelluläre Raum. – **Ch.verschiebung**, chloride (bicarbonate) shift: der erythrozytäre Austausch von HCO_3^- (Abgabe ins Plasma) gegen Cl⁻ als Regulativ bei erhöhter CO_2-Spannung. – **Ch.wässer**, chloridische Wässer: Heilwässer, in denen mind. 20 mval% der Gesamtkonz. als Cl⁻ enthalten sind. Unterschieden werden: Na-, K- u. Mg-Chloridwässer.

Chlorierung: 1) Einführen von Cl in eine chem. Verbindung. – 2) *hyg* ↑ Chlorung. – **chloripriv:** mit bzw. infolge Chlorverarmung.

Chlorite: Salze der chlorigen Säure ($HClO_2$).

Chlor|kalk: ↑ Calcaria chlorata. – **Ch.kohlenwasserstoffe:** ↑ Halogenkohlenwasserstoffe. – **Ch.kresol:** ↑ Chlorocresolum.

Chlormadinon *WHO:* 6-Chlor-6-dehydro-17α-azetoxy-progesteron; stark wirksames synthet. Gestagen.

Chlormerodrinum *WHO:* 3-Chlormercuri-2-methoxypropylharnstoff; oral wirksames Hg-Diuretikum.

Chlormethan: ↑ Methylchlorid; i. w. S. auch Bez. für die – z. T. tox. – chlorierten Methanderivate Methyl(en)chlorid, Chloroform u. Tetrachlorkohlenstoff; s. a. Halogenkohlenwasserstoffe.

Chlormethinoxid, Stickstofflost-N-oxid, MBAO: N-Oxid des Chlormethinums; antimitotisch wirkendes Zytostatikum.

Chlormethinum *WHO,* Stickstofflost, Mustard, DEMA, MBA: Methyl-bis-(2-chloräthyl)-amin, $CH_3-N(CH_2-CH_2Cl)_2$; dem Senfgas analoges Zytostatikum, wirksam durch Alkylierung u. Schädigung der Nukleinsäuren; Anw. bei Lymphogranulomatose, Lymphosarkom, Leukämie, Polycythaemia rubra u. Ca., jedoch nur i.v. und in starker Verdünnung.

Chlor|methyl: ↑ Methylchlorid. – **Ch.mezanonum** *WHO:* 2-(p-Chlorphenyl)-3-methyl-1,3-perhydrothiazin-4-on-1,1-dioxid; Muskelrelaxans u. Tranquilizer (»Tranquillaxans«). – **Ch.midazolum** *WHO:* 1-(p-Chlorbenzyl)-2-methylbenzimid-azol; lokales Antimykotikum mit Antihistaminwirkung.

Chlor|naphthaline: s. u. Naphthaline. – **Ch.natrium:** ↑ Natrium chloratum.

1-Chlor-1-nitropropan: $CH_3-CH_2-CHCl(NO_2)$; stark schleimhautreizend, bei Resorption evtl. Leber-, Herz- u. Nierenschädigung; MAK 100 mg/m³ = 20 ppm.

Chloroazidose: hyperchlorämische ↑ Azidose.

Chlorobacteriaceae: (LAUTERBORN 1913) kleine, ein chlorophyllähnl. Pigment enthaltende Baktn. [Pseudomonales], deren Wachstum u. Gestalt vom H_2S- u. Lichtgehalt des Mediums abhängen; fähig zur Photosynthese bei Anwesenheit von H_2S, häufig mit Exkretion von elementarem S (»Schwefelbaktn.«); z. B. Chlorobium limicola u. thiosulfatophilum, Chloro-

chromatium aggregatum. Wichtig für die Wasser- u. Abwasserbiologie.

Chlor(o)butanolum *WHO:* $HO-C(CH_3)_2-CCl_3$; Hypnotikum u. Sedativum, äußerl. Antiseptikum u. Anästhetikum.

Chlorochin: ↑ Chloroquinum *WHO.*

Chlor(o)cresolum *WHO:* 3-Methyl-4-chlorphenol; Antiseptikum u. Desinfiziens (z. B. in Sagrotan®, Valvanol®), Konservierungsmittel.

Chlorodontie (Weyers*): bei Kindern, die einen Ikterus gravis neonatorum durchgemacht haben, grüne Verfärbung von Milchzähnen durch bandförm. Einlagerung eines Pigmentes (aus der H6-Reihe) an der Schmelzgrenze.

Chloroform(ium), Trichlormethan: (LIEBIG 1831) $CHCl_3$; farblose, schwere (Dichte 1,473–1,478; 1 g = 53 Tropfen), flücht., nicht brennbare Flüssigkeit (Kp. 61°) mit süßl. Geruch u. Geschmack; löst Fette u. Öle, mischbar mit organ. Lösungsmitteln; zersetzt sich bei Einwirkung von Licht u. Hitze mit Sauerstoff zu tox. Phosgen u. HCl (Zusatz von 1% Alkohol zur Haltbarmachung). Narkotikum (↑ Chloroformnarkose), örtlich stark reizend, MAK 50 mg/m³ = 10 ppm. Anw. *therap* früher bei Erbrechen u. Magenschmerzen, in Hustenmitteln, hyperämisierenden Einreibungen (Gefahr der Gewöhnung: »Chloroformomanie«); *histol* als Intermedium vor Paraffineinbettung; *labor* zur Konservierung von Nährböden, Serum, Harnproben. Nachweis mit α-Naphthol in KOH (LUSTGARTEN), Resorzin in NaOH (SCHWARZ), durch Isonitrilreaktion. – *toxik* Akute (↑ Ch.narkose) u. chron. Vergiftung mit (prä-)narkot. Symptn., Hypotonie, -thermie, Kreislaufinsuffizienz, Asphyxie.

Chloroform|narkose: (SIMPSON 1847) Inhalationsnarkose (Tropfnarkose) durch Ch.dämpfe (Chloroformium anaestheticum, mit 1–2 Vol.% Äthanol; kühl u. dunkel zu lagern, Korken mit Stanniolüberzug), auch als Ch.-Äther-Gemisch. Vorteile: angenehmer Geruch, rascher Narkoseeintritt, keine Exzitation, geringe Unterhaltungsdosis, keine Reizung der Atemwege, selten Erbrechen. Nachteile u. Gefahren (daher obsolet): geringe Narkosebreite (bei 0,7 Vol.% Analgesie, 1,6 Vol.% Toleranz, 2,0 Vol.% Atemstillstand), Ätzwirkung auf Augen u. Haut, Ch.herztod (Kammerflimmern u. dir. Lähmung des gegen Adrenalin »sensibilisierten« Herzmuskels), Lähmung des Atemzentrums, Spätschäden an Leber u. Nieren, tox. Enzephalose. – **Ch.-Seroreaktion:** s. u. KNÜCHEL*.

Chloro|leukämie, Ch.leukose, -myelose, BALFOUR* Krankh.: (sub)akute Sonderform der myeloischen Leukämie mit grünl. Verfärbung der – meist tumorförm. – myeloiden Infiltrate v. a. an Schädeldach u. Orbita. – Ferner die **Ch. Shay*** als Transplantationstumor (Ratte). – **Ch.lymphom, Ch.lymphosarkom,** lymphat. Chlorom, Ch.lymphadenose LEHNDORFF: sehr seltenes (umstrittenes) Neoplasma des lymphat. Systems; vorwiegend aus lymphoiden Zellen bestehende Sonderform des Chloroms mit Tumorknoten in Lymphknoten, Leber, Milz u. langen Röhrenknochen; vgl. Ch.paramikromyeloblastom.

Chlorom, Chlorosarkom, pseudoleukäm. Sarkom, Cancer vert D'ARAN, ARAN* Krebs: Oberbegr. für die seltenen, meist sehr bösart., oft primär multiplen, wahrsch. durch Protoporphyrin grün gefärbten (Farbe verschwindet bei Zutritt von Luft u. Licht) »Ge-

Chloromyeloblastom

schwülste« im Rahmen einer Systemhyperplasie der blutbildenden Parenchyme, häufig als Teilerscheinung einer Chloroleukämie; aufgebaut aus Myelo- (= Chloroparamikromyeloblastom) oder – umstritten – Lymphoblasten (= Chlorolymphom). Vork. v. a. im KM, an Schädel (Orbita, Kalotte), Brustbein, Rippen u. WK, langen Röhrenknochen (mit Tendenz zur schnellen periostalen Ausbreitung) u. in anderen blutbildenden Organen. Klin.: Bild der akuten Myelose (Diagnose erst bei Obduktion). Prognose infaust, bes. bei Kindern.

Chloro|myelo(blasto)m, Ch.myelosis, myeloisches Chlorom: Sonderform des Chloroms vorwiegend aus Myeloblasten mit erhebl. Polymorphie u. Atypie von Zellen u. Kernen u. stark vermehrten Mitosen, meist im Rahmen einer Chloroleukämie; fast immer multiple Knoten, v. a. an Schädeldach, Orbita u. langen Röhrenknochen. – **Ch.myelose**: ↗ Ch.leukämie, ↗ Ch.myeloblastom. – **Ch.paramikromyeloblastom**: Sonderform des Chloroms vorwiegend aus Paramikromyeloblasten, ähnlich lokalisiert wie das Ch.lymphom (für das es fälschlicherweise oft gehalten wird, da sich atypisch Oxidase-neg. Blasten im Schnitt von Lymphoblasten kaum unterscheiden lassen).

Chloro|penie: ↗ Hypochlorämie. – **Ch.phan**: grünl. gelbes Pigment in der Retina.

Chlorophenothanum technicum WHO, Penticidum **D**ichlor**d**iphenyl**t**richloraethanum, DDT®, G. N. B.: 1,1,1-Trichlor-2,2-bis-(p-chlorphenyl)-äthan (↗ Formel); ein »chlorierter Kw.stoff« (10–30% Isomere), starkes Kontaktinsektizid (Adduktion an Enzyme u. Umwandlung in ebenfalls aktive Abbaustufen); toxik MAK 1 mg/m^3; akute oder chron. Vergiftung (letztere umstritten, Folge eines gift. Lösungsmittels?) durch Einatmen, Hautresorption (nur in öl. Lsg. bzw. bei fett. Haut) oder orale Aufnahme: zentrale u. periphere neurotox. Erscheinungen (Übererregbarkeit der Neuronenschaltstellen) wie Par- u. Hyperästhesien, Krämpfe, Lähmungen, evtl. letaler Ausgang (Atemlähmung, Kammerflimmern; DL um 20 g, in öl. Lsg. geringer, oral auch gastrointestinale Sympte. Ther.: symptomatisch, Ca-Glukonat, Prophylaxe gegen Leber- u. Nierenparenchymschäden, Magenspülung, salin. Abführmittel, Beruhigungsmittel (keine Milch, Fette oder Öle!); ggf. entschädigungspflicht. BK.

Chlorophyll: das »Blattgrün« (3:1-Gemisch von blaugrünem Ch. a u. gelbgrünem Ch. b; als Begleitstoffe Karotin u. Xanthophyll), das durch Umwandlung der Lichtenergie in chem. Energie die Photosynthese bewirkt. Protoporphyrin-Struktur mit zentralem Mg-Atom, hydrophober Phytylrest (↗ Formel); als natives »Chloroplastin« zus. mit Eiweiß, Lipoiden, Fe u. Chlorophyllase in den sogen. Chloroplasten der Pflanzenzelle. – Anw. (z. B. Chlorophyllin) als Desodorans, kosmet. Zusatz, Lebensmittelfarbe, in alkohol. Lsg. zur histol. Fettfärbung, als antianäm. Tonikum. Wird von Menschen u. Karnivoren zum großen Teil unverändert ausgeschieden.

Chlorophyll|-Karminfärbung (Eisenberg*): histol kombinierte Färbung (Fett grün, Kerne rot) mit gesättigter Ch.-Lsg. in Azeton u. 70%ig. Alkohol (1 + 1) u. Karmalaun. – **Ch.-Nährboden (Seiffert*-Bamberger*)**: Nähragar zur Cholera-Diagnostik; mit Natriumkarbonat, Saccharose, Dextrin, alkohol. Ch.-Lsg.; vor Gebrauch Zusatz von wenig gesätt. alkohol. Diamantfuchsin- u. 10%ig. Natriumsulfit-Lsg. bis zur Entfärbung. – **Ch.-Test**: Bestg. der 30 Min. nach nüchtern gegebenem Ch.-Probetrunk (20 Tr. in 400 ml Wasser) noch im Magen verbliebenen Flüssigkeitsmenge zur Beurteilung der Entleerungsfunktion.

Chloropidae: entomol »Halmfliegen« [Brachycera]. Imagines einiger Arten werden durch Wund- u. Schleimhautsekrete angelockt; mehrere trop.-amerikan. Arten (z. B. Hippelates pusio) gelten als Überträger von Frambösie u. epidem. Konjunktivitis.

Chloropie: ophth ↗ Chloropsie.

Chloroplasten: s. u. Chlorophyll.

Chloroprednisoni acetas WHO: 6α-Chlor-17α,21--dihydroxy-1,4-pregnadien-3,11,20-trion-21-azetat; antiallerg. u. antiphlogist. wirksames Glukokortikoid.

Chloropren: 2-Chlorbutadien. Wirkt narkotisch u. lokal stark reizend (MAK 36 mg/m^3 = 10 ppm); bei Inhalation u./oder perkutaner Resorption (insbes. in der Industrie für synthet. Kautschuk) akute Vergiftung (Bewußtlosigkeit), auch chron. tox. Enzephalose; Frühsympte.: Anämie, Hypotonie, erhöhtes Serumbilirubin, reduzierende Substanzen im Harn, Alopezie (frühestens nach 30täg. Exposition), Ekzem, Keratitis, Konjunktivitis; ggf. entschädigungspflicht. BK.

chloropriv: mit Chlorverarmung.

Chloroprocainum WHO: 4-Amino-2-chlorbenzoesäure-β-diäthyl-aminoäthylester, ein Chlorderivat des Prokains; Lokalanästhetikum.

Chlorop(s)ie: »Grünsehen«, erworb. Farbsinnstörung mit Grüntönung aller Farben, z. B. nach Digitalis-Überdosierung.

Chloropyraminum WHO: N-(p-Chlorbenzyl)-N-(2-pyridyl)-N',N'-dimethyläthylendiamin; Antihistaminikum.

Chloropyrilenii citras WHO: N,N-Dimethyl-N'-(2-pyridyl)-N'-(5-chlor-2-thenyl)-äthylendiaminzitrat; Antihistaminikum.

Chloroquinum WHO: 4-(4-Diäthylamino-1-methylbutylamino)-7-chlorchinolin; als Diphosphat oder Sulfat schizontozides Malariamittel (Ther. u. Prophylaxe aller Malariaformen); Anw. ferner bei Amöbenruhr, Hautkrankhn., Polyarthritis rheumatica, Asthma bronchiale. Bei langzeit. Anw. (auch anderer Chinolin-Abkömmlinge) Gefahr der tox., irreversiblen Retinopathie: parazentrale Netzhautherde, (para)zentrale Skotome, Gefäßspasmen.

R = CH$_3$	Chlorophyll a
R = CHO	Chlorophyll b

Chlorosarkom: ↗ Chlorom; i. w. S. auch Spindelzellsarkome mit grüner Färbung der Schnittfläche.

Chlor(o)serpidin(um) *WHO:* 10-Chlor-11-desmethoxy-reserpin, ein synthet. Reserpin-Derivat; Psychosedativum.

Chlorosis, Chlorose: (VARANDEL 1620) die früher rel. häuf. »Bleichsucht« der Mädchen u. jungen Frauen, eine Eisenmangelanämie wahrsch. sehr komplexer Genese: wenig natürl. Lebensweise, Fehlernährung, Blutverluste (verstärkte Menses, chron. Sickerblutung durch Tragen von Schnürkorsetten), veget.-nervöse Faktoren. – Ferner: **Ch. achylica** (↗ Anaemia achlorhydrica), **Chl. adultorum s. tarda** (= Eisenmangelanämie im späteren Erwachsenenalter), **Ägypt., Äthiop.** oder **trop. Ch.** (↗ Ancylostoma-Anämie), **Ch. gigantea Schönlein*** (mit Fettsucht einhergehende angeb. Form; obsolet).

Chlorothiazid(um) *WHO:* 6-Chlor-7-sulfamoyl-2H-1,2,4-benzothiadiazin-1,1-dioxid; ein Karboanhydrase-Hemmer mit saliuret. u. hypotensiver Wirksamkeit (Kaliumspiegel kontrollieren!).

o-Chloro-Titrylamidazol: Antimykotikum mit breitem Spektrum (Dermatophyten, Hefen, Aspergillus, Chloromyces; nicht aber Aktinomyzeten, Madurella, Rhizopus).

Chlor(o)trianisen(um) *WHO:* Trianisöstrol: Chlor--tris-(p-methoxyphenyl)-äthen; synthet. Östrogen (Triphenyläthylen).

Chlor(o)xylenol(um) *WHO:* 4-Chlor-3,5-dimethylphenol; stark bakterizides Antiseptikum u. Desinfiziens (in alkohol. oder Seifenlösung), Konservierungsmittel.

Chlorozyt: (HAYEM) Hb-armer Erythrozyt.

Chlorphenaminum *WHO:* 3-(p-Chlorphenyl)-3--(2-pyridyl)-propyldimethylamin; Antihistaminikum.

Chlorphenarsinhydrochlorid: ↗ Dichlorophenarsini hydrochloridum.

Chlorphenesinum *WHO:* 3-(p-Chlor-phenoxy)-propan-1,2-diol; Fungizid, Trichomonazid.

Chlor|phenole: chlorierte Ph. (Mono-, Di- u. Trihydroxybenzole u.s.w.), deren bakterizide Wirkung mit dem Grad der Halogenierung (stellungsabhängig) zunimmt; meist in Wasser schwer-, in Alkohol u. Äther leichtlösl., feste oder flüss. Verbindungen, z.T. Haut u. Schleimhäute reizend. Anw. u. a. als Wund-, Desinfektionsmittel. – **Ch.phenolrot:** 3,3'-Dichlorphenolsulfophthalein; Säure-Base-Indikator (pH 4,8–6,4, gelb/purpur).

Chlorphenoxaminum *WHO:* N,N-Dimethyl-2--(p-chlor-1,1-diphenyläthoxy)-äthylamin; Antihistaminikum u. Antiallergikum mit lokalanästhet. u. sedativen Eigenschaften, Antiparkinson-Mittel.

Chlorpikrin, Klop, Trichlornitromethan, Nitrochloroform: Cl_3CNO_2: gift., hautblasenbildende Flüssigkeit, deren Dämpfe Augen u. Respirationstrakt stark reizen; MAK 0,7 mg/m³ = 0,1 ppm; bakterizid u. parasitizid wirksam (zur Bodenentseuchung u. Schädlingsbekämpfung).

Chlorprednisonazetat: ↗ Chloroprednisoni acetas.

Chlorproguanilum *WHO:* 1-(3,4-Dichlor-phenyl)-5--iso-propylbiguanid; schizontozides Malariamittel.

Chlorpromazinii chloridum *WHO,* Chlor(o)promazin: 2-Chlor-10-(3-dimethylaminopropyl)-phenothiazin-hydrochlorid; Neuroleptikum u. Neuroplegikum der Phenothiazin-Reihe, das neben sedativen auch adrenolyt., blutdrucksenkende, spasmolyt., hypotherm., antiemet., lokalanästhet. u. Antihistamin-Eigenschaften besitzt; potenziert die Wirkung narkotischer u. analget. Pharmaka (s. a. lyt. ↗ Cocktail). Anw. in Psychiatrie (z. B. bei Schizophrenie), Chirurgie (Prämedikation), Geburtshilfe, Neurologie (Kontraindikation: hepat. Erkrn.). Vergiftungsbild (Überdosierung, Nebenwirkung): extrapyramidale Störungen, Leberschäden (»**Chlorpromazinikterus«**), Agranulozytose, Schläfrigkeit, Tachykardie, Hypotonie, Erytheme, Urtikaria (Ther.: Koffein, Analeptika außer Adrenalin u. Coramin®).

Chlorpropamidum *WHO:* N-Propyl-N-(p-chlorbenzolsulfonyl)-harnstoff; orales Antidiabetikum.

Chlorprothixenum *WHO:* 2-Chlor-9-(3-dimethylaminopropyliden)-thioxanthen; Neuroleptikum.

16-Chlorpurin: bakterio- (Lactobac. casei) u. zytostatisch wirksames (Beeinflussung der Nukleinsäure-Synthese) Purinderivat. Anw. bei akuter myeloischer Leukämie.

Chlorquinaldolum *WHO:* 5,7-Dichlor-8-hydroxychinaldin; Antiseptikum u. Desinfiziens; Anw. lokal bei bakteriellen u. mykot. Haut-, Mund- u. Rachen-, Darm-, Vaginalaffektionen (Fluor albus).

Chlorsäure, Acidum chloricum: $HClO_3$; oxidierend wirkende Flüssigkeit, die Haut u. Schleimhäute reizt. Nur in wäßr. Lösung haltbar, bei Konz. >40% sich zersetzend. Techn. Anw. v. a. in Form der Chlorate; 55,6%ige wäßr. Kaliumchlorat-Lsg. mit 72%ig. Perchlorsäure (2,5 + 1) als sogen. **Ch.reagens** zur Naßveraschung des Präzipitats bei der Bestg. des eiweißgebundenen Serumjods nach O'NEAL u. SIMMS.

Chlorstickstoff: ↗ Stickstofftrichlorid (NCl_3).

Chlortalidonum *WHO:* 2-Chlor-5-(1-hydroxy-3-oxo--1-iso-indolinyl)-benzolsulfonamid; Isoindolin-Derivat mit langsam einsetzendem, anhaltendem diuret. u. mit blutdrucksenkendem Effekt.

Chlortetracyclinum *WHO,* CTC: (B. M. DUGGAR 1948) Breitbandantibiotikum aus Streptomyces aureofaciens (»Aureomycin®«, ↗ Formel; im Handel als stabiles (trocken oder in saurer Lsg.) Hydrochlorid. In therap. Konz. bakteriostatisch wirkend, die bakterielle Proteinsynthese hemmend, mit rel. wenig Resistenzerscheinungen (auch bei hämolysierenden Streptokokken); unwirksam gegen einige Protozoen, Proteus vulg., Pseudomonas pyocyanea, Mycobact. tuberculosis, einige Hefen u. kleinere Viren. Rascher Übertritt ins Blut; Ausscheidung v. a. im Kot; Nebenwirkungen auf Magen-Darmtrakt (Lokalreiz, Darmflora), Haut (?), Leber (?), Blut, Allg.befinden (leichtes Fieber). Anw. bevorzugt oral bzw. örtlich (Salbe, Puder, Tropfen). Standard: 1000 IE = 1 mg *WHO*-Referenz-Präp.

R = —CH₃	Chlortetracyclinum WHO
R = —H	Demethylchlortetracyclinum WHO (DMTC)

Chlorthenoxazinum *WHO*: 2-(β-Chloräthyl)-3,4-dihydro-4-oxo-2H-benz-1,3-oxazin; Analgetikum, Antipyretikum u. Antiphlogistikum.

Chlorüberschuß: das nach Oxidation der organ. Verunreinigungen (»Chlorzehrung«) im gechlorten Wasser zurückbleibende »Restchlor« (freies Cl, nachgewiesen mit o-Tolidin, Dimethyl-p-phenylendiamin, Chlorkomparator); beträgt für Trinkwasser 0,3–0,6, für Badewasser 0,2–0,5, für Abwasser 10–20 mg/l.

Chlorung: Desinfektion von Trink-, Bade- u. Abwasser durch Einleiten von Chlorgas oder Zusatz anorganischer oder organ. chlorhalt. Verbindungen (z. B. Chlorkalk, Hypochlorite, Chloramin), wobei die eigentl. Desinfektion durch das Freisetzen von O erfolgt. Anschließend Neutralisation mit Na_2SO_3 oder Aktivkohle.

Chlorvergiftung: meist akute Intoxikation durch Inhalation von Chlorgas (MAK 1 ml/m^3; tox. Effekt vorwiegend als HCl-Verätzung), v. a. bei Gewinnung, Verflüssigung, Transport oder Lagerung von Chlor; Sympte.: starke Schleimhautreizung mit Konjunktivitis (evtl. Hornhautschädigung), Tränenfluß, Schnupfen, Pharyngitis, Bronchitis, evtl. Bronchopneumonie (u. Lungenödem), pektanginöse Beschwerden, Hirnblutungen (petechiale u. reaktionslose perivaskuläre Mantelblutungen). Ggf. anzeigepflicht. BK.

Chlorwasserstoff: HCl; farbloses, stechend riechendes Gas, das sich leicht in Wasser löst (~ 82 g/100 g H_2O) u. die Schleimhäute reizt; MAK 7 mg/m^3 = 5 ppm. Anw. vorw. in wäßr. Lösung als Salzsäure (↑ Acidum hydrochloricum).

Chlorzehrung: s. u. Chlorüberschuß.

Chlorzoxazonum *WHO*: 5-Chlorbenzoxazolin-2-on; spasmolyt. Muskelrelaxans.

Chlumsky* Knopf (VITESLAV CH., geb. 1867, Chirurg, Krakau): *chir* »Anastomosenknopf« (nach Art des MURPHY* Knopfes) aus reinem Magnesium.

Ch.M.: Chirurgiae Magister.

C3H-Mäusestamm: Inzuchtstamm, dessen ♀♀ zu 100% virusbedingte Mammatumoren bekommen (s. a. BITTNER* Virus).

Choanae *PNA*, **Choanen**: die paar. »hint. Nasenöffnung« zum Rachen, knöchern begrenzt medial vom Vomer, lat. vom Os sphenoidale (Flügelfortsatz), vorn vom Os palatinum u. hinten vom Os sphenoidale u. Vomer. Klin. Untersuchung durch hint. Rhinoskopie.

Choanal|atresie: angeb. membranöse oder knöcherne Atresie (oder nur Stenose) der hint. Nasenöffnung; einseit. Form (Unvermögen sich zu schneuzen, Sekretansammlung) oft erst spät, die – seltenere – bds. Form sofort nach Geburt zu erkennen (erschwertes Trinken, Dyspnoe, Rhinolalia clausa, Aufhebung der Nasenatmung, Anosmie). Ther.: Op. (nasal, transseptal, permaxillär, transpalatinal). – **Ch.polyp**, KILLIAN* P.: die Choane(n) ganz oder teilweise verlegender, meist solitärer, gestielter Nasenpolyp, häufig aus Kieferhöhle oder Siebbein; Sympte.: behinderte Nasenatmung (ein- oder beidseitig), Hyp- bis Anosmie. – **Ch.tamponade**: ↑ BELLOCQ* Tamponade.

choc: (französ.) Stoß, Schlag, Schock; z. B. **choc astragalien** (tastbares Ballottement des Talus gegen die Malleolen bei bimalleolärer Fraktur), **choc en deux temps** (gedoppelter Herzspitzenstoß bei Galopprhythmus), **choc en dôme** (um 2–3 cm nach li. verbreiterter Herzspitzenstoß bei Herzhypertrophie), **choc humide** (der – mit abundanter Schweißsekretion einhergehende – Insulinschock), **choc en masse** (verbreiteter Herzspitzenstoß, evtl. mit Erschütterung der ganzen Thoraxhälfte), **choc rotulien** (= tanzende Patella).

Chocholka* Operation: bei Hypospadie Bildg. der neuen Urethra aus einem gestielten Penishautlappen, der durch die getunnelte Glans penis hindurchgezogen wird.

Chodat* Reaktion (ROBERT CH., 1865–1934, Botaniker, Genf): (1907) Eiweiß-Nachweis im Harn mit Tyrosinase u. p-Kresol; Rotfärbung bleibt bei Proteinen bestehen, geht bei Polypeptiden (u. Aminosäuren) in Blau mit rotem Dichroismus über.

Chodzko* Reflex: ↑ Sternalreflex.

Choix-Fieber: Felsengebirgsfieber im Westen Mexikos u. in Neu-Mexiko.

Chokes: (engl. choke = ersticken) die durch Gasembolien (Stickstoffbläschen) in den Lungenarterien verurs. Sympte. bei der Druckfallkrankheit: brennende, stechende Schmerzen in der Brust, Beklemmung, Dys-, Tachypnoe, Reizhusten, evtl. Kreislaufkollaps.

chol...: Wortteil »Galle«.

Cholämie: Erhöhung des Gallenfarbstoff- u. Gallensäurespiegels im Blut (Normalwerte für Gesamtbilirubin 0,3 – 1,5 mg%, für Gallensäuren 0,2–3,0 mg%), entweder bei Verschluß der ableitenden Gallenwege oder infolge hepatozellulärer Störung. Gleichmäß. Rückgang der Ch. gilt als prognostisch günstig, Rückgang nur der Gallensäuren spricht für zunehmende Leberparenchymschädigung. Folgen: Störung der Fettverdauung, Neigung zu Gewebsblutungen (Vit.-K- u. Prothrombinmangel), Ikterus, Pruritus, Bradykardie, Leberschädigung, Autointoxikation, evtl. choläm. Koma. – s. a. Hyperbilirubin-, Cholalämie. – **isolierte Ch.** (GILBERT*), Restcholämie (PATRASSI, TAGLIONE), posthepatit. Hyperbilirubinämie: funktionelle, evtl. intermittierende »indirekte« Hyperbilirubinämie durch isolierte Störung des Bilirubinstoffwechsels (wahrsch. Fermentschädigung der Leberzelle) ohne faßbares morphol. Substrat. Vork. im Nachstadium der Virushepatitis (ca. 6%), v. a. bei Jugendl.; evtl. durch kongenit. Hyperbilirubinämie (GILBERT*-LEREBOULLET* bzw. MEULENGRACHT Syndrom) vorgetäuscht.

Cholagoga: *pharm* »galletreibende Mittel«, d. s. ↑ Cholekinetika u. Choleretika.

Cholal(h)ämie: Erhöhung des Gallensäurespiegels im Blut, meist im Rahmen der ↑ Cholämie. Geht bei Hepatitis der Bilirubinämie voraus; bei Stauungsikterus Werte bis 12 mg%.

Cholal|säure: ↑ Acidum cholalicum. – **Ch.urie**: Übertritt von Gallensäuren in den Harn im Rahmen einer Cholurie (bei manifestem Ikterus).

Cholan: an C_{10} u. C_{13} methyliertes, an C_{17} durch eine Isopentylgruppe substituiertes Steroidgrundgerüst der Gallensäuren (eng verwandt mit Pregnan, Androstan u. Cholestan; ↑ Formel).

Cholangie: **1)** (NAUNYN 1919) meist ohne wesentl. Entzündg. einhergehender deszendierender (hämatogener) Infekt der steinfreien Gallenwege als Vorstufe der cholangit. Hepatose u. häuf. Urs. von Steinbildg.; obsol. Begr. – **2)** s. u. Cholangien.

Cholangiektasie: angeb. oder erworb. Erweiterung der Gallengänge.

Cholangien: intra- u. extrahepat. Gallenlänge (Einzahl: Cholangium, Cholangie). – **Cholangiitis**: ↑ Cholangitis.

Cholangio...: s. a. Gallengangs....

Cholangio|duodenostomie: op. Anastomosierung eines Gallenganges mit dem Duodenum, meist als Hepatikoduodenostomie (s. a. KEHR* Op.) oder aber als Anastomose zwischen einem gestauten intrahepat. Gallengang u. dem Duodenum (s. a. Ch.enterostomie); auch als **indir. Ch.d.** (modifizierte GOHRBANDT* Hepatogastrostomie). – **Ch.enterostomie**: op. Anastomosierung eines Gallenganges mit dem (Dünn-)Darm; z. B. bei zu kurzem Choledochusstumpf als **Ch.jejunostomie** oder **Ch.duodenostomie**, i. e. S. die an einem gestauten intrahepat. Gang (n. LONGMIRE-SANDFORD, evtl. unter Teilresektion des li. Leberlappens; ähnlich – am Magen – die Gastrointrahepato-ductostomie nach DOGLIOTTI); ferner auch die Choledochoduodenostomie, bei Ausfall des Choledochus die Hepatikojejunostomie oder -duodenostomie, bei Ausfall des Hepatikus als **plast. Ch.d.** (= GOETZE* Zipfelplastik).

Cholangiofibrose: (POPPER) toxisch bedingte Knötchen (eipitheliale Hyperplasie) in den Gallengängen.

cholangiogen: von den Gallengängen ausgehend; z. B. die ch. ↑ Hepatose.

Cholangiographie: röntg Kontrastdarstg. der Gallengänge; meist als **indir.** (Cholezysto-)**Ch.** 12 bzw. 2 Std. nach peroraler oder i. v. Applikation eines lebergäng. KM (s. a. Infusions-Ch., Cholezystographie); oder – mit nicht-lebergäng. KM – als **dir. Ch.** nach Punktion bzw. Katheterung der Gallenwege laparoskopisch (ROYER 1942) oder intra oder post operationem (Punktionskanüle n. MALLET=GUY, FOURRES; oder Katheter in Gallengang, auch transpapillär; evtl. zus. mit Radiomanometrie); oder aber als **perkutane transhepat. Ch.** (HUARD 1937; Leberpunktion unter Rö-Fernsehkontrolle, bei Zurückziehen der dünnen Nadel langsame KM-Inj.; Gefahren: inn. Blutung, Gallenaustritt, gall. Peritonitis). – Aufnahme in leicht gedrehter Rückenlage bzw. im Stehen, meist als Serie (»**Cholangiogramm**«).

Cholangiole, Zwischen-, Schaltstück, Bastardsegment: das die Canaliculi mit den Ductuli biliferi verbindende HERING* Kanälchen, dessen Wand nur aus 2–3 (oder mehr) platten Gallengangs- u. Leberepithelzellen besteht. – Im klin. Sprachgebr. auch Bez. für die kleinsten interlobulären Gänge. – **Cholangioli-tis**: Entzündg. in den feinsten Verzweigungen der Gallengänge u. den wandlosen intralobulären Gallenkapillaren. Nach RÖSSLE Urs. der cholangiolit. Leberzirrhose; von der Cholangitis nicht sicher abzugrenzen.

Cholangiom: 1) **malignes Ch.**, Carcinoma cholangiocellulare, Gallengangskarzinom: von den intrahepat. Gallengängen ausgehendes Malignom; histol. u. klin. wie Adeno-Ca. der extrahepat. Gänge: fibrösbindegeweb. Stroma, geringe Kapillarbildung, zylindr. oder kub. Zellen in gangförm. Anordnung, keine Gallesekretion; gelegentlich leberzellbalkenartig (= hepatocholangiozelluläres Ca.); Vork. uni- oder multilokulär v. a. bei ♀; iatrogene Genese durch Thorotrast® möglich. – 2) **benignes Ch.**: das sehr seltene gutart., intrahepat. Gallengangsadenom, mit zystadenomatöser Struktur. – 3) ↑ Cholangiofibrose.

Cholangio|(radio)(mano)metrie: ↑ Radiomanometrie. – **Ch.pathie**: Erkr. der Gallengänge. – **Ch.skopie**: s. u. Choledochoskop. – **Ch.stomie**: op. Fistelbildung an einem Gallengang, z. B. als temporäre Dränage, inn. Fistel (↑ Ch.enterostomie). – **Ch.tomie**: op. Eröffnung eines Gallenganges. – **Ch.zystographie**: ↑ Cholezystocholangiographie.

Cholangitis, Angiocholitis: katarrhal. bis eitr. (s. a. cholangit. ↑ Abszeß) Entzündung der extra- u./oder intrahepat. Gallengänge, meist als **aszendierende** (von Gallenblase, Duodenum, Pankreas; begünstigt durch Gallestauung u. Achylie; meist bakteriell, aber auch Askariden, Lamblien), seltener als **deszendierende Ch.** (von der Leber, hämato-, lymphogen; z. B. Salmonellen; s. a. Ausscheidungscholangitis). Im akuten Stadium Rundzellenfiltrate in der Wand, Leukozyten in der A-Galle; im chron. Stadium (z. B. bei Lithiasis; evtl. zur biliären Zirrhose führend) periportale Bindegewebsvermehrung, Einbeziehung der Läppchenperipherie (Cholangiohepatitis). Sympte.: Fieber (evtl. intermittierend), leichter Ikterus, örtl. Schmerzen, Erbrechen; bei **akuter obstruktiver Ch.** sept. Bild mit tox. Allg.erscheinungen. – I. e. S. die – v. a. im Alter chron. – **intrahepat. Ch.**, mit Leukozytenansammlung in Basalmembran u. Lumen, evtl. ampullärer Erweiterung der Schaltstücke u. Cholestase; oft abszedierend, später auch Beteiligung des Leberparenchyms (Pericholangitis, Hepatitis); evtl. cholangit. Zirrhose. – Als seltene Sonderform die **primär sklerosierende Ch.** (»stenosierende«, »obliterierende Ch.«, »diffuse Choledochitis«), v. a. bei ♂♂ im mittl. LA, als diffuse Entzdg. des Choledochus (meist Papillenbereich) mit den Symptn. des Obstruktionsikterus (Diagnose: intraop. Cholezystangiographie; Ätiol. ungeklärt; s. a. MIRIZZI*, WESTPHAL*-BERNHARD* Syndrom, stenosierende ↑ Papillitis).

Cholansäure: $C_{23}H_{39}COOH$; durch Reduktion von (Desoxy-, Litho-)Cholsäure gewonnene synthet. Gallensäure, von der sich alle Gallensäuren als Hydroxyderivate ableiten.

Cholaskos: 1) Choleperitoneum: (LANDAU 1915) Übertritt von Galle in die freie Bauchhöhle, z. B. bei Steinperforation, ulzerierender oder filtrierender Cholezystitis, postop. Fistel; Gefahr der gall. Peritonitis; s. a. Cholezele. – 2) ikterisch gefärbter Aszites.

Cholebilirubin: vom Bilirubin verschiedener, »direkt« reagierender Farbstoff in der Galle.

Cholecalciferol: ↑ Vitamin D$_3$.

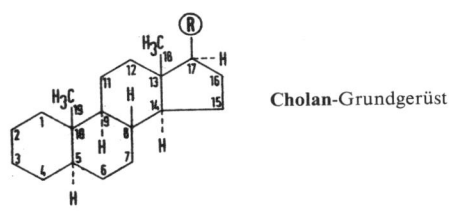

Cholan-Grundgerüst

5α [---H]	5β [—H]	R
5α-Androstan	5β-Androstan	—H
5α-Pregnan	5β-Pregnan	—CH$_2$—CH$_3$
5α-Cholan	5β-Cholan	—CH(CH$_3$)—CH$_2$—CH$_2$—CH$_3$
5α-Cholestan	5β-Cholestan	—CH(CH$_3$)—(CH$_2$)$_3$—CH(CH$_3$)$_2$

Cholecystis: die Gallenblase (↑ Vesica fellea); s. a. Cholezyst..., Gallenblasen....

Choledochitis: Cholangitis im Bereich des Ductus choledochus.

Choledocho|enterostomie: op. Anastomosierung des Ductus choledochus mit einem Dünndarmabschnitt, meist als **Ch.duodenostomie** (v. a. supra-, selten retroduodenal, d. h. zwischen supraduodenalem Choledochusabschnitt u. lat. Duodenalrand bzw. an der Rückseite des Duodenum), seltener als **Ch.jejunostomie** (entweder ROUX* Anastomose oder End-zu-Seit mit BRAUN* Anastomose), auch transduodenal (n. VOELCKER). Ind.: Stenose oder Verletzung des unteren Choledochus, Duodenopankreatektomie.

Choledocho|lithiasis: ↑ Cholelithiasis im Ductus choledochus, mit einem oder mehreren Steinen (auch als »Grieß« oder »Schlamm«), die selten dort entstanden sind, sondern meist aus der Gallenblase (mit oder ohne Kolik) oder aus intrahepat. Gallengängen stammen. Sympt. je nach Steingröße u. Galleabfluß; Gefahr der Einklemmung in der Papille. – **Ch.skop**: (WILDEGANS 1953) spez. Endoskop für die intraop. Inspektion der – mit Flüssigkeit aufgefüllten – extrahepat. Gallenwege (»Cholangioskopie«). – **Ch.tomie**: op. Eröffnung des Ductus choledochus (v. a. bei Steinverdacht), meist supraduodenal, seltener – bei eingekeiltem Papillenstein – trans- (Spaltung der Papille vom eröffneten Duodenum aus) oder retroduodenal. – **Ch.zele**: ↑ Choledochuszyste (2).

choledochus: (lat.) Galle aufnehmend. – Auch Kurzform für Ductus choledochus.

Choledochusdränage: Dränage des op. eröffneten Ductus choledochus zur temporären Galleableitung, z. B. als sogen. Sicherheitsdränage nach Cholezystektomie; entweder als **äuß. Ch.** (meist mit – rinnenförmig zugeschnittenem – KEHR* T-Drän) oder aber transduodenal (z. B. nach VOELCKER) bzw. **-papillär**, z. B. nach GOETZE als kombin. **transpapillärtranshepat. Ch.** (»Dränage ohne Ende« zur Vermeidung postop. Strikturen; s. a. Abb.). Entfernung des Drän erst bei gesicherter Durchgängigkeit der Gallenwege (temporäre Dränabklemmung, Rö-Kontrolle).

Choledochus|stenose: meist erworb. Einengung des Ductus choledochus, v. a. in Papillennähe; Urs.: Entzündung, Tumorkompression, Op.; klin.: Cholestase, Dyskinesie. – **Ch.syndrom**: ↑ WESTPHAL*-BERNHARD* Syndrom.

Choledochuszyste: 1) idiopath. Ch., pseudozyst. idiopath. Choledochusdilatation, Megalocholedochus: angeb., umschriebene (meist mittl. oder präterminaler Abschnitt), konzentr. Erweiterung des Ductus choledochus, meist bei ♀; intrahepat. Gallengänge normal; klin.: Ikterus, abdomin. Schmerz, tastbarer Tumor; Diagnose: Cholangiographie. – 2) Choledochozele, intraduodenale Papillenzyste: angeb. Erweiterung des ampullären Abschnittes, der sich in das Duodenum vorwölbt; röntg. u. klin. Bild des Duodenalpolypen. – 3) erworb. Choledochozele (solitär oder multipel) bei Steinverschluß oder Stenose.

Choleglobin: ↑ Verdoglobin. – **Ch.graphie**: Oberbegr. für ↑ Cholangio-, Ch.zysto-, Ch.zystocholangiographie.

Choleinsäuren: die sehr stabilen, wasserlösl. Salze bildenden Einschlußverbindungen zwischen Desoxycholsäure u. organ. Säuren, Estern, Alkoholen etc.; i. e. S. die aus Ochsengalle isolierte Molekülverbindung von 1 Mol. Fettsäure mit mind. 8 Mol. Desoxycholsäure ($C_{24}H_{40}O_4$; LATSCHINOFF 1885). Verw. als Lösungsvermittler (obsolet).

Cholekalziferol: ↑ Vitamin D_3.

Chole|kinese: die Fortbewegung der Galle in den Gallenwegen einschl. der zugehör. Bewegungsabläufe an Gallenblase u. -gängen. – **Ch.kinetika**, Ch.zystagoga: *pharm* Mittel, die durch Kontraktion der Gallenblase u. Gallenwege die Galleentleerung fördern; v. a. Cholezystokinin, Vasopressin, Parasympathikomimetika.

Cholelithiasis: »Gallensteinleiden«, Vorhandensein eines oder mehrerer ↑ Gallenkonkremente. Vork. bei ca. 15% der Erwachs. (selten vor dem 20. Lj.), bes. bei ♀ (v. a. Mehrgebärende); zunehmend häufig im Alter (bis zu 30%), oft in Kombination mit Adipositas u. Diabetes mellitus. Ät.Path. umstritten (Stoffwechselstörung, Cholostase, Entzündung). Meist Ch. der Gallenblase, entweder mit typ. Gallenkoliken (u. deren Folgen) oder aber »maskiert« (indifferente rechtsseit. Oberbauchbeschwerden), nicht selten (bis 33%) völlig symptomlos (»schlummernde Gallensteine«). Mögl. Folgen: Cholezystitis, Cholangitis, Leberschädigung, Steinperforation.

Cholelitho|tomie: op. Eröffnung der Gallenwege zwecks Steinentfernung. – **Ch.tripsie**: Zertrümmerung von Gallensteinen; intraop., neuerdings mittels Ultraschall.

Cholemesis: ↑ Gallebrechen.

Chole|pathie: »Gallenleiden«; z. B. **Ch.pathia spastica** (mit Koliken). – **Ch.peritoneum**: ↑ Cholaskos (1). – **Ch.peritonitis**: gallige ↑ Peritonitis. – **Ch.phage**: mit Gallepigment beladener Makrophage; z. B. in der Leber bei extrahepat. Gallengangsverschluß.

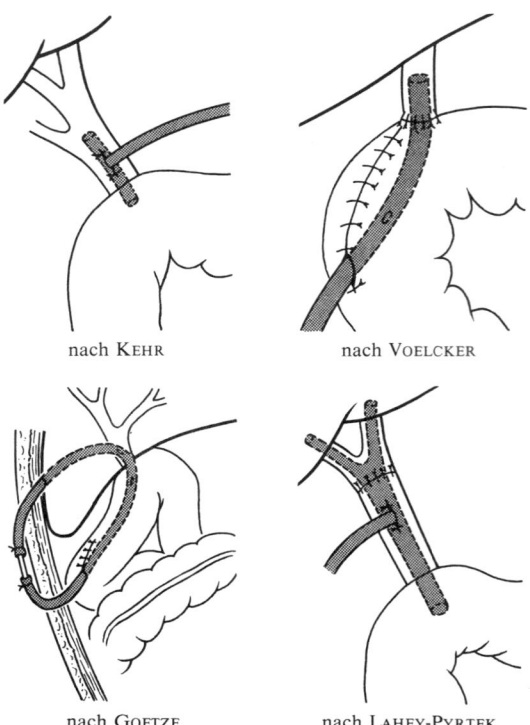

nach KEHR　　nach VOELCKER

nach GOETZE　　nach LAHEY-PYRTEK

Cholera: mit Durchfällen u. Erbrechen einhergehende Darmerkr.; **1)** i. e. S. die primär den Dünndarm befallende **Ch. asiatica** (s. indica s. indiana s. orientalis s. epidemica) als akute Infektionskrankh. (»infektiöse Vergiftungsenteritis«, en- u. epidemisch v. a. in Südasien) durch den spezifisch menschenpathogenen Vibrio comma, mit hoher Letalität (20–60%); Infektion fast nur peroral durch Fäzes, entweder nach Kontakt von Mensch zu Mensch oder durch verunreinigte Nahrung einschl. Wasser. Inkubationszeit wenige Std. bis 4 Tage. Krankheitsbild vorwiegend durch Endotoxine, meist in 3 Stadien: Stadium des Brechdurchfalls (»Ch.diarrhö«, quälender Durst), des Kollapses (Ch. algida, Ch. asphyctica), der Reaktion, evtl. mit fieberhaften Rückfällen (oft als »Ch.typhoid«) u. Komplikationen (Bronchopneumonie, Parotitis, Nephritis, Sepsis); s. a. Cholerine, Ch. gravis, Ch. sicca. – Außer dieser »klass. Ch.« auch die durch das Vibrio El Tor (Erreger der letzten großen Epidemien in Indien u. Afrika), mit milderem Verlauf u. geringer Mortalität. – Diagnose bakteriol. im Stuhl (s. a. Tab. »Ch.nährböden«; Ausstrich u. Kultur), durch Agglutinationsproben (ab 4.–5. Tag, unsicher). Ther.: symptomatisch (Infusionen), Breitbandantibiotika, Anzeigepflicht schon bei Verdacht; s. a. Ch.schutzimpfung. – **Ch. algida:** das 1–2 Tage dauernde 2. »Stadium des Kollapses« bei Cholera asiatica; mit zunehmender Erschöpfung, Untertemp., Exsikkation (falt. Haut, Choleragesicht, heisere Stimme), Wadenkrämpfen, Kreislaufversagen (»Ch. asphyctica«), Koma (↑ Choleratyphoid); heft., fast farb- u. geruchlose »reiswasserähnl.« Durchfälle, Olig- bis Anurie; Exitus oder Übergang ins »Stadium der Reaktion«. – **Ch. asphyctica:** ↑ Cholera algida. – **Ch. El Tor:** s. u. Cholera asiatica. – **Ch. gravis:** nach kurzer Inkubation mit großer Intensität einsetzende Ch. asiatica mit meist tödl. Ausgang. – **Ch. indica:** ↑ Cholera asiatica. – **Ch. sicca s. suppressa s. siderans:** schwere tox. Form der Ch. asiatica ohne Diarrhö u. Erbrechen, häufig in wen. Stunden zum Tode führend (»Ch. fulminans«). – **2)** i. w. S. die **Ch. nostras s. euopaea,** die »Brechruhr« durch Paratyphus-Baktn. oder -toxine, mit Erbrechen, Durchfällen, Exsikkation, Wadenkrämpfen u. Kräfteverfall, häufig als »Sommercholera« (= **Ch. aestiva**); u. die **Ch. infantum** als akute »Sommerdiarrhö« bei Kleinkindern (s. a. Säuglingsintoxikation). – **pankreatische Ch.:** ↑ Verner*-Morrison* Syndrom.

Choléra des doigts, »Kalklöcher«, »Vogelaugen«, »Salzfraß«: franzÖs. Bez. für die sehr schmerzhaften Ekchymosen u. Ulzerationen (u. weißen Narben) an den Händen (v. a. Nagelglieder, Interdigitalfalten) infolge berufl. Einwirkung ätzender Stoffe (Kalk, Arsen, Salzlösung).

Cholera|-Agglutinationsserum: monospezif. Antiserum zur bakteriol. Differenzierung (Agglutination) der Vibrio-comma-Typen INABA bzw. OGAWA. Referenzpräparat der *WHO.* – **Ch.-Antigen:** aus Vibrio-comma-Typen INABA bzw. OGAWA gewonnenes AG (Ampullen mit ca. 100 mg Trockensubstanz) zur diagnost. AK-Bestg. im Serum (Agglutination); Referenzpräparat der *WHO.*

Cholerabazillus: ↑ Vibrio comma, Vibrio el Tor.

Choleradiarrhö: die leichte afebrile Verlaufsform, i. e. S. das Stadium des Brechdurchfalls der Cholera asiatica, mit Leibschmerzen, häuf. fäkulenten, dünnflüss. Stühlen, die in reiswasserähnlich-wäßr., mit Schleimflocken durchsetzte Entleerungen übergehen, u. mit Erbrechen wäßrigen Mageninhaltes; Fäzes hochinfektiös. – Ferner die **prämonitorische Ch.,** evtl. verbunden mit weiteren Prodromalerscheinungen wie Appetitlosigkeit u. Druck in der Magengegend.

Cholera|fieber: ↑ Choleratyphus. – **Ch.gesicht:** typ. Fazies mit spitzer Nase, eingefallenen Wangen u. faltiger Haut bei Ch. asiatica (Stadium des Kollapses). – **Ch.körperchen, Ch.zellen:** aus Fäzes von Ch.kranken isolierte Fungi (ohne spezif. Bedeutung).

Choleranährböden zur Vibrionenanreicherung oder Kultivierung, entweder mit Alkali angereichert (z. B. DIEUDONNÉ*, PILON*, ESCH* Alkali-Blut-Agar) oder synthet. Salzlösungen (↑ Tab.).

Zusammensetzung in Gramm	I	II	III	IV	V	VI
Asparagin	4,0	—	—	10,0	—	—
Asparagin-Natrium	—	4,0	3,0	—	10,0	3,4
NaCl	5,0	5,0	5,0	—	5,0	5,0
Na$_2$HPO$_4$	—	—	—	2,0	—	—
K$_2$HPO$_4$	—	—	2,0	—	1,0	1,0
KH$_2$PO$_4$	2,0	2,0	—	—	—	—
Kaliumzitrat	—	—	—	—	0,2	—
CaCO$_3$	—	—	—	2,5	—	—
CaCl$_2$	—	—	—	0,01	—	0,1
MgSO$_4$	—	—	0,2	0,4	0,2	0,2
Ammoniumlaktat	6,0	6,0	—	—	0,5	10,0
Aqua dest. (l)	1,0	1,0	1,0	1,0	1,0	1,0
Glycerin. bidest. (g)	—	—	—	—	10,0	30,0

Cholera(-Rot)reaktion, CRR Nitrosoindol-Reaktion (BRIEGER): biochem. Reaktion auf Vibrionen (nicht spezif. für Vibrio comma) aufgrund deren Fähigkeit, Nitrat zu Nitrit zu reduzieren u. Indiol zu bilden. Rotfärbung bei Zusatz einiger Tr. H$_2$SO$_4$, HNO$_3$ oder HCl zu einer 24 Std. bebrüteten Nitrat-Pepton-Bouillon; Modifizierungen nach BEIJERINCK, BUJWID u. a.

Cholera-Schutzimpfung: aktive Immunisierung gegen Cholera asiatica durch 2–3malige s. c. Inj. (Abstand 7–10 Tage) von 0,5 bzw. 1 ml Cholera-Impfstoff (in 1 ml 8 Milliarden inaktivierte Vibrionen der Typen INABA u. OGAWA; ferner Cholera-Vaccin® als Referenzpräp. der *WHO,* mit $1,6 \cdot 10^{10}$ Baz. pro Ampulle; auch Tetravakzine mit Typhus u. Paratyphus A u. B). Dauer des Impfschutzes ca. 3 Mon., evtl. Nachimpfung in 6 Mon.; örtl. Reaktion gering; gelegentl. Allgemeinreaktion mit Fieber.

Cholera|typhoid: typhöser Zustand (Fieber, Benommenheit, Delirien, Exanthem) bei der Ch. asiatica, z. B. im Stadium der Reaktion mit Rückfall. – **Ch.typhus,** Ch.fieber, intermitt. Cholera: bei Ch.epidemien vork. Mischinfektion mit Typhus abdomin.

Chole|rese: Bildung der Galle als se- u. exkretor. Leistung der Leberzelle; kontinuierl. Absonderung (ca. 1 l pro die, tageszeitl. schwankend; s. a. Hydrocholerese) in die dem DISSE* Raum gegenüberliegenden wandständ. Gallenkapillaren, von dort Weitertransport – in dem Pfortaderblutstrom entgegengesetzter Richtung – über die Schaltstücke (Cholangiolen) zu den Ductuli biliferi. – vgl. Ch.kinese, Cholagoga. – **Ch.retika:** *pharm* Mittel, die die Gallesekretion der Leberzellen steigern; v. a. Gallensäuren, ferner Fette, Fettsäuren, Produkte der Eiweißverdauung, Pflanzeninhaltsstoffe.

choleriformes Syndrom: ↑ JANBON* Syndrom.

Choleriker, Cholericus: (HIPPOKRATES) Temperamentstyp mit heft., leicht aufbrausendem, evtl. jähzorn. Verhalten; von GALEN auf das Überwiegen gelber Galle zurückgeführt.

Cholerine: leichte Verlaufsform der Cholera asiatica, mit Erbrechen, Durchfällen u. Allg.störungen, jedoch ohne typ. »Choleraanfälle«. – I. w. S. auch choleraähnl. Diarrhöen anderer Genese.

cholerisch: mit leicht aufbrausendem Temperament (↑ Choleriker).

Chole|stan: $C_{27}H_{48}$; Grund-Kw.stoff aller Sterine, durch Reduktion des Cholesterins entstehend. Außer 5α- auch 5β-Cholestan (= Koprostan) – Davon abgeleitet **Ch.stadien** (2 Doppelbindgn.) u. – als dessen Ketoverbindgn. – die **Ch.stadienone** (natürl. Begleitstoffe des Cholesterins).

Cholestase: »Gallestauung«; entweder in den extrahepat. Gallenwegen infolge Abflußbehinderung bei Stenose oder Verschluß der Gallengänge; oder in den intrahepat. Gallekapillaren, prim. infolge Stoffwechselstörung der Leberzelle mit Änderung ihrer »gerichteten Permeabilität« (= Paracholie, z. B. bei Arzneimittel-, Schwangerschaftsikterus, Virushepatitis) oder sek. von den großen Gallenwegen aufsteigend; s. a. cholestat. ↑ Hepatose.

Cholesteatom(a): zwiebelschalenartig aufgebauter zyst., mit verhornendem Plattenepithel ausgekleideter gutart. Tumor ohne Wachstumsautonomie; im Innern nach Zellzerfall Detritus (»Margaritom«) u. kristall. Cholesterin (»Perlgeschwulst«). Angeboren infolge Epidermis-Keimversprengung (= **Ch. verum**, v. a. in weichen Hirnhäuten, evtl. multipel); erworben (»**Pseudo-Ch.**«) entweder durch traumat. Inokulation epithelialer Strukturen (z. B. bei Stichverletzung des Auges) oder als Folge chron. Entzündung u. Metaplasie der epithelialen Auskleidung von Hohlorganen wie Kieferhöhle, Nierenbecken, Uterus, v. a. des Mittelohrs bei chron. (stark fötider) Eiterung, wo es unter Zerstörung des Knochens einwächst, mit randständ. Trommelfellperforation, evtl. Schalleitungsschwerhörigkeit, Labyrinthläsion, Fazialislähmung; seltener hier das – oft bds. – SHRAPNELL-Ch. nichtentzündl. Genese bei randständ. Perforation der SHRAPNELL* Membran (u. Einwachsen von Gehörgangsepithel), aber auch ein echtes Ch., meist ohne Trommelfelldefekt.

Cholesteatose, -osis, Cholesterin-, Cholesterolsteatose, Cholesterosis: Ablagerung von Cholesterinestern (»Lipoidimprägnation«) im Gewebe, meist stippchenoder knotenförmig (= **Ch. nodularis**); i. e. S. die Ch. der Gallenblase (**Ch. vesicularis**, Stippchen-, Erdbeer-, Fischschuppen-, Honigwabengallenblase) mit stecknadelkopfgroßen Ablagerungen u. gelbweißer Netzzeichnung (Stauung der Lymphbahnen), v. a. bei ♀♀ im 5. u. 6. Ljz. (Ätiol. unbekannt, Cholesterinwerte normal).

Cholesterase: ↑ Cholesterin-esterase.

Cholesterin(um), Cholesterol (engl.!), Δ^5-Cholesten-3β-ol: (CHEVREUL 1816) $C_{27}H_{46}O$; bedeutendstes Zoosterin (Lipoid; ↑ Formel), u. a. in Eidotter, Fischölen; im ges. menschl. Organismus in freier, unveresterter (mit Digitonin ausfällbar, mit Farbreaktion nachweisbar) sowie in Esterform (↑ Ch.ester, s. a. Ch.quotient, Ch.-Phosphatid-Quotient). Am Stoffwechsel der Gallensäuren (u. a. Sterinderivate) u. Fette u. an deren Transport beteiligt; bes. angereichert in Nebenniere (3%), Hirn (10% der Trockensubstanz; nur freies Ch.), Haut (24% des Hautfettes), Milz, Ovar, Serum (100–260 mg%, frei 25–70 mg%), Ery (frei 0,112%, Ester 0,0043%; entgiftende u. vor Hämolyse schützende Funktion); Bestandteil der Zellmembran, überwiegend der Nahrung entnommen (= **exogenes Ch.**), bei Bedarf aus körpereigenen Depots (Leber) oder durch Biosynthese (v. a. in der Leber; = **endogenes Ch.**). Pathol. vermehrt in verfetteten Organen, atherosklerot. Gefäßwänden, Gallensteinen u. Blutserum (↑ Ch.ämie); Ch.begleiter sind u. a. Cholestanol u. 7-Dehydrocholesterin (Provitamin D_3). Ausscheidung v. a. durch Haut (bis 0,2 g tägl.), Galle (0,25 g tägl.), Darm (Rückresorption bzw. Umwandlung in Koprosterin), wenig im Harn. – Nachweis durch Digitonidfällung, Farbreaktionen n. LIEBERMANN-BURCHARD u. BLOOR, histochemisch n. SCHULTZE (Azetanhydrid + Schwefelsäure), SALKOWSKI (Chloroform + Schwefelsäure), OBERMÜLLER (Propionsäureanhydrid), TSCHUGAEFF (Zinkchlorid + Eisessig), LIFSCHÜTZ ($FeCl_3$ + Eisessig), SEARCEY u. BERGQUIST (Ferrosulfat + Eisessig), chromatograph. n. TRAPPE; ferner n. SCHMIDT = THOMÉ u. AUGUSTIN (Saponinhämolysehemmung). – Ch.stoffwechselstörung z. B. in Form vermehrter Ablagerung in bradytrophen Geweben (Knorpel, Hornhaut, Linse, Blutgefäßwand), als Speicherkrankheit (↑ HAND*-SCHÜLLER*-CHRISTIAN* Syndrom), Hyper- u. Hypocholesterinämie (auch sek. bei anderen intermed. Störungen wie Diabetes, Verschlußikterus, Inanition u. a. m.).

Cholesterinämie: der Blutspiegel des – überwiegend kolloidal gelösten bzw. an Serumeiweiß gebundenen – Cholesterins; Grenzwert bei 260 mg%, davon ca. 60–75% verestert. – I. e. S. die ↑ Hypercholesterinämie.

Cholesterinase: ↑ Cholesterin-esterase.

Cholesterinbelastung: ↑ BÜRGER* Probe.

Cholesterin|ester: die v. a. bei der Resorption der Neutralfette im Darm u. intermediär in der Leber aus Cholesterin u. Säuren (v. a. Linol-, Palmitin-, Ölsäure) gebildeten, mit Digitonin nicht fällbaren Ester, die durch Ch.esterase spaltbar sind; s. a. Ch.quotient. – **Chol(esterin)-esterase**, Cholesterin(ester-hydrol)ase, CHE: in Darmmukosa, Leber u. Pankreas nachgewiesene Hydrolase, die Cholesterinester (u. a. Sterinester) in Cholesterin + Säure spaltet.

Cholesterin|gicht: hypercholesterinäm. ↑ Xanthom. – **Ch.granulomatose**: das ↑ HAND*-SCHÜLLER*-CHRISTIAN* Syndrom.

Cholesterin-20-hydroxylase: Hydroxylase mit der Reaktion: Cholesterin + $NADPH_2$ + O_2 = 20-β-Hydroxycholesterin + H_2O + NADP.

Cholesterin|inhibitoren: Mittel zur Reduzierung eines überhöhten Ch.blutspiegels, u. a. Phytosterine wie Lano- u. Sitosterin, die wahrsch. spezifisch resorptionshemmend wirken, sowie Stoffe, die die Ch.synthese beeinflussen (Aktivitätsminderung Koenzym A enthaltender Enzyme). – **Ch.lipoidose**: ↑ HAND*-SCHÜLLER*-CHRISTIAN* Syndrom.

Cholesterinose: 1) extrazelluläre Ch. (KERL*-URBACH*): (1931/32) äußerst seltene Variante des Erythema elevatum diutinum; schubweise auftretende, konfluierende, evtl. ulzerierende braunrote Knötchen mit gelbem Zentrum sowie vesikulös-papulöse Flekken an Extremitäten (Streckseiten), Gesäß, evtl. Gesicht. – **2) zerebrotendinöse Ch.**: ↑ VAN BOGAERT*-SCHERER*-EPSTEIN* Syndrom.

Cholesterin-Phosphatid-Quotient: (AHRENS u. KUNKEL) Verhältnis der Gesamtcholesterin- zur Phosphatid-Konz. im Serum; normal 1,0 – 1,3.

Cholesterin|-Pigment-Kalkstein: häufigste – u. meist multiple – Form des ↑ Gallenkonkrements, mit schwarzbraunem Kern aus Cholesterin (76–98%) u. Gallenfarbstoff (<1%) u. mit Außenschichten aus weißl. Kalk (2–3%); rö.schattengebend; meist pyramidenförm.-facettiert, mit stumpfen Kanten, in Tonnen- oder Walzenform. – **Ch.pleuritis**: pseudochylöse ↑ Pleuritis. – **Ch.polyp(ose)**: Sonderform der Cholesteatose der Gallenblase mit umschriebener Ch.(ester)-Ablagerung in bzw. auf der Blasenwand (im Rö.bild kleine, wandständ. Füllungsdefekte).

Cholesterinquotient: das diagnostisch verwertbare Mengenverhältnis des veresterten zum freien Cholesterin im Serum, normal ziemlich konstant zwischen 3:1 u. 2:1. – Wichtiger für die Atherogenese ist wahrsch. der LDL-/HDL-Quotient des Cholesterins (Schutzfunktion des HDL?). – vgl. aber Cholesterin-Phosphatid-Quotient.

Cholesterin|speicherkrankheit: ↑ HAND*-SCHÜLLER*-CHRISTIAN* Syndrom. – I. w. S. auch Bez. für disseminierte Xanthome der Haut sowie für solitäre Lipoidgranulome u. eosinophile Granulome des Skeletts. – **Ch.spiegel**: ↑ Cholesterinämie. – **Ch.steatose**: ↑ Cholesteatose. – **Ch.stein**: ↑ Gallenkonkrement aus 98–99% Cholesterin, von rel. weicher Konsistenz (gut schneidbar), geringem Gew., gelbl. Farbe, mit fein granulierter Oberfläche; im Schnitt strahlenförm., glitzernde Kristallstränge. Entstehung nur in der Gallenblase (keine entzündl. Genese), meist solitär (nicht rö.schattengebend). – vgl. Ch.pigmentkalkstein.

Chole|sterol: (engl.) ↑ Cholesterin. – **Ch.sterosis**: ↑ Cholesteatose.

Cholestokinin: im Darm gebildeter Stoff, der die Gallenblasenkontraktion beeinflußt.

Cholethorax: gallehalt. Pleuraerguß, meist nach Durchbruch eines Abszesses oder einer Echinokokkuszyste der Leber in den Pleuraraum.

Cholezele: 1) abgekapselter Cholaskos. – **2)** umschrieb. Erweiterung der intra- oder extrahepat. Gallenwege.

Cholezyanin: Oxidationsprodukt des Bilirubins, blau, in neutraler Lsg. rot fluoreszierend; mit Bilizyanin identisch.

Cholezyst|angiographie: ↑ Cholezystocholangiographie. – **Ch.atonie**: Atonie der Gallenblase. – **Ch.ektasie**: Ausweitung der Gallenblase, z. B. bei Abflußbehinderung (Steinverschluß etc.).

Cholezystektomie: op. Entfernung der – zuvor durch Punktion entleerten – Gallenblase (meist wegen Steinleidens); entweder als **retrograde Ch.** mit Ausschälung der Gallenblase rückläufig zum Fundus hin (nach Durchtrennung von Ductus cysticus u. A. cystica) oder als **orthograde Ch.** (in umgekehrter Folge); ohne (»ideale Ch.«) oder mit Sicherheitsdrän. – s. a. Postcholezystektomie-Syndrom.

Cholezystendese, -enterostomie u.s.w.: s. u. Cholezystoendese u.s.w.

Cholezystitis, -cystitis: »Gallenblasenentzündung«, meist bakteriell, u. zuvor aszendierend (begünstigt von Dyskinesie, Stauung, An- u. Subazidität des Magens, z. B. nach Resektion) durch Koli u. Enterokokken, deszendierend (begünstigt von Gallestauung) durch Salmonellen, hämatogen durch Strepto- u. Staphylokokken aus dem Pfortadergebiet oder über die Aa. hepatica u. cystica (bei Sepsis u. Fokalinfektion), selten lymphogen (z. B. bei Appendizitis) oder aus der unmittelbaren Umgebung übergreifend; ferner abakterielle Form (durch chem. Reiz bei Dyscholie, Eindringen von Pankreassaft, bei Diabetes), selten parasitäre Genese (Lamblien, Askariden, Oxyuren). Vork. v. a. bei ♀ im mittl. LA, sehr häufig im Zusammenhang mit Cholelithiasis. Klin.: Druckgefühl u. Schmerzen im re. Oberbauch, Erbrechen, Fieber, Komplikationen: Durchwanderungs- (»filtrierende Ch.« LONGHI–CLAIRMONT) oder Perforationsperitonitis, pericholezystit. oder subphren. Abszeß, Cholangitis, Leberschädigung, Pankreasbeteiligung. Ther.: konservativ (z. B. Antibiotika) oder Op. (bei Perforationsgefahr sofort, sonst möglichst im Intervall). – Als **akute Ch.** (fast immer bei Stauung durch Zystikusstein) katarrhalisch, serös-fibrinös (Leuko-freies Ödem, völl. Heilung mögl.) oder aber serös-eitrig, evtl. phlegmonös-ulzerierend mit multiplen Abszessen u. Nekrosen (Gefahr der Durchwanderung u. Perforation, bei Steinverschluß Empyem); mit plötzlich (meist nachts, nach fettreicher Mahlzeit) einsetzenden dumpfen bis kolikart. örtl. Schmerzen (Dehnungsschmerz, evtl. in die re. Schulter ausstrahlend), örtl. Abwehrspannung (Peritonealreiz), Übelkeit, Meteorismus, mäß. Leukozytose; ohne Ikterus. Als Sonderform (mit schwerem Verlauf) die **emphysematöse Ch.** durch gasbildende Baktn. (neg. Kontrastbild der Gallenblase); sowie – v. a. bei Älteren – die **Ch. gangraenosa** (nach Infarzierung) mit Verschlimmerung in den ersten 48 Std. (Gefahr der Perforation); u. die – rel. leichte – **eosinophile Ch.** (MÜHLBERGER) v. a. bei Allergikern nach Genuß einschlägiger Nahrungsallergene. – **Chron. Ch.** fast stets mit Cholelithiasis, auch als Restzustand der akuten Ch., evtl. in Schüben verlaufend; Gallenblase klein, mit narb. verdickter Wand (»Schrumpfgallenblase«), papillomatöser Schleimhaut, evtl. auch Kalkeinlagerungen (»Porzellangallenblase«); uncharakterist. dyspept. Beschwerden, Meteorismus, Fettunverträglichkeit. Bes. Formen: **Ch. glandularis proliferans** (↑ Perlschnurgallenblase), **Ch. typhosa** (deszendierend bei Typhus abdomin.; oft symptomlos, aber evtl. Dauerausscheider, daher Sanierung nötig, meist Op.).

Cholezyst(o)cholangiographie: röntg gleichzeitige Darstg. von Gallenblase u. – größeren – Gallengängen nach peroraler u./oder i. v. Applikation eines lebergäng. KM (kombinierte Applikation, evtl. mit zusätzl. Morphingabe, günstig). – Neg. i. v.-Cholezystocholangiogramm spricht für erhebl. Leberparenchym-

Cholezystoduodenostomie

schaden, fehlende Darstg. nur der Gallenblase für Zystikusverschluß.

Cholezystoduodenostomie: op. Anastomosierung der Gallenblase mit dem Zwölffingerdarm zur Umgehung eines Abflußhindernisses im Ductus choledochus (einschl. Papille); Voraussetzung: freie Zystikuspassage. – Entsprech. Spontanfistel (meist bei Lithiasis) mit Gefahr des Gallensteinileus.

Cholezyst(o)|endese, -endyse: op. Schnitteröffnung der Gallenblase an der Vorder- oder Hinterwand mit anschließ. ventr. Ch.pexie bzw. Rückverlagerung in das Leberbett. – **Ch.entero(r)rhaphie**: Ch.enterostomie unter Verw. des Fistelganges einer gleichzeitig beseitigten äuß. Gallenblasenfistel. – **Ch.enterostomie, -anastomose**: op. Anastomosierung von Gallenblase u. Dünndarm, meist als WINIWARTER* Op.

Cholezystogastro|stomie, Ch.anastomose: op. Anastomosierung der Gallenblase mit dem Magen zur Umgehung eines Abflußhindernisses im Ductus choledochus (bei eingeengter Indikation einer Cholezystoduodenostomie).

Cholezysto|graphie: röntg Darstg. der – evtl. Stunden vorher durch Fettmahlzeit entleerten – Gallenblase 12–24 Std. nach oraler bzw. 1–2 Std. nach i. v. Applikation eines lebergäng. KM. Meist Aufnahmen (auch Ziel- u. Schichtaufnahmen) in verschied. Füllungsphasen u. nach Entleerungsreiz (Gallenblasenfunktion). Neg. Ch.gramm bei pos. Cholangiogramm spricht für Verschluß des Ductus cysticus. – s. a. Cholezystocholangiographie. – Schnellmethode (oral) nach ANTONOCCI: 10 Min. vor KM-Gabe 40%ige Glukose-Lsg. (125 ml) i. v., 20 Min. später 25 E. Insulin.

Cholezystokinin-Pankreozymin: (IVY 1928) dem Sekretin ähnl. aglanduläres Hormon (lineares Peptid aus 33 Aminosäuren) aus der Intestinalschleimhaut (v. a. Duodenum), das die Kontraktion der Gallenblase u. die Pankreassaftausschüttung bewirkt. Sekretion insbes. durch Aufnahme von Fetten u. Fettsäuren angeregt. Klin. Anw. u. a. als Stimulans für Pankreasfunktionsprobe; s. a. IVY* Einheit.

Cholezysto|lithiasis: s. u. Cholelithiasis. – **Ch.pathie**: Sammelbegr. für die funkt. Störungen (↑ Dyskinesie) u. organ. Veränderungen der Gallenblase. – **Ch.pexie**: op. Anheften der Gallenblase, z. B. an die vord. Bauchwand; s. a. Ch.endese. – **Ch.pyelostomie, -nephrostomie**: op. Anastomosierung der Gallenblase mit dem re. Nierenbecken; Effekt einer äuß. Gallenfistel.

Cholezystose: Sammelbegr. für die degenerativen Gallenblasenerkrankungen.

Cholezysto|stomie: Schaffung einer äuß. Gallenfistel durch Einnähen der eröffneten Gallenblase in die Bauchwand; Not-Op. bei schwerer Cholezystitis, Empyem, Cholelithiasis, bei pericholezystit. Abszeß evtl. zweizeit., bei Schrumpfgallenblase auch als »Schlauchverfahren« n. POPPERT. – **Ch.tomie**: Eröffnung der Gallenblase; als allein. Maßnahme (mit nachfolgendem Verschluß) v. a. zur Entfernung von Steinen, meist als Not- oder Palliativ-Op.

Cholin, Bilineurin, Sinkalin: (STRECKER 1849) Trimethylhydroxyäthylammoniumhydroxid, $[(CH_3)_3N^+{-}CH_2{-}CH_2OH]OH^-$; relativ instabile, quartäre Ammoniumbase; wicht. biogenes Amin, z. B. – frei oder in Lipoiden gebunden – in Eidotter (>1500 mg%), Leber (>5000 mg%), Zerealien (Weizenkeime ca. 400 mg%), Leguminosen (Sojabohne >200 mg%), Frischmilch (ca. 15 mg%). Essentieller Metabolit, Tagesbedarf des Erwachs. ca. 0,5 g; enthalten in Blutserum (>26–35 mg%), Leber- u. Blasengalle (ca. 60 bzw. 500 mg%), Harn (bis 10 mg%), Sperma (nach 6stünd. Stehen bis 2000 mg%); wird nach Darmresorption in der Leber (u. Niere) weitgehend abgebaut (oxidative Demethylierung), bei Bedarf offenbar auch in Leber u. Darmwand synthetisiert. Obwohl Grundsubstanz des Azetylcholins (selbst aber nicht cholinerg.!), mit wesentl. Intermediärfunktionen (↑ Schema), insbes. als lipotroper Leberschutzstoff, Methylgruppen-Donator, Baustein von Lezithin u. Plasmalogenen. Anw. *therap* als Stoffwechselstimulans u. Leberschutzfaktor (insbes. Salzformen wie Ch.chlorid, Ch.glukonat, Ch.orotat, Ch.salizylat, Ch.stearatsalizylat, Ch.theophyllinat u. a. m.), *bakt* als Nährbodenzusatz. Nachweis *analyt* durch Ausfällung (Aurochlorat, Chlorplatinat, Enneajodid, Dipikrylaminsalz, Tetraphenylbornatriumsalz, Reineckat), als Trimethylamin nach Hydrolyse mit Laugen, *biol* am Froschmuskel als Azetylcholin, mit Neurospora crassa.

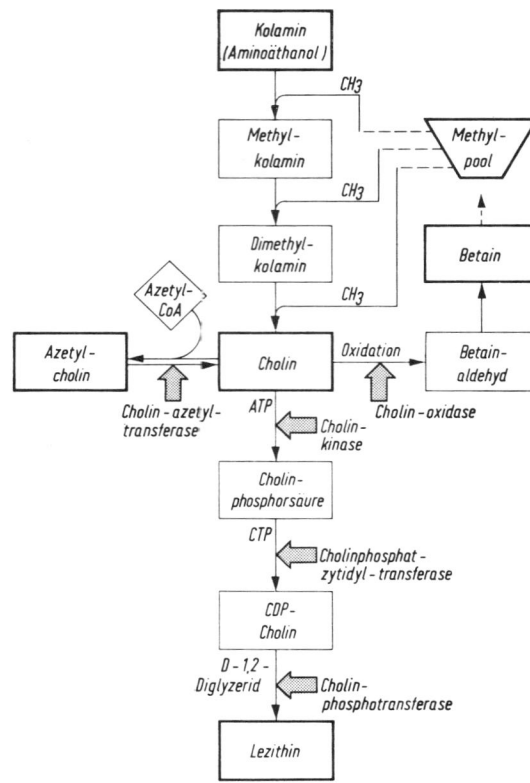

Cholin|-azetyl(transfer)ase: an der Reizleitung beteiligtes Enzym (mit funktionellen SH-Gruppen) im NS; Reaktion: Azetyl-CoA + Cholin = Azetylcholin + CoA (langsamer mit Propionyl-CoA). – **Ch.-dehydrogenase**: FAD u. Cu^{2+} enthaltendes Enzym in den Mitochondrien (v. a. der Leber), das Cholin zu Betainaldehyd oxidiert (prim. Elektronenakzeptor wahrsch. das Zytochrom b).

Cholinergikum: *pharm* ↑ Parasympathikomimetikum.

cholinerg(isch): im Sinne bzw. mit Hilfe von (Azetyl-)Cholin – als dem wesentl. parasympath. Überträgerstoff – wirksam, auf Azetylcholin ansprechbar; vgl. adrenergisch. – **ch. System:** die vegetat. Nervenfasern, an deren Endigungen (möglicherweise auch in deren Verlauf) Azetylcholin freigesetzt wird u. als Überträgerstoff dient; im wesentl. alle prä- u. postganglionären Fasern des Parasympathikus u. die präganglionären u. einige postganglionäre (Innervation von Schweißdrüsen u. Uterus) Fasern des Sympathikus; ferner die motor. Vorderhornzellen nebst Fortsätzen (s. a. RENSHAW* Zelle, motor. / Endplatte). – **ch. Krise:** bei Überdosierung von Azetylcholinesterase-Hemmern auftret. Übelkeit, Speichelfluß, Miosis, kolikart. Schmerzen, Diarrhö, Muskelkrämpfe; Ther.: Atropin. – **ch. Urtikaria:** durch dir. oder »inn.« Wärmeeinwirkung bzw. durch Überanstrengung, Ermüdung, psych. Erregung (Effort-Syndrom) ausgelöste generalisierte Urtikaria (kleine, stark jukkende Quaddeln, von Reflexerythem umgeben; meist mit Durchfall, Übelkeit, Schweißausbruch etc.), als solche nachzuweisen durch s. c. Inj. von 1%ig. Azetylcholinchlorid (Auftreten miliarer urtikarieller Eruptionen: »Satellitquaddeln«).

Cholin-esterase, unechte, unspezif. od. β-Ch., Typ II, s-Typ, Tributyrinase: Hydrolase (in Serum, Darmmukosa, Pankreas), die – im Unterschied zur / Azetylcholin-esterase (= wahre od. α-Ch. oder Typ I) – zahlreiche Cholinester mit Acylresten von > 2 C spaltet (systemat. Bez.: Acetylcholin-acyl-hydrolase) u. durch Azetylcholin nicht inhibiert wird. – **Ch.-Hemmer:** s. u. Azetylcholin-. – **Ch.-Reaktivator:** / Pralidoxini jodidum.

Cholin-kinase, -transphosphatase: eine funktionelle SH-Gruppen enthaltende Phosphotransferase (in Hirn, Magen- u. Darmschleimhaut, Niere, geringer in Leber, Herz, Skelettmuskel), die Cholin ATP- u. Mg^{2+}-abhängig zu Phosphocholin phosphoryliert sowie Dimethyl-, Monomethyl- u. Aminoäthanol zu den entsprechenden Phosphaten (Biosynthese der Phosphatide u. Sphingomyeline).

Cholinolytikum: *pharm* die Azetylcholin-Funktion aufhebendes Mittel etwa i. S. des / Parasympathikolytikums.

Cholinphosphatide: Lezithine (s. u. Lecithinum).

Cholinphosphat-zytidyl-transferase, CDP-Cholinpyrophosphorylase: strukturgebundene CTP- u. Cholinphosphat-spezif. Transferase (in Leber, Niere, Hirn, in Hefe u. höheren Pflanzen), die an der Biosynthese der Phosphatide beteiligt ist (Mg^{2+} bzw. Mn^{2+} obligat): CTP + Cholinphosphat = Pyrophosphat + CDP-Cholin.

Cholin-phosphotransferase: in Mitochondrien u. Mikrosomen lokalisierte Phosphocholin-transferase, die an der Lezithin-Synthese beteiligt ist u. den Phosphocholinrest vom Zytidindiphosphocholin (CDPCh) auf 1,2-Diglyzeride mit mind. 1 ungesättigten Fettsäure überträgt (Mg^{2+} bzw. Mn^{2+} obligat): CDPCh + 1,2-Diglyzerid = CMP + Phosphatidylcholin.

Cholo...: s. a. Chole....

Cholodermie: (*gr* chŏlos = lahm) / Chalodermie.

Choloptose: Ptose der Gallenblase, häufig im Rahmen einer Splanchnoptose.

Cholose: auf einer Störung der Gallebildung beruhende bzw. mit Ikterus einhergehende Erkr.

Cholothrombose: / Gallethrombus.

Choloyl-CoA-synthetase, Cholsäure-CoA-synthetase: Enzym (in Lebermikrosomen) mit der Reaktion (Mn^{2+} u. Mg^{2+} obligat): ATP + Cholat + CoA = AMP + Pyrophosphat + Choloyl-CoA.

Cholsäure: / Acidum cholalicum.

Cholurie: Auftreten von Gallenfarbstoffen im Harn.

Chomel* Krankheit: / FEER* Krankheit.

chondral(is): den Knorpel betreffend, knorpelig; z. B. ch. / Ossifikation.

Chondr|alloplasie: / Chondrodystrophie; i. e. S. die / Hemichondrodystrophie (OLLIER). – **Ch.ektomie:** op. (Teil-)Entfernung eines (Gelenk-)Knorpels.

chondricus: (lat.) Knorpel betreffend.

Chondrin: der durch Kochen von Knorpel mit Wasser erhaltene Knorpelleim; Gemenge von Glutin u. Chondromukoid, aus dem mit verdünnter Säure Chondroitinschwefelsäure ausgefällt wird.

Chondr(i)ogen: die leimgebende (»kollagene«) Grundsubstanz des Knochens.

Chondrio|kont: stäbchenförm. / Mitochondrium. – **Ch.lyse:** degenerat. Untergang von Mitochondrien.

Chondriom: die Mitochondrien einer Zelle.

Chondrio|mit: fadenförm. / Mitochondrium (durch Fragmentation entstandene Körnchenkette). – **Ch.mitom:** *zytol* / Paranucleus. – **Ch.som:** / Mitochondrium.

Chondritis: die – vom gefäßhalt. Perichondrium ausgehende – Knorpelentzündung, mit Umwandlung der Adventitiazellen in Chondroklasten, Abbau der Knorpelgrundsubstanz, Umwandlung der frei gewordenen Knorpelzellen in Bindegewebszellen, später auch degenerat. Veränderungen (z. B. Verschleimung, Verkalkung); meist in Form der Osteochondritis; z. B. **Ch. dissecans** (/ KÖNIG* Syndrom 1), **Ch. necroticans progrediens** (primär nach Trauma oder Entzündung, sek.-metastat. bei Osteomyelitis, Typhus abdomin. etc.; Knorpel nekrotisch, trocken, von Perichondrium entblößt u. von Eiter umspült), **Ch. typhosa** (sehr selten bei paratyphöser Arthritis bzw. Osteomyelitis; meist ulzerös, v. a. an großen Bein- sowie Sternoklavikular- u. Sternokostalgelenken; »Wanderchondritis« der Rippenknorpel, insbes. bei Kindern).

chondro...: Wortteil »Knorpel«.

Chondroangiopathia calcarea: / Chondrodystrophia calcificans congenita.

Chondr(o)arthritis: Arthritis mit Affektion des Gelenkknorpels.

Chondro|blast, -plast: die die Interzellularsubstanz des Knorpels bildende Zelle; i. e. S. die Mutterzelle des / Ch.zyten. – **Ch.blastom,** CODMAN* Tumor: seltenes, gutart. Neoplasma der Knochenepiphyse (insbes. prox. Tibia, dist. Femur, Caput humeri), rundl., gut abgrenzbar, mit zentraler Aufhellung u. periostaler Reaktion; histol.: unreife epitheloide sowie chondromatöse Knorpel- u. Riesenzellen. Androtropie (10.–20. Lj.). – **ch.blast. Sarkom:** / Chondrosarkom.

Chondro|calcinosis (poly)articularis: / Chondrokalzinose-Syndrom. – **Ch.carcinoma:** / Chondrokarzinom.

Chondrodermatitis

Chondrodermatitis nodularis chronica (dolorosa) helicis, schmerzhafte Ohrknötchen, Dermatochondritis, WINKLER* Krankheit: (1916, FOERSTER 1918) grauweiße, bes. bei Druck u. Kälte »schmerzhafte Ohrknötchen« am oberen Helixrand (chron. Perichondritis?), meist am re. Ohr älterer Männer.

Chondrodynia costosternalis: ↑ TIETZE* Syndrom.

Chondrodysplasia, -plasie: genetisch bedingte Störung der Knorpelbildung, meist i. S. der (Hemi-)Chondrodystrophie; z. B. **Ch. ecto- s. triodermica** (↑ ELLIS*-VAN CREVELD* Syndrom), **Ch.-Hämangiom-Syndrom** (s. u. MAFUCCI*).

Chondrodystrophia, -dystrophie, Chondralloplasie: v. a. genet. bedingte (endogene) Störungen der enchondralen Ossifikation u. damit des Längenwachstums des Knochens (bei normalem Dickenwachstum); i. e. S. die **Ch. fetalis** KAUFMANN (Chondrodysplasia fetalis GRUBER-GREBE, Achondro(dys)plasie, chondromalaz. Mikromelie, Chondrogenesis imperfecta, Osteochondrodystrophia fetalis, fetale Rachitis, PARROT*-KAUFMANN* Krankh.): (1878 bzw. 1892) angeb., einfach dominant-, seltener rezessiv-erbl. Störung des Wachstumsknorpels (zeitweise »Wachstumsruhe«, Verschmälerung der Knorpelwucherungsschicht) u. der enchondralen – nicht aber der periostalen – Ossifikation; disproportionierter Zwergwuchs (»Mopstyp«; metaepiphysärer Typ = Sitzriese, epiphysärer = Sitzzwerg) mit Verkürzung insbes. der rumpfnahen Gliedmaßenabschnitte (»Puffärmeltyp«; Epiphysen pilz- oder T-förmig verbreitert) u. der Schädelbasis, Sattelnase, Dreizackhand (»main en trident«), dorsolumb. Kyphose, chondrodystroph. ↑ Becken, Watschelgang; Intelligenz normal. Totgeburt oder Frühletalität (ca. 80% bis zum Ende des 1. Lj.). Gelegentl. weitere Mißbildungen (z. B. Polydaktylie, Klumpfuß, Lippen-Gaumen-Spalte, Zystenniere); auch asymmetr. Form. – s. a. PARENTI*-FRACCARO* Syndrom. – Ferner als **Ch. calcificans congenita s. calcarea s. punctata** (Dysplasia epiphysealis punct.) das CONRADI*-HÜNERMANN* (-RAAP*) Syndrom (C. 1914, H. u. R. 1931), eine seltene, angeb. (hereditäre?) Störung der Vaskularisation des Epiphysenknorpels u. der chondralen Anlagen der kleinen Knochen (insbes. Fuß u. Hand) mit metaepiphysärer Verkalkungsstörung; Verkürzung langer Röhrenknochen (v. a. Femur u. Humerus, mit chondrodystroph. Proportionen), evtl. Sattelnase bei rel. großem Kopf; kleinste, punktförm. Kalkeinlagerungen in allen knorpelig präformierten Skeletteilen, v. a. in den Gelenkepiphysen (»stippled epiphyses«); häufig kombiniert mit Cataracta u. Ichthyosis congenita, Herzfehler, Wolfsrachen, Keilwirbel; hohe Frühletalität (meist 1.-2. Lj.). – Ein sich bereits pränatal manifestierender rezessiver oder »rhizonaler Typ« ist davon unterschieden durch Symmetrie der Verkalkungen (bei Nichtbeteiligung der WS), Minderwuchs, Kleinheit von Humerus u. Femur, meta- u. epiphysäre Ossifikationsstörungen. – Ferner Ch. als Teilerscheinung bei ↑ E_1-Trisomie, verschied. Dermatosen (z. B. ichthyosiforme Erythrodermie), Embryopathien (nach Dikumarin-Medikation, best. Infektionskrankhn.). – s. a. Abb. »Osteogenesis imperfecta«.

Chondroektodermaldysplasie: ↑ ELLIS*-VAN CREVELD* Syndrom; i. w. S. auch Aurikulo-osteodysplasien (z. B. otovertebrales, oto-palato-digitales, ULLRICH*-FEICHTIGER* Syndrom), TURNER*-KIESER*, MCKUSICK*, LAMY*-MAROTEAUX*, LANGER*-GIEDION* Sy. u. a. m.

Chondro|fibrom, Fibrochondrom: Chondrom mit stärkerer Beteiligung kollagenen Bindegewebes; oder Fibrom mit Knorpelherden. – **Ch.fibrosarkom**: Ch.sarkom mit stärkeren fibrosarkomatösen Gewebspartien; evtl. als **Ch.fibromyxosarkom**.

chondrogen, chondri(o)gen: **1)** knorpelbildend (↑ Chondrogenese). – **2)** vom Knorpel ausgehend.

Chondro|genese: die Entstehung des Knorpels. Nach Verdickung des ekto- bzw. mesodermalen Mesenchyms (sogen. Blastembildung) erfolgt Ablösung, Abrundung u. Vermehrung (Teilung) der Zellen sowie Ausscheidung der »Interzellularsubstanz«; je nachdem, ob kollagene oder elast. Fibrillen allein oder aber zus. eingelagert werden, entsteht hyaliner, elast. bzw. Faserknorpel. – **Ch.genesis imperfecta**: ↑ Chondrodystrophia fetalis.

Chondrohypoplasie: (J. A. BÖÖK 1950) atyp., leichte (»abortive«) Form der Chondrodystrophia fetalis.

chondroid: knorpelähnlich, (i. w. S.) knorpelig.

Chondroidsarkom, chondroides Sarkom: osteoplast. Sa. mit Bildung »chondroider Gitterknochen« (HERZOG); Typus III des Sarcoma osteoplasticum nach v. ALBERTINI.

Chondroitinschwefelsäure, -sulfat: (MÖRNER 1889) saures Mukopolysaccharid (in Knorpel u. Knochen, z. T. mit Proteinen, z. B. Kollagen), dessen fadenförm. Disaccharid-Einheiten aus azetyliertem Chondrosamin (N-Azetyl-D-galaktosamin), D-Glukuronsäure (bzw. L-Iduronsäure bei Ch. B) u. Schwefelsäure bestehen. Bindet als vielwert. Anion reichlich Wasser (Wasserspeicherung von Bindegewebe u. Haut); wird in alkal. Lsg. flüssig (Depolymerisation); bildet mit

Chondroitinschwefelsäure A, B und C

Eiweiß unlösl. salzartige Verbindungen; s. a. Schema UDPG-Metabolismus. Nach Struktur u. opt. Drehung als Ch. A (durch Hodenhyaluronidase spaltbar), Ch. B (durch Hyaluronidasen nicht spaltbar; bei PFAUNDLER*-HURLER* Syndrom path. Ausscheidung im Harn: Chondroitinurie) u. Ch. C (Homologes von A mit niedr. Mol.gew.) unterschieden (↑ Formeln). *histol* Elektiv anfärbbar mit salzsaurem Methylen-, alkohol. Toluidin-, Astrablau, Alcianblue 8 GS, Rutheniumrot.

Chondrokalkose: die bei PARROT* Lähmung abnorm breite, gelbweiße Verkalkungszone (»Kalkgitter«) der Knochenepiphyse.

Chondrokalzinose-Syndrom, Pseudogicht: seltene, genet. determinierte Krankh. ungeklärter Genese, mit diffusen, leichten Arthralgien, aber auch anfallsweisen, u. U. heft. mono- u. oligoartikulären, exsudat.-arthrit. Erscheinungen, häufig nach mechan. Überbeanspruchung; im Rö.bild hyaline u. fibröse Gelenkknorpelverkalkung, im Gelenkpunktat charakterist. Kalziumpyrophosphat-Kristalle.

Chondrokarzinom: Ca. mit knorpel. Elementen.

Chondrokostal-Präkordialsyndrom: s. u. Präkordial-.

Chondro|klasten: »Knorpelfreßzellen«, die im Rahmen der physiol. Ossifikation (Ersatzknochen) die knorpel. Interzellularsubstanz (Blasen-, Säulen-, Reihenknorpel) abbauen (»Ch.klasie«).

Chondrokranium, Knorpelschädel: das – aus dem Desmokranium – knorpelig um- bzw. vorgebildete Primordialkranium im Bereich der späteren Schädelbasis: Os occipit. ohne obere Squama, Os sphenoid. ohne Lamina med. des Proc. pterygoideus, Os temp. ohne Pars tympanica u. unt. Squama, Os. ethmoidale. – vgl. Osteokranium.

Chondro|lipom(a): Mischtumor aus Knorpel- u. Fettgewebe. – **Ch.lyse**: physiol. oder path. Auflösung von Knorpelgewebe; s. a. Chondroklasten.

Chondrom(a): gutart., langsam wachsendes, solitäres Neoplasma des Knorpelgewebes, entweder als ↑ Ekchondrom (= peripheres Ch.) oder als – inn. bzw. äuß. – ↑ Enchondrom (= zentrales Ch.). Histol. Struktur ähnl. unreifem Knorpelbildungsgewebe, evtl. mit Vorherrschen reifer (= **hyalines Ch.**) oder perichondraler Zellen (= **retikuläres Ch.**); durch regressive Veränderungen (Erweichung, schleim. Umwandlung, Verflüssigung) Zystenbildung (= **zyst. Ch.**), Verkalkung u. Verknöcherung (= **ossifizierendes Ch.**). Vork. v. a. im 2. u. 3. Ljz. als bis faustgroßer (u. größerer) knoll. Tumor, meist an Hand oder Fuß (seltene Lokalisationsform endobronchial, ein Ekchondrom mit fester Kapsel, benige); maligne Entartung möglich (»metastasierendes Ch.«). – s. a. Chondromatose, Chondrosarkom, Abb. »Enchondrom«.

Chondromalacia, -malazie, Chondrodystrophia malacica: path. Erweichung der Knorpelgrundsubstanz (abnorme Verbiegbarkeit) als Folge übergeordneter Stoffwechselstörung, Entzündung in der Nachbarschaft oder chron. Belastung (z. B. Säbelscheidentrachea), ferner die **Ch. fetalis** (mit Erweichung der Epiphysenknorpel) sowie die sehr seltene **systematisierte Ch.** (v. MEYENBURG-ALTHERR-UEHLINGER) als Chondrolyse bei Panchondritis (»Rheumatismus des Knorpelsystems«? Autosensibilisierung?), mit Erweichung der Kehlkopf- u. Tracheal- (Atemnot) u. der Nasenknorpel (Sattelnasenbildung), Schwellung der Knorpelknochengrenzen, Myokardschädigung, evtl. Pneumonie (Prognose schlecht). – Als monotope Form die **Ch. patellae** KÖNIG (= Chondro- s. Osteopathia patellae, HAGLUND*-LÄWEN*-FRÜND*, BÜDINGER*-KÖNIG*-LUDLOFF*-LÄWEN* Syndrom), eine asept. Knochennekrose des jugendl. Alters mit längsverlaufenden Rillen u. Rissen, gelegentl. auch völl. Zerfall der Kniescheibe, rezidivierenden, oft bds. Kniegelenkschmerzen (meist medial); Klopfschmerz nur bei angewinkeltem Knie; vgl. Chondropathia patellae.

Chondromatose: polytopes Auftreten von En-, später Ekchondromen in Knochen (= Osteochondromatose) oder Gelenken (↑ Gelenkchondromatose); s. a. Abb. »Hemichondrodystrophie«, »Enchondrom«.

Chondromer: der segmentale, knorpel. Abschnitt der fetalen Vertebraten-Wirbelsäule.

Chondromukoid: bei der Extraktion von Knorpelgrundsubstanz (nach Ansäuern) ausfallende salzart. Verbindung aus Chondroitinschwefel- oder Hyaluronsäure u. Eiweiß.

chondro|myxoides Fibrom: gutart. myxomatöses Neoplasma mit Knorpel- u. Bindegewebselementen. – **Ch.myxom**, Myxochondrom: 1) Chondrom mit schleim. Umwandlung der Grundsubstanz. – 2) Speicheldrüsenmischgeschwulst (obsolet).

Chondron: *histol* das »Knorpelterritorium« als Struktureinheit, bestehend aus einer Knorpelzelle mit Knorpelkapsel u. -hof oder aus mehreren Knorpelzellen mit gemeinsamem Hof. – vgl. Osteon.

Chondroosteo|arthritis: Osteoarthritis mit Beteiligung des Gelenkknorpels. – **Ch.dystrophie**: ↑ Dysostosis enchondralis. – **Ch.nekrose**: asept. ↑ Epiphysennekrose.

Chondroosteom: kartilaginäre ↑ Exostose.

Chondropathia: degenerative Erkr. des Knorpels; z. B. die **Ch. tuberosa** CHANTRAINE (↑ TIETZE* Syndrom) sowie die **Ch. patellae** als isolierte Degeneration des Patella-Gelenkknorpels (evtl. schon beim Jugendl.) infolge mechan. Schädigung oder bei anlagebedingter Gelenkdysplasie (meist Vorstufe einer Arthrose).

Chondrophyt: pilzförm. Gelenkknorpelwucherung.

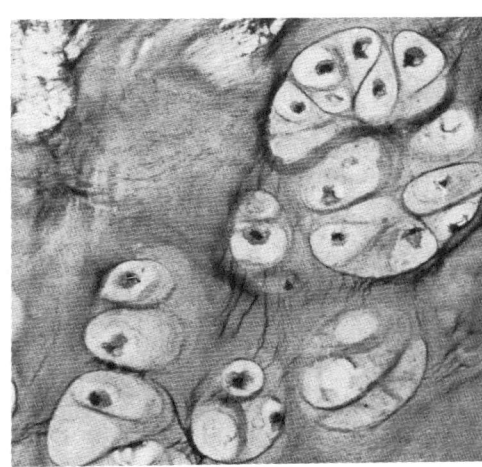

Chondrom (650fach).

Chondroplasie

Chondro|plasie: ↑ Chondrogenese. – **Ch.plast**: ↑ Chondroblast. – **Ch.plastik**: 1) op. Wiederherstellung eines knorpel. Organs. – 2) Knorpeleinpflanzung als Stützgerüst.

Chondroproteide: Chondroitinschwefelsäure enthaltende Glykoproteide, die im alkal. Extrakt von Knorpel, Sehnen etc. durch Ansäuern ausgefällt werden (Kunstprodukte).

Chondrosamin: ↑ Galaktosamin.

Chondrosarkom, Enchondroma malignum, chondroblast. Sa.: Malignom des Knorpelgewebes, v. a. an Knochenepiphysen; auch multipel (»Chondrosarkomatose«); als **prim. Ch.** (meist in Kniegelenknähe) v. a. bei Jugendl., als **sek. Ch.** (entartete kartilagin. Exostose) im meist 4. Ljz.; histol.: im Schnitt perlmutterartig-grauer Typ des unreifen perichondralen Bindegewebes, mit Zellanomalien, daneben häufig ausgereiftes Knorpelgewebe. Vielfach mit Knochengeschwülsten kombiniert; ausgereiftere Formen nur wenig maligne.

Chondrose: degenerat. Erkr. eines Knorpels, die im allg. zur Osteochondrose (z. B. Osteochondrosis intervertebr.) führt.

Chondro|tom: spez. Knorpelmesser, stark, skalpellartig geschliffen. – **Ch.tomie**: Einschnitt oder Durchtrennung von Knorpel; i. e. S. die FREUND*-HART* Op. (Teilresektion des 1. Rippenknorpels als Thorakolyse).

Chondrozyt: die in die – von ihm ausgeschiedene – Interzellularsubstanz (s. u. Knorpel) eingebettete »Knorpelzelle«. Isogene, d. h. aus der gleichen Mutterzelle (Mesenchymzelle, Chondroblast) hervorgegangene Chondrozyten sind in einem ↑ Chondron vereinigt. Kann sich, von der Kittsubstanz befreit, in der Kultur teilen u. zur Bindegewebszelle werden.

Chopart* Exartikulation (FRANÇOIS CH., 1743–1795, Chirurg, Paris), Amputatio intertarsea s. mediotarsalis: op. Absetzen des Fußes im **Ch.* Gelenk** (Articulatio tarsi transversa), mit konkav-konvexer Amputationslinie (»**Ch.* Linie**«).

Chopra*(-Gupta*) Probe (SIR RAMMATH CH., geb. 1882, Arzt, Kalkutta): ↑ Antimontest. (auf Kala-Azar).

Chorangiom(a), Plazentahämangiom: kapilläres Hämangiom (knotenförm., seltener diffuse Angiomatose) in den Plazentarzotten mit gleichzeit. Stromawucherung (Bild des Myxofibroms).

Chorda: (lat.) Saite, Strang, *anat* strangförm. Gebilde (= Ligamentum, Stria, Funiculus; **Ch. spinalis** = Medulla sp.; **Ch. umbilicalis** = Nabelschnur), *path* Bindegewebsstrang (z. B. ventral im Penis bei Hypospadie), *chir* Darmsaite, Faden (»Ch. chirurgicalis«). – **Ch. dorsalis s. vertebralis**: die »Rückensaite«, das zentrale Achsenorgan der Chordaten (aus dem Mesodermmantel hervorgehend) als biegsamer, ungegliederter Stab vom hint. Schädelbereich bis ins Schwanzende; bei höheren Wirbeltieren bis auf die Nuclei pulposi der Zwischenwirbelscheiben zurückgebildet. – **Ch. (magna) Hippocratis**: histor. Bez. für die Achillessehne. – **Ch. obliqua** *PNA*, Lig. antebrachii WEITBRECHT: der von der Membrana interossea getrennte prox. Membranstreifen von der Tuberositas ulnae zur Margo interosseus bzw. Tuberositas radii. – **Chordae tendineae** *PNA*: vom Endokard überzogene Sehnenfäden (kollagene u. elast. Fasern) von den freien Enden der Mm. papillares zu den Segelklappen (die sie während der Kammersystole »stellen«). – **Ch. tympani** *PNA*: Teilstück des parasympath. N. intermedius, das in der 3. Verlaufsstrecke des Fazialis abzweigt, den Canaliculus chordae tympani, die Paukenhöhle u. die Fissura petrotympanica durchzieht u. sich dem N. lingualis anschließt; im parasympath. Ggl. submandibul. Umschaltung auf postganglionäre Fasern zu den Submandibular- u. Sublingual- u. vord. Zungendrüsen (= efferente viszeromotor. Fasern); außerdem von den Geschmacksknospen der Papillae fungiformes kommende (afferente sensor.) Fasern des Ggl. geniculi zum N. gustatorius.

Chorda|kanal: *embryol* vom Vorderende des Primitivstreifens nach vorn ziehender Kanal im Kopffortsatz (**Ch.fortsatz**) der Säuger (Wand aus Zellen des mittl. Keimblattes, Boden sich kraniokaudal allmähl. auflösend); verbindet für kurze Zeit Amnion u. Dottersack. – **Ch.speichel**: dünnflüss., muzinarmer Speichel aus der Gl. submandibul. nach elektr. Reizung präganglionärer, parasympath. Fasern (zum Ggl. submandibul.) in der Chorda tympani. Sekretion erfolgt über Azetylcholin-Freisetzung, daher – im Gegensatz zur begleitenden Vasodilatation – durch Atropin blockierbar.

Chordata, Chorda-, Achsentiere: der ca. 62000 Arten umfassende Tierstamm (mit Acrania, Tunicata, Vertebrata u.s.w.), der zumindest während der Embryonalentwicklung eine Chorda dors. aufweist.

Chordektomie: *laryng* op. Entfernung eines Stimmbandes (via Laryngofissur), z. B. bei umschrieb. Ca.

Chorditis (vocalis): Entzündung eines oder beider Stimmbänder, meist im Rahmen einer Laryngitis (verschiedenster Genese); klin.: Gefäßinjektion, Rötung, Schwellung, bei akuter Form evtl. Epithelnekrosen im mittl. Drittel, bei chronischer evtl. »Sängerknötchen« (↑ Nodulus vocalis), auch höckr. Hyperplasien im vord. Drittel (= **Ch. tuberosa**) sowie Brennen, Trockenheitsgefühl, Schmerzen beim Husten u. Sprechen, Heiserkeit.

Chordocranium, -kranium: *embryol* der aus den Parachordalia u. der paar. knorpel. Ohrkapsel am vord. Ende der Chorda dors. entstehende Teil des Primordialkraniums (= [para-]chordaler Kopfabschnitt), aus dem die das For. occipit. begrenzenden Teile des Hinterhauptbeins (Pars basil., Partes lat.) u. die Pars petrosa (mit Innenohr) des Schläfebeins hervorgehen.

Chordom(a), Chondroepithelioma, Chordocarcinoma, Notochordom: (MÜLLER) seltenes Neoplasma an der Schädelbasis (v. a. Clivus) u. in der Kreuz- u. Steißbeingegend, hervorgegangen aus restierenden Chordazellen; histol.: solide Haufen von blas., physaliformen, glykogenreichen Zellen. Expansiv-destruktives Wachstum (schlechte Prognose wegen Lokalisation), gelegentl. maligne Entartung, sehr selten Metastasierung. Sympte. je nach Lokalisation (z. B. Liquorblock, hohe Querschnittslähmung, Kauda-Syndrom).

Chordopexie: op. Lateralverlagerung u. Anheftung der Stimmbänder.

Chordo|tom: lanzettart., feines Skalpell für die Ch.tomie. – **Ch.tomie**: (MARTIN u. SPILLER 1912) op. Durchtrennung der – kontralat. – spinothalam. Schmerzbahnen im Vorderseitenstrang des thorakalen oder zervikalen RM zur Ausschaltung therapieresistenter Schmerzen (insbes. bei Uterus-, Prostata-, Rektum-Ca.); s. a. FOERSTER* Op.

Chorea: »Veitstanz«, extrapyramidale Bewegungsstörung (Läsionen in Striatum u. zugeordneten Strukturen) mit unwillkürl., unphysiol.-arrhythm., schnellen Muskelkontraktionen von Muskel(gruppe)n in fast allen Körperregionen (= choreat. Hyperkinese; in leichteren Fällen nur »ungeschickt« oder »faxenhaft« wirkend), Grimassieren, evtl. Beeinträchtigung des Sprechens (= choreat. Dysarthrie, mit schnalzenden, grunzenden Lauten, Hyperkinesen der Zunge); gleichzeitig Tonusverminderung (= choreat. Hypotonie), evtl. Reflexabschwächungen. Hauptformen: ↑ Ch. HUNTINGTON u. Ch. minor (SYDENHAM); ferner lokalisierte u. Sonderformen, z. B. ↑ Bindearmchorea, BENEDIKT*, NOTHNAGEL*, MORVAN* (= **Ch. fibrillaris**), TOURETTE* (= **Ch. variabilis**), DUBINI* Syndrom (= **Ch. electrica** oder: HENOCH*-BERGERON* Ch.), **Ch. gravidarum** (fast nur bei Erstgebärenden, evtl. erst im Wochenbett; Ät.Path. wie bei Ch. minor [Rezidiv?], jedoch 25% Mortalität [therap. Interruptio umstritten]); s. a. choreatiformes Syndrom, Hemichorea (= **Ch. dimidiata**), Choreomanie (= **Ch. epidemica s. magna s. major**). – Ferner die **Ch. imitativa** als psychogene Bewegungsanomalien in Nachahmung einer echten Ch. der Umgebung, z. B. in der Schulklasse; sowie die **Ch. senilis** jenseits des 70. Lj. aufgrund involutiver u./oder arteriosklerot. Hirnveränderungen, ohne die Ch.-typ. psych. Alterationen.

Chorea Huntington*, Ch. chronica progressiva hereditaria, Erbchorea: dominant-erbl. Form (Hirnatrophie) mit chron.-progred. Verlauf, häufig auch athetot. u./oder torsionsdystonen Bewegungsabläufen; meist Poikilotonie, initial auch Parästhesien u. Schmerzen an Rumpf u. Extremitäten (Thalamusbeteiligung); ferner psych. Veränderungen (Affektlabilität, Enthemmung bis zur **Ch. maniacalis**, Entdifferenzierung, evtl. paranoid-halluzinator. Sympte.; später oft hochgradig Demenz). Manifestationsalter 25. – 55. Lj.; Dauer im Durchschnitt 13 Jahre. – **Ch.minor** (SYDENHAM), Ch. rheumatica s. infectiosa s. juvenilis s. simplex: (1686) Ch. bei zerebraler Manifestation eines rheumat. Geschehens mit entzündl. u. tox.-degenerat. Veränderungen; mit bes. schnellen, blitzart. Hyperkinesen, ausgeprägter Muskelhypotonie (bis zur Lähmung = **Ch. mollis s. paralytica**), psych. Veränderungen (z. B. Reizbarkeit, Aufmerksamkeitsstörungen, Antriebsminderung). Manifestationsalter 5. – 15. Lj.; Prognose gut (Restitutio ad integrum innerhalb einiger Monate), selten Residuen (Wesensänderung, Hyperkinesie). – s. a. Kehlkopf-Ch.

Chorea|körperchen: gelbe Pigmentkörnchen (mit Kresylviolett grün bis grünblau) im Zytoplasma der Astrozyten, ursprüngl. nur bei HUNTINGTON* Ch., inzwischen aber in den meisten gesunden Gehirnen nachgewiesen. – **Ch.psychose**: s. u. Chorea minor.

choreatiformes Syndrom: (LEMKE 1954) Residualzustand nach frühkindl. Hirnschädigung (v. a. Stammganglien) mit choreaähnl. Hyperkinesen, Verhaltensu. Lernstörungen (v. a. im frühen Schulkindalter!). Prognose rel. günstig; in der Pubertät oft Abklingen der Bewegungsunruhe u. der psych. Labilität.

choreatisches Syndrom: Oberbegr. für die Krankheitsbilder mit typ. extrapyramidal (Neostriatum) bedingten Bewegungsstörungen i. S. der Chorea HUNTINGTON u. Chorea minor.

choreiform: nach Art der Chorea, z. B. die **ch. Bewegungen** (Hyperkinesen, z. B. ausfahrend, schnellend, zuckend) im Rahmen eines choreat. Syndroms.

Choreo|athetose: Bewegungsunruhe mit serienweise auftretenden zuckenden u. bizarr geschraubten Hyperkinesen. Vork. bei verschiedensten ZNS-Erkrn. – **Ch.manie**, Chorea epidemica s. magna s. major: der »Veitstanz« als eine der psych. Epidemien des Mittelalters (v. a. 14. Jh., nach den großen Pestepidemien in Europa): Tanzwut mit orgienart. Erregungszuständen, Krämpfen, illusionären Erlebnissen, evtl. nachfolgender Amnesie. – **Ch.phrasie**: nervöse Sprachstörung, charakterisiert durch die Wiederholung unvollständiger u. sinnloser Sätze.

Chorine* Test: Flockungsreaktion als unspezif. Malaria-Nachweis; nach Zugabe von Aqua dest. zum Probandenserum Ablesen der Trübung (sofort u. nach 3stünd. Inkubation bei 37°) im Photometer.

chorio...: Wortteil 1) »Chorion« (s. a. Chorion...), 2) »Chorioidea« (des Auges), 3) »Tela choroidea« (eines Hirnventrikels).

Chorioallantoismembran, CAM: die äußerste, der weißen Schalenhaut anliegende dünne, dreischicht., gefäßreiche Haut des bebrüteten Hühnereies, die dem Embryo als primitives Respirationsorgan dient. In der Mikrobiologie benutzt (GOODPASTURE et alii 1931) zur Kultivierung von Vakzine-, Pocken-, Herpes-simplex- u. a. Viren im 12 – 13 Tg. vorbebrüteten befruchteten Hühnerei; Zeichen der stattgefundenen Virusvermehrung: verwaschene Umrisse der Gefäße, gelbe Verfärbung der Allantoisflüssigkeit, fleischbrüheart. Veränderung der Amnionflüssigkeit, Auflockerung der embryonalen Haut, Durchscheinen des den Embryo umgebenden »Blutsenkungsringes«, ferner Virus-charakterist. Veränderungen (z. B. »Pockenläsionen«) im – in der Regel abgestorbenen – Embryo.

Chorio|angiopagus: eineiiger ↑ Zwilling. – **Ch.blastom**: ↑ Chorionepithelion. – **Ch.enzephalitis**: ↑ VOGT*-KOYANAGI* Syndrom.

chor(i)oidalis: die Aderhaut (Choroidea) betreffend.

Chor(i)oidea (*BNA*), *PNA*, **Chorioides** *JNA*: die »Aderhaut« des Auges, der gefäß- u. pigmentreiche, Pigmentepithel u. Stäbchen-Zapfen-Schicht der Netzhaut versorgende hint. Abschnitt der Tunica vasculosa bulbi, mit Lamina suprachoroidea, L. vasculosa (Aa. ciliares post. longae), L. choroidocapillaris (pigmentfrei), u. L. basalis (am Pigmentepithel der Retina) sowie Spatium perichoroidale.

Chor(i)oidea(l)|atrophie, zirkumpapilläre, Ch.ring, Degeneratio sive Conus peripapillaris: umschrieb. Atrophie der Aderhaut ringförmig um die Papille; v. a. bei höhergrad. Myopie, Arteriosklerose der Choroidealgefäße, Glaukom (»Halo glaucomatosus«).

chor(i)oidealis: die Aderhaut (↑ Choroidea) betreffend.

Chor(i)oidea|melanom: v. a. im 6. Ljz. vork., meist einseit., Melanin-bildendes Sarkom (formenreich, wechselnd große, bizarre Rund- u. Spindelzellen mit u. ohne Pigment) der Aderhaut. Langsames Wachstum (Vorwölbung der Netzhaut), Metastasierung v. a. in Gehirn, Lungen, Leber u. Knochen. Ther.: Enukleation, evtl. Exenteratio orbitae; Strahlenther. nur bei Einäugigkeit als ultima ratio. – **Ch.sklerose**: v. a. im Senium vork. Arteriosklerose der Aderhaut; klin.: zunehmende Verschlechterung der zentralen Sehschärfe; Fundus: charakteristisch verzweigte Aderhautgefäße, bes. peripher u. papillennahe.

Chorioideptheliom, -papillom, Plexuspapillom: von einem Plexus choroideus ausgehendes, im allg. gutart., rein expansiv wachsendes Neoplasma mit zott. Oberfläche; histol.: kubische bis zylindr. Zellen ein- oder mehrschichtig um ein Gefäßbäumchen; s. a. Plexuskarzinom.

Chorio(id)eremie, Degeneratio chorioretinalis progressiva: rezessiv-geschlechtsgebunden erbliche progress. Degeneration der Aderhaut bds., meist in der Kindheit beginnend, mit Androtropie (bei ♀ meist nur stationäre Pigmentverschiebung). Sympte.: Visusverlust, Nachtblindheit, evtl. Erblindung; großfläch. Atrophie mit Obliteration u. Sklerosierung der Gefäße, Pigmentierung der benachbarten äuß. Retinaschichten.

chorioideus: (lat.) dem Chorion ähnlich (z. B. Plexus chorioideus) oder zugehörig (z. B. Arteria chorioidea).

Chor(i)oiditis: die »Aderhautentzündung« des Auges, mit zunächst unscharf begrenzten diffusen oder zirkumskripten, rundl., grau-gelben Herden, die bei Rückbildung gelb-weiß u. schwarz umsäumt (Verschiebung des Choroideapigments) erscheinen. Stets Mitbeteiligung der zugehör. Retina (/ Chorioretinitis) mit nachfolgender Atrophie. Formen: **Ch.allergica**, **Ch. anularis** (ringförmig um die Papille), **Ch. areolaris centralis** (FOERSTER* Ch.; zunächst im Makulabereich, später fleckförmig zur Netzhautperipherie hin fortschreitend), **Ch. centralis s. macularis** (mit solitärem, rötl.-braunem Herd im Makulabereich; erhebl. Visusabschwächung, Metamorphopsie), **Ch. centr. serosa** (MASUDA u. ASAYAMA; zuerst in Japan, später auch in Europa beobachtet; Ätiol. unbekannt; Mikropsie, Metamorphopsie, zentrales Skotom, Hypermetropie; dunkelrotes, vorspringendes Makulaödem mit gelbl. Flecken), **Ch. disseminata** (exsudative Form mit multiplen, rundl. Herdchen am ges. Augenhintergrund), **Ch. guttata senilis** (HUTCHINSON-TAY; warzenähnl. Auswüchse der HENLE* Membran, gelbl.-weiße Herde meist nahe der Makula; senile Degeneration, aber auch bei jungen Menschen; ohne Beeinträchtigung der Sehkraft), **Ch. myopica sclerosans** (hereditäre Fundusdegeneration bei Myopie, mit typ. Atrophie u. Pigmentschwund), **Ch. ossificans** (sehr selten; mit umschriebener Knochenbildung, meist ringförmig am hint. Augenpol u. um die Papille; bei infektiöser, insbes. tbk., aber auch posttraumat. Uveitis), **periphere Ch.** (exsudativ, meist syphilit. oder toxoplasmot. Genese; mit großen, gezackten oder rundl., pigmentgesäumten Herden an der Peripherie), **Ch. purulenta s. suppurativa** (mit eitr. Erguß in den Glaskörper), **Ch. syphilitica** (diffus, bei Lues congen. u. acquisita; im akuten Stadium Glaskörpertrübungen, später punktförm. Pigmenteinlagerungen u. Bildung typ. disseminierter weißer Fleckchen: »Pfeffer u. Salz-Fundus«; tertiär Gummen), **Ch. tuberculosa** (im Generalisierungsstadium; entweder disseminierte Ch. oder Miliar-Tbk der Aderhaut; ferner als infantile chorioretinale Degeneration bei TAY*-SACHS* u. NIEMANN*-PICK* Syndrom (Beginn ca. im 4. Mon.; weiß-gelber Fleck mit unscharfen Rändern um die kirschrote Makula) sowie als erbl. / DOYNE* Ch.

Chorioidose: vorwiegend degenerative Erkr. der Aderhaut (meist als »Chorioiditis« bezeichnet).

Choriomeningitis: Meningitis mit Beteiligung (lymphozytäre Infiltration) der Plexus chorioidei; i. e. S. die durch das LCM-Virus hervorgerufene **lymphozytäre Ch.** (ARMSTRONG 1934) in USA u. Europa: nach Inkubationszeit von 6 – 13 Tg. Glieder- u. Rückenschmerzen, katarrhal. Erscheinungen, Augen- u. Atembeschwerden (evtl. atyp. hämorrhag. Pneumonie), Leber-, Milz-, LK-Schwellung; neben dieser grippeähnl. auch meningit. (biphas. Fieber, Meningitis erst nach Intervall, Rekonvaleszenz schleppend) oder – seltener – meningoenzephalit. Form (Myoklonien, Hyperkinesen, Hirnnervenlähmung, Mono- u. Hemiparesen, nach Wo. Restitutio ad integrum, aber auch Exitus); Diagnose: Erregerisolierung, KBR, Neutralisationstest; Infektion (meist Spätherbst, Winter) durch infizierte Hausmäuse (Kontakt oder Biß; Virusreservoir!), kontaminierte Speisen, inhalierte Staubpartikel.

Chorion: die aus dem Epithel des Trophoblasten u. Bindegewebe zusammengesetzte äuß. Haut des Eies bzw. der Keimblase. Entwickelt sich bei Säugern zur »Zottenhaut« (= Ch. villosum; mit Nähr-, Atmungs- u. endokriner Funktion; Epithel ab Mitte Gravidität nur noch Synzytiotrophoblast) u. bildet am Berührungspunkt mit der Uterusschleimhaut als **Ch. frondosum** (mit Wucherung der Zotten) die fetale Plazenta, während das an die Decidua capsularis grenzende **Ch. laeve** seine Zotten verliert (»Zottenglatze«).

Chorion|allantois: / Chorioallantois.

Chorio(n)angiosis (Hörmann*): / Chorangiom.

Chorionepitheliom(a), -blastom, -karzinom, destruierendes Chorionadenom, Plazentom, Deciduoma, Syncytioma malignum, fetaler Zottenkrebs: hormonal aktives Malignom (regellose Mischung aus LANGHANS* Zellen u. vielkern. synzytialen Elementen; bei atyp. Ch. evtl. nur 1 Zellform) des chorialen Epithels; als **orthotop. Ch.** in Uterus oder Tube, als **ektop. Ch.** in Vagina, seltener Ovar, Darm, Leber. Entstehung nach Blasenmole (40 – 50%), (Fehl-)Geburten (**gestationales Ch.**; ca. 38 bzw. 23%), aber auch ohne Gravidität (versprengte fetale Zellen?); rötl. bis braun-schwarzer, brüch. oder schwamm.-weicher Tumor, infiltrativ wachsend, häufig in Gefäße einbrechend, v. a. in Vagina sowie in Lunge, Leber, Gehirn metastasierend. Klin.: azykl. oder Dauerblutung, vergrößerter, aufgelockerter Uterus, Choriongonadotropine meist über 50 000 IE. Ther.: Op. u./oder Strahlenther. (ca. 70% Heilung, gelegentl. mit Rückbildung der Metastasen). – Als sehr seltene (1:200) u. höchst maligne Form das **teratogene Ch.** aus versprengten Keimen in Ovar, Hoden, Mediastinum, Lunge, Leber oder retroperitoneal, gekennzeichnet durch große, polygonale Zellen mit basophilem, hellem Zytoplasma u. lockeren Kernen (ähnl. den LANGHANS* Zellen des Chorions); klin.: Gynäkomastie, Pubertas praecox, Choriongonadotropine bis zu 150 000 IE; foudroyante, meist hämatogene Metastasierung. – **Chorionepitheliosis**: (SCHOPPER, PLIESS) nicht-maligne, ihre biol. Funktion beibehaltende chorionepitheliale Herde (Analogon zur Endometriose?) v. a. in der Vagina. – Aber auch Bez. (HUBER, HÖR-

MANN) für gutart. Ektopien der Blasenmole (z. B. in Vagina u. Lunge) u. für deren destruierende Form (= **Ch. ext.** bzw. **int.**).

Chorioneuraxitis, idiopath.: ∤ VOGT*-KOYANAGI* Syndrom.

Chorion|gonadotrop(h)in: ∤ Goadotrophinum chorionicum. – **Ch.karzinom**: ∤ Chorionepitheliom.

Chorioptes, Dermatophagus, Symbiotes: Saugmilben-Gattung [Psoroptidae]; ihre Arten rufen bei Pferd, Rind, Schaf, Ziege u. Kaninchen Fußräude, selten (Ch. bovis) beim Menschen Hautschäden u. Haarausfall hervor.

Chorioretinitis: Choroiditis mit sek. Beteiligung der Retina (troph. Störung des von der Tunica choriocapillaris ernährten Sinnesepithels); die **Ch. centralis** (im Makulabereich) z. B. als Dehnungseffekt bei Myopia gravis oder als Beginn einer präsenilen Makuladegeneration (s. a. KITAHARO* Syndrom = **Ch. c. serosa**); als **Ch. juxtapapillaris** JENSEN (mit – oft sehr ausgeprägtem – Papillenödem, Glaskörpertrübung u. sektorenförm. Gesichtsfeldausfall) infolge tbk. oder infekt.-metastat. Schädigung des Nervenfaserbündels; ferner konnatal bei Toxoplasmose, mit rosettenförm. Herden (»Arabesken«), zentral aus fibröser, evtl. pigmentierter Masse, peripher mit atroph. Aderhaut u. rundl., von Retinapigmentkörnchen umkränzten Aufhellungen (»Alveolen«); sowie bei angeb. Syphilis, im allg. mit punktförmig-diffusen Pigmentierungen u. feinsten weißen Fleckchen (»Pfeffer- u. Salz-Fundus«; bei Lues II auch **diffuse Ch.** mit punktförm. Glaskörpertrübungen u. ausgeprägtem Netzhautödem). – **Chorioretinopathia posttraumatica**: ∤ SIEGRIST*-HUTCHINSON* Syndrom.

Chorisminsäure: Enolbrenztraubensäureäther der 3,4-Dihydroxyzyklohexadien-1,5-karbonsäure; Zwischenprodukt bei der mikrobiellen Biosynthese aromat. Verbindungen.

Choristie: Fehlbildung eines Gewebes infolge embryonaler Keimversprengung; s. a. Choristom, vgl. Hamartie. – **Choristom(a)**, dysgenet. Geschwulst: (ALBRECHT 1902) tumorart. Choristie infolge selbständ. Weiterentwicklung des versprengten Gewebes in der neuen Umgebung (keine echte Geschwulstbildung!), evtl. bis zum ausgebildeten Organ; vgl. Hamartom. – Auch weniger korrekte Bez. für eine solche »Geschwulst« auf dem Boden traumat. Gewebsverlagerung.

Choroidea: gült. PNA-Name der ∤ Chorioidea.

Choronosologie: die Wissenschaft von der geograph. Verbreitung der Krankheitserreger bzw. der endem. Krankheiten.

Chotzen*(-Saethre*) Syndrom: (1932 bzw. 1931) autosomal-dominant erbl. ∤ Akrozephalosyndaktylie, gekennzeichnet durch Akrobrachyzephalie (v. a. prämature Kranznaht-Synostose), Gesichtsdysmorphien (u. a. Papageienschnabelnase, Gesichtsasymmetrie, Hypertelorismus), Brachy-, Syn-, Klinodaktylie (V); z. T. Oligophrenie, Krampfanfälle.

CHR: Cercaria-Hüllen-Reaktion (s. u. Zerkarien...).

Chr: serol ∤ Antigen Chr.

Christ*-Siemens*-Touraine (-Weech*) Syndrom (JOSEF CHR., 1871 – 1948, Arzt, Wiesbaden; HERMANN W. S.; HENRI T.): ∤ Anhidrosis hypotrichotica polydysplastica.

Christensen* Einheit (L. R. CHR., zeitgen. Biochemiker, USA): **1)** diejen. Streptokinase-Menge, die genügend Plasminogen in Plasmin umwandelt, um ein Fibrin-Standardkügelchen bei 35° in 10 Min. aufzulösen (1 CH.* E. = 1 IE). – **2)** diejen. Streptodornase-Menge, die die Viskosität einer 0,15 – 0,20%ig. DNS-Lsg. bei 30° um eine Viskositätseinheit verringert.

Christensen* Nährboden: bakt Harnstoff-Pepton-Bouillon mit Phenolrot (Indikator) zum Nachweis der Harnstoffspaltung bei TPE-Diagnostik (TPE-Gruppe Urease-neg.).

Christensen*-Krabbe* Krankheit (ERNA CHR., zeitgen. dän. Neurologin): ∤ KRABBE* Syndrom (1).

Christian*(-Schüller*) Syndrom, Trias: s. u. HAND*-SCHÜLLER*-CHRISTIAN*.

Christiansen* Effekt: im mikroskop. Dunkelfeld charakterist. Farberscheinungen bei Betrachtung von Substanzen in einem Medium gleicher Refraktion, aber größerer Dispersion.

Christman* Methode (ADAM A. CHR., geb. 1896, physiol. Chemiker, Ann Arbor/USA): CO-Bestg. im Blut anhand der Reduktion von $PdCl_2$ zu metall. Palladium (Kolorimetrie des unveränderten $PdCl_2$).

Christmas-Faktor: Faktor IX der Blutgerinnung (dessen Fehlen 1953 bei einem Pat. mit Vornamen Christmas erstmals nachgewiesen wurde). – **Christmas disease**: (engl.) ∤ Hämophilie B.

Christofferson* Sarkom: ein malignes granulärzell. Myeloblastenmyom.

Christophers* Flecken (SIR SAMUEL RICHARD CHR., geb. 1873, Malariologe): hämat ∤ MAURER* Flecken.

Christy*-Thorn* Test: »kombinierter« NNR-Funktionstest (vgl. ACTH-, THORN* Test) durch Belastung mit ACTH-Tropfinfusion (60 IE in 500 ml/4Std.) nach dreitäg. Ther.karenz. Normal: Absinken der Eosinophilen im peripheren Blut um 70 – 80% (in 8 Std.), Anstieg der 17-Hydroxykortikosteroide im Plasma auf 35 – 55γ% u. der neutralen 17-Ketosteroide im Harn (in 24 Std.) um mehr als 40%.

Chrobak* (RUDOLF CHR., 1843 –1910, Gynäkologe, Wien) **Becken**: ∤ Koxarthrolisthesebecken. – **Chr.* Operation**: abdom. supravaginale Uterusamputation. – **Chr.* Sondenversuch**: Druck mit dünner Sonde gegen Ca.-verdächt. Gewebe an Portio oder Collum uteri (Sonde bricht bei Ca. ein = **Chr.* Zeichen**, bei gutart. Tumor nicht).

Chrom, Cr: (VAUQUELIN 1797) 2-, 3-, 4-, 5- u. 6wert. Element; OZ 24, Atomgew. 51,996; 9 Isotope (^{48}Cr bis ^{56}Cr, darunter radioaktiv ^{49}Cr, ^{51}Cr, ^{56}Cr), sehr hartes, chemisch beständ. Metall; Bioelement, beim Menschen physiol. im Serum (0,00017 – 0,03 mg%), Gehirn, Nucleus caudatus, pathol. in Krebsgewebe (Leber, Lunge, Niere). Wird ebenso wie die Cr(III)-Salze kaum resorbiert; dagegen sind die Cr(VI)-Verbdngn. (Chromate, Chromsäure; MAK 0,5 mg CrO_3/m^3) toxisch (∤ Chromvergiftung), s. a. Chromasthma, -enteropathie, -krebs, -staublunge, Chromatgeschwür, -lungenkrebs, Chromitosis. Nachweis durch Boraxperle (grün), mit Diphenylkarbazid (violett, 0,5 bis 0,02 μug), Chromotropsäure (rot), Benzidin (Tüpfelprobe, blau), 1%ige Strychnin-Lsg. in

H_2SO_4 (blau-violett bis rot), quant. Bestg. als Cr_2O_3, Bariumchromat oder jodometrisch.

Chrom-51, ^{51}Cr: γ-Strahler (γ, K) mit 0,323 MeV; physikal. HWZ 27,8 d, biol. HWZ (krit. Organ = ges. Körper) 110 d, effektive HWZ 22 d. Diagnost. Anw.: $^{51}CrCl_3$ für Plasmaprotein-Untersuchung, $Na_2^{51}CrO_4$ zur Ery-Markierung für Blutvol.Bestg. (einschl. Ery-Überlebenszeit u. Blutabbau in Milz u. Leber) u. Kreislaufuntersuchung (einschl. Minuten- u. Schlagvol. des Herzens unter Verw. von Vielkanalanalysatoren), ^{51}Cr-markiertes EDTA u. Inulin für Nieren-Clearance; therap. Anw.: $^{51}CrPO_4$ (Anreicherung >90% in Leber u. Milz) bei persist. Milztumor.

Chromästhesie: bei Gefühls-, Gehörs-, Geruchs- oder Berührungswahrnehmung (mit)ausgelöste Farbempfindung.

chromaffin: *histol* adj. Bez. für Gewebselemente, die eine typ. Farbreaktion (braun durch Chinhydron-art. Oxidationsprodukte aus Katecholaminen) mit oxidierenden Agentien (z. B. Chromsalze, Kaliumjodat, -dichromat, z. B. MÜLLER* Flüssigkeit) eingehen; vgl. chromophil. Phäochrome oder **chr. Zellen** (mit Adrenalin-halt. Granula) bilden das **chr. System** in Organen, die sich vom Sympathikus ableiten (NNM, Glomus coccygeum, Paraganglien). Davon ausgehend die – im allg. gutart. – **chr. Tumoren** oder **Chromaffinome** (abgeleitet von den Phäochromkörperchen des sympath. Nervensystems): ↑ Phäochromozytom, Paragangliom, Sympathoblastom.

Chromalaun, Chromo-Kalium sulfuricum: $KCr(SO_4)$ + 12 H_2O; wäßr. Lsg. violett, nach Erhitzen grün; *histol* Fixierungszusatz, Beizmittel, z. B. **Ch.-Essigsäure-Kupfer-Beize** (WEIGERT) für Neuroglia- u. Markscheiden-Darstg., **Ch.-Gallocyanin** (EINARSON) für Phosphatgruppen der Nukleinsäuren u. Tigroid, **Ch.-Karmin** (FYG) zur Kernfärbung.

Chromasthma: durch Chrom(VI-)Verbindgn. (z. B. Chromtrioxid, Dichromat) verursachtes Asthma bronchiale (Sensibilisierung der Atemschleimhäute oder eine epikutane Allergie).

Chromat: Salz der Chromsäure H_2CrO_4; MAK-Wert s. u. Chrom. – **Ch.geschwür**: tiefer, scharf begrenzter u. sehr langsam abheilender Ätzschorf mit aufgeworfenem Randwall (vogelaugen- bzw. vogelnestartig: ↑ »Pigeonneau«), hervorgerufen durch in kleinste Hautdefekte eindringende Chromsalze; s. a. Ulcus perforans septi nasi.

Chromatid(e): (McCLUNG 1900) die nächstniedere Längseinheit des Chromosoms. Nach ident. Reproduktion (im Interphasekern) sind in Pro- u. Metaphase der Mitose u. in Diplotän bis Metaphase II der Meiose je 2 Chromatiden pro Chromosom, der Länge nach verbunden, erkennbar (»Längshälften«; nach Trennung in der Anaphase als [Tochter-]Chromosomen bezeichnet). – Pathol. Verhalten: **Chromatidenaberration** (nach Bruch, u. zwar ohne oder mit Reunion; s. a. Chromosomenaberration etc., Crossing-over), **Chromatidenbrücke** (Ana- bis Telo-, manchmal bis Interphase; in der Meiose I als Folge eines Chiasmas zwischen 2 Chromatiden der Tetrade; s. a. Chromatinbrücke).

Chromatin: der mit best. Stoffen (v. a. SCHIFF* Reagens, aber auch Hämalaun, Eisenhämatoxylinlack, Kernechtrot) anfärbbare, strukturierte Kernbestandteil (außer Nukleolus), der sich bei Mitose u. Meiose in die Chromosomen umformt (Interphaseform des Chromosomenbestands). Besteht v. a. aus DNS u. Histonen sowie kleineren Mengen RNS u. nichtbas. Proteinen. – Das sogen. Nukleolus-assoziierte Chr. soll für dessen Identität u. die Bildung seiner spezif. RNS verantwortl. sein. – s. a. Eu-, Heterochromatin. – **Ch.brücken** zwischen 2 zu den Mitose-Polen auseinanderweichenden Chromatiden (nach deren Bruch u. Verklebung) bewirken, obwohl sie reißen, ungleichmäß. Verteilung des Ch., evtl. mit Letaleffekt. – **Ch.stäubchen**: kleinste Reste von Kernsubstanz im Ery. Vermehrtes Auftreten bei basophiler Tüpfelung.

chromatinnegativ: adj. Bez. für Individuen, in deren Zellkernen das Geschlechtschromatin fehlt (z. B. Menschen mit nur 1 X-Chromosom; s. aber BARR* Chromatinkörper).

chromatisch: die Farbe betreffend, farbig, anfärbbar; z. B. chr. ↑ Aberration, chr. ↑ Adaptation, chr. Substanz (↑ Chromatin).

Chromat|lunge: ↑ Chromstaublunge. – **Ch.(lungen)-krebs**: infolge (meist) langjähriger Ch.einwirkung auf die Bronchialschleimhaut entstehendes – meist einseit. – Malignom (vorw. Plattenepithel-Ca.), das sich noch Jahre nach der letzten Exposition entwickeln kann (im Mittel 10,6 J., bei Chromfarbenarbeitern rel. kürzer). Eigentl. Agens sind wahrsch. die im Lungengewebe oxidierten säurelösl. Chromerze (↑ Chromitosis). – **Chr.niere**: tierexperim. Nephritis durch Chromsalze.

chromato...: Wortteil »Farbe«, »Farbstoff«, »Färbung«. – s. a. chromo....

Chrom(at)oblasten: Zellen der Ganglienleiste, aus denen Pigmentzellen (Chromatophoren) hervorgehen.

Chromato|graphie: (TSWETT 1906) physikal.-chem. Methode zur Anreicherung u. Trennung lösl. Stoffe für analyt. u. präparative Zwecke, beruhend auf der Anw. einer stationären (festen oder flüss.) u. einer mobilen (flüss. oder gasförm.) Phase (Elutionsmittel); die Wechselwirkung zwischen Phasen u. Substanz (Adsorption, Verteilung, Austausch) bestimmt die rel. Wanderungsgeschwindigkeit der Bestandteile (↑ R_f) u. damit ihre Anordnung in best. Zonen bzw. »Peaks« (Zacken des bei der Gaschromatographie automatisch registrierten Papierstreifens) im **Ch.gramm**; s. a. Tab. – **Ch.lyse**, Tigrolyse: (FLEMMING 1885) Schwinden der NISSL* Schollen (Ergastoplasma) in der Nervenzelle nach Durchtrennung des Neuriten oder infolge infektiöser u. toxischer Schädigungen der Nervenzelle.

chrom(at)o|phil: *histol* »farbliebend«, leicht färbbar. – Gegenteil: ch.phob. – **Ch.phobie**: krankhafte Abneigung gegen best. Farben, z. B. Erythrophobie bei Hysterie.

Chromatophoren: 1) *botan* Plastide: Farbstoffe (z. B. Chlorophyll, Karotin) enthaltende Organellen; s. a. Chromoplasten. – 2) chromozyt. Pigmentzellen: ektodermale, von der Ganglienleiste abstammende formveränderl., fortsatzreiche Zellen mit schwarzen, gelben oder roten Körnern (= Melano-, Xantho- bzw. Erythrophor); Vork. v. a. bei niederen Wirbeltieren, aber auch im Bindegewebe des Menschen (z. B. Stroma iridis, Stratum perichorioideum). – **Ch.hormon**: ↑ Melanotropin. – **Ch.nävus, familiärer (Naegeli*)**: ↑ BLOCH*-SULZBERGER* Syndrom.

Chromatophorom: (RIBBERT) von den Chromatophoren ausgehend ausgehendes Neoplasma, z. B. an Auge, Haut, seltener Leptomeningen (↑ Melanom); i. e. S. (RIECKE 1903) der ↑ blaue Nävus.

Chrom(at)opsie: »Farbigsehen«, Sehstörung, bei der alle Objekte in einem best. Farbton erscheinen, z. B. gelb (= Xanthopsie), rot (= Erythropsie), grün (= Chloropsie), blau (= Zyanopsie).

Chromatosis: Farbveränderung der Haut infolge stärkerer Melanineinlagerung (z. B. Melanosen), Melaninschwunds (z. B. Vitiligo), Hämosiderinablagerung (z. B. Purpura) oder durch Fremdpigmente (z. B. As, Ag, Au, Karotin).

Chrom(at)oskopie: ↑ Chromodiagnostik.

Chromatstaublunge: ↑ Chromstaublunge.

Chromaturie: abnorme Verfärbung des Harns.

Chromazonrot: roter Azofarbstoff zur histol. Anfärbung von Eleidin in der verhornenden Epidermis.

Chrom(h)idrosis, Chromkrinie: (YOUGE 1709) Ausscheidung farbigen Schweißes, meist infolge vermehrten Pigmentgehalts (Lipofuszin), aber auch nach Resorption bestimmter Stoffe (z. B. CASTELLANI* Lsg., Cu, Eisen[II]-oxid). Roter Achselschweiß v. a. durch mikrobielle Stoffwechselprodukte bei Trichomykosis palmellina.

Chromidialkörper, Chromidien: mit Kernfarbstoffen anfärbbare, unregelmäß. Strukturen im Zelleib mancher Protozoen; wahrsch. Stoffwechselprodukte oder Reservestoffe (DD: Amöbenzysten).

Chromin: 1952 aus Streptomyces sp. C 6 isoliertes Antibiotikum vom chromogenen Typ mit Polyenstruktur; wirksam gegen Hefen u. Pilze.

Chromitosis: bei Chromatarbeitern auftretende Speicherung der wenig oder nicht wasserlösl. Cr-Verbindungen als feine, schwarze Niederschläge im interstitiellen Lungengewebe, evtl. mit geringer bis mäß. reaktiver Bindegewebswucherung, oft auch chron. Bronchitis (u. multizentr. Plattenepithelmetaplasien).

Chromatographie-verfahren		mobile Phase	
		flüssig	gasförmig
stationäre Phase	**fest** »Adsorptionsverfahren« (TSWETT) Aktivkohle Aluminiumoxid Bentonit Kalziumkarbonat Kaolin Kieselgel Kieselgur u. a. m.	Flüssigkeits-Adsorptions-Chromatographie e: liquid-solid chromatography f: chromatographie par adsorption des liquides *Säulenchromatographie* e: column chromatography f: chromatographie sur colonne *Dünnschichtchromatographie* e: thin layer chromatography f: chromatographie en couche mince Ionenaustauscherchromatographie (Kat- u. Anionen) e: ion exchange chromatography f: chromatographie d'échange d'ions	Gas-Adsorptions-Chromatographie e: gas-solid chromatography f: chromatographie par adsorption des gaz
	flüssig »Verteilungsverfahren« (MARTIN u. SYNGE) Glaspulver, Kieselgur, Stärke, Zellulosepulver	Flüssigkeits-Flüssigkeits-Chromatographie e: liquid-liquid-chromatography f: partition chromatographique entre liquides *Papierchromatographie* e: paper chromatography f: chromatographie sur papier	Gas-Flüssigkeits-Chromatographie e: gas[-liquid-partition]-chromatography f: chromatographie en phase gazeuse

Chromazurol S: Reagens zum Nachweis von Beryllium u. Fluorid sowie – zus. mit EDTA – zur komplexometr. Titration verschiedener Metalle.

Chrom|ekzem, Chromatekzem: vulgäres Ekzem infolge verstärkter Reaktionsbereitschaft der Haut gegenüber Salzen des – v. a. 6wert. – Cr (z. B. in Zement [»Maurerekzem«], Stoffarben). – **Ch.enteropathie**: meist beruflich durch Cr(-Verbindgn.) bedingte Gastroenteropathie (Entzündung, Ulzeration, evtl. Neoplasma). Sympte.: gelbe Verfärbung von Zähnen u. Zunge, gehäuft Parodontose, Appetitlosigkeit, Magenschmerzen, Erbrechen, Durchfälle (Gewichtsverlust, Wadenkrämpfe), später Kolitis, Leberschäden.

Chromgelb: ↑ Plumbum chromicum.

Chromhämatoxylin: histol Farbstoff aus 1%ig. wäßr. Hämatoxylin-Lsg. u. 3%ig. Chromalaun-Lsg. ää, dazu 5%ig. K$_2$Cr$_2$O$_7$-Lsg. u. 2,5%ig. H$_2$SO$_4$ (100 : 2 : 2). Nach GOMORI zur elektiven Anfärbung der A-Zellen im Inselapparat des Pankreas (nach Voroxidation mit KMnO$_4$).

Chromi-Verbindungen: Verbindgn. des 3wert. Cr.

Chromkatgut: Cr-gegerbtes Katgut, mit längerer Haltbarkeit im Gewebe (Resorptionszeit ca. 20 Tage).

Chrom-Kobalt-Legierung, TAMMANN* Legierung: (1908) korrosionsfeste Edellegierung (fälschl.: »Edelstahl«). Außer in der Dentaltechnik auch für Endoprothesen verwendet (Handelsnamen: Vitallium, Wisil, Nobilium, Ticonium, Wiptam, Redur u. a. m.).

Chrom|krebs: durch Einwirkung von Chrom hervorgerufenes Karzinom, z. B. in Lunge (↑ Chromatlungenkrebs), Nasenhöhle, evtl. auch in Magen, Larynx, NNH. – **Ch.lunge**: ↑ Ch.staublunge.

chromo...: Wortteil »Farbe«, »Farbstoff«; s. a. chromato....

chrom(o)argentaffine Zellen: s. u. argentaffin; i. e. S. die sogen. ↑ gelben Zellen.

Chromobacterium (Bergonzini*): (1881) aerobe, gramneg., bewegl. Stäbchen [Rhizobiaceae] mit violet-

Chromoblasten

tem Pigment (Violacein); saprophyt. Erd- u. Wasserbaktn., aber gelegentl. pathogen für Mensch u. Tier. Typenart: Chr. violaceum (= Bacteridium v., Micrococcus s. Bac. s. Streptococcus violaceus, Pseudomonas violacea).

Chromo|blasten: ↑ Chromatoblasten. – **Ch.blastomykose**: ↑ Chromomykose. – **Ch.diagnostik**: Funktionsprüfung innerer Organe (v. a. Leber u. Niere) mit Hilfe in den Körper eingebrachter Farbstoffe (z. B. Methylenblau, Indigokarmin, Fuchsin S, Bromsulfalein, Azorubin); s. a. Clearance, Farbstoffverdünnungsmethode.

chromogen: farbstoffbildend; z. B. **chr. Bakterien** wie die ELSER*-HUNTOON* Gruppe (mit Neisseria flava, per- u. subflava).

Chromogen: 1) (SERRA 1955) zytol ↑ Gen. – 2) farb. Vorstufe eines Farbstoffs, die erst durch Einführung auxochromer Gruppen (z. B. -OH, -NH$_2$) zum Farbstoff wird; meist organ. Rest mit chromophorer Gruppe (z. B. Azogruppe -N=N-). – 3) chem analytisch anfärbbares Steroid, z. B. ZIMMERMANN* Chr. (17-Ketosteroid), PORTER*-SILBER* Chr. (17,21-Dihydroxy-20-ketosteroide), PETTENKOFER* Chr. (= Epiandrosteron-art. Chr.). – 4) saures Na-Salz der 1,8-Dihydroxynaphthalin-3,6-disulfonsäure; histol als **Chr.-Ameisensäure-Natriumsulfit** Reduktionsflüssigkeit zur Darstg. der Neuroglia (nach Vorbehandlung mit WEIGERT* Neurogliabeize).

Chromo-Kalium sulfuricum: ↑ Chromalaun.

Chromokrinie: derm ↑ Chromhidrosis.

Chromolipoid: intrazelluläres Abnutzungspigment, v. a. in Leber- u. Herzmuskelzellen; vgl. Lipofuszin.

Chromomer: 1) (WILSON 1896) stark färbbare, DNShalt., meist nur in der frühen meiot. Prophase sichtbare kleine Verdickung des Chromonemas (bzw. der Chromatiden) in artspezif. Anordnung. Häufig als Genorte aufgefaßt, wahrsch. aber heterochromat., nicht voll entspiralisierte Stellen. In den somat. Riesenchromosomen der Dipteren wegen deren Polytänie als Querbänder erscheinend. – 2) **Chr. des Thrombozyten**: der zentrale, mit der übl. Blutfärbetechnik (z. B. nach GIEMSA) ohne Vorbehandlung anfärbbare Anteil (sogen. ↑ Granulomer) des Blutplättchens. – vgl. Hyalomer.

Chromomycin: (TATSUOKA 1952) antineoplastisch wirksamer Antibiotika-Komplex (A, B, C) aus Streptomyces Nr. 7.

Chromomykose, Chromoblastomykose, CARRIÓN*, FONSECA*, PEDROSO* Krankh., Figueira, Chappa: Mykose der Haut u. des s. c. Gewebes (selten Generalisierung mit tödl. Enzephalitis, s. a. Tab. »Mykosen«) durch »Schwärzepilze« der Gattung Phialophora; v. a. in waldreichen Gebieten Mittel- u. Südamerikas, Afrikas (bes. Madagaskar), auch Europas (z. B. Rußland, Finnland). Im histol. Schnitt charakterist. dunkle (»fumagoide«) rundl. Zellen, einzeln oder zu mehreren, granulomatöse Gewebsreaktion.

Chromon: γ-Benzopyron; Grundgerüst spasmolytischer u. koronarerweiternder Verbindungen wie Khellinum, Methylcromonum, Efloxatum, Visnagin, Carbocromenum.

Chromonema: (VEJDOVSKY 1912) aus (Nukleo-)Proteinfibrillen (objektspezif. »Elementarfibrillen« ?) bestehende feulgenneg. Längsstruktur der Chromatide, auf der die – feulgenpos. – Chromomeren angeordnet sind.

Chromo|peptide: s. u. Ch.proteide. – **Ch.pexie**: die Fixierung der Gallenfarbstoffe durch die Leber.

chromo|phil: »farbliebend«, sich leicht anfärbend; vgl. chromaffin. – **ch.phob**: ohne Affinität zu Farbstoffen, schwer anfärbbar; z. B. die **ch.ph. Zellen** des HVL (↑ Gamma-Zellen; s. a. ch.ph. ↑ Hypophysenadenom).

Chromophor, chromophore Gruppe, Farbstoffträger (WITT): eine oder mehrere Doppelbindungen enthaltende Atomgruppierung (z. B. $-N=N-$, $>C=C<$, $>C=N-$, $>C=S$, $>C=O$), die bei Einführung in aromat. Verbindungen in ein System konjugierter Doppelbindungen bewirkt (= Chromogen), wodurch die Adsorption in den Bereich des sichtbaren Lichtes verschoben (u. die Verbdg. farbig) wird. Durch zusätzl. auxochrome Gruppen entsteht der Farbstoff.

Chromophytose: Hautverfärbung durch pflanzl. Parasiten, i. e. S. die ↑ Pityriasis versicolor.

Chromoplasten: botan die gelben bis roten, Xanthophylle bzw. Karotine enthaltenden Farbstoffträger in Pflanzen (Blüten, Früchte, Wurzeln).

Chromo|proteide, -proteine: Eiweißkörper mit chromophorer, meist metallhalt. (Fe, Cu, Mg) prosthet. Gruppe; z. B. Hb, Zytochrom, Chlorophyll, Aktinomyzine (n. BROCKMANN: Ch.peptide). – **Ch.proteinniere**: (ZOLLINGER 1952) Sonderform der akuten interstit. Nephritis (bei Transfusionszwischenfall, vorzeit. Plazentalösung, Eklampsie, Vergiftung, Verbrennung, Crush-Syndrom), charakterisiert durch die sogen. »Hämolyse- u. Myolyseniere« (vergrößert, gelbl.-braun verfärbt); klin.: gefärbte Eiweißzylinder (Myo- oder Hämoglobin), interstitielles Ödem.

Chromopsie: ophth ↑ Chromatopsie.

Chromoradiometer: (HOLZKNECHT 1902) röntg histor. Dosimeter auf der Basis der strahleninduzierten Verfärbung von Kaliumsulfat bzw. Bariumplatinzyanür.

Chromose: (DERIBERE 1935) ↑ Chromstaublunge.

Chromoskopie: ↑ Chromodiagnostik.

Chromosom: (WALDEYER 1888) fadenförm. Bestandteil des Zellkerns, der im Laufe der Mitose u. Meiose charakterist. Formveränderungen durchmacht: in der Interphase nicht identifizierbar, entspiralisiert u. stark aufgelockert (= Funktionsform), bis zur Metaphase durch Spiralisierung zur Stäbchen- bis Kugelform »kondensiert« (= Transportform), in der Telophase wieder in die Funktionsform übergehend. Im Querschnitt gegliedert in 2 Chromatiden (u. deren Elementarfibrillen); längsgegliedert in ↑ Zentromer u. 2 Arme, unterteilt in ↑ Chromomeren, eu- u. heterochromat. Abschnitt, evtl. Nukleolusorganisator-Segment (interkalar), sek. Einschnürungen, Satellit (terminal), sowie in Genloci (in best. Reihenfolge) u. inerte Zwischenstücke; s. a. Auto-, Allosom. – Besteht v. a. aus DNS u. bas. Proteinen, ferner aus RNS u. einem Residualstrang aus nichtbas. Proteinen (Anordnung z. T. noch unklar; Umhüllung durch Matrix u. Pellikula elektronenmikroskopisch nicht bestätigt). Als Träger einer best. Koppelungsgruppe von Genen wichtigstes Organell der Vererbung (ident. Längsverdoppelung etwa in der Mitte der Interphase; 2 »homologe«, d. h. nach Gen-Bestand, meist auch nach Größe u. Form ident. Chromosomen paaren sich im

Pachytän der ↑ Meiose vollständig u. gleichgerichtet, soweit nicht Inversion oder Deletion). – Je nach Position des Zentromer bezeichnet als meta- (Mitte), akro- (fast endständig) u. telozentrisch (endständ.), nach deren Zahl als mono- (normal) u. polyzentr. (meist dizentr., Ergebnis von Bruch mit Neuverbindung, asymmetr. Translokation, Crossing-over innerhalb Inversion; auch heterozentr. Form mit ungleich starken Zentromeren). – Ein zum normalen haplo- oder diploiden Satz »überzähl. Ch.« (RUTISHAUSER) verursacht meist abnorme Phänotypen (↑ Trisomie); s. a. Chromosomenaberration (Tab.).

chromosomal: die Chromosomen betreffend, durch sie bedingt (z. B. das chr. ↑ Geschlecht).

Chromosomenaberration: Änderung der Struktur oder Zahl von Geschlechts- (= **gonosomale Ch.**) oder sonst. Chromosomen (= **autosomale Ch.**). – **Strukturelle Ch.** infolge Chromatidenaberration (u. nachträgl. ident. Reproduktion) oder gleicher Vorgänge in oder zwischen ganzen Chromosomen; s. a. Chromosomendeletion, -duplikation, Inversion (4), Translokation; **numerische Ch.** infolge Non-disjunction, Non-congression, Spindelstörung oder -ausfall (daher richtiger: »Genomaberration«, »-mutation«; s. a. Chromosomensatz, Poly-, Heteroploidie, Mono-, Trisomie.

Chromosomen|analyse: Bestg. von Zahl, Größe, Form u. bes. Längsgliederung der Ch.; ergibt in schemat. Anordnung das ↑ Karyogramm (Abb.); s. a. Karyotyp (Abb.), Ch.satz, Denver-Klassifikation. –

Ch.arme: (NAWASCHIN 1912) die beiden durch das Zentromer getrennten – gleich oder verschieden langen (= iso- bzw. heterobrachial) – »Schenkel« des Chromosoms.

Chromosomen|bestand: ↑ Ch.satz. – **Ch.bruch**: spontaner oder induzierter Querbruch des noch nicht in Chromatiden längsgeteilten (bzw. reproduzierten) Chromosoms; **unvollständ. Ch.**: »achromat. Lücke« oder »Gap«. – Auch synonym mit Isochromatidbruch (da nach Reduplikation optisch nicht unterscheidbar).

Chromosomen|deletion, Deletion: (PAINTER u. MÜLLER 1929) Verlust eines distalen (= **Ch.defizienz** i. e. S.) oder interkalaren Ch.stücks; ist homozygot fast immer letal, heterozygot nur, wenn fehlendes Stück dominantes, unentbehrl. Genmaterial enthält. – **Ch.disjunktion**: die Trennung der homologen Chromosomen in der Anaphase I der Meiose; s. a. Ch.reduktion. – **Ch.duplikation**: (BRIDGES 1919) Verdoppelung eines Ch.abschnittes infolge irregulären Crossing-overs zwischen 2 Chromatiden nichthomologer Chromosomen an nichthomologer Stelle, oder Non-disjunction von Schwesterchromatiden oder Translokation zwischen homologen Chromosomen. – Als Tandemduplikation die mit Anfügung (terminal oder interkalar) eines an dieser Stelle bereits normal vorhandenen Segmentes gleichen Geninhalts (in gleicher oder umgekehrter Reihenfolge).

Chromosomen|garnitur: ↑ Ch.satz. – **Ch.gifte**: (DUSTIN 1934) chem. Substanzen (auch Medikamente), die strukturzerstörende oder reduplikations- oder

Gonosomale Chromosomenaberrationen

	Zahl der Autosomen	gonosomale Konstitution	Geschlechtschromatin +/–	Geschlechtschromatin Höchstzahl d. BARR* Körper	Syndrom	Phänotyp Sexus	Phänotyp Fertilität	Phänotyp körperliche Merkmale	geistige Entwicklung
numerische Aberrationen	44	X0	–	0	ULLRICH*-TURNER* Syndrom	♀	meist steril	genitaler Infantilismus (prim. Amenorrhoe), Kleinwuchs, breiter Thorax, Pterygium colli	debil bis normal
	44	XXX	+	2	Triplo-X-Syndrom	♀	teils steril teils fertil	meist hypoplastisches Genitale	(meist?) debil
	44	XXXX	+	3	(»superfemale«)	♀	fertil?	keine Anomalien	debil
	44	XYY	–	0		♂	fertil	keine Anomalien (nur 1 Fall bekannt)	normal
	44	XXY	+	1	KLINEFELTER* Syndrom	♂	(meist?) steril	hypergonadotroper Hypogonadismus, hypoplastisches Genitale, Hochwuchs	(meist?) debil
	44	XXYY	+	1		♂	steril	s. KLINEFELTER* Syndrom	debil
	44	XXXY	+	2		♂	(steril)	s. KLINEFELTER* Syndrom	debil
	44	XXXXY	+	3		♂	steril	s. KLINEFELTER* Syndrom	debil
strukturelle Aberrationen	44	Xx (Deletion X)	(+)	1 (klein)	chromatin-pos. TURNER* Syndrom	♀	steril	ähnl. TURNER* Syndrom	
	44	X-Isochromosom X	+	1 (größer als normal)	chromatin-pos. TURNER* Syndrom	♀	steril	ähnl. TURNER* Syndrom	

Chromosomeninversion

trennungsstörende Wirkung auf Chromosomen in der Interphase, Mitose oder Meiose haben. Effekte: Pyknose, Verklebung (»Stickiness«) von Chromatiden oder Chromosomen mit Brückenbildung in Ana- u. Telophase (»Pseudoamitose«), ferner Chromatid- u. Ch.brüche. – s. a. Mutagen, Mitosegift.

Chromosomeninversion: (STURTEVANT 1926) ↑ Inversion (3).

Chromosomenkarten: graph. Darstellung der linearen Anordnung der Gene auf dem Chromosom. Bei **genet. (= theoret.) Ch.** erfolgt die Einordnung der Gene nach ihren Austauschwerten, ausgedrückt in MORGAN-Einheiten; **zytol. (= reale) Ch.** enthalten die aufgrund von Chromosomenaberrationen festgelegten Gen-Lokalisationen; Mutationskarten (MÜLLER 1932) basieren auf der Annahme, daß die Mutationschance der Genzahl im Chromosomensegment u. diese der Chromosomenlänge proportional ist.

Chromosomen|komplex: als Transporteinheit in die Meiose einbezogene Ch.gruppe. – **Ch.konjugation**, Synapsis, Syndese: die »Paarung« homologer Ch. in der meiot. Prophase, beginnend im Zygotän in völl. Entspiralisierung, teilweise aufgehoben (erneute Spiralisierung) in Pachytän bis Metaphase. Bewegende Kräfte unbekannt; Voraussetzung: gleiche Genanordnung u. Längsorientierung (Paarung nur zwischen homologen Loci). Paare werden Bivalente (Gemini) genannt oder Tetraden (vor bzw. nach Sichtbarwerden des Chromatidenspaltes); Zahl der Bivalente bei diploiden Organismen entspricht der haploiden Ch.zahl (s. a. Ch.reduktion).

Chromosomen|mutation: ↑ Ch.aberration (i. e. S. nur die strukturelle); s. a. Mutation. – **Ch.polymorphismus**: ↑ Polymorphismus.

Chromosomen|reduktion: die Rückkehr von der diploiden zur haploiden Ch.zahl als Ergebnis der Reduktionsteilung in der Meiose I (↑ dort. Abb.). Als bes. Formen die »somat. R.« bei der Mitose einer Soma-Zelle, mit Bildg. von Tochterzellen mit verminderter Ch.zahl (»Herabregulierung«, induzierbar durch Einwirkung von Kälte, Kolchizin, anorgan. Phosphat etc.).

Chromosomen|satz: der für eine best. Spezies charakterist. einfache (haploide, monoploide) Ch.bestand (beim Menschen z. B. 23), in dem jedes Chromosom einmal vertreten ist. Findet sich bei höheren Organismen nur in den Keimzellen. – I. w. S. auch Bez. für den diploiden Bestand in den Körperzellen (beim Menschen 46); vgl. Ch.zahl. – Weitere Terminologie:

```
n  = haploid
2n = diploid
3n = triploid
4n = tetraploid  ⟩anorthoploid    euploid
5n = pentaploid  ⟩orthoploid      bzw.         ⎫
6n = hexaploid                    polyploid    ⎬ heteroploid
 n + 1        = einfach disom    aneuploid     ⎪
2n + 1        = einfach trisom    bzw.         ⎭
2n + 2 (gleiche) = einfach tetrasom  polysom
2n + 2 (versch.) = doppelt trisom
```

Chromosomen|spiralisation: s. u. Spiralisation. – **Ch.translokation**: s. u. Translokation. – **Ch.zahl**: ↑ Ch.satz; s. a. Poly-, Hetero-, Ortho-, Eu-, Aneuploide, Mono-, Trisonie.

Chromosomopathie: Erkr. als Folge ererbter oder erworb. Veränderungen der Chromosomen.

Chromo|trichomykose: ↑ Trichomycosis palmellina. – **Ch.tropie**: *histol* die Metachromasie bei der FEYRTER* Einschlußfärbung. – **Ch.typ**: (BATTAGLIA 1956) ↑ Chromosomensatz.

Chromo|zentren: (TISCHLER 1920) stark färbbare, feulgenpos., korn- oder stäbchenförm. Strukturen (heterochromatische Chromosomenabschnitte oder Konglomerate) im Ruhekern, aus deren Zahl u. U. auf die Chromosomenzahl geschlossen werden kann; s. a. BARR* Körper (Geschlechtschromatin). – **Ch.zystoskopie**: zystoskop. Bestg. von Zeit u. Intensität der Ausscheidung eines i. v. applizierten Farbstoffs (z. B. Indigokarmin) aus den Ureterostien als Funktionsprobe für die einzelne Niere; vgl. Blauprobe. – **Ch.zyt**: ↑ Chromatophore.

Chromreaktion: *histol* ↑ chromaffine Farbreaktion.

Chromsäure|(anhydrid): ↑ Acidum chromicum. – **Ch.-Schiff*-Test**: (BAUER 1933) zytochem. Nachweis neutraler u. saurer Polysaccharide durch Oxidation der OH-Gruppen mit 5%ig. wäßr. Chromsäure zu Aldehydgruppen u. Farbreaktion mit SCHIFF* Reagens. – **Ch.test**: s. u. ROSENBACH* Reagens.

Chrom(staub)lunge, Chrom(sider)ose, Chromatlunge: (LETTERER 1939) Pneumokoniose durch Inhalation von Chromdämpfen oder -staub, mit – auch röntgen. nachweisbarer – »Lungenseptenfibrose« (bei Verlust der elast. Fasern; ↑ Chromitose); klin.: Bronchitis, chron. Hilusverdichtung, initial häufig Pneumonien; maligne Entartung mögl. (↑ Chromatlungenkrebs). Ggf. entschädigungspflichtige BK.

Chromtrioxid: ↑ Acidum chromicum.

Chromvergiftung: meist berufsbedingte, fast nur chron. Intoxikation durch Cr, Chromate u. a. Cr-Verbindungen, u. zwar nach Haut- (Beschäftigungsverbot für Hautkranke in Chromatbetrieben!) oder Schleimhautkontakt (mit oder ohne Sensibilisierung) oder Inhalation (Staub oder Dämpfe). Klin.: ↑ Chromekzem, Haut-Schleimhautulzerationen (pathognomonisch das perforierende Nasenscheidewandgeschwür; s. a. Chromatgeschwür), gelb-grüner Schorf, Reizeffekte an Lunge (↑ Chromatstaublunge) u. – seltener – Magen-Darmtrakt (hohe Ulkusquote); vermehrter Cr-Gehalt im Gewebe u. Blut. Ggf. anzeige- u. entschädigungspflichtige BK. – Akute, tödl. Vergiftung nach Einnahme von 1 – 2 g Chromsäure oder 6 – 8 g Kaliumdichromat (Ther.: Magenspülung mit Ei-Milch-Zusatz, Kohle, Schleim, DTPA, bei Anurie Austauschtransfusion, Hämodialyse, Elektrolytsubstitution). – Bei akuter Hautaffektion sofort. Baden, 5%ige $Na_2S_2O_3$-, 10%ige $NaCa_2$-EDTA-Lsg.

Chronaxie, Kennzeit: (LAPICQUE 1909) *neurophysiol* Zeitmaß für die elektr. Erregbarkeit, abgeleitet aus der Reizzeit-Spannungskurve. Gibt die Zeit an, die ein Reiz von doppelter Rheobasenstärke fließen muß, um noch eben erregend zu wirken: bei markhalt. Nervenfasern u. Skelettmuskeln ca. 0,3–0,8 msec, bei markarmen Strukturen u. glatter Muskulatur länger, bei degenerat. Prozessen verlängert, vgl. Chronopsie.

Chronherpie: (SCHRIEVER) *physiol* ↑ Einschleichzeit.

chronisch, chronicus: *path* langsam sich entwickelnd, schleichend, von langer Dauer (im Ggs. zu »akut«). – Ein **chronisch Kranker** ist (lt. Definition der Dtsch. Krankenhauses. 1965), wer während einer langen, zeitlich nicht absehbaren stationären Unterbringung (im allg. nicht über 78 Wo.) intensiv gepflegt u. anhaltend, in der Intensität aber wechselnd ärztlich behandelt werden muß.

Chronizität: langsamer, schleichender Verlauf (i. S. von ↑ chronisch).

Chrono|phobie: »Zeitfurcht« als Neuroseform, v. a. bei Inhaftierten. – **Ch.physiologie:** Lehre vom zeitl. Ablauf (Rhythmus) normaler Körpervorgänge.

Chronopsie: *physiol* der Chronaxie entsprechende Kennzeit des Auges, für deren Bestg. die photochem. Umwandlung der Sehstoffe durch Lichtreizung zu berücksichtigen ist.

Chronotropismus: Geschwindigkeitsänderung eines periodisch auftretenden Phänomens. Negativ-chronotrop (= verlangsamend) auf die Herzfrequenz wirkt der Vagus, pos.-chronotrop (= beschleunigend) der Sympathikus.

Chro(t)opsie: *ophth* ↑ Chromatopsie.

Chrysanthemenzeichnung: *röntg* die infolge Mesenterialschrumpfung »eingerollten« Dünndarmschlingen als typ. Rö.bild der ↑ Enteritis regionalis im chron. Stadium.

Chrysarobin(um): aus Araroba (»brasilian. Goa-Baum«) extrahiertes gelbes Kristallpulver, bestehend zu ca. 2/3 aus dem eigentl. Chr. ($C_{15}H_{12}O_3$; stark reduzierend) u. den Monomethyläthern des (Dihydro-) Emodinanthranols; *therap* Anw. (ca. 5%ig) in Salben, Pinselungen etc. bei allg. u. parasitären Haut-Erkrn.; in stärkerer Konz. reizend (auch am Auge), innerl. nephrotoxisch.

Chrysiasis, Chrysoderma: ↑ Pigmentatio aurosa; s. a. Chrysosis corneae.

Chrysoidin G: ↑ Benzolazo-m-phenylendiamin.

Chrysom(y)ia, Chrysoma: Schmeißfliegen-Gattung [Calliphoridae]. Larven einiger Arten (insbes. Ch. bezziana im Vorderen Orient, Äthiopien, Kongo, Indien) erzeugen Wundmyiasis bei Mensch u. Säugetieren, andere (z. B. Ch. chloropyga, Ch. putoria) Darmmyiasis.

Chrysomycin: Antibiotikum ($C_{22}H_{20}O_7$) aus Streptomyces-Stamm A 419; wirksam gegen Phagen u. grampos. Stäbchen.

Chrysophansäure, Chrysophanol: 1,8-Dihydroxy-3-methyl-anthrachinon; Vork. frei u. als Glykosid in Rhabarberwurzel, Faulbaumrinde, Sennesblättern, Rhamnus- u. Rumex-Arten u. a. m.

Chrysops: *entom* Bremsen-Gattung [Tabanidae]; läst. Blutsauger bei Mensch u. Tier, die v. a. an warmen, klaren Tagen mit hoher Luftfeuchtigkeit stechen. Biß der ♀♀ verursacht evtl. schlecht heilende Wunden; einige Arten Krankheitsüberträger, z. B. **Ch.discalis** (Tularämie), **Ch.dimidiata, distinctipennis** u. **silacea** (Zwischenwirt von Loa loa).

Chrysosis: ↑ Pigmentatio aurosa. – **Ch. s. Chrysiasis corneae:** feinste, glänzende Ablagerungen von Gold(-kolloid, -sulfit) in der Hornhaut (BOWMAN* u. DESCEMET* Membran) nach längerer parenteraler Goldtherapie.

Chrysosporium: Schimmelpilz-Gttg., Erreger einer Hautmykose (»Chrysosporiose«); s. a. Tab. Mykosen.

Chrysotherapie: ↑ Goldtherapie.

Chrysozona: *entom* ↑ Haematopota.

Chrzonczewsky* Reagens: gesättigte wäßrige Indigokarmin-Lsg. zur i. v. Vitalfärbung der Gallekapillaren (Tötung der Tiere 90 Min. p. i., Fixation kleiner Leberstückchen in absol. Alkohol).

Chthonobdella: *helminth* Gattg. der Haemadipsidae.

Chthonophagie: ↑ Geophagie.

ChTr: ↑ Chymotrypsin.

CHU: (engl.: **c**entigrade **h**eat **u**nit) kalor. Einheit; 1 CHU = 0,454 Kal.

Chu* Inhibitor: (1951) unspezif. Hämagglutinationshemmer im Normalserum des Menschen; hitzelabil (Zerstörung bei 60° in 20 – 30 Min.).

Churchill* Technik (EDWARD DELOS CH., geb. 1895, Chirurg, Boston): **1)** (1939 mit R. BELSEY) Resektion einzelner Lungensegmente nach isolierter Versorgung der Bronchusstümpfe durch tiefgreifende Knopfnähte (evtl. vorher. Einkerbung der Knorpelringe) u. Nahtdeckung durch Pleura. Modifiziert von SWEET u. NISSEN. – **2)** subtotale Exzision des Herzbeutels.

Churchill*-Cope* Reflex: reflektorische Atmungsbeschleunigung bei Erweiterung der Lungengefäße; vgl. HERING*-BREUER* Reflex.

Churg*-Strauss* Syndrom (JAKOB CH., geb. 1910, Pathologe, New York; LOTTE ST., Ärztin, New York): (1951) ↑ WEGENER Syndrom.

Chushonetsu: ↑ Japanisches Siebentage-Fieber.

Chutta-Krebs: bei Eingeborenen Venezuelas durch Rauchgewohnheiten hervorgerufenes Haut-Ca.

Chvostek* Anämie (FRANZ CHV., 1864 – 1944, Internist, Wien): mit Pankreasdysfunktion kombinierte Anämie.

Chvostek* Zeichen: 1) (FRANZ CHV., 1835 – 1884, Internist, Wien) **a) Chv.*-Weiss* Zeichen,** Fazialisphänomen: kurze Zuckung in der Gesichtsmuskulatur bei Beklopfen des Fazialisstammes vor dem Kiefergelenk. Gleichzeit. Zuckung im ges. Fazialisgebiet (= Chv. I) spricht für Tetanie, Zuckung im Bereich der Nasenflügel u. des Mundwinkels (= Chv. II) bzw. nur des Mundwinkels (= Chv. III) für veget. Übererregbarkeit. – **b)** seltener Lidschlag bei Paralysis agitans. – **2)** (FRANZ CHV., 1864–1944): Fehlen oder spärl. Ausbildung der Achsel- u. Schambehaarung bei chron. Leberleiden.

Chyl|ämie: ↑ Chylomikronämie. – **Ch.angiektasie:** ↑ Chylektasie; s. a. Lymphangiektasie. – **Ch.angiom(a):** von den Lymphgefäßen des Darmes ausgehendes, mit chylöser Flüssigkeit gefülltes Lymphangiom im Mesenterium; zunächst **Ch.a. cavernosum,** durch Einreißen der Septen evtl. **Ch.a. cysticum**; klin.: mögl. Einengung des Darmlumens. – **Ch.askos, -aszites:** ↑ Chyloperitoneum.

Chyle-jet-Effect: (engl.) durch plötzl. intraabdom. Druckerhöhung bewirkter Auswurf eines – nach fettreicher Mahlzeit u. anschl. körperl. Ruhe – bes. reichl. Chylus u. damit einer großen Fettmenge aus dem Ductus thoracicus in den Kreislauf, der zu koronaren Sensationen (bis zum Herztod) führen kann.

Chylektasie, Chyluszyste: umschriebene, mit Chylus gefüllte Lymphgefäßerweiterung (makroskop.: gelber Fleck) im oberen Dünndarm; – vgl. Chylangiom.

Chylo|abdomen: ↑ Chyloperitoneum. – **Ch.cystis, Ch.dochium:** ↑ Cisterna chyli. – **Ch.derma:** skrotale Elephantiasis (↑ Chylozele).

chylös: aus Chylus bestehend, dem Chylus ähnl. (d. h. durch emulgierte Fette milchig getrübt).

Chylomediastinum: chylöser Erguß im Mediastinum, z. B. nach dir. oder indir. Traumatisierung des Ductus thoracicus.

Chyl(omikron)ämie: Vermehrung des Chylus u. damit der Chylomikronen im Blut, gekennzeichnet durch milch. Trübung des Serums; Vork. nach fettreichen Mahlzeiten, bei essentieller Lipämie, nephrot. Syndrom etc.

Chylomikronen, Lipomikronen, Chyluskörner: tropfenförm. (Ø bis 1μm), wasserunlösl. Lipoproteide mit geringer Dichte (<0,96 g/ml) u. hoher Flotationskonstante (400–75 000) als »Transportform« der meisten Nahrungsfette in Lymphe u. Blut; bestehend aus Triglyzeriden (85–90%), Phosphatiden, Cholesterin u. Proteinen; gebildet in der Leber, nach Nahrungsaufnahme auch in der Darmschleimhaut. Geben wahrsch. in den Kapillaren Triglyzeride u. freie Fettsäuren an die Gewebe ab u. werden in der Leber wieder aufgefüllt. – Zählung (Dunkelfeld) der Ch. im Serum nach standardisierter Testmahlzeit (0,3 g Margarine/kg Körpergew.) dient der Bestg. der reinen Resorptionsleistung des Darmes für Neutralfette bzw. der »Kläraktivität« des Serums, v. a. bei Fettstoffwechselstörungen (für quant. Bestg. modifiziert von ROLOFF). – **Ch.schleppe**: Bez. für die Lipoproteinfraktion III bei der Papierelektrophorese, da sie durch Verharren der großen Lipoproteinpartikeln der Chylomikronen an der Auftragstelle (d. h. im γ-Globulinbereich) entsteht.

Chylo|perikard: chylöser Erguß im Herzbeutel, z. B. nach schwerem Thoraxtrauma, bei Tumorverlegung des Ductus thoracicus. – **Ch.peritoneum**, Chylaskos, -aszites: Ansammlung von Chylus (oder chylusart. Flüssigkeit) in der Bauchhöhle, angeb. z. B. nach Ruptur einer chylösen Zyste, erworb. durch Chylusrückstauung (Obturation des Ductus thoracicus oder vorgelagerter Lymphknoten durch Tumor, Parasiten, Narben etc.) u./oder Zerreißung chylöser Dünndarmgefäße (Einklemmung von innerer Hernie oder Mesenterium, Trauma). – **Ch.pneumothorax**: s. u. Chylothorax.

chylopoietische Organe: die den / Chylus erzeugenden Organe.

Chyloptoe: Aushusten von Chylus, meist nach Thoraxverletzungen (Chylothorax mit Bronchuskommunikation).

Chylorrhö: 1) Austreten von Chylus aus dem verletzten Ductus thoracicus oder anderen Darmlymphgefäßen. – 2) inkorrekt für milch., durchfäll. Stühle (z. B. bei Sprue, Cholera).

Chylos: / Chylus. – **chylosus**: (lat.) chylös.

Chylo|thorax: Ansammlung von Chylus in der Pleurahöhle, selten infolge Lymphgefäßanomalien (= idiopath. oder konnat. Ch.th.), meist nach traumat. Ruptur (evtl. kombin. mit Pneumothorax = Ch.pneumothorax) oder Arrosion (Tumor, Tbk, postop.) des Ductus thoracicus sowie infolge Rückstauung (Thrombose der li. Subklavia oder Brachiozephalika). – **Ch.zele**: Ansammlung chylöser Flüssigkeit in der Tunica vaginalis des Hodens infolge Rückstauung (Elephantiasis, z. B. bei Filariasis).

Chylurie, Chylolipurie: Ausscheidung von Chylus im Harn, meist infolge Ruptur von Lymphvarizen bei Abflußbehinderung im Ductus thoracicus oder vorgelagerten Lymphknoten durch Filaria bancrofti (= **trop., endem., parasitäre Ch.**), seltener durch Schistosomen, Tänien, Askariden, Eustrongylus gigas, oder aber nicht-parasitär (= **Europäische Ch.**) bei konnat. Lymphfistel, als Folge eines intrathorakalen oder -abdominalen, obturierenden Prozesses. Klin.: milch. Harntrübung (abhängig vom Fettgehalt der Nahrung), keine renalen Sympte.; Nachweis durch Sudan-Markierung des Nahrungsfettes.

Chylus, Milchsaft: die von den Dünndarmzotten resorbierte u. von den Zottensinus in die »zentralen«, dann – nach submukösem, klappenführendem Netzwerk – »mesenterialen« **Ch.gefäße** eintretende, durch ihren Gehalt an feintropf., ungespaltenen Fetten milchig-trübe »Darmlymphe«, die im Truncus intestin. u. Ductus thoracicus gesammelt u. weitergeleitet wird (Transport durch Änderung des abdomin. Druckes bei Bewegung etc.) u. am li. Angulus venosus in die Blutbahn gelangt (langsame, postprandiale Fettinfusion). – **Ch.körner**: / Chylomikronen. – **Ch.zyste**: / Chylektasie.

Chymase, Chymosin: das / Labferment.

Chymifikation: Umwandlung des Nahrungsbreies durch Einwirkung der Magensäfte in Chymus.

Chymostasis: Stauung des Chymus im Dünndarm (i. S. der Obstipation).

Chymo|trypsin, ChTr: labähnlich wirksame Endopeptidase, die als inaktives **Ch.trypsinogen** (ChG, MG 23 600, I. P. von A bei pH 9,1, von B bei pH 4,7) im Pankreas gebildet, als Zymogen in den Darm sezerniert u. dort durch Trypsin oder autokatalytisch zu höherer Konz. umgewandelt wird. Spaltet insbes. Peptidbindungen an Karboxylgruppen aromatischer Aminosäuren, im Darm Proteine in Peptide. Unterschieden als **Ch. A** (α-ChTr), aus 3 versch. Peptidketten mit Serin als akt. Zentrum, MG 21 600 (24 500), I. P. bei pH 8,6 – 8,3, pH-Optimum 7,8 (beim Stehen Umwandlung in β u. γ-ChTr u. inakt. Protein); u. als **Ch. B** (β-ChTr) mit I. P. bei pH 4,7. Das *WHO*-standardisierte Ch. A (kristallisiert, dialysiert u. lyophilisiert; 5 mg = 25 ChTr-Hb-Einh.) findet *therap* Anw. parenteral bei entzündl. Prozessen, örtl. als Fibrinolytikum bei Verbrennungen u. nach Kataraktextraktion.

Chymus *BNA*: der durch Einwirkung der Verdauungssäfte aus den Speisen entstehende breiig-homogenisierte Mageninhalt vor dem Weitertransport in den Dünndarm. Farbe grau-braun, Konsistenz (dick)flüssig, pH sauer.

Ci: *physik* / Curie. – **C.I.**: cardiac index (/ Herzindex).

Ciaccio* (CARMELO C., geb. 1877, Pathologe, Messina) **Färbung**: *histochem* Lipoid-Nachweis im Gewebeschnitt durch Fixation mit $K_2Cr_2O_7$ u. Nachfärben mit Sudan III. – **C.* Zellen**: / enterochromaffine Zellen.

Ciaglinski* Bahn (ADAM C., geb. 1891, dt. Anatom), Tractus sensorius: aufsteigende Fasern in der hint. grauen Kommissur des thorakalen RM.

Cialit®: Natrium-2-(äthylmerkurimerkapto)-benzoxazol-5-karboxylat; bakterizides Organoquecksilber-Präp. zur Blut-, Impfstoff- u. Knochenkonservierung.

Cibophobia, Zibophobie: krankhafte Abneigung gegen Speisen, Nahrungsverweigerung Geisteskranker.

cicatriceus, cicatricius: (lat.) narbig, vernarbend. – **cicatricosus:** mit Narben bedeckt, narbenreich.

Cicatricula: (lat.) die Ovulationsnarbe des tert. Eifollikels.

Cicatrix: »Narbe« als Endzustand der ↑ Wundheilung, mit Ersatz des Granulationsgewebes durch kollagenes, im Verlauf der Heilung schrumpfendes Bindegewebe.

Cicconardi* Zeichen (GIUSEPPE C., geb. 1885, italien. Pathologe): **1)** Punctum max. der Aortengeräusche über der WS bei Aorta-abdomin.-Aneurysma. – **2)** Galopprhythmus, hebender Spitzenstoß, Akzentuation des 2. Aortentons, Hypertrophie des li. Ventrikels u. harter Puls bei Arteriosklerose. – **3)** bei Bleivergiftg. Weißwerden (PbO-Bildung) eines grauen Zahnfleischsaums nach H_2O_2-Applikation. – **4)** blauschwarz hyperpigmentierte punkt- oder fleckförm. Zone am Zungenrand bei Ancylostomiasis.

Cicla|cidin, -micin: 2 – auch antitumoral wirksame – Antibiotika aus Streptomyces copoamus. – **C.cillin:** 1-Aminozyklohexan-penizillin; Antibiotikum mit breitem Wirkspektrum.

Cicloniumbromid *WHO*: Spasmolytikum mit neurou. myotroper Wirkung.

Cicuta major: *botan* ↑ Conium maculatum. – **C. virosa:** Wasserschierling [Umbelliferae]; enthält das starke, wie Pikrotoxin wirkende Krampfgift **Cicutoxin**; Vergiftungsbild (»**Cicutismus**«): Brennen in Mund u. Rachen, Übelkeit, Erbrechen, Atemnot, epileptiforme Anfälle, bei >2 – 3 g Tod im Koma (Atemlähmung); Ther.: Barbiturat- oder Äthernarkose (!), vorsicht. Magenspülung mit $KMnO_4$ (1‰ig), reichlich Flüssigkeit, O_2, Muskelrelaxantien, kein Morphium!

Cicutinum: ↑ Coniinum.

CID: (engl.) **C**ytomegalic **i**nclusion **d**isease (↑ Zytomegalie).

Cieszynski*-Dieck* Technik: *röntg* die »Halbwinkeltechnik« für intraorale Zahnaufnahmen (↑ Abb.); ergibt längengleiches Bild.

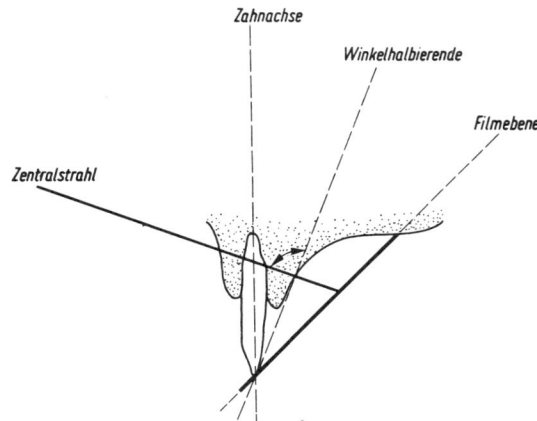

Ciguatera: span. Bez. für die Vergiftung durch die westind. Muschel Turbo picta (»Cigua«) oder die Schnecke Livona pica (»Burga«), neuerdings auch für Erkrn. nach Biß oder Verletzung durch gift. Fische im pazif. Raum (z. B. Schnapper, Jacks, Barracuda, Tangs, Surgeon-fish, Serramida) oder nach Genuß von Meerestieren, wobei u. a. das »Fischgift« **Ciguatoxin** ($C_{35}H_{65}NO_8$) eine Rolle spielt.

Cilia, Zilien: **1)** *anat* **a)** *PNA* die Augenwimpern, kurze, auf- bzw. abwärtsgekrümmte Borstenhaare (150 – 200) in der vord. Lidkante als Schutzvorrichtung des Auges; Lebensdauer ca. 5 – 6 Wo. – **b)** die feinen Haare des Flimmerepithels. – **c) C. acustica:** die »Hörhaare«, zytoplasmat. Sinnesfortsätze der Hör- u. Gleichgewichtszellen des Innenohrs. – **d) C. olfactoria:** die »Riechhaare« oder »-stiftchen«, zytoplasmat. Sinnesfortsätze der ↑ Riechzellen. – **2)** *protozool* die feinen Flimmerhaare der Ciliophora.

ciliaris, ziliar: (lat.) die Wimpern bzw. den Ziliarkörper betreffend.

Ciliata, Euciliata: »Ziliaten« als Klasse der Ciliophora.

Ciliophora, Aufgußtierchen, Wimperninfusorien, -tierchen: bewimperte Einzeller (↑ Protozoen), die meisten mit Kerndualismus. Ungeschlechtl. Fortpflanzung durch Querteilung, geschlechtl. durch Konjugation, Autogamie, Zytogamie. Meist freilebend in Meer- u. Süßwasser, doch auch ekto- u. endokommensal u. parasitisch (beim Menschen z. B. Balantidium coli).

Cilium: (lat.) Wimper, Zilie; (s. u. Cilia).

Cillobacterium: (PRÉVOT 1938) Gattung der Lactobacillaceae; streng anaerobe, grampos., begeißelte Stäbchen; z. T. tier- u. menschenpathogen (?).

Cillosis: spast. Tremor des Oberlids.

Cimetidin: die H_2-Rezeptoren der Magenschleimhaut blockierende, dadurch die Säuresekretion hemmende Substanz (z. B. Tagamet®).

Cimex: Gattung »Bettwanzen« [Cimicidae, Heteroptera]; flügellose, blutsaugende Insekten mit Stechrüssel (Blut als einzige Nahrung), tagsüber in Schlupfwinkeln verborgen, nachts Menschen, Säuger u. Vögel befallend (»Cimicosis«); z. B. die Taubenwanze **C. columbanus** (gelegentl. auch in menschl. Wohnungen), die trop. Bettwanze **C. hemipterus** (klimat. Optimum: 95% Luftfeuchte u. 29°; läst. Blutsauger), die Fledermauswanze **C. pipistrelli** (Überträger von Trypanosomen?); i. e. S. die »gemeine Bettwanze« **C. lectularius** in Wohnungen der gemäßigten Klimate, deren Stiche (3 – 15 Min. etwa alle 7 Tage, jeweils 4 – 7 mg Blut; gerinnungshemmender Speichel) beim Menschen oft starke Reaktionen zeigen (»**Cimicosis**«, »**Cimiciasis**«, mit Kratzeffekten, Urticaria cimicina; nur selten Keimübertragung). Bekämpfung mit Blausäure, T-Gas (Äthylenoxid), SO_2, Chlorpikrin.

Cimino* Shunt: künstl. Dauershunt für die Hämodialyse; arterialisierte Unteramvene, die bei Bedarf punktiert wird (↑ Abb. S. 402); vgl. SCRIBNER* Shunt.

Cimitidine: *gastr* H_2-Rezeptor-Antagonisten, die die Magensäuresekretion hemmen.

CIN: cervikale **i**ntraepitheliale **N**eoplasie; Bez. für die Frühstadien des Portio-Ca. mit leichter, mittlerer oder schwerer Dysplasie des Epithels bzw. gesteigerter Epithelatypie (= Carcinoma in situ).

Cinchocainii chloridum *WHO*, Nupercain®, Percain®: 2-Butoxy-N-2-diäthylaminoäthyl-chinolinkarboxamidhydrochlorid; intensiv wirksames, aber rel.

Cinchona

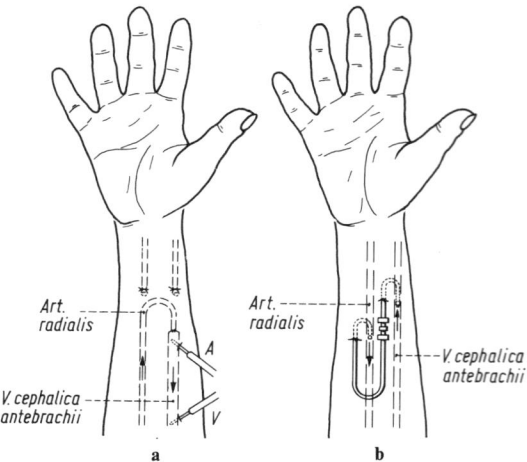

Cimino* Shunt (a) im Vergleich zum – älteren – SCRIBNER* Shunt(b). –. A = »arterielle«, V = »venöse Kanüle«.

tox. Lokalanästhetikum für Infiltrations-, Leitungs-, Lumbal-, Schleimhaut- u. Oberflächenanästhesie (0,1%ige Lsg. zur s. c.-Inj., 0,5%ige zur Pinselung); s. a. *enzym* ↑ Dibucain-Zahl.

Cinchona: *botan* trop. Baumgattung [Rubiaceae] mit den sogen. Chinarinden-Bäumen (↑ Chinaalkaloide).

Cinchonin(um): $C_{19}H_{22}N_2O$; mit **Cinchonidin** stereoisomeres Alkaloid aus der Chinarinde; *therap* Anw. (auch Salze) als Malariamittel; *analyt* Reagens auf Wismut u. Wolfram.

Cinchonismus: ↑ Chininvergiftung.

Cinchophen(um) *WHO*: ↑ Acidum phenylchinchoninicum; s. a. Atophan®-Oxidationstest (LICHTMAN).

Cinclisis: schnell aufeinanderfolgende Bewegungen bei spast. Tremor, Blepharoklonus, Tachypnoe etc.

Cine...: ↑ Kine....

cinereus: (lat.) aschfarben, grau.

Cingula athlectica: s. u. BLAKE*.

Cingulektomia, Cingulotomia: s. u. Zingul....

Cingulum: 1) *chir* gürtelförm. Verband, z. B. um den Thorax bei Fraktur der unt. Rippen, um den Bauch beim frisch Operierten (meist Vierecktuch, durch über die Schultern ziehendes Dreiecktuch fixiert). – 2) *anat* gürtelförm. Gebilde, »Gürtel«; i. e. S. **a)** das *C. cerebri PNA*, ein dem Balken aufliegender markhalt. Nervenfaserzug (Assoziationsfasern) im Gyrus cinguli, der sich im Gyrus hippocampi bis zum Uncus fortsetzt; **b)** das *C. Halleri*, gebildet von den Arcus lumbocost. med. u. lat. bds.; **c)** das *C. membri inferioris PNA*, der »Beckengürtel«, gebildet von bd. Hüftbeinen u. dem – gelenkig verbundenen – Kreuzbein; **d)** das *C. membri superioris PNA*, der »Schultergürtel«, gebildet von Schulterblättern u. Schlüsselbeinen.

Cinnamomum camphora: der »Kampferbaum« [Lauraceae], aus dessen Holz durch Wasserdampfdestillation Kampfer gewonnen wird (u. als Rückstand Kampferöl).

Cinnamycin: (1951) Antibiotikum (Polypeptidstruktur) aus Streptomyces cinnamoneus; in vitro wirksam gegen gramneg. u. säurefeste Baktn.

Cinnarzizinum *WHO*: *trans*-1-Cinnamyl-4-diphenylmethylpiperazin; Antihistaminikum, Antiemetikum, durchblutungsförderndes Mittel.

CIOMS: (engl.) Council for International Organizations of Medical Sciences; 1949 in Paris gegründete Gruppe der UNESCO mit ca. 60 Mitgliedern (internat. medizin. u. a. Gesellschaften); Zielsetzung: Förderung der medizin. Wissenschaften durch Austausch von Kenntnissen, gemeinsames Arbeiten, evtl. materielle Unterstützung.

Cipault* Regel: Die Ordnungszahl der örtl. RM-Wurzel ist im HWS-Bereich um 1, im oberen BWS-Bereich um 2 u. ab 6. BWK um 3 größer als die Wirbel-Nummer; L_1 liegt in Höhe des 11. BW, L_{2-5} beim 11. – 12. BW, S_{1-5} beim 1. LW.

Cipollina* Zuckernachweis: Nachweis von Glukose u. Fruktose im Urin anhand der durch Umsetzung mit Phenylhydrazin entstehenden Osazon-Kristalle.

Cipriani* Krankheit: ↑ Favismus.

Circ...: s. a. Zirk....

circinatus, zirzinär: (lat.) kreisförmig (z. B. bei Hauteffloreszenzen mit rel. intaktem Zentrum).

Circulin: Antibiotikum (Polypeptid) aus Bac. circulans; hoch wirksam gegen gramneg., schwach gegen grampos.-Baktn.

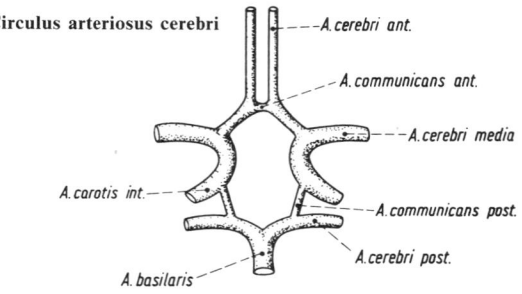

Circulus arteriosus cerebri

Circulus: (lat.) Kreis, Ring, *anat* Gefäßkranz; z. B. der *C. arteriosus cerebri PNA* (s. Willisi), das die Basis des Zwischenhirns umfassende Anastomosensystem zwischen A. carotis int. u. A. vertebralis bds. (↑ Abb.); der *C. arteriosus iridis major PNA* (aus den paar. Aa. ciliares post. longae u. Ästen der Aa. ciliares ant.) in u. vor dem Ziliarmuskel, der mit zahlreichen Ästen Iris, Ziliarfortsätze, Ziliarmuskel u. den vord. Teil der Aderhaut versorgt; der *C. arteriosus iridis minor PNA* (Verbindung der radiären Äste des C. arteriosus major) in der Iriskrause nahe dem Pupillenring (beim Menschen nur selten voll ausgebildet); der *C. vasculosus nervi optici PNA* (s. Halleri), der aus Ästen der Aa. ciliares post. breves gebildete ZINN* Gefäßkranz um die Eintrittsstelle des Sehnervs in die Sklera, dessen Zweige in den Sehnerv eindringen u. mit der A. centr. retinae anastomosieren.

Circulus vitiosus: »Zirkelschluß«, d. h. Trugschluß, bei dem x aus y u. y wiederum aus x bewiesen wird; i. w. S. der »Teufelskreis«, bei dem die Beseitigung eines Fehlers den nächsten bedingt bzw. sich mehrere Störungen gegenseitig ungünstig beeinflussen.

circum...: s. a. zirkum....

circumanalis: (lat.) um den Anus, zirkumanal.

Circumcisio: (lat.) ↑ Zirkumzision.

Circumferentia: (lat.) Umfang, Umrandung, Zirkumferenz; i. e. S. *anat* die **C. articularis**, d. h. der mit Hyalinknorpel überzogene kreisförm. Rand einer Gelenkfläche, z. B. an Radius- u. Ulnaköpfchen für die Articulatio radiouln. prox. bzw. dist. – *geburtsh* s. u. Geburtsobjekt.

Circumferential wiring: (engl.) ↑ Drahtumschlingung, ↑ Knochennaht (2), ↑ Schienenverband.

circumflexus: (lat.) herumgebogen, herumziehend.

circumscriptus, zirkumskript: (lat.) umschrieben, (scharf) begrenzt.

Circus movement theory: (engl.) »Theorie der kreisenden Erregung« als Pathomechanismus von Vorhofflattern u. -flimmern: Eine vom Ort ihrer Auslösung unabhäng., ununterbrochen »im Kreis« verlaufende Erregungswelle kehrt auf Umwegen zum – inzwischen nicht mehr refraktären – Ausgangspunkt zurück, erregt diesen erneut usw. (kurze Refraktärzeit, rel. langsame Erregungsleitung u. genügend lange Verlaufswege vorausgesetzt). Nach LEWIS ist eine um bd. Vv. cavae kreisende Erregung (250 – 350/Min.) mit tangentialen Tochterwellen Urs. des Vorhofflatterns, eine höherfrequente um eine der Hohlvenen Urs. des Vorhofflimmern. – Ähnliches wird für Kammerflattern u. -flimmern angenommen.

Cirramycin: Makrolid-Antibiotikum (A u. B) aus Streptomyces cirratus; in vitro u. im Tierversuch wirksam gegen grampos. Keime (v. a. Staphylokokken).

Cirrh...: s. a. Zirrh....

Cirrhonosis: (*gr* kirrhos = gelb) abnorme (pathol.) Gelbfärbung von Peritoneum u. Pleura (beim Feten), postmortal von Organen; vgl. Cirrhosis.

Cirrhosis, Zirrhose: Bindegewebswucherung – häufig begleitet von chron. interstitieller Entzündung – in einem Körperorgan (v. a. Leber, Lunge, Magen, Pankreas, Mamma, Niere [↑ Schrumpfniere]), mit konsekutivem Parenchymverlust, Organverhärtung u. -schrumpfung; i. e. S. die ↑ Leberzirrhose (mit – namengebender! – Gelbfärbung [griech. kirrhos = orangegelb] des Organs durch Gallenfarbstoffe u. Fett; s. a. Zirrhose...); z. B. die **C. alcoholica** (↑ Alkoholleber), **Cirrhose bronzée** (französ.; ↑ Pigmentzirrhose), **C. carcinomatosa** (prim. Ca. in zirrhot. Leber), **C. cystica** (↑ HAMMAN*-RICH* Syndrom), **C. hepatis angiectatica** (↑ VAN BOGAERT* Zirrhose), **Cirrhose lisse** (französ.; Leberzirrhose mit glatter Organoberfläche durch verdickte GLISSON* Kapsel), **Cirrhose mixte** (französ.; Kombination von atroph. u. biliärer Leberzirrhose), **C. pigmentosa** (beim ↑ Bronzediabetes), **C. gastrica** s. **ventriculi** (↑ Linitis plastica). – Ferner – meist inkorrekt – die **Cirrhose cardiaque** als französ. Bez. für die Stauungsinduration der Leber bei chron. Herz-Kreislauf-Insuffizienz (insbes. bei Trikuspidalinsuffizienz u. adhäsiver Perikarditis, mit – v. a. im Regenerationsstadium – denen einer Zirrhose oft sehr ähnl. Veränderungen; nur selten echte Stauungszirrhose).

Cirso|cele: (*gr* kirsos = Adererweiterung; engl.) ↑ Varikozele. – **C.desis:** (engl.) Venenverödung durch Ligatur.

cirsoideus: (lat.) varixähnlich, trauben-, knotenförmig; z. B. Aneurysma cirsoideum.

Cirsomphalus: ↑ Caput Medusae.

CIS: ↑ Carcinoma in situ.

cis-Konfiguration: *genet* enge Kopplung von 2 oder mehr dominanten (Pseudo-)Allelen auf dem einen u. der entsprechenden rezessiven auf dem anderen Chromosom eines Homologenpaares; bedingt bei Heterozygotie einen (nahezu) normalen Phänotyp. – Der sogen. **cis-trans-Effekt** besteht darin, daß 2 Pseudoallele eines dominanten Gens (Cistron) auf demselben Chromosom (cis-Konfiguration) den – fast – normalen Phänotyp ergeben, verteilt auf 2 homologe Chromosomen (trans-Konfiguration) jedoch einen aberranten.

cis-trans-Isomerie: *chem* bei organ. Verbindungen mit Doppel- oder Dreifachbindung zwischen 2 substituierten C- bzw. N-Atomen vork. geometr. Isomerie (unterschiedl. sterische Anordnung u. physik. u. chem. Eigenschaften), die *cis*-Form mit benachbarten Substituenten, die infolge größerer Symmetrie stabilere *trans*-Form mit entgegengesetzt angeordneten (↑ Formeln).

$$\begin{array}{ll} \text{H–C–COOH} & \text{HOOC–C–H} \\ \text{H–C–COOH} & \text{H–C–COOH} \\ \text{Maleinsäure} & \text{Fumarsäure} \\ (\textit{cis}\text{-Form}) & (\textit{trans}\text{-Form}). \end{array}$$

Cisterna *PNA:* »Zisterne«; 1) mit Chylus gefüllte Erweiterung des Ductus thoracicus (= **C. chyli** *PNA*), spindelförmig, an der Einmündung der Trunci lumbales u. des Tr. intestinalis, auch den Tr. mediastin. aufnehmend, etwa in Höhe Th_{12}–L_1 re. paraortal. – **2)** liquorgefüllte Erweiterungen des Subarachnoidalraumes (= **Cisternae subarachnoidales** *PNA* s. leptomeningicae *JNA*): **C. ambiens** (die die Hirnschenkel u. Vierhügelplatte umfassende u. sich auf den Balken fortsetzende BICHAT* Spalte), **C. basalis** (zwischen Pons u. hint. Chiasmawinkel, mit der **C. pontis** kommunizierend), **C. cerebellomedullaris** *PNA* (= C. magna s. post; größte Zisterne dorsal zwischen Kleinhirn u. Medulla oblongata in Höhe des For. magnum, durch die Apertura mediana mit dem IV. Ventrikel in Verbindg.; Ort der ↑ Subokzipitalpunktion), **C. chiasmatis** *PNA* (zwischen oberem Brückenrand u. Sehnervenkreuzung), **C. fossae lateralis cerebri** *PNA* (in der SYLVIUS-Grube), **C. interhemisphaerica** (in Fortsetzung der C. basalis vor der Lamina termin. bis zum hinten Hinterrand der Crista galli, 2. Abschnitt bis zum hint. Balkenende; bildet mit C. ambiens u. basalis den Hirnstamm umfassenden Zisternenring; vereinigt sich am Circulus arteriosus mit C. ambiens u. C. fossae lat.), **C. interpeduncularis** *PNA* (C. intercruralis *JNA*; im Bereich der Hirnschenkel).

cis-trans-: s. u. cis-.

Cistron: (BENZER 1957) *genet* das sich im cis-trans-Test als funktionelle Einheit erweisende Gen. – vgl. Muton, Recon.

CIT: charakterol. ↑ Intelligenztest.

Citelli* Dreieck, Winkel (SALVATORE C., 1875 – 1947, italien. Otologe): *otol* ↑ Sinus-Dura-Winkel (evtl. mit einer rel. großen **C.* Zelle** des Mastoid-Pneumatisationssystems).

Citelli* Syndrom: ↑ Aprosexia nasalis.

cito, citissime: *pharm* latein. Rezepturanweisung: »schnell« bzw. »sehr schnell« (sofort)!

Citochol®-Reaktion

Citochol®-Reaktion: (SACHS u. WITEBSKY 1929) Schnellreaktion (Flockung) in Serum u. Liquor zur Serodiagnostik der Syphilis, mit lipoidhalt. AG (cholesterinisierter alkohol. Rinderherzextrakt).

Citole®: injektionsfert. Ampulle für Spezialspritze.

Citr...: s. a. Zitr....

Citretten®-Milch: »Zitronensäuremilch« als Heil- u. Dauernahrung für Säuglinge. Je 100 ml fertiger Milchmischung wird 1 in abgekochtem Wasser aufgelöste Citrette® unter kräftigem Schlagen zugesetzt (feinflock. Gerinnung).

Citrin: ein ⟶ Bioflavonoid.

Citrinin: Antibiotikum aus Penicillium citrinum (u. a. Arten); instabil gegen Alkali (orangerot), stabil in Säuren (gelb); in vitro bakteriostatisch wirksam.

Citrobacter, Escherichia freundii: (WERKMANN u. GILLEN 1932) die »Ballerup-Bethesda-Gruppe« der Salmonelleae [Enterobacteriaceae]; aerobe, gramneg., bewegl. Stäbchen, ubiquitär im Intestinaltrakt, fraglich pathogen.

Citromycetin: Antibiotikum (Frequentinsäure) aus Penicillium frequentans u. vesiculosum u. aus »Citromyces«-Arten; schwach antibiot. wirksam, gering toxisch.

Citron* (HEINRICH C., geb. 1864, Arzt, Berlin) **Blutnachweis**: modifizierte Benzidinprobe auf okkultes Blut in den Fäzes. – **C.* Reagens**: (1910) äthanol. Lsg. von je 1g% Phenolphthalein u. Dimethylaminoazobenzol zum Nachweis freier HCl im Magensaft.

Citropepsin®: Präp. mit Pepsin u. Acidum citricum gegen An- u. Subazidität sowie Achylie.

Citrovorum-Faktor: (SAUERLICH u. BAUMANN 1948) für Leuconostoc citrovorum essentieller Wachstumsfaktor; Zus.: N^5-Formyl-5,6,7,8-tetrahydropteroylglutaminsäure (= Leucovorinum WHO).

Citrull...: ⟶ Zitrull....

Citrus: *botan* Gattung der Rutaceae; z. B. **Citrus Aurantium var. amara** (= Pomeranze oder bittere Orange; aromat.-bittere Droge, mit äther. Oleum Neroli), **C. Au. var. dulce, C. sinensis** (= Apfelsine), **C. maxima** (= Pampelmuse), **C. medica** (= Zitrone; Früchte mit bis 8% Zitronensäure u. Vit. C. im Saft; getrocknete Schalen mit Bitter- u. Gerbstoffen, äther. Öl u. Hesperidin als Aromatikum), **C. nobilis** (= Mandarine), **C. paradisi** (= Grapefruit).

Ciuffini*-Pancoast* Syndrom: s. u. PANCOAST*.

Civatte* Krankheit (ACHILLE C., 1877 – 1956, Arzt, Paris): 1) umschrieb. Poikilodermie im Klimakterium. – 2) ⟶ Kriegsmelanose.

Civinini* Ligament (FILIPPO C., 1805 – 1844, Anatom, Pistoia): ⟶ Ligamentum pterygospinale.

CK: Creatinkinase (s. u. Kreatin...).

Cl: 1) *chem* **Cl**or. – 2) *physik* **Cl**ausius (Einheit der Entropie). – 3) *labor* **Cl**earance; z. B. Cl_{In}, Cl_u (= Inulin- bzw. Harnstoff-Clearance).

CL: *kard* halbunipolare EKG-Ableitung von der Brustwand C= cest) gegen den li. Arm; vgl. CB, CF, CR.

Cl^a: ⟶ Antigen Cl^a.

Cladinose: 2,6-Didesoxy-3-C-methyl-3-0-methylhexose; Bestandteil des Erythromyzins.

Cladiosis: ⟶ Kladiose.

Clado* (SPIRO CL., 1856–1905, Gynäkologe, Paris) **Anastomose**: inkonst. Anastomose der A. appendicis vermiformis mit der A. ovarica in der Bauchfellfalte zwischen Wurmfortsatz u. Lig. latum uteri. – **Cl.* Band**: ⟶ Lig. suspensorium ovarii. – **Cl.* Punkt**: Druckschmerzpunkt am re. äuß. Rand der Rektusscheide in Höhe der Spina iliaca ant. sup. bei Appendizitis.

Cladosporiosis: 1) seltene Mykose (⟶ dort. Tab.) durch Pilze der Gattg. Cladosporium (v. a. Cl. bantianum), charakterisiert durch ZNS-Befall (Hirnabszesse mit braunem Pilzelement) u. Generalisation. Sympte.: Kopfschmerzen, Schwindel, Augenstörungen. – 2) **Cl. epidermica**: ⟶ Tinea nigra.

Cladosporium: Schimmelpilz-Gattung [Dematiaceae], mit septiertem Myzel u. ein- bis zweizell., dunklen Konidien; v. a. Saprophyten u. Pflanzenparasiten, einige Arten Krankheitserreger bei Mensch u. Tier; z. B. **Cl. bantianum s. trichoides** (isoliert bei Hirnabszeß u. -mykose [⟶ Cladosporiosis] in USA u. Kongo; Kultur auf SABOURAUD* Glukoseagar braunschwarz), **Cl. carrionii** (braunschwarz, Erreger von Chromomykose), **Cl. mansoni** (Erreger von Hautmykose), **Cl. metanigrum** (bei Trichomycosis nigra in trop. Gebieten isoliert), **Cl. penicillioides** (aus gummös-ulzerierten Hautknötchen isoliert), **Cl. werneckii** (Erreger von Tinea nigra im trop. Brasilien; Kultur auf Glukosenährboden braun bis grünl.).

Cladothrix: älterer Gattungsname für Actinomyces.

Clagett* Operation (OSCAR THERON CL, geb. 1908, Chirurg, Rochester/Minn.): (1948) Resektion einer ausgedehnten Aortenisthmusstenose mit Ligatur des prox. Aortenstumpfs u. termino-termin. Anastomosierung des dist. mit der li. A. subclavia.

Clairmont* Operation (PAUL CL., 1876–1942, Chirurg, Zürich): 1) »Freilegung des Zwölffingerdarms von li.« u. Mobilisierung nach medial (Spaltung der Plicae duodenojejun. u. -mesocolica) zur Verlängerung der zuführenden Jejunumschlinge bei Neoimplantation (Anastomosengeschwür) nach Gastroenterostomie. – 2) **Cl.*-Eiselsberg* Op.**: (1905) Modifikation der BILLROTH-II-Magenresektion als Gastroenterostomia antecolica posterior laterolateralis. – 3) **Cl.*-Nather* Op.**: posteriore Eröffnung eines subphren. Abszesses (nach Duodenalstumpfinsuffizienz) unter subperiostaler Resektion der 12. Rippe u. Durchtrennung der Fascia lumbodors. bzw. des Serratusrandes in Höhe L I. – 4) **Cl.*-Ehrlich* Op.**: myoplast. Fesselung des Oberarmkopfes (gestielter Deltoideus-Lappen) bei habitueller Schulterluxation.

Clamor uterinus: *geburtsh* erster ⟶ Schrei.

Clamoxyquinum WHO: 5-Chlor-7-(3-diäthylaminopropylaminomethyl)-chinolin-8-ol; Amöbizid.

Claoué*(-Mikulicz*) Operation: transnasale Eröffnung der Kieferhöhle nach Entfernung der unt. Nasenmuschel.

Clapotement: (französ.) »Plätschergeräusch« (z. B. des Magens).

Clappa: örtl. Bez. (Kuba) für den zusätzl. Befall leprösen Gewebes mit Sporotrichon.

Clapton* Linie (EDWARD C., 1830 – 1909, Arzt, London): blaugrünl. Verfärbung der Zähne (zunächst am

Zahnfleischsaum) durch Auflagerung u. Zersetzung von Kupferstaub.

Clara* (MAX CL., 1899–1966, Anatom, Leipzig, München, Istanbul) **Methode**: 1) (1933) Bindegewebsfärbung (wein- bis blaurot) mit Molybdän-Hämatoxylin (1%ige wäßr. Hämatoxylin- u. 10%ige wäßr. Ammoniummolybdat-Lsg. āā, Molybdänsäure im Überschuß). – 2) *histochem* ↑ Diazoreaktion (4). – **Cl.* Zellen**: ↑ Nischenzellen.

Clark: Chlorarsinkampfstoffe (↑ Blaukreuzgifte).

Clark* Elektrode (WILLIAM MANSFIELD CL., geb. 1884, amerikan. Chemiker): Wasserstoffelektrode, u. a. zur Bestg. des Partialdrucks von Blutgasen.

Clark* Regeln (ALFRED JOSEPH CL., 1885–1941, Pharmakologe, Edinburgh): Arzneidosierungsformeln für Kinder über 2 Jahre:

$$1) \quad \frac{\text{Erwachsenendosis} \times \text{Kindergewicht}}{150}$$

$$2) \quad \text{Erwachs. dosis} \times \frac{\text{Kindergewicht}^{2/3}}{\text{Erwachs. gewicht}^{2/3}}$$

Clark* Paralyse (LEON DENNIS PIERRE CL., 1870–1933, Nervenarzt, New York): zerebrozerebellare Diplegie infolge mangelhafter Differenzierung des ZNS; Entwicklungsstörung oder Folge eines frühkindl. Hirnschadens.

Clark* Stütze: bei Rö-Aufnahmen des Fußes angew. keilförm. Stütze (mit etwa Weichteildichte) zum Dickenausgleich zwischen Vor- u. Rückfuß.

Clark* Test: zur Frühdiagnostik des Kollum-Ca. Sondierung (Knopfsonde) des Zervikalkanals, wobei eine stärkere Blutung als tumorverdächtig gilt. – Analoge Sondierung des Cavum wenig spezifisch.

Clark* Zeichen (ALONZO CL., 1807–1887, Arzt, New York): Abschwächung oder Aufhebung der Leberdämpfung durch Meteorismus bei beginnender Peritonitis.

Clark*-Collip* Kalziumbestimmung (EARL PERRY CL., geb. 1892, amerikan. Biochemiker; JAMES BERTRAM Co.): dir. Ausfällung von Blut-Ca als Oxalat u. Titration mit KMnO$_4$ oder mit Perchlorsäure (Cer-Zusatz) u. o-Phenanthrolin (als Indikator).

Clark*-Lubs* Nährboden (WILLIAM MANSFIELD CL.): *bakt* Glukose-Pepton-Nährboden für die VOGES*-PROSKAUER* Reaktion (Differenzierung von Enterobaktn.) – Ferner eine saure (pH 6,3) oder alkal. (pH 7,8) Glukose-Salz-Lsg. für die gleiche Reaktion u. – mit Zusatz von Bromthymolblau – zur Prüfung der Glukosevergärung.

Clarke* Bündel (JACOB AUGUSTUS LOCKHART CL., 1817–1880, Neurologe, London): Nervenfaserbündel im RM, das den ↑ Nucl. dors. (»**Cl.* Säule**«) mit dem Fascic. cuneatus verbindet.

Clarke* Platte: *bakt* Gelatine-Agar-Substrat in Petrischale zur Prüfung der Gelatineverflüssigung. Nach Bebrütung u. Behandlung mit Salzsäure-Sublimat-Lsg. bleibt nur bei verflüssigenden Keimen ein milchig-trüber Niederschlag (Hg-albuminat) aus.

Clarke*-Hadfield* Syndrom (SIR CHARLES MANSFIELD CL., 1782–1857, engl. Arzt; GEOFFREY H., 1889–1968, Pathologe, London): ↑ Mukoviszidose.

Clarke*-Howel=Evans*-McConnel* Syndrom: (1957) fam. Keratose-Syndrom (palmo-plantar, mit Hyperhidrose; erst in der Pubertät), in ca. 30% kombiniert mit späterem Ösophagus-Ca. (meist unteres Drittel; Sterbealter ca. 45. Lj.).

Clasma...: ↑ Klasma....

Classis: *biol* »Klasse« als Taxon zwischen Phylum u. Ordo (s. a. Tab. »Systematik«).

Clastothrix: *derm* ↑ Trichorrhexis nodosa.

Clauberg* Nährboden, Platte (KARL-WILHELM CL., geb. 1893, Bakteriologe, Berlin) zur Züchtung u. Differenzierung von Corynebact. diphtheriae; wesentl. Bestandteil ist Kaliumtellurit, das, ggf. zu metall. Tellur reduziert, die Kolonien schwarz färbt. Modifikation, **Cl. II** aus Blutglyzerolat, Blutwasser u. Nähragar; **Cl. III** mit Zusatz von Glukose u. Wasserblau (als Indikator, der die Glukosespaltung durch blaue Höfe anzeigt).

Clauberg* Test (CARL CL., 1889–1957, Gynäkologe, Kiel): Bestg. des Gelbkörperhormons am infantilen Kaninchen (analog zum CORNER*-ALLEN* Test am erwachsenen Tier): nach 8täg. Östrogenzufuhr (Erzeugung der Proliferationsphase) u. s. c. Applikation der Testsubstanz vom 9.–13. Tag Prüfung der Uterusschleimhaut auf Übergang in die Sekretionsphase. 1 **Cl.* Einheit** (= Kaninchen-Einh. = K. E.) entspricht unter diesen Versuchsbedingungen etwa 0,65 mg Progesteron.

(Claude) Bernard*: ↑ BERNARD*.

Claude* (HENRI CHARLES JULES CL., 1869–1945, Nervenarzt, Paris) **Zeichen**: 1) durch Schmerzreiz auslösbare reflektor. Kontraktion paretischer Muskeln. – 2) die ↑ »Schwurhand« bei Medianuslähmung. – **Cl.* (-Loyez*) Syndrom**: »unt. Syndrom des Nucl. ruber« (bei örtl. Zirkulationsstörung, Entzündung oder Tumor): homolat. Okulomotoriuslähmung mit kontralat. Hemiparese, -rigor, -ataxie, Intentionstremor. – Teilsyndrom des BENEDIKT* Syndroms.

Claudicatio: (lat.) »Hinken«, Unregelmäßigkeit des Gehens bzw. einer anderen Körperfunktion; i. e. S. die **Claudicatio intermittens** (= intermittierende Muskelparese, GRASSMAN-CHARCOT* Syndrom I, FONTAINE* Stadium II), das »intermittierende Hinken« infolge hypox. Muskelschmerzen bei arterieller Durchblutungsstörung der unt. Extremität (Stenose bis Obliteration als Folge thrombendangitischer oder atherosklerot. Wandprozesse). – Ferner die **Cl. i. der Cauda equina** (I. N. BLAU u. V. LOGUE 1961; Schmerzen u. Mißempfindungen im Bereich der sakralen Dermatome nach einer gewissen Gehstrecke, beim Stehenbleiben schwindend; seltenes neurol. Syndr. bei lumb. Bandscheibenprolaps); die **Cl. i. cerebralis** (Schwindel, Kopfschmerz, flücht. Bewußtseinsstörungen u. Lähmungen bei essent. Hypertonie), die Dysbasia i. **Cl. masticatoria** (Kaumuskelschwäche bei Aortenbogensyndrom), die **Cl. spontanea** (Hinken als Frühsympt. der – v. a. kindl. – Koxitis) u. die **Cl. venosa intermittens** (↑ Achselvenensperre).

Claudicometer: Ergometer zur Bestg. der Beinmuskelarbeit, die bei peripheren Durchblutungsstörungen typ. Schmerzen u. eine Claudicatio auslöst.

Claudius* Färbung (MARIUS CL., 1872–1940, Bakteriologe, Kopenhagen): modifiz. GRAM* Färbung mit

Claudius* Fossa

Nachbehandlung mit halbgesätt. Pikrinsäure-Lsg. (statt Jod-Lsg.).

Claudius* (FRIEDRICH MATTHIAS CL., 1822–1869, Anatom, Marburg) **Fossa**: »Fossa ovarica«, flache Bauchfellgrube im Eierstocksbereich. – **Cl.* Kanal**: ↑ Canalis spiralis modioli. – **Cl.* Zellen**: niedr. Stützzellen des CORTI* Organs in Nachbarschaft des Lig. spirale.

Claus*-Blumenthal* Operation (GEORG CL., 1890–1945, Otologe, Berlin): plast. Verschluß (Periostlappen) einer retroaurikulären Fistel nach Antrotomie.

Clausius, Cl: nach RUDOLF J. E. CLAUSIUS (1822 bis 1888, Physiker, Zürich, Würzburg, Bonn) benannte Einh. für die Entropie im kalor. Vierersystem; 1 Cl = 1 »Kalorie« (i. e. S. 15°-Kal.) / °K.

Claustro...: ↑ Klaustro....

Claustrum, Nucleus taeniaeformis: dünne Schicht grauer Substanz (mit v. a. Spindelzellen) in der äuß. Markkapsel des Linsenkerns; Bedeutung unbekannt.

Clava *BNA, JNA*: (lat. = Keule) ↑ Tuberculum nuclei gracilis.

Clavacin, Clavatin: ↑ Patulin.

clavatus: (lat.) keulen-, knotenförmig.

Claviceps purpurea: (TULASNE 1853) insbes. auf Roggen(blüten) parasitierender Pilz [Ascomycetes], dessen sporenbildende Dauerform (Sklerotium), das sogen. Mutterkorn, therap. Anw. findet (↑ Secale cornutum).

Clavicul...: s. a. Klavikul....

Clavicula *PNA*: das zum Schultergürtel gehörende s-förmige »Schlüsselbein«, mit endständ. Gelenkflächen für die Articulationes sterno- bzw. acromioclavicularis. Zeigt, im Mittelabschnitt bindegewebig, an den Enden knorpelig präformiert, die früheste Ossifikation des ges. Skeletts u. ein Längenwachstum ohne – erst später auftretende – Epiphyse.

clavicularis: (lat.) zum Schlüsselbein gehörend.

Claviformin: ↑ Patulin.

Clavus, Klavus, Hühnerauge, Leichdorn: exogene (chron. Druck auf knochennahe Haut), umschriebene, meist schmerzhafte Hyperkeratose einer Zehe, mit zentralem Sporn in die Tiefe. DD: Schwiele, Dornwarze (Verruca vulg.). – **Cl. syphiliticus**: das einem Hühnerauge evtl. sehr ähnl. lichenoide, papulöse Syphilid der Handteller u. Fußsohlen mit bröckel. Hornkappe; sehr selten.

Claybrook* Zeichen (EDWIN CL. 1871–1931, amerikan. Chirurg): (1914) über dem Abdomen auskultierbare Herztöne u. Atemgeräusche als Hinweis auf Ruptur von Bauchorganen (mit Hydro- oder Hämatoperitoneum).

CLD: (engl.) certain lethal dose (= DL_{100}).

Clearance: (engl. = Klärung) *physiol* Entfernung einer best. exogenen oder endogenen Substanz aus dem Blut durch ein Ausscheidungsorgan; als klin. Funktionsprobe die von Testsubstanzen bekannten Verhaltens; s. a. Gewebsclearance. – I. e. S. die **renale C.** (MÖLLER, MCINTOSH u. VAN SLYKE 1928), definiert als diejen. Menge Blutplasma (in ml), die pro Min. durch die Nierenfunktion von einer best. harnfäh. Substanz vollständig befreit wird; diesem »Klärwert« (als virtuelle, stoffspezif. Größe) entspricht die Formel:

$$C = \frac{U \cdot V}{P}$$

(U = Harnkonz., V = Harnminutenvol., P = Plasmakonz.). Klinisch bestimmt entweder im Standardverfahren bei Dauertropfinfusion (dadurch konst. Plasmakonz. i. S. eines »steady state«) oder aber als »C. im Slope« (»Halbwertszeitbestg.«), d. h. bei fallender Konz. nach einmal. Inj. (z. B. *nuklearmed* mit ^{131}J-Hippuran). Unterschieden als **glomeruläre C.** (für Substanzen, die in den Tubuli weder sezerniert noch rückresorbiert werden, z. B. Mannit, Natriumthiosulfat, Inulin, Polyfruktosan S, Kreatinin) u. als **tubuläre C.** (Ausscheidung nur über Tubuli, z. B. p-Aminohippursäure [PAH]); ferner als **osmolale C.**

$$C_{osm} = \frac{U_{osm} \cdot V}{P_{osm}}$$

das Plasmavol., das in 1 Min. von osmotisch akt. Bestandteilen befreit wird (u. das der hypothet. isoosmot. Harnportion gleich ist); sowie als – von der Diuresegröße weitgehend abhängige – **osmolare C.**

$$C_{osmol} = \frac{U_{osmol} \cdot V}{P_{osmol}}$$

die der im Glomerulusfiltrat vorhandenen gelösten Stoffe (beim Erwachs. 2–3 ml/Min./1,73 m² Körperoberfläche); s. a. Totalclearance.

Cleaves* Syndrom: (1940) seltene asept. Knochennekrose der Akromionapophyse.

Cleeman* Zeichen: suprapatellare Hautfaltung bei Oberschenkelfraktur mit axialer Verkürzung.

Cleido...: (gr kleis, Kleidos = Schüssel) Wortteil »Schlüsselbein«. – s. a. Kleido....

Cleland* Ligamente (JOHN C., 1835–1926, Anatom, Glasgow): Faserzüge zwischen Fingerhaut u. Mittelhandknochen.

Clemastinum *WHO*, Meclastinum: 1-Methyl-2-[2--(α-methyl-p-chlorbenzhydryl-oxyl)-äthyl]-pyrrolidin; Antihistaminikum (als Fumarat).

Clementschitsch* Aufnahme: *röntg* p.-a. Schädelaufnahme zur Darstg. des Kiefergelenks; Nase u. Stirn der Kassette anliegend, Zentralstrahl median in der Dtsch. Horizontalen.

Clemizol(um) *WHO*: Chlorbenzylpyrrolidinomethyl-benzimidazol; Antihistaminikum. – **C.-Penicillin**: durch Bindung an Cl. (Depotfaktor) protrahiert u. antiallergisch wirksames Penizillin-G-Präp. (z. B. Megacillin®).

Clenbuterol *WHO*: 4-Amino-α-(tert. butylaminomethyl)-3,5-dichlorbenzylalkohol; Bronchospasmolytikum.

Cleveland*-Collier* Nährboden: biphas. Kulturmedium (für Entamoeba histolytica) aus Agar u. Leber, überschichtet mit physiol. NaCl-Lsg. u. Serum (6 + 1) u. mit Zusatz von Reisstärke.

Cleveland-Schnitt: die Mamma von der seitl. Thoraxwand im Oval umziehende Inzision.

Clevenger* Fissur (SHOBAL VAIL C., 1843–1920, Neurologe, Chicago): ↑ Sulcus temp. inf.

Clibucainum *WHO*: β-Piperidinobutyr-2,4-dichloranilid; Lokalanästhetikum.

Click: (engl. = Knacken) 1) *kard* kurzer, scharfer Extraton am Herzen; z. B. der »**ejection click**« (/ Austreibungston), der **systol. Cl.** (im allg. mittel- oder spätsystol.) nach Perikarditis, Pleuritis, Pleuropneumonie, bei Thoraxdeformierung. – 2) **Clicking hip**: schnappende / Hüfte; s. a. ORTOLANI* Phänomen.

Clidinii bromidum *WHO*, Quarzanbromid: 1-Methyl-3-benziloyloxychinuklidiniumbromid; Anticholinergikum mit spasmolyt. Eigenschaften.

Clifford* (STEWART HOLTON CL., geb. 1900, Pädiater, Brookline/Mass.) **Syndrom**: / BALLANTYNE*-RUNGE* Syndrom. – Von CL. auch **Stadien-Einteilung** der / Übertragung angegeben. – **Cl.*** **Zeichen**: erschwerte Ektropionierung des Oberlides bei BASEDOW* Krankheit.

Climacterium, Climax: / Klimakterium.

Clindamycinum *WHO*: 7-Chlor-7-desoxy-lincomycin; semisynthet. Derivat des Lincomycin; Antibiotikum.

Clinistix®: Teststäbchen (o-Tolidin u. Glukoseoxidase) zum Glukose-Schnellnachweis im Harn; Grenzwert der Blaufärbung bei 0,1–0,3 %. – **Clinitest®**: Testtabletten (BENEDICT* Reagens) zur halbquant. Schnellbestg. von Harnzucker (bis 0,25 %).

Clinocopter: »fliegender Op.saal« in Form einer Leichtmetallkabine (Größe eines Omnibusses), die mit Hubschrauber in unzugängl. Notstandsgebieten zum Einsatz gebracht wird.

clinoideus: (lat.) gekrümmt, knaufförmig; z. B. Proc. cl.

Clinolamidum *WHO*: N-Zyklohexyllinolamid; Hypocholesterinämikum.

Clinomobil: Spezialkraftfahrzeug mit Narkose- u. Op.-Einrichtung (»fahrbarer Op.saal«) zur Versorgung Verletzter am Unfallort.

Clinostomum complanatum: Darmparasit [Trematoda] fischfressender Vögel; 1. Zwischenwirt: Schnaken der Gattg. Lymnaea, 2.: Süßwasserfische. Beim Menschen (v. a. in Israel u. Japan) selten als Pharynxparasit.

Clioquinolum *WHO*: 5-Chlor-7-jod-8-hydroxychinolin; Antiamöbiakum, Darm-, Wundantisepticum, bakterizides Hautmittel, Mittel bei Trichomonadenkolpitis (z. B. Vioform®).

Clip, Klipp: *chir* Klemme, Klammer; z. B. Nasen-, Katheter-, Tuch-, Zangen-, Kava-, Silber(draht)klipp.

Clitocybin: (HOLLAND 1945) Antibiotikum aus dem Pilz Clitocybe gigantea var. candida; wirksam gegen grampos. u. -neg. Baktn.

Clitoris *PNA*: der »Kitzler« als dem Penis entsprechender erektiler Teil der weibl. Scham, bestehend aus 2 Schwellkörpern, die in der schleimhautüberzogenen, an Nervenendkörperchen reichen Glans clitoridis enden.

Clivus: (lat.) Hügel, Abhang; *anat* (*PNA*) der **Cl. Blumenbachii** der hint. Schädelgrube, unterteilt in den **Cl. ossis sphenoidalis** (= Sattellehne des Keilbeinkörpers) u. **Cl. ossis occipit.** (= Pars basilaris vor dem For. magnum).

CLL: chron. lymphat. / Leukämie.

Cloaca: *embryol* / Kloake; *path* als **Cl. congenitalis s. persistens** die gemeinsame Öffnung von Rektum u. Tractus urogenit., als **Cl. urogenitalis** die unvollständ. Trennung von Urethra u. Vagina.

Clobazam *WHO*: ein Benzodiazepin-Derivat; Psychosedativum.

Clobetasol *WHO*: ein Chlor-fluor-pregnadien-Derivat; lokales Dermatikum.

Clobutinol *WHO*: Chlorbenzyl-dimethylamino-methylbutanol; Antitussivum, Expektorans.

Clocortolonum *WHO*: 9α-Chlor-6α-fluor-11β,21-dihydroxy-16α-methylpregna-1,4-dien-3,20-dion; Glukortikoid.

Clodantoinum *WHO*: 5-(1-Äthylpentyl)-3-(trichlormethylthio)-hydantoin; Fungizid (z. B. Monicin®).

Clofedanolum *WHO*: 1-(o-Chlorphenyl)-1-phenyl-3-dimethyl-aminopropan-1-ol; Antitussivum.

Clofenamidum *WHO*: 4-Chlorbenzol-1,3-disulfonamid; orales Saliduretikum.

Clofenciclanum *WHO*: Diäthyl-(chlorphenyl-zyklohexyloxy)-äthylamin; zentrales Stimulans.

Clofezonum *WHO*: äquimolare Verbindung aus Clofexamid (Psychoanaleptikum) u. Phenylbutazon; Spasmoanalgetikum.

Clofibratum *WHO*, CPIB: α-(p-Chlorphenoxy)-isobuttersäureäthylester; Hypocholesterinämikum, das im Zusammenwirken mit Androsteron den Cholesterin-, Harnsäure- u. Triglyzerid-Blutspiegel senkt.

Clomethiazolum *WHO*, S. C. T. Z.: 5-(2-Chloräthyl)-4-methylthiazol; abgewandelte Thiazolkomponente des Vit. B_1; Antikonvulsivum, Hypnotikum u. Sedativum.

Clomifenum *WHO*: 1-Chlor-1,2-diphenyl-2-[4-(β-diäthyl-amino-äthoxy)-phenyl]-äthylen; ein synthetisches Östrogen.

Clomipraminum *WHO*: 3-Chlor-5-[3-(dimethylamino)-propyl]-10,11-dihydro-5H-dibenz(b,f)azepin; Antidepressivum (z. B. Anafranil®).

Clonal selection theory: *immun* / Selektionstheorie (BURNET).

Clonazepam *WHO*: ein Benzodiazepin-Derivat; Antiepileptikum.

Clonidin *WHO*: 2-(Dichloranilino)-2-imidazolin; Antihypertonikum.

Clonorchiasis, Clonorch(i)osis: Befall der Gallengänge, seltener der Gallenblase u. Pankreasgänge mit dem chines. Leberegel Opisthorchis s. **Clonorchis sinensis**; s. a. / Wurmeier; anatom.: Erweiterung der Gänge, fibröse Wandverdickung, Epithelwucherung, evtl. Leberzirrhose; klin.: anfangs wenig charakterist., im chron. Stadium Inappetenz, Druckgefühl im Epigastrium, Blähungen, Obstipation, Durchfälle, leichter Ikterus, Abmagerung, Ödeme, Aszites, Blutungen. Diagnose: Nachweis der Eier in Fäzes oder Duodenalsaft.

Clonus: / Klonus. – **Cl. uteri**: in dichter Folge auftretende Krampfwehen der Gebärmutter unter der Geburt, z. B. nach Wehenmittelüberdosierung. Kann in Tetanus uteri übergehen (bd. Formen gefährden das Kind durch mangelnde Blutzufuhr zur Plazenta). – **Cl.theorie (Burnet*)**: *immun* / Selektionstheorie.

Clopamidum

Clopamidum *WHO*: N-(cis-2,6-Dimethylpiperidino)-4-chlor- 3-sulf-amoyl-benzamid; Saliduretikum.

Clopenthixolum *WHO*: 2-Chlor-9-[3-(N-β-hydroxyäthyl-piperazino)-propyliden]-thioxanthen; Antipsychotikum, Neuroleptikum.

Cloquet* (JULES GERMAIN CL., 1790–1883, Anatom, Chirurg, Paris) **Drüse**: ↑ Rosenmüller* Drüse (2). – **Cl.* Fraktur**: s. u. SHEPARD*. – **Cl.* Hernie**: ↑ Hernia femoralis pectinea. – **Cl.* Kanal**: 1) ↑ Can. hyaloideus; 2) ↑ Canalis femoralis (bei Vorliegen einer Schenkelhernie). – **Cl.* Ligament**, HALLER* Stiel: bandart. Rest des Proc. vaginalis peritonei, der die Tunica vaginalis testis mit dem Bauchfell verbindet. – **Cl.* Raum**: kreisförm. Raum zwischen Zonula ciliaris u. Glaskörper. – **Cl.* Septum**: ↑ Septum femorale.

Cloquet* Ganglion (HIPPOLYTE CL., 1787–1840, Anatom, Chirurg, Paris): kleine Auftreibung des N. nasopalatinus im Can. incisivus.

Cloquinatum *WHO*, Chlochinat: Verbindung (Salz) aus Chiniofonum u. Chloroquinum; Chemotherapeutikum (z. B. Resotren®).

Clorindanolum *WHO*: 7-Chlor-4-indanol; Antiseptikum u. Spermatozid.

Clorofenum *WHO*: 2-Benzyl-4-chlorphenol; Desinfiziens (z. B. Manusept®).

Closed reduction: *orthop* konservat. Ther. der angeb. Hüftluxation; nach Weichmassieren der Adduktoren für 2–3 Mon. Gipsfixation in extremer Froschposition, dann sukzessive (alle 6–8 Wo.) Minderung der Abduktion.

Closing in: engl. Begr. für den Verlust des Raumsinnes beim Zeichnen u. Schreiben als Apraxie-Sympt.

Closterosporia: *mykol* anderer Gattungsname für ↑ Microsporum- bzw. Trichophyton-Arten.

Clostridium: *bakt* eine streng anaerobe bis aerotolerante Bakteriengattung [Bacillaceae]; grampos., sporenbildend. Als pathogene Spezies: **Cl. aerofoetidum** (obligat anaerob, bewegl., gering pathogen für Meerschweinchen), **Cl. bifermentans** (Cl. carnofoetidum s. centrosporogenes s. oedematoides s. sordelli s. sporogenes var. B, Cornilia foetida s. magna, Martellilus bif.; obligat anaerob, nur in jungen Kulturen bewegl., grampos., unterschiedl. pathogen für Kaninchen; Fäulniserreger, Miterreger bei Gasbrand), **Cl. botulinum** (Bac. s. Ermengemillus botulinus; obligat anaerob, bewegl., grampos.; mit starkem, neurotropen Exotoxin; Typen B, C, D u. E, deren Toxine sich jeweils nur durch das spezif. Antitoxin neutralisieren lassen; Erreger des Botulismus), **Cl. chauvoei** (Cl. feseri s. anthracis-symptomatici, Butyribac. ch.; obligat anaerob, bewegl., grampos., pathogen für Meerschweinchen, Mäuse, Kaninchen u. Hamster; Erreger von Rauschbrand bei Rind u. Schaf), **Cl. fallax** (Vallorillus fa.: obligat anaerob, bewegl., grampos.; unterschiedl. pathogen für Meerschweinchen; Fäulniserreger, gelegentl. Miterreger bei Gasbrand), **Cl. haemolyticum** (obligat anaerob, bewegl., grampos.; pathogen für Meerschweinchen u. Kaninchen), **Cl. histolyticum** (Weinbergillus histolyticus; fakultativ anaerob, bewegl., grampos.; 3 Toxine verschiedener Antigenität; pathogen für kleine Laboratoriumstiere; sehr seltener Gasbranderreger), **Cl. multifermentans** (Multifermentans tenalbus; obligat anaerob, grampos. bis -labil; bewegl. bis unbewegl.; Fäulniserreger, gelegentl. Miterreger bei Gasbrand), **Cl. novyi** (Cl. bellonensis s. bubalorum s. gigas s. oedematiens s. thermophilum, Novillus maligni; obligat anaerob, bewegl., grampos.; spezif. Toxinproduktion der Typen A, B u. C; Differenzierung durch Kultur, Dampfresistenz der Sporen, Tierversuch [Kaninchen, Ratten, Mäuse, Meerschweinchen]; Erreger der Gasgangrän), **Cl. paraputrificum** (Plectridium putrificum var. paraputrificum, Tissierillus paraputrificus; obligat anaerob, bewegl., grampos.; nicht pathogen für Meerschweinchen u. Kaninchen: Fäulniserreger, gelegentl. Miterreger bei Gasbrand).

Clostridium perfringens (WELCH*-FRAENKEL* Baz., Welchia perfringens var. zoodysenteriae) ist obligat anaerob, unbewegl., kurz, dick, grampos.; mit charakterist. Toxinen der Typen A – F, jedes aus mehreren Partialgiften, die teils hämo- oder zytotox., teils allgem.-gift. Eigenschaften haben: α-Toxin letal, hautnekrotisierend, hämotoxisch, β letal, hautnekrotisierend, γ letal, δ hämotox., letal, ε letal, hautnekrotisierend, ϑ hämotox. (letal?), η letal, κ hautnekrotisierende Gelatinase (letal?), λ Proteinase. – Typ A (= Cl. aerogenes-capsulatum s. egens s. phlegmones-emphysematosae s. saccharobutyricum liquefaciens s. welchii = Butyribac. immobilis-liquefaciens, Cillobact. multiforme, Eubact. cadaveris, Granulobac. immobilis, Stoddardillus egens, Welchia perfringens var. egens, Welchillus aerogenes) ist der klass. Gasbranderreger, mit den Toxinen α+++, η+, ϑ+-, κ(++). – Typ B (= Cl. welchii Typ agnie, Welchia agni) ist Erreger der Lämmerdysenterie, mit den Toxinen α+, β+++, γ+, δ+, ε++, ϑ+, λ+++; Typ C (= Bac. paludis, Welchia agni var. paludis) ist Erreger von »Truck« bei Schafen; Typ D (= Cl. ovitoxicus, Welchia agni var. ovitoxicus) ist Erreger von Enterotoxämie bei Schafen; Typ E ist Erreger von Enterotoxämie bei Kälbern; Typ F (= Bac. enterotoxicus) erregt Darmbrand beim Menschen (Toxine α+, β+, γ+). – **Cl. septicum** (Cl. tumefaciens s. oedematis maligni s. sarcophysematos bovis, Cornilia pasteuri, Rivoltillus vibrion, Vibrio septicus ROTTGARDT, Bradsot-Bazillus) obligat anaerob, grampos. bis -labil, bewegl., polymorph; pathogen für kleine Laboratoriumstiere; Erreger des Gasbrandes bei Mensch u. Tier (z. B. Rind, Schaf) u. der Bradsot beim Schaf. – **Cl. tetani** (Nicolaierillus s. Plectridium tetani, Tetanus-Baz.) obligat anaerob, gramlabil, lebhaft bewegl., mit typ. »Trommelschlegelform« durch endständ. Sporen; sehr starkes, thermolab. Ektotoxin aus Tetanospasmin (neurotrop) u. -lysin (hämotoxisch); Nachweis durch Kultur u. Tierversuch an Meerschweinchen oder Maus (»Robbenstellung«); verbreitet in menschl. u. tier. Fäzes u. gedüngter Erde; Erreger des Wundstarrkrampfes (↑ Tetanus).

Clot: (engl.) Klumpen, Gerinnsel, Blutgerinnsel. – **Cl.-observation-Test**: in Reagensglas I je 1 ml Pat.-blut u. physiol. NaCl-Lsg. u. 4 E Thrombin; in II je 1 ml Pat.- u. Normalblut; in III drei + 4 E Thrombin. Gerinnsel nach 2 Min. in I u. II spricht für normale Gerinnung; Auflösung des Gerinnsels in I innerh. 10 Min. = Fibrinolyse; Gerinnsel nur in II = Afibrinogenämie; Gerinnsel in III, nicht aber in II = Gerinnungsstörung durch Fibrinspaltprodukte. – **C.-resistance-Test**: (TOCANTINS) Prüfung des »Blutgerinnselwiderstandes« zur Erkennung von Gerinnungsdefekten (bei Hämophilie): Ein nach Sistieren der – zur Bestg. der Blutungszeit gesetzten – Blutung für 3

Apathogene **Clostridium-Arten** und ihre Synonyme

Clostridium acetobutylicum	*Bac.* granulobacter pectinovorum. *C.* acetobutyricum, acetonobutylicum.
C. acidiurici	*Bac.* acidi urici. *Urobac.* musculi. *Urobact.* musculi.
C. amylolyticum	
C. amylosaccharobutylpropylicum	C. amylo-saccharo-butylpropylicum.
C. aurantibutyricum	
C. beijerinckii	
C. belfantii	*Bac.* accidentalis (tetani), belfantii. *Endosporus* belfantii.
C. butylicum	*Bac.* butylicus. *Granulobacter* butylicum.
C. butyricum	*Bac.* amylobacter, butyricus, saccharobutyricus.
C. cadaveris	*Bac.* cadaveris KLEIN, cadaveris sporogenes, cadaveris sporogenes anaerobicus. *Plectridium* cadaveris.
C. caloritolerans	*Plectridium* caloritolerans.
C. caproicum	*Bac.* anaerobicus caproicus.
C. carbonei	*Inflabilis* carbonei.
C. cellobioparum	C. cellobioparus.
C. cellulosolvens	*Bac.* cellulosolvens. *Caduceus* cellulosolvens.
C. corallinum	
C. cylindrosporum	
C. dissolvens	*Bac.* cellulosae dissolvens. *Caduceus* cellulosae dissolvens.
C. felsineum	*Bac.* felsineus. *C.* felsinus, felsinae.
C. filiforme	*Bac.* regularis filiformis. *C.* filiformis.
C. flavum	
C. hastiforme	*Bac.* 4a.
C. haumani(i)	*Bac.* haumani(i). *C.* felsineum var. haumani. *Plectridium* amarillum.
C. indolis	*Terminosporus* indologenes.
C. indologenes	*Plectridium* indologenes.
C. iodophilum	*C.* butyricum iodophilum.
C. kaneboi	
C. kluyveri	*Terminosporus* kluyveri.
C. lactoacetophilum	
C. lacunarum	
C. laniganii	
C. lentoputrescens	*Bac.* albuminis, butyricus, putrefaciens, putrificus (coli), radiatus anaerobius, tetanoides. *C.* putrificum. *Pacinia* putrifica. *Plectridium* putrificum, putrificum var. lentoputrescens. *Putrabac.* vulgaris.
C. leptinotarsae	
C. limosum	
C. lituseburense	*Inflabilis* litus-eburense.
C. madisonii	
C. mangenotii	*Inflabilis* mangenoti.
C. metabolinum	
C. muelleri	C. granulobacter acetobutylicum.
C. nauseum	
C. nigrificans	
C. omelianskii	*Bac.* fermentationis cellulosae, fossicularum, hydrogenii, methanigenes, methanii, omelianskii. *Bact.* cellulosis. *Caduceus* cellulosae hydrogenicus, methanicus.
C. pasteurianum	*Bac.* pasteurianus, pastorianus, winogradsky. *Butyribac.* pasteurianus. *C.* pastorianum.
C. pectinovorum	*Bac.* pectinovorus. *Granulobacter* pectinovorum. *Plectridium* pectinovorum.
C. propionicum	
C. putrefaciens	*Acuformis* putrefaciens. *Bac.* putrefaciens. *Palmula* putrefaciens.
C. roseum	
C. saccharoacetoperbutylicum	
C. saprogenes	*Plectridium* saprogenes.
C. sartagoforum	
C. saturnirubrum	*C.* saturni-rubrum.
C. setiense	*Inflabilis* setiensis.
C. sporosphaeroides	
C. spumarum	*Plectridium* spumarum.
C. subterminale	*Bac.* subterminalis.
C. tartarivorum	
C. thermoaceticum	
C. thermocellulaseum	
C. thermocellum	*Plectridium* snieszkoi. *Terminosporus* thermocellus.
C. thermosaccharolyticum	*Terminosporus* thermosaccharolyticus.
C. toanum	
C. tyrobutyricum	
C. venturelli	*Bac.* venturelli. *Endosporus* venturelli.
C. virens	*Plectridium* virens.
C. werneri	*Bac.* cellulosam fermentans, werneri.

Min. angelegter Manschettenstau (100 mmHg) bewirkt bei Gerinnungsstörung erneute Blutung.

C.L.O.-Einheit: *pharm* ↑ Cod-liver-oil-Einheit.

Clotrimazolum *WHO*: 1-(o-Chlortrityl)-imidazol; Breitbandantimykotikum.

Clottable factor, Clotting factor: ein ↑ Thrombozytenfaktor (mitverantwortl. für die Agglomerationsfähigkeit); Fibrinogen-ähnl. Substanz im adsorbierten Plasmamantel, sogen. »Thrombozytenfibrinogen« (mit Fibrinogen ident.?; bei Hypo- oder Afribrinogenämie nur in Spuren bzw. nicht nachweisbar).

Cloud baby: engl. Bez. für Neugeb. oder Säugling, der, klin. meist symptomlos, »Wolken« von Staphylokokken ausatmet u. dadurch zur gefährl. Infektionsquelle wird (Umgebungsprophylaxe durch gute Belüftung, Luftdesinfektion, kleine Pflegeeinheiten).

Clough*(-Richter*) Syndrom (MILDRED CLARK CL., geb. 1888; INA M. R., zeitgen. amerikan. Ärztinnen): ↑ Kältehämagglutinationskrankheit.

Clownismus: *psych* Clown-art. Verhalten mit euphor. Stimmungslage, Neigung zur Nachahmung anderer, Grimassieren, Körper- u. Gliederverdrehungen, meist

Clownsgesicht

auch hochgrad. Ablenkbarkeit, Umtriebigkeit, ständig wechselnder Zuwendung etc.; Vork. bei Mongolismus u. a. Schwachsinnsformen, Psychopathie, Schizophrenie. – **Clownsgesicht**: charakterist. Physiognomie beim DE LANGE* Syndrom: dichte Augenbrauen, lange Wimpern, Hypertelorismus mit antimongoloider Lidachse, kleine Nase, UK-Hypoplasie.

Cloxacillinum *WHO*: 3-(o-Chlorphenyl)-5-methyl-4-isoxazolylpenizillin; halbsynthet. Antibiotikum; oral wirksam bes. gegen Staphylokokken.

CLP: ↑ Collagen-like protein.

Clue cells: für Haemophilus vaginalis charakterist. Epithelzellen, mit tiefblauer Tüpfelung durch in Haufen aufliegende Erreger.

Clump: (engl. = Klumpen) *bakt* ruhendes Bakterienkonvolut in einer Lösung. – **Clumping**: (engl.) Verklumpung, ↑ Agglutination. – **Clumping cells**: die großen, runden Epithelzellen der Epidermis mit homogenem, eosinophilem Zytoplasma u. dichten, chromatinreichen Zellkernen beim ↑ BOWEN* Syndrom. – vgl. Corps ronds, Klumpenzellen.

Clunes: (lat.) Hinterbacken, Gesäß (↑ Nates).

Cluster: (engl. = Gruppe, Traube) 1) ungeordneter Zellhaufen, spez. beim infiltrativen Krebswachstum. – 2) anfallsweise auftretende Erkr., z. B. **Cl. headache** (↑ HORTON* Syndrom I).

Clute*(-Albright*) Inzision (HOWARD MERILL CL., 1890 – 1946, Chirurg, Boston): Oberbauchschnitt (für Zwerchfellhernien-Op.) vom Nabel zum li. inn. Rippenbogen mit Verlängerung über die Rippenknorpel VI – VIII (Winkelschnitt) u. Durchtrennung des Rectus abdominis.

Clutton* Syndrom (HENRY HUGH CL., 1850–1909, Chirurg, London): »symmetr. kindl. Hydrarthrose« (schmerzlos) der großen Gelenke (Knie, Hüfte) u. generalisierte Lymphadenopathie mit HUTCHINSON* Trias bei konnat. Syphilis (selten, Manifestation im 9.–17. Lj.).

Cm: 1) *chem* Curium. – 2) Clearance maximum.

C-Mitose: ↑ Kolchizinmitose.

CMFT: ↑ Cardiolipin-Mikroflockungstest. – **CMI**: cell-mediated immunity. – **CML**: chron. myeloische ↑ Leukämie. – **CMP**: ↑ Zytidinmonophosphat.

Cnemidocoptes: *helminth* ↑ Knemidokoptes.

CO: *chem* ↑ Kohlenmonoxid. – **Co**: *chem* ↑ Kobalt.

co…: Präfix »zusammen mit«; s. a. ko(n)… .

Co I, II: Koenzym I bzw. II (= NAD bzw. NADP).

CO_2: *chem* ↑ Kohlendioxid, Kohlensäure. – **CO_2-Absorber**: *anästh* in den exspiratorischen Schenkel eines Narkosegerätes eingeschalteter Behälter mit Atemkalk (u. Farbindikator) zur CO_2-Absorption, die als exothermer Vorgang mit Freisetzung von H_2O der Anwärmung u. Befeuchtung (bis 60°) der Atemluft im geschlossenen System zugute kommt. – **CO_2-Anhydra(ta)se**: ↑ Karbonat-dehydratase. – **CO_2-Bad**: ↑ Kohlensäurebad. – **CO_2-Bindungsvermögen**: die ↑ Alkalireserve.

CoA, CoA-SH: ↑ Koenzym A.

Coagulin: ↑ Thromboplastin. – **Coagulum**: ↑ Blutgerinnsel.

COAP-Schema: zytostat. Ther. der akuten Leukämie mit **C**yclophosphamid, **O**ncovin® (= Vincristin), **A**lexan® u. **P**rednisolon.

Coalitio: (lat.) Verschmelzung; z. B. **C. renum** (↑ Verschmelzungsniere), **C. calcaneonavicularis**: kongenit. Verschmelzung des Navikulare mit dem vord. Kalkaneusfortsatz; dadurch fixierte Platt-Knickfußstellung mit erhebl. Funktionsstörung (Ther.: Resektion, Weichteilinterposition). Ähnlich auch weitere tarsale Synostosen.

Coarctatio: (lat.) Lumeneinengung (bis Verschluß) durch Kompression oder Striktur; i. e. S. die **C. aortea** (↑ Aortenisthmusstenose; s. a. abdominale kongenitale ↑ Aortenstenose).

Coat: (engl. = Mantel) *virol* Kapsid (s. u. Virion).

Coating: (engl. = Überzug, Umhüllung) 1) *chir* das therap. Überziehen von Aneurysmen mit plast. Masse. – 2) *serol* Niederschlag alterierter Plasmaeiweißkörper auf der Ery-Membran. – 3) *pharmaz* Überziehen von Tbl., Dragées etc.

Coats* Syndrom (GEORGE C., 1876 – 1915, Ophthalmologe, London): ↑ Retinitis exsudativa.

Cobalamine: Sammelbez. für Substanzen mit Vit.-B_{12}-Wirkung (u. Corrinoid-Struktur), insbes. Cyano- (= Vit. B_{12}), Aquo-, Hydroxo- (= Vit. B_{12a} bzw. B_{12b}), Nitrito- (= Vit. B_{12c}) u. Thiozyanatocobalamin.

Cobalt(um), Co: ↑ Kobalt.

Cobamamidum *WHO*: 5,6-Dimethylbenzimidazolcobamid-koenzym; Anabolikum.

Cobamin: ↑ Vitamin B_{12}.

Cobb* Maß: *röntg* bei WS-Verkrümmung der von den bd. Senkrechten auf die Deckplatte des obersten bzw. die Grundplatte des untersten »Krümmungswirbels« gebildete Winkel (bzw. sein Komplementärwinkel). – **C.* Operation**: WS-Versteifung – unter Erhaltung der kleinen Gelenke – mit gestieltem Periost-Knochenlappen aus Wirbelbögen u. Dornfortsätzen, die durch Umbiegen miteinander verflochten werden; Überlagerung mit Knochenspänen.

Cobblestone-Effekt: (engl.) *gyn* »Pflastersteinmuster« der eng beieinanderliegenden, profilierten Zellen der Parabasalzone im Vaginalabstrich als typ. Bild bei Androgen-Ther., adrenaler Hyperplasie u. Androgen-bildendem Ovarialtumor.

COBS: (engl.) **c**aesarean **o**btained **b**arrier **s**ustained (= durch Kaiserschnitt keimfrei entbunden).

Coca* Test: (ARTHUR FERNANDEZ C., geb. 1875, Bakteriologe, New York): Pulskontrolle vor u. 30 – 90 Min. nach Testmahlzeit als Allergentestung (Frequenzsteigerung um mind. 16/Min. spricht für Nahrungsmittelallergen); unzuverlässig.

Coca-Alkaloide: die z. T. suchterregenden Inhaltsstoffe von Erythroxylum coca u. novogranatense, mit Tropinstruktur (↑ Formel): Anw. einiger als Lokalanästhetikum (v. a. Cocainum, Tropakokain; ↑ Tab.).

d-ψ-Cocain, Dextrocain, Pseudo-, Isokokain, Psicain®: synthet. Kokain, in Form des Hydrogentartrats oder Hydrochlorids als Lokalanästhetikum verw. (0,5%ige Lsg. zur Blasenspülung, 10%ige Lsg. zur Schleimhautpinselung; Augentropfen 2%ig); besitzt zwar nicht die gefäßkontrahierende Wirkung des natürl. Isomers l-ψ-C., ist jedoch rel. ungiftig u. nicht euphorisierend.

Cocainum, Kokain, Erythroxylin, 1-ψ-Cocain: (GARNECKE 1855) Benzoylekgoninmethylester, ein Coca-Alkaloid (↑ Formel u. Tab.); farblose, bittere Kristalle mit starker lokalanästhet. u. vasokonstriktor. Wirksamkeit. In Salzform erstes bedeutendes Lokalanästhetikum (KOLLER 1884, SCHLEICH 1889) u. Vorbild für zahlreiche synthet. Lokalanästhetika (WILLSTÄTTER 1900). Wirkt i. v. als Nervengift (Euphorie, Schwindel, Lähmung); führt evtl. zur Sucht (↑ Kokainismus) u. unterliegt deshalb dem ↑ Betäubungsmittelgesetz (für Praxisbedarf max. 1,0 g, für jeden Pat. max. 0,1 g tägl.). – Nachweis durch Farbreaktion mit wäßr. $KMnO_4$-Lsg. (violette Kristalle) oder Erhitzen mit konz. H_2SO_4 u. KJO_3 (braun – grün – violett) oder TiO_2 (blau – violett), ferner durch Fällung mit verdünnter Chrom- oder Pikrinsäure; biol. Prüfung anhand von Pupillenerweiterung, Taubheit der Zungenspitze; s. a. Kokain... – **C. hydrochloricum** s. **muriaticum** (ebenfalls BTM!) wegen tox. Nebenwirkungen (↑ Kokainismus) u. Suchtgefahr nur noch als Lokalanästhetikum (20%ige Lsg. für Schleimhaut, 1%ige Lsg. für Inhalation, 2%ige Augensalbe oder -tropfen).

Cocarboxylasum *WHO:* ↑ Thiaminpyrophosphat; s. a. Vitamin B_1.

Coccaceae: (WINSLOW 1908) histor. Taxon für kugelförm. Bakterien.

Cocchi* Krankheit: Marmorknochenkrankheit mit malignem Verlauf.

Coccidia, Kokzidien, Eukokzidien: Ordnung der Sporazoa mit den Unterordnungen Hämosporidia u. Toxoplasmidia; darunter die Gattgn. Plasmodium (Malaria-Erreger), Toxoplasma, Sarcocystis, Isospora. Intrazelluläre Parasiten (Epithel- u. Blutzellen), nur Jugendformen (Sporo-, Merozoiten) freilebend.

Coccidioides: (RIXFORD u. GILCHRIST 1896) dimorphe Pilzgattung, im parasitären Stadium sphär. Zellen, die zu Sporangien mit Endosporen heranwachsen, im saprophytären Stadium weißgraue, später bräunliche Fadenpilze, flaumig, mit typ. Arthrosporen. Medizin. wichtig der menschen- u. tierpathogene **C. immitis** s. **pyogenes** s. **esferiformis** (Oidium coccidioides, Posadasia esferiformis, Blastosporidium schoi, Geotrichum dermatitidis, Blastomyces immitis s. coccidioides, Mycoderma immite, Trichosporon proteolyticum, Zymonema immitis), der, endogene u. Arthrosporen bildend, v. a. in den USA-Südstaaten, Mexiko u. Argentinien die ↑ Kokzidioidomykose hervorruft (s. a. Tab. »Mykosen«, z. B. als **Coccidioidomycosis hepatis** mit Granulomen u. abszeßähnl. Herden.

Coccidiosis: ↑ Kokzidiose.

Coccidium: älterer Gattungsname für Protozoen der Gattungen Isospora, Eimeria, Blastocystis.

Coccobacillus: (GAMELEIA 1888) *bakt* veralteter Gattungsname für Pasteurella; ferner C. ducreyi = Haemophilus du., C. friedlaenderi = Klebsiella pneumoniae, C. pfeifferi = Haemophilus influenzae.

Coccodermia superficialis: ↑ Impetigo contagiosa.

Coccomelasma: diffuse, kleinknotige Hautmetastasierung eines Melanoms.

Coccothrix: (LUTZ 1886) veralteter Gattungsname für ↑ Mycobacterium.

Coccus: 1) *bakt* alter Gattungsname für Kokken; z. B. C. lancéolé (= Diplococcus pneumoniae). – 2) *entom* Schildlaus-Gattung; z. B. C. cacti, die auf Kakteen lebende Cochenille-Laus, deren getrocknete, befruchtete ♀♀ als **Coccionella** (»Cochenille«) u. a. zur Gewinnung von Karmin dienen.

Coccy...: Wortteil »Steißbein«; s. a. Kokzy....

coccygeus, coccygicus: (lat.) zum Steißbein (↑ Os coccygis) gehörend. – **Coccyx:** (*gr* kokkyx = Kuckuck) histor. Bez. für das – einem Kuckucksschnabel ähnl. – Steißbein.

Cochenille: s. u. Coccus cacti. – **C.rot A.** Neucoccin O: Trinatriumsalz der Naphthionsäure-azo-2-naphthol-6,8-disulfonsäure; Monoazofarbstoff, *histol* zur Darstg. von Tonofibrillen in der Epidermis, auch Lebensmittelfarbstoff.

Cochinchina|-Diarrhö: Strongyloidose (oder Amöbenruhr?) in Vietnam. – **C.-Geschwür:** Hautleishmaniase in Vietnam.

Cochinfuß: Myzetom des Fußes (»Madurafuß«) in Südindien.

Cochlea *PNA:* die (Innenohr-)Schnecke im Felsenbein (Spitze nach vorn) als Teil des Hörorgans, bestehend aus dem Modiolus mit dem Can. spiralis (»knöcherne Schnecke«) u. dem zwischen Scala tympani u. Sc. vestibuli aufgehängten, mit Lymphe gefüllten Ductus cochlearis (»häut. Schnecke«), dem Träger des Hörepithels (↑ CORTI* Organ). – s. a. Abb. »Labyrinth«.

Cochlear microphonics: ↑ Mikrophonpotentiale.

Cochleare: *pharm* »Löffel« als Mengangabe in der Rezepturanweisung; z. B. **C. amplum** s. **magnum** (= Eßlöffel), **C. infantum** (= Kinderlöffel), **C. parvum** (= Teelöffel).

cochlearis: (lat.) zur Innenohrschnecke (Cochlea) gehörend. – Auch Kurzform für N. cochlearis.

Cochl(e)itis: Entzündung der Innenohrschnecke.

Cochleosom: *zytol* hakenförm. ↑ Polyribosom.

Cochrane* Syndrom: (W. A. Co., Pädiater, London; zus. mit PAYNE, SIMPKISS u. WOOLF 1965) frühkindl. »leuzinsensible Hypoglykämie«, mit Trinkunlust, Schreianfällen, Schweißausbrüchen, Erbrechen, anfallsweiser Gesichtsröte über allg. Blässe, evtl. ton.-klon. (oder aton.) Anfällen beim jungen Säugling, insbes. nach eiweißreicher Mahlzeit; Nüchternhypoglykämie, nach Leuzin-Belastung (100–150 mg/kg)

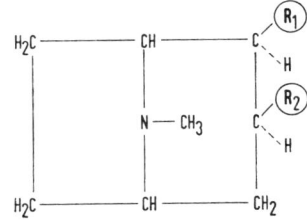

Coca-Alkaloide	R_1	R_2
ψ-Tropin	–H	–OH
Tropakokain	–H	–$OCOC_6H_5$
Ekgonin	–COOH	–OH
Benzoylekgonin	–COOH	–$OCOC_6H_5$
Cocainum	–$COOCH_3$	–$OCOC_6H_5$
Cinnamylkokain	–$COOCH_3$	–OCO–CH=CH–C_6H_5
Truxilline	–$COOCH_3$	–O–Truxillsäureester

signifikanter Blutzuckerabfall (Hyperinsulinismus unbekannter Genese); Prognose rel. ungünstig.

Cock* Tumor (EDWARD C., 1805 – 1892, Chirurg, London): nach unvollständ. Entfernung eines Atheroms (Entleerung des Zysteninhalts in das Korium) entstandenes u. bakteriell superinfiziertes, bei Berührung leicht blutendes Fremdkörpergranulom mit vegetierenden Granulationen.

Cockayne* Syndrom (EDWARD ALFRED C., 1880–1956, Pädiater, London): **1)** (1936) komplexe, heredofam. Dysplasie (Enzymopathie?) mit Wachstums- u. Entwicklungsstörung (ab 2. Lj.): disproportionierter Zwergwuchs (lange Extremitäten mit Beugehaltung in großen Gelenken), faßförm. Thorax, kleiner Kopfumfang, tiefsitzende dysplast. Ohrmuscheln, Enophthalmus, Prognathie; Schwerhörigkeit bis zur Taubheit, Retinitis pigmentosa, Poikilodermie-art. »Röntgenhaut«, grobschläg. Tremor, Intelligenzdefekt; röntg.: »Elfenbeinepiphysen«. – **2)** ↑ Epidermolysis bullosa hereditaria dystrophica hyperplastica.

Cocket* Venen: klappeninsuffiziente Vv. perforantes (»prox. Typ«) des Unterschenkels, die in der Pathogenese des Ulcus cruris eine wesentl. Rolle spielen.

Cockpit-Varizen: ↑ Corona phlebectatica.

Cocktail, lytischer: stark sedierende Mischung aus den Phenothiazinen Megaphen® (Chlorpromazinii chloridum) u. Atosil® (Promethazinum, je 25 mg) u. aus Dolantin® (Pethidinum 50 mg); i. m. oder als Dauertropf; in höherer Dosierung zur künstl. Hibernation.

Cocktail|party-Syndrom: (1962) hirnorgan. Psychosyndrom bei Hirnatrophie, charakterisiert durch inhaltsloses (oft noch formal richtiges) stereotyp-phrasenhaftes Geschwätz. – **C.-Purpura**: allerg. Reaktion auf Chinin-halt. Tonic-water.

Cod-liver-oil-Einheit, C.L.O.-Einh.: (engl. cod = Wal) ältere biol. Einheit für Vit. A (Wirkung eines unter Standardbedingungen gewonnenen Lebertrans im Rattentest); 1 C. L. O.-Einh. ≈ 330 I. E.

Code: genet ↑ Kode.

Codecarboxylase: enzym mit Pyridoxal-5-phosphat ident. Kofaktor in mehreren Enzymsystemen; s. a. Vitamin B_6.

Codehydr(ogen)ase I u. II: ↑ Nikotinamid-adenindinukleotid bzw. -dinukleotidphosphat.

Codeinum, Kodein, Methylmorphin: (ROBIQUET 1832) Morphin-3-methyläther; im Opium vork. (0,2 – 0,8%), auch (halb)-synthetisch herstellbares (Umwandlung von natürl. Morphin) Alkaloid (Phenanthren-Derivat, ↑ Formel), weißes, bitteres Kristallpulver; zentral-hustendämpfend, Anw. als Antitussivum (orale Dosis 30 mg/Tag) u. in analget. Kombinationspräp. (nicht suchterregend, daher erleichterte BTM-Bestimmungen, auch für Salze). Nachweis durch Farbreaktion (blaugrünes Apomorphin) mit ERDMANN* u. FRÖHDE* Reagens, ferner mit vanadinoder nitrithalt. H_2SO_4, Rohrzucker-Schwefelsäure (rot), $FeCl_3$-H_2SO_4 (heiß blau, mit HNO_3 rot), quant. durch Titration mit HCl (Methylorange als Indikator). – Wichtigstes Salz: **C. phosporicum** ($C_{18}H_{21}NO_3$ + H_3PO_4 + $1^1/_2$ H_2O), mit gleicher Indikation (oral 30 mg).

Codivilla* Nagelextension (ALESSANDRO C., 1861 – 1912, Chirurg, Bologna): (1903) chir Extensionsverfahren mit Fersenbeinnagel-Gipszugverband. – s. a. COLONNA*-CODIVILLA* Operation.

Codman* (ERNEST AMORY C., 1869 – 1940, Chirurg, Boston) **Bursa**: ↑ Bursa subacromialis. – **C.* Dreieck**: röntg die etwa dreieck. reaktive, subperiostale Knochenauflagerung bei Osteosarkomatose. – **C.* Operation**: op. Entfernung der Bursa subacromialis mit Hilfe eines bis vor das Akromioklavikulargelenk reichenden Hautschnittes. – **C.* Tumor**: ↑ Chondroblastom. – **C.* Zeichen**: bei Sehnenriß des M. supraspinatus pass. Hebung des Armes schmerzlos, aktive über die Mittellage hinaus unmöglich (schmerzhafte Kontraktion des Deltoideus).

Codon: genet ↑ Kodon.

Coecum, coecalis: ↑ Caecum, caecalis; s. a. Zäko . . . .

Coecitas: ↑ Caecitas (= Blindheit).

Coelenterata, Zölenteraten: zool Unterabtlg. der niederen Metazoen mit nur 1 Körperhohlraumsystem (= **Coelenteron** = ↑ Archenteron). Dazu gehören: Nesseltiere (Cnidaria) u. Rippenquallen (Ctenophora).

Coeli..., Coelo...: Wortteil »Bauchhöhle«; z. B. **Coeliagra** (= Bauchschmerzen), **-adelphus** (im Abdominalbereich verwachsene Doppelmißbildg.; je nach Gewebsbrücke als Gastrodidymus, Omphalo bzw. Hypogastropagus), **Coeliocentesis** (↑ Bauchpunktion), **-tomia** (↑ Laparotomie), **-schisis** (↑ Bauchspalte).

Coeliacia: ↑ Zöliakie.

coeliacus: zur Bauchhöhle gehörend.

Coelom(a): ↑ Zölom (= Leibeshöhle).

Coelonychia: ↑ Koilonychie (= Hohlnagel).

Coelothelioma: ↑ Mesotheliom (der Pleura).

Coenaesthesia: ↑ Zönästhesie.

Coenen* Phänomen (HERMANN C., 1875 – 1956, Chirurg, Breslau): (1913) der im Rahmen der Aneurysma-Op. als Kollateralzeichen geprüfte Blutaustritt aus dem dist. Gefäßstumpf nach Trennung vom bds. ligierten Aneurysma. – Von C.* auch Fußgelenkarthrodese u. a. Op.verfahren angegeben.

Coenogonimus: helminth ↑ Heterophyes.

Coenurus cerebralis, Gehirnquese, -blasenwurm, Drehwurm: die Finne von ↑ Multiceps multiceps; 3–4 cm große, wasserhelle Blase, mit bis zu 500 ca. 1 mm großen Skolizes an der Innenwand. Parasit in Hirn u. Rückenmark einiger Säugetiere, v. a. von Schafen (»Drehkrankheit«), selten auch des Menschen (= **Coenurosis, Coenuriasis**, Zönurose; Sympte. je nach Lokalisation des Parasiten; Diagnose in vivo kaum möglich).

Co|enzym: ↑ Koenzym.

Coerulein A: (BECHER) histol grüner Beizenfarbstoff (Anthrachinon-Derivat), der mit Chromsalzen Farblacke bildet; in 2%ig. Borax-Lsg. zur Anfärbung von Knochengewebe. – **Coerulein S** (Additionsverbindung mit Natriumbisulfit) zur Anfärbung von Muskulatur; von EHRLICH 1885 zum Nachweis der Blut-Hirn-Schranke verwendet.

coeruleus: (lat.) himmelblau, blau.

Coerulo|mycin: (1957) Virustatikum aus Actinomyces coerulescens; im Tierexperiment wirksam bei Grippevirus-A-Infektion (1 mg kristall. C.m. = 1600 Phagen-Einh.). – **C.plasmin**, Ferrioxidase I: Kupfer--bindendes, als Oxidase wirksames Plasmaprotein der α_2-Globulinfraktion (↑ Tab. »Plasmaproteine«). Vork. im Serum von Säugetier u. Mensch (ca. 30 mg%, d. s. 96% des Cu-Gehaltes) sowie in Leber u. Niere; 2 elektrophoret. trennbare Isomere C u. D (Nachweis durch Immundiffusion mit p-Phenylendiamin); erhöhte Serumwerte bei schweren Infektionskrkhn., Schwangerschaft u. Psychosen (?), erniedrigte bei ↑ WILSON* Krkht. (= hepatolentikuläre Degeneration: »**C.plasmose**«).

Cœur en sabot: (französ.) kard ↑ Holzschuhform.

Coevirus: Coxsackie-Virus A 21.

Cofaktor: ↑ Kofaktor. – **Coferment**: ↑ Koenzym.

Coffein(um), Koffein, Methyltheobromin, Thein: (RUNGE 1819) 1,3,7-Trimethylxanthin; Purinbase in Kaffeebohnen (Coffea arabica), Teeblättern (Camellia sinensis u. a.), Kolanüssen (Cola nitida, C. acuminata) u. Mateblättern (Ilex paraguariensis). Wirkt erregend auf Großhirnrinde, Atem- u. Gefäßzentrum, bewirkt Erweiterung der Blutgefäße u. Diurese; therap. Anw. (MED 0,05–0,2 g per os) als Tonikum, Psychoanaleptikum u. Diuretikum, in Kombinationspräpn. mit Antipyretika (verstärkt deren analget. Wirkung). Nachweis – nach Oxidation u. Eindampfen – mit NH_3 (rot; Morphin = rosa; Kodein = blau), durch Fällung mit Phosphorwolfram- oder Phosphormolybdänsäure, $K[BiJ_4]$, $HgCl_2$ (indir., komplexometrische Bestg.) oder Jodjodkali-Lsg. (jodometr. Bestg.). – Bei akuter Intoxikation (»**Coffeinismus**«): Unruhe, zentrale Erregung, psych. Alterationen, Tachykardie, Schlaflosigkeit, Herz- u. Kreislaufkollaps, Harndrang (Ther.: Barbiturate, Phenothiazine, evtl. Magenspülung). – Wicht. Gemische: **Coffeinum-Natrium benzoicum** (2+3; gem. DAB mit mind. 38% Koffein; auch für Inj.) u. **C.-Natrium salicylicum** (10+13; mit mind. 40% Koffein).

Coffey* Operation (ROBERT CALVIN C., 1869 – 1933, Chirurg, Portland/USA): (1910) Ureteroenteroanastomose mit Einpflanzung des Harnleiters in den Dickdarm via submukösen Schrägkanal; als **Coffey I** fixierte, primär offene Anastomose (zweizeit. Vorgehen = C.*-MAYO* Op.); als **C. II** Einpflanzung (ohne Fixierung) mit frei ins Darmlumen ragendem Ureterstumpf (zunächst mit Katheter); als **C. III** submuskuläres Anlegen des verschlossenen Stumpfes (u. sek. Spontananastomosierung durch Nekrose).

Coffin*(-Siris*-Wegienka*) Syndrom: (1966) fam.-erbliche komplexe Knorpel-Knochenanomalien mit Minderwuchs, typ. Gesichtsbildung (Hypertelorismus, antimongoloide Lidachse, Epikanthus, Brauenwulst, Jochbein-, OK-Hypoplasie, tiefsitzende Ohrmuscheln, Prognathie, vord. Haarwirbel), pithekoider Haltung, großen, dysplast. Händen, Pectus carinatum, kartilaginären Exostosen an der hyperlordot. WS u. a. m.; geist. Retardierung; Mukopolysaccharide o. B.

Cogan* Syndrom (DAVID GLENDENING C., geb. 1908, Ophthalmologe, Boston): **1)** (1945) bei Jugendl. vork. interstitielle Keratitis mit fleck. Hornhauttrübung, geringer Uveitis, Augenschmerzen u. Visusverschlechterung, ferner Ausfälle des VIII. Hirnnervs, Schwindelanfälle, Ohrensausen, Schwerhörigkeit. Ätiol. unklar (Virusinfektion? Enzephalitis?). – **2)** (1952/53) sehr seltene, angeb., partielle okulomotor. Apraxie, fast stets isoliert; ab 3. – 5. Lj. Unfähigkeit, seitliche Blick- u. Führungsbewegungen auszuüben (ungezwungene Bewegung voll erhalten), bei Kopfdrehung entgegengesetzte Ablenkung der Augen. Ätiol. unklar (Persistenz einer frühkindl. Entwicklungsphase?).

Coggins* Test (DAVID C., 1843 – 1913, Otologe, Salem/Mass.): otol Simulationsprüfung auf einseitige Taubheit, indem der Untersucher mit dem Probanden (hinter dessen Rücken) über ein Schlauchstethoskop spricht, dessen eine Olive mit Wachs verschlossen ist (Hört Proband auch bei verschlossener Olive im gesunden Ohr, ist Taubheit simuliert).

Cogwill* Äquivalent: ältere Vitamin-B_1-Maßzahl; 1 mg-Äquivalent = $0,15\gamma$ Aneurinhydrochlorid = 0,05 I. E.

Cohabitatio, Kohabitation: ↑ Beischlaf; s. a. Coitus.

Co-Hb: ↑ Kohlenmonoxidhämoglobin.

Cohen* Fraktur: v. a. bei Jugendl. vork. Sitzbeinfraktur durch dir. Gewalteinwirkung.

Cohen* Probe: (1889) Eiweißnachweis (Trübung) im Harn mit essigsaurer Jodjodkalium- oder salzsaurer $K[BiJ_4]$-Lsg.

Cohen* Test (HARALD C., zeitgen. Biochemiker, Chicago): Schwangerschaftsnachweis durch i. c. Inj. von Kolostrum (bei Gravidität ohne Reaktion); unsicher.

Coherin: 1972 aus HHL isoliertes Polypeptid mit MG ca. 4000.

Cohn* Fraktionierung (ERWIN JOSEPH C., 1892 – 1953, physiol. Chemiker, Cambridge/USA): (1940) mehrfach modifiziertes Verfahren (Methoden 1 – 12) zur schonenden Auftrennung der Plasmaproteine mit Äthanol bei niedr. Temp. (0 – 10°). Durch Veränderung von pH, Ionenstärke, Temp., Äthanol- u. Eiweißkonz. werden Fraktionen mit folgenden, z. T. therap. u. analytisch verwertbaren Hauptbestandteilen erhalten: I: Fibrinogen, antihämophiles Globulin; II: γ-Globulin (AK); III-0: β_1-Lipoprotein (u. Cholesterin, Phosphatide, Karotinoide, Östrogene); III-1: Isoagglutinine; III-2: Prothrombin; III-3: Plasminogen; IV-1: α-, etwas β-Globuline (u. Cholesterin, Phosphatide, Phosphatasen); IV-4: α- u. β-Globuline (u. Karboxylesterhydrolasen, Hypertensinogen); V: Albumin. – Von C.* auch eine Zentrifuge zur auto-

Cohn* Salzlösung (FERDINAND C., 1828 – 1898, Botaniker u Bakteriologe, Breslau): Lsg. mit Ammoniumtartrat, sek. K-, tert. Ca-, Mg-Sulfat u. Äpfelsäure, die anderen Nährmedien zwecks Untersuchung bakterieller Stoffwechselleistungen zugefügt wird.

Cohnheim* (JULIUS FRIEDRICH C., 1839 – 1884, Pathologe, Kiel, Breslau, Leipzig) **Krankheit**: ↑ Lymphogranulomatose. – **C.* Theorie**: 1) Entzündungs-, Emigrationstheorie (begründet 1867 durch den **C.* Froschversuch** mit reizenden Agentien an Mesenterium u. Zunge): Die entzündl. Noxe im Gewebe alteriert die Gefäßwand so, daß Leukozyten auswandern können. – 2) Krebs-, Keimversprengungstheorie: Alle Neoplasmen gehen aus Gewebekeimen hervor, die im Laufe der Ontogenese überschüssig gebildet, ausgeschaltet oder verlagert wurden.

Coil-kidney: (engl.) ↑ Spulenniere.

Coindet* Zeichen (JEAN FRANÇOIS C., 1774 – 1834, Arzt, Genf): ↑ Cri hydrencéphalique.

Coitus: Beischlaf, Geschlechtsverkehr; s. a. Kohabitations... . – Bes. Formen: **C. condomatus** (mit Kondom; Möglichkeit einer Empfängnis < 0,5%), **C. hispanicus** (mit Ejakulation in unterste Scheide oder Vestibulum vaginae u. Scheidenspülung; Konzeptionsverhütung unsicher), **C. interruptus** (mit Zurückziehen des Penis vor Eintritt der Ejakulation; Konzeptionsverhütung nur ca. 90%, da oft zuvor unbemerkter Samenabgang; führt bei der ♀ evtl. zu Anorgasmie), **C. oralis** (↑ Fellatio), **C. per anum** (mit Einführung des Penis in den After; v. a. bei Homosexualität), **C. reservatus** (Karezza-, Mazdaznan-Methode, bei der der Penis in der Vagina ohne Kohabitationsbewegungen – u. ohne Ejakulation – verharrt, während der Partner liest, meditiert etc.), **C. saxonicus** (mit Zusammendrücken des Penis vor der Ejakulation, um Reflux des Ejakulats in die Harnblase zu bewirken; unsichere u. nicht ungefährl. Konzeptionsverhütung), **C. à la vache** (= C. a tergo, d. h. von der Rückenseite her).

Cokarzinogenese: ↑ Kokarzinogenese.

Cola nitida s. vera: im trop. Westafrika, in Brasilien, Indien, Sudan u. auf Jamaika kultivierter Baum [Sterculiaceae], dessen Samen (»Kolanüsse«) u. a. Koffein enthalten (0,6 bis 3%, gebunden an Katechingerbstoffe); Anw. als Stimulans u. Tonikum (auch in Getränken u. Tabletten); bei Überdosierung dem Coffeinismus ähnl. Vergiftungsbild.

Colamin: ↑ Äthanolamin.

Colcher*-Sussmann* Lagerung: (1944) röntg Rückenlage mit angezogenen Beinen (u. Vergleichsmaßstab etwa 10 cm unterhalb Symphyse) für die radiometr. Bestg. der Querdurchmesser von Beckeneingang, -mitte u. -ausgang.

Colchicin(um), Kolchizin: (PELLETIER u. CAVENTOU 1819) N-haltiges Phenanthren-Derivat mit Tropolonstruktur (↑ Formel); das alkohol- u. wasserlösl. Hauptalkaloid der Herbstzeitlose (Colchicum autumnale; v. a. in Samen). Starkes Kapillar-, Zell- u. Mitosegift (Erscheinungen erst nach 4 – 6 Std.); therap. Anw. im akuten Gichtanfall (orale MED 2 mg, MTD 5 mg) u. als Zytostatikum (z. B. bei senilem Keratom, Basaliom). Nachweis u. a. durch Farbreaktionen mit Mineralsäuren u. NaNO$_3$ oder FeCl$_3$, Fällung mit Jodjodkalium, K[BiJ$_4$], AuCl$_3$, Phosphormolybdän-, Gerbsäure. – s. a. Demecolcinum, Kolchizinmitose.

Coldpressure-Test, Cold-Pressor-, CP-Test, HINES*-BROWN* Test: (engl. = Kälte/Druck; 1932) klin. Kreislaufregulationsprobe durch Blutdruckkontrollen während u. nach Eintauchen einer Hand in Eiswasser (1 Min.). Normal: Druckanstieg um 10–25 mm Hg (diastol. geringer), Rückkehr zum Basiswert nach 2–3 Min.; engl. = Kä erhöhte Werte v. a. bei Phäochromozytom, aber auch bei anderen Hypertonieformen (häufig schon im prähyperton. Stadium).

Coldpunch-Methode: (engl. = kalte Stanze; HOUGH H. YOUNG 1909) transurethrale Prostataresektion durch Stanzen mit einem tubulärem Messer (meist n. THOMPSON). Postoperative Gewebsreaktion geringer als nach Elektroresektion.

Cole* Operation: 1) modifiz. Keilarthrodese (vord. Tarsektomie) bei Hohlfuß. – 2) Y-förm. End-zu-Seit-Hepatikojejunostomie (über T-Drän) mit Bildung einer Schleimhautfalte zur Refluxprophylaxe.

Cole* Rezessus (LEWIS GREGORY C., 1874–1954, Röntgenologe, New York): röntg der im Füllungsbild des Magens unterhalb der Bulbusbasis vom Pylorusmuskel ausgesparte Raum. Bei pylorusnahem Ulkus evtl. verformt (= **C.* Zeichen**).

Cole* Tubus: Endotrachealtubus für Säuglinge u. Kleinstkinder; konisch zulaufender, manschettenloser Gummitubus mit engerem endotrachealem u. weiterem oropharyngealem Abschnitt. Atemphysiologisch günstig (geringer Strömungswiderstand), aber Abknickungsgefahr an der Übergangsstelle.

Cole*-Cecil* Geräusch (RUFUS IVORY CO., ARTHUR B. CE., amerikan. Kardiologen): (1908) für die Aorteninsuffizienz charakterist. blasendes Diastolikum mit P. m. an Herzspitze u. li. Sternalrand, im Ggs. zum AUSTIN FLINT* Geräusch auch in der Axilla hörbar.

Colecalciferolum *WHO*: ↑ Vitamin D$_3$.

Coleman*(-Meredith*) Syndrom (CLAUDE C., 1879 – 1953, Neurochirurg, Richmond/Virg.): (1938) »posttraumat. Syndrom« nach – meist stumpfem – kombin. Okzipital-Zervikal-Schultergürtel-Trauma: Hirnkontusion. u. Schädelbruch, häufig Klavikulafraktur sowie – zunächst oft symptomlos – multiple Frakturen u. Dislokationen der HWS (z. B. Fortsatzabrisse, Atlasdistorsion) mit – teils irreversiblen – neurol. Funktionsausfällen.

Coleo...: Wortteil »Scheide« (s. u. Kolpo...).

Coles* Körperchen: virol s. u. LEVINTHAL*-LILLIE*.

Colestyraminum *WHO*: Styrol-Divinylbenzol (ca. 2%)- Mischpolymerisat mit quart. Ammoniumgruppen; Antipruriginosum bei Gallenstauung (z. B. Cuemid®).

Coletti* Syndrom: röntg mehrfache konzentr. Konturierung des ektatischen Zäkums bei Invagination.

Coley* Mixtur (WILLIAM BRADLEY C., 1862 – 1936, Chirurg, New York): abgetötete Erreger (Streptokokken steigender Virulenz, Serratia marcescens) u./oder deren Toxine enthaltendes Präp. zur Malignom-Ther. (i. m. oder intratumoral).

Coli-Bazillus: ↑ Escherichia coli; s. a. Koli…

Colica: (lat.) ↑ Kolik; z. B. **C. gastrica**, biliaris, intestinalis, pancreatica, renalis, testicularis (↑ Magen-, ↑ Gallen-, ↑ Darm-, ↑ Pankreas-, ↑ Nieren-, ↑ Hodenkolik), **C. salivaria** (im Mundboden bei Steinverschluß einer Speicheldrüse), **C. spermatica** (bei Entzdg. der Vesiculae seminales), **C. uterina** (als Menstrualkolik oder bei Polyposis), **C. saturnina** (↑ Bleikolik). I. e. S. die **C. mucosa s. mucomembranacea** (= Colitis mucosa s. pseudomembranosa) als funktionelle Dickdarmstörungen mit (oder ohne) kolikart. Schmerzanfällen u. Entleerung von Schleim u. Membranen, meist bei jüngeren Frauen im Rahmen veget.-nervöser Störungen, häufig auf dem Boden einer Neurasthenie, Psychopathie (s. a. Colon irritabile).

Colicine, Kolizine: (GRATIA 1925) stammspezif. lysogenes Prinzip bei Escherichia coli; hochmolekulare Proteine (Untergruppe der ↑ Bakteriozine), wie sie auch von Shigella, Salmonella, Aerobacter u. anderen Escherichia-Arten gebildet werden. Prophagen-ähnl. Verhalten u. Wirkung (Lysierung anderer Bktn.), streng artspezif.; als Antibiotika unbedeutend. Urs. für Enterobaktn.-Antagonismus im Darmtrakt; wicht. Kriterium für Koli- u. Enterobaktn.-Typisierung.

colicus: (lat.) 1) zum Dickdarm (Kolon) gehörend. – 2) kolikartig.

Colimycin: 1) ↑ Colistinum WHO. – 2) (GAUSE et alii 1956) ein Oligosaccharid-Antibiotikum (Neomycin-Gruppe) aus Actinomyces fradiae var. spiralis.

Colinet*-Caplan* Syndrom: ↑ CAPLAN* Syndrom.

Coliques étagées: (KOEBERLÉ) subzessiv in verschied. Darmsegmenten ablaufende Koliken mit multipler Dünndarmstenosierung.

Colistin(um) WHO, Colimycin, Polymyxin E: (KOYAME 1950) Antibiotikum aus Bac. colistinus u. polymyxa; zykl. bas. Polypeptid ($C_{45}H_{85}N_{13}O_{10}$), bakterizid gegen gramneg. Baktn.; Dosen >4 mg Base/kg wirken neuro- u. nephrotoxisch. Standardisierung nach biol. Einh. (1 E. = 0,033 ug).

Colitis, Kolitis: akute oder chron. Schleimhautentzündung des Dickdarms, oft in ganzer Ausdehnung u. unter Beteiligung weiterer Wandschichten. Ätiol.: Keime der Shigella-Gruppe, Amöben (↑ Bakterien-, Amöbenruhr), seltener Tbk (↑ Darm-, Ileozäkal-Tbk), Syphilis, Di (v. a. Enddarm), Abführmittel (Drastika, v. a. bei Abusus), Intoxikation (v. a. durch Schwermetalle, z. B. als ↑ C. mercurialis; bei Urämie »Ausscheidungskolitis« mit Ulzerationen u. Nekrosen); bei Enterokolitis v. a. Salmonellen, Staphylokokken, Viren, Koli (evtl. im Zusammenhang mit langdauernder Breitbandantibiotika-Ther.); ferner **C. parasitaria** (durch Entamoeba histolytica, Balantidium coli, Lamblien, Trichomonaden, Chilomastix u. a. m.). Klin.: Fieber, Spasmen (= **C. spastica**, s. a. Colon irritabile), Tenesmen, Durchfälle, in schweren Fällen Exsikkose, Kachexie. Im allg. nur **C. catarrhalis**, subakut oder akut, schleimig-serös (meist Enterokolitis), durch Infektion oder tox. bzw. reizende Substanzen (Drastika, Arsen, Schwermetalle; z. B. **C. mercurialis** durch im Dickdarm ausgeschiedene Hg-Ionen). – **C. cystica** mit schleimhalt. Zysten (Schleimhauthernien durch die Muscularis mucosae oder reepithelisierte Ulzera) in Mukosa oder Submukosa. – **C. diverticulosa** (bei Kolondivertikulose) meist als rezidivierender Reizzustand (Ödem, später Induration) durch die chron. Stuhlretention in den Divertikeln. – **C. (granulomatosa) regionalis**: unspezif., auf einen Abschnitt (meist Aszendens) beschränkte akute oder chron. C., mit Ödem u. zell. Infiltration (Granulomcharakter) von Mukosa u. Submukosa; meist zus. mit Enteritis region. (termin.); Ätiol. ungeklärt; von C. ulcerosa klin. oft nicht zu unterscheiden. – **C. mucosa s. pseudomembranacea**: ↑ Colica mucosa. – Als schwerste Form die **C. ulcerosa s. gravis s. chronica purulenta**, mit geschwürig-destruierenden Wandprozessen ungeklärter Ätiol. (Autoaggressionskrankh. mit P-Phänomen? Mitwirkg. psych. Faktoren), evtl. den ganzen Dickdarm befallend; oft Superinfektion, später narb. Schrumpfung, Stenose u. Darmverkürzung, evtl. Peritonitis (Ulkusperforation); als Endzustand das »Burned-out-Kolon«; klin. Verlauf akut-foudroyant (evtl. sept. Temp.), meist aber chron.(-rezidivierend), mit schleichendem, uncharakterist. Beginn: schleimig-blut.-eitr. Diarrhöen, stark beschleunigte BKS, Dysproteinämie, Gewichtsverlust, Anämie, Störung des Wasser- u. Mineralhaushaltes; Rö-Bild: ausgefranste, gezähnelte Konturen mit groben Kontrastplaques, »string sign«, evtl. Pseudopolyposis (fälschlich: »C. polyposa«). – s. a. ischämische ↑ Segmentkolitis.

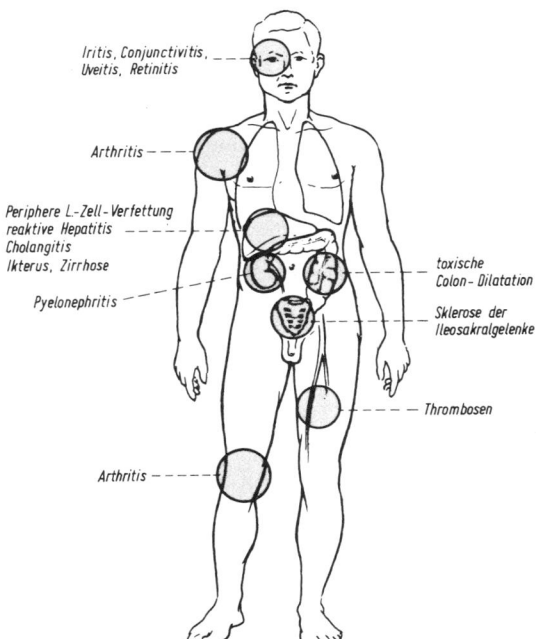

Fernkomplikationen bei **Colitis ulcerosa**.

Colla: (lat.) Leim. – **C. animalis**: ↑ Gelatina alba. – **C. piscium** (= Fischleim; Anw. als »Engl. Pflaster«).

Collafil®: *chir* resorbierbares Nahtmaterial (Verweildauer bis 30 Tg.) aus steril entnommenen Achillessehnen gesunder Schlachttiere. Kollagene Fasern werden zu Folien gegossen, in Streifen zerlegt, versponnen u. durch Chrombehandlung gegerbt.

Collagen

Collagen: ↑ Kollagen. – **C.-like protein**: nicht-dialysierbare, fällbare, mit heißer Trichloressigsäure extrahierbare, Hydroxyprolin enthaltende Substanz im menschl. Plasma. Diagnostisch bedeutsam für das Bindegewebe betreffende Krankhtn. (z. B. Lymphogranulomatose, chron. Polyarthritis).

Collagenosis: ↑ Kollagenose.

Collapsus: ↑ Kollaps; z. B. **C. pulmonum** (↑ Lungenkollaps), **C. venosus** (↑ Venenkollaps).

Collargol(um): ↑ Argentum colloidale.

collateralis: (lat.) seitlich benachbart, nebenständig; s. a. Kollateral....

Collatz*-Weber* Methode: photoelektr. Venenpulsschreibung; der pulsierende Schatten der beleuchteten Vene bewirkt über eine Photozelle Strommodulationen, die nach Verstärkung registriert werden.

Collemplastrum: Kautschukpflaster; z. B. **C. adhaesivum** (»Kautschukheftpflaster«) mit Klebemasse aus Kautschuk, Dammar, Kolophonium, rohem Zinkoxid, Rhiz. Iridis u. Wollfett (hergest. mit Petroleumbenzin), als **C. Zinci** (»Zinkkautschukpflaster«, z. B. Leukoplast®) mit der dreifachen Menge Zinkoxid statt Rhiz. Iridis.

Collerette: *derm* ↑ Coronella, BIETT* Collerette.

Colles* (ARAHAM C., 1773 – 1843, Chirurg, Dublin) **Band**: 1) ↑ Lig. reflexum. – 2) »Lig. triangul.« (↑ Lig. transversum perinei). – **C.* Fraktur**: typ. dist. ↑ Radiusfraktur 1–3 cm prox. der Gelenklinie; Extensionsfraktur mit dors. Biegungsdreieck (oder Trümmerzone), meist als Bajonettfraktur mit dorsoradialer Verschiebung des dist. Fragments (samt Hand, u. meist in Supinationsstellung); häufig mit Abriß des Proc. styloideus ulnae. – **C.*(-Baumès*) Regel** (PIERE PROSPER FRANÇOIS B., 1791–1871, Dermatologe, Lyon): Alle – auch anscheinend gesunden – Mütter syphilitischer Kinder sind gegen eine erneute Infektion gefeit (sogen. **C.* Immunität**).

Collet* (FRÉDÉRIC-JUSTIN C., 1870–1966, Otologe, Lyon) **Syndrom**: Foramen-jugulare-Syndrom mit Hirnnervenlähmung IX – XII; i. e. S. das ↑ SICARD* Syndrom. – **C.* Zeichen**: rel. weite Lidspalte u wiederholter Lidschlag als Zeichen einer beginnenden Lähmung des M. orbicularis oculi.

Colliculitis: Entzündung des ↑ Colliculus seminalis.

Colliculus: (lat.) kleiner Hügel; *anat* z. B. **Colliculi auriculares** (↑ Aurikularhöcker), **C. cartilaginis arytaenoideae** *PNA* (an der Vorderfläche des Stellknorpels, Ende der Crista arcuata), **C. facialis** *PNA* (der »Fazialishügel« am Boden der Rautengrube bds. des Sulcus medianus post., hervorgerufen durch das Fazialisknie), **C. ganglionaris** (*embryol* der »Ganglienhügel« am Boden der Hemisphärenbläschen, aus der das Basalganglion [später Putamen u. Nucl. caudatus] des Endhirns hervorgeht), **C. inferior u. sup. laminae tecti** *PNA* (jeder der bd. unteren = hint. bzw. oberen = vorderen Vierhügel, jeweils einen gleichnam. grauen Kern enthaltend), **C. seminalis** *PNA* (= Caruncula urethralis, Crista seminalis; der längl. »Samenhügel« in der Mitte der Crista urethralis der Pars prostatica der ♂ Harnröhre mit den Mündungsschlitzen der Ductus ejaculatorii u. des Utriculus prostaticus; bei Entzündg. [»Colliculitis«, Urethritis post.] **C.-s.-Syndrom** mit schmerzhafter u. unvollständ. Erektion, Impotenz, Ejaculatio praecox; bei angeb. Hyperplasie evtl. Obstruktion der Harnröhre).

Collier de Vénus: (französ. = Halsband der Venus) Leucoderma syphiliticum am Hals.

Collier* (JAMES STANSFIELD C., 1870–1935, brit. Chirurg) **Syndrom**: s. u. Pseudotumor orbitae. – **C.* Traktus**: ↑ Fasciculus longitudinalis medialis.

Collifixur: *gyn* ↑ Zervikopexie; i. e. S. die ↑ BUMM* hohe Kollifixur.

Collin* (ANATOLE C., 1831–1923, Instrumentenmacher, Paris) **Spekulum**: selbsthaltendes Scheidenspekulum (»Entenschnabelspekulum«) mit Stiftgelenk. – **C.* Zange**: Uteruskürette mit gezackter Schleife.

Collins* Drüsen: an der Kammerwasserbildung beteiligte (?) Drüsen des Ziliarkörpers.

Collius* Syndrom (TREACHER EDWARD C., 1862 bis 1919, engl. Ophthalmologe): (1909) ↑ Dysostosis mandibulofacialis (FRANCESCHETTI).

Collip* Einheit (JAMES BERTRAM C., 1892–1965, Biochemiker, Montreal): (1925) Einh. des Parathormons (»**C.* Hormon**«), definiert als $1/100$ der Extraktmenge, die – s. c. injiziert – den Blutkalziumspiegel eines 20 kg schweren Hundes 15 Std. um 5 mg% erhöht; 1 C.* E. ~ 5 USP-Einhn.

Colliquatio: (lat.) Verflüssigung (↑ Kolliquation).

Collis: (lat.) Hügel; z. B. **C. femininus** (↑ Mons pubis).

Collis* Versuch: *päd* 1) plötzl. Kopftiefhang des an einem Knie gehaltenen – zuvor auf dem Rücken liegenden – Säuglings. Hat im 1. Lhj. Beugen des freien Beines in allen Gelenken zur Folge, im 2. Lhj. mit gestrecktem Knie. – 2) freier Horizontalhang des am Oberarm u. -schenkel gehaltenen Säuglings: im 1. – 4. Mon. lockere Beugung des freien Armes, im 4. – 6. Mon. Beugehaltung des Beines, Pronation des U'arms (ab 6. Mon. Aufstützen der Hand), in 9. – 12. Mon. Aufsetzen des Fuß(rand)es.

Collodium, Kollodium: (MAYNARD 1846) Lsg. von Kollodiumwolle (Nitrozellulose mit N-Gehalt bis 12,6%) in Alkohol-Äther-Gemisch (1 + 2); leicht brennbar, zu festhaftendem, dünnem Film verdunstend. Therap. Anw. als Wundverschluß u. Arzneivehikel, z. B. **C. cantharidatum s. vesicans** (mit 15% Kantharidin-Extrakt), **C. elasticum** (mit 3% Rhizinusöl; Keratolytikum), **C. salicylatum** (mit 2% Milch- u. 4% Salizylsäure; Keratolytikum bei Hühneraugen u. Hornhaut). – s. a. Kollodium....

colloidalis: (lat.) ↑ kolloidal.

Colloidoma miliare: *derm* ↑ Pseudomilium (1).

Colloma: Adenokarzinom mit leimart. Schnittbild (hochgrad. Degeneration? Carcinoma mucoides?).

Colloxylinum, Pyroxylinum, Kollodiumwolle: Nitrozellulose mit N-Gehalt bis 12,6%, gewonnen durch Einwirkung roher $HNO_3 + H_2SO_4$ auf gereinigte Baumwolle; *histol* zur Celloidin-Einbettung.

Collum...: s. a. Kollum....

Collum: (lat.) Hals; *anat* halsförmig verjüngter Organabschnitt (s. a. Cervix, Kollum...); z. B. am Humerus **C. anatomicum** *PNA* (das rel. dünne prox. Endstück zwischen Schaft u. Kopf) u. **C. chirurgicum** *PNA* (der dünne Abschnitt unterhalb der Tubercula als Prädilektionsstelle für subkapitale

Fraktur), ferner **C. costae** *PNA* (der »Rippenhals« zwischen Rippenkopf u. -körper), **C. dentis** *PNA* (der – vom Zahnfleisch bedeckte – »Zahnhals« zwischen Krone u. Wurzel), **C. femoris** *PNA* (der a.-p. etwas abgeplattete »[Ober-]Schenkelhals«, das abgewinkelte Verbindungstück zwischen Schaft u. Kopf; s. a. Schenkelhals...), **C. glandis penis** *PNA* (der rel. dünne vord. Abschnitt des Penisschaftes im Bereich der Ringfurche), **C. mallei** *PNA* (der eingeschnürte Abschnitt des Hammers zwischen Kopf u. Körper), **C. mandibulae** *PNA* (der schmale, in den UK-Kopf übergehende Teil des Proc. condylaris), **C. radii** *PNA* (der zirkulär eingeschnürte Abschnitt distal des Caput), **C. scapulae** *PNA* (der eingeschnürte Abschnitt prox. der Gelenkpfanne), **C. stapedis** (der schmale Teil des Steigbügels unterhalb des Capitulums), **C. tali** *PNA* (der eingeschnürte Teil zwischen Körper u. Kopf), **C. uteri** (↑ Cervix uteri), **C. vesicae felleae** *PNA* (der »Gallenblasenhals«, von dem der Ductus cysticus ausgeht), **C. vesicae urinariae** (↑ Blasenhals). – *path* **C. obstipum** (↑ Schiefhals).

Collum-Corpus-, Collum-Diaphysen-Winkel: *orthop* s. u. CCD-Winkel.

Collyrium: *pharm* Augenwasser, z. B. **C. adstringens luteum** (»gelbes Augenwasser«; mit – gelbfärbender – Tct. Croci u. Ammoniumchlorid, Zinksulfat, Kampfer).

Colobactrum: (BORMAN et alii 1944) obsoleter Gattungsname für Escherichia u. Aerobacter.

Coloboma: ↑ Kolobom; z. B. **C. iridis**, lentis, maculare, palpebrale, retinae (= ↑ Iris-, ↑ Linsen-, ↑ Makula-, ↑ Lid-, ↑ Netzhautkolobom), **C. labii** (↑ Lippenspalte).

Colocynthidismus: akute »Koloquintenvergiftung« durch die Früchte von Citrullus colocynthis bzw. den darin enthaltenen glykosid. Bitterstoff **Colocynthin:** schleim.-blut. Durchfälle, Erbrechen, Schmerzen im Epigastrium, Leber- u. Nierenstörungen; Ther.: Magenspülungen u. symptomatisch.

Colofixatio: *chir* op. Fixierung des (mobilen) Kolons an der Bauchwand. – s. a. Kolopexie.

Colombo-Fieber: paratyphöses Fieber auf Ceylon.

Colon *PNA*, Intestinum colon *JNA*: der bds. seitlich u. oben (»Kolonrahmen«) im Darmbauch liegende

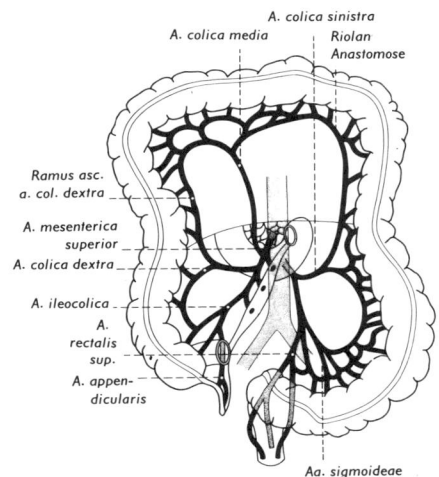

Die arterielle Versorgung des Dickdarms.

»Grimmdarm« als längster Abschnitt des Dickdarms zwischen Caecum u. Rectum, unterteilt in **C. ascendens** (bis zur re. Flexur, retroperitoneal, mit Fascia transversalis u. re. Niere verwachsen), **C. transversum** (zwischen re. u. li. Flexur, von Bauchfell überzogen, durch Mesokolon sehr verschiebl.), **C. descendens** (ab li. Flexur, retroperitoneal, mit Fascia transvers. u. li. Niere verwachsen) u. **C. sigmoideum** (als S-förm. Schleife, mit Mesokolon gut bewegl., in Höhe Promontorium ins Rektum übergehend). Merkmale: Tänien, Haustren, Appendices epiploicae; innen Plicae semilunares, Schleimhautkrypten, keine Zotten; s. a. Dickdarm..., Kolo....

Colon irritabile s. spasticum: »Reizkolon«, Anfälligkeit des Dickdarmes gegenüber verschiedensten Noxen, oft als Folge infektiöser oder parasitärer Darmerkrn., aber auch als Psychoneurose, bei Allergie etc.: mit hartnäckigen funktionellen Störungen (Schmerzen, Völlegefühl, Rumoren, Blähungen, Stuhlalterationen usw.), evtl. Bild der Colica mucosa. Ther.: psych. Führung (v. a. Aufklärung über die Harmlosigkeit), Diät, sedierende Spasmolytika. – **C. migrans:** abnorme Beweglichkeit (fehlende Fixierung) von Aszendens u. Flexura hepatica; mit lageabhäng. Schmerzen im re. Oberbauch; oft kombin. mit ↑ Caecum mobile (»Caecocolon mobile«).

Colonna* Operation (PAUL CRENSHAW C., geb. 1892, Orthopäde, Philadelphia): **1)** Hüftplastik bei Schenkelhalspseudarthrose; nach Kopfresektion Einstellung des Trochanter major in die Pfanne u. Reinsertion der pelvitrochanteren Muskeln – bei 20° Abspreizung – an der Außenseite des Femurs. – **2) C.*-Codivilla* Op.:** Hüftplastik bei inveterierter, hochstehender Luxation; nach Dreh- u. Varisierungsosteotomie offene Reposition des Femurkopfes in die ausgefräste u. entknorpelte Urpfanne (Kapselhaube als Interpositum).

Colo|pexia: ↑ Kolopexie. – **C.plicatio:** op. Einengung des Dickdarmlumens – z. B. bei Megakolon – durch Raffnähte oder Vernähen der bd. freien Tänien. – **C.ptosis:** ↑ Koloptose.

Color: (lat.) Farbe; s. a. Kolor.... – **C.scanning, C.szintigraphie:** (engl.) ↑ Farbszintigraphie.

Colorado-(Zecken-)Fieber, Amerikan. Gebirgs-Zeckenfieber; v. a. in den westl. USA durch Dermacentor andersoni übertragene Virusinfektion (**Colorado--tick-fever-Virus** = CTV, ein nicht-gruppiertes ARBO-Virus, 35–50 nm; natürliches Reservoir: kleine Nager; im embryonierten Hühnerei züchtbar); Sympte.: nach 4–6 Tgn. Kopf-, Augen-, Rückenschmerzen, Schwindel, Erbrechen (ähnl. dem Dengue-Fieber); meist milder Verlauf, kein Exanthem, Dauer ca. 1–2 Wochen.

Colostomia: ↑ Kolostomie.

Colostrum ↑ Kolostrum.

Colo|tomia: ↑ Kolotomie. – **C.typhus:** ↑ Kolotyphus.

Colp(o)...: Wortteil »weibl. Scheide« (↑ Kolp[o]...).

Columbia|-SK-Virus, Col-SK: (WARREN u. M. 1949; benannt nach Columbia-Universität u. einem Pat. namens Daniel S. K.) Kardiovirus der Picorna-Gruppe; RNS-halt., 10 – 20 nm, ätheresistent; hochpathogen für Nager, selten Erreger einer fieberhaften Erkr. des Menschen (Deutschland, Holland), evtl. mit – schwerer – Enzephalomyokarditis. –

C.-Schema: *gyn* Stadien-Einteilung des Mamma-Ca.: A) Tumor nicht mit Brustwand verwachsen, keine LK-Metastasen, kein Hautödem. – B) Axillar-LK befallen; noch nicht fixiert, kleiner als 2,5 cm. – C) eines der o. a. Kriterien pos. oder Hautulzeration. – D) mind. 2 der o. a. Kriterien pos. oder Hautmetastasen oder »entzündl.« Form oder supraklavikuläre oder parasternale Metastasen oder Armödem oder Fernmetastasen.

Columella-Effekt: *otol* der bei hörverbessernder Op. ausgenutzte Effekt der Schallübertragung über ein einz. Gehörknöchelchen (in Analogie zur Columella auris der Vögel), bestehend aus dem funktionstücht. Steigbügel oder einer plast. »Columella«; s. a. Interposition (2).

Columna: (lat.) Säule, *anat* säulenförm. Gebilde, z. B. **Columnae anales** *PNA* (= Cc. rectales Morgagnii; die 5 – 8 Längsfalten der Mastdarmschleimhaut oberhalb der Zona haemorrhoid.; glatte Muskulatur mit submukösen Venenknäueln, zur Abdichtung der Afteröffnung), **Cc. fornicis** (die paarigen, dicken Seitenteile des Fornix cerebri, beginnend vorn in den Corpora mamillaria, dann nach vorn-oben-hinten unter den Balken zum Corpus fornicis, dann – wieder getrennt – zum Hippocampus), **Cc. griseae medullae spinalis** *PNA* (die säulenart. Seitenteile der grauen Substanz des RM: C. ant. = »Vordersäule« mit multipolaren motor. Zellen; C. lat. als seitlich davon in die weiße Substanz vorspringende »Seitensäule« mit sympath. Zellen; C. post. = »Hintersäule« mit sensiblen Zellen u. der ↑ CLARKE* Säule), **Cc. renales** *PNA* (»BERTIN* Säulen«, die die Markpyramiden hülsenförmig umschließenden Rindenanteile), **Cc. rugarum** *PNA* (die hint. u. die vord. Schleimhautlängsfalte der Scheidenwand, in denen die queren Rugae vaginales zusammenstoßen); ferner als **C. vertebralis** die ↑ Wirbelsäule mit 7 Hals-, 12 Brust-, 5 Lenden-, 5 Kreuzbein- u. 5 Steißbeinwirbeln, mit physiol. Hals- u. Lendenlordose u. Brustkyphose, um ihre Frontal-, Sagittal- u. Vertikalachse beweglich, im Wirbelkanal das RM enthaltend.

Coma, Koma: 1) Stadium tiefer Bewußtlosigkeit mit Fehlen jeglicher Reaktion auf Anruf, häufig auch auf stärkere Schmerzreize (unkoordinierte Abwehrbewegungen möglich), evtl. mit Schlaflosigkeit (= **C. agrypnum**, z. B. bei Typhus, Fleckfieber, Bruzellose); als schwerster Grad das **C. carus**. Vork. bei Läsion oder erkran. Erkr. des Gehirns (= **C. cerebrale**, z. B. bei intrakranieller Blutung, Olig-, Ischämie, Hypoxie, Hirnkontusion, -tumor, -abszeß, -druck, Meningoenzephalitis, Epilepsie, Intoxikation), schwerer Stoffwechselstörung (endo- oder exogene Intoxikation; z. B. Basedow-, Leberkoma) sowie ante finem. – 2) *opt* ↑ Asymmetriefehler.

Coma diabeticum s. hyperglycaemicum s. acidoticum: Stoffwechselzusammenbruch infolge rel. oder absol. Insulinmangels (bei unzureichenden Ther.dosen, interkurrentem Infekt, Gastroenteritis mit Hypchlorämie, schwerem Diätfehler u. a. m.). Entwicklung meist langsam (über Präkoma; dagegen hyperglykäm. Schock meist rasch!): Bewußtseinstrübung bis Bewußtlosigkeit, Brechreiz, Erbrechen, Pankreasschmerz (Pseudoperitonitis diabetica), Polyurie, -dipsie, Exsikkose (vermind. Hautturgor, weiche Augäpfel), Hyperglykämie, Anstieg von Azetessigsäure, β-Hydroxybuttersäure u. Azeton in Blut u. Harn, Azetongeruch der Atemluft, Azidose, vermind. Alkalireserve, kompensator. große (KUSSMAUL*) Atmung; häufig Rest-N (gesteigerte Glukoneogenese) sowie Gesamtlipide u. Cholesterin im Blut vermehrt; bei langdauernder Ketoazidose K-Verarmung (außer Ammoniak auch fixes Alkali zur Neutralisation der organ. Säuren herangezogen); ferner hypochloräm. Syndrom (infolge Erbrechens u. Harnflut), Hypoxidose, Hypovolämie, Elektrolytstörung, evtl. lebensbedrohl. Hyperosmolarämie; durch ZNS-Schädigung evtl. schwerer Herz-Kreislaufkollaps (= **C. cardiovasculare**), u. U. Exitus; bei Ketoazidose über 24 Std. Prognose meist infaust. Diagnose: Blutzuckerbestg.; Ther.: Altinsulin (evtl. zus. mit Glukose), Volumen u. Elektrolytersatz, Herz-Kreislaufmittel, Infektabwehr.

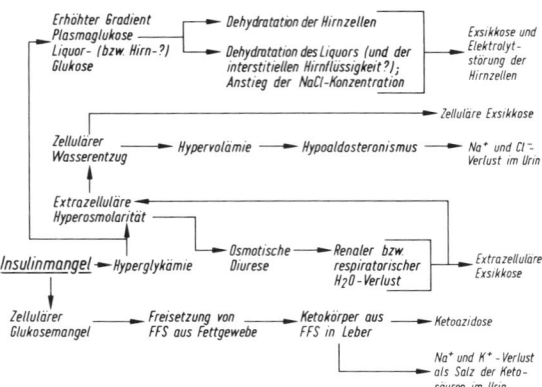

Coma diabeticum: Zusammenbruch der Regelkreismechanismen (nach FRÖSCH u. M.).

Coma dyspepticum (infantum): die mit komatösen Zuständen einhergehende Stoffwechselkatastrophe im Rahmen einer ↑ Säuglingsintoxikation. – **C. hepaticum:** ↑ Leberkoma. – **C. hyperkapnicum** infolge stark erhöhter CO_2-Spannung im arteriellen Blut (= Hyperkapnie, meist bei gleichzeit. Hypoxie); häufig mit Krämpfen u. Tachykardie; evtl. in Asphyxie übergehend. Vork. bei Ventilationsstörung, nach Atmen CO_2-reicher Luftgemische, bei Erregbarkeitsminderung des Atemzentrums (z. B. in Narkose). – **C. hypochloraemicum** bei durch profusen NaCl-Verlust bedingter lebenbedrohender Störung des Elektrolythaushaltes (↑ Salzmangelsyndrom). – **C. hypokaliaemicum:** nach stärkerem K-Verlust (z. B. bei Hg- oder Cortison-Medikation) auftret. komatöses Bild (mit den Symptn. der Hypokaliämie); auch als »falsches Leberkoma« bei Hepatopathien.

Coma paraproteinaemicum: C. bei Paraproteinosen (z. B. Plasmozytom, Makroglobulinämie WALDENSTRÖM), wahrsch. infolge Hirnschädigung durch tox. Eiweißkörper (u. Mikrothromben?). – **C. (post)hypoglycaemicum:** seltener komatöser Zustand nach längerer Hypoglykämie (vgl. hypoglykäm. ↑ Schock), mit Hirnschädigung durch Glukosemangel; oft mit Krämpfen, Primitivreaktionen (Reflex- u. Fluchtmechanismen) etc. einhergehend; meist irreversibel (auch bei Normalisierung des Blutzuckers), letal. – **C. pyloricum** im Dekompensationsstadium der hypertroph. Pylorusstenose infolge hochgrad. metabol. Alkalose (durch Cl- u. K-Verluste).

Coma uraemicum: C. im dekompensierten Endstadium der Niereninsuffizienz mit Retention harnpflichtiger Substanzen (Harnstoff, -säure, Kreatinin, Indikan, Xanthoprotein; Rest-N-Anstieg) u. Störung des Elektrolythaushaltes. Klin.: urinöser Foetor, gelbl.-braunes Hautkolorit, KUSSMAUL* Atmung, Purpura-ähnl. Haut- Schleimhautblutungen, Anämie, Azidose, evtl. extrem niedr. Ca-Spiegel.

Comarr* Blasentraining: (1964) urol bei Blasenatonie zwischen 6⁰⁰ u. 18⁰⁰ stündl. Trinken von ca. 240 ml u. Öffnen des Katheters so, daß der Blaseninhalt nicht > 400 ml beträgt.

Comb growth unit: / Kapaunenkamm-Einheit.

Comberg* Verfahren (WILHELM C., 1885 – 1958, Ophthalmologe, Berlin): röntg. Lokalisierung intraokularer Fremdkörper anhand einer okzipitofront. u. einer temporonas. »skelettfreien« Aufnahme des mit einer C.* Haftschale (Kontaktprothese mit durch 4 Bleimarken markierter Limbusebene) versehenen Bulbus bei definiert fixierter Augenstellung; Übertragung des Befundes in ein C.* Schema. – Von C.* auch / Adaptometer u. elektr. / Ophthalmoskop angegeben.

Combustio: (lat.) / Verbrennung (2); unterschieden als **C. erythematosa, bullosa** u. **eschariotica** (= 1., 2. bzw. 3. Grades).

Comby* Zeichen (JULES C., 1853 – 1947, Pädiater, Paris): weißl. Flecken auf hyperäm. Grund an Wangen- u. Gaumenschleimhaut als Frühsympt. (vor den KOPLIK* Flecken) bei Masern.

Comedo: (lat. = Schlemmer) derm / Komedo.

Comesatti* Probe: Adrenalin-Nachweis (Rosafärbung) durch Zusatz von 1%ig. Natriumazetat- u. 0,1%ig. Hg_2Cl_2-Lsg.

Comet: gyn / Abb. »Intrauterinpessare«.

Comirin: pharm Fungistatikum aus Pseudomonas antimycetica.

comitans, concomitans: (lat.) begleitend.

Comly* Syndrom (HUNTER HALL C., geb. 1919, Pädiater, Iowa City): / Methämoglobinämie, alimentäre.

Commabazillus: / Vibrio.

Commasculatio: / Päderastie.

Commissura, Kommissur: (lat.) Verbindung, anat verbindende Struktur (s. a. Kommissur...; z. B. im RM die **C. ant. alba** vor dem Canalis centr. u. vor der **C. ant. grisea**, die Vordersäulen verbindend, markhalt. gekreuzte Nervenfasern von Kommissurenzellen der Vorder- u. Hintersäule u. Pyramidenzellen des Pyramidenvorderstranges enthaltend); u. die **C. post. s. grisea** (hinter dem Zentralkanal). – Im Gehirn die **C. anterior** PNA (s. rostr. JNA; kurzer runder Strang in der Vorderwand des III. Ventrikels, bd. Großhirnhälften verbindend, von markhalt. Fasern des Schläfen- u. Riechlappens gebildet), die **C. post.** PNA (s. caud. JNA; quer am Hinterende des III. Ventrikels, aus weißen Fasern zum Tegmentum bestehend), die **C. fornicis** PNA (= **C. hippocampi** BNA; dreieck., weiße Faserplatte mit querverlaufenden Fasern, die die Crura fornicis u. die Hippocampi beider Seiten verbinden; Teil der sogen. »Davidsharfe«), die **C. habenularum** PNA (s. pinealis JNA; Verbindung der Zirbelstiele, mit weißen Fasern von Habenula zu Habenula); sowie die **Commissurae supraopticae** PNA, die weißen Kommissuren in Nähe des Chiasma opticum: am weitesten dorsal die **C. s. suprema** (GANSER), wahrsch. die bd. dors. Hypothalami oder die Thalami verbindend; ebenfalls dorsal, längs des Tractus opticus zum ventr. Corpus geniculatum med., die **C. (optica) dors. s. sup. s. supraoptica** MEYNERT; ventral, die med. Kniehocke, verbindend, die **C. basialis s. inf. s. postoptica ventr. s. supraoptica** GUDDEN. – Ferner **C. labiorum** PNA (Verbindung zwischen Ober- u. Unterlippe im Mundwinkel), **C. labiorum pudendi ant. u. post.** PNA (Hautbogen, der die großen Schamlippen vorn bzw. hinten miteinander verbindet), **C. palpebrarum med. u. lat.** PNA (Verbindung des Ober- u. Unterlides in den Augenwinkeln).

Commissuro...: / Kommissuro....

Common|-Cold-Viren, CC-Viren: die / Rhinoviren (Serotypen 1–62) als Erreger der »banalen Erkältungsinfekte«. – **C. ventricle**: (engl.) / Cor triloculare biatriatum. – **C.-wart-Virus**: das / »Warzenvirus« des Menschen, ein Papova-Virus; Erreger der / Verruca vulgaris.

Commotio, Kommotion: heft. Bewegung, Erschütterung (Stoß, Druck) einer Körperregion oder eines Organs; i. w. S. auch die bei stumpfem Trauma meist schlagartig einsetzenden Folgeerscheinungen mit im allg. reversiblen, v. a. funktionell – vegetat. Sympt., aber ohne anatomisch faßbares Substrat. – I. e. S. die **C. cerebri** (= Kommotionssyndrom, postraumat. Enzephalopathie oder Enzephalose), die »Gehirnerschütterung« durch stumpfes Schädeltrauma, mit sofort oder nach Intervall (bis zu Stdn.) einsetzendem Bewußtseinsverlust oder -trübung für Sekunden oder Minuten (nur ausnahmsweise > 1 Std.), Atem- u. Kreislaufstörungen (Schockfragmente), Übelkeit, Brechreiz, Erbrechen, antero- u. retrograder Amnesie, Sprachstörungen (Dysarthrie, Iterationen etc.), EEG-Veränderungen (Abflachung, Frequenzverlangsamung; klingen meist mit der Bewußtseinsaufhellung ab); keine neurol. Herdsympte., evtl. / postkommotionelles Syndrom. Pathogenetisch werden physikal.-chem. Umwandlungen (Thixotropie?) v. a. im Hirnstamm diskutiert. DD: Contusio, Hirndruck, komatöse Zustände anderer Genese.

Commotio cordis: stumpfes Herztrauma mit reversiblen funktionellen Folgeerscheinungen (passagere Minderdurchblutung, Extrasystolie etc.); von Contusio cordis klin. oft nicht eindeutig abzugrenzen. – **C. laryngis**: stumpfes Kehlkopftrauma mit reversiblen funktionellen Folgeerscheinungen: Ohnmacht, Schock (über N. vagus, Karotissinus), Laryngospasmus, Berührungsschmerz. – **C. (medullae) spinalis**: stumpfes RM-Trauma mit reversiblen funktionellen Folgeerscheinungen: sofort oder seltener nach kurzem Intervall einsetzendes komplettes oder inkomplettes Querschnittsyndrom, das sich innerhalb von Minuten, seltener Stunden zurückbildet; evtl. als Spätfolge Blutungen unter dem klin. Bilde der »spinalen / Apoplexie«. – **C. retinae**: / BERLIN* Netzhauttrübung. – **C. thoracis**: stumpfes Brustkorbtrauma mit – infolge Vagusreizung – ausgeprägter Schocksymptomatik; im allg. reversibel, aber letaler Ausgang möglich.

communicans: (lat.) verbindend.

communis: (lat.) gemeinsam, allgemein.

Community care: in der amerikan. Sozialpsychiatrie organisator. System einer klin. u. ambulanten Behandlung, wobei der Klinik – als Zentrum – räumlich oder funktionell weitere Sozialeinrichtungen (z. B. Child Guidance Clinic, Tages- u. Nachtklinik, beschützende Werkstätten, nachgehende Fürsorge) angegliedert sind.

Comolli* Zeichen (ANTONIO C., geb. 1879, Pathologe, Modena): dreieck., etwa dem Umriß der Skapula entspr. Weichteilschwellung (Hämatom) bei Schulterblattfraktur.

Comp...: s. a. Komp.... – **comp.**: compositus.

Compacta: 1) Substantia compacta ossis (↑ Subst. corticalis). – 2) *gyn* s. u. Funktionalis.

compactus: (lat.) zusammengedrängt, kompakt.

Compartiment: *zytol, virol* ↑ Kompartiment.

Compere* Operation (EDWARD L. C., CLINTON L. C., zeitgenöss. Chirurgen, Chicago): Z- oder treppenförm. Verlängerungsosteotomie des Femurschaftes mit Anlagerung eines Tibiaspans; Nachbehandlung durch Drahtextension.

Compiler: (engl.) in der EDV Programm zur Übersetzung eines in nicht-maschinenorientierter Sprache (z. B. Dezimalsystem) geschriebenen Rechenprogramms in eine maschinenorientierte (z. B. Dualsystem).

completus: (lat.) vollständig, komplett.

Compliance: (engl.) 1) *physiol* die Vol.-»Dehnbarkeit« des Thorax-Lungensystems, dargestellt durch den Quotienten aus den Zunahmen von Lungenvol. u. intrapulmonalem Druck. Gibt die Steilheit der Ruhedehnungskurve im Druck-Vol.-Diagramm an (↑ Lungenelastizitätsprüfung). Höchstwert im normalen Atembereich (ca. 0,12 Liter/cm H_2O); bei best. Krankhn. des Respirationstraktes verringert (atemmechanisch ungünstig); s. a. Abb. »Atmung«. – Reziprokwert: ↑ Elastance. – 2) *otol* s. u. Tympanometrie. – 3) *urol* ↑ Abb. »Zystometrie.«. – 4) *therap* das Sichfügen (»Unterwerfung«) des Pat. in das diagnost. u. therapeut. Regime, seine »Mitarbeit«.

compositus, comp.: (lat.) zusammengesetzt.

Compound: (engl. = Verbindung) 1) *genet* ein für 2 mutierte Allele desselben Locus heterozygoter Genotyp, der bd. Phänotypen nebeneinander zeigt. – 2) *pharm* Bez. für synthet. Präpe. in der Entwicklungs- u. Erprobungszeit; z. B. Compound 48/80 (Histaminliberator). – 3) *biochem* meist provisor. Bez. für noch nicht näher definierte natürl. Wirkstoffe (meist Steroidhormone), z. B. Compound A (KENDALL = 1 Dehydrokortikosteron; REICHSTEIN, WINTERSTEINER = Allopregnan-3,11,17,20,21-pentol), B (= Kortikosteron), C (= Allopregnan-3,11,17,21-tetrol-20-on).

Compound|-Nävus: der ↑ Kombinationsnävus. – **C.-scan**: »Misch-Scan« (s. u. Ultraschalldiagnostik).

Compressio: (lat.) Druck, Zusammendrücken; *path* die Kompression einer Körperregion oder eines Organs samt Folgeerscheinungen. – I. e. S. die **C. cerebri**, die »Hirnquetschung«, d. h. Kompression der Hirnmasse aus verschied. Urs., begünstigt durch das Unvermögen der Anpassung des knöchernen Schädels an intrakranielle Druckänderung (»Closed-box-Effekt«); insbes. die durch gesteigerten Hirndruck, entweder infolge Hirnschwellung bei zerebralem Prozeß oder infolge raumfordernden intrakraniell--extrazerebralen Prozesses (subarachnoidale, epi- oder subdurale Entzündung, Hämatom, Neoplasma). Klin.: Hirndrucksympte. (evtl., bes. bei Contusio cerebri, nach freiem Intervall: »stummes Stadium«), v. a. infolge Balkenpressung (Okulomotorius-, Abduzenszeichen), tentorieller Hernie (Mittelhirneinklemmung im Tentoriumschlitz; Abduzensparese, einseit., später bds. max. Pupillenerweiterung, Streckstarre), als Konussyndrom (↑ Kleinhirndruckkonus).

Compressio cordis: Druckschädigung des Herzens, meist bei C. thoracis oder durch raumfordernden intrathorakalen Prozeß. Sympte. ähnl. denen der Contusio cordis; plötzl. intrakardiale Drucksteigerung kann zu Klappen- u. Papillarmuskelabrissen, evtl. Herzwandruptur führen. – **C. intestini**: Druckschädigung eines Darmabschnittes (meist kompliziert durch Einengung des Darmlumens) bei stumpfem oder offenem Bauchtrauma, Organverlagerung (z. B. Wanderniere, -milz), Neoplasma, entzündl. Tumor, Hernieneinklemmung etc.; klin.: Schocksymptomatik, Ileus, evtl. Perforation. – **C. (medullae) spinalis**: ↑ Rückenmarkkompression. – **C. thoracis**: »Brustkorbquetschung«, v. a. bei Verkehrs- u. Betriebsunfällen, meist mit multiplen äuß. u. inn. – evtl. auch intraabdominalen – Verletzungen (z. B. Quetschwunden, Rippenbrüche, Lungenriß mit Hämoptoe, Pneumothorax, Pneumomediastinum, Compressio cordis); auch thoraxferne Blutungen (Haut, Augenbindehaut, Mundschleimhaut, Trommelfell etc.) infolge Fortleitung der intrathorakalen Drucksteigerung über klappenlose Venen zum Hals u. Kopf.

Compressor: *anat* ↑ Musculus compressor; z. B. **C. urethrae** (= M. sphincter urethrae), **C. vaginae** (= M. bulbocavernosus).

Compressorium mammae: Druckverband (elast. Binde in Achtertouren), mit dem eine oder bd. Mammae abgehoben u. fixiert werden; v. a. bei Abstillen, Mastitis. – s. a. Kompressorium.

Compton* Effekt, Streuung (ARTHUR HOLLY C., 1892–1962, Physiker, Chicago; 1927 Nobelpreis): (1923) Form der Streuung von Röntgen- u. Gammastrahlung, bei der das prim. Quant seine Energie auf ein Hüllenelektron eines Atoms überträgt (= **C.* Elektron**, das dadurch aus der Bahn geschleudert wird u. einen Impuls bekommt), wodurch sich seine Wellenlänge erhöht, u. zwar um den Betrag:

$$\Delta l = \frac{h}{m_0 c} (1 - \cos \varphi) ,$$

(h = PLANCK* Wirkungsquant, m_0 = Ruhemasse eines Elektrons, c = Lichtgeschwindigkeit, φ = Streuwinkel).

Computer|diagnostik: medizin. Diagnostik mit Einsatz elektronischer Datenverarbeitung (EDV). Prinzip: Bewertung der im Einzelfall erfaßten Beschwerden u. Befunde anhand ihres Vorkommens bei definierten Krankhtn., d. h. durch Vergleich der Symptomenmuster (die Maschine erstellt nach der Korrelation der Merkmale eine Liste der mit mehr oder weniger Wahrscheinlichkeit in Frage kommenden Diagnosen). – Die prakt. Medizin bedient sich aber darüberhinaus der EDV, z. B. zur Regulierung des Untersuchungsablaufs, Auswertung von Laborbefunden, Erstellung von Strahlenther.-Plänen u. a. m. – **C.-Szintigraphie**: Sz.-Technik, bei der die Meßwerte durch EDV verdeutlicht, spezifiziert u./oder interpretiert werden: Mittelwertbildung, Untergrundsubtraktion, Isoimpulsbereiche, Aktivitätsprofile, Bildverknüpfung etc. – **C.-Tomographie**, CT, Tomometrie:(CORMACK,HOUNSFIELD 1972)*röntg.*Transversalschichtverfahren das zum Bildaufbau einen elektron. Rechner einsetzt. Die Meßeinrichtung (Rö.-röhre mit etwa bleistiftstarkem Strahlenbündel, Szintillationszähler mit nachgeschaltenem Photomultiplier) ermittelt das Strahlenschwächungsprofil der betreff. Schicht durch lineare Ablastung (»Seitenriß«) aus jeweils leicht verändertem Winkel (insges. mind. 180°), so daß ca. 100000 Meßwerte anfallen, aus denen eine Ortsverteilung von Schwächungswerten errechnet u. in ein Fernsehbild (auch farbig) umgesetzt wird, wobei eine zweckmäß. Kontraststeigerung den Informationsgehalt erhöht. Weitere Vorteile: keine Überlagerung durch andere Schichten, abgestufte Weichteildarstg. auch ohne KM, quant. Bildauswertung anhand der – am Bildrand angegebenen – Schwächungswerte, schnelle Information (pro Schicht 5–30 Sek.).

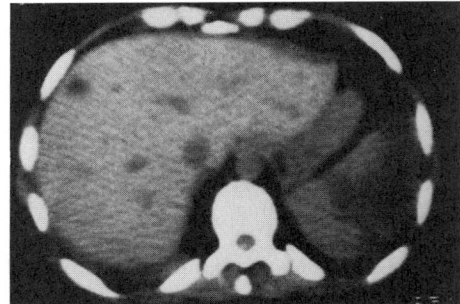

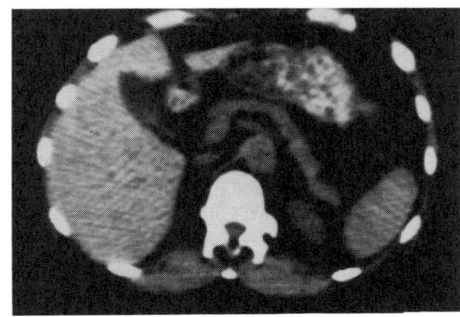

Computer-Tomogramm des Oberbauches: **a)** multiple Leber- u. Milzabszesse; **b)** normales Pankreas.

COMT: **C**atechol-**O**-**m**ethyl**t**ransferase (s. u. Brenzkatechin-).

con...: (von lat. cum = mit) Präfix »gemeinsam mit«, »zusammen«; s. a. kon....

CON: (K. F. STEPHENS 1960) **C**yclopropan-**O**xygen-**N**itrogen, ein Narkose-Gasgemisch, bei dem der Explosionsgefahr durch Zusatz des inerten Gases N begegnet wird. Mischung n. BOURNE: 50% Zyklopropan, 25% O_2, 25% N_2. Modifikation n. HINGSON: 40% Zyklopropan, 30% O_2, 30% Helium.

Conalbumin: aus Eiereiweiß isoliertes Protein (MG 75–90 × 10^3, I.P. pH 6,8). das einen Fe-Komplex bildet u. immunochemisch dem Serumtransferrin entspricht.

Conamen, Conatum (suicidii): (lat.) ↑ Suizidversuch.

Conant* Vierfachfärbung: *histol* Kombinationsfärbung (Safranin, Kristallviolett, Fast Green FCF, gesätt. Goldorange-Lsg.) zur Darstg. von Parenchymzellen, Bindegewebsfasern u. Erythrozyten.

conc.: *chem* concentratus, konzentriert.

Concato* Krankheit (Luigi Maria C., 1825–1882, Internist, Bologna, Turin): ↑ Polyserositis fibroplastica; evtl. mit chron.-adhäsiver **C.*-Perikarditis** als Restzustand.

Concealment: (engl. = Verborgensein) *kard* sogen. versteckte ↑ Leitung (»concealed conduction«).

concentratus, conc.: (lat.) konzentriert.

Concept-Formation-Test: *psych* ↑ Sortiertest.

Conceptio: (lat.) *biol, gyn* ↑ Konzeption.

Concertina-Effekt: *kard* ↑ Konzertina-Effekt.

Concha: (lat.) Muschel. – **1) Concha auriculae** *PNA*: die eigentl. »Ohrmuschel«, d. h. deren in den äuß. Gehörgang überleitende Vertiefung, gegliedert in die kleinere Cymba u. das größere Cavum conchae. – **2) Conchae nasales** *PNA*: die muschelförm., Schleimhaut-überzogenen, etwa horizontalen, knöchernen Vorragungen der seitl. Nasenwand, die die inn. Nasenoberfläche vergrößern (Anwärmung der Atemluft); die **C. n. inferior** (= Os turbomaxillare s. turbinatum) überdeckt als größte den unt. Nasengang als dünne, schmale, poröse, selbständ. Knochenplatte, mit Proc. maxill., lacrim. u. ethmoid. zur Befestigung an den entspr. Nachbarknochen; die **C. n. media** u. **sup.** überdecken als Teile des Siebbeins den mittl. bzw. oberen Nasengang; die inkonst. **C. n. suprema** (SANTORIN) ist ein Teil der oberen Muschel. – **3) C. sphenoidalis** *PNA*, Ossiculum Bertini: die paar., mit dem Keilbeinhöhlenseptum u. dem kleinen Keilbeinflügel verbundene dünne Knochenplatte, die die Höhle vorn abschließt.

concisus, cc.: (lat.) *pharm* zerkleinert, mittelfein zerschnitten.

Concoctio: **1)** *pharm* warm bzw. kochend herzustellende Rezeptur. – **2)** *physiol* ↑ Verdauung.

concomitans: (lat.) begleitend.

Concrescentia: (lat.) »Verwachsung«, Konkreszenz, i. e. S. die zweier Knochen als Varietät.

Concretio: (lat.) totale oder partielle flächenhafte »Verwachsung« benachbarter seröser Häute; z. B. die **C. praeputii** (zwischen inn. Vorhautblatt u. Eichel) sowie die **C. pericardii** (= C. cordis, Obliteratio s. Syncretio peric.) zwischen Epi- u. Perikard, meist als Folge einer akuten Perikarditis (»Pericarditis adhaesiva int.«), klin. meist bedeutungslos; oft aber mit Accretio vergesellschaftet; vgl. auch Constrictio pericardii).

Concubitus: (lat.) ↑ Beischlaf. – **Concussio:** heft. Erschütterung, schockähnl. Zustand.

condensans: (lat.) verdichtend.

Condensing enzyme: (engl.) ↑ Zitrat-synthase.

Condicio, Conditio: (lat.) Bedingung, Beschaffenheit, Kondition; z. B. **C. sine qua non** (»unerläßl. Bedingung«).

Condorelli* (LUIGI C., geb. 1899, italien. Arzt) **Enzephalitis:** in Sizilien u. Kalabrien endem. (mikronoduläre) Enzephalitis mit extrapyramidaler Symptomatik, Hemiballismus u. Hemiplegie. – **C.* Syn-**

Conduit

drom, Akroosteodystrophia hypogenitalis dysparathyreoidica: (1945) Akroosteolyse an Finger- u. Zehenphalangen u. Alveolarfortsätzen infolge Epithelkörperchen-Dysfunktion; Hyperkalziämie, Menstruationsstörungen.

Conduit: (französ. = Röhre) *urol* künstl. ↑ Harnableitung durch Einpflanzen der Ureteren in eine isolierte, als Harnreservoir dienende Darmschlinge; z. B. Ileum(↑ Abb.), Kolon-C. (↑ Abb. »Dickdarmblase«).

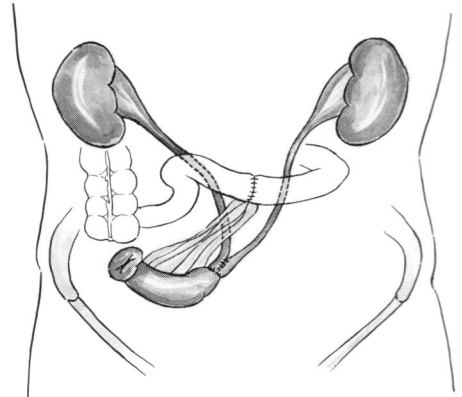

Conduplicato corpore: (ROEDERER 1756) *geburtsh* »Partus cond. corp.« (lat. = Geburt mit gedoppeltem Körper) als Modus der Selbstentwicklung (↑ dort. Abb.) bei Querlage; nach taschenmesserart. Zusammenklappen Tiefertreten der Frucht – ohne Haltungsänderung – u. Geburt zunächst der Schultern, dann des Kopfes neben dem Rumpf.

Condurango: *hom* Tinktur aus der Rinde von Marsdenia condurango (Asclepiadaceae); z. B. als Vinum Co. bei Magenleiden.

Condylarthrosis: *anat* Ei- oder Ellipsoidgelenk.

Condyloma: *derm* Feigwarze. – **1)** (i. e. S.) **C. acuminatum** (= Papilloma ac. s. venereum, Verruca acuminata), das »spitze Kondylom« als Abart der vulg. Warze in der Anogenitalgegend u. in feuchten Körperfalten (hervorgerufen durch ein Virus der Papilloma-Gruppe, häufig durch Geschlechtsverkehr übertragen): gruppiert stehende (oft kranzförmig) blasse oder rötl. Knötchen mit warzig – filiformer, u. U. mazerierter Oberfläche, die zu hahnenkamm- u. blumenkohlart. Wucherungen heranwachsen (u. ggf. das Präputium durchbrechen) können. – **2) C. latum s. syphiliticum** (= Papula luxurians et madidans), das »breite Kondylom«, ein durch mechan. Reiz u. Mazeration gewuchertes papulöses Syphilid (meist schmierig belegt; hochinfektiös!) v. a. in der Anogenitalgegend. – **Condylomatosis pemphigoides maligna:** ↑ Pemphigus vegetans.

Condylus, Kondylus: *anat* sphärischer Gelenkkörper (s. a. Caput, vgl. Epicondylus). – **1) C. humeri** *PNA*: der dist. Humerusgelenkkörper (für die Articulatio cubiti), bestehend aus Capitulum u. Trochlea einschl. der Fossae olecrani, coronoidea u. rad. – **2) C. lat. u. med. femoris** *PNA*, die bd. spiralig gekrümmten dist. Femurgelenkkörper für die Articulatio genu. – **3) C. lat. u. med. tibia** *PNA*, die bd. Schienbeingelenkkörper für die Articulatio genu. – **4) C. occipitalis** *PNA*, der paar. ellipt. Gelenkkörper des Hinterhauptbeins für die Articulatio atlantooccipit; als Varietät ein **C. tertius** vor dem For. magnum, mit dem Dens axis oder dem vord. Atlasbogen artikulierend.

Cone-biopsy: (engl.) *gyn* ↑ Ringbiopsie.

Conessinum *WHO*, Konessin, Neriin, Roquessin, Wrightin: 3β-Dimethylamino-18,20-methylenimino--5-pregnen; Alkaloid in der Rinde der Apozynazeen Holarrhena antidysenterica (»Kurchirinde«; Indien) u. floribunda (Afrika) Anw. als Hydrobromid bei Amöbenruhr u. Trichomoniasis (MED oral 100, vaginal 200 mg, pro Kur 4–5 g).

confertus: (lat.) dicht (gedrängt).

confluens: (lat.) zusammenfließend, Zusammenfluß; z. B. als **C. sinuum** *PNA* die Vereinigung des Sinus sagitt. sup. mit dem S. rectus (mit Abzweigung der Sinus transversi) an der Protuberantia occipit. int.

Confusio mentalis: (lat.) Verwirrtheit (meist i. S. der ↑ Amentia).

Congelatio: (lat.) ↑ Erfrierung; unterschieden als **C. erythematosa, C. bullosa, C. gangraenosa s. escharotica** (= Erfrierung I., II., bzw. III. Grades).

congenitalis, congenitus, kongenital: (lat.) »angeboren«, d. h. hereditär, i. w. S. auch intrauterin erworben (= connatalis).

Congestio: (lat.) ↑ Kongestion. – **Congestion-fibrosis-Syndrom:** (TAYLOR 1949) *gyn* durch Hyperämie im Hypogastrika-Gebiet (vasovegetat. Dysfunktion) bedingte hypertroph. Fibrose des Uterus u. der Adnexe mit Lividität der Vaginalschleimhaut u. zervikalem Hypersekretionsfluor; Form der ↑ Pelipathia vegetativa.

Congestive pulmonary failure: (engl.) *päd* Perfusionsstörung in den Lungenalveolen des Neugeborenen mit konsekutiver Ateminsuffizienz, die rasch überwunden wird, aber auch – bes. bei gesteigerter Gefäßpermeabilität – zum Membransyndrom führen kann.

conglobatus: (lat.) zusammengeballt.

Conglutinatio: (lat.) **1)** *serol* ↑ Konglutination. – **2)** *geburtsh* **C. orificii externi cervicis:** Verklebung der Zervixwand mit der noch nicht gesprungenen Fruchtblase als seltene Geburtskomplikation (Geburtsverzögerung durch extreme Ausdehnung der Zervix bei geschlossenem Muttermund); Ther.: Lösung der Verklebungen, evtl. Muttermundinzisionen.

Conglutinin: ↑ Konglutinin.

Congo-: s. a. Kongo-.

Congo floor maggot: (engl. = Kongo-Bodenlarve) einzige nur am Menschen saugende Fliegenmade der afrikan. Schmeißfliege Auchmeromya luteola [Calliphoridae]; schabt nachts an haarlosen Hautstellen bei Bodenschläfern kleine Blutgefäße frei (»Kongo-Bodenlarven-Myiasis«). – s. a. Kongo....

Congocidin, Sinanomycin: (SOBIN et alii 1951) Antibiotikum ($D_{18}H_{26}N_{10}O_3$) aus Streptomyces netropsis; wirksam gegen grampos. u. -neg. Baktn., säurefeste Stäbchen, im Tierversuch gegen Trypanosoma congolense (nur geringe therap. Breite).

Congressus (venereus): ↑ Beischlaf.

Conicotomia: ↑ Koniotomie. – **Conidia:** *mykol* ↑ Konidie.

Coniinum, Cicutinum, Koniin, Propylpiperidin: Alkaloid v. a. in den unreifen Früchten (1,5 – 2%) des gefleckten Schierlings (Conium maculatum) u. im Kraut des Gartenschierlings (Aethusa cynapium); sehr giftig (DL 0,5–1g); rasche Resorption durch Haut u. Schleimhaut, Nikotin- u. Kurare-ähnl. Wirkung (»**Coniismus«**): Speichelfluß, Sehstörungen, Schwäche in den Beinen, Parästhesien, Schluck- u. Sprachstörungen, aufsteigende motor. u. sensible Lähmungen, Dyspnoe, Zyanose bei erhaltenem Bewußtsein; Tod durch Atemlähmung; Ther.: Analeptika, Emetika, künstl. Atmung, Strychnin, Pikrotoxin.

Conill*-Serra* Probe: (1955) *gyn* klin. Probe auf Tubendurchgängigkeit; 2–3 Tg. nach perkutaner Inj. von emulgiertem Olivenöl (3 ml) oder einer Methylpolymethakrylat-Kügelchen-Suspension in die freie Bauchhöhle Untersuchung des Zervixschleims auf die injizierten Stoffe.

Conio|cortex: (*gr* konis = Staub) *anat* »Staubrinde«, die granuläre Schicht der Großhirnrinde. – **C.tomia**: ↑ Koniotomie.

Conium maculatum: *botan* »gefleckter Schierling« [Umbelliferae]; Kraut u. Früchte enthalten verschied. Alkaloide (Coniin, Konhydrin, Pseudokonhydrin, Methylkonin, γ-Conicein); s. a. Coniismus.

conjugalis: (lat.) ehelich. – **Conjugase**: ↑ Folsäurekonjugase.

Conjugata *PNA*, Diameter mediana *JNA*: »gerader Beckendurchmesser«, die lichte Weite des Beckeneingangs in der Sagittalebene (↑ Abb. »Beckenmaße«, s. a. Diameter); unterschieden als: **C. anatomica** s. **vera** (in der oberen Schoßfugenrandebene, vom oberen Symphysenrand zum Promontorium; normal 11,5 cm), **C. diagonalis** s. **inclinata** (vom unt. Symphysenrand zum Promontorium, normal 12,5–13 cm; wicht. geburtshilfl. Hilfsmaß; dir. Messung mit Mittel- u. Zeigefinger: Andrücken des vord. Scheidengewölbes ans Promontorium bei normalem Becken kaum, bei engem gut möglich), **C. externa** (BAUDELOCQUE* Durchmesser vom Dornfortsatz L₅ zum Symphysenoberrand; bei Werten < 19 cm Verdacht auf anatom. verengtes Becken), **C. vera obstetrica** (vom Promontorium zum vorspringendsten Punkt der hint. Symphysenwand, normal 11 cm; indir. zu messen durch Abzug von 1,5 – 2 cm von der Conjugata diagonalis oder 9 cm von der Conjugata ext.; besser röntgenol. Bestg.; entscheidend für Eintritt des kindl. Kopfes ins kleine Becken).

Conjunctiva *BNA*: die Bindehaut des Auges u. der Lider (↑ Tunica conjunctiva); s. a. Konjunktival....

Conjunctivitis: die »Bindehautentzündung«, oft unter Beteiligung der Lidränder (= Blepharokonjunktivitis). – Akut mit vermehrter Sekretbildung (schleimig, serös, fibrinös, evtl. Pseudomembranen, eitrig oder leicht hämorrhagisch), Hyperämie, evtl. Ödem (»Chemosis«, nicht selten auch der Lidhaut), Schwellung der präaurikulären Lymphknoten, Fieber, Juckreiz, Brennen, Fremdkörpergefühl; Schmerzen nur bei Komplikationen (Hordeolum, Lidabszeß, Hornhautgeschwür). – Chronisch mit nur mäß. Hyperämie, zähem Schleim in den Lidwinkeln, evtl. Hyperplasie, Follikelbildung in Übergangsfalten (= C. follicularis; akute Form Typ BÉAL) u. papillärer Hypertrophie. – Ätiol.: symptomat. bei grippalem Infekt, Masern, Varizellen etc., häufiger lokale physikal. (Fremdkörper, Strahlung) u. chem. Reize, Infektion (Haemophilus aegypticus, Corynebact. diphtheriae, Pneumo-, Strepto-, Staphylo-, Gonokokken, Moraxellen, Viren), Refraktionsanomalien, mangelhafter Tränenabfluß, entzündl. Prozesse der Nachbarschaft (z. B. Tränensack), Allergie (Heuschnupfen, Skrofulose), fehlender oder unvollständ. Lidschlag (z. B. Fazialisparese); s. a. Keratoconjunctivitis, PARINAUD*, WIDMARK*, Raupenhaar-, Frühjahrs-, Schwimmbadkonjunktivitis, Argentumkatarrh, Blenorrhö, FIESSINGER*-RENDU* Syndrom. – Bes. Formen: **C. actinica** (Ophthalmia act.) durch Einwirkung energiereicher Strahlung (meist UV, ↑ C. photoelectrica). – **C. angularis**: häufige, aber leichte Form durch Diplobacillus MORAX-AXENFELD, mit prim. Befall von Lidbindehaut u. Augenwinkeln. – **C. diphtherica**, die seltene, pseudomembranöse Augendiphtherie, v. a. bei Kindern (2.–8. Lj.); bretthart Infiltration der Lid-, grauweiße Membranen auf der Bulbuskonjunktiva (nach Abziehen Blutungen), spärl. serös-eitr. Sekret, regionale LK-Schwellung; evtl. Hornhautkomplikationen, Lidhautnekrose, narb. Schrumpfung, Symblepharon. – **C. epidemica**: ↑ Keratoconjunctivitis epid., Schwimmbadkonjunktivitis. – **C. gonorrhoica**: ↑ Gonoblennorrhö. – **C. granulosa**: ↑ Trachom. – **C. meibomiana (Elschnig*)**: chron. C. mit Rötung der Lidränder u. starker Füllung der MEIBOM* Drüsen (bei Druck auf den Tarsus reichl. Talgentleerung); meist kombiniert mit Seborrhö; oft Hagelkornbildung. – **C. necroticans infectiosa (Pascheff*)**: einseit., eitr.-nekrotisierende C. mit erhabenen weißen Flecken im Bereich von Lid u. Umschlagfalte, Schwellung der Parotis u. der regionären LK. – **C. nivalis**: die »Schneeblindheit« als akute Form der C. photoelectrica (meist Keratokonjunktivitis) infolge UV-Schädigung auf sonnenbeschienenen Schneefeldern. – **C. nodosa**: ↑ Raupenhaarkonjunktivitis. – **C. petrificans** s. **calcarea** (Leber*): Einlagerung von Kalkplättchen in die Lidkonjunktiva mit reaktivhyperäm. Saum, oft Eosinophilie. – **C. (photo)electrica** durch kurzwell. Strahlen (Quarzlampe, elektr. Schweißen, Scheinwerfer); Hyperämie oder Chemosis, Tränenfluß, Lidkrampf, oft kleinste, oberfläch. Hornhautepitheldefekte; Prognose gut; s. a. C. nivalis. – **C. scrofulosa** s. **lymphatica** s. **phlyctaenulosa**: tuberkuloallerg. »Augenskrofulose« bei Jugendl., charakterisiert durch Phlyktänen in der Bulbuskonjunktiva, oft mit Hornhautbeteiligung; meist weitere Skrofulose-Symptome. – **C. sicca**: chron. Form mit spärl., zähem, fadenförm. Sekret, häufig mit Störung der Tränensekretion u. atroph. Rhinitis kombiniert; oft Sympt. des SJÖGREN* Syndroms. – **C. trachomatosa**: ↑ Trachom. – **C. tuberculosa** primär als torpides Ulkus (meist im Sulcus subtarsalis des Oberlides) mit regionärer LK-Schwellung; sek.-metastatisch in Form subkonjunktivaler, grau-gelbl., episkleraler Knötchen; ferner fortgeleitet bei Lupus der Nase oder Gesichtshaut. – **C. vaccinalis** als seltene Komplikation nach Pockenschutzimpfung, meist durch Verschleppung von Impfstoff ins Auge; typ. Pusteln auf Bulbus- u. Lidbindehaut, Lidödem, präaurikuläre LK-Schwellungen. – **C. vernalis**: ↑ Frühjahrskonjunktivitis.

conjunctivo-urethro-synoviales Syndrom: ↗ REITER* Syndrom.

Conn* Syndrom (JEROME W. C., geb. 1907, Endokrinologe, Michigan): 1) C.*-Louis* Syndrom: (1954) prim. ↗ Aldosteronismus. – 2) exogenes C.* Syndrom: ↗ Pseudo-CONN*-Syndrom. – **C.*-Fajans* Test:** ↗ Prednison-Test (1).

connatalis, konnatal: (lat.) »angeboren«, intrauterin oder unter der Geburt erworben (z. B. durch mütterl. Infektion oder Geburtstrauma); vgl. congenitalis.

Connectivitis: entzündl. Affektion des Bindegewebes, i. e. S. der Skelettmuskulatur.

Connel* Naht (Frank GREGORY C., 1875–1968 Gastroenterologe, Oshkosh/Wis.): *chir* fortlaufende Matratzennaht (Fadenschlingen auf Mukosaseite). – s. a. Fundektomie.

Connexus intertendineus *PNA*, Juncturae tendinum: die die Sehnen des M. extensor digitorum auf dem Handrücken verbindenden Querbrücken; beeinträchtigen die Selbständigkeit der Beugebewegungen einzelner Finger.

Conolly* System (JOHN C., 1794–1866, Psychiater, Hanwell/England): (1844) ↗ Non-restraint.

Conor*-Bruch* Krankheit (ALFRED C., 1870–1914, französ. Parasitologe): ↗ Boutonneuse-Fieber.

Conquassatio: (lat.) Quetschung, Zerreißung.

Conrad* Test: ↗ Glukosetoleranztest.

Conradi* Linie: (ANDREAS CHRISTIAN C., 1809–1868, Arzt, Oslo): die Gerade zwischen der Schwertfortsatzbasis u. dem Punkt des Herzspitzenstoßes als normale Obergrenze der Leberdämpfung.

Conradi*(-Hünermann*-Raap*) Syndrom (ERICH C., CARL H., zeitgenöss. Pädiater, Köln): ↗ Chondrodystrophia calcificans congenita.

consperge, conspergetur, consp.: *pharm* latein. Rezepturanweisung »bestreue!«. – **Conspergens:** *pharm* Mittel zum Bestreuen (z. B. Lycopodium für Pillen).

Constantini* Zeichen: *röntg* posttraumat. Bewegungsarmut des Herzens bei Hämoperikard.

Constipatio alvi: ↗ Obstipation.

Constituens: *pharm* ↗ Konstituens.

Constrictio pericardii s. cordis: schwielig-schrumpfende »konstriktive« Perikarditis mit (teilweiser) Verwachsung von Epi- u. Perikard (evtl. auch Verkalkung: »Panzerherz«), meist als Endzustand eines tbk. oder eitr. Prozesses; klin.: örtl. Schmerzen, Dysphagie, Atemnot, auffallend kleines u. ruh. Herz; kleine Blutdruckamplitude, Galopprhythmus, Vorhofston, protodiastol. Extraton; venöser Rückstau, portaler Hochdruck, Stauungszirrhose, Aszites; Ther.: Perikardektomie. – vgl. Concretio pericardii.

Constrictor: ↗ Musculus constrictor; z. B. **C. cardiae** (= U-Fasern [2]), **C. cunni** (= M. bulbocavernosus).

Consumptio: (lat.) Aufzehrung, ↗ Konsumption.

contagiosus: (lat.) ↗ ansteckend, übertragbar, kontagiös. – **Contagium:** *histor* der »Ansteckungsstoff« (↗ Miasma); in der Theorie von KIRCHNER (um 1700) das **C. animatum s. vivum,** ein Krankh. übertragendes »Würmlein« als Same unsichtbarer, frei in der Luft umherschwebender »Mücklein«. – Später (BEIJERINCK 1898) Bez. für die Viren.

Contejean* Reaktion: Nachweis freier HCl im Magensaft mit frisch gefälltem Kobaltkarbonat; beim Eindampfen Farbumschlag rot/blau.

Contergan®: ↗ Thalidomid.

Contiguitas: (lat.) Berührung, ↗ Kontiguität; s. a. per contiguitatem.

Continentia: (lat.) ↗ Kontinenz; z. B. **C. alvi, C. urinae** (= Stuhl- bzw. Harnkontinenz).

Contino* Glaukom: vord., hämorrhag. Glaukom mit tiefer Vorderkammer, fehlender oder nur geringer Pupillenerweiterung, Irishyperämie (verwaschene Bälkchenzeichnung).

Continua: ↗ Febris continua.

continue(n)tur remedia, cont. rem.: *pharm* latein. Rezepturanweisung »Arzneidispensation zu wiederholen«.

Continuitas: (lat.) Zusammenhang, ↗ Kontinuität; s. a. per continuitatem.

Continuous-flow-System: Narkose-System, bei dem das Gasgemisch kontinuierlich in die Atemmaske strömt. – vgl. Intermittent flow system.

Contorsio: (lat.) ↗ Kontorsion. – **contortus:** (lat.) gewunden.

contra, cont.: (lat.) Präfix bzw. Wortteil »gegen«, »entgegengesetzt«; s. a. kontra...

Contracipienta: *pharm, gyn* ↗ Kontrazeptiva.

Contractura: (lat.) ↗ Kontraktur; z. B. **C. palmaris** (= DUPUYTREN* Kontraktur).

contractus: (lat.) kontrahiert, kontrakt.

Contraria contrariis (curantur): (S. HAHNEMANN) in der Homöopathie das dem Simile-Prinzip entgegengestellte Gegensatz-Prinzip: »Entgegengesetztes (wird) durch Entgegengesetztes (geheilt)«; d. h., daß ein Mittel mit pharmakodynamisch entgegengesetztem Effekt wirksam sein kann (jedoch nur monosymptomatisch u. nur palliativ).

Contre-coup: (französ. = Gegenschlag) beim stumpfen Trauma die indir., durch Stoßwellen übertragene Erschütterung, wodurch z. B. am Schädel auf der Gegenseite der Gewalteinwirkung eine gedeckte Hirnverletzung oder eine Schädelfraktur auftritt.

Controlled leakage-system: (engl. = kontrolliertes Durchsickersystem) v. a. für die Raumfahrt entwickeltes System, bei dem Stoffwechselprodukte (CO_2, Kot u. a.) aus einer geschlossenen Kapsel hinaus-, gleichzeitig O_2 u. Nahrung aus einem Vorrat hereingebracht werden.

contunde, cont.: *pharm* latein. Rezepturanweisung »zerstoße«, »zerquetsche!«.

Contusio, Kontusion: (lat.) Prellung, Quetschung; *path* das stumpfe Organtrauma mit sichtbaren Folgen (in fließendem Übergang zur Compressio). – **C. abdominis:** stumpfes ↗ Bauchtrauma. – **C. arteriae:** Prellungstrauma einer Arterie mit konsekut. örtl., sich auch nach Spinalanästhesie nicht lösendem Vasospasmus; meist zirkuläres subadventitielles Hämatom; oft – äußerlich nicht erkennbare – Intimaverletzung mit Thrombose. – **C. bulbi:** Prellungstrauma des Augapfels; Sympte. (je nach Trauma): Vorderkammerblutung, Sphinkterrisse, Neβhautschädigung (= Commotio retinae = BERLIN* Netzhauttrübung, evtl. mit Lochbildung v.a. in der Makula), Choroidea- u.

Sklerarupturen (meist parallel zum Hornhautrand), Spätrosette.

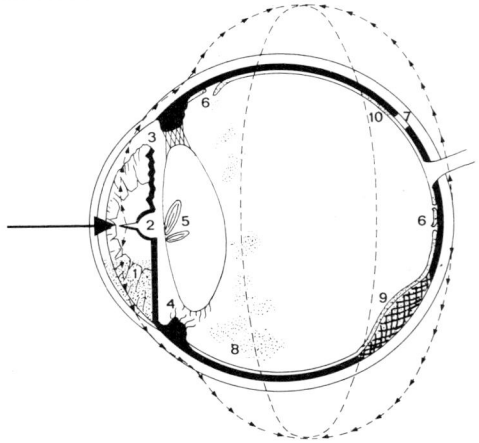

Contusio bulbi (gestrichelte Linie = Verformung im Augenblick der Gewalteinwirkung →): 1 Hyphäma, 2 Sphinkterriß, 3 Iridodialyse, 4 Zonulaabriß, Subluxation der Linse, 5 Kontusionsrosette, 6 Netzhautrisse (Makulaloch, Orariß), 7 Aderhautriß, 8 Glaskörperblutung, 9 Aderhautabhebung, 10 Netzhautblutung.

Contusio cerebri, Hirnkontusion, -prellung, -quetschung: gedeckte Hirnverletzung bei stumpfem Schädeltrauma, mit hämorrhag. Prellungs- u. Quetschherden der Rinde (v.a. liquorpolsterarme Hirnbasis, Stirn- u. Schläfenlappen), zentralen Mark- u. Hirnstammrupturen, Blutungsherden (subarachnoidale Ausbreitung, blut. Liquor), später Hirnödem u. – oft spaltförm., den Windungen folgenden – Nekrosen (Schizogyrie); klin.: zentraler Schock, Bewußtlosigkeit (evtl. von »luzidem Intervall« unterbrochen), motor. Unruhe, evtl. Herdsympte. (durch prim. Schädigung), Streckkrämpfe, zentrales Fieber, Kontusionspsychose, KORSAKOW* Syndrom, vegetative Störungen, retrograde Amnesie; im allg. Rückbildungstendenz, nach schwerer Kontusion aber oft bleibende Hirnleistungsschwäche; bei zunehmendem Hirndruck (↑ Compressio cerebri) u.U. lebensbedrohl. Situation. – **C. cordis:** traumat. Herzschädigung bei stumpfem Brustwandtrauma, mit Myokardblutungen, ischäm. Nekrosen (Koronarspasmen?), später Myokardschwielen, evtl. Klappenabriß. – **C. laryngis:** Quetschungsverletzung des Kehlkopfes durch stumpfes Trauma; klin.: kleine s.c. Blutaustritte bis ausgedehnte Hämatome, evtl. Distorsion der Articulatio cricoarytaenoidea; keine offenen Schleimhaut- oder Hautwunden; bei Schwellung Stridor. Meist spontane Rückbildung ohne funktionelle Folgen. – **C. (medullae) spinalis:** Quetschverletzung des RM bei stumpfer oder – seltener – scharfer Gewalteinwirkung auf die WS (mit Frakturen, Luxationen, Bänderrupturen etc.); teilweise oder vollständ. Kontinuitätsunterbrechung mit entspr. neurol. Ausfällen (evtl. Querschnittlähmung), spinalem Schocksyndrom, hyperästhet. Zonen, Subileus u.a.m.; meist Wiederkehr von Teilfunktionen, evtl. aber Steigerung der Sympte. durch kleine Blutungsherde (meist graue Substanz) u. Ödembildung (vgl. Rückenmarkkompression). ,– **C. thoracis:** stumpfes Brustkorbtrauma i.S. der Prellung bis Quetschung (↑ Compressio thoracis; v.a. bei Jugendl. oft ohne Frakturen!).

contusus, cont(us).: latein. Rezepturanweisung »gequetscht«.

Conus, Konus (lat.) Kegel; **1)** *ophth* sichel- oder ringförm., unmittelbar an die Papilla nervi optici angrenzender heller Bezirk der Retina, in dem infolge Fehlens des Pigmentepithels u. – ganz oder teilweise – der Choroidea die Sklera durchscheint. – Ferner der **C. nasalis,** eine hellrötl. oder gelbl. kegelförm. Partie unmittelbar nasal der Papille als angeb. Anomalie; sowie der **C. inf.** als rein weiße Partie (völl. Fehlen des Aderhautgewebes) am unt. Rand der – evtl. querovalen – Papille infolge Entwicklungsstörung beim Schluß der fetalen Augenbecherspalte, **C. peripapillaris s. circularis** zirkulär um die Papille bei stärkerer Myopie (2. Stadium der Choroidealatrophie), **C. temporalis s. myopicus** als sichelförm. atroph. Partie am temp. Rand der Papille infolge Dehnung des hint. Augenpols bei Myopie (1. Stadium der Choroidealatrophie). – **2)** *anat* kegelförm. Gebilde; i. e. S. der **C. arteriosus** *PNA* (= Infundibulum *PNA*) als kegelförm. Übergang der re. Herzkammer in die A. pulmon. (s. a. Ausflußbahn). – **C.-a.-Stenose:** (DITTRICH) infundibuläre ↑ Pulmonalstenose. – Ferner **C. attractionis** (*embryol* ↑ Empfängnishügel), **C. elasticus laryngis** *PNA* (die bindegeweb.-elast. Membran in der Wand des kegelförm. subglott. Raumes zwischen Stimmbändern u. Ringknorpel)., **Coni epididymidis** *PNA* (s. u. Lobuli), **C. medullaris** *PNA* (= C. terminalis; das untere kegelförm. Ende des RM in Höhe des 1. oder 2. LW, das sich als Filum terminale fortsetzt). – s. a. Konus....

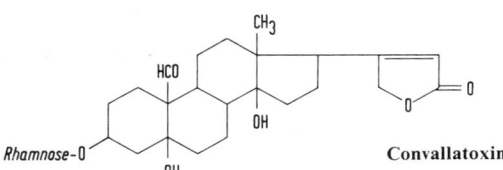

Convallatoxin

Convallaria majalis: »Maiglöckchen« [Liliaceae]; Anw. finden als Kardiakum die außer Herzglykosiden Saponine, Cholin, Asparagin u. äther. Öl enthaltenden Blätter, Blüten u. Wurzeln. Hauptglykosid ist das **Convallatoxin** (Strophanthidin-L-rhamnosid, ↑ Formel; stärkstes bisher bekanntes Herzgift; DL_{50} Katze 0,079 mg/kg), mit k-Strophanthin-ähnl. Wirkung, ohne Kumulationsgefahr, mit gutem diuret. Effekt; MTD 1 mg. – Ferner **Convallosid,** aufgebaut aus Strophanthidin, L-Rhamnose u. D-Glukose; wird durch Strophanthobiase in Convallatoxin u. Glukose gespalten; DL_{50} (Katze) 0,215 mg/kg.

convergens: (lat.) zusammenfließend, konvergierend.

Convertin, Converting enzyme: *serol* ↑ Faktor VII (der Blutgerinnung).

convexus: (lat.) ↑ konvex.

convolutus: (lat.) zusammengeballt. – **Convolutum:** ↑ Konvolut. – **Convulsio:** (lat.) ↑ Konvulsion.

Conway* Harnstoffbestimmung: Titration des enzymatisch (Urease) aus dem Serumharnstoff freigesetzten NH_3 nach Überdiffundieren in Borsäure-Lsg. in einer **C.* Diffusionszelle.**

Cook* Probe: halbquant. Erfassung von Purin-Verbindgn. im Harn anhand der Sedimentmenge der ammoniakalisch ausgefällten u. zentrifugierten Ag-Verbindgn. (0,1 ml ~ 1,1176 mg Purinkörper).

Cooke* Einheit: *allerg* Menge eines Pollenextraktes, die 0,01 μg Eiweißstickstoff enthält.

Cooke* Lösungen: Infusions-Lsgn. I u. II. (↑ Tab.) zur Behebung von Säure- u. Salzmangelzuständen u. für Dauertropftherapie.

I			II		
	g/l	mval/l		g/l	mval/l
Na^+	1,45	63,2	Na^+	3,155	137,2
K^+	0,68	17,4	K^+	0,473	12,1
NH_4^+	1,263	70,0	Cl^-	3,52	99,3
Cl^-	5,339	150,6	Laktat	4,45	50,0

Cooke*-Bryce=Smith* Methode: (1962) Reanimation bei Neugeborenen durch Intubieren u. Einbringen in eine luftdichte Kammer, in der mittels Handbalgs Über- u. Unterdruck erzeugt werden; O_2-Zufuhr u. Atemluftabfuhr durch den nach außen geleiteten Tubus.

Cooley* (THOMAS BENTON C., 1871–1945, Pädiater, Detroit) **Apparat**: mechanisch betriebenes Druck-Injektionsgerät für die Angiokardiographie. – **C.*(-Lee*) Anämie**: ↑ Thalassaemia major.

Cooley* Methode: (1963) splenorenale Seit-zu-Seit-Anastomosierung zur Ther. der portalen Hypertension.

Coolidge* Röhre (WILLIAM DAVID C., geb. 1873, amerikan. Physiker): (1913) ältestes Modell einer Glühkathodenröhre.

Coolie itch: (engl. = Kulikrätze) ↑ Schistosomen-Dermatitis.

Coombs* Geräusch (CAREY F. C., 1879–1932, engl. Arzt): *kard* 1) kurzes, niederfrequentes Protodiastolikum über der Mitralis bei Mitralinsuffizienz als Hinweis auf rel. Stenose. – 2) kurzes niederfrequentes Meso- bis Spätdiastolikum an der Herzspitze bei akuter Endocarditis rheumatica.

Coombs*(-Mourant*-Race) Test (ROBIN C., geb. 1921, Pathologe, Cambridge), Antiglobulin-Test: (1945; bereits 1908 von MORESCHI angegeben) Nachweis inkompletter (d. h. blockierender), gegen menschl. Ery gerichteter Wärme-Auto-AK durch ein gegen γ-Globulin gerichtetes Antiserum. **Direkter C.* T.** für zelloberflächengebundene AK, indem die gewaschenen Probanden-Ery in physiol. NaCl-Lsg. durch Zugabe von Antiglobulinserum (je 1 Tr. auf eine Opalglasplatte) agglutiniert werden. – **Indir. C.* T.** für freie AK im Serum: Probanden-Serum u. Test-Ery werden zus. 1 Std. inkubiert (37°), die nicht agglutinierten, von inkompletten AK besetzten Ery in physiol. NaCl-Lsg. gewaschen, dann wie bei (1). – s. a. Super-COOMBS*-Test.

Coons* Technik: ↑ Immunofluoreszenz.

Coonse*-Adams* Methode: (1943) *chir* Eröffnung des Kniegelenks durch med. suprapatellare Spaltung der Quadrizepssehne u. λ-förm. Fortsetzung des Schnittes bds. der Patella, die mit den Weichteilen nach unten geschlagen wird.

Cooper* (SIR ASTLEY PASTON C., 1768–1941, Chirurg u. Anatom, London) **Faszie**: 1) ↑ Fascia cremasterica. – 2) Fascia intercolumnaris: ↑ Fibrae intercrurales. – **C.* Fraktur**: keilförm. Absprengung der dist. vord. Tibiakante. – **C.* Hernie**: 1) »enzystierte Leistenhernie« (sogen. Zweikammerbruch) bei offen gebliebenem, in Höhe des inn. Leistenringes jedoch normal obliteriertem Proc. vaginalis peritonei. – 2) ↑ HESSELBACH* Hernie. – **C.* Nadel**: gebogene stumpfe Unterbindungsnadel mit massivem Metallheft. – **C.* Operation**: 1) VELPEAU*, LE DENTU* Op.: dist. Skrotalhautresektion zur Anhebung der Testes (Verbesserung des venösen Rückflusses) bei Varikozele. – 2) Verschluß der Leistenbruchpforte durch Vereinigung des Lig. pectineale (= **C.* Band**) mit der Aponeurose des M. obl. int. abdom. u. dem M. transv. abdom. u. Verdoppelung der Aponeurose des M. obl. ext. – 3) extraperitoneale Unterbindung der Iliaca ext. proximal vom Leistenband; nur erlaubt bei ausreichenden Kollateralen zwischen Glutealgefäßen u. Aa. circumflexae ilei prof. – **C.* Schere**: schmale, bis 25 cm lange Präparierschere mit leicht gebogenen Branchen u. abgestumpfter Spitze. – **C.* Sehne**: der vorderste, evtl. tief in die Leiste hinunterreichende Teil der Sehnenplatte des M. transversus abdom. – **C.* Streifen**: bogenförm. Bandzug von der Olekranonbasis zum Proc. coronoideus ulnae als Teil des Lig. collat. uln. – **C.* Syndrom, Neuralgie, Mastodynie**, Irritable breast, Neuralgia mammalis: bei jüngeren ♀ ♀ (seltener vor der Pubertät), aber auch bei ♂ ♂ Schmerzen in einer oder bd. Brüsten ohne organ. Befund. Ät./path. uneinheitl.; oft Form der Interkostalneuralgie (evtl. nach leichtem Trauma); vgl. NAFFZIGER* Syndrom. – **C.*Testikel**: ↑ Epididymitis sympathica. – **C.* (-White*) Methode**: Schultergelenkseinrenkung am Liegenden durch gleichmäß. Armzug gegen die als Hypomochlion in die Achselhöhle gestemmte Ferse.

Cooper* Ligament, Band: 1) (BRANSBY BLAKE C., 1792–1853, Anatom, London): ↑ Lig. pubicum sup. – 2) (Sir ASTLEY C.): **a)** Lig. suspensorium mammae; **b)** Lig. pectineale; **c)** Chorda obliqua.

Cooper* Zeichen: 1) verkürztes Inspirium bei mediastinaler Pleuritis oder Mediastinoperikarditis. – 2) durch Strecken des Beines im Hüftgelenk ausgelöste (u. bei Beugen wieder verschwindende) heft. Schmerzen u. Übelkeit als Zeichen für Femoralhernie.

Coopernail* Zeichen (GEORGE PETER C., geb. 1876, Chirurg, Bedford/N.Y.): s. c. Hämatom im Bereich von Damm u. Labien bzw. Skrotum als Hinweis auf Beckenfraktur.

Coote*(-Hunauld*) Syndrom: ↑ NAFFZIGER* Syndr.

Copaivabalsam: ↑ Balsamum Copaivae.

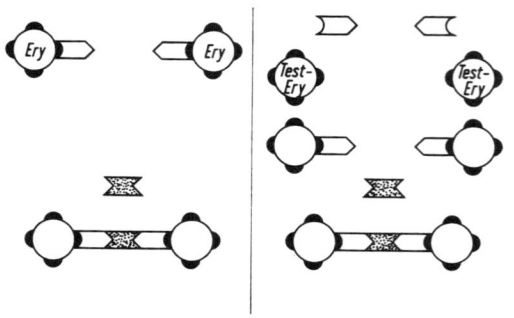

direkter **Coombs* Test** indirekter

▨ Antiglobulin (kompletter AK)   ⟩ blockierender AK

Cope* (Sir Vincent Zacharias C., geb. 1881, Chirurg, London) **Klemme**: dreiteil. Darmquetschklemme (modifizierte Martel* Klemme), die nach Entfernen der mittl. Branchen eine saubere Durchtrennung des Darmes in der Querfurche ermöglicht. – **C.*** **Punkt**: Mittelpunkt der Verbindungslinie zwischen Nabel u. Spina iliaca ant. sup. als Druckschmerzpunkt bei Appendizitis. – **C.*** **Zeichen**: s. u. Appendizitiszeichen.

copiosus, kopiös: (lat.) massenhaft, reichlich.

Copley* Koagulationstest: ∤ Blood-saline-coagulation-Test.

COPP: *ther* s. u. MOPP.

Coppock-Katarakt, Doyne* K.: in einer Familie Coppock erstmals beobachtete dominant-erbl. Cataracta centr. pulverulenta (Zentralstar, umgeben von punktförmig getrübter Zone).

Coprinus-Vergiftung: ∤ Azetaldehyd-Syndrom.

Copromastix, Copromonas: apathogene Flagellaten, deren Zysten unbeschädigt den menschl. Darm passieren u. im abgesetzten Stuhl ausschlüpfen.

Copulatio: (lat.) ∤ Begattung.

coque, coquatur, coq.: *pharm* latein. Rezepturanweisung »koche«, »es soll gekocht werden«.

Cor *PNA*: ∤ Herz. – **C. adiposum**: ∤ Adipositas cordis, Fettherz. – **C. arteriosum s. sinistrum**: der aus der – arterielles Blut führenden – li. Kammer u. Vorkammer bestehende Teil des Herzens (s. a. Linksherz...). – **C. asthenicum**: ∤ Tropfenherz. – **C. biloculare**: seltene angeb. Herzmißbildung mit Fehlen des Vorhof- u. Kammerseptums, d. h. mit nur 1 Vorhof u. 1 Kammer; oft mit Anomalien der großen Gefäße kombiniert; rel. häufig im Rahmen des Down* Syndroms. Zyanose nicht obligat; Lebenserwartung im allg. nur wen. Wochen. – Als **C. pseudobiloculare** (rudimentäre Scheidewand) mit gleichem klin. Bild. – **C. bovinum s. taurinum**, Bukardie: das extrem vergrößerte Herz v. a. bei Aorteninsuffizienz u. Mehrklappenfehlern. – **C. dextrum**: ∤ Cor venosum. – **C. fibrosum**: ∤ Kardiosklerose, Endomyokardfibrose, Fibroelastosis endocardiaca. – **C. hirsutum**: ∤ Cor villosum. – **C. hypertonicum**: ∤ Hypertonikerherz. – **C. hypertrophicum**: ∤ Herzhypertrophie. – **C. juvenile**: das schlanke, steilgestellte, evtl. mittelständ. Herz (»Mesokardie«) des Jugendl., mit physiol. Rechtsverspätung im steil- bis rechtstyp. EKG. – **C. mitrale**: Mitralherz (∤ Mitralkonfiguration). – **C. mobile**: ∤ Kardioptose; s. a. Tropfenherz. – **C. nervosum**: ∤ Herzneurose. – **C. pendulum**: ∤ Tropfenherz. – **C. pseudobiloculare**: s. u. Cor biloculare.

Cor pulmonale: Rechtsherzhypertrophie infolge übermäß. Druckbelastung bei Erkrn., die primär die Funktion u./oder Struktur der Lunge verändern. Als **C. p. chronicum** (C.-p.-Syndrom) als Folge pulmonalen Hochdrucks bei Pulmonalsklerose, -stenose, Herzvitien mit Hyperzirkulation im Lungenkreislauf, Pickwickier-Syndrom, chron. Lungenkrankh. wie Emphysem, Asthma, chron. Bronchitis, Bronchiektasie, Lungenfibrose, Pneumokoniose, ausgedehnte Tbk, Zystenlunge, Lungen-Boeck, ferner infolge Pleuraschwarten, Kyphoskoliose, sowie nach multiplen Lungenembolien; klin.: Dyspnoe, Agina pectoris pulmon., zentrale Zyanose, sek. Polyglobulie, Osteoarthropathia hypertrophicans; Tachykardie, evtl. akzentuierter Pulmonalton, betonter Pulmonalbogen, Re.herzinsuffizienz, respiratorische Azidose; im EKG P pulmonale, li.-verschobene Transitionszone, Steilbis (path.) Rechtstyp, Re.verspätung bis Schenkelblock; meist deutliche Lungeninsuffizienz; Herzkatheter: Druckerhöhung im re. Herzen u. A. pulmonalis. – Als **C. p. acutum** durch plötzl. Widerstandserhöhung im kleinen Kreislauf, meist infolge Lungenembolie: Atemnot, Zyanose, Schocksympte., evtl. Angina pectoris pulmon., rasch einsetzende Rechtsherzinsuffizienz; EKG: evtl. P pulmonale, li.-verschobene Transitionszone, ST-Senkung in II, III u. aVF; oft Exitus durch Rechtsversagen (∤ Lungenentlastungsreflex).

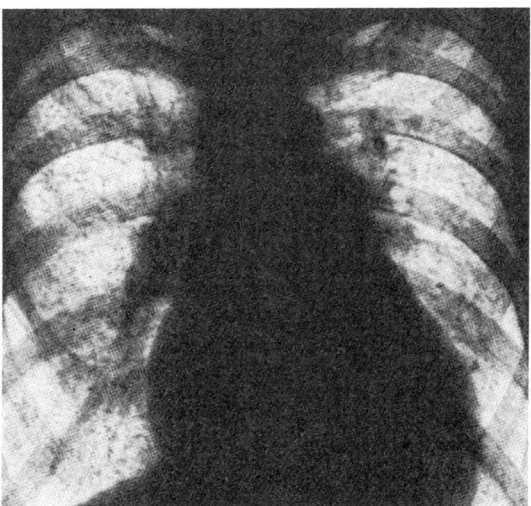

Dekompensiertes **Cor pulmonale** (v. Boros*-Naumann* Diagonale 15 cm).

Cor sinistrum: ∤ Cor arteriosum. – **C. strumosum**: ∤ Kropfherz. – **C. triatriatum**: angeb. Herzmißbildung mit »Nebenvorhof« durch Einbeziehung des Venensinus in den re. Vorhof oder Persistenz eines Mündungstrichters der primitiven Lungenvene am li. Vorhof. Hämodynamisch fast wirkungslos, keine Symptome. – **C. triloculare**: angeb. Herzmißbildung mit völl. Fehlen des Kammer- (= **C. tr. biatriatum**) oder des Vorhofseptums (= **C. tr. biventriculare**); häufig mit weiteren Defekten kombiniert. Entweder als **C. tr. biatriatum s. biauriculare univentriculosum**, der »singuläre Ventrikel« mit 2 Vorhöfen u. gemeinsamer Kammer (bei teilweisem oder völl. Fehlen des Kammerseptums); klin. Bild (je nach begleitender Anomalie) des großen VSD bis zur Fallot* Tetralogie; kindl. Mortalität ca. 80%. Extrem selten als **C. tr. biventriculare s. uniatriosum** mit 2 Kammern u. 1 Vorhof (klin. Bild wie sehr großer ASD; sogen. ∤ Monoatrium). – **C. uniatriatum triventriculosum**: extrem seltene Herzmißbildung mit 1 Vorhof, 3 Ventrikeln u. gemeinsamem Ostium atrioventriculare. – **C. univentriculare**: s. u. Cor bi- u. triloculare. – **C. venosum s. dextrum**: der aus der – venöses Blut führenden – re. Kammer u. Vorkammer bestehende Teil des Herzens; s. a. Rechtsherz... – **C. villosum s. hirsutum s. tomentosum**: »Zottenherz« mit aufgerauhter Oberfläche nach bindegeweb. Organisation eines fibrinösen Exsudats bei Perikarditis.

coracoideus

coracoide(u)s: (lat.) einem Rabenschnabel ähnlich; z. B. Processus co. (s. a. Korako....).

Corbus* Krankheit (BUDD CLARKE C., geb. 1876, Urologe, Chicago): (1913) Balanitis erosiva et gangraenosa (als sogen. 4. Geschlechtskrankh.); in der Regel hervorgerufen durch PLAUT-VINCENT-Erreger, aber auch durch unspezif. Treponemen.

Corcoran*-Page* Methode: (1948) Bestg. von Kortikosteroiden im Harn durch Kolorimetrie des mit Perjodsäure aus der Seitenkette abgespaltenen Formaldehyds.

Cord|-traction: (engl.) *geburtsh* ⌐ Nabelschnurzug. – **C.-bladder:** *urol* Rückenmarksblase (⌐ Blasenautonomie). **C.-Faktor:** bei Mycobact. tuberculosis in Hülle oder obersten Schichten vorhandene Kittsubstanz, die zugleich ein hochtox. Lipoid (Mykolsäureester) u. eine Art Schutzfaktor für die Erreger sein soll. Bewirkt Aneinanderhaften der Baktn. bei der Querteilung (»Palisadenstellung«, bes. deutlich am 4. bis 5. Tag nach Inkubation bei 37°) sowie die zopfart.-gewundene Wachstumsform (»cords«) virulenter Baktn. auf Ölsäure-Albumin-Agar.

Corde colique, Chorda colica: (französ.) das bei spast. Kolitis als harter Strang tastbare Transversum.

Cordier* Operation: 1) Ablösung des Iliopsoas u. Spaltung der Adduktorenansätze zur Verminderung der periartikulären Muskelhypertonie bei Koxarthrose (modifiz. ⌐ Voss* Hängehüfte). – 2) großer suburethraler Bogenschnitt als vaginoperinealer Zugang zum terminalen Harnleiter bei unt. Ureterotomie, Ureter-Scheidenfistel etc.

Cordonnier* Operation (JUSTIN C., geb. 1905, Urologe, St. Louis/Mont.): 1) 2phas. Ureterenimplantation ins Kolon; End-zu-Seit-Anastomosierung des Harnleiters seitlich einer freien Tänie mit der Darmmukosa u. – durch 2. Nahtreihe zwischen Kolonserosa u. Ureteradventitia – papillenart. Einstülpung der Anastomose in das Darmlumen. – 2) transperitoneale Ureterenimplantation in das isolierte Zäkum; Harnentleerung durch Zäkostoma.

Cords* Test (RICHARD C., 1881–1931, Ophthalmologe, Köln): Prüfung des stereoskop. Sehens mit Hilfe des **C.* Apparates**, in dem 2 durch eine Öffnung sichtbare Zeiger zur Deckung zu bringen sind.

Cords: (engl. = Schnüre) *bakt* s. u. Cord-Faktor.

Cordylobia anthropophaga: »Tumbufliege« [Calliphoridae] in Afrika, deren Larven als obligate Parasiten bei Mensch u. Säugetier furunkelart. Myiasis (Kopf, Hände, Oberschenkel, Skrotum) mit Lymphknotenschwellung hervorrufen.

Core: (engl.) Kern, z. B. der aus Nukleinsäure bestehende Innenkern des Virus. – **C.-Antigen:** ⌐ DANE* Partikel (Hepatitis-B-Virus).

Cori* (CARL FERD. u. GERTY THERESA C., Biochemiker-Ehepaar, Wien, Buffalo, St. Louis) **Ester, Zukker:** ⌐ Glukose-1-phosphat. – **C.* Zyklus:** die intermediäre Wechselbeziehung zwischen Leber- u. Muskelglykogen als wesentl., durch Adrenalin u. Insulin gesteuerter Regelmechnismus für den KH-Haushalt: Muskelglykogen wird infolge Adrenalin-Einwirkung oder Muskelarbeit zu Milchsäure abgebaut u. diese in der Leber zur Glykogensynthese verwendet; dagegen führt der Glukose-liefernde Abbau von Leberglykogen zu Blutzuckeranstieg u. Muskelglykogenneubil-

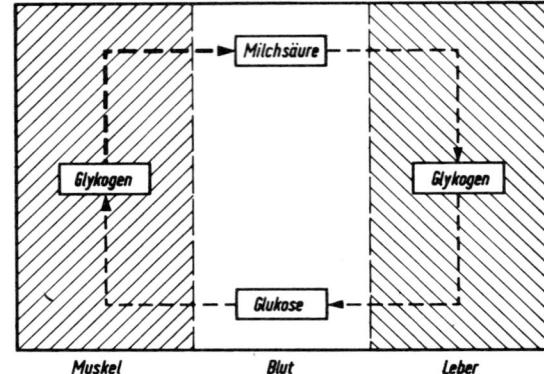

dung (⌐ Schema). – Von GERTY C. beschrieben ferner die **C.* Krankheit** (⌐ Forbes* Glykogenose).

Coriandrum sativum: »Koriander« [Umbelliferae]; therap. Anw. finden die Früchte (Fructus Coriandri) u. das aus ihnen gewonnene äther. Öl (d-Linalool) als Stomachikum, Spasmolytikum u. Karminativum sowie in Einreibemitteln gegen Rheuma.

Coriolis* Kräfte (GASPARD GUSTAVE de C., 1792–1843, Physiker, Paris): bei Bewegung einer Masse in einem rotierenden System neben der Zentrifugalkraft auftretende Trägheitskräfte, in der Rotationsebene senkrecht zur radialen Bewegung, bei Annäherung an den Drehmittelpunkt positiv, bei Entfernung negativ beschleunigend. Auswirkungen am Organismus (sogen. **C.*-Effekt**) auf der Drehscheibe z. B. in Form fälschlicher Kipp- oder Drehempfindgn. bei best. Kopfbewegungen (Kippen der Bogengänge), evtl. mit Nausea.

Coriphosphin O: bas. Fluorochrom; Anw. in der Fluoreszenzhistologie (Zellkerne gelb, Fett gelbl.grün, Schleim u. Knorpelgrundsubstanz orange, Skelettmuskel olivgrün).

Corium PNA, Korium: die derbe, kollagen-bindegeweb. »Lederhaut« unter der Epidermis, mit Corpus reticulare u. Corpus papillare; s. a. Korium....

Corlett* Pyose (WILLIAM THOMAS C., 1854 – 1948, Dermatologe, Cleveland): Impetigo contagiosa mit Blasenbildung.

Cornea PNA, Kornea: die »Hornhaut« des Auges als rel. stärker gekrümmter, durchsicht. Abschnitt der Tunica fibrosa oculi vor der Pupille, bestehend aus Epithelium ant., Lamina limitans ant., Substantia propria, Lamina limitans post. u. Endothelium camerae ant.; fast rund (ca. 1 mm breiter als hoch), im Bereich des Vertex annähernd sphärisch gekrümmt u. dünner (0,8 – 0,9 mm) als am Limbus (1,1 – 1,2 mm); da gefäßfrei, durch Diffusion aus Randschlingennetzen der Konjunktival- u. Ziliargefäße von der Leder-Hornhautgrenze her versorgt; innerviert durch frei endende Fasern des N. nasociliaris (V_1). – Krankhafte Prozesse (Zellinfiltration, Gefäßeinsprossung, Narbenbildung etc.) können die Sehkraft beeinträchtigen; Formveränderungen bewirken Brechungsanomalien; path. Formen: **C. conica** (bei Keratokonus), **C. farinata** (VOGT; fam.-erbl. Hornhautdystrophie des Alters mit kleinen weißen Tropfen in den tiefen Schichten), **C. globosa s. globata** (⌐ Megalokornea), **C. guttata (prae)sesenilis** (VOGT* Syndrom; erbl. Hornhautdystrophie mit »Wärzchenbildung«

an der Rückfläche im Alter), **C. periplana** (erbl. Hornhautanomalie mit Abflachung nur der peripheren Bereiche u. Fehlen des Skleralfalzes), **C. plana** (rezessiv oder dominant erbl. Abflachung der ges. Hornhaut mit unscharfem Limbus u. leichter diffuser Trübung, häufig kombiniert mit Mikrophthalmus, Aplasie der Retina, Aniridie, Linsenektopie, Uveakolobom u. a.); s. a. Hornhaut..., Keratitis.

Cornel* Zeichen: Druckempfindlichkeit des linken N. phrenicus bei Malaria.

Cornelia de Lange* Syndrom: ↑ LANGE* Syndrom.

Cornelis: Prototyp des ECHO-Virus Typ 2.

Corner* Plombe (EDRED MOSS C., 1873 – 1950, Chirurg, London): Netzzipfelplastik bei perforiertem Magen-Darmgeschwür.

Corner*-Allen* Test (GEORGE WASHINGTON C., geb. 1889, Anatom, Rochester; WILLIAM MYRON A., geb. 1904, Gynäkologe, St. Louis): biol. Progesteron-Test durch 5täg. s.c. Hormongabe bei 14–18 Std. nach der Paarung kastrierten ♀ Kaninchen u. histol. Kontrolle der Uterusschleimhaut auf Umwandlung in die Sekretionsphase. – Grundlage der **C.*-A.* Einheit** (1 E. entspricht 1 mg krist. Progesteron).

Cornet* Pinzette (GEORG C., 1858–1915, Arzt, Bad Reichenhall, Berlin): Objektträger-Faßzange mit gekreuzten Branchen.

corniculatus: (lat.) mit kleinem Horn, gehörnt.

Cornil* Syndrom, Zeichen: s. u. ROUSSY*-CORNIL*.

Cornilia: (TREVISAN 1889) obsolet für Clostridium.

Cornsteep liquor, C. S. L.: (engl. steep = einweichen) *mikrobiol* ↑ Maisquellwasser.

Cornu: (lat.) *anat* Horn; z. B. **C. Ammonis** (= Pes hippocampi), **C. ant. substantiae griseae** *PNA* (»Vorderhorn« der grauen Substanz des RM, ↑ Columna ant.), **C. ant. ventriculi lat.** *PNA* (= C. frontale *JNA*; »Vorderhorn« des Seitenventrikels in den Stirnlappen), **C. coccygeum** *PNA* (der Fortsatz bds. an der Rückseite des 1. Steißwirbels, Rest des ob. Gelenkfortsatzes), **C. cutaneum** (*derm* ↑ Hauthorn), **C. inf. cartilaginis thyroideae** *PNA* (= Co. cricoideum *JNA*; das paar., mit dem Ringknorpel gelenkig verbundene untere Horn des Schildknorpels), **C. inf. hiatus sapheni** *PNA* (= C. inf. fossae ovalis *BNA*; der untere, mit der Faszie des M. pectineus verwachsene Teil des Margo falciformis der Oberschenkelfaszie), **C. inf. ventriculi lateralis** *PNA* (das »Unterhorn« des Seitenventrikels in den Schläfenlappen), **C. lat. substantiae griseae** *PNA* (»Seitenhorn« der grauen Substanz des RM, ↑ Columna lat.), **C. majus ossis hyoidei** *PNA* (das paar. »große Zungenbeinhorn«, Urspr. u. Ansatz von Muskeln, Ansatz der Membrana thyrohyoidea), **C. minus ossis hyoidei** *PNA* (das paar. »kleine Zungenbeinhorn«; Ansatz für Muskeln u. Lig. stylohyoideum), **C. post. substantiae griseae** *PNA* (das »Hinterhorn« der grauen Substanz des RM, ↑ Columna post.), **C. post. ventriculi lateralis** *PNA* (= C. occipit. *JNA*; das »Hinterhorn« des Seitenventrikels in den Hinterhauptslappen), **C. sacrale** *PNA* (der letzte der zur Crista sacr. intermedia verschmolzenen Gelenkfortsätze des Kreuzbeins), **C. sup. cartilaginis thyroideae** *PNA* (= C. hyoideum *JNA*; das paar., mit dem Zungenbein durch die Membrana thyrohyoidea verbundene obere Horn des Schildknorpels), **C. sup. hiatus sapheni** *PNA* (= C. sup. ossae ovalis *BNA*, C. prox. fossae ovalis *JNA*; der obere, mit dem Leistenrand verwachsene Teil des Margo falciformis der Oberschenkelfaszie).

Corona: (lat.) *anat* Kranz, Krone; z. B. **C. ciliaris** *PNA* der »Strahlenkranz« aus den 70 – 80 meridional angeordneten Procc. ciliares des Strahlenkörpers des Auges; **C. cordis**, die »Herzkrone« als Bez. für die Herzbasis mit den von ihr ausgehenden großen Gefäßen; **C. dentis**, die »Zahnkrone« als »anatom. Krone« (*PNA*) der schmelzbedeckte Teil des Zahnes, als »klin. Krone« der frei in die Mundhöhle ragende Teil, je nach Höhe des Zahnfleisches größer oder kleiner als die erstere (durch parodontale Abbauvorgänge an Länge zunehmend); s. a. Kronen...; **C. glandis** *PNA*, der »Eichelkranz« als wulstartiger Rand der Peniseichel; **C. mortis** (= Arcus m.), »Kranz des Todes«, d. i. die abnorm stark ausgebildete Anastomose zwischen A. epigastrica inf. u. A. obturatoria, deren Verletzung bei Schenkelhernien-Op. oft tödlich war; **C. radiata** *PNA*, der »Stabkranz« als die zwischen Capsula int. u. Cortex cerebri strahlig ausgebreitete Masse der Projektionsfasern einer Großhirnhemisphäre (s. a. Radiatio); **C. radiata folliculi ovarii** *PNA*, die sogen. v. BISCHOFF* Corona, eine Follikelepithelschicht der Zona pellucida des Eifollikels (↑ Abb. »Ovum«).

Corona phlebectatica: (VAN DER MOLEN) knopf- oder walzenförm. Kommunikans- u. Netzvenen an den Fußrändern (sogen. Cockpit-Varizen) mit Zyanose u. Stauungsflecken als Frühzeichen einer Abflußstörung in den tiefen, intrafaszialen Unterschenkelvenen. – **C. Veneris**, Cingulum Veneris: *derm* das »Stirnband der Venus«, gebildet von papulösen oder pustulösen Sekundärsyphiliden an der Haargrenze.

Coronale: der seitlichste Punkt der Sutura coronalis als kephalometr. Punkt.

coronarius: (lat.) kranzförmig.

Corona-Viren: eine ↑ RNS-Virusgruppe (80–160 nm, rundl. bis pleomorph) mit charakterist. sonnenkranzähnl. Protrusionen (»Corona«).

Coronella, Krönchen, Collerette: (lat.) *derm* »kragenförmige Abschuppung«, die kleine, ringförm. Schuppenkrause, die nach Abblättern des Zentrums einer Effloreszenz (bei Ekzem, oberfläch. Mykose, v. a. Candiddosis, u. Pityriasis rosea) oder als Rest eines Bläschens oder einer Blase stehenbleibt; s. a. BIETT* Collerette.

coronoideus: (lat.) kranz-, hakenförmig; z. B. Proc. co.

Corps en demilune: (französ.) »halbmondförm.« ↑ Achromoretikulozyten. – **C. ronds**: große, runde Zellen im Stratum granulosum von Haut u. plattenepitheltragender Schleimhaut mit intensiv basophilem Zellkern u. eosinophilem Plasma, entstanden durch Keratinisierung der Epithelzellen vor Erreichen der Hornschicht; charakteristisch für die ↑ DARIER* Krankheit.

Corpus: (lat.) *anat* Körper. – **C. adiposum buccae** *PNA*, der rundl. »BICHAT* Fettpfropf« in der Wangengrube vor dem vord. Rand des M. masseter auf dem M. buccinator bis in die tiefe seitl. Gesichtsgegend; verhindert beim Saugen das Einfallen der Wange u. erhöht so die Saugkraft. – **C. adiposum fossae ischiorectalis** *PNA*, der die Fossa ischiorectalis ausfüllende Fettkörper, durch den die After-

Corpus adiposum

gefäße u. -nerven ziehen. – **C. adiposum infrapatellare** *PNA*, der Fettkörper unterhalb der Kniescheibe, der zus. mit der Bursa infrapatellaris prof. den Raum zwischen Schienbein u. Lig. patellae ausfüllt. – **C. adiposum orbitae** (auch: Capsula adiposa bulbi), das zarte »Orbitalfett« zwischen Augapfel u. intraorbitalen Hilfsorganen, begrenzt vorn von der TENON* Kapsel, seitl. u. hinten vom Orbitalperiost. – **C. albicans** *PNA* (C. fibrosum s. candicans), der weißl. Narbenkörper, den ein zurückgebildetes Corpus luteum im Eierstock hinterläßt. – **C. alienum**: ↑ Fremdkörper. – **C. amygdaloideum** *PNA* (Nucleus amygdalae), der zu den Basalganglien des Großhirns (u. zum limb. System) gehörende, mit Riechhirn, Putamen u. Klaustrum in Verbindung stehende »Mandelkern« (grauer Kern) in Nähe des Schläfenpols, der sich ins Unterhorn des Seitenventrikels vorwölbt. – **Corpora amylacea** (Corpuscula amylacea; PURKINJE 1837), die als Degenerationsprodukte oder histogene Konkremente (ASCHOFF) aufzufassenden rundl., stärkekornähnl. Amyloidkörper (mit pos. Jod- u. Glykogenreaktion) im subpialen u. subependymalen ZNS, in Drüsenlichtungen der Prostata, in entzündlich veränderten Lungenalveolen. – **Corpora arenacea**: ↑ Acervulus. – **C. atreticum** *JNA*: der zugrundegegangene, von Thekazellen durchwachsene Eifollikel. – **C. callosum** *PNA* (Commissura magna cerebri); der »Balken« als beide Großhirnhemisphären verbindende Masse markhaltiger Nervenfasern, unterteilt in Truncus, Splenium, Genu u. Rostrum. – **C.-callosum-Agenesie**: ↑ Balkenmangel. – **C. callosum-Degeneration**: ↑ MARCHIAFAVA*-BIGNAMI* Syndrom. – **C.-callosum-Tumor-Syndrom**: ↑ BRISTOWE* Syndrom. – **C. candicans**: 1) ↑ Corpus mamillare. – 2) Corpus albicans. – **C. cavernosum clitoridis** *PNA*: der mit dem unt. Schambeinast verwachsene paar. »Schwellkörper« der Klitoris. – **C. cavernosum penis** *PNA*, der mit dem unteren Schambeinast fest verwachsene, von der Tunica albuginea umhüllte, durch ein Septum zweigeteilte »Schwellkörper« des männl. Gliedes; Stütze der Eichel u. Erektionsorgan; s. a. Corp. spongiosum. – **C. ciliare** *PNA*, der »Ziliar- oder Strahlenkörper« als bindewebig-muskulärer, ringförm. Abschnitt der vord. Augapfelwandung zwischen Choroidea u. Iris; davon funktionell wichtig die Processus ciliares u. der M. ciliaris. – **C. clitoridis** *PNA*, der durch Vereinigung der bd. Schwellkörper (Corpora cavernosa) entstehende Kitzlerschaft. – **C. coccygeum**: a.-v. Anastomosen u. Epitheloidzellen enthaltendes Knötchen an der terminalen A. sacralis mediana vor der Steißbeinspitze. – **C. costae** *PNA*: der an das Collum costae anschließende, mit dem Tuberculum beginnende Rippenkörper. – **C. epididymidis** *PNA*, das den geknäuelten Ductus epididymidis führende Mittelstück des Nebenhodens (zwischen Kopf u. Schweif). – **C. femoris** *PNA*, der »Femurschaft« zwischen Trochanteren u. Epikondylen. – **C. fibulae** *PNA*, der »Fibulaschaft«, zwischen Caput u. Malleolus lat. – **C. fornicis** *PNA*, der durch Aneinanderlagerung der beiden Crura fornicis entstehende platte Teil des Fornix unter dem Corpus callosum, der das Dach des III. Ventrikels bildet. – **C. fuscum**, das nur aus Thekazellen bestehende »dunkle« Gebilde, das sich aus dem Corpus luteum entwickelt, wenn bei der Ovulation mit der Eizelle – selten – auch die Granulosazellen abgestoßen werden. – **C. geniculatum laterale** *PNA* (s. opticum), der »seitl. Kniehöcker« (aus grauen Kernmassen u. weißen Marklamellen) an der Unterseite des Pulvinar; Endpunkt des 3. Neurons der Sehbahn (= prim. Sehzentrum), Ausgangspunkt der zur opt. Hirnrinde führenden GRATIOLET* Sehstrahlung u. der zum Colliculus sup. laminae tecti ziehenden opt. Reflexbahn; s. a. Abb. »Sehbahn«. – **C. geniculatum mediale** *PNA* (s. acusticum), der »inn. Kniehöcker« (graue Kernmassen) unter dem Thalamus zwischen Brachium colliculi sup. u. inf.; prim. Hörzentrum u. Ausgangspunkt der zur Großhirnrinde führenden Hörstrahlung u. der zum Colliculus inf. laminae tecti ziehenden akust. Reflexbahn; s. a. Geniculatum.... – **C. glandulae sudoriferae** *PNA*, der aus einem Schlauchknäuel bestehende, sezernierende Teil der Schweißdrüse. – **C. glandulare prostatae** *BNA*: ↑ Substantia glandularis. – **C. humeri** *PNA*, der »Humerusschaft« (Diaphyse), mit Facies ant. med., ant. lat. u. post., in der prox. Hälfte rundl., in der dist. zunehmend schaufelförm. abgeflacht u. leicht nach vorne gebogen, entsprechend der Orientierung der Muskeln pronatorisch verdreht (»Torsion des Humerus«); Markhöhle im dist. Drittel am engsten. – **C. incudis** *PNA*, der zentrale, in zwei Fortsätze auslaufende Teil des Ambosses, der die Gelenkfläche für den Hammerkopf trägt. – **C. intrapelvinum**: ↑ Bindegewebsgrundstock. – **C. liberum**: in einer Körperhöhle durch Abschnürung von Gewebe (z. B. Synovialzotte, Netz, Appendix epiploica) entstandener »freier Körper«; s. a. Gelenkkörper, freier. – **C. linguae** *PNA*: der »Zungenkörper«, Hauptmasse der Zunge zwischen Zungenspitze u. -grund. – **C. luteum** *PNA*: der von Granulosa- u. Theca-int. Zellen des gesprungenen Eifollikels aufgebaute »Gelbkörper« aus epitheloiden Zellen u. gefäßführendem Bindegewebe als inkretor. Drüse des Eierstocks, die v. a. das Progesteron bildet; unterschieden als **C. l. menstruationis**, der bei Nichtbefruchtung des Eies in der 4. Wo. des Zyklus seine hormonale Tätigkeit einstellt, sich zurückbildet u. dadurch die Menstruation auslöst, u. als **C. l. graviditatis**, der bis Mitte der Schwangerschaft voll ausgeprägt ist, Östrogene u. Gestagene produziert u. sich zum Schwangerschaftsende allmählich zurückbildet. Beim Menschen für die Erhaltung der Schwangerschaft nur in den ersten Wo. notwendig, da die Plazenta die Hormonproduktion übernimmt. – s. a. Gelbkörper..., Lutein... Luteal.... – **C. Luysi** *PNA*: ↑ Nucleus subthalamicus. – **C. mamillare** *PNA* s. candicans: der zum Zwischenhirn gehörende rundl. Körper an der Basis des Hirnstamms mit med. u. lat. grauem Kern; nur bei Primaten paarig ausgebildeter Teil des Riechhirns, das er mit dem EPS verbindet. – **C. mammae** *PNA*: der die Glandula mammaria enthaltende, von einem Fettpolster umhüllte u. mit der Faszie des M. pectoralis major locker verwachsene bindegeweb. Drüsenkörper der weibl. Brust. – **C. mandibulae** *PNA*: der horizontale Bogenteil des UK aus kompaktem Knochen (bds. bis zum Angulus mandibulae), mit der Pars alveolaris (für die unt. Zähne). – **Corpora marginalia**: ↑ ROEHL* Randkörperchen. – **C. maxillae** *PNA*: der mehrfläch. Hauptteil des OK-Knochens mit der Kieferhöhle. – **C. medullare cerebelli** *PNA*, der aus markhalt. Fasern u. Glia zusammengesetzte Kern der weißen Substanz von Kleinhirnhemisphären u. Wurm; Sammelstelle für Markblätter (Laminae albae) u. Kleinhirnstiele (Pedunculi). – **C. nuclei caudati**: der dem Thalamus aufliegende mittlere Teil des Schweifkerns. – **Cor-**

pora oryzoidea, Corpuscula or.: die »Reiskörperchen« in Gelenkhöhlen u. Sehnenscheiden bei chron., nicht-eitr. (z. B. tbk.) Entzündung, von hyalin umgewandelten Synovialzotten abstammend, prall, blaßgrau u. glatt; können Funktionsstörungen u. Schmerzen verursachen. – **C. ossis hyoidei** *PNA*: das horizontale Mittelstück des Zungenbeins. – **C. ossis ilii** *PNA*: der dicke, an der Hüftgelenkpfanne beteiligte Abschnitt des Darmbeins. – **C. ossis oschii** *PNA*: der kompakte, an der Hüftpfanne beteiligte Teil des Sitzbeins. – **C. ossis metacarpalis** *PNA*: das Mittelstück des Mittelhandknochens. – **C. ossis metatarsalis** *PNA*: das Mittelstück des Mittelfußknochens. – **C. ossis pubis** *PNA*: das an der Hüftpfanne beteiligte Teil des Schambeins. – **C. ossis sphenoidalis** *PNA*: der zentrale, die zweiteil. Höhle enthaltende 6fläch. Teil des Keilbeins. – **C. pancreatis** *PNA*: das zwischen Kopf- u. Schwanzteil liegende Mittelstück der Bauchspeicheldrüse, das LWS, Bauchaorta u. unt. Höhlvene überquert u. sich mit dem Tuber omentale von unten in die Bursa omentalis vorwölbt. – **C. papillare corii** *PNA* (Stratum papillare *JNA*), die unter der Epidermis liegende, diese mit fingerförmigen Bindegewebszapfen verankernde Schicht der Lederhaut. – **Corpora paraaortica** *PNA*: Sammelbez. für die Paraganglia supracardiale u. aorticum abdomin. – **C. penis** *PNA*, der »Penisschaft« (zwischen Wurzel u. Eichel), im wesentl. von den bd. Schwellkörpern gebildet. – **C. phalangis** *PNA*: das Mittelstück des Finger- bzw. Zehenknochens. – **C. pineale** *PNA*, Epiphysis s. Apophysis cerebri, Gland. pinealis, DESCARTES* Körper: die von einer Bindegewebskapsel umhüllte »Zirbel(drüse)« auf der dors. Fläche des Hirnstamms zwischen den oberen Vierhügeln; Teil des Zwischenhirns, mit Pineal- u. Gliazellen, Glia- u. Nervenfasern; enthält den Hirnsand (Acervulus); s. a. Epiphysenhormone, -exstirpation, Zirbel... – **Corpora quadrigemina** *BNA*, *JNA*, die »Vierhügel« als gemeinsame Bez. für die Colliculi sup. u. inf. der ↑ Lamina tecti des Mittelhirns. – **C. radii** *PNA*: der »Radiusschaft« zwischen Halsteil u. dist. Ende der Speiche. – **C. restiforme** *BNA*: ↑ Pedunculus cerebellaris inferior. – **C. reticulare corii** *PNA* Tunica propria *BNA*, Stratum ret. *JNA*), die sehr feste, aus durchflochtenem kollagenem Bindegewebe bestehende zellarme Hauptschicht der Lederhaut. – **C. spongiosum penis** *PNA* (C. cavernosum urethrae *BNA*, *JNA*), der aus einem bindegeweb.-muskulösen Schwammgerüst u. blutdurchströmten venösen Kammern bestehende »Schwellkörper« um die Pars spongiosa der männl. Harnröhre, der sich dem Corpus cavernosum in einer ventr. Rinne anlagert u. als Glans penis endet. – **C. sterni** *PNA*: der Hauptteil des Brustbeins zwischen Manubrium u. Proc. xiphoideus, der bis ins hohe Alter rotes Knochenmark enthält. – **C. striatum** *PNA*, Striatum: der basal in jeder Großhirnhälfte seitl. des Thalamus liegende »Streifenhügel oder -körper«, bestehend aus Nucl. caudatus, Putamen, Capsula int. u. Streifen grauer Substanz, die, durch die inn. Kapsel ziehend, bd. Kerne miteinander verbinden. Wichtiger Teil des EPS, dessen Erkr. zum ↑ striären Syndrom führt; s. a. Striatum..., strio..., Abb. »Nucleus«. – **C. subthalamicum**: ↑ Nucleus subthalmicus. – **C. suprarenale** *JNA*: ↑ Glandula suprarenalis. – **C. tali** *PNA*: die mit Schienbein, beiden Knöcheln u. Fersenbein artikulierende Hauptmasse des Sprungbeins. – **C. tibiae** *PNA*: der dreikant. Tibiaschaft (Facies med., post. u. lat.), mit der Tuberositas tibiae (Insertion des Lig. patellae). – **C. trapezoideum** *PNA*: der zur Pars dors. pontis gehörende »Trapezkörper« (Platte quer verlaufender, sich in der Medianebene kreuzender markhalt. Fasern) bds. in der vorderen Brückenhaube; Teil der zentralen Hörbahn (mit vord. u. hint. Trapezkern). – **C. ulnae** *PNA*: der dreikant. »Ulnaschaft« (Facies ant., post., med.) mit der Crista m. supinatoris. – **C. unguis**: der »Nagelkörper« als dem Nagelbett aufliegender Teil des Finger- bzw. Zehennagels. – **C. uteri** *PNA*: der muskelreiche, das Cavum uteri enthaltende, etwa abgeflacht-birnenförm. Gebärmutterkörper, von dessen Seitenkanten die Eileiter u. die Gefäß-Nerven-Platten abgehen (Lig. ovarii proprium, teres u. latum uteri; alles von Bauchfell überzogen). – **C. ventriculi** *PNA*, der Hauptteil des Magens zwischen Fundus u. Pars pylorica, der den Canalis ventriculi bildet. – **C. vertebrae** *PNA*: der innen spongiöse, an rotem Knochenmark reiche, kurzzylindr. »Wirbelkörper«, mit dessen Deck- bzw. Grundplatte sich die Bandscheiben verbinden u. dessen Hinterfläche die vord. Begrenzung des – im übr. vom Wirbelbogen begrenzten – Wirbelloches (For. vertebrale) bildet. – **C. vesicae felleae** *PNA*, der Hauptteil der Gallenblase zwischen Blasenhals u. -grund. – **C. vesicae urinariae** *PNA*, der Hauptteil der Harnblase zwischen Blasenboden u. -scheitel. – **C. vitreum** *PNA*, der durchsicht., gallert.-weiche »Glaskörper« des Auges (zwischen Linse, Strahlenbändchen u. Netzhaut) aus einem ultramikroskop. feinen Fibrillennetz u. dem hyaluronsäurehalt. Humor vitreus (98% Wasser), deren Quellungsdruck die Form des Augapfels (mit faltenlos gespannten Häuten) aufrechterhält; eines der brechenden Medien des Auges. – **C. Wolffi s. wolffianum**: Mesonephros (↑ Urniere).

Corpuscula: (lat.) *anat* Körperchen (Mz.); s.,a. Corpus.,– **C. articularia** *PNA*: sensible Endkörperchen in der Gelenkkapsel.,– **C. bulboidea** *PNA*: die KRAUSE* Endkolben (zwiebelförm., bindegewebig umkapselte Plasmakörperchen mit Zellkernen u. gewundenen Nervenfasern) als sensible Endkörperchen für Kälteempfindungen in Haut u. Schleimhaut.,– **C. genitalia**: ↑ Corpuscula nervosa genitalia.,– **C. lactis**: ↑ Milchkügelchen.,– **C. lamellosa** *PNA*: die VATER*-PACINI* Körperchen (schalenförm. Bindegewebeslamellen u. plasmat. Innenkolben mit neurofibril. Gerüst) als sensible Endkörperchen für Druck- u. Vibrationsempfindungen (60–800,Hz); vgl. GOLGI*-MAZZONI* Körperchen.,– **C. nervosa articularia** *PNA*: die sensiblen Nervenendkörperchen in den Kapseln u. Bändern der Gelenke zur Vermittlung von Bewegungsempfindungen.,– **C. nervosa genitalia** *PNA*: die längl. oder rundl. DOGIEL* Körperchen zur Vermittlung von Spannungsempfindungen am äuß. Genitale, bes. in den kutanen Schleimhäuten der Glans penis u. clitoridis.,– **C. nervosa terminalia** *PNA*: die Terminal- oder Nervenendkörperchen, sensible Endorgane aus Sinneszellen oder Plasmakörperchen (mit oder ohne Zellkern) u. kollagenem Bindegewebe, in deren zentralem Teil sich sensible Nervenfasern ausbreiten.,– **C.,renis** *PNA*: die MALPIGHI* Körperchen der Niere (beim Menschen ca. 1 Mio), d.,h. die ↑ Glomerula (s.,a. dort. Abb.) nebst ihren BOWMAN* Kapseln als Ausscheidungs- u. Aufnahmeapparate für den Vorharn.,– s.,a. Harnbereitung.,– **C. sanguinis**: ↑ Blutkörperchen.,– **C. tactus**

Corpuscula thymi

PNA: die langovalen, zapfenförm. MEISSNER* oder Tastkörperchen im Korium zur Vermittlung von Berührungsempfindungen, bestehend aus quer aufgeschichteten keilförm. Sinneszellen, einer oder mehreren schraubig verlaufenden marklosen Nervenfasern u. einer Bindegewebskapsel; s.,a. Druckrezeptor.,– **C. thymi**: ↑ HASSALL* Körperchen.

Corrachan* Läppchen: (1933) durch Zerschneiden eines schmalen Kutislappens gewonnene rechteck. Hautläppchen (ähnlich den REVERDIN* Läppchen) zur Deckung von Hautdefekten.

Corradi* Versuch: *otol* Aufsetzen der angeschlagenen Stimmgabel auf den Warzenfortsatz bis zum Verstummen des Tones; nach sofort. erneutem Aufsetzen normalerweise erneutes Hören, nicht jedoch bei Labyrinthschädigung.

Corrigan* (SIR DOMINIC JOHN C., 1802–1880, Arzt, Dublin) **Atmung**: die oberfläch. u. schnelle Atmung des Fiebernden. – **C.* Krankheit**: 1) die rheumat. ↑ Aortenklappeninsuffizienz. – 2) C.* Lungenzirrhose: chron. Pneumonie mit Fibrose, Alveolen-, Bronchiolenobliteration, Bronchiektasie. – **C.* Linie**: 1) ↑ Bleisaum. – 2) bei chron. Resorption von Kupferstaub purpurn verfärbter Zahnfleischsaum; vgl. CLAPTON* Linie. – **C.* Puls**: ↑ Pulsus celer et altus. – **C.* Zeichen**: in die Aa. carotis u. subclavia fortgeleitetes blasendes Systolikum bei Aorteninsuffizienz.

Corrigentia, Korrigentien: *pharm* arzneilich indifferente Stoffe (z. B. Auszüge aus aromat. Drogen, Fruchtsirupe), die den Geschmack (»Geschmackskorrigentien«), ggf. auch Geruch oder Aussehen von Arzneien verbessern. – vgl. Adjuvans.

Corrin: das (hypothet.) porphyrinoide Grundgerüst, das als Kobaltkomplex den Verbindgn. der Vit.-B$_{12}$-Gruppe (»Corrinoide«) zugrunde liegt; ↑ Formel.

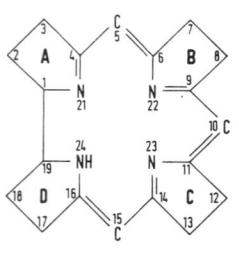

Corrin

Corrinoide	a, b, c, d, e, g	f
Cobamid e: cobamide	R$_1$	R$_4$
Cobamsäure e: cobamic acid	R$_2$	R$_4$
Cobinamid e: cobinamide	R$_1$	R$_3$
Cobinsäure e: cobinic acid	R$_2$	R$_3$
Cobyrinsäure e: cobyrinic acid	R$_2$	R$_2$
Cobyrsäure e: cobyric acid	R$_1$	R$_2$

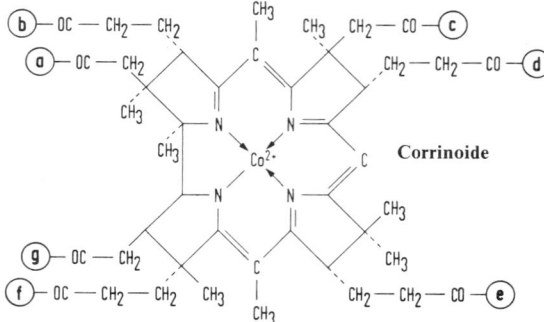

Corrinoide

Corrinoide: die als »Vit.-B$_{12}$-Gruppe« zusammengefaßten Corrin-Derivate Cobamid, Cobamsäure, Cobinamid, Cobinsäure, Cobyrinsäure, Cobyrsäure; ↑ Tab. u. Formel (es bedeuten: R$_1$ = Aminogruppe -NH$_2$, R$_2$ = Hydroxylgruppe -OH, R$_3$ = Aminopropanol, R$_4$ = Aminopropanol-Ribose-Phosphat).

Corrugator supercilii: ↑ Musculus corrugator.

Cortex, Kortex: (lat.) Rinde; *botan, pharm* z. B. **C. Aurantii fructus amari** (= Pomeranzenschalen), **C. Chinae** (»China- oder Fieberrinde« verschiedener Cinchona-Spezies, gem. DAB mit mind. 6,5% Gesamtalkaloiden), **C. Cinnamomi Cassiae** (»Chines. Zimtrinde«, von Cinnamomum Cassia [Lauraceae]), **C. Condurango** (↑ Condurango), **C. Frangulae s. Avorni** (von Rhamnus frangula [Rhamnaceae]), **C. Granati s. Punicae** (Wurzel-, Stamm- u. Astrinde von Punica granatum [Punicaceae]), **C. Quercus** (»Eichenrinde«, v. a. von Quercus pedunculata u. sessiliflora), **C. Quillaiae** (»Seifenrinde« oder »Panamaspäne«, von der Rosazee Quillaia saponaria), **C. Strychni** (von Strychnos nux vomica oder Str. tieute). – *anat* **Cortex cerebelli** *PNA*: die graue, nerven-

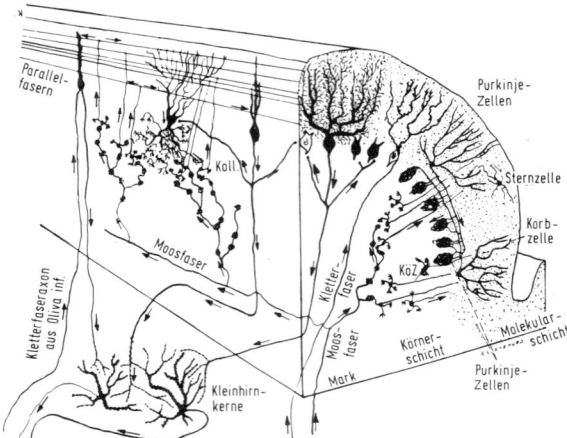

Neuronale Schaltungen der Kleinhirnrinde. Als afferente Systeme Moos- u. Kletterfasern (sowie Parallelfasern), als einzige Efferenz die PURKINJE-Zellen (mit Hemmeffekt an den Kleinhirnkernen). Koll. = Kollaterale, KöZ = Körnerzelle.

zellhalt. »Kleinhirnrinde«, zweischichtig: außen das ↑ Stratum moleculare mit der nur mikroskopisch sichtbaren Schicht der PURKINJE* Zellen (= Stratum gangliosum), innen das ↑ Stratum granulosum (↑ Abb.). – **C. cerebri** *PNA*: die graue, nervenzellhalt. »Großhirnrinde«; in den Hemisphären (Neokortex) im allg. mit 6 Schichten: Lamina molecularis (s. zonalis s. plexiformis), L. granularis ext. oder corpuscularis (= äuß. Körnerschicht), L. pyramidalis ext. (= äuß. Pyramidenzellschicht, mit mittelgroßen Pyramidenzellen), L. granularis int. (= inn. Körnerschicht), L. pyramidalis int. (mit großen Pyramidenzellen), L. multiformis (= Schicht der polymorphen Zellen); im Bereich des Riechhirns (Paläokortex) mit molekularer, pyramidaler u. polymorpher Schicht; s. a. Kortex (Tab.), Area, Hirnrindenkarte, Abb. »Homunculus«. – **C. glandulae suprarenalis** *PNA*: die das NNM umgebende, ⅘ des NN-Gewichts ausmachende »Nebennierenrinde« (NNR); mit Parenchym aus großen, lipoidreichen bis -armen, rundl., epitheloiden Zellen, in der Zona glomerulosa (außen) überwiegend in Haufen angeordnet, in der Zona fasciculata in parallelen Bündeln oder Strängen, in der

Zona reticularis als Strangnetz. Bildungsstätte lebensnotwendiger Gluko- u. Mineralokortikoide u. Sexualhormone; s. a. Nebennierenrinden.... – **C. lentis** *JNA*, *PNA*: die Rinde der Augenlinse, bestehend aus Fasern, die, von den äquatorialen Epithelzellen ausgehend, den Linsenkern schalenartig umgeben. – **C. nodi lymphatici** *PNA*, Substantia corticalis lymphoglandulae *BNA* s. lymphonodi *JNA*: die die prim. u. sek. Lymphfollikel bildende Lymphknotenrinde; Hauptbildungsstätte der Lymphozyten u. Antikörper im LK. – **C. renis** *PNA*: die »Nierenrinde« als der 5–7 mm dicke, von Nierenkörperchen u. Harnkanälchen aufgebaute Filterteil der Niere zwischen Kapsel u. Mark (s. a. Ren).

Cortexolon: ↑ Cortodoxonum.

Cortexon: ↑ Desoxycortonum.

Corti* (ALFONSO MARCHESE DE C., 1822–1876, Anatom, Wien, Würzburg, Utrecht, Turin) **Ganglion**: ↑ Ganglion spirale cochleae. – **C.* (Haar-)Zellen**: ↑ Hörzellen. – **C.* Kanal, Tunnel**: ↑ Canalis spiralis cochleae. – **C.* Membran**: ↑ Membrana tectoria ductus cochlearis. – **C.* Organ**: ↑ Organum spirale. – **C.* Pfeiler (-Zellen)**: die dachsparrenartig gegeneinander geneigten, stäbchenförm. Zellen auf der Lamina basilaris der Innenohrschnecke, die die **C.* Bögen** (= seitl. Begrenzung des Canalis spiralis) bilden.

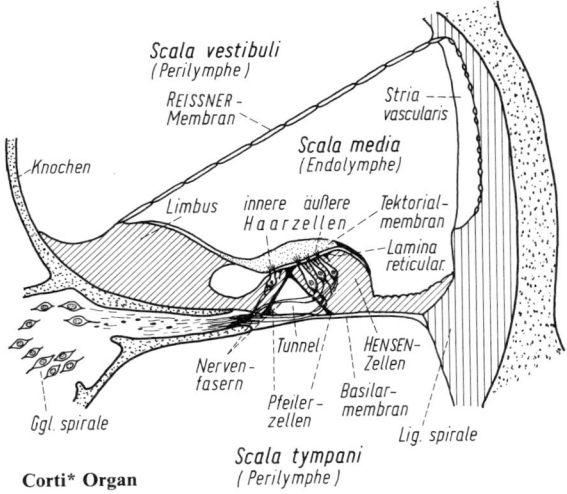

Corti* Organ

corticalis: (lat.) zur Rinde (Cortex) gehörend.

Cortico...: s. a. Kortiko....

Corticoliberin: ↑ Corticotropin releasing factor.

Corticosteroid binding globulin: s. u. Globulin.

Corticotrophinum *WHO*: ↑ Kortikotropin.

Corticotropin releasing factor, CRF: (engl.) im Hypothalamus gebildete Polypeptide, die im HVL das ACTH freisetzen. Wirkweise experimentell mit Lysin-Vasopressin simulierbar.

Cortine: Sammelbez. für die am NN-freien Tier substituierend wirkenden NNR-Hormone bzw. für einen gleichwertigen NNR-Gesamtextrakt mit Kortikosteron, Dehydrokortikosteron, Kortison, Hydrokortison, Desoxykorton, Kortodoxon u. Aldosteron. – Die für deren Standardisierung bestimmte Cortin-Einheit entspricht der täglich zu injizierenden Mindestmenge, die 80% epinephrektomierter Tiere im Überlebensversuch bei Standarddiät mind. 1. Wo. lang frei von Insuffizienzerscheinungen hält.

Cortisol: (IUPAC) ↑ Hydrocortisonum. – **C.-dehydrogenase**: ↑ 11β-Hydroxysteroid-dehydrogenase.

Cortisonum *WHO*, Kortison, 17α-Hydroxy-11-dehydrokortikosteron, KENDALL* Substanz E, REICHSTEIN* Substanz Fa, WINTERSTEINER* Substanz F: (RE. 1939) $C_{21}H_{28}O_5$, Δ^4-Pregnen-17α,21-diol-3,11,20-trion; ein NNR-Hormon vom Glukokortikoid-Typ, gebildet in der Zona fasciculata; intermediär u. pharmakodynam. eng mit Hydrokortison verknüpft (u. evtl. nur als solches wirksam). HWZ im Plasma ca. 30 Min.; Harnausscheidung (= 20 – 200 µg/24 Std.) v. a. in freier Form. Um 1949 in die Ther. entzündl.-allergischer u. spezif. Mangelzustände eingeführt (aber inzwischen durch z. T. nebenwirkungsärmere, kräftigere u. spezifischer wirkende teil- u. vollsynthet. Derivate verdrängt); MTD anfangs 50–400 mg (peroral oder i.m.), Erhaltungsdosis bis 75 mg. Nachweis in chem. Gruppenreaktionen als 11-O-Kortikosteroid u. Dihydroxyazetonsteroid mit OH-Gruppe an C_{17}.

Cortodoxonum *WHO*, Cortexolon, REICHSTEIN* Substanz S: 17α,21-Dihydroxy-4-pregnen-3,20-dion; ein NNR-Hormon mit vorwiegend glukokortikoider Wirkweise.

Corvisart* (JEAN NICOLAS C. DES MARETS, 1755–1821, Arzt, Paris) **Gesicht**: charakterist. Gesichtsausdruck bei schwerer Herzinsuffizienz, mit Zyanose von Wangen, Lippen, Nasenspitze u. Ohren, glänzenden Augen, inspiratorisch geöffnetem Mund. – **C. Zeichen**: bei Mitralstenose u. (ausgeprägter) Trikuspidalinsuffizienz sichtbare Pulsationen des Epigastriums u. hebender Herzspitzenstoß. – **C.*(-Fallot*) Komplex**, CAILLAUD*-C.* Syndrom: FALLOT* Tetralogie (ca. 20%) mit Arcus aortae dexter.

Corynebacteriaceae: (LEHMANN u. NEUMANN 1907) Fam. der Ordnung Eubacteriales, mit den Gattungen Corynebact., Listeria, Erysipelothrix, Microbact., Cellulomonas u. Arthrobacter.

Corynebacterium: (LEHMANN u. NEUMANN 1896) Gattung der Fam. Corynebacteriaceae; teils aerobe, teils anaerobe, grampos., kurze, gerade oder leicht gebogene, mit Ausnahme einzelner pflanzenpathogener Arten unbewegl. Stäbchen, häufig mit keulenartig verdickten Enden u. metachromen Granula (BABES*-ERNST* Körperchen); pathogen für Menschen u. domestizierte Tiere. – **C. acnes s. liquefaciens** (PRÉVOT): keulenförm. Saprophyt auf Dünndarmschleimhaut, Haut u. Haarfollikeln, isoliert aus Aknepusteln. – **C. belfanti**: (1869) bei Ozäna (u. Diphtherie) isoliert, einem Typ mitis des Di-Bazillus nur durch fehlende Nitratreduktion sicher unterscheidbar.

Corynebacterium diphtheriae s. ulcerans, (KLEBS*-) LOEFFLER* Bazillus: ([FLÜGGE 1886], LEHMANN u. NEUMANN 1896): der »Diphtherie-Baz.«, (fakultativ)

Corynebacterium

aerob, gerade oder leicht gebogen, oft Trommelschlegelform, mit metachromat. Granula (↑ NEISSER* Polkörperchenfärbung); bildet unter dem Einfluß eines Bakteriophagen sehr wirksames Exotoxin. 3 Typen (gravis, mitis, intermedius), die sich kulturell u. fermentativ unterscheiden, aber – quantitativ abgestuft – das gleiche Toxin bilden. Erreger der Di des Menschen, auf Pseudomembranen von Pharynx, Larynx, Tracheae u. Nase sowie auf der Schleimhaut von Konjunktiva, männl. Urethra (Balanitis diphtherica), Vagina u. in superinfizierten Wunden nachweisbar; pathogen auch für Meerschweinchen, Katze, Kaninchen, gelegentl. Erreger von Nasen-Rachen-Infektionen des Pferdes u. von Infektionen des Geflügels.

Corynebacterium paradiphthericum, hyperazides Pseudodiphtheriebakterium: (LUBINSKI 1921) in Form u. Lagerung dem C. diphtheriae ähnl., zuckervergärender Saprophyt auf Haut u. Schleimhäuten. – **C. parvulum**: (SCHULTZ u. M. 1934) ↑ Listeria monocytogenes. – **C. parvum (infectiosum)**: kleines, schlankes, gebogenes, obligat anaerobes C. mit zugespitzten Enden; pathogen für die weiße Maus. – **C. pseudodiphtheriticum s. hofmanii**, LOEFFLER* Pseudodiphtherie-, HOFMANN* Bazillus: (LEHMANN u. NEUMANN 1896) fakultativ aerob, dem C. diphtheriae ähnl., jedoch kürzer; isoliert aus Mundhöhle u. Pharynx, apathogen. – **C. pyogenes s. pseudopyogenese**: fakultativ aerob, fragl. Erreger von Abszessen bei Rind, Schwein u. Mensch. – **C. xerosis**: fakultativ aerob, mit Polkörperchen; isoliert von Haut, Schleimhaut u. Kornea, apathogen.

Coryza: »Schnupfen«; i. e. S. der Virusschnupfen als akute, im allg. afebrile Infektionskrankh. durch Rhino-, Influenza-, Adeno-, RS-, Entero- u. a. Viren. »Erkältung« (common cold) allenfalls Teilfaktor; Immunität fragl.; Übertragung durch Tröpfcheninfektion. Sympte.: Niesreiz, zunehmender Kopfschmerz, behinderte Nasenatmung, Hyposmie, wäßrige, dann viskose Nasensekretion. – Ferner die **Co. syphilitica s. neonatorum**, der bd. Nasengänge befallende, anfangs trockene, später blut. Schnupfen des Neugeborenen als häufigstes Schleimhautsympt. (60%) der Lues connata, vor oder zus. mit den Hautsymptn. auftretend. – **Coryza-Virusgruppe**: ↑ Rhinoviren.

Cossio* Syndrom (P. C., zeitgen. argentin. Kardiologe): 1) **Lutembacher*-C.* Syndrom** (»der großen Vorhofslücke«): ASD von >1,5 ∅ cm mit ausgeprägtem Li.-re.-Shunt, daraus resultierender Vol.belastung der re. Kammer u. der Lungengefäße. – 2) **C.*-Berconsky* Syndrom**, (elektrokardiograph.) Posttachykardie-Syndrom: die EKG-Veränderungen (verbreitertes, flach-neg. oder spitzes »koronares« T bei normalem QRS-Komplex) als Ausdruck kleiner subepikardialer Nekroseherde nach tagelanger ventrikulärer, seltener supraventrikulärer, paroxysmaler Tachykardie. Meist völl. Rückbildung, evtl. über ein Stadium mit Leukozytose, BKS- u. Blutdruckerhöhung; selten letaler Ausgang.

Costa* Reaktion (ROMOLO C., 1874–1927, Gynäkologe, Novara): Serumtrübungsreaktion (analog der BSR, aber empfindlicher u. zeitiger) als Hinweis auf Entzündungsvorgänge (v. a. Tbk-Aktivitätsdiagnose): 3 Tr. Zitratblut werden in Novocain®-Lsg. aufgeschüttelt, zentrifugiert u. mit 1 Tr. Formalin (40%ig) versetzt; graue, nebl. Trübung nach > 15 Min. gilt als neg., nach 10–15 Min. als +, nach 5–10 als + +, nach 0–5 Min. als + + +.

Costa* Syndrom: ↑ DA COSTA* Syndrom.

Costae *PNA*: die Rippen I – XII, mit der WS gelenkig verbunden (Articulationes capitis costae u. costotransversariae), als **C. verae** (I – VII) durch Knorpel mit dem Brustbein direkt verbunden, als **C. spuriae** (»falsche Rippen«, VIII–XII) nur indirekt (XI u. XII) oder gar nicht (= **C. aracuariae fluctuantes**). – Unterteil in Os costale (mit Caput, Collum u. Corpus) u. Cartilago costalis. Die 12 Rippenpaare bilden zus. mit WS u. Sternum den knöchernen Thorax.

Costa-Rica-Blastomykose: ↑ Parakokzidioidomykose.

costalis: zur Rippe (Costa) gehörend.

Costello*-Dent* Syndrom (J. M. C., Pädiater, London, Auckland/Neuseeland; C. E. D., Pädiater, London): ↑ Hypo-Hyperparathyreoidismus.

Costen* Syndrom (JAMES BRAY C., geb. 1895, Otologe, St. Louis/USA), otodentales Syndrom: durch Bißanomalie, Fehlen der hint. Molaren oder schlecht sitzende Prothese verurs. Kiefergelenkarthrose mit ins Ohr ausstrahlenden Schmerzen, Stirn- u. Augenkopfschmerz, trockener Zunge.

Cotard* Syndrom (JULES C., 1840–1887, Neurologe, Paris): (1880) Sonderform der Paranoia, bei der Verneinungswahn, Suizidneigung u. sensor. Störungen im Vordergrund stehen.

Cotarninium, Kotarnin, Methoxyhydrastininum: aus dem Opiumalkaloid Narkotin gewonnener Wirkstoff; therap. Anw. (Chlorat, Phthalat) als Hämostyptikum.

Co-Thromboplastin: ↑ Faktor VII.

Cotte* (GASTON C., 1879–1951, Gynäkologe, Lyon) **Operation**: Resektion des Plexus hypogastricus sup. in Höhe L5 zur Unterbrechung der Schmerzperzeption v. a. bei Genital-Ca. – **C.* Probe**: röntg die Spätaufnahme bei Hysterosalpingographie zum Nachweis der Tubendurchgängigkeit (wasserlösl. KM nach 15–30 Min., öliges nach 24 Std. in der Bauchhöhle).

Cotton* (FREDERIC JAY C., 1869–1938, Chirurg, Boston) **Fraktur**, trimalleolärer Knöchelbruch: bimalleoläre Fraktur mit Absprengung eines hinteren VOLKMANN* Dreiecks; meist starke Verschiebung des Fußes nach hinten (Luxationsfraktur). – **C.* Operation**: 1) Wiederherstellung des inn. Kniegelenkseitenbandes durch Faszienplastik (Faszienstreifen durch quere Bohrlöcher im Femur- u. Tibiakondylus, Verkreuzung in 8-Form, straffe Verknotung). – 2) bei Pes planus Schrägdurchmeißelung des Kalkaneus u. Plantarverschiebung des Fragments (»heel shifting«). – **C.* Position**: leichte Flexion u. Ulnarabduktion der Hand als Fixationsstellung bei typ. Radiusfraktur.

Cotton|-candy lung: (engl. = Zuckerwatte) die im Schnittbild baumwollartig-weiße Lunge bei chron. Emphysem (mit Ausweitung der Alveolen u. Bindegewebsvermehrung). – **C. mill fever**: ↑ Byssinose.

Cotton-pellet-Test: (engl.) *pharmak* zur Prüfung auf antiproliferative Wirkung sterile Implantation von Wattekügelchen unter die Rückenhaut von Ratten u. 8täg. Verabreichung der Testsubstanzen; das ausgebildete Granulom wird präpariert und ausgewertet.

Cotton-wool-Herde: (engl. = Baumwolle) kleine, helle, wolk. Exsudatherde am Augenhintergrund, bes. an den Verzweigungsstellen der Netzhautvenen, bei Retinitis angiospastica, Periphlebitis, Retinopathia diabetica, Schwangerschaftstoxikose, Dermatomyositis.

Cotugno*: s. u. COTUNNIUS*.

Co=Tui* (FRANK WANG G.=T., geb. 1896, Chirurg, Queens Village/N. Y.) **Behandlung**: Therapie des Magenulkus mit Eiweißhydrolysaten. – **Co=Tui*-Meyer* Zeichen** (JAKOB M.): Verlagerung des Nabels (Abweichen der Linea alba von der Medianlinie) bei akutem Abdomen.

Cotunnius*: latinisierter Name des DOMENICO COTUGNO (1736–1822, Anatom, Neapel). – **C.* Aquädukt, Kanal**: ∕ Aquaeductus vestibuli. – **C.* Flüssigkeit**: ∕ Perilympha. – **C.* Nerv**: ∕ Nervus nasopalatinus. – **C.* Raum**: die Hohlräume des häut. Ohrlabyrinths. – **C.* Syndrom**: ∕ Ischiassyndrom. – **C.*-Böttcher* Sack**: ∕ Saccus endolymphaticus.

Cotyledon: 1) *anat* Gelenkpfanne. – 2) *embryol* das Zottenbüschel des Chorions als von Plazentarsepten umgebener Lappen der Plazenta. – 3) *botan* Keimblatt der Samenpflanzen (Kotyledonen).

Cotyloiditis erosiva: Entzündung der Gelenkpfanne mit Knorpeldefekten, Drucknekrosen u. Zirkulationsschäden, z. B. nach Arthroplastik.

Coudé-Katheter: (französ.) an der Spitze »gekrümmter« Gummikatheter mit seitl. Öffnung zur Blasenentleerung bei Prostatahypertrophie.

Couéismus: von ÉMILE COUÉ (1857–1926, Apotheker in Troyes/Champagne) entwickelte Entspannungstherapie durch Autosuggestion (»Es geht mir gut, es geht mir besser«).

Couillard* Zeichen: Rötung u. Schwellung der Papillae fungiformes der Zunge bei Ascaridiasis.

Coulomb: nach CHARLES AUGUSTIN DE COULOMB (1736–1806, Ingenieur u. Physiker, Paris) benannte SI-Einheit der Elektrizitätsmenge u. der elektr. Ladung; 1 C = 1 As (Amperesekunde).

Coulomb* Gesetz (CHARLES DE C.): (1785) *physik* In einem homogenen, isotropen u. unbegrenzten Medium ist die Kraft, die zwischen 2 punktförm. Elektrizitätsmengen herrscht, proportional deren Ladungen u. umgekehrt proportional dem Quadrat ihrer Abstände.

Coulter* Methode: *hämat* s. u. Partikelzählgerät.

Councilman* (WILLIAM THOMAS C., 1854–1933, amerikan. Pathologe) **Körper, Zellen**: runde bis ovale, hyaline, eosinophile Körperchen im Zytoplasma degenerierter Leberzellen bei Gelbfieber, aber auch bei Virushepatitis A und B. – **C.*(-Mallory*) Serum** (FRANK BURR M., 1862–1941, Pathologe, Boston): Blutserum nach Koagulation in einem Heißluftsterilisator u. weiterer Dampfsterilisation.

Councilmania dissimilis: ∕ Entamoeba histolytica. – **C. lafleuri**: ∕ Entamoeba coli.

Counter: (engl.) Zähler, Zählgerät.

Counts per minute (second), cpm (cps): *physik* in der Kernstrahlungsmeßtechnik die Zahl der pro Min. bez. Sek. registrierten Ereignisse.

Coup de fouet du cordon: (französ. = Peitschenschnurschlag) der bei Ruptur einer Varikozele durch das perifunikuläre Hämatom schlagartig auftretende Schmerz. – **C. de soleil acridinique**: die Gelbfärbung der sonnenbestrahlten Haut nach Einnahme eines Akridinfarbstoff-halt. Präparats.

Couperose, Erythrosis facialis, Kupferfinnen: (französ.) persistierende Wangenröte mit zahlreichen fadenförm. Teleangiektasien, entweder im Status seborrhoicus (DD: Scharlachgesicht, Poikilodermie, ROTHMUND*-THOMSON* Syndrom) oder als 1. Stadium der Rosazea (zus. mit Talgdrüsenhyperplasie u. follikulären Knötchen u. Pusteln; DD: Facies diabetica), z. T. familiär gehäuft.

Cournand* (ANDRÉ FRÉDÉRIC C., geb. 1895, Internist, New York; Nobelpreisträger für Medizin 1956) **Dip**: *kard* ∕ Early diastolic dip. – **C.* Formel**: Formel zur Ermittlung der VK-Sollwerte:

$$\begin{array}{l} VK\ \male = [27{,}63 - (0{,}112 \times \text{Alter})] \\ VK\ \female = [21{,}78 - (0{,}101 \times \text{Alter})] \end{array} \times \text{Größe (in cm)}. -$$

C.*Katheter: mehrschichtiger (Seele aus gewebtem Dacron) rö.kontrastgebender Katheter zur Untersuchung des re. Herzens; mit spezif. Krümmung (»**C.* Kurve**«, ca. 45°) etwa 4 cm vor der Spitze u. endständiger Öffnung. – **C.*-Euler* Effekt**: duch Blutabfluß aus der Pulmonalis über einen hypothet. a.-v. Kurzschluß bewirkte Regulierung der Kontaktdauer zwischen kapillärem Blut u. Alveolarmembran mit dem Ziel einer optimalen O_2-Sättigung. – **C.*(-Riley*) Nadel**: weitlumige, kurzgeschliffene Arterienpunktionsnadel mit Mandrin.

Couronne: (französ.) die »Krone« aus Sägezähnchen als fräsender Teil einer ∕ Trephine.

Courtois* Zeichen: reflektor. Hüft- u. Kniegelenkbeugung auf der Seite einer Hirnverletzung bei pass. Kopfbeugung am Komatösen; unzuverlässig.

Courvoisier* (LUDWIG GEORG C., 1843–1918, Chirurg, Basel) **Zeichen**: über längere Zeit bestehende indolente Vergrößerung der Gallenblase als Hinweis auf Tumorverschluß. – **C.*-Terrier* Syndrom**: ∕ BARD*-PIC* Syndrom.

Coutard* Methode (HENRY C., 1876–1950, Röntgenologe, Paris u. USA): *röntg* fraktion. Bestrahlung mit extrem protrahierten Einzeldosen (Dosisleistung < 5R/Min., starke Filterung, großer FHA), um die Differenz zwischen Haut- u. Tumorempfindlichkeit groß zu halten. Trotz mehrfacher Modifikationen heute weitgehend verlassen.

Couto* Krankheit (MIGUEL C., 1864–1934, Internist, Rio de Janeiro): viszerale ∕ Liptomatose.

Couvade: (französ. couver = brüten) Sitte mancher Naturvölker, daß sich der Vater bei der Geburt des Kindes wie die Wöchnerin verhält (»Männerkindbett«).

Couvelaire* Operation (ROGER C., geb. 1903, Urologe, Paris): 1) bei Blasenektopie Bildung einer Zäkumblase, die mit der ektop. (als Sphinkter dienenden) vereinigt wird. – 2) Blasenersatz durch isolierte Darmschlinge, in die die Ureteren implantiert werden u. deren offenes Ende durch die gespaltene Prostata hindurchgezogen wird. – 3) kokzygeoperineale Prostatektomie. – 4) plast. Ersatz der ♀ Urethra aus Vaginalschleimhaut u. Haut der kleinen Labien. – 5) totale Zystektomie. – 6) Dekortikation u. Teilresektion der Schrumpfblase.

Couvelaire* Syndrom (ALEXANDRE C., 1873–1948, Gynäkologe, Paris): ↑ Apoplexia uteroplacentaris.

Couveuse: (französ. = Bruthenne) »Wärmebettchen« (geschlossene oder offene Bauform, beheizte Liegefläche, Anschlußmöglichkeit für O_2) zur Aufzucht Frühgeborener u. zur Pflege atroph. Säuglinge; s. a. Inkubator.

Cova* Punkt (ERCOLE C., geb. 1877, Gynäkologe, Palermo): Schnittpunkt des äuß. Randes des M. quadratus lumborum mit der letzten Rippe als Druckschmerzpunkt bei Pyelitis gravidarum (= **C.* Zeichen**).

Covariation: (engl.) virol die – noch wenig geklärte – Tendenz zu mehrfacher, getrennter Mutation im Virion. Ermöglichte u. a. die Selektion weniger neurovirulenter Poliomyelitis-Viren u. damit die Impfung mit Lebendvirus.

Coventry*-Beck* Naht: durch einfache Schlingennaht ergänzte Rahmennaht der Sehnenenden bei End-zu-End-Vereinigung.

Cover-Test: (engl.) ophth ↑ Abdecktest, Duane* Test.

Cowden-Krankheit: (LLOYD u. DENNIS 1963) seltener – nach dem Pat. benannter – Komplex von Abartigkeiten wie adenoide Fazies (Vogelgesicht), Maxillahypoplasie, hyperkeratot. Papillomatose von Lippen, Mund u. Pharynx, multiple Schilddrüsenadenome, zyst. Mammahyperplasie (Neigung zu Malignität), Skoliose u. neurol. Störungen. Ät.path. unbekannt.

Cowgill* Formel (GEORGE RAYMUND C., geb. 1893, amerikan. Arzt): Vit.-B_1-Minimalbedarf (in mg) = $4{,}26 \times 10^{-6} \times$ Körpergew. (in kg) × tägl. Kalorienzufuhr.

Cowie* Guajakprobe (DAVID M. C., 1872–1940, amerikan. Pädiater): unspezif. Nachweis okkulten Blutes im Stuhl anhand der Blaufärbung des Ätherauszuges nach Zusatz von Guajakharz u. H_2O_2.

Cowling* Dosierungsformel: pharm Kinderdosis = Erwachsenendosis × Lj./24.

Cowper* (WILLIAM C., 1666–1709, Anatom u. Chirurg, London) **Band, Ligament**: der am Pecten ossis pubis anheftende Teil der Fascia lata. – **C.* Drüse**: ↑ Glandula bulbourethralis.

Cowperitis: chron., häufig gonorrhoische Entzündung der Gll. bulbourethrales (Primärherd meist Prostata), oft unter Beteiligung der hinteren Harnröhre (evtl. **Cowper*-Striktur**) u. des Corpus spongiosum.

Cowpox: (engl.) ↑ Kuhpocken.

Cox* Imprägnation (WILHELM HENDRIK C., 1861–1933, Neurologe, Utrecht): histol modifizierte GOLGI* Sublimatmethode zur Darstg. von Ganglienzellen, Neurofibrillen u. Neuroglia; nach mehrmonat. Verbleib des Gewebes in Lösungsgemisch von Kaliumdichromat, Quecksilberchlorid u. Kaliumchromat Schwärzung der Hg-Niederschläge mit Ammoniak.

Cox* Methode: (1952) endokrin quant. photometr. Bestg. von Kortikoiden im Harn durch Abspalten von Azetaldehyd mit Perjodsäure u. Farbreaktion mit p-Hydroxydiphenyl in schwefelsaurer Lsg. in Gegenwart von Cu-Ionen.

Cox* Vakzine (HERALD RAE C., geb. 1907, Bakteriologe, Montana, New York): Fleckfieberimpfstoff mit inaktivierten Rickettsien, gewonnen nach Beimpfung des befruchteten u. bebrüteten Hühnereies aus der Dottersackmembran. – Nach C.* sind auch die in ihrer Neuropathogenität abgeschwächten Poliovirus-Stämme für oralen Impfstoff benannt.

Coxa PNA: anat Hüfte, Hüftbein, -gelenk. – Pathol. Formen: **C. antetorta**: Fehlstellung des Hüftgelenks (u. Belastungsdeformierung der vord. Pfanne) durch verstärkte Antetorsion des Schenkelhalses. – **C. epiphysaria**: Deformierung des prox. Femur (z. B. Varisierung, hut- oder sichelförm. Kopfauftreibung, typ. Höcker- u. Schnabelbildung an der Halskontur) als Endzustand einer Wachstumsstörung oder nach Epiphysenlockerung. – **C. magna**: Lateralisierung des Femurkopfmittelpunktes bei prim. oder sek. Makroform mit Größenmißverhältnis zur Gelenkpfanne (Inkongruenz der Gelenkflächen, z. B. durch kongenit. Dysplasie, flaches Azetabulum, »Walzenkopf« nach PERTHES* Krankh. etc.); bewirkt ungünst. Hebelarmverlängerung für Körpergew. u. Abduktorenzug, Dezentrierung von Belastungsflächen u. -richtung, (seitl.) Subluxation. – **C. plana**: Hüftgelenkdeformität durch Abflachung von Femurkopf u. – sek. – Azetabulum, mit Inkongruenz, evtl. Subluxation. Ät.path.: persistierende Valgität, asept. Knochennekrose nach med. Halsfraktur, unsachgemäße Reposition, v. a. aber PERTHES* Krankh. (»C. p. idiopathica«). – **C. protrusa**: ↑ Protrusio acetabuli. – **C. retrotorta**: Fehlstellung bei Dorsaltorquierung des – normalerweise antetorquierten – prox. Femurendes; bewirkt stärkere Belastung der hint. Pfanne.

Coxa valga: (LAUENSTEIN 1890) abnorme – nur beim Neugeborenen physiol. – Aufrichtung des Schenkelhalses (CDW > 140°); entweder kongenital oder als »Unterfunktions-C.v.« bei Entlastung des Beines im Wachstumsalter (z. B. Verkürzung, Amputation, Bettlägrigkeit) als Störung (X- oder O-Bein), Abduktoreninsuffizienz (Poliomyelitis), Adduktorenspasmus (LITTLE* Krkht.), ferner hormonell (»adoleszentäre C.v.«) oder rachitisch bedingt sowie nach dir. Schädigung (Osteomyelitis, Schenkelhalsfraktur etc.). Sympte. (oft gering): Innenrotation u. Flexion eingeschränkt, rasches Ermüden infolge Muskelatrophie, Trochanter major distal der ROSER*-NÉLATON* Linie. Prädisponierend für Koxarthrose. – angeboren – für **C. valga luxans** (KLAPP 1906), d. h. unvollständ. Luxatio coxae mit dysplast. Flachpfanne, Lateralisation des Femurkopfes, vermehrter Antetorsion u. Subluxationsstellung nach oben (Manifestation in der Pubertät; Gynäkotropie); Sympte.: Verschieblichkeit des Femurkopfes, Beinverkürzung, Trochanterhochstand, pos. TRENDELENBURG* Zeichen, Watschelgang; als Spätschaden Arthrosis def.; Ther.: meist (Keil-)Osteotomie, Pfannendachplastik.

Coxa vara s. adducta s. flexa: (E. MÜLLER, HOFMEISTER 1894) Verbiegung des Schenkelhalses i. S. der Adduktion (CDW verkleinert; evtl. aber **C. v. diaphysaria**, d. h. Varisierung des Femurschaftes!), ein- oder beidseitig. Ät.path.: symptomatisch bei Systemerkr. wie Rachitis (Hals u. Diaphyse; Neigung zur Selbstaufrichtung, als Spätschaden Koxarthrose), Osteomalazie u. seniler Osteoporose, nach lokaler Schädigung (PERTHES* Krkht., kongenit. Hüftluxationen, epiphysäre Störungen, Tbk, Osteomyelitis, Schenkelhalsfraktur, Tumor). Sympte.: Trochanterhochstand (oberhalb ROSER*-NÉLATON* Linie), Beinverkürzung, Watschelgang, pos. TRENDELENBURG* Zeichen (1), reduzierte Abduktion u. Innenrotation. –

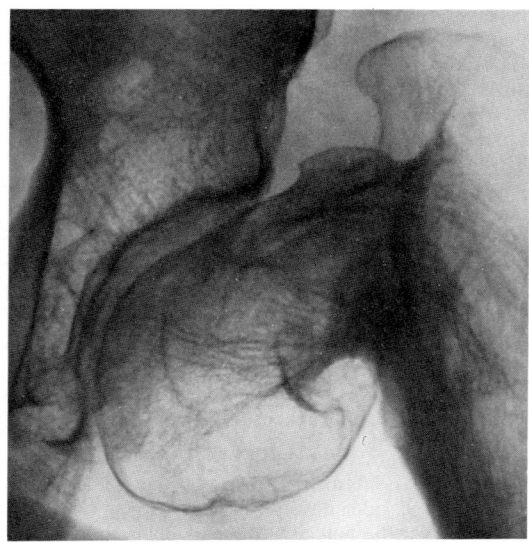

»Hirtenstab«-Form der unbehandelten Coxa vara.

Als häufigere idiopath. Form (mit deutl. Androtropie) die – meist hochgrad. – **C. v. congenita s. infantum** des Kleinkindalters, entweder prim. als endogen-hypoplast. Mißbildung (leichtester Grad des kongenit. Femurdefektes) oder sek. als Belastungsdeformität des erblich minderwert. Schenkelhalsgewebes, oft in Verbindung mit weiteren Ossifikationsstörungen u. Aplasien; klin.: progress. Zerstörung der Halsdiaphyse (LOOSER* Umbauzone lateral der Epiphysenfuge), Dislokation der Kopfkalotte bis zum Trochanter minor (»Hirtenstabform«); Konsolidierung oder echte Pseudarthrosenbildung. – Ferner die **C. v. adolescentium**, auch beidseitig (bis 15%, meist nach mehrmonat. Intervall), in der Pubertät als asept. Osteonekrose der koxalen Femurmetaphyse, und zwar als **C. v. cervicalis** oder – häufiger – **C. v. epiphysaria**, mit partiellem oder totalem Abgleiten des Schenkelhalses nach (meist) vorn-oben u. spontaner Epiphysiolyse (bei meist in situ verbleibender Kopfkalotte); Varisierung evtl. erst sek. nach Knochenumbau; Ät.path.: fam. endokrine Disposition (eunuchoider Hochwuchs, Dystrophia adiposogenitalis), alimentäre Störung (»Hungerkrankh.«), Störungen der Statik (= **C. v. statica**; z. B. durch Schwerarbeit in gebückter, kniender Stellung; oft zus. mit sonst. Belastungsdeformitäten; früher fälschlich: »Epiphysenwanderung«), mechan. Einwirkung (= **C. v. traumatica**; z. B. nach nur geringer Mehrbelastung, Springen etc. als plötzlich auftretende Epiphysiolysis acuta).

Coxalgia, ↑ Koxalgie: Hüft(gelenk)schmerzen; z.B. die **C. hysterica** (BRODIE* Krankh.) durch funkt. Spasmus der Hüftmuskulatur bei traumat. oder Konversionsneurose, **C. infantilis Frangenheim*** (↑ PERTHES*-CALVÉ*-LEGG* Krankheit), **C. mediterranea** (Frühform der Coxitis brucellosa, 3–6 Wo. nach Infektion).

Coxarthritis: ↑ Coxitis. – **Coxarthrosis**: ↑ Koxarthrose.

Coxiella: (PHILIP 1948) Gattung der Rickettsiaceae [Rickettsiales], stäbchen- oder kokkenförm., intrazellulär in Zecken wachsend, filtrierbar, gramneg.; züchtbar nur in Gewebekulturen. Menschen- u. tierpathogen; z. B. der polymorphkernige Erreger des Q-Fiebers Rickettsia s. **C. burneti** (= Burnetia s. Dyera burneti), übertragen durch Dermocentor andersoni u. Haemaphysalis humeroa, v. a. aber aerogen; Reservoir: Haus- u. Waldtiere; gegen chem.-physikal. Einwirkungen sehr widerstandsfähig.

Coxitis, Kox(arthr)itis: die unspezif. oder spezif., akute oder chron. »Hüftgelenkentzündg.«, mit Beteiligung einzelner oder aller gelenkbildenden Gewebe. Klin.: örtl. u. ausstrahlende Schmerzen, Hinken, evtl. Hüftkontraktur, Spontanluxation, Abszeß- u. Fistelbildung, Kapselschrumpfung, sek. Arthrose, Knochensequestrierung, fibröse oder knöcherne Ankylose u. a. m. – **Seröse** Formen entweder als entzündl. Gelenkhydrops, mit rötlich verdickter Synovialis bei – zunächst – unversehrtem Knorpel oder als Folge eines traumat.-hämorrhag. Ergusses (z. B. nach Distorsion, Punktion); oft Vorstadium der fibrinösen oder eitr. Form. – Die **C. purulenta** (= Hüftgelenkempyem) stets mit sept. Allg.erscheinungen; entweder ausgehend von der Synovialis, evtl. mit sek.-tox. Knorpel-Knochenusurierung (z. B. nach penetrierender Verletzung, fokaler Streuung, Infektionskrankh.) oder aber – v. a. bei Jugendl. – ossaler Genese (meist Osteomyelitis des Femurkopfes); Komplikationen: Kapselphlegmone, Panarthritis, Eiterdurchbruch (Senkungsabszeß, Fistelung), Kontraktur, Destruktionsluxation. – Ätiol. Formen: neben **C. rheumatica** (bei pcP, meist spät u. bds., rel. geringe Kontrakturneigung, stark destruktiv mit Verkleinerung des Femurkopfes, sek. Protrusio acetabuli) u. **C. sympathica** (bei gelenknaher Osteomyelitis, Tumor) v. a. die **C. brucellosa** (im chron. Stadium v. a. der BANG* Krankh., meist monoartikulär, selten eitrig), die **C. gonorrhoica** (meist in der 3. Woche; akut mit typ. grünl., serösem oder eitr. Erguß u. Kapselwucherungen; starke initiale Schmerzhaftigkeit, rasch eintretende Kontraktur bzw. Ankylose, Knochenatrophie, geringe Allg.störungen, nur mäß. Fieber), die seltene **C. syphilitica** (nichtgummös, mit akuten rheumaähnl. Beschwerden u. serofibrinösem Erguß; gummös als Periostitis oder Osteomyelitis, evtl. mit Perforation in die Gelenkhöhle; ferner – bei konnat. Syphilis – die Osteochondritis der Femurmetaphyse, evtl. mit ↑ PARROT* Lähmung, sowie,– im 3. bis 6. Lj. – eine Periostitis u. gummöse Ostitis des Schenkelhalses mit nachfolgender Coxa vara oder Defektpseudarthrose) sowie die **C. tuberculosa**: chron., meist hämatogen; häufigste Gelenk-Tbk des Kindesalters, entweder synoviale (serös = Hydrops, serofibrinös = Fungus, eitrig = Empyem) oder ossäre (paraartikuläre) Form; spezif. Sympte.: nächtl. Schmerzen, reflektor. Beugestellung (Schonstellung, meist mit Adduktion; später entspr. Kontraktur: »scheinbare Beinverkürzung«), evtl. Sekungsabszeß, Fistelbildung (meist in Extensoren- oder Adduktorengegend, seltener im Becken); durch progred. Knochenzerstörung u. Destruktionsluxation (»Pfannenwanderung«, »Gelenkruine«) oft »wirkliche Beinverkürzung« mit stat. Skoliose u. Spitzfuß. Ther.: Tuberkulostatika (auch intraartikulär), Gipsverband, Schienenhülsenapparat, Arthrodese, evtl. Herdausräumung, Gelenkresektion (bei renitenter Fistel, Sequestrierung).

Coxsackie|-Viren, C-Viren: (DALLDORF u. SICKLES 1947) nach einer Stadt im Staate New York benannte Untergruppe der Picorna-Viren mit z. Z. 23 A- (1–22

u. 24) u. 6 B-Typen; in Gewebekultur schwer anzüchtbar; nachgewiesen im Digestionstrakt, in Stuhl, Rachensekret, Liquor, in Abwasser u. an Fliegen. Menschenpathogen (meist stille Feiung); außer katarrhal. Erkältungssyndromen (in gemäßigten Zonen mit Sommer-Herbstgipfel) v. a. asept. Meningitis (A u. B), Bornholmer Krankh. (B), Neugeborenenmyokarditis (B), Herpangina (vorw. A.), Orchitis (B), Perikarditis (B, v. a. 1. Ljz.). – **C.-Myokarditis des Neugeborenen** am 1. oder 2. Lebenstag bei Erkr. der Mutter an Bornholmer Krankh. kurz vor der Entbindung; Prognose infaust (bei späterer Infektion mit B-Virus etwas günstiger).

Cozymase: ↑ Kozymase.

Cozzolino* Zeichen: 1) bei Erkr. der tracheobronchialen LK **a)** erweiterte Vv. thoracoepigastricae in der Achselhöhle, **b)** dumpfes Geräusch über dem 5. u. 6. BW. – **2)** Pigmentatrophie am Augenhintergrund bei Mongolismus.

CP: 1) Kreatin**p**hosphat. – **2) C**erebral **p**alsy (↑ Zerebralparese). – **Cp:** Cassiopeium (= Lutetium, ein seltenes Erdmetall).

CPAP: (engl.) **c**ontinuous **p**ositive **a**irway **p**ressure (= Atmung gegen erhöhten Druck); vgl. PEPP.

CPE: (engl.) **c**yto**p**athic **e**ffect (s. u. zytopathisch).

C-Peptid: (»**c**onnecting **p**eptide«) s. u. Proinsulin.

CPK: 1) Creatin**p**hospho**k**inase (↑ Kreatinkinase). – **2) K**arotis-**P**uls**k**urve.

CPLM-Medium: (JOHNSON u. TRUSSEL) Kulturmedium für Trichomonas vaginalis, mit **C**ystein, **P**epton, **L**eberextrakt u. **M**altose.

cpm: (engl.) **1)** ↑ **C**ounts **p**er **m**inute. – **2) C**ycles **p**er **m**inute.

C-Polysaccharid: (1930) im Zellwandkomplex von Pneumo- u. Streptokokken, Shigellen u. Klebsiellen vork. Substanz aus Mannose, Galaktose u. Azetylglukosamin; i. e. S. die ↑ C-Substanz der Streptokokken.

CPR: (engl.) **c**ardio**p**ulmonary **r**esuscitation (↑ Reanimation).

cps: (engl.) **1)** ↑ **C**ounts **p**er **s**econd. – **2) C**ycles **p**er **s**econd.

CP-Test: ↑ Cold-Pressor-Test.

CR: 1) *kard* halbunipolare EKG-Abltg. von der Brustwand (= **c**hest) gegen den re. Arm. – **2)** ↑ **K**remasterreflex. – **Cr:***chem*↑ Chrom.

Crabtree* Effekt: (1929) Herabsetzung der Zellatmung (z. B. von Aszitestumor-Zellen, Zellen mit aerober Glykolyse) bei Zusatz von Glukose zum Inkubationsmedium.

Crachat perlé: (französ.; LAËNNEC) der zäh-elast., gekochten Sagokörnern ähnl. Auswurf bei Bronchitis sicca.

Crafoord* (CLARENCE CR., geb. 1899, Thoraxchirurg, Stockholm) **Klemme:** atraumat., längsgeriefte Gefäßklemme mit umwickelten Branchen zum temporären Abklemmen des Herzohres u. großer Herzgefäße. – **Cr.* Lagerung:** Rechtsseitenlage mit geneigtem Oberkörper für die li.seit. Thorakotomie; Fixierung des elevierten, gebeugten li. Armes in querer Armstütze. – **Cr.* Operation: 1)** Pneumonektomie mit Resektion der 5. Rippe (Abhebeln des Schulterblattes) u. mehrschicht. Bronchusstumpfnaht (Seidenknopfnähte, fortlaufende Catgutnaht, Einstülpung) nach Exzision des letzten Knorpelringes. – **2)** Verödung eines persistierenden Ductus Botalli durch Inj. 60%iger Zucker-Lsg. in den doppelt ligierten Gefäßabschnitt. – **3)** Verschluß eines nicht freigelegten Vorhofseptumdefektes durch subendotheliale Tabaksbeutelnaht (unter Kontrolle des durch das Herzohr eingeführten Zeigefingers) von einer präparativ dargestellten Furche zwischen bd. Hohlvenen u. re. Pulmonalis aus. – **4) Cr.*-Gross* Op.:** Resektion des stenot. Segments u. End-zu-End-Anastomose der Aorta bei Isthmusstenose. – **Cr.*-Senning* Pumpe** (Åke S.): histor. Modell der Herz-Lungenmaschine.

Craft* Reaktion (LEO M. CR., 1863–1938, Neurologe, Minneapolis): Dorsalflexion der großen Zehe beim Bestreichen des Fußrückens als Pyramidenzeichen.

Craig* (CHARLES FRANKLIN CR., geb. 1872, amerikan. Bakteriologe) **Medium:** Pferdeserum mit LOCKE*-RINGER* Lsg. oder physiol. NaCl-Lsg. (1 + 7) als monophas. Nährboden zur Amöbenzüchtung (Inkubation bei 37° unter Zusatz von 0,25% Glukose). – **Cr.* Tuberkuloseprobe:** KBR mit einem aus der Bouillonkultur verschiedener Tbk-Baktn.stämme gewonnenen AG.

Craig* Nadel (WINCHELL MCKENDREE CR., geb. 1892, Chirurg, Rochester/Minn.): Knochenbiopsienadel; am unteren Ende gezähnter Hohlzylinder, darin das in einen S-form. Haken auslaufende Stilett.

Cramer* (FRIEDRICH CR., 1847–1903, Chirurg, Wiesbaden) **Bügelpessar:** nicht-geschlossenes Ringpessar (Porzellan oder Hartgummi) für Genitalprolaps; leicht einführbar auch bei engem Introitus. – **Cr.*Operation:** hint. Arthrorise des oberen Sprunggelenks durch in den Kalkaneus eingebolzten Tibiaspan. – **Cr.* Schiene:** biegsame Drahtleiterschiene (2 stärkere Längs-, schwächere Querdrähte) zur Ruhigstellung von Extremitäten.

Cramer* Reagens (WILLIAM CR., 1878–1945, Pathologe, London): 0,4 g rotes Hg-oxid u. 6 g KJ in 100 ml Wasser + 25 ml n – Alkalilauge für Glukosenachweis im Harn.

Crampton* Linie (SIR PHILIP CR., 1777–1858, Chirurg, Dublin): Orientierungslinie (von der Spitze der 12. Rippe zu einem Punkt dicht unterhalb des oberen, vord. Darmbeinstachels) für den Verlauf der A. iliaca communis.

Crampton* Test (CHARLES WARD CR., geb. 1877, Arzt, New York): Beurteilung des Gefäßtonus anhand des Blutdruck- u. Pulsfrequenzverhaltens beim Stehenden u. Liegenden.

Crampus, Krampus: (lat.) schmerzhafter Muskelkrampf. – **C.krankheit, -syndrom, -neurose:** anfallsweise, sehr schmerzhafte Kontraktion von Muskelgruppen (mit tastbarer Verhärtung) v. a. an den Extremitäten; ausgelöst durch Willkürbewegung, mechan. Reiz (Beklopfen), aber auch spontan (z. B. bei Bettruhe); durch pass. Dehnung meist lösbar; bei elektr. Prüfung »myospast. Reaktion«. Ätiopathogenese: Polyneuritis, Durchblutungsstörungen, Retention harnpflichtiger Substanzen, Elektrolytverschiebung, Diabetes mellitus, Hypothyreose u. a. m.

Crane* Bänder (MARTIN POWERS CR., geb. 1903, Arzt, Philadelphia): *röntg* ↑ String-sign.

cranialis, kranial: (lat.) **1)** zum Schädel gehörend. – **2)** kopfwärts gelegen (= superior, oberer).

Cranio...: s. a. Kranio... . – **C.fenestria**: (lat.) ↑ Lückenschädel. – **C.pathia metabolica s. neuroendocrinica**: ↑ Hyperostosis frontalis interna. – **C.pharyngioma**: ↑ Kraniopharyngeom.

Cranium *PNA*: der knöcherne ↑ Schädel, unterteilt in **C. cerebrale** (= Neurocranium = Hirnschädel, der das Gehirn birgt; d. h. Schädelbasis u. Schädeldach) u. – unterhalb einer Ebene durch Augenwülste u. äuß. Hinterhaupthöcker – **C. viscerale** (= Splanchnocranium = Eingeweide-, Gesichtsschädel; die knöchernen Wandungen der Augen-, Nasen- u. Mundhöhle: Maxilla, Mandibula, Joch-, Gaumen-, Zungenbein, Nasenskelett, Flügelfortsatz des Keilbeins, Gehörknöchelchen; durch das Siebbein mit dem Hirnschädel verbunden).

crassus: (lat.) dick.

Crateagus oxyacantha: »Hagedorn«, »zweigriffl. Weißdorn.« [Rosaceae]; Blüten (Flores Crataegi oxyacanthae) u. Blätter enthalten Flavonpolymere u. Crataegussäure, Beeren (»Mehlbeeren«) neben wenig Crataegussäure Cholin, Azetylcholin, Gerbstoffe, Chlorogen- u. Kaffeesäure (Anw. als Kardiotonikum u. Antihypertonikum).

Crateriforme-Gruppe: *mykol* s. u. Trichophyton.

Craurosis: ↑ Kraurosis.

Craw-Craw, Kro-Kro: juckende Hautkrankh. (meist Onchozerkose) in Westafrika.

Crawford*-Adams* Operation: äuß. Verriegelungsarthrodese des ob. Sprunggelenks unter Verw. des – resezierten u. geglätteten – unt. Fibulaviertels (seitl. Einpassung u. Verschraubung).

Crazy pavement dermatitis (skin), Pflastersteinhaut: engl. Bez. für pellagroide, follikulärlichenoid-hyperkeratot. u. seborrhoid-erythematöse, großlamellös schuppende, ichthyosiforme bis pseudoatroph. Hautveränderung mit Rhagadenbildung bei komplexem B-Vit.-Mangel (evtl. mit Tryptophanmangel oder -stoffwechselstörung).

C-reaktives Protein, CRP, Akute-Phase-Protein: nur bei den meisten entzündl. u. neoplast. Erkrn. im Serum nachweisbares (↑ CRP-Test), mit dem C-Polysaccharid aus Pneumokokken (Rauhform) präzipitierendes, rel. thermostabiles Protein, das wahrsch. aufgrund eines »biochem. Signals« – ausgehend von toten oder geschädigten Zellen – von der Leber produziert wird. Wandert elektrophoretisch im β-Bereich (↑ Tab. »Plasmaproteine«), wird durch Zitrat- oder Oxalat-Zusatz inaktiviert.

Creatin...: s. u. Kreatin... .

Crecelius*-Seifert* Blutzuckerbestimmung (GERHARD CR., geb. 1898, Pathologe, Münster; WILH. S., Internist, Dresden): kolorimetr. Schnellmethode (für Bereich 100 – 200 mg%) mit Pikrinsäure (gelb), die von Glukose zu roter Pikraminsäure reduziert wird; Vergleich mit geeichtem Farbkeil.

Credé* (KARL SIEGMUND FRANZ CR., 1819–1892, Gynäkologe, Leipzig) **Handgriff**: (1861) manuelle Plazentaexpression in der Nachgeburtsperiode; Umfassen des Fundus uteri durch die Bauchdecke mit den gespreizten Fingern einer Hand u. gleichmäß. Drücken während einer Wehe. Ind.: starke Blutung bei teilweise gelöster Plazenta. – **Cr.* Prophylaxe, Credéisieren**: (1884) Einbringen je eines Tr. 1(-2)%ig. AgNO₃-Lsg. bds. in den Konjunktivalsack des Neugeborenen zur Prophylaxe einer – evtl. in den Geburtswegen akquirierten – Gonoblennorrhö. In der BRD Pflicht der Hebamme lt. Dienstvorschrift. – Heute oft durch Anw. wäßriger Penizillin-Lsg. ersetzt (s. a. Argentumkatarrh).

Creeping| eruption, Cr. disease, Dermatitis linearis (migrans), Larva migrans, Hautmaulwurf: (R. LEE 1874) »kriechender Ausschlag« durch Hautbefall mit tierischen Schmarotzern bzw. deren Larven, die in der Haut unter Bildung gewundener, mehr oder weniger entzündlich veränderter Gänge fortwandern. Haupttypen: durch Hakenwürmer (= **Cr. ancylostomiasis**; juckend, brennend, erhaben, z. T. vesikulös, später verkrustend) u. a. Nematoden (z. B. Strongyloides, Onchocerca, Loa-Loa, Dracunculus), Fliegen (= **Cr. myiasis**, »Hautmadenfraß«, v. a. Larven von Muscidae, Oestridae, Hypoderma, Gastrophilus, Dermatobia; linear-gewundene u. verschlungene Gänge, schmerzhaft) u. Milben (v. a. Sarcoptes u. Tetranychus).

Creeps: (engl.) die – weitgehend ungefährl. – örtl. »Kribbel«-Parästhesien u. das Hautjucken bei Druckfallkrankheit.

Cremaster: ↑ Musculus cremaster; s. a. Kremaster...

Creme(s), Krem: *pharm* halbfeste salbenartige Zubereitung mit <85% Wasser (dagegen »flüss. Cremes« mit bis zu 95% Wasser); Emulsionstypen: »Wasser-in-Öl« u. »Öl-in-Wasser«.

Cremor Tartari: ↑ Kalium bitartaricum.

Crena ani *PNA*: die »Afterfurche« oder »Gesäßspalte« zwischen bd. Nates.

Creolinum: Desinfektionsflüssigkeit aus Phenol- u. Pyridin-halt. Steinkohlenteerölen (z. B. Kreosol) u. Harzseifen; in 2–5%ig. wäßr. Emulsion als Scheuerdesinfektionsmittel (4–6 stdl. Einwirkung).

crepitans: (lat.) knarrend. – **Crepitatio, Crepitus**, Krepitation: knarrendes oder knisterndes Geräusch beim Aneinanderreiben von Knochenbruchenden, entzündeten Pleurablättern oder Sehnenscheidensynovialis etc.; ferner die **Cr. indux u. redux**, das feine »Knisterrasseln« über einem pneumon. Infiltrat als Frühsympt. (etwa im Stadium der Anschoppung) bzw. bei Lösung (etwa im Stadium der Resolution).

Crescendo...: ↑ Krescendo..., s. a. Abb. »Phonokardiogramm«.

Cresolum crudum, Rohkresol: aus Steinkohlenteer gewonnene ölige, nur gering wasserlösl. (1%) Flüssigkeit; Gemisch von Kresolen mit anderen Phenolen u. Kw.stoffen, mit mind. 50% m-Kresol. Stark wirkendes Desinfektionsmittel für Raumdesinfektion, zus. mit Seife (= Liquor Cresoli saponatus) auch zur Instrumenten- u. Händedesinfektion, mit Phenolzusatz als wasserlösl. (2,5%) Trikresol. Anw. in Serologie u. Zahnmedizin.

Creté* Prisma: *opt* Drehprisma mit gleitender Skala.

Creutzfeldt* Syndrom: s. u. JAKOB*-CREUTZFELDT*.

van Creveld*-v. Gierke* Krankheit (S. VAN CR., geb. 1894, Pädiater, Amsterdam): s. u. GIERKE*.

CRF, CRH: ↑ Corticotropin releasing factor (bzw. hormone).

C.R.F.: **C**roix-**R**ouge **f**rançaise (Französisches Rotes Kreuz).

Cri: (französ.) Schrei; z. B. **Cri du chat** (⟋ Katzenschreisyndrom), **Cri cyanique** (der unartikulierte Aufschrei – meist zus. mit dem Sturz – bei tödl. Blausäurevergiftung), **Cri hydrencéphalique** (das plötzl. Aufschreien der Säuglinge bei Hirndruck), **Cri de la pyémie** (LAURENS; die Druckschmerzhaftigkeit des Hinterkopfes – bzw. der dadurch ausgelöste Schrei – zwischen den Warzenfortsätzen bei entzündl. Sinus-transversus-Thrombose).

Crib death: *päd* der plötzl., unerwartete »Krippen-Tod« des Säuglings (meist 2.–6. Mon.), oft bei niedr. Geburtsgew. u. schnellem Übergewichtigwerden, bevorzugt im Winter, evtl. nach (allerg.?) Prodromalerscheinungen wie Schnupfen, Keuchen, Anorexie, Würgen etc.; Ät.path. unbekannt (Infektion? HWS-Trauma? Mg-Mangel?); s. a. Mors subita infantum.

cribriformis, cribrosus: (lat.) siebartig durchlöchert.

Crichton Browne* Zeichen (SIR JAMES CRICHTON BR., 1840–1938, engl. Arzt): Tremor der äuß. Lid- u. der Mundwinkel als Frühzeichen bei paralyt. Demenz.

Crick* Modell: *biochem* ⟋ WATSON*-CRICK* Modell.

cricoides: (lat.) ringförmig. – **cricoideus**: (lat.) den Ringknorpel betreffend.

Crigler*-Najjar* Syndrom (JOHN FIELDING CR.; VIKTOR A. N., amerikan. Pädiater), idiopath. Hyperbilirubinämie: (1952) kongenit., fam., nichthämolyt. Ikterus (mit Kernikterus) des Neugeborenen infolge Fehlens von Glukuronyltransferase; klin.: Hyperbilirubinämie, oft Bilirubin-Enzephalopathie, Zahnschmelzhypoplasie (Gallethromben in den Canaliculi); Prognose infaust.

Crile* (GEORGE WASHINGTON CR., 1864–1943, Chirurg, Cleveland/Ohio) **Klemme, Zange**: 1) zarte, graduell verstellbare Klemme zum versuchsweisen Abklemmen der Karotis. – 2) lange Gefäßklemme mit sägeblattartig gezähnten Branchen. – **Cr.* Kopfteil**: dem Kopf des Pat. fest aufsitzende »Kappe«, an der bei der Extensionsbehandlung von Wirbelfrakturen Gewichte befestigt werden.

Crinis: (lat.) ⟋ Haar. – **C. capitis** = Haupt-, **C. pubis** = Schamhaar.

de Crinis* Umfassungszelle (MAX DE C., geb. 1889, Neurologe, Graz, Berlin): im Gyrus postcentr. u. Lobulus pariet. sup. vork. große »Spezialzelle«.

Cripps* Obturator (WILLIAM HARRISON CR., 1850–1923, Chirurg, London): Pelotte für äuß. Magenfistel.

Crisis, Crise: (lat. bzw. französ.) ⟋ Krise; z. B. **Crise hystérique** (⟋ hysterischer Anfall), **Crise nitritoïde** (nach Arsenobenzol i. v. oder Wismut-Präp. i. m. Blutandrang zum Kopf, Tachykardie, Erbrechen u. Blutdrucksenkung ähnl. wie bei Nitritvergiftung), **Crise noire**: (CHARCOT; gastr. Krise mit Erbrechen von »schwarzen« Massen infolge Schleimhautblutung), **Crisis oculogyris**, **Crise de plafonnement** (zwanghaftes Blickverharren bei epidem. Enzephalitis), **Crise thermale** (Badereaktion nach Thermalbädern).

Crisp* Aneurysma (EDWARDS CR., 1806–1882): Aneurysma der A. lienalis.

Crispatura tendinum: ⟋ DUPUYTREN* Kontraktur.

Criss-crossbridge: (MORRISSON 1954) in der mitot. Anaphase Brückenbildung dizentrischer Chromosomen infolge Ineinanderhängenbleibens der sich trennenden Chromatiden.

Crista: (lat.) *anat* Kamm, Leiste; z. B. **Cr. ampullaris** *PNA* (in jedem der 3 Bogengänge quer zur Längsachse, in die Lichtung der Ampulle vorspringende bindegeweb. Wandleiste, die das einschicht. Sinnesepithel trägt; bilden zus. das sog. »Kupulaorgan«), **Cr. arcuata cartilaginis arytaenoidea** *PNA* (auf der Vorderseite des Stellknorpels), **Cr. basilaris** *PNA* (in die Lamina bas. übergehende Kante des Lig. spirale der Schnecke), **Cr. capitis costae** *PNA* (quere Leiste an der Gelenkfläche der Rippenköpfchen II–X), **Cr. colli costae** *PNA* (oberer Rand des Rippenhalses), **Cr. conchalis maxillae** *PNA* (quer auf der Innenseite des Proc. front. des OK; fortgesetzt als Cr. co. ossis palatini, bd. für unt. Nasenmuschel), **Cr. cutis** *PNA* (von der Lederhaut aufgeworfene Haut- oder ⟋ Tastleiste), **Cr. ethmoidalis maxillae** *PNA* (an der Innenseite des Proc. front. für die mittl. Nasenmuschel), **Cr. ethmoidalis ossis palatini** *PNA* (am oberen Ende der Lamina perpendicul., für mittl. Nasenmuschel), **Cr. fenestrae cochleae** *PNA* (ringförmig im Schneckenfenster, mit Membrana tympani sec. verwachsen), **Cr. frontalis ossis frontalis** *PNA* (median an der Innenseite, die Ränder des Sulcus sagittal. fortsetzend bis zum Os ethmoidale), **Cr. galli** *PNA* (an der Lamina perpendicularis des Ethmoids kammartig in die vord. Schädelgrube; für Falx cerebri), **Cr. iliaca** *PNA* (der »Darmbeinkamm«, mit Labium ext. u. int. u. Linea intermedia, von der vord.-oberen zur hint.-ob. Spina iliaca reichend; Ansatz der 3 seitl. Bauchmuskeln u. der Mm. latissimus dorsi u. quadratus lumborum), **Cr. infratemporalis** *PNA* (die Facies temp. des großen Keilbeinflügels in einen oberen u. einen – kleineren – unt. Abschnitt teilend; Urspr. des Caput infratemp. des M. pterygoideus), **Cr. interossea** *PNA* (⟋ Margo interosseus), **Cr. intertrochanterica** *PNA* (auf der Rückseite des Femur, bd. Trochanteren verbindend), **Cr. lacrimalis ant.** *PNA* (am Proc. front. maxillae, den Sulcus lacrim. vorn begrenzend), **Cr. lacrimalis post.** *PNA* (am Tränenbein, den Sulcus lacr. hinten gegen die Augenhöhle begrenzend), **Cr. marginalis** *PNA* (linguale Randleisten der Schneide- u. Eckzähne, halswärts ins Cingulum übergehend), **Cr. marginalis** (STIEDA; transversale Leiste vor dem hinteren – unteren – Rand der Lamina horizontalis ossis palatini), **Cr. matricis unguis** *PNA* (Cr. lectuli *JNA*; die die Längsstreifung der Nagenplatte verurs. Koriumleisten des Nagelbettes), **Cr. medialis fibulae** *PNA* (zwischen den Ursprüngen von M. tib. post u. M. flexor hallucis long.), **Cristae mitochondriales** (*zytol* die im Querschnitt als Leisten erscheinenden Innenmembranen der ⟋ Mitochondrien), **Cr. musculi supinatoris** *PNA* (distal u. dorsal der Incisura rad. ulnae; Urspr. des M. supinator), **Cr. nasalis maxillae** *PNA* (am med. Rand des Proc. palatinus nasalwärts; Ansatz für knorpel. Nasenseptum, mediane Siebbeinplatte u. Vomer), **Cr. nasalis ossis palatini** *PNA* (am med. Rand der horizontalen Gaumenbeinplatte nasalwärts; Vomer-Ansatz), **Cr. obturatoria** *PNA* (ventr. Kante des oberen Schambeinastes als Fortsetzung des ob. Randes des For. obturatum bis zum Tuberculum pubicum), **Cr. occipitalis ext.** *PNA* (median von der Protuberantia ext. zum For. magnum),

Cr. occipitalis int. *PNA* (an der Innenseite der Squama median von der Protuberantia zum For. magnum; Ansatz der Falx cerebelli), **Cr. palatina** *PNA* (Gaumenleiste am Proc. palatinus maxillae, bds. vom For. palatinum majus nach vorn), **Cr. pubica** *PNA* (vom Tuberculum pub. zur Symphyse; Ansatz des M. rectus abdom.), **Cr. pyramidis** (↗ Margo sup. partis petrosae), **Cr. sacr. intermedia** *PNA* (Höckerleiste [verschmolzene Gelenkfortsätze] der hint. Kreuzbeinfläche zwischen Crista sacr. mediana u. lat.), **Cr. sacr. lat.** *PNA* (seitl. Höckerleiste [verschmolzene Querfortsätze] an der hint. Kreuzbeinfläche), **Cr. sacr. mediana** *PNA* (Höckerleiste [verschmolzene Dornfortsätze] in der Mittellinie der hint. Kreuzbeinfläche), **Cr. septi narium** (*rhinol* ↗ Septumleiste), **Cr. sphenoidalis** *PNA* (vorn-median am Keilbeinkörper in Fortsetzung des Septum sinuum sphenoidalium), **Cr. spiralis** (↗ Labium limbi vestibulare), **Cr. supraventricularis** *PNA* (in der re. Herzkammer Muskelleiste zwischen Conus arteriosus u. Vorhofmündung), **Cr. terminalis atrii dextri** *PNA* (im re. Herzvorhof Muskelleiste zwischen Herzohr u. zentralem Teil; Ansatz für Mm. pectinati), **Cr. transversa maxillae** (↗ Crista ethmoidalis), **Cr. transversa fundi meatus acustici int.** *PNA* (quer am Boden des inn. Gehörgangs, die Areae vestibulares sup u. inf. teilend), **Cr. transversalis** *PNA* (quere Verbindung zw. benachbarten Molarenhöckern, z. T. als 3eck. Leiste = Cr. triangulairs), **Cr. tuberculi majoris** *PNA* (am Humerus distalwärts vom Tuberculum majus; Ansatz des M. pectoralis major), **Cr. tuberculi minoris** *PNA* (am Humerus distalwärts vom Tuberculum minus; Ansatz der Mm. latissimus dorsi, teres major u. – teilw. – subscapularis), **Cr. urethralis** *PNA* (Schleimhautleiste der dors. Wand der Harnröhre, beim ♂ bis zur Pars membranacea u. mit dem Colliculus seminalis als Mittelstück), **Cr. vestibuli** (den Vorhof des Innenohres in Recessus sacculi u. utriculi teilend).

Cristapunktion: ↗ Beckenkammpunktion.

Cristispira: *bakt* Spirochaetaceae in Mollusken, z. T. humanpathogen.

Critchett* Schieloperation (GEORGE CR., 1817–1882, Ophthalmologe, London): 1) Vorverlagerung (PRINCE* Zange) des betr. Augenmuskels hinter den Limbus corneae, Fixierung mit Seidennähten. – 2) subkonjunktivale Tenotomie.

Crithidia-Form: s. u. Trypanosoma (Abb.).

Critical closing pressure: (engl.) der Minimaldruck im kontrahierten Blutgefäß, der eine Strömung gerade noch aufrechterhält, d. h. den »Gefäßverschluß« eben noch verhindert.

Crocidismus, Krozidismus: *psych* ↗ »Flockenlesen«.

Crocker* Dermatitis (HENRY RADCLIFFE CR., 1845–1909, Dermatologe, London): 1) ↗ Akrodermatitis suppurativa continua. – 2) ↗ Dermatitis, infektiöse ekzematoide.

Crocker* Sarkom 180: experim. Aszites-Tumor der weißen Maus, mit rasch wachsenden großen Zellen (»**Cr.-Zellen**«; ∅ bis µ; Kerneinstülpungen).

Crocus sativus: Krokus [Iridaceae]; Anw. finden die Crocin-, Crocetin, Lycopin u. Picrocrocin enthaltenden Narbenschenkel der Blüte als Lebensmittelfarbstoff u. herb-bitteres Gewürz (»Safran«), volksmed. auch als Aphrodisiakum u. Emmenagogum (in größeren Mengen giftig).

Crohn*(-Ginsburg*-Oppenheimer*) Krankheit (BURRILL BERNHARD CR., geb. 1884, Arzt, New York): (1932) ↗ Enteritis regionalis.

Crombie* Ulkus: troph. Geschwür der Wangenschleimhaut im Bereich der hint. Molaren, bes. bei Sprue.

Cromoglicinsäure *WHO*: 5,5'-(2-Hydroxy-trimethylen-dioxy)-bis-(4-oxochromen)-2-karbonsäure; Bronchospasmolytikum (s. a. DNCG).

Croner*-Cronheim* Probe (WILHELM CRONER, geb. 1867, dt. Chemiker): (1905) Milchsäure-Nachweis anhand von Isonitril (Geruch), das sich beim Kochen der Probe mit Anilin-halt. (1%) Jodjodkalium-Lsg. bildet.

Cronkhite*-Canada* Syndrom (LEONARD W. CR., Internist, Boston; WILMA J. CA., Radiologin, New Bedford): (1955) erbl. (?), im 4.–5. Ljz. manifeste gastrointestinale Polyposis mit Malabsorptionssyndrom (u. Begleitpankreatitis), diffuser, nichtvernarbender Alopezie, Nägeldystrophie (Gelbfärbung), Muskelhypotonie, Hypokalzi- u. -magnesiämie, normochromer Anämie. Prognose schlecht (ca. 50% letal nach ca. 18 Mon.).

Crooke* Zellen (ARTHUR CARLETON CR., geb. 1903, Pathologe, London): degenerierte basophile Zellen im HVL, mit vakuoligem Plasma, Schwund der Granula, Aufblähung der Zellkerne oder Mehrkernigkeit; Folge einer Überfunktion der NNR mit gegenregulator. Verminderung der Kortikotropin-Bildung (= **Cr.*-Apert*-Gallais* Syndrom** = ↗ CUSHING* SyndromI).

Crooks* Stellung: *päd, rhinol* Rückenlage mit unterpolsterter Schulterpartie u. dorsalflektiertem Kopf zur Kieferhöhlenpunktion; anschließ. Spülung bei aufrechtem Körper.

Cropper* Körperchen: spulenförm. Gebilde (Kernreste?) in Erythrozyten.

Crosby* Anämie, Syndrom (WILLIAM HOLMES CR., geb. 1914, amerikan. Arzt): mit Mißbildungen (Brachyphalangie, Tatzenhände) kombinierte hereditäre, geringgrad. normochrome, normozytäre, hämolyt. Anämie mit normaler osmot. u. mechan. Resistenz der kurzleb. Ery; Porphyrin- sowie stark vermehrte Urobilinogen- u. Koproporphyrinurie; abdominale Schmerzkrisen.

Crosby*(-Kugler*) Sonde: Polyäthylen-Schlauch mit endständ. Kapsel u. Rundmesser für Saugbiopsie des Dünndarms (Schleimhaut tangential abgetragen).

C-Rosette: (C = Compound) s. u. Rosettentest.

Cross*-McKusick*-Breen* Syndrom (HEROLD E. CR., WILLIAMS BR., Ärzte; VICTOR A. McK., Humangenetiker; Baltimore): (1967) autosomal-rezessiv (?) erbl. »okulozerebrales Syndr.« mit progred. geist. u. psychomotor. Retardierung, spast. Diplegie (bis Enthirnungsstarre), ton.-klon. Krämpfen, Albinismus, Mikrophthalmus, Hornhauttrübung, Amaurose, Kryptorchismus.

Cross agglutination: ↗ Gruppenagglutination.

Cross-Effekt: *physiol* Überspringen einer Erregung von motor. auf sekretor. Fasern am Ort einer Läsion.

Cross-finger-Plastik: (TEMPEST 1951) Deckung eines Hautdefektes am Finger mit gestieltem Vollhautlappen aus der Dorsalseite des – temporär gekreuzt fi-

Cross infection

xierten – Nachbarfingers. – Analog auch **Cross-arm- u. Cross-leg-Plastik.**

Cross infection: ↑ Kreuzinfektion.

Cross-leg-Bypass: op. Prothesenverbindung der A. femoralis oder iliaca ext. der durchblutungsgefährdeten Extremität mit der Iliaca comm. der Gegenseite.

Cross matching: *serol* ↑ Kreuzprobe.

Crosse: *angiol* französ. Bez. für die »Krümmung« der Vv. saphenae magna u. parva vor ihrer Einmündung in die V. femoralis bzw. poplitea. Mögl. Ort einer Verödungsther. oder »**Crossektomie**«.

Crossfill* Syndrom: Dolichokolon, Pseudodextrokardie u. allerg. Diathese als kongenit. Syndrom.

Crossing-over, Crossover: 1) *genet* (engl.; MORGAN 1911) der Austausch homologer Segmente – wahrsch. am Chiasma – zwischen Nichtschwesterchromatiden einer Tetrade in der frühen Prophase der 1. meiot. Teilung. – Bei Austausch an nichtident. Orten (»ungleiches C.«) entsteht ein Chromatid mit Duplikation u. eines mit Defizienz. – 2) *chir* Kurzbez. für den femoro-femoralen Bypass bei einseit. Beckenarterienverschluß.

Crossmon* Bindegewebsfärbung: (1937) Färbung entparaffinierter Gewebeschnitte mit Hämatoxylin-Säurefuchsin-Orange-Lichtgrün: Bindegewebe grün, Zytoplasma u. Muskelgewebe rot, Kerne schwarzbraun, Ery orange.

Crotalus: »Klapperschlangen«, die giftigste Gattung [Crotalidae] auf dem amerikan. Kontinent (USA bis Südamerika). Giftabgabe pro Biß bis 130 mg; Ther. mit Butantan-Sera Sôro anticrotalico monovalente (1 ml neutralisiert 1 mg Toxin) u. Sôro antiofidico polivalente (1mg/1 mg). – **Crotamin**: stark bas. Krampfgift; Bestandteil (ca. 10%) des Giftes der Klapperschlange Crotalus durissus.

Crotamitonum *WHO*: Krotonoyl-N-äthyl-o-toluidin, gelbl. Öl; spezif. Wirkstoff gegen Pruritus (6–10 Std.) u. Skabies.

Crotin: rizinähnlich wirkendes Toxalbumin im Samen von Croton tiglium [Euphorbiaceae]; s. a. Krotonöl, Krotonismus.

Crotonase: ↑ Enoyl-CoA-hydratase.

Crotoxin: hämolysierender u. neurotox. Bestandteil (**Crotactin** + Phospholipase) von Crotalus-Giften.

Croup: *laryng* ↑ Krupp. – **Croup-associated-Virus**, CA-Virus: ↑ Parainfluenza-Virus Typ 2.

Croupette: (französ.) 1) Gerät zur O_2- u. Medikamenteninhalation bes. bei Kindern mit stenosierender Laryngotracheitis; O_2-Zuführung durch eisgefüllten Behälter. – 2) »Feuchtigkeitszelt« für Tracheotomierten zur Prophylaxe einer Austrocknung der ob. Luftwege.

crouposus: (lat.) ↑ kruppös.

Crouzon* Syndrom (OCTAVE CR., 1874–1938, Neurologe, Paris), Dysostosis cranio(-orbito)-facialis: oft hereditäres Dysmorphie-Syndrom mit Akrozephalie (prämature Nahtsynostosen), Fontanellenbuckel, Knochenleiste zur Nasenwurzel, progress. Augenanomalien (Exophthalmus, Sehnervenatrophie, Erblindung, Strabismus), OK-Hypoplasie, »Papageienschnabelnase«, gelegentl. Innenohrschwerhörigkeit; Schwachsinn, im Rö.bild »Wabenschädel«. Progredienz durch zunehmenden Hirndruck. – vgl. Pseudo-CROUZON*-, GREIG*, WAARDENBURG* Syndrom.

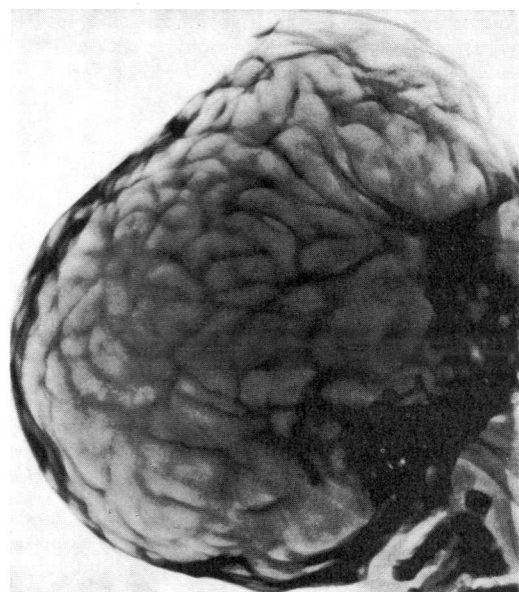

Crouzon* Syndrom: akrozephaler Wolkenschädel, vorgewölbte Fontanellengegend, steile vordere Schädelbasis.

Crowding: (engl. = Drängen, Wimmeln) Begr. der Zytodiagnostik für das gruppenweise Zusammenliegen von Zellen. Nach PAPANICOLAOU signifikantes Kriterium der Malignität (besser in abgeschilferten Zellhaufen als im Gewebsschnitt oder Zentrifugat zu beurteilen), jedoch auch Normalbild z. B. im Endometrium u. Vaginalabstrich (»**crowded menopausal type**«).

Crowe* Zeichen (SAMUEL JAMES CR., 1883–1955, Otologe, Baltimore): Spasmus der Netzhautgefäße nach Jugularis-int.-Kompression auf der gesunden Seite bei otogener Sinusthrombose.

CRP: ↑ C-reaktives Protein. – **CRP-Test**: 1) qual. u. quant. CRP-Bestg. als Objektträger-Schnelltest (Latexfixationstechnik) zur Frühdiagnose, Überwachung u. Ther.kontrolle entzündlicher u. gewebszerstörender Prozesse. – 2) ↑ MCCARTY* Test.

CRST-Syndrom: (WINTERBAUER 1964) Variante der progress. Sklerodermie mit Calcinosis der Haut, RAYNAUD* Krankh., Sklerodaktylie u. Teleangiektasien. DD: THIBIERGE*–WEISSENBACH*, OSLER* Syndrom.

Cruces pilorum *PNA*: am Haarkleid die Kreuzung zweier divergierender u. konvergierender Haarströme (Flumina pilorum), so daß ein Rautenmuster resultiert.

Cruchet* Krankheit (JEAN RENÉ CR., 1875–1959, Pädiater, Bordeaux): ↑ Encephalitis epidemica.

cruciatus: (lat.) gekreuz(ig)t. – **cruciformis**: kreuzförmig. – **Cruciferae**: *botan* Fam. »Kreuzblütler«.

crudus: (lat.) roh, ungereinigt. – **cruentus**: blutig, mit Blut (lat. = cruor) vermischt, blutrot.

Cruise* Operation (SIR RICHARD ROBERT CR., gest. 1946, Ophthalmologe, London): bei chron. Glaukom

Resektion eines Würfels aus Kornea u. Sklera ohne Iridektomie.

Cruor (sanguinis): 1) ausfließendes, gerinnendes Blut. – 2) *path* Kruorgerinnsel: der aus einem Fibrinnetz mit überwiegend roten Blutkörperchen bestehende Teil des Blutgerinnsels (in der Leiche oder in vitro), der sogen. Blutkuchen; vgl. Speckhautgerinnsel (= **Cr. phlogisticus**).

Cruorine: die ↑ Atmungspigmente, soweit sie als Chromoproteide zu reversibler O-Aufnahme befähigt sind.

Crup(p): ↑ Krupp.

Crura: (lat.) die Schenkel (s. u. Crus). – **cruralis:** (lat.) einen Schenkel (= Crus, z. B. Unter-, Ober-, Hirnschenkel) betreffend; s. a. krural..., kruro...

Crus: (lat.) *anat* Schenkel; z. B. die **Crura ampullaria labyrinthi ossei** *PNA* (die mit bauch. Erweiterung beginnenden Schenkel der knöchernen Bogengänge), **Cr. anterius capsulae int.** *PNA* (Pars front. *BNA*; der Teil zwischen Nucleus caudatus u. Nucleus lentiformis), **Cr. anterius stapedis** *PNA* (Cr. rectilineum *JNA*; der vord., fast gerade Schenkel), **Crura anthelicis** *PNA* (die bd. Wülste in der oberen Ohrmuschel, die sich zur Anthelix vereinigen), **Cr. breve incudis** *PNA* (Ansatz des Lig. incudis post.), **Crura cerebelli** *PNA* (die Kleinhirnschenkel oder -stiele zum verlängerten Mark, zur Brücke u. zum Mittelhirn = Pedunculus cerebellaris, inf., medius u. sup.), **Cr. cerebri** *PNA* (Basis pedunculi *BNA*; der paar. Großhirnstiel an der Hirnbasis zwischen Brücke u. Tractus optici, dem Mittelhirn aufgelagert, zusammengesetzt aus den markhalt., kortikofugalen Tractus corticonuclearis, -spinalis u. -pontini), **Cr. clitoridis** *PNA* (der bds. mit dem unt. Schambeinast verwachsene Teil des Schwellkörpers), **Cr. commune labyrinthi ossei** *PNA* (aus der Verschmelzung der Schenkel des vord. u. hint. knöchernen Bogengangs hervorgegangen), **Cr. dextrum et sin. partis lumbalis diaphragmatis** *PNA* (der re. bzw. li. Schenkel der Pars lumb. des Zwerchfells), **Cr. dextrum et sinistrum fasciculi atrioventricularis** *PNA* (auf der re. bzw. li. Fläche der Kammerscheidewand des Herzens), **Cr. fornicis** *PNA* (jede der bd. Fornixhälften, die am hint. Ende des Corpus auseinanderweichen, um den Pulvinar herum zum Unterhorn des Seitenventrikels laufen u. dort in die Fimbria hippocampi übergehen). **Cr. helicis** *PNA* (der aus dem Cavum conchae aufsteigende Teil der Helix, **Cr. lat. anuli inguinalis superfic.** *PNA* (Cr. inf. *BNA*; der von der Aponeurose des M. obliqu. ext. gebildete lat. Teil des äuß. Leistenrings), **Cr. lat. cartilaginis alaris majoris** *PNA* (seitl. Teil des knorpel. Nasenflügels), **Cr. longum incudis** *PNA* (der mit dem Steigbügel artikulierende Amboßschenkel), **Cr. med. anuli inguinalis superfic.** *PNA* (Cr. sup. *BNA*; der von der Aponeurose des M. obliq. ext. gebildete med. Teil des äuß. Leistenrings), **Cr. mediale cartilaginis alaris majoris** *PNA* (der das freie Ende der Nasenscheidewand u. die Nasenspitze stützende Teil), **Cr. membranaceum** *PNA* (der Schenkel eines häut. Bogengangs), **Cr. membranaceum commune** *PNA* (dem Crus comm. labyrinthi ossei entsprech. häut. Schenkel), **Crura ossea** *PNA* (Oberbegr. für ↑ Cr. commune, Cr. simplex u. Crura ampullaria labyrinthi ossei), **Cr. penis** *PNA* (Crura corporis cavernosi penis *JNA*; der bds. mit dem unt. Schambeinast verwachsene Schwellkörperschenkel), **Cr. post. capsulae internae** *PNA* (Pars occipit. *BNA*; das zwischen Thalamus u. Linsenkern liegende CHARCOT* Bündel), **Cr. post. stapedis** *PNA* (Crus curvilineum *JNA*; der hint., leicht gekrümmte Steigbügelschenkel), **Cr. simplex labyrinthi ossei** *PNA* (der ampullenfreie Schenkel eines knöchernen Bogengangs). – I. e. S. der ↑ Unterschenkel, v. a. bei angeb. oder erworbener Deformität: **Crus ante- u. recurvatum** (ventral- bzw. dorsalkonvex, meist einseit.; ersteres häufig bei **Crus varum congen.**, mit starker Neigung zu Spontanfrakturierung u. Pseudoarthrosenbildung; letzteres häufig kombiniert mit Hacken-[knick]fuß), **Cr. valgum** (Einwärtskrümmung, meist angeb.; vgl. Genu valgum) u. **Cr. varum** (Auswärtskrümmung i. S. des O-Beins; häufiger nach Knochen-Erkr. [z. B. Rachitis]; beim Säugling u. Kleinkind physiol.; vgl. Genu varum).

Crush-Syndrom, -Niere, BYWATERS* Krankh., Quetschungs-, Verschüttungs-, Muskelzerfalls-, myorenales, tubulovaskuläres Syndrom: durch Zerfall größerer Muskelmassen nach schwerem Trauma mit Schock (»crush injury«) ausgelöste akute – lebensbedrohl. – Niereninsuffizienz (tubuläre Anurie, Azotämie), meist mit Leberparenchymnekrosen (Ikterus), bretthartter, entzündl. Schwellung der betr. Muskelmassen, Schocksymptn.; nach Wiedereinsetzen der Harnsekretion Albumin-, Kreatin-, Hämoglobin- u. Myoglobinurie. – Gleiche Symptomatik nach ausgedehnter Verbrennung, Elektrounfall, CO-Vergiftung, bei ischämischer Muskelnekrose.

Crusta: (lat.) Borke, *derm* ↑ Kruste; z. B. **Cr. inflammatoria s. phlogistica** (aus Fibrin über Hautwunden), **Cr. lactea** (↑ Milchschorf), **Cr. lamellosa** (↑ Schuppenkruste), **Cr. ostracea** (↑ Rupia); s. a. Abb. »Effloreszenzen«.

Crutchfield* Klammer (WILLIAM GAYLE CR., geb. 1900, Chirurg, Richmond/Virg.): (1933) zangenart. Instrument, dessen 2 »Stifte« am knöchernen Schädel angreifen, um einen skelettären Zug auszuüben (z. B. bei Luxation der ob. HWS, Vorbereitung zur Skoliose-Operation).

Cruveilhier* (JEAN CR., 1791–1874, Pathologe, Paris) **Anomalie:** angeborene Verwachsung zweier Rippen (meist 3. u. 4.) mit nach hinten-oben gerichteter Knochenspange. – **Cr.* Faszie:** ↑ Fascia diaphragmatis pelvis inferior. – **Cr.* Gelenk:** ↑ Articulatio atlantoaxialis mediana. – **Cr.* Klappe:** ↑ Plica lacrimalis. – **Cr.* Knötchen:** ↑ ALBINI* Knötchen.

Cruveilhier* Krankheit (JEAN CR.): 1) chron. ↑ Ulcus ventriculi. – 2) stenosierende ↑ Pylorushypertrophie. – 3) spinale progress. ↑ Muskelatrophie. – 4) CR.*-v. BAUMGARTEN* Krankh. (PAUL CLEMENS v. B.): Anastomose der persistierenden u. mißgebildeten V. umbilicalis mit dem hypoplast. Pfortadersystem, im Jugendalter klinisch manifest durch Caput Medusae, Venengeräusche in Nabelgegend, Splenomegalie (mit Markhemmung); als Spätfolge evtl. Leberzirrhose. – 5) CR.*(-v. BAUMGARTEN*) Syndrom, Zirrhose: bei prim. Leberzirrhose mit portaler Hypertension selten vork. Wiedereröffnung der obliterierten Vena umbilicalis mit Erweiterung der paraumbilikalen Venen, die damit in das Stromgebiet der Pfortader einbezogen werden; klin.: Caput Medusae, Gefäßgeräusche in Nabelgegend, Splenomegalie, Aszites, Ödeme.

Crux: (lat.) Kreuz, Qual; z. B. die **Cr. medicorum** (»Plage der Ärzte«), **Cr. mortis** (Kreuzung von Fie-

Cruz*-Chagas*

ber- u. Pulskurve bei plötzl. Temp.abfall u. steigender Pulsfrequenz als Zeichen des drohenden Todes).

Cruz*-Chagas* Trypanosomiasis (OSVALDO GONÇALVES CR., 1872–1917, Bakteriologe, Rio de Janeiro): ↑ CHAGAS* Krankheit.

Cruzin: aus Trypanosoma-cruzi-Kulturen gewonnenes AG zur Intrakutantestung auf CHAGAS* Krankh.

Cryo...: s. a. Kryo....

Cryofluoranum WHO, Chlorfluoranum: 1,2-Dichlortetrafluoräthan, fast geruchlos, nicht brennbar, schwach narkotisch wirksam; Anw. als Anästhetikum, Treibgas für Aerosole u. Kühlmittel.

Crypta: (lat. = unterird. Gang, Gewölbe) ↑ Krypte; i. e. S. *anat* die **Cryptae tonsillares** *PNA*, die blind endenden Einsenkungen des Mundhöhlenepithels in die Gaumen- u. Rachenmandel; bei starker Zerklüftung evtl. mit Speiseteilchen u. Baktn. gefüllt (mögl. Urs. von Tonsillitis u. schlechtem Mundgeruch).

Cryptocidin: Polyen-Antibiotikum aus Streptomyces 963, wirksam gegen Hefepilze (Candida u. Cryptococcus).

Cryptococcaceae: *mykol* Fam. »imperfekte Hefen«; mit Unterfamilien **Cryptococcoideae** (Gattungen: Cryptococcus, Torulopsis, Pityrosporum, Brettanomyces, Candida, Kloeckera u. Trigonopsis), Trichosporoideae u. Rhodotoruloideae. – **Cryptococcosis**: ↑ Kryptokokkose (= Europäische Blastomykose).

Cryptococcus: ([KÜTZING 1833], VUILLEMIN 1901) Gattung der imperfekten Hefen, nach LODDER u. VAN RIJ mit 5 Arten u. 3 Variationen, die runde u. ovale Sproßzellen mit kapselart. Umhüllung aus Polysaccharidschleim bilden; keine Zuckervergärung. – Häufig nur veralt. Name, z. B. Cr. capsulatus (s. u. Histoplasma), Cr. glabratus (s. u. Torulopsis); s. a. Tab. »Candida-Arten«. – Medizinisch wichtig **Cr. neoformans** (Saccharomyces s. Blastomyces s. Torulopsis neof.; BUSSE 1894; SANFELICE 1894, VUILLEMIN 1901), der Erreger der ↑ Kryptokokkose bei Mensch u. Tier, mit Heteropolysaccharid-Kapsel, hohem Feuchtigkeitsanspruch, Wachstum bei 37°. – s. a. Abb. »Hefen«.

Cryptopin: $C_{21}H_{23}NO_5$; Opiumalkaloid aus Papaver somniferum; ruft bei Warmblütern Krämpfe hervor.

Crystallo|conus: *ophth* ↑ Lentikonus. – **Cr.mycin**: (1957) Peptid-Antibiotikum aus Actinomyces violaceoniger crystallomycini; im Tierversuch wirksam gegen grampos. Baktn.

Cs: *Chem* ↑ Cäsium. – **Cs^a**: *serol* ↑ Antigen Cs^a.

C.S.: Cesarian section (↑ Schnittentbindung).

CSB: therapeut. angew. Plasmafraktion, die die Gerinnungsfaktoren Convertin, STUART-PROWER-Faktor u. AHG B (faktor IX) enthält.

c$_5$-Senke: *otol* im Audiogramm isolierte »Tonsenke« bei ca. 4000 Hz; z. T. reversibel, meist Zeichen einer reinen Innenohrschwerhörigkeit durch umschriebene Läsion des Corti* Organs (beginnende Lärmschädigung, Knalltrauma, stumpfes Schädeltrauma etc.).

CSF: colony stimulating factor; ein Glykoprotein der α-Globulinfraktion (MG 45 000), bedeutsam für die granulozytäre Differenzierung der pluripotenten hämatopoet. Stammzelle; z. B. bei Neutropenie im Serum (u. Urin) vermehrt.

Csiky* Symptom (JOSEF V. CS., 1881–1929, Internist, Debrecen): Fähigkeit, sich mit den durchgedrückten Knien so tief zu bücken, daß der 7. HW unter die Trochanterebene kommt, als Zeichen der muskulären Hypotonie bei Tabes dors.

Csillag* Krankheit: ↑ Lichen sclerosus et atrophicus.

C.S.L.: *mikrobiol* Cornsteep liquor (↑ Maisquellwasser).

CSR: Cadmiumsulfat-Reaktion (s. u. Kadmium...).

C-Streptokokken: s. u. LANCEFIELD* Einteilung.

C-Substanz: *bakt* an Nukleoprotein gebundene, durch Säurehydrolyse oder Formamid abtrennbare gruppenspezif. Streptokokkensubstanz mit Polysaccharid-Charakter. Präzipitation durch gruppenspezif. Kaninchenseren ermöglicht serol. Streptokokken-Klassifikation. – s. a. M-, P-, S-Substanz.

C-Syndrom: (OPITZ u. M. 1969; benannt nach Geschwistern C.) rezessiv-erbl. (?), multiple Mißbildgn. v. a. im Kieferbogen-Bereich (hochgrad. Hypertelorismus, Epikanthus, Strabismus, Makrostomie, UK-Hypoplasie), Untergewicht, Hüftdysplasie, Cutis laxa, Kernikterus, Mißbildgn. des Herzens u. a. innerer Organe; Prognose schlecht.

CT: *radiol* ↑ Computer-Tomographie.

CTA: cytotoxic antibody (s. u. zytotoxisch).

Ctenocephalides: Gattung der Aphaniptera (Flöhe). – **C. canis**, Pulex canis: der »Hundefloh«, gelegentl. Ektoparasit auch anderer Säuger u. des Menschen. Obligater Zwischenwirt des Hundebandwurms (Dipylidium caninum). – **C. felis**: der »Katzenfloh«, gelegentl. Parasit auch anderer Säuger u. des Menschen.

CTF: ↑ Colorado tick fever.

CTG: *geburtsh* Cardiotokographie (s.u. Kardio-).

CTP: ↑ Zytidintriphosphat. – **CTP-äthanolamin-phosphat-zytidylyl-transferase**: an der Biosynthese der Phosphatide beteiligtes Enzym, das den Zytidinmonophosphat-Rest von CTP auf Äthanolamin überträgt.

CTV: ↑ Colorado-tick-fever-Virus.

Cu: *chem* ↑ Kupfer (= Cuprum).

Cubbins* Operation: (1934) bei veralteter Schulterluxation Fixierung des aus der Gelenkkapsel exzidierten Lig. coracohumerale am Akromion (Bohrloch) u. Kapselraffung.

Cubeba: *hom* Tinktur aus unreifen, getrockneten Beeren von Piper cubeba (»Kubebenpfeffer«); Anw. früher bei Urogenitalerkrn.; s. a. Kubebismus.

Cubitus *PNA*: »Ellenbogen«, der Übergang vom Ober- zum Unterarm (mit dem Ellbogengelenk in der Tiefe). – Als typische Fehlstellungen: **C. valgus** (= X-Arm), in Supinationsstreckstellung mit nach außen offenem Winkel (Radialflexion des Unterarms), meist kombin. mit Überstreckung; in geringer Ausprägung – bes. bei ♀♀ – physiol., sonst Folge abnormer Bänderschlaffheit; sowie **C. varus** (= O-Arm), in Supinationsstreckstellung mit nach innen offenem Winkel (Ulnarflexion des Unterarms), stets pathol., meist nach suprakondylärer Humerusfraktur.

cuboide(u)s: (lat.) würfelförmig.

Cucullaris: Kurzform für M. cucullaris (»Kapuzenmuskel«, ↑ M. trapezius).

Cucurbita pepo: Kürbis [Cucurbitaceae]; Anw. der Samen (Phlorogluzin-Derivate) v. a. volksmedizinisch als Bandwurmmittel.

Cüppers* Euthyskop (C. CÜPPERS, zeitgen. Ophthalmologe, Gießen): in der Pleoptik zur fovealen Fixation verw. starker elektr. Augenspiegel, der eine ringförm. Belichtung der Netzhaut (bei Aussparung der Fovea) ermöglicht. – C.* entwickelte ferner ein Synoptophor. – **C.* Prüfung** der Netzhautkorrespondenz, indem in das andere Auge (Fovea centr.) des das MADDOX-Kreuz Fixierenden der Visuskop-Stern projiziert wird (der normalerweise mit dem Fixierlicht zur Deckung kommt).

Cuff-Kanüle: (engl. = Manschette) Trachealkanüle mit aufblasbarer Manschette.

Cuignet* Test (FERDINAND LOUIS JOSEPH C., geb. 1823, französ. Ophthalmologe): Simulationsprüfung auf einseit. Blindheit, indem Untersucher einen senkrecht gehaltenen Stift vor den Augen des Vorlesenden vorbeiführt; wird ohne Unterbrechung weitergelesen, besteht beidäugiges Sehen.

Cuirass-Respirator: Beatmungsgerät mit den Rumpf umschließender Metallkapsel (»Küraß«), in der ein dem Rumpf fest anliegender Gummisack über einen Pumpmechanismus gefüllt u. entleert wird. Ermöglicht ausreichende Beatmung nur bei Teillähmung u. nur für kurze Zeit.

Culex: Gattung der Fam. Culicidae (Stechmücken). Einige Arten wichtige Plagegeister (»**Culicosis**«) u. Krankheitsüberträger, z. B. die tropische Hausmücke **C. fatigans** (für Wucheria bancrofti), die nordamerikan. **C. tarsalis** (Enzephalitis-Viren), die ostasiat. **C. tritaeniorhynchus** GILES (japan. B-, Murray-Valley-Enzephalitis).

Culicidae: Familie »Stechmücken« [Diptera]; ♀ Blutsauger. Medizin. wicht. Gattungen (als Plagegeister u. Krankheitsüberträger): Aedes, Anopheles, Culex, Culiseta, Haemagogus, Mansonia.

Culicoides: Mücken-Gattung der Fam. Ceratopogonidae (Gnitzen); einige Arten Überträger nichtpathogener Filarien.

Cullen* (THOMAS STEPHEN C., 1868–1953, Gynäkologe, Baltimore) **Fistel**: / Urachusfistel. – **C.* (-Hellendall*) Zeichen** (HUGO H., geb. 1872, Gynäkologe, Düsseldorf): Lividität der Nabelgegend als Spätsympt. bei intraabdomin. Blutung (z. B. rupturierte Extrauteringravidität), seltener bei akuter Pankreasnekrose.

Culmen (monticuli cerebelli) PNA: die höchste Erhebung des Kleinhirnwurmes (/ Vermis cerebelli).

Culp*-de Weerd* Operation: bei stenosiertem Ureterabgang Pyeloplastik mit gestieltem Nierenbeckenlappen.

Cumarinum: pharm / Kumarin.

Cuminum cyminum: »Kreuz- oder röm. Kümmel« [Umbelliferae]; Anw. der Früchte als Karminativum u. Gewürz, des darin enthalt. äther. Öls zu Einreibungen u. als Duftstoff.

Cumulus oophorus PNA, **C. oviger** JNA, Discus proligerus: der die Eizelle enthaltende »Eihügel« des Follikelepithels als Vorwölbung in den Bläschenfollikel.

cuneiformis: (lat.) keilförmig; z. B. Os cuneiforme.

Cunéo*-Soupault* Operation (BERNARD C., 1873–1944, Chirurg, Paris): ausgedehnte Mammaamputation mit Wunddeckung durch gestielten Bauchhautlappen. – Von C.*(u. SÉNÈQUE) 1912 auch Dünndarmblase angegeben, mit kontinenzbegünstigender Ausleitung innerhalb des Analsphinkters.

Cuneus PNA: (lat. = Keil) der – z. T. zur Sehrinde gehörende – keilförm. Rindenbezirk an der med. Fläche des Hinterhauptlappens (zwischen Sulcus parietooccipitalis u. calcarinus).

Cunnilingus, Lambitus: Belecken der weibl. Scham als hetero- u. homosexuelle Praktik.

Cuningham* Färbung: 1) (J. A. Cu. 1951) mit PWS-Hämatoxylin nach MALLORY für asteroide Einschlüsse in Riesenzellen bei BOECK* Krankh. – 2) (R.S. Cu. 1920) Retikulozyten-F. durch Mischen eines Tr. Blutes mit einem eingedickten Tr. alkohol. Brillantkresylblau-Lsg.

Cunningham* Operation: Resektion eines Rektumprolapses mit zirkulärer Durchtrennung des »Außenrohres« u. Anastomosierung mit dem – in 2 Halbzirkelschnitten durchtrennten – »Innenrohr«.

Cunnus: / Vulva.

Cup-Plastik: (engl. = Tasse) / Muldenplastik.

Cupressus sempervirens: »echte Zypresse«, mediterran-vorderasiat. Baum [Cupressaceae]; Anw. des Monoterpen-haltigen äther. Öles (Ol. Cupressi), der Blätter u. jungen Zweige in Asthma- u. Keuchhustenmitteln sowie als Duftstoff; hom Tinktur aus frischen Früchten u. Blättern.

Cupri...: chem Wortteil »Kupfer« in Cu(II)-Verbindng.; vgl. Cupro....

Cuprismus: / Kupfervergiftung.

Cupro...: chem Wortteil »Kupfer« in Cu(I)-Verbindng.; vgl. Cupri.... – **Cuprum**, Cu: / Kupfer.

Cupula: (lat.) Kuppel; anat z. B. die **C. ampullaris** PNA (»Ampullenkuppel«, der der Crista ampull. des Bogengangs aufgestülpte, zuckerhutförm. Gallertkörper), **C. cochleae** PNA (»Schneckenkuppel«, die aus der 2. u. der halben 3. Windung gebildete stumpfe Spitze der Innenohrschnecke), **C. pericardii** JNA (der obere, V. cava sup., Aorta u. Pulmonalis umschließ. Teil des Herzbeutels), **C. pleurae** PNA (die 3–4 cm über die 1. Rippe hinausragende »Pleurakuppel«).

Curamycin: (1959) Antibiotikum aus Streptomyces curacoi; in vitro wirksam gegen grampos. Keime.

Curare: / Kurare. – **Curatio**: (lat.) / Heilung.

Curcuma: trop. Staudenpflanzen [Zingiberaceae], deren Wurzelstock äther. Öle (mit Turmeron, Zingiberen) u. Farbstoffe (z. B. / Curcumin) enthält, die choleretisch u. -kinetisch wirken.

Curcumin(um), Kurkumagelb, Diferuloylmethan: Bis-(4-hydroxy-3-methoxy-cinnamoyl)-methan in den Wurzeln von Curcuma-Arten; kistalliner Farbstoff mit choleret. Wirkung. – C. aus Curcuma tinctoria ist außerdem in vitro antibiot. wirksam gegen Staphylokokken, Salmonellen u. Trychophyton gypseum.

Curettage: (französ.) ↑ Kürettage.

Curie*, Marie: geb. SKLODOWSKA, 1867–1934, poln. Physikerin, Paris; entdeckte 1898 mit ihrem Ehemann PIERRE C. (1859–1906) die radioakt. Elemente Polonium u. Radium, wofür beide (zus. mit H. A. BECQUEREL) 1903 den Nobelpreis für Physik erhielten; außerdem 1911 Nobelpreis für Chemie für die Reindarstellung des Ra u. Bestg. seiner Eigenschaften.

Curie, Ci: (1950) Einh. der radioakt. Aktivität; 1 Ci entspricht 3,7 × 10^{10} Zerfallsakten pro Sek.; vlg. Becquerel. – **Curie-Therapie**: Strahlenther. mit Radium, i. w. S. auch mit anderen radioakt. Nukliden (deren Dosis in »Curie« gemessen wird). – Tele-C.-T. = Telegammatherapie.

Curling* Ulkus (THOMAS BLIZARD C., 1811–1888, Chirurg, London): (1842) wenige Tage nach ausgedehnter Hautverbrennung auftretendes Magen-Darmulkus.

Curling factor: (engl. = Kräuseln) ↑ Griseofulvin.

Curschmann* (HEINRICH C., 1846–1910, Internist, Leipzig) **Kanüle**: Trokar mit kleinen seitl. Öffnungen zur Punktion von Hautödemen. – **C.* Maske**: trichterförm. Inhalationsmaske mit Vorkammer für arzneigetränkte Watte. – **C.* Spiralen**: (1882) bei Asthma bronch., gelegentl. auch bei chron. Bronchiolitis u. spast. Bronchitis im Auswurf vork. Schleimspiralen mit stärkerer Drillung der helleren (lufthalt.) axialen Anteile.

Curschmann* Zeichen (HANS C., 1875–1950, Internist, Rostock): **1)** Ausbleiben einer reflektor. Blutdruckänderung bei farad. Hautreizung als Zeichen einer organischen im Unterschied zu einer hyster. oder simulierten Analgesie u. Anästhesie. – **2)** Fehlen der kontralat. Mitbewegungsstörungen bei hyster. u. simulierter Lähmung. – **C.*(-Batten*)-Steinert* Syndrom** (FREDERIC EUSTACE B., 1865–1918, Pädiater, London; HANS ST., Arzt, Leipzig), DÉLÉAGE*, DE LANGE* Syndrom, (progress.) dystroph. Myotonie: dominant-erbl. Myopathie v. a. bei ♂ ♂ im 3. Ljz. (bes. Verlaufsform der Dystrophia musculorum progress. ERB ?), mit Störung des Muskeltonus vorw. an Fingerbeugern u. kleinen Handmuskeln (abgeschwächter Händedruck) u. Kau- u. Zungenmuskulatur (verwaschene Sprache) sowie progred. Dystrophie der Mm. orbicularis oris u. oculi, levator palpebrae (hängendes Lid), häufig auch der mim., der Kau- u. Nackenmuskulatur, der Mm. sternocleidomastoideus (Unfähigkeit zu freier Kopfhaltung), supra- u. infraspinatus, der Peroneusgruppe; ferner Parästhesien, abgeschwächte oder fehlende Sehnen- u. Periostreflexe, Haarausfall, Cataracta myotonica, Keimdrüsenatrophie, Störungen der Genitalfunktionen, häufig auch der Vasomotorik u. Psyche.

Curtius* Syndrom (FRIEDRICH C., geb. 1896, Internist, Lübeck): **I)** kongenit. (wahrsch. erbl.), partieller Riesenwuchs (v. a. Maxilla u. Gliedmaßen, meist einseit.) mit Haut- (Nävi, Atrophie, Nageldystrophie) u. Zahnanomalien (Schmelzdysplasie, Hypodontie), Amblyopie, psych. u. endokrinen Störungen (Hypogenitalismus, Mammahypoplasie u. a.), evtl. Syndaktylie u. Mikrozephalie. – **II)** vegetativ-endokrines Syndrom der Frau, juvenile Akrozyanose: wahrsch. dominant-erbl., dienzephal-hypophysäre Regulationsstörung mit Vasolabilität (z. B. Akrozyanose, Akroparästhesie, Cutis marmorata, Hyperhidrose, Schwindel- u. Ohnmachtsneigung), Ovarialinsuffizienz (Hypogenitalismus, Menses-Unregelmäßigkeiten bis Amenorrhö, Fluor) u. habit. Obstipation. – **III)** wahrsch. erbl. Kombination von Mikrozephalie mit Debilität, Hypodontie, Amblyopie (mit angeb. Nystagmus u. Strabismus convergens), Mamillen- u. Hodenhypoplasie, Syndaktylie, Kyphoskoliose, Nageldystrophie bzw. -aplasie u. a. m.

Curvatura: Kurvatur; i. e. S. die Magenkurvatur, als **C. ventriculi major** *PNA* die größere, nach links u. unten gerichtete konvexe, an der das Omentum majus ansetzt (bevorzugter Sitz der Magenkarzinome), als **C. ventriculi minor** *PNA* die kleinere, nach re. u. oben gerichtete, in der Incisura angularis abgeknickte konkave, an der das Omentum minus ansetzt (bevorzugter Sitz der pept. Ulzera).

Cusco* Spekulum (EDOUARD GABRIEL C., 1819–1894, Chirurg, Paris): zweiteil. Scheidenspekulum (»Entenschnabelspekulum«), dessen bd. Blätter durch ein Scharnier so verbunden sind, daß sie sich – gespreizt – in der Vagina selbst halten.

Cushing* (HARVEY WILLIAMS C., 1869–1939, Chirurg, Philadelphia) **Anästhesie**: Leitungsanästhesie durch endoneurale Inj. des Anästhetikums in den freigelegten Nervenstamm. – **C.* Gesetz**: Interkranieller Druckanstieg bewirkt reflektor. (Vasomotorenzentrum) Blutdruckanstieg bis zur hämodynam. Überwindung des ersteren. – **C.* Klipps**: (1911) U- u. V-förm. Silber- oder Tantalklammern zur Ligierung schwer zugänglicher oder leicht zerreißl. Gefäße. – **C.* Operation**: **1)** »subtemp. Dekompression« (osteoklast. Entlastungstrepanation) durch Knochen-Dura-Bresche (»**C.* Ventil**«) über der stummen Region des re. Schläfenlappens; z. B. bei allg. Hirndruck, raumforderndem Prozeß, Turmschädel. Bei unzureichendem Effekt evtl. auch linksseitig ohne Duraeröffnung. – **2)** bei Trigeminusneuralgie nach Hockeyschläger-Schnitt bis Jochbogenmitte u. breiter temp. Trepanation extradurale Darstg. der Trigeminuswurzeln, Durainzision über dem MECKEL* Cavum u. fraktionierte Neurotomie (meist 2. u. 3. Ast). – **3)** intrakapsuläre Enukleation eines Kleinhirn-Brückenwinkeltumors durch Exkochleation oder Absaugen nach Kapselinzision (Ankerschnitt, bilat., osteoklast. Freilegung, Darstg. des Brückenwinkels vom unt. Knie des Sinus sigmoideus her). – **4)** bei Hypophysenadenom oder Kraniopharyngeom nach front. osteoplast. Trepanation u. Elevation des Stirnhirns Duraspaltung längs des kleinen Keilbeinflügels, Inzision des Diaphragma sellae, Ausschälen u. Absaugen des Tumors oder Koagulation. Bei hochgrad. Sehstörung transnasal-transsphenoidales Vorgehen (modif. HALSTED* Technik). – **5)** Mobilisierung der Kopfschwarte durch 3strahlig-bogenförm. Inzision zur Deckung eines 3eck. Defekts. – **C.* Reaktion**: Temp.anstieg um 1–2° nach s.c. Inj. von HVL-Extrakt bei Hypopituitarismus. – **C.* Reflex**: ↑ s. u. CUSHING* Gesetz. – **C.* Schleife**, ARCHAMBAULT*, FLECHSIG*, MEYER* Schleife: das die Unterhornspitze des Seitenventrikels umfassende ventr. Bündel der Sehstrahlung, dessen Läsion (z. B. bei Schläfenlappentumor) zu homonymen Gesichtsfelddefekten (bes. obere Quadrantenhemianopsie) führt.

Cushing* Syndrom (HARVEY W. C.): **1)** (CROOKE*-)APERT*-GALLAIS* Syndrom, basophiler Hyperpituitarismus, S-Hyper(adreno)kortizismus: die »**C.* Krankh.**« durch Überproduktion von NNR-Hormonen, insbes. von Glukokortikoiden, basierend auf übermäß. ACTH-Produktion (basophiles Hypophysenadenom) mit exzess. Stimulation u. Hyperplasie der NN (s. a. Prager Typ) oder – i. w. S. – auf einem hormonakt. NNR-Adenom oder -Karzinom, seltener auf der ektop. ACTH-Produktion eines Malignoms (pathogenet. Bedeutung eines evtl. später – v. a. nach Adrenalektomie – auftretenden chromophoben Adenoms noch ungeklärt). Sympte.: plethor. Aussehen, Mondgesicht, Stammfettsucht, Striae rubrae, arterielle Hypertonie, endokrines Psychosyndrom, Osteoporose, Diabetes mellitus, Impotenz, Oligo- bis Amenorrhö (evtl. Hypertrichose bis Hirsutismus), bei Kindern Wachstumsstörungen; Kortikosteroide im Plasma vermehrt (ohne physiol. Tagesschwankung), Hydroxykortikosteroide im Harn stark vermehrt, 17-Ketosteroide dagegen meist normal (starke Erhöhung spricht für NNR-Ca.); bei fortgeschrittenen Fällen hypokaliäm. Alkalose; Eosinopenie. DD der pathogenet. Typen durch dynam. Steroid-Untersuchungen (ACTH-Stimulation, Dexamethason-Hemmung etc.). Ther.: (sub)totale Adrenalektomie, Tumorentfernung, (Radio-)Resektion der Hypophyse. –

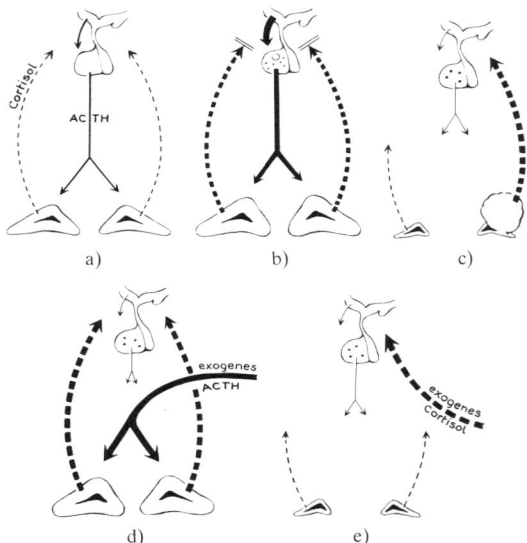

Pathogenese des **Cushing* Syndrom I** (→ = Stimulation; ---→ = Hemmung; ::: = hyalinisierte CROOKE-Zellen; ○ = mögl. HVL-Adenom): **a)** normaler Regelkreis Hypothalamus-HVL-NNR. – **b)** C.* Sy. mit beidseit. NNR-Hyperplasie; hypothalamisch-hypophysäre Regulationsstörung oder – selten – prim. oder sek. regulatives mukoidzelliges HVL-Adenom. – **c)** prim. NNR-Tumor. – **d)** therapeutisch zugeführtes oder ektopisch-paraneoblastisch gebildetes ACTH. – **e)** therapeutisch zugeführtes Kortisol oder anderes Glukokortikoid.

2) transitorisches oder Pseudo-C.*-Syndrom, Cushingoid: nur vorübergehende Symptomatik des CUSHING* Sy. I, entweder endogen (Ätiopath. unbekannt, evtl. als paraneoplast. Syndrom) oder exogen (z. B. schweres Schädeltrauma, Kortison-, ACTH-, Tuberkulostatika-Ther.). Als Sonderfall das C.* Syndrom der Neugeborenen (mit »Tomatengesicht« in der 1.–2. Lebensw. als Ausdruck kompensatorischer NN-Hyperplasie bei Diabetes mellitus der Mutter; vgl. Paracushing. – **3)** Kleinhirn-Brückenwinkel-Syndrom bei örtl. Tumor, mit Ausfall der homolat. Hirnnerven VI u. VII, zerebelleren Symptn., Hirndruckzeichen, Hörstörung. – **C.* Trokar**: graduierte stumpfe Kanüle zur Hirnventrikelpunktion. – Von C.* ferner Hirnspatel, Hohlmeißelzange u. a. m. angegeben. – **C.* Tumor**: **1)** vom kleinen Keilbeinflügel ausgehendes Meningiom (Endotheliom). – **2)** ∕ Hämangi(oblast)om. – **3)** ∕ Medulloblastom. – **C.* Ulkus**: Streßulkus bei ZNS-Affektion (vgl. Curling* Ulkus).

Cushing* Naht (HAYWARD WARREN C., 1854–1934, Chirurg, Boston): versenkte, fortlaufende seroseröse Katgutnaht (Magen-Darm); Nadelführung parallel zum Schnitt, so daß die Fadenschlingen diesen rechtwinklig kreuzen (»rechtwinkl. Darmnaht«).

Cushingoid: transitorisches ∕ CUSHING* Syndrom.

Cushny* Theorie (ARTHUR ROBERTSON C., 1866–1926, Physiologe, London, Edinburgh): (1917) an die LUDWIG* Theorie sich anlehnende »Filtrations-Reabsorptionstheorie« der Harnbereitung, wobei unterschieden werden »Schwellenstoffe«, die nur bei Überschreiten einer best. Plasmakonz., u. »Nichtschwellenstoffe«, die auch bei geringster Konz. ausgeschieden werden (z. B. Kreatin, körperfremde Stoffe).

cuspidatus: (lat.) zugespitzt; z. B. Dens cuspidatus (= Eckzahn).

Cuspis *PNA*: (lat.) »Segel« einer Atrioventrikularklappe des Herzens; an der Trikuspidalis das – größte – vord. (= **C. ant.**) mit der Kammerwand, das hint. (= **C. post.**) mit Kammerwand u. Aortenwurzel, das – kleinste – mediale (= **C. septalis**) mit dem Kammerseptum verbunden; an der Mitralklappe das vord. (= **C. ant.**) in Anulus fibrosus sin. u. Aortenwurzel, das hintere (= **C. post.**) am Anulus fibrosus sin. verankert. – Ferner: **C. coronae dentis** *PNA*, jeder der 1–5 Höcker (»Tuberculum«) auf der Kaufläche der Eck- u. Backenzähne.

Custer* Zellen: bei RES-Erkrn. im LK auftret. Zellen mit zarten Zytoplasmafortsätzen.

Custodis* Operation (ERNST C., geb. 1898, Ophthalmologe, Düsseldorf): meist limbusparallele Aufnähung walzenförmiger Plomben (Kunststoff oder körpereigener Ohrknorpel) bei Ablatio retinae.

cutaneus, kutan: (lat.) die Haut (Cutis) betreffend; s. a. Kutan....

Cutbert* Lappen: aufklappbarer Haut-Doppellappen zur Transplantation.

Cuterebridae: südamerikan. Dasselfliegen [Brachycera], mit der Gattg. Dermatobia; Myiasis-Erreger bei Tier u. Mensch.

Cuticula: der Oberfläche von Epithelien (bes. Epidermis) aufliegendes »Oberhäutchen« als feste Zellausscheidung (amorph oder lamellär, oft von Mikrovilli durchsetzt), die dem mechan. Schutz u. der Abschirmung des inn. Milieus dient; z. B. die **C. ceratosa**, das »Wachshäutchen« als Außenschicht des Pigmentepithels der Retina, die **C. dentis** *PNA*, das hornart. Schmelzoberhäutchen (NASMYTH* Membran), das den Schmelz des Zahnes überzieht, mit der Zeit aber abgekaut wird, die **C. pili**, das schupp., aus einer einz. Schicht verhornter, kernloser Epidermiszellen bestehende Haaroberhäutchen.

Cutis *PNA*, Derma: die aus Ober- (= Epidermis) u. Lederhaut (= Korium) bestehende »Haut« als Körperdecke, Schutz-, Ausscheidungs-, Wärmeregulations- u. Sinnesorgan, s. a. Kutis... – Pathol. Formen:

Cutis anserina

C. anserina (Reactio pilomotorica, Dermatospasmus), die durch Kältereiz, psych. Alteration, Adrenalingabe etc. ausgelöste »Gänsehaut« mit reflektor. Aufrichtung der Haare u. spitzkegel. Vorspringen der Follikel infolge Kontraktion der Mm. arrectores pilorum; gesteigert bei Erkr. der hint. Spinalwurzeln (z. B. Tabes, Querschnittläsion); als bes. Form die **C. anserina perpetua** (Pernio follicularis acuminatus s. planus KLINGMÜLLER-DITTRICH), mit dicht gestreuten stecknadelkopfgroßen, lividroten Follikelschwellungen, evtl. mit Blutungen u. follikulären Hyperkeratosen, als Folge einer Kälteschädigung, meist auf dem Boden einer Erythrozyanose (Perniosis) an Unterschenkeln u. Oberarmen. – **C. callosa**, die Schwielenhaut (↑ Hornschwiele). – **C. hyperelastica s. elastica**, »Kautschuk- oder Gummihaut« als angeb. Mesodermaldysplasie: Haut in großen Falten abhebbar, aber sofort in Ausgangslage zurückkehrend; auffallende Zerreißlichkeit ihrer Gefäße, mangelhaft entwickeltes s. c. Gewebe, Überstreckbarkeit der Gelenke; Vork. beim EHLERS*-DANLOS*, BONNEVIE*-ULLRICH*, ULLRICH*-TURNER*, GORDAN*-OVERSTREET*, NIELSEN* u. ROSSI* Syndrom. – **C. laxa s. pensilis**, die ↑ Chalodermie (oft inkorrekt für C. hy-

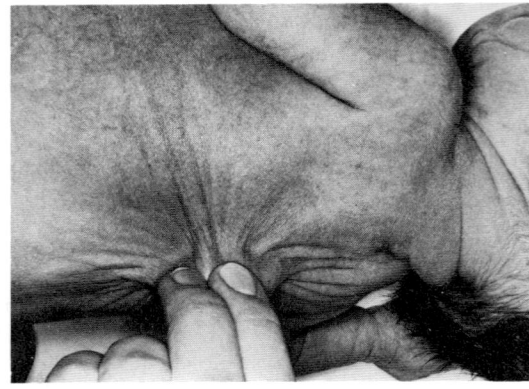

Cutis laxa beim sogen. C-Syndrom.

perelastica). – **C. marmorata**, die »marmorierte« Haut, als **C. m. vascularis** (C. gyrata) lokalisierte oder generalisierte netzförm. Zyanose, meist i. S. der Cutis reticularis e frigore oder calore, als **C. m. pigmentosa** (Pigmentatio reticularis e calore) die »Hitzemelanose« (netzart. bräunl. Pigmentation) als Endstadium einer erythematösen Dermatitis, als **C. m. teleangiectatica congenita** (LOHUIZEN) eine angeb. nävoide Anomalie, bei der die papierdünne Haut von einem weitmasch. Venennetz durchsetzt erscheint, das blaßrote Inseln umschließt (Nase, Lippen, Ohren, Genitale, Handflächen u. Fußsohlen bleiben frei; Prognose günstig). – **C. pendula(ns)**, eine umschrieb. Hauthypertrophie in Form eines herabhängenden Tumors, meist multipel (v. a. bei Neurofibromatose v. RECKLINGHAUSEN). – **C. reticularis**, die netzförm. C. marmorata vascul.; als **C. ret. e calore** am Ort einer Hitzeeinwirkung (Umschläge, Heizkissen, auch strahlende Hitze), evtl. später bräunl. getönt; als **C. ret. e. frigore** (»Kältemarmorierung«) Ausdruck einer hyperton-hypotonen, hormonal-vegetat. Dysregulation der tieferen Hautgefäße (sogen. Refrigerationsphänomen), meist kombiniert mit Akrozyanose, bei Abkühlung, aber auch als Initialsympt. der Caisson-Krankh. (DD: Livedo reticularis u. racemosa, BIER* Flecken, syphilit. Leukoderm). – **C. rhomboidalis**: ↑ Elastoidosis cutanea nodul.; als **C. rh. nuchae** (Elastoma diffusum DUBREUILH) die entzündl.-degenerat. Altersatrophie der Nackenhaut (Teilerscheinung der Landsmannshaut) mit graubräunl., von tiefen Furchen begrenzter Felderung. – **C. senilis**, die ↑ Altershaut. – **C. testacea**, die seborrhoische Haut mit starker Schuppenbildung bei Neugeborenen. – **C. vagantium**, die ↑ Vagantenhaut. – **C. verticis gyrata** (UNNA-JADASSOHN) **s. plicata** (AUDRY* Syndrom, Bulldog scalp), die »faltenart. Pachydermie« der – insbes. behaarten – Kopfhaut (mit hirnwindungsähnl. Bild, v. a. bei ♂ ♂ u. meist im höheren LA; häufig Teilerscheinung multipler Fehlbildungen (BONNEVIE*-ULLRICH* Syndrom?), evtl. mit psych. Störungen kombiniert; ferner sek. Formen (»Pseudo-C.-gyrata«) durch Fibrome, Nävi, Zylindrome, leukäm. Infiltrate, chron. Entzündg., Akromegalie, Myxödem.

Cutler*-Power*-Wilder* Test (H. H. CU.; MARSCHELLE HARNLEY P., geb. 1894, amerikan. Biochemiker; RUSSELL MORSE W., 1885–1959, Arzt, Rochester/Minn.), HARROP*-CU.* Test: »Salzentzugstest« (gesteigerte Flüssigkeitszufuhr, NaCl-arme u. K-reiche Kost über 3 Tage) zur Beurteilung der NNR-Funktion (bei Insuffizienz keine Änderung der – sonst steil abfallenden – Na- u. Cl-Ausscheidung); obsolet (da nicht ungefährlich).

Cut-off-Zeichen: *röntg* unterbrochene Gasfüllung des Transversum am Ort einer Kompression oder eines Wandödems.

Cutor: Apparat für elektrochir. Schneid- u. Koagulationstherapie.

Cutter*-Smeloff* Prothese: ↑ Abb. »Herzklappenprothese«.

Cutter-Syndrom: (engl. cut = schneiden) bei Blech-, Steinschneidern etc. durch Hyperextension u. Überbelastung bedingte Arthrose des Daumengrundgelenks.

Cuvier* Gang (Kanal) (GEORGES C., 1769–1832, Naturforscher, Paris): *embryol* ↑ Ductus Cuvieri.

Cuyler* Färbung (WILLIAM KENNETH C., geb. 1900, amerikan. Endokrinologe): (1942) Schnellfärbung des Ejakulats (Spermiendifferenzierung) mit Hämatoxylin, Eosin u. Lichtgrün.

CVI: chron. venöse Insuffizienz.

C-Viren: 1) ↑ Coxsackie-Viren. – 2) C-Typ der ↑ Tumorviren.

C-Vitamin: ↑ Vitamin C.

CVS-Virus: in den USA »challenge virus standard« für Tollwut-Impfstoff; lyophilisiert u. bei – 40° bis –70° über 2 J. haltbar.

C-Welle: *kard* höchster Ausschlag der Venenpulskurve (↑ Abb. »Jugularispuls«), als Vol.puls abhängig von Kontraktionskraft der li. Herzkammer (u. von übertragener arterieller Pulsation). Abgeflacht bei Linksherz-, überhöht bei Aortenklappeninsuffizienz.

CWHB: (engl.: citrated whole human blood) Vollblutkonserve mit Zitrat- u. Glukose-halt. Stabilisator; bei <6° aufbewahrt bis zu 21 Tg. verwendbar.

Cyanhidrosis: ↑ Chromhidrosis mit Blaufärbung des Schweißes.

Cyano|cobalaminum *WHO*: ↑ Vitamin B_{12}. – **C.mycin**: (1958) Antibiotikum aus Streptomyces cyanoflavus; in vitro wirksam gegen grampos. u. -neg. Keime. – **C.phyceae**: Blaualgen; ein- oder mehrzellig, ohne echten Zellkern, Glykogen-bildend.

Cyanop(s)ia: ↑ Zyanopsie.

Cyanosis: (lat.) ↑ Zyanose; z. B. **C. afebrilis icterica perniciosa cum haemoglobinuria** (↑ v. WINCKEL* Krankh.), **C. follicularis crurum** (punktförm. Blaufärbung der erhabenen Hautfollikel im unteren Unterschenkeldrittel, v. a. bei jungen Mädchen, als Form der Akrozyanose), **C. retinae** (blaurote Verfärbung u. vermehrte Schlängelung der Netzhautvenen bei allg. Zyanose, Arteriosklerose, Abflußstörung der Zentralvene).

Cyanwasserstoff(säure): ↑ Acidum hydrocyanicum.

Cyclamat: ↑ Natrii cyclamas (ein Süßstoff).

Cyclandelatum *WHO* Mandelsäure-3,3,5-trimethylzyklohexylester; vasodilatorisch wirksames Spasmolytikum (papaverinähnl. Wirkungstyp).

Cyclitis, Zyklitis: akute oder chron. Entzündung des Corpus ciliare, meist mit Beteiligung von Iris (= Iridozyklitis) u. Chorioidea (= Uveitis): Exsudation in den Glaskörper u. – zellig – in die Vorderkammer, wo sich das Exsudat in Form von Präzipitaten an der Hornhauthinterfläche niederschlägt (= hint. Synechien, mit »Kleeblattpupille«). Endogen bei Tbk, BOECK* Krankh., seltener bei Rheumatismus u. Syphilis; exogen nach perforierender Verletzung u. Op. (Gefahr der sympath. Ophthalmie). – Als chron. **C. simplex** (ohne Irisbeteiligung, jedoch mit Präzipitaten) am helleren Auge bei angeb. (s. u. FUCHS*) u. neurodystroph. Heterochromie.

Cyclo...: s. a. Zyklo....

Cyclo|barbitalum *WHO*, **C.barbitone**: ↑ Acidum cyclohexenyl-aethyl-barbituricum. – **C.butyrolum** *WHO*: α-(1-Hydroxy-zyklohexyl)-buttersäure; Anw. als Choleretikum (Na-Salz). – **C.fenilum** *WHO*: 4,4'-(Zyklohexyliden-methylen)-diphenol-diazetat; ein dem Diäthylstilböstrol verwandter Wirkstoff (bei Menstruationsstörungen). – **C.heximid**: ↑ Actidion.

Cyclopaldsäure: fungizides Antibiotikum aus Penicillium cyclopium, in vitro auch wirksam gegen grampos. u. -neg. Baktn.

Cyclo|pentaminum *WHO*: (2-Methylaminopropyl)-zyklopentan; Sympathikomimetikum mit bes. gefäßverengender Wirkung (bei Hypotonie zur Vasokonstriktion, lokal zur Schleimhautabschwellung). – **C.pentanoperhydrophenanthren**: das ↑ Steran. – **C.penthiazidum** *WHO*: 6-Chlor-3-zyklopentylmethyl-3,4-dihydro-7-sulfamoyl-2H-1,2,4-benzothiadiazin-1,1-dioxid; Saliuretikum u. Antihypertonikum (z. B. Navidrex®). – **C.pentobarbitalum**: ↑ Acidum cyclopentenyl-allylbarbituricum. – **C. pentolat(hydrochlorid)**: β-Dimethylaminoäthyl-(1hydroxyzyklopentyl)-phenylazetat; Mydriatikum u. Spasmolytikum.

Cyclophoria: *ophth* ↑ Zyklophorie.

Cyclophosphamidum *WHO*: N-Lost-phosphamidester; erst im Körper nach Öffnung der zykl. NH-Bindung zytostatisch wirksame »alkylierende Substanz« (z. B. Cytoxan®, Endoxan®).

Cyclophyllidea: Bandwurm-Ordnung [Cestoda]; stets mehrgliedrig, Skolex mit (meist) 4 Saugnäpfen oder hakenbewaffnetem Rostellum; Metamorphose nach einmal. Wirtswechsel; Metagenese durch vegetative Vermehrung der Finne (Bildung zahlreicher Köpfe u. Tochterblasen); s. a. Tab. »Bandwurm«.

Cyclopropanum *WHO*, Trimethylen: farbloses, geruchloses, leicht brennbares Gas (im Luft- u. Lachgasgemisch explosiv); stärkstes der klin. brauchbaren Narkotika in Gasform (↑ Zyklopropan-Narkose).

Cyclops: 1) *path* Zyklop (s. u. Zyklopie). – 2) *zool* »Hüpferling«, Gattung kleiner Ruderfußkrebse [Cyclopidae]; einige Arten Zwischenwirte parasit. Würmer (z. B. Diphyllobothrium, Ligula intestinalis, Drepanidotaenia lanceolata, Dracunculus medinensis, Gnathostoma).

Cycloserinum *WHO*: Antibiotikum (D-4-Amino-3-isoazolidinon) aus Streptomyces orchidaceus (u. synthet. hergestellt); wirksam gegen grampos. u. -neg. Keime, insbes. Mycobact. tuberculosis (kompetitiver Antagonist zum Zellwandbaustein D-Alanin; z. B. Oriento-, Oxa-, Seromycin®); oral weitgehend u. rasch resorbierbar; neurotox. Nebenwirkungen (v. a. bei Tagesdosen >1 g), auch HERXHEIMER* Reaktionen.

$$H\diagdown\underset{H}{C_5}\diagup \overset{C_4}{\underset{O_1\diagdown\underset{N}{\underset{|}{}}\diagup \overset{3}{C}=O}{}}-NH_2$$

Cycotiaminum *WHO*: N-[1-(2-Oxo-1,3-oxathian-4-yliden)-äthyl]-N'-[(4-amino-2-methyl-5-pyrimidinyl)-methyl]-formamid; Vit.-B_1-analoger Wirkstoff.

Cyd: ↑ Zytidin.

Cyema: ↑ Embryo, ↑ Fetus; s. a. Kyem(at)o....

Cylindroma: *path* ↑ Zylindrom; s. a. Turban-Tumor.

Cyllosis: (engl.) Mißbildung der unteren Extremität, i. e. S. der Klumpfuß.

Cymarin: s. u. k-Strophanthin.

Cymba conchae *PNA*: der kahnförm. Teil der Ohrmuschelhöhle zwischen Crus helicis u. Crus inf. antelicis.

Cynanche: *laryng* ↑ Kynanche.

Cynarin: choleret. u. diuretisch wirksamer Inhaltsstoff (1,4-Dikaffeylchinasäure) von Artischocken.

Cynopterus fever: »Fledermausfieber«, eine in Indonesien von Cynopterus-Arten (fruchtfressende Fledermäuse, »fruit bats«) als Zwischenwirte übertragene Leptospirose durch die Serotypen cynopteri u. schüffneri.

Cyon* Nerv (ELIE de C., 1843–1912, russ. Physiologe): ↑ Nervus depressor (s. a. Blutdruckzügler).

Cypern-Fieber: ↑ Mittelmeerfieber (Bruzellose) auf Zypern.

Cypro|heptadinum *WHO*: 4-(5-Dibenzo[a,e]-zykloheptatrienyliden)-1-methylpiperidin; Antihistaminikum mit Antiserotoninaktivität. – **C.teronum** *WHO*: 6-Chlor- 17α-hydroxy- 1α,2α-methylen- 4,6-pregnadien-3,20-dion; Antiandrogen.

Cyriax* Syndrom (E. F. C., Orthopäde, London): (1919) akuter, atmungssynchron verstärkter Brustwandschmerz in der vord. Axillarlinie nach – meist

Cyriax* Zeichen

indir. – Trauma (z. B. abnorme Steckbewegung, Husten); Druckschmerz über Rippenenden VIII–X, evtl. hör- u. tastbare Dislokation. Pathogenese: Druck der aus ihren Bandverbindgn. gelösten Rippenknorpel auf Pleura u. Interkostalnerven.

Cyriax* Zeichen: (JAMES H. C. 1942) s. u. Kopf-Knie-Test.

Cyril*-Ogle* Zeichen (JOHN W. O., 1824–1905, engl. Pathologe): **1)** Mydriasis des li. Auges (durch Sympathikusreiz) bei Aortenaneurysma. – **2)** fehlender Puls u. Ektasie der Jugularis bei großem Herzbeutelerguß (Abdrängung der ob. Hohlvene gegen die WS).

Cys, Cys-SH: ↑ Zystein.

Cys, Cys, Cys-S, Cys·S-S·Cys: ↑ Zystin.

Cys-SO$_3$H: ↑ Zystein(sulfin)säure.

Cyst…: Wortteil »Zyste«, »Blase«: s. a. Zyst….

Cystadeno|carcinoma: ↑ Adenokarzinom mit zyst. Ausweitung der atyp. Drüsenschläuche; häufigste Form des Ovarial-Ca. (»verkrebstes Kystom«), als **C.a. papilliferum serosum** oder als **C.a. muc(in)osum**. – **C.lymphoma papilliferum**, WHARTIN*, ALBRECHT*-ARZT* Tumor: benigne (bis semimaligne) zyst. Mischgeschwulst der Speicheldrüsen (v.a. Parotis bei ♂♂ im höheren LA), mit hellen, zylindr. Epithelzellen (eosinophile Onkozyten) als 2schicht. Zystenwand u. papillären Wucherungen in das Lumen, dazwischen zellreiches, lymphat. Gewebe.

Cystadenoma, Kystadenom: gutart., von exkretor. oder inkretor. Drüsen ausgehendes Adenom mit fortschreitender Ektasie der Lumina (Sekretstauung, flächenhafte Proliferation) zu sogen. Kugel- oder Spaltzysten; z. B. als **C. glandulare** multilokulär im Ovar, mit glattwand., von pseudomuzinbildendem Zylinderepithel, eingesprengten Schleimzellen u. auch regelrechten Drüsenstrukturen ausgekleideten Zysten (u. so z. T. mit C. mucinosum ident.); **C. (pseudo)mucinosum** als häufigstes u. größtes – meist multilokuläres – Ovarialkystom (↑ Abb.), mit schleimbildender Zylinderepithelauskleidung u. zähflüss.-gallert. Zysteninhalt (Pseudomuzin) von wäßrig-bräunl. (Blutfarbstoff) oder eitr. Aussehen (Granulozyten); evtl. Rupturierung u. adhäsive Peritonitis (= Pseudomyxoma peritonei, »Gallertbauch«); **C. papilliferum serosum s. lymphomatosum s. cilioepitheliale**, das »Flimmerepithelkystom« als Mischtumor mit zyst. Adenomstrukturen u. papillomatösen, zott. Drüsenwandwucherungen in die Lumina; v. a. in den großen Ausführungsgängen der Mamma als Fibroadenoma intracanaliculare phylloides oder – i. e. S. – als **C. p. serosum** des Ovars (mit – nach Kapseldurchbruch – auf der Oberfläche pelzartig fortwuchernden Zotten: »Oberflächenpapillom«), später z. T. hyalinisierend mit Epithelverlust (»nackte Zotten«), häufig mit reichl. Kalkeinlagerung (»Psammakystom«); junge, gefäßreiche Typen neigen zu Rezidiven u. peritonealer Implantation; als **C. proliferum** mit multiplen Tubuli u. stark verzweigten »Proliferationszysten«. – **C. phylloides** mit blattförm., lapp. Wucherung in die Zysten; v. a. in Mamma u. Ovar. – **C. simplex serosum**, glattwand. Ovarialkystom mit niedr. kub. oder – später – z.T. fehlender Epithelauskleidung, evtl. wandständ. Ovarialgeweberesten u. grün-gelbl. serösem Inhalt. – s. a. Mastopathia chronica cystica (»**C. mammae**«). – Ferner das **C. der Leber** (angeb. als Hamartom), das **C. des Pankreas** (meist gutartig, von den Pankreasgängen ausgehend u. epithelial ausgekleidet) u. das **C. der Schilddrüse**, mit verschieden großen Bläschen, ausgekleidet mit einreih., prismat. Epithel, das echte, in die Bläschenlichtungen ragende Papillen bildet (sehr zahlreich u. baumartig verzweigt beim »dendrit. Adenom«).

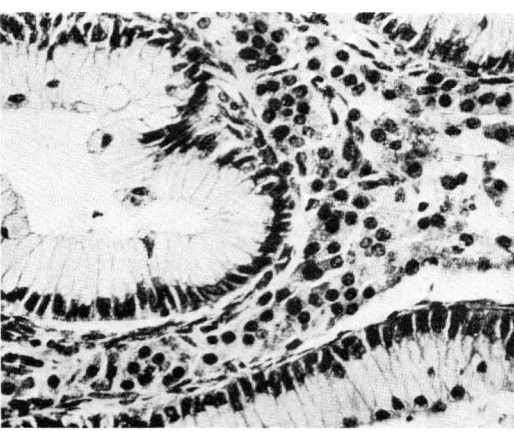

Cystadenoma mucinosum; Luteinisierung des Stromas.

Cyste: ↑ Zyste. – **Cysteamin:** ↑ Schema »Zystein«. – **Cystein:** ↑ Zystein.

Cysticercoid, Zystizerkoid, Cercocystis: »reduzierte« Bandwurmfinne (z. B. bei Hymenolepis, Dipylidium); Mutterblase mit ausgestülptem Skolex u. Schwanzanhang, der noch die Embryonalhäkchen trägt; entwickelt sich aus der Onkosphäre im Zwischenwirt (bei manchen Zestoden auch im Endwirt); ohne Flüssigkeitsinfiltration.

Cysticercosis: ↑ Zystizerkose.

Cysticercus, Zystizerkus: »Blasenwurm« als Typ der Bandwurmfinne (bei Taenia, Taeniarhynchus, Hydatigera); flüssigkeitsgefüllte Blase, deren Skolex im Darm des Endwirtes ausgestülpt wird; entwickelt sich aus der Onkosphäre im Zwischenwirt; umgeben von wirtseigenem Finnenbalg. Human- u. tierpathogen sind (↑ Zystizerkose) z. B. **C. bovis s. inermis** (COBBOLD 1866) als Finne von Taenia saginata (4–9 × 3–4 mm), Vork. v. a. in Kaumuskeln, Zunge, Herz, Zwerchfell u. Ösophagus des Rindes, infektionsfähig nach ca. 4 Mon. (Humanpathogenität unbestimmt); **C. cellulosae** (GMELIN 1790) als Finne von Taenia solium (6–20 × 5–10 mm), v. a. in Nacken-, Hals-, Interkostal-, Kaumuskeln, Zunge, Diaphragma, aber auch in Leber, Milz, Lunge u. Lymphknoten des Schweines, infektionsfähig nach 3 Mon., rel. häufig humanpathogen (solitärer oder multipler Befall der Organe, seltener des Bindegewebes, evtl. symptomlos); rel. häufig in Auge u. Großhirn als **C. racemosus s. multilocularis** (ohne Finnenbalg), entwickelt aus der Onkosphäre nach hämatogener Infektion der basalen Leptomeninx (seltener lymphogen zur Ventrikelwand u. Hirnkonvexität), mit traubenförm. Blasen oder wurzelart. Verzweigungen (∅ bis zu 20 cm!); Sympte. je nach Sitz, u. a. Hydrozephalus, Stauungspapille, Drucklähmung, reaktive Psychosen.

cysticus: (lat.) blasenartig, zystisch, eine Blase (i. e. S. die Gallenblase) betreffend; z. B. Ductus cysticus (s. a. Zystikus…).

Cystidium: (RUSKA, POPPE 1947) ↑ Miyagawanella.

Cystin: ↑ Zystin. – **C.-Lysin-Arginin-Ornithinurie**: s. u. Zystinurie. – **Cystinosis**: ↑ ABDERHALDEN*-FANCONI* Syndrom.

Cystis: (lat.) ↑ Zyste, Blase, blasenförm. Hohlorgan (↑ Vesica).

Cystitis: Entzündung der Harnblase (↑ Zystitis), i. w. S. auch der Gallenblase (↑ Cholezystitis). – **C. tuberculosa**: ↑ Blasentuberkulose. – **C. radiologica**: ↑ Blasenfrüh- u. -spätreaktion.

Cysto...: s. a. Zysto....

Cystocarcinoma papilliferum: maligne Form des Cystadenoma papilliferum der Mamma; vom Milchgang ausgehende papilläre Wucherung mit großen Zysten, deren Auskleidung u. Zottenbelag aus einem polymorphen, z. B. mehrschichtigen, meist kub. Epithel mit Proliferationsknospen besteht, das auch ins Bindegewebe einbricht; evtl. geschichtete Konkrementbildung (= **C. p. psammosum**).

Cystocele: urol ↑ Zystozele.

Cystoma: gutartige, ein- oder mehrkamm., zyst. Geschwulst (= uni- bzw. multilokuläres Kystom) mit selbständ. Wachstum der Hohlraumwände; i. e. S. das ↑ Cystadenoma (= **C. glandulare**). – **C. multiloculare**: ↑ kleinzystische Degeneration (der Ovarien).

Cystomyiasis: ↑ Myiasis der Harnblase (nach Eiablage in der Harnröhre u. Einwandern der Maden).

Cystosarcoma phyllodes s. arborescens s. polyposum intracanaliculare: (JOH. MÜLLER 1838) Sonderform des intrakanalikulären Fibroadenoms der Mamma mit sehr starken, keulenförm. Stromawucherungen; nur ausnahmsweise sarkomatös entartend.

Cystospermium: protoz ↑ Isospora.

Cystotomia alta: ↑ Sectio alta.

...cyt, ...zyt: Wortteil »Zelle«.

Cytagenin: (SEYDERHELM u. TAMMANN 1929) in UV-bestrahltem Blut auftretendes Wirkprinzip, das die experiment. Gallenfistel-Anämie beseitigt u. offenbar mit Vitamin D ident. ist.

Cytarabin WHO: 4-Amino-1-arabinofuranosyl-2-oxo--1,2dihydropyrimidin; Zystostatikum.

Cytidin, Cytisin: ↑ Zytidin, Zytisin.

Cytisus: veralteter Gattungsname für einige Leguminosen (z. B. Sarothamnus scoparius, Laburnum anagyroides), die das tox. Alkaloid Zytisin enthalten.

Cyto...: s. a. Zyto....

Cytochromoxidase: das »WARBURG* Atmungsferment« (↑ Zytochrom a); s. a. Zytochromoxidase.

Cytomegalia infantum: ↑ Zytomegalie-Syndrom.

Cytomycin: (SUMIKI) Abbauprodukt des aus Streptomyces griseochromogenes gewonnenen Blasticidin S; Antibiotikum, hemmt ROUS* Virus sowie EHRLICH*, WALKER* u. CROCKER* Tumor.

Cytopempsis: ↑ Zytopempsis.

Cytosin: ↑ Zytosin. – **Cytozym**: ↑ Thrombokinase.

Czapek* Nährlösung (FRIEDR. CZ., 1868–1921, tschech. Botaniker) zur Züchtung von Schimmelpilzen: Saccharose, $NaNO_3$, KCl, KH_2PO_4, $MgSO_4$ (30 + 2 + 0,5 + 1 + 0,3) in 1 l Aqua dest., dazu Spuren von Ca-, Cu-, Fe-, Mn- u. Zn-Salzen. – Mit Zusatz von 0,01 g $FeSO_4$ auf 1 l Aqua fontana: **Cz.*-Dux* Lsg.**

Czaplewski* (EUGEN CZ., geb. 1865, poln. Bakteriologe) **Nährboden**: Hammelblutserum u. n-KOH (10 + 1) für Di-Baktn. – **Cz.* Tupfer**: bakt in den Korken eines Spitzglases eingelassener Watteträger zur Aufnahme kleiner Blutmengen.

Czapody* Plastik: ophth Bildung einer prothesenfäh. Augenhöhle durch Kanthotomie, Entfernen des geschrumpften Bindehautsackes u. Auskleidung der Orbita mit mehrfach inzidiertem Voll- oder Spalthautlappen-Transplantat.

C-Zelle: histol 1) beim Menschen nicht vork. Zellart im Inselorgan des Pankreas. – 2) die das Kalzitonin produzierende ↑ parafollikuläre Z. der Schilddrüse.

Czermak* (JOHANN NEPOMUK CZ., 1828–1873, Physiologe, Leipzig) **Räume**: die kleinen, aufgrund einer Entwicklungsstörung nichtmineralisierten »Interglobularräume« im Zahnbein (sogen. Interglobulardentin). – **Cz.* Spiegelprobe**: Feststellung der Rhinolalia aperta (z. B. bei Gaumensegellähmung) mit Hilfe einer an die Oberlippe gehaltenen glänzenden Metallplatte, die beim Aussprechen von Vokalen u. Explosivlauten in verschiedenem Ausmaß beschlägt. – **Cz.* Versuch**: (1866) »Vagusdruckversuch«; Pulsverlangsamung durch Druck auf den Sinus caroticus bei extrakardial, Beschleunigung dagegen bei kardial bedingter Bradykardie (z. B. Myokardschaden); vgl. Karotissinus-Druckversuch (HERING).

Czerny* (ADALBERT CZ., 1863–1941, Pädiater, Breslau, Straßburg, Berlin) **Atmung, Phänomen**: paradoxe ↑ Atmung. – **Cz.* Diathese**: die exsudative u. die exsudativ-lymphatische ↑ Diathese. – **Cz.*-Keller* Schema** (ARTHUR K.): päd Einteilung der Ernährungsstörungen des Säuglings nach ätiol. Gesichtspunkten: ex alimentatione, ex infectione, e constitutione. Unter Einbeziehung des Pflegefaktors (»e curatione«) noch heute allgemein anerkannt. – **Cz.*-Kleinschmidt* Nahrung** (HANS KL.): päd ↑ Buttermehlnahrung.

Czerny* (VINCENZ von CZ., 1842–1916, Chirurg, Heidelberg) **Naht**: 1) (1877) Standardmethode der zweireih. Naht am Magen-Darm: fortlaufende Dreischichtennaht n. ALBERT (Serosa-Muskularis-Mukosa), dann – die erste einstülpend – seroseröse Zweischichtennaht n. LEMBERT (Serosa-Muskularis). Ergibt mechan. dichten Abschluß, breitfläch. Serosaadaptierung, sichere Blutstillung. Modifikation n. KÜRSCHNER, v. MIKULICZ, v. SCHMIEDEN, PRIBRAM u. a. – 2) **Cz.* Pfeilernaht**: Einengung des Leistenkanals (v. a. bei angeb. u. kindl. Hernie) durch Vernähen des oberen u. unteren Pfeilers des äuß. Leistenringes bzw. der kanalparallelen Falten der Externus-Aponeurose. – **Cz.*-Kocher* Schnitt** (EMIL THEODOR K.): Lumbalschnitt zur Freilegung der Niere unterhalb u. parallel zur 12. Rippe; mit schichtweiser Durchtrennung der Mm. latissimus dorsi, obliqu. u. transv. abdominis u. Spaltung der hint. Fascia transversalis.

Czokor* Reagentien (JOHANN CZ., geb. 1880, Arzt, Wien): zur histol. Kernfärbung 1) mit Karbolsäure versetzte Lsg. von Karmin u. Kalialaun in Aqua dest. (1 + 1 + 100); 2) Cochenille in 1%ig. Alaun-Lsg. (1 + 100), auf die Hälfte des Vol. eingedampft u. mit Karbolsäure versetzt.

CZ-Stamm: CARR*-ZILBER* Stamm, ein Typ C des ROUS* Sarkomvirus.

D

D: röm. Zahlzeichen 500. – Kurzzeichen für *chem* Deuterium, D-Konfiguration, Diphospho..., Dinukleotid..., Desoxy... (sowie funktionelles Präfix bei höheren unverzweigten Aminosäuren, »...di...«); *physik* Dichte, Diffusionskoeffizient; *pharmaz* Dosis, Dezimalpotenz, da, detur, divide; *anat* Ductus, Dorsalsegment (D_1–D_{12}); *kard* dors. Ableitungspunkt des ↑ NEHB* Dreiecks; *serol* Antigen D; *ophth* Dioptrie. – **d**: *anat* dorsal; *chem* dextrogyr (= rechtsdrehend), Desoxy... (bei Nukleotiden u. KH); *physik* Dichte (density), dies (= Tag), dezi-; *serol* Rh-neg.

D_1, D_2 ...: 1) D_1–D_{12}: *anat* Symbole für die Dorsalsegmente des RM bzw. die entspr. BW (= Th_{1-12}). – 2) D_1–D_3: die EKG-Extremitäten-Abltgn. (französ.: dérivation) I, II u. III.

d^+, d^-: *virol* ↑ Virusmarker bei Polio-Stämmen.

δ Δ: Delta, 4. Buchstabe des griech. Alphabets; Symbol *physik* für Gefrierpunkterniedrigung, *chem* für die Position von Substituenten, Doppelbindungen etc. (vgl. alpha-ständig). – Zusammengesetzte Wörter s. a. unter Delta- oder dem Hauptbegriff.

Da, D., d.: *pharm* latein. Rezepturanweisung »gib!«; z. B. **Da tales doses**, d. t. d. (»gib solche Mengen!«).

Daae* (ANDERS D., 1838–1910, norweg. Arzt) **Farbtafel**: »pseudoisochromat. Reihe« aus 70 horizontal angeordneten Wollfäden für Farbsehprüfung (Heraussuchen der gleichfarb. Fäden). – **D.* (-Finsen*) Krankheit**: ↑ Bornholmer Krankheit.

DAB: Deutsches ↑ Arzneibuch.

Dabue: *trop* ↑ Ainhum.

Dach: *anat* ↑ Tegmen, Tegmentum, Tectum.

Dachdeckerlähmung: durch chron. Kompressionsreiz (Hocken, Knien) berufsbedingte Ischias- oder Fibularislähmung.

Dach|kern: *anat* ↑ Nucleus fastigii. – **D.plastik**: *pulmon* s. u. HOLST*. – **D.ziegelverband**: dachziegelartig übereinandergeklebte Heftpflasterstreifen zur Ruhigstellung einer Thoraxhälfte bei Rippenbrüchen oder als ↑ BAYNTON* Verband.

Dacie* Test: ↑ Antiglobulin-Neutralisationstest.

Dackel|ohren: abstehende, umgeklappte Ohren beim DOWN* Syndrom. – **D.typ**: Phänotyp der Chondrodystrophia fetalis mit insbes. prox. – Mikromelie, ohne Schädeldeformität.

d'Acosta*: s. u. ACOSTA*.

Da Costa* Syndrom (JACOB MENDES DA C., 1833–1900, Internist, Philadelphia): (1871) tetaniformer kardiorespirator. Symptomenkomplex, der meist spontan (psychogen) u. – im Ggs. zur Angina pectoris – völlig unabhängig von körperl. Belastung auftritt: anhaltender dumpfer Druck oder Stiche in der Herzgegend, Tachykardie, Extrasystolie, Müdigkeit, Schwindelgefühl, »Lufthunger« mit Seufzeratmung, paroxysmale Hyperventilation (evtl. mit Tetanie); Prognose gut. – vgl. MENDES DA COSTA* Syndrom.

Dacron®: biol. gut verträgl. (aber bei Ratten Sarkombildung beobachtet!), sterilisierbare Polyesterfaser (Polyäthylenglykol-terephthalat); für chir. Nahtmaterial, Gefäßprothesen (s. a. Preclotting) etc.

Dacry...: Wortteil »Tränen«; z. B. **Dacryocystis** (↑ Saccus lacrimalis); s. a. Dakry...

Dactinomycinum *WHO*: ↑ Actinomycin D.

dactyl(o)...: Wortteil »Finger« bzw. »Zehen«; z. B. **Dactylosis essentialis sive spontanea** (↑ Ainhum); s. a. daktyl...

Daddi* Lösung: gesätt. Lsg. von Sudan III in 70%ig. Alkohol zur histol. Färbung von Neutralfetten.

DADPS: **D**i**a**mino**d**i**p**henyl**s**ulfon (↑ Diaphenylsulfonum).

Daehls*-Biltris* Sarkom: tierexperimentelles Sa. bei Meerschweinchen.

Dämmer|asthenie: *ophth* ↑ Hemeralopie. – **D.attakke**: ↑ psychomotor. Anfall als Form des ↑ Dämmerungszustands. – **D.schlaf**: medikamentös herbeigeführter Dämmerzustand, z. B. als Morphin-Skopolamin-D. für schmerzfreie Geburt.

Dämmerungs|amblyopie, -blindheit, -sehschwäche: ↑ Hemeralopie. – **D.grau**: das im Nachtsehen empfundene Grau des spektralen Lichtes; wegen der rel. stärkeren Abnahme der Rot- u. der Gelbhelligkeit auch als »D.blau« bezeichnet. – **D.myopie**: ↑ Nachtmyopie. – **D.sehen**: das Sehen bei Leuchtdichten von 10^{-10} bis 10^{-7} cd/cm^2 (d. h. bei Dunkeladaptation), mit überw. Beteiligung des Stäbchenapparates. – **D.zittern**: ↑ Augenzittern der Bergleute.

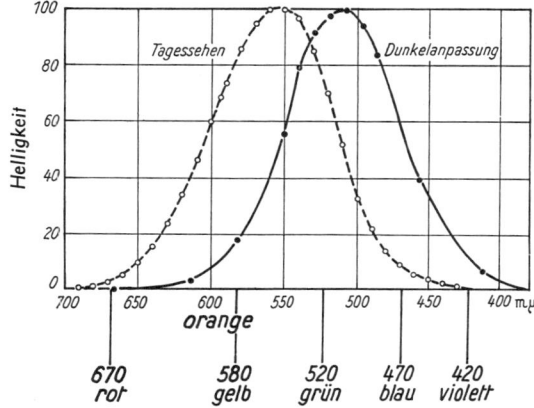

Helligkeit der Farben beim Tages- u. **Dämmerungssehen**.

Dämmerzustand

Dämmer(ungs)zustand: *psych* stunden- bis tagelange Bewußtseinseinengung mit Herabsetzung von Auffassung u. geist. Leistungsfähigkeit bei erhaltener Orientierung u. rel. unauffäll. Verhalten (»**besonnener**« oder »**orientierter D.**«; »durchdacht« erscheinendes komplexes Handeln, aber Gefahr krimineller Handlungen, z. B. bei epilept. Umdämmerung); oder aber **deliranter** (= desorientierter) **D.** mit stärkerer Bewußtseinstrübung (z. B. als exogener Reaktionstyp bei Infektions-Krankhtn.), u. U. sogar mit Sopor u. Koma, häufig auch Automatismen, mit anschließ. Erinnerungslücken bis -losigkeit. Urs.: affektive Einflüsse, hochgrad. Erschöpfung, Toxikomanie, Epilepsie (vor oder nach dem Anfall bzw. als Äquivalent; oft mit allg. Desorientiertheit, Wesensveränderung, Aggressivität, Enthemmung), pathol. Alkoholrausch, progress. Paralyse, Hysterie, Neurasthenie, Hypnose, ekstat. Ausnahmezustand, akute Hungerkachexie (dann evtl. Halbseitenlähmung, Sprachstörung, Absencen); **abortiver D.** (»Umdämmerung«) z. B. nach akutem Hirntrauma, Insolation oder als epilept. Ausnahmezustand. – Unterschieden als **organ. D.** (i. S. des akuten Reaktionstypus nach zerebraler Erkr. oder Intoxikation), **psychogener D.** (unter hohem Affektdruck; delirant), **traumat. D.** (besonnener, kurzfrist. D., mit teilw. Amnesie). Ferner: **episod. D.** (KLEIST 1926), wiederholt auftret., evtl. wochenlang anhaltend, häufig nur geringe Bewußtseinstrübungen, Entfremdung der Wahrnehmungswelt, Angst, Gereiztheit, Ekstase, dranghaftes Fortlaufen oder Antriebsarmut; der genuinen Epilepsie nahestehend (?), auch als erbl. Leiden (?). – **idiopath. D.**: (BONHOEFFER) mit affektiven u. tonisch-muskulären Störungen, als selbständ. Krankheit (episodischer /D.) oder im Rahmen einer symptomat. Psychose. – **Läppischer D.** als »hyster.« Form (mit Imitation eines ausgelassenen Kindes) bei Jugendl.

Dämonenwahn, Dämonomanie, -pathie: bei paranoider Schizophrenie, progress. Paralyse, hyster. Reaktionen u. bei Depressionen (»**Dämonomelancholie**«) vork. Wahnvorstellung, von bösen Geistern besessen zu sein, beeinflußt, verfolgt oder schikaniert zu werden. Fast nur noch bei Primitiven beobachtet.

Dämpfung: *physik* zeitl. Abnahme der Amplitude einer Schwingung oder Welle infolge Energieverlustes (durch Ausstrahlung, Reibung, Absorption, Phasenverschiebung). – *klin* verkürzter, leiser, hoher Klopfschall (»Schenkelschall«) über luftarmen oder -leeren Organen bzw. Körperteilen, z. T. mit typ. **Dämpfungsfigur** (z. B. / GARLAND* Dreieck, / Herzdämpfung). – *pharmak* medimakentös (Sedativa, Tranquilizier, Neuroleptika, Hypnotika etc.) herbeigeführte psych. u./oder motor. Ruhigstellung.

Dämpfungstyp: / Schalleitungsschwerhörigkeit mit Hörverlusten v. a. der mittl. u. hohen Frequenzen; bei mechan. Gehörgangsverlegung, Paukenhöhlenerguß.

Dänische Wippe: Schaukelbrett für / EVE* Kippbeatmung.

DAF: *pharm* / **d**elayed **a**uditory **f**eedback.

Da Fano* Imprägnation: *histol* Darstg. der GOLGI* Substanz durch Fixieren in 1%ig. formalinhalt. Kobaltnitrat-Lsg., nach Abspülen Färbung in 1,5%ig. $HgNO_3$-Lsg.; nach Entwässern Paraffineinbettung.

D'Agato* Plastik: Wangenhaut-Verschiebeplastik zur Deckung von Nasenflügel-Seitenwanddefekten.

Dagnini*(-Aschner*) Reflex (GIUSEPPE D., 1866–1928, Internist, Bologna; BERNHARD A.): Absinken von Blutdruck u. Herzfrequenz, gelegentl. auch Brechreiz beim / Bulbusdruckversuch.

Daguet* Ulzeration: eitr. Entzündung von Gaumenzäpfchen u. Kehlkopf bei Typhus abdomin.

Dahlen: volkstümlich für / Gammazismus.

Dahlgren*(-Stille*) Zange (KARL PETER D., 1864–1924, Chirurg, Uppsala): als Stanze wirksame Knochenzange, die – nach Einschieben der kufenförm. Branchen durch ein Bohrloch – den Schädelknochen von innen her duraschonend aufbeißt.

Dahlia(violett): Triäthylrosanilinhydrochlorid (häufig jedoch nur ein ähnlich färbendes Gemenge N-alkylierter Fuchsine); als gesätt. Lsg. in Eisessig, Alcohol absol. u. Aqua dest. (1 + 4 + 8) zum Färben von GOLGI* Substanz, Ergastoplasma u. Mastzellengranula. – **Dahlia B**: mit Gentiana- oder Methylviolett nahe verwandter (bis teilident.) Farbstoff.

Dahlin: / Inulin.

DAI: **d**eath from **a**ccidental **i**njuries (= Tod durch Verkehrsunfall).

Dakin* (HENRY DRYSDALE D., 1880–1952, Biochemiker, New York) **Lösung**: mit Borsäure neutralisierte 0,5–0,7%ige Natriumhypochlorit-Lsg., lichtempfindl.; älteres Wundantiseptikum (frisch aus Soda u. Chlorkalk bereitet). – **D.*-West* Leberfraktion**: den »hämatopoet. Faktor« enthalt. Leberextrakt zur Perniziosa-Ther.

Daknomanie: krankhafte Beißwütigkeit.

Dakryagoga: Tränen treibende (»lakrimogene«) Substanzen (»Augenreizstoffe«), insbes. die »Tränengase« Bromazeton, Benzylbromid, Chlorazetophenon u. a.

Dakry(o)aden|algie: Schmerzen der Tränendrüse. – **D.ektomie**: op. Entfernung der Tränendrüse.

Dakryoadenitis: Entzündung der Tränendrüse. Akut mit schmerzhafter Schwellung an temp. Oberlid (»Mandelauge«) u. Braue, Chemosis der Bindehaut u. präaurikulärer LK-Schwellung, bei Beteiligung der Pars orbit. Exophthalmus, evtl. Bulbusverdrängung nach innen-unten; v. a. bei Mumps (seltener Go., Grippe, Scharlach), nach Hordeola oder Konjunktivitis, als epidem. Virusinfekt, posttraumat., bei Prozessen der Nachbarschaft (Erysipel, Nasen- u. NNH-Erkrn.). – Chronisch (bei Trachom, Tbk, Lues II, MIKULICZ* Syndrom) mit allmähl., schmerzloser Schwellung u. charakterist. »Paragraphenform« des Oberlids mit Schweregefühl u. partieller Ptosis.

Dakry(o)adenoszirrhus: Adeno-Ca. der Tränendrüse.

Dakryo|blennorrhö: chron. Dakryozystitis mit reichl. schleimig-eitr. Absonderung (Entleerung bei Druck auf den Tränensack). – **D.canaliculitis**: Entzündung der Tränenröhrchen. – **D.cystis**: / Saccus lacrimalis.

Dakryo|cystitis: unspezif. oder spezif. (bei Tbk evtl. als PK) Tränensackentzündung. **Akute D.** (katarrhalisch bis eitrig) meist infolge Tränengangverschlusses; mit D.blennorrhö oder – meist – schmerzhafter, harter, evtl. auf die Wange übergreifender örtl. Schwellung u. Rötung u. regionaler (submax., präaurikulärer) Lymphadenitis; Gefahr der Orbitalphlegmone u. sept. Thrombophlebitis. – **Chron. D.** mit Epiphora u. »Tumor« unterhalb des inn. Lidwinkels, aus dem sich bei Druck Eiter durch die Tränenpünktchen entleert. – Auch **D. congenita** infolge angeb. Verschlusses des Tränennasengangs (s. a. D.ektasie).

Dakryo|ektasie: Dilatation des Tränensacks infolge – angeb. oder entzündl. – Stenose des Tränennasenkanals; zeigt Schwellung unterhalb des inn. Lidwinkels (Sekretverhaltung). – **D.gelose**: anfallsweises, alternierendes Lachen u. Weinen. – **D.hämorrhagie**: Blutung aus den Tränenwegen, evtl. als **D.hämorrhö** (»blut. Tränen«, z. B. bei Chalaziondurchbruch nach innen, hämorrhag. Konjunktivitis). – **D.(h)elkose**: Ulzeration in Tränensack- oder Tränenröhrchen. – **D.lith**: Kalkkonkrement (evtl. inkrustierte Pilzkolonie) in den Tränenwegen.

Dakryom(m)a: 1) Verlegung u. Schwellung eines Tränenpünktchens mit resultierendem »Triefauge«. – 2) ↑ Dakryops.

Dakryonom(a): 1) örtl. Schwellung bei Tränenkanalstenose. – 2) Tränengangsepitheliom.

Dakryophlegmone: phlegmonöse ↑ Dakryocystitis.

Dakryops: 1) Retentionszyste der palpebralen Tränendrüse; schmerzlose Schwellung im äuß. Oberliddrittel, beim Blick nach nasal-unten als bläulichweiße Vorwölbung unter der Bindehaut sichtbar. – 2) Dakryom(m)a.

Dakryo|pyosis: eitr. Entzündung der Tränenwege; mit **D.pyorrhö** (»eitr. Tränen«). – **D.rrhö, -rrhysis**: ungewöhnl. starker, evtl. anfallsweiser Tränenfluß (Epiphora). – **D.sialoadenopathia atrophicans**: ↑ SJÖGREN* Syndrom. – **D.sinusitis**: Entzündung der Tränenwege u. NNH. – **D.solenitis**: Entzündung eines Tränenröhrchens oder des Tränennasenkanals. – **D.stagma, -stagon**: ↑ Epiphora. – **D.stenose**: ↑ Tränengangstenose. – **D.stomie**: ↑ Dakryozystorhinostomie. – **D.syrinx**: 1) Tränensackfistel. – 2) Spritze zum Spülen der Tränenwege. – **D.tomie**: Inzision der Tränendrüse, des Tränengangs oder Tränensacks. – **D.zele**: stenosebedingte Ausweitung des Tränensacks.

dakryozyst...: Wortteil »Tränensack« (↑ Saccus lacrimalis); z. B. **D.ektasie** (↑ Dakryozele), – **D.ektomie** (Resektion oder Exstirpation des Tränensacks, z. B. bei chron. Dakryozystitis).

Dakryozysto|graphie: *röntg* Kontrast-Darstg. der ableitenden Tränenwege. – **D.ptose**: Ptose des Tränensacks (oder Divertikel oder Mukozele am unt. Pol). – **D.rhinostomie**: op. Wiederherstellung des Tränenflusses (bei Verlegung des Ductus nasolacrim.) durch Anastomosierung des Tränensacks mit dem mittl. Nasengang (z. B. nach DUPUY=DUTEMPS, TOTI, WEST). – **D.stenose**: narb., seltener angeb. Stenose des Tränensacks. – **D.tomie**: Inzision des Tränensacks (bei Striktur, zwecks Anlegung einer Dränage) mit Spezialmesser (»D.tom«); evtl. als **D.syringotomie** (gleichzeit. Inzision eines Tränenröhrchens). – **D.zele**: ↑ Dakryozele.

Dakryurie: heftiger Tränenfluß.

daktyl(o)...: Wortteil »Finger« bzw. »Zehen«; z. B. **D.agra** (Gicht der Finger; vgl. Podagra).

Daktylitis: Entzündung eines Fingers oder einer Zehe (↑ Panaritium); insbes. die **D. syphilitica** (bei Lues connata; Osteochondritis, Periostitis u. gummöse Erweichungsherde an einer oder mehreren Phalangen,

spindelförm. Auftreibung, evtl. Fistelbildung) u. die **D. tuberculosa s. strumosa** (↑ Spina ventosa).

Daktylium: ↑ Syndaktylie.

Daktylo|diastrophie: (R. CLÉMENT 1937) fam., angeb. extreme Dehnbarkeit der Fingergelenkbänder. – **D.gramm**: der »Fingerabdruck« bei der ↑ Daktyloskopie. – **D.grypose**: Finger- oder Zehenverkrümmung, evtl. als schmerzhafte Form (Daktylokampsodynie). – **D.(ly)sis spontanea**: ↑ Ainhum. – **D.megalie**: abnorme Finger- bzw. Zehen-Länge, z. B. bei Akromegalie. – **D.phasie, -phrasie, -logie**: die Zeichensprache der Taubstummen. – **D.plastik**: *chir* Fingerplastik, z. B. Daumenersatz. – **D.skopie**: das »Fingerabdruckverfahren« zur identifizierenden Auswertung der individuell-charakterist., anhand best. Grundtypen klassifizierbaren Hautleistenmuster der Fingerbeere (»D.gramm«). – **D.symphysis**: ↑ Syndaktylie.

Dalanatum insulinum *WHO*: durch Abspaltung des C-endständ. Alaninrestes von der B-Kette gewonnenes Insulin-Derivat (mit Depot-Wirkung).

Dalcarnie-Virus: in Schottland (u. der ČSSR) aus Ixodes ricinus isoliertes ARBO-Virus (nicht klassifiziert).

Dale* Versuch (Sir HENRY HALLET D., 1875–1968, Physiologe, London; 1936 Nobelpreis für Medizin): s. u. SCHULTZ*-DALE*.

Dalén* (ALBIN D., 1866–1940, Ophthalmologe, Stockholm) **Fleck**, D.*-FUCHS* **Knötchen**: kleine weißl., drusenähnl. Knötchen in der Uvea infolge entzündl. Proliferation von Pigmentepithelzellen; Frühzeichen der sympath. Ophthalmie. – **D.* Körperchen**: ↑ Druse (4).

Dalkon* Schild: *gyn* Intrauterinpessar (↑ dort. Abb.; plast. Material, dessen Spontanausstoßung durch seitl. »Zähnchen« verhindert wird; obsolet.

Dalldorf* Methode (GILBERT JULIUS D., 1900, Pathologe, Albany/N. Y.): Best. der Kapillarresistenz anhand der unter neg. Druck (mit spez. Apparat) über einem kleinen Hautareal auftret. Petechienzahl.

Dallos* Linse: nach spez. Bindehautabguß geformte Kontaktlinse mit perforiertem Sklerateil.

Dally* Dislokation: s. u. BELL*-DALLY*.

Dalmatien-Fieber: endem. ↑ Pappatacifieber.

Dalrymple* (JOHN D., 1804–1852, Ophthalmologe, London) **Krankheit**: Zyklokeratitis. – **D.*Zeichen**: infolge Retraktion des Oberlides (erhöhte Erregbarkeit des M. levator palpebrae sup.) beim Geradeausblick oberhalb der Kornea sichtbarer Sklerastreifen bei BASEDOW* Krht.

Dalton* (JOHN D., 1766–1844, engl. Physiker u. Chemiker) **Anomalie**: Protanomalie (↑ Rotschwäche). – **D.* Dyschromatopsie**: Protanopie (↑ Rotblindheit). – **D.*Gesetze**: 1) »G. der multiplen Proportionen«: Die Gewichtsverhältnisse zweier chem. Elemente, die sich zu verschied. Verbindgn. vereinigen, stehen im Verhältnis einfacher, ganzer Zahlen zueinander. – 2) »G. der Partialdrücke«: In einem Gemisch idealer Gase ist der Gesamtdruck gleich der Summe der Partialdrücke, die sich wie die Molzahlen der Gase in der Mischung verhalten. – Gilt nicht für reale Gase, deren Moleküle Anziehungskräfte aufeinander ausüben. – 3) ↑ HENRY*-D.* Absorptionsgesetz.

Dalton* Komplex

Dalton* Komplex (A. J. D., Bethesda/Washington): *zytol* der wirkl., nur elektronenmikroskop. faßbare GOLGI* Apparat: geschichtete platte Säckchen, dazwischen Vakuolen mit Wänden, deren lamellärer Aufbau dem Plasmalemm entspricht. Die Säcke schnüren Vakuolen ab, die der Aufnahme, Verarbeitung, Speicherung von Sekreten, Glykogen, Lipiden etc. u. deren Transport in die Zelle dienen.

Daltonismus: ↑ Rot-Grün-Blindheit.

Daly*-Verney* Reflex: (1927) *kard* durch Druckerhöhung im li. Ventrikel auslösbarer »depressor. Kreislaufreflex« mit Bradykardie u. peripherer Vasodilatation.

Dam* Einheit (HENRIK CARL PETER D., geb. 1895, Biochemiker, Kopenhagen, Rochester; 1943 Nobelpreis für Medizin): Vit.-K-Menge, die je g Körpergew. die Gerinnungszeit des Blutes K-frei ernährter Küken in 3 Tg. normalisiert (ca. 0,1 μg K_1 bzw. 0,03 μg Menadion). – Ferner als **D.*-Glavind* Einh.** die biol. Aktivität von 0,083 μg Vit. K_1 = 0,04 μg Menadion = 0,071 μg Menadion-diazetat.

Damenbart: virile Gesichtsbehaarung der Frau bei Hirsutismus, im Klimakterium, bei – v. a. ovarieller – innersekretor. Störung bzw. längerer Kortikoid- u. ACTH-Medikation.

Dameshek* Syndrom (WILLIAM D., zeitgen. amerik. Hämatologe): **1)** ↑ ESTREN*-D.* Syndrom. – **2)** Target-oval-cell-Syndrom (s. u. Targetzelle).

Damm: *anat* ↑ Perineum, Vorder-, Hinterdamm.

Damman* Bazillus: ↑ Sphaerophorus necrophorus.

Dammar(harz): das v. a. Harzsäure, Resene u. äther. Öl enthaltende Harz südostasiat. Shorea- u. Hopea-Arten; Verw. u. a. für Heftpflaster u. als histol. Einschlußmittel (in Xylol gelöst: »Dammarlack«).

Damm|bruch: *path* ↑ Hernia perinealis. – **D.hoden:** perineale ↑ Hodenektopie. – **D.kreuzverband:** ↑ Spica im Dammbereich (= Sp. perinei). – **D.muskulatur:** Sammelbegr. für Mm. bulbo- u. ischiocavernosus, transversus perinei superf. u. prof., sphincter urethrae, levator ani, coccigeus, sphincter ani ext.

Damm|naht: *gyn* op. Versorgung eines Dammrisses bzw. einer Episiotomie durch Wundnaht, beginnend am hintersten Scheidenwundrand, meist als zweischicht. Knopfnahtreihe (»versenkte D.«); bei Dammriß 3. Grades zusätzl. Naht des Sphincter ani. Entweder **prim. D.n.** unmittelbar post partum oder **sek. D.n.** 2–3 Wo. später nach Versiegen der Lochien (obsolet) oder aber bei Dehiszenz der prim. Naht infolge Hämatombildung (nach Hämatomentleerung u. Wundrandanfrischung durchgreifender Silkwormoder Seidennähte). – **D.plastik:** ↑ Perineoplastik.

Damm|riß: *geburtsh* Läsion des Perineums u. – fast immer – des vord. Scheidendrittels beim Durchtritt des kindl. Kopfes oder bei op. Entbindung; s. a. Dammruptur. Je nach Dehnbarkeit des Dammes u. Umfang des Durchtrittsplanums entweder bis 2 cm lang im Introitus vaginae u. am oberen Perineum (einschl. Frenulum) oder bis zum unverletzten Sphincter ani u. in die Vagina reichend (unterschiedl. Beteiligung von Muskulatur u. Gefäßen, evtl. stärkere Blutung) oder als totale Zerreißung bis ins Rektum einschl. Sphincter ani (= D. I., II. bzw. III. Grades). Selten als **zentraler D.r.** (dors. Kommissur intakt), z. B. bei hohem Damm, unnachgieb. Scheideneingang, sitzender Gebärhaltung. Selten (v. a. bei Deflexionslagen) als plötzl. – sich nicht durch Einreißen der Kommisur ankündigende – **D.ruptur.** – Prophylaxe durch ↑ D.schutz oder ↑ Episiotomie.

Damm|schlauch: *chir* ↑ Dammzügel. – **D.schnitt:** *gyn* ↑ Episiotomie. – **D.schutz:** *geburtsh* bei spontaner Kopflagengeburt in mütterl. Rückenlage mit gespreizten Beinen (in England bei SIMS* Seitenlage) Regulierung des Durchtrittstempos mit li. Hand am Vorderhaupt (die gleichzeitig den Kopf symphysenwärts drückt), während die re. Hand (mit abgespreiztem Daumen) das Dammgewebe u. – darunter – die Stirn des Kindes umfaßt; Afterabdeckung mit Dammschutzlappen.

Damm|zentrum: *anat* die Weichteilbrücke zwischen Scheide u. After, bestehend aus Haut, Unterhaut u. den sich hier überschneidenden Mm. bulbocavernosus, sphincter ani ext. u. transversus perinei superf. – **D.zügel:** *chir* zwischen den Beinen des Liegenden durchgeführter u. am Kopfende des Bettes befestigter gepolsterter Gummischlauch als Gegenhalt bei Streckverbänden.

Damoiseau*(-Ellis*) Linie, Kurve (LOUIS HYACINTHE D., 1815–1890, Arzt, Paris; CALVIN E.): (1842) die typ. kranialkonvexe, parabelförm. Begrenzung der Dämpfungsfigur eines Pleuraergusses mit Gipfelpunkt in der mittl. Axillarlinie. Laterale Grenze des ↑ GARLAND* Dreiecks.

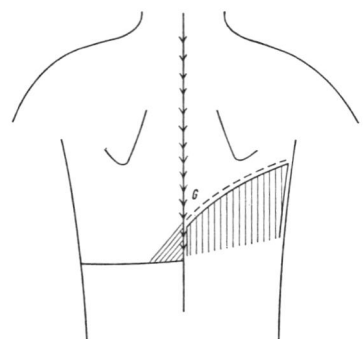

Perkussionsbefunde bei Pleuraerguß: ——— = DAMOISEAU*-ELLIS* Linie; G = GARLAND* Dreieck, unterhalb davon relative u. absolute Ergußdämpfung (||||); daneben kontralateral das GROCCO*-RAUCHFUSS* Dreieck (////).

Dampf: **1)** die mit der flüss. Phase im Gleichgew. stehende gasförm. Phase eines Stoffes; als reales Gas nicht den idealen Gasgesetzen unterliegend. – **2)** Kurzbez. für Wasserdampf; z. B. als **gespannter D.** (im geschlossenen Behälter über 100° erhitzt) zur Keimabtötung (wobei gesätt. D. wirksamer ist).

Dampf|ätzung: *derm, gyn* ↑ Atmokausis. – **D.bad:** Baden in einer mit Wasserdampf gesättigten Luft von 35–50°. Führt durch Wärmestauung (Schweißabgabe infolge ausbleibender Verdunstung wirkungslos) u. Wärmezufuhr (Leitung, Konvektion u. Kondensation) zu Hyperthermie (mit Stoffwechselsteigerung) u. lokaler Hyperämie (reflektorisch auf innere Organe wirksam). Anw. als altröm., russ.-türk. u. Dampfkastenbad (Kopf außerhalb des Kastens); auch Teil-D. (»Kopf-«, »Gesichts-«, »Fuß-«, »Leibstuhldampf«) durch Zuleitung von Dampf aus kochend heißem Wasser (mit u. ohne Zusätze). – **D.desinfektion:** Desinfektion im strömenden Dampf bis 100° (KOCH* Dampftopf) oder im gespannten Dampf bis 134° bei atü (Autoklav). - vgl. Dampfsterilisation.

Dampfdruck: der für jeden reinen Stoff charakterist. Druck, der sich, temperaturabhängig, in einem geschlossenen Raum bei herrschendem Gleichgew. zwischen fester oder flüss. u. gasförm. Phase einstellt; ist ident. mit dem notwend. Druck zur Verflüssigung eines Dampfes. - **D.topf**: ↑ Autoklav.

Dampf|dusche: Applikation von Wasserdampf (1-2 atü) mittels spez. Duschkopfes; bewirkt intensive örtl. Hyperämie. - **D.fixation (Werzberg*)**: histol Fixation lufttrockneter Ausstriche im Dampf eines Gemisches von Jodtinktur u. Formalin (mit Osmiumtetroxid- u. Eisessigzusatz). - **D.inhalation**: therap. Inhalation molekulardisperser Stoffe (z. B. Wasserdampf, äther. Öle), die, soweit nicht in den Atemwegen durch Abkühlung kondensiert, mit den Atemgasen in den Alveolen resorbiert werden.

Dampf|kastenbad: s. u. Dampfbad. - **D.kauter (Wessely*)**: Gerät für feinstrahlige Dampfzuleitung zur Hornhautkaustik bei Ulcus serpens. - **D.kochtopf**: ↑ Autoklav. - **D.kompresse**: feucht-heiße Auflage bzw. Umschlag (mit trockenem Tuch als Zwischenlage) zur Spasmolyse (der glatten u. quergestreiften Muskulatur). - **D.punkt**: Siedepunkt des Wassers als Fundamentalpunkt der internat. Temp.-skala. - **D.resistenz**: hyg Keimresistenz gegenüber Wasserdampf; definiert als Zeitspanne des Überlebens bei Dampfeinwirkung von 100° bzw. 120°.

Dampf|spannung: ↑ Dampfdruck. - **D.sterilisation**: apparative Sterilisation mit gesättigtem Dampf im Autoklaven (105-134° C, 0,3-2 atü); vernichtet thermoresistente Sporen der Stufe III an Verbandstoffen, chir. Instrumenten, Spritzen, Gummigegenständen etc. I.w.S. auch gleichsinn. Maßnahmen mit strömendem Dampf bei Atmosphärendruck. - **D.strahlpumpe**: mit dem Düsensog eines Dampfes (meist Hg oder Öl) arbeitende Pumpe zur Vakuumerzeugung (10^{-6} bis 10^{-7} Torr). - **D.topf**: ↑ Autoklav. - **D.umschlag**: ↑ Dampfkompresse.

Dana* (CHARLES LOOMIS D., 1852-1935, Neurologe, New York) **Operation**: Radikotomie der dors. Spinalwurzeln (nach Laminektomie) bei unstillbaren Schmerzen oder motor. Störungen (z. B. spast. Paralyse, Athetose). - **D.*(-Lichtheim*-Putnam*) Syndrom**: funikuläre ↑ Spinalerkrankung.

Danaiden-Phänomen: (in Analogie zum »Faß mit durchlöchertem Boden«) die bei Tumor-Erkrn. (v. a. Leukämie) häufige Wirkungslosigkeit von Bluttransfusionen infolge path. Abbauprozesse.

Da-Nang-Lunge: ↑ Schocklunge.

Danazol WHO: Pregnadienino-isoxazolol-Derivat; Hormonpräp. gegen Endometriose, Pubertas praecox etc.

Danbolt*(-Closs*) Syndrom: (1943) ↑ Akrodermatitis enteropathica.

Dance* Zeichen (JEAN BAPTISTE HIPPOLYTE D., 1797-1832, Pathologe, Paris): »Vertiefung« im re. Unterbauch bei ileozäkaler Invagination.

Dancel* Diät: Reduktionskost mit drast. Flüssigkeitsbeschränkung.

Dandy* (WALTER EDWARD D., 1886-1946, Neurochirurg, Baltimore) **»concealed disc«**: inkompletter, nur bei Lordosierung eintret. lumb. Bandscheibenvorfall (daher Rö- u. Op.-Befund neg.). - **D.* Methode**: beim Verschluß einer Trepanation zirkuläre Knopfnahtfixierung der Dura durch sog. »Aufhängenähte« (»hitchstitches«) am Schädelperiost zur Prophylaxe eines epiduralen Hämatoms. - **D.* Myelographie**: (1912) röntg ↑ Pneumomyelographie. - **D.* Operationen**: 1) (1925) »parapontine«, partielle oder totale Neurotomie der dors. (sensiblen) Trigeminuswurzel in der hint. Schädelgrube bei Trigeminusneuralgie; subtentorieller Zugang nach okzipit. Trepanation u. Eröffnung der Cisterna pontis. - 2) (1922) »Ventrikulo(zisterno)stomie« der III. Hirnkammer bei nichtkommunizierendem Hydrocephalus int.; Verbindung zu den basalen Zisternen durch Perforation des Ventrikelbodens oberhalb des Chiasma opticum (front. osteoplast. Trepanation) oder zur Cisterna interpedunc. durch Perforation der Seitenwand (temp. Trepanation). - 3) »Aquäduktsondierung«; Einführen eines (Gummi-)Verweilkatheters in den III. Ventrikel als temporäre - geschlossene oder offene - Dränage bei Hydrocephalus int.; Zugang durch okzipit. Trepanation u. IV. Ventrikel, evtl. Spaltung des Vermis cerebelli. - 4) »geschlossene« Koagulation (mit Op.-Ventrikuloskop) des Plexus choroideus der Seitenventrikels bei okzipit. Bohrloch aus bei hypersekretor. Hydrozephalus (modifiz. von PUTNAM, SCARFF). - 5) (1930) bei Torticollis spasticus bds. intradurale Neurotomie der vord. Wurzeln C_1-C_3 u. der spin. Akzessoriuswurzel (nach Laminektomie u. Erweiterung des Hinterhauptlochs). Bei Rezidiv periphere Neurotomie des N. accessorius am Vorderrand des Sternokleidomastoideus (D.*-FOERSTER*-PUTNAM* Op.). - 6) intrakranielle Durchtrennung des Glossopharyngeus bei Neuralgie. - 7) (1921) Radikal-Op. des Pineaioms: nach großer okzipitoparietaler osteoplast. Lappenbildung Darstg. der Zirbeldrüse (↑ Corpus pineale) zwischen den Großhirnhälften nach Durchtrennung des hint. Balkenendes. - 8) (1928) op. Entfernung eines prolabierten Bandscheibensequesters. - **D.* Symptom**: »Scheinbewegung« von Gegenständen beim Drehen des Kopfes als Begleitsympt. des MENIÈRE* Syndroms u. bei Streptomyzinschädigung. - s. a. D.* Zeichen. - **D.* Ventrikelabschätzung**: (1923) Punktion der Seitenventrikel (okzipit. Trepanation) zur Orientierung über Form u. Größe des Ventrikelsystems anhand von Aspirationstiefe, Liquormenge u. -druck; evtl. mit Indigokarmin-Inj. u. Farbstoffnachweis in Gegenventrikel u. Lumballiquor zur Feststellung der Kommunikationsverhältnisse. - **D.* Ventrikulographie**: (1918) Pneumenzephalographie nach Luft-Liquor-Austausch nach bds. - evtl. gleichzeit. - Ventrikelpunktion (paramediane okzipit. Bohrlöcher oberhalb der Protuberantia ext.). - **D.* Zeichen**: 1) heft. segmentäre Schmerzausstrahlung durch kräft., paravertebralen Schlag (Reflexhammer) in Höhe L IV - S I bei lumb. oder präsakr. Wurzelneuralgie (v. a. diskogene Ischias-Irritation). Richtung der Schmerzbahn (Dermatom) u. örtl. Schmerz erlauben Höhendiagnose. - 2) Exazerbation einer Ischialgie durch Husten, Schneuzen, Niesen als Zeichen der diskogenen Genese (nicht bei Neuritis!); im gleichen Sinne sind eine segmentale Hypästhesie u. Aufhebung oder Abschwächung des ASR zu deuten. - 3) ↑ D.* Symptom. - **D.*-Walker*(-Brodal*) Syndrom**: Variante des Dysrhaphie-Syndroms mit angeb. Hydrozephalus, Atresie des For. Magendi, mangelhafter Ausbildung

Dandyfieber

des Kleinhirnwurms u. verschied. RM-Anomalien; Ätiol. unklar, Ähnlichkeit mit ARNOLD*-CHIARI* Syndrom.

Dandyfieber: das mit stutzerhaftem Benehmen einhergehende / Dengue-Fieber.

Dane* Partikel: (1970) *virol* die größte (42 nm) der Hepatitis-B-Antigen-Strukturen (/ SH-Antigen), sehr wahrsch. das Virus selbst (d. h. Träger der Infektiosität); ihr dichterer Kern (engl.: »core«; ⌀ 28 nm) ist möglicherweise das Nukleokapsid u. enthält das HBc-AG (immunfluoroskopisch im Lebergewebe nachweisbar).

Danebenreden: falsches, sinnloses Beantworten von Fragen bei Schizophrenie, Hysterie; vgl. Vorbeireden.

Danforth* Symptom: Schulterschmerz (meist re.) als Zeichen einer Tubarruptur (Irritation des N. phrenicus durch die intraperitoneale Blutung).

Daniel* Klemme: Schlauchklemme mit 2 schmalen, geraden, Metallplatten.

Danielli* Kupplungsverfahren: histochem. Darstg. von Tyrosin-, Tryptophan- u. Histidin-halt. Proteinen (Phosphatasen, Esterasen) durch Kupplung mit tetrazotiertem Benzidin oder Di-o-anisidin; s. a. Diazoreaktion, Azokupplung.

Danielopolu* (DANIEL D., 1884–1959, Internist, Bukarest) **Methode**: Bestg. des Vagotonus anhand der Pulsfrequenz im Stehen u. Liegen (= »rel. Vagotonus«) sowie im Stehen nach Atropin i.v. (zur völl. Vagusausschaltung, die sich sofort nach dem Aufstehen in einer Pulsfrequenz mit dem ursprüngl. Stehwert manifestiert oder diesen übersteigt); Differenz beider Werte = »absol. Vagotonus«. – **D.* Operation**: obere zervikale Sympathektomie (einschl. Ggl. cerv. sup. u. med.) u. Durchtrennung der Rr. communic. C_6-Th_1 unter Belassung des Ggl. stellatum; zur Ausschaltung der Koronarkonstriktoren bei Angina pectoris.

Daniels* Biopsie: (1949) biopt. Untersuchung der präskalenischen LK (im Fettpolster vor dem M. scalenus ant.) zur DD pulmonaler Krankhn.

Danielssen*(-Boeck*) Krankheit: Lepra maculoanaesthetica.

Danis* Platte (ROBERT D., 1880–1962, Chirurg, Brüssel): zweiteil. Metallplatte zur komprimierenden Osteosynthese bei Fraktur eines Röhrenknochens.

Danis*-Coppez* Degeneration (MARCEL D., 1883–1943, Ophthalmologe, Brüssel): senile / Makuladegeneration.

Dann* Einheit: biol. Vit.-K-Einh. (= 1μg Vit. K = 0,4 μg 2-Methyl-1,4-naphthochinon).

Dannenberg* Reagens: 1) o-Tolidin, $CaCO_3$, Weinsäure u. Bariumperoxid zum Blutnachweis (Blaufärbung). – 2) Nitroprussidnatrium, Soda u. Ammoniumsulfat zum Azetonnachweis im Harn (violett nach Befeuchten).

Dannheim* Linse: *ophth* bikonvexe Kunststoff-Vorderkammerlinse.

Dansomanie: / Choreomanie.

Dantronum *WHO*, **Danthron**: 1,8-Dihydroxyanthrachinon; dickdarmwirksames synthet. Laxativum.

Danubomycin: Antibiotikum (Komponenten B_1-B_4) aus Streptomyces griseus; hemmt in vitro Staphylokokken, E. coli, Korynebaktn., auf Eikultur Influenza-Viren.

Danysz* (JEAN D., 1860–1928, Pathologe, Paris) **Bazillus**: / Salmonella enteritidis. – **D.* Phänomen**: Verminderung der neutralisierenden Wirkung eines Antitoxins bei fraktioniertem Zusetzen des Toxins. – **D.* Vakzine**: antianaphylakt. Mischvakzine aus Mikroorganismen des Darmes.

Daphnin: $C_{15}H_{16}O_9$; aus der Rinde von Daphne alpina u. D. mezereum (Seidelbast) isoliertes Glukosid (**Daphnetin** + Glukose).

Daphnismus: Vergiftung mit den Beeren (DL ~ 10 Beeren) u. Teilen von Daphne mezereum (Seidelbast). Sympt.: Brennen im Mund u. Rachen, Schlingbeschwerden, Speichelfluß, Stomatitis, Erbrechen, Koliken, Fieber, Tachykardie, Dyspnoe, Tod im Kollaps. Ther.: Magen-Darm-Entleerung, Tierkohle, Schleim, Diuretika, Analeptika.

DAPT: **D**iamino-**p**henyl-**t**hiazol (/ Amiphenazolum *WHO*).

DAR: *radiol* / **D**ifferential **a**bsorption **r**atio.

Darbietungstest: *psych* Testverfahren, bei dem verschied. Reize nach Beschaffenheit, Stärke, Unterschied etc. zu beurteilen sind. – vgl. projektiver u. Leistungstest.

Daressalam-Bakterium: Salmonella daressalaam.

Darget* Operation: 1) suprapub.-transvesikale Prostatektomie mit »Steigrohr«-Dränage. – 2) sakrale Denervierung durch Resektion der Verbindungen zwischen Pl. hypogastricus u. Wurzeln S 1 – S 3 u. zwischen Pl. sacr. u. N. pudendus. – 3) laterolat. Ureterosigmoideostomie.

Darier* (FERDINAND JEAN D., 1856–1938, Dermatologe, Paris) **Angiome**: mulitple / Hämangiomatose im Säuglingsalter. – **D.* Epithéliome**: metatyp. / Basaliom. – **D.*(-White*) Krankheit, Syndrom (I)**: (1889) unregelmäßig-dominant erbl. (Androtropie), therapieresistente Verhornungsstörung der Haut (Beziehungen zum Vit.A-Stoffwechsel?), Sympt.: bräunl., krustös-keratot., z. T. konfluierende u. wuchernde Knötchen, meist symmetr. an Schläfen, Kinn-, Nasen-, Gelenkfalten, behaarter Kopfhaut, prästernal u. intraskapulär. Histol.: Dyskeratose der (peri-)follikulären Epidermiszellen mit typ. glänzenden »Corps ronds«, Spaltbildung zwischen Epidermis u. Basalzellenschicht. – **D.* Prurigo**: / Prurigo simplex chronica diffusa (als Form des endogenen Ekzems). – **D.* Pseudoxanthom**: / GROENBLAD*-STRANDBERG* Syndrom. – **D.* Syndrom**: 1) D.*Sy. I: / D.*(-WHITE*) Krankh. – 2) D.*Sy. II: / Erythema anulare centrifugum. – 3) / BOWEN* Syndrom. – Ferner als »Morbus bullosus« das / GOUGEROT*-HAILEY*-HAILEY*, als fam. palmoplantare Keratodermie das / UNNA*-THOST* Syndrom, als D.*-FERRAND* Fibrosarkom das / Dermatofibrosarcoma protuberans; vgl. aber / D.*-ROUSSY* Sarkoid. – **D.* Zeichen**: der bei Urticaria pigmentosa auf die Effloreszenzen beschränkte Dermographismus. – **D.*-Roussy* Sarkoid** (GUSTAVE R.): (1904) meist multiple u. symmetr., knot. bis plattenart., wenig druckschmerzhafte s.c. Infiltrate (rosettenförm., epitheloidzellig im Fettgewebe), die nach Wochen unter kahnförm. Einziehung der Oberhaut spontan heilen. – Weniger korrekt auch Bez. für das BOECK* Sarkoid der Haut.

Darkschewitsch* (LIVERIJ OSIPOVITSCH D., 1858–1925, Neurologe, Moskau, Kasan) **Kern**: Zellgruppe dorsal des N. ruber im Dach des Mittelhirns (zentrales Höhlengrau), mit Fasern zum Fascic. longitudin. dors. u. zur hint. Kommissur (für assoziierte Augenbewegung). – **D.* Traktus**: vom Tractus opticus abzweigendes Faserbündel, über den Nucl. habenulae durch die Commissura post. zu den kontralat. Ursprungskernen des N. oculomotorius; wahrsch. am konsensuellen Pupillenreflex beteiligt.

Darling* Krankheit (SAMUEL TAYLOR D., 1872–1925, Hygieniker, São Paulo, Leesburg): ↑ Histoplasmose.

Darm: der längste Abschnitt (ca. 5 m) des Verdauungstraktes zwischen Magenausgang u. After (s. a. Darmwand), unterteilt in Dünn- (Duodenum, Jejunum, Ileum, Dick- (Caecum, Colon ascendens, transversum, descendens, sigmoideum) u. Mastdarm (Rectum); teils unbeweglich, teils beweglich (↑ Mesenterium, Mesocolon) an der hint. Bauchwand fixiert. Arteriell versorgt v. a. von Aa. mesenterica sup. u. inf., venöser Abfluß in V. portae, V. iliaca u. V. cava inf. (mittl. u. unt. Mastdarmdrittel). Funktion siehe bei den einzelnen Abschnitten, s. a. Intestinal..., Entero....

Darm|absaugrohr: starres (↑ PAUL*-MIXTER* Rohr) oder flexibles Rohr (mit Saugkorb u. Luftzuleitungsrohr gegen Darmwandaspiration) für intraop. D.entleerung. – **D.älchen**: *helminth* ↑ Strongyloides stercoralis. – **D.aktinomykose**: abdomin. Form der ↑ Aktinomykose. – **D.amöben**: als Parasiten bzw. Kommensalen des menschl. Darmes ↑ Entamoeba histolytica sowie ↑ Dientamoeba fragilis, Endolimax nana, Entamoeba coli u. E. hartmanni, Jodamoeba bütschlii.

Darmanastomose: op., möglichst isoperistalt. Verbindung zwischen 2 Darmabschnitten nach Resektion oder zur Ausschaltung eines geschädigten oder unwegsamen Abschnitts, z. B. als Duodenojejuno-, Ileokolo-, Ileosigmoideostomie. Ausführung laterolateral, -terminal, terminoterminal (bei unterschiedl. Lumenweite evtl. »Schräg-zu-End«); als asept. Verfahren unter Übernähung terminaler Darmklemmen durch U-Naht, als Koagulationsanastomose.

Darm|anheftung: *chir* ↑ Enteropexie. – **D.asthma**: (STRÜMPELL) ↑ Colica mucosa. – **D.atonie**: fehlender oder stark herabgesetzter Tonus (u. Kontraktionsfähigkeit) der Darmmuskulatur aufgrund gestörter Innervation; Weitstellung der betroff. Abschnitte, Verzögerung bes Sistieren der Passage. Angeb. – u. örtl. begrenzt – z. B. bei Megacolon congenitum, erworben (häufiger) z. B. bei tox. oder mechan. Schädigung (Ileus, Vergiftung, Op.).

Darmatresie: angeb. Fehlen des Darmlumens infolge mangelnder Rückbildung (Mens III) des zunächst (Mens I-II) stark gewucherten Darmepithels; seltener sekundär nach fetalem Prozeß. Verschluß strangförmig oder durch Membran (evtl. mit zentraler Öffnung: »Diaphragma«). Meist als Dünndarm-, seltener als Dickdarmatresie; oft kombin. mit anderen Hemmungsmißbildungen. Nachweis: u. a. durch FARBER* Test, Rö-Leeraufnahme (typisch lokalisierte Spiegel).

Darmausschaltung: op. Ausschluß eines Darmabschnitts von der Kotpassage zwecks Umgehung eines krankhaften Prozesses oder zur Bildung eines Transplantats für Ersatz-Augmentationsplastik. Methoden: Anastomosierung von zu- u. abführender Schlinge u. Belassen des ausgeschalteten Segments in loco (mit künstl. Fistel an einem oder bd. Enden, unilat. bzw. bilat. = totale D. nach SENN bzw. HOCHENEGG, ↑ Abb.). – oder Mobilisierung aus dem Zusammenhang (unter Erhaltung des Mesenteriums mit seinen Gefäßen). – s. a. Ileumausschaltung (bei Adipositas etc.).

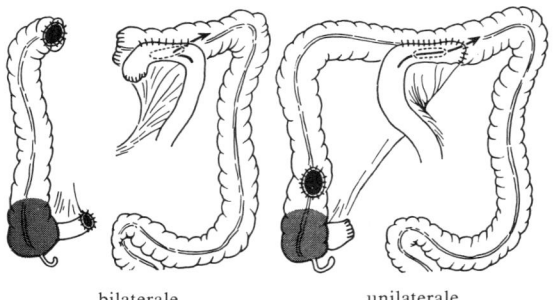

bilaterale   unilaterale

Darmausschaltung

Darm|bad, subaquales: wiederholtes, langsames Durchspülen des Dickdarms mit großen Mengen warmen Wassers (bis 35 l, evtl. mit Zusätzen) im indifferent warmen Voll- oder Dreiviertelbad, wobei ein Metallsattel mit Gummi-Darmrohr (mit Analdusche u. Anschluß an Schauglas) u. größerem Abflußrohr (evtl. Absaugvorrichtung) luft- u. wasserdicht dem Pat. angeschnallt wird. Anw. bei aton. u. spast. Obstipation, chron. Kolitis, Wurmerkrn., Uretersteinen, Intoxikation, als Vorbereitung für Rekto- u. Troskopie, Cholezystographie. – **D.bakterien**: ↑ Darmflora. – **D.bauch**: die – vom Omentum aus abgedeckte – Bauchhöhle unterhalb der Ansatzlinie des Mesocolon, die den Dünn- u. Dickdarm enthält; vgl. Drüsenbauch.

Darmbein: ↑ Os ilium. – **D.grube**: ↑ Fossa iliaca. **D.kamm**: ↑ Crista iliaca. – **D.muskel**: ↑ Musculus iliacus. – **D.schaufel**: ↑ Ala ossis ilii. – **D.stachel**: ↑ Spina iliaca.

Darm|bilharziose: ↑ Schistosomiasis intestinalis. – **D.blutung**: durch Schleimhautentzündung, Ulzeration, Gefäßstauung (bei Invagination), Tumor, Hämorrhoiden etc. verurs. örtl. oder diffuse (u. U. lebensgefährl.) Blutung ins Darmlumen, evtl. zu ↑ Blutstuhl führend. – **D.brand**: gangränös-nekrotisierender Darmwandprozeß bei örtl. Zirkulationsstörung; i. e. S. die ↑ Enteritis necroticans. – **D.bruch**: ↑ Enterozele. – **D.bucht**: *embryol* die Blindenden der Darmrinne gegen das Ektoderm der After- bzw. Mundbucht (= hint. bzw. vord. D.), von denen die Bildung von Allantois u. Hinterdarm bzw. des Vorderdarms ausgeht.

Darm|dialyse: *nephrol* ↑ Intestinaldialyse. – **D.divertikel**: ↑ Dünndarm-, Dickdarm-, MECKEL* Divertikel, Divertikulose.

Darmdrehung: *embryol* Drehung des fetalen Darmrohrs (6.–12. Wo.) infolge ungleichmäß. Längenwachstums der Abschnitte, wobei das anfänglich median stehende Rohr (↑ Abb. a; 1 = späteres Duodenum, 1a = Flexura duodenojejun.) eine nabelwärts gerichtete Sagittalschleife bildet (2 = späteres Jejunum, Aszendens u. re. Transversum; im aufsteigenden Teil 3 = späteres Zäkum Grenze Dünn-/Dickdarmanlage), die unter Bildung der prim. Kolonflexur (4) mit Übergang in den Enddarm zieht (5; aus 4 u. 5 werden li. Transversum einschl. Kolonflexur, Deszendens, Sigmoid). Bei weiterer Längenzunahme Drehung (↑ Abb. b) der Darmschleife um 90° in die Transversalebene u. Schlingenbildung im Teil vor der Zäkumanlage (spätere Dünndarmschlingen), während der langsamer wachsende li. Schenkel u. Enddarm sich von li. über den re. Schenkel legen u. ihn nach re. verdrängen (↑ Abb. c, Drehung 180°); später Verlagerung des Zäkums unter die Leber u. – nach Ausbildung des Aszendens – in die Fossa iliaca dextra (↑ Abb. d). Deszendens u. Sigmoid werden vom Dünndarm an die li. Bauchseite gedrängt; Rektum bleibt median. – Path. Formen ↑ Malrotation (Abb.), Nonrotation. – vgl. Volvulus (»Darmverschlingung«).

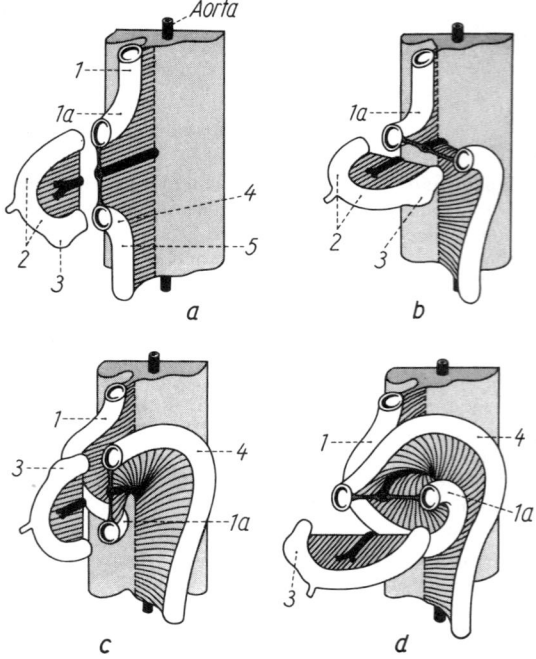

Darmdrüsen: ↑ Glandulae intestinales. – **D.blatt**: *embryol* das die Darmmukosa u. deren Drüsen bildende sek. Entoderm.

Darm|duplikatur: *path* rundl.-zyst. oder tubuläre, im Mesenterium dors. gelegene, oft bis ins Mediastinum reichende Doppelung des Darms mit oder ohne Verbindung (= Enterozyste) zum Verdauungstrakt; Wandaufbau weitgehend typ., evtl. aber dystope Gewebe (Gefahr der Ulzeration, Perforation). Wahrsch. auf Entwicklungsstörung der Chorda dors. zurückzuführen (oft mit Wirbelanomalien kombin.). – **D.dyspragie (Ortner*)**: ↑ Angina abdominalis.

Darm|egel: im Darm parasitierende Trematoden, beim Menschen Fasciolopsis buski (»großer D.«), Heterophyes heterophyes, Metagonimus yokogawai, Echinostoma ilocanum, E. lindoense, Gastrodiscoides hominis, Watsonius watsoni, Troglotrema salmincola. – **D.einklemmung**: Inkarzeration eines Darmabschnitts bei Hernie, Adhäsionen, Strangulation etc. – **D.einlauf**: ↑ Klistier; vgl. Darminfusion. – **D.ektopie**: angeb. Verlagerung eines Darmabschnitts (ohne Peritonealüberzug) nach außen oder in die Pleurahöhle, s. a. Nabelschnurbruch, Zwerchfellruptur.

Darmemphysem: v. a. ileozäkale Gaszysten in Darmwand u. Gekröse (u. Lymphsystem); entweder als – ätiol. unklare – ↑ Pneumatosis cystica intestini et mesenterii oder bei Darmulzerationen, chron. Lungenerkrn., Pylorusstenose, nach abdominal- u. analchirurg. Eingriffen, bei künstl. Pneumoretroperitoneum. Evtl. Penetration der Gaszysten (↑ Pneumoperitoneum).

Darmendometriose: extragenitale ↑ Endometriose in Rektum, Kolonflexuren, Zäkum, Appendix oder Dünndarm; klin.: menstruelle Darmkoliken, u. U. Ileus.

Darmentkeimung: gezieltes Abtöten der normalen, fakultativ pathogenen Darmflora in vivo durch Antibiotika-Medikation, z. B. vor Dickdarm-Op., bei Allg.infektion (cave Pilzbefall!).

Darmentleerung: ↑ Defäkation. – **artifizielle D.**: digitale Ausräumung eingedickter Kotmassen aus dem Enddarm (meist nach Sphinkterdehnung) oder durch Absaugen mit Sonde oder Darmabsaugrohr nach Enterotomie oder Punktion bei Mekoniumileus (evtl. mit manuellem Ausstreichen), als Notmaßnahme auch an einer eventrierten, durchtrennten Dünndarmschlinge (= SPRENGEL* Methode).

Darmentzündung: ↑ Enteritis, Duodenitis, Ileitis, Jejunitis, Appendicitis, Colitis, Sigmoiditis, Proktitis.

Darm|fäulnis: der physiol., durch gleichzeit. Gärungsprozesse gehemmte – u. bei Fäulnisdyspepsie vermehrte – Abbau von Eiweißkörpern (v. a. nichtresorbiertes Nahrungseiweiß, Epithelien) durch Mikroorganismen im unt. Dickdarm, mit Bildung von Ammoniak, H_2S, Phenolen, Skatol, Indol etc. (die z. T. resorbiert u. nach Glukuronidbindung ausgeschieden werden; s. a. Schema ↑ UDPG-Metabolismus). – **D.faltung**: *chir* einengende bzw. verkürzende Fältelung des nicht eröffneten Darmes durch seromuskuläre Raffnähte; z. B. als Adhäsionsprophylaxe bei rezidivierendem Dünndarmileus n. NOBLE, CHILD-POTH, DEUCHER u. a. – **D.faserblatt**: *embryol* ↑ Splanchnopleura. – **D.fell**: das Peritoneum viscerale des Darmes.

Darm|fistel: angeb. oder durch Perforation, Trauma, Nahtinsuffizienz etc. entstandene bzw. op. angelegte »Kotfistel« zwischen Darmlumen u. Körperoberfläche (= äuß. D.f., als »Lippen-« oder »Röhrenfistel«) oder aber zw. 2 Darmschlingen oder zw. Darm u. anderen Hohlorganen (= inn. D.f.). Gefahr von Flüssigkeits- u. Elektrolytverlusten, Resorptionsstörungen (Fett, Protein, Vitamine), Passagebehinderung, lokaler u. allg. Infektion. – **D.flagellaten**: s. u. Darmprotozoen.

Darmflora: die physiol. Mikroorganismen im menschl. Dickdarm; beim Erwachsenen pro Gramm frischen Stuhles ca. 4 000 Mio. der Bifidus-Gruppe, 90 Mio. Koli, 80 Mio. Enterokokken, 60 Mio. Azidophilus u. 1 000 Mio. Proteolyten; ferner Anaerobier der Bakteroides-Gruppe; s. a. Darmhefen, -parasiten, -protozoen, -streptokokken, Darmsymbionten. Biochemie der Regulierung u. Konstanterhaltung der D. nicht geklärt; Entgleisungen spezifisch bei Darminfektion, unspezif. nach »Darmsterilisation« u. bei verschied. Allg.krankhn.

Darm|follikel: ↑ Folliculi lymphatici solitarii u. aggregati. – **D.frühreaktion**: *radiol* etwa in der 3. Woche nach Beginn einer den Darm miterfassenden

Strahlenther. auftret., meist rasch wieder abklingende Enteritis mit blut. Schleimabgängen u. Tenesmen.

Darm|gärung: die physiol., normal die Darmfäulnis hemmenden bakteriellen Gärungsvorgänge im – oberen – Dickdarm zum Abbau nicht resorbierter KH; mit Bildung von Milch- u. Essigsäure, CO_2 u. H_2O; s. a. Gärungsdyspepsie. – **D.gangrän**: entzündl. oder dyszirkulator. Gangrän der Darmwand, meist rasch fortschreitend, mit hämorrhag. Exsudat u. Blutstuhl, Koliken, (diffuser) Peritonitis, Meteorismus, evtl. generalisierter Intoxikation (»septischer Ileus«). Ther.: Resektion oder Vorlagerung. – s. a. Enteritis necroticans.

Darm|gase: außer Resten verschluckter Luft (v. a. N_2) durch Darmgärung u. -fäulnis entstehende Gase wie v. a. Methan (aus Fleisch u. Hülsenfrüchten), Wasserstoff (aus Milch), H_2S u. Methylmerkaptan. – s. a. Meteorismus. – **D.geräusch, -gurren**: ⁄ Borborygmus. – **D.geschwür**: Ulcus (simplex oder perforans) der Darmwand; als Ulcus pepticum (in Duodenum oder Jejunum; s. a. ZOLLINGER* Syndrom), bei Ileitis u. Colitis ulcerosa, Bauchtyphus, Ileozäkal-Tbk, als fremdkörper- oder ileusbedingtes Dekubitalgeschwür. – **D.grippe**: enteraler Virusinfekt mit akutem Brechdurchfall u. grippeähnl. Allg.symptn.

Darm|hefen: als Passanten oder Symbionten in der Darmflora auftretende, der Nahrung entstammende unverdaul., perfekte oder imperfekte Hefen, z. T. fakultativ pathogen (z. B. Candida albicans, C. krusei) u. Erreger einer Dyspepsie (insbes. nach antibiot. Behandlung). – **D.helminthen**: s. u. Darmparasiten.

Darm|infusion: rektale Tropfinfusion (z. B. als Nährklysma); vgl. D.instillation. – **D.inkarzeration**: ⁄ Darmeinklemmung. – **D.inkontinenz**: Unvermögen zu willkürl. Zurückhalten des Stuhles in der Ampulla recti; bei Zerreißung der Schließmuskulatur, Innervationsstörung (z. B. Querschnittslähmung). – **D.instillation**: rektales Einbringen flüss. Therapeutika mit Darmspritze oder -rohr; s. a. Dauertropfklysma. – **D.insuffizienz**: enzymat. oder motor. Leistungsschwäche des Darms. – **D.invagination**: ⁄ Invagination.

Darm|karbunkel: eitr. Einschmelzung von Milzbrandherden des Dünn- oder Dickdarms nach Sekundärinfektion. – **D.karzinoid**: s. u. Dünndarmneoplasmen. – **D.karzinom**: prim. (v. a. 6. Ljz.) oder sek. Ca. der Darmwand; ersteres v. a. in Rektum (ca. 50%) u. Kolon. Meist Adeno- oder Gallert-Ca., seltener Szirrhus, anal auch Plattenepithel-Ca.; Wachstum knollig (evtl. obturativ, mit späterem Zerfall) oder ringförmig (mit aufgeworfenen Rändern) oder diffus-infiltrierend. Sympt.: progred. Stenose bis totale Verlegung (auch durch Narbenzug) mit Obstipation (u. U. Pseudodiarrhö), Blutung, evtl. Perforation, Fistelbildung, Durchwanderungsperitonitis. Metastasierung oft frühzeitig (peritoneal, retroperitoneal, in Leber, Lunge, Ovarien). Exitus meist im 2. Jahr.

Darm|katarrh: ⁄ Enteritis, Kolitis. – **D.klappen**: ⁄ Plicae circulares, Pl. semilunares coli, Pl. transversales recti, Valva ileocaecalis, Valvulae anales. – **D.klemme**: Klemme mit geraden oder gebogenen, weichen oder harten (quetschenden) Branchen, z. B. nach DOYEN, PAYR, MOYNIHAN; s. a. Darmquetschklemme. – **D.knickung**: mit Ileusgefahr verknüpfte spitzwinkl. Abknickung des Darmes durch Adhäsionen (z. B. GERSUNY* Membran) oder bei abnormer Fixierung (»Doppelflintenstenose«). – **D.kokzidiose**: durch Isospora oder Eimeria verurs. Darmerkr., ⁄ Kokzidiose.

Darm|kolik: akute, krampf- oder wehenart. Schmerzen im Darmbereich, begleitet von vegetat. Symptn., bei Tonussteigerung der Muskularis oder übermäß. Distension; s. a. Nabelkolik, Dreimonatskolik, Tenesmus. – **D.kollern**: ⁄ Borborygmus. – **D.kompression**: ⁄ Compressio intestini. – **D.konkrement**: ⁄ Kotstein. – **D.krebs**: ⁄ Darmkarzinom. – **D.kreis, großer**: chir s. u. KNÖFLER* Op. – **D.krisen**: Durchfälle u. Koliken als tab. Krise. – »**Eosinophile D.krisen**« bei Colica mucosa (mit Bluteosinophilie).

Darm|lähmung: Paralyse bzw. Parese der Darmmuskulatur mit Weitstellung des Darmrohrs u. Sistieren der physiol. Bewegungen (klin.: paralyt. Ileus); bei entzündl. Bauchprozeß, parainfektiös, bei Erkr. des ZNS (v. a. RM) oder Bauchsympathikus. – **D.larve**: *embryol* ⁄ Gastrula. – **D.leibeshöhle**: *embryol* ⁄ Archenteron. – **D.lipasen**: ⁄ Tab. »Pankreasenzyme«. – **D.lymphe**: ⁄ Chylus.

Darm|massage: durch die Bauchdecken in die Tiefe (v. a. Dickdarmbereich) geführte Streichungen, Drückungen u. zirkuläre Knetungen bei – nichtentzündl. – Obstipation. – **D.milzbrand**: septikäm., mit blut. Diarrhöen einhergeh. Anthrax-Affektion des Dünn- u. Dickdarmes nach Genuß infizierter Nahrungsmittel. Karbunkel- oder beetart. Infiltrate mit mesenterialer u. retroperitonealer Lymphadenopathie. – **D.myiasis**: Infestation des Darms durch parasitäre, in Darmgasen lebensfäh. – mit Fäzes oder Erbrochenem ausgeschiedene – Fliegenlarven (Maden; v. a. Sarcophaga haemorrhoidalis); Sympt.: Nausea, Kopf-, Magen- u. Bauchschmerzen (Spasmen, Koliken), Durchfall. – Häufig nur ⁄ Pseudomyiasis.

Darm|nabel: *embryol* Übergang des Dottersackes in das Entoderm bzw. die Darmrinne. – **D.nadel**: *chir* feine, gerade oder halbkreisförm., drehrunde Nadel, evtl. »atraumat.« (d. h. öhrlos). – **D.naht**: op. Verschluß des eröffneten Darmes (bei Blindverschluß [= endständ. D.naht] oder Anastomosierung) durch Knopf- oder fortlaufende Naht oder maschinell angelegte Metallklammerreihe (⁄ Nähapparat). Prinzip: sichere Schleimhauteinstülpung, Blutstillung, mechanisch dichte Adaptation der Serosaflächen. Techniken n. ALBERT, LEMBERT, CUSHING, CZERNY, GRASER, HALSTED, MIKULICZ, MOYNIHAN, PRIBRAM, SCHMIEDEN u. a. m., s. a. Darmfaltung, Tabaksbeutelnaht.

Darm|narkose: ⁄ Rektalnarkose. – **D.nerven**: autonome Nerven vom Pl. coeliacus, Ggl. coeliacum, Pl. aorticus, Ggl. mesentericum sup. u. inf.; laufen als Pl. mesentericus sup. u. inf. mit den gleichnam. Arterien bzw. deren Ästen zum Darm u. bilden dort die Pl. subserosus, submucosus u. myentericus. – **D.netz**: ⁄ Omentum majus. – **D.neurose**: Organneurose im Darmbereich, mit uncharakterist. Sensationen u. Funktionsstörungen. – **D.obturation**: Verlegung des Darmlumens durch Tumor, Fremdkörper, Parasiten etc., ⁄ Obturations-, Okklusionsileus.

Darmous: Fluor-Vergiftung in Marokko durch Verzehr mit Kalziumfluorid-reichem Phosphat(-Apatit)-Staub bedeckter Pflanzen.

Darm|pärchenegel: ⁄ Schistosoma mansoni. – **D.paralyse, -parese**: ⁄ Darmlähmung. – **D.parasiten**: im

Darm|passage

Darmtrakt schmarotzende Protozoen (z. B. Lamblia intestin., Trichomonas intestin., Balantidium coli) u. Helminthen (z. B. Zestoden, Askariden, Oxyuren, Ankylostoma, Trichinella spiralis); s. a. Darmegel, -protozoen. – **D.passage**: Transport der Nahrung bzw. des Chymus durch den Darm; *röntg* / Magen-Darmpassage. – **D.passanten**: vorübergehend im Wirtsdarm lebende, sich dort nicht weiterentwickelnde Stadien frei oder parasitisch lebender Tiere (mit dem Stuhl evtl. lebend ausgeschieden). – **D.patrone**: peroral einzuführender kleiner Hohlzylinder zur Entnahme von Dünndarminhalt (unter Rö-Kontrolle); n. HENNING, GANTER, VAN DER REIS u. a.

Darm|pech: *päd* / Mekonium. – **D.perforation**: / Darmwandperforation. **D.peristaltik**: rhythm., mit Erschlaffungswellen abwechselnde Kontraktionswellen (2 cm/Min.) der Längs- u. Ringmuskulatur, durch die der Chymus weitertransportiert u. durchmischt wird (Förder-, Pendel-, Misch-, Segmentationsbewegungen); ausgelöst durch Dehnung (Darmfüllung); Frequenz u. Stärke bestimmt vom AUERBACH* Plexus; im Ileum u. Dickdarm durch gastroilealen, gastrokolischen u. Defäkationsreflex unregelmäßig (Vorherrschen von »Massenbewegungen«).

Darm|pforte: *embryol* Übergang der vord. bzw. hint. D.bucht zur D.rinne. – **D.phlegmone**: mit Peritonitissympt. einhergeh. phlegmonöse Entzündung (v. a. im oberen Dünndarm) durch Staphylo-, Streptokokken, Kolibaktn., begünstigt durch Dysproteinämie, Dysfermentie, Achylie; evtl. zu D.gangrän führend. – chron. **D.phlegm.**: / Enteritis regionalis. – **D.polyp**: gestielter adenomatöser, papillärer bis polypöser Tumor (solitär oder multipel) v. a. in Rektum u. Sigma. – Häufig Darmblutung; maligne Entartung möglich. – Erbl. Dickdarmpolyposis z. B. beim PEUTZ*-JEGHERS* u. GARDNER* Syndrom (1).

Darm|prolaps: / Anal-, Rektumprolaps. – **D.protozoen**: als Parasiten oder Kommensalen im menschl. Dickdarm (nur Lamblia im Duodenum): Flagellaten (Chilomastix mesnili, Enteromonas hominis, Lamblia intestin., Retortamonas intestin., Trichomonas ardin-delteili, T. fecalis, am häufigsten T. hominis), Amöben (Dientamoeba fragilis, Endolimax nana, Entamoeba coli, E. hartmanni, E. histolytica, Jodamoeba bütschlii), Sporozoen (Isospora belli, I. hominis), Ziliaten (Balantidium coli); vgl. Koprozoen. – **D.punktion**: op. Stichentleerung des Darmes (nach Vorlegen einer Tabaksbeutelnaht), seltener durch – evtl. multiple – Punktion u. Aspiration (als Notmaßnahme auch perkutan); v. a. bei Ileus-bedingter Dilatation u. zur Verbesserung der Orientierung.

Darmquetschklemme: »harte«, den Darm in der vorgesehenen Resektionslinie quetschende Klemme; n. CLUTE, FOURNISS, PAYR, MIKULICZ (»Spornquetsche«), MOYNIHAN; ferner Appendixquetsche n. ZWEIFEL, KOCHER u. a.

Darm|reflexe: von Mechano-, evtl. auch Chemorezeptoren der Mukosa u. Submukosa über die Plexus submucosus u. myentericus ausgelöste Kontraktion der Darmmuskulatur; z. B. Mukosa-, myenter., gastroilealer, gastrokolischer Reflex, i. w. S. die / Darmperistaltik. – Als **motilitätshemmender D.reflex** der / enterogastrale R. – **D.reizkost**: den Darm mechanisch u. chem. reizende Kost, v. a. grobes Brot, rohes Obst u. Gemüse (Aufschließung erst im Dickdarm durch Darmgärung, daher lang voluminös); v. a. bei best. Obstipationen.

Darm|resektion: ein- oder mehrzeit. Resektion eines Darmabschnittes mit nachfolg. Anastomosierung der freien Darmenden oder Einnähen in die Bauchhaut (/ Anus praeternaturalis). – **D.resorption**: die v. a. im Dünndarm erfolgende Aufnahme verdauter Nahrungsbestandteile in die Blut- oder Lymphkapillaren der Darmwand, wobei akt. Transportprozesse in den Epithelzellen u. pass. Permeabilitäten, begünstigt durch starke Oberflächenvergrößerung (KERCKRING* Falten, Zotten, Mikrovilli) u. Zottenbewegungen, zugrunde liegen; s. a. Darmschranke. Selektive Mechanismen für Elektrolyte, Wasser, Fette, KH, Eiweiß, Amino- u. Nukleinsäuren, Vitamine. – s. a. Malabsorption.

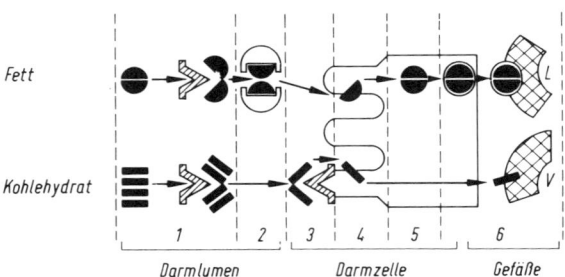

Dünndarmresorption (nach A.L. BLUM): 1 = enzymat. Spaltung im Lumen; 2 = Mizellbildung mit Gallensalzen; 3 = enzymat. Spaltung am Bürstensaum der Zelle; 4 = Transport durch den Bürstensaum; 5 = Verstoffwechselung im Enterozyten; 6 = Abtransport in Blut (V) u. Lymphe (L).

Darm|ringplastik: Dünndarmringplastik (/ SCHEELE* Op.). – **D.rinne**: *embryol* rinnenförm. Frühstadium des Säugerdarms (Entoderm) durch Abheben des Keimschildes vom Dottersack. Schließt sich zum Darmrohr (Kopf-, Schwanz- u. Mitteldarm, letzter lange mit dem Dottersack kommunizierend). – **D.riß**: / Darmruptur.

Darm|rohr: 1) *anat* Canalis intestinalis (der gesamte Darm). – 2) *embryol* s. u. Darmrinne. – 3) *chir* in Mast- u. Dickdarm einzulegendes Gummirohr (vorn abgerundet) zur Ableitung bei Flatulenz, für Klysmen, Darmspülung, (rektale) Darminfusion; vgl. Darmsonde. – **D.ruptur**: Darmwandzerreißung durch stumpfes oder offenes Bauchtrauma. Sympt. v. a. lokalisationsabhängig; stets peritonealer Schock, akutes Abdomen (evtl. erst nach Latenz). Dringl. Op.-Indikation (Gefahr der Peritonitis).

Darm|saft: die Sekrete der Darmdrüsen (ca. 3 l/Tag); als Duodenal- u. Intestinalsaft (Glandulae duodenales bzw. intestinales) peptisch, als dickflüss. Sekret der Dickdarmdrüsen Kalium- u. muzinreich, v. a. mit Schutzfunktion. Bes. Zusammensetzung im Mekonium. – **D.sanierung**: Wiederherstg. der normalen Symbiose zwischen Darmflora u. Schleimhaut bei Dysbakterie.

Darmschleimhaut: s. u. Darmwand. – **D.bruch**: umschrieb. Prolaps der Mukosa u. Submukosa (»Hernia mucosae«) durch die Muskularis nach Art des Pseudodivertikels.

Darm|schlinge: schlingenförm., von eigenen Gefäßästen versorgter Dünndarm- bzw. Sigma-Abschnitt. – **D.schonkost**: zur symptomat. Ther. (v. a. bei Diarrhö) Nahrung ohne zellulosereiche Gemüse- u. Obstsorten, in Fett Gebratenes u. Gebackenes, Gewürze, Kaffee, kalte Getränke sowie individuell unverträgl. Speisen.

Darm|schranke: Schrankeneffekt zwischen Darmlumen u. Blut- bzw. Lymphbahn (↑ Darmresorption), indem bei den selektiven Transportprozessen durch Membranporen (Zonulae u. Maculae adhaerentes u. occludentes) der Übertritt v. a. höhermolekularer Stoffe (Polysaccharide, Proteine) verhindert wird. Beim Neugeb. für in der Milch enthaltene AK passierbar. – **D.schwimmprobe:** *forens* ↑ Magen-Darmschwimmprobe.

Darm|sekret: ↑ Darmsaft. – **D.senkung:** ↑ Enteroptose. – **D.seuchen:** fäkal-oral übertragbare Infektionskrkhtn., z. B. Typhus abdomin., Poliomyelitis.

Darmsiphonblase: (SEIFFERT 1937) *urol* bd. Ureteren aufnehmende Ersatzblase mit siphonart. Verlauf der ausgeschalteten, durch die Bauchdecken ausgeleiteten Darmschlinge (oberes Jejunum).

Darm|sklerodermie: Skl. des Magen-Darmtraktes, bes. des Dünndarms. – **D.skrofeln:** ↑ Mesenteriallymphknoten-Tbk. – **D.sonde:** ein- oder doppelläuf. Gummi- oder Kunststoffschlauch mit seitl. Öffnung, evtl. auch Metallolive am vord. Ende; für diagnost. Darmsaft- u. Gallegewinnung, therap. Dauerabsaugung, -sondenfütterung, -dialyse. Einführung durch Nase, Mund oder durch Gastro-Enterostoma. Modelle n. BOLLER, BROCQ, CANTOR, HARRIS, JOHNSTON, MILLER-ABBOT u. a.

Darmspätreaktion: *radiol* frühestens 7 Mo. nach den Darm miterfassender hochdosierter (> 5000 R) Strahlenther. als zweite u. intensive Reaktion auftret. Darmschädigung: Ulzera, Verdickung der Submukosa u. Vaskulitis (»intrinsic reaction«), mesenteriale Fibrose u. Narbenschrumpfung (»extrinsic reaction«); führt zu Darmstenose, Blutungen, Tenesmen.

Darm|spasmen: übermäß., evtl. schmerzhafte Kontraktionen des Dünn- oder Dickdarms; bei Störung der veget. Innervation (auch zentral, als Fernreaktion), Schleimhautirritation. – **D.spiegel: 1) D.spekulum:** ↑ Mastdarmspekulum, Ano-, Rektosigmoidoskop. – **2)** *röntg* ↑ Flüssigkeitsspiegel in ↑ Dünn- u./oder Dickdarm bei Ileus. – **D.spirochäten:** saprophyt., bei best. Darmerkrn. massenhaft vermehrte Treponemen (Tr. eurygyratum, Tr. stenogyratum) als Elemente der ↑ Darmflora. – **D.spülung:** Reinigungsspülung des unt. Dickdarms mittels Darmrohres vom After oder von doppelläuf. Anus praeter aus. – vgl. subaquales ↑ Darmbad, Intestinaldialyse.

Darm|steifung: durch Tonusvermehrung bedingte spast. Steife von Darmschlingen aboral einer Stenose, häufig durch die Bauchdecken sicht- u. tastbar (= NOTHNAGEL* oder WAHL* Zeichen). – **D.stein:** ↑ Kotstein; s. a. Bezoar. – **D.stenose:** passagebehindernde Einengung des Darmlumens; angeb. als Mißbildung (z. B. inkomplette Atresie, Pancreas anulare); erworben bei Neoplasma, peritonealen Strängen, entzündl. Schwellung, Fremdkörper, intramuralem Prozeß (z. B. nach Strahlenjob.). Klin.: Hyperperistaltik, charakterist. Auskultationsphänomene (Spritzgeräusche), Darmsteifungen etc.; später prästenot. Lumenerweiterung, Muskelhypertrophie, Schleimhautschwellung, Ulzera.

Darm|stoffe: aus Darmdialysaten isolierte Phospholipide (nicht ident. mit Villikinin u. Substanz P) mit hypotensiver Kreislaufwirkung u. förderndem Effekt auf Darmperistaltik u. Zottenkontraktilität. Hemmbar durch Ganglienblocker. – **D.streptokokken:** Streptokokken der Gruppe D (= Enterokokken) als physiol. Darmflora. – **D.symbionten:** Mikroogansmen der Darmflora, die beim Aufschluß von Nahrungsmitteln (z. B. Zellulose) u. Aufbau von Wirkstoffen (z. B. Vitamine), mitwirken, z. T. auch als Antagonisten gegen Krankheitserreger.

Darm|tenesmus: schmerzhafter Stuhldrang. – **D.tonsille:** die an lymphat. Gewebe reichen – bei Tonsillitis oft mitreagierenden – Wandschichten von Appendix u. Zäkum. – **D.trägheit:** ↑ Obstipation. – **D.trichinen:** im Dünndarm parasitierende Stadien von Trichinella spiralis, die dort ulzeröse Wanddefekte verursachen. Häuten sich in der Muskelschicht u. werden im Darmlumen geschlechtsreif; ♂ stirbt nach der Begattung, ♀ dringt durch die Darmwand in die Lymphsinus ein. – **D.trichomonaden:** s. u. Darmprotozoen.

Darmtuberkulose: prim. (= Fütterungs-Tbk durch Mycobact. bovis aus Milch infizierter Kühe), häufiger sek. Tbk durch kanalikuläre (Verschlucken bazillenhalt. Sputums), seltener hämatogene Ausbreitung. Lokalisiert v. a. in PEYER* Plaques des unt. Ileum u. der Ileozäkalgegend (produkt. Form), seltener im ges. Darm (bei marant. Phthisikern, als exsudative Form mit Durchfällen u. großen Eiweiß-, K^+- u. Na^+-Verlusten); Mattigkeit, Appetitlosigkeit, Gewichtsabnahme; später evtl. Konglomerattumor, Ulzera, Fisteln, peritoneale Aussaat.

Darm|ulkus: ↑ D.geschwür, s.a. Colitis ulcerosa, Darm-Tbk. – **D.verschlingung:** ↑ Ileus, Volvulus. – **D.verschluß: 1)** *path* ↑ Ileus, Darmatresie, -obturation, arteriomesenterialer Duodenalverschluß, Mekoniumileus, Mekoniumpfropf-Syndrom. – **2)** *chir* Nahtverschluß des quer durchtrennten (↑ Darmnaht) oder nur eröffneten (Enterotomie, Kolotomie) Darms, z. B. nach MOSETIER, MATTI. – **D.viren:** ↑ Enterovirales. – **D.vorfall:** ↑ Anal-, Rektumprolaps.

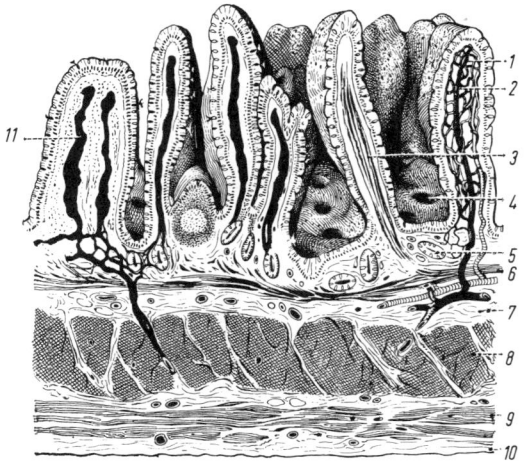

Wandaufbau des Dünndarms: 1) Arteriole, 2) Kapillarnetz zur Zotte, 3) glatte Muskelzellen, 4) Eingang zur Krypte, 5) LIEBERKÜHN* Krypte, 6) Muscularis mucosae, 7) Tela submucosa, 8) Ringmuskel, 9) Längsmuskel, 10) Serosa, 11) zentrales Chylusgefäß.

Darmwand

Darmwand: Wandung des Dünn- u. Dickdarms, bestehend aus Tunica serosa (Peritoneum), T. muscul. (»Darmmuskulatur«), Tela submucosa, Tunica mucosa (»Darmschleimhaut«, mit Muscularis mucosae u. einschicht., hochzylindr. Epithel mit Mikrovilli, Glandulae duoden. u. intestinales, PEYER* Plaques etc.; ↑ Abb. S. 463). – **D.bruch**: Hernie (v. a. Schenkelhernie) mit Eintritt (u. Einklemmung) nur eines umschrieb. D.teils in die Bruchpforte; i. e. S. die ↑ LITTRÉ* Hernie. – **D.emphysem**: ↑ Darmemphysem. – **D.perforation**: Durchbruch der D. infolge entzündl. oder ulzeröser, evtl. gangränöser Prozesse, u. U. – intrauterin – bei Darmatresie; mit Austritt von Darminhalt in die freie Bauchhöhle oder mit Abdeckung durch Nachbarorgane (= freie bzw. gedeckte Perforation). Klin.: Perforationsschmerz, evtl. Schocksymptomatik, Peritonitis (Op.!).

Darm|würmer: s. u. Darmparasiten. – **D.zotten**: ↑ Villi intestinales; vgl. Mikrovilli. – **D.zyste**: ↑ Enterozyste.

Darnaud* Syndrom: (1953) seltene komplexe Stoffwechselstörung mit Diabetes mell., Leberzirrhose u. Lipomatose.

Darrfieber: »hekt. Fieber« bei chron. Tbk.

Darrow* (DANIEL CADY D., 1895–1965, Kinderarzt, New Haven) **Lösung**: mehrfach modifiz. isotone Injektions-Lsg. zur Kaliumersatzther., z. B. mit 0,27% KCl u. 0,6% NaCl, mit 0,27% KCl, 0,4% NaCl u. 0,58% Natriumlaktat (oder -bikarbonat). – **D.*-Eliel* Syndrom**: Azotämie mit psych. u. neuromuskulären Störungen (Paresen, Myoklonus) als Folge einer hypochloräm. u. hypokaliäm. Alkalose. – **D.*-Yanett* Prinzip**: homoiostat. Prinzip des Organismus zur Erzielung einer Isoosmie (↑ Schema). Rasche Erhöhung der Elektrolytkonz. (z. B. nach NaCl-Belastung) im EZR führt zu Wasseraustritt aus dem IZR u. dadurch zu osmot. »Pufferung«. Umgekehrt erfolgt Ausgleich der Osmolarität des IZR u. EZR bei NaCl-Entzug durch Verschiebung von Wasser in die Zellen (Verkleinerung des EZR).

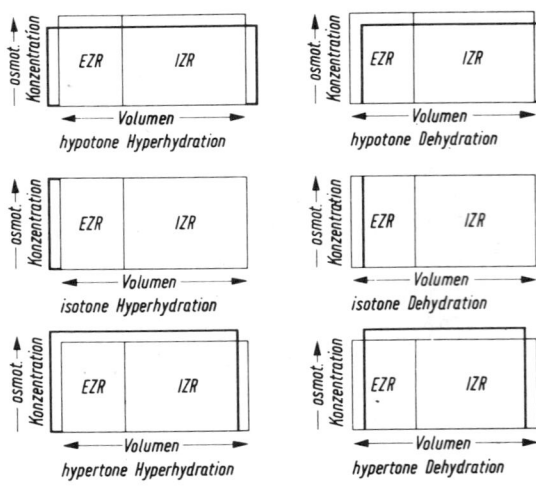

D'Arsonvalisation: ↑ Arsonvalisation.

Darstellungsversuch: *psych* exper. Erzeugung eines best. Erlebens-, Ausdrucks- oder Leistungsgeschehens, das dann als Selbst- u. Fremdbeobachtung zu beschreiben ist.

Dartnall* Theorie: *physiol* Die Absorptionskurve des Sehpurpurs bei niedriger u. die des gebleichten Sehpurpurs bei hoher Lichtintensität entspricht der Dunkel- (skotop. Sehen) bzw. Helladaptation (photop. Sehen) des Auges. – Ihr atyp. Verhalten bei Protanopie beruht wahrsch. auf Rezeptorenanomalie.

Dartos muliebris: der Tunica dartos im Aufbau ähnl. s.c. Muskelschicht der großen Schamlippen.

Dartre: französ. Bez. für Hautkrankhtn., z. B. **D. furfuracée** oder **volante** (= Pityriasis simplex), **D. de graisse** (= Keloid), **D. rongeante** (= Lupus erythematodes chronicus discoides).

Darwin*, Charles Robert: 1809–1882, engl. Naturforscher, Begründer der Selektionstheorie (↑ Darwinismus) durch sein Hauptwerk »On the Origin of Species by Means of Natural Selection« (1859), das mit »The Descent of Man« 1871 abschloß. – **D.* Höcker**, Ohrspitze: ↑ Apex auriculae. – **D.* Pangenesis-Theorie**: Jede Zelle ist fähig, Keime (»Gemmula«) abzuwerfen, die sich durch Teilung vermehren, in den Körperflüssigkeiten zirkulieren u. zur Entwicklung von Tochterorganismen beitragen. Histor. Theorie.

Darwinismus: (CH. R. DARWIN 1859) die sogen. ↑ Selektionstheorie, daß »natürl. Zuchtwahl« der entscheidende Faktor für die Evolution der Arten ist. Da die Zahl der Nachkommen eines Lebewesens größer ist als zur Arterhaltung notwendig, ergibt sich ein Konkurrenzkampf (»struggle for life«), den nur die Lebewesen bestehen, die ihrer Umwelt am besten angepaßt sind. – vgl. Lamarckismus, Neodarwinismus.

D-Arzt: ↑ Durchgangsarzt.

Dash board injury: »Armaturenbrett-Verletzung« (z. B. Hüftluxation) durch Aufprall bei Verkehrsunfall.

Dasselbeule: durch Maden der Dasselfliegen (Oestridae; in Südamerika z. B. Cordylobia anthropophaga, Hypoderma bovis) hervorgerufene parasitäre Furunkulose der Tiere, selten auch des Menschen; s. a. Creeping myiasis.

Dastre*-Morat* Gesetz (JULES ALBERT FRANÇOIS D., 1844–1917, JEAN-PIERRE M., 1846–1920, Physiologen, Paris): Die Kreislaufregulation erfolgt durch Konstriktion bzw. Dilatation der Hautgefäße als Reaktion auf Weit- bzw. Engstellung der Splanchnikusgefäße; obsolet.

Dasyma, Dasytes: ↑ Hypertrichosis.

DAT: 1) ↑ Differential-Agglutinationstest. – 2) Deutsche Arzneitaxe.

Datemycin: fungizides Antibiotikum aus Bac. subtilis.

Daten: *kybern* alle von einem elektron. Rechenautomaten nach bestimmten festzulegenden Vorschriften (»Programm«) aufgenommenen, verarbeiteten oder ausgegebenen Angaben (»Eingabe-« bzw. »Ausgabedaten«); i. w. S. jede in Form von Zeichen dargestellte qual. oder quant. Information. Speicherbar auf sogen. **D.trägern**, so daß mit diesen Primärinformationen planmäßig aufeinanderfolgende Operationen durchgeführt werden können (= **D.verarbeitung**, soweit elektronisch mit Computer ausgeführt: »EDV«).

Datiscetin: Antibiotikum (Flavonstruktur) aus Datisca cannabina (»Scheinhanf«); in vitro wirksam gegen Plasmodien, grampos. u. gramneg. Baktn.

Datometer: *gyn* Menstruationskalender.

dATP: **D**esoxy**a**denosin**t**ri**p**hosphat (s. u. Desoxyribonukleotide).

Dattel|beule, -geschwür: ↑ Hautleishmaniase. – **D.fieber**: das v. a. zur Datteierntezeit auftret. ↑ Dengue-Fieber.

Dattner* Nadel: doppelläuf. Nadel für Lumbalpunktion.

Datura stramonium: *botan* »Stechapfel« [Solanaceae]; enthält gift. Tropanalkaloide (L-Hyoszyamin, weniger Atropin u. L-Skopolamin; Intoxikation [»Daturismus«] wie ↑ Atropinvergiftung). Anw. der Blätter in Form von Zigaretten, als Räuchermittel oder innerl. bei Asthma u. Keuchhusten; Verw. des fettreichen u. gerbstoffhalt. Samens (Semen Stramonii) zur Alkaloidgewinnung.

Daubenton* Linie: *anthrop* die Gerade zwischen Opisthion u. Basion.

D'Aubigné* Operation: 1) Triceps-brachii-Plastik durch Verlagerung des hint. Deltoideusanteils auf den Muskel. – 2) Sprunggelenkarthrodese durch schraubenfixierten Tibiaspan (Schwenkung um 180°).

Dauce* Zeichen: (JEAN BAPTISTE HIPPOLYTE D., 1797–1832, französ. Arzt) palpator. Leere der re. Fossa iliaca (u. evtl. extrafossärer Tumor) bei ileozäkaler Invagination.

Daucus carota: die »Mohrrübe« [Umbelliferae]; die zucker- u. vitaminreiche (ca. 10 mg% Vit. C, 0,1 mg% B, 2–10 mg% β-Karotin) ist weitverbr. Nahrungsmittel (35 kcal/100 g), dient zur Gewinnung von Karotin bzw. Vit. A u. wird als Anthelminthikum, Diuretikum u. Diätmittel (bei Ernährungsstörungen der Säuglinge) angewendet.

Daudi-Tumor: ein experimenteller T-Lymphozyten-Tumor (maligne Immunzellproliferation).

Dauer|adaptation: *ophth* der der Sofortadaptation folgende Anpassungszustand des Stäbchenapparates an ein niedriges Leuchtdichteniveau. – **D.anästhesie**: protrahierte Lokalanästhesie mit einem Depot-Anästhetikum, als Periduralanästhesie auch durch fraktionierte Instillation (u. U. über Tage); s. a. Dauerkaudalanästhesie. – **D.ausscheider**: klinisch gesunde Person, die nach Überstehen einer manifesten oder larvierten Infektionskrankh. (z. B. Typhus, Di) für kürzere oder längere Zeit (= temporärer bzw. permanenter D.) Keime ausscheidet (z. B. über Galle, Tonsillen) u. mit ihrem Stuhl, Urin oder Sputum andere infizieren kann.

Dauer|bad: über Stunden u. Tage ausgedehntes etwa körperwarmes Vollbad (möglichst auf in die Wanne eingespanntem Laken) als entlastende oder sedierende Maßnahme bei Dekubitus, schwerer Verbrennung, Darmfisteln, (psychot.) Erregungszustand. – Als Komplikation evtl. Hautmazeration u. Kandidose (dunkelrote, disseminierte Knötchen, weißl. Bläschen, konfluierendes Erythem, serpiginös begrenzte Erosionen). – **D.beatmung**: bei respirator. Insuffizienz oder Atemlähmung assistierte bzw. kontrollierte Beatmung über Tage oder Wochen mittels Respirators (Endotrachealtubus oder Tracheostoma). – **D.blutspender**: ↑ Dauerspender. – **D.blutung**: *gyn* über 10 Tg. andauernde genitale Blutung, zyklisch z. B. bei glandulär-zyst. Hyperplasie, azyklisch bei Endometritis, Malignom, submukösem Myom. – **D.bruch**: ↑ Dauerfraktur.

Dauer|dosis: *pharm* ↑ Erhaltungsdosis. – **D.dränage**: *med* protrahierte Ableitung im Übermaß gebildeter physiol. oder path. Körperflüssigkeiten aus Körperhöhlen (z. B. Empyemdränage n. BUELAU, PERTHES), Unterhautzellgewebe (z. B. Seidenfadendränage n. HANDLEY bei Elephantiasis), Ventrikelsystem (z. B. Umgehungsdränage n. TORKILDSEN), Gallenwegen (z. B. KEHR* T-Dränage). – **D.epilation**: irreversible Epilation durch Elektrokoagulation der Haarpapillen, als unerwünschter Effekt auch bei Strahlenther. – **D.erektion**: ↑ Priapismus.

Dauer|fissur: *chir* s. u. Dauerfraktur. – **D.form**: *biol* das Überleben unter extrem ungünst. Bedingungen ermöglichende Form eines Organismus; meist mit fester Hülle umgeben u. mit stark reduziertem Stoffwechsel; z. B. Dauerei, -sporangium, -spore, -zyste. – **D.fraktur**: durch »Materialermüdung« infolge mehrmal., außergewöhnlich hoher oder häuf. Dauerbeanspruchung hervorgerufene Knochenfraktur v. a. bei Jugendl.; anfangs oft nur mikroskop. (meist subperiostale) Fissur, die sich – infolge Primärschwächung der Struktur – ausdent u. zur Dauerfissur bzw. spontanen Fraktur weiterentwickelt; z. B. Schipper-, Marsch- u. Hustenfraktur; s. a. MILKMAN* u. TIETZE* Syndrom.

Dauer|gebiß: bleibendes ↑ Gebiß. – **D.gewebe**: *histol* aus nicht mehr teilungsfäh. Zellen (plasmaarm, evtl. reich an Vakuolen) besteh. Gewebe, z. B. Nervengewebe. – **D.haarkleid**: das mit der Geschlechtsreife auftretende geschlechtsspezif. Haarkleid des Menschen. – **D.heilung**: die als abgeschlossen anzusehende Heilung; im Rechtssinn diejen. – weitgehende – Besserung des krankhaften Zustandes, die jeden Rechtsanspruch auf Kompensationsleistungen aufhebt (Anspruch auf Leistungen aus der sozialen Sicherung, soweit sie »Feststellungskosten« auch ohne Schadensnachweis gewährt, bleibt bestehen). – vgl. Fünfjahresheilung. – **D.infusion**: ↑ Dauertropfinfusion. – **D.intubation**: s. u. Dauerbeatmung.

Dauer|katheter: bei Harnabflußstörung der Niere oder Blase über längere Zeit in Nierenbecken bzw. Blase belassener, evtl. selbsthaltender Katheter (Ballon-, CASPER*, PEZZER*, FOLEY* K.); s. a. Schienenkatheter. Gefahr der Sekundärinfektion erfordert häufiges Spülen u. zeitgemäßes Auswechseln. – **D.kaudalanästhesie**: beliebig verlängerte Anästhesie mit in den Sakralkanal eingeführtem graduiertem Plastikkatheter, über den aus Tropfflasche oder Injektionsspritze Anästhetikum nachgegeben wird. Anw. v. a. in der Geburtshilfe. – Auch als »hohe« D. (Katheter bis Th 11/12) i. S. einer Dauerperiduralanästhesie.

Dauer|kollaps: protrah. Ruhigstellung u. Entspannung einer Lunge oder eines Lungenabschnittes; spontan z. B. durch Pleuraadhäsion, Lungenverletzung, therapeut. durch Plombe, Thorakoplastik, Phrenikusexhairese, Oleothorax. Gefahren: bleibende, evtl. sich steigernde Einschränkung der respirator. Leistung, chron. Bronchitis, Bronchiektasie. – **D.kolostomie**: definitiver Anus praeter. – **D.kontraktion**: anhaltende tetan. Muskelkontraktion; i. w. S. auch die Kontraktur. – **D.krampf**: *neur* ↑ Status epilepticus.

Dauerkultur: *bakt* Kultur von (meist lyophilisierten) Mikroorganismen über einen längeren Zeitraum unter Beibehaltung ihrer Eigenschaften (z. B. als Teststämme); als Stichagarkultur, in getrockneten Mäuseherzen (Pneumokokken), paraffinverschlossenen Aszites-Agar-Röhrchen (Meningo- u. Gonokokken), eingeschmolzen als Ampullenkultur (Sporen) u. a.

Dauerlarvenfilarie: ↑ Acanthocheilonema perstans.

Dauerleistung: über längere Zeit ohne Schädigung des Organismus mögl. körperl. Leistung; i. e. S. die sportl. D. (Grenze beim Trainierten höher als beim Untrainierten, gegeben durch die – nach vorher. steady state – stärker als der Arbeitsumsatz ansteigende Pulsfrequenz als Ausdruck einer unökonom. Steigerung des HMV).

Dauer|menolyse: s. u. Menolyse, Strahlenkastration. – **D.modifikation**: *biol* Veränderungen (»Plasmaänderungen«?) an Lebewesen durch vorübergeh. äuß. Einflüsse (Temp., Feuchtigkeit, Standort), die auch in den folgenden Generationen beibehalten werden, allmählich aber abklingen. – **D.myzel**: ↑ Sklerotien. – **D.nahrung**: *päd* künstl. Nahrung für gesunde Säuglinge (im Ggs. zur Heilnahrung). – **D.narkose**: über Tage u. Wochen aufrechterhaltene, u. U. durch Muskelrelaxation u. künstl. Beatmung ergänzte Narkose, z. B. bei Tetanus.

Dauerperiduralanästhesie: s. u. Daueranästhesie.

Dauerphase: *hämat* Verharren der biol. Leukozytenkurve in einer best. Phase bei länger dauernder Infektionskrankh.; soll Rückschlüsse auf Abwehrlage ermöglichen, z. B. neutrophile Phase auf fehlende Heilungstendenz bei schwerer Infektion, monozytäre Phase auf krit. Lage remittierender Prozesse, lymphozytär-eosinophile Phase auf geringe Heilungstendenz chron. Prozesse.

Dauerpräparat: *anat* 1) makroskop. Organpräp., dessen Gewebe durch Inj. einer Konservierungs- oder Fixierungsflüssigkeit in die Blutbahn (Eiweißfällung) unveränderlich gemacht wurde; Aufbewahrung in Konservierungsflüssigkeit. – 2) mikroskop. Schnittpräp. aus fixiertem, entwässertem u. in Paraffin oder Celloidin eingebettetem Organstück, luftdicht in Harz eingeschlossen.

Dauerprothese: für lange Zeit implantierte alloplast. Endoprothese (Kunststoff, Metall, Elfenbein etc.), z. B. als Herzklappen-, Gefäß-, Gelenkprothese, Schienenkatheter.

Dauerreaktion, erlebnisaktive: *psych* meist depressiv, phobisch oder hypochondrisch gefärbter, von vasovegetat. Störungen begleiteter Symptomenkomplex auf dem Boden extrem belastender Erlebnisse (Todesbedrohung, Schutzlosigkeit gegenüber Gewaltmaßnahmen etc.). Keine Neurose, keine tendenziöse Ausrichtung.

Dauersakralanästhesie: ↑ Dauerkaudalanästhesie.

Dauer|schaden: relevante, nicht zu wesentl. Verschlimmerung oder Besserung neigende, voraussichtl. für unbefristete oder mind. längere Zeit besteh. Gesundheitsschädigung, die einen Rechtsanspruch auf Kompensations- (z. B. Rente) u. Sachleistungen (z. B. Prothese) oder Förderungsmaßnahmen begründet. – **D.schlaf**: *therap* ↑ Heilschlaf, Schlaftherapie. – **D.schlinge**: *urol* s. u. ZEISS* Schlinge. – **D.schwindel**: *neur* lang anhaltender Schwindel bei Labyrinthausfall, nur allmählich abnehmend durch zentralen Ausgleich (Stabilisierung durch Auge, Tiefensensibilität u. Muskelsinn).

Dauer|sonde: über längere Zeit in situ belassene (in best. Abständen auszuwechselnde!) diagnost. oder therapeut. Sonde zur Absaugung, Dränage, Sondenfütterung, Strikturprophylaxe, Schienung. – **D.spannung**: *physiol* ↑ D.tonus; *psych* »emotionale D.spa.« des affektiven Verhaltens auf dem Boden ungelöster Konflikte oder permanenter Belastungsituationen. – **D.spender**: von der Blutspenderorganisation registrierte u. laufend gesundheitlich überwachte Person (15–65 J.), die in regelmäß. zeitl. Abständen auf Abruf Blut spendet (nicht während u. 6 Mon. nach Gravidität, nach Hepatitis, Malaria, Typhus). – **D.spülung**: *urol* 1) tagelange tropfenweise Nierenbeckenspülung über doppelten oder doppellum. Ureterkatheter zur Lyse von Kalziumphosphat- oder -karbonatsteinen (z. B. mit SUBY* Lsg.). – 2) ↑ HRYNTSCHAK* System (v. a. nach suprapub. Prostatektomie).

Dauerthermometer: Widerstandsthermometer oder Thermoelement, das kontinuierlich (als Kurve) oder in regelmäß. Zeitabständen (als Zahlen) die Temp. registriert. Anw. u. a. – in Verbindung mit Alarmvorrichtung – in klin. Überwachungsanlagen (Intensivstation).

Dauertonus: über längere Zeit oder dauernd aufrechterhaltener Spannungszustand der Muskulatur. An glatten Muskeln physiol., rhythmisch schwankend (infolge ständ. Erregung des vegetat. NS u. mechan. Einflüsse); am Skelettmuskel durch asynchrone Erregungen der motor. Vorderhornzellen erzeugt, physiol. v. a. in den Haltemuskeln bei aufrechter Haltung (Muskeldehnungsreflexe, motor. kortikale Erregung), pathol. bei Wurzelreizsyndrom, extrapyramidaler Störung (PARKINSON* Syndrom) oder affektbedingt (z. B. Angst). – In der Neurophysiologie Begr. für die ständ. Erregungsabläufe im NS infolge afferenter Erregung (z. B. ton. Rezeptoren) oder durch Autorhythmie zentralnervöser Strukturen (z. B. Atemzentrum).

Dauer|träger: *epidem* Individuum, bei dem sich infolge einer »lokalen Disposition zum Haften des Infektes« Erreger im Organismus ansiedeln, ohne zur Erkr. zu führen; i. w. S. Individuum, das nach Erkr. noch Keimträger ist (s. a. Dauerausscheider). – **D.trauma**: über längere Zeit einwirkendes Mikro- oder Makrotrauma, das zu Dauerschäden führen kann (z. B. Marsch-, Schipperfraktur, Lunatum-Malazie bei Preßluftarbeitern). – **D.tremor**: nur im Schlaf aussetzender Tremor.

Dauertropf|einlauf, -klysma: protrahierte (über Tropfkugel) rektale Zufuhr von wäßr. – isoton. – Lsgn., evtl. mit Medikamenten- u./oder Glukosezusatz, zur Volumenauffüllung (früher auch zur rektalen Ernährung). – **D.infusion**: protrahierte, mit Tropfkugel u. Klemme regulierbare Infusion (über i. v. Verweilkanüle oder -katheter, über Kavakatheter nach Venaesectio der Kubital- oder Oberschenkelvene) zur Volumenauffüllung (evtl. als Transfusion von Blutkonserven) oder parenteralen Ernährung; bei Säugling u. Kleinkind auch als Magen-D.infusion über Verweilsonde.

Dauer|typ: *biol* ↑ Dauerform. – **D.übung**: mind. 2 Min. dauernde sportl. Übung mit rel. geringer Arbeitsleistung, die zu Stoffwechselsteigerung u. Belastung von Atmung, Herz u. Kreislauf führt. – **D.verstimmung: *psych* morose Freudlosigkeit, gereizte Distanzlosigkeit u. unproduktive Geschäftigkeit als charakterlich oder durch abgeklungene zyklothyme Phase bedingte anomale Stimmung. – **D.zyste**: *protozool* s. u. Zyste.

Daufrèsnel* Lösung: desinfizierende u. bakterizide Lsg. aus Natriumkarbonat, -bikarbonat u. -hypochlorit; Modifikation der DAKIN* Lösung.

Daughaday' Methode: (1948) quant.-kolorimetr. Kortikoid-Bestg.; Färbung beruht auf Reaktion zwischen Chromotropsäurereagens u. durch Jodsäure aus dem Steroid abgespaltenen Formaldehyd.

Daumen: / Pollex. – »**doppelter D.**«: / Daumenverdoppelung. – **dreigliedriger D.**: s. u. Triphalangie.

Daumenballen: / Thenar. – **D.atrophie**: / Abduktor-Opponens-Atrophie.

Daumenersatz: plast. Ersatz des 1. Fingers nach Totalverlust zur Wiederherstellung der Zangengreiffähigkeit der Hand. Bei intaktem Metakarpale I entweder sogen. Phalangisation (HILGENFELDT, HOHMANN, KLAPP, KREUZ, LE TAC u. a., / Abb.) oder »neurovaskuläre Fingerauswechslung« in Form des »Zeige-« (PERTHES, MARC ISELIN, PORZELT), »Mittel-« (HILGENFELDT) oder »Kleinfinger-Daumens« (ZRUBECKY); bei partiellem Verlust des Metakarpale »Aufstockung« eines Knochenspans u. Weichteilumhüllung (GILLIES, NICOLADONI), auch Transplantation der kontralat. Großzehe (NICOLADONI).

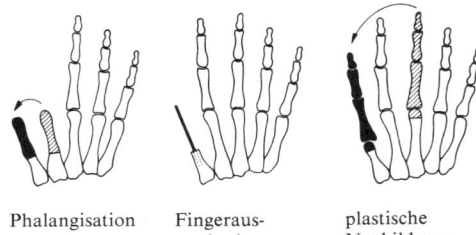

Phalangisation   Fingerauswechselung   plastische Neubildung

Daumenlutschen: *päd* das gewohnheitsmäß. (oft »rituell« zum Einschlafen geübte), lustbetonte Fingerlutschen des Säuglings u. Kleinkindes; bei Neuropathie u. mangelnder Nestwärme evtl. noch bis in die Pubertät. Bewirkt Schwielenbildung (ähnl. der Melkerschwiele) am Lutschfinger, evtl. Kieferdeformierung u. lutschoffenen Biß.

Daumenmitbewegungsphänomen: 1) / MAYER* Reflex. – 2) / WARTENBERG* Reflex.

Daumen-Mund-Agnosie: (v. ANGYAL) Autotopagnosie mit Nichterkennen von Daumen u. Mundregion.

Daumen|nagelprobe: gleitendes Abtasten der Patella mit der Nagelseite des Daumens zur Feststellung einer feinen Fraktur. – **D.plastik**: / Daumenersatz. – **D.reflex**: Beugung des Daumenendgliedes bei Schlag auf die Sehne des Flexor pollicis longus oberhalb des Pronator quadratus; physiol. Muskeldehnungsreflex. – s. a. WARTENBERG* Reflex. – **D.verdoppelung**: »doppelter Daumen« (völlig oder nur teilweise getrennt) als Polydaktylie mit Verdoppelung (bis Verdreifachung) des Mittelhand-, evtl. auch der zugehörigen Handwurzelknochen. – **D.zeichen**: 1) / WARTENBERG* Reflex. – 2) / STERNBERG* D.zeichen (s. a. Abb. »MARFAN* Syndrom«).

Daunomycin: zytostat. u. antibakterielle Substanz aus Streptomyces peuceticus.

Daunorubicin *WHO*: Rubidomycin; zytostat. wirkendes Antibiotikum.

Dausset* Methode: Nachweis von Leukozyten-Auto-AK durch Agglutination iso- oder, wenn möglich, autologer Leukozyten mit dem Probandenserum.

Davaine* Bazillus: (CASIMIR JOSEPH D., 1812–1882, Pathologe, Paris): (1863) / Bacillus anthracis.

Davaineidae: parasit. Würmer [Cestoda] bei Vögeln, Säugetieren u. – Gattung Raillietina – beim Menschen; Zwischenwirt Insekten.

Davalos* Reagens: *bakt* dem ZIEHL*-NEELSEN* Reagens ähnl. Farblsg. aus Fuchsin, Phenol. liquefact., Alkohol u. Aqua dest.

Davalos*-Zanaboni*-Lutzeyer* Technik: schräge terminoterminale Anastomosierung (evertierende Naht) des Ureters nach Teilresektion.

Davat* Operation: chir. Ther. der Varikozele durch Drosselung der venösen Zufuhr.

Davenport* Index: ein Größen-, Gewichts- u. Körperbau-Index n. der Formel: Gewicht/Länge^2.

Davenport* Methode: (HARALD ALVIN D., geb. 1895, Anatom, Chikago): Silberimprägnation der Nervenfasern (Achsenzylinder schwarz auf gelbl. Grund) im entparaffinierten Paraffinschnitt (nach Einstellen in Äther-Alkohol, Bedecken mit Celloidin-Lsg., dann in 80%ig. Alkohol) mit 10%ig. alkohol. AgNO$_3$-Lsg. u. Reduktion in alkohol. Pyrogallol u. Formalin.

Davenport* Nomogramm zur Berechnung des effektiven Bikarbonatdefizits bzw. -überschusses bei Säure-Basen-Störung des Neugeb. (/ Abb.). Aktueller pH- u. pCO$_2$-Wert ergeben das Ist-HCO$_3$, Schnittpunkt der pCO$_2$-Isobare mit der kräft. Linie das Soll-HCO$_3$ (jeweils auf der linken Ordinate).

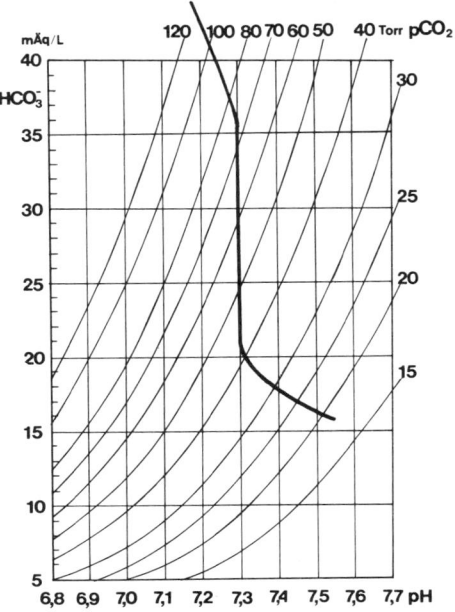

David* Krankheit: 1) (JEAN PIERRE D., 1737–1784, französ. Chirurg): / Spondylitis tuberculosa. – 2) (WALTER D., 1896–1944, Arzt, Berlin): (1926) jahres-

Davidoff* Operation

zeitlich gehäuft nur bei Frauen auftret. hämorrhag. Diathese uneinheitl. Genese. – 3) Neuritis optica intracanalicularis.

Davidoff* Operation (LEO MAX D., geb. 1898, Neurologe, New York): Ausschaltung der Plexus choroidei der Seitenventrikel bei Hydrocephalus int.

Davidoff* Zelle (MAX v. D., gest. 1904, Histologe, München): ∤ PANETH* Körnerzelle.

Davidsen*-Kjerulf*-Jensen* Lösung: Infusions-Lsg. für die K-Substitution beim Kleinkind.

Davidsharfe: *anat* das einer Lyra ähnl. Gebilde im Telenzephalon, bestehend aus Corpora mamillaria, Columnae fornicis, Crura fornicis, Hippocampi u. – als chordae psalterii – den Striae transversae des Balkens.

Davidsohn* Probe (HEINRICH D., geb. 1884, Arzt, Berlin): (1913) DD von Frauen- u. Kuhmilch anhand des nur bei ersterer nach tropfenweisem Tributyrin-Zusatz auftret. stechenden Buttersäuregeruchs.

Davidsohn* Reflex (HERMANN D., 1842–1911, Otologe, Berlin): durch starke Lichtquelle in der Mundhöhle auslösbarer Lichtreflex der Pupillen. Bei einseit. Kieferhöhlenprozeß homolat. abgeschwächt (= **D.* Zeichen**).

Davidsohn* Test (ISRAEL D., geb. 1902, Pathologe, Chikago): 1) Modifik. des PAUL*-BUNNELL* Testes zur Differentialabsorption der M-, F- u. S-Antikörper mittels gekochter, bei infektiöser Mononukleose spezifischer agglutinierender Rinder-Ery (anstelle von Hammel-Ery) u. – in 2. Reihe – mittels Meerschweinchennierenbrei. – 2) Differentialabsorptionstest zur Erkennung der Blutuntergruppen A_1 u. A_2 durch Agglutination des fragl. Serums mit hochtitr., hochspezif. Kaninchenserum.

Davidson* Anämie (ANDREW D., 1836–1918, engl. Tropenarzt, Madagaskar): gegen Leberther. resistente megaloblast. Anämie multipler Genese (Schwangerschaft? Sprue?); idiopath. Form heute zu den achrest. Anämien gerechnet.

Davidson* Anomalie: *hämat* Tetraploidie der Neutrophilen als erbl.-konstitut. Kernanomalie. – **D.*-Smith* Kernanalyse**: (1945) Nachweis des Geschlechtsdimorphismus neutrophiler Leukozyten durch Auszählen der »drumsticks« im gefärbten Blutausstrich.

Davidson* Behandlung (EDWARD CLARK D., 1894–1933, Chirurg, Detroit): Ther. frischer Brandwunden mit wäßr. Tannin-Lsg. (Cave Nierenschädigung!).

Daviel* Operation (JAQUES D., 1696–1762, Ophthalmologe, Paris): (1745) Linsenextraktion bei seniler Katarakt durch kornealen Starschnitt ohne Iridektomie. – Von D.* auch Augenlöffel zum Herausmassieren der Linse angegeben.

Davies* Reaktion (JOHN A. V. D., geb. 1896, Arzt, Boston): Mikromodifikation der ∤ HINTON* Flokkungsreaktion (auf Syphilis).

Davies=Colley* Operation (JOHN NEVILLE D.=C., 1842–1900, Chirurg, London): 1) Halbresektion der Grundphalanx bei Hallux rigidus. – 2) Keilexzision am Talus bei Klumpfuß.

DA-Virus: Parainfluenza-Virus Typ 5.

Davis* Hautinseln (JOHN STAIGE D., 1872–1942, Chirurg, Baltimore): kleine, freie Hauttransplantate, zentral aus Korium u. Epidermis, peripher nur aus Epidermis bestehend.

Davis* Medium (LEWIS D., geb. 1889, amerikan. Chemiker): 1) mit Bouillon überschichteter Blutagar zur Züchtung von Trypanosoma cruzi (insbes. für Antigen-Gewinnung). – 2) Zystin-Tryptophan-Bouillon zur Züchtung von Corynebact. diphtheriae.

Davis* Operation: 1) (GWILYM GEORGE D., 1857–1918, Philadelphia) subtalare Arthrodese bei Hohlfuß. – 2) (CARL BRADEN D., 1877–1950, Chikago) Fixierung des Lig. patellae u. Raffung der med. Kapsel bei habit. Patellarluxation. – 3) (LOYAL EDWARD D., geb. 1896 Chikago) Resektion der lumb. Rr. communic. zur sympath. Denervierung des Beines (z. B. bei RAYNAUD* Krankh.). – 4) (DAVID MELVIN D., geb. 1886, Urologe, Philadelphia) a) bei Ureterabgangsstenose Längsinzision u. transrenale Schienung (modifiz. MARION* Plastik). – b) Verschluß einer Harnröhrenfistel beim ♂ durch Schleimhautnaht u. Herausleiten eines nicht resorbierbaren Fadens aus der Urethra. – c) bei Hypospadie Urethraplastik aus Penis- u. Präputialschleimhaut u. Tunnelierung der Glans. – d) D.*-NEALON* Plastik: Harnleiterersatz durch Ileumschlinge (Pyelo-ileo-zystoplastik). – 5) D.*-GROVE*-JULIAN Op.: (1956) Thrombusextraktion, Kürettage u. Arteriektomie bei Aortenbogen-Syndrom.

Davis* Suspensionstechnik: (1929) Aufrichtung von Wirbelfrakturen in Narkose durch Extension an den Füßen (Bauchlage) u. Anlegen eines Gipskorsetts.

Davis* Syndrom (M. D. 1953): generalisierte Kollagenose (v. a. bei Kindern) mit primär-progred. Arthritis u. Augenbeteiligung (Iridozyklitis, Skleritis, bandförm. Keratopathie, Choroiditis).

Davis* Test: biochem. Krebstest anhand der – erhöhten – Urochromwerte im Harn.

Davis* Zeichen: 1) leere, gelbl. verfärbte Arterien als Todeszeichen. – 2) in Knie-Ellenbogenlage durch Klysma ausgelöster Schmerz in der Fossa iliaca bei Appendizitis.

Davis* Zipfelnaht: bei dreieck. Hautwunde zunächst Vereinigung der seitl. Lefzen an der Dreiecksbasis, dann geradlin. Verschluß.

Davison* Methode: Durchtrennung der epigastr. Gefäße im Rahmen einer Funikulolyse.

Davy* Operation (RICHARD D., 1838–1920, engl. Chirurg): Entfernung des Os cuboideum bei Klumpfuß.

Davy* Reaktion: 1) (EDMUND WILLIAM D., 1826–1899, ir. Kliniker): Phenol-Nachweis mit 1–10%ig. Molybdänsäure-Lsg. in konz. H_2SO_4; gelbe bis purpurne, bei geringem Phenolgehalt grüne bis blaue Verfärbung. – 2) *toxic* Strychnin-Nachweis durch Violettfärbung der Probe (in konz. H_2SO_4) bei Zusatz von Ferrizyankali.

Dawbarn* Zeichen (ROBERT HUGH D., 1860–1915, Chirurg, New York): ∤ Abduktionsphänomen.

Dawkins*-Massey* Zeichen: (1961) Vertiefung u. Beschleunigung der Atmung (bes. beim Bewußtlosen) nach rascher Flüssigkeits-Inj. in den Extraduralraum.

Dawson* Enzephalitis (JAMES WALKER D., 1870–1927, Pathologe, Edinburgh): ⁄ Einschlußkörperchenenzephalitis.

Day* Faktor: (1938) Wirkstoff (»Vit. M«) der Folsäure-Gruppe (Vit. B_c?).

Day* Probe (RICHARD HENCE D., 1813–1892): Blutnachweis in Stuhl u. Harn mit Tct. Guajaci u. H_2O_2.

Dayras* Zeichen: Druckschmerz im dist. Femur als Hinweis auf Pneumokokkenarthritis bei kindl. Pneumonie.

Dazisches Fieber: ⁄ Wolhynisches Fieber im östl. Donauraum (ehemal. röm. Provinz Dacia).

dB, db: ⁄ Dezibel. – **DBS**: ⁄ Differentialblutsenkung.

D.C.: ⁄ Dosis curativa. – **DCA**: **D**esoxy**c**orticosteronum **a**ceticum. – **dCDP**: **D**esoxy**c**ytidin**d**i**p**hosphat.

D.C.F.: **D**énominations **c**ommunes **f**rançaises. – **D.c.f.**: *pharm* ⁄ **D**etur **c**um **f**ormula.

D-Chromosom: 1) (WILSON 1905) kleines, akzessor. Chr., durch Fragmentation aus einem B-Chromosom entstanden. – 2) Gruppe D (Chromosomen 13–15) der Denver Nomenklatur.

DCI: **D**enominatio **c**ommunis **i**nternationalis.

dCMP: **D**esoxy**z**ytidin**m**ono**p**hosphat. – **dCMP-desaminase**: Enzym, das dCMP u. 5-substituiertes dCMP zu dUMP u. substituierten Verbindgn. desaminiert. – **dCMP-kinase**: ⁄ Desoxyzytidylat-kinase.

dCR: ⁄ Desoxyzytidin.

Dct.: ⁄ Decoctum.

dCTP: ⁄ **D**esoxy**z**ytidin**tr**i**p**hosphat. – **dCTPase**: Phosphatase in Phagen-infizierten Koli-Baktn., die dCTP bzw. dCDP zu dCMP u. Pyrophosphat bzw. Orthophosphat hydrolysiert.

d-c-Voltage: (V. BÉKÉSY) das im Ductus cochl. mit Mikroelektrode nachgewiesene Bestandpotential des CORTI* Organs.

DD: ⁄ **D**ifferential**d**iagnose. – **D-D**: Gemisch von 1,2-Dichlorpropan u. 1,3-Dichlorpropen (1+2) als Boden-Nematizid; reizt Haut, Augenschleimhäute u. Atemwege.

DDAVP: **D**esamino-**D**-**A**rginin- ⁄ **V**aso**p**ressin.

DDD: **D**ichlor**d**iphenyl**d**ichloräthan; Homologes des DDT, ein Insektizid. – **DDD-Typ**: 1) *chem* DDD-art. Verbindungen, z. B. Amphenon B, die als Adrenokortikostatika wirken. – 2) *klin* nicht hypophysär bedingte, auf DDD (u. Amphenon B) ansprechende Form des CUSHING* Syndroms.

DDT®: **D**ichlor**d**iphenyl**t**richloräthan (⁄ Chlorophenotanum technicum); ein Insektizid; Anw. z. T. in Kombin. mit DDT-Synergisten (z. B. Fluorazetamid), so daß auch gegen DDT-dehydrochlorinase produzierende Insekten wirksam.

DDVP: ⁄ Dichlorvos (Insektizid).

DE: ⁄ Dosis effectiva. – **D.E.**: ⁄ DAM* Einheit.

De Almeida*, De Bakey*, De la Camp*, De Lee*, De Morgan*, De Musset*, De Mussy*, De Ritis* etc.: s. u. Almeida*, Bakey* u. s. w.

Deacon*-Falsone*-Harris* Test: (1957) *serol* ⁄ **F**luoreszenz-**T**reponemen-**A**ntikörpertest.

Deacylasen: veraltete Bez. für Acyl-CoA hydrolysierende Enzyme (z. B. Azetyl-CoA-hydrolase).

Dead-fetus-Syndrom: bei retinierter abgestorbener Leibesfrucht Verbrauchs- u. Lysekoagulopathie der Schwangeren, vermutlich infolge Blockade von Proteinasen durch übergetretene fetale Autolysestoffe.

dead space: (engl.) ⁄ Totraum.

DEAE-Zellulose: **D**i**ä**thylamino**ä**thylzellulose; Anw. zur Dünnschichtchromatographie u. als Kationenaustauscher.

Deafferentierung: *chir* op. Unterbrechung der segmentären sensiblen Fasern der hint. Spinalwurzeln (z. B. FOERSTER* Op.) bei spast. Kontrakturen. – **Deafferenzierungstheorie**: *physiol* Eine Abnahme des Einstromes von Impulsen aus Sinnesorganen u. – v. a. muskulären – Proprirezeptoren führt zur kortikalen Inaktivierung u. damit zum Schlaf.

Deallergisierung: ⁄ Desensibilisierung.

Deamidase, Deaminase: ⁄ Desamidase, Desaminase.

Dean*-Mouat* Nährboden: Emulsion von gekochtem Frischei in Wasser zur Züchtung von Entamoeba histolytica; vor Beimpfung Zusatz einiger Tropfen frischen Blutes.

Dean*-Webb* Methode: Messung der AK-Menge in einem Antiserum durch Vergleich der Präzipitationsgeschwindigkeit bei steigendem AG-Zusatz.

Deanol-aceglumat *WHO*: Dimethylaminoäthanolazetylglutamat; Spaltprodukt des Prokains. Psych. u. motor. Reaktionen ausgleichendes Therapeutikum.

Dearterialisation: Umwandlung von arteriellem in venöses Blut durch O_2-Entzug.

Deaver* (JOHN BLAIR D., 1855–1931, Chirurg, Philadelphia) **Fenster**: durchscheinender, fettfreier Bezirk des Dünndarmmesenteriums, begrenzt von arkadenförm. Arterien. – **D.* Inzision**: für Mastektomie subkorakoidal-ovaläre Umschneidung der Mamma.

Debab: Trypanosomiasis (Trypanosoma sudanense) in Nordafrika.

Debaryomyces: Hefepilz-Gattung [Ascomycetes], typ. »Kahmhefe«. Einzelne Arten für Mensch u. Tier fakultativ pathogen. – **D. hominis** s. **neoformans**: ⁄ Cryptococcus neoformans; **D. kloeckeri**: perfektes Stadium von Torulopsis candida.

Debasierung: Resektion einer Finger- oder Zehenknochenbasis (z. B. bei Hallux valgus).

Debeyre*-Levitan* Operation: Spondylodese des lumbosakr. Übergangs von ventral.

Debierre* Lobus: Striae longitud. med. corporis callosi, Gyrus fasciolaris u. G. dentatus als zentraler Abschnitt der Riechbahn.

debil(is): (lat.) schwächlich, schwachsinnig.

Debilität, Debilitas: (lat.) 1) Schwäche; z. B. **renale D.** (CASTAIGNE; angebl. zu albuminur. Erkrn. prädisponierende Nierenschwäche), **kardiale D.** (= D. cordis = Herzinsuffizienz), **D. vitae** (= Säuglingsdystrophie), **Débilité bronchique** (konstitutionelle, oft fam. Bronchialwandschwäche, disponierend für Bronchiektasen), **D. surrénale congénitale** (angeb. NN-Insuffizienz). – 2) *psych* **Debilitas mentalis**: angeb. oder perinatal erworb. (vgl. Demenz) Intelligenzdefekt als geringster Grad des Schwachsinns (max. geist. Niveau eines 9–10jährigen, Volksschulbildung u. Lehre nicht möglich); vgl. Imbezillität, Idiotie. – Ferner (CHASLIN) das ungenügende u. falsche

Debilität, emotionale

Urteilsvermögen, unabhängig vom Intelligenzgrad. – **emotionale D.**: schwache Entfaltung der emotionalen Anlagen u. allg. Leistungshemmung infolge Mangels an Gefühlszuwendung im frühkindl. Alter. – **motor. D.**: (DUPRÉ) auffallende Ungeschicklichkeit bei Oligophrenie (oft mit lebhaften Sehnenreflexen u. motor. Unruhe).

Debler* Anämie, Syndrom: (1939) sehr seltene, fam., im Säuglingsalter beginnende hämolyt., hypochrome Anämie mit Spleno-Hepatomegalie, hämat. Infantilismus, Poly- u. Hypochromasie, Mikro-, Retikulo-, Anisozytose, Erythroblastose, vermind. osmot. Resistenz der Ery. Ät.path. ungeklärt (prim. konstitutionelle Hypersplenie?). Ther.: Milzexstirpation.

Deblockierung: 1) *kard* Aufhebung eines Av-Blockes oder Reduzierung des Blockierungsgrades bei Vorhofflattern (Gefahr des 1:1-Flatterns mit Ventrikelfrequenzen bis 300). – 2) *psych* Lockerung psych. Spannungen durch Psychopharmaka.

Débove* (GEORGE MAURICE D., 1845–1920, Pathologe, Paris) **Krankheit**: 1) essentielle (prim.) Splenomegalie. – 2) Ulcus pepticum oesaphagi. – 3) **D.*-Polgar* Syndrom**: ↑ Altersosteoporose. – **Débove* Membran**: die Basalzellschicht von Zylinderepithel.

Debranching enzyme: ↑ Dextrin-1,6-glukosidase.

Debray* Syndrom: 1) pseudotumoröse Entzündung an der BAUHIN* Klappe (*röntg* Kokardenform) mit Diarrhö. – 2) ↑ MILKMAN* Syndrom. – **D.*-Housset* Methode**: Saugbiopsie des Magens unter gastroskop. Sicht.

Debré* (ROBERT D., geb. 1882, Pädiater, Paris) **Methode**: Unterdrücken des Masernexanthems durch Inj. von Rekonvaleszentenserum oder IgG 1–2 Tage vor Ausbruch des Exanthems. – **D.* Reaktion**: 1) Nachweis der Katzenkratzkrankh. durch i.c. Inj. aus LK-Eiter hergestellten AG (Reaktion wie bei Tuberkulinprobe). – 2) **D.*-Paraf* R.**: (1911) Variante der KBR (v. a. für Tbk-Diagnostik) durch AG-Nachweis mit bekanntem AK. – **D.* Syndrom**: 1) bereits im Säuglinsalter – gelegentl. fam. – auftret. chron., nichtinfektiöse Hepatomegalie mit Dystrophie, Minderwuchs, Entwicklungsstörung der quergestreiften Muskeln, anomaler Fettpolsterverteilung wie bei FRÖHLICH* Syndrom. Ät.path.: Störung des Glykogen- u. Fettstoffwechsels (Speicherung in der Leber; Hypercholesterinämie, Lipämie). – 2) **D.*-Mollaret* Krankh.**: ↑ Katzenkratzkrankheit. – 3) **D.*-Fibiger* Sy.**: adrenogit. ↑ Salzverlustsyndrom. – 4) **D.*-Lamy* Sy.**: ↑ Purpura rheumatica. – 5) **D.*-Marie* Syndrom** (JULIEN M.): Variante des hypophysär-hypothalam. Zwergwuchses (HVL-Insuffizienz bei Überfunktion des Hypothalamus-HHL-Systems) mit isolierter Störung des Wasserhaushalts: Infantilismus, Hypogenitalismus, Adipositas, Oligodipsie, Oligurie, Hypothermie, Hypotonie, Hypoglykämie; Intelligenz normal. – 6) **D.*-Robin* Sy.**: Zwergwuchs, Exostosenbildung u. Mikromelie. – 7) **D.*-Semelaigne* Syndrom** (GEORGE S.): ätiol. unklare Variante des kongenit. Myxödems mit Myopathie (Hypertrophie u. Rigidität von Extremitätenmuskeln, Zwerchfell u. Myokard; Hyper- oder Hypotonus), (pseudo-)athlet. Gesamteindruck, Minderwuchs. – 8) **D.*-de Toni*-Fanconi* Syndrom** (GIOVANNI DE T., Pädiater, Genua; GUIDO F.): prim. (rezessiv-erbl.?), idiopath. (enzymopath.), evtl. erst im Erwachsenenalter manifeste Tubulopathie mit Hyperaminoazid-Hyperphosphaturie sowie Osteomalazie (↑ MILKMAN* Syndrom), Glukosurie, Azidose, allg. Schwäche. – Vork. auch symptomat. bei der infant. Form der Zystinose (früher: ↑ ABDERHALDEN*-FANCONI* Syndrom); ferner eine Variante mit Intelligenzdefekt, Katarakt u. renaler Ammoniakausscheidung: **BICKEL*-THURSBY*-PELHAM* Syndrom. – 9) D.*-Mande de Abitol=Rouques* Symptom**: die retardierte Knochenentwicklung (fragmentierte, verspätet auftret. Ossifikationszentren) bei infantilem Myxödem.

Débridement: (französ. = Abzäumen). 1) Durchtrennung (Beseitigung) strangulierender Briden, i. w. S. auch blut. Erweiterung einer natürl. Enge (z. B. Bruchpforte, Zervix). – 2) Abtragung oberflächl. Nekrosen, auch i. S. der Wundtoilette; als **enzymat. oder fermentatives D.** die Abdauungsbehandlung von Wunden (Ablösung von Fibrinbelägen u. Nekrosen) durch örtl. Anw. fibrinolyt. (z. B. Streptokinase) oder trypt. Enzyme, z. B. bei Verbrennung, schlechter Wundheilung, osteomyelit. Fistel.

Debt: (engl.) Schuld; z. B. O_2-Debt (= Sauerstoffschuld).

Debye* Diagramm (PETRUS JOSEPHUS WILHELMUS D., 1884–1966, Holländ. Physiker u. Chemiker, Zürich, Leipzig, Berlin, Ithaca/N. Y.; 1936 Nobelpreis für Chemie): die photographisch registrierte Interferenzerscheinung einer monochromat. Rö-Strahlung am Kristallpulver (mit ungeordneter Lage der Kristallite = **D.*-SCHERRER* Methode**). Jeder Interferenzlinie entspricht ein in einer best. Netzebene nach de BRAGG* Reflexionsbedingung reflektierter Röstrahl.

Debye(-Einheit), D: Einh. des Dipolmoments; 1 D = 10^{-18} esE · cm.

dec.: (engl.) decimeter. – **deca...**: s. a. deka....

decalvans: (lat.) Haare entfernend (zerstörend). – **Decalvatio**: totaler Haarausfall.

Decamethonium|bromid *WHO*: eine bisquartäre Ammonium-Verbdg.; synthet. Muskelrelaxans mit Kurarewirkung. – Mit gleicher Anw. das **D.jodid**.

Décanulement: ↑ Dekanülierung.

Decapacitation factor: *gyn* ↑ Dekapazitationsfaktor.

Decapitatio (fetus): *geburtsh* ↑ Dekapitation.

Decentan®-Syndrom: ↑ zervikolinguomastikator. Syndrom nach Medikation des Neuroleptikums.

Deceptio visus: opt. Sinnestäuschung.

Dechaliniumchlorid: ↑ Dequaliniumchlorid.

Dechenaud* Syndrom: Syndrom der funktionellen ↑ Bauchauftreibung.

Dechlorgriseofulvin: fungizides Antibiotikum aus Penicillium urticae, nigricans u. raistrichii.

Dechloridation, Dechlorination: Entfernen des Cl aus gechlortem Trinkwasser, z. B. durch Filtration über $CaSO_3$. – **Dechloruration**: Abnahme der renalen Cl-Ausscheidung.

Decholin®-Test: Kreislaufzeit-Bestg. im Rahmen des ↑ Äther-Decholin-Tests; modifiziert auch als Leberfunktionsprobe (Ausbleiben oder Verlorengehen des normal nach 15 Sek. auftretenden typ. Geschmacks Hinweis auf Dysfunktion). – Die **Decholinzeit** zwischen i.v. Inj. (Kubitalvene) der 20%ig. Decholin®-

Lsg. (0,25 ml) u. Auftreten eines bitteren Geschmacks auf der Zunge (»Arm-Zunge-Zeit«) beträgt normal 10–16 (9–12) Sek., ist deutl. verlängert bei Linksherz- u. Doppelinsufizienz, mäßig bei Rechtsinsuffizienz. Die **Decholin®-Ätherzeit-Differenz** (normal 6–8 Sek.) ist verlängert bei Links- u. verkürzt bei Rechtsinsuffizienz.

deci...: s. a. dezi....

Decidua: die hormonell während Prämenstruum u. Gravidität (= **D. menstrualis** bzw. **graviditatis**) umgewandelte Funktionalis des Uterus (Auftreten von Deziduazellen, Zunahme der Höhe, Drüsensekretion u. Blutfülle), mit – oberflächl. – **D. compacta** (Bindegewebe mit feinfaser. Retikulum) u. darunter **D. spongiosa** (schwammig, mit Drüsenschläuchen); wird nach der Menstruation bzw. Entbindung abgestoßen. Als – ausschließlich mütterl., die Eihöhle bildende, ernährende u. entgiftende – **D. gravidarum** (↑ Abb.), unterschieden in **D. basalis** mit **D. margin.** (am Nidationsort die Plazenta bildend bzw. randständig aus fetalen u. mütterl. Gewebsanteilen bestehend), **D. pariet. s. vera** (die Uterushöhle auskleidend) u. **D. capsularis s. ovularis s. reflexa** (aus abgespaltener Kompaktaschicht; überzieht die Keimblase u. später das Amnion, atrophiert unter dem Druck der wachsenden Frucht u. verschmilzt gegen Ende Mens III mit der D. pariet.; am Implantationsort durch Koagulum verschlossen = REICHERT* Nar-

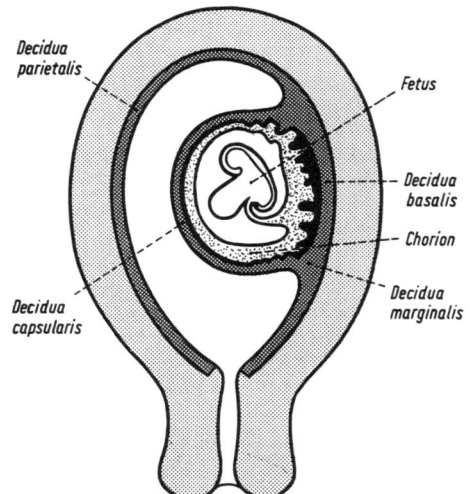

be). – Bes. Formen: **D. ectopica**, unter Einfluß von Corpus-luteum-Hormon u. unabhängig von der Eiansiedlung entstehend in Ovar, LK, großem Netz, Vagina, Tuben oder Zervix; degeneriert schleimig ohne wesentl. klin. Erscheinungen am Ende der Schwangerschaft; vgl. Endometriose. – **D. placentalis subchorialis**, ringförm. Verdickung am Übergang der D. capsularis in die D. parietalis. – **D. polyposa** mit multiplen kleinen ↑ Deziduapolypen; oder **D. tuberosa et polyposa** als höckrig-polypöse Oberflächenwucherung der – meist noch normal geschichteten – D. infolge zu reichl. Hormonangebots (z. B. bei bereits vor der Schwangerschaft bestehender Endometriumhyperplasie), mit Gefahr des Abortes durch Blutung (meist bis Mens IV) u. verstärkter Nachgeburtsblutung.

decidualis: (lat.) die Decidua betreffend.

Decidu(al)itis: ↑ Endometritis decidualis.

Deciduata: *zool* best. Säugetiere (u. a. Halbaffen, Affen) u. der Mensch, bei denen (im Ggs. zu den Adeciduata) bei der Geburt mit den Eihüllen auch ein Teil der Dezidua abgeht.

Deciduoma malignum: ↑ Chorionepitheliom.

deciduus: (lat.) hinfällig.

decipiens: (lat.) täuschend.

Deck|auge: *ophth* ↑ Doppelauge. – **D.biß**: *dent* vertikale Gebißanomalie mit steilgestellten u. verlängerten oberen Schneidezähnen (»Inversionsstellung«), dadurch tiefem Überbiß (evtl. Aufbiß auf der Schleimhaut des Gegenkiefers).

Deckelfraktur: ringförm.-horizontale Schädelfraktur mit Abhebung der Kalotte.

Deckepithel: ↑ Oberflächenepithel.

Decker* Methode (1944) *gyn* transvaginale Laparoskopie in Knie-Schulterlage (neg. Druck im Abdomen) zur Inspektion des Uterus samt Adnexen vom – luftgefüllten – DOUGLAS* Raum her.

Decker* Winkel (KURT D., geb. 1921, Neuroradiologe, München): (1956) von der **D.* Linie** (Dorsalkontur des Dens axis) u. der Clivus-Ebene eingeschlossener Winkel (etwa = ZOOGARD* Winkel); normal 152–177°, bei basilärer Impression verändert.

deckfarben: *mikroskop* undurchsichtig.

Deckgewebsgeschwulst: epitheliales Neoplasma.

Deckglas, -gläschen: 0,15–0,2 mm starke Glasplatte (18 x 18, 24 x 24, 24 x 32, 24 x 55 mm) zum Eindecken mikroskop. Präparate. – **D.ausstrich**: Deckglaspräparat, -probe. – **D.kultur**: 1) Gewebezüchtung auf hohlgeschliffenem, mit 0,3 mm dicken Gewebsstückchen u. steriler HANKS* Lsg. beschicktem Objektträger, auf den ein Deckglas mit 1 Tr. Plasma u. Embryonalextrakt aufgelegt wird. Nach Vaseline-Umrandung Inkubation im Brutschrank. – 2) *bakt* ↑ FORTNER* Mikrokultur. – **D.präparat**: (P. EHRLICH) Ausstrich-Präp. auf einem D., hergestellt durch Auffallenlassen eines 2. Deckglases auf den stecknadelkopfgroßen Blutstropfen u. anschließ. Abziehen des einen Glases vom anderen. – **D.probe** (Lattes*): Nachweis schwacher Serumagglutinine (oder solcher in angetrocknetem Blut), indem dem D.ausstrich eine Ery-Suspension zugesetzt u. mikroskopisch Hämagglutination in der Randzone beobachtet wird.

Deck|knochen: die die Höhlen des Hirn- u. Gesichtsschädels bedeckenden ↑ Bindegewebsknochen. – **D. membran**: ↑ Membrana tectoria. – **D.plastik**: plast.-chir. Beseitigung (dir. Naht, Verschiebe- oder Stiellappen, Transplantation) eines angeb. oder erworb. Gewebsdefektes der Körperoberfläche; i. e. S. die Hautdeckung (evtl. einschl. Bindegewebs-, Fett-, Knochenschichten) zur Erzielung einer prim. Wundheilung. – **D.platte**: 1) *embryol* der dünne, ependymale, dors. Dachteil des Neuralrohres. – 2) *anat* die den WK kranial abschließ. hyalinknorpel. ↑ Abschlußplatte. – **D.punkte**: *ophth* korrespondierende ↑ Netzhautpunkte.

Deckungsverletzung: *forens* Verletzung (meist an Kopf, Rücken, Armen u. Händen) bei pass. Abwehr eines tätl. Angriffs (»Abwehrverletzung«) oder eines Unfallgeschehens (in Deckungshaltung).

Deck|verband: Schutzverband, i. e. S. der ↑ Okklusiv- u. (*ophth*) der ↑ Uhrglasverband. – **D.zellen**: 1) Zel-

Declive

len des Mesothels (davon ausgehend die »**D.zelltumoren**«). – 2) den Kapillarschlingen der Nierenglomeruli auflieg. Zellen des viszeralen Blattes der BOWMAN* Kapsel. – 3) Zellen des Übergangsepithels der Harnwege. – 4) Alveolardeckzellen: der Basalmembran der Lungenalveolen – kontralat. zu den alveolären Endothelzellen – aufliegende, den – geschlossenen – zytoplasmat. Alveolenbelag bildende Zellen; eisenhaltig u. desquamiert als Herzfehlerzellen (Siderophagen).

Declive *PNA*: (lat. = Abhang) der hint., absteigende Teil des Kleinhirn-Oberwurmes.

Decloxizinum: bronchodilatator. Substanz mit Antihistamin-, Antiserotonin- u. antitussiver Wirkung.

deCMP: / **De**soxyzytidinmonophosphat.

Decocto-Infusum: pflanzl. Arzneizubereitung durch Infundieren einer Droge mit dem noch heißen Dekokt einer anderen.

Decoctum, Decoctio, Dct.: *pharm* Drogenauszug, im allg. frisch zubereitet durch Ansetzen zerkleinerter Pflanzenteile mit kaltem Wasser, ½- bis 1stünd. Erhitzen im Wasserbad, noch warmes Abpressen vom Rückstand u. Seihen durch Mull.

Decollatio capitis: *geburtsh* / Dekapitation.

Décollement: »Ableerung« der Haut durch stumpfe Gewalteinwirkung, evtl. als geschlossene Ablösung von der Unterlage (Faszie, Periost etc.) mit nachfolgender Hohlraum- u. Hämatombildung. – I. w. S. auch die »Ablösung« einer Knochenepiphyse, der Plazenta, Trachealschleimhaut etc., als **D. pleuropariétal** die extrapulmonale, apikale / Pneumolyse.

Decompensatio: (lat.) / Dekompensation.

Decorticatio: (lat.) / Dekortikation.

Decourt* Kachexie: psychogen-endokrine Kachexie bei Jugendlichen.

Decoyinin: bakterio- u. fungistat. Antibiotikum aus Streptomyces hygroscopicus; stark toxisch.

Decrassentia: *pharm* (pflanzl.) Entfettungsmittel.

Decrementum: *klin* Abnahme, / Stadium decrementi.

Decrepitatio: s. u. Crepitatio. – **decrepitus**: (lat.) schwach, körperl. heruntergekommen, dekrepide.

Decrescendo...: / Dekrescendo...

deCTP: / dCTP.

Decussatio: *anat* »Kreuzung« (von Nervenbahnen); z. B. *(PNA)* **D. lemniscorum** (die med. = sensible »Schleifenkreuzung« des re. u. li. Tr. bulbothalamicus in der Medulla obl.), **D. nervorum trochlearium** (des li. u. re. N. trochl. im Velum medull. ant.), **D. pedunculorum cerebellarium sup.** (D. crurum cerebellocerebralium s. brachii conjunctivi, die »große Haubenkreuzung« in Höhe der hint. Vierhügel), **D. pyramidum** (Kreuzung bd. Pyramidenbahnen zu etwa 90% in Höhe der Austrittsstelle des 1. Halsnervs an der Grenze von Medulla obl. u. RM, mit Bildung des paar. Tr. corticospin. lat.), **D. subthalami s. supramamillaris** (Kreuzung von Fasern des Globus pallidus dorsal der Corpora mamillaria), **D. supraoptica** (s. u. Commissura), **D. tegmenti** (die »Haubenkreuzung«, als **D. t. dors.** der med. Fasern des Tr. tectospin. bds. in der Mittelhirnhaube zwischen den roten Kernen, u. zwar obehalb der **D. t. ventr.** der Tr. rubrospin. u. rubroreticul.).

decussatus: (lat.) gekreuzt.

Decylalkohol: $C_{10}H_{21}OH$; öl., u. a. als Weichmacher verw. Flüssigkeit; *toxik* verändert Sehfunktion, trübt Hornhaut, reizt Schleimhäute (MAK 230 mg/m³).

Decylsäure: / Kaprinsäure.

Dedifferenzierung: *path* / Entdifferenzierung.

Dedonder* Reagens: wäßr.-azeton. $AgNO_3$-Lsg. für Papierchromatographie von Zucker(-alkoholen).

Deelman* Phänomen (HERMAN TEWES D., geb. 1892, Pathologe Groningen): im Bereich einer Wunde beschleunigte experim. Tumorinduktion durch Teer.

Deen* (IZAAK ABRAHAM VAN D., 1804–1869, Physiologe, Groningen) **Kristalle**: / BOETTCHER* Kristalle. – **D.*(-Weber*) Probe**: Guajakprobe auf okkultes Blut im Magensaft.

Deepikardialisation: *chir* Ablösung bzw. Anrauhen des Epikards im Rahmen der Myokardrevaskularisation (z. B. HACKEN* Methode).

Deer-fly-fever: / Tularämie.

Deetjen* Körper (HERMANN D., 1867–1915, Arzt, Kiel, Berlin): / Thrombozyt.

Defäkation: die koordiniert-reflektor. (Dehnungsreiz), weitgehend über höhere ZNS-Abschnitte beeinflußbare Entleerung des Mastdarm-, meist auch des Deszendensinhalts durch Bauchpresse (mit Glottisschluß) u. sakralparasympathisch ausgelöste Rektumperistaltik (bei Erschlaffung des Sphincter ani int.); s. a. Defäkationszentrum.

Defäkations|prostatorrhö: Austritt von Prostatasekret (durch Kotdruck) im Anschluß an die Stuhlentleerung; häufig bei chron. Prostatitis. – **D.schmerz**: Schmerz bei der Stuhlentleerung infolge Dehnung des Analrings; bei Kryptitis, Papillitis, Analfissuren, -prolaps u. -hämorrhoiden etc. – **D.spermatorrhö**: Austritt von Sperma (Inkontinenz des Ductus ejaculatorius) im Anschluß an die Stuhlentleerung; bei Spermatozystitis, Urethritis, RM-Alteration.

Defäkationszentrum: 1) (ano-)spinales D.: vegetativ-nervaler Neuronenverband der grauen Substanz des Conus termin. (S_{3-5}) für Innervation von Sphincter ani u. Beckenbodenmuskeln. – 2) zerebrales D.: Großhirnstrukturen (limbischer Kortex, rostr. Hypothalamus, Area 4 u. 6, letztere für die willkürl. Kontrolle auch der Miktion), die das spinal-reflektor. Defäkationsgeschehen auslösen u. modifizieren (einschl. Integration vegetativer Funktionen bei trophotroper Reaktionslage).

Defatigatio: Ermüdung, Erschöpfung.

Defekt: Fehlen bzw. Verlust eines Körperteiles (Gewebe, Strukturelement etc.) oder einer Fähigkeit (z. B. Defectio animi = Schwachsinn); s. a. Defektzustand. – Bei genetisch bedingtem D. unterschieden als auto- u. allophänisch (d. h. infolge fehlender Beeinflussung durch eigene bzw. – sekundär – durch fremde genspezif. Stoffe). – *dent* **keilförm. D.** der Hartsubstanz am Zahnhals (Schmelz-Dentingrenze, oft ins Dentin hineinreichend); Ät.path. unbekannt (vgl. Zahnkaries).

Defekt|anämie: Anämie infolge angeb. Enzymdefektes (z. B. / Glukose-6-phosphat-dehydrogenase). – **D.atresie**: als Hemmungsmißbildung enstandene Atresie, mit völl. Fehlen eines Organabschnittes. – **D.bildung**: 1) fehlerhafte Bildung i. S. der / Hypo-

oder Agenesie. – **2)** Entstehung eines Gewebedefektes (z. B. durch Trauma, bei Pseudarthrose etc.). – **D.bruch**: ↑ Defektfraktur.

Defekt|dysproteinämie: D. mit Fehlen einer definierten Plasmaeiweißfraktion, meist i. S. des ↑ Defektproteinämie-Syndroms; s. a. Analbuminämie. – **D.epilepsie**: E. mit zur Ruhe gekommenem ursächl. Prozeß. – **D.faktor**: genet. Faktor als Erbanlage einer Mißbildung etc.; s. a. Letalfaktor. – **D.fraktur**: F. mit Verlust von Knochenteilen, meist als Schußverletzung, aber auch als sonst. Komminutivfraktur. – **D.gastritis**: chron. G. als Folge eines – evtl. organisch bedingten – enzymat. Defektes im oder oberhalb des Magens (z. B. Achylie); s. a. Resektionsgastritis.

Defekt|hebephrenie: **1)** H., die – häufig ohne lebhafte klin. Sympte. – in einen schizophrenen Defekt übergeht. – **2)** schizophrener Defekt, der das charakterist. Bild der Hebephrenie behält. – **D.heilung**: Wiedererlangen eines rel. Gesundheitszustandes mit restl. organ. oder funktionellem Schaden.

Defektivität: Minderwertigkeit, Unvollkommenheit.

Defekt|katatonie: **1)** in einen schizophrenen Defekt ausmündende Katatonie. – **2)** schizophrener Defekt als gleichsam zum Defekt erstarrte Katatonie. – **D.konstitution**: von den typ. Konstitutionsformen abweichende psychophys. Minusvariante. – **D.lysogenie**: *bakt* teilweise oder völlig verlorengegangene Fähigkeit eines Baktn.stammes zur Lysogenie, z. B. nach Infektion mit temperenten Phagen. – **D.mißbildung**: heredit. oder pränatal erworb. Fehlen von Körper- oder Organteilen (auch als Enzymopathien). – **D.mutation**: M., die eine Verschlechterung der Vitalität oder Fertilität oder teilweisen bis völl. Ausfall spezif. Strukturen oder Funktionen (z. B. Rot-Grün-Blindheit) bewirkt.

Defektoskop: Echolot zur Tiefenlokalisation von Gewebsinhomogenitäten.

Defekt|pathoproteinämie: ↑ Defektdysproteinämie. – **D.plastik**: op. Ersatz eines Gewebsdefektes durch auto-, allo- oder xenogenes Material.

Defektproteinämie-Syndrom: meist durch Enzymopathie bedingter Mangel oder Fehlen bestimmter Plasmaeiweißfraktionen, z. B. als Analbuminämie, Hämochromatose, Abetalipoproteinämie, Antikörpermangelsyndrom, kongenit. Afibrinogenämie, Hämophilie A u. B, Parahämophilie, Faktor VII-Mangel, STUART-PROWER-Defekt, Asiderophilinämie, RADEMACHER*, FRANKLIN* Syndrom.

Defekt|pseudarthrose: weniger durch kallushindernde Momente als durch Substanzverlust (Gewebsnekrose, traumat. Defekt) entstandene Pseudarthrose; Markhöhlen an bd. Frakturpolen deckelartig verschlossen, Weichteilinterposition. Ther. operativ. – **D.psychose**: **1)** Schizophrenie mit Tendenz zum ↑ Defektzustand (»**Defektschizophrenie**«). – **2)** Psychose bei bereits bestehendem Intelligenzdefekt.

Defektsyndrom: **1)** terminales extrapyramidales D.: (HADDENBROCK 1964) hyperkinet. Syndrom (stereotype, oft choreiforme oder ballismusart. Bewegungsabläufe) bei protrah. Medikation von Neuroleptika (nach Absetzen nicht sistierend, gelegentl. sogar erst nach Dosisverminderung auftretend); bei affektiver Spannung an Intensität zunehmend, im Schlaf sistierend. – **2)** ventrales D.: (CANTRELL, HALLER u. RAWITCH 1958) Bauchdeckenaplasie mit Zwerchfell- u. Perikardbeteiligung, verschied. Herzmißbildungen.

Defekt|theorie: *onkol* Für eine Onkogenese in best. Organen sind best. Ernährungsmängel verantwortlich. – **D.typ**: Blutgruppen-Anomalie, bei der die Ery-Merkmale mit den Serumeigenschaften nicht übereinstimmen, z. B. Blutgruppe 0 mit Anti-B oder Anti-A (statt Anti-A u. -B).

Defektuosität: Minderwertigkeit, Unvollkommenheit.

Defekt|wunde: Wunde mit Substanzverlust. – **D.zustand**: *psych* nicht mehr rückbildungsfäh. Endzustand einer Psychose oder einer organ. Hirnkrankh. mit intellektuellen u./oder psych. Ausfallserscheinungen. – Insbes. der schizophrene Defekt als irreversibler, die Persönlichkeit in ihrem Grunde verändernder Zustand mit mannigfalt. u. variablen Symptn. (von rel. blanden Bildern bis zu sog. Endzuständen): Affekt- u. Willensstörungen, Zerfahrenheit, Zerfall des log. Zusammenhanges, krankhafte Bedeutungserlebnisse, Wahnideen, Halluzinationen; Intelligenz erhalten (aber »kein Gebrauch davon«).

Defeminatio: **1)** »Entweiblichung«, d. h. phys. u. psych. Umwandlung der Frau zum ♂ Geschlecht hin; s. a. Virilisierung, vgl. Eviratio. – **2)** ↑ Frigidität.

Défense musculaire: ↑ Abwehrspannung.

deferens: (lat.) forttragend, herabführend; Kurzform für ↑ Ductus deferens.

Deferentektomie: Resektion eines oder beider Ductus deferentes; meist zur Prophylaxe einer kanalikulären Infektion (Epididymitis) bei Dauerkatheterung, Prostatektomie. – Auch Synonym für Vasoligatur.

Deferentitis: Entzündung des Ductus deferens, v. a. bei Prostatahypertrophie, Go, Tbk, Dauerkatheterung.

Deferoxaminum *WHO*: spezif. Eisenkomplexbildner aus der Gruppe der Sideramine; Anw. bei Eisenspeicherkrankhn., akuter Fe-Vergiftung; s. a. Desferal®-Test.

Deferveszenz: Entfieberung. – **D.psychose**: beim Abklingen des Fiebers auftret. symptomat. Psychose.

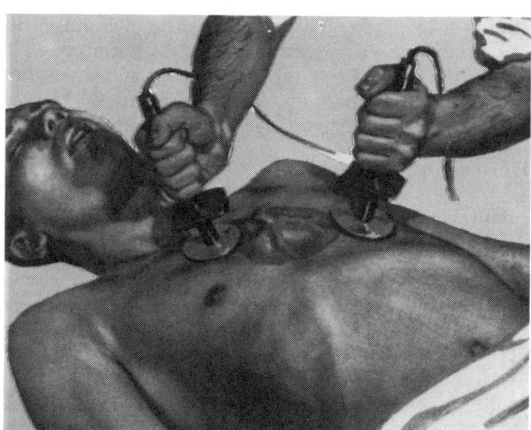

Externe Elektrodefibrillation. Auflegen der Elektroden in Richtung der Herzachse.

Defibrillation: *kard* Beseitigung des Kammerflimmerns oder -flatterns durch medikamentöse Ther.

Defibrinationssyndrom

(z. B. Ajmalin, Procainamid) oder Elektroschock (↑ Abb.; z. B. mit dem Defibrillator n. KOUWENHOFEN; auch bei best. Arrhythmien); s. a. Elektrokonversion, -defibrillation.

Defibrinationssyndrom: (DE WALL, LILLEHEI) Blutungsdiathese mit typ. intravasalen, diffusen Mikrokoagulationen infolge Einströmens von Gewebsthrombokinase (bzw. von proteolyt. Schlangengiften mit Thrombin- oder Thrombokinasecharakter), Übertritts von Trypsin ins Blut, Aktivierung von Hageman-Faktor (sek. Ausbildung von Blutthrombokinase) mit Plättchenagglomeration u. -zerfall etc.; z. B. bei vorzeit. Plazentaablösung, Amnionintoxikation, Missed abortion, Lungenquetschung, Sepsis, diffuser Ca.-Metastasierung, Hämolyse, Hyperparathyreoidismus, Crush, Hitzschlag. Charakterist. Blutveränderungen: Thrombopenie, starke Verminderung der Gerinnungsfaktoren V u. VIII, des Prothrombins, Fibrinogens u. Antithrombins III (vgl. Verbrauchskoagulopathie); Auftreten von Fibrin(ogen)-Abbauprodukten.

Defibrinieren: Entfernen von Fibrinogen aus Blut oder Plasma durch Überführen in Fibrin, möglichst ohne Beeinträchtigung der übr. Blutbestandteile; z. B. durch Schütteln der Blutprobe mit Glasperlen (»Schüttelblut«) oder Rühren mit Holzstab nach Thrombinzusatz.

Defizienz: Mangelzustand, -funktion; *genet* Chromosomendefizienz (s. u. Chromosomendeletion).

Deflation: (C. G. JUNG) *psych* Zustand seel. Ausgeglichenheit, innerer Ruhe (Ggs.: Inflation).

Deflectio: Abweichung, Ablenkung; z. B. *kard* D. **auricularis** (= P-Zacke), **D. ventricularis** (= QRS-Komplex); s. a. Deflection, Deflexion.

Deflection: (engl.) Ausschlag, Auslenkung; im EKG z. B. als **extrinsic D.** der initiale, pos. Ausschlag bei unipolarer präkordialer oder unmittelbarer Abltg. von der Herzoberfläche, bedingt durch die sich der dir. Elektrode nähernde Erregungsfront (Fernpotential); als **intrinsic D.** (LEWIS, ROTHSCHUH) der steile neg. Ausschlag nach dem Gipfel der pos. R-Zacke bei unipolarer Abltg. als Ausdruck des Nahpotentials (n. SCHÄFER u. a. aber Form u. Dauer des RS durch den Integralvektor des ganzen Herzens bestimmt, während die lokale Erregung zu sehr versch. Zeiten nach dem R-Gipfel einsetzt!); als **intrinsicoid D.** kleinere u. weniger steile Ausschläge im Brustwand-EKG.

Deflektion: ↑ Deflexion.

Deflexionslagen

Deflexion: 1) Ab-, Auslenkung (z. B. des EKG von der 0-Linie; s. a. Deflection). – 2) *geburtsh* Nichtbeugung, Überstreckung, ↑ Deflexionshaltung.

Deflexions|haltung: *geburtsh* Streckhaltung des kindl. Kopfes unter der Geburt aufgrund der Becken- oder Kopfform (plattes oder allg. verengtes Becken bzw. Brachyzephalie) oder infolge Abkippens des Rückens durch Vor- oder Seitlagerung des Uterus oder nach Deflexion des bei Schräglage gebeugten Kopfes durch Aufrichtung des Uterus unter der Wehe; s. a. Biegungsdiffizillimum. Bedingt eine **D.lage** (↑ Tab., s. a. Abb. »Kopflagen«) u. überwiegend dorsopost. Stellung (mit umgekehrtem Geburtsmechanismus).

Defloration: Einriß des Hymens durch den beim ersten Geschlechtsverkehr in die Vagina eingeführten Penis (»Penetration«) oder durch manuelle oder instrumentelle Manipulationen. Befund: Ansatz des Hymens u. Scheidenwand eingerissen (bzw. entspr. Narbe). – **Deflorationszyst(opyel)itis**: durch E. coli bedingte Harnwegsinfektion nach dem 1. Koitus (Keimaszension von der Hymenalwunde aus).

Defloreszenz: Rückbildung der Hauteffloreszenzen bei Infektionskrankheiten.

Defluvium capillitii: (lat.) Haarausfall.

Defokus(s)ierung: ungenügende oder fehlerhafte Fokussierung einer (elektronen-)opt. Anlage. Bei Rö-Aufnahmen das Abweichen vom vorgeschrieb. Fokus-Blenden-Abstand (mit resultierender Fehlbelichtung v. a. der Randpartien).

deformans: verunstaltend, deformierend.

Deformierung, Deformation: *path* postnatale, verunstaltende Formänderung eines Körperabschnittes oder -organs (↑ Deformität). *physiol* Normabweichung eines Kurvenverlaufs; z. B. die **monophas. D.** des EKG mit kugelförm. Hebung des S-T-Segmentes u. Plateaubildung als Folge von Potentialdifferenzen (Verletzungsstrom) an der Grenze von normal u. unvollständig erregten Myokardteilen, z. B. bei Herzinfarkt, Perikarditis, sterbendem Herzen.

Deformität: der aus einer Deformierung resultierende Zustand, i. w. S. auch die angeb. Mißbildung (z. B. VOLKMANN*, SPRENGEL* Deformität).

Defrontalisation: *neurochir* ↑ Leukotomie.

Defundation: *chir* op. Entfernung eines Fundus, z. B. ↑ Fundektomie des Magens, partielle Hysterektomie.

Defurfuratio: *derm* ↑ Desquamatio furfuraceae.

Deflexionslage	führender Teil	Durchtrittsebene (Planum)	Hypomochlion	Kopfaustritt	Kopfkonfiguration	Sitz der Kopfgeschwulst
Scheitellage	Scheitel	Pl. frontooccipitale (Kopfumfang 35 cm)	Stirn-Haar-Grenze	Beugung–Streckung	Rundkopf oder Turmschädel	Scheitelbeine
Vorderhauptslage	große Fontanelle	Pl. frontooccipitale (Kopfumfang 35 cm)	Stirn	Beugung–Streckung	brachyzephal	große Fontanelle
Stirnlage	Stirn	Pl. maxilloparietale (Kopfumfang 36 cm)	Oberkiefer oder Jochbein	starke Beugung – geringe Streckung	pyramidenförmig	Stirnbein
Gesichtslage	Gesicht	Pl. tracheloparietale (Kopfumfang 34 cm)	Hals (Kehlkopf)	Beugung	verstärkt dolichozephal	Gesicht (Wange)

Dega* Operation: extraartikuläre Schultergelenkarthrodese mit Knochenspan vom Collum scapulae zum Humerus.

Degastroenterostomie: op. Beseitigung einer GE.

Degener* Indikator, Phenacetolin: Reaktionsprodukt aus Eisessig, konz. H_2SO_4 u. Phenol; zum Alkali-Nachweis, zur Wasseranalyse. – **D.* Reagens**: verdünnte Lsg. von überschüss. Kupfer(II)-azetat in NaOH; modif. FEHLING* Lsg.

Degeneratio(n): *path* »Entartung«, unpräziser Oberbegr. für formale u. funktionelle Abweichungen von der Norm i. S. der Minderwertigkeit, insbes. qual. Partialschaden der Zelle als Ergebnis zellulärer u. gewebl. Stoffwechselstörungen (= Dystrophie). – **D. adiposa**: fettige / Degeneration. – **absteigende D.** zentrifugaler motor. Bahnen (z. B. Pyramidenbahn) peripher einer Unterbrechung (d. h. bei Sitz der zugehör. Ganglienzellen oberhalb der Läsion; s. a. WALLER* Gesetz). – **äquatoriale D.**: *ophth* peripherwärts (Richtung Äquator bulbi) zunehmende D. der Retina, meist als Altersatrophie. – **albuminöse** od. **albuminoide D.**: trübe / Schwellung. – **amyloide D.**: / Amyloidose. – **asbestartige D.**: während der mukoiden Umwandlung eines Gewebes (z. B. Meniskus) auftret. Demaskierung der Fibrillen; kollagene Fasern vollkommen entleibt u. nackt. – **aufsteigende D.** zentripetaler Leitungsbahnen des RM (Hinterstrang, Kleinhirnseitenstrang) oberhalb einer Unterbrechung (d. h. bei Sitz der zugehör. Ganglienzellen unterhalb der Läsion; s. a. WALLER* Gesetz). – **axiale extrakortikale D.**: / PELIZAEUS*-MERZBACHER* Krkht. – **axonale D.**: nach Läsion oder Durchtrennung des Axons auftret. D. der Nervenzelle mit zentraler Chromatolyse u. Peripherverlagerung des Zellkerns; s. a. aufsteigende u. absteigende / D. – **azidophile D.**: reversibler Leberzellschaden mit eosinophiler Zytoplasmagranulierung; z. B. bei Mangelernährung. – **basophile D.** (HERVITT 1910) der Herzmuskelfaser, mit längl., scholl.-homogenen basophilen Gebilden in der aufgetriebenen Faser. – **braune D.** (mit Einlagerung von Lipofuszin) als Alters-D. u. bei chron. Erkr. – **D. calcarina zonularis**: *ophth* / Bandkeratitis. – **D. cerea**: wachsart. / Degeneration. – **chorioretinale D.**: s. u. tapetoretinale / Degeneration. – **D. cystica**: zystische / Degeneration. – **dienzephaloretinale D.**: / LAURENCE*-MOON*-BIEDL* Syndrom. – **endoglobuläre D.**: (MARIGLIANO, CRISTELLI) »glasige« Hb-Defekte in geschädigten Ery. – **erythrophile D.**: Auftreten homogener, stark azidophiler Körnchen im Plasmozyten-Zytoplasma, die nach Bersten der Zellen zu Russell* Körperchen werden. – **fettige D.**: path., anfangs reversible, fein-, mittel- oder großtropf. Ablagerung von Fett in Organzellen (insbes. Leber, Herz, Niere) als Hypoxie-Folge (»hypoxäm. Verfettung«) bei hochgrad. chron. Anämie, Intoxikationen etc. – **fibrinoide D.** des kollagenen Bindegewebes, mit Durchtränkung der Grundsubstanz mit Fibrinogen u. Globulin, gefolgt von Aufquellung der kollagenen Fasern (homogenglas. Aussehen, Verlust der normalen Färbbarkeit, Argentophilie); z. B. bei allerg.-hypererg. Prozeß (»Kollagenose«), in pept. Ulzera, nach Einwirkung ionisierender Strahlen. – **gallertige D.**: Schleimbildung in (Tumor-)Zellen unter feinwbl. Umwandlung des Zytoplasma (»Wabenzelle«, »Siegelringzelle«) u. Schleimfreisetzung nach Zellruptur; v. a. im Gallert-Ca. – **D. genitosclerodermica**: (v. NOORDEN) Symptn.-Komplex nach akuten Infektionskrankh.: Amenorrhö, Uterusatrophie, Abmagerung, Senium praecox, troph. Hautstörungen (meist als Sklerodermie); Sonderform der »pluriglandulären Insuffizienz?«. – **glaukomtöse D.**: weiße bandförm. Kalkablagerungen in der BOWMAN* Membran der Hornhaut (Lidspaltenbereich) bei absol. Glaukom. – **D. glycogenica**, mit Anhäufung von Glykogen in den Zellen (z. B. der Nierentubuli bei Diabetes mellitus). – **granuläre D.**: körn. Zytoplasmatrübung infolge Störung des Eiweiß-Zellstoffwechsels; als »granulär-basophile D.« die GRAWITZ* D. (basophile / Tüpfelung bei Bleiintoxikation). – **D. grisea**: 1) graue Verfärbung (»Entmarkung«) u. Atrophie der (v. a. lumb.) Hinterstränge bei Tabes dors. – 2) (HOCHE) Endzustand der absteigenden D. mit Schrumpfung, Verhärtung u. Grauverfärbung der Nervensubstanz. – **hämoglobinämische D.** der Ery (mit zentraler Hb-Anhäufung) bei Nitrobenzol-Vergiftung. – **hepatolentikuläre (progressive) D.**, hepatozerebrale D.: / WILSON* Syndrom. – **hyaline D.**: / Hyalinisierung. – **hyaloideoretinale D.**: Glaskörper- u. Netzhaut-D., z. B. bei Myopia gravis. – **hydrop. D.** der Zelle mit Flüssigkeitsvermehrung u. körn. Zytoplasma-Desaggregation infolge Permeabilitätsstörung. – **körnige D.**: / tropfige Entmischung, trübe / Schwellung. – **kolloide D.**: path. Ansammlung von Kolloid im Gewebe (z. B. Schilddrüse); Konsistenz gummiartig oder gelatinös; s. a. Carcinoma mucoides. – **kortikostriatospinale D.**: / JAKOB*-CREUTZFELD* Syndrom. – **lipoidige D.**, mit Anhäufung von Lipoiden in Zellen oder Interzellularsubstanz. – **D. maculae disciformis**: s. u. Makuladegeneration. – **D. micans**: D. der Glia mit Bildung eines glänzenden Materials. – **muköse** oder **mukoide D.**: 1) Gewebsuntergang mit charakterist. Schleimbildung im Bindegewebe (»myxomatöse D.«). – 2) Schleimretention in schleimbildenden Zellen mit nachfolg. Zelluntergang; s. a. gallert. / D., Carcinoma mucoides. – 3) »mukoide D. der Oligodendroglia« (GRYNFELT 1923), mit Bildung gelatinöser Substanzen (mit Muzikarmin rötlich, mit Thionin metachromat.) in Kernnähe, später auch im übr. Zelleib; nach Auftreibung u. Zerfall als kernlose, runde, evtl. konfluierende Schollen frei im Gewebe. – **neurohepat. D.**: / WILSON* Syndrom. – **okuloakust.-zerebrale D.**: / NORRIE*-WARBURG* Syndrom. – **parenchymatöse D.**: trübe / Schwellung. – **periaxonale D.**: / Segmentdegeneration. – **pyramidopallidäre D.**: langsam fortschreit. Zerebralsklerose mit Parkinsonismus u. Pyramidenbahn-Symptn. – **retikuläre D.** der Epidermiszellen (z. B. bei Kontaktdermatitis, in Virusbläschen), mit progress. intrazellulärem Ödem, Bersten der Zellen u. Bildung vielkammer. Blasen (Zellwände als Septen erhalten). – **retrograde D.**: die histopathol. Veränderungen am prox. Abschnitt eines durchtrennten Nervs (vgl. axonale / D.). – **rote D.** eines Myoms (selten), mit mahagoniroter Verfärbung. – **schleimige D.**: mukoide / Degeneration. – **sekundäre D.**: / WALLER* Degeneration; s. a. absteigende u. aufsteigende / D. – **senile D.**: Altersdegeneration, s. a. Altersatrophie. – **speckige D.**: (ROKITANSKY) »Speckentartung« bei Amyloidose. – **spongiöse D.**, Typ van BOGAERT-BERTRAND: / CANAVAN* Syndrom. – **tapetoretinale D.**: Oberbegr. für hereditär-degen. Netzhaut-Erkr. unter Mitbeteiligung von Pigmentepithel u. – meist – Aderhaut. 5 Formen (FRANCESCHETTI u.

Degeneration, transneuronale

M. 1963): **1)** autosomale chorioretinale D. mit tapetoretinaler Prädominanz (= Retinopathia pigmentosa, diffuse tapetoretinale D., angioidstreif. Retinopathie), **2)** autosomale chorioretinale D. mit choroidaler Prädominanz (Aderhautsklerose, pseudoentzündl. Dystrophie SORSBY, myop. Choroidose, peripapilläre helikoidale D., Atrophia gyrata), **3)** geschlechtsgebundene chorioretinale D. (Choroideremie, sklerot. Pigmentretinopathie), **4)** Degeneratio cystoides et vitreo--retinalis, **5)** chorioretinale Begleit-D. (zerebroretinale D.). – **transneuronale** oder **transsynaptische D.**: **1)** D. von Nervenzellen u. Neuriten im primär geschädigten Neuron vor- oder nachgeschalteten Neuron. – **2)** Funktionsverlust der Nervenzellen des Zentralkernes bei Untergang der Striatum-Zellen. – **vakuoläre** oder **vakuolige D.**, mit tröpfchenförm. Flüssigkeitsabscheidungen im Zytoplasma u. Bildung größerer Hohlräume; Vork. in Herz u. Leber bei Höhentod u. Kälteschädigung. – **wachsart. D.** der quergestreiften Muskulatur, mit vollständ. Homogenisierung u. Zerfall der Fibrillen, als Folge kreislaufbedingter, tox. oder traumat. Schädigung (häufig bei Typhus abdomin. in geraden Bauchmuskeln u. Bein-Adduktoren). – prim., progred. **zerebellare D.**: / HOLMES* D. – **zerebromakuläre** oder **-retinale D.**: / STOCK*-SPIELMEYER*-VOGT* Syndrom. – **zystische D.**: **1)** zyst. Umwandlung eines Organes/Gewebes unter Verlust des Parenchyms; s. a. Zystenleber, -niere etc. – **2)** postmortale Blasenbildung (v. a. im Gehirn) durch gasbildende Baktn. – **zystoide retinale D.**: / BLESSIG* Zyste.

Degenerations|merkmal, -zeichen: körperl. Merkmal als Hinweis auf konstitutionelle »Minderwertigkeit« (ursprüngl. gemäß einer psychiatr. »D.lehre«); z. B. Mikro-, Turrizephalie, Schädelasymmetrie, Gaumenfehlbildungen, fliehendes Kinn, kleine Warzenfortsätze, Hasenscharte, Hypertrichose, Synophrys, angewachsene Ohrläppchen, abnorm große u. bewegl. Ohren. – **D.methode**: *anat* tierexper. Studium des NS (z. B. Verlauf u. Innervationsgebiet von Nervenfasern) anhand der – färberisch dargestellten – Markscheidendegeneration nach gezielten Strukturläsionen. – **D.typ**: Begr. für best. komplexe Abartungen, z. B. Amsterdamer D. (= CORNELIA DE LANGE* Syndrom), Rostocker D. (= (= ULLRICH*-FEICHTIGER*-Syndrom). – **D.zyste**: Z. als Folge degenerat. Organveränderung (z. B. der Schilddrüse).

degenerativ: durch Entartung, mit Degeneration einhergehend, entartet; z. B. **d. Atrophie** (als Degenerationsfolge, meist numerisch), **d. Ekzem** (/ Abnutzungsdermatose), **d. Erythrozytenbild** (V. SCHILLING; Auftreten pathol. Ery-Formen im peripheren Blut, z. B. Poikiloaniso-, Anulozytose, Innenkörperbildung), **d. Irresein** (Degenerationspsychose), **d. Kernverschiebung** (V. SCHILLING; im Differentialblutbild wahrsch. infolge tox. Störung der Granulozytopoese, so daß »**d. Stabkernige**«, d. h. reifere Neutrophile mit durch Segmentierungshemmung bedingtem stabförm. Kern auftreten), **d. Stigmata** (/ Degenerationsmerkmale).

Dégénérés supérieurs: *psych* die sehr selbstbewußten »Degenerierten« mit normaler Intelligenz, z. B. kritikast. Besserwisser, dilettierende, unproduktive »Ästheten«.

Degenereszenz: / Degeneration.

Degesch-Verfahren: von der Deutschen Ges. für Schädlingsbekämpfung entwickelte Kaltsterilisation mit Äthylenoxid im Vakuum.

Degkwitz* (RUDOLF D., 1889–1973, Pädiater, Hamburg) **Färbung**: Darstg. von Blutplättchen (unter Immersion grünl. schimmernd) mit Fixativ aus Na-monophosphat, Na-chlorid, Formalin u. Aqua dest. – **D.* Methode**: Masernprophylaxe mit Rekonvaleszentenserum (»**D.* Serum**«) in den ersten 5 Tg. der Inkubation.

Deglabration: / Glatzenbildung.

Deglutition: der Schluckakt.

Degos* (ROBERT G. D., geb. 1904, Dermatologe, Paris) **Krankheit**: (1947) atyp. kongenit. Erythrokeratodermie im Kleinkindalter; sehr variable erythemato-squamöse Erscheinungen an den unt. Extremitäten (außer Fußsohle). – **D.*-Dechaume* Syndrom**: (1939) schwere C-Avitaminose mit Glossitis (Papillenatrophie), Cheilitis (Fissuren), Xerostomie, Koilonychie u. Hypochlorhydrie. – **D.*-Delort*-Tricot* Syndrom**: / Papulosis atrophicans maligna.

Degradationsgesetz: *physiol* s. u. DELBOEUF*.

Degranulation: *histol* Schwinden der Sekretkörner in den Drüsenzellen durch Verflüssigung u. nachfolg. Sekretion. – Auch Fehlen der Leukozyten-Granula bzw. deren Verschwinden, z. B. als D. der basophilen Leuko (Mastzellen) in Gegenwart von Antigen u. Antikörper, genutzt als in-vitro-**Degranulationstest** zum AK-Nachweis (direkter Test: Zusatz von AG zum AK-halt. Probandenvollblut u. nachfolg. mikrosk. Mastzellen-Untersuchung; indirekter Test: mit Probandenserum, vermengt mit Kaninchen-buffycoat u. AG, anschl. Untersuchung der Mastzellen des verwendeten Kaninchenblutes).

Deguise* Operation: Umwandlung einer äuß. Speichelfistel (Parotis) in eine innere durch Exzision des Fistelganges, Silberdrahtligatur u. bukkale Ausleitung (nachfolgende Nekrose im Ligaturbereich eröffnet Fistel zur Mundhöhle.

Dehalogenase: Enzym, das aus Halogenid-halt. Substrat Halogenwasserstoff hydrolyt. abspaltet; z. B. Dejodase. – Ein angeb. **D.defekt** kann Urs. einer prim. Hypothyreose oder Struma sein (aus Thyreoglobulin freigesetzte Mono- u. Dijodtyrosine werden nicht genügend dehalogeniert; ihre renale Ausscheidung führt zu endogenem Jodmangel).

Dehelminthisation: / Entwurmung.

Dehio* Probe: Azeton-Nachweis im Harn mit p-Nitrophenylhydrazin.

Dehio* Zeichen: (KARL KONSTANTINOWITSCH D., 1851–1927, russ. Arzt): Aufhebung einer durch Vagotonie, nicht aber einer durch Myokardschwäche bedingten Bradykardie durch Atropin-Inj.

Dehiszenz: *chir* Auseinanderweichen zweier Gewebsblöcke, insbes. von Wundrändern (auch als / Nahtdehiszenz).

Dehler* Reifen: *hämat* / CABOT* Ring.

Dehn|katheter: Ureterkatheter zur Dehnbehandlung von Harnleiterstrikturen u. Ostiumstenosen; vgl. Bougie. – **D.platte**: *dent* akt. kieferorthopäd. Plattengerät (mit zentralen Dehnungsschrauben) zur Erweiterung des Kiefers. – **D.sonde**: / Bougie (1).

Dehnungs|aneurysma: ↗ Aneurysma verum. – **D.emphysem**: vikariierendes ↗ Lungenemphysem. – **D.geschwür**: (KOCHER) Ulkus in einem gedehnten (u. dadurch schlecht durchbluteten) Darmabschnitt. – **D.lähmung**: Nervenlähmung infolge Überdehnung (als Geburts-, Narkosetrauma etc.). – **D.muskel**: ↗ Musculus dilatator.

Dehnungs|phänomen: *neur* verstärkte Dehnungsempfindlichkeit irritierter Nervenstränge, z. B. als ↗ LASÈGUE*, BRAGARD*, KERNIG* Zeichen. – **D.potential**: *physiol* s. u. Dehnungsreiz. – **D.reflex**: ↗ Muskeldehnungs-, Depressorreflex.

Dehnungsreiz: *physiol* als Reiz wirksame mechan. Dehnung eines Gewebes. Führt als **adäquater D.** an Mechanorezeptoren zur Auslösung eines Generatorpotentials (mit Erregungsfortleitung), u. U. eines Reflexes, an glatten Muskelzellen zur Kontraktion (evtl. ohne Zwischenschaltung eines Reflexes). Ein **inadäquater D.** beeinträchtigt erregbare Membranen, wirkt bei geringer Intensität erregend (Depolarisation), führt als starker Reiz zu irreversibler Zellschädigung.

Dehnungs|rezeptoren: auf Dehnung als adäquaten Reiz ansprech. Mechanorezeptoren in Muskel, Lunge, Magen-Darmtrakt, Herzvorhöfen u. sogen. vasosensiblen Zonen (s.u. Pressorezeptoren). – **D.saum**: *path* ringförm. Vertrocknungszone um die Einschußöffnung eines relativ langsamen Geschosses. – **D.schlauch**: *gyn* ↗ Weichteilansatzrohr. – **D.streifen**: *derm* ↗ Striae cutis distensae.

Dehydrase: ↗ Dehydrogenase. – **Dehydratase**: ↗ Hydrolase.

Dehydra(ta)tion: »Entwässerung«; 1) ↗ Dehydratisierung. – 2) absol. oder rel. Flüssigkeitsmangel des EZR u. IZR (s. a. Wasser[-Elektrolyt]-Haushalt, Exsikkose, ↗ Abb. »DARROW*-YANETT* Prinzip«); als **hypertone D.** (Verlust an H_2O größer als an Na: »Hypersalämie«; s. a. Wassermangelexsikkose), **hypotone D.** (Verlust an Na größer als an H_2O: ↗ Wasserintoxikation; mit Verdünnungshyponaträmie), **isotone D.** (gleichgroßer H_2O- u. Na-Verlust) z. B. bei Diarrhö, Erbrechen, Blut- u. Plasmaverlusten; Sympte. etwa wie bei hämorrhag. Schock).

Dehydratations|proteinurie: Proteinurie bei starker Dehydration; sistiert bei Rehydration. – **D.syndrom**: ↗ Salzstauungssyndrom.

Dehydration: 1) ↗ Dehydratation (2). – 2) (CUSHING) *chir* monopolare ↗ Endothermie.

Dehydratisierung: 1) *med* therap. Flüssigkeitsentzug (medikamentös-diätet. oder durch Dialyse), z. B. zur Kreislaufentlastung. – 2) *chem* Wasserentzug durch Trocknung.

Dehydrierung, Dehydrogen(is)ierung: Oxidation einer chem. Verbindung durch Abspalten von H mit Hilfe von Katalysatoren bzw. durch Enzyme (Dehydrogenasen), z. B. beim Fettsäureabbau.

Dehydro...: *chem* Präfix »H^+-Mangel«.

Dehydroaskorbinsäure: $C_6H_6O_6$; dehydrierte Askorbinsäure; bildet mit Askorbinsäure ein biol. wicht. Redoxsystem; durch Oxidation von SH-Gruppen in Enzymen oder Schädigung der Pankreas-B-zellen diabetogen.

5-Dehydrochinasäure: ein Zyklohexan-Derivat; biochem. Vorstufe aromat. Verbindungen, z. B. in Hefen, Kolibazillen; wird durch **Dehydrochinase (5-Dehydrochinat-dehydratase)** zu Dehydroshikimisäure dehydratisiert.

Dehydrocholat-Test: modifiz. ↗ Decholin®-Test mit i.v. Inj. eines Dyhodrocholsäure-Salzes.

7-Dehydrocholesterin, Provitamin D_3: $C_{27}H_{44}O$; in Serum u. Haut vork. Zoosterin (dehydriertes Cholesterin), das durch UV-Bestrahlung zu Vit. D_3 (»7-D.-activatum«) wird.

Dehydrocholsäure: 3,7,12-Triketocholansäure, eine natürl. Gallensäure (Rindergalle). Anw. als Cholagogum, Choleretikum, Testsubstanz (↗ Decholin®-Test) für Kreislauf-Bestg. (Ätherzeit).

Dehydrocortisol, -cortison: ↗ Prednisolon bzw. Prednison.

Dehydroemetinum *WHO*: 2,3-Dehydroemetin; Chemotherapeutikum bei Amöbeninfektion.

Dehydro-epi-androsteron, **-iso-androsteron**: (BUTENANDT 1934) 3β-Hydroxyandrost-5-en-17-on; androgenes, schwach anaboles NNR-Hormon, ein neutrales 17-Ketosteroid; vermehrt bei NN-Tumor u. -Hyperplasie (↗ 3β-Dehydrogenase-Defekt), vermindert bei ADDISON* Krankh., NNR-Insuffizienz, nach längerer Kortikoid-Medikation.

Dehydrogenasen: Enzyme, die in reversibler Reaktion H abspalten u. (meist) auf Koenzyme übertragen. Histochem. Darstg. (im frischen Schnittpräp.) durch Reduktion von Tetrazoliumsalzen zu Formazanen. – **3β-Dehydrogenase-Defekt**: Enzymopathie mit kongenit. NNR-Hyperplasie (u. Sympt. des adrenogenitalen Syndroms); mit Bildung von 3β-Hydroxy-Δ^5-steroiden, z. B. 17α-Hydroxypregnenolon u. Dehydroepi-androsteron (dadurch bei ♀ Virilisierung).

Dehydrogen(is)ierung: ↗ Dehydrierung.

Dehydro-iso-androsteron: ↗ Dehydro-epi-androsteron.

11-Dehydrokortikosteron: das Δ^4-Pregnen-21-ol-3,11,20-trion; ein NNR-Hormon.

Dehydro|morphin: aus Opium gewonnenes Alkaloid (aus 2 Molekülen Morphin aufgebaut). – **D.peptidasen**: Enzyme, die Peptidbindungen von Dehydroaminosäuren hydrolytisch spalten (Reaktionsprodukte: α-Ketosäuren, NH_3, Säure des Acylrests); obsolet.

3-Dehydroretinol: ↗ Vitamin A_2.

Dehydro|retroprogesteron: ↗ Dydrogesteronum. – **D.urobilinogen**: ↗ Urobilin.

Dehypnotisation: Beendigung einer Hypnose.

Deicher*-Hanganatziu* Reaktion: *serol* s. u. HANGANATZIU*.

Deisting* Methode: (1954) transurethrale instrumentelle Dilatation (»Sprengung«) der Pars prostatica der Harnröhre bei Prostataadenom.

deiterospinaler Reflex: der über das DEITERS* Bündel verlauf. vestibulospinale Reflex.

Deiters* (OTTO FRIEDRICH CARL D., 1834–1863, Anatom, Bonn) **Bündel**: ↗ Tractus vestibulospinalis. – **D.* Kern**: ↗ Nucleus vestibularis lat. – Hiernach benannt das **D.*-Syndrom** (↗ BONNIER* Sy.). – **D.* Processus**: der Achsenzylinder der Nervenzelle. – **D.* Zellen**: 1) Phalangealzellen: Stützzellen des CORTI* Organs (zwischen den äuß. Hörzellen) mit phalangenförm. Fortsätzen (»**D.* Phalangen**«). – 2)

Zellen vom D.* Typus: Ganglienzellen mit bes. langem Achsenzylinder.

Deitz*-Marques* Phänomen: *kard* im EKG atmungsabhängig rhythm. hochfrequentes Oszillieren in Form zusätzlicher P-Zacken durch Zwerchfellpotentiale.

Déjè-vu-Erlebnis, -Phänomen: eine Gedächtnistäuschung, in der eine neue Situation als bereits bekannt (»schon gesehen«) erlebt wird. Vork. im Traum u. bei Erschöpfung, häufiger bei Intoxikation, Neurose, Psychasthenie, beginnender Psychose (Dämmerattakke), hirnorgan. Schaden (v. a. Schläfenlappen). – Als analoge Gedächtnistäuschungen des **Déjà-etendu-** (»schon einmal gehört«), **Déjà-éprouvé-** (»schon einmal erfahren«), **Déjà-pensé-** (»schon einmal gedacht«), **Déjà-vécu-Erlebnis** (»schon einmal erlebt«). Ferner das **Déjà-raconté-Erlebnis** (S. Freud) des Analysanden, der überzeugt ist, dem Analytiker etwas schon erzählt zu haben (was jedoch tatsächlich – aus einem Widerstand heraus – nicht geschah). Bei der epilept. **Déjà-vu-Illusion** (neuronale Entladung in der Temporalrinde) nehmen sonst normal empfundene Sinnesreize einen abnormen Bekanntheitscharakter an (»gnost. Erinnerungsillusion«). Sie führt in leichter Form zum illusionären Eindruck von Inkohärenz u. Irrealität (z. B. als epilept. Traumillusion).

Dejektion: Ausscheidung eines Exkrementes (»Dejekt«).

Déjerine* (JOSEPH JULES D., 1849–1917, Neurologe, Paris) **Atrophie**: ↑ olivopontozerebellare Atrophie. – **D.* Phänomen**: 1) (1926) reflektor. Finger- u. Handbeugung bei volarseit. Beklopfen der Handgelenkgegend (»Beugesehnenreflex«). – 2) **D.*-Lichtheim* Phänomen** (LUDWIG L.): bei reiner (= »subkortikaler«) motor. Aphasie die Fähigkeit, Silbenzahl u. Betonung von Worten durch Kopfzeichen wiederzugeben. Fehlt bei totaler motor. Aphasie (mit Beteiligung der »inn. Sprache«). – **D.* Syndrom**: 1) diphther. ↑ Pseudotabes. – 2) ↑ Dystrophia musculorum progressiva. – 3) D.*-CEILLIER*-SOTTAS* Sy.: eine neurale Muskelatrophie (Typ DÉJERINE-SOTTAS). – 4) ↑ LANDOUZY*-DÉJERINE*-Syndrom. – 5) D.*-ROUSSY* Syndrom (GUSTAVE R.): (1906) Sensibilitäts- u. Sehstörungen bei entzündl. oder neoplast. Läsion des Thalamus opticus: homonyme Hemianopsie u. Knochenanästhesie; kontralat. Hyperreflexie (Sehnen- u. Periosthyperreflexie), Hemialgie u. -hyperästhesie (insbes. Stirn, Augenhöhle, Wangen, Finger u. Zehen), gestörte Tiefensensibilität, evtl. Skelettmuskelatrophie. – 6) D.*-THOMAS* Syndrom: ↑ olivopontozerebellare Atrophie. – 7) D.*-VERGER* Syndrom: (1900) ↑ Parietalhirn-Syndrom. – **D.* Zeichen**: bei Radikulitis Verstärkung der einschläg. Sympte. durch Husten, Niesen, Defäkation etc.

Déjerine=Klumpke* Lähmung: (AUGUSTA D.=K., 1859–1927, Neurologin, Paris): untere Plexuslähmung (s. u. Armplexuslähmung).

Dejod(in)ase: Enzym in Mikrosomen der Schilddrüse, Leber u. Niere, das, NADPH-abhängig, Di- u. Monojodtyrosin zu Monojodtyrosin bzw. Tyrosin u. Jodid aufspaltet (nicht aber Thyroxin etc.); s. a. Dehalogenase-Defekt.

Deka..., da: bei Maßeinheiten Präfix (»da-«) mit der Bedeutung »Zehnfaches«.

Dekadenzähler: *nuklearmed* elektron. Röhre zur fortlauf. Impulszählung. Jeder eingeführte Impuls erzeugt eine Glimmentladung, die sich jeweils in die folgende von zehn – an der Stirnseite der Röhre sichtbaren – Positionen bewegt; bei Wiedererreichen der Nullstellung wird dem nächsten Zählrohr (für 10^2 Impulse) ein Ausgangsimpuls mitgeteilt usw.

Dekalin, Dekahydronaphthalin: $C_{10}H_{18}$; kampferähnlich riechende Flüssigkeit; Anw. als Fettlöser (Terpentinölersatz), Herbizid, histol. Einbettungsmittel (Intermedium zwischen Äthylalkohol u. Paraffin). *toxik* Ruft Ekzeme u. – bei Inhalation – Rauschzustände hervor.

Dekalvation: Haarausfall.

Dekalzifikation, -fizierung: Entfernung von Ca-Salzen aus einer Substanz; *path* die lokale oder generalisierte Verminderung der Mineralstoffe, in Knochen u. Zähnen durch vermehrten Gewebsabbau, verminderten Anbau oder ungenügende Kalkeinlagerung (vgl. Halisterese), z. B. bei Osteomalazie, Osteoporose, ENGEL*-v. RECKLINGHAUSEN* Krankh., Osteomyelitis, Knochentumoren, SUDECK* Syndrom.

Dekamethonium: ↑ Decamethonium-bromid.

Dekanol: ↑ Decylalkohol.

Dekantieren: Abgießen der über einem Niederschlag stehenden klaren Flüssigkeit (»Überstand«); z. B. *(helminth)* als Anreicherungsverfahren für – in wäßr. Kotsuspension sedimentierende – Wurmeier (z. B. nach TELEMANN).

Dekanülierung, Décanulement: Kanülen-, i. e. S. *laryng* Trachealkanülenentfernung.

Dekapazitationsfaktor: den Spermien anhaftender, dem Nebenhoden entstammender Faktor mit inhibitor. Wirkung auf die Gametenvereinigung (↑ Kapazitation). Seine Zerstörung im ♀ Organismus macht die Spermien erst befruchtungsfähig.

Dekapitation, Dekapitierung: Abtrennen des Kopfes vom Rumpf, i. e. S. als geburtshilfl. Eingriff (bei totem Kind, geburtsunmögl. Lage u. Gegenindikation zur Schnittentbindung) mit Spezialinstrumenten (SIEBOLD* Schere, Dekapitationssäge oder -haken, Schlüsselhaken, Trachelorrhektor n. ZANGEMEISTER, ZWEIFEL u. a.) zwecks anschließ. Extraktion von Rumpf (am angeschlungenen Arm) u. Kopf (mit in den Mund eingelegtem Finger); vgl. Embryotomie.

Dekapitations|fingerhut: *geburtsh* ↑ BLOND* Fingerhut. – **D.sekretion**: *histol* das »Pinching off« als Modus der ↑ apokrinen Sekretion.

Dekapitator: *geburtsh* Dekapitationsinstrument (v. a. als Säge).

Dekapsidation: *virol* Aufbrechen oder Entfernen des Kapsids (s. u. Virion).

Dekapsulation: *chir* Eröffnung u. Resektion einer Organkapsel; i. e. S. (EDEBOHLS 1901) die op. Ausschälung der Niere aus der Capsula fibrosa bei ödematöser interstitieller Nephritis (obsolet). – **Dekapsulationstest**: Hyaluronidase-Nachweis anhand der Auflösung der Kapseln von Streptococcus pyogenes.

Dekarboxylase: Enzym, das aus Karbonsäuren (u. Derivaten) in praktisch reversibler Reaktion die Karboxylgruppe(n) abspaltet. Unterschieden als nicht-oxidierende (nur dekarboxylierende) u. als oxidative (gleichzeitig dehydrierende u. dekarboxylierende) D. (z. B. Pyruvat-dekarboxylase bzw. -dehydrogenase). – **D.mangel-Krankh.**: ↑ Ahornsirupkrkht.

Dekarboxylierung: Abspaltung von CO_2 aus organ. Verbindgn.; als biochem. bedeutsame Stoffwechselreaktion z. B. die D. von Aminosäuren zu biogenen Aminen, die oxidative D. von Brenztraubensäure zu Azetyl-CoA.

Dekhuizen* Körperchen: ↑ Thrombozyt.

Dekkers* Probe: Eiweiß-Nachweis im Harn anhand der Trübung bei Kochen u. tropfenweisem Säurezusatz.

Deklination: *ophth* Ausmaß der Rotation des Augapfels um eine a.-p. Achse (bei binokularem Sehen u. Zyklophorie). Bestg. mittels sog. Deklinators.

Dekoagulation: *forens* das postmortale Wiederflüssigwerden des Blutes. Bes. rasche D. (durch enzymat. Fibrinolyse) bei Erstickten. – I. w. S. auch die ↑ Fibrinolyse.

Dekokt: *pharm* ↑ Decoctum.

Dekollator: Instrument für geburtshilfl. ↑ Dekapitation.

Dekompensation: nicht mehr ausreichende Kompensation einer Funktionsstörung (Versagen der autonomen Kompensationsmechanismen); i. w. S. das daraus resultierende Krankheitsbild, z. B. Herz-Kreislauf-D. (»kardiale D.«), mit oder ohne manifeste Ödeme; s. a. Rechts-, Links-, Niereninsuffizienz (»renale D.«), Schock. **D. der Bewegungen** (↑ Asynergie), **hämodynam. D. der Milz** (↑ Milzvenenthrombose), **vaskuläre D.** (Erliegen der örtl. Gefäßregulation mit extremer Vasodilatation als Folge der hochgrad. Hypoxie bei Durchblutungsstörung).

Dekompensation|sdiät: *kard* kaliumreiche, natriumu. flüssigkeitsarme Kost bei Herzinsuffizienz (zur Ausschwemmung der Ödeme), meist unterbrochen von Obst(saft)-, Gemüsesaft-, Rohkost-, Reis- (n. KEMPNER), Kartoffel- (n. LAHMANN), Apfelkompottoder Milchtagen (n. JAGIC). – **D.sturz**: *päd* ↑ Dekomposition (1).

dekompensiert: nicht ausgeglichen (↑ Dekompensation), entgleist.

Dekomposition: 1) *päd* ↑ Säuglingsatrophie, i. e. S. die katastrophalen Folgen eines Überschreitens der Nahrungstoleranz oder eines Infektes beim atroph. Säugling: Dyspepsie, Gewichtssturz, Kollaps mit Hypoxidose (wie sie bei sehr jungen Säuglingen, insbes. Früh- u. Neugeborenen, auch ohne Atrophie eintreten können). – 2) *chem* Zersetzung, Zerfall, Abbau einer chem. Verbindung.

Dekompression: *physik* Nachlassen eines vorher bestehenden Druckes. – *klin* Maßnahme zur Senkung eines krankhaft erhöhten Druckes, z. B. *chir* **Herz-D.** (bei Herzbeuteltamponade) durch Perikarderöffnung, **Schädel-D.** (bei Hirndruck) durch ↑ Entlastungstrepanation, *geburtsh* **abdominelle D.** (HEYNS) zur Beschleunigung. Erleichterung der Geburt durch Anheben der Bauchdecken mit einer »vakuumerzeugenden« Glocke. – *arbeitsmed* Drucksenkung in Druckkammern (für Taucher, Flieger, Raumfahrer) bzw. beim Übergang vom Druckluftarbeitsbereich in den Normalluftdruck (evtl. als **explosive D.** innerhalb von Sekundenbruchteilen, als **rapide D.** innerhalb weniger Sek., z. B. durch Platzen der Fenster der Überdruckkabine, mit schweren ↑ Barotraumen, s. a. Druckfallkrankheit).

Dekompressionskammer: 1) Einrichtung zur vorschriftsmäß. Ausschleusung der Druckluftarbeiter bzw. Taucher aus dem Druckluft- (z. B. Caisson) in den Normalluftbereich. – 2) ↑ Drucksturzkammer.

Dekonditionierung: 1) (PAWLOW) Löschen eines bedingten Reflexes durch Verabfolgung eines unangenehmen (z. B. schmerzhaften) Reizes anstelle des gewohnten unbedingten Reizes. – 2) *allerg* ↑ Desensibilisierung.

Dekongestivum: *pharm* abschwellendes Mittel.

Dekontamination: Beseitigung einer Kontamination, z. B. einer radioakt. Verunreinigung (durch Entfernen der Substanzen von Personen u. Gegenständen, »Entstrahlung«), eines Giftes (Detoxikation; ↑ Entgiftung), von Krankheitserregern (↑ Desinfektion).

Dekontraktion: Aufhebung einer Muskelkontraktion.

Dekonvertinisierung: *hämat* Entfernen des Konvertins aus dem Blutplasma, z. B. durch Adsorption an Bariumsulfat (unter Mitentfernung von Prothrombin).

Dekorporation, Dekorporierung: Ausscheidung eines – tox. – Stoffes aus dem Körper; i. w. S. auch die eine D. fördernden Maßnahmen. – In der Nuklearmedizin heißt **Dekorporations|faktor** (D.f.) das Verhältnis der D. zu der nach der D. im Körper vorhandenen Aktivität, **D.quotient** (D.q.) das Verhältnis der durch D. eliminierten Aktivität zur vorher im Körper vorhandenen; es besteht die Beziehung: D.f. = 1:(1 – D.q.).

Dekortikation: »Entrindung«; 1) op. Entfernung einer – pathol. veränderten – Organhülle (z. B. Perikard, Pleura); s. a. COUVELAIRE*, DÉLORME* Op. – 2) ↑ Dekapsulation. – 3) op. Abtragung der Knochenkortikalis (z. B. bei Osteomyelitis). – 4) ↑ Dekortizierung.

Dekortikationsstarre: Körperstarre mit Streckstellung der Beine u. Flexion der Arme bei Funktionsausfall der Hirnrinde (vgl. Dekortizierung).

Dekortizierung: tierexperim. Abtragung oder Zerstörung der ges. Hirnrinde (= extrem hohe Dezerebrierung) unter Erhaltung der Basalganglien u. tieferer ZNS-Strukturen zur Erforschung subkortikaler u. spinaler Funktionen.

Dekrementleitung: *physiol* Fortleitung eines nervösen Impulses unter Verminderung der Potentialhöhe; z. B. in Nervenfaserabschnitten mit herabgesetzter Reagibilität (bei partieller Leitungsanästhesie etc.), in peripheren Dendritenanteilen.– Im Ggs. zur – normalen – **dekrementlosen Erregungsleitung** (ohne Verminderung der Potentialhöhe) in markarmen u. -reichen Nerven- u. in Muskelfasern.

dekrepid: körperlich schwach, hinfällig.

Dekrescendogeräusch: *kard* kontinuierlich an Intensität abnehmendes Herzgeräusch (z. B. bei Mitralstenose, Aorteninsuffizienz); s. a. Abb. »Phonokardiogramm«.

Dekubationszeit: bei Infektionskrankhtn. der Zeitraum zwischen Symptomenschwund u. völl. Heilung.

Dekubitus: »Daniederliegen«; i. e. S. die – meist superinfizierte – Ulkus- u. Nekrosenbildung (**Dekubitalgeschwür, -nekrose**) an Haut oder Schleimhaut

Dekurarisierung

als Folge von chron. Mazeration u. Druckeinwirkung (Scheuern) u. örtl. Mangeldurchblutung, begünstigt durch Kachexie, allg. Dystrophie etc.; z. B. bei Bettlägerigkeit, durch schlechtsitzende Prothese, Bruchband, Pessar etc.

Dekurarisierung: Aufhebung der Kurare-Lähmung durch die Antagonisten (v. a. Cholin-esterase-Hemmstoffe wie z. B. Neostigmin).

Delafield* Hämatoxylin, Reagens (FRANCIS D., 1841–1915, Pathologe, New York): *histol* Kernfarbstoff aus alkohol. Hämatoxylin- u. Ammoniakalaun-Lsg., der nach »Reifen« Glyzerin- u. Methylalkohol zugesetzt werden; Kerne intensiv, Protoplasma blaßblau.

Delafontaine* Operation: Gastrostomie dicht unter dem li. Rippenbogen nach medianer Laparotomie.

Delagenière* Operation (HENRY D., 1858–1930, Chirurg, Paris): **1)** perineale Prostatektomie mit intrakapsulärer Enukleation u. Naht der Prostataloge. – **2)** Radikal-Op. der Femoralhernie durch Verschluß des Schenkelkanals mit gestieltem Lappen aus Externusaponeurose u. Pektineusfaszie. – **3)** intraartikuläre Schultergelenkarthrodese durch Entknorpelung u. Drahtfixierung zweier Periost-Knochenspäne. – **4)** unt. Thorakoplastik durch Resektion der 6.–9. Rippe. – **5)** bei Unterschenkelpseudarthrose Resektion interponierter Weichteile u. Überbrückung durch 2 Tibiaspäne.

Delagoabeule: Hautleishmaniase in Mozambique.

Delahaye* Operation: extraartikuläre Kniegelenksarthrodese durch Knochenspan (vom Femur über Patellarinne zur Tibia).

Délainage-Milzbrand: Hautmilzbrand bei Tierbalg-»Entwollern«.

Delaktation: *gyn* s. u. Abstillen.

Delamination: Abspaltung von Zellen, z. B. aus der Keimscheibe bei Bildung des Dotterblattes, von Epithelien bei laminärer Schuppung.

Delay*-Pichot* Syndrom: (1946) fam., dominanterbl. (?) Ektodermaldysplasie mit Aniridie, Oligophrenie u. Mikrozephalie.

delay: (engl.) Verzögerung, Aufschub; z. B. *path* das Intervall von der Nervenverletzung bis zum Auftreten von Nervenfasern im peripheren Stumpf bzw. (nach Axonotmesis) bis zur Funktionswiederkehr (= initial bzw. final delay); *physiol* als synaptic delay die biochemisch bedingte Verzögerung der Impulsleitung in der Synapse.

delayed: (engl.) aufgeschoben, verzögert; z. B. **d. auditory feedback** (DAF; verzögerte Gehör-Rückkopplung für Worte u. Rechenaufgaben durch Tranquilizer u. depressiv wirkende Mittel, z. B. Alkohol; genutzt zur Prüfung ZNS-wirksamer Substanzen), **d. cystography** (STEWART; ∫ Rücklaufzystographie), **d. effect** (verzögerte phänotyp. Manifestation einer Mutation), **d. heat** (∫ Erholungswärme), **d. inheritance** (*genet* ∫ Prädetermination), **d. reaction, d. type** (*immun* verzögerte allerg. Reaktion i. S. des Tuberkulintyps, s. u. Allergie), **d. urgency** (*chir* aufgeschobene ∫ Dringlichkeit).

delay-time: **1)** *klin* »Verzögerungszeit« bis zum Wiederauftreten körpereigener u. -fremder Substanzen in Körperflüssigkeiten oder -geweben, z. B. bei der Clearance. – **2)** *physiol* die am Reizgerät einstellbare Verzögerung des Reizimpulses gegenüber dem Triggerimpuls (in Abhängigkeit von der Laufzeit des Elektronenstrahls im Oszillographen).

Delbanco* Syndrom: »Kraurosis penis et praeputii spontanea progressiva« (ohne erkennbare Urs.).

Delbet* (PIERRE LOUIS ERNEST D., 1861–1925, Chirurg, Paris) **Apparat**: **1)** Metall-Armschiene zur Extensionsbehandlung der Humerusfraktur; mit am Unterarm fixiertem Schaft u. axillärem Bogen (als Hypomochlion). – **2)** Gehapparat zur kontinuierl. Extension einer Unterschenkelfraktur (z. B. Bimalleolarfraktur), fixiert durch – im nachfolg. Gipsverband zu belassende – Schellen an Tibiakopf u. Knöchel. – **D* Operation**: **1)** Nagelosteosynthese der Schenkelhalsfraktur vom Trochanter major aus (als ALBEE*-D.* Op. mit Knochenspan). – **2)** Drahtcerclage eines reluxierten Akromioklavikulargelenks. – **3)** Verkleinerung des dilatierten Caecum (mobile) durch Invagination. – **4)** D.*-KIRMISSON* Op.: Proktorrhaphie bei Mastdarmprolaps. – **5)** (1916) ∫ Endarteriektomie.

Delbet* Vakzine: sterilisierte Kultur von Staphylo-, Streptokokken u. Pseudomonas aeruginosa zu Impfzwecken.

Delbet* (PAUL D., 1866–1924, Chirurg, Paris) **Zeichen**: ausreichende Trophik distal eines arteriellen Aneurysmas als klin. Zeichen für ausreichenden Kollateralkreislauf (auch bei peripherer Pulslosigkeit). – **D.*-Mocquot* Probe**: ∫ PERTHES* Versuch.

Delbet*-Patch* Plastik: ∫ PATCH* Op. (bei Hydronephrose).

Delbœuf* (Degradations-)Gesetz: Bei elektr. Reizung eines Nervenstammes nimmt die Empfindung trotz gleichbleibender Reizintensität allmählich etwas ab (zentrale Anpassungsvorgänge).

Delbrück*-Meisenberg* Zuckerabbau: Stärke- bzw. Glukose-Vergärung unter Luftabschluß durch Bac. macerans zu Azeton u. Butylalkohol.

Déléage* Syndrom: (1890) ∫ CURSCHMANN*-BATTEN*-STEINERT* Syndrom.

Deletion: *genet* Chromosomendeletion; s. a. Deletionssyndrom.

Deletions|hypothese: (J. H. u. E. C. MÜLLER) Die Kanzerogenese beruht auf der Elimination das Wachstum kontrollierender Proteine aus der Zelle durch Karzinogene. – **D.phänomen**: (POTTER) Begr. der Tumorimmunologie für die Verminderung (bis völl. Fehlen) organspezifischer Bestandteile im Tumorgewebe; s. a. D.hypothese. – **D.syndrome**: Syndrome auf der Basis partieller bis totaler Chromosomendeletion u. entspr. Störung der Chromosomen- bzw. Gen-Balance: ∫ Katzenschreisyndrom (Chromosom Nr. 5), ∫ WOLF* Syndrom (Nr. 4), das Deletion-14-Syndrom (K. P. LELE u. M., 1963: meist kurzer Arm von Nr. 14, evtl. aber 13 oder 15, auch Ringchromosombildung; mit bilat. Retinoblastom [amaurot. Katzenauge] u. Iriskolobom, Mikrophthalmie, Epikanthus, Gaumenspalte, Affenfurche, multiplen Skelettanomalien, evtl. Muskelhypotonie, Mikrozephalie [Krampfanfälle], Zahn-, Ohrmuscheldysplasie, Hypospadie), Deletion-17-18-Syndrom (partiell bis total eines kurzen Armes von Nr. 17 oder 18; mit Augenanomalien, Ohr-, Mund-, Zahndysplasie,

Brachyzephalie [u. U. Hirnanomalien], Extremitäten-, evtl. Herzmißbildungen, Tubulopathie, Hypothyreose, Diabetes) sowie das 18-Defizienzsyndrom (DE GROUCHY et al 1964).

Deleury* Methode: Schnittentbindung in der Linea alba mit »Wendung auf den Fuß«.

Delfs* Schwangerschaftstest: Choriongonadotropin-Bestg. im Blut anhand der Uterusvergrößerung bei infantilen Ratten nach Inj. des aufbereiteten Serums (Ätherextraktion, Präzipitation mit Alkohol u. Extraktion mit Azetatpuffer). Durch Vergleich mit Standard quant. Angabe in I. E. mögl.).

Delhi-Beule, -Geschwür, -Pustel: ↑ Hautleishmaniase in Indien.

Delhi-Pseudotyphus: ↑ Tsutsugamushi.

Deli fever: 1) Rickettsiose auf Sumatra (PA: »Delibeule«). – 2) »Sumatran Palembangetje«: ↑ Dengue-Fieber.

Deligatio, Deligatura: Unterbindung, Verband

Delinotte* Methode: *urol* Ballon(katheter)tamponade der Prostataloge als Blutungsprophylaxe nach transvesikaler Prostatektomie. – **D.* Operation**: bei inkompletter Harninkontinenz der ♀ Anheben des Blasenhalses mit konservierter Kalbssehne.

Deliquie, psychische: Bewußtseinslücke.

Delir: ↑ Delirium, Delire.

delirant, deliriös: an Delir leidend, mit Symptn. des Delirs; z. B. **d. Syndrom** (↑ Delirium, ↑ amentiell-d. Syndrom).

Delire: (französ.) Delirium; z. B. **D. des aboyeurs** (»Kläfferdelir«, Neurophonie; bei Chorea u. als neurot. Sympt.), **D. cénesthésique** (↑ Zönästhesie), **D. d'emblée** (MAGNAN; bei hereditärer Belastung »im ersten Ansturm« auftret. Verfolgungs- u. Größenwahn, schnell exazerbierend, evtl. nach Wo. abklingend; = Primordialdelirien GRIESINGER), **D. d'énormité** (nihilist.-depressiver Wahn »ungeheurer Größe«, z. B. eines alles überschwemmenden Stuhlganges, im Senium), **D. d'interprétation** (↑ Paranoia), **D. de négation** (extrem nihilist. Haltung mit wahnhafter Verleugnung der Realität; bei schwerer Depression), **D. de persécution** (LASÈGUE 1852; chron. Psychose mit paranoiden u. halluzinator. Symptn.), **D. systématisé** (Wahnpsychose mit bes. klarem u. logisch festgefügtem System), **D. du toucher** (unüberwindl. Berührungspsychose gegenüber Dingen u. Personen, ↑ Mysophobie).

Delir(ium): reversible (symptomat.) Psychose vom akuten exogenen Reaktionstyp mit »abgesunkenem« Bewußtsein, örtl. u. zeitl. Desorientierung, illusionärer oder wahnhafter Verkennung der Umgebung, opt., akust., hapt. etc. Halluzinationen, psychomotor. Unruhe, evtl. Spontanmotorik (z. B. Nesteln, Flockenlesen, Fädenziehen); z. B. **D. acutum** (schwerer, fieberhafter deliranter Zustand bei akuter Psychose), **D. alcoholicum s. ebriosorum** (↑ Alkoholdelir), **arteriosklerot. D.** (bei schwerer Zerebralsklerose), **besonnenes D.** (Alkoholdelir mit intakter Orientierung), **D. blandum** (Stadium mit abgeschwächter deliranter Erregung, leisem Vor-sich-hin-Murmeln, Flockenlesen etc.; meist vor Übergang in Koma mit Exitus let.), **D. convergens** (↑ Beziehungswahn), **dermatol. D.** (chron. taktile Halluzinationen), **D. divergens** (depressiver Wahn mit der Überzeugung, Ausgangspunkt allen Unheils der Welt zu sein), **D. epilepticum** (ängstl. Psychose des erregten Epileptikers, mit Wahn- u. Sinnestäuschungen, Schwanken der Bewußtseinshelligkeit, Neigung zu sinnlosen Gewalttaten; weitgehend identisch mit epilept. Dämmerzustand), **D. febrile** (↑ Fieberdelir), **D. furibundum s. furiosum** (↑ Tobsucht), **D. hystericum** (hyster. Tobsucht), **D. ex inanitione** (bei auszehrender Krankh., langdauerndem Hungern), **D. manicum** (akuter, deliranter Beginn einer Manie, mit tiefer traumhafter Bewußtseinstrübung, abenteuerl., verworrenen Sinnestäuschungen, Wahnvorstellungen; lang anhaltend, mit Übergang in Depression; v. a. als symptomat. Psychose), **mussitierendes D.** (prognostisch ungünst. Alkohol-D. mit starker Bewußtseinstrübung, leisem Gemurmel etc.), **oneiroides D.** (traumhafte Halluzinationen bei Alkohol- u. Fieber-D.), **D. palingnosticum** (Personenverkennung bei Wahnkrankh. i. S. des Wiedererkennens alter Bekannter in den Mitkranken u. im Pflegepersonal), **D. potatorum** (↑ Alkoholdelir), **D. senile** (bei Hirnsklerose), **D. symptomaticum** (als Begleiterscheinung einer schweren Allg.krankh.), **D. tremefaciens s. tremens** (↑ Alkoholdelir).

Delitala*-Pellegrini* Operation: Unterarm-Kineplastik mit Beuger- u. Streckertunnelierung.

Delius* Syndrom (LUDWIG D., Internist, Bad Oeynhausen): 1) ↑ Regulationsstörungen des peripheren Kreislaufs i. S. der neuroveget. Dystonie. – 2) sensitives ↑ Herzsyndrom.

Dellapiane* Operation: ↑ Zervixcerclage.

Dellwarze: ↑ Molluscum contagiosum.

Delmas* Schnellentbindung (PAUL M. D., 1880 bis 1962, Geburtshelfer, Montpellier): Sofortentleerung des Uterus bei akuter Gefahr für Mutter oder Kind während der Eröffnungsperiode; in Lumbalanästhesie vorsicht. digitale Dehnung von MM u. Zervix, nach vollständ. Eröffnung Zangenentbindung oder inn. Wendung u. Extraktion.

delomorph: deutlich gestaltet; z. B. **d. Zellen** (↑ Belegzellen).

Delorme* Operation (EDMOND D., 1847–1929, Chirurg, Paris): 1) Pleurektomie: (1893) Dekortikation der Lunge; Standardmethode der Totalexstirpation einer parietalen u. viszeralen Pleuraschwarte durch Brustwandfensterung (»intrapleurale Thorakoplastik«). – 2) Exzision der Perikardschwielen bei Concretio pericardii.

Delort*-Degos*-Tricot* Syndrom: (1942) ↑ Papulosis atrophicans maligna.

Delphinin: *chem* Alkaloid im Samen des »Stephanskrautes« Delphinium staphisagria [Ranunculaceae]; wirkt ähnl. wie Akonitin, in hohen Dosen atemlähmend.

Delphys: (griech.) ↑ Uterus.

Delprat* Test: *hepat* ↑ Rose-bengale-Probe.

Delta, δ, Δ: 4. Buchstabe des griech. Alphabets; *chem* in organ. Verbindungen Symbol zur Kennz. von Substitutionen (vgl. alpha-ständig) u. Doppelbindungen (z. B. Δ^5 = Doppelbindung von C_5 nach C_6). – *anat* Δ-förm. Gebilde, z. B. **D. mesoscapulae** (= Trigonum deltoideum scapulae). – s. a. (δ-)A... u. s. w.

Delta-Aktivität

Delta-Aktivität: im EEG Folge polymorpher u. polyrhytm. Wellen (100–150 µV) mit niedr. Frequenz (0,5–3,5/Sek.); diffus u. ohne Synchronismus der Hemisphären im Tiefschlaf u. beim Kleinkind, sonst bei Koma, Hirndruck, Hirndurchblutungsstörung; als »D.-Fokus« (schwere umschrieb. Dysrhythmie) bei Hirntumor, -abszeß etc.

Delta|-Bewegung: (KORTE) spez. stroboskop. Bewegung durch sukzessive Reize wechselnder Intensität. – **D.-Fasern**: Untergruppe der A-Fasern peripherer Nerven mit Leitungsgeschwindigkeit 25–15m/Sek.; fast nur afferente Fasern von Mechano- (Haut, Gelenke), Thermo-, Schmerz-, Vorhof- u. viszeralen Rezeptoren. – **D.-Körnchen**: basophile oder metachromat. Granula im Zytoplasma mancher Lymphozyten. – **D.-Muskel**: ↑ Musculus deltoideus. – **D.-Rhythumus**: ↑ Delta-Aktivität.

Delta|-Strahlen: Sekundärelektronenstrahlung mit Energie von wenigen bis ca. 1000 eV, ausgelöst beim Durchgang von Elektronen oder Ionen durch Materie; Reichweite in Luft mehrere mm. – **D.-Theorie**: *path* Die Arteriosklerose beruht auf einer – von Druck u. Strömungsgeschwindigkeit abhäng. – Fettsedimentation (wie die Ablagerungen in einem Flußdelta).

Delta-Welle: 1) *kard* im EKG des ↑ WPW-Syndroms die träge, meist durch eine Kerbe von der raschen Hauptschwankung abgesetzten Vorschwankung, die die Verbreiterung des QRS-Komplexes ausmacht. – 2) *neurol* ↑ Delta-Aktivität. – **D.-Zellen**: 1) ↑ Pyramidenzellen (Großhirnrinde). – 2) ↑ D-Zellen (Hypophyse bzw. Inselorgan).

deltoide(u)s: (lat.) deltaförmig. – Kurzform für Musc. deltoideus.

Deltoideus|-Fremdreflex: reflektor. Zuckung des Muskels nach örtl. Hautreizung (Streichen mit Nadel u. ä., auch über der Skapula). Pathol. Fremdreflex bei EPS-Erkr. (v. a. Athetose). – **D.lähmung**: Funktionsausfall des Muskels (beeinträchtigte Abduktion, gering auch Vor- u. Rückwärtsbewegung des Armes; bei Atrophie »eckige Schulter«) bei Myopathie (z. B. Dystrophia musculorum progr.), Axillarislähmung, spinalem Prozeß (z. B. Muskelatrophie Typ VULPIAN-BERNHARD, myatroph. Lateralsklerose). – **D.plastik**: Ersatz oder Verstärkung des gelähmten Deltoideus durch – partielle bis totale, evtl. kombin. (mehrere Muskeln) – Verpflanzung der Sehnen von M. pectoralis major (WINIWARTER, HILDEBRANDT), teres major (LENGFELLNER), trapezius (HOFFA, LANGE), teres major u. latissimus dorsi (BASTOS-ANSART), biceps u. triceps brachii (OBER).

Deltoideus-Test (Bronisch*): Prüfung der Mitarbeitsbereitschaft bei einer neurol. Untersuchung. Der unwill. Pat. läßt die auf Geheiß seitlich erhobenen u. so festzuhaltenden Arme bei Druck des Untersuchers übertrieben rasch fallen.

Demanche* Reaktion: KBR zur Syphilis-Diagnostik, mit dir. Titration des Komplements.

Demand-pacemaker: EKG-gekoppelter »Erfordernis-Schrittmacher« (variabler Frequenz), der bei intermittierenden Überleitungsstörungen oder Ausfall der Sinuserregung automatisch nach vorbestimmter Zeitspanne einspringt (↑ Schema) u. sich nach Wiederaufheben des regelrechten Sinusrhythmus abschaltet; s. a. Abb. »Herzschrittmacher«.

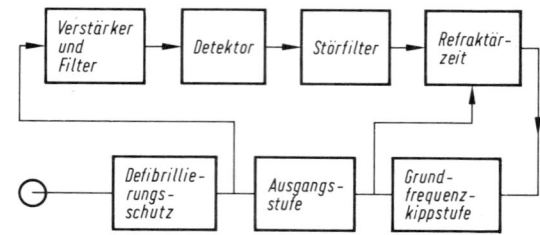

Blockschema eines **Demand-Schrittmachers**.

Demand-type oxygen system: Beatmungssystem mit »lungenautomat.« Regelung der O_2-Zuleitung (nur in Einatemphase).

Démange* Krankheit: Paraplegie der Beine als Folge altersbedingter Hirnalteration.

Demarkation: *path* eitr. Entzündung zur Abgrenzung (»**Demarkationslinie**«) intakten bzw. erholungsfäh. Gewebes gegen ein gangränös-nekrotisches.

Demarkationspotential, -strom: *physiol* s. u. Verletzungs-....

Demarquay*-Richet* Syndrom (JEAN NICHOLAS D., 1811–1875; DIDIER DOMINIQUE ALFRED R., 1816–1891; Chirurgen, Paris): dominant-erbl. Mißbildungskomplex mit Hasenscharte u./oder Gaumenspalte, Unterlippenfisteln, evtl. Hypodontie, Nasensattelvertiefung u. -verbreiterung, überaltertem Gesichtsausdruck, Skelethypoplasien (v. a. Zungenbein, 5. LW), Minderwuchs, Klinodaktylie, Geroderma der Hand. – Als klin. Variante das ↑ FÉVRE*-LANGUEPIN* Syndrom.

Demaskierung: *histol* 1) Sichtbarwerden von Strukturen, die bei regelrechtem Gewebsaufbau »maskiert« sind (↑ Maskierung). – 2) Freilegung maskierter bzw. natürlich verdeckter AG-Rezeptoren (z. B. im Bromelin-Test).

Demaskulinisation: Rückbildung der sek. u. tert. ♂ Geschlechtsmerkmale – meist mit Ausbildung entsprechender ♀ – infolge prim. oder sek. Hodeninsuffizienz (östrogenbildender Tumor, Östrogen-Medikation, Leberzirrhose etc.).

Demastikation: ↑ Abrasio dentium.

Dematium: alter Gattungsname imperfekter Pilze, z. B. **D. albicans** (= Candida albicans), **D. gougeroti** (= Sporotrichum gougeroti), **D. mansoni** (= Cladosporium mansoni).

Demecariumbromid *WHO*: synthet. Cholin-esterase-Inhibitor; Miotikum, Vagotonikum.

Demeclocyclin *WHO*: 7-Chlor-6-desmethyl-tetrazyklin; Breitbandantibiotikum aus Streptomyces aureofaciens; wirksam in vivo (peroral) gegen grampos. u. gramneg. Baktn., Spirochäten, Rickettsien, einige große Virusarten, Protozoen.

Demecolsinum *WHO*: N-Desazetyl-N-methylkolchizin; Alkaloid aus Colchicum-, Gloriosa- u. Merendera-Arten [Liliaceae]; Anw. *therap* anstelle von Kolchizin bei akuter Gicht, als Zytostatikum bei myeloischer Leukämie, *labor* an Leukozytenkulturen zur Diagnose von Chromosomenanomalien.

Demelin* Zange: *gyn* Modell einer Achsenzugzange.

Demembration: Amputation einer Extremität.

dement: an ↗ Demenz leidend.

Dementia, Demenz: der – im allg. irreversible – Verlust erworbener intellektueller Fähigkeiten, v. a. des Gedächtnisses (»Achsensyndrom der D.«) u. an Persönlichkeitsniveau, als Folge zerebraler Schädigung; evtl. Übergang in schwerste Verblödung. – (Zu unterscheiden von angeb. Schwachsinn sowie akuten Verwirrtheitszuständen u. hirnorgan. Syndromen bei oder nach Infektionskrankhn., Vergiftungen, endogenen Psychosen!). – Ätiol. Formen: **D. alcoholica** (↗ Alkoholdemenz; evtl. als progressive Form: ↗ MARCHIAFAVA*-BIGNAMI* Syndrom), **D. apoplectica** (als Apoplexiefolge bei Zerebralsklerose u. a. Hirnerkrn. mit Blutungen u. Erweichungen; evtl. kombin. mit Aphasie, Apraxie, Agnosie), **D. ateriosclerotica** (bei Zerebralsklerose; auffallende Kritiklosigkeit, Weitschweifigkeit, Mißtrauen, Affektinkontinenz, oft sexuelle Entgleisungen, schwere Gedächtnisstörungen u. Desorientiertheit), **D. choreatica** (meist zu völl. Verblödung führender Intelligenzdefekt bei Chorea HUNTINGTON; Indolenz mit Reizbarkeit, überschieß. u. triebhafte Affektentladungen, evtl. Depravation, asoziales Verhalten; bei Jugendlichen u. U. als »Leistungsknick« beginnend), **endogene D.** (meist schleichend als »versandende« schizophrene Erkr. mit Nivellierung der Gesamtpersönlichkeit; mit inadäquater Affektlage, läpp. Heiterkeit, Zerfahrenheit, unverständl. Äußerungen u. Handlungen), **epilept. D.** (Folge der Anfälle u. anfalls-bedingter Hirnkontusionen oder auch durch ischäm. Nekrosen), **exogene D.** (organ. Läsion durch Schädeltrauma, Infektion, Intoxikation, Tumor; Auffassungs-, Urteils- u. Kombinationsschwäche, die mnest. Lücken ausfüllende Konfabulationen), **hebephrene D.** (»Wesensänderung bei Hebephrenie«), **D. lacunaris** (enzephalomalaz. Herde bei Hypertonie, Syphilis etc.; mit herdabhäng. Begleitsymptomatik); **D. myoclonica** (UNVERRICHT; bei Myoklonusepilepsie, progressiv), **organ. D.** (als Folge eines organ. Hirnschadens, z. B. bei progress. Paralyse, nach traumat. Läsion, aber auch bei hirnwirksamer metabol. oder endokriner Erkr.; Gegensatz zu Pseudodemenz u. Dementia praecox), **D. paralytica s. paretica** (meist als Kernsympt. der progress. Paralyse; anfängl. Merk- u. Urteilsschwäche, Abbau ethischer Verhaltensweisen, persönlichkeitsfremde soziale Entgleisungen, Übergang in schwerste Verblödung), **D. paranoides s. phantastica** (KREAPELIN; leichte bis schwere Manifestationsform der Schizophrenie), **D. polysclerotica** (bei MS; Sympte. je nach Intensität u. Lokalisation der Entmarkung frontaler Zentren; Intelligenzdefekte, Urteils- u. Kritikschwäche, Verlangsamung, ausgeprägte Euphorie), **D. praecocissima** (DE SANCTIS 1905; bei zuvor unauffäll. Kindern Stereotypien, Haltungsanomalien, Negativismus, Echolalie etc.; z. B. als ↗ D. infantilis HELLER, hyperkinet. Motilitätspsychose, u. e. S. als infantile Schizophrenie); **D. praecox** (A. MOREL; »Jugendirresein«, mit raschem Ausgang in Verblödung; nach KRAEPELIN Sammelbegr. für die Katatonie, Hebephrenie u. Paranoia), **D. pugilistica** (die traumat. ↗ Boxerenzephalopathie); **D. secundaria** (hirnorgan. Abbau in Spätstadien der Epilepsie oder endogener Psychosen; i. w. S. auch die langsam progred. schizophrene Wesensänderung), **D. simplex** (symptomenarme Form der Hebephrenie mit Persönlichkeitsabbau, ohne progress. psychot. Bild: »sang- u. klanglose Versandung«), **subkortikale D.** (sensor., intellektuelle u. mnestische Störung bei Toxikomanie), **D. tab(et)ica** im Rahmen der ↗ Taboparalyse), **D. traumatica** (nach Hirntrauma erhöhte Erschöpfbarkeit, Reizbarkeit, protrahierte spontane u. reaktive Verstimmungen, schwer hemmbare Aggressivität; als **D. t. laeta s. puerilis** [BUSEMANN 1950] bes. schwere Form mit kindl. Unbekümmertheit u. fehlender Verbindlichkeit des Denkens, Urteilsverlust; als **D. t. seria** mit Denkzerfall u. Verlust der Selbstkontrolle, jedoch Verbindlichkeitsbedürfnis). – Nach Manifestationsalter unterschieden als: **D. infantilis** (stürmisch oder schleichend bei vorher unauffällig. Kind als Folge von Stoffwechsel oder [heredo-]degenerat. Krkht.; als bes. Form die – progred. – **D. i. Heller** [1909]: meist ab 3.–4. Lj. Verlust erworbener Sprachfähigkeit, ängstl. Unruhe, Erregungen, motor. Stereotypien, Zwangslachen u. -weinen, Autismen, rasche Verblödung; EEG-Veränderungen u. hirnanatom. Befunde sprechen für hirnorgan.-metabol. Genese), **praesenile D.** (im mittl. LA, meist idiopath., aber auch hereditär oder erbl. oder hirnorgan. bedingt wie z. B. ALZHEIMER*, PICK* Krankht., BINSWANGER* Demenz, Chorea HUNTINGTON), **senile D.** (»Altersschwachsinn« durch Involution, Zerebralsklerose; hochgrad. Merkschwäche, Auffassungs- u. Konzentrationsstörungen, Desorientiertheit, Konfabulationen; »äuß. Fassade« meist gut erhalten).

demi...: Wortteil »halb«; s. a. »semi...«.

Demianoff* Zeichen: bei myogener Genese einer Lumbago Unfähigkeit, in Rückenlage das gestreckte Bein wegen starker Schmerzen über 10° zu heben.

Demineralisation: Verarmung des Organismus (v. a. Knochengewebe) an anorgan. Bestandteilen, z. B. NaCl, P, Ca), meist als Begleiterscheinung von pH-Veränderungen; s. a. Osteoporose, vgl. Halisterese. – Als **Demineralisationskoeffizient** gilt der %-Anteil der anorgan. Bestandteile im Trockenrückstand des Urins; normal 30–32%.

Demme* Nadel: der DESCHAMPS* Nadel ähnl. Umstechungsnadel mit 2 parallelen Öhren (für doppelte Ligatur). – **D.* Therapie:** Varikozelenverödung durch örtl. Jod-Inj.

Demodex: Gattung der Haarbalgmilben [Demodiaceae]; permanente Ektoparasiten, Erreger von Demodex-Räuden bei Haustieren (»**Demodexie**«, auf Menschen nicht übertragbar) u. der ↗ Demodicosis des Menschen.

Demodicosis: 1) Milbenbefall des Menschen (Haarfollikel, MEIBOM* Talgdrüsen) mit Demodex folliculorum; meist ohne Krankheitswert, evtl. entzündl. Reizung u. Perlèche-ähnl. Pyodermien. – 2) Demodex-Räude.

Demographie: Beschreibung u. statist. Analyse von menschl. Populationen (Bevölkerungsstatistik, -stand u. -bewegung, Bevölkerungsgeschichte, Geburtsziffern, Sterbetafeln etc.).

Demoivre* Formel (ABRAHAM D., 1667-1751, Arzt, London): (1724) hitor. Formel ($2/3$ der Differenz zwischen jeweil. LA u. 80) zur Berechnung der Lebenserwartung.

Demons* Syndrom: (1900) ↗ MEIGS* Syndrom.

demonstrative Reaktion: *psych* bewußtes oder unbewußtes Verhalten (Handeln), das der Umwelt die schwier., evtl. verzweifelte Situation des Demonstrierenden darstellen soll; z. B. Suizidversuch, best. Übertreibungen (bei Rentenwünschen etc.).

Demoor* Zeichen: schwere Störung des Gewichtschätzens (Überschätzen kleinerer, Unterschätzen größerer Stücke) bei Debilität.

Demophobie: neurot. Angst vor Menschenansammlungen.

Demours* (PIERRE D., 1702–1795, Ophthalmologe, Paris) **Krankheit**: ⁄ BASEDOW* Krankheit. – **D.* Membran**: ⁄ Lamina limitans post. (corneae).

Demulcentia (remedia): *pharm* Einhüllmittel für Arzneistoffe (zur Vermeidung von Schleimhautreiz), z. B. versch. Schleime.

Demulgator: *chem* Emulsionsbrecher (s. u. Emulsion).

Demultiplikation: (v. BÉKÉSY) *physiol* »Untersetzerverhalten« der Mechanorezeptoren der Haut bei Erhöhung der Vibrationsfrequenz (Aktionspotential nur durch jede 2. oder 3. Reizperiode).

Demutisation: Unterricht in Kommunikationsmethoden (z. B. Lippenlesen) bei Taubstummen.

Demyelinisierung: *path* ⁄ Entmarkung.

denaturiert: vergällt, für den menschl. Gebrauch untauglich gemacht; *biochem* ⁄ Denaturierung.

Denaturierung: *biochem* im allg. irreversible, den nativen Zustand zerstörende Strukturveränderung von Proteinen (Fällung, Lösung von Peptidbindungen) durch Einwirkung verdünnter Säuren, Alkalien, Alkohol etc., Erhitzen oder Bestrahlung. – »Reversible D.« z. B. bei Lysozym, Ribonuklease. – s. a. denaturiert.

Dendrit: 1) *anat* breitbas., stark verzweigter – meist multipler – Zytoplasmaausläufer der bi- u. multipolaren Nervenzellen; dient der zellulipetalen (= afferenten) Erregungsleitung (über Synapsen) u. der Ernährung der Zelle; s. a. Dendrogenese. Ausbildung radiär (z. B. Strangzellen des RM, im Thalamus, Pallidum), monopolar (best. Pyramidenzellen der Hirnrinde, Mitralzellen), oppositopolar (Pyramidenzellen des Hippokampus) oder als Stammfortsatz der Zelle; im Hauptstamm stets mit NISSL* Schollen. – Das **Dendritenpotential** wird wahrsch. nicht wie Axonerregungen fortgeleitet, sondern beeinflußt (evtl. ähnl. wie EPSP u. IPSP) die Zellerregbarkeit; ausgedehnte dendrit. Verzweigungen (mit zahlreichen Synapsen) begünstigen die Integration erregender u. hemmender Einflüsse. Potentialschwankungen im dipolart. System »Zelle – Dendriten« sind ursächl. an EEG beteiligt. – 2) *forens* ⁄ Blitzfigur.

Dendritenzelle: ⁄ Melanozyt.

dendriticus, dendritisch: verzweigt; z. B. **d. Karzinom der Mamma** (⁄ Carcinoma cystopapilliferum).

Dendrizeptor: zur Reizaufnahme von anderen Nervenzellen befähigte Synapse des Dendriten.

Dendro|genese: *embryol* die erst im 4. Mon. einsetzende u. postnatal anhaltende Ausbildung der Dendriten, wobei die Verästelung dem Neurofibrillennetz entspricht. – **D.phagozytose**: Phagozytose von Dendritenfragmenten durch Mikrogliazellen bei degen. Erkrn. – **D.stibella boydii**: *mykol* s. u. Allescheria.

Denecke* Kanüle: Spezialkanüle mit geschlossenem Schrägboden u. seitl. Schlitz für künstl. Pneumothorax oder -peritoneum (»Pneunadel«).

Denecke* Lappen: (H. G. D. 1960) »klavikulär« gestielter Brusthautlappen für Transplantationen.

Denecke*-Payr* Zeichen (KURT D., geb. 1903, Chirurg, Erlangen; ERWIN P.): durch Druck medial der Tuberositas calcanei ausgelöster Schmerz an der Fußsohle u. hinter dem Innenknöchel bzw. (bei Dorsalflexion des Fußes) an der Wade als Frühsympt. einer Phlebitis.

Denervation: ⁄ Denervierung.

Denervationsgesetz (Cannon*): Denervierte Neurone werden gegenüber chem. Transmittern übererregbar infolge Abnahme der spaltenden Enzyme (Cholin-esterasen, Amino-oxidasen) u. erhöhter Empfindlichkeit der postsynapt. Membranstrukturen. Bes. ausgeprägt im autonomen NS nach Zerstörung postganglionärer Nervenfasern.

Denervationspotential: Potentialschwankung (z. B. Aktionspotential) in einer erregbaren Struktur nach Denervierung, im Skelettmuskel als sog. Fibrillationspotential.

Denervierung: *neurochir* »Entnervung«, d. h. partielle oder totale Trennung eines Organ(system)s oder Großhirn-Kerngebietes von den zugehör. Nervenverbindungen durch selektive Unterbrechung animaler u. vegetat. Bahnen bzw. der Assoziationsfasern. Ind.: psych. u. zentralmotor. Störungen (z. B. Schizophrenie, PARKINSON* Syndrom), chron. Schmerzzustände, spast. Lähmungen (LITTLE* Krkht). vegetat. Fehlsteuerung, Durchblutungsstörung, chron. Ulzera, Anurie u. a. m. – Methoden: Leuko-, Chordo-, Ramikotomie, (periarterielle) Sympathektomie, Alkohol- oder Phenol-Inj., temporär (evtl. probatorisch) als Novocain-Blockade. Bekannte Verfahren n. ADSON, BROWNE, FONTAINE, FREEMAN, FOERSTER, HELD, PEET, RÖTTGEN, SMITHWICK, STOFFEL, VARA u. a. – **renale D.**: Ausschaltung vegetativer Bahnen (Abtragung des Pl. renalis, Splanchnikektomie, Resektion des Ggl. aorticorenale u. der Grenzstrang-Ggln. Th 10–L2) zur quant. u. qual. Verbesserung der exkretor. Nierenleistung bei nephrit. Oligurie, Anurie, Hämaturie, renalem Hochdruck, Ureterenspasmen etc.; stets kombin. mit Dekapsulation. – **D. der Nebenniere**: Durchtrennung der Nn. splanchnici u. Entfernung des Ggl. suprarenale bei jugendl. Hypertonie, Endangiitis etc. – **sakrale D.**: Sympathikusausschaltung an Beckenorganen u. äuß. Genitale durch Resektion des Pl. hypogastricus sup. (»präsakrale Neurektomie«, COTTE*, CLAIRMONT*, RICHTER* Op.), Grenzstrangdurchtrennung u. Ganglionektomie L 5 + S 1; ferner als schonendere bilat. Neurotomie der Nn. hypogastrici u. pelvici (THIERMANN); Ind.: Dysmenorrhö, Schmerzen bei fortgeschritt. Ca., Vaginismus, ulzeröse u. tbk. Zystitis, Epididymitis. – **thorakolumbale D.**: Blokkade oder op. Ausschaltung des einschläg. Grenzstranges (ggf. mit Durchtrennung prä- u. postganglionärer Fasern, auch der Nn. splanchnici); als extrapleurale, thorakodors. Resektion oder als KUX* Op. bei RAYNAUD* Krkht., Angina pectoris, Asthma bronch., Lungenembolie, chron. Pankreatitis etc., kombin. mit Vagotomie bei inoperablem (blutendem, schmerzhaftem) pept. Ulkus; als lumb. Ganglionektomie z. B. bei juvenilem Megakolon, Durchblutungsstörungen der Beine. – Als **uterotubare D.** (Pl.

hypogastricus u. uterovagin. einschl. FRANKENHÄUSER* Ganglien, Nn. pelvici einschl. Verbindungsfasern in Lig. suspensorium ovarii u. Plica rectouterina) bei Dysmenorrhö, Endometriose, polyzyst. Ovar, inoperablem Malignom. – **zervikale D.**: Ausschaltung von Hals-Grenzstrang, Ggll. cervicalia, stellatum nebst prä- u. postganglionärer Fasern durch Novocainblockade, Ramikotomie oder Resektion bei peripherer Fazialisparese, Embolie der A. centr. retinae, Hyperhidrosis, vasospast. u. trophoneurot. Armschmerzen, SUDECK* Syndrom, Angina pectoris, Lungenembolie etc.

Dengue-Fieber, Denguero: (span. = Zierereí) rel. gutart. epidem. Krankh. (in Subtropen u. Tropen) durch die Typen I u. II des gleichnam. ARBO-Virus B (während III u. IV v. a. bei Kindern in Südostasien nur ein hämorrhag. Fieber hervorrufen, u. U. mit Melaena, Hämaturie, lebensbedrohl. Schock). Überträger: Aëdes-Arten. Klin.: Nach Inkubation von 5–8 Tg., hohes Fieber mit Kopf-, Muskel-, Gelenk- u. Kreuzschmerzen (dadurch steifer, »gezierter« Gang), nach Fieberabfall am 3.–4. Tag erneuter Anstieg am 5. Tag (»Sattelkurve«) mit masern- oder scharlachähnl. Exanthem u. Lymphadenopathie; langsame Rekonvaleszenz, evtl. mit Neuritiden. Nachweis im 1. Stadium durch Überimpfung von Blut auf Saugmäuse, in der Rekonvaleszenz durch Neutralisationsbzw. Hämagglutinations-Hemmungstest. Nur kurze Immunität; Prophylaxe durch Stechmückenbekämpfung.

Denig* Plastik (RUDOLF CARL ROBERT D., geb. 1867, Opthalmologe, New York): plast. Ersatz des Bindehautsackes (z. B. bei Verätzung) durch Lippenschleimhaut.

Denigès* Nachweis: 1) **Azetonnachweis** im Harn (Trübung oder Fällung) durch Erwärmen der Probe mit einer Lsg. von Quecksilberoxid in H_2SO_4. – 2) **Harnsäurennachweis** (Blaufärbung) durch Versetzen der mit Bromwasser zur Trockne eingedampften Probe mit konz. H_2SO_4 u. einigen Tr. Thiophen-halt. Benzols. – 3) **Morphinnachweis** (Rotfärbung) durch Zusatz von 1 ml H_2O_2, 1 ml Ammoniak u. 1 Tr. 4%ig. $CuSO_4$-Lsg. zur Probe. – 4) Nachweis von Aldosen u. Ketosen mit **D.* Reagens** (10%ige essigsaure Natriumazetat-Lsg,, Phenylhydrazin, Natriumbisulfitlauge).

Denis Browne*: s. u. BROWNE*.

Denise* (WILEY GLOVER D., geb. 1879, amerikan. Biochemiker) **Magnesiumnachweis**: kolorimetr. Bestg. mit Aminonaphtholsulfonsäure. – **D.* Proteinbestimmung**: nephelometr. quant. Bestg. im Liquor. – **D.*-Corley* Methode**: Bestg. von Gewebskalzium durch Ausfällung als Oxalat, Auflösung in H_2SO_4 u. Titration mit $KMnO_4$. – s. a. BENEDICT*-D.* Probe.

Denis* Plasmin (PROSPER SYLVAIN D., 1799–1863, Chirurg, Toul): (1838) ↑ Fibrinolysin.

Denis*-Naunton* Test: audiometr. Bestg. der Intensitätsunterschiedsschwelle (als Indikator für das Recruitment) durch Messen des erkennbaren Unterschiedes eines mit kurzem Abstand in 2 Intensitäten gegebenen Prüftons.

Denitrogenisation: die Entbindung des – unter Druckluft absorbierten – N aus Körperflüssigkeiten u. Geweben bei zu raschem Übergang von überhöhtem zum Normalluftdruck (↑ Druckfallkrankheit).

Denker* Operation (ALFRED D., 1863–1941, Otologe, München): Radikal-Op. der Kieferhöhle vom Mundvorhof aus, mit Entfernen der fazialen Höhlenwand u. des Stirnbeinfortsatzes an der Apertura piriformis u. Anlage eines Zugangs zum unt. Nasengang, – Von D*. auch Spezialröhrchen für Kieferhöhlenspülung angegeben.

Denk|pause: *neurol* ↑ Absence. – **D.schaukrampf (Kehrer*)**: von Zwangsgedanken begleiteter Schauanfall; v. a. postenzephalitisch.

Denk|störung: Störung des Denkvollzugs; entweder als **formale D.st.** (Ablaufstörung mit Denkhemmung, -sperre, Ideenflucht, Inkohärenz, Mangel an Assoziationen; bei Stirnhirnausfall als **alog. D.st.** mit Begriffs- u. Wortarmut, Denkreimverkürzung, Antriebsmangel); oder als **inhaltl. D.st.** (z. B. Zwangs-, Wahnvorstellungen,; v. a. bei Psychosen); s. a. Paralogie. – **D.zwang**: zwanghaftes Auftreten als unsinnig erkannter, jedoch nicht verdrängbarer Gedanken u. Einfälle als Form des Anankasmus.

Denman* Selbstentwicklung (THOMAS D., 1733–1815, Gynäkologe, London): (1785) *geburtsh* bei Querlage (u. weitem Becken) mit nicht ins kleine Becken eingetretener Schulter extreme Abknickung der BWS oder LWS des Feten, Tiefertreten der inf. Kindstelle anterolateral vorbei an den superioren, Geburt zuerst des Steißes, dann bd. Schultern u. des Kopfes. – vgl. DOUGLAS* Selbstentwicklung (↑ dort. Abb.), Conduplicato corpore.

Dennis* Operation (CLARENCE D., geb. 1909, Chirurg, New York): 1) modifiz. WHIPPLE* Pankreatoduodenektomie als Radikal-Op. bei Pankreaskopf-Ca. – 2) terminale Ileostomie mit Blindverschluß des aboralen Stumpfes.

Dennis*-Karlson* Oxygenator: Scheibenoxygenator mit rostfreien Sieben.

Dennis*-Silverman* Test: pH-Bestg. des Magensaftes mit TÖPFER* Reagens u. Thymolblau-getränktem Filterpapierstreifen.

Denny=Brown* Syndrom (D. D.=BR., brit. Neurologe): 1) (1948) neuromuskuläre u. zentralnervöse (kortikozerebell.) Störungen als paraneoblast. Syndrom bei (kleinzell. Bronchial-)Ca., evtl. schon vor Tumormanifestation: Ataxie, Nystagmus, Tremor, Schwindel, Areflexie, Parästhesien, Prostigmin-resistente Myastenie. – 2) ↑ Arteria-carotis-interna-Syndrom. – 3) »sensitive Neuropathie« (↑ THÉVENARD* Syndrom).

Denominatio communis internationalis, DCI: (1953) die von der *WHO* in Listenform publizierten ungeschützten »Freinamen« (generic names) für pharmazeut. Substanzen.

Denonvilliers* (CHARLES PIERRE D., 1808–1872, Chirurg, Paris) **Band**: lat. Teil des Lig. puboprostaticum. – **D.* Faszie**: Teil des Septum rectovesic. zwischen Rektum u. Prostata.

Dens: 1) der »Zahn« als Teil des Gebisses (↑ Dentes, s. a. Zahn...); als anomale Form, z. B. **Dens in dente** (zahnähnl. Gebilde innerhalb der Pulpa infolge anomaler Invagination des inn. Schmelzepithels), **D. divisus** (»geteilter Zahn«, s. a. Dentes geminati), **D. emboliformis s. coniformis** (griffel- bzw. zapfen-

Dens

förm., verkümmerter Zahn bei BLOCH*-SULZBERGER* Syndrom, Epidermolysis bullosa), **D. laceratus** (infolge traumat. »Dilazeration« während seiner Bildung verkrüppelt), **D. natalis** (bereits vor der Geburt durchgebrochener Zahn; erfordert als Frontzahn Schutzkappe der mütterl. Brustwarze), **D. reconditus** (noch im Kiefer liegend, evtl. verlagert), **D. sapientiae s. serotinus s. sophroneticus** (»Weisheitszahn«; kleinster, nur im bleibenden Gebiß vorhandener, erst spät durchbrechender 3. Molar), **D. stiliformis** (griffelförm., pfahlart., fehlgebildet), **D. supernumeratus** (überzähl. u. mißgebildet; z. B. Mesiodens, Paramolar), **D. supplementarius** (überzähl., aber normalgeformt, meist oberer seitl. Schneidezahn inner- oder außerhalb der Zahnreihe), **D. sustenatus** (am vollen Durchbruch gehindert, »retiniert«). – **2) Dens (axis)** *PNA*: der nach kranial gerichtete zapfenförm. Fortsatz des 2. HW; mit vord. u. hint. Gelenkfläche für vord. Atlasbogen bzw. Lig. atlantis transversum (↑ Articulatio atlantoaxialis mediana).

Densaplasie: angeb. Fehlen der Dens-axis-Apophyse; klin.: erhebl. Funktionsstörung im Atlanto-Axisgelenk, evtl. progred. spast. Paraplegie.

Dense body: *zytol* ↑ Lysosom.

Densifikation: »Verdichtung«, i. e. S. die subchondrale »Densifikationszone« bei Knochendysplasie.

Densi|gramm: graph. Darstg. (Kurve oder »Iso«-Linien oder -Flächen) einer Dichteverteilung, s. a. Densigraphie, -metrie, Densitometrie. – **D.graphie**: photoelektr. Messung der opt. Dichte eines Körpers mit Aufzeichnung der Helligkeitswerte in Kurvenform (»Densi-, Densogramm«); u. a. als rö.-diagnost. Verfahren zur Beurteilung der Lungendurchblutung (= Stati-D.; Helligkeitsvergleich im In- u. Exspirium) u. -belüftung (= Kinedensigraphie; Technik der Elektrokymographie, der Herzfüllung (Plazierung der Photozelle über Herzzentrum). – **D.metrie**: 1) Dichtebestimmung von festen Körpern, Flüssigkeiten (mit Areo-, Pyknometer), Gasen. – 2) ↑ Densigraphie. – 3) ↑ Densitometrie.

Dens(it)ometrie: photoelektr. Messung u. Registrierung 1) der Schwärzung photograph. Materials (Schwärzungskurve); 2) von Dichte- bzw. Konzentrationsänderungen stromabwärts nach Indikatorapplikation (Rö-KM, Farbstoff, Askorbinsäure, Radionuklid, Kältelösung) zur Bestg. von Blutvolumina oder Vol.änderungen/Zeit in den versch. Kreislaufgebieten, auch als Oxymetrie am Ohrläppchen.

Denso...: s. u. Densi(to)....

densus: (lat.) dicht.

Dent* Syndrom (C. E. D., engl. Pädiater): **1)** ↑ Hypo-Hyperparathyreoidismus. – **2) D.*-Friedman* Sy.**: idiopath. (erbl.?) juvenile Osteoporose (progredient, mit Wachstumsstillstand, Fischwirbelbildung, Röhrenknochenfrakturen (z. T. nur Fissuren in extrem dünner Kortikalis). – **D.* Typ**: ↑ Phosphatdiabetes (2).

dental: Zähne betreffend, dentogen. – **Dentalaufnahme**: *röntg* orale oder extraorale Zahn- (u. Kiefer-)-Aufnahme.

Dentale: *embryol* nahe dem zugrundegehenden MEKKEL* Knorpel entsteh. Bindegewebsknochen, der den knorpelig präformierten UK ersetzt.

Dentalfluorose: durch Fluor-Intoxikation (protrahiert > 2 mg/Tag) während der Zahnentwicklung Schmelzhypoplasie, später gelb-braune fleck. Schmelzverfärbung u. Entkalkung (»Denti scritti«; Zähne kariesresistent).

Dentalgie: Zahnschmerz.

Dental|infektion: dentogene, d. h. von einem »Dentalherd« ausgehende Infektion benachbarter oder zahnferner Gewebe (↑ Herdinfektion). – **D.laute**: die durch Anlegen der Zunge an die obere Zahnreihe gebildeten Konsonanten C, T, L, S, Z etc. – **D.osteom**: ↑ Odontom. – **D.punkte**: Druckpunkte an den Austrittsstellen der Nn. infraorbit. u. mentales; u. a. bei Dentalherden druckschmerzhaft. – **D.schiene**: abnehmbare oder festsitzende Schiene zur Fixierung gelockerter Zähne (bei Parodontose, nach Trauma etc.).

Dentatum: *anat* Corpus dentatum (↑ Nucleus dentatus). – **D.atrophie (primäre)**: heredodegenerat., infantile Atrophie des Nucl. dentatus u. der von ihm ausgehenden Bindearme (evtl. auch Nucl. ruber, obere Oliven, Pallidum); mit Myoklonien (Kopf, Rumpf), Dyssynergien, Intentionstremor, Ataxie, Adiadochokinese, spast. Paresen, Sprachstörungen, Intelligenzdefekt.

dentatus: (lat.) mit Zähnen versehen, gezähnt; Kurzform für Nucl. dentatus. – **D.-Opticus-Kochlearis-Atrophie**: ↑ NYSSEN*-VAN BOGAERT* Syndrom.

Dentes *PNA*: die Zähne (↑ Abb. »Zahn«, s. a. Dens), normalerweise streng symmetr. in die Zahnfächer der Kiefer eingefügt, als knochenähnl. Organe für Nahrungszerkleinerung u. Lautbildung; unterteilt in Zahnkrone (Corona), -hals (Collum) u. -wurzel (Radix; mit Apex radicis dentis) u. ↑ Pulpa dentis; s. a. Zahnanlage, -entwicklung, -innervation. Im Humangebiß zunächst 20 Milchzähne (= **D. decidui s. caduci s. lactales**; ↑ Milchgebiß), nach Abschluß der 2. Dentition (↑ dort. Abb.) 32 bleibende Zähne (= **D. permanentes s. adulti**). In jedem Kieferquadranten 2 **D. incisivi** (»Schneidezähne«), 1 **Dens caninus** (s. angularis s. cuspidatus, ↑ »Eckzahn«; alle 3 als »Frontzähne« = **D. adversi** s. primores), 2 **D. praemolares** (nur im bleib. Gebiß) u. 3 **D. molares** s. multicuspidati (der letzte als ↑ Weisheitszahn). – Formen: **D. compositi**, bei Verschmelzen vor Abschluß der Kronen- u. Schmelzbildung als **D. confusi** (gemeinsamer Schmelzmantel, sogen. »Synodontie«), später als **D. conreti** (mit gemeinsamem Zementmantel, bd. Formen – ebenso wie der durch Spaltung der Zahnanlage entstandenen Odontopagus – auch: **D. geminati**, »Zwillings-, Doppelzähne«). – Ferner **D. decidui persistentes** (»bleibende Milchzähne« infolge Nichtanlage oder Verlagerung der entsprech. bleibenden Zähne), **D. scritti** (bei ↑ Dentalfluorose).

Dentes acustici (ductus cochlearis) *PNA*: »Gehörzähne«, durch parallele Furchen getrennte Leisten an der vestibul. Lippe der knöchernen Lamina spiralis.

denticulatus: (lat.) fein gezähnt.

Denticulus: (lat. = Zähnchen) ↑ Dentikel.

Dentifikation: die Zahn-, i. e. S. die Dentinbildung.

Dentifricium: *pharm* Zahnreinigungs-, Zahnsteinentfernungsmittel.

Dentikel: rundl. »Dentinkörnchen« innerhalb der Pulpa; als »echtes D.« nur aus Dentin, als »falsches« (bei Pulpadegeneration) mit Dentinkern u. Kalkanlagerungen. Gelegentl. Urs. neuralgiformer Beschwerden.

Dentin, Dentinum *PNA*: das durch seinen Mineralgehalt (u. a. Hydroxylapatit, Fluor, Kalkosphärit) knochenähnl., gelbl.-weiße (freigelegt bräunl., bei Dentinogenesis imperfecta bläul.) »Zahnbein«, das die Zahnpulpa umschließt u. im Kronenbereich von Schmelz, an der Wurzel von Zement bedeckt ist. Aufgebaut aus lipid- u. proteinhalt. organ. Grundsubstanz (= Dentoidin; nahe den Odontoblasten als Dentinoid), ∫ Dentinfibrillen, -fasern, -kanälchen (∫ Canaliculi dentales) u. -liquor (mit Aminosäuren u. Enzymen); gebildet lebenslang von den Odontoblasten von außen nach innen (unter Einengung des Pulparaumes) in Verkalkungsrhythmen; kronennah nur unvollständig verkalkend (»Interglobulärräume«).

Dentination: Bildung des ∫ Dentins.

Dentin-Autovakzine: aus Dentin-Bohrstaub extrahierter Zähne hergestellte Autovakzine zur Herd-Ther.

Dentin|fasern: von der Pulpa aus die Interzellularsubstanz des Dentins radiär durchziehende, untereinander kommunizierende Zytoplasmafortsätze der Odontoblasten; ernähren das gefäßlose Zahnbein. – **D.fibrillen**: kollagene, parallel u. tangential zur Kronen- u. Wurzelfläche verlaufende Fibrillen in der verkalkten Dentingrundsubstanz. – **D.hypoplasie**: s. u. CAPDEPONT* Zahndysplasie, Dentinogenesis imperfecta. – **D.karies**: s. u. Zahnkaries.

Dentino|blast: ∫ Odontoblast. – **D.blastom**: ∫ Dentinom. – **D.genesis imperfecta hereditaria**: erbl., mesodermale Mißbildung des Milch- u./oder bleibenden Gebisses mit Obliteration der Pulpenhöhle infolge Bildung nur vereinzelter Dentinkanäle; kolbenförm. Wurzel, bläul.-transparente Krone mit normalem Schmelz, oft Zahnunterzahl u. Kronendeformierung (∫ Abb.); vgl. CAPDEPONT* Zahndysplasie.

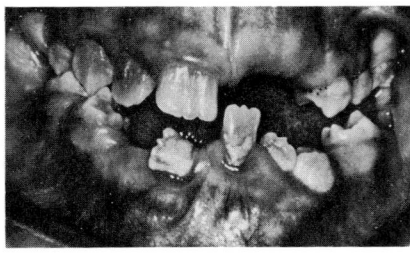

Dentinoid: den Odontoblasten anliegende, noch unverkalkte Dentin-Grundsubstanz.

Dentinom: seltener mesenchymaler odontogener Tumor aus Dentinmassen, evtl. mit Odontoblasten (»Dentinoblastom«). – Meist aber Abart des Odontoms mit dentinähnl. Verkalkungen.

Dentinosteoid: ∫ Dentinoid.

Dentinscherbchen: frühes, noch unverkalktes Dentin aus Grundsubstanz u. Fibrillen.

Dentinum *PNA*: ∫ Dentin.

Dentitio, Dentition: das »Zahnen«, d. h. der Durchbruch des Milch- u. des bleibenden Gebisses (= 1. bzw. 2. D.; ∫ Abb.) – Anomale Formen: **D. praecox** (vor dem 6. Mon., evtl. als Dens natalis; z. B. bei JADASSOHN*-LEWANDOWSKY* Syndrom), **D. tarda** (verspätete D., z. B. des oberen bleibenden Eckzahns, oft mit Hypo- oder Dysplasie; z. B. bei ARNOLD*-CHIARI*, BERLIN*, BLOCH*-SULZBERGER*, VAN DER HOEVE*, ROTHMUND* Syndrom, Epidermolysis bullosa, Chondrodystrophia fetalis, Kretinismus, Thymuspersistenz, Rachitis), **D. difficilis** (bleibender Zähne, rel. oft z. B. des unt., evtl. verlagerten Weisheitszahns; mit lokalen entzündl. Komplikationen wie Druckschmerz, Kieferklemme, u. U. rachen- oder schädelbasiswärts fortschreitender Abszedierung), **D. tertia** (seltener Durchbruch eines 3. Zahnes im Alter = **D. senilis**, oder eines bisher retinierten = **D. pseudotertia**).

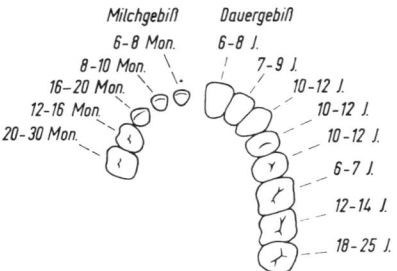

Zeitlicher Ablauf der **Dentitionen**

Dentitions|krankheit: v. a. bei sensiblen Kindern während der 1. Dentition motor. Unruhe, Speichelfluß, evtl. subfebrile Temp.; i. w. S. auch die Krankheitserscheinungen bei der Dentitio difficilis des Erwachsenen. – **D.zyste**: durch Abheben des Zahnsäckchens (»Follikelhaube«) von der Krone eines noch nicht durchgebrochenen Zahnes (meist Milchzahn) entstehende oberflächl. Zyste; kann vereitern (»**D.empyem**«), exulzerieren (»**D.geschwür**«).

dento...: Wortteil »Zahn«, »Zähne«; s. a. odonto....

dento|bronchiales Syndrom, D.bronchitis: odontogene (meist im Milchzahnalter), mit nächtl. Hustenparoxysmen einhergeh. Infektion (hämolyt. Streptokokken aus Periodontitis?) der oberen Luftwege u. des regionalen Lymphsystems (im Rö.bild Hilusverdichtung, radiäre Streifung). – **d.faziales Syndrom**: (WEYERS, FÜLLING 1963) sporad. Ektodermaldysplasie infolge – unbekannter – embryonaler Intoxikation; mit angeb. Zähnen, Zahnwurzelhypoplasie, Lückengebiß, frühzeit. Zahnausfall, Cataracta congen., Mikrophthalmus, Glaukom, verkürztem Philtrum, verkümmerter Nasenspitze, Jochbeinhypoplasie.

dentogen: von den Zähnen ausgehend.

Dentoidin: die organ. Grundsubstanz des Dentins.

Dentoliva: ∫ Nucleus olivaris.

Dentologie: Zahnheilkunde. – **Dentom**: ∫ Odontom.

Dento|okzipitallinie: röntg ∫ DECKER* Linie. – **D.pathie**: Erkr. bzw. Mißbildg. der Zähne.

dentopulmonales Syndrom: s. u. dentobronchial.

dentur tales doses, d. t. d.: Rezepturanweisung »Solche Dosen sollen gegeben werden!«.

Denucé* (JEAN HENRI MAURICE D., 1824–1889, franzos. Chirurg) **Band**: ∫ Ligamentum quadratum. – **D.* »Reposition aus freier Hand«** die allgemein übliche geschlossene Einrenkung der kindlichen Hüftgelenkluxation; nach Extension u. Innenrotation des in Hüft- u. Kniegelenk gebeugten Beines Einhebeln des Femurkopfes über den hint. Pfannenrand durch Abspreizen (bis 90°) u. Außenrotation.

Denver-Klassifikation

Denver-Klassifikation: 1960 in Denver/Colo. (u. 1963 in London) erarbeitete internat. Einteilung der menschl. Chromosomen (↑ Tab.).

Gruppe	Chromosom Nr.	Morphologie
A	1–3	große Chromosomen mit fast medianem Zentromer, unterschieden durch dessen Größe u. Lage.
B	4–5	große Chromosomen mit submedianem Zentromer, 4 länger als 5.
C	6–12 sowie x	mittelgroße Chromosomen 6, 7, 8 u. 11 mit mehr medianem, 9, 10, 12 mit stärker submedianem Zentromer, x länger, jedoch von 6 schwer zu unterscheiden.
D	13–15	mittelgroße Chromosomen mit fast terminalem Zentromer, 13 mit deutlichem, 14 mit kleinem Satelliten am kurzen Arm.
E	16–18	ziemlich kurze Chromosomen mit fast medianem oder submedianem Zentromer.
F	19–20	kurze Chromosomen mit fast medianem Zentromer.
G	21–22 sowie y	sehr kurze Chromosomen mit fast terminalem Zentromer, 21 mit Satelliten am kurzen Arm, y meist größer mit geringer Divergenz der langen Arme.

Denys*-Corbeel* Syndrom: (1964) rezessiv erbl. (?) okulozerebrorenales Syndrom mit prox. Tubulopathie (Störung der H^+-Ausscheidung u. des H^+-Austausches gegen Na^+ sowie der K^+-Rückresorption), Minder- bis Zwergwuchs, geist. Retardierung, Buphthalmus mit Visusminderung u. Sekundärglaukom; ferner Azidose, Hypokali- u. -kalziämie, Hyperkalzi- u. -phosphaturie, Anazidität.

Denys*-Leclef* Phänomen: (1895) Bakterienphagozytose durch Leukozyten in vitro bei Anwesenheit des spezif. Antiserums.

D-Enzym: Dextrin-transglykosylase.

Deodorizer: (engl.) 1) Ausdämpfungsanlage für Abwässer. – 2) *pharm* ↑ Desodorantia.

Deorsum...: Wortteil »abwärts«; z. B. **D.duktion** (*ophth* ↑ Infraduktion), **D.vergenz** (Abweichen eines oder beider Augen nach unten, z. B. bei Paralyse des M. rectus sup.), **D.version** (↑ Infraversion).

Deoxy...: ↑ Desoxy....

dep.: depuratus.

Depage* (ANTOINE D., 1862–1925, belg. Chirurg) **Lagerung**: Bauchlage mit erhöhtem Becken für die sakrale Rektumamputation. – **D.*(-Janeway*) Methode**: (1902) Gastrostomie mit Bildung eines an der großen Kurvatur gestielten Rohres aus der Magenvorderwand, das durch die Laparotomiewunde oder nahe dem Rippenbogen ausgeleitet wird. – Modifiziert von SPIVAK: Stielung zur kleinen Kurvatur u. Klappenbildung. – **D.*-Nolf* Methode**: therap. Pepton-Injn. bei Streptokokkensepttikämie.

Department-System: Ausbildungssystem im Medizinstudium, bei dem der Student für eine gewisse Zeit einer Abteilung (Department) eines Klinikums zugeteilt ist.

Dependenz-Phänomen: bei Baktn. durch Antibiotikum bewirkte Stoffwechseländerung, so daß fernerhin Wachstum nur noch bei dessen Anwesenheit erfolgt.

Depersonalisation: *psych* »Entpersönlichung«, infolge Abspaltens des Ich-Bewußtseins vom Erleben (»Ich« u. »Welt« erscheinen unwirklich = »Depersonalisationserlebnis«); außer bei Erschöpfung u. in psych. Krisenzeiten (Pubertät) gehäuft bei Psychasthenie (»Depersonalisationssyndrom«), Hysterie, Schizophrenie (schwache »Ich-Integration«).

Depeschensprache: ↑ Agrammatismus.

Dephospho|-CoA-kinase: an der Synthese von Koenzym A (v. a. in der Leber) beteiligtes Enzym (mit funktionellen SH-Gruppen), das Dephospho-CoA mit ATP zu CoA phosphoryliert (Mg^{2+}-obligat.). – **D.-CoA-pyrophosphorylase**: ↑ Pantetheinphosphat-adenylyl-transferase.

Dephosphorylierung: enzymat. Spaltung von Phosphorsäureestern (z. B. Lezithine) durch Phosphodi-esterasen oder von Phosphorsäuremonoestern durch Phosphatasen; s. a. energiereiche ↑ Bindung, Atmungskettenphosphorylierung.

Depigmentation, Depigmentierung: angeb. (↑ Albinismus) oder erworb. (= sek. bzw. symptomat.), universeller oder umschrieb. Pigmentmangel oder -schwund (↑ Tab. »Pigmentanomalien«).

Depilation, -lierung: ↑ Epilation.

deplethorisch: eine Plethora vermindernd.

Depletion: Entleerung (»Ausschüttung«) körpereigener Stoffe (auch als Folge äußerer, evtl. therapeut. Einflüsse; ↑ Depletivum); i. w. S. der Zustand nach stärkerem Blutverlust.

Depletions|syndrom: komplexe Fett- u. Proteinstoffwechselstörung als Folge eines – oft latenten – Pankreas-Ca. (oder Duodenal-Ca.) mit chron. Verdauungsinsuffizienz; starker Gewichts- u. Muskelmasseverlust, rezidiv. Diarrhöen mit Steatorrhö, gesteigerte Kälteempfindlichkeit, evtl. Depressionen, reduziertes geist. Koordinationsvermögen, später Anämie, Ödeme, Hypotension. – **D.test**: *nuklearmed* Variante des Radiojodtestes zur Diagnostik intrathyreoidaler Störungen (v. a. der Jodination).

Depletivum: *pharm* die Ausschüttung bzw. Verminderung bestimmter Substanzen im Organismus bewirkendes Mittel; z. B. Compound 48/80 (für Histamine), Salizyl- u. γ-Resorzylsäure (für Askorbinsäure).

Deplumation: Verlust der Wimpern (↑ Madarosis).

Depolarisation: 1) *physiol* Verminderung (Aufhebung, evtl. partielle Umkehr) des Membranpotentials einer Muskel- oder Nervenzelle als Ausdruck der veränderten Eigenschaften dieser semipereablen Membran (initial v. a. Permeabilitätssteigerung für Na^+) u. der resultierenden Ionenverschiebung (»Depolarisationsstrom«). Im allg. verbunden mit unter- oder überschwell. Erregung (EPSP, lok. Antwort, Aktionspotential); übermäß. D. evtl. über Inaktivierung des Na^+ erregungsblockierend (Wirkungsprinzip der Sukzinylcholin-Relaxantien). – 2) *chem* Aufhebung der durch H-Entwicklung an der Kathode hervorgerufenen Polarisation im galvan. Element, bei der Elektrolyse, bei Korrosion durch Depolarisatoren (meist O, z. B. aus Braunstein).

Depolarisations|block: *physiol* stabiler Block (durch ↑ Ganglienblocker). – **D.dipol:** *physiol* die Plus-Minus-Potentialdifferenz am Kopf einer Erregung, wobei der Pluspol in Richtung noch nicht erregter Faserabschnitte weist. – **D.schwankung:** die aus der Summe der Aktionspotentialdifferenzen (»elektr. Momentanachse«) zum Zeitpunkt der Erregungsausbreitung resultierende Schwankung einer bioelektr. Kurve, z. B. P-Zacke u. QRS-Komplex (= Vorhof- bzw. Kammererregung) im EKG. – **D.strom:** *physiol* s. u. Depolarisation.

Depolarisator: *chem* s. u. Depolarisation (2).

Depolarisierung: ↑ Depolarisation.

Depolymerasen: Hydrolasen, die Polymere zu den entsprechenden Monomeren abbauen; i. e. S. Desoxyribo- u. Ribonukleasen. – **Depolymerisation:** der therm., enzymat. oder aktinogene Abbau (hoch)polymerer Substanzen zu kleineren Bruchstücken (bis zu Monomeren).

Depopulation: Entvölkerung; *path* numer. Verminderung von Parenchymzellen, z. B. der Spermien in den Samenkanälchen nach Einwirkung ionisierender Strahlung (dosisabhäng. Schädigung v. a. der letzten Spermatogoniengeneration).

Depot: Speicher; *physiol* ↑ Eisen-, Fettdepot etc., Depoteisen, -fett etc., Blutspeicher (vgl. Pool), *pharm* Depotpräparat. – **D.allergen:** über längere Zeit im Organismus verweilender allergenpotenter Stoff; kann zu lokaler Kontaktreaktion oder generalisierter Sensibilisierung führen. – **D.eisen:** s. u. Eisen(stoffwechsel). – **D.fett:** in wechselnder Menge u. Zusammensetzung in den ↑ Fettdepots des Körpers gespeicherte, am Stoffwechsel teilnehmende insbes. Neutralfette (mit ungesätt. Säuren etwa 3:2); zur Kälteisolierung u. als Energiereserve (verzögerte Mobilisierung).

Depot|insulin: meist an Zinksalze gebundenes I., dessen Wirkung durch Kombination mit Resorptionsverzögerern (z. B. Protamin, Histon, Globin, best. organ. Substanzen), durch chem. Abwandlung (»Isozyanatinsulin«) oder durch Mikrokristallform verzögert ist. – **D.präparate:** *pharm* Arzneimittel mit gezielt protrahierter Wirkweise. »D.wirkung« (statt mehrerer kleiner Einzeldosen) erreichbar mit unwirksamen Vorstufen oder Bindungsformen (z. B. enzymfeste, konstant in brauchbarer Konzentration aktivierbare Komplexe), mit erst im Körper zu wirksamen Derivaten umgesetzten »alkylierenden Substanzen«, durch Zusatz resorptionsverzögernder, diffusionshemmender hochmolekularer Hilfsstoffe (Karboxymethylzellulose, Gelatine, Polyvinylpyrrolidon), durch Applikation als Mikrokristallsuspension oder als Preßling-Implantat, bei oralem Präp. auch durch verschieden lösl. Überzüge, durch Schichtung im Innern etc.; ferner D.effekt durch medikamentöse Drosselung der renalen Wirkstoffausscheidung (z. B. mit Acidum dipropylsulfamyl-benzoicum, N-Benzylsulfonyl-p-aminobenzoesäure).

Depot|proteine: zur Speicherung von definiert. Metallverbindgn. (als Hydroxid, Hydrogenkarbonat, Phosphat) in osmotisch inakt. Form befähigte körpereigene Proteine (z. B. Apoferritin für Fe, Tropokollagen für Ca). – **D.wirkung:** s. u. D.präparate.

Depravation: Verschlechterung; *psych* vom Intelligenzgrad unabhäng. Verfall sittl. u. moral. Verhaltensweisen, v. a. als Suchtfolge (insbes. Alkohol).

Depremenz: ↑ Depression.

depressibel: unterdrückbar.

Depressio(n): 1) *path* umschrieb. Einsenkung der Körper- oder einer Organoberfläche, z. B. **D. infrasternalis** (bei zurücktretendem Xiphoid), **D. uteri puerperalis** (als leichte Inversion post partum). – 2) *chir* Herab-, Eindrücken (↑ Impression). – 3) *ophth* **D. cataractae s. lentis:** »Starstechen« durch Luxieren der mittels Nadel gelösten Linse in den unt. Glaskörper; obsolet (Gefahr der tox. Iridozyklitis mit Sekundärglaukom). – **D. bulbi:** monokulare Wendung des Auges nach unten (= Infraduktion). – 4) *arbeitsmed* Druckwechsel vom Normaldruck zum Unterdruck (vgl. Dekompression). – 5) *psych* häufigste Form der psych. Störung, mit gedrückter pessimist. Stimmungslage, evtl. Angstzuständen, Suizidtendenzen; i. e. S. die **endogene** oder **zyklothyme D.** als konstitutionell-erbl., gelegentl. somatisch ausgelöste Krankh., anfangs meist nur wenig ausgeprägt, oft mit nur unbestimmten Organbeschwerden, evtl. Phase einer zyklothymen Psychose (»**zirkuläre D.**«), auch Initialsympt. der Schizophrenie; neben grundloser Verstimmung, Gefühl der Hoffnungslosigkeit u. inn. Leere, Willens-, Denk- u. Antriebshemmung (»**gehemmte D.**«) auch Formen mit bes. starker Reizbarkeit u. stand. Konflikten mit der Umgebung (»**reizbare D.**«) sowie solche mit unsagbarer Leere, völl. Teilnahms- u. Entschlußlosigkeit, Unfähigkeit zur Freude u. Traurigkeit (»**Totsein**«), wobei das Traurigsein aber als Vitalgefühl erlebt wird (»**vitale D.**«, K. SCHNEIDER); ferner »**ängstl. D.**«, »**agitierte D.**« (mit Erregungszuständen, evtl. Raptus melancholicus, fahr. Unruhe, Reizbarkeit, eingeleiertem Jammern; als Angstpsychose oder häufig bei Zerebralsklerose) sowie die **larvierte D. (D. sine depressione)** mit Vorherrschen von Antriebsstörungen u. körperl. Sympt. (pektanginöse Beschwerden, Gliederschwere), auch als »**vegetative D.**«. – Erstmanifestation evtl. im Klimakterium (= **klimakt. D.**, ausgelöst durch veränderten Hormonhaushalt) oder im Involutionsalter (= **involutive D.**; als **senile D.** mit prodromaler Verschärfung der neg. Charakterzüge, ängstl. Agitiertheit, Wertlosigkeits- u. Schuldgefühlen, Hypochondrie, Schlaflosigkeit, nihilist. Wahnideen). – Weitere (ätiol.) Formen: **anaklit. D.** (des Säuglings als Hospitalismus-Sympt., s. a. Affektentzugssyndrom), **arteriosklerot. D.** (bei Zerebralsklerose; meist weniger tief, häufig mit paranoiden Sympt. u. langdauernden Phasen, in schwerster Form als agitierte D.), **existentielle D.** (reaktiv »nach Scheitern des ganzen Daseinsentwurfes«), **exogene** oder **symptomat. D.** (Folge oder Begleitsympt. von Allg.-Erkr., hirnorgan. Veränderungen, Arteriosklerose, Trauma etc.; umstritten), **hypochondr. D.** (charakterogen stark überformt, oft involutiv, mit betontem Pessimismus u. Negativismus; lange Phasen, hohe Suizidgefahr), **konstitutionelle D.** (pessimist. Dauerhaltung ohne psychot. Züge; als **milde D.** nur die obersten Persönlichkeitsschichten erfassend), **neurot. D.** (bedingt durch verdrängten – oft frühkindl. – Konflikt; mit reakt. weitgehend identisch), **period. D.** (Sonderform der Zyklothymie mit Schüben in Abständen bis zu 10 J.), **pharmakogene D.** (nach aktivitätshemmenden Pharmaka), **psychogene D.** (= reaktive D., i. e. S. die mit

Depression, psychoreaktive

psychogener Überlagerung), **(psycho)reaktive D.** (im Zusammenhang mit seel. Erschütterung oder Konflikt u. dadurch begründbar = **motovierte D.**; im allg. nach Wegfall der Urs. abklingend).

Nosologische Einordnung der **Depressionszustände**.

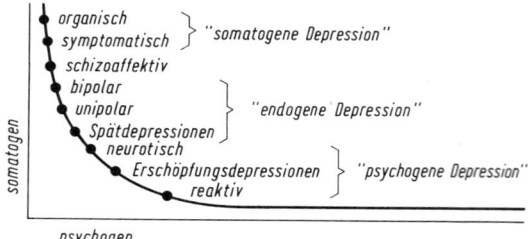

Depressions|fraktur: ↑ Impressionsfraktur. – **D.immunität**: (MORGENROTH 1925) gesteigerte Resistenz des Organismus (u. dadurch gemilderter Verlauf einer Zweitinfektion mit hochvirulenten Keimen, z. B. Staphylokokken, Di-, Milzbrand-Baktn.) kurze Zeit nach Vorinfektion mit dem abgeschwächten (oder einem anderen) Erreger, aber auch unspezifisch durch Inj. von Milch, Bouillon, NaCl-Lsg. etc.

depressiv: mit ↑ Depression einhergehend, an Depression leidend; z. B. **d. Phase** (Depression im Verlauf der Zyklothymie), **d. Reaktion** (psych. Reaktion depressiver Tönung, zentriert um ein auslösendes Erlebnis; durch Änderung der Umweltbedingungen, evtl. auch psychotherapeut. beeinflußbar), **d. Syndrom** (Affektsyndrom nach Hirntrauma, mit depressiver Grundstimmung, Gereiztheit, Willens- u. psychomotor. Hemmung, evtl. Stupor, auch abnormen Erlebnisreaktionen), **d.-zyklothymes Syndrom** (endogene ↑ Depression).

Depressivität: Zustand depressiver Verstimmung.

Depressor: 1) von vasosensiblen Gefäßgebieten (Aortenwand, A. carotis) ausgehende, im N. vagus zum Rhombenzephalon ziehende Nervenfasern als afferenter Schenkel des ↑ Depressorreflexes (sogen. Blutdruckzügler); i. e. S. der N. depressor (= CYON* Nerv). – 2) Depressorsubstanz.

depressorisch: hemmend, blutdrucksenkend; z. B. **de. Hypersplenie** (M. B. SCHMIDT; Hypersplenismus mit Hemmwirkung auf das KM).

Depressor|reflex: proppriorezeptiver Kreislaufentlastungsreflex zur Selbststeuerung des Blutdrucks, indem dieser – nach Verarbeitung von Afferenzen aus den Pressorezeptoren (über Nn. vagus u. glossopharyngeus) im **Depressorenzentrum** (Neuronennetze in der kaudomed. Medulla oblong., die auch der Integration von Erregungen aus Großhirn, Hypothalamus u. limb. System dienen) – durch Aktivierung des efferenten Vagus u. Hemmung des zu Herz u. Gefäßen ziehenden Sympathikus (Herabsetzung von Arterientonus, Frequenz u. Kontraktionskraft des Herzens) »gezügelt« wird (bei Ausschaltung ↑ Entzügelungshochdruck). – **D.substanz**: Substanz mit tonussenkender, vasodilatator. Wirkung, z. B. Histamin, Azetylcholin, Adenosin, Organextrakte.

Deprimens oculi: der das Auge senkende M. rectus inferior.

Deprivation: Beraubung, völl. Ausschaltung; z. B. als **sensorielle D.** das langzeit. Fernhalten aller Sinneseindrücke, das beim Menschen ein intensives Verlangen nach solchen Eindrücken u. nach Körperbewegung bewirkt, ferner starke Suggestibilität, Denkstörungen, Konzentrationsschwäche, depressive Stimmung, evtl. Halluzinationen (wie bei extremer sozialer Isolierung). – **Deprivationssyndrom**: leib-seel. Entwicklungsrückstand beim der Mutter bzw. einer mütterl. Person »beraubten« Kind. – s. a. Hospitalismus.

Deprothrombinsierung: Entfernen des Prothrombins durch spezif. Adsorptionsmittel (z. B. Bariumsulfat) aus dem Blutplasma (»prothrombinfreies Plasma«, für diagnost. Zwecke). – Ferner als »**D. in vivo**« die durch Kumarine, Phenylindandione etc. bewirkte Prothrombinminderung (infolge Minderproduktion).

Depsipeptide: Naturstoffe aus ester- u. amidartig verknüpften α-Hydroxy- u. α-Aminosäuren; in Pilzen (z. B. Streptomyces) als zykl. Verbindungen (meist α-Hydroxyvaleriansäure enthaltend) mit antibiot. Wirkung, z. B. Enniatine.

Depulisation: Beseitigung von Flöhen.

depuratus: (lat.) gereinigt. – **Depuratio(n)**: Säuberung, i. e. S. das Abführen. – **Depur(g)antia**: *pharm* Abführmittel.

Dequaliniumchlorid *WHO*: bakterio- u. fungistat. bisquartäre Ammoniumverbindung; Dermatikum, Mund- u. Rachendesinfiziens.

Deradelphus: monozephale Zwillingsmißbildung mit oberhalb des Nabels verwachsenen Rümpfen, 3 oder 4 Armen, 4 Beinen,

Deranencephalus: *path* ↑ Derencephalus.

Dérangement interne: Binnenverletzung des Kniegelenkes (Bänder-, Meniskusschaden).

Deratisation: Rattenvertilgung.

Derbes*-Kulczycki* Syndrom: der Mukoviszidose weitgehend entsprech. Krankh. des Kleinkindes.

Derby* Operation: *ophth* Kataraktextraktion mit abschließ. Sklerokonjunktivalnaht.

Dercum*(-Vitaut*) Syndrom: ↑ Adipositas dolorosa.

Derealisation: *psych* der Wirklichkeit nicht Rechnung tragendes »Fremdempfinden« aller Personen u. Gegenstände, evtl. verbunden mit ↑ Depersonalisations-Sympt.; bei Psychosen, Neurosen, gestörtem Ich-Bewußtsein.

Dereflexion: *psych* Logotherapie-Technik, bes. bei Angst- u. Zwangsneurosen; Lösung der überreflektierten Haltung durch Wegwenden von der belastenden Symptomatik.

Dereismus: (BLEULER) *psych* realitätsunangepaßtes, unlog. Verhalten, Unbekümmersein um die Wirklichkeit, freie Gestaltung der »inn. Welt nach den eigenen Strebungen, Wünschen u. Befürchtungen«. – Erweiterung des Begr. »Autismus«.

Derencephalus: Mißbildung mit Anenzephalie u. Kraniorhachischisis, deren Spalte mit Nervengewebe ausgefüllt ist (»**Derencephalocele**«).

Derepression: *genet* Aufhebung der Repression des Operator-Gens durch Koppelung des »Repressors« mit dem spezif. »Effektor«, woraus die Aktivierung des Operons durch den deblockierten Operator u. die Induktion der entsprech. RNS-Synthese resultiert (darauf beruhendes überschieß. Zellenwachstum als Möglichkeit der Kanzerogenese diskutiert).

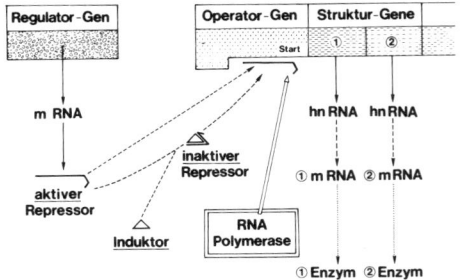

Schema eines Operons u. der Derepressor-Wirkung eines Hormons (»Induktor«). Die Inaktivierung des Repressors ermöglicht der Polymerase, die Struktur-Gene abzulesen, die Proteinsynthese-Kaskade kann weiter ablaufen.

Derivantia: *therap* ableitende Mittel. – **Derivat:** aus einer chem. Stammverbindung theoretisch ableitbare bzw. hergestellte Verbindung. – **Derivatio(n):** Ableitung.

Derivate phase: *virol* ↑ D-Phase.

Derma: (griech.) Haut (↑ Cutis).

Dermabrasion: mechan. Entfernung (Sandpapier, rotierende Fräse) der obersten Kutisschichten; vgl. Peeling.

Dermacentor: Waldzecken-Gattung [Ixodidae] in gemäßigtem Klima; Vektoren von Baktn., Rickettsien u. Viren; z. B. **D. albipictus** (Amerika; Überträger des Felsengebirgsfiebers u. der Anaplasmose), **D. andersoni s. venustus** (Nordamerika; Felsengebirgsfieber u. Virosen), **D. marginatus Banks*** (Nordamerika; Felsengebirgsfieber, Tularämie). – **D. marginatus Sulzer*, D. reticulatus** (Europa, Asien; Sibir. Zeckenbißfieber, Q-Fieber, Pferdepiroplasmose, Virosen), **D. modestus** (Amerika; Felsengebirgsfieber), **D. occidentalis** (Nordamerika; Felsengebirgsfieber, Tularämie, Anaplasmose), **D. pictus** (UdSSR, Asien, Mittelmeerländer; Sibir. Zeckenbißfieber, Japan. B-Enzephalitis, Virosen), **D. silvarum** (südl. Eurasien; Tularämie, Zeckenenzephalitis, Anaplasmose, Babesiose), **D. variabilis** (Felsengebirgsfieber in östl. USA u. Kanada, ferner Tularämie, Virosen).

Dermacentroxenus: Untergattung der Rickettsien; meist Endoparasiten in Dermacentor-Zecken; Erreger Fleckfieber-ähnl. Erkrn.; z. T. der Gattung Rickettsia zugeordnet.

Dermadrom: (WIENER) eine inn. Krankh. begleitende Hauterscheinungen.

Dermagra: ↑ Pellagra. – **dermal:** die Haut betreffend (s. a. kutan), in der Haut (s. a. intradermal).

Derma|laxie: Hauterschlaffung (↑ Cutis laxa, C. hyperelastica, Chalodermie). – **D.lappen:** *chir* ↑ Koriumlappen.

Derm|alexine (Hoffmann*): s. u. Alexin. – **D.algie:** Hautschmerz, ↑ Dermatodynie. – **D.allergose:** allerg. ↑ Dermatose.

Dermanyssidae: Fam. ektoparasit. Milben [Acarina]; z. B. Dermanyssus gallinae (auch beim Menschen), Allodermanyssus sanguineus u. Macronyssus bacoti als Überträger von Rickettsiosen u. Virosen bzw. Erreger juckender Eritheme.

Derm|apostase: Hautkrankheit mit Abszeßbildung.

dermat…: Wortteil »Haut«; z. B. **Dermatagra** (↑ Dermatodynie, ↑ Pellagra), **D.aneurie** (Störung der nervösen Hautversorgung), **D.ergose** (beruflich bedingte Hautkrankh.), **D.exanthese** (Hautausschlag, Exanthem), **D.hämie** (Hyperämie der Haut).

Dermatansulfat: s. Schema ↑ UDPG-Metabolismus.

Dermatika: *pharm* Hautmittel. – **Dermatisation:** ↑ Epithelisation. – **dermatisch:** die Haut betreffend.

Dermatitis: akute Entzündung der Haut (Erythem, Ödem, evtl. Exsudation, Bläschen-, Krusten-, Schuppenbildung), hervorgerufen durch chem.-physikal., allerg., mikrobielle u. sonst. Noxen oder aber »idiopathisch«. I. w. S. auch entzündl.-degen. Hauterkrn. (↑ Dermatose, Berufsdermatosen) sowie akute, monomorphe Ekzemstadien. – Zahlreiche Formen, z. B. **D. ab acribus** (durch saure oder sonstwie irritierende Substanzen), **D. actinica** (durch Licht-, UV-, Wärme-, ionisierende Strahlen, s. a. Dermatitis solaris, Lichturtikaria; ferner die chron. entzündl.-degenerat. Hautveränderungen [senile Atrophie] infolge starker chron. Sonneneinwkg.; mit Cutis rhomboidalis, kolloider Degeneration, Teleangiektasie, Neigung zu senilen Keratomen: sogen. Farmer- oder Seemannshaut), **D. acuta bullosa infectiosa** (↑ Pemphigus acutus febrilis gravis), **D. acuta exfoliativa benigna Brocq*** (↑ Erythrodermia acuta), **D. aestivalis recidivans** (chron. polymorpher ↑ Lichtausschlag), **D. aestivalis buccarum** (↑ Creeping myiasis der Wangen, v. a. durch Gasterophilus), **D. allergica** (akute hypererg.-entzündl. Reaktion auf physikal. oder äußerlich oder innerl. einwirkende chem. Sensibilisatoren; s. a. allerg. ↑ Dermatose, Kontaktekzem), **D. ammoniacalis** (flächenhaft, intertriginös, mit papulösen, erodierten Effloreszenzen an Gesäß, Geschlechtsteilen u. Oberschenkelinnenseiten schlecht gepflegter Wickelkinder als Mazerationseffekt von – alkal. zersetztem – Urin u. Stuhl), **D. apostematosa** (»pustulierende« ↑ Impetigo contagiosa), **D. artefacta s. factitia s. autogenica** (durch Selbstbeschädigung mit Ätzmitteln, tox. Pflanzen, bekannten Allergenen etc.; charakterist. unnatürl., oft geometr. Figuren; oft bei ↑ Münchhausen-Syndrom; auch als D. dysmenorrhoica symmetrica), **D. atopica** (endogenes ↑ Ekzem aufgrund einer »Atopie«), **D. atrophicans** (zur Hautatrophie führend; i. e. S. als D. a. diffusa progressiva idiopathica OPPENHEIM die ↑ Akrodermatitis chronica atrophicans; als D. a. maculosa die Anetodermie, als D. a. macularis s. maculosa lipoides diabetica die ↑ Necrobiosis lipoidica diabeticorum, als D. a. reticularis GLÜCK die ↑ Dermatomyositis mit Poikilodermie), **D. bullosa** (akut, mit Blasenbildung; als D. b. hereditaria VALENTIN die ↑ Epidermolysis bullosa heredit., als D. b. pratensis die streifenförm., z. T. blasenbildende »Wiesengräser-D.« durch phototox., Furokumarin-halt. Pflanzen, deren »Abklatschbilder« die Hautverändgn. darstellen, bei Zusammenwirken von Kontakt, Schweiß u. Lichteinwirkung »Bade-D.« genannt; auch als ↑ D. medusica), **D. calorica** (durch Hitze- oder Kälteeinwirkung, ↑ D. combustionis bzw. congelationis), **D. cinerea** (ätiol. unklare Graufärbung nach plaquesförm. Abschuppung bei dunkelhäut. Bewohnern Mittelamerikas; follikuläre Hyperkeratose, Epidermisverdünnung, Melaninverminderung), **D. colonica** (makuloerythematöse Dermatose an Bauch, Ober-

Dermatitis combustionis

schenkeln u. Armen bei Verdauungsstörungen mit Streptokokken-Befund im Stuhl), **D. combustionis s. ambustionis** (die versch. Grade der Hautverbrennung, s. a. Verbrennung), **D. congelationis** (die akuten Hautveränderungen durch Kälteeinwirkung, s. u. Congelatio; als chron. Schädigung ↑ Perniones, Erythrocyanosis puellarum, Akrocyanosis e frigore), **D. contusiformis** (↑ Erythema nodosum), **D. cosmetica** (D. durch Kosmetika, z. B. ↑ Berloque-Dermatitis, Vaselinoderm), **D. desquamativa Leiner*** (↑ Pityriasis rubra universalis), **D. dysmenorrhoica symmetrica** (POLLAND-MATZENAUER 1912; artifizielle Erytheme, Blasen, krustöse Erosionen, Nekrosen durch intensives Reiben, Kratzen, evtl. auch Chemikalienapplikation; bei psychisch labilen jungen Frauen v. a. während der Menses, bei sexueller Abwehrhaltung etc.), **dysseborrhoische D.** (Sammelbez. für die dysseb. ↑ Erythrodermie, die ekzematöse Grundlage des seborrh. ↑ Ekzems sowie die D. seborrhoica infantum), **D. eczematosa** (↑ Ekzem; ekzematoide D. = infektiöse D.), **endogene D.** (u. a. infolge AG-AK-Reaktion, hämatogener Streuung, als autotox. Dermatose, endogenes Ekzem), **D. erythematosa** (monomorph mit Erythem; als D. e. seborrhoides et psoriasioides MORO das psoriasiforme seborrhoische Ekzem der Säuglinge u. Kleinkinder), **D. escharotica** (mit Hautnekrosen durch Säuren, Alkalien, Schwermetallsalze, Hitze, Licht), **D. essentialis neurotica** (»Glanzhaut«, schlaffe Hautatrophie infolge troph-angioneurot. Störungen, z. B. als Akrodynie, Erythromelalgie, Reflexdystrophie), **D. exfoliativa** (WILSON 1870; mit großlamellöser Schuppung, z. B. Hg-, Au-Effekt; ferner als D. e. allergica das entsprech. degenerat. oder vulgäre ↑ Ekzem durch Allergenkontakt sowie die desquamative ↑ D. scarlatiniformis, als D. e. epidemica SAVILL die epidem., anfangs papulo-erythematöse, bei Abheilung desquamative Erythrodermie, evtl. mit Fieber, Diarrhö, Albuminurie, Konjunktivitis u. Iridozyklitis; als D. e. generalisata WILSON-BROCQ die prim., universelle, subakute oder chron.-entzündl. Erythrodermie mit generalisierter Schuppung; als D. e. infantum RITTER V. RITTERSHAIN s. neonatorum s. erysipelatosa eine schwere bullöse Staphylodermie des Neugeborenen mit Abhebung der Hornschicht, hochroten, nässenden Erosionen u. schwerer AZ-Beeinträchtigung. – Ferner die ↑ Erythrodermia desquamativa LEINER), **D. exsiccans palmaris** (trop. Akrodermatitis-ähnl. Dermatose mit sek. Fingerkontrakturen, z. B. als »Formosa-Ekzem«), **D. exsudativa** (akut, nässend; als chron. D. e. discoides et lichenoides die exsudative ↑ Dermatose SULZBERGER-GARBE), **D. gangraenosa infantum** (↑ Ekthyma gangraenosum), **D. glutaealis infantum** (↑ Dermatitis ammoniacalis), **D. haemostatica s. hypostatica** (ekzematisiertes Stauungserythem mit Purpura u. Hämosiderose, z. B. bei Ulcus varicosum), **D. herpetiformis DUHRING-BROCQ** (chron.-rezidivierende polymorphe, bullöse Dermatose mit subepidermalen Blasen, gruppierten kutanen Bläschen, Knötchen oder Erythemen, heft. Jucken, Brennen), **D. hiemalis** (Papel- u. Bläschenbildung an Händen u. Füßen als Kälteeffekt), **D. hormodendrum** (Chromomykose durch Phialophora-Spezies), **D. hyperaemica** (Erythemstadium der akuten ↑ Radiodermatitis), **infektiöse, ekzematoide D. Engman-Sutton*** (bakteriell, mit flächenhaften, infiltrierten bzw. lichenifizierten, nässenden u. großlamellös schuppenden Herden, darin– zurücktretend – Ekzemknötchen u. Bläschen; oder bakterielles Ekzem um infiltrierte Wunden oder – mit Pusteln u. schuppenden Herden – als Folgezustand eines Kontaktekzems), **D. lichenoides** (als D. l. chronica atrophicans der Lichen sclerosus et atrophicus, als D. l. pruriens NEISSER der Lichen simplex chronicus VIDAL, als D. l. purpurica pigmentosa eine akut einsetzende, ätiol. unklare chron. Kapillariitis mit hämorrhag. Papeln u. Teleangiektasien v. a. an den Beinen), **D. linearis** (als D. l. migrans die Creeping eruption bzw. Dermatosen mit linearer Ausbreitung, z. B. Zoster, Psoriasis; ferner streifenförmig angeordnete rötl., livide oder bräunl. Papeln, glatt-glänzend oder krustig-schuppend), **D. lividinosa et gangraenosa glutaealis NICOLAU** (schmerzhafte, livide Hautmarmorierung des Gesäßes, evtl. mit Blasen- u. Krustenbildung, embolisch bedingt durch versehentl. Inj. unlösl. Medikamente in eine Glutealarterie), **D. madidans** (↑ Ekzema madidans), **D. maligna** (chron.-ekzematöses Frühstadium des ↑ PAGET* Karzinoms), **D. malleosa** (akuter Hautrotz anschl. an den PA; sept. Aussaat, mit rasch ulzerierenden Pusteln u. Knoten), **D. medicamentosa** (↑ Arzneimitteldermatitis), **D. mediothoracica UNNA** (seborrhoisches ↑ Ekzem in der vord. u. hint. Schweißrinne; kleieförmig schuppende Einzelherde), **D. medusica** (nach Quallenkontakt; urtikariell bis bullös-nekrotisierend, oft figuriert), **D. mercurialis** (durch epi- u. intrakutane oder hämatogene Hg-Einwirkung; akut, pustulös, ulzerös, evtl. hämorrhag. u. ekzematös, mit Pigmentierung), **D. micropapulosa** (↑ Granulosis rubra nasi), **D. nodosa** (akut, subakut u. chron., nodös oder nodulär; z. B. ↑ Prurigo nodul., Erythema nodosum, Rheumaknoten, Syphilide, Tuberkulide, Lepride, Sarkoide, Paraffinome, Vaselinome u. a. m.; als D. n. tropica die ↑ Onchozerkose, als D. n. rubra rote, juckende, persistierende, therapieresistente Knoten unbekannter Ätiol. an Gesicht, Armen, Rumpf), **D. palmaris et plantaris** (die dyshidrotische Epidermophytia manum et pedum), **D. papillaris capillitii** (↑ Akne scleroticans nuchae, ↑ Akne conglobata), **D. p. maligna** (↑ POUGET* Krebs), **D. papulokeratotica scorbutica** (NICOLAU; follikuläre kerat. Knötchen bei Vit.-C-Mangel), **D. papulosquamosa atrophicans** (↑ Papulosis atrophicans maligna), **D. parasitaria** (durch Schmarotzer, z. B. bei Pediculosis; ferner die Sykosis par. = Trichophytia prof. barbae), **D. photoallergica** (photodynam. Hautreaktion durch Licht- u. ein – meist exogenes – Allergen in niedr. Konz., z. B. Sulfonamid, Phenothiazin), **D. photoelectrica** (↑ Lichtdermatitis durch Kohlenbogenlampe), **D. phototoxica** (Erythem, Pigmentierung, evtl. Blasenbildung als UV-bedingte photodynam. Hautreaktion; z. B. D. bullosa pratensis, Berloque-D.), **D. pigmentosa progressiva** (↑ SCHAMBERG* Krankh.), **D. polymorpha dolorosa BROCQ s. pruriginosa** (↑ Dermatitis herpetiformis DUHRING), **D. praecancerosa** (↑ BOWEN* Syndrom), **D. psoriasiformis nodularis Jadassohn*** (↑ Pityriasis lichenoides chron.), **D. pustularis s. repens** (↑ Akrodermatitis suppurativa continua HALLOPEAU), **D. pustulosa subcornealis SNEDDON-WILKINSON** (chron.-rezidivierend, mit subkornealen Pusteln an Stamm, Achseln, Leistenbeugen; Ätiol. unklar), **pyogene D.** (↑ Pyodermie), **D. scarlatiniformis s. scarlatinoides desquamativa recidivans** (akut-rezidivierendes, allerg., meist arzneimittelbedingtes fieberhaftes ↑ Erythem mit großlamellöser Schuppung; Übergang zu tox. Nekrolyse), **D. seborrhoica s. seborrhoides** (das seborrhoische Ekzem: s. a. D. mediothorac.; als **D. se. infantum** im 1. Trimenon beginnend, evtl. mitigiert = D. s. larvalis FINKELSTEIN [im Ggs. dazu die D. s. i. MORO als Erstreaktion des endogenen Ekzems, meist an seitl. Gesichtsanteilen u. später beginnend]; als **D. se. capitis** der Gneis, das mikrobiell-seborrh. Ekzem des behaarten Kopfes mit dicken, trockenen, schuppenkrustösen Auflagerungen, als **D. se. figurata corporis** scharf begrenzte Mikrobide am Körper), **D. simplex** (die – meist akute – Hautentzdg. i. e. S., mit den klass. Entzündungszeichen, evtl. Blasenbildung, als Folge direkter Einwirkg. einer Noxe), **D. solaris** (»Sonnenbrand«, schmerzhaftes, ödematöses Erythem u. Blasenbildg. als phototraumat. Reaktion der gesunden Haut auf einmal. Sonnenlichtüberdosis), **D. toxica** (akute, kontaktbedingte D. venenata durch obligat-tox. Noxen oder als allerg. D. oder als D. t. ROST durch Dauereinwirkg. unterschwelliger kaust. Faktoren, mit Übergang in mikrobiell-seborrh. Streureaktion), **D. traumatica** (z. B. als Folge von Kratzeffekten, als ↑ D. artefacta), **D. trophoneurotica Morrow*** (↑ D. herpetiformis DUHRING), **D. ulcerosa** (mit Geschwürbildung, z. B. bei Verbrennung oder Erfrierung, bei Angiopathie), **D. uncinaria** (erythematöser bis urtikarieller oder papulöser, juckender »dew itch« oder »ground itch« an Beinen u. Armen durch Uncinaria-stenocephala- u. a. Nematodenlarven; follikulär gebunden oder als ↑ Creeping eruption), **D. urticar(i)oides parasitica** (↑ Acarodermatitis urticarioides), **D. vegetans** (vegetierende Dermatosen, z. B. chron. Pyodermien, verruköse Hautblastomykose), **D. venenata** (akute tox. Kontaktdermatitis, z. B. als Bade-, Rhus-, Hutband-D.), **D. verminosa** (D. parasitaria durch Helminthen-Larven), **D. verrucosa brasiliensis** (↑ Chromomykose), **D. verrucosa blastomycotica** (granulomatöse Veränderungen bei Blasto- u. Kokzidioidomykose), **D. vesiculosa** (akut mit Bläschenbildung; durch mechan. oder therm. Noxen, als tox. Kontakt-D., auch nach oraler oder parenteraler Zufuhr, z. B. von Antipyrin; ferner das vesikulöse Stadium des akuten Ekzems).

Dermatitistyp: Allergiker, der bei der Läppchenprobe nach 24 Std. mit Dermatitis reagiert (Spättyp).

dermato...: s. a. derm(o).... – **Dermatoautoplastik:** Transplantation körpereigener Haut (z. B. REVERDIN* Läppchen).

Dermatobiasis: schmerzhafte, furunkelart., entzündl. Hautschwellung bei Menschen u. Haustieren in Süd-, Mittelamerika durch von blutsaugenden Insekten übertragene Junglarven der Fliege Dermatobia hominis [Cuterebridae].

Dermato|cele lipomatosa: ↑ Lipom der Haut. – **D.celidosis:** ↑ Dermatokelidosis. – **D.cellutitis:** entzündl. Infiltration der Lederhaut u. des s.c. Fettgewebes; s. a. Cellulitis.

Dermatocentroxenus akari: ↑ Rickettsia akari. – **D. orientalis:** ↑ Rickettsia tsutsugamushi.

Dermato|chalasis (Alibert*): ↑ Chalodermie. – **D.chondritis:** ↑ Chondrodermatitis. – **D.cranium:** *embryol* ↑ Desmocranium. – **D.dysplasia verruciformis:** generalisiertes Auftreten von Hautwarzen (↑ Verrucosis).

Dermat|odynie: Schmerzhaftigkeit der Haut, i. e. S. die nicht exakt lokalisierbare, durch organ. Nervenkrankh. oder viszerokutane Reflexe bedingte.

Dermato|fibrom(a): gutart. Hamartien u. Neoplasmen des fibrösen Gewebes der Haut, z. B. weiches Fibrom, noduläre subepidermale Fibrose; als **D.f. lenticulare** (»hartes Fibrom« = fibrosiertes Histiozytom = Desmoid; auch fam.) linsenförm., evtl. pigmentierte, leicht eingesunkene, schmerzlose, derbe »Scheibchen« aus dichtem Geflecht kollagener Fasern u. wenig Histiozyten. – Als progress.-rezidivierendes D. das – seltene – **D.fibrosarcoma protuberans** als bläul.-roter, derber, vom Korium ausgehender Tumor an Rumpf, Ohren, Extremitäten, histol. einem Fibrosarkom ähnl., mit infiltrierendem Wachstum, fernmetastasierend u. bei unvollst. Entfernung rezidivierend.

Dermatofibrosis: numer. Faservermehrung im Bindegewebe der Haut, z. B. bei chron. Stauungszuständen. – **D. lenticularis disseminata:** ↑ BUSCHKE*-OLLENDORF* Syndrom.

dermatogen: von der Haut ausgehend.

Dermato|glyphen: ↑ Tastleisten. – **D.gramm:** (BETTMANN 1926) Hautabdruck auf Kohlepapier oder – nach Anfärben mit Druckerschwärze – auf Papier; s. a. Daktylogramm. – **D.graph:** farb. Fettstift zur Beschriftung der Haut (Markierung best. Punkte, Organgrenzen etc.). – vgl. Dermographismus.

Dermato|heteroplastik: xenogene ↑ Hauttransplantation. – **D.kelidosis:** feinfleck. »getüpfelte« Hautveränderung (DD: Poikilo-, Anetodermie). – **D.keras:** ↑ Hauthorn, aber auch hyperkeratot. u. akanthot. Warzen, Keratoma senile, hyperkeratot. Spinaliom. – **D.koniose:** durch Stäube verurs. Dermatitis, Akne, Hautpapillom oder -karzinom. – **D.konjunktivts:** Bindehautentzdg. in Zusammenhang mit einer Lichtdermatose, Porphyrie, Rosacea, Zoster, Pyodermie (metastat.) oder bei mukokutaneo-okulärem Syndrom.

Dermatoleiomyom: von Hautanhangsgebilden oder -gefäßen (= Angioleiomyom; meist solitär) ausgeh. Leiomyom, bräunl. oder bläul., bis erbsgroß, halbkugelig protuberierend, derb, u. U. multipel (»myomes simples« BROCQ); v. a. an Extremitäten, auch als Genitalleiomyome (»myomes dartriques«).

Dermato|logie: Fachgebiet der Medizin für die Diagnostik u. Ther. der Haut- u. Geschlechtskrankhtn. (s. a. Venerologie); umfaßt auch Berufskrankhtn. u. Mißbildungen, die Myko-, Phlebo- u. Andrologie, z. T. auch die ästhet. u. kosmet. Chirurgie, die Pharmakologie der Externa, die dermatol. Kosmetik; s. a. Facharzt. – **D.logika:** *pharm* die äußerl., v. a. zur Ther. von Hautkrankhn. anzuwendenden Mittel.

dermatologisch: die Dermatologie bzw. die Haut betreffend; z. B. das **d. Delir** (= chron. taktiles Halluzinose-Syndrom).

Dermatolyse, -lysis: ↑ Chalodermie, Cutis laxa. – **D. generalisata:** ↑ Gerodermia genitodystrophica. – **D. palpebrarum:** ↑ Blepharochalasis.

Dermatom: 1) *embryol* der seitl. Wandabschnitt eines Ursegmentes, als Mesenchym unter dem Ektoderm ausgebreitet; bildet Korium u. Unterhaut. – 2) *anat* radikuläres oder segmentales D.: der von einer hint. Spinalnervenwurzel sensibel innervierte Hautbezirk

Dermatomanie

(↑ Abb.). – **3)** *chir* Schneidinstrument zur Gewinnung gleichmäßig dicker Hautlappen (»**D.lappen**«, d. s. Spalthaut-, Vollhaut-, Kutislappen) für freie Transplantation. – **4)** »Hauttumor«.

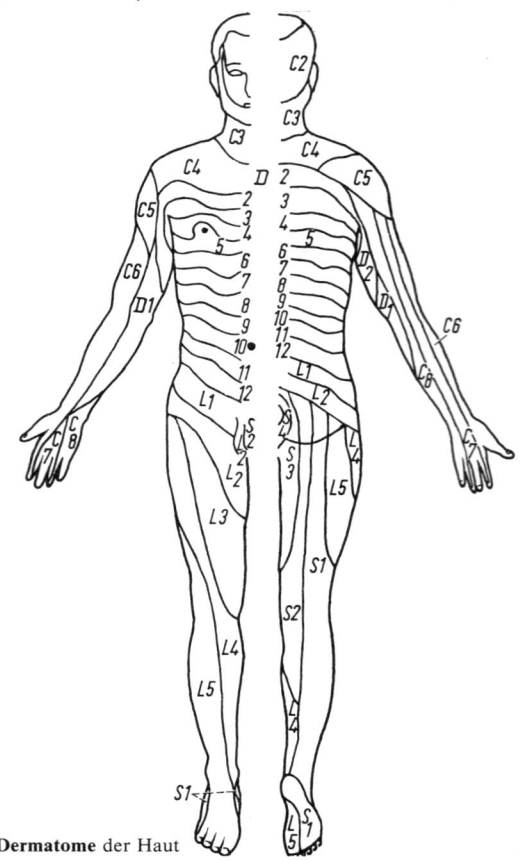

Dermatome der Haut

Dermato|manie: Zwangshandlungen an der Haut u. ihren Anhangsgebilden; z. B. Trichotillomanie, Onycho-, Kuti-, Cheilophagie, Dermatothlasie. – **D.melasma**: die bräunl. Hautpigmentierung beim ADDISON* Syndrom. – **D.mer**: segmentaler Abschnitt der embryonalen Körperhaut (↑ Abb.). – **D.muko-(-myo)sitis Oppenheim***: ↑ Dermatomyositis.

Derma(to)myiasis: Hauterkr. durch Fliegeneier oder fakultativ schmarotzende Fliegenlarven in Wunden, Geschwüren etc.; i. e. S. die ↑ Creeping myiasis (s. a. Myiasis).

Dermatomykose: Pilz-Krankh. der Haut u. ihrer Anhangsgebilde (↑ Tab. »Mykosen«; vgl. Dermatophytie); z. B. **Dermatomycosis achorina** (↑ Favus), **D. anthracoides Majocchi*** (↑ Aktinomykose), **D. barbae nodosa** (= tiefe ↑ Trichophytie des Bartes), **D. chronica figurata** (↑ Tinea imbricata), **D. circinata** (↑ Tinea circinata), **D. diffusa flexurarum** (= endogenes ↑ Ekzem), **D. discoides exulcerans Babès*** (durch Schimmelpilz »Oidium subtile«, einen auf kranker Haut saprophytären Luftkeim), **D. favosa** (↑ Favus), **D. furfuracea** (↑ Pityriasis versicolor), **D. inguinalis** (Tinea inguinalis et cruris dermatophytica), **D. marginata** (↑ Ekzema marginatum), **D. microsporina** (↑ Mikrosporie), **D. palmellina** (↑ Trichomycosis axillaris), **D. tonsurans** (oberflächl. ↑ Trichophytie mit Haarausfall), **D. vegetans** (wuchernde Hefemykosen, Sporotrichose, Blastomykose).

Dermato|myom: ↑ Dermatoleiomyom. – **D.myositis(-Syndrom)**: (WAGNER 1863, UNVERRICHT 1887) seltene, ätiol. unklare, prognostisch ungünst. Kollagenose der Haut u. Muskeln, chron.-schleichend (evtl. nach akutem Beginn): diffuse oder segmentäre, v. a. proximal-muskuläre Bewegungsschmerzen, später Muskelatrophie u. -sklerose; Haut- u. Lidödeme, gefolgt von Erythemem an Kopf, Hals, Rumpf, zuletzt auch Extremitäten, nach feiner Schuppung mit poikilodermem Bild (Atrophie, Teleangiektasien, netzförm. Pigmentation: »PETGES*-CLÉJAT* Syndrom«; ferner Asthenie, Hypotension, Dysphagie, (»Cottonwool-«) Exsudate im Auge, viszerale Komplikationen (Herz, Lunge, Nerven-, Skelett-, lymphat. System).

Dermato|neurose: Hautaffektionen aufgrund zentraler oder peripherer NS-Störungen; mit sensibler (Dermalgien), motor. (Gänsehaut), vasomotor. (RAYNAUD* Krankh.) oder troph. Symptomatik (Mal perforant). – **D.nose**: ↑ Dermatose.

Dermato|pathie: ↑ Dermatose. – **D.pathia cyanotica (cruris) Rost***: juckendes, ekzematisiertes Stauungserythem der Unterschenkel mit Hämosiderose u. Dermoepidermitis. – **D.phagoides**: eine Milbengattung [Epidermoptidae]; gelegentl. Ekto- (Dermatitis) u. Endoparasiten (Lunge, Harnblase) des Menschen.

Dermatophilus: Strahlenpilz-Gattung; Erreger eitr. Hauterkrn. bei Haustieren, gelegentl. beim Menschen (»Dermatophilose«). – **D. penetrans**: ↑ Tunga penetrans.

Dermato|phobie: krankhafte, evtl. wahnhafte Furcht, an einer Hautkrankheit zu leiden oder sich eine zuzuziehen, auch als Abneigung gegen jegl. »Haut«; s. a. Dermatozoenwahn, Venerophobie. – **D.phylaxie**: ↑ Dermophylaxie.

Dermato|phyten: eine **D.phytie** erregende Pilze, meist Fungi imperfecti (Trichophyton, Mikrosporum, Epidermophyton, Keratinomyces), einige mit sexuellen Fruchtformen (Arthroderma, Nannizzia). – **D.phytid**: ↑ Id-Reaktion bei D.phytenbefall; s. a. Epidermophytid.

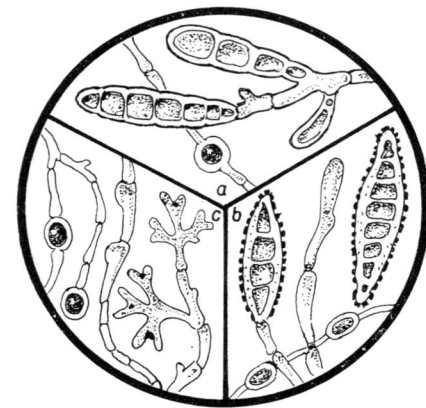

Formelemente bei **Dermatophyten**. a) Makrokonidien bei Epidermophyton floccosum; b) Makrokonidien u. Chlamydosporen bei Microsporum canis; c) Chlamydosporen u. Myzel-Geweihformen bei Trichophyton schoenleinii.

Dermato|plasie: Regeneration der Haut nach Verletzung. – **D.plastik**: ↑ Hautplastik. – **D.plastika**: *pharm* die Hautregeneration begünstigende Mittel. – **D.polyneuritis**: ↑ FEER* Krankheit.

Derm(at)or|rhagie: Blutaustritt aus der Haut (↑ Hautblutung, Purpura); i. e. S. das »Blutschwitzen« (↑ Hämhidrosis). – **D.rhexis:** ↑ Cutis hyperelastica.

Dermatose, Dermatosis: krankhafte Hautveränderung jegl. Art (einschl. der entzündlichen, ↑ Dermatitis); als **allerg. D.** alle durch AG-AK-Reaktion hervorgerufenen, z. T. berufs- oder arzneimittelbedingten Hautveränderungen: kutan-allerg., urtikarielle Früh- u. Sofortreaktion, epidermal-allerg., ekzematöse Spätreaktion; Diagnose durch Läppchen-, Skarifikations-, Intrakutantest; als bullöse a. D. die ↑ Epidermolysis acuta toxica Korting. – Weitere Formen: **angioneurot. D.** (z. B. Akrozyanose, Akrodynie, Raynaud* Krankh.), **dyskeratot. D.** (↑ Pemphigus chronicus benignus fam.), **D. exsudativa discoides et lichenoides chronica** Sulzberger-Garbe (schubweise generalisierter, v. a. genitaler, juckender, z. T. urtikarieller Hautausschlag v. a. beim neurovegetativ stimgatisierten ♂), **D. festonalis frontalis** (juckendes Stirnerythem infolge chron. Sonnenbrands in den Tropen), **gonorrhoische D.** (Follikulitis, Ulzera, Abszesse, Exantheme, Akne, Keratodermie etc. bei Go bzw. Blenorrhö), **hyster. D.** (neurot. Hautveränderungen, Artefakte, Dermatomanien u. -phobien), **lichenoide D.** (= Lichen ruber follicularis atrophicans, i. e. S. das ↑ Little* Syndrom (2), auch die ↑ Miliaria rubra), **menstruelle D.** (Urtikaria, Herpes, Akne, Purpura, Pruritus, Chloasma, Men- u. Chromhidrosis im Zusammenhg. mit den Menses; i. e. S. die ↑ Dermatitis dysmenorrhoica), **D. papulosa nigra** (hyperpigmentierte Papeln bds. symmetr. an Augenlidern als Form der Nävi bei Negern), **D. pigmentata reticularis** (↑ Incontinentia pigmenti Typ Naegeli-Franceschetti-Jadassohn, Erythrosis pigmentosa peribuccalis Brocq, **D. praecarcinomatosa** (↑ Bowen* Syndrom), **pruriginöse D.** (↑ Pruritus, Prurigo, Lichen), **D. pustulosa subcornealis** (s. u. Dermatitis).

Dermato|sklerose: straffe Atrophie der Haut (Streckung u. Massenzunahme der einzelnen Fasern) bei Sklerodermie, Lichen sclerosus, Kraurosis etc.; vgl. Dermatofibrose. – **D.skopie:** Untersuchung der Haut(gefäße) mit Lupe (u. spez. Lichtquelle); s. a. Kapillarmikroskopie. – **D.spasmus:** ↑ Cutis anserina.

Dermato|stomatitis: ↑ Baader* Syndrom; als pluriorifizielle D. die Major-Form des ↑ Erythema exsudativum multiforme. – **D.stomatoophthalmitis infectiosa:** ↑ Stevens*-Johnson* Syndrom. – **D.syphilis:** die Hautmanifestationen der ↑ Syphilis.

Dermato|therapie: 1) Ther. der Hautkrankhtn. – 2) Ther. innerer Krankhtn. über die Haut. – **D.thlasie:** neurot. oder wahnhafter Zwang zur Selbstbeschädigung der Haut; i. e. S. die Akne excoriata. – **D.tomie:** ↑ Hautschnitt.

dermato|trop: ↑ dermotrop. – **d.viszeral:** ↑ kutiviszeral.

Dermato|xerasie: ↑ Xeroderma. – **D.zele:** ↑ Cutis laxa, Anetodermie. – **D.zoenwahn:** wahnhafte Vorstellung, an einer parasitären Hautkrankh. zu leiden. – **D.zoonose:** 1) Hauterkr. durch in die Haut eingedrungene tier. Erreger. – 2) via Haut auf den Menschen übertragene Zoonose. – **D.zyste:** Hautzyste, z. B. Atherom, Milie, traumat. Epidermiszyste.

Derm|atrophie: ↑ Hautatrophie. – **D.ektasie:** ↑ Cutis laxa. – **D.elkose:** Ulzeration der Haut. – **D.helminthiasis:** Hautkrankh. durch parasitierende Würmer (Echinokokken, Ankylostoma, Filarien, Onchozerken, Trichinen).

...dermie, ...dermis: Suffix »Haut«. – **Dermitis:** ↑ Dermatitis.

Dermo|aktinomykose: prim. ↑ Aktinomykose der Haut; selten, nur bei vorbestehender traumat. Hautläsion (meist Verwechslung mit Nokardiose). – **D.antergie:** Überempfindlichkeit gegen Bestandteile der eigenen Haut; Urs. des endogenen Ekzems? – **D.blast:** ↑ Dermatom (1). – **D.chromatose:** Haut-Krkht. mit Pigmentation.

Dermoepidermitis: entzündl. Veränderungen der obersten Hautschichten (verschiedenster Ätiol.) ohne spezif. Primärefloreszenzen, erosiv-nässend (mit Erythem, Mazeration, Bläschen, Erosionen) oder erythematös-squamös (lamelläre Schuppung); z. B. die **D. impetiginosa s. microbica** Monacelli **s. purulenta s. pustulosa** (= infektiöse ekzematoide ↑ Dermatitis Engman-Sutton), mit ihr weitgehend ident. die **Dermo-épidermite microbienne** Brocq-Gougerot (fleckig oder flächenhaft, v. a. in Körperfalten, an Unterschenkeln; bakterielle oder mykot. Besiedelung bzw. Superinfektion).

Dermofluorometrie: ↑ Angiofluoroskopie.

Dermograph: 1) das Reaktionsprodukt bei Dermographismus. – 2) ↑ Dermatograph. – **Dermographia:** ↑ Dermographismus. – **D. dolorosa:** schmerzhafter, verbreiteter roter Dermographismus (z. B. bei Innervationsstörungen). – **D. pilomotorica:** durch derbes Streichen hervorgerufene Cutis anserina.

Dermographismus, Dermographie, -ia: »Hautschrift«, auf mechan. Reiz (z. B. Bestreichen) mit Latenz (abhängig u. a. von der veget. Ausganglage) auftret. örtl. vaskuläre Hautreaktion (Axonreflex) in Form eines weißen Streifens (»D. alba« infolge Vasokonstriktion; bes. intensiv u. bis 2 Min. dauernd beim Scharlacherythem: »Dermographie ou raie blanche«) oder eines roten (»D. rubra s. erythematosa« infolge Vasodilatation); bei gleichzeit. Plasmapherese (überschieß. Reaktion bei vegetat. Labilität) breiter Wall bzw. porzellanweißer, von einem breiten roten Saum umgebener Streifen (»D. oedematosa s. elevata«, »urtikarieller oder pemphoider D.«). – **schwarzer D.:** dunkle Hautverfärbung unter Metallschmuck (Abschmirgeleffekt härterer Hautpuderbeimengungen).

Dermohypodermitis: bis handtellergroße, mehr oder minder scharf begrenzte knot. oder mehr diffuse entzündl. Infiltrate der Haut u. Unterhaut; akut nodulär als Erythema nodosum, bei bakt. Infektion, Trichophytie, Tbk, Toxikodermie, oder diffus (schmerzhaft, blaurot, evtl. einschmelzend), hervorgerufen durch banale Eitererreger (fließende Übergänge zu Erysipel, Zellulitis); subakut diffus (flächenhaft, scharf begrenzt; z. B. Necrobiosis lipoidica) durch Tbk-Baktn. oder Eiterkokken, nodös als Erythema induratum Bazin, Sarkoid Darier-Roussy, Pfeifer*-Weber*-Christian* Syndrom, Periarteriitis nodosa, noduläre Periphlebitis u. Vaskulitis. Ferner **Dermophypodermite à cocci pyogènes** (chron., mit geringer Einschmelzungsneigung; nach Pyodermien, Erysipel), **D. sclérodermiforme** (Infiltrate mit schmalem entzündl.

Dermoidzyste

Saum, schlaffe Atrophie, v. a. an Unterschenkeln; Urs.: Tbk, Sarkoid, banale Entzündungen, Fremdkörpergranulom), **D. subaiguë en plaques** (elast. Infiltrate v. a. an Unterschenkeln, mehr tast- als sichtbar, mit Neigung zu Einschmelzung, Hyperkeratose, Schuppung; meist pyogen oder tbk.).

Dermoid(zyste): weiche, mit Epidermis ausgekleidete Zyste, die Talg, Keratin u. – als echtes Teratom – Haare, Knorpel, Knochen, Zähne, NS-Strukturen etc. enthält. Vork. v. a. in Ovar (ca. 2% maligne entartend), periorbitaler Subkutis, Sakrokokzygealgegend.

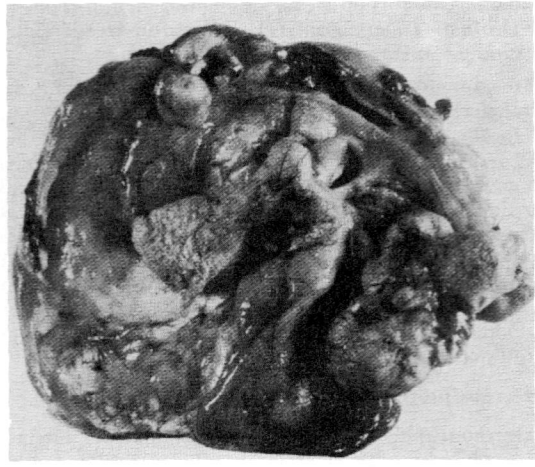

Dermoidzyste; gutartiges zystisches Teratom komplexen Typs.

Dermo|kyema: *path* ↑ Dermozymus. – **D.lipom:** *ophth* kongenit. Fetteinlagerung unter der Conjunctiva bulbi. – **D.lymphe:** *immun* ↑ Dermovakzine. – **D.lyse:** blas. Abhebung der Ober- u. Lederhaut (»Spannungsblase«); i. e. S. als degenerativ-papulöse Hautveränderung an Ellbogen u. Knien.

Dermo|metrie: Messung des elektr. Hautwiderstandes (gegen Gleichstrom), z. B. als Kriterium der Hautdurchblutung. – **D.phlebitis:** Entzündung oberflächl. Hautvenen, auch als Thrombophlebitis migrans oder saltans. – **D.phylaxie:** die natürl. unspezif. Abwehrfunktion der Haut gegen Umwelteinflüsse; s. a. Barriere, Säuremantel. – **D.plastik:** ↑ Hautplastik. – **D.reaktion:** lokale Hautreaktion (Früh- oder Spättyp) des sensibilisierten Organismus auf Applikation (Kontakt, Inokulation, Inj.) des spezif. »Allergens« (Gewebs-, Erregerextrakt etc.) zu diagnost. Zwecken; s. a. Haut-, Intrakutan-, Epikutanprobe u. s. w.

Derm|ostosis: ektop. Knochenbildung in der Haut.

Dermo|synovitis plantaris ulcerosa: das Malum perforans der Fußsohle unter Einbeziehung der Sehnenscheiden.

dermotrop: mit (selektiver) Affinität u. Wirksamkeit auf Haut u. Halbschleimhäute.

Dermo|vakzine: Pockenimpfstoff, gewonnen nach kutaner Beimpfung der Tiere. – **D.virus:** nur eine örtl. (Schmier-)Infektion der Haut bewirkendes Virus (z. B. Warzen-, Molluscum-contagiosum-Virus). – **D.viszeritis:** Kollagenose der Haut u. Eingeweide; z. B. Erythematodes. – **D.zymus:** *path* subkutaner Fetus in fetu.

Dérobement des jambes: plötzl. »Wegrutschen der Beine« bei Tabes dors.

Derotation: Beseitung einer Drehung. – Auch Kurzbez. für die **Derotationsosteotomie** (↑ Drehosteotomie); z. B. die **pertrochantere D.** (BERNBECK) als Schrägosteotomie (von lat.-unten nach med.-oben) mit Verdrehung der Fragmente (Retention durch SCHANZ* Schrauben, Transfixationsgipsverband) zur Korrektur der Antetorsion u. Wiederherstellung der Innenrotationsfunktion des Iliopsoas bei angeb. Hüftluxation.

Derotomie: ↑ Dekapitation; i. w. S. auch die Embryotomie bei Doppelmißbildung.

Derra* Technik (ERNST D., 1909–1979, Chirurg, Düsseldorf): 1) fortlauf. überwendl. Naht zur Adaptation der durch Matratzennaht evertierten Ränder bei End-zu-End-Gefäßanastomosierung. – 2) Bronchusstumpfverschluß mit durchgreifender, zweireihig schließender 8er-Knopfnaht (Stahldraht, über Klemme).

Derrick*-Burnet* Krankheit: (1937) ↑ Q-Fieber.

Derriengue: ↑ Lähmungswut in Mexiko.

des...: Präfix »weg«, »ohne« (im funktionellen oder strukturellen Sinn).

Desaive* Operation: bilat. Ovariektomie u. Implantation eines Ovars in die Milz als »Endokrinother.« bei generalisiertem Krebs.

Desaktivierung: Inaktivierung, Abschwächung.

Desallergisierung: ↑ Desensibilisierung.

Desamidasen, Amidasen: C-N-Bindungen (außer Peptidbindungen) spaltende Enzyme: Zykloamidasen, Acylamidasen, Amidinasen, Nukleosid-hydrolasen u. **Desaminasen** (die den Aminorest aus Aminoverbindungen hydrolytisch abspalten). – **Desaminierung, -amidierung:** Abspaltung der Aminogruppe -NH_2 aus organ. Aminoverbindungen; z. B. die enzymat.-oxidative (Aminosäuredehydrogenase) D. von Aminosäuren zu Ketosäuren u. Ammoniak.

Desartikulation: *chir* ↑ Exartikulation.

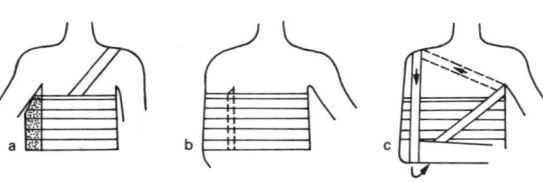

Desault* Verband; Bindentouren **a)** über Wattekissen in der Achselhöhle, **b)** über angelegten Arm, **c)** über Achsel-Schulter-Ellenbogen (»Asche«).

Desault* (PIERRE-JOSEPH D., 1744–1795, Chirurg, Paris) **Abszeß:** kalter Abszeß bei Knochen-Tbk. – **D.* Verband** zur temporären Ruhigstellung des Schultergürtels, v. a. bei Schlüsselbeinfraktur (Redressement des peripheren Fragments nach oben, außen u. hinten). – **D.* Zeichen:** abnorme pass. Rotation (Aufhebung der normalen Kreissegmentbewegung des Trochanters) bei Schenkelhalsfraktur. – **D.*-Küster* Operation** (ERNST GEORG FERD. V. K.): Radikal-Op. der OK-Höhle bei Empyem duch subperiostale Vorderwandresektion (von gingivolabialer Umschlagfalte aus), Schleimhautausräumung u. Offenhalten bis zur völl. Reinigung.

Desazetyllanatosid: Purpureaglykosid A u. B (s. a. Tab. »Digitalisglykoside«). – Als **D. C** ferner das

Deslanosid (Digoxigenin-3-tridigitoxoglukosid), ein (genuines) Digitalisglykosid.

Descemet* (JEAN D., 1732–1810, Anatom, Paris) **Epithel**: das Endothel der vord. Augenkammer. Danach benannt die **D.*-Falten** (bei best. Augenerkrn.) u. **D.*-Flecken** (↑ Descemetitis). – **D.* Membran**: ↑ Lamina limitans post.

Descemetitis: Entzündung der DESCEMET* Membran mit fleckförm. Niederschlägen (»Keratitis punctata«) im Rahmen der Zyklitis. – **Descemetocele, -zele**: ↑ Keratozele.

descendens: absteigend. – Auch Kurzform für Colon descendens.

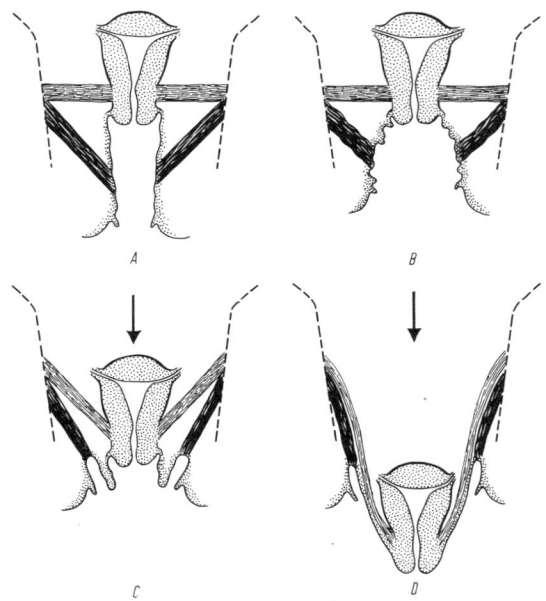

Descensus uteri: A = normale Lage; B = Descensus vaginae; C = Subtotalprolaps (»Desc. II°«, Portio in der Vulva sichtbar); D = Totalprolaps (»Desc. III°«).

Descensus, Deszensus: (lat. = Abstieg) **1)** *anat* die embryonale oder fetale physiol. Kaudalverlagerung eines Organs, z. B. der **D. cordis** (Herzanlage) vom Hals- in den Thoraxbereich, der **D. laryngis** in der 2. Graviditätshälfte (mit endgült. Tiefstand erst im Erwachsenenalter), der **D. ovarii** von der hint. Bauchwand ins kleine Becken, der **D. testis** zunächst nur scheinbar von der Bauchwand bis an den inn. Leistenring (rel. schnelleres Kranialwachstum der Rumpfwand), ab 7. Mon. als echter D. in den Proc. vagin. peritonei (durch Leistenkanal entlang dem Gubernaculum in den Hodensack; evtl. inkomplett oder abweichend, ↑ Maldescensus testis, Hodenektopie, vgl. Pendel-, Leistenhoden, Kryptorchismus). – **2)** *path* die durch Bindegewebsschwäche – meist mit allg. Enteroptose – bedingte »Senkung« eines Organs; z. B. **D. uteri** (mit max. Tiefstand der Portio beim Pressen in Höhe des Introitus vaginae, darüber hinaus: Prolaps) bei Schwäche u./oder Defekt des Beckenbodens oder des intra- u. extraperitonealen Aufhängapparates; mit örtl. Druckgefühl »nach unten«, Kreuzschmerzen, partieller oder totaler Harninkontinenz, häufig Retroflexio uteri u. Elongatio colli; Ther.: plast. vaginale Op., z. B. als Manchester-Op., n. LABHARD, NEUGEBAUER-LE FORT). – **D. vaginae s. vaginalis**, Episiozele: lumenwärts gerichtete Senkung der weibl. Scheide (oder eines Abschnitts), mit leistenart. Vorwölbung der Columna rugarum bis zum Vortritt der Vaginalhaut in die Vulva (vgl. Prolapsus vaginae); v. a. bei Zysto- u. Rektozele, nach zahlreichen Entbindungen, bei schlecht verheilter Dammnaht; klin.: örtl. Druckgefühl »nach unten«, (partielle) Harninkontinenz, Defäkationsbeschwerden. – **D. ventriculi**: ↑ Gastroptose. – **D. funiculi umbilicalis**: ↑ Nabelschnurvorfall.

Deschamps* (Unterbindungs-)**Nadel** (JOSEPH FRANÇOIS LOUIS D., 1740–1824, Chirurg, Paris): vorn nach re. oder li. rundhakenförmig abgebogene »Ahle« (mit spitzennahem Öhr); für die umstechende Gefäßunterbindung.

Desensibilisierung: Schwächung bis Aufhebung der allerg. Reaktionsbereitschaft durch qual. oder quant. Veränderungen des AK-Bestandes; entweder als **passive D.** durch Übertragung spezifischer AK von Mensch oder Tier mit klinisch überstandener Allergose oder nach spezif. Immunisierung; oder (i. e. S.) als **akt., spezif. D.** (Hyposensibilisierung) durch protrahierte (evtl. jahrelange) unterschwell. Verabreichung des spezif. AG in ansteigender Dosis zur Herbeiführung einer transitor. oder permanenten Unter- oder Unempfindlichkeit i. S. der Antianaphylaxie (qual. Änderung der AK), u. zwar mit mono- oder polyvalenten Extrakten oral, sublingual, stomachal, bronchial oder durch Inj., prä- oder kosaisonal (s. a. Schnell-D.), auch perennial; als deren Sonderform die **skeptophylaktische D.** (↑ Skeptophylaxie), durch stomachale Zufuhr kleinster Allergenmengen in best. Abstand vor der Zufuhr großer Mengen (wenig effektiv, da rasch abklingend, bei Fisch u. Hühnerei wegen hohen Sensibilisierungsgrades u. U. sogar gefährl.). – Ferner als **unspezif. D.** die Abschwächung oder Aufhebung der Reaktionsbereitschaft mit unspezif. Mitteln (i. S. der Reizkörperther.).

Desensitisation: (engl.) **1)** ↑ Desensibilisierung. – **2)** in der Psychother. die Auflösung komplexer Vorstellungen oder Handlungsimpulse.

Desäquilibration: Störung des Gleichgewichts(zustandes). – **einseit. D.**: ↑ stato-opto-sensibles Syndrom.

Deserpidinum *WHO*: Desmethoxyreserpin, ein Rauwolfia-Alkaloid; Tranquilizer, Antihypertonikum.

Desertomycin: Antibiotikum aus Streptomyces flavofungini; mit geringer Wirkung auf grampos. u. gram-neg. Baktn., aber hoher zytotox.-zytolyt. Aktivität gegen Aszites-, Fibroblasten-HeLa- u. CROCKER* Zellen; antimykot. Nährbodenzusatz für Dermatophyten-Isolierung.

Desferal®-Test: Kontrolle der Eisenausscheidung im Harn (bei path. Fe-Speicherung erhöht) nach peroraler Gabe des Komplexbildners Deferoxaminum.

Desferri(oxami)n: ↑ Deferoxaminum *WHO*.

Deshanelidze* Hüfteinrenkung: s. u. STIMSON*.

Deshydrämie: Wasserdefizit im Blut (»Bluteindickung«).

Desikkator: ↑ Exsikkator.

Desillusion(ierung): in der Psychother. die Zerstörung falscher Erwartungen, Hoffnungen, Selbsttäuschungen.

Desinfektantien: ↑ Desinfektionsmittel.

Desinfektion, Entseuchung: Abtötung oder Inaktivierung aller pathogenen Keime mit chem. (↑ Desinfektionsmittel) oder physikal. Methoden; vgl. Sanitation. Als ↑ »laufende D.« die von Sputum, Stuhl, Harn etc. am Krankenbett; ferner Körper-, Sachen-, Raumdesinfektion (als Scheuer-, Schluß-D. u. s. w., z. T. mit Desinfektionsapparaten u. -automaten). – Eine **partielle D.** gilt nur den vegetat. Erregerformen (nicht aber den Dauerformen; z. B. bei der Hände-D.). – **Desinfektionsmittel, Desinfektantien, Desinficientia**: physikal. (trockene oder feuchte Hitze, UV-, Kathoden- u. Rö.strahlen, Ultraschall, Elektrizität; s. a. Kaltsterilisation) oder chem. Mittel (Kresolseifen, Formalin, Chlorkalk, Kalkmilch, Sublimat, Triäthylen-, Propylenglykol) zur Inaktivierung oder Abtötung pathogener Krankheitserreger (Baktn., Viren u. Protozoen einschl. der sporenbild. Formen). Fein-D. für Hände, Körper, allg. Hygiene u. Gynäkologie (vgl. Antiseptika), Grob-D. für Wäsche, Gegenstände, Räume u. Luft (auch als Aerosol), Ausscheidungen (Harn, Stuhl, Sputum), Abortgruben. – s. a. laufende Desinfektion.

Desinfestation: Vernichtung von Parasiten i. S. von Desinfektion u. Desinsektion. – **Desinsektion**: »Entwesung«, d. h. Bekämpfung oder Vernichtung von Körper- u. Wohnungsungeziefer (Insekten) mit chem. Mitteln (Desinsektionsmittel, Insektiziden).

Desinsertion: *chir* traumat. oder op. Ablösung einer Sehne oder Aponeurose vom Ansatzpunkt, z. B. bei ischäm. Kontraktur, zur Muskel(lappen)mobilisierung bei Muskelplastik. – *ophth* (engl.) Netzhautablösung.

Desintegration: *anat* Zerstörung von Gewebe-, Organzusammenhängen. – *psych* 1) Auflösung des Persönlichkeitsgefüges (z. B. bei Schizophrenie). – 2) in der Tiefenpsychologie die therap. »Lösung« (einschl. Katharsis) eines komplexhaften Verhaltens.

Desintoxikation: Entgiftung; auch Entwöhnung (bei Sucht).

Desinvagination: spontane Aufhebung oder therapeut. Beseitigung (»Reposition«) einer Darminvagination, z. B. die intraop. manuelle D. nach HUDSENSON (v. a. bei ileozäkaler Invagination). – Die »konservat. D.« durch Kontrasteinlauf (»Einlaufreposition«) ist nur bei frischer Invagination statthaft.

Desipraminum *WHO*: Desmethylimipramin; antidepressives Thymoleptikum.

Desjardins* (ABEL D., gest. 1955, Arzt, Paris) **Dreieck**: das von Duodenum, Ductus pancreaticus u. akzessor. Pankreasgang (SANTORIN) begrenzte Dreieck; typ. Ausgangspunkt der hämorrhag. Pankreatitis bei Bauchspeicheldrüseabflußbehinderung. – **D.* Operation**: Cholezystoduodenostomie (Umschlagverfahren) als Palliativ-Op. bei Choledochus-, Papillenstenose. – **D.* Punkt** Druckschmerzpunkt bei Pankreatitis 5–7 cm re.-axillarwärts vom Nabel (über Mündungsstelle des Ductus pancreaticus).

Deslanosidum *WHO*: ↑ Desazetyllanatosid.

desmal: Bänder betreffend, bandartig, i. w. S. bindegewebig (z. B. desmale ↑ Ossifikation).

Desmalgie: Ligamentschmerz.

Desmarres* (LOUIS AUGUSTE D., 1810–1882, Ophthalmologe, Paris) **Dakryolith**: durch Nocardia foersteri hervorgeruf. Konkrement der Tränenwege. – **D.* Gesetz, Axiom**: Die Lähmung adduzierender Augenmuskeln bewirkt heteronyme, die der abduzierenden homonyme Diplopie für nichtfixierte Objekte (d. h. jenseits der Kreuzungspunkte der Gesichtslinien bestehen ungekreuzte, diesseits gekreuzte Doppelbilder). – **D.* Operation**: 1) Iridorrhexis: Iridektomie bei hint. Synechien, mit stumpfer Ablösung des adhärenten Pupillarteils. – 2) Iridotomie zur Bildung einer künstl. Pupille.

desm(o)...: Wortteil »Bänder«, »Bindegewebe«, »Bindung«, »Verband«.

Desm(at)|itis: Entzündung eines Ligaments. – **D.urgie**: ↑ Verbandlehre.

Desm|ektasie: Bänderzerrung bzw. -erschlaffung. – **D.epithelium**: endotheliale Auskleidung der Synovialmembranen u. der Blut- u. Lymphgefäße.

Desmo|blast: Außenschicht des Mesoblasten. – **D.cranium, -kranium**: *embryol* die erste »häut.« Entwicklungsstufe des menschl. Primordialkraniums (vor dem Chondrokranium). – **D.dont**: (MÜHLEMANN) ↑ Periodontium.

Desm|odynie: Ligamentschmerzen.

Desmo|enzyme, -fermente: an Zellbestandteile chemisch gebundene, nicht lösl. Enzyme; vgl. Lyoenzyme.

desmogen: von einem Ligament ausgehend; auf bindegeweb. Grundlage.

Desmo|glykogen: eiweißgebundenes, nicht mehr lösl. Glykogen. – **D.hämoblast**: Mesenchymzelle mit hämopoetischer Potenz.

desmoid: bindegewebsartig, sehnenähnlich. – **Desmoid**, Fibroma invadens: gutart., harter, rezidivfreud. Bindegewebstumor (Extremtyp des Fibroma durum), v. a. bei Frauen im 4. Ljz. in Bauchhaut (unterhalb Nabel), Muskeln, Gelenken; evtl. mit sarkomähnl. Zellkernpolymorphie u. fibrosarkomatösem Verhalten (»Desmosarkom«). – **D.karzinom mit retikulösem Gewebe**: ↑ Lymphogranulomatose. – **D.-Probe**: (SAHLI) orientierender Magensäure-Nachweis durch orale Verabfolgung eines Catgut-verschlossenen Gummibeutelchens, aus dem bei Catgutverdauung Methylenblau frei wird, das innerh. 6 Stdn. im Harn erscheint.

Desmo|lasen: (NEUBERG) die am Abbau des Kohlenstoffgerüsts organischer Verbindgn. beteiligten, insbes. die C-C-Bindung spaltenden Enzyme. – **D.lyse**: 1) *path* degenerat. Erweichung u. Auflösung von Fasern der Interzellularsubstanz. – 2) psychotherap. »Lösung« neurot. Hemmungen.

Desmom: gutart. Bindegewebstumor. – **Desmon**: ↑ Ambozeptor.

Desmo|pathie: Erkrankung des Bandapparates. – **D.pexie**: op. Fixierung eines Bandes, i. e. S. *(gyn)* die – verkürzende – D. der runden Mutterbänder (z. B. bei ALEXANDER*-ADAMS* Op.). – **D.pressin** *WHO*: Desamino-Cys^1-D-Arg^8-Vasopressin; HHL-Hormon, *therap* bei Diabetes insipidus, Hämophilie, nach Hypophysektomie. – **D.rrhexis**: ↑ Bänderriß.

Desmose: *zytol* Gelfaden, der die Hälften des in Teilung befindl. Zentrosoms verbindet.

Desmosom, Macula adhaerens: *zytol* elektronenmikroskop. Membrandifferenzierung entlang interzellulärer Spalten; Interzellularraum leicht erweitert u. einen zarten, bds. von heller Zone flankierten Mittelstreifen enthaltend; das inn. Blatt der 3schicht. Zellmembran bd. Zellen ist verdickt u. von einem dichteren Zytoplasmastreifen (mit einströmenden Tonofilamenten) unterlagert; v. a. bei mehrschicht. Epithel als den Zusammenhalt festigende Haftplatte; mit Zellbrücke u. Schlußleiste weitgehend identisch.

Desmo|tomie: Durchtrennung eines Ligaments. – **D.toxin**: *bakt* zellgebundenes, erst bei Untergang der Baktn.zelle in die Umgebung übergeh. Toxin (z. B. der Typhus-, Ruhrbaktn.). – **D.zyt, -zytom**: ∫ Fibroblast, -blastom.

Desmurgie: ∫ Verbandlehre.

Desnos* Krankheit: ∫ GRANCHER* Krankheit.

Desobliteration: op. Ausräumung eines obliterierten Gefäßabschnittes durch intraluminale oder intramurale Thromb- bzw. Embolektomie (offen oder aber halbgeschlossen mit spez. Sonde, s.a. Endarteriektomie).

Desodorantia: *pharm* Mittel zur Beseitigung bzw. Überdeckung schlechter u. störender Gerüche (»**Desodorisierung**«), z. B. Räuchermittel, Ionenaustauschharze, Puder (adsorptive oder neutralisierende Bindung von Geruchsstoffen im Schweiß, Blut, Wundsekret etc.), Bakterizide (Hemmung bakterieller bzw. enzymat. Zersetzung), Oxidantien.

Desoleolecithin: ∫ Lysolezithin.

Desorganisation: *path* Aufhebung der gewebs- oder zellspezif. morphol. oder funkt. Organisation als Charakteristikum des Malignoms (∫ Tumorzelle).

Desorientiertheit: mangelhafte bis fehlende Fähigkeit, sich in Raum (= räuml. D.), Zeit (= zeitl. D.) oder über die eigene Person zu orientieren; v. a. bei Bewußtseinstrübung, schwerer Demenz, Presbyophrenie, KORSAKOW* Syndrom, amentiellem Syndrom.

Desorption: *physik* Trennung des adsorbierten Stoffes vom Adsorbens, z. B. durch Temp.erhöhung.

Desoxidation: Abspalten (»Austreiben«) von Sauerstoff, z. B. aus organ. Verbindungen.

Desoximetason *WHO*: Fluordihydroxymethyl-pregnadien-dion-Derivat; Dermatikum.

De(s)oxy...: Präfix »sauerstoffärmer« (bei Derivat, organ. Verbindung); Kurzzeichen: D-, d-.

Desoxyadenosin, Adenindesoxyribosid: natürl., durch enzymat. Hydrolyse der Desoxyadeninnukleotide entsteh. Nukleosid, das durch phosphorolyt. Spaltung zu Ribose-1-phosphat u. Adenin wird. Hemmt DNS-Synthese mancher Zellen (z. B. EHRLICH* Aszitekarzinom). – **2'-D.-5'-di-, -mono-** (= Desoxyadenylsäure) u. **-triphosphat**: s. u. Desoxyribonukleotide.

Desoxy|cholaneresis: vermehrte Abgabe von Desoxycholsäure (natürl. 3.12-Dihydroxycholansäure) in die Galle. – **D.cholatzitrat-Agar**: ∫ LEIFSON* Agar.

Desoxycortonum *WHO*, DOC, Desoxykortikosteron, Hydroxyprogesteron: $C_{21}H_{30}O_3$ (∫ Formel) 4-Pregnen-21-ol-3,20-dion; natürl. u. synthet. Mineralokortikoid mit Aldosteron-ähnl. Wirkung; *therap* Anw. meist als Desoxycorticosteronum aceticum (DOCA) bzw. als Ester höherer organ. Säuren (in Depot-Präpn.).

Desoxyephedrin: ∫ Methamphetaminum *WHO*.

2'-Desoxy-glukopyranosylthymin: synthet. Glykosid, das die Uridin-phosphorylase hemmt u. so den Einbau von – tumorstat. – Fluor- u. Joddesoxyuridin in die DNS in Darm, KM u. Milz fördert.

Desoxyguanosin, Guanindesoxyribosid: durch hydrolyt. Spaltung von Desoxyguanosinnukleotiden entsteh. Nukleosid, das die DNS-Hemmung durch Desoxyadenin aufhebt, am Aufbau der DNS beteiligt ist u. wahrsch. den Angriffspunkt für das Aktinomyzin bei der Komplexbildung mit DNS bildet. – **2'-D.-5'-di-, -mono-** (= Desoxyguanylsäure), **-triphosphat**: s. u. Desoxyribonukleotide. – **D.-poly-** oder **-triphosphatase**, dGTP-ase: aus E. coli isoliertes Enzym, das aus DGTP u. GTP alle Phosphatreste abspaltet.

Desoxy|inosin: Nukleosid aus Hypoxanthin u. Desoxyribose. – **D.kortikosteron**: ∫ Desoxycortonum *WHO*. – **D.norephedrinsulfat**: ∫ Amphetaminum sulfuricum. – **D.pentosenukleinsäure**: ∫ Desoxyribonukleinsäure.

4-Desoxypyridoxol: ein Vitamin-B_6-Antagonist.

Desoxyribo-aldolase, Triosephosphat-lyase: Azetaldehyd-spezif. Enzym in tier. Geweben (v. a. Leber) u. Mikroorganismen, das 2-Desoxy-D-ribose-5-phosphat reversibel zu D-Glyzerinaldehyd-3-phosphat u. Azetaldehyd spaltet (an DNS-Bildung u. -Abbau beteiligt).

Desoxyribonuklease: 1) DN(S)ase I, **neutrale D.**, Desoxyribonukleo-depolymerase, Streptodornase: zellstrukturgebundene Hydrolase u. a. in Pankreas (Zymogengranula), Milz, Thymus, Lymphom, Leber (Zellkern u. Mitochondrien), Niere, Blut (Plasma u. Thrombozyten, nicht Leukozyten), die DNS an der 3'-Phosphatesterbindung in Oligonukleotide spaltet, die z. T. weiter zu Dinukleotiden abgebaut werden; bei Herkunft aus Rinderpankreas mit MG ca. 60 000, pH-Optimum 7-7,5, optim. Stabilität bei pH 5. Aktivierung durch Kationen (Mn^{2+} u. Ca^{2+}; Mg^{2+}-obligat). – 2) DNase II, **saure D.**: Hydrolase in Lysosomen u. Zellkernen zahlreicher Organe (sowie in Plasma, Harn, Milch, auch in Schlangengift), die die 5'-Phosphatbindung der DNS unter Bildung von 3'-Mononukleotiden u. Oligonukleotiden spaltet; aus Rindermilz isoliert mit pH-Optimum 4,2-5,5, Mg^{2+}-obligat. – *klin* Plasma-Werte bei Lebererkrn. u. Leukämie erhöht – **D.-Inhibitoren** (hochmolekulare hitzelabile Proteine) in Ery, Leuko, KM u. zahlreichen Organen nachgewiesen.

Desoxy|ribonukleinsäure, DNS, DNA, Thymonukleinsäure: Grundtyp der Nukleinsäuren mit der allg. Zus.: (Base-[2-D.ribose]-Phosphorsäure)$_n$; Polynukleotid (MG 6-9 Mio.) aus 30-100 jeweils durch 3',5'-D.ribosephosphorsäurediester-Brücken miteinander verbundenen Mononukleotiden (∫ Formel) mit Adenin, Thymin, Guanin u. Zytosin als Basen; Vork. in allen chromosomenhalt. Zellen (zumeist an Eiweiß

Desoxyribonukleodepolymerase

gebunden: »D.ribonukleoproteide«) einschl. Baktn., Viren u. Phagen. Strukturell 2 durch »Basenpaarung« verknüpfte, zu einer Doppelhelix (↑ WATSON*-CRICK* Modell) verdrillte Polynukleotidketten; die Basenfolge der einen Kette bestimmt die Sequenz der anderen u. ist als genet. Informationsträger für die Biosynthese der (Enzym-)Proteine u. damit funktionell für die Erbmerkmale wirksam (↑ Transformation, Transduktion). Reagiert stark sauer, ist stabil gegen Alkalien, aber hydrolytisch (Säuren) u. enzymat. spaltbar; s. a. Schema ↑ UDPG-Metabolismus. – Nachweis aufgrund des Phosphor- u. Pentosegehaltes mit Diphenylamin (blau), Zystein u. H_2SO_4 (rot), Indol in 0,5%ig. HCl (orangerot), p-Nitrophenylhydrazin; ferner durch FEULGEN* Nuklealfärbung (rot/rotviolett), mit Methylgrün-Pyronin nach Ribonuklease-Einwirkung (Abwandlung der UNNA-PAPPENHEIM* Färbung) sowie quant.-absorptionsspektrographisch. – s. a. DNS. – Eine exzessive Vermehrung von **DNS-Antikörpern** ist paraklin. Leitsympt. des viszeralen LE.

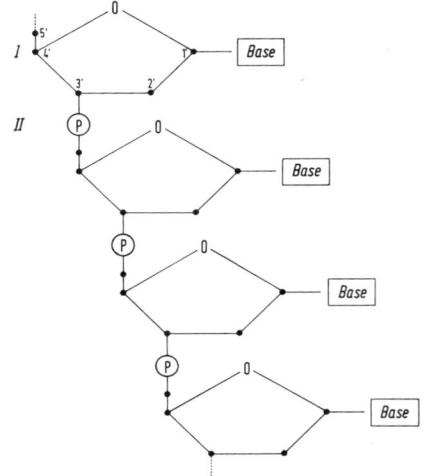

Desoxyribonukleinsäure: I = Desoxyribose (+ Base); II = Orthophosphorsäurediester-Brücke (-O-[PO₂]-O-).

Desoxyribonukleo|-depolymerase: s. u. Desoxyribonuklease I. – **D.proteid**: die vorherrschende, eiweißgebundene DNS-Form.

Desoxyribo(nukleo)|side: DNS-Vorstufe aus 2-Desoxyribose u. Base: Desoxy-adenosin, -guanosin, -thymidin, -zytidin, -inosin, -xanthosin, -uridin. – **D.tide**: die das Polynukleotid DNS bildenden Mononukleotide der allg. Zus.: Base-[2-Desoxyribose]-Phosphorsäure sowie deren verschied. Phosphorylierungsstufen. Enzymat. (Nukleosidphosphatasen) Biosynthese: 1) Monophosphorylierung der Desoxyribonukleoside zu 2'-Desoxyadenosin-5'-, 2'-Desoxyguanosin-5'-, Thymidin-5'- oder 2'-Desoxyzytidin-5'-monophosphat (= Desoxyadenyl-, -guanyl-, Thymidyl- bzw. Desoxyzytidylsäure); 2) Diphosphatbildung (= Desoxyadenosin, -guanosin, Thymidin, Desoxyzytidin), 3) Triphosphatbildung (akt. Vorstufen der DNS-Synthese: 2'-Desoxyadenosin-5'- bzw. -guanosin-5'- bzw. Thymidin- bzw. 2'-Desoxyzytidin-5'-triphosphat; Überführung in DNS durch DNS-nukleotidyltransferase). – Weitere D.tide leiten sich ab vom Desoxy-inosin, -uridin u. -xanthosin.

Desoxyribophosphat-aldolase: ↑ Desoxyribo-aldolase.

β-2-Desoxy-D-ribose, Thyminose: $C_5H_{10}O_4$ (↑ Formel); ein Desoxyzucker (Typ Aldopentose), als Furanosid KH-Bestandteil der DNS. Rötet fuchsinschwefl. Säure (↑ FEULGEN* Nuklealreaktion).

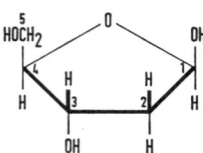

Desoxy|ribosid, -ribotid: ↑ Desoxyribonukleosid, -nukleotid.

Desoxyuridin: Nukleosid aus Urazil u. Desoxyribose. Daraus enzymat. Bildung von Thymidinmonophosphat u. Dihydrofolat sowie (Phosphorylierung) 2'-Desoxyuridin-5'-di- u. -triphosphat. – **D.-kinase**: eine Phosphotransferase, die Desoxyuridin ATP-abhängig zu 2'-Desoxyuridin-5'-phosphat phosphoryliert. – **D.-phosphorylase**: Enzym, das – reversibel – aus Desoxyuridin unter Phosphataufnahme Uridin u. Desoxyribose-1-phosphat bildet; s. a. Schema »UDPG-Metabolismus«.

Desoxyzucker: von Monosacchariden durch Ersatz einer OH-Gruppe durch H abgeleitete Zucker, z. B. Desoxyribose.

Desoxy|zytidin: Zytosindesoxyribosid, ein direkt aus Zytidin entsteh. Pyrimidinnukleosid, das durch eine Phosphotransferase mit Thymidinmonophosphat zu Desoxyzytidinmonophosphat wird. – **2'-D.z.-5'-di-, -mono-, -triphosphat**: s. u. Desoxyribonukleotide. – **D.zytidylat-kinase**: Enzym, das Desoxyzytidin- u. Zytidinmonophosphat mit ATP zu den entsprech. Diphosphaten phosphoryliert. – **D.zytidylsäure**: s. u. Desoxyribonukleotide.

Desozialisation: *psych* Lockerung u. Auflösung sozialer Bindungen u. Verhaltensweisen.

Despezifizierung: (teilweises) Verschwinden einer antigenen Eigenschaft unter physikal. oder chem. Einflüssen.

Desquamatio(n): Abschuppung der oberflächl. Hornschicht der Haut (↑ Schuppung); physiol. die ständ. plättchenförm. **D. insensibilis** eingetrockneter Epithelzellen (die nur unter langzeit. Verbänden sichtbar wird), als pathol. Formen: D. cuticularis, exfoliativa, furfuracea (»Defurfuration«), pityriasiformis, ichthyosiformis, lamellosa, membranacea, siliquosa; ferner die **D. (lamellosa) neonatorum** fein- bis groblamellös am ganzen Körper (auch Handteller u. Fußsohlen) in den ersten bd. Lebensmon. als Folge postnataler Austrocknung (bei Übertragung schon bei Geburt ausgeprägt!). – **D. areata linguae**: s. u. Exfoliatio.

Desquamations|katarrh, Desquamativkatarrh: katarrhal. Schleimhautentzündung mit reichl. Abschilferung oberflächlicher Zellen – **D.phase**: Zyklusphase (allg. 26.–30. Tag) mit Abstoßung der Uterus-Funktionalis u. menstrueller Blutung (nach Mukosaregression mit Konstriktion der Spiralarterien, Gefäßwanddegeneration, Arteriolenarrosion, Kompakta- u. partieller Spongiosa-Auflösung).

desquamativ: mit ↑ Desquamation einhergehend.

Desquamativpneumonie: (BUHL) lobuläre oder lobäre tbk. Pneumonie mit massenhaft verfetteten Epithelien im Auswurf, oft mit nachfolg. Induration. – Ferner die **abakterielle D.** der Säuglinge, meist metafebril, oft letal, wahrsch. virusbedingt.

Dessy* Vakzine: Typhusimpfstoff aus auf Alkaliagar gezüchteten Salmonellenstämmen.

Desthiobiotin: Hydrolyse-Produkt des ↑ Biotins; partieller Biotin-Antagonist (oder -Ersatz).

Destillation: therm. Trenn- u. Reinigungsverfahren für flücht. Flüssigkeiten u. Gemische durch Verdampfen im Destillierkolben, Dampfkondensation im Kühler u. – evtl. fraktioniertes – Auffangen des flüss. Destillats; im Rückstand feste u. schwerflücht. Stoffe. Vielfach variiert, z. B. als Vakuum- bzw. Hochvakuum-D. (bei 1–20 bzw. ca. 10^{-4} Torr), Trägerdampf-D. (mit nicht mit der Flüssigkeit mischbaren Zusätzen), Kurzweg- oder Molekular-D. (2–3 cm Abstand zwischen Flüssigkeits- u. Kondensationsfläche), **trockene D.** (Erhitzen fester organ. Stoffe unter Luftabschluß, Bildung »empyreumatischer« Stoffe).

destilliertes Wasser: ↑ Aqua destillata.

Destrée* Zeichen: kollaterale Pupillenerweiterung bei akt. Lungen-Tbk.

destroyed lung: die mehr oder minder »zerstörte« Lunge (Gewebszerfall, Bronchusstenosen, Atelektasen, Bronchiektasien, Fibrose, Gefäßobliterationen) bei progred. kavernöser Lungen-Tbk.

destruierend: ↑ destruktiv.

Destruktion: *path* Zerstörung von Geweben oder Organen durch Trauma, chron. Entzündung, ↑ destruktives Wachstum.

Destruktions|ileus: mechan. Ileus mit zusätzl. vaskulärer, zu Wandläsion führender Komponente, z. B. als Strangulationsileus sowie bei Volvulus, Invagination. – **D.luxation:** Spontanluxation (oder -subluxation) infolge – entzündl. etc. – ↑ Destruktion gelenkbildender Knochenabschnitte u. der Kapsel. – **D.trieb:** *psych* gegen die eigene Person oder Menschen u. Gegenstände der Umgebung gerichteter Zerstörungsdrang.

destruktiv: zerstörend, destruierend. – **D. Wachstum**, d. h. infiltrierendes Wachstum mit schwerer Zellschädigung, ist eine charakteristische Eigenschaft vieler Malignome.

Desudatio: exzessives Schwitzen, Schweißfriesel (↑ Miliaria).

Desuggestion: hypnotherapeut. oder autosuggestive Auflösung einer Suggestion.

Desulfhydrierung: Abspaltung von H_2S u. von SH-Gruppen aus organ. Thioverbindungen (letztere enzymatisch durch **Desulfhydrasen, Desulfurasen**).

Desulfuration: Abspaltung von S aus organ. Verbindgn. – **Desulfurikation, Desulfurierung:** Reduktion von Sulfaten zu H_2S, z. B. durch anaerobe Baktn. (mit organ. Substanzen als H_2-Donatoren).

Desynchronisation: »örtl. Verspätung« (vgl. Synchronie); im EKG die nicht-synchrone Erregung der einzelnen Muskelfasern infolge Schädigung des Reizleitungssystems, mit Störung der Erregungsausbreitung: QRS verbreitert u. erniedrigt bei konst. Typ u. konst. QRS-Fläche. – Im EEG die ↑ Alpha-Blockierung (wobei die Amplitudenminderung stets mit Frequenzzunahme einhergeht).

descendens: (lat.) absteigend (vom Zentrum nach kaudal bzw. peripher). – **Deszedens:** ↑ Colon descendens (z. B. **D.-Typ** der Obstipation mit Retention der Fäzes im absteigenden Dickdarm).

Deszendenten: Nachkommen, Verwandte in absteigender Linie. – **Deszendenz:** Abstammung. – **deszendierend:** absteigend; z. B. **d. Syndrom** (↑ sinopulmonales Syndrom).

Deszensus: ↑ Descensus.

Detelektase: Kollaps eines Organs.

Detergentien: synthet., grenzflächenakt. »Netzmittel«; z. T. biol. schwer abbaubar.

Determann* Syndrom (HERMANN D., geb. 1865, dtsch. Arzt): ↑ Akinesia intermittens angiosclerotica.

Determinante: 1) *immun* die »**determinierende Gruppe**« des AG-Moleküls, die als »antigenes Motiv« die Bildung der spezif. Antideterminanten des AK indiziert; niedermolekular, mit aromat. Kernen u. geladenen u. ungeladenen polaren Substituenten in best. ster. Anordnung; unterschieden als Sequenz- u. Konformations-D.; oft multipel (Möglichkeit der Induktion mehrerer AK-Arten). – **2)** *genet* (WEISMANN) gemäß Keimplasmatheorie Plasmateilchen, durch die ein Organ(teil) »bestimmt« wird; vgl. Determination.

Determination: *genet* in der Embryogenese die Festlegung von Anlagemustern oder der Entwicklungsrichtung von Zellen u. Geweben (mit Verlust der Omnipotenz), die – wahrsch. durch Aktivierung des einschläg. Gensatzes – zur Differenzierung führt. Kann stabil (= definitiv) oder labil sein. – s. a. **teratogene Determinationsphase.**

determinierende Tendenz: *psych* die die Denkprozesse leitende, den assoziativen Vorstellungsablauf ordnende gedankl. Vorstellung. Gestört z. B. bei ↑ Depression, Manie (ungestörtes Vorherrschen assoziativer Elemente bzw. dessen Steigerung zur Ideenflucht).

Dethyreoidismus: Zustand bei angeb. oder erworb. (z. B. postop.) Athyreose.

Detonationstrauma: ↑ Explosions-, Knalltrauma.

Detorsion: 1) Ausgleich einer path. Torsionsstellung (der unt. Extremität), z. B. durch Torsionsosteotomie. – **2)** (BÖHLER 1932) Pronationsstellung des Fußes bei Knickspreizsenkfuß etc.; zu behandeln u. a. mittels **Detorsionseinlage** (HOHMANN; mit Supinationskeil, Abstützen des äuß. Fußrandes u. s. w.).

Detoxikation: ↑ Entgiftung.

Detransposition: op. Korrektur der ↑ Transposition großer Gefäße.

Detre* Test: simultaner Kutantest mit Bktn.filtraten des bovinen u. humanen Typs zur DD beider Tbk-Formen.

Detritus: breiige oder krümel. Überreste zerfallener Gewebs- u. Zellteile; physiol. z. B. in Drüsenausführungsgängen, pathol. als nekrot. Gewebe, Abszeßinhalt.

Detrothyroninum *WHO:* D-Form des ↑ Trijodthyronins; Hypercholesterinämikum.

Detrunkation: ↑ Dekapitation.

Detrusor: Musculus detrusor; i. e. S. der **D. urinae** s. **vesicae**, d. h. – die harnaustreibende – Blasenmuskulatur (i. e. S. deren äuß. Schicht). – **D.koeffizient:**

Detrusorschwäche

↑ Abb. »Zystometrie«. – **D.schwäche**: Insuffizienz der Harnblasenmuskulatur nach chron. Überdehnung. Miktion kraftlos, ohne Verzögerung. – **D.spasmus**: organ. (RM-verletzung) oder psychogener Reizzustand der Blasenmuskulatur; starker Harndrang, erschwerte Miktion (meist nur am Tage).

Detubation: Entfernen einer Sonde oder eines Tubus (= Extubation).

Detumeszenz: Abschwellung.

Detur, D.: *pharm* latein. Rezepturanweisung »es ist zu geben«; z. B. **D. cum formula**, D. c. f.(»abzugeben mit genauer Rezeptur auf dem Etikett«), **D. suo nomine**, D. s. n.(»abzugeben unter dem richt. Namen«).

Deucher* Operation (FRANZ D., geb. 1917, Chirurg, Zürich): adhäsionsprophylakt. Dünndarmfaltung (Modifikation der NOBLE* Op.) vor der Ileozäkalklappe mit Bildung zunächst kleiner, dann etwa 15 cm langer haarnadelförm. Schlingen.

Deuel* Halozeichen: *röntg, geburtsh* halbmondförm. Aufhellung um den Schädel des Feten (Lösung von Kopfhaut u. Galea) als Mazerationszeichen bei intrauterinem Fruchttod.

deut...: Wortteil »zweit-, minder-«; s. a. deuti..., deut(er)o....

Deuter|anomal(op)ie: *ophth* die häufigere Form der Rot-Grün-Dichromasie mit betonter Grünschwäche (= rel. Rotsichtigkeit); rezessiv-geschlechtsgeb. Erbgang (bei ca. 5% der ♂). – **D.anop(s)ie**: *ophth* Rot-Grün-Dichromasie mit starker Störung der Grünempfindung (farbloser Abschnitt bei 497mµ), die sogen. »Grünblindheit«; rezessiv-geschlechtsgebundener Erbgang (bei ca. 1% der ♂ ♂).

Deuterencephalon: *embryol* die 2. Anschwellung des Neuralrohres hinter dem Archencephalon; Bildungsbereich von Medulla oblong. u. Kleinhirn.

Deuterentoderm: s. u. Entoderm.

Deut(er)ipara: ↑ Zweitgebärende.

Deuterium, Deutohydrogen, D, ^{2}H: »schwerer Wasserstoff«, stabiles H-Isotop (Atomgew. 2,0147) mit einem ↑ Deuteron anstelle eines Protons als Kern. Anw. u. a. zur Markierung (»Deuterisieren«) chem. Verbindungen. – **D.oxid**: schweres ↑ Wasser.

Deutero|hämin, Kopratin: Abbauprodukt des Hämins (ohne Vinylgruppen) durch intestinale Fäulnis; nachzuweisen im Stuhl bei blutreicher Kost, okkulter Blutung. – **D.hämophilie**: ↑ Hämophilie B.

Deuterologie: Biologie der Plazenta (= Deuteria).

Deuteron, d: der aus Proton u. Neutron bestehende Kern des Deuterium-Atoms (Kernladungszahl 1, Massenzahl 2). Wegen geringer Bindungsenergie (2,2 MeV) durch Stoßanregung leicht zerlegbar (Anw. als Geschoß für Kernreaktionen).

Deutero|para: *gyn* ↑ Zweitgebärende. – **D.pathie**: »Zweitkrankheit« (im Gefolge einer prim. Erkr.).

Deut(er)oplasma: *zytol* ↑ Paraplasma.

Deuteroporphyrin: Porphyrin-Verbindung (aus Protoporphyrin durch Hydrierung zu Mesoporphyrin u. Abspaltung der Vinylgruppen) in Blutstuhl u. bei Blutfäulnis.

Deuticke* Plastik (PAUL D., geb. 1901, Urologe, Wien): nach Teilresektion des Nierenbeckens Bildung eines dreiwinkl. Zwickels, der in den Ureterabgang eingenäht wird.

Deuton: *physik* ↑ Deuteron.

Deutonephron: *embryol* ↑ Urniere.

Deutsch* Handgriff: Modifikation des HOFMEISTER* Handgriffs zur Impression des kindl. Kopfes bei engem Becken.

Deutsches Arzneibuch, DAB: s. u. Arzneibuch.

Deutscher Härtegrad, dH: Maßeinh. für die Härte des Wassers; 1 dH = 10 mg CaO (= 7,14 mg Ca)/l.

Deutsches Homöopathisches Arzneibuch, HAB: seit 1934 offizielles Vorschriftenwerk (3. Auflage 1978 = »HAB 1«) für Herstg., Aufbewahrung, Abgabe u. Prüfung homöopath. Arzneien mit Angaben über die Ausgangsstoffe.

Deutsche Horizontale, Frankfurter H.: (1884) die »Ohr-Augen-Ebene« durch den oberen Rand des Porus acusticus ext. u. den tiefsten Punkt des unt. Orbitarandes.

Deutsche Rezeptformeln, DRF: bis 1945 »Reichsformeln« (RF) genannte, neubearbeitete Rezeptsammlung für wirtschaftl. Verordnungsweise.

Deutsches Rotes Kreuz, DRK: 1921 gegründetes, 1950 wiedergegründetes, mit dem Internat. Komitee vom R.K. (seit 1864 in Genf) u. der Liga der R.-K.-Gesellschaften im Internat. R.K. zusammengeschlossenes humanitäres Hilfswerk mit Sitz in Bonn. Aufgaben: freiwill. Katastrophen-, Rettungs- u. Gesundheitsdienst, Anleitung in Erster Hilfe u. häusl. Krankenpflege, Ausbildung von Krankenschwestern, Sanitätern, Helfern im Hilfs- u. Betreuungsdienst; auf internat. Ebene Kriegsgefangenen-, Vertriebenenbetreuung, Familienzusammenführung, Vermißtensuchdienst.

Deutsches Schloß: *gyn* ↑ BRÜNNINGHAUSEN* Schloß.

Deutschländer* Fraktur, Fußgeschwulst (CARL ERNST D., 1872–1942, Orthopäde, Hamburg): Spontanfraktur des Metatarsale II u./oder III als Überlastungsschaden (v. a. bei ♀); örtl. Schwellung u. Schmerzen; oft erst an Kallusbildung erkennbar. – vgl. Marschfraktur.

Deutschmann* (RICHARD HEINR. D., 1852–1935, Ophthalmologe, Hamburg) **Serum**: nach Vorbehandlg. mit steigenden Dosen Hefe gewonnenes Kaninchen- oder Pferdeserum zur therap. Anw. u. a. bei Hypopyonkeratitis. – **D.* Theorie**: Die sympath. Ophthalmie ist infektiöser Genese.

Deutungstest: *psych* auf der strukturpsychol. Charaktertheorie von KRUEGER basierender Test anhand der Deutung von 6 nicht gegenständl. Bildern; vgl. WARTEGG* Test.

Devarianten: *biol* zeitlich nacheinander auftret. Varianten (Gegensatz: Konvarianten).

Devasatio, Devaskularisation: Zugrundegehen bzw. Funktionsausfall von Blutgefäßen; z. B. **D. corticalis senilis** (= Zerebralsklerose).

Devastation: systemat. Ausrottung von Parasiten.

Dévé*(-Quénu*) Technik: Zystenverödung durch Einspritzen einer Formalin-Lsg. (ursprüngl. bei Echinokokkuszyste der Leber mit anschl. Exstirpation).

DeVega* Plastik: *kard* Raffung (fortlauf. Naht) der Trikuspidalis-Zirkumferenz bei Klappeninsuffizienz.

Developing test: indir. ↗ COOMBS* Test (zur Feststellung der AK am Ort der Entstehung).

Deventer* (HENDRIK VAN D., 1651–1724, Geburtshelfer, Den Haag) **Becken**: das geradverengte ↗ Becken. – **D.*** **Diameter**: ↗ Diameter obliqua. – **D.*** **Methode**: Lagerung der Kreißenden in Knie-Ellenbogen-Lage zur Reposition der vorgefallenen Nabelschnur. – **D.*-Mueller* Handgriff**: ↗ Armlösung n. MUELLER.

Devergie* Krankheit: ↗ Pityriasis rubra pilaris.

Deviabilität: *serol* Bindungskraft des Komplements.

Deviation: Abweichung (vom geraden Verlauf, von normaler Lage); z. B. **Deviatio penis** (Abknickung bei der Erektion durch Narben der Corpora cavernosa, bei Induratio penis plastica; bedingt Impotentia coeundi), **D. septi** (↗ Septumdeviation). – **Déviation conjugée**: *ophth* assoziierte. ↗ Augenabweichung. – **Deviationswinkel**: 1) *opt* Brechungswinkel. – 2) *ophth* ↗ Schielwinkel.

Devic* Syndrom: ↗ Neuromyelitis optica.

Devine* Operation (Sir HUGH BERCHMANS D., geb. 1878, austral. Chirurg): 1) Pylorusausschaltung (Gastrojejunostomie) als Palliativ-Op. bei nicht resezierbarem Ulcus duodeni. – 2) (1937) totale, kontinenzerhaltende Kolektomie (nach vorher. Dickdarmausschaltung durch Anus praeter) mit ileoanaler Anastomose (abdominoperinealer Durchzug des Ileum unter Erhaltung zweier gesunder Schleimhautinseln (»Zensoren«) im Ampullenstumpf; Exstirpation des resezierten Kolons nach Herausleiten durch den Kunstafter.

Deviometer (Owen*): *ophth* Gerät zur Bestg. des Schielwinkels.

Devirgination: ↗ Defloration.

Devirilisierung: ↗ Demaskulinisation.

Devisceratio: ↗ Eviszeration.

devital: ohne vitale Reaktionen, tot, *dent* pulpentot (↗ Devitalisation).

Devitalisation: 1) *path, therap* Schädigung der Zellen bis zum Verlust der Teilungsfähigkeit (d. h. beim Neoplasma Hemmung von Rezidiv- u. Metastasenbildung). – 2) *dent* Nekrotisierung der nicht mehr zu erhaltenden Zahnpulpa (durch Einlagen von Arsen, Paraformaldehyd etc.) zum Zwecke der leichteren u. schmerzlosen Exstirpation.

Devolution: Degeneration, Involution.

Devonshire-Kolik: ↗ Bleikolik.

Devoration: Schlucken, Schluckakt.

Devouges* Syndrom, Hemisomatozephalie: halbseit. Gesichts-, Zungen- u. Kiefer-Hypertrophie mit vorzeit. 2. Dentition u. Kariesneigung auf der betroffenen Seite. – vgl. CURTIUS* Syndrom I.

Dew* Zeichen (HAROLD ROBERT D., geb. 1891, Chirurg, Sydney): Kaudalverschiebung der Leberdämpfung in Knie-Ellenbogen-Lage bei rechtsseit. subdiaphragmat. Echinokokkuszyste.

Dew itch: (engl. dew = Tau) ↗ Dermatitis uncinaria (durch die feuchte Böden bevorzugenden Nematodenlarven).

Dewees* Zeichen (WILLIAM POTTS D., 1768–1841, Geburtshelfer, Philadelphia): durch Druck auf den Unterbauch ausgelöste Schmerzen in der Schultergegend bds. bei intraabdomin. Blutung.

Dexamethason(um *WHO*): 9α-Fluor-16α-methylprednisolon; stark wirksames synthet. Glukokortikoid (1 mg D. ~ 25 mg Hydrokortison) mit geringen Mineralokortikoid-Eigenschaften; Anw. zur Kortikoidther. (nicht bei NNR-Insuffizienz) sowie für NNR-Funktionsprobe (ACTH- u. sek. NNR-Hemmung bewirkt Abnahme der 17-Hydroxykortikosteroide im Harn, nicht aber bei autonomem NNR-Tumor).

Dexio...: ↗ Dextro....

Dexpanthenolum *WHO*, Panthenol: Pantothenylalkohol, ein Dimethylbutyramid, das im Körper zu Pantothensäure umgewandelt wird (Bestandteil des Koenzym A); Anw. äußerlich als Haut- u. Schleimhauttherapeutikum u. zur Haarpflege, innerl. bei entzündl. Erkrn.

dexter: (lat.) rechts, rechter; geschickt.

Dext(e)ralität: funktionelles Überwiegen der re. Körperhälfte, i. e. S. die Rechtshändigkeit.

Dextr.: Dextrose (↗ Glukose).

Dextran(um *WHO*): $[C_6H_{10}O_5]_n$; wasserlösl. Polysaccharid aus Glukose-Einheiten (α-1,6-Glukose-Struktur), extra-zellulär von Leuconostoc mesenteroides enzymatisch aus Saccharose aufgebaut (klinisch brauchbare Produkte auch durch gezielte Biosynthese u. Hydrolyse). Therap. Anw. v. a. als **D. 70** (= DRI, mit MG $7 \cdot 10^4$; in 6%ig. wäßr. Lösung mit 0,9% NaCl o. a. Elektrolyt-Lsg. als Flüssigkeitsersatz: langsamer Abbau u. langes Verweilen, pro g 25 ml H_2O bindend, keine Plazentpassage) u. als niedriger molekulares – **D. 40** (= LMWD = LVD = RMI, mit MG $4 \cdot 10^4$; in 10%ig. salzfreier Lsg. für Osmother. bei nephrot. u. eklampt. Zustand, ferner als Zusatz für Rö-KM, in galen. u. kosmet. Präpn., als geringkalor. Diätmittel). – Nach i.v. Anw. bei renaler Hypertonie evtl. Überempfindlichkeitsreaktion mit Hitzegefühl, Brustenge, Blutdruckabfall (auf Antihistaminika ansprechend).

Dextranase: 1,6-Glukosidase (Aktivitätsabfall: Milz-Leber > Niere > Lunge u. Hirn/Muskel), die in Dextranen die endständige 1,6-Glukosidbindung spaltet.

Dextran|ödem: beim Versuchstier durch Dextran-Inj. erzeugtes entzündl. Ödem zur pharmakol. Prüfung antiphlogist. Präparate. – **D.sulfat**: Schwefelsäureester von Dextran (stabil als wasserlösl. Na-Salz), der als ↗ Heparinoid hemmend auf die Blutgerinnung wirkt (Kumulation).

Dextrin(um): »Stärkegummi«, ein Polysaccharidgemisch vorw. aus Oligo- u. Polymeren der Glukose, entstanden beim hydrolyt. oder therm. Abbau (»Dextrinisierung«) der Stärke als Säure-, Grenz-D. oder Röst-D., durch Bac. macerans als zykl. SCHARDINGER* Dextrin. Wäßr. Lsg. (häufig kolloidal) optisch aktiv, sich mit Jod je nach Molekülgröße blau (= hochmol. Amylo-D.), rot (= Erythro-D.) oder gar nicht (Achroo-D.) färbend. Anw. u. a. als Klebstoff, Schutzkolloid, Verdickungs- u. Bindemittel (in Pillen, Tabletten, wasserlösl. Salben).

Dextrin-1,6-glukosidase: Glykosidhydrolase (u. a. in Muskulatur u. Leber), die in kurzen Polysaccharidseitenketten (z. B. im Glykogen) die endständ. u. freien 1,6-Bindungen spaltet (»debranching enzyme«). –

Dextrinisierung

Verminderte oder fehlende Aktivität ist pathogenet. Faktor hepatorenaler Glykogenspeicherkrankhn. (GIERKE*, POMPE* Syndrom, FORBES* Glykogenose).

Dextrinisierung: s. u. Dextrin.

Dextrinuria: Ausscheidung von Dextrin im Harn.

dextro...: Wortteil »rechts«; s. a. Dex(io)....

Dextroangiokardiographie: *röntg* Darstg. von Hohlvene, re. Vorhof, re. Ventrikel u. A. pulmon. nebst Ästen (»Dextrogramm«, ↑ Abb.) nach i. v. Applikation des KM in die Kubital- oder – via Herzkatheter – Hohlvene; s. a. Angiokardiographie, Dextrogramm, -kardiographie.

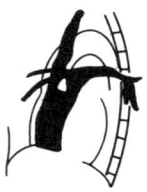 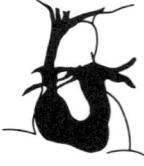 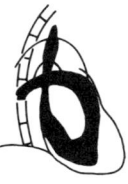

li. vordere Schrägstellung   Ventralbild   re. vordere Schrägstellung

Dextro|depression: *ophth* unwillkürl. Wendung des Bulbus oculi nach re.-unten. – **D.duktion**: *ophth* Bewegung der Blicklinie nach rechts. – **D.elevation**: *ophth* unwillkürl. Wendung des Bulbus oculi nach re.-oben.

Dextro|gastrie: Rechtslage des Magens, i. e. S. die bei Situs inversus. – **D.gramm**: 1) *röntg* Bildserie bei ↑ Dextroangiokardiographie. – 2) »Rechtsform« des EKG, in den Brustwand-Abltgn. mit kleinem R, tiefem S u. kurzer Zeitspanne zwischen Beginn u. Gipfel von R; vgl. Dextrokardiogramm (2).

dextrogyr(al), d: *physik* ↑ rechtsdrehend.

Dextro|infraduktion: *ophth* Senkung des Auges u. Wendung nach re. – **D.kardie**: Lage des Herzens überwiegend in der re. Thoraxhälfte (Längsachse von li.-oben nach re.-unten; Herzspitze nach re. gerichtet). Als Inversions- oder Spiegelbild-D. (= i. e. S.) u. ↑ D.versio cordis (angeb.), i. w. S. auch als ↑ D.positio cordis (erworben). – **D.kardiogramm**: 1) ↑ Dextrogramm, -kardiographie. – 2) durch dir. Abltg. gewonnenes EKG des re. Herzens. – **D.kardiographie**: *röntg* selektive Darstg. des re. Herzens u. des kleinen Kreislaufs nach KM-Inj. über einen direkt transvenös in den re. Vorhof bzw. Ventrikel eingeführten Herzkatheter; Serienaufnahmen mit hoher Bildfrequenz. – vgl. Dextroangiokardiographie.

Dextroklination, -torsion,-zykloduktion: *ophth* assoziierte Augenrollung nach rechts (i. S. der Drehung gegen den Uhrzeigersinn).

Dextromoramidum *WHO*: Morphin-wirksames Analgetikum der Methadon-Reihe (BTM).

Dextromyzin: Antibiotikum der Neomyzin-Gruppe.

Dextr(o)okularität: »Rechtsäugigkeit«, d. h. Überwiegen der Gesichtseindrücke des re. Auges (beim Rechtshänder).

Dextrophorie: *ophth* unwillkürl. Rechtsabweichen der Blicklinie.

Dextropositio(n): Re.-Verlagerung eines Organes; z. B. **D. aortae** (Rechtslage des Aortenbogens; s. a. reitende ↑ Aorta, Arcus aortae dexter), **D. cordis** (↑ Dextrokardie, i. e. S. die durch path. Zug- oder Druckwirkung der Nachbarschaft erworbene), **D. uteri** (Re.-Verlagerung [einschl. Portio] durch path. Zug- oder Druck-Wirkg. der Nachbarschaft oder durch Spastik; meist ohne eigenen Krankheitswert).

Dextropropoxyphenum *WHO*: D-4-Dimethylamino-3-methyl-2-propionyloxy-1,2-diphenylbutan; Analgetikum mit kodeinähnl. Wirkung. Suchterzeugend (Wirkungspotenzierung durch Alkohol); bei Intoxikation Euphorie, Erregung, Schwindel, Erbrechen, Kopfschmerz, Krämpfe, Obstipation, evtl. Atemdepression u. Schock (Ther.: Spasmolyse, Morphinantagonisten, ggf. künstl. Beatmung).

Dextrorotatio(n): Rechtsdrehung (Rotation im Uhrzeigersinn), z. B. der Schwingungsebene polarisierten Lichtes durch opt. aktive Substanzen (als spezif. ↑ Drehung) oder von Körperorganen.

Dextrose: Glukose. – **D.-Bouillon(-Agar)**: Nährbouillon oder -agar mit Glukose-Zusatz (1–2%) zur Förderung des Bakterienwachstums, zur Prüfung bakterieller Fermatationsvorgänge. – **D.-Pepton-Agar**: Pilznährboden mit Glukose, Pepton (e carne) u. Agar (1–4%/0,5–1%/1,6–3%). – **D.-Pepton-Lösung**: *bakt* Nährsubstrat aus WITTE-Pepton, K_2HPO_4, Aqua dest. u. – nach Sterilisation – Glukose; für VOGES*-PROSKAUER* Reaktion u. Methylrot-Test (Differenzierung von Escherichia, Aerogenes, Klebsiella u. Proteus).

Dextro|sinistralität: durch Erziehung u. Übung erworbene Rechtshändigkeit beim Linkshänder. – **D.supraduktion**: *ophth* Hebung des Auges und Wendung nach re. – **D.supraversion**: *ophth* Blickwendung nach re. u. oben.

Dextrothyroxin-Natrium *WHO*: synthet. D-Thyroxin; Anw. bei Hypercholesterin- u. -lipoproteinämie.

Dextrotorsio(n): Torsion nach rechts (d. h. im Uhrzeigersinn); in der Ophthalmologie auch synonym mit Dextroklination.

dextrotrop: nach rechts gerichtet, ↑ rechtsdrehend.

Dextroversio(n): Lage- oder Richtungsänderung nach rechts; *ophth* Blickwendung nach re. – **D. cordis**: (meist isolierte) ↑ Dextrokardie mit Pendelung u. ausgeprägter Drehung des Herzens um seine Längsachse nach rechts (Dextrorotation, -torsion): li. Kammer vorn, rechte hinten; re. Herzrand steil, li. BWS-parallel; Aortenbogen links, Hohlvenen rechts der BWS. Folge gestörten ↑ Descensus cordis bei gleichzeit. Linksrotation; oft komb. mit Inversion der großen Gefäße bei regelrechtem Ursprung oder zusätzl. »korrigierender« ↑ Transposition. Sympt. je nach anatom. Veränderung; exakte Diagnose: ↑ Angiokardiographie. – **D. uteri**: Abkippung (Verdrängung, Verziehung) des Uterus nach re. bei normaler Portiostellung.

Dextrozyklo|duktion: *ophth* Bulbusrollung gegen den Uhrzeigersinn. (Extersion re. bzw. Intorsion li.). – **D.version**: *ophth* ↑ Dextroklination.

Dezeleration: Verlangsamung, »neg. Beschleunigung« (Geschwindigkeitsabnahme in der Zeiteinh.). *chir* Bei **Dezelerationstrauma** (durch plötzl. Unterbrechung einer schnellen Bewegung bei Auffahrunfall, Flugzeugabsturz etc.) kommt es v. a. zu Pankreasabriß, Aortenruptur, WS-Fraktur; s. a. Peitschenhiebsyndrom. – *geburtsh* kurzfrist. Absinken der fetalen Herzfrequenz in Abhängigkeit von der Uteruskontraktion, ohne Bildung eines neuen Frequenzniveaus (↑ Abb.); vgl. Fluktuation.

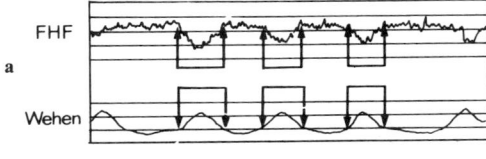

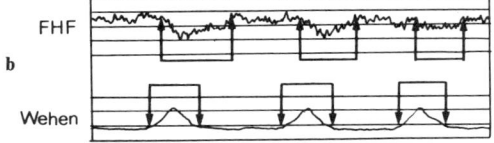

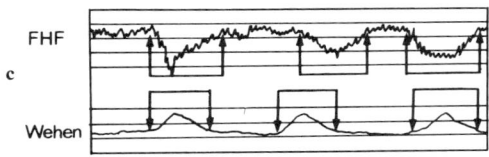

Dezeleration nach Hon: a) frühe Form (»Dip-Typ I«), b) späte Form (»Dip-Typ II), c) variable Form. – FHF: fetale Herzfrequenz.

Dezentration: *ophth* Verlagerung des optischen Mittelpunktes weg von der Brillenglasmitte (Erzielung eines Prisma-Effektes); zur Konvergenzunterstützung, Heterophorie-Korrektur. – Entspr. Anweisung: »dez.«.

Dezeration: *histol* Entparaffinieren.

Dezerebration, -brierung: tierexperim. Ausschaltung des Großhirns durch Durchtrennen des Hirnstamms (Höhe der Vierhügel, = **prä- oder interkollikuläre D.**) oder Unterbindung der Aa. carotides u. basilaris (= **anäm. D.**). – Spontane D. durch Trauma, Blutung, Tumor etc.; klin.: ↑ Enthirnungsstarre (= **Dezerebrationsstarre**).

Dezi...: Präfix (bei Maßeinheiten) »das 10^{-1}-fache«.

Dezibel, dB, db: dimensionslose Größe einer Dämpfung oder Verstärkung vom 10^{-1}-fachen Wert des Bel; 1 dB = 10 log I_1/I_0 = 20 log P_1/P_0 (I_1/I_0, P_1/P_0 = Verhältnis zweier Intensitäten, Schallstärken etc. bzw. zweier Spannungen, Schalldrücke etc.). Durch willkürl. Festlegung von I_0 u. P_0 gibt dB einen Pegel an. – Bei allg. Bezug auf Schallintensität $10^{-16} W/cm^2$ bzw. Schalldruck $2 \cdot 10^{-4}$ μbar (Schwellenwert des Ohres bei 1000 Hz) ist 1 dB der Intensitätsunterschied, den das menschl. Ohr eben noch wahrnimmt (u. damit = 1 Phon).

Dezidua, Dezidualmembran: ↑ Decidua.

dezidual: die ↑ Decidua betreffend; s. a. Chorion....

Dezidua(l)polyp: *gyn* polypöses Gebilde ohne Chorionzotten an der Dezidua, meist umgeben von konzentrisch geschichteten Blutkoagula.

Dezidualzellen: prämenstruell u. in der Gravidität aus Bindegewebszellen der Tunica propria der Uterusschleimhaut hervorgehende große, epitheloide, basophile, fett- u. glykogenreiche Zellen; nehmen bei Graviditätseintritt Stoffaustausch mit der Plazenta auf.

Dezimalpotenz, -verdünnung: *hom* s. u. Potenz.

Dezimeterwellen: elektromagnet. Wellen mit Wellenlängen im Dezimeterbereich (Frequenz um 10^9 Hz, d. h. im Hochfrequenzbereich). – Therap. Anw. als »Ultrakurzwellen« (0,69 m = 433 MHz; Absorption der Strahlungsenergie im Gewebe bewirkt Erwärmung).

D-Faktor: ↑ Antigen D, Rhesus-System.

DFDT: **Di**fluor**d**iphenyl**t**richloräthan; Fluorderivat des DDT®, Kontaktinsektizid.

DFP: **D**iisopropyl**f**luor**p**hosphat (↑ Fluostigminum); Parasympathikomimetikum.

D-Gruppe: *bakt* ↑ D-Streptokokken.

dH: »deutscher Härtegrad«. – **DHA**: ↑ Dehydro-epiandrosteron. – **DHE**: 1) ↑ Dehydro-epi-androsteron. – **2)** ↑ **Dihydroergotamin**.

D'Hérelle*(-Twort*) Phänomen (Felix Hubert D'H., 1873–1949, Bakteriologe, Paris): ↑ Bakteriophagie. – Nach ihm benannt die Phagen als »D'Herellata«.

Dhobie itch: (pidginengl.) »Wäscherkrätze« in Südostasien; entweder (»**D.-mark dermatitis**«) vesikulöse, juckende Kontaktdermatitis durch als Wäschetinte benutztes Bhilawanol; oder Epidermo- bzw. Trichophytendermatitis (Tinea cruris) in Form eines Ekzema marginatum (evtl. durch nicht sorgfältig behandelte Wäsche übertragbar).

Dhoti-Krebs: Hautkrebs bei Trägern eines Lendentuches (»dhoti«) aus hartem, imprägniertem Material (chron. Scheuereffekt?).

D-H-S-Diagnostik: *mykol* s. u. Rieth*.

DI: *röntg* ↑ Beckendrehungsindex.

Di: ↑ Diphtherie. – **Di^a**: ↑ Antigen Di^a, Diego-System.

di...: Präfix 1) »zwei«, »zweifach«, »doppelt« (vgl. bi...); 2) »durch«, »hindurch« (= dia...)

dia...: Präfix »(hin)durch«, »auseinander«, »zwischen«.

Diabetes: »Harnruhr«; Bez. für Erkrn. mit vermehrter bzw. path. renaler Ausscheidung von Flüssigkeit u./oder best. Metaboliten, z. B. ↑ Amin-D. (↑ Abderhalden*-Fanconi* Syndrom), ↑ Phosphat-D.; i. e. S. der ↑ Diabetes mellitus u. der ↑ D. insipidus. – Bes. Formen: **D. albumin(ur)icus**: D. mellitus mit Proteinurie ohne (v. Noorden) oder mit Zusammenhang (Ebstein) mit dem Kimmelstiel*-Wilson* Syndrom (histor.). – **arthrit. D.**: Kombination von »Arthritis« (Arthrose, echter Rheumatismus, Harnsäuregicht) mit herabgesetzter KH-Toleranz (eigentlich: »D.-Arthritis-Syndrom«; nicht allg. akzeptiert). – **D. azot(ur)icus**: D. mellitus mit vermehrtem Auftreten ketoplastischer Aminosäuren u. ihrer Endprodukte in Blut u. Harn (bei diabet. Azidose). – **D. bärtiger Frauen**: ↑ Achard*-Thiers* Syndrom. – **endokriner** oder **hormonaler D.**: *(WHO)* KH-Intoleranz bei endokriner Grunderkrankung (z. B. basophiles HVL-Adenom; s. a. Steroiddiabetes). – **extrainsulärer D.**: harmlose Glukosurie bei normalen oder erniedrigten Blutzuckerwerten; Grenzen zum renalen Phlorizindiabetes u. zu schwangerschafts- u. adrenalinbedingter Glukosurie verwischt. – **D. glucoglycinuricus**: ↑ Glukoglyzinurie. – **D. innocens s. innocuus**: ↑ Diabetes renalis. – **D. inositus**: D. mellitus mit vorwieg. Inositurie; selten.

Diabetes insipidus

Diabetes insipidus s. spurius: »Wasserharnruhr«, Störung des Wasserstoffwechsels mit zwanghafter Polydipsie u. -urie (bis 20 l/Tag; bei ungenügender Wasserzufuhr Exsikkose u. Hyperthermie) u. mangelnder Konzentrationsfähigkeit der Nieren (spezif. Gew. des Harn < 1012); unterschieden als **D. i. normosalaemicus** (mit normaler Osmorezeptoren-Funktion) u. **D. i. hypersalaemicus** (mangelnde Reife oder Schädigung der Rezeptoren, dadurch Hyperelektrolytämie, intermitt. Durstfieber; bei gestörtem Durstmechanismus oft unerkannt), nach Pathogenese als **D. i. neurohormonalis** (ADH-Ausfall, dadurch Störung der tubulären Wasserrückresorption; hereditär, prim.-idiopath. oder symptomat. bei entzündl., neoplast., degenerat. oder traumat. Läsion des Hypothalamus-Neurohypophysen-Systems, nach Hypophysektomie; Ther.: ADH-Substitution) u. als **D. i. renalis** (»Adiuretin- oder Vasopressin-resistenter D. i.«, rezessiv-erbl., androtrop, kongenital aufgrund fehlender Ansprechbarkeit der Tubuli auf ADH; sog. Pseudoendokrinopathie [ADH-Ther. wirkungslos!], manifest meist bei Umstellung des Säuglings auf künstl. Nahrung; vgl. D. renalis, Salzverlustnephritis (= D. salinus renalis). – s. a. Schema »CARTER*-ROBBINS* Test«.

kleiner chirurgischer Diabetes: azidot. Stoffwechsellage während u. nach einer Narkose. – **kortikoider D.**: / Steroiddiabetes. – **lipoatrophischer D.**: / LAWRENCE* Syndrom. – **lipoplethorischer D.**: / DARNAUD* Syndrom. – **D. lipuriens**: / Lipoidurie.

Diabetes mellitus s. verus: die »Zuckerkrankheit« als verbreitete, auf erbl. Grundlage beruhende, mit zunehmendem LA häufigere, im allg. progred. Störung des KH-, Fett- u. Eiweißstoffwechsels infolge Insulinmangels (auch erworben als D. m. apancreaticus nach Pankreatektomie, als iatrogener D. nach Steroidmedikation) oder infolge vermind. Insulinwirksamkeit; s. a. Insulinmangel-, Gegenregulationsdiabetes. Vor Manifestation oft jahrelang als Prädiabetes (= latenter = asymptomat. = subklin. = chem. D.), d. h. ohne klin. Sympte. u. mit nur durch Provokationsteste auslösbarer Hyperglykämie u. Glukosurie (/ Tab.). Nach Manifestationsalter unterschieden als infantiler (1.–14. Lj.; meist schwerer Beginn), juveniler (15.–24. Lj.; mit Ketoseneigung, insulinabhängig), Erwachsenen- (weitgehend ident. mit dem vor dem 30. Lj. v. a. bei asthen. Konstitution auftret. asthen. D.) u. / Alters-D. (auch als stheniascher D.). Weitere – altersunabhäng. – WHO-Klassifikation: juveniler Diabetestyp (in jedem LA mögl., insulinbedürft., zur Ketose neigend), labiler D. (mit Stoffwechsellabilität, entspr. etwa dem / »brittle«-D.), insulinresistenter D. (Tagesbedarf > 200 IE), / Schwangerschafts-, Pankreas-, endokriner u. iatrogener Diabetes. Manifestationsursachen: überkalor. Ernährung (»**alimentärer D.**«), Infekte, hormonale Einflüsse (»**endokriner D.**«). Sympte.: permanente Glukosurie u. Hyperglykämie, Polydipsie u. Polyurie (evtl. mit Hyposthenurie, = **D. hydruricus**), wiederholte Hautinfekte, Pruritus, Polyneuropathie, Makro- u. Mikroangiopathie (wesentlich für Prognose!), Entgleisung der Stoffwechsellage in der Richtung Azidose mit Gefahr des / Coma diabeticum; s. a. diabetisch.-Ther.: Diät als Basisther. (Einstellung auf max. Glukosurie von 20–30 g/Tag, s. a. D.kost), ggf. orale Antidiabetika, Insulin. – Bes. Formen: der **infantile passagere D. m.** (etwa ab 6. Wo.; auf Insulinmedikation allmähl. abklingend), der tierexperim. **metahormonale D. m.** (metasteroidaler, -hypophysärer, -thyreoidaler D. etc. nach Langzeitverabfolgung der Hormone; als Analogon beim Menschen z. B. der Steroiddiabetes), der **neurogene D. m.** (passagere Glukosurie nach Apoplex oder Schädeltrauma; s. a. BERNARD* Zuckerstich), der **pankreat. D. m.** (/ Pankreas-, Bronzediabetes), der **potentielle D. m.** (Prädiabetes beim eineiigen Zwillingsgeschwister eines Diabetikers, bei Kindern diabetischer oder fam. belasteter Eltern; nach ALLEN: »latenter D.«).

WHO-Klassifikation des **Diabetes mellitus**.

potentieller Diabetes (Prädiabetes)	Glukose-Toleranztest Kortison-Glukose-Toleranztest i. v. Tolbutamidtest	normal
	Plasma-Insulinaktivität Insulinantagonisten	nicht obligator. erhöht
latenter Diabetes	Kortison-Glukose-Toleranztest pathologisch	
	Glukose-Toleranztest i. v. Tolbutamidtest	normal, jedoch bei Belastung (z. B. Gravidität, Infekt, Streß) pathologisch
asymptomat. Diabetes	Glukose-Toleranztest pathol. (enzymatisch bestimmter Nüchternblutzucker kapillär < 1,3, venös < 1,25 g/l, aber auch höhere Werte)	
klinischer Diabetes	Suchteste nicht erforderlich	

Diabetes renalis s. decipiens s. innocens s. innocuus: einfach dominant-erbl. (?) gutart. Nierenfunktionsstörung mit erniedrigter Glukoseschwelle, wechselnder Glukosurie bei normalem oder erniedrigtem Blutzucker; kein Ansprechen auf Diät u. Insulin; Blutzuckerkurve nach Glukosebelastung normal. – **D. steroideus**: / Steroiddiabetes. – **D. ohne Diabetes**: 1) »Paradiabetes«, Hyperglykämie (extrainsulär?) nach Glukosebelastung bei Adipositas, Leberleiden, Hypertonie. – 2) der asymptomat. / D. mellitus.

Diabetes spermaticus: / Hydrospermie.

Diabetes|fuß: durchblutungsgestörter Fuß mit Drucknekrose, Gangrän u. Mal perforant, auch Polyneuropathie, infolge Angiopathia diabetica. – **D.kost**: die für den Diabetiker unter Berücksichtigung der Gesamtkalorienzufuhr festgesetzte Menge von Nahrungsfett, -eiweiß u. -KH; unterschieden als Einstellungs- u. Standarddiät (für klin. Behandlung), als Dauerkost (Erhaltungs-, Aufbau-, Kalorienreduktionskost) u. als Sonderkostformen (z. B. Hafer-, Reis-, Obst-, Gemüsetage). – **D.-Spätsyndrom**: / Angiopathia diabetica. – **D.-Suchtest**: zur Früherkennung des latenten bzw. asymptomat. D. mell. z. B. der / Glukose-Toleranz-, UNGER*-MADISON* Tolbutamidtest, die Weißbrotbelastung.

Diabetid: durch die Stoffwechselstörung bei Diabetes mellitus begünstigte, unspezif. Begleiterkr. der Haut, z. B. Furunkulose, Ekzeme, Moniliasis, Necrobiosis lipoidica diabeticorum.

diabetisch: bei bzw. durch Diabetes mellitus; z. B. **di. Diarrhö** (gelegentl. »nächtl. Durchfälle«; Gefahr der Stoffwechselentgleisung durch K-Verluste), **di. Gangrän** (trocken oder – superinfiziert – feucht, v. a. an Zehen, mit Drucknekrose; häuf. Komplikation beim älteren Diabetiker durch Kombin. von Arteriosklerose u. di. / Mikroangiopathie), **di. Glomerulosklerose** (/ Nephropathia diabetica), **di. Koma** (/ Coma diabeticum), **di. Myatrophie** (bei di. / Polyneuropathie mit Läsion der Vorderhornganglienzellen; mit –

oft asymmetr. – Paresen u. Atrophien), **di. Triopathie** (↑ KIMMELSTIEL*-WILSON* Syndrom, Retinopathie u. Polyneuropathie als Spätkomplikationen).

diabetogen: Diabetes (mellitus) auslösend; z. B. **di. Hormone** (die den KH-Stoffwechsel destabilisieren u. den endokrinen Diabetes bewirken; z. B. auch als »di. Prinzip« ein HVL-Extrakt).

Diaboloform: *path* ↑ Fischwirbelform.

Diabrose: ↑ Arrosion.

Diacetsäure: ↑ Azetessigsäure.

Diacet(ylamino)azotol(uol): 4-Diazetylamino-2',3-dimethylazobenzol; epithelisierungsfördernd in Wundsalben.

Diacetylmorphin(um hydrochloricum), Heroin: Diessigsäureester des Morphin (dieses als Analgetikum mind. 5fach übertreffend); stark euphorisierendes u. suchterzeugendes BTM.

Diachalasie: Klaffen (z. B. der Schädelnähte). – **Diachorese**: ↑ Defäkation. – **Diach(r)ese**: Verwirrtheitszustand. – **Diachronie**: beim alten Menschen neurotisch fixierte Gegenwartsbeurteilung vom Standpunkt der Vergangenheit aus.

Diademgipsverband: ↑ Thoraxdiadem. – **Diadexis**: Veränderung von Lokalisation u. Charakter einer Krankheit.

Diadochokinese: rasch aufeinanderfolgende antagonist. Bewegungen in geordnetem u. rhythm. Ablauf; vgl. Adiadochokinese.

diadynamische Ströme: gleichgerichtete Wechselströme, die in modulierbarer Form einem in seiner Intensität frei einstellbaren Gleichstrom überlagert sind (↑ Abb.).

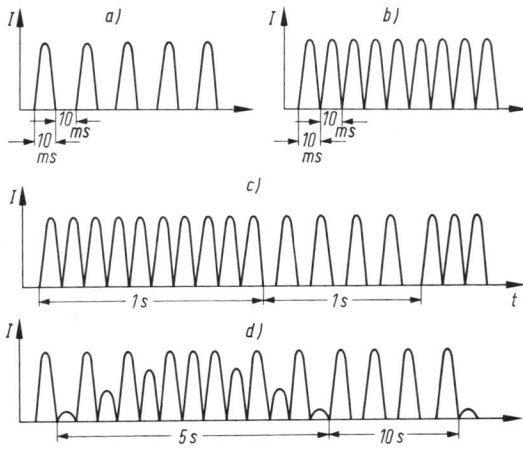

Diadynamische Ströme nach BERNARD: a) monophasé fixe, b) diaphasé fixe, c) modulé en courtes périodes, d) modulé en longues périodes.

Diät: nach Erfahrungen u. physiol. Erwägungen zusammengestellte, von der normalen Ernährung deutlich abweichende Kostform zur gezielten therap. oder prophylakt. Beeinflussung des Stoffwechsels. – **D.salz**: NaCl-freies Salzgemisch für ↑ kochsalzarme Diät.

Diätetik: 1) »Lehre von der vernunftgemäßen Lebensweise« (Eubiotik) u. dem körperl.-seel. Wohlbefinden (Lebenskunst). – 2) die »Diätlehre« von der Zusammensetzung der Nahrung u. der Wirkung der einzelnen Nahrungsmittel auf den – gestörten – Stoffwechsel.

Diäthyl|äther: ↑ Äther. – **D.aminoäthyl-**, DEAE: die chem. Gruppierung $(C_2H_5)_2N-CH_2-CH_2-$. – **D.barbitursäure**: ↑ Acidum diaethylbarbituricum. – **D.blei**: bei Verdunsten verbleiten Benzins auftret. organ. Pb-Verbindung, toxisch wie ↑ Bleiteraäthyl.

Di(a)ethylcarbamazinum *WHO*: 1-Diäthylkarbamoyl-4-methylpiperazin; Mikrofilarien-wirksames Anthelminthikum.

Diäthyldithiokarbamat: $(C_2H_5)_2N-CS-SH$; Fungizid, Chelatbildner (therap. Anw. bei WILSON* Krkht., als Antidot bei Thalliumvergiftung).

Diäthylen|diamin: ↑ Piperazinum. – **D.glykol**: u. a. als Lösungs- u. Gefrierschutzmittel u. in Kosmetika gebr. tox. Flüssigkeit (Bewußtlosigkeit, Anurie, ZNS-, Nieren-, Leberschädigung; DL 40–50 g). – **D.triaminpentaessigsäure**, DTPA: ein Chelatbildner; therap. Anw. als Antidot (Calcium-trinatrium-pentetat).

Diäthylmalonylharnstoff: ↑ Acidum diaethylbarbituricum.

Diäthyl-p-nitrophenylthiophosphat: ↑ Parathion.

Diäthylstilböstrol|dimethyläther: *trans*-4,4'-Dimethoxy-α,β-diäthylstilben; synthet. Östrogen mit Depotwirkung (i.m.). – **D.diphosphat**: ↑ Fosfestrol.

Di(a)ethylstilboestrolum *WHO*, Stilboestrolum: 4,4'-Dihydroxy-α,β-diäthylstilben; synthet., auch oral stark östrogen wirksames Stilbenderivat, als Propionat mit Depot-Wirkung. – Bei Langzeit-Anw. neg. Auswirkg. auf Nachkommenschaft?

Diaferometer: Gerät zur Bestg. der Wärmeleitfähigkeit. – **Diafixation**: *chir* ↑ Transfixation.

Diagnose: Identifizierung eines Krankheitsbildes anhand der durch Befragung (Anamnese) u. Untersuchung festgestellten Sympte. bzw. Befunde; s. a. Diagnostik. – **Diagnosis per exclusionem** nicht direkt aufgrund der Befunde, sondern durch Ausschluß konkurrierender Diagnosen; **D. ex juvantibus** anhand eines Ther.-Erfolges oder -Mißerfolges. – **D.maschine**: EDV-Anlage für die sogen. ↑ Computer-Diagnostik.

Diagnosenschlüssel, -schema: Zahlen- oder Buchstabenschlüssel (z. B. von IMMICH) für die einzelnen Diagnosen zu Dokumentationszwecken.

Diagnostik: alle auf die »Erkennung« einer Krankheit gerichteten Maßnahmen einschl. der Diagnosenstellung; i. w. S. auch die »Diagnoselehre«. – Bes. Formen: **funktionelle u. morphol. D.** (unter vorwieg. Berücksichtigung der Organfunktionen bzw. der makro- u. mikroskop. Befunde), **mehrdimensionale D.** (bei psych. Krkhtn. durch Erfassen von Konstitution, psycho-reaktiven Mechanismen u. hirnorgan. Faktoren), **psychol. D.** (auf das Verhalten u. Strukturganze gerichtet; durch Psychanamnese-Erhebung u. Exploration, Beobachtung, psychol. Teste, etc.; als Begabungs-, Charakter-, Eignungs-, zukunftsorientierende = prognost. D. u. a.). – s. a. Röntgen-, Serum-, Augendiagnostik.

diagnostisch: zum Zwecke der ↑ Diagnostik; z. B. **di. Serum** (abgesättigtes Immunserum zur Diagnostizierung von Bakterienstämmen), **di. Strich** (*physiother* bimanueller tangentialer Bindegewebsstrich bds. der

Diagonalastigmatismus

WS, um aus »Krisselung« der Haut, Verklebung mit Unterhaut, ausbleibender oder übermäß. Hautrötung etc. auf segmentale, auch viszerokutan-reflektor. Störungen zu schließen).

Diagonalastigmatismus: *ophth* ↑ Astigmatismus obliquus.

Diagramm: zeichner. Darstg. (z. B. in Block-, Kreis-, Kurvenform) gewonnener Werte.

Diairesis: ↑ Dihairese.

Diakinese: *genet* Prophase-Endstadium der ↑ Meiose I (↑ dort. Abb.). – **Diaklasie**: artifizielle Frakturierung, *gyn* Kranioklasie.

Diakolat: *pharm* Drogenextrakt, gewonnen im Diakolator (mit 3–6 verbundenen Röhren, durch die – nach Füllung mit dem Drogengut – die Extraktionsflüssigkeit langsam hindurchgepreßt wird).

diakoptischer Anfall: hirnorgan. Anfall bei mesenzephaler oder bulbärer Herderkr. mit paroxysmaler Apnoe oder CHEYNE*-STOKES* Atmung u. Bewußtlosigkeit (u. Amnesie), aber ohne motor. Entäußerungen.

diaktin: für (ionisierende) Strahlen durchlässig.

Dialdehyd: organ. Verbindung mit 2 CHO-Gruppen.

Dialister: *bakt* kleine, in Paaren oder Ketten liegende unbewegl., anaerobe, gramneg. Stäbchen [Bacteroidaceae]. Vork. im Respirationstrakt des Menschen (z. B. **D. granuliformans** u. **pneumosintes** im Nasensekret Grippekranker).

Diallinas*-Amalric* Syndrom: (1959/60) erbl. Makuladystrophie (Pigmentklumpung am hint. Pol) in Kombin. mit angeb. Innenohrschwerhörigkeit (evtl. Taubstummheit).

Diallyl|barbitursäure, -malonylharnstoff: ↑ Acidum diallylbarbituricum. – **D.-nor-toxiferin**: synthet. Derivat des Toxiferins; stark wirksames Muskelrelaxans mit kurzer Wirkungsdauer, geringer Kumulation, deutl. Atemschonung.

Dialysance: »Dialysierfähigkeit«, d. h. diejen. virtuelle extrakorporale Blutmenge (in ml), die pro Min. mittels Dialysiergeräts von einer dialysablen Substanz vollständig befreit wird. – **Dialysat**: s. u. Dialyse. – *pharm* aus frischen Pflanzen durch Dialyse gewonnener Fluidextrakt. – **Dialysator**: Gerät (2 durch eine poröse Membrane getrennte, meist ineinanderhängende Behälter) für die ↑ Dialyse.

Dialyse: physikal. Verfahren zur Trennung molekulardispers u. kolloidal gelöster Teilchen mittels semipermeabler Membran (»Diaphragma«; z. B. biol. Membran, Kollodium, Zellophan), die nur die Diffusion der niedermolekularen, das sog. Dialysat bildenden Stoffe zuläßt. – Therap. Anw. (auch Urämieprophylaxe bei akutem Nierenversagen) zur extrarenalen Eliminierung der dialysablen Schlackenstoffe bei endo- oder exogener Intoxikation (z. B. chron. Nierenerkr., Vergiftung); entweder als **extrakorporale D.** (d. h. ↑ Hämo-, evtl. auch ↑ Lymphdialyse) mit sogen. künstl. Niere, bei Leberversagen evtl. **parabiot. D.** durch Anschließen des Pat.Kreislaufs an den eines Lebergesunden; oder als **intrakorporale D.** (z. B. ↑ Peritoneal-, Intestinal-, Pleuradialyse). Ausführung befristet (z. B. für Op.-Vorbereitung, Diagnostik), intermittierend (= period. D., im Dialysezentrum oder mit »Heimniere«) oder als ↑ Langzeit-D.

Dialyse|diät: erhöhte Proteinzufuhr (1 g/kg) gewährleistende Kartoffel-Ei-Diät zur Kompensation der Aminosäuren-Verluste bei extrakorporaler D. – **D.enzephalopathie**, Denver dialysis disease: nach 3- bis 4jähr. Dial.-Ther. auftret. Dysarthrie, Dysphasie u. Dyspraxie (während der Dialyse exazerbierend, allg. progredient), später globale Demenz, Persönlichkeitsveränderungen (paranoide, psychot., delirante Züge), Krämpfe, Myoklonien, Paresen (v. a. Fazialis), periphere Neuropathie, Exitus let. nach 3–4 Mon.; im EEG paroxysmal hochgespannte Theta- u. Deltawellen, Spikes u. Slow-wave-bursts. – **D.spule**: s. u. Spulenniere.

Dialysierflüssigkeit: isoosmot., meist auch isoione, den blutchem. Verhältnissen angepaßte Lsg. (»Spülflüssigkeit«), in die bei Dialyse die diffusionsfäh. Schlacken eintreten.

Diamant = Berger* Operation: Resektion einer Varikozele u. inguinale Suspension des Hodens an unt. Venenstümpfen.

Diamanus montanus: »Zieselfloh« im westl. Nordamerika; Überträger von Pasteurella pestis auf den Menschen (als Ersatzwirt).

Diameter: »Durchmesser«, geradlinige Entfernung zwischen 2 Punkten (s. a. Distantia, Conjugata); z. B. **D. anteroposterior** (↑ D. sagittalis; als **D. a. ext.** der äuß. Tiefendurchmesser des Thorax an der Schwertfortsatzspitze, als **D. a. maxima** die größte Hirnschädellänge = »Glabellarlänge«), **D. anterotransversa s. temporalis** (»kleinste Schädelbreite« im Bereich der großen Keilbeinflügel), **D. bicristiliaca** (↑ Beckenbreite), **D. biischialis** (Entfernung zwischen bd. Tubera ischiadica), **D. bimalaris** (»Mittelgesichts-« oder »Bimalarbreite« zwischen bd. Zygomaxillaria), **D. bitrochanterica** (↑ Trochanterbreite), **D. conjugata** (gerader Durchmesser des Beckens, ↑ Conjugata), **D. diagonalis** (↑ Conjugata diagonalis), **D. frontooccipit.** (= größte Hirnschädellänge), **D. intercristalis** (↑ Beckenbreite), **D. interspinosa** (»Spinalbreite des Beckens«), **D. intertuberalis** (↑ Diameter transversa des Beckenausgangs, ↑ Abb. »Beckenmaße«), **D. longitudin. inf.** (↑ Distantia pubococcygea bzw. sacropubica, s. a. Beckenausgangskonjugata), **D. mediana** (↑ D. sagittalis), **D. obliqua** (zur Median- u. Transversalebene winklig verlaufender »schräger ↑ Durchmesser«, s. a. Beckendurchmesser, -maße); **D. occipitoment.** (*geburtsh* der »größte« schräge ⌀ des kindl. Schädels zwischen Kinnspitze u. dem entferntesten Punkt des Hinterhauptes; normal ca. 13,5 cm, s. a. Geburtsobjekt), **D. promontosuprapubica** (↑ Conjugata anatomica), **D. recta** (↑ D. sagittalis), **D. sacropubica** (s. u. Distantia, s. a. Beckenausgangskonjugata), **D. sagittalis** (»gerader Durchmesser« in der Sagittal-Medianebene), **D. submentobregmatica** (*geburtsh* der gerade ⌀ des kindl. Kopfes von dicht unterhalb des Kinns zur großen Fontanelle; normal 9,5 cm), **D. suboccipitobregmatica** (*geburtsh* der gerade ⌀ des kindl. Kopfes von der Mitte der großen Fontanelle zum Nacken; normal 9,5 cm), **D. transversa** (»querer Durchmesser« einer Transversalebene, z. B. als **D. tuberalis** des Beckenausgangs).

Diamidine: aus Amidinen durch Mol.verdoppelung entstand. Wirkstoff-Gruppe, z. B. Pent- u. Propamidinum.

Diamin: aliphat. oder aromat. Verbindung mit 2 NH$_2$-Gruppen, z. B. Putreszin, Histamin. – **D.blau: 1)** D. BB, Direktblau 2 B: Benzidin-disazobis-(1-amino-8-naphtol-3,6-disulfosäure); zur Bindegewebsfärbung. – **2)** D. 3B: ↑ Trypanblau.

Diaminopropylputreszin: ↑ Spermin. – Nachweis im Serum (mit CuCO$_3$ bei Erhitzen blau-graues Cu-Doppelsalz) gilt als Hinweis auf Neoplasma u. Hämoblastose (TOKVOKA).

2,6-Diamino-pterin, -purin: Adenin-Antagonisten mit zytostat. Effekt.

Diaminosäure: bas. Aminosäuren mit 2 NH$_2$-Gruppen; z. B. Diaminokapron- u. -valeriansäure (= Lysin bzw. Ornithin).

Diamin-oxidase, Histaminase: Pyridoxylphosphathalt. Enzym (in Plasma, Niere, Leber, Plazenta, Baktn.), das O$_2$-unabhängig Diamine unter Bildung von NH$_3$ u. H$_2$O$_2$ zu Aminoaldehyden oxidiert. Blutwerte (normal 30–40 µg/100 ml) bei Schwangeren erhöht.

Diaminurie: Aminoazidurie (alimentär oder spontan) mit Diaminen im Harn infolge Funktionsstörung desaminierender Enzyme.

Diamond* (LOUIS K. D., geb. 1902, Pädiater, Boston) **Schnelltest:** Objektträger-Methode der Rh-Bestimmung. – **D.*-Blackfan* Syndrom, Anämie:** (1938) im 1. Lj. beginnende chron., normochrome, hypo- bis aplast., kortikosteroidsensible Anämie mit selekt. Störung der Erythropoese (»kongenit. Erythroblastophthise«, mit Retikulozytopenie; evtl. – genitale – Mißbildungen, pseudomongoloider Habitus, geist. u. körperl. Retardierung; Prognose dubiös, vereinzelt Spontanheilung; Ther.: Bluttransfusionen (Gefahr der Hämochromatose!), Kortikosteroide. – **D.* Technik:** die »Nabelvenenmethode« der Austauschtransfusion bei Neugeborenen mit PVC-Katheter nach Nabelstumpfkürzung.

Diamorphose: die normale Gestaltbildung.

Diana-Komplex: *psych.* »weibl. Kastrationskomplex« (etwa dem FREUD* »Penisneid« entsprechend).

Dianilblau: ↑ Trypanblau.

Diapasma: *pharm* Streupuder.

Diapause: 1) *parasit* Ruhestadium mit herabgesetztem Stoffwechsel zur Überbrückung ungünst. Lebensbedingungen (z. B. bei Cysticercus bovis im Rind, bei der Metazerkarie von Opisthorchis im Fisch). – **2)** *embryol* »Kernruhe« zwischen Befruchtung u. Furchung bzw. nach Furchungsablauf.

Diapedese: Durchtritt zellulärer Blutbestandteile durch die intakte Kapillarwand ins Gewebe; physiol. oder – vermehrt – pathol. als ↑ Leuko-D., ferner als **D.blutung** (»Haemorrhagia per diapedesin«) durch erweiterte Lücken zwischen den Kapillarendothelien bei Stauung, hämorrhag. Infarkt, Fettembolie, Erstickung, Trauma, hämorrhag. Diathese.

Diaphakie: *ophth* ↑ Elektrodiaphakie.

diaphan: durchscheinend, durchsichtig.

Diaphanokolposkopie: Methode der Kolposkopie, bei der mit Hilfe eines in das äußere Uterusostium eingeführten Kaltlichtstabes ein – bei Minderung des Auflichtes erkennbarer – Diaphanie-Effekt erzielt wird. Dadurch werden Epithel-Befunde erkennbar, die sich bei Auflichtunters. nicht darstellen. – vgl. aber Kolpodiaphanoskopie.

Diaphan(oskop)ie: »Transillumination« mit starker Lichtquelle (»Diaphanoskop«) zur groben Beurteilung der Konsistenz eines Gewebes (z. B. Hoden) oder des Inhaltes einer Körperhöhle (z. B. NNH) anhand ihrer Transparenz; s. a. Kolpodiaphanoskopie, vgl. Diaphanokolposkopie. – *ophth* »diasklerale Augendurchleuchtung« mit durch total reflektierenden Glaskegel konzentriertem Lichtstrahl auf die – anästhesierte – Sklera; v. a. zur DD zwischen intraokularem Tumor u. exsudat. Ablösung der Netz- u. Aderhaut (bei Tumor kein rotes Aufleuchten der Pupille).

Diaphenylsulfonum *WHO:* 4,4'-Diaminodiphenylsulfon; Chemotherapeutikum gegen Tbk u. Lepra. – Wirksam auch die Derivate, z. B. Acediasulfonum, Sulfadiasulfonum, Aldesulfonum natricum, Chaulmosulfonum sowie das Vit.-C- u. Vit.-K$_3$-Derivat des Dihydrazinodiphenylsulfons.

Diapherometer: (NOYONS) Apparat zur Bestg. des O$_2$ u. CO$_2$-Druckes in der Atemluft anhand der Widerstandsänderung eines Platindrahtes in Abhängigkeit von der Wärmeleitfähigkeit der Gase.

Diaphorase: I) ↑ Lipoamid-dehydrogenase. – **II)** ↑ NADPH$_2$-dehydrogenase (bei angeb. Mangel ↑ Methämoglobinämie).

Diaphorese: spontane oder durch ↑ Diaphoretika ausgelöste Schweißsekretion. – **Diaphoretika:** *pharm* »schweißtreibende Mittel«, mit zentralem (z. B. Strychnin, Ammoniumsalze, Antipyretika) oder peripherem Angriffspunkt (z.B. Muskarin/Azetylcholin, Pilokarpin); i. w. S. auch heiße Getränke (Lindenblüten-, Holunderblüten-Tee etc.) u. Bäder mit gleichem Effekt.

Diaphragma pelvis, Diaphragma urogenitale

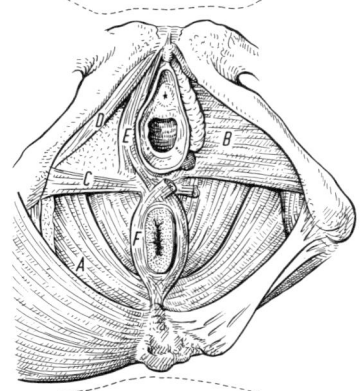

Beckenbodenmuskulatur: A = M. levator ani; B = M. transv. perinei prof.; C = M. transv. perinei superf.; D = M. ischiacavernosus; E = M. bulbocavernosus; F = M. sphincter ani ext.

Diaphragma: (griech.) Scheide-, Zwischenwand; *opt* ↑ Blende, *chem* Pergament, Tonzelle, Membran etc. als poröse Elektrolyten-Trennwand bei Dia- u. Elektrolyse; *psych* die dem Probanden nur eine begrenzte Sicht freigebende Trennwand bei psychol. Untersuchungen; *embryol* die ein Hohlorganlumen i. S. der Atresie verschließende Membran, evtl. mit zentraler Öffnung. – *anat* **1)** *PNA* das in die unt. Thoraxapertur (Brustbein, Rippenbögen, Lendenwirbelsäule) einge-

Diaphragma pelvis

lassene »Zwerchfell« als brusthöhlenwärts gewölbte muskuläre Scheidewand zwischen Brust- u. Bauchraum, gegliedert in Pars lumb., cost. u. sternalis u. in das sattelförm., bds. von den Zwerchfellkuppeln überragte Centrum tendineum; vom N. phrenicus innervierter Atemmuskel (wichtigster Inspirationsmuskel; an der Bauchpresse beteiligt). Als prim. Zwerchfell nur häutig, aus dem Septum transversum, den Membranae pleuroperitoneales u. dem Mesenterium dorsale hervorgehend, s. a. Zwerchfell..., Phren(ik)o... – **2) D. pelvis** *PNA* (D. perineale s. rectale), die vom paar. M. levator ani im Trigonum anale gebildete Platte (↑ Abb. S. 509) als Abschluß des kleinen Beckens nach unten. – **3) D. sellae** *PNA* (D. hypophyseos), der die Sella turcica überspannende u. die Hypophyse abdachende Teil der basalen Dura mater. – **4) D. urogenitale** *PNA* (Trigonum urogenitale WALDEYER), der M. transversus perinei prof. als vord. Beckenbodenteil; von der Urethra, bei ♀ auch von der Vagina durchbrochen (↑ Abb.). – Ferner: **D. auris** (↑ Membrana tympani), **D. bulbi** (↑ Iris), **D. cerebri** (↑ Septum pellucidum), **D. laryngis** (Membran zwischen vord. Abschnitt der Stimmbänder, angeb. oder nach wiederholten op. Eingriff; bewirkt Stimmstörungen, evtl. Atemnot.

Diaphragma|brille: lichtdicht abschließende orthopäd. Brille mit je 1 kleinen Öffnung im Pupillarbereich; zur Ruhigstellung der Augen nach Op. einer Netzhautablösung. – **D.flattern**: mechanisch bedingter (z. B. Halsrippe, Mediastinalprozeß) oder postenzephalit. Reizzustand des N. phrenicus mit anfallsweisen Atemstörungen, evtl. apnoischen Zwischenphasen; auch kombin. mit Darmplätschergeräuschen, perikardit. Reiben, bizarren Körperverrenkungen.

Diaphragma|niere: in den Thoraxraum ragende N. als angeb. Anomalie (»Zwerchfellhernie« bei Persistenz des For. diaphragmaticum); oft symptomlos. – **D.pessar**: Gummi-überspannter Metall-, Hartgummi- oder Kunststoffring als Verschlußpessar (Abdeckung der Portio) zur Konzeptionsverhütung. Selbsteinführbare Modelle z. B. nach MENSINGA, CEYLOC. – **D.reflex**: Muskeldehnungsreflex des Zwerchfells, durch den die Erregbarkeit von Phrenikusmotoneuronen u. Atemzentren beeinflußt wird; wahrsch. – unter Mitwirkung des fusimotor. Systems – an der Regulierung von Atemtiefe u. -frequenz beteiligt. – **D.test**: Bestg. der insulinähnl. ↑ Aktivität am Zwerchfell der Ratte.

diaphragmaticus: zum Zwerchfell gehörend.

Diaphragm(at)itis: fieberhafte Myositis des Zwerchfells (mit Hochstand u. Bewegungseinschränkung der erkrankten Seite, Oberbauch- u. Brustkorbschmerzen bis in die Schulter, Reizhusten); akut-primär (= HEDBLOM* Syndrom) oder fortgeleitet-sek. bei subphren. Abszeß, Peritonitis, Pneumonie; evtl. durch Pleuritis kompliziert.

Diaphragmatozele: ↑ Zwerchfellhernie.

Diaphyse, Diaphysis *PNA*: das die Markhöhle enthalt. Mittelstück (Corpus, »Schaft«) eines Röhrenknochens (zwischen den Epiphysen).

Diaphysen|aklasie: Fehlen der physiol. ↑ Osteoklasie an der Epi- Diaphysengrenze langer Röhrenknochen, z. B. bei ↑ Hemichondrodystrophie, multiplen kartilaginären ↑ Exostosen. – **D.sklerose, hereditäre multiple**: ↑ RIBBING* Syndrom (2). – Eine Hyperostose der Diaphysen besteht z. B. bei ↑ CAMURATI*-ENGELMANN*, CAFFEY*-SILVERMAN* Krkht.

diaplazentar: auf dem Wege über die Plazenta; z. B. **di. Sensibilisierung** (s. u. angeborene ↑ Allergie), **di. Stoffaustausch** (zwischen mütterl. u. fetalem Kreislauf unter Passage der ↑ Plazentarschranke; für

Infektion (Erkrankung der Mutter)	*Fruchtschädigung und deren (mögliche) Folgen*
Virusinfektionen	
Bornholmer Krankheit	Fetopathie (Frühgeburt, Neugeborenen-Myokarditis mit Enzephalomeningitis)
Hepatitis infectiosa (epidemica)	Embryopathie (Frühabort), Fetopathie (Früh- oder Totgeburt, angeb. Hepatitis)
Herpes simplex	Fetopathie (Frühgeburt)
Influenza	Embryopathie
Masern	Embryopathie (Frühabort), angeb. Masern
Mononucleosis infectiosa	Embryopathie
Mumps	Embryopathie (Frühabort), Fetopathie
Pocken	Abort, Fetopathie (Totgeburt, angeb. Pocken)
Poliomyelitis	Embryopathie (Frühabort), Fetopathie (Fruchttod, Totgeburt, angeb. Polio)
Röteln	Embryopathie (Frühabort, Fruchttod)
Serumhepatitis	Fetopathie (angeb. Hepatitis?)
Vaccina generalisata	Abort, Fetopathie (angeb. Vaccina)
Varizellen	Embryopathie, Fetopathie (Frühgeburt, angeb. Varizellen)
Zytomegalie-Syndrom	Embryopathie (Frühabort), Fetopathie (Frühgeburt, angeb. Zytomegalie-Syndrom)
bakterielle Infektionen	
Febris undulans BANG	Abort
Leptospirosen	Abort, Totgeburt, angeb. Leptospirose
Listeriose	Embryopathie (Frühabort), Fetopathie (Fruchttod, Früh- oder Totgeburt, Neugeborenen-Listeriose)
Lues	Abort, Fetopathie (Fruchttod, Früh- oder Totgeburt, angeb. Lues)
Tuberkulose	Frühgeburt, angeb. Tuberkulose
Tularämie	Fruchttod
Typhus-Paratyphus	Abort, Fruchttod, Frühgeburt, angeb. Typhus
Protozoen-Infektionen	
Malaria	Abort, angeb. Malaria
Toxoplasmose	Embryopathie (Frühabort), Fetopathie (Früh- oder Totgeburt, angeb. Toxoplasmose)

Blutgase u. niedermolekulare Stoffe fast ungehindert [akt. Transport?], für hochmolekulare mit Selektion). – Ferner die **di. Infektion** durch Übergang von Krankheitserregern aus dem mütterl. in den kindl. Kreislauf, als Virusinfektion z. B. Bornholmer Krankh. (bei Fetopathie Frühgeburt; sonst Neugeborenen-Myokarditis mit Enzephalomeningitis), Hepatitis epidemica (bei Embryopathie Frühabort, bei Fetopathie Früh- oder Totgeburt oder angeb. Hepatitis), Herpes simplex (Fetopathie: Frühgeburt), Influenza (Embryopathie), Masern (Embryopathie: Frühabort; sonst angeb. Masern), Mononucleosis infectiosa (Embryopathie), Mumps (Embryopathie mit Frühabort; Fetopathie), Pocken (Abort; bei Fetopathie Totgeburt oder angeb. Pocken), Poliomyelitis (Frühabort; bei Fetopathie Fruchttod, Totgeburt oder angeb. Polio), Röteln (bei Embryopathie Frühabort, Fruchttod), Serumhepatitis (angeb. Hepatitis?), Vaccina (Abort; bei Fetopathie angeb. Vaccina), Varizellen (bei Fetopathie Frühgeburt, angeb. Varizellen), Zytomegalie (Frühabort; bei Fetopathie Frühgeburt oder angeb. Zytomegalie); als bakterielle Infektion z. B. Bruzellosen (Abort), Leptospirosen (Abort, Totgeburt; angeb. Leptospirose), Listeriose (Frühabort; bei Fetopathie Fruchttod, Früh- oder Totgeburt, angeb. Listeriose), Syphilis (Abort; bei Fetopathie Fruchttod, Früh- oder Totgeburt, Lues connata), Tuberkulose (Frühgeburt, angeb. Tbk), Tularämie (Fruchttod), Typhus-Paratyphus (Abort, Fruchttod, Frühgeburt, angeb. Typhus), als Protozoen-Infektion z. B. Malaria (Abort, angeb. Malaria), Toxoplasmose (Frühabort; bei Fetopathie Früh-, Totgeburt oder angeb. Toxoplasmose).

Diaplegie: mehr oder weniger generalisierte Lähmungen (im Ggs. zur Monoplegie).

Diapneusis buccalis s. labialis: durch Sogwirkung bedingte »Herniation« der Wangen- bzw. Lippenschleimhaut in einer Zahnlücke oder unter eine schlecht sitzende Prothese.

Diapnoe: ↑ Perspiratio insensibilis.

Diapyese, -pyema: Eiterung bzw. Abzeß.

Diarrhö: Absetzen ungeformter (unzureichend eingedickter), meist vermehrter Stühle, evtl. mit Schleim- (= **Diarrhoea mucosa s. serosa**), Eiter- u. Blutbeimengung; in schweren Fällen »profuse« = »kolliquative D.«) mit konsekut. Dehydratation, Elektrolytverlust, tox. Allg.erscheinungen; akut (katarrhalisch = pituitös; z. B. bei Gastroenteritis) oder chronisch (bei best. Grundkrankh. oder aus einer ungenügend behandelten prim. D. hervorgehend). Ät.path.: alimentär (z. B. **D. irritativa** durch best. Nahrungsmittel, Pharmaka, insbes. bei Laxantienabusus), allerg. (bei allg. Allergie oder nach oraler Aufnahme des best. Nahrungsallergens), psych., infektiös (bei Dysenterie, Säuglingsenteritis, enzymat. (bei Gärungsdyspepsie, Dysfermentie, Leberinsuffizienz [metabol. Komponente]), hormonell, toxisch oder medikamentös bedingte Beschleunigung der Magen-, Dünn- u./oder Dickdarmpassage. - Bes. Formen: **D. ablactatorum** (↑ Abstilldyspepsie), **D. achylica** (bei Achylia gastrica als Folge des gestörten Pylorusreflexes u. des unzureichend aufgeschlossenen Speisebreies; bei Achylia pancreatica mit Steato- u. Kreatorrhö), **D. alba** (»Hill diarrhoea«, akut, sprueähnl.; passager bei Europäern im Himalaya, amerikan. Hochland etc.), **D. cachectica** (im Terminalstadium schwerer Konsumptionskrankhn.), **D. chylosa** (dünnflüss., gelbweiße, schleim.-eitr. Stühle bei Enteritis follicul.), **D. colliquativa** (s. o.), **dermatogene D.** (bei – glutenbedingter – Darmzottenatrophie im Zusammenhang mit Dermatitis herpetiformis DUHRING), **D. diabetica** (bei diabet. Stoffwechselstörung, meist mit Dehydratation u. Elektrolytverlust), **D. lienterica** (meist unmittelbar nach Mahlzeiten, mit unverdauten Nahrungsanteilen; nach Gastrektomie, bei Magen-Kolonfistel), **D. membranosa** (↑ Colica mucosa), **D. neonatorum** (s. u. Säuglingsenteritis, D. mit ockergelben Stühlen), **D. nervosa** (gesteigerte Peristaltik u. vermehrte Sekretion infolge Vagusreizung bei psych. Erregung, nach Nikotin- oder Koffeinegenuß), **D. nocturna** (D. nervosa oder bei Darm-Tbk), **D. mit ockergelben Stühlen** (bevorzugt im 1. Mon. Bilirubin-halt., schleim. Stühle von fadem Geruch; häufig Darmatonie mit pseudoperitonit. Sympt., Exsikkose, Gewichtssturz, hoher Letalität; Virusinfekt?), **D. paradoxa** (bei Obstipation akute Stuhlverflüssigung durch Hypersekretion infolge Irritation des dist. Dickdarms durch Kotballen: »D. stercoralis«; oft mit schwerem Kollaps), **D. parasitica** (z. B. durch Lamblien, Amöben, Balantidien, als **D. verminosa** durch Hakenwürmer, Trematoden), **D. praemonitoria** (pathognomon. Prodromalsymptom, v. a. bei Cholera), **D. putrefaciens** (übelriechende alkal. Stühle bei Fäulnisdyspepsie), **seifige D.** (bei gestörter Fettverdauung oder -resorption vermehrter Gehalt an Kalkseifen = Saponifikation; s. a. Steatorrhö), **D. toxica** (durch Bakterientoxine, As- u. Hg-Verbindgn., Digitalis, Rauwolfia, Kolchizin u. a. m.; ferner D. bei Säuglingsintoxikation), **D. tropica** (↑ Sprue), **D. uraemica** (irritativ durch Harnstoff-Ausscheidung in den Magen-Darm), **vikariierende D.** (Versuch der Wasser- bzw. Metaboliten-Elimination bei Funktionsstörung der einschläg. Ausscheidungsorgane. - I. w. S. auch Bez. für **D. urinosa** für Pollakisurie u. Polyurie, als **D. tubularis** (= Tubulorrhö) infolge gestörter tubulärer Rückresorption.

Diarthrosis: 1) *BNA, JNA*: ↑ Articulatio (als **D. ambigua** = Amphiarthrose, **D. condylaris s. condyloidea** = Art. ellipsoidea, **D. rotatoria** = Art. trochoidea). - 2) Arthrose (i. e. S. die **D. interspinosa** = ↑ BAASTRUP* Syndrom).

Diaschisis: Schock einer ZNS-Funktionseinheit bei akuter örtl. Läsion erregungsbedingender Strukturen (vorübergehender Funktionsausfall des ges. zugehör. Neuronenkreises).

diaskleral: durch die Sklera; z. B. di. Durchleuchtung (= *ophth* ↑ Diaphanoskopie).

Diaskopie: 1) Rö-Durchleuchtung. - 2) *derm* Glasspatel-Kompression der Haut, um durch Wegdrücken einer entzündl. Rötung die Eigenfarbe des Infiltrats darzustellen.

Diastalsis: Dünndarmbewegung mit analwärts fortschreit. Erschlaffungszone, gefolgt von einer Kontraktionswelle; als Element normaler Peristaltik umstritten.

Diastase: 1) Diastasis: **a)** Auseinanderweichen, Klaffen, z. B. zweier Gelenkflächen (posttraumat.-hydropisch) oder zweier Muskelportionen; *dent* Breitstand der Zähne. - **b)** *kard* die der Vorhofkontraktion unmittelbar vorangehende Phase der Diastole. - 2) *enzym* Sammelbez. für die KH spaltenden »diastat. Enzyme« (↑ Tab.), i. e. S. die ↑ α-Amylase. –

Diastase|schwund

D.schwund: Abfall der α-Amylase im Serum bei Neurosyphilis.

Diastase

	α-Amylase	β-Amylase	γ-Amylase
Synonyme	Endoamylase Glykogenase (Leber) Ptyalin (Speichel)	Exoamylase	
Vorkommen	*Mensch:* Pankreas, Speichel, Serum (bei Neugeb. normal ab 1. Lj.), Harn Plazenta, Leber (niedr. Aktivität)	nur im Pflanzenreich	nur in Leber u. Niere (meist mit niedriger Aktivität, ungesichert)
Substrate	Polysaccharide nach Art der Stärke; im Verlauf der Reaktion auch Dextrine, Amylopektin	Polysaccharide Pektine (Amylopektin)	Glykogen Amylose
Spezifität	Spaltung von 1,4-glykosid. Bindungen (unter Überspringen 1,6-glykosid. Bindungen); pH-Optimum Säuger 6,9–7,0, Mikroorganismen 4,7–6,8	Abspaltung von 1,4-gebundenen Disacchariden an Polysaccharid-Enden (bis zu Stellen mit 1,6-glykosid. Bindung); pH-Optimum 4,8–6,0	Hydrolyse von 1,4- u. 1,6-glykosid. Bindungen
abgespaltener Teil bzw. Endprodukt	Oligosaccharide α-Maltose, wenig Maltotriose, wenig Glukose	β-Maltose (infolge WALDEN Umkehr) β-Maltose Dextrine aus Amylopektin, auch Galakturonsäure(-methylester)	D-Glukose
Bestimmung	Erfassen des nicht umgesetzten Substrats oder der entstandenen Spaltprodukte (n. WOHLGEMUTH, HEINKEL, SOMOGYI, OTTENSTEIN, BALTZER, HENNING, TELLER)	Verringerung des Substrats; Bestimmung von β-Maltose	Bestimmung von D-Glukose (zumeist enzymatisch)
Pathologie	erhöhter Spiegel in Harn u. Serum bei Pankreaserkr. (aber auch bei Erkr. von Nieren [!], Leber u. Magen sowie bei Diabetes mellitus); erniedrigte Harnwerte bei akuter Niereninsuffizienz		
Bewertung	Angabe in g abgebauter Stärke im 24-Std.-Harn (HEINKEL); klinisch gesicherte Werte: 50 g = sicher normal, 50–75 g = indifferent, über 75 g = pathol. erhöht		

Diastema: *dent* nicht durch Zahnverlust bedingte Zahnlücke. Als erbl. **echtes D.** (»Trema«) zwischen den oberen mittl. Schneidezähnen beider Dentitionen, im Milchgebiß evtl. physiol. (s. a. Affenlücke); als **unechtes D.** ebendort durch Raumüberschuß bei Agenesie der seitl. Schneidezähne, nasopalatinale Zyste etc. (↑ Abb.)

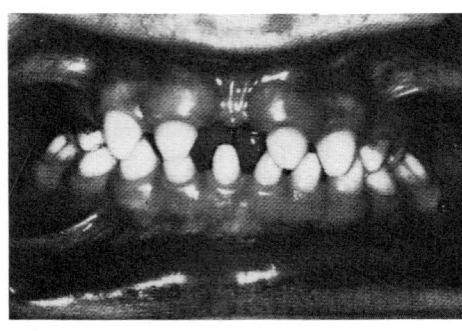

Unechtes Diastema mediale (zus. mit multipler Nichtanlage u. Konusformen der Zähne) bei Ektodermaldysplasie.

Diastemato...: Wortteil »angeb. Spaltbildung«; z. B. **D.crania** (↑ Kranioschisis), **D.enzephalie** (↑ Enzephaloschisis), **D.kaulie** (↑ Kaulischisis), **D.metria** (angeb. mediane Längsspalte der Gebärmutter), **D.myelie** (↑ Myeloschisis), **D.pyelie** (↑ Spaltbecken), **D.(r)rhachie** (↑ Rhachischisis), **D.staphylie** (↑ Uvula bifida).

Diaster: *zytol* die sternförm. Chromosomenanordnung während der späten Anaphase (↑ Abb. »Meiose«).

Diastereomerie: nicht-spiegelbildl. Form der ↑ Stereoisomerie bei organ. Verbindungen mit 2 oder mehr asymmetr. C-Atomen; bei KH u. a. Stoffklassen auch »Epimerie« genannt. Gekennzeichnet durch Präfix threo-, erythro-, allo- oder epi-.

Diastole: Stadium der Erschlaffung als Bewegungsphase eines muskulären Hohlorgans zwischen 2 Systolen; i. e. S. die D. der Herzkammern vom Beginn des Taschenklappen- bis zum Beginn des Segelklappenschlusses (Vorhofdiastole während Kammersystole!); unterteilt in ↑ Proto-D., isometr. Erschlaffung, rasche Füllung, Diastase u. Vorhofkontraktion; Dauer ca. 0,5–0,6 Sek. (bei Frequenzerhöhung überwiegend D. verkürzt, ohne wesentl. Rückwirkung auf die Herzfüllung). Als **akt. D.** gilt der auf der Saugwirkung der Ventrikel beruhende Abschnitt mit Höhertreten der ↑ Ventilebene u. protodiastol. Kammerrelaxation. – Die **elektr. D.** im EKG (nach Erregungsrückbildung) reicht vom Ende der T- bis zum Beginn der P-Zacke (»T-P-Zwischenstrecke«).

Diastolikum: diastol. ↑ Herzgeräusch. – **Diastolisation**: Dehnen der Nasengänge (u. Schleimhautmassage) mittels Gummiballons bei hyperplast. Rhinitis.

diastolisch: die Diastole (v. a. des Herzens) betreffend; z. B. **di. Galopp** (s. u. Galopprhythmus), **di. Geräusch** (s. u. Herzgeräusch), **di. Rumpeln** *(kard* ↑ Katzenschnurren).

Diastomyelie: ↑ Myeloschisis.

diastrophisch: verdreht, verkrüppelt; z. B. **d. Zwergwuchs** (↑ LAMY*-MAROTEAUX* Syndrom).

Diataxie: doppelseit. ↑ Ataxie.

diatherman: für infrarote (= Wärme-)Strahlen durchlässig (z. B. elementare Gase, Glas, Quarz).

Diathermie, Thermopenetration: Tiefenerwärmung des Körpers durch elektromagnet. Schwingungen des Frequenzbereichs 10^6–10^{10} Hz (= 300 m – 3 cm), unterschieden als »klass.« Langwellen-D. u. als Kurzwellen-D. (↑ Hochfrequenzther.) einschl. Ultrahochfrequenz- u. ↑ Mikrowellenther. (mit Dezi- bzw. Zentimeterwellen) sowie Arsonvalisation, alle mit reiner Wärmewirkung durch Energieumsatz am Ort (JOULE* Wärme). Neben der elektrotherap. Anw. auch die **chirurg. D.** mit sehr kleiner, gewebsstörende Wärmegrade erreichender »differenter« Elektrode als »Diathermiemesser«, »-nadel«, »-schlinge«; für ↑ Elektrotomie sowie zur **D.koagulation**, insbes. *(ophth)* transskleral als narbeninduzierende retroziliare D. bei Netzhautabhebung (zur Abriegelung, ergänzt durch mehrfache Sklerapunktion für den Abfluß subretinaler Flüssigkeit).

Diathese: erbl.-konstitutionelle, i. w. S. auch erworb. Bereitschaft des Organismus, mit krankhaften Manifestationen an best. Organen oder Organ(system)en zu reagieren; s. a. Status. Häufigste Formen: **allerg. D.** (↑ Allergie, Atopie), **angio- oder vasoneurot. D.** (meist Störungen der kapillären Regulation mit Neigung zu Spasmen, manifest als vasomotor. ↑ Angina pectoris, Migräne, RAYNAUD* Syndrom etc., s. a. Angioneurose; häufig anaphylaktisch), **arthrit. D.** (↑ Arthritismus), **asthen. D.** (↑ asthen. Konstitution), **D. calculosa** (Neigung zu Konkrementbildung, auch durch Lebensweise etc. bedingt oder gefördert), **D. cutanea** (path. Reaktionen der Haut auf physiol. Umweltreize; s. a. exsudat. ↑ D.), **dysosmot. D.** (Hydrolabilität, v. a. beim Säugling u. Kleinkind), **exsudat. oder katarrhal. D., D. inflammatoria** (CZERNY; Disposition zu entzündl. Reaktionen der Haut u. Schleimhäute wie Dermatitis seborrhoides, Ekzem, Lichen urticatus, rezidivierende Atemwegskatarrhe, Skrofulose; fließende Übergänge u. Kombin. mit allerg., exsudativ-lymphat., neuropath. D.), **exsudativ-lymphat. oder adenoide D.** (CZERNY; v. a. beim pastösen u. überernährten Kind; mit rezidivierenden Katarrhen der Luftwege, Rachenmandelhyperplasie etc.), **fibrinolyt. D.** (↑ Fibrinolyse-Syndrom), **fibröse** oder **fibroplast. D.** (Neigung zu vermehrter Bindegewebsbildung, z. B. als Narbenkeloid sowie an Lungen, im Lunge, z. T. mit Schrumpfungstendenz), **hämorrhag. D.** (evtl. hereditäre, auch tox.-infektiöse, allerg. etc. erworbene path. Blutungsneigung i. S. von Minus-Koagulopathien, Thrombozyto-, Vaso- u. Histiopathien [z. B. Fibrinolysokinase-Vermehrung im Endometrium]; auch solche durch spontan oder nach Bluttransfusion gebildete zirkulierende AK; klin.: Purpura, Petechien, Ekchymosen, Sugillationen, Hämaturie, Hämoptyse, Epistaxis, Melaena, Menorrhagien, Metrorrhagien etc.), **harnsaure D., D. urica** (Neigung zu Hyperurikämie u. Gicht), **iktaffine D.** (vasomotor. Entladungen oder Krampfanfälle bei Dysplasien oder Differenzierungsmangel des Kortex), **lymphatische D.** (»Lymphatismus«, »Status lymphaticus« mit Hyperplasie der lymphat. Organe; meist pastöser Habitus u. Resistenzschwäche gegen Infektionen), **neuropath. D.** (überschießende oder abnorme Reaktionen auf psych. Belastung; v. a. bei Asthenie), **D. spasmodica** (↑ Spasmophilie).

diathetische Proportion: *psych* das Verhältnis heiterer u. traur. Gemütsanteile beim Zyklothymen.

Diatomeen: in Süß- u. Meerwasser verbreitete »Kieselalgen«. – *forens* Nachweis in Lunge oder Nieren der Leiche oft einz. Beweis für Tod durch Ertrinken.

Diauchenos: *path* ↑ Dicephalus diauchenos.

Diauxie: *bakt* 2stuf. Mikrobenwachstum in einem Nährmedium mit 2 Energiequellen, deren eine erst nach Adaptation des Enzymsystems angegriffen werden kann. – Analog auch »Triauxie« möglich.

diaxial: zweiachsig. – **Diaxon:** Nervenzelle mit zwei Achsenzylindern.

Diaz* Syndrom: asept. Epiphyseonekrose des Talus.

Diazepamum WHO: sedierend wirkendes Psychopharmakon der Benzodiazepin-Gruppe; Anw. auch in der Geburtshilfe. – **Diazepine:** Derivate des Diazepin (heterozykl., 7gliedr. Ring mit 2 N-Atomen); Psychosedativa.

Diazetsäure: ↑ Azetessigsäure; z. B. **Diazet(ikazid)- ämie** u. **-urie** bei (diabet.) Azidose.

Diazetyl, Dimethylglyoxal: das »Butteraroma« CH_3-CO-CO-CH_3 (auch in Kaffee, Kakao etc., im Bier bei der »Sarcina-Krankh.«), gebildet durch Zitronensäurevergärung bei der Rahmsäuerung. Synthet. D. in Margarine, Back- u. Puddingpulver. – Als **D.-Reagens** (VOGES-PROSKAUER) wäßr. oder alkohol. Lsg., kombin. mit Natriumalkoholat oder KOH u. α-Naphthol, zum chromatograph. Nachweis von Guanidin-Verbdgn. wie Kreatin (blau) u. Streptomycin (rot); als saure alkohol. Lsg. zur photometr. Harnstoff-Bestg. im enteiweißten Blut oder Harn. – **D.cholin:** ↑ Suxamethoniumchlorid. – **D.diphenolisatin:** das milde Laxans Isaphenin. – **D.morphin:** ↑ Diacetylmorphinum hydrochloricum.

Diazingrün S, Janusgrün B: Azofarbstoff für elektive Vitalfärbung von Mitochondrien; *bakt* Nährbodenzusatz, *analyt* Reagens auf Zinn, *pharm* Zytostatikum bei YOSHIDA* Sarkom u. EHRLICH* Aszites-Ca.

Diazinon: ein für Warmblüter rel. wenig tox. Azetylcholin-esterase-Hemmer; Kontaktinsektizid, Fraßgift, Fliegenmittel.

Diazo...: Präfix zur Kennz. der »Azogruppe« –N=N–. **D.benzolsulfonsäure:** diazotierte Sulfanilsäure, Reagens auf hydrolyt. Enzyme u. für Histidin- u. Tyrosin-Nachweis (PAULY* Diazoreaktion), zur Serotonin- u. Bilirubin-Best. (↑ Diazoreaktion). – **D.körper:** ein normales Stoffwechselprodukt unbekannter Zus. (Urochromogen? Ätherschwefelsäuren?), dessen pathol. vermehrte Ausscheidung im Harn (z. B. bei Typhus, Fleckfieber, Masern, Tbk, Sepsis) durch die ↑ Diazoreaktion nachzuweisen ist. – **D.niumsalze:** bei Diazotierung entstehende Salze der allg. Formel $[Ar-N\equiv N]^+X^-$ (Ar, X = aromat. bzw. Säurerest); in stabilisierter Form als »Färbesalze« (z. B. Echtblau- u. Echtrotsalz-Marken) im Handel; bilden bei Kupplung mit Phenolen Azofarbstoffe. – **D.reaktion:** (EHRLICH 1882) auf der Kupplung eines Diazoniumsalzes mit kupplungsfäh. Substanzen beruhende, meist mit Bildung eines gefärbten Produktes ablaufende Reaktion, ausgeführt im allg. mit dem **D.reagens** (Sulfanilsäure, HCl u. Aqua dest., vor Gebrauch tropfenweise mit 0,5%ig. Natriumnitrit-Lsg. versetzt); vielfält. analyt.-diagnost. Anw., 1) auf Diazokörper im Harn, z. B. (n. CLEMENS) bei Masern, Typhus etc. Nachweis der vermehrt auftret. prim. Amine durch Zusatz von $NaNO_2$ u. α-Naphthol (Rotfärbung, nachdunkelnd); 2) (H. VAN DEN BERGH) auf dir. u. indir. ↑ Bilirubin im Serum, wobei Rotfärbung (»Azobilirubin«) max. ½ Std. nach Zusatz von Diazomischung das »dir. Bilirubin« ergibt, während das »indirekte« erst nach Zusatz von 2 ml Koffein-Lsg. oder

Diazotierung

Alkohol reagiert u. im »Gesamtbilirubin« photometr. miterfaßt wird); **3)** (PAULY) auf Tyrosin, Xanthin, Histidin (bei längerer Einwirkung auch Tryptophan, Prolin u. Hydroxyprolin) anhand der Rotfärbung durch diazotierte Sulfanilsäure (auch p-Nitranilin, p-Toluidin); **4)** *histochem* auf o- u. p-Phenole (Braunfärbung) durch eisgekühlte, mit Lithiumkarbonat alkalisierte Lsg. von Echtrotsaltz B (»CLARA* Diazokupplung«).

Diazotierung: Umsetzung aromatischer Verbindgn. mit prim. Aminogruppe durch salpetr. Säure (z.B. aus $NaNO_2$ + HCl; s. a. Diazoreagens) in mineralsaurer Lsg. in Kälte zu Diazoniumsalzen. – **Diazoverbindung**: organ. Verbindung mit der Azogruppe $-N \equiv N-$; als aliphat. D. (instabil, nicht durch Diazotierung herstellbar) z. B. Diazomethan, als aromat. D. alle Diazoniumsalze u. ihre Kupplungsprodukte (»**Diazotate**«).

Diazoxidum *WHO*: 7-Chlor-3-methyl-2H-1,2,4-benzothiadiazin-1,1-dioxid; Hypotensivum (ohne diuret. Wirkung).

Dibenamin®: N-N-Dibenzyl-β-chloräthylamin, ein Sympathikolytikum. Kann eine Psychose mit eigenart. Störungen des Zeitschemas u. subjekt. Wiederholungserlebnissen (»Echomnesie«) hervorrufen; i.v. Infusion (5mg/kg, ca. 1–2 Std.) dient zur DD bei Hypertonie (beträchtl. u. anhaltende Blutdrucksenkung u. Ausbleiben von Hochdruckparoxysmen für 24–72 Std. spricht für Phäochromozytom).

Dibenzanthrazen: 5ring., aromat. KW.stoff; einzelne Isomere lokal kanzerogen (Adenokarzinome, Haut- u. Lungentumoren, Magenkrebs; tierexperim. auch durch Tropfung oder Inj.).

Dibenzazepin-Derivate: vom D. (mit 2 Benzolkernen kondensierter 7gliedr. Ring mit 1 N) abgeleitete Gruppe psycho-sedativ wirksamer Verbindgn., z. B. Carbamazepin, Desipramin, Imipramin. – Ähnlich die **Dibenzo-diazepin-Derivate** (z. B. das Antidepressivum Dibenzepin, das Antiallergikum Tarpan) u. die **Dibenzothiepin-Derivate** (Thymoleptika u. Antidepressiva).

Dibenzpyren: höhere 6kern. aromat. Kw.stoffe; allg. karzinogen.

Dibothriocephalus, -thrium: / Diphyllobothrium.

dibrachius: mit zwei oberen Gliedmaßen.

Dibrom|äthan: Äthylenbromid; reizt Schleimhäute der Augen u. Atemwege (MAK 25 ml/m³). – **2,6-D.chinonchlorimid**: Sprühreagens zum Anfärben von Vit. B₆ im Chromatogramm; Reagens auf Phenol (Blaufärbung in alkal. Lsg.). – **D.dulcitol**: 1,6-Dibrom-1,6-didesoxydulzit; Zytostatikum (hemmt DNS-Synthese). – **D.thymolblau**: / Bromthymolblau. – **D.tyrosin**: aus Gorgonin isoliertes oder durch Bromierung von Tyrosin gewonnenes Thyreostatikum (s. a. Bromhormon) u. Sedativum.

Dibucain|-Zahl, DN: (KALOW u. GENEST 1957) *enzym* der spektrophotometrisch (mit Benzoylcholinchlorid als Substrat, **D.hydrochlorid** [/ Cinchocainii chloridum] als Inhibitor, Phosphatpuffer als Lösungsmittel, Serum als enzymhalt. Lsg.) ermittelte, von der Enzymaktivität unabhäng. Hemmwert für Cholin-esterase (zur Erkennung ihrer genetisch bedingten »dibucainresistenten« Varianten: DN ~ 20%).

DIC: **1)** *hämat* **D**isseminated **I**ntravascular **C**oagulation (= akute / Verbrauchskoagulopathie). – **2)** *physiol* / **D**reieck-**I**mpuls-**C**harakteristik.

Dicephalus: Doppelmißbildung mit 2 Köpfen u. mehr oder minder weit nach kaudal reichender WS-Verdoppelung; z. B. **D. diauchenos** (zwei Hälse), **D. dibrachius** (zwei Arme), **D. dipus** (zwei Beine), **D. monauchenos** (gemeinsamer Hals, nur verdoppelte HWS), **D. parasiticus** (asymmetr., mit 2. Kopf an dem des Autositen), **D. tetrabrachius** (zwei Hälse, Brustkörbe u. Wirbelsäulen, 4 Arme), **D. tribrachius** (zusätzl. 3. Arm).

Dicheilie: angeb. Verdoppelung der Lippe (in Form einer Schleimhautfalte).

Dicheirie: / Diplocheirie.

1,2-Dichloräthan, Äthylenchlorid: $CH_2Cl \cdot CH_2Cl$; tox. (MAK 80 mg/m³ = 20 ppm); bei – meist gewerbl. – Schädigung (durch Inhalation) Übelkeit, Erbrechen (bei akuter Intox. evtl. Oberbauchsyndrom), Schwindel, Benommenheit (bis Narkose), Kontaktdermatitis, Hornhauttrübungen; in 2. Phase (nach subj. Besserung) evtl. Nieren- u. Leberschaden.

2,2'-Dichlordiäthyläther: $O(CH_2\text{-}CH_2Cl)_2$; Dämpfe schleimhautreizend (Bronchitis u. U. entschädigungspflichtig. BK).

1,2-Dichloräthylen: ClHC = CHCl; schleimhautreizend, schwach narkotisch, in offener Flamme Phosgen bildend.

Dichloramin T: p-Toluolsulfondichloramid; Desinfizienz u. Desodorans (Cl-Abspaltung).

Dichlorbenzol: $C_6H_4Cl_2$; narkotisch u. hautreizend, leber- u. nierentoxisch, als p-D. (Schädlingsbekämpfungsmittel) evtl. Linsentrübung verursachend.

2,6-Dichlorchinonchlorimid: $O = C_6H_2Cl_2 = NH$; in alkohol. Lsg. als Chromatographiereagens.

Dichlordiäthyl|amin: $HN(CH_2\text{-}CH_2Cl)_2$; Zytostatikum. – Methylderivat: Chlormethinum *WHO* (Stickstofflost). – **D.sulfid**, Lost, Senfgas: $S(CH_2\text{-}CH_2Cl)_2$; nach Knoblauch riechendes, dem N-Lost (/ Chlormethinum *WHO*) analoges Zell- u. Kapillargift; als »Gelbkreuz« schlecht heilende Haut- u. Schleimhautschäden an Augen u. Atemwegen hervorrufend, auch Blutschäden; bei längerer Einwirkung niedriger Konz. evtl. Lungen- u. Kehlkopf-Ca.

Dichlor|difluormethan: CCl_2F_2; nicht brennbar, nur gering toxisch, u. a. als inertes Treibgas für Aerosole. – **D.dimethyläther**: $(CH_2Cl)_2O$; stark tox. u. U. entschädigungspflichtig. BK). – **D.diphenyldichloräthan**: *chem.* / DDD. – **D.isoproterenol, -isoprenalin**: 1-(3',4'-Dichlorphenyl)-2-isopropylamino-äthanol; β-Rezeptorenblocker (hemmt erregende Wirkungen der Katecholamine), am Herzen mit Chinidin--art. Effekt. – **D.methan**: / Methylenum chloratum.

Dichloro|phenarsini hydrochloridum *WHO*: spirochätozides Arsen(III)-Chemotherapeutikum (z. B. als Zusatz zu Frischblut oder Blutkonserven). – **D.phenum** *WHO*: ein Halogen-Phenol-Derivat; Antiseptikum, Antimykotikum, Anthelminthikum (Taenia saginata), Desodorans u. Desinfiziens.

Dichlorphenol-indophenol-Natrium, TILLMANN* Reagens: 2,6-Dichlorchinon-4-p-ketophenylimid-natrium; dunkelgrünes Pulver, in wäßr. Lsg. blau, nach Ansäuern rot, durch reduzierende Substanzen Überführung in farblose Leukoverbindung. Redoxindikator (pH 20–22,5 = bläul./farblos; zur Vit. C-Bestg.); ferner (SCOTT u. GRIFFITH) zum dir., photometr. Nachweis des Fehlens der NAD(P)H$_2$-Dehydrogenase bei Gen-bedingter Methämoglobinämie (bei Zusatz zu Gemisch von nitriertem Hämolysat, NAD[P]H$_2$, EDTA u. Triäthanolamin-Puffer Entfärbung).

Dichlorvos, DDVP: O,O-Dimethyl-O-(2,2-dichlorvinyl)phosphat; perkutan resorbierbarer Azetylcholinesterase-Hemmer (MAK 1mg/m^3 = 0,1 ppm); schnell wirkendes Insektizid.

Dichoglottie: angeb. Zweiteilung der Zunge.

Dichoriate: zweieiige Zwillinge mit getrennten Chorien (»Dichorie«, mit vierfacher Trennwand zwischen den Früchten; di- oder monoplazental). – Selten auch eineiige D. bei Trennung vor Differenzierung der Trophoblastenhülle.

Dichotomie: *anat* Zweiteilung durch Auswachsen in Form der zweizink. Gabel; Entwicklungsmodus der baumartig verzweigten Drüsen.

Dichroismus: »Zweifarbigkeit« eines (»dichroischen«) Körpers (z. B. optisch einachs. Kristall), der unter wechselnden Bedingungen im polarisierten Licht zwei Farben zeigt; vgl. Pleochroismus.

Dichromasie, Dichromatismus, Dichromatopsie: *ophth* Farbenfehlsichtigkeit mit Erkennen von nur 2 der 3 Grundfarben. – **Dichromat: 1)** *chem* Salz der – hypothet. – Dichromsäure. – **2)** *ophth* i. S. der Dichromasie Farbenfehlsichtiger. – **dichromatisch: 1)** zweifarbig. – **2)** farbenfehlsichtig i. S. der ↑ Dichromasie.

Dichte, D: *physik* der auf eine Längen-, Flächen- oder Raumeinheit entfallende Betrag einer physikal. Größe; i. e. S. die von Temp. u. Druck abhäng. spezif. Masse (pro Vol.einh.), als **absolute D.** angegeben in g/cm^3 bzw. kg/m^3, als **rel. D.** im Verhältnis zur D. eines Vergleichsstoffes (meist Wasser oder Luft bei 4° bzw. 0° u. 760 Torr; = »**Dichtezahl**« = spezif. Gewicht).

Dick* (GEORGE FREDERIC u. GLADYS ROWENA HENRY D., beide geb. 1881, Bakteriologen, Chikago) **Probe:** (1923) i.c. Text mit verdünntem standardisiertem Streptokokkentoxin zur Prüfung der Scharlachempfänglichkeit (Hautrötung u. -infiltration nach 6–8 Std.; endgült. Ausmaß nach 24 Std.); umstritten. – **D.*(-Dochez*) Serum** (ALPHONSE R. Do., 1882–1965, Bakteriologe, New York): Immunserum (Pferd) zur Scharlachprophylaxe u. -ther. (Linderung tox. Sympte.).

Dick=Read* Verfahren: *geburtsh* s. u. READ*.

Dickdarm: ↑ Intestinum crassum.

Dickdarmadenom: vom Drüsengewebe der Schleimhaut ausgehendes Adenom (meist als adenomatöser Polyp); solitär oder multipel, v. a. in Rektum u. Sigma; maligne Entartungstendenz (auch den villösen Form, wobei sich bereits die Mukorrhö mit schweren Störungen des Wasser-Elektrolythaushaltes »maligne« auswirkt).

Dickdarm|bänder: peritoneale Haltebänder, z. B. Ligg. hepato-, phreno- u. gastrocolicum, JACKSON* Membran. – **D.blase**: *urol* plast. Ersatz der Harnblase (evtl. nur temporär) bzw. deren Erweiterung (»Augmentationsplastik«) durch einen (teil)ausgeschalteten Dickdarmabschnitt (↑ Abb.; auch »Rektumblase«), in den Trigonum oder Ureteren implantiert werden. Harnableitung über natürl. oder künstl. After (s. a. ↑ Conduit), urethralen Auslaß, Appendikostomie, angeschaltete Dünndarmschlinge, »feuchte Kolostomie«. – s. a. Blasenplastik u. Abb.

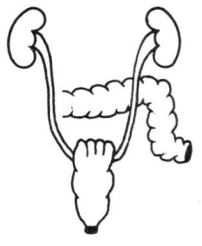
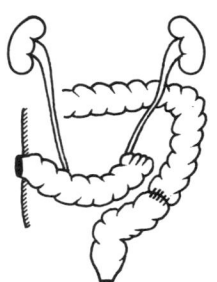

Rektumblase nach ÜBERMUTH   Sigmablase nach ÜBELHÖR

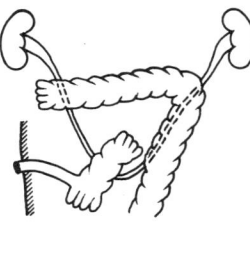
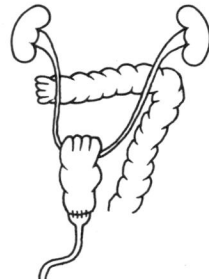

Zäkumblase nach GILCHRIST   Zäkumblase nach COUVELAIRE

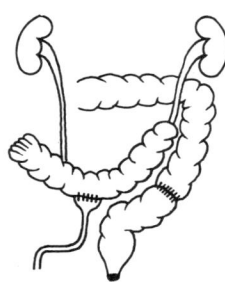

Sigmablase nach MCLEAN

Dickdarmdivertikel: meist erworbenes u. »falsches« Divertikel (s. u. GRASER*) multipel (»Divertikulose«) im Sigma (u. mesokolonnahe), selten singulär u. als echte Wandausstülpung; evtl. mit Kotballen gefüllt (»Kotdivertikel«). – Zur akuten oder chron.-rezidivierenden Divertikulitis kommt es infolge Koprostase u. faul. Zersetzung des Inhalts, meist als Sigmadivertikulitis; klin.: Übelkeit, blut. Stuhl, linksseit. Unterbauchschmerz (»Linksappendizitis«), evtl. Subileus, Abszedierung, (gedeckte) Perforation, Fistelbildung; Gefahr der malignen Entartung.

Dickdarm|endometriose: extragenitale E. in der Kolonwand; klin.: menstruelle Darmbeschwerden, evtl. auch Blutungen; rektoskop.: entzündl. Hyperämie, Schokoladenzysten. – **D.entzündung**: ↑ Colitis, Proktitis. – **D.epithel**: einschicht., hochprismatisch, mit dünnen Mikrovilli; im Kryptenbereich Zylinder-

Dickdarmileus

u. Becherzellen; Vork. gelber Zellen individuell verschieden.

Dickdarmileus: durch Kolonprozeß bedingter ↑ Ileus; bei Tumorverschluß meist chron.-intermittierend (aber auch akut!), wenig dramat. beginnend mit veränderter Stuhlform u. -frequenz, Darmsteifung, perkutor. »Rahmenblähung«, okkulter Blutung, Späterbrechen u. frustranem Hebereinlauf, im Rö.bild breite Dickdarmspiegel (u. anfangs fehlende Dünndarmspiegel). Beim akuten D. (Inkarzeration, Volvulus etc.) reflektor. Früherbrechen, lokaler Druckschmerz. – Ther.: Op.

Dickdarm|karzinom, -krebs: meist Adeno- (ca. 75%) oder Gallert-Ca. an Kolon u. Rektum (etwa 4:6); nicht ganz selten hervorgehend aus chron. Entzündg. (z. B. Colitis ulcerosa) oder gutart. epithelialer Hyperplasie (Polyp). – **D.mittel**: *pharm.* spezifisch auf den Dickdarm wirkende Abführmittel, v. a. Anthrachinon-halt. pflanzl. Mittel (Folia Sennae, Rhizoma Rhei, Aloe), Bisacodylum, Phenolphthalein u. Schwefel (bildet H_2S), i. w. S. auch schwächer lokal reizende Salze, Seife, Glyzerin (oft als Klysma).

Dickdarmobstipation: Obstipation mit abnorm langem Verweilen des Stuhles im Kolon-Rektum infolge Tonus- oder Motilitätsstörung (aton. oder spast. Obstipation, Megakolon), mechan. Behinderung (↑ Darmstenose), Bauchfellirritation (bei vaskulärer Genese oft unterscheidbar als Rechts- u. Linksobstipation), hormoneller oder Stoffwechselstörung.

Dickdarm|papillom: umschrieb. papilläre Hyperplasie der Schleimhaut; nur gelegentlich maligne entartend. – s. a. Dickdarmpolyp, -adenom (villöses). – **D.passage**: *röntg* Darst. von Kolon u. Rektum im Rahmen der Magen-Darmpassage (ca. 6–24 Std. nach KM-Gabe). – **D.perforation**: s. u. Darmwandperforation; außer durch Trauma (auch instrumentell-iatrogen) u. bei Wandprozeß auch die Spontanperforation des – dünnwand. – Zäkums bei Neugeborenen. Meist schwerer Peritonealschock (infektiöser Darminhalt), Douglas-Schmerz, im Rö-bild subdiaphragmale Luftsichel; Komplikationen: Kotfistel, -phlegmone.

Dickdarmpolyp: ↑ Darmpolyp im Kolon, als breitbas. Warzenpolyp, gestielter »Kirschpolyp« oder Zottenpolyp (s. a. Dickdarmadenom, -papillom). – Ferner der **juvenile D.** (2.–4. Lj.) mit gefäßreichem, monozytär infiltriertem Stroma; Neigung zu Blutung u. spontaner Abstoßung. – Multiples bis generalisiertes Auftreten (**Dickdarmpolypose**) oft fam. (dominant--erbl.) im Rahmen einer ↑ Polyposis intestinalis (als ↑ Präkanzerose).

Dickdarm|resorption: Aufnahme von Wasser u. Salzen durch die Kolonschleimhaut, z. T. auch von Spaltprodukten der Nahrungsstoffe (v. a. bei pflanzl. Kost, deren Zellulosehüllen erst im D. aufgebrochen werden). – **D.sarkom**: lymphadenoides, vereinzelt auch Spindelzell-Sa.; mit starker plattenförm. Verdickung der Darmwand (alle Schichten), evtl. ausgedehnter Metastasierung. – **D.scheide**: *gyn* plast. Scheidenersatz aus einem D.segment, meist als funktionstücht. »Sigmascheide«; bei Uterus-Vaginalaplasie, nach Verletzung, Strahlenschaden etc. – **D.zwischenschaltung**: *chir.* ↑ Interposition eines isolierten Kolonabschnittes zwischen 2 Hohlorgan-Resektionsstümpfe, z. B. zwischen Speiseröhre u. Dünndarm als ↑ Ersatzmagen.

Dickens* Zyklus: *biochem* ↑ Pentosephosphatzyklus.

Dickenwachstum: appositionelles, expansives ↑ Wachstum.

»dicker Kopf«: 1) mit Gesichtsödem einhergehende akute A- u. D-Hypervitaminose nach Genuß von Thunfisch- oder Steinbuttleber; ca. 4 Std. p. c. Kopfschmerzen, Übelkeit, Adynamie, Gelenkschmerzen, Nackensteifigkeit; verminderte Diurese, grasgrüner Urin, leichte Hepatomegalie (Druckschmerz). – 2) »Kater« nach übermäß. Alkoholgenuß.

Dicker Tropfen: (RONALD ROSS 1903) mikroskop. Schnell-Nachweis von Parasiten (v. a. Malariaplasmodien, Trypanosomen) in luftgetrocknetem, n. GIEMSA gefärbtem Blutstropfen: zwischen zerstörten Ery bläul. Parasitenkörper (ungeschlechtl. Formen mit lebhaft gefärbten Kernsubstanzen). – Als Modifikation der **dünne D. T.** zur orientierenden Leukozyten-Differentialzählung (GIEMSA* Lsg. mit Brunnenwasser verdünnt).

Dickie* Körper: stark lichtbrechende Körperchen im Zytoplasma der Lymphozyten bei Personen, die einer erhebl. ionisierenden Strahlung ausgesetzt waren.

Dickinson* (hereditäre) Nephropathie (WILLIAM HOWSHIP D., 1832–1913, Internist, London): fam. interstitielle Nephritis mit permanenter Hämaturie, Nieren- u. Augenmißbildungen, Affektionen des Nasen-Rachenraumes. Weitgehend ident. mit ALPORT* Syndrom.

Dickinson* Schwangerschaftszeichen: Zunahme des sagitt. Uterusdurchmessers in Mens I/II (vor der allg. Größenzunahme).

Diclofenae *WHO*: Dichloranilino-phenylessigsäure; Analgetikum, Antirheumatikum.

Dicloxacillinum *WHO*: ein halbsynthet., oral wirksames, penizillinase- u. säurefestes Penizillin (gegen Koagulase-pos. Staphylo-, β-hämolysierende Streptokokken).

Dicoumarol: Antibiotikum aus Coumaria odorata u. Melilotus officin.; chemisch ident. mit dem synthet. Antikoagulans Dikumarol (Bis-[4-hydroxykumarinyl]-methan).

Dicrocoelium: Trematoden-Gattung [Dicrocoeliidae], Parasiten der Gallenwege von Säugetieren (»Dicrocoeliasis«), selten des Menschen (nur der kleine Leberegel **D. dendriticum, D. lanceolatum**, 5–12 mm lang; 2 Zwischenwirte, darunter als 1. Schnecken) durch zufäll. Verschlucken von Metazerkarien (z. B. in Ameisen?), mit Präpatentperiode von ca. 60 Tg.; s. a. Wurmeier.

Dicty...: Wortteil »Netz«, »Netzhaut«; s. a. Dikty....

Dicycloverinum *WHO*: 1-Zyklohexylzyklohexan-karbonsäure-β-diäthylaminoäthylester; Parasympathikolytikum mit Papaverin-ähnl. Eigenschaften; Anw. als Spasmolytikum.

Dicytosis: überwieg. Auftreten zweier Zelltypen (z. B. mono- u. polynukleäre Leuko) mit Differentialblutbild.

Diday* (CHARLES JOSEPH PAUL EDOUARD D., 1812–1894, Dermatologe, Lyon) **Gesetz**: Syphilit. Mütter übertragen mit zunehmendem zeitl. Abstand von der Infektion die Erkr. in abnehmender Schwere auf die Frucht (d. h. nach Aborten, Tot- u. Frühgeburten sogar gesunde Kinder mögl.) – **D.* Spülung**

der hint. Harnröhre als Provokation zum Gonokokken-Nachweis.

didelphys: mit gedoppeltem Uterus.

DIDMOAD-Syndrom: fam., autosomal-rezessiv erbl. (?), sich meist im mittl. LA manifestierende Störung mit D**iabetes i**nsipidus, juvenilem D**iabetes** m**ellitus** (evtl. nur Glukoselabilität- oder -intoleranz), O**ptikus**a**trophie** (Visusminderung, Gesichtsfeldeinengung, Skotome), Innenohrschwerhörigkeit (engl.: d**eafness**). Auch nur Teilsymptomatik; ferner Kombin. mit KLINEFELTER*-REIFENSTEIN * u. a. Syndromen.

Didymus: 1) der Zwilling; i. w. S. auch die – symmetr. oder asymmetr. – »Zwillingsmißbildung« (/ Duplicitas). – 2) der Hoden (/ Testis). – **Didymitis**: / Orchitis.

Diebold* Blocker (OTTO WILHELM D., geb. 1899, Chirurg, Hamburg): gerader Ballonkatheter für Bronchusblockade. – Auch Spezialmodell für Ballonblockade des re. Oberlappens bei gleichzeit. Beatmung des Mittel- u. Unterlappens.

diebus alternis, d. secundis: *pharm* latein. Rezepturanweisung »einen um den anderen« bzw. »jeden zweiten Tag«.

Diechoskop: Stethoskop für synchrone Auskultation an zwei verschied. Körperstellen.

Dieffenbach* (JOHANN FRIEDRICH D., 1792–1847, Chirurg, Berlin) **Operation**: 1) Oberschenkelamputation nach der Zirkelschnittmethode. – 2) Ohrmuschelverkleinerung durch Keilexzision aus dem oberen Drittel. – 3) totale OK-Resektion nach Skelettierung bis Jochbeinmitte, Ablösung des Schleimhaut-Periostmantels im Vestibulum oris samt Haut-Weichteillappen, Abtrennung des weichen Gaumens. – 4) bei Epi- oder Hypospadie bds. streifenförm. Anfrischung der Harnröhrenrinne u. Naht über einen Katheter (sog. Keilnaht). Mehrfach (u. a. von KRÖNLEIN) modifiziert. – 5) Proktoplastik bei oberflächl. Analstriktur oder membranösem Verschluß; mediane, prä- u. retroanale Y-förm. Inzision bis in die Mukosa, Vernähen der Hautdreiecke mit der Spitze in den Analkanal. – 6) perineale Korrektur der Analatresie mit Vaginalfistel, durch Ablösen des Darmblindsacks von der Scheide, Nahtverschluß u. Durchzug durch den Spinkter; Dammplastik. – 7) s.c. Tenotomie (mit spez. **D.* Tenotom**) des Kopfnickers im Sternalbereich bei muskulärem Schiefhals bzw. der retrahierten Achillessehne bei Klumpfuß. – Ferner Verschiebeplastiken zur Defektdeckung an Lippe, Nasenflügel, Ohrläppchen; s. a. BECK* Bohrung.

Diego-System: *serol* Blutgruppensystem (fast nur bei Indianern, Japanern, Chinesen) mit dem Antigen Di^a (»Diego-Faktor«) u. dem – bislang hypothet. – Di^b. Eigenschaft Di(a+) dominant erblich; keine Kinder dieses Typs aus der Elternkombination Di(a-)/Di(a-). Mutter-Kind-Inkompatibilität beobachtet.

Dieldrinum *WHO*: ein ca. 85% Hexachlorepoxy-oktahydro-bis-endomethylen-naphthalin enthaltendes Kontaktinsektizid (stärker toxisch als DDT).

Dielektrikum: elektr. nicht leitender Stoff (Glas, Quarz, Öl, Paraffin, Keramik) mit spezif. Widerstand $\geq 10^{10} \Omega \cdot cm$ (weitgehend ident. mit Isolator u. Nichtleiter).

Dielektrolyse: / Iontophorese. – **transzerebrale D.**: Durchströmung des Gehirns mit sehr schwachen Strömen (5-15 mA, 4-25 Hz, Impulsdauer 0,3 msec) eines präzise regulierbaren Reizstromgerätes (Doppelelektrode auf Augen, weitere am Nacken) zur Erzielung eines schlafähnl. Zustandes.

Diels*-Alder* (Diën-)Synthese (PAUL HERMANN OTTO D., 1876–1954, Chemiker, Kiel; 1950 Nobelpreis f. Chemie): techn. Herstg. 6gliedriger Ringverbindn. durch Addition einer diënophilen Komponente mit mind. 1 Mehrfachbindung (»Philodiën«, z. B. Akrolein, Maleinsäure) an ein Diën mit mind. 2 konjugierten Mehrfachbindungen (z. B. Butadiën, Steroide). – Nutzbar auch zur Konstitutionsaufklärung von Naturstoffen.

Diencephalon *PNA*, Zwischenhirn: der zwischen End- und Mittelhirn liegende Teil des Hirnstammes mit Thalamencephalon, Hypothalamus u. 3. Ventrikel. Enthält Zentren für Oberflächensensibilität, seel. Empfingung, Seh-, Hör- u. Riechbahn, vegetat. u. inkretor. Funktionen (/ Hypophysen-Zwischenhirn-System) sowie das Koordinationszentrum für die Übertragung sensibler Reize auf Kerne des EPS; s. a. dienzephal....

Diëne: ungesätt. aliphat. Kw.stoffe der allg. Formel C_nH_{2n-2} mit 2 Doppelbindungen; s. a. Diënzahl.

Dienes* Effekt: (1928) bei Tbk die nach Inj. eines AG in einen spezif. Herd im Vergleich zu der nach anderer Applikation deutlich verstärkte AK-Bildung (u. Reaktion vom verzögerten Typ). Grundlegend für die Entwicklung des FREUND* Adjuvans.

Dien(o)estrolum *WHO*: 3,4-Bis-(p-hydroxyphenyl)-2,4-hexadien; oral wirksames synthet. Östrogen.

Diënsäure: ungesättigte / Fettsäure mit 2 konjugierten Doppelbindungen, z. B. Linolsäure.

Dienst* Probe (ARTHUR D., geb. 1871, Gynäkologe, Breslau): Differenzierung eines Bauchpunktates durch Zusatz von NaCl. Bei Aszites flock. Fibrinogen-Niederschlag (nicht aber bei Zystenflüssigkeit).

Dienstmädchenknie: / Bursitis prae-, infrapatellaris.

Dientamoeba fragilis: 4-12 μ große, meist 2-kern. Amöbe [Rhizopoda]. Bei – gutart. – gastrointestinaler Darminfektion rezidivierende Unterleibsschmerzen, Blähungen, breiige Stühle.

Diënzahl: (KAUFMANN) Kennzahl für ungesätt. Verbindungen (v. a. Fette, fette Öle); entspricht der durch Addition an konjugierte Doppelbindungen verbrauchten Menge Maleinsäureanhydrids, bezogen auf die von 100 Teilen ungesättigter Verbdg. theoretisch gebundene äquivalente Jodmenge.

dienzephal: das Zwischenhirn (/ Diencephalon) betreffend; z. B. die **di.-autonomen Anfälle oder Krisen** als atyp. epilept. Anfälle bei Hypothalamusläsion, mit vorwieg. viszeral-vegetat. Symptomatik (»vegetat. JACKSON* Anfälle«).

Dienzephalopathie: Zwischenhirn-Erkr. einschl. der vegetat. u. psych. Symptomatik (/ Dienzephalose).

dienzephaloretinale Degeneration: / LAURENCE*-MOON*-BIEDL* Syndrom.

Dienzephalose: Symptn.komplex bei Verschiebung des neurovegetat. Gleichgew. u. »Reduktion des psych.-energet. Potentials« infolge Regulationsstörung im Zwischenhirnbereich. – Insbes. die **Dience-**

phalosis psycho-dyspeptico-dysmetabolica (CHERUBINI) als posttraumat., entzündl. oder tumorbedingtes neuroendokrines ↑ Zwischenhirnsyndrom im Kindesalter, mit psych., Verdauungs- u. Stoffwechselstörungen.

Dierks* Schicht: *gyn* intraepitheliale Verhornungsschicht im Vaginalepithel des Intermenstruums.

Di-esterase: Phosphodiesterase.

Diethazinum *WHO:* N-(β-Diäthylaminoäthyl)-phenothiazin; spasmolyt.-analget. Wirkstoff, Antihistaminikum.

Diethyl...: ↑ Diäthyl....

Dietlen* Syndrom (HANS D., 1879–1955, Internist, Saarbrücken): (1923) die Rö.-Symptomatik bei ausgedehnten Herz(beutel)-Zwerchfelladhäsionen.

Dietrich* Krankheit, Syndrom (HANS D., 1891–1956, Chirurg): (1923) asept. Epiphyseonekrose der Mittelhandknochen (v. a. II u. III).

Dietroxinum *WHO:* 5,5-Diäthyltetrahydro-1,3-oxin-2,4-dion; Atmungsanaleptikum.

Dietsch* Phänomen (HERMANN D., geb. 1910, Gynäkologe, München): durch Stauung oder Hautquetschung bewirkte hämorrhag. Umwandlung des Exanthems beim Läusefleckfieber.

Dieuaide* Schema: Schema zur Bestg. der elektr. Herzachse anhand der R-Zacken in Abltg. I u. III. – Die bei Seitenlagerung des Pat. normalerweise nachweisbaren EKG-Veränderungen (infolge Achsverlagerung) bleiben bei mediastinaler Perikardschwiele aus (= D.* Versuch).

Dieudonné* Agar (ADOLF D., 1864–1945, Hygieniker, München): Nährboden aus defibriniertem Rinderblut, n-Natronlauge u. verflüssigtem Nähragar (pH 7,0) zum Nachweis von Cholera-Vibrionen.

Dieulafoy* (GEORGES D., 1839–1911, Arzt, Paris) **Erosionen:** metapneumon. (tox.-infektiöse) Defekte der Magenschleimhaut; bei Erreichen der Submukosa als **D.* Ulkus** (mit arterieller Blutung). – **D.* Pankreassyndrom, -krise:** Sympte. des akuten Bauches (morphiumresistente epigastr. Schmerzen, wiederholtes Erbrechen, Meteorismus, Schock) bei Beginn einer hämorrhag. Pankreatitis.

Diez*(-Adson*) Operation (JULIO D., Chirurg, Buenos Aires): (1925) transperitoneale Resektion des lumb. Grenzstrangs (nach Mobilisierung von Deszendens, Zäkum u. Transversum).

Difco-Nährböden: *bakt* gebrauchsfert. Nährböden (Trockenform) der Fa. Difco Laboratories (Detroit).

different: verschieden, ungleich wirksam (z. B. di. Elektrode, di. Mittel).

Differential...: s. a. Differenz(ierungs)....

Differentialableitung: *physiol* Abltg. örtlicher bioelektr. Aktionspotentiale mittels nahe beieinanderliegender Elektroden, z. B. als **präkordiale D.** (Brustwand-Abltg. mit ↑ Differentialelektrode, z. B. bei intraventrikulärer Leitungsstörung).

Differential absorption ratio, DAR: *nuklearmed* das durch die selektive Speicherung bedingte Verhältnis der Aktivität im speichernden Organ(system) zu der im übr. Körper, ausgedrückt durch den »DAR-Faktor« (bei Gleichverteilung = 1).

Differential|agglutination(stest): 1) selektiver Nachweis agglutinierender, nicht im Rahmen einer AG-AK-Reaktion wirksamer Serumbestandteile, z. B. ↑ WAALER*-ROSE* Reaktion. – 2) ↑ ASHBY* Test. – **D.anamnese:** im Rahmen der DD durch gezielte Fragestellungen erhobene Anamnese.

Differential|blutbild: die im speziell (meist n. PAPPENHEIM) gefärbten ↑ Blutausstrich (»D.ausstrich«) ermittelte %-Verteilung der kernhalt. Zellen (Leuko-, ggf. kernhalt. Erythrozyten u. path. Zellformen; ↑ Tab.) zur qual. u. quant. Beurteilung des peripheren Blutbildes. Ausgezählt (Absuchen in Mäanderform) werden jeweils 100 oder ein Vielfaches an Zellen, dabei auch Beurteilung der Ery-Qualität (Form, Größe, färber. Verhalten). – **D.blutsenkung:** BKS-Methode, mit der auch Hämatokritvol., Serumgeline u. Fibrinogen quant. bestimmt werden.

Differential|diagnostik, -diagnose: diagnost. Vorgehen, ausgerichtet auf die Abgrenzung u. Identifizie-

Differentialblutbild

Blutkörperchen	Erwachsene		Kinder		Säuglinge	
Erythrozyten/mm^3	♂ 4,5–6 Mill. ♀ 4,1–5,4 Mill.		4,5–5,5 Mill.		6 Mill.	
Thrombozyten/mm^3	200 000–300 000		200 000–470 000		200 000–470 000	
Leukozyten/mm^3	4000–9000		8000–12 000		9000–15 000	
	%	absolute Zahl/mm^3	%	absolute Zahl/mm^3	%	absolute Zahl/mm^3
Neutrophile	55–70	2200–7000	35–40	3000–6000	30–35	3000–6000
Stabkernige	3–5	120–450	0–10	0–1200	0–10	0–1500
Segmentkernige	50–70	2000–6300	25–65	2000–7800	25–65	2250–9750
Basophile	0–1	0–50	0–1	0–140	0–2	0–300
Eosinophile	2–4	80–360	1–5	50–600	1–7	90–1000
Lymphozyten	25–40	1000–3600	25–50	2000–6000	20–70	1500–10 000
Monozyten	2–6	80–600	1–6	0–1000	7–25	600–3000

rung einer Krankh. innerhalb einer Gruppe symptomatisch ähnlicher oder z. T. übereinstimmender Krankhn. (»Differentialdiagnosen«, »DD«). – **D.diskriminator**: *nuklearmed* D. in Meßgeräten, der dem Folgegerät nur Impulse zwischen einem einstellbaren Mindest- u. Höchstwert zuführt (»Impulshöhenanalyse«).

Differential|elektrode: koaxiale Doppelelektrode (Hohlnadel mit isolierter Innennadel) zur Ableitung örtl. Muskel- oder Nervenaktionspotentiale. – **D.fluoreszenzmethode**: Färbung mit wäßr. Akridinorange-Lsg., v. a. zur Differenzierung von DNS (grünl.-gelb) u. RNS (rot). – **D.indikation**: die unter konkurrierenden therap. Möglichkeiten für den Individualfall als optimal erkannte Indikation.

Differentialität, Kompensationsgrad: im EEG das möglichst günst. Verhältnis der Verstärkung der in gleicher Phase u. mit gleicher Amplitude ankommenden Potentialschwankungen zu der ungleich ankommender (die so als Artefakte weitgehend unterdrückt werden); erreicht z. B. durch die Differentialverstärkung (TÖNNIES).

Differentialkurve: graph. Aufzeichnung des 1. Differentialquotienten einer – analysierenden – Kurve (z. B. Druck- oder Pulskurve) als »Maß« für deren Anstiegssteilheit oder -geschwindigkeit.

Differentialmanometer: Gerät (z. B. im Narkoseapparat) zur Messung der Gasstrommenge in der Zeiteinh. anhand der Druckdifferenz vor u. hinter einem Stau im durchflossenen Rohr (z. B. Flow-meter n. PASK). – Ferner das **Barcroft* D.** zur von Temp.- u. Luftdruckänderung unabhäng. O_2-Bestg. in einer Blutprobe, indem der im Reaktionsgefäß einseitig veränderte Flüssigkeitsspiegel durch Ablassen in graduierter Bürette wieder auf Ausgangswert eingestellt wird (Bürette-Vol. = freigesetztes Gas-Vol.).

Differential|pupillometer: Instrument zur Bestg. des Schwellenwertes der photomotor. Pupillenempfindlichkeit. – **D.typologie**: (K. SCHNEIDER) *psych.* Einteilung (u. Abgrenzung) der psychot. Zustandsbilder anhand typ. – aber nicht spezif. – psychopathol. Phänomene. – **D.verstärkung (Tönnies*)**: s. u. Differentialität. – **D.wassertest**: s. u. KEPLER*-ROBINSON*-POWER*.

Differential|zentrifugation: differentielle ∫ Zentrifugation. – Der **D.zentrifugationstest (Quick)** ist ein Suchtest für plasmabedingte Vorphase-Störungen der Koagulation anhand der Rekalzifizierungszeiten des Plasmas nach schwacher u. starker Zentrifugation (d. h. mit hohem bzw. niedr. Plättchengehalt; erhebl. Gerinnungsverzögerung der letzteren Probe bei plasmat. Gerinnungsdefekt). – **D.zyanose**: an den einzelnen Körperpartien unterschiedl. (»dissoziierte«). Z.; z. B. zyanot. Füße bei normal durchbluteten Händen beim duktalen Typ der Aortenisthmusstenose.

Differenzeffekt (Selbach*): veränderte Wirkung eines Psychopharmakons im Verlaufe der Anwendung.

differenziert: s. u. Differenzierung.

Differenziertheit (der Psyche): Grad der Entfaltung u. Mannigfaltigkeit der seel. Funktionen u. Anlagen; manifestiert als Beherrschtheit, Verinnerlichung des emotionalen Verhaltens, Feingliedrigkeit der Auffassung etc.. **Differenzierungsverlust** bei organ. Hirnschädigung, Abbauprozessen, schizophrener Verblödung.

Differenzierung: Unterscheidung, Abweichung; *biol.* Umwandlung (auch Evolution) polyvalenter Strukturen (Zellen, Gewebe, Baupläne) u. potentieller Funktionen in spezialisierte (entspr. dem genet. **D.muster**), wie sie bei den verschied. Körpergeweben als eigene Leistung (»Selbst-D.«, z. B. des Ento-, z. T. auch Mesoderms) oder erst durch Nachbarschaftsreiz erfolgt (»**abhäng. D.**«, z. B. des Ektoderms); *path* strukturelle u. funktionelle Angleichung des Tumorgewebes an das Muttergewebe (»Reifung«). *histol* das »färber. Differenzieren« bei der regressiven Färbung durch Herauslösen überschüssigen Farbstoffes (mit Alkohol, Salzsäure etc.); *psych* ∫ Differenziertheit; *bakt* s. u. Differenzierungsfärbung, -nährboden.

Differenzierungs|färbung: *bakt* Aufgliederung färberisch gleichreagierender Baktn.gruppen durch graduell abgewandelte (z. B. GRAM* Differenzierung, Säurefestigkeitsprüfung) oder weitere selektive Färbemethoden (v. a. DOLD* Färbung). – **D.hemmung**: (PAWLOW) H. eines eingespielten bedingten Reflexes, der sich auch durch einen sehr ähnl. Reiz auslösen ließ, wenn letzterer öfters ohne Bekräftigung durch den spezif. Reiz angeboten wird. Wahrsch. die Grundlage für die physiol. Differenzierung ähnlicher Reize.

Differenzierungs|nährboden: *bakt* N. zur Bestg. der Art (oder Variation) anhand der biochem. Veränderung hinzugefügter »Indikatorsubstanzen«; vgl. Elektivnährboden. – **D.plastik**: auf differenzierte Funktionsfähigkeit des Stumpfes abzielende myoplast. Amputation (z. B. KRUKENBERG* Arm). – **D.verlust**: *psych* s. u. Differenziertheit.

Differenztheorie (des EKG): zugunsten der Vektortheorie verlassene Deutung des EKG als Differenzkurve monophasischer (durch Verzögerung von Einzelpotentialen kurzfristig auch bipolarer) Aktionspotentiale von Herzbasis u. -spitze.

difficilis: schwierig, diffizil.

Difformität: ∫ Deformität.

Diffraktion: *opth* ∫ Beugung. – **Diffraktionsmessung**: (PIJPER) *hämat* ∫ Erythrozytometrie (mittels Hämodiffraktometers).

diffus: zerstreut, ausgebreitet, unscharf begrenzt.

Diffusion: **1)** *opt* ∫ Streuung. – **2)** *physik* in einer Mischung die zum irreversiblen Ausgleich von Konzentrationsunterschieden angrenzender Gas- u. Flüssigkeitsvolumina führende Verteilung von Molekülen durch Wärme- bzw. BROWN* Molekularbewegung (= **einfache, freie** oder **passive D.**). Als **behinderte D.** die durch eine vollständig permeable Membran (bei semipermeabler Membran erfolgt Osmose), physiol. z. B. die O_2-D. durch die Alveolarmembranen der Lungenkapillaren; wird bei Mitwirkung des Membranmaterials zur – schnelleren – **erleichterten** oder **katalysierten D.**: vgl. aktiver ∫ Transport.

Diffusions|anoxämie: Hyp- bis Anoxämie **1)** infolge O_2-Diffusionsstörung in der Lunge; **2)** nach Beendigung einer Lachgasnarkose bei Übergang auf Luftatmung, d. h. infolge Senkung des alveol. O_2-Partialdruckes durch das massiv aus dem Blut diffundierende N_2O (Prophylaxe: abschließend reine O_2-Atmung). – **D.atmung**: O_2-Aufnahme über die Lunge

Diffusionsdialyse

ins Blut bei fehlender Ventilationsbewegung (z. B. durch Relaxantien-Anw.) als Effekt der sogen. Hb-O_2-Pumpe; effizient für max. 10 Min. u. nur nach vorausgegangener völl. N_2-Elimination aus dem Alveolarsystem durch reine O_2-Atmung bzw. -Beatmung.

Diffusions|dialyse: D. von Substanzen allein aufgrund ihres Diffusionsvermögens. – **D.faktor**: 1) (DURAN=REYNALS) enzymart., die Ausbreitung von Keimen, Toxinen oder Farbstoffen im Gewebe fördernde Stoffe (»spreading factor«); v. a. Hyaluronidasen. – 2) *physiol* ↑ Diffusionskapazität.

Diffusionskapazität: (BOHR u. KROGH) *physiol* das Gasvol. (760 mm Hg, 0°), das pro Min. bei einer alveolo-kapillären Druckdifferenz von 1 mm Hg ins Lungenkapillarenblut diffundiert; abhängig von der diffusionswirksamen Oberfläche der Alveolen u. Kapillaren. Bestg. mit CO-Methode; beträgt beim gesunden, ruhenden Erwachsenen für O_2 15–20, für CO_2 150–250 ml/mm/Min.

Diffusions|koeffizient, D: Konstante, die die Stoffmenge angibt, die in der Zeiteinh. beim Konzentrationsgefälle 1 pro Längeneinh. den Querschnitt 1 passiert (Dimension: cm^2/sec); (s. a. FICK* D.gesetze). Abhängig von Teilchenradius r, inn. Reibung bzw. Viskosität η des Lösungsmittels u. Temp. T (bei konzentrierter Lsg. auch von der Konz.) gemäß der EINSTEIN* D.gleichung

$$D = \frac{R \cdot T}{N_L \cdot 6\pi\eta r}$$

(R = allg. Gaskonst., N_L = LOSCHMIDT* Zahl). Der für die Gasdiffusion im Gewebe geltende, auf eine Druckdifferenz von 1 at bezogene D.k. von Gasen wird als **D.konstante** K bezeichnet.

Diffusionspotential, E_D: elektrochem. Potential infolge ungleicher Beweglichkeit der Kationen (u) u. Anionen (v) zwischen verschieden konzentrierten oder zusammengesetzten Lsgn.; entsprechend der NERNST* Gleichung

$$E_D = -\frac{u-v}{u+v} \cdot \frac{RT}{F} \cdot \ln\frac{c_1}{c_2}$$

(R = allg. Gaskonstante, F = FARADAY* Zahl, c_1, c_2 = Konz.gefälle der Lsgn.).

Diffusions|störung: *pulmon* zu respirator. Insuffizienz führende Lungenfunktionsstörung infolge 1) behinderter Gasdiffusion durch die Alveolarmembran (↑ Alveolokapillarblock) oder 2) verkürzter Kontaktzeit Alveolarluft/Blut (d. h. veränderte »ventilation/perfusion rate«; bei Einschränkung der kapillären Strombahn). DD u. a. durch Herzkatheterismus. – **D.test**: *serol, bakt* ↑ Agar-Diffusionstest.

Diflucortolon *WHO*: Difluor-dihydroxy-methylpregnadien-dion; Dermatikum.

Dig.: *pharm* Digerieren.

digastricus: zweibäuchig; z. B. M. digastricus.

Digby Leigh* (Flatter-)Ventil: »Nicht-Rückatmungsventil« (N-R-Ventil) zur Trennung von Ein- u. Ausatemluft im halboffenen Narkosesystem (bei Spontanatmung); mit 2 Plattenventilen, die sich entspr. dem vom Pat. erzeugten Sog oder Druck öffnen bzw. schließen.

Digenea: *helminth* Ordng. der Trematoden, mit den Fam. Dicrocoeliidae, Echinostomatidae, Fasciolidae, Heterophyidae, Opisthorchi(i)dae, Schistosomatidae, Troglotrematidae, Clinostomatidae, Isoparochiidae, Paramphistomatidae, Plagiorchiidae (darunter Endoparasiten des Menschen u. vieler Haustiere). Meist mit Mund- u. Bauchsaugnapf (»Acetabulum«, als Haftorgan); z. T. zweimal. Wirtswechsel, verbunden mit Generationswechsel: Ei – Miracidium – Sporozyste – Redia – Cercaria – Metacercaria – Adolescaria – geschlechtsreifer Wurm (manche Larvenstadien fehlend).

Digenesis: 1) ↑ Generationswechsel. – 2) **Digenie, Digenismus**: geschlechtl. ↑ Fortpflanzung.

Di George* Syndrom: s. u. GEORGE*.

Digerieren, Digestion: 1) Extrahieren fester Arzneistoffe (v. a. Drogen vorgeschriebenen Zerkleinerungsgrades mit einem Lösungsmittel bei 40–50° unter häuf. Schütteln. – 2) Verdauung.

Digestions|mittel, Digestivum: *pharm* 1) verdauungsförderndes, die Verdauungsdrüsen u. die Resorption anregendes Mittel, z. B. Amara, Acria, saponinhalt. Stoffe. – 2) Lösungsmittel zum ↑ Digerieren, z. B. Alkohol, Wasser. – **D.trakt**: ↑ Apparatus digestorius.

digestiv: die Verdauung betreffend, durch sie hervorgerufen, sie fördernd. – **digestorius**: der Verdauung dienend.

Dighton* Syndrom (CHARLES ALLEN ADAIR D., geb. 1885, Otologe, Liverpool): ↑ VAN DER HOEVE* Syndrom.

Digilanid: ↑ Lanatosid; i. w. S. Digitalis-Präp. mit den genuinen Lanatosiden A, B u. C (= Digilanide).

Digipurpidase: Hydrolase, die β-glykosidisch gebundene Glukose aus Purpureaglykosiden abspaltet.

digital: 1) digitalis: *anat* Finger bzw. Zehen betreffend, mit Hilfe der Finger (s. a. Digital...). – 2) *physik, statist* adj. Bez. für datenverarbeitende Geräte, die mit Ziffern (oder äquivalenten Größen) rechnen u. das Ergebnis direkt in Ziffern angeben; s. a. Digitalrechner.

Digitalausräumung: *geburtsh* Entfernung von Frucht- oder Plazentateilen aus dem Uteruskavum mit dem Zeige-(u. Mittel)finger bei genügend eröffnetem Zervikalkanal.

Digitalin(um): 1) **D. germanicum**: aus Digitalissamen gewonnene, ballaststoffreie, standardisierte Mischung verschied. Glykoside u. der Saponine Digitonin, Gitonin u. Tigonin. – 2) **D. verum**: aus Gitoxigenin, Digitalose u. Glukose besteh. genuines Glykosid im Samen von Digitalis purpurea u. lanata (u. Adenium-Arten, Nerium odorum). Aus (1) isolierbar; enzymat. Abspaltung des Glukoserestes ergibt Strospesid; s. a. Tab. »Digitalisglykoside«.

Digitalis: Gattung »Fingerhut« [Scrophulariaceae]; darunter Herzglykoside (↑ Digitalisglykoside) führende Arten, z. B. **Di. ferruginea** (»rostfarbener Fingerhut« in Süd(ost)europa, Türkei; Blätter mit Gitorosid, α- u. β-Azetyldigitoxin, Lanatosid A), **D. grandiflora s. ambigua** (»großblüt. Fi.« in Mitteleuropa u. Westsibirien; Inhaltsstoffe wie D. purpurea), **D. lanata** (»woll. Fi.« in Südosteuropa u. kultiviert; in Samen u. bes. Blättern Lanatoside A-E, Digoxin, Digitoxin, auch Saponine, Cholin u. Azetylcholin), **D. lutea** (»gelber Fi.« in Europa; Inhaltsstoffe wie D.lanata), v. a. aber **D. purpurea**, der »purpurrote Fi.« (Westeuropa u. kultiviert), therap. angew. (erstmals vom engl. Arzt WILLIAM WITHERING) als Samen, Blattdroge, Pulver, in Ampullenform (meist standardisiert, ↑ Digitaliseinheiten), je nach »chem. Rasse« u. trocknungsbedingter enzymat. Umwandlung der Primär- in Sekundärglykoside in allen Teilen enthaltend Purpureaglykoside A u. B, Digitoxin, Gitoxin, Gitaloxin, die Saponine Digitonin, Gitonin, Tigonin u. Natigin sowie Flavone, Schleimstoffe, organ. Säuren, Cholin u. Azetylcholin; s. a. Digitalistherapie.

Digitalis|effekte im EKG: bei Digitalis-Medikation vor Erreichen der vollen therap. Wirkung auftret. muldenförm. ST-Senkung, abgeflachtes oder biphas. (präterminal neg.) T, QT-Verkürzung. – vgl. D.intoxikation. – **D.einheiten**: Maßgrößen für Inhaltsstoffe u. Wirkweise therapeut. genutzter Digitalis-Arten; als biol. Einh. v. a. die Katzeneinh. (KE; Wirkungsstärke von 0,1 g des internat. Standardpräp., = 2,316 I.E.) u. die Froschdosis (FD; = DL_{min} pro g Frosch, die bei Lymphsackinj. in 24 Std. zu systol. Herzstillstand führt).

Digitalisglykoside: die in Digitalis-Arten vork., meist herzakt. Glykoside der Cardenolid-Gruppe (↑ Tab.). Im frischen Blatt die genuinen oder Primärglykoside (Purpureaglykoside u. Lanatoside), aus denen sich beim Trocknen durch enzymat. Abspaltung des Glukose- u. Digitoxoserestes die Sekundärglykoside (u. Aglykone) bilden; vgl. Digitaloide (= »D. 2. Ordnung«). Nachweis durch Farbreaktionen der Zuckerkomponente oder des Aglykons, fluorometrisch in methanol. HCl mit H_2O_2, ferner chromatographisch.

Aglykon (= Genin)	R an C_{12}	R an C_{16}
1. Digitoxigenin	–H	–H
2. Gitoxigenin	–H	–OH
3. Gitaloxigenin	–H	–O–CHO
4. Digoxigenin	–OH	–H
5. Diginatigenin	–OH	–OH

1. **Digitoxigenin-glykoside**
Azetyldigitoxin
Digitoxin (= Digitoxosidum *WHO*)
Lanatosid A
Purpurealglykosid A
2. **Gitoxigenin-glykoside**
Lanatosid B
Purpureaglykosid B
Strospesid
3. **Gitaloxigenin-glykoside**
Gitaloxin
Verodoxin
4. **Digoxigenin-glykoside**
Desazetyllanatosid C (= Deslanosidum *WHO*)
Digoxinum *WHO* (= Digoxosid)
Lanatosidum C *WHO*
5. **Diginatigenin-glykoside**
Lanatosid D

Digitalisintoxikation, Digitalismus: Vergiftung durch Digitalis-Überdosierung bzw. das Auftreten von Nebenerscheinungen vor Erreichen der optimalen Dosis (= rel. Überdosierung). Vergiftungsbild abhängig von Präp., Dosis u. individueller Toleranz: Inappetenz u. Übelkeit (als Frühsympt.), Erbrechen (zentral ausgelöst), Diarrhöen, v. a. aber Rhythmusstörungen (Bigeminie, supraventrikul. oder polytope ventrikul. Extrasystolen, Sinustachykardie, Bradykardie <60/Min., sinuauriculärer Block, Knotenrhythmus, Vorhofflattern u. -flimmern, partieller oder totaler Block, Ventrikeltachykardie u. -flimmern, elektr. Alternans), Kopfschmerzen, Schwindel, Unruhe bis psychot. Verwirrtheitszustand, Grün-Gelb-Sehen, Kornblumenphänomen, Flimmerskotom. – Ther.: Absetzen des Präp. (bis 2 Tg. nach Abklingen der tox. Sympte.), K-Substitution, Prokainamid, Ajmalin etc. (bei stärkeren Rhythmusstörungen), BAL.

Digitalistherapie, Digitalisierung: Medikation insbes. der Reinglykoside (früher Folia u. Tinct. Digitalis) bei Herzinsuffizienz jeder Art, bei schneller, totaler Arrhythmie u. paroxysmaler, supraventrikulärer Tachykardie; als »schnelle« oder »mittelschnelle« D. (Volldigitalisierung [VD] in 12–36 Std. bzw. ca. 3 Tg.) bei schwerer Insuffizienz, sonst in etwa 7 Tg.; individuelle Anfangs- u. Erhaltungsdosen lassen Digitalismus vermeiden. Bei akuter Stauungsinsuffizienz, Lungenödem u. bei schlechten Resorptionsverhältnissen evtl. i.v. Applikation. – Beeinflußt den intrazellulären Stoffwechsel i. S. besserer Energieverwertung: Hemmung der Membran-ATP-ase u. des transmembranösen K-Na-Transports (Absinken des K- u. Ansteigen des Ca-Gehaltes der Zelle), Erhöhung der ATP-ase-Aktivität der kontraktilen Eiweißkörper, Aufnahme- u. Abbaubeschleunigung für Glukose u. Milchsäure, Steigerung von Kraft, Grad u. Schnelligkeit der Herzkontraktion (= pos. inotroper Effekt) mit stärkerer systol. Entleerung, Abnahme von Restblut, Herzgröße, O_2-Verbrauch, venösem u. enddiastol. Ventrikeldruck, Steigerung des HMV; Verlängerung der diastol. Pause, Senkung der Frequenz (Vaguswirkung = neg. chronotroper Effekt).

Digitalkompression: Blutstillung durch Fingerkompression der betr. Schlagader am Ort der Wahl (möglichst gegen das Skelett, in Notsituation evtl. sogar inmitten einer Wunde).

Digitaloide: digitalisähnlich wirksame Herzglykoside (»2. Ordnung«) aus Strophanthus-, Adonis-, Scilla-, Convallaria-, Helleborus-Arten, Nerium oleander etc.), z. B. Strophanthin, Adonidin, Convallatoxin u. a. – Weniger korrekt auch Bez. (»Digitaliskörper«) für alle Herzglykoside.

Digitalose: 6-Desoxy-3-O-methyl-D-galaktose; Zuckerkomponente in Digitalisglykosiden.

Digitalrechner: datenverarbeitender »Schnittrechner«, der durch zählende Operationen (mit Binärziffern) mathemat. Prozesse ausführt. Genauer u. schneller als der Analogrechner (der mit – meist elektr. – Größen arbeitet, die den Zahlengrößen »analog« sind).

Digitatio: 1) *anat* fingerförm. Fortsatz, z. B. Digitationes hippocampi (s.u. Pes). – 2) *sexol* Berühren des äuß. Genitale des Partners zur Lusterzeugung.

digitatus: (lat.) fingerförmig, mit fingerförm. Fortsätzen. – **Digiti**: s. u. Digitus.

Digitonin: Saponin im Samen von Digitalis purpurea, bestehend aus dem Steroid Digitogenin, je 2 Glukose- u. Galaktoseresten u. Xylose. Wirkt gewebereizend, hämolytisch; erschwert die enterale Digitoxinresorption (Bildung schwerlösl. Additionsverbdgn.). Anw. zum Cholesterin-Nachweis in Blut, Galle u. Geweben (Abtrennung des freien Cholesterins vom veresterten).

digito|kardiales Syndrom: ↑ HOLT*-ORAM*- Syndrom. – **d.okuläres Phänomen**: beim Säugling u. Kleinkind mit angeb. Blindheit (retrokristalline Fibroplasie, tapetoretinale Degeneration etc.) häufig zu beobachtendes »Augenbohren« mit Fäustchen oder

Digitoxigenin

Fingern. Oft mit Jactatio capitis einhergehend; Vork. auch bei retardierten Kindern ohne Sehstörung.

Digitoxigenin: Aglykon einiger Digitalis- u. anderer Herzglykoside, z. B. Thevetin, Neriifolin.

Digitoxin *WHO*, **-toxosid**: Digitoxigenin-tridigitoxosid; sek. Glykosid aus Blättern verschied. Digitalis-Arten; meist Gitoxin-haltig. Nahezu vollständ. Darmresorption; wegen starken Anlagerungsvermögens für Plasmaalbumine bei normaler Dosierung nur langsam eintret., jedoch protrahierte Wirkung (Kumulation).

Digitoxose: 2,6-Didesoxy-D-ribohexose; Zuckerkomponente zahlreicher Digitalisglykoside (↑ dort. Tab.).

Digitus: (lat.) Finger, Zehe. – Als **Digiti manus** *(PNA)* der Daumen (= D. I = Pollex), Zeige- (D. II = Index), Mittel- (D. III = D. medius), Ring- (D. IV = D. anularis) u. Kleinfinger (D. V = D. minimus), mit je 2 (Pollex) bzw. 3 Phalangen; im 2.–5. Grundgelenk (Articulationes metacarpophalangeae) alle Bewegungen außer Rotation, im Daumengrundgelenk u. in den Mittel- u. Endgelenken (Articulationes interphalangeae) nur Beugung u. Streckung; Bewegungen des III stark von denen der Nachbarfinger abhängig. – Als **Digiti pedis** *(PNA)* 5 Zehen (Hallux, D. II-V) mit je 2 (Hallux) bzw. 3 Phalangen (Mittel- u. Endglied V meist fusioniert); in den Grundgelenken Dorsal- u. Plantarflexion u. Spreizbewegung, in den Mittel- u. Endgelenken nur geringe Beugung u. Streckung. – Path. Formen: **D. clavatus s. hippocraticus** (↑ Trommelschlegelfinger), **D. flexus** (↑ Krallenzehe), **D. malleus** (↑ Hammerzehe), **D. recellens** (schnellender ↑ Finger), **D. superductus** (extreme Adduktion meist der 5. Zehe mit dors. Subluxation u. Außenrotation und der Nachbarzehe aufliegend; angeb. oder deformativ-erworben), **D. valgus** (Abknickung einer Zehe infolge Abduktionskontraktur, mit Subluxation im Grundgelenk, evtl. Verlagerung unter oder über die Nachbarzehe; meist als ↑ Hallux valgus), **D. varus** (Abknickung einer Zehe infolge Adduktionskontraktur, mit Flexion u. Rotation des Endgliedes, evtl. Verlagerung unter die Nachbarzehe; angeb., v. a. an V häufig durch enges Schuhwerk bei Senk-Spreizfuß erworben). – **D. mortuus** (REIL 1807) der anfallsweise für Min. bis Stdn. »abgestorbene« oder »tote« Finger mit extremer Kälte, Blässe u. Schmerzhaftigkeit aufgrund peripherer (arterieller u. venöser) konstriktor. Angioneuropathie.

Diglyzerid: mit 2 Fettsäure-Mol. verestertes Glyzerin; als D-1,2-D. Intermediärprodukt der Phospholipid- u. Triglyzerid-Biosynthese (meist D.-Phosphat = Phosphatidsäure).

Diglyzerid|-acyl(transfer)ase: den Acylrest vom Acyl-CoA auf ein D-1,2-Diglyzerid übertragendes, Triglyzeride bildendes Enzym der Leber (u. a. Organe). – **D.-kinase**: ATP:1,2-Diglyzerid-phosphotransferase, die 1,2-Diglyzeride mit ATP zu Phosphatidsäuren phosphoryliert.

Dignathie: angeb. Doppelbildung des UK (oder nur der Zahnreihe oder eines UK-Astes).

Dignität: Wert, Bedeutung (bei Neoplasmen i. S. von benigne bzw. maligne).

Digoxigenin: Aglykon in den Digitalisglykosiden Digoxinum, Lanatosidum C u. Deslanosidum.

Digoxinum *WHO*, **Digoxosid**: Digoxigenin-tri-digitoxosid; herzwirksames sek. ↑ Digitalisglykosid aus den Blättern von Digitalis lanata (durch enzymat. Abbau des Lanatosid C); Wirkungsqualität wie Digitoxosidum, aber Resorptionsquote u. Bindungsvermögen an Plasmaalbumine kleiner, Wirkungseintritt schneller, Wirkung kürzer.

Digramma brauni: ca. 12 cm langer, unvollständig gegliederter Parasit, wahrsch. noch nicht geschlechtsreifes Stadium einer Vogelbandwurm-Spezies [Diphyllobothriidae]. Selten Infektion des Menschen (durch rohen Fisch?).

Digraphie: röntg. spez. Lungenaufnahme-Technik mit vertikalem 1:1-Bleiraster zwischen Objekt u. Film, der vor einer 2. Exposition in forcierter Exspiration um Rasterbreite seitl. verschoben wird.

Di Guglielmo* Krankheit: akute ↑ Erythrämie.

Di(h)airese: traumat. oder op. Abtrennung eines Körperteils.

Dihexose: *chem* Disaccharid aus 2 Hexosen.

Dihexyverinum *WHO*: 1-Zyklohexylzyklohexankarbonsäure-β-piperidinoäthylester; Parasympathikolytikum.

Dihydralazinum *WHO*: 1,4-Dihydrazinophthalazin; zentral u. peripher wirksames Antihypertonikum mit langsam einsetzender, aber lang anhaltender Wirkung (u. Steigerung der Nieren- u. Netzhautdurchblutung).

Dihydrat: *chem* Verbindung mit 2 Mol. Kristallwasser.

Dihydro...: *chem* Präfix »2 H-Atome mehr als die Stammverbindung«; s. a. Oxy..., Hydro....

Dihydro|chinidin: D.derivat des Chinidins, mit gleicher Wirkweise; Antiarrhythmikum. – **D.codeinum** *WHO*: D.derivat des Kodeins, mit stärkerer narkot. Wirkung; Hustensedativum.

Dihydro|ergocornin: ein Hydrierungsprodukt des Mutterkornalkaloids Ergocornin, geringer toxisch, stärker sympathikoadrenolytisch; Anw. in Kombin. mit Dihydroergocristin *WHO* u. -kryptin (gleicher Herkunft). – **D.ergosterin**: das Provitamin D_4 (das durch UV in Vit. D_4 umgewandelt wird). – **D.ergotaminum** *WHO*, DHE: Hydrierungsprodukt des Ergotamins, stärker sympatikolytisch, aber nur schwach muskelkontrahierend; Anw. v. a. bei vaskulären Kopfschmerzen, Wetterbeschwerden, Röntgenkater.

Dihydrofolat-dehydrogenase: NADP-spezif. Enzym, das reversibel 7,8-Dihydrofolsäure zu Folsäure oxidiert.

Dihydro|liponsäure: Dithiooktansäure, Intermediärprodukt beim oxidativen KH-Abbau über Brenztraubensäure; wird durch Lipoamiddehydrogenase u. NAD zu α-Liponsäure dehydriert. – **D.morphinon**: ↑ Hydromorphon. – **D.orotase**: an der Biosynthese des Pyrimidinrings beteiligte Amidohydrolase; hydrolysiert reversibel Karbamoyl-L-aspartat. – **D.-orotsäure**: erstes heterozykl. Zwischenprodukt der Biosynthese der Pyrimidinbasen aus Asparaginsäure u. Karbamylphosphat; wird unter Einwirkung von **D.orotat-dehydrogenase** zu Orotsäure oxidiert (NAD kann O, $NADH_2$ das Dehydroorotat ersetzen).

Dihydro|pyridin-System: die den Koenzymen $NADH_2$ u. $NADPH_2$ zugrunde liegende Struktur (mit D.pyridinring), die durch Reduktion von NAD bzw. NADP entsteht. – **D.pyrimidinase**: beim Abbau der

Pyrimidinbasen beteiligte Amidohydrolase, die Dihydrourazil u. -thymin u. Hydantoin zu Ureidopropionat u. -azetat hydrolysiert.

Dihydrostreptomycin, DSM: wasserlösl., rel. stabiles Antibiotikum, gewonnen durch katalyt. Hydrierung von Streptomyzin (↑ Formel); wirksam v. a. gegen Mykobaktn. sowie grampos. u. -neg. Keime; rasche Resistenzentwicklung, neurotox. Nebenwirkungen (irreversible Kochleariasschäden).

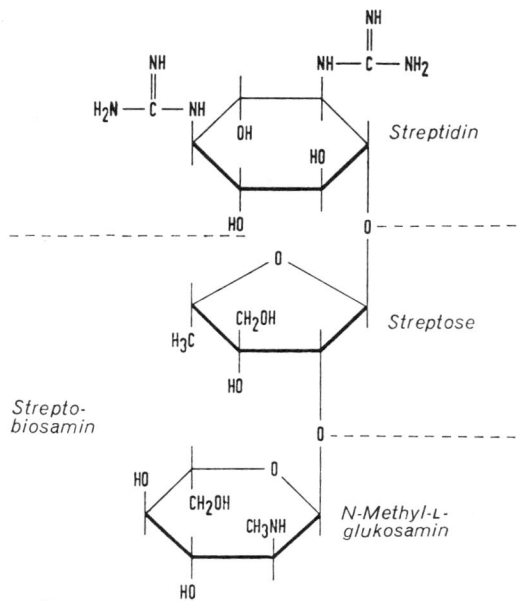

Dihydrotachy|sterin, -sterolum *WHO*: 9,10-*seco*-5,7,22-Ergostatrien-3β-ol; »antitetan. Faktor 10« als UV-Bestrahlungsprodukt des Ergosterins, mit Vit.-D_2-ähnl. Struktur, viel geringerer antirachit. Wirkung; beeinflußt – wie Parathormon – das Ionenmilieu (spez. Steigerung des Ca^{2+}-Gehalts in Geweben u. Blut); therap. Anw. (unter Kontrolle des Serum-Ca) bei hypokalziäm. Tetanie, zur Substitution bei Fehlen der Epithelkörperchen.

Dihydrotestosteron: ↑ Androstanolonum *WHO*.

Dihydrourazil-dehydrogenase: 2 NADP-spezif. Enzyme, die 4,5-Dihydrourazil zu Urazil bzw. Dihydrothymin zu Thymin oxidieren (Aktivatoren: Sulfosalizylat u. Salizylat).

Dihydroxy...: *chem* Präfix »mit 2 Hydroxylgruppen«.

Dihydroxyazeton: $HOCH_2$-CO-CH_2OH, gebildet durch bakterielle Gärung aus Glyzerin, mit Milchsäure u. Glyzerinaldehyd isomer. Anw. früher als Süßstoff; Antidot bei Zyanidvergiftung, kosmet. Hautbräunungsmittel, für Leberfunktionsprobe (anhand der hepat. Glykogensynthese aus D. nach oraler Gabe von 40 g; bei Parenchymschaden statt normaler bis erhöhter gesenkte Blutzuckerwerte u. Anstieg des D.-Spiegels). – **D.phosphat**: Phosphodihydroxyazeton, Intermediärprodukt der Glykolyse (durch Spaltung des Fruktose-1,6-diphosphats; wie das D-Glyzerinaldehyd-3-phosphat, mit dem es durch Triosephosphat-isomerase im Gleichgew. steht) u. beim Fruktoseabbau (aus Fruktose-1-phosphat u. durch enzymat. Oxidation des Glyzerin-3-phosphats).

Dihydroxy|benzol: die 3 Isomeren Brenzkatechin, Resorzin u. Hydrochinon (= ortho-, meta-, para-D.). – **D.bernsteinsäure**: ↑ Acidum tartaricum.

6,7-Dihydroxykumarin: das im Aesculinum glykosidisch gebundene Äskuletin.

3,4-Dihydroxymandelsäure, DOMA: harngängiges (0,9 mg/24 Std.) Zwischenprodukt der (Nor-)Adrenalin-Inaktivierung (durch Monoaminoxidase). – **D.-methyltransferase**: Katechinmethyltransferase.

3,4-Dihydroxy-β-phenäthylamin, Dopamin, Hydroxytyramin: (GOODALL 1951) $C_6H_3(OH)_2$-CH_2-CH_2-NH_2, Katecholamin in Gehirn, NN, sympath. Nervenendigungen etc., Zwischenprodukt der Adrenalin-Biosynthese aus Phenylalanin bzw. Tyrosin (gebildet durch Dekarboxylierung von 3,4-Dihydroxyphenylalanin mittels Dopa-dekarboxylase, ↑ Schema). Wird in Gegenwart von Dopaminhydroxylase u. Askorbinsäure zu Noradrenalin umgewandelt bzw. in 3,4-Dihydroxyphenylessigsäure u. 3,4-Dihydroxyphenyl-äthanol überführt. Ausscheidung renal (6,5-15 μg/Std.); bei Parkinsonismus in den Kernen des EPS vermindert (Anheben des Serumspiegels durch DOPA mögl.). – Bestg. aufgrund vasokonstriktor. Wirkung, kolorimetrisch; s. a. Dopamin-.

L-3,4-Dihydroxyphenylalanin, DOPA: $C_6H_3(OH)_2$-CH_2-$CH(NH_2)$-COOH, ein Katecholamin, entstehend durch Hydroxylierung von Tyrosin als Zwischenprodukt bei der Melaninbildung (Oxidation zu Dopachinon u. Dopachrom) u. bei der (Nor-)Adrenalin-Biosynthese (Dekarboxylierung zu 3,4-Dihydroxyphenäthylamin). Steigert Blutdruck u. Blutzuckerspiegel; therap. Anw. bei Parkinsonismus. – s. a. DOPA-.

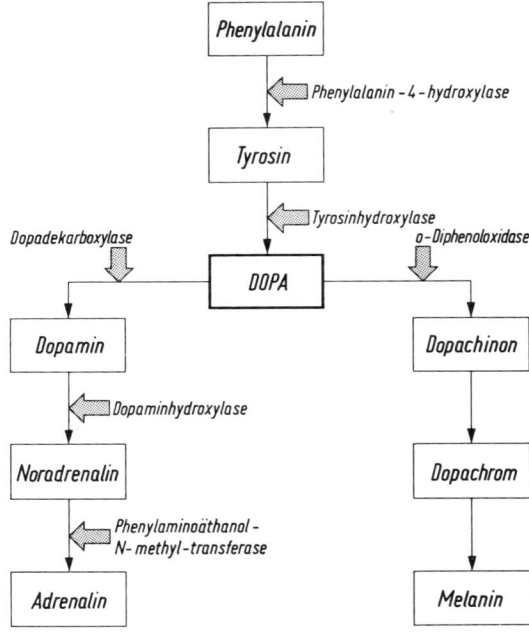

2,5-Dihydroxyphenylessigsäure: ↑ Homogentisinsäure.

3,4-Dihydroxyphenylglykol: bei Inaktivierung von (Nor-)Adrenalin entsteh. Verbindung (neben 3,4-Dihydroxymandelsäure); Ausscheidung renal (1,2 mg pro 24 Std.).

2,6-Dihydroxypurin: ↗ Xanthin.

Dihyprylon: 3,3-Diäthylpiperidin-2,4-dion; mildes (antitussives) Sedativum.

Diiod...: ↗ Dijod....

Diiso|prominum *WHO*: N,N-Diisopropyl-3,3-diphenylpropylamin; Antispasmodikum u. Cholagogum. – **D.propylfluorphosphat**, DFP: ↗ Fluostigminum *WHO*.

Dijodtyrosin, Jodgorgosäure: 3,5-Dijod-4-hyroxyphenylalanin, Naturstoff (Korallen) mit thyreostat. Wirkung (auch in der Schilddrüse nachgewiesen); Anw. bei Hyperthyreose u. Thyreotoxikose.

Dikaliumchlorazepat *WHO*: Kalium-[(3-Karboxy-7-chlor-2,3-dihydro-2-hydroxy-5-phenyl-1H-1,4-benzodiazepin-2-yl)hydroxylat]; Psychosedativum.

Dikarbonsäuren: Karbonsäuren mit 2 -COOH-(»Karboxyl«)-Gruppen im Mol., z. B. Oxalsäure.

Dikaryon: Zelle mit zwei Kernen. – **Diketone**: Ketone mit 2 Karbonyl-Gruppen; gekennzeichnet durch Wortendung »...dion«.

Dikiatrie: die ↗ Rechtsmedizin.

Dikrotie, dikroter Puls: Doppelgipfligkeit des peripheren Pulses infolge einer 2. (»dikroten«) Welle im Anschluß an den systol. Pulsgipfel (im absteigenden Schenkel oder im aufsteigenden Schenkel der nächsten Pulswelle = unter- bzw. überdikroter Puls). Physiol. bei gut reguliertem elast. Arteriensystem, bes. ausgeprägt bei Dauerleistungssportlern; erloschen bei Arteriosklerose (»Regulationsstarre«), Aortenisthmusstenose; verschwindet bei Tachykardie (v. a. Fieber) durch Eingehen der dikroten Welle in die folgende, dadurch um 5–10% überhöhte Pulswelle (»**Dikrotuspfropfung**«, charakterist. für Typhus abdom.).

Dikty...: s. a. Dicty.... – **Diktyitis**: ↗ Retinitis. – **Diktyosom**: *zytol* ↗ Pegmatosom.

Diktyozyt: fibrillenbildende Zelle des retikulären Bindegewebes (↗ Fibroblast, Fibrozyt, Retikulumzelle). – **Diktyo(zyto)m**, Neuroepithelioma (teratoides) ciliare: angeb. oder in frühem Kindesalter manifestes, vom Epithel der Pars ciliaris retinae ausgehendes Neoplasma (amorphe Zellmassen u. Zellzüge, an Adenokarzinom erinnernd).

Dikumarin, Dikumarol: Bis-(4-hydroxykumarinyl)-methan; s. a. Kumarin. – **D.-Test**: empfindl. Leberfunktionsprobe durch Bestg. der Prothrombinzeit (QUICK) nach D.-Gabe.

dil.: (lat.) *pharm* dilue bzw. dilutus.

Dilaceratio: *path* ↗ Dilazeration.

Dilatatio(n): Erweiterung; **1)** *chir* digitale oder instrumentelle Dehnung einer Körperöffnung oder eines Organlumens zu diagnost. oder prophylakt.-therap. Zwecken. s. a. Bougierung, Zervixdilatation; auch als **retrograde D.**, z. B. intraop. des eröffneten Choledochus vom Duodenum aus. – **2)** *physiol, path* Ausweitung eines Hohlorgans als Folge übermäß. Druck- oder Volumenbelastung u./oder einer Schädigung (Lähmung) der Wandelemente, ferner idiopath. (z. B. Megaureter, Megazystis) u. physiol. Formen (z. B. Vasodilatation), s. a. Ektasie, Gastrektasie u. s. w. Häufig als **poststenot. D.** (z. B. eines Gefäßes distal der Enge nach End-zu-End-Naht etc.; Folge erhöhter Strömungsgeschwindigkeit u. Wirbelbildung als Düseneffekt; evtl. kombin. mit geringer prästentot. D.). – Insbes. die verschied. Formen der Herzdilatation, die **adaptive D.** (in Anpassung an eine protrah. Vol.[über]belastung bei Klappeninsuffizienz, Shunt-Vitium, Hyperzirkulation etc.) durch Übergang der anfängl. physiol. Muskelhypertrophie nach Überschreiten des krit. Herzgew. in eine plast. Gefügedilatation, bei plötzl. Druck- oder Volumenbelastung (z. B. Lungenembolie, Septumperforation, Myokarditis, Infarkt) als **akute D.**; **aton. oder hypotonogene D.** (bei Restblutvermehrung; mit normalem Füllungsdruck, ohne Stauungserscheinungen) als Folge eines Elastizitätsverlustes, z. B. bei diphther. Myokarditis; als **myogene D.** (bei Restblutvermehrung, meist auch Füllungsdruckerhöhung infolge Herzinsuffizienz durch chron. Mehrbelastung) plast. Gefügedilatation oder Folge einer ischäm., entzündl., metabol. etc. Myokardschädigung; als **regulative D.** (DELIUS, REINDELL) die physiol. Anpassung an verstärkte körperl. Dauerbelastung in Form des »Arbeits-« bzw. »Sportherzens«, mit harmon. Wachstum aller Muskelfasern (ohne Zunahme der Faserzahl u. Überschreiten des krit. Herzgew.), Erweiterung, Erniedrigung (?) des kontraktilen diastol. Tonus, Zunahme der mobilen Restblutmenge in Ruhe, Zunahme des Schlagvol. u. Abnahme der Restblutmenge (Herzverkleinerung) unter Belastung, Steigerung der funkt. Herzreserven u. körperl. Leistungsfähigkeit; die **tonogene D.** (passiv, durch erhöhten Füllungsdruck) am insuffizienten Herzen, als **antereismogene = barogene D.** (= Widerstands-D. = exzentr. Druckhypertrophie) mit Herzvergrößerung in diastol. u. systol. Endstellung durch Zunahme von Restblut u. Füllungsdruck (Eine nur diastol. **plasmogene D.** durch vermehrte Vol.belastung ist widerlegt).

Dilatationsbronchoskop: Tracheobronchoskop mit Spezialtubus zur Überwindung bzw. Bougierung von Strikturen oder Stenosen, z. B. nach SEIFERT.

Dilatationstest: *chir* ↗ BASTEDO* Zeichen.

Dilatator: **1)** ↗ Musculus dilatator; i. e. S. der M. dilatator pupillae. – **2)** sonden-, stift-, oliven- oder fadenförm. Instrument (starr oder biegsam) zur – meist wiederholten oder stufenweisen – Dilatationsbehandlung (s. a. Bougie); z. B. KOLLMANN*, LEFORT* (für Harnröhre, HEGAR*, BAKES* D. (Zervix, Gallengänge), HURST* Quecksilbersonde u. TUCKER* »Faden ohne Ende« (für Ösophagus); ferner korb- oder röhrenförm. Spreizinstrumente, auch mit Dehnungsbalken, z. B. BAILEY*-LARZELER*, BROCK*, TUBBS* D. (für Herzklappen), STARCK* D. (für Kardia).

Dilatatorium: **1)** Dilatator (2). – **2) Dilatans**: *pharm* erweiternd wirkende Mittel, z. B. Broncho-, Vaso-D.

Dilazeration: Zerreißung, Ruptur, z. B. **Dilaceratio cerebri** (v. a. bei gedecktem Hirntrauma). – *ophth* op. Zerreißung der »Nachtstarplatte« mit nasal u. temporal am Hornhautrand eingestochenen Diszisionsnadeln.

Dilazep *WHO*: Koronardurchblutung förderndes Diazepinderivat.

dilue, dil.: latein. Rezepturanweisung »verdünne!«.

Diluent: Verdünnungsmittel. – **Dilution**: Verdünnung; *hom* aus Urtinkturen hergestellte flüss. Potenz (im Ggs. zur Trituration der unlösl. Stoffe). – **Dilutionstechnik**: ↗ Farbstoffverdünnungsmethode.

dilutus, dil.: (lat.) verdünnt.

DIM: **D**osis **i**nfectiosa **m**edia. – **Dim.**: *pharm* Dimidium (= Hälfte).

Dimazolum WHO: 2-Dimethylamino-6-(β-diäthylaminoäthoxy)-benzothiazol; lokales Antimykotikum.

Dimenhydrinatum WHO: Salz des Antihistaminikums Diphenhydramin mit 8-Chlortheophyllin; Sedativum, Antiemetikum (bei Reisekrankh.).

Dimension: die Ausmaße eines Körpers; in der Geometrie die Zahl der zur Beschreibung der Lage eines Punktes erforderl. Koordinaten (Strecke = ein-, Fläche = zwei-, Raum = dreidimensional); in der Physik das aus Grundgrößenarten gebildete Potenzprodukt (ohne Zahlenfaktor), z. B. als D. der Kraft: Masse · Beschleunigung = Masse · Länge · Zeit^{-2}; s. a. Einheiten, Tab.»Strahlungsfeldgrößen«.

Dimepheptanolum WHO: 6-Dimethylamino-4,4-diphenylheptan-3-ol (Razemat); Analgetikum (BTM).

Dimer: *chem* Verbindung aus 2 gleichart. Molekülen.

Dimercaprolum WHO, BAL: 2,3-Dimerkaptopropan-1-ol (↑ Formel); Antidot (Bildung lösl. Komplexverbdgn.) bei As-, Hg- u. a. Schwermetallvergiftungen (nicht bei Pb u. Fe, da Giftmobilisierung! Bei Sb, Bi u. Tl nur geringer Effekt).

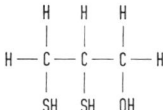

Dimerie: *genet* einfachste Form der Polymerie (Ausprägung eines Merkmals von 2 Allelenpaaren abhängig).

Dimetacrinum WHO: 9,9-Dimethyl-10-[(3-dimethylamino)-propyl]-akridan; Antidepressivum.

4,4'-Dimethoxydiphenyltrichloräthan: ↑ DMDT.

3,4-Dimethoxyphenyläthylamin: ↑ DMPE.

2,2-Dimethoxy|phenylpenicillin, 2,2 D.phenecillin: ↑ Meticillinum.

Dimethyl|allyl-transferase, Farnesylpyrophosphatsynthetase: an der Biosynthese der Terpene u. des Cholesterins beteiligtes Enzym mit der Reaktion: Dimethylallylpyrophosphat + *iso*-Pentenylpyrophosphat = Pyrophosphot + Geranylpyrophosphat. – **D.amin**: (CH$_3$)$_2$NH; unangenehm riechendes Gas, das Haut u. Schleimhäute reizt u. bei Einatmung krampferregend wirkt; MAK 10 ml/m^3.

Dimethylamino-antipyrin: ↑ Aminophenazon.

p-Dimethylamino|azobenzol, DAB: Monoazofarbstoff (»Buttergelb«); Indikator in der Azidimetrie (pH 2,9–4,0, rot/gelb; z. B. als TÖPFER* Reagens für HCl-Bestg. im Magensaft), im FRIEDIGER* Reagens zur Fettfärbung des Mageninhaltes; karzinogen (»Buttergelbhepatom«). – **p-D.benzaldehyd**, DMAB: (CH$_3$)$_2$N-C$_6$H$_4$-CHO; in 2%ig. salzsaurer Lsg. als EHRLICH* Reagens auf Indolderivate (*bakt* der TPE-Gruppe), Nitro- u. Aminoverbindungen, mit Azetylazeton (MORGAN-ELSON) auf Aminozucker.

5-(4-Dimethylaminobenzyliden)-rhodanin: Reagens auf Zyanide u. verschied. Metalle (insbes. für Tüpfelproben, Chromatographie).

Dimethylamino-phenazon, -phenyldimethylpyrazolonum: ↑ Aminophenazon.

Dimethyl|anilin: C$_6$H$_5$-N(CH$_3$)$_2$; wie Anilin ein Blut- u. Nervengift (MAK 25 mg/m^3; ggf. anzeigepflicht. BK). – **D.azetamid**, DMAC: CH$_3$-CO-N(CH$_3$)$_2$; begünstigt die Hautpenetration von Pharmaka; in hohen Dosen halluzinogen; MAK 35 mg/m^3 = 10 ppm.

9,10-Dimethyl-1,2-benzanthrazen, DMBA: stark kanzerogener Kw.stoff.

Dimethyl|benzol: ↑ Xylol. – **D.glyoxim**, Diazetyldioxim: HON = C(CH$_3$)-C(CH$_3$) = NOH; Chelatbildner (für Analyse).

1,1-Dimethylhydrazin: H$_2$N-N(CH$_3$)$_2$; stark reduzierende organ. Base, haut- u. schleimhautreizend (gastrointestinale Störungen, Krämpfe, Hämolyse).

Dimethyl|keton: das ↑ Azeton. – **D.nitrosamin**: (CH$_3$)$_2$N-NO; alkylierendes Kanzerogen (Hepatome; ferner Lebernekrosen). – **D.oxychinizin**: ↑ Phenyldimethylpyrazolon.

Dimethyl-p-phenylendiamin: H$_2$N-C$_6$H$_4$-N(CH$_3$)$_2$; Reagens für Peroxidase-Reaktion n. SCHULTZE (auch histochem.), zum Nachweis von Sulfid- u. Sulfationen, von freiem Chlor im Trinkwasser, zur Unterscheidung von Aldosen u. Ketosen im Chromatogramm.

Dimethyl|phthalat, DMP: C$_6$H$_4$(COOCH$_3$)$_2$; Bestandteil von Moskito- u. Mücken-Repellents; augen- u. schleimhautreizend. – **D.polysiloxan**: chemisch inertes Polymer des Methylsiloxan; therap. Anw. gegen Meteorismus, Hyperazidität, vor Gastroskopie, in Hautschutzsalben.

Dimethyl|sulfat: (CH$_3$)$_2$SO$_4$; durch Wasser zu H$_2$SO$_4$ u. Methanol zersetzte Flüssigkeit. Bei Intoxikation (MAK 5 mg/m^3) nach Stundstünd. Latenz Hautverätzung (Blasen), Bindehautentzündung, evtl. Hornhautschaden, Husten, Schnupfen, nekrotisierende Bronchitis, Lungenödem (bei chron. Exposition Bronchial-Ca.); Ther.: Abspülen mit 3%ig. Ammoniakwasser, O$_2$-Beatmung, hyperton. Glukose-Lsg., Kalziumglukonat, Prednisolon, Strophanthin i.v. – **D.sulfoxid** WHO, DMSO: (CH$_3$)$_2$SO; perkutanes Analgetikum, Antiphlogistikum, Trägersubstanz für Lokalanästhetika (»Schwefelgeruch« des Atems!).

Dimethyl|thetin-homozystein-methyltransferase: Enzym (in Leber), das vom intermediär auftret. Methylgruppendonator Dimethylthetin eine Methylgruppe auf L-Homozystein überträgt (Bildg. von L-Methionin, L-Methylthioglykolat). – **D.thiambutenum** WHO: 3-Dimethylamino-1,1-di-(2'-thienyl)-but-1-en; Analgetikum (BTM).

N,N-Dimethyltryptamin, DMT: Substanz aus Samenhülsen von Piptadenia-Species [Leguminosae]; 3–4 Std. wirkendes Halluzinogen (geraucht oder injiziert). Bei Intoxikation Farbvisionen, Bewegungsdrang, Hypertonie u. Athetosen (Ther. wie bei LSD-Intoxikation).

Dimethyltubocurarinii chloridum WHO: rasch u. kräftig, aber kürzer wirksamer Dimethyläther des Kurarealkaloids d-Tubocurarin; Muskelrelaxans.

3,7-Dimethylxanthin: ↑ Theobrominum.

Dimetindenum WHO: 2-(β-Dimethylamino-äthyl)-3-[1-(2-pyridyl)-äthyl]-inden(-maleat); orales Antipruriginosum, Antihistaminikum.

Dimetotiazinum WHO: N,N-Dimethyl-10-(2-dimethylaminopropyl)-phenothiazin-2-sulfonamid; orales Antiserotonin, -histaminikum, -naphylaktikum.

Dimidium, Dim.: *pharm* latein. Rezepturanweisung »die Hälfte«.

Dimitri* Krankheit: / STURGE*-WEBER* Syndrom.

Dimitrov*-Szokodi* Operation: Durchtrennung des dors. Plexus pulmon. (»pulmonale Denervation«) bei Asthma bronch.

Dimitry* Operation: intrakapsuläre Kataraktextraktion mit einem Sauglöffel (»Erysiphak«).

Dimmer* (FRIEDRICH D., 1855–1926, Ophthalmologe, Graz): **1) Hornhautdystrophie**: s. u. HAAB*-DIMMER*. – **2) D.* Keratitis nummularis s. maculosa**: mit multiplen subepithelialen Infiltraten (∅ 2 mm, aus »Kreidetupfen« zusammengesetzt, mit Fluoreszein nicht einfärbbar, oft jahrelang bestehend) 1–2 Wo. nach akuter Konjunktivitis mit schmerzhafter LK-Schwellung (präaurikulär); hochinfektiös (Sonderform der epidem. Keratokonjunktivitis?).

Dimorphie, Dimorphismus: *biol.* Auftreten zweier verschied. Formen derselben Art, neben- oder nacheinander.

DIN: Deutsche Industrie-Normen (herausgegeben vom **Dtsch.** Normenausschuß e. V. = DNA, seit 1975 vom **Dtsch.** Institut für Normung = DIN).

Dinatriumäthylendiamintetraazetat: Salz des Komplexbildners Äthylendiamintetraessigsäure; Anw. als Antidot.

Dingpunkt: *opt* Punkt eines Gegenstandes (»Sehding«); von ihm ausgehende Strahlen werden durch ein opt. System im Bildpunkt wieder vereinigt.

m-Dinitro|benzol(um): $C_6H_4(NO_2)_2$; toxisch (MAK 1mg/m³), bei Einatmung oder Hautresorption Methämoglobinbildung, Stoffwechselbeschleunigung, Leberschädigung. – Ebenfalls hautresorbierbar **2,4 D.toluol.** – Hautreizend **2,4 D.chlorbenzol** (»DNCB«), neuerdings zur Ther. der Alopecia areata angew. (Gefahr der Sensibilisierung des Behandlers!).

4,6-Dinitro-o-kresol, DNOK: $CH_3 \cdot C_6H_2(NO_2)_2OH$; Anw. als Abmagerungsmittel (obsolet), Fungi-, Ovi-, Insektizid, Unkrautvertilgungsmittel. Blockiert ATP-Synthese (»Entkoppelung« der oxidat. Phosphorylierung, dadurch Stoffwechselsteigerung), bei Intoxikation (MAK 0,2 mg Staub/m³): erhöhte Temp., Schwitzen, Atemnot, Tachykardie, Krampfanfälle, Kollaps, evtl. Tod; als chron. Schäden Gewichtsverlust, Ekzem, Blut- (HEINZ* Innenkörper), Nieren-, Leber- u. Herzschädigung, Hör-, Sehstörung (Katarakt); Ther.: ggf. Magenspülung mit Natron-Lsg., dann Glaubersalz, starke Abkühlung, Glukose-Infusion. – Ähnl. Sympte. durch **2,4-Dinitro-α-naphthol** (»Naphthalingelb«; zur Zytoplasmafärbung).

2,4-Dinitrophenol, DNP: zytostat. u. gewichtsmindernde Substanz (als Abmagerungsmittel verboten!); greift Haut u. Schleimhäute an; wie alle Dinitrophenole toxisch (Sympte. u. Ther. wie bei / 4,6-Dinitro-o-kresol).

Dinitrophenylhydrazin-Probe: (LIBBRECHT*) Azeton-Nachweis im Harn als gelber Niederschlag mit salzsaurer wäßr. Lsg. von $C_6H_3(NO_2)_2$-NH=NH$_2$.

Dinobdella ferox: blutsaugender Egel [Gnathobdellidae], dessen Jugendformen von Säugern u. Mensch beim Trinken aus Quellen, Bächen etc. aufgenommen werden u. in Nase, Rachen u. Luftröhre eindringen (ferner Sekundärinfektion gesetzter Wunden).

Dinophobie: / Bathopobie.

Dinoprost WHO: Prostaglandin 2α; Anw. (Trometamol-Salz) zur Geburtseinleitung.

Dioctophyma renale, Ascaris canis s. visceralis: »Nieren-«, »Riesenpalisadenwurm« [Nematodes, Dioctophymatidae], Nieren-, Bauch- u. Brusthöhlenparasiten bei Karnivoren; bis 45 bzw. (♀) 100 cm lang; Eier bei Nierenbefall im Harn nachweisbar. 2 Zwischenwirte (Oligochäten bzw. versch. Süßwasserfische; Gesamtentwicklung 2 J.). Bei – seltener – Infektion des Menschen (Verzehr rohen Fisches) Nierenparenchymzerstörung, Hämat- u. Proteinurie, Abmagerung.

Diode: zweipol. elektron. Bauelement, das nur in einer Richtung vom Strom durchflossen werden kann. Anw. u. a. als Gleichrichter u. Demodulator für Hochfrequenz; s. a. Elektronenröhre.

Diodonum WHO: 3,5-Dijodpyrid-4-on-N-essigsäure (Salz); parenterales Rö-KM (für Hysterosalpingo-, Sialo-, Broncho-, Cholangiographie); früher auch für renale Clearance.

Diöstrus: *zool* bei kleinen Nagern Phase des Östruszyklus (etwa 24 Std. zwischen Met- u. Proöstrus) mit Funktionsruhe des Ovars u. seiner hormonabhäng. Zielorgane. Im Vaginalabstrich Leukozyten, Schleim, wenig Epithelien; Ovar: nur kleine bis mittl. Follikel, Gelbkörper früherer Zyklen.

Diogmus: Herzklopfen. – **Diolefine**: / Diëne.

... dionum: Suffix zur Kennz. der von Oxazolidin-2,4-dion abgeleiteten Antiepileptika.

Diopsimeter: *ophth* Gerät für Gesichtsfeldmessung.

Diopter: Peilvorrichtung mit augennaher Loch- oder Schlitzblende u. augenferner Zielmarke.

Dioptrie, D, Brechkrafteinh., BKE: Maßeinheit (Symbol: dpt, dptr.) für die brechende Kraft optischer Systeme; Kehrwert der in Metern gemessenen Brennweite: $D = 1/f$. Kennzeichnung für Konvex- u. Konkavgläser durch vorgesetztes Plus- bzw. Minuszeichen. – **Dioptrik**: Lehre von den Gesetzmäßigkeiten der Lichtbrechung (u. Entstehung einer opt. Abbildung). – **Diopt(r)ometrie**: / Optometrie.

Diorchitrema: Darmegel [Trematodes, Heterophyidae] fischfressender Säuger u. des Menschen (Formosa, Hawaii, Philippinen); bei Massenbefall uncharakterist. Darmbeschwerden). 1. Zwischenwirt Schnecken, 2. Fische (Mugil).

Diorthose: chir. Korrektur einer Mißbildung oder Fehlstellung (auch Reposition).

Dioscorea: (sub)trop. Pflanzengattung; mehrere Arten (»Yamsgewächse«) liefern Nahrungsmittel (stärkereich), steroidführende (D. mexicana u. spiculiflora; mit **Diosgenin** als Steroidsapogenin) dienen zur Kortison-Synthese.

Diosphenol: »Buccokampfer«, antisept. Terpen aus Blättern von Barosma-Arten (als Buccoblättertee Harnwegsdesinfiziens).

diotisch: beidohrig (= / binaural).

Dioxan: Diäthylendioxid, $C_4H_8O_2$ (/ Formel). Anw. u. a. in der Histologie als Intermedium bei Paraffineinbettung, zur Entwässerung, als D.-Pikrinsäure (PASTEELS*-LEONARD* Gemisch) zur (Glykogen-)Fixation. Bei Einatmung oder Hautresorption in höherer Konz. toxisch (narkot., schleimhautreizend; Erbrechen, Polyurie, dann Harnsperre, Schlafsucht, Koma, Leukozytose, evtl. Nieren- u. Leberschädigungen).

Dioxan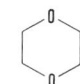

Dioxethedrinum WHO: 1-(3,4-Dihydroxyphenyl)-2-äthylaminopropan-1-ol; Sympathikomimetikum.

Dioxid, Dioxyd: Verbdg. eines Metall- oder Nichtmetallatoms mit 2 O, z. B. CO_2, FeO_2.

Dioxy...: s. a. Dihydroxy... - **D.azeton-Probe**: ∤ WACHSTEIN* Leberfunktionsprobe. - **D.benzonum** WHO: 2,2'-Dihydroxy-4-methoxybenzophenon; Lichtschutzmittel. - **D.ephedrin**: L-3,4-Dihydroxyephedrin; Sympathikomimetikum (meist mit Theophyllin bei Atemwegserkrn.).

Dip: (engl. = tauchen) ∤ Early diastolic dip, Dip-Phänomen. - **D.-and-read-Test**: Schnelltest mit präparierten, nach Eintauchen in die Probe ihre Farbe charakteristisch ändernden Filtrierpapierstreifen.

Dipas-Färbung: histol Modifikation der PAS-Reaktion (HOTCHKISS-MCMANUS) auf KH ohne Gegenfärbung mit Orange G.

Dipeptid, Bipeptid: Peptid aus 2 Aminosäuren.

Dipeptidasen: Dipeptide spaltende Hydrolasen (z. B. Prolinase, Prolidase).

Dipetalonema: helminth ∤ Acanthocheilonema.

DIPG: ∤ Diphosphoglyzerinsäure.

Diphallie, -phallus: teilweise oder vollständ. Doppelbildung von Penis (= D. bifidus; evtl. nur der Glans = D. glandularis) u. Urethra; häufig mit Hypospadie u. Skrotumspaltung, evtl. Mißbildung von Anus, Rektum u. Harnblase.

diphasisch: ∤ biphasisch.

Diphenadionum WHO: 2-(Diphenylazetyl)-1,3-indandion; Antikoagulans (Vit.-K-Antagonist).

Diphenhydramini hydrochloridum WHO: N-(2-Diphenylmethoxyäthyl)-N,N-dimethylammoniumchlorid; Antihistaminikum (spasmolyt., sedativ).

Diphenol-oxidase: O_2-abhäng., Cu-halt. Enzym; **1) o-D.**, DOPA-Oxidase, Tyrosinase, oxidiert o-Diphenol (z. B. Brenzkatechin) u. dessen Derivate zu entspr. o-Chinonen. - **2) p-D.** (in Pflanzen, Pilzen), oxidiert p-Diphenole (z. B. Hydrochinon) u. p-Phenylendiamine (Askorbinsäure?).

Diphenoxylatum WHO: 1-(3-Zyan-3,3-diphenylpropyl)-4-phenylpiperidin-4-karbonsäure-äthylester; Antidiarrhoikum (BTM).

Diphenyl: C_6H_5-C_6H_5; Substanz in Steinkohlenteer; Anw. zum Schutz von Zitrusfrüchten gegen Pilzschäden (zugelassener Höchstgehalt 70 mg/kg; Schalen zum Genuß ungeeignet).

Diphenyläther: C_6H_5-O-C_6H_5; Anw. als Riechstoff (geranienartig), als Wärmeübertragungsflüssigkeit (schmilzt bei 28°); MAK 7 mg (Dampf/m^3).

Diphenylamin(um) DPA: $(C_6H_5)_2NH$; farblose, kaum wasserlösl., lichtempfindl., kristalline Substanz. - **D.-Reaktion**: **1)** Nitrat-Nachweis mit D.-Lsg. in konz. H_2SO_4 (Blaufärbung bei Überschichten bzw. Zusatz der festen Substanz); forens zum Nahschußnachweis. - **2)** DNS-Nachweis mit essig-schwefelsaurer D.-Lsg. (DISCHE* Reagens). - **3)** violette Serumverfärbung durch Reaktion von D. mit eiweißgebundenen KH bei entzündl., insbes. akuten rheumat. Erkrn. (DD gegen nichtentzündl. Erkrn. u. zur Aktivitätsbeurteilung). - **D.-4-sulfonsäure**: ein Redoxindikator (rH 27-29, violett [ox.]/farblos [red.]); als Bariumsalz Fluoreszenzindikator für heterozykl. Verbdgn. bei Dünnschichtchromatographie.

Diphenylarsin|chlorid: $(C_6H_5)_2AsCl$; Blaukreuz-Kampfstoff (»Clark I«, »Adamsit«); Dämpfe stark reizend (Augen, Schleimhäute oberer Luftwege, evtl. Lungenödem). - **D.zyanid**: $(C_6H_5)_2AsCN$; Blaukreuz-Kampfstoff (»Clark II«); starke Augen- u. Nasen-Rachenreizwirkung.

Diphenyl|diamin: ∤ Benzidin. - **D.essigsäureester**: $(C_6H_5)_2CH$-COOH; mit spasmolyt. Eigenschaften. - **D.hydantoin**: ∤ Phenytoinum.

Diphenyl|karbazid: 1,5-Diphenylkarbohydrazid; Reagens auf Cr, Pb, Sulfat (quant., auch in Harn u. Serum), als Chromatographie-Sprühreagens (mit Ammoniak) auf Ag-, Pb-, Cu-, Sn-, Mn-, Zn- u. auf Ca-Ionen. - **D.karbazon**: C_6H_5-N = N-CO-NH-C_6H_5; orangefarbenes Reagens auf Ge, Hg, Sn, Chlorid (kolorimetr.; auch Spuren in Schweiß, Serum) sowie (chromatogr.) Ag-, Zn-, Cd-Ionen.

Diphenyl|pyralinum WHO: 1-Methyl-1-piperidylbenz-hydryläther; starkes Antihistaminikum, Antiallergikum (spasmolyt.). - **D.thiokarbazon**: ∤ Dithizon. - **D.yl-hexensäure**: ∤ Acidum xenylhexenicum.

Diphosphoglyzerat-phosphatase: Enzym (v. a. in Hirn, Herz, Muskulatur, Ery), das 2,3-Diphosphoglyzerat zu 3-Phosphoglyzerat u. Orthophosphat hydrolysiert (wesentlich für 2,3-DIPG-Stoffwechsel der Ery).

Diphosphoglyzerinsäure: **1)** 1,3-D., 1,3-DIPG, NEGELEIN* Ester: KH-Intermediärprodukt mit energiereicher Phosphatbindung, entstehend (durch **Diphosphoglyzeromutase**, Mitwirkung von 3-Phosphoglyzerat) bei der Glykolyse durch Phosphorylierung von Glyzerinaldehyd-3-phosphat; wird unter ATP-Bildung zu 3-Phosphoglyzerinsäure. - **2)** 2,3-D., GREENWALD* Ester: zuerst in Ery nachgewiesenes Zwischenprodukt der Umwandlung von 3- in 2-Phosphoglyzerinsäure bei alkohol. Gärung, Glykolyse). Bei angeb. enzymopath. Mangel (in Ery) nichtsphärozyt., hämolyt. Anämie.

Diphosphopyridinnukleotid, DPN: ∤ Nikotinamidadenin-dinukleotid (NAD). - **Reduziertes D.** ($DPNH_2$) = $NADH_2$.

Diphtherie, Di: akute, en- oder epidem., fakultativ kontagiöse Infektionskrankh. durch Corynebact. diphteriae; Charakteristika: häutig-fibrinöse Beläge (Pseudomembranen) auf Haut u. Schleimhäuten, v. a. an Tonsillen (∤ Angina diphtherica), seltener an Nasenrachen, Uvula, weichem Gaumen, evtl. übergreifend auf Nase (v. a. beim Säugling) u. Kehlkopf (Wand, Stimmbänder); Vork. ferner als Konjunktivitis u. mit tox. Allg.erscheinungen (Erbrechen, Blässe,

Diphtherie-Anatoxin

Ödem); Gefahr para- u. metadiphther. Komplikationen (bes. an Herz u. NS); s. a. GLANZMANN*-SALAND* Syndrom. Klin. Einteilung in **lokalisierte** (Pseudomembranen begrenzt, geringe Ausbreitungstendenz, schwache Allg.sympte., günst. Serum-Effekt; v. a. an Tonsillen, Rachen, Kehlkopf) u. **progrediente** (multifokal, konfluierende Beläge, evtl. in Atemwege deszendierend: »Schwinden des Krupp«, Erstickungsgefahr!; evtl. sehr bald Toxizität, mit Gaumensegellähmung, Polyneuropathie, Myokardschaden etc.) u. **toxische D.** (Diphtheria maligna s. gravis s. septica; mit Ödem-, Nekrose-Bildung, evtl. extrem schnellem Einsetzen tox. Sympte., irreversiblem Kreislaufkollaps, frühzeit. Exitus: »**D. gravissima fulminans**«).; aber auch **latente D.** (ohne sichtbare Beläge). Übertragung meist durch Tröpfcheninfektion (oft von nur leicht oder abortiv Erkrankten); akt. Immunisierung durch / Di-Formoltoxid möglich (Antitoxingehalt des Blutes mit SCHICK* Intrakutanprobe nachweisbar). – Ther.: / Di-Heilserum (nicht immer wirksam), Antibiotika, Allg.maßnahmen. – Weitere Formen: **D. cutanea**, die »Haut-Di« (bei min. Epitheldefekten, Mazeration, Dermatosen), ekzematoid, varizelliform, ulzerös (wie ausgestanzt, Rand schmal infiltriert, am Grund Beläge) oder gangränös; auch als / Wund-, Nabel-Di, Panaritium diphthericum; Diagnose durch Erregernachweis; para- u. metadiphther. Komplikationen seltener. – **D. necroticans haemorrhagica,** zunächst auf Tonsillen beschränkt, aber nach wenigen Stdn. oder Tg. mit schwerster prim. oder sek. Intoxikation; grün-schwarze Beläge, Kraterbildung, LK-Schwellung, allg. Verfall, kaffeesatzart. Erbrechen, profuse, teils blutige Stühle (= **D. stercoralis**; / Enteritis diphtherica), Herz- u. Kreislaufschädigung, meist letal; bei protrah. Verlauf metadiphther. Komplikationen). – **D. scarlatinosa**, das Di-ähnl., aber nicht durch Di-Baktn. hervorgerufene »Scharlachdiphtheroid« bei Scharlach.

Diphtherie|-Anatoxin: / Diphtherie-Formoltoxoid. – **D.-Antitoxin**: nach Kontakt mit Di-Toxin oder Di-Toxoid im Serum auftret. Immunglobulin mit spezif. Neutralisationsvermögen gegen bd. AG (soweit nicht zellulär gebunden); in vivo durch SCHICK* Test nachweisbar. Anw. tier. Antisera (angereichert) zur pass. Immunisierung (/ Di-Heilserum) u. zum diagnost. Toxin-Nachweis (Flockungsreaktion). Als **D.-A.-Einheit** (EHRLICH 1897) die kleinste, die Giftwirkung von 100 DLmin. Toxin am Meerschweinchen neutralisierende Menge; als I.E. (1922) die in einer best. Menge des internat. Standards (mit 10 I.E. pro ml; I.E. = 0,0628 mg) enthaltene Bindungsaktivität gegen Toxin- u. Toxoidanteil eines belieb. Prüfgiftes. – **D.bakterien, -bazillen**: / Corynebacterium diphtheriae. – **D.-Formoltoxoid**, D.-Anatoxin, -Toxoid: durch Einwirkung von Formaldehyd auf Kulturfiltrate von D.-Baktn. gewonnenes Umwandlungsprodukt des Di-Toxins mit erhaltenen antigenen, aber fehlenden tox. Eigenschaften. Dient zur akt. Immunisierung (Pferd, Rind, Schaf) zwecks Gewinnung von Di-Heilserum u. als / D.-Impfstoff. – **D.-Heilserum, -Serum**: (BEHRING 1890) Di-Antitoxin-halt. Serum vom aktiv immunisierten Pferd (gereinigt), Rind oder Schaf (nativ); evtl. als Fermo-Serum (fermentativer Abbau der nicht antitox. Eiweißfraktionen, um Überempfindlichkeitsreaktionen u. Sensibilisierung einzuschränken). Antitox. Wert angegeben in I.E. pro ml Serum. – **D.-Impfstoff**: gelöstes oder adsorbiertes Di-Formoltoxoid für die akt. Immunisierung. Zur Vermeidung von Überempfindlichkeitsreaktionen Vorprüfung mit Verdünnung (= MOLONEY* Test). Auch als Kombinationsimpfstoff (Tetanus-Toxoid, abgetötete Pertussis-Baktn. u. inaktivierte Polio- u. Masernviren: »DT-«, »DPT-«, »Polio-D.T.«, »Polio-D.P.T.«). – **D.krupp**: der echte Krupp durch Pseudomembranen bei Rachen-Kehlkopf-Di (oft auch unterhalb der Stimmbänder); mit Husten, Heiserkeit, Aphonie, Stridor, Angst, Aushusten von Membranstückchen; Gefahr der Stenose; Ther.: Intubation, Tracheotomie. – **D.-Nährböden**: zur Züchtung u. Typenbestg. von Corynebact. diphtheriae, z. B. nach CLAUBERG, DOUGLAS, LIEBERMEISTER, PREUNER, ZEUNER, LOEFFLER, SCHROER. – **D.schutzimpfung**: s. u. D.impfstoff. – **D.-Spätsyndrom, malignes**: / GLANZMANN*-SALAND* Syndrom. – **D.toxin, -antigen**: Exotoxin des Corynebact. diphtheriae (zu gewinnen aus Kulturfiltraten; durch längere Erwärmung u. Chemikalien, z. T. auch spontan in nicht gift. Toxoid umgewandelt, s. a. D.-Formoltoxoid). Stark toxisch (Hemmung der Zytochrom b-Synthese?), wird von Schleimhäuten resorbiert, zerstört Epithel unter Pseudomembran-Bildg., wirkt zytotoxisch (Herz, Leber, Nieren, NN, periphere Nerven). Nachweis in der Kultur durch am Tierversuch (Meerschweinchen) oder in vitro (Präzipitation mit Antitoxin). Diagnost. Anw. bei / SCHICK* Probe (mit internat. Standardpräp.). – **D.-Toxoid**: / D.-Formoltoxoid.

diphtherisch: durch Diphtherie verursacht; inkorrekt auch für diphtheroid.

Diphtheritis: (BRETONNEAU 1826) / Diphtherie.

diphtheroid: diphtherieähnlich, mit Pseudomembranen ähnlich denen bei Di. – **Diphtheroid**: Di-ähnl., nicht durch Corynebacterium diphtheriae verurs. Prozeß, z. B. das Scharlach-D. (/ Diphtheria scarlatinosa). Ferner Erkrn. durch Para- u. Pseudodiphtherie-Baktn.

Diphthon(g)ie: / Diplophonie.

Diphyllobothriasis: / Bothriocephalosis.

Diphyllobothrium, Dibothriocephalus: Bandwurm-Gattung der Fam. Diphyllobothriidae [Cestoda]; mit bauchseit. Geschlechtsöffnung (dahinter Tokostoma). Darmparasit bei Säugern u. Menschen; 1. Zwischenwirt: Diaptomus, Cyclops; 2. Zwischenwirt: Fische, auch primär Frösche, Schlangen, sek. Vögel, Säuger (»Transportwirt«); Plerozerkoid (»Sparganum«) mancher Arten auch beim Menschen. Wichtigste Arten: **D. cordatum** (herzförm. Skolex, stark zusammengedrückte Proglottiden, fehlender Halsabschnitt; Parasit bei Hunden, Seehunden, selten beim Menschen), **D. latum s. americanum s. taenioides** (Bothriocephalus latus »breiter Fisch- oder Grubenkopfbandwurm«, bis über 10 m lang, Skolex abgeplattet, mit je einem Bothrium an den Seiten; gravide Proglottiden 10–15 mm breit; Strobila blaßrötl. oder grau mit bräunl. durchscheinendem Uterus; Darmparasit bei Mensch u. versch. Karnivoren, / Bothriocephalosis; zwei Zwischenwirte [Cyclops-, Diaptomus-Krebs; best. Fisch]); s. a. Wurmeier, **D. mansoni** (Ligula ma., 60–100 cm lang, max. 5–6 mm breit; Parasiten von Karnivoren, Prozerkoide in Cyclops. Plerozerkoide außer in Fröschen, Schlangen, Vögeln u. Säugern auch beim Menschen: »Mansoni-Sparganose« in Japan, China, Indochina; Infektion durch

Aufnahme von Prozerkoiden in Trinkwasser, Froschschenkeln), **D. minus** (Dibothriocephalus minor, Cordicephalus phocarus; ident. mit D. latum? adult Parasit des Menschen, Plerozerkoide in Fischen), **D. parvum** (ident. mit D. latum?).

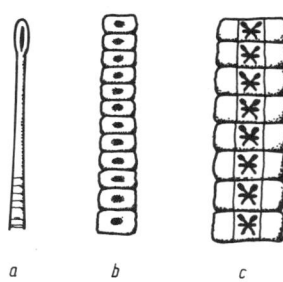

Diphyllobothrium latum: a) Skolex mit Saugrinne u. Hals, b) Mittelteil, c) reife Proglottiden.

Dipipanonum *WHO*: 2-Piperidino-4,4-diphenylheptan-5-on; Analgetikum (BTM).

Diplacanthus nanus: *helminth* / Hymenolepsis nana.

Diplacusis: »Doppelhören« zweier – evtl. verschieden hoher – Töne statt des objektiv einzigen; mon- oder binaural; auch als **D. echotica** (»Echohören«).

Diplegia, -plegie: bds. Lähmung des gleichen Körperabschnitts; meist Folge einer bds. Pyramidenbahnschädigung oder einer symmetr. Läsion motor. Kerngebiete bzw. ihrer peripheren Fasern; z. B. die **angeb. zerebellare** oder **infantile zerebrozerebellare D., D. atonica congenita** (/ FOERSTER* Syndrom), **D. cerebralis** (/ LITTLE* Krankh.), **D. facialis** (periphere oder nukleare bds. Fazialislähmung infolge basaler Meningitis oder Tumors, doppelseit. Schädelbasis-Felsenbeinfraktur, Basilaris-Thrombose; oft komb. mit anderen Hirnnervenlähmungen; isoliert bei Kernaplasie des Fazialis; rezidiverend als / MELKERSSON*-ROSENTHAL* Syndrom), **D. facio-linguo-pharyngeo-masticatoria corticalis** (FOIX, CHAVANY u. J. MARIE 1926; seltene / Pseudobulbärparalyse bei bds.-symmetr. Erweichung des Operculum orbitofrontale; mit Aphonie, Kaumuskellähmung u. Offenstehen des Mundes; kein Zwangslachen u. -weinen), **familiäre progressive zerebrale D.** (B. SACHS 1887; heredofam. Erkr. wie z. B. SCHOLZ*, TAY*-SACHS* Syndrom), **D. inferior** (an bd. Beinen; durch bds. Läsion der motor. Neuronen oder der Pyramidenbahnen [schlaffe bzw. spast. Form]), **D. masticatoria** (bds. motor. Trigeminuslähmung; Kaumuskellähmung; z. B. bei intrapontiner Geschwulst, Hirnstamm-Poliomyelitis, kranialer Polyneuritis, versch. Bulbärparalysen), **D. spastica cerebralis s. infantilis** (/ LITTLE* Krankh.), **D. spastica s. (spinalis) progressiva** (s. u. Spinalparalyse), **D. superior** (Lähmung beider Arme bei umschrieb. Halsmarkprozeß oder bds. traumat. Plexus-brach.-Zerstörung).

Diplobazillen: paarweise angeordnete Baktn., i. e. S. / Moraxella. – **D.konjuktivitis**: chron. Konjunktivitis durch Moraxella lacunata, insbes. der Lidbindehaut (samtart. Oberfläche durch papilläre Hypertrophie), mit auffallender Beteiligung der Ränder (v. a. Augenwinkel); in den Sommermonaten gehäuft.

Diplo|biont: *genet* / Diplont. – **D.cheirie**: teilw. oder vollständ. Doppelbildung der Hand.

Diplochromosom: (White 1935) Chromosom aus 4 Chromatiden, mit ungeteiltem Zentromer; infolge überzähl. Reproduktion des Mitosechromosoms, z. B. nach Einwirkung ionisierender Strahlen.

Diplococcus: Gattung parasitärer Baktn. der Fam. Lactobacillaceae [Streptococceae], im allg. in Paaren (selten kurze Ketten); gallelöslich; Typenart: / D. pneumoniae. – Auch ältere Bez. für paarweise auftret. Baktn., heute zugeordnet den Gattgn. Strepto-, Peptostrepto-, Mikro-, Peptococcus, Neisseria u. Veillonella (z. B. **D. enterococcus** = Streptococcus faecalis, **D. intracellularis** = Neisseria meningitidis). **D. pneumoniae**, D. capsulatus s. lanceolatus s. mucosus (PARK-WILLIAMS), FRÄNKEL* Pneumokokkus: (1886) aerobe, grampos., sphär. oder oval-lanzettförm., bekapselte Diplokokken, die Hyaluronidase, Pneumolysin, Hämotoxine, ein thermostabiles Hautgift u. eine ödembildende Substanz bilden. Anhand spezif. Kapsel-Polysaccharide durch NEUFELD* Kapselquellungs-, Präzipitations- u. Agglutinationsreaktion über 70 Typen bestimmbar: Typ 1,2 u. 3 v. a. bei kruppöser Pneumonie, Meningitis, Peritonitis, metapneumon. Empyem, Otitis media, die übrigen als »Sammelgruppe X« v. a. bei Bronchopneumonie, Konjunktivitis, Ulcus corneae serpens, Vaginitis, Vulvitis (s. u. Pneumokokken...), aber auch an Schleimhäuten Gesunder.

Diploë *PNA*: die spongiöse Schicht zwischen Lamina ext. u. int. der platten Schädeldachknochen; Hohlräume durchzogen von Vv. diploicae. – **D.graphie**: *röntg* Kontrast-Darstg. der Vv. diploicae (»**D.gefäße**«).

Diplo|gaster: als Pseudoparasit im Stuhl des Menschen vork. Nematoden (Verwechselungsmöglichkeit mit human-pathogenen Arten). – **D.genese**: zu Doppelbildung führende Entwicklung.

Diplogonoporus: Bandwurm-Gattung [Diphyllobothriidae], Darmparasiten fleischfressender Wildtiere, gelegentl. des Menschen (z. B. der bis 10 cm lange **D. grandis** in Japan nach Genuß ungenügend gekochter plerozerkoidhalt. Fische: kolikart. Schmerzen, Wechsel von Diarrhö u. Obstipation, sek. Anämie).

Diplohaplont: (U. HARTMANN) Organismus mit Kernphasenwechsel; s. a. Diplont.

diploicus: (lat.) zur / Diploë gehörend.

Diploidie: *genet* (STRASBURGER 1905) Vorhandensein zweier vollständ., homologer Chromosomensätze im Zellkern (bei Organismen mit sex. Fortpflanzung der eine von der ♂, der andere von der ♀ Keimzelle stammend); s. a. Diplont.

Diplo|kardie: angeb. Hemmungsmißbildung des Herzens mit – angedeutetem – Spalt zwischen bd. Hälften. – **D.kokken**: / Diplococcus. – **D.korie**: Vorhandensein zweier Pupillen an einem Auge als seltene Mißbildung.

Diplo|mellit urie: gleichzeit. diabet. u. nichtdiabet. Glukosurie. – **D.monadina, -monadida**, Distomatina: Ordnung der Flagellaten, bilateralsymmetr. Doppelindividuen mit doppelter Kern- u. Geißelgruppen-Zahl (meist je 4 Geißeln). Als Parasiten des Menschen / Lamblia intestinalis. – **D.myelie**: *path* / Myeloschisis.

Diplont, Diplobiont: (SVEDELIUS 1916) Organismus mit höchstens auf die Gameten beschränkter haplo-

Diploodon

ider Phase (z. B. Mensch). – Auch Bez. für Organismus in der Diplophase (bei Generationswechsel).

Diplo|odon: *helminth* ↑ Ancylostoma. – **D.pagus:** *path* ↑ Duplicitas completa. – **D.phase:** *genet* Entwicklungsphase zwischen Zygotenbildung u. Meiose; Chromosomensatz der Zelle diploid. – **D.phonie:** path. Stimmklang aus 2 versch. Tönen (durch unterschiedlich schwingende Stimmbandabschnitte, z. B. bei Stimmbandknötchen).

Diplopie: *ophth* »Doppel(t)sehen«, Wahrnehmung zweier neben- oder (schräg) übereinanderliegender Bilder eines Gegenstandes (= horizontale bzw. vertikale D.). **Artifiziell** provozierbar durch Vorsetzen von Prismen (»Nachbildversuch«, SEDAN* Methode) oder durch leichte (z. B. digitale) Augapfeldislokation. Als pathol. Phänomen die **binokulare D.** infolge Abbildung eines Dingpunktes auf disparaten Netzhautstellen (↑ Disparation), z. B. bei Augenmuskelstörung (evtl. nur **intermittierende D.**), Konvergenzlähmung, Alkoholintoxikation u. beim ↑ SCHEINER* Versuch); diagnostizierbar durch Vorsetzen farb. Gläser (z. B. Rot-Grün-Brille); entweder als **gekreuzte** (= heteronyme oder temporale) **D.** infolge Sehliniendivergenz bei Strabismus divergens (zusätzl. Bild kontralat. zum schielenden Auge), oder als **ungekreuzte** (= homonyme D. = D. simplex) bei Strabismus convergens (zusätzl. Bild auf der Seite des schielenden Auges). Ferner die **monokulare D.** infolge Abb. eines Dingpunktes auf 2 Netzhautstellen desselben Auges, z. B. bei sklerosierter Linse mit doppeltem Brennpunkt, Subluxation der Linse, Diplokorie, Iridodialyse, irregulärem Astigmatismus.

Diplopiophobie: (VAN DER HOEVE 1921) zykl.-neurot. Furcht, Doppelbilder zu sehen. – I. w. S. auch das Bestreben des an Diplopie Leidenden, durch entsprech. Kopfhaltung die Doppelbilder zu vermeiden.

Diplopodie: *path* mehr oder weniger vollständ. Doppelbildung eines Fußes, meist mit Verdoppelung oder Fehlen eines Unterschenkelknochens (evtl. auch Diplocheirie u. a. Mißbildungen).

Diplorna-Viren: (MELNICK 1970) ARBO-Viren mit doppelsträng. DNS u. einer den REO-Viren ähnl. Struktur, ohne äuß. Hülle; z. B. Blue-tongue-Virus.

Diploscapter coronata: saprozoischer Rundwurm [Rhabditidae], in den USA als akzidenteller Darmparasit des Menschen.

Diplo|som: *zytol* (MONTGOMERY 1904) **1)** Zentriol in Form eines Doppelkörnchens. – **2)** gepaarte Heterochromosomen. – **D.somie:** *path* ↑ Duplicitas completa. – **D.spondylie:** Spina bifida ant. (↑ Spaltwirbel).

Diplo|zephalie: ↑ Dizephalie. – **D.zoa:** *protozool* ↑ Diplomonadina.

Dipol, elektrischer: *physik* System zweier elektr. Ladungen gleicher Größe mit entgegengesetzten Vorzeichen im festen Abstand. – Die vektorielle Größe **D.moment** ist definiert als Produkt aus elektr. Ladung u. Abstand beider Ladungen, angegeben in Debye ($= 10^{-18}$ esE · cm). – In der Elektrophysiologie auch als **erzwungener D.** infolge interpolaren Spannungsabfalls, z. B. während der Erregung der Herzmuskelfasern. – **D.-Ion:** ↑ Zwitterion.

Diponiumbromid *WHO:* 2-(Dizyklopentylazetoxy)-tetraäthylammoniumbromid; Spasmolytikum.

Dip-Phänomen: (engl.) vorübergehendes »Absinken« der Erregungsschwelle der Myokardfaser während der rel. Refraktärphase; fällt zeitlich mit der sog. vulnerablen Phase zusammen.

Dippoldismus: (benannt nach einem Hauslehrer Dippold) Prügeln von Kindern (meist wegen angebl. sexueller »Verfehlungen«) als Form des Sadismus bes. bei Lehrern, Erziehern.

Diprophyllinum *WHO:* Dihydroxypropyl-theophyllin; leicht wasserlösl. Theophyllin-Derivat; vaso- u. bronchodilator., diuret., Herz- u. ZNS-Stimulans.

Dipropylenglykol: germizide Flüssigkeit für Raumluftdesinfektion.

Dipropylessigsäure: ↑ Valproinsäure.

Diprosopus: Doppelmißbildung (Duplicitas incompleta ant.) mit 2 mehr oder weniger vollständ. Gesichtern; s. a. Abb. »Duplicitas«.

dipsogen: dursterzeugend.

Dipsomanie: »period. Trunksucht« (aus äuß. Anlaß, z. B. Lohnempfang, oder inn. Ursache bei Manikern, Psychopathen, Neurotikern); Tage oder Wo. anhaltend, zwischen den Trinkphasen rel. oder absol. Abstinenz.

Dips|orexis: »Trinklust« als häuf. Sympt. im Anfangsstadium einer Trunksucht.

Dipsotherapie: ↑ Durstkur.

Diptera: *entomol* »Zweiflügler«, Ordng. der Insekten (darunter Mücken u. Fliegen) mit nur 1 Paar voll ausgebildeter Flügel (hint. Paar zu »Schwingkolben« mit Sinnesorganen umgebildet). Ihre insbes. in der Speicheldrüse auftret. Riesenchromosomen dienen als zytol.-genet. Testobjekt.

Dip-Typ: (engl. = absinken) *geburtsh* s. u. Dezeleration (Abb.).

Dipygus: Doppelmißbildung (Duplicitas incompleta post.) mit Verdoppelung des Beckens (»Doppelsteiß«) u. der unt. Extremitäten. – Als **D. parasiticus** asymmetr., mit an der Beckenvorderseite aufsitzendem Parasiten. – s. a. Abb. »Duplicitas«.

Dipylidiasis: Infektion mit ↑ Dipylidium caninum.

Dipylidium: Bandwurm-Gattung [Dilepididae], mit mehreren Hakenreihen am Skolex, paar. Geschlechtsorganen, netzförm. Uterus. Adult Dünndarmparasiten bei Karnivoren u. Mensch, insbes. der »Hundebandwurm« **D. caninum** (D. cucumerinum, Alyselminthus ellipticus; auch bei Katzen): 20–40 cm lang, 2–4 mm breit; Proglottiden mit mittelständ. Genitalporus, Skolex dorsoventral abgeflacht, mit 4 Saugnäpfen u. Haken, Eier (3–30) in »Kokons« zusammengeklebt; Zwischenwirte: Trichodectes canis sowie die Flöhe Ctenocephalides canis u. Pulex irritans; Endwirtinfektion oral; manifeste Erkr. (»Dipylidiadis«) nach Präpatentperiode von 15 bis 20 Tg. mit Konvulsionen, Fieber, Urtikaria, Diarrhö (aber auch asympt. Verläufe).

Dipyridamolum *WHO:* 2,6-Bis-[bis-(β-hydroxyäthyl)-amino]-4,8-dipiperidino-pyrimido[5,4d]-pyrimidin; Koronarvasodilatans, Antithrombotikum (ähnl. wie ASS).

Dipyrromethene DPM: 2kern. Gallenfarbstoffe (z. B. Bilifuszin, -leukan); gebildet beim Häm-Aufbau, durch Leberfunktion u. bei posthepat. Galleretention.

Ausscheidung im Stuhl, bei schwerer Hepatitis, Leberzirrhose etc. auch im Harn.

D.I.Q.: Direkt-Indirekt-Quotient (ein ↑ Bilirubinindex).

Direktanalyse: psychotherapeut. Technik (v. a. bei schizophrenen Psychosen), indem sich der Therapeut der Vorstellungs- u. Symbolwelt des Kranken angleicht u. mit ihm in unmittelbaren psychodramat. – oft kathartisch wirksamen – Kontakt tritt (meist in Elternrolle).

Direktfarbstoffe: *histol* Farbstoffe, die aus wäßr. oder schwach alkal. Lsg. ohne Vorbehandlung der Substrate (vgl. Beizenfarbstoffe) auf diese aufziehen; meist Azo- u. Triphenylmethanfarbstoffe (z. B. Kongorot, Fuchsin).

Direktoskop: 1) selbsthaltendes Spekulum für die dir. ↑ Laryngoskopie. – **2)** Zystoskop mit Geradeaus–Optik.

Direktreflex: »homonymer Reflex« mit Reizort u. -antwort in derselben Körperhälfte.

Direktschreiber: elektromechan. Registriergerät, dessen Schreibsystem unmittelbar auf durchlaufendem Papier aufzeichnet (im Ggs. zur »indir.« photograph. Aufzeichnung mittels Kathodenstrahloszillographen).

Direkttransfusion: Bluttransfusion, bei der das dem Spender entnommene Blut über das gleichzeitig auch an den Empfänger angeschlossene Transfusionsgerät unmittelbar übertragen wird (meist ohne Antikoagulantienzusatz). Wegen techn. Schwierigkeiten u. Gefahr der Übertragung von Infektionskrankh. nur in bes. Fällen angew.

Direktvergrößerung: *röntg* Aufnahmetechnik (meist mit Feinstfokus), bei der das Objekt durch entsprech. Vergrößerung des Objekt-Film-Abstandes vergrößert abgebildet wird (meist 2:1).

Dirofilaria: vivipare Nematoden [Filariidae], Parasiten im Blutgefäßsystem u. Unterhautbindegewebe von Säugern, selten des Menschen (»Dirofilariasis«, offenbar nur Zufallswirt, Würmer werden nicht geschlechtsreif); Larven (Mikrofilarien) ungescheidet im peripheren Blut, bes. nachts. – **D. conjunctivae** (Filaria palpebralis s. peritonei s. inermis) in Mittelmeerländern, 5–8 bzw. (♀) 16–20 cm; beim Menschen Mikrofilarien in Nase u. Lidern, am Unterarm; wahrsch. nahe verwandt oder ident. mit **D. repens** (D. acutiuscula, Loa extraocul.) in Unterhautbindegewebe von Hund, Fuchs u. – sehr selten – Mensch, 5–6 bzw. (♀) 10–17 cm lang; Zwischenwirt Anopheles u. Aëdes; Präpatentperiode 24–34 Wo.), Mikrofilarien vorw. nachts in peripherem Blut u. Lymphspalten nachweisbar. – Ferner **D. immitis** in Europa, Asien u. Amerika, nachgewiesen in Herzkammern (»Herzwurm«) u. Venensystem von Karnivoren (vermutl. auch humanparasitär), 12–18 bzw. (♀) 25–30 cm; Zwischenwirte Culex, Aëdes, Anopheles; Präpatentperiode ca. 6 Mon., Infektion des Hundes wicht. Modellversuch.

dis...: Präfix »Trennung«, »Gegenteil«, auch i. S. von »dys...« u. »des...«.

Disaccharidasen: Disaccharide spaltende Enzyme (Glykosidhydrolasen) der menschl. Dünndarmmukosa; s. a. Disaccharid-Malabsorptionssyndrom. – **Disaccharide:** einfache Zucker aus 2 Monosaccharid-Molekülen (↑ Tab.); z. T. mit halbazetal. OH-Gruppe (u. damit reduzierenden Eigenschaften, z. B. Maltose, Laktose). Biosynthese ↑ Schema »UDPG«. – **Disaccharid-Intoleranz:** Unverträglichkeit einzelner Disaccharide als Folge eines Enzymmangels (hereditär oder aber erworben, z. B. nach ausgedehnter Dünndarmresektion); insbes. als **D.-Malabsorptionssyndrom** bei autosomal-dominant erbl. Laktase-, Saccharase-, Palatinase- (?) u./oder Isomaltase-Defekt, mit Diarrhöen infolge hyperosmot. Drucks u. bakterieller Zersetzung der nicht gespaltenen Zucker.

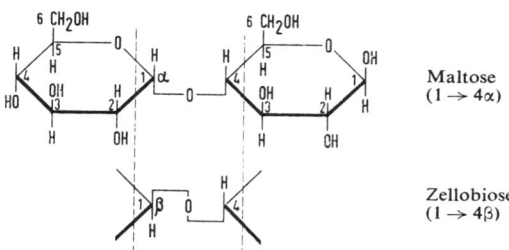

Disaccharide	Bausteine	Verknüpfung
Gentiobiose	Glukose – Glukose	1 → 6 β
Isomaltose	Glukose – Glukose	1 → 6 α
Kojibiose	Glukose – Glukose	1 → 2 α
Laktose (Milchzucker)	Galaktose – Glukose	1 → 4 β
Maltose (Malzzucker)	Glukose – Glukose	1 → 4 α
Melibiose	Galaktose – Glukose	1 → 6 α
Nigerose	Glukose – Glukose	1 → 3 α
Primverose	Xylose – Glukose	1 → 6 β
Rutinose	Rhamnose – Glukose	1 → 6 β
Saccharose (Rohrzucker, Zucker, Sucrose)	Glukose – Fruktose	1 → 2 β
Trehalose (Mykose)	Glukose – Glukose	1 → 1 α
Zellobiose	Glukose – Glukose	1 → 4 β

Disäquilibrium-Syndrom, zerebrales: Zunahme des Hirnödems bei Urämie (mit sehr hohen Blutharnstoffwerten) als – seltene – Folge einer Hämodialyse (mit Störung des osmot. Gleichgew.); 6–12 Std. anhaltende Nausea, Unruhe, Kopfschmerzen. – Müdigkeit u. Unwohlsein am Tage nach der Dialyse sind fast die Regel.

Disazofarbstoffe: ↑ Azofarbstoffe mit 2 Azogruppen, z. B. Brillantschwarz.

Dische* Reaktion (Zacharias D., physiol. Chemiker, Wien): (1930) **1)** DNS-Nachweis (in Lsg.) durch Erhitzen mit **D.* Reagens** (Diphenylamin-Lsg. in Eisessig u. konz. H_2SO_4) u. Photometrie der Blaufärbung (595 nm). – **2)** Steroid-Nachweis mit D.* Reagens; je nach Stellung der Hydroxyl- u. Ketogruppen Violett- (z.B. Kortison) oder Grünfärbung.

Disci: s. u. Discus.

disciformis: scheibenförmig.

Discis(s)io, Diszis(s)ion: op. Gewebe- oder Organspaltung. – **D. cataractae s. lentis:** Spaltung der vord. Linsenkapsel mit Diszisionsnadel bei angeb. oder juvenilem partiellem Star zur Erzielung einer totalen Linsentrübung (Quellung durch Kammerwasser) als Vor-Op. vor Linsenablassung bei Kindern u. U. Spontanresorption). – I. w. S. auch die kreuzförm. Spaltung der hint. Linsenkapsel bei zartem Nachstar (Bildung einer Sehlücke mit Vorstülpung einer »Glaskörperperle«).

Discitis: Entzündung eines ↑ Discus.

Discomyces

Discomyces: *bakt.* veralteter Gattungsname für Nocardia, Actinomyces u. a.; **D. tuberculosis**: ↑ Mycobacterium tuberculosis.

Discus: *anat* »Scheibe«, »Zwischenscheibe« (i. e. S. der D. intervertebr.; s. a. Diskus), auch »Streifen« (z. B. **D. accessorius** = HENSEN* Streifen, der quergestreiften Muskelfibrille, **D. lat.** = Z-Streifen); z. B. **D. articularis** *PNA* (Fibrocartilago interarticul.) als gefäß- u. nervenfreie Gelenkscheibe (Sehnengewebe u. Faserknorpel), meist den Gelenkraum in 2 getrennte Kammern teilend, auch Inkongruenzen ausgleichend u. als Gelenkpuffer, z. B. im Akromioklavikular-, Kiefer-, Knie- (↑ Meniscus), dist. Radioulnar-, Sternoklavikulargelenk. – **Disci intercalares**, die »EBNER* Glanzstreifen« als stark lichtbrechende (glänzende), oft treppenförm. Querlinien im mikroskop. Bild des Herzmuskels (durch die sich verzahnenden Myofibrillenenden?). – **D. interpubicus** *PNA* der Beckensymphyse, mit zentraler faserknorpel. Schicht (mit Synovia-halt. Hohlraum) u. hyalinknorpel., mit den Schambeinen verwachsenen Außenschicht. – **Disci intervertebrales** *PNA* (Fibrocartilagines interv. *PNA*), die »Zwischenwirbel- oder Bandscheiben« als druckelast. Synchondrosen (in der Regel 23) zwischen den WK, mit weichem Kern (Nucl. pulposus) u. Faserknorpelring (Anulus fibrosus), auf der Ober- u. Unterseite von einer dünnen, fest verwachsenen Hyalinknorpelschicht bedeckt. – Ferner: **D. opticus** (↑ Papilla nervi optici), **D. oophorus s. ovigerus s. proligerus** (↑ Cumulus oophorus), **D. tactilis** (↑ MERKEL* Tastscheibe).

disease: (engl.) Krankheit; z. B. pink d. (↑ FEER* Krankheit), pulseless d. (↑ Aortenbogen-Syndrom).

disergastische Reaktion: Angst, Desorientiertheit u. Sinnestäuschungen als Folge von Hirndurchblutungsstörungen.

Disfacilitation: *neurophysiol* Verminderung oder Begrenzung der Bahnungsvorgänge (↑ Facilitation); z. B. bei inn. ↑ Hemmung; s. a. Okklusion (2).

Disgregationsangst: (BILZ) Urangst, von einer »Herde« getrennt zu werden; als biol. Radikal in der endogenen Depression.

Disjektion: *psych* Spaltung des Persönlichkeitsgefühls im Traum, Sich-Erleben in doppelter Gestalt (Akteur u. Zuschauer).

Disjunktion: 1) *genet* ↑ Chromosomendisjunktion. – 2) *ophth* **D. der Koordination**, d. h. Stehenbleiben eines Auges bei Weiterbewegung des anderen.

Diskektomie: op. Entfernung eines Bandscheibenprolapses.

Disk-Elektrophorese: (ORNSTEIN u. DAVIS 1959) diskontinuierl. Polyakrylamidgel-Elektrophorese (Trennung von Proteinen, Proteiden, Nukleinsäuren), mit hohem Auflösungsvermögen (als Konzentrier- u. Molekülsiebeffekt).

Disklination: *ophth* unfreiwill. Rotation beider Augäpfel um eine a.-p. Achse beim Blick nach oben; vertikale Meridiane konvergieren nach unten.

Disko|graphie: *röntg* Darstg. einer Zwischenwirbelscheibe, indirekt nach Duralsack- oder Periduralraumfüllung (»Peridurographie«) mit pos. oder neg. KM, direkt nach Inj. eines pos. KM in den Nucl. pulposus (»Nukleographie«). – **D.lyse**: konservat. Ther. des Bandscheibenvorfalls durch Inj. von Enzymen (Chymopapain, Kollagenase) zur selektiven Auflösung des Nucl. pulp. – **D.mykose**: (RAVAUT u. PINOY 1909) Erkr. durch »Discomyces thibiergei«; Haut-, Muskel- u. Knochenschmerzen mit Knoten- u. Fistelbildung.

diskontinuierlich: mit Unterbrechungen.

Diskontinuitätszonen: *ophth* bei Spaltlampenuntersuchung sichtbare Schichtentrennungszonen in der Linse aufgrund unterschiedlicher Brechkraft der Linsenfasern in Embryonal- u. Alterskern, Linsenrinde u. -kapsel (↑ Abb.).

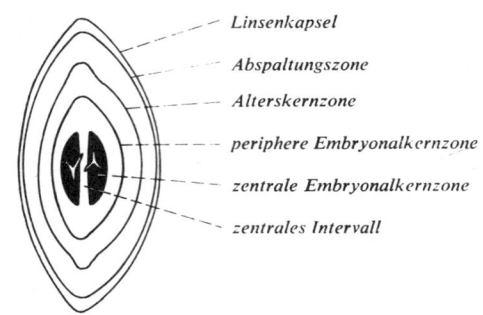

Diskopathie: path. Veränderungen an einem Discus articul. oder (i. e. S.) an den Bandscheiben.

diskordant: gegenteilig, gegensinnig, unterschiedlich.

Diskorie: *ophth* ↑ Dyskorie.

diskret: wenig auffallend.

Diskrepanztyp: *kard* s. u. ZWILLINGER* Typ (des EKG).

Diskrimeter: Prüfgerät für opt. Unterscheidungsvermögen. – **Diskrimination**: Unterscheidung, z. B. *physiol* von Reizqualitäten, *nuklearmed* des verschied. Stoffwechselverhaltens radioaktiver Substanzen bzgl. Inkorporation, Retention u. Speicherung; s. a. Diskriminator. **Diskriminationsverlust**: *otol* Begr. der Sprachaudiometrie für den prozentualen Verlust der Verständlichkeit einsilb. Prüfwörter bei optimaler Lautstärke.

Diskriminator: *nuklearmed* elektron. Einheit der Strahlungsmeßtechnik zur Trennung von Impulsen verschiedener Höhe: z. B. als Integral-D. (Durchlaß nur der über einem best. Schwellenwert bzw. zwischen 2 vorwählbaren Werten liegenden Impulse).

Disk-tine-Test: (ROSENTHAL 1961) Intrakutantest mit Alttuberkulin unter Verw. eines »Stempels« (Metallplatte mit Edelstahlzinken).

Diskus: ↑ Discus; s. a. Bandscheiben....

Diskuswerferstellung: die beim Armtonusversuch als Folge artifizieller oder krankhafter Erregungsdifferenz der Labyrinths reflektorisch eingenommene Körperhaltung: Absinken des einen u. Anheben des anderen Armes bei gleichzeit. Körperdrehung zur Seite des absinkenden.

Dislaceratio: *ophth* ↑ Dilazeration.

Dislocatio, Dislokation: Verlagerung, atyp. Lage (i. S. der Ek-, Dystopie); *genet* Chromosomendislokation. – In der Frakturenterminologie die Fragmentverlagerung, z. B. **D. ad axim** (als reine Achsenknickung, v. a. bei Infraktionen), **D. ad latus** (»zur Seite«, d. h. senkrecht zur Längsachse treppenstufen-

bajonett- oder gabelförmig versetzt), **D. ad longitudinem** (Verschiebung in der Längsachse, mit Verkürzung = **D. a. l. cum contractione s. abreviatione**, bei Kompressions- u. Depressionsfraktur auch mit Einkeilung = **D. a. l. cum impressione**; oder aber mit Verlängerung, u. U. sogar tastbarer Fragmentdiastase. = **D. a. l. cum distractione s. elongatione**, z. B. infolge übermäß. Extension), **D. ad peripheriam** (Rotationsverschiebung, d. h. Verdrehung beider oder meist nur des peripheren Fragments um die Längsachse, v. a. bei Schrauben- u. Trümmerbruch).

Dismutation, Disproportionierung: *chem* Reaktion zwischen Molekülen einer Verbindung mittlerer Oxidationsstufe; ein Teil wird oxidiert, der andere gleichzeitig reduziert (durch verschied. Oxidoreduktasen).

Disomie: 1) *path* / Duplicitas completa. – 2) *genet* Vorhandensein zweier strukturell ident. Chromosomensätze im Kern.

Disopyramidum *WHO*: 4-Diisopropylamino-2-phenyl-2-(2-pyridyl)-butyramid; Antiarrhythmikum.

Disparation: *ophth* Abbildung eines Dingpunktes auf nicht korrespondierenden (»disparaten«) Netzhautstellen; mit Abweichen in horizontaler (= Quer-D.; als funkt. D. wichtig für räuml. Sehen) oder in vertik. Richtung (= Längs-D.). Bei stärkerem Ausmaß / Diplopie.

Dispar-Bakterien: / Shigella dispar.

Dispensair-Methode: poliklin. prophylakt. Betreuung best. Personen(gruppen) etwa i. S. der Fürsorge.

Dispensieren: eine Arznei bereiten u. abgeben. – **Dispensiermethode**: *pharmaz* Arzneiverschreibung mit Angabe der Einzelmenge jedes Bestandteils (im Ggs. zur / Dividiermethode).

Dispergens: s. u. disperses System. – Auch Bez. für ein grenzflächenakt., die Dispergierung erleichterndes Mittel.

Dispermie: / Polyspermie mit Eindringen nur zweier Spermatozoen in dieselbe Eizelle.

dispers: zerstreut, verteilt; z. B. als **d. System** (»Dispersion«) ein heterogenes Stoffsystem aus mind. 2 homogenen – festen, flüss. oder gasförm. – Phasen, von denen die eine (»disperse Ph.« = Dispersum) in der anderen (= Dispergens, Dispersionsmittel) fein verteilt ist (/ Tab.); nach Teilchengröße unterschieden als grob- ($\varnothing > 10^{-4}$ cm; z. B. Aufschlämmungen), kolloid- ($\varnothing\ 10^{-4}$–10^{-7} cm; / Kolloide, Dispersionskolloide) u. molekulardispers ($\varnothing < 10^{-7}$ cm; z. B. echte Lsgn.). Der **Dispersionsgrad** entspricht dem reziproken Teilchen-$\varnothing$ oder der spezif. Oberfläche (pro cm^3) der dispersen Phase.

Dispersion: 1) *opt* die (spektrale) Farbzerlegung des weißen Lichtes durch Brechung (= Brechungs-D., s. a. chromatische Aberration) oder Beugung (= Beugungs-D.). – 2) / disperses System.

Dispersionskolloide: thermodynamisch instabile, kolloide polydisperse Systeme (z. B. kolloide Metalle, Emulsionen, Rauch, Staub, Nebel), deren verschieden große Teilchen infolge Überschusses an freier Energie zu Auflösung u. Aggregation (Koagulation, Koaleszenz) tendieren. Stabilisierung durch elektr. Aufladung, Anlagerung von Lösungsmittelmolekülen (Solvatation) oder Zusatz grenzflächenakt. Stoffe (Schutzkolloide, Emulgatoren).

Dispersions|mittel: / Dispergens. – **D.oxygenator**: mit oberflächenvergrößernder Verteilung des Blutfilms in reiner O_2-Atmosphäre arbeitender / Oxygenator (in Herz-Lungenmaschinen); z. B. als / Schaumoxygenator bzw. – neueres Modell z. B. n. COOLEY – als mit Hämodilution arbeitendes Gerät (Einweggerät mit geringem Füllvolumen).

Dispersions|phase: *parasit* das Ausschwärmen der Parasiten nach ungeschlechtl. Vermehrung im Wirtsindividuum (Agglomerationsphase), meist verbunden mit Wirtswechsel. – **D.theorie des Hörens**: Auf das ovale Fenster auftretende Schallwellen erzeugen λ-entsprech. Flüssigkeitswellen in der Perilymphe, wobei es zur Abnahme der Fortpflanzungsgeschwindigkeit u. – durch Dispersion – auch der Wellenlänge kommt; bei bestimmtem min. λ erfolgt Energieübertragung auf die Basilarmembran (/ BÉKÉSY* Wirbeltheorie), so daß auf niedr. Frequenzen basisferne, auf hohe basisnahe Rezeptoren des CORTI* Organs ansprechen.

Dispersum: s. u. disperses Systems. – **Disperte**: *pharm* pulverförm. Drogen- u. Organpräp.-Extrakt nach KRAUSE* Trocknung.

Dispirem: *zytol* das doppelte Zell-Spirem der Anaphase.

Displacebo-Effekt: (STRASSER) »umgekehrter Placebo-Effekt«, d. h. unerwünschte, evtl. schädl. Wirkung richtig indizierter Heilmaßnahmen infolge ablehnender Haltung des Pat. gegenüber dem Arzt.

Displacement-Analysen: quant. Nachweis kleinster Wirkstoffmengen (Hormone, Vit., Plasmaproteine, Enzyme etc.) nach dem »Verdrängungsprinzip«; Methoden:
1. Proteinbinding-Assay (/ PBA)
2. Radiorezeptor-Assay (mit Nutzung der Affinität von Membran- u. Zytoplasmarezeptoren)
3. Antikörper-Assay

disperses System		Dispergens		
		fest	flüssig	gasförmig
disperse Phase	fest	festes Sol Mischkristalle Legierungen	Kolloid (Sol) Suspension	Aerosol Rauch
	flüssig	feste Emulsion	Emulsion	Aerosol Nebel
	gasförmig	fester Schaum	Schaum	(Mischung zu homogenem System)

Displacement-Osteotomie

a) Radioimmuno-Assay (↑ RIA)
b) Enzymimmuno-Assay (kompetitiv; ↑ EIA)
c) Elektronenspinimmuno-Assay (s. u. Spin-).
d) Fluoroimmuno-Assay
e) Viroimmuno-Assay

Displacement-Osteotomie: (W. BLOUNT) Verschiebungsosteotomie, i. e. S. die des prox. Femur bei Koxarthrose.

Disposition: *path* »Anfälligkeit«, ererbte oder erworb. Bereitschaft eines Organismus, auf best. Noxen außergewöhnl. (meist i. S. einer Erkr.) zu reagieren; abhängig von allg. (z. B. Rasse, Klima) u. individuellen Faktoren (z. B. Alter, Geschlecht, Ernährung, Hygiene); vgl. Diathese. – *psych* die individuelle Reaktionsbereitschaft, d. h. die »rel. konst. Bereitschaft u. Neigung zum Vollzug bestimmter seel. Erlebnisse« (PH. LERSCH). – **Dispositionsprophylaxe**: die Anfälligkeit herabsetzende Maßnahmen, z. B. Körperhygiene, Abhärtung, akt. u. pass. Immunisierung; vgl. Expositionsprophylaxe.

disproportioniert: s. u. Zwergwuchs. – s. a. Abb. »MORQUIO* Syndrom«.

Disse* (JOSEPH D., 1852–1912, Anatom, Göttingen, Halle, Marburg) **Raum**: der kapilläre, mit Blutplasma aus den Lebersinusoiden gefüllte »perisinusoidale« Raum zwischen dem Gitterfaserhäutchen der Leberzellplatten u. dem durchbrochenen Endothel der Lebersinusoide, der den unmittelbaren Kontakt zwischen – nicht gerinnendem – ausgetretenem Blut u. Leberzellen herstellt. Je nach Funktionszustand eng oder weit (mit Mikrovilli). In ihn werden bei Störung der Gallenkapillaren Gallebestandteile abgegeben; bei postsinusoidaler Störung (z. B. Zirrhose) hier vermehrte Bildung von Leberlymphe, die infolge ungenügender Dränage über den Ductus thoracicus zu Aszites führt. – **D.* Sphinkter**: (1902) ringförm. Muskelfasern an der Einmündung der Nierenkelche ins Nierenbecken.

dissecans: (alt.) zerschneidend, gewebstrennend (s. a. Dissectio).

Dissecatio: *chir* ↑ Dissectio; *path* ↑ Sequestration.

Dissectio: Zerschneidung; *chir* op. Freilegung, Zerstückelung (z. B. ↑ Halsdissektion), *anat* Sektion, ↑ Obduktion. – **D. fetus**: Zerstückelung des kindl. Rumpfes (evtl. mit Eviszeration) als – seltene – Embryotomie-Methode (bei verschleppter Querlage u. Unmöglichkeit der Dekapitation oder Schnittentbindung, bei fetalen Mißbildungen). – *path* **arterielle Dissektion**: lamelläre Aufspaltung der Arterienwand – meist zwischen Intima u. Media, seltener innerhalb der Media – durch den über einen Innenwanddefekt (Arteriosklerose, stumpfe Verletzung, chron. Arteriitis) eindringenden Blutstrom (Auswühlen eines falschen Gefäßlumens). Entstehungsmechanismus des ↑ Aneurysma dissecans.

Dissek(a)tions|ligatur: 1) (VOSSSCHULTE) bei abdominal bedingter Ösophagusvarikose transösophageale, zirkuläre Umschlingung der kardianahen Speiseröhre in Höhe einer zuvor durch Gastrotomie in das Lumen eingebrachten – nach ca. 2 Wo. zerfallenden – Endoprothese zwecks Devaskularisation. – 2) transkutane Varizenumstechung, v. a. multipel am Unterschenkel. – **D.klemme**: lange, leicht gebogene Klemme zur stumpfen Präparation von Organen, z. B. der Lungenwurzelgebilde (sog. »Sucher«); auch als Gefäßklemme.

Dissektor: gestielter stumpfer Präparierspatel zur Lösung flächenhafter Verwachsungen (z. B. Tendo-, Pneumolyse, Duraablösung, intravasale Thrombektomie).

Dissemination: »Aussaat«, Ausstreuung eines path. Prozesses in Form von Partikeln oder Krankheitserregern innerhalb des Organismus (↑ Generalisation, Metastasierung, Herd…), i. w. S. auch innerhalb einer Population (↑ Epidemie).

disseminiert: über ein Organ bzw. den Organismus ausgebreitet (↑ Dissemination); z. B. **d. intravasale Koagulopathie** (DIC; = akute ↑ Verbrauchskoagulopathie).

Dissimilation: 1) *biochem* Katabolismus: der Abbau der im Organismus durch Assimilation gebildeten Fette, KH u. Eiweißstoffe über verschied. Intermediärprodukte unter Energiefreisetzung zu CO_2, H_2O u. Harnstoff. – 2) *ophth* Abbau der Sehsubstanzen der Netzhaut beim Farbensehen (↑ HERING* Theorie).

Dissimulation: Verbergen oder Verheimlichen von Krankheitssymptn. zur Vermeidung von Peinlichkeiten, zur Erreichung von Diensttauglichkeit etc.

Dissipatio(n): Zerstreuung.

Dissolution: Auflösung eines Kolloids zu einer molekulardispersen Lsg. durch chem. Reagentien.

Dissolventia: auflösende Mittel, ↑ Lösungsmittel.

Dissoziation: Aufhebung einer Verbindung. – *chem* reversibler Zerfall einer chem. Verbindung in Moleküle, Atome oder Ionen, s. a. Dissoziationsgrad, -konstante; z. B. als – sehr schnelle – **elektrolyt. D.** (ARRHENIUS 1887) zu Ionen; bei echten Elektrolyten (z. B. NaCl) durch Aufhebung der Ionenbindungen, bei potentiellen (z. B. organ. Amine) nach Reaktion mit dem Lösungsmittel; u. zwar bis zwischen den Konzentrationen der dissoziierten u. undissoziierten Molekülen Gleichgew. herrscht (bei schwachen Elektrolyten u. sehr verdünnten Lsgn. starker Elektrolyte gemäß Massenwirkungsgesetz; D. der Aminosäuren u. Proteine in Zwitterionen u. die mehrstuf. D. mehrbasischer Säuren für pH-Konstanz wichtig); ferner als **hydrolyt. D.** (elektrolyt. D. durch Wasser-Einwkg.) u. als **therm. D.** (bei genügend hoher Wärmeenergiezufuhr Zerfall in Mol.bruchstücke). – *neurol* 1) das unterschiedl. Verhalten der Liquorbestandteile bei den sogen. Liquorsyndromen, u. zwar als **albuminokolloid(al)e D.** (Vermehrung der γ-Globuline, aber normales Gesamteiweiß; z. B. bei Encephalomyelitis disseminata, Hirntumor, Neurosyphilis), **albuminozytol. D.** (Vermehrung des Gesamteiweißes, v. a. der Albumine, aber normale oder nur gering erhöhte Zellzahl; bei stenosierendem ZNS-Tumor, infektiöstox. Polyneuritis, GUILLAIN*-BARRÉ* Syndrom), **globulinoalbuminoide D.** (rel. Globulinvermehrung; bei unbehandelter progress. Paralyse), **zytoglobulin. D.** (Zellvermehrung, aber normales Eiweiß, bei frischer Meningitis). – 2) Kurzbez. für die dissoziierte ↑ Empfindungsstörung; z. B. als **syringomyelit. D.** Beeinträchtigung nur von Schmerz- u. Temp.empfindung (Unterbrechung des Tr. spinothalamicus), als **tab. D.** Beeinträchtigung der Tiefen- bei erhaltener Oberflächensensibilität. – *kard* **atrio-, aureo- oder aurikuloventrikuläre D.**: der voneinander unabhäng. Schlagrhythmus der Kammern u. Vorhöfe infolge vorübergehenden Sichüberschneidens zweier fast gleichfrequenter Schrittmacher (Sinus- u. Av-Knoten) ohne Leitungblock; wechselnd laute Herztöne, wechselnder Abstand des – normalen – P vom Q., subjektiv meist unbemerkt. – **isorhythmische D.**: langdauerndes Hin- u. Herpendeln des P um den – meist regelmäß. – QRS-Komplex bei einfacher av. Dissoziation ohne Av-Block. – *ophth* **D. der Augenbewegungen**: dissoziierte ↑ Augenabweichung.

Dissoziations|grad: *chem* Verhältnis (α) des Anteils dissoziierter zur Gesamtzahl der Moleküle. Bei elektrolyt. D. mit steigender Temp. u. fehlender Konz. zunehmend; für starke Elektrolyte α = 1. – **D.konstante**: *chem* Quotient aus der Konz. der Molekülbruchstücke (Ionen, Atome) nach Einstellung des Dissoziationsgleichgew. u. der Konz. der Moleküle vor dem Zerfall; bei elektrolyt. D. Maß für die Stärke des Elektrolyten. – **D.strom**: *therap* Gleichstrom, der im durchflossenen Gewebe elektrolyt. Dissoziation u. Ionenwanderung bewirkt (im Experiment Wanderungstendenz der Ery, Leuko u. Zellen von der Kathode zur Anode); Anw. bei Beinvenenthrombose (Anode am Entzündungsherd). – **D.theorie**: *kard* Vorhofflimmern, beruht auf multifokaler frequenter Reizbildung, die zu funktioneller Dissoziation (»Fragmentation«) des Vorhofs in synchron erregte Areale unterschiedl. u. wechselnder Größe führt.

dissoziiert: nicht mehr verbunden (↑ Dissoziation); z. B. *neurol* di. ↑ Empfindungsstörung.

distal(is), dist.: *anat* von der Körpermitte – bei Gefäßen vom Herzen, bei Nerven vom ZNS – weiter entfernt liegend (Ggs.: proximal); *dent* von der Zahnbogenmitte abgewandt (Ggs.: mesial).

Distalbiß: *dent* Bißlage bei Rückwärtsverlagerung des UK gegenüber dem OK; beim Neugeb. physiol (normalerweise im 1. Lj. wieder ausgeglichen)

distal-tubuläres Syndrom: (SUNDAL) chron. oder akutes Versagen der dist. Nierentubuli mit Störung von Wasserrückresorption, Elektrolytregulierung u. Säure-Basen-Gleichgew. sowie Renin-Hypertension.

Distamycin: Dermatophyten-wirksames Antibiotikum aus Streptomyces distallicus.

Distantia: (lat.) Abstand; z. B. **D. cristarum** u. **D. intercristalis** (↑ Beckenbreite, Abb. »Beckenmaße«), **D. pubococcygea** (zwischen Symphysenunterrand u. Steißbeinspitze; Längs-⌀ des Beckenausgangs, normal 9–10 cm, unter der Geburt um bis zu 2 cm größer werdend), **D. sacropubica** (zwischen Symphysenunterrand u. unt. Kreuzbeinende, normal 11–12 cm, in der Austreibungsperiode wichtig als funkt. Längs-⌀ des Beckenausgangs), **D. spinarum** (zwischen Außenkanten der Spinae iliacae ant. sup., normal 25–26 cm, um etwa 3 cm kleiner als die D. cristarum; pathol. Werte z. B. bei platt-rachit. Becken), **D. trochanterica** (»Trochanterbreite« zwischen bd. großen Rollhügeln, normal 31 cm; <28 cm zus. mit anderen auffäll. äuß. Beckenmaßen geburtshilflich bedeutsam).

Distanzgeräusch: auch noch mit nicht der Brustwand dicht aufliegendem Stethoskop wahrnehmbares Herzgeräusch (Grad 6 n. LEWIS). – Analog das **Distanzrasseln** bei Lungenstauung, -ödem.

Distensions|luxation: spontane, oft unvollständ. L. infolge chron. Gelenkkapselüberdehnung (durch rezidiv. Erguß etc.). – **D.verband**: *chir* ↑ Extensionsverband.

Distichiasis, Distichie: angeb. (meist rezessiv erbl.) Lidrandanomalie mit 2. Reihe feiner Härchen hinter der eigentl. Wimpernreihe (Fehlanlage der MEIBOM* Drüsen?); Gefahr von Binde- u. Hornhautreizung.

Distickstoffoxid, Stickoxydul, Lachgas: N_2O; farbloses, angenehm riechendes Gas, berauschend u. narkotisierend (↑ Lachgasnarkose).

Distigmini bromidum *WHO*: Hexamethylen-1,6-bis-(N-methyl- karbamidsäure-3'-pyridylestermethyldibromid); Parasympathikomimetikum gegen Myasthenie.

Distomatina: *protozool* ↑ Diplomonadina.

Distomatose, -miasis: Infektion mit – früher z. T. »Distomum« genannten – Trematoden (etwa der Gattung Digenea entsprechend, v. a. Clonorchiasis, Fasciolosis).

Distomum, Distoma: veraltete Gattungsnamen für Trematoden, z. B. **D. buski** s. **crasum** s. **rathouisi** (↑ Fasciolopsis buski), **D. capense** s. **haematobium** (↑ Schistosoma haematobium), **D. conus** (↑ Opisthorchis felineus), **D. giganteum** s. **hepaticum var. aegyptica** (↑ Fasciola gigantica), **D. hepaticum** (↑ Fasciola hepatica), **D. hepatis innocuum** s. **perniciosum** (↑ Opisthorchis sinensis), **D. heterophyes** (↑ Heterophyes heterophyes), **D. lanceolatum** (↑ Dicrocoelium dentriticum), **D. pulmonale** s. **ringeri** (↑ Paragonimus westermani).

Distomus: *path* Mißbildung mit 2 Mündern.

Distorsio(n): Verdrehung, Verzerrung (z.B. in der opt. Projektion); *chir* »Verstauchung« eines Gelenks bei gewaltsamem Überschreiten der physiol. Bewegungsgrenze (Beugung, Streckung oder Torsion). Momentane »Subluxation« (mit sofort. Selbstreposition) bewirkt Überdehnung oder Ruptur des Bandapparates (intra- oder paraartikuläre Blutung, Knorpelabsprengung oder -verschiebung, Weichteilinterposition); Sympte.: örtl. Schwellung, Druckschmerz, Erguß, abnorme Beweglichkeit (z. B. Schubladenphänomen); als Spätschäden Schlottergelenk, »Gelenkmaus«, Meniskopathie, parossale Knochenneubildung. Am häufigsten die **D. pedis** des Sprunggelenks, meist durch Inversion u. Supination (»Umkippen« über äuß. Fußrand bei gleichzeit. Außendrehung des Körpers = Adduktions-D.); v. a. bei bleibender Subluxation mit Ruptur der Gabel- u. Seitenbänder (Ligg. tibiofibulare ant. u. post. bzw. calcaneo- u. talofib., deltoideum); evtl. mit Knochenausrissen. – Ther.: konservativ; bei **habitueller D.** evtl. plast. Ligamentersatz (z. B. nach HOHMANN, KATZENSTEIN, NILSONNE).

Distorsionsfraktur: intra- oder extraartikulärer Knochenabriß (z. B. med. Femurkondylus, Fibulaköpfchen) bei schwerer Distorsion.

Distraktion: 1) *chir* Streckung eines Körperteils durch Zug u. Gegenzug (↑ Extension), manuell, durch Distraktionsverband, Distraktor oder spez. Lagerung; z. B. als präliminare Retentionsmaßnahme im Unfallschock, bei unstabiler Reposition, nach Verlängerungsosteotomie, zur Kontrakturmobilisierung, Schwebelagerung. Komplikationen: SUDECK* Dystrophie, verzögerte Kallusbildung, Pseudarthrose, Schlottergelenk. – 2) *gyn* manuelle Dehnung des Muttermundes unter der Geburt.

Distraktions|gipsverband: s. u. Doppeldrahtgipsverband, s. a. Distraktor. – **D.konus**: *ophth* ↑ Conus temporalis infolge Dehnung des hint. Augenpols. – **D.luxation**: L. infolge übermäß. Zug- u. Gegenzugkräfte, meist bei fixiertem Rumpf (z. B. Transmissionsverletzung an Schulter-, Hüftgelenk); mit extremem Klaffen des Gelenkspaltes, schwerer Bänderzerreißung, evtl. Nerven-, Gefäßruptur.

Distraktions|segment: (STOECKEL) *geburtsh* das in Längs- u. Querrichtung überdehnte unt. Uterinsegment bei Nichteintreten des Kindes ins kleine Becken (verschleppte Querlage, Mißverhältnis etc.). Häufig Lokalisation einer Uterusruptur. – **D.verband**: Streckverband für kurzfrist. oder kontinuierl. Längsachsenzug, der zusätzl. anatom. (Deformitätsbeseitigung, Retention, evtl. Osteosynthese) u. funkt. Ther.maßnahmen (Übungs-, Wundbehandlung) zuläßt. Als Heftpflaster- oder Drahtzugverband mit Gegenzug (Lagerung auf schiefer Ebene, BRAUN* Schiene, »Dammschlauch«) oder als bds. Knochenextension (z. B. STEINMANN* Nagel, KIRSCHNER* Draht, Doppeldraht-Transfixationsgips, Distraktor).

Distraktor: Gerät zur kontinuierl. Aufhebung der reflektor. Muskelretraktion (nach Fraktur, Osteotomie etc.) durch ↑ Distraktion mit Zugvorrichtung n. BÖHLER, KLAPP u. a. oder mit bügelförm. Distraktionsschrauben (z. B. HACKENBRUCH* Klammer, deren Fußplatten prox. u. distal der Fraktur im – später zirkulär durchtrennten – Gipsverband fixiert sind).

Distribution: *psych* Verteilung der Aufmerksamkeit auf versch. gleichzeitig einwirkende Reize einschl. der Fähigkeit, darauf zu reagieren.

Districhiasis: *derm* Wachstum zweier Haare aus einer Follikelöffnung.

Distrix: *derm* distal aufgesplittertes Haar (bei ↑ Trichoptilosis).

Disulfidbrücke: *chem* die Gruppe -S-S- in Aminosäuren (Zystein, Glutathion), Proteinen, Hormonen etc.; bedeutsam im Intermediärstoffwechsel durch Beteiligung an ↑ Redoxsystemen (Reduktion zu Sulfhydrylgruppen; z. B. Zystein ↔ Zystin):

$$\text{\textcircled{R}} - S - S - \text{\textcircled{R}} \xrightleftharpoons[-2H]{+2H} 2\,\text{\textcircled{R}} - SH.$$

Disulfiramum *WHO*: Tetraäthylthiuramidsulfid; Anw. als Fungizid, ferner zur Alkoholentziehungskur (basierend auf künstl. Alkoholintoleranz; nur unter ärztl. Kontrolle u. nach Demonstration der Vergiftungserscheinungen; bei Alkoholblutspiegel 5 mg% tödlich! Gegenmittel: Askorbinsäure u. Eisen i.v.).

Disulfonamide: 1) Verbindgn. mit 2 NH_2-SO_2-Gruppen; D. des Benzols, Thiophens u. Pyridins sind Karboanhydrase-Hemmer (z. T. Anw. als Diuretika). – 2) ↑ Sulfonamide aus 2 Mol. Sulfonilamid (z. B. Uliron®); wenig wirksam (obsolet).

Diszis(s)ion: *ophth* ↑ Discissio.

Di-Te-(Per-)Pol-Impfstoff: ↑ Kombinationsimpfstoff gegen **D**iphterie, **T**etanus, (**P**ertussis), **Pol**iomyelitis (z. B. Quatro- bzw. Tri-Virelon®).

Dithioglyzerin: ↑ Dimercaprolum.

Dithiokarbamidsäure: NH_2CSSH; Enzyminhibitor (Reaktion mit SH-Gruppen, Chelatbildung mit Metallen); Salze u. Ester als Fungi-, Phyto- u. Insektizide; s. a. Disulfiramum.

Dithiokarbamoylhydrazin-Derivate: selektiv die hypophysäre Gonadotropin-Funktion hemmende Substanzen (»Antigonadotropine«).

Dithizon: Diphenylthiokarbazon, das mit vielen Metallen Komplexe bildet. Anw. als Zytostatikum, *labor* Reagens auf Ag, Zn, Cd, Pb u. Hg, in der Chromatographie, zum Zn-Nachweis in lyophilisiertem Gewebe, *forens* Pb-Nachweis im Schmauchhof von Schußwunden (Bestg. der Schußentfernung), *tierexper* zur Auslösung von Diabetes mellitus (durch Bindung des Zn der Inselzellen deren elektive u. irreversible Zerstörung).

Dithranolum *WHO*: 3,4-Dihydroxynthranol; Externum bei Psoriasis, chron. Hautmykosen etc. als Ersatz für Chrysarobin (höhere Konz. reizend).

Dittel* (LEOPOLD V. D., 1815–1898, Urologe, Wien) **Band**: Verdickung der Fascia colli superf. an der Durchtrittsstelle der Jugularis ext. – **D.* Bougie, Sonde, Stift**: kon. Metallstift (10–30 Charr.) zur Dehnung des Meatus ext. der Harnröhre. – **D.* Krümmung**: dem physiol. Verlauf der ♂ Urethra entspr. Krümmung bei Metallbougies u. -kathetern (»Dittel-Katheter«). – **D.* Operation**: 1) perineale partielle Prostatektomie (Enukleation der Seitenlappen). – 2) Verschluß einer Harnröhrenfistel (Pars spongiosa) durch birnenförm. Skrotallappen. – 3) D.*-FORGUE*Op.: transperitoneale Resektion einer Blasen-Scheidenfistel.

Dittmar*-Ruppert* Dreieck: *röntg* ↑ Grippedreieck.

Dittographie: sogen. »Schreibstottern« mit Wiederholung von Silben u. Wörtern.

Dittrich* (FRANZ D., 1815 bis 1859, Arzt, Erlangen) **Pröpfe**: geformte, übelriechende Detritusteilchen (mit Fettsäurenadeln, Myelintropfen, Baktn.) im Sputum bei Bronchiektasie u. Lungenabszeß. – **D.* Stenose**: infundibuläre ↑ Pulmonalstenose.

Diurese: die Harnausscheidung, unterschieden als ↑ Filtrations-, ↑ Wasser- u. – i. e. S. – **osmot.** oder **Molekular-D.**, d. h. Hemmung der Wasserrückresorption aus dem Primärharn, dessen osmot. Druck durch filtrierbare, aber nur schwer rückresorbierbare inerte Stoffe wie Mannit, Harnstoff, Glukose etc. erhöht ist (Prinzip der **forcierten D.**, wie sie auch durch best. Diuretika, bei Hyperglykämie, nach Trinken von Meerwasser etc. eintritt). – **D.provokation**: z. B. durch Applikation großer Flüssigkeitsmengen (»Wasserstoß«) als Teil des ↑ VOLHARD* Wasserversuchs. – **D. reflex**: ↑ GAUER*-HENRY* Mechanismus.

Diuretika: *pharm* »harntreibende Mittel«, i. e. S. die, welche die renale Na-Ausscheidung (»Natriuretika«, »Saluretika«) steigern. Einteilung nach chem. Struktur u. Funktionsweise: 1) osomot. D., z. B. Mannit, Sorbit, Gelatine (zusätzl. Wasserausscheidung, da keine Rückresorption); 2) Quecksilber-D., z. B. Chlormerodrinum (vermehrte Cl-Ausscheidung durch Hemmung der tubulären Rückresorption); 3) Sulfonamide, z. B. die Karboanhydrasehemmer Acetazolamidum, Chlorothiazidum, Clopamidum, Diclofenamidum (infolge Karbonat-dehydratase-Blocks vermehrte Ausscheidung von Na^+, K^+, HCO_3^- u. Wasser); 4) Benzothiadiazin-Derivate u. -Analoga (»Thiazide«), z. B. Benz- u. Cyclopenthiazidum, Flumethiazidum, Furosemidum, Ethacrynsäure (Hemmung der Na^+- u. Cl^--Rückresorption im prox. Tubulus); 5) Aldosteron-Antagonisten, z. B. Spironolactonum (vermehrte Na⁺- u. Cl⁻-Ausscheidung durch Blockierung der Aldosteron-Wkg. am dist. Tubulus), Metyraponum (Reduktion der Sekretion der NNR), Triamterinum (nicht spezif.); 6) Purin-Derivate, z. B. Koffein (dir. Nierenwirkung durch Gefäßdilatation u. Filtrationsdiurese); 7) Urikosurika (Steigerung der Harnsäure-Ausscheidung), z. B. N-Benzylsulfonyl-p-aminobenzoesäure; 8) Ionenaustauscherharze; 9) pflanzl. Diuretika (mit unterschiedl. Wirkstoffen, u. a. K-Gehalt, äther. Öl).

diuretisch: die ⌐ Diurese betreffend.

Diuria, Diurie: häuf. Miktion während des Tages (im Ggs. zur Nykturie).

diurnus: (lat.) am Tage vorkommend.

diutinus: (lat.) langwierig, langdauernd.

div.: *pharm* divide.

Divagation: *psych* Zerfahrenheit, Abschweifen.

Divaricatio palpebrarum: ⌐ Ektropium.

divergens, divergent: auseinanderweichend.

Divergent-Scan: s. u. Ultraschall-Diagnostik.

Divergenz: *physik* das Auseinandergehen der Lichtstrahlen als Effekt von Konkavlinsen oder Konvexspiegeln – *ophth* als **horizontale D.** die gleichzeit. Abduktion beider Augäpfel beim Strabismus divergens (physiol. beim Blick nach oben; s. a. Divergenzreaktion); als **vertikale D.** das Höhenabweichen beider oder 1 Sehachse infolge unkoordinierter Bulbusdrehbewegungen (i. w. S. auch die Distanz der Doppelbilder) beim Höhenschielen, wobei die rel. Höherstellung der re. Achse als »pos.«, die Tieferstellung als »neg.« bezeichnet wird. Physiol. **D.breite** ohne Auftreten von Diplopie seitlich 5–8, vertikal 3–6°. – Bei **D.lähmung** (infolge Läsion der Brückenhaubengegend) stehen Bulbi in starker Konvergenz.

Divergenz|prinzip: *neurophysiol* Verteilung einer afferenten Erregung auf verschied. Zellen als Mechanismus der weitläuf. Modifizierung (Förderung oder Hemmung) der Erregbarkeit. – **D.reaktion**: 1) *ophth* Auseinanderweichen der Augenachsen (mit Pupillendilatation u. Nachlassen der Akkommodation) bei Umstellung von Konvergenz auf Fixation der Ferne. – 2) *neurol* beim Vorstrecken der Arme mit geschlossenen Augen Abweichen des herdseit. Armes nach außen. – **D.schielen**: ⌐ Strabismus divergens.

Diverticulosis: ⌐ Divertikulose.

Diverticulum, Divertikel: komplette oder inkomplette umschriebene (meist sackförm.) Wandausstülpung eines Hohlorgans; als echtes D. (**D. verum**) sämtl. Wandschichten betreffend (angeb. Ektasie oder erworb. Traktions- bzw. Pulsionsdivertikel), als falsches D. (**D. spurium**) ein erworb. – solitärer oder multipler – Mukosa-Prolaps durch Lücken bzw. Risse der Muskularis, z. B. an Gefäßdurchtrittsstellen (v. a. in Dünn- u. Dickdarm). Sympte. oft uncharakterist.; als Komplikationen Divertikulitis, Blutung, Perforation. Nachweis endoskopisch, röntgenologisch. – Bes. Formen: **Diverticula ampullae** (*PNA*, physiol. kleine Ausbuchtungen der Samenleiterampulle), **D. duodeni** (⌐ Duodenaldivertikel; auch Bez. für die Papilla duodeni major u. minor), **D. epiphrenicum s. supradiaphragmaticum** (tiefsitzendes ⌐ Ösophagus-D., meist bei idiopath. Dilatation; Sympte. evtl. wie bei Kardiospasmus), **D. ilei verum** (⌐ MECKEL* Divertikel), **D. laryngeale** (Ausbuchtung des MORGAGNI* Ventrikels; als Extremform die Laryngozele), **D. ureterale** (als angeb. Harnleiter-D. stets echt, oft groß; als erworb. Dilatation z. B. suprastenotisch; paraureteral das ⌐ Ureterdurchgangs-D.), **D. uteri** (meist angeb., multipel, hörnernah; selten erworb. nach Mikroabszessen, Op.naht etc.). – *embryol* Ausbuchtung einer Organanlage, z. B. **D. allantoentericum** (für Allantois), **D. hepaticum** (am Duodenum; für Leber- u. Gallengänge einschl. Gallenblase), **D. hypophysarium s. pituitarium** (⌐ RATHKE* Tasche), **D. thyreoideum** (»Schilddrüsengrübchen«, Entodermeinsenkung in embryonalen Mundboden. Überbleibsel: Foramen caecum der Zunge).

Divertikel|blase: *urol* durch echte Divertikel mißgestaltete Harnblase. Oft entzündl. Stenosierung der D.mündung (»D.halsstenose«), evtl. mit Retention u. Konkrementbildung (meist kalkhalt. Phosphat oder Magnesiumammoniumphosphat; Gefahr von nekrotisierender Wandentzündung, Abszedierung, Mündungsobstruktion); auch gut- u. bösart. Neoplasmen (z. B. Papillom, Karzinom); s. a. Balkenblase. – **D.hernie**: *urol* Cystocele vaginalis (s. u. Zystozele) ohne Senkung des Uterus bei kongenit. Dysplasie der Blasenmuskulatur; i. w. S. die ⌐ LITTRÉ* Hernie. – **D.schwangerschaft**: Extrauteringravidität in einer Tubenausstülpung (nach Abszeß, bei Endometriose).

Divertikulektomie: Resektion bis fast totale Abtragung eines Divertikels (v. a. der Harnblase; als geschlossene retroperitoneale, als offene oder als transvesikale D.).

Divertikulitis: akute oder chron.-rezidivierende Wandentzündung eines Divertikels; oft auf die Umgebung übergreifend (»Peridivertikulitis«; bei Dickdarmdivertikeln evtl. unter dem Bild der »Pseudoappendizitis«).

Divertikuloanastomose: op. Anastomosierung eines Divertikels mit einem benachbarten Hohlorgan, z. B. eines epiphrenischen Ösophagusdivertikels mit dem Magen (»Marsupiogastrostomie«); vgl. Divertikulostomie.

Divertikulom: prall gefülltes, dadurch tumorförm. Divertikel.

Divertikulose: gehäuftes Auftreten von Divertikeln, v. a. als ⌐ Dickdarmdivertikulose.

Divertikulostomie: op. Anastomosierung eines Divertikels mit der Körperoberfläche (»Divertikelfistel«, meist als Katheterfistel).

Divide, D., div.: *pharm* latein. Rezepturanweisung »teile«. – **D. in partes aequales**: »teile in gleiche Teile«.

Dividiermethode: *pharm* Aufteilung der im Rezept angegebenen Gesamtmenge des Arzneimittels in einzelne gleiche Teile (z. B. abgeteilte Pulver); vgl. Dispensiermethode.

Divinyläther: Aether vinylicus, brennbare, flücht. Flüssigkeit (Kp. 28–31°); mit 4% Äthanol gemischt als kräftig wirkendes Inhalationsnarkotikum (ca. 6mal stärker als Diäthyläther) für Narkoseeinleitung u. kleine Eingriffe (Tropf- oder Apparatnarkose; keine Exzitation, rasches Einschlafen u. Erwachen, aber verstärkte Salivation u. Laryngospasmen, schlechte Steuerbarkeit).

Divulsion: gewaltsame Sprengung (instrumentell z. B. als Dilatation mit kon. **Divulsor**) oder Zerreißung (z. B. einer Körperhöhle).

Dixanthogenum *WHO*: Diäthyldixanthogen; Parasitizid (z. B. gegen Skabies), Insektizid.

Dixanthylharnstoff: gelbl.-grüne, schwer wasserlösl. Verbindung aus Harnstoff u. Xanthydrol.

Dixon* Operation: abdominale Rektum- bzw. Rektosigmoid-Resektion mit End-zu-End-Anastomosierung (über Führungsrohr) u. temporärer Kolostomie.

Dixon Mann* Zeichen: *ophth* s. u. MANN*.

Dixyrazin *WHO*: Piperazinyl-phenothiazin-Derivat; Neuroleptikum, Antihistaminikum.

Dizephalie: *path* Duplicitas sup. mit zwei vollständ. Köpfen; s. a. Dicephalus, Abb. »Duplicitas«.

dizygot: ↑ zweieiig.

dizyklisch: ↑ bizyklisch.

Djenkol-Vergiftung: v. a. in Indonesien beobachtete »Intoxikation« durch **Djenkol-** oder **Jenkolbohnen** (= Samen der Leguminose Pithecolobium lobatum): Anurie, evtl. auch Urethranekrose u. -fisteln durch kristalline Ausfällung von **Djenkolsäure** (S-halt. Aminosäure).

Djourno* Apparat: Impulsstrom-Generator (0,5–5 Sek., 180 Hz, max. 400 mA) zur Elektrokrampfther.

DL: 1) ↑ Dosis letalis. – 2) *chem* s. u. Konfiguration.

D-like substance: *serol* ↑ LW-Substanz.

DLM, Dlm: ↑ Dosis letalis minima.

DLR: ↑ DONATH*-LANDSTEINER* Reaktion.

DLS-Syndrom: (H. WEYERS 1971) Ektodermaldysplasie mit Dysodontie (rudiment. Überschußbildungen im UK-Eckzahnbereich, Schmelzhypoplasien, Diastemata, Okklusionsstörungen), Leukotrichose des Kopfhaares u. rezidiv. oro-intestinaler Sanguinationsneigung; ferner Hypohidrose u. Störungen der Nageltrophik.

D.M.: 1) **D**octor of **M**edicine (MD). – 2) **d**iastolic **m**urmur (s. u. Herzgeräusche).

DMAB-Nitrit-Methode: *histol* färber. Darstg. (intensiv-blau) tryptophanhalt. Verbindgn. wie Fibrin, Zymogen(-Granula), Schilddrüsenkolloid, Neurokeratin etc. im Paraffinschnitt mit **D**imethyl**a**mino**b**enzaldehyd-Lsg. u. Oxidation (mit $NaNO_2$-Lsg.; beides in konz. HCl).

DMAC: ↑ Dimethylazetamid.

d-Marker: genet. Marker für Polio-Stämme; für Impfstoffherstg. gebr. sind abgeschwächte »-d«-Stämme.

DMDT: 4,4'-**Di**methoxy**d**iphenyl**t**richloräthan; DDT-analoges Insektizid (Spray).

Dmelcos-Reaktion: mit Dmelcos-AG (Emulsion verschied. Streptobazillenstämme) durchgeführter ↑ ITO*-REENSTIERNA* Intrakutantest zur Diagnostik des Ulcus molle.

DMF-Index: *dent* zahlenmäß. Verhältnis der erkrankten (**d**iseased), fehlenden (**m**issing) u. gefüllten (**f**illed) Zähne zur Gesamtzahl der Zähne als Karies-Index.

DMNA: **D**i**m**ethyl**n**itros**a**min; kanzerogene (?) Substanz, in Fischkonserven durch Reaktion von Nitrit mit Aminen des Fisches entstehend.

DMPE: 3,4-**D**i**m**ethoxy**p**henyl**ä**thylamin; mit Meskalin verwandte Substanz (↑ Pink-spot-Phänomen).

DMPP: 1,1-**Di**methyl-4-**p**henyl**p**iperaziniumjodid; parasympathikomimet. u. vasopressor. Substanz.

DMS-70, -90, DMSO: ↑ Dimethylsulfoxid.

DMT: ↑ N,N-**D**i**m**ethyl**t**ryptamin.

DN: ↑ **D**ibucain-Zahl (engl.: **n**umber).

DNA: ↑ **D**esoxyribo**n**ukleins**ä**ure (engl.: **a**cid).

DNCB: ↑ 2,4-**D**i**n**itro**c**hlor**b**enzol.

DNCG: **D**i**n**atrium **c**romo**g**licicum (↑ Cromoglicinsäure); spezif. Hemmer der Mastzell-Degranulation, der die Zelle gegen best. Trigger-Faktoren schützt u. so die lokale Freisetzung von Anaphylaktogenen blockiert. Örtl. Anw. v. a. bei Asthma bronchiale u. allerg. Rhinitis.

D:N-Quotient: **D**extrose-**N**itrogenium-Quotient (s. u. ↑ Glukose-Eiweiß-).

DNS: ↑ **D**esoxyribo**n**ukleins**ä**ure. Als **DNS-A** (monoklin-kristallin) bei <75%, als **DNS-B** bei >90% rel. Luftfeuchtigkeit stabil.

DN(S)-ase: ↑ **D**esoxyribo**n**uklease.

DNS-nukleotidyltransferase, DNS-polymerase, DNS-pyrophosphorylase: Enzym in Lymphzellen, Leukozyten etc., das an der DNS-Reduplikation (in Gegenwart von Desoxyadenosin-, -guanosin-, -thymidin- u. -zytidintriphosphat) beteiligt ist: n Desoxynukleosidtriphosphat + DNS_n = n Pyrophosphat + 2 DNS_n.

DNS-RNS-Hybrid: Polynukleotid-Doppelstrang aus je 1 DNS- u. RNS-Strang; ↑ Abb. WATSON*-CRICK* Modell.

DNS-Viren: Viren mit doppelsträng. DNS (nur einige Phagen 1strängig) als genet. Material; ↑ Schema (noch nicht erfaßt z. B. Hepatitis Viren).

Do^a: ↑ Antigen Do^a.

DOA: *radiol* s. u. Oberflächendosis.

Doan*-Wiseman*(-Wright*) Syndrom: s. u. ↑ WISEMAN*.

Doane* Zeichen: einseit. Schwerhörigkeit bei Typhus abdomin.; im Ggs. zur doppelseitigen mit ungünst. Prognose.

Dobá, Dobó: hypertroph. biliäre ↑ Leberzirrhose bei ind. Kindern.

Dobell* Lösung (HORACE BENGE D., 1828–1917, Internist, London): wäßr. Lsg. von $NaHCO_3$, Borax, Phenol u. Glyzerin als Nasen-Rachen-Antiseptikum.

Dobell* Methode: *histol* Mehrfachfärbung (Schnittpräp.) in MANN* Methylblau-Eosin-Lsg. u. Differenzierung in verdünnter alkohol. Orange-G.-Lsg.: Zellkerne tiefblau, Zytoplasma violett, Sekretkörnchen, Granula u. Ery rot, Muskulatur u. Bindegewebe gelb-rosa.

Dobell*-Laidlaw* Medium (CLIFFORD D. u. PATRICK PLAYFAIR L., engl. Ärzte): Nährboden für Nachweis u. Züchtung von Amöben; feste Phase: koaguliertes Pferdeserum; flüss. Phase: (Hühner-)Eiweiß-Ringer*-Lsg.; gepuffert (pH 7,4), mit Zusatz von Reisstärke.

Dobie* (WILLIAM MURRAY D., 1828–1915, Anatom, Chester) **Globulus**: kleine färbbare Masse im I-Streifen der quergestreiften Muskelfibrille. – **D.* Linie, Membran**: ↑ Z-Streifen.

Dobson* Lesetest: binokulare Prüfung auf einseit. zentrale Bildunterdrückung bei anomaler Netzhautkorrespondenz.

DOC: ↑ Desoxycortonum. – **DOCA**: Desoxycorticosteronum aceticum.

Dochmius: *helminth* alter Gattungsname für ↑ Ancylostoma.

Dochtdränage: Kapillardränage mit dochtförm. Gazestreifen; v. a. nach asept. Op.

Dock* (GEORGE D., geb. um 1860, amerikan. Arzt) **Mahlzeit**: ↑ BOAS*-EWALD* Probefrühstück mit Keks statt Weißbrot. – **D.* Zeichen**: Rippenusurierung durch dilatierte Interkostalarterien bei Aortenisthmusstenose.

Dockerlunge: Getreidestaubpneumokoniose bei Dockarbeitern (Umladen von Saaten, Futter etc.); im Rö.bild (meist) symmetrisch vermehrte Netzzeichnung, nach langer Exposition evtl. grobmiliare Schatten.

Dodd* Venen: Perforansvenen des O'schenkels (↑ Abb. »Vena saphena«).

Dodec…, Dodek(a)…, Dodez…: Wortteil »zwölf«.

Dodezylbenzolderivate: oberflächenakt. Substanzen, z. T. mit desinfizierender Wirkung; z. B. **Dodeclonii bromidum** *WHO*; potentielle ↑ Karzinogene (Haut, Lunge, Verdauungstrakt, Harnblase).

Dodin* Medium: biphas. Nährboden (Pferdeserum, Amnionflüssigkeit, physiol. NaCl-Lsg., Reisstärke) zur Züchtung von Entamoeba histolytica.

DOE: *radiol* s. u. Oberflächendosis.

Doe* Methode: Unterdruckbeatmung asphyktischer Neugeborener im Inkubator.

Döderlein* (ALBERT D., 1860–1941, Gynäkologe, München) **Bazillen, Stäbchen**: ↑ Lactobac. acidophilus (sowie andere Arten der normalen Scheidenflora, z. B. L. fermenti, salivarius, casei, cellobiosus). – *pharmaz* lebende lyophile Keime in Schutzkolloidkapsel zur Ther. von Scheidendysbakterie u. Fluor vaginalis. – **D.* (Handtuch-)Handgriff**: Extraktion der kindl. Schultern bei bereits geborenem Kopf durch Zug an einem um den Hals gelegten, gewundenen Handtuch (Entwicklung der vord. Schulter); bei Versagen Kleidotomie. **D.* Nadel**: der DESCHAMPS* Nadel ähnl. Führungsnadel mit Öse zum Anschlingen der Drahtsäge bei s.c. ↑ Hebeosteotomie.

Döderlein* (GUSTAV, 1893–1980, Gynäkologe, Jena, München) **Operation**: 1) Einrollplastik: Versorgung einer großen Blasen-Scheidenfistel durch am Fistelrand gestielten Lappen aus der Scheidenhinterwand,

Derzeitige Klassifikation der human- und tierpathogenen **DNS-Viren** (nach MELNICK 1969).

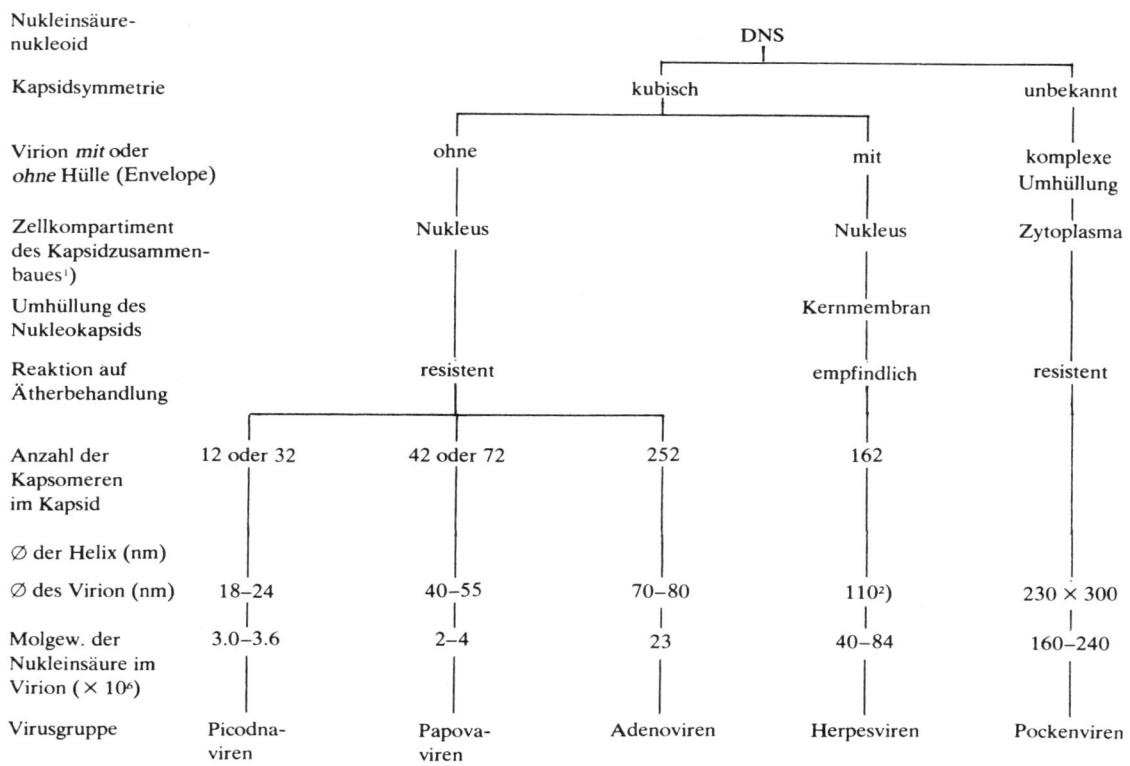

Nukleinsäurenukleoid		DNS		
Kapsidsymmetrie		kubisch		unbekannt
Virion *mit* oder *ohne* Hülle (Envelope)	ohne	mit		komplexe Umhüllung
Zellkompartiment des Kapsidzusammenbaues[1])	Nukleus	Nukleus		Zytoplasma
Umhüllung des Nukleokapsids		Kernmembran		
Reaktion auf Ätherbehandlung	resistent	empfindlich		resistent
Anzahl der Kapsomeren im Kapsid	12 oder 32 / 42 oder 72 / 252	162		
∅ der Helix (nm)				
∅ des Virion (nm)	18–24 / 40–55 / 70–80	110[2])		230 × 300
Molgew. der Nukleinsäure im Virion ($\times 10^6$)	3.0–3.6 / 2–4 / 23	40–84		160–240
Virusgruppe	Picodnaviren / Papovaviren / Adenoviren	Herpesviren		Pockenviren

[1]) für die DNS-Viren mit Kapsidzusammenbau im Nukleus findet auch eine Replikationsphase im Zytoplasma statt, wie durch den Nachweis viraler m-RNS an Polyribosomen bewiesen wurde. — [2]) mit Envelope etwa 180–250 nm.

der zusammengerollt in den Defekt gestopft wird; Naht. – 2) / Querriegelkolporrhaphie.

Doege*-Potter* Syndrom: (1930) bei verschied. benignen bis malignen mesenchymalen Tumoren des Thorax- u. Bauchraumes vork. paroxysmale, paraneoplast. Hypoglykämien (Bildung Insulin-ähnl. Substanzen? Steigerung des Glukoseverbrauches durch Tumorgewebe? Glykogenstoffwechsel-Störung?). Insulinwerte im Blut normal; Heilung: Tumorentfernung.

Döhle* (KARL GOTTFR. PAUL D., 1855–1928, Pathologe, Kiel) **Körperchen**: basophile Einschlüsse im Protoplasma neutrophiler Leukozyten bei Zellreifungsstörung (häufig im Initialstadium von Scharlach, Fleckfieber u. Pneumonie). – **D.*(-Heller*) Krankh.**: / Aortensyphilis.

Döllinger* Ring (JOH. IGNAZ JOSEF D., 1770–1841, Anatom, Würzburg, München): *ophth* Verdickung der / Lamina limitans post. längs des Hornhautlimbus.

Doerfler* Schnittentbindung (HEINRICH D., 1864–1938, Chirurg, Regensburg): Standardmethode der Sectio caesarea; mediane unt. Laparotomie, Eventration u. – nach Durchtrennung des Peritoneums oberhalb der Plica vesicouterina – quere Eröffnung des Uterus im unt. Segment. Entwicklung des Kindes, zweischicht. Nahtverschluß, Peritonealisierung.

Doerfler*-Stewart* Test: Geräuschaudiometrie bei Verdacht auf aggravierte oder simultierte Schwerhörigkeit; Sprachunverständlichkeit, die im allg. erst bei Simultangeräusch mit um 10–15 db größerer Intensität einsetzt, wird von Simulanten meist schon viel früher angegeben.

Doerr* Theorie (WILHELM D., geb. 1914, Pathologe, Heidelberg): Bei der Transposition der großen Gefäße liegt nicht nur eine Anomalie von Bulbus u. Bulbusscheidewand vor, sondern auch ein Ausbleiben der Bulbus-Trunkus-Torsion.

Dörrpflaumenbauch: Dermatochalasie der Bauchhaut als Sympt. der Bauchdeckenaplasie im Erwachsenenalter.

Dörrplatte *bakt* / Blutröstplatte.

Doetsch* Atemanhalteversuch: Modifikation des A. mit Berücksichtigung der Atemtiefe u. -frequenz bis mind. 2 Min. nach dem Atmungsstop.

Do^a-Faktor: / Antigen Do^a.

Dog fever: / Pappataci-Fieber (mit Augenrötung wie beim kranken Hund).

Dogenmütze: *orthop., päd* bei angeb. / Hüftluxation die während des knorpel. Stadiums der Epiphyse entstehende seitl. Hüftkopfdeformation.

Doggennase: angeb. med. Nasenspalte (Rhinoschisis) als Form der / Rhinodymie. – Ferner die kurze Flachnase mit breiter, evtl. zentral eingezogener Spitze, tiefem Nasensattel, aufwärts gerichteten Nasenlöchern u. langem Filtrum bei MAROTEAUX*-MALAMUT* Syndrom.

Doggerbank itch: stark juckende allerg. Dermatitis (v. a. Hände, Unterarme) bei Nordseefischern (Kontaktallergie auf die Wasserpflanze Alcyonidium gelatinosum?).

Dogiel* (ALEXANDER STANISLAWOWITSCH D., 1852–1922, Histologe, Leningrad) **Ganglien**: Ganglienzellen in der Innenschicht der Herzkammerwände. – **D.* Körperchen**: / Corpuscula nervosa genitalia.

Dogliotti*-Blockade (ACHILLE MARIO D., 1897–1966, Chirurg, Turin): (1931) Blockade hinterer RM-Wurzeln durch Inj. von 1,5 ml absol. Alkohols in den Subarachnoidalraum (meist Th 12/L4) u. anschl. Seitenlagerung mit rel. Hochlage der auszuschaltenden Segmente; bei unstillbaren Schmerzzuständen, irreversibler spast. Beinlähmung. – **D.* Methode**: die sogen. »Kochsalzsonde« bei extraduraler Anästhesie; der Stempel der mit NaCl-Lsg. gefüllten Rekordspritze läßt sich nach Durchstechen des Lig. flavum (Erreichen des Periduralraumes) plötzlich leichter eindrücken. – **D.* Operation**: 1) (1951) / Gastrointrahepatoduktostomie. – 2) (1938) Durchschneidung des Lemniscus lat. in Gegend der oberen Brücke (spinothalam. u. sek. Trigeminusfasern) zur Schmerzausschaltung u. Thermanästhesie im Bereich des 5. u. 9. Hirnnervs. – 3) partielle oder totale Neurotomie des Fazialisstammes bei schweren Gesichtsspasmen (z. B. durch Hirntumor). – **D.* Peridural-anästhesie**: (1931) segmentäre P. mit 1%ig. isoton. Novocain-NaCl-Lsg. (Adrenalinzusatz) in fraktionierten Dosen, peridural eingebracht durch die Foramina intervertebr. in Höhe Th 11–12 (auch höher oder tiefer). – **D* Valvulotom**: Fingerring mit senkrecht abgehender halbrunder Schneide für die Kommissurotomie (v. a. bei Trikuspidalstenose).

Dohlen: *laryng* / Gammazismus.

Dohn* Plethysmorgraph: (1956) P. mit 2 unabhängig voneinander zu betätigenden Manschetten zur abwechselnden Messung von venösem u. arteriellem Druck.

Doigt en lorgnette: / Fernrohrfinger.

Doisy* Einheit (EDWARD ADELBERT D., geb. 1893, Biochemiker, Harvard, St. Louis; 1943 Nobelpreis für Medizin): Maßzahl für Vit. K.

Dolabra: in Schraubengängen angelegter (Extremitäten-)Bindenverband mit Deckung der vorhergehenden Tour zu ⅓ bis ½, zentripetal als **D. ascendens**, zentrifugal als **D. descendens**; zur Vermeidung von Faltenbildung (»Nasen«) als **D. reversa** mit Zwischenschaltung rückläufiger Umschlagtouren (»Renversé«); ferner die mit Lücken zwischen den einzelnen Touren angelegte **D. serpens s. repens** (als Schlußstück).

Doland* Test: Jodempfindlichkeitsprüfung (v. a. für Röntgen-KM) durch Aufträufeln von 1–2 ml der Testsubstanz auf die Zunge (die bei Überempfindlichkeit gelähmt wird).

Dolantin®: / Pethidinum *WHO*.

Dold* (HERMANN D., 1882–1962, Bakteriologe, Tübingen, Freiburg) **Färbung**: Differenzierung grampos. Baktn. mit Karbol-Anilingrün-Lsg., dann mit LUGOL* Lsg., Entfärben mit Harnstoff-Alkohol u. Gegenfärben mit alkohol. gesätt. Bismarckbraun in wäßr. Lsg.; Erreger grün = »doldpos.«, braun = »doldneg.«, ferner solche mit schwankendem färber. Verhalten. – **D.* Inhibin**: im Speichel (auch in Milch) nachgewiesene bakteriostat. bis bakterizide Substanz; bedeutsam für die natürl. Immunität der Mundhöhle. – **D.* Trübungsreaktion**: / KBR auf Syphilis (positiv: Trübung nach 4, Ausflockung nach weiteren 20 Std.).

Dole*-Nyswander* Therapie: Ther. der Heroinsucht mit Methadon (übl. in USA).

Doléris* Operation (JACQUES AMADÉE D., 1852–1938, Gynäkologe, Paris): Antefixation des Uterus durch Einnähen der runden Mutterbänder als Schlinge in die Bauchdecken u. Vernähen bd. Schlingen vor dem M. rectus; Verschluß der Excavatio vesicouterina durch peritoneale Nähte. – Modifiziert von GILLIAM (1900) mit Durchzug der Bänder auch durch die Bauchaponeurose.

Dolff* (JOHANN JOS. CURT D., geb. 1906, Gynäkologe, Essen) **Methode**: (1952) Ureterozystoneostomie mit elast. Aufhängung der Harnblase durch Hochziehen u. Fixieren des Blasenperitoneums am Beckenperitoneum in Höhe der Ureterfreilegung. – **D.* Zeichen**: fehlende Schmerzempfindung gegen Ende der Schwangerschaft bei Bauchlage oder kräft. beidhänd. Druck auf die Lendengegend als Hinweis auf Fruchttod.

dolicho...: Wortteil »lang«, »länglich«, »Überlänge« (s. a. D.megalie); z. B. **D.derus** (abnorm langer Hals), **D.daktylie** (Allodaktylie mit Langfingrigkeit bzw. -zehigkeit infolge Überlänge des ganzen Strahls; s. a. D.phalangie), **D.enterie** (abnorme Länge des Darmtraktes, oft mit Hypoplasie, als Folge erbl. entodermaler Fehlbildung, z. B. beim MARFAN* Syndrom I; auch nur teilweise Überlänge, z. B. **D.duodenum, D.kolon**), **D.gastrie** (Überlänge des Magens, ↑ Angelhakenform; meist nur i. S. der Gastroptose), **D.kranie** (der D.zephalie zugrunde liegende Langform des knöchernen Schädels; bei abnormer Schmalheit: »**D.leptozephalus**«), **D.melie** (abnorme Extremitätenlänge im Verhältnis zum Rumpf; bei gleichzeit. Grazilität = **D.stenomelie** = MARFAN* Syndrom I). **D.metakarpie, D.metatarsie** (Überlänge einzelner bis aller Metakarpalia bzw. -tarsalia), **D.-ösophagus** (meist als ↑ D.megaösophagus), **D.morphie** (von längl. Körperform, meist kombin. mit D.zephalie, schlaffer Muskulatur u. wenig s.c. Fettgewebe; s. a. MARFAN* Syndrom I), **D.phalangie** (abnorme Länge der Finger- bzw. Zehenglieder, unterschieden als D.baso-, -meso- u. -telephalangie), **D.podie** (Langfüßigkeit, aber auch Langbeinigkeit), **D.zephalie** (Langköpfigkeit, mit Längen-Breiten-Index 71,0–75,9 bzw. [♀] 72,0–76,9. – Als geburtsbedingte D. die mentookzipitale Ausziehung des kindl. Kopfes bei Gesichtslage; ohne Krankheitswert, Rückbildung in längstens 8 Tagen).

Dolichomega|lie: ungewöhnl. Länge u. Größe eines Körperteils oder Organs, z. B. die **D.arterie** (elongierte u. ektat. Arterie infolge vermehrten Durchstroms, z. B. bei größeren a.-v. Fisteln oder Mediadegeneration), der **D.ösophagus** (als Sonderform des Megaösophagus, meist kombin. mit Aperistalsis, sogen. Präventrikulose).

Dollarhaut: *derm* zahlreiche, wahllos verteilte kleine lineäre Teleangiektasien, als charakterist. Hautveränderung bei Leberzellinsuffizienz (Zirrhose); häufig mit ↑ Lebersternchen kombiniert.

Dollinger* Operation (JULIUS D., geb. 1849, Chirurg, Budapest): Entfernung der äuß. Orbitawand zur Druckentlastung bei malignem Exophthalmus.

Dollinger*-Bielschowsky* Syndrom (A. D., Arzt, Berlin; Max B.): (1910) spätinfantile amaurot. Idiotie bei rezessiv-erbl. Lipoidstoffwechselstörung; ab 3.-4.Lj. geist ↑ Retardierung, Verlernen von Sprechen u. Laufen, allmähl. Erblindung; häufig zerebellare Störungen; terminal bulbäre Sympte. u. Marasmus.

Dollo* Gesetz (LOUIS D., 1857–1931, Paläontologe, Brüssel): die Irreversibilität der phylogenet. Entwicklung.

Dolman* Test: *ophth* zur Prüfung der Äugigkeit Fixierenlassen eines Objektes durch ein kleines Loch einer Milchglasscheibe: es wird stets das führende Auge benützt.

Dolman*(-Wilson*) Test: (1936) biol. Nachweis von Staphylokokken-Enterotoxin an jungen Katzen durch i.p. Inj. eines von α- u. β-Lysinen befreiten Kulturfiltrats, das für mehrere Stdn. Erbrechen, Speichelfluß u. Durchfall hervorruft.

Dolor, Dolores: Schmerz(en), Wehen; örtl. D. eines der 5 klass. Entzündungszeichen. – Ferner: **D. conquassantes** (»erschütternde« Schmerzen bei starken, kurz aufeinanderfolgenden Wehen), **D. post extractionem** (Schmerz nach Zahnextraktion, z. B. bei trockener Alveole), **D. intermenstruales** (↑ Intermenstrualschmerz), **D. osteocopi nocturni** s. **terebrantes** (»bohrende« Knochenschmerzen nachts u. bei Wärme als charakterist. Sympte. der Osteoperiostitis simplex bei Lues II), **D. ad partum** (↑ Wehen), **Dolores post partum** (↑ Nachwehen), **D. praeparantes** (↑ Eintrittswehen), **D. praesagientes** (↑ Vorwehen), **Dolores ad secundinas** (↑ Nachgeburtswehen).

Dolorimetrie: ↑ Algesimetrie. – **dolorosus**: schmerzhaft.

dol-Skala: (HARDY) Skala der subj. Schmerzintensität für mechan. u. therm. Hautschmerz; mit 14 bzw. 22 Stufen (=7 bzw. 11 dol).

Domagk* Phänomen (GERHARD D., 1895–1964, Pathologe, Wuppertal; 1939 Nobelpreis für Medizin für die Entdeckung der Sulfonamide): Variation des therap. Effekts von Sulfonamiden entspr. den Schwankungen des individuellen Resistenzpotentials.

Doman*-Delacado* Methode: *päd* Reflexbehandlung bei infantiler Zerebralparese; Vorläuferin der VOJTA* Methode.

Domanig* Verweilkanüle: stumpfe Flügelkanüle mit scharf angeschliffenem Mandrin u. 2 Ansätzen für Infusionsschläuche.

Domatophobie: ↑ Klaustrophobie.

Dombrock-Faktor: ↑ Antigen Do^a.

Dome-and-dart-Konfiguration: *kard* s. u. linker ↑ Vorhofrhythmus.

Domestikation: planmäß. Züchtung von Wild- zu Haustieren (unter Nutzung für die Umweltanpassung günst. Mutationen bzw. Merkmale); i. w. S. die Gewöhnung des Menschen an Seßhaftigkeit (»Selbst-D.«). Führt zu erbl. Instinktreduktion, Abschwächung der Sinne, Veränderung der Körpergestalt (»**Domestikationsmerkmale**« wie Verkürzung von Extremitäten u. Schädelbasis, Verminderung von Muskeltonus u. Straffheit des Bindegewebes, Neigung zu Fettansatz, größerer Variationsbreite des Artcharakters, Ausschaltung der natürl. Selektion als biol. Regulationsprinzip), beim Menschen infolge Fehlens der natürl. Selektion zu **Domestikationskrankheiten** (insbes. in Räumen mit extremer Bevölkerungskonzentrierung; s. a. Zivilisationskrkhtn).

dominant: beherrschend, vorherrschend, *genet* überdeckend (↑ Dominanz).

Dominante: 1) *genet* (REINKE 1901) ererbte Gewebsstruktur als Voraussetzung für Eintritt u. Verlauf einer best. Funktion. – 2) *neurophysiol* (A. A. UCHTOMSKI) »dominante Erregung« eines ZNS-Funktionssystems (das dadurch andere Systeme beherrscht). – 3) *röntg* (FRANKE) der für die Diagnostik wesentl. Teil des Rö-Bildes.

Dominanz: *genet* bei Heterozygoten das völl. Überwiegen der Wirkung eines Allels über die eines best. anderen desselben (dann phänotypisch nicht erkennbaren) Gens, z. B. als Blugruppen-Phänotyp A bei Genotyp AO; vgl. Rezessivität. In der Humangenetik gilt ein pathogenes Allel bereits als dominant, wenn es die phänotyp. Manifestation des daneben noch vorhandenen rezessiven, für den Normalphänotyp charakterist. Allels verhindert, ungeachtet dessen, ob der heterozygote Phänotyp mit dem – nur selten bekannten – homozygoten übereinstimmt; dominant--erbl. in diesem Sinne sind u. a. Chondrodystrophie, MARFAN* Syndrom I, Neurofibromatose, Osteopsathyrose (Faustregel: Strukturanomalie meist dominant, Stoffwechselanomalie rezessiv). – Zum **D.wechsel** (»alternierende D.«) kommt es in der Ontogenese bei Änderung des Körperzustandes oder Milieus, in der Phylogenese bei Änderung des Genotyps oder Milieus. Bei **verzögerter D.** herrscht in der Ontogenese zunächst die phänotyp. Wirkung des »rezessiven« Allels vor. – **indermediäre D.**: ↑ Allelenäquivalenz. – *physiol* das funktionelle Überwiegen eines Organs, z. B. als **monokulare D.** die ↑ Äugigkeit: s. a. dominante ↑ Hemisphäre.

Dominatorsystem: *physiol* System retinaler Ganglienzellen, das auf sämtl. Wellenlängen des sichtbaren Lichts (mit Max. bei ca. 560 mµ) reagiert, entsprechend der Kurve der subj. Helligkeitsempfindung (↑ photop. Sehen); bedingt durch über das ganze Spektrum erregbare Zäpfchen (?) oder die Konvergenz verschieden farbempfindl. Zäpfchen auf eine Ganglienzelle (?). Bei Dunkeladaption »skotop. Dominatorantwort«.

Dominici* Färbung: *histol* Mehrfachfärbung für Schnittpräparate (insbes. Übersichtsbilder). Vorfärbung in Orange-Eosin-Lsg. (0,5 g Eosin, 0,5 g Orange G, 100 ml Aqua dest.), Abspülen mit 60%ig. Alkohol, Nachfärben in 0,5%ig. wäßr. Toluidinblau-Lösung.

Dominici* Röhrchen (HENRI D., 1867–1919, Hämatologe, Paris): gerader oder gebogener zylindr. Radiumträger (Gesamtfilterung 1,0 mm Pt) für die intrakavitäre Uterusther.; endständige Öse für Armierungsfaden (bei Packmethode) oder Gewindestift zur Verbindung mit plattenförm. Träger (s. a. Stockholmer Platte).

Dominigene: (GOLDSCHMIDT 1935) den Dominanzgrad modifizierende, meist noch anderweitig manifest werdende Gene.

Domnick* Extensionsmassage: Nackenmassage bei Kontraindikation anderer Techniken (wegen Arteriosklerose, Schwindelneigung, HWS-Bewegungseinschränkung etc.); Festhalten des Kopfes (des Sitzenden) am Scheitel mit der einen Hand u. schraubendes »Hochmassieren« mit der anderen Hand bis zum Hinterhaupt.

DOM/STP: 2,5-Dimethoxy-4-methyl-amphetamin; substituiertes Meskalin, als Rausch- u. Suchtmittel mit längerer Wirkung u. höherer Toxizität als Meskalin u. LSD. Bei Intoxikation: Übelkeit, Magenkoliken, Krämpfe, EPS-Sympte., Ataxie, Atemlähmung, Schock (Ther. wie bei LSD).

DON: 6-**D**iazo-5-**o**xo-L-**n**orleuzin: zytostat. Antibiotikum.

Donaggio* (ARTURO D., 1868–1942, italien. Neurologe) **Färbung**: *histol* Neurofibrillendarstg. (violettrot) mit Ammoniummolybdat. – **D.* Reaktion**: postop. – reflektor. – Harnsperre.

Donald* Operation (ARCHIBALD D., 1860–1937, Gynäkologe, Manchester): (1888) vord. u. hint. Kolporrhaphie mit Portioamputation bei Uterusprolaps. Vorläufer der ↑ Manchester-Op.

Donald* Ventilator, Respirator: (1954) assistierendes, photoelektrisch patientengesteuertes Beatmungsgerät ($N_2 + O_2 = 1:1$) für Neugeborene.

Donald-Duck-Effekt: unnatürlich hohe, »gequetschte«, unverständl. Sprache der Tiefseetaucher in He-O_2-Hochdruckatmosphäre.

Donaldson* Dilatator: dreischenkl., stumpfer Spreizdilatator für Aorten- bzw. Trikuspidalklappe.

Donaldson* Färbung: Darstg. von Protozoenzysten mit Jodjodkali- u. gesätt. Eosin-Lsg. āā.

Donaldson* Reaktion: (1852) Glukose-Nachweis mit wäßr. Lsg. von $CuSO_4$, Weinstein, Ätzkali u. Soda.

Donath*-Landsteiner* Versuch, Reaktion (JULIUS D., 1870–1950, Internist, Wien; KARL L.): Nachweis biphas. Kältehämolysine (»**D.*-L.* Antikörper**«) im Serum durch Zusatz von Komplement u. gewaschenen mensch. Ery, 1-stünd. Kühlung, dann 1–3-stünd. Aufbewahrung bei 37°; bei pos. Test Hämolyse. – s. a. paroxysmale ↑ Kältehämoglobinurie (»**D.*-L.*-K.**«, durch D.*-L.* AK).

Donati* Nahtinstrument (MARIO D., 1879–1946, Chirurg, Turin): Darmquetschzange mit kanülierter Branche zum gleichzeit. Abklemmen u. Falten des Duodenums bei Magenresektion (Stumpfversorgung mit durch die hint. Branche gelegtem Seidenfaden).

Donatismus: auf den belg. Hypnotiseur Donato (ALFRED D'HONT, 1845–1900) zurückgehender Begr. für das Gebundensein an den Hypnotiseur während der Hypnose.

Donator: Spender, Geber; z. B. Bindungselektronen gebender Partner (des Akzeptors); s. a. Donor-.

Donders* (FRANS CORNELIS D., 1818–1889, Arzt, Utrecht) **Akkommodationsspasmus**: schmerzhafter Spasmus des M. ciliaris bei Naheinstellung des Auges; mit Störung des Sehens in die Ferne. – **D.* Druck**: an der Leiche nach Anlegen eines Pneumothorax bei verschlossener Luftröhre gemessener Intratrachealdruck (ca. 7 mm Hg); auf Retraktion der Lunge beruhend (u. praktisch dem – allerdings neg. – Druck im Cavum pleurae in vivo entsprechend). – **D.* Formel** zur Berechnung der Akkommodationsbreite:

$$A = \frac{1}{P} - \frac{1}{R}$$

(P, R Abstand des Nah- bzw. Fernpunktes). – **D.* Gesetz**: Zu einer best. Blickrichtung gehört bei ruhig gehaltenem Kopf stets eine best. Stellung des Augapfels, unabhängig von der dazu führenden Augenbewegung (»Gesetz der konstanten Orientierung«). – **D.*** **Glaukom**: chron. Glaukom mit hochgrad. Papillenexkavation. – **D.*** **Optometer**: Gerät zur obj. Bestg. von Brillenglasstärken; 50 cm lange Schiene (mm-Teilung) mit Testfigur am 0-Ende (senkrechte schwarze Drähte oder Haare gegen weißen Hintergrund). Im »Nahpunkt« gerade noch einfaches Sehen der Testfigur; Fernpunkt-Bestg. durch Vorschalten einer Konvexlinse von 4 dpt. (später wieder zu subtrahieren!). – **D.*** **pseudoisochromat. Probe**: Farben-Sehprobe in Form verschiedenfarb. Schnüre (auf Stab aufgerollt) oder als Laterne mit nach allen Seiten verschiedenfarb. Gläsern. – **D.*** **Raum**: ↑ Cavum pleurae. – **D.*** **Ringe**: bei Glaukom (mit Epithelödem) wahrgenommene regenbogenfarb. Ringe (»Halo«) um eine Lichtquelle. – **D.*** **Verfahren**: 1) subj. Brillenglas-Bestg. durch Feststellen der »freien Sehschärfe« (Visus naturalis), dann Vorsetzen von sphär. Gläsern bis zum Erreichen höchster Sehschärfe. – 2) Bestg. der Zyklophorie durch Markierenlassen von Nachbildern auf einem Untersuchungsschirm bei verschied. Augenstellungen. – 3) Bestg. der Konvergenzbreite mit Hilfe eines verstellbaren Prismas.

Don-Juanismus: Suche nach immer neuen Liebesreizen durch Promiskuität als Form der sexuellen Störung beim Mann (Ausdruck des Strebens nach immer neuem Bewundertwerden; meist verbunden mit Prahlsucht).

Don King* Operation: diagonale Verschraubungsarthrodese der Lumbosakralgelenke u. paraspinale Knochenspananlagerung nach Resektion der Dornfortsätze L 3–5.

Donna-Faktor: ↑ Antigen Donna.

Donnan* Verteilung (FREDERICK GEORGE D., 1870–1956, Chemiker, London): (1911) komplexer biophysikal. Regelmechanismus für die an semipermeablen biol. Membranen ablaufenden osmot.-elektrolyt. Vorgänge zwischen 2 Elektrolyt-Lsgn. (A u. B), deren eine (A) nichtdiffusible neg. (oder pos.) Ionen (Proteine, Nukleinsäuren etc.) enthält; hierbei ist in A die Konz. der diffusiblen pos., in B dagegen die der diffusiblen neg. Ionen größer; Folgen dieses rel. Gleichgewichtszustandes (»**D.*** Gleichgew.**«) sind neben höherem osmot. Binnendruck u. hydrolysebedingter pH-Verschiebung (z. B. zwischen Ery u. Plasma) v. a. die Ausbildung von Ionenschichten längs der Zellmembran u. das darauf beruhende Membranpotential (»**D.*-Potential**«).

Donné* (ALFRED D., 1801–1878, Arzt, Paris) **Körperchen**: (1837) runde oder unregelmäßig geformte Zellen mit zahlreichen Fettkörperchen u. schwach färbbarem Kern im Kolostrum. – **D.*** **(-Müller*) Eiterprobe**: bei Harntrübungen Zusatz von 10–20% Natron- oder Kalilauge (koaguliert Eiter gelatinös, löst Schleim dünnflüssig).

Donogany* Blutnachweis: (1897) Orangefärbung des Harns bei Zusatz von Ammoniumsulfid u. Pyridin āā.

Donohue* Syndrom: (1948) ↑ Leprechaunismus.

Donor: ↑ Donator. – **D.-Stamm**, F^+-, Hfr-Stamm: Baktn.stamm (z. B. E. coli), der bei Konjugation mit gleichen Zellen (stärker noch mit F-Zellen) genet. Material abgeben kann (»sich männlich verhält«).

Donovan* Körperchen: (CHARLES D., 1863–1951, ir. Tropenarzt, Madras): 1) ↑ Calymmatobact. granulomatis. – 2) D.*-Leishman* Kö.: ↑ Leishmania donovani.

Donovan(i)osis, Granuloma inguinale (tropicum), G. venereum (inguinale): chron. (bis über Jahrzehnte) Infektionskrankh. der Genito-analregion in Tropen u. Subtropen; Erreger: Calymmatobact. granulomatis, im allg. venerisch übertragen; nach Inkubation von wenigen Tagen bis zu 3 Mon. kleines trockenes oder aber – meist – exulzerierendes u. stark sezernierendes Knötchen am Genitale (meist schmerzlos) mit Tendenz zur s.c. Ausbreitung (nicht lympho- oder hämatogen), evtl. hochgrad. Verstümmelung von Genitalien u. Mastdarm. Erregernachweis im tiefen Abstrich durch KBR. Ther.: Antibiotika. – Hinterläßt keine Immunität.

Door-Stop-Phänomen: spontaner Atemstopp nach tiefster Inspiration bei Lungenfibrose (nicht obligat).

DOPA, Dopa: ↑ 3,4-**D**ihydroxy**p**henyl**a**lanin. – Einschläg. Reaktionen s. u. BLOCH*, LAIDLAW*. – **DOPA-dekarboxylase**: Enzym (Niere, Leber, NS), das am aromat. Kern substituierte Phenylalanin- u. Phenylserin-Derivate zu biogenen Aminen (z. B. Noradrenalin, Adrenalin) dekarboxyliert. – **Dopaoxidase**: ↑ o-Diphenol-oxidase.

Dopamelanin: ↑ Melanin (als Oxidationsprodukt von DOPA).

Dopamin(um *WHO*): 3,4-Dihydroxy-β-phenäthylamin. – **D.-hydroxylase, Dopase**: Cu-halt. Enzym, das in Gegenwart von O_2 u. Askorbinsäure aus Dopamin Noradrenalin bildet u. Phenyläthylamin u. Tyramin hydroxyliert; als Kofaktoren Dikarbonsäuren (z. B. Fumarsäure) erforderlich.

Doping: (engl. = aufpulvern) Anw. eines »Stimulans« zur zeitlich begrenzten Leistungssteigerung durch Euphorisierung, Ermüdungsbeseitigung, Selbstgefühlsteigerung etc., v. a. für sportl. Höchstleistungen (nach internat. Wettkampfregeln verboten!). Anw. finden ↑ Betäubungsmittel, Weckamine, pflanzl. Gifte mit Wirkung auf Muskel- u. Nervenfasern, Analeptika u. Kardiaka, Hormone, Arsen- u. Phosphorverbindungen, Vitamine (hohe Dosen), von denen die meisten im Harn (oder im Speichel, z. B. Metamphetamin) nachweisbar sind. Gefahr des akuten, evtl. tödl. Leistungsabfalls.

Doppel|absorption: *anästh* Hintereinanderschaltung von 2 Absorbern zwecks sicher vollständ. CO_2-Absorption beim (halb)geschlossenen Narkosesystem. – **D.albuminämie**: ↑ Bisalbuminämie. – **D.amputation**: traumat. oder op. (u. U. gleichzeit.) A. beider analogen Gliedmaßen(abschnitte). – **D.anfall**: dem Hauptanfall unmittelbar folgende Wiederholung (»Reprise«) des Hustenanfalls als Charakteristikum des Keuchhustens im Stadium convulsivum. – **D.arterien**: die »paarweise« vork. Aa. der Extremität, z. B. Aa. tib. ant. u. post., Aa. rad. u. uln. – **D.aufnahme**: *röntg* ↑ Doppelkontaktaufnahme. – **D.auge**: Begr. der physiol. Optik, der bd. Augen zu einem in sensor. u. motor. Hinsicht einheitl. Organ (»Mittel-, Deckauge«) zusammenfaßt; v. a. zur Beschreibung des Binokular- u. Richtungssehens.

Doppelballon|-Katheter: ↑ Ballonkatheter mit 2 unabhängig voneinander füllbaren Ballons (z. B. zur Logentamponade nach Prostatektomie). – Ähnlich die **D.sonde**, z. B. nach BARTELHEIMER, BLAKEMORE-SENGSTAKEN (zur Kompression bei blutenden Öso-

Doppelbefruchtung

phagusvarizen). – s. a. EHRLICH* Doppelbläschenkatheter.

Doppel|befruchtung: ↑ Superfetation. – **D.belastung**: klin ↑ STAUB*-TRAUGOTT*, EXTON*-ROSE* Test. – **D.belastungs-P**: kard auf übermäßiger Belastung beider Vorhöfe beruhendes ↑ P cardiale (s. a. Abb. »P-Zacke«).

Doppelbilder: ophth die bei ↑ Diplopie gleichzeitig wahrgenommenen 2 Bilder.

Doppelbildung: 1) Zwillingsbildung, 2 aus demselben Ei hervorgegangene (stets gleichgeschlechtl. Früchte mit gemeinsamer Plazenta u. – meist – gemeinsamem Chorion (jedoch doppelt ausgebildetem Amnion). Als **freie D.** (= Gemini, ↑ Zwillinge) oder als **zusammenhängende D.** (↑ Duplicitas; mono- oder disymmetrisch oder aber asymmetrisch, im Extremfall ein Individualteil als Autosit, der andere als Parasit, ↑ Tab.). – 2) anomale Doppelung eines umschrieb. Körperabschnitts oder Organs (systemat. zu den Einzelmißbildungen gerechnet).

freie Doppelbildungen

symmetrische	asymmetrische
Gemini aequales (Zwillinge)	Gemini inaequales Hemiakardius Holoakardius Acardius acephalus Acardius acormus Acardius amorphus

zusammenhängende Doppelbildungen

Duplicitas symmetros *Duplicitas completa* Kraniopagus Prosopothorakopagus Kephalothorakopagus mono- *oder* disymmetros Kephalothorakoileopagus Thorakopagus Xyphopagus (Sternopagus) Ileothorakopagus Ileoxyphopagus Pygopagus Ischiopagus	Duplicitas asymmetros Epignathus Orbitalparasit Kraniopagus parasiticus Janus parasiticus Thoracopagus parasiticus Epigastrius Ileopagus parasiticus Pygopagus parasiticus Ischiopagus parasiticus Notomelus Fetus in fetu
Duplicitas incompleta ant. Dicephalus Diprosopus	Dicephalus parasiticus
Duplicitas incompleta post. Dipygus	Dipygus parasiticus

Doppelbindung: chem von 2 Valenzen gebildete »ungesättigte« (u. reaktionsfreud.) intramolekulare Atombindung (insbes. zwischen C, O, N, S), z. B. $O=O$, $HN=C=S$; bedeutsam v. a. in Kw.stoffverbindungen (Olefine, Diëne).

Doppel|bläschenkatheter: s. u. EHRLICH*. – **D.blase**: urol als Fehlbildung durch horizontale oder sagittale Scheidewand vollständig oder unvollständig geteilte Harnblase mit isolierten Uretermündungen, meist aber gemeinsam Urethra (↑ Abb. »Vesica urinaria«). – **D.blende**: radiol fokusnahe Randblende aus 2 dicht hintereinanderliegenden Systemen. – **D.blindversuch**: pharm s. u. Blindversuch. – **D.block**: kard 1) Kombin. von totalem Av-Block oberhalb u. partiellem Block 2. Grades unterhalb des av. Automatiezentrums. – 2) »D.blockierung« zweier aufeinanderfolgender Vorhoferregungen bei Einfallen gegen Ende der Ventrikelinterferenzphase; mit resultierender 3:1-Überleitung. Als Sonderform die versteckte ↑ Leitung.

Doppelbrechung: opt Aufspaltung eines einfallenden Lichtstrahles in 2 linear u. senkrecht zueinander polarisierte Teilstrahlen. Natürl. Phänomen in anisotropen Kristallen der nichtkub. Reihe, ferner durch Einwkg. elektr. oder magnet. Felder.

Doppel|daumen: ↑ Polydaktylie mit – evtl. monströser – Doppelbildung des Daumens (radialer Strahl = »Präpollex« stets kleiner). – **D.diffusion**: zweidimensionale ↑ Immunodiffusion.

Doppeldrahtgipsverband: Retentionsgips nach unstabiler Frakturreposition, Osteotomie, Arthrodese etc.; je 1 Transfixationsdraht wird proximal u. distal der Fraktur (fern bzw. nahe) durch den Knochen geführt, gespannt (im Doppeldrahtspannbügel), z. B. nach KIRSCHNER, GREIFENSTEINER, SACHSE) u. eingekeilt (z. B. KILLIAN* Stellplatten) u. dann fest im Gipsverband eingebaut (»Transfixationsgips«); Anw. zur Distraktion oder Kompression (Osteosynthese, Arthrodese) sowie als Transportverband.

Doppel|empfindung: Reizbeantwortung in Form zweier zeitlich u. qual. getrennter Empfindungen bei Sensibilitätsstörung. – **D.färbung**: histol Kombin. zweier verschied. Färbgn. an einem Präp., nacheinander (= Sukzedanfärbung, z. B. nach ZIEHL-NEELSEN) oder gleichzeitig (mit Farbmischung = Simultanfärbung, z. B. nach van GIESON).

Doppelflinten|anus: doppelläuf. Kunstafter an kurzer, vorgelagerter Dickdarmschlinge mit stomanahe parallelvernäther zu- u. abführender Schlinge (Bildung eines Trennspornes, der bei evtl. späterer extraperitonealer Anusbeseitigung gefahrlos durchgequetscht werden kann); z. B. nach MAYDL, PELS= LEUSDEN. – **D.stenose**: ↑ PAYR* Syndrom.

Doppelfokus|glas: ophth ↑ Bifokalglas. – **D.röhre**: röntg Diagnostikröhre mit 2 wahlweise heizbaren Glühkathoden zur Erzielung eines sehr kleinen (scharfzeichnenden) bzw. größeren (höher belastbaren) Brennflecks; vgl. Doppelwinkelröhre.

Doppelfraktur: zweifache F. in einem Knochenabschnitt (z. B. T-, Y-Fraktur) bzw. in 2 voneinander entfernten (=Stückbruch); ferner Fraktur zweier benachbarter Knochen (z. B. Unterarm-, vord. ↑ Beckenringfraktur).

Doppelgängererlebnis: psych Erlebnis des mehr oder minder ausgeprägten Eingehens in eine andere Person; z. B. als Wahnerlebnis bei Persönlichkeitsspaltung (Schizophrenie, period. oder chron. Vergiftungszustände). – vgl. Doppel-Ich.

Doppel|gelenk, -knöchel: »Zwiewuchs« von Gelenkenden (z. B. der Finger) infolge Epiphysenauftreibung (Peri- u. Endostwucherung) bei Rachitis; s. a. MARFAN* Zeichen. – **D.geräusch**: kard durch ein kurzes freies Intervall getrenntes systol. u. diastol. G. bei Herzklappenfehler. – **D.gesicht**: path ↑ Diprosopus. – **D.gewindeschraube**: chir ↑ ANDREESEN*, SCHUMANN* Schraube.

Doppel|helix: biochem ↑ WATSON*-CRICK* Modell. – **D.hören**: ↑ Diplacusis.

Doppel-Ich: psych zweifaches, zeitlich aufeinanderfolgendes Persönlichkeitsbewußtsein mit dem sicheren

Gefühl der Identität des zweiten mit dem eigenen Ich; s. a. doppeltes ↑ Bewußtsein, vgl. Doppelgängererlebnis.

Doppel|imprägnation: (CAJAL) *histol* optimierte Silberimprägnation von Ganglienzellen u. Neuriten durch sukzedane Anw. der ↑ GOLGI* Methode mit erneutem (mehrtäg.) Einlegen der Gewebestücke in eine $K_2Cr_2O_7$-OsO_4-Gemisch u. $AgNO_3$-Lsg. – **D.infektion**: gleichzeit. I. mit 2 versch. Erregern; dabei evtl. Effektsummation (verstärkte Sympte.) oder gegenseitiges Auslöschen. – **D.injektionsverfahren**: (1937) *röntg* dir. Arteriographie mit Wiederholung der KM-Inj. am gleichen Ort nach einigen Min. (Ausnutzung des hyperämisierenden Effektes der Erst-Inj. zur Darstg. auch der kleinen Nebenäste). – **D.insuffizienz**: *kard* 1) gleichzeit. Rechts- u. Linksherzinsuffizienz. – 2) Kombin. zweier Vitien mit Klappeninsuffizienz. – **D.inzision**: *chir.* ↑ KLAPP* Inzision (1).

Doppel|kanonenschlag: *kard* gespaltener, knallender 1. HT bei dissoziierter Kammeraktion oder totalem Av-Block mit PQ<0,15 Sek. – **D.kanüle**: zweiteil. Punktionskanüle mit stumpfer »Außen-« u. stufenlos herausragender scharfer »Innenkanüle«, die nach Erreichen des Punktionszieles herausgezogen u. evtl. durch einen Gefäßkatheter ersetzt wird; z. B. nach BECK, SELDINGER (für perkutane Arteriographie); auch als flexible Verweilkanüle (»D.lumenkatheter«) für i.v. Ther., Daueranästhesie oder – mit Ventil – zur Dauerabsaugung; s. a. Doppeltrachealkanüle. – **D.karzinom**: 2 gleichzeit. im Organismus vorhand. prim. Ca. als einfachste Form der ↑ Tumormultiplizität.

Doppel|kinn, Buccula: verstärkter submandibulärer, vom Kinn abgegrenzter Fettansatz. – **D.klemme**: 2 parallel aneinanderfixierte – meist weiche – Klemmen (einzeln sperr- u. abnehmbar) zum Verschluß bzw. Ausklemmen parallel adaptierter Organabschnitte u. zur Adaption während der (Anastomosen-)Naht: z. B. nach LANE (für Magen-Darm), UNGEHEUER (Gefäße). – **D.knöchel**: *path* ↑ Doppelgelenk.

Doppel|kontaktaufnahme: (ZIMMER) *röntg* dorsoventr. K. des Sternums mit Exposition vor u. nach paramedianer Parallelverschiebung der Röhre; zur optimalen Darstg. der Sternoklavikulargelenke. – **D.kontrastverfahren**: (v. ELISCHER 1911) *röntg* gleichzeit Anw. eines pos. u. neg. KM (Gas, Luft) zur Reliefdarstg. eines Hohlorgans, insbes. von Magen, Kolon (= D.kontrasteinlauf n. A. W. FISCHER [1923]; s. a. WELIN* Technik), Harnblase (sogen. Abrodilpfütze; auch kombin. mit perivesikalem Pneumoperitoneum oder als ↑ Polyzystrographie), Kniegelenk. – s. a. Abb.

doppelläufig: s. u. Doppellumen....

Doppel|lappenschnitt: *chir* Zweilappenschnitt. – **D.lippe**, Labium duplex: Schleimhautfalte im Lippenrot parallel zur Mundspalte; z. B. beim ↑ ACHER* Syndrom. – **D.löffel**: *chir* 2 verschieden große scharfe Löffel an bd. Enden eines gemeinsamen Griffteiles.

Doppellumen|katheter, -sonde: ↑ Doppelkanüle, Doppelsonde. – Ferner der **D.tubus** zur getrennten Intubation beider Hauptbronchien zwecks getrennter Belüftung (u. Narkosegaszufuhr = Doppellungenanästhesie) u. Absaugung bei Op. an »feuchten« Lungen (Schutz vor endobronchialer Sekretverschleppung), zur Seitendiagnostik pulmonaler Blutungen, Bronchospirometrie etc., Modelle n. CARLENS, BRYCE-SMITH, MACINTOSH u. a.

Doppelluxation: »Luxatio duplex s. totalis« eines Knochens gleichzeitig an seinem prox. u. dist. Gelenkende; z. B. der Klavikula als L. suprasternalis u. acromialis.

Doppel|mann: ↑ XYY-Syndrom. – **D.-Marfan**: ↑ MARFAN* Zeichen (1).

Doppel|miktion: zweizeit. M. bei ↑ Blasendivertikel. – **D.mißbildung, -monstrum**: ↑ Doppelbildung, Duplicitas.

Doppel(mund)tubus: Tubus für oropharyngeale Intubation zwecks Mund-zu-Mund-Beatmung: 2 an einer Mundplatte spiegelbildlich miteinander verbundene Einzeltuben (davon 1 für den Mund des Spenders); z. B. SAFAR* Tubus (sogen. »Doppel-GUEDEL«), Orotubus.

Doppel|nagelung: intramedulläre ↑ Osteosynthese durch 2 Nägel (»D.nagel«, z. B. nach BAUER*, WITT*) bzw. »inn. Schienung« mit 2 RUSH* Pins oder einem KÜNTSCHER* Spreiznagel; auch KÜNTSCHER* Nagelung zweier paralleler Knochen. Anw. auch zur Arthrodese, v. a. des Hüftgelenks. – **D.niere**, Langniere: zweigeteilte, evtl. vielgestalt. N. als – gynäkotrope – Dysplasie infolge inkompletter Fusion der Nierenanlage; meist mit doppeltem Nierenbecken u. getrennten Ureteren (evtl. Ureter fissus), wobei der des kleineren oberen Nierenabschnitts in der Regel tiefer u. medial von dem des unteren mündet (= WEIGERT*-MEYER* Gesetz).

Doppel|penis: ↑ Diphallus. – **D.pumpenprinzip** (C. E. DREW u. M. 1959) offene Herzchirurgie mit vorübergeh. Ersatz jeder Herzkammer durch ein eigenes Pumpsystem (re. Vorhof zur A. pulmon., li. Vorhof zur A. fem., mit Gasaustausch in der perfun-

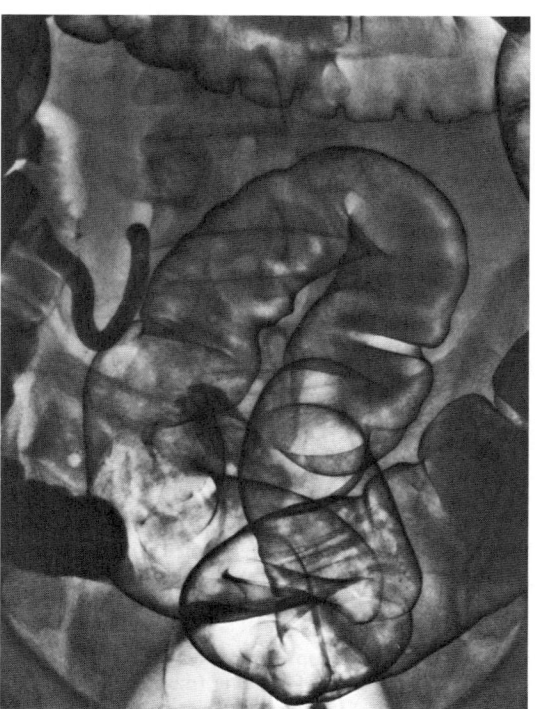

Doppelkontrast-Darstellung des Dickdarms.

Doppelrahmengips

dierten Eigenlunge. Eigentl. Eingriff in tiefer Hypothermie u. bei totaler Kreislaufunterbrechung.

Doppel|rahmengips: gefensterter Brust-Becken-Bein-Gipsverband mit je 2 ventral u. dorsal vorragenden Metallrahmen zur wechselseit. Rücken- u. Bauchlagerung des Kranken. – **D.rechtwinkelnaht**: End-zu-End-Sehnennaht mit 2 sich rechtwinkl. kreuzenden (»hinterstochenen«), die Enden quer durchlaufenden Einzelnähten.

Doppelschicht, elektrische: bei Elektrolytadsorption an Grenzflächen entsteh. »Schichtung« der Elektrolyte (deren einer besser adsorbiert u. Bestandteil der Oberfläche wird, während der andere noch in der Flüssigkeit bleibt); bewirkt elektr. Potential. – **D.film**: Röntgenfilm mit photograph. Emulsion auf bd. Seiten des »Trägers« (Summation der Schwärzung, erhöhter Kontrast).

Doppel|sehen: *ophth* / Diplopie. – **D.sonde**: »doppelläuf.« Darm- oder Magensonde mit einem Lumen als Instillations- bzw. Saugkanal (mit Metallolive am dist. Ende) u. dem 2. als Verbindung zum subtermin. Ballon (MILLER*-ABBOTT* Sonde) bzw. als seitl. gefensterter »Luftkanal« zur Verhütung des Ansaugens von Schleimhaut etc. (z. B. nach AUBERT, FINSTERER, BRÜCKE). – **D.spulenniere**: s. u. Spulenniere.

Doppel|steiß: *path* / Dipygus. – **D.stockabsorber**: übereinandergeschalteter / D.absorber. – **D.stoppnaht**: durchgreifende, über je 2 Perlen, Metallplatten etc. geknüpfte Hautnaht zur »spannungslosen« Wundrandadaptation.

Doppelthorakophrenotomie: thorakoabdomin. Ösophagusfreilegung durch bds. posterolat. Thorakotomie (evtl. mit gemeinsamem Lappenschnitt) u. Zwerchfellinzision; Ösophagusexstirpation u. Mobilisierung der Ersatzorgane (Magen, Dünndarm, Querkolon) für die Ösophagusplastik (z. B. bei LORTAT=JAKOB*, LONGMIRE*, NISSEN* Op.).

doppeltkohlensaures Natrium: / Natrium bicarbonicum.

Doppelton: *kard* 2 in kurzem Abstand aufeinanderfolgende Herztöne; z. B. TRAUBE* Doppelton.

Doppel-Trachealkanüle: zweiteil. Tracheotomiekanüle (evtl. als »Hummerschwanzkanüle«), deren inn. Rohr aus dem in situ verbleibenden äußeren zur Reinigung herausgezogen werden kann.

Doppeltsehen: *ophth* / Diplopie.

Doppeltumor: 2 gleichzeitig im Organismus vorhandene verschiedenart. prim. Neoplasmen; s. a. Doppelkarzinom, Kollisionstumor.

Doppelung: 1) *path* / Doppelbildung. – 2) *chir* flächenhafte Übereinanderlagerung u. Naht gleicher oder verschied. Gewebe (Transplantate) zur Verstärkung (z. B. Faszien-D.), als Einscheidung (z. B. Gefäßnahtsicherung durch deckendes Arterien- bzw. Venensegment), zur plast. Rekonstruktion von Hohlorganen (z. B. »Pantaloonanastomose« als Ersatzmagen). – 3) *kard* **D. des Herztones**: Auftreten eines Extratones (Mitralöffnungston oder 3. HT; im Ggs. zur »Spaltung« des 2. HT durch asynchronen Aorten- u. Pulmonalklappenschluß); s. a. Doppelton.

Doppel|urethra: Doppelung der Harnröhre ohne oder – seltener – mit Diphallie (dann meist Übereinanderliegen bd. Gänge, wobei der akzessor., im allg. obere, oft als »Harnfistel« oder blind endet oder in den anderen einmündet); evtl. mit Epispadie kombin. – **D.ursprung beider Arterien**: / Double outlet. – **D.verriegelung**: kombin. intraartikuläre Hüftgelenkarthrodese, entweder als transartikuläre Schenkelhalsnagelung (= »Innenverblockung«) mit para- oder extraartikulärer Spanverriegelung oder als D.nagelung (z. B. nach KÜNTSCHER, WATSON-JONES, BAUER).

Doppel|wahrnehmung: *psych* / Déjà-vu-Erlebnis. – **D.winkelröhre**: *röntg* / D.fokusröhre mit 2 verschied. Neigungen des Anodentellers.

Doppler* Effekt (CHRISTIAN JOHANN D., 1803–1853, Physiker, Wien, Prag): (1842) für Wellen aller Art gült. Phänomen, daß beim Sichnäherkommen von Empfänger u. Wellenzentrum mehr Wellen pro Zeiteinh. als vom Zentrum ausgehen u. damit eine höhere Frequenz registriert wird; bei Sichentfernen entspr. Frequenzminderung; s. a. Ultraschall-Diagnostik (4).

Dorance* Opertion: sogen. Push-back-Op., eine Technik der / Gaumenrückverlagerung.

Doraphobie: path. Furcht vor Tierfellen u. -häuten.

Dorello* Kanal (PRIMO D., geb. 1872, Anatom, Perugia): Raum unter dem Lig. sphenopetrosum zwischen Felsenbeinspitze u. Dorsum sellae, der den N. abducens u. Sinus petrosus inf. enthält.

Dorendorf* Zeichen (HANS D., geb. 1866, Chirurg, Berlin): Prominenz (statt Fossa) der Supraklavikularregion bei Aortenbogenaneurysma.

Dormative: *pharm* Schlafmittel (/ Hypnotika).

Dorn*-Sugarman* Test: (1932) Geschlechtsbestg. der Frucht in utero durch i.v. Inj. mütterl. Harns in 3 Mon. alte Kaninchenböcke: bei ♀ Frucht verstärkte Spermatogonien- u. Spermatozytenbildung; nicht allg. bestätigt.

Dorn: *anat* / Spina. – **Dornbecken**: *path* / Exostosebecken.

Dorner* Faktor: Lactobac.-lactis-DORNER-Faktor, ein Vit.-B_{12}-Faktor.

Dornfortsatz: / Processus spinosus (vertebrae). – Frakturiert durch dir. Gewalteinwirkung (meist bei ausgedehntem Wirbelbogen- u. Querfortsatzbruch) oder als typ. Abrißfraktur (/ Schipperkrankheit). – **D.linie**: Verbindungslinie zwischen den – sicht- u. tastbaren – D.spitzen als diagnost. Orientierungslinie. – **D.spalte**: / Spina bifida post., vgl. Spaltwirbel.

Dornhoffer* Zeichen: Pigmentflecken am Lidrand bei NN-Unterfunktion.

Dorno* Strahlung (CARL WILH. MAX D., 1865–1942, Physiker, Davos): / Ultraviolett B.

Dornwarze: / Verruca plantaris.

Doromanie: path. (meist neurot.) Schenkbedürfnis.

Doronase: bakterielle / Desoxyribonuklease.

Dorothy Reed* Zellen: / STERNBERG*-REED* Zellen.

Dorrance* Haken: *orthop* aus 2 parallelen Metallhaken gebildete, durch seitl. Zughebel aktiv bewegl. u. sperrbare Greifklaue.

dorsal(is): 1) den Rücken bzw. die Rückseite eines Körperteils (Organs) betreffend, zum Rücken hin gelegen oder gerichtet. – 2) zum oberen Rumpf gehörend = thorakal (D 1–12), z. B. Dorsalmark, -nerven,

-wirbel (= Pars thoracica medullae spinalis bzw. Nn. thoracici bzw. Vertebrae thoracicae).

Dorsalaponeurose: mit den Gelenkkapseln fest verwachsene Streckaponeurose der Finger 2–5, gebildet von den Sehnen der Mm. extensor digitorum manus (mittl. Faserzug an Mittelglied, je ein seitl. an Endgliedbasis), lumbricales u. interossei (verschmolzen v. a. mit den seitl. Faserzügen).

Dorsalflexion: Beugung von Hand oder Fuß in Richtung Dorsum manus bzw. pedis, i. w. S. auch des Kopfes bzw. der HWS nach rückwärts (= Hyperextension).

Dorsalgie: Rückenschmerzen. – **dorsalis**: ∕ dorsal.

Dorsalisation: Assimilation des letzten HW an den 1. BW.

Dorsalzysten: streckseit. Pseudozysten mit gallert. Inhalt über den Finger- bzw. Zehengelenken als Folge mechan. Dauerreizung. – s. a. Myxomatosis nodularis.

Dorset* (MARION D., geb. 1872, Bakteriologe, Washington) **Nährboden**: (1902) mit Wasser verdünntes geronnenes Vollei insbes. zur Isolierung u. Züchtung von Mycobact. tuberculosis. – Modif. durch Überschichten mit eiweiß- oder serumhalt. RINGER* oder LOCKE* Lsg. als **D.*-Sautet* Nährboden** für Amöbenkultur. – **D.*-Henley* Nährlösung** aus Asparagin, Natriumphosphat, Magnesiumsulfat, Natrium u. Eisen(III)-zitrat, Glukose, Glyzerin u. Aqua dest. zur Kultivierung von Mycobact. tuberculosis.

dorso...: Wortteil »Rücken« (∕ dorsal).

dorsoanterior: *geburtsh* mit nach vorn (zur mütterl. Bauchdecke hin) gerichtetem Rücken.

Dorsoflexionstest: *angiol* ∕ HOMANS* Zeichen.

dorsoinferior: *geburtsh* mit nach unten (zum mütterl. Becken hin) gerichtetem Rücken.

dorso|kaudales Syndrom der Brückenhaube: ∕ FOVILLE* Syndrom. – **d.laterokaudales Sy.**: ∕ GASPERINI* Sy. – **d.kuboider Reflex**: ∕ v. BECHTEREW*-MENDEL* Reflex. – **d.laterales Sy. der Medulla oblongata**: ∕ WALLENBERG* Syndrom.

dorso|plantar: vom Fußrücken zur Fußsohle hin. – **d.posterior**: *geburtsh* mit nach hinten (zum mütterl. Rücken) gerichtetem Rücken.

dorso|superior: *geburtsh* mit nach oben (zum Uterusfundus) gerichtetem Rücken. – **d.ventral**: vom Rücken zum Bauch hin (s. a. posteroanterior). – **d.volar**: vom Handrücken zur Hohlhand hin.

Dorsum *PNA*: der Rücken, die Rückseite des Rumpfes zwischen Nacken, Schultern u. Gesäß; s. a. Regiones dorsi. – Ferner die dors. Seite eines Organs oder Körperteils, z. B. (*PNA*) **D. linguae** (der schleimhautbedeckte, Zungenpapillen u. Geschmacksknospen tragende »Zungenrücken«, mit Sulcus medianus u. termin., For. caecum). **D. manus** (der von einer dünnen, leicht abhebbaren Haut bedeckte »Handrücken« mit fast fettgewebsloser Unterhaut; mit Rete venosum dors., Rr. superf. n. radialis u. uln.; in der Tiefe Sehnen u. Sehnenscheiden der Extensores, R. carpeus dors. der A. rad. u. uln. sowie die vom tiefen Blatt der Fascia dors. bedeckten Mittelhandknochen u. Mm. interossei dors.), **D. nasi** (der »Nasenrücken« zwischen Nasenwurzel u. -spitze), **D. pedis** (der gewölbte, von einer dünnen, leicht abhebbaren Haut bedeckte »Fußrücken«, mit fast fettgewebsloser Unterhaut, Vv. digit. dors., Arcus venosus dors., Nn. cutanei dors., Fascia dors. mit Retinaculum mm. extensorum inf., in der Tiefe Sehnen u. Sehnenscheiden der Extensoren, A. dors. pedis u. N. peronaeus prof.), **D. penis** (die vordere, bei Erektion obere Fläche des männl. Gliedes), **D. sellae** (die »Sattellehne« als hint., die Fossa hypophyseos überhöhender Teil des Türkensattels; mit Proc. clinoidei post.).

Doryl®-Probe: i.c. Inj. des Parasympathikomimetikums Carbacholum; 1) bei Blasenentleerungsstörung spricht Absinken des Restharns für Funktionsstörung bei normalem Blasentonus, unveränderte Restharnmenge für mechan. Hindernis oder Blasenatonie; 2) (MALY) bei Hypertonie spricht deutl. Blutdrucksenkung für unkomplizierten essentiellen, unveränderter Blutdruck für renalen Hochdruck.

Dosen|quotient: *radiol* reziproker Wert der prozentualen Tiefendosis; charakterisiert das Verhältnis der Oberflächen- zur Tiefendosis (allg. in 10 cm Tiefe). – **D.summation**: *pharm* Erzielung der vollen therap. Wirkung durch Addition der halben Dosen von 2 verschied. Mitteln.

Dosierung: die durch individuelle (Pat.) u. stoffl.-pharmakol. Faktoren (Toxizität, Wirkungsweise) bestimmte Mengenangabe (Gesamt-, Einzeldosis) für ein Therapeutikum (z. B. Arzneimittel, Rö-Strahlen) oder sonst Meßbares; s. a. Dosis. In der Pharmakologie 4 Dosierungsstufen: tödlich, giftig, wirksam, unwirksam.

Dosimeter: 1) *radiol* Gerät zur Messung einer Strahlendosis (= **Dosimetrie**) bzw. -dosisleistung; entweder als Primärstandard- (zur Fundamentalbestimmung von Energie- u. Ionendosis) oder als Sekundärstandard- u. Gebrauchsdosimeter (für Ther., Diagnostik, Strahlenschutz); z. B. KÜSTNER* Eichstandgerät, BOMKE* Universal-, Simplex- u. Duplex-D., Kondiometer (alle nach Ionisationsprinzip). – 2) *derm* Gerät zur Messung der erythembildenden UV-Strahlung.

Dosis, Dos. D., D, d: *pharm* Arzneigabe, i. e. S. deren verordnetes Maß (Gewicht; u. a. mitbestimmt durch Applikationsform u. -modus, Körpergew. u. Alter des Pat.; s. a. Dosierung). – *radiol* für ionisierende Strahlen unterschieden als a) integrale Energiedosis, Energiedosis(leistung), Kerma(leistung), Sekundärelektronengleichgew., Ionendosis(leistung), Kenndosisleistung, spezif. Gammastrahlenkonstante; ferner für die medizin. Anw. Oberflächen-, Austritts-, Herd(minimal- bzw. -maximal)-, Hautdosis sowie (nicht genormt) Tiefen-, Gesamt-, Maximum-, Einfall-, Erythem-, Epilations-, Gewebe-, Raum-, Herdraum-, Organdosis etc.; im Strahlenschutz Äquivalent- (s. a. Dosisäquivalent), Personen-, Körper-, Lebensalter-, Jahres- u. Ortsdosis etc. – Spez. Begriffe: **äquivalente D.** (*pharm* bei Standardpräpn. mit gleicher mittl. Wirkung wie die spezif. D. eines Testpräp.; *radiol* ∕ Dosisäquivalent), **biologisch-wirksame D.** (*radiol* die mit dem ∕ RBW-Faktor multiplizierte Energiedosis; Einh.: Rad), **D. curativa** (die erfahrungsgemäß zur Erzielung einer Heilung ausreicht; als **D. c. minima** die kleinste D. mit therapeut. Effekt), **D. effectiva s. efficax** (mit therapeut. Wirkung: als DE_{50} die »mittlere wirksame D.« = Standard-D. = D. e. media, die bei 50 % die Wirkung hervorruft), **fraktionierte D.**, D. refracta (*radiol* bei frakt. Bestrahlung die pro Sitzung verabfolgte), **höchstzuläss.** oder To-

Dosis

leranz-D., **D. tolerata** *(radiol* die nach gült. Rechtsvorschriften oder anerkannten Empfehlungen für einen anzugebenden Personenkreis nicht zu überschreitenden Körper-, Lebensalter-, Jahres-, Vierteljahres- u. außergewöhnl. Körperdosen, ↑ Tab.»Personendosis«), **kumulierte D.** *(radiol* die während eines längeren Zeitraums – auch diskontinuierlich – aufgenommene integrierte Gesamt-D.), **D. letalis** (= Letaldosis, DL, D. l., LD, ld; die tödl. Menge; als DL_{99} die sicher tödliche, praktisch gleich mit DL_{100} = D. l. maxima = absol. letale D.; als DL_{75} = fatal dose = FD die, bei der 25 % überleben; als DL_{50} = D. l. media die, bei der 50 % sterben bzw. überleben, in der Radiologie evtl. mit Angabe der Zeit des Effekteintritts, z. B. $LD_{50/30\,d}$ = $DL_{50(30)}$; als DL_{25} = D. l. minima 25 die, bei der 25 % sterben, also teilident. mit D. tolerata), **D. reagens minima**, DRM (kleinste, eine Hautreaktion auslösende Toxindosis), **D. refracta** (»Teildosis« bei fraktionierter Verabfolgung), **D. therapeutica** (»therap. D.« mit erfahrungsgemäß kurativem oder palliativem Effekt als Einzel- oder Tages-D.), **D. toxica**, Dos. tox., D_{tox} (»tox. D.«, die meist zu erhebl. tox. Nebenwirkungen führt).

Dosis-Begriffe *(radiol* s.a. Dosiseinheiten)

D., D:	Dosis. – D_{cur}: Dosis curativa. – D_{tox}: Dosis toxica.
DE:	Dosis effectiva. – DE_{50}: Dosis effectiva 50 Dosis efficax (effectiva) media.
DIM:	Dosis infectiosa media.
DL, D. l.:	Dosis letalis (u.a. als DL_5 = D. l. minima 5; DL_{50} = D. l. media; DL_{100} = D. l. maxima.
Dos. tol.:	Dosis tolerata. – Dos. tox.: Dosis toxica.
ED:	Dosis effectiva; Einzeldosis. – EMD: Einzelmaximaldosis
ID:	Dosis infectiosa
LD, DL:	Dosis letalis.
MD:	Maximaldosis. – MED: Maximaleinzeldosis. – MTD: Maximaltagesdosis.
ND:	Normaldosis, Normdosis.
TD:	Tagesdosis. – TMD: Tagesmaximaldosis.

Dosis|abfall: *radiol* rel. Abnahme der Strahlendosis zur Tiefe bzw. (bei Pendelbestrahlung) zu den Feldrändern hin. – **D.äquivalent**, Äquivalentdosis, Dq: in der Strahlenschutz-Dosimetrie diejen. Rö-Strahlen-Energiedosis, die das gleiche Strahlenrisiko bedeutet wie die Dosis der angew. Strahlenart, errechnet durch Muliplikation mit dem dimensionslosen Bewertungsfaktor q (für Beta-, Gamma-, Rö-Strahlen = 1, für schnelle Neutronen u. Protonen bis 10 MeV u. α-Teilchen = 10). Maßeinh.: Rem. – vgl. aber RBW. – **D.drucker**: *radiol* Dosimeter-Ergänzungsgerät, das die verabfolgte Strahlendosis (evtl. auch Bestrahlungszeit) ausdruckt.

Dosiseinheiten: *radiol* Maßeinheiten für die Dosen ionisierender Strahlung; für Energiedosis Rad (rd), für Energiedosisleistung rd/Min. oder rd/Sek., für Flächendosisprodukt R · cm², für Äquivalentdosis Rem, ferner die spezif. Gammastrahlenkonstante (bisher »Dosisleistungskonstante«):

$$\frac{R \cdot m^2}{Ci \cdot h} \text{ bzw. (bei Ra 226) } \frac{R \cdot m^2}{g \cdot h}.$$

Für Energie- u. Äquivalentdosis neuerdings als SI-Einh. das Gray (Gy), für Ionendosis das Coulomb/kg, für die Aktivität radioaktiver Substanzen das Bequerel (Bq).

Dosis|konstante: *radiol* die spezif. ↑ Gammastrahlenkonstante. – **D.leistung**: *radiol* Dosis (i. e. S. Energie- oder Ionendosis) pro Zeiteinh. bzw. Differentialquotient der Dosis nach der Zeit (bei zeitlich konst. D. der Quotient aus Dosis u. Zeit). – **D.leistungsmesser** (evtl. fortlaufend registrierend: »**D.leistungsschreiber**«) sind häufig auch als Dosismesser verwendbar (= Universaldosimeter).

Dosis|maximum: *radiol* bei Anw. ionisierender Strahlen die im Strahlungsfeld, Phantom oder Körper an irgendeiner Stelle auftret. höchst Dosis; i. e. S. der höchste Wert der Tiefendosiskurve (= Maximumdosis). – **D.messer**: *radiol* Instrument zur ↑ Dosimetrie; evtl. mit Detektor (z. B. Ionisationskammer) getrennt vom Auswertgerät. Als Universaldosimeter für gleichzeit. ↑ Dosisleistungsmessung geeignet.

Dosis|quotient: *radiol* ↑ Dosenquotient. – **D.rate**: *radiol* 1) die Einzeldosis bei fraktion. Bestrahlung. – 2) (engl. »dose rate«) ↑ D.leistung. – **D.spitze**: *radiol* bei Bestrahlungen von mehreren Feldern aus die im Schnittpunkt der inn. Begrenzungen zweier Felder auftret. D.überhöhung (um so größer, je kleiner der Überschneidungswinkel u. je breiter die Bestrahlungsfelder).

Dosis-Wirkungskurve, D.-Effekt-Kurve: **1)** *radiol* graph. Darstg. der Beziehungen von Strahlendosis (auf Abszisse) u. -wirkung (in % auf Ordinate); häufig als logarithm. Darstg. oder mit sog. Wahrscheinlichkeitsordinate (Probit-Raster). Meist sigmoider Kurvenverlauf (Ausdruck biol. Variabilität u. der Trefferwahrscheinlichkeitsverteilung). – **2)** *pharmak* analoge Darstg. der Arzneimittelwirkung; Kurvenbilder erlauben Differenzierung in 3 Gruppen: »Konzentrationsgifte« (z. B. Azetylcholin), »Kumulationsgifte« (z. B. Digitoxin), Stoffe mit Konzentrations-Zeitwirkung (»c.t.-Gifte«, z. B. Kampfgase).

Dost* Halbwertzeitbestimmung (HARTMUT, D., geb. 1910, Pädiater, Leipzig, Berlin, Gießen): (1948) bei renaler Clearance unter Voraussetzung eines exponentiellen Abfalls der Plasmawerte der i.v. injizierten Testsubstanz Berechnung der HWZ ($t_{1/2}$) aus 2 in best. Abstand (T) gemessenen Plasmakonz.werten (Extinktionswerte E_1 u. E_2) nach der Gleichung:

$$t_{1/2} = [T \cdot \log 2] : [\log E_1/E_2].$$

Dotscan: *nuklearmed* (engl.) Szintigramm in Form eines Punktemusters.

Dott*-Bailey* Syndrom (NORMAN MCOMISH D., geb. 1897, Neurochirurg, Edinburgh): gemischtes Hypophysenadenom (meist eosinophil u. chromophob) mit Symptn. der HVL-Hyper- u. Hypofunktion (z. B. Überfunktion von STH- oder ACTH-NNR-, Unterfunktion von Gonadotropin-Gonaden-System oder Schilddrüse).

Dotter* Technik, »**Dottern**«: (1964) ortho- oder retrograde Dilatation stenosierter Bein-Beckengefäße mit perkutan n. SELDINGER eingeführtem Gefäßkatheter (evtl. Ballonkatheter) in Kombin. mit Antikoagulantien-Ther.

Dotter, Eidotter, Vitellus: der aus Proteinen, KH, Neutralfetten, Lipoiden u. Lipochromen bestehende Speicherstoff in der Eizelle für den Aufbau des Embryo. – Nimmt bei den sehr dotterarmen bis mäßig dotterreichen Eiern von Amphioxus, Säugern, Zyklostomen u. Amphibien an der Furchung der Eizelle teil (vom Bildungsplasma nicht scharf getrennt); s. a. Dottersack, Abb. »Trophoblast«.

Dotter|arterien: / Arteriae omphalomesentericae. – **D.gang**: / Ductus omphaloentericus. – **D.gangszyste**: *path* / Enterozyste.

Dottersack: nur bei dotterreichen meroblast. Eiern aus Ento- u. Mesoderm (Splanchnopleura) gebildete sackart. Umhüllung des Dotters nach dessen Umwachsung durch die Keimscheibe. – **D.gang**: / Ductus omphaloentericus. – **D.kreislauf**: geschlossener Blutkreislauf zwischen Dottersack u. Embryo. Die Venenbahn (hervorgehend aus mesodermalen Blutinseln von D. u. Sinus termin.) wächst als V. omphalomesenterica dextra bzw. sin. auf den Embryo zu (Anschluß an Herzschlauch), die Aa. omphalomesentericae von der Aorta in die Splanchnopleura ein (Kapillarnetz, verbunden mit netzart. Blutinseln). – **D.kultur**: (1938) Züchtung von Rickettsien (außer R. quintana) in vorbebrüteten Hühnerembryonen (Vermehrung im Dottersack) zur Gewinnung von »**D.-Vakzine**« (formalinisierte oder phenolisierte Rickettsien-Aufschwemmung für akt. Immunisierung: 3mal s.c. im Abstand von 7–10 Tagen; 1 Wiederholung nach 4–6 Mon.). – **D.tumor**: embryonales / Teratom.

Doubilet* Operation: 1) transduodenale inn. Dränage (Endoprothese) des Ductus pancreaticus bei einer kommunizierenden Pankreaszyste. – 2) **D.*-MULHOLLAND* Op.**: Sphinkter-Oddi-Spaltung (Ringfasern) bei chron. Pankreatitis.

(le) Double* Muskeln (ANATOLE FÉLIX LE D., 1848–1913, Anatom, Tours): überzähl. lat. Faserbündel der Pars abdomin. des M. pectoralis major (auch Pectoralis tertius, quadratus oder chondroepitrochlearis genannt); Urspr. an Knorpeln der letzten Rippen u. Bauchmuskelfaszien; Ansatz an Sulcus bicipit. uln., Fascia brachii u. Condylus uln. humeri.

Double coloured heart: *path* das durch Blockade des absteigenden li. Koronarastes teils blasse, teils normal gefärbte Herz.

Double outlet: (engl.) *kard* seltene Positionsanomalie der bd. großen Schlagadern infolge Rotationsanomalie (Inversion der Bulbusdrehung). Als »D. o. right ventricle« (Ursprung von Aorta u. Pulmonalis aus der re. Kammer) meist Extremfall der FALLOT* Tetralogie mit oder ohne Mitralatresie, mit VSD u. Li-re.-Shunt; als »D. o. left ventricle« (Ursprung bd. Gefäße aus der li. Kammer) evtl. kombin. mit Trikuspidalatresie.

Doucas*-Kapetanakis* Purpura: Schübe juckender »ekzematoider« Purpura an den Unterschenkeln (u. darüber hinaus) mit Konfluenz der Flecken, Lichenifikation, Papelbildung u. Schuppung. – Weitgehend ident. mit Angiodermatitis pruriginosa disseminata CASALA-MOSTO.

Doudoroff* Abbauweg: *biochem* (1943) phosphorolyt. KH-Abbau durch bakterielle Enzyme, i. e. S. der von Saccharose zu Glukosemonophosphat u. Fruktose.

Douglas* (JAMES D., 1675–1742, Anatom u. Chirurg, London) **Falte, Ligament**: / Plica rectouterina. – **D.* Linie**: / Linea semicircularis. – **D.* Raum**: i. e. S. (»hint. D.* Raum«) die / Excavatio rectouterina; ferner als »seitl. D.* Raum« der / Recessus pararect., als »vord. D.* Raum« die / Excavatio vesicouterina. – Hier relativ häufig intraperitonealer

D.*-Abszeß, v. a. bei Adnexprozessen, abgesackt auch bei Typhlitis, Perityphlitis, nach Darmperforation, evtl. mit Ausdehnung bis oberhalb der Symphyse (u. hufeisenförmig die Blase umfassend); klin.: vom hint. Scheidengewölbe bzw. Rektum tastbarer fluktuierender Tumor, Mastdarm-Blasentenesmen, Klaffen des Sphinkters; Ther.: Inzision, Dränage. – Auch Sitz einer Endometriosis genit. ext. (»**D.*-Endometriose**«, nach Implantation via Tube; v. a. retro- oder rektozervikale, derbknot., schmerzhafte Infiltration, häufig Retroflexio uteri fixata, evtl. vikariierende Blutung aus Vaginal- u. Rektumschleimhaut) u. der **D.*-Hernie** (»Douglasozele« = Enterocele vagin. post.) mit ballonähnl. Vorwölbung der hint.-oberen Scheidenwand (u. U. bis zum Introitus), isoliert oder gemeinsam mit Rektozele, stets mit Descensus uteri; Ther.: Op., z. B. vaginale Bruchversorgung, Interposition, abdomin. Veröfung des D.* Raums). – Ziel der diagnost.-probator. **D.*-Punktion** (= LAROYENNE* Op.), transvaginal bzw. -anal, bei »Hufeisenabszeß« auch durch die Bauchdecken (stets nur nach Blasenkatheterismus u. möglichst in Laparotomie-Bereitschaft; Nadelführung meist mit ROTTER* Zange), z. B. zur DD von Hämatozele gegen Extrauteringravidität u. intraabdomin. Blutung oder vor Inzision eines D.*-Abszesses. – Der hier durch rektale oder vaginale Palpation auslösbare **D.*-Schmerz** (= PROUST* Zeichen) ist u. a. charakterist. für tiefsitzenden Ureterstein u. – nach freiem Intervall – für Retroperitoneallasion bzw. -blutung.

Douglas* (CLAUDE GORDON D., 1882–1963, engl. Physiologe) **Beutel, Sack**: auf dem Rücken zu tragender Sack zum Sammeln der Ausatmungsluft (100–200 l), aus deren Menge u. Zusammensetzung – zus. mit der Beatmungszeit – der respirator. Stoffwechsel berechnet wird. – **D.*-Haldane* Bestimmung** des Energieumsatzes durch indir. Kalorimetrie im offenen System: Errechnen der Wärmebildung (unter Berücksichtigung des respirator. Quotienten) aus O_2-Verbrauch u. CO_2-Bildung pro Zeit, gemessen fortlaufend (mit D.* Sack) oder über Wägung des absorbierten CO_2 u. Bestg. der Körpergewichtsabnahme.

Douglas* Selbstentwicklung, Wendung (JOHN C.D. 1777–1850, Geburtshelfer, Dublin: 1819) bei verschleppter – meist dorsoant. – Querlage mit oder

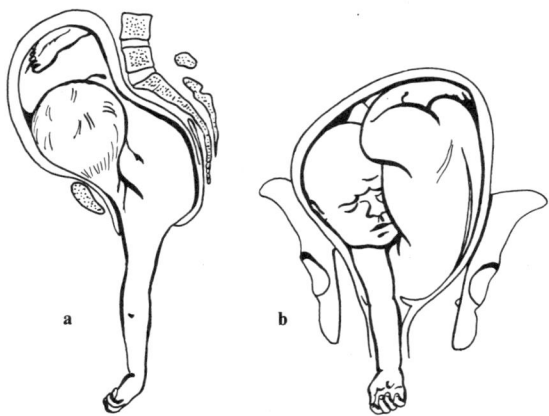

Selbstentwicklung **a)** nach DOUGLAS, **b)** nach DENMAN.

ohne Armvorfall: zunächst Geburt der vord. Schulter (extreme Ausziehung des Halses), Tiefertreten der inf.

Douglas* Siebplastik

Kindesteile (in der hint. Beckenhälfte) vorbei an den superioren (mit sich steißwärts verschiebender Abknickung der WS), Geburt des Steißes hinter der bereits geborenen Schulter, dann der hint. Schulter u. des Kopfes (↑ Abb.); vgl. DENMAN* Selbstentwicklung.

Douglas* (Sieb-)Plastik (BEVERLY D., geb. 1891, Chirurg, Nashville): Transplantation eines »durchlöcherten« Vollhautlappens, gewonnen unter Belassen einzelner Hautinseln im Entnahmefeld (zur Epidermisregeneration).

Douglasitis: Entzündung im Bereich des D.* Raumes; i. e. S. (CONDAMIN 1926) die ↑ Pelipathia vegetativa.

Douglas(o)skopie: ↑ Kuldoskopie.

Douglaso|tomie: hint. ↑ Kolpotomie. – **D.zele**: ↑ Douglas*-Hernie.

Dormashkin* Sonde: Ureterkatheter mit spitzennahem, mit Wasser auffüllbarem Ballon zur Harnleiterdehnung.

Dove* Prisma (HEINRICH WILHELM D., 1803–1879, Physiker, Königsberg): total reflektierendes (»Spiegel«-) Prisma.

Dover* Pulver (THOMAS D., 1660–1742, Arzt, Bristol): ↑ Pulvis Ipecacuanhae opiatus.

Dowex Plasma: mit Dowex 50® (Styrol-Divinylbenzol-Mischpolymerisat) dekalzifiziertes, dadurch spontan nicht gerinnbares Blutplasma.

Down* Syndrom (JOHN LANGDON HAYDON D., 1828–1896, Arzt, London), mongoloide Idiotie: (SEGUIN 1844, D. 1866) Oligophrenie mit dyszerebralem Minderwuchs, mongoloider Lidachsenstellung u. Epikanthus, tiefer Nasenwurzel, tiefsitzenden, dysmorphen Ohrmuscheln, Makroglossie u. Lingua scrotalis, Cutis laxa et marmorata, Klinodaktylie (Kleinfingerendglied), Brachydaktylie, Vierfingerfurche, Dreizackhand, Hypogenitalismus, oft auch Herzvitium, Dentitionsstörungen. Ät.path.: Trisomie 21 infolge Non-disjunction (ferner bei einschläg. Translokation u. Mosaik); Häufigkeit nimmt mit dem Zeugungsalter der Eltern (auch des Vaters!) zu.

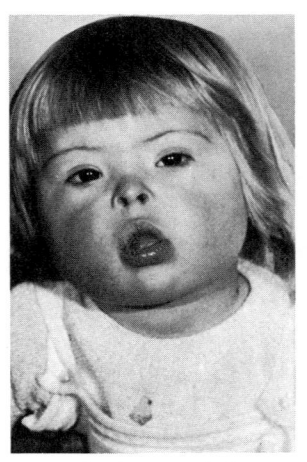
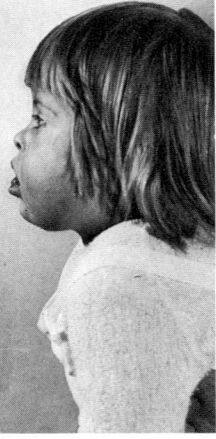

Down* Syndrom: typische mongoloide Fazies bei 2jähr. Mädchen.

Downey* Typen (HAL D., 1877–1959, Hämatologe, Minneapolis): Lymphozyten-Typen: I klein mit schmalem, basophilem, II groß mit breitem, hellem, III mit breitem, basophilem Zytoplasmasaum. – **D.* Zellen**: atyp. mononukleäre Blutzellen (polymorph, gebuchtet oder gelappt, oft mit randständ. Kern u. basophilem Zytoplasma) bei Mononucleosis infectiosa.

Downhill* Varizen: kompressionsbedingte Ösophagusvarizen im oberen Drittel.

Doxapramum: 1-Äthyl-4-(2-morpholinoäthyl)-3,3-diphenylpyrrolidin-2-on; zentrales Atmungsstimulans.

Doxepinum: N,N-Dimethyl-3-(6H-dibenz-[b,e]-oxepin-trans-11-yliden)-propylamin; Antidepressivum.

doxogen: *psych* durch Vorstellungen entstanden.

Doxomanie: wahnhafte Ruhmsucht.

Doxorubicin WHO: 14-Hydroxydauno-rubicin; zytostat. wirkendes Antibiotikum.

Doxycyclinum WHO: α-6-Desoxy-5-hydroxytetrazyklin; Breitbandantibiotikum (stärker u. anhaltender als Tetrazyklin).

Doxylamin WHO: 2-[α-(2-Dimethylamino-äthoxy)-α-methylbenzyl]-pyridin-(Sukzinat); Antihistaminikum mit sedierender Wkg.

Doyen* (EUGÈNE LOUIS D., 1859–1916, Chirurg, Paris) **Instrumente**: 1) kurbelwellenförm. chir. Handbohrer. – 2) breitfassende weiche Darmklemme; ferner Appendix-, Arterien-, Tuchklemmen. – 3) korkzieherart. Myombohrer für intraop. Elevation des Uterus myomatosus. – 4) links- oder rechtsgekrümmtes Rippenraspatorium (»Rippenschlüssel«) zum Abschieben des hint. Periostmantels unter permanenter Knochenfühlung. – 5) elektr. Kreissäge mit Duraschutzplatte für osteoplast. Trepanation. – 6) großblättr. Scheidenspekulum mit sattelförm. oder flacher Vorderplatte u. 2 Haken am Griff zum Abdrängen von Rektum u. Blase bei vaginaler Uterusexstirpation; als D.*-BUMM* Spekulum mit nur 1 Haken. – **D.* Methode**: 1) Darmskelettierung unter keilförm. Mesenterium resektion; nur bei Ca.-Metastasen indiziert. – 2) extradurale, basale, sphenotemp. Freilegung des 2. u. 3. Trigeminusastes durch osteoplast. temp. Trepanation. – 3) Versenkung des Duodenalstumpfes durch Tabaksbeutelnaht. – 4) Herzfreilegung durch U-förm. Rippenknorpeldurchtrennung. – **D.* Operation**: (1905) Beseitigung einer äuß. Pankreasfistel durch Implantation des freipräparierten Fistelganges in den Magen. – Ferner die orthograde Cholezystektomie, eine Hydrozelen-Op. (wie nach WINKELMANN), vaginale Hysterektomie, vaginale submuköse Myomektomie, totale Hysterektomie, paramediane Hemikraniotomie sowie die erste Valvulotomie (1931, rechtsventrikulär mit Tenotom).

Doyère* Platte (LOUIS D., 1811–1863, Physiologe, Versailles): die motor. ↑ Endplatte.

Doyne* (ROBERT WALTER D., 1857–1916, Ophthalmologe, Oxford) **Chorioiditis**: erbl. hyaline Degeneration der inn. Aderhautschicht mit unregelmäß. Verdickung; klin.: zahlreiche helle Herde am hint. Augenpol. – **D.* Katarakt**: ↑ COPPOCK-Katarakt. – **D.* Okklusor.**: auf die Brille aufsteckbare Abdeckschale zur Schielbehandlung.

Dozzi* Syndrom: (1937) zerebrale Erweichungsherde bei Myokardinfarkt.

dp/dt: *physik* der 1. Differentialquotient der Druckänderung nach der Zeit (bei nichtlinearer Funktion). – Die – elektronisch gewonnene – »dp/dt-Kurve« des Ventrikeldrucks weist einen charakterist. pos. u. neg. Ausschlag auf (= Änderung der Druckanstiegs- bzw. Relaxationsgeschwindigkeit).

dp:dv: *physik* der ↑ Volumenelastizitätskoeffizient.

DPH: **D**i**p**henyl**h**ydantoin (↑ Hydantoin).

D-Phase, Derivate phase: (BURNET u. BULL 1943) Phase des Grippevirus A nach mehreren Eipassagen; es läßt sich jetzt – im Ggs. zur O(=Original)-Phase – auch in Allantois züchten u. agglutiniert Hühner-Ery im gleichen Grad wie die von Mensch u. Meerschweinchen.

DPN: **D**i**p**hospho**p**yridin**n**ukleotid; neuerdings (IUB) meist als »NAD« (↑ **N**ikotinamid-**a**denin-**d**inukleotid) bezeichnet. – **DPN-diaphorase**: ↑ Lipamid-dehydrogenase. – **DPN-gulonsäure-dehydrogenase**: ↑ L-Gulonatdehydrogenase. – **DPNH₂**: reduziertes DPN = NADH₂. – **DPNH₂-β-ketoacyl-CoA-transhydrogenase**: Hydroxy-acyl-CoA-dehydrogenase. – **DPNH₂-orotat-transhydrogenase**: Dihydroorotat-dehydrogenase. – **DPNH₂-pyruvat-transhydrogenase**: ↑ Laktat-dehydrogenase. – **DPNH₂-zystin-transhydrogenase**: Zystin-reduktase. – **DPN-xylit-dehydrogenase**: D-Xylulose-reduktase.

DPT: 1) **D**i**p**hospho**t**hiamin (↑ Vit.-B₁-pyrophosphat). – 2) **D**i**p**ropyl**t**ryptamin; Rauschmittel mit Sympt. (u. Ther.) wie bei DMT. – 3) **DPT-Impfstoff**: Kombinations-Impfstoff gegen **D**iphterie-**P**ertussis-**T**etanus.

dpt, dptr.: ↑ Dioptrie.

dR: ↑ Desoxyribose.

Drabkin* Lösung: *hämat* Kaliumferrizyanid, Kaliumzyanid u. Bikarbonat für die ↑ Hämiglobinzyanid-Methode.

Drachenwurm: ↑ Dracunculus medinensis.

Drachme, Quintl(ein): 1) altes Medizinalgew. (Nürnberg 1555; gebr. bis 1868); 1 Drachme = 3 Skrupel = 6 Obulus = 60 Gran = 3,645 g. – 2) engl. Maßeinh. »drachm.« z. T. ident. mit dem amerikan. ↑ dram; 1 dr. ap(othecary) = 3,887935 g; 1 dr. fl(uid) = 3,5515 cm³.

Dracontiasis, Dracunculosis: ↑ Drakunkulose.

Dracunculus: 1) *helminth* Nematoden-Gattung [Dracunculidae] mit längl. Körper u. lippenloser, papilleneingefaßter Mundöffnung; extremer Geschlechtsdimorphismus. Als adulte Würmer Gewebsparasiten bei Vertebraten; wahrsch. einzige humanpathogene Art **D. medinensis** (s. fuelleborni, graecorum, insignis, persarum, veterum, Filaria aethiopica s. medin. s. tropica, Furia s. Gordius s. Vena medin.), der »Drachenwurm« im Subkutangewebe auch anderer Säuger (↑ Drakunkulose); ♂ 2–4 cm (nach der Kopulation absterbend), ♀ bis 120 cm; Entleerung der Larven ins Wasser; Zwischenwirt: Cyclops-Arten. – **D. loa** s. **oculi**: ↑ Loa loa. – 2) *botan, pharm* »Drachenwurz« [Araceae].

Drän, Drain: *chir* Hilfsmittel für die ↑ Dränage, von Wundsekret, Trans-, Exsudat, Liquor, Galle, Eiter, Darmgasen, Exkrementen; z. B. sterile, evtl. resorbierbare Gaze oder Schaumstoff (für Docht- oder Kapillardränage), Gummihalbrinne oder -lasche (KLAPP), Seiden- oder Katgutfäden (= Fadendränage), Schläuche u. Röhren (meist mit seitl. »Fenstern«; für Röhrendränage); zahlreiche spez. Modifikationen, z. B. Stopf- oder Steigrohr, PENROSE* Zigaretten-, KEHR* T-Drän, MIKULICZ* Beutel. – Einführung u. Ausleitung (am »tiefsten Punkt« evtl. durch Gegeninzision) meist mit Kornzange; Fixierung an Körperoberfläche mit Sicherheitsnadel (darunter hautschonende Mullplatte: »Dränagefleck«).

Dränage, Drainage: *chir* Ableitung pathol. oder vermehrter Körperflüssigkeiten (u. Gase) mit Hilfe eines ↑ Drän, evtl. unterstützt durch zweckmäß. Lagerung; entweder an die Körperoberfläche (= **äuß. D.**) oder (mit röhrenförm. Endoprothese bzw. über Anastomosenfistel) in ein anderes Hohlorgan ins Gewebe (= **inn. D.**, z. B. ↑ Liquordränage). Anw. temporär (z. B. »Sicherungs-D.«) oder als Dauer-D., letztere oft als **geschlossene D.** (i. S. eines verlustfrei leitenden intra- oder extrakorporalen Systems, v. a. bei Stenosen lebenswicht. Hohlorgane; z. T. unter simultaner Verw. des Dräns als defektüberbrückende Endoprothese), z. B. für ↑ Cholodochus-D., evtl. als **trans-** oder **diahepatische »D. ohne Ende«** n. GÖTZE (↑ Abb.), als **transpapilläre D.** nach VOELCKER bzw. – mit ↑ T-Drän – nach CATTELL, LAHEY-PYRTEK. – s. a. Lymph-, Saugdränage.

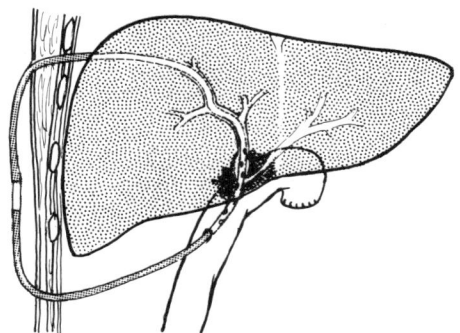

Perkutane transhepatische Endlosdränage.

Dränage|bett: Spezialbett, mit dem der Oberkörper in Lagen gebracht werden kann, die die spontane Entleerung der Bronchien begünstigt (bei Bronchiektasie, bei purulenter Bronchitis, nach Bronchographie). – **D.bronchus**: *path* ↑ Ableitungsbronchus. – **D.fleck**: s. u. Drän.

Drängeln der Zellen: *histol* ↑ Crowding.

Dragées, Drag., Tabulettae obductae: Arzneiform mit schichtenweise aufgetragenen – evtl. verschieden lösl. – Hüllsubstanzen um einen (festen) Arzneikern (Kesseldragierung) oder aber mit einem dem Kern aufgepreßten Überzug (»Manteltabletten«).

Dragendorff* Reagens (GEORG JOHANN NOËL D., 1836–1898, Arzt u. Apotheker, Dorpat, Marburg, Wien): bas. Wismutnitrat in HNO₃ u. gesätt. wäßr. KJ-Lsg., das mit zahlreichen Alkaloiden gelbl. bis rote Fällungen ergibt. Modifikationen z. B. nach MUNIER*(-MACHEBOEUF*), SCHUTE*, THIES*-REUTER*, auch für Papierchromatographie.

Dragstedt* (LESTER REYNOLD D., geb. 1893, Chirurg, Chikago) **Operation**: 1) thorakale supradiaphragmale ↑ Vagotomie zur Sekretionsumstimmung u. Motilitätsdrosselung des Magens bei rezidivierendem pept. Ulkus u. Anastomosengeschwür; abdominal-subdiaphragmal (DR.-WALTERS) auch zur Schmerzausschaltung bei inoperablem Neoplasma. – 2) Haut-

Dragstedt* Ulkus

plastik mit durch Entlastungsschnitte gefenstertem, dadurch dehnbarerem Transplantat. – **Dr.* Kombinationsulkus**: Ulcus ventriculi, dem ein mit Stenosierung abgeheiltes Duodenalgeschwür vorausging.

Drahtarthrodese: ↑ Bohrdrahtarthrodese.

Drahtaufspulung: *chir* bei Gefäßaneurysma intraluminales tamponierendes Aufrollen eines – transmural (perkutan oder nach Freilegung) eingeführten – dünnen, aufgerauhten Drahtes (Ag-Cu-Legierung oder Stahl; bis 150 m) zur Teilverödung durch Abscheidungsthromben (= »kaltes Wiring«); u. U. kombiniert mit elektrotherm. Koagulation (= »warmes Wiring«) oder ↑ Umhüllung (»Wrapping«).

Drahtcerclage: ↑ Drahtumschlingung, s. a. Cerclage.

Drahtextension, -zug(verband): (KLAPP 1912, KIRSCHNER 1920) Zugverband zur dir. ossären Extension bzw. Retention einer Fraktur, bei Verlängerungsosteotomie, zur Kontrakturmobilisierung, Schwebelagerung etc.; mit dosierbaren, über Rollen – z. B. eines Lochstabgerätes – geleiteten Gewichtszügen, ansetzend an einem perkutan an typ. »Drahtbohrstellen« (meist periphere Metaphyse) durch den Knochen getriebenen, im Extensionsbügel gespannten ↑ Bohrdraht; evtl. mit zusätzl. Querzug. – Analoge Anw. auch in Repositionsgerät (z. B. nach KLAPP), Transfixationsgipsverband.

Draht|führer: *chir* Instrument zum gezielten Einführen bzw. »engen Umführen« eines Drahtes (für D.naht, -extension, Cerclage) oder eines Sägedrahtes (z. B. GIGLI* Säge); z. B. als Handahle mit festem Öhr (»D.umführungsnadel«), hakenförm. Metallrohr zum Durchfädeln, gerade »D.führungskanüle« mit »Stopfer« (für D.tamponade), Bohrdrahtstützte (»Harmonika«).

Drahthose: korbart. Drahtschienen-Konstruktion für Lagerung bzw. Transport bei schwerer Becken-Oberschenkelfraktur.

Drahtligatur: 1) *dent* Fixierung von Zähnen oder Zahngruppen mit nichtrostendem Stahldraht bei Kieferfraktur, Parodontose, als kieferorthopäd. Maßnahme. – 2) *chir* ↑ Drahtumschlingung.

Draht|naht: *chir* Nahttechnik unter Verw. von rostfreiem Draht (mono- oder polyfil, meist V2A-, V4A-Stahl, Tantal); Fadenenden durch »D.schnürer« zusammengedreht oder geknotet; Vorzüge: Zugfestigkeit, geringe Gewebereaktion, keine Sekretableitung. Anw. zur Osteosynthese spongiöser Knochen (z. B. Patella, Olekranon, Innenknöchel; Nahtführung durch Bohrlöcher oder subperiostal), als Sehnennaht (s. u. BUNNELL) u. zur ossären Sehnenfixierung mit »Ausziehdraht« (DEBRUNNER, LANGE), für Arthrodese (z. B. an Schulter, n. VULPIUS) als Hautnaht, Gaumenspaltenschluß (VEAU, TRAUNER), »Doppelstoppnaht« (z. B. durchgreifende Entlastungsnaht = D.pfeilernaht, BRAUN* D.plattennaht), auch als **versenkte D.naht** (s.c., mehrere Schichten fassende Entlastungsnaht; aus dem Wundspalt herausgeleitete Drahtenden werden später »ausgezogen«); s. a. D.umschlingung.

Drahtösenverband (Hauptmeyer*): provisor. Kieferbruchschiene aus fortlaufendem Stahldraht (mit eingedrehten Ösen) zur intermaxillären Verschnürung.

Drahtpuls: harter, gespannter Puls durch Anstieg des systol. u. diastol. Blutdrucks; vgl. Druckpuls.

Draht|säge: *chir* ↑ GIGLI* Säge. – **D.schiene**: 1) D.leerschiene: ↑ BRAUN* Schiene. – 2) D.leiterschiene: ↑ CRAMER* Schiene. – 3) ↑ BÖHLER* Fingerschiene. – **D.schienung**: *chir* Osteosynthese, v. a. kleiner Knochen, durch »inn. Schienung« (»Stiftung«) mit – evtl. perkutan – eingebohrten KIRSCHNER* Drähten; z. B. als »offene Markdrahtung« der Mittelhand (HUGH-SMITH); bei unstabiler Reposition auch mittels quer oder schräg durch den Bruchspalt u. gesunde Nachbarknochen getriebener Drähte (»D.spickung«; vgl. Transfixation. Ferner zur Fixation eines Knochentransplantats (GRAHAM, RIORDAN).

Draht|schlinge: *chir* ↑ Schlinge (2). – **D.schlingenarterien**: hyalin verdickte Nierenglomerula als charakterist. Veränderung (neben Kapillarnekrosen, Hämorrhagien, trüber Schwellung der Tubuli) bei Nephropathie u. Erythematodes disseminatus.

Draht|schnürer: *chir* s. u. Drahtnaht, -spanner. – **D.spanner**: Gerät zum festen Anziehen einer D.naht bzw. -umschlingung bei Osteosynthese (»D.schnürer«, mit Zugschraube u. Vorrichtung zum Verdrillen der Enden); als einfachste Form eine Flachzange, spez. Modelle nach KIRSCHNER, KÖNIG, MAGNUS, EICKEN u. a. – **D.spickung**: ↑ Bohrdrahtosteosynthese, Drahtschienung.

Draht|spulenniere: ↑ Spulenniere. – **D.tamponade**: *chir* ↑ Drahtaufspulung. – **D.umschlingung, -cerclage**: Osteosynthese durch zirkulär um die – fugenlos reponierten u. adaptierten – Fragmente gelegte u. zusammengedrehte, evtl. über Einkerbungen oder durch Bohrlöcher (Abgleitschutz) geführte Drahtschlinge(n), v. a. bei Diaphysen-, Schräg-, Torsions- u. stufenförmig angefrischtem Querbruch; ferner zur Fixierung eines Anlege-, Verschiebe-, Verriegelungs-, Einlegespans. Bei übermäß. Drahtspannung Gefahr der Knochennekrose. – **D.umführungsnadel**: s. u. Drahtführer. – **D.zug(verband)**: ↑ Drahtextension.

Drain, Drainage: s. u. Drän, Dränage.

Drakunkulose, Drakontiase: v. a. in trop. Gebieten vork. Befall mit dem Fadenwurm Dracunculus medinensis; Infektion durch larventragende Kleinkrebse der Gattung Cyclops im Trinkwasser (Larven durchdringen die Darmwand; heranwachsende ♀ wandern v. a. in s.c. Bindegewebe der Knöchel u. Füße (bei Wäscherinnen an Händen). Sympte.: Fieber, Juckreiz, Exanthem mit Blasen u. Ulzerationen, evtl. auch Abszesse; ♀ als bindfadenförm. Strang tastbar (bei Herausziehen Sepsisgefahr); stößt vom Ulkusgrund her Embryonen ins Wasser aus (Präpatentperiode 9–12 Mon.). Abgestorbene ♂ als Kalkschatten in der Muskulatur.

DR-aldolase: ↑ Desoxyribo-aldolase.

Dram, dr: US-amerikan. Gewicht (↑ Drachme); 1 dr avdp (Avoirdupois weight) = 1,771845 g.

Drangedal-Krankheit: ↑ Bornholmer Krankheit (in Norwegen).

Drang|handlung: *psych* Handlung als Folge dumpfen, ungerichteten Unbehagens oder eines nach Situationsänderung strebenden Spannungserlebnisses; z. B. Wandertrieb bei Epileptikern, Hirngeschädigten. – **D.inkontinenz**: *urol* symptomat. ↑ Incontinentia urinae bei Harndrang infolge neurol.-psychiatr.

(selten urol. bzw. gynäkol.) Erkr. – **D.zustand:** »Zustand dranghafter Triebspannung« als epilept. Äquivalent; evtl. mit Entladung in schweren Gewalttaten u. mit epilept. Dämmerzustand.

Drapetomanie: unwiderstehl. Vagabundierdrang.

Drastika: *pharm* stark wirkende ↑ Abführmittel, schleimhaut- u. gewebereizend; v. a. pflanzl. Öle, Harze u. Drogen (z. B. Krotonöl, Gummi Gutti, Podophyllin).

Dreamy state: (H. JACKSON) »traumhafte Bewußtseinsstörung« im Rahmen eines psychomotor. Anfalls.

Drechsel* Reaktion (EDMUND DR., 1843–1897, schweizer. Chemiker): 1) Gallensäuren-Nachweis im Harn (Rotfärbung) durch Erhitzen mit Rohrzucker u. konz. Phosphorsäure. – 2) Xanthin-Nachweis (Trübung) in ammoniakal. Lsg. mit $CuCl_2$.

Dreh...: s. a. Drehungs..., Torsions..., Rotations....

Dreh|anode: in der Rö-Röhre tellerförm. (Wolfram-) Anode, die um ihre Achse rotiert, so daß bei festliegendem Elektronenbündel der Ort des Brennflecks ständig wechselt (u. die örtl. Temp.belastung geringer ist als bei Stehanoden). – **D.arthrodese:** intraartikuläre Verriegelungsarthrodese (v. a. Knie- u. oberes Sprunggelenk) durch a.p. Knochenbolzen (je zur Hälfte aus dem prox. u. dist. Gelenkkörper), der um 90° um die Längsachse gedreht wird; z. B. nach MILGRAM, ROEREN, PITZEN, SCHÜLLER. Beim Kind Gefahr der Epiphysenstörung.

Dreh|gelenk: G. mit Achse parallel zur Längsachse des sich drehenden Knochens; entweder einachsig (= Articulatio trochoidea) oder als Teil eines mehrachs. Gelenks (z. B. Articulatio sphaeroidea). – **D.gispbett:** Kombin. zweier anmodellierter Gipsschalen zur wahlweisen Rücken- oder Bauchlagerung ohne Körperbewegung; für Dekubitusprophylaxe, Lagerungsdränage. – **D.gleiten:** (W. MÜLLER) seitl. Gegeneinanderabgleiten einzelner keil- oder trapezförm. WK an der Konvexseite einer starken (z. B. juvenilen progred. LWS-)Skoliose infolge torisonsbedingter Scherwirkung. – **D.griffzange:** (KNEBEL 1941) *gyn* Geburtszange (z. B. nach NAEGELE), an die in Höhe des Schlosses eine Beißzange angesetzt wird, um bei »hoher Zange« gleichzeitig Zug u. Kopfdrehung ausführen zu können.

Dreh|krampf: »Spasmus rotatorius« (s. u. Halsmuskelspasmen). – **D.krankheit:** *vet* 1) ↑ Louping ill. – 2) s. u. Coenurus cerebralis.

Drehmann* Zeichen (GUSTAV DR., 1869–1932, Chirurg, Breslau): obligate Abduktion u. Außenrotation des Beins bei Hüftbeugung als Zeichen für post.-inf. Abgleiten des Femurkopfes bei Coxa vara adolescentium. – Hüftbeugung nur unter Adduktion u. Innenrotation (»umgekehrtes D.* Z.«) bei – rel. seltener – Kopfdislokation nach vorn.

Drehmuskeln: ↑ Musculi rotatores.

Dreh|nystagmus: »perrotator. N.« am Anfang einer Körperdrehung, mit schneller Komponente in Drehungsrichtung. – Nach längerer Drehung gefolgt vom – jeweils schwächeren – 1., 2., 3. usw. **D.nachnystagmus** (»Postrotatorius I, II, III usw.«) mit jeweils entgegengesetzter Richtung; s. a. D.schwindel.

Drehosteotomie: ↑ Osteotomie (quer oder schräg linear, mit Keil- oder Zapfenbildung) mit Rotation des dist. Fragmentes um einen best. Winkel; zur stat. oder funkt. Korrektur einer path. Gelenkstellung oder einer ossären Torsion der Gliedmaße (= Derotations- bzw. Detorsionsosteotomie). Fixierung durch Nagel, Schraube, Draht etc.; u. U. kombin. mit Spanplastik, Transfixationsgips, Drahtextension.

Dreh|prothese: Kunstarm für Unterarmstumpf, bei dem Pro- u. Supination für akt. Drehbewegung bzw. Faustschluß der Prothesenhand genutzt werden; z. B. nach HÜFNER, RIEXINGER, ROHRMANN. – **D.prüfung:** *neurol* Rotieren des Probanden auf spez. Drehstuhl oder aber mehrmal. Hin- u. Herdrehen des Kopfes (= Stark- bzw. Schwachreizprüfung = ↑ BÁRÁNY* bzw. GRAHE* Versuch) als Teil der Vestibularisprüfung.

Dreh-Rutsch-Zeichen: *orthop* s. u. Pivot-shift-.

Drehschwindel: labyrinthärer Schwindel mit dem Eindruck, die Umgebung drehe sich um einen oder man selbst drehe sich bei stillstehender Umgebung; stets mit Nystagmus, oft auch mit veget. Symptn. (Blässe, Übelkeit, Erbrechen). Physiol. als Drehnachempfindung (s. u. Drehnystagmus), pathol. bei Labyrinth-, Vestibularis- u. Kleinhirnläsion; s. a. MENIÈRE* Krankh.

Drehspasmus: Spasmus rotatorius (s. u. Halsmuskel).

Drehstarkreizprüfung: *neurol* s. u. BÁRÁNY*.

Drehstrom, Dreiphasenstrom: Wechselstrom, dessen Phasen um jeweils 120° differieren (Summe der Ströme in den 3 Leiterkreisen mit Wert Null). – Für Betrieb von Rö.röhren (»**D.apparat**«) Stromkurve weitgehend geglättet.

Drehstuhl: *otol, neurol* von Hand oder motorisch drehbarer Stuhl zur Rotation des Probanden bei der ↑ Drehprüfung; z. B. nach BÁRÁNY*. – **D.methode:** *radiol* ↑ Roatationsbestrahlung, wobei der im fixen Strahlengang sitzende Pat. mit mäßiger Geschwindigkeit (ca. 1 U/Min.) um seine Längsachse gedreht wird.

Drehung: 1) *geburtsh* physiol. Änderung der Stellung des kindl. Kopfes unter der Geburt; als **inn. D.** die auf dem Beckenboden aus der Quer-Schrägeinstellung (im Beckeneingang) in die Längseinstellung, d. h. zur Formübereinstimmung zwischen Kopf- u. Beckenoval (gleichsinn. Bewegung auch des Rumpfes, der dadurch ständig in natürl. Haltung zum Kopf bleibt); als **äuß. D.** die des in Längseinstellung geborenen Kopfes in die Quereinstellung (Gesicht zum mütterl. Oberschenkel) infolge Drehung der tiefertretenden Schultern. – 2) **spezifische D.,** [α]: Stoffkonstante optisch aktiver Substanzen (↑ Aktivität, Drehwert), abhängig von Temp. (t) u. Wellenlänge (λ) des verw. Lichtes (meist D-Linie des Na), Lösungsmittel, Konz. (c; in g/100 ml) u. Länge der durchstrahlten Schicht (l):

$$[\alpha]_\lambda^t = \alpha \cdot \frac{100}{l \cdot c}$$

Drehungs|bruch: indir. Fraktur langer Röhrenknochen infolge Überschreitens der Torsionsfestigkeit (Drehung des Körpers bei fixierter Extremität oder umgekehrt). Bruchspalt spiralförmig (gleichsinnig zur Torsionsrichtung; u. U. als »Drehkeilfraktur« bis ins Nachbargelenk. – **D.gesetz:** *gyn* s. u. SELLHEIM*.

Drehversteifung: Pro- u. Supinationsbehinderung (bis Sperre) des Unterarms infolge radioulnarer Synostose

Drehwert

(kongenital, durch Brückenkallus, obere oder untere Gelenkversteifung).

Drehwert, α: *opt* der im Polarimeter gemessene Winkel zwischen den Polarisationsebenen des ein- u. austretenden Lichtstrahls bei opt. ↑ Aktivität (s. a. spezif. ↑ Drehung); nach Drehsinn als »pos.« (= rechtsdrehend = dextrogyr = d = +) oder »neg.« (= linksdrehend = lävogyr = l = −) bezeichnet.

Dreh|wirbel: Bez. für Atlas u. Axis (zwischen denen die Kopfdrehung erfolgt). – **D.wurm:** *helminth* ↑ Coenurus cerebralis. – **D.zange:** *geburtsh* ↑ SCANZONI* Manöver.

Dreibasen-Kode: *genet* Triplet-Kode (s. u. Kodon).

Drei-D-Therapie: die klass. Ther. der Herzinsuffizienz mit Digitalis, Diuretika u. Diät.

Dreieck-Impuls: galvan. Stromstoß mit schrägem Intensitätsanstieg (geradlinig oder einer Exponentialfunktion folgend) zur Auslösung einer Muskelkontraktion. In der Elektrodiagnostik mit exakt reproduzierbarer Stromstärke (0−100 mA), Impulsdauer (0,05 bis 2000 ms), Anstiegssteilheit (bis zum ↑ Rechteck-Impuls) u. Pausendauer (1−5000 ms) als Parameter zur Kennz. (»D.-I.-Charakteristik«, DIC) der Erregbarkeit motor. Einheiten. Die zur Kontraktionsauslösung nöt. Stromstärke steigt mit Schrägheit des Anstiegs, jedoch Mindeststeilheit erforderlich; bei intaktem Motoneuron Akkommodationsschwellenwert (= Reizschwelle bei Impulsdauer von 1 Sek.) 3- bis 6mal höher als Rheobase (Absinken unter 3fachen Wert spricht für beginnende, gleichgroßer Wert für völl. Entartung).

Dreieck|bein: *anat* ↑ Os triquetrum. – **D.schema:** *kard* ↑ EINTHOVEN* Dreieck. – **D.läppchenplastik:** (GÜTGEMANN) biliodigestive Anastomose durch Implantation eines dreieck. Darmwandzipfels in eine entspr. Längsinzision eines Hauptgallengangs. – **D.strom:** durch ↑ D.-Impulse charakterisierter Strom, evtl. als ↑ Exponentialstrom. – **D.tuch:** *chir* ↑ Mitella.

Dreier|galopp, -rhythmus: *kard* s. u. Galopprhythmus. – **D.syndrom:** das ↑ STILL* Syndrom (mit Polyarthritis, LK-Schwellungen, Milztumor).

Dreifach...: s. a. Triple..., Drillings... . – **D.bindung:** *chem* Atombindung durch 3 gemeinsame Elektronenpaare, z. B. N≡N. – **D.färbung:** *histol* Kombin. dreier verschied. Färbungen, z. B. MALLORY* Färbung (Anilinblau/Orange G/ Säurefuchsin). – **D.impfung:** simultane Schutzimpfung – mit Kombinationsimpfstoff (»D.vakzine«) – gegen 3 verschied. Krkhtn. (z. B. Pertussis, Tetanus, Di).

Dreifarben|empfindlichkeit: *ophth* Fähigkeit des Auges, jeden Farbeindruck durch Mischen der Grundfarben Rot, Grün u. Blauviolett (in entsprech. Anteilen) entstehen zu lassen. Prüfung mittels Farbdreiecks. – Die darauf basierende – obsolete – **D.theorie** (YOUNG, HEMHOLTZ) nahm für das Farbfernsehen 3 verschied. retinale Rezeptorenarten an. – **D.nährboden:** *bakt* ↑ GASSNER* Nährboden.

Dreifinger|furche: quere Hohlhandfurche proximal der Grundgelenke der 3 ulnarseit. Finger; die »Linea mensalis« der Chiromantik. – **D.griff:** *geburtsh* ↑ Kegelkugelhandgriff.

Dreifragmentbruch: Humerusfraktur im Collum anatomicum mit Absprengung (u. axillärer Luxation) der Kopfkalotte u. Abriß des Tuberculum majus.

Dreifußphänomen: *neurol* ↑ AMOSS* Zeichen.

Drei-Gen-Theorie: *genet* 1) s. u. BERNSTEIN* D. – 2) s. u. Rhesus-System.

Dreigläserprobe: *urol* zur groborientierenden Lokalisierung einer Pyurie kontinuierl. Harnentleerung in 3 Gläser; Trübung (durch Leuko, Baktn.) in allen Gläsern bei Erkr. der oberen Harnwege, nur im 1. Glas bei Urethritis ant., im letzten bei Prostatitis.

Dreihöhlenverletzung: gleichzeit. Verletzung beider Pleurahöhlen (mit Pneumo- u./oder Hämatothorax) u. der Bauchhöhle.

Dreikant: *orthop* gepolsterter Holzkeil als Hypomochlion.

Dreiklappenvitium: *kard* kombin. Herzfehler mit – meist rheumat. – Veränderungen an 3 Klappen (z. B. Aorteninsuffizienz, Mitral- u. Trikuspidalstenose).

dreiköpfig: triceps.

Dreikomponenten-Theorie: *ophth* ↑ Dreifarbentheorie.

Dreilamellennagel: (SMITH=PETERSEN 1931) dreikant. Stahlnagel (evtl. Laschennagel) mit Zentralkanal für Führungsdraht; zur Osteosynthese bei (intrakapsulärer) Schenkelhalsfraktur, Hüftgelenksarthrodese. Modifikationen nach JOHANSSON, BÖHLER u. a.

Drei|männerhandgriff: *geburtsh* ↑ WIGAND*-MARTIN*-WINCKEL* Handgriff. – **D.mandelhyperplasie:** gleichzeit. H. der Rachen- u. beider Gaumenmandeln. – Deren gleichzeit. Op.: ↑ Adenotonsillektomie. – **D.mittel-Therapie:** Dauerther. der chron. Pyelonephritis mit Antibiotika, Sulfonamiden u. sogen. ↑ Hohlraummitteln in wöchentl. Wechsel.

Dreimonats|kolik: *päd* nächtl.-paroxysmales, organisch unmotiviertes Schreien von Brustsäuglingen, wahrsch. auf Grund gestörter Mutter-Kindbeziehung. – **D.spritze:** *gyn* s. u. Ovulationshemmer.

Dreinährstoff-Diät: gemischte Kost mit definiertem Eiweiß-, KH- u. Fettgehalt bei Diabetes mellitus.

Dreiphasen(wechsel)strom: *physik* ↑ Drehstrom.

dreisäurig: adj. Bez. für eine Base mit 3 durch Säurereste ersetzbaren Hydroxylgruppen; z. B. $Fe(OH)_3$.

Dreischichtensputum: sich im Spitzglas in 3 Schichten absetzendes Sputum; unten eitrig-krümelig, übelriechend (TRAUBE* Pfröpfe), oben schaumig, dazwischen serös-wäßrig mit Schleimfäden; z. B. bei Bronchiektasie, Lungenabszeß.

Drei-Sigma-Grenzen: *statist* die bd. Werte $\mu \pm 3\sigma$ einer normalverteilten zufäll. Variablen x mit Erwartungswert μ u. Varianz σ^2. Mit 99,75 % Sicherheit nimmt x nur Werte innerhalb dieser Grenzen an.

Drei|stärkenbrille: ↑ Trifokalglas. – **D.strangaustausch:** *genet* »Doppel-Crossover«, das 2. Crossover zwischen einem am 1. Austausch beteiligten u. einem unbeteiligten Chromatid.

Dreitage|fieber: 1) ↑ Malaria tertiana. – 2) endem. ↑ Pappataci-Fieber. – 3) krit. D., **D.exanthem, -masern:** ↑ Exanthema subitum.

Dreiviertel|bad: Eintauchen des Körpers in ein Badmedium bis zu den Achselhöhlen. – **D.lappen:** Hautlappen von ca. ¾ Spalthautdicke. – **D.packung** (bzw. -wickel) von der Achselhöhle bis zu den Füßen; je nach Dauer u. Frequenz wärmeentziehend, wärmestauend oder schweißtreibend; kurmäß. Anw. (n. PRIESSNITZ, KNEIPP, SCHROTH) zur »Umstimmung« u. Stoffwechselsteigerung.

Drei|wegstück: *anästh* ↑ AYRE* T-Stück; s. a. T-Technik. – **d.wertig:** *chem* zur Abgabe (z. B. B, Al) oder Aufnahme (z. B. N, P, As, Sb) von 3 Elektronen befähigt (↑ Bindigkeit).

Dreizackhand: für Chondrodystrophia fetalis charakterist. Spreizstellung der Finger (Radialdeviation II u. III, Ulnardeviation IV u. V).

Dreizellenbad: hydroelektr. Mehrzellenbad in 3 Fuß- bzw. Armwannen (s. u. Vierzellenbad).

Dreizucker-Agar: ↑ KLIGLER* Eisen-Agar.

Drepanidotaenia lanceolata: Bandwurm [Hymenolepididae], bei Vögeln, sehr selten auch beim Menschen.

Drepanothalassämie: ↑ Sichelzellen-Thalassämie.

Drepanozyt: ↑ Sichelzelle. – **D.hämie, D.ose:** ↑ Sichelzellenanämie.

Dresbach* Syndrom (MELVIN D., 1874–1946, Physiologe, Philadelphia): (1905) ↑ Elliptozytose.

Drescherlunge: Pneumokoniose des Formenkreises »Farmerlunge« durch Getreidestaub; Sympte.: Dyspnoe, Husten, Fieber, Zyanose.

Dreschflegel|brust: *chir* respirator. »Pendeln« des oberen Brustbeins bei bds. parasternaler Fraktur von mind. 3 dort ansetzenden Rippen. – **D.fuß:** ausgeprägter Hängefuß (hochgrad. Lockerung durch Bänderschwäche) bei totaler Lähmung vor Wachstumsabschluß. – **D.phänomen:** *enterol* ↑ CAROLI* Phänomen.

Dressat: (KÜNKEL) *psych* erworb. oder anerzogenes, die Selbstbehauptung ermöglichendes Verhaltensschema. – Mißlingen eines D., z. B. durch zwingendes Verhalten der Autoritätspersonen, kann neurot. Fehlhaltung zur Folge haben.

Dressler* Myokarditis (WILLIAM DR., geb. 1900, amerikan. Arzt): (1955) »Postmyokardinfarktsyndrom« Tage bis (8) Wo. nach dem eigentl. Infarkt; mit protrahiertem oder rezidivierendem Fieber, Brustschmerzen (evtl. anginös), abakterieller Perikarditis u. Pleuritis; EKG u. laborklin. Befunde (Serumtransaminasen) ohne Anhalt für erneuten Infarkt; wahrsch. Autoimmunreaktion.

Dressler* Zeichen (19. Jh., Arzt, Würzburg): systol. Anhebung des re. Zwerchfells durch Leberpulsation bei Trikuspidalinsuffizienz.

Dressler*(-Harley*) Krankheit (GEORGE H., 1829–1896, Gerichtsmediziner, London): intermittierende ↑ Hämoglobinurie.

Dreuw* Salbe, Paste (HEINRICH D., 1874–1934, Dermatologe, Berlin): alkal. Chrysarobin-Salbe, mit Schälwirkung; zur Ther. der Psoriasis vulg.

Drew* Methode: *chir* ↑ Doppelpumpenprinzip.

Drew*-Smythe* Katheter: *geburtsh* S-förm. Rücklaufkatheter, mit flexiblem Innenstab mit messerart. Spitze; für die hohe Blasensprengung.

Dreyer* (GEORGES D., 1873–1934, Pathologe, Oxford) **Formel** zur Errechnung des VK-Sollwertes:

$$\frac{\text{Gew.} \cdot 0{,}72}{\text{VK (in cm}^3)} = \text{constans.}$$

– **Dr.* Test:** Agglutinationsprobe zur Abgrenzung von Typhus u. Paratyphus gegen andere Infektionen bei Typhus-Geimpften. – **Dr.*-Ward*-Reaktion:** modifiz. SACHS*-GEORGI* Syphilisreaktion (auf Lipoid-AK) mit cholesterinisiertem Azetonextrakt aus Kälberherzen als AG; abzulesen bei spez. Beleuchtung mit sogen. Sigma-Apparat (der auch feinste Flockung erkennen läßt; Ergebnis in »Sigma-Einheiten«).

Dreyfus* Syndrom (JULES R. DR., zeitgen. französ. Arzt): generalisierte ↑ Platyspondylie.

DRF: *pharm* **D**eutsche **R**ezept**f**ormeln.

Dricker* Operation: bei Blasenextrophie Implantation der Ureteren in eine isolierte Dünndarmschlinge u. Harnableitung über Enterostoma.

Drift: 1) antigene D.: *virol* kontinuierl. Veränderung der antigenen bzw. immunogenen Eigenschaften eines Virus (z. B. Influenzavirus) im Laufe der Zeit. – 2) genet. D.: Änderung der Häufigkeit bestimmter Allele oder Gene in einer Population; »ungerichtet« (= random drift; allein durch Zufallsverteilung auf die Gameten u. durch deren Zufallskombination) oder »gerichtet« (= steady drift; mit Selektion).

Drigalski* (KARL WILHELM V. DR., 1871–1952, Bakteriologe, Berlin) **Nährboden:** 1) Näragar mit Natriumhyposulfit, Laktose, 0,1%ig. wäßr. Kristallviolett-Lsg. u. 1,5%ig. Bromthymolblau-Lsg. (pH 7,5) zur Isolierung von Salmonellen (grüne Kolonien; im Ggs. zu gelben der Escherichia coli). – 2) **Dr.*-Conradi* Kulturmedium:** fester Nährboden aus Laktose, 0,1%ig. Kristallviolett B (zur Hemmung anderer Keime) u. Lackmus-Lsg. (Indikator) zum Nachweis milchsäurebildender Baktn. (v. a. bei TPE-Diagnostik; Salmonellen bilden farblose, Koli rote Kolonien). – Modifiziert als **verlängerte Dr.* Platte** durch Zusatz von Trypsin-Bouillon oder -Pepton (Stierhoden) u. Bromthymolblau (als Indikator). – **Dr.* Schale:** Petrischale (∅ 15–20 cm) mit übergreifendem Deckel. **Ende. – Dr.* Spatel:** Glasstab mit gebogenem dreieck. Ende; zum Ausstreichen von Fäzes auf festen Nährmedien.

Drill|biopsie: ↑ Biopsie mit Gewebsentnahme (Lunge, Leber) mittels einer spiral. Biopsienadel. – **D.bohrer:** *chir* Knochenbohrer, betrieben durch manuelles Auf- u. Abwärtsführen eines auf der schraubenförm. Bohrachse gleitenden Handgriffs.

Drillinge: 3 gleichzeitig oder (als zwei- bzw. dreieiige D.) etwa gleichzeitig gezeugte, simultan ausgetragene u. etwa zu gleicher Zeit geborene Kinder einer Mutter. Schwangerschaft mit stärkerer Uterus- u. Bauchdecken-Dehnung, Mehrbelastung von Herz u. Kreislauf, stärkerer Druckbelastung der Nachbarorgane; Geburt der – meist unreifen – Kinder im allg. von normaler Dauer u. – wegen Kleinheit der Früchte – ohne bes. Schwierigkeiten (bei Steißlage des 2. oder 3. Kindes evtl. Kunsthilfe erforderl.).

Drillingsmißbildung: Monstrum mit Körperteilen von 3 Individuen.

Drillstanzmethode: *chir* Lochstanzung mit rotierendem zylinderförm. Messer (Prinzip des Drillbohrers);

Drillung

zur Abszeßöffnung, Entfernung pathol. Hautveränderungen (z. B. Warzen, Linsenflecke), Probeexzision aus der Haut.

Drillung: ↗ Torsion.

Dringlichkeit, aufgeschobene: (MARC ISELIN 1960) Begr. der Traumatologie für die bis zu mehreren Tagen nach Unfall verschobene endgült. Wundversorgung (»Dringlichkeit mit aufgeschobener Op.«) zur Erzielung günstigerer Heilungsaussichten durch Vorbehandlung mit Antibiotika, Haut- u. Wunddesinfektion etc. Nöt. Blutstillung u. Reposition sofort.

Dringlichkeitsoperation: eine nach allg. klin. Erfahrungen u. therap. Grundsätzen innerhalb einer – meist nach Stdn. – bemessenen Frist durchzuführende Op. mit mögl. Aufschub bis zur Hebung des AZ (Schockprophylaxe, Routinevorbereitung); vgl. Notfallchirurgie.

Drinker* Respirator: Beatmungsgerät nach dem Prinzip der Eisernen Lunge.

Drinkwater* Typen (HARRY DR., 1855–1925, Arzt, Edinburgh): Typen des Brachydaktylie-Syndroms; I mit Brachymeso- u. -hypophalangie u. großer intrafamiliärer Variabilität; II ohne Brachyhypophalangie u. mit nur geringer Variabilität.

dritter Kreislauf, SCHATZ* Kr.: bei Zwillingsplazenten den Blutaustausch ermöglichende arterielle u. venöse Anastomosen; obligat bei Monochorie, gelegentl. auch bei Dichorie (daher kein Beweis für Eineiigkeit).

Dritter-Herzton-Galopp: protodiastol. Galopprhythmus (mit betontem 3. HT).

Drittetagsfieber: ↗ Pappataci-Fieber.

Driving: *psych* Änderung der Hirnrhythmen unter dem Einfluß regelmäßig wiederholter Sinnenreize, mit Hirntätigkeit im Rhythmus der Reize (in Phasenkoppelung) oder in dessen harmon. Vielfachen oder subharmon. Teil.

DRK: ↗ **D**eutsches **R**otes **K**reuz.

Drogen: *pharm* durch Trocknung rel. haltbar gemachtes Material pflanzl. oder tier. Herkunft, zu dir. oder indir. Anw. als Arzneimittel, Gewürz, Riechstoff. Einteilung der pflanzl. D. nach Wirk- u. Inhaltsstoffen (Alkaloid-, Gykosid-, Gerbstoff-D. etc.), morphol. Merkmalen (Blatt-, Wurzel-, Rinden-D. etc.) u. Bearbeitungszustand (Roh-, Schnitt-, Pulver-D.); für arzneil. Zwecke mit (genauer) Angabe des Wirkstoffgehaltes. – Neuerdings – abgeleitet von engl. »drug« = Arzneimittel – auch Bez. für jegliche Wirksubstanzen (»Stoffe«) mit therapiewidr. Eigenschaften (z. B. ↗ Suchtmittel).

Drogen|abhängigkeit: ↗ Drug dependence, ↗ Arzneimittelsucht. – **D.gastritis**: Magenbeschwerden infolge Mukosaschädigung durch peroral zugeführte Alkoholika, Salizylate, Gewürze, Antibiotika etc.; im allg. Spontanheilung nach Beendigung der Zufuhr. – **D.geschwür**: Dünndarmulzeration nach Einnahme bestimmter Medikamente (v. a. Kaliumchlorid-Tabl.). – **D.ikterus**: ↗ Arzneimittelikterus. – **D.kunde**: ↗ Pharmakognosie.

Jargon-Terminologie der Drogenszene

acid	LSD-25	Kick	Flash nach Kokain oder Ritalin® i.v.
Afghan	Haschisch	Kif	Haschisch (i.e.S. aus Marokko)
anfixen	jemanden zum i.v. Mißbrauch verleiten	Koks	Kokain
Base	Morphin-Base, Ausgangsprodukt für ↗ Tinke	Libanese	roter oder gelber Haschisch
Captas	Fenethyline (Captagon®)	M	Morphin
Chillum	zum Trichter zusammengedrehtes Papierröhrchen o.ä. für das Rauchen von Marihuana u. Haschisch in Tabak	Meter	Kubikzentimeter der injizierten Lsg.
		O	Opium
		OD	(„overdose") Überdosis, mit meist tödl. Ausgang
cold turkey	(„Gänsehaut") Entzug von Opiaten ohne medikamentöse Stützung	peace	Haschisch
		Po	Methadon (Polamidon®)
comedown	das unangenehme Gefühl bei Rückkehr vom LSD-Trip oder nach Weckaminen	pot	Marihuana
		Prelus	Phenmetrazin (Preludin®)
crystal	Methylamphetamin (Pervitin®) in Kristallform	Pumpe	Injektionsbesteck
downers	Mittel mit dämpfender Wirkung (Barbiturate, Meprobamat, Glutethimid)	Reise	↗ Trip
		Ritas	Methylphenidat (Ritalin®)
drücken	intravenös injizieren	schießen	intravenös injizieren
Echoeffekt	Wiederkehren der – meist unangenehmen – Halluzinogenwirkung ohne erneute Stoffaufnahme	Schimmel-Afghan	besonders potentes Haschisch
		Schnee	Kokainkristalle
einwerfen	oral aufnehmen	Schnüffeln	Inhalieren („sniffing") von Lösungsmittel aus Leimen etc.
feeling	Gefühl des ausgeglichenen Wohlseins nach Drogenaufnahme	shake	Schüttelfrost etc. als Drogenreaktion (Verunreinigungen?) bei i.v. Applikation
Fixe; fixen	Injektionsbesteck; intravenös injizieren		
flash	erste, lichtblitzart. Sensation nach Betäubungsmitteln i.v.	shit	Haschisch
		shotgun	bes. Anw. von Haschisch (mit Tabak) in einer Pfeife, indem ein zweiter den Rauch durch das Mundstück ins Gesicht bläst: beim Einatmen rasche, starke Wirkung
flash-back	↗ Echoeffekt		
gipsy	Haschisch, mit Opium versetzt		
grass	Marihuana		
gun	Injektionsbesteck	speed	Pervitin® u.a. Weckamin-artige Stoffe
H („aitsch")	Heroin	Tinke	Lsg. von Morphinbase in hochprozent. Essigsäure (oder verd. HCl) unter der Vorstellung, Heroin herzustellen
high	Euphorie nach Canabis (u.a. Drogen)		
Horror-Trip	Panikzustand nach Halluzinogen-Abusus		
horse	Heroin	Tri	Trichloräthylen
H-Tinktur	↗ Tinke	trip	der Ausnahmezustand durch ein Halluzinogen; i.w.S. auch die einschläg. Gebrauchsdosis
J	Dextromoramid (Jetrium®)		
joint	Marihuana-Zigarette; auch Tabakzigarette mit Haschisch	Türke	Haschisch aus der Türkei
		Vietnam-Röhre	Marihuana mit Haschisch, im ↗ Chillum geraucht
junk; junkie	Stoff, den man ↗ fixen kann; Fixer		

Drogistenekzem: pruriginöses Ekzem (Hände, Vorderarme) durch – u. a. auf getrockneten Früchten schmarotzende – pilzfressende Tryglyphinen-Milben.

Dromedar|haltung: *neurol* s. u. OPPENHEIM*. – **D.niere:** »Höckerniere« als Formvariante mit lat. Buckelbildung. – **D.typ (Fanconi*):** für Poliomyelitis charakterist. biphas. Fieberkurve mit kurzem Schub im Initialstadium (klin. Äquivalent der Virämie) u. – nach fieberfreiem Intervall – erneutem Temp.anstieg im präparalyt. Stadium.

Dromo|gramm: Blutstromgeschwindigkeitskurve, aufgezeichnet mit dem selbstregistrierenden Hämodromometer (»**D.graph**«). – **D.lepsie:** ↑ Epilepsia cursiva. – **D.manie:** ↑ Poriomanie.

dromotrop: die Erregungsleitung im Herzen beeinflussend, entweder beschleunigend (»pos. dr.«; z. B. Sympathikuseffekt) oder verlangsamend (»neg. dr.«; z. B. Vaguseffekt).

Drop-Anfälle: (engl. = Tropfen, Fallen; KREMER) plötzl., anfallsweise Umfallen bei erhaltenem Bewußtsein als Sympt. der intermittierenden ↑ Basilarisinsuffizienz (vorübergehendes Versagen des hirnstammkontrollierten Haltungstonus?).

Dropazismus: *derm* Epilation durch Anw. geeigneter Pflaster.

Droperidolum *WHO*: ein Fluorbutyrophenon-Derivat; rasch u. kurz wirksames ↑ Neuroleptikum, in der Anästhesie in Kombin. mit Fentanylum angewendet.

Drop-Finger: (engl.) der beim willkürl. Streckversuch im Endgelenk gebeugt bleibende (»hängende«) Finger bei gelenknahem Riß der Streckaponeurose.

Dropropizinum *WHO*: 3-(4-Phenyl-1-piper-azinyl)-propan-1,2-diol; Antitussivum.

Droschkenkutschersitz: *psych* Entspannungshaltung für autogenes Training; Sitzen mit etwas gespreizten Oberschenkeln (u. diesen aufliegenden Unterarmen), leicht vorgeneigtem Oberkörper u. hängendem Kopf.

Drosophila melanogaster: die »Taufliege« [Brachycera], das wegen rascher Vermehrung u. leichter Züchtbarkeit von T. H. MORGAN eingeführte klass. Versuchstier der Vererbungsforschung mit nur 4 Chromosomen.

Drosophilin: Antibiotika-Komplex (A, B, C, D) aus Kulturlösungen des Basidiomyzeten Drosophila (s. Psathyrella) substrata.

Drossel|ader: 1) ↑ Vena jugularis. – 2) ↑ Sperrarterie. – 3) ↑ Drosselvene. – **D.grube:** ↑ Fossa jugularis. – **D.marke:** *forens* ober- oder unterhalb des Kehlkopfes fast waagrecht zirkulär um den Hals verlaufende »Streifen« nach Strangulation (post mortem allmählich deutlicher. Im Ggs. zur Strangmarke nach Erhängen auch im Bereich des Nackens deutlich. – **D.niere:** s. u. Drosselungshochdruck.

Drosselung: *chir* temporäre, intermittierende oder permanente Unterdrückung der Blutströmung in einem Gefäß durch Abklemmen, Bändelung, Verödung, Tourniquet, Zügel etc.; u. a. zur Beurteilung der arteriellen Versorgung (z. B. anhand reaktiver Hyperämie beim sog. **Drosselungstest**), zur Embolieprophylaxe (z. B. Kavafilter), bei Arteriotomie, als Aneurysma-Ther. (»Bändelungs-Op.«), zur Hemmung des Kava-Zuflusses bei Vitien.

Drosselungshochdruck: (HARTWICH 1929, H. GOLDBLATT 1934) benigne oder maligne arterielle Hypertonie als Folge einer »Drosselniere« (Durchblutungsminderung bei experiment. oder path. ↑ Drosselung der A. renalis mit intrahilärer Äste). Pathogenet. Prinzip wahrsch. die stark vermehrte Renin-Produktion mit entspr. vermehrter Hypertensin- bzw. Angiotensin-Bildung (»Nieren-Pressor-Mechanismus«).

Drosselvene: 1) ↑ Vena jugularis. – 2) kleinere Sammelvene des postvenösen Kapillarbaums mit »Sperrvorrichtung« (glatte Muskelzellen) zur Drosselung des Abflusses aus dem zugehör. Kapillarbett. Vork. in Haut, Darmsubmukosa, Leber, NNM.

Drostanolonum *WHO*, Dromostanolon: 17β-Hydroxy-2α-methyl-5α-androstan-3-on; synthet., virilisierendes Steroid; Anabolikum, als Propionat zur gegengeschlechtl. Hormonther.

drowned lung: (engl. = überschwemmte Lunge) massiver Lungenkollaps mit alveolärer Exsudation u. kapillärer Hyperämie distal einer Brochusstenose.

Druck* Granulom: meist multiples Hirngranulom als zerebrale Form der Malaria tropica; Sympte. abhäng. von Lokalisation u. begleit. Zirkulationsstörungen.

Druck, p, P: *physik* Zustandsgröße, definiert als Kraft pro Flächeneinheit:

$$p = \frac{K}{F};$$

angegeben in Pascal (Newton/m^2), dyn/cm^2, Bar, Torr, at, mm H$_2$O, mm Hg (↑ Tab. S. 558). – Biol.-medizinisch wicht. Drücke: **atmosphär. D.** (↑ Luftdruck), **diastol. D.** (s. u. Blutdruck), **enddiastol. D.** (im Herzen vor Beginn der Systole, am Fußpunkt des isometr. Ventrikeldruckanstiegs; normal bis 12 mm Hg, bei Herz-, Aorteninsuffizienz erhöht), **hydrodynam. D.** (»Staudruck«, Differenz aus Gesamt-D. im Staupunkt eines Hindernisses in einer strömenden Flüssigkeit u. dem stat. D.; entspricht der kinet. Energie im betr. Strömungspunkt; meßbar z. B. mit dem PITOT* Rohr; dient der Berechnung von Strömungsgeschwindigkeiten), **hydrostat. D.** (der in ruhender Flüssigkeit allseitig ausgeübte D., z. B. der Blutsäule als wesentl. Faktor der Blutverteilung im Kreislauf), **interstitieller D.** (Flüssigkeitsdruck im Interstitium; abhäng. von Haut- bzw. Organkapseldehnbarkeit, Feinstruktur des Gewebes etc.; maßgebend für Gleichgew. zwischen Filtration u. Rückresorption intravasaler Flüssigkeit; ergibt zus. mit intravasalem D. u. kolloidosmot. Druckdifferenz den effektiven Filtrationsdruck), **intraabdomineller D.** (als Effekt der Bauchpresse, schwankend im Atemrhythmus), **(intra)kardialer D.** (in den Herzhöhlen, s. u. Vorhof-, Ventrikeldruck; als effekt. kard. D. der transmurale, ferner der intramurale), **intrakranialer D.** (innerhalb des knöchernen Schädels, ↑ Hirn-, Liquordruck), **intramuraler D.** (Gewebedruck im Wandmuskel während der Kontraktion; am Herzen mit Maximum in den inn. Myokardschichten, so daß deren Durchblutung bei Hypertonie beeinträchtigt ist; Urs. multipler kleiner Nekrosen als Vorstadium diffuser Myokardfibrose?), **intraösophagealer D.** (weitgehend dem intrathorakalen D. entsprechend, daher zus. mit Atemvol. u. -stromstärke zur Beurteilung mechan. Eigenschaften der Lunge nutzbar; s. a. Ösophagusdruckmessung), **intraokularer D.** (↑ Augendruck), **intrapleuraler D.** (im Pleuraraum infolge

Druck

Umrechnung von Druckeinheiten

	at	atm	Torr	mm H_2O
at	1	0,967841	$7,355592 \cdot 10^2$	$1,000028 \cdot 10^4$
atm	1,033227	1	$7,60 \cdot 10^2$	$1,033257 \cdot 10^4$
Torr*)	$1,359510 \cdot 10^{-3}$	$1,315789 \cdot 10^{-3}$	1	$1,359548 \cdot 10$
mm H_2O	$0,999972 \cdot 10^{-4}$	$0,967814 \cdot 10^{-4}$	0,0735539	1
N/m^2	$1,019716 \cdot 10^{-5}$	$9,869233 \cdot 10^{-6}$	$7,500617 \cdot 10^{-3}$	0,1019745
lb.wt./ft^2	$4,882427 \cdot 10^{-4}$	$4,725413 \cdot 10^{-4}$	0,3591314	4,882564
lb.wt./in^2	0,0703069	$0,703089 \cdot 10^3$	$5,17149 \cdot 10$	$7,03089 \cdot 10^2$
sh.tn.wt./in^2	$1,406139 \cdot 10^2$	$1,406178 \cdot 10^6$	$1,034298 \cdot 10^5$	$1,406178 \cdot 10^6$

	N/m^2 ¹⁾	lb.wt./ft^2 ²⁾	lb.wt./in^2 ³⁾	sh.tn.wt./in^2 ⁴⁾
at	$9,80665 \cdot 10^4$	$2,048162 \cdot 10^3$	$1,422335 \cdot 10$	$0,711167 \cdot 10^{-2}$
atm	$1,013250 \cdot 10^5$	$2,116217 \cdot 10^3$	$1,469595 \cdot 10$	$0,734798 \cdot 10^{-2}$
Torr*	$1,333224 \cdot 10^2$	2,784496	$1,933678 \cdot 10^{-2}$	$0,966839 \cdot 10^{-5}$
mm H_2O	9,80638	$2,048104 \cdot 10$	$1,422295 \cdot 10^{-3}$	$0,711147 \cdot 10^{-6}$
N/m^2	1	$2,088544 \cdot 10^{-2}$	$1,450378 \cdot 10^{-4}$	$0,7255189 \cdot 10^{-7}$
lb.wt./ft^2	$4,788025 \cdot 10$	1	$0,694444 \cdot 10^{-2}$	$3,472222 \cdot 10^{-6}$
lb.wt./in^2	$0,689476 \cdot 10^4$	$1,44 \cdot 10^2$	1	$5 \cdot 10^{-4}$
sh.tn.wt./in^2	$1,378951 \cdot 10^7$	$2,88 \cdot 10^5$	$2,000 \cdot 10^3$	1

¹⁾ $N/m^2 = 10$ Dyn/$cm^2 = 10^{-4}$ Dyn/$cm^2 = 10^{-5}$ Bar = 10^{-2} Millibar = 10 Bar
²⁾ lb.wt./ft^2 = libra weight = pound weight per square foot
³⁾ lb.wt./in^2 = libra weight = pound weight per square inch
⁴⁾ sh.tn.wt./in^2 = short ton weight per square inch
*) 1 mm Hg = 1,00000014 Torr

der Retraktionskraft der Lunge bzw. der Thoraxwand, beim Gesunden stets negativ = subatmosphär., bei Ein- u. Ausatmung zwischen —15 u. —5 cm H_2O schwankend; 2 Komponenten: neg. stat. D., zu messen bei Atemanhalten u. offenen Atemwegen, mit zunehmender Lungendehnung ansteigend u. beim Phasenwechsel von In- zu Exspiration dem elast. Lungendruck entsprechend; dynam. D., bei Inspiration neg., bei Exspiration pos., zu messen direkt nach Pleurapunktion, indir. über intraösophagealen D.; steigt bei Eröffnung des Pleuraraums auf Null, bei Ventilpneumothorax auch pos. Werte: »Druckpneu«), **(intra)thorakaler D.** (im Geweberaum zwischen Lungenoberfläche u. Thoraxwand; praktisch identisch mit dem intrapleuralen), **intratrachealer D.** (normalerweise dem Außendruck entsprechend; krit. Wert, z. B. bei Überdruckbeatmung, ca. 80 mm Hg; s. a. DONDERS* D.), **intrauteriner = intraamniot. D.** (meßbar durch intrauterine Tokometrie; Basaltonus bis 10 mm Hg, erhöht u. a. bei Mehrlingsschwangerschaften, Hydramnion; in der Wehe auf 30–60, in der Austreibungsperiode bis 120 mm Hg ansteigend), **intravasaler D.** (im Lumen eines Blutgefäßes; i. w. S. der **hämodynam. D.** in den einzelnen Abschnitten des Gefäßsystems, ↑ Abb. »Niederdrucksystem«), **intravesikaler D.** (i. e. S. der in der Harnblase, ↑ Blasendruck), **kolloidosmot. D.** (osmot. D. einer kolloidalen Lsg.; in biol. Substraten als **onkot. D.** wegen der Größe der Kolloide, z. B. Proteine, rel. niedrig, aber mit großen Druckdifferenzen, z. B. im Plasma 25, im Interstitium 2 mm Hg), **negativer D.** (»subatmosphärisch«, z. B. als intrapleuraler D.), **osmot. D.** (↑ Osmose), **statischer D.** (im strömenden Medium als Mittel aus den senkrechten D.-Komponenten auf 3 gedachte, senkrecht zueinander stehende Flächenelemente), **transbronchialer D.** (Differenz zwischen intrabronchialem u. intrapleuralem D.), **transmuraler kardialer D.** (Differenz zwischen Vorhof- oder Ventrikeldruck u. intrapleuralem D.; bestimmbar indir. über Ösophagus-, direkt über Pleura-D.), **transpulmonaler D.** (Differenz zwischen intratrachealem u. intrapleuralem D.; bei Werten über 60 mm Hg Gefahr der arteriellen Luftembolie), **transthorakaler D.** (Differenz zwischen Außen- u. intrapulmonalem D.; volumenbestimmende Größe bei pass. Überdruck- u. Unterdruckbeatmung), **venöser D.** (↑ Venendruck).

Druck|anstiegszeit: *kard* für die Herzdynamik bedeutsame Zeitspanne vom Fuß- bis zum Scheitelpunkt der Druckkurve; für den Ventrikeldruck die Dauer der isometr. Kammerkontraktion u. der »raschen Austreibung«, für den arteriellen Druck nur letztere (ca. 0,1 Sek.). – **D.anzug**: den Körper ganz oder teilweise umschließender Schutzanzug (einschl. **D.helm**), der bei Extremhöhenflügen etc. den D.ausgleich verhindert u. so die normale Atem- u. Kreislauffunktion ermöglicht. – **D.arbeit**: 1) *kard* die Arbeitsleistung des Herzens bei fast ausschl. D.entwicklung (mit Auswurfvol. nahe Null). – 2) ↑ D.luftarbeit.

Druck|arthrodese: Anfrischungsarthrodese mit – die knöcherne Heilung beschleunigender – Kompression der Gelenkenden (z. B. durch Doppeldrahtspannbügel, CHARNLEY* Klammer, MAATZ* Federschraube); s. a. GREIFENSTEINER* Op. – **D.atrophie**: umschrieb. A. eines Organs infolge langzeit. – oft nur mäßiger – mechan. D.belastung (mit Kreislaufbehinderung u. Hemmung der Gewebefunktion, z. B. als Karpaltunnel-Syndrom). – **D.ausgleich**: 1) *arbeitsmed* das Senken des Umgebungsdruckes von den Druckluftarbeitswerten auf Normalluftdruck. Zu schneller D. führt zur ↑ Druckfallkrankheit (Prophylaxe durch Schleusen, Dekompressionskammern). – 2) *chir* s. u. STOEREY*, LAFORET* Dränage.

Druck(be)atmung: Beatmungsmethode für Reanimation u. zur Dauerbeatmung von Atemgelähmten; entweder als **alternierende = pos.-neg. D.** (↑ Wechseldruckbeatmung) oder als **intermittierende = pos. D. = Überdruckbeatmung = Intermittent Positive Pressure Respiration** (I. P. P. R.), d. h. mit manuell (z. B. Atembeutel) oder apparativ (z. B. BENNETT* Respirator) nur während der Inspiration erhöhter Druck (bis 40 cm H_2O) u. rein pass. Exspiration (pos. Mitteldruck in den Luftwegen); s. a. Mund-zu-Mund-Beatmung. Bei geschlossenem Thorax leichte Kreislaufbehinderung; Inspirationsluft kann mit Aerosol versetzt werden.

Druck|belastung: *kard* vermehrte Herzbelastung durch Widerstandserhöhung im großen oder kleinen

Kreislauf, z. B. bei Klappenstenose; Folgen: »D.hypertrophie« ohne Dilatation (d. h. ohne Restblutzunahme). – **D.brand**: *path* ↑ Dekubitus.

Druckdifferenz, arteriovenöse: die – individuell annähernd konstante – Differenz der Drücke in bd. Kreislaufschenkeln als Voraussetzung für ein regelrechtes Strömungsgefälle; gestört v. a. bei a.-v. Fistel u. kardialer Insuffizienz. – vgl. arteriovenöse Differenz. – **D.verfahren**: *chir* kontinuierl. Erzeugung einer transpulmonalen Druckdifferenz zur Verhinderung des Lungenkollapses bei der op. Eröffnung des Pleuraraumes; z. B. nach SAUERBRUCH, BRAUER.

Druck|empfindung: 1) von ↑ D.rezeptoren ausgehende E. als Teil der Tastempfindung (zus. mit Berührungsempfindung u. Hautsinn); s. a. D.sinn- u. D.unterschiedsschwelle. – 2) *kard* der sensible Teil des barostat. Reglersystems. – **D.entlastungsplethysmographie**: modifiz. Verfahren zur Messung der Durchblutungsgröße der Extremitätengewebe, wobei eine D.erhöhung der Füllflüssigkeit auf 30–35 mm Hg Venenkompression u. damit weitgehende Ausschaltung venöser Füllschwankungen bewirkt.

Drucker* Blutentnahme (PAUL D., geb. 1891, Pädiater, Kopenhagen): Kapillarblutgewinnung beim Säugling durch Stich in die Ferse.

Druckerasthma: Bronchialasthma durch in Druckbestäubungsmitteln enthaltene Allergene (z. B. Gummi arabicum): anzeigepflicht. BK.

Druckfallkrankheit: Syndrom infolge zu raschen Übergangs vom Über- zum Normaldruck (= Dekompression = Druckausgleich, z. B. beim Auftauchen oder Ausschleusen: »Entschleusungs-«, »Caissonkrankh.«) bzw. vom Normal- zum Unterdruck (= Depression, z. B. bei Kabinendruckverlust in großen Höhen). Pathogenet. Prinzip: Entbindung von Stickstoff (»Denitrogenisation«) mit Bildung Gasblasen in Körperflüssigkeiten (Blut, Synovia etc.) u. -geweben, auch in den Zellen (= autochthone N_2-Entbindung). Sympt.: Juckreiz (»Taucherflöhe«), Hautmarmorierung, »moutons« (papuloerythematös, urtikariell, evtl. ekchymatös), »bends«, »pressions«, Paresen, Parästhesien, Para-, Hemiplegie, Koma, Krämpfe; Dys- u. Tachypnoe, Husten (»chokes«); als Dauerschäden evtl. chron. Osteoarthropathien (nicht bei Fliegern!). Ther.: Wiedereinschleusung (Dekompressionskammer, Sanitätsschleuse, Drucksack). – Ggf. entschädigungspflicht. BK.

Druck|gefälle: *kard* das Blutdruckgefälle zwischen li. Ventrikel u. venösem Auffangraum; entfällt zu ca. 10 % auf Arterien, 60 % auf Arteriolen, 15 % auf Kapillaren u. 15 % auf Venen. – **D.geschwür**: ↑ Dekubitus. – **D.gradient**: *kard* D.differenz zwischen 2 benachbarten Herz- oder Gefäßabschnitten aufgrund einer Querschnittsänderung; s. a. alveolo-arterieller ↑ Gradient.

Druckhypertrophie: aus chron. Druckbelastung resultierende Hypertrophie eines muskulären Hohlorgans, i. e. S. die des Herzens zunächst als **konzentr. D.** (»Druckhyperplasie«, z. B. bei Hypertonus, Aorten- oder Pulmonalstenose; rein numer. Hypertrophie mit Verdickung der Kammerwände ohne wesentl. Herzvergrößerung, mit nur kleinem Restblutvol.), evtl. nach Jahren übergehend in **exzentr. D.** (mit zunehmender Erweiterung der Kammern, Vermehren der Restblutmenge, Erhöhung des Füllungsdruckes u. Abnahme der Kammerwanddicke; nach Überschreiten des krit. Herzgew. Gefügedilatation).

Druckinjektion: Inj. unter Anw. eines definierten Injektionsdruckes mittels Druckspritze (mit mechan. oder pneumat. Druckerzeugung), z. B. bei Notwendigkeit eines bes. hohen bzw. niedr. KM-Flusses pro Zeiteinh. für die Angio(kardio)- oder Lymphangiographie, ferner bei ↑ Drucktransfusion. – Als Sonderform die **intradermale D.** ohne Kanüle aus einigen mm Entfernung, z. B. bei Serienimpfung (↑ Impfpistole) zur Quaddelung für Hautanästhesien.

Druckischämie: örtl. Blutleere als Folge mechan. Drucks; führt je nach Dauer zur reversibler oder irreversibler Gewebeschädigung. – Durch kurzen Fingerdruck erzeugte D. erlaubt anhand ihrer Dauer Rückschluß auf die Schwere einer arteriellen Durchblutungsstörung.

Druckkammer: geschlossene pneumat. Kammer, in der für physiol. Untersuchgn. oder therap. Zwecke Überdruck (= Überdruckkammer; bis zu 10 atü) bzw. Unterdruck (= Unterdruckkammer) erzeugt werden kann; erstere z. B. für Tauchertraining (»Taucherkammer«), zur Rekompression bei Dysbarismus (»Rekompressionskammer«, Sanitätsschleuse), für ↑ hyperbare Oxygenation, für Pneumother. (mit Über- u./oder Unterdruck, z. B. bei Bronchialasthma, Emphysem); s. a. Drucksturzkammer.

Druckknopfimplantat: zwei- oder dreiteil., durch Einklinkmechanismus sperrbarer »Anastomosenknopf«, (i. e. S. der MURPHY* Knopf nebst Modifikationen). – Ferner teleskopartig zusammensetzbare temporäre Endoprothesen (Metall oder resorbierbarer bzw. zerfallender Kunststoff) für Anastomosierung im Ösophagus-Magen-Darmbereich bzw. für Dissektionsligatur (VOSSSCHULTE).

Druckkonus: bei ↑ Hirndruck durch Massenverschiebung kon. Vorwölbung (u. Einklemmung) von Hirnteilen in natürl. Lücken, z. B. der Medulla oblong. (zwischen herabgedrückten Kleinhirntonsillen) im For. occipit. magnum, basaler Schläfen- oder Mittelhirnanteile im Tentoriumschlitz (= temp. bzw. zerebellärer D.).

Drucklähmung: Lähmung eines (meist oberflächl.) peripheren Nervs durch anhaltenden oder wiederholten äußerl. Druck; s. a. Druckneuritis; evtl. entschädigungspflicht. BK (↑ Arbeitsparese).

Druckluft|arbeit: Arbeit bei Luftdruck > 1 atm im Caisson, Taucherglocke, -anzug; gesetzl. zuläss. Überdruck 4,5 atü; Überwachung durch Gewerbeaufsicht vorgeschrieben für Drücke > 0,5 kg/cm^2. – **D.krankheit**: Gesundheitsschäden durch ↑ Druckluftarbeit, i. e. S. die bei zu raschem Ein- oder Ausschleusen (↑ Druckfallkrankheit); ggf. entschädigungspflicht. Berufskrankheit. – vgl. Preßluftwerkzeugschäden. – **D.meßkammer** (BEHNKEN) *radiol* Dosimeterkammer mit erhöhtem Binnendruck (z. B. Argon-gefüllte Kondensatorkammer) für sehr harte Strahlung.

Druckmarke: *geburtsh* umschrieb. Rötung bis oberflächl. Abschürfung der kindl. Haut durch langanhaltenden Druck bei Geburtsstillstand, Beckenverengung, Zangenentbindung.

Druckmessung: *klin* s. u. Druck, ↑ Blutdruck, Blasendruck, Radiomanometrie, Tokometrie u. s. w. – Als spez. Form die **intrakardiale D.** der mit der

Drucknekrose

Herzaktion wechselnden Drücke in den Herzhöhlen über venös oder arteriell eingeführten Katheter (Technik n. COURNAND, SELDINGER, ROSS u. a.) oder nach transbronchialer, transthorakaler oder dir. (intraop.) Punktion; Manometer meist extrakorporal, für dir. Messung aber auch kleinste Spezialmanometer an der Katheterspitze (z. B. Telcokatheter); Normalwerte (mm Hg) ↑ Tabelle.

	a-Welle	x-Tal	v-Welle	y-Tal	Mittelwert
re. Vorhof	bis 5	0	bis 5	0	bis 4
li. Vorhof	um 8	0	um 10	0	um 6–8

	systol.	frühsystol.	spätsystol.
re. Ventrikel	20–30	0	bis 5
li. Ventrikel	um 120	0	um 7–10

Druck|nekrose: Nekrose als Folge mechan. D.einwirkung (z. B. durch Drän etc.); s. a. Dekubitus. – **D.neuritis**: entzündl. Reaktion (s. a. Drucklähmung) eines peripheren Nervs auf protrahierte Kompression, z. B. bei unsachgemäßer Lagerung in Narkose (Nn. ulnaris, peronaeus), durch Knochenkallus, Bandscheibenvorfall etc. – **D.nystagmus**: bei zirkumskripter Labyrinthitis (mit u. ohne Fistel) durch Druck auf den äuß. Gehörgang oder Niesen, Schneuzen etc. auslösbarer N. (als »pressor. ↑ Fistelsymptom«).

Druckosteosynthese: stabile ↑ Osteosynthese mit kontinuierl. Kompression der Fragmente durch Schrauben (Druckschraube, Laschenverschraubung), Drähte (z. B. Doppeldrahtspannbügel), Klammern (z. B. ZUELZER* Klammer) oder Federn (z. B. nach MAATZ), als **Druckplattenosteosynthese** (LANE* oder EGGERS* Platten; während des Anbringens max. Fragmentkompression durch Plattenspanner), neuerdings nach »AO-Methode« (Verschraubung, Plattenfixierung, Zuggurtung; bezweckt Unterdrückung resorptiver Vorgänge im Bruchspalt u. möglichst prim. Knochenheilung).

Druck|phosphen: ophth s. u. Phosphen. – **D.puls**: physiol der ↑ Puls; path der gespannte, langsame Puls (< 60/Min.) als – nicht obligates – Sympt. bei Hirndruck. – **D.punkte**: 1) typ. P. der Körperoberfläche, an denen sich durch (Finger-)Druck ggf. eine diagnostisch bedeutsame »Reaktion« (↑ Druckschmerz, Schmerzpunkte) auslösen läßt, z. B. die ↑ Nervendruckpunkte, Appendizitisschmerzpunkte. – 2) physiol die FREY* D. der Haut, die nur druckempfindlich sind (↑ Druckrezeptoren).

Druckreflex: s. u. Korneareflex, Nervendruckreaktion.

Druckregelung: physiol ↑ Blutdruckregelung. Störungen entweder als **dynamisch-labile D.** infolge zentralnervöser Instabilität (mit Dysrhythmie im EEG, häufig auch hochfrequenten α-Wellen) u. vermehrter Ruheaktivität des sympath. Systems, so daß schon bei geringer Mehrbelastung sympathikovasale Anfälle mit Versagen der Kreislaufregulation, Blutdrucksteigerung, Tachykardie, Tachypnoe u. Temp.erhöhung auftreten; oder als **statisch-labile D.** mit hypotoner u. hypodynamer Regulationsstörung infolge unzureichenden venösen Rückflusses u. fehlenden Ausgleichs durch arterielle Konstriktion (Blutdruck bleibt im Stehen niedrig, bei anhaltender Abnahme des HMV schließlich Versagen der D.); Sympte.: verminderte Leistungsfähigkeit, vermehrtes Schlafbedürfnis, kalte Extremitäten (Akrozyanose), nervöses Atmungssyndrom, gastrointestinale Störungen, Neigung zu orthostat. Schwindel u. Ohnmacht.

Druckrezeptoren: Mechanorezeptoren der Haut (»MEISSNER* Körperchen«, ↑ Corpuscula tactus; etwa $25/mm^2$ an den Druckpunkten; nöt. Mindestenergie ca. 0,03 erg; s. a. Druckunterschiedsschwelle) bzw. des Körperinnern für Druckreize. Zentripetale Leitung über A^δ- u. C-Fasern; Adaptation langsamer als bei Berührungsrezeptoren.

Drucksaugmassage: ↑ Saug-Druckmassage.

Druck|schädel: path ↑ Wolkenschädel. – **D.schmerz**: durch Drücken auslösbare Schmerzempfindung (lokal oder über kutiviszeralen Reflex) als diagnost., z. T. pathognomon. Zeichen. – **D.schwitzreflex**: reflektor. halbseit. Hyperhidrose bei kontralat. Druckeinwirkung.

Druck|sella: röntg entkalkte, unscharf konturierte, später im Dorsumbereich usurierte oder im ganzen erweiterte Sella turcica als – nicht obligates – Hirndruck-Sympt. – **D.senkungstest**: Blutdruckabfall provozierender Kreislaufregulationstest (bei Verdacht auf Phäochromozytom), z. B. durch Gabe von Benzodioxan, Dibenamin®, Azetylcholin, Regitin®.

Druck|sinn: das sensible System für die ↑ Druckempfindung; einer der 4 Hautsinne (wahrsch. nur andere Qualität des Berührungssinnes). – **D.sklerose**: vorzeit. u. gesteigerte Gefäßsklerose bei arterieller Hypertonie. – **D.-Sog-Beatmung**: ↑ Wechseldruckbeatmung.

Druck|stauung: (PERTHES) traumat. ↑ Asphyxiesyndrom. – **D.steigerung, intrakranielle**: sogen. Hirndruck bei Kraniostenose, Hydrozephalus, Tumor, Hirnabszeß und -ödem, Meningitis, Subarachnoidalblutung, epi- oder subduralem Hämatom etc.; Sympte.: Kopfschmerzen, Übelkeit, Erbrechen, Wesensänderung, Bewußtseinstrübung, Stauungspapille, evtl. Druckpuls, systol. Blutdruckerhöhung (später -abfall), präfinal Einklemmungserscheinungen des Hirnstamms mit Kreislauf- u. Atemstörungen (↑ Druckkonus), Enthirnungsstarre: im Rö.bild Drucksella, Wolkenschädel.

Druckstelle: schmerzhafte Haut- oder Schleimhautrötung, evtl. Ulzeration, am Ort einer chron. Druckeinwirkung (z. B. durch Prothese); s. a. Dekubitus. – geburtsh ↑ Druckmarke.

Drucksturz: innerhalb von Sekunden(bruchteilen) erfolgender Luftdruckabfall (Dekompression bzw. Depression). Auswirkungen auf Kreislauf u. Atmung u. a. von Sturzgeschwindigkeit u. Atemphase abhängig. – **D.kammern** (durch weitlum. Ventil mit einer großen Unterdruckkammer verbunden) dienen u. a. zur Simulation des Kabinendruckverlustes u. zur Überprüfung von Druckanzügen.

Druck|topf: ↑ Autoklav. – **D.transfusion**: Blut(ersatz) – T. mit Druckinjektion zur schnellen Volumenauffüllung. Entweder Überdruckerzeugung in der Transfusionsflasche mit Gummiballon oder Kompression der (Plastik-)Flasche mit aufblasbarer Gummimanschette oder Führung des Transfusionsschlauches durch Rollerpumpe. Luftembolie-Prophylaxe durch Tropfglas mit Schwimmerventil, komprimierbares T-Stück im Luftzuführungsschlauch, von Hand einzuschaltende Pumpe.

Druck|unterschiedsschwelle: *physiol* die von den D.rezeptoren gerade noch wahrgenommene sprunghafte Änderung des D.reizes, je nach Reizort verschieden (Fingerspitzen 5%, Rücken 300%); s. a. BRETON* Theorie, WEBER*, FECHNER* Gesetz. – **D.urtikaria:** am Ort stärkerer D.einwirkung mit längerer Latenz auftret. mechan. U.; evtl. Sympt. einer Porphyrie.

Druckverband: sehr straffer Verband zur Blutstillung durch Gefäßkompression (bei venöser u. kapillärer Blutung lokal, bei arterieller auch am Ort der Wahl).

Druck-Volumen|arbeit: *kard* der sich aus dem Produkt von ausgeworfenem Vol. u. mittl. Blutdruck (als Förderungshindernis) ergebende Anteil der Herzarbeit (neben der Beschleunigungsarbeit). Beträgt bei mittl. Aortendruck (100 mm Hg = 136 g/cm²) u. Schlagvol. (70 ml) pro Systole für den li. Ventrikel 0,095, für den re. 0,014 mkg. – **D.-V.-Diagramm,** DVD: die Beziehung zwischen Druck u. Vol. in einem elast. Hohlorgan für stationäre Zustände beschreibendes Diagramm. Grundlegend v. a. für die Darstg. der Herz- u. der Atemmechanik (↑ Abb.; Pfeil a u. b = Ein- bzw. Ausatmungsdrücke).

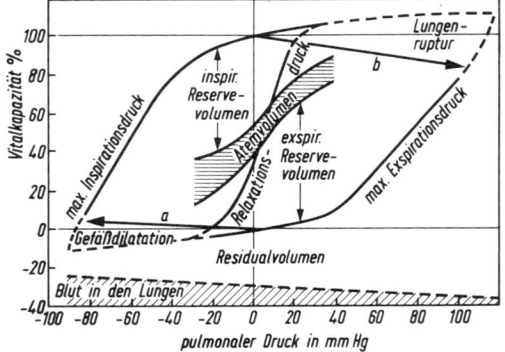

Druck-Volumen-Diagramm

Drückung, intermittierende: *physiother* entstauende Extremitätenmassage mit beidhänd., rhythm., langsamen Griffen, nach proximal fortschreitend.

Drüse: ein- (z. B. Becherzelle) oder mehrzell. Organ mit ein Exkret bzw. Inkret sezernierenden Epithelzellen oder epithelartig umgewandelten Bindegewebszellen als spezif. Gewebe, ↑ Glandula. Als exkretor. D. bestehend aus Drüsenkörper u. Ausführungsgang(system), evtl. mit Zwischenstück u. – blind endendem – Endstück; nach dessen Morphe sowie nach Art der Sekretion u. des Sekrets unterschieden (↑ Tab.) als **alveoläre D.** (bläschenförm. Endstücke aus niedr., einschicht. Epithel; als reiner Bautyp nur vorübergehend embryonal), **azinöse D.** (mit weinbeerenförm. Endstücken aus einschicht. hohen, keilförm. Epithelzellen; als reiner Bautyp nur vorübergehend embryonal), **endokrine** oder **inkretor.** oder **metakerat. D.** (= unechte, Blut-, Hormondrüse, die, ohne Ausführungsgang, ihr Inkret direkt an Blut- bzw. Lymphgefäße oder Gewebe abgibt; z. B. Hypophyse, Schilddrüse, NN), **exokrine** oder **exkretor. D.** (»echte D.«), die ihr Sekret (»Exkret«) durch einen Ausführungsgang auf eine freie Oberfläche abgibt, als **ekkrine D.** ohne lichtmikroskopisch erkennbaren Zytoplasmaverlust u. ohne Gestaltveränderung [z. B. kleine Schweißdrüsen], als **apokrine D.** mit Abstoßung des apikalen Zelleibs [z. B. Mamma, axilläre Schweißdrüsen], als **holokrine D.** mit Zerfall der sezernierenden Zellen, als **merokrine D.** mit geringem Zytoplasmaverlust), **intra-** oder **endoepitheliale D.** (hervorgegangen aus Epithelzellen, inmitten von Epithelien), **extra-** oder **supepitheliale D.** (entstanden durch Einwachsen des Epithels ins umgeb. Bindegewebe, so daß das Sekret über einen langen Gang an die Oberfläche abgesondert wird; z. B. Speicheldrüse, Pancreas, Leber), **muköse** oder **muzinöse D.** (»Schleimdrüse«, mit hellen, eosinophoben, tubulären Endstückzellen mit abgeplattetem Kern; z. B. Gl. bulbourethralis; s. a. mukoide D.), **seröse D.** (»Eiweißdrüse«, deren dunkle, eosinophile Endstückzellen mit rundem Kern einen eiweißreichen Speichel absondern, z. B. Glandula parotis; als »gemischte« **seromuköse D.** die Gl. sublingualis, submandib.), **tubulöse** oder **tubuläre D.** (mit röhrenförm. Endstükken, z. B. Gl. intestinales; auch verästelte Form mit gemeinsamem Ausführungsgang für mehrere Tubuli, zusammengesetzte Form mit kleineren, sich zu einem Hauptausführungsgang vereinigenden Ausführungsgängen sowie tubulo-alveoläre u. -azinöse Formen mit röhrenförmig verlängertem bläschen- bzw. beerenförm. Endstück). – Auch inkorrekte Bez. für ↑ Lymphknoten.

Einteilung der **Drüsen**

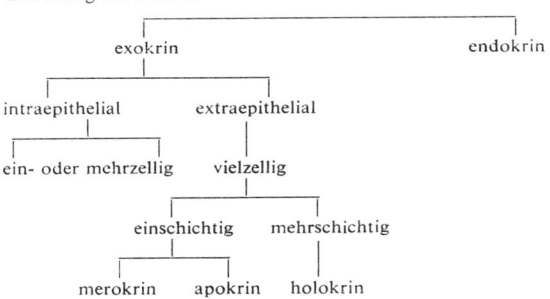

Drüsen|bauch: der »Oberbauch« oberhalb der Ansatzlinie des Mesocolon transversum (durch das Omentum majus vom Darmbauch abgegrenzt), mit Magen, Duodenum, Milz sowie Leber u. Pankreas. – **D.entzündung:** ↑ Adenitis, s. a. Hidradenitis, Parotitis, Pankreatitis, Thyreoiditis, Lymphadenitis etc. – **D.fieber:** ↑ Mononucleosis infectiosa. – **D.hormone:** die von endokrinen Drüsen gebildeten H. (im Ggs. zu den Gewebshormonen).

Drüsen|körper: die umschrieb. Masse spezifischen Gewebes einer Drüse; i. e. S. das ↑ Corpus mammae. – **D.nervenzelle:** (SCHARRER 1955) sekretor. Zelle mit allen Merkmalen einer Nervenzelle (Fortsätze, Neurofibrillen, NISSL-Substanz); ↑ Neurosekretion. – **D.pest:** ↑ Bubonenpest. – **D.tuberkulose:** tbk. Entzündung einer ex- oder inkretor. Drüse (z. B. Prostata); meist aber inkorrekt für ↑ Lymphknoten-Tbk.

Drug dependence: Arzneimittelabhängigkeit, d. h. körperl. u. seel. »Nichtmehr-entbehren-Können« einer sogen. Droge; lt. *WHO* Sammelbegr. für Sucht (addiction) u. Gewöhnung (habituation). – **Drug fever:** Arzneimittelfieber« (mit oder ohne Exanthem) als allerg. Reaktion. – **Drug latentiation:** Umwandlung einer chemisch akt. Substanz in eine stabile, untox., leicht applizierbare Modifikation (z. B. Depot-, Retardform), die dann in vivo enzymatisch in die Muttersubstanz zurückverwandelt wird.

Drummond* Zeichen (DAVID DR., 1852–1932, Arzt, Durham): am offenen Mund während der Ausatmung hörbares charakterist. Geräusch bei Aortenbogenaneurysma.

Drumstick: (W. M. DAVIDSON u. D. R. SMITH 1954) *zytol* bei gesunden ♀ an etwa 3%, bei ♂ an max. 1‰ der neutrophilen Granulozyten vork. trommelschlegelförm. Chromatinanhang (»Geschlechtschromatin«, mit Kopfteil u. fadenförm. Verbindung zum Kern). Nachweis im gleichmäß. Blutausstrich nach MAY*-GRÜNWALD*-GIEMSA* oder PAPPENHEIM* Färbung (zur sicheren Diagnose Untersuchung von mind. 500 Zellen!).

Drunkometer®: (HARGER) Gerät zur Alkoholbestimmung in der Atemluft anhand der graduell differenten Entfärbung einer schwefelsauren Permanganat-Lsg. (wobei durch zusätzl. spirometr. Kontrolle auch unsachgemäßes Verhalten der Probanden erkannt wird).

Druse: 1) *vet* »Coryza contagiosa equorum« durch Streptococcus equi. – 2) *mykol* aus Fäden bestehende Vegetationsformen bei Actinomyces, Nocardia etc. – 3) *histol* »senile Plaque«, v. a. an Groß- u. Kleinhirnrinde meist multiple Begleitgebilde bei atrophisierendem Hirnprozeß (senile Demenz, ALZHEIMER* Krkht. etc.), darstellbar durch Silberimprägnation (Amyloid? Paramyloid?), meist als »Kernplaque« (schwarzer Kern mit hellem Hof u. Kranz, schwarze Fädchen), »Primitiv- oder amorphe Plaque« (lichte argentophile Herdchen) oder als »Filzwerk«. – 4) *ophth* DALEN* Körperchen: rundl., gelbl.-weiße, vom proliferierenden Pigmentepithel ausgehende Hyalingebilde (evtl. mit Kalkeinlagerung) vor der Lamina cribrosa sclerae; dadurch beerenart. Veränderung der Papilla n. optici (»Drusenpapille«).

Dryopteris s. Aspidium filix-mas: »Wurmfarn«, [Polypodiaceae]; sein Rhizom (samt Blattbasen; »Rhizoma Filicis, Farnwurzel«) enthält gegen Band- u. Hakenwürmer wirksame, rel. labile Phloroglucin-Derivate (Muskel- u. Nervengifte; ca. 0,1% Aspidinol, 0,05% Albaspidin, 2,5% Flavaspidsäure, 1,5–3,5% Filixsäure).

Drysdale* Körperchen (THOMAS M. D., 1831–1904, Gynäkologe, Philadelphia): ↑ Pseudoxanthomzellen.

D.S.: *pharm* Rezepturanweisung d**a, s**igna! (»gib [dem Pat. u.] kennzeichne [die Arznei]«).

DS-(Aszites-)Karzinosarkom: (D. SCHMÄHL) Rattenimpftumor, i.p. in Aszites-, s.c. u. i.m. in solider Form wachsend; gegen die bekannten Krebschemotherapeutika weitgehend resistent.

Dschungelfieber: ↑ Buschgelbfieber.

d. s. n.: *pharm* ↑ »**d**etur **s**uo **n**omine«.

D-Sonde: ↑ **D**uodenalsonde. – **D-Streptokokken**: Gruppe D der ↑ LANCEFIELD* Klassifikation; umfaßt die Enterokokken. – **D-Syndrom**: ↑ D_1-Trisomie-Syndrom.

d. t. d.: *pharm* ↑ »**d**entur **t**ales **d**oses«.

DT-Impfstoff: **D**iphtherie-**T**etanus-Impfstoff.

DTPT: **D**ithio**p**ropyl**t**hiamin (↑ Prosultiaminum).

D-Trias: **D**emenz, **D**ermatitis u. **D**iarrhö als Symptn.-Trias bei Pellagra.

D_1-Trisomie-Syndrom, PATAU* Sy.: (1960) erste diagnostizierte (daher »D_1«) autosomale Trisomie der Chromosomengruppe D (= 13–15), mit multiplen, variablen Mißbildungen (↑ Schema »Trisomie«), v. a. Schwachsinn, Taubheit, anfallsweise Apnoe, Krampfanfälle, Arrhinenzephalie, Mikrophthalmie, Lippen-Kiefer-Gaumenspalte, Ohrendysplasie, Polydaktylie, Hämangiome, Ventrikelseptumdefekt, Dextropositio cordis. Pos. Korrelation zum Alter der Mutter; Lebenserwartung schlecht.

Dualblock: Doppelwirkung von Azetylcholinomimetika auf die neuromuskuläre Erregungsübertragung: nach initialer passagerer Depolarisation (= stabiler Block) anhaltender kurariformer (= kompetitiver) Block.

Dual-ingestion passive transfer test: zur Ermittlung einer alimentären Allergie (v. a. Kuhmilchallergie beim Kinde) i.c. Inj. von 0,5 ml Antiserum eines Allergikers, 24 Std. später Verfütterung der fraglich allergenhalt. Substanz; bei pos. Reaktion nach etwa 3 Std. Rötung u. Quaddelbildung an der Injektionsstelle.

Dualismus: 1) *physik* die Doppelnatur der Elementarteilchen, die sich einerseits wie Massenpunkte (Korpuskeln), andererseits wie Wellenvorgänge (Materiewelle) verhalten. Ebenso zeigt Licht sowohl Wellennatur (Beugung, Interferenz) als auch Korpuskeleigenschaften (COMPTON* Effekt der Photonen bzw. Lichtquanten). Zusammenhang gegeben durch die Gleichung: $p = h/\lambda$ (p = Impuls, h = PLANCK* Wirkungsquantum, λ = Wellenlänge). – 2) *hämat* s. u. Unitarismus (2).

Dualzahl: *statist* ↑ Binärzahl.

Duane* (ALEXANDER D., 1858–1926, Ophthalmologe, New York) **Kurve**: graph. Darstg. der sich im Verlaufe des Lebens ändernden Akkommodationswerte des menschl. Auges. – **D.* Parallaxen-Test**: Differenzierung einer Augenmuskelstörung anhand der Scheinbewegung eines Fixationslämpchens bei Abdeckung (Mattglas) eines Auges: bei Esophorie entgegen der des Mattglases, bei Exophorie gleichgerichtet, bei Hyperphorie abwärts. **D.*-Prismenprobe** zur Bestg. des latenten Schielens. – **D.* Strichfigur** zur Bestg. des Augennahpunktes (bei dessen Unterschreiten der Strich doppelt gesehen wird). – **D.* Syndrom**: ↑ s. u. STILLING*-TÜRK*.

Duane*-Hunt* Gesetz (WILLIAM D., 1872–1935, Biophysiker, Cambridge/Mass.; REID H., 1870–1948, Physiologe, Harvard-Univ.): der Zusammenhang der kurzwell. Grenze λ_0 des Bremsspektrums u. der Betriebsspannung U einer Röntgenröhre nach der Gleichung

$$\lambda_0 = \frac{h \cdot c}{eU}$$

(h = PLANCK* Wirkungsquantum, c = Lichtgeschwindigkeit, eU = kinetische Energie eines Elektrons).

Duazomycinum *WHO*: zytostat. Antibiotikum aus Streptomyces ambofaciens; auch synthetisch.

Dubard* Zeichen: Vagusdruckschmerz im Halsbereich bei akuter Appendizitis.

Dubau* Operation: kapselschonende Exstirpation einer Echinokokkus-Zyste unter Längsinzision der umgebenden reakt. Wandung. – Als **D.*-Pasquieu* Op.** die LK-Exstirpation bei Senkungsabszeß.

Dubi: / Frambösie in Ghana.

Dubin*-Johnson*(-Sprinz*) Syndrom, Ikterus (ISADORE NATHAN D., geb. 1913, Pathologe, Washington): fam., ab Kindesalter in Schüben verlaufender nichthämolyt. Ikterus mit Pigmentablagerung in der Leberzelle u. leichter Lebervergrößerung (»lipochrome Hepatose«); während des Schubes dir. u. indir. / Hyperbilirubinämie, Bilirubin- u. Urobilinogenurie; Bromsulfalein-Ausscheidung verzögert; nur geringe subj. Beschwerden.

Dubini* (ANGELO D., 1813–1902, Arzt, Mailand) **Krankheit**: / Ancylostomiasis. – **D.* Syndrom, Chorea electrica**: (1846) seltene Myoklonie-Form (wahrsch. epidem. Enzephalitis), mit Fieber, Kopfschmerzen, raschen myoklon. Gesichts-, Extremitätenzuckungen, evtl. polyneurit. Lähmungen, Entartungsreaktion, Muskelatrophie; häufig letal.

dubiosus, dubiös: (lat.) zweifelhaft.

Dubliner Methode: *geburtsh* fortlaufende manuelle Kontrolle der Gebärmutter in der Nachgeburtsperiode u. ggf. häuf. Anreiben von Wehen.

Dubois* (PAUL D., 1795–1871, Gynäkologe, Paris) **Abszesse**: multiple, eiterhalt. Pseudozysten des Thymus junger Säuglinge infolge Nekrotisierung nicht verödeter Kiemengangsteile (u. nicht, wie früher vermutet, als kongenit.-syphilit. Manifestation). – **D.* Zeichen**: angeb. Verkürzung des Kleinfingers als Degenerationszeichen bei Dysenzephalie.

Dubois* Formel (DELAFIELD D., geb. 1882, Naturwissenschaftler, New York): zur Errechnung der Körperoberfläche aus Größe (in cm) u. Gewicht (in kg): O = Größe ^{0,725} · Gewicht ^{0,245} · 71,84.

DuBois* Diät (EUGENE FLOYD DUB., geb. 1882, amerikan. Physiologe): Reduktionskost aus wechselnden Mengen Milch.

DuBois=Reymond* (EMIL HEINRICH DUB.=R., 1818–1896, Physiologe, Berlin) **Elektrode**: dünnes, in eine $ZnSO_4$-Lsg. eintauchendes amalgiertes Zn-Plättchen als Elektrode zur Messung von Gewebspotentialen. – **D.=R.* Gesetz**: Die Erregung von Muskeln u. Nerven bei elektr. Reizung hängt von der Steilheit, nicht jedoch von absol. Dichte des Stromes ab. – **D.=R.* Molekulartheorie**: (1848) Deutung der bioelektr. Nerven- u. Muskelströme als Auswirkung einer reihenweisen Anordnung kleinster Moleküle mit nach außen gerichteter pos. u. nach innen gerichteter neg. Zone.

Dubos* (RENÉ D., geb. 1901, Bakteriologe, New York) **Nährböden**: halbsynthet. Nährböden zur Züchtung von Tbk-Baktn., meist auf der Basis von Pepton-Salz-Lsg. (prim. Kalium- u. sek. Natriumphosphat, Asparagin, Ferriammoniumzitrat, $MgSO_4$, $CaCl_2$, $ZnSO_4$, $CuSO_4$, Kaseinhydrolysat bzw. Kasein- oder Trypsinpepton; pH 6,5–6,8); z. B. **Tween®-Albumin-Substrat** (mit den submersen Baktn.wuchs fördernden Sorbimacrogolum-ähnl. Emulgatoren u. Rinderalbumin; modifiz. als Ölsäure-Albumin-Substrat). – **D.*-Middlebrook* Reaktion** (GARDNER M.): zytochem. Differenzierung von Tbk-Baktn. u. säurefesten Saprophyten durch Zentrifugieren des in gepufferter NaCl-Lsg. u. 50%ig. Methanol gewaschenen, in Normalpuffer (pH 8,9; Zusatz von 1 Tr. konz. wäßr. Neutralrot-Lsg.) suspendierten Kulturmaterials: virulente Tbk-Baktn. als rotes, avirulente als gelbes Sediment. – s. a. MIDDLEBROOK*-DUBOS* Reaktion.

Dubost* (CHARLES D., geb. 1914, französ. Chirurg) **Dilatator**: stumpfer, dreischenkl. Spreizdilatator für die Pulmonalklappe. – **D.* Methode**: op. Versorgung des Aortenaneurysmas bei Unmöglichkeit des Verschlusses »im Gesunden«: fortlaufende Naht von einem zum anderen Schlitzende (3–4 Etagennahtreihen) u. Aufsteppen von Perikardgewebe u. Zellophan. – **D.*-d'Allains* Anastomose**: End-zu-Seit-Anastomosierung der A. subclavia mit einem Oberlappenast der Pulmonalis (unter Lungenspitzenresektion) als künstl. Ductus arteriosus.

Duboué* Operation: (1864) bei Blasen-Scheidenfistel Einstülpung der – nicht genähten – Blasenschleimhaut mit Etagennaht des perivesikalen u. perivaginalen Bindegewebes u. Doppelung der Scheidenwand.

Dubowitz* Syndrom (VICTOR D., Pädiater, Sheffield): (1965) autosomal-rezess. (?) erbl. Minderwuchs mit Gesichtsdysmorphie (Hypoplasie von Jochbein, UK u. lat. Augenbraue, Ohrentiefstand, Hypertelorismus, fehlender Nasensattel, spärl. Haarwuchs) u. Hautsympt. (rezidivierende ekzematoide u. teleangiektat.-erythematöse Veränderungen an Gesicht u. Gelenkbeugen, Café-au-lait-Flecken, Ichthyosis, Pachydermie); evtl. inkompletter Hodendeszensus. Dem / BLOOM* Sy. nahestehend.

Dubrauszky* Methode (VICTOR D., geb. 1904, Pathologe, Würzburg): *histol* Mikroglia-Darstg. im Formalin-fixierten Gefrierschnitt durch Imprägnation in ammoniakal. Silbernitrat-Lsg. u. Reduktion in 0,5–1%ig. $AgNO_3$-Formalin.

Dubreuil* (GEORGES L. D., 1879–1970, Arzt, Lyon) **Fixierung**: *histol* Mitochondrien-schonende Fixierung 3–5 Tg. in D.* Reagens (Sublimat, Kaliumdichromat, Wasser u. Formalin, dann 10–15 Tg. in 3%ig. Kaliumdichromat-Lsg. – **D.*-Chambardel* Syndrom**: Verlaufsform der Zahnkaries beim Jugendl. (14–17 Lj.), beginnend an oberen Schneidezähnen, erst später auf das übr. Gebiß übergreifend.

Dubreuilh*-Hutchinson* Krankheit (WILLIAM D., 1857–1935, Dermatologe, Bordeaux; Sir JONATHAN H.), Melanosis circumscripta praeblastomatosa, Lentigo maligna: scharf umschrieb. Pigmentfleck der Haut als »Melanoma in situ«; verdächt. Sympte.: Jucken, roter Hof, rasches Wachstum, knot. Metamorphose, leichte Lädierbarkeit.

Duchastelet* Aspirator: *urol* Gummiballon mit Anschlußstück (für Blasenkatheter) u. Auffangglas für die Litholapaxie.

Duchenne* (GUILLAUME BENJAMIN ARMAND D., 1806–1875, Neurologe Paris) **Syndrom**: 1) / Tabes dorsalis. – 2) **D.* Lähmung, Tripel-Paralyse**: progress., v. a. glossolabiopharyngeale / Bulbärparalyse als prim.-degenerat. Erkr. der motor. Hirnnervenkerne (v. a. V, VII, X, XII), nicht selten im Rahmen der spinalen progress. Muskelatrophie (/ D.*-ARAN* Sy.); Atrophie der Zungen-, Kau- u. mim. Muskulatur mit faszikulären Zuckungen, fehlendem Lidschluß, evtl. Zwangslachen u. -weinen; keine Pyramidenzeichen; Manifestation v. a. im 3. u. 4. Lj., chron. Progredienz, terminal Störung der Blutdruck- u. Atemregulation. – 3) **D.*-Aran* Syndrom**: spinale progress. / Muskelatrophie (i. e. S. deren Hand-Armtyp, / Schema »Muskelerkrn.«). – 4) **D.*-Griesinger* Sy.**: Sammelbegr. für das / DUCHENNE*-ARAN* Sy. u. den Typ D.*-G.* der Dystrophia musculorum progressiva hypertrophica (Beckengürtelform). – **5) D.*-v. Leyden* Sy.**: Beckengürtelform der Dystrophia musculorum progressiva. – **D.*-Erb* Lähmung, Paralyse**: die obere ⌐ Armplexuslähmung (mit Ausfall der von C V/VI versorgten »D.*-E.*-Muskelgruppe«). – **D.*-Friedreich* Atrophie**: die pseudohypertroph. Form der ⌐ Dystrophia musculorum progressiva (myopathica). – **D.*-Landouzy* Atrophie** (LOUIS THÉOPHILE J. L.): die fazioskapulohumerale Form der Dystrophia musculorum progressiva. – **D.* Trendelenburg* Phänomen**: das ⌐ TRENDELENBURG* Hinken (»Hüfthinken«). – **D.* Zeichen**: inspirator. Einziehung des Epigastriums bei Hydroperikard u. Zwerchfellparese.

Duchosal*-Sulzer* Rechteck: *kard* Ableitungssystem für Vektorkardiographie.

Duckworth* Phänomen, Zeichen (Sir DYCE D., 1840–1928, Arzt, London): noch Stunden nach Atemstillstand anhaltende Herzaktion bei Hirnerkr. mit stark erhöhtem intrakraniellem Druck.

Ducrey* Krankheit (AGOSTO D., 1860–1940, Dermatologe, Rom): das durch Haemophilus ducreyi (»**D.* Streptobakterium**«, »**D.*-KREFTING* Baz.**«) hervorgerufene ⌐ Ulcus molle.

Ducroquet* (CHARLES D., 1872–1929, Orthopäde, Paris) **Korsett**: Extensionskorsett zur Ther. von WS-Verkrümmungen; Kopfsuspension nach Art der GLISSON* Schlinge an 2 vorn u. hinten gegen den Beckenkorb abgestützten Masten, Extensionszug (über Rollen) bei Streckung der Arme. – **D.*-Launay* Op.**: Versteifung des Talonavikular- u. des CHOPART* Gelenkes als Modifikation der subtalaren Arthrodese.

Duct-growth-factor, DGF: das Wachstum der Mammadrüsengänge beeinflussendes hypothet. Hypophysenhormon.

Ductulus: (lat.) kleiner Gang, Kanälchen, z. B. (*PNA*) **Ductuli aberrantes epididymidis** (kleine, gewundene, mit Flimmerepithel ausgekleidete Blindgänge des Nebenhodenganges bzw. Rete testis; am Nebenhodenkopf der D. aberrans sup.), **Dd. alveolares pulmonis** (Fortsetzung der Bronchioli respiratorii III. Ordnung, wie die sie abschließenden Sacculi alv. nur aus Lungenbläschen bestehend), **Dd. biliferi** (interlobuläre Gallengänge mit Wand aus einschicht. kub. Epithel u. unvollständ. Basalmembran; bilden Netze um die kleinen Pfortader- u. Leberarterienäste u. mit diesen die »Trias« der Portalfelder), **Dd. efferentes testis** (Ausführungskanälchen des Rete testis zum Ductus epididymidis als 1. Strecke der ableitenden Samenwege; bilden den Hauptteil des Nebenhodenkopfes; Wände aus buchtenreichem Flimmerepithel, Basalmembran u. bindegeweb. Tunica propria, vereinzelt glatte Muschelzellen), **Dd. excretorii glandulae lacrimalis** (6–10 beim Fornix conjunctivae in den Bindehautsack einmündende Ausführungsgänge), **Dd. prostatici** (15–30 beim Colliculus seminalis in die Pars prostatica der Harnröhre mündende Ausführungsgänge), **Dd. transversi epoophori** (vom Hilus ovarii ausgehend, in den GARTNER* Gang einmündend).

Ductus: (lat.) Gang, Kanal; s. a. Ductulus, Canalis, Caniculus. – **D. Arantii**: ⌐ Ductus venosus. – **D. arteriosus** *PNA*, D. a. **Botalli**: kurzer Verbindungsgang zwischen Aorta descendens (selten A. subclavia) u. Pulmonalarterie (li. der Trunkusteilung) als physiol. Kurzschluß des Fetalkreislaufs (Umgehung der funktionslosen Lunge durch venöses Blut der oberen Körperhälfte), der normalerweise beim ersten Atemzug des Neonaten stillgelegt wird u. sich in den ersten 3 Mon. zu einem bindegeweb. Strang (Lig. arteriosum) zurückbildet. Bei Ausbleiben der Obliteration: »offener D. a.« (= **D. a. apertus s. persistens**) als kongenit. Herzanomalie; nur bei bes. großem (»atyp.«) Li.-Re.-Shunt massive Überdurchblutung der Lunge u. Volumenbelastung des li. Ventrikels mit Symptn. der ⌐ Linksherzhypertrophie (bis -insuffizienz): Pulsus celer et altus, Karotidenhüpfen, Pistolenschuß-, HILL* Phänomen, TRAUBE* Doppelton, DUROZIEZ* Geräusch, hyperdynam., laterokaudal verlagerter Herzspitzenstoß, Mitralströmungs- u. kontinuierl., systol.-diastol. Geräusch (häufig palpables Schwirren), evtl. umgekehrte Spaltung des 2. HT; li. Vorhof nur mäßig vergrößert, lebhafte Pulsationen der Pulmonalis u. des – prox. spindelig erweiterten – Aortenbogens. Schwerste Fälle mit 20–25 % Frühmortalität. Ther.: u. U. Durchtrennung oder Durchstechungsligatur (möglichst im jugendl. Alter). – Als **künstl. D. a. op.** Shuntbildung zwischen großem u. kleinem Kreislauf zur Verbesserung der Lungendurchblutung bei kongenit. Vitien (v. a. FALLOT* Tetra- u. Pentalogie, Trikuspidalatresie, Infundibulum- u. Pulmonalstenose), entweder als dir. (poststenot.) Anastomosierung der Subclavia u. Pulmonalis (z. B. BLALOCK*-TAUSSIG*, POTT*, DUBOST*-D'ALLAINES* Op.) oder indirekt durch Gefäßprothesen-Interposition (KLINNER). – **D. biliferi** *BNA, JNA*: ⌐ Ductuli biliferi; als **D. b. interlobulares** die ⌐ Ductus interlobulares, als **D. b. intercellulares** die ⌐ Canaliculi biliferi. – **D. Botalli**: ⌐ D. arteriosus. – **D. cervicalis**: *embryol* der rückgebildete periphere Abschnitt des Sinus cervicalis; bei Persistenz seitl. ⌐ Halsfistel. – **D. choledochus** *PNA*: der 6–8 cm lange extrahepat. Gallengang im Lig. hepatoduodenale ab der Vereinigung des D. hepaticus comm. mit dem D. cysticus, in der Papilla duodeni major in den Zwölffingerdarm mündend; mit spärl. glattem Muskelgewebe in der Wand; s. a. Choledochus... – **D. cochlearis** *PNA*: der im Can. spiralis cochleae an der Schneckenbasis beginnende, nach 2 ½ Windungen um die Spindel an der Schneckenspitze endende, mit ⌐ Endolymphe gefüllte häut., im axialen Schnitt keilförm. »Schneckengang« zwischen Scala tympani u. vestibuli. – **D. Cuvieri**: *embryol* bilat. Venenstamm aus der Vereinigung der Vv. cardinalis cran. u. caud.; wird re. zur V. cava sup., bildet sich li. bis auf den Sinus coronarius zurück. – **D. cysticus** *PNA*: der die Gallenblase mit dem Choledochus verbindende, mit diesem im Lig. hepatoduodenale verlaufende »Gallenblasengang«, s. a. Zystikus... – Bei Ventilstenose (Abflußbehinderung der Blasengalle) **D.-c.-Syndrom**: Dyskinesie-Sympte., u. a. nach Fettmahlzeit (diagnost. nach ⌐ Cholezystokinin), große Gallenblase ohne Steinbefund, verzögerte u. unvollständ. Entleerung, Zystikuseinengung, evtl. -abknickung. – **D. deferens** *PNA*, D. spermaticus: der »Samenleiter« als englum., muskelstarker Ausführungsgang des Hodens (in Fortsetzung des D. epididymidis) gemeinsam mit Hodennerven u. -gefäßen im Funiculus spermaticus durch den ⌐ Canalis inguin. ins kleine Becken; mit präterminaler Ampulla; vereinigt sich mit dem ⌐ D. excretorius vesic. seminalis zum **D. ejaculatorius** *PNA* als zartwand., intraprostat. Endabschnitt. – **D. endolym-**

phaticus *PNA*: kleiner, mit ↑ Endolymphe gefüllter Gang des häut. Labyrinths im Canalic. vestib., mit je einem Schenkel zum ↑ Sacculus u. Utriculus; endet subdural (hint. Felsenbeinfläche) mit dem Saccus endolymphaticus. – **D. epididymidis** *PNA*: der die Ductuli efferentes testis aufnehmende, aufgeknäuelte »Nebenhodengang«, mit zweischicht. Tunica muscul. u. ausgekleidet z. T. mit durch Stereozilien armiertem Zylinderepithel, bildet Kopfteil, Körper u. Schwanzteil des Nebenhodens; setzt sich fort als D. spermaticus. – **D. epoophori longitudinalis** *PNA*: der funktionslose GARTNER* Gang des Epoophorons im Lig. latum uteri (eileiterparallel gebärmutterwärts); Rudiment der ↑ Urniere. – **D. excretorius** *PNA*: Sekretausführungsgang, z. B. der Gl. mammaria (Endabschnitt der D. lactiferi), der Vesicula seminalis (vereinigt sich an der Prostatabasis mit dem ↑ D. deferens). – **D. glandulae bulbourethralis**, COWPER* Gang: der stecknadeldünne Ausführungsgang der Gl. bulbourethralis; mündet nach Durchdringen des Bulbus penis in die hint. Urethra. – **D. hepaticus comm.** *PNA*: der im Lig. hepatoduodenale verlauf. Abschnitt der extrahepat. Gallenwege bis zur Zystikuseinmündung, mit einschicht. Zylinderepithel u. spärl. Muskelgewebe; seine bd. kurzen Ursprünge, **D. h. dexter** u. **sin.**, treten an der Porta hepatis aus dem re. bzw. li. Leberlappen aus. – **D. interlobulares (hepatis)** *PNA*, D. biliferi *JNA*: intrahepat. Gallengänge im Bindegewebe zwischen den Leberläppchen: gehen aus der Vereinigung der Ductuli biliferi hervor u. vereinigen sich – nach Bildung eines R. ant. u. post. bzw. lat. u. med. – kurz vor der Porta hepatis zum D. hepaticus sin. bzw. dexter. – **D. lactiferi** *PNA*: die 15–20 Milchgänge der Gl. mammaria, die jeweils die Ausführungsgänge eines Drüsenlappens aufnehmen. – **D. lingualis**: Rest der ↑ D. thyreoglossus in der Zunge des Erwachsenen. – **D. lymphaticus dexter** *PNA*: der aus der Vereinigung der Trunci bronchomediastin. dext., jugul. u. subclavius hervorgehende Lymphstamm (D. thoracicus dext.), der die Lymphe der re. oberen Körperhälfte in den re. Angulus venosus führt. – **D. mesonephri(di)cus**: *embryol* ↑ WOLFF* Gang. – **D. nasolacrimalis** *PNA*, D. nasalis: der ca. 25 mm lange u. 3–4 mm dicke, im Can. nasolacrim. vom Tränensack in die unt. Nasenhöhle verlauf. häut. Tränennasengang. – **D. omphalo(mes)entericus**, D. umbilicalis: *embryol* zunächst weiter, dann enger entodermaler Gang, der den embryonalen Darm mit dem Dottersack verbindet (»Darmstiel«, »Dottersackgang«). Aus teilw. oder kompletter Persistenz resultieren: Nabelfistel, Dottergangszyste (ROSER* Zyste), MECKEL* Divertikel etc.

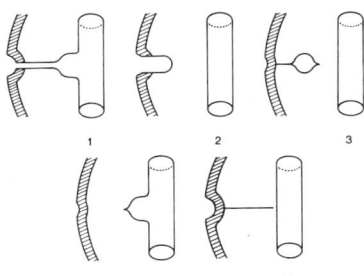

Anomalien bei Persistenz des **Ductus omphaloentericus**: 1 = umbilikale Kotfistel; 2 = sezernierende Nabelfistel; 3 = Enterozyste; 4 = MECKEL* Divertikel; 5 = Lig. terminale.

Ductus pancreaticus (Ductus p. Wirsungi bzw. D. p. major) *PNA (BNA, JNA)*: der die Bauchspeicheldrüse in ganzer Länge durchziehende, Ausführungsgänge des Schwanzteils u. Körpers aufnehmende Hauptausführungsgang des Pankreas; mündet zus. mit dem D. choledochus auf der Papilla duodeni major. – Evtl. als **D. p. accessorius** (Santorini bzw. minor) ein inkonst. kleinerer, kranial vom Hauptgang abzweigender Gang, der die Ausführungsgänge des Kopfteils u. Proc. uncinatus aufnimmt u. auf der Papilla duodeni minor mündet. – **D. paramesonephricus** *PNA*: *embryol* der bei bd. Geschlechtern aus der Plica urogenit. hervorgehende »MÜLLER* Gang« als mesodermaler Epithelschlauch seitl. des ↑ WOLFF* Ganges; bildet sich bei ♂ zurück (Rudimente: Appendix testis, Utriculus prostaticus), wird bei ♀ zu Eileitern u. Can. uterovagin. – **D. paraurethrales** *PNA*, SKENE* Gänge: Ausführungsgänge der Gll. urethrales re. u. li. der Harnröhrenmündung bei ♀. – **D. parotideus** *PNA*, STENON* Gang: der bis zu 6 cm lange Ausführungsgang der ↑ Parotis; verläuft auf dem M. masseter u. durch den Muskel u. das ↑ Corpus adiposum buccae bis zur Papilla parotidea (Höhe des 2. oberen Molaren). – **D. perilymphatici** *PNA*: kleine, häut. Gänge in Knochenkanälchen des Felsenbeins; Abflußwege des perilymphat. Raums des Innenohrs zum Subarachnoidalraum des Gehirns. – **D. pleuroperitonealis**: *embryol* vorübergeh. Verbindung zwischen Pleura- u. Peritonealhöhle bds. dorsal im Septum transversum. Bei Persistenz angeb. Zwerchfellhernie. – **D. reuniens** *PNA*: der kurze, dünne, später verödende HENSEN* Gang als Verbindg. zwischen Sacculus des Innenohres u. ↑ D. cochlearis. – **D. semicirculares** *PNA*: die 3 am Utriculus beginnenden u. endenden, Endolymphe enthaltenden »häut. Bogengänge« des Innenohrs (D. s. ant. [= sup.], lat. u. post.) mit ihren Crura membranacea; dünnwandig aus einschicht. Plattenepithel, Basalmembran u. Bindegewebe (einzelne Fasern am Endost der knöchernen Bogengänge fixiert). Teil des Vestibularapparates (für Drehbewegungen in den 3 Raumebenen). – **D. sublingualis major** *PNA*, D. Bartholini: der kurze, auf der ↑ Caruncula subling. in die Mundhöhle mündende Hauptausführungsgang der Unterzungendrüse. – Als **D. s. minores** (»D. Rivini«) ferner bis zu 41 kleine, akzessor. Gänge entlang der Plica sublingualis. – **D. submandibularis** *PNA*, **D. submaxillaris (Whartoni)** *BNA*: der Ausführungsgang der UK-Drüse, der nach Verlauf zwischen den Mm. mylohyoideus, hyoglossus u. genioglossus auf der Caruncula sublingualis in die Mundhöhle mündet. – **D. sudoriferus** *PNA*: der in einen Haarbalg oder frei auf der Epidermisoberfläche mündende Ausführungsgang einer Schweißdrüse. – **D. thoracicus** *PNA*, D. chyliferus: der in der Cisterna chyli beginnende u. re. hinter der Aorta kranialwärts verlauf. Hauptlymphstamm des Körpers (für Beine, Baucheingeweide u. li. obere Körperhälfte), der am li. Angulus venosus in die V. brachiocephalica mündet; s. a. D. lymphaticus dexter. – Seine Dränage wird ausgeführt zum Entzug von Lymphozyten (als immunsuppress. Maßnahme) oder von akt. Pankreasenzymen (bei Pankreatitis) oder von öl. KM nach Lymphographie (Fettembolie-Prophylaxe). Seine spontane (z. B. bei Zyste) oder – meist – traumat. Ruptur (v. a. bei Brustwirbelfraktur, intrathorakalem Eingriff) führt zu Chylomediastinum (oft symptomlos), Chylothorax (evtl. Durchbruch in Lunge), seltener Lymphfistel (milch. Sekret),

Ductus thymopharyngeus

Luftembolie; Ther.: Fettkarenz, Pleurapunktion, Saugdränage, evtl. Stumpfligierung (z. B. nach KRAUSS) oder -naht. – **D. thymopharyngeus**: *embryol* Verbindungsgang zwischen Kiemendarm u. 3. Schlundtasche bzw. Thymus u. Pharynx. Bei Nichtobliteration lat. ↑ Halsfistel. – **D. thyroglossus** *PNA*: *embryol* bei der Kaudalverlagerung der Schilddrüse entstehender Epithelstrang (manchmal mit Lumen) als vorübergeh. Verbdg. zwischen Schilddrüse u. For. caecum. Bei evtl. Teilpersistenz akzessor. Schilddrüsen u. Lobus pyramidalis. – **D. umbilicalis**: *embryol* ↑ D. omphaloentericus. – **D. urachus**: *embryol* ↑ Urachus. – **D. utriculosaccularis** *PNA*: dünne Verbindung zwischen D. endolymphaticus u. Sacculus des Innenohrs. – **D. venosus (Arantii)** *PNA*: *embryol* Anastomose zwischen V. umbilic. u. V. cava inf., in der der größte Teil des in der Plazenta arterialisierten Blutes den Leberkreislauf umgeht (vermischt sich in der V. cava inf. mit venösem Blut der unt. Körperhälfte); obliteriert postpartal weitgehend (Lig. venosum). – **D. vitellointestinalis**: ↑ D. omphaloentericus. – **D. wirsungianus**: ↑ D. pancreaticus.

Ducuing* Zeichen: Schaukelschmerz der Wade bei Phlebothrombose im Unterschenkel.

Duddell* Membran: ↑ Lamina limitans posterior der Kornea.

Dudelsackmagen: spast. Sanduhrmagen, in dem bei best. Füllungsvol. durch Betätigung der Bauchpresse hörbare Regurgitationsgeräusche provoziert werden können; im Rö.bild 2 getrennte Sekret- bzw. KM-Spiegel.

Dudley*-Klingenstein* Syndrom: Melaena u. Bauchschmerzen als Sympte. eines Jejunum-Neoplasmas.

Dudley Morton*: s. u. MORTON*.

dUDP: ↑ 2'-**D**esox**y**uridin-5'-**d**i**p**hosphat.

Dührssen* (JACOBUS ALFRED D., 1862–1933, Gynäkologe, Berlin) **Büchse**: Behälter mit steriler Gaze für Wundverbände u. D.* Tamponade. – **D.* Inzisionen**: 1–2 cm lange Muttermundeinkerbungen als geburtsh. Maßnahme bei Umschnürung des kindl. Kopfes; bei tieferen Inzisionen Blutungsgefahr. – **D.* Operation**: ↑ Sectio caesarea vaginalis. – **D.* Tamponade**: feste Uterus-Scheidentamponade mit abschließ. Druckverband (T-Binde) bei starker aton. Nachblutung. – **D.*-Schuchardt* Schnitt**: s. u. SCHUCHARDT*.

Dünndarm: ↑ Intestinum tenue. – **D.adenom, -angiom**: s. u. D.neoplasmen. – **D.atresie**: kongenit. Obstruktion eines oder mehrerer Abschnitte infolge Ausbleibens der Rekanalisation des intestinalen Epithelstrangs. Prädilektionsstellen: dist. Ileum (mit BAUHIN* Klappe), Abgang des Duct. omphaloentericus; s. a. Duodenalatresie. Klin. weiße, trockene »Hungerstühle«, v. a. bei hohem Verschluß galle- bzw. mekoniumhalt. fötides »Erbrechen im Strahl«, Exsikkose, weiches »stilles« Abdomen, bei tiefem Sitz (mit verzögerter Manifestation) Meteorismus, Hyperperistaltik, »D.spiegel«. Ther.: Op., z. B. prim. Resektion mit Ventilfistel (WEISSCHEDEL), Vorlagerungsresektion (GROSS, MIKULICZ). – **D.ausschaltung**: ↑ Ileumausschaltung.

Dünndarm|biopsie: intraop. Exzisionsbiopsie oder perorale Saugbiopsie (z. B. mit CROSBY*-KUGLER* Sonde). – **D.blase**: *urol* plast., evtl. nur temporärer Ersatz oder Vergrößerung der Harnblase durch ausgeschalteten, zum »Reservoir« (bis etwa 500 ml) umgebildeten D.abschnitt (mit implantierten Ureteren). Neben typ. Methoden (↑ Abb.) Op. nach BRICKER, RUBRITIUS (Anlagerung querliegender Ileumschlinge) u. a., selten als endständ. Anastomosierung (sogen. »Katzenschwanzplastik«). Postop. Komplikationen (hyperchloräm. Azidose, aszendierender Harnwegsinfekt, Reflux, Ureterstenose etc.) sehr selten. – **D.conduit**: *urol* s. u. Conduit (Abb.)

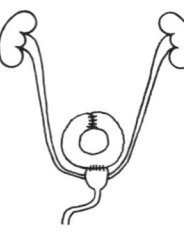 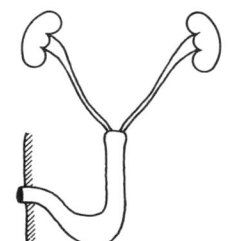

Ringblase nach SCHEELE   Siphonblase nach SEIFFERT

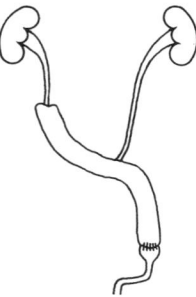 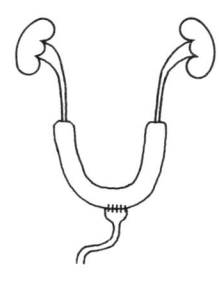

Ileumblase nach STAEHLER   Ileumblase nach PYRAH

Dünndarm|divertikel: meist erworb., falsches D. (Mukosa-Submukosa-Herniation, v. a. an mesenterialen Gefäßdurchtritten), seltener angeb. echtes D. (einschl. MECKEL* Divertikel); asymptomatisch, nur bei Divertikulitis paraumbilikale Schmerzen, evtl. Koliken. – **D.enzyme**: die von der Schleimhaut sezernierten E., darunter Disaccharidasen (Glykosidhydrolasen) für die KH-Aufspaltung (s. a. Disaccharid-Malabsorption). – **D.epithel**: einschicht., hochzylindr. E. (mit basalliegendem Zellkern) aus Hauptzellen (mit Mikrovilli) u. schleimbildenden Becherzellen.

Dünndarmfistel: inn. oder äuß. Duodenal-, Jejunum- oder Ileumfistel (als Lippen- oder Röhrenfistel), spontan (Tumor-, Ulkusperforation), akzidentelltraumat., postop. (Insuffizienzfistel) oder artifiziell (Ernährungsfistel oder tiefe Ileostomie als Entlastungsfistel). Heilungstendenz (bes. der hochliegenden) im allg. schlecht; Ther.: Exstirpation (mit oder ohne Resektion, mit Übernähung oder zusätzl. Brückenlappendeckung).

Dünndarmgeschwür: ↑ Ulcus duodeni, Ulcus pepticum jejuni (Anastomosenulkus); ferner bei ZOLLINGER*-ELLISON* Syndrom, Enteritis region., Tbk, Typhus abdomin. etc., evtl. auch bei Colitis ulcerosa. – Selten das prim. D. am Ort konzentrierter KCl-Einwirkg. (durch Tabl. mit dünndarmlösl. Überzug, z. B. Diuretika), meist im Ileum oder Jejunum, oft stenosierend.

Dünndarm|ileus: spontaner, meist akuter I., mit uneinheitlich klin. Bild je nach Verschlußhöhe u. -mechanismus (Gefäßdrosselung bei Strangulation, Inkarzeration u. Volvulus, Obturation bei Tumor, Fremdkörper u. Mekonium), häufig Mischformen (inkl. paralyt. I.). Bei Gefäßdrosselung akutes Abdomen, plötzl. Schmerzunruhe, Dauerkolik, WAHL* Zeichen, Erbrechen, Temp.anstieg, Kreislaufkollaps, Tachykardie; v. a. bei Erwachsenen dann oft beschwerdefreie »Kompensationsphase« (nur Singultus, Druckschmerz etc., D.spiegel). Bei Obturation langsamer Beginn mit Prodromalzeichen (intermittierend Koliken, Oligurie), erst später Darmsteifungen, »Rücklauferbrechen«, Exsikkose. Abgang von Stuhl u. Winden bei bd. Formen möglich, bei Darminfarkt, Invagination etc. vermischt mit Blut. Ther.: Schockbehandlung, D.toilette, Laparotomie. – **D.karzinoid, -karzinom**: s. u. D.neoplasmen.

Dünndarmmittel: *pharm* vorw. am Dünndarm angreifende Laxantien, z. B. Oleum Ricini, salin. Abführmittel (MgSO$_4$, Na$_2$SO$_4$; auch dickdarmwirksam), Harzdrogen (↑ Drastika).

Dünndarmneoplasmen: außer Karzinom (meist Adeno-Ca., selten primär), Sarkom (am ehesten in Duodenum u. Ileum; als Fibro-, Rhabdo- u. Leiomyo-, Lipo-Angio-Sa., Melanom, neurogenes Sa., rel. häufiger als Lympho-Sa. bei Jüngeren am Ileum terminale; zu Perforation neigend) u. Karzinoid (meist klein, häufig als »malignes« K. auf dem Lymphweg metastasierend; s. a. Karzinoidsyndrom) als prim. Tumoren das Adenom (adenomatöser Polyp, gestielt oder breitaufsitzend, evtl. multipel, meist klin. manifest; villöse Form evtl. mit Tendenz zu Malignität), Angiom (kapilläres oder kavernöses Hämangiom, auch Lymphangiom u. Glomustumor; meist submuköser Ursprung, oft multipel u. mit Blutungstendenz), Lipom (submukös oder subserös, solitär oder multipel, evtl. diffus, im allg. langsam wachsend u. symptn.arm) u. Myom (Leiomyom, v. a. an Jejunum u. Ileum; langsam wachsend, evtl. obstruktiv, auch blutend oder nekrotisierend).

Dünndarm|parasiten: in Lumen oder Schleimhaut schmarotzende, sich von Darminhalt (z. B. Band-, Spulwürmer) oder Mukosa (einschl. Blutaufnahme; z. B. Hakenwürmer) ernährende Helminthen u. Protozoen. – **D.polyp**: s. u. D.neoplasmen; evtl. multipel u. erblich (↑ Lentigopolypose).

Dünndarm|resektion: prim. (einzeit.) oder sek. (nach temporärer Ausschaltung, Vorlagerung etc.) op. Entfernung eines erkrankten Abschnitts (nach schrittweiser »Skelettierung« des Mesenteriums peripher der Gefäßarkaden; selten, z. B. bei LK-Metastasen, mit bogen- bzw. keilförm. Exzision des Gekröses (Gefahr der postop. Darmgangrän). Toleranzgrenze etwa 3 m (bei 4–5 m Malabsorption). – **D.ringplastik**: *urol* ↑ SCHEELE* Op. (s. a. Abb. »D.blase«).

Dünndarm|saft: das Sekret der BRUNNER* u. LIEBERKÜHN* Drüsen, i. w. S. auch der Duodenalsaft (mit Galle, Bauchspeichel u. Sekret der LIEBERKÜHN* Drüsen). – **D.sarkom**: s. u. D.neoplasmen.

Dünndarm|scheide: *gyn* künstl., aus einem ausgeschalteten D.abschnitt gebildete Vagina (z. B. nach BALDWIN-MORI); obsolet. – **D.schlingenumkehr**: (HALSTEDT 1887; GIBSON 1962) bei schwer beeinflußbaren chron. Diarrhöen op. Isolierung eines D.segments (Ileum, bei stärkeren Mangelsympt. Jejunum), das nach 180°-Rotation um den Gefäßstiel (»Inversion«) als »antiperistalt. Segment« wiedereingesetzt wird. – **D.schock**: (PORGES) ↑ Dumpingsyndrom. – **D.segmentinversion, antiperistaltische**: ↑ D.schlingenumkehr.

Dünndarm|spiegel: *röntg* auf der Leeraufnahme v. a. am Stehenden nachweisbare Flüssigkeitsspiegel als Ileuszeichen, wobei Lage, Größe u. Zahl auf Art u. Höhe des Verschlusses hinweisen (bei »Adhäsionsbauch« z. B. multipel, klein, diffus; bei Obturation regelmäßig, in dilatierten, glatten Schlingen) als Leitregel: Hindernis liegt bei Dünndarmileus unterhalb des letzten Spiegels, bei »hochgestellter Schlinge« an deren Basis. – **D.striktur**: Lumenverengung durch Narbenzug (Verwachsungen) entzündlicher oder postop. Genese; angeb. Form durch LADD* Bänder.

Dünndarm|toilette: *chir* Sondenentleerung (Absaugung) prästenot. D.abschnitte bei Peritonitis, Ileus (auch als Op.-Vorbereitung u. zur postop. Anastomosensicherung) oder vor einer einschläg. Untersuchung. – **D.ulkus**: ↑ D.geschwür. – **D.volvulus**: s. u. Volvulus. – Als Neugeb.-Volvulus v. a. bei Malrotation. – **D.wand**: ↑ Abb. »Darmwand«.

Dünndarm|zotten: ↑ Villi intestinales. – **D.zwischenschaltung**: op. Wiederherstg. der Kontinuität des Verdauungs- oder Harntraktes (nach Exstirpation, Trauma, Resektion) durch isoperistalt. Interposition eines ausgeschalteten Dünndarmabschnittes (»Schaltschlinge«), z. B. zur Ösophagusrekonstruktion, als Ersatzmagen (indir. Anastomosierung von Ösophagus u. Duodenum; u. U. mit gedoppelter Schaltschlinge: Jejunoösophagoduodeno-Plastik n. SOUPAULT), partieller Dickdarmersatz, partieller oder totaler Blasenersatz (Uretero- bzw. Nephro[pyelo]-ileozystoplastik, »Ileumblase« etc.). – **D.zyste**: ↑ Enterozyste.

Dünnschicht|chromatographie: Austausch- u. Verteilungschromatographie unter Verw. dünner, auf Glas- oder Kunststoffplatten festhaftenden Sorptionsschichten (Al$_2$O$_3$, Kieselgur, Zellulosepulver etc.); rel. kurze Trennzeiten u. hohe Nachweisempfindlichkeit. – **D.elektrophorese**: Elektrophorese mit

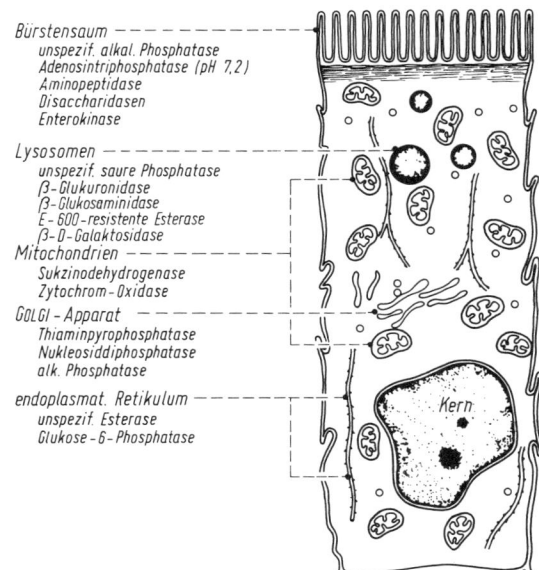

Die **Dünndarmepithelzelle** und ihre Enzyme.

Dünnschliff

Zellulosepulver, PVC, Stärke etc. als Trägermedium in dünner Schicht.

Dünnschliff: *histol* vom mazerierten, entfetteten u. getrockneten Knochen oder Zahn abgesägte Scheibe, auf mattierter Glasplatte mit feingepulvertem Bimsstein auf mikroskopierbare Stärke abgeschliffen.

Duensing* Fremdreflex (FRIEDRICH D., geb. 1910, Neurologe, Göttingen): (1940) durch kurze Hautreizung in den – stark vergrößerten – reflexogenen Zonen auslösbare path. (multilokuläre) Fremdreflexe (Muskelzuckung) bei Erkrn. des EPS (v. a. Athetose).

Duerck* (HERMANN D., 1869–1941, Pathologe, Jena) **Gitterfasern:** Radiärfasern zwischen den elast. Elementen der Gefäßwand. – **D.* Granulome:** »knot.« perivaskuläre Infiltrate in Hirnrinde u. Medulla oblong. bei Trypanosomiasis; histol.: Gliazellwucherung, Markscheidenunterbrechung; Achsenzylinder intakt.

Dürr* Winkel, Sakralwinkel: (1860) Winkel in Höhe S 3 (↑ Abb. »Beckenwinkel«) als Parameter der Kreuzbein-Längskrümmung; beim Erwachsenen ca. 125°, größere Abweichungen geburtsmechanisch bedeutsam.

Duesberg* Einteilung (RICH. D. 1903–1968, Internist; München, Frankfurt/M., Mainz): Stadien des ↑ Schocks.

Düsengrippe: einem leichten »Grippeanfall« ähnl. Sympte. bei Flug mit Überschallgeschwindigkeit.

Düttmann* Bougie (GERHARD D., geb. 1890, Chirurg, Essen): hohle, über eine Leitsonde führbare Bougie zur Aufdehnung von Harnröhrenstrikturen.

Duff* Zeichen: unbewußte, auf die Nase gerichtete Greif- u. Wischbewegungen als klin. Hinweis auf Tumor im vord.-med. Schläfenlappen.

Duffy-Faktor: das ↑ Antigen Fy^a des aus Fy^a u. Fy^b bestehenden, kombinant erbl. Duffy-Systems. AK dieses Blutgruppensystems gelegentl. Urs. von Transfusionszwischenfällen u. des Morbus haemolyticus neonatorum.

Duflos* Antidot: Mischung aus Eisensulfathydrat u. Magnesia usta zur Ther. von Arsen-, Metallsalz-, Blausäure- u. Alkaloid-Vergiftungen.

Dufour* Operation: *urol* einzeit. totale transperitoneale Zystektomie beim Manne.

Dufour* Ringe: *ophth* Metallringe als Hilfsmittel bei der röntgen. (»kineskop.«) Lokalisierung von Augenfremdkörpern.

Dufourt* Syndrom: ein – im Ggs. zum ASSMANN* Frühinfiltrat – spätes infraklavikuläres Lungeninfiltrat als umschrieb., isolierte Organphthise.

Duftdrüsen: s. u. Glandulae sudoriferae.

Duftstoffe: ↑ Riechstoffe.

Dugas* Zeichen (LOUIS ALEX. D., 1806–1884, amerikan. Chirurg): Unfähigkeit, bei anliegendem Ellenbogen mit der Hand die andere Schulter zu erreichen, als Sympt. einer Schulterluxation.

Dugnani* Lampe: spez. (»semipermeables«) binokulares Hornhautmikroskop zur simultanen Untersuchung aller Hornhautschichten.

Duguet* Geschwür: Ulkus am vord. Gaumenbogen bei Angina typhosa.

Duhamel* Operation: (1956) bei Megakolon kombin. abdominal-transanale Teilresektion von Rektum u. Sigma nach dem Durchzugsverfahren; nach Blindverschluß beider Stümpfe Durchzug des mobilisierten Kolonstumpfes durch Inzisionsöffnung der Rektumhinterwand u. Anastomosierung mit dieser u. der hint. Analzirkumferenz.

Duhn*-Thompson* Methode: ↑ LISON* Hb-Nachweis.

Duhot* Linie: Linie von der Spina iliaca ant. sup. zur Kreuzbeinspitze.

Duhring* Krankheit, Syndrom (LOUIS ADOLPHUS D., 1845–1913, Dermatologe, Philadelphia): 1) D.*-BROCQ* Kr.: ↑ Dermatitis herpetiformis. – 2) D.*-SNEDDON*-WILKINSON* Sy.: ↑ Dermatitis pustulosa subcornealis.

Dujarier* Operation: 1) (Knochenspan-)Bolzung der Schenkelhalsfraktur. – 2) inguinale Radikal-Op. der – zuvor nach suprainguinal luxierten – Femoralhernie.

Duke* Methode (WILLIAM WADDELL D., 1883–1949, Pathologe, Kansas City): (1912) Bestg. der prim. Blutungszeit (normal 2–5 Min.) durch Absaugen der nach Einstich (ca. 4 mm, am Ohrläppchen) spontan austretenden Blutstropfen alle 20 bis 30 Sek. mit Fließpapier (ohne Wundrandberührung) bis zum Blutungsstillstand; vgl. MARX*-RESSEL* Methode.

Dukes* Klassifikation (CUTHBERT ESQUIRE D., geb. 1890, Pathologe, London): klin. Einteilung des Kolon-Rektum-Ca. anhand der Invasionsneigung (»Malignogramm«): A = ohne Durchbruch u. Metastasen; B = Durchbruch ohne Lymphmetastasen; C = Fernmetastasen.

Dukes*(-Filatow*) Krankheit (CLEMENT D., 1845–1925, engl. Dermatologe): milde, fieberhafte Infektionskrkht. ungeklärter Ätiol., mit scharlachart. Exanthem (ohne Schälung; keine Angina); v. a. bei Kindern im Frühling-Sommer. – Auch als »Vierte Krkht.« bezeichnet.

Dukto|gastrostomie: ↑ Gastrointrahepatoduktostomie. – **D.graphie:** *röntg* ↑ Galaktographie.

Duktulusatmung: *päd* Blähung der Ductuli alveol. bei den ersten postpartalen Atemzügen, die zu rascher Vol.zunahme der Lunge führt u. die die Entfaltung der Alveolen verhindert (Exitus let.).

Duktus: ↑ Ductus; meist Kurzform für Ductus arteriosus Botalli, z. B. **D.durchtrennung** (↑ CRAFOORD* Op. [4]), **D.geräusch** (kontinuierl. systol.-diastolisch, auch am Rücken hörbar, mit P. m. im 1.–2. ICR li. parasternal; bei offenem Duktus sowie bei arteriellen Verschlüssen/Stenosen im Schultergürtelbereich), **D.klemme** (Gefäßklemme zum Verschluß des freigelegten Duktus), **D.ligatur** (Unterbindung des offenen D., z. B. als Durchstechungsligatur n. BLALOCK bei best. kongenit. Vitien, nicht aber bei Gefahr der Shuntumkehr).

Duktusschleife: angelhakenförm. Schleife des Harnleiters um den Ductus deferens infolge Blasenbodenhebung bei subvesikaler Prostatahypertrophie; evtl. mit örtl. Einengung u. prästenot. Erweiterung.

Dulcin: p-Äthoxyphenylharnstoff; »kalorienfreier« synthet. Süßstoff (ca. 200fache Süßkraft des Rohrzuckers); in höheren Mengen hämolyt., im Tierversuch kanzerogen (unterliegt dem Süßstoffgesetz).

Dulzit: ⁄ Galaktit.

Dum-Dum-Fieber: ⁄ Kala-Azar in Indien.

Dummer* Lösung: Infusions-Lsg. zur K-Substitution bei Alkalosen; enthaltend außerdem Na^+, Cl^-, $H_2PO_4^-$, HPO_4^-, Glukose u. Lävulose.

dUMP: s. u. Desoxyuridin.

Dumpfheit: *psych* geringe Gemüts- u. Sinneserregbarkeit, Hingegebensein an primit. Triebleben.

Dumpingsyndrom, Postgastrektomie-, Jejunal-, alimentäres oder postzenales Frühsyndrom: (engl. dump = entleeren, anhäufen) gastrointestinale Beschwerden u. Kreislaufstörungen beim Magenresezierten (v. a. nach BILLROTH II) oder Vagotomierten mehr oder minder bald nach Nahrungsaufnahme (= Früh- bzw. Spät-D.): Völlegefühl, Stuhldrang, Oberbauchschmerzen, evtl. Unbehagen, Schwäche, Herzklopfen; Gesichtsblässe, Tachykardie, Blutdruckanstieg, gesteigerte Darmperistaltik, evtl. Durchfälle. Pathogenese: durch Sturzentleerung rasche u. starke Dehnung des oberen Jejunum, dadurch u. durch Hyperosmolarität des Speisebreis übersteigerte viszero-viszerale Reflexe; infolge verzögerter intermediärer Verarbeitung der resorbierten Glukose Hypoglykämie, andererseits als Osmoseeffekt enteraler Flüssigkeitseinstrom mit Darmdehnung, Peristaltikanregung, Abnahme des zirkulierenden Plasmavol. etc.). – vgl. postalimentäres Spätsyndrom, agastrisches Syndrom, Syndrom der zuführenden Schlinge.

Dunant*, Henri: 1828–1910, schweiz. Philantrop; regte die Gründung des »Internationalen Komitees vom Roten Kreuz« (IKRK) u. den Abschluß der Genfer Konvention (1864) an; erhielt 1901 Friedensnobelpreis.

Duncan* (JAMES MATHEW D., 1826–1890, Gynäkologe, Edinburgh u. London) **Falten**: durch postpartale Uteruskontraktion bedingte Falten im Peritonealüberzug. – **D.* Höhle**: ⁄ Cavum septi pellucidi. – **D.* Mechanismus**: »exzentr. Lösungsmodus« der »über Eck« (= Tubenwinkel) inserierenden u. meist bis zum Grenzring reichenden Plazenta (⁄ Abb.): Lösungsbeginn am Unterrand, der zuerst in die Scheide geboren wird (wo bei längerem Verweilen u. U. die Plazenta durch den Blutfluß aufgerollt wird, so daß ein SCHULTZE* Mechanismus vorgetäuscht wird). Ferner Modus II mit Lösungsbeginn am Oberrand.

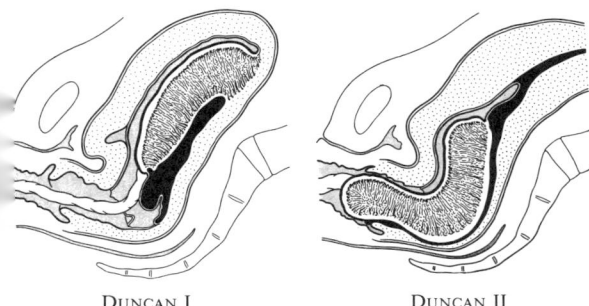

DUNCAN I   DUNCAN II

Dunfermline-Skala: (Du. = Industriestadt in Ostschottland) Klassifikation von Kindern in 4 Gruppen entspr. ihrem Ernährungszustand.

Dunger*-Randolph* Methode: Modifikation des THORN* ACTH-Eosinophilentests mit stündl. Bestg. nach i.m. Inj. von 50 I. E. ACTH um 12 Uhr; normal (»pos.«) Absinken der Eos. innerhalb 4 Std. um > 50% (vermehrte Glukokortikoidausschüttung); bei neg. Test Wiederholung (nach 2 Tg.) mit 25 mg Kortison: normal Absinken um > 25%.

Dungern* (EMIL ADOLF WILHELM Freih. v. D., geb. 1867, Serologe, Heidelberg, Hamburg) **Labmilch**: mit Lab »vorverdaute« Milch. – **D.*-Hirszfeld* Versuch**: ⁄ Absättigung.

Dunham* Figuren (HENRY KENNON D., 1872–1944, Röntgenologe, Cincinnati): *röntg* polymorphe Schatten im Lungenbild der Silikose (Summation nodulärer u. linearer fibröser Strukturen).

Dunkeladaptation, -anpassung: s. u. Adaptation des Auges.

Dunkelangst: ⁄ Nyktophobie.

Dunkelfeldmikroskopie: Auf- oder Durchlichtmikroskopie, bei der durch spez. Beleuchtung (z. B. mittels Dunkelfeldkondensors) nur vom Objekt gebeugtes Licht ins Objektiv fällt, so daß die hellen Objekte vor dunklem Hintergrund erscheinen. Geeignet für kleine Objekte im nativen, feuchten Deckglaspräp., bes. zum Treponema-pallidum-Nachweis.

Dunkel|glas: *ophth* ⁄ Okklusionsbrille. – **D.leuchtdichte**: auf das dunkeladaptierte Auge bezogene Leuchtdichte; Einh.: Skot (sk). – **D.nystagmus, -zittern**: 1) Pendelnystagmus (erbl. disponiert?) bei Kleinkindern, die in dunklen Wohnungen aufwachsen. – 2) ⁄ Augenzittern der Bergleute.

Dunkel|perimetrie: ⁄ Perimetrie des dunkeladaptierten Auges. – **D.probe, -versuch (Seidel*)**: *ophth* Glaukom-Provokation durch 1stünd. Aufenthalt im Dunkelraum; Pupillenerweiterung (Verdickung der Irisperipherie) bewirkt Einengung des Kammerwinkels, Behinderung des Kammerwasserabflusses u. Steigerung des intraokularen Drucks (bei > 10 mm Hg pathol.). – **D.ziffer**: Zahl der nicht bekannt gewordenen u. damit statistisch nicht erfaßten Fälle (z. B. von Fehlgeburten).

Dunker* Schlauch: »Hörschlauch« mit Ansatzstück für das Ohr des Schwerhörigen u. Schalltrichter für den Sprechenden.

Dunkin* Substrat: auf Glyzerinbouillon gezüchtete Timothee-Baktn. (Mycobact. phlei) mit Leberextrakt, Glyzerin, Vollei u. alkohol. Gentianaviolett-Lsg. als Medium zur selekt. Züchtung von Paratuberkulose-Bakterien.

Dunlap* (-Rieth*-Hopkins*) Methode: (1950) bei Adoleszentenskoliose transpleurale konvexseit. Verklammerung mehrerer WK (Wachstumshemmung i. S. des HUETER*-VOLKMANN* Gesetzes).

Dunlop* Methode (JOHN D., geb. 1876, Orthopäde, Pasadena): 1) (1930) Reposition bzw. Aufrichtung einer Wirbelfraktur in Rückenlage mit Hypomochlion in Höhe der Kyphose u. Längszug an Armen und Beinen. – 2) (1930) Extensionsbehandlung der supra- u. transkondylären Humerusfraktur beim Kind durch Suspension (kleiner Extensionsbügel mit Rollenzug) bei horizontal abgewinkeltem Oberarm u. vertikalgestelltem Unterarm; oberhalb des Ellbogens Gegenzüge.

Dunn* Operation (NAUGHTON D., Orthopäde, Birmingham): 1) (1922) Fußversteifung unter Erhaltung des oberen Sprunggelenks (v. a. bei totaler Unterschenkellähmung, Hängefuß) durch Anfrischungsar-

Dunstbad

throdese (subtalar u. CHOPART* Gelenk) mit Teilresektion der Ossa cuneiformia, Navikulare-Exstirpation, Rückverschiebung des Vorfußes unter dem Talus. – 2) Klumpfußkorrektur durch subperiostale Transplantation der Tibialis-ant.-Sehne auf die Fußrückenaußenseite (Pronatorenverstärkung).

Dunst|bad: therap. Anw. des Wasserdunstes oder der Quellgase einer Mineralquelle. – **D.verband**: feuchter Umschlag mit impermeablem Abschluß, im allg. für 24 Std.; bewirkt tiefenwirksame Erwärmung u. Hyperämisierung (bei Furunkel, tiefer Trichophytie, torpidem Geschwür etc.). – **D.wickel**: feuchter W. zum Wärmeentzug durch Verdunstung (lokal entzündungshemmend).

duodenal(is): den Zwölffingerdarm (Duodenum) betreffend.

Duodenalatresie: meist nur partielle (= abschnittsbegrenzte) strang-, klappen- oder membranförm., seltener totale (= Aplasie) schlauchart. Obstruktion des Duodenum; rel. häufig bei Frühgeburten u. kombin. mit weiteren Mißbildungen. Klin.: Magenektasie, Megaduodenum, eingefallener Unterbauch, fehlende Peristaltik, fortschreitende Exsikkose, strahlart. Erbrechen nach Nahrungsaufnahme (meist schon am 1. Tag; gallehalt. bei infra-, als »weißes Erbrechen« bei peri- u. suprapapillärer Atresie); neg. FABER* Test, Doppelspiegel im Oberbauch. Ther.: Umgehungsanastomose, bei suprapapillärer D. Gastroenterostomie; Membrandurchtrennung oder zweizeit. Methode n. REHBEIN.

Duodenalausschaltung: palliative Ausschaltung des Zwölffingerdarms aus der Ingestpassage; unilat. bei postpylor. ↑ Magenresektion n. BILLROTH II oder als Duodenostomie (bei Duodenalfistel); i. e. S. die ↑ Ausschaltungsresektion (FINSTERER, BANCROFT) bei nicht resezierbarem Duodenalulkus.

Duodenal|divertikel: solitäre oder multiple, meist konkavseit. Divertikel, v. a. im mittl.-unt. Drittel; im allg. asymptomat., evtl. in Rücken u. Schulter ausstrahlender Oberbauch- oder Paraumbilikalschmerz, Pankreaslinksschmerz, Singultus, Nausea, Blutung. – **D.drüsen**: ↑ Glandulae duodenales. – **D.dusche**: intraduodenale Applikation einer hyperton. MgSO₄-Lsg. mittels Duodenalsonde zur Steigerung von Cholerese u. -kinese (z. B. bei chron. Hepatitis, Leberzirrhose); ferner zur Gewinnung von B-Galle. – Analog die **D.eingießung** von Medikamenten oder Nährlösg.

Duodenalfistel: inn. oder äuß. Darmfistel im Duodenalbereich; erstere v. a. spontan nach Tumor-, Ulkus-, Steinperforation, letztere v. a. traumatisch (z. B. postop. Nahtinsuffizienz, Drucknekrose) oder op. angelegt (z. B. Katheterfistel an nicht verschließbarem Duodenalstumpf). Bei Gallenwegsfistel (z. B. nach Ulkus- bzw. Steinperforation) evtl. nur rel. geringe Beschwerden, aber auch larvierte Dyspepsie, Refluxcholangitis, Diarrhöen, evtl. Ikterus (im Rö.bild Luft in Gallenwegen!); bei Kolon- (meist nach Ca.-Perforation der re. Flexur) oder Nierenfistel akutes, schweres Krankheitsbild; bei äuß. Fistel »Dünndarmschock«, Peritonitis, »alkalisch« riechende, später gall. Sekretion, rasche Inanition, Exsikkose, Anurie. Fistelnachweis durch Rö-KM-Darstg. oder orale Farbstoffgabe. Ther.: Absaugen u. Reinfusion des Fistelsekrets (Sonde oder aborale WITZEL* Fistel), Trypsin-Inaktivierung (Trasylol®), Elektrolyt-Flüssigkeitssubstitution, evtl. Resektion, Anastomosierung mit Jejunumschlinge u. a.

Duodenalgeschwür: ↑ Ulcus duodeni.

Duodenal|ileus: meist frühkindl., akuter mechan. I. infolge D.atresie oder -stenose, prim. Megaduodenum, angeb. Duodenalkompression; seltener chron.-intermittierend, v. a. beim Erwachsenen infolge adhäsiver oder neoplast. Kompression. Sympte.: explosionsart. Erbrechen (bei suprapapillärem D. saurer weißer Schleim, sogen. »Magenileus«; bei infrapapillärem profuses Gallebrechen), Exsikkose u. Inanition (Wasser-, Elektrolyt- u. Enzymverluste), chloroprive Azotämie, später Alkalose. – **D.karzinom**: seltener Primärtumor, meist Adeno-Ca. (>80%), vom – häufigeren – Papillenkarzinom klinisch kaum abgrenzbar. Stenosesympte. mit rascher Kachexie. – **D.kompression**: D.stenose bis D.ileus durch Tumordruck, Strangulation etc., i. e. S. als Komplikation einer kongenit. Fehlbildung (z. B. zyst. D.duplikatur, Pancreas anulare, LADD*, MAYO* Band); s. a. arteriomesenterialer D.verschluß.

Duodenalmobilisierung: *chir* Isolierung des Duodenums von seiner physiol. Fixierung als Präliminareingriff vor Duodenotomie, Duodenalresektion oder -anastomosierung. Typ. »D. von rechts«, nach Spaltung des Peritoneums über der Konvexität durch digitale Ablösung (gemeinsam mit dem Pankreas) vom Retroperitoneum; linksseit. D. von Peritonealquerschnitt aus.

Duodenalreflex: bei der Ingestpassage durch Duodenaldehnung (u. wahrsch. auch durch HCl u. Produkte der Eiweißverdauung) ausgelöster physiol. Reflex, der über den N. vagus die Magenperistaltik hemmt; s. a. Enterogastron.

Duodenal|saft: das von Gll. duodenales nach Anregung durch lokale Säuerung, mechan. Reize u. Sekretin unter Vaguskontrolle produzierte, bikarbonat- u. muzinreiche, Di- u. Aminopeptidasen enthaltende alkal. Sekret (pH 7,2–7,5; wichtigstes Kation: Na⁺); i. w. S. der ins Duodenum gelangende Mischsaft mit Magen-Pankreassekreten u. Galle (pH 5,9–6,6; Gewinnung durch Duodenalsonde). – **D.sarkom**: v. a. peri- u. infrapapilläres prim. Sa. (Rhabdo- u. Leiomyo-, Fibromyo-, Lipo-, Angiosarkom, Melanom, Non-HODGKIN-Lymphom, neurogenes Sarkom); klin.: rel. späte, u. U. fehlende Stenosesympte. – **D.sonde**, D-Sonde: langer, dünner, graduierter Schlauch (Gummi oder flexibler Kunststoff) in zahlreichen Modifizierungen (z. B. nach EINHORN mit perforierter Metallolive, n. ↑ BARTELHEIMER). Einführung durch Mund oder Nase zunächst bis in den Magen (50–60 cm) mit Beckenhoch- u. Rechtsseitenlage ins Duodenum (70–80 cm); v. a. zur Gewinnung von D.saft, A-, B- u. C-Galle, Biopsiematerial (Spezialsonden, z. B. nach HENNING, MAHLO) sowie für therap. Galleabsaugung, Medikamentzufuhr etc.

Duodenal|spasmus: postbulbärer Sp. bei Ulcus duodeni, ferner paroxysmal als »D.-Syndrom« unbekannter Ätiol. mit Bauchschmerzen, Durchfall oder Obstipation, Herzdruck, Schwäche, Abgeschlagenheit. – **D.stenose**: inkomplette ↑ Dünndarmstenose durch Kompression oder Obturation ober- oder unterhalb der Papilla duodeni (»hohe« bzw. »tiefe D.«); i. e. S. die kongenit. schlauch-, trichter- oder ringförm. Einengung infolge Rekanalisierungsstörung (10.–12. Fetalwoche). Klin.: chron.-intermittierender hoher D.ileus (bis zu sek. Atresie); s. a. Darmstenose, D.atresie. – **D.stumpf**: *chir* das bei postpylor. Magenresektion gebildete aborale D.segment, i. e. S. das op. blind verschlossene nach unilat. ⨍ D.ausschaltung bei BILLROTH* Op. II (u. Modifikationen). Verschluß meist zweischichtig u. mit Stumpfeinstülpung (z. B. Tabaksbeutelnaht; evtl. Sicherung durch Netz- oder Pankreaskapsel-Aufsteppung); bei nicht mobilisierbarem kurzem Stumpf spez. Methoden n. NISSEN, GRAHAM, PAUCHET-HUSTINX u. a.

Duodenal|ulkus: ⨍ Ulcus duodeni. – **D.verschluß**: s. u. arteriomesenterial; s. a. D.stumpf.

Duodenektomie: partielle bis subtotale Resektion des Duodenums, z. B. im Rahmen einer ⨍ Duodenopankreat- oder Gastrektomie.

Duodenitis: akute oder chron., umschrieb. oder diffuse, tox., mikrobielle (v. a. bakterielle), eliminative (Nikotin, Alkohol), helminthogene oder Begleitentzündung (z. B. bei Divertikulitis) der Duodenalmukosa, oft mit Beteiligung von Gallenwegen u. Pankreasgang (mit Papillenschwellung, u. U. Stauungsikterus: ⨍ Duodenoenterocholangitis). – Hämorrhag.-erosiv bei Hyperchlorhydrie, v. a. bei Ulcus pepticum (dann meist suprapapillär). Als – zunächst submuköse – **D. phlegmonosa** (diffus oder zirkumskript) mit beulenartig abgehobener, evtl. siebartig perforierter Schleimhaut, später mit Muskularis-Nekrosen (u. Perforationsgefahr); u. a. nach Verätzung, Alkoholabusus, metastat. bei Allgemeininfekt.

Duodenoentero|cholangitis: meist chron.-entzündl. Erkr. mit Gallenwegs- u. Dünndarm-Symptn. als Folge einer Duodenitis mit Papillenschwellung u. Gallerückstau u. aszendierender oder hämato-lymphogen deszendierender Gallenwegsinfektion. Klin.: Anorexie, subfebrile Temp., Oberbauchschmerz re., druckempfindl. Leberschwellung, Subikterus, Gallenkoliken, breiig-flüssiger, u. U. achol. Stuhl. – **D.stomie**: ⨍ Duodenojejuno-, Duodenoileostomie.

Duodenographie: *röntg* KM-Darstg. des Duodenums im Rahmen der MDP, meist als gezielte »Duodenalserie«. – Insbes. zur Ca.-Diagnostik (einschl. Pankreas) die sogen. **hypotone D.** als Doppelkontrast-Methode (nach Buscopan® i.v. u. Xylokain-Instillation) mit ca. 50 ml »Bariummilch« u. 150 ml Luft.

Duodeno|jejunektomie, segmentäre: ⨍ PEYCELON* Op. – **D.jejunostomie**: isoperistalt. Anastomosierung, terminoterminal (nach Segmentresektion), terminolat. (Versorgung eines nicht verschließbaren Duodenalstumpfes nach Magenresektion) oder laterolat. (Umwandlung einer äußeren Duodenalfistel in eine innere bzw. als palliative supra- oder infrapapilläre = obere bzw. untere Umgehungsanastomose).

Duodenopankreatektomie: (KAUSCH 1912) ein- oder zweizeit. Radikal-Op. eines Duodenal-, Papillen-, Pankreas- oder Magen-Ca. durch »enbloc-Resektion« von Antrum (evtl. subtotale Magenresektion), Duodenum u. befallenem Pankreaskopfteil unter Choledochusdurchtrennung. Wiederherstellung der Sekret- u. Ingestpassage durch Gastro-, Pankreato-, Choledocho-(Cholezysto-)jejunostomie; z. B. nach CATTEL, CHILD, WHIPPLE; bei subtotaler Duodenektomie u. U. Reanastomosierung von Pankreas- u. Duodenalstumpf (n. EIJBOUTS).

Duodeno|pylor-, -sphinkterektomie: ⨍ JUDD* Operation.

Duodenoskopie: endoskop. Untersuchung des Zwölffingerdarms mit flexiblem Faseroptik-Instrument; evtl. retrograde Cholangio- u. Pankreatikographie.

duodenosplenisches Syndrom: chron. Gastroduodenitis mit Splenomegalie infolge Störung der zwischen Duodenum u. Milz bestehenden humoralen Regulation.

Duodeno|stomie: op. äuß. Duodenalfistel; als Palliativmaßnahme zur temporären (Magen-)Duodenalausschaltung, häufiger bei nicht verschließbarem Duodenalstumpf oder voraussichtl. Stumpfinsuffizienz (meist als sog. »Katheterduodenostomie«). Ferner die **transgastr. D.st.** (= präpylor. ⨍ Gastrostomie). – **D.tomie**: op. Eröffnung des Zwölffingerdarms (meist Längsinzision zwischen 2 Haltefäden); v. a. zur Inspektion u. für Eingriffe an der Papille (Konkrementextraktion, Sphinkterotomie, Choledochus- bzw. Pankreatikus-Sondierung oder -Dränage).

Duodenum *PNA*, Zwölffingerdarm: der etwa 30 cm lange, hufeisenförmige, überwieg. retroperitoneal gelegene Anfangsteil des Dünndarms (ab Pylorus), mit Pars sup., descendens, horizont. (s. inf.) u. ascendens (vom »Mesenterialstiel« gekreuzt), Flexura duodeni sup. u. inf.; an der Flexura duodenojejun. ins Jejunum übergehend. Besitzt ⨍ Gll. duodenales (BRUNNER* Drüsen), als Anhangsdrüsen Leber u. Pankreas (Mündung der Ausführungsgänge auf der Papilla duodeni major bzw. minor), im mittl.-unt. Abschnitt LIEBERKÜHN* Drüsen (u. KERCKRING* Falten). – Als Anomalien **D. inversum** (Folge von Mal- oder Nonrotation bzw. bei Situs inversus; z. B. vor dem Mesenterialstiel liegend, mit nach re. oder nach oben gerichtetem Duodenalknie), **D. liberum** (mit kongenit. Persistenz eines freien Mesenteriums), **D. mobile** (abnorm beweglich infolge Darmdrehungsanomalie, als altersbedingte Enteroptose; *röntg* Dilatation, Wanderdistanz bis zu 3 WK-Höhen, Entleerungsverzögerung).

Duodenum-Kolonsyndrom: kolikart. Oberbauchschmerzen u. Obstipation (verlangsamte Entleerung von Magen u. dist. Ileum, aber Passagebeschleunigung in Jejunum u. prox. Ileum), oft auch gall. Erbrechen, infolge Duodenum-Transversum-Adhärenz oder -Koaleszenz (Darmdrehungsstörung).

Duogynon®-Test: Schwangerschaftsnachweis durch i.m. oder perorale Gabe des Kombinationspräp. (Progesteron + Östradiolbenzoat) an 2 aufeinanderfolgenden Tagen; ausbleibende Genitalblutung gilt als pos.; obsolet.

Duokrinin: bei Säureeinwirkung auf die Duodenalmukosa gebildetes, die BRUNNER* Drüsen zur Sekretion anregendes »Darmhormon«.

Duolite: Ionenaustauscher auf Kunstharzbasis (Akryl-, saure u. bas. Styrol-, Phenolharze).

Duplay* (ÉMANUEL SIMON D., 1836–1924, Chirurg, Paris) **Bursitis**: ⨍ Bursitis subdeltoidea. – **D.* Krankheit**: 1) ⨍ Periarthritis humeroscapularis; evtl. mit sek. SUDECK* Dystrophie (»D.*-SUDECK* Syndrom«). – 2) Fibroadenom der Mamma. – **D.* Operation**: 1) **D.*-Marion* Op.**: (1874) bei Hypospadie-Op. Bildung eines Harnröhrenbodens aus bds. parallel zur Harnröhrenrinne mobilisierten Hautlappen mit Naht über eingelegten Katheter. – 2) bei Epispadie die DIEFFENBACH*-D.*-KRÖNLEIN* Op. (⨍ DIEFFENBACH* Op. [4]). – 3) (1885) lineare Aufrichtungs-

Duplay* Spekulum

osteotomie des Radius bei MADELUNG* Handdeformität. – **D.* Spekulum**: zweiteil., trichterförm., mittels Stellschraube spreizbares Nasenspekulum.

Duplet(t): *neurophysiol* s. u. Multiplet.

duplex: (lat.) doppelt.

Duplex®-Dosimeter: *röntg* Dosismesser (Ionisationsprinzip) mit gleichzeit. Dosisleistungsanzeige, v. a. für die Rö-Therapie. Messung der in der Kammer erzeugten Ladung mittels Elektronenröhre (daher auch für große Dosisleistungen geeignet). – vgl. Simplex®-Dosimeter.

duplicatus: (lat.) doppelt, verdoppelt.

Duplicitas, Monstrum duplex: »Doppelmißbildung« aus 2 zusammenhängenden gleichen oder ungleichen Individualteilen infolge Verdoppelung u. unvollständ. Trennung einer urspr. einfachen Embryonalanlage (im Tierversuch auch Fusion zweier Anlagen beobachtet); s. a. Tab. »Doppelbildung«. Als **D. asymmetros** s. inaequalis s. parasitica (= Heterodidymus, -pagus) mit einem vollständig entwickelten, für sich allein lebensfäh. Individualteil (»Autosit«) u. einem ihm aufsitzenden rudimentären, lebensunfäh. Teil (»Parasit«); als **D. symmetros** s. aequalis symmetr.-vollständ. Entwicklung bd. Teile; als **D. completa** (= Diplopagus, -soma) aus 2 symmetr., äußerlich vollständig entwickelten, an einer oder mehreren Stellen zusammenhängenden Individualteilen, evtl. mit gemeinsamen inn. Organen (sogen. »Siamesische Zwillinge«), als **D. incompleta** s. lateralis s. parallela mit Verdoppelung nur eines Körperabschnitts, u. zwar als **D. i. ant. s. cran. s. sup.** (= Anadidymus) mit symmetr. Verdoppelung von Teilen der oberen (z. B. Dicephalus, Diprosopus), als **D. i. post. s. caud. s. inf.** (= Katadidymus) der unt. Körperhälfte (z. B. ↑ Dipygus), als **D. i. media** bis Körpermitte.

Duplikation: *genet* ↑ Chromosomenduplikation.

Duplikatur: »Verdoppelung«, *anat* z. B. des Peritoneum im Bereich der Mesenterien; *path* kongenit. Doppelbildung innerer Organe (vgl. Duplicitas), *chir.* ↑ Doppelung. – **Duplizität**: *path* ↑ Duplicitas. – **Duplizitätstheorie**: *ophth* Zapfen u. Stäbchen der Netzhaut sind 2 funktionell unterschiedl. Rezeptortypen, erstere für das Sehen bei größeren Leuchtdichten (Tages- u. Farbensehen), letztere für das Dämmerungssehen.

Dupont* Probe (GUILLEAUME D., 1778–1835, französ. Chirurg): *forens* konjunktivale Atropin-Applikation; bleibt bei eingetretenem Tod ohne Pupillenreaktion.

Dupré* Syndrom (ERNEST PIERRE D., 1862–1921, Neurologe, Paris): Begleitmeningismus.

Dupuis* Kanüle: (1874) zweiteilige T-förm. Trachealkanüle (»Schornsteinkanüle«) zur Prophylaxe von Granulationen u. Narbenstrikturen.

Dupuy* Bügel: kleiner Drahtextensionsbügel zur Verw. bei Mittelhand- u. Fingerfrakturen.

Dupuy* Syndrom: (1816) ↑ salivo-sudoripares Syndrom.

Dupuy=Dutemps* (LOUIS D.=D., 1871–1946, Ophthalmologe, Paris) **Operation**: 1) Unterlidplastik mit Oberlidlappen. – 2) nach Bulbusenukleation Einnähen einer Paraffinkugel in die TENON* Kapsel für verbesserten Halt einer Prothese. – 3) D.=D.*-BOURGET* Op.: modifiz. TOTI* Op. (Dacryocystorhinostomia ext.) mit Knochenresektion u. Lappen aus der Nasenmukosa. – **D.=D.* Zeichen**: 1) ↑ CESTAN* Zeichen (1). – 2) ↑ BELL* Phänomen.

Dupuy de Frenelle* Operation: (1909) Kniegelenksarthrodese (v. a. bei Tbk) durch 2 juxta- u. intraartikulär zwischen Femur- u. Tibiakondylen eingefalzte Tibiaspäne. – **D.* Schiene**: Abduktionsschiene (ähnl. der nach POULIQUEN) zur Extensionsbehandlung der Oberarmfraktur.

Dupuytren* (GUILLAUME D., 1777–1835, Chirurg, Paris) **Abszeß**: aufsteigender parametraner Abszeß mit Fluktuation über dem Leistenband. – **D.* Deformität**: ↑ MADELUNG* Deformität. – **D.* Drän, Kanüle**: Gaze-umkleidetes Metallrohr, v. a. zur suprapub. Harnableitung (dem »Steigrohr« entsprechend). – **D.* Faszie**: ↑ Aponeurosis palmaris. – **D.* Fraktur**, POTT* Fr.: bimalleoläre Pronations-Eversionsfraktur mit Abriß des Innenknöchels u. »hoher« Fibulafraktur (5–6 cm prox. der Knöchelspitze). – **D.* Geräusch**: »Pergamentknittern« über Knochenzysten. – **D.* Hydrozele**: bilokuläre Hydrozele der Tunica vagin. testis. – **D.* Kanäle**: von den Vv. diploicae durchzogene Diploë-Hohlräume. – **D.* Kentotrib, Darmschere, Enterotom**: Spornquetsche (mit druckregulierendem Gummizug) zur fraktionierten Beseitigung des »Sporns« eines Doppelflinten-Anus bei extraperitonealem Verschluß. – **D.* Kontraktur**:

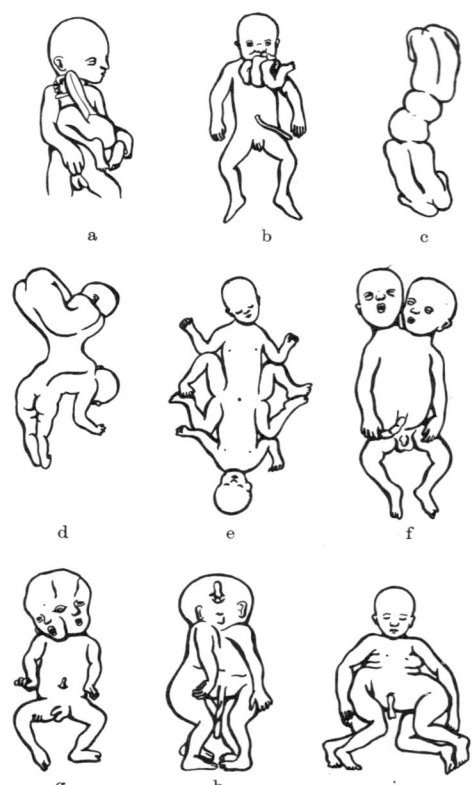

Doppelmißbildungen: **a)** Thorakopagus parasiticus, **b)** Epignathus, **c)** Kraniopagus, **d)** Thorakopagus, **e)** Ischiopagus, **f)** Dizephalus, **g)** Diprosopus, **h)** Kephalothorakopagus, **i)** Dipygus.

(1831) progred. Beugekontraktur eines oder mehrerer – v. a. ulnarseit. – Finger (»D.* Finger«) durch Schrumpfung der hypertroph. Palmaraponeurose nebst Sehnenscheiden u. Haut sowie Faszienwucherung zwischen Beugesehnen u. Gefäß-Nervenbündel. Häufig bilat. u. kombin. mit BOUCHARD* Knoten, Induratio penis plastica etc.; seltener gleichartig am Fuß. Ätiol. unbekannt, oft fam., mit Androtropie. Sympte.: Fingerversteifung in Beugestellung mit Strangbildung (Mittelphalangenbasis bis Handgelenk), Hauteinziehung, Muskelatrophie; u. U. Subluxation im Mittelgelenk. Ther.: Fasziektomie (nach BERGER, BUNNELL, MCINDOE-ISELIN), s. c. Strangdurchtrennung, u. U. Hautplastik. – **D.* Naht**: fortlaufende seroseröse Darmnaht. – **D.* Operation**: 1) s.c. Tenotomie der Pars stern. des Sternokleidomastoideus bei muskulärem Schiefhals. – 2) D.* Amputation: Exartikulation im Schultergelenk. – 3) multiple s.c. Diszision der Faszienstränge bei D.* Kontraktur. – Von D.* ferner erstmals UK-Resektion (1812) u. Anus-praeter-Anlage (1827). – **D.* Phlegmone** die sogen. breite Halsphlegmone. – **D.*-Pseudokontraktur**: der D.* Kontraktur ähnl. Beugekontraktur der Finger bei Hohlhandphlegmone. – **D.* Verband**: Transportverband bei Knöchelbruch; Unterschenkel u. Fuß in tib. Seitenlage auf Stangen durch Binden fixiert. – **D.* Verbrennungsgrade**: I = Erythem (bis 60°), II = Vesikation (bis 70°), III = Kutisdestruktion bei part. Erhaltenbleiben der Papillen (bis 100°), IV = Destruktion bis in die Subkutis (ab 100°), V = Muskelverschorfung, VI = Verkohlung bis auf die Knochen. **D.* Zeichen**: Axialverschieblichkeit (»Glissement«) des – scheinbar verkürzten – Beins am liegenden Säugling bei Hüftluxation. – **D.*-Nélaton* Krankheit**: Osteodystrophia fibrosa localisata.

Dura-: Wortteil »Dura mater«.

Dura mater *PNA*: die äuß., straffe Haut des ZNS aus kollagenem Bindegewebe, innen mit niedr. einschicht. Epithel bekleidet, von der Arachnoidea durch das Cavum subdurale getrennt. Als **D. m. encephali** (= Pachymeninx, »harte Hirnhaut«) mit gefäßführender Lamina ext. (= Periost der Schädelinnenfläche: D. periostalis, Endocranium) u. vasomotoren u. rezeptor. Nervenäste enthaltender, der Hirnkonvexität angepaßter Lamina int. s. meningealis; bd. bilden als Duplikaturen sichel- u. zeltförm. Septen (= D. septalis: ↑ Falx cerebri, Falx u. Tentorium cerebelli) sowie Aussackungen für Hypophyse (mit Diaphragma sellae), Ggl. trigeminale (»Cavum Meckeli«) u. Endolymphe (↑ Saccus endolymphaticus) u. enthalten die klappenlosen venösen ↑ Sinus durae matris. – Als **D. m. spinalis** (»harte RM-Haut«) Fortsetzung der ersteren ab For. occipit. magnum (hier bd. Blätter mit fester Knochenverbdg.), mit äußerer u. durch Binde-, Fettgewebe u. Veneplexus des Cavum epidurale damit verschieblich verbundener inn. Schicht, die – als D. m. spin. i. e. S. – im Wirbelkanal hängt u. das RM einschl. Filum termin. int. u. Cauda equina sackartig umgibt (»Durasack«, ab S 2 mit dem Filum fest verwachsen, ins Steißbeinperiost einstrahlend); s. a. Durascheide.

Dura|aneurysma: (DANDY) kongenit. divertikelart. Ausstülpung eines Hirnsinus (insbes. Sin. longitudin.), duraumkleidet, mit sek. Knochenusurierung u. lokalen Hirndruckerscheinungen (evtl. Erweichungsherd, fokale Epilepsie). – **D.endotheliom**: ↑ Meningiom.

Durationsverlängerung

Duraffourd* Index: (1954) aus dem Thrombelastogramm errechneter Index für Hypo- u. Hyperkoagulämie (bei Wert < bzw. > 100).

Durahämatom: epi- bzw. subdurales ↑ Hämatom; s. a. Pachymeningitis haemorrhagica.

dural(is): die Dura mater betreffend; s. a. »Dura...«.

Duralyse: Durchtrennung oder Ablösung von Dura-(verwachsungs)strängen, i. e. S. im Rahmen der Laminektomie.

Duran=Reynals* Faktor: ↑ Spreading-Faktor.

Durand*(-Nicolas*-Favre*) Krankheit (JOSEPH D., Dermatologe, Lyon): ↑ Lymphopathia venerea.

Durand* Spritze: *röntg* Druckspritze (Preßluft) zur KM-Inj. bei Angio(kardio)graphie; mit elektr. Auslösung der Aufnahme(serie) gegen Ende der Inj.

Durand* Syndrom (P. DURAND, zeitgen. Pädiater; Genua): 1) D.*-Holzel* Sy.: (1959) ↑ Laktasemangel. – 2) D.*-Zunin* Sy.: (1955) fam., wahrsch. erbl. Agenesie des Septum pellucidum, Hydrozephalus, Lückenschädel, Spina bifida, Klumpfuß, evtl. Nierenhypoplasie, Wasserhaushaltstörung.

Durand* Vakzine (P. DURAND, geb. 1895, französ. Arzt, Tunis): 1) Streptobazillen-Vakzine für i.c. Diagnostik u. i.v. Ther. des Ulcus molle. – 2) **D.*-Giroud* Vakzine**: Fleckfieber-Impfstoff mit Formalin-inaktivierten Rickettsien (aus Mäuse- oder Kaninchenlungenkultur).

Duraplastik: *chir* liquordichter, spannungsfreier Verschluß einer Duralücke (bzw. entspr. Nahtsicherung) durch gestielten Lappen aus Temporalfaszie, Galea oder Dura (flächenhafte Spaltung bd. Blätter n. BRÜNING), bei großem Defekt mit freiem Fascia--lata-Transplantat; auch Xeno- (Amnionhaut, Peritoneum, lyophilisierte Dura) u. Alloplastik (z. B. Polyäthylenfolie).

Durasack: ↑ Dura mater spinalis; auch klin. Bez. für eine Hirnduraaussackung. – **D.dränage**: indir. Anastomosierung der D. mit Bauch- oder Pleurahöhle oder benachbartem Hohlorgan (Ureter, Tube), z. B. als rachiperitoneale oder -ureterale Röhrendränage bei kommunizierendem Hydrozephalus (z. B. nach HEILE-MATSON). – **D.verkleinerung**: *chir plast.* Verkleinerung der zu weiten Hirndura durch Resektion oder Raffung über die ges. Hemisphärenlänge, meist kombin. mit Kompressionstrepanation u. temporärer subduraler Dränage; v. a. als »Entfesselung« bei konnat. u. traumat. Hydrocephalus ext.; z. B. nach MATSON, PIA.

Durasarkom: meist spindelzell. Fibrosarkom der Dura mater, äußerl. rel. gut abgegrenzt, aber mit infiltrierendem Wachstum gegen das Gehirn.

Dura|scheide: 1) die Dura-Umkleidung einer RM-Wurzel bis zum For. intervertebr. (Übergang ins Perineurium). – 2) ↑ Vagina ext. nervi optici. – **D.schichtresektion**: streifenförm. Exstirpation des äuß. D.blattes im Bereich einer rinnenförm. Trepanation (»künstl. Sutur«) oder einer Knochennahtresektion (als Regenerationsprophylaxe) bei Kraniostenose; z. B. nach INGRAHAM. – **D.separator**: gestielte flache Rillensonde zum Hirn- bzw. RM-Schutz bei D.inzision.

Durationsverlängerung: *physiol* EMG-Begr. für das zeitlich verlängerte Aktionspotential einer motor. Einheit.

Duratuberkulose

Dura|tuberkulose: ↑ Pachymeningitis tuberculosa. – **D.ureterostomie:** ↑ HEILE* Operation; s. a. Abb. »Hydrozephalus«.

Durchblutung: Durchströmung eines Körperabschnitts mit Blut, angepaßt an Organbedarf u. Gesamtsituation des Organismus, abhängig von a.-v. Druckdifferenz (P) u. Strömungswiderstand (W):

$$I = \frac{P}{W} \; ;$$

gesteuert durch Basistonus der arteriellen Gefäße, Gewebstemp., chem. Substanzen (Azetylcholin u. Adrenalin, Stoffwechselprodukte wie Laktate, Karbonate, Adenosinverbindgn., Histamin) u. Gefäßnerven. Mittelwerte für je 100 g Nierengewebe 380, Herzgewebe 70, Hirngewebe 55, Muskelgewebe 3 ml/Minute. – Eine akute oder chron. **Durchblutungsstörung** (Minder-D.) kann funktionell (Angioneuropathien) oder organisch bedingt sein (Angioorganopathien, Gefäßmißbildungen, -formveränderungen, -verlegungen); zunächst oft latent (= kompensiert) u. erst unter Belastung manifest. I. e. S. die **periphere D.** der Extremitäten (akut u. a. auch durch physikal.-chem. oder tox.-allerg. Faktoren), mit Sympt. abhängig von Gefäßtyp (Arterien, Arteriolen, Kapillaren, Venen), Körperregion (↑ Tab.), Ausmaß, Kompensation etc.: Veränderungen von Pulsqualität, Hauttemp. u. -farbe, Trophik- u. Sensibilitätsstörungen, Schmerzen (↑ FONTAINE*-RATSCHOW* Einteilung); Diagnose: Lagerungsprobe (RATSCHOW), Gehversuch, Faustschlußprobe, Ergometrie, Oszillo-, Plethysmo- u. Angiographie, Hautclearance u. a.; s. a. arterielle ↑ Verschlußkrankheit. Ferner die **zerebrale D.** (meist Arteriosklerose; mit neurol., von Lokalisation u. Ausdehnung abhäng. Sympt., auch psych. Veränderungen wie Affektinkontinenz, Perseverieren, KORSAKOW* Syndrom, Depression), **kardiale** oder **koronare D.** (↑ Koronarinsuffizienz), renale D. (↑ Drosselungshochdruck) u. a.

Durchbrenner: *genet* Individuum, das trotz Letalfaktors das fortpflanzungsfäh. Alter erreicht.

Durchbruch: *path* ↑ Perforation, *dent* ↑ Dentition.

Durchbruch|blutung: *gyn* nicht den endokrinol. Erwartungen entsprechende, die hormonelle Hemmung »durchbrechende« uterine Blutung, z. B. bei Anw. von Ovulationshemmern; vgl. Abbruchblutung. – **D.granulom:** ↑ OPPIKOFER* Granulom. – **D.ovulation:** Eisprung beim Medikationswechsel von klass. Ovulationshemmern zu Mitteln mit niedrigerem Gestagengehalt; selten. – **D.zystitis:** *urol* Zystitis nach Perforation der Blasenwand bei abszedierender Peri- u. Parazystitis.

Durchdringungs|färbung, Imbibitionsfärbung: *histol* F. durch Eindringen des Farbstoffes in das Objekt via submikroskop. Poren u. Kapillaren (im Ggs. zur Niederschlagsfärbung). – **D.struktur:** (FREY=WYSSLING) Strukturierung des Zellprotoplasmas aus Polypeptidketten als Raumgitter, dessen Maschenräume von wäßr. Lösung ausgefüllt sind.

Durchfärbung: *histol* Färbung fixierter Gewebestücke in toto (vor Zerlegung in mikroskopierbare Schnitte).

Durchfall: *path* ↑ Diarrhö. – **D.krankheiten:** entzündl.-infektiöse, allerg., tox. oder dyspept. Darmaffektionen mit D. als beherrschendem Sympt.

Durchflechtungstechnik: *chir* s. u. Durchschlupftechnik.

Durchfluß|hochdruck: pulmon. Hypertonie als Folge erhöhten Lungengefäßdurchflusses (bei unverändertem Strömungswiderstand), z. B. bei VSD mit großem Shuntvol. – **D.küvette:** Meßapparatur (Transmissions- oder Reflexionsphotometer) zur Erstellung von Farbstoffverdünnungskurven, mit Lichtquelle, Filter, Sensor (Photoelement, Elektronenvervielfacher etc.) u. Verstärker als wesentl. Bauelementen. – **D.messer:** ↑ Flowmeter, Durchströmungsmesser. – **D.volumen:** das eine best. Strecke oder Öffnung pro Zeiteinh. passierende Vol., z. B. das Blutvol. pro Gefäß bzw. Herzklappe, als **pulmonal-kapillares D.v.** die gesamte die Lungengefäße passierende Blutmenge (normal = Auswurfvol. des re. Herzens, bei Li.-re.-Shunt erhöht). – **D.zähler:** *nuklearmed* Zählrohr für energie-

Periphere Durchblutungsstörung

Lokalisationstyp	Sitz der Obliteration	örtl. Schmerz	Alter (Jahre)	Syndrom
Beckentyp	Aorta abdominalis Arteria iliaca comm. Ateria iliaca externa Arteria iliaca interna	Rücken, Gesäß Hüfte, Oberschenkel Leistengegend-Fuß (ventr. Oberschenkel) Gesäßmuskulatur (dors. Oberschenkel)	50–60	Aortenbifurkationssyndrom (Impotenz)
Oberschenkeltyp	Arteria femoralis (Canalis adductorius)	Wade	40–50	Claudicatio intermittens
Popliteatyp	Arteria poplitea	Wade	30–50	Claudicatio intermittens
Unterschenkeltyp	Arteria tibialis anterior sive posterior	Fußgewölbe, Zehen	20–40 40–60	v. WINIWARTER*-BUERGER* Krankheit Angiopathia diabetica
akraler Typ	Interdigital-, Metakarpal- bzw. Metatarsalarterien	Finger, Zehen	20–50	(RAYNAUD* Syndrom i.w.S.)
Schultergürteltyp	Arcus aortae Arteria subclavia Arteria axillaris Arteria brachialis	Oberarm Unterarm Unterarm-Hand	20–30	Aortenbogensyndrom Anzapfsyndrom

arme β-Strahlung, kontinuierlich durchströmt von Methan als »Zählgas«, in das das Präp. zur Vermeidung jegl. Absorption direkt eingebracht wird.

Durchflutung: *therap* ↑ Hochfrequenzther. im Kondensatorfeld.

Durchgangs|arzt, D-Arzt: aufgrund der gesetzl. Unfallversicherung von einer BG bestellter Chirurg oder Orthopäde zur Durchführung des sogen. D-Arztverfahrens (als Kernstück der berufsgenossenschaftl. Heilbehandlung) bei allen ihn unmittelbar aufsuchenden oder ihm überwiesenen Unfallverletzten: Untersuchung u. Erstversorgung u., falls erforderlich, Weiterleitung an andere Fachärzte. Getroffene Maßnahmen werden im D-Arzt-Bericht fixiert. – **D.syndrome**: *psych* Gruppe unspezifischer, körperl. begründbarer Psychosen (affektive, amnest., halluzinator. u. paranoide Syndrome) mit Reversibilität u. Fehlen einer Bewußtseinsstörung als gemeinsamen Merkmalen.

Durchgriff: *physik* bei der Rö.röhre techn. Größe, die die Abhängigkeit des Röhrenstromes von der angelegten Spannung angibt. Diagnostikröhren im allg. mit großem, Ther.röhren mit Kleinerem D.

Durchhang: *chir* therapeut. Schwebelage auf einem unter LWS (= dors. D.) oder Thoraxvorderseite (= ventr. D.) quer verlaufenden breiten Extensionsgurt; z. B. bei BÖHLER* Aufrichtungsbehandlung von Wirbelbrüchen u. -luxationen; s. a. RAUCHFUSS* Schwebe.

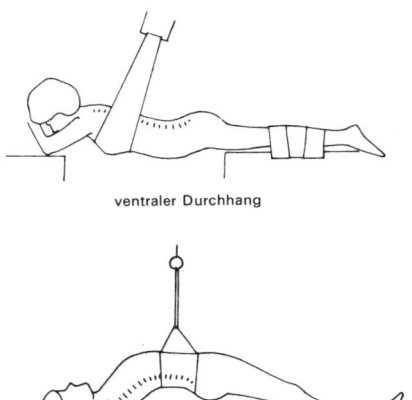

ventraler Durchhang

dorsaler Durchhang

Durchlaufblase: *urol* totale Blaseninkontinenz (nach Querschnittslähmung, Sphinkterverletzung), wobei der Harn durch die sehr kleine Blase quasi nur hindurchläuft (im Ggs. zur Abtropfblase bei ↑ Streßinkontinenz). – vgl. Reflexblase.

Durchleuchtung: 1) ↑ Röntgendurchleuchtung. – 2) ↑ Diaphanoskopie.

Durchlichtmikroskopie: Lichtmikroskopie (Hell-, Dunkelfeld), bei der die Strahlen der Lichtquelle das Objekt durchdringen, bevor sie ins Objektiv gelangen; vgl. Auflichtmikroskopie.

Durchliegen: *path* ↑ Dekubitus.

Durchmesser: *anthrop, gyn* ↑ Diameter. *röntg* Begr. für die Stellung des Pat. zum Strahlengang: »1. schräger D.« (»Boxerstellung«) mit li. Schulter vorn, »2. schräger D.« (»Fechterstellung«) mit re. Schulter vorn (u. ebenso die »umgekehrten schrägen D.« mit Rücken zum Leuchtschirm bzw. zur Filmkassette).

Durchschlaf|mittel: *pharm* ↑ Hypnotika mit protrahierter Wirkung, v. a. Barbiturate (z. B. Hepta-, Cyclo-, Apro-, Phenobarbitalum), Chloralhydrat, Glutethimidum u. Methyprylonum; vgl. Einschlafmittel. – **D.störung**: Schlafstörung mit zu frühem Erwachen nach normalem Einschlafen (u. evtl. Wiedereinschlafen nach längerem Intervall); vgl. Einschlafstörung.

Durchschlupftechnik: *chir* Sehnenbefestigung bei Funktionsplastik, indem das freie Ende der »Kraftspender«-Sehne durch einen knopflochart. Schlitz in der Empfängersehne durchgezogen u. mit Naht fixiert wird; evtl. erst nach doppelter Durchschlingung (CODIVILLA) bzw. Durchflechtung (PULVERTAFT).

Durchschneiden: *geburtsh* das – mit dem »Einschneiden« beginnende – Durchtreten (Durchgepreßtwerden ohne erneutes Zurücktreten) des vorangehenden oder eines nachfolgenden Abschnitts des Geburtsobjektes durch die Schamspalte (mit deren hint. Umrandung als Bezugspunkt); in der 1. Phase mit typ. Klaffen des Afters; s. a. Durchtritts...

Durchschuß: *path, forens* Durchschlag eines Geschosses oder Geschoßteiles durch den Körper. Ausschuß (evtl. multipel) meist größer als Einschuß, v. a. bei Geschoßdeformierung (durch Knochenkontakt, dann Schußkanal evtl. winkelig); mit Zone direkter traumat. Nekrose u. – peripher – molekularer Erschütterung (Nerven-Gefäßkontusion).

Durchseuchung: Verbreitung einer endem. Infektionskrkht. in einer Bevölkerung, wobei sowohl stumme Infektionen als auch abortiv oder manifest verlaufende Erkrn. – erregerabhängig – von vorübergehender oder dauernder spezif. Immunität gefolgt sind (»**Durchseuchungs|immunität**«; s. a. stille ↑ Feiung). Die **D.geschwindigkeit** wird durch das Durchschnittsalter bei Erstinfektion ausgedrückt; als **D.grad** oder **D.index** gilt der %-Anteil der mit dem betr. Erreger latent (inapparent) u. manifest Infizierten innerhalb der Gesamtbevölkerung (bei gegebener D.immunität einschl. der infiziert Gewesenen, s. a. Kontagionsindex, Penetranz); eine **D.prä-** u. **-retrozession** (d. h. Erstbefall vorwiegend jüngerer bzw. älterer Altersklassen) ist Folge der hohen Bevölkerungsdichte bzw. einer Reduktion der Infektionsquellen.

Durchspießungsfraktur: Fraktur mit prim. oder sek. Weichteildurchspießung durch ein Fragment (z. B. Flötenschnabelbruch der Tibia).

Durchspülungssyndrom der Lunge, postoperatives: (W. J. KOLFF u. M. 1958) Lungenaffektion (perivaskuläres Ödem, Alveolenkollaps, unreifzell. plasmazelluläre Infiltrate) nach Anw. der Herz-Lungenmaschine bei offener Herz-Op.; klin.: Zyanose, Hypotonie, Fieber, evtl. Exitus let.; Pathogenese unklar.

Durchstechungsligatur: Gefäßligatur mit querer Wanddurchstechung (als Abgleitprophylaxe), meist knapp peripher einer ersten einfachen Ligatur.

Durchstichverfahren: *chir* 1) zwecks Bildg. eines (Doppel-)Lappens bei Extremitätenamputation oder -exartikulation Durchstechen des Weichteilmantels dicht vor bzw. hinter dem Knochen u. Durchtrennung nach distal u. außen. – 2) transanale Eröffnung der nach abdominosakraler Rektumresektion zwischen

Durchstrahlungsmikroskop

den Darmstümpfen gebildeten Blindanastomose zur Wiederherstellung der Kotpassage vor Beseitigung des Anus praeter.

Durchstrahl(ungs)mikroskop: s. u. Elektronenmikroskop.

Durchstreichtest: *psych* ↑ BOURDON* Test.

Durchströmungsmesser: Meßgerät für die Durchströmungsgröße eines Gases, v. a. an Narkoseapparaten, Beatmungsgeräten etc., u. zwar als »feuchter« (meist Prinzip der Wasserverdrängung) oder als »trockener« D. (z. B. Rotameter, Kinetometer). – vgl. Flowmeter.

Durchtritts|blutung: ↑ Diapedeseblutung. – **D.ebene, -planum**: *geburtsh* Ebene des engsten Berührungsgürtels zwischen vorangehendem Kindsteil u. Wand des Geburtskanals (»**Durchtrittskanal**«); bei Kopflagen das Planum suboccipitofront. (bei HHL; mit 32 cm Kopfumfang am günstigsten), frontooccipit. (bei VHL), maxilloparent. (Stirnlage) oder tracheloparent. (Gesichtslage), bei Beckenendlage der Hüftumfang (bei Fußlage mit nur etwa 24 cm Umfang bes. ungünstig: schlechte Abdichtung, unzureichende Dehnung des Weichteilschlauches). – **D.rausch**: *geburtsh* Schmerzausschaltung in der Austreibungsphase, meist mit Lachgas-Sauerstoff oder i.v. Kurznarkotikum (Barbiturat, Phenoxyazetamid; protrahierte Wirkung ggf. noch für Dammnaht ausreichend). – Als klass. Form die ↑ »Narcose à la reine«. – **D.schlauch**: *geburtsh* der von Gebärmutterhals u. Scheide gebildete Weichteilschlauch während der Austreibungsperiode.

Durchwanderungs|entzündung: Entzdg. infolge transmuralen Eindringens von Erregern (bzw. deren Toxinen), z. B. als **D.meningitis** (von extraduralem Herd her, z. B. Pachymeningitis von epiduralem Abszeß bei Mastoiditis), **D.peritonitis** (von Pyosalpinx, Gallenblasenempyem, Appendizitis her, bei Ileus von dilatierten Darmschlingen aus; Prognose günstiger als bei Perforationsperitonitis), **D.pleuritis** (bei Perikarditis, Mediastinitis, subphren. oder Leberabszeß).

Durchziehverfahren: *chir* ↑ Durchzugsverfahren.

Durchzug: *baln* zwischen die Beine appliziertes feuchtes Tuch, befestigt an einem Leibtuch, als hydrotherapeut. Anw.; evtl. kombin. mit Leibumschlag.

Durchzug(s)verfahren: *chir* bei plast. Op. Durchleitung von Faszienstreifen, Sehne, Ersatzorgan, Endoprothese etc. durch einen stumpf vorgebohrten Gewebetunnel; z. B. als Sehnenplastik (↑ Durchschlupftechnik), zur Herstg. einer Zug- oder Schlußwirkung (bei Peronäuslähmung, Analprolaps), bei Organrekonstruktion (Ösophagusplastik, Ureterneoimplantation). I. e. S. die kontinenzerhaltende Resektion im Rektum-Sigma, wobei das orale u. aborale Darmende nach transanalem oder partiell paraanalem Durchzug des ersteren extraanal anastomosiert u. rückverlagert werden (u. a. nach Eversion des aboralen Stumpfes); Vorteil: extraabdominale, spannungsfreie Darmnaht (z. B. als Kontakt-, Glockenschwengelanastomose, Teleskoptechnik); u. a. nach BABCOCK, BACON, DUHAMEL, SWENSON, TOUPET, MAYO, HOLLENBACH, OPPOLZER.

Duret*(-Berner*) Blutung (HENRI D., 1849–1921, Chirurg, Lille): Hämorrhagie in Mittelhirn u. IV. Ventrikel bei gedeckter Kopfverletzung.

Durham* Kanüle (ARTHUR EDWARD D., 1834–1895, Chirurg, London): zweiteil., winkl. Trachealkanüle (Innenkanüle elastisch, ähnl. der Hummerschwanzkanüle).

Durham* Röhrchen (HERBERT EDWARD D., 1866–1945, engl. Bakteriologe): *bakt* Gärröhrchen (ca. 30 × 8 mm), das sich, umgekehrt in die KH-halt. Nährflüssigkeit (im Reagenzglas) versenkt, beim Erkalten nach Sterilisation mit dem Medium füllt, in dem dann bei bakterieller Gasbildung eine entspr. Blase rel. zeitig sichtbar wird.

Durham*(-Caldwell*) Operation (HERBERT ALTON D., geb. 1883, Chirurg, Shreveport): (1955) plast. Streckkraftersatz des gelähmten M. quadriceps durch Verpflanzen (spiralförmig um den Femur u. unter den M. vastus med.) des Biceps femoris auf die Quadrizepssehne bzw. Patellavorderfläche.

Durine: *vet* die beim Deckakt übertragene Beschälseuche der Equiden durch Trypanosoma equiperdum, mit Entzündung des Genitale u. peripheren Lähmungen. – **Duritis**: ↑ Pachymeningitis.

Duroziez* (PAUL LOUIS D., 1826–1897, Kliniker, Paris) **Doppelgeräusch, Zeichen**: (1861) durch leichten Stethoskopdruck auf die A. femoralis auslösbares Geräusch mit kurzem, hochfrequentem systol. (»Pistolenschußphänomen«, große Pulsamplitude) u. längerem diastol. Anteil (Blutreflux, Strömungsbeschleunigung?); bei offenem Ductus Botalli, Aorteninsuffizienz, BASEDOW* Krkht., Anämie, hohem Fieber; vgl. TRAUBE* Doppelton, CORRIGAN* Zeichen. – **D.* Rhythmus**: bei reiner Mitralstenose präsystol. Krescendogeräusch, akzentuierter 1. HT, vom 2. HT abgesetzter Mitralöffnungston, anschließend rollendes protodiastol. Dekrescendo. **D.* Syndrom**: Mitralstenose (kongen.?) mit Chlorose, Hämorrhoiden, Enteroptose u. Tbk-Disposition; bes. bei ♀ mittl. LA.

Durst: Flüssigkeitsaufnahme veranlassendes komplexes Gemeingefühl, unterteilbar in Durstgefühl (durch Trockenheit im Rachenraum ausgelöste afferente Impulse über Nn. IX u. X) u. Trinkbedürfnis (gesteuert über ADH-Ausschüttung veranlassende Osmorezeptoren im Hypothalamus).

Durst|fieber, Dehydratations-, Salzfieber: bei kalorienreicher, rel. oder absolut flüssigkeitsarmer Ernährung oder bei Exsikkose auftret. Temp.erhöhung; v. a. beim Säugling u. als Sympt. des Salzstauungssyndroms. – **D.kur**, Dipsotherapie: völl. Flüssigkeitsentzug (»strenge D.«; max. 1–2 D.tage) oder eingeschränkte Flüssigkeitszufuhr (»milde D.«, auch über längere Zeit) bei akuter Glomerulonephritis, gutart. Schrumpfniere, Erkrn. mit Wasserretention, Asthma u. a., auch als Umstimmungsther.; s. a. SCHROTH* Kur. – **D.urographie**: (W. BRAMANN) als Nierenfunktionsprobe Ausscheidungsurographie im Abstand von 24 Std. nach nächtl. Dursten bzw. nach normaler Flüssigkeitszufuhr. Bei ischäm. Nierenschaden verzögerte Ausscheidung im 1. u. normaler Kontrast im 2. Versuch. – **D.versuch**: »Konzentrationsversuch« als 2. Teil des ↑ VOLHARD* Wasserversuchs.

Durupt* Test: Bestg. des Arbeitsumsatzes als Schilddrüsenfunktionsprobe; bei Hyperthyreose übermäß. Steigerung des GU.

durus: (lat.) hart.

Dusart*-Blondlot* Probe: Phosphornachweis (z. B. in Leichenmaterial) durch Zink- u. H$_2$SO$_4$-Zusatz; bewirkt H-Bildung (bei Verbrennen grüne Flamme).

Dusche: *baln* Applikation von Wasser oder Dampf verschied. Temp. als Strahl-, Stachel-, Regen-, Staub- oder Fächerdusche; neben thermischer mit zunehmendem Druck (bis 2 atü) auch mechan. Wirkung auf Haut, Gefäß- u. Nervensystem, reflektor. auf inn. Organe. **Absteigende D.** beginnend mit 37°, **ansteigende D.** mit 35° (dann je nach Verträglichkeit bis 45°), **heiße D.** mit bis 45° (zur Erwärmung, Entspannung; grundsätzl. auch bei abgekühltem Körper vor Verabfolgung einer kalten D.), **kalte D.** mit 12–15° (zur Abhärtung, Erfrischung; nur bei genügend warmem Körper, v. a. nach morgendl. Aufstehen, warmem Bad, Dampfbad u. Sauna), **wechselwarme D.** (»alternierende« oder »schott.« D.) mit mehrmal. plötzl. Wechsel der Wassertemp., heiß beginnend (35–45°), kalt abschließend (12–15°; v. a. zur Abhärtung, Steigerung von Haut- u. Gefäßreaktion, bei beginnender Erkältung). – **intraduodenale D.**: ⌐ Duodenaldusche.

Dusch(e)massage: Massage bei gleichzeit. Verabfolgung einer warmen bis heißen Dusche; tiefgreifende Wirkung bei Myalgien u. best. rheumat. Symptn.

Dutch cap: *gyn* ein ⌐ Okklusivpessar.

Dutemps* Zeichen (LOUIS DUPUY=D., 1871–1946, Ophthalmologe, Paris): ⌐ CESTAN* Zeichen (1).

Dutescu*-Grivu*-Fleischer=Peters* Syndrom: (1966) Mißbildungskomplex (embryopath. oder spontan-mutativ?) mit Dysmorphie des Gesichtsschädels (Kieferbogenanomalien) u. der Extremitäten: Daueröffnung des mikrostomen Mundes (infolge Filtrumkleinheit), Mikrogenie u. OK-Hypoplasie (»Vogelgesicht«, s. a. dort. Abb.), evtl. Gaumenspalte, Zahn- u. Zungenanomalien (Rhinolalia mixta), Syn-, Klino-, Kampto- u. Polydaktylie.

dUTP: ⌐ 2'-Desoxyuridin-5'-triphosphat.

Dutton* Krankheit (J. EVERETT D., 1874–1905, Tropenarzt, Liverpool): 1) Afrikan. Schlafkrankheit. – 2) Zeckenrückfallfieber durch Borrelia duttonii (»**D.* Spirochäte**«).

Duval* Bazillus (CHARLES WARREN D., geb. 1876, Pathologe, New Orleans): ⌐ Shigella sonnei.

Duval* Kern (MATHIAS MARIE D., 1844–1907, Anatom, Paris): Nervenzellanhäufung in der Medulla obl. ventrolat. des Nucl. n. hypoglossi.

Duval* (PIERRE D., 1874–1941, Chirurg, Paris) **Operation**: 1) laterolat. Duodenojejunostomie. – 2) Oberschenkelamputation unter Bildung eines Haut-Muskellappens durch einseit. schrägen Zirkelschnitt. – 3) **D.*-Barasty* Methode**: extrapleurale thorakoabdominale Freilegung des Herzens durch mediane transsternale Thorakotomie, türflügelart. Brustwandaufklappung, gefolgt von Zwerchfellaufklappung, Abschieben der Pleura u. Zwerchfellinzision längs des Herzens. – 4) **D.*-Grégoire* Op.**: bei Colon mobile Fixation des Zäkum u. Aszendens an die hint., der re. Transversumhälfte an vord. Bauchwand. – 5) **D.*-Proust* Op.**: Raffung der Levatorplatte bei Prolapsus ani et recti. – 6) **D.*-Redon* Op.**: totale Parotidektomie als kapselerhaltende Enukleation unter Schonung des N. facialis (mind. der Rr. temporofrontales). – 7) **D.*-Merlin* Op.**: ausgedehnte Pankreasresektion mit terminoterm. Pankreatikojejunostomie.

Duverney* (JOSEPH GUICHARD D., 1648–1730, Chirurg u. Anatom, Avignon, Paris) **Drüse**: ⌐ Glandula vestibularis major. – **D.* Foramen**: ⌐ Foramen epiploicum. – **D.*(-Thieme*) Querbruch**: Vertikalbruch der Beckenschaufel ohne Beckenringsprengung u. Hüftpfannenbeteiligung (Bruchspalt unterhalb der Spina iliaca ant. sup.); evtl. kran. Fragmentverschiebung (scheinbare Beinverlängerung); s. a. Abb.

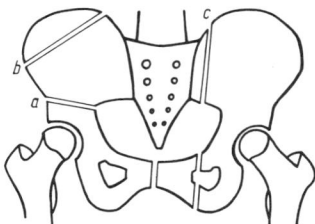

Beckenfrakturen: a) DUVERNEY* Fraktur, b) schräge Darmbeinschaufelfraktur, c) MALGAIGNE* Fraktur.

Duyk* Glukosereagens: (1901) Nickelsulfat-, Natronlaugen-, Weinsäure-Lsg. (beim Kochen braun bis schwarz).

DVD: ⌐ Druck-Volumen-Diagramm.

D-Vitamin: ⌐ Vitamin D.

DVV: *kard* diastol. Ventrikelvolumen.

Dyade: *genet* ⌐ Bivalent.

Dychno*-Bunnell* Naht (STERLING B., 1882–1957, Chirurg, San Franzisko): Nahtvereinigung gleichkalibr. Sehnenstümpfe durch eine sich in bd. Stümpfen mehrfach kreuzende (Draht-)Naht, die nach Knotung (mit Fältelung der Sehne) weitgehend »versenkt« wird.

Dydrogesteronum *WHO*, Dehydro-retro-progesteron: 9β,10α-Pregna-4,6-dien-3,20-dion; oral wirksames synthet. Progestativum ohne virilisierende Nebenwirkung.

Dye-test: (engl.) Farbtest, i. e. S. der SABIN*-FELDMAN* Test.

Dyggve*- Melchior*- Clausen* Syndrom: (1962) wahrsch. autosomal-rezessiv erbl. meta-epiphysäre, enchondrale ⌐ Dysostose (als MORQUIO*-ULLRICH* Sy. beschrieben, jedoch ohne entspr. biochem. Beziehung) mit Schwachsinn; hochgrad. dysproportionierter Zwergwuchs bei annähernd normaler Gesichtsbildung, Platyspondylie, später Birnenform der Wirbel, Beckenfehlbildung (Darmbeinschaufeln breit, kurz, distal hypoplastisch), meist schwere Oligophrenie.

Dyke* Zeichen: *röntg* ⌐ ELSBERG*-DYKE* Zeichen.

van Dyke*-Chen* Einheit: Progesteron-Aktivität, die bei 50% der behandelten Katzen eine Uteruskontraktion bewirkt (= ca. 0,45 mg krist. Progesteron).

Dyke*-Young* Anämie, Syndrom: (1938) makrozytäre hämolyt. Anämie mit vermind. osmot. Ery-Resistenz, leicht erhöhtem Färbeindex, Milztumor, hyperplast. Erythropoese (megaloblastoide Formen) u. Retikulozytose. Beginn jenseits des 30. Lj. (Ät.path. unklar), mit protrahiertem Verlauf (Remissionen u. Rezidive).

...dymus: Suffix »Didymus« (= zusammenhängende Doppelbildung).

dyn, Dyn: Einh. der Kraft (heute durch Newton ersetzt); 1 dyn = 1 g · cm · sec^{-2} = 10^{-5} N; 1 Dyn (»Großdyn«) = 1 kg · m · sec^{-2} = 1 N.

Dynamik: *physik* Teil der Mechanik, befaßt mit dem Zusammenhang von Kraft u. Beschleunigung u. der mathemat. Analyse der Bewegungsgesetze. – *psych* Schwung, Triebkraft; i. e. S. die Veränderung seelischer Verhaltensweisen unter dem Einfluß von Kräften (Instinkte, Triebe, Strebungen etc.).

Dynamisation, Dynamismus: (HAHNEMANN) *hom* die immaterielle Dynamik hoher Verdünnungen (durch Entfaltung funktioneller Wirkungen).

dynamisch: *path* eine bewegende Kraft betreffend; s. a. dy. ↑ Ileus, *psych* dy. ↑ Entleerung.

Dynamographie: graph. Darstg. der Kontraktionskraft isolierter Muskel(gruppe)n.

Dynamometer: *medizin* mechan. »Kraftmesser« anhand elastischer Verformung, z. B. zum Messen der Kontraktionskraft einer Muskelgruppe; s. a. Ophthalmodynamometer.

dys-: (griech.) Präfix »Störung«, »Fehlbildung«, »Fehlfunktion«, »krankhafte (evtl. schmerzhafte) Erschwernis«; auch i. S. von »dis-« gebraucht.

Dysadrenie: Funktionsstörung der ↑ NNR.

Dysämie: 1) fehlerhafte Zusammensetzung des Blutes (auch i. S. der ↑ Dyskrasie), i. w. S. die Blutkrankheit (einschl. Koagulopathien). – 2) Störung der örtl. Blutzirkulation.

Dysästhesie: 1) *neurol* verfälschte (u. U. durch inadäquate Reize ausgelöste) Wahrnehmung einer Sinnesempfindung (insbes. Oberflächensensibilität); z. B. als **D. der Arme** das ↑ WARTENBERG* Syndrom, als **akust. D.** die ↑ Dysakusis, als **gustator. D.** die ↑ Dysgeusie, als **parakardiale D.** das ↑ DA COSTA* Syndrom, als **Dysaesthesia pedis** Hitzegefühl u. Brennen der Fußsohlen (z. B. nach Heparin-Ther.). – 2) *psych* das Erleben aller äuß. Eindrücke als unangenehm, z. B. bei endogener Depression.

Dysakromelie: die akralen Störungen u. Veränderungen (z. B. Trommelschlegelfinger, Uhrglasnägel) im Zusammenhang mit Erkrn. der Brustorgane. – **D.-Gynäkomastie-Syndrom**: (BARIETY-COURY 1950) Kombin. eines Bronchial- oder Lungenmalignoms mit Periostitis der langen Röhrenknochen u. Gynäkomastie.

Dysakusis: Störung der Gehörempfindung i. S. der Hyper-, Hypo- oder Anakusis; i. w. S. auch die Überempfindlichkeit gegen best. Töne.

Dysanagnosie: Dyslexie mit Nichterkennen bestimmter Wörter u. – beim Vorlesen – deren Ersatz durch andere.

Dysanke: (LÉRI 1926) dysontogenet. Streckhemmung des Unterarms.

Dysantigraphie: Agraphie mit Unfähigkeit, einen Test fortlaufend abzuschreiben.

Dysaphie: Störung des Tastsinns, insbes. der Formerkennung.

Dysarthrie: zentral oder peripher bedingte Störung der Aussprache; unterschieden als **bulbäre D.** (bei Bulbärparalyse, v. a. mit Läsion der Hirnnerven V, VII, IX, X u. XII; Heiserkeit, Näseln, verwaschene, unartikulierte Sprache bis zum unartikulierten Grunzen u. Stöhnen: »bulbäre Anarthrie«), **choreat. D.** (geburtstraumatisch mitbedingtes Stottern aufgrund striärer Stammhirnschädigung durch postnatalen Kernikterus), **extrapyramidale D.** (mit gestörter Brustatmung, Mega- oder Mikrophonie, iterativer Dysarthrie, Tachylalie, Bradylalie oder Tachyphemie), **frontopontine D.** (bei Läsion der front. Brückenbahn; Palilalie infolge Sprechantriebsstörung i. S. gehemmter u. vorzeitig endender Bewegung der Sprechmuskulatur), **iterative D.** (Silben- u. Wortwiederholungen bei Herd im Nucl. caudatus), **laryngeale D.** (zentral, z. B. durch Läsion im Pyramidensystem bedingte Stimmveränderung bezügl. Höhe, Stärke, Modulation u. Klarheit, kombin. mit Atemstörungen), **lit(t)erale D.** (↑ Dyslalie), **pyramidale D.** (bei Suprabulbärparalyse; hyperton.-spast., d. h. schwerfäll. Bewegungen der gesamten Gesichts- u. Artikulationsmuskulatur; verwaschener Sprachklang, gepreßte, hauchige oder aphon. Stimme), **spast. D.** (dem Stottern ähnl., mit spast. Komponente; v. a. bei zentralen Erkr.), **syllabare D.** (↑ Stottern). – Ferner als **asthen. D.** die krankhafte Ermüdbarkeit der Artikulationsbewegungen (häufig in Kombin. mit Phonasthenie oder rezidivierender Aphonie), als **psychogene D.** die undeutliche Aussprache u. schlechte Artikulation (v. a. Konsonanten) aufgrund psych. Urs.

Dysarthrose: Fehlfunktion oder Mißbildung eines Gelenks (z. B. angeb. Luxation).

Dysautonomie, familiäre: ↑ RILEY*-DAY* Syndrom.

Dysauxie: Wachstumsstörung mit nur geringen Abweichungen des Längen- u. Gewichtswachstums.

Dysbakterie: (NISSLE 1916) quant. u. qual. Störung des Gleichgew. der Mund- oder Darmflora (↑ Dysbiose).

Dysbarismus: Krankheitssympte. infolge Änderung des barometr. Umgebungsdruckes, z. B. ↑ Aeroembolismus, Barotrauma, Druckfall-, Druckluftkrankheit.

Dysbarognosis: Störung der Druckempfindung (meist als leichte ↑ Abarognosis).

Dysbasia, Dysbasie: Gehstörung (i. S. der leichten ↑ Abasie), v. a. infolge Minderdurchblutung der Beine als **D. angiosclerotica** u. **angiospastica** (↑ Claudicatio intermittens), **D. arteriosclerotica** (v. MALAISÉ*; ↑ Brachybasis); ferner **D. neurasthenica intermittens** (mit Claudicatio), **D. hysterica** (als psychogene Reaktion, mit Übertreibung der Sympte. u. Fehlen neurol. Zeichen). – I. w. S. auch Störungen anderer Funktionsabläufe, z. B. **D. angio- s. arteriosclerotica abdomin.** (↑ Angina abdominalis), **D. intermittens cordis** (Stenokardie-Anfälle), **D. lordotica progressiva** (↑ Torsionsdystonie ZIEHEN-OPPENHEIM), **D. masticatoria** (s. u. Claudicatio).

Dysbiose: (WEISS) qualit. u. quant. Störung des mikrobiellen Gleichgew. im Darm (Dysmikrobie, -bakterie), z. B. nach Langzeit-Ther. mit Breitbandantibiotika, infolge falscher Eßgewohnheiten oder einseit. Kost, bei Gärungs- u. Fäulnisdyspepsie.

Dysbulia: *psych* Störung der Willensbildung (»Willenshemmung«) oder im Durchsetzen eines schon gefaßten Entschlusses; s. a. Abulia.

Dys|ch(e)irie: Topagnosie im Bereich der Hand trotz erhaltener Sensibilität. – **Dys|chezie**: schmerzhafter

Stuhlgang mit Obstipation (Kotstauung in der Ampulle) infolge Störung des Defäkationsreflexes; nach häuf. großen Einläufen, häuf. Unterdrückung des Defäkationsreflexes, bei RM-Erkrkn. – **Dys|cholie**: Störung von Gallezusammensetzung u./oder -fluß.

Dyschondro|matose, -plasie: ↑ Chondrodysplasie; s. a. Hemichondrodystrophie. – **D.plasia haemangiomatosa**: ↑ MAFUCCI* Syndrom (»dyschondroplast.-dyschromat.-kutanes Sy.«).

Dyschondrosteose: ↑ LÉRI*-WEILL* Syndrom.

Dyschromasia: Hautfarbenveränderung infolge Einlagerung körpereigener (↑ Dyschromatose) oder körperfremder Pigmente (v. a. Schwermetalle, Karotin). – **D. intermittens pilorum**: ↑ Pili anulati.

Dyschromatopsie: ↑ Farbenfehlsichtigkeit.

Dyschromatose, -chrom(at)odermie, -chroa: system. Dyschromasie durch körpereigene Pigmente bei Allg.krankhn. wie Hämochromatose, Malaria, Bronzediabetes, Leberzirrhose, ADDISON*, BASEDOW* Krkht., Melanokarzinose, Pellagra, Sprue u. a.; s. a. Dyschromie.

Dyschromie: angeb. oder erworb., umschrieb. oder allg., chron. (auf Druck u. durch Waschen nicht verschwindende) Veränderungen der Haut- oder Haarfarbe, i. e. S. die durch veränderten Melaningehalt (Pigmentflecken, Melanodermien, Hypopigmentierungen); z. B. die **ödematöse pilokutane D.** bei Kwashiorkor (rötl. oder hellbräunl., auch Pigmentstörung der Haare). – **Dyschromia gingivae saturnina e bismuto**: ↑ Wismutsaum.

Dyschronometrie (ANDRÉ, THOMAS 1937), Beginn, Tempo, Dauer u. Abschluß betreffende Bewegungsstörung bei zerebellarem Syndrom.

Dyschylie: Sekretionsstörung der Speichel- u. Schleimdrüsen v. a. des Verdauungs- u. Respirationstraktes (Veränderung von Sekretproduktion, -zusammensetzung, -abfluß).

dysdaknisches Syndrom: (1956) psychosomat. Störungskomplex nach größeren zahnärztl. Eingriffen: zwanghafte paranoide oder akutpsychot. Sympte., organisch nicht erklärbare Beißstörungen u. Kiefer-Gaumenschmerzen, oft Magengeschwürbildung, Fettleibigkeit (Polyphagie).

Dysdiadochokinese: gestörte ↑ Diadochokinese; s. a. Brady-, Adiadochokinese.

Dysdiakrise: Störung des Unterscheidungsvermögens für Berührungs- u. Schmerzreize; auch Akroagnosie.

dysdynamisches Syndrom: ↑ GORLIN*, ↑ Orthostase-Syndrom.

Dyselektrolytämie: quant. u. qual. Verschiebung der Blutelektrolytwerte; ↑ Disäquilibrium.

Dysembryom: embryonales ↑ Teratom; als **dermoides D.** die ↑ Dermoidzyste, als komplexes das ↑ Tridermom, als **nephrogenes D.** der ↑ WILMS* Tumor. – **Dysembryoplasie**: in der organogenet. Differenzierungsperiode ausgelöste embryonale Fehlbildung.

Dysemesis: schmerzhaftes Erbrechen.

Dysencephalia splanchnocystica, GRUBER* Komplex: neurale Mißbildungen, kombin. mit zyst. Veränderungen in Niere, Leber u. Pankreas, Spaltbildung an WS u. ableit. Harnwegen (Hypo-, Epispadie), Augenmißbildungen, Poly-, Syndaktylie. Rezessives Erbleiden (?), aber auch peristatisch mit Phänokopien.

Dysendokrinie: Funktionsstörung im hormonalen System; i. e. S. das ↑ Leprechaunismus-Syndrom.

Dyseneie: audiogene Form der Dyslalie.

Dysenterie: entzündl. Dickdarmerkr., i. e. S. die ↑ Bakterienruhr (»epidem. D.«; als **Dysenteria fulminans** deren stürm. Form mit Exsikkation, Intoxikation, Kreislaufkollaps etc., als **D. maligna** die mit letalem Ausgang); ferner **D. endemica** (↑ Amöbenruhr; als **D. hepatica** mit Leberbeteiligung: Amöbenabszeß, Hepatitis), **D. catarrhalis**: ↑ Sprue. – **D.bazillen**: die Erreger der ↑ Bakterienruhr, v. a. Shigella dysenteriae, flexneri, sonnei. – **D.virus**: s. u. Virusenteritis. – Ferner ein bisher nicht klassifiziertes »Virus der epidem. Gastroenteritis«.

Dysenzephalie: Oberbegr. für morphol. u. funktionelle Gehirnanomalien.

Dysenzymie: gestörte Absonderung u. fehlerhafte Zusammensetzung körpereigener (intestinaler) Fermente; s. a. Enzymopathie.

Dysepinephrie: Funktionsstörung der NN.

Dyserethesie: Sensibilitätsstörung, Hyposensibilität.

Dysergasie: mit nachweisbaren Hirnstoffwechselstörungen einhergeh. psychot. Zustandsbild (Halluzinationen, Delirium, Desorientiertheit). – **Dysergie**: herabgesetzte körperl. u. seel. Widerstandskraft; i. e. S. (BESSAU) die bes. Infektbereitschaft künstlich ernährter Säuglinge. – Als **veget. D.** die neurovegetative ↑ Dystonie.

Dysfermentie: ↑ Dysenzymie.

Dysfibrinogen: (MAMMEN 1968) ein anomales (path.) ↑ Fibrinogen. – **D.ämie**: 1) hämorrhag. Diathese infolge Bildung von D., z. T. als kongenit., autosomalrezessiv vererbtes Leiden. – 2) Oberbegr. für Hypo-, Hyper- u. Afibrinogenämie, i. w. S. auch die resultierende Gerinnungsstörung.

Dysfibroplasie: Neoplasie aus kalklosem, fibrösem Gewebe (z. B. fibröse Dysplasie, Knochenzyste, Riesenzelltumor) infolge Entwicklungsstörung, Hypoparathyreoidismus, Verletzung etc.

Dysfunktion: Funktionsstörung, z. B. **fam. autonome D.** (↑ RILEY*-DAY* Syndrom), **Dysfunctio pluriglandularis dolorosa** (↑ CURTIUS* Syndrom II), **plazentare D.** (↑ BALLANTYNE*-RUNGE* Syndrom; s. a. Plazentainsuffizienz).

Dysgalaktie: ↑ Hypo-, Hypergalaktie.

Dysgammaglobulinämie: ↑ Antikörpermangelsyndrom; i. e. S. das infolge mangelnder Synthese einer oder mehrerer Immunglobulinklassen (IgG-Defekte klin. bes. schwer).

Dysgenese: biol systemat. Verschlechterung des Erbguts einer Population infolge Fehlrichtung der Selektion. – Ferner Begr. für Kreuzungen, die untereinander nicht fertile, sondern nur mit den Elternstämmen kreuzbare Abkömmlinge ergeben.

Dysgenesie: anlagebedingte Fehlentwicklung (Mißbildung) eines Organs oder Organteils; z. B. als **Dysgénésie épiphysaire du myxœdème infantile** (DEBRÉ-MANDE DE ABITOL = ROUQUES) eine allg. Ossifikationsverzögerung mit Zersplitterung der Knochenkerne, als **lymphoplasmozytäre hereditäre D.** die

Dysgenesie

essentielle Lymphophthise (= AK-Mangelsyndrom vom Schweizer Typ), als **Dysgenesis mesodermalis corneae et iridis s. mesostromalis ant.** das / RIEGER* Syndrom (mit Oligodontie; / iridodentales Syndrom), als **plasmozytäre hereditäre D.** die kongen. Agammaglobulinämie (AK-Mangelsyndrom Typ BRUTON), als **D. reticularis** (DE VAAL, SEYNHAEVE 1959) die Aplasie des RES mit Fehlen der Leuko (bei normaler Erythro- u. Thrombozytopoese) in Komb. mit Thymushypoplasie, ein komb. / Immundefekt; HASSAL* Körperchen fehlend; LK-Struktur der des Thymus entsprechend, keine Primärfollikel, keine Keimzellen), als **testikuläre D.** das chromatinpos. / KLINEFELTER* Syndrom (s. a. Gonadendysgenesie). – **dysgenet. Geschwulst:** / Choristom.

Dysgenik: (BARTHELMESS 1956) Wissenschaft von den das Erbgut verschlechternden (»dysgenischen«) Faktoren.

Dysgenitalismus: Fehlentwicklung der äuß. u. inn. Genitalien (einschl. Dystrophia adiposogenit.).

Dysgerie: im Alter auftret. Beschwerden.

Dysgerminom(a): von nicht differenziertem frühembryonalen Keimepithel abgeleiteter hormoninakt. Ovarialtumor (stromaarmes Ca.); oft kombin. mit Hypoplasie des inn. Genitale; Prognose infaust. – Als **dermoides D.** die / Dermoidzyste.

Dysgeusia: / Parageusie.

dysglandulär: auf Drüsenanomalie oder -funktionsstörung beruhend.

Dysglossie: Dysarthrie infolge organ. Veränderungen der peripheren Sprechwerkzeuge (als dentale, labiale, linguale, nasale, palatale, pharyngeale D.).

Dysgnathie: Kieferanomalie infolge Fehlentwicklung, als **funktionelle D.** infolge ungünst. Beanspruchung der parodontalen Gewebe u. Kiefergelenke.

Dysgnosie: Störung 1) der Intelligenz, 2) des Formerkennungsvermögens (als Herdsympt.).

Dysgonie: *bakt* verlangsamtes Wachstum auf best. (z. B. der Tbk.-Bakt. auf flüss.) Nährböden.

Dysgraphie: leichte / Agraphie. – **Dysgrypnie:** Schlafstörung. – **Dysgyrie:** Störung der sek. Windungsbildung der Hirnrinde; / Pachy-, Mikro-, Agyrie.

Dyshämie: / Dysämie.

Dyshepatie, lipidogene: / WORINGER* Syndrom.

Dyshidrose, -hidrie, Dysidrosis: 1) Störung der Schweißdrüsentätigkeit (/ Hyper-, Oligo-, Anhidrosis); z. B. homolat. bei Sympathikusläsion (/ HORNER* Symptomenkomplex). – 2) (T. Fox 1873) akutes Auftreten sagokornartiger (bis erbsgroßer), prall mit klebr. Flüssigkeit gefüllter, heftig juckender Bläschen an Händen u. Füßen als Reaktion auf äuß. (bakterielle, mykot. oder chem.) oder inn. (z. B. medikamentöse) Noxen. – 3) **D. lamellosa sicca:** squamöshyperkerat. Epidermophytia manum et pedum mit trockener Hautabschilferung (oft als ringförm. Schuppenkrause).

Dys(h)orie, -horose: (SCHÜRMANN) hypox., (bakterio-)tox. oder degenerat. Permeabilitätsstörung des Gefäßendothels mit Durchtritt von Blut(bestandteilen) ins Gewebe; als pathogenet. Faktor der Arteriosklerose diskutiert.

Dyshormie: *psych* Antriebsstörung durch mangelnde Koordination der Bewegungsantriebe, z. B. bei Selbstunsicherheit; als Extremform bei Katatonie. – **Dyshormonose, -hormonie:** Störung von Hormonproduktion u./oder -haushalt: Als **pränatale D.** die der Leibesfrucht als Folge einer mütterl. Hormonstörung; evtl. zu Embryo- oder Fetopathie führend.

Dysidrosis: / Dyshidrose. – **Dysinsulinismus:** / Hyper-, Hypoinsulinismus. – **Dysionie:** (BURCK 1962) Verschiebung des Ionengleichgew. zwischen IZF u. EZF bei Störung des Energiehaushalts; durch erhöhten Na^+-Gehalt der Zelle Wasseraufnahme u. Zellschwellung.

Dyskaliämie-Lähmungen, periodische: fam.-erbl. sowie exogen bedingte reversible, myogene Lähmungen bei das intra- u. extrazelluläre Kalium betreff. Ionenverschiebungen; z. B. bei / WESTPHAL*, ACHOR*-SMITH* Sy., Adynamia episodica myotonica.

Dyskalkulie: Rechenstörung infolge Leseschwäche oder zerebraler Affektion. – **Dyskardie:** thorakale (meist li.seit.), auf das Herz bezogene Mißempfindungen auch nichtkardialer Genese; i. e. S. das / DA COSTA* Syndrom. – **Dyskaryose:** morphol. Atypie u. funktionelle Unreife des Zellkerns (bei normaler Plasmadifferenzierung).

Dyskatabrosis, -kataporie: / Dysphagie.

Dyskephalo(syn)daktylie: / WAARDENBURG* Syndrom.

Dyskeratose: Störung der Keratinisation der Haut, i. e. S. als Verhornungsanomalie einzelner Stachelzellen (»Ballon-«, »Mantelzellen«, Thylakozyten; zu kernhalt. Hornzellen zusammenschrumpfend). Benigne als **Dyskeratosis follicul. vegetans** (/ DARIER* Krkht.), bei Pemphigus familiaris chronicus (= **D. bullosa heredit.** = / GOUGEROT*-HAILEY*-HAILEY* Syndrom) u. / Molluscum contagiosum; maligne beim / BOWEN* Syndrom, Spinaliom. – Nur morphol. identisch die symptomat. D. bei seniler Keratose, Nävokarzinom, angeb. Fehlbildungen, Verrukositäten, Keratomen, Vegetationen. – **D. congenita:** 1) / SCHÄFER*-SIEMENS* Syndrom. – 2) / ZINSSER*-ENGMANN*-COLE* Syndrom. – 3) **D. cong. diffusa:** / Ichthyosis congenita. – s. a. Abb. »Parakeratose«.

Dyskinesie: Störung oder schmerzhafte Fehlfunktion eines Bewegungsablaufs (spez. von Hohlorganen); z. B. **Dyskinesia algera** (infolge organisch nicht begründeter Schmerzen), **D. hypotonica tracheobronchialis** (Tracheobronchopathia malacica: Atemstörung durch totalen oder partiellen Kollaps der Bronchien infolge Schleimhaut- u. Lamina-propria-Atrophie; bei Bronchialasthma u. Bronchiektasie), **D. intermittens angiosclerotica** (s. u. Dysbasie), **D. uterina** (Wehenanomalien); insbes. die **D. der Gallenwege** (»biliäre D.«) bei vegetat. Dystonie, infolge »Hyperästhesie« (u. mit »nervösem« Magen kombin.), bei irritablem Kolon (u. als / Postcholezystektomie-Syndrom), mit Spasmen (Koliken) im Kollum-Zystikus- u. Sphincter-Oddi-Gebiet u. Störung der Galleentleerung, wechselnd mit hypotonen Zuständen. – **dyskinetisch-hypertonisches Syndrom:** / zervikolinguomastikatorisches Syndrom.

Dyskoimesis: Schlaflosigkeit, i. e. S. als / Einschlafstörung.

Dyskolloidurie: gestörte Bildung bzw. Lösung der Harnkolloide (als Faktor der Harnsteingenese).

Dyskorie: 1) Verlagerung u. Entrundung der Pupille. – 2) abnorme ⧸ Pupillenreaktion.

Dyskortie: Störung der NNR-Funktion (z. B. beim ⧸ Adaptationssyndrom). – **Dyskortizismus:** 1) ⧸ adrenogenitales Syndrom. – 2) adrenogenitales ⧸ Salzverlustsyndrom.

Dyskranie: ⧸ Allozephalie.

Dyskranio|dyshämie: erbl. Dyskranie (z. B. Turmschädel) mit hämolyt. Ikterus, evtl. auch Augenmißbildungen (Hornhauttrübung, Irisheterochromie, Mikrophthalmie). – **D.dysop(s)ie-Syndrom:** s. u. ULLRICH*-FREMEREY=DOHNA*. – **D.pygophalangie:** ⧸ ULLRICH*-FEICHTIGER* Syndrom.

Dyskrasie: 1) (HIPPOKRATES) histor falsche Zusammensetzung der Körpersäfte. – 2) ⧸ Dysämie (1). – 3) ⧸ Diathese.

Dyskrinismus, -krinie: 1) Korrelationsstörung im endokrinen System. – 2) Bildung eines in Zusammensetzung etc. von der Norm abweichenden Drüsensekrets.

Dyskristallurie: übermäß. Bildung u. gestörte Lösung von Harnkristallen (z. B. bei path. Harn-pH) als Faktor der formellen Harnsteingenese.

Dyslalie, Stammeln: Artikulationsstörung mit Auslassen einzelner Laute oder Lautverbindungen oder deren abart. Bildung oder Ersatz durch andere. (⧸ Psellismus, Sigmatismus, Rhotazismus; Paralalie); z. B. **audio- oder otogene D.** bei Innenohr- u. hochgrad. Mittelohrschwerhörigkeit (»Schwerhörigensprache«), **funktionelle D.** bei hochzentralen Läsionen der Sprachwerkzeuge (sowie die physiol. des Kleinkindes), **mechan. D.** bei Anomalien der peripheren Sprechorgane (als **dentale D.** [v. a. Sigmatismus] nach Zahnverlust u. -stellungsanomalien, als **labiale D.** bei Lippenverletzung, Hasenscharte, Fazialislähmung etc., als **linguale D.** bei Makro-, Mikroglossie, bds. Hypoglossuslähmung, als **palatale D.** [Rhinolalie] bei Abschlußstörung zwischen Mund- u. Rachen).

Dyslexie: 1) erschwertes Lesen (oft kombin. mit Sprachschwäche). – 2) leichte Alexie als Herdsympt.; evtl. Häsitieren bis völl. Lesehemmung nach anfängl. fließenden Lesen; s. a. Dysanagnosie.

Dyslipoidose: ⧸ Lipoidose.

Dyslogia: Sprachanomalie aufgrund einer Geistesstörung, z. B. Echolalie, Logorrhö, Stereotypie, Verbigeration; auch i. S. der ⧸ Dysphrasie. – **D. graphica:** leichte Agraphie als Herdsympt.

Dysmaturität: Reifungsstörung; i. e. S. ⧸ das BALLANTYNE* (-RUNGE*) Syndrom. – **pulmonale D.:** ⧸ WILSON*-MIKITY* Syndrom.

Dysmegalophanie: opt. Größentäuschung infolge Sehbahnläsion (bei O_2-Mangel, Hirntumor, im Meskalinrausch).

Dysmegalopsie: opt. Größentäuschung infolge peripherer Perzeptionsstörung (z. B. bei Netzhautödem, transitor. Brechkraftänderung der Linse), aber i. w. S. auch infolge anderer – z. B. zentraler – Störung des Sehvorgangs.

Dysmelie: Gliedmaßenfehlbildung (⧸ Pero-, Phoko-, Amelie); als embryonaler Mißbildungskomplex z. B. die Thalidomid-Embryopathie (s. a. dort. Abb.).

Dysmenorrhö: Menstruation mit – meist bds. – kolikart. Unterleibsschmerzen (vor Blutungsbeginn, unabhängig von Blutungsstärke), häufig auch mit Allg.beschwerden (oder nur Rückenschmerzen); als **symptomat. D.** bei Endometriose, Endometritis, Retroflexio, Uterusmyom etc., als **funktionelle D.** (mit angenommener spast. Ätiol.) meist »idiopathisch«, z. T. aber psychogen; als **prim. D.** ab Menarche u. meist funktionell (z. T. kongenit.-fam. Störung), als **sek. D.** erst nach der Geschlechtsreife erworben. Bes. Formen: **kongestive D.** (bei Blutstauung im inn. Genitale, auch durch Blutkoagula im Uteruslumen), **mechan. oder obstruktive D.** (bei Uterusabknickung, bei Tumor mit rel. Zervixstenose), **Dysmenorrhoea membranacea** (»Endometritis dissecans s. exfoliativa«, mit Ausstoßung der Schleimhaut als zusammenhängender Membran in der Desquamationsphase; wahrsch. Dyshormonie [Hyperfollikulinämie!], durch Ovulationshemmer beeinflußbar). – **D. intermenstrualis:** ⧸ Intermenstrualschmerz.

dysmetabolisch-dysendokrines Syndrom: (DE TONI) Dystrophia adiposogenit. mit Spätrachitis, Nephrokalzinose, renaler Azidose. Ätiol. unklar.

Dysmetallose: Störung des Elektrolythaushalts metallischer (mineral.) Ionen; als Verwertungsstörung oder bei erhöhter Empfindlichkeit oder Bedarf.

Dysmetrie: Störung willkürl. Bewegungsabläufe i. S. der ⧸ Hyper- oder Hypometrie, evtl. kombin. mit Asynergie, Muskelhypotonie, Asthenie; v. a. bei Läsion des Kleinhirns u. zugeordneter Strukturen im Rahmen der zerebellaren ⧸ Ataxie; z. B. als stets einseit. Hypermetrie bei Erkr. des Seitenlappens.

Dysmimie: Störung von Mimik u. Gestik.

Dysmnesie: ⧸ Gedächtnisstörung; als **paramnest. D.** die ⧸ Paramnesie, als **verbale D.** die amnest. ⧸ Aphasie.

Dysmorphie: Mißbildung, anlagebedingte Deformität; als **kraniomandibulofaziale D.** (= Dyszephalie-Syndrom) charakterist. Mißbildungskomplexe des Hirn- u. Gesichtsschädels (einschl. Kiefer) wie ⧸ Akrozephalosyndaktylie, Dysencephalia splanchnocystica, Dysplasia linguofacialis, oculovertebr., oculodentodigit., oculoauricul. u. dentofacialis, Dysostosis mandibulo- u. acrofac., Otozephalie, GREIG*, MANHART* (II), HOLTERMÜLLER*-WIEDEMANN*, KLIPPEL*-FELDSTEIN*, PAPILLON-LÉAGE*-PSAUME*, WAARDENBURG*, NAGER*-DE REYNIER*, maxillofaziales u. -nasales, mandibulofaziales (⧸ FRANÇOIS* Sy. II), mandibulookulofaziales (⧸ HALLERMANN* Sy.) u. oto-fazio-zervikales Syndrom (⧸ FÁRÁ-CHLUPÁČKOVÁ*-HRIVNÁKOVÁ* Sy.); ferner als **tibiale, fib. u. diaphysäre D.** das ⧸ WEISMANN=NETTER* Syndrom. – *zytol* exogen bedingte Veränderung der Zellform ohne Änderung von Zellstruktur u. -funktion.

Dysmorphophobie: 1) krankhafte Furcht, mißgestaltete Kinder zu bekommen. – 2) Beachtungswahn.

Dysmorph|opsie: ⧸ Metamorphopsie. – **D.osteopalinklasie:** Refrakturierung nach Deformitätsheilung.

Dysneurie: Innervationsstörung. – **Dysnoesie:** Störung des begriffl. Denkens. – **Dysnoia:** (KORSAKOW 1891) autotox.(?) stuporöse oder mehr ereth. Symptomatik mit Zerfahrenheit des Denkens, traumhafter Bewußtseinsveränderung, Personenverkennung, Hal-

Dysnomie

luzinationen. Heute als akut-remittierende Schizophrenie eingeordnet.

Dysnomie: Gedächtnisschwund nur für Namen. – **Dysnusie**: Schwachsinn. – **Dysnystaxis**: (LECHNER) Halbschlummerzustand mit dem Gefühl unbefriedigender (in Wirklichkeit aber ausreichender) Schlaftiefe.

Dysodie: Auftreten übler Körpergerüche. – **Dysodontie**: 1) falsche Zahnanlage. – 2) Dentitionsstörung. – s. a. DLS-Syndrom. – **Dysodynie**: ↑ Wehenschwäche.

Dysontogenese, -genie: Störung der Fruchtentwicklung als Urs. von ↑ Embryo- u. Fetopathien.

Dysonychie, Onychodysplasie: erbl. Nagelanomalien, z. B. Koil-, Leukoonychie, Onycholysis, -madesis, hippokrat. Nägel, Lunulae azurae, Yellow-nail-Syndrom, Dystrophia unguium canaliformis; ferner eine autosomal-dominante (?) Onycho-dentodysplasie (Onycholysis, früher Zahnverlust) mit Hypohidrose.

Dysop(s)ie: »Sehstörung«, i. e. S. das subjektiv fehlerhafte Sehen von Form u. Einzelheiten; z. B. die **Dysopsia algera** (mit Augen- u. Kopfschmerzen) als Folge angespannten Sehens in die Ferne (auch am Bildschirm) oder Fixierens weißer Gegenstände.

Dysorchidie: ↑ Dysspermatismus. – **Dysorexie**: Störung des Nahrungsbedürfnisses, Hypo- u. Hyperphagie; vgl. Anorexie. – **Dysorie, -orose**: ↑ Dyshorie. – **Dysosmie, -osphresie**: Störung des Geruchssinns.

Dysostosis, Dysosteoplasie, Osteodysplasie: prä- oder postnatal gestörte Knochenentwicklung, i. e. S. die fehlerhafte oder unzeit. Ossifikation einschl. ihrer Folgeerscheinungen (↑ Tab.); s. a. Dysmorphie. – **D. acrofacialis**: 1) WEYERS* Syndrom: (1953) Differenzierungsstörung (unregelmäß.-dominant erbl.?) an Kiefern u. Extremitätenakren, mit UK-Spalte, unechtem Diastema, verkümmerten mittl. Schneidezähnen, ulnarer Sechsfingerigkeit, Metakarpalensynostose. – 2) (inkorrekt) ↑ NAGER*-DE REYNIER* Syndrom. – **D. buccofaciodigitalis**: ↑ PAPILLON=LÉA-

Schema der **Skelettdysplasien** (nach J. SPRANGER, Kiel)

vorwiegend chondrale Entwicklungsstörungen
   generalisiert
      Achondrogenesis
   vorwiegend metaphysär
      Achondroplasie (Chondrodystrophie)
      chondroektodermale Dysplasie (ELLIS-VAN CREVELD)
      asphyxierende Thoraxdystrophie
      thanatophorer Zwergwuchs
      Hypophosphatasie – Frühform
                    – Spätform
      Knorpel-Haar-Hypoplasie
      Dysostosis metaphysaria Typ SCHMID
      Dysostosis metaphysaria Typ MURK JANSEN
      Dysostosis spondylometaphysaria Typ KOZLOWSKI
      Dysostosis spondylometaphysaria Typ SCHMIDT
      kraniometaphysäre Dysplasie PYLE
      Dyschondrosteose
      MADELUNG* Deformität
      multiple kartilaginäre Exostosen
      Enchondromatose – generalisiert
                    – Halbseitenform (OLLIER*
                        Dyschondroplasie)
   vorwiegend epiphysär
      Chondrodystrophia calcificans CONRADI-HÜNERMANN
      Dysostosis epiphysaria RIBBING-MÜLLER-FAIRBANK
      Dysostosis epiphysaria hemimelica
      Dysostosis spondyloepiphysaria congenita
      Dysostosis spondyloepiphysaria tarda
   epi-metaphysär
      diastrophischer Zwergwuchs
      metatropischer Zwergwuchs
      Pseudoachondroplasie

vorwiegend desmale Entwicklungsstörungen
   Hypoplasien
      Osteogenesis imperfecta – Typ VROLIK
                             – Typ LOBSTEIN
      Osteofibrose (fibröse Knochendysplasie)
                             – polyostotische Form
                                JAFFÉ-LICHTENSTEIN
                             – monostotische Form
                             – ALBRIGHT*-MCCUNE*
                                Syndrom
      idiopathische Osteoporose
      Dysostosis cleidocranialis
      Akroosteolyse
      Dystrophia dermochondrocornealis (FRANÇOIS)
   Hyperplasien
      Marmorknochenkrankheit ALBERS-SCHÖNBERG
                             – Frühform
                             – Spätform
      Pyknodysostose
      Dystrophia periostalis hyperplastica familiaris DZIERZYNSKY
      Sklerosteose
      Hyperostosis corticalis generalisata (VAN BUCHEM)
      progressive diaphysäre Dysplasie (CAMURATI-ENGELMANN)
      hereditäre multiple diaphysäre Sklerose (RIBBING)
      Hyperostosis generalisata mit Pachydermie (UEHLINGER)
      Melorheostose
      Osteopoikilie
      infantile kortikale Hyperostose (CAFFEY-SILVERMAN)
      Toxopachyostose (WEISMANN=NETTER)
      angeb. diffuse generalis. Hyperostose (KOSZEWSKI)

Mukopolysaccharidosen
   Typ I: Dysostosis multiplex (v. PFAUNDLER-HURLER)
   Typ II: Dysostosis multiplex (HUNTER)
   Typ III: polydystrophe Oligophrenie (SANFILIPPO)
   Typ IV: Dysplasia spondyloepiphysaria intermedia (MORQUIO-BRAILSFORD)
   Typ V: Spät-HURLER (ULLRICH-SCHEIE)
   Typ VI: polydystropher Zwergwuchs (MAROTEAUX)
   Typ VII: Pseudopolydystrophie (MAROTEAUX-LAMY)
   Typ VIII: generalisierte Gangliossidose (LANDING)
   Typ IX: Lipomukopolysaccharidose (SPRANGER-WIEDEMANN)

GE*-PSAUME* Syndrom. – **D. chondralis**: ↑ D. enchondralis. – **D. cleidocranialis**, SCHEUTHAUER*-MARIE*-SAINTON*, HULTKRANTZ* Syndrom: (SCH. 1871) dominant erbl. Systemerkr. mit Gesichtsschädelanomalien (Hypoplasien mit Dysodontie, Stirnhöcker, Sattelnase), Hypo- bis Aplasie der Schlüsselbeine, evtl. Symphysenaplasie, Coxa vara, Kleinwuchs, Kyphoskoliose, selten Hodenektopie, Retina-, Finger- u. Zehenmißbildungen (»**D. cleidocraniodentalis, -digitalis, -pelvina**); als **D. generalisata** (HANEDA) mit stärkerer Beteiligung des knorpelig angelegten Skeletts. – **D. cranialis mit Wolkenschädel**: ↑ Pseudo-CROUZON* Syndrom. – **D. cranio(orbito)facialis**: ↑ CROUZON* Syndrom. – **D. mandibularis**: ↑ NAGER*-DE REYNIER* Syndrom. – **D. mandibulofacialis**, BERRY*, FRANCESCHETTI* Syndrom (s. a. dort. Abb.): der dominant-erbl., meist sporad. »THOMSON* Komplex« (1846) infolge Fehlentwicklung von 1. Kiemenbogen u. -furche, mit characterist. »Fischmaulphysiognomie« durch antimongoloide Lidspalten u. UK-Hypoplasie (»Vogelgesicht«); evtl. Lidkolobom, MEIBOM-Drüsen-Mangel, OK-Hypoplasie, kleine Kieferhöhlen, hoher Gaumen, rudimentäre Zahnleisten, Ohrmuscheldysplasie, Gehörgangatresie, Taubheit. – Als atyp. **D. m.f.** (VANNAS*) das ↑ okulovertebrale Syndrom. – **D. maxillofacialis**: ↑ maxillofaziales Syndrom. – **D. maxillonasalis**: ↑ maxillonasales Syndrom. – **D. metaphysaria**: s. u. D. enchondralis. – **D. orodigitofacialis**: ↑ PAPILLON=LÉAGE*-PSAUME* Syndrom. – **D. polyepiphysaria**: s. u. D. enchondralis. – **periphere D.**: ↑ RUFFATO* Syndrom. – I. e. S. die versch. Formen der **D. enchondralis** als erbl., symmetr. epi- oder metaphysäre Ossifikationsstörung knorpelig vorgebildeter Knochen, wahrsch. mit einer Vielzahl von Mutanten. Zahlreiche Einteilungen, z. B. (n. LAMY-MAROTEAU) in **D. spondyloepiphysaria tarda** (↑ MORQUIO* Syndrom), **D. polyepiphysaria** (i. e. S. das RIBBING* Syndrom II), die metaphysären Typen CATEL, SCHMID u. MURK JANSEN u. die ↑ Mukopolysaccharidosen (s. a. Tab.). Die **D. e. metaepiphysaria** (CATEL 1951) rezessiv-erbl., mit generalisierten, rein subperiostalen Ossifikationsstörungen an Wachstumsfugen, Epi- u. Metaphysen, bevorzugt der WS: disproportionierter Minderwuchs (»Wirbelsäulenzwerg«), multiple Skelettanomalien, eingeschränkte oder erhöhte Gelenkbeweglichkeit; von manchen Autoren unterteilt in ↑ BARTENWERFER*, CATEL-HEMPEL* u. MORQUIO* Syndrom. Der **Typ Murk Jansen** (1934) als sehr seltene, fam. (autosomal-dominante ?), auf die Metaphysen beschränkte subperiostale Störung i. S. der Chondrodystrophie, mit dysproportioniertem Minder- oder Zwergwuchs (fast normale Rumpflänge), extremen O-Beinen, fleckig-wolk. Verdichtungen in Humerus u. Femur (aber auch strukturlose Aufhellungen in Epiphysenfuge, evtl. mit zerstörten Randkonturen); auch als »Pseudohypophosphatasie« bezeichnet (aber alkal. Phosphatase normal, evtl. Hyperkalziämie). Der **Typ Schmid** (1949) autosomal-dominant erbl., als Chondrodystrophie mit unproportioniertem Minderwuchs, Watschelgang, mäß. O-Beinen; kurze, dicke Knochen mit pilzförm. aufgetriebenen Metaphysen; auch als »Pseudorachitis« bezeichnet. – **dysostotische Idiotie**: ↑ v. PFAUNDLER*-HURLER* Syndrom.
Dysovarie: 1) ↑ CURTIUS* Syndrom II. – 2) Druckschmerzhaftigkeit der Ovarien, v. a. bei Pelipathia vegetativa.

Dyspareunie: »Unbeteiligtsein« der Frau beim Koitus; i. w. S. ihre auf psychosomat. Grundlage (»Abwehrkrampf«) auftret. Schmerzen bei der Kohabitation (= Algopareunie); neuerdings auch das körperl. u. seel. »Nichtzusammenpassen in der Ehe«.

Dysparodontie: (Focke) Ernährungs- u. Funktionsstörung des Zahnhalteapparates; i. w. S. die mit Alveolenschwund einhergeh. Parodontopathien.

Dyspepsie, Dyspepsia: Begr. für – insbes. nicht organisch bedingte – Verdauungsstörungen infolge Veränderung der Enzymproduktion (Gärungs- bzw. Fäulnis-D.), aber auch von Motilität u. Darmflora; Sympte.: Meteorismus, Durchfälle, evtl. kolikart. oder dauernde Leibschmerzen. Definierte Formen: **D. acida** (infolge Hyperazidität), **D. anacida** (Hyp- bzw. Anazidität), **D. atonica** (Tonusmangel des Magen-Darmtraktes), **biliäre D.** (Erkrn. der Gallenwege, Störung des Galleflusses), **D. catarrhalis** (Schleimhautentzündung des Magen-Darmtraktes), **D. chronica intestinalis gastrogenica** (im Dünndarm infolge unzureichender Saftproduktion u. gestörter Entleerungsfunktion des Magens, z. B. nach Resektion), **D. infantum** (↑ Säuglingsenteritis; als **otogene D.** mit gleichzeit. Otitis media, ohne einheitl. Pathogenese, **als parenterale D.** bei anderweit. Infekt mit sek. Sekretionsstörung, unvollständ. Verdauung, u. Keimaszension in den Dünndarm), **reflexive D.** (bei Erkr. benachbarter Abdominalorgane), **D. salivaris** (infolge quant. oder qual. Speichelsekretionsstörung), **D. urinaria s. urokinetica** (bei fortgeschrittener ↑ Niereninsuffizienz).

Dyspepsie-Koli: (ADAM 1923) E.-coli-Stämme (v. a. Typ O26:B6, O55:B5, O111:B4, O127:B8, O128:B12) als Erreger der »endem.« Säuglingsenteritis (infektiöser Hospitalismus).

Dysphagia, -phagie: Störung des Schluckaktes mit retrosternalem oder epigastr. Druck- oder Schmerz; meist bei schmerzhafter Dysfunktion des Ösophagus (veget. Dystonie, Divertikel, Ösophagitis, Tumor, ZNS-Erkr. wie Lyssa, Mangel-Erkr. wie PLUMMER*-VINSON* Syndrom); z. B. **D. amyotactica** (Ataxie der Schluckmuskulatur bei Glossopharyngeus-Erkr.; aber auch bei Hysterie), **D. callosa** (konstriktive Ösophagusnarben), **D. globosa** (↑ Globussyndrom), **hypertonisch- oder spast.-aton. D.** (beim Säugling aufgrund nervöser Störungen; gelegentl. Urs. habituellen Erbrechens), **D. lusoria** (↑ BAYFORD 1754; infolge von Ösophaguskompression durch eine ↑ Arteria lusoria, mit Retrosternalschmerzen, häuf. Erbrechen, evtl. Tachykardie, Stridor; beim Säugling Dyspnoe beim Trinken; im Rö.bild typ. »Lusoriabett«; op. Korrektur möglich), **D. paradoxa** (Schmerzen beim Schlucken kleinerer, nicht aber größerer Bissen; bei Hernia diaphragmatica, Dolichomegaösophagus, als Sonderform der D. spastica), **D. paralytica** (Lähmung der Rachen- u./oder Ösophagusmuskulatur), **D. spasmodica tropicalis** (»Entalação«, »Mal de engasco«, in Brasilien schwere, langdauernde, rezidivierende Schluckbeschwerden unbekannter Ätiol.), **D. vallecularis** (Koordinationsstörung der Schluckmuskulatur, mit Verbleiben von Speiseresten im Rec. piriformis u. in den Valleculae epiglotticae), **Valsalva* D.** (bei Zungenbeinluxation oder -fraktur).

Dysphagozytose-Syndrom, kongen.: progress. sept. ↑ Granulomatose.

Dysphalangie: Formanomalien der Finger- bzw. Zehenglieder (z. B. Brachy-, Dolichodaktylie).

Dysphasie: (KUSSMAUL) Diktionsstörung (leichte Aphasie) als Herdsympt. – **Dysphemie**: ↑ Stottern. – **Dysphonia, -phon(em)ie**: die funktionellen oder organ. bedingten Phonationsstörungen mit heiserer, rauher u./oder belegter Stimme, i. e. S. als gestörte Singstimme; z. B. als **D. clericorum** (infolge Überbeanspruchung bei Predigern, Rednern etc.; meist schmerzhaft), **hyper-** u. **hypokinet. D.** (gepreßt-heisere bzw. »verhauchte« Stimme durch gestörte Kehlkopffunktion), **D. nervosa chronica** (abnorm tiefe, unreine Stimme infolge angeb., meist erbl. Akkommodationsstörung der Stimmbandmuskeln), **paralyt. D.** (Heiserkeit bis Aphonie bei Vagus- oder Rekurrensläsion; s. a. Intermediärstellung), **D. plicae ventricularis** (rauhe »Taschenbandstimme« infolge Schwingens der Plicae vestibulares statt der Stimmbänder), **psychogene D.** (z. B. gewohnheitsmäßig zu tiefes u. leises Sprechen aus Angst vor Strafe), **D. puberum** (beim Stimmwechsel), **spast. D.** (»Aphonia spastica«, »Mogiphonie«, gepreßte, abgehackte, knarrend einsetzende Stimme infolge Zusammenpressens der Stimmlippen beim Phonationsversuch; bei Rednern u. als neurot. Sympt.).

Dysphorie: *psych* noch normale Alltagsverstimmung; i. w. S. die bedrückte, freudlose, gereizte oder schnell reizbare Stimmung bei verschied. organ. Hirn-Erkr.

Dysphrasie: (KUSSMAUL) zentral bedingte Sprachstörung (Logopathie), mit Störung von Sprachtempo u. -rhythmus u. des mus. Unterbaus, Paragrammatismen, Akataphasie, Verbigerationen, Echophrasien, Neologismen (in der Summe zu Wortsalat führend). – Nach OGILVIE u. ROBBINS psychot. Störung, unterschieden als **Aphrasie** u. **Schizophrasie** u. (i. e. S.) als Schwerfälligkeit u. Sinnentstellung bei der Wiedergabe von Gedanken in Wort u. Schrift.

Dysphrenia: (KAHLBAUM) Geisteskrankheit; i. e. S. (KUSSMAUL) die funktionell bedingte (endogene) Psychose.

Dysphthongie: krankhaft gestörte Sprachartikulation.

Dysphylaxie: Schlafstörung mit zu frühem Erwachen bei endogener Depression.

Dyspinealismus: Funktionsstörung der Zirbeldrüse; mit Großwuchs u. Macrogenitosomia praecox.

Dyspituitarismus: Störung der Hypophysenfunktion.

Dysplasia, Dysplasie: *path* Fehlgestaltung i. S. der gestörten morphol. Zell-, Gewebs- u. Organentwicklung, i. e. S. die Skelett-D. (↑ Tab. »Dysostosen«); *zytol* Oberbegr. für Differenzierungsstörungen des Plattenepithels, i. e. S. die Epithelumwandlung mit Differenzierungsverlust, als D. I reversibel, meist Zeichen gesteigerter Regeneration, als D. II nicht reversibel, mit unvollständ. oder fehlender Reifung, als D. III entdifferenziert = intraepitheliales Ca. – Definierte Formen u. a.: **arterielle D.** (WYLIE u. M. 1962; fibromuskuläre Hyperplasie der Arterienwand, v. a. an Nierenarterien; mit – evtl. gefäßverschließender – Intimaverdickung, aber ohne Degeneration u. Entzündung, oft kombin. mit örtl. Aneurysmen), **D. atriodigitalis** (↑ HOLT*-ORAM* Syndrom), **D. chondralis** (↑ Chondrodysplasie), **D. chondroectodermica** (↑ ELLIS*-VAN CREVELD* Syndrom), **D. chondromatosa** (↑ Hemichondrodystrophie Typ OLLIER), **D. coxae congenita** (die zur Luxatio coxae führende Abflachung u. Steilstellung der Hüftpfanne mit Hypoplasie des Pfannenerkers u. abnormer Weite des Gelenks), **D. dentofacialis** (↑ dentofaziales Syndrom WEYERS-FÜLLING), **D. ectodermalis** (↑ Ektodermaldysplasie; als **D. e. anhidrotica Weech*** die ↑ Anhidrosis hypotrichotica polydysplastica SIEMENS), **D. encephaloophthalmica s. macularis** (»Retina-D.«, ↑ REESE* Syndrom), **D. epiphysealis** (Epiphysenfehlbildung, z. B. als **D. e. hemimelica** [FAIRBANK 1956; auch »TREVOR* Syndrom«] das einseit. Auftreten überzähliger, zu Deformierung u. Funktionsstörung führender Knochenkerne v. a. an Tibia, Tarsus u. Karpus, als **D. e. multiplex** die ↑ Dystrophia osteochondr. polyepiphysaria, als **D. e. punctata** die ↑ Chondrodystrophia calcificans congen.), **D. exostotica** (enchondrale Dysostose langer Röhrenknochen mit kartilaginären Exostosen), **fibröse D.** (↑ Fibrodysplasie; i. e. S. die Osteodystrophia fibrosa), **fam. (kranio)metaphysäre D.** (↑ PYLE* Syndrom; s. a. JACKSON* Syndrom), **D. linguofacialis** (GROB 1957; Kombin. multipler Gesichts- u. Extremitätenanomalien, vorw. als enchondrale metaphysäre Dysostose, mit breitem Nasenrücken, flacher Nasenspitze, kleinen Nasenöffnungen, Epikanthus, medianer Oberlippen- u. Gaumenspalte, multiplen OK- u. UK-Kerben, Zungenlappen, Zahnstellungsanomalien, Brachy- u. Klinodaktylie, häufig Intelligenzminderung), **D. marginalis post.** (↑ RIEGER* Syndrom), **D. mesenchymalis iridoarthrochondralis** (↑ Uveoarthro-chondrales Syndrom), **D. myoosteoarticularis** (↑ Arthrogryposis multiplex congen.), ↑ **okzipitale D.**, **periostale D.** (↑ Osteogenesis imperfecta letalis VROLIK), **D. pigmentaris neuroektodermica** (neurokutane ↑ Melanoblastose), **D. polyepiphysaria** (teils dominant, teils rezessiv erbl. epiphysäre Zwergwuchsformen mit Verkürzung u. Verplumpung v. a. dist. Extremitäten, z. T. auch Bewegungseinschränkung u. Kontraktur; s. a. Pleonostose, SILFVERSKJÖLD* Syndrom, Pseudohypoparathyreoidismus, D. spondyloepiphysaria), **D. polyostotica fibrosa** (↑ JAFFÉ*-LICHTENSTEIN* Syndrom), **progressive diaphysäre D.** (↑ CAMURATI*-ENGELMANN* Syndrom), **D. renofacialis** (↑ POTTER* Syndrom I), **D. septo-optica** (L. TENCHINI 1880; Agenesie des Septum pellucidum, dadurch einheitl. telenzephaler Hirnventrikel; klin.: epilept. Anfälle, geist. Retardierung, Dysrhaphie-Sympte.), **D. spondyloepiphysaria congenita** (SPRANGER u. WIEDEMANN 1966; autosomal-dominant erbl., im 1. Lj., evtl. schon bei Geburt manifest; disproportionierter Zwergwuchs mit kurzem Rumpf, Hyperlordose u. rel. langen Extremitäten; progred. Myopie bei klaren Hornhäuten, kein Intelligenzdefekt; Platyspondylie ohne die BWS-LWS-Hypoplasie des MORQUIO* Syndroms [= **D. sp. intermedia**]; Ossifikationsdefekte der rumpfnahen Epiphysen; normale Mukopolysaccharidausscheidung), **D. spondyloepiphysaria tarda** (MAROTEAUX-LAMY, BERNARD 1957; geschlechtsgebunden-rezessiv erbl. WS-Wachstumrückstand bei ♂, manifest etwa ab 10 Lj.; generalisierte Platyspondylie ohne wesentl. Kyphose; leicht faßförm. Thoraxdeformität mit Sternumvorwölbung; selten – z. B. Femurkopf – Beteiligung peripherer Epiphysen; sek. Spondyl- u. Koxarthrose), **D. spondylometaphysaria** (Dysostose der Wirbel u. Röhrenknochenmetaphysen; beim **Typ Kozlowski** [1966] schwere generalisierte Platyspondylie, Beckendeformation u. Ossifikationsstörung an allen Extremitäten, jedoch ohne Coxa vara u.

X-Beine; beim **Typ Schmidt*** [»Typus brasiliensis«] v. a. LWK-Abflachungen mit zentraler Ossifikationszunge u. metaphysäre Veränderungen mit Coxa vara u. X-Beinen, jedoch Handknochen normal; ferner Typen SUTCLIFFE I u. II, STRUDWICK, FELMAN).

dysplastisch: *path* fehlentwickelt i. S. der ∤ Dysplasie; *anthrop* als Konstitutionstyp mit inkretor. Störungen, eunuchoiden Zügen, disproportionierten Fettablagerungen, beim ♀ mit maskulinem Körperbau; *psych* überwiegend schizothym.

Dyspnoe: hinsichtlich Frequenz, Tiefe u./oder Vol. gestörte Atmung mit vermehrter Atemarbeit u. Lufthungergefühl (»Atemnot«); v. a. bei kardialen u. pulmon. Krkhtn., chron. oder plötzlich einsetzend (z. B. bei akuter Linksherzinsuffizienz, Lungenembolie, Spontanpneu, Lungenblutung). Klin. Formen: **abdominale D.** (erschwerte Zwerchfellatmung bei Aszites, Tumor, Peritonitis), **arteriosklerot. D.** (Minderdurchblutung des Atemzentrums), **azidot.** oder **humorale D.** (tox. D. durch Reizung des Atemzentrums, mit vertiefter u. verlangsamter Atmung; als **diabet. D.** – mit ausgeprägt. »großer Atmung« – im Koma durch Zunahme der β-Hydroxybuttersäure, als **uräm. D.** mit Hypokapnie präterminal zur Kompensation der renalen Azidose), **exspirator.** oder **asthmat. D.** (Ausatmung erschwert, mit exspirator. Stridor u. Einsatz der Atemhilfsmuskeln; bei Bronchialasthma, Asthmabronchitis, Lungenemphysem), **inspirator. D.** (Einatmung erschwert bis unvollständ., evtl. supraklavikuläre u. epigastr. Einziehungen; meist als **mechan. D.** obstruktiv oder kompressionsbedingt, als funktionelle z. B. bei Phrenokardie), **kardiale D.** (bei Linksherzinsuffizienz mit »Lungenstarre« durch Stauung, Ödem, Fibrose oder mit Pleuraerguß; oberflächl., frequente Atmung; zunächst nur ∤ Belastungs-, später auch ∤ Ruhedyspnoe, auch **paroxysmale D.**, v. a. nachts infolge Zunahme des thorakalen Blutvol. in Horizontallage mit plötzl. Erwachen, Erstickungsgefühl, Reizhusten, weißl. oder sanguinolentem Auswurf; s. a. zirkulator. ∤ D.), **laryngeale D.** (bei Stimmbandlähmung, Tumor, Entzündung), **nasale D.** (durch endonasales Hindernis), **nervöse D.** (infolge organ. oder funktioneller Atemzentrums- u. Vagusstörung), **pulmonale D.** (bei aus v. a. ventilator. Minderleistung der Lunge resultierender Verschiebung der Blut- u. Alveolargasspannung; meist inspirator. D. mit erhöhter Atemfrequenz, verlängertem Exspirium, Flach-, Tief- oder Auxiliaratmung, oft durch psych. Einflüsse verstärkt; bei ausgedehnter Lungen-Tbk, kruppöser Pneumonie, Atelektase, Silikose, Emphysem, bei chron. Lungenprozeß oft mit kardialer D. kombin.), **renale D.** (bei Niereninsuffizienz, mit azidot., kardialer oder zirkulator. Genese), **zerebrale D.** (durch Alteration des Atemzentrums, i. e. S. bei Zirkulationsstörung), **zirkulator. D.** (kreislaufbedingt u. über das Atemzentrum ausgelöst, z. B. infolge vermehrter Ausschöpfung des Blutes bei Schock, Anämie, Herzvitien mit Re.-li.-Shunt, infolge zerebraler Durchblutungsstörung bei ungenügendem HMV oder örtl. Gefäßwandschädigung, als Pressorezeptoreneffekt bei Hypo- u. Hypertonie).

Dyspnoe|-Index: Index (%-Wert) aus Atemgrenzwert u. Atemminutenvol. zur quant. Beurteilung einer Dyspnoe:

$$DI = \frac{AGW - AMV}{AGW} \cdot 100 \; ;$$

Normalwert ca. 90%. – **D.-Syndrom:** *päd* ∤ Respiratory distress.

dyspnoisch: mit erschwerter Atmung, durch ∤ Dyspnoe bedingt.

Dysporia: ∤ Mukoviszidose.

Dyspragia angiosclerotica intestinalis: ∤ Angina abdominalis.

Dyspraxie: leichte Form der Apraxie; z. B. als **sympath. D.** die ∤ Balkenapraxie.

Dysproteinämie, -proteinose: Pathoproteinämie i. S. einer quant. Abweichung im Verhältnis der definierten Plasmaproteine bei – meist – normalem Ge-

Dysproteinämie-Sammelgruppen	Gesamtproteine (g%)	Albumine (%)	α_1-Globuline (%)	α_2-Globuline (%)	β-Globuline (%)	γ-Globuline (%)
reaktive Dysproteinämien						
akute Entzündung	6,8	41,8	8,0	13,4	13,1	23,7
chron. Entzündung	7,0	47,7	6,0	10,2	12,2	23,9
Karzinome	6,6	44,9	7,3	12,5	13,7	21,6
primäre Proteinumsatzstörungen						
nephrotisches Syndrom	4,9	38,8	6,0	24,8	16,8	14,6
γ-Globulin-Myelom	9,7	35,6	4,3	7,3	7,2	45,6
Lebererkrankungen						
Hepatitis infectiosa	7,3	45,5	5,4	8,0	10,7	30,4
Leberzirrhose	6,9	38,1	4,5	7,3	11,6	37,5
Normalwerte	7,3	54,6	5,2	8,9	11,7	19,6

samteiweißspiegel, evtl. mit qual. Veränderung einzelner Fraktionen (ohne Berücksichtigung der Alloproteine u. IgG; ∤ Tab.); nachzuweisen v. a. durch Elektrophorese. – vgl. Hetero-, Para-, Alloproteinämie.

Dysprothrombinämie, kongenitale: autosomal-rezessiv erbl. Anomalie der Prothrombinmoleküle mit hämorrhag. Diathese.

Dyspygie: abnorme Kreuz- u. Steißbeinentwicklung.

Dysraphie: ∤ Dysrhaphie.

Dysreflexie: Reflexstörung. – Als **gekreuzte vesti-**

Dysrhaphie

buläre D. (bei einseit., umschrieb. Brückenhaubenherd in Höhe Vestibularis-Kerngebiet) mit herdseit. Fazialislähmung, Schwindel, Ohrgeräuschen u. zur Herdseite schlagendem kalor. Nystagmus.

Dysregulation: Fehlregulation; z. B. als **hormonale D.** (↗ Dyshormonose).

Dysr(h)aphie: Anomalien bei fehlerhafter RM-Anlage u./oder gestörter Schließung des Neuralrohrs (z. B. Kranio-, Rhachischisis); unterschieden als »einfache D.« (z. B. gliöse Verbreiterungen der Dorsalraphe, Unregelmäßigkeiten des Zentralkanals, Mikromelie) u. »D. mit blastomatösem Einschlag« (z. B. Syringomyelie). Als **D.syndrom** oder **-komplex** (Status dysrhaphicus, dysraph. Myelodysplasie) gelten dominant-erbl. einschläg. Konstitutionsanomalien (darunter als Sonderformen das ARNOLD*-CHIARI*, DANDY*-WALKER*, KLIPPEL*-FEIL* u. NIELSEN* Syndrom) mit Spina bifida aperta oder occulta, multiplen WS-Mißbildungen (u. sek. Kyphose u. Skoliose), Pes valgus u. planus, Trichterbrust, Halsrippen, Hypertrichose, Trophödem, troph. Ulzera, Störungen von Sensibilität u. Vasomotorik (Muskelatrophie, Dysreflexie), evtl. Mund-Gaumen-Rachenspalte, Oligophrenie, psychopath. Hemmungslosigkeit. – **olfaktoethmoidohypothalam. D.**: ↗ olfaktogenitales Syndrom.

Dysrhythmie: gestörter »Rhythmus« eines physiol. Ablaufs; als **kardiale D.** die versch. ↗ Herzrhythmusstörungen (einschl. der paroxysmalen Tachykardie, z. B. das harmlose »**dysrhythm. Syndrom**«); als **enzephale D.** (im EEG) der fokale oder generalisierte, kontinuierl. oder diskontinuierl. (= paroxysmale) Wechsel von Dauer u. Amplitude unmittelbar aufeinanderfolgender Wellen (nur bei Kindern bestimmter Altersstufen physiol.); als Sprachrhythmusstörungen die **D. pneumophrasia** (durch falsche Atemgebung), **D. prosodia** (durch falsche Wortbetonung), **D. tonia** (durch falsche Intonation, vgl. Dysphrasie); als **D. des vestibul. Nystagmus** Tempoänderungen der schnellen, evtl. auch der langsamen Phase (bei Ermüdung, path. bei zentraler Läsion).

Dyssebacea: Störung der Talgdrüsensekretion, mit schmierig-fett. Gesichtsseborrhö, Nasolabial-, Stirn- u. Augenfalten-Erythem; v. a. bei Riboflavinmangel.

Dysspermatismus: Ejakulationsstörung oder falsche Zusammensetzung des Spermas.

Dyssplenismus, -splenie: (HITTMAIR) Milzfunktionsstörung mit charakterist. Auftreten von JOLLY* Körpern u. – nicht obligatem – embryonalem Blutbild (basophile Polychromasie, Ery-Tüpfelung, kernhalt. Ery-Vorstufen, evtl. Megaloblasten, starke Anisozytose, Ausschwemmung unreifer myeloischer Vorstufen u./oder Organmegakaryozytose).

Dys(s)tasie: Störungen (u. Beschwerden) beim Stehen; als **hereditäre areflektor. D.** (ROUSSY-LÉVY) eine seltene, dominant-erbl. Sonderform des FRIEDREICH* Syndroms I, mit Gangunsicherheit, Hohlfuß, Reflexabschwächung, elektr. Untererregbarkeit der Extremitätenmuskulatur.

Dyssteatosis: *derm* ↗ Dyssebacea. – **Dyssthenie**: ↗ Dysthenie.

Dyssymbolie: *psych* Unfähigkeit, Gedanken u. Probleme aus dem persönl. Bereich verständlich darzulegen; charakterist. bei Schizophrenie.

Dyssynergie: Störung des Zusammenwirkens zusammengehör. Funktionseinheiten (s. a. Ataxie); als **biliäre D.** die Dyskinesie der Gallenwege (i. e. S. als Postcholezystektomiesyndrom), als **Dyssynergia cerebellaris myoclonica** (HUNT) die prim. Dentatum-(Bindearm-)Atrophie, als **D. cerebell. progressiva** (HUNT) durch zerebellofugale Degeneration hervorgerufene Koordinationsstörung mit Tremor, atakt. Gang u. zerebellarer Sprache.

Dystaxie: Koordinationsstörung von Bewegungsabläufen; meist i. S. der partiellen Ataxie. – **Dystaxia agitans**: ↗ Pseudoparalysis agitans.

Dystelektase: verminderter Luftgehalt eines Lungenteils als Vorstufe von Atelektase oder Kollaps.

Dystension: ↗ Dystonie.

Dysthelasie: Stillschwierigkeiten.

Dy(s)sthenie: 1) **abdomin. digestive D.**: ↗ Colica mucosa. – 2) **period. D.**: Psychose mit Wechsel von Krisen u. normalen Zuständen, z. B. nach Schädeltrauma, Infektionskrankhtn.

Dystherm(as)ie, Dysthermosie: Störung der Temp.-empfindung u./oder Thermoregulation.

Dysthesie: Ungeduld, Reizbarkeit, schlechte Laune eines Kranken; körperl. u. geist. Hinfälligkeit des Sklerotikers.

Dystrombie: mangelhafte Verschlußthrombusbildung mit konsekut. Nachblutung u. verzögerter oder schlechter Wundheilung, z. B. bei Faktor-XIII-Mangel, aber auch bei Thrombopathie, Hämophilie.

dysthym: krankhaft verstimmt. – **Dysthymie**: 1) milde zyklothyme Depression mit Denkhemmung, hypochondr.-neurasthen. Leibbeschwerden, mißmutig-gereizter Stimmung. – 2) (H. E. EYSENCK) neurot. Varianten mit Angst- u. Zwangszuständen bzw. reakt. Depressionen (»Psychasthenie«); als **endoreakt. D.** ein Depressionszustand mit Krankheitsgefühl, »vitaler« Traurigkeit, Angst, vegetat. Störungen u. depressiven Reaktionen, v. a. bei körperl. Schwäche (verzögerte Rekonvaleszenz) u. gleichzeit. Streß. – 3) Temperamentsform des **Dysthymikers** (ernst, langsam denkend u. handelnd, ausdauernd u. zuverlässig, aber mit Neigung zu depressiver Verstimmung u. Erlebnisverarbeitung).

Dysthymismus: Funktionsstörung des Thymus, z. B. Status thymolymphaticus, Thymushyperplasie bei Hyperthyreoidismus.

Dysthyreose, Dysthyrie: Funktionsstörungen der Schilddrüse (v. a. im Grenzbereich zwischen neurovegetat. Dystonie u. Hyperthyreose).

Dystithie: Stillschwierigkeiten.

Dystokie: abnormer Geburtsverlauf infolge kindl. oder mütterl. Anomalien wie Querlage, Hydrozephalus bzw. enges Becken, Weichteilrigidität, Placenta accreta oder adhaesiva; i. e. S. (WHITE) Wehenanomalien infolge zervikaler Striktur (= **zervikale D.**; s. a. SCHICKELE* Komplex) oder Uteruspasmus.

Dystonie, Dystension: ständ. oder anfallsweise Störung (meist Steigerung) des Muskeltonus, z. B. bei Erkrn. des EPS (s. a. dyston. Syndrom), als **biliäre D.**

(↗ Dyskinesie der Gallenwege, **Dystonia craniofacialis** (↗ CROUZON* Syndrom), als **kinet. D.** die spast. ↗ Bradykinesie, als **D. lenticularis** (= D. musculorum def. s. lordotica progressiva) die ↗ Torsionsdystonie (ZIEHEN-OPPENHEIM), als **menstruelle D.** die ↗ Dysmenorrhö (zu unterscheiden von einer **prämenstruellen D.** mit schmerzhaften Spannungen im Parametrium, evtl. vaskulärer Kongestion, bei sympathikoton Stigmatisierten), als **neurogenitale D.** die ↗ Pelipathia vegetativa. – I. e. S. die **(neuro)vegetative D.** mit – meist multifaktoriell bedingten (Streß, Infekt, Konstitution etc.) – Störungen infolge Fehlregulation des veget. NS u. seiner dienzephalen Steuerungszentren: je nach Hyper- oder Hypotonie des Sympathikus oder Parasympathikus sehr verschied. Symptomatik (evtl. rascher Wechsel entgegengesetzter Regulationseinstellungen oder Störung der Rhythmik von Regulation u. Gegenregulation), mit Manifestation im Locus minoris resistentiae bzw. majoris irritationis; nach HETENY mit vegetat. Stadium (Übererregbarkeit des Systems, keine Organdisposition), organotrop-funktion. St. (Organfunktionsstörung, z. B. Magenneurose), St. der Organkrkht. (z. B. Magenulkus), St. der Latenz (z. B. bei rezidivierendem Ulkus), St. der fixierten Gewebsveränderung (z. B. Pylorusstenose), wobei in jedem Stadium Prozeßstillstand mögl.; bes. häufig als **neurozirkulator.** oder **vasomotor. D.** (HOCHREIN), mit Alterationen des Herz-Kreislaufsystems (aufgrund einer funktion. Blutverteilungsstörung) wie kalten, feuchten Extremitäten, Kopfschmerzen, Schwindel, Herzklopfen, evtl. mit stärkerer Manifestation am Lungenkreislauf (»Atemkorsett«, »Phrenikokardie«; ↗ DA COSTA* Syndrom).

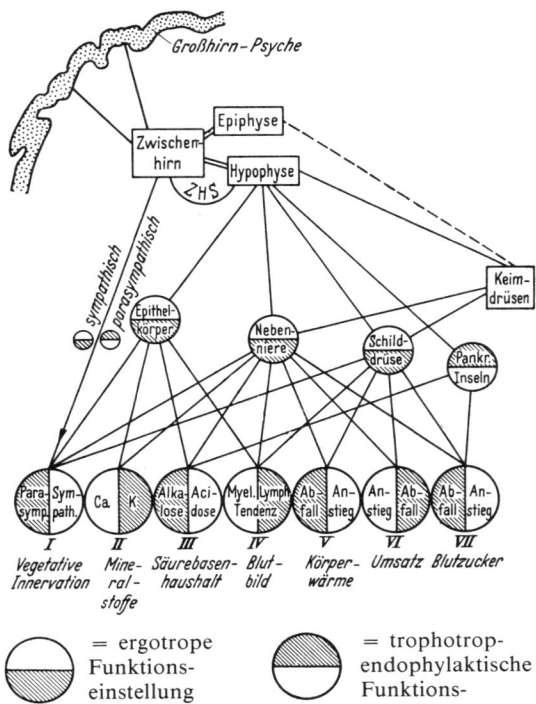

Schema der **vegetativen Regulationen** (nach F. HOFF).

dystonisches Syndrom: 1) Oberbegr. für ↗ Torsionsdystonie u. Torticollis spasticus. – 2) Dystonie-Sympt. (v. a. im Oralbereich) nach Neuroleptikamedikation (zervikolinguomastikatorisches Syndrom [KULENKAMPFF-TARNOW]).

Dystopie, Heterotopie: Vork. eines Organs oder Gewebes an ungewöhnl. Stelle (↗ Dislokation, Ektopie), z. B. **Dystopia canthi medialis lateroversa** (↗ KLEIN*-WAARDENBURG* Syndrom), **D. intestinalis** (bei Non- u. Malrotation, Ptose); s. a. Nierendystopie u. s. w.

Dystrophie: durch Mangel- oder Fehlernährung bedingte Störungen u. Veränderungen des ganzen Organismus (↗ Dystrophie-Syndrom) bzw. nur einzelner Körperteile oder Gewebe (z. B. Störung der örtl. »Trophik« infolge mangelhafter nervaler oder vaskulärer Versorgung, evtl. mit Partialschaden des Zelllebens z. B. i. S. der ↗ Degeneration). – **Dystrophia adiposa**: fettige ↗ Degeneration (als **D. a. corneae** = Hornhauttrübung). – **D. adiposogenitalis**, (BABINSKI*-) FRÖHLICH* Syndrom: hypophysär-dienzephaler »Dysgenitalismus« mit präpubertärem Fettansatz (Nacken, Brüste, Hüften, Bauch, Mons veneris, Gesäß, Oberschenkel), Hypoplasie des inn. u. äuß. Genitale (bei ♂ Potenzstörung, Azoospermie, Rückbildung sek. Geschlechtsmerkmale, bei ♀ Ausbleiben der Menarche, Atrophie der Brüste; Gonadotropine u. gonadale Steroide oft erniedrigt) u. meist Minderwuchs. – **alimentäre** oder **lipophile D.**: ↗ Dystrophie-Syndrom. – **D. alipogenetica**: bei Ammen vork. AZ-Reduktion mit Trockenheit der Konjunktiven infolge Vit.-A- u. Fettmangels. – **D. anularis**: *ophth* dominant-erbl. ringförm. Hornhaut-D. 1) (BÜCKLERS 1949) bereits im frühen Kindesalter an der Lamina limit. ant., mit gräul., zusammenfließenden (Spaltlampe: landkartenart.) Läsionen, oft schmerzhaften Ulzerationen, Störung der Hornhautsensibilität, stark herabgesetztem Visus; 2) (FRANÇOIS u. EVANS 1960) des Endothels mit flachen peripheren Ringtrübungen. – **D. brevicollis congenita**: ↗ ULLRICH*-NIELSEN* Syndrom. – **D. cerebrooculorenalis**: Kombin. von Parietallappen- u. Kleinhirnatrophie, Korneatrübung, Kleinheit der Nierenglomerula mit Nephrokalzinose; Entwicklungsretardierung, Intentionstremor, Amblyopie, Nystagmus, Erbrechen, Durchfälle. – **D. bullosa**: ↗ Epidermolysis. – **D. corneae**: ↗ Hornhaut-D. (s. a. D. anularis), als **D. c. nodularis s. hereditaria** die ↗ GROENOUW* H., als **D. c. reticulata** die HAAB*-DIMMER* H., als **D. epithelialis** die ↗ FUCHS* D., als **D. endothelialis** eine warzenförm. Verdickung der DESCEMET* Membran u. Verdünnung des Endothels sowie fleckförm. Pigmentauflagerungen an der Hornhauthinterfläche (Cornea guttata) im Senium, als **D. marginalis** mit am Limbusrand Arcus-senilis-ähnlich beginnender, langsam peripher fortschreit. Trübung. – **D. craniocarpotarsalis**: ↗ FREEMAN*-SHELDON* Syndrom. – **D. cutanea bullosa (et) albopapuloidea**: ↗ Epidermolysis bullosa hereditaria. – **D. dermochondrocornealis familiaris**: ↗ FRANÇOIS* Syndrom I. – **fleckige D.**: ↗ FEHR*-HAMBRESIN* Syndrom. – **D. hyperplastica (periostalis familiaris)**: ↗ DZIERZYNSKY* Syndrom. – **D. hypophysaria**: ↗ D. adiposogenitalis, ↗ SIMMONDS* Syndrom. – **infantile neuroaxonale D.**: (F. SEITELBERGER 1952) Lipoidose i. S. einer progred. amaurot. Idiotie bei zunächst gesund scheinendem Kind: Amaurose, Muskelhypotonie, Fehlen der Sehnenreflexe, geist. Retardierung, später Verblödung, Spastik, epileptiforme Anfälle, Lähmungen, final Bulbärparalyse; in Oblongata, Hinterhörnern, Brücke u. Mittelhirn Ablagerung von Lipoprotein-KH-Komplexen u. RNS. – **D. lipocalcicogranulomatosa symmetrica**: ↑ TEUTSCHLÄNDER* Syndrom. – **D. mesodermalis congenita**: ↑ EHLERS*-DANLOS* Syndrom, ↑ MARFAN* Syndrom I (Arachnodaktylie), ↑ MARCHESANI* Syndrom. – **D. musculorum**: ↑ Muskeldystrophie, als **D. m. hyperplastica (D. m. vera)** eine meist im Erwachsenenalter auftret. generalisierte oder auf 1–2 Gliedmaßen beschränkte, in Atrophie übergehende Hypertrophie, als **D. m. neuralis** das ↑ CHARCOT*-MARIE* Syndrom, als **D. m. progressiva myopathica** (ERB* Muskeldystrophie, 1884) eine Gruppe heredodegenerativer, mit Enzymanomalien einhergehender chron. ↑ Myopathien (s. a. Tab.»Muskelerkrn.«) mit fortschreit. Schwund der rumpfnahen Muskulatur (Degeneration, Vermehrung der Muskelzellkerne, Faserhypertrophie mit Vakuolisierung, Durchsetzung mit Fettgewebe u. Fibrose), bei Kindern u. initial evtl. mit Überwiegen einer echten oder einer Pseudohypertrophie (»Barockherkules«); **a) lumbopelvifemorale** oder **Beckengürtelform** (= DUCHENNE*-v. LEYDEN* Syndrom), mit »Watschel-« oder »Entengang«, erschwertem Aufrichten (»An-sich-Hochklettern«), Lordose, oft »Gnomenwaden« (bes. ausgeprägte Pseudohypertrophie beim Typ DUCHENNE-GRIESINGER), später auch Rumpf-, Schultergürtel- oder Oberarmbeteiligung; unterschieden als rezessiv-autosomal erbl. = benigne juvenile (Beginn bis zum 40. Lj.; langsamer Verlauf; Anstieg nur der Serumaldolase; vgl. BECKER*-KIENER* Syndrom) u. als X-chromosomal erbl. = maligne infantile Form (Beginn bis zum 5., Exitus meist vor 20. Lj.; Anstieg von Serumaldolase, Kreatinphosphokinase u. Transaminasen); ein Typ EICHHORST mit femorotib. Lokalisation u. ein atroph. Typ LEYDEN-MOEBIUS sind als Sonderformen nicht allg. anerkannt; **b) skapulohumerale = Schultergürtelform**, dominant erbl., im 7.–30. Lj. beginnend u. langsam fortschreitend; mit typ. Veränderungen des Schulterreliefs, d. h. Vorspringen der Sternoklavikulargelenke, Scapulae alatae, »losen oder verrutschten Schultern«, Atrophie der Oberarmmuskulatur (»Bizeps-Trizeps-Dissoziation«); später Rumpf-, Beckengürtel-, Beinbeteiligung, evtl. Pseudohypertrophien; in schweren Fällen Facies myopathica; als Typ LANDOUZY-DÉJERINE die fazioskapulohumerale Form mit frühkindl. Beginn u. zeit. Befall der Gesichtsmuskeln; s. a. BARNES*, CESTAN*-LEJONNE* Syndrom. – **D. myoplegica**: ↑ LAVERIÉ* Syndrom. – **D. myotonica**: ↑ CURSCHMANN*-BATTEN*-STEINERT* Syndrom. – **D. neonatorum**: ↑ Säuglingsdystrophie. – **D. oedematosa**: ↑ Trophödem. – **D. osteochondralis polyepiphysaria**: (CLEMENT 1941) ↑ Dysostosis enchondralis epiphysaria. – **D. osteogenitalis**: ↑ BRUGSCH* Syndrom. – **D. papillaris et pigmentosa**: ↑ Acanthosis nigricans. – **D. pigmentosa**: ↑ LESCHKE* Syndrom. – **D. polyanevrismale**: (FONTAINE u. M. 1944) Gefäßleiden (myodegenerativ? allerg.?) mit plötzl. Auftreten multipler Aneurysmen, v. a. bei alten Männern. – **pontozerebellare D.**: sich rel. rasch entwickelnder prim. Gliaprozeß (herdförm. Wucherung gliogener Gitterzellen), v. a. subkortikal in Kleinhirnmarklager u. Brückenfuß (Beziehungen zur WERNICKE* Enzephalopathie u. WILSON* Sklerose), mit komatösen Zuständen ohne wesentl. neurol. Befund. – **pränatale D.**: verschied. Formen des intrauterinen Nichtgedeihens; mit zu niedr. Geburtsgew. (im Verhältnis zur Schwangerschaftsdauer) u. Dysmaturitätszeichen; z. B. bei Dysfunktion der überalterten Plazenta (↑ BALLANTYNE*-RUNGE* Syndrom), bei Strahlen- oder Virusembryopathie. – **thorakale asphyxierende fam. D.**: (JEUNE 1954) angeb. Abflachung des Brustkorbs (Kielbrust, Rippenverkürzung) mit Einschränkung der Thoraxbeweglichkeit u. reiner Zwerchfellatmung (Exitus durch Ateminsuffizienz); als ↑ Thoraxdystrophie i. e. S. – **D. unguium**: die trophisch bedingten (oft durch fieberhafte Erkr. ausgelösten) Alterationen in Aufbau, Form u. Wachstum der Finger- u. Zehennägel wie ↑ BEAU*-REIL* Furche, Onychoschisis, Onychoklasie, Koil- u. Pachyonychie), auch als **D. u. latero-** bzw. **mediosulcata s. canaliformis** mit (para)medianer Längsfurche u. dachfirstart. Aufwerfung u. Aufsplitterung der Ränder, angeb. (»Nävus« der Nagelsubstanz) oder posttraumatisch (Schädigung des Nagelbetts). – **zerebrale D.**: (W. SCHULTE) nach schwerem Eiweißmangel auftret., hirnorgan. Dauerschaden mit Atrophie (Ausweitung v. a. des III. Ventrikel) u. psych. Sympt. (Dysphorie, Potenzstörung, Antriebserlahmung, Abstumpfung, »Knick« in der Lebenslinie), ohne Zeichen neurot. Entwicklung. – **zerebromakuläre D.**: STOCK*-SPIELMEYER*-VOGT* Syndrom. – **zerebro-okulo-renale D.**: ↑ MCCANCE* Syndrom. – **zerviko-okulofaziale D.**: ↑ WILDERVANCK* Syndrom.

Dystrophie-Syndrom, alimentäres: durch langdauernde Fehlernährung (meist Eiweiß- u. Vitaminmangel) – evtl. bei gleichzeit. körperl. u. psych. Überbelastung, Infektion etc. – bedingte allg. Ödembildung (»Hungerödem«, »feuchte Dystrophie«, auch bei akutem Eiweißmangel), mit Cheilosis, Parotitis, Schleimhautaffektionen, Adynamie, Hypo- u. Dysproteinämie, Stoffwechselstörungen, »Hungerosteoporose«, Neuritiden etc., oft sek. Leberschädigung, als Spätschäden evtl. psych. u. Potenzstörungen.

Dystropie: **1)** (V. PFAUNDLER) das Ausschließungsverhältnis zweier – insbes. krankhafter – Zustände (Gegensatz: Syntropie). – **2)** (ADOLF MEYER) *psych* jede Verhaltensstörung.

Dysur(es)ie: schmerzhafter Harndrang mit Miktionserschwerung (Blasenentleerung nur mit Hilfe der Bauchpresse mögl.); v. a. bei Blasen-, Prostata-, Harnröhrenerkr., auch als **Dysuria psychica** (bei Angst, Schrecken etc.); s. a. Harnstottern.

Dysvitaminose: ↑ Vitamin-Mangelkrankheit.

Dyszephalie: path. Abweichung der Schädelform (↑ Allozephalie); z. B. **mandibulo-okulofaziale D.** (WAARDENBURG) oder **Dyszephalodermatophakie** (das ↑ ULLRICH*-FREMEREY=DOHNA* Syndrom). – **D.-Syndrom**: kraniomandibulofaziale ↑ Dysmorphie; s. a. DZIERZYNSKY* Syndrom.

Dyszephalo(syn)daktylie: ↑ WAARDENBURG* Syndrom.

dyszerebral: auf ungenügender Gehirnausbildung u./oder -funktion beruhend.

Dyszooamylie: (NAUNYN) gestörte Fähigkeit der Organe (insbes. Leber) bei Diabetes mellitus, Glukose in Form von Glykogen zu speichern.

DZ: *päd* **D**epressionszustand des Neugeborenen (i. S. der gestörten postpartalen Adaptation).

D-Zellen: »Deltazellen«, **1)** im Inselorgan des Pankreas, mit fein granuliertem Zytoplasma (Übergangsform zu B-Zellen?); früher z. T. als A_1 klassifiziert; möglicherweise ident. mit G-Zellen (da ebenfalls Gastrin bildend?). – Ähnl. Zellen auch im Magenfundus u. Pylorus. – **2)** im HVL, schwach Aldehydfuchsin-pos., mit spärl., schwach basophilen Plasmagranulationen, Entstehungsort von FSH u ICSH.

Dzierzynsky*(-Klippel*-Feldstein*) Syndrom: (1913) fam. Mißbildungskomplex mit Dyszephalie (Akro-, Oxy- oder Skaphozephalie, Verdickung der Schädelknochen) u. periostaler Hyperplasie (mit Induration) von Phalangen, Schlüsselbeinen u. Sternum; evtl. Trichterbrust, Brachyphalangie.

E

E: Kurzzeichen für *physik* Einstein, Elastizitätsmodul, elektr. Potentialdifferenz (z. B. E_M = Membranpotential), Energie, Extinktion, Redoxpotential (auch als E_o, E_n), Beleuchtungsstärke ($1 m/cm^2$), elektromotor. Kraft; *serol* Antigen E (s. a. Rh-System); *bakt* Escherichia; *kard* Ejection click; *ophth* Emmetropie. – **e**: *math* Basis des natürl. Logarithmus (= 2,7182818284...); *physik* elektr. Elementarladung, Elektron (e^-) bzw. Positron (e^+); *serol* Antigen e (s. a. Rh-System).

e, ex: latein. Präposition »aus«, »heraus«, »von... an«, »wegen«. – **e^s**: ↑ Antigen e^s.

ε, E: griech. Buchstabe Epsilon; Kurzzeichen für *physik* Dielektrizitätskonstante, elektr. Feldkonstante ε_o), Energie (GIBBS* ε); *chem* Position von Substituenten etc. (vgl. alpha-ständig); s. a. Epsilon... E-Zelle (HVL).

η, H: griech. Buchstabe Eta; Symbol für *physik* Entropie (Gibbs*η), Überspannung, Viskositätskoeffizient. – **Eta-Zelle**: ↑ Schwangerschaftszelle (HVL).

E39: Inproquonum. – **E73**: Antibiotikum aus Streptococcus albus, wirksam gegen Hefen u. Sarkom 180. – **E 129**: ↑Ostreogryzin. k **E 600®**: Paraoxon (ein Miotikum). – **E 605®**: ↑ Parathion(methyl).

EA: 1) Extremitätenableitung. – 2) Enteroanastomose. – 3) Enhancing antibody (vgl. Enhancement).

EAC-Rosette: *immun* s. u. Rosettentest.

EAE: experimentelle allerg. Enzephalitis.

EAG: 1) ↑ Elektroatriogramm; 2) ↑ Ösophagusatriogramm.

Eagle* (HARRY E., geb. 1905, Immunologe, Baltimore) **Antigen**: bis zur Übersättigung mit Chole- u. Sitosterin angereicherter alkohol. Rinderherzextrakt mit 4%ig. NaCl-Lsg. als AG für die von E*. angegebene Syphilis–KBR. – **E.* Lösung**: organ. Nährstoffe, Mineralien, Vitamine, Phenolrot (Indikator) u. antibiot. Konservierungsmittel in isotoner Salz-Lsg. als Medium für Gewebekulturen (u. -konserven). – Von E.* ferner angegeben ein Schema für den Flüssigkeitsersatz bei Verbrennungen (mit Berücksichtigung des Plasmaverlustes über Wundfläche u. interstitielle Räume u. des Wasserverlustes über Perspiratio insensibilis u. Harn).

Eagleton* (WELLS PHILIPPS E., 1865–1946, Neurologe, Newark/N.J.) **Operation**: *otol* op. Zugang zur Felsenbeinspitze durch Teilresektion des Labyrinths. – **E.* Zeichen**: Nystagmusform als Lokalisationshinweis; z. B. spricht horizontaler Nystagmus für peripher-vestibuläre, diagonaler u. vertikaler für zentral-vestibuläre, spontaner rotator. für zerebellare Genese.

EAHF: (engl.) Eczema asthma hay fever (-Komplex).

Eales* Syndrom (HENRY E., 1852–1913, Ophthalmologe, Birmingham), Angiopathia retinae juvenilis (AXENFELD), Periphlebitis retinae: rezidivierende Netzhaut- u. Glaskörperblutungen unbekannter Ätiol., meist bei jüngeren ♂ ♂; Augenhintergrund: breite Einscheidungen der Venen, wolk. Herde, evtl. Retinitis proliferans (MANZ), Netzhautablösung; schubweiser Verlauf, evtl. Remissionen; oft mit vegetat. Labilität kombiniert.

EAR: ↑ Entartungsreaktion.

Earle* (W. R. EARLE, zeitgen. amerikan. Onkologe) **Lösung**: isotone Salz-Lsg. mit Glukose u. Phenolrot (Indikator) für Gewebekultur. – **E.*-Evans*-Schilling* Methode**: Kultivation suspendierter Zellen oder Gewebeexplantate unter einer dem Boden der CARREL* Flasche anliegenden perforierten Zellophanmembran.

Early cancer: ↑ Frühkarzinom. – **Early diastolic dip**: (engl.; COURNAND) *kard* rascher protodiastol. Abfall (u. Wiederanstieg) des Ventrikeldrucks mit Übergang in ein erhöhtes »Plateau« infolge Einstrombehinderung bei Myo-, Endokardfibrose, Pericarditis constrictiva etc.

EA-Rosette: *immun* s. u. Rosettentest.

Eastern Equine Encephal(omyel)itis-Virus, EEE-Virus: in USA, Mittel- u. Südamerika sowie Südostasien vork. ARBO-Virus A (20–30 nm), pathogen für Pferde (↑ Encephalomyelitis equina), Vögel, gelegentl. auch Menschen. Züchtbar in Gewebekultur, embryoniertem Hühnerei, neugeb. Maus. Überträger: Zecken u. Stechmücken.

EAT: ↑ EHRLICH* Aszitestumor.

Eaton* Virus (MONROE D. E., amerikan. Bakteriologe): das urspr. (1944) als **E.* agent** bez. ↑ Mycoplasma pneumoniae (Erreger der primär-atyp. Pneumonie).

Eau de Cologne-Dermatitis: ↑ Berloque-Dermatitis.

Ebad: ↑ exfoliative broncho-alveolar disease.

Ebbecke* Phänomen (ULRICH E., 1883–1960, Physiologe, Bonn): die bei vegetat. Labilität in Form einer Quaddel mit rotem Hof überschießende lokale vasomotor. Hautreaktion. – s. a. Eintauch-Schluckreflex.

Ebbe-und-Flut-Dränage: ↑ Tidal-Dränage.

Ebbingshaus* Lückentest (HERMANN E., 1850–1909. Psychologe, Halle): Intelligenztest anhand der sinnvollen Ergänzungen von Wort- u. Silbenlücken eines Textes.

Ebene: *anat* ↑ Planum, s. a. Frontal-, Sagittal-, Transversal-, Medianebene; *gyn* ↑ Beckenebenen.

Eberhard* Effekt: (1912) *röntg* helle u. dunkle Streifen, bes. an der Grenze sehr verschiedener Schwärzungen, als Folge ungenügender Bewegung des Films beim Entwickeln.

Ebers* Papyrus: *histor* der 1873 vom Berliner Ägyptologen GEORG MORITZ E. (1837–1898) gefundene, in Leipzig aufbewahrte ägypt. Papyrus (hieroglyph. Rolle, 20 m lang, 108 Kolumnen) der altägypt. Medizin mit Rezeptsammlung aus der Zeit um 1600 v. Chr.; 1890 von JOACHIM übersetzt.

Eberstaller* (OSCAR E., zeitgen. österreich. Anatom) **Gyrus**: / Gyri breves insulae. – **E.* Sulcus**: / Sulcus intraparietalis.

Eberth* (KARL JOS. E., 1835–1926, Pathologe, Zürich, Halle) **Linien**: / Disci intercalares. – **E.*-Belajew* Scheide**: bindegeweb. Umscheidung des Erregungsleitungssystems des embryonalen Herzens. – **E.*(-Gaffky*) Bazillus**: / Salmonella typhi.

Eberthella: veralteter Name (nach KARL JOSEPH EBERTH) einer Untergattung nicht-gasbildender Salmonellen.

EBK: / Eisenbindungskapazität.

Ebner* (VICTOR VON E., RITTER VON ROFENSTEIN, 1842–1925, Anatom, Graz u. Wien) **Drüsen**: die rein serösen, in die Gräben von Wallpapillen mündenden Zungendrüsen, deren Sekret die Schmeckstoffe an die Geschmacksknospen heranträgt, aber auch die Papillengräben ausspült (»Spüldrüsen«). – **E.* Fibrillen, Tangentialfasern**: / Dentinfibrillen. – **E.* Flüssigkeit**: kaltgesätt. NaCl-Lsg. mit 25%ig. HCl u. Aqua dest. (100+4+100) als Entkalkungsflüssigkeit für Knochengewebe. – **E.* Glanzstreifen**: / Disci intercalares. – **E.* Halbmonde**, GIANUZZI*, HEIDENHAIN* Halbmonde: in den gemischten (seromukösen) Speicheldrüsen der Mundhöhle die kappenförm. serösen Anteile der Endstücke. – **E.* Reagens**: *histol* Molybdän-Hämatoxylin-Lsg. zur Färbung von Sarkosomen in Muskelzellen nach Fixation in Alkohol-Formol oder Sublimat. – **E.* Retikulum**: feines Netzwerk zwischen den Zellen der Tubuli seminiferi. – **E.* Zelle**: der Spermatozyt II. Ordnung.

Ebola-Fieber: in Zentralafrika erstmals 1967 aufgetretenes hämorrhag. Fieber durch noch unbestimmtes – vom Marburg- u. Lassa-Virus abtrennbares – ARBO(?)-Virus; Letalität um 50%; auch Vektor u. Reservoir noch unbekannt.

Ebolo|lalie: Sprachstörung in Form zusammenhanglosen Einschaltens von Lauten in Wörter. – **E.phrasie**: Sprachstörung in Form zusammenhanglosen Einschaltens von Wörtern in Sätze.

Ebrietas: unkomplizierter / Alkoholrausch. – **Ebriositas**: / Trunksucht.

Ebstein* (WILHELM E., 1836–1912, Internist, Göttingen) **Diät**: Abmagerungskur mit starker Einschränkung von Eiweiß (50 g) u. KH (80 g Brot) bei hohem Fettanteil (60–100g) der Nahrung (1100–1400 Kal. pro Tag). – **E.* Fiebertyp**: / PEL*-EBSTEIN* Fiebertyp. – **E.* Krankheit**: 1) / Diabetes albuminuricus. – 2) E.*-PEL*Krht.: maligne / Lymphogranulometose. – **E.* Syndrom**: seltene angeb. Herzanomalie mit Deformierung u. Insuffizienz der in den re. Ventrikel verlagerten Trikuspidalklappen, Vergrößerung des re. Vorhofs u. des funktionell einbezogenen klappennahen Ventrikels (»Aurikularisation«) sowie offenem For. ovale. Klin.: Trikuspidalstenose u. -insuffizienz, Gedeihstörung, eingeschränkte Leistungsfähigkeit, paroxysmale Tachykardien; s. a. Tab. »Herzfehler« (Nr. 9); Lebenserwartung bei zyanot. Fällen ca. 12, bei azyanot. ca. 30 J. – Analog auch eine »Mitralisanomalie vom Typ EBSTEIN« (mit kammerwärt. Verlagerung des dors. Segels, evtl. Klappeninsuffizienz). – **E.* Tastperkussion**: Finger-Finger-Perkussion (nur ganz leichtes Klopfen), mit der gleichzeitig die Konsistenz des Gewebes geprüft wird.

Ebullismus: »Aufkochen des Blutes« als Begr. der Luftfahrtmedizin für den / Aeroembolismus bei rapidem Drucksturz.

Ebur: (lat.) Elfenbein, *anat* / Dentin. – **eburneus**: (lat.) von elfenbeinähnl. Härte. – **Eburnifikation, Eburn(e)atio, Eburnisation**: *path* elfenbeinart. Umwandlung des Knochens (Osteosklerose) mit Zunahme der Kompakta auf Kosten der Spongiosa bei Ostitis ossificans. – **Eburnatio algica**: / LERICHE*-COURTY* Syndrom.

EBV: / Epstein*-Barr* Virus.

EC: Enzyme Commission(-System) der IUB.

ec...: Präfix »(her)aus«; s. a. e..., ek..., ex....

ECAO-Virus, ECBO-Virus: (engl.: Enteric cytopathogenic avian bzw. bovine orphan) den ECHO-Viren sehr ähnl., aus Vogel- bzw. Rinderkot isolierte Viren.

Écarteur: (franzōs.) Instrument zum Spreizen von Wunden oder Körperöffnungen (z. B. Mund-, Lidsperrer, Retraktor).

ECC: (engl.) Emergency cardiac care (= kardiale / Reanimation).

Eccema: / Ekzema.

Ecchondroma, -drosis: s. u. Ekchondr....

Eccles*, Sir John Carew: geb. 1903, Physiologe, Canberra. 1963 Nobelpreis für Medizin (gemeinsam mit HUXLEY u. HODGKIN) »für Entdeckungen über den Ionen-Mechanismus bei der Erregung u. Hemmung in den peripheren u. zentralen Bereichen der Nervenzellmembran«; bedeutendes Werk: »Physiologie der Synapsen«. – **E.*-Sherrington* Gesetz**: s. u. SHERRINGTON*.

ECCO-Virus: (engl.: enteric cytopathogenic cat orphan) den ECHO-Viren sehr ähnl., aus Katzenkot isolierte Viren.

ECG: 1) / Elektrokardiogramm. – 2) / Elektrokortikogramm.

Echidnismus: Intoxikation durch Schlangengift.

Echidnophaga: Floh-Gattung [Pulicidae]; ♂ frei bewegl., ♀ nach Einbohren mit Stechrüssel in die Haut stationärer Ektoparasit an Geflügel, aber auch am Menschen.

Echinacea angustifolia: »schmalblätt. Sonnenhut« [Compositae]; enthält äther. Öl, **Echinacosid** (Glykosid mit schwacher antibiot. Wirkg. gegen Staph. aureus u. Strept. pyogenes), **Echinacein** (Isobutylamid einer unges. Fettsäure, insektizid wirkend) u. Polyazetylene; Anw. als Febrifugum u. Wundantiseptikum (z. B. Echinatruw®; entsprechend aus E. purpurea Echincin® für Wundheilung u. unspezif. Reizkörperther.).

Echin-Antigen: das im CASONI*-BOTTERI* Test angew. Echinokokken-AG (Hydatidenflüssigkeit).

Echinochasmus perfoliatus, Echinostoma perfoliatum s. gregale: Trematode der Fam. Echinostomatidae, 2–4 mm lang, 1 mm breit; 1. Zwischenwirt sind Schnecken (Parafossalurus), 2. Süßwasserfische. Dünndarmparasit von Hund, Katze, Schwein, selten des Menschen (nach Genuß roher, Metazerkarien enthaltender Fische; / Echinostomiasis).

Echinococcosis: / Echinokokkose.

Echinococcus, Echinokokkus: (PALLAS 1760) Bandwurm-Gattung [Cestoda, Taeniidae]; kleine Dünndarmparasiten der Karnivoren, mit wenigstens 2 Arten (E. multilocularis, E. granulosus), deren sich im Zwischenwirt entwickelnde Finnen Erreger der Echinokokkose des Menschen u. der Haustiere sind – u. nach Umbildg. aus der Oncosphaera (Primärlarve) ebenfalls als E. bezeichnet werden (= E. alveolaris bzw. E. cysticus): zweischicht. Wandung (äuß. Cuticula u. inn. Keimschicht), Hydatidenflüssigkeit, Brutkapseln u. Skolizes (Hydatidensand), Tochter- u. Enkelblasen; umgeben vom wirtseigenen Finnenbalg, der Echinokokkuszyste; Entwicklung zum adulten Bandwurm erst im Endwirt.

Echinococcus alveolaris s. multivesicularis: (BUHL 1854) Finne von E. multilocularis; Zwischenwirte Feld- u. Wühlmäuse, Mensch als Fehlwirt (Schmutzinfektion); meist in der Leber als vielblas., wuchernder Tumor, dessen Bläschen gallert. Masse mit vereinzelten Skolizes enthalten; obwohl Blut- u. Lymphgefäße einwandern, nekrot. Zerfall im Zentrum. Klin.: starke Leberschädigung. – **E. cysticus s. unilocularis s. hydatidosus s. vesicularis**, Hydatidenzyste: Finne von E. granulosus, Zwischenwirt Schaf, Mensch als Fehlwirt (Schmutzinfektion); meist in der Leber als typ., kindskopfgroße Echinokokkenblase (»Hydatidenzyste«), in den ersten 5–6 Mon. nach Infektion ohne (= E. c. sterilis), später mit Skolizes (= E. c. fertilis); durch Öffnen (Trauma, Op.) primärer Zysten Aussaat u. Entwicklung der Skolizes zu sek. Zysten (= E. multicysticus; jede Zyste mit eigener Membran). – **E. granulosus**, Taenia s. Polycephalus echinococcus, Hydatigena granulosa; der ubiquitäre Blasen- oder Hundebandwurm; Länge 3–6 mm; Strobila meist aus 3 Proglottiden. Zwischenwirte: Schaf, Rind u. Mensch. Die sich nach Verschlucken der Eier im Magen-Darmkanal entwickelnden Larven (Oncosphaera) wandern über Pfortadersystem u. Leber, evtl. auch über re. Ventrikel in die Lunge u. a. Organe ein, wo sich dann – v. a. bei der Variatio canadensis – die Finne (= E. cysticus) bildet; s. a. Echinokokkose. – **E. multilocularis**: Dünndarm-Bandwurm des Rotfuchses; exper. auf Hund u. Katze übertragbar. Länge 1,1–3,7 mm, Strobila meist aus 4 Proglottiden. Zwischenwirte: Wildtiere u. Mensch; Entwicklung wie E. granulosus; Finne: »E. alveolaris«. Verbreitung herdmäßig, z. B. Oberbayern, Südwürttemberg, Baden, Tirol, Steiermark, Kärnten, Italien, Schweiz, Teile der UdSSR (E. sibiricus), Alaska, Australien, Neuseeland; s. a. Echinokokkose.

Echinodol: $C_{32}H_{50}O_4$, ein Triterpenazetat; Inhaltsstoff des auf Koniferen wachsenden Pilzes **Echinodontium tinctorium** ([Polyporaceae], Nordamerika, Ostasien) mit tumorhemmender Wirkung; von den Wasco-Indianern als bakterizides Mittel benutzt.

Echinoidea: Klasse »Seeigel« der Echinodermata, mit über 800 marinen Arten; rundl., scheibenförm. oder längl.; Unterhautskelett mit beweglichen, hautüberzogenen, brüchigen, bei manchen Arten (Asthenosoma urens, Diadema antillarum, D. setosum) giftigen Stacheln sowie Pedizellarien (Greiffüßchen, z. T. mit Greifzangen) zwischen den Stacheln, bei einigen mit Giftdrüsen (z. B. Sphaerechinus- u. Strongylocentrotus-Arten); bes. gefährlich Toxopneustes pileolus (Ostasien); Wasser (!) inaktiviert die Gifte. Verbreitetes Versuchsobjekt (extrakorporale Befruchtung u. Entwicklung von Seeigeleiern, bes. der Gattung Arbacia).

Echinokokken|allergie: allerg. Reaktionsweise gegenüber E.-Antigen, im allg. bei Befall mit Echinococcus (Hydatidenbildung). Plötzl. Freiwerden größerer Antigenmengen, z. B. durch Ruptur einer Hydatide, kann zu anaphylakt. Schock führen. – **E.-Antigen**: von Echinococcus granulosus u. multilocularis gebildetes, in der Hydatidenflüssigkeit enthaltenes Antigen (wahrsch. Lipoid-Eiweißnatur), das die E.allergie auslösen kann. Diagnost. Anw. im / CASONI*-BOTTERI* Test.

Echinokokken|blase: / Echinococcus cysticus. – **E.infektion, -krankheit**: / Echinokokkose. – **E.-Intrakutantest**: / CASONI*-BOTTERI* Test. – **E.-KBR**: / GHEDINI*-WEINBERG* Reaktion. – **E.sand**: / Hydatidensand. – **E.schwirren**: / Hydatidenschwirren.

Echinokokkose, Echinokokken-Infektion, -krankh.: Erkr. des Menschen nach Befall (als Zwischen- bzw. Fehlwirt) mit Echinococcus granulosus oder multilocularis im Finnenstadium. Infektion durch perorale Aufnahme der Eier (Oncosphaera); weitere Entwicklung s. u. Echinococcus granulosus. Sympte. bei **zyst. E.** (durch Echinococcus granulosus): Befall von Leber (60%), aber auch Lunge, Milz, Nieren, ZNS u. Knochen; klin. Bild anfangs uncharakterist., später Verdrängungs- u. Kompressionserscheinungen, evtl. Vereiterung der Echinokokkuszysten u. Perforation (sek. Peritoneal- u. Pleurabeteiligung; fast immer schwere allerg. Allgemeinerscheinungen; s. a. Echinococcus cysticus). – Bei **alveolärer E.** (durch Echinococcus multilocularis) fieberlose chron. Erkr., mit zunehmender Lebervergrößerung u. extremem Ikterus; Prognose oft infaust (infiltratives Wachstum); s. a. Echinococcus alveolaris. Diagnose: immunol. (Intrakutantest, KBR), biol.-parasitol. (v. a. bei E. alveolaris), u. U. röntgenologisch. Ther.: chirurg. (bei zyst. E.), medikamentös, evtl. Rö-Bestrahlung.

Echinokokkus: / Echinococcus.

Echinomycin: (1957) Polypeptid-Antibiotikum aus Streptomyces echinatus; in vitro wirksam gegen grampos. Baktn. u. Trichomonas foetidus.

Echinoophthalmie: bürstenartige Anordnung der Augenwimpern.

Echinoparyphium paraulum, Echinostoma columbae: Darmparasit [Trematoda] von Enten u. Tauben, sehr selten des Menschen (UdSSR). Länge 3–10 mm; Entwicklungszyklus nicht bekannt.

Echinorhynchus: helminth auch beim Menschen vork. Gattung der / Acanthocephala. – **E. sphaerocephalus**: s. u. Polymorphus.

Echinostoma: Darmegel [Trematoda, Digenea] bei Reptilien, Vögeln, Säugetieren u. Menschen; besta-

Echinostoma

chelter Kopfkragen um die Mundöffnung; 1. Zwischenwirt Wasserschnecken, 2. Wasserschnecken, Muscheln, Amphibien, Fische. – Wichtigste Arten: **E. ilocanum** (Euparyphium s. Fascioletta iloc.) in Kanton, Indien, auf den Philippinen u. auf Java bei Hund, Wanderratte u. Mensch (Infektion durch Verzehr roher Süßwasserschnecken); sowie **E. lindoense** auf Celebes (24–96% der Bevölkerung infiziert durch Verzehr roher Muscheln; Entwicklung wie E. ilocanum). – **Echinostomiasis:** vorw. in Südostasien vork. Befall des Menschen mit den Saugwürmern Echinostoma ilocanum u. lindoense sowie Echinochasmus perfoliatus. Meist asymptomatisch, erst bei sehr starkem Befall Leibschmerzen, Durchfälle, evtl. tox. Anämie. Infektion v. a. durch Genuß von Süßwasserschnecken u. -muscheln. – s. a. Echinoparyphium.

Echis carinatus: »Sandrasselotter« (Efa, Phoorsa, Sawscaled viper); sehr gift., bis 65 cm lange Viper in der südl. UdSSR, Nordafrika u. Vorderasien (einschl. Vorderindien u. Ceylon).

Echo|ästhesie: (OMBRÉDANNE) Reizwahrnehmung an einer vom Reizort entfernten Stelle. – **E.akusis:** ↑ Diplacusis echotica. – **E.enzephalographie:** ↑ Ultraschall-Diagnostik intrakranieller Prozesse. Bei den oszillographisch aufgenommenen Einzelechos werden normalerweise »Initial-« (schallgeberseit. Außenfläche), »Mittel-« (vom Septum pellucidum) u. »Endecho« (Tabula int. der Gegenseite) unterschieden (↑ Abb.). – **E.erscheinungen:** psych ↑ Echomatismus.

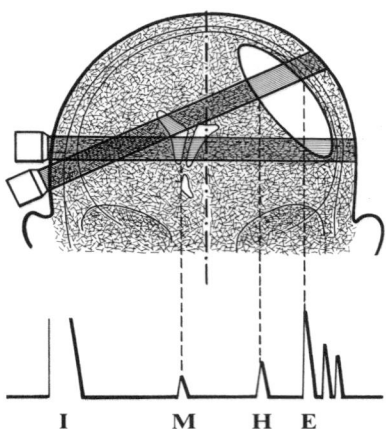

Echoenzephalogramm bei Subduralhämatom. **I** = Initial-, **E** = End-, **M** = Mittel-, **H** = Hämatomecho.

Echofenster: kard der 4. ICR li. parasternal, über dem zweckmäßig der Transducer für die Echokardiographie angelegt wird.

Echographie: 1) physik ↑ Ultraschall-Diagnostik. – **2)** psych **a)** Wortwiederholungen beim Schreiben i. S. des Echomatismus. – **b)** Sonderform der Aphasie, bei der ein Text abgeschrieben, aber nicht verstanden wird u. auch nicht spontan geschrieben werden kann.

Echo|hören: ↑ Diplacusis echotica. – **E.kardiographie:** ↑ Ultraschall-Echokardiographie. – **E.kinese:** s. u. Echomatismus.

Echo|lalie, E.phrasie, -sprache: zwanghaftes Nachsprechen von Wörtern u. Sätzen als Form des ↑ Echomatismus. – **physiol. E.:** die Stufe der kindl. Sprachentwicklung (9.–12. Mon.), in der vorgesprochene Laute u. einfache Wörter unverständlich wiederholt werden.

Echo|matismus: psych krankhafte (zwanghafte) Nachahmung von Sprache (↑ Echolalie), Bewegungen (= **Echokinese, -praxie**) u./oder Gebärden (= **Echomimie**) der Umgebung; v. a. bei inveterierter, chronifizierter Schizophrenie u. seniler Demenz. – **E.mnesie:** (H. WALTHER u. BUEL) mehrfaches subj. Wiederholungserlebnis einer im akuten Stadium der Psychose real erlebten Situation; v. a. bei Dibenamin®-Psychose.

Echo|palilalie, Spiegelsprache: krankhafte iterative Wiederholung gesprochener Wörter. – **E.pathie:** Psychose mit Echoerscheinungen.

Echo|phänomen: kard ↑ Umkehrextrasystole. – **E.phrasie:** ↑ E.lalie. – **E.praxie:** s. u. E.matismus.

Echo|sprache: ↑ Echolalie. – **E.systole:** (HUCHARD) ↑ Umkehrextrasystolie. – **E.tomographie:** ↑ Ultraschall-Diagnostik mit in verschied. Ebenen um das Objekt bewegtem Schallkopf.

ECHO-Viren: »**E**nteric **c**ytopathogenic **h**uman **o**rphan«-Viren (»orphan« = Waise, weil weder systematisch noch pathogenet. eindeutig einzuordnen), ubiquitäre Picornaviren mit zahlreichen Serotypen (1–9, 11–27, 29–34; 10 = Reovirus; 28 = Rhinovirus); rundl., 20–30 nm; RNS-haltig, durch Äther u. Natriumdesoxycholat nicht aktivierbar, jedoch hitzeempfindl.; Menschen-Ery hämagglutinierend. Typenspezif. (= S) u. Virus-AG (= V) induzieren komplementbindende, hämagglutinationshemmende AK. Isoliert aus menschl. Stuhl (auch ohne manifeste Erkr.), Liquor, Rachenabstrich, Blut; züchtbar auf Gewebekultur (menschl. Amnion, Affenniere) oder Hep-2-Zellen (je nach Serotyp); Typendifferenzierung auch durch Plaque-Technik. – Erreger fieberhafter Erkrn. (häufig explosiver Epidemien) des Respirations- (E 6, 8, 11, 20, 28) u. Magen-Darmtraktes (E 2, 7, 11, 12, 14, 18, 19), aber auch von Enzephalitis, lymphozytärer Meningitis, (passageren) Lähmungen (E 1–21), ferner von Myalgien, Peri- u. Myokarditis, Leberaffektionen (4 u. 9) sowie von rötelähnl. Exanthem (E 2, 4, 6, 9, 14, 16, 18), v. a. bei Kindern (ca. 5% unter 4 J. sind durchseucht) in den gemäßigten Zonen (Sommer-Herbst-Gipfel). Übertragung erfolgt durch Schmutz-, Schmier- u. Tröpfcheninfektion. – **ECHO 28-Rhino-Coryza-Virus:** ↑ Rhinoviren.

E-Chromosomen: 1) Bruchstücke der B-Chromosomen. – **2)** s. u. Denver-Klassifikation.

Echt|blausalze: histochem Diazonium-Verbindungen für Azo-Kupplungsreaktion (Nachweis von Phosphatasen u. Esterase). – **E.gelb:** 4-Aminoazobenzol-3,4′-disulfosaures Natrium; wasserlösl. Azofarbstoff, u. a. für Knochenfärbungen. – **E.grün:** ↑ Malachitgrün, ↑ Fast Green FCF.

Echt|neublau 3 R, Meldola-Blau: bas. Oxazinfarbstoff, u. a. für Leukozytengranula u. HEINZ* Körperchen. – **E.rot B:** ↑ Bordeauxrot. – **E.rot D:** ↑ Azorubin S. – **E.schwarzsalz K:** Diazoniumsalz zum histochem. Histamin-Nachweis (n. LANDING-HALL, BACHMANN-SEITZ).

Echtzeit-Kardiographie: s. u. Ultraschallechokardiographie.

Eck* Fistel (NIKOLAI WLADIMIROWITSCH VON E., 1847–1908, russ. Physiologe): Anastomosierung von

Pfortader u. unt. Hohlvene (mit partieller oder totaler Unterbindung des leberwärts gelegenen Pfortaderabschnitts) zur exper. Erzeugung einer Leberinsuffizienz. – vgl. *chir* portokavale Anastomose.

Ecker* (ALEXANDER E., 1816–1887, Anatom, Freiburg i. Br.) **Fissur**: ∫ Fissura transversa cerebri. – **E.* Furche**: ∫ Sulcus occipit. transversus. – **E.* Körperchen**: ∫ HASALL* Körperchen.

Eckert=Möbius* Operation (ADOLF E.=M., geb. 1889, Laryngologe, Halle/Saale): Einpflanzen eines Rinderknochenspans zwischen Knorpel u. Perichondrium des Nasenseptums bei Ozaena.

Eckhard* erektile Gefäßbüschel (CONRAD E., 1822–1905, Physiologe, Gießen): kurze Endarterien, die direkt in die Corpora cavernosa des Penis münden.

Ecklin* Syndrom (TH. ECKLIN, Pädiater, Basel), Anaemia splenica congenita: (1919) sehr seltene, prä- oder neonatal auftretende benigne, normoblast.- myeloblast.-hyperregenerator. Anämie (Polychromasie, Poikilozytose, basophil punktierte Ery, Retikulozytose, Leukozytose, Li.verschiebung) mit Hepato- u. Splenomegalie, ohne Hämolyse; Ät.path.: wahrsch. extramedulläre Blutbildung.

Eckzahn, Augen-, Hundszahn: Dens caninus, der 3. u. längste Zahn in jedem Quadranten des permanenten u. des Milchgebisses; einhöckrig, im OK mit 1, im UK (stets kleiner) evtl. mit 2 Wurzeln. – Häufig verlagert u. retiniert; bei periapikalem Prozeß Sympte. in der Umgebung des Auges. – **E.zeichen**, Signum canini: höckr. Verkümmerung der Haube des Milcheckzahns als Folge einer Embryopathie.

Eclampsia: ∫ Eklampsie. – **E. nutans**: ∫ Blitz-Nick-Salaamkrämpfe. – **E. saturnina**: Krampfzustände bei Bleivergiftung.

ECMO: 1) **e**xtra**c**orporal **m**embrane **o**xygenation (∫ Membranoxygenation). – 2) **ECMO-Virus**: **E**nteric **c**ytopathogenic **m**onkey **o**rphan-Virus; den ∫ ECHO-Viren ähnl., aus Affenkot isoliert.

Economo* Krankheit (CONSTANTIN E., FREIHERR V. SAN SERFF, 1876–1931, Neurologe, Wien): ∫ Encephalitis epidemica mit der **E.* Trias**: Fieber, Schlafsucht, Hirnnervenlähmung.

Ecothiopati iodidum *WHO*: Azetylcholin-esterase-Hemmer zur Glaukom-Ther. (0,06 oder 0,125%ige Lsg., 2 bzw. 1 Tr. pro Tag).

Ecouteurismus: (französ.) Belauschen sexueller Geräusche zur eigenen sexuellen Befriedigung.

ECPO-Virus: **E**nteric **c**ytopathogenic **p**orcine **o**rphan-Virus, den ∫ ECHO-Viren ähnl., aus Schweinekot isoliert.

Écraseur: (französ.; CHASSAIGNAC) eine Drahtschlinge oder kleingliedr. Metallkette zum Abquetschen u. Abtragen (»Écrasement«) eines Gewebes (Polyp, Tonsille, Warze), früher auch zur geburtshilfl. Zerstückelung, ferner in der Vet.medizin zur Kastration (durch Abquetschen des Eierstockbandes).

ECSO-Virus: **E**nteric **c**ytopathogenic **s**wine **o**rphan-Virus; den ∫ ECHO-Viren ähnl., aus Schweinekot isoliert.

Ecstrophia: ∫ Ekstrophie.

ECTEOLA-Zellulose: Reaktionsprodukt aus Epichlorhydrin, Triäthanolamin u. Natriumzellulose; Trägermaterial für Dünnschicht- u. Säulenchromatographie.

Ecthyma: ∫ Ekthyma.

Ectomia: ∫ Ektomie. – **Ectopia**: ∫ Ektopie.

Ectotrichophyton: ∫ Trichophyton.

Ectylurea *WHO*: Äthylkrotonyl-harnstoff; mildes Sedativum u. Ataraktikum (z. B. Nostyn®).

Eczéma: (französ.) ∫ Ekzem; z. B. **E. achromique** (= Pityriasis simplex), **E. craquelé** oder **fendillé** (bei extrem trockener Haut ekzematöse Reaktion in den Rißlinien zwischen mehr oder weniger großlamellösen Schuppen, z. B. bei Ichthyosis), **E. flanellaire**: (∫ Ekzematid DARIER), **E. marginé desquamatif de la langue** (∫ Exfoliatio areata linguae), **E. figurée** (∫ Dermatitis mediothoracica UNNA).

Eczematid-like purpura: (engl.) ∫ DOUCAS*-KAPETANAKIS* Purpura.

ED: 1) *radiol* **E**rythem**d**osis (∫ Hauterythemdosis), ∫ **E**infall**d**osis. – 2) *pharm* **E**ffektiv**d**osis (s. u. Dosis), ∫ **E**inzel**d**osis.

edaphische Faktoren: in der Geomedizin die vom Erdboden (Bodenluft, -feuchtigkeit, -exhalation, Wasservorkommen, Spurenelemente) des »Krankheitsraumes« ausgehenden Wirkungen. – **Edaphon**: Gesamtheit der auf u. im Erdboden lebenden Organismen (»Geobionten«).

Edblom* Zeichen: herabgesetzte Hauttemp. der betr. Extremität beim Ischias-Syndrom.

Eddowes* (-Spurway*) Syndrom (ALFRED E., 1850–1946, JOHN S., gest. 1917, engl. Ärzte): (SP. 1890, E. 1900) erbl. multiple Mesenchymanomalien mit Knochenbrüchigkeit u. blauen Skleren.

Edelgase: die – reaktionsträgen – Elemente der 0. bzw. 8. Hauptgruppe des Periodensystems: Helium, Neon, Argon, Krypton, Xenon, Radon.

Edelman* Gleichung: (1958) *physiol* Beziehung zwischen der Serum-Na-Konz. u. dem Quotienten von austauschbarem Na u. K zum Gesamtwasser; ermöglicht die gleichzeit. Bestg. des Bestands u. der Verteilung von K, Na u. Wasser im Organismus mit Hilfe der Isotopen-Verdünnungstechnik.

Edelmann* (ADOLF E., 1885–1939, Arzt, Wien) **Reflex**: Dorsalflexion der Großzehe bei pass. Beugung des gestreckten Beins als Hirndruckzeichen. – **E.* Syndrom**: 1) E.* Anämie: ∫ Infektanämie. – 2) »pankreatikohepat. Sy.« als Folge oder Begleiterscheinung einer chron. Pankreatopathie (Polyavitaminose?): hochgrad. Kachexie, Hautatrophie u. -hyperpigmentation, follikuläre Hyperkeratose, Vestibularisstörungen, Polyneuritis, psych. Störungen (v. a. KORSAKOW* Syndrom).

Edel|metalle: die chemisch sehr widerstandsfäh., nur in stark oxidierenden Säuren lösl. Metalle: Silber, Gold, Quecksilber, Rhenium, Ruthenium, Rhodium, Palladium, Osmium, Iridium u. Platin. – **E.stahl**: hochlegierter (über 5%) Stahl; Eigenschaften je nach verw. Legierungsbestandteilen (Mn, Ni, Co, Cr, Ti, W, Mo, V, Cu, Si).

Eden* Syndrom: prätibiales Ödem bei Hyperthyreose.

Eden*-Hybinette* Operation (RUDOLF E., dt. Chirurg; S. HYB., Chirurg, Stockholm): bei habitueller

Schulterluxation Einfügen eines Knochenspans in den Unterrand der Gelenkpfanne.

Edens* Reagens: (1905) Mischung (30 + 1) aus 0,33%ig. HCl u. gesätt. filtrierter alkohol. Lsg. von Methylviolett B; für Amyloidfärbung.

Edestin: (OSBORNE 1907) Globulin aus Getreide- u. Hanfsamen; MG $3,1 \cdot 10^5$, I.P. bei pH 5,5–6,0, mit hohem Arginingehalt. – Verw. z. B. (FULD 1907) zur Prüfung der pept. u. trypt. Verdauungsfunktion.

Edetat: Salz der Edetinsäure WHO (∫ Äthylendiamintetraessigsäure).

EDG: 1) ∫ Elektrodermatogramm. – 2) Elektrodurogramm.

Edge-Hill-Virus: ARBO-Virus B in Australien, von Moskitos übertragen (subklin. Krankheitsbild).

Edinger* (LUDWIG E., 1855–1918, Neurologe, Frankfurt/M.) **Bahn, Bündel:** ∫ Tractus spinothalamicus. – **E. Gesetz:** Neuronen beantworten einen langsamen Dauerreiz mit Größenzunahme, einen überstarken intermittierenden mit Atrophie oder Degeneration. – **E* Hinterstrangfeld:** kleines, an die hint. graue Kommissur angrenzendes RM-Feld mit dem »Hinterstranggrundbündel« des Fascic. proprius dors. – **E.*-Westphal* Kern** (ALEXANDER W.): der paar., kleinzell., autonome Lateralkern des N. oculomotorius auf der Höhe der vord. Zweihügel (basal des Aquaeductus mesencephali).

Edlbacher* Probe (SIEGFRIED E., 1886–1946, Biochemiker, Basel): spezif. Nachweis von Histamin, dessen kontrahierende Wirkung am isolierten Meerschweinchendarm durch Arginin verhindert wird.

Edmonston-Stamm: (ENDERS 1954) Stamm des Masernvirus, aus dem durch Adaptation an Brutei u. Amnionzellen 2 attenuierte Linien (A, B) herausgezüchtet wurden, von denen die B-Linie zur Herstg. des ersten Masern-Lebendimpfstoffes diente.

Edmunds* Operation: (ARTHUR E., geb. 1874, Chirurg, London): *urol* ∫ Fledermausplastik.

Edozephalus, Aedocephalus: (GEOFFROY ST. HILAIRE) Mißgeburt mit rüsselart. Nasenpürzel, Otozephalie u. Zyklopie.

Edridge=Green* Klassifikation (FREDERIC E.=G., 1863–1935, Ophthalmologe, London): Einteilung der Farbenfehlsichtigkeit nach den Sepktralfarben (Rot, Orange, Gelb, Grün, Blau, Violett) in 6 Gruppen. – Prüfung des Farbensinns mittels **E.=Gr.* Lampe** (mit auswechselbaren Farbscheiben), sogen. Laternentest.

Edrophonii chloridum WHO: Azetylcholinesterase-Hemmer; Anw. (z. B. Tensilon®) als Antagonist bei d-Tubocurarin-Überdosierung sowie bei der Myasthenia gravis.

EDTA: 1) Ethylene diamine tetraacetate (∫ Äthylendiamintetraessigsäure; s. a. KAISER*-PONSOLD* Test). – 2) European Dialysis and Transplant Association (geründet 1964).

EDV: 1) enddiastol. Ventrikelvolumen. – 2) elektron. Datenverarbeitung.

Edwards* Syndrom: ∫ E_1-Trisomie.

Edwardsiella tarda: (SAKZAKI 1959) *bakt* gramneg. Stäbchen [Enterobacteriaceae]; fragl. pathogen (aus Stuhl u. Urin isoliert).

EEC-Syndrom: (WALKER u. CLODIUS 1963) fam., autosomal-dominant (?) erbl. Kombin. von Spalthand u./oder -fuß (engl.: Ectrodactyly), Ektodermaldysplasie (z. B. zarte Haut, dünnes Haar, Mikro- bis Anodontie, Nageldystrophie) u. Lippen-Kiefer-Gaumenspalte (Clefting).

EEDTA: 2,2'-Bis-(diazetylamino)-diathyläther; Chelatbildner (zur Dekorporierung von Kationen).

EEE: (engl.) ∫ Eastern Equine Encephalitis.

EE-Form: ∫ exoerythrozytäre Form (der Malaria-Plasmodien).

EEG: ∫ Elektroenzephalogramm. – **EEG-Audiometrie:** s. u. Hörprüfung.

EEL: Emergency exposure limits (EEL-Wert entspricht etwa der max. ∫ Unfallkonzentration).

EE-Reaktion: *serol* ∫ FOSHAY* Reaktion.

EET: Erythrozyten-Eisen-Turnover (∫ Schema »Eisenstoffwechsel«).

EF: ∫ Extrinsic factor. – EF_6: *kard* Brustwand-Abltg. über dem Proc. ensiformis (= V_E).

E.-Faktor: Erythematodes-Faktor (s. u. Lupus erythemat.). – **E-, e-Faktor:** ∫ Antigen E bzw. e.

Efeupupille: *ophth* Jargon für die durch hint. Synechien zackig entrundete Pupille (erst bei künstl. Pupillenerweiterung zu erkennen).

effektiv: tatsächlich, wirksam. – **Effektivwerte** physikalischer Größen durch tiefgestellten Index »eff« gekennzeichnet; s. a. eff. ∫ Dosis, eff. ∫ Halbwertzeit; als **e. Spannung** (U_{eff}) gilt der Mittelwert der Sp. eines sinusförm. Wechselstroms oder pulsierenden Gleichstroms, dessen Effekt dem eines konstant-kontinuierl. Gleichstroms dieser Spannung entspricht. Produkt aus U_{eff} u. der **e. Stromstärke** I_{eff} = Scheinleistung des Wechselstroms. – *radiol* Die **e. Wellenlänge** (λ_{eff}) einer heterogenen Rö-Strahlung (mit Grenzwellenlänge λ_{min}) wird angegeben als W.länge einer monochromat. Stahlung, deren HWS im gegebenen Material gleich der der heterogenen Strahlung ist (Definition nicht einheitl., nach Wachsmann z. B. $\lambda_{eff} = 2,0 \lambda_{min}$ für konstante bzw. $2,5 \lambda_{min}$ für pulsierende Gleichspannung); s. a. Normalstrahlung.

Effektivtemperatur: (YAGLOU u. M.) *hygien* die Temp., die bei verschied. Feuchtigkeitsgraden u. Luftgeschwindigkeiten die gleiche Wärmeempfindung auslöst; »Klimasummenmaß« zur Kennz. des Klimas in der Umgebung des Menschen. – Als »korrigierte« E. (BEDFORD) unter Berücksichtigung der strahlenden Wärme mit modifiziertem Globethermometer bestimmt.

Effektor: 1) *physiol* der den motor. bzw. sekretor. Effekt erzeugende Anteil des Reflexbogens (»Erfolgsorgan«). – 2) *genet* Begr. der Molekularbiologie (∫ JACOB*-MONOD* Modell) für einen in der Zelle wirksamen Metaboliten zur Regulation der Genaktivität, u. zwar beim induzierbaren System i. S. der Depression, beim repressiblen i. S. der Repression (»Korepressor«). – 3) *enzym* (BERSIN) natürl. oder synthet. Stoff (z. B. Ca, Cl, Komplexbildner), der die Wirkung von Enzymen fördert (=Aktivator, Stabilisator, Komplement) oder hemmt (= Inaktivator, Inhibitor, Destruktor).

Effektualphase: *allerg* ∫ Tab. »Immunreaktion«; vgl. Initialphase.

Effeminatio(n): 1) Vorhandensein psychischer u. körperl. ♀ Eigenschaften beim ♂; vgl. Androgynie. – 2) pass. Homosexualität des ♂.

efferens, efferent: (lat.) herausführend, -leitend (z. B. Vas efferens), *physiol* vom Zentrum zur Peripherie (= zentrifugal; s. a. Efferenz).

Efferent-loop-Syndrom: *enterol* ↑ Syndrom der abführenden Schlinge.

Efferenz: *physiol* die von Nervenzellen über Neuriten weggeleiteten Erregungen, je nach beteiligter Nervenfaserart als α-, β-, γ-E. bezeichnet; i. e. S. die vom ZNS zu effektor. Systemen geleitete Erregung; i. w. S. auch die zuständigen Leitungsbahnen (↑ Neuron). – **E.kopie**: *physiol* hypothet. Erregungsmuster, das bei kortikal induzierter Motorik neben den Erregungen, die die eigentl. Aktivierung bulbärer u. spinaler Motoneurone bewirken, in tieferen Zentren besteht u. nach Erreichen des Handlungsziels durch die entspr. ↑ Reafferenz wieder gelöscht wird.

effervescens: (lat.) aufbrausend.

efficax: (lat.) drastisch wirkend, erfolgreich.

Efflation: ↑ Aufstoßen.

Effleurage: (französ.) die »Streichung« als Grundhandgriff der ↑ Streichmassage.

Effloreszenz, Morphe: *derm* »Hautblüte«, das morphol. Grundelement einer krankhaften Hautveränderung, entweder als dir. Folge der Erkr. (= Primär-E.) oder nach Umwandlung der Primär-E. (= Sekundär-E.; ↑ Abb.); s. a. Urtica, Vesicula usw.

Effluvien: *physik* von einer Spitzenelektrode ausgehende elektr. »Konvektionsentladung« in Form eines unsichtbaren oder sichtbaren Stromes (= Lichtbüschel) geladener Teilchen. Therap. Anw. als **Effluvation** (»Franklinisation«, mit stat. Elektrizität) u. als ↑ Arsonvalisation (Hochfrequenzströme).

Effluvium: Ausfließen, Ausfluß, Ausfall; z. B. **E. capillorum** (= Alopezie), **E. seminis** (= Ejakulation).

Efflux: (lat.) Ausfließen; auch i. S. von Abortus u. (GÜNTHER) Reflux.

Effort: (engl.) Anstrengung, Überanstrengung; z. B. **E.hypoglykämie** (im Anschluß an max. kurzdauernde Muskelleistungen), **E.syndrom** (= DA COSTA* Syndrom), **E.thrombose** (↑ Thrombose par effort, Achselvenenthrombose), **E.-Test** (körperl. Belastung zur Provokation einer – latenten – Hämaturie), ferner die **E.synkope**: Bewußtseinsverlust unter körperl. Belastung (zerebrale Ischämie durch physiol. Absinken des peripheren Widerstandes bei unzureichender Erhöhung des HMV, v. a. bei hochgrad. Aortenstenose u. bei Hypertonie (mit oder ohne Mitralstenose).

Efloxatum *WHO*: 4-Oxo-2-phenyl-4H-benzopyran-7-yloxyessigsäureäthylester; Koronarvasodilatans.

E-Formen: ↑ exoerythrozytäre Formen (der Malaria-Plasmodien).

Egel: *entom* dtsch. Sammelbez. für Arten der Ordngn. Hirudinea u. Digenea [Trematoda]. – **Egelseuche**: Erkr. durch ↑ Leberegel.

Egesta: das Ausgeworfene (z. B. Sputum, Fäzes).

EGG: ↑ Elektrogastrogramm.

Egger* Linie: transparenter Ring (∅ ca. 9 mm) an der Hinterfläche der Augenlinse (Ansatz des Lig. hyaloideocapsulare).

Eggers* (G. W. E., zeitgen. amerikan. Chirurg) **Platte**: P. für ↑ Druckosteosynthese. – **E.*-Bertrand* Operation**: Verlagerung des Ansatzes der »zweigelenk.« ischiokruralen Muskulatur (Mm. biceps femoris, semimembranosus, semitendinosus) von der Tibia auf die Femurkondylen (Ausschaltung der Flexorfunktion) bei Kniebeugekontraktur.

Eggleston* Methode (CARY E., geb. 1884, Internist, New York): Behandlung des bisher nicht digitalisierten Herzkranken mit großer initialer Digitalisdosis u. nachfolgenden kleinen Dosen (4–6stündl. Intervalle) bis zur Volldigitalisierung.

Egg-shell-Technik: (SHAMBAUGH) *otol* »Eierschalen-Technik« der ↑ Bogengangsfensterung (wenn die Abhebung des Knochendeckels in toto nicht gelingt), d. h. Entfernung kleinster Stücke der Labyrinthkapsel zur Freilegung des Endolymphschlauches.

Egli* Drüsen: Glandulae mucosae der Harnleiterschleimhaut.

Ego: (lat.) *psych* das ↑ Ich.

Egomorphismus: *psych* Übertragung der eigenen Nöte, Befürchtungen, Verhaltenseigenheiten etc. auf einen anderen Menschen; vgl. Projektion (4).

Egopathie: 1) (K. P. KISKER 1964) schizophrene Zustandsbilder, die nicht zu den chron.-progred. Kernschizophrenien gehören, z. B. flücht. schizophrene Episoden, period. Krisen, instabile Intervalle, gedehnte stille Haltungsänderungen, langjähr. Zusammenbrüche, subpsychot. Verschrobenheiten. Gemein-

Hauteffloreszenzen

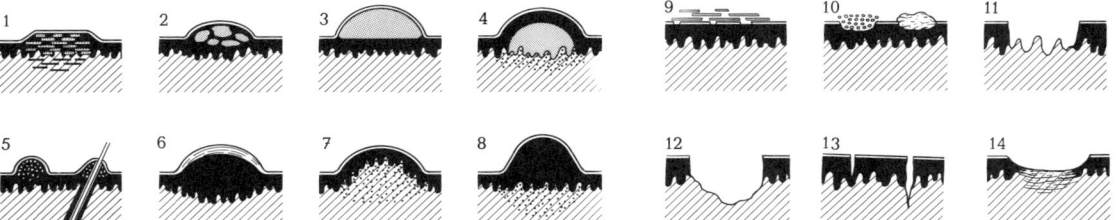

Primäreffloreszenzen: 1) Quaddel (Urtica), 2) Bläschen (Vesicula), 3) subkorneale Blase (Bulla), 4) subepidermale Blase (Bulla), 5) Pustel (Pustula) u. follikuläre Pustel (Folliculitis), 6) epidermale Papel (Papula), 7) kutane Papel (Papula), 8) Knoten (Tuber).

Sekundäreffloreszenzen: 9) Schuppe (Squama), 10) Kruste (Crusta), 11) Erosio(n), 12) Geschwür (Ulcus), 13) Schrunde (Rhagade), 14) Narbe (Cicatrix).

Egotropie

sam mit der Kernschizophrenie sind: Anwandlung der Ich-Strukturen u. Querschnittssymptomatik; verschieden: Urs. (wahrsch. somato-charakterol. Besonderheiten) u. Verlauf (nicht geradlinig ungünstig). – **2)** auf Selbstüberschätzung beruhendes aggressives Verhalten des Psychopathen.

Egotropie: (ADOLF MEYER) *psych* Oberbegr. für Egozentrizität u. Narzißmus.

EGTA: 1,2-Bis-[2-di-(karboxymethyl)-amino-äthoxy]-äthan; Chelatbildner (zur Dekorporierung von Kationen).

Ehalt* Operation (WALTHER E., geb. 1902, Chirurg, Graz): **1)** transartikuläre Fixation des Hüftgelenkes mit steil eingeführtem Dreilamellennagel, zusätzlich para- oder intraartikulärer Knochenspan. – **2)** Doppelarthrodese des oberen u. unt. Sprunggelenks durch intrakapsulären Anlagerungsspan (Brückenspan aus der med.-unt. Tibiakante in ein Innenknöchel-Talus-Kalkaneus-Bett). – **3)** subtalare Arthrodese durch Entknorpelung, Spongiosaplombierung u. transartikulären Dreilamellennagel (vom Fußrücken her durch Talus u. Kalkaneus). – **4)** Aufrichtung des frakturierten Kalkaneus durch Arthrodese des unt. Sprunggelenks u. Einbau eines Knochenkeiles in den hint. Gelenkabschnitt. – **5)** blut. Reposition u. Aufrichtung des querfrakturierten Radiusköpfchens mit Knochenkeil aus dem oberen Radiusschaft.

EHA: (französ.) **E**ncéphalomyélite **h**umaine **a**iguë.

EHD: (engl.) **E**pizootic **H**emorrhagic **D**isease (durch ARBO-Viren).

EHF: **e**pidem. **h**ämorrhagisches / **F**ieber.

Ehler* Reagens: *histol* Fixationslösung aus 1 g Chromsäure u. 1–5 Tr. Eisessig in 100 ml Wasser.

Ehlers*-Danlos*(-Meekeren*) Syndrom (EDWARD E., 1863–1937, dän. Dermatologe; HENRI ALEXANDER D., 1844–1912, französ. Arzt), Dystrophia mesodermalis congenita, Fibrodysplasia elastica generalisata: (1899 bzw. 1908) autosomal-dominant (Typen I–III) bzw. rezessiv erbl. (IV–VII), angeb. »Mesenchymose« (Synthese- u./oder Vernetzungsstörung der Kollagene) mit Cutis hyperelastica u. abnormer Verletzlichkeit der Haut, Überstreckbarkeit der Gelenke u. Hypotonie der Muskulatur (»Kautschukmensch«), Osteoporose, schlaffen Narben, Netzhautablösung (Typ VI), Ekchymosen u. rezidiv. arteriellen Blutungen (IV) u. a. m.; oft kombin. mit weiteren Mißbildungen, Typ VII mit Zwergwuchs. Histol.: mangelhafte Verflechtung der straffen kollagenen Fasernetze, Dysplasie der Elastika, zyst. Hohlräume.

Ehrenritter* Ganglion (JOHANN E., gest. 1790, Anatim, Wien): / Ganglion sup. nervi glossopharyngei.

Ehret* Lähmung (HEINRICH E., geb. 1870, dtsch. Pathologe): trotz Wiederherstellung der elektr. Erregbarkeit des Muskels fortbestehende »Gewohnheitslähmung« infolge psych. Fixation oder Verlustes der Innervationsbahnung (v. a. bei Kindern).

Ehrlich* Paul: 1854–1915, dtsch. Chemiker u. Serologe, Begründer der Chemother.; erhielt 1908 (zus. mit METSCHNIKOW) den Nobelpreis für Medizin für Entwicklung u. Ausbau des "spez. Standardprinzips" in der Immunbiologie. Gründete 1899 in Frankfurt/Main das – später nach ihm benannte – Institut (»Staatl. Anstalt für experimentelle Ther.«). – **E.* Fingerversuch**: / Fingerversuch. – **E.* Hämatoxylin**: *histol* 2 g Hämatoxylin, je 100 ml 96%ig. Alkohol, dest. Wasser u. Glyzerin, 3 g Alaun u. 10 ml Eisessig; nach Reifung (14 Tg.) zur Kernfärbung, mit Eosin-Zusatz (0,5 g) zur Färbung von Blutausstrichen. – **E.* Innenkörper**: / HEINZ* Innenkörper. – **E.* Karzinom, Mäusetumor**: / EHRLICH* Tumor. – **E.* Komplement**: s. u. E.* Seitenkettentheorie. – **E.* Reaktionen**: **1)** E.* (-PRÖSCHER*) Aldehydprobe: (1901) die Mehrzahl der Chromogene (einschl. Indol- u. Skatol-Derivate) erfassender Nachweis von Urobilinogen (Reaktionsbeginn an mittlerer Methylenbrücke; chinoider Farbstoff) bzw. Sterkobilinogen im frischen, erkalteten Harn (3–5 ml) durch Zusetzen von 3 Tr. E.* Reagens (2 g p-Dimethylaminobenzaldehyd in 100 ml 20%ig. HCl); Rotfärbung (chloroformlösl.) in der Kälte spricht für vermehrte, nach Erwärmen für normale, auch dann ausbleibende Färbung für verminderte Urobilinogen-Ausscheidung; Verfälschung v. a. durch Eiweiße (insbes. tryptophanreiche), Medikamente, Nitrite (Verdacht auf Bact. coli), Bilirubin (Grünfärbung). Modifiziert z. B. von WALLACE u. DIAMOND (1925; Na-Azetat-Zusatz), halbquant. von WATSON (1 EHRLICH* Einh. = 1 mg Urobilinogen). – Auch in Fäzes durchführbar. – **2)** (1883) Bilirubinnachweis mit Diazoreagens (Sulfanilsäure, Natriumnitrit) im mit konz. HCl versetzten Chloroformauszug oder direkt im Harn nach Ansäuern mit Essigsäure (Violett- bis Blaufärbung). – s. a. Diazoreaktion (2). – **3)** Indikannachweis im Harn durch Erhitzen mit dem gleichen Vol. 0,33%iger salzsaurer p-Dimethylaminobenzaldehyd-Lsg. u. Zusatz von überschüss. Ammoniak oder KOH (Rotfärbung); modifiziert von FRIEBER u. von KOZICZKOWSKY (für Urobilinogen). – **4)** unspezif. Indol-Nachweis in Harn oder Baktn.kulturen durch Zusatz von Benzol oder Alkohol, alkohol. p-Dimethylaminobenzaldehyd-Lsg. u. Salzsäure; nach Schütteln Violettfärbung der wäßr. Schicht; modifiziert von KOVACS u. von BÖHME. – **5)** E.* Umkehrprobe: / WATSON*-SCHWARTZ* Test. – **E.* Seitenkettentheorie**: (1904) histor. Theorie der AK-Entstehung: Nach Bindung des Toxins an chemisch verwandte haptophore Nutrirezeptoren der Zelle erfolgt – bei nicht zu schwerer Schädigung – Neubildung haptophorer Gruppen (»Seitenketten«), die sessil die Giftwirkung des Toxins vermitteln, von der Zelle abgestoßen aber die Toxine bzw. AG im Blut binden. Unterschieden werden AK I. (mit spezif. Haftgruppe), II. (mit Haft- u. unspezif. Funktionsgruppe = zymophore Gruppe, d. h. Agglutinin u. Präzipitin) u. III. Ordnung (= Ambozeptor). – s. a. Komplement. – **E.* Triazid**: s. u. EHRLICH*-BIONDI* Färbung. – **E.* Triglyzerin**: / Aurantia-Eosin-Indulin. – **E.* Tumor**: (1905) transplantabler Mäusetumor (von spontanem Mamma-Ca. abgeimpft), der bei i. p. Verimpfung als Aszitestumor (»EAT«), sonst als solides Adenokarzinom wächst. Weiterzüchtungen in verschied. Ploidiestufen u. mit unterschiedl. Chemo- u. Radiosensibilität, z. B. als E.* -PUTNOCKY* Sarkom (1938) auf jungen Ratten (60% Mortalität in 2 Wo.). – **E.* Versuch**: Prüfung der Blut-Kammerwasser-Schranke anhand der Permeation i. v. injizierten Fluoreszeins in die Vorderkammer. – **E.* Zelle**: **1)** / Mastzelle. – **2)** / Megaloblast. – **E.* - Biondi* Färbung** (ADOLFO B.): zytol. Mehrfachfärbung mit E.* -B.* »Triazid« (gesätt. Lsgn. von Methylgrün, Säurefuchsin u. Orange G, 3 + 1 + 10); Zellkerne, Knorpel u. Schleim blaugrün, Zytoplasma, Nukleolen, kollagene Fasern, Knochen

u. Dentin rot, Mastzellengranula blauviolett, Ery orange. Modifiziert von ∫ HEIDENHAIN, STRASBURGER. – **E.* - Dogiel* Färbung**: supravitale Nervenfärbung durch Einbringen von Verdünnungen einer 1%ig. Methylenblau-Lsg. in 0,6–0,9%ig. NaCl-Lsg. in die Blutbahn, eine Körperhöhle oder das Bindegewebe eines Organs; i. w. S. auch das Einlegen von Organteilen in diese Lsg.; modifiziert von SCHABADASCH. – **E.*(-Hata*)Behandlung** (SAHACHIRO H.): die Salvarsan-Therapie der Syphilis. – **E.* - Türk* Linie**: *ophth* ∫ TÜRK* Linie. – **E. - Westphal* Färbung** (ALEXANDER W.): Mastzellen-Färbg. mit einem Gemisch aus alkohol. Karmalaun-Lsg., Glyzerin u. Essigsäure.

Ehrlich* Bläschenkatheter: *gyn* kurzer Gummikatheter mit 2 aufblasbaren Gummibläschen zum bds. Verschluß großer Blasen-Scheidenfisteln.

Ehrlich* Okular: Mikroskop-O. mit konzentrisch veränderl. Zählfeld.

Ehrlichia: *bakt* obsol. Gattungsname für best. Rickettsien u. Miyagawanellen.

Ehrlichin: Antibiotikum aus Streptomyces lavendulae; Hemmwirkung gegen Influenza-Viren B (in vitro auch A), unwirksam gegen Baktn., Pilze u. Bakteriophagen.

Ehrmann* Adrenalintest (RUDOLF RICHARD E., geb. 1879, Internist, Heidelberg, Berlin, New York): biol. Bestg. kleinster Adrenalin-Mengen am enukleierten Froschauge durch Vergleich der in 2 Std. bewirkten Pupillenerweiterung.

EHWZ: Eliminationshalbwertzeit (bei Clearance).

Ei: *biol* die weibl. Fortpflanzungszelle (»Eizelle«) vielzelliger Tiere; beim Menschen (∫ Ovum) einschl. der Corona radiata. Größe (abhängig v. a. vom Dottergehalt) zwischen 20 μm (einige Nematoden, ∫ Wurmeier) u. 15 (Strauß) bzw. 22 cm (Riesenhai), beim Menschen 120–200 μm. Je nach Menge u. Verteilung des Dotters (s. a. Furchung) unterschieden als: alezithal (dotterfrei; bei einigen Wirbellosen u. Säugetieren), anisolezithal (mit telo- oder zentrolezithaler Verteilung des – meist reichl. – Dotters), ektolezithal (von »Dotterzellen« umgeben, ohne eigene Dotterbildung; z. B. bei Turbellarien, Trematoden, einigen Zestoden), isolezithal (mit gleichmäß. Verteilung des – spärl. – Dotters, z. B. beim Menschen), mesolezithal (mäßig dotterreich, z. B. bei Amphibien), mononukleolär (mit nur einer Nukleole, z. B. bei Würmern, Mollusken, Säugern), oligolezithal (dotterarm, z. B. beim Menschen), polylezithal (dotterreich, z. B. bei Fischen, Reptilien, Vögeln), polynukleolär (mit zahlreichen Nukleolen, z. B. bei Amphibien, Insekten), telolezithal (Dotter am vegetat. Eipol angesammelt, z. B. bei Fischen, Amphibien, Reptilien, Vögeln), zentrolezithal (mit zentraler Anhäufung des Dotters, z. B. bei Insekten).

EIA: (1971) »Enzym-Immunoassay«, immunol. Nachweis einer biol.-akt. Substanz analog dem ∫ RIA, wobei aber ein Enzym-Substrat-System als Indikator fungiert; 2 Methoden: **heterogener EIA** oder **ELISA** ("Enzyme-linked immuno-sorbent assay"; Bindungsanalyse kompetitiv oder nicht-kompetitiv); **homogener EIA** oder **EMIT** (»Enzyme--multiplied Immunotechnique«; mit Enzym-konjugiertem Hapten, technisch einfacher, für kleine Moleküle); s. a. Abb.

Eiabnahme, Ovum pick-up: *gyn* der etwa 2 Min. dauernde, sich periodisch wiederholende Vorgang, durch den die Tube das Ei mit ihrem – z.Z. der Ovulation hyperäm. – Infundibulum übernimmt; gleichzeitig period. Bewegungen des Eierstocks (Verkürzung u. Erschlaffung der Bänder).

Eiaustauschstoffe: *diät* z. B. bei Ei-Allergie (gegenüber Ovalbumin, Ovomukoid, Avidin, Vitellin u. a.) als Ei-Ersatz geeignete eiweißhalt. tier. oder pflanzl. Stoffe wie Trockenmilch, Molke, Sojamehl, Fischeiweiß, evtl. mit emulgierenden Zusätzen (z. B. Alginat, Tylose, Traganth).

Eiballen: *embryol* Ansammlungen von Ureiern u. epitheloiden Zellen in der Keimdrüsenanlage; Abschluß der E.-Bildung mit der Geburt. – **Eiberg**: *anat* ∫ Cumulus oophorus. – **Eibläschen**: *gyn* ∫ Eifollikel, ∫ GRAAF* Follikel.

Eichel: *anat* ∫ Glans penis, Glans clitoridis. – **E.entzündung**: ∫ Balanitis. – **E.kranz**: ∫ Corona glandis.

Eichelbaum* Methode: *chir* Veröden des Großzehennagelbetts (nach Nagelentfernung) durch Deckung mit prox. Brückenlappen.

Eichenrinde: ∫ Cortex Quercus – **E. bad**: adstringierendes Teil- oder Ganzbad mit Cortex-Quercus-Absud; v. a. bei Ulcus varicosum, Ekzem, schlecht heilenden Wunden.

Eicher* Prothese: Total-Hüftprothese aus Vitallium-Legierung mit Stahlstift (für Femurschaft).

Eichhoff* Pinselung (JOSEPH E., 1855–1914, Dermatologe, Elberfeld): Lsg. aus Acid. salicyl., Naphthol. āā 5,0, Pix betul., Sapo Kal., Ichthyol āā 10,0 Spir. dil. ad 100,0; v. a. bei therapieresistenter Psoriasis vulg. u. psoriasiformem Ekzem.

Eichhoff*-Finkelstein* Zeichen (ERICH E., 1892–1957, Chirurg, Köln): schmerzhafte Ulnarflexion der Hand bei maximal flektiertem Daumen als Hinweis auf Tendovaginitis stenosans des 1. Sehnenfaches am Handrücken.

Eichhorst* (HERMANN E., 1849–1921, Internist, Zürich) **Krankheit**: interstitielle ∫ Neuritis (»fascians«). – **E.* Typ**: »femorotibialer Typ« der Dystrophia musculorum progressiva; obsolet.

Eichkurve: *labor graph.* Darstellung der für eine Standard-Lsg. mit Hilfe einer Verdünnungsreihe ermittelten Extinktionswerte, die den Zusammenhang

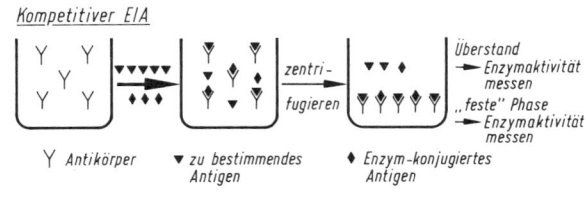

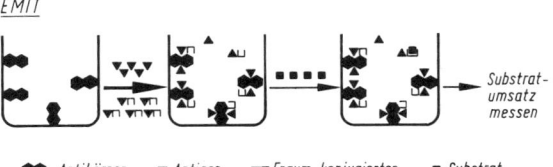

Eichler* Theorie

zwischen der Konz. des zu bestimmenden Stoffes (Abszisse) u. einer charakterist. Eigenschaft (Farbe, Dichte etc.; Ordinate) angibt. – Bei Meßgeräten eine entspr. Kurve, die die Abweichung der Meßwerte von den durch Eichen erhaltenen Sollwerten wiedergibt; i. w. S. auch die beim EKG, EEG etc. nach Einstellen der gewünschten Gerätempfindlichkeit aufgezeichnete "Leerkurve", die später als Eichmaß dient.

Eichler* dynamische Theorie der Schwelle: *physiol* Bei der Erregungsentstehung beschleunigt die pass. Reizwirkung einen an keine Schwelle gebundenen zwischengeschalteten Gewebeprozeß stetig, der dann – sich nach Art einer Autokatalyse verstärkend – bei Erreichen des Maximums zur Entladung führt.

Eichstandgerät: *radiol* ↑ KÜSTNER* Eichstandgerät.

Eichstedt* Krankheit (KARL-FERDINAND E., 1816–1892, Arzt, Greifswald): ↑ Pityriasis versicolor.

Eicken* Haken (CARL V. E., 1873–1960, Otologe, Gießen, Berlin): kräft., gekrümmte Metallsonde, mit der bei der E.* Hypopharyngoskopie der – zuvor anästhesierte – Larynx nach vorn gezogen u. so der Hypopharynx trichterförmig eröffnet wird (Einblick bis zur 1. Ösophagusenge). – Von E.* ferner angegeben: Kanüle für Kieferhöhlenspülung, Binokularlupe, Klemme zur Fixierung der Drahtenden bei Drahtnaht.

Eickstedt* Krankheit: Urticaria papulosa chronica.

Eid des Hippokrates*: ↑ Genfer Gelöbnis.

Eidelman*-Seligmann* Syndrom: s. u. FRANKLIN*.

Eidese: *psych* Überwiegen der anschau. Vorstellung im Bewußtseinsverhalten (s. a. Anschauungsbilder); i. e. S. (HELLPACH) die physiol. Entwicklungsphase des Jugendl. zwischen Thymose u. Noese.

Eidetik, Eidologie: *psych* Lehre von den »subjekt.-opt. Anschauungsbildern« (i. w. S. auch akust. u. taktilen Erscheinungen), derzufolge gewisse Menschen (»Eidetiker«, mit »eidet. Begabung«) Vorstellungen u. reale Gegebenheiten später ohne erneute Wahrnehmung bis zur anschau. Vergegenwärtigung verdichten können; v. a. im frühen Schulalter, ferner bei Jugendl. (s. a. Eidese), kunstbegabten Erwachsenen, Hyperthyreotikern. – **Eidetika:** *pharm* chem. Substanzen, die lebhafte opt. Vorstellungen u. Halluzinationen erzeugen, z. B. LSD, Mescalin.

Eidotter: 1) ↑ Dotter. – 2) das Eigelb, die aus Bildungs- u. Nahrungsdotter zusammengesetzte Eizelle des Vogeleies. – **E.zyste:** *ophth* vitelliforme ↑ Makulazyste.

Eiernährboden: aus gekochtem oder ungekochtem Ganzei, Eigelb oder Eiweiß (Eieralbumin; z. B. nach LIDSCHÜTZ, OBERSTADT, LANGSTEIN-MAYER) hergestellter Spezialnährboden zur Züchtung von Kokken, Salmonellen, Koli- u. Diphtheriebaz., Choleravibrionen u. Amöben, mit Zusatz von Glyzerin, Glukose, Agar, Blut etc., auch Alkali (Nährboden durchsichtig); z. B. nach BESREDKA, DORSET, DEAN, KARLINSKI, ROSENTHAL.

Eieröl: das aus hartgekochtem Eigelb durch Auspressen oder Extraktion mit Dichloräthylen gewonnene »Dotterfett« (ca. 62% Fette, 33% Phospholipide, 5% Sterine); Anw. als Emulgator in kosmet. Präpn.

Eierschalen|fraktur: *röntg* Jargon für die multiplen Wandeinbrüche an Knochenzysten; typ. Befund bei Osteoarthropathie (in Oberschenkel- u. Oberarmkopf)

nach Dekompressionskrankheit. – **E.hilus:** als geborstene Eierschale erscheinende – fast pathognomon. – subkapsuläre Kalkeinlagerungen in den Hilus- u. paratrachealen LK bei best. Silikoseformen (↑ Abb.).

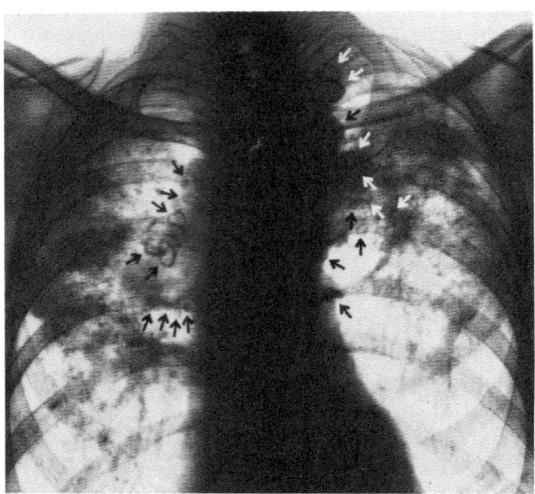

Eierschalensilikose

Entspr. Veränderungen evtl. auch in supraklavikulären u. abdomin. LK. – **E.knittern:** über dünnen Knochenlamellen (bei Zysten, Tumoren) tastbares »Pergamentknittern«. – **E.nägel:** *derm* ↑ Koilonychie. – **E.technik:** *otol* ↑ Egg-shell-Technik.

Eierstock: ↑ Ovarium. – **E.band:** ↑ Lig. ovarii proprium. – **E.entzündung:** ↑ Oophoritis (s. a. Adnexitis). – **E.zellen, interstitielle:** epitheloide Zellen, die aus den Bindegewebszellen der Theca folliculi int. untergegangener Eifollikel entstehen u. als »**interstitielle E.drüse**« Östradiol bilden.

Eifelfango: verwitterter Eifel-Basalttuff (s. u. Fango).

Eifersuchtswahn: wahnhafte, kritiklose Eifersuchtsideen, die sich bei Impotenz, Ablehnung durch den Partner oder Minderwertigkeitsgefühl reaktiv entwickeln u. bis zur Gewalttätigkeit steigern können; Vork. ferner als alkohol. E. (im Verlauf der Alkoholparanoia, nach Entzug abklingend), im Senium, bei schizophrener Prozeßpsychose (oft als einz. Symptom = **isolierter E.**), ferner als sensitive Entwicklung.

Eifollikel, Eibläschen, Folliculus: der sich aus der Oogonie entwickelnde, das Ei ernährende, mit Follikelflüssigkeit gefüllte »Eibehälter«, der, gleichzeitg Bildner des ♀ Geschlechtshormons, in seiner Vielzahl das Parenchym des Ovars darstellt. Aufbau: ein- bis mehrschicht. Follikelepithel, homogen-durchsicht. Zona pellucida (Oolemma) u. gefäßreiche Theca folliculi.

Eigelb: ↑ Eidotter (2). – **E.nährboden:** *bakt* mit Eidotter hergestellter Spezialnährboden, z. B. nach LUBENAU, CAPALDI.

Eigelenk: ↑ Articulatio ellipsoidea.

eigen...: s. a. aut(o)..., ipsi..., proprio..., selbst....

Eigenblutbehandlung, Autohämotherapie: unspezif. Reizther. durch i. m. Inj. kleiner – evtl. steigernder – Mengen venösen Eigenblutes sofort nach der Entnahme. – vgl. Retransfusion.

Eigen|filter: *radiol* das Gesamt der von der Nutzstrahlung zu durchdringenden Wandungen der Rö.-röhre u. des Röhrengehäuses, der Isoliermittel u. der fest angebrachten Filter (DIN 6814). – **E.flockung:** *serol* s. u. E.hemmung. – **E.flora:** ⌐ Darm-, Mundflora. – **E.fluoreszenz:** *histol* die »prim. Fluoreszenz« z. B. von kollagenem Bindegewebe, elast. Gewebe, Knorpel, Lipoiden, Zytoplasma (Leberzellen, Nierenepithelzellen) u. Mitochondrien bei Einwirkung von UV-Strahlung auf Gewebeschnitte. – **E.frequenz, E.schwingung:** F., mit der ein schwingungsfäh. System nach einmal. Anstoß schwingt.

Eigengrau: *ophth* ⌐ Eigenlicht (des Auges).

Eigenharnbehandlung, Autourotherapie: unspezif. Reizther. durch i. m. Inj. kleiner Mengen sterilen Eigenharns; auch zur Desensibilisierung durch im Harn ausgeschiedene – bislang unbekannte – AG.

Eigenhemmung: 1) *serol* bei der KBR vom Serum selbst, d. h. ohne AG-Zusatz ausgelöste Hemmung der Hämolyse infolge Komplementzerstörung (Zersetzung durch Infektion, Eiweißlabilität, auch unbekannte Faktoren). Analog Eigenkonglutination beim HIRST* Test, Eigenflockung bei der WIDAL* Reaktion; s. a. NEISSER* Phänomen. – 2) **rekurrente E.:** *physiol* Selbsthemmung der Erregung durch die efferenten Entladungen der Motoneuronen aufgrund rückläuf. Kollateralen zu den RENSHAW* Zellen.

Eigen|impfstoff: ⌐ Autovakzine. – **E.konglutination:** s. u. Eigenhemmung.

Eigenlicht (des Auges), Eigengrau: Lichtempfindung »grau« (ohne Lichteinwirkung oder andere physikal. Stimulierung) aufgrund physiol. Vorgänge in der Netzhaut oder in höheren opt. Zentren; vgl. Schwarzempfindung.

Eigenreflex: »propriorezeptiver« Reflex mit Rezeptor u. Effektor im gleichen Organ; z. B. die monosynapt. Muskeldehnungsreflexe. Bei Spastizität gesteigert, bei Läsionen des Reflexbogens abgeschwächt; vgl. Fremdreflex.

Eigenschaft: *genet* ⌐ Merkmal.

Eigen|serumbehandlung, Autoserotherapie: unspezif. Reizther. durch i. m. Inj. kleiner (evtl. steigender) Mengen des aus Eigenblut gewonnenen Serums. – **E.strahlung:** *radiol* die für ein radioakt. Element charakterist. Strahlung mit spezif. Wellenlänge; s. a. charakterist. Rö.strahlung.

Eigentemperatur: *biol* die Temp. eines Organismus gegenüber der seiner Umgebung, i. e. S. die beim Warmblüter durch exotherme Stoffwechselvorgänge (v. a. Atmung) produzierte »Eigenwärme«; s. a. homoio-, poikilotherm.

Eiger*-Bakwin* Syndrom: ⌐ Hyperostosis corticalis deformans juvenilis.

Eihäute, sek. Eihüllen: Sammelbegr. für Amnion u. Chorion (vom Embryo gebildet) u. ggf. Dezidua (Teil der Uterusschleimhaut) als »Fruchthülle« bei Reptilien, Vögeln u. Säugern, die die Entwicklung (Schutz vor mechan. Schädigung) u. Ernährung des Embryo gewährleistet. – **Eihäutchen,** prim. Eihülle: die mehr oder weniger dünne »Eimembran« des Ovums, die nach der Imprägnation ganz oder nur am sogen. Empfängnishügel verstärkt sein kann; s. a. Befruchtungsmembran.

Eihaut|kultur: *virol* s. u. Chorioallantoiszüchtung. – **E.retention:** *geburtsh* Zurückbleiben von E.resten im Uterus post partum bei leicht zerreißl. Fruchtblase oder übermäß. Forcierung der Nachgeburt; klin.: Lochialstauung, Fieber. Prophylaxe: Kontrolle der Eihäute nach Ausstoßung der Nachgeburt.

Eihaut|-Scheidenplastik (BRINDEAU-BURGER): bei Aplasia vaginae Bildung eines künstl. Scheidenlumens (zwischen Harnblase u. Rektum) durch Einlegen einer mit einer frischen Eihaut überzogenen Glasoder Schaumgummiprothese als Schiene für die Epithelisierung des Kanals. – **E.stich:** *geburtsh* Blasensprengung. – **E.vakzine:** aus Viren, die auf Chorioallantois gezüchtet wurden, gewonnener Pocken-Impfstoff.

Eihügel: *anat* ⌐ Cumulus oophorus.

Eihüllen: ⌐ Eihäute, Eihäutchen.

Eiigkeitsdiagnose: Feststellung der Ein- oder Zweieiigkeit von Zwillingen, am sichersten durch polysymptomat. Ähnlichkeitsanalyse (Eihautbefund nicht geeignet!).

Eijkman*: s. u. EYKMAN*

Eiklar: das den Dotter umgebende »Eiweiß« des Vogeleies mit ca. 14% Trockenstoffen, v. a. Albumin. – **E.-Reaktion:** urtikarielle Sofortreaktion beim Intrakutantest mit Hühnereiklar. Bei kindl. Ekzem sehr häufig pos. (pathognomon. Wert bezweifelt).

Eikonometer: Gerät zum Messen der ⌐ Aniseikonie durch Bestg. des Unterschieds der Gesichtswinkel, unter denen bei haploskop. Beobachtung ein Objektpaar gleich groß oder vom Fixationspunkt gleich weit entfernt erscheint.

Eikultur: Züchtung von Gewebe (ROUS u. MURPHY 1911) oder Viren (JOUAN u. STAUB 1920) im embryonierten (Chorioallantoismembran, Allantois-, Amnionhöhle, Dottersack) oder exembryonierten, mit balancierter Nährlösung gefüllten Hühnerei (BERNKOPF 1950).

Eilbott* Bilirubinbelastung (WILHELM E., geb. 1895, dt. Pathologe, New York): s. u. BERGMANN*-EILBOTT*.

Eileiter: ⌐ Tuba uterina. – **E.blutung:** ⌐ Hämatosalpinx. – **E.drehung:** ⌐ Tubentorsion. – **E.durchblasung:** ⌐ Pertubation. – **E.entzündung:** ⌐ Salpingitis. – **E.fimbrien:** ⌐ Fimbriae tubae. – **E.mündung:** ⌐ Ostium uterinum tubae. – **E.schwangerschaft:** ⌐ Tubenschwangerschaft.

Eimembran: *histol* ⌐ Eihäutchen.

Eimerhenkelriß: *chir* ⌐ Korbhenkelriß.

Eimeria: Gattung der Ordng. Coccidia [Sporozoa], mit zahlreichen Darmparasiten bei Haus- u. Nutztieren; Erreger der ⌐ Kokzidiose (auch des Menschen).

Eiermagen, Schüsselmagen: (BAENSCH) *röntg* gleichmäßig ektatischer, evtl. bis ins kleine Becken hängender Magen bei chron. Pylorusstenose durch Ulkus (seltener durch Ca.).

Eimole: *gyn* ⌐ Blutmole. – **versteinerte E.:** ⌐ Lithokelyphos.

Eimutterzelle: ⌐ Oozyte.

Einäugigkeit: 1) ⌐ Zyklopie. – 2) angeb. oder erworbene Monophthalmie (= unilat. ⌐ Anophthalmie).

Einarbe: *embryol* ⌐ Keimscheibe.

Einatmung: ⌐ Inspiration.

Einbalsamierung: Konservieren einer Leiche durch Einspritzen fäulniswidriger Stoffe (z. B. Formalin, Sublimat, Phenol) in die Blutbahn sowie Durchtränken des Gewebes u. Ausfüllen der Körperhöhlen mit eiweißkoagulierenden Salzen u. a. verwesungsverhindernden Ingredienzien (Harze, Balsame etc.).

Einbettung: 1) *histotechn* Einbringen eines entwässerten u. fixierten Gewebes in **Einbettmasse** (z. B. Paraffin, Celloidin, Gelatine, Carbowax®, Araldit®, Methakrylat, Epon®) bzw. – für Elektronenmikroskopie – Plexiglas® u. Gießharz zur Erzielung von Schnittfestigkeit beim Schneiden mit dem Mikrotom. – 2) *embryol* ↑ Nidation.

Einblickaufnahme: *röntg* Darstellung eines sonst wegen Überlagerungen nur unzureichend darstellbaren Skelettabschnitts mit einer spez. »einblickenden« Einstelltechnik; z. B. die BÁRSONY*-KOPPENSTEIN* Aufnahme der oberen BWS.

Einbrennbuttermilch: *päd* ↑ Buttermilcheinbrenne.

Eindickungspolyzythämie: ↑ Pseudopolyglobulie.

Einfach|färbung: *histol* Färbung ohne Gegenfärbung. – **E.sehen**: ↑ s. u. Binokularsehen.

Einfall, wahnartiger: plötzl. katathyme Eigenbeziehung (z. B. Angst, schlechtes Gewissen, Beschämung, Mißtrauen) als abnorme Reaktion auf einen heft. Affekt (keine Wahnkrankht.). – **bizarre Einfälle**: die eigenartig-phantast., z. T. barocken Gedanken (u. Handlungen) bei Schizophrenie.

Einfall(s)|dosis: *radiol* die von einem Rö- oder Gammastrahler unter Bestrahlungsbedingungen erzeugte Standard-Ionendosis, gemessen »frei Luft« im Fokus-Hautabstand im Bereich des Zentralstrahls. – **E.feld**: *radiol* die auf der Seite der Strahlenquelle von der Strahlung getroffene Oberfläche des Objekts (s. a. Bestrahlungsfeld), i. e. S. die im Fokus-Hautabstand senkrecht zum Zentralstrahl auftretende Feldgröße (in cm × cm).

Einfluß|bahn: *kard* der trabekuläre Kammerabschnitt im Anschluß an das Ostium atrioventriculare, der sich als erster kontrahiert u. das Blut in die Ausflußbahn weitertreibt; re. eindeutig durch das Ostium bulbi, li. weniger deutlich abgegrenzt. – **E.phänomen**: *röntg* fingerförmige oder astlochartige Aussparungen im Phlebogramm durch Zufluß KM-freien Blutes aus Nebenästen; kann eine Thrombose vortäuschen. – **E.stauung**: venöse Stauung – u. Druckerhöhung – im Bereich der oberen (Kopf, Gliedmaßen) oder unt. Körperhälfte infolge Verlegung oder Kompression der V. cava sup. bzw. inf.; klin.: Venenerweiterung, Zyanose (s. a. STOKES* Kragen), Ödem, bei unt. Form auch Leber-, Nierenstauung.

Einfüllungszeit: *kard* ↑ Füllungsphase.

Eingebungspsychose: (KLEIST) 1) ekstat. E.: der »glückl. Pol« der ↑ Angst-Glück-Psychose. – 2) progress. E.: paranoide Form der Schizophrenie mit maßlosen Größenideen, evtl. mit glücklich-gehobener Stimmung.

Ein Gen - ein Enzym-Hypothese: (BEADLE, TATUM, HOROWITZ) *genet* Annahme, daß jeweils 1 Gen (bzw. Chromosomenlocus) die Synthese nur eines Enzyms kontrolliert. – Spätere Formulierungen als sogen. »Ein Gen-ein Protein-« u. »Ein Cistron-ein Polypeptid-Hypothese« berücksichtigen die nicht-enzymat. Polypeptide u. die zusammengesetzte quartäre Struktur vieler Enzyme.

eingewachsener Nagel, Unguis incarnatus: äußerst schmerzhaftes Sicheindrängen der Nagelplatte in die Weichteile des Nagelfalzes mit bakterieller Superinfektion; v. a. bei schlechtem Schuhwerk, nach unsachgemäßem Beschneiden der Nägel.

Eingeweide, Viszera: die Organe in den großen Körperhöhlen (Schädel-, Brust-, Bauch-, Beckenhöhle); s. a. Intestinum. – **E.bruch**: ↑ Hernie. – **E.gicht**: viszerale ↑ Gicht. – **E.sack**: Oberbegr. für Dural-, Pleural-, Peritonealsack u. Herzbeutel. – **E.schädel**: ↑ Splanchnokranium. – **E.senkung**: ↑ Enteroptose. – **E.stamm**: ↑ Truncus intestinalis (des Lymphsystems). – **E.würmer**: die endoparasitisch lebenden Helminthen (Trematoden, Zestoden u. Nematoden).

Einheit: 1) *physik, chem, biol* zum Zwecke der quant. Angabe von Größen definierte, experimentell oder anhand eines »Standards« reproduzierbare Bezugsgröße gleicher Art bzw. Dimension (Zahlenwert × Einh. = Größe); verschied. Systeme (↑ Tab.), ab 1978 gesetzlich vorgeschrieben die ↑ SI-Einheiten. – In der Medizin ferner anhand ihrer Wirkung am lebenden Objekt ermittelte **biol. Einheiten**; s. a. *pharm, enzym* Internationale Einh., *radiol* Tab. »Strahlungsfeldgrößen«, *serol* hämolyt. Einheit. – 2) *physiol* ↑ motorische, myotatische Einheit.

Einheits|membran: *zytol* ↑ Elementarmembran. – **E.psychose**: (GUISLAIN, ZELLER, H. NEUMANN) hypothet., von der modernen Psychiatrie mit Vorbehalten anerkannter Begr. für eine einzige – genetisch bedingte – psychot. Grundstörung, als deren typ. Stadien alle Geisteskrankhtn. anzusehen sind: a) Produktion path. Geisteserzeugnisse, b) Lockerung des Zusammenhangs der Vorstellungen, c) gänzl. geist. Zerfall, wobei der typ. Verlauf nur von Genesung oder Tod unterbrochen wird.

Einhorn* (MAX E., 1862–1953, Internist, New York) **Duodenalsonde**: dünne, flexible Duodenalsonde mit rö.schattengebender Olive. – **E.* Fadentest**: Lokalisation einer Blutung im oberen Verdauungstrakt anhand der Lage (Distanz von der Schneidezahnkante) der blut. Imbibierung eines weißen (Baum-)Wollfadens, der vom Pat. verschluckt u. über Nacht in situ belassen wird: < 40 cm = Ösophagus, 40–55 cm = Magen, > 55 cm = Duodenum. – **E.* Krankheit**: Gastritis mit Schleimhauterosionen u. Ulcus ventriculi. – **E.* Probe**: 1) Gärungsprobe: quant. Glukose-Bestg. (+ Lävulose u. Maltose) im Harn aus dem bei der Vergärung im U-förm. **E.* Gärungsröhrchen** (etwa 25 ml angesäuerter mit wenig Hefe versetzter Harn; 5–6 Std. bei 37°) entwickelten CO_2-Vol. – 2) Perlenprobe: Prüfung der Verdauungsfunktion anhand der Andauung einer in Gaze eingehüllten, mit einer farb. Glasperle gekennzeichneten u. in eine Gelatinekapsel eingeschlossenen Nahrungsmittelprobe nach Magen-Darmpassage. – 3) Untersuchung des Duodenalchymus auf seine Verdauungsqualitäten durch Inkubieren in einer Kapillare für 24 Std., u. zwar für trypt. Verdauung zus. mit 1%ig. Hämoglobinogen (Kriterium: durchsicht. Anteil), für Stärkeverdauung mit 5%ig. Stärkeagar, anschließend Überschichtung mit LUGOL* Lsg. (Kriterium: entfärbter Anteil), für Fettverdauung mit 25%ig. Olivenöl-Nilblau-Agar (Kriterium: nicht-entfärbter Anteil).

Einimpfretikulose, gutart.: ↑ Katzenkratzkrankheit.

Einheiten (s.a. Tab. „SI-Einheiten")

mechanische Größe	physikalisches Maßsystem		technisches Maßsystem
	CGS-System	MKS-System	$m \cdot kp \cdot s$-System
Länge (Grundgröße)	cm	m	m
Fläche	cm^2	m^2	m^2
Volumen	cm^3	m^3	m^3
Zeit (Grundgröße)	s	s	s
Frequenz	s^{-1} = Hertz	s^{-1} = 1 Hertz	s^{-1} = 1 Hertz
Kreisfrequenz	$rad \cdot s^{-1}$	$rad \cdot s^{-1}$	$rad \cdot s^{-1}$
Masse (Grundgröße)	g	kg	$kp \cdot m^{-1} \cdot s^2$ = 1 ME = 1 khyl
Kraft, Gewicht (Grundgröße im techn. Maßsystem)	$g \cdot cm \cdot s^{-2}$ = 1 dyn	$kg \cdot m \cdot s^{-2}$ = 1 Newton	kp
Dichte, spezifische Masse	$g \cdot cm^{-3}$	$kg \cdot m^{-3}$	$kp \cdot m^{-4} \cdot s^2$
Wichte, spezifisches Gewicht	$g \cdot cm^{-2} \cdot s^{-2}$	$kg \cdot m^{-2} \cdot s^{-2}$	$kp \cdot m^{-3}$
Geschwindigkeit	$cm \cdot s^{-1}$	$m \cdot s^{-1}$	$m \cdot s^{-1}$
Beschleunigung, Fallbeschl.	$cm \cdot s^{-2}$ = 1 Galilei	$m \cdot s^{-2}$	$m \cdot s^{-2}$
Druck	$g \cdot cm^{-1} \cdot s^{-2}$	$kg \cdot m^{-1} \cdot s^{-2}$	$kp \cdot m^{-2}$ = 10^{-4} at
Arbeit, Energie	$g \cdot cm^2 \cdot s^{-2}$ = 1 erg	$kg \cdot m^2 \cdot s^{-2}$ = 1 Joule	$kp \cdot m$
Leistung	$g \cdot cm^2 \cdot s^{-3}$	$kg \cdot m^2 \cdot s^{-3}$ = 1 Watt	$kp \cdot m \cdot s^{-1}$
Wirkung	$g \cdot cm^2 \cdot s^{-1}$	$kg \cdot m^2 \cdot s^{-1}$	$kp \cdot m \cdot s$
Elastizitäts-/Schubmodul	$g \cdot cm^{-1} \cdot s^{-2}$	$kg \cdot m^{-1} \cdot s^{-2}$	$kp \cdot m^{-2}$
Ausdehnungs-, Schubkoeffizient	$cm \cdot g^{-1} \cdot s^2$	$m \cdot kg^{-1} \cdot s^2$	$m^2 \cdot kp^{-1}$
Kompressibilität	$cm \cdot g^{-1} \cdot s^2$	$m \cdot kg^{-1} \cdot s^2$	$m^2 \cdot kp^{-1}$
Oberflächenspannung	$g \cdot s^{-2}$	$kg \cdot s^{-2}$	$kp \cdot m^{-1}$
dynamische Viskosität	$cm^{-1} \cdot g \cdot s^{-1}$ = 1 Poise	$m^{-1} \cdot kg \cdot s^{-1}$	$kp \cdot m^{-2} \cdot s$
kinematische Viskosität	$cm^2 \cdot s^{-1}$ = 1 Stokes	$m^2 \cdot s^{-1}$	$m^2 \cdot s^{-1}$

akustische Größe	CGS-System	MKS-System	$m \cdot kp \cdot s$-System
Schallgeschwindigkeit	$cm \cdot s^{-1}$	$m \cdot s^{-1}$	$m \cdot s^{-1}$
Schallfrequenz	s^{-1} = 1 Hertz	s^{-1} = 1 Hertz	s^{-1} = 1 Hertz
Wellenlänge	cm	m	m
Schalldruck	$g \cdot cm^{-1} \cdot s^{-2}$ = 1 µbar	$kg \cdot m^{-1} \cdot s^{-2}$	$kp \cdot m^{-2}$
Schallenergie	$g \cdot cm^2 \cdot s^{-2}$	$kg \cdot m^2 \cdot s^{-2}$	$kp \cdot m$
Schalleistung	$g \cdot cm^2 \cdot s^{-3}$	$kg \cdot m^2 \cdot s^{-3}$ = 1 Watt	$kp \cdot m^{-1} \cdot s^{-1}$
Schallintensität	$g \cdot s^{-3}$	$kg \cdot s^{-3}$	
Lautstärke	1 ≡ 1 Phon	1 ≡ 1 Phon	1 ≡ 1 Phon
relative Lautstärke	1 ≡ 1 Dezibel	1 ≡ 1 Dezibel	1 ≡ 1 Dezibel

thermische Größe	CGS grad-System	MKS grad-System	$m \cdot kp \cdot s \cdot grad$-System
Temperatur	grad	grad	grad
Wärmemenge, Energie	$g \cdot cm^2 \cdot s^{-2}$	$kg \cdot m^2 \cdot s^{-2}$ = 1 Joule	$kp \cdot m$
Wärmekapazität	$g \cdot cm^2 \cdot s^{-2} \cdot grad^{-1}$	$kg \cdot m^2 \cdot s^{-2} \cdot grad^{-1}$	$kp \cdot m \cdot grad^{-1}$
spezifische Wärmekapazität	$cm^2 \cdot s^{-2} \cdot grad^{-1}$	$m^2 \cdot s^{-2} \cdot grad^{-1}$	$m \cdot grad^{-1}$ (s.a. Kalorie)
Entropie	$g \cdot cm^2 \cdot s^{-2} \cdot grad^{-1}$	$kg \cdot m^2 \cdot s^{-2} \cdot grad^{-1}$	$kp \cdot m \cdot grad^{-1}$
Enthalpie	$g \cdot cm^2 \cdot s^{-2}$	$kg \cdot m^2 \cdot s^{-2}$	$kp \cdot m$
Wärmestrom	$g \cdot cm^2 \cdot s^{-3}$	$kg \cdot m^2 \cdot s^{-3}$	$kp \cdot m \cdot s^{-1}$
Wärmestromdichte	$g \cdot s^{-3}$	$kg \cdot s^{-3}$	$kp \cdot m^{-1} \cdot s^{-1}$
Wärmeleitfähigkeit	$cm \cdot g \cdot s^{-3} \cdot grad^{-1}$	$m \cdot kg \cdot s^{-3} \cdot grad^{-1}$	$kp \cdot s^{-1} \cdot grad^{-1}$
Temperaturleitfähigkeit	$cm^2 \cdot s^{-1}$	$m^2 \cdot s^{-1}$	$m^2 \cdot s^{-1}$
Wärmeübergangszahl	$g \cdot s^{-3} \cdot grad^{-1}$	$kg \cdot s^{-3} \cdot grad^{-1}$	$kp \cdot m^{-1} \cdot s^{-1} \cdot grad^{-1}$
Gaskonstante	$cm^2 \cdot g \cdot s^{-2} \cdot grad^{-1}$	$m^2 \cdot kg \cdot s^{-2} \cdot grad^{-1}$	$kp \cdot m \cdot grad^{-1}$

elektrische Größe	elektrostatisches CGS_{ϵ_0}-System	elektromagnetisches CGS_{μ_0}-System	GIORGI-System MKSA-System
elektrisch			
Spannung	$cm^{1/2} \cdot g^{1/2} \cdot s^{-1}$	$cm^{3/2} \cdot g^{1/2} \cdot s^{-2}$	$m^2 \cdot kg \cdot s^{-3} \cdot A^{-1}$ = 1 Volt
Stromstärke	$cm^{3/4} \cdot g^{1/2} \cdot s^{-2}$	$cm^{1/2} \cdot g^{1/2} \cdot s^{-1}$	A = Ampere
Widerstand	$cm^{-1} \cdot s$	$cm \cdot s^{-1}$	$m^2 \cdot kg \cdot s^{-3} \cdot A^{-2}$ = 1 Ohm
spezifischer Widerstand	s	$cm^2 \cdot s^{-1}$	$m^4 \cdot kg \cdot s^{-3} \cdot A^{-2}$
reziproker Widerstand	$cm \cdot s^{-1}$	$cm^{-1} \cdot s$	$m^{-2} \cdot kg^{-1} \cdot s^3 \cdot A^2$ = 1 Siemens
Leitfähigkeit	s^{-1}	$cm^{-2} \cdot s$	$m^{-3} \cdot kg^{-1} \cdot s^2 \cdot A^2$
Ladung	$cm^{3/2} \cdot g^{1/2} \cdot s^{-1}$	$cm^{1/2} \cdot g^{1/2}$	$A \cdot s$ = 1 Coulomb
Feldstärke	$cm^{-1/2} \cdot g^{1/2} \cdot s^{-1}$	$cm^{1/2} \cdot g^{1/2} \cdot s^{-2}$	$m \cdot kg \cdot s^{-3} \cdot A^{-1}$
Kapazität	cm	$cm^{-1} \cdot s^2$	$m^{-2} \cdot kg^{-1} \cdot s^4 \cdot A^2$ = 1 Farad
Moment	$cm^{5/2} \cdot g^{1/2} \cdot s^{-1}$	$cm^{3/2} \cdot g^{1/2}$	$m \cdot s \cdot A$
Verschiebung, Polarisation	$cm^{-1/2} \cdot g^{1/2} \cdot s^{-1}$	$cm^{-3/2} \cdot g^{1/2}$	$m^{-2} \cdot s \cdot A$
Influenzkonstante, absolute IK	1	$cm^{-2} \cdot s^2$	$m^{-3} \cdot kg^{-1} \cdot s^4 \cdot A^2$
Induktivität	$cm^{-1} \cdot s^2$	cm	$m^2 \cdot kg \cdot s^{-2} \cdot A^{-2}$ = 1 Henry

Fortsetzung →

Einkesselapparat

Einheiten (Fortsetzung)

opt.-physikal. Größe	Einheit	entsprechende photometrische Größe	photometr. Einheit bei hell- bzw. dunkeladaptiertem Auge	
Strahlungsenergie	Watt · sec	Lichtmenge	Lumen · sec	
Strahlungsleistung	Watt	Lichtstrom	Lumen	
		spezif. Lichtausstrahlung = $\frac{\text{Lichtstrom}}{\text{wahre Sendefläche}}$	Phot	
Strahlungsstärke = $\frac{\text{Strahlungsleistung}}{\text{Raumwinkel}}$	Watt · sr^{-1}	Lichtstärke = $\frac{\text{Lichtstrom}}{\text{Raumwinkel}}$	Kerze	
Strahlungsdichte = $\frac{\text{Strahlungsstärke}}{\text{Sendefläche}}$	Watt · sr^{-1} · m^{-2}	Leuchtdichte = $\frac{\text{Lichtstärke}}{\text{scheinbare Sendefläche}}$	Stilb, Apostilb, Lambert	Skot
Strahlungsausbeute	dimensionslos = 1	Lichtausbeute	Lumen · Watt^{-1}	
auf den Empfänger bezogen				
Strahlungsenergie	Watt · sec	Lichtmenge	Lumen · sec	
Bestrahlungsstärke = $\frac{\text{Strahlungsleistung}}{\text{Empfängerfläche}}$	Watt · m^{-2}	Beleuchtungsstärke = $\frac{\text{Lichtstrom}}{\text{Empfängerfläche}}$	Lux, Phot	Nox
Bestrahlung	Watt · m^{-2} · sec	Belichtung	Lux · sec	

Einkesselapparat, Eintankapparat: Röntgenapparat mit Hochspannungserzeuger (Einpulsgenerator) im Röhrenschutzgehäuse.

Einklatschung (Herxheimer*): ursprüngl. in der Syphilis-Ther. (mit grauer Quecksilbersalbe) entwickelte Applikation von Salbe durch Klatschmassage (v. a. zur Erhöhung der Wirkung).

Einklemmung: *chir* 1) Verlagerung abgesprengter oder gelockerter Knorpel- oder Knochenteilchen (Gelenkmaus, Meniskus etc.) in den Gelenkspalt mit Bewegungseinschränkung, meist auch Gelenkerguß. – 2) Inkarzeration: Fixierung von Körperteilen (z. B. Bruchinhalt, Nerven, retroflektierter gravider Uterus, Tumoren) durch Kompression, Einschnürung, atyp. Verlagerung, Abknickung, Drehung etc.; evtl. durch Ischämie zum Gewebsuntergang führend; mit charakterist. lokalen (u. a. Schmerz, Nekrose, Funktionsstörung, Stauungsblutung) u. allg. Einklemmungssympt. (z. B. Schock, Intoxikation); s. a. Incarceratio.

Einkohlenstoffreste, single carbon units: *biochem* die im Stoffwechsel auftretenden, nur 1 C-Atom enthaltenden Bruchstücke wie -COOH, -CH$_3$ (z. B. aus Methionin), -CH$_2$OH (z. B. aus Serin oder Glykokoll) bzw. -CHO (z. B. aus Histidin oder Glyoxylsäure), die mit Hilfe von Koenzymen (z. B. Biotin, Adenosylmethionin oder Tetrahydrofolsäure) auf Aminosäuren, Pyrimidin- u. Purinbasen, Porphyrinderivate etc. übertragen werden.

Einkoten: ↑ Enkopresis.

Einlage: 1) *orthop* Fußstütze (Metall, Kunststoff, Leder, Kork u./oder Holz) zur Hebung des eingesunkenen Fußgewölbes, nach Maß (Fußabdruck) angefertigt oder als Fertig-E. – Die **akt. E.** korrigiert durch Muskelarbeit (z. B. nach SPITZY, LEISTEN), die **pass. E.** nur durch Stützung, z. B. als Abroll-, Abwinkelungs-, Detorsionseinlage (nach WHITMAN, HOHMANN, VOLKMANN u. a. m.). – 2) *radiol* in eine Körperhöhle eingebrachte radioakt. Substanz zur intrakavitären ↑ Strahlenther. – 3) *dent* temporär mit provisor. Verschluß in eine Zahnkavität oder in den Wurzelkanal eingebrachtes Medikament zum Zwecke der Desinfektion, Imprägnierung, Devitalisation oder diagnost. Differenzierung; i. w. S. auch die **E.füllung** (»Inlay«).

Einlauf: ↑ Klistier. – **E.reposition:** Reposition eines Darminvaginats durch Kontrasteinlauf unter Rö-Kontrolle; nur in den ersten Stdn. nach Invagination (u. in Op.-Bereitschaft) zulässig.

Einlegespan: *chir* s. u. Knochenspan, Kieler Knochen.

Einleitungs...: s. a. Initial.... – **E.phase:** *anästh* ↑ Einschlafstadium.

Einlungenanästhesie: Inhalationsnarkose bei Ausschaltung des erkrankten Lungenflügels durch Blockung des zuführenden Hauptbronchus oder endobrochiale Intubation der Gegenseite.

Einmal...: s. a. Einweg.... – **E.geräte:** sterile, z. T. pyrogenfreie Plastikgeräte zur einmal. Verwendung. – **E.oxygenator:** Weiterentwicklung der Herz-Lungen-Maschine (spez. des sog. Bläschenoxygenators) in Form eines nur einmal zu verwendenden Plastikbeutels mit vorgeprägtem Oxygenator, Stahlwolle-Entschäumer u. Filter; z. B. nach GOTT (1957) u. COOLEY. Vorteile: Sterilität, geringe Bluttraumatisierung, kleines Beschickungsvol. (5%ig. Glukose), erleichterte Blutbilanzierung.

Einnässen: ↑ Enuresis.

Einnistung: *embryol* ↑ Nidation.

Einort(s)theorie: Theorie über die Schallanalyse im Innenohr, derzufolge jeder Frequenz nur 1 Rezeptor(kollektiv) zugeordnet ist.

Einpackung: *physiother* ↑ Packung.

Ein-Phasen|-Bestimmung, Einstufenmethode: *serol* Bestg. der Entstehungsgeschwindigkeit eines akt. Blutgerinnungsfaktors u. seiner Wirkung in nur einem Reaktionssystem, z. B. des Prothrombins durch Zugabe eines Thrombokinase, Fibrinogen u. die Faktoren V, VII u. X enthaltenden Reagens (alle Faktoren in ständ. Überschuß) u. von Ca^{2+} zu dem zu analysierenden Plasma; s. a. QUICK* Test; vgl. Zweiphasen-Bestg. – **Ein-Phasen-Methode:** *gyn* s. u. Ovulationshemmer.

Einrenkung, Einrichtung: *chir* ↑ Reposition. – **Einrenkungsphänomen:** *päd* ↑ ORTOLANI* Phänomen.

Einrollplastik: *gyn* ↑ DÖDERLEIN* Operation (1).

Einrollung, schneckenförmige: *röntg* Verkürzung der kleinen Kurvatur des Magens mit Schrumpfung der Pars pylorica u. Ausbildung eines Beutelmagens bei chron. präpylor. Ulkus. – **Einrollungskopf:** abgeflachter Hüftkopf mit Lateralisation des Mittelpunkts als Subluxationsfolge bei flacher Pfanne u. Innenrotation.

Einschichtzellkultur: Gewebekultur (v. a. für Viruszüchtg.), in der die – durch Trypsinierung isolierten – Zellen submers in der Kulturflüssigkeit in einer einz. Schicht auf dem Glas der Kulturflasche oder des Röhrchens wachsen (gegenseit. Kontakthemmung, Adhäsionstendenz an Oberflächen).

Einschießen der Milch: die – evtl. schmerzhafte – Anschwellung u. Spannung der Brüste bei Beginn der Laktation, verursacht durch begleitende Hyperämie.

Einschlafen der Glieder: Schwere- u. Taubheitsgefühl in den Extremitäten infolge vorübergehender Minderdurchblutung u./oder Innervationsstörung bei – meist kurzfrist. – Kompression (z. B. durch Stuhlkante, bei extremer Abwinkelung) oder als – evtl. anhaltendes – Sympt. eines Nervenleidens (MS, Tabes dors. u. a.).

Einschlaf|mittel: Hypnotikum mit rasch eintretender kurzdauernder Wirkung, z. B. Hexo-, Pentobarbitalum; vgl. Durchschlafmittel. – **E.stadium:** 1) *anästh* Einleitungsstadium: ↑ das Narkosestadium I (Analgesie u. Amnesie) einschl. des Übergangs in II (Bewußtlosigkeit) der Narkoseeinleitung. – Die dazu erforderl. Dosis ist bei i. v. Narkose abhängig von Injektionsgeschwindigkeit u. Konz. des Narkotikums. – 2) *physiol* s. u. Schlaf. – **E.störung:** Form der Schlaflosigkeit (↑ Hyposomnie) mit – häufig stundenlangem – Nichteinschlafenkönnen, meist trotz ausgeprägten Müdigkeitsgefühls; Urs.: nervöse Überreizung, Konfliktsituationen, Angst, Schmerzen. – vgl. Durchschlafstörung. – **E.zuckung:** infolge gesteigerter Reflexbereitschaft schon durch geringe Reize hervorgerufene Muskelzuckung während des Einschlafstadiums, oft mit Fallvorstellungen einhergehend. Ohne path. Bedeutung; bei nervöser Erschöpfung evtl. vermehrt; im EEG keine Krampfpotentiale.

Einschlag|aufnahme: *röntg* die mit nur einer Exposition auf dem gleichen Film angefertigte Aufnahme korrespondierender Körperteile. – **E.gerät:** *chir* Instrument zum gezielten Einschlagen von Knochennägeln oder -drähten, z. B. graduierte Hohlahle, Führungsspieß, Teleskop-, Harmonikadrahtführer, kanüliertes Vor- u. Nachschlageisen.

Einschleich|en: *physiol* elektr. Reizung mit leicht ansteigender Reizintensität; dabei nimmt die Möglichkeit einer überschwell. Erregung mit fallender Änderungsgeschwindigkeit des Reizes ab bzw. hört bei komplettem Einschleicheffekt auf. – *pharmak* langsam ansteigende Dosierung eines Medikaments. – **E.zeit,** Chronherpie: *physiol* HWZ eines exponentiell verzögerten Reizstromes von doppelter Rheobasenstärke, der gerade noch erregend wirkt. Maß der Akkommodation von Nerv u. Muskel.

Einschleifen: *neurophysiol* der Bahnungsvorgang funktioneller (vegetat.) Reaktionen auf phys. oder psych. Reize; s. a. bedingter Reflex.

Einschluß|blennorrhö: ↑ Einschlußkörperchenkonjunktivis. – **E.färbung:** *histol* s. u. FEYRTER*.

Einschluß-, Einschließungskörper(chen): in den Zellen gebildete, nach Fixierung u. Färbung lichtmikroskopisch sichtbare Partikeln, meist bei Virusinfektion (azidophil, als Kerneinschlüsse Typ A bei Herpes simplex, Zoster, Varizellen, Zytomegalie, Gelbfieber u. a., Typ B bei Polio, Rift-Tal-Fieber u. a., als Plasmaeinschlüsse bei Pocken, Molluscum cont., Tollwut u. a.; ↑ Tab. S. 606), auch anderer Genese (z. B. ↑ DÖHLE* Körperchen). – **asteroide E.:** ↑ Asteroidkörperchen.

Einschluß(körperchen)|enzephalitis, DAWSON* Enzephalitis: (1933) maligne subakute ↑ Enzephalitis. – **E.konjunktivitis:** 1) E. der Neugeb.: nicht-gonorrhoische Blenorrhö, hervorgerufen durch Chlamydia oculogenit. (= Chl. trachomatis ?; auch im Vaginalsekret der Mutter nachweisbar). Klin.: nach Inkubationszeit 7–9 Tg. ein-, seltener doppelseit. akuter Schwellungskatarrh (schleimig-eitr. Sekretion), Lidödem, präaurikuläre Drüsenschwellung u. papilläre Hypertrophie der Bindehaut; im Abstrich PROWAZEK* Einschlußkörperchen. – 2) E. der Erwachsenen: ↑ Schwimmbad-Konjunktivitis (sogen. Paratrachom). – **E.krankheit, generalisierte (zytomegale):** ↑ Zytomegalie. – **E.nekrose, generalisierte** (FLAMM) meist in utero, seltener postnatal erworbene Infektion (Herpes-simplex-, Varizellen-, Vakzine-Virus) mit miliaren, nichtentzündl. Nekroseherdchen, deren Zellen charakterist. intranukleäre bzw. zytoplasmat. Einschlußkörperchen aufweisen. – **E.pneumonie:** wahrsch. durch Adenoviren hervorgerufene Pn. mit ausgedehnten Nekrosen u. Einschlußkörperchen im Alveolarepithel.

Einschluß|mittel: *histol* Substanzen zum Eindecken mikroskop. Päparate, z. B. Kanadabalsam, Caedax®, Dammarharz, Glyzeringelatine, Lävulose, Gummisirup, Kolophonium. – **E.zytomegalie:** ↑ Zytomegalie.

Einschmelzung: *path* eitr. Umwandlung u. Verflüssigung eines Gewebes.

Einschneiden: *geburtsh* das Sichtbarwerden des vorangehenden Kindsteiles zwischen den Schamlippen.

Einschuß: *forens* s. u. Schußverletzung. Als Einschußzeichen (aus denen auf benutzte Waffen, Schußentfernung etc. geschlossen werden kann) gelten: kleinere Öffnung, Fremdkörpereinsprengung (Textilfasern), Schmutzring, Schürfsaum, Kontusionsring oder Dehnungssaum, bei Nahschuß Pulverschmauchablagerung, Pulverkörncheneinsprengung, Schmauchhöhle oder mehrstrahl. Platzwunde, bei aufgesetzter Waffe Stanzfigur.

Einschwemmkatheter: dünnwand. Plastik-Katheter (äuß. ⌀ ca. 0,85 mm), der nach Venenpunktion zur Mikrokatheterisation von Herz u. großen Gefäßen (insbes. »permanente Re.herzkatheterisation« nach GRANDJEAN) dient.

Einsichtsbehandlung: (FINESINGER) modif. Psychoanalyse in Form der Katharsis mit erklärender Synthese.

Einsiedlerbandwurm

Einschlußkörperchen bei Virusinfektionen

Einschlußkörperchen (K)	Lokalisation	Plasma (Pl) Kern (K)	Virusinfektion
Bisch*-Hirschfeld* K.	Epithel- u. Endothelzellen	Pl	Mäusepocken
Bollinger* K.	verhornendes Plattenepithel, Endothel	Pl	Geflügelpocken
Borrel* K.	Epidermiszellen	Pl	Schaf- u. Geflügelpocken
Councilman* K	Leberzellen	Pl	Gelbfieber, Hepatitis infectiosa, Serumhepatitis
Cowdry* K.	Schleimhautepithel	K	Herpes simplex
Guarnieri* K.	Epidermiszellen	Pl	Variola, Impfpocken
Halberstädter*-Prowazek* K.	Bindehautepithel	Pl	Einschlußkörperchenkonjunktivitis
Halberstädter*-Prowazek* K.	Bindehaut-, Hornhaut- u. Schleimhautepithel	Pl	Trachom
Henderson*-Paterson* K.	Rete- u. Stachelzellen	Pl	Molluscum contagiosum
Joest*-Degen* K.	Ganglienzellen	K	Borna-Krankheit
Kleine*-Schiffmann* K.	ZNS	Pl, K	Geflügelpest
Lentz* K.	verschiedene Gehirnzellen, Spinalganglien	Pl, K	Hundestaupe
Levinthal*-Coles*-Lillie* K.	Epithel- u. Exsudatzellen	Pl	Psittakose
Lipschütz* K.	Schleimhautepithel	K	Herpes simplex
Marchal* K.	Epithel- u. Endothelzellen	Pl	Mäusepocken
Negri* K.	verschiedene Gehirnzellen, Spinalganglien	Pl	Tollwut
Rivolta* K.	verhornendes Plattenepithel, Endothel	Pl	Geflügelpocken
Salyi* K.	Epidermiszellen	Pl	Ecthyma contagiosum
Seifried* K.	Schleimhautepithel	K	infekt. Laryngotracheitis der Hühner
Sinigaglia* K.	Bindehaut- u. Bronchialepithel, Gliazellen	Pl, K	Hard pad-disease of dogs Hartballenkrankheit der Hunde
Standfuss* K.	verschiedene Gehirnzellen, Spinalganglien	Pl, K	Hundestaupe
Torres* K.	Leberzellen	K	Gelbfieber
K. ohne nähere Bez.	Ganglien- u. Gliazellen	K	Encephal(omyel)itis equina
–	Nerven- u. Gliazellen	K	Aujeszky* Krankheit
–	Ganglienzellen	Pl	bösartiges Katarrhalfieber der Rinder
–	Epithel-, Endothel- u. Retikulumzellen	K	Hepatitis contagiosa canis, Hcc Rubarth* Krankheit
–	Epidermis- u. Ganglienzellen	K	Herpes zoster
–	Histiozyten, Plasmazellen	Pl	Lymphogranuloma inguinale
–	Epidermiszellen	Pl	Pferdepocken
–	Epidermiszellen	Pl	Schweinepocken
–	Epidermiszellen	Pl	Stomatitis papulosa der Rinder
–	Ganglienzellen (Maus)	K	Stomatitis vesicularis
–	Epidermiszellen	Pl, K	Varizellen
–	Epithelzellen	K	Verruca vulgaris
–	Epithel- u. Retikulumzellen	K	Virusabort der Stuten
–	Leberzellen	Pl, K	Virushepatitis
–	Epithelzellen	K	Zytomegalie-Syndrom

Einsiedlerbandwurm: / Taenia solium.

Einsparungsstoffwechsel: der bei Vita minima (atroph. Säugling, unreifes Frühgeborenes, künstl. Hibernation) maximal herabgesetzte Stoffwechsel mit Untertemp., oberflächl. Atmung, Bradykardie, Hypoenzymie, Reaktionslosigkeit gegenüber Infekten.

Einstein, E: nach Albert E. benannte internat. photochem. Einh.; 1 E entspricht der bei der Umsetzung von 1 Mol eines Stoffes absorbierten Energie (= 1 »Mol« Lichtquanten).

Einstein* Gleichung (ALBERT E., 1879 – 1955, Physiker, Göttingen, Princeton): **1)** aus der spez. Relativitätstheorie abgeleitete Äquivalenzbeziehung zwischen Energie u. träger Masse: $E = m \cdot c^2$ (c = Lichtgeschwindigkeit), derzufolge die Masse nur eine Erscheinungsform der Energie darstellt. – **2)** Die kinet. Energie E_{kin} eines Photoelektrons ist gleich der Energie $h\nu$ des auslösenden Photons, vermindert um die Auslöseenergie W des Photoelektrons: $E_{kin} = h\nu - W$ (h = PLANCK* Wirkungsquantum, ν = Frequenz des einfallenden Lichts).

Einsteinium, Es: 3wert. radioakt. Element der Actiniden-Gruppe (Transurane) mit OZ 99; Isotope ^{246}Es – ^{256}Es mit HWZ zwischen 7 Min. u. 320 Tagen.

Einstellmechanismus: (GAMPER, UNTERSTEINER) die beim Säugling durch Berührung von Lippen oder Mundwinkel auslösbaren Saugbewegungen des Mundes u. Drehen des Kopfes nach der Seite des Reizes. – Beim Erwachsenen path. Enthemmungsphänomen nach Hirnläsion (/ Bulldoggen-, Freßreflex, Zwangsschnappen). – *gyn* s. u. Fruchteinstellung.

Einstellung: 1) *pharmak* die individuelle Erprobung u. Festsetzung einer geeigneten Diät oder der wirkungsvollsten Art u. Dosis einer Dauermedikation (z. B. Insulin, Digitalis, Antiepileptika). – **2)** *gyn* / Fruchteinstellung. – **3)** *chir* »Stellen« der Fragmente bei Knochenbruch oder korrigierender Osteotomie. – **4)** *röntg* nach best. Einstelltechniken vorgenommene Lagerung des Pat. u. Einrichten von Aufnahmegerät u. Kassette.

Einstellungs|nystagmus, Fixationsnystagmus: spontaner Nystagmus für einige Sek. bei extremer seitl. Blickrichtung (passagere Störung des Augenmuskelgleichgew.). – **E.reflex**, Orientierungsreflex: reflektor. Einstellung eines Organismus oder seiner rezeptiven Organe in Richtung des jeweils neuen Reizes. – **E.störung:** (E. GRÜNTHAL) *psych* Erschwerung bis Unmöglichkeit, Denkbeziehungen außerhalb eines best. Gedankenkreises anzuknüpfen. Vork. bei organ. Hirnerkrn. (v. a. KORSAKOW* Syndrom).

Einstich: *forens* s. u. Stichwunde. – **E.elektrode**: sehr dünner isolierter Draht (z. B. emaillierter Kupferdraht, ⌀ 40 µm), dessen Ende nach frischem Anschnitt ins Gewebe gesteckt wird.

Einstrang-DNS: DNS-Molekül nach enzymat. u. denaturierender Auftrennung der Doppelhelix-Struktur (wesentlich biegsamer als in dieser, daher meist stark verknäuelt).

Einstrom|druck: *baln* von der Eintauchtiefe abhäng. effektiver venöser Füllungsdruck der intrathorakalen Venen u. des re. Vorhofs als hydromechan. Badeeffekt. – **E.geräusche**: *kard* diastol. Strömungsgeräusche durch Wirbelbildung an den Av-Klappen während der Füllungsphase; a) vom 2. HT deutl. abgesetztes kurzes »spindelförm.« Frühdiastolikum (diastol. Intervallgeräusch) während des raschen Bluteinstroms in den Ventrikel bei stark vermehrtem Durchfluß u. unveränderten Klappen, ferner bei Mitralinsuffizienz, offenem Ductus Botalli, großem Ventrikel- oder Vorhofseptumdefekt, asthen. Habitus, Trichterbrust, Flachrücken; b) langgezogenes diastol. Dekreszendogeräusch bei Trikuspidal- oder Mitralstenose; c) präsystol., z. T. als Kreszendo bis zum 1. HT reichende Geräusche während der Vorhofkontraktion.

Einstülpungsnaht: *chir* Naht (fortlaufend oder geknüpft), deren Stichführung das gefaßte Gewebe nicht nur adaptiert, sondern auch versenkt, z. B. bei Wurmfortsatz- u. Bruchsackversorgung (Tabaksbeutel-, Diagonal-, Schlupf-, Z-Naht), geschlossener Divertikelbeseitigung (z. B. nach GIRARD), v. a. aber zur Schleimhauteinstülpung bei Anastomosierung u. Blindverschluß in der Magen-Darmchirurgie (z. B. nach CUSHING, V. MIKULICZ, PRIBRAM, SCHMIEDEN).

Einstufenmethode: *serol* / Ein-Phasen-Bestimmung.

Eintagsfieber, Ephemera: v. a. im Herbst u. Winter vork. 1–3täg., urogenes (?) Fieber mit schwerem Krankheitsgefühl, meist auch Herpes labialis.

Eintankapparat: *röntg* / Einkesselapparat.

Eintauch|fuß: / Immersions-Kälte-Nässe-Schaden. – **E.schluckreflex**: durch Eintauchen des Gesichts in – kaltes – Wasser (Trigeminusreizung) auslösbarer Schluckreflex. – vgl. Tauchreflex.

Einthoven* (WILLEM E., 1860–1927, Physiologe, Leiden; Nobelpreisträger 1927) **Dreieck:** *kard* hypothet. gleichseit. Dreieck in der Frontalebene des Körpers, dessen Spitzen den Ansatzstellen der Extremitäten- u. damit den Ableitungspunkten der EKG-Standardabltgn. (»E.* Ableitung«; / Schema »Extremitäten-Abltg.«) – entsprechen u. in dessen Zentrum das Herz als elektr. Dipol liegt, so daß seine Seiten die sogen. »Ableitungslinien« bilden, auf die sich die bei der Herzaktion entstehenden Momentanvektoren projizieren. – **E.* Galvanometer:** (1903) Saitengalvanometer mit Projektionsmikroskop für die Elektrokardiographie.

Einträufelung: / Instillation.

Eintreffertheorie: *genet* / Treffertheorie.

Eintreten des Kopfes: *geburtsh* Zeitpunkt, in dem die größte Zirkumferenz des kindl. Kopfes die Beckeneingangsebene (BE) überschreitet (»Eintrittswinkel« zwischen Sagittalebene des Kopfes u. BE-Ebene normal 94,4°). – Die dabei – auch ohne räuml. Mißverhältnis – vork. **Eintrittsasphyxie** (GAUSS* Effekt, 1931) mit Bradykardie ist ein Hirndrucksympt. durch plötzl. Schnürungszwang (bei Dauer über 2 Wehen op. Entbindung angezeigt!). – s. a. Eintrittswehen.

Eintritts|block: *kard* die »Schutzblockierung« bei / Parasystolie (engl.: entrance block). – **E.pupille**: *opt* die objektseit. Begrenzung eines in ein opt. System eintretenden Strahlenbündels; am Auge das von der – gekrümmten – Kornea wiedergegebene Bild der Pupille, das größer ist als die eigentl. Pupillenöffnung. **E.schwelle:** *physiol* Konz. eines Stoffes im Plasma, deren Überschreiten zur Ausscheidung (»Eintritt«) in den Harn führt; für Glukose z. B. bei ca. 200 mg-% (abhängig von der gesamten filtrierten Menge, die selbst von Konz. u. Höhe des Glomerulusfiltrats abhängt), da das für die Rückresorption verantwortl. Enzymsystem nur eine max. Transportkapazität von 300–350 mg/Min. hat.

Eintritts|wehen: »Stellwehen« beim Eintreten des kindl. Kopfes (evtl. vor dem eigentl. Geburtsbeginn). – **E.winkel:** *geburtsh* s. u. Eintreten.

Eintrocknungsbild: (HENNING, NORPOTH) Bild des mit Sonde aspirierten u. filtrierten Magenleersekrets nach Eintrocknen auf dem Objektträger zum

Einwärtsrollung

Nachweis erhöhten Proteingehalts im Magensaft bei schwerer diffuser Schleimhautschädigung; normal: grauweiß, von NaCl-Gittern durchzogen, mit schmaler, glänzender, strukturloser Randzone; path.: deutl. verbreiterte Randzone (»Ringphänomen«).

Einwärts|rollung: *ophth* ↑ Intorsion. – **E.schielen**: ↑ Strabismus convergens; s. a. Esophorie.

Einweg...: s. a. Einmal.... – **E.spritze**: steril verpackte Kunststoff-Injektionsspritze (meist einschl. Kanüle, auch mit Inhalt) zum einmal. Gebrauch. – **E.wäsche**, Einmalwäsche: in Wärmehaltung, Luftdurchlässigkeit u. Saugfähigkeit der Textilwäsche entsprechende, rel. haltbare Wäsche (meist aus textilem Vlies) zum einmal. Gebrauch. Vorteile: Asepsis, Verhütung von Keimverschleppung, Entlastung des Personals.

Einwilligungsrecht: Recht des Pat., zu einem vom Arzt beabsichtigten körperl. Eingriff seine Einwilligung zu geben; beim Minderjährigen, soweit nicht aufgrund der geist. u. sittl. Reife selbst dazu in der Lage, vom gesetzl. Vertreter wahrzunehmen.

einwirtig: *parasit* stenoxen (s. u. Parasit). – **einzeitig**: *chir, radiol* adj. Bez. für ein therapeut. Vorgehen, bei dem das Behandlungsziel in einer Sitzung erreicht wird.

Einzeldosis, ED: die erfahrungsgemäß bei einmal. Gabe therapeutisch wirksame Dosis. – s. a. Einzelmaximaldosis.

Einzellenbad: hydroelektr. Hand- oder Fußbad, bei dem eine Elektrode ins Wasser taucht, während die (großfläch., biegsame) Gegenelektrode unter Zwischenschaltung feuchter Tücher oder eines Viskoseschwammes dem Rumpf anliegt.

Einzeller, Protista: *biol* Sammelbez. für Protophyta (»Phytoflagellata«) u. ↑ Protozoen.

Ein-Zell-Kultur: aus einer Zelle hervorgegangene (»reine«) Baktn.kultur. – Mutterzelle aus hängendem Tropfen mit Mikromanipulator oder aus ↑ BURRI* Tusche-Präp. ausgelesen oder nach dem ↑ FORTNER* Verfahren verimpft.

Einzel|maximaldosis, ED_{max}: gemäß DAB bei der Rezeptur (z. B. von Betäubungsmitteln) zu beachtende Dosis, deren Überschreitung bes. gekennzeichnet werden muß (Ausrufungszeichen, Wiederholung der Mengenangabe in Buchstaben). – **E.naht**: *chir* Naht, bei der jeder Faden (oder Draht) nach Durchstich einzeln geknotet bzw. umschlungen wird, z. B. als ↑ Knopf-, Matratzen-, Tabaksbeutel-, Flaschenzug-, Plättchen-, U-Naht.

Einzel|schichtaufnahme: *röntg* Tomographie, bei der während einer Exposition nur 1 Körperschicht zur Darstg. gebracht wird; vgl. Simultantomographie. – **E.zellnekrose**: *histol* durch Zellfragmentierung u./oder Kernachromasie charakterisierter Untergang einzelner Zellen als irreversibles Stadium der Dystrophie, z. B. diffus in der Leber bei Virushepatitis.

Einziehung: 1) inspirator. E. der Zwischenrippenräume – oft auch des Epigastriums u. Jugulums – bei erschwerter Einatmung (Stenose der oberen Luftwege); Zeichen eines neg. intrathorakalen Drucks u. des Einsatzes der Atemhilfsmuskulatur. – 2) systol. E. der Brustwand in Höhe der Herzspitze bei Accretio cordis; s. a. BROADBENT* Zeichen (2).

Einzugsgebiet: *hyg* Gebiet, aus dem ein unterird. oder ein Oberflächenwasser Zuflüsse erhält; fällt bei Quellenschutzgebieten mit der weiteren Schutzzone zusammen. – *med* Jargonbez. für das Wohngebiet im weiteren Umkreis eines Krankenhauses, aus dem die Pat. eingewiesen werden.

Eipol: 1) *embryol* ↑ animalischer u. vegetat. Pol. – 2) unterer E.: *geburtsh* die in der Eröffnungsperiode vom tastenden Finger erreichbaren unt. Fruchtblasenteile, Eihäute u. Fruchtwasser.

Eireifung: s. u. Follikelreifung.

Eisanästhesie: örtl. Betäubung für Amputation durch langsame Abkühlung (3–8 Std.) der gangränösen Extremität auf 8–10° mittels Eispackungen unter Blutleere. – Eine Unterkühlungsbehandlung (SAEGESSER) amputationsreifer, durchblutungsgestörter Extremitäten durch Eisauflagen ist als zeitgewinnende Ther. max. 4–6 Wo. durchführbar; ähnl. Verfahren auch mit »Eiskasten« (trockene Kälte).

Eisberg-Phänomen: typ. Befund der Pockenpustel, die nur den sichtbaren Teil einer tiefergreifenden kutanen Infiltration bildet. – Wegen des gleichen Phänomens wird ein intrabronchiales Lipom, das nur zum kleinsten Teil in die Bronchiallichtung hineinragt, als »Eisberg-Tumor« bezeichnet.

Eisbeutel, Eisblase: mit Eisstückchen zu füllender Beutel oder Schlauch (»Eiskrawatte«) als Auflage zur Hemmung örtl. Entzündung oder zur kutiviszeralen Therapie.

v. Eiselsberg* Operation (ANTON FREIHERR V. E., 1860–1939, Chirurg, Königsberg u. Wien): 1) mehrfach modifizierte BILLROTH*-II-Magenresektion mit Anastomosierung des Jejunums an Hinterwand bzw. Querschnitt des Restmagens, zuletzt (1905) als Gastroenterostomia antecolica post. laterolat. (»Alpha-Anastomose«). – 2) hohe Jejunostomie mit Schrägkanalbildung (Technik der WITZEL* Fistel) als Nährfistel. – 3) unilat. ↑ Pylorusausschaltung. – 4) Korrektur einer Mikrogenie bzw. -gnathie durch treppenförm. Durchsägung der horizont. UK-Äste, Vorverlagerung u. End-zu-End-Fixierung der senkrechten Osteotomieflächen. – 5) plast. Restlückenverschluß am harten Gaumen mit gestieltem Schleimhaut-Periostlappen (Epithel nasal) aus dem Zahnfleisch. – 6) transsphenoidale Hypophysenfreilegung (modifiz. SCHLOFFER* Technik) ohne Eröffnung der Kiefer- u. Stirnhöhle, mit partieller submuköser Resektion des Nasenseptums.

Eisen, Ferrum, Fe: 2– u. 3–, seltener 6wert. Element (Salze s. u. Ferrum, s. a. E.verbindungen), mit OZ 26, Atomgew. 55,847; 10 Isotope ($^{52}Fe – ^{61}Fe$), 6 radioaktiv (↑ Eisen-55, -59); Schwermetall, magnet., chem. wenig beständig; als Bioelement mit oxidoreduktiven u. komplexbindenden Eigenschaften in allen pflanzl. u. tier. Zellen, wesentl. Agens für zelluläre Oxidationsabläufe, O_2-Transport u. Abwehrreaktionen; s. a. Eisenstoffwechsel (Schema!), Eisenpool. Im menschl. Körper insges. ca. 5–7 g Fe, davon über 50% im Hb, ≤ 10% im Muskel (Myoglobin), 20% (~ 1 g) als "Depoteisen" in Ferritin u. Hämosiderin, je 0,1% gebunden in Transferrin u. Zellhäminen (Zytochrome u. Enzyme: »Zelleisen«); Normalwerte: Serum 0,06 – 0,23 (mg/100 ml), Vollblut 42–56, Magensaft 0,3, Milch 0,03–0,04; Herz 0,01 (‰), Lunge 0,02, Leber 0,05, Milz 0,07; Bedarf tägl. ca. 10–20 mg

(↗ Eisenresorption); tägl. Fe-Verlust (Zellabbau, Blutungen) < 2,5 mg. – s. a. Eisentherapie. – *toxik* Schäden v. a. bei parenteraler Zufuhr höherer Fe-Konz. (klin.: Allergie, Anurie, Azidose, Krämpfe, evtl. Leber-, Nierenschädigung; Ther.: Brechmittel, Magenspülung, Deferoxaminium, DTPA, O_2, Hämodialyse), auch durch Trinkwasser (hygien. Norm 0,1 mg Fe/l) sowie Einwirkung von Fe-Pulver oder -Oxiden (↗ Eisenstaublunge, Hämosiderose). *analyt* Quant. Bestg. jodometrisch oder oxidimetr. mit $KMnO_4$, $Ce(SO_4)_2$; kolorimetr. mit α, α'-Dipyridyl (pH 5, rot), o-Phenanthrolin (pH < 7, rot), Nitroso-R-Salz (pH 5, grün), Thioglykolsäure (rot, 0,01 μg Fe), 5-Sulfosalizylsäure (violett, 0,1 μg Fe^{3+}), Rutin (pH > 7, rotbraun), brenzkatechin-3,5-disulfosaurem Na (pH 9,8, rot-gelb, 0,05 μg Fe^{3+}), 5,7-Dibrom-8-hydroxychinolin (grün-schwarz, 0,05 μg Fe), Ferron (pH 3,5, grün, 0,5 μg Fe^{3+}), Dimethylglyoxim (rot, 0,4 μg Fe^{2+}), Kojisäure (pH 5,0, gelborange, Fe^{3+}), 4,7-Diphenyl-1,10-phenanthrolin (rot); *histochem*. (z. B. in Herzfehlerzellen) mit K-rhodanid (Rhodanprobe), Ferro- u. Ferrizyankali (= Berlinerblau- bzw. TURNBULL-Blau-Reaktion).

Eisen-59, ^{59}Fe: β- (0,27, 0,46 u. 15,8 MeV) u. γ-Strahler (1,29, 1,1 u. 0,19 MeV); physikal. HWZ 45,1 d; krit. Organ: Milz u. Blut. Diagnost. Anw. für ferrokinet. Stoffwechselanalyse (Plasmaeisen-Turnover bzw. -Clearance, Fe-Einbau in Ery, Fe-Verteilung auf Leber, Milz u. KM; s. a. Eisenresorption), ferner zur Blutkonservierung. – Ähnl. Verw. auch von ^{55}Fe (K-Zerfall, HWZ 2,94 a).

Eisen|absorption: ↗ E.resorption. – **E.agar**: *bakt* ↗ KLIGLER* Agar. – **E.ausfuhrsperre**: s. u. E.stoffwechsel.

Eisenbahn|krankheit: ↗ Kinetose durch Eisenbahnfahren. – **E.nystagmus**: physiol. optokinet. ↗ Nystagmus beim Blick aus einem fahrenden Zug.

Eisenbakterien: Mikroorganismen, die aus Eisen-(II)-Salzlösungen $Fe(OH)_3$ abscheiden (z. T. auch Ma-Salze umsetzen), z. B. (einzellig) Gallionella, Ferrobac. Siderocapsa, (mehrzellig) Sphaerotilus, Leptothrix u. Crenothrix.

Eisenbindungs|kapazität, EBK, IBC: das Vermögen eines Stoffes, Fe zu binden; i. e. S. diese – diagnost. verwertbare – Eigenschaft des Serum-$β_1$-Globulins ↗ Transferrin (Siderophilin), quant. bestimmbar z. B. photometrisch mit Bathophenanthrolinsäure nach SCHADE u. M. (1954) als »Merckotest®«. – **E.reaktion**, HALE* Reaktion: *histochem* Nachweis saurer Mukopolysaccharide durch Einbringen der Schnitte in angesäuerte koll. Eisen-(III)-hydroxid-Lsg. u. Sichtbarmachen des $Fe(OH)_3$ mit Eisen(II)-zyanid (Berlinerblau-Reaktion).

Eisenblau-Therme, Siderophyten-, F-Therme: eu- oder hyperthermale Quelle, die – als Hinweis auf höheren Fe-Gehalt – Blaualgen u. Eisenbaktn. enthält; v. a. in Japan (z. B. Yamagata-Ken, Yiraka, Kamazaki).

Eisenchlorid|-Hämatoxylinfärbung (Häggquist*): *histol* Kernfärbung mit 3–5%ig. Eisenchlorid-Lsg. (5 Min.) u. – nach Abspülen – mit 1%ig. Hämatoxylin-Lsg. (3–5 Min.). – **E.-Karbolreagens**: ↗ UFFELMANN* Reagens. – **E.probe**: 1) FÖLLING* Probe: *päd* einfache – bis zur 4. Lwo. neg.! – Suchprobe auf Brenztraubensäureoligophrenie (pos. bei Phenylbrenztraubensäure-Ausscheidung über 5–10 mg/100 ml Harn, aber auch durch Histidin u. Tyrosin); 8–10 Tr. 10%ig. Eisen(III)-chlorid-Lsg. zu 1 ml schwach angesäuertem frischem Harn (tiefgrün). – Auch als »Windeltest« durch Auftropfen der Lsg. auf die frisch eingenäßte Windel. – 2) ↗ GERHARDT* Probe (auf Azetessigsäure).

Eisendraht|phlebitis: (FAVRE 1953) Venenentzündung – insbes. an den Beinen – mit starker Verhärtung, aber ohne wesentl. Verdickung des Gefäßes. – **E.puls**: sehr harter Puls mit kleiner Amplitude.

Eisengelatine: *bakt* geklärte, sterilisierte Lsg. von Gelatine (12%) in Fleischextrakt-Peptonbouillon (pH 7,6) mit Zusatz (0,5%) frisch hergestellter 10%ig. Eisen(II)-chlorid-Lsg.; zur Prüfung auf Gelatinolyse u. H_2S-Bildung.

Eisenhämatoxylin: (WEIGERT) *histol* Eisenhämatein-Lack zur Kernfärbung (schwarz); I) 1%ig. alkohol. Hämatoxylin-Lsg., II) Eisen(III)-chlorid-Lsg. (Liquor Ferri sesquichlorati, 25%ige HCl u. Aqua dest. 4 + 1 + 1 + 95), vor Gebrauch zu mischen (1 + 1). – s. a. HEIDENHAIN* (1), HANSEN* Färbung.

Eisenhardt* Blutzuckerbestimmung: (1920) grobquant. Blutzucker-Bestg. in Serumverdünnungsreihe anhand der Reduktion (Entfärbung = Grenzkonz.) von Methylenblau in alkal.-ammoniakal. Lsg.

Eisen-Harnstoffagar: ↗ KLIGLER* Eisenagar.

eisenharte Struma: ↗ RIEDEL* Struma.

Eisenhut: *botan* ↗ Aconitum.

Eisenkrebs: Malignom in Lunge oder Leber bei Exposition gegenüber Eisen(oxid) u. nachweisbarer Siderosis bzw. Siderozirrhose. Zusammenhangsfrage aber noch offen (Karzinogenität des Fe eher unwahrscheinlich).

Eisenlohr* Syndrom (KARL E., 1847–1896, Arzt, Hamburg): (1892) bes. Verlaufsform des Typhus abdomin. mit Dysarthrie, Lippen-, Zungen- u. Gaumenmuskellähmung, Benommenheit, Extremitätenschwäche; obsolet.

Eisenlunge: 1) ↗ Eisenstaublunge. – 2) ↗ Lungenhämosiderose (s. a. CEELEN*-GELLERSTEDT*Syndrom).

Eisenmangel|(syndrom): Sammelbegr. für die klin. Symptomatik bei Fe-Mangelzuständen: Adynamie (Neigung zu Kopfschmerzen u. Ohnmachten, Konzentrationsschwäche u. hormonalen Störungen), rissige, spröde Haut, Mundwinkelrhagaden, Nadeldystrophie (Längs- u. Querrinnen), trockene, brüch. Haare mit Depigmentierung, Schleimhautatrophie an Mund, Zunge, Ösophagus (s. a. PLUMMER*-VINSON* Syndrom), evtl. »**E.fieber**«; v. a. aber die **E.anämie** (Anaemia oligosideraemica) als häufigste Form der hypochromen Anämie (gestörte Hb-Bildung): neben »idiopath.« Formen v. a. nach chron. u. akutem Blutverlust, bei vermind. Nahrungs-Fe, gestörter Fe-Resorption, Fe-Mangel (Infekt, Malignom), physiol. vermehrtem Fe-Verbrauch (Schwangerschaft u. Stillzeit); als Sonderformen CEELEN*-GELLERSTEDT* u. FABER* Syndrom; labor.: erniedrigtes Serumeisen, meist gesteigerte u. linksverschobene Erythropoese; oft erst bei Fe < 100g/l Hb hypochrome, mikrozytäre Ery sowie Anulo-, Aniso- u. Poikilozytose.

Eisenmenger* (VICTOR E., 1864–1932, Arzt, Wien) **Komplex, Tetralogie**: (1897) sehr seltener angeb. Herzfehler mit der klass. Tetralogie: Ventrikelseptumdefekt oder aortopulmonale Kommunikation,

Eisenmenger* Reaktion

sek. pulmonale Hypertonie u. Rechtsherzhypertrophie mit Blausucht infolge Re.-li.-Shunts. Von manchen Autoren davon unterschieden als eigentl. E.*Syndrom jedes kongenit. Vitium (Ventrikel- u. Vorhofseptumdefekt, offener Ductus Botalli, auch Mitralstenose) mit einem aus der Embryonalzeit fortbestehenden pulmonalen Widerstandshochdruck (»**E.* Reaktion**«): Früh- oder Spätzyanose, Belastungsdyspnoe, evtl. (ca. 10%) Hämoptyse, Angina pectoris, Belastungssynkopen; nur bei schweren Fällen Hypotonie mit kleiner Amplitude, schlechte periphere Durchblutung; hebende Pulsation li. parasternal, kurzes Austreibungsgeräusch, Ejection click, enge, bei Vorhofseptumdefekt weite Spaltung des sehr lauten 2. HT (Betonung u. Verbreiterung des Pulmonaltons), evtl. GRAHAM ∕ STEEL* Geräusch (leichte Pulmonalinsuffizienz); im EKG betontes P, Rechtstyp; im Rö.bild Dilatation u. Pulsieren der arter. Lungengefäße (»tanzender Hilus«), die zur Peripherie hin »abbrechen«, Peripherie hell, gefäßarm. Durchschnittl. Lebenserwartung 15–20 J., bei großem Li.-re.-Shunt ca. 1 J. – **E.* Tubus**: Orotrachealtubus mit aufblasbarem Ball für Intubationsnarkose.

Eisen|pigment: gefärbte natürliche Substanzen mit Fe-Gehalt, z. B. Porphyrine (nebst Derivaten) u. a. Metallproteide (z. B. Hämosiderin). – **E.pool**: das Gesamt-Fe im Organismus; i. e. S. das sich im akt. Umsatz befindende ∕ Plasmaeisen. – **E.quelle**: natürl. Heilquelle, die mind. 10 mg Fe pro kg Wasser enthält (inkorrekt: »Stahlquelle«); z. B. in Ems, Gottleuba, Überlingen. – s. a. E.säuerling.

Eisen|reaktion: ∕ Berlinerblau-Reaktion; s. a. Eisen (Nachweis). – **E.resorption**, E.absorption: die bereits im Magen einsetzende, im obersten Dünndarm max. Aufnahme in Form von Fe^{2+} (Ferro-Ion) als aktiver Prozeß via Portalkreislauf. 2 Theorien: a) (GRANICK 1951) R. ist abhängig vom Ferritin-Gehalt der Schleimhaut (keine R. bei ausreichendem Plasma-Fe-Spiegel, Absättigung des Apoferritins, »Mukosablock«); b) (KEIDERLING, WÖHLER 1954/58) Regler ist der Bedarf, insbes. leere Fe-Depots bei Anämie, gesteigerter Erythropoese, Menstruation, Geburt. – Tägl. Aufnahme ca. 5–15 mg ($\leq$ 10% des tägl. Nahrungs-Fe), vermindert v. a. bei Magenanazidität. – Untersuchung durch Bestimmen der Serumwerte nüchtern sowie 2, 4 u. 8 Std. nach oraler Gabe von 200 mg eines – evtl. ^{59}Fe-markierten – Eisenpräp. (normal: deutl. Anstieg).

Eisensäuerling: Quelle mit einem Gehalt an freiem, gelöstem CO_2 von > 1000 mg u. an Fe von > 10 mg pro kg Wasser; z. B. in Alexandersbad, Flinsberg, Steben, Wiesau.

Eisen|speicherkrankheit: ∕ Hämochromatose. – **E.star**: ∕ Siderosis lentis. – **E.(staub)lunge**, Siderosis pulmonum: gutart., rückbildungsfähige, nicht fibrosierende Pneumokoniose (»Tätowierung« der Lunge) durch Fe-Staub in Form metall. Eisens, Eisen(II)- oder Eisen(III)-oxids (= »schwarze« bzw. »rote« E.lunge); nach mehrjähr. Exposition bei Spiegel- u. Silberpolierern, Elektroschweißern, Walzwerkern, Eisensägern, Schneidbrennern, Stahlkiesstrahlern, Metalldrehern, als Siderosilikose bei Erzbergleuten, Kesselreinigern u. Metallschleifern. Klin.: keine bes. Störung von Allg.befinden u. Lungenfunktion; im Rö.bild sehr feinfleck., weiche Tüpfelung.

Eisenstoffwechsel: Aufnahme (∕ Eisenresorption), biol. Nutzung u. Ausscheidung von – ionisiertem – ∕ Eisen; i. e. S. dessen intermediärer Metabolismus u. Kinetik als Speicher-, Transport- u. Gewebe-Fe (∕ Schema); wesentl. Steuerungsorgan ist die Leber (Zufuhr über Pfortadersystem, Lagerung im RES, Ausscheidung über Galle); ein hypothet. **E.zentrum** (HEMMELER 1951, SCHAEFER 1959) im Hypothalamus soll das periphere Regulationsprinzip im RES über ACTH, Kortison u. adrenerg. System steuern. Das aus Erys freigesetzte Fe (tägl. 20–25 mg) wird zumeist wieder als Hb gebunden. Ausscheidung (v. a. nichtresorbiertes Nahrungs-Fe) erfolgt nur in Fäzes (tägl. bis 1 mg); Steuerung des E. über Ausscheidung nicht möglich (»Eisenausfuhrsperre« HEILMEYER).

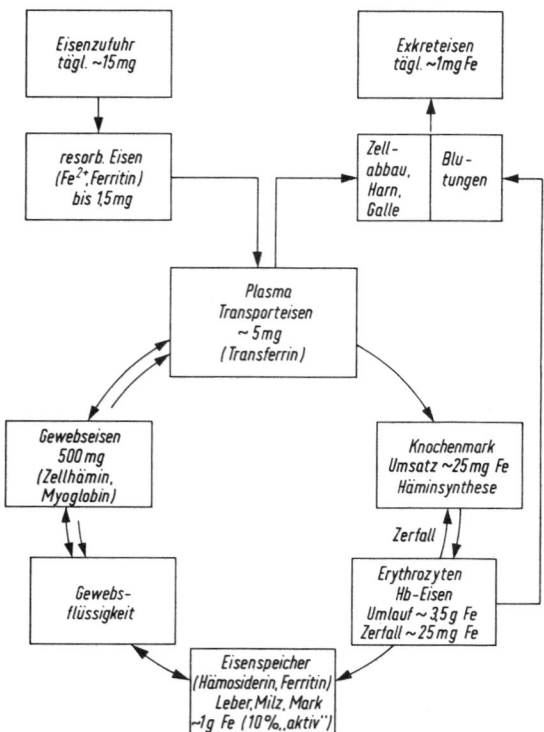

Eisen|-Tanninbeize: bakt ∕ LOEFFLER* Beize.– **E.therapie**: Behandlung von E.mangelzuständen mit E.-halt. Präpn., peroral insbes. mit – leichter resorbierbaren – Fe(II)-Salzen, bei Resorptionsstörungen auch mit Fe(III)-Verbindgn. i. m. oder i. v.; Dosierung: im allg. 200 mg Fe/g Hb-Defizit; Eisenbedarf (g) = gHb-Defizit × 0,255. – Antidot bei Überdosierung: Deferoxaminum. – s. a. E.verbindungen. – **E.trioxyhämatein** (Hansen*): histol Kernfarbstoff, hergestellt durch Einrühren einer wäßr. Lsg. von Eisenammoniumalaun u. Ammoniumsulfat in eine Hämatoxylin-Lsg. u. Aufkochen (30–60 Sek.).

Eisen|überladung der Gewebe langsam-progredient v. a. bei Hämochromatosen u. Anämien mit ineffektiver Erythropoese, schnell nach häuf. Transfusionen bei therapierefraktären Anämien. Transferrin-Sättigung > 80%, erhöhte Werte des Serumferritins (u. der SGOT u. SGPT) u. Anstieg des Nicht-Hb-Eisens in den Ery spricht für manifestes Stadium. – **E.utilisationsrate**: der von den Ery nach Inj. von Radio-Fe inkorporierte Anteil (normal 80 – 90%).

Eisen(II)-Verbindungen: die – leicht oxidierbaren – »Ferro«-Verbdgn. des 2wert. Eisens (Reduktionsmittel); im Ggs. zu Fe(III)-Salzen zur oralen ∫ Eisenther. geeignet, da geringere lokale Reizwirkung (gelegentl. Magen-Darmstörungen) u. besser resorbierbar; Anw. als Salze anorganischer ($FeCl_2$, $FeSO_4$) oder organ. Säuren (Milchsäure, Glukonsäure, Weinsäure), z. T. durch Zusatz von Askorbinsäure, Sulfhydrylverbindungen oder Fetten gegen Oxidation geschützt. Nachweis u. a. mit Ferrizyankali $K_3[Fe(CN)_6]$ als TURNBULL-Blau. – **Eisen(III)-Verbindungen:** die »Ferri«-Verbdgn. des 3wert. Eisens; oxidierend, adstringierend, in konz. Form ätzend. Wegen minimaler Darmresorption nur zur parenteralen Anw. in Form komplex gebundener Präpe. geeignet. – Nachweis u. a. mit Ferrozyankali als Berlinerblau.

Eiserne Lunge: Beatmungsgerät in Form einer Metallkammer, in der der Rumpf des Pat. – am Hals durch Gummimanschette abgedichtet – wechselndem Unter- (= Inspiration) u. Überdruck (= Exspiration) ausgesetzt ist. Bei notwend. Kammeröffnung zwischenzeitl. Beatmung in einem den Kopf luftdicht umschließenden »Dom« mit umgekehrten Druckverhältnissen.

Eisessig: ∫ Acidum aceticum glaciale. – **E.-Alkohol-Chloroformgemisch:** histol ∫ CARNOY* Gemisch. – **E.probe** (auf Hämin): s. u. TEICHMANN* Kristalle.

Eiskrawatte: s. u. Eisbeutel.

Eisler*-Schneider* Sphinkter (PAUL E., 1862–1936, Anatom, Halle/Saale; KONRAD VIKTOR SCH.): Muskelsphinkter am Eileiterostium der Gebärmutter.

Eisprung: gyn ∫ Ovulation.

Eispunkt: physik Fundamentalpunkt der Temperaturskala (= 0° C bzw. 273,15° K bzw. + 32° F bzw. 0° R), definiert als Gleichgewichtstemp. zwischen Eis u. luftgesätt. Wasser bei 1 atm.

Eiswasser|bad: künstl. Hypothermie für Op., indem der Narkotisierte in der eiswassergefüllten Wanne auf die gewünschte Körpertemp. gebracht wird; s. a. Hibernation. – **E.test: 1)** ∫ Coldpressure-Test. – **2)** (BORS) Prüfung der Reflexaktivität der Harnblase durch Eiswasser-Instillation.

Eiswürfeltest: klin. Nachweis von Kälteagglutininen durch Aufdrücken eines Eiswürfels (2 Min.) auf den zuvor mit Heißwasser hyperämisierten Unterarm; minutenlange Anämisierung spricht für intravasale Autoagglutination.

Eitelberg* Probe (ABRAHAM E., geb. 1847, Otologe, Wien): Gehörprüfung durch wiederholte Annäherung einer Stimmgabel an das Ohr; normalerweise nimmt die Tonwahrnehmung zu, bei Schalleitungsstörung aber ab.

Eiter, Pus: durch belebte oder unbelebte (auch sterile) Fremdkörper hervorgerufenes entzündl. Exsudat (s. a. Entzündung, Abszeß, Phlegmone), bestehend aus zahlreichen polymorphkern. Leukozyten, nekrot. Gewebezellen u. wenig Serum. Farbe u. Viskosität von Erregern abhängig, z. T. pathognomonisch; Nachweismethoden z. B. nach ∫ DONNÉ-MÜLLER, WATERHOUSE, VITALI. – **E.ausschlag:** ∫ Pyodermie. – **E.beule:** ∫ Furunkel, Karbunkel. – **E.bläschen:** ∫ Pustula. – **E.flechte, -grind:** ∫ Impetigo contagiosa.

Eiter|erreger: die eine Eiterbildung auslösenden Mikroorganismen, v. a. Staphylo- u. Streptokokken, ferner Pneumo-, Gono-, Meningokokken, Kolibazillen, Pseudomonas aeruginosa, Aktinomyzeten u. a. m. – **E.körperchen, -zellen:** stark segmentierte Granulozyten, auch lympho- oder monozytenähnl. Zellen, die – in großer Zahl – die trübe, rahm. Beschaffenheit des Eiters bedingen. – **E.sackniere:** ∫ Pyonephrose. – **E.straße:** rhinol ∫ Schleim-Eiterstraße.

Eiterung: durch Eitererreger oder Parasiten ausgelöste, gelegentl. auch »sterile« Bildung von Eiter bzw. dessen Absonderung; s. a. Abszeß, Empyem, Phlegmone, Pyo....

Eitner* Operation: 1) Korrektur u. Verkleinerung abstehender Ohren durch Exzision eines Hautovals aus Kopfhaut u. Ohransatz u. eines apfelsinenscheibenförm. Knorpelstücks (subperichondral). – **2)** Nasenspitzenkorrektur nach Exzision eines dreieck. Septumknorpelstückes.

Eitod: das Absterben des reifen Eies im Falle der Nichtbefruchtung; Urs. der Menstruation.

Eitransport, -wanderung: die durch peristalt. Muskelkontraktion des Eileiters bewirkte, durch die Flimmerbewegungen des Tubenepithels zumindest gerichtete Fortbewegung des im Eileitersekret schwimmenden Eies in die Gebärmutter.

Eiweiß...: s. a. Protein....

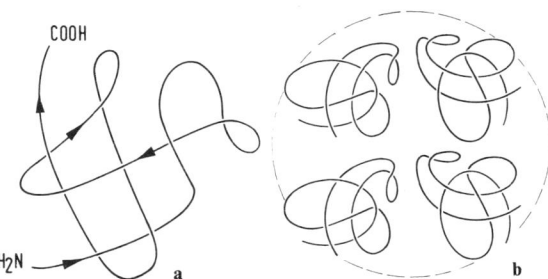

Eiweißkörper: a) Tertiär-, b) Quartärstruktur (aus 4 Untereinheiten)

Eiweiß(e), Proteine, Eiweißkörper, -stoffe, Makropeptide: die biologisch wesentl., vielgestalt. Gruppe hochmolekularer Naturstoffe (MG ca. 10^4–10^6; s. a. Aminosäuren), zusammengesetzt aus peptidisch verknüpften, hydrolytisch freisetzbaren (α-)Aminosäuren (deren Sequenz eine erbl. Spezifität ist), wobei unterschieden werden eine Primär- (Polypeptid-Ketten pro Mol., Anzahl der Aminosäurenreste u. deren Folge in den Ketten, Verzweigungen etc.), Sekundär- (ster. Anordnung der Ketten) u. Tertiärstruktur (Faltung; ∫ Abb.). 2 strukturelle Gruppen: kolloidal quellbare bzw. lösl. »Sphäroproteine« (z. B. Albumine, Globuline, Histone) u. wasserärmere, unlösl. »Sklero-« oder »Linearproteine« (z. B. Keratin, Kollagen, Fibrinogen); neben einfachen auch zusammengesetzte »Proteide« (z. B. Chromo-, Glyko-, Lipo-, Metall-, Nukleo- u. Phosphorproteide). Allg. Zus. der ∫ Serumproteine: etwa 50% C, 7% H, 16% N (»KJELDAHL-N« × 6,25 = E.gehalt), 20% O, 2% S. Artspezif. Bestandteil jeder Zelle, der als Körperbaustein (~ 20% des feuchten Gewebes), Trägerstoff, Energie- u. Wirksubstanz exogene Mindestzufuhr verlangt (s. a. biol. Wertigkeit, E.minimum, -mangel); Resorption erfolgt nach weitgehendem Abbau bis zu den Aminosäuren im Darm (insbes. Dünndarm; beim Menschen keine Keratinverdauung), Aufnahme v. a. in den Portalkreislauf (nur in path. Fällen Resorption von Peptiden u. nativem E.; Störung insbes. durch Hypoxie sowie Vit. A- u. D-Mangel). Brennwerte 4,316 (n. LOEWY) oder 4,10 (n. RUBNER) bzw. – physikalisch – 5,6 Kcal pro g. Im menschl. Körper Gesamtprotein 12 bzw. (♀) 8 kg, davon ca. 300 g Serumeiweiß; im Speichel ~ 260, Magensaft 210, Pankreassaft 190–1200, Darmsaft 800, Leber- bzw. Blasengalle 180 bzw 450, Liquor 20–40 mg%, Sperma bis 1,8, Prostata- bzw. Samenbläschensekret 2,5 bzw. 7,8 g%, Harn 20–100 mg/24 Std. – Klin.-diagnost. Nachweis (kolori-, gaso-, gravi-, refraktometrisch etc.): Gesamt-N n. ↗ KJELDAHL, Gesamt-E. n. VAN SLYKE, ferner Ninhydrin-, FOLIN*-CIOCALTEU*, ADAMKIEWICZ*-HOPKINS* Tryptophan-, PAULY* Diazo-, SAKAGUCHI* Bromphenolblau- (z. B. Albustix®), HELLER* Ring-, Essigsäure-Kochprobe, NONNE*-APELT* Reaktion; Xanthoprotein-, MILLON* Probe, Phenolreagens, Kupfer-(II)-Salze (Biuret), AUFRECHT* u. ESBACH* Probe u. a. m.; Differenzierung der Fraktionen durch Aussalzung, ↗ COHN* Äthanol-Fraktionierung, serologisch (z. B. Differenzierung n. NEISSER u. SACHS, ASHBY* Test), Ultrazentrifugieren, Elektrophorese. – Als **gift. E.** gelten die tier., pflanzl. u. mikrobiellen Proteine (einschl. Abbauprodukten), die bei Aufnahme in den Körper tox. Sympte. hervorrufen: Phyto-, Baktn.toxine, hämolyt., neurotox., koagulierende u. antikoagulierende Proteine, Zytolysine u. a. m.

Eiweiß|abbau, -spaltung, Proteolyse: 1) *labor* alkal. bzw. saure Hydrolyse von E.körpern an der Peptidbindung beim Kochen unter Rückfluß; sowie der enzymat. Abbau zur Ermittlg. der Aminosäuresequenz mit spezif. Preoteinasen (u. chem. Analyse der anfallenden Peptide, z. B. EDMAN* Abbau, SANGER* Reaktion, Hydrazin-Methode). – 2) *physiol* E.verdauung: der Resorption vorgeschalteter mehrstuf. katabol. Prozeß, u. zwar im Magen durch Pepsin u. Kathepsin bis zur Peptonstufe (45–70% des Nahrungseiweißes verlassen den Magen als Proteosen), im Darm über Peptone, Poly- u. Oligopeptide bis zu den Aminosäuren (als nicht-allergisierende Endprodukte) durch Trypsin u. Chymotrypsin u. Peptidasen des Pankreas- u. Darmsaftes; s. a. E.biosynthese, E.umsatz. – **E.äquivalent:** 1) das kalor. Äquivalent der (biol.) E.verbrennung; nach ZUNTZ 4,48 Kcal pro Liter O_2. – 2) die einer definierten E.menge kalorisch entsprech. Menge Fett oder KH (s. a. isodynam. ↗ Äquivalent).

eiweißarme Diät: Kostform mit Einschränkung der tgl. Eiweißzufuhr auf 60–80 g (= geringgradige), 40 bis 60 g (= mittl.) oder 40 g (= hochgrad. e. D.), vorw. durch Reduzierung von Fleisch u. Fisch bis zu rein vegetar. Diät (z. B. Obst-, Gemüse-, Mehl-Früchtetage); Ind.: Nieren-, Leberparenchymschaden, Eiweißabbaustörung, allerg. Erkrn., azidot. Diabetes, Pankreasinsuffizienz, Grundumsatzsteigerung. – Gefahr der K-Verarmung!

Eiweißbiosynthese, Eiweißneogenese, -anabolie: der intrazellular an den Ribosomen stattfindende, hormonell gesteuerte u. genetisch determinierte (Übertragung chromosomaler Informationen auf Plasma-RNS-Matrizen; ↗ Abb.) Aufbau körpereigener Proteine (Albumine u. a. im Leberparenchym, Globuline im RES) mit erbl. Strukturspezifität; 4 Stufen: a) Aminosäurenaktivierung; b) Anlagerung an lösl. RNS-Partikeln; c) Transfer an Ribosomen; d) Ablösung der Peptidkette aus den Ribosomen u. Abgabe aus dem Plasma.

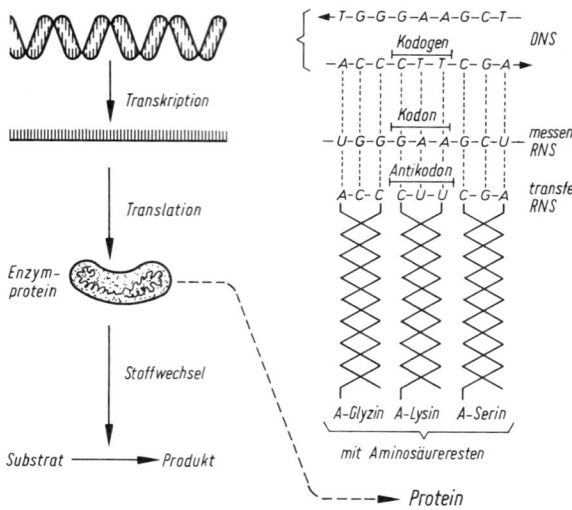

Eiweißbiosynthese, schematische Darstellung der Informationsweitergabe (nach v. HAHN).

Eiweiß|defizit: der aus der Stoffwechselbilanz ersichtl. ↗ Eiweißmangel. – **E.denaturierung:** die durch physikal.-chem. Einflüsse herbeigeführte, im allg. nicht reversible Veränderung natürlicher Eiweiße: Verringerung der Löslichkeit (bis zur Fällung), Zerlegung der Molekülgestalt, Entfaltung der Knäuelstruktur, größere opt. Aktivität, Viskosität u. Refraktion, verringerte biol., stärkere enzymat. Angreifbarkeit, Zunahme reaktiver Gruppen (aromat. Seitenketten, SH-Gruppen). Übl. Denaturierungsmittel: (Ultra-)Schall, UV-, Rö-Strahlen, Detergentien, organ. Lösungsmittel, anorgan. Ionen (insbes. Schwermetalle; s. a. HOFMEISTER*Reihe).

Eiweiß|depot: das v. a. in Thymus, Lymphknoten u. Fibrozyten gespeicherte Körpereiweiß, das bei Bedarf (z. B. AK-Bildung) mobilisiert werden kann (umstritten; ACTH-Effekt?). – **E.drüse:** seröse ↗ Drüse.

Eiweiß|fäulnis: bakterieller Abbau nichtresorbierter Aminosäuren im Dickdarm zu charakterist., z. T. tox. Produkten, vorwiegend Aminen (Putreszin, Kadaverin, Skatol u. Indol), die nach biol. Kupplung (Sulfate, Glukuronide) harnfähig werden; insbes. bei Dyspepsie, Obstipation, Ileus (s. a. Fäulnisdyspepsie, Indikanurie, Ätherschwefelsäuren). – **E.hydrolysate:** durch saure oder enzymat. **E.hydrolyse** erhaltene Aminosäuren-Peptidgemische; Anw. *therap* oral u. i.v. (Infusion), z. T. mit Aminosäurezusätzen, bei Erkr. (z. B. der Leber) mit Eiweißverlusten u. postop.; *diagn* für Belastungsproben, z. B. bei akuter Hepatitis (n. GEISSBERGER).

Eiweiß|koeffizient (Krehl*): das konst. Verhältnis Albumin/Globulin im menschl. Blut; normal 1,5:2,5. – **E.körper:** ↗ Eiweiß. – **E.labilitätsprobe:** ↗ Serumlabilitätsprobe.

Eiweißmangel: Mangel an Körpereiweiß infolge quant. oder qual. unzureichender Zufuhr von Nahrungseiweiß (s. a. alimentäres ↗ Dystrophie-Syndrom) oder als Folge von path. Eiweißstoffwechsel, z. B. bei

Resorptionsstörung (Sprue, Enteritis, Zöliakie), Afermentie, erhöhtem Verbrauch (Fieber, Tumorkachexie), Synthesehemmung (Leberparenchymschaden, hormonale Störung), Verlust (Eiterung, Blutung, Proteinurie, exsudative / Gastroenteropathie), ferner bei Störungen des RNS-Stoffwechsels; betroffen sind zunächst v. a. die Albumine. – **E.anämie** normo- bis hypochrom, mit normalem oder erhöhtem Serumeisen; Vork. auch bei Beriberi. – **E.ödem** ist komplexer Genese (v. a. vermind. kolloidosmot. Druck des Blutes infolge Albuminmangels, ferner Elektrolytverschiebung, B_1-Avitaminose).

Eiweiß|milch (Finkelstein*), Albumin-, Kaseinmilch: *päd* fett- u. eiweißreiche Säuglingsheilnahrung bei Dyspepsie u. Dystrophie; Aufbereitung von Kasein mit Wasser u. medizinaler Buttermilch (2,7–3% Eiweiß, 2,2% Fett, 1,5% Milchzucker), der Mondamin® (2%) u. Zucker (5–10%) zugesetzt werden. Im Handel als Konzentrat. – **E.minimum:** Mindesteiweißmenge, die dem Körper zum Ausgleich ständiger Ausscheidungsverluste zugeführt werden muß. Als absol. oder endogenes E.m. ohne Berücksichtigung der spezif.-dynam. Wirkung; experim. erfaßbar als Abnutzungsquote RUBNER (= endogenes N-Gleichgew. FOLIN = absol. N-Minimum LANG), d. h. als kleinster bei eiweißfreier Ernährung ausgeschiedener N-Wert (normal 24 mg/kg Körpergew./Tag; gem. US Food and Nutrition Board tgl. E.bedarf der Erwachsenen 65 bzw. (♀) 55, bei Schwangeren 80–100, Knaben/Mädchen 70–100 bzw. 80, Säuglingen (kg × 3,5) g. – Als physiol. E.m. unter Berücksichtigung der spezif.-dynam. Wirkung. Als hygien. oder funktionelles E.m. (RUBNER) die zur Erzielung einer optimalen Leistungsfähigkeit nötige Menge von tgl. ca. 1–1,5 g/kg Körpergew.

Eiweißquotient, -relation: / Albumin-Globulin-Quotient. – **e.reiche Diät:** Zufuhr von tier. Eiweiß bis zu 150 g tägl. bei E.mangelzuständen, ferner zur Prophylaxe der Schwangerschaftstoxikose (Verhinderung von Ödemen durch kolloidosmot. Druck der Eiweißmoleküle u. Ca-Anreicherung).

Eiweiß|schienung: *immun* s. u. Halbantigen. – **E.spektrum:** Aufgliederung der Eiweißstoffe des Blutes (/ Tab. »Blut«, »Plasmaproteine«). – **E.stein:** weiches, leicht zerdrückbares Konkrement aus Exsudateiweiß, Leuko-, Lympho- u. Erythrozyten u. Zelldetritus; in konz. Schichtung bei Pyonephrose, sehr selten in der Gallenblase. – **E.-Stickstoffeinheit:** / COOKE*, NOON* Einheit. – **E.synthese:** / Eiweißbiosynthese.

Eiweißumsatz: der v. a. endokrin (STH, Thyroxin, Androgene, Kortikosteroide) gesteuerte ständ. Abbau von Körpereiweiß zu Aminosäuren u. die durch anabole Hormone geförderte Resynthese aus dem Aminosäurepool; beim Menschen pro Tag betroffen ca. 100 g Gewebeeiweiß u. 400–800 g Gesamteiweiß, davon ca. 1/3 Enzymeiweiß; Erneuerung der Plasmaproteine in 10–15 Tagen.

Eiweißverlust|kachexie: extreme Abmagerung u. Kräfteverfall aufgrund starker Eiweißverluste bei Nephrose, Hyperthyreose (vermehrte Eiweißverbrennung), Kolitis, Malignom sowie als »Wundkachexie« (WACHSMUTH). – **E.syndrom:** / exsudative Enteropathie.

Eiweißzentrifugierreaktion: (LINKE) quant. Bestg. des Serumproteins anhand des Sediments (in Spezialröhrchen) nach 30 Min. Zentrifugieren (3000 U.) des mit 2 Teilen HAYEM* Lsg. versetzten Serums.

Eizelle: / Ei, Oozyte, Zygote.

Ejaculatio, Ejakulation, Effluvium seminis: der beim ♂ auf der Höhe des Orgasmus reflektorisch (/ Ejakulationsreflex) ausgelöste »Samenerguß«, bewirkt durch Kontraktion glatter (Samenleiterampullen, Samenblase, Prostata) u. quergestreifter Muskulatur (Beckenboden). Path. Formen: **Ejaculatio praecox,** die vorzeitig, d. h. vor oder bei Beginn des Geschlechtsverkehrs erfolgt, meist psychogen (ängstl. Erwartungshaltung, neurot. Konflikte), aber auch bei entzündl. Adnexerkr. (Prostatitis, Spermazystitis); die verzögerte **E. retarda,** z. B. als Sympt. einer Angstneurose, die verspätete **E. sejuncta** erst nach Orgasmus u. Erschlaffung des Penis, meist durch Spasmen des Ductus deferens bedingt; die **retrograde E.** in die Harnblase infolge mech. Störung (z. B. bei Harnröhrennarben nach Prostataabszeß); eine **schmerzhafte E.** meist bei entzündl. Adnexerkrankung.

Ejakulat: / Sperma. – **Ejakulationsreflex:** der durch Summierung der Reize an der Glans penis ausgelöste »Bulbokavernosus-Reflex« (/ Abb.), der zur / Ejakulation führt; durch psych. Faktoren ausgesprochen förder- u. hemmbar, mit starker Irradiation in das sympath. System (Atmung, Kreislauf); bei sakraler RM-Läsion Pollution ohne Erektion möglich; bei zervikaler oder thorakaler Läsion normale Erektion u. Ejakulation, jedoch ohne Orgasmus.

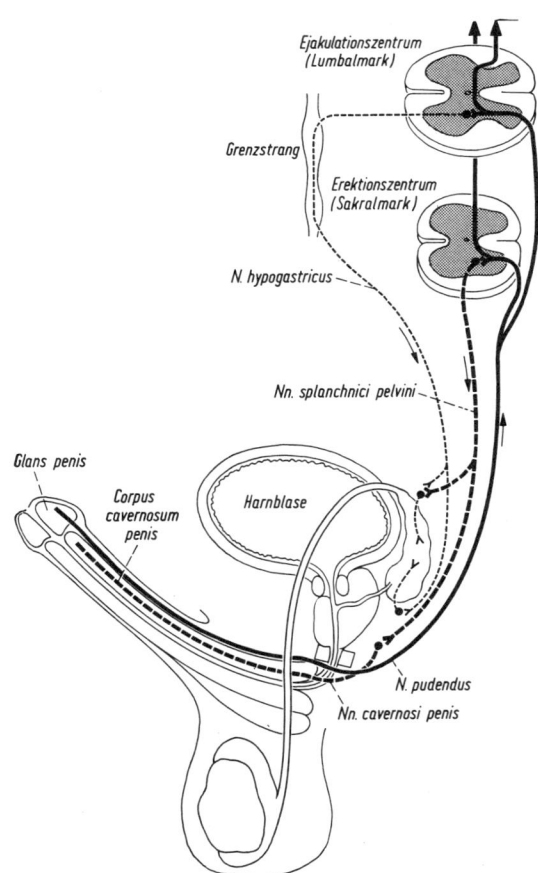

Ejection

Ejection: (engl.) *kard* Auswerfen; **Ejection click**, E: ↑ Austreibungston. – **Ejecta:** (lat.) das Ausgeworfene (↑ Exkret, Exkrement). – **Ejektionsphase (der Aorta):** die durch systol. Pulswelle u. akt. Windkesselfunktion bedingte Auswurfphase der Aorta, gekennzeichnet durch den Staudruck (Differenz zwischen Gesamt- u. kinet. Druck) als Funktion der Strömungsgeschwindigkeit.

Ejrup* Verfahren (ERIK VIKTOR BÖRJE E., geb. 1910, Internist, Stockholm): Beurteilung des Kollateralkreislaufs bei Obliteration größerer Extremitätenarterien anhand der Pulsverkleinerungszeit nach Muskeltätigkeit.

ek...: (griech.) Präfix »heraus«, »weg«, »außerhalb«; s. a. **ex...**, **e....**

Ekameter®: *kard* linealart. Gerät mit Spezialskalen u. -daten für die EKG-Analyse.

Ekblepharon: kosmet. Augenprothese mit Lidern bei nicht endoprothesefäh. Orbita, mit Mastix oder am Brillengestell befestigt. – **Ekbolikum:** *pharm* die Entleerung des Uterus anregendes Abortivum (1).

Ekchondrom: peripheres, d. h. von der äuß. Spongiosa kortikalwärts wachsendes, die Kortikalis u. U. durchbrechendes ↑ Chondrom, evtl. dem Knochen breitbasig aufsitzend (= epiexostot. Chondrom). Solitär oder multipel (»**Ekchondro|mato|sis**«), an langen Röhrenknochen meist als Osteochondrom. Ferner die von den Ringknorpeln ausgehende **Ekchondrosis tracheae**. – vgl. Enchondrom (Abb.!).

Ekchymose, Ecchymosis: kleinfleck. ($\varnothing > 3$ mm) Blutung in Haut u./oder Schleimhaut infolge Traumas oder hämorrhag. Diathese; je nach Tiefe u. Alter blaurot, dunkelblau, bräunl. oder grünl.-gelb; vgl. Petechie, Sugillation, Suffusion, s. a. BAYARD*, ROEDERER* Ekchymosen. – **E. digitum:** ↑ Choléra des doigts.

Ekchysis: Begr. der Humoralpathologie für eine auf die Haut beschränkte, dort zur Ausbreitung neigende Erkr.

ekdemisch: adj. Bez. für eine von außerhalb eingeschleppte ansteckende Krankheit.

Ekehorn* Regel (Gustav E., 1857–1938, Chirurg, Stockholm): Von den atyp. unt. Polgefäßen der Niere ziehen die vor dem Harnleiter zur Hinterfläche, die dahinter gelegenen zur Vorderfläche der Niere. – **E.* Rektopexie:** (1909) bei kindl. Anal- u. Rektumprolaps Fixation des Mastdarms am Kreuzbein mittels transrektaler, zu den Kreuz-Steißbeinrändern verlaufender perkutaner Naht (Knotung des Fadens über Tupfer).

Ekel, Fastidium: mit Unlustgefühl verbundener Widerwille gegen Dinge u. Wirklichkeiten, die im allg. für ein Dasein von neg. Bedeutung sind. – Pathol. als **Ekelangst** mit dem Gefühl existentieller Bedrohtheit verknüpft.

EKG, Ekg: ↑ Elektrokardiogramm.

Ekiri: (japan.) im Sommer in Japan epidem. akute, mit hypokalziäm. Tetanie u. Diarrhö einhergehende Säuglingstoxikose unklarer Genese.

EKK-Virus: Typ 8 der Adenoviren; Erreger der epidem. Keratokonjunktivitis.

Ekko|presis, -prosis: ↑ Defäkation. – **E.pro(k)tika:** milde Abführmittel.

ekkrin: s. u. ↑ Drüse.

Ekkyesis: extrauterine ↑ Gravidität.

Eklampsie: 1) Eclampsia convulsiva s. gravidarum s. ante partum. E. der Schwangeren: anfallsweises Krampfgeschehen bei ↑ Gestose (s. a. eklampt. Symptomenkomplex), bedingt durch Spasmen u. Widerstandserhöhung der Gehirngefäße, später Hirnödem; plötzlich ausgelöst (»Aufblitzen«) durch Lichtreize, Schreck, Untersuchung, jedoch fast immer mit Prodromi; initial Blickstarre, Zuckungen, dann Atemstillstand, ton. Krampf (bis Opisthotonus) mit Übergang in Kloni ($^1/_2$ –3 Min.), tiefe Bewußtlosigkeit (5 Min. bis Stdn.). Path.anat.: hypoxäm. Veränderungen an Plazenta, Nieren, NNR, Leber. Vork. bei 0,5% aller Entbindungen; Mortalität 5–10% (wobei frühes Auftreten die Prognose verschlechtert). Erfordert bei Manifestation unter der Geburt, als **E. intra partum**, möglichst schnelle Geburtsbeendigung u. zwar möglichst ohne größeren Eingriff (wenn vorangehender Kindsteil bei erweitertem MM auf dem Beckenboden, Vakuumextraktor oder Forzeps; evtl. aber Schnittentbindung). – Aus neurol. Sicht auch als metabol. Epilepsie aufzufassen (↑ Schwangerschaftsepilepsie). – Sonderformen: drohende E. (= **E. imminens** = Präklampsie) in Form von Sehstörungen, Kopfschmerzen u. plötzl. Steigerung der diastol. Hypertonie u. Proteinurie als Typ der Spätgestose, evtl. als Prodrom des eklampt. Anfalls, jedoch noch ohne Krämpfe. – **Atyp. E.** mit Bewußtseinsverlust oder psychot. Zuständen (Benommenheit, Perseverieren, Ideenflucht etc.), aber ohne typ. ton.-klon. Krämpfe. – **Eclampsia sine eclampsia:** bes. schwere, evtl. letale E. mit tiefem Koma, aber ohne Krampfanfälle; extrem seltene (0,001%) Aufpfropfgestose bei Leberschädigung (»Lebereklampsie«) oder uräm. Koma. – **Eclampsia post partum s. puerperalis:** »Wochenbettklampsie« einige Std. oder Tage nach der Geburt; therapeut. gut beeinflußbar, geringe Letalität. – 2) **Eclampsia neonatorum:** extrem seltenes Bild mit Proteinurie u. Krampfanfällen bei Neugeborenen von Müttern mit eklampt. Symptomenkomplex infolge indir. Schädigung durch O_2-Mangel u. Plazentarinsuffizienz. – s. a. Neugeborenentetanie. – 3) **Eclampsia infantum,** Säuglings-, tetanoide oder rachitogene E.: Tetanie-Manifestation beim Kinde, gekennzeichnet durch ton.-klon., mit Bewußtseinsverlust einhergehende Konvulsionen (1–3 Min.), vorgewölbte Fontanelle, erhöhten Liquordruck, Pfötchenstellung; im allg. gute Prognose, evtl. Tod im Status eclampticus.

Eklampsismus: Bereitschaft zu Erkrn. des eklampt. Symptomenkomplexes; auch Bez. für die Präklampsie (= **Eclampsia imminens**).

eklamptisch: die ↑ Eklampsie betreffend; z. B. der **e. Anfall** (↑ Eklampsie), **e. Symptomenkomplex:** Oberbegr. für die mit arterieller Hypertonie, Ödemen u./oder Proteinurie sowie mit ton.-klon. Krämpfen verlaufenden ↑ Spätgestosen, d. s. Eklampsie (1), Präklampsie, Hydrops gravidarum, Schwangerschaftshypertonie, -nephropathie; als **genuiner e. S.** (v. a. bei älteren Erstgebärenden, nicht vor 24. Schwangerschaftswoche) oder als **symptomat. e. S.** (↑ Aufpfropfgestose; v. a. bei Mehrgebärenden). Komplexes Ursachenspektrum, insbes. erhöhter Leistungsanspruch durch Gravidität, mütterl. Erkrn. u. Umwelteinflüsse (falsche Lebensweise u. Ernährung, meteorol. Faktoren etc.). Prophylaxe: laufende Untersuchungen während der Gravidität; Ther.: Stoffwechselentlastung, Flüssigkeitsausschwemmung, Blutdrucksenkung, Sedierung, Entleerung der Gebärmutter, länger dauernde Überwachung post partum.

Eklektiker: *histor* Vertreter einer medizin. Schule des 1. Jh. n. Chr., die empirisch u. wissenschaftl. begründetes medizin. Wissen miteinander verband; z. B. ARETAIOS, AGATHINOS, GALENUS, RUPHOS. Höhepunkt u. Abschluß der antiken Medizin.

Eklipse: *virol* »vegetat. Phase« der Virusvermehrung, in der die Syntheseprozesse ablaufen u. kein infektiöses Agens in der Wirtszelle nachweisbar ist (»Dunkelphase«). Bei Viren mit doppelsträng. Nukleinsäure im allg. länger dauernd als bei solchen mit einsträng. Struktur.

Eklysis: / synkopaler Anfall.

Ekman*-Lobstein* Syndrom (OLAF JAKOB E., 1764–1839, Arzt, Stockholm; JOHANN F. L., 1777–1835, Internist, Straßburg): / Osteogenesis imperfecta tarda (1).

Ekmnesie: 1) das in tiefer Hypnose, im psychogenen Dämmerzustand u. bei seniler Demenz auftretende »Sichzurückversetzen« in die Kindheit mit entsprech. Handlungs- und Sprechweise. – 2) anterograde / Amnesie.

Ekmolin: aus Walfischtran gewonnenes Öl; wirksam gegen Pneumonie-Viren; Penizillin-Wirkung steigernd (?).

Eknoia: psych. Erkr.; i. e. S. der **eknoische Zustand** (ZIEHEN) in der Pubertät, mit krankhafter emotioneller Reizbarkeit, evtl. Beziehungsideen.

Ekphorie: das »Sichwiedererinnern«, wobei (»Gesetz der E.« von R. SEMON) die Erinnerung eines Einzelengramms zugleich den ihm verbundenen Gesamtkomplex an Gedächtnisinhalten ins Bewußtsein rufen kann.

Ekphyma: *derm* Auswuchs, Höcker.

Ekphysesis: beschleunigte Atmung.

Ekpysesis: eitr. Durchbruch eines Furunkels oder Abszesses; pustulöser Hautausschlag.

Ekrodaktylie: *trop* / Ainhum.

Ekstase: rauschhafter, ins Extrem gesteigerter Affekt meist religiös-glückhafter Art, mit Schwinden der Grenzen des Ich- u. Gegenstandsbewußtseins u. der Kritik. Vork. durch Massensuggestion (Unio mystica, Schamanismus), bei Angst-Glück-Psychose, unter Einwirkung von Halluzinogenen (= **tox. E.**).

Ekstrophie, Ekstrophia, Exstrophie, Ektropie: meist angeb. Mißbildung, bei der die Schleimhautfläche eines Hohlorgans mehr oder weniger nach außen gestülpt ist. Als häufigste Form die **E. der Harnblase** (/ Blasenekstrophie), evtl. nur als **suprapub. E.**, bei der Nabel u. Bauchwand geschlossen, die Symphyse aber gespalten u. nur durch ein Ligament zusammengehalten ist, über dem trichterförmig die Urethra mündet. Als Maximalform der Spaltblase die **E. splanchnica** als angeb. Bauchwanddefekt u. Symphysenspalte: Anus meist verschlossen, bd. Blasenanteile getrennt, Hoden nicht herabgestiegen, kurzer Penis, oft Epispadie, unt. Teile der Labia majora bzw. des Skrotums getrennt oder distal der E. zusammenlaufend; meist kombiniert mit Spina bifida, Meningozele, unvollständ. Darmdrehung, weitgehendem Kolondefekt.

EKT: / Elektrokrampftherapie.

Ektasie: Ausweitung oder Erweiterung, auch partielle Ausbuchtung eines Hohlorgans (einschl. Gefäßen); z. B. **Ectasia corneae** (/ Staphyloma), **E. des Fundus** (*ophth* mit Verdünnung der Sklera bei Achsenmyopie), **E. des Tränensacks** (bei langanhaltender Tränenretention, mit sichtbarem »Tumor lacrimalis«), **E. der Piavenen** (/ FOIX*-ALAJOUANINE* Syndrom), **E. ventriculi** (/ Gastrektasie).

Ektebin®: 2-Propyl-thioisonikotinsäureamid; Tuberkulostatikum.

Ekthyma: linsen- bis münzengroße, krust., epidermokutane Pyodermie (meist Staphylo- u. Streptokokken = **E. simplex s. superficiale**), aus der sich ein scharf begrenztes Ulkus entwickelt, v. a. an unt. Extremitäten; Abheilung mit Narbe. – Bes. Formen: **E. gangraenosum s. cachecticorum s. terebrans infantum** (Dermatitis gangraenosa infantum) durch Pseudomonas aeruginosa; akut, mit bläul.-grünl. Eiter; fast nur bei dystroph.-kachekt. Kindern (seltener bei Greisen), auch als Zweitkrankh.; Prognose infaust (Exitus in wen. Tagen), da meist Sepsis. – Als **E. g. adultorum** (Varicellae gangraenosae) bei gesunden Erwachs. subakut bis chron., ohne sept. Komplikationen. – **E. vacciniforme syphiloides** (Érythème vacciniforme infantile), ein E. simplex bei Kindern mit Effloreszenzen ähnlich Vakziniapusteln bzw. Syphilispapeln, meist in der Glutealregion. – **E. syphiliticum** (Impetigo syphilitica) Form der generalisierten Tertiär- u. Spätsyphilis mit ekthymart. kutanen Gummen, evtl. bis in die Subkutis (= **E. profundum**). – **E. contagiosum** (Stomatitis pustulosa contagiosa, Maul- oder Lippengrind), die »Schafpocken« durch ein Pockenvirus der Paravaccinia-Untergruppe; Erkr. junger Schafe u. Ziegen, die durch Kontaktinfektion auf Melker, Tierpfleger etc. übertragen wird; nach Inkubation von 3–6 Tg. Bläschen-, Pustel- oder Geschwürbildung an Händen u. Armen (selten Gesicht), evtl. Fieber u. Lymphknotenschwellung; Abheilung in 4–6 Wo.; histol.: SALYI* Einschlußkörperchen in Epidermiszellen.

ekto..., **ecto...**: Präfix »außerhalb«, »von außen«, »nach außen«; s. a. **exo....**

Ektoantigen: 1) nicht vom Makroorganismus oder in ihm (z. B. durch Mikroorganismen) gebildetes AG, d. h. Kontakt-, Nahrungsmittel-, Inhalations- u. a. parenterales AG bzw. Allergen. – 2) vom Ektoplasma einer Baktn.zelle produziertes, an der Baktn.oberfläche befindl. AG, das – z. B. durch Ausschütteln – leicht entfernt werden kann.

Ekto|blast: / Ektoderm. – **E.chromose, polymorphe:** / FIESSINGER*-RENDU* Syndrom.

Ektoderm, Ekto-, Epiblast: *embryol* das äußere der 3 den Wirbeltierkörper aufbauenden Keimblätter, das bei den Säugern aus dem Embryonalknoten hervorgeht u. Epithel nebst Anhangsgebilden, Nervensystem, Sinnesorgane, Pupillarmuskeln u. Muskelzellen der apokrinen Drüsen sowie Schleimhaut von Mund u. Anus bildet.

ektodermal: das äuß. Keimblatt (/ Ektoderm) betreffend. – **E.dysplasie:** im allg. geschlechtsgebunden rezessiv-erbl., schon im 3. Embryonalmonat festzustellende Dysplasie des äuß. Keimblattes bzw. aller oder einzelner sich aus ihm entwickelnder Organe; Manifestation z. B. als Anhidrosis, Hypoplasie der Talgdrüsen, Cutis laxa, Hypotrichosis, An- oder Hypodontie, Fehlbildungen an Augen, äuß. Ohr u. Nase, Störung des Geschmacks- u. Geruchssinns, Intelligenzdefekt. – Als **E.syndrome** (»anhidrot.-hypotrichot. E.komplex«) gelten v. a.: ↑ Anhidrosis hypotrichotica SIEMENS, Gerodermie BÖÖK, WERNER*, HUTCHINSON*-GILFORD*, WEYERS*, UNNA*-THOST*, ULLRICH*-FREMEREY=DOHNA*, ROTHMUND*-WERNER*, GORLIN*-GOLTZ*, SENSENBRENNER*, CRONKHITE*-CANADA*, ROSSELLI*-GULIENETTI*, EEC- u. dentofaziales Syndrom sowie die dysmelische Odonto-hidro-trichodysplasie (N. FREIRE=MAIA 1970/72; wahrsch. autosomal-rezessiv).

Ektoderm(at)osis: Virusinfektion mit bes. Affinität zu ektodermalen Organen, z. B. Herpes, Pocken, Encephalitis lethargica, Poliomyelitis (»**neurotrope Ektodermose**«). – I. w. S. auch andersart. Krankh. mit entsprech. Affinität, z. B. **E. erosiva pluriorificialis** (↑ FIESSINGER*-RENDU* Syndrom), **kongenitale E.** (↑ STURGE*-WEBER* Syndrom), **polymorphe E.** (↑ Erythema exsudativum multiforme).

Ektoenzym: von der Zelle in die Umgebung (z. B. Verdauungstrakt) abgegebenes (»extrazelluläres«) Enzym; s. a. Exkretions-, Sekretionsenzyme.

Ekto|genie: parasit ↑ Metaxenie. – **E.glia**: embryol die äuß., dünne Randschicht des Neuralrohrs im frühen Embryonalstadium.

Ektohämolysin: hämolysierendes bakterielles Ektotoxin, z. B. der hämolysierenden Streptokokken (Entfärbung des Blutagars).

Ektokardie, Kardiozele: (ALVARENGA, PEACOCK) extrathorakale Verlagerung (Ektopie) des Herzens, bei Thoraskoschisis vor den Körper (= **Ektocardia thoracica**; auch in Richtung Kopf = **E. cephalica s. cervicalis**), bei Zwerchfellücke in den Bauchraum (= **E. subthoracica s. abdomin.**)

Ekto|kommensalismus: kommensale Lebensweise auf der Haut des Wirtes. – **E.mesoblast**: embryol die noch nicht in Ekto- oder Mesoderm differenzierte Zellschicht des Embryoblasten. – vgl. Mesektoderm.

Ektomie: das Herausschneiden, i. e. S. die vollständ. op. Entfernung eines Organs.

Ektopagus: autositäre Doppelmißbildung, bei der bd. Individuen im Bereich der – ungleich ausgebildeten – Thoraces seitlich zusammengewachsen sind; die aneinanderliegenden Extremitäten bilden ein medianes Glied.

Ekto(para)sit: auf der Körperoberfläche schmarotzender Parasit (Protozoon, Wurm, Arthropode), kurz- oder langfristig (= **temporärer** bzw. **stationärer E.**), nur in best. oder in allen Entwicklungsstadien (= **period.** bzw. **permanenter E.**). – vgl. aber ektopischer Parasit.

Ektophylaxie: passive ↑ Immunisierung.

ektophytisch: path exophytisch.

Ektopie, Ectopia, E(xtra)version: angeb. oder erworb. Verlagerung eines Gewebes oder Organs außerhalb oder an ungewöhnl. Stelle innerhalb des Körpers; s. a. ektopisch, vgl. Dystopie, Nierendystopie; z. B. **E. bronchi** (FALOR, KYRIAKIDES; abnorme Bronchialverzweigung durch »intralobäre Sequestration« als hypothet. Entstehungsursache von Lungenzysten), **E.**

cloacae s. viscerum (Entwicklungsstörung, bei der Ileum u. Kolon getrennt an der vord. Bauchwand münden), **E. cordis** (↑ Ektokardie), **E.gastrica** (ROVIRALTA; = gleitende ↑ Hiatushernie), ferner **E. lentis** (die meist doppelseit. erbl. kongen. E. der Augenlinse, im allg. nach temporal-oben, infolge Hypoplasie des Aufhängebandes, meist mit **E. pupillae** kombiniert; führt zu monokularem Doppelsehen u. hochgrad. Brechungsmyopie), Ektropium **E. portionis** (»Pseudoerosion« der Portio uteri durch Ausstülpung der Zervixschleimhaut, so daß deren einschicht. Zylinderepithel unter Zapfenbildung das Plattenepithel der Scheide überzieht. Häufiger Befund

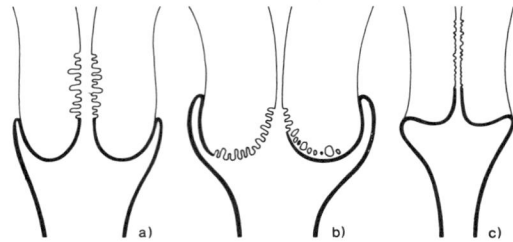

Plattenepithel/Zylinderepithel-Grenze der Portio vaginalis **a)** vor der Menarche, **b)** während der reproduktiven Phase (links: glanduläre Pseudoerosion; rechts: Pseudoerosion mit aufsteigender Überhäutung, sogen. Umwandlungszone), **c)** nach der Menopause.

während Geschlechtsreife u. Schwangerschaft, s. a. Umwandlungszone, FISCHEL* Ektopie), **E. pupillae** (= Korektopie; angeb. exzentr. Verlagerung der Pupille infolge ungleichmäß. Wachstums des Augenbechers oder aber Strangbildung zwischen Pupillarrand u. Glaskörperraum; meist mit E. lentis kombiniert), **E. spinalis** (= Meningomyeolozele); **E. testis** (↑ Hodenektopie), **E. ureteris** (Verlaufsanomalie des Harnleiters, bei Doppelniere im allg. des oberen, mit Mündung außerhalb der Harnblase, z. B. in Vestibulum, Vagina, Urethra, Zervix, Corpus uteri oder GARTNER* Gang bzw. beim ♂ [seltener] in hint. Urethra, Samenblasen, Ductus deferens), **E. vesicae urinalis** (↑ Blasenektopie; vgl. Blasenekstrophie).

ektopisch: nicht an typ. Stelle, verlagert (s. a. Ekopie); z. B. **e. Inseln** (gyn Zylinderepithelreste bei Ektopia portionis), **e. Parasiten** (außerhalb ihres typ. Sitzes, wodurch sie sich im allg. nicht weiterentwickeln können; z. B. Schistosomen-Eier in Gehirn oder Ovar des Endwirtes; vgl. aber Ektoparasit), **e. oder heterotope Reizbildung** des Herzens (außerhalb des normalen Schrittmachergewebes im Sinusknoten; führt meist zu Rhythmusstörungen, z. B. Extrasystolen), **e. Schwangerschaft** (extrauterine ↑ Gravidität).

Ektoplasma, -plast, Exo-, Ektozytoplasma: 1) (HERTWIG) die lichtmikroskopisch dichter als das Endoplasma erscheinende periphere Zytoplasmaschale des Zelleibes mit der ↑ Zellmembran (Plasmalemm) als äußerster Schicht. – 2) (GUTSTEIN 1926) bei grampos. Bakten. die deren Färbung ermöglichende Ribonukleoproteidschicht unter der Zellwand.

Ektoprothese: an der Körperoberfläche befestigte »Vorlegeprothese«, i. e. S. das Ekblepharon.

Ekto|sit: ↑ Ektoparasit. – **E.skopie**: (WEISZ) diagnost. Beobachtung provozierter Bewegungsphänomene der Körperoberfläche (Interkostalräume, Bauchdekken). – **E.sporen**: außen gebildete Pilzsporen (asexuell ⌐ Konidien, sexuell ⌐ Basidiosporen). – **E.sympat(h)osen**: (MAY, GALLOT 1936) die funktionellen Störungen des peripheren sympath. NS mit Auswirkung an der Peripherie (z. B. RAYNAUD* Krankh., QUINKE* Ödem).

Ekto|thrix: *mykol* s. u. Trichophyton. – **E.toxin**, Exotoxin: thermolabiles Baktn.toxin, das in das Wirtsgewebe bzw. Kulturmedium diffundiert (u. durch Filtration vom Medium zu trennen ist). Hochgiftig, AG-wirksam, durch spezif. Immunserum leicht zu neutralisieren; Umwandlung in die ungift., aber dennoch weiterhin spezifisch antigene Toxoidform (Verlust der toxophoren Gruppe) ebenfalls möglich. Wichtigste E.-Bildner: Diphtherie-, Gasödem-, Tetanus-, Botulismuserreger. – **E.trochanter**: ⌐ Trochanter major.

Ekto|zervix: die bei Ektopia portionis ausgestülpte Zervixschleimhaut. – **E.zoon**, Dermatozoon: tierischer ⌐ Ektoparasit. – **E.zytoplasma**: ⌐ Ektoplasma.

Ektrodaktylie, -daktylismus: (SAINT-HILAIRE 1832) angeb. Verstümmelung oder Fehlen von Fingern oder Zehen (= Oligodaktylie).

Ektromelie: angeb. Gliedmaßenverstümmelung i. S. der Pero-, Phoko-, Hemi- u. Amelie, z. B. als Ektrocheirie, Ektropodie. – Ferner die **infektiöse E.** der Mäuse (**Ektromelia muris**, Mouse-pox) durch das – sehr kontagiöse – gleichnam. Pockenvirus der Untergruppe Vaccinia, mit Nekrosen an Beinen, Schwanz, Leber u. Milz; haufig als latente Infektion bei Labormäusen; histol.: MARCHAL*, BISCH*-HIRSCHFELD* Körperchen in Epi- u. Endothelzellen.

Ektropionieren: *ophth* Umklappen des Unter- u. bes. Oberlids zur Fremdkörperentfernung oder Inspektion der Lidbindehaut, als »doppeltes E.« (Lokalanästhesie!) zur Darstg. der oberen Übergangsfalte.

Ektropium, Ektropion: path. Ausstülpung einer Schleimhaut, z. B. der Gebärmutter zervix (⌐ Ektozervix, s. a. Ektopia portionis); i. e. S. das **E. des Augenlids** (meist Unterlid) mit Auswärtswendung des freien Lidrandes u. der – entzündlich, evtl. auch keratot. veränderten – tarsalen Bindehaut, mit Tränenträufeln (Eversion des Tränenpünktchens); op. Korrektur (außer bei spast. E.): bei **E. senile** (Altersatrophie; evtl. als **E. luxurians s. sarcomatosum**) u. **E. paralyticum** (Lähmung des M. orbicularis oculi) Heben des Lidrandes durch Exzision (n. ARGYLL ROBERTSON, MELLER, ADAMS), bei **E. cicatriceum** (»Narben-E.«; nach Verletzung, Verbrennung, chron. Entzdg.) Lidplastik. – Am Auge ferner das **E. iridis s. uveae** (Auswärtswendung des Iris-Pigmentepithels am Pupillarrand) als kongenit. Anomalie sowie bei Irisatrophie u. Glaukom.

EKyG: ⌐ Elektrokymogramm.

Ekzem, Ekzema: subakute oder chron. entzündl. Intoleranzreaktion der Epidermis (Spongiose, Vesikulation, Knötchen-, Bläschen- u. Schuppenbildung, akute Exazerbationen) infolge verschiedenster äuß. u. inn. (konstitutioneller) Urs., u. zwar i. S. einer vasomotor. Reflexneurose bzw. einer dysregulativen Allergie. Formenkreise nach GOTTRON: vulgäres (einschl. des mikrobiellen), seborrhoisches u. endogenes E. – Das **E. acutum** eine als Kontaktdermatitis oder Exazerbation eines chron. E. auftretende akut-entzündl. (= **E. rubrum**), flächenhaft-erythematöse (= **E. erythematosum**) bis papulovesikuläre (= **E. vesiculosum**), punktförm. (⌐ Status punctosus) oder flächenhaft-nässende (= **E. madidans**, abklingend als **E. crustosum**) Hautreaktion, wobei die – evtl. wechselnden – Reaktionsformen als passagere Morphen einer metachromen Polymorphie angesehen werden; histol.: intradermale Bläschen (Spongiose) im Stratum spinosum, Ödem, prall gefüllte Kapillaren, lympho- u. leukozytäre Infiltration im Korium. – Das **chron. E.** mit Überwiegen der proliferat. Hautveränderungen: Epidermis akanthot., infolge Verbreiterung des Rete Malpighi u. Verlängerung der Retezapfen hyper- oder parakeratot. Hornschicht bedeckt, im Korium geringe Gefäßerweiterung u. perivaskuläres lymphozytäres Infiltrat. – Sonderformen: **chron.-aktin. E.** (= chron.-polymorpher ⌐ Lichtausschlag). – **allergisches E.**: akut als Manifestation einer AG-AK-Reaktion (Spätreaktion bei zellständ. AK) infolge epidermaler, epidermal-kutaner oder kutan-vaskulärer Überempfindlichkeit gegen exo- oder endogene Substanzen (einschl. Arzneimittel, Nahrungsmittel u. Mikroorganismen). – **E. atopicum**: endogenes ⌐ Ekzem. – **bakterielles E.**: ein mikrobielles Ekzem (DD: sek. bakteriell infiziertes, sogen. impetiginisiertes Ekzem). – **E. bullosum**: »Blasenekzem« (bohnen- bis walnußgroß) als Minimalform eines vesikulösen oder am Rande eines akuten bzw. vulgären E. durch Zusammenfließen kleinerer Bläschen; s. a. Cheiropompholyx. – **E. callosum**: 1) hyperkeratotisches ⌐ Ekzem. – 2) **E. c. verrucosum** UNNA: ⌐ Prurigo nodularis HYDE. – **E. capitis**, »Kopfekzem«: seborrhoisches oder endogenes, evtl. bakteriell superinfiziertes E. des behaarten Kopfes; ferner das **E. capillitii** (auch Haar-Nackengrenze!) durch Stiche von Kopfläusen, urtikariell u. kleinpapulös, häufig impetiginisiert. – **degeneratives E. Schreus***: ⌐ Abnutzungsdermatose. – **dyshidrotisches E.**: ekzematöse Hautreaktion an Händen u. Füßen bei Dyshidrosis (s. a. Cheiropompholyx). – **endogenes oder essentielles E.**, konstitution. (pruriginöses) E., Neurodermitis constitutionalis, Dermatitis atopica: (GOTTRON) die genotypisch fixierte (erhöhte allg. Reizbarkeit u. dysregulat. Struktur der Haut) komplexe »E.krankht.«, die gleichzeitig oder im Wechsel (auch innerhalb der Sippe) als Ekzem, Asthma bronchiale u./oder vasomotor. Rhinopathie auftritt. Dabei ist die kutane Manifestation hinsichtl. Reaktionsort u. -art vom LA abhäng. (u. in der Regel nach dem 40 Lj. völlig verschwunden): beim Säugling Gesichtsekzem (⌐ Milchschorf), beim Schulkind zirkumskripte ⌐ Neurodermitis (v. a. als **E. flexurarum**), beim Erwachs. mehr disseminiert als pruriginöses E. an Rumpf u. Extremitäten (oft von Asthma begleitet). – **exogenes E.**: ⌐ Ekzema vulgare. – **E. figuratum**: ⌐ Ekzema seborrhoicum. – **E. folliculare**: das bes. an die Follikel gebundene ⌐ Ekzematid als knötchenförm. Streuform des seborrhoischen E.

Ekzema herpeticatum Kaposi*, E. varicelliforme, Pustulosis varioliformis JULIUSBERG, P. vacciniformis s. varicelliformis acuta FINKELSTEIN: das KAPOSI*-JULIUSBERG* Syndrom als mit Herpes-simplex-Virus superinfizierte »offene Dermatose« (meist endogenes E.): zahlreiche, dichtstehende gedellte Bläschen, die sich unter schweren Allg.erscheinungen pustulös umwandeln; Letalität 10%. – **hyperkeratotisches E.**, E. callosum s. keratoticum: meist an Handtellern u.

Ekzem, impetiginöses

Fußsohlen vork. vulgär- oder dyshidrot.-ekzematöse Hautreaktion, mit Auflagerung harter, gelbl., gleichmäßig oder verrukös schuppender Hornmassen (Vertiefung oder Verwischung des Faltenreliefs der Haut) u. Rhagadenbildung; s. a. E. tyloticum. – **impetiginöses E.**: aus pustulösem E. durch Platzen der Pusteln u. Eintrocknen des Inhalts entstandenes E. mit gelbgrünen bis dunkelbraunen Krustenauflagerungen. – **E. infantum**: die im Säuglings- u. Kindesalter auftretenden Phasen des endogenen E., aber auch bes. Formen des seborrhoischen oder bakteriellen E.; s. a. Milchschorf. – **E. intertriginosum**: akut gereizte, die Kontaktflächen überschreitende u. auf die freie Haut übergreifende Intertrigo; z. B. das intertriginös-pityriasiforme E. (CHEVALLIER-COLIN) der großen Körperfalten. – **konstitutionelles E.**: endogenes ∕ E. – **E. lichenificatum s. lichenoides**: chron. E. mit vergröbertem Hautrelief (auch als Kratzeffekt bei langdauerndem Juckreiz). – **E. madidans**: hochgradig u. flächenhaft sezernierendes E. mit samtartig geschwollenem, hochrotem Grund; stärkste Akuitätsform; s. a. Salzfluß. – **E. marginatum Hebra***, Dermatomycosis marginata, Epidermophytia inguinalis, Tinea inguinalis: durch Pilze (Epidermophyton floccosum, Trichophyton mentagrophytes u. rubrum) hervorgerufene, scharf begrenzte polyzykl., von deutl. Randwall umgebene, im Zentrum bräunlich-rote, diskret schuppende, flächenhafte Hautveränderungen an Oberschenkelinnenseiten u. großen Körperfalten, evtl. fortschreitend. – **mikrobielles E.**: durch Pilze oder Baktn. (u. deren Stoffwechselprodukte) ausgelöstes u. unterhaltenes vulg. Ekzem, z. B. in der Umgebung einer Fistel oder chron. Ulzeration; ferner das **mikrobiell-seborrhoische E.** (GOTTRON) als Erkrankungsform des Seborrhoikers mit allerg. Komponente gegen Baktn. u. Pilze, v. a. an vord. u. hint. Schweißrinne, mittl. Gesichtsanteilen u. behaarten Kopf. – **E. neuriticum**: auf das Versorgungsgebiet eines peripheren Nervs beschränkte ekzematöse Hautreaktion (z. B. bei ∕ Meralgia paraesthetica). – **E. nummulare Gross***, E. placatum, papillovesikulöses E. (BROCQ): als Einzelherde bei seborrhoischem Ekzem auftretende runde, scharf begrenzte, fingernagel- bis handflächengroße, münzenförm., wie vergilbt aussehende, kleieförmig schuppende Erytheme; Auftreten in Schüben, weitgehend therapieresistent. – vgl. Seborrhoid, Ekzema petaloides UNNA. – **E. papulosum**: akute Dermatitis mit stecknadelspitz- bis -kopfgroßen, meist follikulär gebundenen roten Knötchen als passagere Morphe i. S. der metachromen Polymorphie des akuten Ekzems; DD: Ekzema follikulare (1). – **E. paratraumaticum**: flächig-erosiv-nässendes oder erythematös-squamöses »Wundekzem« in der Umgebung fistelnder Wunden oder eitriger Prozesse infolge Sensibilisierung der Haut durch Sekret oder Erreger. – **pathergisches E.**: vulgäres ∕ E. – **E. pediculosum**, Läuseekzem: ekzematisierte u. lichenifizierte Hautveränderungen bei juckenden, bakteriell superinfizierten Läusebissen (s. a. E. capillitii). – **E. perianale**: s. u. Genitalekzem. – **E. petaloides seborrhoicum Unna***, Petaloid: bes. Form des seborrhoischen E. mit scharf u. wallartig begrenzten, mit trockenen oder fett. Schuppen bedeckten linsengroßen Erythemen, die sich zu einseitig offenen Ringen u. zerklüfteten Kreissegmenten (»Blumenblatt«) umwandeln; makulös oder papulös. – **E. pruriginosum allergicum**: exsudativ-nässendes endogenes E. der seitl. Gesichtsanteile u. Streckseiten der Extremitäten bei Kindern. – **E. pustulosum**: akutes Kontakt-E. mit Pustelbildung (gesteigerte Leukotaxie), v. a. bei Cr-, Hg- u. Krotonölüberempfindlichkeit (keine Superinfektion!). – **E. rhagadiforme s. rimosum s. fissum**: von tiefen Schrunden u. Einrissen durchsetztes, chron.-hyperkeratot. E. (meist vulg.). – **E. rubrum**, E. erythematosum s. erysipeloidium: die »akute Kontaktdermatitis« (flächenhaftes, unscharf begrenztes ödematöses Erythem) als Anfangsstadium des vulg. E., die sich rückbilden oder papulo-vesikulosquamös umbilden kann.

Ekzema seborrhoicum (Unna*), E. acneiforme s. figuratum, Seborrhoea eczemaformis CROCKER, Ekzematid BROCQ, figuriertes oder seborrhoisches Ekzematid, Morbus UNNA: (1887) E. des konstitutionellen Seborrhoikers mit scharf begrenzten eryhtematosquamösen, gelb-bräunl., lang andauernden Hautveränderungen; nur selten ranständige Knötchen- oder Bläschenbildung (»Exsudationsmaximum«) u. Neigung zu kleinfleck. Generalisierung. Vork. v. a. am behaarten Kopf, an mittl. Gesichtspartien, Schweißrinnen (als Ekzematoid), großen Hautfalten; beim Kinde als Pityriasis simplex oder Erythrodermia desquamativa LEINER (»Maximalvariante«); im Senium erythrodermale Generalisierung durch äuß. Reize oder Sensibilisierung (Terpentin, Benzin u. a.) möglich. Histol.: verbreiterte, parakeratot. Hornschicht (Parakeratosis), Akanthose, Spongiose, intrazelluläres Ödem, in der oberen Kutis perivaskuläre Infiltration, Ödem. – **E. solare**, chron.-polymorpher Lichtausschlag, Lichtekzem (WILLAN-VEIEL), Summer eruption: polymorph-ekzematöser, stark juckender Typ einer Photoanaphylaxie v. a. im Gesicht (s. a. Frühlingslichtdermatose der Kinder). – **E. squamosum**: chron. – abklingendes – E. mit Produktion feiner weißl. Schüppchen (gesteigerte Epidermiszellenproduktion). – **E. toxicum**, toxikodermat. Ekzem (BONNEVIE-BURCKHARDT): durch chem. Substanzen hervorgerufenes E. vulgare; vgl. Dermatitis toxica. – **E. traumaticum**: 1) ekzematisierte bzw. impetiginisierte Insektenbisse oder Kratzexkoriationen bei starkem Juckreiz. – 2) bakterielles E. (Dermoepidermitis) in der Umgebung einer Fistel oder eines chron. Ulkus durch Impetiginisation. – **E. tyloticum Unna***: hochgradig hyperkeratot. Form des vulg. E., v. a. an Handtellern u. Fußsohlen, oft von tiefen Rhagaden durchsetzt. – **E. unguium**: inkorrekte Bez. für Nagelveränderungen bei Paronychie, Onychomykose, Psoriasis vulg. etc. – **E. vaccinatum**: Komplikation der Pockenschutzimpfung beim Ekzematiker, mit varizelli- oder varioliformem Exanthem auf frischen oder alten ekzematösen Partien. – **E. varicosum**, variköses Stauungsekzem: bei Unterschenkelvarikose durch Mangeldurchblutung ausgelöste »ekzematisierte Stauungsdermatose«, meist trocken, großlamellös schuppend, mit oder ohne Hämosiderose. Dermatosklerose, oft von Ulzera begleitet. – **E. verrucosum nodulare**: ∕ Prurigo nodularis. – **E. vesiculosum**: meist durch äuß. Reiz.verursachte akute ekzematöse Hautreaktion, aber auch Exazerbation eines chron. Ekzems mit dichtstehenden, stecknadelkopfgroßen, durchscheinenden (spongiot.) Bläschen (»Status punctosus«; DD: dyshidrot. E.), auch als E. bullosum. – **E. vulgare**, exogenes oder pathergisches E. (KELLER): Kontaktekzem infolge äuß. Einwirkung degenerativ-tox. Schädlichkeiten (= Abnutzungsdermatose) oder bei verstärkter Reaktionsbereitschaft gegen einen best. Stoff (Stoffgruppe). Keine typ. Primärefloreszenzen, sondern Neben- u. Nacheinander verschiedener Hautveränderungen von der akuten (tox.) Dermatitis bis zum chron. (schuppenden) Ekzem; histol.: saftreiches, interstitielles Ödem (Spongiose), Bläschenbildung; im chron. Stadium Akanthose, verlängerte Reteleisten. – **zirzinäres E.**: ↑ Ekzematid.

Phasengerechte Ekzembehandlung (nach KAISER)

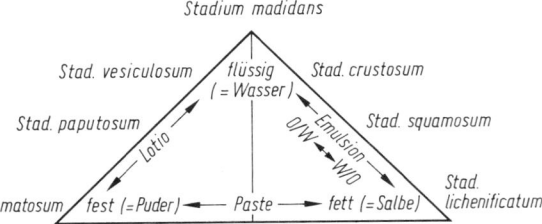

Ekzematid: ältere Bez. für Ekzemformen mit Vorwiegen der squamösen Komponente u. Fehlen der Exsudation; z. B. das DARIER* E. (zirzinäres Ekzem, Pityriasis sicca s. steatoides, Parakeratosis BROCQ, TEIGNE), die trockene, schuppende Form des seborrhoischen Ekzems (»zwischen E. u. Psoriasis«); s. a. dysseborrhoische ↑ Erythrodermie.

Ekzematisation: 1) plötzl. Akuitätssteigerung eines subakuten oder chron. Ekzems durch exo- oder endogene Reizung (»ekzematisiertes Ekzem«). Klin.: Status punctosus. – 2) Auftreten ekzematöser Veränderungen bei juckenden Dermatosen.

Ekzematogen: meist niedermolekularer Stoff (z. B. Metall, Kunststoff, Medikament), der, in der Haut an Trägereiweiße gekoppelt, als AG eine zelluläre Immunität auslöst (und so »ekzematogen« wird).

Ekzematoid: (ROST) »früh-« oder »spätexsudative« Hautveränderungen (d. h. im frühen oder im späten Kindes- u. Erwachs.alter; letztere zur Lichenifikation neigend). – Ferner das **Audry* E.** (»Seborrhoid«) u. das **mikrobiell-seborrhoische E.** der vord. u. hint. Schweißrinne (als eigene, konstitutionell bedingte Krankheitsform) im Rahmen des endogenen Ekzems auf dem Boden einer exsudativen Diathese.

Ekzem|brunnen, -poren: s. u. Status punctosus. – **E.star**: bei endogenem Ekzem mit hochgrad. Hautveränderungen frühzeitig (meist ♂ vor dem 30. Lj.) auftretende ↑ Cataracta syndrmatica. – **E.typ**: allerg ↑ Spättyp.

Elaeo|ptene: ↑ Olea aetherea. – **E.sacchara**: pharm »Ölzucker«, frisch zu bereitende Verreibungen von äther. Ölen mit gepulvertem Zucker als Geschmackskorrigentien.

Elaïdinierung: bei der Fetthärtung die Umlagerung von Ölsäure (cis-Form) in Elaïdinsäure (trans-Form).

Elaïdin|säure, Acidum elaidicum: trans-Isomeres der Ölsäure (»Elaïnsäure«), aus der es unter HNO$_3$-HNO$_2$-Einwirkg. entsteht (Prinzip der sogen. **E.probe** zur Unterscheidung trocknender u. nichttrocknender Öle).

Elaio..., Elaeo...: Wortteil »Öl«, »Fett«; s. a. Oleo.... – **Elaiom**: ↑ Oleom, Paraffinom. – **Elaiomyzin**: Antibiotikum aus Streptomyces hepaticus u. Str. gelaticus; in vitro wirksam gegen Mycobact. tuberculosis.

Elapidae, Elapinae: trop. u. subtrop. Schlangenfamilie »Giftnattern«, mit proteroglyphen Giftzähnen vorn am OK; darunter Kobra, Mamba, Harlekinschlange; mit z. T. tödl. Bißfolgen.

Elastance: (engl.) »elast. Lungenwiderstand«, Größe der Atmungsphysiologie, die den Druckzuwachs bei einem best. Vol.zuwachs angibt (für Lunge-Thorax z. B. Höchstwert 8,5 cm H$_2$O/l). Reziproker Wert der ↑ Compliance:

$$E = \frac{\Delta P}{\Delta V} \ (\Delta P, V = \text{Druck- bzw. Vol. differenz}).$$

Elastase: i. e. S. die Pankreatopeptidase E (↑ Tab. »Pankreasenzyme«).

Elastic skin: (engl.) ↑ EHLERS*-DANLOS* Syndrom.

Elastika: histol ↑ Tunica elastica. – **E.färbung**: spez. Darstg. der elast. Bindegewebsfasern bzw. des enthaltenen Elastins, z. B. mit Resorzin-Fuchsin, Orzein, Kresofuchsin, Gentianaviolett, Kongorot. – **E.prothese**: die nach allogenet. Gefäßtransplantation bis zu 2 J. erhaltenbleibenden elast. Fasern u. Membranen der Gefäßwand, die sich mit Mesenchymzellen besiedeln u. mit Endothel überziehen.

Elastin: fibrilläres Skleroprotein; Hauptbestandteil der elast. Fasern, meist zus. mit Kollagen. Aufgebaut aus langen, geknäuelten, durch kurze Seitenketten (keine Schwefelbrücken!) verknüpften Polypeptidketten; Bausteine v. a. Glykokoll (~25%), Alanin (~20%), Valin (~18%), Prolin (~14%), Leuzin u. Isoleuzin (kein Lysin u. Histidin). Spaltbar durch pflanzl. Proteinasen u. Pankreatopeptidase E; Affinität zu Farbstoffen (z. B. Bilirubin beim Ikterus); s. a. Elastikafärbung.

Elastinase: i. e. S. die Pankreatopeptidase E (↑ Tab. »Pankreasenzyme«).

elastisch: verformbar i. S. der ↑ Elastizität; z. B. histol el. ↑ Faser, ↑ Knorpel, ↑ Membran, ↑ Sehne; ferner das **el.-muskulöse System**: durch Verknüpfung elast. Fasern mit zirkulären u. schrägen Gitterfasern (an der Oberfläche glatter Muskelzellen) als »Leistungsgemeinschaft« (Muskelfasern als Spannungsregler) v. a. in Penishaut, Eierstockbändern, breitem Mutterband.

Elastizität: physik mechan. Eigenschaft eines Systems oder Stoffes (auch Körpergewebe), durch ein mechan. Spannungsfeld (z. B. Dehnung, Druck) nur vorübergehend deformiert zu werden, d. h. in den ursprüngl. Zustand zurückzukehren, soweit nicht die Elastizitätsgrenze (angegeben in kg/cm^2) überschritten wurde. – Als Maß dient der **E.koeffizient**, ausgedrückt durch die Verlängerung eines Stabes von 1 cm Länge u. 1 cm^2 Querschnitt bei Belastung mit 1 kg; ferner – als dessen reziproker Wert – der **E.modul**; s. a. Elastometrie.

Elastizitätshochdruck: kard Blutdruckerhöhung infolge – funktionell oder organisch bedingter – Zunahme der elast. Widerstände im Arteriensystem bei normalem peripherem Widerstand; gekennzeichnet durch vergrößerte Druckamplitude bei stark erhöhtem systol. u. normalem bis erniedrigtem diastol. Druck, d. h. bei erhöhtem Mitteldruck. – vgl. Widerstandshochdruck.

Elasto|dystrophie: Schwund der elast. Fasern als natürl. Alterungsprozeß arterieller Gefäße, v. a. der Aorta (Verlust der Windkesselfunktion, Erweiterung

Elastofibrose

des Gefäßlumens); i. e. S. das ⁄ GSELL*-ERDHEIM* Syndrom. – **E.fibrose**: ⁄ Elastomyofibrom.

Elastoidosis cutanea nodularis (FAVRE*-RACOUCHOT*), E. cutis cystica et comedonica: (1931) fast nur bei ♂ ♂ ab 6. Ljz. vork. kolloid-degenerative Hautatrophie (Cutis rhomboidalis) mit multiplen gelbl.-transparenten, bis linsengroßen Follikelzysten u. Komedonen, v. a. an Lidern u. Schläfen; oft gleichzeit. senile Keratose u. Epitheliome.

Elastoklasis, -rrhexis: degenerat. Zerfall elast. Fasern, die sich aufrollen, zusammenballen, z. T. feinkörnig verkalken; v. a. bei ⁄ GROENBLAD*-STRANDBERG* Syndrom.

Elastoma: 1) Pseudoxanthoma elasticum (s. u. GROENBLAD*-STRANDBERG*). – 2) E. intrapapillare perforans verruciforme MIESCHER, Elastosis perforans serpiginosa; v. a. an seitl. Hals u. Nacken ringförm. bis serpiginöse Veränderungen mit Randsaum aus rötl.-braunen, verrukösen Papeln u. abgeheiltem Zentrum; histol.: Hyperplasie der elast. Fasern, Bionekrose, Abstoßung unter akanthokeratot. Epithelreaktion. – Mit Granuloma anulare ident.?

Elasto|mere: (H. L. FISCHER 19397 natürl. u. synthet. Stoffe (Kautschuk, Silikone), die bei Zimmertemp. ohne Elastizitätsverlust mind. auf die doppelte Länge gestreckt werden können. – **E.metrie**: *physik* Messung des Elastizitätsgrades eines Stoffes, z. B. anhand der Eindringtiefe eines Penetrationsstiftes oder der Rückprallhöhe einer Stahlkugel (bei definierter Federkraft bzw. Fallhöhe). – **E.myofibrom**: tumorähnl. Verdickung (zellreiches fibröses Gewebe, dichtes Netzwerk elast. Fasern) der Herzwand bei ⁄ Fibroelastosis endocardica.

Elastorrhexis: ⁄ Elastoklasis; s. a. GROENBLAD*-STRANDBERG* Syndrom

Elastosis, Dyselastose: 1) Auftreten zahlreicher elast. Fasern mit pathol. vermehrter Elastase-Resistenz in der Lamina elastica int. der mittl. Arterien (v. a. bei Hypertonie, Arteriosklerose, Arteriitis temp.). – 2) Einlagerung Elastin-ähnl. Substanzen in die Gefäßwand. – 3) kolloide Degeneration elastischer Fasern, z. B. in der Haut als **E. senilis**, in der BRUCH* Membran (mit streif. Pigmentierung der Retina); s. a. GROENBLAD*-STRANDBERG* Syndrom, Fibroelastosis endocardica, Elastoma.

Elaut * Dreieck: das von den Aa. iliacae comm. u. der Kreuzbeinbasis begrenzte Dreieck.

Elazin: (UNNA) im Alter auftret. Degenerationsform des Elastins; färbbar mit blauem Polychrom. – **Elazinose**: Stoffwechselstörung an den Arterien von Uterus u. Ovar (v. a. in Umgebung atret. Follikel u. der Corpora candicantia) mit ödematöser Durchtränkung der Gefäßwand u. schollig-körnig-faser. Strukturen mit Färbereaktionen ähnl. denen des Elastins.

Elbevibrio: ⁄ Vibrio albensis.

Elbel* Ringtest (HERBERT E., geb. 1907, Gerichtsmediziner, Bonn): Berauschungsprüfung durch Aufsteckenlassen von 10 Gardinenringen auf einen mit der anderen Hand gehaltenen Holzstab.

Eldon®-Karte: zur Blutgruppenbestg. (einschl. Rh-Differenzierung) angebotene Pappkarte, deren 4 Feldern (Kontrollfeld u. 3 Felder mit je einem Tr. Testserum in verschiedener Kombination) das zu testende Kapillarblut (oder Ery-Aufschwemmung) – nach Lösen in Wasser – zugesetzt wird; Ablesen der Agglutination nach 3 Min. (bei Zimmertemp.).

Eldrige* Syndrom (ROSWELL E., Humangenetiker, Bethesda/USA): 1) ⁄ STRASBURGER*-HAWKIN*-E.* Sy. – 2) E.*-BERLIN*-MONEY*-MCKUSICK* Sy.: (1968) angeb. (autosomal rezessiv erbl.?) bds. Innenohrschwerhörigkeit (ohne Vestibularausfälle), ausgeprägte Myopie, verzögerte Sprachentwicklung, leichte autist. Verhaltensstörung, (Pseudo-?)Intelligenzdefekt.

Electuarium: *pharm* »Latwerge«, Mus-ähnl. Arzneizubereitung, meist – wenig haltbares – Gemisch von eingedickten Pflanzenauszügen u. a. Zutaten; z. B. Elect. Sennae s. lenitivum, das »Laxiermus« aus fein gepulverten Sennesblättern, Zuckersirup u. gereinigtem Tamarindenmus (1 + 4 + 5).

Eledoisin, Moschatin: tox. Peptid (geradkett. Endekapeptid im Sekret von Kraken (Eledone moschata, E. aldrovandi; auch synthetisch), das – ähnl. wie Substanz P u. Physalämin – stark gefäßerweiternd u. hypotensiv wirkt (während es die übr. glatte Muskulatur kontrahiert) u. die Diurese hemmt.

Eledon®: mit Milchsäurebakt. gesäuerte Buttermilch in Pulverform als Säuglingsheilnahrung (10%ige Lsg. mit 2% Schleim- u. 5% Nährzuckerzusatz).

Eleidin: halbflüss., stark lichtbrechende, fett- u. eiweißreiche azidophile Substanz, entstanden durch tropf. Umwandlung der Keratohyalingranula des Stratum lucidum der Epidermis; im Schnitt als glänzendes, nach Eosinfärbung als rotes homogenes Band erkennbar. Färbung nach UNNA mit Pikro-Nigrosin (5 Min. konz. wäßr. Pikrinsäure-Lsg., nach Abspülen 1%ige wäßr. Nigrosin-Lsg.): Eleidin blauschwarz, Keratin gelb.

Elek* Plattentest: In-vitro-Nachweis der Toxinbildung von Corynebact. diphtheriae durch Aufimpfen auf E.* Nährbodenplatte (Proteose-Peptonagar) senkrecht zu einem daraufliegenden, mit Di-Antitoxin getränkten sterilen Papierstreifen. Nach 24-48stünd. Bebrütung Präzipitationsstreifen an den Berührungsstellen zwischen – diffundiertem – Toxin u. Antitoxin. – Modifiziert als **E.*-Ouchterlony* Test** für quant. Toxinbestg. (Zusatz fallender Antitoxinmengen).

Elektion: Auswahl, *biol* ⁄ Selektion.

Elektivnährboden: Nährboden zur diagnost. Trennung von Mikroorganismen in größere Gruppen aufgrund gleichen biochem. Verhaltens gegenüber zugesetzten Substanzen; vgl. Anreicherungs-, Differenzierungsnährboden.

Elektra-Komplex: *psych* der nach der Tochter des Agamemnon benannte »weibl. ⁄ Ödipuskomplex«, d. h. die überbetonte Bindung der Tochter an den Vater (bei gleichzeit. Feindseligkeit gegenüber der Mutter), die sich u. a. in einer Sympathie für ältere Männer manifestiert. Kann zu Frigidität führen.

elektrisch: die ⁄ Elektrizität betreffend, mit elektr. Strom betrieben (s. a. Elektro...); z. B. **elektr. Bürste** (bürstenförm. Elektrode zur galvan. Behandlung), **e. Geschmack**: der bei Durchleiten eines konst. elektr. Gleichstroms durch die Zunge infolge Ionenverschiebungen an der Rezeptormembran (?) empfundene »FRANKLIN-Geschmack«: sauer an der Anode, laugenartig an der Kathode.

elektrische Hand: *orthop* s. u. Elektroprothese. – **e. Ladung:** wesentlichste Größe des elektrostat. Feldes, auch als e. Grundgröße (Einheit: ↑ Coulomb). – **e. Linse:** Elektronenlinse (s. u. Elektronenmikroskop). – **e. Messer:** *chir* ↑ Messerelektrode.

elektrisches Potential: physikal. Größe, die den Zustand des Feldes bestimmt, das einen elektrisch geladenen Körper umgibt; für einen best. Punkt des Feldes definiert als die Arbeit, die notwendig ist, um die Einheit der Ladung aus dem Unendlichen an diesen Punkt zu bringen. – Die ↑ Potentialdifferenz zwischen 2 solchen Punkten ist die **e. Spannung** (»U«), mit der SI-Einh. ↑ Volt. Unterschieden werden Gleich- u. Wechsel-, Nieder- u. Hochspannung (über 250 V).

elektrische Schlinge: *chir* ↑ Diathermieschlinge. – **e. Stille:** »hirnelektr. Inaktivität« als EEG-Befund (s. u. Stille). – **e. Strom:** die sich in einem elektr. Leiter (metall. Draht, Elektrolyt) unter dem Einfluß einer elektr. Spannung bewegende **e. Ladung** (Elektronen, Ionen). SI-Einh. der Stromstärke (»I«): ↑ Ampere.

elektrischer Unfall: Übergang elektrischen Gleich-, Wechsel- oder Drehstroms auf den menschl. Körper bei Berührung zweier unter Spannung stehender Pole bzw. Phasen. Auswirkung (= Elektrotrauma i. e. S.) abhängig von Stromstärke (tödl. bei Wechselstrom 80–100 mA, bei Gleichstrom 2- bis 4mal höher), Einwirkungsdauer, Stromweg (z. B. über das Herz), Widerstand (Art u. Ausdehnung der Berührungsfläche, Feuchtigkeit, Blutfülle, Frequenz [50–60 Hz bes. gefährl.]). Sympte.: Strommarken (evtl. Metalleinsprengung) an Ein- u. Austrittstelle in Form therm. Nekrosen (↑ JOULE* Wärme); bei Starkstrom ausgedehnte Verbrennungen (Flammenbogen), Schockzustände etc. (s. a. Tab.). Bei Hochspannungsunfall (Nennspannung 1000 V, Stromstärkebereich IV) oft als Lichtbogenverletzung; s. a. Blitzschlagsyndrom.

Elektrizität: physikal. Grundphänomen (korpuskulär), beruhend auf der sich gegenseitig anziehenden – u. gleichartig abstoßenden – pos. u. neg. elektr. Ladung der Elementarteilchen; kleinste Elektrizitätsmenge (»Elementarladung«): $1{,}602 \cdot 10^{-19}$ C (z. B. die neg. Ladung eines Elektrons). Pos. u. neg. E. streben eine elektroneutrale Verteilung an, lassen sich aber meist nur zu einem sehr geringen %-Satz der vorhandenen Ladungsträger unter Aufwendung von mechan. oder therm. Energie räumlich trennen, z. B. als elektrostat. Ladung (= Reibungs-E., z. B. des Bernsteins), Plasma, Ionen; bewegte E. (Elektronen- oder Kernspin, elektr. Strom) weist neben dem elektr. ein magnet. Feld auf (mit zu den elektr. senkrecht stehenden Kraftlinien). *biol* Die bereits von GALVANI (1789) u. VOLTA (1796) als solche erkannte »**tierische E.**« ist inzwischen durch Nachweis der bioelektr. Potentiale u. deren reversibler Schwankungen (↑ Aktionspotentiale) weitgehend bestätigt.

Elektrizitätsstar: *ophth* ↑ Blitzstar.

Elektro|aerosol: unipolar elektrisch aufgeladenes A., erzeugt durch Anlegen starker elektr. Felder an Vernebelungsdüsen oder durch Vorbeileiten von Nebel an Sprühentladungen. Abstoßungskräfte zwischen den Teilchen verhindern Koagulation u. ermöglichen tieferes Eindringen in die Atemwege; Nebeldichte geringer als bei ungeladenem Aerosol. – **E. akupunktur:** ↑ Akupunktur mit elektr. Kippschwingungen (Frequenz 0,9–10 Hz), nach vorher. Ortung u. Meßwertbestg. durch elektr. Widerstandsmessung; s. a. Elektroneuraltherapie, bioelektr. Funktionsdiagnostik. – **E. anästhesie:** Lokalanästhesie mit (wechselstromüberlagertem) Gleichstrom, interferierenden Strömen, modulierten Strömen hoher u. niederer Frequenzen (u. Kombination). – **generalisierte E.a.:** ↑ Elektronarkose. – **E. atriogramm, EAG, Eag:** Aufzeichnung der vom Sinusknoten ausgehenden Erregungsausbreitung im re., dann im li. Herzvorhof. Im üblichen EKG als P-Zacke (einschl. PQ bzw. PR) dargestellt (während die Repolarisation T_a vom QRS-Komplex verdeckt wird u. nur unter pathol. Verhältnissen sichtbar ist).

elektrischer Unfall

Stromstärkebereich nach KOEPPEN	Stromstärke G Gleichstrom W Wechselstrom (50 Hz)		Spannung (Volt)	Übergangswiderstand	subletale Einwirkdauer	Strommarke	Blutdrucksteigerung	Atemkrämpfe	Herzstillstand Arrhythmie	Dauerschaden	Exitus durch
I	G	< 80 mA	110/220 600/800	sehr hoch	unbegrenzt	(+)	gering	gering	–	–	–
	W	< 25 mA	110, 220, 380								
II	G	80–300 mA	110/220 600/800	mittel	< 25 Sek.	+	+	+ evtl. Atemstillstand	+	Angina pectoris (electrica)	Kammerflimmern
	W	25–80 mA	110, 220, 380								
III	G	300 mA 3–5 A	110/220 600/800	sehr niedrig	< 0,3 Sek.	+	+	+	+	Angina pectoris (electrica)	Kammerflimmern (für G nur bei Längsdurchflutung)
	W	80 mA–3–5 A	110, 220, 380								
IV	G/W	5–8 A	> 3000	sehr niedrig	wenige Sek.	schwere Verbrennungen	+	+	+	Angina pectoris (electrica)	schwerste Verbrennungen

Elektro|base: *physiol* Minimum der äuß. Reizschwelle, das im Katelektrotonus mäßigen Grades durchlaufen wird. – **E.block**: *physiol* s. u. Anodenblock (= Hyperpolarisationsblock), Kathodenblock (= Depolarisationsblock im depressiven ↗ Katelektrotonus).

Elektrochirurgie: Oberbegr. für ↗ Galvanokaustik u. (i. e. S.; v. S|eemen) chirurg. ↗ Diathermie (= Endothermie, u. zwar ↗ Elektrotomie, -koagulation u. -desikkation) als Nutzung der unter der kleinfläch. »akt.« Elektrode (Nadel, Lanzette, Schlinge, Kugel etc.) entstehenden JOULE* Wärme; Vorteile: verminderte Blutung, Wundresorption u. Geschwulstzellverschleppung, gesteigerte Asepsis. – s. a. Laser.

Elektrode: Übergangsstelle elektrischer Energie, insbes. die von einem Elektronen- (Metall) auf einen Ionenleiter (Elektrolyt) oder ein Dielektrikum; s. a. Anode, Kathode (= pos. bzw. neg. E.). – In der Elektromedizin die – zweckentspr. als Punkt, Knopf, Scheibe, Nadel, Pinsel, Ring, Rolle, Manschette, Sonde, Katheter oder Saugnapf geformte – Kontaktfläche eines Leiters, die der dir. oder indir. Zuführung oder Ableitung elektr. Potentiale in bzw. aus dem Körper dient. Dabei ist die **aktive** oder **differente E.** zur Erzielung hoher Stromdichte möglichst kleinflächig gestaltet, um als Reiz-E. (meist Kathode) örtl. Erregung hervorzurufen bzw. als Ableitungs-E. die örtl. Potentialdifferenz anzuzeigen; während die **inaktive** oder **indifferente** (»stille«) E. großflächiger in einem System von Reiz- (meist Anode) oder Ableitungselektroden nur den Stromkreis schließt. – Ferner unterschieden ist **polarisierbare E.**, die sich bei der Elektrolyse infolge des Stromdurchgangs verändert (Abscheidung neuer Verbindungen, Konz.änderung im Elektrolyten) u. damit zur Ausbildung von Gegenspannungen führt, u. als **unpolarisierbare** mit konst. Gleichstromwiderstand (Stromfluß bereits bei Anlegen kleinster Klemmenspannungen; Anw. v. a. für biolog. Untersuchungen). – **virtuelle E.**: Begr. (KOWARSCHIK) der Hochfrequenzther. für die – vom Oberflächenabstand abhäng. – Streuzone des elektr. Feldes an der Körperoberfläche bei flächenkleinerer »reeller« Elektrode.

Elektro|defibrillation: 1) ext., transthorakale E.d.: (ZOLL 1926) therap. Beseitigung eines Kammerflimmerns oder -flatterns durch einen über großfläch. Elektroden auf die Thoraxwand applizierten Wechsel- oder Gleichstromstoß bestimmter Spannung, Form u. Dauer (»Elektroschock«). Kurzdauernde Depolarisation aller Myokardfasern eliminiert die ektop. Reizbildung; s. a. Elektrokonversion, Abb. »Defibrillation«. – 2) interne E.d.: (BECK 1947, GURVICH) durch direkt an das freigelegte Herz applizierten Stromstoß. – **E.dekantierung**: (PAULI) Elektrophoresetechnik, die bei einem dem isoelektr. Punkt bestimmter Plasmabestandteile entsprechenden pH-Wert arbeitet.

Elektrodenhaftschale: *ophth* Haftschale mit eingeschmolzener Hornhautelektrode für die Elektroretinographie.

Elektrodermato|graphie: 1) Registrierung bioelektr. Potentiale der Haut, z. B. des psychogalvan. Hautreflexes mittels unpolarisierbarer Elektroden. – **2) E.metrie**: diagnost. Messung (u. Aufzeichnung) des elektr. Gleich- oder Wechselstromwiderstands zwischen 2 Hautelektroden; abhängig teils von der Leitfähigkeit, teils von der Polarisierbarkeit der obersten Hautschichten; Beziehungen zur vegetat. Innervation vorw. über die Schweißdrüsenaktivität.

Elektrodesikkation, -dehydratation: (W. C. CLARK 1907, H. W. CUSHING) Zerstörung engumschriebener oberfläch. Gewebsbezirke durch monopolaren Hochfrequenzstrom von hoher Spannung u. geringer Stärke; mit nadelförm. Elektrode, die entweder nur in Gewebsnähe gebracht (mit Überspringen von Funken = Fulguration) oder ins Gewebe eingestochen wird; v. a. in der Dermatologie (z. B. Warze, Nävus), ferner zur Geschwulstbeseitigung in Blase, Darm, Gehirn.

Elektro|diagnostik: diagn. Methoden, die a) Ströme oder Spannungen im Organismus abgreifen u. registrieren (z. B. EKG, EMG, EEG), b) mit Hilfe elektr. Ströme Reize zur Erregbarkeitsprüfung setzen, v. a. an der motor. Einheit zur Prüfung der sogen. farad. Erregbarkeit (s. a. Entartungsreaktion, PFLÜGER* Gesetz, Rheobase, Chronaxie, Reizzeit-Spannungskurve u. Dreieck-Impuls-Charakteristik), c) elektr. Eigenschaften von Geweben messen, z. B. Leit- u. Polarisationsfähigkeit von Haut (↗ Elektrodermatometrie) u. Blut. – **E.diaphakie**: (LACERRÈRE) Linsenextraktion mit Hilfe einer Diathermienadel. – **E.durogramm**: Hirnstromkurve, abgeleitet mittels Elektroden, die nach Trepanation des Schädels direkt der Dura mater anliegen; bes. Form der ↗ E.kortikographie.

Elektro|ejakulation: durch elektr. Reizung des spinalen Ejakulationszentrums oder der Samenampullen bewirkter Samenerguß (z. B. bei Querschnittsgelähmten. – **E.(end)osmose**: s. u. Elektrokinetik.

Elektroenzephalo|gramm, EEG: s. u. E.graphie. Als **flaches E.gramm** eines, das über allen Gehirnregionen eine Tätigkeit unter 20 µV zeigt; Normvariante, die von zeitweil. Abflachung oder Desynchronisation unterschieden werden muß. **Frequenzlabiles E.gramm** mit starken Schwankungen von Frequenz u. Amplitude der Alpha-Wellen, meist auch mit flachen langsamen Wellen; Vork. als Normvariante, im Jugendalter u. bei diffusen Funktionsstörungen (»zentralnervöses Übererregbarkeitssyndrom«). – **E.graphie**: (H. BERGER 1929) Registrieren der bioelektr. Potentialschwankungen (»elektr. Aktivität«) des Gehirns mit Hilfe eines **E.graphen** (8–15 u. mehr »Kanäle«, bestehend aus Verstärker u. Schreibsystem), wobei der Abgriff durch Elektroden an der Schädeldecke in bi- oder unipolarer Abltg. erfolgt

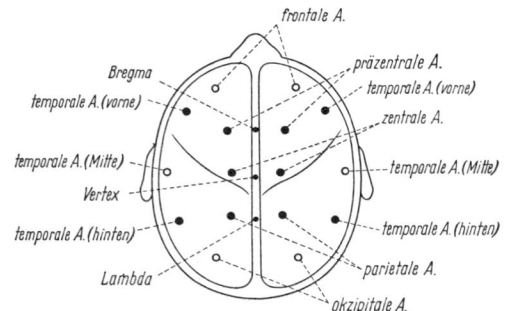

(↗ Schema). Das gewonnene Kurvenbild (»E.gramm«; ↗ Tab., s. a. Alpha-, Beta-Wellen etc.) ist abhängig von Alter u. Bewußtseinszustand (s. a. Schlaf) sowie von path. Verhältnissen (z. B. Hirndruck, tox. Schädigung, Epilepsie; s. a. Krampfpo-

Elektroenzephalogramm

Wellenbezeichnung*	Wellenform	Frequenz pro Sek.	Amplitude in µV	physiologische Potentialschwankungen im Wach-EEG des Erwachsenen	des Kindes	im Schlaf-EEG aller Altersstufen
Beta-Wellen	∿∿∿	14–30	5–50	gruppenweise frontal u. präzentral auftretend	selten auftretend	Beta-Aktivität („Spindeln") Kriterium des leichten Schlafes
Alpha-Wellen	∿∿∿	8–13	20–120	dominierende Aktivität	dominierende Aktivität ab 5. Lj.	kein Kriterium des Schlafes
Theta-Wellen	∿∿∿	4–7	20–100	konstant nicht auftretend	dominierende Aktivität vom 18. Mon. bis 5. Lj.	normales Kriterium des Schlafes
Delta-Wellen	∿∿	0,5–3	5–250	nicht auftretend	dominierende Aktivität bis 18. Mon.	Begleiterscheinung des Tiefschlafes
Gamma-Wellen	–	31–60	–10	Gesetzmäßigkeiten von Auftreten u. Lokalisation nicht näher bekannt		

* Ferner unterschieden ein Schlafspindelfrequenzbereich mit 11–15 Hz sowie sogen. Komplexe (Kombin. von mind. 2 verschied. Wellen).

tential, Spitze, S/W-Komplex); lokale Abweichungen sprechen für umschriebene, allgemeine für diffuse Hirnerkrn.; Anw. auch zur Ther.kontrolle.

Elektro|galvanismus, CHASE*-LAIN*-GOLDSTEIN* Syndrom: *dent* Auftreten elektrischer Ströme im Mund zwischen Zahnfüllungen aus unterschiedl. Metallen (die ein galvan. Element bilden); dadurch rezidivierende Mundschleimhaut- u. Zungenerosionen. – **E.gastrographie**: Aufzeichnung der Aktionsströme der Magenmuskulatur, abgeleitet mit differenter Elektrode im Mageninnern oder – bei sehr Mageren – an der Bauchwand. – **E.gymnastik**: elektr. Muskelreizung u. -übung durch Einwirkung von Schwellstrom (tetanisierend) oder Einzelimpulsen, deren Reizparameter (Intensität, Stromstärke, Anstieg, Impuls- u. Pausendauer) der Akkommodationsfähigkeit der Muskeln angepaßt werden.

Elektro|hauttest: (STANDEL, GEHLEN) klin. Funktionsprüfung der vegetat. Gefäßregulation durch Einleiten eines schwachen, niedergespannten Gleichstroms mit Pinselelektrode in das zu prüfende Hautgebiet. »Störzonen« zeigen eine 10 bis 30 Min. anhaltende umschriebene Hautrötung. – **E.heilschlaf**: ↑ E.schlaftherapie. – **E.hysterographie**: Ableitung u. Aufzeichnung der Aktionsströme der Uterusmuskulatur.

Elektroimmunodiffusion (Laurell*): Elektrophorese in Agarose-Gel, das Antiserum enthält; Länge des spitz auslaufenden Präzipitats entspricht der AG-Konzentration.

Elektrokardio|graphie: Registrierung der bi- oder (semi)unipolar von der Körperoberfläche oder aber am Herzen (auch intrakardial) abgeleiteten Aktionsströme des Herzmuskels, i. e. S. der Potentialdifferenzen des bei der Erregungsausbreitung u. -rückbildung – durch die in Größe u. Richtung wechselnden Momentanvektoren – gebildeten »kardioelektr. Feldes«. Aufzeichnung erfolgt – direkt oder über Telemetrie – durch **E.graphen** (Waller 1887 Kapillarelektrometer, Einthoven 1903 Saitengalvanometer), mit elektron. Verstärkung u. Aufzeichnung mit photograph. Mitteln oder durch Direktschreiber (z. B. Düsen-, Pigment- oder Thermoschreiber, bis zu 6 Abltn. gleichzeitig), als Magnetbandspeicherung. – Das so gewonnene **E.gramm** (EKG) als »Herzstromkurve«

(↑ Abb.; Benennung der Wellen u. Strecken durch EINTHOVEN) wird von zahlreichen Faktoren beeinflußt (Myokardmasse, Herzlage, umgebende Medien, Lage der Elektroden, Medikamente etc.); Potentiale ca. 1 mV; s. a. Ableitung, Extremitäten- (↑ dort. Schema), Brustwandableitungen (= präkordiales EKG), Elektrokardioskop, Vektorkardiographie. – Das fetale EKG wird etwa ab Mens V bi- oder unipolar von den Bauchdecken der Mutter abgeleitet (u. bes. verstärkt).

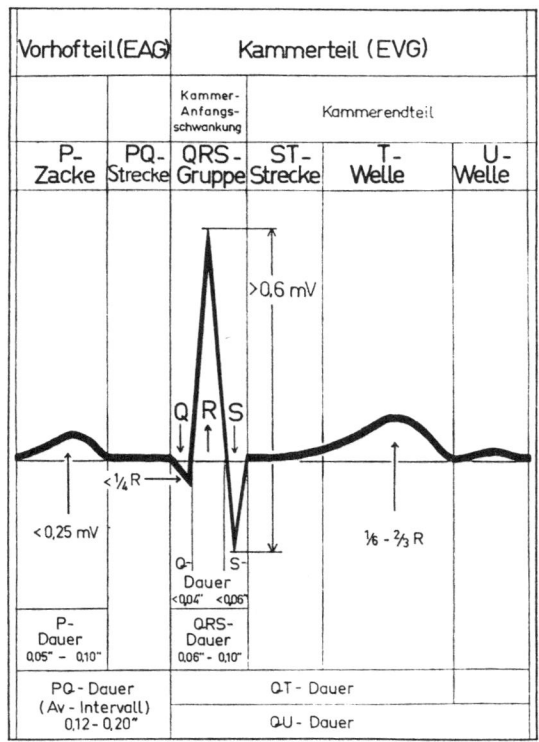

Elektrokardio|logie: Lehre von den Aktionsströmen des Herzens u. ihren path. Veränderungen. – **E.phon**: elektron. Gerät, das – auf die Brustwand aufgesetzt – die Herzaktionsströme in Tonsignale umwandelt

Elektrokardio|phonographie

(Frequenzänderung bei Störung der Herztätigkeit); für unverzügl. Diagnostik, z. B. bei Reanimation. – **E.phonographie**: ↗ Phonokardiographie. – **E.skop**, (Oszillo-)Kardioskop: ↗ Kathodenstrahloszilloskop, dessen Elektronenstrom durch die Potentialschwankungen des Herzens abgelenkt wird u. das EKG weitgehend trägheitslos wiedergibt; auch batteriebetriebene, volltransistorisierte Kleingeräte für die Direktabnahme im Notfall. – **E.tachograph**: elektron. Gerät zur fortlaufenden Überwachung der Herztätigkeit, mit Anzeige der Schlagfrequenz, Alarmeinrichtung bei Brady- oder Tachykardie, automatisch anlaufende EKG-Schreibung. – **E.version**: ↗ Elektrokonversion.

Elektro|katalyse: perkutane Aufnahme von Arzneisubstanzen unter örtl. Anw. von elektr. Strom; vgl. Iontophorese. – **E.kaustik**: chirurg. ↗ Diathermie. – **E.kinetik**: die Bewegungsvorgänge an der Grenzfläche eines elektrochem. Zweiphasensystems (mit einer flüss. Phase) unter Einwirkung eines elektr. Feldes: Bewegung einer oder bd. Phasen gegeneinander erzeugt eine meßbare Spannung (= elektrokinet. oder Zeta-Potential), in der Grenzschicht entsteht eine dielektr. Doppelschicht, die die elektrokinet. Erscheinungen (z. B. E.dialyse, -endosmose, -kapillarität, -phorese, -stenolyse) ermöglicht, wie sie wahrsch. auch für die Verschiebung von Wasser u. gelösten Stoffen durch biol. Membranen von Bedeutung sind.

Elektrokoagulation: (DOYEN, NAGELSCHMIDT, HENSCHEN) die sogen. »Kaltkaustik« umschriebener Gewebsbezirke durch bipolare Diathermie (hohe Stromstärke, geringe Spannung) mit – meist flächenhafter – Elektrode, wobei durch Wasserdampfbildung (Gewebsaustrocknung) u. Eiweißkoagulation ein tiefgreifender Koagulationskegel entsteht. Anw. v. a. zur Blutstillung (direkt oder über Gefäßklemme), Verschorfung u. Stichelung (Ulkus, Tumor, Hämangiome), als »gezielte Tiefenkoagulation« (z. B. Ganglion Gasseri, Hypophyse), **endoskop. E.** (evtl. mit Saug- oder Greifelektrode, bei Blasen-, Mastdarmpapillom, Prostataresektion), zur diaskleralen Netzhautfixierung (bei Ablatio, vor Magnetextraktion etc.); s. a. Elektrotomie.

Elektro|konisation: gyn s. u. Konisation. – **E.(kon)-version**, Synchrondefibrillation, Kardioversion: *kard* ↗ Elektrodefibrillation (v. a. bei Kammertachykardie, -flattern u. -flimmern, Vorhofflattern u. -flimmern) durch einen über großfläch. Spezialelektrode auf den Thorax abgegebenen Gleichstromstoß (modulierte Kondensatorentladung von 80–400 W/sec über 2,5 msec), der – vom EKG gesteuert – ca. 20 msec nach der R-Zacke, d. h. außerhalb der »vulnerablen Phase« appliziert wird.

Elektro|kortikogramm: intraoperativ durch Ableiten von der freigelegten Hirnrinde gewonnenes EEG; vgl. Subkortikogramm. – **E.krampf**, **E.konvulsion**: durch elektr. Strom künstl. induzierter generalisierter Krampfanfall; meist als therap. Maßnahme (E.krampftherapie, E.konvulsions- oder -schockbehandlung, CERLETTI*-BINI* Kur; 1938) bei endogener Depression, Stupor u. insbes. Katatonie (oft lebensrettend), indem durch den Schädel des – meist narkotisierten u. muskelrelaxierten – Pat. mittels Konvulsators für 1–9 Sek. ein Wechselstrom von 70–100 V geleitet wird. Als unilat. Methode (Elektrode nur an einer Schädelhälfte) mit rel. geringen Nebenwirkungen (Amnesie, Verwirrtheit, Gedächtnisstörung).

Elektrokymographie, Fluorokardiographie: *röntg* (JACOBI 1931, HECKMANN 1936) Registrierung der Randbewegungen des Herzens u. der großen Gefäße mittels Photoelektrode während der Rö-Durchleuchtung (evtl. bei gleichzeit. Aufzeichnung von EKG, PKG etc.): die mit rö-sensibler Fluoreszenzschicht versehene u. von einer geschlitzten Metallplatte abgedeckte Photozelle (neuerdings auch Multiplier), jeweils senkrecht zum Herzrand an den wesentl. Punkten (nach LUISADA ca. 18) der Herzkontur eingestellt, registriert die pulsationsbedingte Helligkeitsänderung des ausgeblendeten Feldes (»Kinedensigraphie«); Herzbewegungen nach außen bewirken pos., nach innen neg. Ausschlag.

Elektro|larynx: künstl. Kehlkopf, der, an der Halshaut angebracht oder in den Mund eingeführt, eine Stimmgebung auf elektronischem Wege ermöglicht. – **E.lunge**: Reizstromgerät (zwei Stromkreise mit 50-Hz-Impulsströmen von 0,2–2 msec Dauer) zur atemsynchronen Erregung der Atemhilfsmuskulatur, evtl. auch des Zwerchfells oder der Nn. phrenici (↗ elektrophren. Atmung); Stromübertragung mit Ein- u. Ausatmungselektrode durch die Haut. Anw. v. a. als Übungsther. i. S. der Atemgymnastik; s. a. elektrische ↗ Beatmung.

Elektro|lyse: (RITTER 1800) durch elektr. Strom bewirkte chem. Umsetzung von Ionen eines – gelösten oder geschmolzenen – Elektrolyten, wobei im allg. an der Kathode Reduktions- (z. B. $Na^+ - e \rightarrow Na$), an der Anode Oxidationsvorgänge (z. B. $2 Cl^- \rightarrow Cl_2 + 2e$) stattfinden. – Anw. u. a. als **therapeut. E.** (= E.punktur, -stixis; Galvanopunktur) zur Entfernung von Haaren, kleinen Warzen oder ähnl. Hautgebilden (eingestochene Nadelelektrode als Kathode bewirkt – von Stromstärke u. Behandlungsdauer abhäng. – Laugenverätzung). – **E.lyte**: Substanzen, die in wäßr. Lsg. oder geschmolzener Form der elektrolyt. Dissoziation unterliegen; *biochem* s. u. E.lythaushalt. – **E.elektrode**: E. mit Stromzuführung über eine Salzlösung; in der E.physiologie z. B. elektrolytgefüllte Glaskapillare, in der Elektrodiagnostik (EKG, EEG, Reizstrom) u. -ther. meist Metallelektrode mit elektrolyt-getränkter Mullzwischenlage zur Haut; i. w. S. die Elektrode im hydroelektr. Bad, bei der Kontakt über die Badeflüssigkeit erfolgt. – **E.haushalt**: Aufnahme, Ausscheidung, Bestand u. Verteilung der Körperelektrolyte (insbes. Na^+ [»hydropigener Faktor«], K^+, Mg^{2+}, Ca^{2+}, Cl^-, SO_4^{2-}) sowie deren Regulierung; funktionelle Einheit mit dem ↗ Wasserhaushalt, da sich Wasser entspr. den osmot. Kräften verteilt. Extrazellulär sind ca. 95% der osmot. wirksamen Substanzen kleinmolekulare anorgan. Elektrolyte; osmot. Gesamtkonz. unter Annahme vollständiger Dissoziation: 325 mosmol pro Liter Plasmawasser (wegen unvollständ. Dissoziation meist nur ca. 300 mosmol/l gemessen). Regulation s. u. Wasser-E.haushalt. Störungen des E.gleichgewichts v. a. bei E.verlust, z. B. durch profuses Erbrechen (häufig mit sek. Störung im Säure-Basen-Gleichgew.) sowie bei hormonalen Erkrn. (Hyperaldosteronismus, ADDISON* Krankh.); s. a. Hyponatriämie, Hyperosmolarämie, Salz-, Kalium-, Magnesiummangel-, Salzstauungssyndrom.

Elektrolyt|koma: »falsches Koma« infolge qual. oder quant. Veränderung der Körperelektrolyte, z. B. Coma hypochloraemicum (s. a. Abb. »Leberkoma«). – **E.-Steroid-Kardiopathie**, ESC: (SELYE) im Tierversuch Myokardschädigung mit **H**yalinisation (»ESCH«) nach Gaben von NaCl in Kombination mit Desoxykortikosteron, mit **N**ekrose (»ESCN«) nach Gaben von Na_2HPO_4 in Kombination mit best. Steroiden. – **E.therapie**: bei Störungen des E.haushalts orale oder parenterale Zuführung v. a. von Na-, K-, Ca- oder Mg-Verbindungen, z. B. E.konzentrate u. -lsgn. »Braun« (meist 1molare Lsgn. von Kaliumchlorid (7,45%ig), -laktat (12,8%ig), -phosphat (9,2%ig), Natriumchlorid (5,85%ig) oder -laktat (11,2%ig), Natriumlaktat-Lsg. mit je 156 mval Na^+ u. $Laktat^-$/l. Ammoniumchlorid-Lsg. mit je 155,1 mval NH_4^+ u. Cl^-/l, ferner DARROW*, BUTLER*, COOK(E)*, MARKS*, DUMMER* Lösung).

elektromagnetische Strahlung: Wellenstrahlung, die sich mit Lichtgeschwindigkeit im Vakuum ausbreitet u. deren Energieträger zeitl.-periodische e.m. Felder sind. Einteilung / Tab.

Elektro|manometer: mechano-elektr. Wandler zur blut. Druckmessung am Gefäßsystem (einschl. Herzhöhlen), im allg. über Katheter (»Kathetermanometer«) oder aber – optimal zeitgerecht – als »Kathetertippmanometer« (Wandler in der Katheterspitze). Prinzip: vom Blutdruck bewirkte Membranverformung wird in druckproportionale elektr. Spannungen transformiert; Typen: kapazitiver (NEUHAUS, STEPHAN), induktiver (WETTERER), Widerstandwandler (/ STATHAM* Element). – **E.massage**: elektrische / Massage. – **E.medizin**: Teilgebiet der physikal. Medizin, das sich mit der Anw. der Elektrizität in Diagnostik u. Ther. befaßt.

elektromotorische Punkte: / Muskelreizpunkte.

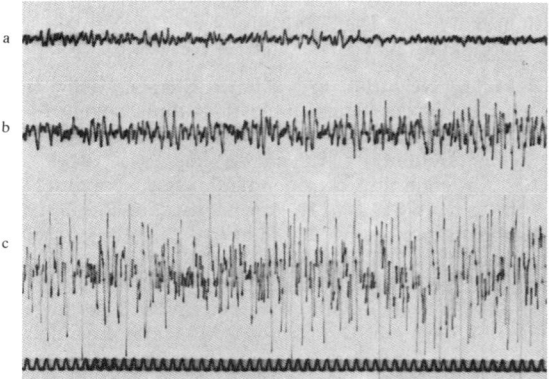

Elektromyogramm, Oberflächenableitung vom M. biceps/brachii; **a)** Ruhetonus, **b)** u. **c)** beginnende bzw. maximale Willkürinnervation. Zeitschreibung: 20 ms.

Elektro|myographie: Registrierung (»EMG«) der – elektronisch verstärkten – Muskelaktionspotentiale,

elektromagnetisches Spektrum

elektromagnet. Schwingungen		Wellenlänge cm			Frequenz in Hertz	Photonenenergie in e-Volt			medizinische Anwendung
△	(elektr. Impulse)				1				Elektrokardiographie Elektroenzephalographie Reizstromtherapie u. Reizstromdiagnostik
	techn. Wechselstrom				10^1				
					10^2				
			1000 km	▷	10^3				
			100 km	▷	10^4				
elektrische Wellen		◁ 10^6	10 km	▷	10^5	◁	10^{-10}	▷	
	Langwellen	◁ 10^5	1 km	▷	10^6	◁	10^{-9}	▷	Langwellendiathermie (chirurg. Diathermie)
	Mittelwellen	◁ 10^4	100 m	▷	10^7	◁	10^{-8}	▷	
	Kurzwellen	◁ 10^3	10 m	▷	10^8	◁	10^{-7}	▷	Kurzwellentherapie
	Ultrakurzwellen (Radar)	◁ 10^2	1 m	▷	10^9	◁	10^{-6}	▷	Dezimeterwellentherapie
		◁ 10^1	10 cm	▷	10^{10}	◁	10^{-5}	▷	Mikrowellentherapie
		◁ 1	1 cm	▷	10^{11}	◁	10^{-4}	▷	
▽		◁ 10^{-1}	1 mm	▷	10^{12}	◁	10^{-3}	▷	Wärmestrahlentherapie
	Wärmestrahlen	◁ 10^{-2}	100 μ	▷	10^{13}	◁	10^{-2}	▷	Infrarottherapie
		◁ 10^{-3}	10 μ	▷	10^{14}	◁	10^{-1}	▷	
		◁ 10^{-4}	1 μ	▷	10^{15}	◁	1	▷	Lichttherapie
	Lichtwellen	◁ 10^{-5}	100 nm	▷	10^{16}	◁	10^1	▷	UV-Therapie
	UV-Strahlen	◁ 10^{-6}	10 nm	▷	10^{17}	◁	10^2	▷	
		◁ 10^{-7}	1 nm	▷	10^{18}	◁	10^3	▷	
	weiche, mittelharte u. harte Röntgen- u. Gammastrahlen	◁ 10^{-8}	10^{-1} nm	▷	10^{19}	◁	10^4	▷	Oberflächentherapie u. Röntgendiagnostik
		◁ 10^{-9}	10^{-2} nm	▷	10^{20}	◁	10^5	▷	Tiefentherapie
		◁ 10^{-10}	10^{-3} nm	▷	10^{21}	◁	10^6	▷	Radiumtherapie
	ultraharte Rö-Strahlen	◁ 10^{-11}	10^{-4} nm	▷	10^{22}	◁	10^7	▷	
		◁ 10^{-12}	10^{-5} nm	▷		◁	10^8	▷	

Elektromyointegral

entweder bei Abltg. von der Haut oder – mit Nadelelektroden – vom Muskel selbst; v. a. zur Diagnostik von Erkr. des peripheren Nervensystems u. der Muskulatur (einschl. Augenmuskeln). Das als Zeit-Spannungsintegral elektron. errechnete **E.myointegral** (EMI) dient als – quant. vergleichbares – Maß der Muskelaktivität für Bewegungsstudien, Funktionsanalysen, Ther.kontrolle bei Thyreotoxikose, emotional-affektiven Reaktionen etc.

Elektron, Negatron, e^-: stabiles Elementarteilchen, behaftet mit der kleinsten elektr. Ladungsmenge $e = 4,803 \cdot 10^{-10}$ esE $= 1,603 \cdot 10^{-19}$ COULOMB (sogen. Elementarladung); Ruhemasse $m_0 = 0,9108 \cdot 10^{-27}$ g; »klass. Elektronendurchmesser« ca. $1,42 \cdot 10^{-13}$ cm. Vork. als Hüllenelektron im Atom zur Kompensation der pos. Atomkernladung, als β-Teilchen beim radioaktiven Zerfall, als Kathodenstrahlen bei der Gasentladung, als Ladungsträger beim elektr. Strom. Entstehung durch radioaktiven β-Zerfall u. Paarbildung; s. a. Dualismus. – Als **freies E.** im Vakuum dem Einfluß eines elektr. bzw. magnet. Feldes frei folgend, erzeugt durch Photoeffekt, Gasentladung oder Glühemission. Evtl. mit kinet. Geschwindigkeit, die gegenüber der Lichtgeschwindigkeit nicht mehr klein ist: »**schnelles E.**« (s. a. Elektronenther.), mit Energien ab 1 MeV; Unterschiede der Tiefendosiskurve gegenüber der einer Quantenstrahlung: bis zur etwa halben Reichweite Durchstrahlung des Gewebes angenähert homogen (Max. bei ⅓ Reichweite), Dosisabfall hinter der gleichmäßig durchstrahlten Schicht sehr steil, jenseits der Reichweite Dosis praktisch = 0.

Elektronarkose: durch – über Schädelelektroden applizierten – Gleich- u. Rechteck-, nieder- (200 Hz) u. hochfrequenten (1000 Hz) Wechsel-, wechselstromüberlagerten Gleichstrom oder interferierende u. modulierte Ströme herbeigeführte Narkose (infolge Änderung der Hirnpotentiale etc.); auch mit pharmakol. Einleitung. – Wegen z. T. erheblicher Nebenerscheinungen (Verbrennungen, Herzrhythmusstörung, ton.-klon. Muskelkrämpfe, Laryngospasmus, Salivation, komatöse Zustände, Hypertonie) bisher kaum praktisch angewendet; modif. Verfahren auch zur Ther. akuter Psychosen.

Elektronen|beschleuniger: Teilchenbeschleuniger für Elektronen u. als Hochspannungs- (Resonanztransformator, VAN DE GRAAFE* Generator), Linear- oder Kreisbeschleuniger (= ⌐ Elektronenschleuder, Synchrotron, Zyklotron); letztere auch für Strahlentherapie. – **E.bündel**: aus einem E.beschleuniger austretender E.strahl. Muß beim Betatron für die therapeut. Anw. zunächst in sog. Streufolien (Al, Ag, Au, Pb) zu größeren Feldern »aufgestreut« werden. – **E.formel**: Darstg. der Bindungsverhältnisse innerhalb eines Moleküls durch Kennzeichnung der – gebundenen u. ungebundenen – Valenzelektronen; z. B. atomares Chlor:Ċl·, atomarer Wasserstoff H·, Chlorwasserstoff H:Ċl: (Elektronenpaar auch durch Strich darzustellen: IH−Ċll). – **E.hülle**: s. u. Atom.

Elektronen|mikroskop: Gerät, mit dem unter Ausnutzung des Wellencharakters der Elektronen kleinste Teilchen sichtbar gemacht werden (Auflösungsvermögen entspr. der DE BROGLIE* Wellenlänge ca. 10^5mal größer als beim Lichtmikroskop); mit Führung des E.strahls durch **E.linsen** (»E.optik«; rotationssymmetr. elektrostat. oder magnet. Felder; während »Einzellinsen«, deren äuß. Elektroden auf dem gleichen Potential liegen, die Geschwindigkeit der Elektronen nicht ändern, setzt die »Immersionslinse« sie – abhängig vom niedrigen oder höheren Potential der Austritts- gegenüber dem der Eintrittselektrode – herab bzw. herauf); Systeme: a) Emissionsmikroskop (abbildende Elektronen gehen vom Objekt selbst aus), d. s. Feldelektronen-, Schatten-, Spitzenmikroskop); b) E.rastermikroskop (zeilenweise Abtastung mit feinem E.strahl; zur Untersuchung von Oberflächen; max ca. 100 Å); c) Durchstrahlungs- = E.übermikroskop (Elektronen werden am dünnen Objekt gestreut u. absorbiert); d) Stereo-E.mikroskop (Durchstrahlung des Objekts aus 2 versch. Richtungen; oder stereoähnl. Effekt durch Kontrastanhebung).

Elektronen|neutralität: ⌐ DONNAN* Verteilung. – **E.optik, E.rastermikroskop**: s. u. E.mikroskop.

Elektronen|röhre, Glühkathodenröhre: Hochvakuumröhre mit eingeschmolzener Kathode (aus der durch Glühemission Elektronen »verdampfen«) u. Anode (an der sich die Elektronen »niederschlagen«). – Diese 2-elektrod. »Diode« (z. B. Rö.röhre) wird durch Zwischenschaltung eines oder mehrerer Sperrgitter zur Triode, Tetrode, Pentode etc. (für Gleichrichtung von Wechsel-, Verstärkung von Wechsel- u. Gleichströmen). – **E.schleuder**, Betatron: ⌐ E.beschleuniger (Umlauf- oder Kreisbeschleuniger) nach dem Prinzip des Wechselstromtransformators, mit Ersatz der Sekundärwicklung durch ein evakuiertes ringförm. Rohr, in dem die »eingeschossenen« Elektronen auf einer Kreisbahn durch ein zeitlich sich veränderndes Magnetfeld beschleunigt werden (z. Zt. bis ca. 300 MeV). Therapeut. Anw. dieser »schnellen Elektronen« entweder direkt (⌐ E.therapie) oder in Form der ultraharten Rö.strahlung, die beim Auftreffen der Elektronen auf das »Target« entsteht.

Elektronen|sterilisation: ⌐ Kaltsterilisation mit β-Strahlen; v. a. in der pharmazeut. u. Lebensmittelindustrie zu Kontroll- u. Meßzwecken. – **E.strahloszillograph**: ⌐ BRAUN* Röhre. – **E.strahlung**: Korpuskularstrahlung aus freien Elektronen oder β-Teilchen.

Elektronentherapie: *radiol* strahlenther. Anw. schneller Elektronen, deren Verteilungsmechanismus im Gewebe etwa dem von Rö- u. γ-Strahlen entspricht. Energien bis 18 MeV für Oberflächen- u. Halbtiefen-, bis 45 MeV auch für Tiefenther. geeignet, wobei die günst. Dosisverteilung (bis etwa ½ Reichweite annähernd homogen, Max. bei ⅓, dann steiler Dosisabfall) eine bes. gute Herdanpassung ermöglicht. Auch als Bewegungs- (z. B. Pendelbestrahlung für großfläch. Herde, v. a. der Haut) u. als Siebbestrahlung (Apertur ca. 55 : 45; bei 15 MeV jenseits 4 mm Tiefe homogene Dosisverteilung).

Elektronentransportpartikel, ETP: intermediäre Überträgersysteme (aus Ultraschall- oder Detergentien-behandelten Mitochondrien isolierte Lipoproteinfraktionen), die zum Elektronentransport u. zur Koppelung von Oxidation u. Phosphorylierung befähigt sind; v. a. das ges. Transportsystem der Atmungskette mit seinen Elektronen-übertragenden Flavinen (»electron transfer flavins«, ETF). Enthalten als »schwere E.« (»ETP_H«; H = heavy) zusätzlich Sukzinatdehydrogenase.

Elektronen|übertragung: s. u. Redoxkette usw. – **E.vervielfacher:** ∫ Sekundärelektronenvervielfacher. – **E.volt**, eV: SI-Einh. für die Änderung der Energie eines Elektrons, das eine Potentialdifferenz von 1 V durchlaufen hat; 1 eV = 1,6 – 10^{-19} Wattsekunden.

Elektro|neuraltherapie: Anw. von Hochfrequenzimpulsen etc. an best. – von Sympathiko- oder Vagotonus abhäng. oder als »therapiewirksam« zu diagnostizierenden – Punkten des Körpers als »Stoß ins vegetat. System«, z. B. nach CROON u. als ∫ E.akupunktur. – **E.neurographie**, ENG: Registrierung der Aktionspotentiale eines Nervenstammes nach natürl. oder elektr. Reizung. – **E.nystagmogramm:** Aufzeichnung eines Nystagmus (z. B. bei Vestibularisprüfung) durch Ableitung (indifferente Elektrode an Ohrläppchen, diff. an Schläfe) von Schwankungen des elektr. Feldes in der Umgebung des Dipols »Augapfel« (Retina neg., Kornea pos.). – vgl. E.okulographie, -retinographie.

Elektro|okulographie, EOG: *ophth* Aufzeichnung der bioelektr. Potentiale des Pigmentepithels zur Beurteilung der »intraokulären Batterie« (u. damit der Anforderung der visuellen Rezeptoren); Abltg. – gleichzeitig mit ERG oder okzipitalem Elektrokortikogramm – mittels Stirn- u. Schläfenelektroden bei standardisierten Augenbewegungen u. einfallendem Lichtblitz; vgl. E.retinographie. – Auch zur Registrierung der Bulbusbewegungen i. S. der ∫ E.nystagmographie. – **E.olfaktogramm:** Aufzeichnung der bei Duftstoffreizung am Riechepithel auftretenden Depolarisation (wahrsch. Rezeptorpotential, das wiederum Aktionspotentiale in Olfaktoriusfasern auslöst). Amplitude von Reizintensität, zeitl. Verlauf von Duftqualität abhängig. – **E.ophthalmograpie:** 1) E.myographie der äuß. Augenmuskeln. – 2) ∫ E.okulographie.

Elektrophero|gramm, Pherogramm: das bei der Elektrophorese auf dem Trägermaterial im allg. mit Farbreagentien entwickelte oder optisch registrierte Schaubild. – **E.graphie:** die sogen. Träger- oder Zonenelektrophorese mit festem Trägermaterial, z. B. Papier- u. Gel-Elektrophorese.

Elektrophorese: (TISELIUS 1930) Wanderung elektrisch geladener Teilchen in flüss. Medien in – möglichst homogenen – elektr. Feld (Potentialgefälle ca. 5, bei Hochspannungs-E. 5–10 V/cm); i. e. S. die Elektromigration kolloider, geladener Teilchen (im Unterschied zur Ionophorese), deren Wanderungsgeschwindigkeit v dabei proportional der Feldstärke E u. der Ionenladung Q u. umgekehrt proportional dem Teilchenradius r u. der Viskosität der Suspension ist: v = QE / 6πrη. Ausführung als Träger-E. (∫ Elektropherographie); oder als – schonendere – **(träger)freie E.** (geeignet auch für Zellfragmente, Viren etc.), ursprüngl. in U-Rohr (Mikroausführung n. ANTWEILER), gefüllt mit Puffer-Lsg. (z. B. 0,1mol. Veronalpuffer n. MICHAELIS, pH 8,7) u. unterschichtet mit der Probe, bei Spannungsgefälle von 5–10 V/cm, mit refrakto- oder interferometr. Registrierung der Grenzflächen nach der Trennung (infolge Überlappung keine Auftrennung in Einzelfraktionen); verbessert durch Einstellung eines Dichtegradienten eines elektrochemisch neutralen Stoffs im senkr. Teil des U-Rohrs oder durch kontinuierl. Trennung in puffergefülltem kapillarem Spalt zwischen 2 planparallelen Glasplatten (auch als Ablenkungs-E. im senkrechten Spaltraum). – Anw. z. B. zur Untersuchung von Eiweißstoffen (auch kombiniert mit Immunodiffusion als ∫ Immuno-E.), Trennung von Naturstoffen, Bestg. des isoelektr. Punktes u. der elektrochem. Beweglichkeit von Teilchen. – **E.-Mobilitätstest** (EMT): DD zwischen benignem u. malignem Neoplasma anhand der unterschiedl. Wanderungsgeschwindigkeit stabilisierter Indikatorpartikeln (z. B. tannierte Schaf-Ery) im elektr. Feld unter dem Einfluß der spezifisch sensibilisierten Pat.-Lymphozyten.

elektrophrenische Atmung: Beatmung durch rhythm. elektr. Reizung des Zwerchfells bzw. der Nn. phrenici; s. a. Elektrolunge.

Elektro|präzipitation: (PROKOP, SCHLESINGER, FALK 1963) immunoelektrophoret. Schnelltest auf Gc-Gruppen, bei dem nach Auftrennung der Serumproteine auf einer Agarplatte die Fraktionen auf das kathodenwärts wandernde AK-tragende γ-Globulin des präzipitierenden Antiserums zulaufen. – **E.prothese:** durch eingebaute elektr. Kraftquelle betriebene Prothese für Unterarmamputierte. Bewegungsauslösung durch Druckkontakt bei Kontraktion eines Muskels (= Vaduzer Prothese) oder durch Muskelaktionspotentiale (= myoelektr. Prothese). – **E.punktur:** therapeut. ∫ Elektrolyse. – **E.pupillographie:** Registrierung der örtl. Potentialschwankungen bei Größenänderungen der Pupille (z. B. durch Lichtreiz). – **E.pyrexie:** Kurzwellen-Hyperthermie als ∫ Fiebertherapie; s. a. NEYMAN* Methode.

Elektroradiographie: Oberbegr. für die – auf der Produktion von Ladungsträgern (Elektronen, Ionen) beruhende – ∫ Xeroradiographie u. Ionographie (als Hochdruckgas- u. Flüssigkeits-I. noch in der Entwicklung; latentes Bild durch Ladungsaufbau).

Elektro|resektion: Weichteilresektion mit elektrochirurg. Mitteln; i. e. S. die urol. E. (meist mit Schlingenelektrode) des Prostataadenoms, Blasenpolypen u. -karzinoms (meist Nachkoagulation nach ca. 2 Wo.). – **E.retinographie:** Registrierung der vom belichteten Auge abgeleiteten komplexen Potentialschwankungen (mit Teilpotentialen von Pigmentepithel u. Retinarezeptoren), die sich auf ein – auch bei Dunkelheit vorhandenes – korneoretinales Bestandpotential aufsetzen; abgeleitet im allg. mit Elektrodenhaftschale (bei indiff. Schläfenelektrode); zur Diagnostik von Gefäß-, degenerat. Pigmentepithelerkrn. u. Netzhautablösung. Evtl. kombiniert mit EEG u. EOG. – vgl. E.okulographie. – **E.rheophorese:** Papierelektrophorese, bei der die Verdampfung des Puffers dazu benutzt wird, eine zusätzl. Flüssigkeitsbewegung hervorzurufen; dadurch Endposition der Substanzen unabhäng. vom Ausgangspunkt u. – nach Mindestzeit – auch von der Versuchsdauer.

Elektro|schlaf(therapie), E.heilschlaf: krampffreie E.ther. mit – über orbital-okzipitale Elektroden applizierten – niederfrequenten monophas. Rechteckimpulsen (etwa 10–20/sec. je 0,2–10,0 msec, 0,2–30 mA), die eine dem Schlaf ähnl. »kortikale Schutzhemmung« hervorrufen u. zu »entspannter Schläfrigkeit« führen. Anw. (bis zu mehreren Std., auch wiederholt, evtl. kombiniert mit Hypnose oder Hypnotika) bei Schlafstörungen, nervöser Erschöpfung, depressiven u. a. Neuroseformen, Chorea, Neurodermitis etc.

Elektroschlinge

Elektro|schlinge: ↑ Diathermieschlinge, s. a. Elektrotomie. – **E.schock**: *neur* ↑ E.krampftherapie, *kard* ↑ E.defibrillation. – **E.sonde**: *chir* Sondenkonstruktion für die chir. ↑ Diathermie (s. a. E.koagulation). – **E.sphygmographie**: s. u. Sphygmographie. – **E.spinographie**: Registrierung der bioelektr. Potentiale des Rückenmarks.

eletr(ostat)ische Linse: inhomogenes elektrostat. Feld als Elektronenlinse (s. u. Elektronenmikroskop).

Elektro|stimulation: *therap* Reizung durch elektr. Stromstöße als Ersatz nervaler Funktionen, z. B. der Harnblase bei Querschnittslähmung, v. a. aber als künstl. ↑ Herzschrittmacher (auch in Form der Katheterstimulation). Für krit. Membranschwelle (autoregenerat. Na^+-Einstrom) Mindestintensität, -dauer (= Nutzzeit) u. -steilheit erforderlich, ferner ausreichende Stromdichte (kleinfläch. differente Elektrode als Kathode). – **E.striktion**: der »umgekehrte piëzoelektr. Effekt«, das Auftreten reversibler Deformationen in einem Isolator (dessen Dielektrizitätskonstante vom äuß. Druck abhängig ist) durch elektr. Kräfte; Vol.- bzw. Längenänderung im allg. proportional zum Quadrat der elektr. Feldstärke, unabhängig vom Aggregatzustand. Anw. u. a. zur Erzeugung von ↑ Ultraschall.

Elektro|subkortikographie: ↑ Subkortikographie. – **E.syn(h)ärese**: (BUSSARD) Immunopräzipitation in Agargel, bei der die AK des Immunserums u. die AG unter Gleichstromeinwirkung in entgegengesetzter Richtung oder mit versch. Geschwindigkeit in gleicher Richtung wandern u. dadurch zur Präzipitation gelangen.

Elektro|thalamogramm, EThG: über dem Thalamus abgeleitetes EEG. – **E.therapie**: therapeut. Anw. von Gleichstrom (= Galvanisation), von nieder- (bis 250 Hz = Faradisation, Neofaradisation) u. mittelfrequenten (1000 – 4000 Hz) Reizströmen (einschl. der diadynam.) sowie der Energie hochfrequenter ($10^7 - 10^8$ Hz = Kurzwellen), ultrahochfrequenter ($10^8 - 10^9$ Hz = Ultrahochfrequenz) u. sehr hochfrequenter ($10^9 - 10^{10}$ Hz = Mikrowellen) elektromagnet. Schwingungen; s. a. E.gymnastik, -defibrillation, -schlaf, -krampfbehandlung, -konversion, Herzschrittmacher, hydroelektr. ↑ Bad. – I. w. S. auch die ↑ Ultraschall-Ther.

Elektro|thermometer: mit elektr. Mitteln arbeitendes Th.; entweder paarweise geschaltetes Thermoelement (Meß- u. Gegenelement, letzteres meist auf konst. Temp.) oder aber ↑ Widerstandsthermometer. – **E.titration**: ↑ Potentiometrie. – **E.tomie**: (KOWARSCHIK, BERVEN) das »elektr. Schneiden« (Funken-, Schmelzschnitt) von Körpergeweben durch Anw. von Diathermiestrom mittels nadel-, lanzett- oder schlingenförm. akt. Elektrode (intensive Hitzeentwicklung auf engstem Raum, Wasserdampfexplosionen bei Funkenzahlen von 50 000–70 000/sec). – Dieser »Scharfschnitt« wird nach GOHRBANDT vom »Schorfschnitt« (»Koagulationsschnitt«) bei langsamer Schnittführung u. erhöhter Stromstärke unterschieden.

elektrotonisch: den ↑ Elektrotonus betreffend; adj. Bez. für Potentialausbreitung ohne Beteiligung des autoregenerat. Na^+-Systems, z. B. der **e. Effekt** als De- bzw. Repolarisation einer Zellmembran durch elektr. Reiz.

Elektrotono|graphie: *ophth* ↑ Tonographie. – **E.meter**: Instrument zur Messung des intraokulären Drucks; z. B. nach MÜLLER, BEUNINGEN.

Elektrotonus: in der Elektrophysiologie die Zustandsänderung erregbarer Strukturen bei Durchfluß eines Gleichstroms, wobei »**physikal. E.**« (DU-BOIS=REYMOND; Übergreifen elektr. Ströme von Reizelektroden auf extrapolare Bereiche, v. a. aufgrund der Kernleiterstruktur der Nerven) u. »**physiol. E.**« (PFLÜGER; Ausbreitung der Änderung der Erregbarkeit u. Fortleitungsfähigkeit) nicht sicher abzugrenzen sind. Bei Fortpflanzung eines Aktionspotentials an markhalt. Nervenfasern erfolgt zunächst elektroton. Depolarisierung des benachbarten RANVIER* Schnürrings (mit Freisetzung des autoregenerativen Na^+-Systems).

Elektrotrauma, -unfall: ↑ elektrischer Unfall.

Elek(tro)tropismus: ↑ Galvanotropismus.

Elektro|urographie: Aufzeichnung der mittels E.zystomanometers gemessenen Binnendrücke der Harnblase. – **E.ventrikulogramm**, EVG: der auf die Erregungsausbreitung u. -rückbildung in der Kammermuskulatur bezogene Abschnitt des EKG, bestehend aus QRS-Komplex, ST-Strecke u. T-Zacke (evtl. U-Welle). – **E.version**: *kard* ↑ E.konversion. – **E.zysto(mano)meter**: s. u. E.urographie.

Element: 1) *med.histor* die 4 »Elementfeuchtigkeiten« (gelbe u. schwarze Galle, Blut, Schleim) der ↑ Humoralpathologie. – 2) *chem* aus Atomen gleicher pos. Kernladungszahl (= Ordnungszahl) u. entspr. Elektronenzahl u. gleicher (= Rein-E.) oder veschied. Neutronen- bzw. Massenzahl (= Misch-E.) aufgebauter »Grundstoff«, der auf chem. Wege nicht weiter zerlegbar u. nur durch kernphysikal. Reaktionen in ein anderes E. umwandelbar ist (s. a. Periodensystem). Darunter als radioaktive Elemente (mit nur instabilen Isotopen) die natürlichen der OZ 84 (Polonium) bis 92 (Uran) u. die künstl. (nur durch Atomumwandlung darstellbaren) der OZ 43 (Technetium) bis 61 (Promethium) u. die Transurane; ferner stabile Elemente mit einzelnen instabilen (= radioaktiven) ↑ Isotopen. – 3) *physik* **galvan. oder elektr. E.**: elektrochem. Zweiphasensystem, das die bei spontan ablaufenden chem. Prozessen (Redoxreaktionen) frei werdende Energie fast vollständig in elektr. Energie umwandelt; regenerierbar (= Akkumulator) oder nichtregenerierbar (z. B. Trockenbatterie). – 4) **thermoelektrisches E.**: ↑ Thermoelement. – 5) *histol* die »**geformten Elemente.**« der Zelle (Organellen, Granula, Tropfen) u. Interzellularsubstanz (Fasern) sowie in Körperflüssigkeiten (Blutkörperchen, Zylinder, Epithelien etc.).

Elementar|anfall, epileptischer: Begr. v. a. der französ. Medizin für einen partiellen Anfall infolge neuronaler Entladung in sensor. Rindenbereichen, der (vorwiegend) in einer einfachen Störung einzelner Sinnesbereiche besteht (etwa der Fokalepilepsie mit einfachen [»elementaren«] Erscheinungen entsprechend). – **E.fibrille**: ↑ Mikrofibrille, Myofilament. – **E.gefährdung**: (H. BAUR) unmittelbare Gefahren für das Leben im Bereich von Atmung (zentrale Regulation oder Ventilation), Kreislauf (zentral oder kardial, einschl. Änderung von Blutvol., -beschaffenheit, -gefäßsystem) u. Wasser-Elektrolythaushalt (Homöostase, Wasser-, Na^+-, K^+- u. Säure-Basehaushalt).

Elementar-teilchen	Teilchen	Antiteilchen	elektrische Ladung Q	Baryonen-zahl B	Leptonen-zahl L	Seltsamkeit S	Masse [MeV]	Spin I [h/2π]	Isospin I	Isospin I_3	Lebensdauer [sec]	Zerfallsarten
Photon	γ	(γ)	0	0	0	0	0	1	0	0	∞	
Leptonen:												
Neutrino	ν	$\bar{\nu}$	0	0	+1	0	0	1/2	1/2	+1/2	∞	
Elektron	e^-	e^+	−1	0	+1	0	0,510976 ± 0,000007	1/2	1/2	−1/2	∞	
Myon	μ^-	μ^+	−1	0	+1	−1	105,655 ± 0,010	1/2			(2,212 ± 0,001)·10^{-6}	$e^- + \nu + \bar{\nu}$
Mesonen:												
Pion	π^0	(π^0)	0	0	0	0	135,00 ± 0,05	0	1	0	(2,2 ± 0,8)·10^{-16}	2γ; $e^+ + \nu$
	π^+	π^-	+1	0	0	0	139,59 ± 0,05	0	1	+1	(2,55 ± 0,03)·10^{-8}	$\mu^+ + \nu$; $e^+ + \nu$
Kaon	K^+	K^-	+1	0	0	+1	493,9 ± 0,2	0	1/2	+1/2	(1,224 ± 0,013)·10^{-8}	$\mu^+ + \nu$; $\mu^+ + \nu + \pi^0$; $e^+ + \nu + \pi^0$; $\pi^+ + \pi^0$; $2\pi^+ + \pi^-$; $\pi^+ + 2\pi^0$
	K^0	$\bar{K}^0$	0	0	0	+1	497,8 ± 0,6	0	1/2	−1/2	K^0_1:(1,00 ± 0,038)·10^{-10} K^0_2:(6,1 ± 1,3)·10^{-8}	$\pi^+ + \pi^-$; $2\pi^0$ $\mu^+ + \nu + \pi^-$; $\mu^- + \bar{\nu} + \pi^+$; $e^+ + \nu + \pi^-$; $e^- + \bar{\nu} + \pi^+$; $\pi^+ + \pi^- + \pi^0$; $3\pi^0$
Baryonen:												
Nukleonen:												
Proton	p	$\bar{p}$	+1	+1	0	0	938,213 ± 0,01	1/2	1/2	+1/2	∞	
Neutron	n	$\bar{n}$	0	+1	0	0	939,507 ± 0,01	1/2	1/2	−1/2	(1,013 ± 0,029)·10^3	$p + e^- + \bar{\nu}$
Hyperonen:												
Λ-Hyperon	Λ	$\bar{\Lambda}$	0	+1	0	−1	1115,36 ± 0,14	1/2	0	0	(2,205 ± 0,086)·10^{-10}	$p + \pi^-$; $n + \pi^0$; $p + e^- + \bar{\nu}$
Σ-Hyperon	Σ^+	$\bar{\Sigma}^+$	+1	+1	0	−1	1189,40 ± 0,20	1/2	1	+1	(0,81 ± 0,06)·10^{-10}	$p + \pi^0$; $n + \pi^+$
	Σ^0	$\bar{\Sigma}^0$	0	+1	0	−1	1191,5 ± 0,5	1/2	1	0	<0,1·10^{-10}	Λ + γ
	Σ^-	$\bar{\Sigma}^-$	−1	+1	0	−1	1195,96 ± 0,30	1/2	1	−1	(1,61 ± 0,10)·10^{-10}	$n + \pi^-$
Ξ-Hyperon	Ξ^0	$\bar{\Xi}^0$	0	+1	0	−2	1311 ± 8	1/2	1/2	+1/2	1,5·10^{-10}	Λ + π^0
	Ξ^-	$\bar{\Xi}^-$	−1	+1	0	−2	1318,4 ± 1,2	1/2	1/2	−1/2	(1,28 ± 0,34)·10^{-10}	Λ + π^-

Treten meist in Form einer Schadenskette auf u. sind durch »**E.therapie**« zu bekämpfen.

Elementar|halluzination: s. u. Halluzination. – **E.körperchen**: ↑ Virion. – **E.membran**, Einheits-, Lipoproteidmembran: elektronenmikroskopisch aus äuß. Proteinschichten (je 2,5 nm) u. einer Phospholipid-Zwischenschicht (3 nm) bestehende Membran als Grundtyp der Zellmembranen (↑ Abb. »Membran«, s. a. Plasmalemm), an denen eine Selektion für durchtretende Stoffe erfolgt. – vgl. Polymermembran (Abb.!). – **E.morphe**: *derm* Primäreffloreszenz (s. u. Effloreszenz).

Elementar|puls: ↑ Primärpuls. – **E.teilchen**: *physik* die nicht mehr weiter zerlegbaren, einfachsten Bausteine der Materie (als materielle Form der Energie), die sowohl Wellen- als auch Korpuskeleigenschaften besitzen u. sich spontan ineinander umwandeln können (↑ Tab.). – **E.wirbel**: (PUTTI 1910, DIETHELM 1943) schemat. Darstg. eines Wirbels (↑ Abb.), aus der sich die Genese aller Fehlbildungen als Hemmung der Vereinigung der in der vorknorpeligen Periode angelegten Wirbelabschnitte ableiten läßt.

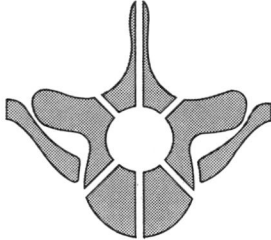

Elemizin: 3,4,5-Trimethoxy-1-allylbenzol; aus dem äther. Öl von Canarium comm. (Elemiharz), Boronica-Arten u. Myristica fragrans isolierte Substanz mit psychoakt. Wirkung.

Eleo...: s. a. Elaeo..., Elaio....

Elephantiasis: durch chron. Lymphstauung bedingte monströse, ödematöse Vergrößerung eines Körperabschnitts, v. a. abhängiger Körperpartien (unt. Extremität, Genitale, ferner Mamma, Mund, Nase, Lider). Neben angeb. Formen (z. B. bei näviformen, fibro-, lympho- u. hämangiomatösen Bildungen, Neurofibromatose RECKLINGHAUSEN [= **E. neuromatosa**], Chalodermie, nach amniot. Abschnürung, als NONNE*-MILROY*-MEIGE* Syndrom = **hereditäre** oder **fam. E.**, wahrsch. auch nach intrauteriner Lymphangitis) meist sekundäre (postinfektiös, z. B. als **E. metaherpetica**, **-erysipelatosa**, postoperativ, -traumat., durch Tumormetastasen etc.), aber auch **idiopath.** Formen. Zunächst meist reversibles Sympt. (weiche, ausdrückbare ödematöse Schwellung (= **E. molle**), später irreversible selbständ. Krankh. (»**E.-Syndrom**«; Haut- u. Unterhautzellgewebe rissig, lymphhalt. Bläschen, mit Unterhaut verbacken, Bindegewebsfibrose = **E. dura**). – Bes. Formen: **E. filariensis** s. **Arabum** s. **vera** s. **tropica** (an Beinen, Skrotum, seltener an Armen, Vulva, Penis oder Mammae) durch endem. Befall mit den Fadenwürmern Wuchereria bancrofti oder W. malayi (fast ausschl. Beine), vorw. im 20.–40. Lj., nur selten bei Kindern (im Unterschied dazu alle nicht-trop. Formen als **E. nostras** s. **simplex** bezeichnet). – **E. genito-(ano-)rectalis** s. **venerea** (HUGUIER*-JERSILD* Syndrom, »Esthiomène«), chron.-entzündliche, vegetierende Stauungszustände mit monströsen Schwellungen von Penis u. Skrotum bzw. Vulva u. Rektumstrikturen als Spätfolge einer Lymphopathia venerea. – **E. syphilitica** im Tertiärstadium, wobei die spezif.-granulomatöse Entzündung im gestauten Gewebe die überschießende Proliferation ausgelöst hat oder als Eintrittspforte bzw. Schrittmacher für die erysipelatöse Streptokokkeninfektion diente. – Auch histor. Bez. für Pellagra (»**E. asturiensis**«, »**E. itali-**

ca«), Knotenlepra (»**E. Graecorum**«), Sklerodermie (»**E. sclerosa**«). – **E.haut**: *derm* ↑ Pseudoichthyose.

Elévateur: *ophth* Lidhalter für das Oberlid.

Elevatio(n): **1)** Anhebung, z. B. das Heben des Armes im Schultergelenk (als Abduktionsbewegung [Frontalebene] bis 180°), des Herzens (= **E. cordis**) v. a. im Bereich der Herzspitze bei Zwerchfellhochstand oder Herzhypertrophie, der Gebärmutter (= **E. uteri**) bei infantilem Genitale oder infolge Abdrängung (Hämatokolpos, Tumor, Exsudat etc.) u. nach Antefixations- oder Elevationsoperation; s. a. Elevationsschmerz. – **2)** *biol* evolutive Steigerung der Differenzierung oder Organisation.

Elevations|schmerz: *gyn* durch Anheben der Portio vagin. ausgelöster ziehender oder stechender Schmerz (»Portio-Lüftungsschmerz«) bei Parametropathia spastica u. Parametritis post. – **E.winkel**: Begr. der Arbeitshygiene für den Winkel, den die durch ein Fenster (am ob. Rand) einfallenden Lichtstrahlen mit der Waagerechten bilden. Soll mind. 27° betragen (also Entfernung Arbeitsplatz/Fenster maximal = doppelte Fensterhöhe).

Elevatorium: *chir* flaches, stumpfrand. Hebelinstrument zum Abschieben des Periosts, auch zur Fragmenthebung bei Impressionsfraktur des Schädels; z. B. n. LANGENBECK, HOHMANN.

Elfenbein|epiphyse: diffus sklerosierte (»eburnisierte«) Knochenepiphyse, z. B. beim COCKAYNE* Syndrom. – **E.wirbel**, Marmorwirbel: diffus sklerosierter (»eburnisierter«) W. bei Marmorknochenkrankh., Tbk, Osteomyelitis, osteoplast. Tumormetastase, selten auch als angeb. Anomalie (meist solitär).

Elfengesicht: die ♀ Variante des »Faunsgesichts« beim Leprechaunismus-Syndrom.

Elgart*(-Anschütz*) Methode: modif. SAUERBRUCH* Stumpfbildung (v. a. bei Hautnarben) mit plast. Muskelkanal durch schlauchförmig vernähten Brückenlappen, über den ein gestielter Muskellappen schlingenförmig umgeschlagen wird.

Elias* Zeichen: Schalldämpfung bds. der Dornfortsätze Th 1–3 bei Aortenbogendilatation.

Elimination: Aussonderung, Beseitigung; z. B. *genet* **mitot. E.** (Nichteinschluß anomaler Chromosomen in die Tochterkerne bei der Mitose), **zelluläre E.** (Verschwinden genetisch unbalancierter Zellen aus einer Zellpopulation).

Elimination|sdiät: spez. Suchkost zur Ermittlung, i. w. S. auch zur – therapeut.-prophylakt. – Ausschaltung nutritiver Allergene. Als **diagn. E.** nach mehrtäg. Teepause tgl. Steigerung der Nahrungsmittelbelastung mit Einzelantigenen oder AG-Gruppen (= FUNK* Suchkost), dabei Kontrolle des Pulsverhaltens (COCA, STORCK), der Leukozyten- (WIDAL, VAUGHAN) oder der Thrombozytenzahl (STORCK). – **E.gastroenterokolitis**: s. u. Ausscheidungs-.

Elinin: aus Ery-Stroma neben dem lipidarmen Stromatin isoliertes Lipoprotein, das die A-, B- u. Rh-Gruppensubstanzen einschließt (?) u. offenbar mit dem Hemmfaktor bzw. den Rezeptorsubstanzen der Virushämagglutination identisch ist.

ELISA: »**e**nzyme-**l**inked **i**mmuno**s**orbent **a**ssay« (s. u. EIA).

Elixi(e)r, Elix.: (arab. »el iksir« = das Wesentliche) *pharm* weingeist. Pflanzenauszug mit Zusätzen (heute meist als Mixtura oder Tinctura composita bezeichnet); z. B. das E. Aurantii compositum, das HOFFMANN* Magenelixir mit Drogenauszügen (Pomeranzenschalen, Ceylonzimt, Enzian, Wermut u. Bitterklee) u. Xereswein.

Elkind* Phänomen: *radiol* der vorübergehende Anstieg der zellulären Strahlenempfindlichkeit einige Std. post radiationem; Hinweis auf eine strahlensensible Stoffwechselphase (DNS-Synthese?) während der ↑ Erholung; s. a. Recovery.

Elko...: ↑ Helko....

Ellagsäure: $C_{14}H_6O_8$, ein Dibenzo-α-pyron-Derivat bei Spaltung bestimmter Gerbstoffe (z. B. aus Galläpfeln, Walnußblättern), in Bezoarsteinen (»Bezoarsäure«); synthet. Darstg. durch Oxidation von Gallussäure. Aktiviert Gerinnungsfaktor XII, wirkt als Darmadstringens.

Elle: ↑ Ulna. – **federnde** oder **schnellende E.**: v. a. bei ♀♀ vork., meist atraumat. Subluxation des Ulnaköpfchens mit federnder Volarverschieblichkeit u. lokalem, in die Finger ausstrahlendem Schmerz bei Volarflexion u. Supination. Urs.: konstitut. Bänderschwäche, Entwicklungsstörung (Abortivform der MADELUNG* Deformität, HULTEN* Plusvariante, »Konsolenradius« n. SCHNEK); selten nach Kompressionsbruch des Radius). – Ferner die rel. »**lange E.**« bei MADELUNG* Deformität bzw. HULTEN* Plusvariante.

Ell(en)bogen: ↑ Cubitus. – **E.bad**: von PRIESSNITZ empfohlenes kaltes Teilbad bei entzündl. Affektionen der Hand. – **E.fortsatz, -höcker**: ↑ Olecranon.

Ellenbogenfraktur: die ellbogengelenknahen intra- u./oder extrakapsulären Frakturen von Humerus, Radius u. Ulna (↑ Abb.): quere u. schräge suprakondyläre meist Flexions-, bei Jugendl. Extensionsfraktur; transtrochleare als Y- oder T-Fraktur, Kondylenabbruch (meist medial) oft kombiniert mit Luxation oder Abscherung des Capitulum humeri u. Trochleaabriß; an der Ulna typ. Olekranon-, Kronenfortsatz- u. MONTEGGIA* Fraktur; am Radiusköpfchen außer »Meißelfraktur« auch Epiphysenlösung. Evtl. mit Medianus bzw. Radiuslähmung, Pulslosigkeit (Kompression der A. cubit.); s. a. HUETER* Linie u. Dreieck.

Ellenbogengelenk: ↑ Articulatio cubiti. – **E.arthrodese**: intra- oder extraartikuläre op. Versteifung, meist in rechtwinkl. (»Schreibstellung«), bei Schwerarbeitern evtl. in stumpfwinkl. Beugestellung; z. B. nach HALLOCK, WITTEK, STEINDLER, STAPLES, BRITTAIN. – **E.arthrorise**: op. Einschränkung der – v. a. seitlichen Wackelbewegungen bei habitueller Luxation u. Schlottergelenk durch künstl. extraartikuläre Anschlagsperre (Spananlagerung, Bolzung), ferner Fesselung, Kürzung der Trizepssehne etc.; z. B. nach HOHMANN, LEXER, HALLOCK, LANGE, KNOFLACH-RANZI, REHN. – **E.plastik**: beuge- u. streckfäh. Arthroplastik (bei Ankylose, Schlottergelenk), meist »modellierende« Knochenresektion oder Kapsel-Narbenexzision u. Neubildung der Gelenkflächen (Scharnier- oder »Kippmechanismus«), die dann mit Fettgewebslappen (LEXER), Faszie (PAYR) oder Kutislappen (REHN) überkleidet werden; ferner Rekonstruktion durch Autotransplantat (z. B. Großzehengrundgelenk n. BUCHMANN), suprakondyläre Nearthrose, alloplast. Gelenkprothese. Weitere Methoden n. LANGE, HASS. – **E.punktion** erfolgt bei stumpfwinklig gebeugtem, supiniertem Unterarm von hinten zwischen lat. Epikondylus u. Hinterrand des Radiusköpfchens, von vorn lateral der Bizepssehne. – **E.resektion**: partielle oder totale, meist intrakapsuläre Exzision der Gelenkenden einschl. Synovialis (bei destruierendem Prozeß, Fistel, Deformitätsheilung), meist für Gelenkplastik oder Arthrodese; z. B. nach LANGENBECK, CHASSAIGNAC-OLLIER, DOLLINGER-KOCHER, LEXER, HUETER, TILING, BARDENHEUER.

Ellenbogenluxation: Luxatio cubiti, meist nach Sturz auf vorgestreckten Arm, auch kongenital. Entweder vollständ. L. beider U'armknochen nach hinten, vorn oder seitl. (= Luxatio antebrachii post., ant. bzw. lat., auch als L. a. divergens) oder nur eines Knochens (meist Radiusköpfchen beim Kleinkind oder als MONTEGGIA* Fraktur); häufig kombin. mit Abbruch von Proc. coronoideus, Radiusköpfchen, Epicondylus med. humeri, Olekranonspitze. Klin.: meist stumpfwinkl., federnd fixierte Beugestellung, Abweichung des HUETER* Dreiecks u. der H.* Linie, nach distal verschobene Kubitalfalte.

Ellenbogen|manschette, -hülse, Armstulpe: starre Kunststoffröhre zur Einschränkung der E.gelenkbeweglichkeit des Säuglings oder Kleinkindes bei jukkenden Hauterkrn. – **E.scheibe**, Patella cubiti: Sesambein in der Sehne des M. triceps brachii. – **E.verriegelung**: Arthrodese des E.gelenkes durch Spanverriegelung.

Ellbogenfrakturen

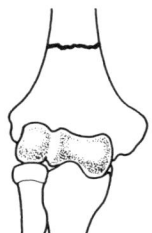
suprakonyläre Fraktur

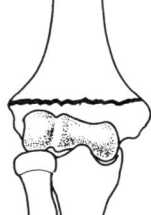
perkondyläre Fraktur

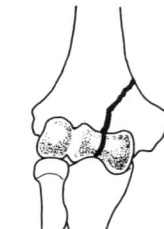
Abbruch des medialen Kondylus

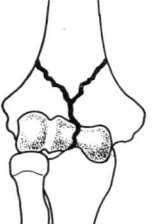
transtrochleare Y-Fraktur

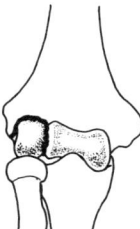
Abscherung des Capitulum humeri

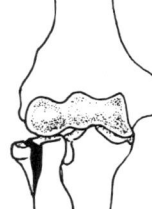
Meißelfraktur des Caput radii

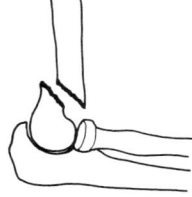
Extensionsfraktur

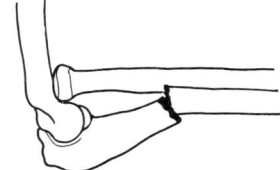
MONTEGGIA* Fraktur

Ellenstraße: die uln. Gefäß-Nervenbahn (A., V. u. N. uln.) an der Volarseite der Handwurzel (rad. Rand des M. flexor carpi uln. als »Leitmuskel«).

Elliot* Lagerung (JOHN WHEELOCK E., 1852–1925, Arzt, Boston): Hochlagerung der Gallenblasenregion mittels »Gallenbänkchens«.

Elliot* (ROBERT HENRY E., 1864–1936, Ophthalmologe, Madras, London) **Trepanation**: druckentlastende Op. bei Glaukom; nach Abpräparieren eines Bindehautlappens Trepanieren der Sklera (1 mm-Trepan) u. periphere Iridektomie (ausfließendes Kammerwasser als typ. Sickerkissen unter der Bindehaut). – **E.* Skotom**: unregelmäß. Vergrößerung des blinden Flecks bei Glaukom.

Elliot* Zeichen: 1) (GEORGE THOMPSON E., 1851–1935, Dermatologe, New York): Randinduration eines Hautulkus bei syphilit. Genese. – 2) (Rob. H. E.) ↑ E.* Skotom.

Elliot*-Wilkinson* Methode: *enzym* Bestg. der Serum-Laktatdehydrogenase anhand der Einwirkung auf Pyruvat u. $NADH_2$ u. photometr. Messung (340 oder 366 nm) des $NADH_2$-Verbrauchs; Grundlage des Merckotest®.

Elliott*-Kindrachuk* Syndrom: ↑ Nagel-Patella-Sy.

Ellipsis: *psych* das »unbewußte« Weglassen für die Satzkonstruktion notwendiger Wörter. Ein beim Neurotiker damit verdrängter Tatbestand kann durch Psychoanalyse bewußt gemacht werden.

Ellipsoidgelenk: Articulatio ellipsoidea *PNA*, ein sogen. Eigelenk (z. B. das Radiokarpalgelenk).

Elliptozyt, Ovalozyt: ovalärer ↑ Erythrozyt (Differenz beider Durchmesser mind. 2 μm); Vork. bei der domin.-erbl. **Elliptozytose** (DRESBACH* Syndrom), meist als belanglose Formabweichung (bis 10% Normalbefund), bei Vollträgern (ab 30%) Disposition zu hämolyt. Anämie (s. a. FANCONI*-PATRASSI* Syndrom).

Ellis* Muskel (GEORGE VINER E., 1812–1900, Anatom, London): die Pars analis der Mastdarmwandmuskulatur als »M. corrugator cutis ani«.

Ellis* (CALVIN E., 1826–1883, Arzt, Boston) **Zeichen**: extrem kranialkonvexe Umformung der oberen Dämpfungsbegrenzung (↑ DAMOISEAU*-ELLIS* Linie) bei Resorption eines Pleuraergusses. – **E.*-Sheldon* Gargoylismus** (WILFRID PERCY HENRY S., Pädiater, London): ↑ v. PFAUNDLER*-HURLER* Syndrom.

Ellis*-van Creveld* Syndrom (RICHARD WHITE BERNHARD E., brit. Pädiater; S. VAN CR., Pädiater, Amsterdam), Chondroektodermaldysplasie: (1940) seltener meso-ektodermaler Anomaliekomplex (rezessiv erbl.?) mit metaphysär-subperiostaler Knorpelbildungsstörung (ähnl. der Chondrodystrophie): mikromeler »Sitzriese« mit Verkürzung v. a. der dist. Extremitäten, Hexadaktylie, kongenit, Herzfehler, Herzbuckel, Mikrocheilie (Pseudohasenscharte), Onychodysplasie; evtl. Alopezie, retardierte psych. Entwicklung, sexueller Infantilismus.

Ellison*-Zollinger* Snydrom: s. u. ZOLLINGER*.

Ellman* Reagens: Dithio-bis-(nitrobenzoesäure); zum Nachweis von Thiolen.

Ellsworth*-Howard* Test (READ E., JOHN EAGER H., Biochemiker, Baltimore), Phosphaturietest: (1934) quant. Bestg. der Phosphatausscheidung im Harn

Eloesser* Operation

3stdl. vor u. nach Gabe von Parathormon (200 USP-Einheiten i. v.) bei starker Flüssigkeitszufuhr. Normal 5–6fache Phosphaturie in 3–5 Std., bei Hypoparathyroidismus 10–50fache, bei Pseudohypoparathyroidismus höchstens 2fache.

Eloesser* Operation (LEO E., geb. 1881, Chirurg, San Francisco): 1) vord. Thorakotomie unter Bildung eines viereck. Weichteil-Knochenlappens nach parasternaler Durchtrennung der 1.–3. Rippe; v. a. für offene intrapleurale Pneumolyse. – 2) (1941) bei Oberlappenresektion osteoplast. Thorakoplastik i. S. einer Deckplastik (»Pelotteneffekt«): Kürzung der oberen 4 Rippen, Einwärtsschlagen der 2. im Knorpelbereich (so daß Hochsteigen der Lunge verhindert).

Elongatio(n): Verlängerung, z. B. eines (Hohl-)Organs bei entsprech. chron. Überlastung; auch alte Bez. für Distorsion u. Distraktion; z. B als **E. colli s. cervicis s. portionis** die abnorme Verlängerung des Uterushalsteils (bis zu 12 cm) durch vorw. bindegeweb. Hypertrophie bei körperlich überlasteten u. schnell gebärenden Frauen infolge Nachgebens des extraperitonealen Stütz- u. Halteapparates (bei Uterusdeszensus, insbes. mit Prolaps); Sympte.: Druckgefühl »nach unten«, Fluor.

Elpenor-Syndrom: (LOGRE; benannt nach dem im Rausch zu Tode gestürzten Gefährten des Odysseus) Schlaf-Wachzustand mit Desorientiertheit u. halbbewußtem Umherirren bei unvollständ. Erwachen nach übermäß Genuß alkohol. Getränke oder mancher Schlafmittel.

El(l)ritzen-Einheit: endokrin ↗ Phoxinus-Einheit.

Elsberg* (CHARLES ALBERT E., 1871–1948, Chirurg, New York) **Krankheit**: Kauda-Radikulitis infolge Spondylarthrose. – **E.* Methode**: 1) Standardtechnik der bilat., u. U. subtotalen (»erweiterten«) Laminektomie: nach Exstirpation der Dornfortsätze unter Durchtrennung des Lig. interspinale Ablösung des Lig. flavum u. schrittweise Resektion der Wirbelbögen. – 2) parasagittale osteoplast. Trepanation mit stufenweiser (osteoklast.) Freilegung des Längsblutleiters; v. a. bei sinusnahem Meningiom. – **E.*-Dyke* Zeichen** (SIDNEY CAMPBELL D., brit. Pathologe): röntg Vergrößerung des Abstandes zwischen den Bogenwurzeln (Normalabstände als **E.*-D.* Kurve** festgelegt) bei Tumor oder Zyste im Wirbelkanal.

Elschnig* (ANTON E., 1863–1939, Ophthalmologe, Graz, Prag) **Flecken**: disseminierte gelbrote Fleckchen mit pigmentiertem Rand am Augenhintergrund bei fortgeschrittener Retinopathia hypertonica. – **E.* Grenzmembran**: die weiße, faser. Schicht aus Bindegewebe u. Neuroglia, die den Sehnerv von der Sklera u. Choroidea trennt. – **E.* Köperchen**: traubenförmig angeordnete transparente Bläschen (»Perlen«) aus proliferierten Epithelzellen in der Nachstarmembran (nach extrakapsulärer Extraktion). – **E.* Konjunktivitis**: ↗ Conjunctivitis meibomiana. – **E.* Operation**: 1) Blepharorrhaphie: op. Kürzung der Lidspalte durch Teilresektion beider Lider u. Vereinigung des mobilisierten inn. Tarsusblattes im äuß. Drittel. – 2) **E.*-HESS* Op.**: op. Hebung des ptot. Oberlids, das nach Schnitt durch die Braue u. Unterminierung der Lidhaut bis nahe zum Lidrand mit 3 Doppelfäden fixiert wird. – **E.* Syndrom**: (1912) seltene kongenit. Lidmißbildung mit Verlagerung des äuß. Lidwinkels nach außen-unten u. Ektropium des Unterlides, häufig auch Spaltbildgn. – s. a. KÖRBER*-SALUS*-E.* Syndrom. – **E.* Theorie**: (1910) Die sympath. Ophthalmie beruht nicht auf einer spez. Infektion, sondern auf einer anaphylaktoiden Reaktion gegenüber dem Uveagewebe des verletzten Auges. – **E.* Versuch**: ↗ Fluoreszeinversuch (2). – **E.* Zonula**: ↗ Feuerlamelle (VOGT).

Elsner* Asthma (CHRISTOPH FRIEDRICH E., 1749 bis 1820, Arzt, Königsberg): histor. Bez. für die Angina pectoris.

Elson* Syndrom (M. W. E., geb. 1925, Chirurg, Columbus/Ohio): (1961) unter der Ther. einer Hyperthyreose gelegentl. auftretender partiell-hypothyreot. Symptomenkomplex mit hypertroph. Osteoarthropathie, prätib. Myxödem u. Exophthalmus.

Elting* Zellen (ARTHUR WELLS E., 1872–1948, Chirurg, New York): große, rundl. Zellen bei Fettembolie.

El-Tor-Krankheit: ↗ Cholera El Tor.

Eluat: durch Elution erhaltene Lösung. – **E.faktor**: präparativ durch Auswaschen aus Adsorptionsmaterial erhaltene vitaminwirksame Stoffe insbes. der Vit.-B_6-Gruppe; vgl. Filtratfaktor.

elusive ulcer: (engl.) Ulcus simplex vesicae.

Elution: *labor* das Herauslösen (»Auswaschen«, »Eluieren«) adsorbierter Stoffe aus festen Adsorptionsmitteln mit Hilfe von Lösungsmitteln (z. B. bei Elektrophorese, Chromatographie) oder Gasen (z. B. Gaschromatographie). – *serol* s. u. Absprengung (2).

Ely* Zeichen (LEONHARD WHEELER E., 1868–1944, Orthopäde, San Francisco): 1) durch pass. Kniebeugung ausgelöste Beugung u. Abspreizung im Hüftgelenk als Zeichen einer Kontraktur des M. tensor fasciae latae. – 2) *röntg* rel. Hochstand des Schambeins auf der Seite einer chron. Iliosakralgelenkaffektion.

Elytr...: Wortteil »weibl. Scheide« (↗ Kolpo..., Vaginal...).

Elzholz* (ADOLF E., 1863–1925, Neurologe, Wien) **Körperchen**: färberisch sich wie Markscheiden verhaltende Körperchen in degenerierten markhalt. Nervenfasern. – **E.* Reagens, Flüssigkeit**: (1894) Mischung aus Eosin-Lsg., Wasser u. Glyzerin zur Blutverdünnung u. -färbung für Leukozytenzählung.

Em: ↗ Emanation. – **EM**: Erwerbsminderung.

Eman: *baln* Einh. für die Konz. von Radon in Luft oder Quellwässern; 1 Eman = 10^{-10} Ci/l.

Emanation, Em: jedes gasförm. radioaktive Element einer natürl. Zerfallsreihe; i. e. S. das Radon (»Radium-E.«). – **Emanationstherapie**: Trink-, Bade- u. Inhalationskuren (z. B. »Stollenkur« in Badgastein) mit radioakt. Gasen (meist Radon). – **Emanatorium**: Inhalatorium für (Radium-)Emanation.

Emaskulation: ↗ Entmannung.

Embadomonas: *protozool* ↗ Retortamonas.

embatischer Effekt: (BENNHOLD 1944) Fähigkeit kolloidaler Stoffe (z. B. Serumproteine, Polyvinylpyrrolidon), grobdispersen Teilchen (z. B. Farbstoffe) nach Aufteilung in kleine Bruchstücke (»Peptisierung«) als Vehikel zu dienen u. ihnen damit ein Diffundieren zu ermöglichen.

Embden*-Meyerhof* (-Parnas*) Schema (GUSTAV E., 1874–1933, Physiologe, Bonn, Frankfurt/M.; OTTO M., 1884–1951, physiol. Chemiker, Heidelberg, Philadelphia), EMP-Schema: die mit der Glykolyse ident., energieliefernde vielstufige Reaktionsfolge des anaeroben KH-Abbaus; v. a. im Muskel als prim. Stoffwechseltyp, bei dem im allg. 1 Mol. Glukose zu 2 Mol. Milchsäure mit einem Energiegewinn von 2 Mol. ATP umgesetzt wird; Abbauweg mit dem der – ebenfalls anaeroben – »alkohol. Gärung« (z. B. Hefe) bis zur Stufe der Brenztraubensäure identisch. – Das bei der Umwandlung (Gleichgewichtsreaktion) von Glukose-6- in Fruktose-6-phosphat durch Glukosephosphat-isomerase nach diesem Schema entstehende Gemisch beider wird E.*-Robison* Ester genannt.

EMB: Eosin-Methylenblau.

Embolektomie: op. Entfernung eines Embolus aus der arteriellen Strombahn nach Arteriotomie unter Gefäßzügel- oder Klemmenverschluß; möglichst innerhalb 6 Std., da sonst Gefahr der Rethrombosierung. **Dir. E.** unter Sicht nach Absaugen oder »Ausmelken« von Appositionsthromben; schonender die **indir. E.**, retro- oder prograd (»Fern-E.«) mit Spezialinstrument (Ringstripper, FOGARTY* Ballonkatheter, Saugkatheter etc.) oder durch »retrograde flushing« (↑ LERMAN-MILLER-LUND). Als Rezidivprophylaxe örtl. u. allg. Heparin- oder Streptokinase-Anw. etc.. **-pulmonale E.**: ↑ TRENDELENBURG* Op.

Embolie: (VIRCHOW) plötzl. Verschluß eines (arteriellen) Blutgefäßes durch einen ↑ Embolus, i. w. S. auch die Folgezustände (abhängig von Gefäßkaliber u. -funktion, Plötzlichkeit des Verschlusses, Kollateralen, Anoxieempfindlichkeit des betr. Gewebes etc.); bei hochgrad. Störungen von ZNS u. Vegetativum (z. B. Schock, Kollaps) evtl. lebensbedrohl. Komplikationen. Häufigste Form: ↑ Thrombembolie (u. a. nach Absetzen einer Heparin-Ther. als »Rebound-Phänomen« i. S. überschießender Gerinnungssteigerung); ferner ↑ Fett-, Luft-, Gewebs-, Fruchtwasser-, Parasiten-E.; s. a. Mikro-, Lungen-, Hirn-, Herzembolie etc. – Bei **arterieller E.** (v. a. Lungen, Hirn, Herz, Koronarkreislauf; peripher: Femoralis, Iliaca comm., Poplitea, ↑ Abb.) Drosselung der Blutzufuhr im Versorgungsgebiet; meist Thrombembolie infolge Endokarditis (ca. 95%), entzündlichen u. degenerat. Gefäßerkrn., Aneurysmen etc.; als »peripher-embol.

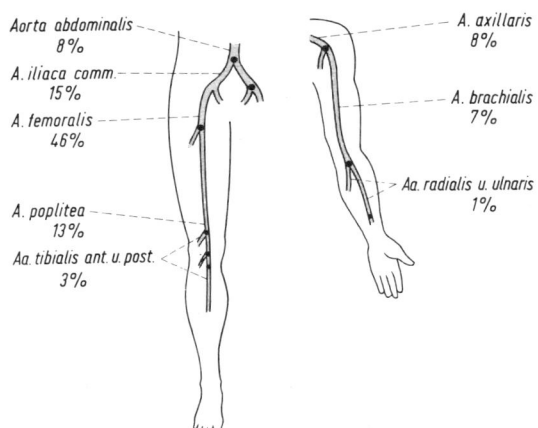

Aorta abdominalis 8%
A. iliaca comm. 15%
A. femoralis 46%
A. poplitea 13%
Aa. tibialis ant. u. post. 3%
A. axillaris 8%
A. brachialis 7%
Aa. radialis u. ulnaris 1%

Arterienverschluß« im Extremitätenbereich (v. a. Gefäßaufzweigungen, z. T. als »reitender Embolus«; ↑ Abb.), häufig mit »peitschenart.« Schmerz, dann Blässe oder livide Verfärbung der Extremität, Störung von Sensibilität u. Motorik, erniedrigte Hauttemp.,

fehlende Gefäßpulsationen (distal), abgeschwächte oder fehlende Reflexe, evtl. Parese. Neben der **direkten E.** seltener die **retrograde** mit Verschleppung des Embolus gegen den Blutstrom, fast nur im Pulmonalisbereich infolge intrathorakaler Drucksteigerung bei angestrengter Atmung oder starkem Hustenstoß. Ferner die **paradoxe** oder **gekreuzte E.** (CONHEIM), bei der der Embolus aus dem venösen Schenkel des großen Kreislaufs über einen Re.-li.-Shunt im Herzen (offenes Foramen ovale, Vorhof- oder Ventrikelseptumdefekt) in den arteriellen gelangt. – **foudroyante E.**: s. u. Lungenembolie. – **septische E.**: s. u. Embolus. – **künstliche E.**: s. u. BROOKS* Operation.

Embolie|prophylaxe: Vorbeugung gegen – insbes. postop. – Thrombosebildung u. Embolien bzw. ein **E.rezidiv** (wie es bei ca. 30% der Lungenembolien vorkommt, davon ca. 18% letal). Neben Lokalbehandlung, Beckenhochlagerung u. Bewegungsther. v. a. Antikoagulantien (evtl. als Dauerprophylaxe); bei Mitralstenose op. Korrektur. – **E.syndrom ohne Embolie**: ↑ Pseudoembolie (2).

emboliform(is): »pfropfenförmig«, in Form einer Embolie (= embolisch).

Embolo|mykose: bei massivem Einbruch von Pilzen (Hefen u. Systemmykosen-Erreger) in die Blutbahn vork. Verstopfung von Kapillaren u. Arteriolen mit Einwachsen der Pilze in die Gefäßwand. – **E.trypsie**: Beseitigung eines embol. Verschlusses (einer mittl. Arterie) nach Freilegung u. prox. Abklemmen durch gezielte manuelle Ablösung, Zerkleinerung u. Verschiebung des Embolus in ein weniger wicht. Nebengefäß (z. B. aus der kubitalen A. brach. in die A. uln., um die A. rad. freizuhalten).

Embolus: 1) korpuskuläre, flüssige (z. B. Fruchtwasser) oder gasförm., körpereigene oder -fremde, im Blutplasma nicht lösl. Substanz (Thrombus, Parenchym-, Pigment-, Tumorzellen, Parasiten, Baktn., Pilzmyzel, Fremdkörper, Fett, Luft etc.), die, mit dem Blutstrom verschleppt, ein Gefäß ganz oder teilweise verschließt (s. a. Embolie); entweder als **blander** (nicht infizierter) oder als **septischer E.** (meist Thrombus, z. B. bei Endokarditis, Thrombophlebitis). – Als Sonderform der auf einer Gefäßgabelung »**reitende**« E. (obwohl das Lumen eine weitere Passage zulassen würde), v. a. an Aortenbifurkation, Teilungsstelle der A. iliaca comm., Abgang der A. prof. femoris, Popliteagabel. – **E.verschiebung**: ↑ Embolotrypsie. – 2) dent ↑ Dens emboliformis.

Embonsäure, Pamoasäure; 1,1'-Methylen-bis-(2-hydroxy-3-naphthoesäure); bildet mit zahlr. Alkaloiden, Vitaminen etc. schwerlösl., geschmacklose, zur Tablettierung geeignete Embonate (z. B. Pamaquinum).

Embraminum WHO, Mebrophenhydramin: N,N-Dimethyl-2-(p-brom-1,1-diphenyläthoxy)-äthylamin; Antihistaminikum.

Embryo: der Keimling bis zum Erreichen seiner endgült. Form (↑ Embryogenese).

Embryo|blast: in der Säugermorula die vom ↑ Trophoblasten umgebene Zellmasse, die den Embryo aufbaut u. das Amnionepithel, der Entoderm von Dottersack u. Allantois u. das Mesoderm für die Eihäute liefert. – **E.fetopathie**: Kyematopathie mit Fruchtschädigung in der Embryonal- u. der Fetalperiode; z. B. Röteln-E.f. – **E.genese, -genie**: Entwicklung des Keimes von der Befruchtung des Eies (s. a.

Embryoid

Blastogenese) über Furchung u. Gastrulation bis zur Herausbildung der Organanlagen (beim Menschen Ende Mens III = 84. Tag; s. a. Abb. »Embryopathie«). Transformation zum Feten: Verschwinden der 2.–4. Kiemenspalte, Gesichtsentwicklung, Reposition des physiol. Nabelbruchs; gleichzeitig Beginn der Plazentaabgrenzung.

Embryoid: *path* ↑ Teratoid.

Embryo|kardie: 1) Persistenz des Herzens auf embryonaler Entwicklungsstufe, mit offenem For. ovale (das sich normalerweise im 4.–6. Lebensmon., nicht selten erst Ende des 1. oder 2. Lj. schließt). – 2) Pendel-, Ticktack-Rhythmus: *kard* gleichlaute Herztöne mit gleichen Intervallen u. ohne erkennbare respirator. Schwankungen als auskultator. Phänomen bei Myokarditis, fortgeschritt. Herzdilatation, supraventrikulärer Tachykardie. – **E.logie**: Lehre von der Embryogenese, i. w. S. auch die »Entwicklungsgeschichte« i. S. der Ontogenie.

Embryom: *path* das reife (echte) ↑ Teratom.

embryonal(is): zum Embryo gehörend, während der Embryogenese; *path* unreif (z. B. **e. Adenosarkom** der Niere = WILMS* Tumor; s. a. Carcinoma embryonale).

Embryonalanlage: ↑ Keimscheibe.

Embryonal|gewebe: embryonales ↑ Bindegewebe. – **E.hüllen**: ↑ Eihäute. – **E.katarakt**: ↑ Cataracta embryonalis.

Embryonalkern (der Augenlinse): das durch 2 reflektierende Zonen (↑ Abb. »Diskontinuitätszonen«) abgegrenzte innerste Kerngebiet der Linse, dessen Bildung von der Embryonalzeit bis in die früheste Kindheit reicht. Im Spaltlampenbild um diesen »zentralen E.« herum ein weniger stark reflektierender »peripherer E.«.

Embryonal|knoten: der Embryoblast der Säuger, nachdem er, in einen Hohlraum der Morula hineinragend, nur noch am animalen Pol mit der Trophoblastschale verbunden ist. – **E.kreislauf**: s. u. Dottersack-, Allantoiskreislauf. – **E.mole**: *gyn* ↑ Abortivei mit mißgebildeter oder verkümmerter Embryonalanlage. – **E.nahtkatarakt**: ↑ Cataracta suturalis. – **E.parasitismus**: P. durch Larven- oder Embryonalstadien (v. a. von Hautflüglern, Saug- u. Bandwürmern). – **E.periode**: ↑ Embryogenese.

Embryonenleber-Test: Erregernachweis bei Virushepatitis durch Inokulation von Blut, Galle oder Stuhl des Kranken in ein Brutei; ggf. charakterist. histol. Veränderungen an der Leber des Hühnerembryos.

embryoniertes Ei: (JOUAN u. STAUB 1920) Hühnerei mit erhaltenem Embryo; für Viruszüchtung (Beimpfung der Chorion-Allantoismembran). – vgl. Exembryonierung.

Embryonin: Extrakt (Nukleoprotein) aus Embryonalgewebe, der das Zellwachstum in Gewebekulturen fördert.

Embryopathie: krankhafte Auswirkung einer Fruchtschädigung durch infektiöse, tox., hormonelle, chem. oder physikal. Einwirkungen auf den mütterl. Organismus (s. a. Plazentainsuffizienz, -infektion) während der Organogenese (»sensitive Entwicklungsphase«) der Frucht, beim Menschen von 18. bis 85. Tag post conceptionem (↑ Embryogenese). Führt zu Mißbildungen (Phänokopien), u. U. zu Fehl- oder Totgeburt.

Manifestation sowohl vom Agens als v. a. vom Zeitpunkt seines Einwirkens abhängig, u. zwar mit unterschiedl. »krit. Phase« für die einzelnen Körperteile u. Organanlagen (s. a. Abb.); dabei entsprechen die Erscheinungen nicht denen durch gleiche Noxen im nachgeburtl. Leben. – s. a. Alkoholismus-, Folsäureantagonisten-, Strahlen-, Thalidomid-, Sauerstoffmangel-, Virus-, Röteln-E.

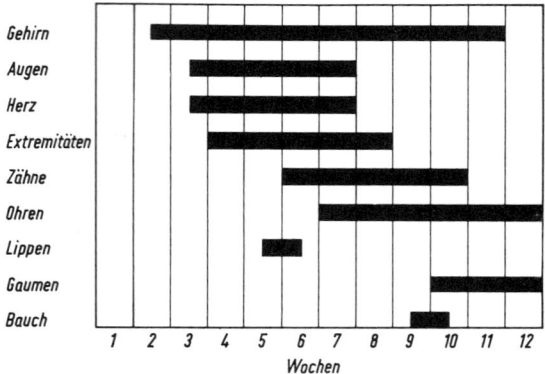

Embryo|tomie: *geburtsh* Zerstückelung der – abgestorbenen – Frucht in utero zur Beseitigung eines Geburtshindernisses, v. a. bei Lebensgefahr für die Mutter. Methoden: Basiotripsie, Kephalotomie, Kleidotomie, Dissectio u. Exenteratio fetus, Dekapitation. – **E.toxie**: tox. Wirkung auf die Leibesfrucht. – **E.toxon**: *ophth* korneanaher heller Trübungsring beim Neugeb.; oft gekoppelt mit blauen Skleren. – I. w. S. auch der Arcus lipoides juvenilis (= E. ant.) u. das RIEGER* Syndrom (= E. post.). – **E.trophe**: die Nahrung (Histio-, Hämotrophe), die der Trophoblast dem befruchteten Ei während der Wanderung durch die Tube u. der Frucht während der intrauterinen Entwicklung zuleitet.

Embryozyste: bläschenförm. Folgestadium des Embryonalknotens bei Säugern (außer Raubtieren); bei Primaten (u. Igeln) zur Amnionhöhle – mit Keimscheibe als basalem Teil – erweitert.

Embutramidum *WHO*: N-[2-Äthyl-2-(3-methoxyphenyl)-butyl]-4-hydroxybutyramid; Narkotikum.

EMC: Encephalomyocarditis (s. u. Enzephalo-).

EMD: *pharm* ↑ Einzelmaximaldosis.

Emenagoga: *pharm* ↑ Emmenagoga.

Emeozytose: Ausscheidung von Interzellularsubstanz durch Bindegewebszellen.

Emergency dose: (engl. = Notfalldosis) *radiol* Einzeldosis, die – ohne Rücksicht auf die höchstzugelassene Dosis – unter besonderen Voraussetzungen erreicht, aber nicht überschritten werden darf (z. B. im Notfall). – **E. exposure limits**, EEL: max. ↑ Unfallkonzentration. – **E. reaction**: ↑ CANNON* Notfallreaktion.

Emery*-Guthrie* Syndrom (WALTER d'ESTE E., 1870–1923, Pathologe, London; LEONARD GEORGE G., 1858–1918, Pädiater, London): adrenogenitales Syndrom mit Pseudopubertas praecox, Makrogenitosomie u. Hirsutismus, verurs. durch androgenaktiven NNR-Tumor.

Emesis: ↑ Erbrechen. – **E. gravidarum:** ↑ Schwangerschaftserbrechen. – **Emesma:** das Erbrochene. – **Emetika:** *pharm* ↑ Brechmittel.

Emetin, Emetinum: Cephaelin-3-methyläther (↑ Formel); Alkaloid aus der Wurzel von Uragoga Ipecacuanha (2–2,5%). Protoplasma- u. Kapillargift (»**Emetismus**«: Nausea, Erbrechen, schwere Diarrhöen, Blutdruckabfall, Hämolyse, evtl. erhebl. Schädigung von Leber, Herzmuskel u. ZNS [Neuritis, Pseudotabes]); *therap* Anw. v. a. von E.hydrochlorid als Emetikum (auch zur Aversionsbehandlg. des Alkoholismus) u. Expektorans (reflektorisch ausgelöste Steigerung der Bronchialsekretion) sowie spezifisch gegen Amöbenruhr (verhindert Teilung der vegetat. Histolytikaform) u. bes. deren Leberabszesse (Kumulationsgefahr; MTD 30–65 mg über 10 Tg., max. 900 mg/Kur).

EMG: 1) ↑ Elektromyogramm. – 2) Exomphalos-Makroglossie-Gigantismus (↑ WIEDEMANN* Syndr.).

EMI: ↑ Elektromyointegral.

Emich: nach dem Chemiker FRIEDR. E. (1860–1940) benannte Gewichtseinheit; 1 E = 10^{-15} g.

Emigration: *biol* »Auswanderung« von Blutzellen durch die Gefäßwand (↑ Diapedese). – *gyn* ↑ Überwanderung. – **Emigrationstheorie:** *path* ↑ COHNHEIM* Theorie (1).

Emimycin: $C_8H_8N_4O_4$; wasserlösl. Antibiotikum aus Streptomyces 2020-1 (ähnl. Str. griseochromogenes); in vitro wirksam gegen verschied. Baktn. u. Hefen; wenig toxisch.

Eminentia: Erhöhung, Vorsprung, Wulst; *anat* z.B. **E. arcuata** *PNA* (Vorwölbung durch den front. Bogengang des Labyrinths auf der vord. Felsenbeinfläche), **E. carpi radialis u. uln.** *BNA, JNA* (vom Os scaphoideum u. trapezium bzw. Os pisiforme u. hamatum gebildete Vorwölbung der Hohlhand), **E. collateralis** *PNA* (= E. lat. Meckeli, Pes accessorius; Längswulst zwischen Unter- u. Hinterhorn des Seitenventrikels), **E. conchae** *PNA* (größte der 3 Vorwölbungen an der hint. Fläche des Ohrknorpels), **E. cruciformis** *PNA* (die von den 4 von der Protub. occipit. int. ausgehenden Linien gebildete kreuzförm. Figur an der Innenfläche der Hinterhauptschuppe), **E. iliopubica s. -pectinea** *PNA* (an der Nahtstelle des oberen Schambeinastes mit dem Darmbein), **E. intercondylaris** *PNA* (auf der prox. Tibiagelenkfläche zwischen bd. Kondylen, mit Tuberculum med. u. lat.), **E. medialis fossae rhomboideae** *PNA* (= Funiculus teres, Pyramis post.; bds. des Sulcus medianus durch die ganze Rautengrube, hervorgerufen durch inn. Fazialisknie, Hypoglossus- u. Abduzenskern), **E. pyramidalis** *PNA* (= E. pupillaris s. stapedia; Hohlfortsatz an der hint. Paukenhöhlenwand, aus dem der M. stapedius durch eine feine Öffnung in der Fortsatzspitze zum Steigbügel gelangt), **E. scaphae** *PNA* (an der hint. Ohrmuschelfläche, der Scapha der Vorderfläche entsprechend), **E. triangularis** *PNA* (Vorwölbung durch die Fossa triangularis an der hint. Fläche des Ohrknorpels).

Emiozytose: *histol* ↑ Emeozytose.

Emissarium: den Schädelknochen durchbrechender Gefäßkanal (↑ Vena emissaria).

Emissio: (lat.) Entleerung (z. B. von Harn, Sekret), Ausfluß, Ejakulation (= **E. seminis**), Pollution (= **E. nocturna**). – **Emission:** 1) *hyg* Abgabe fester, flüss. u. gasförm. Stoffe in die freie Luft (z. B. Schwebstoffe über Industrieanlagen, Abgase von Verkehrsmitteln, Asphalt- u. Teerstaub). – 2) *physik* Aussendung von elektromagnet. Wellen oder Teilchen durch Atome oder Moleküle (Gegensatz: Absorption).

Emissions|analyse: ↑ Spektralanalyse anhand des E.spektrums. – **E.mikroskop:** Elektronenmikroskop, bei dem – im Gegensatz zum Durchstrahlungsmikroskop – das Objekt selbst die Elektronenquelle bildet (durch Heizung bzw. durch Reflexion eines Elektronenstrahls); auch das ↑ Feldelektronenmikroskop. – **E.spektrum:** elektromagnet. Wellenspektrum, das von angeregter Materie infolge Elektronenübergangs von einem höher- in einen niederenergetischen Zustand als Linien- oder als Bandenspektrum in für das Atom bzw. das Molekül charakterist. Weise abgestrahlt wird.

EMIT: *labor* »**E**nzyme-**m**ultiplied **I**mmunotechnique« (s. u. EIA).

EMK: *physik* elektromotorische Kraft.

Emmel*-Le Cocq* Operation: beim Lähmungshakkenfuß Ersatz des M. triceps surae durch die Mm. semitendinosus, semimembranosus u. gracilis.

Em(m)enagoga: *pharm* die Menstruation auslösende oder verstärkende Mittel.

Emmerich* Bazillus (RUDOLF E., 1852–1914, Bakteriologe, München): ↑ Escherichia coli.

Emmert* Phänomen (EMIL E., 1844–1911, Ophthalmologe, Bern): die proportional zum scheinbaren Objektabstand wechselnde Wahrnehmungsgröße des Nachbildes; auch für eidetische Bilder beobachtet.

Emmet* Einheit (A. D. EMMET, zeitgen. Arzt, Detroit): *biol* Einh. für Vit. K_1 (1 mg enthält 500 E.* Einh.).

Emmet* (THOMAS ADDIS E., 1828–1919, Gynäkologe, New York) **Naht:** doppelreih. seroseröse Naht i. S. der LEMBERT* Naht. – **E.* Operation:** Plastik eines Zervixrisses nach keilförm. Anfrischung der vernarbten Wundränder u. Schleimhautmobilisierung in den Wundwinkel. – **E.* Riß:** geburtstraumat., oft bis in das Scheidengewölbe reichender Dehnungsriß von Muttermund u. Portio, evtl. multipel, meist mit nachfolgendem Zervikalektropium, hartnäck. Flour, Narbenbeschwerden, spast. Reizzuständen, Menstruationsstörungen, erschwerter Konzeption.

Emmetropie, E: »Normalsichtigkeit«, Brechungszustand des Auges, bei dem sich parallel einfallende Lichtstrahlen beim Blick in die Ferne in der Netzhautebene vereinigen. Exakte E. selten; gröbere Abweichungen: ↑ Ametropie.

Emmons* Test (CHESTER WILSON E., geb. 1900, Bakteriologe, New York): Histoplasmose-Kutantest mit dem – Histoplasmin enthaltenden – sterilen Filtrat einer Asparagin-Glukosebouillon, in der Histoplasma capsulatum 2–4 Mon. wuchs.

Emodine: Hydroxyanthrachinon-Derivate (z. B. Aloeu. Frangula-Emodin, Rheïn, Chrysophansäure), frei oder als Glykoside (z. B. Frangulin) in Rhamnus-, Rheum-, Rumex-, Polygonum-Arten, Penicillium islandicum etc.; mit laxierender Wirkung.

E.M.O.-Syndrom: / Hypophysen-Schilddrüsen-Syndrom (mit Exophthalmus, prätibialem Myxödem u. Osteoarthropathia hypertrophicans).

E.M.O.-System: das »EPSTEIN*-MACINTOSH*-OXFORD-Inhalationsgerät«, ein kleiner transportabler Ätherinhalator, auch für intermittierende pos. Druckbeatmung geeignet.

Emollientia: *pharm* Mittel, die die Haut erweichen u. geschmeidig machen, z. B. Seife, Fett, Glyzerin.

Emotion: Gefühl, Gemütsbewegung, insbes. mit enger Verbindung zu unbewußten Inhalten, Instinktreaktionen u. vegetat. Regulationen.

emotional, emotionell: gefühlsbetont, mit Emotionen zusammenhängend, Emotionen betreffend; z. B. die **e. Mangelsituation** bei Fehlen der Zuwendung u. äuß. Pflege des Säuglings oder Kleinkindes durch die Mutter oder Pflegeperson, aus der psych. Entwicklungs- u. Verhaltensstörungen (»Irritation der Beziehungsfähigkeit«) resultieren können; s. a. emotionell.

Emotionalität: individuelle Gefühlsansprechbarkeit.

emotionelles Syndrom: überwiegend durch Abweichungen des Gefühlslebens gekennzeichnetes psych. Syndrom.

Emotions|neurose: / KRAEPELIN* Syndrom. – **E.psychose:** 1) (STÖRRING, SUCHENWIRTH, VÖLKEL) psych. Störung i. S. der zykloiden / Psychose. – 2) (J. E. STAEHELIN, F. LABHARDT) in Zusammenhang mit Gemütserschütterung u. akuter Körperkrankheit ausbrechende Psychose mit paranoiden u. katatonen Erscheinungen; meist rascher Verlauf, gute Rückbildungstendenz. – **E.stupor, E.lähmung,** Affektschock, -stupor: durch heft. u. plötzl. seel. Erschütterung (z. B. in lebensbedrohender Katastrophe) beim affektiv leicht Störbaren ausgelöster Zustand des – meist vorübergehenden – Versagens aller psych., gelegentl. auch motor. Fähigkeiten; nach Ende der Gefahr evtl. Dämmerzustand mit Amnesie oder anhaltendes Depersonalisationssyndrom.

Empathie: *psych* Eindrucksempfänglichkeit, resonanzmäß. Mitschwingen in Partnerbeziehungen, dir. Übertragung von Stimmungen u. Erregungszuständen, Gemeinschaftsgefühl zwischen Pat. u. Psychotherapeuten.

Emperipolesis: Fähigkeit der Leukozyten, andere Zellen zu durchwandern.

Empfängnis: *biol* / Konzeption (1). – **E.hügel,** Conus attractionis: *embryol* zapfenförm. Vorwölbung des Eiplasmas an der Stelle, an der ein Spermium die Eioberfläche erreicht. – **E.verhütung:** / Konzeptionsverhütung. – **E.zeit, gesetzliche:** gemäß §§ 1592 u. 1717 BGB die Zeit vom 181. bis zum 302. Tag vor der Geburt. Wichtig für Nachweis bzw. Ausschluß einer Vaterschaft.

Empfindlichkeit: *physiol* / Sensibilität; *radiol* / Strahlensensibilität.

Empfindlichkeits|asthma: Bronchialasthma, bei dem sich infolge Herabsetzung der Toleranzschwelle für unspezif. Reize ein »bronchiales Reizsyndrom« entwickelt, so daß sonst unterschwellige Reize wie atmosphär. Einflüsse, Kaltluft, Tabakrauch etc. eine asthmat. Dyspnoe auslösen. – **E.ekzem** (SCHREUS*-CARRIE*): / Abnutzungsdermatose.

Empfindung: durch Reizeinwirkung auf ein Sinnesorgan bedingter, von Extero- oder Enterorezeptoren vermittelter psych. Elementarvorgang (»einstell. Element der Sinnesmannigfaltigkeit«); im allg. als für Rezeptor (Sinnesorgan) bzw. Rindenareal spezif. E. (z. B. aber Lichtempfindung des Auges auch bei inadäquatem Reiz).

Empfindungs|dissoziation: dissoziierte / E.störung. – **E.kreis:** (E. H. WEBER) das – häufig ellipt. – Hautgebiet, das durch eine einzelne sensible Nervenfaser versorgt wird (etwa dem »rezeptiven Feld« entsprechend). – **E.lähmung:** / E.störung. – **E.latenz:** / E.zeit. – **E.losigkeit:** / Anästhesie, Analgesie. – **E.modalität,** Sinnesmodalität: (HELMHOLTZ) Begr. zur Charakterisierung der von den versch. Sinnesorganen vermittelten – untereinander nicht vergleichbaren – Empfindungen; s. a. Submodalität. – Innerhalb dieser Modalität wird die Empfindung durch die **E.qualität** charakterisiert (s. a. Tab. »Sinn«); in der Neurologie sind das i. e. S. die 4 Qualitäten der somatoviszeralen Sensibilität (Berührungs-, Schmerz-, Temperaturempfindung, Tiefensensibilität).

Empfindungsschwelle: die geringste adäquate Sinnesreizstärke, die gerade ausreicht, eine bewußte Empfindung auszulösen; abhängig – außer von psych. Faktoren – von Dauer, Form u. Flächengröße der Reize; liegt für das Ohr (= Hörschwelle) bei $5 \cdot 10^{-16}$ bis $5 \cdot 10^{-11}$ erg, für das Auge (= Sehschwelle) bei $2 \cdot 10^{-11}$ erg, für die Haut bei 10^{-1} erg (als Druckunterschiedsschwelle; s. a. FECHNER* u. WEBER* Gesetz).

Empfindungsstörung: Abschwächung bis Ausfall einer Sinnesempfindung, i. e. S. die / Hyp- bis Anästhesie als Krankheitssymptom. – Als bes. Form die **dissoziierte E.** (»Empfindungsdissoziation«) mit beeinträchtigter Schmerz- u./oder Temp.empfindung bei erhaltener Berührungs- u. Tiefensensibilität infolge Läsion des Vorderseitenstrangs oder der Kreuzung spinothalamischer Fasern in Nähe des Zentralkanals (z. B. bei Syringomyelie, Hämatomyelie, intramedullärem Tumor). Sehr selten die »**periphere d. E.**« bei Affektion peripherer Nerven (z. B. Lepra maculoanaesthetica).

Empfindungszeit: die Zeit zwischen Beginn der Sinnesreizung u. dem Bewußtwerden. Während die – rel. kurze – zentripetale Erregungsleitung ziemlich konstant ist, weisen Erregungsauslösung im Rezeptor u. psychophys. Geschehen im ZNS erhebl. individuelle zeitl. Schwankungen auf, so daß E.-Werte sehr variabel (z. B. für Auge 80–180 msec).

Emphraxis: Verstopfung, z. B. von Gefäßen, Hautporen.

Emphysem(a): das übermäß. oder ungewöhnl. Vork. von Luft (Gas) in Körpergeweben, -organen oder -höhlen, entweder durch anomale Verbindung mit lufthalt. Organen (z. B. nach Trauma, Perforation,

Op.), durch artifizielles Einbringen von Luft (Insufflation, z. B. Pneumo-, Retropneumoperitoneum) oder durch bakterielle Gasbildung (z. B. E. malignum s. septicum, das ⌇ Gasödem); i. e. S. der vermehrte Luftgehalt der Lungen (⌇ Lungenemphysem, s. a. Volumen pulmonum auctum, Altersemphysem; vgl. Bronchiolaremphysem). – **E. aquosum**: ⌇ Ertrinkungslunge. – **E. bronchiol(o)ectaticum** (Loeschke*): im Kleinkindesalter (z. B. bei spast. Bronchitis, Bronchiolitis, Pertussis) vork. Lungenemphysem mit max. Erweiterung der Bronchioli respiratorii sowie der Ductus u. Sacculi alveolares. – **E. cutis s. subcutaneum**: ⌇ Hautemphysem. – **E. hepatis**: Schaumleber (s. u. Schaumorgan). – **E. intestini**: ⌇ Darmemphysem. – **E. mediastinale**: ⌇ Mediastinalemphysem; s. a. Air-block-Syndrom. – **retroperitoneales E.**: ⌇ Pneumoretroperitoneum. – **E. senile**: ⌇ Altersemphysem.

Emphysem|bazillus: (FRAENKEL 1893; KRUSE 1896) ⌇ Clostridium perfringens, i. w. S. auch die übr. Erreger des Gasödems (»malignes Emphysem«). – **E.bronchitis**: chron.-rezidivierende B. (u. / oder Bronchiolitis) auf dem Boden eines chron. Emphysems, meist mit bronchospast. Komponente u. Neigung zu Bronchiektasie. – Häufigste unspezif. Lungenerkr. (v. a. in England) etwa ab 40. Lj. mit Gipfel im 6. Ljz. (konstitut. + exogene Einflüsse?). – Eine sekundäre E.bildung bei chron. Bronchitis erscheint sehr wahrsch., ist aber path.-anat. schwer nachweisbar.

Emphysem|enzephalopathie: hirnorgan. Syndrom mit Somnolenz, Gedächtnislücken, Erregung, Hirndruck, evtl. Koma, bedingt durch Hypoxämie infolge chron. Lungenemphysems. – **E.herz**: im Rö.bild schmale, langgestreckte »Steilherz« bei Zwerchfelltiefstand durch Lungenemphysem, mit Rotation um Sagittal- u. Longitudinalachse (li. Ventrikel nach medial u. unten, re. Ventrikel nach ventral, u. U. li. randbildend); im EKG Steil- oder Rechtstyp mit Li.verlagerung der Übergangszone u. kleiner Amplitude (erhöhter elektr. Widerstand durch Emphysem). – **E.thorax**: der v.a. sagittal erweiterte (»faßförm.«), starre Thorax als – nicht obligate – Folge der kompensator. Änderung der Atemmechanik bei chron. Lungenemphysem; inspirator. Hebung der Rippen bis zur Horizontalen (vergrößerter epigastr. Winkel), verbreiterte Zwischenrippenräume, stärkere Rückenkrümmung, Verkürzung des Halses. Extremform: ⌇ Faßthorax.

Empirie: Sinneserfahrung; i. w. S. das auf Erfahrung (systemat. Beobachtung, Messung, Experiment) beruhende wissenschaftl. Prinzip. – Der **Empirismus** der Ärzteschulen des PHILENOS VON KOS u. des SERAPION VON ALEXANDRIA (um 280 v. Chr.) stellte die Beobachtung (der Kranken u. Gesunden, aber auch der »Natur«) u. die Erfahrung (auch anderer Ärzte) in den Mittelpunkt der Therapie. – **empiristische Theorie**: *physiol. opt* s. u. HELMHOLTZ*.

Emplastrum, Empl.: *pharm* »Pflaster«, Arzneizubereitg. zur äußerl. Anw. (Kleb-, Deck- u. Arzneipflaster), entweder fertig auf Leinen etc. gestrichen (»Emplastra extensa«) oder in knetbaren, beim Erwärmen flüssig werdenden Stücken; meist als Blei-, seltener Harz- (hautreizend) oder Kautschukpflaster (⌇ Collemplastrum), z. B. **E. adhaesivum anglicum** (»Engl. Pflaster«), durchsicht. Seidenpflaster aus Colla piscium), **E. Cantharidum** (»Spanischfliegenpflaster«), **E. Capsici** (»Capsicum-Pflaster«, gegen rheumat. Erkrn. u. zur Segmenttther.), **E. Cerussae** (»Bleiweißpflaster«, antiseptisch), **E. fuscum camphoratum** (»schwarzes Bruchpflaster«, »Mutterpflaster«; zerteilend; Grundmasse anderer Emplastra), **E. Hydrargyri** (»graues« oder »Quecksilberpflaster«), **E. Lithargyri compositum** (»gelbes«, »zusammengesetztes Zugpflaster«), **E. oxycroceum** (»gelbes Frost-«, »Safranpflaster«), **E. Picis burgundicae extensum** (»Burgunder Pechpflaster«), **E. saponatum** (»Seifenpflaster«; Wund- u. Zugpflaster), auch als **E. s. salicylatum** (»Salizylseifenpflaster«).

Emprosthotonus, Episthotonus: Spannungszustand des Körpers in ventralkonvexer Haltung; vgl. Opisthotonus.

Empty space myopia: (engl.) im objektfreien Raum (z. B. beim Fliegen) vorübergehend auftret. »Kurzsichtigkeit« durch Akkomodationsruhelage des Auges mit Einstellung auf ca. 1–1,5 m.

Empyem(a): Eiteransammlung in präformierter Körperhöhle oder Hohlorgan (bei Abflußbehinderung) infolge – metastat. – bakterieller Entzündung der Wandserosa bzw. -mukosa oder nach Übergreifen (Perforation, Durchwanderung) eines eitr. Prozesses aus der Nachbarschaft; auch posttraumatisch. Häufigste Formen: Pleura-, Herzbeutel-, Bauchhöhlen-, Gelenk-, Nebenhöhlen-, Wurmfortsatz-, Gallenblasen-, Nierenbeckenempyem (auch als eitr. Pleuritis, Perikarditis etc. bezeichnet); ferner Pyozephalus, -salpinx, -metra etc. sowie best. »Abszesse« (z. B. subphren. A.). – Ther.: op. Eröffnung, Saugdränage, Spülung, Antibiotika (lokal u. allg.). Bei – seltener – Spontanheilung Verwachsung der granulierenden Flächen unter Schwielenbildung (z. B. Pleuraschwarte), u. U. mit Verkalkung u. Verknöcherung (z. B. Panzerherz). – Als bes. stürm. (Schüttelfrost!) u. gefährl. Form (Gasdruck!) das putride E. (**Empyema ichorrhosum**) mit übelriechendem, jauch. Exsudat nach Mischinfektion durch Fäulniserreger (v. a. Clostridien, Veillonellen, Kolibaktn., anaerobe Staphylokokken). – **E. interlobare**: Interlobärempyem (s. u. Interlobärerguß). – **E. mastoideum**: subperiostale Eiteransammlung am Planum mastoideum nach Durchbruch einer purulenten Mastoiditis. Sympt.: abstehendes Ohr. – **E. necessitatis**: allmählich durch einen ICR nach außen durchbrechendes Pleuraempyem (v. a. unter Druck stehendes Totalempyem), angekündigt durch phlegmonöse Rötung, Vorwölbung u. Ödem der Thoraxwand. Perforation meist submamillär oder parasternal in verzweigten Fistelgängen (nie an der tiefsten Stelle, deshalb keine Spontanheilung). Häufigste Form des **E. perforans**, wie z. B. auch mit inn. Fistel ins Mediastinum oder Bronchialsystem durchbricht. – **E. pulsans**: ⌇ Pleuraempyem (bzw. -resthöhle) mit rhythm. »Tremor« der Brustwand infolge Fortleitung der systol. Herzaktion durch den Erguß.

Empyemresthöhle: unspezif. oder spezif. Pleuraempyem (mit oder ohne Fistel), bei dem die starre Verschwartung der Pleura eine Spontanheilung nicht mehr zuläßt oder (i. e. S.) das trotz Punktions- oder Dränagebehandlung bzw. Rippenresektion nicht zur Ausheilung kam. Pathomechanismen: meist Tbk mit bronchopleuraler Fistel, ferner mangelnde Ausdehnung der Lunge nach Rippenresektion oder Dränage bei fortgeschrittener Pleuraverschwartung, Fremd-

Empyomphalus

körper (Geschoß, Drainfragment, Rippensequester). Klin.: unspezifische geschlossene Form u. U. jahrelang »stumm«, meist aber Kachexie (Eiweißverlust), Intoxikation, sek. Anämie, Amyloidose, Nierenschaden. Ther.: Dekortikation (FOWLER, DELORME), Thorakoplastik (z. B. HELLER* Jalousieplastik), Plombierung mit körpereigenem Material (KIRSCHNER, NISSEN). – I. w. S. auch der Pyothorax des »Leerraumes« nach Lungenresektion.

Empyomphalus: eitr. Nabelinfektion, z. B. bei Arteriitis u. Periarteriitis umbilicalis, Nabelgranulom, -infektion, -sepsis, Thrombophlebitis u. Periphlebitis umbilicalis, Ulcus umbilici; i. e. S. die Blennorrhoea umbilicalis.

EMT: onkol ↑ Elektrophorese-Mobilitätstest.

Emulgatoren, Emulgentien, Emulgiermittel: Hilfsstoffe zur Stabilisierung von Emulsionen, die das Zusammenfließen der dispergierten Tröpfchen durch elektr. Aufladung oder Bildung einer Schutzschicht zwischen den Grenzflächen beider Flüssigkeiten verhindern; z. B fettsaure Mg-, Ca-, Al-Salze, Cholesterin u. Wollfettalkohol (für Wasser-in-Öl-Emulsionen), Seifen (= anion-akt. E.), Invertseifen (= kation-akt. E.), Fettsäureester höherer Alkohole (= nicht-ionogene E.) sowie kolloidale Tone u. Metallhydroxide (für Öl-in-Wasser-Emulsionen). – **Emulgatorkrankheit**: die 1958 in Westdeutschland u. Holland (»Planta-Krankh.«) endemisch aufgetret. ↑ Bläschenkrankheit.

Emulgieren: s. u. Emulsion.

Emulsin: (LIEBIG, WÖHLER) aus bitteren Mandeln extrahierbares Enzymgemisch (u. a. β-Glukosidase u. Oxynitrilase), das Zellobiose u. Amygdalin spaltet.

Emulsio(n), Emuls.: disperses System zweier nicht oder nur begrenzt ineinander lösl. Flüssigkeiten, bei dem die eine Flüssigkeit als disperse Phase (»Emulgendum«) in sehr feiner, gleichmäß. Verteilung in der anderen (»Emulsionsmittel«, »Dispergens«) vorliegt. Je nach Herstellung (Dispersions-, Kondensationsmethoden) u. Emulgator entstehen Öl-in-Wasser-E. (»O/W-E.«, z. B. Milch) oder Wasser-in-Öl-E. (»W/O-E.«, z. B. Butter). Prinzip der physiol. Fettverdauung. Wegen hervorragender Transporteigenschaften auch von Bedeutung als Linimente, Cremes, Salben etc. – Ein »Brechen« der E. kann erfolgen durch: a) Verdampfen einer Phase, b) elektrische Entladung, c) Aufhebung der stabilisierenden Wirkung des Emulgators durch Adsorption oder durch Demulgatoren (»**Emulsionsbrecher**«; wirksam durch Änderung des Ladungszustandes u. der Grenzflächenspannung der emulgierten Teilchen).

Emulsions|kolloid: ↑ Emulsoid. – **E.polymerisation**: Kunststoffherstg., bei der das Monomer (z. B. Butadien, Vinylchlorid) mit Hilfe eines Emulgators (meist Fettalkoholsulfonate) in Wasser emulgiert u. nach Zusatz eines wasserlösl. Starters als Polymerisat ausgefällt wird.

Emulsoid: Emulsion, deren dispergierte Teilchen die Größe von Kolloiden aufweisen (⌀ 10^{-4}–10^{-7} cm). – vgl. Dispersionskolloide.

Emundantia: pharm reinigende Mittel.

Emylcamatum: WHO: 1-Äthyl-1-methylpropylkarbamat; Tranquilizer u. Muskelrelaxans mit antikonvulsiven Eigenschaften.

Enamelum PNA, Substantia adamantina BNA, JNA: ↑ Zahnschmelz. – **Enamelom**: dent bis linsengroße geschwulstart. »Schmelzperle« an Zahnhals oder Wurzelbifurkation; ohne klin. Bedeutung.

Enanthem: diffuse oder fleck. Effloreszenzen an den (Mund- u. Rachen-)Schleimhäuten, wie sie – neben typ. Exanthem – rel. flüchtig im Verlauf bestimmter Infektionskrankhn. (z. B. Scharlach, Masern, Röteln) oder einer Toxikodermie auftreten.

Enantiomerie: die »Spiegelbildisomerie« unsymmetrischer, meist ein asymmetr. C-Atom enthaltender Moleküle, die dann in 2 isomeren Formen vorliegen (= opt. Antipoden bzw. »Razemat«), bezeichnet als D- u. L- bzw. DL-Konfiguration (↑ Formeln), mit z. T. untschiedl. Eigenschaften, v. a. Drehung des polarisierten Lichts um den gleichen Betrag nach re. bzw. li. ([+] bzw. [−]; s. a. Drehwert); s. a. Diastereomerie.

```
       CHO                    CHO
        |                      |
  H — C* — OH           HO — C* — H
        |                      |
       CH₂OH                  CH₂OH

     Projektionsformel nach Fischer

       CHO                    CHO
        |                      |
        C                      C
       ╱ ╲                    ╱ ╲
   H  CH₂OH  OH          OH  CH₂OH  H

              räumliche Formel

    ———     vor
    -----   hinter    der Zeichenebene
    C*   =  asymmetr. Kohlenstoffatom
```

Enarthron, Enarthrum: freier ↑ Gelenkkörper.

ENB: kard endgült. Negativitätsbewegung (s. u. Umkehrpunkt).

En-bloc-Resektion: einzeit., meist »erweiterte« Radikal-Op. eines Malignoms durch Exstirpation des – evtl. bereits mehrere Organe erfassenden – Tumors bis in die gesunde Umgebung u. »In-toto-Ausräumung« des erreichbaren regionalen Lymphgefäß- u. Venensystems, d. h. Herauslösung »in einem Block«; v. a. zur Verhütung von Impfmetastasen bei Mammaamputation, Dickdarm-Magen-Ca., als CRILE* UK-Resektion. – Analog die **En-bloc-Bestrahlung** (mit großem Feld, meist Megavoltther.). – **En-bloc-Reposition**: ↑ Massenreposition.

Encapsulatus: bakt ↑ Klebsiella.

Encauma: Brandwunde, Ulcus corneae.

Enceph...: s. a. Enzeph....

Encéphale isolé: (französ.; BREMER) anat tierexper. Hirnpräp. mit Trennung des Gehirns vom RM durch Schnitt oberhalb des 1. RM-Segments; ermöglicht – unter künstl. Beatmung – Untersuchungen ohne Einfluß von Narkotika. – vgl. Cerveau isolé.

Encephalitis, Enzephalitis: infektiöse (Viren, Baktn. Parasiten; auch als postinfektiöse E.), infektiös-tox. (= Begleitenzephalitis, parainfektiöse E.) oder allerg. (im akuten anaphylakt. Schock bei Arznei- u. Nahrungsmittelallergie), akute oder chron. Entzündung von Hirngewebe, häufig unter Beteiligung von Hirnhäuten (= Meningoenzephalitis) u. RM (= Encephalomyelitis); i. w. S. auch degenerat. Prozesse mit entsprech. Symptomatik; s. a. Panenzephalitis, Impf-, Typhusenzephalitis. – Als akute Formen die sogen. »Flohstichenzephalitis« (STRÜMPELL, LEICHTENSTERN; mit punktförm. Blutungen im Großhirn u. RM, z. B. bei Pneumonie, Pertussis, Influenza), die **akute seröse E. der Kinder** (/ BROWN*-SYMMERS* Krankh.), die **akute E. mit vorwiegend vestibulärer Symptomatik** (/ ZAPPERT* Syndrom), die postinfektiöse E. (als Begleitkrankh.) als »**epidem. E.**« 1) die **E. epidemica (lethargica) Economo*** (= Typ A, europ. Schlafkrankh., letharg. Syndrom, Nona, Kopfgrippe), 1917/18 u. 1924 als Epidemie, heute nur noch sporadisch, von ungeklärter Ätiol. (Virus?): Fieber, Somnolenz, Augenmuskellähmung, generalisierte oder lokalisierte Myoklonie; Singultus, psych. Störungen mit psychomotor. Erregung (v. a. beim Kind); im Liquor Glukose- sowie geringe Eiweiß- u. Zellvermehrung; Läsion v. a. der grauen Kerne des zentralen Höhlengraus; häufig letaler Ausgang, aber auch Heilung oder Residualheilung (postenzephalit. Parkinsonismus). – 2) die **E. japonica** (= Typ B) in Japan (1924), Malaya u. Indien, durch ein ARBO-Virus B (/ Japan-Enzephalitis-Virus): v. a. Somnolenz, epilept. Krisen, akute Psychosen; Letalität bis zu 80% bei älteren Erwchsenen! – s. a. Negishi-Virus. – Als Virus-E. ferner die / **Amerikan. E.** (s. u. LaCrosse-Virus, s. a. St.-Louis-E.), die **Austral. X-Enzephalitis**, die **E. herpetica** (durch Herpes-simplex-Virus), die / Zoster-E. – Unsicherer viraler Genese die **maligne subakute E.** v. a. bei Knaben im Schulalter, auch als Einschlußkörperchen-Enzephalitis DAWSON, subakute sklerosierende Leukoenzephalitis VAN BOGAERT, einheim. / Panenzephalitis PETTE-DÖRING beschrieben: schleichender Beginn, 3phas. Verlauf (Apathie u. Demenz, motor. Entladungsphänomene wie Myoklonien u. epilept. Anfälle, schließl. vollständ. Persönlichkeitszerfall u. Enthirnungsstarre); Tod nach Mon. bis Jahren; Liquor: albuminozytol. Dissoziation, Parenchymkurve bei der Goldsolreaktion; histol.: subkortikale Entmarkung, Gliaknötchen u. -wucherungen, typ. Einschlußkörperchen. – **E. brucellosa**: diffuse oder lokalisierte Enzephalitis als Spätkomplikation (nach Mon. bis Jahren) einer Bruzellose, mit psych. Störungen (transitor. Psychosen mit paranoiden Bildern, Amnesie, Halluzinationen) bzw. Hemiplegie oder Befall einzelner Hirnnerven; bei meningealer Beteiligung stark entzündl. Liquorreaktion. – **E. equina**: / Encephalomyelitis equina. – **E. influenzae**: / Grippeenzephalitis. – **E. periaxialis**: 1) / BALÓ* Krankh. – 2) / Encephalomyelitis disseminata. – 3) / Hirnsklerose, diffuse. – **E. postvaccinalis**: / Impfenzephalitis. – **retikulohistiozytäre granulomatöse E.**, prim. Retikuloendotheliose des Gehirns (VIRCHOW 1858) selten, meist im 5. u. 6. Ljz. nach chron. Infektionskrankh. (z. B. Listeriose, Bruzellose, Tbk, Pilzinfektion, Schlafkrankheit), evtl. remittierend, mit vielfält. neurol. u. psych. Symptomatik (Hirnstamm, Zwischenhirn, Stammganglien, Balken etc.). Path.-anat.: dunkelbräunl. Herde an den »Endstellen« des Gehirns, chron. Entzündung der Adventitia mit Zellwucherungen (vom Typ der Retikulozyten u. Fremdkörperriesenzellen, Lymphozyten, Plasmazellen, Makrophagen), Glia- u. Gitterfaservermehrung. – **E. rheumatica**: / Rheumatismus cerebralis. – **Russische oder Zentraleuropäische E.**: Russische / Frühjahr-Sommerenzephalitis. – **E. toxoplasmatica** (durch Toxoplasma gondii) als konnat. E. chron.-nekrotisierend, mit miliaren Granulomen u. Verkalkungen; bei erworb. Toxoplasmose als akute E. (mit geringer meningealer Beteiligung), als chron., über Jahre rezidivierende Meningoenzephalitis oder Enzephalomyelitis oder aber als subakute Meningoenzephalitis.

Encephalitozoon: toxoplasmaähnl. Parasiten, die v. a. im Gehirn von Säugetieren Zysten bilden; teils zur Fam. Toxoplasmidae, teils zu den Nosematidae [Microsporidia] gerechnet; Pathogenität für Menschen nicht gesichert.

Encephalo...: Wortteil »Gehirn«.

Encephalo|dystrophia neonatorum: (SIEGMUND) geburtstraumat. Hirnveränderung mit herdförm. Verfettung (meist Konsistenzvermehrung, seltener Erweichung). – **E. enteritis acuta**, perakute E. des Säuglings, Hydrozephaloid, hyperpyretische Toxikose, Hyperventilationstoxikose: von der herkömmlichen Säuglingsintoxikation abzugrenzendes charakterist. Krankheitsbild vorwiegend des 2. Halbjahres mit ausgeprägten zerebralen Symptn.: nach perakutem Beginn mit Hyperpyrexie tiefe Bewußtlosigkeit, Krampfbereitschaft, Konvulsionen, Hypermotilität, -reflexie, -ventilation, Kreislaufzentralisation, teig. Turgor, Anhydrämie, Hypersalämie; fakultativ Enteritis. Wahrsch. Virusinfektion (ECHO-Coxsackie-Adenogruppe) unter Beteiligung endogener Faktoren (z. B. pastöser Habitus, vorbestehende Rachitis).

Encephalomalacia, Enzepahlomalazie: meist herdförm. »Hirnerweichung« auf der Grundlage einer Anoxie, i. e. S. die **E. alba** (»molkige E.«, v. a. infolge arterieller Embolie oder Thrombose, daneben auch nichtobstruktive Formen). Als **akute E.** (z. B. arteriosklerotischer Genese) einer der Grundtypen des apoplekt. Insultes; DD gegenüber Massenblutung: häufig Prodromalsympte., rezidivierend-schubweiser Verlauf, Auftreten fast ausschl. in der vagotonen Phase (mit Blutdruckabfall), Liquor ohne Druckerhöhung, nicht blutig. – Arteriosklerot. E. aber auch chronisch, flüchtig rezidivierend mit Hemiparesen, extrapyramidalen Symptn., organ. Wesensänderung, Demenz. – **E. rubra s. haemorrhagica**: durch Blutaustritt in das erweichte Gewebe gekennzeichnete E., entweder sek. nach Arterienverschluß (Einströmen von Blut aus der Umgebung) oder nach Thrombose des venösen Schenkels; auch als »posttraumat. rote E.«. – **E. subcorticalis chronica (arteriosclerotica)**: / BINSWANGER* Demenz.

Encephalomeningitis, Meningoenzephalitis: Entzündung des Gehirns u. der Hirnhäute (s. a. Encephalitis, Meningitis); Infektion hämato- oder lymphogen oder fortgeleitet über Nervenbahnen, aber auch toxische u. allerg. (parainfektiöse) Genese.

Encephalomyelitis, Enzephalomyelitis: Entzündg. von Gehirn u. Rückenmark (s. u. Encephalitis, Myelitis); meist Infektion (v. a. Viren, hämato- u. lymphogen oder über Nervenbahnen aufsteigend), wahrsch. auch tox.-allergischer Genese. – **E. der Kinder**: / BROWN*-SYMMERS* Syndrom. – **benigne myalgische E.**: »epidem. Neuromyasthenie« (Virose?) in Europa u. USA, mit Kopf- u. Muskelschmerzen, flücht. Paresen, Verwirrtheitszuständen. Auch subakute Formen mit psych. Symptn. (Reizbarkeit, Affektlabilität etc.), v. a. bei ♀♀; Liqour u. Reflexe

Encephalomyelitis

o. B. – **E. disseminata**, E. periaxialis sclerotica(ns) diffusa, disseminierte Entmarkungsenzephalomyelitis, Poly-, multiple Sklerose, MS: (R. CARSWELL 1838) rel. häuf. Entmarkungskrankh. des ZNS (herdförm., regellos verteilter Markscheidenzerfall, perivaskuläre Infiltrate, gliöse Proliferation u. Narben) vorwiegend im 20.–50. Lj.; Sympte. (nicht spezif.!): nach pseudoneurasthen. oder -rheumat. Prodromalstadium Hirnnervenausfälle (retrobulbäre Neuritis, Augenmuskellähmung, skandierende Sprache), spast. Paresen, Kleinhirnsymptome, Sensibilitäts- sowie Blasen- u. Mastdarmstörungen. Euphorie, später Demenz (s. a. CHARCOT*, MARBURG* Trias); im Liquor meist leichte Pleozytose u. albuminokolloidale Dissoziation. Verlauf schubweise mit Remissionen oder chron.-progredient; Ätiol. ungeklärt (Virus? Allergie? Autoaggression?). – **E. equina**, Encephalitis equ.: *vet* die in Nord- u. Südamerika epidem. (Sommer, Herbst) »Amerikan. Pferdeenzephalitis« durch ARBO-Viren A (Eastern-, Western-, Venezuelan-equine-encephalitis-Virus; Reservoir: Vögel), übertragen von blutsaugenden Insekten. Infektion des Menschen selten, auch epidemisch, mit hoher Letalität; Krankheitsbeginn unspezif. (Fieber, Schwindel, Erbrechen, Kopfschmerz). – **E. periaxialis concentrica**: / BALÓ* Krankheit. – **E. postvaccinalis**: / Impfenzephalomyelitis.

Encephalon *BNA, JNA, PNA*: das / Gehirn.

Encephalopathia, Enzephalopathie: organ. Erkr. des Gehirns, i. e. S. Zustände nach perinataler oder posttraumat. Hirnschädigung (s. a. Boxerenzephalopathie), ferner degen. Erkrn. u. Stoffwechselstörungen der Ganglienzellen; i. w. S. auch die symptomat. Psychose. – **atonisch-astatische E.**: / FOERSTER* Syndrom (1). – **E. hepatica**: / hepatozerebrales Syndrom. – **hypernatriämische E.**: v. a. beim Säugling vork. zentralnervöses Syndrom (Unruhe, Schwindel, Schreckhaftigkeit, Krämpfe, Bewußtseinstrübung) infolge Na-Anreicherung bei Wasserdefizit. – Ähnl. Bild auch bei Wasserintoxikation (d. h. hyponatriämisch). – **E. hypertensiva**: / Hypertensionsenzephalopathie. – **myoklon. infantile E.**: / KINSBOURNE* Syndrom. – **portokavale E.**: / hepatozerebrales Syndrom. – **posthypoglykämische E.**: durch wiederholten hypoglykäm. Schock hervorgerufene irreversible Hirnschädigung mit Demenz, neurol. Herderscheinungen, symptomat. Epilepsie oder Parkinsonismus. – **postkombustionelle E.**: fast nur bei Kindern am 2.–5. Tag nach einer Verbrennung beobachtete E. aufgrund einer Hirnstoffwechselstörung. Sympte.: Hyperkinesen, Krämpfe, evtl. Erbrechen, Bewußtlosigkeit, Koma; Spätfolgen: Intelligenzdefekt, Sprachstörungen. – **posttraumatische E.**: (SCHALTENBRAND) / FRIEDMANN* Syndrom (I). – **E. saturnina**: / Bleienzephalopathie. – **spongiöse E.**: **1)** (NEVIN, MC-MENEMEY, BEHRMANN, JONES) seltene präsenile, subakute Hirnatrophie als Folge ungeklärter vaskulärer Prozesse (Beziehung zur JAKOB*-CREUTZFELDT* Krankh. umstritten). – **2)** frühinfantile diffuse spong. Dystrophie, zerebrale Ödemkrankh.: / CANAVAN* Syndrom. – **subkortikale progressive E.**: **1)** diffuse / Hirnsklerose. – **2)** / BINSWANGER* Demenz. – **E. thyreotoxica**: (KLIEN) die im Verlauf einer Thyreotoxikose auftret. Hirnstammschäden, mit Tremor, choreatiformem Zittern u. – sehr selten – epilept. Anfällen.

Encephalo(r)rhagie: zerebrale Massenblutung (s. u. Apoplexie, / Hirnblutung).

Encheirese: Handgriff, Operation.

enchondral(is), endochondral: im Knorpel gelegen bzw. entstehend; z. B. die e. / Dysostose, Ossifikation.

Enchondralisation: (SHAMBAUGH) *otol* bei der Bogengangsfensterung Invagination des Lappens in die Fenestra novovalis zur Vermeidung von Verwachsungen u. Knochenappositionen.

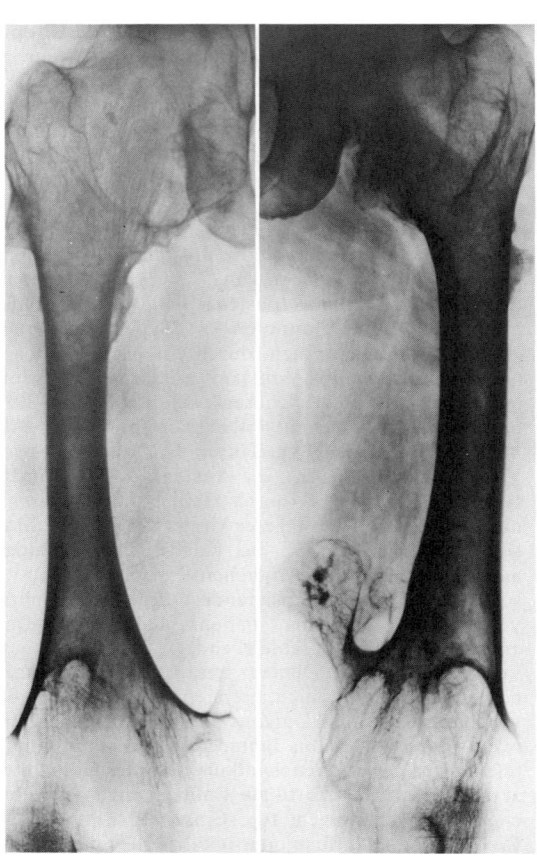

Multiple **En-** u. **Ekchondrome** (mit Wachstumsstörung) des Femur bds.

Enchondrom(a), zentrales (Osteo-)Chondrom: ein Chondrom (i. e. S.), das sich vorw. innerhalb des Knochens entwickelt (= inn. E.), seltener nach außen vorspringt (= äuß. E.); v. a. in prox. Metaphyse von Humerus u. Femur, in Phalangen u. Beckenschaufel; vgl. Ekchondrom. – **malignes E.**: / Chondrosarkom. – **multiple Enchondrome**: / Hemichondrodystrophie Typ OLLIER. – **Enchondrosis intervertebralis**: / Bandscheibendegeneration.

Enchyma: die – nach enzymat. Aufschließung – im Chymus enthaltenen Stoffe für die Zell- u. Gewebeernährung.

Encypratum *WHO*: Äthyl-N-benzyl-N-zyklopropylkarbamat; Antidepressivum.

En(d)adelphus: *path* / Fetus in fetu.

Endamoeba: / Entamoeba.

Endang(i)itis, Endoang(i)itis: Entzündungsprozeß der Gefäßinnenwand; i. e. S. die **E. obliterans** (=

Endarteriitis s. Thrombangiitis [thrombo]obl., v. WINIWARTER*-BUERGER* Krankheit) als arterielle ↑ Verschlußkrankheit durch entzündl.-fibroplast.-sklerot. Wandprozeß (Intima, Media, meist auch Adventitia) arterieller Gefäße (bei Jugendlichen evtl. auch venöser) mit thrombot. Anlagerungen u. Gefäßverschluß. Juvenile Form der Arteriosklerose (?); klin. Einteilung nach Beschwerdegrad (FONTAINE-RATSCHOW): Stadium I = symptomloser Verschluß, II = Claudicatio intermittens durch Arterienverschluß mit Belastungsinsuffizienz. III = Ischämieschmerzen bei waagerechter Lage (sogen. Ruheinsuffizienz), IV = Nekrosen infolge Mangeldurchblutung. – Bei Beteiligung innerer Organe auch als **E. generalisata**, bei überwiegend sklerot.-degen. Veränderungen als **Endangiosis obl.** bezeichnet.

Endangium: ↑ Tunica intima. – **Endanthem**: ↑ Enanthem.

Endaortitis: meist degener., gelegentl. mit fibrinoid verquellender (auch granulierender) Entzündung einhergehende Alteration der Aortenintima; meist im Rahmen einer generalisierten Endarteriitis, aber auch bei Infektions- (Übergreifen einer Mesaortitis auf die Intima) u. allerg.-rheumat. Krankhn.; s. a. Aortenbogen-Syndrom (TAKAYASU* Krankh.).

Endarterie: Endast einer großen Organarterie ohne präkapillare Anastomose (analog den Endaufzweigungen der Pfortader in der Leber), d. h. als einz. Blutweg zum zugehör. Kapillarnetz; am Übergang in die Arteriole mit stärkster Querschnittsänderung des arter. Systems (ca. 30:1). Vork. in Großhirnrinde u. -kernen, Milz, Niere, Schilddrüse, Lunge.

endarteriell: im Innern eines arteriellen Gefäßes; vgl. intraarteriell.

Endarteriektomie, Intimektomie: »intramurale Desobliteration« einer nicht-traumatisch verschlossenen (alte Thrombose, Embolie, segmentale Arteriosklerose) größeren Arterie durch Ausräumen des Thrombus einschl. der anhaftenden Gefäßinnenwand (= Thrombarteriektomie, sogen. »Ausschälplastik«). – Techniken: »dir. E.« mit großer Längsarteriotomie (REBOUL), »blinde E.« mit mehreren, kleinen Inzisionen, u. U. nur prox. u. dist. des Verschlusses (DOS SANTOS); oder Dissektion (mit Dissektionsspatel oder Ringstripper) des Verschlußzylinders subendothelial oder innerhalb der Muskularis oder durch subendotheliales Einbringen von CO_2 (»Gas-E.«).

Endarter(i)itis, Endoarter(i)itis: Innenwandentzündung arterieller Gefäße; außer der **E. obliterans** (s. u. Endangitis) z. B. die **E. syphilitica** HEUBNER im Stadium III, mit bevorzugtem Befall der Hirnbasisgefäße (zerebrale Sympte., WaR pos., Liquor häufig o. B.; periarterielle Infiltration, reaktive Intimawucherung, Verengung bzw. Verschluß des Lumens); die **E. tuberculosa** (bei hämatogener Tbk, v. a. Meningitis), mit zur Gefäßverödung führenden Granulationen (seit Einführung der Chemother. häufiger!); ferner die **E. carcinomatosa** als proliferierende Intimareaktion kleiner Arterien im Bereich einer embol. Tumormetastase. – **E. necroticans**: Bez. für fibrinoidverquellende Intimaprozesse, teils auch für entzündl.-granulierende Gefäßwandprozesse meist kleinerer Arterien, die Nekrotisierungen im Versorgungsbereich zur Folge haben (z. B. bei Digitus mortuus, diabet. Angiolopathie).

Endarteriolitis: entzündl.-proliferativer, meist obliterierender Prozeß der Arteriolenintima, z. B. bei RAYNAUD* Krankheit.

Endarterium: ↑ Tunica intima der arteriellen Gefäße.

endaural: im Innern des Ohres, *chir* via Gehörgang.

Endbäumchen: *anat* ↑ Telodendrien.

Enddarm: 1) ↑ Rectum; s. a. Mastdarm..., Rektum..., Rektal..., Prokto... . – 2) *embryol* s. u. Rumpfdarm.

Endecho: ↑ Abb. »Echoenzephalographie«.

Endemann* Reaktion (HERMANN E., geb. 1842, amerikan. Chemiker): Nachweis von Phenolen durch Eindampfen der in Formaldehyd gelösten Probe u. Zusatz von konz. H_2SO_4: Phenol, Salizylsäure, Resorzin u. Pyrogallol rot, Hydrochinon braun, Naphthole grün.

Endemie: in einer Gegend heimische »Ortsseuche«, von der ein größerer %-Satz der Bevölkerung regelmäßig erfaßt wird; vgl. Epi-, Pandemie. – **endemisch**: als Endemie auftretend; z. B. **e. Epidemie** (↑ Endemoepidemie), e. ↑ Struma, e. ↑ Syphilis. – **Endemizität**: Neigung einer Krankheit, endemisch aufzutreten. – **Endemoepidemie**: Epidemie, die auf einen best. Raum beschränkt bleibt (insofern also endem. Charakter zeigt).

Ender*-Geyer* Schiene: zusammenklappbare Transportschiene (3 mit Segeltuch verbundene Leichtmetallbänder) für Beinverletzte (Fixierung durch Verschnüren der freien Tuchenden).

endergonische Reaktion: *chem* Umsetzung, die – unter Zunahme der freien Energie des Systems – nur bei Energiezufuhr abläuft; vgl. endotherme Reaktion.

Enderlen* Operation (EUGEN E., 1863–1940, Chirurg, Heidelberg): 1) (1901) paravertebrale Mediastinotomie (v. a. nach Ösophagusperforation) durch Türflügelschnitt (meist re.seitig) parallel zum Erector trunci, Resektion von 5–6 vertebralen Rippenenden u. Abschieben der uneröffneten Pleura. – 2) bei Scapula alata Transplantation der Pars costalis des M. pector. major an den unt. Schulterblattwinkel. – 3) bei kommunizierendem Hydrozephalus Liquorableitung in die Bauchhöhle durch Fadendränage des lumbalen Duralsacks (transabdomin. Freilegung der LWS). – 4) **E.*-ZUKSCHWERDT* Op.**: einzeit. Exstirpation eines ZENKER* Grenzdivertikels von li. durch Abtragen an der Basis, u. U. nach Unterbindung der A. thyreoidea inf.

endermal: in der Haut, ↑ intrakutan. – **endermatisch**: *pharmaz* adj. Bez. für die Applikation pulverförm. Arzneimittel durch Einreiben oder Aufbringen auf den Grund einer artifiziellen Blase.

Endermose, Endermosis: 1) *pharmaz* ↑ endermat. Applikation. – 2) *derm* Herpes-art. Ausschlag der Schleimhäute.

Enders*, John Franklin: geb. 1897, Pädiater, Boston: 1954 Nobelpreis für Medizin (zus. mit T. H. WELLER u. F. C. ROBBINS) für die »Entdeckung der Fähigkeit des Poliomyelitis-Virus, in Kulturen verschiedener Gewebstypen zu wachsen«. – **E.* Masernvakzine**: s. u. Edmonston-Stamm.

endesmal: im Bindegewebe.

endexspiratorische Methode: Gewinnung von Ausatmungsluft am Ende des Exspiriums (deren Zus.

praktisch der der Alveolarluft entspricht), entweder durch Anzapfen eines langen Ausatmungsrohrs im mundnahen Abschnitt oder durch fortlaufendes automat. Absaugen nach Schließen eines Ausatmungsventils.

Endfaden: *anat* ↑ Filum terminale. – **Endgruppen:** *chem* die bes. reaktionsfähigen, »endständ.« Aldehyd-, Hydroxyl-, Karboxyl- etc. Gruppen in einem (v. a. Makro-)Molekül; wicht. für die Mol.gew.-Bestg. oder Strukturaufklärung polymerer Naturstoffe (z. B. Eiweiß). – **Endhirn:** ↑ Telencephalon.

Endkern: *anat* ↑ Nucleus terminalis. – **Endknopf, synaptischer:** ↑ Abb. »Synapse«. – **Endkörperchen, sensible:** ↑ Corpuscula nervosa terminalia. – **Endkolben, sensible:** ↑ Corpuscula bulboidea.

Endlosdränage: *chir* ↑ Dränage ohne Ende.

Endo* Agar (SHIGERU E., 1869–1937, Bakteriologe, Kioto): Nähragar (3%ig, pH 7,4–7,5) mit Zusatz von Laktose, konz. alkohol. Fuchsin-Lsg. u. frisch hergestellter 10%ig. Natriumsulfit-Lsg.; zur Differenzierung der Salmonella- u. Shigella- (farblose Kolonien) von der Escherichia-Gruppe (Rotfärbung infolge Laktosespaltung u. Aldehydbildung).

Endo ...: Präfix »innen«, »drinnen«; *chem* zur Kennz. von Verbindungen mit bizykl. Ringsystemen.

Endoallergen: Endoantigen im Falle der Allergie.

Endoamylase: ↑ α-Amylase.

Endoaneurysmorrhaphie: Spaltung, Ausräumung u. obliterierende »inn. Raffnaht« des Aneurysmasacks (evtl. Einstülpnaht), auch mit Einschlagen eines gestielten Muskellappens (PRATT). – Ferner Methoden mit Wanddoppelung (= **restaurative E.**) oder Raffung des Sacks über temporär eingeführten Schlauch (= **rekonstruktive E.**, z. B. nach MATAS) u. Nahtschutz durch Faszien (z. B. WYLIE, KERR, DAVIES) oder Folienumhüllung (»Wrapping«).

Endo|antigen: vom Organismus selbst oder in ihm gebildetes AG, z. B. Stoffwechselintermediärprodukt, Parasiten- u. Bakterienprodukt; i. w. S. auch die veränderte körpereigene Substanz (↑ Autoantigen). – **E.appendizitis:** auf die inn. Wandschichten beschränkte A., ohne Serosabeteiligung. – **E.arteriitis:** ↑ Endarteriitis.

Endo|biose: (HÖRING 1957) Oberbegr. für Endosymbiose, -kommensalismus u. parasitismus (s. u. E.parasit). – **E.blastomyces thermophilus:** ↑ Trichosporon capitatum. – **E.blasttumor:** von entodermalem Gewebe ausgehendes Neoplasma; i. e. S. das ↑ Endotheliom.

Endobrachyösophagus: (LORTAT, JACOB) ↑ BARRET* Syndrom.

endobronchial: im Innern eines Bronchus. – **E.blokker:** ↑ Bronchusblocker. – **E.katheter: 1)** weicher bis halbstarrer Katheter (evtl. mit Metallspitze) zum Absaugen von Sekret aus einem Hauptbronchus, am dist. Ende evtl. mit aufblasbarem Ballon, auch als ↑ Bronchusblocker u. – in Spezialausführung – zur Kontrastmittelapplikation für Bronchographie. – **2) E.tubus:** doppellumiger Spezialtubus zur einseit. endobronchialen Intubation (isolierte Beatmung, Absaugung oder Blockade einer Lunge); für die li. Lunge v. a. der CARLENS* Tubus mit Modifikationen (MACINTOSH-LEATHERDALE, BRYCE=SMITH), für die rechte spiegelbildl. Modelle n. WHITE, BRYCE=SMITH u. SALT.

Endobronchitis: ↑ Bronchitis als reine Schleimhautentzündung; z. B. die **E. caseosa** als seltene hämatogene Form der Bronchus-Tbk (Ausscheidungs-Tbk) mit flächenhaften »käsigen« Schleimhautnekrosen.

Endo|carditis: ↑ Endokarditis. – **E.cardium** *PNA*: ↑ Endokard. – **E.cervicitis:** ↑ Endometritis cervicis. – **e.chondral:** ↑ enchondral. – **E.cranium: 1)** ↑ Chondrokranium. – **2)** ↑ Dura mater.

Endo|depression: endogene ↑ Depression. – **E.dermophytose:** tiefe ↑ Trichophytie (durch **E.dermophyton** = Trichophyton concentricum).

Endo|ektothrix: *mykol* s. u. Trichophyton. – **E.enzym: 1)** Enzym, das Bindungen in polymeren Substraten (z. B. Stärke, Proteinen) im Innern des Moleküls spaltet; vgl. Exoenzym. – **2)** intrazelluläres Enzym, das nicht sezerniert wird; s. a. Zellenzym, vgl. Ektoenzym.

endo|gastral: im Mageninnern, ↑ intragastral. – **E.gastrektomie:** op. Entfernung der Magenschleimhaut, z. B. bei der »FINSTERER* Op. (6) zur Ausschaltung«.

endogen: im Körper entstehend, aus inn. Urs., anlagebedingt, auch i. S. von »kryptogen«; z. B. e. **Magenfaktor** (↑ Intrinsic factor), e. **Vergiftung** (↑ Autointoxikation).

Endogenitaltuberkulose: ↑ Genitaltuberkulose (des inn. Genitale).

Endointoxikation: ↑ Autointoxikation.

Endokard, Endocardium *PNA*: die alle Hohlräume auskleidende glatte Innenhaut des Herzens, schichtweise aufgebaut aus Endothel, feinfaser. kollagenem Bindegewebe, elast. Fasern u. glatten Muskelzellen; unterschieden als **E. parietale** (= murales oder Wand-E.) u. **E. valvulare** das als Duplikatur – zus. mit lockerem, spongiösem Bindegewebe – die Herzklappen bildet; nur im Bereich der Klappenringe besteht eine spärl. Gefäßversorgung.

Endokard|blutung: plaqueförmige subendokardiale Blutung infolge mechanischer Läsion (Herzkatheter, Klappenprothese) oder Digitalis- oder Strychninintoxikation. – **E.dysplasie, -elastose:** ↑ Fibroelastosis endocardica. – **E.fibrose:** Gruppe von Erkrn. mit fibrot. Verdickung des pariet. Endokards (z. B. bei ↑ Karzinoid-Syndrom), ferner als defienierte Formen, darunter die ↑ Endocarditis parietalis fibroplastica (LÖFFLER) u. die ↑ Fibroelastosis endocardica.

endokardial: 1) im Herzinnern; **2)** das Endokard betreffend.

Endokarditis, Endocarditis: entzündl. Reaktion der Herzinnenhaut; prinzipiell eingeteilt in akute u. chron., parietale u. valvuläre, verruköse u. ulzeröse, abakterielle u. bakterielle E. (auch spezif.) sowie Zwischenformen; s. a. Schema n. BÖHMIG u. KLEIN (S. 643). – **abakterielle E.:** die nicht-rheumat., seröse oder fibrinöse »E. minima« ohne nachweisbare Erreger, mit vielfält. Ätiol. (Veränderung der Hämodynamik, kongen. Herzvitium, Dysproteinämie, spezif. oder unspezif. Reizstoffe). – Als abakterielle thrombot. E. verrukös, mit thrombot. Auflagerungen, die bei Bakteriämie zu sek. Klappenbesiedlung disponieren (↑ E. verrucosa simplex). – **allergische E.:** seröse, fibröse oder proliferative E. infolge allerg.-hyperg. Gewebsreaktion auf bakterielle oder nichtbakterielle AG (Antigen-Antikörper-Reaktion? durch

Auto-AK? Allergie vom verzögerten Typ?). – **bakterielle E.**: durch Bakterienbesiedlung der Herzinnenhaut bei Bakteriämie bedingte (»septische«) granulomatöse, verruköse oder ulzeropolypöse E., mit morphol. Bild u. klin. Verlauf je nach Pathogenität der Erreger (ca. 65% Streptococcus viridans, 8% Staphylokokken, 3% A-Streptokokken, 2% Gonokokken) u. Abwehrlage: entweder (sub)akuter Verlauf mit ulzerös-destruierenden oder aber mehr polypös-granulomatösen Veränderungen (z. B. pilzförm. Auswüchse, Abriß, Embolien) sowie Klappenperforation, -aneurysmen, -insuffizienz. Pathogenet. Einheitlichkeit dieser Formen u. der – heute nicht mehr abgegrenzten – E. lenta besteht sicher nicht; v. a. die subakute Form dürfte häufig Komplikation einer chron. abakteriellen E. sein. Klin.: Fieber, Anämie, pathol. Herzgeräusche, arterielle und Mikroembolien, Splinter-Hämorrhagien, JANEWAY*, ROTH* Flecken, OSLER* Knötchen, »Café-au-lait«-Hautfarbe, Milztumor, Hämat-, Albuminurie, Bakteriämie; bei (sub)chron. Form Trommelschlegelfinger. – s. a. Endocarditis ulcerosa acuta. – **E. chordalis**: E. vorw. im Bereich der Sehnenfäden; Teilerscheinung einer E. valvularis. – **destruierende E.**: / E. ulcerosa. – **E. eosinophilica**: / E. parietalis fibroplastica. – **E. exulcerans**: / E. ulcerosa acuta. – **fetale E.**: (KREYSIG 1817) / Fibroelastosis endocardica. – **E. fibr(in)osa**: E. mit gelbl.-weißl., bis erbsgroßen, warzenförm. Exkreszenzen (vorwieg. am Klappenschließungsrand) durch eiweißreiches, fibrinöses, subendokardiales Insudat ohne stärkere entzündl. Reaktion. Ohne Krankheitswert, aber Disposition zu bakterieller Besiedlung oder Thrombenauflagerung mit sek. Embolie. – **E. gonorrhoica**: seltene bakterielle E. durch Gonokokken. – **E. granulomatosa**: s. u. bakterielle / E. – **E. lenta**, Sepsis lenta: (SCHOTTMÜLLER 1910) urspr. Bez. für die durch Streptococcus viridans verurs. E.; heute mit der subakuten bakteriellen E. synonym. – **E. Libman*-Sacks***: (1942) abakterielle E. mit größeren Fibrinthromben auf Mitral-, aber auch Aorten- u. Pulmonalklappe sowie starker Neigung zu entzündl. Infiltration; häufig Perikarditis u. Pleuritis. Manifestation des viszeralen / Lupus erythematodes (= LIBMAN*-SACKS* Syndrom). – **E. Löffler***: / Endocarditis parietalis fibroplastica. – **E. maligna**: / Endocarditis ulcerosa acuta. – **E. mycotica**: E. durch Pilzbefall (Candida, Actinomyces, Histoplasma, seltener Aspergillus, Blastomyces, Coccidioides, Cryptococcus, Mucor), der meist von einem Lungenherd auf die Herzwand übergreift. – **E. neutrophilica**: v. a. in Afrika beobachtete parietale E. mit – nur histol. nachweisbaren – vorw. neutrophilen Infiltraten in Endo- u. Myokard. – Eine entspr. Form mit Eosinophilie ist wahrsch. Variante der E. parietalis fibroplastica. – **E. Osler***: subakute bakterielle / Endokarditis. – **E. parietalis s. muralis**: bakterielle oder rheumat. E. im Bereich von Vorhof- u. Kammerwände (einschl. Ductus Botalli), meist durch Ausbreitung einer E. valvul., seltener als Kontakt-E. (Abklatsch von frei flottierenden Klappenfetzen) oder infolge Wandalteration gegenüber einem Septumdefekt; als **E. pariet. fibroplastica** (= Endomyocarditis eosinophilica, LÖFFLER* Syndrom II) eine akute, in 2–4 Mon. letale E. v. a. im re. Ventrikel, mit Verdickung u. zellulärer Infiltration (überwiegend Eosinophile) des Wandendo- u. des Myokards, mit u. ohne entspr. eosinophile Infiltrate in anderen Organen; Ätiol. ungeklärt (Allergie? Parasitose?); klin.: Bluteosinophilie, progrediente Herzinsuffizienz (meist keine wesentl. physikal. Befunde), Splenomegalie, final häufig Kardiomegalie; EKG-Niedervoltage; intraventrikuläre Druckmessung: »early diastolic dip«. – **rezidivierende E.**: s. u. Endocarditis serosa. – **E. rheumatica (verrucosa)**, E. superf. simplex, Thrombendocarditis rheumatica: meist 1–3 Wo. nach Infektion mit β-hämolysierenden A-Streptokokken auftretende verruköse E. (insbes. Klappen des li. Herzens); meist Teilerscheinung einer Pankarditis bzw. eines rheumatischen Fiebers. Ausgeprägte Klappendefekte im allg. erst nach 1–3 J. – **E. serosa s. simplex s. benigna**: (BÖHMIG) klinisch stumme, makroskop. unsichtbare (bei Erwachsenen aber mikroskop. angebl. in 100% nachweisbare) »Endokardreaktion« auf mechan., hämodynam., infektiöse oder tox. Schädigung; histol.: Verquellung u. leistenform. Ödem (v. a. Klappenschließungsränder u. Sehnenfäden), Aufsplitterung der elast. Lamelle, Vermehrung des Kollagengehaltes; später Hyalinisierung u. Sklerosierung, Verklebung der Sehnenfäden; nach BÖHMIG die »Primär-E.«, auf die sich alle anderen Formen als »Rezidive« aufpfropfen. – **subakute bakterielle E.**: länger als 6 Wo. anhaltende bakterielle E. (einschl. der E. lenta). – **E. ulcerosa s. exulcerans acuta**, E. bacterica s. ulceropolyposa s. maligna: hochakute »sept.« Form der bakteriellen E. durch Besiedlung mit hochvirulenten Keimen (meist Strepto- oder Staphylokokken) bei Bakteriämie. Führt zu schwerer Klappennekrose mit zunächst geringer Thrombenbildung; häufig als »anerg.« Form; klin.: Benommenheit, Schüttelfrost, arterielle Embolien, Hautveränderungen; bei massiver Antibiotika-Ther. Defektheilung möglich. – **E. valvularis**: meist rheumat., seltener bakterielle E. im Bereich einer oder mehrerer Herzklappen, bevorzugt der Mitral- (v. a. bei rheumat. E.) u. Aortenklappe (v. a. bei bakt. E., Superinfektion); häufige Folge: Herzklappenfehler. – **E. verrucosa (simplex)**: E. mit Bildung glasiger, grauweißl. bis -rötl. Ein- u. Auflagerungen (Fibrin, Thrombozyten), v. a. auf der Mitral-(Vorhofseite) u. Aortenklappen (Kammerseite). »Oberflächl.« Form (Thrombendocarditis superf.) mit prim. Endothelschädigung, sek. Thrombenbildung u. nachfolgender Organisation,

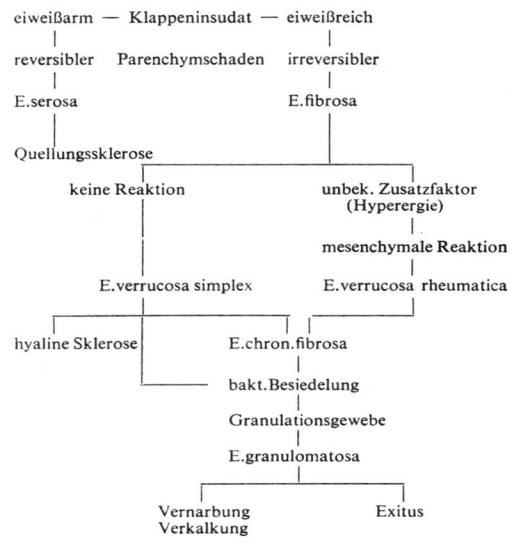

Pathogenese der **Endokarditis**.

Endokardkissen

»tiefe« (meist rheumat.) mit prim. subendothelialer u. sek. Endothelschädigung. – Nach BÖHMIG Bez. für die E. fibrinosa ohne stärkere entzündl. Reaktion; gemäß CIOMS Bez. für die E. rheumatica acuta.

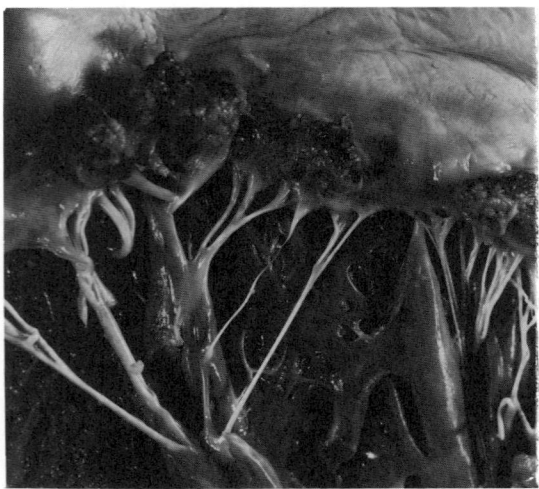

Thromboendocarditis verrucosa rheumatica an der Mitralklappe.

Endokardkissen, -polster: *embryol* Wucherung des Endokards an den – außen durch Furchen (Sulcus atrio- u. bulboventricularis) abgegrenzten – »intermetameren Engen« des Herzschlauches, aus denen die Herzklappen hervorgehen. – Angeb. Defekte s. u. Atrioventrikularkanal.

Endokardose: ∫ Endokardfibrose.

Endokard|reaktion: (BÖHMIG) s. u. seröse ∫ Endokarditis. – **E.schlauch:** *embryol* Herzschlauch (s. u. Herzentwicklung). – **E.taschen**, »Rückflußtaschen«, »Vogelnester«: die – Täschchen bildenden – sklerot. Verdickungen des wandständ. Endokards unterhalb einer insuffizienten Klappe (meist Aortenklappe).

Endokarenz: (MONIQUAND) Nährstoffmangel infolge unzureichender Verwertung durch den Organismus; vgl. Exo- u. Enterokarenz. – **E.kommensalismus:** kommensale Lebensweise im Körperinnern des Wirts; s. a. Endobiose. – **E.komplement:** *serol* Komplement im Erythrozyten (u. nicht im Serum).

endo|kranial: im Schadelinnern (∫ intrakranial). – **E.krani(i)tis:** ∫ Pachymeningitis externa. – **E.kranium:** 1) ∫ Chondrokranium. – 2) ∫ Dura mater encephali.

enodkrin: in den Blutkreislauf absondernd; das Endokrinium betreffend. – **Endokrine Organe** sind entweder nur Hormonproduzenten (z. B. Hypophyse, Schilddrüse, Nebenniere) oder Organe mit endokriner Teilfunktion (z. B. Pankreas, Ovar, Testis). – **endokriner Star:** ∫ Cataracta diabetica, C. myotonica, C. tetanica. – **endokrin-vegetat. Syndrom** der Frau: ∫ Curtius* Sy. (II).

Endokrinium: die endokrinen Drüsen samt steuernder Zentren als funkt. Einheit (»**endokrines System**«).

endokrinogen: durch eine (Fehl-)Funktion des endokrinen Systems verursacht.

Endokrinologie: Wissenschaft, die sich mit den Funktionen des endokrinen Systems befaßt, insbes. auch mit der Pathophysiologie der Hormonproduktion u. -wirkungen (einschl. Krankheitsbildern).

Endokrinopathie: 1) Erkr. endokriner Drüsen. – 2) **Endokrinose:** (M. CHIRAY 1941) Krankh., die unter dem Einfluß einer endokrinen Dysfunktion an einem Locus minoris resistentiae entsteht u. durch hormonale Therapie beeinflußbar ist. – Ferner die **paraneoplast. E.** (KRACHT) als endokriner Überfunktionszustand bei hormonakt. – meist malignem – Neoplasma.

Endokrinotherapie: 1) ∫ Hormontherapie. – 2) Regulierung einer inkretor. Dysfunktion durch op. Eingriff am Hormonorgan (z. B. Schilddrüsenresektion, Adrenalektomie, »Markkürettage« der NN) oder durch dessen Ersatz (z. B Hypophysenimplantation); i. w. S. auch die Entfernung (NN, Hoden, Ovar) bzw. Ausschaltung (Hypophyse) einer endokrinen Drüse zwecks Hemmung malignen Tumorwachstums in sek. Geschlechtsorganen (z. B. Prostata-, Mamma-Ca), v. a. im Stadium der Metastasierung, sowie bei Chorionepitheliom.

Endolabyrinthitis: Entzündung des häut. Labyrinths.

endolaryngeal: ∫ intralaryngeal.

Endolimax nana: kosmopolit. Darmamöbe (bis 10 μm) des Menschen, harmloser Kommensale im Kolon. Zellkern bläschenförm., mit kompaktem, von chromatinfreiem Hof umgebenem Binnenkörper; Plasma reich vakuolisiert, Baktn. enthaltend; träge beweglich, oft abgerundet; Zyste 8–10 μm, mit meist 4 Kernen.

Endolympha *BNA, JNA, PNA*, **Endolymphe:** die lymphart. Flüssigkeit in den Hohlräumen des häut. Labyrinths, wahrsch. von der Stria vascularis sezerniert u. im Saccus endolymphaticus resorbiert. Der rel. hohe K- u. niedr. Na-Gehalt entspricht dem der Intrazellularflüssigkeit; Proteingehalt niedriger als im Liquor. – Funktionelle Bedeutung für Ernährung u. Reizung der Sinneszellen noch ungenügend geklärt.

λ-Endolysin: (PETTERSON) bei Leukozytenzerfall freiwerdender bakterizider Stoff (Lysin); vgl. KNORR* Bakterionoxine.

Endometrektomie: op. Entfernung des Endometriums aus der eröffneten Uterushöhle.

Endometriose, -triom, mesonephr. Myom, Fibroadenomatosis uteri: gutart. Tiefenwucherung von Uterusschleimhaut (Epithel u. Stroma mit menstrueller u. dezidualer Reaktionsfähigkeit) außerhalb des Endometriums. Vork. nur im geschlechtsreifen Alter (meist 30.–50. Lj.), da Wachstum von Keimdrüsenfunktion abhängig. Einteilung in **Endometriosis genitalis int.** (= **primäre E.**; in Gebärmutter [∫ Endometriosis uteri] u. im Eileiter [meist knotig im Isthmus, bei Verschluß Hämatosalpinx]; ca 40%), **E. genitalis ext.** (= **sekundäre E.**; Ovar, DOUGLAS* Raum, Mutterbänder, Vagina, Vulva; ca. 55%) u. **E. extragenitalis** (z. B. in Blase, Lunge, Bronchien, Darm, Netz; ca. 5%). Entstehungstheorien: neben dem einfachen Tiefenwachstum bei E. interna uteri die Verschleppung endometrioider Polypen bei E. interna tubae (PHILIPP, HUBER), ferner eine dysontogenet. (IWANOFF) u. eine Implantationstheorie (SAMPSON) für E. genitalis ext. u. E. extragenitalis. Sympte. abhängig von Lokalisation; häufig prämenstruell verstärkter Spannungsschmerz, Dysmenorrhö. – **E. uteri interna:** Wucherung der Mukosa in u. gegen das Myometrium als häufigste Form der E., meist nach dem 35. Lj.: diffuse oder ungleichmäß. (Dorsal-) Vergrößerung des Uterus mit kleinen Hohlräumen u. bräunl. Gallertinhalt, Hyper- u. Dysmenorrhö, Menorrhagie, / HALBAN* Zeichen (2), später Fertilitätsstörung.

Endometritis: Entzündung der Gebärmutterschleimhaut (Endometrium) durch verschleppte vaginale Eigen- oder pathogene Außenkeime, selten infolge hämatogener Aussaat. – Als **E. corporis uteri** (»Gebärmutterentzündung«) meist auf- oder absteigend (bei Adnexerkr.), serös-eitrig; häufig nach Geburt, Fehlgeburt oder Abrasio, auch reaktiv nach Radium-Ther.; klin. (häufig beginnend bzw. verstärkt während der Menstruation): geringe Dauerblutung, wehenart. Schmerzen, Druckempfindlichkeit des Uterus, evtl. / Metritis (mit Fieber); Vorstufe der / Pyometra. – **E. cervicis uteri** (Zervizitis, »Zervixkatarrh«) primär (z. B. bei Gonorrhö, postpartal, postabortiv) oder – häufiger – sek. (bei anatom. Veränderungen der Vagina u./oder Zerstörung der Scheidenflora), mit starker Quellung, Trübung u. Ablösung der Drüsenepithelien, entzündl. Reaktion bis in tiefe Schichten, sek. Epidermisation (evtl. Ca.-ähnl. Bild); klin.: schleim. bis eitr. Zervikalfluor, selten parametrane Infiltration. – Als – sehr seltene – **E. decidualis** (Deciduiditis) während der Schwangerschaft (hämatogen, de- oder aszendierend, aber auch durch infiziertes Fruchtwasser bei stehender Blase) mit schmerzhaften Uteruskontraktionen, Blutungen, evtl. Abort; als **syphilitische E. d.** mit Gefäßthromben, Blutergüssen, kleinzell. Infiltration ohne Granulations- oder Gummenbildung; als **tuberkulöse E. d.** (hämatogen oder deszendierend) im akuten Stadium mit Gefäßthromben u. kleinen Nekrosen, später mit ausgedehnten Verkäsungen (ohne Epitheloid- u. Riesenzellen), evtl. Infektion der Frucht (Amniondurchwanderung u. Aufnahme infizierten Fruchtwassers, Einbruch plazentanaher Tuberkel in den fetalen Kreislauf). – Bes. Formen: **E. gonorrhoica s. blennorrhoica**, meist chron., vorwiegend zervikal, mit gelbl., eitrig-schleim. Fluor, Erosio simplex der Portio; als Spätfolge unspezif. zervikaler Fluor, bei – seltener – Aszension in das Cavum uteri starke Schmerzen, peritoneale Reizsymptome, Schmierblutung, evtl. Salpingitis, Tubenverschluß u. Sterilität. – **E. post abortum** (bei Ausbleiben der dezidualen Schleimhautreinigung) serofibrinös-eitr., Dauerblutung im Wechsel mit blutig-eitr. Fluor, Fieber, Krankheitsgefühl, Druckschmerzhaftigkeit des Uterus. – **E. puerperalis**, (evtl. eitrig bis sept.), von den Geburtswunden ausgehend, auf die Uterusinnenwand beschränkt, u. U. durch Lochialstauung begünstigt (s. a. Puerperalfieber). – **E. senilis s. vetularum** auf dem Boden atrophischer Schleimhaut: starker seröser oder – bei Koli-Infektion – eitr. Fluor, evtl. Pyometra; oft langwierig. – **E. septica** durch hochvirulente Keime (v. a. Strepto- u. Staphylokokken), fast nur als puerperale E. – **E. tuberculosa** meist bei prim. Adnex-Tbk, mit feinpapillärer oder ulzerierter Oberfläche der verdickten Schleimhaut; klin.: in ca. 40% Schmierblutungen oder Metrorrhagien; histol.: Tuberkelbildung v. a. in der Spongiosa, lymphozytäre Infiltration des Stromas; als – seltene – **E. caseosa** mit Beteiligung des Myometriums; s. a. Endometritis decidualis.

Endometrium *PNA*, Tunica mucosa uteri: die faltenlose, aus einfachem zylindr., an vielen Stellen in die Tunica propria eingesenktem Flimmerepithel aufgebaute Schleimhaut der Gebärmutter, die während der Geschlechtsreife einem zykl. Auf- u. Abbau unterliegt (s. a. Decidua, Funktionalis, Abb. »Genitalzyklus«). – **E.biopsie**: / Strichabrasio.

Endomitose: (GEITLER 1941) in somat. Zellen (beim Menschen z. B. Leber u. Knochenmark) während der Ontogenese regelmäßig vork. Chromosomenvermehrung ohne Auflösung der Kernmembran u. ohne Spindelbildung; führt zu Riesenkernen u. Endopolyploidie, bei fehlender Trennung der Tochterchromosomen (= Krypto-E.) zu Polytänie; als partielle E. (WULFF 1954) auf einen Teil der Chromosomen beschränkt.

Endomyces: (REESS) den perfekten Hefen nahestehende Pilzgattung [Endomycetaceae]. Meiste Arten inzwischen in andere Gattungen eingereiht, z. B. E. albicans (= Candida), E. capsulatus (= Cryptococcus neoformans), E. dermatitidis (= Blastomyces), E. guilliermondi (= Candida), E. lactis (= Geotrichum candidum), E. rugosus (= Trichosporon cutaneum), E. tropicalis (= Candida).

Endomycinum *WHO*: Antibiotikum aus Streptomyces endus; wirksam in vitro gegen – insbes. grampos. – Baktn., Pilze u. Hefen.

Endomykose: Pilzerkrankung innerer Organe; i. e. S. (BUSSE-BUSCHKE) die Soormykose (/ Candidosis).

Endomyokard(fibr)ose: vorw. in den Tropen vork., ätiol. ungeklärte fibrot. Verdickung von Endo- u. subendothelialem Myokard eines oder bd. Ventrikel (zellarmes, kollagenreiches Endokard mit Granulationsgewebe, organisierten Fibrinablagerungen, jungem Bindegewebe u. homogener, mit Alzianblau anfärbbarer Grundsubstanz; Fibrose der medianen u. adventitialen Gefäßschichten); klin.: Klappenfehler, Herzvergrößerung, Dyspnoe, Extrasystolen, Stauungserscheinungen; Exitus nach max. 7 Jahren. – vgl. Fibroelastosis endocardica (»**konnatale E.**«).

Endomyokarditis: Entzündung von Endo- u. Myokard (s. a. Endo-, Myo-, Pankarditis). – **Löffler* E.:** / Endocarditis parietalis fibroplastica. – **Endomyoperikarditis:** / Pankarditis.

Endomysium: das lockere, an Blutkapillaren reiche, kollagen- u. gitterfaser. Bindegewebe um die Skelettmuskelfaser.

Endon: (H. TELLENBACH) das »noch ungetrennte Einssein von Soma u. Psyche« als Ursachenfeld endogener Psychosen, wobei die Phänomene nur »Emissionen, Abwandlungen oder partikulare Äußerungsformen« des E. sind.

endonasal: im Naseninnern.

Endo|neuralscheide: *histol* im peripheren Nerv die den SCHWANN* Scheiden aufliegende, an das Endoneurium angrenzende Basalmembran aus Gitterfasern u. Kittsubstanz. – **E.neurium:** *anat* das an Blutkapillaren reiche lockere Bindegewebe zwischen den peripheren Nervenfasern (oft in Form von Septen); vgl. Perineurium. – **E.neurolyse:** die Aufteilung eines Nervs zur Peripherie hin in Bündel u. Fasern.

endonuklear: innerhalb des Zellkerns. – **Endonuklease:** Desoxyribonuklease, die (ringförm.) DNS-Doppelhelixmoleküle spaltet.

Endoparasit: im Innern seines Wirtes lebender Parasit (»Endophyt« bzw. »Entozoon«).

Endopause-Effekt: (BERGENHEM, FÅHRAEUS) enzymat. Bildung von Lysolezithin u. ähnl. hämolysierenden Substanzen im – fast – stillstehenden Blut als hypothet. Mechanismus der normalen u. pathol. Hämolyse in der Milz (verlangsamte Strömung in den Sinus), wirksam über eine Formveränderung der Ery in Richtung Kugelzelle (Verminderung der osmot. Resistenz).

Endopegma: (KOPSCH) ↑ GOLGI* Apparat.

endopelvin: im Beckeninnern.

Endopeptidasen, Peptidylpeptidhydrolasen, Proteinasen: (BERGMANN) Peptidasen, die Polypeptidketten (Proteine) im Innern an den Peptidbindungen hydrolytisch zu Peptiden mit kleinerer Kettenlänge aufspalten; vgl. Exopeptidasen.

Endo|pharynx: ↑ Cavum pharyngis. – **E.phasie**: 1) »Hirnsprache«, das Formen von Wörtern mit dem Munde ohne Stimmbildung. – 2) die »inn. Stimme«, auch i. S. der akust. Halluzination.

Endophlebektomie: s. u. Phlebothrombektomie.

Endophlebitis: Entzündung der Veneninnenwand (s. a. Phlebitis). I. e. S. die **E. (obliterans) hepatica**: 1) fibrinoide Verquellung der Lebervenenintima mit entzündl.-granulierenden Prozessen (u. Obliteration) als Teilerschein. einer generalisierten Thrombangitis obliterans. – 2) meist generalisierte oblit. Veränderung der Leberven(ol)en bei hypererg., serös-produkt. Entzündung rheumat. Genese. – 3) (M. WURM 1939) ↑ STUART*-BRAS* Syndrom. – **chemische E.**: s. u. Varizenverödung. – **E. portalis**: ↑ Pylephlebitis.

Endophotographie: diagnost. photograph. Verfahren, bei dem Kamera u. Lichtquelle in ein Hohlorgan eingebracht – oder z. B. als »Gastrokamera« verschluckt – werden; vgl. Photoendoskopie.

End|ophthalmia: ↑ Uveitis; z. B. **E. phacoallergica** als autoallerg. Reaktion auf Reste von Linsengewebe nach Star-Op. (Diszision oder extrakapsuläre Extraktion), **E. septica** (meist Glaskörperabszeß) infolge metastat. Infektion.

Endo|phyt: pflanzl. ↑ Endoparasit. – **E.phytie**: *path* in die Tiefe gerichtetes (»endophyt.«) Wachstum v. a. von – malignen – Tumoren (Ggs.: Exophytie). Auch das Einsprossen von NN-Rindenparenchym ins Mark, von HVL-Zellen in den HHL, von »hellen« Zellen in die Darmsubmukosa (↑ Bourgeonnement).

Endoplasma, Endozytoplasma: die flüss., meist granulierte inn. Hauptmasse des Zytoplasmas; vgl. Ektoplasma. – **endoplasmatisches Retikulum**: *zytol* zytoplasmat. System kommunizierender bläschen- oder schlauchförm. Räume (»Zisternen«) oder konzentrischer Doppellamellen, durch Poren mit dem perinukleären u. extrazellulären Raum verbunden; wesentl. Bestandteil insbes. von Drüsen-, Nerven- u. Embryonalzellen, nicht aber in kernlosen Ery-, Thrombozyten u. Bakterien. Wände (Phospholipide u. Proteine) enthalten RNS u. sind außen oft mit Ribosomen besetzt (= »rauhe« oder »r-« [von engl. rough] oder »granuläre« Form = Ergastoplasma; im Gegensatz zur »glatten« oder »s« [engl. smooth] oder »agranulären«); Inhalt, abgesehen von Einschlußgranula, elektronenoptisch kontrastarm. Funktionen: Transport, Synthese (Glykogen, Lipide, Eiweiß), Potentialverteilung in der Zelle; s. a. Abb. »subzelluläre Fraktionierung«, »Plasmozytom«.

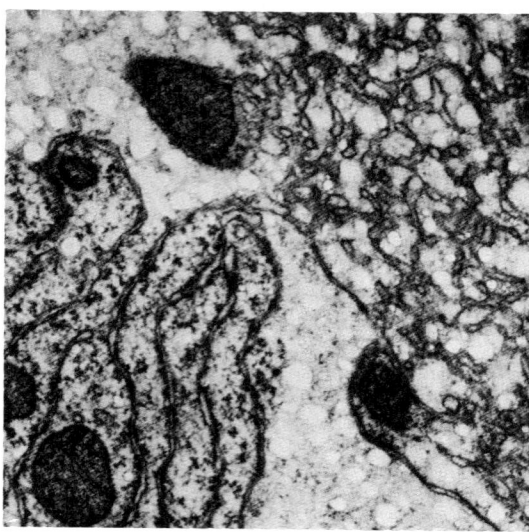

Endoplasmatisches Retikulum, links „rauh" (= Ergastoplasma), rechts „netzartig-glatt"; dazwischen Glykogen enthaltende (helle) Areale.

Endo|plastitis: (NAUMANN) bakterielle Entzündung in der Umgebung eines alloplast. Implantats; wegen Fehlens einer lokalen Entzündungsreaktion u. evtl. Virulenzsteigerung (Kontakt mit unbelebter Materie) kaum wirksam zu bekämpfen u. häuf. Quelle einer permanenten Bakteriämie. – **E.pneumotherapie**: Pn., bei der über Steuerung des Luftstroms die respirat. Funktion beeinflußt wird (z. T. reflektorisch); v. a. Über- u. Unterdruckbeatmung mit KUHN* Maske, GOEBELL* Doppeldruckapparat, Tussomat etc. – **E.prothese**: alloplast. Pr. im Körperinnern, z. B. Gefäß-, Gelenkprothese.

Endoradio|graphie: *röntg* Kontrastdarstg. von Körperhöhlen u. Hohlorganen. – **E.sonde**, Intestinalsender, Heidelberger Kapsel: verschluckbarer Miniatursender, der während der Magen-Darmpassage laufend die aktuelle H-Ionen-Konz. mißt u. deren Werte in Funksignal umsetzt (»schlauchlose pH-Messung«.)

Endorgan: 1) sensibles E.: ↑ Corpusculum nervosum terminale – 2) motor. E.: motor. ↑ Endplatte.

Endorphine: körpereigene Peptide mit opiatart. Wirkungen, die sich an die gleichen Rezeptoren binden wie Morphin (»Morphin-« oder »Opiatrezeptoren«; nachgewiesen bei allen Wirbeltieren, bes. zahlreich in Mandel- u. Schweifkern, front. Kortex). Bisher isoliert u. sequenziert α-, β-, γ-E. u. die kleineren Pentapeptide Methionin- u. Leuzin-Enkephalin (mit flücht. bzw. hoher analget. Wirksamkeit).

Endo|salpingitis: auf die Schleimhaut beschränkte ↑ Salpingitis. – **E.sepsis**: S. durch »körpereigene« Keime bei Resistenzminderung des Wirtsorganismus. – **E.sit**: ↑ Endoparasit. – **E.skelett**: das knorpelig vorgebildete Skelett. – **E.skopie**: diagnost. Betrachtung (»Spiegelung«) von Körperhöhlen u. Hohlorganen mit Hilfe eines **E.skops** (röhrenförm. Instrument mit Lichtquelle u. opt. System; s. a. Abb. »Faseroptik«); z. B. ↑ Broncho-, Gastro-, Kuldo-, Mediastino-, Ösophago-, Rekto-, Thorako-, Urethro-, Zysto-, Ventrikuloskopie.

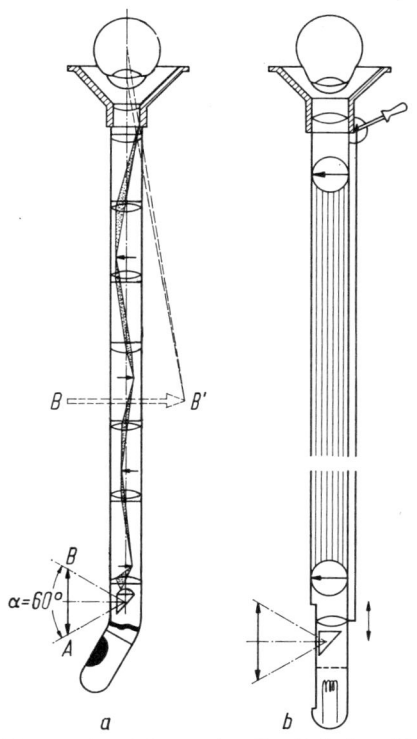

Strahlengang im a) konventionellen **Endoskop**, b) Fiberendoskop (nach HENNING u. M.).

End|osmose: osmot. Flüssigkeitsdiffusion aus einem hypotonen Außenmedium in ein durch semipermeable Membran geschlossenes System; vgl. Exosmose.

endosomatisch: im Körperinnern.

Endospore: asexuelle oder sexuelle Pilzspore, die im Innern einer Zelle oder eines »Behälters« gebildet wird, z. B. Zoo-, Askospore.

Endost, Membrana medullaris, Periosteum internum: die dem Periost vergleichbare, aber dünnere u. lückenhafte Bindegewebshaut, die die Markhöhle des Knochens auskleidet. – **endostal**: im Knocheninnern (↑ intraossal). – **Endostose**: Knochenhypertrophie, bei der sich das neue Knochengewebe nach innen, d. h. zur – dadurch enger werdenden – Markhöhle hin anlagert; vgl. Periostose. – **solitäre E.**: ↑ Enostom. – **multiple chondrogene E.**: ↑ Osteopoikilie.

Endosympathose, genitale: ↑ Pelipathia vegetativa.

Endo|tenon: ↑ Mesotendineum. – **E.thalamus**: (E. A. SPITZKA) die innerste Schicht der grauen Substanz des Thalamus.

Endothel: ↑ Endothelium. – **E.herz**: (W. HIS) *embryol* der anfangs doppel-, später einläuf. Endokardschlauch im Innern des myoepikardialen Mantels (Muskelherz) etwa im 2-mm-Stadium; s. a. Herzentwicklung.

Endothelioblastom: (MALLORY) ↑ Endotheliom.

Endothelioidzellen: (EICHHORST) bei Endocarditis lenta u. Typhus abdomin. im strömenden Blut vork. Monomakrophagen.

Endotheliom(a), Endothelioblastom: von einem Endothel ausgehender Tumor; i. e. S. – meist bösart. – Neoplasmen des Blut- u. Lymphgefäßendothels (= Hämangio- bzw. Lymphangio-E.; während die der serösen Häute an Pleura, Perikard u. Peritoneum als Mesotheliom, an Hirnhäuten als Meningiom bezeichnet werden). – **E. capitis Kaposi***: ↑ Turbantumor. – **diffuses E.**: ↑ EWING* Sarkom. – **malignes E.**: ↑ Hämangiosarkom. – **E. tuberosum colloides**: ↑ Lymphangioma cavernosum.

Endotheliose: 1) ↑ Retikuloendotheliose. – 2) **kapilläre E.**: degenerative u. proliferat. Endothelveränderungen bei der nichtthrombopen. Purpura.

Endotheliozyt: (ASCHOFF, KYONO) ↑ Monomakrophage.

Endothelium *PNA*: das einschicht. Plattenepithel, das Herzräume u. Blut- u. Lymphgefäße auskleidet (bei den serösen Häuten der Körperhöhlen als Mesothel bezeichnet); bestehend aus platten, langgestreckten, unregelmäß. Zellen, deren Fortsätze sich überlappen (s. a. Endothelporen). – Ferner das **E. camerae anterioris** *PNA* (im vord. Teil der Augenkammer) aus platten, durch Kittsubstanz u. Interzellularbrücken verbundenen Zellen mit zentralem kugel. Kern.

Endothel|poren: die 30–70 nm großen Öffnungen (wahrsch. vom oberfläch. Plasmalemm der E.zellen überdeckt) im »Porenendothel« der Blutkapillaren von Leber, Knochenmark, endokrinen Drüsen, Dünndarmzotten, Nierenglomerula, Plexus choroidei u. Proc. ciliares. – **E.symptom**: ↑ RUMPEL*-LEEDE* Phänomen. – **E.zelle**: s. u. Endothelium.

endotherme Reaktion: (BERTHELOT 1869) *chem* Umsetzung, die – unter Zunahme der Enthalpie des Systems – nur bei Wärmezufuhr abläuft (s. a. Bildungswärme); vgl. endergonische Reaktion. – **Endothermie**: 1) (KEYSSER) die »medizin.« ↑ Diathermie (im Ggs. zur chirurgischen = Ektothermie). – 2) (DELHERME u. LAQUERRIÈRE) die »chir.« ↑ Diathermie; je nach Anw. ungedämpfter oder gedämpfter Schwingungen unterschieden als Elektrotomie (»endotherm knife«) u. als **mono-** u. **bipolare E.** (↑ Fulguration, Elektrodesikkation, -koagulation).

Endothrix: (SABOURAUD) s. u. Trichophyton.

Endothrombektomie: s. u. Phlebothrombektomie.

Endotoxikose: 1) durch ↑ Endotoxine hervorgerufene Erkr. – 2) auf Autointoxikation beruhende Erkr.

Endotoxin: thermostabiles, erst bei Zelldesintegration frei werdendes Toxin an der Zelloberfläche von – v. a. gramneg. – Baktn.; KH-Protein-Phospholipid-Komplex (Lipopolysaccharide ident. mit somat. O-Antigen, Lipoidanteil Träger der Toxizität); im Unterschied zum Ektotoxin wenig giftig, kaum antigen, sofort wirksam; schlecht oder nicht neutralisierbar, durch Ammoniumsulfat nicht präzipitabel, an Aluminiumhydroxid nicht adsorbierbar. – **E.-Hauttest**: diagnost. Nachweis von zirkulierendem E. bei entzündl. Intestinalerkr. (Colitis ulcerosa, regionale Enteritis oder Ileokolitis) durch i. c. Inj. von 100 μg Adrenalin (wäßr. Lsg.) in den Unterarm des Pat. oder in die Bauchhaut eines 30 Min. zuvor mit Pat.-Serum sensibilisierten Kaninchens; 24 Std. p. i. örtl. Erythem, später Hämorrhagien u. Nekrosen. – **E.schock**: septischer ↑ Schock.

endotracheal: in der Luftröhre; z. B. endotr. ↑ Intubation. – **E.katheter**: feiner, an der festeren Spitze

Endotracheal|narkose

abgebogener Gummikatheter mit vord. u. seitl. Öffnung zum Absaugen des Tracheobronchialsystems; vgl. E.tubus. – **E.narkose**: s. u. Intubationsnarkose. – **E.tubus**: für die Intubationsnarkose in die Trachea einzuführender Spezialtubus (8–40 Charr), meist mit Ballonabdichtung; z. B. nach MAGILL (mit u. ohne Manschette), WOODBRIDGE (Latex, mit Stahlspirale), COLE (für Kleinkinder; ohne Manschette).

endo|trich: im Haarinnern. – **E.trichophytin**: durch Zerreiben von Pilzmyzel (z. B. von Trichophyton quinckeanum) mit Kieselgur u. Filtrieren gewonnenes AG für Kutantestung.

Endotrochanter: ⨍ Trochanter minor.

endourethral: im Harnröhreninnern.

En(do)urtikaria: allerg. Schleimhautödem im Atem- u./oder Verdauungstrakt.

Endo|vakzination: orale Schutzimpfung. – **E.vaskulitis**: ⨍ Endangiitis. – **e.vesikal**: im Harn- bzw. Gallenblaseninnern.

End-oxidase: 1) ⨍ Zytochrom-oxidase (s. a. Atmungsferment von WARBURG). – 2) Terminal-oxidase (s. u. Terminalatmung).

endo|zervikal: im Zervikalkanal. – **E.zervikoskopie**: Inspektion der Zervixschleimhaut mit Spreizspekulum, Trichter, Hystero- oder **E.zervikoskop**, evtl. mit gezielter Biopsie (Ca.-Früherkennung). – **E.zervix**: die Schleimhautauskleidung der Cervix uteri.

Endo|zyt: ⨍ KUPFFER* Sternzelle. – **E.zytogenese**: (COLLIN 1924) umstrittene Theorie der Bildung eines neuen Zelltyps (z. B. endokrine Pankreaszellen aus exokrinen, Thymuslymphozyten aus Retikulumzellen) aus einem amitotisch geteilten Kern im Zytoplasma der Mutterzelle. – **E.zytose**: Stoffaufnahme in die Zelle durch örtl. Einstülpung der Zellmembran; Oberbegr. für Pino- u. Phagozytose.

Endphalanx: ⨍ Phalanx distalis.

Endplatte, motorische: das »nervale« oder »neuromuskuläre Endorgan« der motor. Nervenfaser in Form einer rundl. oder ellipt. Erhebung an der Skelettmuskelfaser, zusammengesetzt aus ⨍ Sohlenplatte u. ⨍ Telodendrien, die sich als »neuromuskuläre Synapse« nur mit ihren Membranen (Axolemm u. Sarkolemm) berühren. – Meist mit »**akzessor. Endplättchen**« der vegetat. (nach BOECKE sympath.) Nervenfaser für die Muskeltonisierung. – Das **Endplattenpotential** (EPP) in Form depolarisierender Schwankungen des Membranpotentials (infolge kurzfristig erhöhter Membranpermeabilität für Na$^+$, K$^+$ u. Cl$^-$ bei Eintreffen einer Erregung, abhängig von der Menge des freigesetzten Azetylcholins [Schwellenwert ca. 30 mV]), löst im allg. ein Muskelaktionspotential aus. Messung der dabei auftretenden **Endplattenströme** mit der ⨍ Voltage-clamp-Methode. – s. a. Abb. »Erregungsübertragung«.

Endprodukthemmung: (UMBARGER, PARDEE 1956) die »Feedback-Hemmung« eines oder mehrerer Enzyme einer Enzymkette durch das Endprodukt der Synthesekette (häufig nach Überschreitung einer best. Konz.); Selbststeuerungsmechanismus für Stoffwechselprozesse. – vgl. Repression (1).

Endstellungsnystagmus: in extremer – meist seitl. – Endstellung des Auges auftretender Einstellungsnystagmus (auch physiol.).

Endstrombahn, terminale Strombahn: der von Arteriolen, Kapillaren u. postkapillären Venen (Venolen) gebildete »submakroskop.« Abschnitt des Gefäßsystems, an dem der wesentl. Stoffaustausch zwischen Blut u. Gewebe erfolgt; s. a. Kapillarbett.

Endstück: Drüsenendstück (s. u. tubulöse ⨍ Drüse).

endsystolisch: gegen Ende der Herzsystole; z. B. das **e. Ventrikelvolumen** (⨍ Restblut).

End-to-back-Anastomose: (DENIS BROWNE) modifiz. End-zu-End-Dünndarmanastomosierung bei Atresie oder Stenose, wobei durch Längsinzision der dist. verengte Stumpf auf anastomosenfäh. Weite gebracht wird; s. a. LADD* Anastomose.

Endurance-Test: (engl. = Ausdauer) ⨍ FLACK* Test.

Endwirt, definitiver Wirt: bei Parasiten mit Wirtswechsel im Entwicklungsgang derjen. Wirt, in dem sie das geschlechtsreife Stadium erreichen (z. B. der Mensch für Taenia saginata); vgl. Zwischen-, Fehlwirt.

End-zu-End-Anastomose, terminoterminale A.: nach Teilresektion eines Hohlorgans u. bei Zwischenschaltungsverfahren die endständ. Wiedervereinigung der Stümpfe, wobei die Lumina vor der Naht auf möglichst gleiche Kaliber gebracht werden (z. B. durch Raffung, Schräganfrischung, Keilexzision, partielle Vereinigung, Kombin. mit lat. Anastomosierung wie bei ⨍ POTH* Darmanastomose). – Auch Bez. für gleichart. Vorgehen bei Sehnen-, Nervenstumpfnaht etc. – **End-zu-Seit-Anastomose**, terminolat. A.: meist rechtwinkl. Anastomosierung eines – nach Resektion – endständ. Hohlorganstumpfes mit dem seitl. eröffneten Lumen eines anderen Hohlorgans, v. a. in der Gefäßchirurgie (z. B. BLALOCK*-TAUSSIG* Anastomose, protokavaler u. splenorenaler Shunt), zur Neoimplantation von Ureter u. Choledochus, als Magen-Darmanastomose.

Enechema: ⨍ Tinnitus aurium.

enechetische Konstitution: (MAUZ) Untergruppe der iktaffinen Konstitutionen (mit der Kerngruppe »Epilepsie«), gekennzeichnet durch das »psychosomat. Radikal«: athletodysplast. Körperbau, einförm.-perseverator. Motorik, visköses Temperament (haftend, klebrig), geringe Modulationsfähigkeit, Neigung zu Pedanterie u. Eigensinn, aber auch zu explosibler Erregung.

Enema: ⨍ Klistier.

Energetika, psychotrope: *pharm* ⨍ Psychotonika.

energetische Kopplung: insbes. für den Intermediärstoffwechsel bedeutsames chem. Prinzip, daß die für eine endergon. Reaktion erforderl. Energie von einer am gleichen Enzym-Substrat-Komplex gleichzeitig ablaufenden exergon. Reaktion geliefert wird.

Energie: 1) *physik* Fähigkeit eines Körpers oder Systems, Arbeit zu leisten; grundsätzlich unterschieden als Lage- oder **potentielle E.** (aufgrund der Lagebeziehung zur Umgebung bzw. im Kraftfeld), Bewegungs- oder **kinetische E.** (Translations-, Rotations- oder Schwingungs-E. einschl. Schall- u. Wärme-E.) u. Masseenergie (gem. Äquivalenzprinzip), wobei sich fast alle mögl. Energieformen als potentielle oder kinet. E. der Atome, Elektronen u. Nukleonen deuten lassen; s. a. Enthalpie, Entropie, energiereiche ⨍ Bindung). SI-Einheit ist das ⨍ Joule (s. a. Tab.). – Nach dem **Energiesatz** (G. GALILEI, CH. HUYGENS, G. W.

Energieeinheiten

	$J_{abs} \equiv N \cdot m$	$kW_{abs}h$	mkp	$cal_{15°}$	eV_{abs}
$J_{abs} \equiv N \cdot m$	1	$2{,}777778 \cdot 10^{-7}$	$1{,}019716 \cdot 10^{-1}$	$2{,}3892 \cdot 10^{-1}$	$0{,}6242 \cdot 10^{19}$
$kW_{abs}h$	$3{,}600000 \cdot 10^6$	1	$3{,}670978 \cdot 10^5$	$0{,}8601 \cdot 10^6$	$2{,}247 \cdot 10^{25}$
mkp	$0{,}980665 \cdot 10$	$2{,}724069 \cdot 10^{-6}$	1	$2{,}3430$	$0{,}6121 \cdot 10^{20}$
$cal_{15°}$	$4{,}1855$	$1{,}1626 \cdot 10^{-6}$	$4{,}2680 \cdot 10^{-1}$	1	$2{,}613 \cdot 10^{19}$
eV_{abs}	$1{,}602 \cdot 10^{-19}$	$4{,}450 \cdot 10^{-26}$	$1{,}634 \cdot 10^{-20}$	$3{,}828 \cdot 10^{-20}$	1

LEIBNIZ, J. BERNOULLI, J. R. MAYER, H. V. HELMHOLTZ u. a.) kann E. nie aus nichts entstehen oder vernichtet werden, sondern nur von einem Körper auf einen anderen übergehen oder ihre Form ändern (d. h. der ges. Energievorrat des Weltalls ist konstant; s. a. EINSTEIN* Gleichung). – Als **elektrische E.** gilt im allg. die beim elektr. Strom auftretende, zur Erzeugung von Wärme oder Arbeit verwendete: $E = U \cdot I \cdot t$ (= Spannung × Stromstärke × Zeit), mit der Einheit Wattsekunde; als **elektromagnetische E.** die in Form elektromagn. Strahlung: $E = h \cdot u$ (= PLANCK* Wirkungsquantum × Frequenz). – 2) *psych* **psychische E.**: (S. FREUD) die dem »Es« entstammende, für jeden psych. Vorgang benötigte – im allg. konst. – Kraft, die auf verschied. Objekte verteilt oder aber als ∫ Libido bzw. Destrudo gerichtet sein kann.

Energiebilanz: *physiol* Differenz von Kalorienzufuhr (Nahrungsaufnahme) u. -verbrauch (im Stoffwechsel). Bei pos. E. wird Überschuß als Reservematerial gespeichert, bei neg. E. erfolgt Abbau von Reserven.

Energiedosis, absorbed dose: *radiol* die von einer ionisierenden Strahlung in einem Material erzeugte Dosis

$$D = \frac{dW_D}{dm} = \frac{1}{\rho} \cdot \frac{dW_D}{dV},$$

wobei dW_D die Energie ist, die auf das Material in einem Volumenelement dV durch die Strahlung übertragen wird, u. dm (= $\rho \cdot dV$) die Masse des Materials mit der Dichte ρ in diesem Vol.element. Einheiten: Gray (Gy) = J/kg, Rad (1 rd = 0,01 Gy); s. a. Dosisäquivalent. – **Integrale E.** (»Integraldosis«) ist die dabei auf das Material (z. B. Krankheitsherd, Gesamtkörper) übertragene Energie, errechnet durch Integration über die Energiedosen der einzelnen Materialelemente: $W_D = \int D \cdot dm$; Einh.: Gramm·Rad; s. a. Tab. »Strahlungsfeldgrößen«.

Energie|quotient, EQ: *physiol* Quotient aus Kalorienzufuhr (Energieumsatz) u. Körpergewicht bzw. -oberfläche; s. a. HEUBNER* E.q. – **E.stoffwechsel**: ∫ Betriebsstoffwechsel. – **E.umsatz**: die den ∫ Betriebs- u. ∫ Baustoffwechsel miterfassende Umwandlung von Nahrungsenergie in körpereigene E.formen (u. deren Nutzung); ermöglicht Strukturerhaltung (= Erhaltungsumsatz), Tätigkeitsbereitschaft (= Grundumsatz) u. funkt. Leistung (= Tätigkeitsumsatz) der Zellen. Messung kalorimetr. oder über O_2-Verbrauch; s. a. CAMERER* Regel, Kalorienbedarf, Tab. »Ernährung«. – **E.währung**: *physiol* Begr. für die energiereiche ATP, deren Werte als Maß für die energet. Ausnutzung der Nährstoffe durch den Organismus gelten. – **E.wechsel**: *physiol* im Rahmen des Betriebsstoffwechsels die Umwandlung »potentieller« chem. Energie der Nahrungsstoffe in »kinet.« E. mit Ausscheidung energiearmer Stoffwechselendprodukte.

Energine: Sammelbez. für ∫ Hormone, ∫ Vitamine u. ∫ Enzyme. – **Enervierung**: ∫ Denervierung.

En-face-Nische: *röntg* die bei der KM-Untersuchung des Magen-Darmkanals in der Aufsicht als rundl. Schattenfleck mit ringförm. Aufhellungshof dargestellte Ulkusnische; vgl. Profilnische.

Enfluran *WHO*: 2-Chlor-1,1,2-trifluor-äthyl-(difluormethyl)-äther; Inhalationsnarkotikum.

ENG: ∫ Elektroneurographie.

Engastrius: *path* asymmetr. Doppelmißbildung, bei der der Parasit in der Bauchhöhle des Autositen liegt.

Engel* Krankheit: (DESIDER E., zeitgen. dt. Arzt): ∫ Frühjahrsödem der Lunge.

Engel* Lymphknoten: LK-Kette am obliterierten Ductus Botalli u. lat. des Aortenbogens, in die z. B. häufig das Bronchial-Ca. des li. Oberlappens metastasiert.

Engel* Operation, »Pantaloon-Anastomose«: (1949) Standardmethode der jejunalen Ersatzmagenbildung (ohne Wiedereinschaltung des Duodenums) durch ausgedehnte seitl. Enteroanastomose einer zu- u. einer abführenden Dünndarmschlinge (»Doppelung«) dicht unterhalb der Ösophagus-Jejunumanastomose.

Engel* (-Engel*) Xanthydrolmethode: (1947) kolorimetr. Harnstoff-Bestg. im enteiweißten (Natriumwolframat) Blut oder verdünnten Harn nach Fällen mit Eisessig u. 5%iger methanol. Xanthydrol-Lsg. (5 + 1) u. Auflösen des Niederschlags in 50%ig. H_2SO_4 (gelb mit grüner Fluoreszenz).

Engel*-v. Recklinghausen* Krankheit (GERHARD E., dt. Arzt, 19. Jh.; FRIEDRICH DANIEL V. R.): ∫ Osteodystrophia fibrosa generalisata.

Engelflügelstellung: ∫ Scapula alata.

Engelfried* Methode: (1950) nephelometr. Bestg. der BENCE = JONES* Eiweißkörper im angesäuerten (1 Tr. Essigsäure) u. heiß filtrierten Harn nach Zusatz von 3%ig. Sulfosalizylsäure (1 + 3) bei 23°; Nachweisgrenze 3–5 mg%.

Engelmann* (THEODOR WILHELM E., 1843–1909, Physiologe, Utrecht, Berlin) **Bakterienmethode**: empfindl. mikroskop. Methode zum qual. Nachweis erhöhter O_2-Konz. (z. B. an Algen u. Chloroplasten bei Belichtung) in anaerobem Milieu anhand der Ansammlung bewegl. aerober Bakterien. – **E.* Platte**: ∫ HENSEN* Streifen. – Die bds. davon sichtbare schmale homogene Zone heißt **E.* Seitenplatte**.

Engelmann* Krankheit: s. u. CAMURATI*-E.*

Engfeldt* Methode

Engfeldt* Methode: (1920) quant. Bestg. von Azetonkörpern im Blut (nach Eiweißfällung mit Bleiazetat-Alaun) durch Berechnung aus der Jodmenge, die zur Bindung des durch Destillation mit Bichromat-Schwefelsäure freigesetzten, in alkal. Natriumhypojodit-Lsg. aufgefangenen Azetons verbraucht wird.

Englischer Kittel: ↑ Zwangsjacke. – **Engl. Krankheit**: ↑ Rachitis. – **Engl. Pflaster**: ↑ Emplastrum adhaesivum anglicum. – **Engl. Schloß**, Junctura per contabulationem: *geburtsh* Zangenschloß (z. B. der SMELLIE* Zange), bei dem die Vereinigung der Blätter durch 2 vorspringende »Tafeln« erfolgt.

Engman* (MARTIN FEENEY E., 1869–1953, Dermatologe, St. Louis, Seattle) **Ekzem**: pustulierendes bakterielles »tubercular eczema« im Gesicht (mit Konjunktivitis, Rhinitis u. Otitis ext.) bei strumösen Kindern in schlechtem AZ. – **E.* Krankheit**: 1) infektiöse ekzematoide ↑ Dermatitis. – 2) ↑ ZINSSER*-E.*-COLE* Syndrom.

Engouement: (französ.) ↑ Anschoppung.

Engramm, Gedächtnisspur: (SEMON 1904) die im ZNS hinterlassene – sicher komplexe – »mnemische Spur« eines Reiz- oder Erlebniseindrucks, die dessen Reproduktion zu einem späteren Zeitpunkt ermöglicht; s. a. Gedächtnis.

Engström* Respirator (C. G. E., zeitgen. schwed. Anästhesist): elektrisch betriebenes, volumen- u. frequenzgesteuertes Beatmungsgerät für Über- oder Wechseldruckbeatmung. Paßt sich Widerstandsänderungen in den ges. Luftwegen ohne Vol.- oder Frequenzänderungen automatisch an (Steigerung des Beatmungsdruckes, Verlängerung des Inspiriums).

Engwinkelglaukom: »Winkelblockglaukom« infolge Einengung des Kammerwinkels durch die Iriswurzel bei weiter Pupille; vgl. Weitwinkelglaukom.

Enhancement: (engl.) Steigerung, Verstärkung (z. B. einer pharmakol. Wirkung), Beschleunigung (z. B. des Wachstums); i. e. S. das vermehrte Tumorwachstum bei Anwesenheit von Tumor-AK (s. u. Tumorimmunologie).

Enkanthitis: entzündl. Schwellung der Caruncula lacrimalis. – **Enkathoschisis**: Zweiteilung der Caruncula lacrim. u. Defekt der Plica semilunaris (dadurch hufeisenförm. inn. Lidwinkel) als Mißbildung.

Enkapsidation: *virol* die Kapsidbildung als Phase des Virus-Assembly (↑ Self-assembly).

Enkel|infiltrat: *pulm* s. u. Tochterinfiltrat. – **E.zyste, -blase**: *helminth* Z. der 3. Generation von Finnen (Echinococcus cysticus) des Hundebandwurms, entstanden aus omnipotentem Gewebe (Protoskolex, Membrana germinativa) durch endogene Sprossung innerhalb der Tochterzyste.

Enkeph...: ↑ Enceph..., Enzeph.... – **Enkephaline**: s. u. Endorphine.

Enkopresis: perianales Kotschmieren ohne vollständ. Entleerung der Ampulla recti – evtl. mit Enuresis kombiniert – beim organisch gesunden Kinde jenseits des 2. Lj. als psychogene (milieubedingte) »Evakuationsstörung« (Regression in frühkindl. Verhaltensweise nach Geschwistergeburt, bei schlechtem Mutter-Kind-Verhältnis, als Ausdruck ängstl. Minderwertigkeitsgefühle, evtl. als epilept. Äquivalent).

Enkranius: *path* asymmetr. Doppelmißbildung, bei der der Parasit im Schädel des Autositen liegt.

Enniatine: (GOIMAN 1947) Antibiotikum-Komplex (A, B, C; zykl. Depsipeptidstruktur) aus Fusarium-Arten. Das wasserunlösl., thermostabile, wenig toxische A (= Lateritiin I) wirkt in vitro gegen grampos. Baktn. u. Mykobaktn.; B ist schwächer wirksam.

Enolform: *chem* s. u. Keto-Enol-Tautomerie.

Enomyzin: (SUHARA 1963) zytostat. Antibiotikum aus Streptomyces mauvecolor, hochmolekul. Peptid, bis pH 7 stabil; wirksam gegen EHRLICH* Aszitestumor u. YOSHIDA* Sarkom.

Enophthalmie, -mus: Zurücksinken des Augapfels in die Orbita; Vork. im Alter u. bei hochgrad. Abmagerung (Schwund des orbitalen Fettgewebes), bei traumat. Defekt der knöchernen Orbita, Lähmung des Halssympathikus (Teil des HORNER* Syndroms), als **reflektorisches E.syndrom** (re.seit. Lidspaltenverengung u. rel. E. bei Leber-Gallenwegserkrn.; RICHWIEN u. MARRÉ 1967).

Enosmie: paradoxe Geruchswahrnehmung, bei der üble Gerüche als angenehm empfunden werden.

Enost(e)om: innerhalb des Knochens gelegenes, meist sehr langsam wachsendes Osteom (z. B. in Tibia, Kiefer); s. a. Endostose.

Enotes: Vergrößerung von Augapfel u. Lid, z. B. bei Hydrophthalmus.

Enoxolonum *WHO*, Glyzyrrhetin(säure): Aglykon (α- u. β-Form; ↑ Formel) des v. a. in der Süßholzwurzel u. im Rhizom von Polypodium vulg. vork. Glyzyrrhizins; β-Form bakteriostatisch u. i. S. eines Mineralokortikoids wirksam (Anw. als Dermatikum u. bei ADDISON* Krankh.).

Enoyl-CoA-hydratase, Krotonase, Enoyl-hydra(ta)se: an Fettsäuresynthese u. -abbau beteiligtes Enzym, das β-Hydroxyacyl-CoA reversibel zur $\Delta^{2,3}$-Acyl-CoA-Verbindung dehydratisiert. Hemmstoffe: Jodazetamid, Jodoso- u. p-Chlormerkuribenzoesäure.

Ens morbi: (latein.) Wesen bzw. Entwicklung einer Krankheit.

ensi|formis: (latein.) schwertförmig. – **E.sternum**: ↑ Proc. xiphoideus. (= Pr. ensiformis *JNA*).

Enslin* Syndrom: Symptomentrias mit Turmschädel, Exophthalmus u. adenoiden Wucherungen. Nach HUSLER Folge der behinderten Nasenatmung mit sek. Gesichts-, Augen- u. Hirnschädelverbildung; nach CATEL koordinierte Mißbildungen (Übergangsform von der einfachen zur komplizierten Stenozephalie).

Entästelungsinsuffizienz: die – auf Fehlen des »debranching enzyme« für Glykogen beruhende – FORBES* Glykogenose.

Entalação: portugies. Bez. (»Bedrängnis«) für die ↑ Dysphagia spasmodica tropicalis.

Entamoeba, Endamoeba: Gattung der Rhizopoda [Amoebina], mit typ. Kernstruktur (kleiner, zieml. zentral gelegener Binnenkörper; Chromatin perlschnurart. der Membran anliegend). Kommensal oder parasitisch lebende Amöbe; beim Menschen (↑ Tab. »Protozoen«) außer **E. gingivalis s. buccalis** (nur 10–20 μm, harmloser Kommensale im Zahnbelag) als häufigste, apathogene Darmamöbe die kosmopolit. **E. coli**: vegetat. Form rel. wenig bewegl., 20–30 μm, mit deutl. sichtbarem Kern u. zahlreichen, Baktn. enthaltenden Protoplasmavakuolen; Zyste kugelig, unreif 1- bis 2kernig (mit sehr großer Vakuole), reif 8kernig (17–25 μm), gleiche Kernstruktur in allen Stadien; DD: E. histolytica, Jodamoeba bütschlii, Blastocystis hominis. – Als wichtigste die **E. histolytica** (s. africana, tetragena, tropicalis, urogenit., Amoeba dysenterica, SCHAUDINN 1903), der nur in den (Sub-)Tropen fakultativ pathogene Erreger der Amöbenruhr. Morphol. unterschieden: a) pathogene vegetat. Gewebsform (= Magnaform = E. dysenteriae, 20–30 μm; mit feinwab. Protoplasma u. phagozytierten Ery); b) bedingt pathogene vegetat. Darmlumenform (= Minutaform = E. dispar, 12–20 μm, mit größeren, nur vereinzelt Baktn. enthaltenden Vakuolen); Zysten (12–16 μm) als Dauerform. Erstere lebhaft bewegl. (evtl. typ. »Bruchsackpseudopodien«), 1kernig; letztere (nur von Minuta gebildet, daher Ruhrkranke nie Überträger) kugelig, reif 4kernig (Kernstruktur wie bei vegetat. Formen), unreif 1- oder 2kernig, mit balkenförm. Chromidialkörpern u. großer bzw. kleinerer Vakuole. – Kleinere **E. hartmanni s. tenuis** (5–10 μm) apathogene Rasse von E. histolytica?

Entartung: *path* ↑ Degeneration.

Entartungsreaktion, EaR: *neurophysiol* charakterist. Veränderungen der elektr. Erregbarkeit der Muskulatur bei Schädigung des peripheren motor. Neurons: bei dir. galvan. Reizung träge, »wurmförm.« Zuckung, Verschiebung des Reizpunktes nach distal; evtl. Umkehr der PFLÜGER* Zuckungsformel (d.h. ASZ > KSZ). Bei der **partiellen** oder **inkompletten E.** ist ein Teil der Muskulatur noch vom Nerv aus erregbar; für dir. galvan. Reizung Zuckungsablauf verlangsamt, für indir. u. farad. Reizung elektr. Erregbarkeit herabgesetzt. – Bei der **totalen** oder **kompletten E.** Erregbarkeit für indir. farad. u. galvanische sowie dir. farad. Reizung erloschen; für dir. galvanische Zuckungsablauf verlangsamt (träge, »wurmförmig«, evtl. mit Umkehr der PFLÜGER* Zuckungsformel) oder aber »Kadaverreaktion«.

Entbindung: Leitung einer Geburt; i. w. S. auch die Geburt.

Entbindungs|lähmung: 1) Ischiasparese der Mutter post partum. – 2) geburtstraumat. ↑ Armplexuslähmung (obere u. untere). – **E.zange**: s. u. Zange.

Entblutungs|kollaps: Kreislaufversagen bei starkem Blutverlust (Hypovolämie), evtl. mit mehr oder minder ausgeprägter Schocksymptomatik u. Krampfneigung. Ther.: Auffüllen des Kreislaufs, keine Sympathikomimetika (!). – **E.tod**: ↑ Verblutung. – **E.transfusion**: ↑ Austauschtransfusion.

Entdachung: *neurochir* ↑ Kanaloperation.

Entdifferenzierung: *biol* Rückentwicklung einer Zelle in den undifferenzierten (embryonalen) Zustand, bei Keimzellen u. Regenerationsgeweben unter Rückgewinnung der Omnipotenz; vgl. Anaplasie. Nach HUXLEY unterschieden als anabiot., hypoplast. u. pluripotente E.

Ente: das – entenförm. – Harnglas für bettläger. ♂ Pat.

Enteiweißen: Entfernung von Proteinen aus einer Lsg., z. B. durch Hitzekoagulation, Fällung mit Perchlorsäure, Trichloressigsäure etc., Adsorption an oberflächenakt. Stoffe, Gelchromatographie.

Entelechie: nach Aristoteles das jedem (Lebe-)Wesen innewohnende verwirklichende Prinzip, dem »Eidos« PLATONS entsprechend; im Neovitalismus (DRIESCH) der den mechan. Gesetzmäßigkeiten übergeordnete (»autonome«), v. a. die Entwicklung teleologisch steuernde immaterielle Ganzheitsfaktor (mit dem »Psychoid« BLEULERS weitgehend identisch).

Entenei|infektion, -vergiftung: ↑ Gastroenteritis paratyphosa durch Genuß roher oder nicht genügend gekochter Enteneier, die Paratyphuserreger (v. a. Salmonella paratyphi murium) enthalten.

Enten|form des Herzens: s. u. Aortenherz. – **E.fuß**: (MASSOURAS) *gyn* ↑ Abb. »Intrauterinpessar«. – **E.gang**: ↑ Watschelgang.

Entenschnabel|spekulum: *gyn* ↑ COLLIN*, CUSCO* Spekulum. – **E.bruch**: Abrißfraktur des hint.-oberen Tuber calcanei mit Dislokation des Fragmentes nach kranial (Achillessehnenzug) u. dadurch keilförm. Bruchspalt.

enteral: die Eingeweide (i. e. S. den Darm) betreffend; z. B. **e. Nervensystem** (= vegetat. NS im Bereich der Baucheingeweide).

Enteramin: 5-Hydroxytryptamin (↑ Serotonin).

Enteric Cytopathic Human Orphan Virus: ↑ ECHO-Viren. – **entericus**: (lat.) die Eingeweide (i. e. S. den Darm) betreffend.

Enteritis: akute oder chron., unspezif. oder spezif. (↑ Darmtuberkulose) Entzündung der Darmwand, i. e. S. des Dünndarms (meist subakut, selten chron.); vgl. Kolitis, s. a. Gastroenteritis, Enterokolitis. Klin.: Durchfälle, oft wäßrig u. übelriechend, evtl. Erbrechen, Fieber. Ätiol.: Allergie, v. a. aber Intoxikation (einschl. Strahlen-E., ↑ Darmfrühreaktion) u. Infektion (z. B. Shigellen, Salmonellen, D-Streptokokken, Staphylokokken, Enteroviren, Vibrionen, Clostridien, Tbk-Baktn., Protozoen, bei Säuglingen auch Escherichia coli). Path.-anat.: gerötete u. verdickte Darmwand, ödematöse u. mit Schleim bedeckte Mukosa. Bei schweren phlegmonösen, gangränösen Formen mit entsprechender peritonealer Symptomatik. – **E. allergica** (hämorrhag. Entzündung des ganzen Darms, Ödem der Mukosa, hochgrad. Gewebseosinophilie) bei Sensibilisierung gegen Nahrungsmittelallergene (Milch, Ei, Schokolade, Hefe, Nüsse, Käse, Fisch, Früchte, Gemüse u. a.), aber auch Medikamente (z. B. Breitbandantibiotika), Kontakt- u. Inhalationsallergene. Akut oder chron., meist unter dem Bild der Colica mucosa mit Abgang von Blut u. großen Schleimhautfetzen. – **E. catarrhalis**: E. mit Schwellung der Mukosa u. reichl. Schleimsekretion; als **E. c. infectiosa** durch Baktn. oder Viren, als **E. c. toxica** durch bakterielle oder chem. Gifte (z. B. Schwermetalle); beim Säugling evtl. mit enzephalotox. Erscheinungen (Notfall!), s. a. Prätoxikose. – **E. choleriformis**: im westl. Pazifikraum epi- oder endemisch vork. akute choleräähnl. E. mit hoher Mortalität, hervorgerufen durch El Tor- oder Celebes-Vi-

Enteritis chronica

brio. – **E. chronica**: E. mit schleichendem, langdauerndem u. rezidivierendem Verlauf, meist mit Abmagerung, starker Exsikkose u. Vitaminmangelerscheingn.; v. a. bei Protozoeninfekt, chem. Intoxikation, Enzymschwäche, Pankreas- u. Lebererkr., seltener nach Übergang aus der akuten Form. – **E. diphtherica s. pseudomembranacea**: E. mit Bildung von Pseudomembranen, Schleimhauterosionen u. -ulzerationen. Ätiol.: bakteriell (z. B. Dysenteriebazillen), tox. (z. B. Hg, Urämie), mechan. (Kotstauung: »sterkorale Diphtherie«). – **E. follicularis s. nodularis**: v. a. bei Jugendl. vork. E. mit Schleimhauthypertrophie u. Lymphfollikelschwellung; klin.: schleim., blut.-gestreifte Stühle; evtl. Abszedierung (= **E. f. apostematosa**) u. geschwüriger Zerfall der Follikel (= **E. f. ulcerosa**, u. a. bei Typhus abdomin.). – **E. infectiosa**: s. u. Enteritis (catarrhalis), Gastroenteritis paratyphosa, Virusenteritis. – **E. necroticans s. haemorrhagica**: akuter »Darmbrand« mit fleckförm. Schleimhautnekrosen durch Erreger der Gasbrandgruppe: schwerste blutige Durchfälle, Erbrechen, Darmspasmen, Abgang nekrot. Schleimhautfetzen; evtl. mechan. oder paralyt. Ileus, Perforation, Peritonitis. – **E. regionalis**, segmentäre, vernarbende oder zirkumskripte E., Ile(ocol)itis regionalis, CROHN* (-GINSBURG*-OPPENHEIMER*) Krankh.: (1932) v. a. bei jüng. Erwachsenen meist schubweise-chronisch verlaufende diskontinuierl., unspezif., chron. Entzündg. terminaler Ileumsegmente, selten auch höherer Darmabschnitte (/ »skip lesions«), häufig auf das Kolon übergreifend. Pathogenese: initialer lymphat. Block (Autoimmunmechanismus?) mit Lymphstauung, Ödem u. zellulärer Infiltration der Darmwand; Ulzerationen, Fistelbildung u. narb. Schrumpfung infolge nekrotisierender, granulomatöser u. fibrosierender Prozesse. Klin.: schleichender Beginn, krampfart. oder kontinuierl., bei Defäkation verstärkte Schmerzen im Unterbauch, Diarrhö, selten Obstipation; Mikromeläna, Anämie; im akuten Stadium Fieber; Rö.bild: »prox. Zone« mit erweiterter Darmlichtung. unscharfer Schleimhautzeichnung; »intermediäre Zone« mit asymmetr., durch fingerförm. Einziehungen segmentierter, leicht erweiterter Lichtung; »dist. Zone« bis auf Bleistiftdicke eingeengt, mit starrer, feinhöckr. oder glatter Kontur u. polypösem »Pflastersteinrelief«. Rezidivneigung, häufig Fistelbildung, unter Steroid-Medikation auch Perforationen. Ätiol. ungeklärt (Autoimmungeschehen bei Picorna-Virus-Infekt?).

Enteritis|bakterien: / Salmonellen. – **E.rheumatoid**: / enteroartikuläres Syndrom.

Entero|anastomose: *chir* op. Anastomosierung zweier Darmabschnitte (s. a. Darmanastomose). – **e.artikuläres Syndrom**, Enteritisrheumatoid: symptomat. (tox.-allerg.) Arthritis im Verlauf oder Gefolge einer Enterokolitis; s. a. REITER* Syndrom.

Enterobacteriaceae: Bakterienfam. der Ordn. Eubacteriales (n. BERGEY), mit den Stämmen Escherichieae, Klebsielleae, Salmonelleae u. Proteae. Aerobe oder fakultativ anaerobe, gramneg., gerade, z. T. peritrich begeißelte Stäbchen. Neben normalen Darmbewohnern des Menschen auch humanpathogene Arten der Gattung Aero- oder **Enterobacter**, z. B. die aeroben, bewegl. E. cloacae, E. aerogenes u. E. liquefaciens (=Aerobacter A, B, C), die v. a. Harnwegsinfektionen hervorrufen.

Enterobius vermicularis, Oxyuris s. Fusaria verm., Madenwurm, Aftermade, Pfriemenschwanz: sehr verbreitete darmparasit. Nematoden [Oxyuridae] des Menschen (wirtsspezif., selten bei Zoo-Affen); Erreger der Oxyuriasis (»**Enterobiasis**«) u. Appendicopathia oxyurica. Geschlechtsreife Würmer 9–12 (♀, hinten verschmälert) bzw. 2–5 mm (♂, hinten eingerollt), Eier ca. 55 : 30 μm, abgeflacht (s. a. Wurmeier); Entwicklung der Larven nach oraler Aufnahme (selten Retroinfektion) in 37 – 101 Tg. an der Schleimhaut von Dünn- u. oberem Dickdarm (intramurale Entwicklung umstritten). Reife ♂ ♂ sterben bald nach der Kopulation, ♀ ♀ erst nach Abwanderung in tiefere Darmabschnitte u. Eiablage im Perianalbereich.

Entero|cele: / Enterozele. – **E.coccus**: / E.kokken.

enterochromaffine Zellen, CIACCIO*, KULTSCHITSKY*, SCHMIDT* Zellen: (HAMPERL) die chrom- u. argentaffinen, »basalgekörnten« oder »gelben« Zellen, die in Ösophagus- u. Magen-Darmschleimhaut sowie Gallengängen u. Pankreas – verstreut liegend – wahrsch. ein diffuses endokrines System darstellen (u. a. Serotoninbildung). Pathognomon. Wucherung bei (Dünndarm-)Karzinoid.

Enterodermatokardiopathie: / Karzinoid-Syndrom.

Entero-enterostomie: / Enteroanastomose.

Enter(o)epiplozele, Darmnetzbruch: / Enterozele mit Darmschlingen u. Netz im Bruchsack; häufigste Form der sogen. kombinierten Hernie.

entero|gastraler Reflex: vegetat. R. (synergistisch mit / Enterogastron), der die Magenmotilität hemmt; ausgelöst in der Duodenalschleimhaut über Mechano- (Wanddehnung) u. Chemorezeptoren (Proteinbruchstücke, H^+). – **E.gastron**: (IVY 1929) in der Mukosa des prox. Dünndarms gebildetes »Verdauungshormon« (Polypeptid), das, bei Fetteintritt ins Duodenum freigesetzt, hämatogen zum Magen gelangt u. dessen motor. u. sekretor. Funktion hemmt (vermutl. Gastrin-Inhibitor; / GIP); auch i. v. wirksam.

entero|gen: im Darm entstanden. – **E.glukagon**: dem pankreat. Glukagon ähnl., in Struktur, MG u. biol. Eigenschaften, aber verschiedenes gastrointestinales Hormon, das ebenfalls Insulin beeinflußt.

enterohepatisch: Darm u. Leber betreffend; z. B. das **e. Syndrom** (/ ABRAMI*-VIDAL*, GILBERT* Sy.), der

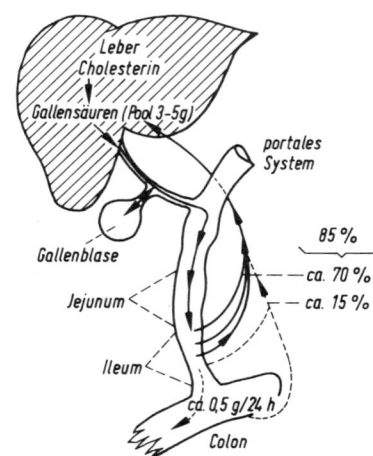

Enterohepatischer Kreislauf der Gallensäuren (n. TYROR).

e. Kreislauf, in dem mit der Galle ausgeschiedene Substanzen (v. a. Bilirubin) nach Umwandlung im Darm (z. B. in Urobilinogen) z. T. rückresorbiert u. mit dem Pfortaderblut der Leber wieder zugeführt werden.

Enterohydrozele: (LITTRÉ) Kombination von Entero- u. Hydrozele (s. a. Hernia encystica, Hydrocele hernialis).

Entero|karenz: Nährstoffmangel infolge unzureichender Resorption (bei ausreichender Zufuhr). – **E.katarrh:** (HEUBNER) ↑ Säuglingsenteritis. – **E.kinase:** ↑ Enteropeptidase. – **E.kleisis:** 1) op. Deckung einer Darmwunde (Perforation), z. B. mit Netz (= **E. omentalis**). – 2) ↑ Ileus. – **E.klyse, -klysma:** Verabreichung von Nährlösgn. oder Pharmaka in den Dünndarm mittels Sonde; i. w. S. auch das Klysma oder ↑ Klistier.

Entero|kokken: Gruppe D der Streptokokken (nach ↑ LANCEFIELD); s. a. Streptokokken.... – **E.kolektomie:** In-toto-Resektion von dist. Ileum, Zäkum u. Aszendens; i. e. S. die rechtsseit. ↑ Hemikolektomie. – **E.kolitis:** Schleimhautentzündung von Dünn- u. Dickdarm (s. a. Enteritis, Colitis); z. B. als ↑ Staphylokokken-E.k., enterale ↑ Yersiniose. – **E.kolostomie:** op. Anastomosierung zwischen Dünn- u. Dickdarm. – **E.koniose:** Staubablagerungen in den LK des Darms; ohne Krankheitswert. – **E.krinin:** (NASSET 1938) hypothet. »Dünndarmhormon« mit Einfluß auf die Darmdrüsen. – **E.kystom:** ↑ E.zyste.

Entero|lith: ↑ Kotstein. – **E.lithiasis** aber auch mit ortsfremden Konkrementen (z. B. Gallensteine).

Enteromenie: vikariierende Menstruationsblutung aus dem Darm, i. w. S. auch bei Endometriose.

Enteromonas hominis s. bengalensis, Octomitus ho., Tricercomonas intestinalis: (DA FONSECA 1915) 4geißel., 1kern., ovales (4–10 μm) Flagellat [Polymastigida], ohne Axostyl, undulierende Membran u. Zytostom; harmloser Kommensale im Darm des Menschen u. einiger Tiere; Zyste oval, reif 4kernig (DD: Endolimax nana).

Enter|omphalus: ↑ Nabelbruch.

Entero|myiasis: ↑ Darmmyiasis; s. a. Gasterophilus. – **E.mykose:** Pilzaffektion (z. B. Candidosis) des Magen-Darmkanals (s. a. Tab. »Mykosen«). »**E.mycosis**« auch Bez. für spezif. Darmwandveränderungn. bei Mycosis fungoides. – **E.myzin:** Antibiotikum aus Streptomyces albireticuli; in vitro wirksam gegen gramneg. Baktn.

Enteron: (griech.) Darm, i. w. S. der Canalis alimentarius.

Enteroneurose: Neurose, die sich an den Verdauungsorganen manifestiert (z. B. Obstipation, Diarrhö, Colitis mucosa).

entero-oxalurisches Syndrom: ↑ LOEPER* Syndrom.

Enteroparalyse, -parese: ↑ Darmlähmung, s. a. Ileus.

Enteropathie: Sammelbegr. für (Magen-)Darmerkrn.; z. B. die **exsudative** oder **proteinverlierende E.** (s. u. exsudat. ↑ Gastroenteropathie), **diabet. E.** (↑ Diarrhoea diabetica), **glutenbedingte** u. **nicht-glutenbedingte E.** (↑ Zöliakie), **ischäm. E.** (im Schock, bei chron. Mesenterialgefäßprozessen), **E. bei** ↑ Sklerodermie, **E. ulcerostenosans multiplex** (A. ROCHA et alii 1966; sehr dicht stehende Ulzera v. a. in Jejunum u. Ileum, mit rezidivierenden Fieberschüben, blut. Stühlen, Tenesmen; Ätiol. wahrsch. nicht einheitlich).

Entero|peptidase, E.kinase: Peptidase im Darmsaft, die u. a. aus Trypsinogen unter Abspaltung eines Hexapeptids (Val-[Asp]$_4$-Lys) Trypsin bildet (pH-Opt. 6–8) u. die proteolyt. Pankreasfermente aktiviert. Bei autosomal-rezessiv erbl. Mangel: chron. Durchfälle, Aszites, Ödeme, Eiweißmangeldystrophie, Wachstumsstörung. – **E.pexie:** op. Anheftung (breitflächig) eines abnorm gesenkten oder bewegl. Darmabschnitts an Peritoneum, Bauchwand, Aponeurose, WS etc. ohne Eröffnung des Darmlumens, u. U. auch indir. über Netz oder Mesenterium; selten am Dünndarm (nach Volvulus, ileozäkaler Invagination), meist als Kolo- oder Rektopexie (bei Caecum mobile, Analprolaps).

Enterophilus: veraltete Bez. (RYSHOW 1950) für Dysenterie-Viren ↑ Virusenteritis).

Entero|plicatio: ↑ Darmfaltung. – **E.proteorrhö:** s. u. Gastroenteropathia exsudativa. – **E.ptose,** Splanchnoptose, GLÉNARD* Krankh.: allg. Senkung der Baucheingeweide, konstitutionell bedingt (Bindegewebsschwäche, z. B. bei asthen. Habitus) oder erworben (Lockerung der Bauchdecken nach starker Abmagerung, Geburten, Aszites). Sympte.: Schweregefühl, ziehende, bei Rückenlage meist nachlassende Kreuz- oder Rückenschmerzen, schnelle Ermüdbarkeit, oft chron. Obstipation.

entero|renales Syndrom (Heitz=Boyer*): bes. Verlaufsform der Kolibazillose (GILBERT) mit Sekundärinfektion der Harnwege. – **E.rezeptoren** ↑ Interorezeptoren.

Entero|schisis: Hemmungsmißbildung durch unvollständ. Schluß der embryonalen Darmrinne. Bei sek. Verschluß resultiert Verdoppelung des betr. Darmabschnitts. – **E.spasmus:** ↑ Darmspasmus. – **E.stase:** Verzögerung bis Aufhebung der Darmpassage mit Stauung der Ingesta. – **E.stenose:** ↑ Darmstenose.

Enterostomie: op. Verbindung zwischen Darmlumen u. Körperoberfläche (meist seitl. Bauchwand) zwecks: künstl. Ernährung, Ableitung (bei Ileus zur Anastomosensicherung), Einbringen von Arzneimitteln u. Spülflüssigkeit; z. B. Jejunostomie mit oder ohne Schrägkanalbildung (v. a. WITZEL* Fistel), Kotfistel (Zäko-, Appendikostomie, Katheter-Enterostomie n. WEISSCHEDEL etc.), Anus praeter, Kombinationen mit Enteroanastomose (z. B. MAYO-ROBSON, MAYDL).

enterosynoviales Syndrom: s. u. enteroartikulär.

Entero|thorax: Verlagerung von Darmteilen in die Brusthöhle bei echtem Prolaps oder Zwerchfellhernie, i. w. S. auch bei Relaxatio diaphragmatica. – **E.tomie:** op. Schnitteröffnung des Darms, meist Längsschnitt unter gleichzeit. Absaugung (z. B. mit MOYNIHAN*, MIXTER*, AUBERT* Rohr); v. a. zur Darmentleerung bei Ileus, Fremdkörper- (Gallenstein, verschluckter Gegenstand, Askaridenknäuel) u. Tumorentfernung (Polyp). – **E.tom:** ↑ DUPUYTREN* Kentotrib. – **E.toxikation:** Autointoxikation durch im Darm entstehende Gifte (Indol, Skatol, Putreszin, Kadaverin, Methylmerkaptan etc.), z. B. bei Ileus, Niereninsuffizienz. – **E.toxin:** von koagulasepos. Staphylokokken unter best. Bedingungen (z. B. hohe CO_2-Konz. in halbfestem Medium, v. a. auch in KH-halt. Nahrungsmitteln) gebildetes thermostabiles Toxin (s. a. Staphylotoxin), das Brechdurchfall her-

Enterotrib

vorruft (meist als Lebensmittelvergiftung, wahrsch. aber auch als parenterale Dyspepsie bei Säuglingen).

Entero|trib: (MIKULICZ) ↑ Darmquetschklemme. – **e.trop**: mit bes. Affinität zum Darmtrakt. – **E.typhus**: ↑ Typhus abdominalis.

Enterovirales, -viren: nicht-systemat. Begr. für die weltweit verbreiteten RNS-Picornaviren (ca. 240 nm), die sich primär im Intestinaltrakt des Menschen u. zahlreicher Säugetiere ansiedeln (menschenpathogen: Polio-, Coxsackie-, ECHO-Viren).

Entero|zele, Darmbruch: inn. oder äuß. Hernie mit (Dünn-)Darmschlingen als Bruchinhalt. – Als bes. Form die **E.cele vaginalis ant.** (Ausstülpung des die Excavatio vesicouterina auskleidenden Peritoneums in die Scheide) u. **post.** (↑ DOUGLAS*-Hernie). – **E.zeptor**: ↑ Interorezeptor. – **E.zoen**: ↑ Darmparasiten. – **E.zyste, E.zystom**, E.kystom, enteroide Darm-, Dottergangs-, ROSER* Zyste: angeb. Zyste (darmschleimhautart. Wandauskleidung, evtl. Flimmerhaare) als Überbleibsel des ↑ Ductus omphalosentericus. – **E.zyt**: die an der Resorption beteiligte Zelle des Dünndarmepithels.

Entfaltungsknistern, -rasseln: inspirat. »Knisterrasseln« über den -hypoventilierten, evtl. hyperäm. – hint.-unt. Lungenabschnitten des Bettlägerigen bei tiefer Inspiration unmittelbar nach dem Aufrichten (Wiederentfaltung von Alveolen u. Bronchiolen); s. a. Crepitatio indux u. redux.

Entfettungskur: ↑ Abmagerungskur, Reduktionskost.

Entfremdungs|depression: endogene Depression mit ausgeprägtem Gefühlsmangel u. inn. Leere, wobei das Absterben der Gefühle für alles, was früher lieb u. wert war, als schwere Schuld empfunden wird. – **E.erlebnis**: Erlebnis der Depersonalisation als häuf. Begleiterscheinung von Erkrn. des schizophrenen u. zirkulären Formenkreises, auch als hirnorgan. Psychosyndrom sowie als gelegentl. Effekt einer neurolept. Ther. (Dämpfung der Vitalsphäre) insbes. bei Psychasthenikern u. Depressiven.

Entgiftung, Detoxikation: *biol* metabol. Unschädlichmachen tox. Substanzen im Organismus (v. a. in der Leber), meist durch Umwandlung in löslichere, leichter ausscheidbare Verbindungen; Mechanismen: Oxidation (z. B. von Fäulnisaminen; Äthanol → Essigsäure, Toluol → Benzoesäure), Reduktion (Nitro- → Aminoverbindgn.), Hydrolyse (z. B. von Digitalisglykosiden, Barbituraten, Atropin), Entalkylierung (z. B. von Dimethylanilin, -aminoazobenzol, Cholin), Dekarboxylierung oder Desaminierung (z. B. von α-Methyldopa, Histamin, Serotonin), Kondensation (Ammoniak → Harnstoff) u. Konjugation (»Paarung«; vgl. Ätherschwefelsäuren) z. B. mit Glukuronsäuren (u. a. Bilirubin, Östrogene), Schwefelsäure (Phenol, Kresole, Indoxyl) u. Glykokoll (Benzoesäure → Hippursäure), Zystein (aromat. KW.stoffe → Merkaptursäuren) sowie Alkylierung (z. B. Methylierung von Pyridin) u. Azetylierung (z. B. Sulfonamide, p-Aminobenzoesäure). – vgl. Giftung. – *therap* Gesamtheit der Maßnahmen zur Beseitigung einer in den Körper gelangten oder an der Körperoberfläche fixierten gift. Substanz bzw. zu deren Neutralisation bzw. zur Blockierung ihrer Wirkung. – **Entgiftungszentrum**: zentrale Einrichtung zur Koordinierung der klin. Toxikologie; dient sowohl der Forschung u. damit der bestmögl. Information (»toxikol. ↑ Informationszentrum«) als auch der Untersuchung u. Behandlung (Detoxikation, Reanimation) in Vergiftungsfällen (»Vergiftungszentrum«, z. B. toxikol. Stationen an Universitätskliniken u. Schwerpunktkrankenhäusern).

Enthaarung: ↑ Epilation; vgl. Haarausfall.

Enthalpie, GIBBS* Wärmefunktion, »H«: *physik* Zustandsgröße insbes. strömender Arbeitsstoffe (Gase), abhängig von inn. Energie, Druck (p) u. Vol. (V): $J = U + pV$. Eine bei isothermen chem. Prozessen auftretende Wärmetönung ist bei konst. Druck gleich der Änderung der E., bei konst. Vol. gleich der der inn. Energie. – Die »**freie E.**« (G) eines thermodynam. Systems bei konst. Druck gilt als Maß für die Arbeitsfähigkeit des Systems (bei isothermen Prozessen).

Enthelminthen: ↑ Eingeweidewürmer.

Enthemmung: *neurol* durch Läsion oder Noxe hervorgerufene temporäre oder dauernde Minderung (bis Ausfall) des hemmenden Einflusses höherer Nervenzentren, so daß niedere, weniger komplexe Hirnfunktionen überhandnehmen (z. B. automat. Hyperkinesen neostriären Ursprungs bei Erkr. des EPS). – *psych* Entfesselung von Affekten bei Fortfall von Hemmmechanismen, z. B. in der Psychokatharsis.

Enthesopathie: Insertionstendopathie (s. u. Tendopathie).

Enthirnung: ↑ Dezerebrierung. – **Enthirnungsstarre**, Dezerebrierungsstarre: nach Hirnstammdurchtrennung unter Bewußtseinsverlust auftret. motor. Syndrom mit typ. Streckhaltung von Rumpf (evtl. Opisthotonus) u. Extremitäten (Innenrotation der Arme), häufig paroxysmaler Tonussteigerung (Zunahme der Haltungsanomalien). Ähnl. Bild auch bei Ventrikelblutung, Basilarisverschluß u. raumforderndem Prozeß mit Einklemmung des Hirnstamms im For. magnum. Pathomechanismus: Ausschaltung deszendierender extrapyramidaler (kortikaler u. subkortikaler) Impulse auf hemmende Strukturen der Formatio reticul., während die Tätigkeit der fördernden Retikularis durch Zuströme aus aszendierenden Systemen aufrechterhalten bleibt u. das fusimotor. System aktiviert (die E. also indir. über Entladungen der Muskelspindeln erfolgt, daher nach Durchschneiden der Hinterwurzeln aufgehoben ist).

Enthüllung: *virol* ↑ Uncoating.

Entjungferung: ↑ Defloration.

Entkalken: 1) *histotechn* chem. Entfernung von Kalksalzen aus Knochen oder Zähnen mittels Säuren (z. B. Salpeter-, schweflige, Ameisen-, Salz-, Trichloressigsäure sowie Gemische davon) oder EDTA; beschleunigt durch Einleiten eines niedergespannten Gleichstroms in die Entkalkungsflüssigkeit (= **elektrolyt. E.**). – 2) *path* ↑ Dekalzifikation.

Entkapselung: *chir* ↑ Dekapsulation; vgl. Dekortikation.

Entkeimung: Entfernung aller Mikroorganismen (einschl. der toten Formen) aus Gasen u. Flüssigkeiten durch Sterilfiltration; s. a. Raumdesinfektion, vgl. Sterilisation.

Entkernung: 1) *hämat* der physiol. Kernverlust im Verlauf der Ery-Reifung durch Kernausstoßung. – 2) **E. der Persönlichkeit**: (BRÄUTIGAM) Verlust des »Persönlichkeitskerns« (z. B. Gewissen, Gesinnung, Pflicht-, Takt-, Verantwortungsgefühl, höhere Interessen) bei Morphinismus, Weckamin- u. Analgetikamißbrauch etc.

Entknorpelungsarthrodese: Anfrischungsarthrodese mit Abtragung der Gelenkknorpel, i. e. S. durch Resektion der Gelenkenden.

Entkoppler: *biochem* Substanzen (z. B. Dinitrophenol, Bis-(4-hydroxykumarinyl)-methan, Trijodthyronin, Chlorpromazin), die eine Entkopplung der Atmungskettenphosphorylierung bewirken (Hemmung der ATP-Bildung ohne Unterbrechung des Elektronentransports).

Entladung: *neurophysiol* aus einer oder mehreren Wellen oder Spitzen oder Komplexen bestehende elementare Aktivitätsform im EEG, die sich – v. a. durch ihre große Amplitude – von der Hintergrundtätigkeit bzw. Ruhe-Aktivität deutlich abhebt; Vork. einzeln oder in best. Folgen oder Mustern (»Gruppe«, »Serie«, »Paroxysmus«), spontan oder als Reizantwort. Insbes. die vollständ. »**neuronale E.**« als Reaktionsform eines einzelnen Neurons auf einwirkende Reize nach dem »Alles-oder-nichts-Gesetz«, wie sie abnorm während des epilept. Anfalls im EEG registrierbar ist u. die der simultanen Aktivation einer großen Zahl von Neuronen entspricht. – **Entladungszone**: die Neuronen, die auf einen Reiz hin durch afferente Erregungen synaptisch unmittelbar zur Entladung kommen. In ihnen ist die Dichte aktivierter erregender Synapsen so groß, daß das summierte EPSP die Erregungsschwelle (»firing level«) erreicht.

Entlastungs|blutung: s. u. E.hyperämie. – **E.-Coxa-valga**: C. v. infolge mangelnder Gehbelastung, z. B. bei langer Bettlägerigkeit, nach Amputation beim Kind, bei Krückengang. – **E.depression**: (H. BÜRGER=PRINZ) depressives Krankheitsbild von endogenem Gepräge (aber keine Zyklothymie!) nach Beendigung einer extremen Belastungssituation, die zu einschneidenden Veränderungen der Lebensbedingungen geführt hat (z. B. Vertreibung, Deportation, Lager, Haft). – vgl. Entwurzelungsdepression. – **E.fistel**: *chir* ↑ Enterostomie (z. B. transzäkale Ileostomie) bei krit. Darmanastomose.

Entlastungs|hochdruck: 1) hochgrad. arter. Blutdrucksteigerung durch pressor. Kreislaufreflexe nach Druckentlastung in bd. Sinus carotici. – 2) ↑ Entzügelungshochdruck. – **E.hyperämie**: reakt. H. eines Körperabschnitts oder Organs bei plötzl. Minderung eines die Zirkulation behindernden Drucks; führt u. U. zu akuter **E.blutung** (v. a. in der Harnblase bei einzeit. Katheterentleerung nach längerer Harnverhaltung); oder zum **E.kollaps** (Blutverarmung der übr. Organe, insbes. des Großhirns), z. B. nach langdauernder Ischämie größerer Körperteile (z. B. untere Extremitäten durch Verschüttung), wobei zusätzlich ein Austritt von Blutplasma aus druckgeschädigten kleinen Gefäßen u. die Ausschwemmung von Histaminstoffen aus ischäm. Muskelnekrosen mitwirken (dabei nach anfängl. Myoglobinurie u. U. Olig- oder Anurie infolge Obturation der HENLE* Schleifen u. Sammelröhren durch Myoglobinzylinder).

Entlastungs|operation: chir. Eingriff, meist Dringlichkeits-Op., der eine sofort. Druckentlastung bewirkt, z. B. Ventildränage bei Spannungspneu, Kotfistel bei Ileus u. Peritonitis (s. a. E.fistel), Sectio alta bei Harnverhaltung, ↑ E.trepanation. – **E.schnitt**: »Entspannungsinzision« zur Erzielung eines spannungslosen Nahtverschlusses der Haut (bei größerem Defekt, Restlücke, reduzierter Dehnungsfähigkeit, Wundwinkel > 50°); entweder parallel zum Wundrand oder in dessen Verlängerung oder in anderer Richtung fortgeführter Schnitt, meist kombiniert mit Hautmobilisierung. Insbes. auch die ↑ V-, Y-, Z-, Zick-Zack-Schnitte zur Deckung zipfeliger Wunden, Beseitigung dermatogener Kontrakturen etc.

Entlastungssyndrom: (HOCHREIN=SCHLEICHER, SCHULTE) Leistungsminderung (auch »seel. E.« mit erhebl. depress. Verstimmung) u. vegetat. Fehlsteuerung des Herz-Kreislaufsystems infolge plötzl. körperl. Entlastung, z. B. bei Hochleistungssportlern nach Abbruch des Trainings im Zustand der Höchstform, nach Examen, bei zuvor belasteten Personen im Urlaub, als »Pensionärskrankheit«.

Entlastungs|test: *kard* zur Beurteilung einer Herzinsuffizienz anhand der Änderung verschiedener Kreislaufgrößen (HMV, RR, Pulsfrequenz, Kreislaufzeiten u. a.) vorgenommene »Kreislaufentlastung«, z. B. durch i. v. Inj. von Digitalis oder Verkleinerung des Blutvol. (Stehen- u. Sitzenlassen, Staubinden an Oberschenkeln); s. a. BÜRGER* Strophanthinversuch. – **E.trepanation**: palliative Schädeltrepanation mit oder ohne Duraeröffnung zur Hirndruckentlastung nach Schädeltrauma (Blutung), bei Aneurysma, Meningitis, posttraumat. Spannungshydrozephalus oder Ödem, Hirntumor mit Stauungspapille. Entweder »über dem Herd« oder »am Ort der Wahl« (transfrontal, subokzipital, meist subtemporal, bei Rechtshändern li. u. umgekehrt, bei Hypophysentumor, malignem Exophthalmus etc. auch bds.); bekannteste Methoden n. CUSHING, PENFIELD-CONE, NAFFZIGER.

Entlausung: Beseitigung von Kopf-, Kleider- u./oder Filzläusen von Körper, Bekleidung, Ausrüstung oder aus Räumen mittels mechan., therm. oder chem. Mittel (s. a. Desinsektion), wie trockene Heißluft (auch Bügeln), strömender Dampf, DDT® u.a. Kontaktinsektizide in gelöster oder Puderform, Blausäure (Raumdurchgasung), Läusekamm.

Entleerung, dynamische: (W. JANZARIK) *psych* der durch das Entschwinden der Lebensdynamik gekennzeichnete schizophrene Defekt.

Entleerungstyp, duodenaler: *röntg* (BAENSCH 1952) bei Duodenalulkus zunächst Beschleunigung, später aber Verzögerung der Magenentleerung (nach 1½ Std. Breispitze in Ileum u. Zäkum, aber noch erhebl. Restfüllung des Magens).

Entmannung, Emaskulation: *chir* Penisamputation (v. a. bei Ca.) mit Entfernen des Skrotums, Samenstrangresektion u. Ausräumen der Inguinallymphknoten; Einnähen der Harnröhre – nach Isolierung vom Corpus cavernosum – im hint. Winkel der Dammwunde. – Auch inkorrekte Bez. für ↑ Kastration.

Entmarkung, Demyelinisierung: *path* herdförm., an die Gefäße gebundener diskontinuierl. Myelinzerfall in der weißen u. grauen Substanz des ZNS; Myelinscheiden stärker betroffen als Achsenzylinder, Ganglienzellen weitgehend verschont; perifokale Wallbildung durch Gliaproliferation. **Entmarkungskrankhn.** sind z. B. MS, SCHOLZ* Syndrom, Neuromyelitis optica. – **pontine E.**: s. u. Myelinolyse.

Entmischung, tropfige: *path* »kleinvakuoläre Entartung« des Zellprotoplasmas mit Auftreten dicht ge-

Entmüdungsmassage

drängter Tröpfchen (s. a. Degeneration, vakuoläre); meist reversibel, aber auch als Vorstufe schwererer Veränderungen.

Entmüdungsmassage: bei Sportlern nach Training u. Wettkampf Lockerungs-, Entmüdungsgriffe u. nachfolgende Dehnschüttelungen, um durch Entfernen der sauren Ermüdungsstoffe u. Dehnung der Muskulatur die Erholung der Gewebe zu intensivieren u. Anstrengungsfolgen (z. B. Muskelkater) zu verringern.

Entmyelinisierung: *path* ↑ Entmarkung.

Entner*-Doudoroff* Abbau: *biochem* aerober Abbauweg der Glukose über Glukose-6-phosphat, 6-Phosphoglukonat u. 2-Keto-3-desoxy-6-phosphoglukonat zu Pyruvat u. 3-Phosphoglyzerinaldehyd (weiter z. B. nach dem EMBDEN*-MEYERHOF*-PARNAS* Schema). Energiegewinn bis zur Pyruvatstufe 1 Mol ATP/Mol Glukose (sowie 2 Mol $NADPH_2$). Nur bei einigen Baktn. (Pseudomonas, Aeromonas, Xanthomonas) nachgewiesen.

Ento...: s. a. Endo....

Entoderm, Entoblast: *embryol* das bei der Gastrulation als dem Dotterblatt (= Deuter- oder **sek. E.**) durch Delamination von der Keimscheibe (bei Reptilien u. Vögeln) bzw. vom Embryonalknoten (bei höheren Säugern, Mensch) entstehende inn. Keimblatt, aus dessen einschicht. Epithel die Epithelien von Verdauungstrakt (außer Mundhöhle u. After), Schilddrüse, Epithelkörperchen, Thymus, Atmungstrakt, Harnblase u. Harnröhre (beim ♂ nur zum größeren Teil) hervorgehen. – Oft nur Bez. für die präsumptive Magen- u. Darmwand. – **prim. E.:** 1) in der vergleichenden Embryologie die durch Invagination gebildete Urdarmwand; phylogenetisch älter als sek. E. = Deuterentoderm. – 2) in der Embryologie des Menschen (u. der höheren Säuger) die den Embryonalknoten zum Blastozoel hin begrenzende Zellschicht als erste Anlage des E. (einschl. Dottersackwand) im Gegensatz zum definitiven = **intraembryonalen E.**

Entom: Instrument zur transurethralen Inzision der Harnröhrenstriktur.

Entomiasis: Insektenbefall, durch Insekten verurs. Erkrankung.

Entomo|logie: Lehre von den Gliederfüßern (Arthropoda); i. e. S. die Insektenkunde. – **E.phobie:** krankhafte Furcht vor Insekten.

Entomophthora: *mykol* Algenpilze [Phycomycetes] der Fam. **Entomophthoraceae**, meist parasitisch in Insekten, höheren Pilzen u. Farnen, einige Arten für Mensch u. Tier pathogen (s. a. Phykomykose, Tab. »Mykosen«).

Ento|mosis: ↑ Entomiasis. – **E.plasma:** ↑ Endoplasma.

entoptisch: im Innern des Auges entstanden; z. B. die durch anatom. Gegebenheiten des Augeninnern bedingten **e. Erscheinungen** oder Wahrnehmung wie PURKINJE* Aderfigur, HAIDINGER* Büschel; ferner können Trübungen in Glaskörper (↑ »mouches volantes«), Linse oder Hornhaut wahrgenommen werden, bei Durchleuchtung mit blauem Licht auch die die Netzhautkapillaren durchwandernden Leukos.

Entopto|skop: Instrument zur Untersuchung der Transparenz der brechenden Medien des Auges (= **E.skopie**).

entotisch: im Ohr entstanden; z. B. **entot. Geräusch** (»Ohrensausen«, v. a. bei sklerosierendem Mittelohrprozeß oder im Rahmen einer Kreislaufregulationsstörung), **e. Obertöne** (infolge der nichtlinearen Übertragungscharakteristik des Ohrs bei der Aufnahme reiner Sinusschwingungen), **e. Zeichen** (↑ BING* Zeichen).

Entozoon: tierischer ↑ Endoparasit.

Entpersönlichung: *psych* ↑ Depersonalisation.

Entquellung: ↑ Dehydratisierung (1), Entwässern (2).

Entrindung: ↑ Dekortikation.

Entropie, S: (Clausius) im 2. Hauptsatz der Thermodynamik auftretende Zustandsgröße

$$\Delta S = \frac{Q_{rev}}{T}$$

(Q_{rev} = bei reversibel ablaufendem Prozeß bei Temp. T aufgenommene oder abgegebene Wärmemenge). Maß für die Umkehrbarkeit eines Prozesses; da irreversibel

$$\Delta S > \frac{Q_{rev}}{T},$$

kann in einem geschlossenen System S nur größer werden oder gleichbleiben (CLAUSIUS* Prinzip).

Entropium, Entropion: Einwärtsstülpung des Lidrands; selten **spastisch** bedingt (v. a. Unterlid, bei Blepharospasmus im Alter, nach Augen-Op.), meist organ. bedingt, z. B. als **E. congenitum** (durch ↑ Epiblepharon), **E. cicatricum** (»Narben-E.«, Schrumpfung der Lidfaserplatte, z. B. nach Verletzung und Verätzung, bei Trachom [meist Oberlid] u. a. entzündl. Prozessen wie Pemphigus, Go. etc.). Klin.: chron. Reizerscheinungen durch Scheuern der Zilien an Bulbusbinde- u. Hornhaut. Ther.: konservativ (Behandlung des Grundleidens, orthopäd. Brille) oder Op. (z. B. nach v. GRAEFE, IMRE). – **E. uveae**, Iridentropium: *ophth* Einwärtsbiegung des ziliaren Irisabschnitts. – **E.pinzette:** Lidpinzette zum Aufrichten des entropierten Lides; z. B. nach BRECHT.

Entschädigungsneurose: s. u. Rentenneurose.

Entschäumer: Substanzen, die durch Anreicherung in der Grenzfläche zwischen Flüssigkeit u. Gas die Oberflächenspannung verändern u. Schaumbildung verhindern, z. B. Öle, Paraffin, Silikonöle. Therap. Anw. (meist Methylpolysiloxane) bei Meteorismus u. Flatulenz.

Entschattung: *röntg* Bildaufhellung im Bereich von Entkalkungsprozessen des Knochens; z. B. die **»fleckige E.«** beim SUDECK* Syndrom.

Entschlackung: therap. Eliminierung von ↑ Stoffwechselschlacken oder exogenen tox. Substanzen, renal (mit geeigneten Diuretika) oder extrarenal (z. B. ↑ Lymphdränage-, Intestinal-, Peritoneal- extrakorporale Hämodialyse).

Entschleierungsataxie: spinale Ataxie (u. Abklingen der spast. Paresen) nach op. Entfernung eines extramedullären Tumors.

Entschleusungskrankheit: ↑ Druckfallkrankheit infolge zu schnellen Ent- oder Ausschleusens.

Entseuchung: ↑ Desinfektion.

Entsicherungsschwindel: (FRENZEL) Schwindelgefühle bei chron. Labyrinthausfall, das nur auftritt, wenn kompensierende Faktoren (Auge, Tiefensensibilität) fortfallen, z. B. in der Dunkelheit.

Entspannungs|atelektase: pass. Form der Lungenatelektase nach Aufhebung des elast. Spannungszustands (Kollaps) des Lungengewebes durch Erhöhung des intrapleuralen Drucks oder mechan. Kompression (= Kompressionsatelektase). – **E.kollaps:** seltene Form der Synkope durch Versagen der Vasomotorenregulation mit überschießender Erweiterung der peripheren Gefäße, z. B. beim dekompensierten ↑ Schock. – **E.naht:** chir meist tiefgreifende Primär- oder Sekundärnaht (v. a. der Haut) zur Verstärkung der adaptierenden Nahtreihe bei größerer Wundrandspannung oder zur Dehiszenzprophylaxe; z. B. als Flaschenzug-, Bleiplatten-, Drahtpfeiler-, Matratzennaht. – **E.pneumothorax:** Tiefdruckpneu als angestrebte Pneuform, bei der erkrankte Lungenabschnitte wirksam kollabiert sind, während gesunde ausreichend entfaltet u. respirationstüchtig bleiben.

Entspannungs|therapie: psych auf Lösung intrapsych. Spannungen u. körperl. Verkrampfungen gerichtete (»kleine«) Psychother., z. B. bei Asthma bronchiale, essentieller Hypertonie; v. a. Entspannungsübungen des autogenen Trainings u. andere (auto)suggestive Verfahren, z. B. die »akt. E.th.« nach J. FAUST. – physiotherap zur Muskelentspannung führende Maßnahmen wie Vibration, pass. krankengymnast. (z. B. Schüttelung) u. akt. Übungen (z. B. Spannung / Entspannung). – **E.zeit, kardiale:** die diastolische Zeitspanne zwischen Schluß der Aortenklappen u. Öffnung der AV-Klappen, in der die isometr. Kontraktionsrückbildung der Kammermuskulatur (mit Absinken des Ventrikeldrucks) erfolgt.

Entsperrung: (PAYR) op. Korrektur von Gelenksteifen durch Arthroplastik, Osteotomie, Endoprothese, aber auch durch Teno- oder Myotomie, Narbenexzision, Hautplastik, Sehnenauswechselung Gelenkmausentfernung, Nervennaht, Sympathektomie u. a. m.

Entwärmungsaffekt: s. u. zirkadianer Rhythmus.

Entwässern: 1) histol Wasserentzug aus dem Präp. (für die nachfolgende Einbettung in wasserunlösl. Medien) mit Alkohol (»aufsteigende Alkoholreihe«), Azeton, Dioxan, Kupfersulfat, Äther, Chloroform etc. – 2) therap Wasserentzug aus Körpergeweben (bei Ödem, Erguß, Hirndruck etc.) durch Flüssigkeitsbeschränkung, salzarme Diät, Diuretika, Liquorentnahme, Dränage; s. a. Dehydratisierung.

Entwesung: ↑ Desinsektion.

Entwickler: chem, röntg Reduktionsmittel (in wäßr. Lsg.), die das Silberhalogenid einer photograph. Emulsion v. a. an den durch Belichtung gebildeten Silberkeimen zu metall. Ag reduzieren u. dadurch das latente Bild sichtbar machen; z. B. p-Aminophenol, Methyl-p-aminophenolsulfat, Hydrochinon, 2,4-Diaminophenol-hydrochlorid, 1-Phenyl-3-pyrazolidon; evtl. mit Zusatz von Natriumsulfit (zur Konservierung), Alkalien (als »Beschleuniger«), KBr (als »Verzögerer«). – **E.ekzem:** Abnutzungsdermatose bei Personen, die mit photograph. E. umgehen, ferner Kontaktekzem bei Färbern infolge Überempfindlichkeit gegen sogen. Entwicklungsfarbstoffe (z. B. Naphthol-AS-, Rapid-Farbstoffe).

Entwicklung: 1) biol s. u. Evolution, Phylo-, Onto-, Kyemato-, Morphogenese, s. a. Tab. »Längenwachstum.«. – **abhängige E.:** Begr. der Biologie für die von Einflüssen der Umgebung mitbestimmte E., z. B. der Urkeimzellen oder eines Gastrulateils. – **beschleunigte E.:** ↑ Akzeleration. – **verzögerte E.:** ↑ Retardierung. – 2) chem s. u. Entwickler, Entwicklungseinheit. – 3) geburtsh von Arzt oder Hebamme auszuführende Kunsthilfen unter der Geburt: inn. Wendung, Wendung aus Querlage mit anschließ. Extraktion an Fuß u. Steiß, halbe Extraktion, BRACHT* Manualhilfe etc. – 4) psych abnorme seelische E. als Antwort auf psychotraumatisch wirkende Umweltfaktoren, je nach innerem Aufbau unterschieden als **einfache E.** (mit noch einheitl. überwert. Affekteinstellung; evtl. korrigierende Tendenzen), **paranoische E.** (Anreicherung der Affekte um eine überwert. Idee, Verlust von Kritik u. Einsichtsfähigkeit; reversibel oder schließl. paranoischer Wahn oder echte Paranoia; vgl. sensit. ↑ Beziehungswahn) u. **neurot. E.** (bei entspr. Ausgangslage; mit widersprüchl., überwert. Affekteinstellung u. nicht zu vereinbarenden Tendenzen, die zum Konflikt, schließl. zu Komplex u. Komplexverselbständigung führen).

Entwicklungs|alter, EA: aus der körperl. u. geist. Entwicklung im Vergleich zum Durchschnittsniveau Gleichaltriger abgeleiteter Altersbegr., ermittelt durch **E.analyse** u. -teste (im Einzelfall auch als sogen. **E.diagramm**), ausgedrückt durch den ↑ E.quotienten. Im Idealfall gleich dem LA, häufig aber dissoziiert (= Früh- bzw. Spätentwicklung auch partiell als »E.asynchronie«).

Entwicklungs|beschleuniger: dem photograph. Entwickler zugesetzte alkal. Substanz (z. B. Soda, Borax), die das Redoxpotential des Entwicklers herabsetzt u. entstehende Halogenwasserstoffsäure neutralisiert. – **E.beschleunigung:** biol ↑ Akzeleration. – **E.einheit:** röntg in der Dunkelkammertechnik die Einheit zusammengefaßten Behälter für Entwickler, Zwischenwässerungs-, Fixier-, Schlußwässerungs- u. Netzmittelbad. – Heute meist als **E.maschine** für die automat. Entwicklung, Fixierung u. Trocknung; verschiedenste Modelle, die z. T. auch das Herausnehmen des belichteten Films aus der Kassette u. das Einlegen des neuen Films besorgen.

Entwicklungs|geschichte: ↑ Ontogenie, i. w. S. auch Embryologie u. Phylogenie. – **E.hemmung:** vorübergehende oder endgültige, häufig nur umschriebene Unterbrechung der normalen Entwicklung des Keimlings infolge Einwirkung verschiedenster Noxen wie ionisierende Strahlen, Infektionserreger, chem.-tox. Substanzen, mechan., hormonelle u. Erbfaktoren. Hat Retardierung des Gesamtwachstums oder Zurückbleiben der Entwicklung einzelner Teile (Mißbildung) zur Folge, evtl. Fruchttod. – s. a. Embryo-, Fetopathie.

Entwicklungs|phasen: die Abschnitte in der körperl. u. seel. Entwicklung des Menschen. Im allg. Unterteilung in Säuglings- (bis 9 Mon.), Kleinkind- (bis ca. 5 J.), Schul- oder Großkind- (6–10 J.), Jugendalter mit Pubertät (♀ 10–17, ♂ 12–18 Jahre) u. Adoleszenz (♀ 12–21, ♂ 14–25 J.). Beginn der Phasen unterliegt erhebl. (individuellen u. rass.) Schwankungen, jedoch gehören zu bestimmten E.phasen jeweils best. E.probleme, die verarbeitet werden müssen. – **E.physiologie, -mechanik,** kausale Morphologie: (W. ROUX 1894) Wissenschaft von den physikal.-chem. Gestaltungsfaktoren der Embryogenese.

Entwicklungs|quotient, EQ: (HETZER) Quotient aus E.- u. Lebensalter; bei akzelerierter Entwicklung > 1, bei retardierter < 1. – **E.störung**: ↑ E.hemmung. – Auch Formen der gestörten geistig-seel. Reifung bei Kindern. – **trisomal-dysmorphe E.**: ↑ DOWN* Syndrom. – **E.test**: kinderpsychol. Test zur Ermittlung des ↑ E.quotienten (EQ) anhand von Sinnesrezeption, Körperbeherrschung, sozialem Kontakt, Lernen, Materialbehandlung u. geist. Produktion; z. B. nach BÜHLER-HETZER, BINET-SIMON, BINET-BOBERTAG, BINET-KRAMER, HAMBURG-WECHSLER, SCHENK = DANZINGER u. a., ferner Kleinkinder- u. Schulreifetests.

Entwöhnung: 1) ↑ Entziehung. – 2) *päd* ↑ Abstillen.

Entwurmung, Dehelminthisation: therap. Maßnahmen (einschl. der hygien. u. prophylakt.) zur Beseitigung von Eingeweidewürmern; s. a. Anthelminthika, Wurmkur.

Entwurzelungsdepression: (H. STRAUSS) »chron. reaktive Depression« in einer Entwurzelungssituation, z. B. nach Deportation, in Kriegsgefangenschaft, Konzentrationslager, wobei dem Totalverlust von Heimat, Fam., Besitz, Arbeitsplatz, Ehre u. Ansehen bes. Bedeutung zukommt. – Die gleiche Situation kann auch kurzdauernde oder anhaltende Apathie, Stupor, evtl. paranoid gefärbte Angstzustände, delirante Verwirrtheit, Unruhe, vegetat. Störungen, Schlaflosigkeit, Alkoholismus u. Neurosen hervorrufen.

Entziehung: Vorenthalten des Suchtmittels bei Alkohol- u. Betäubungsmittelsüchtigen mit dem Ziel, die Bindung an das gewohnte Mittel zu lösen; im allg. in Form einer – meist mehrmonat. – station. **Entziehungs|kur** in einer E.anstalt (Unterbringung bedeutet Freiheitsentziehung i. S. des Art. 104 GG u. bedarf der erklärten Einwilligung des Betroffenen oder einer richterl. Entscheidung). Bei sofort. völl. E. droht lebensgefährl. Kollaps sowie **E.psychose** (meist als Abstinenzdelir; s. a. Abstinenzsyndrom); Hilfe evtl. durch kleine Dosen Insulin, Neuroplegika, barbituratfreie Schlafmittel. Wichtig ist seel. Betreuung (Gruppenther.) zur Erzielung einer Umstellung u. einer – für den Dauererfolg entscheidenden – Neuorientierung; ferner Sanierung der Familienverhältnisse, Wiedereingliederung in Arbeitsprozeß, Verankerung in Abstinenzgemeinschaft. Dennoch Rückfallrate hoch. – vgl. Aversionsbehandlung.

Entzügelungshochdruck: »neurogener Hochdruck« (mit Tachykardie) infolge Versagens des Reglersystems bei mechan. (traumat.), entzündl., tox. oder degenerat. Schädigung der Pressorezeptoren oder deren Bahnen (z. B. bei Schädelbasisfraktur, Tumor, Polyneuritis). – vgl. Entlastungshochdruck.

Entzündung, Inflammatio: nach F. BÜCHNER »Komplex jener örtl. Veränderungen der Durchblutung, der Blutgefäße u. des Mesenchyms, welche unter der Wirkung eines lokalisierten krankhaften Reizes eintreten u. in der Regel das Erlöschen der Reizwirkung zur Folge haben«; einschläg. Reize können mechanischer, chem., elektr., aktin. u. biol. Natur sein. Definition, morphol. Abgrenzung u. biol. Deutung umstritten; ASCHOFF spricht von »örtl. defensiver Reaktion«. Zur allg. Entzündungsreaktion gehören: Steigerung von Stoffwechsel u. Körpertemp. (Fieber), Änderung der neurovegetat. Regulationen (sympathiko-, später parasympathikotone Phase HOFF), Aktivierung von hormonellen (»Streßreaktion« SELYE) u. Enzymsystemen, Veränderung von Blutbild (↑ biol. Leukozytenkurve V. SCHILLING), Plasmaproteinen u. Fe-Cu-Konz. im Blutserum (↑ Schema); s. a. Phasen-, COHNHEIM* (1) Theorie. – Kennzeichnendes Suffix: »-itis«. – Grundsätzlich unterschieden als **akute** u. **chron.**, als **unspezif.** u. **spezif.** (v. a. Tbk, Syphilis, Lymphogranulomatose, Mycosis fungoides), als **asept.** u. **sept.** (durch Mikroben), als **interstitielle** u. **parenchymatöse E.** (die wahrsch. nur als degenerat. Epithelprozeß [= alterative E.] der eigentl. entzündl. Reaktion des Interstitiums vorangeht). – Weitere histol. Formen: **exsudative E.** mit Austritt von Flüssigkeit u./oder zell. Elementen aus der Blutbahn, nach Art des Exsudats unterschieden als **serös** (mit vorwieg. Serumdiapedese; Vork. an den serösen Häuten mit Ergußbildung, als entzündl. Ödem, als akuter Schleimhautkatarrh mit vermehrter Schleimproduktion u. Epithelzellendesquamation; auch in parenchymatösen Organen, z. B. Salvarsanenzephalitis, interstitielle Nephritis; häufig Vorstufe schwererer Entzündungsformen), **fibrinös** (im Exsudat reichl. Fibrinogen, das flockig oder fädig gerinnt u. evtl. zu Pseudomembranen auf serösen Häuten oder Schleimhäuten

Entzündung (nach J. LINDNER)

1.–4. Std.	primäre Azidose (Störung der Elektrolyt- u. Wasserverteilung, Grundsubstanzentmischung, d. h. Desaggregation, Kolloiddispersion, Depolymerisierung der MPS-Proteinkomplexe, Störung der Isoionie, Isoosmie u. Isotonie. Faseraufquellung, Beginn von Pino- u. Phagozytose sowie Enzymaktivierung der ortsständ. Bindegewebszellen (Fibrozyten, Gefäßwandzellen), RNS-Synthese u. adaptive bzw. induktive Enzymsynthesen. Mastzellendegranulierung (Heparin-, Histamin- u. evtl. Serotoninfreisetzung) mit Änderung von Permeabilität, Diffusions-, Entgiftungs- u. Fermenthemmungsprozessen. An den Kapillaren: Prästase, Stase, Hypoxie, entzündl. Hyperämie; Serum-(Fibrin-), Ery- u. Leuko-Austritte, d. h. Permeation, Exsudation u. Emigration.
4.–12. Std.	sekundäre Azidose mit wechselnder Dysionie u. Dysosmie, Quellung u. Entquellung, Denaturierung u. Degeneration, allg. Zerfall stark geschädigter zelliger u. zwischenzelliger Bindegewebsbestandteile (Zunahme von Katabolismus, Glykolyse, Proteolyse, Lipolyse, gefäßaktiven Abbauprodukten.)
12.–36. Std.	Zunahme der initialen, vorwiegend katabolen Prozesse. Überlagerung der katabolen Vorgänge mit prim. u. folgenden sek. anabolen Prozessen (Zellproliferationen, spez. Fibroblastenproliferation).
48.–72. Std.	Grundsubstanzsynthese intra- u. extrazellulär histochemisch, autoradiographisch u. radiochemisch nachweisbar.
3.–4. Tag	Fasersynthese, Kapillarisierung.
4.–6. Tag	Abnahme von Mikro- u. Makrophagen, Zunahme ausreifender Fibroblasten, Mastzellenneubildung.
6.–10. Tag	Rückgang des Wassergehalts; Zunahme des Polymerisationsgrades der Grundsubstanz bzw. deren Eukolloidalität (Zunahme schwerer lösl. u. unlösl. Kollagenfraktionen).
	Wiederherstellung abhängig von Lokalisation des Gewebes, Art, Grad u. Einwirkdauer der Entzündungsursache.

führt = **fibrinös-membranöse** = **diphtheroide E.**), **eitrig** (chemisch oder bakteriell [s. a. Eitererreger], im milchig-trüben Exsudat vorw. segmentierte Leukozyten; Formen: ⧸ Abszeß, Phlegmone, Empyem), **hämorrhagisch** (blut. Exsudat infolge Erythrodiapedese; meist bei Infektion mit hochvirulenten Organismen, wie Di-, Milzbrandbaz., Meningokokken, hämolyt. Streptokokken, Grippeviren). – **proliferative** oder **hyperplast. E.** als durch vorwieg. Gewebsneubildung gekennzeichnetes subakutes Stadium, in dem durch Sprossung von Fibroblasten, Histiozyten u. Kapillaren im Entzündungsfeld ein junges Mesenchym entsteht; von LETTERER als **proliferierende u. granulierende** Form unterschieden. – **produktive E.**: chron. interstitielle Form im Übergang von der defensiven zur reparativen Phase. – **indurative E.** mit starker Bindegewebsbildung (Vernarbung), evtl. auch Gewebsatrophie; als subakute oder als Endphase. – **nekrotisierende E.** mit Durchblutungsstörung, die zu sek. Nekrose führt. – **ulzeröse E.** v. a. an Schleimhäuten, mit fermentativer Verflüssigung der Nekrosen u. Sequestrierung. – **gangränöse E.**: exsudat.-nekrotisierende E. mit sek. Besiedlung durch Fäulniserreger u. Gewebszerfall. – **fungöse E.**: Tbk mit spezif. Granulomen (⧸ Fungus). – Auch Bez. für mykogene E. – **diphtherische E.** durch Corynebact. diphtheriae; »**pseudomembranös**«, mit flächenhafter Gewebsnekrose u. einem aus Fibrin, Blut- u. Gewebszellen u. Bindegewebsfasern bestehenden Schorf, der sich meist unter Hinterlassung eines blutenden Defekts abziehen läßt; evtl. auch einfache fibrinös-eitr., selten hämorrhag. Formen. – Ferner die **allerg.** bzw. **anaphylakt. E.** als unspezif., meist hypererg. Gewebsreaktion am Ort von AG-AK-Reaktionen: akute örtl. Kreislaufstörung, Spasmen der glatten Muskulatur; seröse u. fibrinöse Exsudation, Quellung des kollagenen Bindegewebes, eosinophilzell. Infiltrate; evtl. Leuko- u. Thrombozytenagglutinate, Nekrosen (⧸ ARTHUS* Phänomen), subakut auch plasmazelluläre, lymphohistiozytäre Infiltrate, numer. Hyperplasie von Mesenchymzellen; Granulom- u. Narbenbildung (als Spätreaktion; s. a. Allergie).

Entzündungsbestrahlung: *röntg* ⧸ Röntgenreiztherapie bei entzündl. Prozessen; bewirkt u. a. Verschiebung der Gewebsreaktion zur sauren Seite (»Bestrahlungsazidose«), Hemmung von Exsudation u. Leukozytenansammlung, Aktivierung von Mesenchymzellen. Anw. fraktioniert mit Einzeldosen von ca. 5 R (bei akuter Entzündung, z. B. Mastitis, Furunkel; Gesamtdosis max. 100 R) bis 150 R (= analget. Bestrahlung, z. B. bei Arthrose, Spondylose; Gesamtdosis ca. 1000 R).

entzündungs|hemmende Mittel: ⧸ Antiphlogistika. – **E.theorie, vaskuläre**: s. u. COHNHEIM*. – **E.zellen**: die an der lokalen bzw. generalisierten Abwehr einer Entzündung beteiligten Leuko- u. Lymphozyten u. Zellen des RHS.

Entzug...: s. a. Entziehung....

Entzugs|blutung (hormonale): *gyn* nach Absetzen einer Ovarialhormon-Medikation auftretende uterine Blutung, mit der das geschrumpfte Endometrium abgestoßen wird. – **E.delir(ium)**: ⧸ Abstinenzdelir. – **E.syndrom**: 1) ⧸ Abstinenzsyndrom. – 2) ⧸ Anzapfsyndrom; s. a. Steal-Effekt, mesenterielles E. syndr.

Enucleatio, Enukleation: (lat. = Entkernung) *chir* »Ausschälen« eines abgekapselten Fremdkörpers, Organs oder abgegrenzten Tumors ohne Mitentfernung benachbarten Gewebes. – *ophth* **E. bulbi**: die Totalexstirpation des Augapfels durch Ausschälen aus der TENON* Kapsel: nach Inzision der Bindehaut am Hornhautrand u. Ablösen von der Sklera Durchtrennen der Mm. recti am Ansatz, Vorziehen des Bulbus an der Rectus-lat.-Sehne, Durchschneiden des Sehnervs u. beider Mm. obliqui, Naht der Bindehautwunde, Druckverband; später Bulbusersatz. – vgl. Exenteratio orbitae.

Enula, Enulis: Granulationsgeschwulst innerhalb des Kieferkörpers; zentrale Form der Epulis.

...enum: *WHO*-empfohlenes Suffix zur Kennz. ungesättigter KW.stoffe.

Enuresis: »Ein-« oder »Bettnässen« als rel. häuf., oft fam. Evakuationsstörung (fehlende Beherrschung der Miktion) jenseits des 3. Lj.; Ätiol.: somat. Anomalien, Erziehungsfehler, neurot. Reaktion; auch als Begleiterscheinung generalisierter Krampfanfälle. Seltener die **E. diurna** (Tageseinnässen, Hosennässen) mit kleinen, unvollständ. Entleerungen in die Kleidung, meist als Ausdruck einer seel. Konfliktsituation oder einer neurot. Störung. – Meist als **E. nocturna** mit vollständ. Entleerung während des Schlafes; als **E. n. simplex** bei Erziehungsfehlern, Vernachlässigung etc.; als **E. n. neurotica** mit Wiederauftreten des Einnässens, nachdem die Blasenfunktion bereits beherrscht war (Regression in frühe Kindheit bei Konfliktsituation mit der Umgebung); urologisch unterschieden: reine, spast. u. gemischte Form. – Rel. selten (etwa 30%) **somat. E.** auf organ. Basis, z. B. bei Reifungsstörung des Miktionsautomatismus (»Blasenalter« differiert mit LA), neurogenen Störungen (z. B. Enzephalitis, Myelitis, Spina bifida), Mißbildung der ableitenden Harnwege, Harnwegsinfektion, Diabetes mellitus oder insipidus. Ferner die **E. spuria**, das Harnträufeln bei ektop. Uretermündung (= **E. ureterica**), Harnleiterfistel (klin.: Nebeneinander von unkontrolliertem Harnabgang u. normaler Miktion) oder Sphinkterinkontinenz. – **E.phänomen**: charakterist. zystoskop. Bild bei vegetat. Reizblase mit Pollakisurie: Zurückweichen von Trigonum u. hint. Harnröhre (Kontraktion des M. urethrotrigonalis), quere Delle am inn. Blasenmund (Kontraktion des M. detrusor = HEISS* Bündel), blasse Schleimhaut.

Enurtikaria: (TRAUBE, CURSCHMANN) die Bronchialschleimhautschwellung als Teilerscheinung der pathogenet. Asthma-Trias (zus. mit Dyskrinie u. Bronchospasmus).

Envelope: (engl. = Hülle) *virol* die Außenhülle des ⧸ Virion.

Envenomisation: durch Biß, Stich oder Ausscheidungen von Arthropoden sowie durch Schlangenbiß hervorgerufene tox. Erscheinungen.

Environtologie: die Wissenschaft von der ⧸ Umwelt (engl.: inviron).

Enzephal...: s. a. Encephal.... – **E.ismus**: die – im allg. temporären – enzephalit. Reizerscheinungen bei schwerer Allg.infektion. – **E.itis**: ⧸ Encephalitis, s. a. Virusenzephalitis.

Enzephaloarteriographie: ⧸ Hirnangiographie.

Enzephalödem: ⧸ Hirnödem.

Enzephalographie

Enzephalographie: Oberbegr. für ↑ Elektro-, Pneum-, Echo-, Gammaenzephalographie, Ventrikulographie; i. w. S. auch die ↑ Hirnangiographie.

Enzephalo|malazie: ↑ Encephalomalacia. – **E.megalie**: ↑ Megalenzephalie. – **E.meningismus**: (FANCONI) die durch Eindringen von Infektionserregern u./oder deren Toxinen in das ZNS hervorgerufenen Reizerscheinungen an Gehirn u. Hirnhäuten infolge entzündl. Ödems; im Liquor meist erhöhter Druck bei erniedrigtem Eiweißwert (15 mg% u. weniger) u. erhöhtem Zuckergehalt. Häufige Komplikation einer Säuglingstoxikose oder Initialsympt. einer bakteriellen Allg.erkr. – **E.meningitis**: ↑ Meningoenzephalitis. – **E.meningozele**: ↑ Enzephalozele.

Enzephalo|myelitis: ↑ Encephalomyelitis. – **E.myelographie**: (RADOVICI u. MELLER 1932) gleichzeit. Darstg. der Hohlräume von Gehirn u. RM nach KM-Inj. in den Subarachnoidalraum. – **E.myokarditis**, EMC-Syndrom: durch Picornaviren (s. a. Kardiovirus) hervorgerufene, sich v. a. am ZNS u. Myokard manifestierende Erkr.; beim Menschen bisher nur wenige gesicherte Fälle. Inkubationszeit 5–8 Tg.(?); meist akuter Beginn mit Fieber (2.–4. Tag, »Dreitagefieber«), Kopfschmerz, schwerem Krankheitsgefühl, Erbrechen, Lichtscheu, meningit. Zeichen, evtl. Halluzinationen, Koma, Paresen, Pharyngobronchitis. Liquor: geringe lymphozytäre Pleozytose bei normalen Eiweiß- u. Zuckerwerten. Serol. Nachweis durch Neutralisationstest u. KBR. – **E. des Neugeborenen**: ↑ Coxsackie-Myokarditis.

Enzephalon: das ↑ Gehirn.

Enzephalo|ophthalmodysplasie: ↑ REESE* Syndr. – **E.pneumographie**: *röntg* 1) ↑ Pneumenzephalographie. – 2) ↑ Ventrikulographie. – **E.pathie**: ↑ Encephalopathia. – **e.patisches Syndrom**: die psych. Symptomatik bei exogener (infektiöser, tox., traumat., mechan.) Hirnschädigung; s. a. Zirrhoseenzephalopathie.

Enzephalo|rrhagie: die ↑ Hirnblutung. – **E.schisis**: Hirnmißbildung in Form einer medianen Spalte.

Enzephalose: Sammelbegr. für degenerat. Hirnerkrn. u. – meist traumat. oder tox. bedingte – nichtentzündl. Hirnschädigung (z. B. **azotämische E.** bei extrarenaler Azotämie).

Enzephalotomie: 1) *chir* ↑ Lobo-, Leukotomie. – 2) *geburtsh* ↑ Kraniotomie.

Enzephalo|zele: Hemmungsmißbildung mit fehlerhafter Gehirnanlage u. medianer Schädellücke (an Nasenwurzel, Stirn oder Hinterkopf), durch die sich Hirnteile (ohne Liquorräume: = Kenenzephalozele), oft auch Ventrikelanteile (=**E.zystozele**), häufig einschl. eines Hirnhautsackes (= **E.meningozele** = Meningoenzephalozele bzw. **E.zystomeningozele**), nach außen vorwölben. Meist **Encephalocele occipit. inf. u. sup.** (ober- oder unterhalb der Protuberantia ext.), **E. sincipitalis s. frontoethmoidalis** (im Bereich des Siebbeins). – **traumat. E.z.**: Hirnprolaps bei traumatogener Schädellücke.

Enzootie: »endemisches« Auftreten einer Infektionskrankh. bei Tieren (z. B. Perlsucht, Galt, **enzootische Hepatitis** [↑ Rifttalfieber]).

Enzym(e), Ferment: (*griech* en zyme = in der Hefe) für den Stoffwechsel aller Organismen (s. a. Bakterienenzyme) unentbehrliche »Biokatalysatoren« der Klasse Eiweiße, im menschl. Körper etwa 1000 (thermolabil, z. T. kristallisierbar, MG 10^4–10^6), bes. angereichert an stoffwechselakt. Stellen; grob einteilbar in Ekto- u. Endo-, in Sekret- u. Zellenzyme. Weisen in ihrer Gesamtheit oder auf einen best. Stoffwechselvorgang bezogen ein diagnostisch auswertbares ↑ Enzymmuster auf u. liegen im allg. in 2 durch Isoenzyme (z. B. Laktat-dehydrogenase) variierten strukturellen Grundtypen vor: a) Proteintyp, der ohne Kofaktoren u. Koenzyme aktiv ist; b) Proteidtyp (»Holoenzym«), zusammengesetzt aus Proteinkörper (= Apoenzym) u. einer oder mehreren prosthet. Gruppen (»Koenzyme«); neben anderen Effektoren sind oft »Kofaktoren« nötig (z. B. Mg^{2+}, Cl^- u. a. »anorgan. Komplemente«); s. a. Metallenzyme, Enzymhemmung, -repression. Sie setzen Substrate in charakterist., systematisierbarer Wirkweise um (Spaltung bzw. Synthese) u. sind dadurch im allg. analytisch nachweisbar (»enzymat. Analyse«).

Enzym|adap(ta)tion: ↑ Enzyminduktion. – **E.aerosol**: fein versprühbares enzymhalt. Präp. zur Sekretolyse, z. B. Trypsinphosphatlösung. – **E.aktivator**: ↑ Aktivator (2). – **E.aktivität**: enzymatische ↑ Aktivität. – **E.antikörper**: ↑ Fermentantikörper, Antienzyme.

enzymatisch: durch bzw. in Form von Enzymeinwirkung; z. B. die e. ↑ Blutzuckerbestimmung.

Enzymblock: »Stoffwechselblock« infolge Enzymhemmung oder genetisch bedingter oder erworb. Inaktivität bzw. Abwesenheit des betr. Enzyms; s. a. Enzymdefekt.

Enzymdefekt: vollständ. oder teilweises Fehlen (bei Homo- bzw. Heterozygotie) eines Enzyms infolge genet. Fehlsteuerung, evtl. auch nur Ersatz des akt. Enzyms durch ein defektes (»Cross reacting material«). Der daraus resultierende Enzymblock führt zu Mangelzuständen u. damit zu mehr oder minder schweren körperl. (sek. auch psych.) Schäden, u. zwar (nach HARTMANN) a) über mangelhafte Bildung biol. wichtiger Stoffe (bei Galaktosämie, MCARDLE* Krkht., Albinismus, Hypophosphatasie, sideroachrest. u. enzymopen. hämolyt. Anämie [= **E.anämie**], Thalassämie, Methämoglobinämie, Orotazidurie, paroxysmaler Hämoglobinurie etc.), b) durch Stauung u. nachfolgenden Verlust von Stoffwechselprodukten (bei Oxal-, Xanthin-, Pentosurie etc.), c) durch Zellintoxikation bzw. Stoffwechselbehinderung durch die blockierten Metaboliten (bei Phenylketonurie, Ahornsirupkrankheit, Galaktosämie, Fruktoseintoleranz, kongenit. nichthämolyt. Hyperbilirubinämie, Akatalasämie, Glykogenose, Hämochromatose, hepatolentikulärer Degeneration etc.), d) durch rel. Mangel an Enzymen für den Abbau erhöht anfallender Nebenketten des Stoffwechsels (bei Alkaptonurie, Virilismus), e) durch Intoxikation mit übermäßig gebildeten Stoffwechselnebenprodukten der Haupt- u. Nebenketten (bei HARTNUP-Krkht., Porphyrie) oder aber durch mehrere dieser Mechanismen.

Enzym|diagnostik: analyt. Bestg. von E.aktivitäten in biol. Material insbes. zur Erkennung von Schädigungen an Organen u. Geweben, wobei häufig Korrelation zwischen Enzymanstieg u. Größe sowie Schwere der Zellschädigung besteht (s. a. E.muster); v. a. Routineuntersuchung der Verdauungsenzyme (Diastase, Pepsin, Lipase, Trypsin usw.) sowie spez. Analysen von GPT u. GOT (z. B. bei akuter Hepatitis), saurer u. alkal. Phosphatase (bei Prostata-Ca., Ostitis def., Rachitis, Knochenmetastasen), ALD u. CPK (bei progress. Muskeldystrophie), α-Amylase u. Lipase (bei akuter Pankreatitis), LDH (bei Herzinfarkt, perniziöser Anämie), GLDH (bei Verschlußikterus), LAP (bei Cholestase), ACHE (bei Vergiftungen mit organ. Phosphorverbindungen).

Enzymeinheit: Maßgröße der Enzym-Konz. (Aktivitäts-/Bezugseinh.). Bisher meist nicht genormt; nach Empfehlungen der IUB u. IUPAC soll 1 I.E. der Enzymmenge entsprechen, die in 1 Min. den Umsatz von 1 µMol Substrat (bzw. µÄq. gespaltene Bindungen bei Makromolekülen) bei 30° u. pH- u. Substratoptimum katalysiert, u. zwar bezogen auf mg Protein (= spezif. Aktivität), Molekül Enzym (= molekulare Aktivität) oder akt. Zentrum (= Aktivität des katalyt. Zentrums, auch: »Wechselzahl«), sowie bei Körperflüssigkeiten auf 1000 ml, bei Geweben auf g Frischgew.; ebenfalls international empfohlen das ↑ Katal (»cat«; 1 Einh. = 16,67 nanocat); daneben zahlreiche willkürl. Aktivitätseinheiten, z. B. mg Substratumsatz / Min., Extinktionsänderung Δ E / Min., pH-Änderung / Min., Δ pH/Min., µl Gaswechsel/Std. sowie zahlr. Eponyme (z. B. WOHLGEMUTH* Einheit).

Enzym|hemmung, E.block, -inhibierung: am E.protein, Koenzym oder Substrat angreifende reversible oder irreversible Aktivitätshemmung; bei ersterer unterschieden die kompetitive (Konkurrenz von Substrat u. Inhibitor um das substratbindende »akt. Zentrum« des Enzyms; aufzuheben durch erhöhtes Substratangebot), die nicht-kompetitive (Bildungs- oder Zerfallsgeschwindigkeit des E.-Substrat-Komplexes durch Veränderung des E.proteins; kein Einfluß der Substratkonz.) u. die Hemmung infolge Substratüberschusses (inakt. E.-Substrat-Komplexe durch Anlagerung von Substratmolekülen über die optimale Zahl hinaus). – **E.inhibitoren** (»E.gifte«) sind neben Intermediärprodukten des Stoffwechsels auch therapeut.-toxikol. Wirkstoffe wie Azetylcholin-esterase-Hemmer, Azetazolamid, α-Methyldopa etc.

Enzym|-Immunoassay: ↑ EIA. – **E.induktion**: die »enzymat. Adaptation«, d. h. die Fähigkeit von Organismen u. Organen, unter dem Einfluß eines Substrates »induzierte« Enzyme zu bilden (»E.synthese bei Bedarf«) oder E.aktivität zu vermehren. – **E.inhibierung**: ↑ E.hemmung.

Enzym|kinetik: die den enzymat. Reaktionsabläufen zugrundeliegenden Gesetzmäßigkeiten, insbes. die kinet. Beziehungen zwischen Enzym (E), Substrat (S), E.-Substrat-Komplex (ES) u. Reaktionsgeschwindigkeit (v); s. a. Enzymhemmung, -einheit. Es gilt z. B. für Bildung u. Zerfall von ES (entsprechend dem Massenwirkungsgesetz):

$$E + S \underset{k_2}{\overset{k_1}{\rightleftharpoons}} ES \overset{k_3}{\rightarrow} E + P$$

(k_1, k_2, k_3 = Geschwindigkeitskonstante, P = Zerfallsprodukt).

Enzym|mangelkrankheit: ↑ Enzymopathie, E.defekt. – **E.muster, E.profil**: die für best. Organe je nach Funktion typ. quant., z. T. auch qual. Ausstattung mit Enzymen, die bei Zellschädigung in Körperflüssigkeiten gelangen u. anhand der typ. Relationen (s. a. DE RITIS* Quotient) bzw. der Organspezifität Aussagen über Sitz u. Ausmaß der Schädigung (bes. Leber u. Herzmuskel; ↑ Abb.) sowie über Krankheitsverlauf u. Ther.erfolg ermöglicht; s. a. Schema »Serumenzyme«.

Enzymmuster (Serumwerte)

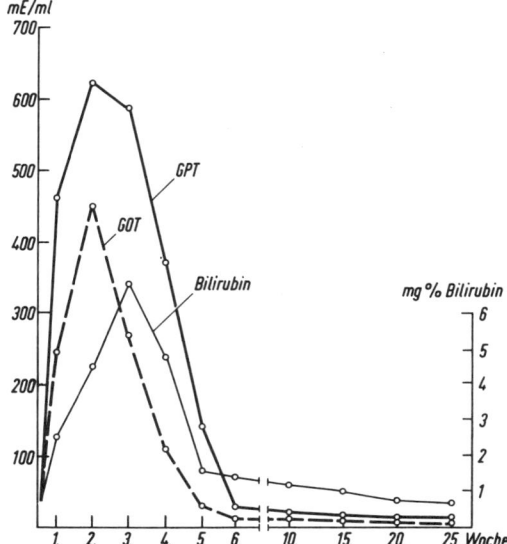

E. bei akuter Hepatitis

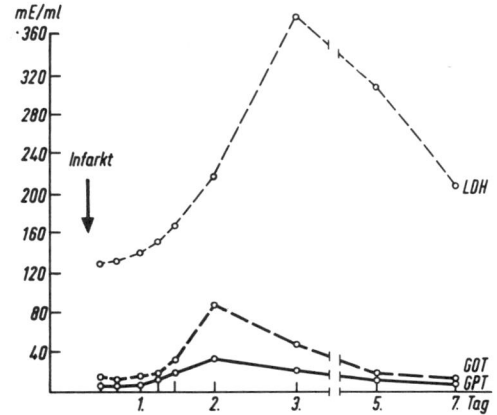

E. bei Herzinfarkt

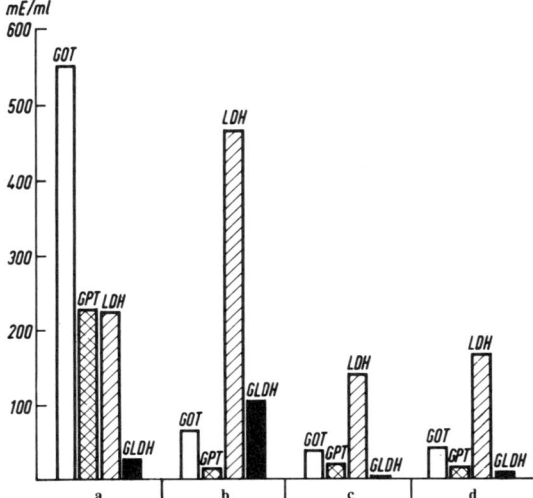

E. bei komatösen Zuständen (a initiales Coma hepaticum, b präfinales Coma hepaticum, c Encephalopathia hepatica, d Hypokaliämie)

Enzymogen: ↑ Zymogen.

Enzymopathie, Enzymmangelkrankheit, erbl. Stoffwechselkrankh., Molekularkrankh., Inborn error of metabolism: Oberbegr. für hereditäre, primär auf genetisch determiniertem Enzymdefekt (Stoffwechselblock durch Hyper-, An- u. Hypenzymie) bzw. Veränderung im Eiweißumsatz beruhende vielgestalt. »chem. Mißbildungen«. Ätiol. gruppierbar in Störungen der molekularen Funktion (s. a. Enzymdefekt), der biol. Synthese (= fehlende Proteine) u. der mol. Struktur (= fehlgebildete Proteine); ferner pathogenet. in 5 Typen: I) klin. Erscheinungen einfache Folge des Mangels; II) Stauung physiol. Substrate vor dem Enzymblock führt zur Symptomatik oder III) wirkt toxisch (durch unphysiol. Konz. u. Ablagerung in Zellen); IV) übergroßer Anfall von Nebenprodukten bei Defekt des Hauptkettenenzyms; V) Bildg. tox. Nebenprodukte aus dem angestauten Substrat. E. mit rezess. Erbgang biochem. meist auch bei »nichtkranken« Heterozygoten nachweisbar; absolute Rezessivität u. Dominanz selten.

Enzym(o)pathologie: Teilgebiet der Pathologie (u. klin. Medizin u. Biochemie), das sich mit den Beziehungen zwischen Enzymen u. krankhaften Veränderungen des Organismus befaßt. Arbeitsgebiete: enzymat. Organisation kranker Gewebe, diagnost. Enzymanalysen in Geweben u. Flüssigkeiten, Stoffwechselschäden bei Enzymopathie, therap. Anw. von Enzymen.

Enzymopenie: Mangel an einem oder mehreren körpereigenen Enzymen (s. a. Enzymdefekt, Enzymopathie).

Enzym|profil: ↑ Enzymmuster. – **E.repression**: Hemmung einer E.synthese; entweder durch das Produkt der spezif. E.reaktion (= Endprodukthemmung), z. B. Tryptophansynthetase durch Tryptophan (sowie chem. ähnl. Stoffe, sogen. Korepressoren); oder aber durch Zwischenprodukte (= Katabolitrepression); s. a. Repressor.

Enzym|test: *serol* Nachweismethode für Aggloide, bei der die verwendeten Blutkörperchen mit Enzymen (Papain, Trypsin) proteolytisch vorbehandelt werden; s. a. THOMSEN* Antigen. – **E.theorie**: (VAUGHAN, WHEELER 1907) Bei der allerg. Reaktion hat eine Aktivierung enzymat. Prozesse im Chymotrypsin-Trypsin-System die Freisetzung der biol. akt. Substanzen Histamin, SRS etc. zur Folge; sie ist die Auswirkung einer durch die AG-AK-Komplexe ausgelösten Störung des Gleichgew. zwischen einem protoplasmat. E.system u. seinen physiol. Hemmern.

Enzymurie: path. Ausscheidung von Enzymen (auch mit MG > 60 000) im Harn bei Dysfunktion oder Defekt eines Enzym(system)s.

EOG: **1)** ↑ Elektrookulogramm. – **2)** ↑ Elektroolfaktogramm.

Eo: Jargon-Kurzbez. für eosinophilen ↑ Granulozyten.

Eosin: vom Fluoreszein abgeleiteter saurer, roter Xanthenfarbstoff; *toxik* bei oraler oder parenteraler Aufnahme Photosensibilisierung der Haut mit Erythem u. Ödem, in schweren Fällen Ulzeration. Anw. *histol* (im allg. 0,1%ig) zur Färbung azidophiler (»eosinophiler«) Gewebebestandteile wie Zytoplasma (z. B. ↑ Hämatoxylin-E.), Erythrozyten u. eosinophilen Granula (z. B. MAY*-GRÜNWALD* Färbung), Spermatozoen (z. B. E.-Nigrosin), zur Fluorochromierung der Markscheidenlipoide; ferner: **E.-Methylblau** (1%ig. wäßr. Methylblau- u. Eosin-Lsg. 7 + 9) zur Anfärbung feinerer Zellstrukturen (n. MANN), **E.-Methylenblau** (0,25%ige methylalkohol. Lsg. von eosinsaurem Methylenblau) für MAY*-GRÜNWALD* Färbung. – **E.-Orange-Toluidinblaufärbung**: *hist* ↑ DOMINICI* Färbung.

Eosin|-Latex-Fixationstest: (SINGER u. PLOTZ) Objektträgermethode zum Rheumafaktor-Nachweis in Kapillarblut oder Blutserum mit 1- u. 2%ig. Eosin-Lsg. u. Latex-Partikeln (Ø 0,81 µm). – **E.-Methylenblau-Agar**, EMB-Nährboden: (HOLT-HARRIS, TEAGUE 1916) Nährboden aus Pepton, Laktose, Saccharose, Kaliumphosphat, Agar, Eosin G, Methylenblau u. Aqua dest. zur Isolierung von Salmonellen u. Shigellen aus dem Stuhl (beide farblos, E. coli blau, Aerobacter rosa tingiert). – **E. Vitalitätstest**: (MOROSOW) Schnelldifferenzierung von vitalen u. toten (akinet.) Spermien durch Färben mit 0,5–5%ig. E.-Lsg. (wobei sich nur letztere anfärben).

Eosinopenie: Verminderung (bis Fehlen) eosinophiler Granulozyten im peripheren Blut. Klin. bedeutsam v. a. als Streß-E. (infolge vermehrter Kortikosteroidausschüttung), bei akuter Infektion (Typhus abdomin., Bazillenruhr, Sepsis), exo- oder endogener Intoxikation, aber auch bei körperl. Arbeit u. bei Endokrinopathie (basophiles Hypophysenadenom, CUSHING* Syndrom I); s. a. Eosinophilensturz.

eosinophil: *histol* sich bevorzugt mit Eosin färbend (s. a. azidophil); z. B. e. ↑ Adenom, e. ↑ Darmkrisen, e. ↑ Granulom, **e. Infiltrat** (s. u. Lungeninfiltrat), **e. Katarrh** (s. u. Bronchitis), **e. Kollagenose** oder **Leukämoid** (↑ Eosinophilia infectiosa), **e. Leukose** (↑ Eosinophilenleukämie), **e. monozytäres Fieber** (s. u. Pneumonie), **e. Zelle**: **1)** ↑ azidophile Zelle der Hypophyse. – **2)** eosinoph. ↑ Granulozyt; Kurzbez.: »**Eosinophiler**«, »**Eo**«).

Eosinophilämie: ↑ Eosinophilie (2).

Eosinophilen|leukämie: seltene – akute oder chron. – Leukämieform mit Proliferation von eosinophilen Leukozyten aller Reifungsstufen. Abgrenzung gegen

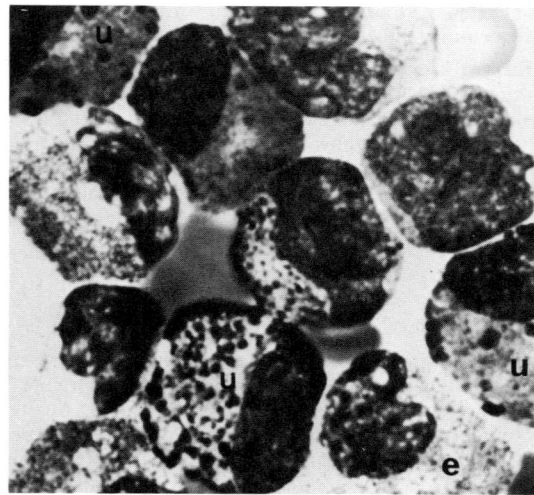

Eosinophilenleukämie, Knochenmarkausstrich (PAPPENHEIM-Färbung, 1400fach: atypische, vorwiegend unreife Eosinophile, z.T. mit grober basophiler (u), z.T. mit feiner Granulation (e).

reakt. Eosinophilie oft schwierig; nachweisbares Philadelphia-Chromosom spricht für Variante der chron. myeloischen Leukämie. – **E.sturz**: rasch einsetzende Eosinopenie infolge Kortikosteroidausschüttung (Streß, Infekt) oder nach therapeut. Zufuhr von NNR-Hormonen oder ACTH. – **E.test**: ↑ CHRISTY*-THORN*, THORN*, WEISBECKER* Test.

Eosinophilie: 1) Neigung bestimmter Zell- u. Gewebestrukturen, sich mit Eosin anzufärben (z. B. azidophile Zellen des HVL). – 2) Eosinophilämie: vermehrtes Vork. eosinophiler Granulozyten in Blut (normal 2–4% bzw. 80–360/mm^3 Grenzwert 600/mm^3), Knochenmark u./oder Geweben; biol. Reaktion (z. B. postinfektiös die »eosinophil-lymphozytäre Heilphase«) bzw. charakterist. Befund verschiedenartigster Erkrn. (wobei die E. Leitsympt. sein kann: »Hypereosinophilie-Syndrom«), z. B. Allergien, LÖFFLER* ↑ Lungeninfiltrat, ↑ MAGRASSI*-LEONARDI* Krankh., postinfektiöse u. posttox. Zustände, Wurmbefall, Kollagenosen, Lymphogranulomatose u. a. m. Als seltene Form die **konstitutionelle oder hereditäre E.** (mehrerer Fam.mitglieder) mit etwa umgekehrtem Zahlenverhältnis von Eosino- u. Neutrophilen (bei evtl. Leukozytose), häufig mit Disposition zu allerg. Erkrn. – Ferner die **Eosinophilia infectiosa** (= eosinophiles Leukämoid SCHMIDT-WEYLAND, eosinophile Kollagenose) als Darminfektion (?) vorw. des Kindesalters mit hochgrad. Leukozytose (100. – 200.000) u. Eosinophilie; klin.: Fieber, katarrhal. Erscheinungen, Hepato-Splenomegalie, Lymphknotenschwellungen (eosinophile Infiltration), evtl. Infiltrate in Lungen u. Myokard; Prognose meist günstig. – Die **persistierende E.** (= E.-Hepatomegalie-Syndrom) als allerg.-hypererg. Bild vorw. des Kleinkindalters bei Nematodenbefall von Darm u. Leber; klin.: Eosinophilie (häufig eosinophile Leberinfiltrate), Leukozytose, Hepato(spleno)megalie; Prognose gut. Ähnl. Bild auch durch Pollen, Baktn., best. Drogen ausgelöst. – Die **tropische E.** (WEINGARTEN*, MEYERS*-KOUWENAAR* Syndrom) v. a. in Südostasien u. Mittelamerika als Frühstadium eines Wuchereria-Befalls (hypererg. Reaktion auf Filarien-AG?), mit hochgrad. Eosinophilie, Lungeninfiltrationen, asthmoider Bronchitis, Lymphdrüsenschwellung, Milzvergrößerung.

Eosino(philo)blast: im Blutbildungsschema nach UNDRITZ die Stammzelle der eosinophilen Granulozytenreihe (↑ Blutstammzelle).

Eosinophilosis pulmonis: 1) trop. ↑ Eosinophilie. – 2) eosinophiles ↑ Lungeninfiltrat.

Eosinopoetin: (KAVANO) hypothet. humoraler Faktor, der bei Vagotonie im NS erzeugt wird u. eine Eosinophilie hervorruft.

Eosino|taxis: Eigenschaft der E.philen, auf best. (z. B. allerg., infektiöse, parasitäre) Reize mit akt. Bewegung in die Reizrichtung zu reagieren, so daß es zur massiven örtl. Gewebseosinophilie kommt. – **E.zyt**: eosinophiler ↑ Granulozyt.

Eosomen: (MCCARTHY, Britten 1962) RNS-halt. 8-S-Teile des Ribosoms.

EOTA: [Äthylen-bis-(hydroxyäthylen-nitrilo)]-tetraessigsäure; zur Dekorporierung von Metallkationen (Chelatbildg.) geeignete Polyaminopolykarbonsäure.

E-4-P: D-Erythrose-4-phosphat.

EPA: (engl.) Exophthalmos-**p**roducing-**a**ctivity.

Epacme, Epakme: Wachstumsperiode vor dem Kulminationspunkt (↑ Akme), z. B. die Intensivierung der Sympte. vor der Krise.

Eparsalgia: (STERLING) schmerzhafte Störung als Folge einer übermäß. Belastung eines Gewebes oder Organs; i. w. S. auch andere Überlastungsfolgen (z. B. Herzdilatation, Hernie, Enteroptose, Hämoptyse).

eparteriell: einer Arterie aufliegend.

Ependym: das einschicht., kub. bis hochprismat., nur in der Embryonalzeit voll mit Flimmerhärchen besetzte Epithel der ZNS-Hohlräume (Ventrikel, Aquaeductus, Canalis centr. = **E.kanal**). – **E.gliom**: ↑ Ependymom.

Ependymitis: vom Ependym (als Reizempfänger) ausgehende Entzündung; z. B. die **E. callosa** (»Ependymsklerose«) als diffuse chron. Form mit ausgedehnter schwiel. Verdickung der subependymären Glia bei chron. Liquorstauung (insbes. chron. Hydrozephalus, die **E. granularis** (körn. Gliawucherung) bei progress. Paralyse, Tbk oder anderer Genese, evtl. mit konsekutiver Aquäduktusstenose.

Ependymo|blastom: wenig differenziertes Malignom aus E.blasten (embryonale Ependymzellen, auch Spongioblasten); evtl. durch Anaplasie aus einem Ependymom hervorgehend. – Auch inkorrekt für ein Astrozytom mit deutl. perivaskulären Mänteln aus längl. Zellen.

Ependymom, Ependym(o)epitheliom, -gliom, -zytom, Pfeilerzellgliom: von den Hohlräumen des ZNS ausgehendes Neoplasma aus Ependymzellen; »Leopardenfell-ähnl.« Aussehen durch mosaik- oder balkenförm. Aufbau der großen protoplasmat. Zellen, mit kernfreien Höfen um die Gefäße. Rel. gutartig; meist infiltratives Wachstum an den Grenzflächen zum Hirnparenchym; maligne Entartung (Ependymoblastom, ependymäres Glioblastom) u. Metastasierung möglich. Vork. v. a. bei Kindern u Jugendl.; klin.: Hydrozephalus, Liquorzirkulationsstörung.

Ependym|sklerose: ↑ Ependymitis callosa. – **E.zyste**, Plexus-Z.: seltene, vom Ventrikelependym gebildete erbs- bis kirschgroße Kolloidzyste (aus Resten der embryonalen Paraphyse?). – s. a. Monroi-Zyste.

Eperythro|zoon: Gattung eperythrozytärer Parasiten [Rickettsiales, Bartonellaceae]; ring- oder kokkenförmig, ⌀ ca. 0,5 μm; nach GIEMSA* Färbung rotviolett. Wirtsgruppenspezif. Arten, z. B. **E. coccoides** (SCHILLING 1928) als Erreger der Bartonellosis der Maus, wahrsch. übertragen durch Läuse (Polyplax serrata). – **E.parasiten**: die auf roten Blutkörperchen parasitierenden Bartonellen, Hämobartonellen u. Eperythrozoon. – vgl. Erythroparasiten.

EPF: **E**xophthalmus-**p**roduzierender **F**aktor (s. u. Exophthalmos-).

EPG: ↑ **E**lektro**p**upillo**g**raphie.

E.-Phänomen: Erythematodes-Phänomen (s. u. Lupus-erythematodes-).

Ephapse: *neurophysiol* an der Durchtrennungsstelle eines Nervs entstehende »elektr. Verbindung« (»artifizielle Synapse«), die abnorme Erregungsübertragungen bewirkt.

Ephebo|genese: 1) der ↑ Gestaltwandel während der (männl.) Pubertät. – 2) *genet* (RAWITZ) die Entwicklung einer ♂ Keimzelle zum – im allg. haploiden –

Ephebophilie

Organismus (bei Thallophyten u. Protozoen mit geringer Gametendifferenzierung). – 3) neoplast. Wachstum von Zellen der ♂ Keimbahn als Pathogenese von Teratom u. Chorionepitheliom. – **E.philie**: homosexuelle Neigung zu Jünglingen.

Ephedra vulgaris s. distachya, Meerträubel: asiat.-mediterraner xerophyt. Strauch, dessen alkaloidhalt. (1–2%, v. a. L-Ephedrin) Kraut (chines.: »Ma Huang«) als Asthmamittel sowie zur Gewinnung von L-Ephedrin Anw. findet.

L-**Ephedrin**: (Nagai 1887) L-*erythro*-1-Phenyl-2-methylaminopropan-1-ol (↑ Formel); Alkaloid aus Ephedra-Arten (v. a. E. vulgaris). Vasokonstriktor. Sympathikomimetikum mit schwächerer, aber länger anhaltender Wirkung als Adrenalin (wahrsch. MAO-Hemmung, verzögerter Adrenalinabbau), ZNS-stimulierend u. appetithemmend; nach höheren Dosen Störungen der Herzfunktion, Tachyphylaxie; *therap* Anw. (Hydrochlorid oder Sulfat) oral, s. c., i. m. bei Bronchialasthma u. a. allerg. Zuständen, Kreislaufschwäche, Hypotonie etc. (MED 50, MTD 150 mg), ferner als Nasen- (0,5–2%ig) u. Augentropfen (4%ig; Mydriatikum). *analyt* Nachweis mit CuSO$_4$ (= CHEN*-KAO* Reaktion) oder Ferrizyankali (SCHMIDT* Reaktion). – Das synthet. DL-Ephedrin (mit gleichen Teilen L-Ephedrin u. Pseudoephedrinum (= ψ-Ephedrin) ist – bei gleicher Indikation – weniger wirksam. – s. a. Ephetonin®-Kreislauftest.

Alkaloid	R$_1$	R$_2$
L-Norephedrin D-Norpseudoephedrin (Cathin)	—H	—H
L-Ephedrin Pseudoephedrinum WHO (D-Ephedrin, Isoephedrin) DL-Ephedrin	—CH$_3$	—H
N-Methylephedrin N-Methylpseudoephedrin	—CH$_3$	—CH$_3$

Epheliden, Lentigo aestiva: »Sommersprossen« als dominant-erbl., rundl. oder unregelmäß., gelbl.-bräunl. Pigmentflecken der Haut (Pigmenthäufung in Basalzellen, einige Chromatophoren im Stratum papillare); s. a. Altersflecken (= **senile E.**), Lentigopolyposis (= E. mit intraregionaler Inversion); mit bevorzugt symmetr. Sitz an mittl. Gesicht u. Armen, Auftreten in früher Jugend, vorw. bei Blonden u. Rothaarigen, im Frühjahr u. Sommer verstärkt; im Alter meist Rückbildung.

ephemer: nur einen Tag dauernd, vorübergehend. – **Ephemera**: Febris ephemer(ic)a (↑ Eintagsfieber). – **E. britannica s. maligna**: ↑ Miliaria.

Ephetonin®-Kreislauftest: Prüfung der Kreislaufregulation durch Blutdruck- u. Pulskontrollen (alle 2–3 Min.) nach i. m. Inj. von 0,15 g DL-Ephedrin. Normal Blutdruckanstieg um mind. 20% bei herabgesetzter, gleichbleibender oder nur gering erhöhter Pulsfrequenz; Fehlen des RR-Anstiegs bei starkem Ansteigen der Pulsfrequenz spricht für Kreislaufdysregulation. –

Anw. auch zur Diagnostik eines NNM-Tumors (Auslösung einer Blutdruckkrise).

EPH-Gestose, -Syndrom: s. u. Spätgestose.

Epi...: Präfix »auf«, »an«, »in«, »bei«, »neben«, »durch«, »nach«, »über«, »oberhalb«. – *chem* zur Kennz. von Diastereomeren (»Epimeren«, s. u. Epimerie).

5-Epiandrostan: ↑ Ätiocholan. – **Epiandrosteron**, Iso-A.: 3β-Epimeres des Androsterons (C$_{19}$-Steroid); schwach androgen wirksam; im Schwangerenharn nachgewiesen.

Epibiose: Wachstum eines Organismus auf einem anderen, z. B. von Baktn. auf der Haut.

Epiblepharon: übermäßig entwickelte Deckfalte des Oberlids bzw. Lidhautwulst des Unterlides; fam.-erbl. bei Neugeborenen mit Entropium congenit., als **seniles E.** in Verbindung mit spast. Entropium.

epibulbär: auf einem Bulbus (z. B. oculi, duodeni, cordis, aortae) gelegen.

Epicardium *PNA*: ↑ Epikard.

Epichlorhydrin: γ-Chlorpropylenoxid, C$_3$H$_5$ClO; farblose, chloroformähnlich riechende Flüssigkeit; *toxik* lokal stark haut- u. schleimhautreizend, MAK 18 mg/m^3 = 5 ppm; bei wiederholter Einatmung oder Hautresorption chron. Müdigkeit u. Schnupfen, Magen-Darmstörungen, evtl. Sensibilisierung (Ekzem), Gefäß-, Nieren- u. Leberschädigung (u. U. entschädigungspflichtig. BK).

Epichrosis: Verfärbung der Haut, z. B. **E. alphosis** (↑ Albinismus), **E. ephelis** (Hautpigmentierung nach UV-Bestrahlung), **E. leucasmus s. poecila** (↑ Vitiligo).

Epicillin *WHO*: α-Amino-3,6-dihydro-benzylpenizillin; Antibiotikum mit breitem Wirkspektrum.

Epicomus: asymmetr. Doppelmißbildung, bei der der Parasit der Scheitelregion des Autositen aufsitzt.

Epicondylitis: ↑ Epikondylitis. – **Epicondylus** *PNA*: der einem Gelenkknorren (Condylus) »aufsitzende« Knochenhöcker für Muskelursprung oder -ansatz; d. s. am Femur der **E. lat.** (= **fibul.**; Ursprung der Mm. gastrocnemius [seitl. Kopf], plantaris u. popliteus) u. **E. med.** (= **tib.**; Ansatz des M. adductor magnus, Urspr. des med. Gastrocnemiuskopfes), am Humerus der **E. lat.** (= **rad.**; Urspr. der oberflächl. Strecker u. des M. anconeus) u. **E. med.** (= **uln.** = Epitrochlea; Ansatz der oberflächl. Beuger u. des M. pronator teres).

Epiconus (medullaris): der dem Conus medull. vorgelagerte kurze RM-Abschnitt mit den Wurzeln der unt. Lumbal- u. oberen Sakralnerven; s. a. Epikonus-Syndrom.

Epidemic dropsy, famine dropsy: (engl. = Ödem) fast nur in Indien vork., nicht selten tödl. Erkr. nach Genuß von Mohnöl aus Argemone maxicana, vermischt mit Senföl (tox. Prinzip Allylsenföl? Sanguinerin?). Klin.: akuter oder schleichender Beginn mit Fieber, Rötung u. Ödem der Extremitäten; Tachykardie, Arrhythmie, Myokardschädigung; Erbrechen, Diarrhö; Hautsarkoide (mit Blutungsneigung), Anämie; ggf. Abort. – Ähnl. Erkr. auch durch Paraffinu. Weißöl.

epidemicus: (griech.-latein.) ↑ epidemisch.

Epidemie: massenhaftes Auftreten einer Infektionskrankh. in einem begrenzten Gebiet, entweder als **Tardiv-E.** (durch Kontakt: »Kontakt-E.«) mit langsamem oder als **Explosiv-E.** mit steilem Anstieg der Erkrankungsziffer (z. B. bei Verseuchung von Milch, Wasser, Lebensmitteln). Wesentl. Rolle spielen Kontagionsindex der Krankh. u. Besiedlungsdichte; vgl. Endemie, Pfropfepidemie, Pandemie. – I. w. S. auch die **psych. E.** als durch Masseninduktion – insbes. bei erhöhter Bereitschaft, z. B. in Krisenzeiten – entstehende Massenhysterie; im Mittelalter z. B. Choreomanie, Flagellation, Totentänze, Kinderkreuzzüge; heute ähnl. Auswirkung von Propaganda, Reklame, Musik etc.

Epidemiologie: Lehre von der »Verteilung der Krankheiten in Zeit u. Raum u. den Faktoren, die diese Verteilung beeinflussen«. Ursprünglich nur befaßt mit übertragbaren Krankhn. (»Seuchenlehre«) einschl. Differenzierung u. Lebensweise der Erreger, Übertragungsart u. Seuchenstatistik, Erkennung von Risikofaktoren u. a. m. – **epidemisch, epidemicus**: epidemieartig auftretend, eine ∤ Epidemie betreffend.

epidermal: die Oberhaut (Epidermis) betreffend. – **E.zyste**: ∤ Epidermoidzyste.

epidermatisch: 1) ∤ epidermal. – 2) adj. Bez. für die Applikation von Arzneimitteln auf die intakte Oberhaut.

Epidermido...: ∤ Epidermo... . – **E.sis**: nichtentzündl. Erkr. der Oberhaut.

Epidermis *PNA*, Oberhaut: die gefäßlose, an sensiblen Nervenfasern reiche, aus mehrschicht. verhorntem Plattenepithel bestehende Außenschicht der Körperhaut mit Stratum basale, spinosum, granulosum, lucidum u. corneum (s. a. Abb. »Haut«).

Epidermis|lappen: *chir* aus der Oberhaut gebildeter Lappen zur freien Hauttransplantation, z. B. (dünner) THIERSCH* Lappen, REVERDIN* Läppchen. – **E.-Koriumlappen** (OLLIER, THIERSCH): *chir* aus Oberhaut u. einer mehr oder weniger dicken Lederhautschicht gebildeter Lappen zur freien Hauttransplantation; i. e. S. der ∤ Spalthautlappen. – **E.-Kutislappen**: *chir* ∤ Vollhautlappen; i. e. S. der ∤ WOLFE*-KRAUSE* Kutislappen.

Epidermis|papel: solide Hauterhebung durch Hypertrophie sämtl. E.schichten (Keratose, Granulose, Akanthose, Papillomatose) z. B. als Verruca plana, Prurigopapel. – **E.pfropf**: Ansammlung abgestoßener Epithelien im äuß. Gehörgang bei exfoliativer Dermatitis. – **E.transplantation, -plastik**: Hautersatz durch – meist autoplast. – **E.verpflanzung**, z. B. ∤ THIERSCH* Lappen, REVERDIN* Läppchen, Epithelaussaat (v. MANGOLDT), Injektionsepithelisierung (PELS=LEUSDEN-RESCHKE), BRAUN* Pfropfung, v. a. bei frischem Defekt nach Op., Décollement, Verbrennung, aber auch zur Überhäutung granulierender Flächen, z. B. bei Ulcus cruris, Fistel, Schleimhautdefekt. Günst. Einheilungstendenz, jedoch u. U. dickeren Transplantaten kosmetisch (z. B. Pigmentdifferenz, Schrumpfung) u. mechanisch unterlegen. – **E.zyste**: ∤ Atherom (echtes); i. e. S. die **traumat. E.** als derbelast., einem Atherom mehr oder minder ähnl. kutanes Gebilde infolge traumat. Verlagerung – u. Wucherung – lebensfähiger Epidermiszellen in die Tiefe der Haut.

Epidermitis: Schwellung, Bläschenbildung u. Nekrose als Grundreaktion einer ekzematösen Kontaktdermatitis.

Epidermodysplasia verruciformis, LEWANDOWSKY*-LUTZ* Syndrom: (1922) dysplastische Keratose mit konfluierenden warzenart. Papeln, v. a. an Extremitäten, Hals u. Gesicht; maligne Entartung möglich. Ätiol. unklar (Viruserkr.? Genodermatose?). – Ferner als **E. hystricoides bullosa** die ∤ Erythrodermia ichthyosiformis.

Epidermoidalgebilde: Oberbegr. für die – von der Oberhaut abstammenden – Haare, Nägel, Zähne.

Epidermoid(zyste): inkorrekt für ∤ Epidermiszyste (einschl. Atherom) u. ∤ Dermoidzyste.

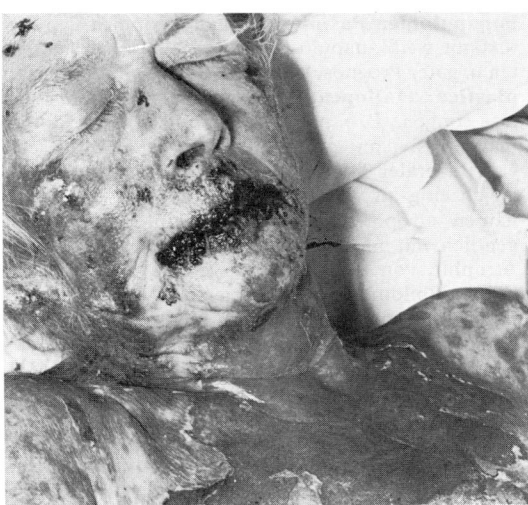

Epidermolysis acuta toxica (LYELL* Syndrom): hämorrhagisch-krustöse Erytheme periorifizial (v.a. Lippenrot), großflächige blasige Abhebung der Epidermis an Hals u. Brust.

Epidermolysis: Sichablösen der Oberhaut, im allg. als Bläschen- oder Blasenbildung (∤ Epid. bullosa); vgl. Epitheliolyse. – **E. acuta toxica** Korting*, E. necroticans combustiformis, Necrolysis acuta toxica, LYELL* Syndrom: (L.* 1956) akute Nekrotisierung u. Ablösung fast der ges. Oberhaut (»Sympt. der verbrühten Haut«) mit pos. NIKOLSKY* Phänomen, ohne wesentl. Entzündungsreaktion, allenfalls mit Ausbildung großfläch. konfluierender Blasen; meist schwere Allg.reaktion mit Milzschwellung, NNR-Nekrosen, Bronchopneumonie, tox. Nephrose, Herzhypertrophie u. a. m.; hohe Letalität. Wahrsch. Hyperergie auf tox.-allerg. AG (v. a. Medikamente). Sonderformen benannt nach DEGOS u. nach SOLTERMANN. – **E. bullosa**: E. mit Blasenbildung, i. e. S. die **E. b. hereditaria** (= E. dystrophica, Acantholysis bullosa AUSPITZ, Dermatitis bull. he. VALENTIN, Akanthokeratolysis NIKOLSKI, Bullosis mechanica s. spontanea congenita, Dystrophia bullosa cong., Pemphigus hereditarius sive traumaticus, FOX*, KOEBNER*, GOLDSCHEIDER* Krankh.; KOEBNER 1884) als Sammelbegr. für erbl., dystroph. oder nichtdystroph. Hauterkrn., charakterisiert durch Bildung seröser bis blutig-seröser, meist subepidermaler Blasen an Haut u. Schleimhäuten schon nach geringem Trauma (Berührung, Druck); nach Erbgang u. Symptomatik unterschieden: **E. b. h. simplex** (GOLDSCHEIDER* Krankh.; autosomal-dominant, nicht vernarbend, postnatale, selten erst pu-

Epidermolysis bullosa

berale Manifestation; im späteren LA sistierend; Variante: rezidivierende Bullosis der Fußsohlen; als Sonderform rezidivierend an Händen u. Füßen in den Sommermonaten der Typ OGNA), **E. b. h. dystrophica hyperplastica** (E. b. h. d. dominans COKKAYNE*-TOURAINE*; autosomal-dominant, mit kongenit., postnataler oder puberaler Manifestation an Haut u. Schleimhäuten; atroph. oder keloidart. Narben; häufig kombiniert mit Ichthyose, Hypertrichose, disseminierter Keratose, Onychogryposе), **E. b. hereditaria dystrophica et maculata** (MENDES DA COSTA u. VAN DER VALK 1908; X-chromosomal-rezess. erbl. Biotyp mit symmetr., rezidiv. Bildung pemphigoider, narbig abheilender Blasen u. mit Dys- u. Hyperpigmentation der übr. Haut; Beginn meist im 2. Trimenon mit Alopezie; als Variante die **E. b. albopapuloidea Pasini*** = E. b. dystrophica Typ PASINIK mit weißl.-papulösen, evtl. plattenförm. Infiltraten u. guter Prognose), **E. b. h. dystrophica polydysplastica Hallopeau*-Siemens*** (Dystrophia bullosa congen., E. b. polydysplastica TOURAINE; autosomal-rezessiv, mit postnataler oder frühkindl., selten erst puberaler Manifestation; oft hämorrhag. Blasen gleichzeitig an versch. Stellen von Haut u. Schleimhäuten, atroph.-blaurötl. Narben hinterlassend; gelegentlich mit »Miliarzysten«; häufig kombiniert mit Atrophie von Nägeln, Fingerendgliedern u. Haut, Zahnmißbildungen, Hypotrichose, endokrinen u. psych. Störungen; Verlauf im allg. schwerer als bei dominanten Typen. Als Varianten die **E. b. h. dystrophica ulcerovegetans**, das NICOLAS*-MOUTOT*-CHARLET* Syndrom, autosomal-rezessiv, mit überwiegend geschwürig-vegetierenden Erscheinungen; u. das **E. b. h. letalis Herlitz***, ebenfalls autosomal-rezessiv, bereits beim Neugeb. mit hämorrhag. Blasen an Haut u. Schleimhäuten, meist in Tgn. bis Mon. tödl.; häufig Skelettatrophie, Nageldystrophie; vgl. BART* Syndrom). – Pathogenetisch wird neben dem vermind. Zusammenhalt zwischen Epidermis u. Kutis eine endokrine Komponente diskutiert.

Epidermomykose: auf die Oberhaut beschränkte ↑ Dermatomykose; vgl. Epidermophytie.

Epidermo|phyten: Sammelbez. für Pilze, die die Epidermis, nicht aber die Haare befallen. Gehören (mit Ausnahme von Epidermophyton floccosum) zur Gattung Trichophyton. – **E.phytid**: ↑ Mykid bei E.phytie (i. e. S. durch E.phyton floccosum). – **E.phytie**: Pilzbefall der unbehaarten Haut durch Pilze verschiedener Gattungen, i. e. S. durch E.phyton-Arten (s. a. Tab. »Mykosen«).

Epidermophyton: (SABOURAUD 1910) Pilzgattung der ↑ Dermatophyten mit **E. floccosum** (= E. clypeiforme, lanosum, cruris, inguinale s. plicarum, Fusoma s. Trichophyton cruris u. a. m.) als einz. Art: keulenförm. Makrokonidien (keine Mikrokonidien!) auf anfangs graugrünl. Kulturoberfläche nach 1–2 Wo. weiße Flöckchen; Erreger von Ekzema marginatum, Epidermophytia (s. u. Tinea) manuum et pedum u. unguium; Eindringen in Haarfollikel selten, Befall des Haarschaftes bisher nicht beschrieben. – Auch veralteter Gattungsname (jetzt Trichophyton) von E. concentricum s. indicum s. tropicum, E. gypseum s. luteum s. niveum s. plurizoniforme s. variabile (↑ Tr. mentagrophytes), E. lanoroseum s. purpureum s. salmoneum (↑ Tr. rubrum).

Epidermo|reaktion: ↑ Epitkutanprobe. – **E.zoophobie**: ↑ Dermatozoenwahn.

Epididymektomie: Exstirpation des Nebenhodens, meist als Epididymovasektomie, mit Vernähen des prox. Samenstrangstumpfes im oberen Wundwinkel.

Epididymis *PNA*, Nebenhoden: das dem Hoden dorsal aufliegende, von den ausführenden Kanälchen des Hodens (Ductuli efferentes) u. dem Ductus epididymidis gebildete Organ (mit Caput, Corpus u. Cauda), das der Ableitung u. Speicherung von Samenfäden dient.

Epididymitis: traumat. oder – häufiger – hämato- u. urethrogene (mit intra- oder perikanalikulärer Fortleitung) Nebenhodenentzündung, v. a. postop. (Prostataresektion), bei Harnröhren-Samenblasenentzündung (nach Katheterung oder Bougierung), Go, Uro-Tbk, unspezif. Prostatitis. Sympte.: rasch zunehmender, in die Leistenbeuge ausstrahlender Druck- u. Spontanschmerz, diffuse Schwellung (mit höcker. Oberfläche) einschl. des Samenstrangs (= Epididymofunikulitis), Rötung der Skrotalhaut, evtl. »Reizhydrozele«, Fieber; Hoden oft unbeteiligt. Komplikationen: Abszedierung, u. U. Perforation mit Fistelbildung, Obliterationsaspermie (v. a. bei bds. unspezif. **E. chronica fibrosa Flesch=Thebesius***, mit starker Bindegewebswucherung). Diagnose: Harnröhrenabstrich, Tbk-Kultur aus Urin u. Sperma, Epididymographie. – Spezif. Formen: **E. gonorrhoica**, der hochfieberhafte, höchst akute »Nebenhodentripper« bei aszendierender Go (nächst Prostatitis häufigste Komplikation, meist 2–3 Wo. nach Ansteckung), charakterisiert durch bis faustgroße, äußerst schmerzhafte, nach 5–8 Tg. abklingende Schwellung (v. a. der Cauda) mit Samenstrangödem; selten Abszedierung u. »Peritonismus«; häufig »Reizhydrozele«, bei 80% der bds. Fälle definitive Obliterationsaspermie. – Die **E. syphilitica** als chron., stets bds. E. (meist im Rahmen einer Orchiepididymitis) bei Lues II, charakterisiert durch schleichenden Beginn u. derbe Infiltration des Kopfabschnitts, oft wenig schmerzhaft (= DRON* E.). Ferner die stets einseit. **E. gummosa** (nach prim. Hodenbefall) bei Lues III, meist mit Erweichung u. – im Spätstadium – mit vom Testis ausgehender Fistelbildung (Ther.: u. U. Semikastration). **E. tuberculosa** (»Nebenhoden-Tbk«), meist unilat., im Schwanzteil beginnend, als häufigste Teilerscheinung der Uro-Tbk nach hämatogener, seltener testipetaler zum + fugaler Ausbreitung (z. B. bei tbk. Spermatozystitis oder Prostatitis). Klin.: kein Fieber, indolenter Knoten, später wulstart. Auftreibung (mit käs. Granulationsmassen), die auf Samenstrang, Hoden u. Skrotum übergreift (»tbk. Rosenkranz«); häufig Perforation u. Fistelbildung, »Reizhydrozele«; im Urethrovesikulogramm perigenitale, evtl. retroperitoneale »Kavernen«. Ther.: Tuberkulostatika, u. U. Epididymektomie, Semikastration, bei älteren Männern prophylakt. Vasektomie. – Auch als **E. sympathica** (mit schmerzhafter seröser Anschwellung auch der Hodenhüllen: »COOPER* Testikel«) bei psych. Emotion insbes. sexueller Art (= **E. erotica**).

Epididymo|funikulitis, -deferentitis: katarrhal.-eitrige, u. U. abszedierende Nebenhodenentzündung mit Ausdehnung auf den Samenstrang (evtl. bis zur Prostata), meist mit Beteiligung von Tunica vaginalis u. Skrotalhaut, v. a. bei Epididymitis tuberculosa. Ferner häufige **testipetale E.** als Komplikation nach Ektomie, v. a. aber nach Elektroresektion der Prostata. – **E.graphie**: *röntg* Kontrastdarstg. des Nebenhodens im Rahmen der / Vasovesikulographie. – **E.orchitis**: Entzündung von Nebenhoden u. Hoden. Reihenfolge des – v. a. spezif. – Befalls meist pathognomonisch, z. B. sek. Hodenbefall bei Tbk (Übergreifen in Form der »Kanal-Tbk« oder »Kontinuitäts-Tbk« mit Periorchitis), prim. bei Syphilis.

Epididymo|vasektomie: Exstirpation des Nebenhodens mit partieller bis subtotaler Samenstrangresektion. – **E.vasostomie**: op. Anastomosierung des Samenleiters mit dem Nebenhodenkopf bei Obliterationsaspermie bzw. zur »Refertilisierung« nach Sterilisation. Implantation des prox. Samenleiterstumpfes nach Spaltung u. »inn. Schienung« (Kunststoffbougie); u. U. als »gekreuzte Plastik« (z. B. bei einseit. Duktusstenose u. kontralat. Hodenatrophie); bei neg. Spermabefund zusätzliche Hodenanastomosierung (/ STAEHLER* Op.).

epidural, extra-, supradural: auf, d. h. außerhalb der Dura mater (zwischen äuß. Durablatt u. Schädelknochen bzw. im Cavum epidurale); z. B. epid. / Hämatom, epid. / Abszeß, **E.raum** (/ Cavum epidurale). – **E.anästhesie**, extradurale Spinalanästhesie: Leitungsanästhesie der Spinalnerven durch Inj. eines Lokalanästhetikums ins Cavum epidurale, wobei – nach Austritt des Anästhetikums durch die Foramina intervertebralia – eine gleichzeit. Blockierung der Verbindungen zum Grenzstrang erfolgt, dadurch Blutdruckabfall (Kompensation durch Beckenhochlagerung) u. Oligämie einzelner Körperbezirke (»hypotensive Anästhesie«). Je nach Konz. des Anästhetikums nur sensor. oder auch motor. Anästhesie; s. a. Kaudaanästhesie, Periduralplombe.

Epiduritis: meist chron. Entzündung des an die Dura außen angrenzenden Gewebes, v.a. des epispinalen Fett-Bindegewebes im Cavum epidurale bei Wirbelosteomyelitis, sakralem Dekubitus, eitr. Mastitis.

Epiestriolum *WHO*: 1,3,5(10)-Östratrien-3,16β,17β-triol; mit Östriol stereoisomeres Östrogen.

epifaszial: auf einer Faszie.

Epigastralgie: Schmerzen im Oberbauch.

epigastrisch: im Epigastrium; z. B. die e. / Hernie, e. / Pulsationen, **e. Winkel** (= Angulus infrasternalis), **e. Einziehung** (s. u. inspirator. / Einziehung). – **e. Reflex**: (SÖDERBERGH 1924) physiol. Fremdreflex über die RM-Segmente D_{5-6}; bei senkrechtem Strich von der Mamille abwärts Bauchwandeinziehung im Epigastrium. – **allerg. e. Syndrom**: Magen-Darmspasmen, Hypermotilität des Darms mit Diarrhöen, evtl. Retrosternalschmerz u. Singultus als Manifestation einer nutritiven oder medikamentösen Allergie.

Epigastrium: »Oberbauch« (s. u. Darmbauch, Regio epigastrica). – **Epigastrius (parasiticus)**: asymmetr. Doppelmißbildung, bei der der Parasit der Regio epigastrica des Autositen aufsitzt. – **Epigastrozele**: / Hernia epigastrica.

Epigenesis-Theorie, Theoria generationis: (C. F. WOLFF 1758) gegen die Präformationstheorie aufgestellte »Postformationstheorie«, derzufolge die Entwicklung eines Lebewesens aus einem einfachen Keim (ohne präformierte Organe) durch eine Kette von Neubildungen erfolgt.

Epigenitalis: *embryol* die obere Gruppe der Urnierenkanälchen, aus der beim ♂ die Ductuli aberrantes u. efferentes testis, beim ♀ die Kanälchen des Epoophoron hervorgehen.

Epiglossus: asymmetr. Doppelmißbildung, bei der der Parasit (Teratom) der Zunge des Autositen aufsitzt.

Epiglott(id)ektomie: Exstirpation oder subtotale Resektion der Epiglottis (z. B. bei Ca.), meist als Elektroresektion; entweder direkt unter endoskop. Sicht (Stützendoskop SEIFFERT) oder nach med. (sub- oder transhyoidal) oder lat. Pharyngotomie (z. B. nach ALONSO, LEROUX-MASPÉTIOL); mit temporärem Pharyngostoma u. Ernährung durch Nasensonde.

Epiglottis *PNA*: der »Kehldeckel« als hyaline Knorpelplatte mit Schleimhautüberzug, die, hinter der Zungenwurzel gelegen, beim Schlucken den Kehlkopfeingang verschließt (passiv unter Zungendruck). – **E.knorpel**: / Cartilago epiglottica. – **E.stiel**: / Petiolus epiglottidis. – **E.wulst**: / Tuberculum epiglotticum. – **E.karzinom**: sog. äuß. Kehlkopf-Ca. (KRISHABER), meist von der laryngealen Fläche des Kehldeckels, selten von den aryepiglott. Falten oder der Aryknorpelgegend ausgehend. Etwa 10–15% der Kehlkopfkrebse; meist Plattenepithel-Ca. mit rascher lymphogener Ausbreitung, selten solides polymorphkern. Ca. mit sehr langsamem Wachstum.

Epiglottitis: Schleimhautentzündung des Kehldeckels, meist im Rahmen einer Laryngopharyngitis. – **Akute E.** als kindl. Form der supraglott. Laryngitis wahrsch. prim. Virusinfektion (neuropath. u. exsudative Kinder bes. gefährdet?); **E. phlegmonosa (oedematiens) acutissima** als schwere Verlaufsform fast nur bei Kleinkindern: akuter Temp.anstieg, inspirator. Stridor, tox. Auswirkungen auf Kreislauf u. zentrale Regulationen; auch bei Frühtracheotomie Letalität etwa 20%.

Epignathus: asymmetr. Doppelmißbildung, bei der der Parasit (Teratom) dem OK bzw. dem Gaumen (»Epipalatum«) oder Keilbein (»Episphenoid«) des Autositen aufsitzt, die Mundhöhle ausfüllt u. evtl. aus dem Mund heraushängt. – Minimalform: behaarter Rachendachpolyp. – s. a. Abb. »Duplicitas«.

Epikanthus: Lidfalte; als **E. lateralis** die sehr seltene Form am äußeren Augenwinkel; als **E. medialis** (i. e. S.) angeb. sichelförm. Hautfalte vor bd. Augenlidern, die den med. Kanthus u. Tränenpunkt, bei stärkerer Ausbildung am Oberlid auch die med. Kommissur verdeckt u. bei Lidschluß nicht verstreicht (DD: Mongolenfalte!). Beim Feten normalerweise stets (= Plica margin. fetalis), beim Säugling in etwa 30%, nach dem 10. Lj. nur noch ausnahmsweise vorhanden; jedoch bei etwa 70% der 0–5jähr., 50% der 5–10jähr. u. 30% der älteren Mongoloiden (/ DOWN* Syndrom).

Epikard, Lamina visceralis *PNA*: das mit der äuß. Oberfläche des Myokards verwachsene inn. Blatt des Perikards (als äußerste Schicht der Herzwand), mit Lamina fibrosa u. – dem Cavum zugekehrt – L. epithelialis (einschicht., plattes bis kub. Endothel). Erstreckt sich auch über die herznahen großen Gefäße, für A. pulmon. u. Aorta als gemeinsame »Arterienscheide«, um sich dort an den »Umschlagstellen« in das pariet. Blatt fortzusetzen. – Op. Abtragung oder Mobilisation (= Epikardektomie bzw. Epikardiolyse) außer bei Verschwielung auch als Revaskularisationsverfahren.

Epikardia: *anat* / Antrum cardiacum.

Epikarditis: Entzündung des Epikards (s. a. Perikarditis).

Epikephalus, -konus: *path* ↑ Epicomus.

Epikondylitis: entzündl.-degener. Prozeß im Bereich eines Epikondylus; i. e. S. die **Epicondylitis humeri** (meist radialis), mit bes. nach distal ausstrahlenden Druck- u. Spontanschmerzen (evtl. örtl. ödematöse Schwellung), verstärkt durch Dorsalflexion der Hand, Faustschluß, Wringen, Tennisschlag etc.; anat.: v. a. Veränderungen i. S. der ↑ Insertionstendopathie. Vork. nach Überanstrengung (= **prim.** oder **idiopath. E.**, z. B. als »Tennisellenbogen«), häufiger im Rahmen eines Zervikalsyndroms (= **symptomat.** oder **sek. E.**, oft kombiniert mit Periarthritis humeroscapul.). Ther.: Ruhigstellung, lokale Novokain-Kortisoninfiltration, evtl. Op. (z. B. Einkerbung der Streckmuskelansätze n. HOHMANN). – **Epikondylus**: ↑ Epicondylus.

Epikonus: *anat* ↑ Epiconus medullaris. – **E.-Syndrom**: (MINOR) die durch RM-Mißbildung, -Trauma, -Tumor oder Entzündung (»**E.myelitis**«, fortgeleitet oder hämatogen, auch begleitend bei exanthemat. Infektionskrankhn. u. nach Vakzination) in Höhe L_{4-5}–S_{1-2} hervorgerufene Symptomatik: Sensibilitätsstörungen, Ausfall der ASR, Lähmung von Oberschenkelstreckern, Außenrotatoren, Unterschenkelbeugern u. Wadenmuskulatur, Blasensphinkterschwäche; bei totaler Querschnittsläsion Blasen-Mastdarmlähmung.

Epikranium: die von Kutis, Subkutis u. »M. epicranius« (M. front., Galea aponeurotica, M. occipit.) gebildete »Kopfschwarte« als Weichteilbedeckung des Hirnschädels. – **Epikraniotomie**: op. Durchtrennung der Kopfschwarte. – Inkorrekt. auch für ↑ Galeotomie.

Epikrise: 1) die abschließende krit. Beurteilung eines Krankheitsverlaufs, meist in Form eines Berichts mit diff.-diagn. Überlegungen u. endgült. Diagnose. – 2) die nach einer Krise auftretenden Krankheitserscheinungen, die das Krankheitsbild vervollständigen. – **epikritisch**: 1) die Epikrise betreffend. – 2) *physiol* s. u. Sensibilität.

epikutan: der Haut aufliegend, die Hautoberfläche betreffend. – **E.probe**: allergolog. Testverfahren, bei dem die allergene Substanz unverändert oder in geeigneter Konz. gelöst (evtl. in einem Vehikel, z. B. Glyzerin) mit einem impermeablen Pflaster oder Läppchen auf einen kleinen Bezirk normaler Haut aufgebracht u. bis zu 48 Std. fixiert wird; evtl. nach vorher. Entfernen der obersten Epithelschicht durch rasches Abziehen eines Klebestreifens (»Abrißmethode«; zur Erleichterung des Eindringens). Bei Vorliegen hautsensibilisierender fixierter (lymphozytärer) AK tritt allerg. Lokalreaktion der Epidermis (evtl. auch Korium) vom verzögerten oder vom Ekzemtyp auf.

Epilation, Epilierung, Depilation: die akt., meist temporäre Entfernung von Kopf- u./oder Körperhaaren aus kosmet. Gründen oder zu therapeut. Zwecken (v. a. bei Mykosen, Alopecia areata). Methoden: Galvanopunktur, Pflasterbehandlung, Anw. von **Epilierzange** (z. B. Zilienpinzette) u. sogen. **Epilatorien** (z. B. Bimsstein, Kaltwachs, **Epilierpasten u. -cremes** auf Sulfid-, Stannit- oder Thioglykolat-Basis); zunehmend abgeraten wird von ↑ Thallium-Anw. u. von **Epilationsbestrahlung**: Rö-Bestrahlung zur temporären E. der Kopf- (meist 4–5 Felder, aber auch Teil-E.) oder Barthaare (4 Felder), bevorzugt mit weicher Strahlung (ca. 1,0 mm Al HWS); bei einzeit. E. 375–430 R, bei fraktionierter 3 × 150–200 R (frei Luft); Ausfallen der Haare am 16.–21. Tg.; Neuwuchs etwa 8 Wo. später.

Epilemm(a): 1) (JUNG) die durch bes. Reichtum an Lipoiden bzw. Lipoproteinen gekennzeichnete äuß. Membranschicht der Erythrozyten. – 2) ↑ HENLE* Schicht des Haars. – 3) ↑ Neurolemm.

Epilepsia, Epilepsie, Fallsucht, St. Valentins-Krankh., Morbus caducus, sacer, sideratus: (lat. = Ergriffensein, Anfall) Oberbegr. für polyätiol. Anfallsleiden (prinzipiell unterschieden als genuine u. symptomat. E.), charakterisiert durch das wiederholte Auftreten zerebraler Anfälle (mit präkrit., krit. u. postkrit. Stadium), die – als **E. convulsiva** – mit generalisierten (= **E. major** = Grand mal) oder nichtgeneralisierten Krämpfen (= »partielle« oder »fokale E.«) oder aber ohne Krämpfe verlaufen (↑ E. nonconvulsiva), alle evtl. mit klass. ↑ Aura; s. a. epilept. ↑ Äquivalent. Meist im Krankheitsverlauf Übergang von einer zur anderen Anfallsform oder wechselndes Auftreten; oft sek. Generalisation; s. a. epilept. Wesensänderung. EEG: mehr oder weniger rhythm. Folgen von Spitzen, steilen Wellen oder Spitze-Welle-Komplexen, deren örtl. Verteilung generalisierte von nichtgeneralisierten Formen unterscheiden u. deren Dauer kurze, ohne klin. Begleitzeichen auftretende Paroxysmen u. epilept. Statusformen mit Verhaltensstörungen od. Dämmerzuständen erkennen hilft; bei Epileptikern jedoch nur in etwa 30% ein typ. EEG, bei 30% uncharakterist. Veränderungen, bei weiteren 20% Störungen provozierbar (Häufigkeit der E. in Deutschland etwa 0,3–0,6% der Gesamtbevölkerung); s. a. Abdominal-, Pubertäts-, Affekt-, Aufwach-, Alkohol-, Säuglings-, Vokalisations-, Reflex-, Frontallappen-, Temporallappen-, Parietallappenepilepsie. – Klin. Formen: **adversive E.**, eine versive E. (neuronale Entladung in front. Adversivfeldern oder motor. Supplementärregionen), deren Anfälle mit konjugierter unilat. Seitbewegung der Augen, Drehbewegung von Kopf u. Rumpf, Anheben u. Beugen des Armes sowie Strecken des Armes der Gegenseite (Fechterstellung) einhergehen; s. a. Ipsi- u. Kontraversivkrise. – **akinetische E.**: mit Anfällen (i. S. der Petit-mal-Trias LENNOX), bei denen plötzl. in einer Bewegung innegehalten wird; im allg. Muskeltonus ungestört, evtl. aber Hinstürzen. – **amnestische E.**: mit Anfällen ohne Bewußtseinstrübung, bei denen aber die Fähigkeit, gegenwärt. Erlebnisse ins Gedächtnis aufzunehmen oder vergangene zu erinnern, ausgeschaltet ist. – **aphatische E.**: mit Anfällen von Aphasie (meist neuronale Entladung der unt. Frontal- oder Temporoparietalregion der dominierenden Hemisphäre). – **atonische E.**: mit Anfällen (i. S. der Petit-mal-Trias LENNOX), die durch Tonusverlust der Skelettmuskulatur gekennzeichnet sind: sakkadiertes oder schlagart. Zusammensinken des Körpers (mit Hinstürzen = **astat. E.**); evtl. nur Herabsinken des Kopfes. – **audio- oder akustikogene E.**: Reflex-E., deren Anfälle durch akust. Reiz ausgelöst werden. – **auditive E.**: mit psychomotor. Anfällen, die mit akust. Sinnestäuschungen einhergehen. – **E. corticalis**: Rindenepilepsie, mit Anfällen ausgehend von einem best. Hirnrindenherd; s. a. fokale ↗ E. – **E. cursiva**, Dromolepsie: mit Anfällen von Bewußtseinseinschränkung u. Automatismen, die zu pro- oder retrokursiven Gehbewegungen führen. – **dienzephale E.**: zentrenzephale E., für deren Anfälle (vorw. vegetat. Störungen) ein – beim Menschen noch nicht nachgewiesener – dienzephaler Urspr. angenommen wird; Abtrennung als Sonderform der vegetat. oder subkortikalen E. bislang nicht möglich. – **diffuse E.**: 1) E. mit regellos am Tage u. in der Nacht auftretenden generalisierten Anfällen; 2) symptomat. E. bei diffusen zerebralen Schäden. – **E. diurna**: E. mit nur am Tage, d. h. im Wachzustand auftretenden Anfällen; vgl. E. nocturna. – **emotionelle E.**: mit Anfällen, ausgelöst durch Gemütsbewegungen (Emotionen). – **fokale E.**: mit partiellen, von einem best. Bezirk der Hirnrinde ausgehenden Anfällen (die aber sek. generalisiert verlaufen können); s. a. JACKSON* E. – **funktionelle E.**: genuine oder metabol. E., deren Anfälle – im Unterschied zur organ. E. – ausschließlich von einer zerebralen Funktionsstörung abhängen. – **generalisierte E.**: mit Anfällen, die auf synchroner Entladung von Neuronen beider Hemisphären beruhen (im EEG bilat. synchrone Muster) u. sich an bd. Körperhälften manifestieren, meist als Krämpfe oder Myoklonien, seltener ohne motor. Zeichen, gelegentl. mit muskulärem Tonusverlust (= aton. Krisen); auch als »sek. Generalisation« (v. a. ton.-klon. Krämpfe) im Anschluß an nichtgeneralisierte (fälschlich als Aura angesehene); s. a. zentrenzephale ↗ E. – **genuine E.** (= endogene, essentielle, idiopath., kryptogenet. E.): »echte« E. ohne eine mit den derzeit. Methoden nachweisbare Urs. – **gustative E.**: halluzinator. E. (neuronale Entladungen in Inselkortex, periinsulärer Region oder Operculum) mit Anfällen von Parageusie; s. a. Operkulum-E. – **gyratorische E.**: adversive E., bei der sich der Kranke im Anfall um seine Körperlängsachse dreht (»rotator. E.«). – **halluzinatorische E.**: E., deren nichtgeneralisierte Anfälle (infolge neuronaler Entladung in der Peripherie des Temporallappens oder der sensor. kortikalen Felder) nur oder hauptsächlich aus Sinnestäuschungen bestehen; unterschieden als einfache sensitive (z. B. auditive, olfaktive, somatosensible, visuelle) u. als komplexe (mehrere Sinnesarten betreffende) Halluzinationen. – **hereditäre E.**, fam. oder genet. E.: Form der genuinen E., bei der die – durch ein autosomales Gen vererbte – Prädisposition so stark ausgeprägt ist, daß jeder die Krampfschwelle senkende Faktor (Fieber, Ermüdung, Menstruation, Erregung, auch alimentär oder endokrin bedingte Veränderungen im humoralen Gleichgew.) einen Anfall auslösen kann; reine Formen (ohne organ. Urs. oder Stoffwechselstörung) jedoch selten (1–5%). – **insuläre E.**: auf neuronaler Entladung im Bereich der Insula Reilii beruhend; mit vielgestalt., v. a. sensor. (z. B. gustativen) u. vegetat. (z. B. abdomin. oder epigastr.) Anfällen. – **klonische E.**: E. des frühen Kindesalters mit generalisierten Anfällen, die neben Bewußtseinsverlust u. vegetat. Störungen rhythm.-klon. Zuckungen über den ganzen Körper aufweisen. – **koordinierte E.**: (S. A. K. WILSON) inkorrekte Bez. für eine E., deren Anfälle scheinbar willkürlich koordinierte Bewegungen aufweisen, die jedoch – oft ziellos wiederholt – in keinem Fall zu einem sinnvollen Zweck führen. – **kryptogene(tische) E.**: genuine ↗ Epilepsie. – **E. laryngealis**: inkorrekte Bez. für respirator. Affektkrämpfe (»Kehlkopfschlag«) – v. a. bei Kindern als Gelegenheitskrämpfe – mit Bewußtseinsverlust (akute Anoxie des Gehirns infolge Glottisspasmus). – **maskierte oder larvierte E.**: mit atyp. Anfällen (vorw. psych. Störungen), aber einschläg. EEG-Veränderungen; meist verkannte psychomotor. E. oder epilept. ↗ Äquivalent. – **mastikatorische E.**: mit Anfällen, die sich in rhythm. Kaubewegungen u. Speichelfluß (Hypersalivation) bei gleichzeit. Bewußtseinseinschränkung äußern; z. B. als insuläre E.; s. a. oropharyngeale ↗ E., Oral-petit-mal. – **E. menstrualis**: mit Anfällen hauptsächlich z. Z. der Menses (z. T. erklärbar als Effekt der endokrin bedingten Senkung der Krampfschwelle). – **metabolische E.**: funktionelle E., deren Anfälle (generalisierte oder halbseit. Krämpfe) bei entspr. Prädisposition aus einer Stoffwechselstörung (v. a. Pyridoxin-, Phenylalanin-, Elektrolyt- u. Wasserhaushalt; bei Hypoglykämie, Hypokalziämie u. Urämie) resultieren; v. a. bei Neugeborenen u. Säuglingen (meist halbseitig), aber auch bei Erwachsenen, insbes. als ↗ Schwangerschaftsepilepsie (vgl. Eklampsie). – **Epilepsia minor s. mitior**: ↗ Petit mal; s. a. Minor epileptic status. – **musikogene E.**: meist organisch bedingte Temporallappen-Anfälle, die durch Musik ausgelöst werden, wobei im allg. v. a. deren affektiver Gehalt zum Anfall beiträgt (s. a. Affektepilepsie). – **myoklonische E.**: mit Anfällen von isolierten oder in Serien auftretenden, lokalisierten oder massiv-generalisierten Myoklonien (s. a. epilept. ↗ Myoklonus, häufig kombiniert mit partiellen oder generalisierten Krämpfen; Sonderformen sind die eigentl. Myoklonusepilepsien (Typ ↗ UNVERRICHT-LUNDBORG u. MUSKENS), die ↗ E. partialis continua (KOJEWNIKOW) u. die E. myoclonica intermittens (RABOT 1899). – **E. nocturna**: E. (aller ätiol. Formen) mit nur oder fast ausschl. in der Nacht, d. h. im Schlafzustand auftretenden Anfällen (sogen. Schlafepilepsie). – **E. nonconvulsiva**: die – rel. häufigere – E. mit Anfällen ohne Krämpfe, d. s. als generalisierte Formen die mit Absencen u. die aton. E., als partielle die mit sensor. vegetat. u. komplexen psych. Erscheinungen (s. a. Petit mal). – **okzipitale E.**: auf neuronaler Entladung des okzipitalen Kortex beruhende, partielle E., meist verbunden mit visuellen Zeichen, an deren Stelle aber auch migränöse, halluzinator. oder versive Krisen treten können. – **orale E.**: mastikatorische ↗ E.; s. a. oralsensorischer Anfall. – **oropharyngeale E.**: partielle E. (Entladungen in Operculum oder Insel) mit Hypersalivation (»salivator. E.«), evtl. kombiniert mit rhythm. Mund-, Zungen- u. Schluck- oder Kaubewegungen (=mastikator. E.); evtl. psychosensor. oder -motor. Erscheinungen (gefolgt von komplexen Anfällen). – **E. partialis**: mit nichtgeneralisierten Anfällen, die auf der lokalisierten neuronalen Entladung in nur einer Hemisphäre beruhen. Anfälle a) mit elementaren, d. h. motor. (somatomotor., Adversiv-, JACKSON* Krisen etc.), sensor. (somatosensible, auditive, visuelle etc.) oder vegetat. Symptn. (abdominale, epigastr. etc.); b) mit komplexen, d. h. psych. (ideator.) u. psychosensor. Symptn. (Automatismen). Einteilung auch nach dem Ort der Entladung (Frontallappen-, Insel-E., präzentrale Anfälle etc.); partiell beginnender Anfall kann in generalisierten übergehen. – **E. partialis continua (Kojewnikow*)**: partielle E. mit somatomotor. Anfällen ohne Bewußtseinsverlust, aber über Std. oder Tg. anhaltenden Myoklonien (häufig auch Paresen u. Parästhesien) in einer Extremität oder einer Gesichtshälfte; im Intervall evtl. »parzelläre« ↗ Myoklonien oder JACKSON* Anfälle mit gleicher Lokalisation. – **photogene E.**: Reflexepilepsie, deren Anfälle durch Flimmerlicht ausgelöst werden, u. zwar auch durch Lichtreize des tägl. Lebens (z. B. rhythm. Unterbrechung des Sonnenlichts durch Bäume am Straßenrand, Sonnenreflexe auf Wasser oder Schnee; s. a. Flimmerlichtaktivation). – **postzentrale E.**: fokale E. mit somatosensiblen Störungen infolge neuronaler Entladung im postzentralen Rindenfeld. – **präzentrale E.**: fokale E. mit motor. Erscheinungen (meist JACKSON-Typ) infolge neuronaler Entladung im präzentralen Rindenfeld. – **E. procursiva**: s. u. Epilepsia cursiva. – **E. propulsiva**: mit Anfällen, bei denen es zu Propulsivbewegungen infolge massiver generalisierter Myoklonien des Rumpfes (↑ »Taschenmesserphänomen«) u. der Extremitäten kommt, meist als ↑ Propulsiv-petit-mal. – **psychische E.**: 1) E. mit komplexen psych. Störungen als Anfällen, z. B. Affekt-, ideator. E. (meist Temporallappen-, seltener Frontallappen). – 2) ↑ Epilepsiepsychose. – 3) E. mit Bewußtseinsstörung. – **psychogene E.**: ↑ Affektepilepsie. – **psychomotorische E.**: mit Anfällen, bei denen psych. Störungen u. Bewegungsautomatismen auftreten (meist bei temporalen neuronalen Entladungen). – **E. retrocursiva**: s. u. Epilepsia cursiva. – **E. retropulsiva**: mit Anfällen, bei denen es zu Retrosivbewegungen kommt (Wendung der Augen nach oben u. des Kopfes nach hinten, Gehbewegungen nach hinten; meist als ↑ Retropulsiv-petit-mal. – **rotatorische E.**: gyratorische ↑ Epilepsie. – **salivatorische E.**: mit partiellen Anfällen (neuronale Entladung in Insel oder Operkulum), die mit Bewußtseinstrübung u. starker Speichelsekretion ablaufen. – **E. senilis**: in höherem LA auftretende E., meist infolge sklerot. Hirngefäßsklerose (v. a. der Temporalregion). – **sensorische E.**: partielle E. mit Trugwahrnehmungen (↑ sensorischer Anfall, Elementaranfall). – **subkortikale E.**: partielle E., die durch neuronale Entladungen in subkortikalen Strukturen ausgelöst werden (z. B. periventrikulär); vgl. ton. ↑ Hirnstammanfall. – **symptomatische E.**: »organ. E.«, deren Anfälle auf einer nachweisbaren Erkr. des Gehirns (Trauma, Entzündung, Intoxikation, Tumor, Angiopathie, Kreislaufstörung, Heredodegeneration, Mißbildung etc.) beruhen. – **E. tard(iv)a**, Spätepilepsie: E., bei der Anfälle erst im späteren LA (meist nach dem 30. Lj.) auftreten. – **E. traumatica**: E. als Folge einer traumat. Hirnschädigung; erste Anfälle meist bis zum 2. J. nach dem Unfall, selten erst viele, vereinzelt sogar 20–25 J. nach dem Unfall (»E. t. tardiva«). – **ungebundene E.**: mit Anfällen ohne Bindung an den Schlaf-/Wach- oder einen anderen Biorhythmus. – **E. uraemica**: metabol. E. (meist generalisierte Myoklonien oder Grand mal) bei Urämie. – **vegetative E.**: (JACKSON, PETTE) »autonome E.«, deren Anfälle nur v. a. in Störungen des ges. Vegetativums oder nur des sympath. bzw. parasympath. Teils bestehen; unterschieden als Abdominal-, Umbilikal-, viszerale, epigastr. E. etc., nach dem Entstehungsort als Hirnstamm-, dienzephale (vgl. zentrenzephale ↑ E.), temporale E. etc. – **versive E.**: mit partiellen Anfällen (neuronale Entladung in der Okzipitalregion) in Form von Drehbewegungen (z. B. konjugierte Blickwendung der Augen und Kopfwendung), bisweilen in eine adversive E. übergehend. Unterschieden als Kontraversiv- u. Ipsiversivkrisen (mit Bewegung zur Gegenseite bzw. – seltener – zur Seite der gestörten Hemisphäre). – **visuelle E.**: mit anfallsweisen opt. Sinnestäuschungen in Form einfacher Erscheinungen (Flimmerskotom, geometrisch strukturierte Muster wie bei Migräne) oder komplizierter Szenen (Panoramavisionen, filmhafte Abläufe, Metamorphopsie, Heteropsie, Makro- u. Mikroopsie etc.). – **zentrenzephale E.**: generalisierte E., für deren Anfälle die klin. u. EEG-Befunde einen di- oder mesenzephalen Auslösemechanismus annehmen lassen (d. h. bei Fehlen klin. oder radiol. Zeichen einer Hemisphärenschädigung); Gegensatz: kortikale u. subkortikale ↑ E. – **zerebellare E.** mit Anfällen (vorw. atakt. u. Koordinationsstörungen) infolge Störung von Kleinhirnstrukturen.

Epilepsiepsychose: akut auftretender u. innerhalb von Std. oder Tg. abklingender, nur sehr selten länger anhaltender psychot. Zustand (evtl. mit Wahnbildung u. Sinnestäuschungen) als Folge oder Begleiterscheinung einer Epilepsie; meist Dämmerzustand (Gefahr perseveratorischer Gewalttaten!); bisweilen auch verkannter psychomotor. oder Petit-mal-Status. – Auch chron. Formen verschiedenster Art; alle als endogen (wie das Anfallsleiden) angesehen.

epileptiform: Epilepsie-artig; z. B. **e. Anfall** (meist unklarer Genese), **e. Erregung**: (BONHOEFFER; bei epilept. Anfallsleiden u. symptomat. Psychosen anlaß- u. inhaltloser Erregungszustand ohne Bewußtseinstrübung u. ohne Wahn, emotional-hyperästhet. Schwächezustand), **e. Krampf** (↑ Gelegenheitskrampf).

epileptisch: die Epilepsie betreffend, durch E. hervorgerufen, an E. leidend; z. B. **e.** ↑ **Äquivalent**, **e. Anfall** (s. u. Epilepsie), **e. Ausnahmezustand** (stunden- bis tagelange Bewußtseinstrübung, oft verbunden mit psychot. Handlungen wie Fortlaufen, Brandstiften, unmäß. Alkoholgenuß), **e.** ↑ **Dämmerzustand**, **e.** ↑ **Demenz**, **e.** ↑ **Elementaranfall**, **e. Wesensänderung**: umstrittener Begr. für die charakterist. seel. u. charakterl. Veränderung des Epileptikers (Verlangsamung, Schwerfälligkeit, Umständlichkeit, Neigung zu Eigensinn, Monotonie, Pedanterie, Klebrigkeit, Perseveration, Brutalität, Reizbarkeit, Egozentrizität, devot-pathet. Überschwenglichkeit, frömmelnder Religiosität etc.), deren Ausmaß u. Symptomatik weitgehend von prämorbider Persönlichkeit, Anfallshäufigkeit, Reaktion des Kranken auf sein Leiden, sozialen Folgen der Erkr., Medikation abhängt.

epileptogene Zone: Körperbereich, dessen Reizung oder Berührung einen epilept. Anfall auslöst (»tap epilepsy«). – **epileptoid**: epilepsieartig, an epilept. Verhalten erinnernd.

Epilieren: ↑ Epilation.

Epiloia: tuberöse ↑ Hirnsklerose.

Epilunatum: kleiner akzessor. Handwurzelknochen radiodorsodistal des Os lunatum (evtl. verwachsen).

Epimer: 1) *embryol* dorsaler Teil eines Myotoms, innerviert vom hint. Ast des Spinalnervs. – 2) *chem* s. u. Epimerie.

Epimerasen: Isomerasen, die Substrate reversibel in die entsprech. epimeren Verbindungen umwandeln (»**Epimerisation**«). – **Epimerie**: Form der ↑ Diastereomerie, bes. bei KH (z. B. D-Glucose/D-Mannose) u. bei Steroiden (meist betr. des Substituenten an C_3, z. B. Cholestanol/Epicholestanol).

Epimyokarditis: entzündl. Mitreaktion des subperikardialen Myokards bei Perikarditis. EKG: im akuten

Stadium monophas. ST-Deformierung i. S. der Außenschichtalteration. − **Epimysium**: ∤ Perimysium.

Epinephrektomie: ∤ Adrenalektomie. − **Epinephrin** *WHO*: ∤ Adrenalin.

Epinephritis: 1) (ISRAEL) ∤ Paranephritis; vgl. Perinephritis. − **E. purulenta**: paranephrit. ∤ Abszeß. − 2) ∤ Hypernephritis.

Epinephrium: die der Capsula fibrosa renis aufliegenden Nierenhüllen (Capsula adiposa u. Fasziensack); vgl. Perinephrium. − **Epinephrom**: ∤ Hypernephrom. − **Epinephros**: die Nebenniere (∤ Glandula suprarenalis).

Epineurium: die bindegeweb. Umhüllung des peripheren Nervs, die die jeweils vom Perineurium umschlossenen Faserbündel umkleidet u. zum »Nervenstamm« zusammenfaßt.

Epiöstr(i)ol: ∤ Epiestriolum.

Epiorchium: ∤ Lamina visceralis tunicae vagin. testis.

Epioticum: *embryol* Knochenkern der Labyrinthkapsel, aus dem lat. Felsenbein u. Warzenfortsatz hervorgehen.

Epiphänomen: »Begleiterscheinung«, ∤ Begleitsymptom. − **Epipharyngitis**: ∤ Angina retronasalis. − **Epipharyngoskopie**: ∤ Rhinoscopia posterior.

Epipharynx: der Nasenrachen (∤ Pars nasalis pharyngis). − **E.tumor** als Polyp, Zylindrom, Sa., Ca., Plasmozytom; klin.: Behinderung der Nasenatmung, evtl. Nasenbluten, Tubenverschluß (chron. Tuben-Mittelohrkatarrh), bei Malignom frühzeit. Metastasen (v. a. regionäre LK), evtl. Einbruch in Schädelbasis.

Epiphora: das »Tränenträufeln«, entweder infolge Hypersekretion (z. B. Innervationsstörung, Binde-, Hornhaut-, Trigeminusreizung, Affektion des anderen Auges, Nasen- u. Nasennebenhöhlenerkr.) oder bei Abflußstörung durch Verschluß der Tränenwege (insbes. Canaliculi; klin.: »Tumor lacrimalis«), Eversion des Tränenpünktchens, Ek- oder Entropium.

epiphrenal, -phrenisch: oberhalb des Zwerchfells, dem Zwerchfell aufliegend; z. B. **e. Syndrom** (s. u. V. BERGMANN*), **e. Glocke** (»Ampulla epiphrenica« des Ösophagus [∤ Vestibulum gastro-oesophageale], i. e. S. deren ausgeprägtes Rö-Füllungsbild bei Hiatusgleitbruch).

Epiphylaxis, -laxie: verstärkte unspezif. Abwehr, z. B. in der pos. Phase einer Opsonin- oder Vakzinether.

epiphysär, epiphyseal(is): eine (Knochen-)Epiphyse betreffend.

Epiphysareahüfte: ∤ Coxa epiphysarea.

Epiphyse: 1) Epiphysis cerebri: ∤ Corpus pineale. − 2) ∤ Epiphysis (des Knochens). − **akzessor. E.**: ∤ Pseudoepiphyse. − **sekundäre E.**: ∤ Apophyse.

Epiphysektomie: 1) partielle bis subtotale Resektion einer Knochenepiphyse, z. B. bei Anfrischungsarthrodese. − 2) ∤ Epiphysenexstirpation.

Epiphysen|abriß: Abrißfraktur im Bereich der E.fuge eines Röhrenknochens, mit partieller oder totaler Dislokation des Gelenkabschnitts (u. oft erhebl. Hämatom); v. a. bei ♂ Jugendl. (während der gleiche Unfallmechanismus beim Erwachs. zur Luxation führt). Häuf. Sonderform: Apophysenausriß (Spina iliaca, Epikondylus, Trochanter minor). − **E.auftreibung**, rachit. Metaphyse: A. der epiphysennahen Metaphyse als Manifestation der floriden Vit.-D-Mangel-Rachitis am Ort des intensivsten Skelettwachstums. Klin.: »Rosenkranz« der Rippen, später »Zwiewuchs« (∤ Doppelgelenk) an Handgelenken, »Perlschnurfinger«, MARFAN* Zeichen; im Rö-Bild becherförm. Verbreiterung der kalkarmen Metaphysen; mit beginnender Heilung Imprägnation der präparator. Verkalkungszonen.

Epiphysen|dreieck: *röntg* ∤ LUDLOFF* Fleck. − **E.exstirpation**: op. Entfernung der Zirbeldrüse (v. a. bei Pinealoblastom u. Pinealom), meist nur als entlastende Enukleation, elektr. Ausschälung, Kürettage oder Absaugung. Zugang seitlich-transtentoriell (RANZI-TANDLER), parietal-transventrikulär (VAN WAGENEN), okzipital unter Spaltung des Balkenendes (DANDY, FOERSTER), infratentoriell (ZAPLETAL).

Epiphysen|fuge, -scheibe, -knorpel, Synchondrosis hypophyseos: die bei der Ossifikation (∤ dort. Abb.) mit Vergrößerung der knöchernen E.kerns verbleibende Knorpelscheibe zwischen Dia- (bzw. Meta-) u. Epiphyse, die bd. Markhöhlen trennt u. bis zum Epiphysenschluß als Wachstumszone des Knochens fungiert. Persistenz führt in der Regel zu Riesenwuchs, vorzeit. Schluß zu Zwergwuchs. − **E.hormone**: die »hormonähnl. Wirkstoffe« (eigentl. endokrine Funktion nicht sicher erwiesen) der Zirbeldrüse, v. a. das Serotonin bzw. das Melatonin. Gesamtextrakte der Epiphyse stimulieren (am dezerebrierten Hund) Aldosteronsekretion in der Zona glomerulosa der NNR (»Glomerulotropin«).

Epiphysen|kern: der im Zentrum der knorpl. Epiphyse postnatal (Ausnahme: dist. Femur = BÉCLARD* Kern, vereinzelt auch prox. Tibia) auftret. Knochenkern, von dem durch konzentr. enchondrales Wachstum deren Verknöcherung erfolgt, so daß − unter Bildung der Markhöhle − Gelenkknorpel u. Epiphysenfuge verbleiben. Gesetzmäß. Entwicklung erlaubt Bestg. des Ossifikationsalters (s. Tab. »Ossifikation«). − **E.klammerung**: s. u. BLOUNT*; s. a. Epiphyseodese. − **E.knorpel**: ∤ Cartilago epiphysialis. − **intermediärer E.k.**: ∤ Epiphysenfuge.

Epiphysen|linie, -naht, -narbe: die zarte Verdichtungszone (im Rö-Bild als Linie), die beim Erwachsenen nach E.schluß anstelle der E.fuge verbleibt. − **E.lockerung**: beginnende bzw. geringgrad. ∤ Epiphysiolyse. Prognostisch günst. Form der E.fraktur (z. B. nach Distorsion oder zu langer Extensionsbehandlung). − **E.lösung**: ∤ Epiphysiolyse.

Epiphysennekrose: Osteonekrose in einer Epi-(einschl. Meta-) oder Apophyse; entweder zirkumskripter Herd (evtl. sequestrierend, als Corpus mobile) oder aber diffuse »spontane« Epiphysiolyse, oft mit konsekutiver − partieller − Kopfnekrose u. chron. Gelenkaffektion (z. B. des Hüftgelenks). Vork. als **symptomat. E.** bei Systemerkr. (v. a. hypophysäre Dysfunktion, Spätrachitis, Lues connata) oder als Folge lokaler Ischämie (u. a. nach Embolie, Trauma, z. B. Trochleafraktur, med. Schenkelhalsbruch), von Epiphysenkaries, Osteomyelitis, BRODIE* Abszeß, Tumor, Gelenkempyem. Komplikationen: Fraktur, Deformitätsheilung, Ankylose, Pseudarthrose, Destruktionsluxation, Wachstumsstörung (Knochenverkürzung bei Zerstörung der Metaphyse, aber auch gesteigertes Längenwachstum durch Reizung). − I. e. S.

Epiphysennekrose, aseptische die asept. E. (= spontane Knochennekrose, Osteochondropathie, Chondroosteonekrose) als juvenile Form der Osteochondrose (erbl.-konstitutioneller Faktor? endokrin-avitaminot. Störung? Kapillarembolie? Gefäßspasmen? Dauertrauma?), charakterisiert durch Zerrüttungszonen, Dauerbruch, Trümmerzysten u. -felder, Umbauzonen etc. an mechanisch stark beanspruchten Schwachpunkten des Skeletts (evtl. bei endogen-hypoplast. Gewebe); histol.: inselart., zunächst nicht demarkierte Mikronekrosen (Schädigung der Osteozyten) mit konsekut. Resorptions- u. Abbauvorgängen (Proliferation). Fließende Übergänge zu »Überlastungsschaden«, »Ermüdungsbruch« etc. bzw. zu physiol. Anpassungsvorgängen (v. a. LOOSER* Umbauzonen). Bekannte Lokalisationsformen (↑ Abb.) meist nach Erstbeschreiber benannt.

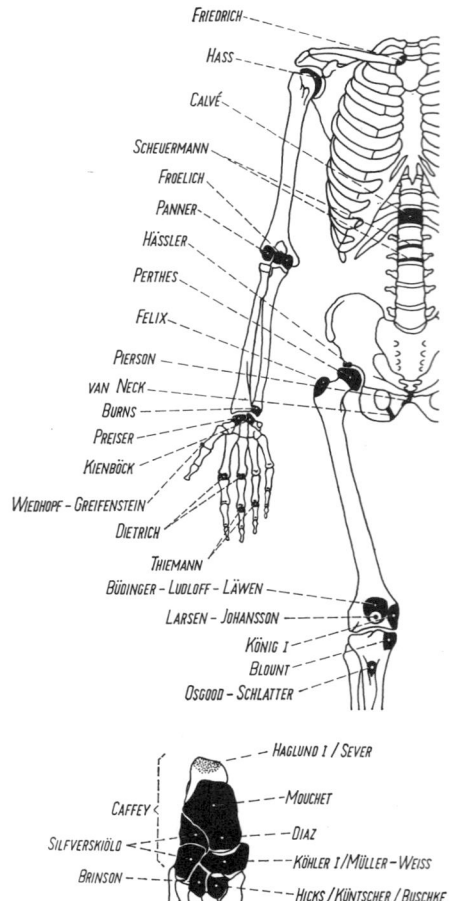

Epiphysen|platte, -scheibe: ↑ E.fuge. – **E.schluß**: die endgült. Synostose der E.fugen der Röhrenknochen als Kriterium für das abgeschlossene Längenwachstum, bei Mädchen im 16.–18. (20.), bei Knaben im 18.–21. (23.) Lj.; s. a. Tab. »Knochenkerne«. – Die – seltene – Persistenz der Fuge muß gegen eine entspr. Fraktur abgegrenzt werden. – **E.stiel**: *anat* ↑ Habenula.

Epiphysen|störung, multiple hereditäre: ↑ RIBBING* Syndr. I. – **E.wanderung**: s. u. Epiphysiolysis lenta.

Epiphyseo|dese: (OLLIER 1888) op. Ausschaltung der epiphysären Knochenbildung zwecks gelenkter Hemmung des Längenwachstums, v. a. von Femur u. Tibia bei Jugendl.; entweder temporär durch brückenförm. Epiphysenklammerung n. BLOUNT-CLARKE (= temporäre E.) oder aber durch Resektion bzw. »Kürettage« der Epiphysenscheibe, evtl. mit Knochenspanimplantation, z. B. nach OLLIER, PHEMISTER. – **E.nekrose**: ↑ Epiphysennekrose.

Epiphyseose: ↑ Epiphysose.

Epiphysiolyse, Epiphysenlösung: partielle oder totale Kontinuitätstrennung in der Epiphysenfuge als Sonderform der Knochenfraktur bei Jugendl.; entweder akute **traumat. E.** (»pathol. Fraktur«), z. B. Coxa vara adolescentium traumatica, »Husten-E.« des Rippenköpfchens bei florider MOELLER*-BARLOW* Krankh., **adoleszentäre E.** am prox. Humerusende, geburtstraumat. Pseudoparalyse des Arms, E. nach übermäß. Extension, schwieriger Reposition, Marknagelung etc.; oder aber – i. e. S. – die **spontane E.** (meist **E. lenta**, sogen. »Epiphysenwanderung«) als Überlastungsschaden, z. B. die – auch akut-traumatisch vork. – unter dem klin. Bild der Coxa vara idiopathica bzw. der intrakapsulären Schenkelhalsfraktur (ohne Krepitation!), meist auf dem Boden einer enchondralen Dysostose oder einer sept. oder asept. Epiphysennekrose.

Epiphysis: 1) *PNA*: die »Knochenepiphyse« als zunächst vollknorpl. (↑ Cartilago epiphysialis) Gelenkende eines Röhrenknochens, das während der Entwicklung des ↑ Epiphysenkerns durch die Epiphysenfuge von der Diaphyse »getrennt«, nach Epiphysenschluß mit ihr unter gemeinsamer Markraumbildung knöchern verwachsen ist; s. a. Pseudoepiphyse. – 2) **E. cerebri**: ↑ Corpus pineale.

Epiphysitis »Entzündung« einer Knochenepiphyse; s. a. Apophysitis, Epiphysennekrose. – **Epiphysose**: (FANCONI 1954) puberales Krankheitsbild (endokrine Dysfunktion? Trauma?) mit unregelmäß. Verkalkungsherden in einer oder mehreren Knochenepiphysen u. örtl. »Wachstumsschmerzen«; vgl. Apophyseose.

Epiphyt: *dermat* Kurzform für ↑ Epidermophyt.

epipleural: der Pleura aufliegend.

Epiploon: ↑ Omentum majus; s. a. Omento....

Epiplozele: »Netzbruch«, Hernie mit Netzteilen als Bruchinhalt.

Epipropidinum *WHO*: 1,1'-Bis-(2,3-epoxypropyl)-4,4'-bipiperidin; Zytostatikum (alkylierend).

Epipygus: *path* Doppelmißbildung, bei der der Parasit der Kreuzbeingegend des Autositen aufsitzt.

Epipyramis: *anat* ↑ Epitriquetrum.

Episio|tomie, (Scheiden-)Dammschnitt: *geburtsh* den Scheideneingang erweiternde Perineotomie (2–6 cm tiefer Scherenschlag) zur Verhütung eines Dammrisses oder zur Erleichterung bzw. Beschleunigung der Geburt z. B. bei Deflexionslage, op. Entbindung, zur Schonung des kindl. Kopfes bei Frühgeburten. Techniken: **mediane E.** (↑ Abb. »a«; bei drohendem Riß des Sphincter ani erweitert durch Bogenschnitt), **laterale E.** (»b«; Schnittbeginn 2 cm neben der Mitte in

Richtung Tuber ischiadicum; schlechtere Heilungstendenz), **mediolat. E.** (»c«; von der Mitte in etwa 45°), SCHUCHARDT* Schnitt (»d«; nur bei op.-vaginaler Entbindung oder schwerer zerstückelnder Op.). – Versorgung durch / Dammnaht. – **E.zele:** / Descensus vaginae.

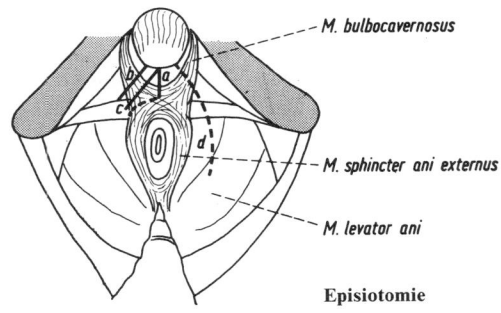

Episiotomie

Episklera: Schicht lockeren Bindegewebes auf der Lederhaut des Auges, durch lose Bindegewebszüge mit der TÉNON* Kapsel zusammenhängend. – Ihr Gefäßnetz (»**Episkleralplexus**«) durchspült das perilimb. Gebiet u. den Iris-Hornhautwinkel u. regelt – zus. mit SCHLEMM* Kanal u. Kammerwassergefäßen – den intraokularen Druck. – **Episkleritis:** Entzündung der Episklera; selten diffus, meist umschrieben als solitäres, schmerzhaftes Knötchen (v. a. bei rheumat. Erkrn., Gicht, Kollagenosen, Tbk), ferner die **E. metastatica furunculiformis** (KRAMER) als erweichende u. später perforierende Abszeßmetastase (z. B. bei Tbk, Syphilis) u. die **E. periodica s. partialis fugax** (bei ♀♀ oft z. Zt. der Menstruation) mit flücht., intensiver Hyperämie u. Schwellung, evtl. knötchenförm. Infiltration.

Episode: *psychiatr* die Zeitspanne der Krankheitserscheinungen bei einer völlig rückbildungsfäh. akuten exogenen Psychose (z. B. die **psychogene psychot. E.** [J. ZOTT] für Stdn. oder Tage nach einem entspr. Erlebnis, evtl. mit Gewalthandlgn., auch Suizid einhergehend), die »Phase« bei man.-depressiven Erkrn. im Ggs. zum – schizophrenen – »Schub«), die zerebrale ischäm. E. (»Attacke«, »Insult«; s. a. Hirnischämie).

Episomen: (JACOB u. WOLLMAN 1958) bei Baktn. akzessor. extrachromosomale (= **autonome E.**) oder ins Chromosom eingebaute Gene oder Gengruppen (= **integrierte E.**), die z. B. durch Konjugation auf andere Stämme übertragen werden u. dort evtl. Resistenz- u. andere Eigenschaften determinieren, z. B. Fertilitätsfaktor F u. temperente (λ-)Phagen bei E. coli K 12. – vgl. Insertosom (s. u. Transposon).

Epispadie, Fissura urethrae sup.: auf Entwicklungsstörung der Kloakenmembran beruhende Hemmungsmißbildung der Harnröhre mit Durchbruch des Sinus urogenit. vor bzw. (♀) hinter dem Genitalhöcker. Beim ♂ Urethra dorsal der Schwellkörper mehr oder minder gespalten, u. zwar als **E. glandis** (entweder dors. Erweiterung der Harnröhrenmündung oder klaffende Spaltbildung, evtl. bis zum Sulcus coronarius; Präputium dorsal schwach, ventral schürzenförm.), als **E. penis** (Harnröhrenspalt im Bereich des Penisschaftes, kombiniert mit Genitalhypoplasie u. Symphysenspalte) oder als **E. totalis s. penopubica.** Beim ♀ meist totale, seltener nur **subsymphysäre** oder **klitor. E.** (verbunden mit Klitoris- u. Symphysenspalte, Abflachung des Mons veneris, evtl. Blasenekstrophie).

Epispastika: *pharm* / ableitende Mittel.

Episplenitis: / Perisplenitis.

Epistasie, -stasis: *genet* Überdeckung u. damit Unterdrückung der Manifestation eines »hypostat.« durch ein »epistat.«, nicht-alleles Gen, das dominant oder rezessiv sein kann.

Epistaxis: »Nasenbluten«, bes. häufig aus Gefäßen des Locus Kiesselbachii, u. zwar bei lokaler Urs. (z. B. Rhinitis sicca ant., Trauma), als symptomat. E. bei Hypertonie, Arteriosklerose, Herzfehler, best. Blutkrankhn., akuten Infekten, als **habituelle** u. **essentielle E.** in der Pubertät, während der Menstruation (evtl. als vikariierende Blutung). – **renale E.:** (GULL*): angioneurotische oder vasofunktionelle / Hämaturie.

Episterin: $C_{28}H_{46}O$; mit Faecosterin isomeres Steroid.

Episthotonus: / Emprosthotonus.

Epistropheus: ältere Bez. für den 1.(»Atlas«), seit dem 19. Jh. für den 2. HW (»Axis«).

Epitarsus: *ophth* / Pterygium congenitale.

Epitestosteron: 17α-Epimeres des Testosterons mit schwach androgener Wirksamkeit.

Epithalamus *PNA*: der dorsale, dem Thalamus aufliegende Teil des Zwischenhirns, mit Corpus pineale, Habenula, Trigonum habenulae u. Commissura habenularum.

Epithalaxie: (SANARELLI) massive Zerstörung des Darmepithels als allerg. Phänomen bei der Cholera.

Epithel: »Deckgewebe« aus in einer oder mehreren Schichten angeordneten, fast lückenlos zusammengefügten Zellen (/ Epithelzelle) mit nur geringer Interzellularsubstanz. Gefäßloses Schutz- u. Stoffwechselorgan mit der Fähigkeit zur Resorption (s. a. Alveolar-, Darmepithel) u. Sekretion (s. a. Drüse), das die äuß. (s. u. Epidermis) u. inn. Körperoberfläche bedeckt (s. a. Tunica mucosa) u. Hohlorgane u. Körperhöhlen auskleidet (s. a. Endothel, Mesothel); ferner das hochdifferenzierte Sinnesepithel; s. a. Ekto-, Ento-, Mesoderm. Morphol. unterschieden als: **einschicht.** Platten-, kub. (= isoprismat.) u. Zylinder- (= hochprismat.) E., **mehrzeil.** E. (auch »mehrreihig«, »-stufig«; d. h. nur 1 Lage verschieden hoher Zellen, so daß im Schnittbild Kerne mehrere Zeilen bilden), **mehrschicht.** Platten-, Zylinder- u. Übergangsepithel. – **atyp. Epithel:** *gyn* s. u. HINSELMANN* Stadien.

Epithel|aussaat: (MANGOLDT) Hauttransplantation durch Auftragen eines »E.breies« aus abgeschabter Epidermis; obsolet. – **E.einschlüsse:** *virol* s. u. Einschlußkörperchen. – **E.fasern, Epitheliofibrillen:** / Tonofibrillen. – **E.grenze:** 1) *gyn* s. u. Kolposkopie, Ektopia portionis. – 2) *gastrol* s. u. BARRET* Syndrom.

Epithelien: / Epithelzellen. – *urol* Als Harnsedimentbefund wicht. Lokalisationshinweis anhand der Zellformen; s. a. Epithelzylinder.

Epitheliolyse: *radiol* Epidermisablösung u. Blasenbildung nach Strahleninsult an der Grenze der Toleranz; s. a. Epithelitis exsudativa.

Epitheliom

Epitheliom(a): (GOLGI 1869) Oberbegr. für die Neoplasmen epithelialer Herkunft, i. e. S. für die gutartigen wie Adenom, Papillom, Fibroepitheliom etc. (nur im französ. Sprachgebr. bevorzugte Bez. für das Karzinom). – **Épithélioma adénoïde**: (MASSON) französ. Bez. für das metastasierende Schilddrüsenadenom (Struma colloides maligna KOCHER, Metastasizing goiter JOLL). – **E. (adenoides) cysticum: 1)** E. atheromatoides cysticum, E. benignum multiplex cysticum, Trichoepithelioma papulosum multiplex, Acanthoma adenoides cysticum, BROOKE*, FORDYCE*, JARISCH* E.: Mißbildungen des Haarsystems in Form durchsichtiger, aus Epithelschläuchen bestehender Knötchen in symmetr. Anordnung im Gesicht; evtl. fam. gehäuft, meist gutartig. – **2)** E. basocellulare cylindromatosum: (MASSON et al.) zylindromatöses Basaliom, dessen Stroma hyalinisiert oder schleimig verändert ist. – **E. basocellulare**: / Basaliom; s. a. Epithelioma adenoides (2). – **E. (calcificans) Malherbe***: solitärer, mit normaler Haut bedeckter, harter Tumor (Ø 0,5–5 cm) der Subkutis, meist im Gesicht oder an oberer Extremität; histol.: bindegewebsreich, verkalkend, mit »basophilen« u. »Schattenzellen«. – **E. contaagiosum s. molluscum**: / Molluscum contagiosum. – **intraepitheliales E.: 1)** / BOWEN*-DARIER* Syndrom. – **2)** intradermales Basaliom BORST-JADASSOHN: warz. Hautneoplasie mit charakterist. intraepithelialen Nestern aus pluripotenten Epidermiszellen; maligne Entartung möglich. – **E. malignum**: / Hautkarzinom. – **E. papillare**: / Papillom; s. a. Hautpapillom. – **E. suprarenale**: / Hypernephrom.

Epitheliosis: 1) (AXENFELD) Epithelproliferation der Konjunktiva bei Trachom. – **2)** (BORREL) Bez. für Virusinfektionen mit Hautmanifestation, z. B. Variola, Vaccinia, Varizellen, Molluscum contagiosum.

Epithelisierung, -sation: 1) reparative Epithelbildung auf Wunden (unter dem Schorf), ausgehend von den gesunden Randpartien oder erhaltengebliebenen Epithelinseln. – **2)** *chir* Wunddeckung mit Epidermislappen.

Epithelitis exsudativa: *radiol* nach Überschreiten der Toleranzdosis bei Einzeitbestrahlung auftretende schwere Strahlenreaktion der Haut (vorzeit. Stadium der Hautreaktion) mit blasiger Epithelabhebung (3. Grad der Rö.dermatitis nach HOLZKNECHT).

Epithelium *PNA*: / Epithel; z. B. das **E. ant. corneae** (*PNA*; / Hornhautepithel), **E. germinale** (/ Keimepithel), **E. lentis** (*PNA*; / Linsenepithel), **E. ductus semicircularis** (*PNA*; das der Endolymphe zugekehrte einschicht. Plattenepithel der häut. Bogengänge des Innenohrs).

Epithelkörper: embryonale Drüsen vor der Vaskularisation.

Epithelkörperchen: / Glandulae parathyreoideae; s. a. Nebenschilddrüsen..., Parathyreo(id)... . – **E.adenom**: benigne, hormonaktive, geschwulstart. Wucherung (Hyperplasie) eines oder mehrerer E., meist mit Vermehrung der dunklen, seltener der wasserhellen oder azidophilen Zellen; klin.: prim. / Hyperparathyreoidismus. – Selten als – oft ebenfalls hormonaktives – Adenokarzinom (Zellen u. Kerne größer, zahlreiche Atypien u. Mitosen; örtl. destruierend u./oder metastasierend. – **E.hormon**: / Parathormon; s. a. Hyper-, Hypoparathyreoidismus.

Epithel|krause *derm* / Coronella. – **E.lymphe**: die flüss. Interzellularsubstanz in den Epithelien, die der Zellernährung u. dem extrazellulären Stofftransport dient. – **E.muskelzelle**: / Korbzelle. – **E.nester**: s. u. BRUNN*.

epitheloid: epithelähnlich. – **E.zelle**: Bindegewebszelle von epithelart. Aussehen mit großem, blassem Kern u. unscharf begrenztem Zytoplasma, entstanden durch Proliferation histiozytärer Zellen (in mosaikart. Verband) bei BOECK* Krankh. (»e.zellige Granulomatose«), tert. Syphilis, Typhus abdomin., v. a. aber im **E.zelltuberkel** (mit LANGHANS* Riesenzellen, Lymphozytensaum) als histol. Kennzeichen der produkt. Tbk; ferner beim LEITNER* Syndrom.

Epithel|perlen 1) / Hornperlen. – **2)** / BOHN*. – **3)** Epidermoide im Bereich alter Trommelfellnarben. – **E.pfropfung**: / BRAUN* Pfropfung.

Epithel|scheide, v. BRUNN*, HERTWIG*, HUXLEY* Wurzelscheide; das vereinigte inn. u. äuß. Schmelzepithel, das sich als schlauchart. Gebilde in die Tiefe senkt u. die Zahnwurzel präformiert. Wird nach Durchbruch des Zahns weitgehend resorbiert; Reste (»MALASSEZ* E.reste«) für Entstehung der Schmelzperlen u. epithelführender Granulome u. Zysten bedeutsam. – **E.schutzvitamin**: / Vitamin A. – **E.unruhe**: *gyn* typ. Befund bei / Ektopia portionis.

Epithel|zapfen: 1) *embryol* die in das subepitheliale Bindegewebe hineinwachsende Drüsenanlage. – **2)** *path* bei epithelialen Neoplasmen in das umgebende Bindegewebe einwachsender »Tumorzapfen« (vgl. Hornperlen). – **E.zelle**: platte, kubische oder zylindr. Zelle eines Epithels, mit der Fähigkeit zur Teilung. Im Zellverband durch schmale Interzellularspalten getrennt, durch Verzahnung der Zellmembranen u. durch / Desmosomen zusammengehalten. – **E.zylinder**: *urol* / Harnzylinder aus abgestoßenen Epithelien der Harnkanäle; meist fettig degeneriert. – **E.zyste, traumatische**: aus in die Tiefe verlagerten Epidermisteilchen entstandene Zyste; vgl. Epidermiszyste.

Epithese: *chir* v. a. zur Bedeckung von Gesichtsdefekten (einschl. Ohren), aber auch unter funktionellen Gesichtspunkten individuell modelliertes Ersatzstück aus starrem u. / oder elast.-weichem Werkstoff; vgl. Prothese.

Epitizidum *WHO*: 6-Chlor-3,4-dihydro-7-sulfamoyl-3-(2,2,2-trifluoräthylthiomethyl)-2H-1,2,4-benzothiadiazin-1,1-dioxid; Salidiuretikum, Hypotensivum.

Epitop: die die Spezifität bestimmende Eigenschaft eines AG. – **Epitoxoid**, Toxon: (EHRLICH) in Di-Toxin-Lsgn. neben dem Toxoid vork. Substanz mit geringerer Affinität zum Antitoxin; soll die Spätlähmungen hervorrufen.

Epitrichium, Periderm: *embryol* die plattzell. Oberflächenschicht der zunächst 2-, später 3schicht. Epidermis.

Epitriquetrum: kommaförm. akzessor. Handwurzelknochen auf der dorso-uln. Seite des Triquetrum (gegen das Hamatum zu). – **Epitrochlea**: / Epicondylus medialis humeri.

Epituberkulose: röntg.-klin. Begr. für die rückbildungsfäh. Verschattungen in der unmittelbaren Umgebung einer kindl. Primär-Tbk der Lunge, denen eine perifokale unspezif. Exsudation oder – nach

RÖSSLE – eine Atelektase um den pulmonalen Primärherd bzw. den spezifisch erkrankten regionalen LK zugrunde liegt.

epitympanaler Raum, Epitympanon: ⌐ Recessus epitympanicus. – **Epitympanitis**: ⌐ Otitis media epitympanica.

Epityphlon: ⌐ Appendix vermiformis.

Epizerebralraum: der Kapillarspalt zwischen weicher Hirnhaut u. Gliagrenzmembran.

Epizoon: 1) *biol* auf einem anderen Organismus lebendes Tier; s. a. Epökie. – 2) *derm* auf der Haut, oft auch in Haaren u. Kleidern lebendes Dermatozoon (z. B. Pediculus humanus); evtl. Erreger einer **Epizoonose** (= Epizootie); vgl. Dermatozoonose.

Epizootie: 1) *vet* das »epidem.« Auftreten seuchenhafter Erkrn. bei Tieren; vgl. Enzootie. – 2) *derm* ⌐ Epizoonose.

Epizystotomie: *urol* ⌐ Sectio alta.

Epizyt: 1) *histol* ⌐ Epithelzelle, i. e. S. der ⌐ Podozyt. – 2) *protozool* die äußerste Ektoplasmaschicht der Protozoen. – **Epizytom**: ⌐ Epitheliom, Karzinom.

EPL: essentielles **P**hospho**l**ipoid.

E-Plasmodien: die extraerythrozytären Formen der ⌐ Malaria-Plasmodien (s. a. Abb. »Malariazyklus«).

EPN: **P**henylthiophosphonsäure-p-**n**itrophenyl-äthylester; Insektizid u. Akarizid; MAK 0,5 mg/m³ (Gefahr der Hautresorption).

Epökie: 1) Epiözie: *biol* nichtparasit. Lebensweise eines Organismus auf einem anderen. – 2) *epidem* auf eine Hausgemeinschaft beschränkte Epidemie.

Eponychie: eitr. Entzündg. des Nagelhäutchens (= **Eponychium**, der schmale Hornsaum des Nagelwalls) bei Paronychie oder nach mechan. Verletzung beim Zurückschieben, Beschneiden etc.

Eponym: an einen Personennamen (meist Autorenname) geknüpfter Begriff, z. B. ADDISON* Krankheit.

Epoophoron *PNA*, Parovarium, Corpus pampiniforme, ROSENMÜLLER* Organ, WRISBERG* Körper: der aus Ductus longitudin., Ductuli transversi u. Appendices vesiculosae bestehende »Nebeneierstock« als Urnierenrest in der Mesosalpinx.

Epoxide: reaktionsfäh., zykl., organ. Äther, die durch O-Addition an C-C-Doppelbindungen entstehen u. zu Epoxidharzen polymerisierbar sind (Kondensationsprodukte aus Epi- oder Dichlorhydrin u. Diphenylolpropan; physik.-chemisch beständ. Kunstharz, z. B. als Einbettungsmittel); natürl. Vork. u. a. bei Karotinoiden. E. mit mehreren Epoxygruppen wirken zytostat. oder mikrobizid. Mögl. Karzinogen (Haut, Lunge, blutbildende Gewebe).

EPP: *physiol* ⌐ **E**nd**p**latten**p**otential.

Eppinger* (HANS E., 1879–1946, Internist, Wien, Freiburg, Köln) **Syndrom**: 1) E.*-Bianchi* Sy.: tox.-infektiös bedingte Leberzirrhose mit Hepato- u. Splenomegalie, hämolyt. Ikterus u. Aszites; chron., rel. gutart. Verlauf. – 2) ⌐ CAUCHOIS*-E.*-FRUGONI* Syndrom. – **E.*** **(-Faltitschek*) Sternchen**: ⌐ Naevus araneus.

Eprazinon *WHO*: 3-(4-Äthoxyphenäthyl-1-piperazinyl)-2-methyl-propiophenon; Antitussivum.

Éprouvette: (französ.) ⌐ Reagenzglas.

EPS: 1) **e**xtra**p**yramidalmotorisches **S**ystem. – 2) ⌐ **E**rholungs**p**uls**s**umme. – 3) ⌐ **E**xophthalmos **p**roducing **s**ubstance.

Epsilon|-Granula, -Zelle: s. u. E-Zelle (des HVL). – **E.-Zeichen**: *röntg* ⌐ FROSTBERG* Zeichen.

EPSP: *physiol* **e**xzitatorisches **p**ostsynaptisches ⌐ **P**otential.

Epstein* Syndrom, Krankheit: 1) (LEO E.) a) E.* **thel-)Perlen**: *päd* ⌐ BOHN* Perlen. – E.* **Stuhl**: Schaukelstuhl ohne Rückenlehne zur Kräftigung der Rückenmuskulatur von Kleinkindern. – E.* **Symptom**: Zurückbleiben des Oberlids beim Abwärtssehen (ähnl. dem v. GRAEFE* Zeichen) als Neuropathie-Zeichen bei Kindern.

Epstein* Syndrom, Krankheit: 1) LEO E.) a) E.* **Pseudodiphtherie**, Algosis faucium (leptothricia): sehr seltene Erkr. der Mund- u. Rachenschleimhaut junger Säuglinge mit diphtheroiden, zur Ulzeration neigenden Belägen an Gaumen u. Rachen, wahrsch. von BEDNAR* Aphthen ausgehend. – b) E.* **Rückfallfieber**: ⌐ Lymphogranulomatose. – c) E.*-GOEDEL Syndrom: hämorrhag. Thrombozytämie (⌐ MORTENSEN* Syndrom). – 2) (ALBERT ARTHUR E., geb. 1880, Internist, New York): ⌐ Nephrose. – 3) (EMIL E.) ⌐ VAN BOGAERT*-SCHERER*-E.* Syndrom.

Epstein*-Barr* Virus, EB-Virus (M.A.E., Y.M.B., London 1964) erstmals aus einem BURKITT* Lymphom (Lymphosarkom bei afrikan. Kindern) isoliertes DNS-Virus (nicht-klassifiziertes Herpesvirus); Erreger der infektiösen Mononukleose (spezif. AK bei jungen Erwachs. in Europa sehr häufig).

Epulis: Oberbegr. für alle dem Zahnfleisch aufsitzenden Neubildungen, i. e. S. für die dem Alveolarfortsatz halbkugelig oder pilzförm. aufsitzende gutart. Granulationsgeschwulst einschl. deren »zentraler« Form (⌐ Enulis). – Am häufigsten die **E. gigantocellularis** (vom Zahnhalteapparat ausgehend; oft gestielt, gutartig, aber zu Rezidiven neigend; hervorgerufen durch chron. Resorptionsvorgänge u. entzündl. Reize, oft unter dem Einfluß hormonaler Faktoren, z. B. als »Schwangerschaftsepulis«), ferner die **E. fissurata** (faltenförm. reaktive Hyperplasie an Kieferkamm u. Mundvorhof auf chron. Reiz schlechtsitzender Zahnprothesen). Als bes. Form die **E. congenita** (NEUMANN* Syndrom), bevorzugt bei Mädchen am OK; meist als Myoblastenmyom, aber auch als Neurom oder rudimentäres Odontom aufgefaßt (keine Granulationsgeschwulst!). – **E. fibro(mato)sa, Epulofibrom(a)**: derbe, blasse Zahnfleischgeschwulst unklarer Genese aus ausgereiftem Bindegewebe, u. U. mit Knochenbildung im Innern.

EQ: 1) *physiol* ⌐ **E**nergie**q**uotient. – 2) *psych* ⌐ **E**ntwicklungs**q**uotient.

equ., equiv.: (engl.) ⌐ Grammäquivalent.

Equator *PNA*: ⌐ Aequator.

Equilenin, Equilin: östrogene Steroidhormone im Harn trächtiger Stuten.

Equinia: *vet* ⌐ Malleus.

equinus: (lat.) beim Pferde vork.; z. B. Pes equ. u. equinovarus (⌐ Spitz- bzw. Klumpfuß), Cauda equina.

Equisetum arvense: *botan* »Ackerschachtelhalm«, »Zinnkraut« [Equisetaceae]; die sterilen Sprosse (Herba Equiseti; Kieselsäure, Saponine, Flavongly-

Er, ER

koside, wenig Alkaloide, organ. Säuren, fettes Öl, Harz u. Bitterstoffe) finden volksmed. Anw. (Tee) als Diuretikum, bei Lungen-Tbk u. inn. Blutung, äußerlich bei Hauterkrn. u. in Gurgelwässern.

Er: *chem* ↑ Erbium. – **ER**: *physiol* ↑ **Eigen**reflex.

ERA: *otol* **E**lectric **R**esponse **A**udiometry.

Eraserophagie: Verschlucken von Radiergummiabfällen (als Unsitte bei Schulkindern).

Eradikation: *ther* die vollständ. Vernichtung eines malignen Wachstums (»samt Wurzel«), z. B. das »total cell kill« als Ziel der Intensivtherapie der Leukämie.

Erb* (WILHELM HEINRICH E., 1840–1921, Neurologe, Heidelberg) **Elektrode**: die übl. Reizelektrode für Elektrodiagnostik u. -therapie. – **E.* Gehprobe**: urspr. Form des Gehtests bei Claudicatio intermittens (»**E.*** Hinken«). – **E.* Lähmung, Paralyse**: 1) E.*-DUCHENNE* Lähmung: obere ↑ Armplexuslähmung. – 2) die syphilit. spastische ↑ Spinalparalyse. – **E.* Muskeldystrophie, -atrophie**: ↑ Dystrophia musculorum progressiva. – **E.* Pillen**: Tonikum mit Eisen(II)-laktat, Enzian-, Brechnuß- u. wäßr. Chinaextrakt. – **E.* Punkt**: 1) Punctum quintum: *kard* zentraler Auskultationspunkt des Herzens im 3. ICR li. parasternal, an dem fast alle Geräuschphänomene wahrnehmbar sind, v. a. die leisen hochfrequenten Sofortdiastolika bei Aorten- u. Pulmonalinsuffizienz. – 2) Supraklavikularpunkt: *neurol* Punkt etwa 3 cm oberhalb des Schlüsselbeins u. 1–2 cm seitl. des M. sternocleidomastoideus, von dem aus der obere Teil des Plexus brachialis (C V/VI) elektr. gereizt werden kann. – **E.* Reaktion**: die ↑ myotonische Reaktion. – **E.* Reflex**: die ↑ Bizeps-femoris-Reflex. – **E.* Sklerose**: die prim. Form der spinalen Lateralsklerose mit spastischer Paraplegie, Rigidität der Extremitäten u. Hyperreflexie (**E.* Trias**), ohne troph. u. sensor. Störungen. – **E.* Syndrom**: 1) ↑ Dystrophia musculorum progressiva. – 2) **E.*-Oppenheim*-Goldflam* Sy.**: ↑ Myasthenia gravis pseudoparalytica. – 3) **E.*-Charcot* Sy.**: spastische ↑ Spinalparalyse. – 4) **Friedrich*-E.*-Arnold* Sy.**: ↑ UEHLINGER* Syndrom. – 5) **E.*-Landouzy* Sy.**: die fazioskapulohumerale Form von (1). – 6) **E.*-Devic* Sy.**: ↑ Neuromyelitis optica. – 7) ↑ Rotter*-E.* Syndrom. – 8) ↑ Marchesani*-E.* Syndrom. – 9) ↑ E.* Sklerose. – **E.* Trias**: s. u. E.* Sklerose. – **E.* Wellen**: durch galvan. Reizung auslösbare wellenart. Kontraktion der Muskulatur (»Muskelwogen«) beim ↑ THOMSEN*-WESTPHAL* u. ↑ CURSCHMANN*-BATTEN*-STEINERT* Syndrom. – **E.* Zeichen**: 1) gesteigerte galvan. Erregbarkeit der motor. Nerven (z. B. N. uln. u. facialis) als charakterist. Zeichen bei Tetanie. – 2) bei Tabes dors. Fehlen der Pupillenerweiterung nach Schmerzreizung der Wangenhaut. – 3) **E.*-Westphal* Zeichen**: starke Abschwächung bis Fehlen des PSR (Unterbrechung des sensiblen Reflexbogenschenkels) bei Tabes dors.

Erbanlage: ↑ Gen; i. w. S. auch die auf den Genen beruhende Potenz eines Organismus zur Ausbildung bestimmter Merkmale.

Erb|bild: ↑ Genotyp, Idiotyp. – **E.biologie**: ↑ Genetik. – **E.chorea**: ↑ Chorea HUNTINGTON. – **E.einheit, -faktor**: ↑ Gen.

Erben* Phänomen (SIEGMUND E., geb. 1863, Neurologe, Wien): reflektor. Bradykardie beim Niederhok-

ken mit stark vorgeneigtem Kopf (»**E.*** Hockversuch«) als Hinweis auf vegetat. Labilität oder Neurasthenie (»Vaguszeichen«).

ERBF: **e**ffektiver **r**enaler **B**lutdurchfluß (s. a. PAH-Clearance).

Erbformel: Darstg. von Allelkombinationen u. Kreuzungsordnungen, wobei dominante Allele im allg. mit Groß-, rezessive mit Kleinbuchstaben (meist Anfangsbuchstabe des Merkmals) bezeichnet werden; entweder als Summenformel (z. B. Aa Bb Cc Dd; Großbuchstabe an 1. Stelle) oder in Bruchform nach mütterl. (oben) u. väterl. Herkunft getrennt:

$$\frac{A\,b\,C\,D}{a\,B\,c\,d}$$

Erbgang: die Vererbungsweise eines Merkmals (bzw. einer Erbkrankh.), abzuleiten aus seiner zahlenmäß. Verteilung in der Nachkommenschaft (evtl. auch bei den Vorfahren) unter Verw. statist. Methoden (»**Erbgangsanalyse**«). Wird beeinflußt von Lokalisation der Anlage im Genom (auto- bzw. gonosomaler E.), Zahl der determinierenden Gene (mono-, di- bzw. polymerer E.) u. deren Dominanzverhältnis zu alleien Genen (**dominanter** bzw. **rezessiver E.**, erkennbar an der deutl. bzw. sehr geringen Ausprägung bei Heterozygoten u. am gehäuften bzw. nur sporad. Auftreten in Folgegenerationen), bei Di- bis Polymerie auch von gegenseit. Wirkungsbeziehungen nichtalleler Gene (Epistasie, Hypostasie bzw. Kryptomerie), Penetranz u. Expressivität der Anlage; s. a. Vererbung. – Beim **monomeren** (= **monogenen, -faktoriellen**) E. führt vollständ. Dominanz des einen Allels zu 2 Merkmalsklassen im Verhältnis 3:1, bei unvollständ. zu 3 Klassen 1:2:1. Bei **dimerem** E. (2 nichtallele Gene) mit freier Spaltung (Lage auf 2 nichthomologen Chromosomen) u. heterozygoten Eltern lassen sich die Spaltungsverhältnisse vom klass. bifaktoriellen MENDEL* Erbgang (9:3:3:1) ableiten, je nachdem ob die bd. Gene gleichartig nichtkumulativ (15:1), gleichartig kumulativ (9:6:1) oder verschiedenartig komplementär wirken (12:3:1, 9:3:4, 9:7). – Beim **polymeren** (= **multi-** oder **plurifaktoriellen**) E. (Wirkung mehrerer bis vieler nichtalleler, i. e. S. auch nichtgekoppelter Gene) gibt es keine definierbaren Spaltungsverhältnisse, sondern meist graduelle Abstufung der Merkmalsausprägung (auch Bez. [LANG 1911] für das – kumulative – Zusammenwirken mehrerer Gene gleicher Endwirkung, deren jedes nur einen kleinen quant. Anteil am Phänotyp hat). – **Gonosomaler E.**: der »geschlechtsgebundene« oder »-gekoppelte« E. eines Merkmals, dessen bestimmende Gene auf einem Gonosom liegen; zum Unterschied von autosomalem E. verschieden, je nachdem, ob das Gen durch die Mutter (homo- oder heterozygot) oder durch den Vater (hemizygot) eingeführt wird. Beim **X-chromosomalen E.** wird das – seltenere – dominante Merkmal vom Vater auf den Sohn vererbt (wie das autosomal-dominante), das rezessive zeigen bei Einführung durch die homozygote – kranke – Mutter alle Söhne (»Über-Kreuz-Vererbung«), bei Einführung durch die heterozygote – gesunde – Mutter (= Konduktorin) nur 50% (Unterscheidung vom autosomal-rezessivem E.). Im weibl. Geschlecht häufigere Merkmale lassen daher auf dominanten X-chr. E. schließen, im männl. Geschlecht (wesentlich) häufigere auf rezessiven (s. jedoch geschlechtsbegrenzter u. -kontrollierter E.). Bei prä- oder neonataler Letalwirkung eines X-chromosomalen rezessiven Allels fehlen in der Nachkommenschaft der Konduktorin die ♂♂ Träger des Allels, dadurch Verschiebung des Geschlechtsverhältnisses (scheinbare Gynäkotropie, z. B. des BLOCH*-SULZBERGER* Syndroms). – Bei **Y-chromosomalem E.** wird bei Lage des (»holandr.«) Gens im Differentialsegment das Merkmal nur vom Vater auf den Sohn vererbt (= geschlechtsbegrenzter E.), bei Lage im X-homologen Teil kann es durch Crossing-over in das X-Chromosom gelangen (= **unvollständig geschlechtsgebundener E.**). – Als **geschlechtsbegrenzter E.** (Manifestation) versteht man auch den E. auto- oder gonosomaler Gene, die sich nur bei einem Geschlecht manifestieren können (z. B. Merkmale an Geschlechtsorganen); Übertragung von Mutter auf Sohn (Kriterium gegenüber Y-chromosomalem E.) u. von Vater auf Sohn (Kriterium gegenüber X-chromosomal-rezessivem E.) möglich. – Beim **geschlechtskontrollierten E.** (Manifestation) manifestieren sich die Gene in bd. Geschlechtern verschieden (soweit dies nicht auf Dominanz bzw. Homo-Heterozygotie beruht).

Erb|grind: ↑ Favus. – **E.gut**: ↑ Genotyp. – **E.hygiene**: ↑ Eugenik. – **E.information**: genet. ↑ Information.

Erbium, Er: 3wert. Element (Metall) der Lanthaniden-Gruppe, OZ 68, Atomgew. 167,26, spezif. Gew. 4,7; 15 Isotope (^{158}Er-^{172}Er), davon 9 radioaktiv (u. a. die β-Strahler ^{169}Er u. ^{171}Er, HWZ 9,4 bzw. 7,8 h; höchstzuläss. durchschnittl. Konz. in Trinkwasser 9 · 10^{-5} bzw. 10^{-4} μCi/cm³); i. v. injizierte Er-Salze hemmen vorübergehend die Blutgerinnung.

Erbkrankheit, Heredopathie: fam. gehäuft auftretende Krankh., für deren Genese erbl. Anlagen die entscheidende Rolle spielen (s. a. Erblichkeit), wobei die wesentl. Sympte. entweder ohne erkennbaren Einfluß von Umweltfaktoren auftreten oder aber auf Reize hin, die normalerweise keine derart. Wirkung haben (z. B. bei Xeroderma pigmentosum). Nach VOGEL zurückzuführen auf 1) Veränderung des genet. Kodes (z. B. bei Sichelzellanämie), 2) prim. molekulares Genprodukt (meist Enzym, z. B. die Hypophosphatasie, Phenylketonurie, Galaktose-, Fruktoseintoleranz), 3) sek. Genprodukt (monomerer Erbgang mit alternativer Verteilung der path. Merkmale, z. B. bei Arachnodaktylie, Osteogenesis imperfecta) u. 4) ein »multifaktorielles System« (polymerer Erbgang mit kontinuierl. Merkmalsverteilung, u. a. bei Krankheitsdispositionen, z. B. bei Tbk). – vgl. Enzymopathie.

Erblehre: ↑ Genetik.

Erbleichungsherd: Ganglienzellnekrose der Hirnrinde (bei erhaltener Glia) als Folge passagerer Durchblutungsstörung (bei Herzinsuffizienz, kongenit. Vitien, Kreislaufkollaps); stets disseminiert.

Erblichkeit, Heredität: die Beteiligung von Genen an der Ausbildung phänotyp. Eigenschaften, charakterisiert durch ihr statistisch gesetzmäß. Wiedererscheinen in der Nachkommenschaft. Die E. eines Merkmals gilt als gesichert, wenn es a) einen der MENDEL* Regeln folgenden Erbgang zeigt, b) zwar in seiner Manifestation umweltbedingt, aber an eine genet. Konstitution gebunden ist (z. B. Favismus), c) zwar in versch. genet. Konstitutionen u. mit unterschiedl. Häufigkeit u. Schwere auftritt, darin aber stets einer Summenwirkung von genet. Konstitution u. Umwelt entspricht (z. B. Ulcus duodeni, essentielle Hypertonie). – **Erblichkeitsindex (Holzinger*)** s. u. Zwillingsforschung.

Erbmasse: ↑ Genotyp (i. w. S.).

Erbrechen, Emesis, Vomitus: rückläuf. Entleerung von Mageninhalt (s. a. Galle-, Koterbrechen) als komplexer, vom ↑ Brechzentrum gesteuerter Reflexvorgang mit Efferenzen in Nn. vagus u. glossopharyngeus, Atembahnen sowie zu Bauchdeckenmuskeln u. Zwerchfell. Vieldeut. Sympt., da Auslösung sowohl reflektorisch, von Rachen- oder Magenschleimhaut, durch Geruchs- oder Geschmacksempfindungen u. über Vestibularapparat (Kinetosen), aber auch direkt durch mechan. oder chem.-tox. Reizung des Brechzentrums erfolgt (= **zerebrales E.**; z. B. bei Hirndruck, aber auch durch Enthemmung bulbärer Mechanismen) sowie psychogen (z. B. die Emesis gravidarum?); als **habituelles E.** z. B. bei Aerophagie, Kaskadenmagen, Magenplikatur u. -torsion, Kardiainsuffizienz, hyperton.-aton. Dysphagie, ferner bei Eßzwang, Schulangst. Bei anhaltendem E. (NaCl- u. Flüssigkeitsverlust) u. U. erhebl. Störung des Elektrolyt-Wasserhaushalts; s. a. **azetonämisches E.** (= ketonäm., period., rekurrierendes oder zykl. E.), Hämatemesis (»kaffeesatzart.« oder »**schwarzes E.**«), Hyperemesis (»**unstillbares E.**«). – Erbrochenes ist wichtiges Asservat für kriminalist. Spurensicherung (zuletzt aufgenommene Nahrung, Giftnachweis). – Als bes. Formen das **epidem. E.** (BRADLEY* Krankh.) als akute, v. a. im Herbst auftretende, 2–5 Tg. dauernde Infektionskrankheit (ECHO-Viren?) mit Erbrechen, Übelkeit, Kopfschmerzen, Schwindel, meist Fieber, evtl. Liquorpleozytose; Ausbreitung v. a. in Betrieben, Schulen, Bädern (»Bädergrippe«), mit hohem Kontagionsindex (bis 55%, bes. bei Kindern).

Erbschädigung: Änderung des Genotyps mit pathogener oder letaler Wirkung auf die Nachkommen infolge Gen- oder (unbalancierter) Genommutation oder Bastardierung nicht zusammenpassender Genotypen; Manifestation evtl. an Umweltfaktoren etc. gebunden.

Erbsenbein: ↑ Os pisiforme.

Erbsenpflückerkrankheit: ↑ Feldfieber (1), epidemisch aufgetreten 1949 im Raume Braunschweig-Hannover.

Erbs(en)suppenstuhl: Jargon für den v. a. bei Typhus abdomin. in der 2. Wo. auftretenden hellgelben, breiart. Stuhl mit krümel. Bodensatz.

Erb|stamm: (SIEMENS) ↑ Biotyp. – **E.substanz**: ↑ Idioplasma; s. a. Keimplasma. – **E.veitstanz**: ↑ Chorea HUNTINGTON.

ERCP, ERCS: endoskop.-retrograde Cholangio-Pankreatikographie bzw. Cholangioskopie.

E-R-C-Viren: alte Bez. (»ECHO 28-**R**hino-**C**oryza-Viren«) für die ↑ Rhinoviren.

Erdalkalien, alkalische Erden: die in Wasser mit alkal. Reaktion lösl. Oxide der Erdalkalimetalle (Elemente der 2. Hauptgruppe des Periodensystems: Be, Mg, Ca, Sr, Ba).

Erdbeer|angiom: ↑ Angioma tuberosum. – **E.eileiter**: *path* Schleimhautbild der chron. Pyosalpinx (Rötung u. Einlagerung weißl.-gelbl. Knötchen aus großen, lipoidreichen Bindegewebszellen). – **E.gallenblase**:

Erdbeer|geleesputum

↑ Cholesteatose der Gallenblase. – **E.geleesputum**: durch Blutbeimengung rosa bis rötl. schleim. Sputum bei Lungen-/-Bronchusmalignom (oft als Frühsympt.). – **E.(milch)kur**: Gaben von 1–1½ l Milch u. ½–1 kg Erdbeeren (oder mehr) pro Tag als Ther. der Feststühle bei Sprue. – **E.pocken**: ↑ Frambösie. – **E.zunge**, Himbeerzunge: für Scharlach charakterist. Zunge (nach Abstoßen des Belags am 2.–3. Tag) mit geschwollenen Papillen auf hochroter Schleimhaut. Sporad. Vork. auch bei Hepatitis, Leberzirrhose, Zystopyelitis, allerg.-tox. Zuständen, peripherer Kreislaufinsuffizienz.

Erden: *chem* meist farblose, schwer schmelzbare, »erdige« Metalloxide wie Tonerde (Al_2O_3 = Aluminium oxydatum), Titandioxid, Oxide der ↑ Seltenen Erden u. Erdsäuren (»saure Erden«). – vgl. Erdalkalien, Erdmetalle, z. B. Ägypt. oder Armenische E. (= Bolus rubra), Japan. E. (= Gambir). – **Alkal. E.**: ↑ Erdalkalien.

Erd|essen: ↑ Geophagie. – **E.farbenstaublunge**: ↑ Ockerlunge.

Erdheim* (JAKOB E., 1874–1937, Pathologe, Wien) **Gesetz**: »kalziprotektives Gesetz«, demzufolge die örtl. Einlagerung von Kalksalzen in den Knochen von Zug- u. Druckkräften abhängig ist, wobei Mehrbeanspruchung den Kalkanbau fördert. Grundlage der »Knochenarchitektur«, gültig aber auch für path. Zustände (z. B. floride Rachitis). – **E.* Syndrom**: 1) hypophysäre Störungen (Zwergwuchs, Dystrophia genit.) u. Hirndruck (Kopfschmerzen, Sehstörungen) bei langsam wachsendem Kraniopharyngiom (»**E.* Tumor**«). – 2) akromegale Makrospondylie (SCAGLIETTI-DAGNINI), kostovertebrales Syndrom: (1931) ätiol. ungeklärte Größenzunahme der Schlüsselbeine u. einzelner Wirbel (einschl. Bandscheiben; »**E.* Wirbel**«), mit Kyphosebildung, Bewegungseinschränkung, örtl. u. ausstrahlenden Schmerzen (Sonderform der Akromegalie?). – 3) ↑ GSELL*-E.* Syndrom (Medianekrose).

erdige Quellen: natürl. »Kalzium-Magnesium-Hydrogenkarbonat-Wässer« mit Gesamtmineralisation von mind. 1 g/kg Wasser, wobei unter den Kationen Ca u./oder Mg, unter den Anionen Hydrogenkarbonat vorherrschen. Vork. u. a. in Altheide, Driburg, Wildungen, Lippspringe, Kohlgrub; als **alkal.-erd. Wässer** u. a. in Cannstadt, Gleichenberg, Evian, Bormio (Anw. bei Magen-Darm- u. [als Inhalation] bei Atemwegserkrn.); als **erdige Säuerlinge** (mit CO_2-Gehalt von mind. 1 g/kg Wasser), häufig auch mit höherem Eisengehalt, u. a. in Marienbad, Driburg, Wildungen.

Erdmann* Reaktion: 1) Nachweis von Alkaloiden (Bruzin rot-gelb, Papaverin rot, Reserpin gelbgrün, Veratrin gelborange-rot) mit einem Gemisch aus konz. H_2SO_4 u. verdünnter HNO_3 (20 + 0,5). – 2) empfindl. Nachweis salpetriger Säure (Rotfärbung) im Trinkwasser (50 ml) nach Zusatz von 5 ml salzsaurer Sulfanilsäure-Lsg. (2 g sulfanilsaures Na/l) u. 10 Min. später von 0,5 g fester Amidonaphthol-4,6-disulfonsäure.

Erdmetalle: die Metalle der 3. Gruppe des Periodensystems (Al, Scandium, Yttrium, Lanthan u. die Lanthaniden = »seltene Erdmetalle«).

erdmuriatische Quelle: »Kalzium-Chlorid-Quelle« mit Gesamtmineralisation von mind. 1 g/kg Wasser, wobei unter den Kationen Ca, unter den Anionen Cl vorherrschen. Vork. u. a. in Cannstatt, Oeynhausen, Suderode. Als **e. Kochsalzquelle** (»Natrium-Kalziumchlorid-Quelle«) mit ebenfalls vorherrschendem Na, z. B. in Wiesbaden, Homburg, Schwäbisch-Hall, Oeynhausen.

Erdnuß: *botan* ↑ Arachis hypogaea. – **E.fett, -öl**: ↑ Oleum Arachidis. – **E.faktor**: (ASTRUP) die in der E. enthaltenen Wirkstoffe mit gerinnungsfördernder Wirkung: in der frischen Nuß Fibrinolyse-Inhibitor, in der Fettfraktion Phosphatidgemisch mit Thrombozytenfaktor-3-ähnl. Wirkung, in der Nußhaut gefäßabdichtende Substanz. Von BOUDREAUX angegebener blutungsprophylakt. Effekt bei Hämophilie A bisher nicht bestätigt.

Erdölasphaltkrebs: bei Arbeitern in Erd- oder Schieferölraffinerien, Braunkohlenretortenanlagen etc. unter dem Bilde der chron. Dermatitis mit Melanodermie, Hyperkeratosen, Warzen oder Papillomen hervorgerufenes Ca. Bei Lokalisation an Haut einschl. Skrotum als Berufskrankh. anerkannt, u. U. auch bei Schleimhautbefall (Larynx, Lunge). – Im Tierversuch durch Implantation des Kw.stoffgemisches Sarkomerzeugung.

Erdphosphate, amorphe: *urol* $Ca_3[PO_4]_2$ und $Mg_3[PO_4]_2$ im Harnsediment; von klin. Bedeutung bei path. Alkali- u. Phosphaturie.

Erdrosseln: *forens* Zusammenschnüren des Halses mit horizontal umgelegtem Strangulierungswerkzeug (z. B. Schnur, Strumpf, Draht, Garotte). Durch unvollständ. Kompression der Halsarterien bei weitgehendem Verschluß der Venen zunächst Blutstauung im Kopfbereich, später Bewußtseinsverlust u. Exitus let. infolge O_2-Mangels, evtl. als Reflextod (Druckeinwirkung auf den Sinusknoten). – Charakterist. Erdrosselungszeichen: Drosselmarke im Bereich des Strangulierungswerkzeugs, Ekchymosen (stärker als beim Erhängten) in Konjunktiven, Skleren, Kopfschwarte, Gesichtshaut u. Mundschleimhaut.

Erdsporen: Bakt.sporen (v. a. Clostridium) in Gartenerde oder im getrockneten Sand-Lehm-Kulturgemisch; weisen größere Hitze- u. Chemikalienresistenz als artgleiche »Kultursporen« aus frei getrockneter Suspension auf u. dienen als Testobjekt für Sterilisationskontrollen.

Erdstrahlen: 1) radioakt. Strahlung aus dem Erdboden, herrührend entweder von Gesteinselementen oder aus Wechselwirkungen zwischen kosm. Höhenstrahlung u. Bodenbestandteilen. – 2) hypothet. Strahlung unbekannter Natur, die, angebl. in örtlich verschiedener Intensität aus dem Erdboden dringend, als Erklärung für Wünschelrutenreaktionen, lokal gehäufte Krankheitserscheinungen u. ähnl. umstrittene Phänomene dient.

Erectio: Aufrichtung (↑ Erektion).

Erector, Erektor: (lat. = Aufrichter) Musculus erector; z. B. Erectores pilorum (↑ Mm. arrectores pilorum); E. trunci (↑ Musc. erector spinae). – **E.-tr.-Reflex**: ↑ BECHTEREW* Reflex (4). – **E.-tr.-Plastik**: ↑ SJÖVALL* Op.

ereismatisches System: der von pyramidalen u. extrapyramidalen Elementen gebildete Funktionskomplex der Haltungs- u. Stellreflexe als Grundlage zielgerichteter motor. Aktionen (»Stützmotorik«).

erektil: einer ↗ Erektion fähig.

Erektion: das mechanisch oder reflektor.-psych. ausgelöste Sichaufrichten von Penis, Klitoris u. Mamillen durch Anschwellen von Schwellkörpern (arter. Hyperämie bei behindertem Blutabfluß). – Schmerzhafte u. epilept. E.: ↗ Priapismus. – Die **Erectio incompleta** des Penis (infolge organ.-neurol. Erkr. oder psychogen) bedingt eine Impotentia coeundi. – **Erektionsreflex:** durch mechan. Reizung der Haut der Glans penis (bzw. von Klitoris u. Labien) ausgelöste Erektion des ♂ Gliedes (bzw. der Klitoris). Afferenz v. a. über N. pudendus, Efferenz über Nn. splanchnici pelvini; parasympath. Zentrum (gleichzeitig für Ejakulationsreflex; s. dort. Abb.) in S II–V. Durch psych. Faktoren zu hemmen u. zu fördern.

Erektor: s. u. Erector.

Eremophobie: *psych* krankhafte Furcht vor einsamen Plätzen.

Eremothecium ashbyii: (GUILLIERMOND 1936) den Saccharomyzeten nahestehender Pilz (mit Myzel u. Askosporen); Testkeim für Vit. B_2-Biosynthese (z. B. aus $^{14}C_{(5)}$-Guanin).

Erepsine, Ereptasen: histor. Bez. für von der Darmschleimhaut sezernierte Peptidasen.

erethisch: erregbar, reizbar, gereizt, »nervös«; z. B. **e. Geschwür** (schmerzhaft, leicht blutend, mit hochakuten Entzündungserscheinungen auch in der Umgebung), **e. Granulation** (weich, sehr schnell u. stark wuchernd, zur Blutung neigend, berührungsempfindl. u. schmerzhaft), **e. Habitus** (s. u. Erethismus), **e. Syndrom** (↗ KRAMER*-POLLNOW* Sy.).

Erethismus, Erethie, ereth. Habitus: *psych* krankhaft gesteigerte Erregbarkeit, ruheloser Bewegungsdrang. In der älteren Psychiatrie Bez. für jede Form stärkerer u. dauerhafter Erregung (z. B. **E. ebriosorum** der Alkoholiker, **E. mercurialis** bei chron. Hg-Vergiftung, **E. tropicus** als Form des Sonnenstichs), heute (HEINZE) fast nur noch für die dranghafte Hyperkinese schwachsinniger Kinder. – **E. vaginae:** ↗ Vaginismus.

Erf* Test (LOWELL ASHTON E., geb. 1908, Arzt, Philadelphia): ↗ Glyzerintoleranztest.

Erfahrungsheilkunde, -medizin: Sammelbergr. der prakt. Medizin für diagnost. u. therap. (»Außenseiter«-)Methoden, die weniger auf naturwissenschaftl. Erkenntnissen als vielmehr auf empir. Erfolgen basieren: Akupunktur, Aurikulo-, Neural-, Musik-, Herd-, HOT-, Ozon-, Oxyvenierungs-, Chirother., Homöopathie, dynam. Psychother. (autogenes Training etc.), Heilfasten, Herd-, Molekular-, Zellther., Bioelektronik, Symbioselenkung, biol. Medizin (Homotoxikologie) u. a. m.

Erfinderwahn: *psych* die unkorrigierbare Überzeugung, eine best. Erfindung gemacht zu haben, als Wahnthema insbes. bei Wahnkrankhn., die nicht oder nur langsam zur Zerstörung führen. – Auch Bez. für eine den Kranken zum ständ. Suchen von Verbesserungen treibende, oft durch krankhaft-myst. Neigung bedingte Wahnstimmung.

Erfolgsorgan: das Organ, an dem bei natürl. oder künstl. Reizung eine Fernreaktion erfolgt (z. B. Herz bei Vagusreizung).

Erfordernishochdruck: der zur Aufrechterhaltung des Gewebefiltrationsdrucks erforderl. Systemblutdruck, i. e. S. der im Endstadium einer arteriellen Hypertonie bei fortgeschrittenen Gefäßwandveränderungen.

Erfrierung, Congelatio: akuter Gewebsschaden bei Kälteeinwirkung, v. a. infolge Mangeldurchblutung (Gefäßwandschaden, Stase, Agglutinationsthrombose), aber auch direkten therm. Angriffs.; 1. Grad: starke Rötung durch reakt. Hyperämie (= Congelatio erythematosa); 2. Grad: Ödem- u. Blasenbildung infolge erhöhter Permeabilität der durch O_2-Mangel geschädigten Gefäßwand (= Cong. bullosa); 3. Grad: Nekrosen (»Kältebrand«) infolge weitgehender Drosselung der Blutzufuhr (= Cong. gangraenosa s. escharotica); 4. Grad: »Vereisung« des Gewebes mit Koagulationsnekrose. Als Restzustände Frostbeulen (Perniones), Hyper- u. Parakeratosen, Hautatrophie (Verlust von Papillarkörper u. Epithelleisten, Untergang elast. Fasern etc.), Pigmentationen. – Als bes. Form die **invisible E.** (KILLIAN) mit äußerl. nur geringen örtl. Schäden, aber als Folge prolongierter Aus- u. Durchkühlung funktionelle (rote Stase) u. organ. Gefäßschäden (Endothelschädigung, subendotheliale Quellung, Thrombenbildung etc.), diskontinuierl. Nervenendegenerationen, Muskel- u. Fettgewebsnekrosen, Knochenschäden (Kälteostitis, -arthritis, reversible Sequestrierung). – Bei allg. Unterkühlung in der 2. u. 3. Phase **Erfrierungskollaps** (Rektaltemp. 34–27° bzw. 27–22°), evtl. **Erfrierungskoma** u. Übergang in Kältescheintod u. -tod (Temp. < 22°) infolge Hypoxidose u. schließl. Sistieren von Gewebsatmung u. Tätigkeit der – nicht mehr erregbaren – vitalen Zentren (insbes. Atemzentrum); gefährdet v. a. Personen mit erhöhter Wärmeabgabe (z. B. nach Alkoholabusus) oder reduzierter Wärmebildung (bei Erschöpfung, Verletzung, Hunger etc.); Path.-anat.: hellrote »Kältetodflecke«, blau- bis scharlachrote Hautbezirke v. a. an Händen u. Füßen, evtl. Erosionen der Magenschleimhaut.

ERG: ↗ Elektroretinogramm.

erg: *physik* Einheit der Arbeit (Energie); 1 erg = 1 dyn · cm = 1 cm^2 · g · sec^{-2}. – Im MKS-System früher »Erg« (»Großerg«) anstelle von »Joule«; 1 Erg = 1 J = 1 N · m = 1 m^2 · kg · sec^{-2}.

Ergänzungs|farben: *opt* ↗ Komplementärfarben. – **E.luft:** *physiol* inspirator. ↗ Reservevolumen. – **E.stoffe:** akzessorische ↗ Nährstoffe. – **E.test:** *psych* ↗ EBBINGHAUS* Lückentest.

Ergänzungs|wasser: *physiol* das sich an der biol. Oxidation beteiligende – bilanzmäßig aber nicht als Oxidationswasser in Erscheinung tretende – H_2O, das bei späteren Prozessen wieder frei wird. Menge etwa gleich der des Oxidationswassers (tgl. 300–500 g). – **E.wertigkeit:** ernährungsphysiol. Begr. für den über der Summe der Einzelkomponenten liegenden biol. Wert eines Gemisches unwertiger Proteine, die sich durch ihre essentiellen Aminosäuren gegenseitig ergänzen u. biol. aufwerten.

Ergamin: ↗ Histamin.

Ergasiatrie: (ADOLF MEYER) ↗ Psychiatrie. – MEYERS **Ergasiologie** (»obj. Psychobiologie«) betrachtete den Menschen als psychologisch integrierte biol. Einheit (u. seine somat. u. psych. Funktionen insges. als geordnete u. zielgerichtete Aktivität: »Ergasie«).

Ergasiomanie: ↗ Beschäftigungsdrang.

Ergastoplasma

Ergastoplasma: (GARNIER 1899) der ribosomenbesetzte (»rauhe«, »granuläre«) Anteil des ∤ endoplasmat. Retikulums (Basalfilamente, basophile oder NISSL* Schollen, manche Nebenkerne); bei hohem Eiweißumsatz der Zelle bes. ausgeprägt (exokrine Drüsen, Leber-, Nerven- u. Embryonalzellen), bei Hunger, Hypoxie, Überlastung, Vergiftung etc. zurückgebildet (Chromatolyse). – Eine Ablösung der Ribosomen von den **E.-Membranen** ist die erste faßbare Zellreaktion auf manche Karzinogene.

Ergen: *serol* Hapten (∤ Halbantigen).

Ergin: 1) Lysergsäureamid, ein Secale-Alkaloid aus Mutterkorn von Claviceps paspali u. aus Samen von Rivea corymbosa (»badoh«) u. Ipomoea-Arten. – 2) Ergine (»Wirkstoffe«) als Sammelbez. für Enzyme, Hormone u. Vitamine.

Ergobasin: ∤ Ergometrinum *WHO*.

Ergo|calciferolum *WHO*: ∤ Vitamin D_2. – **E.cornin**: $C_{31}H_{39}N_5O_5$; Secale-Alkaloid (∤ dort. Formel) der Ergotoxin-Gruppe mit uteruskontrahierender u. sympathikolyt. Wirkung; *therap* Anw. als Dihydro-E. (z. B. im Hydergin®). – **E.cristin**: $C_{35}H_{39}N_5O_5$; Secale-Alkaloid der E.toxin-Gruppe; *therap* Anw. meist als Dihydro-E. (z. B. im Hydergin®).

Ergo|dialeipsis: (MORAVSIK) *psych* Willensstörung, bei der eine richtig eingeleitete Handlung durch Quertriebe abgelenkt oder unterbrochen wird. – **E.-EKG**: das – am besten unter stufenweise ansteigender Ergometerarbeit aufzuzeichnende – ∤ Belastungs-EKG.

Ergo|flavin: Farbstoff aus Secale cornutum. – **E.graphie**: *physiol* Messung (∤ E.metrie) u. Aufzeichnung der körperl. Leistungsfähigkeit (z. B. anhand des Nachlassens bei Ermüdung) oder der Muskelkraft (Einzelmuskel oder Muskelgruppe, z. B. der Fingerflexoren n. MOSSO) mittels eines E.graphs.

Ergokryptin: $C_{32}H_{41}N_5O_5$; Secale-Alkaloid der Ergotoxin-Gruppe; *therap* Anw. als Dihydro-E. (z. B. im Hydergin®).

Ergomanie: ∤ Beschäftigungsdrang.

Ergo|metrie: Sammelbegr. für die – mehr oder weniger standardisierten – Verfahren zur Messung der körperl. Leistungsfähigkeit, indem der Proband unterschiedlich dosierten körperl. Belastungen (»**E.meterarbeit**«; Meßgröße: 1 W = 9,8 m · kg/Min.) bis zum Submaximalbereich (z. B. mit Fahrrad- oder Drehkurbelergometer, als Stufen-, Klettertest, Steigeversuch) ausgesetzt wird. Meist in Form ∤ E.oxy- u. E.spirometrie zur Funktionsbeurteilung von Herz-Kreislauf u. Atmung, wobei von modernsten **E.metern** die individuelle »Lastvorgabe« errechnet u. die geeignete Belastung automatisch gesteuert wird.

Ergometrin(um *WHO*), Ergobasin, -novin, -stetrin, -tocin: (1935) $C_{19}H_{23}N_3O_2$, N-(2-Hydroxy-1-methyl-äthyl)-D(+)-lysergamid (∤ Formel); wasserlösl. Secale-Alkaloid vom Alkanolamidtyp; blutstillend u. wehenerregend, ohne sympathikolyt. Wirkung; *therap* Anw. (E. tartaricum oder E. maleinicum) in der Nachgeburtsperiode, bei inkomplettem Abort, bei starken Uterusblutungen.

Ergone: (EULER) ∤ Ergine.

Ergo|nomie: Aufgabengebiet der Arbeitsphysiologie, in Zusammenarbeit von Psychologen, Physiologen u. Technikern befaßt mit der »Anpassung der Arbeit an den Menschen« u. der »Anpassung des Menschen an die Arbeit« (in den USA: »Human [Factor] Engineering«, »Engineering Psychology«). **E.novin**: (v. a. in USA) ∤ E.metrin. – **E.oxymetrie**: fortlaufende Ohr-oxymetr. Bestg. der O_2-Sättigung des arteriellen Blutes unter einer dosierten ergometr. Belastung. Für quant. Messung individuelle Eichung des Oxymeters erforderlich.

ergophore Gruppe: *immun* in der EHRLICH* Seitenkettentheorie die unspezif., der Bindung des AG dienende Gruppe (neben der haptophoren) im Rezeptor 2. Ordnung.

Ergosin: $C_{30}H_{37}N_5O_5$; Secale-Alkaloid der Ergotamin-Gruppe; bisher ohne medizin. Bedeutung.

Ergosom: (WETTSTEIN u. M. 1963) ∤ Polyribosom.

Ergospirometrie: Bestg. der O_2-Aufnahme (z. B. Ergospirometer n. KNIPPING; leistungsstarke Umwälzpumpe, so daß konstante Beatmung über genügend lange Schläuche mögl.) während einer ergometr. Belastung (Drehkurbel-, Fahrradergometer, aber auch Laufbahn, Stufentest, Kniebeugen) im »steady state« zur Beurteilung der körperl. u. kardialen Leistungsfähigkeit. – Bei erweiterten Verfahren (z. B. REINDELL u. a.) wird der sog. max. Sauerstoffpuls zum Herzvol. in Beziehung gesetzt.

Ergo|stanylazetat: ∤ Anti-Stiffness-Faktor. – **E.stase**, »rel. Steady state«: Begr. der Ergometrie für eine hinreichende Anpassung an die jeweil. Belastung, daran erkennbar, daß die Pulsfrequenz von der 4. bis zur 6. Min. um weniger als 8 Schläge ansteigt. – **E.stat**: dem E.meter ähnl. Drehkurbelgerät zur Messung der Muskelarbeit (in m/kg), wobei Geschwindigkeit u. Belastung konstant gehalten werden können (Abstufung von 5–450 W).

Ergosterin, -sterol, Provitamin D_2: (TANRET 1889) $C_{28}H_{44}O$; 5,7,22-Ergostatrien-3β-ol; in Pflanzen, Mutterkorn u. Hefe vork. Mykosterin, Begleiter des Cholesterins im Hühnerei (gleiche Biosynthese); photochem. Umwandlung durch UV über Präcalciferol in Vit. D_2 (Ergocalciferolum *WHO*) sowie Lumi- u. Tachysterin als Nebenprodukte; *analyt* für Sterine übl. Farbreaktionen, ferner Digitonid-Fällung, TORTELLI*-JAFFÉ* (Chloroform + Brom; grün) u. ROSENHEIM* Reaktion (Chloroform + Trichloressigsäure; rot / hellblau / grün) sowie mit Essigsäureanhydrid-Zinkchlorid (rosa / gelb / grün).

Ergostetrin: ↑ Ergometrin.

Ergotamin(um) *WHO:* (STOLL 1918) $C_{33}H_{35}N_5O_5$; neben Ergometrin wichtigstes Secale-Alkaloid; ein Lysergsäure-Derivat, empfindl. gegenüber Chemikalien, O_2, UV u. Wärme; wirkt kontrahierend auf glatte Muskulatur von Uterus u. Gefäßen (periphere Vasokonstriktion; s. a. Ergotismus) u. zentral-sympathikolytisch (Blockade der α-Rezeptoren); *therap* Anw. (meist Ergotamini tartras, z. B. Gynergen®) als Uterotonikum in Geburtshilfe u. Gynäkologie (MTD s.c. 0,25–1 mg, oral 1–2 mg), zur Migräne-Kupierung (MTD s.c., i.m. 0,25–0,5 mg, max. 1 mg/Woche), bei Herpes zoster. Als biol. Wertbestg. dient die an Rattenschwanz oder Hahnenkamm hervorgerufene Gangrän. – Ein E.-Test zur DD funktionell u. organisch bedingter ST-T-Veränderung im EKG (erstere nach E.-Gaben verschwindend) ist obsolet.

Ergotherapie: ↑ Beschäftigungstherapie.

Ergothionein, (Erythro-)Thionein, Thiasin, Sympatothion: $C_9H_{15}N_3O_2S$; in Mutterkorn u. Sporen von Claviceps purpurea, in Ery, Leber, Niere, Harn u. Sperma vork. schwefelhalt. Aminosäure (Betain des Thiolhistidins).

Ergotin: Extrakt aus Secale cornutum. – **E.-Tabes:** s. u. Ergotismus.

Ergotismus: die v. a. im Mittelalter (»Brand-«, »Krampfseuche«, St. Antoniusfeuer, Ignis sacer) durch Verzehr mit Claviceps befallenen Getreides häufige Secale-cornutum-Vergiftung. Sympt.: bei **akutem E.** Parästhesien in den Extremitäten, Magen- u. Darmstörungen (Ther.: Magenspülung mit Tierkohle u. Na_2SO_4); bei **chron. E. convulsivus s. spasmodicus** (»Holstein. Bauernkrankh.«, »Kribbelkrankh.«) Dauerkontrakturen der Beugemuskulatur, klon. Krämpfe, irreparable ZNS-Schädigung, evtl. als »Ergotintabes« mit Areflexie, Gang- u. Pupillenstörungen, sensiblen Ausfällen, lanzinierenden Schmerzen; evtl. Demenz, epilept. Anfälle, extrapyramidale Bewegungsstörungen; histol.: symmetr. Degeneration der Hinterstränge (nicht aber der Hinterwurzeln!), Untergang der in die CLARKE* Säulen einstrahlenden Bündel. – Bei **E. gangraenosus** periphere Gefäßspasmen, die über Blasenbildung der Haut bis zur Gangrän führen.

Ergo|tocin: ↑ E.metrin. – **E.toxin,** Hydroergotinin: Secale-Alkaloid-Gemisch (Ergocornin, -cristin u. -kryptin) mit Uterus-kontrahierender u. sympathikolyt. Wirkung.

ergotrop: *physiol* wirksam in Richtung einer Leistungssteigerung, i. e. S. (W. R. HESS) einer Mobilisierung der zur Selbsterhaltung gegenüber der Umwelt notwend. Energien; vgl. trophotrop. – Die **e. Reaktion** (»Ergotropie«), über das **e. System** (Sympathikus u. NN-Mark) reflektorisch ausgelöst (Sympathikotonus, Adrenalinausschüttung etc.), dient der gesteigerten Fähigkeit zur Arbeitsleistung, Angriff oder Flucht u. ist gekennzeichnet durch Erhöhung des Bewußtseinsgrades, Aktivierung von Herz u. Kreislauf, Mobilisierung von Glykogen, Hemmung der Verdauungsaktivität; Grundlage der **e. Phase,** mit max., nach außen gerichteter Anstrengung, unter rücksichtslosem Verbrauch aller Stoffwechselreserven u. Anstrengung von Herz-Kreislauf u. Bewegungsapparat bis zur Erschöpfung. – Als **e. Funktion** (HESS) die Beteiligung des sympath. Systems an jeder körperl. Leistung, insbes. im Rahmen der CANNON* Notfallreaktion. – **e. Zone:** (W. R. HESS) dynamogene Zone in der Area lat. hypothalami, die den Stoffwechsel i. S. einer Dissimilation fördert.

Ergrauen (der Haare): ↑ Canities.

Erguß: entzündl. (↑ Exsudat) oder kreislaufbedingte (↑ Transsudat) Flüssigkeitsansammlung in präformierten Körperhöhlen oder im Gewebe (↑ Ödem, Anasarka), die serofibrinös, hämorrhag. (s. a. Hämatom), eitrig (↑ Empyem) chylös, gallig etc. sein kann; entweder als **freier E.** (innerhalb der Körperhöhle frei beweglich) oder aber **abgekapselt** (»abgesackt« durch Membranen, Septen oder Verwachsungen); s. a. Aszites, Perikard-, Gelenkerguß, Chyloperikard, Pleuritis exsudativa.

Erhängen, Suspensio: Tötung durch Zusammenschnüren des Halses in einer festen oder – meist – laufenden Schlinge unter Einfluß des Körpergewichts, wobei Bewußtlosigkeit u. Tod rasch durch Blutleere u. O_2-Defizit (»Erstickung«) des Gehirns (Kompression der Aa. carotides u. vertebrales) eintreten, evtl. auch durch mechan. Verlegung der Atemwege (Druck des Zungengrunds gegen die Rachenhinterwand), selten durch Fraktur des Dens axis (»Genickbruch«). Unterschieden als »**typ.**« **E.** (Knoten median im Nacken, Körper frei hängend) u. »**atyp.**« **E.**

Erhaltungs|dosis: Dosis eines Medikaments (z. B. Digitalis, Kortikotropin), die nach erreichter Sättigung weiter verabreicht werden muß, um den wirksamen Blutspiegel aufrechtzuerhalten. – **E.stoffwechsel:** *biol* der der Strukturerhaltung dienende Teil des Baustoffwechsels; vom Betriebsstoffwechsel schwer abgrenzbar. – **E.umsatz:** der die Vita minima gerade noch aufrechterhaltende Energieumsatz (unterhalb des Grundumsatzes), dessen Unterschreiten den Tod zur Folge hat. – **E.wärme:** *physiol* beim isolierten Muskel die als Summe der Initialwärme der Einzelkontraktionen während der ganzen tetan. Kontraktion bestehenbleibende Wärme; vgl. Erholungswärme. – **E.wirt:** der natürl. Wirt (v. a. Nager, auch Vögel, Reptilien etc.) für ARBO-Viren, bei dem die Infektion als chron. Virämie besteht.

Erholung: Beseitigung von Ermüdungserscheinungen oder einer – reversiblen – Schädigung mit Wiederherstellung der normalen Leistungsfähigkeit des Organismus oder eines Organs oder Gewebes. – *radiol* s. a. Recovery, ELKIND* Phänomen.

Erholungs|phase: 1) *kard* ↑ Diastole, elektrische. – 2) *physiol* ↑ trophotrope Phase. – **E.pulssumme,** EPS: (E. A. MÜLLER) die Zahl der in der E.zeit (nach Arbeitsende) noch über der Ruhepulsfrequenz liegenden Pulse als unmittelbares Maß für den Ermüdungsgrad. Steigt mit der Arbeitspulsfrequenz an u. steht zur Differenz zwischen Arbeitspuls u. Ruhepuls an der Grenze der Dauerleistungsfähigkeit (= PD) im Verhältnis $E = 2{,}3^{0{,}12PD}$; nach Arbeit mit ungedecktem O_2-Bedarf Werte > 50. – **E.quotient:** bei der ↑ BÖHLAU* Methode der Quotient aus O_2-Mehrverbrauch während der Arbeit u. O_2-Verbauch während der Erholung; sinkt im Laufe des Lebens ab. – **E.wärme:** am isolierten Muskel die nach Kontraktion verzögert einsetzende – von der O_2-Zufuhr abhäng. – Wärmebildung als Summe aller end- u. exergon. (vorw. aeroben) Prozesse in der E.phase.

Erholungszeit

Erholungszeit: **1)** *physiol* **a)** E. nach einer Arbeitsleistung, bestimmt durch das Verschwinden der Milchsäure aus dem Blut (nach Höchstleistung ca. 30 bis 60 Min.) u. den Wiederaufbau energiereicher Substrate (erhebl. länger). – **b)** E. vom Ende einer Ischämie bis zur Wiederkehr der Funktion; Dauer abhängig von der Ischämie (infolge überdauernder Stoffwechselprozesse länger als die O_2-Aufsättigung). – **c)** s. u. Restitutionszyklus. – **2)** *arbeitsmed* die für die Beseitigung der Ermüdung (durch Schlaf, Ruhe, Essen, Trinken) benötigte »Rekreationszeit«.

Erica-Methode: *psych* vom Heilpädagog. Institut der Erica-Stiftung (Schweden) unter Verw. des »Weltmaterials« entwickelter kinderpsychol. Test (u. Ther.verfahren) in Form eines Sandkastenspiels; s. a. Welttest.

Eriksson* Syndrom: s. u. FORSIUS* u. LAURELL*.

Erichsen* Zeichen (SIR JOHN ERIC E., 1818–1896, dän. Chirurg, London): durch bds. Druck auf die Darmbeine ausgelöster Schmerz bei Affektion (v. a. Tbk) der Ileosakralgelenke.

Erigieren: Aufrichten (↑ Erektion).

Erinnerung: das Wieder-ins-Bewußtsein-Treten früherer Vorstellungsinhalte u. Erlebnisse durch Aktualisierung von Gedächtnisspuren; i. e. S. der einzelne Gedächtnisinhalt. – Die **Erinnerungsfähigkeit** kann durch Erlebniseinflüsse oder hirnorgan. Prozesse (z. B. präsenile u. senile Demenz) gestört sein.

Erinnerungs|aphasie: amnestische ↑ Aphasie. – **E.delir(ium):** **1)** ↑ E.halluzination. – **2)** Erinnerung, die unter starkem Affekt – z. T. phantastisch verzerrt – neu erlebt wird (z. B. im hyster. Dämmerzustand). – **E.fälschung:** Ausfüllen von Gedächtnislücken durch Phantasie- oder Wunschvorstellungen, auch unabsichtl. Umgestalten von Gedächtnisinhalten (z. B. bei Zeugenaussagen); pathol. gesteigert v. a. bei Pseudologia phantastica, progress. ↑ Paralyse, Schizophrenie, KORSAKOW* Psychose; s. a. Pseudomnesie (»pos. E.fälschung«). – **E.feld:** Hirnrindenfeld mit der Fähigkeit, Sinneseindrücke u. komplexe Bewußtseinsprozesse in Form von Gedächtnisinhalten zu speichern. Wahrsch. Vielfachspeicherung in zahlreichen Großhirnabschnitten; z. B. Zentrum für opt. E.bilder im Cuneus, Integrationszentrum für Wahrnehmung u. Erinnerung im Temporallappen.

Erinnerungs|halluzination, retroaktive H.: vermeintl. Erinnerung an Ereignisse der Vergangenheit, die in Wirklichkeit nie stattgefunden haben; i. e. S. das Déjà-vu-Erlebnis. – **E.illusion:** «Umdichtung« wirklicher Erinnerungen, meist unter günst. Heraushebung der eigenen Person. – **E.insel:** aus einer Periode der allg. Amnesie (z. B. physiol. Erinnerungslücke des 1.–3. Lj., Dämmerzustand) verbliebene vereinzelte, meist undeutl. Erinnerungen.

Erinnerungs|krämpfe: (FRIEDREICH) ↑ TOURETTE* Syndrom. – **E.lücke:** ↑ Amnesie. – **E.spur:** ↑ Engramm. – **E.täuschung:** s. u. E.illusion, E.halluzination.

Eriochrom|blauschwarz B: 1-(1'-Hydroxy-2'-naphthyl-azo)-2-naphthol-4-sulfonsäure (Natriumsalz); schwarzbraunes, alkohollösl. Pulver; in 0,4–2%ig. Lsg. methanol. Indikator für komplexometr. Bestg. von Ca u. Mg. – **E.cyanin:** Natriumsalz der Dimethylhydroxy-sulfofuchson-dikarbonsäure; rotbraunes, wasser- (rot) u. alkohollösl. (orangegelb) Pulver; Reagens auf Al (in alkal. Lsg. rot; als Testpapier hellviolett) u. Fluoride, in der Papierchromatographie auf Cholestan u. Cholesten. – **E.schwarz T:** 1-(1'-Hydroxy-2'-naphthyl-azo)-6-nitro-2-naphthol-4-sulfonsäure (Na-Salz); schwarzes Pulver, in wäßr. Lsg. je nach pH rot, orange oder blau; Anw. zur komplexometr. Ca- u. photometr. Mg-Bestg.

Eriodictin: $C_{21}H_{22}O_{11}$, ein Flavonoid (Pyronfarbstoff) in Paprikaschoten, Schale u. Saft von Zitrusfrüchten, Santakraut; wirkt – wie auch sein Aglykon **Eridictyol** (5,7,3',4'-Tetrahydroxyflavanon) permeabilitätshemmend (ähnl. »Vit. P«); Antagonist der Hyaluronidase.

Erisipela de la costa: (span. = Küstenerysipel) bei der mittelamerikan. Onchozerkose auftretendes flücht. fieberhaftes Erythem (meist Gesicht) als Vorläufer der eigentl. Infektion.

Eristhiker: streitsüchtiger ↑ Psychopath.

Eritrityli tetranitras *WHO*, Erythroltetranitrat: Salpetersäureester des Erythrits, $(NO_2)OH_2C[CHO(NO_2)]_2\text{-}CH_2O(NO_2)$; Koronardilatans (v. a. prophylakt. bei Angina pectoris).

Eriziskop: *ophth* Gerät zur Bestg. der Sehschärfe mit Hilfe der chromat. Aberration; mit zur Hälfte rotem, zur Hälfte blauem Abschlußglas versehener Kasten, dem sphär. Linsen vorgeschaltet werden, bis sowohl das rote als auch das blaue Objekt scharf gesehen werden.

Erkältung: allg. oder begrenzte Abkühlung des Körpers; i. w. S. die Erkältungskrankh. (»Common cold«) als Sammelbez. für akute infektiöse – meist virusbedingte – katarrhal. Erkrn. der oberen Luftwege (für die früher eine Abkühlung als allein. Urs. angenommen wurde); i. e. S. der banale Schnupfen (durch Picorna- [v. a. Rhino-], Corona-, Adeno-, Myxo- u. Reoviren).

Erkenntnistherapie: (H. LUNGWITZ) *psych* in Ablehnung der Suggestivverfahren entwickelte Methode einer rational-realist. Bewußtseinserziehung u. »Welterhellung«, um den neurotisierten Menschen aus seiner kindl.-dämonisierten Erlebnisgebundenheit zu lösen.

Erkerlot: *röntg* das vom ↑ Pfannenerker (des Hüftgelenks) gefällte Lot.

Erklärungswahn: *psych* wahnhafte Idee, die nicht prim. Krankheitssympt. ist, sondern der Erklärung anderer psychotischer Sympte. (z. B. Halluzinationen) dient.

Erkrankung: Auftreten subjektiver oder obj., auf die gestörte Funktion u. path. Veränderungen des Organismus oder seiner Teile hinweisender Sympte.; i. e. S. die ↑ Krankheit. – **Erkrankungs|bereitschaft:** ↑ Disposition. – **E.häufigkeit:** ↑ Morbidität (1); s. a. Kontagionsindex.

Erlacher* Schiene (PHILIPP JOSEPH E., geb. 1886, Orthopäde, Wien, Graz): die Finger im Grundgelenk beugende Spezialschiene (Gürtelschnallenform, z. T. elast.) zur Behandlung der Ulnarislähmung.

Erlanger* Ballon (JOSEPH E., 1874–1965, Physiologe, St. Louis; 1944 Nobelpreis f. Medizin): aufgeblähter Gummiballon zur Übertragung von Druckschwankungen von einem System hohen auf ein solches niederen Drucks (dort Messung mit MAREY* Kapsel); zur Bestg. der mittl. Pulswellengeschwindigkeit. – s. a. Sphygmomanometrie.

Erlanger Blau: ↗ Berliner Blau.

Erlebnis: *psych* das von emotionaler Anteilnahme geprägte, bewußte Innewerden personbedeutsamer seel. Inhalte. – Kann als **determinierendes E.** (z. B. frühes Kindheits-, psychot. oder Bekehrungs-E.) durch starke affektive Anteilnahme – auch in der Erinnerung oder Wiederbegegnung – das emotionale Verhältnis zu Menschen u. Dingen in best. Weise färben. – **E.armut**, d. h. Mangel an emotionaler Resonanzfähigkeit, besteht v. a. bei psychot. u. melanchol. Erkrn. u. bei fortgeschrittenem organ. Abbauprozeß.

Erlebnis|form, oneiroide: *psych* (W. MAYER = GROSS 1924) traumähnl. Zustand als vorherrschendes Sympt. verschiedenster psych. Krankheitsbilder; Prognose gut. – **E.reaktion**: *psych* »die sinnvoll motivierte gefühlsmäß. Antwort auf ein Erlebnis« (K. SCHNEIDER). – s. a. abnorme E.reaktion. – **E.verarbeitung**: *psych* das – normalerweise angepaßte u. harmon. – Einbauen affektiver Reize in das Gefüge des Persönlichkeitsverhaltens. **Abnorme E.** begünstigt Komplexbildung u. neurot. Fehlhaltung. – **E.wandel**: *psych* Veränderung der subj. Erlebensweise durch einschneidende Ereignisse; physiol. z. B. in der Pubertät, pathol. z. B. beim Leukotomie-Syndrom (n. HÄFNER: »Wandel auf dem Niveau höherer Konzepte u. Entwürfe«).

Erlenmeyer* Kolben (EMIL E., 1825–1909, Chemiker, München): kon. Glaskolben (breite Grundfläche, mehr oder minder enger Hals) als vielseitig verw. Laborgerät. – Eine in der Form ähnl. Auftreibung der dist. langen Röhrenknochen bei der GAUCHER* Krankh. wird als **E.*-K.-Phänomen** bezeichnet.

Erler* Plastik (H. E., geb. 1920, Chirurg, Olbernhau): Deckung eines Fingerkuppendefekts (in halber Nagelhöhe) durch volaren dreieck. Verschiebelappen (V-Schnitt, Y-förmig. Wundverschluß).

Erlicki* Flüssigkeit: *histol* wäßr. Lsg. von Kaliumbichromat u. Kupfersulfat zur Gewebefixation. – **E.*Reagens**: *histol* Lsg. von Methylgrün in 1%ig. Essigsäure zum Färben mikroskop. Präp. (spez. Kernfärbung).

Erlöschungs|hemmung: Begr. der PAWLOWschen Schule für einen ZNS-Hemmungsprozeß, der einen bedingten Reflex nach wiederholtem Angebot des bedingenden Reizes ohne Bestätigung durch den bedingten sich allmähl. abschwächen u. schließl. erlöschen läßt. – **E.phänomen**: in EEG rhythm. Pausen der Aktivität synchron. über allen oder einigen Abltgs.punkten; bis zum 3. Lj. Hinweis auf Epilepsie.

Erlöseridee: *psych* meist plötzl. auftr. krankhafte Überzeugung, Gottes Sohn u. zur Erlösung der Welt berufen zu sein; v. a. bei der Schizophrenie u. Glückspsychose.

ermächtigter Arzt: Arzt, der aufgrund gesetzl. Bestimmungen, Unfallverhütungsvorschriften etc. ermächtigt oder beauftragt ist, Eignungs- oder Überwachungsuntersuchungen bei best. Gruppen von Beschäftigten durchzuführen, die bes. gefährdet oder belastet sind oder von deren Leistungsfähigkeit die Sicherheit anderer Personen abhängt; u. a. als Strahlenschutzarzt.

Ermüdung: *physiol* als Folge der Inanspruchnahme (O_2-Mehrverbrauch) biochemisch u. psych. bedingte Verschiebung des Gleichgew. aller mit einem Stoffwechsel ausgestatteten biol. Systeme eines Organismus oder Organs, die – als im wesentl. zentralnervöser Vorgang – zur Herabsetzung von Funktionsfähigkeit u. Leistungsvermögen führt (durch Ausruhen u. Schlaf reversibel). – I. w. S. auch die »Materialermüdung« eines Gewebes (z. B. Knochen) bei chron. Überlastung.

Ermüdungs|fraktur: ↗ Dauerfraktur. – **E.katarrh**: Heiserkeit infolge übertriebenen oder falschen Stimmbandgebrauchs, v. a. bei Rednern u. Sängern; laryngoskop.: Schleimtröpfchen, leichte Randrötung oder graurote Verfärbung der Bänder. – **E.lähmung**: vorübergehende Muskelparese bei ↗ Myasthenia gravis pseudoparalytica.

Ermüdungs|nystagmus: (UFFENRODE) die nach Aufhören eines Endstellungsnystagmus auftretenden Augenzuckungen infolge einer Ermüdung der Augenmuskeln. – **E.phlebitis**: ↗ Thrombose par effort. – **E.puls**: der Teil des Arbeitspulses, der über die aus dem Umsatz errechnete Pulserhöhung hinausgeht u. auf Muskelermüdung, Hitzebelastung, erhöhte Aufmerksamkeitsbeanspruchung etc. zurückzufuhren ist.

Ermüdungs|schmerz: Muskelschmerz bei Dauerkontraktion als subj. E.zeichen. – **E.stoff, -toxin**, Hypno-, Kenotoxin, Bromhormon: Sammelbez. für hypothet., die phys. Ermüdung bedingende Stoffe. – **E.syndrom**: *kard* ↗ HEGGLIN* Syndrom II. – **E.urtikaria**: generalisierte U. nach körperl. Anstrengung; wahrsch. durch CO_2-Überlastung des Bluts oder (LACKNER u. MANN) durch Freisetzung von Histamin ausgelöst.

Ernährung: Zufuhr u. Aufnahme der zur Erhaltung des Lebens, d. h. des Betriebs- u. Baustoffwechsels, notwend. Flüssigkeit u. festen Nährstoffe (Eiweiß, Fett, KH, auch Salze, Vit., Spurenstoffe; ↗ Tab. S. 684), für den Menschen möglichst in Form »gemischter«, d. h. tier. u. pflanzl. Kost: s. a. Diät. – Eine **keimfreie E.** mit hitze- oder strahlensterilisierten Nahrungsmitteln ist z. B. indiziert bei Pat. mit Immunosuppression (keimfreie Stationen), ferner bei Versuchstieren (s. a. Gnotobiose). – **künstliche E.: 1)** *päd* E. des Säuglings mit Flasche u. Löffel, wobei Mutter- oder Ammenmilch oder aber künstl. Säuglingsnahrung verfüttert wird. – **2)** E. auf nichtphysiol. Wege (Sonde, Fistel, parenterale E.), v. a. bei Bewußtseinsstörung, Psychose, Schwächezustand, Verdauungsstörung. – Als **parenterale E.** die i.v. Dauertropfinfusion von Fetten (10, 15 oder 20%ige Emulsion), Eiweiß-Hydrolysaten (Aminosäurengemische), KH (Glukose u. Lävulose in RINGER* oder physiol. NaCl-Lsg., [nicht < 2%ig]) u. Vitaminen; als **transduodenale E.** die durch eine bis ins untere Duodenum bzw. obere Jejunum eingeführte Sonde zur vorübergehenden Entlastung des Magens, z. B. bei Entleerungsstörungen; als **rektale E.** das Tropfsondenklysma mit fettfreien, über die Dickdarmschleimhaut resorbierbaren Nähr-Lsgn. (z. B. 5–10% Glukose + 5% Aminotrat® in Aqua dest. oder physiol. NaCl-Lsg.), wobei aber die Ausnutzung unzureichend ist (< 50%; max. 400 Kcal/Tg.).

Ernährungs|balance: die über eine ausgeglichene, d. h. dem Bedarf des Körpers hinsichtl. kalor. Gehalt, Zusammensetzung etc. entsprechende Ernährungsbilanz hinaus anzustrebende optimale Abstimmung der Nahrungsbestandteile (Nähr-, Mineral-, Ballaststoffe etc.) aufeinander. Eine ein-

Ernährungsdermatose

Empfohlene tägliche Kalorien- u. Nährstoffzufuhr (Deutsche Gesellschaft für Ernährung e. V., Frankfurt a. M.)

Verbrauchergruppe		Kalorien Kcal	Eiweiß g/kg	Kalzium g	Eisen mg	Vitamine A IE	B_1 mg	B_2 mg	C mg
körperlich nicht Arbeitende	25 J.♂ /♀	2550/2200	1,0/1,0	0,8/0,8	10/12	5000/5000	1,7/1,5	1,8/1,8	75/75
	45 J.♂²)/♀	2400/2100	1,0/1,0	0,8/0,8	10/12	5000/5000	1,7/1,5	1,8/1,8	75/75
	65 J.♂²)/♀	2250/2000	1,2/1,2	0,8/0,8	10/12	5000/5000	1,7/1,5	1,8/1,8	75/75
Mittelschwerarbeiter	♂²)/♀	75–150/ 60–120¹)	1,0/1,0	0,8/0,8	10/12	5000/5000	2,2/1,9	1,8/1,8	75/75
Schwerarbeiter	♂²)/♀	150–225/ >120¹)	1,0/1,0	0,8/0,8	10/12	5000/5000	2,5/2,1	1,8/1,8	75/75
Schwerstarbeiter	♂	>225¹)	1,0	0,8	10	5000	2,9	1,8	75
werdende Mütter²)	bis Ende 5. Mon.	2400	1,0	1,5	15	5000	1,7	2,0	100
	ab 6. Mon.	2880	1,5	1,5	15	6000	2,1	2,0	100
stillende Mütter³)		³)	³)	2,0	15	8000	2,3	2,5	120
Säuglinge (Flaschenkinder)	0–3 Mon.	120/kg	3,5	0,7			0,3	0,6	30
	4–6 Mon.	100/kg	3,0	0,7			0,4	0,6	30
	7–9 Mon.	90/kg	2,7	0,7		2000	0,4	0,7	35
	9–12 Mon.	85/kg	2,5	0,7		2000	0,5	0,7	35
Kinder	1–3 J.	80/kg	2,4	1,0	7	2000	0,7	0,8	40
	4–6 J.	75/kg	2,2	1,0	8	2500	1,0	0,8	50
	7–9 J.	65/kg	2,0	1,0	10	3500	1,3	0,9	60
Knaben/Mädchen	10–14 J.	50–60/kg	1,8/1,8	1,0/1,0	14/14	4500/4500	1,7/1,4	1,8/1,8	75/75
	15–18 J.	2800/2400	1,5/1,5	1,0/1,0	15/15	5000/5000	2,0/1,7	1,8/1,8	75/75

¹) Kalorienmehrbedarf je Arbeitsstunde 120 Kcal und 5 g Eiweiß ²) bei Hausarbeit zusätzlich 500–600 Kcal/Tag ³) pro 100 ml Stilleistung zusätzlich

schläg. Imbalance (v. a. bei einseit. nur pflanzl. oder nur tier. Nahrung) kann auf die Dauer zu Stoffwechselstörungen führen (v. a. als »Aminosäuren-Imbalance«). – **E.dermatose**: / STRYKER*-HALBEISEN* Syndrom.

Ernährungsfistel: op. äuß. Fistel des oberen Verdauungstrakts (direkt oder indirekt) distal einer Passagebehinderung zum Zwecke der – temporären oder definitiven – künstl. (Sonden-)Ernährung. Auch präliminar zur zeitweil. Ausschaltung von Speiseröhre u. Magen vor deren Radikal-Op. oder bei Intoleranz einer langfrist. oralen oder nasalen Sondenernährung. Hauptformen: zervikale Ösophagostomie (KLOPP u. a.), Gastrostomie (WITZEL, KADER, MARION u. a., evtl. n. TAVEL mit Jejuminterposition), Jejunostomie (WITZEL, MAYDL, MAYO-ROBSON u. a.).

Ernährungs|krankheiten: durch quant. u./oder qual. Fehlernährung (Unter- oder Überernährung) hervorgerufene Krankh.; zu unterscheiden von Verdauungskrankhn. (/ Malabsorption, -digestion) u. Krankhtn. infolge Aufnahme von Fremdkörpern, Fremdstoffen (einschl. Allergenen) u. Krankheitserregern mit der Nahrung; vgl. Ernährungsstörung. – **E.ödem**: / Hungerödem; s. a. Kwashiorkor. – **E.störung**: *päd* Störung des Gedeihens beim Säugling oder Kleinkind infolge Toleranzüberschreitung bei Ernährungsfehlern (»ex alimentatione«), enteraler oder parenteraler Infektion (»ex infectione«), endogener Belastung (»e constitutione«), Pflegefehlern (»e curatione«), meist als Auswirkung mehrerer dieser Faktoren. Nach FINKELSTEIN unterteilt in akute Durchfallserkrn. (Dyspepsie, Intoxikation) u. chron. E. (= Ansatzstörung i. e. S.: Dystrophie, Atrophie); s. a. Mehl-, Milchnährschaden. – **E.zustand**, EZ: der ernährungsbedingte Körperzustand (als Befund des klin. »Status«), beurteilt nach Verhältnis von Körpergew. u. -größe, Stärke des s.c. Gewebes (Dicke der abgehobenen Haut) u. a.

Ernst* (FRANZ E., 1887–1947, Kieferchirurg, Berlin) **Methode**: »Notschienung« des im Korpus frakturierten UK durch an den Zähnen fixierte Drahtligaturen, die mit intermaxillären Gummi- oder Drahtzügen an eine im OK gleichartig angebrachte »Hilfsschiene« immobil verschnürt werden; evtl. Sicherung durch Kinnschleuder. – **E.* Operation**: 1) Korrektur der Progenie durch intraorale horizontale Osteotomie des aufsteigenden UK-Astes. – 2) **E.*-Halle* Op.**: Rücklagerung des weichen Gaumens (nach Mobilisierung von Schleimhaut u. Weichteilen der seitl. Rachenwand) zur Korrektur einer Sprachstörung bei zu weitem oder abnorm abgeschlossenem Mesopharynx; modif. von SCHUCHARDT, WASSMUND u. a. m. – 3) / AXHAUSEN* Op. (2).

Ernst* Körperchen: s. u. BABES*-ERNST*.

Ernte|fieber: / Feldfieber. – **E.krätze**: / Trombidiose (durch die E.milbe Trombicula autumnalis).

Eröffnungs|periode: *gyn* Abschnitt des Geburtsvorgangs vom Beginn der Eröffnungswehen bis zur vollständ. Eröffnung des Muttermunds; gefolgt von der Austreibungsperiode. – **E.wehen**: *gyn* in kürzer werdenden Abständen (anfangs 10–15, schließl. 3–4 Min.) wiederkehrende, an Stärke u. Dauer (15–60 Sek.) allmähl. zunehmende Wehen, die unter dem »Sichstellen« der Fruchtblase den Zervikalkanal bis zum Verstreichen des äuß. MM eröffnen, bei Erstgebärenden im allg. vom inn. zum äuß. MM fortschreitend, sonst in allen Abschnitten etwa gleichzeitig. Fungieren bei noch nicht ins kleine Becken eingetretenem Kopf zugleich als Eintrittswehen. – **E.zone**: *histol* bei der enchondralen / Ossifikation die Zone, in der sich das prim. KM den Zugang in den angrenzenden Knorpel »eröffnet«, um diesen ab- u. Knochen anzubauen.

Erös* Methode: (1928) *histol* Kalknachweis (leuchtend rot) im Gewebeschnitt durch Einstellen in eine mit Kalialaun kalt gesätt. 1%ig. Säurefuchsin-Lsg. u. Differenzieren in HCl-Alkohol.

erogene Zone: oberflächl. Körperzone (v. a. Genitalregion, Brustwarzen, Gegend um Mund, Zunge, Hals u. Anus), deren Reizung – individuell unterschiedlich – zu sexueller Erregung führt.

Erosio(n): *path* nässender, nicht blutender, nur das Epithel betreffender Substanzverlust der Haut oder Schleimhaut; mechanisch oder infektiös bedingt, auch als Sekundäreffloreszenz nach Papeln oder Blasen. Abheilung ohne Narbenbildung; vgl. Ulcus. – **E. corneae**: *ophth* traumat. Epitheldefekt der Hornhaut; klin.: scharfrand., matter Fleck, der sich nach Instillation von 2%ig. Fluoreszein-Lsg. grün färbt; sehr schmerzhafter Tränenfluß, Lichtscheu; Gefahr der Sekundärinfektion (Keratitis); Abheilung der unkomplizierten E. nach 24 Std. – **E. dentis**: keilförm. Defekt an der Zahnhartsubstanz oder Schmelzhypoplasie; obsolet. – **Erosio interdigitalis (candidamycetica s. blastomycetica**, mycotica, oidiomycetica, saccharomycetica): (FABRY 1917) Sproßformmykose der Finger- u. Zehenzwischenräume (meist III u. IV) durch Candida albicans; klin.: hochrote, stark jukkende Erosionen mit – z. T. blutenden – Rhagaden unter weißlich-krümel. Mazeration. – **E. papillaris**: 1) *derm* wuchernder bzw. vegetierender Epitheldefekt (Papillenhypertrophie). – 2) **E. follicularis s. glandularis s. falsa**: *gyn* inkorrekte Bez. für die – makroskop. einer E. ähnl. – / Ektopia portionis mit körnig-höckr. Oberfläche. – Seltener auch eine echte Erosionen (E. vera) bei Prolaps, als Entzündungsfolge, nach Trauma bei Spekulumuntersuchung oder Geschlechtsverkehr.

erosiv(us): (lat.) mit Erosion einhergehend; z. B. er. / Syphilid, / Gastritis erosiva.

Erotik: die auf Sexualität zurückführbaren menschl. Vorstellungen u. Handlungen, i. e. S. als sublimierte Form des Sexuellen. – In der Psychoanalyse Begr. für alle Tatbestände, die unmittelbar dem Eros (Libido) in seinen verschiedensten Manifestationen entspringen (z. B. Anal-, Oral-, Urethralerotik). – **Erotikum**: *pharm* / Aphrodisiaka.

Erotismus: abnorm gesteigerter (rauschart.) Zustand beim Koitus.

Ero(to)|graphomanie: krankhaftes Bedürfnis, Obszönes schriftlich (bes. in Briefen) darzustellen. – **E.manie**: 1) Liebeswut, -tollheit, Amor insanus, Furor genitalis: zügelloses Suchen u. Eingehen von sexuellen Beziehungen zum anderen Geschlecht (»Weiber-« bzw. »Mannstollheit«) beim sonst psychisch Gesunden. – 2) »Liebeswahn« (als Wahnkrankh.). – **E.phobie**: krankhafte Abneigung gegen sexuelle Beziehungen.

ERPC: endoskop. **r**etrograde **P**ankreatiko-**C**holangiographie (/ Pankreatographie).

ERPF: **e**ffektiver **r**enaler **P**lasma**f**luß (s. u. PAH-Clearance).

erraticus: (lat.) umherirrend, unregelmäßig auftretend, wandernd (= migrans).

Erregbarkeitsprüfung: Funktionsprüfung von Muskeln u. peripheren Nerven durch dir. oder indir. Reizung mit farad. (normal: tetan. Kontraktion) oder galvan. Strömen (blitzart. Zuckung gemäß PFLÜGER* Gesetz). Abweichungen von den Normalwerten (s. a. STINTZING* Tabellen) bei Erkr. des peripheren motor. Neurons u. bei Myopathien: Entartungsreaktion, myoton., myasthen., myospast. u. tetan. Reaktion.

Erreger: Bez. für pathogene (»krankheitserregende«) Mikroorganismen u. Parasiten. – **E.filter**: das nur fluoreszenzerregende Wellenlängen (langwell. UV, kurzwell. Violett) durchlassende Farbfilter eines Fluoreszenzmikroskops zwischen (Quecksilber-) Lampe u. Objekt.

erregt-stuporöse Verwirrtheit: / Phasophrenie.

Erregung: 1) *psych* Zustand gesteigerter psych. u./oder motor. Funktionen; reaktiv oder – in path. Ausmaß – Begleiterscheinung oder wesentl. Sympt. vieler psych. Krankheitszustände, v. a. als manische (s. a. Manie), depressive (bei agitierter / Depression) u. katatone E. (s. a. Katatonie), beim Psychosyndrom BONHOEFFER, bei Intoxikation, organ. Hirnerkr.; vgl. Erethismus. – 2) *physiol* spezif. Reaktion erregbarer Systeme auf äuß. Reiz oder inn. Anstoß (»Spontan-E.«), gekennzeichnet durch bioelektr. Potentiale (/ Aktionspotential), denen best. – durch Überträgerstoffe ausgelöste – Ionenprozesse an Zellmembranen zugrunde liegen (s. a. Ionentheorie der E.). – Sie bleibt als **lokale** (»unterschwell.«, »graduelle«) E. auf den Entstehungsort beschränkt u. durchsetzt nur die unmittelbare Umgebung mit Stromschleifen (Stärke von Größe des – unterschwell. – Reizes bestimmt) u. ist summationsfähig bis zur Entstehung einer **fortgeleiteten** (= **explosiven**) E., die als Aktionspotential (s. a. Erregungsleitung) dem Alles-oder-Nichts-Gesetz folgt u. meist Antwort ist auf einen überschwell. Reiz, natürlicherweise ausgelöst durch Rezeptor- u. Generatorpotentiale, EPP u. EPSP, künstlich durch elektr. Reizung (reversible Erhöhung der Membranpermeabilität für Na^+). – Neben der **orthodromen** E. (in physiol. Richtung) v. a. bei elektr. Reizung auch eine **antidrome** (rückläuf.) E., die sich an efferenten Axonen von der synaptisch ausgelösten durch Fehlen eines EPSP unterscheidet. – wegen einseit. Ventilfunktion der Synapsen – nie auf die Afferenzen überspringt.

Erregungsausbreitung: *kard* Ausbreitung der im Sinusknoten spontan u. rhythm. entstehenden Erregung über den re., dann li. Vorhof (EKG: P-Zacke) u. im spezif. Leitungssystem über die Kammern, zunächst Septum (von li. nach re.) u. Basis des re. septalen Papillarmuskels (EKG: Q-Zacke in V_5/V_6, R-Zacke in V_1/V_2), dann apikobasal re. zum Conus pulmon., li. zur basisnahen Hinterwand (EKG: RS-Komplex), so daß sich bd. Kammern annähernd gleichzeitig (Einfluß- vor Ausflußbahn) kontrahieren; s. a. Herzzyklus. Bei Knoten- und Kammerrhythmus bzw. -extrasystolie **retrograde** E. der Vorhöfe, langsamer u. in Abhängigkeit von der Refraktärphase des betr. Leitungssystems (s. a. Leitung, versteckte).

Erregungs|bildung: *kard* spontane Bildung des Herzaktionspotentials, normalerweise im Sinusknoten (als Ort der höchsten Erregungsfrequenz). Langsame Depolarisation während der Erregungspause infolge Na^+-Einstroms in das Faserinnere (Generatorpotential) löst nach Erreichen des Schwellenpotentials (normal zwischen -70 u. -60 mV) vollständ. rasche Depolarisation u. ein fortgeleitetes Aktionspotential aus. Frequenz (»Feuer-«, »Schrittmacher-Fr.«) steigt mit Steilheit des Generator- u. sinkt mit Höhe des Schwellenpotentials, wobei Ca^{2+}-Verminderung die

Erregungs|bildungszentrum

Schwelle senkt (= Frequenzerhöhung), während Azetylcholin, Vagusreizung oder Antifibrillantien die Steilheit des Generatorpotentials vermindern, Adrenalin, Temp.erhöhung, Zunahme der mechan. Spannung, O_2-Mangel u. Erhöhung der CO_2-Spannung sie verstärken. – Als **ektop. E.bildungszentrum** (»Schrittmacher«) fungieren bei Ausfall des Sinusknotens (= **prim. E.bz.**: 70–80/Min. in Ruhe) der Av-Knoten (= **sek. E.bz.**: 40–50/Min.) sowie PURKINJE* Fasern oder Ventrikelmuskulatur (= **tert. E.bz.**: 20–40/Min.). = **kreisende E.bz.**: s. u. Circus movement theory.

Erregungsdauer, elektr. Systole: *kard* EKG-Begr. für die Q-T-Dauer (ohne enge Beziehung zur entspr. mechan. Funktion des Herzens); verkürzt v. a. nach Digitalisierung u. bei Hyperkalziämie, verlängert infolge Verlängerung des ST-T-Abschnitts bei Hypokalziämie, infolge Verlängerung der T-Welle bei Vagusreizung, Kaliummangel, Li.- u. Re.-Hypertrophie, Herzinfarkt, totalem Av-Block, Schädigung des Myokardstoffwechsels, zerebralem Insult.

Erregungsfokus: *physiol* s. u. TÖNNIES*.

Erregungsgesetz: *physiol* ↑ PFLÜGER* Zuckungsgesetz.

Erregungskollaps: durch emotionale Belastung ausgelöste »psychasthen.« Ohnmacht (mit Blutdruckabfall u. Bradykardie), meist eingeleitet durch Gähnen, Seufzen, Leeregefühl; Vork. v. a. bei Jugendlichen.

Erregungsleitung: *physiol* Fortleitung einer überschwell. Erregung als Aktionspotential; erfolgt in Muskel- u. in markarmen Nervenfasern kontinuierlich in kleinsten Abständen, in markreichen Nervenfasern als **saltator. E.** (diskontinuierl.-springend, mit Bildung von Aktionspotentialen nur an den RANVIER* Schnürringen, dazwischen elektroton. Ausbreitung als Longitudinalstrom mit höherer Leitungsgeschwindigkeit). – **supranormale E.**: *kard* s. u. WPW-Syndrom. – **verborgene E.**: *kard* unvollständ. ↑ Leitung.

Erregungsleitungs|system: *kard* das – morphol. von der Arbeitsmuskulatur unterschiedene – »spezif. Muskelsystem« des Herzens, bestehend aus Sinus- u. Av-Knoten, HIS* Bündel, li. u. re. TAWARA* Schenkel u. PURKINJE* Fasern, das die vom Sinusknoten ausgehende Erregung nach Verzögerung im Av-Knoten in die Kammern weiterleitet. – **E.störung**: *kard* durch lokale oder allg. Störfaktoren (Membranprozeß, Ischämie, Nekrose, Stoffwechselgifte etc.) bewirkte Geschwindigkeitsminderung oder Unterbrechung der Leitung im spezif. E.system des Herzens (einschl. Myokard), mit resultierenden Verspätungen, Ausfällen oder Blockierungen (EKG: Verbreiterung oder Typenwandel von P oder QRS, R-Q-Verlängerung oder ↑ Block). Je nach Lokalisation unterschieden: sinuaurikuläre, aurikuläre, atrioventrikuläre E.störung, Schenkel-, Verzweigungsblock u. Myokardstörung; je nach Ausmaß: verlängerte oder erschwerte Überleitung (= part. Block 1. bzw. 2. Grades), Leitungsunterbrechung (= totaler Block). – s. a. Abb. »TAWARA* Schenkel«.

Erregungs|nachdauer: *physiol* Phase der im Anschluß an das Spitzenaktionspotential ablaufenden Nachschwankungen des Membranpotentials, d. h. ↑ Nachdepolarisation u. -hyperpolarisation, mit denen gekoppelt die Super- u. Subnormalphase der Erregbarkeit auftreten. – **E.potential**: *physiol* ↑ Aktionspotential.

Erregungsreaktion: (V. BECHTEREW) die bei Tetanie ständig wachsende mechan. u. elektr. Nervenerregbarkeit bei wiederholter Reizung.

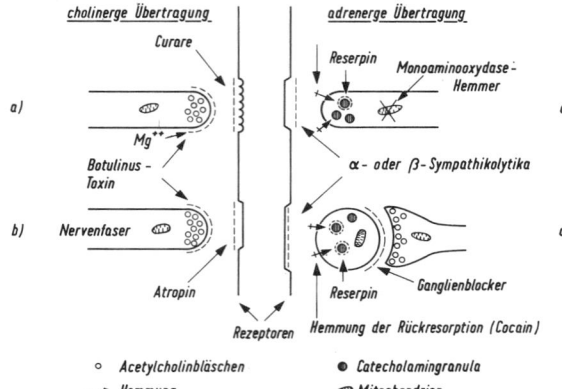

Erregungsübertragung (u. Möglichkeiten ihrer Hemmung): a) cholinerge Übertragung in der motorischen Endplatte, b) in der Synapse der glatten Muskulatur; c) direkte u. d) indirekte adrenerge Übertragung.

Erregungs|rückbildung, Repolarisation: *physiol* die nach vollständ. Erregung des einzelnen Muskel- oder Nervenelements erfolgende Wiederherstellung des Ruhemembranpotentials u. der pos. Außenladung durch akt., komplexe, energieverbrauchende biochem. Prozesse (↑ Natrium-, Kalium-Pumpe), eingeleitet durch Überwiegen des K^+-Ausstroms aus dem Zellinneren (s. a. Ionentheorie der Erregung). Erfolgt normalerweise in gleicher Richtung, jedoch langsamer als die E.ausbreitung. – **E.rückbildungsschwankung**: *kard* die ↑ T-Zacke des EKG als Resultat des – im allg. apikobasalen – Erregungsrückganges. – **E.rückbildungsstörung**: *kard* prim. oder sek. Störung der Repolarisation des Herzmuskels (EKG: T-Abflachung oder -Negativierung, ST-Hebung oder -Senkung); sek. nach Alteration der Erregungsausbreitung (z. B. Schenkelblock, Extrasystole), prim. durch verschiedenste Einflüsse auf das Myokard (physiol., metabol., hämodynam., extrakardiale Faktoren, körperl. Belastung, Tachykardie, Fieber, Azidose, Alkalose, Hypoxie, Digitalis, Hormone etc.); s. a. Tab. »Herzrhythmusstörung«.

Erregungs|rückkehr, Re-entry: *kard* abnorme Variante der Erregungsausbreitung, die – nach zunächst normalem Verlauf – längs der unterschiedl. refraktären Muskelgruppen (»Längsdissoziation der Erregbarkeit«) retrograd erfolgt u. u. U. zu erneuter Vorhof- u. Kammererregung führt (EKG: einzelne ↑ Umkehrsystolen, von Interferenzdissoziation kaum

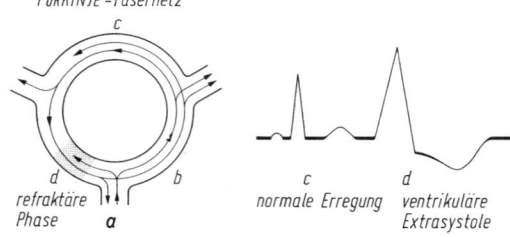

Schematische Darstellung des **Re-entry**-Mechanismus. Abschnitt »d« vorübergehend noch refraktär; Resultat ist eine ventrikuläre Extrasystole, im Falle der Kreisbewegung eine salvenartige Extrasystolie bzw. eine Tachykardie.

zu unterscheiden). – **E.rückschlag**: *neurol* ↑ Rückstoßphänomen (2).

Erregungs|stadium: *anästh* ↑ Exzitationsstadium. – **E.sturm**: (E. KRETSCHMER) *psych* in der Panik als Folge überstarker Erlebnisreize auftretende stürm. Hyperkinesen (Schreien, Zittern, Krämpfe, Zuckungen, Kreuz- u. Querrennen). Von KR.* als Lähmung höherer seel. Funktionen u. Tätigwerden phylogenet. älterer Regulationen erklärt.

Erregungs|transformation: *physiol* elektrofunktionelle ↑ Kopplung. – **E.übertragung**: *physiol* s. u. Synapse, Transmitter; s. a. Abb. – **E.verfrühung**: *kard* s. u. WPW-Syndrom. – **E.verspätung**: *kard* s. u. E.leitungsstörung. – **E.zustände**: *psych* s. u. Erregung.

Errhina: *pharm* Schnupfen- u. Nasenmittel, i. e. S. die Niesmittel (= Ptarmika).

d'Errico* Operation: (1950) kontinuitätserhaltende ↑ Ersatzmagenbildung (↑ dort. Abb.) durch isoperistalt. Interposition eines ausgeschalteten Querkolonsegments (ca. 25 cm), das mit dem Ösophagus- bzw. Duodenalstumpf End-zu-End anastomosiert wird. Modif. n. MORONEY: oraler Blindverschluß mit terminolat. Ösophagusverbindung.

Erro: (HOLMES 1948) veralteter Gattungsname für v. a. ARBO-Viren; z. B. **E. equinus** (= Virus der Encephalomyelitis equina), **E. incognitus** (Murray-Valley Encephalitis), **E. japonicus** (Japan-B-Enzephalitis), **E. scelestus** (St.-Louis-Enzephalitis), **E. scoticus** (Louping ill), **E. silvestris** (Russ. Frühjahr-Sommer-Enzephalitis).

Errötensfurcht, Erythrophobie: abnorme Furcht zu erröten (die oft gerade ein Erröten auslöst); ausgeprägt v. a. beim vegetativ Labilen mit Minderwertigkeitsgefühlen u. angst- bzw. zwangsneurot. Verhaltenszügen.

Ersatz: *therap* ↑ Substitution.

Ersatz|bewegung: *neur* unwillkürl. Bewegung der gesunden Seite (Extremität) beim Versuch, die gelähmte zu bewegen. – **E.blase**: *chir* s. u. Dickdarm-, Dünndarmblase. – **E.dentin**: ↑ Sekundärdentin. – **E.exsudat (Spengler*)**: bei starrem Pneumothorax (Pleuraverschwartung) sich nach Resorption der Luft ex vacuo bildender – serofibrinöser – Pleuraerguß. Gilt beim tbk. Spontanpneu als prognostisch günstig.

Ersatz|glied: ↑ Prothese. – **E.knochen**: *anat* durch peri- u. enchondrale Ossifikation des hyalinknorpl. vorgebildeten Modells entstandene Knochen: alle Rumpf- u. Gliedmaßenknochen (außer Mittelabschnitt des Schlüsselbeins) u. die meisten der Schädelbasis (Siebbein, Teile des Schläfen-, Keil- u. Hinterhauptbeins). – vgl. Bindegewebsknochen.

Ersatzmagen: *chir* autoplast. Nachbildung eines adäquaten »Ersatzreservoirs« aus Dünn- u./oder Dickdarm nach Gastrektomie, wobei die Passage ohne oder – besser – mit Einschaltung des Duodenums wiederhergestellt wird (s. a. Abb.). **1)** terminolat. Ösophagojejunostomie u. breite Anastomosierung bd. Schenkel der Jejunumschlinge, evtl. mit zusätzl. »Fußpunkt«- (LAHEY et alii) oder Y-Anastomose (HUNT, BARRAYA et alii), als »Pantaloon«- (HOFFMANN, ENGEL) oder »Sandwichanastomose« etc.; **2)** Interposition eines Jejunumsegments, u. zwar einläuf. (TOMODA, LONGMIRE-BEAL), evtl. als anisoperistalt. α-Anastomose (KARNBAUM), oder mehrläuf. (SOU-PAULT, NAKAYAMA, WANGENSTEEN), u. U. auch ringförmig (KNÖFLER); **3)** Zwischenschaltung eines Querkolonsegments (D'ERRICO-MORONEY) oder des Ileozäkalabschnitts (MARSHALL et alii).

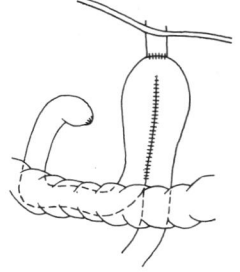
»Pantaloon«-Anastomose nach HOFFMANN, ENGEL

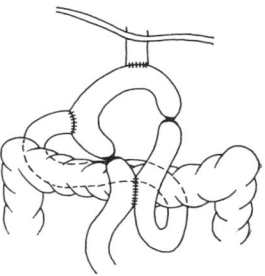
E. durch Jejunumsegment nach TOMODA

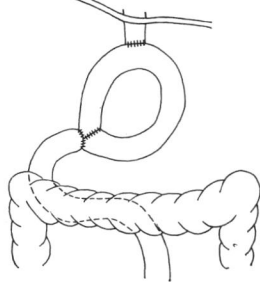
E. durch Jejunumringschlinge nach KNÖFLER

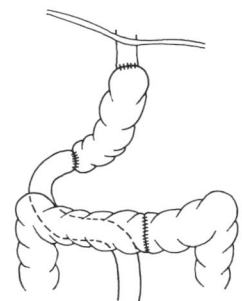
E. durch Querkolonsegment nach D'ERRICO

Ersatz|plastik, -operation: Transposition von Muskeln, Sehnen, Faszien, Nerven etc. als akt. oder pass. Ersatz i. S. der Funktionsplastik, z. B. Greifarmbildung (KRUKENBERG), Daumenersatz (HILGENFELDT); v. a. myoplast. Verfahren bei Fazialis- (LEXER-ROSENTHAL), Radialis- (PERTHES* Strecksehnenplastik), Axillaris- (BASTOS*-ANSART* Deltoideusplastik) u. a. Lähmungen. – **E.rhythmus**: *kard* der bei Ausfall des Sinusknotens von einem sek. oder tert. Erregungsbildungszentrum (Av-Knoten, Ventrikel) bestimmte Herzrhythmus, z. B. der **vagale E.r.** (bei vagusbedingter Verlangsamung oder Ausfall der prim. Schrittmachertätigkeit) des HIS* Bündels.

Ersatz|schlag: *kard* ↑ Ersatzsystole. – **E.stimme**: *laryng* ↑ Ösophagusstimme. – **E.systole**, Escaped beat: *kard* bei temporärem Ausfall oder erhebl. Verlangsamung der Sinusknoten-Erregungen (z. B. bei starker Vagotonie) von einem sek. oder tert. Erregungsbildungszentrum (Av-Knoten, Ventrikel) ausgelöste Systole. – **E.zähne**: die angelegten Frontzähne u. Prämolaren der zweiten Dentition. – **E.zellen**: die netzartig verbundenen kugelförm. Basalzellen des Riechepithels (zwischen Riech- u. Stützzellen).

Erscheinungsbild, -typ: *genet* ↑ Phänotyp.

Erschein(ungs)zeit, EZ: *kard* s. u. Kreislaufzeit, s. a. Abb. »Farbverdünnungskurve« (deren entspr. Ausschlag also schnellste Partikel u. kürzesten Weg betrifft).

Erschlaffung: s. u. Muskelerschlaffung, Relaxation. – Erfolgt beim stark gedehnten (gespannten) Muskel nach zunächst zunehmend. Gegenspannung als plötzl. **Erschlaffungsreaktion** (»lengthening reaction«).

Erschöpfung

Erschöpfung: durch übermäß. Beanspruchung hervorgerufener Zustand stark geminderter Leistungsfähigkeit des Organismus (z. B. als **Erschöpfungs|kollaps** infolge Hypoglykämie, mit »**E.fieber**« oder aber Untertemp.) oder seiner Teile. – **nervöse E.**: s. u. Neurasthenie.

Erschöpfungs|depression: (P. KIELHOLZ) bei übergewissenhaften, sensitiv-ehrgeiz. Persönlichkeiten nach quälendem Affektdruck, wiederholten Psychotraumen etc. auftretende traurig-ängstl. oder apath.-düstere Verstimmungen mit Dekompensation des vegetat. NS. – **E.granulozytopenie**: durch extrem hohen Verbrauch bedingte Gr. im Beginn schwerer eitr. oder sept. Prozesse, v. a. bei zuvor oder gleichzeit. bestehenden infekt.-tox. oder allerg. KM-Schäden. – **E.reaktion**: *neurol* ∱ myasthen. Reaktion. – **E.syndrom**: ∱ Neurasthenie; s. a. postremissives E.syndrom.

Erschütterung: 1) *path* Commotio; s. a. Kommotions..., Kontusions... – 2) *psych* durch ein bes. schmerzlich empfundenes Ereignis ausgelöste depressive Reaktion; stets persönlichkeitsgebunden u. – als übermäß. E. – Folge einer neurot. Fehlhaltung. – **Erschütterungsphänomen**: *päd* ∱ MORO* Reflex.

Erstarrungspunkt: *physik* der – vom Druck abhäng. – »Gefrierpunkt«, bei dem ein reiner, kristallisierender Stoff – unter Freiwerden von Wärme – erstarrt; mit dem Schmelzpunkt ident., bei unterkühlten Flüssigkeiten jedoch niedriger; durch therm. Analyse bestimmbar. Stoffgemische (Legierungen, Mischkristalle) erstarren innerhalb eines Temp.-Intervalls; s. a. Gefrierpunktserniedrigung; vgl. Eispunkt.

Erste Hilfe: die am Verletzten oder akut Erkrankten durch Laien, Heilgehilfen oder Arzt ausgeübten ersten, vorläuf. Maßnahmen (z. B. Lagerung, Blutstillung, Wundversorgung, Schienung, Wiederbelebung, Schockprophylaxe etc.) als Vorbereitung für den Transport, mit dem Ziel der Abwendung akuter Gefahren für Leben u. Gesundheit. – Ist in der BRD auf Grund der RVO (§§ 546, 721) u. der UVV in Betrieben wirksam sicherzustellen.

Erst|exanthem: *vener* ∱ Frühexanthem. – **E.gebärende**: ∱ Primipara.

Erstickung, Suffocatio, Suffokation: Absterben eines Gewebes oder Organs als Folge fehlender O_2-Zufuhr durch Störung von Atemmechanik oder der äuß. Atmung (= **äuß. E.**) oder aber bei Fehlen von O_2-Transport oder inn. Atmung (= **inn. E.**). – I. w. S. auch der Tod des Organismus infolge E. lebenswichtiger Gewebe u. Organe (bes. des ZNS) entweder als gewaltsamer oder als Unfalltod bei Thoraxkompression, Strangulation, Ertrinken, Aspiration, Knebelung, durch Gaseinwirkung, O_2-Mangel etc.; als – nicht konst. – **Erstickungs|zeichen** an der Leiche gelten: BAYARD* Ekchymosen, Rechtsherzdilatation, noch flüss. Blut, Schaum in Bronchien u. Trachea, Lungenemphysem (rupturierte Alveolarsepten, hyperäm. Kapillaren, evtl. Blut u. Exsudat in den Alveolen); nach protrahierter E. ferner Verquellungen, Exsudationen, wachsart. Degeneration des Zwerchfells, Ischämie der Milz, Hyperämie der Leber. – **E.blutungen**: ∱ BAYARD* Ekchymosen.

Erstickungs-T, Kirchturm-T: *kard* im EKG das initial-flücht. hohe, spitze T bei Myokardinfarkt, das dem Nachweis oft entgeht, da es in eine monophas. Deformierung übergeht.

Erst|infektion: ∱ Primärinfektion. – **E.jahrssterblichkeit**: ∱ Säuglingssterblichkeit. – **E.milch**: ∱ Kolostrum. – **E.schwangere**: ∱ Primigravida.

Erstwirkung: *hom* (HAHNEMANN 1796) die bei Reizsetzung im Organismus sofort auftretende Antwort mit gewissen Erscheinungen (z. B. als Erstverschlimmerung), die später ins Gegenteil umschlagen können. – vgl. Nachwirkung.

Ertaubung: s. u. Taubheit. – **apoplektiforme E.**: ∱ Hörsturz.

Ertl* Hobelspan: *chir* nach Periostumschneidung durch tangentiales Abmeißeln gewonnener flacher, biegsamer Knochenspan mit bes. guter Tendenz zur Revaskularisation u. Knochenneubildung.

Ertrinken: das Sichanfüllen der Lungenalveolen mit Flüssigkeit, i. e. S. durch Aspiration, aber auch durch Sekretstauung u. -vermehrung (= **inn. E.** = Bronchialanschoppung). Der Tod im Wasser (»**Ertrinkungstod**«) erfolgt entweder nach »prim. Versinken« (infolge akuter Bewußtseinstrübung, auch als Magen-, Herz-, Kälte-, Erschöpfungstod etc.) oder als **prim. E.**, wobei im Salzwasser als letzte Ursache ein Lungenödem angenommen wird (Diffusion der Salze ins Blut, Austritt von Serum in die Alveolen, hypovoläm. Schock), in Süßwasser meist ein rasch einsetzendes Kammerflimmern (v. a. infolge Erniedrigung des Na/K-Quotienten nach Hämodilution, Hypoxie); bei Überleben evtl. nach mehrstünd. Latenz »secondary drowning« mit Fieber, Atemnot u. Zyanose. Path.-anat.: **Ertrinkungslunge** (max. dilatiert, unelast. mit blasser Oberfläche, von der schaum. Flüssigkeit abfließt, evtl. PALTAUF* Flecken), Erstickungszeichen, evtl. Schaumpilz vor Nase u. Mund, Flüssigkeitsmengen in Magen u. Darm, Rupturen der Magenschleimhaut, Diatomeen in parenchymatösen Organen hämorrhag. Transsudat in Pleurahöhlen, Waschhautbildung bis zu Fäulnis u. Verwesung; s. a. Tab. »Todeszeit«.

Eruc(ta)tio, Eruktation: (lat.) ∱ Aufstoßen.

Erugatorium: Mittel zur Beseitigung von Hautfalten.

E-Ruhr: die durch Shigella sonnei (= Form E des Pseudodysenterie-Baz.) hervorgerufene ∱ Bakterienruhr.

Erukasäure, Δ^{13}-Dokosensäure: in zahlreichen Samenölen vork. C_{22}-Fettsäure vom Ölsäuretyp; hemmt wie Linolsäure in vitro u. vivo die Cholesterinsynthese. *trans*-Form: Brassidinsäure.

Eruptio(n): Ausbruch, Hervortreten, z. B. eines Hautausschlags (aber auch Bez. für diesen Ausschlag, meist i. S. des Exanthems); z. B. **E. bullosa** (= Blasenausschlag), **E. dentis** (∱ Dentitio), **dyshidrosiforme E.** (als Mykid gedeutetes Exanthem an Händen u. Füßen), **lichenoide E.** (DU CASTEL, PINKUS; ∱ Lichen striatus), **E. variceliformis** (∱ Ekzema herpeticatum KAPOSI), **Eruption papulo-pustuleuse miliaire récidivante de la face** BROCQ (kleinpapulöse Form der Akne vulg. mit schubweise auftretenden, hellroten Knötchen, die zwar einschmelzen, aber ein derbes schmerzhaftes Infiltrat hinterlassen; bes. bei ♀ ♀ im 3. Ljz. [Diätfehler?]).

ERV: exspirator. ∱ Reservevolumen.

Erwachen, dissoziiertes: Störung der Schlaf-Wachregulation (v. a. bei Narkolepsie) mit Erwachen zunächst nur von Sensorium u. Psyche, aber fortbestehender Unfähigkeit, sich zu bewegen u. zu sprechen; evtl. einhergehend mit Angstgefühlen u. Halluzinationen; durch Wachrütteln sofort zu beenden. – Bei plötzl. Auftreten: »Wachanfall«.

Erwachsenen|diabetes *WHO*: der zwischen 25. u. 64. Lj. manifest werdende Diabetes mellitus. – **E.-phthise**: die ausgesprochen chron. (Lungen-)Tbk mit Häufigkeitsgipfel zwischen 20. u. 40. Lj., die sich schleichend aus den Metastasen des PK als endogene Reinfektion oder im Anschluß an eine Spät-Erstinfektion entwickelt. Verlauf wechselvoll, abhäng. von natürl. Resistenz, allerg. Faktoren, Baktn.menge u. -virulenz etc.; neigt als in Schüben fortschreitende Exazerbationsphthise zur käs. Nekrose.

Erwärmungsversuch: Messung der Hauttemp. an dist. Punkten der direkt oder indirekt (bei Erwärmung des Rumpfes) erwärmten Extremitäten zur Diagnostik peripherer Durchblutungsstörungen (anhand des verminderten Temp.-Anstiegs, wobei anfänglich flache Kurve u. plötzl. Anstieg für funktionelle Genese sprechen).

Erwartungs|angst: mit vegetat. Störungen (Erblassen, Herz- u. Atemstörungen, Mißempfindungen im Magen-Darmbereich etc.) verbundene Angsthaltung gegenüber einem belastenden Zukunftsgeschehen (z. B. Examen); verstärkt bei Minderwertigkeitsgefühlen u. neurasthen. Charaktervarianten. – **E.neurose**: (KRAEPELIN) Hemmung im Sprach-, Geh-, Schlafverhalten usw. aus Angst vor dem erneuten Mißlingen des bereits einmal – auch zufällig – Mißlungenen.

erweichende Mittel: *pharm* ↑ Emollientia.

Erweichung: *path* mit Konsistenzverminderung, evtl. Verflüssigung des Gewebes einhergehender Prozeß; z. B. hämorrhag. oder rote E. (↑ Encephalomalacia haemorrhagica). – Bei zerebralen E.sherden (z. B. nach Gefäßverschluß, Trauma) werden vollständ. (Nekrose aller Gewebsanteile) u. unvollständ. E. (Erhaltenbleiben der Glia) unterschieden; als typ. Stadien gelten Nekrose (= I), Abbau (= II), gliös-mesodermale Organisation (= III). – **Erweichungsnekrose**: ↑ Kolliquationsnekrose.

Erweiterung: ↑ Dilatation, Ektasie; s. a. Musculus dilatator.

Erwerbs|blindheit: Verminderung des Sehvermögens, die eine normale E.tätigkeit ausschließt. – **E.fähigkeit**: in der gesetzl. Unfallversicherung die Fähigkeit, seine Arbeitskraft wirtschaftlich zu verwerten; in der gesetzl. Rentenversicherung die Fähigkeit, eine Erwerbstätigkeit in gewisser Regelmäßigkeit auszuüben. – Bei **E.beschränkung** (**E.minderung**) ist die tatsächliche von der sozialrechtlich relevanten zu unterscheiden, für die es in den einzelnen Zweigen der sozialen Sicherung unterschiedl. Regelungen gibt: einstufige (Arbeitsfähigkeit oder volle Arbeitsunfähigkeit), zweistuf. (z. B. Berufsunfähigkeit, Erwerbsunfähigkeit), vielstuf. (z. B. in der Unfallversicherung jeweils um 5%); daneben ärztl. Verordnungen (z. B. Schonung) u. gesetzl. Regelungen, die für Schwangere, Jugendliche etc. Beschränkungen der Arbeitsleistung anordnen. Eine E.minderung durch Unfall- oder Kriegsfolgen oder bei Invalidität wird in % angegeben, wobei anerkannte Richtlinien als Grundlage dienen. – **E.unfähigkeit** (EU) liegt in der gesetzl. Rentenversicherung vor, wenn der Versicherte infolge Krankh. (Gebrechen) oder Schwäche seiner körperl. u. geist. Kräfte auf nicht absehbare Zeit eine E.tätigkeit in gewisser Regelmäßigkeit nicht mehr ausüben oder nur noch geringfüg. Einkünfte durch Erwerbstätigkeit erzielen kann. In der gesetzl. Unfallversicherung ist es die Unfähigkeit, seine Arbeitskraft wirtschaftl. zu verwerten, wobei der Verletzte aber nur auf Arbeiten verwiesen werden darf, die ihm unter bill. Berücksichtigung seiner Ausbildung u. seines bisher. Berufes zugemutet werden können. Im Versorgungsrecht die Minderung der Erwerbstätigkeit eines Beschädigten um mehr als 90%.

Erwürgen: Töten durch ein- oder beidhänd. Zusammendrücken des Halses (Drosselung der Blutzufuhr zum Gehirn, Kompression der Luftwege, evtl. Reizung des Glomus caroticum mit konsekut. Sekundenherztod). Path.-anat.: Kratzspuren am Hals (meist links), Verletzungen der Halsmuskulatur, Zungenbein- u. Kehlkopffraktur, petechiale Blutungen im Kopfbereich. – vgl. Erdrosseln.

Ery: Kurzbez. für ↑ Erythrozyt.

Erygrisin: Antibiotikum aus Streptomyces erythrogriseus; wirksam in vitro vorw. gegen grampos. Baktn.

Erymat®: (KLEINE) automat. Ery-Zählgerät (nach dem Streulichtverfahren) mit dir. Anzeige u. gleichzeit. Hb-Bestg.

Erysimum-Glykoside: in Erysimum-[Cruciferae]-Arten vork. Cardenolidglykoside vom Strophanthidin-Typ, u. a. Erysimin bzw. Erysimotoxin (= Helvetikosid), Erysimosid (= Glukohelvetikosid), Eryperosid, Erycorchosid, Corchorosid A. Wirkung schwächer als von Strophanthin; weniger kumulierend, nur schwach diuretisch.

Erysipel(as), (Wund-)Rose, Streptodermia cutanea lymphatica: akute, von einem Epitheldefekt (Wunde, Rhagade, Interdigitalmykose) ausgehende, flächenhafte Streptodermie; klin.: hochrote, von der Umgebung stufenförmig abgesetzte, flammenförmig vordringende »heiße« Haut- (oder Schleimhaut-)infiltration, mehr oder weniger schwere Allg.sympte.; als häufigste Lokalisation das E. faciale, meist von Rhagaden der Schleimhautübergangsstellen ausgehend, mit erhebl. Ödembildung; auch als Nabelerysipel; vgl. Erysipelatoid, Erysipeloid. – Bes. Verlaufsformen: **E. bullosum** (s. a. bullöses ↑ Pemphigoid), **E. ecchymatosum**, **E. gangraenosum** (meist infolge herabgesetzter Resistenz, z. B. beim Säugling u. Diabetiker; mit Nekrosen v. a. an Penis u. Skrotum, aber auch an Augenlidern, über Knochenvorsprüngen sowie postthrombotisch; Prognose ernst, evtl. mit sept. = malignem Verlauf), **E. glabrum s. laevigatum** (initiale Form mit glatter glänzender Haut), **E. migrans s. ambulans s. serpens** (»Wanderrose«, mit Ausbreitung in versch. Richtungen unter zentraler Abheilung; etwa 4% der Fälle), **E. perstans** (↑ Erythema perstans), **E. phlegmonosum s. abscedens** (auf tiefere Hautschichten u. s. c. Fettgewebe übergreifend, mit Einschmelzung), **E. pustulosum, E. verrucosum, E. vesiculosum**. – Mit bes. Pathogenese das **E. vaccinale** nach Pockenimpfung, entweder vor dem 7. Tag (= Früherysipel) als Gruppenerkr. infolge Streptokokkenverunreinigung der Vakzine oder als Späterysipel (bei Nichtbefolgen der Sauberkeitsvorschriften, insbes. Hauterkr. der Mutter). – **E. suum s. zoonoticum**: ↑ Erysipeloid. – **E. carcinomatosum**: ↑ Carcinoma erysipelatosum.

Erysipelatoid

Erysipelatoid: (GEORGE u. GIROIRE 1926) Pyämid bei Staphylokokkensepsis in Form eines blauroten makulösen Erythems, z. T. mit kleinsten Bläschen.

Erysipeloid, Pseudoerysipel, Erythema migrans s. serpens, Schweinerotlauf, (BAKER*-)ROSENBACH* Krankh.: (1887) scharf abgesetztes, allmähl. fortschreitendes, nach etwa 3 Wo. vom Zentrum her abheilendes blaurotes Erythem (meist Hände), ohne Schwellung u. Fieber, nur ausnahmsweise mit septikäm. Verlauf. Ätiol.: Infektion der verletzten Haut mit Erysipelothrix insidiosa bei Umgang mit älterem Fleisch u. Fisch (s. a. Fischrose); Gefahr der Übertragung von Mensch zu Mensch gering.

Erysipelothrix insidiosa, E. erysipeloides s. murisepticus s. rhusiopathiae, Actinomyces s. Babesia erysipeloides, Bac. erysipelatos-suis, Mycobact. murisepticum CHESTER, Nocardia rosenbachi, Pasteurella muriseptica BERGEY, Streptobact. erysipeloides: (LANGFORD u. HANSEN 1953) einz. selbständ. Art der Gattung E.; unbewegl., fakultativ anaerobe, katalaseneg., in älteren Kulturen gramneg. Stäbchen mit Neigung zu fadenförm. Wachstum; säure-, nicht aber gasbildend auf Glukose, Fruktose, Mannose, Laktose, Galaktose, dagegen nicht auf Saccharose. Erreger des Erysipeloids des Menschen u. des Rotlaufs bei Schweinen, Schafen, Vögeln, Fischen (nicht jedoch der Rotlaufseuche der Pferde).

Erythanthema (Auspitz*-Unna*): histor. Bez. für »angioneurot. Eruptionen makulopapulöser Grundform« mit vesikulös-bullöser oder ödematöser Weiterentwicklung. – **E. exsudativum Auspitz***: / Erythema exsudativum multiforme.

Erythem(a): mehr oder weniger umschriebene Rötung der Haut infolge Erweiterung u. vermehrter Füllung der Blutgefäße (z. T. unterschieden als akt. u. pass. E. je nach arterieller oder venöser Hyperämie; als **Kälte-E.** = E. a frigore z. B. aktiv u. pass.); meist als angioneurot. Zustand (einschl. des »akt. E.«, mit evtl. Beteiligung hereditär-konstitution. Faktoren, z. B. bei / Akroerythrosis indolens BECHTEREW, E. gyratum perstans, Erythromelie, Granulosis rubra nasi, Rosacea, Scharlachgesicht) oder als entzündl. Reaktion (mit Plasmophorese u. zell. Infiltration; einschl. des **E. actinicum** nach Einwirkg. von UV-B [s. a. Gletscherbrand] u. ionisierenden Strahlen [s. a. Früherythem] u. des **E. ab acribus** durch chem. Substanzen als 1. Grad einer kaust. Reaktion oder Kontaktdermatitis); verschwindet – im Unterschied zur Purpura – unter Kompression. – **E. (anulare) centrifugum Darier***, E. gyratum simplex JAFFÉ, E. (micro)gyratum (perstans) HOFFMANN, E. marginatum perstans FINNY, E. papulosum vel urticatum figuratum perstans et chronicum LUSTGARTEN: der Morbus DARIER als blaurotes, sich in geschlossenen oder polyzykl. girlandenförm. Ringfiguren ausbreitendes E. mit papulösem, z. T. etwas schuppendem Randwall; histol.: Eosinophilie (tox. oder infektionsallerg.), Bindegewebsquellung, Gefäßwandalterationen; Dauer 8–14 Tg., evtl. monatelang. – **E. anulare (rheumaticum) Lehndorff*-Leiner***, E. marginatum (BARLOW-WARNER, BESNIER): kaum sichtbares bläul.-blaßrotes, kreis- oder segmentförm. E. in exanthemat. Aussaat bei Kindern mit sek. chron. Gelenkrheumatismus (u. Endokardbeteiligung). – **E. arthriticum epidemicum**, Polyarthritis febrilis erythematosa, Haverhill-Fieber: durch Rattenbiß (= atyp. Rattenbiß-fieber) oder verdorbene Nahrungsmittel übertragene hochfieberhafte sept. Allg.erkr. (Erreger: Streptobac. moniliformis) mit Polyarthritis u. roseoloart., morbilliformem oder vesikulösem Exanthem. – **E. autumnale**: / Trombidiose. – **E. bullosum**: E. exsudativum multiforme mit blasig umgewandelten Herden. – **E. b. chronicum Gross***: bullöses / Pemphigoid. – **E. b. Neisser***: Obsturtikaria mit Blasenbildung an bd. Handflächen. – **E. b. vegetans Unna**: / Pemphigus vegetans. – **E. caloricum**, Hitze-E.: vorübergehende Hautrötung durch Wärmeeinwirkung. – **E. centrifugum**: 1) **E. c. symmetricum**, BIETT* Krankh.: kaum schuppende Form des / Lupus erythematodes chronicus discoides. – 2) / E. anulare centrifugum.

Erythema chronicum figuratum melanodermicum, E. dyschromicum perstans SULZBERGER: in Venezuela vork. chron.-persistierendes, nicht juckendes, zu großen polyzyklisch begrenzten Herden konfluierendes, bläul.-graues E. mit rotem Saum an Stamm, Gliedern u. Gesicht, gekennzeichnet durch mäß. follikuläre Hyperkeratose, hydrop. Degeneration der Basalzellen, spärl. perivaskuläre Zellinfiltrate im Korium, Pigmentinkontinenz; Urs. unbekannt. – **E. chronicum migrans Afzelius*-Lipschütz***: flächenhaftes, großbog. begrenztes E., das sich – meist von Zeckenstich ausgehend – unter zentraler Abblassung langsam über große Flächen ausbreitet; histol.: lymphoretikuläre Hyperplasie mit enger Beziehung zu den oberflächl. Hautgefäßen. – **E. circinatum**: 1) **E. c. persistens Hallopeau***: langsam wanderndes, wenig erhabenes, kleinbog., papulöses, zuweilen hämorrhag. E. an Stamm u. Extremitäten. – 2) **E. c. recidivans Brocq***: kleinfleck. Form der Pityriasis versicolor. – 3) **E. c. variabilis**: / BAZEX*-DUPRÉ*-REILHAC* Syndrom. – **E. contagiosum**: / Erythema infectiosum. – **Erythema contusiforme (Bazin*)**: / Erythema nodosum. – **E. elevatum (et) diutinum**, E. papulosum figuratum et perstans: oft jahrelang persistierendes E. aus polygonalen, hell-, später lividroten, kreissegmentart. bis serpiginös gruppierten Papeln mit glatter Oberfläche u. eingesunkenem Zentrum an Stamm u. Extremitäten; histol.: erhebl. entzündl. Gefäßveränderungen ohne Nekrosen. Selbständigkeit bestritten (= Granuloma anulare?); klin. Typen (Stadien?) BURY u. HUTCHINSON unterschieden. – **eosinophiles epidermales E.**: (KLOPSTOCK u. STEINITZ 1945) in Israel vork., bis Monate anhaltendes erysipelart., urtikarielles oder noduläres, schmerzhaftes E. nodosum mit rekurrierender Eosinophilie (15–30%). Der Calabar-Beule ähnl., Filarien jedoch nicht nachgewiesen. – **E. epidemicum**: / E. arthriticum epidemicum. – **E. exsudativum multiforme** (HEBRA*), E. m. KAPOSI, Erythanthema exsudativum AUSPITZ, polymorphe Ektodermose, Scheibenrose, HEBRA* Krankh.: gehäuft im Frühjahr u. Herbst unter mehr oder weniger starken Allg.erscheinungen (u. U. Gelenkbeschwerden) an Hand- u. Fußrücken, Gesicht u. Nacken sowie Halbschleimhäuten (Mund, Nase, Augen, Genitalien, Anus) »idiopathisch« auftret. E. mit bis fingernagelgroßen rundl. Herden in verschiedenster Anordnung (E. multiforme maculosum, papulatum, tuberculatum, vesiculosum, bullosum; E. anulatum, circinatum, gyratum, iris, marginatum, Herpes iris circinatus) u. Ausbreitung (E. e. minus bzw. majus); s. a. – als Majus-Syndrome – BAADER*, STEVENS*-JOHNSON*, FUCHS* Syndrom (I), Aphthosis NEUMANN; starke Rezidivneigung.

Erythema fugax: flücht., unregelmäß. begrenztes, fleck., vasoneurot. E., sich vom Gesicht auf den Hals, u. U. auch auf Brust u. Rücken ausbreitend. – **E. glaciale**: ∫ Gletscherbrand. – **E. glutaeale (infantum)**, Windelerythem: häuf. E. der Genitoanalgegend (einschl. Oberschenkelinnenseite) beim Säugling, hervorgerufen durch uringetränkte Windeln (bes. bei undurchläss. Windelhosen), Dyspepsiestühle, Seifenreizung oder Hautinfektion. Leichte Formen intertriginös, schwere papulös, vesikulär oder pustulös. – s. a. Dermatitis ammoniacalis (= E. g. posterosivum) – **E. gyratum**: E. mit girlandenförm. Herden, als **E. g. Fuchs*** ein E. exsud. multiforme, als **E. g. perstans Colcott*-Fox*** z. T. dem E. anulare centrifugum, z. T. dem E. elevatum et diutinum zugeordnet; als **E. g. perstans Hoffmann*** u. **E. g. simplex Jaffé*** = E. anulare centrifugum DARIER; als **E. repens s. serpens** flüchtig u. multiform bei Kranken mit Malignom innerer Organe. – **E. ab igne**: E. caloricum mit bleibender Hautrötung nach langdauernder Einwirkung strahlender Hitze. – **E. induratum Bazin***, **E. i. scrofulosorum**, Tuberculosis cutis indurativa: v. a. bei jungen Frauen mit viszeraler Tbk u. Erythrocyanosis crurum vork. plattenförm., zuweilen erweichendes u. durchbrechendes blaurotes indurativ es Tuberkulid in der tiefen Kutis der Waden, das nach Mon. unter Pigmentierung u. kahnförm. Einziehung abheilt; *histol* tiefe Vasculitis nodul. mit riesenzellhalt. Granulomen. – Als ulzerierende Sonderform das **E. i. Hutchinson*** (Perniosis senilis exulcerans ULLMANN) mit tiefer knot. – streptogener – Vaskulitis, evtl. in verschiedensten Bereichen der Körperdecke. – **E. i. atypicum Denecke***: ∫ Erythrocyanosis frigida crurum puellarum. – **E. infantum (febrile)**: ∫ E. infectiosum. – **E. infectiosum (acutum s. morbilliforme)**, E. contagiosum, E. infantum (febrile), E. simplex marginatum, Exanthema variegatum, Exanthema (infectiosum) variabile, Megalerythema i., (epidem.) Kinderrotlauf, Ringelröteln, STICKER*, Großflecken-, 5. Krankh.: akutes, im Frühjahr u. Herbst oft epidemieartig v. a. bei ♀ Kindern u. Jugendl. auftretendes (Inkubation 7–14 Tg.) gutart. (virusbedingtes?) E. mit vom Gesicht (oft »Schmetterlingsfigur«) auf Extremitäten (Streckseiten), Stamm u. Gesäß »springenden«, flächenhaft-konfluierenden, livid-rötl. Herden, die durch zentrale Abblassung ring- u. landkartenförm. Figuren bilden; keine Schleimhaut- u. LK-Beteiligung, keine Allg.erscheinung. – **E. iris**: E. exsudat. multiforme mit irisförm. Herden. – **E. lupinosum (Veiel*)**: ∫ Lupus erythematodes chronicus discoides. – **E. marginatum**: E. exsudat. multiforme mit zentral abgeheilten Herden. – Auch Bez. (BARLOW-WARNER, BESNIER) für E. anulare rheumaticum sowie für (»**E. m. perstans Finny***«) E. anulare centrifugum. – Ferner das **E. m. aberrans (Marfan*-Lemaire*)** als polyzykl.-anuläres, urtikariell-tox. Arzneiexanthem (insbes. durch Sera, Salizylate oder Jodverbindungen). – **E. migrans: 1)** (LIPSCHÜTZ) ∫ E. chronicum migrans. – **2)** (ROSENBACH) ∫ Erysipeloid. – **E. mycoticum infantile**: ∫ BECK*(-IBRAHIM*) Krankh.

Erythema neonatorum, Neugeborenenerythem: physiol., wenige Std. nach der Geburt, bei Frühgeborenen bes. intensiv auftretendes, am 2. Tg. abklingendes E. als Folge der ungewohnten Umweltreize bei noch großer Hauttransparenz; als Extremformen das »Tomatengesicht« bei Fetopathia diabetica. – s. a. Erythema toxicum neonatorum, LEINER* E. neonatorum toxicum. – **E. nodosum: 1) E. n. Hebra***, E. contusiforme (BAZIN), Knotenrose: bei Kindern u. jungen Erwachsenen mit u. ohne Allg.sympte. schubweise auftret., knot., blaurote, schmerzhafte s.c. Infiltrationen meist an den Streckseiten der Unterschenkel als parallerg. Hautreaktion auf Arzneimittelgebrauch (Jod, Brom, Salizylate, Antipyrin, Phenazetin, Sulfonamide u. a.) oder zu Beginn der Immunisierung bei Tbk, Lepra, Masern, Scharlach, Keuchhusten, Lymphopathia venerea, Syphilis, Strepto- u. Staphylokokkeninfektion u. a. sowie als Trichophytid; histol.: tiefe Vaskulitis. – Möglicherweise Virusinfektion. – **2) E. n. migrans**: ∫ BÄFVERSTEDT* Syndrom. **3) E. n. syphiliticum** (MAURIAC) im Stadium II. **Erythema palmare (et plantare) hereditarium Lane***, E. palmoplantare congenitum symmetricum, Palmarsyndrom; fam., unregelmäßig-dominant erbl., diffuses, intensiv hell-lividrotes Dauer-E. der Handteller u. Fußsohlen (v. a. an Thenar u. Hypothenar). – **E. papulatum (Willan*)**: E. exsudat. multiforme mit papulösen Herden. – **E. perstans: 1) E. p. faciei Jadassohn***, Erysipelas p. f. KAPOSI: fleckförm., später flächenhaftes, zunächst scharf, später unscharf begrenztes, hoch- bis lividrotes, ödematöses E. beim akuten Lupus erythematodes. **2)** (WENDE) dem E. anulare centrifugum ähnl. erythematöse Plaques unbekannter Genese mit glänzender, leicht erhabener äuß. Zone u. schuppendem pigmentierten Zentrum. Kann unter ständ. Veränderung u. ohne Störung des Allg.befindens jahrelang bestehen. – **E. scarlatiniforme recidivans Féréol*-Besnier***, **E. s. recurrens Crocker***: s. u. Dermatitis. – **E. scarlatinoides Besnier***: sehr flücht., wenig schuppender erythematöser Hautausschlag (in Falten, am seitl. Thorax) als bes. Form des tox. Arzneimittelexanthems oder als Abortivform der Dermatitis scarlatiniformis recidivans. – **E. simplex s. congestivum s. hyperaemicum**: flächenhafte, nicht erhabene u. nicht juckende Hautröte aufgrund aktiver Hyperämie, meist infolge äuß. Einwirkung (Hitze, Kälte, mechan. oder chem. Reizung). – **E. simplex marginatum (Feilchenfeld*)**: ∫ Erythema infectiosum. – **E. solare**: ∫ Dermatitis solaris. – Ferner das **E. s. perstans** als hartnäck. Urtikaria nach Sonnenbestrahlung. – **E. subitum**: ∫ Exanthema subitum. – **E. toxicum**: E. durch unmittelbare Einwirkung eines unverträgl. Stoffes auf die Haut; s. a. Dermatitis toxica. – **E. t. neonatorum (Mayerhofer*)**: das allerg. oder tox. Neugeborenenexanthem als flücht., diffuses oder stellenweise massiertes, Handflächen u. Fußsohlen meist frei lassendes urtikarielles oder papulöses E., im allg. in der 2. Wo. spontan verschwindend (oder aber bis zur 6. Wo. rezidivierend); vesikulöse Form mit Neigung zur Sekundärinfektion. – vgl. LEINER* Erythema tox. neonat. – **urtikarielles atrophisches E. (Pellizari*)**: seltene Dermatose, mit – oft stark juckenden – Quaddeln beginnend u. zu makulöser oder diffuser Hautatrophie führend. Wahrsch. Anetodermie. – **E. variegatum**: ∫ Erythema infectiosum. – **E. variolosum: 1)** persistierendes E. an Bauch u. Oberschenkelinnenseiten nach Pustelausschlag (Sonderform von Impetigo contagiosa, impetiginisiertem Ekzem, E. papulosum posterosivum?). – **2)** das Initialexanthem bei Pocken. – **E. vesiculosum (Parrot*)**: am Gesäß lokalisierte Säuglingsdermatitis mit Blasen auf gerötetem Grund, die sich in – evtl. konfluierende – Erosionen umwandeln.

Erythematodes: Kurzbez. für ↑ Lupus erythematodes.

Erythematoid, pemphigoides: ↑ Pemphigus seborrhoicus.

Erythemdosis: 1) in der Lichtther. die kleinste Strahlendosis, die ein deutl. Erythem erzeugt (»Erythemschwelle«). 2) *röntg* ↑ Hauterythemdosis.

Erythermalgie: (SMITH u. ALLEN) ↑ Erythromelalgie.

Erythrämie: 1) ältere Bez. für die ↑ Polycythaemia vera. – 2) Erythroblastose: urspr. Bez. für die symptomat. Vermehrung unreifer u. reifer roter Blutzellen insbes. im KM, heute fast nur noch Bez. für die malignen Formen. Als **akute E.** (DI GUGLIELMO) die nach Art einer akuten Leukämie verlaufende Erwachsenenform: Fieber, Leber- u. Milztumor; Thrombopenie mit Blutungsneigung, oft schwere normochrome Anämie mit erhebl. peripherer unreifzell. Erythroblastose, z. T. mit atyp. Formen (Paraerythroblasten); Überschießen der Erythropoese im KM mit meist vermind. Granulo- u. Thrombopoese, extramedulläre Blutbildungsherde in Leber u. Milz; meist nur geringe Linksverschiebung, erhebl. Aniso- u. Poikilozytose, CABOT* Ringe, JOLLY* Körper; erythropoet. Vorstufen in KM u. Peripherie PAS-pos.; Ery-Lebenszeit verkürzt, nur geringe Hämolysezeichen; in späten Stadien zunehmende Proliferation der Granulopoese (v. a. Myeloblasten), Übergang zur Erythro- oder akuten Myeloblastenleukämie; meist letaler Verlauf in wen. Mon. – Die **chron. E.** (FREESEN, HEILMEYER-SCHÖNER) als – seltene – mitigierte Verlaufsform mit weniger ausgeprägten morphol. Veränderungen der Erythroblasten, evtl. anfängl. Fehlen der peripheren Erythroblastose, rel. geringer Infiltration von Milz, Leber u. LK; von sideroblast. Anämie evtl. schwer abzugrenzen; Überlebensdauer 1 bis mehrere J.

Erythralgie: (TH. LEWIS) die symptomat. Formen der ↑ Erythro- bzw. ↑ Akromelalgie.

Erythrasma (intertriginosum), Zwergflechte BAERENSPRUNG: Dermatose (»Pseudomykose« durch Nocardia minutissima) mit scharf u. großbog. begrenzten, braun- bis kupferroten, kaum schuppenden, flächenhaften Erythemen v. a. an Oberschenkelinnenseiten (Skrotum frei!), Leistenbeugen u. Achselfalten.

Erythrin: 1) VON SILBER u. JAKOBSON 1946 aus tier. Ery gewonnenes Antibiotikum; hemmt das Wachstum von Corynebact. diphtheriae u. Bact. brevis in Konz. von 15–30 γ/ml Nährlösung, das von Staphylokokken u. Streptokokken bei 30–60 γ/ml. – 2) Erythritester der Lekanorsäure; ein aus der Flechte Rocella tinctoria isoliertes Depsidon.

Erythrina-Alkaloide: v. a. in den Samen (»Colorines«) der Leguminosen-Spezies vork. Alkaloide (mit u. a. kurareart. Wirkung), als freie Basen, Glykoside oder mit Sulfoessigsäure verestert; leicht resorbierbar; z. B. α- u. β-Erythroidin u. – vom Erythrinan (↑ Formeln) abgeleitet – Erysopin, -sodin, -sovin, -sotrin, Erythralin; herzschädigende Nebenwirkungen.

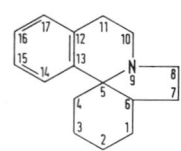

β-Erythroidin   Erythrinan

Erythrismus: die »rötl. Komplexion« von Haut u. Haaren bei dunkelhäut. Rassen (z. B. bei Kwashiorkor); i. w. S. auch die Rothaarigkeit (↑ Rutilismus).

(meso-)Erythrit, Erythroglucin, Erythrol, Phyzit: $HOCH_2$-$(CHOH)_2$-CH_2OH; natürl. Zuckeralkohol (süß) in Algen u. nied. Pilzen, verestert in Flechten; opt. akt. D- u. L-Form synthetisierbar.

Erythro-: Wortteil »rot«, »rotes Blut«. – *chem* Vorsilbe zur Kennzeichnung von Diastereomeren, bei denen sich die funkt. Gruppen an zwei benachbarten asymmetr. C-Atomen in *cis*-Stellung befinden (Gegensatz: *threo-*).

Erythro|blast: Oberbegr. für die unreifen, kernhalt. Vorstufen der Erythrozyten im KM (u. in extramedullären Blutbildungsherden): Proerythroblast, basophiler u. polychromat. Makroblast, orthochromat. (»azidophiler«) Normoblast; s. a. Mikroblast. – Eine **E.blasthämie** (↑ E.blastose) ist fast stets pathol., z. B. bei Osteomyelosklerose, Erythrämie, E.leukämie, fetaler E.blastose, Embryopathia diabetica, Morbus haemolyticus neonatorum. – **E.blastenanämie**: ↑ Thalassaemia major. – **E.blastom**: geschwulstart. Wucherung des erythropoet. Systems mit Bildung abartiger E.blasten u. Megakaryozyten. Vork. primär oder als Tumorform der Erythrämie, medullär (selten) u. extramedullär (in der Leber, z. B. als Hamartom angesehen); auch generalisiert (= **E.blastomatose**).

Erythro|blastopenie: Verminderung der E.blasten im KM. Die **akute benigne E.** (akute Retikulozytopenie oder E.blastophthise, GASSER* Anämie, ↑ G.* Syndrom [1]) fast nur bei Kindern bis zum 14. Lj. als infektiös oder tox.-allerg. ausgelöste passagere Hemmung der E.poese mit Fehlen der Retikulozyten im peripheren Blut, oft auch Leuko- u. Thrombopenie, Eosinophilie, E.blastopenie; während der aplast. Krisen (OWREN) abnormale Riesenproerythroblasten; Serumeisen u. -kupfer vermehrt; meist ohne wesentl. klin. Bedeutung. – Als **chron. Form** kongenital das DIAMOND*-BLACKFAN* Syndrom, erworben diverse chron. hypoplast. Anämien des Erwachsenen (Erkrankungsgipfel im 5.–7. Ljz.). – I. e. S. die **E.(blasto)phthise** mit Schwund des erythropoet. Gewebes im KM, d. h. die aplast. Anämie i. e. S.

Erythro|blastose: ↑ Erythrämie, E.blasthämie. – I. e. S. die **fetale E.** (Erythro- oder Normoblasthämie) des Neugeb. mit E.blastenvermehrung im Blut ($10000-400000/mm^3$) Ausdruck gesteigerter – v. a. extramedullärer – E.poese nach Hämolyse oder Blutverlust, z. B. bei Morbus haemolyticus neonatorum (= **E.-Syndrom des Neugeb.**), konnat. Infektion (v. a. Toxoplasmose, Listeriose, Zytomegalie, Lues), Neugeborenensepsis, Fetopathia diabetica, okkulten fetalen Blutungen (fetomaternelle oder -fetale Transfusion).

Erythro|chromie: ↑ Xanthochromie. – **E.cupreinum**: ↑ Hämokuprein.

Erythrocyanosis, Erythrozyanose: flächenhaftes, livides, u. U. brennendes oder juckendes Erythem mit follikulären Hyperkeratosen u. teig. Infiltrat; i. e. S. die **E. (frigida) crurum puellarum** KLINGMÜLLER* (**E. supramalleolaris**, Erythema induratum atypicum DENECKE) bei »drallen« Mädchen als blaurote, wenig schmerzhafte Verfärbung der Unterschenkel (nicht der Füße) mit teigig. Schwellung (»Rot-Dickschenkel«), Irisblendenphänomen u. BIER* Flecken, kombiniert mit allg. follikulärer Keratose u. Neigung zu Pernionen; Ät.path.: hormonelle Dysregulation im kutanen Endstromgebiet.

Erythrocyto|rrhexis, E.schisis: / Erythrozytenfragmentation. – **E.cytosis**: / Erythrozytose.

Erythroderm(i)a, Erythrodermie, -dermatitis: über Mon. oder Jahre bestehendes, mehr oder minder generalisiertes schuppendes (entzündl.) Erythem; s. a. Dermatitis, Erythrokeratodermie. – Als prim. E. (auf unveränderter Haut entstanden) meist symptomatisch (bei Mycosis fungoides, Lymphogranulomatose, Leukämie, Retikulose etc.) oder arzneimitteltoxisch, als sek. E. Ausbreitung einer begrenzten Dermatose (z. B. Ekzem, Lichen ruber, Psoriasis vulg., Pemphigus, Pityriasis rubra pilaris) u. als »**Alters-E.**« (düsterer Farbton, bes. hartnäckig). – **E. acuta toxica**, Toxicodermia acuta: scharlach- oder masernähnl. Exanthem mit nachfolgender Schuppung, verurs. meist durch Arzneimittel (Hg, Arsenbenzol, Chinin, Opiate etc.), aber auch durch akzidentelle Vergiftung (z. B. Tollkirschen, Arsen); oft intensiver Juckreiz, schweres Krankheitsgefühl, hohes Fieber; evtl. Exitus let. durch Nieren- u. Leberversagen. – **E. atopica Hill***: universelles leuchtend-rotes, stark schuppendes Erythem mit generalisierter LK-Schwellung, kalten Extremitäten u. äußerst quälendem Juckreiz als schwerste Komplikation des endogenen Säuglingsekzems, mit Letalität bis 33% (durch Überwuchern mit Staphylo- u. Streptokokken); bei Überleben Übergang in endogenes Ekzem mit Bronchialasthma oder Heuschnupfen. – **bullöse E.**: / LYELL* Syndrom. – **E. congenita symmetrica progressiva Gans*-Kochs***: (1951) als Sonderform der progress. Erythrokeratodermie, mit frühkindl. Beginn, pubertärem Abschluß u. seniler Spontaninvolution. – **E. desquamativa**: / Pityriasis rubra universalis HEBRA. – **E. d. neonatorum Leiner*-Moussous***, LEINER* Dermatitis: (1908) sich akut von den intertriginösen Räumen auf die ges. Körperdecke ausbreitende, großlamellös schuppende, ödematöse, universelle E., evtl. mit Anämie u. intestinalen Störungen, als Maximalform des seborrhoischen Ekzems. Vork. v. a. bei Brustkindern (1.–2. Mon.); Letalität bis 50%. Ät. path. nicht geklärt (infekt. Genese? H-Avitaminose?). – **E. diffusa totalis Wilson*-Brocq***: / Dermatitis exfoliativa generalisata WILSON-BROCQ. – **dysseborrhoische E.**, Alterserythrodermie, dysseborrhoische Dermatitis, dysseborrhoisches Ekzematid: jenseits des 5. Ljz. – meist auf dem Boden einer seborrhoischen Konstitution – auftretende chron., persistierende u. kachektisierende E. mit kleieförm. Schuppung ohne Atrophie u. Sklerosierung (universelles seborrhoisches Ekzem des alten Menschen?); DD: Pityriasis rubra HEBRA. – **E. exfoliativa**: 1) / Pemphigus foliaceus. – 2) / Pityriasis rubra HEBRA. – 3) / Dermatitis scarlatiniformis desquamativa recidivans. – 4) **E. e. neonatorum**: / Dermatitis exfoliativa RITTER V. RITTERSHAIN. – 5) **E. e. universalis congenit. familiaris**: E. ichthyosiformis. – 6) / Dermatitis exfoliativa generalisata WILSON-BROCQ. – **E. ichthyosiformis cum eruptione pemphigoide**, Epidermodysplasia hystricoides bullosa, Hyperkeratosis ichth. congenita DARIER, Keratosis rubra congen. cum hypertrichosi RILLE, Ichthyosis bullosa s. hystrix: (1902) kongenit. E. mit Blasenbildung (selten), großfetz. Epidermisablösungen u. Hyperepidermotrophie (Bild des »verbrühten Kindes«) als entzündl.-exsudat. Variante (Keratose + Erythem + Blasenbildung) der autosomal-dominant erbl. Ichthyosis congenita, in die sie später übergeht; histol.: Akantholysis. – **maligne retikulämische E.**: / SÉZARY* Syndrom. – **E. praemycotica**: E. mit Hautödem, starkem Juckreiz u. LK-Schwellungen als undifferenziertes Anfangsstadium der Mycosis fungoides.

Erythro|dextrine: beim Stärkeabbau entstehende Dextrine (mittl. MG), die sich mit Jod rotviolett bis rotbraun färben. – **E.diapedese**: Durchtritt von Erythrozyten durch die Kapillarwand (infolge Lockerung von Endothelien u. Fibrillentextur) bei hochgrad. Gefäßdilatation u. stark verlangsamter Strömung (Prästase).

Erythro|dontie: Rotfärbung der Zahnsubstanz bei fam. Porphyrinurie.

Erythrödem: 1) *päd* / FEER* Krankheit. – 2) myasthen. **E.**: (MILIAN) / Dermatomyositis.

Erythro|genesis imperfecta: (CATHIE 1950) DIAMOND*-BLACKFAN* Syndrom. – **E.gonie**: (MOLLIER) sehr unfreife erythropoet. »Stammzelle« (noch ohne Hb-Bildung); histor. – **E.katalyse**: der E.zytenabbau, auch der pathol. gesteigerte (i. S. von Hämolyse u. E.phagozytose).

Erythrokeratodermie: kongenit. oder erst später auftretende Hautkeratose (/ Keratodermie) an Stamm u. Extremitäten mit wechselnder erythematöser Note. Typ. Formen: Die – wahrsch. hereditäre – **Erythrokeratodermia congenit. progressiva symmetrica Gottron*** (**E. verrucosa progressiva**; 1922) als im Kindesalter oder kurz nach der Pubertät streng symmetr. an Kopf u. Extremitäten stetig sich ausdehnende, begrenzte, strichförm. exfoliative Hyperkeratose auf rötl. Grund; histol.: starke Hyperkeratose mit parakeratot. Inseln, stellenweise follikuläre Hyperkeratose, lymphoplasmazytäre Infiltrate. – Die – sehr seltene – **E. figurata variabilis, Typ Mendés Da Costa*** (Keratosis rubra figurata sive variegata; 1925) landkartenförmig an Extremitäten, Stamm, Hals u. Gesicht (Handflächen, Fußsohlen, Haarfollikelöffnung frei), mit Wechsel der Erscheinungen in Std. oder Tg.; histol.: unspezif. Hyperkeratose u. Akanthose, Kapillarerweiterung, schüttere Rundzellinfiltrate im oberen Korium. – Als deren atyp. rezessive Variante die **E. progressiva Schnyder*-Wissler*-Wendt*-Storck*-Salamon*** mit Beteiligung von Handflächen u. Fußsohlen u. allg. Entwicklungsretardierung. – Weitere atyp. Formen: die / DEGOS* Krankht., das / BAZEX*-DUPRÉ*-REILHAC* Syndrom, die **E. extremitatum symmetrica et hyperchronica dominans Kogoj*** (1956) als dominant erbl., nicht variable, in der Kindheit progress., später stationäre E. der Extremitäten mit Hyperchromie, die die Follikelöffnungen ausspart.

Erythro|kinetik: der Erythrozytenumsatz, quant. erfaßbar v. a. durch Radiomarkierung (^{51}Cr, ^{59}Fe). – **E.klasie**: die vorw. auf mechan. Einflüsse zurückzuführende Hämolyse (z. B. durch Herzklappenprothesen aus Kunststoff, bei Hämodialyse, mechan. Resistenzprüfung in vitro); s. a. erythroklastische / Anämie. – **E.kont**: (SCHILLING 1928) in stark anäm. Blutbildern (z. B. bei perniziöser oder hämolyt. Anämie, Leukämie, Malaria) v. a. bei verstärkter GIEMSA-Färbung innerhalb der Ery sichtbar werdende azurophile Stäbchenstruktur (2–3 μm); früher (MAY-

Erythrokuprein

ER, KIKUTH) fälschl. als Bartonelle angesehen. – **E.kuprein**: *biochem* ↑ Hämokuprein.

Erythrol: ↑ *meso*-Erythrit.

Erythroleukämie, Erythroleuko(blasto)se, erythroleukäm. Myelose: »leukäm. Erkr.« mit atyp. Myelou. abnormen Erythroblasten. Als **akute E.** Form der akuten Leukose mit stark gesteigerter u. qual. gestörter Erythro- u. Granulopoese im KM sowie Auftreten von Paramyelo- u. Paraerythroblasten u. megaloblast. Formen im peripheren Blut; rote Vorstufen meist stark PAS-pos.; initial Verwechslung mit perniziöser Anämie möglich. – **Chronische** Verlaufsformen entsprechen zytol. u. klin. weitgehend der chron. Myelose. – Ferner die **symptomat. E.** (»erythroleukämoide Reaktion«) mit Auftreten kernhalt. roter Vorstufen u. unreifer Zellen der Granulopoese im peripheren Blut bei extramedullärer Blutbildung bei Malignom mit KM-Metastasen, selten auch bei schweren hämolyt. Krisen.

Erythroltetranitrat: ↑ *Eritrityli tetranitras* WHO.

Erythro|lyse: ↑ Hämolyse. – **E.lysin**: ↑ Hämolysin.

Erythrom: (DÖHRING 1952) umschriebener Austritt roter Blutkörperchen aus den Hirngefäßen Std. oder Tg. nach einer Commotio cerebri.

Erythromatose: Malignom des erythropoet. Systems.

Erythromegakaryozythämie, akute (DI GUGLIELMO 1956) seltene Erkr. mit prim. Proliferation der Zellen des erythro- u. des megakaryozytären Systems: Hypo-, Dys- u. Anaplasie der erythroblast. Reihe, Megakaryozyten in Lymphknoten, Leber, Milz, Nieren, Thrombozytopenie mit oder ohne Hämorrhagien.

Erythromelalgie, Ery(thro)thermalgie: (WEIR MITCHELL 1878, SUTTON 1916) seltene idiopath. oder symptomat. (bei Polycythaemia vera, art. Hypertonie, Gicht etc.) Trophangioneurose der Haut (neurovaskuläres Syndrom) mit anfallsweisen kausalgiformen Schmerzen in Händen u. Füßen, akt. Hyperämie u. Ödem der befallenen Körperteile; Übergang in troph. Störungen von Haut, Muskeln u. Knochen, nervale Labilität; s. a. Erythralgie, Akromelalgie (WEIR MITCHELL* Krankh.).

Erythromelie: blauschwarze Zyanose bzw. (PICK) Erythemstadium der Akren bei ↑ Akrodermatitis chronica atrophicans.

Erythromit: (SCHILLING 1944) bei schwerer Anämie vork. azurophile »Fadenstruktur« im Erythroblasten (vgl. CABOT* Ringe, Erythrokont).

Erythromycin(um) WHO, Erythromycin A: (1952) Makrolid-Antibiotikum ($C_{37}H_{67}NO_{13}$) aus Streptomyces erythreus (s. Formel); in vitro u. in vivo wirksam gegen grampos. u. einige gramneg. Baktn., Mykobaktn. Rickettsien, größere Viren u. Protozoen; schwach toxisch (DL_{50} Maus p. o. 4000, s.c. 1800 mg/kg). Anw. meist als – säurestabiles, besser lösl. u. resorbierbares – Salz oder Ester: Glukoheptonat (1 mg ≃ 746 µg E.), Laktobionat [i.v., i.m.], Estolat (= E. propionat-laurylsulfat), Stearat (oral), Äthylsukzinat (i.m.), Äthylkarbonat; Dosierung: 6stdl. 250 mg oral (bis 1 g/Tag), in schweren Fällen 250–300 mg i.m. oder i.v.; Nachteile: rasche Resistenzsteigerung, in therap. Dosen nur bakteriostat. Wirkung. – Ferner – in geringeren Konz. aus gleicher Kultur – die Erythromycine B u. C.

Erythro|myeloblastom: (SCHRIDDE) aus Myelo- u. (weniger) Erythroblasten bestehender, meist knotenförm. KM-Tumor von dunkelroter Farbe. – **E.myelose**: akute ↑ E.leukämie.

Erythron, Erythrozytenorgan: (BOYKOTT) die »Erythroblastennester« im KM, häufig mit allen Kern- u. Zellreifungsklassen der Erythropoese; gelten (WEIKERT) als morphol. Korrelat des zeitl. Ablaufs der mitot. Zellteilungsvorgänge.

Erythro|parasiten: Erreger, die in oder auf Erythrozyten parasitieren, z. B. Babesien, Bartonellen, Eperythrozoen, Plasmodien. – **E.pathie**: meist mit typ. Formveränderungen der Ery einhergehendes hämatol. Krankheitsbild, dem eine Hämoglobino- u. Enzymopathie zugrunde liegt; z. B. Sichelzellenanämie, Elliptozytose, Thalassämie, als **enzymopen. E.p.** (mit kongenit. Defekt) z. B. die enzymopath. u. sideroachrest. Anämie, das Orotazidurie- u. enzymopath. Methämoglobin-Syndrom, ferner tox. Formen durch endogene (z. B. Infekte, Urämie) oder exogene Gifte (z. B. Medikamente, Berufsnoxen).

Erythro|penie: Verminderung der Ery-Zahl im peripheren Blut (s. u. Anämie). – **E.phage**: Phagozyt (z. B. Granulo-, Monozyt, Retikulum-, Endothelzelle), der phagozytierte E.zyten- oder Hb-Reste enthält. Zur **E.phagozytose (E.phagie)** kommt es v. a. bei erworb. serogenen hämolyt. Anämien, u. zwar v. a. in KM, Milz (evtl. mit Splenomegalie) u. Leber, seltener im peripheren Blut.

erythrophil: *histol* mit rotem Farbstoff leicht färbbar; vgl. eosinophil.

Erythrophl(o)eum-Alkaloide: v. a. in E. guineense u. ivorense [Leguminosae] vork. Alkaloide mit digitalisart. u. lokalanästhet. Wirkung, wie **Erythrophlein, -phlamin** sowie – von der Cassainsäure ($C_{20}H_{30}O_4$) abgeleitet – Cassain, Cassaidin, Cassamin, Coumingin (herzwirksam etwa wie Scillaren A), Coumingidin. Bei Vergiftung Tod durch Herzstillstand in Systole.

Erythro|phobie: *psych* ↑ Errötensfurcht. – **E.phthise**: *hämat* ↑ E.blastophthise.

Erythr|opie: *ophth* ↑ Erythropsie.

Erythro|plakia portionis: (NAVRATIL) »roter Fleck« am oder um den äuß. Muttermund (Erosio vera? Ektopie? Umwandlungszone? beginnendes Ca.?). –

Erythromycin

E.plasie (Queyrat*), Épithélioma papillaire nu: (1911) rel. scharf begrenzte, wenig infiltrierte, feuchtglänzende oder erodierte Präkanzerose an Eichel, Vulva, Lippen oder Mund; Schleimhautvariante des BOWEN* Syndroms. – **E.plastin**: ⌐ Erythrozytin.

Erythro|po(i)ese, E.(zyto)genese, -neozytose: die Ery-Bildung durch mitot. Zellteilung u. -reifung aus unreifen kernhalt. Vorstufen; perisinusoidal im KM, während der Fetalzeit u. unter pathol. Verhältnissen auch in den Organen des RES (= extramedulläre oder metaplast. E.): ⌐ Proerythroblast, ⌐ Makroblast, basophiler u. polychromat. ⌐ E.blast, polychromat. u. orthochromat. ⌐ Normoblast (im prakt. Gebrauch meist nur: Proerythro-, Makro- u. Normoblast). Zahl der Zellteilungen verschieden; Reifung charakterisiert durch Zunahme des Hb-Gehalts u. Abnahme der RNS, Verlust der Zellorganellen (Mitochondrien, Ribosomen), Ausstoßung der Kerne. – **E.poietin, erythropoet. Faktor** oder **Hormon**, Häm(at)opoietin: humoraler, in der Niere bei erhöhtem Ery-Bedarf vermehrt gebildeter Wirkstoff (sialsäurehalt., nicht dialysables α-Glykoproteid mit MG um 24–$46 \cdot 10^3$), der die Erythropoese direkt stimuliert (schnelle Vermehrung der Retikulo- u. Erythrozytenzahl im peripheren Blut), wahrsch. über Verkürzung der Reifungszeit (Steigerung von Purin- u. Hämsynthese, Eisenstoffwechsel u. O_2-Verbrauch) u. vermehrte Differenzierung von Stammzellen. Normale 24-Std.-Harn-Mittelwerte (methodenabhäng.) ♂ 2,8 (0,54), ♀ 0,9 (0,22) IE; erniedrigt bei Hungeranämie, Infektionen, rheumat. Erkrn., chron. Nephropathien, Neoplasmen, erhöht bei Blutungs-, hämolyt., hypo- u. aregenerator. Anämie, während der Schwangerschaft, im Nabelschnurblut (adäquater Reiz ist O_2-Mangel in der Niere) u. – evtl. mit Polyglobulie – v. a. bei Nierenerkrn. (Hypernephrom, Zystenniere, Nierenarterienstenose etc.) u. bei Kleinhirn- u. Lebertumoren.

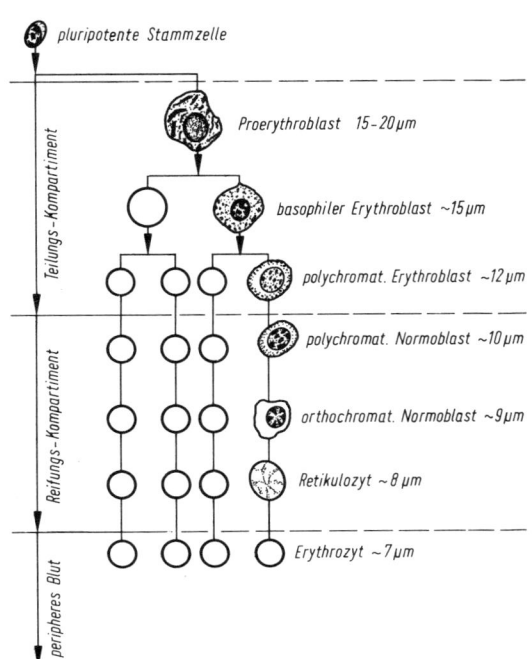

Reifungsschema der **Erythropoese**.

erythropo(i)etisches System: Gesamtheit der roten Blutzellen (Ery u. Vorstufen), i. w. S. einschl. der den Ery- u. Hb-Auf- u. -Abbau regulierenden nervalen u. humoralen Faktoren der Erythropoese.

Erythroprosopalgie (Bing)*: Erythromelalgie mit Beteiligung der Gesichtsakren (Ohrläppchen, Nasenspitze, Jochbögen); i. e. S. das ⌐ HORTON* Syndrom.

Erythr|op(s)ie: bei Aphakie, nach starker Blendung u. bei Schneeblindheit vork. »Rotsehen« (Reizphänomen der Netzhaut?). – **E.opsin**: ⌐ Rhodopsin.

Erythroreticulosis hereditaria benigna: in Nordschweden beobachtete normochrome, nichthämolyt. Anämie; KM-Befund wie bei Erythrämie; periphere Retikulozytose.

Erythrose: 1) ($C_4H_8O_4$; in D- u. L-Form vork. Monosaccharid (Aldotetrose). – 2) ⌐ Erythrosis.

Erythrosis, Erythrose: 1) *hämat* alte Bez. für Polycythaemia vera rubra u. Polyglobulie. – 2) *derm* flächenhafte, unscharf begrenzte rötl.-bläul. Hautverfärbung, z. B. bei Polycythaemia vera, Diabetes mellitus, Pellagra; s. a. Erythem. Ferner die **E. facialis** (⌐ Couperose), **E. interfollicularis colli Miescher*** (Cutis punctata linearis colli, Stippled skin) mit punktförm. Aussparungen der Follikel, v. a. an seitl. Halsabschnitten, als Folge chron. aktin. Einflüsse bei Land- u. Bauarbeitern, Seeleuten etc.; die **E. pigmentosa peribuccalis Brocq*** (s. a. Parakeratosis s. Dermatosis) mit langsam progredienter rötl.-bräunl. Pigmentierung (u. deutl. Dermographismus) an seitl. Kinn- u. angrenzenden Gesichtspartien bei jungen seborrhoischen Frauen mit neurovegetativer Dystonie (mit Chloasma periorale virginum ident.?).

Erythro|therm(al)gie: ⌐ E.melalgie. – **E.toxin**: das Toxin hämolysierender Streptokokken. – **E.trichie**: Rothaarigkeit, entweder konstitutionell (»Rutilismus«) oder symptomat. (z. B. bei Kwashiorkor, Colitis ulcerosa, nach Cignolin®-Ther.).

Erythroxylum coca: der südamerikan.-trop. Cocastrauch [Erythroxylaceae], dessen Blätter 0,2–1,3% Coca-Alkaloide enthalten; Verw. zur Kokaingewinnung, ferner Stimulans u. Rauschmittel der Eingeborenen (Alkaloide auch in Rinde u. Samen; in Wurzeln u. Stengeln geringe Mengen Nikotin).

Erythrozyanose: ⌐ Erythrocyanosis.

Erythrozyt: das »rote Blutkörperchen« als reife, bei den Säugern kernlose, bei den übr. Vertebraten kernhalt. Endform der Erythropoese; beim Menschen rundl.-scheibenförm. Zelle, an der Ober- u. Unterseite mit zentraler »Delle« (dadurch in der Seitenansicht bikonkav. Hochspezialisierter korpuskulärer Bestandteil des Blutes ohne eigenen Atmungsstoffwechsel, der mit seinem Hb den O_2-Transport im Organismus vollzieht u. akt., ATP-abhängig, Stoffwechselleistungen wie Met-Hb-Reduktion, Kationenpumpe u. a. Membranfunktionen vollbringt (Energielieferant: anaerobe Glykolyse). Normalzahl im Gesamtblut 4,5 bzw. 5,0 (♂) Mio/mm³; Lebensdauer 100–120 Tg. (tgl. Ersatz ca. 0,8%, ⌐ Blutmauserung); s. a. Erythrozytendicke, -durchmesser, -membran usw. – **vitalgranulierter E.**: ⌐ Retikulozyt. – **fluoreszierender E.**: ⌐ Fluoreszyt. – **getüpfelter E.**: s. u. basophile Tüpfelung. – Ein **poly-** oder **dichromat.** (»**basophiler**«) **E.**, der sich bei panopt. Färbung (PAPPENHEIM) noch schwach basophil anfärbt, enthält entweder noch RNS oder ist unzureichend

Erythrozytenagglomeration

mit Hb gefüllt (bei gesteigerter Erythropoese, hypochromer Anämie) – s. a. Abb.
Erythrozyten|agglomeration, -agglutination, -aggregation: s. u. Agglomeration, Agglutination, Hämagglutination, Agglutinine; s. a. BURNET* Test (1). –
E.anomalien: Abweichung von der normalen Form oder Größe (als ⚊ Makro-, Mikro-, Megalozyt; Schizozyt [s. u. E.fragmentation]), entweder erworben, v. a. bei allg. Stoffwechselstörungen (z. B. Megalozyten bei Vit.-B$_{12}$-Mangel, Anulozyten bei Eisenmangel) u. hämatol. Erkrn. (z. B. Poikilozyten bei Leukämie u. aplast. Anämie) oder hereditär-angeb. (z. B. Kugel-, Sichel-, Targetzellen, Elliptozyten), meist als Folge eines Enzymmangels bzw. -defekts oder bei path. Hb; s. a. Abb. – **E.-Antigene**: s. u. Blutgruppe. – **E.-Antikörper**: ⚊ Tab. »Autoantikörper«.

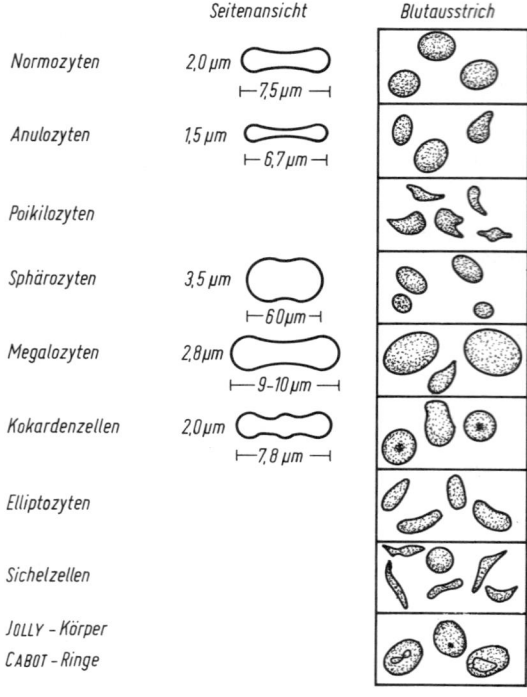

Normale u. pathol. Erscheinungsformen der **Erythrozyten**.

Erythrozytenbrei: das dichtzentrifugierte Blutsediment, d. h. die nach Abtrennung des Plasmas zurückbleibende, breiart. Masse aus Ery, wie sie z. B. als Transfusionsmedium verwendet wird (s. Erythrozytenrestkonserve).
Erythrozyten|diagramm: ⚊ PRICE=JONES* Kurve. – **E.dicke (mittlere)**: die aus dem mittl. Ery-Einzelvol. (V) u. -Einzel-∅ errechnete Dicke

$$d = \frac{V}{r^2 \pi};$$

normal 2,0–2,2 μm; erhöht z. B. bei Kugelzellen-, verringert bei Eisenmangelanämie. Ein als Quotient aus Ist- u. Sollwert errechneter **E.dicke-Index** (BOROS u. LASZLO) beträgt normal 0,25 bis 0,34 u. ist bei Sphärozytose erhöht, bei Planozytose erniedrigt. – **E.durchmesser**: der am Trockenpräp. gemessene Ery-∅; als **mittl. E.d.** (»MED«) 7,4–7,8 μm (= Normozyt); bei Makrozyten > 9, bei Mikrozyten < 6 μm; s. a. PRICE-JONES* Kurve.
Erythrozyten|entkernung: der physiol. Kernverlust der roten Blutzelle durch Kernausstoßung – u. nicht durch enzymat. Karyolyse – während der Reifung (vom Normoblasten zum Erythrozyten). – **E.enzyme**: die im Laufe der Erythropoese zunehmend spezialisierte Enzymausstattung, im reifen menschl. Ery neben Hb (ca. 33 % des Ery-Frischgew.) u. Karbonanhydrase als Träger des Gastransports v. a. Enzyme des akt. Elektrolyttransports (Osmoregulation, Kationenpumpe) u. der Glykolyse (Energiebedarf), während die des Trikarbonsäurezyklus u. der Atmungskette (Mitochondrien) u. der Eiweißsynthese verschwinden; s. a. Enzymdefektanämie, Erythrozytopathie.
Erythrozyten|färbung: färber. Darstg. (v. a. nach PAPPENHEIM) im Blutausstrich (blaßrosa bis rot, je nach Hb-Gehalt); vgl. aber Färbeindex, -koeffizient. – **E.fragilität**: verminderte osmot. oder mechan. Resistenz der Ery (s. u. Erythrozytenresistenz). – **E.fragmentation**, Erythro(cyto)rrhexis, -schisis: (ROUS 1923) Zerfall der Ery in Bruchstücke (Schizo-, Fragmentozyten) bei Erythropathien (z. B. Thalassämie), aber auch beim normalen Ery-Abbau u. als Artefakt im Ausstrich. – **E.hülle**: ⚊ E.membran; s. a. Blutkörperchenschatten.
Erythrozyten|index, sphärischer: Verhältnis der E.dicke zum E.durchmesser; normal 0,30 (0,25 bis 0,34). – vgl. Erythrozytendickenindex. – **E.inkorporationstest**: ⚊ T$_3$-Test. – **E.innenkörper**: s. u. HEINZ*, JOLLY* Körper, CABOT* Ring; ferner ähnl. Gebilde bei α-Thalassämie.
Erythrozyten|konserve, -konzentrat: ⚊ E.restkonserve. – **E.mauserung**: ⚊ Blutmauserung. – **E.membran**: die elektr. neg., aus Lipo- u. Glykoproteiden aufgebaute äuß. Ery-Hülle (Plasmalemm; Dicke 50–120 Å) mit Mukopolysacchariden als Trägern der immunol. Eigenschaften (z. B. Blutgruppensubstanzen). Ihre – z. T. gerichtete – Permeabilitätsleistung bewirkt u. a. die energie- u. enzymabhäng. Regulation des akt. Kationentransportes (»Ionenpumpe«) zur Aufrechterhaltung eines konst. Zellvol. u. der spezif. Form.
Erythrozyten|organ: ⚊ Erythron. – **E.plasma**: die intrazelluläre Eiweißsubstanz der Ery, bestehend aus Hb (97 %), proteinhalt. Gerüstsubstanzen u. Enzymen. – **E.regeneration**: die erythropoet. Leistung des KM (oder extramedullärer Blutbildungszentren); i. e. S. die gesteigerte Erythropoese bei erhöhtem Blutzerfall u. nach Blutungen. Regenerationszeichen: kernhalt. oder Kernreste enthaltende Ery im strömenden Blut, Polychromasie, Retikulozytenvermehrung; gesteigerte Erythropoese im KM.
Erythrozytenresistenz: 1) osmot. E.: Widerstandsfähigkeit der Ery gegenüber hämolyt. Einflüssen, bestimmt in hypotoner NaCl-Lsg. in fallender Konz.; normal beginnende Hämolyse in 0,46–0,42 %iger, komplette bei 0,34–0,30 %ig. Lsg. (dazwischen: »Resistenzbreite«); herabgesetzt z. B. bei Kugelzellanämie, erhöht bei akutem Blutverlust, nach Splenektomie, evtl. bei Perniziosa; gleichzeit. Erhöhung von Resistenzbreite u. Maximalresistenz typisch für Thalassämie. 2) mechan. E. (Bestg. n. MATTHES, Modifikationen nach SHEN, CASTLE, FLEMING) verringert v. a. bei konstitutionell u. erworb. hämolyt. Anämien

(Sphärozyten-, Sichelzellanämie, Thalassämie, latenter hämolyt. Ikterus) sowie bei vermind. osmot. Resistenz. – 3) s. a. Saponin-, Säure-, Wärmeresistenz.

Erythrozyten(rest)konserve, -konzentrat: aus Vollblut (u. U. auch älteren Konserven) nach Abhebern des überstehenden Plasmas gewonnenes, beschränkt haltbares Transfusionsmedium. Anw. – nach Aufschwemmung in physiol. NaCl-Lsg. – bei Plasmaunverträglichkeit, Hypervolämie (nicht bei akuter Blutung, Verbrennung, Eiweißmangel!). – s. a. E.brei.

Erythrozyten|schatten: ⁄ Blutkörperchenschatten. – **E.stammzelle**: ⁄ Erythroblast. – **E.stroma**: (ROLLETT) die nach Hämolyse zurückbleibende Eiweißgerüstsubstanz der Ery samt – freien u. gebundenen – Lipiden. – **E.suspension**: Ery-Aufschwemmung in physiol. NaCl- oder gepufferter Salz-Lsg.; Verw. zur Blutgruppen-Bestg. u. zum Nachweis seltener Ery-AG (z. B. bei Vaterschaftsausschluß) durch Hämagglutinations(hemmungs)reaktion, COOMBS* Test etc.

Erythrozyten-T$_3$-Test: ⁄ HAMOLSKY* Test (s. a. T$_3$-Test).

Erythrozyten|verteilungskurve: ⁄ PRICE=JONES* Kurve. – **E.volumen**: 1) Gesamtvol.: das aus Gesamtblutmenge u. Hämatokritwert oder Plasmavol. errechnete Vol. aller Ery; normal beim Erwachs. 40 – 48 bzw. (♀) 42–46% (= Hämatokrit). – 2) Einzelvol.: das nach der Formel

$$\frac{\text{Hämatokritwert} \cdot 10}{\text{Ery-Zahl/mm}^3}$$

errechnete »mittl. Vol.« des einzelnen Ery (»MCV«); normal 80–90 μm^3. Dabei gilt als **krit. E.v.** der durch Flüssigkeitsaufnahme bedingte Grad der Vol.zunahme, bei dem die Zellmembran für Hb durchlässig wird.

Erythrozytenwäsche: weitgehende Abtrennung der Ery vom Plasmaeiweiß durch Zentrifugieren des ungerinnbar gemachten Bluts, Abpipettieren des Plasmas einschl. Thrombo- u. Leukozyten, Suspendieren des Ery-Sediments mit physiol. NaCl-Lsg., erneutes Zentrifugieren u. Abpipettieren des »Waschwassers«; Wiederholung (etwa 4mal) bis zur neg. Sulfosalizylsäureprobe. Verw. der gewaschenen Ery z. B. für COOMBS* Test u. als Transfusionsmedium (ohne allergene Wirkung).

Erythrozyten|zählung: Bestg. der Ery-Zahl pro mm^3 Blut; nach Aufziehen eines frischen Blutstropfens in die spez. Pipette (bis Marke 0,5) u. Nachziehen von HAYEM* Lsg. (bis 101) Einbringen des gut durchgeschüttelten Pipetteninhalts (1. Tr. wird verworfen) in eine BÜRKER*, NEUBAUER*, ZEISS*-THOMA o. a. Zählkammer; Auszählen von 80 Quadraten u. Multiplikation mit Faktor 10 000 (neuerdings auch elektron. Zählverfahren mit Streulichtmessung). – **E.zylinder**: aus roten Blutkörperchen bestehender Harnzylinder; meist bei Glomerulonephritis.

Erythrozythämie: Vermehrung der Ery im peripheren Blut auf > 5,5 Mio/mm^3 bei Polyglobulie u. Polyzythämie; auch syn. mit Polycythaemia rubra vera.

Erythrozytin, Erythroplastin: (QUICK 1954) Substanz bzw. Aktivität im Erythrozyten, die in Abwesenheit von Thrombozyten u. sonst. Thrombozytenfaktor-3-analogen Aktivitäten die Prothrombinkonsumption im Plasma bei der Gerinnung erhöht; nach MARX u. SILBERNAGEL auch mit »Antisilikoneffekt« (erhöhter Prothrombinverbrauch in Silikongefäßen).

Erythrozyto|blast: ⁄ Erythroblast. – **E.lyse**: ⁄ Hämolyse. – **E.metrie**: Bestg. des Ery-Durchmessers mit dem Blutzellenprüfer (z. B. nach BOCK, PIJPER, SCHALM) nach dem Prinzip der Halometrie: in einem dünnen, ungefärbten, durch 2 Lochblenden von unten her beleuchteten Blutausstrich sind die auftretenden roten Beugungsringe (gemessen mit in μm geeichter Skala) desto kleiner, je größer der Ery-∅.

Erythrozyto|pathien: die Krankhtn. des roten Blutes; i. e. S. die angeb. bzw. hereditären Enzymo- u. Hämoglobinopathien der Ery. – **E.penie**: Verminderung der Ery im peripheren Blut. – **E.poese**: ⁄ Erythropoese.

Erythrozytose: 1) erhöhte Ery-Zahlen im peripheren Blut (s. a. Erythrozythämie). – 2) ⁄ Polyglobulie, Polycythaemia rubra vera. – Als bes. Form die **Erythrocytosis primitiva Escudero*** (mit dunkelblauroter Zyanose, Akroasphyxie, Teleangiektasien, Stauungsblutungen, evtl. Gangrän) bei – v. a. syphilit. – Lungenstauung oder Pulmonalsklerose. – Ferner die dominant-erbl., gutart. **primäre E.** (AUERBACK, WOLFF, METTIER 1958) mit erhöhten Hb-Werten bei normalen Erythro-, Leuko- u. Thrombozytenzahlen.

Erythrozyturie: ⁄ Hämaturie, i. e. S. die Mikrohämaturie.

Erythrurie: Ausscheidung eines rötl. Harns, i. e. S. bei Hämat- u. Hämoglobinurie, aber auch bei Urobilinogen-, Bilirubin- u. Porphyrinurie sowie nach Einnahme bzw. Genuß bestimmter Nahrungsmittel (z. B. rote Beete), Drogen u. Medikamente (z. B. Santonin, Rheum, Senna, Chrysarobin, Prontosil®, Phenolphthalein.

Es: 1) (GRODDER, FREUD) Begr. der Tiefenpsychologie für das Unbewußte als Bereich triebhaften Drangs; eine der 3 Schichten des Seelischen, dem rational-willensgeprägten Ich als der Sphäre des Bewußtseelischen gegenübergestellt. – 2) chem ⁄ Einsteinium.

ES: kard ⁄ Extrasystole.

Esaki* Methode: (SHIRO E. 1929) Darstg. von Neurofibrillen (tiefschwarz, Zellkern braun) in Gewebekulturen mit einer Lsg. aus 96%ig. Äthanol, Chloralhydrat, Aqua dest. (23 + 1 + 7) u. 1 Tr. 2%ig. AgNO$_3$-Lsg. (1–2 Std.); nach Übertragen in schwach ammoniakal. absol. Äthanol (18–36 Std.) u. Auswaschen Imprägnierung in 2%ig. AgNO$_3$-Lsg. (12–28 Tg., 39°) u. Reduktion (= Schwärzung) in 1%ig. Pyrogallol-Lsg. mit 10% Formalin.

ESA-Test, Embryo-Sinapis-Alba-Test: orientierende Prüfung von Schlafmitteln anhand der wachstumshemmenden Wirkung auf Embryonen von Sinapis alba (weißer Senf).

Esau-Jakob-Komplex: (W. STERN) psych das Hervorkehren eines Erstgeborenenrechts bei Neurotikern.

Esbach* Probe (GEORGES HUBERT E., 1843–1890, Arzt, Paris): (1874) Eiweiß-Nachweis im Harn anhand der gelbl. Fällung nach Zusatz von **E.* Reagens** (wäßr. Pikrinsäure-Zitronensäure-Lsg.; 1 + 2 g in 100 ml), grobquant. im graduierten Albuminimeter (»**E.* Röhrchen**«): bis Marke »U« Harn (Reaktion prüfen, ggf. mit Essigsäure ansäuern; bei > 0,4% Eiweiß oder spezif. Gew. von 1,008 entspr. mit Wasser verdünnen!), bis »R« Reagens; Ablesen der Höhe des Niederschlags nach 24 Std. in g‰ Eiweiß.

Escamilla*-Lisser*(-Shepardson*) Syndrom (ROBERTO F. E., geb. 1905; HANS L., geb. 1888; HARRY CLARE SH., geb. 1888; Internisten, San Franzisko), inn. Myxödem: (1935) atyp. Hypothyreose des Erwachsenen (v. a. ♀); klin.: Apathie, Bradyphrenie, Herzvergrößerung, EKG-Veränderung, Blutdruck- u. Grundumsatzerniedrigung, Muskelhypotonie, Harnstörungen (Dysurie, Nykturie, Restharn, Inkontinenz); Hypercholesterin- u. -karotinämie, mäß. Hypoproteinämie; kein Myxödem der Haut.

Escape-Phänomen, renales: (engl. = entweichen) die noch ungeklärte Beobachtung, daß unter langzeit. endo- oder exogener Aldosteron-Einwirkung die zunächst ansteigende Natriumrückresorption in der niere nach etwa 2 Wo. wieder zur Norm zurückkehrt, offenbar dann, wenn der EZR einen best. Grenzwert überschritten hat (Beteiligung des »3. Faktors«?). Nach Absetzen des Aldosterons werden überschüss. Na u. H₂O wieder ausgeschieden. – **escaped beat**: (engl.) ↑ Ersatzsystole.

Escar(r)o-Knötchenfieber: (portugies. = Schorf) örtl. Bez. für ein ↑ Boutonneuse-Fieber.

Escat* Nadel: *chir* 1) halbkreisförm., atraumat. Nadel mit Schraubensatz, an dem ein mit Katgutfaden armierter Metallstift fixiert wird; v. a. für Parenchymnaht bei Nephropexie. – 2) Unterbindungsnadel für die Ligierung des Nierenstiels.

Escat* Versuch (ÉTIENNE JEAN MARIE E., 1865–1948, Otologe, Toulouse): 1) modifiz. STENGER* Simulationsversuch mit 2 verschieden stark angeschlagenen Stimmgabeln. – 2) DD der Schalleitungsschwerhörigkeit; durch VALSALVA* Versuch nicht zusätzlich verminderte Hörfähigkeit spricht für Stapesankylosen (unsicher).

Esch* Becken (PETER E., 1874–1952, Gynäkologe, Marburg, Münster): »Kartenherz-« bis »Schnabelbecken« (in sich zusammengedrückt) bei Osteodystrophia fibrosa u. Osteogenesis imperfecta.

Esch* Nährböden: 1) Blut-Alkali-, Hämoglobinagar für Choleradiagnostik. – 2) Fleisch-Natron-Agar für Vibrio comma. – 3) Aszites-Blut-Maltose-Agar für Meningokokken; s. a. Aszitesagar.

Escharotika: *pharm* Ätzmittel.

Escher*-Hirt* Syndrom: (1968) autosomal-dominant erbl., angeb., bds. Schalleitungsschwerhörigkeit (verkürzter Amboßschenkel u. Steigbügelkopfaphasie) mit Hyperplasie des Ohrläppchens.

Escherich* (THEODOR E., 1857–1911, Pädiater, Graz, Wien) **Bakterium**: ↑ Escherichia. – **E.* Reaktion**: modifiz. PIRQUET* Probe mit s.c. Inj. des Tuberkulins. – **E.* Zeichen**: »Schnutenbildung« nach Beklopfen der Lippenschleimhaut bei Tetanie.

Escherichia: Gattung der Fam. Enterobacteriaceae [Eubacteriales]; kurze, bewegl. oder unbewegl., gramnegat., gasbildende Stäbchen, die Glukose vergären u. Milchzucker säuern; pos. Methylrottest, keine Azetylmethylkarbinolbildung. Vork. ubiquitär in Boden, Wasser u. Fäzes. – Wichtig v. a. **E. coli** (Colibacter commune, Aerobacter coli u. a. m.; MIGULA 1895) als fakultativ anaerobe, kokkoide oder fadenförm., in Paaren oder Ketten gelagerte, peritrich begeißelte Form; wicht. Bestandteil der physiol. Darmflora des Menschen (u. a. Vertebraten; deshalb Indikator für fäkale Wasserverunreinigung), fakultative Erreger v. a. von Säuglingsdiarrhö u. Harninfektionen; s. a. Koli… – Zahlreiche biochem. Varianten (v. a. var. acidilactici, communis, communior, neapolitana) sowie Serotypen (unterschieden anhand der zahlreichen O- u. H-Antigene; s. a. Dyspepsie-Koli). Wicht. Forschungsobjekt v. a. der Biochemie, Genetik u. Molekularbiologie; therap. Anw. als Colifer®, Colivit® etc.

Escheriose: ↑ Koli-Enteritis.

ESCN: tierexper. Elektrolyt-Steroid-Cardiopathie mit Nekrose (sogen. Infarktoid = chem. Infarkt).

Escobar* Krankheit: *derm* s. u. Pinta.

Escudero* (PEDRO E., 1877–1963, Internist, Buenos Aires) **Krankheit**: Erythrocytosis primitiva (s. u. Erythrozytose). – **E.*-Nemenow* Zeichen**: *röntg* tiefinspirator. Abflachung eines pulmonalen Rundschattens als Zeichen für seine zyst. Natur (v. a. Echinokokkuszyste).

Eselshusten: ↑ Keuchhusten.

Eserin(um): ↑ Physostigmin. – **Eserismus**: ↑ Physostigminvergiftung.

ESG: Erythrozytensenkungsgeschwindigkeit (s. u. Blutkörperchen…).

Eskimogesicht: Bez. für das große, breite Gesicht mit auseinanderstehenden Augen, Lidödem, flachem Nasenansatz, grau-gelbl. Hautfarbe u. unbewegl. mimischem Ausdruck als typ. Fazies bei jugendl. Hypothyreose.

esL: *physik* elektrostatische Ladungseinheit.

Esmarch* (JOHANN FRIEDRICH AUGUST V. E., 1823–1908, Chirurg, Kiel) **Blutleere**: (1873) indir. Blutstillung an Gliedmaßen durch »künstl. Blutleere« mittels **E.* Binde** (umsponnene Gummibinde, etwa 6 cm breit, bis 2 m lang), **E.* Schlauch** (Gummischlauch; nach 2mal. Herumlegen mit Haken u. Kette zu arretieren) oder pneumat. Manschette; im allg. nach zentripetalem Auspressen der elevierten Extremität, beginnend prox. des Op.-Gebiets (kontraindiziert bei Entzündung, malignem Tumor, Arteriosklerose, Thrombose), elast. Abschnüren, evtl. nur Abschnüren (peripherer Puls muß fehlen). Nach Beendigung der Blutleere reakt. Hyperämie (max. 2 Std.) mit Blutungsgefahr, u. U. ↑ »Tourniquetschock«. Gefahren: Drucklähmung (v. a. N. rad.), ischäm. Kontraktur. – **E.* Maske**: Narkosemaske für Tropfnarkosen; ähnl. der SCHIMMELBUSCH* Maske, jedoch ohne Auffangrinne am Rahmen. – **E.* Röhrchen**: Tropfrohr zur Dosierungskontrolle bei Tropfnarkose, T- (mit 2 termin. Öffnungen) oder Y-förm. (Kappenverschluß der größer kalibrierten u. Mandrinverschluß der kleineren Tropföffnung). – **E.* Zange**: *anästh* ↑ Zungenzange. – **E.*(-Heiberg*) Handgriff** (JACOB MUNCH V. H.): (1874) zur Freihaltung des Rachens von der in der Narkose, im Schock oder Koma zurücksinkenden Zunge bzw. zur gewaltsamen Mundöffnung (z. B. im Exzitationsstadium): durch Druck gegen den Kieferwinkel des in Rückenlage befindl. Pat. wird der UK – u. damit das Zungenbein – nach oben gedrückt (zur Mundöffnung; jedoch Abwärtsdrücken des Kinns). – Durch Hyperextension der HWS (mittels Nackenrolle) gleicher Effekt.

eso…: Präfix »innen«, »nach innen gekehrt«, »hinein in…«.

Esophagus *PNA*: ↑ Ösophagus.

Esophorie, Endophorie, latentes Einwärtsschielen, Strabismus convergens latens (STEVENS): *ophth* Heterophorie mit Augenabweichung nach medial; Vork. physiol. als »**akkommodative**« E. infolge überstarker Konvergenz, *path.* v. a. bei unkorrigierter – kindl. – Hypermetropie, aber auch bei Anomalie der Augenruhelage; auch als **Esohyper-** oder **-hypophorie** (Abweichen nach oben bzw. unten). Ausgleich durch Überkorrektur der Hypermetropie oder Prismenbrille (ↄ Adduktionsprisma).

Esophylaxie: (HOFFMANN 1919) nach innen gerichtete biol. Schutzfunktion der Haut gegen Infektionen als endokrine Leistung der Epidermiszelle.

Esperin: $C_{39}H_{67}N_5O_{11}$; ein Peptidantibiotikum.

Espildora=Luque* Syndrom (CHRISTOBAL E.=L., chilen. Ophthalmologe): (1934) plötzl. einseit. Amaurose (Embolie der A. ophthalmica?) mit temporärer halbseit. Hemiplegie (Reflexspasmus der A. cerebri media?).

d'Espine* Zeichen (ADOLPHE JEAN HENRY D'E., 1846–1930, Pädiater, Genf): Verstärkung u. Fortleitung der – beim Säugling bis zum 7. HW, beim älteren Kind bis zum 2. BW reichenden – Bronchophonie oder eines entspr. Atemgeräuschs bis zum 5.–7. BW bei Hilus-Tbk oder BOECK* Krankh.; obsolet.

Espundia: örtl. (Bolivien) span. Bez. (»Beule«) für die ↄ Haut-Schleimhautleishmaniase.

ESR: 1) Erythrozytensenkungsreaktion (= BSR). – **2)** Elektronenspinresonanz.

Essaimage: (AUDIBERT) die – v. a. bei allerg. Prozessen beobachtete – »Ausschüttung« der Granula (nebst Enzymen) eosinophiler Leukos zur Unschädlichmachung artfremden Eiweißes oder anderer höhermolekularer Substanzen.

Essen=Möller* Methode (ELIS E. = M., 1870–1957, Gynäkologe, Lund): biostatist. Verfahren beim Vaterschaftsnachweis; Berechnung des »krit. Wertes« y/x der einzelnen Merkmale nach der Formel

$$W \text{ (Wahrscheinlichkeit)} = \frac{1}{1 + \frac{y_1 \cdot y_2 \cdot y_3 \ldots y_n}{x_1 \cdot x_2 \cdot x_3 \ldots x_n}},$$

wobei x die Häufigkeit der Übereinstimmung mit den »wahren«, y die mit den »falschen« Vätern (= Häufigkeit des Merkmals in der Durchschnittsbevölkerung) ist.

Essentia: (lat.) ↄ Essenz.

essentiell: selbständig, wesentlich; *path* nicht organisch bedingt, ohne bekannte Urs. (etwa idiopath., kryptogen); *biol* lebensnotwendig.

Essenz, Essentia: konz. Zubereitung (z. B. Destillat, Extrakt) natürlicher oder künstl. Aromastoffe, die u. a. Arzneien einen bes. Geruch oder Geschmack verleihen soll.

Esser* Plastik (JOHANNES FREDERICUS SAMUEL E., 1878–1946, holländ. Chirurg, Budapest, Berlin, USA): **1)** zweischicht. plast. Verschluß eines Oberkieferhöhlen-Gaumendefekts durch Umschlaglappen aus Wangen- u. Gaumenschleimhaut u. durch türflügelartig. Epidermislappen aus der Nasolabialfalte (»Angularislappen«). – **2)** Oberlippenersatz durch bilat., im oberen Mundwinkelbereich gestielten Dreieckslappen aus der Nasolabialfalte. – **3)** Wangendefektdeckung durch »Wangenrotation«, d. h. Verschiebung eines präaurikulären u. submentalen Wangen-Halshautlappens (Rotationslappen). – **4)** plast. Erweiterung der Mundhöhle durch Implantation einer Plombe (mit THIERSCH* Lappen umkleidete STENT* Masse), die nach Entfernen einen epithelisierten zusätzl. Hohlraum hinterläßt. Anw. z. B. von der Submentalgegend aus (»Zungenbefreiung« nach ESSER-MOSZKOWICZ); als E.*-MAY.* Plastik mit gleicher Technik Bildung einer prothesenfäh. Augenhöhle. – **5)** E.*-PIERCE*-GILLIES* Plastik: totaler Ohrmuschelersatz durch gestielten, mit Rippenknorpel armierten postaurikulären Haut-Periostlappen; in 2. Sitzung Ohraufrichtung durch Einschieben einer sichelförm. Plombe (s. o.).

Essig: ↄ Acetum; s. a. Azetat.... – **E.äther, -ester:** ↄ Essigsäureäthylester. – **E.bakterien:** ↄ Acetobacter.

Essigeiweiß(-Kältekörper): bereits in der Kälte mit Essigsäure fällbare Nukleoalbumine u. Chondroitinschwefelsäure-Verbindungen des Albumins im Harn; v. a. bei lordot. Albuminurie, ferner bei Ikterus, Nephritis, Amyloidose. Nachweis: 5–10 Tr. 30%ig. Essigsäure zu 5 ml saurem Harn u. Verdünnen mit Wasser (Trübung).

Essigfliegen: *entom* Drosophilidae.

Essigsäure: Acidum aceticum. – **aktivierte E.:** s. u. Azetyl-Koenzym A. – **freie E.:** die in geringer Menge im Blut (50 bis 100 µMol/l) u. Gewebe des Menschen u. einiger Säugetiere nachgewiesene, im Gegensatz zur aktivierten E. nicht gebundene, meist als Azetat-Ion vorliegende E.; wahrsch. für den Lipoidstoffwechsel der Gefäßwand von Bedeutung. – **E.aldehyd:** ↄ Azetaldehyd. – **E.anhydrid:** ↄ Acidum aceticum anhydricum.

Essig(säureäthyl)ester, Aether aceticus, Äthylazetat, Essigäther: CH_3-COO-C_2H_5; flücht., leicht entzündl. Flüssigkeit mit obstart. Geruch; *toxik* nicht gereinigter (techn.) E. wirkt schleimhautreizend, in höherer Konz. narkotisch; MAK 1.400 ml/m³ = 400 ppm; *therap* Anw. innerl. als Analeptikum u. Spasmolytikum, äußerl. als Hautreizmittel u. gegen Kopfläuse.

Essigsäure|-Gentianaviolett-Lösung: 3 Tr. gesättigte alkohol. G.-Lsg. in 500 ml verdünnter E. als Farblsg. für Leukozytenzählung. – **E.-Kältekörper:** s. u. Essigeiweiß. – **E.-Kochprobe:** Eiweiß-Nachweis im Harn durch Erhitzen mit Zusatz einiger Tr. 10%ig. Essigsäure (weiße Fällung; durch Phosphat oder Karbonat bedingte Trübungen verschwinden). – **E.-Probe: 1)** *labor* ↄ RIVALTA* Probe. – **2)** *gyn* s. u. Kolposkopie.

essigsaure Tonerde: ↄ Aluminium aceticum solutum.

Eßlöffel: übl. Dosiermaß für flüss. Arzneien, ca. 15 ml (Wasser).

E-Stadium: die ↄ exoerythrozytäre Form der Malariaplasmodien.

Ester: durch »Veresterung« (Kondensationsreaktion vergleichbar der anorgan. Salzbildung) von organ. oder anorgan. Säuren (oder Derivaten) u. Alkohol unter Wasserabspaltung erhaltene Verbindung, z. B. die organ. E. der allg. Formel R-COOR' (R,R' = CH_3, C_2H_5 usw.), Alkylhalogenide, -sulfate; aus mehrwert. Säuren entstehen saure oder neutrale E., aus Glyzerin u. langkett. Fettsäuren die Fette (Glyzeride), aus langkett. Karbonsäuren u. Alkoholen die Wachse.

Esterasen

Esterasen: Enzyme (↑ Hydrolasen), die Esterbindungen hydrolytisch aufspalten (»Esterhydrolasen«), z. B. Azetylcholin- u. Cholin-esterase. **Unspezif. E.** (z. B. Trypsin) spalten außerdem Karbonsäureester. – **E.mantel:** *derm* auf der Epidermis (Lipidmantel, Hornschicht) vorhandene, z. T. von der Hautflora abhäng., Ester-spaltende Hydrolasen.

Esterase-Typ: *hämat* die akute ↑ Monozytenleukämie (als zytochem. Typ der unreifzell. Leukosen); vgl. Peroxidase-Typ, PAS-Typ (↑ PAS-Reaktion).

Ester|bilirubin: das direkte ↑ Bilirubin. – **E.fettsäuren:** veresterte ↑ Fettsäuren. – **E.hydrolasen:** ↑ Esterasen. – **E.säuren, -sulfat:** s. u. gepaarte Säuren, s. a. Sulfatester. – **E.schwefelsäuren:** ↑ Ätherschwefelsäuren. – **E.sturz:** Absinken der Werte des veresterten Cholesterins bei schwerem Leberparenchymschaden.

Esthiomène: (HUGUIER 1848) ↑ Elephantiasis genito-(ano-)rectalis.

Estin: $C_{16}H_{14}Cl_2O_6$; Antibiotikum aus Penicillium paxilli var. echinulatum; in vitro wirksam gegen Mycobact. tuberculosis.

Estlander* Operation (JAKOB AUGUST E., 1831–1881, Chirurg, Helsinki): **1)** (1872) plast. Deckung eines Unterlippendefekts mit einem gestielten Dreieckslappen aus der Wange, dessen Basis – nach Rotation um 180° – den neuen Mundwinkel u. das Unterlippenrot bildet. – **2)** E.*-LÉTIÉVANT* Op.: (1875) extrapleurale Thorakoplastik durch subperiostale Rippenresektion bei Empyemresthöhle.

Estomycinum, Paromomycin *WHO:* (1959) Aminoglykosid-Antibiotikum aus Streptomyces chrestomyceticus sowie rimosus forma paromomycinus u. a.; ähnl. Struktur wie Neomyzin ($C_{23}H_{45}N_5O_{14}$); ident. mit Catenulin u. Hydroxymyzin. Bakteriostat. Wirkung vorw. gegen gramneg. Baktn. u. Protozoen; Strepto-, Entero- u. Pneumokokken nur gering empfindlich; Pilze, Viren, Clostridien u. Anaerobier resistent; peroral nur geringe Resorption, bei parenteraler Gabe neuro- u. nephrotoxisch.

Estr...: *WHO*-empfohlener Wortteil zur Kennz. östrogenwirksamer Substanzen.

Estradiolum *WHO:* ↑ Östradiol.

Estramustin: Östradiol-3-[N,N-bis-(2-chloräthyl)-karbamat]; Zytostatikum.

Estren*-Dameshek* Syndrom (SOLOMON E., geb. 1918, Pädiater, New York; WILLIAM D., amerikan. Hämatologe): (1947) erbl.-konstitutionelle Panmyelopathie des Kindesalters (auf dem Boden einer Dysfunktion des akt. Mesenchyms) ähnl. dem FANCONI* Syndrom, jedoch mit normaler Körpertrophik; klin.: chron.-progred. hyperchrome, makrozytäre Anämie mit Leuko- u. Thrombopenie u. hypoplast.-aplast., fettreichem KM; rezidivierende Epistaxis.

Estriol *WHO:* ↑ Östriol. – **Estrol, Estronum** *WHO:* ↑ Östriol.

E-Syndrom: ↑ E_1-Trisomie.

ESV: *kard* endsystolisches Ventrikelvol. (↑ Restblut).

Etacrynsäure *WHO:* ↑ Ethacrinsäure. – **Etafedrinum** *WHO:* L-2-(Äthylmethyl-amino)-1-phenylpropan-1-ol; Sympathikomimetikum, Broncholytikum. – **Etafenonum** *WHO:* o(2-Diäthylaminoäthoxy)β-phenylpropiophenon; zentral angreifendes Koronarvasodilatans.

Etagen|aortographie: (HETTLER 1960) *röntg* »selektive« Darstg. eines Bauchaortenabschnitts einschl. der Organäste (z. B. Nierenarterien) durch Einbringen des KM über weit vorgeschobenen, lumenstarken Katheter mit nur seitl. Öffnungen (z. B. Tipp-Okklusionsmethode n. OLIN); v. a. bei gleichzeit. Flow-Minderung durch Bauchlage u. VALSALVA* Versuch. – **E.behandlung:** s. u. REISCHAUER*. – **E.naht:** schichtweise, z. T. versenkte Naht tiefer Wunden mit Wiedervereinigung der einzelnen Schichten in anatom. Reihenfolge (z. B. Peritoneum, Faszie, Subkutis, Haut) u. unter Vermeidung toter Räume. – **E.tuberkulose:** von einem kolliquativen Herd im Halsbereich per continuitatem zum Gesicht aufsteigende Tuberculosis cutis (luposa).

Etamiphyllinum *WHO:* 7-(β-Diäthylaminoäthyl)-theophyllin; Anw. (Hydrochlorid; Kampfersulfonat) als Diuretikum u. Analeptikum.

Etamycin, Viridogrisein: Antibiotikum aus Streptomyces lavendulae, griseus u. griseoviridus; makrozykl. Peptidlakton; wirksam gegen grampos. Baktn. u. Mykobaktn.

Etappen|gips: (J. WOLFF) zirkuläre Gipsverbände bei schrittweiser Korrektur (Redressement, Mobilisierung) einer Gelenk- oder Gliedmaßenfehlstellung (v. a. Klumpfuß, spast. Kontraktur), um die jeweils durch konservat. oder op. Maßnahmen erreichte Stellungsverbesserung zu halten, d. h. den zurückdrängenden Kräften entgegenzuwirken. – **E.redressement:** schrittweise Korrektur einer Gelenk- oder Gliedmaßenfehlstellung, mit Fixierung der jeweils erreichten Stellung durch Schienen- oder Gipsverband, so daß sich Gelenkkapsel, Bandapparat, Muskulatur etc. über 2–3 Wo. an die neue Stellung gewöhnen können.

État: (französ.) Zustand, ↑ Status; z. B. **É. craquelé** (*derm* stark ausgetrocknete, spröde Haut mit netzförmig einreißenden Schuppenauflagerungen u. Juckreiz; v. a. nach Gebrauch von Fettlösern, synthet. Detergentien, längerem Waschen); **É. criblé** (*path* siebart. Lückenbildungen in der Gehirnsubstanz durch Erweiterung der – flüssigkeitsgefüllten oder von lockerer mesenchymaler oder gliöser Faserbildung durchsetzten – perivaskulären Lymphspalten, z. B. bei Hirnsklerose), **É. de fromage** (Porosis cerebri [»Schweizer-Käse-Gehirn«]; ↑ Porenzephalie), **É. mamelonné** (LOUIS; die flache warzenförm. Höckerung der Areae gastricae [= Gastritis granularis]; früher als atroph.-hyperplast. Gastritis, heute meist als Normalbefund gedeutet), **É. pointillé** (nach Typhus abdomin. punktförm. Hämosiderinablagerungen im Dünndarm [Solitärfollikel, PEYER* Plaques]), **É. vermoulu** (die wie wurmstichig aussehende senile Großhirnrinde mit Gewebszerfall um sklerosierte Arteriolen).

Eta-Zellen: ↑ Schwangerschaftszellen (HVL).

Etévé* Nadel (JACQUES E., geb. 1913): modif. VIM*-SILVERMAN* Nadel für Leberblindpunktion.

ETF: (engl.) Electron-transferring flavoprotein. – ETF-Präp. aus Schweinelebermitochondrien dienen zur Aktivitätsbestg. von CoA-Derivaten gesättigter Fettsäuren.

Eth...: *pharm* s. a. Äth....

Ethacrinsäure, Etacrynsäure *WHO:* 2,3-Dichlor-4-(2'-methylenbutyroyl)-phenoxyessigsäure (↑ Formel); stark u. rasch (gleichzeitig saluretisch für Cl⁻, K⁺ u. Na⁺) wirksames Diuretikum.

Ethambutolum *WHO*: (1961) D-N,N'-Bis-(1-hydroxymethylpropyl)-äthylendiamin. (Dihydrochlorid); Tuberkulostatikum; langsame Resistenzentwicklung, keine Kreuzresistenz gegen andere Tuberkulostatika; bei längerer Medikation spezif. neurotoxisch (N. opticus).

Ethaverin *WHO*, Äthaverin; 6,7-Diäthoxy-1-(3,4-diäthoxy-benzyl)-isochinolin; Antiarrhythmikum.

EThG: ↑ Elektrothalamogramm.

Ethinamatum *WHO*, Aethinamat: 1-Äthinyl-zyklohexylkarbamat; rasch resorbierbares Hypnotikum: orale Dosis 0,5–1,5 g.

Ethinylestradiol: ↑ Äthinylöstradiol.

Ethisteronum *WHO*: ↑ 17-Äthinyl-testosteron.

Ethmoid: *anat* ↑ Os ethmoidale; z. B. VORD. **E.-Nervensyndrom** (↑ CHARLIN* Syndrom).

ethmoidalis, ethmode(u)s: (griech./lat.) siebähnlich, das Siebbein (Os ethmoidale) betreffend.

Ethmoidektomie: op. Ausräumung des Siebbeins, mit Zugang von außen (bei Radikalop.) oder permaxillär; evtl. als Ethmoidosphenoidotomie (Keilbeinhöhle einbeziehend).

Ethmoiditis: ↑ Sinusitis ethmoidalis.

Ethmo|turbinalia: *embryol* die vom Ethmoid gebildeten Nasenmuscheln bei Säugetieren; beim Menschen 3 angelegt, jedoch nur Concha nasalis sup. u. media ausgebildet. – **E.zephalie**: *path* Arrhinenzephalie mit Engstellung der Augen u. fehlender oder rudimentärer (rüsselförm.), oft nach oben oder lat. versetzter Nase bei Fehlen von Sieb- u. Nasenbein, meist auch von Nasenmuscheln u. -septum u. Zwischenkiefer.

Ethmyphitis: (engl.) ↑ Cellulitis.

Ethoheptazinum *WHO*: 1-Methyl-4-phenylperhydroazepin-4-karbonsäureäthylester; synthet. Analgetikum (kein BTM).

Ethologie: 1) *psych* sich auf Erfahrungsregeln gründende Lehre vom menschl. Charakter. – 2) *biol* ↑ Verhaltensforschung.

ethoplastisch: (K. BIRNBAUM) *psych* im Charakter begründet.

Ethosuximidum *WHO*, Äthosuximid: Äthyl-methylsukzinimid; Antikonvulsivum; Nebenwirkungen möglich.

Etikettierung: *nuklearmed* ↑ Radiomarkierung.

Etilefrinum *WHO*, Äthyladrinanol: DL-1-(3'-Hydroxyphenyl)-2-äthylaminoäthanol; vorw. vasokonstriktor. wirksames Sympathikomimetikum.

Etiroxat *WHO*: α-Methyl-DL-thyroxinäthylester; Antihypercholesterinämikum.

Etodroxizinum *WHO*: 2-{2-[4-(p-Chlor-α-phenylbenzyl)-1-piperazinyl]-äthoxy}-äthoxyäthanol; Hypnogenum. – **Etofenamat** *WHO*: 2-(Hydroxyäthoxy)-äthyl-N-(m-trifluormethylphenyl)-anthranilat; lokal u. extern anzuwendendes Antirheumatikum. – **Etofibrat** *WHO*: 2-(p-Chlorphenoxy)-2-methylpropionsäure-2-(nikotinoyloxy)-äthylester; Antihyperlipidämikum. – **Etofyllinum** *WHO*: 7-(β-Hydroxyäthyl)-theophyllin; Oxyäthyltheophyllin mit koronargefäßerweiternder Wirksamkeit. – **Etomidatum** *WHO* (±)-1-(α-Methylbenzyl)-imidazol-5-karbonsäureäthylester; Hypnotikum. – **Etoxeridinum** *WHO*: 1-[2-(2-Hydroxy-äthoxy)-äthyl]-4-phenylpiperidin-4-karbonsäure-äthylester; Analgetikum (BTM).

ETP: ↑ Elektronentransportpartikel.

E₁-Trisomie, EDWARDS* Syndrom: autosomale Chromosomenaberration der E-Gruppe (18) mit variablen Mißbildungen (Häufigkeit etwa 2‰; pos. Korrelation zum Alter der Mutter): ausladender Hinterkopf, fliehendes Kinn, mißgestaltete Ohren, eingeschlagener Daumen, Zeige- über Mittel-, Klein- über Ringfinger, charakterist. Fingerleistenmuster, Becken- u. Sternumdysplasie, Rippenanomalien, Skoliose, geist. u. körperl. Retardierung; häufig Lippen-Kiefer-Gaumenspalte, angeb. Herzfehler, multiple Mißbildungen innerer Organe (s. a. Tab. »Trisomie«). Lebenserwartung z. Z. max. 2 J.

ETR: effectiv thyroxin(binding) ratio, s. u. Thyroxin.

Etruscomycin: Antibiotikum (Tetraenstruktur) aus Streptomyces lucensis; in vitro Pilzwachstum hemmend.

Etynodioli acetas *WHO*: 17α-Äthinyl-4-östren-3β,17β-diol-diazetat; Progestativum.

EU: 1) ↑ Erwerbsunfähigkeit. – 2) Extrauteringravidität (s. u. Gravidität).

Eu: *chem* Europium.

eu...: (griech.) Präfix »gut«, »wohl«, »normal«.

Eubacteriales: (BUCHANAN 1917) Ordnung der Schizomycetes (stäbchen- oder kokkenförm., mit starren Wänden; selten verzweigt) mit den Fam. ↑ Azotobacteraceae, Rhizobiaceae, Achromobacteraceae u. Enterobacteriaceae, Brucellaceae, Bacteroidaceae, Micrococcaceae, Neisseriaceae, Brevibacteriaceae, Lactobacillaceae, Propionibacteriaceae, Corynebacteriaceae u. Bacillaceae.

Eubiose, Eubakterie: mikrobielles Gleichgew. mit dem Wirtsorganismus, i. e. S. (»intestinale E.«) das – nicht genau definierbare – Gleichgew. der Darmflora; vgl. Dysbiose, -bakterie. – **Eubiotik**: Lehre von der vernunftgemäßen Lebensweise.

Euböa-Fieber: ↑ Q-Fieber.

Eubolismus: Zustand des Stoffwechselgleichgew.

Eucalyptus globulus: der in den Subtropen kultivierte »Fieberbaum« [Myrtaceae], dessen harz-, gerb- u. bitterstoffhalt. Blätter (bzw. das aus ihnen gewonnene äther. ↑ Oleum Eucalypti [1,5–3%; mit mind. 70% Eukalyptol, Pinen, Camphen u. a., jedoch kein Phellandren]) therap. Anw. finden bei Asthma u. Bronchitis, als Antiseptikum, Wurmmittel, in Rheuma-Einreibungen.

Eucerinum anhydricum: reizlose, neutrale Salbengrundlage auf der Basis von Wollfettalkoholen (v. a. Cholesterin u. Paraffin-Kw.stoffe); liefert noch mit 2 T. Wasser stabile Wasser-in-Öl-Emulsionen.

Euchezie: der normale, geregelte Stuhlgang.

Euchlorhydrie: die normale Salzsäurebildung des Magens.

Eucholie: die normale Beschaffenheit der Galle.

Euchromatin: (Heitz 1929) der genetisch akt. Anteil (bzw. Zustandsform) des Chromatins; im Interphasenkern (bzw. akt. Zustand) infolge Entspiralisierung der DNS nur schwach anfärbbar; vgl. Heterochromatin. – **Euchromatopsie**: das normale / Farbensehen (1); s. a. Trichromasie. – **Euchromosomen**: / Autosomen.

Euchylie: die normale Menge u. Zus. des Chylus. – **Euchymie**: die normale Menge u. Zus. des Chymus.

Euciliata: *protozool* / Ciliata.

Eudel* Sonde: Weichgummi-Sonde mit subterminalen »Augen« u. endständ. Metallolive (oder Hg-gefülltem Beutel); zur Dünndarmabsaugung bei Ileus.

Eudiadochokinese: ungestörtes Wechselspiel zwischen Agonisten u. Antagonisten bei rasch aufeinanderfolgenden gegensätzl. Bewegungen; vgl. Adiadochokinese. – **Eudiaphorese**: die normale Schweißsekretion.

Euergie: die volle Leistungsfähigkeit.

Euflagellata: / Flagellata (/ Mastigophora).

Eugenik, Erbhygiene: (F. Galton) Lenkung der Fortpflanzung innerhalb einer Bevölkerung in eine Richtung, die einer Verschlechterung des Erbanlagenbestandes vorbeugt (Verhinderung der Fortpflanzung Erbkranker = **neg. E.**) u. seine Verbesserung fördert (Förderung von Frühehe, höherer Kinderzahl bei überdurchschnittl. Begabten u. Gesunden = **pos. E.**) einschl. des Schutzes vor mutagenen Noxen (z. B. ionisierender Strahlen): s. a. eugenische / Indikation.

Eugenol(um): 4-Allyl-2-methoxyphenol (/ Formel); würzig riechender Bestandteil zahlreicher äther. Öle (z. B. im »Nelkenöl«); therap. Anw. als Antiseptikum (z. B. bei Gärungs- u. Fäulnisdyspepsie), *dent* als Lokalanästhetikum.

Euglena: Flagellaten-Gattung [Euglenidae] mit 1–2 Geißeln u. Augenfleck (»Augentierchen«); meist autotroph (Photosynthese mit Chloroplasten); **E. viridis** u. **gracilis** wicht. biol. Versuchsorganismen, letztere (var. bacillaris oder saccharophila) zur Vit.-B_{12}-Bestg. (Meßbereich 10^{-12} g/ml).

Euglobuline: (Hofmeister) die »echten« Globuline, d. h. die durch abgestufte Neutralsalzfällung (28–36%ige Sättigung mit Ammonsulfat) von den Pseudoglobulinen I u. II abtrennbare, in Aqua dest. unlösl., in verdünnten Neutralsalz-Lsgn. u. schwachen Alkalien leicht lösl. Fraktion der Serumglobuline u. anderer natürl. Proteingemische (z. B. Milcheiweiß).

Euglobulin|lysiszeit: Zeitintervall zwischen der – z. B. durch Thrombinzusatz induzierten – Gerinnung der zuvor in Puffer-Lsg. aufgenommenen Euglobuline u. ihrer vollständ. Lysis; Parameter für die fibrinolyt. Aktivität des Plasmas nach Abtrennung der – bei Ausfällung der Euglobulinfraktion (Verdünnung mit Aqua dest. 1:10, Ansäuern bis pH 5–6) im Überstand zurückbleibenden – Antiplasmine. – **E.test**: 1) / Sia* Reaktion. – 2) (Ziff u. M.) modif. Waaler*-Rose* Test unter Verw. einer Euglobulin-Fraktion des Probandenserums (in der Inhibitoren der Rheumafaktor-Gammaglobulin-Reaktion geringer sind als im Vollserum).

Eugnathie: die normale Stellung bd. Zahnreihen. – **Eugnosie**: Intaktheit der kortikalen Erkenntnisfunktionen. – **eugonisch**: *bakt* mit üppigem Wachstum.

Euhomininae: (Heberer) / Homininae.

Euhypnika: Ataraktika (/ Tranquilizer).

Eukalyptusöl: / Oleum Eucalypti (s. a. Eucalyptus globulus).

Eukanthus: bes. ausgeprägter inn. Lidwinkel mit vergrößerter Papilla lacrim. – **Eukapnie**: (Straub u. Meyer) der für die normale Atmungsregulation erforderl. CO_2-Gehalt des Blutes u. der Alveolarluft (5,6 Vol.% entspr. 40 mm Hg). – **Eukaryo(n)ten**: *biol* die in Zellen einen echten Kern (mit Chromosomen), ein endoplasmat. Retikulum, Mitochondrien u. a. Plastiden aufweisenden Organismen; vgl. Prokaryonten.

Eukeratine: »echte Keratine«, z. B. in Haar u. Nägeln, die bes. viel Disulfidbrücken (bis 16% Zystin) enthalten u. ein konst. molekulares Verhältnis Histidin : Lysin : Arginin (1:4:12) aufweisen; vgl. Neurokeratine.

Eukinesie: normaler Bewegungsablauf. – **Eukolloidität**: (V. Schilling) die harmon. Zus. des normalen Blutplasmas (nachweisbar z. B. anhand unzersetzter Randbildung beim Guttadiaphot-Verfahren). – **Eukrasie**: Begr. der Humoralpathologie für die normale, ausgewogene Zusammensetzung der Körpersäfte.

Eulenaugenzelle: 1) in Aschoff* Knötchen polymorphe, makrophagenähnl. Zelle mit rel. großem Kern u. stark hervortretendem Nukleolus (»Eulenaugenkern«). – 2) die bei generalisierter Zytomegalie im Harn- u. Speichelsediment, aber auch frei in den Nierentubuli stark vergrößerte Zelle, mit Kern mit zentralem basophilen »Einschlußkörperchen« u. hellem Hof (weitere Einschlußkörperchen u. Vakuolen im basophil granulierten Zytoplasma).

Eulenberg* Reaktion (Hermann E., 1814–1902, Gerichtsmediziner, Köln): CO-Nachweis im Blutserum (rot) durch Zusatz von NaOH u. $CaCl_2$-Lsg.

Eulenburg* Syndrom (Albert E., 1840–1917, Neurologe, Berlin): 1) / Paramyotonia congenita. – 2) Eu.*-Sprengel* Syndrom: / Sprengel* Deformität.

v. Euler* (Hans v. E.=Chelpin, 1873–1964, dt. Biochemiker, Stockholm; Nobelpreisträger 1929) **Effekt**: *physiol* s. u. Cournand*-Euler*. – **v. Eu.*-Liljestrand* Reflex** (Göran L.): der »alveolokapilläre Reflex«, der bei Hypoventilation mit konsekut. Hypoxämie u. Hyperkapnie zur Engstellung der kleinen arter. Lungengefäße u. damit zum pulmonalen Hochdruck führt.

Eumenorrhö: die normale, schmerzlose Menstruationsblutung. – **Eumetrie**: *neurol* das normale (adäquate) Bewegungsausmaß (im Gegensatz zur / Dysmetrie). – **Eumorphie**: die normale, harmon. Gestalt u. Struktur des Organismus oder seiner Teile; vgl. Dysmorphie.

Eumyces tuberculosis: / Mycobact. tuberculosis.

Eumycetes, Eumyzeten: die Untergruppe ([Über-]Klasse) »höhere Pilze«, d. s. die Asco- u. Basidiomycetes; fast stets reich verzweigtes Myzel mit Chitinmembran; Gametangiogamie bei der sexuellen Fortpflanzung. I. w. S. synonym mit »Fungi« (Engler) u. »Fungi außer Archimycetes« (Gäumann).

Eumycetin: (1954) Antibiotikum aus Streptomyces purpureochromogenes; wirksam gegen Pilze. – **Eumycin**: (1946) Antibiotikum aus Bac. subtilis; gute Hemmwirkung gegen Corynebact. diphtheriae, mittlere gegen Mykobakterien u. Pilze.

Eunuch: agonadaler oder präpubertär kastrierter ♂ (»Frühkastrat«), gekennzeichnet durch Hochwuchs mit betonter Unterlänge (verzögerter Epiphysenschluß, v. a. an Becken u. Beinen), unterentwickelte Muskulatur (Eiweißstoffwechselstörung), zarte, blasse Haut, kindl. Stimme (Reifungshemmung des Kehlkopfes) u. Gesichtszüge, Fettpolster an Hüften, Gesäß u. Brüsten, Osteoporose, Ausbleiben der sek. Geschlechtsmerkmale (sämtlich infolge Androgenmangels); fehlende Potenz, Libido normal bis gesteigert; Prostata u. Samenblasen atrophisch, »Kastrationshypophyse«, hohe Gonadotropin-, niedr. 17-Ketosteroid-Werte. – Ferner der **fertile E.** (Mangel an Interstitialzellen-stimulierendem Hormon?) mit minderentwickelten sek. Geschlechtsmerkmalen, aber normal großen Testes; Spermatogenese normal oder wenig gestört, LEYDIG* Zellen hypo- oder aplast., 17-Ketosteroide leicht vermindert; vgl. PASQUALINI* Syndrom (= fertiler Eunuchoidismus); s. a. Eunuchismus.

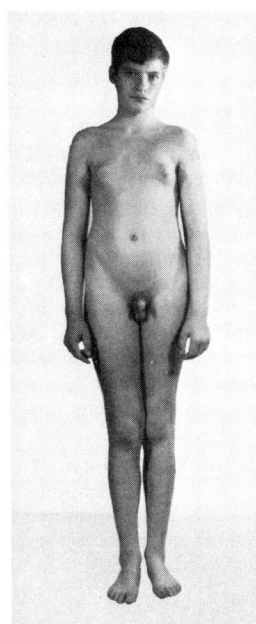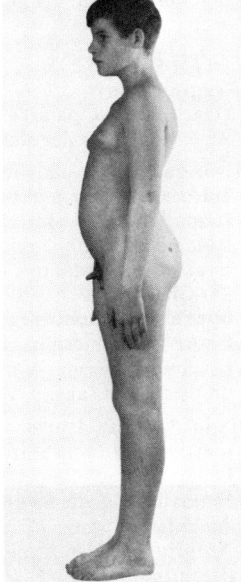

Juveniler **eunuchoidaler Hochwuchs** beim KLINEFELTER*-REIFENSTEIN*-ALBRIGHT* Syndrom.

Eunuchismus: die durch Agonadismus oder präpubertäre Kastration bedingte konstitutionelle Veränderung beim Mann (s. a. Eunuch); vgl. Eunuchoidismus. – Ferner der **hypogonadotrope feminine E.** bei der genet. u. somat. ♀ infolge isolierter gonadotroper Insuffizienz des HVL, mit eunuchidem oder eunuchoidem Habitus, infantil-hypoplast. inn. u. äuß. Genitale, prim. Amenorrhö; Sexualbehaarung meist normal; Ovarien klein (mit Primordial- u. Primärfollikeln), aber stimulierbar. – **Eunuchoidismus**: vorw. bei ♂♂ durch präpuberale Gonadenschädigung (auch Dysgenesie) bedingte körperl. u. geist. Veränderungen ähnl. denen bei Eunuchismus: Hochwuchs u./oder Fettsucht bei fehlender Pubertätsentwicklung, hohe Stimme, pergamentart. Haut, Osteoporose, vaskuläre Hypoplasie; psych. Reifung meist retardiert, aber kein Infantilismus. – Auch »**idiopath.**« Fälle sowie der sogen. Spät-Eu. (tardiver oder regressiver Infantilismus) nach postpuberaler Hodenschädigung (Syphilis, Go, Mumps) oder Medikation feminisierender Hormone. – **fertiler Eu.**: ↗ PASQUALINI* Syndrom.

euoxisch: ausreichend mit O_2 versorgt; vgl. hypoxisch.

Eupareunie: (E. KEHRER) Geschlechtsverkehr mit normalem sexuellem Empfinden beider Partner u. synchronem Orgasmus. – **Eupepsie**: die normale Verdauungsfunktion. – **Euperistaltik**: die normale Peristaltik.

Euphomanie: (MØLLER 1944) ↗ Narkomanie. – **Euphorbismus**: Vergiftung mit dem Milchsaft von Euphorbia-Spezies (Wolfsmilchgewächse): starke Hautreizungen bis Nekrosen; Brechreiz, Gastroenteritis, Darmblutungen u. -ulzerationen, Muskelzuckungen, Schwindel, Delirien, Konjunktivitis. – **Euphorie**: *psych* gesteigertes, dem obj. Zustand nicht entsprechendes Lebens- u. Glücksgefühl; in Extremform unter Einwirkung von Rauschmitteln u. bei (Hypo-)Manie, ferner bei seniler Demenz, MS, organ. Hirnprozessen. – vgl. Dysphorie. – **Euphor(et)ika**: *pharm* Medikamente, die eine Euphorie hervorrufen (»**euphorisierend**« wirken), z. B. Morphin, Kokain, Weckamine; führen häufig zu Gewöhnung u. Abhängigkeit.

Euploidie: (TÄCKHOLM 1922) Vorliegen eines Genoms aus dem ganzzahl. Vielfachen (bei Keimzellen des Einfachen) des haploiden Chromosomensatzes; vgl. Orthoploidie, Aneuploidie.

Eupnoe: die normale, ungestörte Atmung; beim Erwachsenen mit 12–16 Atemzügen/Min. u. einem Atemzugvol. von 500–600 ml.

Eupochlorinazetat: Zytostatikum (Sesquiterpenoid) aus Eupatorium rotundifolium; wirksam v. a. beim WALKER* Ca.

Eupraxie: Fähigkeit, koordinierte Bewegungen zweckmäßig auszuführen. – **Euproteinämie**: normale Werte sowohl des Gesamtproteins im Blut als auch der einzelnen Plasma- u. Serumproteinfraktionen (soweit z. Zt. mit qual. u. quant., physikal.-chem. u. immunol. Untersuchungen faßbar).

Eureflexie: normales (physiol.) Reflexverhalten.

Eur(r)hythmie: 1) *kard* Regelmäßigkeit der Herzschlagfolge. – 2) (R. STEINER) s. u. Heileurhythmie. – **Eurhythmika**: *pharm* Mittel mit antifibrillator. Effekt (s. Fibrillation).

Euro...: s. a. Eury....

Europäische Blastomykose: ↗ Kryptokokkose.

Europide: die weiße Rasse (»weißer Hauptstamm«) als eine der 3 menschl. Großrassen (Europa, Nordafrika, übr. Mittelmeerraum): Nordide, Dalofälische, Osteuropide, Mediteranide, Alpine, Dinaroide, Berberide, Orientalide, Armenide, (Grazil-)Indide.

Europium, Eu: meist 3-, seltener 2wert. Element der Lanthaniden-Gruppe; OZ 63, Atomgew. 151,96; 21 Isotope (^{144}Eu-^{160}Eu), davon 19 radioaktiv.

Eury...: Wortteil »breit«, »weit«.

Eurygnathismus: *anthrop* Vorhandensein eines breiten OK bzw. (mongol. Rasse) breiten Jochbogens.

euryion: mit großer Toleranz gegenüber pH-Schwankungen.

Eurynter: Instrument zur Dilatation eines Hohlorgans, z. B. Kolp-, Metr-, Prokteurynter.

Euryökie: Fähigkeit von Organismen, unter stark schwankenden Umweltbedingungen zu (über)leben. Oberbegr. für Euryhalinie, -phagie, -thermie, -topie. – Gegensatz: Stenökie.

Euryon: *anthrop* der am stärksten seitlich vorragende Punkt des Kopfes bzw. Schädels.

Euryopie: auffallende Größe der Augen bei anomal weiten Lidspalten.

euryoxybiont: anpassungsfähig an sehr unterschiedl. O_2-Konzentrationen.

Eury|photie: gutes Sehvermögen bei versch. Beleuchtungsintensitäten. – **E.(r)rhinie**: Breitnasigkeit (↑ Platyrrhinie). – **E.somie**: (WEIDENREICH 1927) extrem breitförm., etwa dem ↑ »Pykniker« (KRETSCHMER) entsprech. Konstitutionstyp.

eury|therm: *biol* lebensfähig in unterschiedl. Temp.-Bereichen; vgl. stenotherm. – **e.top**: *biol* anpassungsfähig an versch. Biotope (z. B. Kulturlandschaften).

Eurytrema pancreaticum: 15–18 mm langer Trematode [Dicrocoeliidae]; in Ostasien u. Brasilien Parasit (Pankreas-, Gallengang) von Schwein, Rind, Schaf, Kamel, Affe; sehr selten beim Menschen (Südchina).

eury|troph: *biol* mit breitem Ernährungsspektrum, *parasit* bei Endoparasiten mit der Eigenschaft, sich in versch. Geweben (Organen) ihres Wirtes ansiedeln zu können. – Gegenteil: stenotroph. – **e.xen**: *parasit* mit der Fähigkeit, sich in (oder an) versch. Wirtsspezies zu entwickeln; vgl. stenoxen. – **e.zoid**: *parasit* mit breiter Wirtsspezifität (v. a. bei temporären Ektoparasiten als Voraussetzung für Krankheitsübertragung zwischen Mensch u. Tier). – Gegenteil: stenozoid.

Eustachio* (BARTOLOMEO E., 1520–1574, Anatom., Rom) **Divertikel**: anomale Einstülpung am unt. Teil der Tuba auditiva. – **Eu.* Kanal**: ↑ Tuba auditiva. – **Eu.* Klappe, Falle**: ↑ Valvula venae cavae inferioris. – **Eu.* Knorpel**: ↑ Cartilago tubae auditivae. – **Eu.* Muskel**: ↑ M. tensor tympani. – **Eu.* Röhre, Eustachium**: ↑ Tuba auditiva. – **Eustachitis**: ↑ Tubenkatarrh (2).

Eustoma rotundatum: *parasit* Anisakis-Larve, s. u. Anisakiasis (= Eustomiasis).

Eustrongylose: *parasit* Befall mit dem Nierenwurm Eustrongylus gigas (↑ Dioctophyma renale).

Eusystole: die bezügl. Kraft, Geschwindigkeit, Dauer u. Auswurf normale Systole des Herzens.

Eutektikum: *chem* das bei Lsgn., Legierungen etc. aus 2 oder mehreren, in flüss. Zustand mischbaren, in festem Zustand nicht mischbaren Stoffen auftretende Gemenge, das wie ein reiner Stoff bei konst. Temp. (= eutekt. Punkt) einheitl. schmilzt oder erstarrt.

Euthanasie: die das Leben des unheilbar Kranken verkürzende »Sterbehilfe«, d. h. die Herbeiführung eines schmerzlosen Sterbens; auch als »pass. Eu.« durch Abbrechen der (Intensiv-)Behandlg. – Strafrechtl. gilt die auf Wunsch des Kranken gewährte E. als »Tötung auf Verlangen« (§ 216 StGB), die ohne oder gegen den ausdrückl. Wunsch des Kranken gewährte als Mord oder Totschlag.

Euthymie: *psych* Zustand ausgeglichenen, harmon. Seelenlebens.

Euthyphorie: *ophth* die normale Lage bd. Gesichtslinien in einer Horizontalebene; d. h. Zusammenfallen von Gesichtsebene u. Horizont, keine Hypo- bzw. Hyperphorie.

Euthyreose, Euthyroidismus: die normale – »euthyreote« – Schilddrüsenfunktion (einschl. Ausgeglichenheit des abhäng. Stoffwechsels).

Euthyskopie: Schielbehandlung mit sehr lichtstarkem elektr. Augenspiegel (»Euthyskop« n. CÜPPERS); Blendung schaltet den Bereich der exzentr. Fixation (»Pseudomakula«) am Schielauge aus, dadurch funkt. Übergew. der Fovea centr. u. zentrale Fixation.

Eutokie: die normal verlaufende Geburt.

Eutomion: *anthrop* Übergang der Sutura squamosa in die S. parietomastoidea als kephalometr. Punkt.

Eutonie: der normale Muskeltonus. – **Eutonine**: (ABDERHALDEN) der appetit- u. sekretionsanregende Anteil der Nahrungsstoffe (im Gegensatz zu den stofflich wicht. Nutraminen = Vitaminen).

Eutopie: die normale Lage der Eingeweide; vgl. Dystopie. – **Eutrichosis**: die normale Behaarung u. Haarbildung. – **Eutrophie**: guter Ernährungszustand, insbes. des Säuglings (mit altersgemäßer Gewichtszunahme).

Euzyt: ↑ Normozyt.

Evaginatio(n): 1) *chir* ↑ Desinvagination. – 2) **E. optica**: *embryol* paarige seitl. Ausstülpung des Zwischenhirns, aus der sich die Augenblase entwickelt.

Evakuation, Evacuatio: *therap* künstl. Entleerung eines Hohlorgans, z. B. des Uterus von Abortresten, submukösem Myom etc., der Harnblase von Steintrümmern, Blutkoagula, Papillomen etc. mittels des Evakuationszystokops (NITZE 1897; großlumig, meist 24 Charr, mit Aspirator oder Wechselspülsystem) oder des Evakuators (gebogener Metallkatheter 24–28 Charr mit subtermin. Fenstern, federndem Mandrin u. abnehmbarem Aspirator zum »blinden« transurethralen Absaugen, z. B. n. THOMPSON, GUYON).

Evans* Blau (HERBERT E., geb. 1882, amerikan. Anatom): blauer Disazofarbstoff zur i.v. Vitalfärbung von kollagenem u. elast. Bindegewebe, von Albuminen in Extravasaten, zur Speicherung in u. um Neoplasmen, zur Blutvol.bestg. (↑ Farbstoffverdünnungsmethode; Absorption bei 620 nm); im Tierversuch kanzerogen (Lebertumoren).

Evans* Einheit: 1) **E.*-BURR*-Einheit**: Vit.-E. Einh., gemessen an der Gebärfähigkeit von ♀♀ Mangelratten. – 2) (1938) die Tagesmenge STH, die bei hypophysektomierten 21–30 Tg. alten ♀♀ Ratten in 10 Tg. eine Gewichtszunahme von 10 g bewirkt (= E.*-SIMPSON* Test). – Von E.* zus. mit HOCH ferner angegeben: quant. biol. Kortikoid-Bestg. anhand der Wiederherstg. der Leistungsfähigkeit des M. gastrocnemius bei der adrenalektomierten Ratte sowie eine Modifik. des ALLEN*-DOISY* Tests zur biol. Östrogen-Bestg.

Evans* Mesotheliom: langsam wachsender gutart. Nebenhodentumor (Angiom oder Adenom) mit fibröser oder Pseudokapsel.

Evans* Operation: 1) bei habitueller Luxation im Sprunggelenk plast. Ersatz der Außenknöchelbänder durch die Fibularis-brevis-Sehne. – **2)** intraartikuläre Handgelenksarthrodese durch Einstellen des keilförmig angefrischten Radius in eine entspr. Kerbe der prox. Handwurzelknochenreihe. – **3)** (J. H. E.; 1949) Korrektur der Septumdeviation durch horizontale Inzision über dem Nasenboden (Resektion eines Knorpel-Knochensaums), Frakturierung u. Reposition der Septumplatte.

Evans* Quotient: Quotient aus der max. transvers. Entfernung bd. Ventrikelvorderhörner u. dem max. inn. Querdurchmesser des Schädels; zur Beurteilung der Geräumigkeit des Ventrikelsystems.

Evans* Regel (CURTIS ALBAN E., geb. 1879, amerikan. Pädiater): Faustregel zur Berechnung des Plasma- u. Elektrolytersatzes bei Verbrennungen 2. bis 3. Grades des Kindes in den ersten 24 Std. (je zur Hälfte als kolloidale u. als Elektrolyt-Lsg.): 2 ml pro kg Körpergew. u. % verbrannter Körperoberfläche. – Modif. für Erwachsene: ml-Zahl aus kg Körpergew. mal % Verbrennung (in den zweiten 24 Std. halbiert) + jeweils 2000 ml 5%ige Glukose-Lsg.

Evans*(-Fisher*) Syndrom: **1)** (R. S. E., amerikan. Arzt): (1951) erworb., auf Autoaggression gegen Erythro- u. Thrombozyten beruhende hämolyt. Anämie mit Leukozytose, Thrombozytopenie u. hämorrhag. Diathese; im peripheren Blut Makro- oder Mikrozytose, Normoblastose u. Polychromasie; leichte Verminderung der osmotischen Resistenz. – **2)** **E.*-Lloyd=Thomas* Syndrom** (WILLIAM E., H. G. LLOYD=THOMAS, brit. Kardiologen), Suspended heart syndrome: konstitut., wahrsch. erbl. Lageanomalie des Herzens; bei normaler a.p. Konfiguration in bd. schrägen ⌀⌀ Sichabsetzen des Herzunterrandes vom Zwerchfell u. Sichtbarwerden der Vena cava inf. bei tiefer Inspiration; EKG: neg. T, PQ- u. ST-Senkung in II u. III (bei normalem P); klinisch unauffällig, nur gelegentl. Stenokardie.

Evans* Test: Sehtest für Kleinkinder, mit Metallkugeln, die mittels Magneten bewegt werden; die kleinste noch anfixierte Kugel gilt als Maß der Sehschärfe.

Evaporieren: Eindicken von Flüssigkeiten (insbes. Milch) durch Wasserentzug in Vakuumapparat (3–4 Std. bei 55–57°), z. B. bei Kondensmilch bis auf ca. $^2/_5$ des Ausgangsvol.

Eve* Kippbeatmung (FRANK CECIL E., 1871–1952, engl. Arzt), dän. Wippe: (1932) künstl. Beatmung durch wechselndes Heben u. Senken des Kopfendes (45° über bzw. unter die Waagerechte) des bäuchlings Liegenden, so daß durch die Schwere der Bauchorgane Ein- u. Ausatmungsbewegung des Zwerchfells passiv bewirkt oder unterstützt werden; v. a. für Umstellung längerdauernder künstl. Beatmung auf Spontanatmung.

Eventratio(n), E. viscerum: **1)** *path, chir* Vorfall oder Auslagerung von Baucheingeweiden aus der Bauchhöhle ohne bedeckende Ausstülpung des Peritoneums, meist vor die Bauchdecken oder in die Brusthöhle (= **thorakale E.**; s. a. Relaxatio diaphragmatica); angeb. bei Bauchspalte, erworb. nach Trauma oder Op. (Nahtdehiszenz, Platzbauch); **temporäre E.** eines Darmsegments intraoperativ bei Vorlagerungsresektion, als totale E. zur raschen Orientierung bei Obturationsileus. – I. w. S. auch die **E. hernialis** (»**Eventrationshernie**«), d. i. eine Hernia permagna mit einem großen Teil der Baucheingeweide als – meist irreponiblem – Inhalt, der damit sein »Heimatrecht verloren hat«, z. B. pendelnde Skrotalhernie, Narbenhernie (»Hängebauch«) nach medianer Laparotomie; auch die **rachit. E.**, der »Froschbauch« beim rachit. Kleinkind (Erschlaffung der Bauchwandmuskulatur, Breiterstellung der Linea alba); u. – als »**umbilikale E.**« – die Omphalozele (↑ Nabelschnurbruch). – **2)** *geburtsh* Herausnehmen der Baucheingeweide bei der Embryotomie; vgl. Eviszeration.

Evers* Diät: Kostform bei MS, vorw. aus gekeimtem Getreide (tgl. 200 g), Rohkost, rohem Schabefleisch, rohem Schinken u. Vollkornbrot (verboten: Blatt- u. Stengelgemüse).

Eversio(n): Ausstülpung, Verlagerung nach außen (auch i. S. der Ektopie); Auswärtsdrehung (i. e. S. die etwa der Pronation entsprechende im oberen Sprunggelenk; z. B. als Mechanismus der ↑ Knöchelfraktur).

Eves* Tonsillenschnürer: gerades Tonsillotom mit teleskopart. Schaft (mit Sperrmechanismus) u. aufsetzbarer, durch Griffösenzug zuschnürbarer Drahtschlinge.

EVG: ↑ Elektroventrikulogramm.

Evidement: (französ.) Ausräumung, Kürettage, Exkochleation.

Eviratio(n): (v. KRAFFT=EBING) Verlust des ♂ Gefühlslebens u. Charakters u. deren Ersatz durch ♀ Eigenschaften (einschl. Sexualempfindung).

Evisceratio, Eviszeration, Exenteration: ausgedehnte bis totale op. Entfernung von Eingeweiden aus einer Körperhöhle; z. B. *geburtsh* die der kindl. Bauch- u. Brusteingeweide bei der Embryotomie; ferner *gyn* die **E. pelvis** (BRUNSCHWIG 1948) als erweiterte Radikalop. des hochsitzenden Vaginal- oder eines Zervix-Ca.: entweder Exstirpation von Vaginalwand, Uterus, Adnexen u. Harnblase unter Belassung des Mastdarms (= **vord. E.**) oder bei Tumorübergriff aufs Rektum »en-bloc«-Entfernung von Uterus, hint. Vaginalwand u. Rektum (= **hint. E.**); oder aber **totale E.**, d. h. MACKENRODT*-LATZKO*-MEIGS* Op. mit vorangestellter weitgehender LK-Entfernung, Rektumamputation u. supravesikaler Harnableitung.

Evler* Dränage: Ableitung eines rezidivierenden Pleuraexsudats durch einen Rippenbohrkanal in die Subkutis.

Evokationstest: klin. Test, bei dem eine potentiell vorhandene Organstörung nur »abgerufen«, nicht aber provoziert wird; z. B. durch Gaben von Sekretin u. Pankreozymin zur Früherkennung einer Pankreatopathie (Ansteigen der Amylase- u. Lipasewerte im Serum).

evoked potential: (engl.) *neurophysiol* ↑ Reizpotential.

eVolt: ↑ Elektronenvolt.

Evolutio(n): **1)** *biol* Phylogenie: die stammesgeschichtl. Entwicklung der Organismen im Laufe der Erdgeschichte. Beruht auf der kombinierten Wirkung von erbl. Variation (Mutation + Umkombinierung durch Bastardierung), Selektion u. Isolation der Genotypen. Auffallende Phänomene sind u. a. Anpassung, Differenzierung, Spezialisierung, Reduktion, morphol. Reihen; s. a. Orthogenese, Selektion, Abstammungslehre. – **2)** *embryol* Entfaltung vorgebilde-

Evolutionsdruck

ter Anlagen (auch i. S. der Präformationstheorie) – **3)** Evolutio spontanea: *geburtsh* die Selbstentwicklung des Kindes; 2 Typen (s. u. DENMAN* u. DOUGLAS*).

Evolutionsdruck: die – z. T. meßbare – Wirkung von Mutation, Bastardierung (Introgression) u. Selektion auf die Häufigkeit bestimmter Gene in einer Population.

Evonymusglykoside: pflanzliche, aus Evonymus-Spezies isolierte Cardenolidglykoside, die als Aglykon Evonogenin (= Digitoxigenin; vgl. Digitalisglykoside) enthalten; u. a. die genuinen Glykoside Evonosid ($C_{41}H_{64}O_{18}$, mit L-Rhamnose u. 2 Mol. D-Glukose; DL_{50} pro kg Katze 0,839 mg) u. Evatrosid ($C_{35}H_{54}O_{12}$, mit Arabinose u. Glukose) sowie die daraus erhaltenen Sekundärglykoside Evobiosid, Evomonosid u. Evatromonosid.

Evosin: (1948) Antibiotika-Gemisch (u. a. Evern- u. Usninsäure) aus Flechten [Usneaceae]; wirksam gegen Staphylo-, Strepto- u. Pneumokokken; lokale Anw. bei Hauterkrn.

evoziertes Potential: *neurophysiol* ↑ Reizpotential.

Evulsio: das Herausreißen, z. B. **E. nervorum** (= Neuroexhärese), **E. nervi optici** (= traumat. Abriß des Sehnervs).

E.W.: **1)** Eingetragenes Warenzeichen. – **2)** *chem* Eiweiß.

Ewald* (JULIUS RICHARD E., 1855–1921, Physiologe, Straßburg) **Gesetz**: **1)** Die Endolymphströmung im Bogengang erzeugt einen in der Ebene dieses Bogengangs schlagenden Nystagmus, dessen langsame Komponente der Strömungsrichtung entspricht. – **2)** die stärkere Wirkung der ampullopetalen Strömung besteht bei horizontaler, die der ampullofugalen bei vertikaler Lage des Bogengangs. – **E.* Hörtheorie**: Bei Schwingungen der Perilymphe entstehen auf der Basilarmembran des Innenohrs stehende Wellen u. – je nach Wellenlänge – »Schallbilder«, die der Empfindung eines best. Tones entsprechen. – vgl. Einorttheorie. – **E.* Labyrinthdruckversuch**: *otol* Luftdruckerhöhung u. -erniedrigung (POLITZER* Ballon) im äuß. Gehörgang zum Nachweis einer Labyrinthfistel anhand des auftretenden Schwindels u. Kompressions- bzw. Aspirationsnystagmus. – Pos. auch bei ↑ HENNEBERT* Labyrinthfistel.

Ewald* (KARL ANTON E., 1845–1915, Internist, Berlin) **Probe**: **1)** Salzsäurenachweis im Magensaft: Rotfärbung mit modifiz. Eisen(III)-azetat u. Kaliumrhodanid-Lsg. – **2)** Salolprobe: klin. Bestg. der Entleerungsfunktion des Magens durch Gabe von Salol p. c. (Phenylsalizylat, das erst im Darm aufgespalten wird) u. Kontrolle des zeitl. Auftretens von Phenol im Harn. – **E.* Probemahlzeit**: **1)** ↑ BOAS*-E.* Probefrühstück. – **2)** abendl. Gabe von Korinthen oder Stachelbeerkompott als Magenfunktionsprobe (bei Ausheberung am nächsten Morgen normalerweise keine Fruchtkerne mehr nachweisbar).

Ewart* Zeichen (WILLIAM E., 1848–1929, Arzt, London), PINS* Zeichen: Bronchialatmen oder aufgehobenes Atemgeräusch (Kompressionsatelektase) sowie Schallverkürzung am unteren li. Schulterblattwinkel bei großem Perikarderguß.

E-Wasser: »entmineralisiertes Wasser«.

Ewing* Sarkom (JAMES E., 1866–1943, Pathologe, New York), Omoblastom, Periheliom, diffuses En-

dotheliom oder undifferenziertes Rundzellensarkom des Knochens: weiches, rötl.-graues, von Nekrosen u. Blutungen durchsetztes medullogenes Knochenmalignom, v. a. in Becken (50%) u. langen Röhrenknochen. Histol. ähnl. dem Retikulosarkom (kleine undifferenzierte Rund- oder Spindelzellen pseudorosettenförmig um Nekrosen); Muttergewebe: Markretikulum oder Endothel der Markgefäße (»endotheliales Myelom«). Vork. v. a. bei Jugendl. (max. 25 Lj.); sehr frühe Skelettmetastasierung, Spätmetastasen in die Lungen; örtl. Schmerz, Schwellung, evtl. Fieber (DD: Osteomyelitis); später Anämie, erhöhte BSG. Prognose trotz hoher Strahlenempfindlichkeit schlecht. – s. a. Abb. »Osteosarkom«.

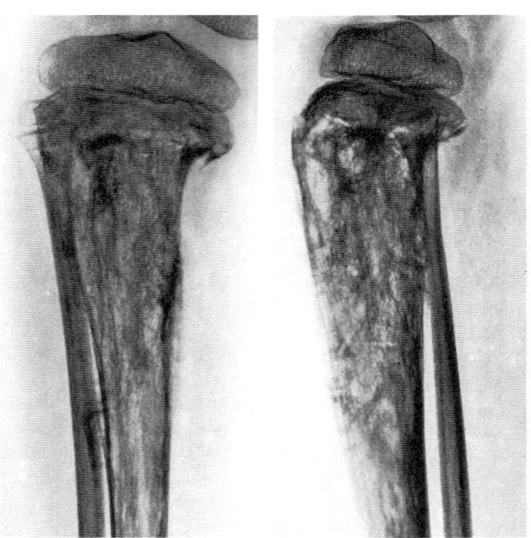

Ewing* Sarkom des Unterschenkels bei 6jähr. Mädchen.

ex, ex...: (lat.) Präposition bzw. Präfix »aus«, »heraus«, »weg«; z. B. ex alimentatione (= als Ernährungsfolge), e constitutione (= aufgrund der Konstitution), ex infectione (= aufgrund einer Infektion), ex juvantibus (s. u. Diagnose).

Exaggeratio(n): Erhebung, Steigerung.

Exaltation: Überschwenglichkeit, evtl. (krankhaft) mit Fehlen seel. Hemmungen u. gesteigertem Selbstbewußtsein. – **manische E.**: ↑ Hypomanie. – **exaltative Reaktion**: reaktive ↑ Manie.

Examens|diarrhö: durch die Erregungen vor oder während eines Examens hervorgerufene vegetat. Störung im Abdominalbereich mit Durchfall. Ähnlich kann es zur – meist harmlosen – **E.glykosurie** kommen. – **E.stupor**: als Folge der Erwartungsangst (»E.angst«) bei psychisch Labilen auftretende Verminderung oder Störung der Reaktionsfähigkeit, evtl. mit Impulsverlust u. Gedankensperre.

Exanthem(a): Hautausschlag; vom Gefäßbindegewebe ausgehende, rel. plötzl. u. zieml. gleichmäß. Aussaat von – wieder vergängl. – mono- oder polymorphen Hauteffloreszenzen über nahezu die ges. Körperdecke. Polyätiol. (z. B. bakteriell, viral, allergisch, artifiziell), häufig mit Allg.erkr. (Masern, Scharlach, Typhus, Fleckfieber usw.) verbunden; s. a. Erythema (z. B. Exa. allergicum neonatorum = Erythema toxicum ne.). – Ferner **E. caeruleum** (= Maculae caeruleae = Taches bleues = ↑ Melanodermia pediculorum), **E. lichenoides et psoriasiforme** (NEIS-

SER, JADASSOHN; ↗ Pityriasis lichenoides chronica), **postvakzinales E.** (makulös-urtikariell, polymorph, meist generalisiert, wenige Tage nach Impfung als Früh-E. oder erst in der 2. Wo. als Impfkomplikation), **E. variabile** s. variegatum (↗ Erythema infectiosum acutum). – **epidemisches E. mit Meningitis:** ↗ meningoeruptives Syndrom. – **E. des neunten Tages**: allergotox. mildes Arzneimittelexanthem im Verlaufe einer Salvarsan-Kur, meist nach der 3. oder 4. Inj. (ca. 9. Tag). – **E. puerperale:** E. der Wöchnerin, meist bei vegetat. Dysfunktion (mit starker Schweißsekretion), aber auch bakteriotoxisch oder als Arzneimittelexanthem. – **Exanthema subitum s. criticum**, Erythema s. Roseola infantum, Pseudorubellae, (krit.) Dreitagefieber GLANZMANN, postfebriles Exanthem, ZAHORSKY* Krankh., 6. Krankh.: (VEEDER, HEMPELMANN) fast nur bei Kindern im 6. Mon. – 3. Lj. auftretende akute (ohne Prodrome) fieberhafte Allg.erkr. (Virose?) ohne wesentl. Störung des Allg.befindens mit Leukopenie u. – nach Fieberanfall (3–4 Tg.) – morbilli- bis rubeoliformem Exanthem an Rumpf u. Extremitäten (nicht aber an Gesicht u. Mundschleimhaut); selten Begleitmeningismus, keine Leukopenie. – Als »**neue E.krankhtn.**« (Th. NASEMANN) gelten: ↗ Angina herpetica, ↗ Hand-Fuß-Mund-E., Coxsackie- u. ECHO-Virus-E. sowie das ↗ GIANOTTI*-CROSTI* Syndrom.

exanthematicus, exanthematisch: mit Exanthem einhergehend, nach Art eines Exanthems.

Exanthropie: *psych* Menschenscheu, i. e. S. das 3. Stadium der Melancholie.

Exarmprothese: meist pass. Armprothese zum stat. u. funkt. Ersatz eines im Schultergelenk bzw. dicht darunter abgesetzten Arms, bestehend aus Schulterkappe u. Kunstarm (evtl. mit HUEFNER* Hand).

Exarticulatio, Exartikulation: op. Absetzen eines Gliedabschnitts im Gelenk, d. h. in der Kontiguität; evtl. als Exartikulationsresektion; v. a. an Finger- u. Zehengelenken, an großen Gelenken nur bei Ausdehnung des Prozesses (maligner Tumor, Trümmerfraktur, Infektion etc.) bis in Gelenknähe. Vorteile: höhere Absetzung, rascher Eingriff unter rel. leichter Blutungssicherung, ggf. Erhaltung der Epiphysenfuge; Nachteile: Weichteildeckung, Stumpfkonfiguration u. prothet. Versorgung ungünstig, Primärheilung selten. Bekannteste Verfahren: ↗ Amputatio interscapulothoracalis, E. der Hüfte n. KOCHER, BOYD, evtl. als Hemipelvektomie (BARDENHEUER u. RAVITCH, GORDON u. TAYLOR), E. des Fußes n. BONA-JÄGER, CHOPART (= **E. intertarsea ant.** bzw. **post.**), LISFRANC (= **E. metatarsea**), SYME.

Exazerbation: neuerl. Verschlimmerung einer Erkrg.; z. B. die **Exazerbationsphthise** (im Jugend- u. Erwachsenenalter progress. Organ-Tbk, in der Lunge meist von sogen. SIMON* Spitzenherden ausgehend).

Exbeinprothese: dem Ersatz (u. der stat. Sicherung) eines im Hüftgelenk oder dicht darunter abgesetzten Beines dienende Prothese, bestehend aus Beckenschale (bzw. Hüftkorb), Ober- u. Unterschenkelteil (einschl. Fußteil), Hüft- u. Kniegelenk u. Tragvorrichtung.

Excavatio *PNA*: Aushöhlung, Ausbuchtung, z. B. die **E. papillae** (E. p. nervi optici *BNA*, E. p. fasciculi optici *JNA*, E. disci *IANC*) als leicht grub. Vertiefung des Augenhintergrundes im Papillenbereich, in der die A. u. V. centr. retinae austreten; weißl. Scheibe (ungenügende Bedeckung der Lamina cribrosa mit Blutkapillaren enthaltenden Nervenfasern), evtl. sehr klein (»Gefäßtrichter«), im Senium abgeflacht; s. a. atroph. ↗ Exkavation. – Die **E. rectouterina** (Fossa rectouterina, hint. DOUGLAS* Raum) beim ♀ als breite Bauchfelltasche zwischen Rektum u. Uterus (einschl. Adnexen), bis in Höhe des hint. Scheidengewölbes in das kleine Becken hinabreichend. – **E. rectovesicalis** (Fossa s. Cavum rectovesicale, PROUST* Raum), beim ♂ als Bauchfelltasche zwischen Rektum u. Harnblase bis in Höhe der Samenbläschen. – **E. vesicouterina** (vord. DOUGLAS* Raum), beim ♀ die spaltförm. Bauchfelltasche zwischen Uterus u. Harnblasenscheitel.

Excerbratio: ↗ Exzerebration.

exchange transfusion: (engl.) ↗ Austauschtransfusion.

Excisio: ↗ Exzision. – **excision repair:** (engl.) *genet.* s. u. Reparaturenzyme.

Excitantia: *pharm* Exzitantia (↗ Analeptika).

Excitatio: (lat.) ↗ Erregung; s. a. Exzitations....

Exclusio: (lat.) Ausschluß; z. B. ↗ Diagnosis per exclusionem.

Excoriatio: (lat.) ↗ Abschürfung; vlg. Exfoliation.

Excrementum: (lat.) ↗ Exkrement.

Excrescentia: (lat.) ↗ Exkreszenz.

excretorius: (lat.) die Ausscheidung (Exkretion) betreffend. – **Excretum:** (lat.) ↗ Exkret.

Excursio oculi: s. u. Exkursion.

exedens: (lat.) fressend.

Exembryonierung: (BERNKOPF 1949) Entfernen des Embryos aus einem Hühnerei unter Belassen der an der Schalenhaut haftenden Chorion-Allantoismembran. Nach Füllen des Hohlraums mit einer balancierten Nährlösung wird das »exembryonierte Ei« zur Viruszüchtung verwendet.

Exenteratio(n): Ausweidung; **1)** *gyn* die Entfernung der kindl. Baucheingeweide (mittels Kornzange, nach Inzision des im unt. Uterinsegment vorliegenden Leibes) als geburtsh. Eingriff (s. a. Evisceratio). – **2) E. bulbi:** *ophth* die op. Ausweidung des Augapfels unter Erhaltung von Lederhaut u. Sehnerv; v. a. nach perforierender Verletzung. – vgl. Enucleatio bulbi. – **3) E. orbitae:** *ophth* die op. Ausweidung des ges. Inhalts der Augenhöhle mit oder ohne Erhaltung der Lider, evtl. mit Resektion eines Teils der Orbita; bei retrobulbärem Malignom. – **4) E. pelvis:** ↗ Evisceratio pelvis.

exergon(isch)e Reaktion: *chem* unter Energiefreisetzung u. damit unter Abnahme der freien Energie des Systems verlaufende Umsetzung. – vgl. exotherm.

Exerzierknochen: durch den Druck des Gewehrs hervorgerufene Myositis ossificans circumscripta in den Mm. deltoideus u. pectoralis major u. minor.

Exfoliatin: Antibiotikum ($C_{27}H_{40}O_{16}Cl + H_2O$) aus Streptomyces exfoliatus; wirksam gegen grampos. Baktn. u. Haemophilus.

Exfoliatio(n): *med* Sichabstoßen der Epidermis in geschichteten Schuppen, Lamellen, Membranen oder Krusten; z. B. die **E. areata linguae** (Lingua geographica, Glossitis exfoliativa marginata, Excoriatio

Exfoliatio membranacea

chronica linguae, Desquamatio areata linguae, Wanderplaques der Zunge) in Form rasch veränderlicher, versch. großer, z. T. ringförm., belagfreier Bezirke mit gelb.-weißl. (»zusammengefegten«) Randsäumen, oft in Verbindung mit / Lingua plicata; Ätiol. unbekannt; sowie die **E. membranacea vaginalis** (R. FRANZ 1929) in Form einer grauen, einem mehr oder weniger vollständ. Abguß der Vagina entspr. mehrschicht. Membran; ohne entzündl. Zeichen; wahrsch. organspezif. Reaktion auf verschiedenste Reize. – s. a. Kollodiumhaut.

Exfoliationszystodiagnostik: an abgestoßenen oder abgelösten Einzelzellen (z. B. in Sputum, Vaginalsekret, Abklatsch- oder Abstrichpräp.) durchgeführte Zytodiagnostik insbes. zur Früherkennung von Neoplasmen u. Retikulosen.

exfoliativus: (lat.) *derm* lamellös schuppend. – **exfoliative broncho-alveolar disease**, »Ebad«: (STEINBERG) pathogenet. noch unklare fieberhafte Lungenkrankh. (Thoraxschmerzen, Dyspnoe, Zyanose) infolge Nekrose des respirator. Alveolarepithels.

Exhärese, Exhairese: op. »Herausziehen« eines Nervenstammes (= Neurexhärese, z. B. Phrenikus-, Trigeminus-E.) oder eines Venenabschnitts (extra- oder intraluminär, / Stripping).

Exhalation: Ausatmen eines Fremdstoffes (vgl. Inhalation), i. w. S. / Exspiration, Ausdünstung, Perspiration.

Exhaustio: (lat.) / Erschöpfung. – **E. uteri**: sek. / Wehenschwäche. – **Exhaustor**: *trop* / NOCHT* Röhrchen.

Exhibitionismus: (LASÈGUE 1877) Perversion des ♂, bei der die Geschlechtsteile in Gegenwart fremder – meist andersgeschlechtl. – Personen entblößt werden (mit oder ohne Selbstbefriedigung). Vork. häufiger bei Demenz (Zerebralsklerose), Schwachsinn u. Epilepsie (evtl. Ersatz für unzugängl. Geschlechtsverkehr), aber auch bei ethisch sonst Hochstehenden.

Exhormone: (RANDOIN, SIMONET 1928) die dem Organismus durch Vegetabilien zugeführten Vitamine.

Existenzangst: Angst vor dem völl. Zerfall der eigenen Existenz, d. h. vor dem »Nichts«.

Exitblock, Austrittsblock: *kard* Reizleitungsstörung infolge Blockierung bereits am Ort der Reizbildung (Sinusknoten oder ektop. Automatiezentrum); erkennbar nur als Block 2. Grades.

Exitus: (lat.) Ausgang; *klin.* Kurzform für **E. letalis** (= tödl. Ausgang = / Tod).

Exkavation: / Excavatio; z. B. *ophth* die **atroph. E.** (porzellanweiß) der Papille bei Optikusatrophie, die pathognomon. »glaukomatöse« E., steilwandig abfallend, meist mit randständ. Abknickung der Gefäße. – **Exkavator**: scharfes löffelförm. Handinstrument zum Ausschaben z. B. von kariösem Dentin.

Exklusion: 1) Ausschluß (s. a. Diagnosis per exclusionem). – 2) *ophth* Ausschaltung eines Auges vom Sehakt (v. a. als Schielbehandlung), z. B. mit **Exklusionsbrille** (undurchsicht. Hälfte aus Mattglas oder als einseit. Schielkapsel oder -kalotte).

Exkochleation: Auslöffeln, Auskratzen mit »scharfem Löffel«; z. B. des Talus, Kalkaneus u. Kuboids beim Klumpfußredressement (MEUSEL-OGSTEN, DEBRUNNER), des Metatarsalköpfchens u. der Grundphalanxbasis zur Mobilisation eines Hallus rigidus (VOGEL); als »scharfe« Abszeßausräumung (z. B. spezif. Halslymphknotenabszeß, oberfläch. Nierenkaverne).

Exkoriation: / Abschürfung.

Exkrement: »Ausscheidung«, das vom Organismus nach außen abgegebene, nicht mehr verwertbare Stoffwechselprodukt, i. e. S. die Fäzes.

Exkreszenz: Auswuchs (z. B. Knochen), Wucherung (Haut, Schleimhäute); s. a. *kard* LAMBL* Exkreszenz.

Exkret: »Ausscheidung«, das von den Ausscheidungsorganen des Organismus nach außen abgegebene Stoffwechselprodukt (oder Fremdstoff) einschl. der Drüsensekrete. – **Exkretion**: »Ausscheidung«; d. h. Eliminierung von organ. u. anorgan., festen, gelösten oder flücht., körpereigenen oder -fremden Substanzen durch die Ausscheidungsorgane (Lunge, Haut, Niere, Leber, Dickdarm, Talg- u. Schweißdrüsen); s. a. Sekretion.

Exkretions|enzyme: die mit der Galle in den Intestinaltrakt gelangende – u. bei Cholestase im Blut nachweisbare – alkal. Phosphatase, Leuzinaminopeptidase u. γ-Glutamylpeptidase; s. a. Schema »Serumenzyme«, vgl. Sekretions-, Zellenzyme. – **E.ikterus**: cholestatischer / Ikterus.

exkretorisch: die Ausscheidung (/ Exkretion) betreffend.

Exkursion: Bewegungsausschlag aus einer Gleichgewichtslage (Mittelstellung); z. B. Atemexkursion sowie die **Excursio oculi** als maximale Augenbewegung. – **Exkurvation**: *ophth* Stellungsanomalie des Oberlides infolge Außenkrümmung des Lidknorpels.

Exner* (SIGMUND E., 1846–1926, Physiologe, Wien) **Methode**: Markscheidenfärbung mit 1%ig. Osmiumsäure. – **E.* Nerv**: kleiner Nervenast (wahrsch. mit Fasern des Laryngeus sup.) aus dem Plexus pharyngeus des N. vagus für den M. cricothyroideus. – **E.* Plexus**: Nervenfaserschicht unmittelbar unter der Großhirnrinde.

Exner* Reflex: reflekt. Erschlaffung der umgebenden Darmwand nach Einspießen einer verschluckten Nadel. Führt u. U. zum Kippen der Nadel (»Kopf« nach vorn) in die klaffende Öffnung u. zur Austreibung durch Peristaltik.

exo...: Präfix »außerhalb«; s. a. ekto.... – *chem* Vorsilbe zur Kennz. von Brückenringsystem mit einer der *trans*-Stellung entspr. Anordnung der Substituenten; ferner für Ringverbindungen, bei denen ein Substituent nicht direkt am Ring, sondern z. B. an einer Seitenkette gebunden ist.

Exoallergie: durch exogene Allergene (Eintrittspforten v. a. Haut u. Schleimhaut) erzeugte Allergie, z. B. Kontakt-, Nahrungsmittel-, Inhalationsallergie. – **Exoamylase**: / β-Amylase. – **Exoautoinfektion**: Selbstinfektion durch – orale – Aufnahme auf der Haut lebender oder dorthin ausgeschiedener Parasiten; z. B. als Reinfektionsmodus der Strongyloidose (durch an der Analhaut haftende filiforme Larven); vgl. Retroinfektion.

Exochorion: die vom Ektoderm abstammende äuß. Schicht des Chorions. – **Exodeviation**: *ophth* / Exophorie.

Exoenzym: 1) Enzym, das im polymeren Substrat (z. B. Stärke, Protein) das endständ. Monomer abspaltet. – 2) / Ektoenzym.

exoerythrozytäre Formen (der Malariaplasmodien), Gewebsformen, E-Stadien, EE-Plasmodien: diejen. Stadien der prim. Schizogonie der Malariaerreger, die sich direkt nach der Sporozoitenübertragung durch die Mücke (= präerythrozytäre Formen) in Zellen des Leberparenchyms finden. Rufen keine path. Veränderungen hervor, bilden aber die Quelle für den Parasitenbefall der Ery (dort sek. Schizogonie). Sind, da sie auch nach der Ausschwemmung von Merozoiten fortbestehen (= E-Formen i. e. S.), Urs. der Malariarezidive (s. a. Malariazyklus).

exogen: durch äuß. Urs. entstanden, von außen in den Körper eingeführt; *psychiatr* nicht vom ZNS (Psyche) ausgehend, körperlich begründbar (/ Psychosyndrom BONHOEFFER), durch Gifte bewirkt.

Exognose: / Diagnosis per exclusionem.

Exogonium purga: *botan* s. u. Jalapenknollen.

Exohämophylaxie: (1921) bes. Form der Tachyphylaxie nach Inj. einer mit dem Blut des Empfängers gemischten therapeut. Substanz. – **Exohypophorie**: *ophth* / Exokataphorie. – **Exohysteropexie**: *gyn* / Antefixationsoperation.

Exokarenz: mangelhafte Zufuhr von Nährstoffen; vgl. Endo-, Enterokarenz. – **Exokataphorie**, Exohypophorie: *ophth* Heterophorie mit Augenabweichung nach außen (= Exophorie) u. unten (= Kataphorie, / Hypophorie). – **Exokranium**: / Pericranium.

exokrin: nach außen absondernd, mit äuß. Sekretion. – **Exokrinopathie**: Erkr. einer oder mehrerer Drüsen mit äuß. Sekretion, z. B. das SJÖGREN* Syndrom.

Exomphalos, Exomphalozele: 1) / Nabelschnurbruch. – 2) / Nabelbruch (Hernia umbilicalis). – **E.-Makroglossie-Gigantismus-Syndrom**: / WIEDEMANN* Syndrom (2).

Exomysium: weniger gebr. Bez. für Perimysium.

Exoneurolyse: s. Neurolyse (2).

Exopathie: durch äuß. Urs. hervorgerufene (»exogene«) Erkr. – **Exopeptidasen**: Peptidasen, die aus Polypeptiden endständ. Aminosäuren hydrolytisch abspalten. – **Exopexie**: op. Anheften eines inn. Organs an der Körperoberfläche (sogen. Vor[ver]lagerung).

Exophagie: Verhaltensweise von Stechmücken, das Blutmahl außerhalb von Gebäuden aufzunehmen. – **Exophilie**: Verhaltensweise von Stechmücken, während des Tages oder der Nacht außerhalb von Gebäuden zu rasten. – **Exophorie**: *ophth* das »latente Auswärtsschielen« (s. a. Heterophorie), evtl. mit »Verrollung«; Vork. v. a. bei unkorrigierter Myopie, aber auch bei Anomalie der Ruhelage oder Konvergenzschwäche. Ausgleich durch Unterkorrektur der Myopie oder Prismenbrille. – I. w. S. (»**akkomodative E.**«) auch die ungenügende Konvergenz bei Akkommodation.

Ex|ophthalmometer: (HERTEL) Gerät zur quant. Bestg. der Protrusio bulbi, in dem in 2 Spiegelpaaren (auf dem seitl. Orbitarand) jeweils Hornhautscheitel u. ein Maßstab beobachtet werden. Modifikationen n. LUEDDE u. SENA. – **exophthalmos producing substance**, EPS: (DOBYNS) aus Tierhypophysen isolierter, dem thyreotropen Hormon strukturell u. funktionell verwandter Wirkstoff, der tierexper. einen Exophthalmus induziert u. auch als pathogenet. Faktor des endokrinen Exophthalmus beim Menschen diskutiert wird.

Exophthalmus, Exophthalmie, Exorbitismus, Protrusio bulbi, Protopsis, Ophthalmoptose: ein- oder beidseit. Vordrängen des Augapfels aus der Orbita, evtl. bis zur Unmöglichkeit des Lidschlusses. Komplikationen: Doppeltsehen (= »exophthalmoplegie«), Chemosis der Bindehaut, Austrocknung der Kornea. Ät.path.: Vol.zunahme des retrobulbären Gewebes bei Endokrinose (= **endokriner E.**; stets bds.; wahrsch. durch Vol.zunahme des retrobulbären Gewebes infolge vermehrter EPS-Aktivität; v. a. bei Hyperthyreose, / BASEDOW* E.; s. a. endokrine / Ophthalmopathie, Neoplasma, entzündl. Infiltration (= **E. inflammatorius**, z. B. bei Tenonitis, Orbitalphlegmone), bei HAND*-SCHÜLLER*-CHRISTIAN* Krankh., CROUZON* Syndrom, Sinus-cavernosus-Thrombose, Parasitenbefall, fehlender Retraktion bei Okulomotoriuslähmung; s. a. SFORZINI*, E.M.O.-Syndrom. – Sonderformen: **einseit. E.**, v. a. bei endokriner Orbitopathie, Orbitaödem (Sinusitis, Thrombophlebitis, Osteomyelitis, Myositis, Zoster ophthalmicus, Neoplasma, Gefäßprozeß). – **E. intermittens s. alternans, periodischer E.**: bei angeb. oder erworbener Varikozele der Orbita, u. zwar nur während einer örtl. venösen Stauung (Senken u. Drehen des Kopfes, Druck auf die V. jugul.). – **maligner E.**: schwere, progrediente u. schmerzhafte Form, mit Konjunktivitis, Hornhautgeschwüren, evtl. Panophthalmie; v. a. bei ♀♀ als endokriner – auch paradoxer –, bei CROUZON* Syndrom, akuter Entzündung etc. – **paradoxer E.**: nach Beseitigung einer Hyperthyreose (einschl. Strumektomie) bestehenbleibender oder erneut auftretender, oft maligner E.; s. a. Hypophysen-Schilddrüsen-Syndrom. – **E. pulsans** mit bds. fühl- u. sichtbarer systol. Pulsation u. auskultierbarem systol. Doppelton über dem Bulbus; ferner Venektasien in der Konjunktiva, Augenmuskelstörungen, Optikusatrophie, starkes »Kopfrauschen«; meist (75%) traumat. Kommunikation zwischen Orbitalarterie u. Orbitalvene bzw. Sinus cavernosus (s. a. Aneurysma orbitale).

Exophylaxie: pass. / Immunisierung. – **exophytisch**: nach außen, d. h. über die Oberfläche hinaus wachsend.

Exopolyphosphatase: Enzym-Gruppe (in Hefe, Pflanzen, Duodenalepithel des Frosches), die von Polyphosphaten endständ. Phosphatgruppen hydrolytisch abspaltet.

Ex|orbitismus: / Exophthalmus.

Exosepsis: durch äuß. Infektion (Wunde) hervorgerufene Sepsis. – **Exoserosis**: (SABOURAUD) langsames Austreten von Serum (Exsudat) durch die Haut.

Exosmose: osmot. Flüssigkeitsdiffusion in ein hypertones Außenmedium.

exosomatisch: außerhalb des Körpers.

Exospore: durch Abschnürung gebildete Pilzspore; kann sexueller (z. B. Basidiosporen der Basidiomyzeten) oder asexueller Natur (z. B. Konidien von Aspergillus oder Penicillium) sein.

Exostose, Exostosis, Epostoma: umschriebene, der Knochenoberfläche breit- oder schmalbasig aufsitzende Knochenneubildung (»Auswuchs«), die reaktiv (auf mechan., chem. oder entzündl. Reize) von Periost, Perichondrium oder »myotendinösen Zonen« ausgeht (= Osteophyt), aber auch als geschwulstart. Hyperplasie bzw. als echte Geschwulst (↑ Osteom, Osteoidosteom), einzeln (z. B. subungual bei chron. Druck des Schuhwerks, oft komb. mit Clavus) oder multipel vorkommt; s. a. Myositis ossificans progressiva = MÜNCHMEYER* Syndrom (»E. luxurians«). Eine Sonderstellung nehmen die (osteo)**kartilaginären E.n** ein (Chondroosteome), ausgehend von einer Knorpelinsel in der osteogenet. Schicht des Periosts oder Perichondriums, wahrsch. auch von versprengten Teilen der Wachstumszone; vergrößern sich nur während der Wachstumsperiode durch enchondrale Ossifikation; mit Wachstumsabschluß Ersatz der Knorpelkappe durch Knochenlamelle u. fibröses Periost, so daß vollständ. Übergang in den »Mutterknochen«; Vork. v. a. in der epiphysennahen Diaphyse der langen Röhrenknochen (später »Verlagerung« gegen Schaftmitte), insbes. an dist. Femur, prox. Tibia u. Humerus, dist. Tibia u. Fibula, Mittelhand und Fingern, u. zwar breitbasig oder gestielt, glatt oder höckrig, mit meist diaphysenwärts gerichteter Spitze. Vork. solitär oder aber als **multiple kartilaginäre E.n** (exostot. Dysplasie, Osteoplasia exostotica, Ekchondrosis ossificans, multiple Osteomatose, chondrale Osteome); dominant-erbl., androtrope Systemerkr. i. S. der enchondralen Dysostosen, polyostotisch, oft bilat.-symmetr.; Manifestierung meist erst in der Pubertät, fast stets mit Wachstumshemmung der betr. Knochen (evtl. Kleinwuchs, selten Zwergwuchs = **exostot. Nanismus**); weitere Komplikationen: Drucksurierung, Bewegungseinschränkung, Drucklähmung, periphere Durchblutungsstörung; selten maligne Entartung.

Exostosebecken, Dorn-, KILIAN* Becken: durch solitäre oder multiple (»Stachelbecken«) bindegeweb. oder kartilaginäre Exostosen deformiertes Becken; ist nur selten ein Geburtshindernis.

exotherme Reaktion: *chem* Umsetzung (z. B. Verbrennung), die unter Wärmefreisetzung u. damit Abnahme der Enthalpie des Systems abläuft u. zu stabilen Reaktionsprodukten führt. – vgl. exergon. Reaktion.

Exotoxin: ↑ Ektotoxin. – **Exotropie:** *ophth* Strabismus divergens; vgl. Exophorie.

Exozöl(om), Interamnionhöhle: bei Sauropsiden u. Mammalia die bei der Abfaltung der Embryonalanlage vom extraembryonalen Bezirk entstehende außerembryonale Leibeshöhle. – **Exozytose:** Austritt 1) von Entzündungszellen aus den Blutgefäßen, 2) von gespeicherten Stoffen (z. B. Hormongranula) aus der Zelle.

Expander: 1) *pharm* ↑ Plasmaexpander; s. a. Blutersatz(flüssigkeit). – 2) *orthop* Übungsgerät zur Kräftigung der Arm-, Brust- u. Rückenmuskulatur.

Expansions|wirbel: *embryol* durch Expansion eines der paar. Skleromiten entstehender Wirbel (im Gegensatz zum Konkreszenzwirbel); WS-Entwicklungsmodus wahrsch. auch beim Menschen (SENSENIG). – **E.zyste:** durch Zunahme des Inhalts wachsende Zyste.

expansiv: *path* sich ausbreitend, verdrängend; *psych* mit »Selbsterhöhung« einhergehend (etwa i. S. von »megaloman«). – **e.-konfabulatorisches Syndrom:** maniforme Krankh. (akuter exogener Reaktionstyp BONHOEFFER) mit bes. Neigung zur Selbstüberschätzung u. zu erfundenen konfabulator. Erzählungen; Erscheinungsbild der progress. Paralyse, aber auch nach Hirnverletzung, bei fieberhaftem Infekt (insbes. Typhus u. Erysipel, bei Fleckfieber nach Entfieberung); s. a. Phaseophrenie. – **e. Wachstum:** *biol* »verdrängendes« Dickenwachstum, in dem ein Gewebskern oder -strang durch Zellvermehrung, Abdrängen der Tochterzellen nach außen u. Bildung von Zwischenzellsubstanz an Vol. zunimmt; vgl. appositionelles Wachstum. – Auch charakterist. Wachstum gutart. Geschwülste, das zum Untergang des komprim. Nachbarparenchyms u. zur Bildung einer »Tumorkapsel« führt (Gegenteil: invasives u. infiltrierendes W.). – **Expansivparanoia:** abnorme Persönlichkeitsentwicklung mit Verfolgungswahn, dem sich bei bes. entwickeltem Selbstbewußtsein ein Größenwahn (Propheten-, Erfinder- oder Abstammungswahn) hinzugesellt, oft verbunden mit Querulanz.

Expektorantia: *pharm* Mittel, die die Schleimentfernung aus den oberen Luftwegen fördern; unterschieden als Sekretolytika (z. B. Kaliumjodid, Ammoniumchlorid, saponinhalt. Drogen) u. als – den Abtransport des Schleims fördernde – Sekretomotorika (»Hustenmittel«), z. B. Emetin-halt. Drogen u. äther. Öle (meist auch spasmolytisch wirksam). – **Expektorat:** das ↑ Sputum. – **Expektoration, Expektorieren:** das »Aushusten« von Schleim, Blut, Eiter, Fremdstoffen etc. aus dem Bronchialsystem; i. w. S. der Auswurf; s. a. maulvolle Expektoration.

Expellatio: die Entlassung aus stationärer Behandlg. gegen den Willen des Pat.

experimentelle Chirurgie: klin.-chir. Forschung zur Entwicklung neuer Op.-Techniken einschl. Anästhesie-, Reanimations- u. konservat. Vor- u. Nachbehandlungsverfahren auf der Basis (tier-)experimenteller Ergebnisse: Organtransplantation, Blut-, Gewebs-, Organkonservierung, Modifizierung der Transplantationsimmunität, Toleranzinduktion, Histokompatibilitätstestung, Testung alloplast. Materialien, Entwicklung künstl. Organe u. a. m.

Experimentum crucis: (BACON) der entscheidende (»wegweisende«) Versuch, der eine Theorie zur wissenschaftl. Tatsache macht. – **E. mirabile:** (KIRCHNER, 17. Jh.) histor., tierpsychol. Experiment, bei dem ein Hahn durch erzwungene Fixierung seines Blickes auf einen Kreidestrich in völl. Bewegungslosigkeit verfällt.

Exphallatio: ↑ Penisexstirpation. – **Explantat:** das zwecks Ex- oder Transplantation entnommene Organ oder Gewebestück. – **Explantation:** Entnahme eines Körpergewebes oder -organs, i. e. S. (ROUX 1905) zur Verpflanzung in ein extrakorporales Kulturmedium (Gewebszüchtung).

Exploratio(n): Ausforschung, Untersuchung, ↑ Austastung (»**E. interna**«); i. e. S. die Erhebung der Anamnese durch Befragen des Pat., spez. in der Psychiatrie, wo sie v. a. Aufschluß über diagnostisch relevante Fragenkomplexe (prämorbide Persönlichkeit, individuelle Erlebnisweise, seel. u. intellektuelle Fähigkeiten) gibt u. – in der Psychother. – aufgrund des akt. Gesprächsanteils des Explorators auch wesentl. Teil der Behandlung ist. – **Explorativlaparotomie**: ↗ Probelaparotomie.

explosible Psychopathie: s. u. Psychopath.

Explosionstrauma: als Folge des Druckstoßes (ab 0,07 atü) auftretende Verletzung durch Schleuderung des Körpers sowie durch Splitter u. weggeschleudertes Material; i. w. S. auch die Intoxikation durch Explosionsgase u. das ↗ Knalltrauma.

explosive Sprache: Hervorstoßen einzelner Wörter als dysarthr. Störung bei Läsion des Kleinhirns oder kortikobulbärer Bahnen.

Explosivepidemie: Epidemie mit sehr raschem Ansteigen – u. fast ebenso steilem Abfallen – der Erkrankungszahl, z. B. bei Trinkwasser- oder Lebensmittelinfektion.

Explosivität: *psych* Bereitschaft zu plötzlich gewaltsamen Affektausbrüchen (s. a. Affekthandlung) evtl. nach vorausgegangener Affektstauung; v. a. bei Epilepsie u. akuter Schizophrenie.

Exponential|kurve: graph. Form eines nach einer Exponentialfunktion verlaufenden Vorgangs, in halblogarithm. Darstg. (abhäng. Koordinate logarithmisch) eine Gerade; häufiger Kurventyp für Wachstums- u. Zerfallsvorgänge u. Dosis-Wirkungsbeziehungen. – **E.strom**: (KOWARSCHIK) elektr. Impuls mit – schrägem – Anstieg (u./oder Abfall) in Form einer Exponentialkurve; zur selekt. Reizung geschädigter motor. Einheiten (Wirkung ähnl. der des ↗ Dreieckimpulses).

Exposition: *physik* zeitl. begrenztes (dosiertes) Einbringen eines Objekts in den Wirkungsbereich der Außenbedingungen oder einer bes. Umgebung, z. B. bei (Rö-)Belichtung, Bestrahlung; i. w. S. auch das dauernde oder wiederholte – Ausgesetztsein, z. B. bei Kontakt- oder Luftinfektion, als Kälte-, Lärm-, Staub-, ↗ Strahlenexposition; *radiol* s. a. Exposure.

Expositions|prophylaxe: die bei Auftreten einer Infektionskrankh. zu treffenden hygien. Maßnahmen zum Schutz eines bes. gefährdeten Personenkreises, z. B. Asylierung. – **E.test**: *allerg* Ermittlung des spezif. AG durch Exposition des Allergikers gegenüber den in Frage kommenden Stoffen; s. a. Provokationsprobe.

Exposure (dose): (engl.) *radiol* »Exposition« als von der ICRU für die Messung energiereicher Photonenstrahlen festgelegte Größe

$$X = \frac{\Delta Q}{\Delta m}.$$

Dabei ist ΔQ die Ladung aller Ionen eines Vorzeichens, die von den Elektronen, welche die Photonenstrahlung im Luftvol.element der Masse Δm freisetzt, längs ihrer vollen Reichweite in Luft gebildet werden. Einheit: Röntgen (R) oder Coulomb/kg. – Ist bei Sekundärelektronengleichgew. praktisch gleich der Gleichgewicht-Ionendosis. – **Exposure rate**: die zeitl. Änderung der Exposure dose

$$\frac{\Delta X}{\Delta t}.$$

Expressio(n): Herauspressen; *gyn* das Herausdrücken des Kindes, des kindl. Kopfes oder der Plazenta durch den Geburtshelfer bei fehlender oder ungenügender Bauchpresse der Gebärenden; Anw. nur, wenn räuml. Hindernisse fehlen; s. a. KRISTELLER*, CREDÉ*, NAUJOKS*, WIEGAND*-MARTIN*-v. WINCKEL*

Handgriff. – **Expressionsgürtel**: (SALING 1964) *geburtsh* breiter Stoffgürtel, mit dem die mangelhafte Preßarbeit in der Austreibungsperiode unterstüzt wird.

expressiv: ausdrucksstark. – **Expressivität eines Gens**: der Grad einer bei gleicher Allelkombination verschieden ausfallenden phänotyp. Ausprägung einer Erbanlage; beeinflußt v. a. durch – nichtallele – Gene (»Modifikationsgene«) u. exogene Faktoren; von der Spezifität der Genwirkung schwer abgrenzbar.

Expressor: *ophth* Quetschpinzette zum Ausdrücken von Bindehautfollikeln; z. B. Trachompinzette.

Exprimat: das aus einer Drüse (z. B. Tonsille, Prostata) durch »Ausdrücken« gewonnene Material.

Expulsion: *gyn* Austreibung (s. a. Austreibungszeit). – **Expulsionsbinde**: Gummibinde zum »Auswickeln« einer Gliedmaße für Autotransfuion oder Blutleere; i. e. S. die ESMARCH* Binde.

Expulsivblutung: *ophth* massive intraokulare Blutung (aus größerem Choroidealgefäß) während oder nach bulbuseröffnender Op., die den Bulbusinhalt aus der gesprengten Wunde drängt; begleitet von Übelkeit u. Erbrechen.

Exsanguino...: Wortteil »Ausbluten«; z. B. E.transfusion (weitgehende ↗ Austauschtransfusion).

Exsikkantia: *pharm* »(aus)trocknende Mittel« (s. u. Adsorbentia). – **Exsikkation**: ↗ Exsikkose.

Exsikkations|ekzematid: präekzematöser Zustand nach stärker austrocknenden Waschprozeduren (mit Seifen bzw. Syndets); im Gesicht oder unregelmäßig am Körper verstreute Herde mit trockener, pityriasibis psoriasiformer Schuppung u. zentraler Rötung auf insges. trockener (sebostat.) Haut. – vgl. Eczéma craquelée. – **E.fieber**: ↗ Durstfieber. – **E.syndrom**: ↗ Salzstauungssyndrom.

Exsikkator, Desikkator: luftdichtes, meist evakuierbares (= Vakuum-E.) Glasgefäß, das am Boden hygroskop. Substanzen (konz. H_2SO_4, $CaCl_2$, Phosphorpentoxid, Kieselgel) enthält u. zur Trocknung feuchter oder Aufbewahrung feuchtigkeitsempfindl. Stoffe dient.

Exsikkose, Exsikkation: »Austrocknung« des Organismus als Folge neg. Flüssigkeitsbilanz, d. h. bei

Exsikkose	Wassermangel-Exsikkose intra- u. extrazellulär	Salzmangel-Exsikkose extrazellulär
Blutdruck	wenig erniedrigt	stark erniedrigt
Diurese	stark erniedrigt	wechselnd
Durstgefühl	sehr stark	leicht oder fehlend
Erbrechen, Nausea	fehlend	häufig
Fieber	häufig	fehlend
Gewichtsabnahme	sehr stark	leicht
Krämpfe	fehlend	häufig
Bluteindickung	wenig ausgeprägt	sehr ausgeprägt
K^+ (Harn)	erhöht	wechselnd
Na^+ (Serum)	erhöht	erniedrigt oder normal
Na^+ (Harn)	erniedrigt	stark erniedrigt (außer ADDISON* Krkht.)
Rest-N	wenig erhöht	erhöht
extrazell. Volumen	leicht erniedrigt	stark erniedrigt
intrazell. Volumen	erniedrigt	erhöht
Salzeinschränkung	nutzlos	ungünstig
Salzzufuhr	gefährlich	sehr günstig
Flüssigkeitszufuhr	sehr gut	nutzlos

Exsikkose, extrazelluläre

hyper-, hypo- oder isotoner Dehydratation; stets kombiniert mit Störung des Elektrolythaushalts. **Extrazelluläre E.** mit Verminderung der EZF zugunsten der IZF v. a. durch Salzverlust bei Erbrechen, Durchfall, Schwitzen, salzloser Diät (s. a. Salzmangelsyndrom). **Intrazelluläre E.** mit Verminderung der IZF bei erhöhtem extrazellulärem osmot. Druck Folge unzureichender Wasseraufnahme (= Durstoder ↑ Wassermangel-E.) oder abnormer Wasserverluste (z. B. bei Diabetes inspidus). Sympte. ↑ Tab. – **Globale E.** führt in 10–15 Tg. zum Tode. – **E.fieber:** ↑ Durstfieber.

Exsorption: 1) die Bewegung von Wasser, Elektrolyten u. a. gelösten Stoffen aus der Blutbahn in das Darmlumen. – 2) ↑ Sekretion.

exspektativ: abwartend; z. B. die – dem spontanen Krankheitsverlauf nicht vorgreifende – e. Behandlung.

Exspiration: die Ausatmung der Luft aus den Lungen (s. a. Atmung, Atemluft etc.); erfolgt bei ruhiger Atmung durch pass. Rückkehr zur Atemruhelage, bedingt durch Elastizität von Lunge u. Thorax, unterstützt durch Höhertreten des Zwerchfells, bei forcierter E. auch unter akt. Beteiligung der Mm. intercostales int. (↑ Tab. = »Atemmuskulatur«).

Exspirations|druck: der intrathorakale Relaxationsdruck der Lunge in Atemruhelage. Normalerweise leicht neg., bei vertiefter Exspirationslage annähernd 0 (d. h. Barometerdruck). Akt. exspirator. Maximaldrücke bei verschlossener Glottis erreichen bis 100 cm H_2O. – **E.reservevolumen, ERV:** das Lungenvol., das nach normaler Ausatmung noch durch willkürl. Exspiration (bis zur Grenze des Residualvol.) entleert werden kann; nimmt mit zunehmender Aktivität ab. – Das »**forcierte E.vol. pro Sek.**« (FEV_1) ist wicht. Maß der Lungenfunktion. – **E.stoß:** ↑ Atemstoß.

exspiratorisch: die Ausatmung (Exspirium) betreffend.

Exspirium: Phase der Ausatmung (↑ Exspiration). – Auch klin. Bez. für das Ausatmungsgeräusch, z. B. das **verlängerte E.** als charakterist. Auskultationsbefund bei Asthma bronch., spast. Bronchitis, obstrukt. Emphysem u. Stauung im kleinen Kreislauf infolge Behinderung der Exspiration; das **verschärfte E.** (meist auch verlängert) als Normalbefund in der seitl. Halsregion u. über der re. Lungenspitze (bei Kindern noch über der ganzen Lunge), darüber hinaus bei Bronchus- u. Trachealstenose, beginnender Lungen-Tbk, kleiner Lungeninfiltration.

Exstirpation: die op. Entfernung eines – umschriebenen – Gewebeteils (z. B. Tumor), wobei der Defekt – mit oder ohne Naht – der Spontanheilung überlassen bleibt; s. a. Totalexstirpation (vgl. Ektomie).

Exstrophie: ↑ Ekstrophie.

Exsuccatio, Exsukkation: Absaugen, z. B. von Blut u. Sekreten im Op.feld.

Exsudat: die im Rahmen einer Entzündung aus den Gefäßen ausgetretene trübe, mehr oder weniger zellhalt., eiweißreiche (> 3 g%) Flüssigkeit mit spezif. Gew. > 1015. DD gegenüber Transsudat durch ↑ RIVALTA*, MORITZ*, BARBERIO* Probe. Als **seröses E.** zellarm, vorw. aus Plasma bestehend, evtl. fibrinös (pseudomembranös), als **katarrhal. E.** reichl. Schleim u. desquamierte Oberflächenepithelien enthaltend, als **eitr. E.** trüb, rahmig, mit reichlich Eiterkörperchen. – Entweder als **freies E.** (in einer Körperhöhle; s. a. Erguß) oder aber als **interstitielles** oder als **parenchymatöses E.** – **Exsudation:** »Ausschwitzung« bestimmter Anteile des Bluts (↑ Exsudat) durch die Gefäßwand in Nachbargewebe oder auf inn. u. äuß. Körperoberflächen. – **Exsudationszyste:** umschrieb. Exsudat (oder Extravasat) im Gewebe oder in vorgebildeten Höhlen, z. B. Hydro-, Hämatozele, Hygrom, Blutzyste.

exsudativ: mit Exsudatbildung einhergehend, z. B. die e. ↑ Entzündung, ↑ Diathese, **Gastroenteropathie.**

Exsufflation: forcierte ↑ Exspiration.

ext.: externus.

Extended legs: (engl.) *geburtsh* die bei Beckenendlage an der Bauchseite des Kindes hochgeschlagenen (»gestreckten«) Beine, die eine geringere Beweglichkeit der Fruchtwalze bedingen u. bei Erstgebärenden Kunsthilfe erschweren.

Extension: 1) *physiol* Bewegung einer Extremität, eines Extremitätenabschnitts oder der WS aus der Beuge in die Streckstellung; i. w. S. jede durch Extensoren hervorgerufene Bewegung, auch wenn daraus infolge Überstreckung (= Hyperextension) eine Beugung resultiert, z. B. Dorsalflexion des Handgelenks. – 2) *chir* therap. »Streckung« des Körpers oder eines Körperabschnitts (Extremität) durch Zug in Richtung Längsachse, evtl. kombiniert mit Quer-, Rotations- oder Gegenzug (= Kontra-E. oder Distraktion); zur Reposition u. Retention einer Fraktur, nach Osteotomie, entweder manuell u. kurzfristig oder als »Dauerzug« mit Extensionstisch, BÖHLER* Schraubenzuggerät, Transfixationsgips (»**starre E.**«), Extensionsverband etc.; s. a. Suspension (= **schräge** bzw. **vertikale E.**), Extensionsverband, Abb. »STEINMANN* Nagel«. – 3) *path* Ausbreitung eines Prozesses (Extensio ↑ per contiguitatem).

Extensions|apparat: Redressionsgerät mit horizontalem u./oder vertikalem Dauerzug; i. e. S. zur Streckbehandlung der WS (bei Fraktur, Skoliose, Bandscheibenschaden), z. B. Extensions(quengel)korsett, Redressionsapparat (WULLSTEIN, BEELY), Schrägextensionsbett (mit GLISSON* Schlinge, CRUTCHFIELD* Klammer). – **E.bett:** fahrbares Spezialbett für Extensionsbehandlung; mit Suspensionsgerät (»Extensionsgalgen«) einschl. Pendelrollen für Gewichtszüge in mehreren Richtungen (z. B. für RAUCHFUSS* Tuchschwebe, BAUMANN* Lagerung), auch als Schräg-E.; zahlreiches Zusatzgerät (installierbar meist nach dem Lochstabsystem, z. B. sogen. »Reiter« mit Trapez für Krankenselbstaufrichtung). – **E.bügel:** hufeisenförm. »Drahtspannbügel« (s. a. Drahtextension) mit Zughakenlöchern sowie Spann- u. Haltevorrichtung für 1 oder 2 Extensionsdrähte oder -nägel zur Extensionsbehandlung u. Schwebelagerung sowie – als Doppeldrahtspannbügel – zur Druckosteosynthese; z. B. nach GREIFENSTEINER, WUSTMANN, SACHSE, KLAPP.

Extensions|fraktur, Hyperextensionsfraktur: indir. Fraktur durch Gewalteinwirkung auf die überstreckte Gliedmaße. Häufigste Formen: supra- oder perkondyläre Schrägfraktur des kindl. Humerus, COLLES* u. BARTON* Radiusfraktur, seltener E. der WS (Aussprengung des WK-Hinterrandes in den Wirbelkanal) u. der Malleolen. – **E.hülse:** spiralig oder diagonal geflochtene Hülse aus Palmblatt oder Rohr, die sich bei Zug dem umschlossenen Finger (Zehe) fest anlegt; sogen. »Mädchenfänger«, »Hexenstrumpf« (Gefahr der Zirkulationsstörung); für Extensionsbehandlg. bei Fraktur. – **E.korsett**: Redressionskorsett zur Streckung der WS bei Skoliose (meist zur Lockerung vor u. nach op. Versteifung), mit verstellbaren Hinterhaupt- u. Kinnstützen u. Federextension, evtl. kombiniert mit einer vom Pat. zu betätigenden Suspensionsvorrichtung (z. B. DUCROQUET*, Milwaukee-Korsett).

Extensions|massage: Kombin. manueller WS-Ther. mit Reflexzonenmassage. – **E.nagel**: drehrunder, kopfloser Metallnagel zur ossären E.behandlung (u. zur Osteosynthese spongiöser Knochen); i. e. S. der ↑ STEINMANN* Nagel. – **E.quengelkorsett**: Dehnungsgipsverband zur pass. Korrektur (ca. 35°) der WS-Skoliose nach dem Quengelprinzip, bestehend aus Brust- (unter Einschluß von Hinterkopf u. Kinn) u. Beckenring (anmodelliert in Suspensionshaltung), die durch Schraubengewinde auseinandergedrängt werden; s. a. Abb. »Milwaukee-Korsett«.

Extensions|schiene: Bein- oder Armlagerungsschiene zur E.behandlung (meist Gewichts- oder Federzug) von Frakturen; z. B. nach BRAUN, KIRSCHNER, KRAPP. – **E.tisch**: spez. Op.-Tisch für chir.-orthop. Eingriffe an unt. Extremität u. Becken, auf dem bd. Beine durch bilat., dosierbaren Zug (über Fußmanschette oder Drahtextension) in variabler Spreizstellung u. Schwebelagerung gestreckt werden (v. a. für Fraktureinrichtung, Osteosynthese). – **E.verband**: Verband zur permanenten E.behandlung, der auch zusätzl. Übungs-, Wundbehandlung etc. zuläßt. Zugmittel greifen an entweder an der Körperoberfläche (Arm- oder Beinmanschette, Trikotschlauch, Heftpflaster-, Gips-, Zinkleimverband, Filzschuh [LINARTZ*], GLISSON* Schlinge, Extensionshülse etc.) oder direkt am Knochen (= ossäre Extension, mit Extensionsdraht, -nagel, -klammer). Als Zugkraft dienen Gewichts-, Gummi-, Feder-, Schrauben-, Quengelzug oder Gegenzug i. S. des Streckverbands (= Distraktion).

Extensor: ↑ Musculus extensor. – **E.-hallucis-Phänomen**: beim Versuch, das gestreckte Bein gegen Widerstand im Kniegelenk zu beugen, eintretende Dorsalflexion der Großzehe als homolat. striäres Reizsympt. (evtl. Frühsympt. der Chorea minor). – **E.-indicis-propr.-Syndrom**: Synovitis am Muskel-Sehne-Übergang mit schmerzhafter Stenosierung des 4. dors. Sehnenscheidenfaches.

Extensoren|loge: das von Unterschenkelfaszie u. Septum intermusculare ant. u. post. cruris gebildete Fach für die Mm. extensor digitorum u. hallucis longus. – **E.reflex**: ↑ Streckreflex.

exterior, -ius: (lat.) weiter außen, auf der Außenseite.

Exteriorisation: *psych* Objektfindung von Wünschen u. Affekten; in der Psychoanalyse die Objektbesetzung der Libido.

Externa: *pharm* äußerlich anzuwendende Mittel.

externus: (lat.) außen gelegen, äußerer, fremd.

extero|fektiv: (CANNON) *physiol* als Antwort auf Außenreize vom ZNS gesteuert. – **E.(re)zeptiv**: *physiol* von außen kommende Reize aufnehmend; z. B. exter. ↑ Reflex. – **E.(re)zeptor**: sensibles Endorgan (z. B. Photo-, Mechanorezeptor), das durch Umweltreize erregt wird. – vgl. Interorezeptor.

Extinktion: Auslöschung, Vertilgung, Vernichtung. – **1)** *opt* ↑ Absorption; i. e. S. die im Photometer für einen Licht-, UV- etc. Strahl (meist genau definierter Wellenlänge) meßbare Absorption (auch durch Streuung) eines Mediums; $E = \log(I_0/I_d)$, wobei I_0 = Eintritts-, I_d = Austrittsintensität des Strahls ist; s. a. Extinktionskoeffizient. – **2)** *physiol* (PAWLOW) das allmähl. Erlöschen eines bedingten Reflexes, wenn auf einen bedingten Reiz der unkonditionierte Reiz nicht mehr folgt. – (BENDER u. TEUBER 1945) Die Nichtwahrnehmung eines Reizes, wenn dieser mit einem ähnl. zweiten gleichzeitig gesetzt wird.

Extinktionskoeffizient, -konstante: wellenlängen- u. stoffabhäng. Proportionalitätsfaktor des LAMBERT*-BEER* Gesetzes; der **molare dekad. E.** (»ε«) hat die Dimension l/Mol · cm u. entspricht der Extinktion einer molaren Lösung in 1 cm dicker Schicht; der **molare natürl. E.** (»κ«) = 2,303 ε; der **spez. E.** (»ε'«) hat die Dimension l/g · cm; der Gramm%-E. (»ε%«) = 10 ε'.

Exton* Reaktion: (1923) Eiweißnachweis im Harn anhand der Trübung (Fällung) beim Erhitzen mit 5%ig. wäßr. Sulfosalizylsäure-Lsg. āā (u. Zusatz von 20% Natriumsulfat oder – quant. – 1 g Na_2SO_4 u. 2,5 ml 0,4%ig. Bromphenolblau-Lsg./100 ml).

Exton*-Rose* Test (WILLIAM G. E., 1876–1943, amerikan. Arzt): einfache Glukose-Doppelbelastung zum Diabetes-Nachweis, mit 2mal 50 g Glukose peroral im Abstand von 30 Min. u. Blutzuckerbestg. jeweils 30 Min. später; ein deutl. erhöhter 2. Wert gilt als positiv.

Extorsion: *ophth* »Auswärtsrollung« des Augapfels um die sagittale Achse; s. a. Zyklotropie, Torsionswinkel.

Extr.: ↑ Extractum.

extra: (lat.) Präposition bzw. Präfix »außerhalb«. – **extra muros**: »außerhalb der Mauern« (des Krankenzimmers, so daß es Pat. nicht hört).

Extraagglutinin: irreguläres ↑ Agglutinin. – **E. I**: das menschl. Anti-P.

extra|amnial(is): (lat.) außerhalb des Amnions. – **e.artikulär**: außerhalb eines Gelenks. – **e.bulbär**: außerhalb des (Augen-)Bulbus.

Extrachromosom: überzähl. ↑ Chromosom (z. B. bei Trisomie).

Extractio: ↑ Extraktion.

Extractum, Extrakt: »Auszug«, insbes. solche galenischer Art, darunter Dekokte, Infuse, Mazerate, Tinkturen, Perkolate usw.; i. e. S. rel. haltbare, mit lösl. Substanzen des Extraktionsgutes angereicherte, eingedickte Auszüge oder Preßsäfte aus frischen Pflanzenteilen, Drogen, Nahrungsmitteln; je nach Beschaffenheit als **E. tenue, spissum** (nach Erkalten dick), **siccum** (im Vakuum eingedampft) u. **fluidum** oder **liquidum** (»Fluid-E.«, mit der luftgetrockneten Droge gewichtsidentisch, meist Perkolat), nach Extraktionsmittel als **E. aquosum, spirituosum u. aethereum**; z. B. **E. Belladonnae** (auf ca. 1,5% Hyoszyamin eingestellter Trocken-E. aus Blättern von Atropa Belladonna), **E. Faecis** (Hefeextrakt; Verw. als Pillenmasse), **E. Filicis (maris)** (Perkolat der getrockneten Rhizome von Dryopteris filix mas mit Äther; Bandwurmmittel; max. ED 10 ml), **E. Opii** (auf ca. 20% Morphin eingestellter Trockenextrakt; BTM; max.

Extractum Strychni

ED 75 mg), **E. Strychni** (Trocken-E. aus reifen Samen von Strychnos nux vomica; Tonikum, Stimulans; max. ED 50 mg).

extradural(is): ↑ epidural; z. B. **E.anästhesie** (↑ Epiduralanästhesie), **E.raum** (↑ Cavum epidurale).

extra|embryonal: adj. Bez. für Gebilde, die nicht direkt am Aufbau des Embryos beteiligt sind (z. B. das e. Mesenchym, Zölom, die Eihäute. – **e.epithelial**: an der Außenseite eines Epithels. – **e.erythrozytär**: ↑ exoerythrozytär.

extra|faszial: an der Außenseite einer Faszie. – **e.fusale Muskulatur**: die außerhalb der Muskelspindeln gelegene Skelettmuskulatur (im Gegensatz zur intrafusalen oder Spindelmuskulatur).

extra|genital: nicht im Bereich des Genitale. – **e.hepatisch**: außerhalb der Leber, ohne Beteiligung der Leber (= ahepatisch).

Extrahieren, Extraktion: *pharm* das »Herausziehen« von Bestandteilen aus einem festen oder flüss. Substanzengemisch durch Auslaugen, Digerieren, Mazerieren u. Perkolieren (z. B. mit SOXHLET* Apparat), Ausschütteln (im Scheidetrichter), im Gegenstromverfahren mit selektivem Lösungsmittel. – *dent, chir, gyn* ↑ Extraktion.

extra|insulär: außerhalb oder ohne ursächl. Beteiligung des Inselorgans des Pankreas (z. B. e. ↑ Diabetes). – **e.intestinal**: außerhalb des Verdauungstraktes.

extra|kampin: außerhalb des Gesichtsfeldes. – **e.kapsulär**: außerhalb einer Gelenk- oder Organkapsel (= peri- oder epikapsulär). – **e.kardial**: außerhalb des Herzens, nicht vom Herzen ausgehend; z. B. die herznahen u. synchron mit der Herzaktion auftretenden e. Geräusche (z. B. systol. Klick, bei pleurokard. Verwachsungen, Perikardreiben). – **e.korporal**: außerhalb des Körpers, z. B. die e. Dialyse (↑ Hämodialyse), der e. ↑ Kreislauf, die e. Blutbestrahlung (z. B. mit ^{90}Sr bei chron. lymphat. Leukämie). – **e.kranial**: außerhalb des knöchernen Schädels.

Extrakt: ↑ Extractum; s. a. Extrahieren.

Extraktion, Extractio: »Herausziehen« eines Zahns (↑ Zahnextraktion), *chir* eines Fremdkörpers, *ophth* der Augenlinse (↑ Linsenextraktion) oder eines Augenfremdkörpers (diaskleral mittels Magneten), *gyn* des Kindes bei der Geburt (als manuelle oder instrumentelle E., ↑ Vakuum- bzw. Zangenextraktion), u. zwar bei Beckenendlage als »ganze E.« bei noch nicht geborenem Steiß (Vollnarkose; Zug am vorliegenden Bein mit stets höher greifenden Händen, bei reiner Steißlage mit gleichnam. Zeigefinger an der vord. Schenkelbeuge; dazu Expression von oben; Entwicklung der Schultern u. Arme mit [klass.] Armlösung, des Kopfes mit VEIT*-SMELLIE* Handgriff) oder als »halbe E.« bei bereits geborenem Steiß (Asphyxiegefahr nach 2–3 Min.). – *pharmaz* ↑ Extrahieren.

Extraktimpfstoff: s. u. Impfstoff. – **Extraktivstoffe**: die in Fleischextrakt, Brühwürfeln u. Würzen enthaltenen Geschmacksstoffe, z. B. Kreatin, Kreatinin, Sarkin, Hypoxanthin, Xanthin, die u. a. die Magensekretion anregen.

extra|laryngeal: außerhalb des Kehlkopfes. – **e.lemniskales System**: *anat* die nicht im Lemniscus med. zum Thalamus u. weiter zum Kortex ziehenden somatosensiblen Bahnen, die – nach Umschaltung in der Formatio reticularis – in kaud. u. intralaminäre Thalamuskerne projizieren; von geringerer somatotrop. u. differenzierender sensibler Leistungsfähigkeit als das ↑ lemniskale System; wahrsch. Aktivator der Formatio reticularis.

extra|matrimonielle Insemination: heterologe ↑ Insemination. – **e.median**: ↑ paramedian. – **e.medullär**: außerhalb des Knochen- oder Rückenmarks. – **e.meningeal**: außerhalb der Hirnhäute (= extra- oder epidural). – **e.mural**: außerhalb einer Organwand.

extra|nukleär: außerhalb des Zellkerns (d. h. im Zellplasma). – **e.okulär**: außerhalb des Augapfels. – **E.oralverband**: *dent* extraoraler ↑ Schienenverband.

extra|pelvin: außerhalb des knöchernen Beckens. – **e.perikardial**: außerhalb des Herzbeutels (z. B. das »pleuroperikardiale Reiben«). – **e.peritoneal**: außerhalb oder an der Außenseite des Peritoneums, d. h. außerhalb der – nicht eröffneten – Bauchhöhle; z. B. die e. ↑ Schnittentbindung (= Sectio caesarea extraperitonealis).

Extraperitonealisierung: *chir* 1) op. Verlagerung eines Bauchorgans aus der Peritonealhöhle, z. B. des ausgelösten Rektosigmoids ins kleine Becken im Rahmen einer abdominosakr. Mastdarmexstirpation; s. a. Vorlagerung. – 2) Mobilisierung eines inn. Organs durch Exzision des festadhärenten Peritonealüberzugs, z. B. der Harnblase nach VOELCKER oder GÖPEL.

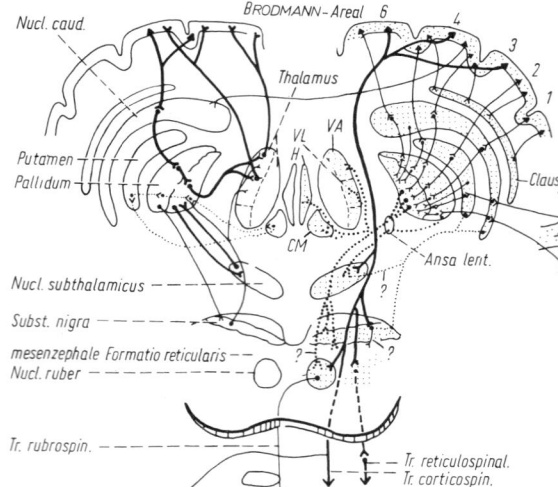

Extrapyramidale Kerne u. ihre gesicherten u. vermuteten Verbindungen (VA, VL, H, CM = Thalamuskerne).

extrapleural: außerhalb des Rippenfells, d. h. außerhalb bzw. unter Nichteröffnung des Pleuraraums. – **e.pulmonal**: außerhalb der Lunge.

Extrapneumoperitoneum: ↑ Pneumoretroperitoneum.

extrapyramidal: außerhalb der Pyramidenbahn, das extrapyramidal-motor. System betreffend. – **e. Symptomenkomplex**: der »striopallidäre S.« bei Alteration des EPS, gekennzeichnet durch Störungen von Muskeltonus u. Bewegungsablauf. Klin. Einteilung in hypokinet-rigides Syndrom, extrapyramidalen Tremor, hyperkinet. Syndrom (choreat., ballist., athetot., torisonsdyston., myoklon.) u extrapyramidale Paroxysmen. Als typ. Gangstörung bei hypokinet. Form kleinschritt., unelast., schwer zu bremsender Gang, mangelnde Mitbewegungen, meist vornübergeneigt; bei hyperkinet. Form schleudernde Bewegungen, abruptes Verlagern des Rumpfes mit Gefahr des Hinstürzens; Verlust der eingeschlagenen Richtung.

extrapyramidal(motorisch)es System, EPS: der außerhalb der Pyramiden des Hirnstamms verlaufende, der Kontrolle u. Durchführung motor. Halte- u. Bewegungsakte dienende Teil des ZNS (in funkt. Zusammenarbeit mit dem – nicht streng zu trennenden – pyramidalmotor. System). Kortikaler Anteil entspringt in weiten Bereichen der front., pariet., parietookzipit. u. tempor. Rinde, meist mit doppelläuf. Verbindungen zu subkortikalen Stammganglien, motor. Mittelhirnkernen u. zur ↑ Formatio reticularis. Von dort – über absteigende Bahnen – Einfluß auf die Systeme der RM-Motorik (Tractus reticulo-, rubro-, vestibulo- u. tectospin.; ↑ Abb., s. a. Schema »Nucleus«).

Extrapyramidotomie, zervikale Vorderstrangdurchschneidung: (PUTNAM) ein- oder beidseit. Durchtrennung des vestibulo-, retikulo- u. tektospinalen Bündels in Höhe C_2 u. C_3 zur Korrektur homolateraler choreoathetot. Bewegungsstörungen.

extrarenal: außerhalb der Niere, nicht von den Nieren ausgehend.

Extraschlag: *kard* ↑ Extrasystole.

extrasellär: außerhalb der Sella turcica (= parasellär).

Extrasystole, ES: vorzeit. Kontraktion des Herzens oder einzelner Herzteile infolge anomaler Erregungsbildung; führt zur Störung des Grundrhythmus (↑ Abb.); z. T. ohne Krankheitswert. Je nach Ursprungsort unterschieden als **sinusale** (vom Sinusknoten ausgehend; sei individ. Normalintervall), **sinusnahe** (mit oder ohne kompensator. Pause), **atriale** (↑ Vorhof-E.), **nodale** oder ↑ **atrioventrikuläre**, **supraventrikuläre** (= atrial oder av.), **ventrikuläre** (↑ Kammer-E.), **septale** (als ↑ Bündelstamm- oder infrabifurkale E.), **infranodale** oder knotennahe (↑ Bündelstamm-E.), **subepikardiale E.**; spontan oder reflektorisch (Atmung, Blutdruck etc.) ausgelöst, ohne oder mit nachweisbarer Myokardalteration (»**organ. E.**«); entweder **monotop** (= unifokal) oder **polytop** (= multifokal), dann im allg. auch mono- bzw. polymorph. – Bes. Formen: **blockierende E.** (sehr frühzeit. Vorhof-E., die zwar vom noch refraktären Av-System nicht übergeleitet wird, aber eine P-Q-Verlängerung bedingt), **interpolierte E.** (zwischen 2 Normalschlägen, ohne kompensator. Pause), **rückgekoppelte E.** (infolge retrograder Erregung – u. damit Synchronisierung – des Sinusknotens durch das Extraerregungszentrum hervorgerufene gekoppelte, d. h. einem Normalschlag in konst. zeitl. Abstand folgende E.). – s. a. extrasystolische ↑ Tachykardie. – Eine **Extrasystolie** ist beim Feten (7.–8. Mon.) im Rahmen der Entwicklung des vegetat. NS physiologisch; s. a. Schema »Erregungsrückkehr«.

extrathorakal: außerhalb des Brustkorbs bzw. -raumes.

Extraton: *kard* neben den physiol. Herztönen auftretender HT, z. B. frühsystol. (Austreibungston oder Ejection click), frühdiastol. (Mitralöffnungston, »3. HT«), präsystol. (Vorhofton).

extrauterin: außerhalb des Cavum uteri; z. B. die e. ↑ Gravidität (Extrauteringravidität, EU).

Extravasat: aus einem Gefäß oder Organ in das benachbarte Gewebe ausgetretene Körperflüssigkeit (Blut, Lymphe, Harn).

extra|vaskulär: außerhalb eines Blut- oder Lymphgefäßes. – **e.ventrikulär**: außerhalb eines Herz- (= supraventrikulär) oder eines Hirnventrikels; an der Außenseite des Magens (Ventriculus). – **e.vertiert**: (C. G. JUNG) *psych* mit der Tendenz, seine Interessen mehr den Geschehnissen der äuß. Welt zuzuwenden, die Wirklichkeit u. ihre prakt. Belange mit Vergnügen zu ergreifen (»Wendung der Libido nach außen, zum Objekt«). – vgl. introvertiert. – **e.vesikal**: außerhalb der (Harn-)Blase.

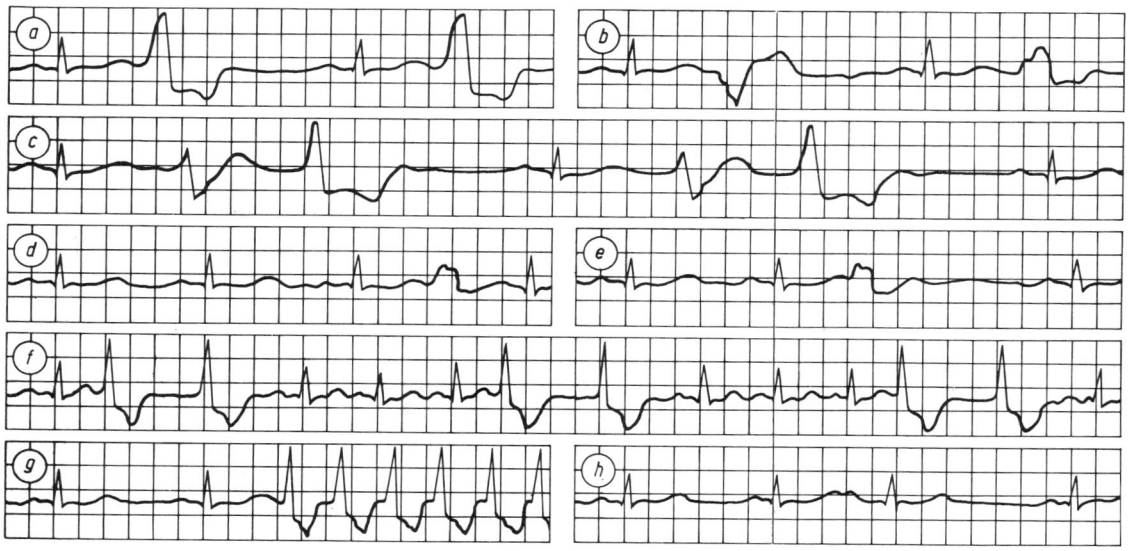

Kammerextrasystolen: a monomorphe (Bigeminie); b polymorphe (Bigeminie); c polymorphe (Trigeminie); d interpolierte; e kompensierte; f gekoppelte; g paroxysmale tachykarde (Salve). – h Vorhofextrasystole.

extrazellulär

extrazellulär, -lar: außerhalb der Zelle, z. B. die **E.flüssigkeit** (ECF, EZF) als die außerhalb der Zellen befindl. Körperflüssigkeit, aus der die Zellen O_2 u. Nährstoffe aufnehmen u. in die sie Schlackenstoffe abgeben; bei Tieren mit Gefäßsystem die interstitielle Flüssigkeit (einschl. der transzellulären) u. das Blutplasma; s. a. Wasser-Elektrolyt-Haushalt (Tab.). Der von der EZF eingenommene **E.raum** (EZR) beträgt als Vol. beim Erwachs. 12,5–27 (20–24)% des Körpergew. bzw. ca. 33% des Körperwassers (beim 70 kg schweren Mann ca. 17 l). Nach EDELMAN u. LEIBMAN (1959) unterteilt in die 4 Kompartimente Plasma (~ 4,3%; Wasser), leicht diffusible Flüssigkeit des Interstitiums (9%; davon Lymphe 2%), dessen schwer diffusibler Teil (Haut, Knochen etc.; 11%) u. transzelluläre Flüssigkeit (Magen-Darmanteile, Harn- u. Gallenwege, ZNS-Liquorraum u. a. physiol. Mengen; ~ 2,5%); path. erhöht insbes. durch Trans- u. Exsudation. Bestg. durch Verdünnungsmethode mit Polyfructosan S (Mittelwert 12,5%), Inulin (16%), Thiosulfat (17–18%), Saccharose (20%), $^{38}Cl^-$ (23%), Thiozyanat (25%), Bromid (26%), $^{36}Cl^-$ (27%), $^{24}Na^+$ (27%).

Extrazucker: die im Körper durch Glukoneogenese aus Fett oder Aminosäuren gebildete Glukose.

Extremität: die obere bzw. untere Gliedmaße (/ Membrum sup. u. inf.).

Extremitätenableitung: **1)** bipolare E., Standardabltg. n. EINTHOVEN: EKG-Abltg. mittels zweier differenter großfläch. Elektroden vom re. u. li. Arm u. li. Bein; gestattet Bestg. der Momentanvektoren. Abl. I: li. Arm – re. Arm; II: li. Bein – re. Arm; III: li. Bein – li. Arm (/ Abb. a u. b) – **2) unipolare E.**: von WILSON 1931 vorgeschlagene E. (VR, VL, VF) mit 1 differenten u. 1 indiff. Elektrode; modifiziert als GOLDBERGER* Ableitung; / Abb. c).

Extremitäten|gangrän, symmetrische: trockene Gangrän bei sek. / RAYNAUD* Krankheit. – **E.gürtel**: anat / Cingulum membri (sup. u. inf.). – **E.knospe**: embryol seitl. Auswuchs (ca. 5 Ursegmente) der Leibeswand (im Bereich der sogen. **E.leiste**) aus Ektoderm u. Mesenchym als Anlage für je 1 Extremität, wobei der prox. Teil den Schulter- bzw. Beckengürtel, der dist. den Arm bzw. das Bein bilden (außer Schlüsselbein durchweg Ersatzknochen).

Extremitäten|lähmung, periodische: / **1)** LAVERIÉ* Syndrom. – **2)** WESTPHAL* Syndrom (1). – **E.schock**: nach schwerem örtl. Trauma infolge prim. Vasokonstriktion auftretende hochgrad. reversible Durchblutungsstörung (Blässe, Kälte); Ther.: Novokaininfiltration sympath. Ganglien. – **E.wanderung**: embryol die vor Ausbildung des Extremitätenskeletts u. der zugehör. Nervenplexus erfolgende Verlagerung der oberen Extremitäten um 2 Ursegmente nach kaudal, der unteren nach kranial.

Extremitas *PNA*: (lat.) äußerstes Ende, i. w. S. die Gliedmaße (/ Membrum sup. u. inf.); z. B. die **E. acromialis** (mit Akromion) u. **E. sternalis** der Klavikula, **E. ant.** u. **E. post.** der Milz (= unt. bzw. oberer Pol), **E. sup.** u. **E. inf.** der Niere (= oberer bzw. unterer Pol) bzw. des Hodens (ersterer mit Nebenhoden verbunden), **E. tubaria** u. **E. uterina** des Ovars (dem Eierstock bzw. der Gebärmutter zugekehrt).

extremus: (lat.) äußerster, letzter.

Extrinsic-Asthma: (engl.; RACKEMANN) die exogenallerg. Form des / Asthma bronch., meist mit Krankheitsbeginn vor dem 30. Lj. – **E.-Faktor**: (CASTLE) das – für die normale Blutbildung unbedingt mit der Nahrung zuzuführende – Vit. B_{12}. – **E.-Gerinnungssystem**: die für die Aktivierung des Gewebsthromboplastins notwend. Substanzen: Gewebslipoidfaktor, Ca^{2+}, Faktoren V, VI, VII u. X (im Ggs. zum Intrinsic-System des Blutthromboplastins).

extrinsic incubation: (engl.) *virol* bei ARBO-Viren die Phase der prim. Vermehrung im Arthropoden. – **e. reaction**: (TODD) *radiol* die in Umgebung eines Hohlorgans (v. a. Darm) ablaufende Strahlenfibrose u. Narbenschrumpfung, die sek. zu dessen Lumeneinengung führt.

Extrophia, Extrophie: weniger gebr. Bez. für / Ekstrophie.

Extro|version: weniger gebr. Bez. für **1)** *psych* Extraversion (/ extravertiert). **2)** *path* Ekstrophie. – **e.versiv**: *psych* / extravertiert.

Extrusion: **1)** *dent* Expulsion: das »Heraustreten« der Zähne aus dem Kiefer; physiol. bei der / Dentition, pathol. z. B. bei Fehlen des Antagonisten, Parodontopathie. – **2)** *physiol* die »Sekretausschleusung« aus der Drüsenzelle.

Extubation, Extubieren: das Wiederentfernen eines Endotracheal- oder Endobronchialtubus (i. w. S. auch einer Tracheotomiekanüle).

Extumeszenz: Schwellung, Geschwulst.

exuberans: (lat.) übermäßig hervortretend, wuchernd.

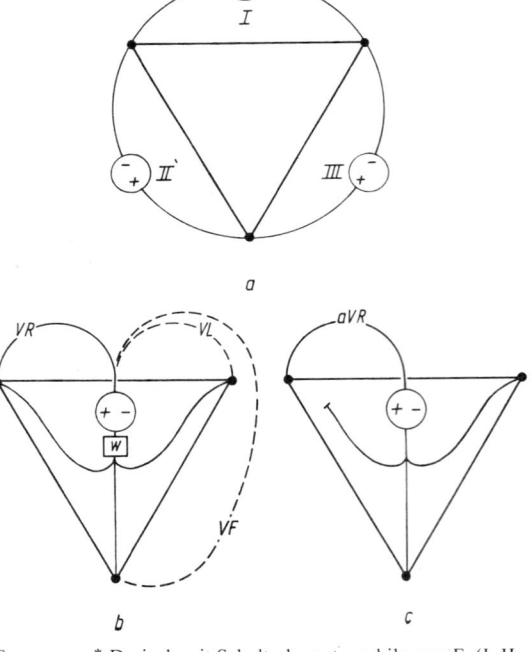

EINTHOVEN* Dreieck mit Schaltschemata; a bipolare E. (I, II, III); b unipolare E. mit WILSON* Elektrode (W) vom re. Arm (VR), vom li. Arm (VL) bzw. Fuß (VF) nach entspr. Umschaltung der differenten Elektrode (gestrichelt); c unipolare E. nach GOLDBERGER* vom re. Arm (aVR), vom li. Arm (aVL) bzw. Fuß (aVF) nach entspr. Umschaltung der differenten u. Unterbrechung der zugehörigen indifferenten Elektrode (nicht dargestellt).

Exulceratio, Exulzeration: Geschwürbildung (↑ Ulkus), i. e. S. der nur oberflächl. Gewebsverlust (↑ Erosion); i. w. S. auch der geschwür. Zerfall, z. B. eines Neoplasmas. – **exulcerans**: (lat.) geschwürbildend.

Exutoria: *pharm* ↑ ableitende Mittel, »Zugmittel«.

Ex-vacuo-Blutung: durch plötzl. Druckminderung in einem Hohlorgan ausgelöste Bl., z. B. in der Harnblase nach zu rascher Katheterung oder Punktionsentleerung.

Exvagination: *chir* »Ausstülpung«, z. B. eines invaginierten Darmabschnitts, beim Durchzugverfahren.

exzentrisches Sehen: peripheres ↑ Sehen. – **Exzentrizität**: *opt* der Abstand (in °) eines best. Punktes des Gesichtsfeldes vom Fixationspunkt.

Exzerebration: »Enthirnung«; *geburtsh* das Ausräumen des kindl. Gehirns im Rahmen der Embryotomie.

Exzeß|laktat: bei Laktatazidose das im Verhältnis zum Pyruvat bes. stark vermehrte Laktat. – **E.mißbildung**: Mißbildung durch überschüss. Wachstum.

Exzidieren, Exzision: »Herausschneiden«, op. Entfernung eines Gewebe- oder Organteils (»Exzisat«) mit einem scharfen Instrument (Schneideelektrode); s. a. Probeexzision.

Exzitabilität: *physiol* Erregbarkeit. – **Exzitantia**: *pharm* ↑ Analeptika. – **Exzitation**: Aufregung, ↑ Erregung; s. a. Reiz ....

Exzitationsstadium: *anästh* das durch Bewußtlosigkeit, motor. Unruhe (u. U. schwer zu beherrschen), erhöhten Muskeltonus (BELL* Phänomen), erweiterte Pupillen, vermehrte Augenbewegungen u. Schleimsekretion charakterisierte 2. Stadium der Narkose; s. a. Abb. »Narkosezeichen«.

exzitieren: erregen, anregen.

Exzyklophorie: *ophth* s. u. Zyklophorie.

Eyderstedter Krankheit: ↑ Bornholmer Krankheit.

Eykman* (CHRISTIAAN E., 1858–1930, Hygieniker, Utrecht) **Nährboden**: Milchagar mit 10% entfetteter Milch zum Nachweis peptonisierender Baktn. – **E.* Probe**: 1) bakt. Wachstumstest auf 1%ig. Glukosebouillon zur Differenzierung der Shigella-Gruppe (außer Sh. sonnei kein Wachstum) von der Alkaleszenz-Dispar-Gruppe. – 2) Phenolnachweis durch Rotfärbung mit alkohol. Äthylnitrit-Lsg. u. konz. H_2SO_4. – 3) Bestg. des Kolititers in Trinkwasser (mit gleichzeit. Differenzierung von Warm- u. Kaltblüter-Koli) durch Bebrüten bei 46° u. 37° (»Thermophilentiter«) in Pepton-Glukose-Kochsalz-Lsg. – **E.* Syndrom**: die nervalen Ausfälle (fortschreitende Lähmungen v. a. der Extremitäten, prämortale Krämpfe) bei tierexper. Beriberi.

Eyster* Bündel: spezif. Muskelbündel im Vorhofmyokard; umstritten.

EZ: 1) Ernährungszustand. – 2) Erscheinungszeit. – 3) eineiige Zwillinge. – 4) *chem* Esterzahl.

E-Zellen: 1) Epsilon-Z.: *histol* die »atyp. azidophilen« oder »orangeophilen Z.« des HVL, deren zytoplasmat. Granula sich mit Orange G anfärben; bilden das LTH (?). – vgl. Eta- = ↑ Schwangerschaftszellen. – 2) *path* Erythematodes-Zellen (s. u. Lupus-eryth.-).

EZF, EZR: ↑ Extrazellulärflüssigkeit, -raum.

F

F: Kurzzeichen für *chem* Fluor; *physik* Fokus, Fahrenheit (= °F), Fusionspunkt (= Schmelzpunkt), Kraft (lat.: fors); *kard, klin* (im PKG) Reiben; *serol* Antigen-F; *genet* ($F_{1,2,...}$) Filialgeneration; *biol* Formspezies. – **f:** *physik* Frequenz, Aktivitäts-, Reibungskoeffizient, Femto-; *pharmaz* fac, fiat, fiant (Rezepturanweisungen); *biol* RBW-Faktor.

FA: ↑ Facharzt.

Fab, F_{ab}: »fragment antigen binding« bzw. »fragment antibody« (»Fab-Fragment«) als Teil der ↑ Immunglobuline Typ G.

Fabae: (lat.) Bohnen, bohnenförm. Samen.

Fabella: inkonst. kleines Sesambein (Sesamum genus sup.) oberhalb des fibul. Femurkondylus am Urspr. des lat. Gastroknemiuskopfes; evtl. als **F. bi- oder tripartita**, als **F. dolorosa** (druck- u. spontanschmerzhaft, zunehmend bei pass. Streckung, abnehmend bei Beugung des Kniegelenks) bei Chondromalazie, Fraktur, Kniegelenkarthrose. – **F. nuchae:** Weichteilverkalkung im hint. Längsband der Nackengegend.

Faber* Anämie, Syndrom (KNUD HELGE F., 1862–1956, Internist, Kopenhagen), KAZNELSON* Sy.: (1909) schwere Eisenmangelanämie infolge Fe-Resorptionsstörung bei Achlorhydrie (aber nicht unbedingt histaminrefraktärer Anazidität), meist mit Trockenheit u. Sprödigkeit der Haut, Mundwinkelrhagaden, troph. Nagelveränderungen, Canities praematura, Heiserkeit, Dysphagie, Glossitis.

Fab-Fragment: ↑ Fab. – **Fabismus:** ↑ Favismus.

Fabricius* Operation: »femorale Methode« der Schenkelhernien-Op.; nach Freilegen des horizontalen Schambeinastes Durchtrennung des Lig. Gimbernati u. Vereinigung des mobilisierten POUPART* Bandes mit dem Schambein.

Fabricius*-Möller* Probe: Amylase-Nachweis im Harn durch Zusatz von fallenden Mengen (6–1 Tr.) verdünnten Harns zu je 2 ml einer gepufferten Stärkelsg. (pH 6,7) mit NaCl-Zusatz; nach 30minut. Inkubation Prüfung der Stärkeverdauung mit LUGOL* Lsg. (Fehlen der Stärke in den letzten 3 Röhrchen spricht für vermehrte Amylase).

Fabry* Syndrom, Krankheit (JOHANNES F., 1860–1930, Dermatologe, Dortmund), Angio(kerato)ma corporis diffusum, Thesaurismosis hereditaria lipoidica RUITER-POMPEN-WYERS: rezessiv (X-chromosomal?) erbl., androtrope, enzymopath. (Mangel an Ceramidtrihexosidase) Phosphatid-Thesaurismose mit Ablagerung v. a. von Ceramidtrihexosid (Zwischenprodukt des Globosid-Abbaus) in Gefäßwänden, glatter Muskulatur u. inn. Organen (v. a. Nieren); zahlreiche kleine, hyperkeratot., livide Angiome an Haut u. Schleimhäuten (v. a. unt. Thoraxpartien, Genitale), arterielle Hypertonie, Herzdilatation, Ödeme, Niereninsuffizienz, Tortuositas vasorum retinae; bei Jugendl. auch Parästhesien u. rheumat. Beschwerden. Exitus meist durch Urämie. – Bei »symptomlosem F.* Sy.« zunächst nur Proteinurie (mit Glomerulum-Epithelien), Vermehrung von Trihexosyl- u. Digalaktosylceramid, schwacher Galaktosidase-Aktivität in den Leuko.

Fabulieren: Erzählen erfundener, um wahre Begebenheiten rankender Geschichten ohne Täuschungsabsicht; als kindl. Mythomanie normal; ansonsten bei infantilen Psychopathen u. Debilen (v. a. von forens. Interesse). – vgl. Konfabulation.

fac, f: *pharm* latein. Rezepturanwsg.: »mache!«.

Face lifting: *chir* Straffung der Gesichtshaut (Beseitigen von Falten, Hängebacken, Doppelkinn etc.) durch Mobilisierung der Subkutis u. streifenförm. Hautexzision(en) in den Randpartien.

Facette: 1) *dent* die labiale oder bukkale (d. h. sichtbare) Porzellan- oder Kunststoffverkleidung eines Ersatzzahns (»Verblendkrone«). – 2) *ophth* kleiner, durchsicht., nicht fluoreszeinanfärbbarer Substanzdefekt der Kornea nach Geschwürsabheilung. – 3) *chir* Gelenkfacette (s. u. Facettektomie).

Facettektomie: op. Abtragung des Proc. articularis eines WK einschl. seiner Gelenkfacette (u. U. nur des medialen Anteils = Hemifacettektomie), v. a. bei intraforaminalem Bandscheibenprolaps der HWS; z. B. als **Facet fenestration operation** (R. JACKSON), d. h. kleinfläch. Freilegung (zus. mit Wirbelbogenteilresektion) der komprimierten hint. Wurzel ohne Abtragung des Prolapses.

Facetten-Tumor: solitär oder multipel vork. Pankreasadenom (»mono-« oder »plurizellulär«), dessen »plurihormonelle« Qualitäten wechselweise in Erscheinung treten: z. B. Hypergastrinämie (mit Ulkusleiden) u. Hypoglykämien bzw. Diarrhöen nach Art des VERNER*-MORRISON* Syndroms, Parathormon-Effekte, Karzinoid-Sympte.

Facharzt, FA: bestallter Arzt, der nach entsprech. – zeitlich begrenzt auch in Nachbarfachgebieten mögl. – Weiterbildung als Spezialist in einem der in der Berufsordnung aufgeführten Fachgebiete anerkannt ist (in der Schweiz: »Spezialarzt FMH«). Berufstätigkeit muß sich auf das Fach beschränken, dessen Facharztbez. (z. B. »Arzt für Chirurgie«) geführt wird; d. s. **FA für Anästhesie** (Weiterbildung 4 J.), **FA für Augenheilkunde** (4 J., mind. 3. J. Stationsdienst), **FA für Chirurgie** (6 J.; mind. 5. J. Stationsdienst, einschl. fachgebundener Rö-Diagnostik; Teilgebiete Kinder- u. Unfallchirurgie mit je 2 J., mind. 1 $^1/_2$ J. Stationsdienst), **FA für Dermatologie u. Venerologie** (4 J., mind. 2 $^1/_2$ J. Stationsdienst, $^1/_2$ J. fachge-

Facharzt

bundene Strahlenther.), **FA für Frauenheilkunde u. Geburtshilfe** (5 J., mind. 4 J. Stationsdienst, einschl. fachgebundener Rö-Diagnostik), **FA für Hals-, Nasen-Ohrenheilkunde** (4. J., mind. 3 J. Stationsdienst, einschl. fachgebundener Rö-Diagnostik), **FA für Innere Medizin** (6 J., mind. 4 J. Stationsdienst einschl. $^1/_2$ J. Intensivbehandlung u. Laborarbeit, 1 J. Rö-Diagnostik; Teilgebiete Gastroenterologie, Kardiologie, Lungen- u. Bronchialheilkunde mit je 2 J., mind. 1 $^1/_2$ J. Stationsdienst), **FA für Kinderheilkunde** (4 J., davon 3 J. Stationsdienst), **FA für Kinder- u. Jugendpsychiatrie** (2 J. Fachgebiet, davon 1 $^1/_2$ J. Stationsdienst, 1 J. Psychiatrie u. Neurologie, 1 J. Kinderheilkunde), **FA für Laboratoriumsmedizin** (5 J.), **FA für Lungen- u. Bronchialheilkunde** (3 J. Fachgebiet im Stationsdienst einschl. fachgebundener Rö-Diagnostik, 1 J. Innere Medizin), **FA für Mund- u. Kieferchirurgie** (4 J., mind. 2 $^1/_2$ J. im Stationsdienst einschl. fachgebundener Rö-Diagnostik), **FA für Neurochirurgie** (6 J., davon 4 J. Stationsdienst einschl. fachgebundener Rö-Diagnostik), **FA für Neurologie** (3 J. Fachgebiet, davon 2 J. Stationsdienst einschl. fachgebundener Rö-Diagnostik; 1 J. Psychiatrie), **FA für Neurologie u. Psychiatrie** (5 J.; je Fach 2 J., davon 1$^1/_2$ J. Stationsdienst; mind. $^1/_2$ J. Psychiatrie in öffentl. psychiatr. Krankenhaus; im 5. Jahr auch Tätigkeit in Nachbargebieten; auch FA nur für Neurologie oder Psychiatrie), **FA für Orthopädie** (2 J. Chirurgie, 3 J. Orthopädie, davon 2 $^1/_2$ J. Stationsdienst einschl. fachgebundener Rö-Diagnostik), **FA für Pathologie** (5 J., z. T. evtl. in Anatomie, Neuropathologie, Gerichtsmedizin), **FA für Pharmakologie** (4 J. experim. Pharmakologie u. Toxologie, 1 J. klin.-pharmark. Forschung), **FA für Psychiatrie** (3 J. Fachgebiet, davon 2. J. Stationsdienst; 1 J. Psychotherapie oder Kinder- u. Jugendpsychiatrie oder $^1/_2$ J. Neuropathologie u. -physiologie), **FA für Radiologie** (3$^1/_2$ J. Diagnostik, 1$^1/_2$ J. Ther.), **FA für Urologie** (5 J., davon Stationsdienst 1 J. Chirurgie u. 3 J. Urologie einschl. fachgebundener Rö-Diagnostik). – Ferner **Facharzt für Kieferorthopädie** (3jähr. Weiterbildung an Fachklinik [mind. 1 J.] u. in Fachpraxis).

facialis: (lat.) zum Gesicht gehörend, das Gesicht betreffend. – Auch Kurzform für ↑ Nervus facialis; s. a. Fazialis....

...faciens: Suffix »machend«.

Facies, Fazies: (lat.) Äußeres, Gestalt; *biol* kleinste Vegetationseinheit der Pflanzen (einschl. Baktn.); *anat* Gesicht (einschl. pathognomon. Ausprägungen), Organ(ober)fläche, z. B. **F. abdominalis s. peritonealis** (ängstl. verfallenes, blasses Gesicht bei schwerer Baucherkr., bes. Peritonitis; z. T. ident. mit ↑ F. Hippocratica), **F. acromegalica** (bei Akromegalie verlängertes Gesicht mit niedr. Stirn, betonten Brauenwülsten, vorspring. Backenknochen u. Kinn, großer Nase, großen Ohren, Lippen-, Lider- u. Zungenverdickung), **F. adenoidea** (stumpfer Gesichtsausdruck bei adenoidem Habitus: halboffener Mund, hochgezogene Oberlippe, gedrängt u. schief stehende Schneidezähne, angedeutete Platyrrhinie, leichter Exophthalmus), **F. ant. corneae** *PNA* (die vord. konvexe Fläche der Hornhaut), **F. ant. iridis** *PNA* (die der vord. Augenkammer zugekehrte Irisfläche), **F. ant. lentis** *PNA* (die flachkonvexe, in die vord. Augenkammer ragende Linsenfläche), **F. ant. palpebrarum** *PNA* (die äuß. = kutane, konvexe Fläche der Augenlider), **F. ant. partis petrosae** *PNA* (die vord. dreiseit. Fläche der Felsenbeinpyramide als Teil der mittl. Schädelgrube; mit spitzennaher Impressio trigemini, Sulcus n. petrosi majoris u. seitl.-hinten Eminentia arcuata u. Tegmen tympani), **F. antonina** (Gesichtsveränderungen bei tuberkuloider Lepra: bds. Lidptose, Lagophthalmus, Ektropium, schlaffe Lippen, Verformung der Wangen, Augenmuskellähmung, Keratitis, keine Tränenabsonderung. – Auch Bez. für maskenhaften Gesichtsausdruck), **F. aorticalis** (nicht anämisch bedingte Gesichtsblässe bei Aorteninsuffizienz), **F. arhinencephaloides** († maxillonasales Syndrom), **F. articularis** *PNA* (hyalinknorpel. Gelenkfläche), **F. asiatica** (vergrößerte Lidwinkeldistanz u. abgeplattete Nase bei Thalassaemia major u. Kugelzellenanämie; auch als »Mongolengesicht« oder negroide Fazies bez., vgl. aber Facies mongolica), **F. auricularis** *PNA* (die große, ohrförm. Gelenkfläche am hint. Teil des Darmbeins für die Articulatio sacroiliaca; als Gegenstück die sich über 2 $^1/_2$ Wirbel erstreckende des Kreuzbeins), **F. basialis cerebri** *JNA* (die ↑ Basis cerebri), **F. bovina** (Hypertelorismus u. verbreiterter Nasenrücken; v. a. beim GREIG* Syndrom), **F. cardiaca** (bei chron. Herzinsuffizienz mit kleinem HMV: eingefallene Wangen, müder, ängstl. Gesichtsausdruck, blasse, feuchte, leicht zyanot. Haut), **F. caudalis vertebrae** *JNA* (untere WK-Fläche; beim Erwachsenen die verkalkte Abschluß- oder Grundplatte einschl. Randleiste, an der die Zwischenwirbelscheibe fixiert ist), **F. cerebr.** *PNA* (1) die inn., der vord. Teil der mittl. Schädelgrube bildende konkave Fläche des großen Keilbeinflügels, mit Foramina ovale u. spinosum, Impressiones digitatae, Juga cerebralia u. Rinne für den R. ant. der A. meningea media. – 2) die inn. Fläche der Schläfenbeinschuppe, mit Impressiones digitatae, Juga cerebralia, parallel zum vord. Rand Sulcus der A. meningea media), **F. cholerica** (spitzes, eingefallenes, livid verfärbtes Gesicht bei Cholera), **F. choreatica** (bei Chorea: weit offener Mund, herausgestreckte Zunge, aufgerissene, nach oben gedrehte Augen, Grimassieren), **F. composita** (das Mienenspiel), **F. contactus dentis** *PNA* (die ↑ Approximalfläche der Zähne), **F. convexa s. superolat. cerebri** *PNA* (die obere-äuß., konvexe Fläche der Hemisphären, mit den Gyri u. Sulci), **F. costalis pulmonis** *PNA* (die den Rippen zugewandte konvexe, glatte Oberfläche der Lunge [den Rippen entsprech. Schrägfurchen am gehärteten Präp. sind Artefakte]), **F. cranialis vertebrae** *JNA* (die obere WK-Fläche; beim Erwachsenen die verkalkte Abschluß- oder Deckplatte einschl. Randleiste, an der die Zwischenwirbelscheibe fixiert ist), **F. decomposita** (↑ Facies hippocratica), **F. dermatomyositica** (starrer Gesichtsausdruck mit Ödem, bläulich-roten Lidern u. Erythem der Kopfhaut bei Dermatomyositis), **F. diaphragmatica cordis** *PNA* (die unt., ebene, im Herzbeutel dem Centrum tendineum des Zwerchfells auflieg. Herzfläche), **F. diaphr. hepatis** *PNA* (die obere, zwerchfellseit., konvexe Leberfläche, mit Pars post. = affixa, P. ant., P. sup. u. P. dextra, median mit Impressio cardiaca), **F. diaphr. lienis** *PNA* (die lat., rippenseit., konvexe Milzfläche), **F. diaphr. pulmonis** *PNA* (die basale, konkave, im Pleurasack der Zwerchfellkuppel aufliegende Lungenfläche), **F. dolorosa** (schmerzgezeichnetes oder -verzogenes, ängstl. Gesicht), **F. dorsalis** (»Rückseite«, s. a. u. F. posterior), **F. dors. digitorum manus** bzw. **pedis** *PNA* (die hand- bzw. fußrückenseit. Flächen der Finger bzw. Zehen, mit Nagel am dist. Ende), **F. dors. ossis sacri** *PNA* (die rauhe, konvexe Rückfläche mit unpaar. Crista sacr. mediana, paar. Cristae sacr. intermediae u. lat. u. Foramina sacr. dors.), **F. dors. scapulae** *PNA* (mit Spina scapulae u. Fossae supra- u. infraspinata), **F. ext. ossis front.** *PNA* (die konvexe Außenfläche der Stirnbeinschuppe mit den Tubera front.), **F. ext. ossis pariet.** *PNA* (die vierseit., konvexe Außenfläche mit den Lineae temp. sup. u. inf.), **F. fibularis** *JNA* (↑ **F.** lateralis), **F. gastrica** (1) Gesicht des Magen-, insbes. Ulkuskranken, mit eingefallenen Wangen, scharfen Nasolabiafalten, fahler Hautfarbe. – 2) *PNA* die dem Magenkorpus u. -fundus anliegende längl.-konkave Milzfläche vor dem Hilus), **F. glutea ossis ilii** *PNA* (die äuß. Darmbeinfläche, mit den gebogenen Lineae gluteae ant. u. inf., der vertikalen Linea post.), **F. hepatica** (Gesicht des chron. Leberkranken, mit eingesunkenen Augen, fahlgelbl. Kolorit der Haut u. Konjunktiven), **F. hippocratica s. decomposita** (Gesicht des Moribunden: spitze, blasse, kühle Nase, vorstehende, blasse Kinnpartie, eingefallene Schläfen, kühle Ohren, fahlgraue Hautfarbe, kalter Schweiß auf der Stirn; mit **F.** abdomin. teilident.), **F. Hutchinson*** (bei nukleärer Ophthalmoplegie starre unbewegl. Augen, gesenkte Lider, gehobene Brauen, gerunzelte Stirn, schläfr. Ausdruck, evtl. leichter Exophtalmus), **F. inferior hemisphaerii cerebelli** *PNA* (die dem Hinterhaupt u. Felsenbein zugekehrte konvexe Unterfläche des Kleinhirns, mit medianer Vellecula cerebelli für Kleinhirnwurm u. Medulla oblong.), **F. inf. partis petrosae** *PNA* (die unt. Fläche der Felsenbeinpyramide als Teil der Basis cranii ext., mit Proc. styloideus, For. stylomastoideum, Fossa jugul., unt. Eingang zum Can. caroticus), **F. interna baseos cranii** *JNA* (↑ Basis cranii int.), **F. int. ossis front.** *PNA* (die dem Großhirn zugekehrte konkave Fläche, mit Impressiones digitatae, Juga cerebr., Crista front., Sulcus sagitt.), **F. int. ossis pariet.** *PNA* (die dem Großhirn zugekehrte Fläche, mit Impressiones digitatae, Juga cerebr., verzweigten Sulci für A. u. V. meningea media), **F. labialis dentis** *PNA* (der Lippe zugekehrte Fläche der Schneide- u. Eckzähne), **F. lateralis** (ggf. als **F.** rad. bzw. fib.), z. B. **F. lat. dentium** *PNA* (die »distale« Approximalfläche der Schneide- u. Eckzähne), **F. leon(t)ina s. leprosa s. tuberosa** (das durch Knotenbildung vergröberte »Löwenantlitz« bei Lepra lepromatosa, mit tiefen Furchen an Stirn u. Nasenwurzel, gewulsteter Brauengegend, u. Haarausfall), **F. lunata** (1) *PNA*: der glatte, knorpelbedeckte halbmondförm. Teil der Innenfläche des Hüftgelenkpfannenrandes. – 2) klin ↑ Mondgesicht), **F. masticatoria dentis** *PNA* (die Kau- bzw. Schneidefläche der Zähne), **F. medialis** (ggf. als **F.** uln. bzw. tib.), z. B. **F. med. dentium** *PNA* (die mesiale Approximalfläche der Schneide u. Eckzähne), **F. med. pulmonis** *PNA* (die gegen Mediastinum u. BWK gerichtete Innenfläche, mit Hilus, Impressio cardiaca, li. auch Sulcus aorticus), **F. mitralis** (bei Mitralstenose u. a. Kardiopathien mit kleinem HMV typ. Ausschöpfungszyanose der Wangen u. Lippen; als **F. mitrotricuspidata** bei kombin. Mitral-Trikuspidalvitium, Rechtsherzinsuffizienz u. rel. Trikuspidalinsuffizienz zusätzlich mit stark hervortretenden Halsvenen; s. a. CORVISART* Gesicht), **F. mongolica s. mongoloides** (bei Mongolismus mikro- u. brachyzephale Kopfform, schräg stehende Lidachsen, Epikanthus, plumpe Nase, offenstehender Mund, clownart. Rötung von Wangen u. Nasenspitze, Ohrmuschelanomalien), **F. myopathica** (»Sphinxgesicht«, der schlaffe, müde Gesichtsausdruck bei Muskeldystrophie u. Dystrophia myotonica; als **F. myasthenica** mit Lidptosis, schlaffem Mundschluß u. hängenden Wangen infolge abnormer Ermüdbarkeit der mim. Muskulatur bei Myasthenia gravis pseudoparalytica), **F. myxoedematosa** (gedunsenes Gesicht mit geschwollenen Lidern, dicken, blassen oder bläul. Lippen, wächserner Haut u. herabgesetzter Mimik bei Myxödem), **F. nasalis laminae horizontalis ossis palatini** *PNA* (die quer-konkave, medial in die Crista nas. u. dorsal in die Spina nas. auslaufende glatte Fläche), **F. nas. laminae perpendicularis ossis palatini** *PNA* (die etwa in halber Höhe durch die waagerechte Crista conch. als Ansatz der unt. Nasenmuschel unterteilte Fläche), **F. nas. maxillae** *PNA* (die nasenhöhlenwärt. Fläche des OK-Körpers, mit Crista conch., Sulcus lacrim., Hiatus maxill.), **F. nephritica** (bei Nephritis Schwellung der seitl. Gesichtspartien u. Lider), **F. occlusalis dentis** *PNA* (die Kaufläche der Backenzähne), **F. ovarica s. uterina** (die abgezehrte, ängstlich wirkende »WELLS* Fazies« mit fahler Hautfarbe bei Ovarialzysten), **F. paralytica** (bei progress. Paralyse quere Stirnfalten, stumpfer, leerer Blick, schlaffe unt. Gesichtshälfte), **F. pelvina ossis sacri** *PNA* (die vord., dem Innern des kleinen Beckens zugekehrte, stark längs- u. nur schwach querkonkave Fläche, mit Lineae transversae u. Foramina sacr. pelvina), **F. pertussica** (gedunsenes Gesicht des keuchhustenkranken Kindes, mit feuchten, glänzenden Augen, müdem Ausdruck), **F. pestica** (Gesicht des Pestkranken mit starrem, glänzendem Blick), **F. poliomyelitica** (im meningealen oder zu Beginn des paralyt. Stadiums apath.-ängstl., schlaffer Gesichtsausdruck mit geringer Mimik, verstrichenen Nasolabiafalten, leicht geöffnetem Mund u. tränenglänzenden Augen), **F. posterior** (s. a. **F.** dorsalis), z. B. **F. post. corneae** *PNA* (die gegen die vord. Augenkammer gerichtete, von flachem Endothel bedeckte konkave Hornhautfläche), **F. post. dentium** *PNA* (die dist. Approximalfläche der Prämolaren u. Molaren), **F. post. femoris** *PNA* (die v. a. aus Linea aspera nebst Labien bestehende Rückfläche des Femurschafts als Urspr. bzw. Ansatz der Mm. vastus med. u. lat. u. biceps femoris bzw. adductor brevis, longus u. magnus), **F. post. iridis** *PNA* (die der hint. Augenkammer zugekehrte Fläche der Iris), **F. post. lentis** *PNA* (die stärker gekrümmte, an den Glaskörper angrenzende Linsenfläche), **F. post. partis petrosae** *PNA* (die zerebellare, an der Bildung der hint. Schädelgrube beteiligte, zieml. steile medial-hintere Fläche der Felsenbeinpyramide, mit Porus acusticus int.), **F. post. prostatae** *PNA* (die dem Rektum zugekehrte u. mit dessen vord. Wand bindegewebig u. glattmuskulär verbundene Fläche), **F. rachitica** (Caput quadratum des Rachitikers, mit durch Zahndeformitäten hervorgerufenen Veränderungen), **F. sacropelvina ossis ilii** *PNA* (die dem Kreuzbein zugekehrte Fläche mit **F.** auricularis für die Articulatio sacroiliaca u. Tuberositas iliaca als Bänderansatz), **F. scaphoidea** (das »flache« Gesicht bei Skaphozephalie, mit vorgewölbter Stirn, eingesunkener Nase, langer Oberlippe, vorstehendem UK), **F. scarlatinosa** (beim Scharlachkranken die gleichmäß. Rötung der Wangen mit scharf abgesetztem blassem Kinn-Mund-Dreieck: »zirkumorale Blässe«), **F. scrofu-**

Facies sphenomaxillaris

losa (rüsselförm. Verlängerung der – infolge chron. Rhinitis entzündeten – Oberlippe, Sekretborken am infiltrierten Naseneingang, perinasale Rhagaden, Blepharospasmus, Keratitis phlyctaenulosa, Schwellung der Kieferwinkel-LK), **F. sphenomaxillaris alae majoris** *PNA* (»BROESIKE* Planum«, der vord.-med., gegen den OK gerichtete kleinere Teil der Facies cerebr., mit For. rotundum), **F. sternocostalis cordis** *PNA* (die dem Brustbein u. den Rippen zugekehrte Herzfläche, größtenteils gebildet von der re., weniger von der li. Kammer u. vom li. Herzohr), **F. syphilitica** (bei kongenit. Syphilis radiär gekerbte Oberlippe u. vernarbte Rhagaden an der Unterlippe), **F. tabetica** (bei Tabes dors. bds. Ptosis u. kompensatorisch gerunzelte Stirn), **F. temporalis** (»Schläfenseite«, z. B. *PNA* der Ala major, des Stirn-, Jochbeins, v. a. die der Squama temp., das sogen. »Planum semicirculare« mit dem Sulcus der A. temp. media u. dem Urspr. der hint. $^{2}/_{3}$ des M. temp.), **F. terminalis caud.** bzw. **cran. ossis scari** *JNA* (die querovale, durch Zwischenwirbelscheibe mit dem 1. Steißbeinwirbel verbund. Grundfläche des 5. SW bzw. die / Basis ossis sacri), **F. tetanica** (bei Tetanus, / Risus sardonicus), **F. typhosa** (bleigraue Hautfarbe u. ängstl. Ausdruck im 1. Stadium des Typhus abdomin.), **F. urethralis penis** *PNA* (die Unterseite des Penisschafts im Bereich der Pars spongiosa urethrae. – Nach TOLDT auch die unt. Fläche der vereinigten Schwellkörper mit dem medianen Sulcus urethralis), **F. uterina** (*klin* / Facies ovarica), **F. visceralis hepatis** *PNA* (die kaud., konkave bauchfellüberzogene Fläche = Margo obtusus, mit Leberpforte u. den Impressionen von re. Niere, NN u. Kolonflexur sowie Speiseröhre, Magen u. Zwölffingerdarm), **F. visc. lienis** *PNA* (die konkave Fläche mit Milzhilus u. Berührungsfeldern von Magen u. li. Niere u. Kolonflexur).

Facilitatio(n): (latein. bzw. engl.) Förderung; *physiol* Reflexbahnung durch Summation von Einzelreizen.

facio...: Wortteil »Gesicht«; z. B. **Facioplegia** (»Gesichtslähmung, / Fazialislähmung).

factitius: (lat.) künstlich erzeugt, artifiziell.

factory: (engl. = Fabrik) *virol* der hypothet. Ort des Zusammenbaues der Einzelkomponenten des Virus in der Wirtszelle.

FAD: / Flavin-adenin-dinukleotid. – Als **FAD·H₂** dessen intermediär reduzierte Form.

Faden|dränage: *chir* äuß. oder inn. Dauerdränage durch implantierte chir. Seidenfäden i. S. der Kapillardränage (aber auch mit nichtkapillärem Material als »Leitstruktur«); v. a. zur Lymphdränage bei Elephantiasis.. – **F.eiterung:** von einem eitr. »Fadengranulom« ausgehende Fisteleiterung. – **F.fänger:** *chir* 1) häkelnadelart. Instrument zum Extrahieren sich abstoßenden Nahtmaterials aus einer Fadenfistel.– 2) recht- oder spitzwinkl. Fangsonde zum Vorziehen des Fadens aus einem Ligaturträger. – **F.fistel:** von chir. – nicht inertem – Nahtmaterial ausgehende äuß. oder inn. Fremdkörperfistel (z. B. »suture line ulcer« im Anastomosenbereich nach Mageneingriff) nach Durchbruch eines um den Faden entstandenen sterilen oder unsterilen Abszesses bzw. Seroms (»**F.granulom**«). Heilung nur nach Fadenresorption bzw. -ausstoßung oder nach op. Fistelrevision. – **F.führer:** Leitsonde für gezielte chir. Tiefennaht oder -unterbindung.

Faden|myzel: aus fadenförm. Elementen gebildetes Pilzgeflecht (im Ggs. zum Sproß-, Pseudomyzel). – **F.pilze:** Hyphomyzeten, Fungi imperfecti der Ordng. Hyphomycetales (= Moniliales), die ihre asexuellen Sporen frei am Myzel bilden. Auch syn. mit / Dermatophyten.

Faden|probe, -reaktion, -test: 1) MANDELBAUM* F.: / v. PFAUNDLER* Reaktion (bei Ty. abdom.). – 2) / EINHORN* Fadentest (bei Blutung). – **F.syndrom:** *ophth* Lidödem, Chemosis, Uveitis, Exophthalmus, Unterdruck, evtl. Amaurose u. Bulbusdeformität nach äquatorialer Cerclage (ARRUGA-SCHEPENS) wegen Netzhautablösung. – **F.würmer:** / Nematodes.

faecalis: (lat.) die / Fäzes betreffend, kotig, fäkal.

Fächerschlag: Massage in Form behutsamer Klopfung oder Hackung mit den wie ein Fächer aufschlagenden Dorsalseiten der leicht gekrümmten Finger.

faeculentus: (latein.) kotig, kotartig, fäkulent.

Fädchenkeratitis: prim. oder sek. / Kerat(oconjunctiv)itis sicca mit fäd. Gebilden (»Keratitis filiformis«) aus vermehrt abschilferndem, durch den Lidschlag zu Fäden geformtem Hornhautepithel. – Gleichart. Gebilde auch unter postop. Augenverbänden.

fäkal, fäkulent: kotig, kotartig. – **Fäkal...:** s. a. Kot..., Kopro....

Fäkalien: der von Mensch u. Tier ausgeschiedene Kot.

Fäkalurie: Auftreten von Stuhl im Harn bei Blasen-Darmfistel.

Fäkulom: / Koprom.

Fällen, Fällung: *chem* »Ausfällen«, Umwandlung gelöster Substanzen in den festen, aus der Lsg. ausfallenden Zustand (Niederschlag, / Präzipitat); z. B. als **Fällungsanalyse** die titrimetr. Ausfällung der zu bestimmenden gelösten Substanz mittels Maßlösung in Gegenwart geeigneter Indikatoren; s. a. Fällungsreaktion.

Fällungsmittel: *chem* feste, flüss. oder gasförm. Substanzen, die mit den auszufällenden Stoffen schwerlösl. Niederschläge bilden.

Fällungsreaktion: *chem* Umsetzung zwischen Fällungsmittel u. gelöster Substanz, die bei Überschreiten der Löslichkeitsgrenze des Produkts zur Bildung eines Niederschlags führt; durch Veränderung von pH, Temp. oder Konz. der Reaktionspartner ist fraktion. Fällung mehrerer Lösungsbestandteile möglich. Wichtige analyt. u. präparative Methode (z. B. / COHN* Plasmafraktionierung, Aussalzungs-, Isotopenverdünnungs-, Präzipitationsmethode). – Als **Fällungsschnellreaktion (FSR)** die vereinfachte ASCHHEIM*-ZONDEK* Reaktion durch Inj. eines 6:1-Harnkonzentrates (pos.: gut ausgebildete Blutpunkte nach 51–57 Std.).

Fällungszonen: *immun* die bei der quant. Präzipitation nach Zugabe verschied. AG-Mengen zu Ansätzen des Testserums unterschiedenen »Zone des AK-Überschusses«, schmale »Äquivalenzzone« (ohne AG oder AK im Überstand) u. »Zone des AG-Überschusses«.

Färbeindex, FI: *hämat* rel. Maß für den Hb-Gehalt der Erythrozyten:

$$FI = \frac{Hb\% \ (Normwert = 100\%)}{Ery \ (in \ Mio)/mm^3 \times 20}$$

Normwert 1,0; Werte > 1 bei hyperchromer, < 1 bei hypochromer Anämie. – vgl. Färbekoeffizient.

Färbekoeffizient, Hb_E, Mean corpuscular haemoglobin, MCH: *hämat* mittl. Hb-Gehalt des Einzelery in Picogramm:

$$Hb_E = \frac{\text{Hb-Gehalt (in g\%)} \times 10}{\text{Ery (in Mio)/mm}^3}.$$

Normwert 30–34 pg; s. a. Sättigungsindex.

Färbung: *histol* Behandlung von Geweben oder Mikroorganismen mit Farbstoffen zwecks mikroskop. Analyse; auch als ∤ Doppel-, Durch-, Über-, Simultan-, Sukzedan-, Vital-, Supravital-, Differenzierungs-, Selektiv-, Gruppen-, Niederschlagsfärbung. Vorgang beruht nach physikal. Deutung auf differenten Bedingungen in den Gewebsstoffen (z. B. Oberflächenattraktion, Adsorption, Diffusion, Löslichkeit), nach chem. Deutung auf Salzbildung oder Entstehen chem. Additionsverbindung zwischen Farbstoff u. Gewebe, nach physikochem. Theorie auf elektrostat. Adsorption bei entgegengesetzter Ladung von Farbstoff u. Substrat. – Unterschieden werden u. a. **diffuse F.** (gleichmäß. Anfärbung zur besseren Erkennung bei durchfallendem Licht), **dir. oder substantive F.** (ohne vorherige Beizung), **indir. F.** (∤ Beizenfärbung; dabei Angebot von Farbstoff u. Beize gleichzeitig als sogen. Farblack oder aber ein- oder zweizeitig nacheinander), **panopt. F.** (Simultanfärbung versch. Zell- u. Gewebebestandteile in einem Präp., z. B. PAPPENHEIM* Färbung, Panchromfärbung), **progress. F.** (einzeit. u. einfachste histol. F., mit Farbstoffangebot bis zur optimalen Anfärbung; z. B. mit saurem Hämalaun n. MAYER), **regress. F.** (zweizeit. F. mit prim. Überfärbung u. nachfolg. Herauslösen des überschüss. Farbstoffs bis zur Darstg. der gewünschten Strukturen: »Differenzierung«), **selektive oder elektive F.** (gezielte Anfärbung eines best. Gewebe- oder Zellbausteins, z. B. von Fett, Glykogen, Amyloid).

Färöer-Krankheit: s. u. Faröer-.

Fäulnis: vorw. durch **F. bakterien** (als Aerobier v. a. Proteus, Pseudomonas, Bac. subtilis, als Anaerobier Clostridium botulinum, histolyticum, putrificum u. sporogenes) verurs. anoxidative Spaltung organ. N-halt. Substanzen (v. a. Eiweiß), unter Bildung z. T. übelriechender Gase (z. B. H_2S, NH_3, CO_2) u. Zwischenprodukte (z. B. Indol, Skatol); vgl. Verwesung. – **F. alkaloide:** ∤ Ptomaine.

Fäulnis|dyspepsie: meist chron. Verdauungsstörung mit Zunahme der Fäulnisprozesse im Dünn- u. v. a. Dickdarm infolge mangelhafter Eiweißverdauung (bei Enzymmangel, übermäß. Eiweißangebot etc.) u. -resorption; häufig gefördert durch pathologisch aktivierte Darmflora, fehlende pept. Verdauung, entzündl. Darmprozeß, Tumor (mit verstärkter eiweißreicher Sekretion). Sympte.: vermehrte Peristaltik, Durchfälle, »F. stuhl« mit »alkal.« Geruch, breiig oder flüssig, dunkelbraun, mit Beimengung von Schleim, oft auch kleinen Fleischfetzen (»Beefsteak-Stuhl«; mikroskop.: Muskelfasern mit erhaltener Querstreifung).

Faex: *med* therap. verwendete Hefe; z. B. als **F. medicinalis** (»medizin. Hefe«) ausgewaschene u. entbitterte untergärige, getrocknete Bierhefe (Saccharomyces cerevisiae), hellbraunes Pulver, eiweiß- u. vitaminreich (Vit. B_1, B_2 u. B_6, Nikotinsäureamid, Pantothen-, Folsäure). Dient nach 2std. Erhitzung auf 100° (»F. siccata«) als Pillenmasse.

Fäzes, Faeces: der normalerweise dickbreiige bis feste (»Kotsäule«, ab unt. Kolon), matte (bei Fettstuhl glänzende), gelbe bis dunkelbraune (je nach Gallenfarbstoffgehalt u. Nahrung), v. a. durch den Skatolgehalt faulig riechende »Kot« oder »Stuhl« (tägl. Menge 60–250 g; im allg. neutral, bei flüss. Entleerung meist sauer, bei fester alkalisch reagierend). Enthält organ. (Kalkseifen, Cholesterin, Purinbasen, Eiweißfäulnisprodukte, zersetzte Gallenbestandteile) u. anorgan. Stoffe (K^+, Ca^{2+}, Mg^{2+}, Fe^{2+}, PO_4^{3-}, Na^+, Cl^-, S^{2+}), unverdaul. (Zellulose, Haare, Horn, Pflanzenbestandteile) u. unverdaute Rückstände (Muskel-, Bindegewebsfasern, Stärke, Fett) sowie Spaltpilze, Hefen, Baktn., evtl. Parasiten. Veränderungen z. T. pathognomon., z. B. ∤ Teer-, Gärungs-, Fäulnis-, Reiswasser-, achol., »zerhackte« u. »zerfahrene« Stühle, Bleistift-, Schafkotstühle; weitere diagnost. Aufschlüsse durch mikroskop. u. (qual. oder quant.) chem. Stuhluntersuchung; s. a. Kopro....

Fäzes-Exkretionstest, FET: quant. Bestg. der B_{12}-Resorption durch orale Verabreichung radiomarkierten Vitamins u. Messen der nichtresorbierten (im Stuhl erscheinenden) Aktivität.

Faget* Zeichen: (1875) Verlangsamung des Pulses bei gleichbleibend hohem oder ansteigendem Fieber als prognostisch günst. Zeichen bei Gelbfieber; unsicher.

Fagopyrismus: »Buchweizenausschlag«, Photosensilisierung der Haut durch die – dem Hypericin chemisch nahestehenden – Naphthodianthron-Derivate (insbes. Fagopyrin) der stärkehalt. Samen u. der Blüten von Fagopyrum esculentum. Bei Schwein, Schaf u. Rind als Dermatitis (evtl. auch nervöse Sympte.), beim Menschen (nach Genuß von Buchweizengebäck, Kontakt mit B.-blüten) als urtikarielles Hautexanthem, Übelkeit, Erbrechen, Durchfälle, Krämpfe.

Fahnenlappenplastik: (R. VILLAIN) streckseitige Fingergelenkdeckung mit viereck., fahnenstockartig gestieltem, um 90° gedrehtem dors. Vollhautlappen des Nachbarfingers.

Fahr* (THEODOR F., 1877–1945, Pathologe, Hamburg) **Syndrom, Krankheit,** idiopath., nicht-arteriosklerot. intrazerebrale Gefäßverkalkung: (1931) im 1. bis 3. Ljz. beginnende progred. Demenz mit extrapyramidalen u. zerebellaren Symptn., Paresen u. Krampfanfällen infolge Abscheidung kolloidaler, fakultativ verkalkender Eiweißkonkremente (»Pseudokalk«) in den Hirngefäßen (»Hirnsteine«). Ät. path. unklar; z. T. Nebenschilddrüseninsuffizienz. – **F.*(-Volhard*) Nephrosklerose:** die maligne ∤ Nephrosklerose.

Fåhraeus* Reaktion (ROBIN F., geb. 1888, Hämatologe, Uppsala): die 1921 angegebene erste Methode der BSR.

Fahrenheit* Skala (GABRIEL D. F., 1686–1736, Glasbläser, Dozent für Hydrostatik, Amsterdam): empir. Temp. skala mit dem Eisschmelzpunkt bei 32 °F u. dem Wassersiedepunkt (760 Torr) bei 212 °F als Fundamentalpunkten. – Umrechnung in Celsius- u. Réaumur-Grade:

$$x \,°F = \frac{5}{9} \cdot (x - 32) \,°C = \frac{4}{9} \cdot (x - 32) \,°R.$$

Fahrstuhlphänomen: bei Stehenden mehrfaches Auf- u. Absteigen der Ingesta im unt. Ösophagusabschnitt

u. anschließ. rasche Entleerung in den Magen als Hinweis auf Magen- oder Lungenmalignom.

Fairband* Dysostose: (1951?) seltene, fam.-erbl., generalisierte Hyperostose ohne Pachydermie, mit Erstmanifestation (Knochenschmerz) im Kindesalter u. belastungsunabhäng. starken Schmerzen in Rippen u. langen Röhrenknochen (Gelenk frei!). Histol.: hochgrad. Kortikalisverdickung u. subperiostale Knochenneubildung, Sklerosierung von Schädelbasis, Schulterblatt, Klavikula, WK (vertikale Streifung).

Fairley* Test (Sir NEIL HAMILTON F., geb. 1891, Arzt, London): (1927) Schistosomiasis-KBR mit alkohol. Hepatopankreas-Extrakt von Zerkarien-infizierten Schnecken als AG.

Fajans*-Conn* Test: 1) Kortison-Glukosetoleranztest, s. u. Prednison-. – 2) ∤ Sulfonylharnstofftest.

Fakirhand: Hand mit gebeugten, sich mit den Nägeln in die Hohlhand einbohrenden Fingern; z. B. bei fortgeschritt. Paralysis agitans.

Faktor: *biol, mediz* ursächl. »Komponente« oder Teilursache eines Prozesses, z. B. Bluteigenschafts- (∤ Antigen), ∤ Rheuma-, Vererbungs-, Wachstumsfaktor; i. e. S. (*serol*) die **Blutgerinnungsfaktoren** (s. a. Extrinsic- u. Intrinsic-System, Schema »Blutgerinnung«): **Faktor I**: ∤ Fibrinogen; F.I-Mangel: ∤ Afibrinogenämie. – **F. II**: ∤ Prothrombin; F.II-Mangel: ∤ Hypoprothrombinämie. – **F. III**: ∤ Thromboplastin. – **F. IV**: die Ca^{2+}-Wirkung bei der Blutgerinnung. – **F. V**, Proaccelerin, Plasma-Ac-Globulin, Pro-prothrombinase, Prothrombinokinase, labiler Faktor, Plasma prothrombin conversion factor (PPCF), Prothrombin-Akzelerator, Prothrombin A, Kofaktor V: (OWREN) thermolabiler, lagerungsinstabiler, die 1. Phase (Thrombinbildung) beschleunigender, für die Bildung der Blutthrombokinase notwend. Gerinnungsfaktor; wird nicht von organ. Adsorbentien aufgenommen; Bestg. mit lyophil getrocknetem Reagens (Prothrombin, Faktor VII, Fibrinogen u. Thrombokinase). – Bei angeb. Mangel Hypoproakzelerinämie (OWREN-Syndrom, ∤ Parahämophilie A), eine autosomal-rezessiv erbl. hämorrhag. Diathese. – »Aktivierter F. V«: ∤ Faktor VI. – **F. VI**, Akzelerin, Serum-Ac-Globulin, Pro-Prothrombinase, -thrombinogenase, Serum accelerator: labiler, aus dem durch Thrombinspuren koautokatalytisch aktivierten F. V entstehender Gerinnungsfaktor, der die Umwandlung von Prothrombin beschleunigt. – **F. VII**, Prokonvertin, Autoprothrombin I, Prothrombin (conversion) accelerator, Proserozym, κ-Faktor, Prothrombinogen, Kothromboplastin: rel. hitzebeständiger, hepatogener Gerinnungsfaktor, der, wahrsch. durch Gewebethromboplastin aktiviert, X zu Xa aktiviert; im Serum mit größerer Aktivität enthalten als im Plasma; bei Früh- u. Neugeb. vermindert (kongenit. VII-Mangel; ∤ Hypoprokonvertinämie), bei Hochschwangeren vermehrt. – Bestg. mit lyophil getrocknetem Reagens (Prothrombin, Faktor V, Fibrinogen u. Thrombokinase), am sichersten – wie auch für VIIa – mit Plasma von Trägern einer angeb. Hypokonvertinämie. – **F. VIII**, antihämophiles Globulin A (AHG A), antihämophiler F. A (AHF A), Plasma-Thromboplastin-F. A, Plättchen-Kofaktor I, Thromboplastinogen, Thrombozytolysin, Prothrombokinase, Plasmokinin, Thrombokatalysin, Hämophilie-F. VIII oder A: rel. thermo- u. lagerungsinstabiler, wahrsch. im RES gebildeter Gerinnungsfaktor ($β_2$-Globulin) im Plasma, der, durch Thrombin aktiviert, an der Bildung des endogenen Prothrombinumwandlungsfaktors teilnimmt (HWZ 4, nach Aufsättigung wahrsch. bis zu 17 Std.). Bei Mangel ∤ Hämophilie A (s. a. Thrombozytenkofaktor) oder Angiohämophilie A (s. a. v. WILLEBRAND* Faktor, Syndrom) – **F. IX**, Christmas-F., antihämophiles Globulin B (AHG B), antihämophiler F. B (AHF B), Plasma Thromboplastin Component (PTC), Autoprothrombin II, Plasma factor X, Plättchen-Kofaktor II, Hämophilie-F. IX oder B: lagerungsstabiler, im Plasma in inakt. Form enthaltener, möglicherweise aus Prothrombin entsteh. F., der bei der Gerinnung zu IXa aktiviert wird (u. nur als solcher qual. u. quant. im Serum nachweisbar ist. Bei Mangel ∤ Hämophilie B (s. a. Thrombozytenkofaktor) oder ∤ Angiohämophilie B. – **F. X**, STUART(-PROWER)-F.: (KOLLER) rel. thermostabiler, hepatogener Gerinnungsfaktor (α-Globulin) in Plasma u. Serum, der durch ∤ Thromboplastin zu Xa aktiviert wird.(∤ Blutthrombokinase); kongenitaler »STUART-PROWER-F.-Mangel« als autosomal-rezessiv erbl. hämorrhagische Diathese. – **F. XI**, ROSENTHAL-F., Plasma thromboplastin Antecedent C (PTA C), antihämophiles Globulin C: noch wenig definierter inaktiver Gerinnungsfaktor (Globulin) im Plasma, nötig für die Entstehung der Blutthrombokinase nach Fremdoberflächenkontakt; nimmt als XIa gemeinsam mit XIIa an der Bildung des endogenen Prothrombinumwandlungsfaktors teil. Kongenit. Mangel (»PTA-Mangelsyndrom«, »Hämophilie C«) als autosomal-rezessiv erbl. hämorrhag. Diathese mit geringer Blutungsneigung nur bei Homozygoten. – **F. XII**, HAGEMAN-, Oberflächen-F.: (RATNOFF u. COLOPY 1955) Gerinnungsfaktor (Globulin mit enger Beziehung zum Kinin- u. fibrinolyt. System) in Plasma u. Serum, der bei Kontakt mit benetzbaren Oberflächen aktiviert wird; bildet mit IX das »Activation product« (WAALER). Kongenit. Mangel (»HAGEMANN-F.-Mangel«, »HAGEMAN-Syndrom«) als autosomal-rezess. erbl. Gerinnungsstörung (meist ohne Blutungsneigung). – **F. XIII**, fibrinstabilisierender F. (FSF), LAKI*-LORAND* F. (LL-Faktor), Fibrinase: (1944) Gerinnungsfaktor (Transaminase) in Plasma, Serum u. an Thrombozyten, der durch Thrombin aktiviert wird. Bei Mangel (autosomal-rezessiv erbl. Diathese oder symptomat. bei Ca., Leberzirrhose etc.) hämorrhag. Diathese mit Störung der Wundheilung. – Weitere Faktoren: **F. A**: 1) (FORD, COATES) Substanz mit Eigenschaften von Vit. B_{12m}) in Kälberfäkalien. – 2) antihämophiles A: ∤ Faktor VIII. – **F. APF** (= Animal Protein Factor): ∤ Vitamin B_{12}. – **F. B**: 1) ∤ Ätiocobalamin. – 2) antihämophiler F. B: ∤ Faktor IX. – **F. C**: 1) mikrobieller Wachstumsfaktor der Vit.-B_{12}-Gruppe (weitere derart. Derivate als Faktor D, E, F, G etc.). – 2) antihämophiler F. C: ∤ Faktor XI. – **F. Delta**: (MONIER u. M. 1970) ∤ Schlafhormon. – **F. R**: (HELLEM 1958) Thrombozytenagglomeration auslösender Stoff (Adenosindiphosphat) im Ery, freigesetzt bei der Hämolyse. – **F. S.** ∤ Biotin. – **F. T**: Vitamin T, ∤ Karnitin (ein Wachstumsfaktor). – **F. X**: 1) ∤ Fradicin (Antibiotikum). – 2) ∤ Biotin. – 3) (JOST) ∤ AMH. – 4) ein Wirkstoff der Vit.-E-Gruppe. – **F. Y**: (QUICK 1957) gerinnungsfördernder, wahrsch. im Plasma enthaltener Faktor, der den Hemmstoff X des Prothrombinogens neutralisiert u. dadurch akt. Prothrombin in der Zirkulation freisetzt; soll bei kongenitaler Hypoprothrombinämie Typ II vermindert sein. – **an-**

tianämischer F.: die Erythropoese anregende (u. das Wachstum von Lactobac. casei beschleunigende) Substanzen, z. B. Folsäure, antianäm. Fermentationsfaktor, Vit.-B_c-Konjugat (aus Spinatblättern, Leber, Kulturflüssigkeit von Mikroorganismen). – **antihämophiler F.**: / Faktor VIII, IX u. XI. – **antilipämischer F.**: großmolekularer, biol. akt., bei allerg. Gewebsreaktionen freigesetzter Stoff. – **antineuritischer F.**: / Vitamin B_1. – **antiskorbutischer F.**: / Vitamin C.

Faktorenanalyse: *statist* multivariantes Verfahren, in der Psychologie (Intelligenzprüfung) entwickelt zur Erklärung einer Vielzahl von Merkmalen der Individuen durch wenige Grundeigenschaften. Sind x_i (i = 1,..., m) die beobachteten zufäll. Größen, lautet ein solches Modell

$$X_i = \sum_{i=1}^{m} a_{ij} f_j + b_i s_i + c_i \epsilon_i ,$$

wobei f_j die in allen Beobachtungsgrößen auftretenden (gemeinsamen = g-)Faktoren, s_i die den x_i zugeordneten (spez. = s-)Faktoren, ϵ_i die Fehlergrößen, a_{ij} die »Faktorladungen« sind. Ein faktorenanalyt. Ansatz dient der Schätzung der Strukturkonstanten (a_{ij}, b_i, c_i).

Faktoren|austausch: *genet* / Rekombination, Crossingover. – **F.koppelung**: *genet* / Kopplung. – **F.serum**: *bakt* Antiserum zur Bestg. – einzelner oder mehrerer – antigener Faktoren; u. a. für serol. Diagnostik von Enterobaktn. (GRUBER* Reaktion), Salmonellen (Einordnung in das KAUFFMANN*-WHITE* Schema anhand von O- u. H-AG), Strepto- u. Pneumokokken. – **F.wechsel**: *bakt* Wechsel der Zusammensetzung antigener Faktoren v. a. bei Enterobakterien, wovon insbes. die O-, Vi- u. (bei begeißelten Stämmen) H-Antigene betroffen sind.

faktorieller Versuch: *statist* vergleichende Untersuchung der kombin. Wirkungen mehrerer – mind. in 2 verschied. Stärken anwendbaren – Faktoren. Auswertung meist durch Varianzanalyse.

fakultativ: dem Vermögen bzw. den Möglichkeiten entsprechend, nach eigenem Ermessen, wahlfrei (Gegensatz: obligat).

Falcadina: seit 1790 im gleichnam. ital. Dorf (Prov. Belluno) endem. Syphilis.

Falchi*(-Vallebona*) Syndrom: erbl.-fam. Systemerkr. des Skeletts (ähnl. der Marmorknochen- u. CAMURATI*-ENGELMANN* Krankheit u. dem LÉRI* Syndrom I); mit Eburnisation von Schädelbasis u. -diploe, Rippen u. Becken, endostaler Kortikalisverbreiterung (an Extremitäten), Wirbelosteosklerose.

Falcicula: (lat. = kleine Sichel) / Falx cerebelli.

falciformis: (lat.) sichelförmig.

Falciparum-Malaria: die durch Plasmodium falciparum verurs. / Malaria tropica.

Falcone* Test: / Fluoreszenz-Treponemen-Antikörpertest.

Falconer* Zeichen: bds. tox. Neuritis optica als Komplikation einer Endocarditis lenta. – **F.*-(Wedell*) Syndrom**: (1943) / Kostoklavikularsyndrom.

Falcula: (lat.) / Falx cerebelli.

Falkographie: Rö-Darstg. der Falx cerebri (evtl. auch des Tentoriums: »**Falkotentoriographie**«) nach KM-Inj. in die Sinus longitudin.

Fallfuß: schlaff herabhängender Fuß bei / Fibularislähmung (mit Steppergang).

Fallhand, Kußhand: am aufrecht oder horizontal gehaltenen U'arm herabhängende Hand (mit leicht im Grundgelenk gebeugten Fingern) bei – v. a. bleitox. – Radialislähmung.

Fallopio* (GARIELE F., 1523–1562, Anatom, Schüler des VESALIUS, Ferrara, Pisa u. Padua) **Kanal**: / Canalis facialis. – **F.* Ligament**: / Ligamentum inguinale. – **F.* Tube**: / Tuba uterina.

Fallot III, IV, V: / FALLOT* Tri-, Tetra- bzw. Pentalogie. – **weißer** oder **azyanot. F.**, **pink Fallot**: FALLOT* Tetra- oder Trilogie ohne manifeste Zyanose (da nur unbedeutende Pulmonalisstenose, kein Re.-li.-Shunt).

Fallot* (ETIENNE L. A. F., 1850–1911, Arzt, Marseille) **Pentalogie**: F.* Tetralogie mit zusätzl. Vorhofseptumdefekt. – **F.* Tetralogie, Tetrade, Syndrom**: (1888) häufigste kongenit. Herzmißbildung, mit Pulmonalstenose, hohem Ventrikelseptumdefekt, Dextroposition der Aorta (»reitende A.«), Hypertrophie des re. Ventrikels. Sympte. (/ Abb. S. 726): kongenit. Zyanose (v. a. Akren u. Schleimhäute: »blue baby«; vgl. aber weißer / FALLOT), Venektasien, Trommelschlegelfinger u. -zehen (mit Uhrglasnägeln), Belastungsdyspnoe (daher entlastende Hockstellung: »squatting baby«), Lingua geographica, trockene Zahnkaries u. Neigung zu Parodontopathie, Dystrophie mit Minderwuchs; scharfes Systolikum (oft Preßstrahlcharakter) im 2. bis 3. ICR li., hebende Aktion der re. Kammer (synchron epigastr. Pulsationen); helle Lungenfelder, keine Hiluspulsation, Herz zunächst normal, später »cœur en sabot«, fehlender Pulmonalisbogen, im 2. schrägen ⌀ helles Aortenfenster; extreme Re.abweichung von QRS mit P dextrocardiale. Exakte Diagnose nur durch Herzkatheter (abnorm niedr. Pulmonalisdruck, stark erhöhter re. Ventrikeldruck) u. Angiokardiogramm. Op. Ther. nach BLALOCK, POTTS, BROCK. – **F.* Trilogie, Triade**: kongenit. Herzmißbildung mit – meist valvulärer – Pulmonalstenose (Pulmonalisursprung normal), Vorhofseptumdefekt u. extremer Hypertrophie des re. Ventrikels (mit konsekut. Dilatation). Sympte.: bei leichten bis mittelschweren Fällen erst im Schulalter zunehmende Einschränkung der körperl. Leistungsfähigkeit, Belastungsdyspnoe u. -zyanose; in der Pubertät meist permanente »Spätzyanose«; hohe a-Welle im Jugularvenenpuls, stark hebende Pulsation über dem re. Ventrikel, systol. Schwirren über der Pulmonalis, Vorhofton, langes, meist über den Aortenton hinausgehendes, spindelförm. Systolikum mit spätsystol. Max. (p. m. 2. ICR li. parasternal), leiser Pulmonalton bei breiter Spaltung des 2. HT, Ejection-click; helle Lungenfelder, zarte Hilusgefäße, Re.vergrößerung des Herzens, poststenot. Dilatation der Pulmonalis, kleine Aorta; im EKG ausgeprägte Zeichen der Re.hypertrophie. – Bei voller Ausbildung nur durch Herzkatheter u. Angiokardiographie von der Tetralogie zu unterscheiden.

Fallotomie: op. Eröffnung der Tuba Fallopii (/ Salpingotomie).

Fall-out: durch Sedimentation aus der Atmosphäre oder durch Auswascheffekt (»wash-out«) auf die Erdoberfläche gelangte partikelförm. – insbes. auch durch Kernreaktionen radioaktiv gewordene – Luftverunreinigungen.

Falls*-Freda* Test

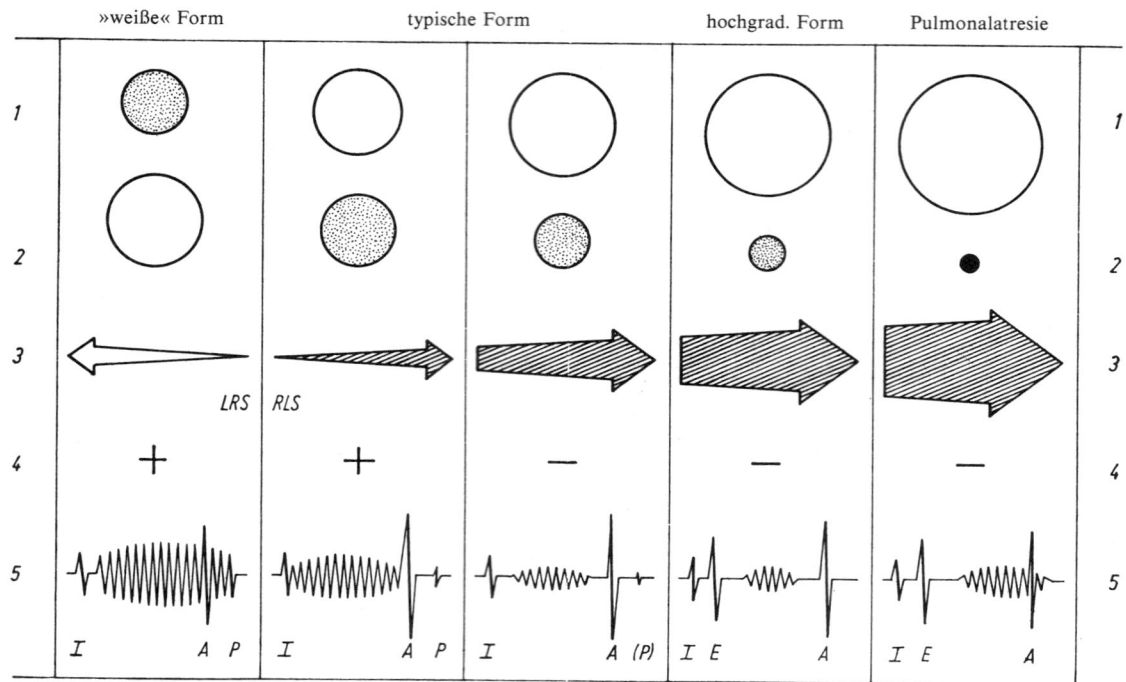

Fallot* Tetralogie: 1 Aortenquerschnitt; 2 Pulmonalisquerschnitt; 3 FRS: Links-rechts-Shunt, RLS: Rechts-links-Shunt (Stärke der Zyanose); 4 tastbares Schwirren; 5 Schallbild: I: 1. Herzton, A: Aortenton, P: Pulmonaliston, E: Ejection click (Austreibungston)

Falls*-Freda*-Cohen* Test: *gyn* ↑ COHEN* Test.

Falls*-Rundles* Syndrom: *hämat* s. u. RUNDLES*.

Fall|sucht: ↑ Epilepsie. – **F.türschnitt:** *chir* ↑ Kulissenschnitt. – **F.versuch: 1)** *ophth* s. u. HERING*. – **2)** *otol* s. u. BÁRÁNY*.

Falret* Verfolgungswahn (JEAN PIERRE F., 1794–1870, Arzt, Paris): (1854) histor. Bez. für best. »Degenerationspsychosen«.

falsch, falsus: unrichtig, nicht »echt« (= spurius), vom urspr. Definierten abweichend (s. a. Pseudo...); z. B. **fa. Keloid** (↑ Narbenkeloid), **fa. Rippen** (↑ Costae spuriae), **fa. Stimmband** (↑ Plica vestibularis), **fa. Wasser** (*gyn* zu Geburtsbeginn bei noch stehender Fruchtblase abgehende Flüssigkeitsansammlung zwischen Amnion u. Chorion bzw. Chorion u. Dezidua), **fa. Weg** (↑ Via falsa). – **Falsch-positive Reaktion:** *serol* unspezifisch-pos. Syphilis-Seroreaktion beim Nichtsyphilitiker aufgrund einer gesteigerten Labilität der Bluteiweißkörper (Globulinvermehrung) bei Gravidität, best. Infektionskrankhtn. u. als individuelle Reaktionsart (»biologisch f.-p. R.«, im Ggs. zur »technisch f.-p.«). Ausschluß durch NELSON* Test.

Falsch|gelenk: ↑ Pseudarthrose. – **F.hören:** ↑ Paracusis. – **F.lage:** *geburtsh* ↑ Schräg-, Schief-, Querlage. – **F.stand der Zähne:** (A. M. SCHWARZ) path. Stellung von Einzelzähnen (Dreh-, Kippstand, »F. im ganzen«, d. h. nicht richt. Ort im Zahnbogen) oder von Zahngruppen (evtl. unter Beteiligung der Kieferkörper: »gnathischer«, auch »maxill.« bzw. »mandibulärer F.«).

Falstaff-Typ: männl.-vitaler, beleibter Konstitutionstyp mit exogener Adipositas (insbes. an Bauch u. Hüften) u. Neigung zu Hypertonie, Apoplexie, Diabetes, Cushingoid.

Falsum-Präparat: *pharm* ↑ Placebo.

Falta* (WILHELM F., 1875–1950, Internist, Wien) **Mehl-Früchte-Kur:** Diät zur Einstellung des azidot. Diabetikers; pro Tag 7 × 30 g Nährmittel mit 60 g Butter (als Suppe oder Brei), evtl. Obstzulage; bei Schwinden der Azidose 1–2 Gemüsetage. – **F.* Syndrom:** (1912) Endokrinopathie mit pluriglandulärer Drüsenatrophie (HVL, NNR u. Thyroidea; histol.: interstitielle Bindegewebswucherung) u. entsprech. Insuffizienz-Symptn. als Folge einer Infektionskrkht. (insbes. Syphilis), beginnend im mittl. LA (bei ♀ oft nach Entbindung). – Heute meist als ↑ SIMMONDS*-SHEEHAN* Syndrom, ADDISON* Krkht., erworb. Myxödem etc. diagnostiziert. – Als thyreosuprarenaler Typ das ↑ SCHMIDT* Syndrom (2). – **F.*-Fenz* Zwischenhirnnarkose:** auf Herabsetzung der psychomotor. Unruhe u. Erregbarkeit, Gewichtszunahme, GU-Senkung u. Tachykardie-Beseitigung abzielende – meist präop. – mehrtäg. Barbiturat-Medikation beim Hyperthyreotiker.

Faltblattstruktur: *biochem* (PAULING: »pleated sheet«) fläch. Molekülstruktur von Skleroproteinen, mit ziehharmonika- (nicht helix-)art. Kettenkonformation der einzelnen – gleich- oder gegenläuf. – Polypeptidketten.

Falte: *anat* ↑ Plica. – **grobe Falten:** s. u. nervöser ↑ Reizmagen.

Falten|hals: ↑ Pterygium colli. – **F.haut:** ↑ Cutis laxa (Leitsympt. des sogen. »Faltenmenschen«), Cutis verticis gyrata, Chalodermie, Skleromyxödem; Landmanns-, Seemannshaut; auch die wammenartige Hauthypertrophie bei ↑ Neurofibromatosis v. RECKLINGHAUSEN. – **F.purpura:** P. vorwiegend in den großen Körperfalten (inguinal, axillär, submammär), z. B als Purpura hyperglobulinaemica.

Faltenrelief: *röntg* das typ. Schleimhautrelief des Verdauungstrakts mit funktionsabhängig wechselnder Faltenbildung.

Faltentintlingvergiftung: ↑ Azetaldehyd-Syndrom.

Faltenzunge: ↑ Lingua plicata.

Falx: *anat* sichelförm. Bindegewebsplatte; i. e. S. (*PNA*) die median-sagitt. Fortsätze (Duplikaturen) der Dura, als kleinere die **F. cerebelli** an der Unterseite des Tentorium u. entlang der Crista occipit. int. bis zum For. magnum, mit dem vord. konkaven Rand zwischen die Kleinhirnhemisphären vordringend, im basalen Ansatz den Sinus occipit. enthaltend; als größere die **F. cerebri** *PNA* von der Crista galli entlang der Crista front. u. dem Sulcus sagitt. bis zur Protuberantia occipit. int., sich zwischen bd. Großhirnhemisphären einsenkend, mit konkavem Rand kurz vor dem Balken endend, hinten-unten auf dem Tentorium cerebelli fußend, in deren Ansatz am Sulcus sagitt. der Sinus sagitt. sup., in deren freiem unt. Rand der Sinus sagitt. inf. u. in deren Ansatz auf dem Kleinhirnzelt der Sinus rectus verläuft. – Ferner (*PNA*) die **F. inguinalis** (Tendo conjunctivus, HENLE* Ligament, »Leistensichel«), der dreieck., sehn., die Leistenkanal-Hinterwand verstärkende Faserzug mit Basis im Lig. pubicum sup., am seitl. Rektusrand in die Fascia transvers. aufsteigend, in Rektusscheide u. -sehne einstrahlend; sowie die **F. septi atriorum** (↑ Valvula foraminis ovalis).

Falx|meningiom: parasagitt., der Falx cerebri meist einseitig aufsitzendes Meningiom (als dessen häufigste Lokalisationsform); oft in den Sinus sagitt. hineinwachsend, selten auf die Gegenseite übergreifend. – **F.osteom**: von der Falx cerebri (meist vorn) ausgehende Knochenneubildung (solitär oder multipel, evtl. symmetr.); im Rö-Bild glatte mediane Basis u. lat. Konvexität; ohne klin. Bedeutung. – Auch inkorrekte Bez. für umschrieb. **F.verkalkung**. – **F.resektion**: (PIA) Teilresektion der Falx cerebri bei einseit. Hydrocephalus ext. zur Förderung einer Hemisphärenverschiebung u. Entfaltung der kontralat. Hirnhälfte.

Falzitomie, Falx-Inzision: ↑ PAYR* Sichelschnitt.

Fam.: ↑ Familie.

Fames: (lat.) Hunger; z. B. F. lupina (= Wolfs-, Heißhunger).

FA-Methode: *immun* Fluoreszenz-AK-Methode (↑ Immunofluoreszenzmethode).

familiär, familiaris: in einer Familie gehäuft auftretend (u. damit meist erblich).

Familie: *biol* der Gattung übergeordnete Kategorie (↑ Tab. »Systematik«; umfaßt Formen mit Übereinstimmung bzw. graduellen Unterschieden in phylogenetisch wicht. Merkmalen; Bez. durch Suffix *zool* -idea, *botan* u. *mikrob* -aceae (auch -ae).

Familien|anamnese: Anamnesenteil, der die in der leibl. Fam. (Vater, Mutter, Geschwister u. weitere Mitglieder der Deszendenz) wiederholt aufgetret. Krankhtn. u. Krankheitsneigungen erfaßt. – **F.antigen**: seltenes, oft nur in einer Fam. gefundenes erbl. Ery-AG (meist benannt nach dem erstgefundenen Träger); z. T. seltene Allele bekannter Blutfaktorensysteme. Können bei Schwangerschaft u. Bluttransfusion nach AK-Bildung Komplikationen auslösen. – **F.forschung**: Methode der Humangenetik, die anhand manifester u. latenter (Krankheits-)Merkmale bei Blutsverwandten Erkenntnisse über die Erbgänge dieser Merkmale zu sammeln versucht. Bedient sich z. B. der **F.auslese**, indem in einer Population alle Familien mit mind. 1 Merkmalsträger erfaßt werden. – **F.krankheit**: allg. Bez. für eine im Verlauf mehrerer Generationen gehäuft auftret. Krkht. (z. B. Tbk, Arteriosklerose, Diabetes mellitus, Ekzem). – **F.planung**: gezielte ↑ Geburtenregelung.

Famulus: (lat. = Diener) Kandidat der Medizin während vorgeschrieb. prakt. Ausbildung (»**Famulatur**«; Mindestdauer 3 Mon.) an einer Klinik oder Krankenanstalt. Darf keine selbständ. ärztl. Handlungen vollziehen; unterliegt als Hilfsperson der ärztl. Schweigepflicht. Meist unbezahlte Tätigkeit, aber bei der BG gegen Arbeitsunfall u. Berufskrkht. versichert.

Fanapepea intestinalis: *protozool* ↑ Chilomastix mesnili.

Fanconi* (GUIDO F., geb. 1892, Pädiater, Zürich) **Anämie**, konstitut. oder fam. infantile, perniziosaähnl. Anämie: (1927) wahrsch. einfach-rezessiv erbl. Sonderform der Panmyelopathie mit Manifestation meist im 4. bis 7. Lj.; klin.: chron.-progred. Panzytopenie mit hyper- oder normochromer Anämie; später Granulo- u. Thrombozytopenie, Hautpigment-, Skelettanomalien (v. a. Daumen; Ossifikationsverzögerung u. Minderwuchs), Mikrozephalie, Nierenmißbildung, Strabismus, Hypogenitalismus, geist. Retardierung; Prognose schlecht. – **F.* Azidose**: hyperchlorām. Azidose infolge prox. Tubulusaffektion (v. a. bei ABDERHALDEN*-F.* u. DEBRÉ*-DE TONI*-F.* Syndrom). – **F.* Syndrom**: 1) F*-LIGNAC* Sy.: ↑ ABDERHALDEN*-F.* Sy. – 2) ↑ DEBRÉ*-DE TONI*-F.* Sy. – 3) F.*-v. ALBERTINI*-ZELLWEGER* Sy. (AMBROSIUS V. A., H. ZE., Pathologen, Zürich bzw. Beirut): (1948) erst einmal. beobachtete konstitut. Stoffwechselstörung mit intermediärer Azidose, Pseudorachitis (proportion. Minderwuchs, charakterist. Fazies mit vorspring. Stirn, schlitzförm. Lidspalte, Epikanthus, tiefer, breiter Nasenwurzel, breitem, offenem Mund, Makroglossie), Ozäna, Cutis laxa. – 4) F.*-ANDERSEN* Sy. (DOROTHY HANSINE A.): ↑ Mukoviszidose. – 5) F.*-HEGGLIN* Sy.: (1936/40) subakute pseudosyphilit. ↑ Bronchopneumonie. – 6) F.*-PATRASSI* Sy. (GINO P., ital. Internist): (1939/44) erbl., der Thalassaemia minor nahestehende hämolyt. Anämie mit Makrozytose, Hyperchromie, gesteigerter u. verbreiterter osmot. Eryresistenz, »mittelmeerländ.« Blutbild (↑ Elliptozytose), Leber- u. Milztumor, evtl. mongoloider Fazies. – 7) F.*-SCHLESINGER* Sy. (B. SCHL., Pädiater, London): (1952) chron. idiopath. ↑ Hyperkalziämie. – 8) F.*-WISSLER* Sy. (HANS W., Pädiater, Zürich): (1943) Subsepsis hyperergica (s.u. WISSLER*). – 9) F.*-ZINSSER* Syndrom: Kombin. des ZINSSER*-ENGMAN*-COLE* Sy. mit F.* Anämie. – **F* Typ**: ↑ Phosphatdiabetes (1).

Fanggerät: Instrument zum Extrahieren von Fremdkörpern, Biopsiematerial, Konkrementen etc. unter dir. oder endoskop. Sicht.

Fango: (ital. = Schlamm) am Boden best. Thermalquellen abgelagerter Mineralschlamm bzw. durch atmosphär. Einwirkg. verwitterter Basalttuff (z. B. Eifelfango); als dickbreiige, unter Wasserzusatz angeteigte Packungsmasse für örtl. Peloid-Ther.

Fannia: Fliegen-Gattung [Muscidae, Fanniinae] gemäßigter Zonen; Larven mehrerer Arten fakultative

Wundschmarotzer bei Mensch u. Tier, von F. canicularis (»kleine Stubenfliege«) u. F. scalaris außerdem Erreger einer nichttraumat. Myiasis des Urogenitaltrakts u. Rektums (aber auch einer Pseudomyiasis), von F. incisurata selten des Gehörgangs.

F-Antigen: *immun* 1) ⁄ FORSSMAN* Antigen. – 2) ⁄ Fimbrienantigen. – 3) ⁄ Fertilisationsantigen. – 4) ⁄ Antigen Fy^a.

F-Antikörper: ⁄ FORSSMAN* Antikörper.

Fantridonum *WHO*: 5-(3-Dimenthylaminopropyl)-5,6-dihydrophenanthridin-6-on; Antidepressivum.

Fantus* Antidot: CaS-Lsg. als Antidot bei Hg-Vergiftung.

Fárá*-Chlupačková*-Hrivnáková* Syndrom (Ärztinnen, Prag): (1967) fam., dominant-erbl. otofaziozervikale Dysmorphie, mit großen, ab- u. tiefstehenden Ohrmuscheln (evtl. aber Mikrotie), Präaurikularanhängen, Hypertelorismus bei tiefstehender Nasenwurzel u. vorspringender Nase, langem Hals mit Flügelfellbildung, Scapulae alatae, bds. Schalleitungsschwerhörigkeit.

Farabee* Typ: Brachydaktylie mit Brachyhypophalangie (Hände u. Füße) nur geringer intrafamiliärer Variabilität (vgl. DRINKWATER* Typ).

Farabeuf* (LOUIS HUBERT F., 1841–1910, Chirurg, Paris) **Dreieck**: von den Vv. facialis u. jugularis int. u. vom N. hypoglossus begrenzte Halsregion. – **F.* Methode**: Reposition einer typ. dors. Daumenluxation im Grundgelenk durch max. Abduktion, Längsachsenzug u. Verschiebung der Grundphalanx (Daumendruck) über das Metakarpalköpfchen nach distal u. volar, anschließ. Beugung im Grundgelenk. – **F.* Operation**: Unterschenkelamputation im mittl. Drittel mit Stumpfdeckung durch lat. Weichteillappen. – **F.* Zeichen**: *geburtsh* Nichterreichen des 2. SW bei vagin. Untersuchung mit dir. unterhalb der Symphyse eingeführten Fingern als – rel. sicheres – Zeichen für das Eintreten des kindl. Kopfs ins kleine Becken (mögl. Täuschung durch Geburtsgeschwulst).

Farad, F: nach dem Physiker MICHAEL FARADAY benannte Einh. der elektr. Kapazität (eines Kondensators, der durch die Elektrizitätsmenge 1 C auf die Spannung 1 V aufgeladen wird).

Faraday* (MICHAEL F., 1791–1867, Physiker, London) **Effekt**: Drehung der Polarisationsebene des Lichts beim Durchgang durch magnet. Stoffe. – **F.* Gesetz**: *physik* Bei der Elektrolyse ist die Menge der abgeschiedenen Stoffe der Stromstärke, der Zeit u. dem elektrochem. Äquivalent direkt proportional. Die in der Zeiteinheit abgeschiedenen Massen verhalten sich wie die chem. Äquivalentgewichte. – **F.* Käfig**: vom Einfluß äußerer elektr. Felder durch metallisch leitende Wände (Blechplatten, Drahtnetz) abgeschirmter Raum. Anw. z. B. zur störungsfreien Messung bioelektr. Erscheinungen (EKG, EEG, EMG).

Faradisation: diagnost. (Erregbarkeitsprüfung) oder therap. Anw. (neo)faradischer Ströme zur Reizung (Bürsten-, Pinsel-, Rollenelektrode) von Muskeln u. Nerven.

faradisch: farad. Strom betreffend; **faradischer Strom**: in der Sekundärspule eines Induktoriums erzeugter Strom; im physikal. Sinn ein Wechsel-, im physiol. ein unterbrochener Gleichstrom (der den Gleichstromanteil angebende arithmet. Mittelwert ist von Null verschieden, daher Polarität). Höhe der Spannung abhäng. von der Geschwindigkeit der Magnetfeldänderung im Induktorium; Spannungsanstieg bei Öffnung des Primärkreises steiler als bei Schließung. Physiol. Reizwirkung mit der Steilheit ansteigend. – **farad. Erregbarkeit**: Nerven- u. Muskelerregbarkeit durch farad. bzw. ⁄ neofarad. Ströme; erlischt bei Läsion des peripheren motor. Neurons früher als die galvanische (⁄ Entartungsreaktion). – s. a. Faradisation, Farado....

Farado...: Wortteil ⁄ faradisch; z. B. **F.kontraktilität** (tetan. Kontraktion quergestreifter Muskulatur durch farad. bzw. neofarad. Strom), **F.palpation** (Festlegung von Schmerzpunkten der Haut mit Hilfe einer mit farad. Strömen beschickten differenten Elektrode), **F.therapie** (⁄ Faradisation; z. B. ⁄ Schwellströme zur Erzielung einer tetan. Muskelkontraktion).

Farb...: s. a. Farben..., Chrom(at)o....

Farbe: 1) *physiol* durch das Auge vermittelter, in Farbton, Sättigungs- u. Dunkeltiefe unterschiedl. Sinneseindruck, ausgelöst durch die auf das menschl. Auge auftreffenden Strahlen; s. a. Farbempfindung, Farbensehen, Spektralfarben. – 2) ⁄ Farbstoff, Pigment.

Farbempfindung: der durch Farbreiz der Retinazapfen (aber auch endogen als Traum, Synästhesie, durch halluzinator. Drogen) ausgelöste zentralnervöse Vorgang, der zum subjekt. Analyse des Reizes (Sättigung, Farbton, Helligkeit) ermöglicht.

Farben|agnosie, amnest. Farbenblindheit, psych. Farbenschwäche: die bei vorhand. Farbentüchtigkeit durch Schädigung der basalen Okzipitalregion bedingte Unfähigkeit, wahrgenommene Farben richtig zu benennen. Meist multifaktorieller Genese, mit Schwerpunkt in der Störung des Erkennens. – **F.amblyopie**: selektiv herabgesetzte Empfindlichkeit für Farbunterschiede ohne stärkere Farbensinnstörung. – **F.anomalie**: Farbenfehlsichtigkeit mit herabgesetzter Farbempfindung für eine oder mehrere Farben. – **F.asthenopie**, Farben(seh)schwäche: normales, jedoch bei intensiver Anstrengung der Augen rasch schwächer werdendes Farbunterscheidungsvermögen.

Farbenblindheit: 1) totale F.: ⁄ Achromatopsie. – 2) partielle F.: Farbenfehlsichtigkeit mit Ausfall der Farbempfindung für 1 (= Dichromasie) oder 2 der 3 Grundfarben (= Monochromasie). – Als **amnest. F.** die ⁄ Farbenagnosie.

Farben|fehlsichtigkeit, Chromatodysopsie: angeb. (v. a. Rot-Grün-Blindheit) oder erworb. (Sehbahnschädigung zwischen Retina u. Hirnrinde) Abweichung von der normalen ⁄ Trichromasie (festzustellen durch ⁄ Farbensinnprüfung), u. zwar als ⁄ Farbenanomalie oder als partielle ⁄ Farbenblindheit; evtl. nur Gesichtsfeldteile betreffend (Skotom, Netzhautablösung). Unterschieden als Protanomalie u. -opsie (= Rotschwäche bzw. -blindheit), Deuteranomalie u. -opsie (= Grünschwäche bzw. -blindheit), Tritanomalie u. -opsie (= Blauschwäche bzw. -blindheit). – vgl. Achromatopsie, Farbenamblyopie, -asthenopie. – **F.hemianop(s)ie**: halbseit. Farbenblindheit; meist infolge Schädigung der Sehrinde.

Farb(en)|hören: ⁄ Auditio colorata. – **F.konstanz**: *ophth* s. u. Adaptation. – **F.kontrast**: *physiol* die bzgl.

Farbton, Helligkeit oder Sättigung veränderte Farbempfindung bei gleichzeit. Einwirkung zweier unterschiedl. Farbreize auf benachbarte (↗ Simultankontrast) bzw. bei aufeinanderfolg. Einwkg. auf ident. Netzhautstellen (↗ Sukzessivkontrast). Bestimmt v. a. den Farbeindruck bei Grau u. Weiß (Schwarz, Braun u. Olivgrün sind nur Kontrastwirkgn., daher nur als Pigmentfarben, nie als farb. Lichter wahrnehmbar). – **F.kreis**, Farbtonkreis: eindimensionale Darstg. aller Farben auf einer Kreisfläche unter Berücksichtigung nur des Farbtons (d. h. mit gleicher, möglichst hoher Sättigungs- u. niedr. Dunkelstufe). – Analog das **F.dreieck** nach v. KRIES (↗ Abb.).

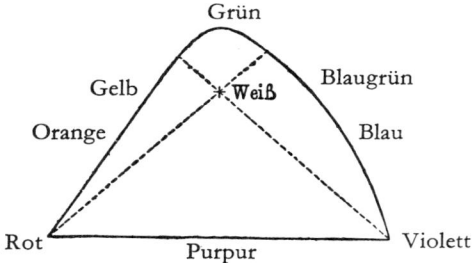

Farbenlupe: (AHLENSTIEL) lupenförm. Farbfilter als Orientierungshilfe für Farbenblinde. Grundlage ist die größere Helligkeit grüner u. die geringere Helligkeit roter Objekte bei Betrachtung durch ein Grün- u. umgekehrt durch ein Rotfilter.

Farb(en)mischung: **1)** additive oder physiol. F.: das Zusammenwirken von 2 gleichzeit. Farbreizen unterschiedl. Wellenlänge auf dieselbe Netzhautstelle, i. w. S. der daraus resultierende Farbeindruck. Bei ähnl. Wellenlänge resultiert eine im Spektrum zwischen bd. liegende, bei Komplementärfarben Grau, bei größter Differenz (Rot u. Violett) Purpur. – **2)** subtraktive oder physikal. F.: Veränderung weißen Lichtes infolge Absorption entspr. Wellenlängen bei Passieren zweier – oder mehrerer – farb. Filter, so daß es in der nicht subtrahierten Farbe erscheint.

Farbennamen|amnesie, amnest. F.aphasie: (GOLDSTEIN) ↗ Farbenagnosie.

Farben|normalsichtigkeit: die ↗ Trichromasie. – **F.optometer**: Gerät für die F.sinnprüfung; i. e. S. das ↗ Anomaloskop. – **F.scheu**: ↗ Chromatophobie. – **F.schmecken**: ↗ Gustatio colorica.

Farbensehen: **1)** Farbensinn: *physiol* an die Funktion der Zapfen der Netzhaut gebundene Fähigkeit des menschl. Auges, das sichtbare Licht nicht nur nach der Intensität (= Lichtsinn), sondern auch nach der Wellenlänge »farbig« zu bewerten; ↗ Abb. »Dämmerungssehen«, vgl. Weißempfindung. – **2)** *path* ↗ Chromatopsie. – **Farbensehschwäche**: ↗ Farbenasthenopie.

Farbensinn: ↗ Farbensehen (1). – **F.prüfung**: Prüfung der Augen auf Farbentüchtigkeit, z. B. mit Hilfe pseudoisochromatischer Tafeln (VELHAGEN, STILLING, ISHIHARA), der HOLMGREN* Wollproben, des NAGEL* Anomaloskops. – **F.störung**: ↗ Farbenfehlsichtigkeit.

Farben|skotom: umschrieb. absol. oder rel. Gesichtsfeldausfall für Farben (bei Optikusschaden Rot-Grün-, bei Netz- u. Aderhauterkr. Blau-Gelb-Ausfall). – **F.stereoskopie**: **1)** Stereoskopie mit Bildtrennung durch Farbfilter (↗ Anaglyphen-Verfahren), i. e. S. nach dem ROLLMANN* Koppelungsverfahren (Projizieren der Teilbilder durch verschiedenfarb. – sich gegenseitig auslöschende – Filter u. Betrachtung mit komplementär gefärbten Brillengläsern). – **2)** Pseudostereoeffekt, indem auf rotem Untergrund liegende oder grüne Bilddetails in einer anderen Bildebene zu liegen scheinen (z. B. bei farb. mikroskop. Präp.).

Farb(en)|tafel: *ophth* Tafel für Farbensinnprüfung. – **F.test**: **1)** *ophth* ↗ Farbensinnprüfung. – **2)** *psych* Teste zur Psycho- u. Charakterdiagnose, basierend auf der Erlebnisqualität von Farben u. der Farbenzuordnung zu best. Affektivitäten. – **F.theorien**: Theorien über das Zustandekommen von Farbenempfindungen (selektive Bewertung von Wellenlängen) durch den Wahrnehmungsapparat; z. B. die von YOUNG-HELMHOLTZ (breiteste Anerkennung), HERING (»Gegenfarbentheorie«), die Dominator-Modulator-, Duplizitätstheorie. – **F.tüchtigkeit**: ↗ Trichromasie. – **F.zerstreuung**: chromat. ↗ Aberration.

Farber* (SIDNEY F., geb. 1903, Pädiater, Boston/Mass.) **Syndrom**: (1947, 1952) kongenit., disseminierte, maligne Lipogranulomatose unbekannter Genese; mit angeb. Heiserkeit u. Dyspnoe (Larynxkonstriktion), multiplen s. c. Granulomen, (peri)artikulären Schwellungen u. Rötungen, Skelettdestruktionsherden, Hepatomegalie; meist im 1.–2. Lj. letal. – **F.*** **Test**: mikroskop. Mekonium-Untersuchung zur DD des Darmverschlusses beim Neugeb.; Fehlen von Lanugohaaren u. Vernixzellen spricht für prim. Atresie.

Farb|lacke: *histol* auf dem Substrat durch Metallsalze etc. gefällte (d. h. unlöslich gemachte) Farbstoffe, z. B. Alizarinlack; vgl. Beizenfärbung. – **F.markierung, vitale**: *embryol* experiment. Verfahren der Morphogenese-Forschung: Vitalfärbung von Kennbezirken (durch Aufsetzen farbengetränkter Agar-Blöckchen), deren Verlagerungen – v. a. während der Gastrulation – dann beobachtet wird.

Farb|reaktion: chem. Umsetzung, bei der farb. Produkte entstehen; z. B. Biuretreaktion. – **F.senkungsreaktion, FSR**: (J. A. KIMBAROVSKIJ 1950) unspezif. Harnreaktion (Nachweis tox. N-halt. Substanzen), v. a. bei Infektionskrkhtn.; Bewertung des auf Zusatz von 5%ig. $AgNO_3$-Lsg. zu frischem Harn (u. kurzes Kochen) entsteh. Sediments im durchfallenden Licht anhand spez. Farbtafel.

Farbstoff(e): im Sichtbaren intensiv lichtabsorbierende Verbindgn. mit färbenden Eigenschaften, meist lösl. organ. Substanzen (»Natur-« oder »künstl. F.«, s. a. Azofarbstoffe); vgl. Pigmente. Eingeteilt nach dem färber. Verhalten in **adjektive F.** (erst nach zusätzl. Behandlung = Beizung färbend, ↗ Beizenfarbstoffe) u. **substantive F.** (ohne Vorbehandlung auf das Substrat aufziehend, ↗ Direktfarbstoffe); ferner je nach Gehalt an bas. oder sauren auxochromen polaren Gruppen in **basische F.** (organ. F. mit Gruppen wie $-NH_2$, NH, $-NHCH_3$; bilden wasserlösl. Salze; z. B. Methylenblau, Bismarckbraun, Methyl-, Gentianaviolett, Safranin), **saure F.** (organ. F. mit -COOH, -OH, $-NO_2$ etc.; bilden wasserlösl. Salze; z. B. Eosin, Säurefuchsin), **neutrale F.** (P. EHRLICH; wasserunlösl., bei Mischung eines gelösten sauren mit einem bas. F. entstehende u. in einem Färbegang polychrom anfärbende F.niederschläge: Kation u. Anion farbig, Überschuß des sauren kann den neutralen F. in Lsg. halten; z. B. EHRLICH* Triazid + Methylgrün, eosinsaures Methylenblau, Azur I), **amphotere F.** (durch Gehalt an bas. u. sauren auxochromen Gruppen zwischen bas. u. sauren F. stehend); **indifferente F.** (ohne salzbildende Gruppe; z. B. die meisten Fettfarbstoffe). – **Natürl. F.** unterteilt in endogene (in Pflanze u. Tier gebildete, mit charakterist. Absorptionsbanden; z. B. Hämin, Melanin, Karotinoide, Anthozyanine, Chlorophyll) u. **anorgan. F.** (richtiger: ↑ »Pigmente«; entweder mineral. Natur oder chemisch nach- u. neugebildet, z.B. Chromgelb, Bleiweiß; z.T. giftig). – **metachromat. F.**: histol s. u. Metachromasie.

Farbstoff|anämie: hypochrome ↑ Anämie. – **F.bakterien, -bildner**: bakt Spezies mit farb. Kolonien auf übl. Nährböden (nicht aber mit Photosynthesefarbstoffen!); z. B. Staphylococcus aureus, Neisseria flava. – **F.exklusionstest**: Nachweis zytotox. Reaktionen anhand der Nichtfärbung toter Zellen durch Eosin, Nigrosin, Trypanblau etc.

Farbstoff-(Funktions-)Proben: s. u. Chromodiagnostik, Clearance, Farbstoffverdünnungsmethode.

Farbstoff|karzinom: durch kanzerogene Farbstoffe bewirktes Ca., z. B. tierexperimentell durch »Buttergelb«-Verfütterung; beim Menschen wahrsch. manche Blasentumoren. – **F.mangel**: derm ↑ Albinismus, Vitiligo, Pigmentdermatosen (Tab.). – **F.sediment**: urol im Harn sedimentierte körpereigene Farbstoffe, z. B. kristallines Bilirubin (orangefarbene, braungelbe oder rubinrote Nadeln oder rhomb. Tafeln), scholl.-amorphes oder kristallines Hb (z.B. Zylindern aufgelagert), schwarze Melaninkörnchen.

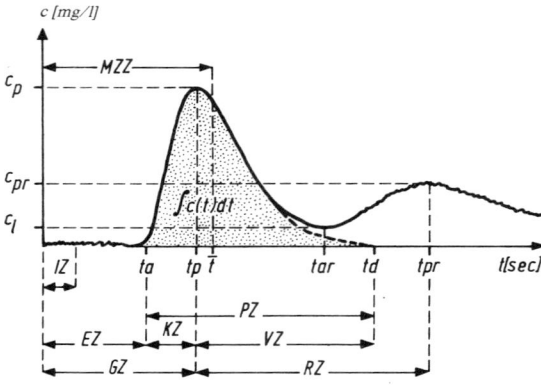

EZ	= Erscheinungszeit = ta (appearance time)
GZ	= Gipfelzeit = tp (peak concentration time)
IZ	= Injektionszeit
KZ	= Konzentrationszeit = $ta \to p = tp - ta$ (build-up time)
MZZ	= mittlere Zirkulationszeit = $\bar{t}$ (mean transit time)
PZ	= Passagezeit = $ta \to d = td-ta$ (passage time)
RZ	= Rezirkulationszeit = $tp \to pr = tpr-tp$ (recirculation time)
VZ	= Verdünnungszeit = $tp \to d = td-tp$ (disappearance time)
tar	= appearance time of recirculate dye (Erscheinungszeit des rezirkulierenden Farbstoffs)
td	= 1% peak concentration (1% Farbstoffkonzentration der extrapolierten Kurve)
tpr	= peak concentration time of recirculate dye (Gipfelzeit des rezirkulierenden Farbstoffs)
c_l	= least concentration (minimale Farbstoffkonzentration)
c_p	= peak concentration (maximale Farbstoffkonzentration)
c_{pr}	= peak concentration of recirculate dye (maximale Konzentration des rezirkulierenden Farbstoffs)

Farbstoff(verdünnungs)methode: kard als chromodiagnost. Verfahren zur Bestg. von Blutvolumina (z. B. zentrales oder totales Blutvol., Plasma-, Herzminuten-, Schlag-, Ventrikelinnenvol.; auch isolierte Organdurchblutung), Kreislaufzeiten (z. B. mittl. Kreislaufzeit), Shunts u. Klappeninsuffizienzen (u. deren Ausmaß) die fortlaufende – meist photoelektr. – blut. oder unblut. Messung (stromaufwärts vom Inj.-ort; mit Densito- oder Ohroxymeter) u. Registrierung der Verdünnung eines »im Stoß« in die Blutbahn (Gefäße, Herzhöhle) injizierten Farbstoffs (z. B. EVANS* Blau, Indigokarmin). Die so gewonnene Primär- u. Rezirkulationskurve (↑ Abb.), je nach Meßstelle als arterielle (einschl. li. Herz), venöse (einschl. re. Herz) oder zentrale (Inj. in Ventrikel, Messung dicht unterhalb Semilunarklappe; zur Bestg. von enddiastol., endsystol. u. Schlagvol.; stets Stufenform infolge Verdünnung durch diastol. nachströmendes Blut), wird beeinflußt durch Länge u. Vol. des Gefäßabschnitts zwischen Injektions- u. Meßstelle, Strömungsgeschwindigkeit u. anatom. Verhältnisse (abnorme Zirkulationswege, Herzvergrößerung, Klappenfehler etc.).

Farbszintigraphie: »Colo(u)r scanning« als automat. Verfahren, bei dem ein mit dem Szintillationszähler gekoppeltes Farbband (8 verschiedenfarb. Streifen für jeweils 12,5% des max. Impulsratenwerts) ein differenziertes »Farbszintigramm« schreibt (das kleine Impulsdifferenzen besser erkennen läßt).

Farb|test: 1) ophth, psych ↑ Farbentest. – 2) serol ↑ SABIN*-FELDMAN* Test. – 3) neurol ↑ F.versuch. – **F.tonkreis**: physiol ↑ Farbenkreis. – **F.umschlag**: chem Farbwechsel eines Indikators.

Farb|valenz: physiol die jedem Farbreiz (auch mehreren gemeinsam) zugeordnete subj. Wirkung auf das Auge bzw. den Beobachter (der ihn auswertet u. nach dem empfundenen Farbwert beurteilt). Kann bei additiver Farbmischung durch die 3 Primärvalenzen gekennzeichnet werden. – **F.versuch**: neurol Prüfung der freien Liquorpassage durch Farbstoff-Inj. in das Ventrikelsystem u. Farbstoff-Nachweis im spinalen Liquor. – **F.wert**: der kolorimetrisch ermittelte Farbstoffgehalt einer Körperflüssigkeit (Blut, Harn). – **F.zelle**: histol ↑ Chromatophor. – **F.zerlegung**: opt Zerlegung eines Lichtstrahls in die Spektralfarben durch Brechung. Dabei wird – im Ggs. zur Beugung – kurzwell. Licht am stärksten gebrochen; s. a. chromat. ↑ Aberration.

Farciminum, Farcin(ia): vet ↑ Malleus (Rotz). – **Farcinosis mutilans Besnier***: phagedän. u. muttilierende schmerzlose Gesichtsulzerationen bei Rotz.

Farina: 1) pharm Mehl, Kleie, z. B. Far. Avenae (= Hafermehl), F. Tritici (= Weizenmehl), F. Amygdalarum (= Mandelkleie). – 2) virol ein ECHO-Virus-Prototyp 21 (in Ohio; Diarrhö-Erreger).

Farmer|haut: 1) Hautatrophie mit tiefer Furchung (histol.: kolloide Degeneration u. Entzündungsreste) infolge übermäß. chron. – meist berufl. – Sonnenexposition. – 2) spätmanifestes ↑ Xeroderma pigmentosum. – **F.lunge**: eine bei Ernte- u. Gartenarbeitern nach Einatmen des Staubes von verschimmeltem (»grauem«) Getreide, verdorbenem Heu oder Komposterde oft epidemieartig auftret. Immunkomplex-Krkht. der Lunge (mykogen-allerg. Alveolitis vom verzögerten Typ des ARTHUS* Phänomens): Atemnot, Husten, Auswurf, Fieber, bronchit. Geräusche, beschleunigte BKS; bei Rezidiven Übergang in chron. Form mit interstitieller Lungenfibrose, evtl. Emphysem u. Bronchiektasie; im Rö-Bild vermehrte netzart. Lungenzeichnung bis zu disseminierter Fleckung; histol.: granulomatöse Pneumonitis, Bronchiolitis oblit., interstit. Fibrose. – Mit ↑ Befeuchterfieber, Drescherlunge etc. weitgehend ident.

Farne: *botan* Filices. – **Farnkrautphänomen:** *gyn* das Auftreten von farnkraut- oder palmwedelähnl. Figuren (kristall. NaCl) im ungefärbten, eingetrockneten Ausstrich des Zervixhalsschleims der präovulator. Phase z. Z. der Ovulation (↑ Zervixfaktor); auch als Schwangerschaftstest angewandt; ↑ Abb., s. a. Schema »Sterilität«.

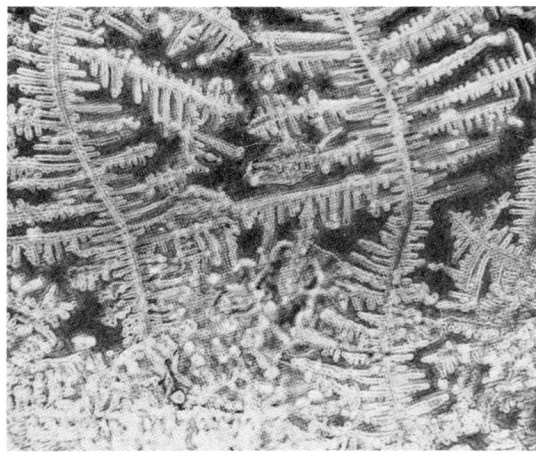

Farnochinon: ↑ Vitamin K$_2$.

Farnsworth* Test: Farbensinnprüfung mit Hilfe von 20 verschiedenfarb. Plättchen, die nach ihrem Farbwert geordnet werden müssen. – Modifik. n. MUNSELL mit 85 Plättchen u. Einordnung in 4 Serien.

Farn|test: *gyn* Prüfung des ↑ Farnkrautphänomens. – **F.wurzel:** *pharm* Rhizoma Filicis (der Erdsproß von ↑ Dryopteris filix mas).

Faröer-Krankheit: auf den nordatlant. Inseln durch den »Sturmvogel« Fulmarus glacialis übertragene Ornithose.

Farr* Regel (WILLIAM F., 1807–1883, engl. Arzt): Bei einer Epidemie steigt die Zahl der Erkrankungsfälle zunächst sehr schnell, dann langsam bis zu einem Maximum an u. fällt schneller ab, als sie gestiegen ist.

Farr* Technik: *immun* Nachweis geringer AK-Mengen durch Zusammenbringen des betr. Antiserums mit ^{131}J-markiertem AG u. Radioaktivitätsmessung der – gemeinsam mit anderen Globulinen – durch $(NH_4)_2SO_4$ ausgefällten Immunaggregate.

Farre*(-Waldeyer*) Linie (ARTHUR F., 1811–1887, engl. Gynäkologe; WILHELM W.): leicht gezackte Linie am Übergang vom Mesovarium zum Ovar.

Fasc...: s. a. Fasz....

Fascia: 1) *chir* Bindenverband; z. B. **F. ocularis** (Augenbinde), **F. repens** (↑ Dolabra repens), **F. nodosa** (»Kreuzknotenbinde«; 2köpfig zur Dauerkompression der A. temp.; horizontale Kreistour bd. Enden mit Kreuzung [über Wattepelotte] über der erkrankten Schläfe; vertikale Kreuztour über Scheitel u. Kinn. Ähnl. Anw. in der Leiste als Bruchbandersatz). – 2) *anat* die kollagenbindegeweb. Hülle des Skelettmuskels (»Muskelfaszie, -binde«, auch als Gruppenfaszie um Muskelgruppen) bzw. Hals-, Rumpf u. Gliedmaßen rings umgebende, unter dem Integumentum comm. gelegenes Hüllorgan (»Körperfaszie, -binde«; teilw. als Muskelursr. u. -ansatz dienend: **F. aponeurotica** = ↑ Aponeurose); z. B. (*PNA*) **F. antebrachii** (Oberflächenfaszie der U'arm-Muskeln vom Ellenbogen bis zur Handwurzel, prox. aponeurotisch verstärkt durch an ihr entspringende oberflächl. Vorderarmmuskeln, distal durch Ringfasern der Ligg. carpi dors. u. volare; mit hint. Ulnakante u. den nur hautbedeckten Radiusabschnitten fest verwachsen), **F. axillaris** (zwischen Mm. pectoralis major u. latissimus dorsi, die Axilla überspannend; mit der Haut fest verwachsen, von Lymph- u. Blutgefäßen, Hautnerven durchlöchert), **F. brachii** (Oberflächenfaszie des Oberarms; ihre humerusfixierten Septa intermuscularia med. u. lat. trennen die Beuge- u. Streckmuskeln), **F. buccopharyngea** (einzige mim. Muskelfaszie, als **F. buccalis** die Außenfläche des M. buccinator, als F. pharyngea sup. dorsal die Pharynxkonstriktoren bedeckend; in der Tasche zwischen Masseter u. Buccinator der BICHAT* Fettpfropf), **F. bulbi** *BNA* (die »TENON* Kapsel«, ↑ Vagina bulbi), **F. cervicalis s. colli** (»Halsfaszie«, mit Lamina superfic., praetrachealis u. praevertebr. sowie Vagina carotica), **F. clavipectoralis** (= F. pectoralis prof., die den Mm. pect. minor u. subclavius gemeinsame, die Lücke zwischen bd. Muskeln überbrückende F., die in die F. axillaris übergeht u. am Schlüsselbein haftet; mit der V. subclavia fest verbunden, daher Gefahr der Luftembolie bei Verletzung), **F. cremasterica** (»SCARPA*, COOPER* Faszie«, die am äußeren Leistenring beginnende beutelförm. Ausstülpung der Faszie des Obliquus abdominis ext. als den M. cremaster bedeckende Hodenhülle), **F. cribrosa** (der von Blut-, Lymphgefäßen u. Hautnerven siebartig durchlöcherte Teil der Fascia lata im Bereich der Fossa ovalis), **F. cruris** (dist. Fortsetzung der F. lata vom Knie bis zum Knöchel; umgibt mit oberflächl. Blatt die U.schenkelmuskulatur, trennt mit tiefem Blatt u. Septa intermuscularia lat. u. med. den M. triceps surae u. die tiefe Wadenmuskulatur; Urspr. der Mm. tib. ant. u. extensor hallucis longus), **F. diaphragmatis pelvis** (als F. d. p. inf. s. ext. = F. analis s. ischiorect. die gegen die Fossa ischiorect. gerichtete, die Unterfläche des Levator ani bedeckende CRUVEILHIER* Faszie; als F. d. p. sup. s. int. die gegen das Spatium subserosum des kleinen Beckens gerichtete, die Innenfläche des Levator ani bedeckende), **F. diaphragmatis urogenit.** (als F. d. u. ext. s. ischioprostatica die der Dammhaut zugekehrte, die Unterfläche des M. transversus perinei prof. bedeckende BUCK* Faszie; als F. d. u. sup. s. int. s. perinei prof. der gegen den Rec. pubicus gerichtete, den M. transversus perinei prof. bedeckende Teil der F. pelvis pariet.), **F. endopelvina** *BNA* (↑ F. pelvis visceralis), **F. endothoracica** (= F. sub- s. extrapleuralis s. thoracica int.; das dünne Bindegewebsblatt zwischen Pleura parietalis bzw. diaphragmatica u. Thoraxwand bzw. Zwerchfelloberfläche), **F. iliaca** (den M. iliacus u. unt. Abschnitt des M. psoas bedeckend, mit Crista iliaca, Linea arcuata, Eminentia iliopectinea u. Vorderfläche der Hüftgelenkkapsel verwachsen, bis zum Leistenband reichend, darunter mit Fortsetzung zur Ventralseite des O.schenkels; ein von der Eminentia iliopectinea zum Leistenband ziehender freier Arcus pectineus trennt die Lacunae musculorum u. vasorum), **F. interossea dorsalis et volaris manus** (an die Metakarpalia fixiert, die Mm. interossei dors.

Fascia lata

bzw. volares bedeckend), **F. lata** (= F. femoris; derb-sehnig, an Leistenband, Becken u. Kreuzbein, distal an Patella u. Kniegelenkkapsel inserierend, alle O.schenkelmuskeln umscheidend; bildet unterhalb des Leistenbandes den äuß. Schenkelring, s. a. Hiatus saphenus), **F. masseterica** (der am Jochbogen angeheftete, auf dem M. masseter, z. T. unter der Parotis liegende Teil der oberflächl. Gesichtsfaszie), **Fasciae musculares oculi** (röhrenförmig, über die 6 Augenmuskeln gestülpt, in die TENON* Kapsel übergehend), **F. musculi levatoris ani** (⫽ F. diaphragmatis pelvis inf. bzw. sup.), **F. nuchae** (dors. Fortsetzung der Lamina superf. der F. cervic. zum Lig. nuchae; bedeckt die Mm. trapezius, semispinalis capitis, splenii u. levator scapulae), **F. obturatoria** (mit dem For.-obturatum-Periost verwachsener Teil der F. pelvis pariet.; überzieht den M. obturator int. zur Fossa ischiorect. hin, bildet den Can. pudendalis), **F. parotidea** (Hülle der Parotis; geht in die Masseter-Faszie über, dringt am hint. Rand des UK-Astes mit einem tiefen Blatt in das Spatium parapharyngeum vor), **F. pectoralis** (an Schlüssel- u. Brustbein fixiert, den M. pector. major bedeckend; lat. in die Achselfaszie, kaudal in die Fascia superf. übergehend), **F. pelvis** s. hypogastrica (von der Linea termin. u. dem Schambein entspringend, das kleine Becken auskleidend; äuß. Blatt = F. p. pariet. bedeckt die Beckenwand samt Gefäßen, Nerven u. Muskeln; ⫽ F. obturatoria, F. diaphragmatis urogenitalis sup.; inn. Blatt = **F. p. viscer.** umhüllt die Beckeneingeweide; ⫽ F. prostatae, Septa rectovesicale u. -vaginale), **F. penis** (mit oberflächl. Blatt s. c. u. tieferem über den Corpora cavernosa), **F. perinei** (als **F. p. prof. s. subpubica** die ⫽ F. diaphragmatis urogenit. sup., ferner die ⫽ **F. superf. perinei**), **F. pharyngobasilaris** (= Membrana, Tunica, Aponeurosis ph.; die sehr feste bindegeweb. Membran, die die hint. Schlundwand an der Schädelbasis befestigt), **F. prostatae** (die »Prostatakapsel« als Teil der F. pelvis viscer.), **F. psoica** (*JNA*; von den LWK entspringender, den M. psoas major bedeckender Teil der F. iliaca; bahnt spondylyt. LWS-Senkungsabszeß den Weg), **F. rectovesicalis, -vaginalis** (⫽ Septum rectovagin.), **F. renis** (Niere u. NN umschließendes Bindegewebe an der Fettkapseloberfläche, dorsal dichter als ventral), **F. spermatica ext. et int.** (= Tunica vaginalis testis et funiculi spermatici; die am äuß. Leistenring beginnende, Hoden, Nebenhoden u. Samenstrang umschließ., beutelförm. Ausstülpung der F. transvers., mit glatten Muskelfasern an der Innenseite: »M. cremaster int.«), **F. subperitonealis** (= Tela subserosa peritonei; das lokkere Bindegewebe im Spatium retroperitoneale), **F. subpleuralis:** (⫽ F. endothoracica), **F. superficialis perinei** (die Peniswurzel samt Mm. bulbo- u. ischiocavernosus umhüllende Faszie; setzt sich in die F. penis fort), **F. thoracica int.** (⫽ Fascia endothoracica), **F. thoracolumbalis** (= F. lumbodors.; zwischen Dornfortsätzen, Rippenwinkeln u. Darmbeinkamm die autochthone Rückenmuskulatur bedeckend; verstärkt am tiefen Blatt = Lumbalaponeurose durch die Ursprünge der Mm. obliquus int. u. transversus abdom., am oberflächl. Blatt der Mm. latissimus dorsi u. serratus post.), **F. transversalis** (= F. endoabdomin. s. endogastrica s. abdomin. int. prof.; zwischen Peritoneum pariet. u. Bauchmuskulatur bzw. Zwerchfell, ventral-seitl. die inn. Fläche des Transversus abdominis u. seiner Aponeurose bedeckend u. so die Verschieblichkeit der Bauchmuskulatur gegen das Peritoneum gewährleistend; setzt sich kranial als F. diaphragmatica, dorsal als **F. quadrata**, kaudal – mit F. iliaca u. Leistenband verbunden – als F. spermatica int. u. ext. fort).

fascicularis: (lat.) ⫽ faszikulär.

Fasciculus, Faszikel, Faserstrang: *anat* Muskel- bzw. Nervenfaserbündel (s. a. Funiculus, Tractus); z. B. **F. ant. proprius** (»FLECHSIG* Bündel«, ⫽ Funiculus ant. medullae spinalis), **F. anterolat. superfic.** (»GOWERS* Bündel«, ⫽ Tractus spinocerebell. ant.), **F. atrioventricularis** *PNA*: das vom Av-Knoten ausgehende HIS* Bündel (»GASKELL* Brücke«) aus spezif. – sarkoplasma- u. glykogenreicheren – Myokardfasern, das sich am Übergang vom membranösen zum muskulösen Abschnitt des Ventrikelseptums in je ein subepikardial im Septum verlaufendes Crus sin. u. dextr. (»TAWARA* Schenkel«, für die li. bzw. re. Herzkammer) aufteilt, um sich schließlich als PURKINJE* Fasern an die Arbeitsmuskulatur der Kammern zu verteilen; s. a. ⫽ Erregungsleitungssystem, Abb. »TAWARA* Schenkel«. – **F. cuneatus** *PNA*, Pars lateralis fasciculi dors. *JNA*: der »BURDACH* Strang« als lat., zum Tractus spinobulb. gehörender Teil des Hinterstrangs im RM-Halsteil; enthält Tast- u. Tiefensensibilität leitende hint. Wurzelfasern der ob. Thorakal- u. aller Zervikalnerven; vom med. ⫽ F. gracilis durch ein gliöses Septum getrennt. – I. w. S. auch seine Fortsetzung in der Oblongata (= Funiculus cuneatus). – **F. dorsalis medullae oblongatae** *JNA*: der aus F. cuneatus u. F. gracilis zusammengesetzte Teil des Hinterstrangs im verlängerten Mark. – **F. dors. medullae spinalis** *JNA*: ⫽ Funiculus post. – **F. dors. plexus brachialis** *JNA*: ⫽ Fasciculus posterior. – **F. dorsolateralis** *PNA*: das »LISSAUER* Randbündel« (aus af- u. efferenten Fasern) zwischen Hinterhornspitze u. RM-Oberfläche; vermittelt Schmerz-, Temperatur- u. Tastempfindungen. – **F. frontoparietalis (Monakow*)**: Assoziationsfasern zwischen Frontal- u. Parietallappen zur Übermittlung mnemischer Erregungen an motor. Rindenfelder (?). – **F. gracilis** *PNA*, Pars med. (fasciculi dors.) *JNA*: der »GOLL* Strang« als med., zum Tractus spinobulb. gehör. Teil des RM-Hinterstrangs; enthält – von innen nach außen geschichtet – Tast- u. Tiefensensibilität vermittelnde hint. Wurzelfasern der Kokzygeal-, Sakral-, Lumbal- u. unt. Thorakalnerven; im Halsteil des RM ist ihm der ⫽ F. cuneatus aufgelagert; i. w. S. auch seine Fortsetzung in der Medulla oblongata (= Funiculus gracilis). **F. interfascicularis** *PNA*: ⫽ F. semilunaris. – **Fasciculi intersegmentales** *PNA*: ⫽ F. proprii medullae spinalis. – **F. interstitiospinalis:** ⫽ CAJAL* Bündel. – **F. labialis** *JNA*: Faserzug des M. orbicul. oculi, tangential nach unten-vorn ausscherend zur Haut der Nasolabialfalte. – **F. lateralis medullae oblongatae** bzw. **spinalis**: s. u. Funiculus. – **F. lat. plexus brachialis** *PNA*: das radiale = lat. Bündel, hervorgehend aus je 1 vord. Ast der Trunci sup. u. med. (aus C 5–7); teilt sich in den N. musculocutaneus u. die lat. Zinke der Medianusgabel; bei Leitungsunterbrechung Lähmung der Schulterblattmuskeln u. der Mm. biceps, brachialis u. flexor carpi rad., u. Anästhesie der rad. Unterarmseite bis zum Daumenballen. – **F. lat. proprius (Flechsig*)**: ⫽ Tractus spinocerebellaris post. – **Fasciculi longitudinales**: Längsfaserzüge, z. B. Nervenfasern paramedian an der Oberfläche der Brücke (durch die Brückenkerne u. -fasern auseinandergedrängt; s.a. Tract.

corticopontinus), Bindegewebszüge zwischen Axiskörper u. For.-magnum-Vorderrand, Faserzüge der Palmaraponeurose, die in das Unterhautbindegewebe der Finger übergehen; i. e. S. (*PNA*) **1) F. l. dors.** = F. l. med. tegmenti, das »SCHÜTZ* Bündel« oder »graue Längsbündel KÖLLIKER« im zentralen Höhlengrau ventral des Aquädukts, das von vegetat. Zentren des Hypothalamus – mit pontinem Anteil – zur Formatio reticul. der Medulla oblong. zieht, vom Tractus reticulospin. des RM weitergeführt wird u. hypothalam. Reize auf Herz, Gefäße, Darm u. Harnblase überträgt. – **2) F. l. inf. cerebri**: das »unt. Längsbündel«, Assoziationsfasern sagittal entlang der Hinter- u. Unterhorn-Seitenwand, Schläfen- u. Hinterhauptslappen verbindend. – **3) F. l. medialis**: das paar. »med. Längsbündel« vom Nucl. interstit. des Mittelhirns durch den Hirnstamm (Formatio reticul.) u. im RM-Vorderstrang bis zum Ende des Brustmarks; efferente Bahn (v. a. Neuriten oder Kollaterallen des Nucl. interstit. der Augenmuskelkerne, der Kerne der Gleichgewichts- u. Hörbahn u. sensibler Nerven), die diese Kerne mit motor. Vorderhornzellen verbindet (Koordination der Augen- u. Kopf-, Haltungs- u. Stellreflexbewegungen); angeschlossen auch afferente Fasern. – **4) F. l. sup. cerebri** (F. arcuatus): Assoziationsfaserbündel oberhalb des Putamen im weißen Marklager des Großhirns, von der Rinde des Stirnlappens nach hinten divergierend zur Rinde des Hinterhauptlappens. – **F. mamillaris princeps**: vom großzell. med. Kern des Corpus mamillare kommendes Stammbündel der **Fasciculi mamillotegmentalis u. -thalamicus** *PNA*: das erstere, dünnere »GUDDEN* Haubenbündel« entsendet Fasern zum gleichseit. der vord. Zweihügel, senkt sich (ab Mittelhirnhaube bis Brückenhaube) in den motor. Haubenkern der Formatio reticul. ein u. verbindet das Riechzentrum mit dem EPS; das letztere = »VICQ D'AZYR* Bündel« (= Radix descendens fornicis) zieht zum vord. Thalamuskern u. ermöglicht durch die Verbdg. dieses Kerns mit dem Globus pallidus die Einwirkung des Riechzentrums auf das EPS. – **F. medialis plexus brachialis** *PNA*: das med. = ulnare Bündel (medial der A. brach.), gebildet nur vom Truncus inf. (aus C 8 u. Th 1); teilt sich in die med. Zinke der Medianusgabel (Nn. uln., cutaneus brachii med., cutaneus antebrachii med.); bei Leitungsunterbrechung Lähmung der meisten beugeseit. Vorderarm- u. Handmuskeln u. Anästhesie der volaren Handfläche u. der uln. Handrückenhälfte. – **F. occipitalis verticalis s. transversus**: das breite, flache »WERNICKE* Bündel« (Assoziationsfasern) an der Hemisphärenkonvexität als Verbindung der Scheitel- u. hint. Okzipitalregion mit dem hint. Schläfen- u. vord. Okzipitallappen. – **F. opticus** *JNA*: ↑ Nervus opticus. – **F. posterior plexus brachialis** *PNA*: das hint. Bündel (dorsal der A. brach.), gebildet von den hint. Ästen der Trunci sup., med. u. inf. (aus C 5–8 u. Th 1); teilt sich in die Nn. axill., radial, subscapul. u. thoracodors. auf; bei Leitungsunterbrechung Lähmung der Mm. subscapularis, latissimus dorsi, teres major, deltoideus u. aller Armstrecker, Anästhesie in Deltoideuspartie, großem Teil der Ober- u. Unterarmstreckseite u. rad. Handrückenhälfte. – **Fasciculi proprii medullae spinalis** *PNA*, Ff. intersegmentales *PNA*: das dem RM-Grau schalenförmig aufliegende »Binnen-, Elementar- oder Grundbündel« aus markhalt. Fasern (ältester Teil der weißen Substanz), die als Neuriten sensibler Strangzellen aus der grauen Substanz austreten, sich in über mehrere RM-Segmente reichende auf- u. absteigende Äste teilen u. Kollateralen zu motor. Vordersäulenzellen bilden (Übertragung sensibler Reize auf eine Vielzahl derselben u. damit Koordination der RM-Segmente); je ein solches »Eigenbündel« liegt den einzelnen Marksträngen (Funiculi ant., lat., post.) des RM zugrunde. – **F. retroflexus** *PNA*: das »MEYNERT* Bündel« als Anschlußbahn des Tractus corticohabenul. vom Nucl. habenulae zum Nucl. interpeduncul.; Teil der efferenten Riechbahn, durch Fasern zum Nucl. reticul. tegmenti mit dem EPS verbunden. – **Fasciculi rubroreticulares** *PNA*: die »MONAKOW* Fasern« des Tractus rubrospin. vom kleinzell. Teil des Nucl. ruber zum Nucl. reticularis. – **F. semilunaris** *PNA*, **F. interfascicularis** *PNA*: das »SCHULTZE* Komma« (mit kommaförm. Querschnitt) zentral im Hinterstrang des Hals- u. Brustmarks; dichtgelagerte absteigende, sich in Kollateralen auflösende Ästchen der hint. RM-Wurzeln, die in die graue Substanz eindringen u. an Nervenzellen der Columnae ant. u. post., am Nucl. dors. u. an der Substantia intermedia enden; seine Fasern sind die Neuriten der 1. Neuronen (Spinalganglienzellen) der dir. u. indir. RM-Reflexe. – **F. septomarginalis** *PNA*: der »BRUCE* Traktus« als Fortsetzung des F. semilun. im Hinterstrang des Lendenmarks kaudal- u. medianwärts zum Septum gliae dorsale hin, mit Kollateralen zur grauen Substanz; überträgt Reflexreize auf die unt. Lendensegmente. – **F. subcallosus**: (ONUFRITSCH, KAUFMANN) vom Nucleus caudatus unter dem Corpus callosum durchziehendes Assoziationsfaserbündel vom Stirn-, Schläfen- u. Hinterhauptslappen. – **F. tectopontinus (Münzer*)**: motor. Reflexfaserbündel aus dem vord. Vierhügelgebiet; steigt seitl. des Lemniscus lat. ab u. endet in den gleichseit. ventrolat. Brückenkernen. – **F. tectoreticularis**: motor. Reflexfaserbündel aus dem Mittelhirndach; endet in der gleichseit. Formatio reticul. der Oblongata u. im Pons. – **F. thalamicus**: das »FOREL* Bündel« vom inn. Teil des Globus pallidus durch die inn. Kapsel zum Thalamus. – **Fasciculi thalamocorticales** *PNA*, Stabkranz des Thalamus: Bündel kortipetaler u. -fugaler Fasern als Verbindung zwischen Thalamus u. gesamter Großhirnrinde (vord. »Thalamusstiel« zum Stirn-, oberer zum Stirn- u. Scheitel-, unterer zum Schläfen-, hinterer zum Hinterhauptslappen). – **Fasciculi transversi aponeurosis palmaris u. plantaris** *PNA*: am weitesten distal in den Schwimmhäuten der Finger bzw. Zehen gelegene, ein »Lig.transversum« bildende kollagene Faserbündel der Aponeurose. – **F. triangularis**: das »GOMBAULT*-PHILIPPE* Bündel« als Fortsetzung des F. septomarginalis dorsomedial im Sakralmark. – **F. uncinatus** *PNA*: das »Hakenbündel« als Verbindung zwischen der orbitalen Fläche des Stirnlappens zum Gyrus hippocampi u. zu benachbarten Schläfenwindungen. – Als **F. u. des Kleinhirns** (RUSSELL) ferner Fasern von Kleinhirnkernen zum Nucl. vestibul. lat. u. tegmenti.

Fasciitis, Fasziitis: sept. oder asept., meist sek. Entzündung von Fasziengewebe; evtl. mit schrumpfender Verschwielung ausheilend (»Holzphlegmone«). – **F. nodularis**: »pseudosarkomatöse F.« (mit Knoten auch in Subkutis u. angrenzenden Muskeln) v. a. im Bereiche der Fußsohle als – reakt. (?) – Bindegewebsproliferation (histol.: Fibroblastenanhäufung), u. a. nach Masern, Virusgrippe. – **F. palmaris** (LED-

Fasciitis perirenalis

DERHOSE): ↑ DUPUYTREN* Kontraktur. – **F. retroperitonealis s. perirenalis**: ↑ ORMOND* Syndrom.

Fasciola: 1) *anat* Bändchen. – 2) Cladocoelium: *helminth* Gattung endoparasit. Egel [Trematoda]; z. B. **F. gigantica** (**F. hepatica angusta**, Distomum hepaticum var. aegyptiaca), der »Riesenleberegel« des Kamels (auch anderer Säuger u. des Menschen), 3,5–7,6 × 1,2 cm groß, mit Larvenentwicklung zur Cercaria pigmentosa in Lymnaea-Arten; **F. hepatica** (**F. halli s. humana**, Distomum hepaticum, Cladocoelium hepaticum), der kosmopolit. »große Leberegel«, blattförm. Parasit in Gallengängen von Säugern (v. a. Wiederkäuer) u. des Menschen; Länge 2–3 cm, Breite 8–13 mm; Zwischenwirte: Süßwasserschnecken (v. a. Galba truncatula u. Lymnaea-Arten); reife Zerkarien werden bald nach Enzystierung an Wasserpflanzen invasionsfäh. Metazerkarien. Haupterreger der Fasciolopsis; s. a. Wurmeier. – Veralteter Gattungsname z. B. als F. armata (Echinostoma melis), F. buski (↑ Fasciolopsis b.), F. dendritica s. lanceolata (↑ Dicrocoelium dendriticum).

Fascioliasis, -losis: »Leberegelkrankh.« des Menschen durch Befall mit Fasciola hepatica oder gigantica (geschlechtsreife Egel v. a. in Gallenwegen u. Duodenum); klin.: rezidivierende Cholangitis, evtl. mit Verschlußikterus, schmerzhafte Hepatomegalie, remittierendes Fieber, Anämie; evtl. Haut- u. Augenbefall (hämatogen). Infektion durch Genuß roher Pflanzen (Brunnenkresse) u. Leber; Präpatentperiode mind. 45 Tg.; Eier-Nachweis in Stuhl u. Duodenalsaft.

Fasciolidae: Fam. endoparasit. (Gallengänge, Darm) blattförm. Egel [Digenea, Trematodes]; mit meist mehrphas. Entwicklungszyklus, 1. Zwischenwirt Schnecken, 2. Pflanzen. – Gattungen: Fasciola, Fasciolopsis, Fascioloides, Parafasciolopsis.

Fasciolopsiasis: »Darmegelkrankh.« des Menschen in Ostasien durch Fasciolopsis buski (geschlechtsreife Egel in Magen u. Dünndarm); klin.: Oberbauchkrämpfe, Erbrechen (auch von Egeln), blut. Durchfälle, später graugelbe Stühle mit unverdauten Nahrungsresten; Anämie, Ödeme, Aszites. Infektion v. a. durch rohe Wassernüsse u. kandierte Knollen von Eleocharis dulcis; Präpatentperiode 3–4 Wo.

Fasciolopsis buski, F. fülleborni s. goddardi, Distomum buski s. crassum s. rathouisi, Fasciola buski: »großer oder Riesendarmegel« [↑ Fasciolidae] in Süd- u. Ostasien, Endoparasit (Duodenum, Jejunum, Magen) von Schwein u. Mensch; Größe 3–7 × 1,5 cm; Zwischenwirt Wasserschnecken (Planorbis, Segmentina); Metazerkarien an Wasserpflanzen; Erreger der ↑ Fasciolopsiasis; s. a. Wurmeier.

Faselsyndrom: *psych* Dysrhythmie der Sprache mit verstärkter Sprachbereitschaft u. Weitschweifigkeit.

Faser, Fibra: *histol* fadenförm. Gewebselement mikrobis makroskopischer Größe, z. B. Bindegewebs-, Muskel-, Nerven-, Gliafaser, ↑ **adrenergische F.**, **argyrophile F.** (s. u. Gitterfasern), **elast. F.** (feinstfibrillär strukturiert, aus Elastin u. KH aufgebaut), **intrafusale F.** (quergestreifte Muskelfasern als sogen. WEISMANN* Bündel in Muskelspindeln), **kollagene F.** (nicht dehnbar, zugfest aus dem Gerüsteiweiß »Kollagen« aufgebaut, zusammengesetzt aus periodisch gebänderten, scherengitterartig verzweigten – u. nur in Sehnen parallelen – Bindegewebsfibrillen u. Kittsubstanz; von elast. Fasern begleitet u. gerafft, in kollagenem Bindegewebe, Knorpel, Knochen, Zahnbein), **postganglionäre F.** (markarme bis marklose, efferente, autonome Faser einer im Spinal-, Grenzstrang- oder Prävertebral- oder einem parasympath. Hirnnervenganglion liegenden Nervenzelle; überträgt den Reiz auf glattes Muskel-, Epithel-, Drüsengewebe des Erfolgsorgans), **präganglionäre F.** (markhalt., efferente, autonome Faser einer Nervenzelle im RM oder Hirnstamm; tritt mit dem Neuron einer postganglionären in synapt. Verbindung), **retikuläre F.** (↑ Gitterfasern); s. a. Fibro....

Faser|geschwulst: Neoplasma mit vorwiegend faserig-bindegeweb. Aufbau, z. B. Fibrom, Szirrhus. – **F.gruppe**: *physiol* für Fasern peripherer Nerven aufgrund ihrer ⌀ aufgestellten Kategorie, innerhalb der auch Leitungsgeschwindigkeit, Reizschwelle u. Potentialform weitgehend übereinstimmen u. eine gewisse Korrelation zur Funktion besteht (↑ Tab.).

Faserknorpel, Fibrocartilago: an nicht-maskierten kollagenen Fasern reicher Knorpel mit nur wenig Zellen u. Kittsubstanz; in Zwischenwirbelscheiben, Symphyse, Gelenklippen u. -zwischenscheiben. – **F.ring**: ↑ Anulus fibrosus.

Faser|krebs: ↑ Skirrhus. – **F.mark**: weitgehend bindegewebig umgewandeltes Knochenmark (bei Myelofibrose).

Faseroptik, Fiberoptik: zu einem Kabel zusammengefaßte flexible Glasfasern (⌀ 30–70 μm; Kern mit hohem, Mantel mit niedr. Brechungsindex) für den Licht- (»Kaltlichtbeleuchtung«) u. Bildtransport, z. B. in Endoskopen (s. a. dort. Abb.), Leuchtstäben. Dabei erfolgt aufgrund totaler inn. Reflexion (rel. niedr. Brechungsindex des Fasermantels) max. Lichtübertragung (↑ Abb.).

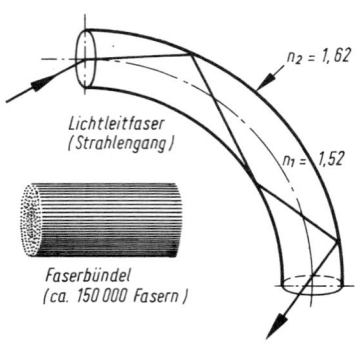

Faser|proteine: ↑ Skleroproteine. – **F.stoff**: *hämat* ↑ Fibrin. – **F.strang**: *anat* ↑ Fasciculus, Funiculus, Tractus.

Faserwachstum, harmonisches: proportionierte Längen- u. Dickenzunahme der Muskelfasern bei Hypertrophie.

Faßkammer: (HOLTHUSEN 1918) *radiol* großdimensionierte Ionisationskammer für Rö-Strahlen (Primär- u. Sekundärstandard). Das Ionisationsvermögen der nur durch Strahlenwirkung im Luftraum erzeugten Photo- u. COMPTON* Elektronen wird voll ausgenutzt.

Faßthorax: der kurze, breite Emphysemthorax mit erweiterter unt. Thoraxapertur (epigastr. Winkel > 90°).

Fasergruppen peripherer Nerven

Einteilung nach Erlanger u. Gasser			Vorkommen und Funktion*)		Einteilung nach Lloyd-Hunt**)	
	Fasergruppe	Durchmesser [µ]	Leitungsgeschwind. [m/sec]*)	efferent	afferent	Fasergruppe	Durchmesser [µ]
markhaltig, segmentiert	A α	20–10	120–60	motorische Fasern zur Skelettmuskulatur	von primären Muskelspindel-Endorganen	a I	20–12
					von Sehnenspannungsrezeptoren (Golgi* Organen)	b	
	A β	15–6,5	90–40		von sekundären Muskelspindel-Endorganen; von Hautrezeptoren (Berührung); von Pacini* Körperchen	II	12–4,5
	A γ	7,5–4	45–30	zur intrafusalen Spindelmuskulatur	von Hautrezeptoren (Druck)		
					von Lungendehnungsrezeptoren; von Arterien-Pressorezeptoren		
	A δ	4,5–2,5	25–15	zum Teil präganglionäre Halssympathikus-Fasern	von sonstigen Mechanorezeptoren der Haut u. Schleimhaut; von Gelenk- u. Faszienrezeptoren	III	4–2,5
					von Herzvorhofrezeptoren; von Chemorezeptoren; von Thermorezeptoren; rasche Schmerzfasern		
	B	3–1	15–3	präganglionäre autonome Fasern, viszerale Nerven	von Chemorezeptoren; von viszeralen Rezeptoren u. a.		
marklos	C	1,5–0,5	2,5–0,5?	postganglionäre autonome Fasern: efferente Herzfasern, vasomotorische Fasern u. a.	langsame Schmerzfasern; thermo-, mechano- u. chemosensible Fasern	IV	(marklos)

*) bei Warmblütern   **) nur für Warmblüter-Hinterwurzeln u. afferente periphere Nerven

Fast Green FCF, Echtgrün: Triarylmethan-Farbstoff, u. a. zur elektiven Färbung von bas. Proteinen in wäßr. Lsg., von Kollagen, Mitochondrien, Ery.

Fasten: ↑ Heilfasten. – Ferner das 48stdg. absol. Hungern u. Dürsten als geburtseinleitende Maßnahme bei verlängerter Tragzeit; evtl. kombin. mit Hormonkur oder sensibilisierenden Pharmaka.

Fastenbrechen: der – vorsicht. – Übergang von der Fasten- auf die Normaldiät (z. B. beim Buchinger* Heilfasten beginnend mittags mit Zugabe eines Apfels, abends eines Tellers Kartoffelsuppe).

Fastigium: (lat.) Giebel, Gipfel (einer Krkht., eines Fiebers); *anat* die »Giebelkante« des sich gegen das Kleinhirn zeltförmig erhebenden Dachs des IV. Ventrikels.

Fasz...: s. a. Fasc....

Faszie: ↑ Fascia.

Fasziektomie: op. Entfernung von Faszien- u. Aponeurosengewebe (= Aponeurektomie), z. B. zur Gewinnung eines Faszientransplantats, Exzision der Palmaraponeurose bei Dupuytren* Kontraktur.

Faszien|arthroplastik: (Murphy 1905) Resektionsarthroplastik mit Ankylose-Prophylaxe durch Faszieninterposition oder Überkleidung der neugeformten Gelenkflächen mit freiem F.transplantat. – **F.bandplastik**: plast. Op. unter Verw. bandart. Faszientransplantate (einfach, gedoppelt, ring-, schlingenförmig etc.); z. B. »pass. Fesselung« bei habitueller Luxation, Ligamentrekonstruktion, Korrektur von Fehlstellungen (z. B. n. Goebells bei Spreizfuß), Muskel-Sehnenverlängerung, Bruchpfortenverschluß (tamponart. Ausstopfen mit F.streifen oder Naht mit »F.riemen«, sogen. »Schnürplastik«).

Fasziendoppelung, -duplikatur: *chir* umschrieb. plast. Verdopplung von Faszien- bzw. Aponeurosenblättern, v. a. zur Verstärkung von Bruchpfortenverschlüssen; z. B. durch Aufsteppen eines Türflügellappens oder von Fascia lata (gestieltes oder freies Transplantat). Spez. Methoden zur Einengung des äuß. Leistenrings von Kocher, Wölfler, Hackenbruch, v. Schmieden, Brenner. – **transversale F.**: ↑ Mayo* Op. (5).

Faszien-Duraplastik: Deckung eines Dura-Defektes (z. B. nach offenem Schädel-Hirntrauma) mit frei transplantiertem (v. a. Fascia lata) oder gestieltem Faszienlappen (z. B. Temporalfaszie).

Faszien|fensterung: umschrieb. (z. B. streifenförm.) Exzision einer s.c. Extremitätenfaszie bei Elephantiasis zwecks Verbesserung der Kommunikation zwischen oberfläch. u. subfaszialen Lymphbahnen; z. B. nach Condoléon, Payr. – **F.geschwulst**: Neoplasma des faszialen Bindegewebs, gutartig als derb-knoll. Fibrom (»Desmoid«; v. a. in Bauchdecken), bösart. als fibro-, myxo-, zysto- oder lipoplast. Sarkom (meist gelappt, rasch wachsend, weich, mit Pseudofluktuation) oder aber als – stets sarkomatöses! – fasziogenes Osteom (schalenartig von Knochen umgeben oder spongiosaartig durchsetzt).

Faszien|interposition: op. Zwischenschaltung eines freien oder gestielten Faszientransplantats, z. B. zur Sehnenverlängerung, Abdeckung ossärer Wundflächen, bei ↑ F.arthroplastik. – **F.klappe**: künstl., aus körpereigener Faszie gebildete Herzklappe. – **F.kontraktur**: Gelenkkontraktur infolge Faszienschrumpfung, z. B. als DUPUYTREN* Kontraktur, bei dermato-, desmo-, tendino- oder myogener Verkürzung, nach tiefgreifender Verletzung u. Entzündung.

Faszien|naht: 1) Naht einer Faszie. – 2) Naht mit Faszienstreifen als Nahtmaterial. – **F.nekrose**: ischäm. N. eines Faszien- oder Aponeurosenbezirks, z. B. infolge zu eng u. zu straff geknüpfter Op.-Naht, Druckes einer Dränage oder Tamponade, bei Abstoßung eines devitalen Faszientransplantats; evtl. sek. purulent. – **F.osteom**: s. u. F.geschwulst.

Faszien|plastik: (KIRSCHNER) plast. Op. unter Verw. von Fasziengewebe (meist Fascia lata als freies oder gestieltes Transplantat). Indik.: Sehnen-, Muskel-, Bandersatz bzw. -verstärkung (↑ F.bandplastik, -dopplung, Hernioplastik), Lähmungskorrektur, Gelenkkapsel- (s. a. Fasziodese), Muskel-, Arthroplastik, Organsuspension (z. B. Wanderniere), ↑ F.-Duraplastik, Herzklappenersatz (↑ Faszienklappe), Blutstillung (Abdecken oder »lebende Naht«), Einscheidung eines Aneurysmas (HALSTED), als **F.ringplastik** z. B. zur »Fesselung« des Radiusköpfchens, zur s.c. Raffung des Sphincter ani bei Analprolaps (KIRSCHNER).

Faszien|querschnitt: op. Durchtrennung einer Faszie quer zur Faserrichtung, z. B. der vord. u. hint. Rektusscheide beim ↑ PFANNENSTIEL* Schnitt. – **F.ruptur**: Zerreißung einer Faszie, i. e. S. die einer Muskelfaszie (mit Bildung einer echten ↑ Muskelhernie). – **F.sarkom**: s. u. F.geschwulst.

Faszien|stripper: Ringmesser (flachoval oder röhrenförmig) mit vorangehender Schneide zur s.c. Entnahme streifenförm. Faszientransplantate (durch ruckart. Vorschieben nach Einfädeln einer mobilisierten »F.zunge«). – **F.technik**: *physiother* Bindegewebsmassage mit tangentialer Verschiebung von Haut u. Subkutis gegen darunter liegende Muskelfaszien u. Gefäßscheiden. – **F.zügelplastik**: ↑ KIRSCHNER* Op. (10), F.bandplastik.

faszikulär, fascicularis: in Form eines kleinen Bündels (»Faszikels«), in Bündeln angeordnet, Bündel betreffend; z. B. **fa. Block** (s. u. Hemi-, trifaszikulärer Block), **fa. Zuckungen** (= Faszikulation = fibrilläres Zittern; als diskrete, s.c. Bewegungen sichtbare spontane Kontraktionen einzelner motor. Einheiten des Skelettmuskels als Ausdruck erhöhter Erregbarkeit v. a. bei RM-Prozessen, gelegentlich auch bei Ermüdung, provozierbar durch Kältereize u. akt. Bewegungen; als elektromyograph. Korrelat (v. a. bei Erkr. spinaler Motoneurone) **Faszikulationspotentiale**, d. h. Entladung einzelner motor. Einheiten, häufig mit großer Amplitude (>1 mV) u. polyphasisch.

Faszination: *psychother* Fixieren eines – z. B. glänzenden – Gegenstands zur Hypnoseeinleitung.

Faszio|dese: bei Schlottergelenk Verstärkung u. Raffung des Kapsel-Bandapparates durch Faszientransplantat; v. a. bei Jugendl. anstelle der Arthrodese (um Epiphysenfuge zu erhalten). – **F.graphie**: Rö-Darstg. einer Faszie nach Einbringen eines KM (z. B. Luft) in die unmittelbare Umgebung.

Fasziolosis: *parasit* ↑ Fascioliasis.

Fasziotomie: op. Faszienschnitt (i. e. S. als selbständ. Eingriff), z. B. Spaltung des Lacertus fibrosus bei Gefäßkompression in der Ellenbeuge, ausgedehnte F. im Versorgungsgebiet der A. tib. ant. nach Embolektomie (bei schwerer ischäm. Muskelschwellung).

Fat clearing: »Aufhellung« des Bluts bei Rückgang einer Lipämie; s. a. Fettklärungsreaktion.

Fatal dose, FD: engl. Bez. für die DL_{75}.

Fatigatio: (lat.) Ermüdung.

Fatuität: Schwachsinn, Demenz.

Fauces *PNA*: (lat.) die seitl. Begrenzung des Isthmus faucium als »Schlund« i. e. S., d. h. die li. u. re. Pharynxseitenwand mit den Gaumenmandeln (als zugehör. Dach der weichen Gaumen). – Weniger korrekt synonym mit Pharynx.

Fauchart* Krankheit (PIERRE F., 1678–1761, Zahnarzt, Paris; »Begründer der Zahnheilkunde«): die marginale ↑ Parodontopathie.

Faucher* Schlundrohr: Weichgummischlauch zur Magenaushebung u. -spülung, mit festsitzendem Gummitrichter u. subterminalem seitl. Fenster u. zentralem »Auge«.

Faucitis: ↑ Pharyngitis (im Bereich der Fauces).

faukale Enge: ↑ Isthmus faucium.

Faul|baum: *botan* ↑ Rhamnus frangula. – **F.brand**: feuchte ↑ Gangrän. – **F.ecke**: *derm* ↑ Angulus infectiosus oris.

Faulenzer-Erythem: reakt.-pass. Hyperämie der Haut nach langem Sitzen oder Liegen am Ort der zuvor bestehenden Kompression.

Faulenzerherz: das infolge ungenügender körperl. Bewegung untrainierte u. leistungsschwache, jedoch klinisch gesunde Herz; arbeitet infolge eines vermehrten Sympathikotonus unökonomisch (v. a. vermind. O_2-Utilisation).

Faulschlamm: *hyg* Abwasserschlamm.

Fauna: *zool* die ges. »Tierwelt« eines Gebietes (u. deren systemat. Aufzählung).

Faunsgesicht: typ. Physiognomie bei Leprechaunismus, mit Hypertelorismus, großen dunklen Augen, tiefem breitem Nasensattel, Vollwangigkeit, großen dysplast. Ohren. – **Faunsohr**: ↑ Satyrohr (bei Ektodermaldysplasie).

Faure* (JEAN LOUIS F., 1863–1944, Chirurg, Paris) **Uterusbiopsiezange**: mit triangelförm. Stanzlöffeln u. stumpfwinklig gebogenem Schaft. – **F.* Operation**: 1) subtotale abdominale Uterusexstirpation. – 2) vagin. Hysterektomie nach Spaltung u. Morcellement des Uterus. – **F.* Zeichen**: in die li. Rückenhälfte u. die Herzgegend ausstrahlender Spontanschmerz bei Magenvolvulus.

Fausse couche: (französ.) ↑ Fehlgeburt. – **Fausse route**: ↑ Via falsa.

Faust* Methode (ERNEST CARROL F., zeitgen. amerik. Parasitologe): Anricherungsverfahren für Wurmeier u. Protozoenzysten im Stuhl; 2mal. Zentrifugieren der wäßr. Stuhlsuspension u. Versetzen des Sediments mit konz. $ZnSO_4$-Lsg.; die rel. leichten Eier bzw. Zysten steigen an die Oberfläche.

Faustgipsverband: v. a. bei Kahnbeinfraktur zur Ruhigstellung der Handwurzel; Hand leicht dorsaflektiert, Daumen adduziert, 2.–5. Finger in Semiflexion (über aufgerollter Binde).

Faustschluß: synchrone, max. Beugestellung des 2.–5. Fingers (Kuppen berühren die Handfläche). Nicht aktiv ausführbar bei extremer Volarflexion der Hand (wegen zu großer Annäherung von Ansatz u. Urspr. der Fingerbeuger: »akt. Insuffizienz«). Für Begutachtung der Greif- u. Haltefähigkeit wird Distanz der Fingerkuppen von der Hohlhandmitte gemessen. – **F.probe**: angiol. Untersuchung auf arterielle Verschlußkrkht. im Subklaviabereich anhand der Latenz der reakt. Hyperämie nach bis zu 50mal in Sekundentempo wiederholtem Faustschluß (analog der Lagerungsprobe n. RATSCHOW).

Faustzeichen: *neurol* / HOCHSINGER* Faustphänomen (bei Tetanie).

Fauvel* Granulom (SULPICE ANTOINE F., 1813–1884, Arzt, Paris): / Peribronchialabszeß.

Fava-Anämie: hämolyt. Anämie bei / Favismus.

Favic chandeliers: *mykol* kerzenleuchterartig ausgesproßte Hyphen in Trichophyton-schoenleinii-Kulturen. – Ähnlich wachsende Trichophyton-Arten zusammengefaßt als »faviforme Gruppe«.

Favid, Achoriid: Mykid bei Sensibilisierung gegen (den Favus-Erreger) Trichophyton schoenleinii.

Favismus, Fabismus, Bohnen-, CIPRIANI* Krankht.: v. a. mediterran vork., hereditäre (X-chromosomal dominant mit geringer Penetranz?) Enzymerythropathie mit Mangel an (akt.) Glukose-6-phosphat-dehydrogenase (Unterproduktion von $NADPH_2$ u. reduziertem Glutathion in Erythro- u. Thrombozyten), bei der einige Stdn. bis 2 Tg. nach Genuß roher Saubohnen (Vicia faba) oder Einatmen des Blütenstaubes krisenhafte Hämolysen (mit Anämie) auftreten. Klin.: allg. Unwohlsein, Kopfschmerzen, Fieber, Erbrechen, Durchfälle, Leberschmerz, Subikterus, Hämoglobinurie (in 8% letale Anurie), Haut-Schleimhautblutungen. Auslösg. der Krisen außer durch das Aglykon des Konvizins u. durch Anthrachinone (?) der Fababohne auch durch best. Malariamittel, Sulfonamide, Nitrofurane, Chloramphenikol, Phenazetin etc. (wahrsch. erhöhte Glutathionoxidation); auch bei Fortsetzung der Medikation meist spontan abklingend (Überwiegen jüngerer, enzymreicherer Ery-Stadien nach forcierter Erythropoese).

Favotrichophyton: *mykol* / Trichophyton.

Favre* (-Chaix*) Krankheit: Unterschenkelverschwielung i. S. der / Dermatosklerose u. Atrophie blanche.

Favre*-Croizat*-Guichard* Krankheit: aleukäm. megakaryozytäre Myelose mit Schwäche, Abmagerung, Blässe, Erythroblastose, Splenomegalie, progred. Subikterus, Fieber, Hämatemesis; wahrsch. (nicht seltene) Initialform der chron. Myelose oder der Osteomyelosklerose.

Favre*-Durand*-Nicolas* Krankheit (MAURICE F., 1876–1954, Dermatologe, Lyon): (1913) / Lymphopathia venerea. – **F.*-Gamna* Körperchen** (CARLO G., 1866–1950, ital. (Arzt): basophile, mit Kernfarbstoffen darstellbare kugel-, hantel- oder halbmondförm. Gebilde im Plasma von Leuko-, Monozyten u. in Retikulumzellen der Bubonen bei F.*-DURAND*-NICOLAS* Krkht. (Chromatinreste bzw. Kerntrümmer? »Jugendformen« des Erregers?). – **F.*-Racouchot* Syndrom**: / Elastoidosis cutanea nodularis.

Favus, Dermatomycosis s. Porrigo s. Tinea favosa, Kopfgrind: (J. L. ALIBERT) durch Dermatophyten (v. a. Trichophyton = Achorion schoenleinii u. quinckeanum) hervorgerufene, ansteckende chron. Mykose (/ dort. Tab.) der Haare, behaarten Kopfhautepidermis u. Nägel (/ Onychomycosis favosa), oft als fam. Infektion, v. a. bei Kindern am Kopf (= **F. capillitii**), seltener an Lanugobehaarung (= **F. corporis** = Cutis glabra; häufigster auf den Menschen übertragener animaler F.). Mit Bildung von **F.skutula**, »F.schildchen«, »F.schuppen«): Pilzhyphengeflecht u. epithelialer Detritus, zentral vom wie bestäubt aussehenden Haar durchbohrt, aus perifollikulärem Püstelchen hervorgehend; unter zentraler Einsenkung u. Abhebung der dann gelben Ränder eintrocknend, Plaques bildend; nach Entfernung glatte Vertiefung oder Ulzeration mit Narbentendenz u. narb. Alopezie. Keine Spontanheilung mit Abschluß der Pubertät. Ther.: Griseofulvin. Erregernachweis: mikroskop., kulturell, durch WOOD* Licht. – Als bes. Formen **F. areolaris** (mit vereinzelten kleinen Skutula), **F. cicatrisans** (starke Narbenbildung), **F. erythematosquamosus** (Körper-F. mit leicht hyperäm. Herden, evtl. initial vesikulopustulös = **F. herpeticus**; Mäuse-F. beim Menschen, aber auch durch Trichophyten schoenleinii), **F. giganteus Loos*** (schwerer generalisierter animaler F. mit monströsen, langen u. hornart. Hautveränderungen, **F. herpetiformis** (Herpes-tonsurans-art., transitor. Körperfavus, meist Mäuse-F.), **F. impetiginosus capitis** (atyp., Skutula-freier Kopf-F.; vereinzelt weißgelbl., Impetigo-ähnl. Krusten), **F. incipiens** (kurzdauernder erythematosquamöser F. als kaum infiltrierte Primärläsion des Kopf-F.), **F. mucosae** (Schleimhaut-F. bei Generalisierung; ulzerös, z. B. in Mund, Magen-Darm), **F. murium** (»Mäuse-F.« durch Trich. quinckeanum, auch bei Katzen u. Hunden; mit Skutulabildung; beim Menschen den ganzen – lanugobehaarten – Körper befallend, mit Skutula-, Bläschen- oder Pustel- bzw. Schuppenbildung = Typus scutularis bzw. vesicopustulosus bzw. erythematosquamosus; kurze Dauer, gute Heilungstendenz), **F. perifollicularis capitis** (Kopf-F. mit Follikulitis, die mit keloidart. Narben u. randständ. Komedonen ausheilt), **F. pityroides s. pityriasiformis** (»atyp.« Kopf-F., mit lange bestehenden, unregelmäßig verstreuten, vielgestalt. Herden, dicken Schuppenauflagerungen), **F. sclerotisans capitis** (Kopf-F. unter dem Bild der Folliculitis sclerotisans infolge Sekundärinfektion mit Eitererregern; erhebl. Schorfbildung, aber Haarausfall u. Narbenbildung meist nur gering), **F. scutiformis** (mit größeren, vielfach konzentr. geschichteten Skutula), **F. scutularis** (typ. Form des Kopf- u./oder Körper-F.; mit agglomerierten schwefelgelben Skutula auf entzündeter Haut), **F. squamosus** (Kopf-F. mit flächenhafter weißgelbl. Schuppung), **F. squarrosus** (F. mit konfluierenden Flecken aus graufarbenen Krusten), **F. trichophytoides capitis** (mit vielen erythematosquamösen Herden, aber nur geringen Haarveränderungen.), **F. urcéolaire Bazin*** (Kopf-F. mit sehr kleinen, isoliert stehenden Skutula). – Der **animale** oder **Tier-F.** (bei Mäusen, Katzen, Rindern, Pferden, Geflügel etc.) wird durch Trichophyton- u. Mikrosporum-Arten

Favusalopezie

(z. B. Tr. quinckeanum u. gallinae, M. gypseum) hervorgerufen; auf den Menschen übertragene Pilze rufen Körperfavus, Trichophytie oder Mikrosporie hervor.

Favusalopezie: narbig-irreversible, fleck- oder netzförm. Alopezie bei Favus.

Fawcett* Plaques (EDWARD F., 1867–1942, Anatom, Bristol): kleinste Teleangiektasien an der Fingerbeere beim OSLER* Syndrom.

Faxensyndrom: albernes, clownhaftes Benehmen bei Schizophrenie, organ. Psychose, Psychopathie.

Fazette: ↑ Facette.

fazial, Fazial...: das Gesicht (Facies) betreffend.

Fazialis: Kurzform für N. facialis; z. B. der **F.kanal** (↑ Canalis facialis), **F.kern** (↑ Nucl. n. facialis), **F.knie** (↑ Genu bzw. Geniculum n. facialis).

Fazialis-Akzessoriusanastomose: (BALLANCE 1895, FAVRE 1898) End-zu-End-Anastomosierung des retromandibulär durchtrennten dist. N. VII mit dem vor dem Sternokleidomastoideus resezierten prox. (»spinalen«) N. XI zur Reinnervation der Gesichtsmuskulatur (»spinofaziele Anastomose«). Bewirkt Wiederherstg. der Gesichtssymmetrie u. Beseitigung des Lagophthalmus, aber keine differenzierte Mimik (Masseninnervation).

Fazialis|dekompression: Druckentlastung des N. VII bei traumat. oder idiopath. (ischäm.) Lähmung durch Eröffnung des Can. facialis u. Freilegung des Nervs vom lat. Bogengang bis zum For. stylomastoideum u. Spaltung der Nervenscheide; ggf. Koagel- u. Fragmententfernung (bzw. -reposition). – **F.exhärese**: op. Entfernung des N.-VII-Stammes durch Herausdrehen aus dem For. stylomastoideum; bei Fazialis-Tics.

Fazialis-Glossopharyngeusanastomose: terminotermin. Anastomosierung des N. IX (nach Austritt aus dem For. jugulare) mit dem peripheren N.-VII-Stamm zur Reinnervation der Gesichtsmuskulatur bei peripherer Fazialisparese.

Fazialis-Hypoglossusanastomose: zur Reinnervation der Gesichtsmuskulatur bei peripherer Fazialisparese terminotermin. Anastomosierung des retromandibulär durchtrennten N.-VII-Stammes mit dem zentralen, prox. seiner Teilungsstelle durchtrennten N.-XII-Stamm. – Auch als terminolat. (ab- oder aufsteigende) Pfropfung.

Fazialis|kontraktur: Dauerkontraktion zuvor gelähmter Muskeln als Zustand bei unvollständ. Restitution einer peripheren Fazialisparese; mit Lidspaltenverengung, verschärfter Nasolabialfalte, Mundwinkelhebung; bei Willkürinnervation Restlähmung bes. deutlich, außerdem Mitbewegungen von Wangenmuskeln u. Platysma bei Lidschluß, des M. orbicul. oculi bei Mundbewegungen. – **F.krampf**: ↑ Spasmus facialis; hereditäre Form: ↑ HELLSING* Syndrom.

Fazialislähmung, Prosopo-, Fazioplegie: ischäm., seltener traumat. (Fraktur, Op.), otit., tox. oder idiopath. Parese oder Paralyse des Nervs u. der versorgten Gesichtsmuskulatur, ein- oder beidseitig (= Mono- bzw. Diplegia facialis), isoliert oder mit anderen Störungen kombiniert. Unterschieden als **zentrale** oder **supranukleäre F.** (Läsion der kontralat. vord. Zentralwindung oder aber des Tractus corticonucl. oberhalb des Kerns; Lähmungen v. a. im Mundbereich, da Impulse für Stirn aus bds. Rindengebiet) u. als **periphere F.**, die wiederum als **nukleäre** u. als **infranukleäre F.** differenziert wird (bd. meist unilat., mit verstrichener Stirn- u. Nasolabialfalte, Unmöglichkeit von Stirnrunzeln u. akt. Mundbewegung, Lagophthalmus; bei letzterer evtl. Hyperakusis u. Geschmacksstörung in den vord. 2/3 der Zunge). – Bes. Formen: **fam. idiopath. periphere F.** (mit unbekannter Genese [Virus + konstitutionelle Faktoren?], Rezidivneigung, evtl. mit Gesichtsschwellungen = MELKERSSON*-ROSENTHAL* Syndrom), **rheumat. periphere F.** (↑ BELL* Lähmung), **refrigator. F.** (peripher, wahrsch. virusbedingt u. durch Kälteeinwirkung nur ausgelöst); ferner die ein- oder bdseit. Lähmung der Gesichtsmuskulatur infolge angeb. Muskeldefekte oder -verlagerungen bzw. Fehlanlage des N. facialis oder seines Kerns (z. B. als wesentl. Sympt. des ↑ MOEBIUS* Syndroms).

Fazialis|neurinom: Neurinom am absteigenden oder horizontalen Ast; führt zu ↑ Fazialislähmung, schleichender Mittelohrentzündung u. Hörverlust; wächst meist in den äuß. Gehörgang. Ther.: Op. – **F.neuritis**: supranukleäre, nukleäre oder infranukleäre Neuritis des N. VII, z. B. bei Herpes zoster, Poliomyelitis, chemotoxisch durch Alkohol, Streptomyzin. – Eine **F.neuralgie** geht im allg. vom Ggl. geniculi aus.

Fazialis|paralyse, -parese: ↑ Fazialislähmung. – **F.phänomen, -zeichen**: ↑ CHVOSTEK* Zeichen (1). – **F.plastik**: op. Überbrückung eines Defekts des N. VII zur Reinnervation der Gesichtsmuskulatur; z. B. mit frei verpflanztem autologem Nerventransplantat; bei partieller Neurotmesis u. U. in Form der »Einlegetransplantation« (TICKLE, JONGKEES), durch terminotermin. Naht (evtl. mit sogen. »Retouring-Technik« von BUNNELL, MARTIN, oder nach Fazialismobilisierung durch Retroposition der Parotis n. MÜNDNICH); s. a. Fazialis-Akzessorius-, -Glossopharyngeus-, -Hypoglossusanastomose. – Als intrakranielle, **extratemporale F.plastik** die DOTT* Op.

Fazialis|sporn: *otol* bei Radikal-Op. des Mittelohrs geschonter Teil der hint. knöchernen Gehörgangswand, in dem der N. facialis verläuft. – **F.system**: im unt. Teil des Gyrus praecentr. beginnende, über Capsula int., Hirnschenkel u. basale Brücke (Kreuzung) zum F.kern ziehende Nervenfasern. – **F.tic**: asynchrone Muskelzuckungen im Gesicht bei konstitutionell Nervösen u. bei krankhaften Reizzuständen im Striatum- oder Fazialisbereich. – **F.toilette**: (JONGKEES) Ausräumung entzünd. Granulationen (chron. Otitis media) aus dem eröffneten Can. facialis, evtl. mit – druckentlastender – Spaltung der Nervenscheide, meist im Rahmen einer Tympanoplastik.

Fazialneuralgie: ↑ Gesichtsneuralgie. – **Fazialnystagmus**: ↑ Nystagmus facialis.

Fazio*-Londe* Syndrom, fam. infantile progress. Bulbärparalyse: seltene, im 2.–12. Lj. beginnende (rezessiv-erbl.?) Erkr. mit progred. Lähmung der kaud. motor. Hirnnerven, bilat. Pyramidenzeichen (Dysphagie, Dysarthrie, Abduzens- u. supranukleäre Fazialislähmung) u. – im Endstadium – progred. spinaler Muskelatrophie; nach längstens 2 J. letal (Komplikationen der bulbären Lähmung).

fazio-bukko-pharyngeales Syndrom: ↑ zerviko-linguo-mastikator. Syndrom.

faziokardialer Reflex: ↑ kardiorespirator. Reflex (1).

fazio-okuläre Synkinese: (1962) Augapfelabduktion bei Kontraktion des – vom N. facialis innervierten – M. front. (infolge abnormer Anastomosen?).

Fazioplegie: ↑ Fazialislähmung.

FBA: ↑ Fetalblutanalyse.

FCD-Syndrom: fam. ↑ Chlorid-Diarrhö-Syndrom.

Fc-Fragment, fragment crystalline: durch Papain-Behandlung des IgG-Moleküls darstellbares Fragment (das über das »Hinge«-peptid mit den bd. ↑ Fab-Fragmenten verbunden war; ↑ Schema »Immunglobulin«). Zuständig für Komplement- u. Gewebsbindung (der zytophilen ↑ Antikörper).

F-Chromosomen: 1) kleine, durch Fragmentation entstandene Bruchstücke der B-Chromosomen. – 2) Chr. der F-Gruppe der Denver-Klassifikation.

FD: 1) Froschdosis (s. u. Digitaliseinheiten). – 2) fatal dose (= DL_{75}).

FDA: 1) Food and Drug Administration. – 2) Fokus-Drehpunktabstand.

Fd-Fragment, fragment difficult: *biochem* aus Fab-Fragmenten durch Reduktion der Disulfidbrücken darstellbares Fragment der ↑ Immunglobuline, bestehend aus dem N-terminalen Abschnitt der H-Kette.

FDH-Syndrom: fokales dermales Hypoplasie-Syndrom (↑ GORLIN*-GOLTZ* Syndrom).

FDP: 1) Fruktose-1,6-diphosphat. – 2) Fibrinogen-Degradationsprodukt.

fd-Phagen: Bakteriophagen mit einem ca. 12% DNA enthaltenden Hüllprotein (MG ca. $1,1 \cdot 10^7$), dessen ca. 1900 Monomeren aus 49 Aminosäuren bestehen; kleinstes bisher bekanntes funktionelles Protein (außer Peptidhormonen).

Fe: *chem* Kurzzeichen für ↑ Eisen (Ferrum).

Febricitatio: ↑ Febrizitieren.

Febricula: unpräzise Bez. für Eintagsfieber, Herpes simplex, Bornholmer Krankh. (= **F. contagiosa**); s. a. Syndrom der verlängerten Febricula.

Febrifuga: *pharm* fiebersenkende Mittel (↑ Antipyretika). – **Febrikantien**: *pharm* ↑ Pyretika.

febril(is): (lat.) fieberhaft, fiebernd.

Febris: (lat.) ↑ Fieber (charakterist. Typen ↑ Abb.), i. w. S. auch fieberhafte Erkr.; z. B. die **F. (aestivo)autumnalis** ([»Sommer-]Herbstfieber«; Bez. u. a. für Malaria tropica, Feldfieber), **F. algida** (die – mit niedr. Hauttemp. einhergehende – komatöse Form der Malaria tropica), **F. aphthosa** (die Maul- u. Klauenseuche = Aphtae epizooticae), **F. aseptica s. insons** (nicht infektionsbedingt, z. B. infolge Eiweißintoxikation, zentraler Reizung), **F. biliosa** (**1**) ikter. Rückfallfieber; 2) schwere ikter. Form der Malaria tropica; 3) ↑ Leptospirosis icterohaemorrhagica); 4) F. b. et haemoglobinurica: ↑ Schwarzwasserfieber), **F. bullosa** (↑ Pemphigoid des Neugeb.), **F. castrensis** (»epidem. Lagerfieber«, das klass. ↑ Fleckfieber, aber auch Typhus abdomin.), **F. comitata** (perniziöse ↑ Malaria), **F. continua** (über 4 Tage bis Wo. ungefähr gleichbleibende Temp.erhöhung >39°, d. h. mit Tagesschwankungen von <1°; z. B. bei Pneumonie, Typhus abdom., Bruzellose; s. a. Abb.), **F. eosinophilica monocytaria** (monozytäre Pneumonie ↑ MAGRASSI-LEONARDI), **F. epidemica soporosa** (↑ Meningitis epidemica), **F. ephemera** (↑ Eintagsfieber), **F. erratica** (mit sehr unregelmäß. Verlauf), **F. exanthematica** (einschläg. Rickettsiosen, i. e. S. das ↑ Fleckfieber; **F. e. articulata** = Denguefieber), **F. famelica** (»Hungerfieber«, das klass. ↑ Fleckfieber), **F. flava** (↑ Gelbfieber), **F. gastrica** (leichte Verlaufsform des Typhus abdomin.), **F. hectica** (mit sehr großen Schwankungen, z. B. heft. abendl. Anstieg mit Schüttelfrost u. nächtl. Abfall unter profusen Schweißausbrüchen; bei chron.-sept. Erkr., Tbk), **F. herpetica** (↑ Eintagsfieber bzw. ↑ Herpes simplex), **F. intermenstrualis s. praemenstrualis** (Anstieg der Körpertemp. um einige $^1\!/_{10}°$ während der Sekretionsphase am Ende der Ovulation; zentrale Wirkung des Corpus-luteum-Hormons; s. a. Basaltemp.), **F. intermittens** (mit Tagesschwankungen von >1° u. Minimaltemp. in Höhe oder unter dem Normalwert; s. a. Abb.), **F. inversa** (im Ggs. zum übl. Fieberverhalten mit abendl. Remissionen, v. a. bei Tbk), **F. lymphocytotica Rosenbaum*** (im Nahen Osten vork. fieberhafte Erkr. des 1. u. 2. Lj., wahrsch. der chron. konstitutionellen Neutropenie zuzuordnen), **F. mediterranea s. melitensis** (↑ Mittelmeerfieber), **F. miliaris** (↑ Miliaria), **F. nervosa** (»Nervenfiber«, ↑ Typhus abdomin.; als F. n. stupida mit Koma, als F. n. versatilis mit starker motor. Unruhe), **F. neuralgica paroxysmalis s. periodica** (↑ Wolhynisches Fieber), **F. oscillans** (mit ausgeprägten Tagesschwankungen zwischen 37 u. 40°), **F. palustris** (»Sumpffieber«, ↑ Malaria), **F. periodica** (Fiebertyp mit freien Intervallen, z. B. ↑ Febris recurrens, undulans; als regelmäß. F. p. die ↑ Malaria-Fiebertypen), **F. petechialis** (i. e. S. das ↑ Fleckfieber), **F. pharyngoconjunctivalis** (↑ Pharyngokonjunktivalfieber), **F. polyleptica** (mit mehrfachem Temp.-anstieg; i. e. S. das Rückfallfieber), **F. postponens** (ein später als erwartet auftret. Fieberschub), **F. quartana** (das jeden 3. Tag, d. h. mit 48std. Intervall auftretende Fieber bei Malaria quartana, s. a. Abb.; Febris quartana triplex: s. u. F. quotidiana), **F. quintana** (das jeden 5. Tag, d. h. mit 3täg. Intervall auftretende ↑ Wolhynische Fieber), **F. quotidiana s. cotidiana** (die sich tgl. wiederholenden Fieberanfälle bei Malaria tropica; auch als bes. Fiebertyp bei Malaria tertiana u. quartana = F. tertiana duplex bzw. F. quartana triplex infolge Auftretens von 2 bzw. 3 in ihrer Entwicklung um 24 bzw. 48 Std. differierenden Parasitengenerationen; s. a. Abb.), **F. recurrens** (mit mehr o. weniger regelmäßig wiederkehrenden Temp.-erhöhungen u. freien Intervallen, wobei bd. mehrere Tg. dauern [↑ Abb.]; bei Rattenbiß- u. Wolhyn. Fieber, Cholangitis, Pyelitis u. a. Erkrn. mit Eiterretention; i. e. S. das ↑ Rückfallfieber), **F. remittens** (mit Temp.schwankungen von >1° u. Minimaltemp. über dem Normalwert, s. a. Abb.; F. r. simplex die ↑ Bruzellose), **F. septica s. purulenta s. suppurativa** (meist plötzlich mit hohem Temp.anstieg u. Schüttelfrost einsetzendes Fieber bei Eindringen von infektiös-tox. Substraten in die Blutbahn; später je nach Sepsisherd intermittierend oder kontinuierl.), **F. sthenica** (hohes Fieber mit »kräft.« Allg.reaktionen wie trockene Haut, starker Durst, Delirien etc., aber guter Kreislauffunktion), **F. tertiana** (das jeden 3. Tag, d. h. mit 24 Std. Intervall auftret. Fieber bei Malaria tertiana, ↑ Abb.); F. t. duplex: s. u. F. quotidiana), **F. traumatica** (Fieber im Zusammenhang mit Verletzungen; zentral oder als Wundfieber), **F. typhoides** (↑ Typhus abdom.), **F. undulans s. dissecta** (mit längeren, evtl. Wo. dauernden Temp.erhö-

Febris undulans

Febris

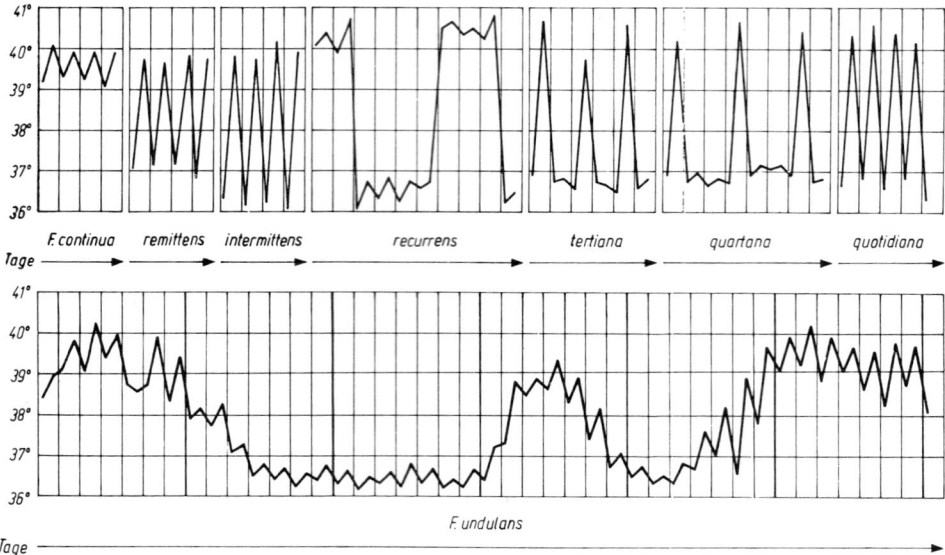

hungen, u. zwar mit allmähl. Anstieg u. Abfall u. mit fieberfreien Perioden, ↑ Abb.; z. B. als PEL*-EBSTEIN* Fiebertyp bei Lymphogranulomatose, bei Retikulosen u. a. Malignomen; i. e. S. die **F. undulans Bang***: durch Brucella abortus, beim Menschen nach unspez. Prodromi mit 4–6 allmähl. kürzer ausfallenden Perioden undulierenden Fiebers, Bakteriämie, Eosinophilie, Leukopenie, profusen Schweißen, Anorexie, Arthromyalgie, nervöser Reizbarkeit; evtl. als Komplikation durch bakterielle Metastasen BANG-Pneumonie, Orchitis, Epididymitis, Myo- u. Endokarditis, Neurobruzellose, Gelenkerguß, als Spätfolge Leberzirrhose. Infektionsquelle v. a. erkrankte Rinder; Inkubation 2–3 Wo., aber auch Monate; Diagnose: Blutkultur, Hauttest, KBR, Agglutinationsprobe. – Als **F. u. melitensis** das Malta- oder ↑ Mittelmeerfieber. – **F. urethralis** (↑ Katheterfieber), **F. uveoparotidea** (1) fieberhafte Schwellung der Parotiden mit ein- oder beidseit. Uveitis bei BOECK* Sarkoidose. – 2) ↑ HEERFORDT* Syndrom).

Febrizitieren: Auftreten eines Fieberfröstelns.

Fechner* Gesetz (GUSTAV THEODOR F., 1801–1887, Arzt, Physiker, Leipzig): aus dem ↑ WEBER* Gesetz mathematisch weiterentwickeltes psychophys. Gesetz, demzufolge die Stärke einer Sinnesempfindung proportional dem Logarithmus der Reizstärke ist. – Nach ihm benannt auch die – vom Schwellenwert abgeleitete – Einh.»Fechner« für die Intensität einer Reizung (v. a. des Gehörs).

Fechter|ellenbogen: Epicondylitis humeri als Überlastungsschaden bei Fechtsportlern. – **F.stellung**: 1) *röntg* Stellung im 1. schrägen Durchmesser, d. h. mit re. Schulter vorn (im Ggs. zur Boxerstellung). – 2) *päd* Boxerstellung: krampfhafte Anwinkelung der Arme (gesteigerter Muskeltonus infolge kreislaufbedingter Hypoxämie) bei Säuglingsintoxikation. – 3) *neur* die typ. Körperhaltung bei adversiver Epilepsie. – 4) *forens* Boxerstellung: durch Hitzekontraktur der Extremitäten hervorgerufene Stellung eines Brandtorsos (angezogene Arme u. Beine).

Fecundatio: (lat.) Befruchtung. – **Fecunditas**: Fruchtbarkeit.

Fede*(-Riga*) Geschwür (FRANCESCO F., 1832–1913, Pädiater, Neapel): ↑ Aphthen RIGA.

Federelektrode: schnell anlegbare Federklammer-Elektrode für EKG-Extremitätenabltg.

Federhaar: *derm* ↑ Trichoptilosis.

Federici* Zeichen (CESARE F., 1832–1892, Internist, Palermo): Hörbarwerden der Herztöne über dem Abdomen bei Darmperforation (mit Pneumoperitoneum).

Federmanometer: (O. FRANK, I. PETTER 1910) *physiol* Gerät zur dir. Blutdruckmessung, bei dem die elast. Gegenkräfte von einer Spiralfeder geliefert werden, deren druckproportionale Verformung durch ein Hebelsystem angezeigt wird.

Federnallergie: allerg. Reaktion gegenüber Vogelfedern, meist nicht streng artspezif., sondern als Gruppenallergie. Klin. bedeutungsvoll als Bettfedernallergie (die meist Bronchialasthma auslöst: »**Federnasthma**«; u. U. entschädigungspflicht. BK).

Federöhr, Schnappöhr: *chir* Doppelöhr am gespaltenen u. eingekerbten Ende einer chir. Nähnadel, in das der in die Rille gelegte Faden auf Zug »einschnappt«. Vorteil: schnelles Einfädeln; Nachteil: zusätzl. Traumatisierung durch Öhrbreite u. Fadendoppelung.

Federosteosynthese: s. u. MAATZ*.

Federstrichkultur: *bakt* mittels Zeichenfeder strichförmig auf ein steriles Deckglas aufgetragene, stark verdünnte Mikrobensuspension; z. B. zur Beobachtung in der feuchten Kammer, zur Anlage einer Ein-Zell-Kultur.

Federungstest: *orthop* Prüfung der pass. Streckfähigkeit der WS am auf dem Bauch Liegenden durch Handballendruck gegen die BWS-Dornfortsätze.

Feedback: (engl.) *physiol* ↑ Rückkoppelung, *biochem* ↑ Endprodukthemmung.

Feengesicht: typ. Physiognomie bei chron. idiopath. Hyperkalziämie, mit Hypertelorismus, Sattelnase, langer Oberlippe, hängenden Mundwinkeln, tiefem Ohransatz.

Feer* (EMIL F., 1864–1955, Pädiater, Zürich) **Krankheit**, Akrodynie(-Syndrom), vegetat. Neuropathie des Kleinkindes, Trophodermatoneurose, CHOMEL*, SELTER*-SWIFT*-FEER*, Rosakrankh.: (1922/23) Stammhirnenzephalopathie des Kleinkindalters auf toxallerg. Basis; klin.: Wesensveränderung (Negativismus, Schlafumkehr, Apathie, evtl. Trichotillomanie), Inappetenz, polymorphes Exanthem, Hyperhidrosis (»Mäusegeruch«), feuchte, rot-zyanot. Akren, Nageldystrophie, groblamellöse Hautschuppung, Haarausfall, Gingivitis, Zahnlockerung u. -ausfall, Hypersalivation, Muskelhypotonie bis -adynamie mit Motilitätsstörungen (»Känguruhstellung«), Tremor, akrale Parästhesien, Juckreiz, lanzinierende Schmerzen (»Akrodynie«); Tachykardie, Hypertension, Photophobie, Glykolabilität (meist Hyperglykämie). – **F.* Nagellinie**: ca. 6 Wo. nach akuter Infektionskrkht. (v. a. Scharlach) am Nagelgrund sichtbar werdende leicht konvexe, quere Rille (Wachstumsstörung), die zum freien Nagelende vorwächst. – **F.* Reaktion**: die Allg.reaktion bei Tuberkulin-Applikation. – **F.* Zahl**: 1000 ml/Tag als max. Flüssigkeitsangebot im Säuglingsalter.

Fegeler* Syndrom (FERDINAND F., Dermatologe, Hamburg): (1949) nach Trauma der oberen Körperhälfte auftret. Naevus flammeus im Trigeminusgebiet, mit leichter Schwellung u. Hyperästhesie der Stirn- u. Wangengegend, Adynamie u. Schweregefühl der homolat. Extremitäten. Ät.path. ungeklärt.

Fehlbildung: / Dysgenesie, Dysplasie, Mißbildung.

Fehl|diagnose: fälschlich gestellte Diagnose, als »pos. F.« bei Nichtvorliegen, als »neg. F.« bei Nichterkennen der betr. Krankheit. Rechtlich zulässig, solange keine aus dem Behandlungsvertrag oder allg. Rechtsvorschriften sich ergebenden Sorgfaltspflichten verletzt werden. – **F.drehung**: *path* / Malrotation.

Fehleinmündung der Lungenvenen: / Lungenvenentransposition.

Fehlernährung: quant. oder qualitativ den physiol. oder den durch Krkht. veränderten Anforderungen nicht genügende Ernährung, i. e. S. die / Unter-, Über- u. Mangelernährung.

Fehlgeburt: nach § 29,2 der VO zur Ausführung des Personenstandsgesetzes vom 12. 8. 1957 eine totgeborene Frucht von mind. 35 cm Länge ohne erkennbare Atmung, Herzschlag, Nabelschnurpulsation u. Bewegung willkürlicher Muskeln nach Verlassen des Mutterleibes; s. a. Abort. Wird nicht beurkundet.

Fehlhaltung: *geburtsh* / Deflexionshaltung des Feten. – *orthop* / Haltungsfehler. – *psych* fehlerhafte Einstellung zu sich selbst u./oder zur Umwelt; in der Neurosenspsychologie der mehr dauerhafte Zustand einer neuen, durch die Neurose geprägten Lebensordnung, je nach den hervortret. Symptn. als anankast., depressive, hyster., paranoische, perverse, phob., schizoide oder sücht. F. bezeichnet.

Fehlheilung: Frakturheilung in unkorrekter Stellung; vgl. Pseudarthrose, Defektheilung.

Fehling* (HERMANN F., 1847–1925, Gynäkologe, Basel, Halle, Straßburg) **Becken**: / Kyphosebecken. –

F.* Handgriff, Hinterdammgriff: *geburtsh* modifiz. RITGEN* H.; Zurückhalten des kindl. Vorderhauptes mit der li. Hand, während die re. vom Hinterdamm her den Kopf leitet u. zus. mit der li. dessen Austritt reguliert. – **F.* Operation**: bds. Oophorektomie bei Osteomalazie. – **F.* Röhrchen**: bei Dysmenorrhö oder Uteruspasmen temporär in den dilatierten Zervixkanal einzulegendes Glasröhrchen.

Fehling* Lösung (HERMANN V. F., 1812–1885, Chemiker, Stuttgart): vor Gebrauch der Lsg. I u. II āā (wäßr. Kupfersulfat- bzw. Seignettesalz- u. Ätznatron-Lsg.) frisch herzustellendes Reagens für den qual. Glukose-Nachweis im Harn (»**F.* Probe**«, 1948) anhand der Reduktion der Cu(II)-Salze zu gelb-rot-braunem, unlösl. Cu(I)-oxid (beim Kochen der mit Wasser 1 + 1 verdünnten F.* Lsg. mit einigen Tr. Harn; pos. reagieren auch Fruktose, Maltose, Galaktose, Laktose, Pentosen, Harnsäure, Kreatinin, Ketokörper, Phenolderivate, Vit. C, Streptomyzin, Oxytetrazyklin, Sulfanilamid u. a. m.; bei hohem Eiweißgehalt Störung durch Biuretreaktion, d. h. Violettfärbung).

Fehllage: *gyn* jede Lage des Uterus, die nicht einer Anteversioflexio in der Sagittallinie entspricht. – *geburtsh* / Quer-, Schräglage.

Fehlleistung: (S. FREUD) *psych* bes. bei Ermüdung, Ablenkung, Erregung vork. Ersetzen einer beabsichtigten Leistung durch eine andere, nichtbeabsichtigte (z. B. Versprechen, Verlesen, Verschreiben, Vergreifen), obwohl die Fähigkeit zur richt. Ausführung besteht; oft Manifestation unbewußter u. uneingestandener Wünsche.

Fehlregenerat: infolge krankheits- oder altersbedingter Strukturverluste gegenüber dem Muttergewebe verändertes, dadurch ortsfremd erscheinendes Gewebsregenerat (z. B. Plattenepithel im Bronchialbaum); vgl. Metaplasie. – Nach BÜCHNER wesentl. für die Karzinogenese.

Fehlrotation des Intestinaltraktes: / Malrotation.

Fehl|sichtigkeit: / Ametropie. – **F.stellung**: angeb. oder erworb. (z. B. Deformitätsheilung), bzgl. Achse u./oder Konfiguration falsche »Stellung« (Torsion, Rotation, Seiten-, Längendislokation etc.) eines Knochens oder Skelettabschnitts.

Fehlwirt: *parasit* regelmäßig oder gelegentlich von Endoparasitenlarven befallene, deren Weiterentwicklung bzw. -verbreiterung aber ausschließende Wirtstierart; z. B. der Mensch für Echinococcus granulosus u. Trichinella spiralis; vgl. Gelegenheitswirt.

Fehr*(-Hambresin*) Hornhautdystrophie (OSKAR F., geb. 1871), knötchenförm. H. GROENOUW (Typ II), fam. Hornhautentartung FLEISCHER (Typ I): *ophth* rezessiv-erbl. parenchymatöse H. im 1. Ljz., mit leichter Trübung der ganzen Kornea; später Auftreten unscharf begrenzter Flecken (auch im Bereich der Peripherie u. DESCEMET* Membran); früh einsetzende, mit steigendem Alter zunehmende Sehminderung. – vgl. HAAB*-DIMMER* H.

Feierabendepilepsie: (JANZ) generalisierte epilept. Anfälle in der Entspannungssituation nach Arbeitsschluß.

Feigengeschwür: *derm* / Sycosis parasitaria.

Feigwarze: / Condyloma acuminatum.

Feil* Krankheit (ANDRÉ F., geb. 1889, Neurologe, Paris): ↑ KLIPPEL*-FEIL* Syndrom.

Feilenschleiferlunge: Silikose durch kieselsäurehalt. Schleifmittel.

Feinaufbau: *histol* ↑ Feinstruktur.

Fein*-Denker* Operation (B. F., Chirurg, Wien; ALFRED D., 1863–1941, Otologe, München): (1910/1921) transmaxillo-ethmoideo-sphenoidale Hypophysektomie (bzw. Exstirpation intrasellärer Tumoren).

Feinberg* Absorptionsimmunmethode: (1957) Vergleich zweier AG-Lsgn. anhand der Absorption in situ mit Hilfe der Gel-Diffusionstechnik (modifiz. OUCHTERLONY* Methode). AG 1 u. ein AK 1 u. 2 enthaltendes Serum diffundieren gegeneinander, wobei 2 Präzipitationslinien entstehen: eine ringförm. um den Auftragungsort des Immunserums (durch – mit Agargel – vermengtes AG 2) u. eine zwischen den Auftragungsorten von AG 1 u. Immunserum (beruht auf antigenen Komponenten, die in AG 2 fehlen). Verschied. Versuchsanordnungen.

Feinbloom* Glas: *ophth* Kontaktlinse mit Skleralteil.

Feindesinfektion: Desinfektion der Hände, des Körpers u. der Feinwäsche mit sogen. **Feindesinfektionsmitteln** (hautverträgl. Desinfektionsmittel mit Wasch- u. Reinigungswirkung, z. B. Phenol-Seifen-Zubereitungen, quart. Ammonium-Verbindg., organ. Hg-Verbindungen).

Feinfokus: *röntg* effektiver Brennfleck mit Kantenlänge < 1 mm bei Diagnostikröhren (»F.röhre«); vgl. Feinstfokus.

Feingießerlunge: Mischstaub-Pneumokoniose durch Inhalation des silikogenen Formsandes in der Schmuckindustrie.

Feingriff: *neur* meist von Daumen u. Zeigefinger ausgeführte Bewegung zum Fassen u. Betasten kleiner Gegenstände; setzt außer ausreichender Motilität ein intaktes Tastgefühl (taktile Gnosis) voraus.

Feinkornfolie: *röntg* Verstärkungsfolie mit sehr kleinen Kristallkörnern; verbessert die Darstg. der Objektstruktur (geringe Unschärfe), erfordert aber rel. lange Exposition.

Feinmesser*-Zelig* Syndrom: (1961) wahrsch. autosomal-rezess. erbl. Ektodermaldysplasie mit Innenohrschwerhörigkeit (bis Taubheit), kongenit. Onychohypoplasie u. Strabismus convergens.

Feinnadelbiopsie: für Punktionszytologie (z. B. Lunge, Leber, Prostata) übl. Gewebsentnahme mit einer Kanüle, die ein günst. Verhältnis zwischen Innen- u. Außendurchmesser aufweist (d. h. trotz dünnen Kalibers rel. voluminöse Gewebszylinder entnimmt); z. B. MENGHINI* Nadel, v. a. FRANZÉN* Nadel (Prostata-Biopsie).

Feinraster, F-Raster: *röntg* Blendenraster mit ca. 20 Lamellen pro cm; erfordert um ca. Faktor 1,8 verlängerte Expositionszeit. – **Feinraster FF**: ↑ Feinstraster.

Fein|sprit: Spiritus rectificatissimus. – **F.staub**, Kolloidstaub: Stäube mit ⌀ < 5 μm, sogen. lungengäng. Staub (der in den oberen Atemwegen nicht oder nur teilweise zurückgehalten wird).

Feinst|fokus: *röntg* effektiver Brennfleck mit Kantenlänge < 0,3 mm bei Diagnostikröhren (»Ff.röhre«). **Ff.aufnahmen**, bei denen das Objekt bis zur Mitte des Fokus-Filmabstands abgerückt werden kann, ergeben scharf gezeichnete Bilder mit dir. Vergrößerung bis 2:1. – **F.raster**, FF-Raster: *röntg* Blendenraster mit ca. 28 Lamellen pro cm (die auch bei unbewegtem Raster einzeln auf dem Rö.bild kaum zu erkennen sind); für Hartstrahltechnik als FFH-Raster.

Fein|strom, galvanischer: Gleichstrom von 0,1–2 mA zur Ther. angioneurot. Durchblutungsstörgn. – **F.struktur**: *histol* der mikroskop. Aufbau der Gewebe u. Organe.

Feinstvernebelung: Erzeugung feinstdisperser Inhalationsteilchen (⌀ 0,01–0,06 μm), die bis in die Lungenalveolen vordringen, an der Bronchialwand aber kontakt- u. effektarm sind (sogen. »wahre Aerosole«).

Feiss* Linie: geradlin. Verbdg. zwischen Spitze des Innenknöchels u. Plantarseite des 1. Zehengrundgelenks; Hilfslinie zur Navikulare-Lokalisation (Tuberositas ca. 4 cm distal des Knöchels).

Feissly*-Lüdin* (direkte) Thrombozytenzählung: nach Aufziehen von Blut bis Marke 0,5 u. von 3%ig. Kokain- oder 2%ig. Novocain-hydrochlorid-Lsg. bis Marke 101 der Ery-Pipette Mischen u. Einfüllen in Ery-Zählkammer; nach 30minüt. Verbleiben in feuchter Kammer (zur Ery-Hydrolyse) Auszählung im Phasenkontrastmikroskop (mit starker Trockenvergrößerung); Umrechnung auf mm^3 Blut (Zahl pro $mm^2 \times 2000$).

Feiung: akt. ↑ Immunisierung. – Als **steile F.** (PFAUNDLER) die auf unbekannte Weise erfolgende Immunisierung (wahrsch. anläßlich unbemerkter Aufnahme der Keime u. Auseinandersetzung mit ihnen). – Eine konstitutionelle, meist fam. Feiunfähigkeit ist z. B. für Di bekannt.

F-EKG: ↑ Funktions-Elektrokardiogramm.

Fekundation: ↑ Befruchtung.

Fel: (lat.) ↑ Galle. – *pharm* **Fel Suis**: Schweinegalle (aus Gallenblasen gewonnen); wegen Gehaltes an Chol-, Desoxychol-, Lithochol-, Chenodesoxycholsäure u. a. Gallensäuren (u. deren Salzen) Anw. als Cholagogum u. Gallenwegs-Spasmolytikum. – **F. Tauri s. Bovis**: Ochsen-, Rindergalle (aus Gallenblasen frisch geschlachteter Tiere); wegen Gehaltes an Gallensäurensalzen (Natriumglykocholat, -taurocholat), Gallenfarbstoffen (Bilirubin, Biliverdin), Phosphatiden u. Neutralfetten Anw. (gereinigt, getrocknet u. gepulvert = Fel Tauri depuratum siccum; oder eingedickt zum Extrakt = Fel Tauri inspissatum) als Cholagogum u. Laxans.

Feld: *physik* Zustand des Raums, charakterisiert durch die als Funktion der Raumkoordinaten darstellbare Feldgröße; z. B. ein-, zwei-, dreidimensionales, Skalar-, Vektor-, Tensor-F., zeitlich veränderlich oder stationär, homogen oder inhomogen. – Als **magnet. F.** der magnet. Zustand eines mit Luft o. a. Stoff erfüllten oder eines evakuierten Raums bzw. die Umgebung eines magnet. Dipols, beschreibbar durch die magnet. Feldstärke. – Als **elektr. F.** die Umgebung eines elektrisch geladenen Körpers, bezogen auf seine elektr. Eigenschaften, beschreibbar durch die elektr. Feldstärke. – Als **elektromagnet. F.** (= MAXWELL* F.) die Überlagerung eines zeitlich veränderl. elektr. F. mit dem induzierten, zeitlich veränderl. magnet. F. (u. umgekehrt). Zusammenfassung beider durch MAXWELL* Feldgleichung. – *psych* das Gesamt der dynam. Bedingungen seel. Verhaltens in Wahrnehmung u. sozialem Umweltbezug, aufgefaßt als vektoriell darstellbares Kraftfeld. – *röntg* ↑ Bestrahlungsfeld. – *physiol, anat* ↑ Area, Rindenfeld, Kortex. – *histol* periportales F.: ↑ GLISSON* Dreieck. – *physiol* ↑ rezeptives Feld.

Feldacker*-Hines*-Kierland* Syndrom: (1955) bei Frauen mit örtlich vorgeschädigter Haut (Livedo reticularis oder racemosa) in der warmen Jahreszeit auftret. prämalleoläre Ulcera cruris; Ät.-path. ungeklärt.

Feldblock: *chir* Infiltrationsanästhesie eines Operationsareals.

Feldelektronen-, -emissionsmikroskop: ↑ Elektronenmikroskop, dessen bilderzeugende Elektronen durch Feldemission erzeugt werden (im Vakuum bei elektr. Feldstärken von ca. 10^7 V · cm^{-1}). Auflösungsvermögen begrenzt (ca. 15 Å).

Felderung: *gyn* (HINSELMANN) Kolposkopie-Begr. für den als Ca.-Matrix geltenden path. Epithelbefund in Form gelblicher, rot eingerahmter Felder.

Feldfieber: 1) F. A(-Gruppe), Erbsenpflückerkrankh., Schlamm-Erntefieber, Leptospirosis grippotyphosa: akute, febrile (bis 40°), grippeähnl., anikter. Leptospirose (Erreger: Leptospira grippotyphosa, aber auch Hebdomadis-Gruppe u. L. autumnalis), übertragen von der Feldmaus (deren in Wasser, Erde oder Schlamm gelangter Harn beim Baden oder bei Landarbeit an Konjunktiven u. Mundschleimhaut des Menschen gelangt). Nach Inkubation von 5–14 Tg. Schüttelfrost, Kopf-, Muskel- u. Bauchschmerzen, Episkleritis, scharlachart. Exanthem, häufig Meningitis; in ca. 1% letal; ggf. anzeigepflicht. BK. – 2) F. B(-Gruppe): F. mit klin. Bild des F. der A-Gruppe; durch L. sejroe, saxkoebing oder hebdomadis; übertragen in Dänemark v. a. von Ähren-, Gelbhals- u. Waldmaus, in Japan von Feldmaus. Als ↑ Sejroe-Fieber, Japan. (u. a. als Sakushu-, Shucki-, Saku-) bzw. Austral. Siebentagefieber.

Feldflaschenmagen: *röntg* typ. Magendeformierung bei Schrumpfung des präpylor. Abschnitts (durch Szirrhus, Syphilis, Verätzung etc.).

Feldgröße: *radiol* Inhalt einer Fläche senkrecht zum Zentralstrahl, die alle Punkte mit einer Primärstrahlen-Dosisleistung von 50% des Maximalwerts enthält; s. a. Bestrahlungsfeld.

Feldionenmikroskop, Feldabsorptions-, Protonenmikroskop: ↑ Elektronenmikroskop, bei dem zur Bilderzeugung durch Feldemission an einer kalten Einkristallspitze gewonnene pos. Ionen bzw. Protonen verwendet werden, die das Bild direkt auf einem Leuchtschirm erzeugen; Auflösungsvermögen ca. 2–4 Å.

Feldkontrollaufnahme: *radiol* Rö-Aufnahme zur Überprüfung der strahlentherap. Feldeinstellung.

Feldman*-Sabin* Syndrom, Test: s. u. SABIN*.

Feldmann* Test: audiometr. Verfahren zur Prüfung von Hörermüdung u. Langzeitadaptation, indem am zu prüfenden Ohr in Abständen von 1 Min. die zur »Verdeckung« eines konst. Dauertons gerade nötige Geräuschlautstärke bestimmt wird. – Ferner: binauraler – Test auf zentrale Hörstörung: bei Simultanangebot verschiedener Wörter an bd. Ohren ist eine Differenzierung nur bei normalem Gehör mögl., nicht aber bei zentraler Störung.

Feld|nephritis, Schützengraben-N.: in bd. Weltkriegen bei Fronttruppen epidemisch aufgetret. diffuse Glomerulonephritis ohne nachweisbaren Fokalherd oder vorangegangenen Infekt. – **F.neuritis**, Wickelgamaschen-N., Schützengrabenkrankh.: in bd. Weltkriegen bei Fronttruppen aufgetret. Krkht. ungeklärter Ätiol. mit starken Schmerzen an der Innenseite der Tibia, oft gefolgt von fieberhafter Allg.erkr.; z. T. als Neuritis aufgefaßt. – **F.schlammfieber**: ↑ Feldfieber.

Feldstärke: *physik* vektorielle Feldgröße im Falle des Kraftfeldes; gibt Betrag u. Richtung der Kraft an, die ein Körper im betrachteten Raumpunkt erfährt, wenn er die für das betr. Kraftfeld charakterist. skalare Eigenschaft (z. B. elektrische Ladung, Masse) im Betrag 1 besitzt. – Als **elektr. F.** der Feldvektor $\vec{E}$, definiert durch die mechan. Kraft $\vec{E}$, die in einem elektr. Feld auf einem mit der elektr. Ladung q versehenen Prüfkörper ausgeübt wird ($\vec{F} = q \cdot \vec{E}$); als **magnet. F.** der Feldvektor $\vec{H}$, definiert durch das mechan. Drehmoment, das in einem Magnetfeld auf einen magnet. Dipol ausgeübt wird.

Feldtheorie: *embryol* In der Primordialentwicklung kommt es zur Ausbildung spezieller Keimbezirke (z. B. Augenfeld), die dann – zus. mit anderen Faktoren – als Organisator einer spezif. Entwicklung wirksam werden.

Feldtyphus: das »klass.« (epidem.) ↑ Fleckfieber.

Feldversuch, Terrainversuch: wissenschaftl. Versuch unter praxisnahen Bedingungen, z. B. klin. Erprobung eines Medikaments, Insektizidprüfung im Gelände.

Feldzerfall: *physik* Zerfall eines Feldes durch Ausgleich von Ladungen bzw. Abklingen von Strömen; dabei Umwandlung der Feldenergie in andere Energieformen.

F-Elektrode: *kard* Funktionselektrode.

Felinose: ↑ Katzenkratzkrankheit.

Felix* (WILLI F., 1892–1962, Chirurg, Berlin) **Operation**: 1) (1921) Standardmethode der ↑ Phrenikusexhärese (einschl. Nebenphrenikus). – 2) Phrenikusresektion im seitl. Halsdreieck (statt Exhärese bei Vorliegen eines Pleuraempyems). – 3) (1930) extrapleurale »offene« Pneumolyse im Obergeschoß: nach subperiostaler Resektion der 3. Rippe Strangdurchtrennung (Elektrotomie); u. U. plast. Reimplantation des Rippensegments. – **F.* Syndrom**: seltene asept. Knochennekrose am Trochanter major.

Felix* Vi-Serum (ARTHUR F., 1887–1956, Bakteriologe, Prag, London): gegen die Vi- u. O-Antigene der Salmonella typhi gerichtetes Antiserum.

Felix*-Teske* Probe (KURT F., 1888-1960, Biochemiker, München, Frankfurt; K. TESKE): spezif. Leberfunktionsprobe mit p-Hydroxyphenylbrenztraubensäure (= Testacid®, nüchtern 2 g peroral), die normalerweise in der Leber durch »Tyrosinoxidase II« (n. FELIX) abgebaut wird. Im Verhältnis von Vor- u. Nachtag vermehrte Ausscheidung der im Harn mit MILLON* Reagens (bei pH 6) nachweisbaren Substanzen wird auf die Testsubstanz zurückgeführt, wobei eine Ausscheidung ab 8% (= 160 mg) als pathol. gilt.

Felke* Kur (EMANUEL F., 1856–1926, Pfarrer, Kläden b. Stendal): kombin. Kurbehandlung in »F.*-Kurhei-

Fell* Apparat

men« mit obligatem Lehmbad (als Sitzbad = **F.* Bad** i. e. S.) u. zusätzlich Gymnastik, Terrain-, Diät- u. Fastenkur, Sauna-Anw. etc.

Fell*-O'Dwyer* Apparat: (1888) als Wegbahner der Überdruckbeatmung geltender Wiederbelebungsapparat, bestehend aus Larynxtubus (mit durch Daumen verschließbarer Ausatmungsöffnung), seitl. angeschlossenem Luftzuleitungsschlauch u. fußbetriebenem Blasebalg.

Fellatio, Coitus oralis: Praktik sexueller Befriedigung, bei der der Penis des Geschlechtspartners in den Mund genommen wird.

Fellchen: path. Hypertrichose über WS-Spalten (v. a. LWS). – vgl. Naevus pilosus.

felleus: (lat.) zur Galle oder Gallenblase gehörend.

Fellfärberasthma: Berufsasthma infolge Sensibilisierung gegen Färbemittel (Azofarbstoffe, Ursole, Diazoniumsalze).

Felonie: (französ. = Treulosigkeit) im engl. Sprachbereich Bez. für Todesverbrechen. – **Felo de se:** Selbstmord.

Felsen* Therapie (JOSEPH F., Pathologe, New York): rektale O₂-Insufflation bei Dysenterie u. Colitis ulcerosa.

Felsenbein(pyramide): / Pars petrosa ossis temporalis. – *rönt* spez. Aufnahmetechniken n. CHAUSÉE, MAYER, FISCHGOLD-METZGER, RUNDSTRÖM, SCHUELLER, SONNENKALB, STENVERS, ALTSCHUL-UFFENORDE (»Felsenbeinvergleich«) u. a. – **F.fraktur:** Schädelbasisbruch im Bereich der Pars petrosa des Schläfenbeins, im allg. als indir. Berstungsfraktur. Spez. Sympte.: Sugillation an Mastoid, Ohrmuschel u. evtl. Rachenhinterwand; beim – häufigeren – Längsbruch randständ. Trommelfellruptur, Blutung aus dem Ohr (bei Verletzung des Sinus petrosus sup. sprudelnd), evtl. Liquor-Hirnbrei-Austritt; beim Querbruch (meist durch's Innenohr) Trommelfell intakt, keine äuß. Blutung, Blutabfluß in den Rachen, Deviation bd. Augen zur kranken Seite, Fazialislähmung, als Spätfolgen Innenohrtaubheit, Drehschwindel, Nystagmus etc. (Vestibularisausfall). – Selten isolierte Absprengung der Pyramidenspitze mit Schädigung der Hirnnerven V u. VI; Komplikationen: v. a. Meningitis, Hirnabszeß; s. a. GRADENIGO* Syndrom.

Felsengebirgs(fleck)fieber, Zecken-F.f., Rocky Mountains spotted fever: im Nordwesten der USA u. in Südamerika sporadisch auftret. akute Rickettsiose durch Rickettsia s. Dermacentroxenus rickettsi (ein obligat intrazellulärer Gefäßendothel- u. Muskelfaserparasit, eines der neuwelt. Zeckenbißfieber, übertragen von Schildzecken (Dermacentor, Amblyoma). Klin.: 2–3 Wo. andauerndes hohes Fieber mit starken morgendl. Remissionen, makulopapulöses, zunehmend petechiales Exanthem (an Hand- u. Fußgelenken, später am ganzen Körper) u. Photophobie, evtl. Affektion von Kreislauforganen u. Respirationstrakt, häufig auch des ZNS (Delir, Stupor, evtl. Hemi- u. Paraplegien, ferner Nekrosen an Zehen, Fingern, Ohrläppchen etc.; Letalität (mit dem Alter steigend) bis zu 30%.

Felsenreich* (F. F., zeitgen. Chirurg, Wien) **Methode:** 1) Reposition u. Retention (z. B. Doppeldrahtgipsverband) eines subluxierten VOLKMANN* Dreiecks nach Kalkaneusextension (KIRSCHNER* Drähte). – 2)

bei Pseudarthrose Fixierung des Innenknöchels durch Verschraubung. – **F.* Nagel:** großkalibr. Schenkelhalsnagel mit Innenbohrung, 3 breiten Lamellen u. abschraubbarem Gewindekopf (für Laschenverschraubung).

Felson* Zeichen: (1960) »extrapleurales Zeichen« bei Faltungsvorgängen der Lappenkanten (s. a. Walzenatelektase); die dorsale U'lappenkontur bildet mit der Brustwand kranial u. kaudal einen spitzen Winkel; dazwischen umschrieb. Pleuraverdickung (= WESTERMARK* Zeichen).

Felton* Phänomen: (1955) / Immunoparalyse.

Felton* Serum (LLOYD D. F., 1885–1954, Bakteriologe, Chirurg, Baltimore): gereinigtes u. konz. Antipneumokokken-Serum mit niedr. Proteingehalt.

Felty* Syndrom (AUGUSTUS ROI F., geb. 1895, Internist, Hartford/Conn.): (1924) Sonderform der chron. Polyarthritis bei Erwachs. (v. a. ♀), mit Milztumor, Leuko- (insbes. Granulozyto-) u. Thrombozytopenie, LK-Schwellungen (häufig), Lebervergrößerung (selten), Hautpigmentationen; im allg. rel. schwerer Verlauf insbes. der Gelenkveränderungen; zur Ther. des Hypersplenismus evtl. Splenektomie notwendig. Entspricht wahrsch. dem STILL* Syndrom des Kindesalters; s. a. CHAUFFARD*-RAMON* Syndrom.

Felypressinum WHO: 2-Phenylalanin-8-lysinvasopressin; vasokonstriktor. u. hypertensiv wirksames Peptidhormon ohne antidiuret. Komponente; Anw. als Hämostatikum (lokal u. i.v.); s. a. Vasopressin.

feminin(us): (lat.) weiblich.

Femin(is)ierung: »Verweiblichung«, Auftreten sek. ♀ Geschlechtsmerkmale beim ♂ Individuum nach Kastration, Ovarientransplantation, gegengeschlechtl. Hormon-Therapie. – **Als testikuläre F.** (GOLDBERG*-MAXWELL*-MORRIS* Syndrom) ein Pseudohermaphroditismus mascul. int. mit Pseudoendokrinopathie; rezessiv-geschlechtsgebundene erbl. Intersexform mit äußerlich rein ♀, gonadal u. chromosomal (XY) aber ♂ Geschlechtsmerkmalen als Folge einer frühen pränat. Hodeninsuffizienz u./oder einer angeb. Androgenresistenz der Zielorgane; klin.: normaler ♀ Habitus (evtl. Infantilismus), Hochwuchs, spärl. oder fehlende Pubes- u. Achselhaare (»Hairless women«); Vagina kurz, kein Uterus, Brüste normal bis hypoplast., Leistenhoden (oft Inguinalhernie); 17-Ketosteroide normal ♂, Östrogene normal ♀, psychosexuell ♀; histol.: vermehrte LEYDIG* Zellen, infantile Tubuli seminiferi ohne Spermiogenese.

Feminismus: Bestehen physischer u./oder psych. ♀ Eigenschaften beim ♂ (v. a. beim Homosexuellen).

Femoralhernie: / Hernia femoralis.

femoralis: (lat.) zum Oberschenkel (Femur) gehörend. – Auch Kurzform für A., V. oder N. fem. (s. a. Femoral..., Femoro...). – **F.lähmung:** durch – meist mechan. – Schädigung des N. fem. verurs. Lähmung der von ihm versorgten Muskeln; klin.: aufgehobener PSR, Sensibilitätsstörung oben-innen an der U'schenkelstreckseite, aufgehobene Streckung im Knie- oder Beugung im Hüftgelenk bei dist. bzw. hoher (oder kompletter) Nervenläsion. – **F.neuralgie:** Neuropathie des N. fem. infolge WS-, Bauch- (z. B. Appendizitis) oder Beckenprozesses oder durch Stoffwechselstörung. Klin.: Schmerzen im Kniegelenk, Atrophie u. Hypotonie des Quadrizeps, Analgesie der Oberschenkelhaut, troph. Störungen; Erlöschen des PSR, Dehnungsschmerz des Nervs, reflektor. Hebung der Hüfte bei Kniebeugung in Bauchlage (ANDRÉ THOMAS* Zeichen). – **F.phänomen:** / PETENY* Phänomen. – **F.-profunda-Shunt:** (HOELTZENBEIN 1967) für die intermitt. Hämodialysen Silikonkautschukschlauch-Verbindung zwischen A. u. V. circumflexa femoris lat., mit venösem Schenkel bis in die V. prof. femoris. Vorteile: geringe Thrombosegefahr, keine Hautarrosion (elast. Muskelpolster), Arme frei (so daß Anschließen an Dialysator durch Pat. möglich). – **F.reflex**, REMAK* Zeichen: bei kräft. Bestreichen der Oberschenkelinnenseite reflektor. Beugung in Hüft- u. Kniegelenk u. Dorsalflexion des Fußes (Flucht-, Abwehrreflex) als Zeichen für Pyramidenbahnläsion. – **F.-Syndrom**, L_3-Sy.: ein- oder beidseit. »Pseudo-Kniegelenkentzündung« mit umschrieb. Schmerz am med.-prox. Rand des Tibiakopfes (auslösbar am Druckpunkt ca. handbreit über dem Kniegelenksspalt am Vastus-med.-Innenrand), Kniegelenkschwellung u. -erguß, evtl. LWS-Schmerz. Ät.path.: Wurzelreizung des N. fem. (L_2–L_3) durch Wirbelarthrose oder Bandscheibenprolaps.

Femoralkanal: / Canalis femoralis.

Femoro-abdominalreflex: (DUJARDIN) / GEIGEL* Reflex.

Femorozele: / Hernia femoralis.

Femto-, f: Maßeinheiten-Präfix mit Bedeutung des 10^{-15}fachen.

Femur *PNA*: der Oberschenkelknochen; längster u. stärkster Röhrenknochen, unterteilt in Kopf, Hals u. Schaft mit Gelenkknorren (/ Caput, Collum, Corpus femoris, Condylus lat. u. med.); s. a. Oberschenkel..., Schenkel.... – **F.defekt, kongenitaler:** nicht erbl., meist einseit., endo- oder exogene Mißbildung (Formenkreis Phokomelie), häufig kombin. mit Patella- u. Fibula-Aplasie (s. a. F.F.U.-Komplex); Hüft- u. Kniegelenk stets in Beugekontraktur. Einteilung (NILSONNE, DREHMANN u. a.): a) Verkürzung des zervikaler oder subtrochanterer / Coxa vara, evtl. Hüftluxation, b) vorwieg. im Schaftbereich, mit erhebl. Varisierung, c) mit Synostose im Hüft- oder Kniegelenk, d) Totaldefekt. – Ferner ein **F.hypoplasie-Gesichtsdysmorphie-Syndrom** (KUCERA u. M. 1965) mit dysplast. Becken, Minderwuchs, mongoloider Lidachse etc. – **F.kondylenkappe:** *chir* alloplast. Nachbildung (Stahl, Vitallium) des dist. Femurendes, aufzustülpen bei auf den Femur beschränkter – Tibia u. evtl. auch Kreuzbänder nicht tangierender – Resektionsarthroplastik des Kniegelenks; ohne oder mit Stift (zur intramedullären Fixierung). – **F.kopf:** / Caput femoris; s. a. Schenkelkopf..., Hüftkopf....

Fen...: s. a. Phen....

Fenamisalum *WHO*, Phenyl-PAS: Phenyl-p-aminosalizylat; Tuberkulostatikum.

Fenbutrazatum *WHO*: α-Phenylbuttersäure-2-(3-methyl-2-phenylmorpholino)-äthylester; zentrales Stimulans (psychoanalept., antihypoton., appetithemmend).

Fencarbamidum: S-(2-Di-äthylaminoäthyl)-diphenylthiokarbamat; neuro- u. muskulotropes (*gyn*) Spasmolytikum.

Fenchel: *botan* Gattung / Foeniculum, i. e. S. Foen. vulg. (ferner Pimpinella anisum; als »wilder F.« Oenanthe aquatica). – **F.holz:** *pharm* Lignum Sassafras; s. a. Sassafras officinale. – **F.wasser**, Aqua Foeniculi: wäßr. Auszug des Fenchelöls (Oleum Foeniculi); Augenwasser, Geschmackskorrigens.

Fenchon: optisch akt. bizykl. Monoterpen, isomer mit Kampfer; z. B. als D-F. im Fenchelöl, als L-F. im Thujaöl; Anw. in Rheuma-Einreibungen.

Fendilin *WHO*: N-(3,3-Diphenylpropyl)-N-(1-phenyläthyl)-amin-HCl; Koronarmittel.

Fénélon* Operation: (1950) transtemp. Durchtrennung pallidofugaler Fasern u. der Ansa lenticul. bei extrapyramidalen Hyper- u. Akinesen, Tremor, Muskelhypertonus (v. a. bei Parkinsonismus).

Fenestra: 1) *anat* fensterart. Öffnung in einer Organwand; z. B. **F. cochleae** *PNA* (»Schneckenfenster«, runde, durch die Membrana tympani sec. verschlossene Öffnung in der Labyrinthwand der Paukenhöhle am Ende der Scala tympani), **F. parietalis** (ungewöhnl. großes For. pariet. »permagnum«), **Fenestrae pariet. symmetricae** (stets seitensymmetr. Lückenbildung der Scheitelbeine i. S. akzessor. Fontanellen), **F. vestibuli** *PNA* (F. [semi-]ovalis, »Vorhoffenster«, die durch die Steigbügelplatte verschlossene Öffnung in der Labyrinthwand der Paukenhöhle). – 2) *chir* op. transmuraler Gewebsdefekt, z. B. die **F. novovalis** (Knochenfenster im horizont. Bogengang; / Bogengangsfensterung).

Fenestrated forms: Virozyten mit Kernvakuolen.

Fenestration: *chir* / Fensterung, Bogengangsfensterung (als **extratympanalae endokranielle** oder **transantrale** F. die nach WULLSTEIN, als **transtympanale** die nach POPPER).

Fenetyllinum *WHO*: neue Bez. für das zentral angreifende Psychotonikum Amfetylin.

Fenfluraminum *WHO*: 1-(3-Trifluormethylphenyl)-2-äthylaminopropan; langwirkender Appetitzügler.

Fenger* Operation: 1) (CARL EMIL F., 1814–1884, Chirurg, Kopenhagen): (1854) künstl. Magenfistel durch Gastrotomie. – 2) (CHRISTIAN F., 1840–1902, Chirurg, Chikago): a) F.* Plastik: bei kurzer Nierenbeckenausgangsstenose Längsinzision u. Quervernähung über Schienungsdrain (für 8–10 Tg. in situ). – b) vaginale Uterus-Totalexstirpation.

Fenn* Effekt: *physiol* Zunahme von O_2-Verbrauch u. akt. Na^+-Transport einer Muskelfaser bei Dehnung. Korrelat der vermehrten Energiefreisetzung des Muskels bei Arbeitsleistung unter Längenänderungen (im Vgl. zur isometr. Kontraktion).

Fenner* Test (O. FENNER, Bakteriologe, Hamburg): (1956) Agar-Diffusionstest in mit Bac. subtilis beimpftem Agar zur Feststellung der Penizillin-Konz. im Serum; Einbringen der Proben in 10–12 eingestanzte Löcher, von denen 4 mit standardisierten Penizillin-Verdünnungen beschickt sind (für Standard-Hemmhöfe).

Fenoprofen *WHO*: Kalzium-bis-[2-(3-phenoxy-phenyl)-propionat]-dihydrat; Antirheumatikum, Analgetikum.

Fenoxazolinum *WHO*: 2(o-Isopropylphenoxymethyl)-2-imidazolin; Vasokonstriktor, Lokalanästhetikum.

Fenpipramidum *WHO*: 2,2-Diphenyl-4-piperidinobutyramid; Spasmolytikum.

Fenpipranum WHO: 1,1-Diphenyl-3-piperidinopropan; Antiallergikum, Spasmolytikum.

Fenster: ↑ Fenestra; **aortopulmonales F.**: ↑ a. Septumdefekt, Aortenfenster.

Fensterhören: *otol* bei Unterbrechung oder Fehlen der Schalleitungskette des Mittelohrs Schallaufnahme durch dir. Einwirkung der Schallwellen auf das ovale Fenster; klin.: hochgrad. Schalleitungsschwerhörigkeit; s. a. Schallprotektion.

Fensterkreuzmethode: *ophth* groborientierende Prüfung der Korneaoberfläche anhand des Reflexbildes eines Fensterkreuzes.

Fensteroperation: ↑ Fensterung, *rhin* submuköse ↑ Septumresektion.

Fenstertyp: *kard* 1) weit offener Ductus Botalli persistens. – 2) großer ↑ aortopulmonaler Septumdefekt.

Fensterung: *chir* 1) Fensterungs-Op., Fenestration: fenster(nischen)art. Gewebsexzision zur Eröffnung oder Freilegung eines Körperteils zur Körperoberfläche hin (= äuß. F., z. B. CALDWELL*-LUC* Op.) oder zur – drainierenden oder druckentlastenden – Kommunikation zweier Hohlsysteme (= inn. F., z. B. LÄWEN* Balkenfenster, DANDY* Ventrikulostomie); evtl. mit anschl. plast. Deckung (↑ Bogengangsfensterung, submuköse ↑ Septumresektion). – Als **interlaminäre F.** die Resektion des Lig. flavum zwischen 2 benachbarten Wirbelbögen (evtl. mit Teilentfernung angrenzender Knochenteile) als Zugang zum spinalen Epiduralraum bei Op. des dorsolat. Bandscheibenprolapses (n. BROWN u. LOVE). – 2) fensterart. Ausschneiden eines Gipsverbandes (über Wunde, Fistel etc.) oder einer Gliedmaßenprothese (Gewichtsminderung, Möglichkeit der Hautpflege).

Fenster(ungs)ödem: wulstartig vorquellende zyanot.-ödematöse, u. U. bullöse Weichteilschwellung im Fensterausschnitt eines Gipsverbandes.

Fentanylum WHO, Phentanyl: 1-Phenäthyl-4-N-propionylanilinopiperidin; kurz u. sehr stark wirksames Analgetikum (BTM!), auch für Neuroleptanalgesie.

Fenthion: O,O-Dimethyl-O-(4-methylmerkapto)-3-methylphenylthiophosphat; Azetylcholin-esterase-Hemmer; Kontakt- u. Systeminsektizid.

Fenticlor WHO: 4,4'-Dichlor-2,2'-thiodiphenol; Antimykotikum.

Fenwick* Krankheit: eine idiopath. Magenatrophie.

Fenwick* Ulkus (EDWIN-HURRY F., 1856–1944, Urologe, London): chron., unspezif. Solitärgeschwür (unbekannter Ätiol.) im Harnblasentrigonum; Sonderform der Zystitis, ebenso wie das HUNNER* Geschwür zur Gruppe Ulcus simplex infiltrans circumscriptum (PASCHKIS) gerechnet. Klin.: Hämaturie, Reizblase mit Kapazitätseinschränkung.

Fenyramidolum WHO: 2-(β-Hydroxyphenäthylamino)-pyridin; analget. Muskelrelaxans (Blockade polysynapt. RM-Reflexe).

Fenz* Symptom (EGON F., 1907–1972, Internist, Wien): durch pass. Drehung des nach vorn gebeugten Kopfs ausgelöster Schmerz im Einflußbereich einer Zervikalspondylosis.

Ferbam®: Eisen(III)-dimethyldithiokarbamat; Fungizid; *toxik* ruft Haut- u. Schleimhautreizung sowie Nierenschädigungen hervor (MAK 15 mg/m^3).

Féré* (CHARLES F., 1852–1907, Neurologe, Paris) **Hand**: Handvariante mit verkürztem Zeigefinger (kürzer als Ringfinger); nur in ausgeprägter Form Degenerationszeichen. – **F.* Phänomen**: ↑ psychogalvan. Reflex.

Feredetat: Salz des Chelatkomplexes Eisen-(III)-äthylen-diamintetraessigsäure.

Féréol* (LOUIS HENRY FELIX F., 1825–1891, Arzt, Paris) **Rheumaknoten**: meist nur für wenige Tg. auftret. i.c. Knötchen bei rheumat. Fieber. – **F.*-Graux* Lähmung**: »seitl. Blicklähmung« infolge zentraler Störung des M. rectus med. der einen u. des M. rectus lat. der anderen Seite.

Ferguson*: s. a. HAIG FERGUSON*.

Ferguson* Methode (ALBERT BARNETT F., Röntgenologe, Brookline/Mass.): Bestg. des Skoliosewinkels bei WS-Verkrümmung anhand der a.p.-Aufnahme im Liegen u. Stehen; angegeben als Nebenwinkel des Winkels, den die geradlin. Verbdgn. zwischen den Mittelpunkten der bd. (äußersten) WK mit geringster Torsion u. dem Mittelpunkt des WK mit stärkster Torsion (als Scheitelpunkt) bilden.

Ferguson* Operation: 1) (ALEXANDER HUGH F., 1853–1911, Chirurg, Chikago): **a)** F.* Herniorrhaphie: (1899) beim Kinde Radikal-Op. der indir. Leistenhernie mit – nach Bruchsackversorgung – gemeinsamer Fixierung des M. obliquus abd. int. u. des med. Schnittrandes der Externusaponeurose an das Leistenband u. Fasziendoppelung (lat. Aponeurosenblatt). – **b)** (1903) Neoimplantation der Tube in den Uterus bei Sterilität. – 2) (CHARLES F., geb. 1894, amerik. Urologe): **a)** (1931) zweizeit. Ureterosigmoideostomie: Implantation des nichteröffneten – mit Drahtschlinge armierten – Ureters ins Darmlumen (Schrägkanal wie bei WITZEL* Fistel), nach etwa 2 Wo. Eröffnung des dist. Ureterabschnitts unter rektoskop. Sicht (Elektrokoagulation über die Drahtschlinge). – **b)** Bauchhöhlen-Nierenbecken-Anastomose (nach Nephrektomie) bei chron. Aszites, sogen. Ableitungs-Op.

Ferguson*-Critchley* Ataxie: fam. Erkr. mit Ataxie u. weiteren Sympt. wie bei MS.

Fergusson* (Sir WILLIAM F., 1808–1877, Chirurg, London) **Instrumente**: 1) gerades gynäkol. Röhrenspekulum (Metall, ⌀ 25–40 mm). – 2) gerade, nicht sperrbare Knochenhaltezange (sogen. »Löwenmaul«: Greifbacken terminal u. subterminal mit je 2 Zahnpaaren). – 3) starrer, ovalärer Gallensteindoppellöffel, beidendig leicht aufgebogen. – 4) halbkreisförm. Drahtumführungssonde (v. a. für GIGLI* Säge).

Ferment: ältere (klin.) Bez. für ↑ Enzym (insbes. Verdauungsenzym). – **F.anomalie**: ↑ Enzymopathie. – **F.antikörper**: durch Immunisierung gewonnener AK gegen ein best. Enzym; für histochem. Enzym-Lokalisation (»Enzymhistochemie«; z. B. als Immunofluoreszenz) u. diagnost. Zwecke. – **F.block**: ↑ Enzymblock. – **F.hämin**: das Atmungsferment (↑ Zytochrome, -chromoxidase). – **F.induktion**: v. a. bei Mikroorganismen beobachtete enzymat. Adaptation. – **F.koma**: Coma hepaticum durch intermediär (z. B. aus lipoidlösl. Pharmaka) gebildete Metaboliten, die als »Reduktionsradikale« essentielle Enzyme blockieren. – **F.test**: Prüfung der Wirksamkeit inkompletter AK anhand der Agglutination proteolytisch vorbehandelter Ery in NaCl-Milieu.

Fermentation, -tierung: ∫ Gärung; i. e. S. auch die industriell durchgeführte Veredelung pflanzl. Rohstoffe durch enzymat. Vorgänge sowie die Gewinnung von Antibiotika (z. B. Penizillin) durch mikrobielle Prozesse.

Fermi* Therapie (CLAUDIO F., 1862–1952, Hygieniker, Sassari): (1906) in Frankreich, Italien, UdSSR noch heute übl. akt. Impfung gegen Lyssa (prophylakt. u. therap. kurz nach Infektion) durch s.c. Inj. eines aus Gehirnsuspension infizierter Kaninchen gewonnenen Impfstoffes (»**F.* Vakzine**«, mit 1 % Phenolzusatz), der noch vermehrungsfäh., jedoch durch Anti-Rabies-Immunserum weitgehend neutralisierte Viren erhält.

Fermicidin: (1954) Antibiotikum aus einem Streptomyces-griseolus-ähnl. Stamm; in vitro antimykotisch (Hefen, pflanzenpathogene Pilze, Dermatophyten) u. schwach Protozoen-hemmend (z. B. Trichomonas vaginalis).

Fermoserum: AK-halt., durch Behandlung mit Proteinasen (Spaltung v. a. der Albumine u. Nicht-AK-Globuline) an Begleiteiweiß armes Serum; bringt verminderte Anaphylaxiegefahr.

Fernández* Reaktion: (1938) die Frühreaktion (48 Std.) beim Lepromin-Test.

Fernaufnahme: röntg Aufnahme mit möglichst großem Fokus-Filmabstand zur Darstg. des Objekts in annähernd natürl. Größe (Projektion mit prakt. parallelem Strahlenbündel), z. B. Herzfernaufnahme mit 2 m Abstand, kieferorth. Profilbild des Kopfes für schädelbezügl. Untersuchungen (nach Einzeichnung der OAE u. der Senkrechten durch Glabella, Nasion u. Orbitale).

Fern|bestrahlung: radiol ∫ Teleröntgen-, Telegammatherapie. – **F.brille**: Brille zur Korrektur der Myopie (Fernsicht > 5 m).

Fernel* Krankheit (JEAN F., 1506–1588, Arzt, Amiens): ∫ Aortenaneurysma.

Fern|embolektomie: indir. Embol- bzw. Endarteriektomie (pro- oder retrograd) mit Einführung des Instruments (FOGARTY* Ballonsonde, Spülkatheter, Ringdesobliterator, Sonde etc.) fern der Obliteration, d. h. am »Ort der Wahl«. – **F.embolie**: Embolie fern vom Primärherd. – **F.hämatom**: nicht unmittelbar am Traumatisierungsort auftret. Bluterguß, z. B. Brillen-, Monokelhämatom u. Hämatotympanon bei Schädelbasisfraktur.

Fernlappenplastik: Defektersatz durch größeren Vollhautlappen (»Arterien- oder Insellappen«), gebildet an einem vom definit. Implantationsbett fernen Körperteil u. ein- oder mehrzeitig (d. h. dir. bzw. über eine oder mehrere Zwischenstationen) eingepflanzt. Verw. finden einfach oder doppel gestielte, »frische oder wiederangefrischte« oder aber granulierende Hautlappen (sogen. dtsch. Methode nach v. GRAEFE bzw. ital. Methode n. TAGLIACOZZA); übl. Techniken: Türflügel-, Brücken- (z. B. Muffplastik), Rundstiellappen.

Fernleitungsplastik: Lähmungskorrektur unter Nutzung der Muskelkraft entfernter intakter Muskeln mittels Interposition einer »geflochtenen Seidensehne« (LANGE), Faszienmanschette (KIRSCHNER) o. ä., wobei das Interponat subperiostal oder im Knochenbohrkanal verankert wird.

Fernmetastase: hämato-, seltener lymphogene Geschwulstmetastase fern des Primärtumors (u. des regionalen LK-Systems).

Fernostfieber, hämorrhagisches: v. a. im ostasiat Raum vork. epidem. hämorrhag. Fieber ohne nephrit. Sympte.; Erreger unbekannt (Virus?); Überträger: Mäusemilben.

Fernpunkt, Punctum remotum: ophth auf der verlängerten Augenachse – normalerweise im Unendlichen – gelegener Punkt, auf den das Auge bei voller Erschlaffung des Akkommodationsapparats eingestellt ist. Bestg. mit Hilfe feiner Testobjekte, die gerade noch scharf gesehen werden müssen.

Fernreflex der Zehenbeuger: ∫ SCHRIJVER*-BERNHARD* Reflex.

Fernröntgenaufnahme, -bild (FRB): ∫ Fernaufnahme.

Fernrohr|brille: (M. v. ROHR) zwei in eine Brillenfassung montierte galileische Fernglassysteme (1,8fache Vergrößerung) als Sehhilfe für Schwachsichtige. – **F.finger**: bei Arthritis mutilans durch hochgrad. Knochenabbau verkürzte Finger mit teleskopartig ineinandergeschobenen überschüss. Weichteilen. – Bei Betroffensein mehrerer Finger (oder Zehen): »Main (bzw. Pied) en lorgnette«.

Fern|schmerz: übertragener, d. h. fern vom auslösenden Prozeß empfundener Schmerz, z. B. bei viszeralen Erkrn. in der HEAD* oder MACKENZIE* Zone. – **F.schuß**: forens s. u. Schußverletzung.

Fernsehen: 1) opt das Sehen in die Ferne (> 5 m), i. e. S. bei Einstellung des Auges auf den Fernpunkt. – 2) techn Television, ∫ Fernsehkette, -krankheit etc.

Fernseh|epilepsie: Reflexepilepsie mit regelmäßig bei Beobachtung des Fernsehbildes aus zu geringer Entfernung u. bei zu schwacher Umgebungsbeleuchtung auftret. Krisen; Nachweis durch Flimmerlichtaktivation im EEG. – **F.kette**: Aggregat für die – über Draht erfolgende – Bildübertragung (u. -verstärkung) nach dem Televisionsprinzip (ausgestattet mit Möglichkeit der Speicherung u. Projektion; bestehend mind. aus Fernsehkamera u. Monitor). Anw. z. B. in Rö-Diagnostik (meist kombin. mit Bildverstärker; ∫ Abb., Rö-Fernsehen), Strahlenther. (Pat.-Beobach-

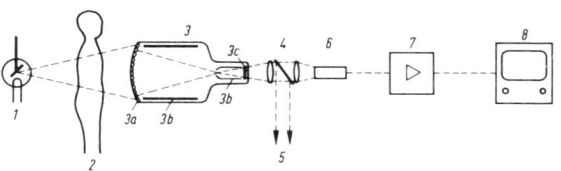

Röntgen-**Fernsehkette**. 1 = Rö.röhre; 2 = Patient; 3 = Bildverstärker (3a = Photokathode, 3b = Elektronenoptik, 3c = Sekundärleuchtschirm); 4 = Tandemoptik (u. Weg zur Kinokamera 5); 6 = Fernsehkamera, 7 = Verstärker; 8 = Monitor.

Fernsehkrankheit

tung, Einstellungskontrolle), Endoskopie (einschl. Ophthalmoskopie), auf Wach- u. Intensivstation (Pat.-Kontrolle), für Lehrzwecke (z.B. Op.-demonstration). – **F.krankheit**: während oder infolge des Fernsehens auftret. Krkht. bzw. Sympte. (durch langes Sitzen in best. Körperhaltung, als Folge einer – u. U. erstmal. – Photosensibilität etc.); z. B. Peronäuslähmung, (Bein-)Thrombose, Lungenembolie, akute retrosternale Schmerzen, Synkopen; s. a. Fernsehepilepsie. – **F.sucht**, Televisionismus: suchtart. Abhängigkeit vom Fernsehkonsum. – **F.zystoskop**: großkalibr. (Op.-)Zystoskop mit Anschluß für Fernsehkette; Anw. zur Koagulation, Steinextraktion.

Fern|sichtigkeit: *ophth* ↑ Alterssichtigkeit. – **F.sinn**: *physiol* die auch auf räuml. Distanz wahrnehmenden Sinne Gesicht, Gehör u. Geruch. Auch Bez. für den räuml. Orientierungssinn der Blinden, der auf ausgleichender Steigerung der erhaltenen Sinnesfunktionen beruht.

Fernström* Methode: (1955) perkutane Splenoportographie unter Verw. eines Plastikkatheters. – **F.* Operation**: (1964/65) bei Nucl.-pulposus-Hernie Exkochleation des Nukleus u. nachfolgende Stahlkugelimplantation.

Fern|thrombosen: arter. oder venöse Thrombosen an mehreren entfernt voneinander liegenden Körperstellen, im allg. bei unveränderten Gefäßwänden. – **F.tumor**: experim. Neoplasma fern vom Ort der Karzinogen-Applikation.

Fernwirkung: 1) *radiol* Begr. der Strahlenbiologie für eine indir. allgem. oder ein unbestrahltes Organ betreffende Wirkung einer lokalen Bestrahlung. – Als **reziproke F.** die Wkg. des Organismus oder unbestrahlter Gewebe auf das bestrahlte. – 2) *path* ↑ Herdfernwirkung.

Fernzeichen: (E. FISCHER) *neur* im sagitt. Karotisangiogramm die Sympte. einer vom Knie- u. Balkenabschnitt der A. cerebri ant. ferne (d. h. mehr seitl.-okzipit.) Lage eines raumfordernden Hemisphärenprozesses: Parallelverschiebung, Schlängelung u. Dissoziation der großen Anterior-Äste, Falx- u. Frontopolarzeichen.

Ferraro* Syndrom: nach dem 20. Lj. beginnende juvenile Form der fam. diffusen Hirnsklerose; klin.: Persönlichkeitsveränderungen, fortschreit. Demenz, nach 3–12 J. Marasmus u. Exitus let.

Ferrata* Zelle (ADOLFO F., 1880–1946, Hämatologe, Pavia): ↑ Hämozytoblast.

Ferredoxin: (MORTENSON u. M. 1962) stark saures, eisen(II)-halt. Protein mit extrem neg. Redoxpotential; beteiligt u. a. an der Übertragung der bei der Photosynthese durch Licht aktivierten Elektronen vom Chlorophyll auf NADP, an der Pyruvatbildung aus Azetyl-CoA u. CO_2 in photosynthetisierenden Bakterien.

Ferrein* (ANTOINE F., 1693–1769, Anatom, Paris) **Band**: das ↑ Stimmband. – **F.* Foramen**: ↑ Hiatus canalis nervi petrosi majoris. – **F.* Fortsätze, Pyramiden**: die ↑ Pars radiata der Nierenrinde. – **F.* Röhrchen**: die – die Pars radiata aufbauenden – Sammelrohre der Niere.

Ferri...: Wortteil »Eisen (III)«; s. a. Ferrum...; z. B. **F.chlorid-Windeltest** (s. u. Eisenchloridprobe [1]), **F.ferrozyanid** (↑ Berliner Blau), **F.hämchlorid** (↑ Hämin), **F.hämhydroxid** (↑ Hämatin), **F.hämoglobin** (↑ Hämiglobin), **F.-Kalium tartaricum** (»Eisenweinstein«; Fe-Therapeutikum, Adstringens, Badezusatz).

Ferrier* Therapie: Medikation von Ca-Salzen bei Lungen-Tbk., um die Herdverkalkung zu beschleunigen.

Ferrimycin A: von Streptomyces pilosus gebildetes eisenhalt. Antibiotikum (Gruppe Sideromyzine bzw. -chrome); mit breitem antibakteriellem Wirkungsspektrum (häufig jedoch extrem hohe Resistenzsteigerungen u. Auftreten primärresistenter Varianten).

Ferri|oxamine: aus Stoffwechselproduktion von Aktinomyzeten (»F. B«) u. Streptomyzeten (»F. D_1«) isolierte, auch synthet. Eisen(III)-Hydroxamsäure-Komplexe (Sideramine bzw. Siderochrome); biol. Wuchsstoffe. – Durch Herauslösen des Fe entsteht das zur Dekorporierung von Eisen verwendete Desferrioxamin (Deferoxaminum *WHO*). – **F.oxidase I**: ↑ Coeruloplasmin.

Ferriphilie: *histol* Fähigkeit bestimmter Gewebebausteine zum Festhalten von Fe-Salzen (bei Beizung mit Eisenalaun-Lsg.) u. zur Farblack-Bildg. bei Nachfärbung mit Hämatoxylin, Hämatein, Toluidinblau etc.

ferripriv: auf Eisenmangel beruhend.

Ferritin: v. a. in Milz, Leber, Darmmukosa, KM, pathol. (z. B. traumat. Schock, Leberzirrhose, Tetrachlorkohlenstoff-Vergiftung) auch im Serum vork. Eisenproteid; für den Eisenstoffwechsel bedeutsame Fe-Speicherform, v. a. als Apoferritin-Einschlußverbdg.; als SH-F., in Gegenwart von Sulfhydryl-Verbdgn., vasorepressor. Faktor. Ablagerung in Erythroblasten, Retikulo- u. Histiozyten, Zytoplasma u. Mitochondrien, z. T. diffus, z. T. verdichtet (Siderosomen); Aufnahme in die Zellen durch Pinozytose-art. Vorgang (Rhopheozytose) oder Phagozytose von Ery. Intrazellulärer Nachweis nur elektronenmikroskopisch (z. B. nach Kuppelung mit AK zur Lokalisation von AG in Zellen u. Ultradünnschnitten), im Elektropherogramm durch Anfärbung (z. B. Amidoschwarz u. Kaliumferrozyanid) u. Photometrie; semiquant. Bestg. im frischen Schnittpräp. durch Auszählen der mit Cd-sulfat gebildeten Kristalle.

Ferro*-Luzzi* Krankheit: das »klass.« (epidem.) ↑ Fleckfieber.

Ferro...: Wortteil »Eisen«, i. e. S. (*chem*) »Eisen(II)«. – **F.chelatase**, GOLDBERG* Enzym: in Herz, Milz u. KM nachgewiesenes Enzym, das unter Bildung des Chelatkomplexes Protohämin Eisen(II) in Protoporphyrin einbaut. – **F.chlorid-Gelatine**: (KAUFFMANN) *bakt* Nährboden aus Fleischextrakt, Pepton, NaCl, Gelatine u. Eisen(II)chlorid-Lsg. zum Nachweis von H_2S-Bildung (Schwarzfärbung nach 1–2 Tg.) u. Gelatineverflüssigung (Bebrütung bis 60 Tg. bei 22°). – **F.flockulation**: »HENRY* Malaria-Flockungsreaktion« anhand der verschied. Verdünnungen einer Eisenalbuminat-Stammlsg. mit Aqua dest. u./oder 6%ig. NaCl-Lsg., von denen jeweils 1 ml je 0,2 ml Serum zugesetzt wird; bei pos. Reaktion Trübung nach 1 1/2 Std. u. Flockung nach 24 Std. mind. in den ersten bd. Verdünnungen. – **F.kinesis**: »Eisenbewegung« als Begr. für die quant. Auseinandersetzung des Organismus mit zugeführtem Fe (↑ Eisenstoffwechsel). – **F.porphyrin**: Verbdg. aus Porphyrin u. Eisen(II), z. B. Häm. – **F.zyankali(um)**: ↑ Kalium ferrocyanatum. – **F.zyt**: ↑ Siderozyt.

ferrugineus, -nosus: (lat.) rostbraun; z. B. Trichophyton ferrugineum.

Ferrum, Fe: (lat.) ↑ Eisen; s. a. Ferri..., Ferro.... – Wicht. Salze: **F.albuminatum** (Verbdg. von Eiweiß mit Fe-oxid oder -oxychlorid; Anw. als Liquor Ferri albuminati zur Blutbildung; bakt ↑ Ferroflockulation), **F. asparaginicum** (Antianämikum, Roborans), **F. carbonicum** (Fe(II)-karbonat, $FeCO_3$; als F. c. cum Saccharo u. als Pilulae Ferri carbonici = BLAUD* Pillen zur Blutbildung), **F. chloratum** (Fe(II)-chlorid, $FeCl_2 + 4H_2O$; Anw. als Antianämikum, bakt Nährbodenzusatz; s. a. Ferrum sesquichloratum cristallisatum); **F. citricum** (in mehreren Formen als Antianämikum), **F. cyanatum s. borussicum** (↑ Berliner Blau), **F. gluconicum** (Fe(II)-glukonat mit ~ 12% Fe; Antianämikum), **F. glycerinophosphoricum** (Fe(III)-glyzerophosphat; Tonikum, Antianämikum), **F. jodatum** (Fe(II)-jodid, »Jodeisen«, FeJ_2; Tonikum u. Antianämikum), **F. lacticum** (Fe(II)-laktat; mildes, leicht resorbierbares Eisenpräp.), **F. oxydatum hydricum s. subcarbonicum** (Fe(III)-hydroxid, FeO(OH); Antianämikum, Antidot bei As-Vergiftung, Absorptionsmittel für H_2S), **F. oxydatum rubrum** (»Caput mortuum«, Fe(III)-oxid, Fe_2O_3; langdauernde Einatmung des Staubs [MAK 15 mg/m^3] führt evtl. zur Siderosis pulmonum), **F. oxydatum cum Saccharo** (»Eisenzucker«, Tonikum, Antianämikum, As-Antidot), **F. phosphoricum oxydatum** (Fe(III)-phosphat, $FePO_4 + 4H_2O$; Tonikum; als **F. ph. o. solubile** Komplexverbdg. von Fe(III)-zitrat u. Na-phosphat bei Eisenmangelzuständen); **Ferrum pyrophosphoricum** ($Fe_4(P_2O_7)_3 + 9H_2O$; als Gemisch mit Ammoniumzitrat mildes, leicht resorbierbares Eisenpräp.), **F. reductum s. tenuissimum** (durch Reduktion mit H aus Eisenoxid hergestellt; rasch resorbierbares Antianämikum), **F. salicylicum** (Fe(III)-salizylat; Antiseptikum, Adstringens, Antirheumatikum), **F. sesquichloratum cristallisatum** (F. perchloratum s. trichloratum, $FeCl_3$; toxik als wäßr. Lsg. = Liquor Ferri sesq. lokal ätzend, nach Einnahme tox.: Gastroenteritis, Vasomotorenkollaps [Ther.: Magenspülung mit 5%ig. $NaHCO_3$-Lsg. u. Kohle, oral Natriumbi- oder Wismutkarbonat, Analeptika, Deferoxamin, aber kein Dimercaprolum!]; Anw. als Ätzmittel, innerl. gegen Arteriosklerose [Blockierung der Gallensalze im Verdauungskanal?], als histol. Färbemittel ↑ Eisenhämatoxylin, techn. Katalysator, Oxidationsmittel), **F. sulfuricum** (Eisensulfat; als **F. s. crudum** = Eisenvitriol, für Eisenbäder, Desinfektionsmittel; als **F. s. oxydatum** = Eisen(III)-sulfat; als Eisenammoniumalaun; Hämostatikum u. Adstringens; als **F. s. o. basicum** = MONSEL* Salz, lokales Hämostyptikum), **F. s. oxydulatum** = Fe(II)-sulfat, $FeSO_4 + 7H_2O$; Antianämikum, Adstringens; techn. Anw. auch in Photographie, Färberei, Gerberei, für Pflanzenschutz; toxik nach Einnahme größerer Mengen blut. Erbrechen, Tachykardie, Hypotonie, Hyporeflexie, Leberschäden, evtl. Tod; Ther. wie bei Fe. sesquichloratum crist.).

Ferrum candens: chir Glüheisen (Thermokauter).

Ferry*(-Porter*) Regel (ERWIN SIDNEY F., geb. 1868, amerik. Naturwissenschaftler): ophth Die krit. ↑ Flimmerverschmelzungsfrequenz ist in einem mittl. Intensitätsbereich dem Logarithmus der Lichtintensität dir. proportional. – Da die Konstanten für Stäbchen u. Zapfen verschieden, ergibt sich für foveales Sehen annähernd eine Gerade, für peripheres eine mit Knick.

Ferse, Calx PNA: der vom Fersenbein geformte hint. Fußteil.

Fersen|bein: Calcaneus; s. a. Kalkaneus..., Fersen... – **F.gang**: ↑ Hackengang. – **F.phänomen**: ↑ Achillessehnenreflex. – **F.schlagreflex**: ↑ WEINGROW* Reflex. – **F.schmerz**: ↑ Achillodynie, Kalkaneodynie. – **F.sitz**: Hockstellung mit Verlagerung des Körpergewichts auf die Fersen; kreislaufentlastende Ruhestellung, typ. u. a. für kreislaufinsuffiziente Kinder (»squatting baby«, v. a. bei FALLOT* Tetralogie). – **F.sporn**: ↑ Kalkaneussporn, HAGLUND* Ferse. – **F.stich-Blutentnahme**: s. u. DRUCKER*.

fertil(is): fruchtbar (↑ Fertilität).

Fertilisation: 1) biol ↑ Befruchtung. – 2) klin konservat. oder op. (Wieder-)Herstellung der Fertilität; s. a. Refertilisierung. – **Fertilisations-Antigene**: die für die Befruchtung (z. T. auch Furchung) unentbehrl. »F-Antigene« der Eizelloberfläche.

Fertilisin, Gynogamon(-Komplex)II: artspezif., Spermatozoen agglutinierender hochmolekularer Bestandteil der Eizellmembran (z. B. bei Seeigeln). – Ein **F.-Antifertilisin-System** ist wahrsch. allg. gült. chem. Prinzip der Anheftung der ♂- an ♀-Gameten, das durch das weitgehend artspezif. AG-AK-Verhältnis ihrer Zellmembranen deren Verschmelzung bewirkt, wahrsch. auch schon die Freisetzung der Enzyme des Akrosoms. – Im Experiment verhindern durch Immunisierung gewonnene F.-AK die Aktivierung des befruchteten Eies u. – wie auch andere Gametenoberflächen-AK – die Befruchtung.

Fertilität: Fruchtbarkeit, geschlechtl. Vermehrungsfähigkeit. Besteht beim ♂ (»Zeugungsfähigkeit« = Potentia generandi) von der Pubertät bis ins hohe Alter, bei der ♀ von der Menarche bis zur Menopause (voll ausgebildet bis Ende des 2. Ljz.); vgl. Sterilität. Störungen der F. sind nur z. T. gonadaler Natur (Hypoplasie, Aplasie, Agenesie, Aspermie, Azoo-, Oligozoospermie bzw. Amenorrhö oder anovulator. Zyklus); der klin. **Fertilitätsdiagnostik** dienen u. a. Sexualanamnese, Untersuchung des inn. u. äuß. Genitale (auch radiol. u. biopt.), Geschlechtschromatin-Bestg., Hormonanalyse, Untersuchung von Ejakulat (Spermiogramm, SIMS*-HUHNER* Test) bzw. Vaginalsmear, Messung der Basaltemp. – **F.index**: Index der Spermaqualität, ermittelt aus Spermienzahl, -beweglichkeit, %-Satz normaler Spermienkopfformen. – **F.vitamin**: ↑ Vitamin E. – **F.ziffer**: Zahl der Lebendgeburten pro definierten Zeitraum, berechnet auf tausend im gebärfäh. Alter (15–45 J.) stehende ♀♀ dieses Zeitraums. – s. a. Schema »Sterilität«.

Fertsch*-Pulfrich* Effekt: ophth scheinbare Umwandlung einer front. Pendelschwingung in eine ellipt. Bahn bei Abdunklung eines Auges durch Absorptionsglas (verlängerte Empfindungszeit).

Ferulasäure: 4-Hydroxy-3-methoxyzimtsäure, in Pflanzenharz (z. B. des »Stinkasant« Ferula assa-foetida); beeinflußt die Galleproduktion (?).

Feruloylputreszin: Ferulasäure-Putreszin-Kondensationsprodukt in Zitrusfrüchten; hypotonisch wirksam.

Fervenulin: (1959/60) mit Toxoflavin isomeres Antibiotikum aus Streptomyces fervens; wirksam gegen Histoplasma capsulatum, Cryptococcus neoformans, Dermatophyten u. Protozoen (z. B. Trichomonas vaginalis), nicht gegen Baktn. u. Viren.

Fervor-Hypothese: (latein. = Hitze) Die Heilwirkung mineralarmer Thermalwässer beruht darauf, daß sie durch hohe Drücke u. Temp. in der Erdtiefe biologisch wirksame Eigenschaftsänderungen (z. B. der molekularen Struktur) erfahren. – Eine entsprech. künstl. Behandlung des Wassers (»**Fervorisierung**«) wird versucht.

Fesselgefühl: bei venöser Stauung in den unt. Extremitäten auftret. Gefühl der Abschnürung.

Fesselung(soperation): bei habit. Luxation, Bänderruptur oder Lähmung Wiederherstg. der Gelenkfunktion (evtl. auch nur kosmet. Korrektur) durch akt. oder pass. mechan. »Fesselung« (Faszienstreifen, Muskulatur, Seide, Draht etc.) des Gelenks bzw. Knochens als zügelart. Aufhängung (Fixierung) an einen benachbarten gesunden Skelettabschnitt oder als Umschlingung des ganzen Gelenks; z. B. die F. des Oberarmkopfes n. KIRSCHNER, HOHMANN, VON SCHMIEDEN, der Patella n. KLAPP, LANGE.

Festanode: die nicht drehbare Anode einer Rö-Röhre (deren Dauerbelastbarkeit nur etwa $^{1}/_{10}$ der einer Drehanode beträgt).

Festination: *neur* / Propulsion.

Festkörper-Bildverstärker: *röntg* Elektrolumineszenzschirm mit Photohalbleiterschicht, die – je nach Strahleneinfall – die Bildhelligkeit steuert. – **F.-Dosimeter**: / Kristalldosimeter.

Festpunkt: *physik, chem* / Erstarrungspunkt.

FET: *hämat* / Fäzes-Exkretionstest.

Fet: / Fetus.

fetal, f(o)etalis, fötal: den Fetus bzw. die Fetalperiode betreffend; z. B. **fe. Entwicklung** (/ Fetogenese), **fe. Krankheit** (/ Fetopathie).

fetal distress: engl.-amerikan. Begr. für die sich akut oder chron. in den letzten Mon. der Gravidität sowie vor u. während der Geburt entwickelnden Fruchtschäden, insbes. die i. S. der / Fetopathie.

Fetal|blutanalyse, FBA: *geburtsh* fortlauf. intrapartale Mikroanalysen des aus der Haut des vorangeh. Teils gewonnenen Blutes; zur Geburtsverlaufskontrolle. – **F.fibrinogen**: (KÜNZER) s. u. Fibrinogenanomalien. – **F.haarkleid**: die mit der 16. Schwangerschaftswo. einsetzende, ab 24. Wo. universelle (außer Fußsohlen u. Handteller) Lanugobehaarung; fällt vor der Geburt z. T. wieder aus.

Fetalisation, Fetalismus: Verharren von Organen oder Organgruppen auf einer fetalen, i. w. S. auch frühkindl. Entwicklungsstufe, z. B. die Embryokardie.

Fetalmonat: 28tägiger Zeitraum während der Schwangerschaft (der 1. vom 1. Tag der letzten normalen Menstruation an gerechnet). Die durchschnittl. Schwangerschaftsdauer beim Menschen beträgt 10 solcher »Lunarmonate« (die aber vom Menstruationszyklus hergeleitet sind!).

Fet(al)ometrie: intrauterine Messung des Feten (Sitzhöhe, Kopfgröße) durch Rö- u. Ultraschalluntersuchung.

Fetal|periode: der Zeitraum der / Fetogenese. – **F.sterblichkeit**: Absterbeziffer in der Fetalperiode; i. e. S. die Totgeburtenziffer. – **F.tod**: Tod einer Frucht vor dem vollständ. Verlassen des Mutterleibs, ungeachtet der Schwangerschaftsdauer; charakterisiert durch das Fehlen jegl. Lebenszeichen. Nach § 29, Abs. 2 der VO zur Ausführung des Personenstandsgesetzes je nach Fruchtlänge unterschieden als Fehlgeburt (< 35 cm) u. als totgeborenes bzw. sub partu verstorbenes Kind (> 35 cm).

Fetatio: / Fetogenese. – **F(o)etation**: (engl./amerikan.) die Schwangerschaft.

Fetischismus: *psych* (BINET 1887) sexuelle Anomalie, bei der die Erregung u. Befriedigung (meist Masturbation) nur bei Anblick oder Berührung von – oft gestohlenen – Gegenständen (z. B. Wäschestück, Haarlocke) einer geliebten oder auch unbekannten Person erfolgt, während ein normaler Koitus nicht gesucht oder nicht möglich ist. Behandlungsfähig.

fetofetale Transfusion: bei eineiigen Zwillingen Blutübertritt von einem Fetus zum anderen infolge plazentarer Anastomosen; führt evtl. zu Anämie (ähnl. wie bei / Überschuß-Tr.) bzw. Plethora. – vgl. fetomaternale Transfusion.

Fetogenese: die mit dem 85. Schwangerschaftstag (in Fortsetzung der Embryogenese) beginnende, bis zum Ende der Gravidität dauernde Fruchtentwicklung (/ Tab.), in der die Morphogenese der Organe u. deren Ausreifung (Histogenese) erfolgt. Organgewichte des reifen Feten: Gehirn 350 g, Schilddrüse

Fetogenese

Schwangerschaftswochen	Länge (cm)	Gew. (g)	Fruchtentwicklung
12.	7,5–10		Extremitäten stummelförmig, Geschlechtsdifferenzierung äußerlich sichtbar, Analöffnung u. Augenbrauen vorhanden
16.	16		Körperform fertig entwickelt, Verklebung der Lidränder (»Lidnaht«), Haut krebsrot, Lanugobehaarung an Stirn u. Kinn, Beginn der Verknöcherung, Bildung der Zahnhartsubstanzen, hepatische Blutbildung
20.	25		Käseschmiere an Stirn u. Kinn, Mekonium im Darm, Deszensus des Zäkums, Verdauungsenzyme vorhanden, myeloische Blutbildung
24.	30–32		Lanugobehaarung am ganzen Körper, endgültige Epidermisleisten an Handflächen u. Fußsohlen
28.	35–40	1000	Beginn der extrauterinen Lebensfähigkeit, Fettpolster noch ungenügend, Gesicht greisenhaft, Kopfhaar 0,5 cm lang, Deszensus der Hoden, Lösung der Lidnaht, Stimme wimmernd
32.	46	1800	Vermehrung der Käseschmiere, Haut rot
36.	51	2500	stärkeres Fettpolster, Fingernägel erreichen die Kuppen, Stimme kräftig
40.	49–53	3200	Reifezeichen voll entwickelt

3 g, Thymus 8 g, re. Lunge 30 g, li. Lunge 24 g, Herz 18 g, Leber 100–125 g, Milz 9 g, Niere 12 g, NNR 5 g, Ovarien 0,2 g, Hoden 0,2 g; Herzschlagfrequenz: 130–160/Min.; s. a. Reifezeichen.

Fetographie: *röntg* intrauterine Darstg. des Feten (Lage, Größe, Zahl) als Nativaufnahme oder nach KM-Applikation (↑ Amniographie). – Analog die Darstg. mit Ultraschall.

fetomaternale Transfusion: Übertritt fetalen Blutes in den mütterl. Kreislauf, meist infolge Verletzung von Zottenkapillaren (z. B. bei Placenta praevia, geburtshilfl. Op., vorzeit. Lösung der Plazenta). Kann zu lebensgefährl. Anämie des Kindes führen (ähnl. wie bei ↑ Überschuß-Tr.), aber auch zur Sensibilisierung der Mutter (z. B. bei Rhesus-Inkompatibilität); Diagnose: Nachweis von fetalem Hb in mütterl. Blut.

Fetometrie: ↑ Fetalometrie.

Fetopathia, -pathie, Fetose: Folge einer fetalen Fruchtschädigung durch diaplazentare, infektiöse oder hormonelle Einwkg., Blutgruppen-Inkompatibilität (↑ Morbus haemolyticus neonatorum = F. serologica) oder Stoffwechselstörung. Aufgrund der reiferen Reaktion des Feten kommt es – im Ggs. zu den Fehlbildungen beim Embryo – zu charakterist. konnat. Krankheitsbildern. – **F. diabetica**, »fetale Glukosevergiftung« bei mütterl. (Prae-)Diabetes mellitus; klin.: Riesenkind (Geburtsgew. >4000 g), intensives Erythema neonatorum (»Tomatengesicht«), Erythroblastämie, evtl. Dyspnoe u. Zyanose bei Kardiomegalie (infolge Leber- u. Muskelglykogenose); Neigung zu Azidose, Elektrolyt-Stoffwechselstörung, Asphyxie, Lungenstauung, Hyaline-Membranen-Krkht.; häufig Hydramnion u. Plazentaanomalie; hohe prä- u. perinatale Mortalität. Zur Prophylaxe exakte Überwachung des Diabetes der Graviden; Versorgung des Neugeb. wie bei Frühgeburt. – **F. thyreotica** infolge Ther. der Graviden mit Thyreostatika oder Thyreoidea-stimulierenden Hormonen; klin.: Struma parenchymatosa (evtl. mit Hypothyreose), Gefahr irreversibler mentaler Retardation bzw. neonataler Thyreotoxikose des – meist untergewichtig u. zu früh geborenen – Kindes.

fetoplazentare Transfusion: s. u. fetofetal, -maternal, Überschußtransfusion.

α-Fetoprotein: ↑ AFP.

Fetose: ↑ Fetopathie. – Auch inkorrekt für Embryopathie.

Fett(e): terminologisch mit den ↑ Lipoiden als »Lipide« zusammengefaßte Gruppe von Verbdgn. mit gemeinsamen stoffl. u. physiol. Merkmalen: Ester (einheitlich, gemischt, teil- oder ganz verestert = Triglyzerid) des Glyzerins mit gesättigten u. ungesätt. (mittl. oder höheren) Fettsäuren die meist gerader C-Anzahl (v. a. Öl-, Linol-, Linolen-, Palmitin- u. Stearinsäure); die »pflanzl.« u. »tier.« F. (s. a. Fettgewebe) als – artspezif. – Gemisch von Triglyzeriden (↑ Neutralfette) mit unverseifbaren Begleitstoffen (Karotinoide, Sterine, Squalen etc.). Konsistenz (flüssig bis fest) abhäng. v. a. vom Gehalt an ungesätt. Fettsäuren; unlöslich in Wasser (hydrophob), lösl. in organ. (»lipophilen«) Lösungsmitteln; empfindl. gegenüber O_2, Mikroorganismen, Enzymen, Wärme u. hydrolyt. Agentien. – *physiol* Als exogenes Nahrungs-F. u. intermediär z. T. neugebildetes Depot-F. wesentl. Energielieferant u. -speicher (physiol. Brennwert nach LOEWY 9,461, n. RUBNER 9,3 Kcal/g; respirator. Quotient 0,7), Baustoff (ca. 160 g/kg), Wärmeisolator (v. a. Panniculus adiposus), latenter Wasserlieferant (107 ml Oxidationswasser/100 g); Träger (exogener) essentieller Fettsäuren u. fettlösl. Vitamine. – Abbau u. Verwertung im Intermediärstoffwechsel (↑ Schema); Neubildung körpereigenen Fetts aus

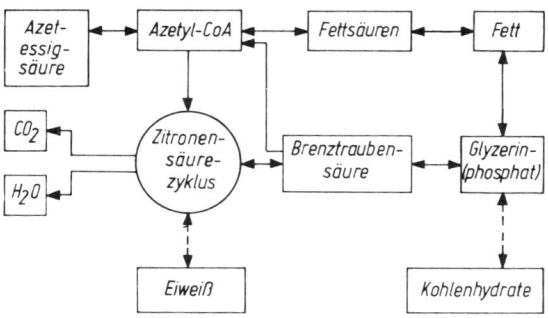

KH u. Eiweiß (↑ Fett-, Fettsäurebiosynthese). F.gehalt in Serum 385–675, Blut 400–722 mg%, Fäzes 2–5 g/24 Std.; s. a. F.bedarf, F.sucht, ↑ Adipositas. *analyt* Charakterisierung durch Dichte, Brechungsindex, Kennzahlen (z. B. Verseifungs-, Rhodan-, Hydroxylzahl); Nachweis nach Extraktion, Ausschütteln (Butyrometer) oder chromatograph. Abtrennung (Kieselsäure) u. nach Spaltung durch Bestg. der Fettsäuren oder des Glyzerins (photometrisch oder enzymat.), indir. durch Bestg. der β-Lipoproteine, *histochem* mit ↑ Fettfarbstoffen, durch Osmiumsäurereduktion (Schwärzung), nach Fluorchromierung im Polarisationsmikroskop. – **künstl. F.**: ↑ Fettersatzstoffe. – **verstecktes = kaschiertes F.**: das in Lebensmitteln (Milch, Fleisch, mit F. bereitete Speisen) enthaltene, nicht ohne weiteres wahrnehmbare Fett.

Fettabbau: *physiol* der Katabolismus des exo- (a) u. endogenen Fettes (b); a) als die der ↑ Fettresorption vorangeh. »Fettverdauung« (v. a. Duodenum, oberes Jejunum) die schrittweise hydrolyt. Aufspaltung der Neutralfette durch Pankreas- u. Dünndarm-Lipasen in Di- u. Monoglyzeride, Fettsäuren u. Glyzerin bis zu einem für die Emulgierung mit Gallensäuren optimalen Gemisch (Tropfengröße <0,5 μm; keine Bildung von Seifen oder Fettsäure-Gallensäure-Komplexen); ferner Abbau parenteral zugeführten Fetts (↑ Fettklärungsreaktion); b) der intermediäre Abbau von Körperfett, z. B. Verminderung des Speicherfetts bei ungenügender Nahrungszufuhr, ↑ Fettmobilisation, -synthese, s. a. Fettsäureabbau.

fettähnliche Stoffe: ↑ Lipoide.

Fettäquivalent: 1) das kalor. Äquivalent der biol. Fettverbrennung: 4,69 Kcal/l O_2. – 2) die einer definierten Fettmenge kalorisch entsprech. Eiweiß- oder KH-Menge (isodynam. ↑ Äquivalent).

Fettalkohol(e): von Fettsäuren abgeleitete, ungesätt. einwert. Alkohole (mit 6–18 C in der geraden Kette). Salze der prim. Fettalkohol-Schwefelsäureester = **F.sulfate** (Monoalkylsulfate) finden Anw. u. a. als Netzmittel; Salze der von F. abgeleiteten Sulfonsäuren = **F.sulfonate** (wasserlösl., hygroskop. Substanzen; mit lösl. Mg- u. Ca-Salzen) dienen als Dispergier-, Emulgier-, Netz- u. Schaummittel.

Fettamine: von (insbes. 12–16C-)Fettsäuren abgeleitete Amine; wirken – ebenso wie ihre Salze – bakteri- u. fungizid.

Fettansatz-Index (Lorenz*): Index zur Beurteilung des Ernährungszustands nach der Formel: F (= Bauchumfang) plus 14 minus Thoraxumfang. Werte um 0 = normal, <0 = mager, >0 = dick.

Fett|atrophie: »Adipositas ex vacuo« (↑ Vakatfettwucherung). – **F.aufbau, -bildung:** ↑ F.biosynthese.

Fettbauch: zonale ↑ Adipositas mit übermäß. Fetteinlagerungen im Bereich des Bauchs; v. a. beim ♂ Pykniker (»Falstaff-Typ«), bei Mast-, postpartaler u. klimakter. Fettsucht.

Fettbedarf: die kalor.-energetisch (weitgehend ersetzbar durch KH) u. wegen des Bedarfs an essentiellen Fettsäuren erforderl. Nahrungsfett-Menge (beim nicht körperlich arbeitenden Erwachsenen ca. 25% der Gesamtkalorien; ~75 g/Tag; bei Schwerarbeitern u. Jugendl. 30–35%: ~115 g/Tag).

Fettbein, schmerzhaftes: schmerzhaftes ↑ Lipödem.

Fettbelastungsprobe: zur Beurteilung der Fettverdauung chem. Blutfettanalyse u./oder ↑ Chylomikronen- bzw. nephelometr. Bestg. der Serumtrübung nach morgendl. Fettgabe (0,5 g Butter/kg auf 50–100 g Weißbrot). Bei Maldigestion u. Malabsorption sehr flache Fettsäurekurven mit niedr. Ausgangswerten; s. a. BÜRGER* Cholesterinbelastung.

Fettbiosynthese, Lipogenese: 1) der hormonell gesteuerte Aufbau körpereigener Fette (v. a. in Leber, Fettgewebe): enzymat. Umsetzung von 2 Mol. Acyl-CoA (aus der Fettsäure-Biosynthese) u. Glyzerinphosphat (aus Glukose) zum Diglyzeridphosphat (= Phosphatidsäure), dann Dephosphorylierung (durch Phosphatase) zum α,β-Diglyzerid, Reaktion mit weiteren Acyl-CoA-Mol zu Triglyzerid. – 2) Resynthese der Triglyzeride in der Darmwand aus den beim Fettabbau entstandenen – resorbierten – Monoglyzeriden (mit 2 Mol. Acyl-CoA) oder Fettsäuren (mit in der Darmwand gebildetem Glyzerin).

Fett|bruch: ↑ Fettgewebsbruch; vgl. Adipozele. – **F.brust, Makromastia adiposa:** zonale s.c. Adipositas (»Pseudohypertrophie«) der ♂ Mamma, v. a. bei Eunuchoidismus, Dystrophia adiposogenit.; DD: Gynäkomastie.

Fett|darre: *derm* ↑ Sklerodermie. – **F.degeneration:** fettige ↑ Degeneration. – **F.dekomposition:** *path* Ausfall gelösten Zellfettes oder dessen Zusammenfließen zu sichtbaren Tröpfchen infolge Schädigung des Protoplasma; s. a. Myelinose.

Fettdepot: typ. Ablagerungsstelle für Körperfett (v. a. in Bindegewebszellen von Subkutis, Mesenterium, Omentum majus, Nierenlager; s. a. Fettzelle); i. w. S. auch das dort abgelagerte ↑ Depotfett. Förderung der Depotbildung durch Insulin (v. a. simultan mit KH = Mastkur); Wiedermobilisation durch Adrenalin.

Fett|diarrhö, -durchfall: ↑ Steatorrhö (2). – **F.dyspepsie:** Störung der Fettverdauung u./oder -resorption; z. B. infolge ungenügender Durchmischung von Nahrung u. Verdauungssäften (z. B. nach Gastrektomie, bei Lipase-, Gallensäuremangel), gestörter Funktion der Dünndarmmukosa (z.B. Zöliakie, Sprue, Hungerödem, Thyreotoxikose), Verkürzung der Resorptionsstrecke (z. B. gastrokolische Fistel, op. Dünndarmausschaltung). Folgen: kalor. Defizit, Vitaminmangel, ↑ Malabsorptionssyndrom.

Fettembolie: Embolie durch in der Blutbahn auftret. Fetttröpfchen (freigesetzte Gewebs- u./oder ausgefällte Plasmafette: mechan. bzw. biochem. Theorie) nach Knochenfraktur (mit KM-Läsion), Weichteilquetschung, Verbrennung, Starkstromverletzung, bei KIMMELSTIEL*-WILSON* Syndrom, intravasaler Inj. ölhalt. Substanzen. Klin. Bild je nach Lokalisation. – **F.-Defibrinierungssyndrom:** gelegentl. Koinzidenz von F. u. Verminderung der Koagulationsfaktoren im Blut (durch diffuse Mikrokoagulation u. Aggregation von Blutfetttröpfchen); s. a. juxtaembol. ↑ Fibrin.

Fett|emulsion: *therap* isotone Öl-in-Wasser-Emulsion (z. B. Sojabohnenöl mit 5% Sorbit oder 4% Glukose; Partikelgröße <1 μm) für die Fettinfusion. Kalor. Wert je nach Fettgehalt. – **F.ersatzstoffe:** *pharmaz* anstelle von Fetten für Emulsionen verwendbare chem. Substanzen wie Polyäthylenglykole, Zellulose-Derivate.

Fettfärbung: *histol* selekt. Fett- u. Lipoidfärbung mit **Fettfarbstoffen,** d. h. schwach sauren, schwach bas. oder indifferenten Azo- u. Anthrachinon-Farbstoffen (alle ohne die solubilisierenden Gruppen -COOH u. -SO$_3$H), v. a. Scharlachrot (= Biebricher Scharlach fettlösl.), Sudan III, Sudanbraun, -schwarz.

Fett|geschwulst: ↑ Lipom. – **F.gesicht, Vollmond-, Pausbackengesicht:** zonale Adipositas, evtl. gleichzeit. livider Verfärbung (z. B. beim CUSHING* Syndrom, nicht aber beim interrenalen Fettverteilungstyp).

Fettgewebe: Zellgewebe v. a. aus Kapillarnetz-umsponnenen univakuolären ↑ Fettzellen (»weißes Fett«) u. aus Gitterfasern; locker, evtl. läppchenförmig, v. a. in Unterhaut (Panniculus adiposus), Achselhöhle, Leistengegend, Nierenfettkapsel u. Omentum majus, teils als Speicher- (↑ Depotfett), teils als Stützgewebe (↑ Baufett), ferner als Kälteschutz, Wasserspeicher, druckelast. Polster. – Geht ab 4. Fetalmon. aus den vom Mesenchym angelegten »Keimgern« (retikuläres Bindegewebe mit argyrophilen Fasern) hervor. – Das **braune** oder **plurivakuoläre F.** kommt beim Menschen nur in unbedeutender Menge vor (Umgebung von Thymus, längs der A. subclavia), reichlich dagegen bei Tieren (v. a. Winterschläfer); es weist einen hohen Lipochromgehalt auf sowie polygonale fettfreie Zellen mit großer Mitochondrienzahl.

Fett(gewebs)|bruch, Fetthernie: s.c. Prolaps eines präperitonealen Lipoms bzw. eines abgrenzbaren Fettgewebepfropfes durch eine Faszienlücke (entlang einer Gefäßscheide), evtl. unter trichterförm. Peritoneum-Ausziehung (= Hernia incipiens); v. a. epigastrisch (Linea alba, paraumbilikal) u. im Schenkel- bzw. Leistenkanal. – vgl. Adipozele. – **F.entzündung:** ↑ Pannikulitis. – **F.geschwulst:** ↑ Lipom. **F.granulom:** s. u. F.gewebsnekrose. – **F.infiltration:** ↑ Vakatwucherung.

Fett(gewebs)nekrose: intravitale Nekrotisierung von Fettgewebe; als sogen. lipophages Granulom im interstitiellen Fettgewebe der ♀ Brust, s.c. beim Neugeb. (Adiponecrosis subcutanea neonatorum) oder Erwachsenen, nach Quetschung, Erfrierung, Injektion nekrotisierender Medikamente (als steatolyt. Granulom, Oleom oder Paraffinom); i. e. S. die durch Lipase-Aktivierung hervorgerufene F. bei der akuten

Pankreasnekrose, mit pathognomon. weißgelben Stippchen an Peritoneum u. Omentum majus.

Fettgewebstransplantation: im allg. autologe Tr. eines freien oder gestielten Fettgewebslappens einschl. seiner Bindegewebsumhüllung; wegen großer Schrumpfungstendenz häufig als Fett-Faszien(-Korium)-, evtl. auch als Fett-Muskellappen; v. a. zur kosmet. »Reliefherstellung« (z. B. Mammahypoplasie), als Defektersatz (z.B. nach Enucleatio bulbi), zur Blutstillung (»lebender Tampon«), als / Fettlappeninterposition, als / Fettplombe).

Fett|hals: / MADELUNG* Fetthals. – **F.hernie**: 1) / Adipozele. – 2) / Fettgewebsbruch. – **F.herz**: das Herz des Fettleibigen (einschl. Adipositas cordis u. Cor adiposum), i. w. S. auch die herz-kreislaufbedingten Beschwerden bei Fettleibigkeit. – Auch inkorrekte Bez. für die fett. Degeneration des Myokards.

Fettinfarkt: 1) kreislaufbedingte umschrieb. Leberverfettung. – 2) Ablagerung (»Vollstopfung«) eines Fett-Lipoid-Gemisches in die Grundsubstanz der Nierenpapille (auch als »Lipoid-Kalkinfarkt«).

Fettinfusion: i.v. Zufuhr von / Fettemulsionen zum Ausgleich eines kalor. Defizits (z. B. nach intestinaler Op.). Kontraindikation: Leberparenchymschaden, chron. Retentionshyperlipämie, Schädeltrauma, Schock.

Fettketose: Ketose infolge einseitig fettreicher u. KH-armer Ernährung; s. a. WOODYATT* Formel.

Fett|klärtest: *nuklearmed* s. u. SCHÖN*-HAGEMANN*. – **F.klärungsreaktion**: nach Fettinfusion die Aufspaltung der als Chylomikronen vorliegenden Fette im Blut durch Lipoproteinlipase (»Clearing factor«) unter Heparin-Beteiligung in Fettsäuren u. Glyzerin (10–15 g Fett/Std.).

Fettknöchel: zonale Adipositas (»symmetr. Lipombildung«) im Bereich der Fußknöchel, v. a. bei älteren Frauen. – Ähnlich der supramalleoläre Fettkragen beim Gürteltyp der Fettsucht mit Beteiligung der unt. Extremitäten.

Fettkörnchen|zelle, Gitterzelle, GLUGE* Körperchen: zum Phagozyten umgewandelte, mit abgebautem Fett beladene HORTEGA* Zelle der Mikroglia (s. a. Abraumzelle) oder Mesenchymzelle bei Markscheidenzerfall im ZNS. – Auch die kernlos gewordene, mit Fett beladene Wanderzelle. – **F.zylinder**: / Harnzylinder, entstanden bei Nierenparenchymerkr. durch Anlagerung von Fettkörnchen an Epithelien.

Fettkörper: / Corpus adiposum. – **Retrosternaler oder thymischer F.**: aus der Thymusinvolution resultierende Ansammlung vorw. braunen Fetts (als Ersatz des lymphoepithelialen Gewebes).

Fett-Kohlenhydrat-Milch: *päd* durch Anreicherung mit Fett u. KH kalorienreiche Heilnahrung.

Fett|kopf, Speckkopf: seltene zonale Adipositas an Stirn, Schläfen, Hinterkopf, Nacken (»Specknacken«). – **F.kragen, supramalleolärer**: s. u. Fettknöchel.

Fettlappeninterposition: / Fettgewebstransplantation in Form einer Interposition, z. B. Zwischenlagerung in Gelenken zur Ankyloseprophylaxe bei einer Resektionsarthroplastik (LEXER), antiadhäsive »Fettunterfütterung« (z. B. der Patella bei der ALBEE* Kniegelenksarthrolyse).

Fettleber, Hepar adiposum: abnormer Fettgehalt des Leberparenchyms (Fettablagerung in Tröpfchenform), ohne oder mit Nekrose, Entzündung oder Fibrose. Die fett. Metamorphose resultiert aus vermehrtem Fettangebot (enterale Resorption, Fettdepots), gesteigerter Synthese, metabol.-tox. Störung des oxidativen Fettabbaus oder aus Abtransportstörung. Leber teigig weich, gelblich, oft vergrößert; Zellen diffus feintropfig verfettet oder mit großer Fettvakuole (u. peripher gelegenem Kern). Vork. bei Überernährung (Fettsucht), Eiweißmangel, Diabetes mellitus, Thyreotoxikose, schweren Darmkrkhtn., Tumorkachexie, chron. Alkoholismus, durch andere / Lebergifte, bei Mangel an lipotropen Substanzen u. an O_2 (bei Anämie, Herz-Kreislaufschwäche etc.). Diagnose: Leberbiopsie. – Als **fam. idiopath. F.** die ätiol. ungeklärte (Methylierungsstörung?), nicht alimentär bedingte »BJOERUM* F.« bei Kindern: Leber vergrößert, von normaler Konsistenz, Leberfunktion nicht oder nur gering beeinträchtigt. – **F.-Krankheit**: / Kwashiorkor. **F.-Zirrhose-Syndrom**: / Alkoholleber.

Fett|leibigkeit: / Adipositas, Fettsucht. – **F.lider**, Ptosis adiposa: Lidfettvermehrung als Vorstadium der Blepharochalasie; wahrsch. keine echte zonale Adipositas. – **F.lippe**: durch zonale Adipositas in Form der / Makrocheilie; evtl. kombin. mit Akrozyanose, Rot-Dickschenkel.

fettlöslich: / lipophil.

Fettmark, Medulla ossium flava *PNA*: das »gelbe«, fettzellenhalt., nicht blutbildende KM als – zuerst an Hand- u. Fußskelett auftret. – postnataler Ersatz des »roten KM« (außer in WK, Rippen u. Sternum). Bei vermehrtem Blutbedarf (z. B. Anämie, Blutverlust) Rückbildung in rotes Mark möglich; schwindet bei Panmyelophthise u. Myelosklerose zus. mit dem roten Mark.

Fett|mast: *klin* regelmäß. Überernährung mit Fetten einschl. der resultierenden / Mastfettsucht. – **F.metamorphose**: fettige / Degeneration. – **F.mobilisation**: *biochem* Mobilisieren der Neutralfette u. freien Fettsäuren aus den Fettdepots einschl. des hämatogenen Transports zur Leber; als physiol. Vorgang oder aber pathol. vermehrt (bei Hunger, Streß, Insulinmangel, als Adrenalinwirkung etc.).

Fettniere: path. Fettgewebsvermehrung um den Nierenhilus, bei path. Verkleinerung des Organs evtl. als sog. Vakatwucherung. – Auch inkorrekte Bez. für die fett. / Degeneration des Nierenparenchyms.

Fettphanerose: *histol* dem Zelltod folgendes Sichtbarwerden von Fettstoffen (autolyt., evtl. auch bakterielle Zerstörung der Bindung an Zytoplasmaproteine).

Fett|plastik: / Fettgewebstransplantation, Fettplombe; i. w. S. auch die »plast. Paraffininjektion« (z. B. zur Sattelnasenkorrektur). – **F.plombe**: *chir* Ausfüllung einer starrwand. Fistel oder (Rest-)Höhle mit Fettgewebe, Wachs, Lebertran (evtl. mit Antibiotika-Zusatz) etc., z. B. die »Plombage« einer Osteomyelitishöhle nach Sequestrotomie; i. e. S. die nach extrapleuraler Pneumolyse zur Kollapsther. der Lunge bei Tbk, entweder als – heterologe – Fettgewebstransplantation in den Pleuraspalt (TUFFIER) oder als – alloplast. – Oleothorax (z. B. Paraffinplombe).

Fettpneumonie

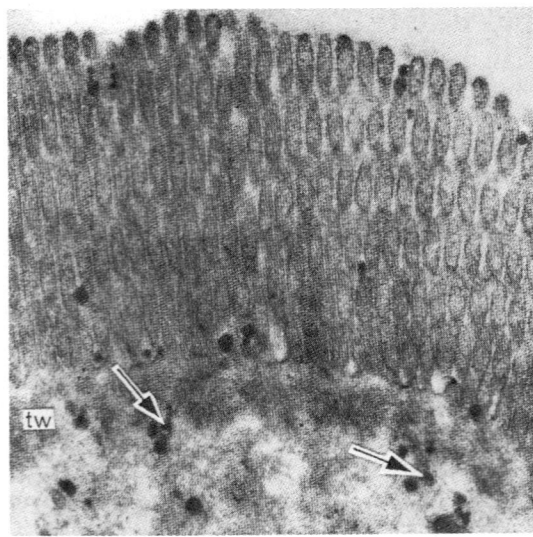

Fettresorption (nach PALAY u. KARLIN): Jejunumzelle (Ratte, ca. 50.000fach) nach Fütterung mit Maisöl; Fetttropfen (↑) zwischen den Mikrovilli u. in den Vesikeln des »terminal web« (tw).

Fettpneumonie: chron. interstitielle Pneumonie infolge Aspiration öliger oder öl- bzw. lipoidhalt. Substanzen, z. B. nach längerer Anw. paraffinhalt. Nasentropfen, nach Bronchographie mit öligem KM, nach Oleothorax-Perforation. Klin. Bild uncharakterist.; im Sputum Fetttropfen; im Rö.bild umschrieb., streif. Verschattungen in den med. Unterfeldern.

Fett|polster: *anat* ↑ Panniculus adiposus. – **F.polykorie**: Fettspeicherung in einem Gewebe oder Organ mit gleichzeit. Organvergrößerung. – **F.puder**: überfetteter, die Haut fettender u. gut haftender Arzneipuder.

Fettraffination: Reinigung (z. B. von Schleim, Harz, Proteinen, Fettsäuren), Desodorierung u. Entfärbung der aus fetthalt. Geweben gewonnenen Fette u. Öle zwecks Verbesserung von Aussehen, Geruch, Geschmack u. Haltbarkeit. Bei sorgfält. Raffination bleiben die ernährungswicht. Fettbegleitstoffe erhalten (»Vollöle«).

Fett|ranzigwerden: mit Geruchs- u. Geschmacksminderung verbundenes »Verderben« (sauer, seifig, fischig, talgig, ölig) frischer Fette durch mikrob. (Baktn., Pilze, Hefen) bzw. enzym. (Lip[oxid]ase) Prozesse bei falscher oder längerer Lagerung, hohem Gehalt an ungesättigten F.säuren, Verunreinigung; v. a. in Lebensmitteln u. wasserhalt. F.zubereitgn. unter hydrolyt. Freisetzung von F.säuren, Bildung von aromat. Methylketonen (Käsearoma!), Peroxiden; ferner infolge Autoxidation (durch Licht, Wärme, Metallspuren beschleunigte Kettenreaktion mit Bildung von F.säure- u. Hydroperoxid-Radikalen, Abbauprodukten, Polymerisaten; zu verhindern durch Antioxidantien), Reversion (»Aldehydigkeit« raffinierter Fette), Vertranen (Spaltung von Begleitstoffen, z. B. Lezithin), Polymerisation. Nachweis anhand der Peroxidzahl, durch Prüfung auf oxidierte Bestandteile mit 2-Thiobarbitursäure, auf Aldehyde mit **Schiff*** Reagens oder Phloroglucin u. HCl, auf Ketone mit Salizylaldehyd u. HCl.

Fettreserven: Fette als biol. wicht. Reservstoffe, die bei Aufnahme über den aktuellen Bedarf hinaus als Depotfett abgelagert (s. a. F.depot) u. bei Bedarf abgebaut werden (↑ F.mobilisation, s. a. Schema »AMP«).

Fett|resorption: die unter Mitwirkung von Phosphatiden erfolgende Aufnahme des beim ↑ F.abbau entstandenen, durch Gallensäuren emulgierten Gemisches aus Neutralfett, F.säuren, Di- u. Monoglyzeriden in die Mukosa des oberen Dünndarms (↑ Abb.;

Fettsäuren

Trivialname	Formel	systemat. Bezeichnung
1) Gesättigte Fettsäuren		
Buttersäure	C_3H_7COOH	
Kapronsäure	$C_5H_{11}COOH$	
Kaprylsäure	$C_7H_{15}COOH$	
Kaprinsäure	$C_9H_{19}COOH$	
Laurinsäure	$C_{11}H_{23}COOH$	
Myristinsäure	$C_{13}H_{27}COOH$	
Palmitinsäure	$C_{15}H_{31}COOH$	
Stearinsäure	$C_{17}H_{35}COOH$	
Arachinsäure	$C_{19}H_{39}COOH$	
Behensäure	$C_{21}H_{43}COOH$	
Lignocerinsäure	$C_{23}H_{47}COOH$	
Cerotinsäure	$C_{25}H_{51}COOH$	
2) Verzweigte Fettsäuren		
Tuberkulostearinsäure	$C_{18}H_{37}COOH$	10-Methyloktadekansäure
Phtionsäure	$C_{25}H_{51}COOH$	3,13,19-Trimethyltrikosansäure
Mycocerisinsäure	$C_{30}H_{61}COOH$	Trimethyloktakosansäure
Phytomonsäure	$C_{19}H_{39}COOH$	Methylnonadekansäure
3) Ungesättigte Fettsäuren mit einer Doppelbindung		
Kaproleinsäure	$C_9H_{17}COOH$	Δ^9-Dezensäure
Myristoleinsäure	$C_{13}H_{25}COOH$	Δ^9-Tetradezensäure
Palmitoleinsäure	$C_{15}H_{29}COOH$	Δ^9-Hexadezensäure
Petroselinsäure	$C_{17}H_{33}COOH$	Δ^6-Oktadezensäure
Ölsäure	$C_{17}H_{33}COOH$	Δ^9-Oktadezensäure
Vakzensäure	$C_{17}H_{33}COOH$	Δ^{11}-Oktadezensäure
Eikosensäure	$C_{19}H_{37}COOH$	Δ^{11}-Eikosensäure
Erukasäure	$C_{21}H_{41}COOH$	Δ^{13}-Dokosensäure
Selacholeinsäure	$C_{23}H_{45}COOH$	Δ^{15}-Tetrakosensäure
Ximensäure	$C_{25}H_{49}COOH$	Δ^{17}-Hexakosensäure
4) Ungesättigte Fettsäuren mit zwei und mehr Doppelbindungen		
Linolsäure	$C_{17}H_{31}COOH$	$\Delta^{9,12}$-Oktadekadiensäure
Linolensäure	$C_{17}H_{29}COOH$	$\Delta^{9,12,15}$-Oktadekatriensäure
Eläostearinsäure	$C_{17}H_{29}COOH$	$\Delta^{9,11,13}$-Oktadekatriensäure
Parinarsäure	$C_{17}H_{27}COOH$	$\Delta^{9,11,13,15}$-Oktadekatetraensäure
Arachidonsäure	$C_{19}H_{31}COOH$	$\Delta^{5,8,11,14}$-Eikosatetraensäure
Clupanodonsäure	$C_{21}H_{33}COOH$	$\Delta^{4,8,12,15,19}$-Dokosapentaensäure
Nisinsäure	$C_{23}H_{35}COOH$	$\Delta^{4,8,12,15,18,21}$-Tetrakosahexaensäure
5) Ungesättigte Fettsäuren mit dreifacher Bindung		
Taririnsäure	$C_{17}H_{31}COOH$	8-Oktadezinsäure
Ximeninsäure	$C_{17}H_{29}COOH$	*trans*11-Oktadezen-9-insäure
Ximeninolsäure	$C_{17}H_{29}OCOOH$	8-Hydroxy-*trans*-oktadezen-9-insäure
Isansäure	$C_{17}H_{25}COOH$	17-Oktadezen-9,11-diinsäure
Isanolsäure	$C_{17}H_{25}OCOOH$	8-Hydroxy-17-oktadezen-9,11-diinsäure
6) Substituierte Fettsäuren		
Rizinolsäure	$C_{17}H_{33}OCOOH$	12-Hydroxy-Δ^9-oktadezensäure
Licansäure	$C_{17}H_{27}OCOOH$	4-Keto-$\Delta^{9,11,13}$-oktadekatriensäure
Chaulmoograsäure	$C_{17}H_{31}COOH$	13-Zyklopentenyl-Δ^2-tridekansäure
Sterkulsäure	$C_{18}H_{33}COOH$	Δ^9-Zyklopropylennonadezensäure

Chymus im Ileum nahezu fettfrei); gefolgt vom Übertritt der durch die ↑ F.biosynthese entstandenen Neutralfette (sogen. ölige Phase) in die Lymphbahn u. den venösen Kreislauf u. der – wasserlösl. – F.säuren (insbes. die kurzkett. mit < 12 C-Atomen; als sogen. wäßr. Phase einschl. des entstandenen Glyzerins) in den Pfortaderkreislauf (zwecks Oxidation in der Leber). – Klin. Prüfung z.B. durch ↑BÜRGER* Cholesterinbelastung.

Fettsäure(n): die nach ihrem Vork. in Fetten benannten Säuren (↑ Tab.); als **gesättigte F.** aliphat. Monokarbonsäuren der allg. Formel C_nH_{2n+1}-COOH (n = C-Anzahl ohne Karboxylgruppe; homologe Reihe, z.B. Essig-, Butter-, Palmitin-, Stearinsäure [mit n = 17]); als **ungesättigte F.** die der allg. Formel $C_nH_{2n-1,3,5...}$-COOH, unterschieden als einfach (z.B. Ölsäure) u. mehrfach ungesättigt (z.B. Linolsäure); einige der letzteren sind **essentielle F.** (= EFA = Vit. F = Vitagene), v. a. Arachidon- u. Linolsäure (Vork. in Sojabohnenöl mit ca. 60%, in Butter 2–4%, in Schweinefett bis 40%), die vom Säugetierorganismus nicht synthetisiert werden u. deren Fehlen in der Nahrung Mangelerscheinungen zur Folge hat (auch für den Menschen, insbes. den Säugling, als Bestandteil von Phospholipiden, als Prostaglandin-Vorstufe, Substanz der Zellmembran u. für den Mitochondrienstoffwechsel notwendig; Minimalbedarf ca. 1,2–2,4 g Linolsäure/1000 Kcal); therap. Anw. oral u. parenteral bei Leberstörungen u. Hypercholesterinämie, äußerl. in Dermatologie). – Je nach Kettenlänge mit H_2O mischbare Flüssigkeiten (>C_{10}). Natürl. Vork. v. a. **unverzweigter F.** mit gerader C-Zahl u. *cis*-Konfiguration in Fetten u. Wachsen (meist gesätt.), Phosphatiden u. Cholesterinestern (v. a. ungesätt.); **(methyl-)verzweigte F.** z.B. in Frauenmilch, Wollwachs, Lipiden von Mykobaktn., Hydroxy-F. z.B. in Zerebrosiden. Die im Körper durch Fettabbau oder Fettsäurebiosynthese gebildeten, im Blut (proteingebunden) transportierten u. von Leber- u. Fettgewebszellen aufgenommenen F. sind Energiequelle u. Bausteine für die Fett- u. Lipoidbiosynthese; Normalwerte im Serum 240–420 (davon ca. 3 bis max. 10% unverestert), Blut 290–420, Galle ca. 270 mg/100 ml (davon 0,3% unverestert); in Fäzes ca. 4 g, im Harn 0,008–0,05 g/24 Std.; Serumspiegel durch Insulin (Senkung), Adrenalin, Kortikotropin, Glukagon, Wachstumshormon (Erhöhung) u. über den KH-Stoffwechsel (↑ Fettumsatz) beeinflußbar. – Einige F. mit antiphlogist. (z.B. 9-Penta- u. 9-Heptadezensäure) u. antisept. Wirkung (z.B. gegen Mykobaktn.); technisch gewonnene F. (bzw. ihre Salze = Seifen) als Konservierungs-, Desinfektionsmittel (insbes. langkett. u. 2fach ungesättigte, z.B. Undezylensäure gegen Hautpilze). – *analyt* Bestg. titri-, oxidi-, kolori- (als Hydroxamsäuren mit Fe-Salzen), photometrisch (Autotitration), mit (Gas-)Chromatographie, UV-Spektrophotometrie. – Als **aktivierte F.** das ↑ Acyl-CoA; als **freie F.** (FFS, Free fatty acids, FFA) oder **unveresterte F.** (UFS, NFS) die intermediär bei der Fettmobilisierung u. als albumingebundene energieliefernde (an Stelle von Glukose) Transportform im Serum auftretenden, mit Insulin-antagonist. Wirkung (bei schwerem Diabetes – mit verstärkter Lipolyse – vermehrt freigesetzt, die Ketokörper-Bildung begünstigend); als **veresterte F.** die in den Lipoiden u. Fetten gebundenen F. (Serumwerte 100–390 mg/100 ml). – s. a. Schema »Triglyzeride«.

Fettsäureabbau: (KNOOP 1905; DAKIN, LYNEN, GREEN u. M.) der in den Mitochondrien nach Aktivierung (Bildung von Acyl-CoA durch Acyl-CoA-synthetase; ↑ Abb., Pos. 1) erfolgende schrittweise enzymat. Abbau der FS durch β-Oxidation: Dehydrierung des Acyl-CoA zur α,β-ungesätt. Verbdg. (↑ 2), Wasseranlagerung unter Bildung einer β-Hydroxysäure (↑ 3), Dehydrierung zu β-Ketosäure (↑ 4), thioklast. Spaltung in Gegenwart von CoA zu Azetyl-CoA (↑ 6) u. einem um 2 C-Atome kürzeren Acyl-CoA (↑ 5; u. weiter nach dem gleichen Mechanismus); Oxidation des Azetyl-CoA im ↑ Zitratzyklus zu CO_2 u. H_2O, bei vermehrtem Anfall (z.B. bei Hunger, Diabetes) Kon-

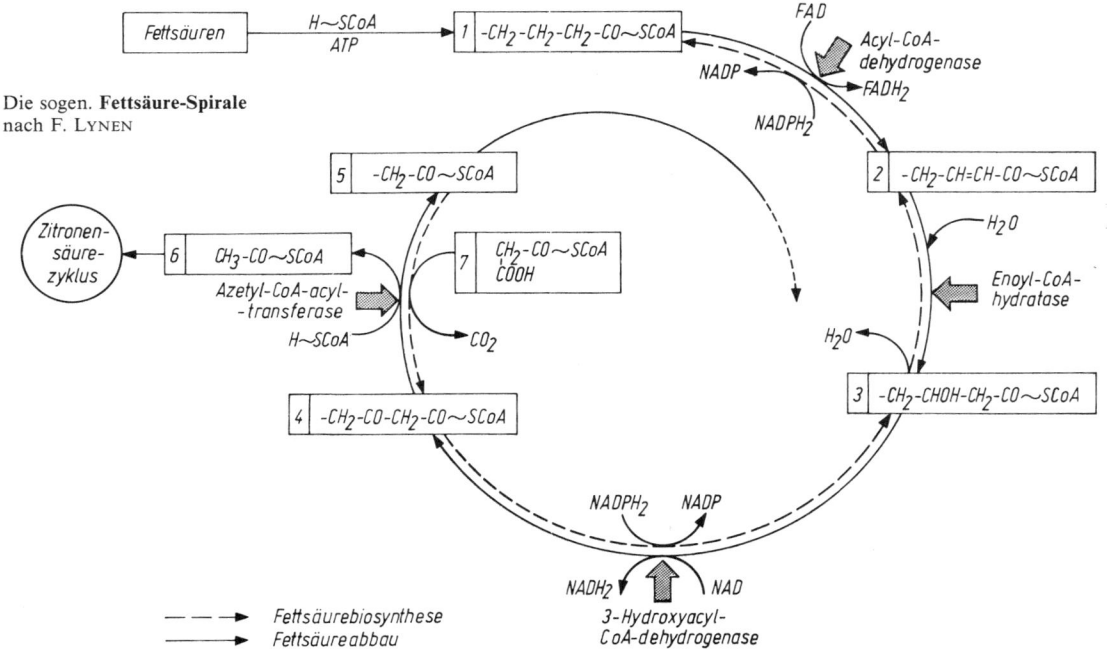

Die sogen. **Fettsäure-Spirale** nach F. LYNEN

- - - → Fettsäurebiosynthese
——— → Fettsäureabbau

Fettsäure|alkylolamide

densation zu Azetessigsäure; Energiegewinn z. B. 130 Mol ATP/Mol Palmitinsäure. Prinzip gilt für geradzahl. – gesätt. u. ungesätt. – FS; bei ungeradzahl. u. α-methylverzweigten FS (z. B. aus Isoleuzin, Valin) Bildung von Azetyl-CoA u. – in der letzten Stufe – von Propionyl-CoA, das, zu Methylmalonyl-CoA karboxyliert u. in Sukzinyl-CoA umgewandelt, über den ⟋ Zitratzyklus abgebaut wird. – Abbau β-methylverzweigter FS s. u. Leuzin.

Fettsäure|alkylolamide: Verbindgn. der allg. Formel R-CO-NH-CH$_2$-CH$_2$OH (R-CO- als Fettsäurerest); mit hautschonenden, emulgierenden, z. T. auch fungiziden Eigenschaften (z. B. Undezylensäureamide). Verw. in Waschmitteln, Hautkrems, Kompaktpuder etc. – **F.(bio)synthese**: *physiol* der im Zytoplasma (v. a. in Leber, Darmwand, laktierender Mamma) unter Beteiligung von Thioestern eines Trägerproteins (»Acyl carrier protein«, ACP) stattfindende Aufbau von FS aus Azetyl-CoA (das, in Mitochondrien aus Glukose bzw. KH, Aminosäuren oder FS entstanden, wahrsch. als Azetylkarnitin oder als Zitrat durch die Mitochondrienmembran transportiert wird): Karboxylierung des Azetyl-CoA zu Malonyl-CoA (⟋ Abb., Pos. 7) u. – an einem Multienzymkomplex (FS-synthetase) – dessen Anlagerung an Azetyl-CoA oder an CoA-Derivate höherer FS unter CO$_2$-Abspaltung u. Bildung einer β-Ketofettsäure (⟋ 4); weitere Synthese umgekehrt wie FS-Abbau unter Verlängerung der FS-Kette um 2 C-Atome (bis C$_{16}$-C$_{18}$-FS; Entstehung von C$_{20}$-C$_{24}$-FS u. der ungesätt. FS ungeklärt). – Verminderte F.b. bei Diabetes u. Hunger (unzureichende NADPH$_2$-Bildung? Regulierung durch Lipogenin).

Fettsäure|ester: Ester aus Fettsäuren u. Alkoholen, z. B. mit Glyzerin die Fette (s. a. veresterte ⟋ FS), mit langkett. Alkoholen die Wachse; F.e. mit niedrigmolekularen Alkoholen Lösungsvermittler für Lipoide u. a. Wirkstoffe (v. a. in pharmaz. u. kosmet. Präpn.). – **F.nadeln**: gerade oder gebogene, dünne, meist spitze, farblose Kristalle aus freier FS, alkohol- u. ätherlöslich; im Stuhl bei Steatorrhö, im Sputum als Bestandteil der DITTRICH* Pfröpfe.

Fett|salben: Salben auf Fettgrundlage. – **F.sandale**: *anat* der die Fußsohle (zwischen Lederhaut u. Fascia plant.) bedeckende, das Fersenbein kappenart. umgebende Fettkörper, durchsetzt mit elast. Bindegewebe. – **F.schürze**: zonale Adipositas der unt. Bauchdecke, die dadurch schürzenartig über die Leistengegend hängt. – Korrektur (»**F.schürzenplastik**«) durch In-toto-Resektion der überschüss. Haut-Fettmasse (quere, wetzsteinförm. Omphalektomie) u. Doppelung der Muskel-Aponeurosenplatten (z. B. n. MAYO); bei hochgrad. Dilatation ⟋ LEZIUS* Op. 3.

Fettseifen: 1) im Stuhl ausgeschiedene Seifen, z T. kristallin (»Seifennadeln«), v. a. bei Steatorrhö ohne Lipasemangel (vgl. Fettstuhl). – 2) *pharmaz* überfettete Seifen (vgl. Fettpuder).

Fett|sklerem: ⟋ Sklerema adiposum. – **F.sklerose, symmetrische**: ⟋ Adiponecrosis subcutanea neonatorum.

Fettspeicherzelle: Mesenchymzelle mit Fähigkeit der Einlagerung (u. Synthese) von Fetten (eine Eigenschaft, die auch bei Transplantation erhalten bleibt).

Fett|stein: ⟋ Urostealith. – Auch inkorrekt für einen Harn-Fremdkörper mit wachsart. Hülle. – **F.steiß**, Steatopygie: zonale Adipositas der Gesäßregion, meist in Kombin. mit einer Gürteltyp-Fettsucht. Als »Hottentottensteiß« Rasseneigentümlichkeit (der ♀).

Fettstoffwechsel: ⟋ Fett, Fettabbau, -biosynthese. – Störungen entweder im Rahmen einer Gesamtstoffwechselstörung, bei Hyperlipämie oder bei gestörtem Fettabbau (Gallemangel, abnorm schneller Dünndarmtransport). – Ein den F. beeinflussendes Hypophysenhormon (n. RAAB »Lipoitrin«) ist hypothetisch.

Fettstuhl: lehmart., glänzender Stuhl mit reichl. Gehalt an Neutralfetten (bei Lipasemangel), Fettseifen u. Fettsäuren; ⟋ Steatorrhö.

Fettsucht: ⟋ Adipositas (s. a. Lipomatosis). – Als **exogene F.** vorw. durch Umwelteinflüsse (Bewegungsmangel, übermäß. Nahrungszufuhr = **alimentäre F.** = Mastfettsucht); als **endogene F.** infolge endokriner bzw. dienzephaler Fehlsteuerung des Fettstoffwechsels u. häufig mit pathognomon. Fettlokalisation; z. B. die **adrenale F.** bei NN-Überfunktion (⟋ CUSHING* Syndrom I) oder Langzeitmedikation von Kortikosteroiden; **dienzephale** oder **zerebrale F.** bei Störung im Hypothalamus (Veränderung des Hunger- u. Sättigungsgefühls), meist mit Hypophysendysfunktion; als posttraumat. Form evtl. reversibel (nach Hirnödemrückbildung); **dysgenitale F.** infolge Störung der Gonadenfunktion; als **hypophysäre F.** die ⟋ Dystrophia adipogenit., als **hypophysär-suprarenale F.** das ⟋ CUSHING* Syndrom I; als **insuläre F.** (FALTA) eine KH-Mastfettsucht infolge hypoglykämisch gesteigerten Nahrungsdranges bei Inselzelltumor oder therap. Insulin-Anw. (z. B. Insulinmast); **thyreogene** = **hypothyreot. F.** bei Schilddrüsenunterfunktion, iatrogen bei Thyreostatika-Überdosierung. – Die beim ♂ häufigere **androide F.** zeigt Fettanlagerungen vorw. an der oberen Körperhälfte (s. a. Falstaff-Typ) u. ist bei ♀ meist mit Virilisierung kombin.; die **gynoide F.** zeigt sich an Hüften, Kreuzbeingegend u. Unterbauch (s. a. Blusentyp) u. ist beim ♂ meist mit Feminisierungssympt. verbunden. – Eine **kindl.** = **juvenile** = **benigne F.** (v. a. im Präpubertätsalter) beruht auf Überfütterung (fam. Eßgewohnheiten; psychoreaktive Störungen), konstitution. Faktoren oder hormoneller Störung, begünstigt durch den appetitsteigernden funktionellen Hyperinsulinismus infolge verstärkter Lipogenese: klin.: längenbezogenes Übergew. (>20%), oft auch Überlänge (= Adiposogigantismus), generalisierte oder gürtelförm. Zunahme des s.c. Fettpolsters (evtl. Striae distensae), X-Beine, Knick- u. Plattfüße; bei ♂ häufig Pseudo-FRÖHLICH* Syndrom, Hodenretention, Pseudogynäkomastie, bei ♀ Makromastie; körperl. Inaktivität, leichte Blutdrucksteigerung. – Die **konstitutionelle F.** ist komplex neuroendokrin bedingt, v. a. während Evolution u. Involution, setzt spontan ein, z. B. als Pubertäts-, Postpubertäts-, Maternitäts- (= postpartale), **klimakter. F.** – Die **psychogene F.** beruht auf psychisch bedingter Hyperphagie (sogen. Kummerspeck). – Als **paradoxe F.** gilt eine nur bei kachektisierender Krkht., z. B. bei Ca. oder Metastasen mit stimulierender Wkg. auf Inselapparat, Hypophyse oder Hypothalamus bzw. mit entsprech. Hormonaktivität.

Fettsynthese: 1) *techn* Herstg. von Fettsäuren durch katalyt. Oxidation von Paraffinen u. Veresterung (⟋ Abb.) mit Glyzerin zu Fetten. – 2) *biol* Umwandlung von KH in Nährlsgn. (z. B. Holzzucker-Lsg. mit Nährsalzzusatz) durch Mikroorganismen (z. B. Hefepilze) in Fette bzw. Fettsäuren (»Fettsäuregärung«). – vgl. Fettbiosynthese.

$$\begin{array}{llll} H_2C-OH & HOOC-C_{17}H_{35} & H_2C-OOC-C_{17}H_{35} & HOH \\ HC-OH & HOOC-C_{17}H_{35} & HC-OOC-C_{17}H_{35} & HOH \\ H_2C-OH & HOOC-C_{17}H_{35} & H_2C-OOC-C_{17}H_{35} & HOH \end{array}$$

Glyzerin + 3 Mol. Stearin- $\xrightarrow{\text{Veresterung}}_{\substack{\text{»Verseifung«}\\(\text{Hydrolyse})}}$ Tristearin (»Fett«) + 3 Mol. Wasser

Fett|transplantation: ↑ Fettgewebstransplantation; s. a. Fettplastik, -plombe. – **F.transport**: Beförderung von Neutralfetten u. Fettsäuren zwischen Darm, Leber u. Fettgewebe über Lymphe u. Blut, v. a. mit Hilfe von Lipoproteiden u. Albuminen (↑ Chylomikronen, s. a. freie ↑ Fettsäuren). – **F.transportsyndrom**: Hyperlipämie infolge vermind. Lipogenese bei Insulinmangel.

Fettüberladungssyndrom: Spätreaktion nach wochenlanger therap. Fettinfusion mit >1,5 g/kg bzw. >100 g/Tag; Sympte.: Schüttelfrost, hohes Fieber, Kopf-, Oberbauchschmerzen, Übelkeit, Erbrechen, Hyperlipämie, Spleno- u. Hepatomegalie, Leberfunktionsstörungen. Ther.: Absetzen der Infusionen. – vgl. Kolloidsyndrom.

Fettumsatz: der ständ. Abbau von Körperfett zu Fettsäuren (beeinflußt von Adrenalin, ACTH, Glukagon u. STH) u. die durch Insulin geförderte ↑ Fettbiosynthese aus aktivierten Fettsäuren; dabei erfolgt der Umsatz von Leberfett rascher als der von Depotfett.

Fett|verdauung: s. u. F.abbau. – **F.verderben**: ↑ F.ranzigwerden. – **F.wachs**: forens ↑ Adipocire.

Fettzelle, Lipo-, Adipozyt: als **weiße = univakuoläre F.** eine runde, große (bis 200 μm), mit Nachbarzellen Synzytien bildende Zelle des weißen ↑ Fettgewebes mit großer, zellfüllender Fettvakuole u. peripherer Lage des flachen Zellkerns u. der Mitochondrien; eingehüllt von korbartig verflochtenen Gitterfasern (»Fettzellmembran«). Ihr Enzymbesatz u. Energiestoffwechsel sind v. Bedeutung für best. metabol. Fettsuchtformen (Zahl der Zellen vermehrt). – Als **braune = plurivakuoläre F.** die ebenfalls Synzytien bildende, lipochromhalt. des braunen ↑ Fettgewebes.

Fettzellipom, fetales: ↑ Hibernom.

Fettzirrhose, Steatocirrhosis: Leberzirrhose als Folgezustand der Fettleber; mit bindegew. Septenbildung im Läppchenzentrum u. periportal; Organ gelbl., vergrößert, glattrandig, vermehrt konsistent u. (häufig) mit glatter Oberfläche. – Als **tbk. F.** (bei generalisierter Tbk) mit disseminierten Tuberkeln.

Fett|zylinder: urol ↑ Fettkörnchenzylinder. – **F.zyste**: in der Fettleber durch Konfluenz extrem fetthalt. Fettzellen entstehendes zyst. Gebilde; nach Rupturierung u. Entleerung (in Interstitium oder Blutbahn) vernarbend, evtl. i. S. der Fettzirrhose.

Fetuin, $α_1$-Fetoglobulin: (K. O. PEDERSEN 1944) zuerst bei Kälberfeten isoliertes Serumprotein ($α_1$-Glykoprotein mit Azetylneuraminsäure, Hexosamin u. Hexose); ↑ AFP.

Fet(us), Foetus: das Schwangerschaftsprodukt der höheren Säugetiere u. des Menschen vom Abschluß der Embryonalperiode (beim Menschen ab 85. Tag) bis zur Geburt. Ernährung diaplazentar über die Nabelschnur; Organe sind angelegt, Körperform fertig entwickelt (↑ Fetogenese). – Als path. Formen der F. **acardiacus** (↑ Acardiacus), **F. amorphus** (eineiiger Zwilling, dessen obere od. untere Körperhälfte bei gleichzeit. Fehlen des Herzens weitgehend undifferenziert ist), **F. cylindricus** (mit nur andeutungsweise voneinander abgesetztem Kopf u. Rumpf), **F. dysmaturus** (mit Diskrepanz zwischen den funktionellen u. den meßbaren ↑ Reifezeichen; s. a. trügerische ↑ Reife), **F. in fetu** (Enadelphus, Inclusio fetalis, Intrafetation, Kryptodidymus; Doppelmißbildung mit im Körper des Autositen eingeschlossenen Parasiten, meist als »Endokyema«, seltener als »Dermozymus«), **F. maceratus** (toter F. nach mind. 3täg. intrauteriner Retention mit autolyt. Veränderungen: zunächst blas. [Mazeration 1. Grades], nach 2–4 Wo. großfläch. Hautabhebung, mit graubrauner Verfärbung, Zusammensinken der Schädelknochen [= 2. Grad]; später Weichteil- u. Skelett-Autolyse [= 3. Grad]), **mumifizierter F.** (weitgehend ausgetrocknet u. geschrumpft; meist nach Absterben bereits in Mens 3 oder 4), **F. papyraceus s. compressus** (bei Zwillingsschwangerschaft aus plazentarer Urs. abgestorbener, mumifizierter u. plattgedrückter F., der mit oder kurz nach dem Paarling ausgestoßen wird), **F. sanguinolentus** (durch Hämolyse braun-rot verfärbter F. maceratus 3. Grades; die kolliquativ, aber ohne bakterielle Fäulnis entstandenen Autolysestoffe des »totfaulen« F. verursachen bei der Mutter evtl. Krankheitsgefühl, aber keine Infektion).

feuchte Kammer: histotechn mit feuchtem Filterpapier ausgelegte Petrischale oder hohlgeschliffener Objektträger (mit Deckglas) zum Feuchthalten des Untersuchungspräp. (bzw. als Verdunstungsschutz); s. a. Kammerfärbung.

Feuchthaltemittel: hygroskop. Substanzen (z. B. Glyzerin, Sorbit, Glykole) als vor Austrocknen schützender Lebensmittel- u. Galenika-Zusatz.

Feuchtigkeit, Feuchte: 1) absol. F.: die in einem luft-, gas- oder dampferfüllten Raum in der Vol.-Einh. enthaltene Wasserdampfmenge. – 2) rel. F.: Verhältnis (in %) der in einem luft- oder gaserfüllten Raum vorhand. Wasserdampfmenge zu der bei gleicher Temp. im Zustand der Sättigung aufnehmbaren.

Feuchtigkeits|kondensator: ↑ Wärme- u. Feuchtigkeitsaustauscher. – **F.messer**: ↑ Hygrometer.

Feucht|inhalation: therap. Inhalation eines sogen. **F.nebels** (Tröpfchengröße > 10 μm, Dichte 50–500 mm^3/l) mittels Feuchtverneblers (1,5–2 atü Druckluft, Nebeldüse ohne Sichter; sogen. Apparat-Inhalation) oder Bronchitiskessels. – **F.keime**: ↑ Pfützenkeime. – **F.präparat**: in Alkohol oder Formalin konserviertes makroskop. Leichenpräp. – **F.warze**: ↑ Condyloma acuminatum.

Feuerlamelle: (VOGT) bei Cataracta calorica durch typ. Ablösung an der Mittelpartie der Linsenvorderfläche entstandenes »Häutchen«.

Feuermal: derm ↑ Naevus flammeus. – **blasses F.**: ↑ Naevus UNNA.

Feuerstar: ophth ↑ Cataracta calorica.

Feuersteinleber: die infolge chron. diffuser interstitieller Hepatitis vergrößerte, bräunl.-graue (homogene Schnittfläche), feste Leber bei konnat. Syphilis.

Feulgen* (ROBERT JOACHIM WILH. F., 1884–1955, physiol. Chemiker, Gießen) **Nuklealreaktion**: (mit ROSSENBECK 1924) *histochem* Färbung der DNS (auch quant. Erfassung durch Photometrie bei 560 nm) in Zellkernen, Chromosomen, Plastiden, Baktn. u. Viren; nach (mild-)saurer hydrolyt. Abspaltung der Purinbasen Umsetzung der zurückbleibenden Desoxyribose (freie Aldehydgruppe an C_1) mit SCHIFF* Reagens (fuchsinschwefl. Säure; 1 Std.) zu rot-violettem Farbstoff. – Auch als elektive Kernfärbung geeignet. – **F.* Plasmalreaktion**: (mit VOIT 1924) rotviolette Färbung des Plasmals (↑ Azetalphosphatide) im Zytoplasma nach Behandlung des unfixierten Austrichs oder Gefrierschnitts mit 1%ig. Sublimat-Lsg. u. (nach H_2O-Spülung) mit SCHIFF* Reagens.

Fèvre*-Languepin* (MARCEL F., zeitgen. Chirurg, Paris) **Syndrom**, Poplitealpterygium-Sy.: (1962) angeb., autosomal-rezessiv erbl. Mißbildungskomplex mit Pterygien in Kniekehlen (Gangbehinderung, sek. Spitzfuß) u. Dammgegend, Syndaktylie, Lippen-Gaumenspalte, Unterlippenfisteln, Dysgenitalismus. Klin. Variante des DE MARQUAY*-RICHET* Syndroms? – **F.*-Laurence* Operation**: bei irreponibler ileozäkaler Invagination Resektion des Invaginats u. terminoterm. oder -lat. Ileozäkostomie. – **F.*-(-Pellerin*) Zeichen**: (1959) bei ileozäkaler Invagination im Säuglingsalter die röntgenol. (KM-Einlauf) Lagebesonderheiten u. Formen der Füllungsdefekte (z. B. Becher-, Zapfen-, Kokarden-, Amputationsform) als »Indikatoren« für den Versuch einer Einlaufreposition oder aber für die chir. Intervention.

Feyrter* (FRIEDR. F., 1895–1973, Pathologe, Göttingen) **Einschlußfärbung**: (1935) *histol* Färbemethode, bei der die Farblsg. mittels eines unter dem Deckglas gelegenen Filterpapiers durch den aufmontierten Schnitt gesogen wird; zur Schleimfärbung u. – als metachromat. Thionin-Weinsäurefärbung – zur Darstellung von Markscheiden. – **F.* Krankheit**: interstitielle plasmazelluläre ↑ Pneumonie. – **F.* Organ**: insuläres ↑ Gangorgan.

FF: *nephrol* ↑ Filtratfraktion.

FFA, FFD: 1) *röntg* Fokus-Filmabstand, -distanz. – 2) *biochem* Free fatty acids (freie ↑ Fettsäuren).

FF-Raster: *röntg* ↑ Feinstraster; als **FFH-Raster** für Hartstrahltechnik.

FFS: freie ↑ Fettsäuren.

FFU: *virol* Focus forming unit. – **F.F.U.-Komplex**: das »Femur-Fibula-Ulnadefekt-Syndrom« mit meist bds. Hypoplasie der Beinknochen u. Pero- bis Amelie eines Armes; Ät.Path. ungeklärt.

F-Gen: ♀ Geschlechtsrealisator.

$F_{1,2}$...-**Generation**: 1., 2. etc. ↑ Filialgeneration.

FGF: (GOSPODAROWICZ 1977) aus Gehirn isolierter »Fibroblast growth factor«, ein fetales Wachstumsstimulans für Fibroblasten, das wahrsch. auch indir. – über die Kapillarproliferation – das Gesamtwachstum fördert.

FH: Follikelhormon (↑ Östron). – FH_4: ↑ Tetrahydrofolsäure.

FHA, FHD: *röntg* Fokus-Hautabstand, -distanz.

F.I.: ↑ Färbeindex.

fiat, f.: *pharm* latein. Rezepturanweisung »es werde!«; z. B. **fiat lege artis** (f. l. a.): »es (die Rezeptur) geschehe kunstgerecht!«.

Fiber-cells, Snake-cells (PAPANICOLAOU), Faserzellen: langausgezogene, fibrozytenähnl. Einzelzellen im Abstrich eines reifen Plattenepithel-Ca.; meist mit atyp. Verhornung, eosinophilem Zytoplasma (evtl. ockergelb), Kernpyknose.

Fiber(endo)skop, Fibroskop: mit einer Faseroptik ausgerüstetes, flexibles (evtl. nur objektivseit. Teil) Kaltlichtendoskop; Lichttransport erfolgt durch die Mantelfasern, Bildübertragung durch ein zentrales, parallel geordnetes »Bildleitbündel« (↑ Abb. »Faseroptik«, »Endoskop«).

Fibiger*-Debré*-v. Gierke* Syndrom (JOHANNES ANDREAS GRIB F., 1867–1928; 1926 Nobelpreis für Medizin für erstmals erfolgreiche tierexperim. Ca.-Induktion; ROBERT D.; EDGAR OTTO v. G.): adrenogenitales ↑ Salzverlustsyndrom.

Fibra: (lat.) Faser, *anat* ↑ Bindegewebs-, Muskel-, Nervenfaser (s. a. Tractus); z. B. **Fibrae amygdalohabenulares, -hypothalamicae, -nigrales, -praeopticae** (4 Teile der Stria termin. vom Mandelkern, die ersten bd. mit Umschaltung auf kortikale Projektionssysteme, die nächsten zur Verbindung mit dem EPS, die letzteren im unteren Thalamusstiel zur präopt. Area), **Ff. arcuatae breves** (MEYNERT* ↑ U-Fasern), **Ff. arcuatae cerebri** *PNA* (Fasciculi longi; die langen, makroskopisch erkennbaren bogenförm. Assoziationssysteme der weißen Substanz des Endhirns: Cingulum, Fasc. longitudin. sup. u. inf., subcallosus u. uncinatus, Gyrus diagonalis, Fornix), **Ff. arcuatae corneae** (»BOWMAN* Stützfasern«, von tieferen Schichten der Substantia propria der Kornea bogenförmig zur Lamina limitans ant.), **Ff. arcuatae ext.** *PNA* (1) über das unt. Olivenende als Verbindung der Nuclei accessorius u. cuneatus accessorius mit dem Kleinhirn. – 2) **F. a. e. dors.**: Faserbündel aus den im Fasciculus gracilis u. cuneatus gelegenen Kernen in das kaud. Ende des homolat. Pedunculus cerebell. inf. – 3) **F. a. e. ventr.**: aus Neuriten der Hinterstrangkerne, nach Kreuzung in der Mittellinie u. Erreichen der Oberfläche an der Fissura mediana ant. über Pyramide u. Olive ebenfalls zum Pedunculus aufsteigend), **Ff. arcuatae int.** *PNA* (aus Neuriten der Hinterstrangkerne aufsteigend, als Lemniscus med. bogenförmig um die Substantia gelatinosa, durch die Decussatio lemniscorum zum Thalamus), **Ff. circulares** *PNA* (M. compressor lentis, »MÜLLER* Muskel«; die zirkulär verlaufenden vord.-inn. Fasern des M. ciliaris; am myopen Auge häufig schwach, am hypermetropen stark ausgebildet), **Ff. corticohypothalamicae** (Fasern aus Stirn- u. Schläfenlappen zum Hypothalamus; Teil des zentralen vegetat. Steuerungssystem), **Ff. corticonucleares** *PNA* (zu Hirnnervenkernen ziehender Anteil der Pyramidenbahn), **Ff. corticopontinae** *PNA* (↑ Tractus corticopontini), **Ff. corticospinales** *PNA* (↑ Tractus pyramidales), **Ff. corticothalamicae** (Projektionsfasern in der Radiatio thalami von der Großhirnrinde zu Thalamuskernen, wo sie Umschaltstellen »sensibilisieren« oder »desensibilisieren«), **Ff. hypothalamotegmentales** (Fasern des zentralen Höhlengraus in der Formatio reticul. vom Hypothalamus zur Haubenregion des

Mittel- u. Rautenhirns), **Ff. hypothalamothalamicae** (efferente Fasern des zentralen Höhlengraus, mit Umschaltung auf kortikale Projektionssysteme. Bds. Unterbrechung = präfrontale Leukotomie beseitigt schlagartig schwerste Schmerzzustände), **Ff. intercrurales** *PNA* (Ff. intercolumnares s. arciformes; bogenförmig das Crus med. u. lat. des Leistenrings – als dessen Oberrand – verbindende sehn. Fasern), **Ff. lentis** *PNA* (die im Bereich des Linsenkerns kernlosen, im Bereich der Rinde kernhalt. »Linsenfasern«: sechskantig-prismat., durch »Kittsubstanz« verbundene ektodermale Zellen, die wie Faßdauben quer über den Linsenäquator ziehen u. mit den Treffpunkten ihrer S-förmig gekrümmten Enden auf der Vorder- u. Hinterfläche der Linse jeweils den »Linsenstern« bilden), **Ff. longitudinales** (die am weitesten lateralen Fasern des Tr. opticus; verbinden die Retina über die gleichseit. Radiatio optica mit dem Kortex), **Ff. meridionales** *PNA* (der »BRÜCKE* Muskel«, die längsgerichtete Partie des M. ciliaris), **Ff. nucleoreticulares** (vom Nucl. termin. des Tr. spinalis n. trigemini im Rhombenzephalon zur kontralat. Formatio reticul. aufsteigend; für primitive Berührungs-, Schmerz- u. Tastempfindungen), **Ff. obliquae ventriculi** *PNA* (»GAVARD* Muskel«, die schräg verlaufenden, der Submukosa aufliegenden glatten Muskelfasern der Magenwand), **Ff. occipitogeniculatae, -pontiles, -tectales** (3 in der GRATIOLET* Sehstrahlung verlauf. Faserzüge des kortikofugalen Projektionssystems; verbinden die Sehrinde mit dem Corpus geniculatum lat. [Bahnung bzw. Dämpfung opt. Erregungen in der subkortikalen Schaltstation] bzw. mit den Brückenkernen [Übermittlung opt. Erregung an das Kleinhirn] bzw. mit den Colliculi inf. laminae tecti), **Ff. opticocrurales, -nigrales, -reticulares** (gekreuzt oder ungekreuzt vom Tr. opticus, von dessen Hauptteil durch die Commissura supraoptica GUDDEN getrennt, als Teil der basalen opt. Wurzel zum Nucl. interpedunc. bzw. zur Subst. nigra bzw. zum retrolat. Bezirk der Mittelhirnhaube), **Ff. pectinatae** (Muskelfasern im Dach der Herzohren von der Taenia termin. zum Septum atrioventricul.), **Ff. perforantes** (1) Nervenfasern des Hornhautgrundplexus, die die BOWMAN* Membran durchbohren. – 2) / SHARPEY* Fasern des Periosts), **Ff. pontis transversae** *PNA* (weiße Faserzüge in der Pars ventr. pontis zu den Brückenschenkeln; umschließen die Brückenkerne, werden auch durch Fasciculi longitudin. in je eine oberfl. u. tiefe Schicht unterteilt), **Ff. pontoreticulares** (von den Brückenkernen zur Formatio reticul., mit Anschluß an den Tr. reticulospin.), **Ff. pyramidales** *PNA* (Fasciculi py. *BNA*, Tr. corticospin. *JNA*, die sich mit der Medulla oblong. kreuzenden oder dir. absteigenden Faserbündel der / Pyramidenbahn), **Ff. reticuloreticulares** (kurze, wahrsch. hintereinandergeschaltete Neuronenketten, die – teils gekreuzt, teils ungekreuzt – in der Formatio reticul. zum RM absteigen), **Ff. rubroreticulares** (vom Nucl. ruber zur Formatio reticul.; Teil des Koordinierungsapparats des Mittelhirns), **Ff. rubrostriatales u. -thalamicae** (vom Nucl. ruber zum Corpus striatum bzw. Nucl. ventr. thalami ant.; wahrsch. »Rückmeldesystem« für Kontrolle des extrapyramidalen Reglerkreises), **Ff. striatohypothalamicae, -nigrales, -pontiles** u. **-tegmentales** (vom Corpus striatum zum Hypothalamus als Bahnen des zentralen Höhlengraus bzw. über den Globus pallidus zur Substantia nigra bzw. zu den dors. u. dorsomed. Brückenkernen bzw. zu den ventr. Haubenkernen), **Ff. tectohabenulares** (vom Mittelhirndach zum Nucl. habenulae als Verbindung zum limb. System), **Ff. tectoreticulares** (vom Mittelhirndach zu den Haubenkernen absteigend; wahrsch. Teil der akustisch-opt. Reflexbahn, der Impulse von den efferenten Bahnen von Rautenhirn u. RM weiterleitet), **Ff. zonulares** *PNA* (s. suspensoriae *JNA;* die zwischen Ziliarkörper u. Linsenkapsel ausgespannten sehr dünnen Aufhängefasern der Augenlinse).

Fibrillae, Fibrillen: Fasern mikroskopischer Größenordnung (s. a. Fibrillogenese); z. B. aus Eiweiß-Fadenmolekülen bestehende Strukturelemente im Zytoplasma der Bindegewebs- (/ Proto-, Mikrofibrillen), Muskel- (/ Myofibrillen), Nerven- (/ Neurofibrillen) u. Epithelzelle (des mehrschicht., mechanisch beanspruchten Plattenepithels; / Tonofibrillen). – **maskierte F.**: die in die Kittsubstanz des hyalinen Knorpels eingebetteten kollagenen F., die durch Aufquellung mit den Chondroitinschwefelsäuren der Kittsubstanz deren Brechungsindex annehmen u. dadurch unsichtbar werden.

fibrillär, fibrillaris: aus Fibrillen bestehend, (Muskel-)Fibrillen betreffend; z. B. **fi. Zuckung** (s. u. faszikulär).

Fibrillation, Fibrillieren: *kard* irreguläre, asynchrone Kontraktionen von Herzmuskelanteilen, z. B. beim Vorhof- u. Kammerflimmern. – Auch inkorrekt für / faszikuläre Zuckungen des Skelettmuskels. – s. a. Fibrillationspotential.

Fibrillationspotential: im nichttätigen Skelettmuskel nach Denervation der efferenten Nervenfasern auftret. irreguläres u. asynchrones Aktionspotential einzelner Skelettmuskelzellen. Sistiert nach Reinnervation bzw. totaler Degeneration der Muskelzelle.

Fibrillo|architektonik: über die / Myeloarchitektonik hinausgehendes Strukturbild des Gehirns durch Einbeziehung auch der – mittels Silberimprägnation dargestellten – (prä)terminalen Faserbereiche. – **F.genese**: die zur Bildung kollagener, retikulärer oder elast. Bindegewebsfasern führenden Vorgänge: intrazelluläre Mukopolysaccharid- u. Kollagensynthese, Ausschleusung der Interzellularsubstanz mit Filament-, Fibrillenbildung, Dickenwachstum u. Texturaufbau. – **F.lyse**: Degeneration fibrillärer Strukturen; i. e. S. die Desintegration der Neurofibrillen bzw. -filamente zu körn. bis feinstaub., später verklumpenden u. knäuelbildenden argentophilen Zerfallsprodukten.

Fibrin: der Blutfaserstoff, ein Gammaglobulin, das bei der / Blutgerinnung unter Einwirkung des Thrombins aus / Fibrinogen entsteht; zunächst lösl. Monomere, die sich in Gegenwart von Ca^{2+} u. Faktor XIII zum unlösl. Fibrinnetz polymerisieren (das aber durch Fibrinolysin proteolytisch aufgelöst wird). Färberisch darstellbar z. B. mit Jod-Jodkaliumlsg., Perjodsäure-SCHIFF* Reaktion; Nachweis im Gewebe mit fluoreszierten oder markierten Antisera. – Dient als techn. Produkt (gelbe, hornart., wasserunlösl. Substanz) zur refraktometr. Pepsin-Bestg. im Magensaft, als F.schaum zur / Fibrintherapie; – s. a. Fibrin(o).... – **juxtaembol. F.**: das bei Fettembolie intravasal nachweisbare F. infolge der durch das blutfremde Gewebsfett ausgelösten Verbrauchskoagulopathie (/ Fettembolie-Defibrinierungssyndrom). – **kanalisiertes**

Fibrin, subchoriales

F.: ↗ NITABUCH* Streifen. – **subchoriales F.**: ↗ LANGHANS* Streifen (in der Plazenta).

Fibrin|abbauprodukte: durch Fibrinogenasen-Einwirkung entstandene Fibrin-Bruchstücke (die größermolekularen immunol. nachweisbar mit Antifibrinogen-Serum). Nach KOWALSKI kann sich in vivo aus Fibrinmonomeren u. Fibrinogen ein lösl. Komplex bilden, der in vitro bei Protaminsulfat-Zusatz ausfällt (sogen. Parakoagulationsphänomen). – **F.ämie**: Auftreten von (z. B. juxtaembol.) Fibrin im strömenden Blut im Rahmen des – polyätiol. – ↗ Defibrinationssyndroms, u. a. bei Zirkulieren von Fibrinogen- u. Fibrin-Zwischenprodukten (z. B. Fibrinopeptid nach Schlangengift-Einwkg.). Kleinere zirkulierende Fibrinpolymerisate führen zu Mikroembolisationen.

Fibrinase: ↗ Faktor XIII der Blutgerinnung.

Fibrinasthenie (Fanconi*): (1941) dysproteinäm. Gerinnungsstörung beim konnatal-syphilit. Säugling; Bildung gerinnungshemmender netzförm. Eiweißniederschläge (α_2-Makroglobuline) im Blutausstrich. Reversibel nach antibiot. Behandlung. – vgl. Fibrinopenie.

Fibrinat: fadenförm. Fibrinausfällung (»Fibrinfäden«) an der Gefäßwand, ohne Thrombusbildung.

Fibrin|degradationsprodukte: ↗ Fibrinabbauprodukte. – **F.ferment**: (A. SCHMIDT 1876) ↗ Thrombin.

Fibrin|generatoren: in vivo u. vitro direkt oder indir. zur Fibrinbildung beitragende Enzymfaktoren; v. a. Blut-, Schlangengift- u. Phytothrombin (z. B. Papain), aktivierte Gerinnungsfaktoren, Thromboplastine. – **F.gerinnsel**: das fädig-netzförm. Gerinnsel als Produkt der Blutgerinnung; ferner membranart. Auflagerungen (»Pseudomembranen«) bei fibrinöser Entzündung (z. B. Diphtherie).

Fibrin|infarkt, -keil: der anäm. ↗ Infarkt (mit fibrinähnl. Aussehen); i. e. S. der weiße ↗ Plazentarinfarkt.

Fibrinisieren: ↗ Preclothing.

Fibrin|knötchen: s. u. SIEGMUND*. – **F.körper, -kugel, -maus**: bei länger bestehendem Pneumothorax mit Erguß einzeln oder multipel im Pleuraraum auftret. rundl., im Rö.bild weichteildichtes Gebilde aus Fibrin u. vereinzelten Pleuraendothelien, Leukozyten, evtl. auch Kalkeinlagerungen; frei beweglich oder wandfixiert. – **F.monomer**: ↗ Profibrin; s. a. Fibrin, Fibrinabbauprodukt, Fibrinämie, Thrombophilisierung.

Fibrinoadenie der Milz: ↗ Milzvenenthrombose-Syndrom.

fibrinös, fibrinosus: fibrinhaltig, -reich, mit Fibrin-Bildg. einhergehend; z. B. fi. Bronchitis (↗ Bronchitis plastica).

Fibrinogen: »Faktor I« der Blutgerinnung, ein lösl. Glykoproteid der Globulinfraktion (mit Hexose, Azetylhexosamin, Azetylneuraminsäure als KH); langgestrecktes Molekül mit MG $3–4 \cdot 10^4$, I. P. bei pH 5,8, das in der Elektrophorese zwischen β- u. γ-Globulinen wandert; fällbar u. a. mit Äthanol, Äther, Ammoniumsulfat; hitzekoagulierbar. – Gebildet in der Leber, rasch umgesetzt (biol. HWZ ca. 5 Tg.); Vork. v. a. im Serum (0,15 – 0,5g%), zu etwa 20% extravaskulär (Interstitium, Exsudate etc.); therap. Anw. F.-halt. lyophilisierter Proteinfraktion aus Humanplasma bei ↗ Afibrinogenämie, Hypofibrinogenämie; analyt. Bestg. (halb)quant. im Plasma durch Fällung (56°; »Hitzefibrin-Bestg.« n. SCHULZ) bzw. – nach Ausfällung mit Thrombin u. Ca^{2+} – mittels Tyrosin-, Biuret-, Mikro-KJELDAHL-, Gerinnungszeitmethode (CLAUS), Plasmaverdünnungsreihe, nephelometrisch (Auflösung mit Thioglykolsäure-Harnstofflsg.) oder aber (v. a. Degradationsprodukte) immunol. mit Antiserum (z. B. im Agar-, Agarosegel-, Fi-, TRCHI-Test). Serumkonz. erhöht (Hyperfibrinogenämie) z. B. bei akuter Infektion, Plasmozytom, vermindert (Hypo- bis Afibrinogenämie) z. B. bei schwerer Leberschädigung, konstitut. ↗ Fibrinopenie. Vork. von Abbau- u. Spaltprodukten nach Einwkg. von Thrombin (Fibrinopeptide A, B, AB u. Y) oder Plasmin, Trypsin, Chymotrypsin (↗ Fibrinogendegradationsprodukte, Fibrinabbau). – **Fibrinogen B**: ↗ Profibrin. – Als strukturell verändertes »anomales F.« z. B. das Fetalfibrinogen (mit Übergerinnbarkeit), das Dysfibrinogen (MAMMEN 1968).

Fibrinogenase: 1) Fibrinogen u. Fibrin spaltende proteolyt. Enzyme, z. B. Trypsin, Chymotrypsin, Plasmin. – 2) ↗ Thrombin.

Fibrinogen|degradationsprodukte, FDP: Fibrinogen- bzw. ↗ Fibrinabbauprodukte, die die Polymerisation des Fibrins u. die Bildung u. Wirkung des Thrombins hemmen, z. T. auch die dynam. Adhäsion der Plättchen an fremden Oberflächen herabsetzen. – **F.fraktion**: ↗ COHN* Fraktion I. – **F.mangel**: ↗ Hypo-, Afibrinogenämie.

Fibrinogeno|lyse: Spaltung des Fibrinogens (unter Thrombin-Einwkg.) in nicht mehr zu einem Netzwerk polymerisierende Abbauprodukte (bis zu Aminosäuren). Erfolgt z. B. in vivo bei rascher, intensiver Zufuhr oder Freisetzung von Plasminogen-Aktivatoren (Streptokinase-, Urokinase-Inj., starke Stauung, vorübergehender Herzstillstand). – **F.penie**: ↗ Hypo-, Afibrinogenämie.

Fibrinoid: im degenerativ veränderten Gewebe ausgefallenes, in seinen Eigenschaften verändertes Fibrin, z. B. als Stützskelett der Plazenta (»F.streifen« ↗ LANGHANS, s. a. ↗ ROHR* Fibrin, NITABUCH* Streifen), bei fibrinoider Degeneration.

Fibrinokinase: die direkt am Plasminogen angreifenden Aktivatoren (Proteine) des fibrinolyt. Systems im Gewebe (»Gewebeaktivatoren«) u. im Harn (↗ Urokinase). Nach anderen Autoren auch die ↗ Fibrinolysokinasen.

Fibrinolase: ↗ Fibrinolysin (u. andere Fibrin-abbauende Enzyme).

Fibrinolyse: die enzymat.-proteolyt. Auflösung von Fibringerinnseln im Organismus (↗ Abb.). Nachweis gesteigerter F. durch Bestg. a) der Spontan-F. (s. u. Fibrinogen) vor u. nach Bebrütung eines Gerinnsels oder in verdünntem rekalzifierten Plasma (1 u. 24 Std. nach Ca-Zusatz; normal Abnahme um 0–15%) oder b) der aktivierten F. (Profibrinolysinzeit, Streptokinase-Resistenztest, Fibrinplattenmethode) oder im Rahmen der ↗ Thrombelastographie (s. a. Euglobulinlysiszeit). – Eine physiol. F. (latente Gerinnung) gibt es wahrsch. nicht (nur Fibrinabbauprodukte im Plasma als Folge dauernder Mikroverletzungen). – **F.inhibitoren**: wirken über eine Blockierung des akt. Fibrinolysins (»Antifibrinolysin«) oder der Fibrinokinasen (»Antifibrinokinase«, z. B. Antistreptokinase). – **F.syndrom**: v. a. durch Blutungen (Purpura) manifestierte »fibrinolyt. Diathese« mit Überaktivität des

Fibrinolysesystem nach MARX 1968

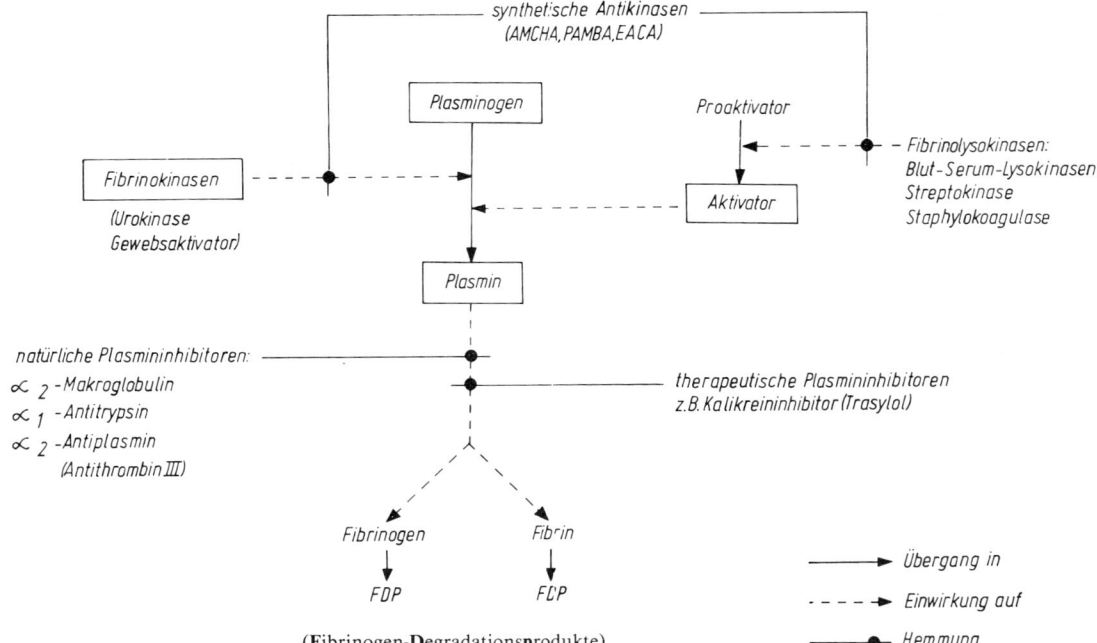

F.systems (↑ Schema), wobei die Hyperfibrinolyse als Hyperfibrinogenolyse nach Plasmin-Aktivierung durch Fibrinolysokinasen zustandekommt oder – häufiger – als Folge intravasaler Koagulation. Voll aktiviertes Plasmin greift – nach Überspielen der Antiplasmine – v. a. die Faktoren I, V u. VIII im Plasma an; zusätzlich werden Fibrinbildung u. Plättchenfunktion durch Fibrinogen- u. Fibrinabbauprodukte gestört. – **F.test:** (TILLET u. GARNER 1933) *bakt* Streptokokken-Differenzierung durch Streptokinase-Nachweis; nach Vermischen der 24 Std. alten glukosefreien Serumbouillon-Kultur mit einer Fibrinogen-, einer Thrombin- u. physiol. NaCl-Lsg. Messen der Zeit vom Gerinnungsbeginn bis zur Fibrinauflösung. – **F.therapie:** therap. Anw. 1) von Fibrinolysinen oder Fibrinolyse-Aktivatoren (↑ Fibrinolytika) zur beschleunigten Auflösung von Thromben, Emboli oder Fibrinaten (bei Defibrinationszuständen bzw. Verbrauchskoagulopathien); 2) von ↑ Antifibrinolytika zur Fibrinolysehemmung.

Fibrinolysin, Plasmin: durch Aktivierung von Profibrinolysin (= Plasminogen) entstehendes proteolyt. Enzym im Serum, befähigt zu Hydrolyse von Peptiden, L-Arginin- u. L-Lysinestern u. zum Abbau von Fibrin(gerinnseln), in geringerem Maße auch von Fibrinogen u. a. Serumproteinen zu lösl. Polypeptiden (↑ Fibrinolyse); Therap. Anw. eines mittels Streptokinase gewonnenen **Fibrinolysinum humanum** *WHO* in 5%ig. Glukose-Lsg. (i. v.) zur ↑ Fibrinolyse-Ther. (bei wiederholter Anw. Gefahr der Sensibilisierung!).

Fibrinolysokinase, -plastin: Aktivatoren des fibrinolyt. Systems, wirksam über den Proaktivator oder über eine mit Profibrinolysin gebildete Additions-Verbdg. mit Aktivatoreigenschaft. Vork. in Serum, Körpergeweben u. Bakterienextrakten (= Serumbzw. Gewebslysokinase bzw. Strepto-, Staphylo-, Urokinase).

Fibrinolytika, Thrombolytika: Pharmaka für die Fibrinolysetherapie (1), z. B. Fibrinolysin, Streptokinase oder – indir. aktivierend – Nikotinsäure, Heparin; evtl. mit gezielter Antikoagulantien-Anw. zu kombinieren. Gefahr von Nebenwirkungen u. von Überdosierung (Antidot: Acidum ε-aminocaproicum, AMCHA, PAMBA, Antifibrinolytika).

fibrinolytisch: ↑ Fibrinolyse betreffend bzw. erzeugend; z. B. f. **Potential** (Sammelbegr. für Fibrinolysin, Profibrinolysin u. Proaktivator), **f. System** (↑ Schema »Fibrinolyse«).

Fibrinopenie, konstitutionelle: hereditärer, klinisch evtl. stummer Fibrinogenmangel; wahrsch. heterozygote Form der Afibrinogenämie.

Fibrin(o)|peptide: durch Einwkg. des proteolyt. Enzyms ↑ Thrombin entsteh. kleinmolekulare Abspaltungsprodukte (Polypeptide) des Fibrinogens, mit Formen A (AP, AY, APY) u. B (je nach Aminosäuren-Zus.; MG 800–2000). – **F.plastin,** Fibroplastin: meist hochpolymere Substanz, die zus. mit Thrombin die Fibrinbildung erleichtert oder beschleunigt (»fibrinoplastisch wirkt«).

Fibrinorrhoea plastica: ↑ Dysmenorrhoea membranacea.

Fibrinoskopie: *bakt.* ↑ Inoskopie.

fibrinosus: (lat.) fibrinös.

Fibrin|platten-Methode: (ASTRUP, MÜLLERTZ 1952) Bestg. der Fibrinolyse-Aktivität in Plasma, Serum oder Euglobulin-Lsg.; in vorgestanzte Löcher der Testplatte (in PETRI* Schale Gemisch von Fibrinogen-Puffer-Lsg. mit Agar u. Thrombin) wird die streptokinaseaktivierte Probe eingebracht, nach 20stünd. Inkubation (37°) die Lysehöfe ausgemessen (%-Berechnung mittels Eichkurve). – **F.polyp:** s. u. Plazentarpolyp. – **F.schaum, -schwamm:** aus Fibrin

fibrinstabilisierend

der COHN* Fraktion I unter Glyzerin-Zusatz hergestellte sterile, schaum. Masse (von hoher Plastizität) mit starkem hämostypt. Effekt (↑ Fibrintherapie).

fibrinstabilisierender Faktor: ↑ Faktor XIII.

Fibrin|stein: v. a. bei Pyonephrose vork. Harnkonkrement aus Eiweiß mit Fibringerüst (u. evtl. Baktn.-einlagerung). – **F.therapie**: *chir* intraop. Anw. von Fibrinschaum (nach Durchtränken mit Thrombin-Lsg.) zur lokalen Blutstillung an parenchymatösen Organen; als resorbierbare Tamponade, zur präsuturalen Wundaustrocknung, als lockere Abdeckung einer Sickerblutung. Aufgrund der sek. bindegeweb. Durchwachsung auch als plast. Duraersatz u. zur Hohlraumverödung verwendet (z. B. Kavernenobliteration). – **F.thrombus**: vorw. aus faser. Fibrinmassen bestehender Abscheidungsthrombus; Fibrinfasern oft strahlig um abgestorbene Zellen angeordnet (»Fibrinstern«).

Fibrin|urie: Auftreten von Fibrin im Harn bei extrarenaler Albuminurie. – **F.wärzchen**: bei Endocarditis verrucosa das Herzklappengewebe durchsetzende, überwieg. aus Fibrin bestehende, warzenförm. Gebilde, von bindegeweb. Kapsel umgeben. – **F.zotten**: durch die Herzkontraktionen zottenförmig veränderte Fibrinauflagerungen des Perikards bei serofibrinöser Entzündung; ↑ Cor villosum. – **F.zylinder**: vorw. aus Fibrin bestehender Harnzylinder bei Nierenparenchymerkr.

Fibroadenie: Milzgewebedegeneration mit Follikelstroma-Vermehrung u. -Verdickung (u. sek. Lymphozytenverminderung) u. »akt. Dilatation« des Organs; bei splenoportaler Stauung (Leberzirrhose), chron. entzündl. Milztumor, im 1. Stadium der BANTI* Krankh. (»BANTI-Milz«). – Auch Bez. für das ↑ Milzvenenthrombose-Syndrom.

Fibroadenom(a), Adenofibrom: im allg. gutart. bindegeweb. Geschwulst mit Einschluß drüsiger Strukturen; Vork. im Ovar (F. ovarii; i. e. S. als das – meist benigne – Cystadenoma pseudopapilliferum), seltener in Prostata u. Mamma; in letzterer v. a. das **F.** (s. Fibroma) **intracanaliculare** (in den großen Ausführungsgängen wachsend, oft sek. die Drüsenlumina obliterierend), meist als **F. i. phylloides** (mit bes. starken, im Schnitt blattart. Stromawucherungen; evtl. Metaplasien u. sarkomatöse Entartung), ferner das **F. pericanaliculare** (mit hyperplast., parallel oder konzentr. um die Drüsen u. deren Ausführungsgänge angeordnetem Bindegewebe). – Als **F. cysticum** die ↑ Mastopathia cystica.

Fibroadeno(mato)sis, -se: Vork. multipler benigner Fibroadenome, z. B. beim ↑ PRINGLE* Syndrom. – **biliäre F.**: dysontogenet., von intrahepat. Gallengängen abstammende, multiple kleine, aus Tubuli bestehende, Sekret u. biliäres Pigment enthaltende Tumoren im Randgebiet der Leber (klin. stumm) oder diffus u. mit Hepatomegalie, evtl. auch Parenchymschäden (neg. Funktionsproben); s. a. POTTER* Syndr. II (»fibroangiomatöse angeb. Gallengangsentartung«). – **F. cystica**: ↑ Mastopathia chronica cystica. – **F. uteri**: ↑ Endometriose.

Fibroangiom: Angiom mit beträchtl. Bindegewebsbeteiligung. – **biliäre Fibroangiomatose**: s. u. Fibroadenomatose. – Auch Bez. für das ↑ POTTER* Syndrom II.

Fibroblast, Desmozyt, Inoblast: junge Zelle mesenchymalen Ursprungs; mit großem Zelleib u. etwas abgeplattetem Kern. Aktiv beteiligt an der Bildung von Interzellularsubstanz des Bindegewebes (Grund-, Kittsubstanz, Bindegewebsfasern); wird mit Beendigung dieser Sekretionstätigkeit zum Fibrozyten. – **Fibroblast growth factor**: ↑ FGF.

Fibroblastom(a), Desmozytom: Neoplasma aus Fibroblasten u. faser. Zwischensubstanz (u. Gefäßen, evtl. auch Bindegewebe als Stroma). – **F. arachnoidale s. meningeale**: fibroblast. ↑ Meningiom. – ↑ **F. perineurale**: ↑ Neurofibrom.

Fibrocartilago: ↑ Faserknorpel; z. B. als Meniskus (= **F. falcata s. semilunaris**), Zwischenwirbelscheibe (= **F. intervertebr.**), ferner die **F. basalis** (Verschluß des For. lacerum der Schädelbasis), **F. stratiformis** (Sehnenansatz am Knochen).

Fibro|cellulitis: Bindegewebsentzündung. – **F.chondritis**: Faserknorpelentzündung. – **F.chondrom(a)**: ↑ Chondrofibrom.

Fibrodysplasia, -dysplasie: Gewebsdysplasie mit Proliferation fibröser Elemente; i. e. S. die ↑ Osteodystrophia fibrosa (auch: »**Fibrodystrophie**«). – **F. elastica generalisata**: ↑ EHLERS*-DANLOS* Syndrom. – **F. ossificans multiplex progressiva**: ↑ Myositis ossificans progressiva.

Fibrödem, idiopathisches: die Lippen- u. Wangenfibrose (»Tapirmaul-Fazies«) als Folgestadium der Gesichtsödeme beim MELKERSSON* Syndrom.

Fibroelastosis, -se: Proliferation von fibrösem u. elast. Gewebe; i. e. S. die **F. endocardica** (Endokarddysplasie, idiopath. Kardiomegalie) als angeb., ätiol. ungeklärte, bevorzugt linksventrikuläre »Fibromyxoelastosis« des endo- u. subendokardialen Gewebes (»inn. Panzerherz«), oft kombin. mit anderen Herz- bzw. Aortenmißbildungen; entweder bereits in den ersten LWo. manifest (u. foudroyant) oder akut im 1. Halbjahr oder chron. nach dem 6. Mon. auftretend (25%): Gedeihstörung, Kardiomegalie, Tachykardie, Herzgeräusch (auch ohne Klappenfehler), Erbrechen, pertussiformer Husten; Prognose infaust (Exitus in 95% vor Ende des 2. Lj.). – Auch Bez. für die ↑ Endomyokardfibrose.

Fibroepitheliom(a): im allg. gutart., ausgereiftes Neoplasma aus gut getrennten u. etwa gleich stark entwickelten bindegeweb. u. epithelialen Elementen (letztere als geschwulstmäßig wuchernder Teil); z. B. das **F. benignum ovarii** (↑ BRENNER* Tumor), das **papilläre F.** (↑ Cystadenoma papilliferum). – Als bes. Form das **F. Pinkus***: Basaliom-ähnl., aber nicht invasive bandart., Hyperplasie u. Proliferation basalzell. Epithelkomplexe, mit hirschgeweihart. Verflechtung u. knot., subepidermaler Bindegewebsneubildung.

fibrös, fibrosus: aus faser. Bindegewebe bestehend, bindegewebig, mit Bindegewebsbildung einhergehend (= **fibroplastisch**).

Fibrofascitis: ↑ Fibrositis.

Fibrogranulom, sublinguales: ↑ Aphthen RIGA.

fibroid: faserreichem Bindegewebe in Konsistenz u. Aussehen ähnlich; indurativ.

fibrokartilaginär: Faserknorpel betreffend.

Fibro|karzinom: ↑ Skirrhus. – **F. keratoma Unna*:** kleines Fibroma pendulum (meist multipel) an Lidern u. Hals älterer Frauen.

Fibro|lipom: Fibrom mit reichl. Fettgewebsanteil; v. a. in Haut u. Niere, ferner im Ösophagus. – **F. lipomatosis:** überschüss. Wachstum von Binde- u. Fettgewebe. – **F. l. dolorosa:** ↑ Adipositas dolorosa. – **F. lyse:** therap. Auflösung bzw. Durchtrennung fibröser Gewebsbildungen (z. B. Keloid, Narbenstrang).

Fibrom(a): gutart., meist rundl.-kugel. Neoplasma aus faser- oder zellreichem Bindegewebe (= F. durum bzw. molle); evtl. multipel (↑ Fibromatose). – Formen: **F. adenocysticum** (mit zystisch erweiterten Drüsenschläuchen, v. a. in der Brustdrüse; auch Adenofibroma ovarii), **aponeurot. F.** (bei Jugendl. im Handteller von der Palmaraponeurose ausgehend, mit Knotenbildung u. proliferierend; trotz gewisser Kernpolymorphie wahrsch. nicht bösartig), **F. cavernosum s. teleangiectaticum** (mit zahlreich erweiterten Gefäßen, oft polypös; v. a. in Uterus, Nasen-, Rachenhöhle), **F. cysticum** (mit zentralen Erweichungen oder Ausweitung konfluierender lymphat. Gefäße; i. e. S. das lymphozyst. F. des Uterus), **F. durum** (»hartes F.«, Filom; aus dicht gefügten, evtl. hyalin umgewandelten Bindegewebsfasern, zellarm; insbes. das ↑ F. simplex UNNA; als Sonderform das Keloid), **faszikuläres F.** (mit bündelart. Anordnung der mit dem Fibromalter zunehmend gebildeten Fasern), **F. fungoides** (pilzförmig bis blumenkohlartig wachsend; auch inkorrekt für Mycosis fungoides), **F. gingivale** (↑ F. symmetricum gingivale, Fibromatosis gingivae, Gingivitis hyperplastica, Hydantoingingivitis), **F. invadens** (»invasives F.«, ↑ Desmoid), **lymphozyst. F. des Uterus** (R. MEYER; intramural, mit endothelisierten Hohlräumen [gewucherte Lymphgefäße], in die knollen- oder leistenart. Wandverdickungen, hineinragen; maligne Entartung mögl.), **F. molle** (»weiches F.«; als »Fleischwarze« aus lockerem oder maschigem, zartfibrillärem, oft auch zellreichem Bindegewebe bestehend, wie ödematös durchtränkt wirkend), **F. molluscum** (VIRCHOW; Haut-F., weich, meist zellreich, oft schleimhalt. u. multipel, v. a. bei Neurofibromatose), **F. myxomatodes** (↑ Fibromyxom), **F. non osteogenes** (»fibröser Metaphysendefekt« des jugendl. Knochens, v. a. an dist. Femur u. prox. Tibia, epiphysennah an der Kortikalis-Innenseite, mit Knochenlamelle gegen die Spongiosa, spindel., in Wirbeln angeordnete Zellen, vereinzelt Riesenzellen, auch herdförm. Hämosiderin- u. Lipoideinlagerungen), **odontogenes F.** (von Zahnpapille, Zahnsäckchen oder periodontalem Mesenchym ausgehend, langsam wachsend; mit typ., konzentrisch geschichteten »Zementikeln«, selten maligne Entartung: odontogenes Fibrosarkom), **osteogenes F.** (das benigne ↑ Osteoblastom), **F. papillare** (warzenförm.), **F. pendulans s. pendulum** (häufigste, gestielte Form des F. molle, v. a. bei älteren Menschen), **perineurales F.** (vom Perineurium od. umgeb. Bindegewebe peripherer Nerven ausgehend; auch Bez. für ↑ Neurinom, Neurofibrom), **plexiformes F.** (»Rankenfibrom«, »-neurom«; multipel vom Peri- u. Endoneurium ausgehendes Neurofibrom an Nervenstämmen; klin.: rosenkranzart. Auftreibungen), **F. polyposum** (polypöse Form), **F. sarcomatodes s. sarcomatosum** (↑ Fibrosarkom), **F. simplex Unna*** (»Fibrome en pastille«, Fibrosis subepidermalis nodularis, Histiozytom; F. durum der Haut, solitär, rundoval, bis erbsgroß, scharf begrenzt, hautfarben oder rötlichbraun, glatt; aus gebündelten, langspindel. Fibrozyten u. -blasten, Histiozyten u. schwachwell. Fibrillen; weitgehend ident. mit Dermatofibroma lenticulare), **F. symmetricum gingivale** (bilat. im Seitenzahnbereich, die letzten Molaren von palatinal bzw. lingual umfassend; meist wohl anlagebedingte Systemerkr. prädisponierter Gewebe), **F. thecocellulare xanthomatodes** (LOEFFLER, PRIESEL; ↑ Thekazelltumor).

fibromatös, fibromatosus: ein Fibrom bzw. eine Fibromatose betreffend.

Fibromatosis, -se: überschüss., im allg. gutart., diffuses oder tumorförm. Wachstum von Bindegewebe, i. e. S. das multiple Auftreten von ↑ Fibromen. – Bes. Formen: **generalisierte angeb. F.** (Bildung zahlloser hamartomart. Bindegewebsknoten u. fibröser Gefäßverschlüsse in Subkutis u. inn. Organen, stets letal), **F. gingivae** (Elephantiasis g.; derbe, diffuse, bindeweb. Zahnfleischwucherung, v. a. labial-frontal; häufig bei granulomatöser = hypertroph. Gingivitis, wahrsch. exogen ausgelöst bei erbl. Disposition; vgl. Fibroma symmetricum gingivale, MURRAY* Syndrom), **F. osteoplastica** (»Leontiasis ossea«, ↑ Kraniosklerose), **F. ventriculi** (↑ Linitis plastica).

fibromuskulär: Binde- u. Muskelgewebe betreffend; z. B. fi. Hyperplasie der Arterien (= arterielle ↑ Dysplasie).

Fibromyom: Myom mit reichl. bindeweb. Anteil, meist als Fibroleiomyom (z. B. des Uterus, Magens).

Fibro|myopathie, ossifizierende: ↑ Paraosteoarthropathie. – **F. myositis:** Binde- u. Muskelgewebsentzündung; z. B. mit charakterist. Knötchenbildung (= F. nodularis). – **F. myxoelastosis:** ↑ Fibroelastosis endocardica. – **F. myxom,** Fibroma mucinosum: schleimig durchsetztes Fibrom; v. a. in Subkutis von Hals u. Extremitäten. – **F. myxosarkom:** Myxosarkom mit faser. Anteilen.

Fibro|neurom: ↑ Neurofibrom. Kann sarkomatös entarten (= **F. neurosarkom**). – **F. osteoklasie:** O. mit vikariierender Fasermark-Wucherung (bei Osteodystrophia fibrosa). – **F. pituizyt:** s. u. Pituizyt.

Fibroplasie: Bildung faser. Bindegewebes, auch i. S. der Fibrose. – Als chron. **retroperitoneale F.** das ↑ ORMOND* Syndrom; als **polyost. F.** der fibröszyst. Knochenumbau (v. a. dia- u. metaphysär) beim JAFFÉ*-LICHTENSTEIN* u. ALBRIGHT* Syndrom. – Ferner die **retrokristalline** oder **retrolentale F.:** *ophth* **1)** angeb. Mißbildung mit Persistenz oder Hyperplasie des fetalen Glaskörpers; als bds. Form meist mit totaler Netzhautablösung u. Mikrophthalmie, kombin. mit Hydro- oder Mikrozephalus, Gaumenspalte, Syndaktylie, Herz-, Gefäß- u. a. Mißbildungen. – **2)** Frühgeborenen- oder Prämaturenretinopathie, TERRY* Syndrom: (1942) die häufigere, postnatale Form bei untergewicht. Frühgeburten (<2300 g) als Folge des O_2-Über- oder -Unterangebots im Inkubator; in der 2.–10. Wo. meist bds. periphere Neuvaskularisation des Fundus, Netzhautablösung, Blutungen, evtl. Glaskörpertrübung (= akt. Phase; spontane Regression mögl.); später kleine, peripher-fundale Gewebsverdichtungen, Papillendeformation (meist temporalwärts verzogen) u. Netzhautablösung im Papillengebiet (= Vernarbungsphase mit sek. Enophthalmie); in ca. 3% partielle Katarakt; klin.: Lichtscheu, später okulodigitales Phänomen, grobschläg. Nystagmus.

Fibroretikulose: Hyperplasie des retikuloendothelialen Gewebes mit Übergang in bindegew. Sklerose.

Fibrosarcoma, Fibrosarkom, Fibroma sarcomatodes: den Bau fibrösen Bindegewebes mehr oder minder nachahmendes Sa.; reifere Formen (mit Kollagenfaserbildung) meist nur zu Lokalrezidiv neigend, unreife (spindelzell- u. polymorphzellige) extrem bösartig. Als bes. Formen das **myxomatöse F.** (KUZNITZKY-GRABISCH; ein »Dermatofibrosarcoma protuberans« der vord. Brustwand mit mukoider Degeneration), **F. ovarii mucocellulare** (/ KRUKENBERG* Tumor), **F. phyllodes** (sarkomatös entartetes Fibroadenoma phyllodes), am Knochen das **periostale** (vom Periost ausgehend, evtl. in den Knochen einbrechend) u. das **zentrale F.** (selten; von nichtknochenbildendem Bindegewebe der Knochenräume ausgehend).

Fibrose, Fibrosis: abnorme Bindegewebsvermehrung in einem Organ (/ Organfibrose); bei Hohlorganen – entzündlich reaktiv – evtl. alle Wandschichten betreffend (= **panmurale F.**). – Bes. Formen: **F. cystica** (/ Mukoviszidose, / Mastopathia chronica cystica), **endokardiale F.** (LÖFFLER; / Endocarditis parietalis fibroplastica), **F. gingivae** (/ Fibroma gingivale, Fibromatosis gingivae), **F. hepatis** (/ Leberfibrose; als hepatolienale Form das / BANTI* Syndrom), **infantile endokardiale F.** (/ Fibroelastosis endocardica), **F. neoplastica** (progred. Bindegewegsproliferation reaktiv in Nachbargeweben bei Tumorwachstum), **F. pancreatica cystica** (/ Mukoviszidose), **F. polyostotica** (/ JAFFÉ*-LICHTENSTEIN* Syndrom), **progressive peritubuläre F.** (Kollagenfaserbildung in der Tunica propria der Hodentubuli als Folge einer prim. Hodenschädigung; führt zur Störung der Spermiogenese), **F. pulmonum** (/ Lungenfibrose), **retroperitoneale F.** (/ ORMOND* Syndrom), **submuköse F. des Blasenausgangs** (/ MARION* Syndrom).

Fibrosegeräusche: *pulm* »Pseudorasseln« bei diffuser interstitieller Lungenfibrose (infolge vermehrter Reibung im inhomogen fibrosierten Lungengerüst). – Örtlich begrenzt als »Narbenkatarrh«.

Fibrosierung: bindegeweb. Organisation i. S. der Fibrose.

Fibrositis(-Syndrom): Oberbegr. für – z. T. als »Weichteilrheumatismus« bezeichnete – schmerzhafte Zustände bzw. Vorgänge an Muskeln (= Myositis; z. T. mit umschrieb. Verhärtungen = **F.knötchen**; ferner als **F. ossificans Greig** die Myositis ossif. progress.; s. a. Myalgie, Muskelrheumatismus), Sehnen (= Tendinitis), Bändern, Faszien u. Sehnenscheiden (= Fasciitis bzw. Tendovaginitis; s. a. DUPUYTREN* Kontraktur), Schleimbeuteln (= Bursitis), Nervenscheiden (= Neuritis, Neuralgie), Periost (= Periostitis) u. s. c. Fettgewebe (= **subkutane F.** = Pannikulitis); s. a. Periarthritis, Lumbago, Ischias-, Schulter-Arm-, Psoassyndrom etc.

Fibroskop: / Fiberendoskop.

fibrosus: (latein.) fibrös.

Fibro|thorax: breite, mantelförmig der Lunge aufliegende Pleuraschwarte (organisierter Pleuraerguß). Als therapeutisch induzierter Zustand bei Tbk wegen restriktiver Ventilationsstörung obsolet. – **F.tuberkulom**: weitgehend bindegeweb. organisiertes (»vernarbtes«) Tuberkulom. – **F.tuberkulose**: Lungenphthise mit hochgrad. bindegeweb. Gewebsumwandlung u. Schrumpfung; s. a. fibröse / Tuberkulose.

Fibroxanthom(a), Histiocytoma, -xanthoma: durch Lipideinlagerungen bräunl.-gelbes Fibrom. – Als bes. Formen das **juvenile F.** (ARZT; s. u. Xanthogranulom), das **F. thecacellulare** (/ Thekazelltumor), das **Fibroxanthomyom** (mit muskulären Anteilen).

Fibro|zystom: Kystadenom mit reichl. fibrösen Anteilen. – **F.zystose des Pankreas**: / Mukoviszidose.

Fibro|zyt, Spindelzelle: fixe Bindegewebszelle (längl., flächig ausgebreitet, fortsatzreich, oft zytoplasmaarm, mit plattem, elliptoidem Kern) als Ruheform des / Fibroblasten. – **F.zytom**: aus Fibrozyten u. kollagenen Fasern besteh. derbes unscharf-begrenztes Neoplasma des s. c. Bindegewebes.

Fibula *PNA*: das Wadenbein, der lat., schmächtigere Knochen des Unterschenkels; mit schlankem Schaft (Corpus) u. verdickten Endstücken (proximal das Caput für die straffe Artic. tibiofibul.; distal: der Malleolus lat. für die Artic. talocrur.). – **F.aplasie**: kongenit. (selten hereditäres), meist unilat. Fehlen der Fibula oder deren Defektentwicklung (bei Teildefekt v. a. des dist. Drittels durch fibrösen Strang ersetzt). Tibia meist verkürzt; stets schwerer Pes equinovalgus; meist Reduktion des Fußskeletts (Talusaplasie, lat. »Strahlhypoplasie«, Synostosen, VOLKMANN* Deformität etc.); evtl. zusätzl. Femur- oder Muskeldefekt. – **F.fraktur**: Wadenbeinbruch, meist indirekt im Rahmen einer Unterschenkel- oder Knöchelfraktur (auch kombin. mit Sprunggelenksverletzung), seltener direkt als isolierter Quer-, Trümmer- oder Stückbruch des mittl. Schaftdrittels oder als Abrißfraktur des Köpfchens (mit Dislokation nach kranial, Kapselruptur, häufig Peroneuslähmung). – **F.köpfchenluxation** meist nach lat.-dorsal, oft kombin. mit Tibiakopffraktur. – **F.osteotomie**: op. Durchtrennung (evtl. multipel) der Fibula, z. B. bei Verlängerungsosteotomie, zur Genu-recurvatum- u. Genu-varum-Korrektur, als selbständ. Eingriff (Resektionsosteotomie) z. B. bei Tibiapseudarthrose (Beseitigung der Sperrwirkung, Ausschaltung der meist vorhandenen Varuskrümmung). – **F.reflex**: Biceps-femoris-Kontraktion (leichte Kniebeugung) auf Beklopfen des F.köpfchens; Muskeleigenreflex; vgl. Fibularisphänomen. – **F.transplantation**: Tr. eines autologen, periostgedeckten Wadenbeinsegments; z. B. sogen. »Fibulabolzen« (meist aus Schaftmitte) zur intramedullären Bolzungsosteosynthese, ferner prox. Endstück (mit Fibulaköpfchen) als Ersatz von Humeruskopf oder Außenknöchel.

fibular(is): das Wadenbein (Fibula) betreffend (s. a. Peroneus..., Peroneal...), an der Außenseite des Beins gelegen. – **Fibularis**: Kurzform für N. oder A. fibul. – **F.lähmung**, Peroneuslähmung: Funktionsausfall der vom N. fibul. (insbes. N. f. prof.) innervierten Fuß-Zehenstrecker infolge Nervenläsion; z. B. als Berufsschaden (gemäß der 7. BKVO) bei Pflasterern, Bodenlegern, Dachdeckern etc. infolge Kompression durch die Biceps-femoris-Sehne. Klin.: fehlende Dorsalflektion, herabhängende Fußspitze, Steppergang. – **F.phänomen**, LUST* Ph.: kurze Fußhebung u. -pronation auf Beklopfen des N. fib. hinter dem Wadenbeinköpfchen als – v. a. frühkindl. – pathognomon. Zeichen für Tetanie u. Spasmophilie.

Fichera* Behandlung (GAETANO F., 1880–1935, Pathologe, Mailand, Pavia): s.c. Inj. autolysierten menschl. Fetalgewebes als Krebsther.

Fichtennadelextrakt, -öl: Extractum bzw. Oleum Pini silvestris; z. B. als Zusatz für Kräuterbad.

Ficin: Endopeptidase mit Papain-ähnl. Spezifität im Milchsaft von Ficus-Arten; reizt Augen, Haut u. Schleimhäute, bewirkt Blutgerinnung (Fibrinogen zu Fibrin); Anw. als Anthelminthikum (Trichuris, Ankylostoma duodenale), zum Nachweis des Antigens D^u (WIENER u. KATZ 1951).

Fick, F: nach ADOLF FICK benannte Einheit des Diffusionskoeffizienten (↑ F.* Diffusionsgesetze); 1 F = 10^{-7} cm²/sec.

Fick* (ADOLF F., 1829–1901, Physiologe, Zürich, Würzburg) **Achsen:** Hilfsachsen zur Beschreibung der Augenbewegungen: in der Frontalebene (LISTING* Ebene) die horizontale X- u. die vertikale Z-Achse, in der Sagittalebene die horizontale Y-Achse. – **F.* Diffusionsgesetz:** Im stationären System ist die Diffusionsgeschwindigkeit pro Flächeneinheit proportional dem (konst.) Konzentrationsgefälle –dc:dx; d. h. für die in der Zeit dt (sec) durch eine Grenzschicht mit Querschnitt q (cm²) u. Dicke dx diffundierende Stoffmenge dn (Mol) gilt; dn = $-qD \cdot \frac{dc}{dx} \cdot dt$ (D = Diffusionskoeffizient). – Ein »2. F.* Gesetz« gilt für zeitlich veränderl. Konzentrationsgefälle. – **F.* Gleichung:** *kard*

$$HMV = \frac{O_2\text{-Aufnahme (ml/min)} \cdot 100}{a.\text{-}v.\ O_2\text{-Differenz (Vol\%)}}.$$

F.* Lücke: durch Hyperpolarisation bedingter Ausfall einzelner Muskelzuckungen bei repetierender Reizung mit dem Schlitteninduktorium. – **F.* Prinzip, Formel:** Die pro Zeiteinh. von einem Organ aufgenommene Menge einer Substanz ist gleich dem Produkt aus a.-v. Konzentrationsdifferenz dieses Stoffs u. Volumendurchfluß (pro Zeiteinh.) des Lösungsmittels (meist Blut). – Aus aufgenommener Substanzmenge u. a.-v. Differenz kann so der Blutdurchfluß eines Organs (z. B. HMV, ERP, Hirndurchblutung) bestimmt werden.

Fick* Zeichen (RUDOLF F., 1866–1939, Anatom, Berlin): *röntg* ↑ Vakuumphänomen.

Ficker* Bouillon, Diagnostikum, Reagens (PHILIPP MARTIN F., 1868–1950, Hygieniker, Berlin, São Paulo): haltbar gemachte Aufschwemmung einer abgetöteten Typhussalmonellen-Kultur für die ↑ GRUBER*-WIDAL* Reaktion. – Von F.* ferner (1950) mit Glyzerin vermischter Hirnbrei für Mycobact.-tuberculosis-Züchtung.

Ficosis: *derm* ↑ Sykosis.

Ficus carica: Feigenbaum [Moraceae]; in den eßbaren Scheinfrüchten bis 25% verschied. Zucker, Pektin, Fett, Eiweiß, Säuren, Vit. A, B u. C; in den Blättern u. a. lichtsensibilisierende Furanokumarine; in Milchsaft u. Saft unreifer Früchte das Enzym ↑ Ficin.

Fidschi-Ausschlag: Frambösie in Polynesien.

Fieber, Febris, Pyrexie: Erhöhung der Körpertemp. über 38° (rektal) aufgrund gesteigerter Verbrennungsprozesse (Grundumsatz) infolge dir. Reizung bis Schädigung des Thermoregulationszentrums (= **zentrales F.**, bis 42–43°, ohne typ. Beschwerden, wahrsch. durch Veränderung des Regulationsniveaus; v. a. bei örtl. Tumor, Ventrikelblutung, Liquordruckschwankung, Sonnenstich, Schlafmittelintoxikation) oder aber durch pyrogene Substanzen wie Baktn. u. deren Zerfallsprodukte, körpereigene (postinfarktielle, postkombustionelle, neoplasmogene) Abbauprodukte, bestimmte Steroide (fraglich). Abends im allg. höher als morgens, oft mit krankheitsspezif. Temp.-kurve (»Fiebertypen«, ↑ Abb. »Febris«, Fieberkurve, Hyperthermie). Nach Urs., Dauer etc. unterschieden z. B. **adynam. F.** (= asthen. = schleichendes = torpides F.; mit Schwächezuständen; i. e. S. die Temp.-erhöhung mit Adynamie bei ADDISON* Sy. u. Elektrolytstörung), **alimentäres F.** (FINKELSTEIN; ↑ Durstfieber des Säuglings unter eiweißreicher, flüssigkeitsarmer Nahrung; s. a. Zuckerfieber), ↑ **amphiboles F.**, **asept. F.** (ohne Infektionssympte. nach Verletzungen, chir. Eingriffen; wahrsch. infolge Resorption nekrot. Gewebes), **biliäres** oder **cholangit. F.** (inter- oder remittierend bei Cholangitis), **ephemeres F.** (↑ Eintagsfieber), **hämorrhagisches F.** (meist

Hämorrhagische Fieber

Verbreitung	klinische Bezeichnung	Erreger	Vektor
nördl. Skandinavien	Nephropathia epidemica	unbekannt	unbekannt
Ungarn, Jugoslawien, Bulgarien, Bukowina	hämorrhag. Nephrosonephritis, Bukowin. hämorrhag. Fieber	unbekannt	Acarina?
Krim, Astrachan	hämorrhag. Krimfieber	unbekannt	Acarina?
Usbekistan	Usbek. hämorrhag. Fieber	unbekannt	Acarina?
Barabasteppe, Omsk (Westsibirien)	Omsker hämorrhag. Fieber	TBE-Virus Typ Omsk	Ixodidae
Kyasanur Forest von Shimoga (Distrikt Mysore, Indien)	Kyasanur Forest Disease	TBE-Virus Typ KFD	Ixodidae
Thailand, Malaysia, Philippinen	Thai(ländisch)-philippin. hämorrhag. Fieber	Dengue-Virus Typ II, III, IV; Chicungunya-Virus	Culicidae
fernöstl. Sibirien, Mandschurei, Korea	fernöstl. hämorrhag. Nephrosonephritis	unbekannt	Acarina?
Argentinien	Argentin. hämorrhag. Fieber	Junin-Virus	Acarina
Bolivien	Bolivian. hämorrhag. Fieber	verwandt mit Junin-Virus	unbekannt

Fieber, künstliches

nach dem Ort des Auftretens benannte hochfieberhafte Erkr. durch ARBO-Viren [↑ Tab.]; von Mäusen u. Ratten übertragene Zooanthroponosen mit charakterist. hämorrhag. Diathese, Kapillarschädigung, schwerer Toxikämie, hoher Letalität), **künstliches F.** (artifiziell induzierte Hyperthermie, ↑ Fiebertherapie), **medikamentöses F.** (im Rahmen der Sulfonamidkrkht., mit oder ohne Exanthem), **passageres F. des Neugeborenen** (transitor. ↑ Neugeborenenfieber), **period. F.** (↑ Febris recurrens, fam. ↑ Mittelmeerfieber), **psychogenes F.** (Erhöhung der Körpertemp. bis 40° als – seltenes – psychosomat. Sympt. in Spannungs-, Angstsituation etc.; evtl. mit – ebenfalls psychogenen – somat. Symptn.), **sept. F.** (↑ Febris septica), **typhoides F.** (↑ Typhus abdomin.), **zentrales oder zerebrales F.** (s. oben), **zweiphas. F.** (↑ Dromedartyp).

Fieber|bläschen: ↑ Herpes simplex febrilis. – **F.delir, -psychose, -wahn**: im Verlauf hochfieberhafter Zustände (meist Infektionskrkht.) auftret. akute delirante Geistesstörung. – **F.erythem, -röte**: unregelmäß., meist großfleck. Hautrötung (v. a. Wangen) bei fieberhafter Erkr. als Ausdruck peripherer Vasodilatation. – **F.harn**: hochgestellter (dunkelgelb durch noch unbekannte Pigmente?), meist Serumeiweiß-halt. Harn bei hochfieberhafter Erkr. – **F.krampf, -fraisen**: ton.-klon. Anfall als Initialsympt. einer akuten (nicht das Gehirn oder die Meningen betreff.) fieberhaften Erkr. im Kleinkindalter; unabhäng. von Fieberhöhe, familiär gehäuft, v. a. bei dyskranialen Kindern; im 1. Lj. bes. ungünstig. Oft Erstmanifestation eines Anfallsleidens [bei Wiederholung stets suspekt!]. – **F.krise**: im Verlauf einer fieberhaften Erkr. – meist nach max. Temp.anstieg (Perturbatio critica) – erfolgender rascher Temp.abfall; entweder mit fortschreit. Besserung des Allg.befindens oder aber mit Kreislaufzusammenbruch (u. Exitus let.). – **F.kurve**: graph. Darstg. der – im allg. 2mal tgl. ermittelten – Körpertemp.-Werte. Wichtig für Diagnostik u. Prognostik (↑ Abb.). Im Kurvenverlauf werden unterschieden: Stadium incrementi, Fastigium, Stadium decrementi (= Deferveszenz) mit Lysis oder Krisis. – **F.mittel**: *pharm* ↑ Antifebrilia, Antipyretika. – I. w. S. auch die fiebererzeugenden Mittel (↑ Pyretika, Pyrogene). – **F.mücke**: ↑ Anopheles. – **F.schauer**: ↑ Schüttelfrost, Febrizitieren. – **F.therapie**: als Umstimmungsther. Temp.steigerung durch Pyretika, artifizielle Infektion (z. B. Malariakur) oder – i. S. der ↑ Hyperthermie – durch physikal. Maßnahmen (Überwärmungsbad, Diathermie; s. a. NEYMAN* Methode). – **F.thermometer**: geeichtes Maximalthermometer mit Zehntelgrad-Einteilung von 35–43°; zur axillären, rektalen oder sublingualen Messung der Körpertemperatur. – Erstmals in dieser Form seit 1868 (Sir TH. ALLBUTT). – **F.typ**: ↑ Febris continua, intermittens, remittens, recurrens, undulans, septica, Abb. »Fieberkurve«.

Fiedler* (CARL L. A. F., 1835–1921, Arzt, Dresden) **Krankheit**: (1888) ↑ Leptospirosis icterohaemorrhagica. – **F.* Myokarditis, Syndrom**: frühkindl., idiopath., akute oder subakute interstitielle Myokarditis; klin. (evtl. erst nach kurzem febrilen Vorstadium mit Katarrh der oberen Atemwege u. Diarrhö): schwere Dyspnoe, Zyanose, Tachykardie, Galopprhythmus, Herz- u. Lebervergrößerung, Ödeme; meist letaler Ausgang. Infiltrate lympho-, granulo- u. monozytär; sek. degenerat. Veränderungen, evtl. starke fibröse Proliferation.

Field* Färbung: (1941) Färbung von Malariaplasmodien im unfixierten »Dicken Tropfen« mit Methylenblau-Azur I u. Eosin G in gepufferter Lsg.; Plasmodien-Zytoplasma blau, -Chromatin dunkelrot.

Fielding* Membran (GEORGE HUNSLEY F., 1801–1871, Ophthalmologe, Tunbridge): ↑ Tapetum.

Fieschi* Operation: (D. F. 1939) bilat. Unterbindung der A. thoracica int. im 2. ICR distal des Abgangs der A. pericardiacophrenica zur Steigerung der kardialen Blutzufuhr bei Angina pectoris.

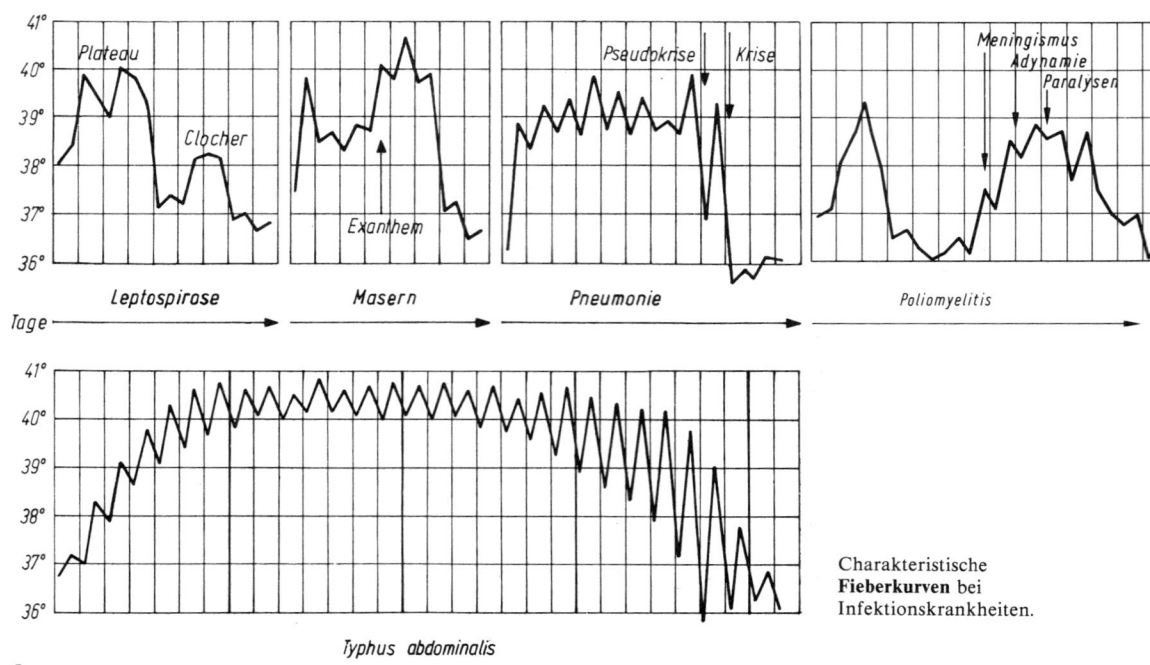

Charakteristische **Fieberkurven** bei Infektionskrankheiten.

Fieschi* Syndrom: (A. F. 1940) Verdrängung u. Kompression der li. Niere bei ausgeprägter Splenomegalie; klin.: li.seit. abdomin. Druckgefühl, Tumor in li. Oberbauch (Milz + Niere), im Rö.bild Nierendystopie mit Ureterverziehung, evtl. geringe Hydronephrose, Verlängerung einzelner Kelche (bei normaler Nierenfunktion).

Fiessinger* Probe: (1939) Leberfunktionsprobe durch Galaktose-Belastung (40 g); normal Anstieg des Zuckergehalts im 2 Std.-Harn auf max. 0,6%, nach 4, 8 u. 24 Std. auf 0,2%.

Fiessinger*-Brodin* Syndrom (Noël F., 1881–1946, Anatom, Paris; Sir Benjamin Collins B.): Ikterus u. Aszites bei Leberzirrhose. – **F.*-Leroy* Syndrom**: 1) ↑ F.*-Rendu* Sy. – 2) ↑ Reiter* Sy. – **F.*-Rendu* Syndrom** (Henry Jules L. M. R.), Ektodermosis erosiva, Epidermosis pluriorificialis: (1917) fieberhafte Allg.erkr. mit pseudomembranöser Entzündung der Halbschleimhäute an Mund, Nase, Genitale u. Anus sowie Hautveränderungen i. S. des Erythema exsudativum multiforme (v. a. an Extremitäten, Präputium, Skrotum).

Fièvre: (französ.) Fieber; z. B. F. boutonneuse (↑ Boutonneuse-Fieber), F. des marais (1) Sumpffieber durch Leptospira grippotyphosa. – 2) ↑ Malaria).

FIGLU-Test: orale Gabe von Histidin (15–20 g) u. anschließ. Kontrolle der renalen Ausscheidung seines Stoffwechselprodukts **For**miminoglu**taminsäure** (auch: FIGS; normal 1,25 mg/24 Std.; bei Folsäuremangel vermehrt).

figuratus, figuriert: *derm* mit mehr oder weniger deutl. geometr. Formen (Bogen, Ringe, Kreise, Kreissegmente, Kokarden, Schlangenlinien, »Landkarten«).

Figure-of-eight-Syndrom: *kard* bikonvexe Verbreiterung des oberen Mediastinums u. – meist li.seit. – Vergrößerung des Herzens als charakterist. Rö-Bild (in Form einer »8«) bei totaler Lungenvenenfehleinmündung u. Vorhofseptumdefekt.

Fila: *anat* »Fäden« (s. u. Filum).

Filament(um): fadenförm. Gebilde; z. B. *histol* das ↑ Myofilament, die Protofibrille der kollagenen Bindegewebsfaser, der Achsenfaden des Spermatozyten, die als »funktionelle Einzelfasern« isolierbaren Faseranteile der RM-Wurzeln u. Nervenäste; *bakt* das ↑ Bakterienfilament (s. a. filamentöse ↑ Viren); *urol* ↑ Harnfilament.

Filamin: s. u. Aktin.

Filaria, Filarie: medizin.-parasitol. Bez. für fadenförm., (meist extraintestinal) parasitierende Nematoden der Ordng. Spirurida (v. a. Überfam. Filarioidea); s. a. Microfilaria; z. B. **F. acutiuscula s. ochnani** (↑ Dirofilaria repens), **F. bancrofti s. wuchereria s. dermathemica s. nocturna s. sanguinis hominis** (↑ Wuchereria bancrofti), **F. conjunctivae s. palpebralis s. extraocularis s. labialis s. peritonei-hominis** (s. u. Dirofilaria), **F. dracunculus s. aethiopica s. guineensis s. medinensis, s. tropica** (↑ Dracunculus medinensis), **F. carinii s. patersoni** (= Litomosoides), **F. circumocularis** (↑ Thelazia callipaeda), **F. denticula** (↑ Haemonchus contortus, **F. haemorrhagica** (= Parafilaria multipapillosa), **F. immitis** (s. u. Dirofilaria), **F. loa s. bourgi s. diurna s. oculi humani s. lacrymalis s. sanguinis hominis major s. subconjunctivalis** (↑ Loa loa), **F. magalhaesi** (= Dirofilaria magalhaesi), **F. mega- u. microstoma** (= Habronema), **F. ozzardi s. demarquayi s. juncea s. tucamani** (↑ Mansonella ozz.), **F. perstans s. sanguinis hominis minor** (↑ Acanthocheilonema pe.), **F. radula** (↑ Gnathostoma spinigerum), **F. reticulata** (s. u. Onchocerca), **F. streptocerca** (s. u. Acanthocheilonema), **F. volvulus** (s. u. Onchocerca).

Filarien: ↑ Filariidae (s. a. Filaria). – **F.abszeß**: bei Verlegung der Lymphwege durch erwachsene Filarien, durch deren tox. Zerfallsprodukte u. zusätzl. – aber auch via offene Wurmgänge mögl. – bakterielle Infektion entstandene Abszeßbildg. v. a. im Bereich von Oberschenkel (bei Brugia malayi), Skrotum (Wuchereria bancrofti), Fuß (Dracunculus medinensis). – **F.bauch**: Peritonitis-Sympte. im Stadium der Invasion einer Filariasis mit Wuchereria bancrofti. – **F.hydrozele**: Hydrozele im 2. Filariose-Stadium; oft mit Filarienorchitis kombin. – **F.krätze**: juckender Hautausschlag durch Filarien, insbes. bei Onchozerkose. – **F.lymphangitis**, Filarienfieber, Elephantiasisfieber: in allen Filariose-Stadien vork. – oft mit LK-Varikose u. Lymphoskrotum kombinierte – zentrifugal fortschreit. allerg. Lymphangitis; im Frühstadium (v. a. bei Wuchereria bancrofti) mit period., schmerzhafter Schwellung regionärer LK (3–5 Tg.), mäß. Fieber u. leichtem Krankheitsgefühl, oder aber hohes Fieber mit Kopfschmerzen, Erbrechen, Anschwellung der Extremitäten, evtl. Hautödem (4–5 Tg.); im Spätstadium meist bakterielle Superinfektion (↑ Filarienabszeß) u. erysipelart. Erscheinungen. – **F.orchitis**: akute fieberhafte Orchitis im 2. Filariose-Stadium.

Filariidae: (sub)trop. Nematoden-Fam. der Ordn. Spirurida [↑ Filarioidea], mit wicht. extraintestinalen Parasiten wie Wuchereria, Brugia, Onchocerca, Loa (d. h. »Filarien« i. e. S.). Deren Mikrofilarien werden von blutsaugenden Insekten aus dem peripheren Blut oder s.c. Bindegewebsspalten aufgenommen u. als metazykl. Larven auf die Haut des Endwirts abgegeben, in die sie aktiv eindringen (nachfolgend Ansiedlung in best. Organsystemen, ↑ Tab. »Filariosen«).

Filarioidea: Überfam. »Fadenwürmer« der Spirurida [Nematodes], u. a. mit der Fam. ↑ Filariidae; fadendünne, ovovivipare Parasiten in s.c. Bindegewebe (Onchocerca, Loa, Dirofilaria), Bauchhöhle (Setaria), Blut- (Dirofilaria, Elaeophora) u. Lymphgefäßsystem (Wuchereria, Brugia) der Vertebraten. Erste Larven: Mikrofilarien. Überträger: Arthropoden (v. a. Insekten).

Filariose, Filariasis: Befall durch Fadenwürmer (↑ Filariidae), v. a. in Subtropen u. Tropen; i. e. S. die F. des Menschen (als einz. Endwirt), übertragen – in Form der Mikrofilarien – durch blutsaugende Insekten (Ausnahme: Dracunculus medinensis, mit Cyclops-Arten als Zwischenwirte, Infektion durch Wassertrinken). Sitz der erwachsenen Würmer je nach Spezies (↑ Tab. S. 768; als seltenere Erreger Dirofilaria, Gongylonema, Habronema, Gnathostoma, Physaloptera, Thelazia, Cheilospirura); s. a. Acanthocheilonemiasis, Onchozerkose, Drakunkulose. – Ther.: Filarizide.

Filarizide: Filarien abtötende Mittel, v. a. ↑ Diaethylcarbamazin.

Filaton* Gewebetherapie

Häufige **Filariosen** des Menschen

Erreger	Verbreitung	Sitz der erwachsenen Filarien	wichtige Krankheitszeichen	Zwischenwirte
Wuchereria bancrofti	die meisten trop. Länder	Lymphsystem	Lymphangitis u. Lymphadenitis, Funikulitis, Hydrozele, chylöse Ergüsse, Elephantiasis	Culex-, Anopheles-, Mansonia-, Aedes-Arten
Brugia malayi	ind.-malaiischer Raum, Ostasien	Lymphsystem	Lymphangitis u. Lymphadenitis, Elephantiasis	Mansonia-, Anopheles-Arten
Loa loa	afrikan. Regenwaldgebiet	Bindegewebe, bes. subkutan (wandernd)	flücht. Hautschwellungen, zuweilen Filarie in Augenbindehaut	Chrysops-Arten
Onchocerca volvulus	trop. Afrika u. Amerika	Subkutangewebe	Knoten unter der Haut, juckende Dermatitis, Augenstörungen	Simulium-Arten
Acanthocheilonema perstans	trop. Afrika, Algerien, Tunesien, Südamerika	peritoneales Bindegewebe	keine	Culicoides-Arten
Acanthocheilonema streptocercum	West- u. Zentralafrika	?	keine	Culicoides-Arten
Mansonella ozzardi	Süd- u. Mittelamerika	peritoneales Bindegewebe	keine	Culicoides-Arten
Dracunculus medinensis	trop. u. subtrop. Afrika u. Asien	Subkutangewebe	Juckreiz, Exantheme, Hautgeschwüre	Cyclops-Arten

Filatow* Gewebetherapie (WLADIMIR P. F., 1875–1956, Ophthalmologe, Odessa): Transplantation bzw. Inj. bes. vorbehandelter pflanzl., tier. u. menschl. Gewebe oder Preßsäfte, die auf Grund ihres Gehalts an spez. Stoffwechselprodukten (»biogene Faktoren«) die Regenerationsfähigkeit bei Abnutzungskrkhtn., Erschöpfungszuständen etc. beleben sollen. – Eine Keratoplastik mit analog präparierter Leichen-Hornhaut soll außer dem örtl. opt. Effekt auch die zugrundeliegende Hornhauterkr. günstig beeinflussen (Aufhellung benachbarter Areale).

Filatow* Rundstiellappen: (1916) doppelt gestielter, aus der Bauchhaut gebildeter Wanderlappen.

Filatow* (NIL FEODOROWITSCH F., 1847–1902, Pädiater, Moskau) **Zeichen**: die charakterist. periorale Aussparung des Scharlachexanthems (»Mund-Kinndreieck«). – **F.*-(-Dukes*) Krankheit**: s. u. DUKES*.

Fildes* Gesetz (Sir PAUL GORDON F., geb. 1882, Bakteriologe, London): Die Anwesenheit antisyphilit. AK im Blut des Neugeb. beweist eine Erkr. der Mutter, nicht aber auch des Kindes.

Filialgeneration: die Generation der Nachkommenschaft eines Elternpaares oder einer Elterngeneration. – Bei Kreuzungen mendelnder Allele unterscheiden sich die 1. F. (»Tochtergeneration«, F_1) u. die daraus durch interne Weiterkreuzung hervorgehende 2. F. (»Enkelgeneration«, F_2) sowie die folgenden (F_3, F_4 etc.) bezügl. Aufspaltung ihrer phänotyp. Merkmale entspr. den MENDEL* Regeln.

Filière: (französ.) stählerne Meßlehre mit kreisrunden Bohrungen zur Kaliber-Bestg. von Kathetern u. Bougies (in Charrière, Béniqué oder nach der Engl. Skala [1–16]).

filiform(is): fadenförmig; z. B. fi. Bougierung (mit filiformen ⁄ Bougies, i. e. S. die mit Faden ohne Ende).

Filipinum *WHO*, Filimarisin: von Streptomyces filipinensis produziertes Antibiotikum (Polyengruppe); wirksam gegen pflanzenpathogene Pilze, Hefen.

Filipowicz* Zeichen: gelbl.-braune palmoplantare Hautverfärbung mit nachfolgender starker Abschuppung bei best. fieberhaften Erkrn. (z. B. Typhus abdomin.).

Filix-Amaurose: irreversible Sehnervenatrophie nach – v. a. tox. – Dosen eines Filix-Präp. (aus ⁄ Dryopteris filix-mas; s. a. Filixsäure); bereits nach Gaben von 3,0–6,0 g Extr. Filicis beobachtet.

Filixsäure, Filizin: anthelminthisch wirksamer Bestandteil im Extrakt aus dem Rhizom von ⁄ Dryopteris filix-mas (neben weiteren Phloroglucin-Derivaten, ⁄ Formel u. Tab.; Zunahme der Wirksamkeit mit steigendem Mol.gew.).

Filixsäurederivate	Ringsystem	R_1	R_2	R_3
Aspidinol	B	$-CH_3$	$-H$	$-CH_3$
Aspidin	A–B	$-CH_3$	$-CH_2-$	$-CH_3$
Flavaspidsäure	A–B	$-H$	$-CH_2-$	$-CH_3$
Albaspidin	A–A		$-CH_2-$	
Filixsäure	A–B–A	$-H$	$-CH_2-$	$-CH_2-$

Filizismus: Intoxikation mit Filix-Präparaten.

Film|dosimeter: radiol v. a. im Strahlenschutz verw. Dosimeter (⁄ Strahlenschutzplakette) zur Ermittlung der (Standard-)Ionendosis einer Rö-, γ- oder Elektronenstrahlung aus der Schwärzung der photograph.

Emulsion von Filmen. Bei Verw. von Kernspur-Emulsion auch Ermittlung der Äquivalentdosis schneller Neutronen möglich. – **F.kassette**: *röntg* lichtdichter Behälter (verschied. Größen, meist viereckig u. plan), in dem die Verstärkungsfolien u. der vor der Exposition eingelegte Film dicht aneinandergepreßt werden; besteht aus strahlendurchläss. Deckel (Eisen mit dünner Bleischicht; gegen Rückstreuung).

Filmoxygenator: / Oxygenator, dessen Platten ständig u. gleichmäßig mit einem Blutfilm bedeckt werden oder in Blut eintauchen, so daß sich an der Plattenoberfläche ein für den Gasaustausch notwend. Film entwickelt; Modelle n. GIBBON, KAY-CROSS, MELROSE.

Filmverbandstoff, Folienverband: reizlose, nicht mit der Wunde verklebende Kunststoff-Folie (Vliesstoff, Verbandschleier), mit saugfäh. Verbandstoffauflage kombin., evtl. mit Alu beschickt (zusätzl. Heilwirkung); gewährleistet schonenden Verbandwechsel.

Filmwechsler: *röntg* Spezialgerät zur Anfertigung von »schnellen Aufnahmeserien«; als Blatt- oder als Rollfilmwechsler.

Filter: 1) *chem* poröses Material zur physikal. Abtrennung fester Stoffe aus Flüssigkeiten u. Gasen (/ Filtration); unterschieden nach Porengröße als Hart- (feinporig) u. Weich-F., nach Material als Papier- (reine, ungeleimte Zellulose, ggf. aschefrei), Tuch- (Natur-, Chemie-, Glasfaser, Asbest), Glas- (Glaswolle, Sinterglas), Membran- (sogen. Ultra-F., z. B. Elford-, BECHTOLD* Membran) u. keram. F. (z. B. BERKEFELD* F.; meist als Filterplatten = Fritten, als Filterkerzen). – Anw. u. a. als Bakterien-F. (»bakteriendichter F.«), Bio-F. (für Trinkwassergewinnung durch Entkeimung; meist Sand-F., darin spontan oder künstl. angesiedelte bakterienfressende Mikroorganismen). – 2) *radiol* zur Aufhärtung (u. Homogenisierung), evtl. auch nur zur Schwächung einer Photonenstrahlung in den Strahlengang einzubringende Metallschicht (Al, Cu, Fe, Pb, ferner THORÄUS* F.); s. a. Härtungs-, Ausgleichsfilter. Angabe des Filterwertes in mm-Dicke des Filtermaterials. – 3) *opt* Vorrichtung zur Aussonderung best. Wellenbereiche aus dem sichtbaren u. unsichtbaren Lichtspektrum, z. B. Absorptions-, Dispersions-, Interferenz-F.

Filter|äquivalent: *radiol* Filterwert eines unübl. Filtermaterials (z. B. Eisen), angegeben als entspr. Filterwert eines übl. Materials (z. B. Al, Cu). – **F.eigenstrahlung**: *radiol* durch Primärstrahlung in einem Filter erzeugte Sekundärstrahlung (Streu- u. charakterist. Strahlung).

Filterkerze: zylindr. keram. Hartfilter aus Porzellanerde u. Quarzsand (n. PASTEUR, CHAMBERLAND) oder Kieselgur (n. BERKEFELD) zur mechan. Abtrennung von Verunreinigungen (v. a. Mikroorganismen) aus Flüssigkeiten; durch Abbürsten oder Ausglühen regenerierbar.

Filtersicherung: *radiol* Vorrichtung an Therapiegeräten, die bei nichteingeschobenem Filter den Stromkreis unterbricht (d. h. die Bestrahlung unmöglich macht; durch sogen. Leerfilter ausschaltbar. Bei »Filter-Rückmelde-Einrichtung« wird der jeweils eingeschobene Filter am Schalttisch angezeigt.

Filterung, Filtern: *physik* Veränderung des elektromagnet. Spektrums einer heterogenen Strahlung (Schwächung, Heraussieben best. Frequenzen) mittels Filters in Optik, Akustik, Elektrotechnik u. Radiologie; vgl. Filtration. – **zentralnervöse F.**: Begr. der Verhaltensforschung für die von Begleitreizen rel. unabhäng. Wahrnehmung von Schlüsselreizen.

Filtrat|faktor: im Filtrat eines natürl. Extraktes gefundene vitaminwirksame Substanz, z. B. Pyridoxin, Pantothensäure, Vit. B_w. – **F.fraktion**, FF: *physiol* der in den Glomeruli filtrierte Anteil des Nierenplasmadurchflusses (/ Glomerulusfiltrat; beim Menschen normal ca. 20%); berechnet als Quotient aus Inulin- u. p-Aminohippursäure-Clearance.

Filtration, Filtrieren: *physik* Abtrennung fester Stoffe aus Flüssigkeiten u. Gasen mit Hilfe von / Filtern; Oberflächen-F. durch Siebwirkung (Teilchen-$\varnothing$ > Poren-$\varnothing$); Tiefen-F. durch Adsorptionswirkung oder Teilchenablagerung in den Filterkapillaren (Teilchen-$\varnothing$ < Poren-$\varnothing$); als Klär- bzw. Trenn-F. mit Gewinnung der durchlaufenden reinen Flüssigkeit (= Filtrat) u./oder des zurückbleibenden Feststoffes (= Filterkuchen). Geschwindigkeit der F. nimmt mit steigendem **Filtrationsdruck** (Druckdifferenz Zu-/Ablaufseite) zu; zu beschleunigen durch Druck auf Filterkuchen- oder Vakuum auf Filtratseite (= Druck- bzw. Saug- oder Vakuum-F.).

Filtrations|diurese: Diurese aufgrund der Vermehrung des Filtratvol. der Niere; v. a. bei ansteigendem Blutdruck im Anschluß an einen Kreislaufkollaps. – **F.druck**: s. u. Filtration. – Als **effektiver F.d.** der die Größe eines durch eine Kapillarmembran filtrierten Flüssigkeitsvol. bestimmende Druckgradient, zusammengesetzt aus kolloidosmot. Druck des Gewebes (bestimmend für Auswärtsfiltration) u. intravasalem Blutdruck abzügl. des interstitiellen u. des kolloidosmot. Drucks des Plasmas (bestimmend für Einwärtsfiltration). – In der Niere ersterer wegen Eiweißfreiheit des Glomerulusfiltrats unbedeutend, dort daher zu berechnen als: kapillärer Druck (ca. 70 mm Hg) minus tubulärer Druck (ca. 20 mm Hg) minus intravasaler kolloidosmot. Druck (20 mm Hg) = 30 mm Hg; bei Blutdruckabfall auf <60 mm Hg erfolgt keine Filtration mehr.

Filtrations|narbe: *ophth* zystoide Bindehautnarbe am oberen Scheitelpunkt des Hornhautlimbus als Ergebnis einer fistulierenden Glaukom-Op. (neuer Abfluß- u. Resorptionsweg für Kammerwasser). – **F.theorie**: 1) / PAGE* Theorie (der Atheromatose-Entstehung). – 2) / LUDWIG* Theorie (der Harnbereitung).

Filtratvolumen, glomeruläres, glom. Filtrationsrate, GFR: Vol. des Glomerulusfiltrats pro Zeiteinh.; abhängig vom effektiven / Filtrationsdruck u. vom Filtrationswiderstand der Glomerulusmembran (deren Dicke, Fläche, Porengröße); beim Menschen ca. 125 ml/Min. bzw. 180 l/Tg. (d. h. 60faches Plasmavol.). Bestg. indir. anhand der Clearance von Substanzen, die ausschl. u. uneingeschränkt filtriert, jedoch nicht resorbiert oder sezerniert werden (z. B. Inulin):

$$\text{GFR} = \frac{U \cdot V}{P}$$

(U = Urinkonz., V = Harnvol., P = arterielle Plasmakonz.).

Filtrierpapierkultur: (KORINEK 1934) *bakt* Beimpfung eines auf einen frisch gegossenen Agarnährboden gelegten Filtrierpapierstreifens, von dem aus die Erreger in den Nährboden einwachsen; s. a. Blättchentest.

Filum

Filum: (lat.) Faden; *anat* z. B. **F. durae matris spinalis** *PNA* (= F. ext.; der fadenförm., solide Strang der spinalen Dura, der, mit dem F. termin. verschmolzen, auf der dors. Seite des Steißbeins in das Periost übergeht), **F. gustativum** (↑ Geschmacksstiftchen), **Fila olfactoria** *JNA* (↑ Nervi olfactorii), **Ff. radicularia** *PNA* (die Wurzelfasern der Spinalnerven; als **Ff. r. radicis dors.** die von den Spinalganglien ausgehenden afferenten, somatosensiblen u. die von parasympath. RM-Zellen ausgehenden efferenten Elemente der hint. RM-Wurzel; als **Ff. r. r. ventr.** die von den motor. Vordersäulenzellen u. sympath. Seitensäulenzellen des RM ausgehenden efferenten Elemente der vord. RM-Wurzel), **F. terminale** *PNA* (= F. int.; der rudimentäre »Endfaden« des RM in Fortsetzung des Conus termin. in der Cauda equina; verschmilzt mit dem F. durae matris spin.).

Filzlaus: ↑ Phthirus pubis.

Fimbria, Fimbrie: Franse; 1) *anat* (*PNA*) z. B. **F. hippocampi** (F. cornu Ammonis, Taenia hippocampi, Velum terminale; fransenförm. Fortsetzung des Balkenkörpers auf den Pes hippocampi u. Uncus gyri hippocampi; führt von diesen markhalt. Riechbahnenfasern in den Fornix, die dann zum Corpus mamillare u. Nucl. habenulae verlaufen), **Fimbriae tubae** (die »Fransen« um das Ostium abdomin. des Eileiters am Infundibulum; als längste die **F. ovarica** im freien Rand der Mesosalpinx, die bis zum oberen Eierstockpol reicht u. ovarialseitig eine Rinne für den Abtransport des ovulierten Eies besitzt). – 2) *bakt* Pilus: haarart. Zellwandanhang vieler Bakterien. Darin enthaltenes Fimbrien- oder F-Antigen ist durch Hämagglutination mit frisch gezüchteten Baktn. nachweisbar, z. B. bei Stämmen von Escherichia, Shigella, Salmonella, Proteus.

fimbriatus: (lat.) mit Fransen versehen.

Fimbrienschwangerschaft: ↑ Tubenschwangerschaft im Bereich der Fimbrien (v. a. Fimbria ovarica). Mangelnde Ernährung führt meist sehr zeitig zum Absterben des Schwangerschaftsprodukts.

Fimbriozele: 1) Tubenfimbrien enthaltender Eingeweidebruch. – 2) zystenart. Umbildung einer Tubenfimbrie.

finale Tendenz: (A. ADLER) *psych* das unbewußte Ziel einer Neurose, das in der aktuellen Sympomatik zum Ausdruck kommt u. dessen Aufdeckung u. Bewußtmachen Aufgabe der Psychoanalyse ist; vgl. Begehrensneurose.

Finalgon®-Test: (1953) Hautrötung (beim Gesunden) 5–10 Min. nach Auftragen des Antirheumatikums (Nonylsäurevanillylamid u. Nikotinsäure-β-butoxyäthyl-äther; 5%ige Salbe) auf die Innenseite des Unterarms; bleibt bei streptokokkenbedingter akuter Polyarthritis (auch in stummer Phase) aus oder tritt verspätet u. nur schwach auf.

Final|stadium: letztes Stadium eines Krankheitsprozesses, i. e. S. das vor dem Tode (= Präfinalstadium = Agonie). – **F.zacke**: *kard* ↑ S-Zacke (als letzte des QRS-Komplexes).

Fincham* Theorie: *ophth* Bei der Nahakkommodation des Auges erfolgt eine konoide Verformung der Linsenvorderfläche. – Von F.* auch ein **Koinzidenzoptometer** zur objekt. Refraktionsbestg. (mit Hilfe einer auf die Netzhaut projizierten Strichfigur) angegeben.

Finger: ↑ Digitus, Digiti manus. – **hippokratischer F.**: ↑ Trommelschlegelfinger. – **schnappender** oder **schnellender F.**: (NOTTA, NÉLATON 1950) entzündl., arthrot. oder (dauer)traumat. Streckhemmung des Fingers in Semiflexionsstellung, die sich – evtl. nur passiv – unter deutl., meist schmerzhaftem Schnappen überwinden läßt; path.-anat.: knot. Tendovaginitis stenosans, häufig sek. Tendinitis hyperplastica der Beugesehne über dem Grundgelenk. Früher oft berufstraumatisch (Näherinnen, Stickerinnen), ggf. anzeigepflicht. Berufskrankheit. – Analoges Bild auch als schnellende Hand. – **toter F.**: ↑ Digitus mortuus.

Fingerabdruck: *forens* ↑ Daktylogram. – **F.test**: ↑ SHWACH-GHAMMAN* Test (bei Mukoviszidose). – **F.körper-Myopathie**: (A. G. ENGEL u. M.) angeb., stationäre Myopathie (v. a. proximaler Muskelgruppen ab oder aber generalisiert mit u. ohne Kopfmuskel-Beteiligung), charakterisiert durch sarkoplasmat. Einschlüsse: lamellierte sägezahnähnl. Gebilde (ähnl. dem Leistenmuster der Fingerbeere), die auch bei enzymat. u. ä. Behandlung des Muskelpräp. persistieren; Ätiol. unklar.

Fingeragnosie: Unfähigkeit, bei offenen Augen die eigenen Finger zu unterscheiden, zu benennen u. vorzuzeigen, als umschrieb. Form der Autotopagnosie bei Schädigung des Gyrus angul. der dominierenden Großhirnhälfte; Teil des GERSTMANN* Syndroms.

Fingeramputation: der (akzidentell)traumat. Verlust, i. e. S. aber die op.- bis subtotale – Amputation eines Fingers (mit Resektion der Nervenenden). Stumpfdeckung mit volaren Weichteillappen oder Vollhauttransplantat; s. a. KRÖMER*, ZUR VERTH* Amputationsschema. – Die Exartikulation im Grundgelenk möglichst unter Erhaltung des Metakarpalköpfchens, im Mittel- u. Endgelenk mit Resektion des Phalangealköpfchens.

Finger|aphasie: ↑ Fingeragnosie infolge Wortfindungsstörung. – **F.apoplexie**: ↑ ACHENBACH* Syndrom. – **F.auswechselung, -verschiebung**: *chir* neurovaskuläre Transplantation eines funktionell weniger wicht. Fingers zum Ersatz eines fehlenden Fingers, meist als ↑ Daumenersatz. Methoden z. B. nach PERTHES, MARC ISELIN, HILGENFELDT.

Fingerbeere, termin. Tastballen, Torulus tactilis: die mit s.c. Fettpolster u. bes. zahlreichen MEISSNER* Tastkörperchen ausgestattete, kapillarenreiche volare Vorwölbung des Fingerendglieds; Hautfaltenbild mit individuell festgelegten Schlaufen, Wirbeln u. Wellen (↑ Daktyloskopie).

Finger|beugereflex: ↑ BECHTEREW*-JACOBSOHN* Reflex. – **F.-Daumenreflex**: 1) ↑ MAYER* Grundgelenkreflex. – 2) ↑ ROSNER* Reflex.

Finger|drucktest, »blanching test«: Bestg. des Zeitintervalls zwischen Aufhebung des anämisierenden Drucks auf einen Finger u. Wiedereintritt der normalen Durchblutung; bei Aortenisthmusstenose verlängert (>2 Sek.). – **F.ersatz**: *chir* ↑ Daumenersatz, Fingerauswechselung. – **F.exartikulation**: s. u. Fingeramputation.

Finger-Finger-Perkussion: indir. Perkussion, bei der ein Finger der einen Hand auf einen – der Körperoberfläche aufgelegten – Finger der anderen Hand klopft. – **F.-F.-Versuch**: *neurol* Prüfung der Koordinationsfähigkeit durch Aneinanderführenlassen der Spitzen bd. Zeigefinger in der Horizontalen (erst bei offenen, dann bei geschlossenen Augen); s. a. Finger-Naseversuch.

Finger-Frakturmethode: *chir* digital-quetschende »stumpfe« Gewebsdurchtrennung, z. B. bei der partiellen Leberresektion. – **F.grundgelenke**: ↑ Articulationes metacarpophalangeae; s. a. MAYER* Grundgelenkreflex.

Fingerhut: *botan* die Gattg. ↑ Digitalis. – **F.kammer**: *radiol* Fachjargon für kleindimensionierte Ionisationskammern (»Kleinkammer«).

Fingerknöchelpolster, »knuckle pads«: (GARROD 1893) a) echte F.: meist bilat.-symmetr., evtl. leicht zyanot. (»gestrichelte«), bis kirschkerngroße, gelegentl. zentral eingesunkene polsterart. Verdickung seitl. der Mittelgelenke II – V; Pathogenese: Durchblutungsstörungen mit nachfolgender Epidermisdegeneration u. vermehrter Verhornung; evtl. Koinzidenz mit DUPUYTREN* Kontraktur, Induratio penis plastica; vgl. BART*-PUMPHREY* Sy. (s. u. Zehen-Fingerknöchel-). – b) unechte F., Schwielentyp: einzelstehende gelbl. Schwielen (Kallus) mit vergrößerten Hautfalten auf der Mittelgelenkstreckseite bei normaler Vasomotorik; Pathogenese: chron. mechan. (berufsbedingte) Irritation.

Fingerkontraktur: meist erworb. Kontraktur in Beuge-, Streck- oder – selten – seitl. Deviationsstellung (z. B. Adduktions-, Oppositionskontraktur des Daumens). Kongenit. F. meist bilat., u. a. als Pollex rigidus, Kampto- oder Klinodaktylie, komplette Ulnardeviation (»Windmühlenflügelfinger«). – Sonderformen: DUPUYTREN*, KRUKENBERG* Kontraktur.

Fingerleisten: die Hautleisten der Fingerbeere (↑ Daktylogramm).

fingerlike processus: (CULLEN) *gyn* als kolposkop. Befund der scholl. Leukoplakie das makroskop. Bild einer polygonal-erhabenen Felderung (mit Verhornung).

Finger|ling: handschuhfingerart. Fingerüberzug, aus Leder als Schutzverband, aus Gummi oder Weichplastik für digitale Austastung etc., auch als chir.-techn. Hilfsmittel für intraop. Verschluß eines Darmlumens, als Aspirationsschutz einer Thoraxdränage etc. – **F.lutschen**: s. u. Daumenlutschen. – **F.luxation**: volare oder – meist – dors., bei Seitenbandruptur auch lat. Luxation v. a. im End- u. Mittelgelenk; (klin.: typ. Stufenbildung); basal am häufigsten die Daumenluxation mit bajonettförm. Verschiebung der Grundphalanx nach radial-dorsal, Adduktionsstellung u. Daumenverkürzung.

Fingernagel: ↑ Unguis; s. a. Nagel..., Onycho....

Finger-Naseversuch: zur Prüfung von Koordination u. Taxie Herbeiführenlassen (zunächst bei offenen, dann bei geschlossenen Augen) einer raschen zielsicheren Berührung der Nasenspitze durch eine Zeigefingerspitze (nach weitausholender Armbewegung); s. a. Finger-Finger-Versuch.

Fingerpumpe: ventilloses Pumpenmodell für die Herz-Lungen-Maschine; langausgezogene Metallzylinder komprimieren nach- u. nebeneinander alternierend die blutführenden Schläuche u. massieren so die Blutsäule rhythmisch vorwärts.

Finger|schiene: als fixierendes Hilfsmittel nach Verletzung, Op. etc. Holzspatel, BÖHLER* oder CRAMER* Schiene, Gipslonguette, Alustab etc.; zur progress. Fingerextension, -flexion oder -spreizung Korrektivschienen n. SEYFARTH, OPPENHEIMER, LEWIN, MOMMSEN, BUNNELL (Beugeschiene), KANAVEL (Handschuhquengel). – **F.schutz**: auf den Finger aufsteckbare dreigliedr. Metallhülse (z. B. nach LANGENBECK) zum Schutz des Anästhesisten oder Operateurs vor Bißverletzung.

Finger|sprache: ↑ Chirologie (2). – **F.spreizzeichen**: 1) GORDON* Fingerzeichen. – 2) unwillkürl. Fingerstreckung u. -spreizung bei akt. weiter Öffnung des Mundes; im Kleinkindalter physiol., bei Erwachs. Zeichen diffuser Hirnschädigung. – 3) ↑ SOUQUES* Zeichen.

Fingerstumpf, blinder: infolge Läsion der Nn. digit. palm. proprii anästhet. Fingerstumpf.

Finger|umlauf: ↑ Panaritium. – **F.versuch**: (EHRLICH) zum klin. Nachweis einer serogenen hämolyt. Anämie Einwirkenlassen von Eis- u. von Warmwasser auf einen künstlich venös gestauten Finger; im anschließend entnommenen Blut bei pos. Test Hämolyse bzw. Erythrophagozytose. Modifik. des SCHUBOTHE*-MÜLLER* Tests. – **F.zeichen**: die an Fingern prüfbaren Reflexe u. Mitbewegungsphänomene, z. B. BECHTEREW*-JACOBSOHN* Reflex u. Fingerbeugereflex, MAYER* Grundgelenkreflex, GORDON* Fingerzeichen.

Finimeter: Manometer im Druckreduzierventil von Gasdruckflaschen, in das nach Öffnen der F.schraube Gas direkt einströmt u. so den Gesamtinhalt anzeigt.

Finis: (lat.) Ende, Tod.

Fink* Operation: (1913) Ösophagusersatz durch anisoperistalt. Anastomosierung des distal skelettierten u. im Duodenum durchtrennten« Magens mit dem Halsösophagus mittels antethorakaler Dermatoplastik (= Ösophagodermatogastroplastik). – Wiederherstg. der Ingestpassage durch hint. Gastrojejunostomie (nach Duodenalstumpfverschluß).

Finkelnburg* Reflex: Verengerung einer lichtstarren Pupille bei mechan. oder therm. Reizung der Rachenschleimhaut; klin. bedeutungslos.

Finkelstein* (HEINRICH F., 1865–1942, Pädiater, Berlin) **Eiweißmilch**: ↑ Eiweißmilch. – **F.* Mastoiditis**: okkulte ↑ Mastoiditis. – **F.* Formel**: zur Errechnung der tgl. Trinkmenge (ml) in der Neugeborenenperiode: (Lebenstag – 1) × 70–80.

Finkelstein* Zeichen: s. u. EICHHOFF*-FINKELSTEIN*.

Finne: 1) Hydatide, Blasenwurm: *helminth* Jugendform von Bandwürmern, z. B. der Gattgn. Cysticercus, Echinococcus, Coenurus. – 2) *derm* das Akneknötchen (»Finnen[ausschlag]« = Akne vulg.).

Finnen|balg: die wirtseigene fibröse Kapsel (»Zystenmembran«) um eine Bandwurmfinne (z. B. bei Cysticercus, Echinococcus). – **F.krankheit**: ↑ Zystizerkose; i. w. S. auch ↑ Echinokokkose.

Finney* Operation (JOHN M. T. F., 1863–1937, Chirurg, Baltimore): 1) F.* Pyloroplastik: (1902) bei Magenausgangsstenose oder nach Ulkusexzision an der Duodenalvorderwand (kombin. mit Vagotomie) Gastroduodenostomie durch Langsspaltung von Pylorus u. Duodenum (bis Mitte des absteigenden Schenkels) u. breite Vernähung mit dem Magenantrum in U-Form. – 2) (1924) Modifik. der BILLROTH-I-Magenresektion als Gastroduodenostomia termino-lat. totalis zur Pars descend. des Duodenums (analog der v. HABERER* Methode).

Finochietto* Extensionsbügel (ENRIQUE F., 1881–1948, Chirurg, Buenos Aires): Platte zur – verstellbaren – Fixierung aller Langfinger für die Übertragung eines Längszuges, z. B. zur Einrichtung von Unterarm- u. Handgelenkfrakturen.

Finsen* (NIELS RYBERG F., 1860–1904, Arzt, Kopenhagen; Inaugurator der modernen Lichtther.; 1903 Nobelpreis für Medizin) **Behandlung**: UV-Bestrahlung (mit Bogenlampe = **F.* Lampe**) des Lupus vulg. u. best. Erythematodes-Formen; i. w. S. die entspr. Ganzkörperbestrahlung (»Bogenlichtbad«). – **F.*-Lomholt* Apparatur**: modifiz. Bogenlampe 4fach größerer Strahlenenergie u. mit besserer Ausnützung des UV-Anteils; Vorsatzstücke für Bestrahlung der Nasen- u. Mundhöhle; als **F.*-Reyn* Lampe** ein kleineres Modell für Einzelbestrahlung.

Finsen* Krankheit (JON COSTANT F., 1826–1885, Arzt, Nykøbing/Dänemark): ↑ Bornholmer Krankheit.

Finsterer* (HANS F., 1877–1955, Chirurg, Wien) **Operation**: 1) (1914) Modifik. der BILLROTH-II-Magenresektion als Gastrojejunostomia retrocolica terminolat. partialis inf., mit zusätzl. Aufsteppung des zuführenden Jejunumschenkels auf die Verschlußnaht des oberen Magenquerschnitts. – 2) (1923) Modifik. der BILLROTH-I-Magenresektion als Gastroduodenostomia terminolat. part. (Variante der v. HABERER*-FINNEY* Methode); ferner als sogen. Schlauch- oder Treppenresektion der kleinen Kurvatur (Anastomose terminoterminal). – 3) Duodenalstumpfverschluß durch Seidenligatur u. Einstülpung mit Tabaksbeutelnaht, gesichert durch 2 LEMBERT* Knopfnahtreihen. – 4) (1941) dreizeit., kontinenzerhaltende abdominosakr. Resektion des hochsitzenden Rektum-Ca. nach lat. Transversostomie; Wiederherstg. der Darmkontinuität durch sakrale End-zu-End-Anastomose. Modifiziert von GOETZE. – 5) ein- oder zweizeit. Dünndarmzwischenschaltung bei Rektosigmoidresektion (wegen Polyposis, Divertikulitis); nach Blindverschluß der Ileumstümpfe Seit-zu-Seit-Anastomosierung des oralen u. aboralen Ileumendes; Verbindung der Schaltschlinge mit dem Transversum laterolat., mit dem Rektumstumpf lateroterminal. – 6) F.*-DRÜNER* Op.: »Resektion zur Ausschaltung« bei nicht resezierbarem pept. Ulcus duodeni; Durchtrennung des Antrums, Mukosaaushülsung im präpylor. Stumpf, Verschluß der Seromuskularismanschette, Resektion modo BILLROTH II. – Ursprünglich als postpylor. Resektion ohne Aushülsung. – Ferner Methoden der Hemikolektomie (re. u. li) u. der Kolektomie. – **F.* Regel**: (1949) Akute Blutung eines Magendarmgeschwürs indiziert Frühop. (erste 48 Std.) mit definitiver Versorgung; bei Hämorrhagien ohne sichere Ulkusanamnese zunächst konserv. Ther., bei andauernder Blutung, nicht beherrschbarem Schock oder kurzfrist. Rezidiv Op. (evtl. Sofort-Op.). – **F.* Saugrohr**: seitlich gefenstertes doppelläuf. Rohr (modifiz. AUBERT* Rohr). – **F.* Splanchnikusanästhesie**: »Mesenterialanästhesie nach erfolgter Laparotomie« durch Depots in Kardia- u. Pylorusnähe (kleine Kurvatur bzw. Lig. gastrocolicum) u. am Transversum. – **F.* Zeichen**: paradoxe Pulsverlangsamung bei schwerer intraperitonealer Blutung.

Finzi*(-Harmer*) Methode (NEVILLE SAMUEL F., geb. 1881, Radiologe, London): Strahlenther. des Stimmband-Ca. mit – durch ein Schildknorpelfenster eingeführten – Radiumnadeln.

Fipexidum *WHO*: 1-[(p-Chlorphenoxy)-azetyl]-4-piperonyl-piperazin; Antidepressivum.

First appearance time: *kard* ↑ Erscheinungszeit.

First-pass-Effekt: *pharm* s. u. biologische ↑ Verfügbarkeit.

Fisch|allergie: Gruppen- oder artspezif. Allergie gegen Fischeiweiß; alimentäre Form mit Manifestation an Verdauungs-, Respirationstrakt (Asthma) u. Haut oder als anaphylakt. Allgemeinsympte.; auch inhalative Form (Fischmehlstaub, Fischdunst). – **F.augenzelle**: nach Neuritendurchtrennung degenerierende Nervenzelle mit peripher gelegenem Kern u. aufgelösten NISSL* Schollen im Zentrum. – **F.bandwurm**: ↑ Diphyllobothrium latum.

Fischel* Ektopie (WILHELM F., 1852–1910, Gynäkologe, Prag): bei Nulliparae Persistenz oder Wiederauftreten der – bei ca. 30% der Neugeb. physiol. – Grenzverschiebung des Zervixepithels, sogen. »kleine angeb. Portioerosion« (mit – evtl. hartnäck. – Fluor).

Fischer* (EMIL HERMANN F., 1852–1919, Chemiker, Berlin; 1902 Nobelpreisträger für Chemie) **Analyse**: (1901) Trennung von Aminosäuren durch Überführung in die unzersetzt flücht. Ester u. fraktion. Vakuumdestillation des Estergemisches. – **F.* Projektionsformel**: (1891) *chem* die – nicht wirklichkeitsgetreue – zeichner. Darstg. organ. Moleküle durch Projektion des Tetraedermodells in die Papierebene (zentrales C-Atom mit kreuzförmig angeordneten Substituenten; ↑ Abb. »Enantiomerie«). – **F.* Zuckerprobe**: empfindl. Glukose-Nachweis im Harn durch Phenylglukosazonbildung (gelbe Kristalle) beim Erwärmen mit wäßr. Lsg. von 10% Phenylhydrazinhydrochlorid u. 15% Natriumazetat.

Fischer* Druckverband (HEINRICH F., 1857–1925, Arzt, Wiesbaden): (1910) bei oberflächl. Thrombophlebitis Kompressionsverband (z. B. elast. Binde) des ganzen Beins ohne arterielle Drosselung (Modifik. des UNNA* Zinkleimverbands). Wirkungen: Beschleunigung des ven. Rückstroms, Entstauung, Ruhigstellung der entzündeten Venen, Fixation der Thromben, Schlußfähigkeit insuffizienter Venenklappen.

Fischer* Hemibilirubinreaktion (HANS F., 1881–1945, Chemiker, München; 1930 Nobelpreisträger f. Chemie): (1912) Nachweis von Urobilinogen (= Hemibilirubin) im Harn durch Ausschütteln des Chloroformextrakts mit 0,1n NaOH u. Zusatz von 1–2 Tr. 10%ig. $CuSO_4$-Lsg. u. 8–10 Tr. 33%ig. NaOH (violett).

Fischer* Operation: 1) (A. W. FISCHER, geb. 1892, Chirurg, Kiel): (1924) zweizeit. abdominosakr. Rektumexstirpation bei Ca.; nach Anlegen eines Anus praeter sigmoideus Resektion des aboralen Sigmaschenkels bis zum DOUGLAS-Peritoneum oder Invagination in den dist. Darmstumpf; sakrale Entfernung des Abschnitts. – 2) (A. FISCHER 1961) Mamma-Augmentationsplastik mit freiem Kutis-Fett-Faszientransplantat aus dem Sulcus glutaeus, das nach kegelförm. Modellierung u. Epidermisabtragung in eine retromammär gebildete Loge eingeschoben wird.

Fischer*(-Buschke*) Syndrom (HEINRICH F., 1884–1943, Dermatologe, Rostock, Köln): regelmäßig dominant erbl., frühkindlich manifeste ektodermale Systemerkr. mit Palmoplantarkeratose, Hyperhidrose,

Onychogrypose u. -lyse, Hypotrichose; evtl. Trommelschlegelfinger u. Dysthyreose.

Fischer* Urethroskop: Op.-Zystoskop mit Einführungsmandrin, Spülvorrichtung (auch für Fistel- oder Samenleiterspülung über Katheter) u. graduiertem Schaft (für Längenmessung der Prostata).

Fischer* Zeichen (LOUIS F., 1864–1944, Pädiater, New York), EUSTACE SMITH* Zeichen: bei Kopfreklination über dem oberen Sternum auskultierbares sausendes Geräusch bei kindl. Bronchiallymphknoten-Tbk (Kompression der Vv. brachiocephalicae).

Fischer*(-Baer*) Ester (HERMANN O. L. F., 1888–1960, Biochemiker, Berkeley; ERICH B., geb. 1901, dt. Chemiker, Toronto): ↑ D-Glyzerinaldehyd-3-phosphat.

Fischer*-Torchi* Trockenblutreaktion: (1951) vereinfachter ↑ CHEDIAK* Syphilis(-Objektträger)-Test; Überschichten zweier nichtdefibrinierter Blutstropfen mit 3,5%ig. bzw. physiol. NaCl-Lsg. u. Bebrüten in feuchter Kammer (30 Min., nach Zugabe der Extraktverdünnungen 1 Std.), im pos. Fall sichtbare Flokkung bei schwacher mikroskop. Vergrößerung.

Fischer*-Vignolo* Dermatitis (HEINRICH F., 1884–1943, Dermatologe, Rostock, Köln; CARLO VIGNOLO=LUTATI, 1873–1919, Dermatologe, Bologna, Turin): ↑ Lichen sclerosus et atrophicus.

Fisch|finne: Plerozerkoid von Diphyllobothrium latum. – **F.fleischmuskulatur**: infolge Myoglobinschwunds weißl. Muskelgewebe als typ. Befund beim GÜNTHER* Syndrom II. – **F.flossenstar**: ↑ Cataracta pisciformis. – **F.gift**: s. u. Giftfische, Ichthyismus.

Fischgold*-Metzger* Linie: ↑ Bimastoidlinie. – Auch inkorrekte Bez. für die Biventerlinie.

Fisch|leberöl: ↑ Oleum Jecoris Aselli. – **F.leim**: Colla piscium. – **japan. F.leim**: ↑ Agar-Agar.

Fischmaul: klin die typ. Mundstellung beim ↑ Risus sardonicus. – **F.atmung**: die rel. langsame Schnappatmung bei – insbes. hypokaliäm. – diabet. Azidose. – **F.gesicht**: karpfenmaulähnl. Physiognomie bei Dysostosis mandibulofacialis (↑ Abb. »FRANCESCHETTI* S.«): UK-Hypoplasie, stumpfer Kinnwinkel, evtl. Agenesie der Jochbeinfortsätze u. Makrostomie. – **F.meatus**: urol typ. Form der äuß. Harnröhrenmündung im Anfangsstadium der akuten Gonorrhö, bedingt durch Ektropionierung der geschwollenen Schleimhaut. – **F.schnitt**: Froschmaul-, Steigbügelschnitt: hufeisenförm. Querinzision der Fingerkuppe (etwa 3 mm vom Nagelrand, max. bis zur Beugefalte) zur »Aufklappung« des Endglieds bei Panaritium. – **F.stenose**: angeb. oder erworb. schlitzförm. (»Knopfloch«-)Stenose eines Herzostiums.

Fischrose, Fisch(händler)rotlauf: meist berufsbedingtes ↑ Erysipeloid an Händen u. Unterarmen in der Umgebung durch Flossengräten hervorgerufener Wunden. – Auch Bez. für kurzdauernde tox. Entzündgn. durch in den Stichkanal gelangten Schleim der Fischhaut.

Fisch|schuppenkrankheit: derm ↑ Ichthyosis. – **F.test**: pharm In-vivo-Prüfung von Wirkstoffen (insbes. Hormone) an Fischen, z. B. ↑ Bitterlingtest. – **F.vergiftung**: ↑ Ichthy(i)smus, bakt Lebensmittelvergiftung. – **F.wirbel(bildung, -form)**, Diaboloform: WK-Deformierung durch bikonkave Höhenminderung b. Osteomalazie, Dysostosis multiplex etc. (↑ Abb.).

Fisetin: ein Flavonoid (↑ dort. Tab.).

Fishbaby: ↑ Ichthyosis congenita.

Fishberg* Text (ARTHUR MAURICE F., geb. 1898, Internist, New York): 1) Konzentrationsversuch als Nierenfunktionsprobe: nach Flüssigkeitszufuhr von max. 200 ml gegen 18^h (u. Verwerfen des Abendharns) Bestg. des spezif. Gew. des 8-, 9- u. 10-Std.-Harns; normalerweise Anstieg auf >1025 in mind. einer Probe. – 2) »Alkapton«(= Homogentisinsäure)-Nachweis im Harn anhand der Schwärzung einer lichtexponierten photograph. Emulsion nach Auftropfen.

Fisher* schematisches Auge: Augenphantom zur Übung der Ophthalmo- u. Skiaskopie.

Fisher* Syndrom (MILLER F., zeitgen. amerik. Neurologe): idiopath. Polyneuritis mit bds. Ophthalmoplegie u. Ataxie, Erlöschen der Eigenreflexe (evtl. auch schlaffen Lähmungen) u. Eiweißvermehrung im Liquor. Prognose günstig.

Fisher* Zeichen (THEODORE F., 1863–1949, Arzt, London): Präsystolikum als – umstrittener – Hinweis auf Perikardadhärenzen.

Fisher*-Evans* Syndrom: ↑ EVANS* Syndrom.

Fiske*-Subbarow* Methode (CYRUS HARTWELL F., geb. 1890, amerik. Biochemiker): (1925) photometr. Bestg. des anorgan. Serumphosphats mit Ammoniummolybdat- u. 1,2,4-Aminonaphtholsäure-Lsg. (Bildung von Phosphormolybdänsäure, Reduktion zu Molybdänblau).

Fissur(a): anat Spalte, Furche, Einschnitt (s. a. Sulcus, Fossa, Hiatus, Incisura, Rima, Sutura), path Spaltbildung aufgrund einer Entwicklungsstörung (z. B. F. **abdomin.** = ↑ Bauchspalte), chir sogen. »Haarbruch« (↑ Knochen-F.), derm Hautschrunde (z. B. F. **ani** = Analfissur). – **F. ani transversa**: embryol Querspalte an der Ento-/Ektoderm-Grenze als prim. Afteröffnung. – **F. branchialis**: embryol ↑ Kiemenspalte. – **F. calcarina** BNA: ↑ Sulcus calcarinus (s. a. Kalkarina...). – **F. cerebri lat. (Sylvii)**: ↑ Sulcus lateralis cerebri. – **F. choroidea** PNA: Spalte zwischen Thalamus u. Fornix, im Unterhorn zwischen Fimbria hippocampi u. Stria termin., für Eintritt des Plexus choroideus in den Seitenventrikel. – **F. colli congenita**: mediane ↑ Halsspalte. – **F. facialis**: ↑ Gesichtsspalte. – **F. horizontalis** PNA: 1) hori-

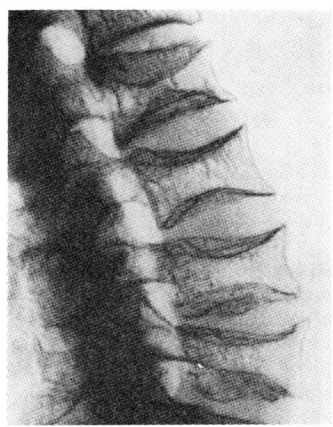

„Fischwirbel" bei hochgradiger präseniler Osteoporose.

Fissura labii

zontale Furche zwischen Lobulus semilun. sup. u. inf. des Kleinhirns. – **2)** die in Höhe IV. ICR von der Fiss. obliqua annähernd horizontal nach vorn verlaufende Spalte zwischen re. Mittel- u. Oberlappen (↑ Abb. »b«). – **F. labii superioris**: *path* ↑ Lippenspalte. – **F. ligamenti teretis** *PNA*, Fossa venae umbilic. *BNA*: Spalte zwischen Lobus sinister u. quadratus der Leber, d. h. vord. Teil der li. Längsfurche (von der Incisura lig. teretis bis zur Leberpforte), hervorgegangen aus dem fetalen Sulcus venae umbilicalis, das Lig. teres hepatis enthaltend. – **F. ligamenti venosi** *PNA*: Spalte zwischen Lobus sinister u. caudatus der Leber, d. h. hint. Teil der li. Längsfurche bis zur Leberpforte; hervorgegangen aus der embryonalen Fossa ductus venosi, das Lig. venosum enthaltend. – **F. longitudin. cerebri** *PNA*, F. interhemisphaerica s. intercerebralis s. mediana: die bis zum Corpus callosum reichende, die Falx cerebri enthaltende mediane »Mantelspalte« zwischen den Großhirnhemisphären. – **F. mediana ant.** *PNA*, F. longitudin. ant.: die mediane Spalte im vord. Teil des RM bzw. der Medulla oblong. fast bis zur grauen Substanz, die bd. Funiculi ant. trennend. – **F. obliqua pulmonis** *PNA*: in bd. Lungen die von hinten oben (Höhe 3. BW-Dorn) nach vorn-unten (Knochenknorpelgrenze der 6. Rippe) verlaufende Trennfurche zwischen li. Ober- u. Unter- bzw. re. Ober- u. Mittellappen (↑ Abb. »a«). –

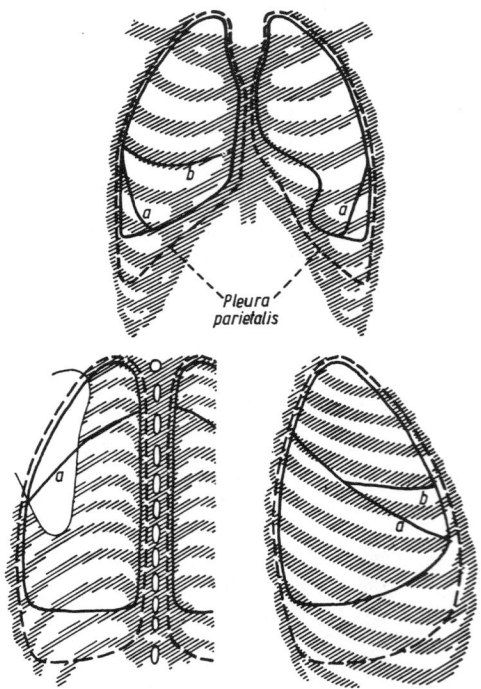

Die **Fissurae interlobares** der Lungen (projiziert auf die nahe Vorder-, Hinter- bzw. Seitenwand): a) Fissura obliqua; b) Fissura horizontalis.

F. orbitalis inf. *PNA*, F. o. sphenomaxillaris: die Spalte zwischen großem Keilbeinflügel, OK u. Jochbein im Orbitaboden; Durchtrittsstelle für N. zygomaticus u. N. u. A. infraorbital. – **F. orbit. sup.** *PNA*, F. o. cerebralis s. sphenoidalis: die Spalte zwischen großem u. kleinem Keilbeinflügel im Orbitadach; Durchtrittsstelle für die Hirnnerven III, IV, VI u. V$_1$ u. die Vv. ophthalmicae sup. u. inf.; s. a. Sinus-cavernosus-Syndrom. – **F. pelvis**: kongenit. Spaltbildung des knöchernen Beckens, i. e. S. die – meist mit Rektusdiastase u. Ektopia bzw. Ekstrophia vesicae kombin. – Schambeinspalte. – **F. petrooccipitalis** *PNA*: vom For. jugulare nach vorn-innen ziehende Spalte zwischen Felsenbein u. basalem Hinterhauptbein. – **F. petrosquamosa** *PNA*: die beim Neugeb. noch deutl., beim Erwachsenen meist nicht erkennbare Spalte zwischen Schläfenbeinschuppe u. vord. Felsenbeinfläche. – **F. petrotympanica** *PNA*: die »GLASER* Spalte« zwischen Crista tegment. u. Pars tympanica des Schläfenbeins; Durchtrittsstelle der Chorda tympani. – **F. posterolateralis cerebelli** *PNA*: die – erste embryonale – Kleinhirnfurche zwischen Flocculus u. Nodulus einerseits u. Lobulus biventer u. Tonsilla andererseits. – **F. prima cerebelli** *PNA*: die stammesgeschichtlich älteste Spalte (Furche) zwischen Alt- (Lobulus quadrangul. u. Vermis) u. Neukleinhirn (Lobulus simplex). – **F. pterygomaxillaris s. pterygopalatina** *PNA*, F. sphenomaxill.: Spalt zwischen Maxilla u. Lamina lat. des Proc. pterygoideus. – **F. secunda** *PNA*: die – embryonal zweite – Kleinhirnspalte zwischen Pyramis u. Uvula vermis. – **F. sphenopetrosa** *PNA*: der sich nach medial zum For. lacerum erweiternde »Canaliculus innominatus« zwischen Felsenbein u. großem Keilbeinflügel. – **F. sterni congenita**: ↑ Sternumspalte. – **F. thoracis**: ↑ Thorakoschisis; als **F. th. lat. transversa** ein seitl. Thoraxwanddefekt durch – meist bds. – Aplasie einer oder mehrerer Rippen(teile), oft kombin. mit Lungenhernie, Skoliose, Skapulahochstand; als **F. th. parasternalis** ein vord. Wanddefekt (v. a. 2. bis 5. Rippe), meist kombin. mit Muskel- u. Organanomalien. – **F. transversa cerebelli** *BNA*, F. t. parva: die Querspalte zwischen Kleinhirn u. verlängertem Mark. – **F. transversa cerebri** *PNA*, F. t. magna: die breite u. tiefe Querspalte zwischen Groß- u. Kleinhirn, darin das über die hint. Schädelgrube ausgebreitete Tentorium cerebelli. – **F. tympanomastoidea** *PNA*, F. auricularis: kleine Spalte zwischen den Partes tympanica u. mastoidea des Schläfenbeins. – **F. tympanosquamosa** *PNA*: kleine Spalte zwischen den Partes tympanica u. squamosa des Schläfenbeins. – **F. urethrae inferior**: ↑ Hypospadie. – **F. urethrae superior**: ↑ Epispadie. – **F. urogenitalis**: *embryol* Spalte im hint. Sulcus urogenit. (Ende 2. Fetalmon.), aus deren freien Rändern durch Fusion die ♂ Harnröhre entsteht (Ende 5. Mon.). – **F. vesicae congenita**: ↑ Blasenekstrophie; als **F. vesicogenit.** mit Spaltbildung im Genitalbereich, als **F. vesicointestin.** mit Bauchspalte kombiniert.

Fissurektomie: Exzision einer Fissur, auch einer Harnröhren»fissur« (bei Epi- bzw. Hypospadie).

Fissurenkaries: *dent* Zahnkaries in den Kauflächenfissuren der Prämolaren oder Molaren (mit bes. günst. Ausbreitung).

fissus: (lat.) gespalten.

Fistel, Fistula: abnormer, röhrenförm., von einem Hohlorgan oder – evtl. path. – Hohlraum ausgehender, an der Körperoberfläche ausmündender (**äuß. F.** = **F. externa s. pariet.**) oder nur im Körperinneren verlaufender Gang (**inn. F.** = **F. interna**), letzterer evtl. mehrere inn. Organe verbindend (= **kommunizierende F.**); als **komplette** = doppelmünd. mit mind. 1 prim. u. 1 sek. Ostium (z. T. als **komplexe F.**, d. h. mit multiplen kommunizierenden Gängen u.

Ostien), als **inkomplette F.** mit einem blinden Ende (extern als sogen. fistulöses Geschwür); ferner unterschieden als Lippen- (= **F. labiformis**), Röhren-, Fuchsbaufistel etc., als **kongenit. F.** (Hemmungsmißbildung, z. B. lat. ↗ Hals-, Bronchial-, a.-v. F., Hypo-, Epispadie, Atresia ani s. recti complicata) u. als **erworb. F.** (traumat. u. entzündl. Organfisteln wie Magen-, Darm-, Knochen-, Gelenk-F. einschl. der **künstl. F.**, d. h. der operativ angelegten wie ↗ Ernährungs-, Tracheal-, Zäkum-F.; s. a. Shunt, Anastomose), als **subkutane** u. **submuköse F.** (↗ Abb.), als ↗ Liquor-F., ↗ Speichel-F. (= F. salivaris), Lymph-F. (= F. lymphatica), ↗ Milch-F. (= F. lactea), ↗ Gallenfistel (= F. biliaris), ↗ Gas-, Harn- (= F. urinaria), Kotfistel (= F. faecalis s. stercoralis). – Techn. u. Lokalisationsformen: **F. alveolaris** (bei eitr.-entzündl. Kieferprozeß, v. a. des apikalen Parodontiums, im Zahnfleisch mündend), **F. amphibolica** (experim. äuß. Gallenblasenfistel bei erhaltenem natürl. Abfluß), **F. ani** (↗ Analfistel; s. a. Atresia ani analis), **F. anorectalis** (komplette oder inkomplette Mastdarmfistel der Pars analis; als äuß. F. am Damm = F. perinealis; oder in der Scheide mündend = F. anovaginalis, z. B. angeb. bei Atresia ani vaginalis; auch mit s.c. oder submukösem Verlauf, letztere z. B. als intra-, extra- oder transsphinktäre F. [↗ Abb.], blind endend als sogen. anorektaler Sinus; »komplexe« Form mit mehreren Ostien, uni- oder bilat. zur Analzirkumferenz = lat. bzw. kommissurale F., z. B. Hufeisen-F.),

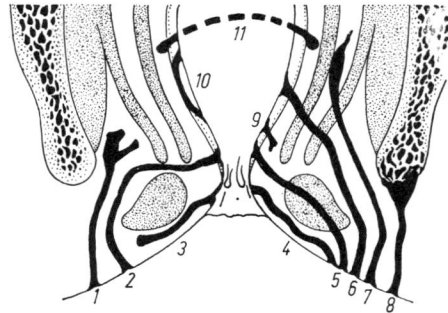

Anorektale Fisteln:
1 inkomplette ischiorektale F., 2 komplette ischiorektale F., 3 inkomplette subkutane F., 4 komplette subkutane F., 5 komplette transsphinktere F., 6 komplette pelvirektale F., 7 inkomplette pelvirektale F., 8 Beckenknochenfistel, 9 inkomplette submuköse F., 10 komplette submuköse F. (Fistula bimucosa), kommissurale F.

F. aortointestinalis (postoperative Spontanfistel zwischen Bauchaorta u. Dünndarm nach Aortotomie infolge Transplantat- oder Nahtperforation etc.; Sympte.: akute, u. U. massive Blutung, aber auch geringe Intervallblutung, evtl. über Monate), **arteriobiliäre F.** (zwischen intrahepat. Arterien u. Gallengängen; meist traumat., aber auch durch Spontanruptur bei Syphilis, Malaria; klin.: Ikterus, Oberbauchkoliken durch Blutkoagula, Hämatemesis, Meläna), **F. biliaris** (↗ Gallenfistel; als äuß. F. biliocutanea oder als inn. F. bronchobiliaris etc.; insbes. die op. angelegte **bilidigestive F.** zur Galleableitung in Magen oder Dünndarm = biliogastr. bzw. biliointestinale Anastomose; s. a. Fistula cholecyst...), **F. bimucosa** (zwischen 2 Stellen eines mit Schleimhaut ausgekleideten Hohlorgans, z. B. F. anorectalis), **F. bronchialis** (↗ Bronchusfistel; als – seltene – **F. bronchocutanea** ohne Pleurabeteiligung, v. a. nach MAURER* Tamponade oder MONALDI* Dränage; als inn. F. z. B. die **F. bronchomediastin.** nach Kavernenruptur, Trauma, Nahtinsuffizienz etc., mit Mediastinalemphysem, Mediastinitis; als **F. bronchopleuralis** mit der Pleurahöhle kommunizierend, z. B. bei Nahtinsuffizienz, nach Abszeß- oder Kavernenruptur, mit Spontanpneumothorax, meist Pleuraempyem, auch als »Empyem mit inn. u. äuß. Fistel«; **F. bronchobiliaris** nach Perforation eines cholangit. oder subphren. Abszesses, evtl. mit Aushusten von Galle oder Gallensteinen; **F. bronchocolica** z. B. nach Perforation eines subphren. Abszesses oder Empyems, nach penetrierendem Trauma), **F. caecalis** (↗ Zäkumfistel), **F. canalis semicircularis** (↗ Bogengangsfistel), **F. cervicolaqueatica** s. **cervicovaginalis** (Zervix-Scheidenfistel zwischen Zervikalkanal – meist durch die hint. Muttermundslippe – u. Scheidengewölbe, als geburtstraumat. – evtl. instrumentelle – Folge v. a. bei Uterushypoplasie, Zervixrigidität, als Ulkusfolge bei Syphilis, Tbk, Ca.), **F. cholecystocolica** (»Gallefistel« zwischen Gallenblase u. Kolon, meist nach Steinperforation; analog **F. cholecystoduodenalis, -gastrica, -intestinalis**; soweit op. angelegt = Cholezystoduodeno-, gastrostomie etc.), **F. choledochoduodenalis** (inn. Gallenfistel zwischen Ductus choledochus u. Duodenum; spontan v. a. nach Steinperforation, op. = Choledochoduodenostomie), **F. cicatricicalis:** (↗ Narbenfistel), **F. coccygealis** (Kreuz-Steißbeinfistel), **F. coronarocardialis** (meist kongenit. Anastomose zwischen der li. u./oder re. Koronararterie u. Koronarvenen einschl. Sinus coronarius oder Herzhöhlen, z. B. **F. coronaropulmonalis** mit Kurzschlußeinmündung im re. Herzen, seltener in der Pulmonalis; pathophysiol. Konsequenzen: Volumenbelastung, regionäre Durchblutungsinsuffizienz mit – u. U. lange latenter – Myokardschädigung, aneurysmat. Ektasien; Ther.: Op.; vgl. BLAND*-WHITE*-GARLAND* Syndrom), **F. cysticocolica:** (inn. Fistel zw. Ductus cysticus u. – adhärentem – Kolon), **F. duodenalis** (↗ Duodenalfistel; äuß. F. meist bei Duodenalstumpfinsuffizienz; inn. im allg. postperforativ, z. B. die **F. duodenocolica** v. a. bei Flexur-Ca., mit rascher Inanition, Exsikkose, profusen, evtl. gall. Durchfällen, Lienterie; die **F. duodenorenalis** zwischen Pars descendens u. re. Nierenbekken v. a. bei Pyonephrose, Nieren-Tbk, Echinokokkuszyste, Ulkusperforation, mit akutem Bauch, lokalem Druckschmerz, hochfieberhafter Pyelozystitis, Pyurie; **F. enterocutanea** (äuß. Dünndarmfistel; im Ggs. zu inneren, z. B. der **F. enterovaginalis** nach Darmgangrän, Peritonealabszeß, penetrierender Verletzung, **F. enterovesicalis** bei perivesikaler Phlegmone, ausgedehnter Beckenkarzinose etc.), **experimentelle F.** (z. B. bei ↗ PAWLOW* Magen, als ECK* Fistel), **extrasphinktäre F.** (F. anorectalis mit Fistelgang peripher des Schließmuskels), **F. gastrica** (»Magenfistel«; die äuß. **F. gastrocutanea** z. B. als Ernährungsfistel, ↗ WITZEL* u. KADER* Fistel; die inn. **gastrointestinale F.** operativ als Gastroentero- oder -duodenostomie, meist aber postperforativ, z. B. als **F. gastrocolica** bei Ca., Anastomosengeschwür, FK-Durchspießung mit Magenwandphlegmone oder perigastr. Abszeß; **F. gastrojejunocolica** fast nur nach Perforation eines Anastomosengeschwürs ins Transversum, manifest erst ca. 6 J. nach Op., z. B. zu kleiner BILLROTH-II-Resektion; klin.: Diarrhö mit Lienterie, Gewichtsabnahme, Exsikkose, faul. Foetor ex ore, Koterbrechen; Ther.: nach präliminarer

Fistula hepatica

Zäko- oder Kolostomie En-bloc-Resektion des fisteltragenden Magen-Darmkonglomerats, anschließend Ileosigmoideostomie oder Zäkumdrehung), **F. hepatica** (»Leberfistel«, i. e. S. die galleführende; s. a. Hepatogastrostomie; als postperforative inn. F. ferner die **F. hepatobronchialis** nach transdiaphragmaler Perforation eines eitr. Leberprozesses in ein – sek. – Pleuraempyem = **F. hepatopleuralis** u. anschließ. in die Lunge; evtl. galleführend = bronchobiliare F.), **F. ileoumbilicalis** (zwischen Ileum u. Nabel, ↑ F. omphaloenterica), **F. interdigitalis crinogenita** (in der Zwischenfingerhaut durch eingedrungene Haarfragmente; v. a. bei Tierpflegern, Melkern, Friseuren; vgl. Fistula pilonidalis), **intrasphinktäre F.** (↑ F. anorectalis mit Fistelgang innerhalb des Schließmuskelrings), **ischiorektale F.** (↑ F. anorectalis mit Urspr. in einem Prozeß unterhalb der Levatorplatte, z. B. Periproktitis; ↑ Abb.), **kommissurale F.** (komplexe bilat. Darmfistel, z. B. als F. anorectalis, ↑ Abb.), **F. lacrimalis** (»Tränen-F.«, äuß. Tränensack-F., häufig als »Haarfistel«, v. a. nach phlegmonöser Dakryozystitis), **laterale F.** (s. u. Fistula anorectalis, ↑ Abb.), **F. oesophagobronchialis, -trachealis** (s. u. Ösophagobronchial..., -tracheal...), **F. omphaloenterica** (»Dottergangs-F.«; kongenit., vom persistierenden ↑ Ductus omphaloentericus gebildete komplette oder inkompl. Lippenfistel des Nabels; bei Persistenz nur des dist. Dottergangendes blind endend, u. U. polypös prolabierend: »nässender Nabel«; bei totaler Persistenz Entleerung von Darminhalt, Schleim, Galle; evtl. Eversion des Gangs u. zapfenart. oder doppelt gehörnte Ausstülpung des zu- u. abführenden Ileumschenkels [je 1 eigene Öffnung]; Gefahr von Ileus, Infarzierung), **F. pelvirectalis** (↑ F. anorectalis bei Prostatitis, Douglas-Abszeß etc.; Fistelgang durch die Levatorplatte), **F. perinealis** (»Damm-« = »Beckenboden-F.«, meist Fistula anoperinealis bei Atresia ani; auch op. angelegte F. urethroperinealis), **F. pilonidalis** (↑ Pilonidalfistel), **F. pulmonalis** (»Lungenfistel«, i. e. S. die Bronchus-F., ↑ Fistula broncho...), **F. rectalis s. recti** (»Mastdarm-F.«; ↑ Fistula recto..., F. anorectalis), **F. rectourethralis** (»Mastdarm-Harnröhrenfistel«; kongenital als Atresia ani complicata cum communicationibus nur bei ♂, mit Fistelmündung in der Pars prostatica oder membranacea; erworben bei Entzündung, neoplast.-perforativ, traumatisch nach Pfählung, perinealer Prostatektomie; operativ als transrektale Prostatektomie bei Abszeß), **F. rectouterina** (»Gebärmutter-Mastdarm-F.«; kongenital bei Atresia ani s. recti uterina; erworben nach Trauma, Strahlenther., Tumorperforation), **F. rectovaginalis** (»Mastdarm-Scheidenfistel«, kongenital im dist. Scheidendrittel bei ↑ Atresia ani s. recti vaginalis; erworben nach komplettem Dammriß, örtl. Entzündung, neoplast.-perforativ), **F. rectovesicalis** (»Mastdarm-Blasen-F.«; kongenital fast nur beim ♂ als Atresia ani s. recti vesicalis, mit Fistelmündung im Trigonum vesicae; erworbene Form s. u. Blasendarmfistel), **F. rectovesicovaginalis** (»Mastdarm-Blasen-Scheiden-F.«, geburts- oder op.-traumatisch, neoplastisch-perforativ; klin.: vollständ. Harn- u. Kotinkontinenz; als Sonderform die kongenit. Rektovesiko-Urethrovaginokloake), **F. rectovestibularis** (»Mastdarm-Scheidenvorhof-F.«, kongenital als Atresia ani cum fistula vestibulari, mit Mündung meist vor der hint. Kommissur der großen Labien = **F. vulvovestibul.**), **F. sacralis** (Kreuzbeinfistel), **F. spermatica** (äuß. oder inn. »Sperma-F.«, ausgehend von Nebenhoden, Ductus deferens oder Samenblasen nach Perforation einer eitr. Spermatozystitis), **F. thyreoglossa** (mediane ↑ Halsfistel), **F. trachealis** (↑ Trachealfistel), **transsphinktäre F.** (↑ Fistula anorectalis mit Fistelgang durch den Afterschließmuskel, ↑ Abb.), **F. umbilicalis** (»Nabel-F.«, z. B. postop. Fadenfistel; i. e. S. die ↑ Fistula omphaloenterica = **F. umbilicoenterica s. umbilicointestinalis**), **F. urachalis** (↑ Urachusfistel), **F. ureterocervicalis** (»Harnleiter-Zervix-F.«; komplett als postpartale oder postop. Komplikation, als »Nekrosefistel« bei Ca., nach Strahlenther. etc.), **F. ureterocutanea** (»äuß. Harnleiter-F.«; nach Trauma, als postop. Komplik., z. B. nach Ureterolithotomie; ferner die aus vitaler Indikation angelegte temporäre oder definitive Ureter-F., meist mit Harnleiterschienung u. Bildung eines peniformen Ausgangs), **F. ureterogenitalis** (Ureterfistel mit Mündung in Uterus, Zervikalkanal, Vagina, Vulva bzw. Colliculus seminalis, Vas deferens, Samenblase; angeb. z. B. bei Ureter duplex bzw. fissus, v. a. aber postpartal infolge geburtshilfl. oder geburtsmechan. Traumas, postop. nach WERTHEIM* Radikal-Op., Scheidenplastik, versehentl. Ligierung etc., postperforativ z. B. als Strahlenschädigung oder Spätkomplikation einer ischäm. Ureterwandnekrose: »Druckfistel«; klin.: obligate Enuresis ureterica; Ther.: Ureteroneozysto- oder -sigmoideostomie, BOARI* Plastik, Dünndarminterposition etc.), **F. ureterorectalis** (»Harnleiter-Mastdarm-F.«, meist postperforativ bei Ca., nach Strahlenther., als Spätkomplikation nach Uterusexstirpation), **F. urethro...** (↑ Harnröhrenfistel; als F. urethrocutanea penis die ↑ Hypo- bzw. Epispadie), **F. uterovaginalis** (»Gebärmutter-Scheiden-F.«, meist postperforativ bei artifiziellem Abort, Kollum-Ca., Ruptur des unt. Uterinsegments, partieller Kolporrhexis intra partum etc.), **F. uterovesicalis** (↑ Blasen-Uterusfistel), **F. vaginalis** (↑ Scheidenfistel), **F. vesicalis** (↑ Blasenfistel), **F. vesicocolica** (»Blasen-Dickdarm-F.«, v. a. im Sigmabereich; meist nach Divertikel- oder Ca.-Perforation; klin.: Fäkal- u. Pneumaturie, hochgrad. Zystitis, u. U. Proktitis, Urinphlegmone, chron.-aszendierender Niereninfekt mit Azidose; Diagnose: Zystographie, vesikale Methylenblauinstillation mit rektoskop. Kontrolle; s. a. Blasen-Darmfistel), **F. vesicoperinealis** (»Blasen-Damm-F.«, meist Folge einer intrapelvinen Harnphlegmone nach spontaner oder artifizieller Perforation, nach endovesikalem Eingriff; selten nach Schuß-, Pfählungsverletzung), **F. vesicoumbilicalis** (↑ Urachusfistel), **F. vesicovaginalis** (↑ Blasen-Scheidenfistel).

Fistel|anastomose: *chir* Umwandlung einer äuß. in eine inn. Fistel durch Anastomosierung des Fistelgangs mit einem Hohlorgan (z. B. einer Pankreasfistel durch Fistulogastro-, -jejuno-, -cholezystostomie); s. a. Fistulostomie. – **F. füllung**: *röntg* ↑ Fistulographie.

Fistelkarzinom: in einer Fistelauskleidung (v. a. chron. Knochen-, Mastdarmfistel, kongenit. Halsfistel) entsteh. Ca.; klin.: meist blutig-seröse, fötide Absonderung, wulstart. Wucherung im Mündungsbereich. Pathogenet. bedeutsam: chron. Entzündung (v. a. an Ostien u. persistierenden embryonalen Gebilden), rezidivierende (auch iatrogene) Traumatisierung, Fehlregeneration (»Reizneoplasie«).

Fistelkatheter: in eine op. angelegte Fistel (»Katheterfistel«) zwecks Sekretabltg., Nahrungszufuhr,

Spülung, Instillation, Anastomosensicherung etc. eingelegter Katheter, z. B. PEZZER* Katheter oder Steigrohr in suprapub. Blasenfistel, Nephrostomiekatheter.

Fistel|symptom: durch Druckerhöhung im Gehörgang ausgelöster Drehschwindel u. Nystagmus als Zeichen einer Bogengangsfistel; z. B. bei Niesen, Schneuzen, Druck auf den Bauch, bei Anw. des POLITZER* Ballons (sogen. **F.probe**); s. a. BORRIES* Zeichen, Drucknystagmus.

Fistelverschluß, -plastik: definitive, evtl. mehrzeit. op. Beseitigung einer Fistel durch Naht, Einstülpung, plast. Deckung, Gewebsinterposition, Anastomosierung etc. nach Exstirpation des Fistelgangs oder Trennung, u. U. auch Eröffnung der fisteltragenden Hohlorgane, evtl. nach vorher. »Trockenlegung« der Fistel (z. B. Magen-Darmabsaugung bei Duodenalfistelverschluß).

Fistula: ↑ Fistel.

Fistulektomie: Exzision eines Fistelgangs in seiner ganzen Zirkumferenz (meist nach ↑ Fistulographie u. unter Einführung einer **Fistelsonde**), möglichst mit Resektion oder Exstirpation des Ausgangsherds (ggf. auch FK-Extraktion).

Fistulographie: Rö-Darstg. einer Fistel nach Füllung mit pos. KM (meist dir. Inj. in das Gangsystem; seltener indir. durch orale Applikation, Kontrasteinlauf, Arterio-, Phlebo-, Urographie, auch unter endoskop. Sicht); evtl. Markierung der äuß. Fistelöffnung durch Metallring. – I. w. S. auch die örtl. Farbstoff-Inj. mit Abflußkontrolle.

Fistulo|stomie: op. Verbdg. einer Fistel mit der Körperoberfläche (u. U. unter Einsatz eines Katheters) oder aber die Implantation des Fistelgangs in ein Hohlorgan (↑ Fistelanastomose). – **F.tomie**: op. Fistelspaltung i. S. der Umwandlung in ein »Geschwür«; u. U. protrahiert mit sogen. Fadendurchzugsmethode.

Fi-Test: Objektträgermethode zur halbquant. Fibrinogen-Bestg. in Plasmaverdünnungsreihen mit »**Fi-Reagens**« (Fibrinogen-Antiserum-überzogene Polystyrolteilchen); ausbleibende Verklumpung bei Afibrinogenämie, Verklumpung mit geringen Plasmaverdünnungen bei Fibrinogenmangel (<100 mg%).

Fittipaldi* Reagens (EMILIO HUGO F., Arzt, Neapel): (1911) Gemisch aus Nickelsulfat-Lsg. u. konz. wäßr. Ammoniak zum Nachweis von Eiweiß oder Albumosen u. Peptonen im alkalisch gemachten (NaOH) Harn anhand farb. Ringbildung bei Überschichten (weiß oder grünl. bzw. orange-gelb).

Fitz* Syndrom (REGINALD HEBER F., 1843–1913, Arzt, Boston): die Sympte. der akuten ↑ Pankreasnekrose.

Fitz=Hugh*(-Curtis*) Syndrom, STAJANO* Sy.: spezif. Perihepatitis als Sonderform der umschrieb. gonorrh. Peritonitis (Adnexprozeß). Ausbreitung wahrsch. retroperitoneal lymphogen; rechtsseit. Oberbauchschmerzen (in die Schulter ausstrahlend), Überempfindlichkeit der Bauchmuskulatur, Erbrechen, Fieber, evtl. Gelbsucht. Gonokokken meist nur kulturell nachweisbar.

Fixateur externe: *chir* »äuß. Spanner«, standardisierte (z. B. nach AO-Technik) Metallstab-Konstruktion zur Frakturstabilisierung (über STEINMANN* Nägel, SCHRANZ* Schrauben etc.; ↑ Abb.) bei kontraindizierter intramedullärer Osteosynthese.

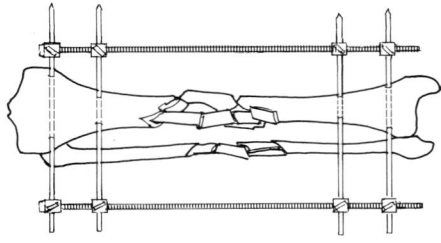

Fixation: ↑ Fixierung. – **federnde F.**: *orthop* bei traumat. Luxation die durch abnorme Weichteilspannung bewirkte federnd-elast. Steife des dist. Skelettabschnitts in der – typ. – Dislokationsstellung, in die er nach passivem Dislokationsausgleich wieder zurückschnellt (auch in Narkose); fehlt bei schwerer Band- u. Kapselruptur.

Fixationsachse, -linie, -ebene, -feld, -punkt: *ophth* s. u. Blick....

Fixations|lähmung: *ophth* Unfähigkeit zur Fixierung eines Objekts, kombin. mit beidäug. Oszillationen, Fusions-, Konvergenz- u. Akkommodationsschwäche (aber ohne motor. Störungen u. Doppeltsehen); beruht auf Störung des ↑ F.reflexes bei Läsion der efferenten kortikotektalen Sehbahn bds. (bei einseit. Läsion meist nur **F.schwäche** bes. in seitl. Blickrichtung).

Fixations|nystagmus: *ophth* ↑ Einstellungsnystagmus. – **F.prüfung**: *ophth* Feststellung des zur Fixierung benutzten Netzhautbereichs; z. B. unter Verw. eines spez. Augenspiegels (»Visuskop«) mit eingebautem schwarzen Stern, dessen Projektion auf der Netzhaut die fixierende Stelle anzeigt. – **F.reflex: 1)** *neur* Adaptationsreflex, Fixationsrigidität, paradoxes Muskelphänomen: (FOERSTER) bei extrapyramidaler Tonussteigerung die aus einer reflektor. Spannungsanpassung des passiv verkürzten Muskels resultierende abnorme Muskelspannung, die sich im ↑ NEGRO*-Zahnradphänomen äußert. – **2)** *ophth* reflektor. Wendung der Augen zum Lichtreiz (so daß einfallende Strahlen auf die Fovea centr. treffen).

Fixations|test: *serol* ↑ Komplementbindungsreaktion. – **F.verband**: *chir* ↑ Kontentivverband.

Fixer: das BTM (v. a. Heroin) durch Inj. applizierender Drogensüchtiger.

Fixier...: s. a. Fixations.... – **F.scheibe**, **Stellplatte**: *chir* Metallscheibe (meist Alu) mit zentraler Bohrung oder seitl. Schlitz (u. Halteschraube) zur fixierten Einstellung eines Extensionsdrahtes an der kutanen Austrittsstelle.

Fixierung: 1) *chir* Fixation: die mechan. Befestigung eines Verbands, Dräns etc., aber auch die operative einer Gliedmaße oder eines Organs; z. B. die Stabilisierung einer Fraktur (Osteosynthese, Fixateur externe, Kontentiv-, Extensionsverband), die Anheftung (»Pexie«) dystoper Organe (Antefixatio uteri, Promontoriofixur, Hodenfixation etc.). – **2)** *ophth* Fixation: bewußtes Richten des Blicks auf ein Objekt (Blick- oder Fixierpunkt), so daß dieses in der Fovea centr. (= zentr. F.), u. U. auch außerhalb derselben (= exzentr. oder parazentrale F.) abgebildet wird;

Fixierung

s. a. Fixationsreflex (2), -lähmung. – 3) *histol, bakt, laborchem* Fixation: Stabilisierung des Strukturgefüges von Geweben, Organen, Mikroorganismen usw. in möglichst lebensähnl. Zustand durch Einlegen in Fixierungsflüssigkeit (z. B. Alkohole, Formalin, Azeton, Sulfosalizyl-, Trichloressig-, Essig- u. Pikrinsäure, Sublimat), Gefriertrocknung, Erhitzen (3mal. Durchziehen des beschickten Objektträgers durch die Flamme eines Bunsenbrenners), Verdunsten einiger Tr. Methanol (Unterbrechung der Autolyse durch Eiweißfällung oder Wasserentzug = Härtung; teilweise mit Quellung oder Schrumpfung verbunden). – 4) *psych* erlebnisbedingte Festlegung auf best. Vorstellungs- u. Wahrnehmungsinhalte; bei S. FREUD darüberhinaus das Verharren des libidinösen u. aggressiven Triebs sowie des Ich mit seinen Beziehungen zu Triebobjekten u. Personen auf prägenitalen Entwicklungsstufen.

FK: ↑ Fremdkörper. – **FKO**: Funktionskieferorthopädie.

Fl: *pharm* Flos, Flores. – **fl.**: fluidus.

FLA: *neurol* ↑ Flimmerlichtaktivation. – **f.l.a.**: *pharm* fiat lege artis.

Flabellum: (latein. = Fächer) *anat* die fächerförm. Nervenfaserformation im Corpus striatum.

flaccidus: (latein.) weich, schlaff.

Flach...: s. a. Platt..., Platy....

Flachaudiogramm: audiometr. Hörverlust-Darstg., bei der die Hörschwelle eine Gerade bildet (u. die in rel. Dezibel-Werten angegebenen Hörverlustkurven flach-horizontal verlaufen).

Flach|blende: *röntg* Streustrahlenblende mit Anordnung der – mit differenter Schräge auf einen Zentralpunkt ausgerichteten – Lamellen in einer Ebene (im Ggs. zur Muldenblende). – **F.blendentisch**: ↑ BUCKY*-Tisch.

Flach|fuß: ↑ Knickplattfuß (Pes planovalgus); i. w. S. auch der Platt- u. Senkfuß. – **F.hand**: ↑ Platthand.

Flach|kammer: *radiol* s. u. Ionisationskammer. – **F.knötchen**: *derm* ↑ Papel.

Flachrücken: »flacher Rücken« als Haltungsabnormität der WS durch – rein kompensator. – Streckung (Verminderung bis Aufhebung der physiol. Sagittalkrümmungen, v. a. der Lendenlordose; konsekutiv Abflachung von BWS u. HWS, Steilstellung des Beckens, sogen. Sitzkyphose). Urs.: kongenit. Dysplasie (meist Deformität des 5. LW), Rachitis, Lähmung (v. a. Poliomyelitis), progress. Muskeldystrophie. – Als **F.-Syndrom** (RAWLING*, BWS-Herzkompressions-Sy.) die angeb. BWS-Abflachung mit sagitt. Einengung des Mediastinalraumes, dadurch Kompression der großen Gefäße (Systolikum an der Herzbasis, evtl. akzentuierte Pulmonalklappentöne), Verbreiterung des Herzens (Rotation des Pulmonalkonus nach retrosternal), eventuell Minderung der VK u. Erhöhung des Residualvolumens.

Flachs|asthma: Asthma bronch. als seltene allerg. Reaktion gegen Linum usitatissimum; evtl. beim Tragen ungewaschener Leinwand auftretend. – **F.Lunge**: ↑ Byssinose.

Flachspulenbehandlung: induktive Methode der Kurzwellendiathermie unter Verw. einer flachen, meist nur aus einer einzigen Windung bestehenden Spule; der zu behandelnde Körperteil liegt im »Kern« oder aber auf der Spule (im senkrecht aufgebauten Magnetfeld). Wärmeeffekt über Wirbelströme.

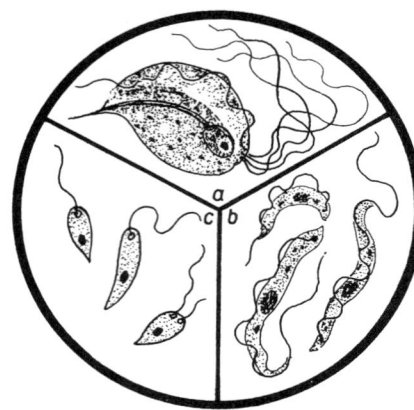

Flagellaten: a) Trichomonas, b) Trypanosoma, c) Leishmania.

Flachstrahlstar: *ophth* Cataracta coronaria mit charakterist. flachen, strahlenförm. Trübungen in der tiefen Rindenschicht der Linse.

Flachwarze: 1) *gyn* Papilla plana: die nur wenig oder gar nicht das Warzenhofniveau überragende u. schlecht erigierbare Brustwarze, die zu Stillschwierigkeiten führen kann (v. a. bei ungünst. Brustform u. -konsistenz; Stillhilfe durch Saughütchen oder Abpumpen der Milch). – 2) *derm* ↑ Verruca plana.

Flack* (MARTIN WILLIAM FL., 1882–1931, Physiologe, London) **Knoten**: der ↑ Sinusknoten des Herzens. – **Fl.* Test**: Blutdruck- u. Pulsmessung am Stehenden während eines Preßversuchs mit offener Glottis gegen einen Druck von 40 mm Hg; während der Preßdruck normalerweise ca. 50–60 Sek. aufrechterhalten werden kann, kommt es bei orthostat. Kreislaufdysregulation in 10-20 Sek. zum steilen Frequenzanstieg u. Blutdruckabfall, evtl. Kollaps.

Flächenblutung: flächenhafte kapilläre oder Sickerblutung; als prim. traumat. Hämorrhagie v. a. parenchymatöser Organe oder sek. als Arrosionsblutung nach Wundinfekt, nach Abstoßung atroph. oder hämorrhag. Granulationen (spez. bei Verbrennung, Ulcus cruris); ferner die – lebensbedrohl. – aton. Nachblutung des Uterus post partum. Verstärktes Auftreten bei allg. Blutungsbereitschaft als Komplikation der Antikoagulantien-Ther.

Flächen-Dosisprodukt, G: *röntg* spez. Dosisbegr., v. a. zur Beurteilung der Strahlenbelastung in der Rö-Diagnostik; definiert als Integral der Gleichgew.-Ionendosis über eine Schnittfläche durch das Nutzstrahlbündel in einem Bereich vom Brennfleck, in dem die Dosis zum Quadrat des Brennfleckabstands umgekehrt proportional ist. – Einh.: $R \cdot cm^2$.

Flächenkymographie: Rö-Kymographie unter Verw. eines Mehrschlitzrasters, der während der Belichtung um seinen Schlitzabstand (12 mm) gegen den Film verschoben wird. – vgl. Stufenkymographie.

Flächen|quotient: (WISSLER u. WIERZESEWSKI) *röntg* Quotient aus Exspirations- u. Inspirationsfläche zweier p.a. Thoraxbilder zur Bestg. des Residualvol. beim Kinde (ab 6. Lj.). – **F.vektor**: *kard* EKG-Begr.

für den aus – meist 2 – QRS-Flächen verschiedener Abltn. konstruierten Integralvektor zur Bestg. des Ventrikelgradienten.

Flämische Säule: / Bambusstab-WS.

Flagellaten, Flagellata: der Protozoen-Stamm »Geißeltierchen« (/ Abb.; systemat. meist als / Mastigophora bez.). – **F.dysenterie**: Diarrhö bei Befall des Verdauungstrakts (v. a. Gallenwege) mit Lamblia intestin., Leishmania donovani u. a.

Flagellation, Flagellantismus: *psych* Geißelung als sexuelles Reizmittel; Form des Sadismus bzw. Masochismus. – Im Mittelalter mit religiöser Motivierung als mutuelle u. Autoflagellation häufig ausgeübt (bes. während der Pestepidemien).

Flagellin: strukturell dem Myosin ähnl. Protein der Baktn.geißel (/ Flagellum).

Flagellum, Flimmer: Oberbegr. für Geißel (i. e. S.) u. Wimper (= Kinozilie) als wichtigstem Bewegungsorganell der Zelle (Baktn. u. Protozoen, v. a. Mastigophora, Ciliophora nebst Entwicklungsstadien, Spermatozoen, Flimmerepithel). Permanenter, zu kreisender bis schlagender Bewegung befähigter fadenförm. Fortsatz, bestehend aus dem / Basalkörper (unter der Zellmembran; gleichzeitig Regenerationsorganell für das F.) u. dem – herausragenden – Schaft, der einen Strang aus verflochtenen, verdrillten kontraktilen Makromolekülen bzw. ein in Grundsubstanz gelegenes Bündel mikrotubulärer Fibrillen enthält (bei Säugerspermien außen ergänzt durch einen Ring kompakter Längsfasern aus kontraktilem Protein).

Flagg* Methode (PLAUEL JOSEPH FL., geb. 1886, Anästhesiologe, New York): (1928) bei Neugeborenenasphyxie intratracheale Insufflation eines O_2-CO_2-Gemisches (9 + 1; Blutdruckkontrolle). – Von FL.* auch Laryngoskop mit Batteriegriff, endständ. Beleuchtung u. auswechselbarem geradem Spatel angegeben.

Flaggenhand: (R. BING) Hand mit fast rechtwinkl. Ulnarabduktion des 2.–5. Fingers u. Stellung des Daumens in Richtung U'arm-Längsachse bei Poliomyelitis-bedingtem Ausfall des Flexor u. Extensor carpi rad.

Flajani* Krankheit (GIUSEPPE FL., 1741-1808, Anatom u. Chirurg, Rom): / BASEDOW* Krankheit.

Flambieren: *hyg* / Abflammen (meist mit Spiritusflamme) zur Abtötung von Oberflächenkeimen.

flammende Röte: *derm* / Flare.

Flammenphotometrie: quant. Bestg. gelöster Substanzen anhand des – bei Zerstäubung u. Verdampfung in einer Flamme auftretenden – (Linien-)Spektrums in einem mit Filter ausgestatteten (Flammen-) Photometer; Konz.-Berechnung aus der Lichtintensität (mit Hilfe einer Eichkurve). Anw. zur Mikroanalyse (Nachweisbereich ab $2 \cdot 10^{-3}$ µg/ml Lsg.). – Analyt. Auswertung des Emissionsspektrums auch durch Flammenspektroskopie u. -spektrophotometrie (λ-Messung durch Spektralanalyse).

Flammentest: *pulm* Ausblasenlassen einer Flamme zur Orientierung über die Ausatmungskapazität.

Flammpunkt, FP: die – das Maß der Feuergefährlichkeit anzeigende – Temp. (bezogen auf Normaldruck), bei der eine brennbare Substanz so weit verdampft, daß das Dampf-Luftgemisch bei Annäherung einer Zündflamme kurz aufflammt (Entzündung erst beim – etwas höheren – Brennpunkt). Gefahrenklassen I–III zwischen $<21°$ u. $>65°$.

Flammzelle: geflammte / Plasmazelle.

Flanagan*-Burem* Plastik: (1947) Defektüberbrückung der Tibia durch Längsverschiebung eines prox. u. eines dist. halbzylindr. Knochenspans, die – nach Anfrischung der Stümpfe – mit Schrauben laschenartig miteinander verbunden werden. – Für Defekt im unt. Drittel modifiziert.

Flandernfuß: Schützengrabenfuß (im 1. Weltkrieg).

Flanders-Virus: / Hart-park-Virus.

Flanke: der seitl. Teil. des Rumpfes zwischen Rippenbogen u. Darmbeinkamm; s. a. Lenden..., Lumbal....

Flanken|atmung: **1)** Thoraxatmung mit betonter inspirator. Lateralbewegung der unt. Rippen. Meist in Kombin. mit Zwerchfellatmung (»kostodiaphragmaler Mechanismus«) Atemtyp des Pyknikers. Bestg. des Ausmaßes durch Brustumfangsmessung oberh. der Mamillen (♂) bzw. unterh. des Drüsenkörpers (für »obere F.«) bzw. am unt. Thoraxrand (für »unt. F.«). – **2)** Stenoseatmung mit inspirator. Einziehung der seitl. unteren ICR. – **F.gang**: (SCHÜLLER) *neurol* das Seitwärtsgehen. Ist bei Hemiplegie meist zur gelähmten Seite hin rel. weniger gestört. – **F.meteorismus**: Kolonmeteorismus vorw. in den seitl. Bauchpartien bei tiefsitzender Stenose. – **F.schnitt**: op. Durchtrennung der Lendenweichteile, v. a. zur Nieren- u. Harnleiterfreilegung, für Sympathektomie, zur Dränage des Retroperitonealraumes; entweder als lumb. Schrägschnitt (V. BERGMANN, ISRAEL) oder als schräger dors. Lumbalschnitt (LURZ), abdominolat. horizontaler F.schnitt (LENTE, KÜSTER, CZERNY-KOCHER) oder paravertebral (SIMON; in Bauchlage, häufig bilat.); s. a. BOEMINGHAUS* Inzision.

Flap operation: (engl. = Lappen) *dent* Ablösung u. Aufklappung des Zahnfleisches zur Freilegung von Zahnwurzeln u. Alveolarrändern bei margin. Parodontopathie.

Flapping tremor: / Flattertremor.

Flare: (engl. = Aufflammen) plötzl. auftretendes, flächenhaft fortschreit. Hauterythem (»flammende Röte«); vgl. Flush.

Flaschenaspirator: mit Schläuchen luftdicht verbundenes, höhenverstellbares Flaschensystem – evtl. mit zwischengeschalteter Tropfkugel – für die akt. Saugdränage (Sog abhängig von Niveaudifferenz der Flaschenfüllungen u. von Tropfenzahl). Modelle nach PERTHES, WANGENSTEEN, OVERHOLT (mit gleichzeit. Spülmöglichkeit) u. a.

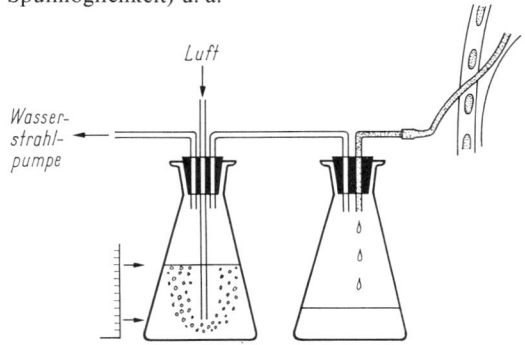

2-Flaschen-Saugdränage (geschlossenes System).

Flaschen|halstumor: ↑ Sanduhrgeschwulst. – **F.zeichen**: *neurol* Unmöglichkeit, eine dargebotene Flasche zu umfassen, infolge Abspreizbeeinträchtigung des Daumens (Schwäche des Abductor pollicis brevis) bei Medianuslähmung. – **F.zugnaht**: *chir* in 2 Zügen gelegte Naht (1. Stich tief, 2. darüber), bei deren Zuziehen zunächst die tieferen, bei weiterem Anspannen u. Verknoten die oberen Schichten adaptiert werden. Als entlastende u. breitflächig adaptierende Wundnaht, auch als blutstillende Naht an parenchymatösen Organen (Unterlegung mit Muskel- oder Fettläppchen); s. a. PFLAUMER* Naht.

Flash: (engl. = blitzart. Aufleuchten) visuelle, evtl. komplexe Illusion nach Einnahme von Amphetamin oder Opiaten.

Flatau* (EDWARD FL., 1869–1932, Neurologe, Warschau) **Zeichen**: (1922) Pupillenerweiterung bei Anheben des Kopfes als Meningitiszeichen. – **Fl.*-Schilder* Krankheit**: diffuse ↑ Hirnsklerose.

Flatt* Arthroplastik des Fingergrundgelenks (v. a. bei chron. Polyarthritis) durch Verankerung einer Endoprothese (walzenförm. Scharniergelenk) in den Diaphysen des Metakarpale bzw. der Grundphalanx nach Resektion der Kollateralbänder u. Abtrennung der Mm. interossei.

Flatter|arrhythmie: *kard* Arrhythmie infolge Vorhofflatterns. – **F.brust**: Thoraxwand-Instabilität bei Stückfrakturen der Vorderwand. – **F.flimmern**: *kard* ↑ Flimmerflattern. – **F.formen**: *bakt* Kolonieformen mit durch Bakteriophagen ausgefransten Rändern.

Flattern: *kard* ↑ Kammerflattern, Vorhofflattern. – **deblockiertes F.**: Vorhofflattern, bei dem die übl. Überleitungsblockierung (2 : 1 oder 3 : 1) nicht mehr besteht, z. B. nach einschläg. Therapie. – **unregelmäß. oder unreines F.**: ↑ Flimmerflattern.

Flatter|tremor, flapping tremor: grobschläg. Händetremor bei hepat. Präkoma, auch bei sonst. Hepatopathien, bei Myo- u. Enzephalopathie. – **F.ventil**: ↑ DIGBY LEIGH* Ventil. – **F.wellen**, F-Wellen: das Kurvenbild des Vorhof- bzw. Kammerflatterns im EKG.

Flatus, Wind, Blähung: (lat.) durch den After abgehende ↑ Darmgase. Vermehrter Abgang: »**Flatulenz**«. – **F. vaginalis**: ↑ Garrulitas vulvae.

Flaum(haar): ↑ Lanugo.

Flavacid: Polyen-Antibiotikum aus Streptomyces-Stamm; in vitro wirksam gegen pathogene Hefen, einige Baktn., Trichomonas vagin., in vivo gegen Candida albicans.

Flavaminum *WHO*: 6-[(Diäthylamino)-methyl]-3-methyl- flavon; Antispasmodikum.

Flavan: Grundgerüst (↑ Formel) der zu den ↑ Flavonoiden gehörenden Flavanone, Flavanonole u. **Flavanole** (↑ Katechine) u. deren Polymere.

Flavaspidsäure: anthelminthisch wirksames Phlorogluzin-Derivat aus dem Rhizom des Wurmfarns (↑ Formel »Filixsäure«).

Flavedo: *derm* ↑ Xanthodermie.

Flavektomie: Abtragung, i. e. S. Fensterung des Lig. flavum zwischen 2 Wirbelbögen (v. a. bei ↑ Laminektomie).

Flavensomycin: Antibiotikum aus Streptomyces cavourensis u. tanaschiensis; antimykotisch (Schimmelpilze) u. insektizid.

Flaveolin: Antibiotikum aus Streptomyces-flaveolus-ähnl. Stamm; in vitro wirksam gegen grampos. u. -neg. Baktn., Mykobaktn.

Flavicidin: (1944) Δ^3-Pentenylpenizillin, bakterizides Antibiotikum aus Aspergillus flavus.

Flavin: das Isoalloxazin $C_{12}H_{10}N_4O_2$ (tautomer mit Alloxazin); in Lsg. fluoreszierend; bildet durch reversible Aufnahme von 2 H eine farblose Dihydro-Verbindg. (↑ Formel; s.a. F.enzyme). Grundkörper der ↑ Flavine (1), des ↑ F.adenin-dinukleotids u. F.mononukleotids.

– **F.-adenin-dinukleotid**, FAD, Alloxazin-a.-d.: $C_{27}H_{33}N_9O_{15}P_2$; aus Flavin, Ribit, Phosphorsäure u. Adenosin aufgebaute Verbdg. (kein echtes Dinukleotid! ↑ Formel); instabil in Wärme u. Licht, in wäßr. Lsg. bei pH < 3 u. > 10; als prosteth. Gruppe zahlreicher ↑ F.enzyme wichtig für biol. Redoxreaktionen:

$$FAD \xrightleftharpoons[-3H]{+2H} FADH_2$$ (auch: »FAD_{red}«, »$FADH + H^+$«).

Biosynthese aus ↑ Flavinmononukleotid u. ATP in Gegenwart von FAD-pyrophosphorylase u. Mg^{2+}. – Isoliert u. a. aus Hefe u. tier. Geweben.

Flavin-mononukleotid   *Adenylsäure*

Flavine: 1) Lyochrome: vom ↑ Flavin durch Substitution in 9-Stellung abgeleitete gelbe u. grünl. Farbstoffe, u. a. Riboflavin (= Vit. B_2) u. – als dessen Antagonisten – Lumiflavin u. -chrom, Isoribo-, Arabo- u. Galaktoflavin. Anw. u. a. als Antioxidantien u. Lebensmittelfarbstoffe. – 2) ↑ Akridin-Farbstoffe.

Flavinenzyme, Flavoproteine: die »gelben Enzyme«, mit Riboflavin (RF), Flavin-mononukleotid oder – häufiger – Flavin-adenin-dinukleotid als prosthet. Gruppe, die bei biol. Oxidationen H bzw. Elektronen von einem Substrat (z. B. $NADPH_2$, $NADH_2$, Amino-, Brenztraubensäure) auf ein nachfolgendes Enzymsystem übertragen, seltener auf O_2 (H_2O_2-Bildung) u. a. Akzeptoren (z. B. Farbstoffe). – Nachdem als erstes 1932 von WARBURG u. CHRISTIAN die $NADPH_2$-dehydrogenase (»Atmungsferment von W.«, »altes gelbes Ferment«) aus Hefe isoliert wurde, sind z. Z. ca. 60 meist zur Gruppe der Oxidoreduktasen gehörende, teilw. metallhalt. F. bekannt (↑ Tab.; s. a. Schema »Atmungskette«). Aktivitätsbestg. einiger F. diagnostisch bedeutsam.

Flavinenzyme

Enzyme	EC-Nr.	Koenzyme
Acyl-CoA-dehydrogenase	1. 3.99.3	FAD, Cu (Fe)
Aldehyd-oxidase	1. 2. 3.1	FAD, Mo
D-Aminosäure-oxidase	1. 4. 3.3	FAD
L-Aminosäure-oxidase	1. 4. 3.2	FMN (oder FAD)
D-Aspartat-oxidase	1. 4. 3.1	FAD
Butyryl-CoA-dehydrogenase	1. 3.99.2	FAD, Cu
Dihydroorotat-dehydrogenase	1. 3. 3.1	FAD + FMN, Fe
Glukose-oxidase	1. 1. 3.4	FAD
Glutathion-reduktase	1. 6. 4.2	FAD
Glykolat-oxidase	1. 1. 3.1	FMN
Hexose-oxidase	1. 1. 3.5	
Hydroxylamin-reduktase	1. 7.99.1	FAD, Mn
Hydroxynitril-lyase	4. 1. 2.10	
D-2-Hydroxysäure-dehydrogenase	1. 1.99.6	FAD, Metall
Laktat-dehydrogenase	1. 1. 2.3	FMN
D-Laktat-dehydrogenase	1. 1. 2.4	FAD, Zn
Laktat-oxidase	1. 1. 3.2	FMN
Lipamid-dehydrogenase	1. 6. 4.3	FAD
N-Methylaminosäure-oxidase	1. 5. 3.2	FAD
$NADH_2$-dehydrogenase	1. 6.99.3	FAD, FMN, Fe
$NAD(P)H_2$-dehydrogenase	1. 6.99.2	FAD
$NADPH_2$-dehydrogenase	1. 6.99.1	FMN
NAD-peroxidase	1.11. 1.1	FAD
Nitrat-reduktase	1. 6. 6.1	FAD, Metall
Nitrat-reduktase (NAD[P])	1. 6. 6.2	FAD
Nitrat-reduktase (NADP)	1. 6. 6.3	FAD, Mo
Nitrit-reduktase	1. 6. 6.4	FMN, FAD, Metall
Nitrit-reduktase	1. 7.99.3	
Oxalat-oxidase	1. 2. 3.4	FMN (oder RT)
Pyridoxaminphosphat-oxidase	1. 4. 3.5	FMN
Pyruvat-dehydrogenase	1. 2. 2.2	FAD
Pyruvat-oxidase	1. 2. 3.3	FAD
Stickoxid-reduktase	1. 7.99.2	FMN (oder FAD, Metall)
Sukzinat-dehydrogenase	1. 3.99.1	FAD, Fe
Xanthin-oxidase	1. 2. 3.2	FAD, Mo, Fe
Zytochrom-b_5-reduktase	1. 6. 2.2	FAD, Mg

Flavin|ikterus: (TH. BRUGSCH) stroh- bis safrangelber Ikterus durch Bilirubin bei Hämolyse u. schwerer Anämie; vgl. Rubin-, Verdinikterus. – **F.koenzyme:** F. enthaltende Koenzyme, z. B. Riboflavin, Flavinmononukleotid.

Flavin-mononukleotid, FMN, Riboflavinnukleotid, Riboflavin-5'-Phosphat: 6,7-Dimethyl-8-ribitylflavin, $C_{17}H_{21}N_4O_9P$ (Formel s. o.), Derivat des Alkohols Ribit (kein echtes Nukleotid!). Prosthet. Gruppe einiger Flavinenzyme (↑ Tab.), mit sehr fester, durch Dialyse nicht trennbarer Bindung an Eiweiß; wirkt als reversibles Redoxsystem: Bildung des reduzierten F. (FMN_{red}, $FMNH_2$, $FMNH + H^+$; ↑ Gleichung »Flavin«), aus dem durch (Auto-) Oxidation wieder FMN entsteht. Biosynthese aus Riboflavin u. ATP unter Mitwirkung von Riboflavin-kinase u. Mg^{2+}.

Flavipin: Methyl-trihydroxy-o-phthalaldehyd; Antibiotikum aus Aspergillus u. Epicoccum-Spezies; wirksam gegen Pilze.

Flavobacterium meningosepticum: (E. O. KING 1959) pleomorphe Stäbchen (bis Ketten) der Fam. Achromobacteriaceae, unbeweglich, aerob, ubiquitär; fakultativ humanpathogen (epidem. Meningitis bei Neugeb., postop. Bakteriämie).

Flavo|fungin: Antibiotikum aus Streptomyces flavofungini; in vitro wirksam gegen Candida, Aspergillus, Fusarium. – **F.mycin:** Antibiotikum aus Streptomyces micro- u. roseoflavus; wahrsch. ident. mit Neomycin; wirksam gegen grampos. u. -neg., auch säurefeste Baktn.

Flavon: 2-Phenylbenzo-γ-pyron (= 2-Phenyl-chromon); Vork. als mehlart. Überzug an Primula-Arten, synthetisierbar. Grundkörper von ↑ Flavonoiden. Therap. Anw. als Koronarvasodilatans u. Spasmolytikum (bei Angina pectoris, Myokardinfarkt, Nephrolithiasis).

Flavonoide: Verbdgn. mit der Mol.struktur C_6-C_3-C_6 (↑ Formel »Flavan«: Ring A-C_2 bis C_4-Ring B); darunter ↑ Flavone u. **Flavonole** (= 3-Hydroxyflavone; ↑ Tab.), **Flavanone** (= 2,3-Dihydroflavone), **Flavanonole** (= 3-Hydroxy-2,3-dihydroflavone) sowie die chemisch verwandten Anthozyanidine, Katechine, Chalkone u. Aurone; weitverbreitete gelbe oder rote bis blaue Pflanzenfarbstoffe (frei glykosidisch gebunden oder als lipophile F. mit CH_3O-Gruppen); Vork. im tier. Organismus nur nach Aufnahme mit der Nahrung (u. wichtig als Redoxsystem, H-Akzeptor, Protektor gegen Autoxidation von Vit. C u. Adrenalin; daneben vielseit. pharmak. Wirkungen der ↑ Bioflavonoide). Therap. Anw. (Drogen oder partialsynthet. Rein-F.) zur Erhöhung der Kapillarresistenz, als Koronarvasodilatans u. Spasmolytikum, ferner zur Lebensmittelkonservierung.

	R_1	R_2	R_3	R_4	R_5	R_6
Flavon	–H	–H	–H	–H	–H	–H
Apigenin	–H	–OH	–OH	–H	–OH	–H
Chrysin	–H	–OH	–OH	–H	–H	–H
Luteolin	–H	–OH	–OH	–H	–OH	–OH
Flavonol	–OH	–H	–H	–H	–H	–H
Fisetin	–OH	–H	–OH	–OH	–OH	–H
Isorhamnetin	–OH	–OH	–OH	–OCH₃	–OH	–H
Kämpferol	–OH	–OH	–OH	–H	–OH	–H
Morin	–OH	–OH	–OH	–OH	–H	–OH
Myricetin	–OH	–OH	–OH	–OH	–OH	–OH
Quercetin	–OH	–OH	–OH	–H	–OH	–OH
Rhamnetin	–OH	–OH	–OCH₃	–OH	–OH	–H

Flavo|phosphin N: Fluorochrom der Akridinreihe (z. B. statt bas. Fuchsins im SCHIFF* Reagens). – **F.proteine:** ↑ Flavinenzyme.

flavus: (lat.) goldgelb, gelb.

fld.: *pharm* fluidus.

Flèche: (französ. = Pfeil) der n. FORESTIER zur Bestg. der Lordosierbarkeit der HWS bei Spondylarthritis gemessene Abstand des Hinterkopfs von einer senkrechten Wand, der Gesäß u. Rücken anliegen.

Flechsig* (PAUL EMIL F., 1847–1929, Neurologe, Leipzig) **Bahn, Bündel,** F.*-FOVILLE* Bahn: ↑ Tractus spinocerebellaris posterior. – **F.* Felder**: die durch die Fasern der Nn. X u. XII voneinander getrennten Felder (vord., seitl. u. hint.) bds. in der Medulla oblong. (Querschnitt). – **F.* ovales Hinterstrangfeld**: das von absteigenden Ästen der Hinterstrangfasern im Sakralmark (Querschnitt) neben dem Septum gliae dors. gebildete Feld.

Flechte(n): 1) *botan, pharm* ↑ Lichenes (z. B. Isländ. F.: Cetraria islandica). – 2) *derm* volkstüml. Bez. für verschied. chron. Hauterkrn. (Ekzem, Psoriasis, Pityriasis, Lichen etc.); z. B. **Chinesische, Indische** oder **Oriental. F.** (↑ Tinea imbricata), *fliegende* F. (↑ Pityriasis simplex faciei), **fressende** F. (mutilierende Hauterkr., i. e. S. der Lupus vulgaris), **nagende** F. (↑ Lupus erythematodes chronicus discoides), **scherende** F. (↑ Herpes tonsurans), **trop.** F. (↑ Miliaria rubra), **Flechten|ekzem** (licheninfiziertes Ekzem; i. w. S. der Lichen simplex, rube u. scrophulosorum), **F.grind** (nässendes u. krustenbildendes Kopfhaut-Ekzem einschl. mykot. Infektionen).

Flechtensäuren: aus Flechten (1) isolierte Karbonsäuren; manche langkett. aliphat. F. sind ebenso wie andere Flechtenstoffe (chemisch Depside, Depsidone u. Lakton-Verbindgn.) antibiotisch wirksam, z. T. auch oberflächenaktiv.

Fleck* Probe (LUDWIG F., Arzt, Warschau): (1957) Nachweis einer ↑ Leukergie; 3 Std. im Brutschrank aufbewahrtes Zitratblut wird vorsichtig durchgemischt, 1 Tr. auf Objektträger aufgetragen, getrocknet (höchstens 42°) u. mit Methylenblau gefärbt; Auszählen der Agglomerate.

Fleck: *derm* ↑ Macula. – **blauer** F.: *derm* ↑ Sugillation, Suffusion, Hämatom, Macula caerulea (Taches bleues). – **blinder** F. (des Auges): s. u. blind. – **gelber** F. (des Auges): ↑ Macula lutea. – **roter** F.: s. u. Erythroplakia portionis. – **schwarzer** F.: *ophth* ↑ FUCHS* Fleck.

Fleckenatelektase: um gröbere pulmonale Prozesse angeordnete multiple kleinste Lungenbezirke verminderten Luftgehalts mit Kollaps- u. Exsudationsneigung; keine bronchosegmentale Bindung; evtl. Konfluenz zu Schalenatelektasen.

Flecken|mal: *derm* ↑ Lentigo, Café-au-lait-Fleck, Naevus spilus, Naevus pigmentosus, Chloasma. – **F.sehen**: entopt. Wahrnehmung dunkler Flecken. – **F.syphilid**: ↑ Roseola syphilitica.

Fleckfieber, Flecktyphus, Febris petechialis: Oberbegr. für die mit kontinuierl. Fieber u. fleck. Exanthem einhergeh. Rickettsiosen; i. e. S. das **klass. (epidem.) F.** (Fleck-, Hunger-, Kriegstyphus, Typhus exanthematicus, Läuse-F.) als weltweit (bevorzugt in gemäßigten u. kalten Zonen; v. a. in Kriegs- u. Notzeiten mit Menschenballung, schlechten hygien. Bedingungen etc., starker Verlausung) auftret. akute epidem. Infektionskrkht. mit hoher Letalität, hervorgerufen durch Rickettsia prowazeki (Überträger: Läuse, v. a. Kleiderläuse; Reservoir: Menschen): nach Inkubationszeit von 10–14 Tg. rascher Fieberanstieg, bohrende Kopf- u. Gliederschmerzen, Prostration, Schüttelfrost, Tracheobronchitis, Myokarditis, Kreislaufschwäche, typ. Fazies (gedunsen, gerötet, mit Konjunktivitis; meist exanthemfrei); nach 2 bis 4 Tg. Kontinua um 40° für etwa 8–10 Tg.; ab 4.–7. Tag charakterist. makulopapulöses petechiales Exanthem (»Roseolen«) am Rumpf, dann an Extremitäten, gleichzeitig Sympte. der ZNS-Schädigung (Panenzephalitis mit perivaskulären Infiltraten; Bewußtseinstrübung, delirante Erregung, extrapyramidale Hyperkinesen, bulbäre Lähmung; evtl. Hirnvenen-, Sinusthrombose, Koma, Kreislaufversagen; bei inkompletter Heilung evtl. zentrale Schwerhörigkeit, spast. Paresen, symptomat. Epilepsie oder Narkolepsie); s. a. BRILL* Krankh. (als endogenes Spätrezidiv). Nachweis: KBR, WEIL*-FELIX* Reaktion, Rickettsien-Agglutination; Prophylaxe durch Schutzimpfung: mit attenuiertem Lebend-, meist aber mit Totimpfstoff (z. B. nach WEIGL aus Därmen infizierter Läuse, ferner aus infiz. Dottersäcken, aus Lungen intranasal infizierter Kaninchen oder Mäuse). – Davon zu unterscheiden das **murine** oder **endem. F.** (Floh-, Ratten-, Toulon-F.), weltweit (v. a. Tropen u. Subtropen) durch Rickettsia typhi s. mooseri (Überträger: Flöhe u. Läuse; Reservoir: v. a. Ratten): nach Inkubation von 9–14 Tgn. Sympte. (u. Nachweis) wie beim klass. F., jedoch erhebl. blander, Exanthem v. a. am Stamm; meist spontane Heilung. – Ferner als **falsches Indisches F.** das ↑ Kyasanurwald-Fieber, als **Brasilianisches, Kolumbianisches, Nord-** oder **Südamerikan. F.** das ↑ Felsengebirgsfieber.

Fledermaus|plastik: (EDMUNDS 1926) Aufrichtungsplastik des Penis – als 1. Sitzung einer Hypospadiekorrektur: Zirkumzision u. Unterminierung der Präputialhaut, deren bd. Blätter nach Exzision der geschrumpften Chorda flügelartig aufgeklappt (Bild der »Fledermaus«) u. an der Ventralseite des Penis vernäht werden; streckende Fixierung (Draht) der Glans an der Bauchhaut. – **F.virus**: (1956) an die Speicheldrüsen der Fledermaus bes. adaptiertes Lyssavirus (ARBO-B Virus = Lagos Bal Virus); kann von blutsaugenden – keine Sympte. aufweisenden! – Fledermäusen monatelang übertragen werden. – Fledermäuse außerdem Überträger von Leptospirosen (↑ Cynopterus fever) u. Histoplasmosen.

Fleisch* Apparat (ALFRED FL., geb. 1892, Physiologe, Zürich, Dorpat, Lausanne): ↑ Metabograph.

Fleisch: *hygien* gemäß Fleischbeschaugesetz alle für den menschl. Genuß geeigneten frischen oder zubereiteten Teile warmblütiger Tiere (d. h. auch Fette, Wurstwaren, Innereien, Blut, Schwarten usw.), i. e. S. jedoch nur die quergestreiften Muskeln u. damit verbundene Gewebe von Schlachttieren, Wild u. Geflügel; hochwert. Nahrungsmittel, das als fettfreier Muskel zu ca. $\frac{1}{5}$ aus N-Substanzen besteht (Eiweiß, v. a. Myosin, Aktin, Tropomyosin, Myogene, Myoglobin, unlösl. Kollagene u. Elastine; ferner Aminosäuren u. Peptide, Fleisch- u. Purinbasen), zu 1,5% aus Fett u. KH (Glykogen, v. a. in Leber, Pferdefleisch) sowie aus Mineralstoffen u. Enzymen. Verw. im allg. erst nach Reifung (»Abhängen«; ca. 3 Wo. bei 0–2°, künstlich gefördert durch Enzyme, z. B. Papain); bei unsachgemäßer Lagerung gesundheitsschädl. Veränderungen durch stick. Reifung, Fäulnis, Verwesung, Schimmelbildung, mikrobiellen Befall; Haltbarmachung durch Trocknen an der Luft, Salzen u. Pökeln, Räuchern, Gefrieren, Sterilisieren. – **wildes F.**: *path* ↑ Caro luxurians. – **F.basen**: N-halt. Stoffe im Fleisch(extrakt), z. B. Kreatin, Kreatinin, Karnosin, Inosinsäure, Kreatinphosphorsäure; wesentlich für den Fleischgeschmack.

Fleischer* Hornhautentartung (BRUNO FL., 1874–1965, Ophthalmologe, Erlangen): als Typ I die ↑ FEHR*-HAMBRESIN*, als Typ II die GROENOUW* Dystrophie. – s. a. KAYSER*-FL.* Ring.

Fleisch|extrakt, Extractum carnis: durch Auskochen mageren Fleisches, Klären, Filtrieren u. Eindicken im Vakuum hergestellter albumin-, leim- u. fettfreier Extrakt (fest, halbfest oder flüssig), der die lösl. Fleischbestandteile enthält. Verw. u. a. als Diät, Nähragar-Zusatz (»F.-Agar«). – **F.geschwulst**: ↑ Myom, ↑ Sarkom.

Fleischl* Gallenprobe (ERNST FL. von MARXOW, 1846–1891, Physiologe, Wien): modifiz. BRÜCKE* Gallenfarbstoff-Nachweis mit wäßr. $NaNO_3$-Lsg. (statt HNO_3).

fleischlose Ernährung: Kostform ohne Fleisch u. Fisch, wobei der Eiweiß-, Nährsalz- u. Kalorienbedarf durch Pflanzenprodukte, Eier, Milch u. Milcherzeugnisse gedeckt wird. Purinarm, frei von Blutfarbstoff.

Fleischmann* (GOTTFRIED FL., 1777–1850, Anatom, Erlangen) **Bursa**: inkonst. Schleimbeutel (oder Ranula?) auf dem M. genioglossus, aus dem sich u. U. ein Hygrom entwickeln kann. – **Fl.* Divertikel**: ziemlich konst. Ausbuchtung des Duodenums unterhalb der VATER* Papille.

Fleischmilchsäure: ↑ Acidum lacticum (2).

Fleisch|mole: das durch Hb-Auslaugung lehm- bis lachsfarbene Endprodukt einer Blut- bzw. BREUS* Mole. – **F.nabel**: päd ↑ Hautnabel.

Fleischner* Atelektase: pulmon ↑ Plattenatelektase. – **Fl.* Krankheit**: (1923) ↑ THIEMANN* Syndrom (Epiphyseonekrose).

Fleischpepton: aus Fleischabfällen durch hydrolyt. oder enzym. Eiweißabbau gewonnenes Pepton, z. B. Peptonum siccum (s. spissum) e carne.

Fleischvergiftung: Intoxikation durch Verzehr von verdorbenem – rohen (insbes. Hackfleisch) oder zubereiteten – Fleisch, das bei Fäulnis gift. Eiweißzersetzungsprodukte, bei bakteriellem Befall (z. B. Staphylokokken, Salmonellen, Clostridium botulinum) Toxine enthält (s. a. Botulismus). Klin.: akuter Brechdurchfall; Ther.: Magenspülung, Kohle, Rizinusöl oder Natriumsulfat, evtl. Flüssigkeitsersatz, Sulfonamide, Heilserum.

Fleischverpacker-Asthma: Bronchialasthma durch Inhalation der beim Verschweißen der PVC-Verpackungsfolien entstehenden Dämpfe (HCl? Phosgen?). Ähnlichkeit mit ↑ Polymerenfieber.

Fleisch|wärzchen: die »Granula« eines Granulationsgewebes. – **F.warze**: ↑ Fibroma molle.

Fleischwasser: durch Ansetzen mageren Fleisches mit kaltem Wasser entweder in der Kälte oder im Kochprozeß gewonnene Flüssigkeit, die sterilisiert als bakt. Nährsubstrat dient. – **F.harn**: der rosa-grünl. Harn bei Makrohämaturie.

Fleischwunde: offene Wunde, bei der außer Haut u. Unterhaut nur Muskulatur, Faszien, Sehnen etc. durchtrennt sind (nicht aber Skelett u. inn. Organe = penetrierende Verletzung).

Fleisher* Syndrom: (1966) Kombin. von – meist bds. – Nierenhypoplasie mit übergroßem Mamillenabstand.

Fleming* (SIR ALEXANDER FL., 1881–1955, Bakteriologe, u. Immunbiologe, London; 1945 gemeinsam mit CHAIN u. FLOREY Nobelpreis für Medizin »für die Entdeckung des Penizillins u. seiner Heilwirkung«) **Enzym**: ↑ Lysozym. **Fl.* Methode**: 1) modif. des ↑ WRIGHT* Objektträgerzellentests. – 2) »Reihenverdünnungsmethode« zur bakteriol. Penizillinwert-Bestg.: Beimpfung fallender Verdünnungen einer mit Penizillin-Lsg. (in $1/15$ mol. Phosphatpuffer; mit ca. 0,5 bis 0,03 E./ml) versetzten Fleischextrakt-Pepton-Nährbrühe mit 18 Std. alter Staphylococcus-aureus-Kultur (verdünnt mit physiol. NaCl-Lsg. 1:100) u. 18std. Bebrütung bei 37°; Grenzwert: letztes klares Röhrchen (Vergleich mit Standardlsg.). Zahlreiche Modifikationen. – 3) (1909) modifiz. (»akt.«) HECHT*-GRADWOHL*-WEINBERG* Syphilis-Seroreaktion mit gewaschenen Hammel-Ery u. natürl. Ambozeptor u. Komplement (d. h. mit nicht-inaktiviertem Serum).

Flemming* (WALTHER FL., 1843–1905, Anatom, Kiel) **Drüse**: die tubuloazinöse ↑ Drüse. – **Fl.* Intermediärkörper**: schmale azidophile Brücke als letzte Verbdg. beider Zellen bei der Mitose. – **Fl.* Keimzentrum**: Keim- u. Reaktionszentrum des sek. Lymphfollikels.

Fleomycin: (UMEZAWA 1963) zytostat. Antibiotikum aus Streptomyces-Spezies.

Fles* Kasten (JOSPEH ALEXANDER FL., 1819–1905, Anatom u. Ophthalmologe, Utrecht): ophth Spiegelanordnung für – auf Seitentäuschung beruhenden – Simulationsnachweis.

Flesch=Thebesius* Verfahren (MAX FL.=TH., geb. 1889, dtsch. Chirurg): bei Mammaabszeß Aufklappung u. Heftpflastersuspension der Brust.

Fletcher* Nährboden (Sir WILLIAM FL., 1872–1938, Arzt, London u. Malaya): wasserverdünntes Kaninchenblut zur Züchtung von Leptospira icterohaemorrhagiae.

Fletcher* Probe: Nachweis einer Entgleisung des Chylusflusses im Ductus thoracicus anhand des Übertritts oral aufgenommenen Sudanfarbstoffs in einen Pleuraerguß (Chylothorax).

Fletchern: von HORACE FLETCHER (1849–1919, amerikan. Fabrikant u. a. eines provisor. Zahnverschlußmittels auf Zinkoxid-Zinksulfatbasis) propagierte Eßtechnik (wenig essen, aber gründlich kauen), mit der eine Vorverdauung im Mund, eine bessere Ausnutzung der Nahrung u. eine Entlastung von Magen u. Darm erreicht werden sollte.

Fletcher* trait: Fehlen des Präkallikreins mit konsekut. Verlangsamung der Blutgerinnung (ohne klin. Sympte.).

Flexibilität, Flexibilitas: Biegsamkeit; psych die differenzierte seel. (u. körperl.) Reaktionsfähigkeit auf wechselnde Umweltbedingungen. – **F. cerea**: psych abruptes Steckenbleiben in einer Bewegung oder pass. regungsloses Verharren in jeder – noch so unbequemen, oft bizarren – gegebenen Stellung mit eigenartig »wächsernem« Tonus der Muskulatur; Vork. v. a. bei katatoner Schizophrenie infolge »Willenssperre«, seltener in Hypnose, bei organ. Hirnerkr.

Flexio(n), Beugung: *physiol* die akt. oder pass. Bewegung einer Extremität, eines Extremitätenabschnitts oder der WS aus der Streck- in die Beugestellung, i. w. S. auch die so erreichte Beugestellung (aber Dorsalflexion = Extension!). – **F. uteri**: Abwinkelung des Corpus gegen die Cervix uteri; physiol. als Anteflexio, path. als Retro- u. Lateralflexio.

Flexionsfraktur, Beugefraktur: indir. Fraktur (meist Abscherung), bei der die traumatisierende Gewalt entweder auf die gebeugte Extremität einwirkt (z. B. suprakondyläre Schrägfraktur des Humerus durch Sturz auf den gebeugten Ellenbogen, mit Dislokation des dist. Fragments nach vorn) oder aber eine die Maximalflexion überschreitende Beugung erzwingt (z. B. WS-Fraktur durch Schleudertrauma, Aufprall schwerer Massen auf den gebeugten Nacken).

Flexionshaltung, -lage: *gyn* Beugehaltung des kindl. Kopfs unter der Geburt; stellt sich normalerweise aus indifferenter Mittelstellung mit Tiefertreten in den Geburtskanal durch Einpassen des Kopfellipsoids in die Führungslinie des Beckens ein u. wird beim Austreten des Kopfes aus den Geburtswegen aufgegeben. – Als max. F. die ↑ ROEDERER* Einstellung (Abb.).

Flexner* (SIMON FL., 1863–1946, amerikan. Bakteriologe) **Bakterium**: ↑ Shigella flexneri. – **Fl.*-Dysenterie, -Ruhr**: durch Shigella flexneri hervorgerufene Bazillenruhr. – **Fl.* Rosetten**: s. u. WINTERSTEINER*. – **Fl.* Serum**: 1) Antimeningokokken-Serum. – 2) Mischserum gegen die **Fl.*-Boyd* Gruppe** (↑ Paradysenterie-Gruppe). – **Fl.*-Jobling* Tumor**: (1907) Impfgeschwulst der Ratte, ursprüngl. polymorphes Sarkom mit drüs. Elementen, im Laufe der Übertragung zu solidem Ca. entwickelt; 100%ig. Angehen, rasches, vorw. expansives Wachstum, seltene Metastasierung.

Flexor: Kurzform für M. flexor (= Beugemuskel, Beuger).

Flexorenkanal: Karpaltunnel (↑ Canalis carpi).

Flexorreflex: ↑ Beugereflex. – **F.afferenzen**, FRA: Afferenzen des somat. NS (Fasergruppen II, III u. IV aus Haut- u. Muskelnerven), deren Erregung ipsilateral einen F. auslöst, u. U. gekoppelt mit kontralat. (»gekreuztem«) Extensorreflex.

Flexortonus: Muskeltonus der Beugemuskeln; reflektorisch z. B. durch Erregungen der FRA unterhalten; bei RM-Läsion häufig gesteigert (Spastik).

Flexura, Flexur: (lat.) Biegung, Krümmung, Gelenkbeuge; insbes. (*PNA*) als Biegungen des Darmes die **F. coli dextra** (s. hepatica) im re. Oberbauch – in Lebernähe – recht- bis stumpfwinklig am Übergang vom Aszendens zum Transversum, die **F. coli sinistra** (s. lienalis s. splenica) im li. Oberbauch – in Nähe des unt. Milzpols – meist spitzwinklig am Übergang vom Transversum zum Deszendens (s. a. ↑ Syndrom der li. Flexur), die **F. duodeni inf.** (s. caud. s. secunda) am Übergang der Pars descendens in die Pars horizontalis, die **F. duodeni sup.** (s. cran. s. prima) am Übergang der Pars. sup. in die Pars descendens, die **F. duodenojejunalis** am Übergang der Pars ascendens in das Jejunum, die **F. perinealis recti** als untere, ventralkonvexe, sagittale Krümmung des Mastdarms im Bereich des Levator ani, die **F. sacralis recti** als obere, dorsalkonvexe, sagittale Krümmung in der Kreuzbeinhöhle.

Flexurkarzinom: Dickdarm-Ca. im Bereich der li. oder re. Kolonflexur.

Flexus salinus: (lat. = Salzfluß) ↑ Ekzema madidans.

flicker vertigo: (engl.) Schwindel durch ↑ Flimmerlichtaktivierung (»flicker test«).

Flickgewebe: *path* minderwert. Füllgewebe (unspezif., atroph. Granulationen, zellarmes Bindegewebe, Keloid, Narbenverknöcherung etc.), das – meist nach Sekundärheilung – Defekte höherdifferenzierter Gewebe (z. B. Nerven, Muskulatur, Haut) ausfüllt.

Fliedergas, Lilac gas: der in starker Verdünnung fliederähnlich riechende Kampfstoff Xylylbromid (T-Stoff).

Fliegen: *entom* ↑ Brachycera. – **Spanische F.**: ↑ Lytta vesicatoria; s. a. Cantharides.

fliegende Hitze: subjektiv empfundene »Hitzewallungen« (v. a. im Kopf), evtl. in Verbdg. mit Blutdruckunruhe, aufgrund vorübergehender hormonellvasoneurot. Störung, meist im Rahmen des Menopausensyndroms.

fliegende Körperchen: *ophth* s. u. entoptische Erscheinung.

Fliegen|larvenextrakt: Allantoin-halt. Extrakt aus den Maden von Lucilia sericata; wirkt wundreinigend u. granulationsfördernd. – **F.madenkrankheit**: ↑ Myiasis. – **F.pflaster**: ↑ Emplastrum Cantharidum. – **F.pilz**: ↑ Amanita muscaria.

Flieger|krankheit: Jargon für luftfahrtbedingte ↑ Druckluft- bzw. Druckfallkrankhtn. (↑ Barotrauma), z. B. Black out (»F.amaurose«), Aerootitis (»F.ohr«); i. w. S. auch das ↑ Abgeflogensein.

Fliehkraft(überlastungs)kollaps: Sonderform des orthostat. Kollapses infolge radialer oder linearer Beschleunigungen in Flug- u. Raumfahrzeugen; s. a. Beschleunigungskollaps.

Fließbandhypothese: (O. GÜNTHER 1954) *immun* Hilfshypothese zur Matrizentheorie der AK-Bildung (v. a. zur Erklärung des Booster-Effekts): Die Zahl der als Matrizen wirksamen AG-Moleküle beeinflußt die Produktionsfrequenz der AK (z. B. durch Beschleunigung ihrer Tertiärstrukturbildung).

Fließgleichgewicht, Steady state: Zustand konstanter Mengenverhältnisse u. konst. Umsatzgeschwindigkeit in einem offenen System (im thermodyn. Sinne), insbes. im Zwischenstoffwechsel; im allg. mit stabiler Einstellung auf dem Niveau minimaler Entropieerzeugung, bei Konstanz des Zu- u. Abflusses der Ausgangs- u. Endprodukte sowie der äuß. (z. B. Temp.) u. inn. Bedingungen (z. B. Enzymaktivität, Diffusion); s. a. thermodynamisches ↑ Gleichgewicht.

Fließpapiermethode: 1) ↑ DUKE* Blutungszeitbestimmung. – 2) ↑ FPM-Test. – 3) ↑ Filtrierpapierkultur.

Flimmer: ↑ Flagellum; s. a. Flimmerbewegung, -epithel, -haare, Abb. »Mikrotubuli«.

Flimmer|arrhythmie: *kard* absolute Arrhythmie bei Vorhofflimmern. – **F.aura**: isoliert oder als Vorbote eines generalisierten epilept. Anfalls auftret. opt. Aura mit Flimmerskotomen u./oder bunten Kreisen. – **F.bewegung**: die ständ., nach Schlagrichtung u. -folge koordinierte Bewegung der Flimmern oder Kinozilien eines Flimmerepithels; transportiert Flüssigkeit u. kleine Partikeln in Richtung einer Körperöffnung (z. B. Staub in Bronchien zum Kehlkopf).

Flimmer|empfindung: *opt* die Empfindung von Helligkeits- oder Farbschwankungen (= Helligkeits- bzw. Farbflimmern) bei Frequenzen zwischen einigen Hz u. der Verschmelzungsfrequenz. – **F.epithel,** Wimpernepithel: mit eigenbewegl. zytoplasmat. Flimmerhärchen (Kinozilien, bestehend aus 2 zentralen u. 9 im Kreis um diese angeordneten Doppelfibrillen aus kontraktilem Protein) an der freien Oberfläche ausgestattetes Epithelgewebe (einschicht.-zylindrisch, einschicht. bis mehrzeilig oder nur mehrzeilig). – s. a. Abb. »Mikrotubuli«.

Flimmer|flattern, Flatterflimmern: *kard* Vorhofflimmern mit wechselnden Serien von fast regelmäß. P-Wellen (wie bei *↑* Vorhofflattern) u. von Flimmerwellen bei unregelmäß. R-R-Intervallen. – **F.gerät:** Gerät (z. B. Stroboskop-Prinzip), das Lichtblitze variierbarer Frequenz u. Intensität erzeugt; zur Bestg. der Flimmerverschmelzungsfrequenz u. zur Flimmerlichtaktivation. – **F.haare, -härchen:** *↑* Zilien, Kinozilien (s. u. Flimmerepithel).

Flimmer|larve: *parasit* 1) *↑* Korazidium; 2) *↑* Mirazidium. – **F.lichtaktivation,** FLA, intermittierende Photostimulation: Verstärkung bzw. Provokation pathol. Hirnpotentiale durch intermittierende Belichtung der Netzhaut mit niedr. Blitzfrequenzen (ca. 3–25/Sek.; z. B. bei Blick in die Sonne durch rotierenden Propeller. EEG-diagnost. Anw. (mit *↑* Flimmergerät, auch bei geschlossenen Augen) v. a. für die photogene Epilepsie, wobei es evtl. gleichzeitig zum Schwindel (»flicker vertigo«) oder Anfall kommt.

Flimmern: 1) *opt ↑* Augenflimmern, Flimmerempfindung. – 2) *kard ↑* Kammerflimmern, Vorhofflimmern. – 3) *anat ↑* Flimmerbewegung.

Flimmerperimetrie: *ophth* tachistoskop. *↑* Perimetrie.

Flimmerskotom: durch zentrale (kortikale oder subkortikale) Durchblutungsstörung ausgelöste entopt. Erscheinung in Form eines halb- oder beidseit. paroxysmalen Augenflimmerns mit Beeinträchtigung der – v. a. zentralen – Sehschärfe. Meist Prodrom oder Begleitsympt. einer Migräne oder aber Hauptsympt. einer isolierten Augenmigräne; s. a. visuelle *↑* Epilepsie. – F. mit höhergrad. Gesichtsfeldausfällen = Amaurosis partialis fugax.

Flimmer|test, Flicker test: Bestg. der *↑* Flimmerverschmelzungsfrequenz. – **F.(verschmelzungs)frequenz:** *opt* die »krit. Fusionsfrequenz« (20–60 Hz), bei der ein Farb- oder Helligkeitsflimmern zu einem flimmerfreien kontinuierl. Bild verschmilzt (»Verschmelzungsphänomen«); s. a. Verschmelzungsfrequenz); abhängig von Höhe der max. Helligkeit, Helligkeitsdifferenz u. Zeitproportion zwischen den Flimmerphasen, Flimmerfeldgröße, (gereiztem) Retinabereich sowie von individuellen Faktoren (z. B. Alter, Ermüdung).

Flimmer|wellen, f-Wellen: *kard* die wellenförm. Kontraktionen bei Herzflimmern (u. deren EKG-Korrelat). – **F.zelle:** bei mehrzell. Organismen eine mit – einzelnen bis zu mehreren hundert – Kinozilien ausgestattete Zelle, v. a. im *↑* Flimmerepithel.

Flink* Syndrom: *↑* Magnesiummangel-Syndrom.

Flint* (AUSTIN FL., 1812–1886, Internist, New York) **Geräusch:** *kard* tiefes spätdiastol. oder präsystol. Geräusch bei Aorteninsuffizienz (p.m.: Herzspitze), hervorgerufen durch funktionelle Mitralstenose (Strömungsdruck des aortalen Pendelblutes auf ein Mitralsegel?). – **Fl.* Gesetz:** Die Frequenz (Tonhöhe) des – gedämpften – Klopfschalls über einem Lungenprozeß steigt mit dessen Nähe zur Brustwand.

Flintenrohrskotom: *ophth* Fachjargon für ein sehr kleines, röhrenförm. verengtes Gesichtsfeld.

Flintglas: bleihalt. opt. Glassorte mit rel. großem Brechungsindex; u. a. für achromat. Linsensysteme.

Flocci volitantes: *ophth ↑* Flockensehen; s. a. Mouches volantes.

Floccilatio, Floccilegium: *psych ↑* Flockenlesen.

Flocculus: (lat.) kleine Flocke. – **F.(cerebelli)** *PNA:* *anat* dem Pedunculus cerebelli medius anliegender, in den Pedunculus flocculi auslaufender kleiner Lappen an der Unterfläche des Kleinhirns (zum stammesgeschichtlich ältesten Teil gehörend).

flockendes System: *immun* AG-AK-System mit lockerem, schon bei rel. geringem AG-Überschuß lösl. Präzipitat (d. h. engem Präzipitationsbereich); Vork. v. a. bei H-Antigen.

Flocken|lesen, Floccilatio, -legium, Krozidismus: zitteriges Herumfingern in der Luft oder über der Bettdecke, v. a. bei exogenen Psychosen. – **F.sehen:** entopt. Wahrnehmung kleiner dunkler, bei Augenbewegung mitwandernder Flecken (»Flocci volitantes«).

Flocks*-Harrington* Test: Prüfung auf Vollständigkeit des zentralen Gesichtsfeldes mit Hilfe fluoreszierender Figuren auf einem Perimeterschirm.

Flockulationstest: *serol ↑* Flockungsreaktion.

Flockungsgrenzwert: geringste Konz. eines Immunserums, die in der AG-halt. Lsg. noch Flockung auslöst. – vgl. Flockungswert.

Flockungsreaktion: Sammelbegr. für die infolge Bindung von AG u. Serumeiweißfraktion mit Flockung einhergehenden Reaktionen: **a)** kolloidlabile Proben zur Prüfung qual. oder quant. Abweichungen des Serumeiweißes (*↑* Serumlabilitätsproben), **b)** immunol. *↑* Präzipitationsreaktionen; **c)** unspezif. Flokkungsreaktionen bei Syphilis, z. B. die n. KAHN, BOERNER-LUKENS, CHEDIAK, Citocholreaktion n. SACHS-WITEBSKY, Lentocholreaktion n. SACHS-GEORGI, Ballungsreaktion n. MÜLLER, Klärungsreaktion n. MEINICKE, Cardiolipin-F. (VDRL-Test), ferner Bestätigungsreaktionen n. WITEBSKY; **d)** Gonorrhoe-F. nach MÜLLER; **e)** Ferroflockulation u. Melanin-F. bei chron. Malaria; **f)** F. im Liquor.

Flockungs|wert, Lf-Wert: die mit 1 Antitoxin-Einh. (AE) optimal flockende Toxinmenge (vgl. Flockungsgrenzwert). – Nach RAMON auch auf 1 ml Toxin bezogen (das dann eine »valeur antigène intrinsèque« von x »Einheiten« hat). – **F.zahl:** Kriterium der Serumlabilitätsproben n. TAKATA, MURASUGI u. a.; berechnet als 100facher Wert der TAKATA*-Reagens-Menge (ml), die noch eine Flockung hervorruft. Werte <55 gelten als pathologisch.

Flöhe: *entom ↑* Aphaniptera.

Flörcken*Operation (HEINRICH FL., 1881–1958, Chirurg, Frankfurt/M.): Schließmuskelplastik bei Analprolaps; Durchzug (u. Vereinigung) zweier sakral-kokzygeal gestielter Muskelbündel bds. der Analzirkumferenz durch subkutane Tunnel.

Flötenschnabel|bruch: stets indir. Schrägfraktur eines langen Röhrenknochens (i. e. S. der Tibia, v. a. bei Biegungs- oder Torsionsbruch), deren lang auslaufende Fragmentstümpfe einem Blockflötenmundstück ähneln (mit Gefahr der Durchspießung!). – **F.katheter:** Ureteren- oder Harnblasenkatheter (letzterer meist Ballonkatheter, u. U. 3läufig zur Dauerspülung) mit Flötenmundstück-ähnl., in der Schrägung ein ovales »Auge« tragender Spitze u. 1 oder 2 seitl. Fenstern.

Flohfleckfieber, -typhus: murines ↑ Fleckfieber.

Flohstich|enzephalitis: E. mit starker Füllung der Hirnkapillaren, die makroskopisch als flohstichart. Blutpünktchen imponieren; v. a. bei komatöser Malaria u. best. Intoxikationen. – **F.niere:** punktförm. Blutungen an der Oberfläche u. im Rindenbereich der Niere; v. a. bei maligner Nephrosklerose, embol., nicht-eitr. LÖHLEIN* Herdnephritis.

Floppy infant: (engl. = schlaffes Kind) der dystone AZ des Kindes bei Myopathie, spinaler Erkr. etc.

Floppy valve: (engl. = schlaffe Klappe) degenerat., myxomatöse, entzündl. oder fibrot. Konsistenzänderung einer Herzklappe (v. a. Mitralis) mit – z. T. aneurysmat. – Deformierung, ohne oder mit Stigmata einer mesodermalen Dystrophie (z. B. MARFAN* Syndrom). Die so bedingte Mitralinsuffizienz (»Floppy-valve-Syndrom«, ohne Ringdilatation) zeigt atyp. Auskultationsbefund: bandförm. hochfrequentes Systolikum, durch geräuschfreies Intervall vom 1. HT abgesetzt, meist eingeleitet mit deutl. Klick; oder aber nur – meist mesosystol. – Klick (durch ballonförmig in den Vorhof vorgewölbte Klappe).

Flora: ↑ Darmflora. – **F.wechsel:** ↑ Keimwechsel.

Florantyronum *WHO:* 4-(8-Fluoranthenyl)-4-oxobutter-säure; Choleretikum.

Florence* Reaktion (ALBERT FL., 1851–1927, Pharmakologe, Lyon): unspezif. Spermanachweis mit konz. Jod-Jodkali-Lsg. (braunrote Mikrokristalle).

Flores: (lat.) Blüten; *pharmaz* therap. genutzte Blütendrogen u. blütenförm. mineral. Substanzen; z. B. **F. Althaeae** s. **Malvae** (»Eibischblüten«, von Althaea officinalis), **F. Antimonii** (mineral. Antimontrioxid), **F. Arnicae** (»Arnikablüten«, von Arnica montana), **F. Caryophylli** s. **Clavi aromatici** (»Gewürznelken«, Blütenknospen von Eugenia caryophyllata), **F. Chamomillae** (»Kamillen«, Blütenköpfchen von Matricaria chamomilla), **F. Ch. romanae** (»Röm. Kamillen«, Blütenköpfchen von Anthemis nobilis), **F. Chrysanthemi cinerariifolii** (»Pyrethrumblüten«, Blütenkörbchen von Chrysanthemum cinerariifolium), **F. Cinae** (»Zitwerblüten«, Blütenknospen von Artemisia cina), **F. Farfarae** (»Huflattichblüten«, von Tussilago farfara), **F. Graminis** (»Heublumen«, Blüten versch. Gramineen-Arten), **F. Humuli lupuli** (»Hopfenblüten«, ♀ Blüten von Humulus lupulus), **F. Hyperici** (»Johanniskrautblüten«, von Hypericum perforatum), **F. Koso** (»Koso«, »Bandwurmblüten«, von Hagenia abyssinica), **F. Lavandulae** (»Lavendelblüten«, von Lavandula angustifolia), **F. Malvae** (»Malvenblüten«, von Malva silvestris u. M. mauritiana; s. a. Flores Althaeae), **F. Millefolii** (»Schafgarbenblüten«, von Achillea millefolium), **F. Sambuci** (»Holunder- oder Fliederblüten«, von Sambucus nigra), **F. Spicae** (»Speikblüten«, von Lavandula latifolia), **F. Sulfuris** (»Schwefelblüte«, ↑ Sulfur sublimatum), **F. Tiliae** (»Lindenblüten«, von Tilia cordata, T. platyphyllos), **F. Zinci** (↑ Zinkoxid).

Florey* Einheit (Sir HOWARD WALTER F., 1898–1968, Pathologe, Oxford; 1945 Nobelpreis für Medizin); ↑ Oxford-Einheit.

floride: *klin* blühend, heftig, stark ausgeprägt.

Florideen|stärke: glykogenähnl. Speicherstoff der Rotalgen (»Florideen«), ein J-färbbares KH; liefert bei Heißwasserextraktion Agar-ähnl. Produkte.

Florkontrast: *ophth* scheinbare Farbänderung eines grauen Testzeichens in die Gegenfarbe des Umfelds nach Bedecken mit dünnem durchscheinendem Papier (Florpapier). Entsprech. F.-Tafeln (z. B. n. COHN) dienen zur Feststellung von Farbsinnstörungen (= Florpapierversuch; bei Farbenblindheit neg.).

Florschütz* Index (GEORG FL., geb. 1859, Arzt, Gotha): Konstitutionsindex nach der Formel:

$$\frac{\text{Körpergröße}}{2 \times \text{Brustumfang} - \text{Körpergröße}}.$$

Dient mit Bauch- statt Brustumfang auch zur »Berechnung« der Adipositas (Grenzwert: 5).

Flos, Fl.: (lat.) Blüte: ↑ Flores.

Flosdorf* (EARL WILLIAM FL., 1904–1958, Bakteriologe, Chicago) **Methode:** Herstg. humaner Pertussis-Hyperimmunglobulin-Seren durch Inj. abgetöteter Keime in 7tg. Intervallen 3 Wo. hindurch (Gesamtdosis: 7 ml einer Suspension mit 10^9 Keimen) u. nachfolgend mehrere monatl. Booster-Injektionen. – **Fl.*(-Mudd*) Apparat:** Gefriertrockner zur Konservierung von Plasma, Serum, Baktn. u. Gewebe. Die durch Eintauchen in ein CO_2-Azeton-Gemisch gefrorene Substanz wird für einige Std. mittels Hochvakuumpumpe u. prim. u. sek. Kondensatoren dehydriert.

Flossenfuß, -hand: infolge unvollständ. Differenzierung Flossenform der dist. Extremität, i. e. S. der Löffelfuß bzw. die Löffelhand bei subtotaler oder totaler Syndaktylie. – Als Flossenhand ferner die Fehlstellung mit Hyperextensionskontraktur der Finger u. lividem Hautödem (»Schwellhand«) bei zervikaler Syringomyelie (meist mit progred. Muskelatrophie, dissoziierter Empfindungsstörung, Nagelbrüchigkeit, Neigung zu Panaritien etc.).

Flotation, Aufrahmen: Ansammeln von Stoffen mit geringerer Dichte als das Lösungsmittel an der Flüssigkeitsoberfläche bzw. bei der Ultrazentrifugation in zentripetaler Richtung (im Ggs. zur Sedimentation); s. a. Flotationstechnik.

Flotations|konstante: s. u. ↑ Sedimentationskonstante; im allg. als ↑ SVEDBERG* Einheit (»F.einheit«). – **F.technik:** (SEAL) zytol. Nachweis von Tumorzellen im Blut durch Zentrifugieren, wobei sich diese – zus. mit den ebenfalls leichteren Lymphozyten – von den sedimentierenden Ery-, Leuko- u. Monozyten trennen. Anschließ. Ausstrich u. Färbung (n. PAPANICOLAOU, PAPPENHEIM).

Flothow* Operation (PAUL GEORGE FL., geb. 1897, Neurochirurg, Seattle): extraperitoneale lumb. Sympathektomie mit Zugang durch anterolat. schrägen Flankenschnitt.

flottieren: schwimmen, schweben, hin- u. herwogen.

Flourens* Theorie (MARIE JEAN PIERRE FL., 1794–1867, Physiologe, Paris): Der Denkprozeß ist eine Funktion des ges. Gehirns u. nicht nur bestimmter Zentren.

Flow: (engl.) Fluß, Durchfluß von Flüssigkeiten oder Gasen, Fließvermögen; z. B. physiol. Blutfluß pro Zeit in einem Blutgefäß (s. a. Flowmeter).

Flow-directed-Katheter: *kard* ↑ Einschwemmkatheter, z. B. SWAN*-GANZ* Katheter.

Flower* Knochen (Sir WILLIAM HENRY FL., 1831–1899, Anatom, London): die inkonst. Schaltknochen (Os epiptericum ant. u. post.) in der Schläfenfontanelle.

Flowmeter, Durchflußmesser: Gerät zur Strömungsmessung einer Flüssigkeit (z. B. Blut) oder eines Gases bzw. Gasgemisches (z. B. an Narkosegeräten) in ml/Zeiteinheit. Zahlreiche Prinzipien: Tropfenzähler, Stromuhr n. LUDWIG, Bubble Flowmeter, PITOT* Meter, VENTURI* Rohr, Rotameter, Strompendel, Thermostromuhr n. REIN, elektromagnet. u. Ultraschallflußmesser, Finimeter.

Fluanisonum *WHO*: 1-[3-(p-Fluorbenzoyl)-propyl]-4-(o-methoxyphenyl)-piperazin Neuroleptikum mit Chlorpromazin-ähnl. Wirkung.

Fluate: Fluor(o)silikate.

Flucht in die Krankheit: Ausweichen vor einer nicht bewältigten Realität in den der Verantwortung enthebenden Krankheitszustand; evtl. resultierend aus noch geringem Arbeitswillen u. Leistungsminderung nach längerem Kranksein (insbes. nach Klinikaufenthalt mit vorwieg. pass. Atmosphäre).

Flucht|amenorrhö: A. infolge des psych. Traumas einer Flucht (erklärbar durch Wechselbeziehungen zwischen veget. NS, Zwischenhirn, Großhirnrinde u. Gonaden). – **F.blindheit:** Amaurosis partialis fugax infolge des psych. Traumas einer Flucht.

Fluchtgerät: kleines, leicht zu bedienendes Atemschutzgerät zur umgebungsunabhäng. Versorgung mit Atemluft für etwa 45 Min.; sogen. Selbstretter für Arbeitsplätze (z. B. im Bergbau) mit Gefahr plötzl. O_2-Mangels oder des Auftretens giftiger Gase.

Flucht|linientafel: ↑ Nomogramm. – **F.reflex:** polysynapt. nozizeptiver Reflex, bei dem Schmerzreize eine Beugung in Hüfte u. Knie, Dorsalflexion von Fuß u. Großzehe sowie Spreizung der übr. Zehen auslösen u. zur Verkürzung der gereizten Extremität führen (»Verkürzungsreaktion«, s. a. Stützreaktion); evtl. kombin. mit CANNON* Notfallreaktion. Auslösbar bei Unreife oder Schädigung der Pyramidenbahn. – Als Teilreflex z. B. der ↑ BABINSKI* Reflex.

Flucloxacillinum *WHO*, Penizillin D: 6-[3-Chlor-6-fluor-phenyl-5-methyl-4-isoxazolkarboxamido]-penizillansäure; Antibiotikum.

Fluctuatio: (lat.) Hinundherwogen, ↑ Fluktuation. – **F. vibratoria:** durch Perkussionsanschlag ausgelöste »Undulation« eines mobilen Hohlraumergusses.

Flucytosin *WHO*: 5-Fluorzytosin; Antimykotikum.

Fludrocortison *WHO*, **Fludroxycortidum** *WHO*: synthet. ↑ Fluorkortikoide mit starker antiphlogist. u. antiallerg. Wirkung.

flüchtig: *chem* adj. Bez. für Substanzen mit hohem Dampfdruck (z. B. niedrig siedende Flüssigkeit, die bereits bei Zimmertemp. verdampft) u. für leicht sublimierende Salze (z. B. Ammonium carbonicum). – *path* kurzzeitig, vorübergehend (z. B. flücht. ↑ Lungeninfiltrat).

Flüchtlingsparanoid: (L. TYHURST) psychogene Verfolgungsideen als regressive Ausweichreaktion bei Flüchtlingen, die für längere Zeit von der neuen Umgebung abgeschlossen bleiben.

Flügelbein: ↑ Os sphenoidale (mit Ala major u. minor).

Flügelbißaufnahme: *röntg* gleichzeit. Darstg. der Zahnkronen von OK u. UK auf einem Film, der mittels spez. Lasche von den zusammengebissenen Zähnen gehalten wird.

Flügeldrän: 1) selbsthaltendes Gummidrän, bei dem nach Ausschneiden zweier gegenüberliegender rechteck. Fenster u. Raffung (Seidenligatur) der restierenden Wandpartien diese flügelartig abstehen. – 2) T-Drän (z. B. n. KEHR).

Flügel|fell: *path* ↑ Pterygium. – **F.gaumengrube:** ↑ Fossa pterygopalatina. – **F.kanüle:** Verweilkanüle (für Punktion, Infusion, Daueranästhesie etc.) mit flügelart. abstehendem Griff- bzw. Fixierungsplatte vor dem Konus. Kanüle gerade (z. B. n. STRAUSS, BECK) oder gebogen (für zentrifugale Armvenenpunktion), auch als flexible Doppelkanüle (z. B. Braunüle).

Flügelplatte: 1) *anat* die Lamina med. bzw. lat. des Proc. pterygoideus. – 2) *gyn* (RIES) zweiteil. Portioplatte (als Teil einer Stift-Platten-Kombin. für Radiumther. des Kollum-Ca.), deren bd. »Flügel« bei Einführung achsenwärts eingeschlagen sind, um dann nach Art eines Kolpostaten gespreizt zu werden.

Flügel|schlagen: (STRÜMPELL) *neur* schlagende u. ausfahrende Bewegungen der Arme, ausgelöst z. B. durch Armhalteversuch, bei Degeneratio hepatolenticularis, Läsion des Nucl. dentatus, im Coma hepaticum. – **F.stellung der Skapula:** ↑ Winging. – **F.zellen:** die von den Sehnenfasern gepreßten u. diesen flügelartig angeschmiegten Fibrozyten einer Sehne.

Flügge* Apparat (KARL FL., 1847–1923, Hygieniker, Breslau, Berlin), Breslauer Apparat: Desinfektionsgerät mit Formaldehydverdampfung aus wäßr. Lsg.; v. a. für Raumdurchgasung.

Fluence, Fluenz: (engl.) *physik* Flußdichte, Energie-, Teilchenflußdichte.

Flüssigkeit: *physik* Aggregatzustand, bei dem die – im Ggs. zum Festkörper – frei bewegl. Moleküle infolge der gegenseit. Anziehungskräfte dicht gepackt sind, volumenbeständig (nur wenig komprimierbar), aber formunbeständig (nimmt jeden gebotenen Raum ein). Geht am Erstarrungspunkt in einen Festkörper, am Siedepunkt in Dampf über. – *physiol* die ↑ Körperflüssigkeit, unterteilt in Extra-, Intrazellulär-, interstitielle u. transzelluläre Fl.

Flüssigkeits|enzephalographie: *röntg* E. unter Verw. eines flüss., Liquor-lösl., pos. KM (im Ggs. zur Pneumoenzephalographie). – **F.ersatz:** Auffüllung eines Defizits an Körperflüssigkeit durch enterale oder parenterale Applikation von Traubenzucker-, NaCl-, KCl-Lsg., Blut, Plasmafraktionen, Expander etc. (↑ Flüssigkeitstherapie).

Flüssigkeits|haushalt: *physiol* ↑ Wasserhaushalt. – **F.kultur:** *bakt* s. u. Züchtung. – **F.lunge:** ↑ fluid lung. – **F.mangel:** ↑ Dehydratation, ↑ Exsikkose.

Flüssigkeits|mobilisation, intravasale: kompensator. Vergrößerung des Blutvol. durch Entleerung der venösen Blutdepots über eine Steigerung des Gefäßtonus. – **F.regel**: *päd* Faustregel für den Flüssigkeitsbedarf (= 2000 ml/m² Körperoberfläche) des Säuglings jenseits der Neugeb.-Periode: in den ersten Mon. ⅐–⅕, am Ende der Säuglingszeit ¹/₁₀ des Körpergew., max. 1000 ml/Tag (= FEER* Zahl).

Flüssigkeitsretention: Störung des ↑ Wasser-Elektrolyt-Haushalts i. S. ungenügender Ausscheidung, mit Zunahme des Körpergew., Auftreten von Ödemen u. Ergüssen, evtl. auch Blutdruckanstieg; v. a. bei renalen, kardio-vaskulären oder endokrinen Erkrn., aber auch medikamentös bedingt (nach ACTH, Kortikosteroiden, Pyrazolon-Derivaten, Reserpin etc.); s. a. Wasserintoxikation.

Flüssigkeitsspiegel: die waagerechte obere Grenzfläche einer Flüssigkeit gegen ein Gas. Ihr perkutor. oder röntgenol. Nachweis in Körperhöhlen, Hohlorganen u. path. Hohlräumen ist beweisend für das – path. – Vorhandensein einer Flüssigkeit (bzw. die flüss. Natur des Substrats) oder eines – evtl. sek. durch Punktion oder Perforation aufgetret. – Gases; s. a. Dünndarmspiegel.

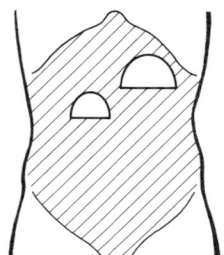
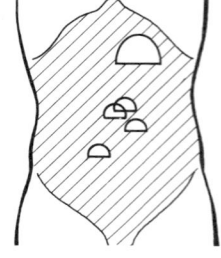

Duodenalileus   *hochsitzender Dünndarmileus*

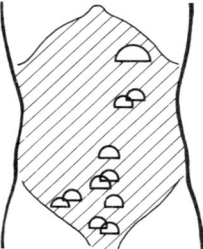
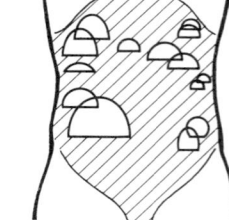

tiefsitzender Dünndarmileus   *Dickdarmileus*

Flüssig(keits)szintillationszähler: Sz. mit Gemisch aus Leuchtstoff (meist Phenyloxadiazole) u. organ. Lösungsmittel (meist Toluol, Benzol) als strahlungsempfindl. Teil. Anw. u. a. bei Möglichkeit, den radioakt. Stoff in flüss. Form dem Leuchtstoff beizumischen (100%ige Ausbeute, geringe Selbstabsorption).

Flüssigkeitstherapie: enterale u. parenterale Zufuhr von Wasser u. Elektrolyten (s. a. Elektrolyt-, Infusionstherapie) unter Berücksichtigung des laufenden Bedarfs (»Erhaltungsther.«) u. entstandener oder zu erwartender Verluste (»Defizitdeckung«); i. w. S. auch die parenterale Ernährung, Blutzufuhr u. Volumensubstitution, Osmo- u. Dialysetherapie.

Flüssigkeitsverlust: Verlust von Körperflüssigkeit mit resultierender Störung des ↑ Wasser-Elektrolyt-Haushalts, z. B. bei Polyurie, Diarrhö, Erbrechen; s. a. Blutverlust, Dehydratation, Exsikkose.

Flüssigplasma: ↑ Plasmakonserve mit Blutplasma in flüss. Form.

Flüster|probe: der mit Flüstersprache durchgeführte Teil der phonet. ↑ Hörprüfung; der Untersucher spricht mit Flüsterstimme Wörter mit hohem (z. B. »66, Wiese«) u. tiefem Klangcharakter (z. B. »99, Barbara«). – **F.stimme**: unphysiol. Art der Phonation mit hohem Klangcharakter; die aperiodisch schwingenden Stimmlippen liegen fest aneinander, nur die Pars cartilaginea bleibt dreieckig offen (»F.dreieck«). Verbrauchtes Luftvol. rel. erhöht; keine wesentl. Stimmschonung.

Flufenaminsäure *WHO,* Acidum flufenamicum: N-(m-Trifluormethylphenyl)-anthranilsäure; Antiphlogistikum, -rheumatikum.

Fluggastthrombose: Thrombose im Bereich der Beine bei langen Flugreisen; als wesentl. pathogenet. Faktoren gelten – außer Prädisposition u. Barotrauma – das stundenlange nahezu unbewegl. Sitzen u. die häuf. Mahlzeiten.

Flughaut: *path* ↑ Pterygium.

Flug|krankheit: ↑ Luftkrankheit; s. a. Flieger-, Druckfallkrankheit. – **F.reisefähigkeit**: Tauglichkeit eines Passagiers für die Flugreise (zu berücksichtigende Flughöhe ca. 2400, höchstens 3000 m). Besteht nicht bei erhebl. Anämie (<3 Mill. Ery bzw. <60% Hb), schwerer Angina pectoris, Herzinfarkt (6 Mon. nach Ausheilung), Hypertonie (>200/110 mm Hg), dekompensiertem Bronchialasthma, Epilepsie, Psychose, Blutungsübel, Pneumothorax, Gravidität ante partum, ferner aus allgemeinhyg. Gründen bei Infektionskrkhtn., Harn- u. Stuhlinkontinenz. – **F.tauglichkeit**: die bei Bedarf (z. B. nach Erkr.) durch den zustand. Arzt festzustellende derzeit. Tauglichkeit zum flieger. Einsatz (bei Fliegertauglichkeit als Voraussetzung).

Fluhmann* Test: Modifik. des ↑ ALLEN*-DOISY* Tests (Bewertung der Vaginalschleimbildung bei Mäusen).

Fluid lung: engl. Bez. »feuchte Lunge« für das subakute ↑ Lungenödem als Folge massiver u. zu schneller Infusion oder Transfusion (passagere Linksinsuffizienz?) sowie für die uräm. Lunge (↑ Urämie).

Fluidität: Fließeigenschaften (vgl. Viskosität).

Fluido|graphie: Rö-Darstg. der Mamma (↑ Mammographie) oder einer Extremität nach der ↑ Isodens-Technik. – **F.pneumothorax**: gleichzeit. Anwesenheit von Luft u. Flüssigkeit im Pleuraraum, z. B. als Hydro-, Sero-, Pyo-, Hämo-, Chylopneumothorax; im Rö-Bild Flüssigkeitsspiegel.

fluidus: (latein.) fließend, flüssig; z. B. Extractum fluidum (»Fluidextrakt«). – **Fluidum**: Flüssigkeit (↑ Liquor).

Fluktuation: Wellenbewegung, Schwankung; *klin* palpable wellenförm. Flüssigkeitsbewegung in einer Körperhöhle, z. B. bei Aszites oder Abszeß; *kard* wandern der Nullinie im EKG; *geburtsh* die sich kurzfristig wiederholenden Abweichungen der fetalen Herzfrequenz von der Basisfrequenz (»baseline«), erfaßbar durch »Schlag-zu-Schlag«-Registrierung, je nach Bandbreite der Schwankungsamplituden mit den 4 »Oszillationstypen« (HAMMACHER): saltatorisch

($\triangle$ HF>25), undulatorisch (normal), eingeengt undulatorisch, silent ($\triangle$ HF<5).

Flumedroxonum *WHO*: ein ↑ Fluorkortikoid; Progesteron-Derivat mit geringer hormonaler Wirksamkeit; Migräneprophylaktikum.

Flumetasonum *WHO*: hautspezif. ↑ Fluorkortikoid mit rasch einsetzender antiphlogist., antiallerg., antiexsudativer u. antipruriginöser Wirkung.

Flumina pilorum *BNA, JNA, PNA*: die durch jeweils gleiche Anordnung u. gleichgerichteten Verlauf der Körperhaare entstehenden kon- oder divergierenden (evtl. kreuzenden) »Haarströme«.

Flunarizin *WHO*: 1-Cinnamyl-4-(p,p'-difluor-benzhydryl)-piperazin; durchblutungsförderndes Mittel.

Fluocinolon-acetonid *WHO*: synthet. ↑ Fluorkortikoid (ca. 40mal stärker antiphlogistisch u. antiallerg. als Hydrokortison).

Fluocortin *WHO*: Fluorkortikoid zur äußerl. Anw.

Fluocortolonum *WHO*: antiphlogist. u. antiallerg. ↑ Fluorkortikoid; lokal 4mal, s.c. 25mal stärker als Hydrokortisonazetat.

Fluor, F: 1) *chem* 1wert. Element der Halogen-Gruppe, Atomgew. 18,9984, OZ 9; 6 Isotope (^{16}F–^{21}F), außer ^{19}F radioaktiv (β-Strahler; ^{18}F mit physik. HWZ 1,87 h findet Anw. als Trinkwasserzusatz; höchstzuläss. Durchschnittskonz. 8×10^{-4} µCi/ml; krit. Organe: Knochen, Zähne). Schwach gelbgrünes, »erstickendes« Gas, giftig (MAK 0,2 mg/m^3 = 0,1 ppm; ↑ Fluorvergiftung); reaktionsfähigstes Element, das sich – oft explosionsartig – mit zahlreichen Elementen zu Fluoriden umsetzt; Einbau in organ. Verbindgn. steigert deren Beständigkeit u. Wirksamkeit (↑ Fluorkortikoide). Vork. als Spurenelement bei Tier u. Mensch (↑ Fluoride). – **2)** *gyn* **Fluor vaginalis s. genitalis**: der dünn- bis dickflüss., weiße (↑ F. albus), gelbl.-braune oder rötl. (blut.) »Ausfluß« aus der Scheide, i. e. S. bei vermehrter Vaginalsekretbildung infolge mechan. (z. B. Pessar, Prolaps) oder chem. Reizung (Scheidenspülung), bei Infektion (Baktn., Trichomonaden, Soor), Vaginal-Ca.; häufig kombin. mit Juckreiz, bei gleichzeit. Kolpitis auch mit örtl. Schmerzen. Auch inkorrekte Bez. für den über die Scheide abfließenden zervikalen, korporalen u. tubaren Fluor (z. B. bei örtl. Entzündung, Polyp, Neoplasma etc.). Als **F. albus** (= Leukorrhö, »Weißfluß«) das vermehrte, nicht entzündl. weißl. Scheidensekret, v. a. bei jungen Mädchen, meist durch Östrogenmangel oder konstitutionell-vegetativ bedingt (zu unterscheiden vom **F. a. posterior**, dem eitr. Schleimausfluß aus dem Anus bei Proktitis!); als **funktioneller** oder **nervöser F.** die vasomotorisch bedingte Hypersekretion bei Ovarialinsuffizienz, seel. Störungen, Aufregung etc., oft nur schubweise, meist als prim. F. aus Zervix u. BARTHOLIN* Drüsen, glasklar, mit Epithelien u. DÖDERLEIN* Stäbchen; ferner der **F. neonatorum** am 3.–5. Tg. als Reaktion auf den Ausfall der plazentaren Östrogene, evtl. durch unspezif. Erreger bedingt, milchähnl.-schleimig ohne Krankheitswert.

Fluor|akne: ↑ Halogenakne durch Fluor; klin. Bild ähnl. der Bromakne. – **F.andrenolon**: ↑ Fludroxycortidum. – **F.apatit**: 3 Ca$_3$(PO$_4$)$_2$ + CaF$_2$; aus Hydroxylapatit durch Austausch der OH-Gruppen gegen Fluor-Ionen (bei länd. Aufnahme kleiner F-Mengen z. B. aus fluoriertem Trinkwasser) entstehendes Apatit in Zähnen (erhöhte Kariesresistenz?) oder Knochen (↑ Fluorosteopathie). – **F.butyrophenone**: stark neuroleptisch wirkende Verbdgn. der Grundstruktur F-C$_6$H$_4$-CO-CH$_2$-CH$_2$- (häufig mit Piperidin-Substituenten), z. B. Ace- u. Amiperonum, Ben-, Dro-, Halo- u. Trifluperidolum *WHO*.

Fluoren: C$_{13}$H$_{10}$, o-Diphenylenmethan; Vork. in Steinkohlenteer, Anthrazenöl; einige Derivate karzinogen, andere therap. verwendet als Spasmolytika, Antiphlogistika u. Antiarthritika, Muskelrelaxantien. – **F.probe**: (BOAS): modifiz. Benzidinprobe (Blutnachweis) mit 2,7-Diaminofluorenhydrochlorid.

Fluoresceinum: ↑ Fluoreszein.

Fluoressigsäure: CH$_2$F-COOH; fast geruchlose, für Warmblüter sehr gift., als Rodentizid verw. Flüssigkeit (blockiert den Zitratzyklus, hemmt Akonitase). Bei Intoxikation (Erregung, klon. Krämpfe, Herzrhythmusstörungen, -stillstand, Schock, Koma) O$_2$-Zufuhr, Ca-glukonat, Na-sulfat (als Laxans), ggf. Schock-Ther., Haut spülen u. MgO-Glyzerinsalbe auftragen.

Fluoreszein

Fluoreszein, Resorzinphthalein: Xanthenfarbstoff (↑ Formel); gelbe oder rote Kristalle, lösl. in heißem Alkohol, Azeton u. Alkalilaugen (intensive gelbgrüne Fluoreszenz). Anw. finden v. a. das wasserlösl. Kalium- oder Natriumsalz, *diagn* für ↑ Fluoreszeinversuche u. zur Fluoreszenz-Angiographie, *therap* gegen Erytheme, zur Entgiftung von Methylviolett im Auge (0,5%ige Lsg.), *histol* zur Vitalfärbung, Differenzierung von Fuchsinfärbungen, als Fluorochrom, *immun* zum AG-Nachweis (z. B. COONS* Technik), *analyt* als Fluoreszenzindikator (pH 4,0–4,5, farblos/grün). – Derivate mit medizin. Bedeutung sind u. a. Erythrosin, Rose bengale, Merbrominum *WHO*. – **F.difettsäureester**: Ester der F. mit geradkett. C$_8$-C$_{16}$-Fettsäuren; nicht-fluoreszierend, nicht-resorbierbar, durch Lipase verseifbar (Anw. insbes. des Dilaurinsäureesters zur Bestg. der Serumlipase u. zur Diagnostik der exokrinen Pankreasfunktion, mit Nachweis des freigesetzten Fluoreszeins im Harn). – **F.isozyanat** findet – gekoppelt an Antiseren (Globulinfraktion) – Anw. als Fluorochrom zur fluoreszenzmikroskop. Lokalisierung von AG (z. B. Baktn., Viren, Rickettsien), wird aber meist durch beständigere Verbdgn. wie **F.isothiozyanat**, Rhodamin-B-isothiozyanat, 1-Dimethylaminonaphthalin-5-sulfonsäure [DANS] ersetzt.

Fluoreszein|quellpunkt: s. u. Fluoreszenzangiographie. – **F.versuch**: 1) F.-Augenprobe: Prüfung der Intaktheit der Hornhautoberfläche durch Einträufeln von Fluoreszein in den Bindehautsack; Epitheldefekte zeigen Fluoreszenz. – 2) ELSCHNIG* Permeabilitätsprüfung der Blut-Kammerwasserschranke anhand des zeitl. Auftretens u. der Intensität einer – mit dem Biomikroskop beobachteten – Grünfärbung des vord. Kammerwassers nach i.v. Inj. von Fluoreszein-Na-Lsg.; mehrfach modifiziert. – Ferner der ↑ SEI-

Fluoreszenz

DEL* Fistelversuch, die ↑ Fluoreszenz-Angiographie sowie Untersuchung von ↑ Tränensekretion (n. NOYER-JÄGER) u. ↑ Tränenwegen.

Fluoreszenz: rel. rasch abklingende Lichtemission durch Atome oder Moleküle, die durch Absorption energiereicher Strahlen angeregt wurden. Als **prim. F.** die Eigenfluoreszenz; als **sek. F.** das – in der Fluoreszenzmikroskopie genutzte – farb. Aufleuchten der mit einem Fluorochrom angefärbten Substanzen u. Gewebebausteine im UV-Strahl (s. a. Fluoreszenzmethode).

Fluoreszenz-Angiographie: *ophth* Intravitalfärbung des Augenhintergrundes durch i.v. Inj. einer 10%ig. Fluoreszeinnatrium-Lsg.; macht Störungen der Hämodynamik, Läsionen des Kapillarbetts u. vaskulär bedingte Netzhautschädigungen ophthalmoskopisch sichtbar: bei schwerer Retinopathia angiospastica u. maligner Hypertonie abnorm verlängerte Durchlaufzeit; bei Chorioretinitis centralis serosa Anfärbung des Ödems der Makularegion, ausgehend von einem – an Intensität allmählich abnehmenden – »Fluoreszeinquellpunkt« der Aderhaut. – *gyn* (MENKEN) Entsprech. Verfahren zur – photograph. – Sichtbarmachung des Blutstroms in Zervikalkanal u. Portio; entzündl. u. degenerat. Veränderungen sofort erkennbar, verlängerte Durchlaufzeit weist auf Tumoren hin.

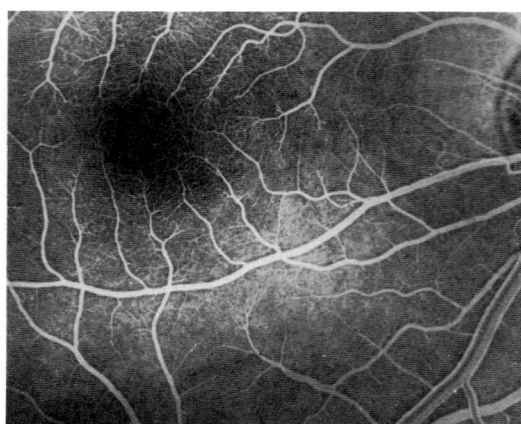

Fluoreszenzangiogramm. Frühvenöse Phase mit deutlicher Füllung des retinalen Kapillarnetzes.

Fluoreszenz|färbung: *histol* ↑ Fluorochromierung. – **F.gedächtnis**: andere Bez. für das Kurzzeitgedächtnis, dessen max. Fassungsvermögen bei einer Aufnahmegeschwindigkeit von ca. 16 bit/Sek. u. einer Gegenwartsdauer von ca. 10 Sek. mit 100–160 bit angenommen wird (bewußtseinsgegenwärtig nur jeweils max. 32 Zeichen: »Enge des Bewußtseins«). – **F.indikatoren**: fluoreszierende Substanzen (z. B. Fluoreszein) als Indikatoren für die titrimetr. pH-Bestg. in trüben oder gefärbten Lsgn. im UV-Licht.

Fluoreszenz|methode, Lumineszenzmethode: Sichtbarmachung unbehandelter (= Eigenfluoreszenz) oder fluorchromierter Substrate (= sek. Fluoreszenz) aufgrund langwell. Lichtemissionen bei Be- oder Durchstrahlung mit kurzwell. oder UV-Licht (für die **F.mikroskopie** z. B. UV einer Hg-Dampflampe mit Wellenlänge 300–400 nm). Objekte leuchten in den Farben des Spektrums auf schwarzem Hintergrund

auf. – **F.phänomen**: *derm* Fluoreszenz im spezif. Farbton bei Bestrahlung von Pilzen bzw. pilzbefallenen Haaren mit der WOOD* Lampe. – **F.photometrie**: ↑ Fluorophotometrie. – **F.schirm**: *röntg* ↑ Leuchtschirm.

Fluoreszenz-Treponemen-Antikörpertest, FTA, DEACON*-FALCONE*-HARRIS* Test: (1957) Darstg. treponemaler AK durch indir. Fluoreszenztechnik (Immunofluoreszenz) zum serol. Syphilis-Nachweis; nach Ausstrich u. Fixieren einer Treponema-pallidum-Suspension Inkubierung mit dem zu testenden Serum, Waschen in Puffer, Zusatz von fluoreszierendem Antihumanglobulinserum. Entweder als »FTA-Test-200« mit stark verdünntem Probandenserum, oder als »FIA-ABS-Test« nach Absorption gemeinsamer Gruppen-AG durch Vorbehandlung mit REITER* Spirochäten.

Fluoreszenz-Zytodiagnostik: fluoreszenzmikroskop. Nachweis von Krebszellen im Ausstrichpräp., die nach Färbung mit Akridinorange rot aufleuchten (»Fluoreszenzmetachromasie«). Unspezifisch, da auch andere Zellen mit hohem RNS-Gehalt positiv.

Fluoreszin: reduzierte Form des ↑ Fluoreszein.

Fluoreszyt: durch Gehalt an Porphyrinen im UV-Licht fluoreszierender Ery; Normalvork. unter 1‰, vermehrt bei Blutungs-, Bleianämie, Porphyrie.

Fluorhydrocortisonum: 9α-Fluorhydrokortison; synthet. Glukokortikoid mit starker antiarthritischer Wirksamkeit.

3-Fluor-4-hydroxyphenylessigsäure: mildes Thyreostatikum.

Fluorid(e): die Salze der Fluorwasserstoffsäure HF (Acidum hydrofluoricum), z. B. Calcium fluoratum. Auch Sammelbez. für die Gesamtheit des als freies Ion F^- im Körper enthaltenen Fluors; Normalwerte: Serum 0,01–0,045, Gesamtblut 0,01–0,10 mg/ 100 ml, Zahnschmelz 10–34, Dentin 24–76, Knochen altersabhängig 94–270 mg/100 g Trockengew. Aufnahme mit Trinkwasser u. Nahrung im allg. ausreichend (Bedarf 0,5–1,5 mg/Tag; rasche Darmresorption, Harnausscheidung 0,3–1,5 mg/24 Std.); wichtig v. a. für die Zahnerhaltung (↑ Fluorprophylaxe, -therapie). – *toxik* (↑ Fluorvergiftung) bes. starke Ätzwirkung, Blockade von Gärung u. Glykolyse durch Enzymhemmung, Eisen- u. Kalziummangelerscheinungen (Ca-Bindung als schwerlösl. CaF_2); MAK (als F berechnet): 2,5 mg/m³.

Fluor(id)ierung: Zusatz von Fluor-Präpn. (z. B. Natriumfluorid, -silikofluorid) zu Trinkwasser u. Milch; i. w. S. auch die übr. Formen der ↑ Fluorprophylaxe (fluoridreiche Diät, Fluorvollsalz, Fluoridtabletten).

Fluorimeter: Kolorimeter zur Bestg. der Intensität einer Fluoreszenzfarbe (= **Fluorimetrie**).

Fluorkohlenwasserstoffe: mit Fluor, häufig zusätzlich mit Chlor u. Brom substituierte KW-stoffe (insbes. Methan- u. Äthanderivate); wenig gift. Gase oder niedrig siedende Flüssigkeiten; nicht brennbar, chemisch sehr beständig; Anw. *techn* u. a. als Treibgase für Aerosole, *therap* als Anästhetika (z. B. Cryofluoranum, Halothanum, Tefluranum) oder Antiseptika (z. B. Fluoroform).

Fluorkortikoide: synthet. Kortikoide (meist Glukokortikoide) mit antiallerg. u. antiphlogist. Wirkung (die des Hydrokortisons häufig übertreffend); strukturell abgeleitet vom 1,4-Pregnadien-3,20-dion (↑ Formel I; R_1-R_5 = H, R_6 = CH_3) bzw. vom 4-Pregnen-3,20-dion (↑ Formel II) u. an R_1 u./oder R_2 fluoriert.

Fluormethode: 1) *anthrop* biol. Altersbestg. von Skeletteilen durch quant. Messung des im Knochen abgelagerten Fluorapatits (1–3% spricht für Alt-, <1% für Jungpleistozän). – 2) *dent* ↑ Fluorprophylaxe.

Fluorochromierung, Fluoreszenzfärbung: *histol* Anfärbung von Zell- u. Gewebestrukturen (z. B. Lipoide, Öle, Baktn.) mit **Fluorochromen** (»Fluoreszenzfarbstoffe«, z. B. Akridinorange, Auramin, Fluoreszein) oder von lebenden oder überlebenden Zellen (= intravitale F.) mit stark verdünnter Fluorochrom-Lsg. (z. B. Akridinulfat) zur kontrastreichen Darstg. im UV- oder Blaulicht; s. a. Intravitalfluoreszenz, Zellfluorochromierung.

Fluoro|graphie: Röntgenschirmbildphotographie. – **F.kymographie**: ↑ Elektrokymographie. – **F.metholonum** *WHO*, Delmeson®: ein ↑ Fluorkortikoid mit ca. 40mal stärkerer antiphlogist. u. antiallerg. Wirksamkeit als Hydrokortison. – **F.photometrie**: Bestg. fluoreszierender, in einer nichtfluoreszierenden Flüssigkeit gelöster Substanzen mit Hilfe von WOOD* Licht u. einer photoelektr. Zelle.

Fluorose: die charakterist. Veränderungen an Zähnen u. Knochen (↑ Dentalfluorose, Fluorosteopathie) bei chron. ↑ Fluorvergiftung; s. a. SPIRA* Syndrom.

Fluoroskopie: Jedes Verahren, das die Fluoreszenz zur Herstg. sichtbarer Bilder mittels unsichtbarer Strahlen benützt; i. e. S. die Rö-Durchleuchtung.

Fluorosteopathie: bei chron. Fluorvergiftung meist an Becken u. LWS beginnende Osteoporose u. -malazie, v. a. aber hochgrad. Osteosklerose (mit Anreicherung von ↑ Fluorapatit); klin.: Gliederschwere, Steifheit von WS u. Brustkorb, Kurzatmigkeit, Parästhesien.

Fluorotomographie: *röntg* Schichtaufnahmeverfahren mit Schirmbildphotographie.

Fluorouracilum *WHO*: Pyrimidin-Antagonist, der die Thymin-Biosynthese hemmt; Zytostatikum.

p-Fluorphenylalanin: synthet. Aminosäure-Analoges, das infolge Hemmung von Eiweißbiosynthese u. -abbau virostatisch wirkt.

Fluorprophylaxe: *dent* Verabreichung von Fluor ab 5. Fetalmonat (via Plazenta) ca. bis zum 10. Lj. zur Optimierung der Verkalkung der Zahnhartsubstanz; s. a. Fluorierung. Darüberhinaus Kariesprophylaxe durch lokale Anw. F-halt. Zahnhygienika wie Zahnpasta, Mundwasser, Kaugummi, auch als »Fluorlack-Methode« (Bildung einer Schutzschicht aus säurebeständ. Fluorapatit, auch Hemmung der Bakterienenzyme u. damit der lokalen Säurebildung aus KH?).

Bei Überdosierung Gefahr der chron. Fluorvergiftung (einschl. Dentalfluorose).

Fluor|therapie: Ther. der senilen u. postmenopaus. sowie der Kortikoid-Osteoporose durch Na-Fluorid-Medikation. – **F.trichlormethan**: $CFCl_3$; techn. Kältemittel; wirkt schwach anästhetisch; MAK 5600 mg/m^3 = 1000 ppm (bei Konz. >10 Vol.% Erregung, Krämpfe, Lähmungen).

3-Fluortyrosin: ein Thyroxin-Antagonist; Anw. als Thyreostatikum.

Fluorvergiftung: **akute F.** durch orale Aufnahme von Flußsäure, Fluoriden oder Fluorosilikaten bzw. Einatmung von Fluor (DL: 50–100 ppm in 1 Std.; 1200 ppm sofort), Fluoridstaub oder Flußsäuredämpfen; Sympte.: Schleimhautverätzung, Übelkeit, blutigschleim. Erbrechen, blut. Durchfälle, Urtikaria bzw. Lungenödem; evtl. Tetanie (Ca-Bindung zu schwerlösl. Fluorid), in schweren Fällen Sehstörungen, epileptiforme Krämpfe, Kammerflimmern, Bewußtlosigkeit, Wasserverlust mit Schocksymptn., stärkere Blutungen. Ther.: gebrannte Magnesia mit Milch (kein Brechmittel!), Inj. von Kalziumglukonat, Schockther., O_2-Gaben. – **Chron. F.** meist BK durch Staubinhalation in metallherstellenden Betrieben (Fluoride als Flußmittel), Düngemittelindustrie etc. (Fluoride als Verunreinigung der Grundstoffe); Sympte.: Husten, Auswurf, Dyspnoe, (Dental-)Fluorose, Fluorosteopathie, evtl. Fluorkachexie.

Fluorwasserstoff: HF; farblose, stechend riechende Flüssigkeit bzw. Gas (Sdp. 19,5°); leicht wasserlösl.; *toxik* stark ätzend auf Haut u. Schleimhäute (Flußsäureverätzung), MAK 2 mg/m^3 = 3 ppm. – **F.säure**: ↑ Acidum hydrofluoricum.

5-Fluorzytoxin: Chemotherapeutikum bei Kryptokokkenmeningitis (nach Versagen von Amphotericin B).

Fluostigminum, Difluorophate, DFP: Fluorphosphorsäurediisopropylester; äußerst tox. Parasympathikomimetikum (Azetylcholinesterase-Hemmer) mit wesentl. stärkerer Wirksamkeit als Physostigmin; Miotikum.

Fluoxymesteronum *WHO*: oral wirksames Testosteron-Derivat (ca. 5mal stärker androgen u. anabol als Methyltestosteron).

Flupentixolum *WHO*: 2-Trifluormethyl-9-{3-[4-(2-hydroxyäthyl)-piperazin-1-yl]-propyliden}-thioxanthen; starkes Neuroleptikum mit nur geringer schlafanbahnender Wirkung; zur Dauerbehandlung Schizophrener, in niedr. Dosen als Antipsychotikum.

Fluphenazinum *WHO*: 10-{3-[4-(2-Hydroxyäthyl)-piperazin-1-yl]-propyl}-2-trifluormethylphenothiazin; starkes Neuroleptikum; bei höherer Dosierung Hyperkinesen, Zungen-Schlundkrämpfe (Prophylaxe durch Antiparkinsonmittel).

Fluprednylidenazetat *WHO*: ein ↑ Fluorkortikoid zur lokalen Anw.

Flurazepamum *WHO*: 7-Chlor-1-[2-(diäthylamino)-äthyl]-5-(o-fluorphenyl)-1,3-dihydro-2H-1,4-benzodiazepin-2-on; Tranzquilizer u. Hypnotikum.

Flury-Impfstoffe: s. u. JOHNSON* Virus.

Flush(ing): (engl. = Einströmen) anfallsweises (spontan oder nach körperl. Anstrengung), heftiges, orange- bis ziegelrotfarbenes Hauterythem (v. a. obere Thoraxpartie, Kopf; mit Hitzegefühl) als Disulfiram-Alkoholreaktion u. beim Karzinoidsyndrom (»**Flush syndrome**«, infolge erhöhter Serotoninausschüttung).

Flushtank-Zeichen: (engl. = WC-Spülkasten) Schwinden der Schwellung einer Lumbalseite nach Miktion einer großen Harnmenge bei Hydronephrose.

Fluspirilen *WHO*: Bis-(4-fluorphenyl)-butyl-1-phenyl-1,3,8-triazaspiradekanon; Psychosedativum.

Fluß(anstiegs)zeit: *urol* ↑ Schema »Uroflow«.

Flußfieber, Japanisches: ↑ Tsutsugamushi-Fieber.

Flußsäure: ↑ Acidum hydrofluoricum; vgl. Fluorwasserstoff.

Flußspatlunge: mehr oder weniger akute Mischstaubsilikose der Arbeiter in Flußspatgruben, verursacht wahrsch. durch den Quarzanteil des Nebengesteins; bei 10% zusätzl. Tbk.

Fluxationspotenz: (FINKE) *hom* Höchstpotenz, hergestellt durch Durchleiten von Wasser durch die mit der Ausgangspotenz beschickte Flasche u. berechnet nach der durchgelaufenen Wassermenge.

Fluxio(n): »Fließen«; *mediz* Durchströmung eines Gewebes oder Organs, arterieller Blutandrang zum Kopf.

Fluxus: »Fließen«, vermehrte Absonderung, z. B. **F. capillorum** (= Haarausfall, Alopezie), **F. coeliacus** (= Diarrhö), **F. menstrualis** (= Menstruationsblutung), **F. sanguinis** (= Verbluten), **F. sebaceus** (= Seborrhö bzw. Lupus erythematodes chronicus discoides).

FL-Zellen: von FOGH u. LUND entwickelter Dauerstamm menschl. Amnionzellen.

Fm: *chem* Fermium. – **fm**: *physik* Femtometer (= 10^{-15}m). – **FM$_1$**: Protovirus des Subtyps Influenza A$_1$ (vorherrschend von 1946–1956).

F.M.B.: *pharmaz* **F**ormulae **M**agistrales **B**erolinenses.

FMH: **F**oederatio **M**edicorum **H**elveticorum.

FMN: Flavinmononukleotid. – **FMN-adenylyltransferase**: an der Biosynthese des Flavin-adenindinukleotids beteiligtes Enzym, das aus Flavinmononukleotid (FMN) FAD u. Pyrophosphat bildet.

FMP: Fruktosemonophosphat (s. u. Fruktose-1- bzw. -6-phosphat).

FNR: **F**achnormenausschuß **R**adiologie.

FNV: *neurol* ↑ Finger-Nase-Versuch.

FOA: *röntg* **F**okus-**O**bjekt**a**bstand.

Foa*-Kurloff* Zelle (PIO F., 1848–1923, Anatom, Turin): ↑ KURLOFF* Körper.

Foamy agent: aus Affengeweben häufig isoliertes Virus; verursacht in Zellkulturen (oft erst in der Subkultur!) Bildung vielkern. Riesenzellen mit schaum. Protoplasma.

Focile: mittelalterl.latein. Bez. für Unterarm- oder Unterschenkelknochen, im engl. Sprachbereich für jeden langen Extremitätenknochen.

Focus: (lat.) Herd, ↑ Fokus.

Fodéré* Zeichen (FRANÇOIS EMANUEL F., 1764–1835, Gerichtsmediziner, Marseille, Straßburg): Unterlidödeme als Zeichen gestörter Nierenfunktion.

Fodor* Test (JOSEPH von F., 1843–1901, Hygieniker, Budapest): CO-Nachweis in Luft oder Blut anhand der Reduktion von Pd-chlorid zu Palladium (schwarz).

Foecundatio: Fecundatio.

Föhn: warmer, trockener Fallwind auf der Leeseite von Gebirgen (z. B. Alpen). Nach luvseit. Abkühlung, Kondensation u. Ausregnen (Verringerung der Feuchte unter Aufnahme der Kondensationswärme) erfolgt beim Absteigen starke dynam. Erwärmung (1°/100 m) u. Abnahme der rel. Feuchte ($\leq 20\%$). – Die biol. F.wirkung auf einzelne (»wetterfühl.«) Menschen bei Föhnwetterlage, v. a. vor Durchbruch des Föhnwinds in die bodennahe Luftschicht (»Vorföhn«) ist pathogenetisch noch weitgehend ungeklärt; sie äußert sich entweder als »Föhnkrankh.« mit vorw. psychovegetat. Symptn. wie Reizbarkeit, Schlafstörung, migräneart. Kopfschmerzen, allg. Unlust, psych. Alterationen, oder aber als Euphorie; bedingt Anstieg der Unfall- u. Selbstmordhäufigkeit (föhnbedingte Zunahme von Thrombosen, Herzinfarkten u. Apoplexien jedoch umstritten!).

Földes* Diät: KH-, Fett-, NaCl- u. Wasser-arme Kost in Kombin. mit Barbiturat-Medikation als »antiretentional diet«.

Fölling* Probe (IVAR ASBJÖRN F., geb. 1888, Physiologe, Oslo): ↑ Eisenchloridprobe auf ↑ Phenylketonurie (= F.* Krankh., F.* Oligophrenie).

Foeniculum vulgare: *botan* Fenchel [Umbelliferae]; Anw. der reifen Spaltfrüchte (Fructus Foeniculi) bzw. deren äther. Öls (Oleum Foeniculi; enthält Anethol, D-Fenchon, Terpene) als Spasmolytikum, Karminativum, Expektorans (Fenchelhonig, -tee), Augenwasser (Fenchelwasser) u. Laktogogum.

Förderungs|insuffizienz: *kard* eingeschränkte Förderleistung des Herzens in Ruhe oder bei Belastung; z. B. verkleinertes Schlagvol. u. kompensator. Erhöhung der a.-v. O_2-Differenz (zunächst noch ohne Erhöhung des mittl. Füllungsdrucks u. bei normaler Herzgröße) bei Aortenstenose. – **F.nerv**: eine Funktion steigernder Nerv; i. e. S. der die Erregbarkeit, Kontraktionskraft u. Schlagfrequenz fördernde Herzsympathikus.

Foerster* (RICHARD F., 1825–1902, Ophthalmologe, Breslau) **Chorioiditis**: ↑ Chorioiditis areolaris centralis. – **F.* Photometer**: ältestes Modell eines Adaptometers mit eng begrenztem Helligkeitsbereich (variabel mittels AUBERT* Blende); nur für Lichtsinnprüfung während der Dunkeladaptation. – **F.* Verschiebungstyp**: rel. Einengung des peripheren Gesichtsfeldes, wenn die Perimetermarke vom Zentrum zur Peripherie hin bewegt wird. Bei längerer Beobachtungsdauer normale Ermüdungserscheinung, u. U. Beweis gegen Simulation; bei Neurasthenie u. organ. Hirnerkrn. bes. ausgeprägt.

Foerster* (OTFRIED F., 1873–1941, Neurologe, Breslau) **Jodprobe**: »Resorptionsmethode« zur Prüfung der Blut-Liquorschranke; nach Inj. von 2 ml einer 10%ig. Natriumjodid-Lsg. in Ventrikel oder Lumbalsack titrimetr. J-Nachweis im Harn (normal nach 1–1½ Std.). – **F.* Operation**: **1)** (1913) Chordotomie: die – meist bds. – Durchtrennung des Tractus spinothalamicus lat. im ob. Brustmark zur Beseitigung schwerer Schmerzzustände (z. B. bei Ca.-Infiltration im kleinen Becken, Tabes dors.). – **2)** (1908) Rhizotomie: bilat. intradurale Resektion der dors. Spinalwurzeln (Radiculotomia post.) bei spast. Paralysen (v. a. LITTLE* Krkht.), tab. Krisen, lokomotor. Ataxie; Deafferentierung der Arme von $C_4–D_1(–D_3)$, der Beine von $L_2–S_2$ (Teilsensibilität durch Schonung von L_4 u. S_1). – **3) F.*-Dandy* Op.**: intradurale Neurotomie bei spast. Torticollis. – **4) F.*-Penfield* Op.**: Exzision von Hirn-Dura-Narben bzw. Unterspritzung des Herdes bei fokaler Epilepsie. – **F.* Subsidiärzonen**: schmerzhafte Hautfelder durch Irradiation von Schmerzempfindungen in benachbarte Dermatome. – **F.* Syndrom: 1)** Atonia astasia, Diplegia atonica congenita: angeb. (evtl. geburtstraumatisch erworb.) hypoton. Form der zerebralen Kinderlähmung, mit Hypo- oder Atonie der gesamten Skelettmuskulatur, »Head-drop«-Sympt., Überstreckbarkeit der Gelenke, Ataxie; bei Läsion im Hypothalamusgebiet zerebrales Fieber; geist. Entwicklung retardiert; Sehnenreflexe normal oder gesteigert, normale elektr. Erregbarkeit. Ätiopath. wahrsch. uneinheitl. (auf Zentralwindungen übergreifende Sklerose des Stammhirns; aber auch Degeneration von Striatum, Pyramidenbahn oder Hirnrinde). – **2)** die Hirnstammsymptomatik bei Commotio u. Contusio cerebri: Bewußtlosigkeit, Erbrechen, Amnesie, Störung der Zirkulation u. der Harnausscheidung, Spontannystagmus, evtl. Akustikusschaden (mit Ausfall v. a. der tiefen Töne).

Föt: / Fetus; s. a. Feto....

foetidus, fötid: stark übelriechend, stinkend.

Foetor: (lat.) stinkender Geruch; i. e. S. der symptomat. Mundgeruch (**F. ex ore**) bei Stomatitis, chron. Tonsillitis u. Zahnerkrn., als **F. ex pulmone** bei Bronchiektasien, Lungenabszeß, -gangrän, als **F. ex ventriculo** bei chron. Gastritis u. Sekretionsstörung, **F. hepaticus** bei / Leberkoma, akuter Leberdystrophie, **F. narium** bei Ozäna, als **F. diabeticus** der typ. Azetongeruch bei Diabetes mellitus, als **F. uraemicus** »urinös« bei Urämie (nur wenn Urease-halt. Baktn. in der Mundhöhle!).

Foetus: / Fetus.

Fogarty* Katheter (THOMAS J. F., zeitgen. Arzt, Bethesda/Md.): etwa 75 cm langer Kunststoffkatheter (10 cm-Graduierung) mit endständ. Ballonmanschette (am Plastikkonus vom LUER-Lock-Typ Angabe der Ballonkapazität) für die pro- oder retrograde Fernembol- bzw. -thrombektomie. Nach Durchstoßen des Gerinnsels (evtl. unter Rotation, sogen. »Auffädeln«) Füllung des Ballons u. langsame En-bloc-Extraktion der Emboli einschl. Sekundärthromben. – Ein drahtumsponnenes, flexibleres Modell auch als Okklusionskatheter für Notfalltamponade.

Foix* (CHARLES F., 1882–1927, Internist u. Neurologe, Paris) **Syndrom: 1)** (1922) einseit. Ophthalmoplegie u. Exophthalmus, bds. Lid- u. Bindehautödem (Stauung im Bereich der Gesichtsvenen), Schmerzen u. Ausfälle im Gebiet des 1. Trigeminusastes als Folge eines Prozesses an der Außenwand des homolat. Sinus cavernosus (z. B. Hypophysen-, Schläfenlappentumor, Kavernosusthrombose, siphonnahes Karotisaneurysma). – **2) F.*-Alajouanine* Syndrom**, Angiodysgenesia spinalis, RM-Varizen, Myelopathia necroticans, angiodysgenet. Myelomalazie: (1926) selten, androtrope Angiomatose der intra- u. extramedullären Spinalvenen (Vv. spinales ant. u. post.) mit neurol. Ausfallserscheinungen. Krankheitsbeginn meist akut mit klin. Sympt. einer thorakolumbalen Querschnittslähmung; Liquor: Zell- u. Eiweißvermehrung, konstante Veränderung der Normomastixkurve (Lumballiquor stärker verändert als zisternaler). Prognose schlecht (Exitus let. innerh. 1–2 J.). – **3) F.*-(Julien) Marie* Krankh.**: diffuse / Hirnsklerose (s. a. SCHILDER* Krankh.). – **F.*-Thévenard* Zeichen**: / ischiokruraler Reflex.

fokal: 1) *path* einen Krankheitsherd (Fokus) bzw. ein Herdgeschehen betreffend; z. B. fokaler / Block, f. / Epilepsie (s. a. Epilepsie partielle), **f.-dermale Hypoplasie** (= FDH-Syndrom; / GORLIN*- GOLTZ* Sy.); s. a. Herd.... – **2)** *opt, röntg* den Brennpunkt bzw. Brennfleck betreffend; *ophth* als **fokale Beleuchtung** die des vord. Augapfels mit scharf begrenztem Strahlenbündel (Spaltlampe).

Fokal|abstand, -distanz: *opt* / Brennweite. – **F.infektion**: / Herdinfektion (s. a. Fokus).

Fokalisation: im EEG bei Verlaufskontrollen der Übergang generalisierter oder diffuser Muster bzw. Graphoelemente in eine gut abgrenzbare örtl. Aktivität (= Fokus).

Fokal|rheumatismus: unpräzise Sammelbez. für Infektarthritis (bakt.-metastat., auch spezif.; mono- bis oligoartikulär) u. postinfektiöse, abakterielle Rheumatoide (allerg.-hypererg. bei Ruhr, Scharlach, Influenza, Pneumonie, Bruzellose, Go., Syphilis, Tbk etc.). – **F.sepsis**: von einem Herd (Zahn, Tonsillen u. a.) ausgehende, z. T. dir. in die Blutbahn erfolgende bakterielle Streuung mit Fernwirkung i. S. des Herdgeschehens. – **F.toxikose**: Begr. der Herdkrankheitslehre für die Abgabe in einem Fokus gebildeter tox. Substanzen (z. B. Eiweißabbauprodukte) in herdferne Körpergebiete.

Fokus, F: (pl. Fokusse) *opt* / Brennpunkt, *röntg* / Brennfleck. – *path* »Herd«, d. h. jede lokale Gewebsveränderung, die über ihre nächste Umgebung hinaus path. Fernwirkungen auslöst; i. e. S. (PISCHINGER u. KELLNER) ein histo- u. physiologisch veränderter Bindegewebsbezirk, verursacht durch nicht abbaubares anorgan. Material (Silikat, Wurzelfüllmaterial, Metall u. a.) oder nicht abgebaute tote biol. Substanz (Gewebs-, Zell-, Bakteriendetritus u. a.), der auf humoralem u. neuralem Wege allg. Regulations- u. Abwehrstörungen bewirkt u. die Basis für andere herdferne Störungen bilden kann über die Heilung herdunabhängig entstandener Beschwerden verhindern kann; s. a. Fokal..., Herd....

Fokus|-Drehpunktabstand, FDA: *radiol* **1)** bei Bewegungsbestrahlung die Entfernung zwischen Brennfleck (Strahlenquelle) u. Dreh- oder Pendelachse; meist konstant (z. B. für Telegammather. 60–80 cm), nur bei großen Anlagen variabel. – **2)** bei der Tomographie die – variable – Entfernung des Röhrenfokus vom Drehpunkt der Pendelbewegung. – **F.-Filmabstand**, FFA: *radiol* Entfernung zwischen Röhrenbrennfleck (Strahlenquelle) u. Filmebene im Zentralstrahl. – Analog der **F.-Hautabstand** (»FHA«; zur zugewandten Körperoberfläche) u. **Fokus-Objektabstand** (»FOA«).

Fokus(s)ierung: *physik* Zusammenführung divergierender Licht-, Elektronen- oder Röntgenstrahlen in einem Punkt.

Folberth* Heilspeck: Schweinespeck-Zubereitung (in Tube) zur Ther. des konstitut. Säuglingsekzems.

Folescutolum

Folescutolum *WHO*: 6,7-Dihydroxy-4-(morpholinomethyl)-kumarin; Kapillartherapeutikum.

Foley* (FREDERIC EUGENE BASIL F., geb. 1891, Urologe, St. Paul/Minn.) **Katheter**: zylindr. Ballonkatheter (12–30 Charr) mit voller Spitze u. 2 gegenüberliegenden seitl. Augen zur Harnblasendauerspülung, Tamponade der Prostataloge, retrograden Darstg. uretero-, vesiko- oder rektovaginaler Fisteln (Vaginographie unter Verschluß des Scheidenausgangs). – **F.* Plastik**: 1) op. Trennung der Hufeisenniere mit nachfolgender Nephropexie. – 2) (1937) Nierenbekkenplastik bei Hydronephrose aufgrund hoher Ureterinsertion; Längsinzision des pyelo-ureteralen Sporns mit Y-förm. Verlängerung in den dist. Nierenbeckenteil, Einnähen des heruntergezogenen Dreieckzipfels in den unt. Ureterwundwinkel u. »seitl. Anastomosierung« von Ureter u. Nierenbecken (am tiefsten Punkt); temporäre Ureterschienung.

Folgeherd, -krankheit: *path* s. u. Sekundär....

Folger* Schnellkultur: *bakt* bei Diphtherieverdacht Nasen- bzw. Rachenabstrich mit einem mit sterilem Hammelserum getränkten, über der Flamme leicht erwärmten (Eiweißkoagulation) Wattebausch, der dann im zugehör. Röhrchen bei 37° bebrütet wird.

Folgeregler: *kybern* Regeleinrichtung, bei der über eine Änderung der Führungsgröße der Sollwert ständig verstellt wird, der gesamte Regelvorgang aber schnell u. getreu folgt. – Im biol. Bereich z. B. der längenstabilisierende Regelkreis Muskelspindel/ Motoneuron/Skelettmuskulatur (als ↑ »Halteregler«) mit fusimotor. Kontrolle der Muskelspindeln.

Folia: (lat. = Blätter); *anat* s. u. Folium. – *pharmaz* die getrockneten Blätter (»Blattdroge«) von Heil- u. Gewürzpflanzen (z. T. ident. mit ↑ Herba, Tee, Species): z. B. **F. Althaeae** (»Eibischblätter«, von Althaea officin.), **F. antiasthmatica** (Fol. Stramonii pulv. u. Kal. nitric. āā 20,0), **F. Belladonnae** (von Atropa Belladonna; mit 0,3% Alkaloidgehalt, v. a. ↑ Hyoscyaminum), **F. Betulae** (»Birkenblätter«, als Diuretikum), **F. Cocae** (von Erythroxylum coca; Stimulans), **F. Digitalis** (»Digitalisblätter«, von Digitalis purpurea; Herzmittel, Diuretikum), **F. Farfarae** (»Huflattichblätter«, von Tussilago farfara; Mucilaginosum), **F. Hyoscyami** (»Bilsenkrautblätter«, von Hyoscyamus niger; Spasmolytikum), **F. Juglandis** (»Walnußblätter«, von Juglans regia; Adstringens), **F. Malvae** (»Malvenblätter«, von Malva silvestris; Mucilaginosum), **F. Menthae piperitae** (»Pfefferminzblätter«, von Mentha piperita; Stomachikum, Cholagogum, Antipruriginosum), **F. Salviae** (»Salbeiblätter«, von Salvia officinalis; Adstringens, Antihydrotikum), **F. Sennae** (»Sennesblätter«, von Cassia angustifolia; lt. DAB 7 mit mind. 2,5% Sennosid A u. B; Laxans), **F. Stramonii s. Daturae** (»Stechapfelblätter«, von Datura stramonium; Antiasthmatikum; als F. Str. nitrata = Asthmakraut mit K-Salzen präpariertes Räuchermittel), **F. Uvae ursi** (»Bärentraubenblätter«, von Arctostaphylos uva-ursi; Harndesinfiziens; lt. DAB 7 mit mind. 0,6% Hydrochinonderivaten, bes. Arbutin).

foliatus: (lat.) mit »Blättern« besetzt.

Folie: *dent* Metallblatt von < 1,5 mm Stärke. – *therap* ↑ Wundfolie. – *röntg* ↑ Verstärkungsfolie. – *psych* (französ.; von latein. follis = Blasebalg, Aufgeblasenheit, Wahn) Geisteskrankheit; z. B. **F. à deux**, **F. simultanée**, das induzierte Irresein nach Übernahme wahnhafter Überzeugungen eines Geisteskranken durch eine zweite – geisteskranke oder gesunde – Person; auch Oberbegr. für vergesellschaftet auftret. Geistesstörungen psychotischer oder nichtpsychotischer Art, die bei Ausweitung auf größere Menschengruppen evtl. zur psych. Epidemie führen.

Folien|fehler: *röntg* mechan. oder chem. Läsion, Verunreinigung oder Inhomogenität einer Verstärkungsfolie; bewirkt Bildfehler immer an der gleichen Filmstelle. – **F.film**: in Kombin. mit einer Verstärkungsfolie zu exponierender Rö-Film, der im wesentl. für das von der Folie ausgehende Fluoreszenzlicht empfindlich ist. In der Rö-Diagnostik meist gebrauchte Filmart. – **F.kombination**: *röntg* in die Filmkassette eingeklebtes Verstärkungsfolienpaar, bestehend aus einer – meist schwächeren – vord. u. einer hint. Folie, zwischen deren bd. Leuchtseiten der Rö-Film eingelegt wird.

Folin* Methoden (OTTO KNUT OLOF F., 1867–1934, schwed. Chemiker, Boston/Mass.): 1) **F.*-CIOCALTEU* Reaktion**; Nachweis von Phenolen, Tryptophan, Tyrosin oder Liquor-Protein mit Phosphormolybdänwolframsäure (Gemisch aus Na-wolframat, Na-molybdat u. H_3PO_4). – 2) **F.*-Macallum* Methode**: kolorimetr. Harnsäure-Bestg. mit PWS in alkal. Lsg. (blau). – 3) **F.*-McEllroy* Reaktion**: Glukosenachweis im Harn mit FOLIN* PWS nach Fällung mit 5%ig. $AgNO_3$-Lsg. als Silberurat u. Auflösen in Harnstoff-Natriumzyanid-Lsg. – 4) **F.*-Wu* Methode**: Enteiweißen von Blut, Serum oder Plasma (5 ml) durch Verdünnen mit H_2O (1 + 6), Zusatz von 5 ml 10%ig. Natriumwolframat-Lsg. u. $^2/_3$ n H_2SO_4, Abfiltrieren des Niederschlags.

Folinerin: ↑ Oleandrin.

Folium: *anat* blattförm. Gebilde; z. B. (*PNA*) **Folia cerebelli** (die durch die Sulci bedingten blattförm. Windungen an der Oberfläche von Hemisphären u. Vermis), **F. vermis** (das zwischen Declive u. Tuber vermis gelegene »Gipfelblatt« des Kleinhirnwurms als schmale Verbdg. zwischen li. u. re. Lobulus semilun. inf.).

Folliberin: FSH-Releasing-Faktor.

Folliclis: (BARTHÉLEMY 1891) das oberflächl., knötchenförm., papulonekrot. ↑ Tuberkulid.

follicularis: (lat.) ↑ follikulär.

Folliculi: *anat* s. u. Folliculus.

Folliculinum: ↑ Östron.

Folliculitis, Follikulitis: *derm* die – bakterielle, trichophytäre oder nichtinfektiöse – Entzündung des Haarfollikels (Folliculus pili); s.a. Abb. »Effloreszenzen«; z. B. **F. abscedens infantum** (Furunkulose im Säuglingsalter, mit zykl. Ablauf, Kraterbildung u. allmähl. Lösung des Nekrosepfropfes), **F. acneiformis Veress*** (Ölakne-ähnl., mit schwarzen Komedonen; verursacht durch ungereinigte Vaseline), **F. agminata** (die seltene Trichophytia corporis prof. der lanugobehaarten Haut, meist am U'arm), **F. barbae** (»Bartflechte«; i. e. S. die ↑ Sycosis barbae; seltener die **F. b. candidamycetica Schirren*-Rieth***, mit flächenhaftem, unscharf begrenztem Hauterythem), **F. capitis abscedens et suffodiens** (↑ Akne conglobata im Bereich des behaarten Kopfs; als schwerste, vom Nacken übergreifende, auch perifollikuläre

Form mit tiefen u. konfluierenden Einschmelzungen u. keloidart. Narben), **F. chancrenosa** (selbstinokulative perifollikuläre Pusteln bei Ulcus molle: sogen. miliarer Schanker), **F. decalvans** (zu Haarverlust führend; als **F. d. et atrophicans Little*** = F. d. et lichen spinulosus das LITTLE* Syndrom (2); als **F. d. capillitii Brocq*** durch Staphylococcus aureus haemolyticus narb. Haarverlust, primär gekennzeichnet durch chron.-entzündl., peripiläre, haardurchbohrte Knötchen u. Pusteln am behaarten Kopf, nach Follikelzerstörung unter Narbenbildung heilend), **F. ekzematosa** (chron. Ekzem mit follikulären Pusteln infolge bakterieller Superinf.; bei ♂ als F. e. barbae, bei ♀ als F. e. vestibuli nasi), **F. epilans** (entweder ↑ F. decalvans oder ↑ Alopecia atrophicans = Pseudopelade), **F. expulsiva s. ecbolica** (rezidivierende Entzündung des Haarfollikels mit Abstoßung von Zellen der Wurzelscheide), **F. gonorrhoica** (JESIONEK 1903; an Genital- u. Analregion [u. Urethra]: bis linsengroße, trichterart. Geschwüre, oft krustenbedeckt), **F. mammae** (Pusteln an med. Mammapartien u. im Sulcus intermammarius, meist bei seborrh. Konstitution infolge Staphylokokkeninfektion), **F. necroticans** (mit Nekrosepfröpfen; z. B. als **F. n. miliaris Sabouraud*** Früh- bzw. Abortivform der Akne necroticans, mit Krustenbildung am behaarten Kopf, insbes. Hinterkopf; s. a. Akne necroticans et exulcerans serpiginosa nasi), **F. picea** (↑ Teerakne), **F. scleroticans nuchae Ehrmann*** (s. u. Akne), **F. scorbutica** (NICOLAU 1919; s. u. Lichen), **F. simplex barbae** (↑ Sycosis barbae), **F. superficialis staphylogenes** (= F. simplex, Impetigo BOCKHART, Staphylodermia follicularis superf.; prall mit gelbl. Eiter gefüllte haardurchbohrte Pusteln mit rotem Hof auf vorgeschädigter Haut; z. B. in mazerierten Körperfalten, unter okklusierenden Verbänden), **F. sykosiformis atrophicans** (die lupoide ↑ Akne).

Folliculoma: ↑ Granulosazelltumor, BRENNER* Tumor.

Folliculosis, Follikulose: Krkht. mit follikelart. Lymphozytenanhäufungen, z. B. ↑ Conjunctivitis follicularis.

folliculosus: (lat.) ↑ follikulär.

Folliculus, Follikel: *anat* epithelausgekleidetes Bläschen, z. B. Haar-, Haut-, Lymph-F., Kolloid-F. (Hypophyse, Epithelkörperchen, Schilddrüse), ferner die Stadien des ↑ Eifollikels (i. e. S. der ↑ GRAAF* F.); aber auch Bez. für solide Zellansammlungen in Knötchenform, z. B. ↑ Folliculi linguales, F. lymphatici; s. a. Follikel.... – **F. dent(al)is**: *embryol* ↑ Zahnsäckchen. – **Folliculi glandulae thyroideae** *PNA*: die bläschenförm. Schilddrüsenfollikel (Ø 20–500 μm; Wand: einschicht., plattes bis zylindr. Epithel, Membran, Tunica propria; s. a. SANDERSON*Polster) als Struktur- u. Funktionseinh. des hormonbildenden Parenchyms; groß u. prall gefüllt (= Speicherform) bei verminderter, weniger voll bei vermehrter Drüsentätigkeit. – **Folliculi linguales** *PNA*, Gll. folliculares: die Zungenbalgdrüsen, höckr. Erhebungen am Zungengrund (zwischen Sulcus termin., Epiglottis u. Gaumenmandeln) als Schleimhautwulstungen durch das darunterliegende diffuse lymphat. Gewebe (insbes. die sog. Tonsilla lingualis bildend). In den dazwischenliegenden grabenförm. Zungenbalghöhlen münden Ausführungsgänge der mukösen Zungengrunddrüsen. – **Folliculi lymphatici** *PNA*: Lymphfollikel; als Primärfollikel rundl. Anhäufung retikulären Bindegewebes u. freier Zellen (v. a. Lymphozyten, aber auch Lymphoblasten, Histiozyten u. Plasmazellen), Struktureinh. der retikulär-bindegeweb. lymphat. Organe, Bildungsstätte von Lymphozyten u. Körperabwehrstoffen; bei Ausbildung eines ↑ Keimzentrums: »Sekundärfollikel«; s. a. Abb. »Nodus lymphaticus«. – Als **Ff.l.aggregati** dicht gehäuft in Mukosa u. Submukosa von Wurmfortsatz u. Ileum (= **Ff. l. aggr. intestini tenuis** *PNA* = PEYER* Haufen oder Plaques), ovale u. bis zu 2 cm breite u. mehrere cm lange Platten bildend, v. a. bei Typhus abdomin. beetartig hervortretend u. mit Neigung zu geschwürigem Zerfall (s. a. Plaque 3); als **Ff.l.solitarii** einzeln liegend in der Schleimhaut von Magen, Enddarm, Kehlkopf (= Ff. l. gastrici, recti, laryngei). Ferner die **Ff. l. lienales** *PNA* (= Noduli l. l. MALPIGHI *BNA*), als grauweiße, rundl. Lymphfollikel der Milz; mit hellem Keim- oder Reaktionszentrum u. exzentrisch liegender Arterie, die als weiße Milzpulpa Lymphozyten u. Körperabwehrstoffe bilden. – **Folliculi oophori** *BNA* s. **ovarii** *JNA*: die kugel. »Eibläschen« (versch. Größe u. Struktur) in der Rindenzone des Ovars (als dessen Parenchym); nach Differenzierungsgrad unterschieden als **Ff. ovarici primarii** *PNA* (»Primär- oder Primordialfollikel«), bestehend aus der noch nicht ausdifferenzierten Eizelle u. einschicht. platten bis kub. Epithel (beim Neugeb. als einzige Form), als **Ff. o. secundarii** *JNA* (»Sekundärfollikel«) weiter differenziert, mit mehrschicht. Epithel (Membrana granulosa), das die Zona pellucida (Oolemma) ausscheidet, umgeben von verdichtetem Bindegewebe (Theca folliculi, vom Follikelepithel durch Basalmembran getrennt), expansiv wachsend mit Weiterentwicklung zum **F. ovaricus vesiculosus** *PNA* (= tert. oder ↑ GRAAF* F.) mit mehrschicht. Membrana granulosa (innen mit Corona radiata, außen durch die Basalmembran = »Glashaut« gegen die Theka abgegrenzt). – **F. pili** *PNA*: der vom Korium gebildete bindegeweb., die Haarwurzel umhüllende »Haarbalg« (»Haarfollikel«).

Follikel: ↑ Folliculus. – **F.abbruchblutung**: ↑ Abbruchblutung. – **F.apparat**: der ↑ Eifollikel bzw. die Gesamtheit der ↑ Folliculi ovarici. – **F.atresie**: ↑ Atresia folliculi. – **F.epithel**: das vom Keimepithel abstammende, die Eizelle umschließ. Epithel der ↑ Folliculi ovarici. – **F.hormon**: ↑ Östron, i. w. S. die ↑ Östrogene; s. a. Follikelphase.

Follikel|hyperkeratose: pfropfförm. Hornansammlung im Ausführungsgang eines Haarfollikels, z. B. bei Lichen pilaris (= Keratosis follicul.), Lichen sclerosus et atrophicus, Vit.-A- u. -C-Mangel, Lupus erythematodes oder toxisch bedingt. – **F.lymphozyt.**: (GRUNDMANN) mono- u. makronukleoläre Variante des Lympho (darstellbar durch Spezialfärbung n. STOCKINGER-KELLNER); im peripheren Blut normal mit 75–81% vertreten u. wenig Glukokortikoid-empfindlich; bei Lymphadenose vermehrt.

Follikelpersistenz: Verharren eines herangereiften Eifollikels im bläschenförm. Zustand (ohne Follikelsprung u. rasche Rückbildung); mit fortdauernder Östrogen-, jedoch ohne Corpus-luteum-Bildung (»Aluteinismus«). Klin.: verspätete, verlängerte u. verstärkte Blutung aus hyperplast., glandulär-zystisch umgewandeltem Endometrium; s. a. anovulator. Zyklus.

Follikelphase

Follikelphase: die 1. Phase (1.–14. Tg.) des normalen biphas. Menstruationszyklus mit Heranreifen eines oder mehrerer Eifollikel im Ovarium u. mit – von der zunehmenden Östrogenbildung bewirktem – gleichmäß. Wachstum des Endometriums (»Proliferationsphase«); ferner Wachstumseffekte an Mamma u. Scheidenepithel; Basaltemp. <36,9°. – vgl. Lutealphase.

Follikel|reifung: die zu Ovulation führende Entwicklung des Primärfollikels zum GRAAF* Follikel unter dem Impuls von FSH u. LH. Grenze zwischen – stark proliferierenden – Granulosazellen u. Theka scharf, Umgebung des Follikels aufgelockert, hyperäm., saftreich. – F.sprung: ↑ Ovulation.

follikelstimulierendes Hormon, FSH, Follikelreifungshormon, Prolan A: das in der Hypophyse (△-Zellen des HVL) gebildete, unter Einwkg. des FSH-releasing-factor ausgeschüttete Gonadotropin I oder A, ein Glykoprotein; im Blut v. a. in den COHN-Plasmafraktionen IV–VI enthalten (Serumwerte für ♂ u. ♀ etwa gleich, nach Menopause erhöht), durch die Niere ausgeschieden. Fördert (zus. mit LH) u. a. Wachstum u. Reifung des Follikels sowie Spermatogenese u. Entwicklung der Hodenkanälchen. Ist Hauptbestandteil des Gonadotrophinum sericum *WHO* (in geringer Menge auch in Gonadotrophinum chorionicum *WHO* enthalten). Bestg. an juvenilen, durch hohe HCG-Gaben FSH-sensibilisierten ♀ Ratten (Gewichtsanstieg des Ovars), ferner durch Immunodiffusion (Empfindl. 1,8 µg/ml) u. pass. Hämagglutination; 1 IE entspricht 0,2295 mg des 2. internat. Referenzpräp. (1964) für Humanmenopausengonadotropin. – s.a. Schema »luteotropes Hormon«.

Follikelzyste: **1)** Follikelhydrops: *gyn* bei Follikelpersistenz resultierende Zyste (bis apfelgroß), mit langsamer Atrophie der Granulosazellen (dadurch Einstellung der Östrogenbildung). Vork. auch bei Neugeborenen. – **2)** *derm* falsches ↑ Atherom.

Folliklis: *derm* ↑ Folliclis.

follikulär, follicularis, folliculosus: an (Haar-)Follikel gebunden, vom Follikel ausgehend, durch den Follikelapparat des Ovars ausgelöst. In Form eines Follikels.

Follikularkatarrh, -konjunktivitis: ↑ Conjunctivitis follicularis.

Follikulitis, Follikulom, Follikulose: ↑ Folliculitis, Folliculoma, Folliculosis.

Follow-up-study: (engl.) Verlaufsstudie, Langzeitbeobachtung von Krankheitsverläufen.

Folsäure, Pteroylglutaminsäure, Acidum folicum, Vit. B_c, Vit. U: $C_{19}H_{19}N_7O_6$, ein Pteridin-Derivat (↑ Formel); Hauptvertreter der intermediär eng mit ihr verbundenen Gruppe der – biologisch schwer abgrenzbaren – »Folsäuren« (↑ Tab.; »R« = Rest in Formel). Bedingt-essentieller Nahrungsbestandteil (in grünen Blättern, Leber, Hefe, Kuh- u. Muttermilch, hier den Säuglingsbedarf deckend) mit Vitamincharakter; Gesamtkörperbestand bis 15 mg (im Serum bis 20 µg/l); tgl. Mindestbedarf ca. 50 µg, weitgehend gedeckt

Pteroyl-glutaminsäure

Folsäuren	chem. Name	Synonyme	R
Folsäure oder Pteroylglutaminsäure	Pteroyl-mono-L-glutaminsäure	Leber-Lactobac. casei-Faktor Norit-Eluatfaktor Faktor U Vitamin B_c, Vitamin M, FS	–OH
Folsäurekonjugat 1	Pteroyl-tri-glutaminsäure	$PteGlu_3$ Teropterin Fermentation-Lactobac. casei-Faktor	$-[Glu]_2$*
Folsäurekonjugat 2	Pteroyl-hepta-glutaminsäure	$PteGlu_7$ Vitamin B_c-Konjugat	$-[Glu]_6$*
Dihydrofolsäure	5, 6-Dihydrofolsäure	$H_2PteGlu$ FSH_2	–OH
Tetrahydrofolsäure	5, 6, 7, 8-Tetrahydrofolsäure	$H_4PteGlu$ FSH_4 THFA, THF	–OH
Formyl-tetrahydrofolsäure	N^5-Formyl-5, 6, 7, 8-tetrahydrofolsäure	Folinsäure SF Folininsäure Leucovorin Citrovorumfaktor	–OH
Formyl-tetrahydrofolsäure	N^{10}-Formyl-5, 6, 7, 8-tetrahydrofolsäure	aktivierte Ameisensäure	–OH
Methyl-tetrahydrofolsäure	N^5-Methyl-5, 6, 7, 8-tetrahydrofolsäure		–OH
Methylen-tetrahydrofolsäure	$N^{5,10}$-Methylen-5, 6, 7, 8-tetrahydrofolsäure	aktivierter Formaldehyd	–OH

* [Glu] = Glutaminsäurerest

durch die Biosynthese der Darmflora. Wichtig für Nukleinsäuren- u. Purin-Biosynthese (v. a. Hämatopoese); Mangelerscheinungen bei ungenügender Zufuhr, gestörter Resorption (Dünndarm), erhöhtem Bedarf (Schwangerschaft, Vit.-B_{12}-Mangel, megaloblast. Anämie [die evtl. Folge des Mangels ist, z. B. bei F.antagonisten-Medikation], Granulo- u. Panzytopenie, Psoriasis u. a. m.), gestörtem F.stoffwechsel – **F.antagonisten**: synthet. Verbdgn. mit F.-ähnl. Struktur (z. B. Aminopterinum natricum, Amethopterin = Methotrexatum, Pyrimethaminum), die durch Hemmung des F.stoffwechsels die Nukleinsäure-Biosynthese stören (Beseitigung durch Folinsäurezufuhr). Dadurch F.mangel mit Schäden am KM (megaloblast. Anämie) u. an der Mund- u. Magen-Darmschleimhaut; auch teratogene Wirkung, z. B. als Embryopathie infolge Mitoseblockierung (die als zytostat. Effekt bei akuten Leukämien genutzt wird). – **F.konjugase**: Exopeptidase (in Leber, Niere Pankreas, KM, Mikroorganismen), die aus Glutamyl-Folsäurekonjugaten die F. freisetzt).

Foltz*Klappe (JEAN CHARLES EUGÉNE F., 1822–1878, Anatom, Lyon): Schleimhautfalte im senkrechten Abschnitt des Tränenkanals (nahe Tränenpünktchen).

Fomentatio, Fomentum: lindernder oder erweichender Umschlag mit flüss. oder breiigen Arzneimitteln (= Kataplasma).

Fominoben WHO: 3'-Chlor-2'-[N-methyl-N-(morpholinokarbonylmethyl)-aminomethyl]-benzanilid; Atemanaleptikum.

Fomocainum WHO: N-{3-[4-(Phenoxy-methyl)-phenyl]-propyl}-morpholin; Infiltrations- u. Leitungsanästhetikum (2–4fach stärker als Procainum).

Fones* Technik: dent gleichzeit. Zahnreinigung u. Zahnfleischmassage durch kreisende Bürstenbewegungen bei geschlossenen Zahnreihen.

Fong* Zeichen: Beckenhörner der Darmbeinhinterwand beim TURNER*-KIESER* Syndrom.

Fonio* (ANTON F., geb. 1889, Chirurg, Bern) **Thrombozytenzählung**: im n. MAY-GRÜNWALD (3 Min.) u. GIEMSA (30–60 Min.) gefärbten Ausstrich (mit 14%ig. $MgSO_4$ vermischter Blutstropfen) Auszählen von 1000 Ery u. der dazwischenliegenden Thrombozyten, dann Berechnung der absol. Zahl pro mm^3. – **F.* Thrombopathie**: (1930) der Thrombasthenie GLANZMANN-NAEGELI zuzurechnende Spontanhämorrhagien infolge Störung der Thrombozytenagglomeration (bei normaler Zahl) u. fehlender Retraktion des Gerinnsels.

Fonseca* Krankheit: ↑ Chromomykose.

Fonsecaea: (NEGRONI) mykol ↑ Phialophora [Moniliales]; Chromomykose-Erreger.

Fontaine* (RENÉ F., zeitgen. Chrirurg, Paris) **Operation**: 1) lumb., retroperitoneale Splanchnikusresektion zur Denervierung von Gallenwegen (v. a. bei Dyskinesie), Pankreas (v. a. bei Insulin-resistentem Diabetes mellitus Jugendlicher). – 2) (1934) Exstirpation des Sympathikusgeflechts im Nierenstielbereich einschl. Ggl. aorticorenale als renale Denervierung. – 3) Modifik. der ↑ Kardiomyotomie durch zusätzl. Resektion der li. thorakalen Grenzstrangganglien V–X u. des Splanchnikus. – **F.*(-Ratschow*) Einteilung** der peripheren Durchblutungsstörungen s. u. Endangiitis obliterans.

Fontaktoskop: Gerät zur Bestg. der Radioaktivität von Wasser.

Fontan* Operation (JULES ANTOINE EMILE F., 1849–1931, Chirurg, Toulon); 1) Katheter-Ileostomie mit Fixierung des Schlauchs an der Darmwand mittels Tabaksbeutelnaht. – 2) Katheter-Gastrostomie (Serosafistel) unter kon. Einstülpung des vorgelagerten Magenzipfels.

Fontana* Kanal, Räume (FELICE F., 1720–1805, Anatom, Florenz): Spatia anguli iridocornealis, Spalträume im Lig. pectinatum, über die das vord. Kammerwasser in den SCHLEMM* Kanal abfließt.

Fontana* Silbermethode (ARTURO F., geb. 1873, Dermatologe, Turin): histol Imprägnation fixierter Gewebeschnitte mit F.* ammoniakal. Silbernitrat-Lsg. nach Beizen mit Tannin. – Von F.-TRIBONDEAU entsprech. Spirochätenfärbung nach Vorbehandlung mit RUGE* Lsg., Alkoholfixierung, Tanninbeizung u. Waschen mit Aq. dest.

Fontanelle: angeb. Knochenlücke des Schädeldachs, bindegewebig überdeckt von Resten des Primordialkraniums u. normalerweise sich bis zum 2. Lj. knöchern schließend (↑ Fontanellenschluß). Physiol. beim Neugeb. 6 ↑ Fonticuli cranii; akzessor. F. aber an jeder Stelle mögl., an der sich 3 u. mehr Ossifikationszentren berühren, z. B. die **metopische F.** im Bereich der – evtl. persistierenden – Sutura front. bzw. metopica, die **parietale F.** im Scheitelbein, i. e. S. die streng symmetr. Fenestrae parietales. – **Fontanella obelica s. sagittalis**: Erweiterung der Pfeilnaht des Neugeb. an ihrem stärksten Krümmungspunkt.

Fontanellen|hernie, »Chapeau de clown«: Vorwölbung der großen Fontanelle des Säuglings durch intrakranielle Drucksteigerung, insbes. infolge Liquorhypersekretion bei Meningitis u. akuter A-Hypervitaminose. – vgl. Fontanellenspannung. – **F.punktion**: Punktion des Subduralraumes beim Säugling mit dünner Punktionskanüle im seitl. Winkel der – meist vorderen – Fontanelle (senkrechter Einstich); v. a. zur Diagnostik des subduralen Hämatoms bzw. der Pachymeningosis haemorrhagica interna. – Evtl. auch Ventrikel- u. Sinuspunktion via Fontanelle. – **F.schluß**: die Verknöcherung der Hinter- u. Seitenfontanellen ca. in der 6. Wo. u. der großen Fontanelle im 9.–16. Lebensmonat. Individuell sehr variabel; bei Rachitis u. Hydrozephalus verzögert; s. a. Nahtsynostose.

Fontanellenspannung, gesteigerte: Spannungszunahme der – mehr oder weniger vorgewölbten – großen Fontanelle des Säuglings infolge subduraler oder subarachnoidaler Flüssigkeitsansammlung bei Meningitis, Hydrozephalus, Subarachnoidalblutung, Pachymeningosis haemorrhagica int. etc.; vgl. Fontanellenhernie.

Fonticulus: ↑ Fontanelle; als **F. anterior** PNA (s. front. s. major s. quadrangularis) die »große« oder »Stirnfontanelle« am vord. Ende der Pfeilnaht, von Scheitelbeinen u. Stirnbeinhälften begrenzt, 2–3 cm lang, rautenförm. (Schluß 9.–16. Mon.), als **F. anterolateralis** PNA (s. sphenoidalis s. temporalis) die paar. »Keilbeinfontanelle«, vorn-seitl. zwischen Stirnbein, Scheitelbein, Schläfenbeinschuppe u. großem Keilbeinflügel (Schluß 6. Wo.), als **F. posterior** PNA (s. occipit. s. minor s. triangularis die

Fonticulus posterolateralis

»kleine« oder »Hinterhauptsfontanelle« am hint. Ende der Pfeilnaht, begrenzt von Scheitelbeinen u. Hinterhauptsbein, dreieckig (Schluß 6. Wo.), als **F. posterolateralis** *PNA* **(s. mastoideus)** die »Warzenfontanelle« hinten-seitl. zwischen Scheitelbein, Hinterhauptsbein u. Warzenfortsatz (Schluß 6. Wo.).

Food and Drug Administration, FDA: in den USA zentrale Behörde für das Arzneimittelwesen (Wirkstoffprüfung u. -standardisierung, Arzneimittelzulassung, Gesetzgebung, US-Pharmakopöe, Nomenklaturen etc.); Abtlg. des Department of Health, Education and Welfare (Sitz: Washington) mit eigenen Instituten.

Foot* Silberimprägnation (NATHAN CHANDLER F., 1881–1958 Pathologe, Chirurg, New York): *histol* modifiz. BIELSCHOWSKY* Methode für Retikulumfasern; nach Behandlung der formalinfixierten Schnitte mit KMnO₄-Oxalsäure- u. F.* ammoniakal. AgNO₃-Lsg. Reduktion in neutralem Formalin.

Forage: (französ.) »Bohrung«, z. B. Beseitigung eines Blasenhalshindernisses (Prostatahypertrophie) durch Elektrokoagulation (LUYS 1913), Schenkelhalsbohrung zur Behandlung einer Koxarthrose (GRABER*-DUVERNAY*).

Foramen, For.: (lat.) Öffnung, Vertiefung (s. a. Apertura, Ostium). – **Foramina alveolaria maxillae** *PNA:* mehrere kleine Löcher im Tuber für Ästchen der A. alveol. sup. post. u. die Nn. alveol. sup. – **F. apicis dentis** *PNA:* Öffnung des Zahnwurzelkanals an der Wurzelspitze für Blut- u. Lymphgefäße u. Nerven (zur Kanalwand u. Pulpa). – **F. arcuale (des Atlas):** ↑ KIMMERLE* Anomalie. – **F. caecum linguae (Morgagnii)** *PNA (BNA):* dreieck Vertiefung in der Medianlinie (Spitze des V-förm. Sulcus termin.) der Zunge; Ursprung der epithelialen Schilddrüsenanlage. – **F. costotransversarium** *PNA:* von den Ligg. costotransversaria sup. u. lat. begrenzte Spaltöffnung zwischen Rippenhals u. zugehör. Wirbelquerfortsatz für den Interkostalnerv. – **F. cotyloidum:** Öffnung zwischen Incisura acetabuli u. Lig. transversum acetabuli für das Lig. capitis femoris. – **F. epiploicum (Winslowi)** *PNA (BNA):* Schlitz am freien re. Rand des Lig. hepatoduodenale, oben begrenzt vom Proc. caudatus der Leber, unten von der Flexura duodeni sup.; Zugang zur Bursa omentalis. – **Foramina ethmoidalia** *PNA:* Rinnen oder Löcher im Siebbein, die mit den **F. ethm. ant.** bzw. **post.** des Stirnbeins (in der med. Wand der Augenhöhle für die gleichnam. Gefäße u. Nerven) korrespondieren. – **F. incisivum** *PNA,* F. palatinum ant.: gemeinsame Öffnung des paar. Can. incisivus in der Medianlinie des harten Gaumens (vord. Ende der Sut. palat. mediana). – **F. infraorbitale** *PNA:* Öffnung des Can. infraorbit. an der Vorderfläche des OK für die gleichnam. Nerven u. Gefäße. – **F. infrapiriforme (Waldeyer*).:** der unt. Teil des For. ischiadicum majus, begrenzt von Incisura ischiadica major u. M. piriformis; Übertrittsstelle von A., V. u. N. glutaeus inf., Nn. ischiadicus u. cutaneus femoris post. sowie A., V. u. N. pudendus aus dem kleinen Becken ins Gesäß. – **F. interventriculare (Monroi)** *PNA (BNA):* paarig am vord. Ende der Tela choroidea des III. Ventrikels (bds. der Columna fornicis) als Verbindg. mit den bd. Seitenventrikeln; s. a. Foramen MONROI. – **F. intervertebrale** *PNA:* das jeweils von der Incisura vertebr. sup. u. inf., dem entsprech. Gelenkfortsatz zweier benachbarter Wirbel u. von der zugehör. Zwischenwirbelscheibe begrenzte »Zwischenwirbelloch«, in dem ein Spinalganglion u. ein Spinalnerv liegen. Die **Foramina intervertebralia** des Kreuzbeins münden in die zugehör. Foramina sacralia ein. – **F. ischiadicum majus u. minus** *PNA:* begrenzt von der Incisura ischiadica major bzw. minor u. den Ligg. sacrotuberale u. -spinale; ersteres unterteilt in ↑ For. supra- u. infrapiriforme; letzteres für Vasa pudenda, N. pudendus u. M. obturator. – **F. jugulare** *PNA:* das »Drosselloch« in der hint. Schädelgrube zwischen Hinterhaupt- u. Felsenbein für Durchtritt der V. jugul. int. u. der Hirnnerven IX, X u. XI (im hint. Teil). Bei Läsion dieser Gefäße u. Nerven (oder nahe gelegener Nervenkerne) typ. Krankheitsbilder, z. B. AVELLIS*, JACKSON*, SICARD*, SCHMIDT*, TAPIA*, VERNET*, VILLARET* Sy (↑ Tab.). – **F. lacerum** *PNA:* unregelmäßig begrenzt in der mittl. Schädelgrube vor der Felsenbeinspitze zwischen Pars basil. des Okziput u. Keilbeinkörper (↑ Abb. »Schädelbasis«), von Faserknorpel ausgefüllt. Auch: »F. l. medium« (im Ggs. zum F. l. ant. u. post. = ↑ Fissura orbital. sup. bzw. inf.). Bei – meist kongenital angelegtem – Aneurysma der A. carotis int. im Bereich des Loches charakterist. Syndrom: einseit. front. oder orbit. Kopfschmerz, subj. Kopfgeräusche, Ausfälle im Bereich des II. – V. Hirnnervs; im Rö.bild Fissura orbit. sup. vergrößert u. deformiert, Proc. clinoideus ant. arrodiert. – **F. Luschkae:** ↑ Apertura lat. ventriculi quarti. – **F. Magendii:** ↑ Apertura mediana ventriculi quarti. Blokkade der Apertur (meist auch der Foramina Luschkae) durch Tumor der hint. Schädelgrube, Zystizerkusblase oder Arachnoidalzyste sowie bei Fehlbildungen (ARNOLD*-CHIARI*, DANDY*-WALKER*) Syndrom) führt zum Hydrocephalus occlusus aller Ventrikel mit Hirndruckerscheinungen, bulbären u. zerebellaren Symptn. (Ther. wie bei Blockade des ↑ For. MONROI). – **F. magnum** *PNA:* das »große Hinterhaupts-

Foramen-jugulare-Syndrome (Ziffernfolge gemäß Text)   nach LEIBER-OLBRICH

Ausfallserscheinungen	1	2	3	4	5	6	7
Geschmacksstörungen im hint. Zungendrittel	∅	∅	+	∅	∅	+	+
halbseit. Lähmung u. Anästhesie von Rachen, Schlund, Kehlkopf	+ h	(+) h	(+) h	+ h	+ h	+ h	+ h
einseit. Lähmung der Mm. trapezius u. sternocleidomastoideus	∅	(+) h	(+) h	+ h	∅	+ h	+ h
Zungenlähmung	∅	+ h	(+) h	∅	+ h	∅	+ h
Hemianästhesie für Schmerz u. Temp.	(+) k	+ h	∅	∅	∅	∅	∅
Hemiparese	+ k	+ k	∅	+ k	∅	∅	∅
Ataxie	∅	+	∅	∅	∅	∅	∅
HORNER* Symptomenkomplex	∅	∅	∅	∅	∅	∅	+ h

h = homolateral, k = kontralateral

loch« in der hint. Schädelgrube als Verbdg. zwischen Schädelhöhle u. Wirbelkanal (Durchtritt des verlängerten Marks). Örtl. Tumorwachstum bewirkt charakterist. Syndrom: anfallsweise Nacken-Kopfschmerzen, Hirndruck- u. Einklemmungserscheinungen, Spasmen der Halsmuskulatur, Sperrliquor. – **F. mandibulae** *PNA*: an der Innenfläche des UK-Astes; Eintrittstelle der Vasa alveolaria u. des N. alveol. inf. in den Can. mandibul. – **F. mastoideum** *PNA*: von der Wurzel des Warzenfortsatzes zum Sulcus sinus sigmoidei; Durchtrittstelle der V. emissaria mastoidea u. R. mastoideus der A. occipit. – **F. mentale** *PNA*: Öffnung des UK-Kanals auf der Außenseite des Corpus mandibulae für die gleichnam. Gefäße u. Nerven. – **F. Monroi**: ↑ For. interventriculare. Eine Blockade (meist bds.; durch Ependymzyste = »Monroi-Zyste«, Plexuspapillom, Zystizerkus, enzephalomeningit. Adhäsionen, in den III. Ventrikel einwachsendes Neoplasma) bewirkt Hydrocephalus occlusus der Seitenventrikel mit Hirndruck, bei ventilart. Verschluß mit akuten intermittierenden Hirndruckkrisen. Ther.: Tumorexstirpation, evtl. – als Palliativmaßnahme – Ventrikeldränage (n. TORKILDSEN, SPITZ-HOLTER). – **F. Morgagnii**: ↑ Foramen caecum linguae. – **Foramina nervosa labii limbi tympanici** *PNA*: etwa 4000 in einer Spirallinie angeordnete Löcher am Übergang der Lamina spiralis ossea in die Lamina basilaris für die Kochlearis-Faserbündel zum CORTI* Organ. – **F. nutricium** *PNA*: Öffnung des ↑ Can. nutricius in der Knochenkompakta. – **F. obturatum** *PNA*, F. ischiopubicum s. ovale pelvis: das von der ↑ Membrana obturatoria bedeckte etwa ovale Loch im Hüftbein (zwischen Os pubis u. Os ischii) für die gleichnam. Gefäße u. Nerven. – **F. occipitale magnum**: ↑ Foramen magnum. – **F. opticum** *BNA*: ↑ Canalis opticus.

Foramen ovale: 1) F. o. ossis sphenoidalis *PNA*: im großen Keilbeinflügel für den Durchtritt des 3. Trigeminusastes. – 2) F. o. septi interatrialis *PNA*, F. o. cordis, F. Botalli: der beim Feten u. Neugeb. physiol. Vorhofseptumdefekt, durch den Blut unter Umgehung des Lungenkreislaufs vom re. in den li. Vorhof gelangt (ermöglicht stumpfen transseptalen Herzkatheterismus). Als **For (o.) primum** die sich rasch vergrößernde sek. Lücke im hint.-ob. Abschnitt des ↑ Septum primum, die die bereits angebahnte Aufteilung des gemeinsamen Herzvorhofraums zunächst wieder aufhebt; von TANDLER F. secundum genannt; kann persistieren (= Ostium-primum-Defekt, ↑ Vorhofseptumdefekt). Als **F. (o.) secundum** die ovale Öffnung am sichelförm. freien Rand des ↑ Septum secundum zwischen den Herzvorhöfen; von TANDLER als F. o. s. definitivum genannt; kann persistieren (= Ostium-secundum-Defekt, ↑ Vorhofseptumdefekt).

Foramen palatinum majus *PNA*: Öffnung des gleichnam. Kanals nahe dem 3. Molaren zwischen Lamina horizont. des Gaumenbeins u. Proc. palatinus des OK. Dahinter die – meist 2 – **Foramina palatina minora** *PNA*. – **Foramina papillaria renis** *PNA*, Lacunae papillares: die Mündungen der Sammelrohre in der Area cribrosa der Nierenpapillen. – **F. parietale** *PNA*: bds. paramedian im hint. Abschnitt des Scheitelbeins für die V. emissaria parietalis. Bis bohnengroße »**Foramina pariet. permagna**« als dominant-erbl. Anomalie (= CATLIN* Zeichen), evtl. im Rahmen des BONNAIRE* Syndroms. – **Foramen primum**: ↑ For. ovale primum. – **F. rotundum** *PNA*, *JNA*: das in die Fissura orbit. inf. einmündende »runde Loch« im Wurzelteil des großen Keilbeinflügels für den 2. Trigeminusast. – **Foramina sacralia dors.** *PNA*: je 4 große Löcher bds. in der hint. Kreuzbeinfläche zwischen Crista intermedia u. lat. für die dors. Äste der Sakralnerven; mit den **Ff. sacr. ventralia** (bds. der Lineae transversae; für die vord. Äste) verbunden durch je 1 Kanal (in den das For. intervertebrale einmündet). – **F. secundum**: ↑ For. ovale secundum. – **F. sphenopalatinum** *PNA*, F. pterygopalatinum: kleines ovales Loch im ob. Teil der Flügelgaumengrube für die A. sphenopalatina u. die Rr. nasales post. des Ggl. sphenopalatinum (zur Nase). – **F. spinosum** *PNA*: im großen Keilbeinflügel (dorsolat. des For. ovale) für A. meningea media u. N. meningeus. – **F. stylomastoideum** *PNA*: die äuß. Mündung des Can. facialis (für N. facialis u. A. stylomastoidea). – **F. subseptale**: (FISCHEL) *embryol* am unt. freien Rand des Septum primum vorübergehend (vor Bildung des F. ovale primum) bestehenbleibende Verbindung zwischen bd. Hälften des zunächst gemeinsamen Herzvorhofraums; von TANDLER F. ovale primum genannt. – **F. supraorbitale** *PNA*: Loch (evtl. nur Einschnitt = Incisura su.) im Margo supraorbit. des Stirnbeins für die gleichnam. Gefäße u. Nerven. – **F. suprapiriforme**: der von der Incisura ischiadica major u. dem M. piriformis begrenzte obere Teil des For. ischiadicum majus; für Vasa u. N. glut. sup. (aus dem kleinen Becken zum Gesäß). – **F. transversarium** *PNA*, F. cervicale: Loch im Querfortsatz der HW, in dem (normalerweise ab 6. HW) die Vasa vertebralia verlaufen. – **F. venae cavae** *PNA*, F. quadratum s. venosum: großes, vierseit. Loch im Centrum tendineum des Zwerchfells für die unt. Hohlvene. – **Foramina venarum minimarum (Thebesii)** *PNA, (BNA)*: zahlreiche kleine Löcher in der Innenfläche des re. Herzvorhofs, mit denen kleinste Venen der Herzwand münden. – **F. vertebrale** *PNA*: das von Wirbelkörper u. -bogen umschlossene »Wirbelloch«. – **F. Winslowi**: ↑ For. epiploicum.

Foramina: s. u. Foramen.

foraminatus, foraminosus: (lat.) mit Löchern versehen.

Foraminotomie: *chir op.* Erweiterung des For. intervertebr. zur Freilegung des Spinalnervs.

Forbes* Syndrom: 1) (GILBERT B. F., geb. 1915, Pädiater, Dallas/Texas; 1952) hepatomuskuläre Glykogenose, Grenzdextrinose, Entästelungsinsuffizienz, CORI* Krankh.: der auf erbl. Mangel an Dextrin-1,6-glukosidase beruhende gutartigste Typ 3 der ↑ Glykogenose, mit Glykogenablagerung in Leber, Muskeln u. Herz (bei der – von manchen Autoren unterschiedenen – F.*-HERS* Glykogenose nur in der Leber); keine Wachstumshemmung. – 2) **F.*-Albright* Sy.** (ALEXANDER P. F., zeitgen. amerikan. Endokrinologe): ↑ ARGONZ*-DEL CASTILLO* Syndrom.

Forbes* Operation: (1913) zur Stabilisierung einer Skoliose Überbrückung der hint. Wirbelbögenzwischenräume mit kleinen Knochenspänen (aus Wirbelbögen u. Dornfortsätzen), meist im Rahmen der HIBBS* Versteifungen.

forbidden clones: (BURNET) körpereigene Zellklone mit – durch Mutation entstandener – körperfremder Immunspezifität; bewirken, wenn nicht rasch elimi-

Forceps

niert, über Auto-AK-Bildung maligne Entgleisung oder Autoaggressionskrkht.

Forceps: (latein.) ↑ Zange (z. B. **F. crenata** = Kornzange); i. e. S. (*gyn*) die Geburtszange bzw. die Zangenentbindung. – *anat* **F. major** *PNA,* F. occipit. s. post.: die »hint. Balkenzwinge«, U-förmig durch das Splenium corporis callosi verlaufende Fasern, die die hint. Anteile der Hinterhauptslappen beider Großhirnhemisphären verbinden. – **F. minor** *PNA,* F. ant. s. rostr.: die »vord. Balkenzwinge«, U-förmig durch das Balkenknie verlaufende Fasern als Verbindung beider Stirn- u. Scheitellappen.

Forchheimer* Zeichen (FREDERICK F., 1853–1913, Pädiater, Cincinnati): rötl. Enanthem am weichen Gaumen bei Röteln u. Masern.

Fordyce* Krankheit (JOHN ADDISON F., 1859–1925, Dermatologe): **1)** ektop. (»freie«) Talgdrüsen (»F.* Drüsen«) in Form einzeln oder multipel gruppierter, stecknadelkopfgroßer, kaum vorspringender, goldoder weißgelber Knötchen an Mundschleimhaut (gegenüber Zahnschlußreihe), Lippeninnenfläche u. Eichel bzw. Schamlippen. – **2)** ↑ FOX*-FORDYCE* Krankh.

Forel* (AUGUSTE F., 1848–1931, Psychiater, Zürich) **Bündel:** ↑ Fasciculus thalamicus. – **F.* (Hauben-)-Feld:** Areal weißer Substanz im Mittelhirn dorsal vom Nucl. ruber u. lat. vom Nucl. interstitialis; teilt sich in Richtung Zwischenhirn (subthalamisch) in die Felder 1 u. 2 auf. – **F.* Kreuzung:** ↑ Decussatio tegmenti ventralis.

forensisch: gerichtlich, z. B. **fo. Medizin** (↑ Rechtsmedizin), **fo. Psychiatrie** (befaßt mit jurist. Aspekten neurol.-psychiatr. Erkrn. u. Abartigkeiten, z. B. der strafrechtl. Verantwortlichkeit, der Frage der Unterbringung in geschlossener Anstalt, Entmündigung etc.).

de Forest* Funkenschnitt: s. u. Forestisation.

Forest*-Hale* Syndrom: (1951) im amerik. Schrifttum gebr. Bez. für das Röntgensyndrom bei Synovialom; Einlagerung regellos strukturierter, spitzer Kalknadeln in den Tumor u. Metastasierung (Skelettsystem, Lymphknoten u. – meist – Lunge).

Forestier* (JACQUES F., geb. 1890, Internist, Aix-les-Bains) **Zeichen:** Flèche; – ferner das ↑ Kugellager-Zeichen (bei Koxarthrose). – **F.*(-Rotès=Quérol*) Krankheit:** ↑ Hyperostosis ankylosans vertebralis senilis.

Forestisation, bipolare, Lichtbogenschnitt: (v. CZERNY 1910) Elektrotomie mit bipolarem Funkenapparat, wobei der Schluß des Stromkreises durch den Pat. über die inakt. Elektrode erfolgt; Weiterentwicklung des DE FOREST* Funkenschnitts (unipolar, mit ungedämpften Schwingungen, Funkenstrecke 5–7 cm).

Forlanini*(-Murphy*) Therapie (CARLO F., 1847–1918, Internist, Pavia; JOHN BENJAMIN M.): (1888) Ther. der Lungen-Tbk durch künstl. Pneumothorax (»Stichmethode«).

Formaldehyd, Ameisensäurealdehyd: HCHO; farbloses, stechend riechendes, alkohol- u. wasserlösl. Gas; leicht polymerisierbar u. kondensierbar (z. B. mit Phenol oder Harnstoff zu Kunstharzen); denaturiert Eiweiß, hemmt Enzyme u. wirkt je nach Konz. bakteriostat. oder bakterizid. Vork. in äther. Ölen, Tabakrauch, geräucherten Lebensmitteln etc.; als »aktivierter F.« wicht. Intermediärprodukt (bei Methanolvergiftung z. B. stark vermehrt). *toxik* Haut- u. schleimhautreizend (MAK 1,2 mg/m^3 = 1 ppm), hautresorbierbar; bei Intoxikation (Einatmen bzw. orale Aufnahme von Dämpfen bzw. Lsg.; DL 10–20 ml der 35%ig. Lsg.) Konjunktivitis, Entzündung der Atemwege bzw. Gewebsnekrosen im Verdauungstrakt; nach Resorption Nierenschäden, Rausch, Atemnot; Exitus infolge Magenperforation; Ther.: Inhalieren der Dämpfe von verdünnter NH_3-Lsg., Magenspülung (Kohle), 2%ig. Ammoniumkarbonat- oder Harnstoff-Lsg., Schmerzbekämpfung. Bei chron. Einwirkung Formalinekzem; evtl. Sensibilisierung. – Anw. *mediz* als Desinfektionsmittel, Antiseptikum, *histol* Fixierungsflüssigkeit, *serol* zur Entgiftung von Toxinen (↑ Formoltoxoid), *labor* ↑ Formoltitration, *techn* Desinfektions-, Konservierungsmittel (für Lebensmittel nicht zugelassen!), Desodorans, Saatgutbeize; s. a. Formalin..., Formol.... – Nachweis mit Phenylhydrazin, NaOH u. Kaliumferrizyanid (rot) oder Nitroprussidnatrium (blau; = BURNAM*, RIMINI* Probe), Milch oder Pepton u. salzsaurer $FeCl_3$-Lsg. (violett; = LEACH* Probe). kolori-, jodo-, alkalimetrisch (nach Oxidation mit H_2O_2 zu Ameisensäure). – **F. solutus:** ↑ Formalin®.

Formalin®: 35–37%ige wäßr. Lsg. von Formaldehyd (Methanolzusatz gegen Polymerisation). – **F. ekzem:** vulgäres (Kontakt-)Ekzem infolge erhöhter Reaktionsbereitschaft gegen F. (in Kaltklebern, Kunstharzen, Seifen-Füllstoffen, Formaldehydharzen in Textilien). – **F. fixierung:** *histol* Organ-, Gewebsfixierung mit verdünnter neutralisierter ($CaCO_3$, Pyridin) Formaldehyd-Lsg. (häufig kombin. mit anderen Flüssigkeiten). – **F. härtung:** *histol* Härtung u. gleichzeit. Konservierung von Organen u. Gewebeproben mit Formaldehyd-Lsg. – **F. reaktion, -test:** Syphilisnachweis anhand der Gelierung des Probandenserums nach Zusatz einer Formaldehyd-Lsg. – **F. sterilisation** hitzeempfindlicher Instrumente durch Formaldehyddämpfe (Tabletten) im luftdicht abgeschlossenen Behälter. – **F. verdampfungsapparat:** ↑ FLÜGGE* Apparat. – s. a. Formol....

Formamid: Ameisensäureamid, $HCO-NH_2$; bakterizid (bes. in Kombin. mit Phenolen, Ameisen-, Essigsäure), tumorhemmend u. antileukämisch (Hemmung der Purinbiosynthese). Anw. von Derivaten als Chemotherapeutika (z. B. Formo-Sulfathiazol), Zytostatika (z. B. N-Formyl-N-hydroxyaminoessigsäure).

Formamidase: am Tryptophan-Stoffwechsel beteiligtes Enzym (in Leber, weniger in Niere, Milz, Darm; auch in Mikroorganismen); spaltet N-Formyl-L-kynurenin zu Formiat u. Kynurenin.

Formantensymptom: *pulm* ↑ KARPLUS* Phänomen.

Formatio reticularis *PNA,* Substantia ret.: dreidimensionales neuronales Maschenwerk, stellenweise mit kernähnl. Zellanhäufungen, im Rauten-, Mittelu. Zwischenhirn; Schaltzentrum, das Afferenzen von Sinnesorganen, RM u. Großhirn zu sinnvollen efferenten motor. u. vegetat. Leistungen koordiniert u. auf extraretikuläre Vorgänge abstimmt; maßgebend für Bewußtseins- u. Wachzustand, Modulierung sensor. Wahrnehmung, Beeinflussung von Haltung u. Bewegung (über ↑ MAGOUN* Zentren), zentrale Kreislaufu. Atmungsregulation, veget.-endokrine Funktionen im Hypothalamus, komplexe veget.-skelettmotor. Reflexe; im motor. Abschnitt mit sowohl Bahnungs- als auch Hemmungsanteilen.

formativ: Gestaltung betreffend bzw. auslösend.

Formazan: rote, wasserunlösl. Verbindg. entstehend durch Reduktion von Tetrazoliumsalzen Anw. zum Nachw. von Reduktionsmitteln u. SH- u. SS-Gruppen (auch in Gewebeschnitten), *histochem* zur Enzymaktivitätsbestg. (insbes. von Dehydrogenasen), *bakt* zur Differenzierung von Listeria monocytogenes (F.-Bildung bei Zusatz von 0,1 ml 1%ig. 2,3,5-Triphenyl-Tetrazoliumchlorid- = TTC-Lsg./ml Nährboden) u. Erysipelothrix insidiosa.

$$\left[R_1-C\begin{matrix}N-N-R_2\\ \|\\ N=N-R_3\end{matrix}\right]^+ X^- \rightleftharpoons R_1-C\begin{matrix}N-NH-R_2\\ \\ N=N-R_3\end{matrix}$$

Tetrazoliumsalz   *Formazan*
(farblos)   *(rot)*

Formdeutetest, -versuch: *psych* ↑ RORSCHACH* Test (u. dessen Parallelserien bzw. Weiterentwicklungen n. BEHN, ROEMER, ZULLIGER u. a.).

Forme fruste: (französ.) die nicht voll entwickelte (atyp., abortive, blande) Verlaufsform einer Krankheit.

Formel: *chem* (BERZELIUS 1811) Darstg. der Molekülzusammensetzung einer chem. Verbdg. durch Elementsymbole; unterschieden als Summen-, Struktur- oder Valenzstrich-, Elektronen-, Ionenformel. – *pharm* ↑ Formulae.

Formen|sinn: Fähigkeit zum Erfassen der Form von Gegenständen, v. a. Qualität des Formensehens (gebunden an Strukturen der Sehrinde u. benachbarter Regionen). – **F.wechsel**: *bakt* bei manchen Mikroorganismen (v. a. Enterobacteriaceae) vork. Änderung ihrer immunol., manchmal auch morphol. Eigenschaften, insbes. als ↑ HO-, O-, S(T)R- u. VW-Formenwechsel. – vgl. aber Formwechsel.

Formiat: Salz der Ameisensäure (Ac. formicicum).

Formicatio: *neurol* ↑ Ameisenlaufen; s. a. HOFFMANN*-TINEL* Zeichen.

Formiciasis: juckende, erythematöse, urtikarielle oder knötchenförm. Hautveränderungen als Folge von Ameisenbiß oder -stich; bei trop. Ameisen evtl. mit tox. Erscheinungen.

Formiminoglyzin, -glykokoll, FIG: Stoffwechselprodukt der Purine; wird in Gegenwart von Glyzinformiminotransferase u. THF in Glyzin u. 5-Formiminotetrahydrofolsäure bzw. NH_3 u. aktivierte Ameisensäure umgewandelt.

Formiminotransferase-Mangel(-Syndrom): erbl. Störung des Folsäuremetabolismus infolge vermind. Aktivität der Glyzin-formiminotransferase der Leber (s. a. Formiminoglyzin); klin.: bei Kind geist. Retardierung, beim Erwachsenen intermittierende Diarrhöen.

Formlegetest, FLT: *psych* (LIENERT 1958) Prüfung der räuml. Auffassungs- u. Vorstellungsgabe: Pappteile sind im Zeitlimit nach Vorlage aneinanderzulegen.

Formocortalum WHO: Fluoroformylon, ein antiphlogistisch u. antiallerg. wirksames Kortikoid.

Formol®: Formaldehyd solutus (↑ Formalin). – **F.gel-Reaktion**: (1920) bei vermehrtem Globulingehalt (insbes. γ-Globuline; z. B. bei chron. Leberschäden, γ-Plasmozytom, Endokarditis, Retikulose) pos. Serumlabilitätsprobe; 24 Std. nach Zusatz von 0,1 ml 40%ig. Formaldehyd-Lsg. zu 1 ml Serum Beurteilung der Gelbildung: flüssig (= normal), dickflüss., noch bewegl., fest. Positiv im Plasma auch bei hohem Fibrinogengehalt; ermöglicht Rückschlüsse auf Schwere u. Verlauf chron.-konsumierender Erkrn. – **F.gel-Test (Napier*)**: ↑ Aldehydtest. – **F.titration**: (SÖRENSEN 1907) volumetr. Bestg. von Aminosäuren, Hydroxamsäuren u. Zystin; Umsetzung der Aminogruppen in neutraler Lsg. mit Formaldehyd (Lsg.) u. Titration der -COOH-Gruppen mit NaOH (Phenolphthalein als Indikator); verschied. Modifikationen. – **F.toxoid**: durch F.-Einwirkg. entgiftetes Exotoxin mit erhaltener Antigenität; zwecks besserer Wirksamkeit an Adjuvantien (z. B. $Al[OH]_3$) adsorbiert; Verw. als Impfstoff (z. B. gegen Di, Tetanus). – **F.vakzine**: aus F.-inaktivierten Keimen.

Formoszillogramm: Aufzeichnung der Manschettenpulsationen bei indir. Blutdruckmessung (=formoszillator. Druckmessung), deren unterschiedl. Formen dann Kriterium für das systol. u. diastol. Druckverhalten – u. damit für die Gefäßwand – sind. – Im Unterschied zum Stufenoszillogramm (bei magnoszillator. Messung).

Formplastik: *chir* plast. Op. mit dem Ziel der Korrektur des Aussehens durch Schaffung oder Wiederherstellung ästhetischer Körperformen (»formfinale Op. ohne Funktionsgewinn«); z. B. Mammaplastik, Face lifting.

Formulae magistrales: *pharm* Rezeptursammlung (meist mit eigener Terminologie) von Gesundheitsbehörden, Krankenhäusern, Apotheken; z. B. die **F. m. Berolinenses** (FMB), auf Veranlassung des Dt. Apothekervereins von Prof. LEWIN, Berlin, erstmals gesammelte u. herausgegebene Vorschriften für galen. Präp. (z. B. »Mixtura solvens F.M.B.«); s. a. Deutsche Rezeptformeln.

Formula-Diät: Nährstoffkonzentrat mit definierten Eiweiß-, Fett- u. KH-Mengen entsprechend der vorgeschrieb. Kalorienzahl u. mit Zusatz von Vitaminen u. Mineralstoffen; z. B. als Reduktionskost.

Formvariation: *bakt* ↑ Formenwechsel.

Formwechsel: *biol* Oberbegr. für die mit Zellteilung, Fortpflanzung u. Entwicklung verbundenen – dem Stoffwechsel gegenübergestellten – morphol. Umwandlungsprozesse; vgl. aber *bakt* Formenwechsel.

Formycin: (1964) Antibiotikum aus Nocardia interforma; hemmt Wachstum von Mykobaktn., Pilzen, Protozoen, YOSHIDA* Sarkom, EHRLICH* Aszeteskarzinom. – Desaminierte Form (= F. B) mit gleichem Wirkungsspektrum, aber geringerer Toxizität.

Formyl-: das von der Ameisensäure abgeleitete Radikal —CHO.

Formyl-CoA-hydrolase, Ameisensäure-CoA-hydrolase: Enzym, das Formyl-CoA zu CoA u. Formiat hydrolysiert.

Formylglutamat-formyltransferase, Formiminoglutaminsäure-transferase: bei Säugern spez. in der Leber vorkommendes Enzym, das den Formylrest in reversibler Reaktion von N-Formyl-L-glutamat auf Tetrahydrofolsäure (THF) überträgt unter Bildung von aktivierter Ameisensäure u. Glutamat.

N-Formyl-N-hydroxyaminoessigsäure: Hemmstoff der Purinbiosynthese; Anw. als Zytostatikum.

N-Formyl-L-Kynurenin: Intermediärprodukt des Tryptophans (durch dessen Oxidation in Gegenwart von Tryptophan-oxygenase); wird durch die Formamidase zu Kynurenin umgesetzt.

Formylsäure: ↑ Acidum formicicum (Ameisensäure).

Formyltetrahydrofolat-synthetase: SH-Enzym (in Säugerleber, menschl. Ery, Mikroorganismen), das aus Ameisensäure u. Tetrahydrofolsäure N^{10}-Formyltetrahydrofolsäure (aktivierte Ameisensäure) bildet; Energiegewinnung durch ATP-Spaltung zu ADP u. Phosphat (Mg^{2+}-obligat; pH-Optimum 7,5).

N^5-Formyltetrahydrofolat-zyklodehydratase: SH-Enzym (z. B. in Säugerleber), das aus N^5-Formyltetrahydrofolsäure durch Ringschluß N^5,N^{10}-Methylentetrahydrofolsäure bildet unter Spaltung von ATP zu AMP u. Pyrophosphat (Mg^{2+}-obligat).

N^5-Formyltetrahydrofolsäure, Citrovorum-Faktor, Folinsäure SF, Folininsäure, Leucovorinum *WHO*: natürl. vork. (L-Form, z. B. in Leber, Hefe) u. synthet. (DL-Form, nur halb so aktiv) Folsäure-Derivat; Wachstumsfaktor für Mikroorganismen (z. B. Lactobac. casei, L. arabinosus, Leuconostoc citrovorum); beteiligt an der Übertragung von Einkohlenstoffresten. *therap* Antidot bei Überdosierung von Folsäure-Antagonisten; auch Antianämikum (statt Folsäure). – **N^{10}-F.:** aktivierte Ameisensäure.

Formylum trichloratum: ↑ Chloroform. – **F.trijodatum:** ↑ Jodoform.

Forney*-Robinson*-Pascoe* Syndrom: (1966) kongenit. (autosomal-dominant erbl.?; wechselnde Penetranz) Mißbildungskomplex mit Mitralinsuffizienz (u. Rechtsschenkelblock), Schalleitungstaubheit (Stapesfixation) u. multiplen Skelettanomalien (HWS-Blockwirbel, Klino- u. Brachydaktylie, Tarsus- u. Karpusfusionen), ferner Irishypoplasie u. -heterochromie, Strabismus, Uvulahypoplasie.

fornicatus: (lat.) gewölbt.

Fornikometer: *gyn* scherenart. Meßinstrument für den Scheiden-Ø im Fornixbereich (zur Bestg. der passenden Pessargröße).

Fornikotomie: bei therapieresistenter psychomotor. Epilepsie stereotakt. Koagulationen im Bereich des Fornix cerebri (meist auch der vord. Kommissur u. des Mandelkerns) zur Unterbrechung der vom limb. System zu Hypothalamus u. Hirnrinde ausgehenden Krampfpropagation.

Fornix: (latein.) Gewölbe, Kuppel, Dach; i. e. S. (*PNA*) der **F. cerebri** (Corpus psalloides) als subkallös von den Corpora mamillaria dorsalwärts ziehende, in Pes u. Uncus hippocampi endende weiße Formation, unterteilt in Corpus, Columnae, Crura u. Taeniae fornicis; Dach des III. Ventrikels, mit Nervenfasern der kortikofugalen Riechbahnen von Uncus u. Pes hippocampi zum Corpus mamillare. – **F. conjunctivae (sup. et inf.)** *PNA*: die obere bzw. unt. Übergangsfalte zwischen Augapfel- u. Lidbindehaut; jeweils mit Reservefalten für freie Beweglichkeit des Augapfels; im oberen F. temporal die Mündungsporen der Tränendrüse. – **F. des Nierenkelchs:** das zirkulär die Nierenpapille umgebende »Gewölbe« eines Calix minor (mit Mm. levator u. sphincter fornicis). – **F. pharyngis** *PNA*: das »Schlunddach«, der den Choanen zugekehrte, an die Schädelbasis angeheftete obere Teil des Epipharynx. – **F. sacci lacrimalis** *PNA*: der blind endende, gewölbeart. obere Teil des Tränensacks. – **F. vaginae** *PNA*: das »Scheidengewölbe«, der die Portio überragende u. umfassende Teil der Vagina. – **F. ventriculi:** ↑ Fundus ventriculi.

Fornix|fistel: *gyn* im Scheidengewölbe mündende zervikovaginale Fistel. – **F.inzisur:** ↑ Incisura cardiaca (am Magenfornix). – **F.kaskade:** s. u. Kaskadenmagen. – **F.ruptur:** Schleimhautruptur eines Nierenkelchs in dessen Fornixbereich infolge Überdrucks im Nierenhohlsystem (Stauung), meist aber als Artefakt bei retrograder Pyelographie oder Kompressionsurographie (im Rö-Bild **F.-Sinusreflux**, d. h. KM-Übertritt aus dem Nierenkelch in den Sinus renalis, evtl. weiter in benachbarte Lymphwege oder Venen = pyelolymphat. bzw. -venöser Reflux).

Foromacidine: Antibiotika-Komplex (A, B u. C Makrolidstruktur, ident. mit Spiramycin I, II, III; ferner D) aus Streptomyces-ambofaciens-ähnl. Stamm; wirksam gegen grampos. Bakterien.

Forrester*-Brown* Schiene: *orthop* Spreizschiene zur Ther. der angeb. Hüftluxation; Hüftring mit Beinschienen (in modifiz. LORENZ* Stellung), an die die O'schenkel fixiert bleiben, während die U'schenkel zum Strampeln freigemacht werden können.

Forsham*-Thorn* Test: ein ↑ Glukosetoleranztest.

Forsius*-Eriksson* Syndrom (HENRIK F., ALDUR E., finn. Ophthalmologe bzw. Humangenetiker): (1964) fam., X-chromosomal erbl. Augenanomalie mit Fundus-Albinismus, Hypoplasie der Macula lutea u. Zentralskotom; ferner horizontaler Pendelnystagmus, Myopie, Astigmatismus, Farbsinnstörungen.

Forssel* Syndrom (JARL F., 1912–1964, Internist, Helsinki): (1958) nephrogene sek. Polyzythämie (bei Nierentumor, aber auch Zystenniere, Hydronephrose etc.); klin.: Hämaturie, Polyglobulie (Leuko- u. Thrombo-Werte meist normal); Rückbildung der Sympte. nach Nephrektomie.

Forssel* Technik (GÖSTA F., 1876–1950, Röntgenologe, Stockholm): (1917) *radiol* ↑ Stockholmer Methode.

Forssman* (JOHN F., 1868–1947, Pathologe u. Bakteriologe, Lund) **Antigen,** F-Antigen: (1911) komplexe, hitzeresistente Substanz (u. a. Hexosamin), deren Inj. bei Kaninchen eine die Hämolysinproduktion auslöst. Vork. in Ery u. in Geweben von Vertebraten (u. in Pflanzen u. Baktn). Auch als »heterogenet. oder heterophiles AG« bezeichnet (↑ F.* Antikörper), wahrsch. ein leicht zum Vollantigen komplettierbares Hapten; offenbar nahe Beziehungen zum AG A (des AB0-Systems). – **F.*-Antikörper:** gegen F-AG bei Kaninchen u. Mensch, aber auch gegen Makroglobuline gerichtete F-AK; beim Menschen meist in Form heterophiler Kälteagglutinine gegen Schaf-Ery u. verwechselbar mit sehr ähnl. AK bei infektiöser Mononukleose (= M-Typ der PAUL*-BUNNELL* Reaktion) oder nach Sensibilisierung gegen Pferdeserum (= S-Typ der HANGANUTZIU*-DEICHER* Reaktion; DD: reagieren nicht mit Ringer-Ery u. werden durch Meerschweinchenniere absorbiert = T-Typ der Heterohämagglutination). – **F.*-Schock:** tödl. Schock mit hämorrhag. Lungenödem nach i.v. Inj. von F.*-Antiserum beim Meerschweinchen; ohne Histamin-Freisetzung, aber mit Komplementverbrauch (im Grundmechanismus also keine Anaphylaxie). – **F.*-Skoog* (Karotiden-)Syndrom**: (1920) bei sogen. »F.*-Tieren« (mit F-AG in Geweben) durch AK-Inj. in die Karotis ausgelöster zentralnervöser Symptn.komplex: Gleichgewichtsstörungen, Skoliosehaltungen, Manegebewegungen, Augenmuskellähmungen; Tod nach Stdn. oder Tagen; Reaktionsmechanismus nicht geklärt (AAR im Kleinhirn? Mesenzephalon-Irritation über Rezeptoren des Aortenbogens?).

Forssmann* (WERNER F., geb. 1904, Chirurg, Urologe, Mainz, Düsseldorf; 1956 Nobelpreis für Medizin »für Entdeckungen zur Herzkatheterisierung«) **Methode**: (1938) suprapubisch-paramediane (stumpfe Rektusdurchtrennung) Harnblasenfreilegung u. -eröffnung (= Sectio alta lat.), v. a. bei Rezidiv-Op. zur Vermeidung einer Peritonealverletzung. – **F.*Operation**: (1956) transvesikale Ureteroneozystostomie bei blasennaher Harnleiterstenose nach zirkulärer Umschneidung des Ostiums u. Resektion des verengten Uretersegments. – **F.*-Cournand* Katheter**: ↑ COURNAND* Katheter; i. w. S. auch Bez. für Herzkatheter(ismus).

Forstberg* Symptom (NILS F., Röntgenologe, Stockholm): (1936) *röntg* Deformierung der konkavseit. KM-Kontur der Pars descendens duodeni in Form einer umgekehrten 3 als Hinweis auf Verziehung oder Verdrängung im Bereich der VATER* Papille bei Pankreastumor, -ödem oder -entzündung.

Forster*-Stein* Methode: Schnellmethode der BSR mit 60°-schräggestellter Senkungspipette. Werte bereits nach 7 u. 10 Min. abzulesen.

Fort Bragg fever: ↑ Bushy-creek-Fieber.

fortissime: (latein.) »sehr stark«.

Fortlaufen: *psych* ↑ Poriomanie.

Fortner* Verfahren (JOSEF F., 1893–1969, Veterinär, Berlin): **1) Mikrokultur**: mikroskopisch kontrollierbare (auch zur Ein-Zell-Kultur geeignete) Kultur zwischen Hohlschliff-Objektträger u. Deckglas, bei dünner Agarhaut, die in Kreuzform – vom Mittelpunkt aus – mit zugeschmolzenem Kapillarfaden beimpft wird; bei Anaerobiern außerdem reichl. Aufimpfen von O_2-Zehrern (z. B. Serratia marcescens). – **2)** Anaerobier-Züchtung in niedr., luftdicht verschlossener Petrischale, deren Nährboden zur Hälfte mit Prodigiosus-Baktn. als O_2-Zehrer bestrichen wird (sogen. »F.*-Platte«).

Fortpflanzung, Progagatio(n): **1)** *biol* Erzeugung von Nachkommen (s. a. Reproduktion); umfaßt die Bildung spezieller Fortpflanzungszellen u. die Befruchtung (u. analoge Vorgänge, z. B. Automixis), umstritten auch die Embryonalentwicklung, bzw. die ungeschlechtl. Bildung undifferenzierter – embryoähnl. – Verbreitungs- u. Dauerformen. Typen-Einteilung (↑ Schema n. LUCKHAUS 1965) berücksichtigt geschlechtl. Differenzierung (= sexuelle F.; mit Gamogonie, Gamogenese) bzw. deren Fehlen (= asexuelle, apomikt. oder agame F.; Agamogonie, Agamogenese), Zahl der unmittelbar beteiligten Zellen (dizytogene F. oder Amphigonie, monozytogene F. oder Zytogonie, polyzyto- oder polygene F.), Typ der Fortpflanzungszellen (Gameten, Agameten) bzw. ungeschlechtl. somat. Zellen (= somatogene = vegetative F.) u. deren Bildungsmechanismus (mito-, meio-,

Fortpflanzung							
ungeschlechtlich				geschlechtlich			
somatisch		agametisch		agametisch	gametisch		
polyzytogen	monozytogen	monozytogen	monozytogen	monozytogen	monozytogen	dizytogen	dizytogen
1	2	3	4	5	6	7	8

1) Brutknospen, z. B. Echinokokkusfinne; Fragmentation, z. B. Actinomyces
2) Zellteilung, Zellsprossung, z. B. Protisten, Sproßhefen
3) mito-agametisch, z. B. Penicillium (Gonidien)
4) meio-agametisch, z. B. Moose, Farne (Sporen)
5) meio-agametisch, z. B. Basidiomyzeten
6) Parthenogenese, z. B. Honigbiene (♂)
7) mito-gametisch, z. B. Moose, Farne (Gameten)
8) meio-gametisch, z. B. Mensch, Wirbeltiere

agamet. F.). – **2)** *physik* das Fortschreiten einer einmal. (Stoß, Impuls) oder rhythm. Gleichgewichtsstörung (Wellen) durch ein – elast. – Medium (bei elektromagnet. Wellen etc. einschl. des Vakuums) als Ergebnis einer Kette von Nachbarschaftswirkungen.

Fortpflanzungsorgane: ↑ Genitalapparat.

Forus Passavant*: s. u. PASSAVANT*.

Forward-failure-Theorie: Die Herzinsuffizienz beruht auf »Vorwärtsversagen«, d. h. auf – myokardfunktionell bedingter – Schlagvolumenminderung als Haupturs., die über Abnahme der renalen Durchblutung u. des Glomerulumfiltrats zur Wasser- u. NaCl-Retention führt (gefolgt von Zunahme des Flüssigkeits- u. des zirkulierenden Blutvol., des Venen- u. Kapillardrucks u. Ausbildung von Ödemen u. Ergüssen); vgl. Backward-failure.

Forzeps: *geburtsh* ↑ Zange, Zangenentbindung.

Fosfestrol WHO: Diäthyl-dihydroxystilben-bis-(dihydrogenphosphat); gegen Prostata-Ca.

Foshay* (LEE F., 1896–1960, Bakteriologe, Cincinnati) **Hauttest**: s.c. Inj. einer Pasteurella-tularensis-Suspension als Tularämie-Nachweis (pos. Reaktion ähnl. der bei Tuberkulinprobe). – **F.* Reaktion**: nach innertradermaler Inj. eines krankheitsspezif. Antiserums auftret. zentrale Quaddelbildung mit perifokaler Rötung (»Erythematous-edematous reaction« = EE-Reaktion). – **F.*-Mollaret* Krankheit**: ↑ Katzenkratzkrankheit.

Fossa: (lat.) *anat* Graben, Grube, Vertiefung (s. a. Fovea, Sulcus, Fissura, Cavum, Cavitas, Excavatio). – **F. acetabuli** *PNA*: der rauhe, knorpelfreie, von fettunterfüttertem Synovialpolster ausgefüllte Grund der Hüftgelenkspfanne. – **F. anthelicis** *PNA*: der Anthelix entsprech. Vertiefung an der hint. Fläche des Ohrmuschelknorpels. – **F. articularis**: Gelenkgrube, -pfanne. – **F. axillaris** *PNA*: die bei Armabduktion zur breiten häut. Achselgrube ausgeweitete Achsel; Begrenzungen: Achselfalten (vorn u. hinten), Thorax, Oberarm. – Auch Bez. für Achselhöhle (= Axilla), Achselpyramide oder Regio axillaris. – **F. canina** *PNA*: die Eckzahngrube; vertikale Vertiefung zwischen For. infraorbit. u. Eckzahn an der OK-Vorderfläche. – **F. carotica** *BNA*: ↑ Trigonum caroticum. – **F. condylaris** *PNA*: flache Grube hinter dem Condylus occip., in die der Can. condyl. mündet. – **F. coronoidea** *PNA*: beugeseit. supratrochleäre Grube des Condylus humeri, die bei U'arm-Beugung den Proc. coronoideus ulnae aufnimmt. – **F. cranii**

Fossa cranialis *PNA*: jede der 3 »Schädelgruben« an der oberen Fläche der ↑ Schädelbasis; **F. c. ant. s. front** paarig, gebildet von Stirn- u. Siebbein (bzw. Lamina cribrosa) u. kleinem Keilbeinflügel (in ihr lagern Bulbus olfactorius u. Lobi frontales cerebri); **F. c. media** paarig, zwischen kleinem Keilbeinflügel u. Felsenbeinkante, gebildet vom großen Keilbeinflügel, vord. Felsenbeinfläche u. Schläfenbeinschuppe (in ihr die Lobi tempor., Chiasma opticum u. Hypophyse); **F. c. post. s. occipit.** unpaar zwischen Felsenbeinkante u. Sulcus transversus, gebildet von Hinterhauptbein, hint. Felsenbeinfläche u. Dorsum sellae (in ihr Cerebellum, Medulla oblong. u. Pons). – **F. cubitalis** *PNA*, Trigonum cubitale: beugeseit. Grube am Übergang vom Ober- zum Unterarm, in die sich der M. biceps, die A., V. brach. u. der N. medianus distalwärts hineinschieben. – **F. digastrica** *PNA*: flache Grube paramedian an der Innenfläche des UK-Körpers; Urspr. des vord. Bauchs des M. digastricus. – **F. epigastrica** *PNA*: die »Herz-« oder »Magengrube« der vord. Bauchwand im Angulus infrasternalis als Teil des Epigastriums; hier liegt die Pars libera des Magens – ungeschützt vom Brustkorb – der vord. Bauchwand an. – **F. glandulae lacrimals** *PNA*: Vertiefung der Facies orbit. des Stirnbeins für die Tränendrüse. – **F. hyaloidea** *PNA* **s. lenticularis**: Einbuchtung im vord. Glaskörper für die Linse. – **F. hypophyseos** *PNA* **s. pituitaria**: Vertiefung der Sella turcica, in der die Hypophyse liegt. – **F. iliaca** *PNA*: der größere, ventrale, flachkonkave Abschnitt der Innenseite der Darmbeinschaufel, ausgefüllt vom Urspr. des M. iliacus. – **F. iliopectinea s. subinguinalis**: von der Fascia iliopectinea ausgekleidete Rinne im Trigonum femorale (zwischen Mm. iliopsoas u. pectineus), in der die Vasa femoralia verlaufen. – **F. incudis** *PNA*: kleine Grube im Boden des Aditus ad antrum; Ansatz des hint. Hammerbandes. – **F. infraspinata** *PNA*, **F. infra spinam**: der unmittelbar unterh. der Spina gelegene flachkonkave Abschnitt der Rückfläche des Schulterblatts; Bett des M. infraspinatus. – **F. infratemporalis** *PNA* **s. zygomatica**: Fortsetzung der Fossa temp. unterh. der Crista infratemp.; enthält den Proc. coronoideus des UK, die Mm. pterygoidei, Nerven des 3. Trigeminusastes, A. maxill. mit Ästen.

Fossa inguinalis *PNA*: Bauchwand- bzw. Bauchfellvertiefung in der Leistengegend, als **F. i. lat.** seitl. der Plica umbilic. lat. über dem inn. Leistenring, als **F. i. med.** zwischen den Plicae umbilic. lat. u. med. gegenüber dem äuß. Leistenring. – **F. intercondylaris** *PNA*: die von den Ligg. cruciata durchzogene breite, tiefe Grube zwischen den Femurkondylen. – **F. interpeduncularis (Tarini*)** *PNA*, *(BNA)*, **F. intercruralis**: die dreieck. Grube zwischen den Crura cerebri, hinten von der Brücke, vorn von den Corpora mamillaria begrenzt. – **F. ischiorectalis** *PNA*: tiefe, von Fettgewebe ausgefüllte Grube bds. in der Dammregion zwischen Fascia diaphragmatis pelvis inf. u. Fascia obturatoria, von den Vasa u. N. pudendus durchzogen. – **F. jugularis (ossis temporalis)** *PNA*: Grube am Felsenbein (Ausweitung des For. jug.) für den Bulbus venae jugul. sup. – **F. jugularis (regionis colli)** *JNA*, **F. suprasternalis**: die »Drossel-« oder »Kehlgrube« als Hauteinsenkung oberh. der Incisura jugul. des Sternum. – **F. lateralis cerebri** *PNA*: die fetale »SYLVIUS* Grube« an der lat. Hemisphärenfläche zwischen Stirn-, Schläfen- u. Scheitellappen, in der die Insel liegt; wird durch Auswachsen dieser Lappen zum Sulcus lat. eingeengt. – **F. mandibularis** *PNA*, **F. condyloidea s. glenoidalis**: die querovale, flache Gelenkgrube am Schläfenbein für das UK-Köpfchen (↑ Articulatio temporomandibul.). – **F. navicularis urethrae (Morgagnii)** *PNA, (BNA)*: der kahnförmig erweiterte Endabschnitt der Pars cavernosa der Harnröhre innerh. der Glans penis. – **F. olecrani** *PNA*, **F. supratrochlearis post.**, **F. anconalis**: die tiefe Grube an der Streckseite des Condylus humeri, die bei Streckung des Unterarms das Olekranon aufnimmt. – **F. ovalis (fasciae latae)** *BNA, JNA*: ↑ Hiatus saphenus – **F. ovalis (septi interatrialis)** *PNA*: die flache, ovale Vertiefung in der re. Seite des Vorhofseptums des Herzens an der Stelle des fetalen ↑ For. ovale. **F.-o.-Defekt** = Ostium-primum- bzw. Ostium-secundum-Defekt (↑ Vorhofseptumdefekt). – **F. parotidea**: ↑ Fossa retromandibularis. – **F. poplitea** *PNA*: die »Kniekehle«, begrenzt von den Sehnen der Unterschenkelbeuger u. den Köpfen des M. gastrocnemius; enthält Fettkörper, Schleimbeutel, die Vasa poplitea u. den N. tib. – **F. pterygoidea** *PNA*: die hinten offene Grube zwischen den Laminae lat. u. med. des Proc. pterygoideus; Ursprung des M. pterygoideus med. – **F. pterygopalatina** *PNA* **s. sphenopalatina**: die tiefe, oben rel. breite »Flügelgaumengrube« zwischen Proc. pterygoideus, Os palatinum u. Maxilla; eine der zentralen Verteilungsstellen für Gefäße u. Nerven. – **F. radialis (humeri)** *PNA*: die kleine, flache, beugeseit. Grube oberh. des Capitulum humeri zur Aufnahme des Radiuskopfes bei extremer U'armbeugung. – **F. retromandibularis s. parotidea**: die »Parotisloge«, begrenzt von UK-Ast, Mm. sternocleidomastoideus, digastricus (hint. Bauch) u. stylohyoideus, nach oben bis zur Schädelbasis, nach innen bis zum Pharynx reichend; enthält Parotis, Mm. styloglossus, hyoideus u. pharyngeus, Aa. carotis int. u. ext., Vv. jugul. int. u. retromandibul. sowie die Hirnnerven VII, IX, X, XI u. XII. – **F. rhomboidea** *PNA*: die »Rautengrube«, der rautenförm. Boden des IV. Hirnventrikels. – **F. sacci lacrimalis** *PNA*: die vom Os lacrimale u. Proc. front. maxillae gebildete kleine, ovale Grube vorn in der nasalen Orbitawand für den Tränensack. – **Ff. sagittales hepatis** *BNA*: Furchen an der Eingeweidefläche der Leber, re. als Fossa vesicae felleae u. Sulcus venae cavae den Lobus caudatus u. quadratus vom re. Leberlappen abgrenzend, li. als Fissurae lig. venosi u. lig. teretis den re. u. li. Leberlappen trennend. – **F. scaphoidea** *PNA*: die grabenförm. Vertiefung in der Wurzel der Lamina med. des Proc. pterygoideus. – s. a. Scapha. – **F. sphenomaxillaris s. -palatina**: ↑ F. pterygopalatina. – **F. subarcuata** *PNA* **s. mastoidea**: beim Neugeb. ausgeprägte, beim Erwachs. nur noch angedeutete Grube in der Hinterfläche des Felsenbeins (lat. vom Porus acusticus int.), in der ein Fortsatz der Dura mater ansetzt. – **F. subinguinalis** *BNA, JNA*: die »Leistengrube«, unterh. der Leistenbeuge im ob. Teil des Trigonum femorale. – **F. supraclavicularis major** *PNA*: die große, dreieck. Hautgrube oberh. des Schlüsselbeins zwischen den Mm. omohyoideus u. sternocleidomastoideus; bei bes. deutl. Ausprägung als »Salznäpfchen« bezeichnet. Medial davon die **F. s. minor** *PNA* (ZANG* Raum) zwischen Pars stern. u. Pars clavicul. des Sternokleidomastoideus. – **F. supraspinata** *PNA*: flachkonkaver Raum oberh. der Spina scapulae, ausgefüllt vom Urspr. des M. supraspinatus. – **F. supra-**

tonsillaris *PNA*: der obere, dreieck. Teil der Mandelbucht, begrenzt von der Tonsilla palatina u. bd. Gaumenbögen. – **F. supravesicalis** *PNA*, Fovea interligamentosa: die paar., von den Plicae umbilic. mediana u. medialis begrenzte dreieck. Grube oberh. des Blasenscheitels. – **F. temporalis** *PNA*: die flache »Schläfengrube« an der Außenseite des Schädels zwischen Linea temp. u. Jochbogen; Urspr. des M. temp. – **F. tonsillaris**: die »Mandelbucht« zwischen den Gaumenbögen, in der die Gaumenmandel liegt. – **F. transversa hepatis**: ↑ Porta hepatis. – **F. triangularis** *PNA*: die dreieck. Grube vorn-oben an der Außenseite der Ohrmuschel zwischen Helix u. bd. Anthelixschenkeln. – **F. trochanterica** *PNA*: die tiefe Grube an der Innenseite des Trochanter major, in der der M. obturator int. u. die Mm. gemelli ansetzen. – **F. vesicae felleae** *PNA*: sagitt. Furche re. in der Eingeweidefläche der Leber, in der die Gallenblase liegt. – **F. vestibuli vaginae** *PNA*, Scaphula: der dors., von Frenulum labiorum pudendi u. Hymen begrenzte Abschnitt des Scheidenvorhofs.

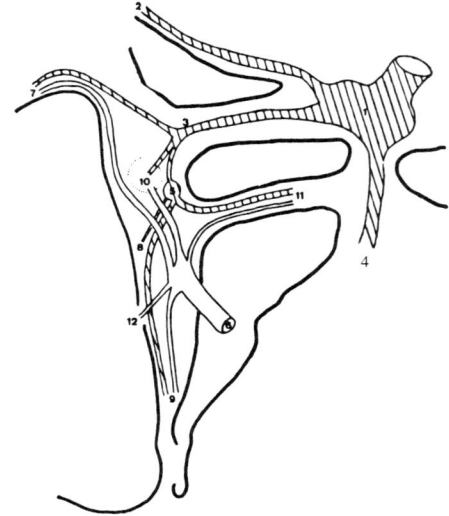

Fossa pterygopalatina in lateraler Projektion (nach REISNER-GOSEPATH). 1 = Ggl. trigeminale; 2 = N. ophthalmicus; 3 = N. maxill.; 4 = N. mandib.; 5 = Ggl. pterygopall.; 6 = A. maxill.; 7 = N. und A. infraorbit.; 8 = R. alveol. post.; 9 = N. palast. u. A. palat. desc.; 10 = R. nasalis post. u. A. sphenopalat. im For. sphenopalat.; 11 = N. petrosus superf. major mit N. petr. prof. u. A. canalis pteryg.; 12 = A. alveol. sup. post.

Fossettes cutanées: (französ.) grübchenförm. Einziehungen der Haut, z. B. über den großen Gelenken bei Arthrogryposis multiplex congenita.

Fossala: (lat.) *anat* kleine Grube (vgl. Foveola), z. B. **F. fenestrae cochleae** *PNA* (an der med. Paukenhöhlenwand dorsal vom Promontorium; darin das Schneckenfenster), **F. fenestrae vestibuli** *PNA* (an der med. Paukenhöhlenwand zwischen Promontorium u. Prominentia canalis facialis; darin das Vorhoffenster) **F. petrosa** *PNA* (dreieck. Grübchen in der lat. Oberfläche der Schädelbasis in der Knochenleiste zwischen Fossa jugul. u. Apertura ext. canalis carotici; darin die Apertura ext. canaliculi tympanici u. das Ggl. inf. des Glossopharyngeus), **F. radialis** (die »Tabatière« radial am dist. U'arm zwischen den Sehnen des Abductor pollicis longus u. Extensores pollicis brevis u. longus, bes. deutlich bei abduziertem Daumen; darunter die A. radialis), **Fossiculae tonsillares** *PNA* (an der Oberfläche der Gaumen- u. Rachenmandel; Mündung der Krypten).

fossus: (lat.) gespalten.

(Foster) Kennedy* Syndrom: s. u. KENNEDY*.

Fothergill* Angina maligna (JOHN F., 1712–1780, Arzt, London): s. u. Scharlach.

Fothergill* Operation (WILLIAM EDWARD F., 1865–1926, Gynäkologe, Manchester): ↑ Manchester-Operation.

Fothergill* Phänomen: auch im Sitzen sowie bei willkürl. Anspannen der Bauchmuskeln persistierende umschrieb. Bauchdeckenresistenz als Sympt. eines Bauchdeckenhämatoms.

Fothergill* Schmerz, Syndrom (SAMUEL F., 19. Jh., Arzt, Yorkshire): ↑ Trigeminusneuralgie.

foto...: s. u. photo....

Fouad* Nährboden: synthet. Medium aus Na- u. Fe(III)-chlorid, K- u. Ammoniumphosphat, Mg- u. Mn-sulfat, Glukose u. Aqua dest. zur Differenzierung von Enterobaktn. (↑ Methylrot-, VOGES*-PROSKAUER*Reaktion).

Foucault* Gitter (LÉON F., 1819–1868, französ. Naturwissenschaftler): Parallelraster aus gleichbreiten weißen u. schwarzen Bändern zur Bestg. der Sehschärfe (bei Astigmatismus ungenau).

Fouchet* Nachweis (ANDRÉ F., geb. 1894, französ. Chemiker): empfindl. (>1,7 mg%) Nachw. für Bilirubin (als Biliverdin [grün] oder Cholezyanin [blaugrün]) mit einem Gemisch von Trichloressigsäure, H_2O u. 10%ig. Fe(III)-chlorid-Lsg. (»F* Reagens«) im Serum (Eintropfen in 5 ml) oder Harn (Auftropfen auf den mit $BaCl_2$ erhaltenen, abfiltrierten Niederschlag), auch in Duodenalsaft u. Fäzes.

foudroyant: (französ. foudroyer = blitzen, niederschmettern) »blitzartig« einsetzend u. rapid verlaufend.

Fouineau* Zeichen: reflektor. Larynxkrise als Prodrom eines akuten Lungenödems.

Four point biopsy: (engl.) ↑ Quadrantenbiopsie.

Fourchette-Stellung: (französ. fourchette = Gabel) *chir* bajonettförm. Abknickung (↑ Bajonettfraktur).

Fourman*-Fourman* Syndrom (P. u. J. F., Ärzte, Cambridge): (1955) dominant-erbl. (wechselnde Penetranz) Taubheitssyndrom in Kombin. mit ein- oder beidseit. Ohrfistel (nahe Helixansatz; oft mit Abszeß in der Tiefe; evtl. auch lat. Halsfistel). Innenohrschwerhörigkeit im allg. bis spätestens zum 20. Lj. manifest.

Fournier* (JEAN ALFRED F., 1832–1915, Dermatologe, Paris) **Hypothese**: Tabes dors. u. progressive Paralyse entstehen durch »Toxine«, die noch nach Abklingen der syphilit. Infektion gebildet werden. – **F.* Krankheit**: 1) ↑ Akne excoriata. – 2) **F.* Gangrän**: akute Gangrän des äuß. Genitale. – **F.* Prüfung**: Ataxieprüfung durch Beobachtung des – auf Kommando auszuführenden – Sicherhebens vom Sitz, plötzl. Stehenbleibens (aus dem Gehen) u. Sichumdrehens. – **F.* Syphilom**: das zylindriforme ↑ Syphilom. – **F.* Zähne**: die durch Schmelzhypoplasie der Kauflächen veränderten erstenMolaren bei Lues connata. – **F.* Zeichen**: 1) **F.* Narben**: ∕ PARROT* Furchen. – 2) ∕ F.* **Zähne**. – 3) Säbelscheidentibia bei konnat. Lues u. Frambösie. – 4) scharfe Begrenzung eines syphilit. Geschwürs. – 5) Pro- u. Retropulsion bei Ataxie.

Fovea: (lat.) *anat* Grube, Vertiefung (s. a. Fossa); z. B. (*PNA*) **F. articularis inf. atlantis** (die mit der Facies art. sup. des 2. HW im unt. Kopfgelenk artikulierende unt. Gelenkfläche des 1. HW), **F. a. sup. atl.** (die mit dem Condylus occipit. des Hinterhauptbeins im ob. Kopfgelenk artikulierende ovale obere Gelenkfläche des 1. HW), **F. capitis femoris** (das rundl. Grübchen unterh. des Scheitelpunkts des Femurkopfes; Ansatz des Lig. capitis), **F. centralis** (F. c. optica, »Sehgrube«, die etwa 4 mm temporal der Sehnervenpapille gelegene kleine Netzhautgrube; Stelle des schärfsten Sehens, da Gehirnschicht fehlt u. die Lichtstrahlen ungehindert zu den – hier nur in Form von Zapfen vorhand. – Sinnesepithelzellen gelangen), **F. costalis inf. et sup.** (Gelenkgrube am seitl.-unt. bzw. -oberen Rand des BW, die zus. mit dem korrespondierenden Grübchen des nächsttieferen bzw. -höheren BW u. dem Rand der Zwischenwirbelscheibe die Gelenkpfanne für ein Rippenköpfchen bildet, ∕ Articulatio costovertebr.), **F. costalis transversalis** (Gelenkgrübchen am lat. Ende der Querfortsätze des. 1.–10. BW für das Tuberculum costae, ∕ Articulatio costotransversaria), **F. dentis** (Gelenkgrübchen an der dors. Fläche des vord. Atlasbogens für den Dens axis, ∕ Articulatio atlantoaxialis mediana), **F. oblonga** (die unt., querovale Grube in der Vorderfläche des Aryknorpels, Ansatz des M. thyroarytaenoideus), **F. pterygoidea** (am Gelenkfortsatz des UK unterh. des Caput mandibulae, Ansatz des M. pterygoideus lat.), **F. sublingualis** (flach vorn an der Innenfläche des UK-Körpers oberh. der Linea mylohyoidea für die Gl. sublingual.), **F. submandibularis** (hinten an der Innenfläche des UK-Körpers unterh. der Linea mylohyoidea für die Gl. submandibul.), **F. trochlearis** (Grübchen in der Pars orbit. des Stirnbeins oberh. der Fossa glandulae lacrimalis, in dem die Trochlea des M. obliquus sup. befestigt ist).

foveales Verschwinden: das bei Dunkeladaption auftretende kleine Skotom im Bereich der Fovea centr. (die nur farbempfindl. Zapfen enthält).

Foveola: (lat.) *anat* Grübchen (s. a. Fossula, Fovea); z. B. **F. centralis** (»Sehgrübchen«, Zentrum der Fovea centr., Stelle des schärfsten Sehens), **F. coccygea** *PNA* (»Aftergrübchen«, Hautgrübchen über der Steißbeinspitze, Rest der embryonalen Haut-Neuralrohr-Verknüpfung), **Foveolae gastricae** *PNA* (die trichterförm. Einsenkungen des Magenepithels zwischen den Plicae villosae; Mündungsort der Gll. gastricae; ∕ Abb.), **Foveolae granulares** *PNA* (die ab 10. Lj. sichtbaren »PACCHIONI* Fossulae« in der Interna der Scheitelbeine bds. des Sulcus sagitt., v. a. im Bereich der ehemal. großen Fontanelle, in die die Lacunae lat. des Sinus sagitt. sup. mit Diploevenen u. den PACCHIONI* Granulationen eingebettet sind).

Foveolarreflex: *ophth* ∕ Makularreflex.

Foville* (ACHILLE LOUIS FRANÇOIS F., 1799–1878, Psychiater, Rouen, Toulouse) **Bahn**: ∕ Tractus spinocerebell. post. – **F.* Syndrom**: bei umschrieb. einseit. Herden im dorsokaud. Brückenbereich auftret. alternierende Hemiplegie mit Fazialis- u. Abduzenslähmung auf der Herd- u. spast. Halbseitenlähmung auf der Gegenseite, horizontaler Blicklähmung zur Herd-, evtl. konjugierter Blicklähmung zur Gegenseite (Lähmung des M. rectus int. des einen u. des M. rectus lat. des anderen Auges; = **F.* Zeichen**).

Fowler* Gesetz (Sir JAMES KINGSTON F., 1852–1934, Internist, London): Die Ausbreitung der Lungen-Tbk erfolgt – i. S. der Abseuchung (SCHÜRMANN) – auf dem Bronchialweg von der Spitze zur Basis hin.

Fowler* Lösung (THOMAS F., 1736–1801, Arzt, York): ∕ Liquor Kalii arsenicosi.

Fowler* (GEORGE RYERSON F., 1848–1906, Chirurg, New York) **Operation**: (1893) Dekortikation der Lunge bei chron. Pleuraempyem analog der DELORME* Op. – **F.*(– Murphy*) Lagerung**: Beckentieflagerung mit angezogenen Knien bei Peritonitis zur Begünstigung der Exsudatansammlung u. -abkapselung im DOUGLAS* Raum.

Fowler* Spitze: *pulmon* das pyramidenförm. apikale Unterlappensegment der re. Lunge; mit dem kurzen, sich dicho- bis trichotom teilenden NELSON* Bronchus.

Fowler* Test: überschwell. Tonaudiometrie zum Nachweis des Recruitment-Phänomens bei einseit. Schwerhörigkeit; Vergleich der Lautheitsempfindung bd. Ohren für gleiche Töne u. stufenweise Steigerung der Tonintensität im kranken Ohr, bis der Ton gleich laut wie im gesunden Ohr empfunden wird. Durchführung bei verschied. Schallpegeln (Hörschwelle bis Schmerzgrenze).

Fox* Krankheit (WILLIAM TILBURY F., 1836–1879): 1) ∕ Epidermolysis bullosa hereditaria. – 2) Impetigo TILBURY-FOX, I. contagiosa streptogenes: superfizielle Streptodermie mit kurzem Blasenstadium u. protrahierten honiggelben Krusten; v. a. im Gesicht u. an Extremitäten, bes. nach Trauma.

Fox*-Fordyce* Krankheit (GEORGE HENRY FOX, 1846–1937; JOHN ADDISON FORDYCE, 1858–1925; Dermatologen, New York): (1902) stark juckende, gruppierte, hirsekorngroße, gelbl.-bräunl. Papeln in Achselhöhlen, an Brustwarzen, Nabel, Genitale u. Damm; fast nur bei geschlechtsreifen Frauen (Spon-

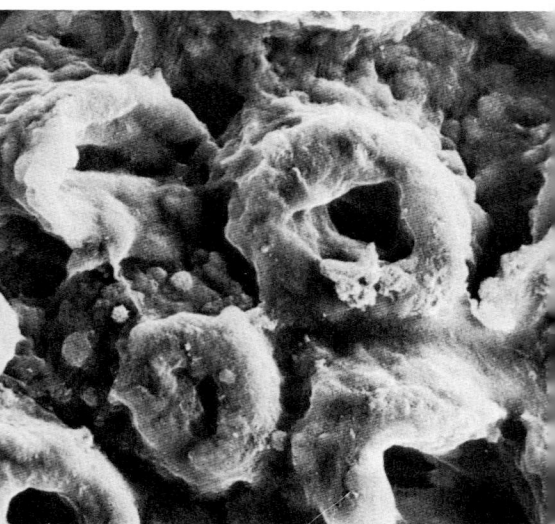

Mikrorelief der Magenschleimhaut (475fach) mit **Foveolae gastricae.**

tanremission in Gravidität). Histol.: Akanthose, Hyperkeratose, Verschluß der Ausführungsgänge der apokrinen Drüsen (»Dekapitationssekretion«) mit Sekretstauung u. entzündl. Umgebungsreaktion.

FP, Fp: *physik* ↑ **Flamm**punkt, **Fusion**spunkt (= Schmelzpunkt). – **f. p.**: *pharm* fiat pulvis (»ein Pulver bereiten«).

F-1-P, F-1,6-P, F-6-P: Fruktose-1-Phosphat u. s. w.

FPM-Test: »Fließpapiermikrotest« (zur Syphilis-Serodiagnostik), i. e. S. die ↑ GUO* Reaktion (u. Modifikationen).

Fr: *chem* Francium. – *physik* Franklin. – **fr**: *genet* 1) B-Chromosom. – 2) Chromosom**fr**agment (s. u. Fragment).

Fractura: (lat.) ↑ Fraktur.

Fradicin: Antibiotikum (Polyenstruktur) aus Streptomyces fradiae; in vitro fungistatisch (unwirksam gegen Baktn., Viren); sehr tox., hautreizend.

Fradiomyzin: ↑ Neomycinum WHO.

Fränkel* (ALBERT F., 1848–1916, Internist, Berlin) **Diplokokkus**, F.*-WEICHSELBAUM* D.: ↑ Diplococcus pneumoniae. – **F.*** **Krankheit**: chron. indurativ-fibröses Zweistadium einer kruppösen Pneumonie.

Fraenkel* (EUGEN F., 1853–1925, Pathologe, Hamburg) **Gas(brand)bazillus**: ↑ Clostridium perfringens Typ A. – **F.*** **Knötchen**: ↑ Rheumaknötchen.

Fränkel* **Operation** (LUDWIG F., 1870–1930, Gynäkologe, Breslau): 1) bei Aplasia vaginae Bildung einer künstl. Scheide aus gestieltem Hautlappen. – 2) bei Uterus septus, bifidus, duplex, bicornis etc. Eröffnung u. Vereinigung beider Lumina, ggf. nach Beseitigung trennender Septen.

Fränkel* **Zeichen** (BERNHARD F., 1836–1911, Laryngologe, Berlin): bei kräft. Nachvornneigen des Kopfes das erneute Auftreten einer Eiterstraße im – zuvor gereinigten – mittl. Nasengang als Hinweis auf Kieferhöhlenempyem.

Fräse, Fräser: spanabhebender Bohreinsatz (konisch, spitz, flach, kugel-, zylinder-, oliven-, löffelförmig), z. B. zur Schädeltrepanation, für modellierende Arbeiten (Otologie, Zahnheilkunde) u. für dermat. Fräsbehandlung (↑ Dermabrasion, Peeling).

Fragaria vesca: die (Wald-)Erdbeere [Rosaceae]. Therap. Anw. der gerbstoffreichen Wurzel (Radix oder Rhizoma Fragariae) als Adstringens, der Gerbstoff- u. Vit.-C-halt. Blätter (Folia bzw. Herba Fragariae) für Blutreinigungstee, der Zucker, Pektin, Vit. B_1 u. C, Säuren u. Aromastoffe enthält. Fructus Fragariae als Diuretikum, Choleretikum u. – als Erdbeer-(milch)kur – gegen Fettstühle.

fragil(is): (latein.) zerbrechlich (↑ Fragilitas).

Fragilitas, Fragilität: Zerbrechlichkeit, Brüchigkeit, Sprödigkeit; z. B. **F. capillarium** (↑ Kapillarfragilität), **F. crinium** (Haarbrüchigkeit; ↑ Trichorrhexis, -klasie), **F. ossium** (Knochenbrüchigkeit; ↑ Osteogenesis imperfecta, VAN DER HOEVE* Syndrom), **F. sanguinis s. erythrocytorum** (erniedrigte osmot. Resistenz der Ery; s. a. Fragilozyt, Erythrozytenresistenztest = **Fragilitätstest**).

Fragilozyt: Ery mit herabgesetzter osmot. u./oder mechan. Resistenz, z. B. bei Kugelzellenanämie, hämolyt. Ikterus.

Fragment: Bruchstück. – *chir* Knochenfragment (s. a. Fraktur). – *genet* Chromosomenbruchstück (auch durch Chromosomendeletion entstanden), »zentrisch« (mit Zentrosom), »azentrisch« (= frei; wird eliminiert) oder »angeheftet« (Eiweißbrücke zum zugehör. Chromosom). Auch Bez. für kleines B-Chromosom (Symbol für beide: fr).

Fragmentatio(n): 1) *histol* schollenförm. Zerfall von Muskelfasern (z. B. nach Erfrierungen; als **F. myocardii** s. cordis wahrsch. agonale Erscheinung bei ca. $2/3$ der Erwachsenen-, niemals aber bei Kinderleichen), von Myelin. – 2) *zytol, genet* ↑ Amitose, ↑ Karyorrhexis, Chromosomenzerfall; auch der teilw. oder totale Zerfall von Organismen in regenerationsfäh. Bruchstücke als Modus vegetativer Fortpflanzung. – 3) *immun* ↑ Fragmentierung. – 4) *kard* »**funktionelle F. des Herzens**«: bei Vorhof- oder Kammerflimmern die unkoordinierte Aktion einzelner Herzteile (Dissoziation in sich gegenseitig beeinflussende Areale) infolge Verlustes der Stabilität des Ruhepotentials des Arbeitsmyokards (bei Kaliumentzug, Akonitin-, Strophanthin-Vergiftung, Ischämie etc.) u. Bildung spontaner lokaler diastol. Depolarisationen (u. entspr. Aktionspotentiale; = ektop. Schrittmacherherde).

Fragmentdiastase: *chir* Klaffen eines Fraktur- oder Osteotomiespalts (Dislocatio ad longitudinem cum elongatione) als unmittelbare Frakturfolge oder aber nach Resorptionsvorgängen im Spalt (u. U. mit Pseudarthrosenbildung); v. a. infolge Sperrung der Fragmentadaptation bei zweistrahl. Gliedmaßen.

Fragmentierung: *immun* Zerlegung von Eiweißmolekülen (z. B. Ig) in große, noch antigen wirksame Bruchstücke (z. B. IgG in ↑ Fab- u. ↑ Fc-Fragmente) durch proteolyt. Enzyme u./oder Disulfidbrücken-Reduktion.

Fragmentozyt, Schizozyt: stark mißgebildeter (deformierter) Ery, wie er v. a. der Poikilozytose (»**Fragmentozytose**«) bei Thalassaemia major zugrundeliegt.

Fraisen: *päd* infantile ↑ Epilepsie.

Fraktionierung: Auf-, Unterteilung, Auftrennung in Einzelportionen (Fraktionen); *klin* fraktionierte Magenaushebung, Bestrahlung; *chem* stufenweise physik.-chem. Auftrennung eines Stoffgemisches in seine Bestandteile, z. B. durch Destillation, Sublimation, Fällung (bei COHN* Plasmafraktionierung), Adsorption (bei Chromatographie), Extraktion, Sedimentation (Ultrazentrifugierung), Elektrophorese; *zytol* ↑ Zellfraktionierung.

Fraktionierungsfaktor: *radiol* Zahl, mit der die Einzeitdosis multipliziert werden muß, um die Dosis zu bekommen, die, fraktioniert verabreicht, die gleiche biol. Wirkung auslöst.

Fraktur, Fractura: (Knochen-)Bruch, die Kontinuitätstrennung eines über seine Elastizitätsgrenze hinaus belasteten Knochens (i. w. S. auch eines anderen fragilen Körpergewebes bzw. alloplast. Materials) unter Bildung zweier oder mehrerer Fragmente, mit oder ohne Dislokation. Sichere Zeichen: abnorme Beweglichkeit, Krepitation, Deformität, u. U. anfängl. Muskelstupor; unsichere: Hämatom, Schmerz, Funktionsstörung. Komplikationen: Nerven-, Gefäß- u. Gelenkverletzung, Schock, Fettembolie, ischäm. Kontraktur, Nekrose, Pseudarthrose. – Meist als **traumat.** F. des gesunden Knochens durch dir. oder

Fraktur

Frakturtypen

- Querfraktur, kurze Schrägfraktur
- Schrägfraktur
- Längsfraktur
- Torsionsfraktur, Spiralfraktur
- Stückfraktur
- Schrägfraktur mit Biegungskeil
- Mehrfragmentefraktur
- Trümmerfraktur
- Infraktur
- Impressionsfraktur
- Spaltförmige Infraktur
- Fissur
- T-förmige Fraktur
- V-förmige Fraktur
- Y-förmige Fraktur
- Knochenausriß
- Knochenabriß
- Knochenabbruch

indir. äuß. Gewalteinwirkg. (evtl. als Mehrfach-F.; auch an mehreren Knochen, Polytrauma, Serienfraktur), oder aber als **pathol. F.** des krankhaft veränderten Knochens bei physiol. Belastung u. ohne Gewalteinwirkg. (↑ Spontanfraktur), auch als **schleichende F.** (↑ Dauerfraktur, Epiphysennekrose, Epiphysiolyse). Ferner unterschieden als **dir.** (am Angriffspunkt der Gewalteinwirkg. u. oft kompliziert; meist Berstungs-, Abscher-, Splitter-, Schuß- oder Abrißfraktur, v. a. durch Schlag, Stoß, Schuß, Überfahrung, Aufprall, Schleudertrauma) u. als **indir. F.** (entfernt vom Einwirkungsort der Gewalt, z. B. Unterarm-F. beim Sturz auf die Hand; ferner als Folge von Elektroschock, bei Tetanus; selten kompliziert), als **komplette F.** (traumat. oder pathol. F. mit vollständ. Kontinuitätstrennung eines Knochens, meist mit sämtl. klass. Symptn.; z. B. als Quer-, Spiral-, Stück-, Trümmer-F.) u. als **inkomplette F.** (= Fractura imperfecta s. partialis; mit unvollständ. Kontinuitätstrennung, z. B. Infraktion, Grünholz-, Wulst-, Spaltbruch = Fissur, als Impressions- oder Kompressions-F. v. a. an Schädel, WK, Fersenbein; Sympte. meist auf Bluterguß, Lokalschmerz, evtl. Dislokation beschränkt; Reposition u. Retention meist rel. einfach); nach Bruchmechanismus als Torsions-, Abscherungs-, Loch-, Stern-, Biegungs-, Kompressions-, Riß-, Berstungs-, Trümmerfraktur u. a.; als **komplizierte = offene F.** (mit – evtl. multipler – Verbindung zwischen Frakturbereich u. dem durchtrennten Integument infolge Fragmentdurchspießung oder nach Penetration des traumatisierenden Objekts; gilt als potentiell infiziert; Risiko zunehmend mit Komplikationsgrad 1–3 [kleine bzw. größere Wunde bzw. Offenliegen der Fraktur u. erhebl. Weichteil-, v. a. zusätzl. Gefäß- u. Nervenläsion]) u. als **unkomplizierte = geschlossene F.** (= subkutane = einfache F.). Bes. Formen: **F. comminutiva** (↑ Komminutivfraktur, Trümmerfraktur), **F. dentata** (fein- oder grobgezahnte Querfraktur, evtl. verkeilt; meist schwier. Reposition), **dia-, per- oder transkondyläre F.** (mit Bruchspalt durch einen Kondylus, extra- oder intraartikulär; als komplette Schräg- bzw. Quer-F., als isolierte, uni- oder bikondyläre, u. U. eingekeilte Abscher- oder Abriß-F.; evtl. typ. transtrochlearer Y- oder T-Bruch mit starker Fragmentdislokation, meist als ↑ Ellenbogen- u. Tibiakopf-F.), **dislozierte F.** (s. u. Dislocatio; meist sicht- u. tastbare Deformierung, evtl. aber durch Hämatom, Weichteilschwellung verdeckt), **doppelte F.** (gleichzeit. an 2 Stellen eines Knochens oder an 2 Knochen desselben Skelettabschnitts in gleicher oder unterschiedl. Höhe, sogen. Parallelfraktur), als **symmetr. F.** z. B. beider Fersenbeine), **eingekeilte F.** (Fractura impacta, F. cum implantatione; Kompressionsfraktur mit »Verkeilung« der Fragmente, meist i. S. der Dislocatio ad longitudinem cum impressione; oft ohne Krepitation, abnorme Beweglichkeit u. Deformität; evtl. mit »pilzförm.« Eintreibung des Diaphysenschafts in die Epiphyse, z. B. bei Tibiakopf- oder Schenkelhals-F.), **infrakondyläre F.** (Spalt distal eines Kondylus; i. e. S. die Tibiakopf-F.), **intraartikuläre F.** (= Gelenkfraktur; meist mit Beteiligung von Kapsel, Bändern, Menisken, Schleimbeuteln etc.; Hämarthros, extreme Rotation oder Fragmentdislokation; auch mit Absprengung nur eines Knochen-Knorpelsequesters, als Spalt-, Luxations-F., Gelenkschußbruch, Epiphysiolyse), **F. linearis** (»Längsfraktur«), **F. male sanata** (»schlecht geheilte« F.; als »langsame Heilung« gilt die mit über 6–8 Wo. sichtbarem F.spalt; »verzögerte Heilung« v. a. bei starker Entkalkung, klaffender Diastase infolge übertriebener Extension/Distraktion, unzulängl. Ruhigstellung, Infektion, Weichteilinterposition etc.; evtl. »Deformitätsheilung«), **neurogene F.** (path. F. aufgrund NS-bedingter Knochenatrophie, z. B. bei RM-Verletzung, Syringomyelie), **F. non sanata** (»nicht geheilte F.«, ↑ Pseud-, Nearthrose), **senile F.** (bei Alters-, postklimakter. Osteoporose, oft als Spontan-F., v. a. des Schenkelhalses), **subkapitale F.** (isol. intraartikuläre F. dicht unterhalb des Gelenkkopfes, z. B. des Humerus im Collum anatomicum, als med. Schenkelhals-F.; evtl. reine »Kalotten-F.«; Komplikationen: ischäm. Nekrose, Einkeilung, Rotation des prox. Fragments), **subperiostale F.** (mit intaktem Periostmantel, ohne Fragmentverschiebung; z. B. Grünholz- oder Wulst-F. von Radius u. Ulna, v. a. bei Kindern u. Jugendl.), **suprakondyläre F.** (Schräg- oder Querfraktur des dist. Humerus- bzw. Femurschaftes proximal der Kondylen; am Oberarm stets extraartikulär, häufig kombin. mit transtrochlearem Y- oder T-förm. Mehrfachbruch, also intraartikulär), **therapeut. F.** (/ Osteoklasie), **F. transversalis** (Querfraktur). – Häufigste Lokalisationsformen: **F. antebrachii** (/ Unterarm-F.), **F. calcanei** (/ Kalkaneusfraktur), **F. capitis humeri** (Oberarmkopfbruch), **F. claviculae** (/ Klavikula-F.), **F. colli femoris** (/ Schenkelhalsfraktur, s. a. Oberschenkelfraktur), **F. costae** (/ Rippenfraktur), **F. cranii** (/ Schädel-F.), **F. cruris** (Unterschenkel-F.), **F. cubiti s. cubitalis** (/ Ellenbogenfraktur), **F. femoris** (/ Oberschenkel-F.), **F. fibulae** (/ Fibula-F.), **F. malleolaris** (/ Knöchelfraktur), **F. patellae** (/ Patellarfraktur), **F. pelvis** (/ Beckenbruch; s. a. DUVERNAY*, MALGAIGNE* F.), / **pertrochantäre F.**, **F. radii** (/ Radius-F.), **F. scapulae** (/ Schulterblatt-F.), **F. sterni** (/ Sternal-F.), **F. tibiae** (/ Tibia-F.), **F. ulnae** (/ Ulna-F.), **F. vertebrae** (/ Wirbelbruch). – **wachsende F.**: Fissur der wachsenden Schädelkalotte (mit Eröffnung der Liquorräume u. Periostabhebung), deren Bruchspalt sich mit zunehmendem Schädelwachstum verbreitert, so daß sich meist eine traumat. Meningo- oder Zephalozele ausbildet; infolge atroph. Knochenrandabbaus durch prolabiertes pulsierendes Hirngewebe u. Fehlens der Dura (als Periost) bleibt Heilung aus.

Frakturheilung (Sekundärheilung der geschlossenen Fraktur)

1.–5. Tag	**Hämatomkallus**: perifrakturelles Hämatom mit Gerinnungsvorgängen, »fibrinöse Verspannung« der Fragmente. Klin.: Fraktur mobil.
5.–10. Tag	**Wundleimkallus**: gelatinöse Masse mit Abbaustoffen (Autolysine); Einwanderung von Fibroblasten u. Kapillaren in die Gerinnsel, Umwandlung des Hämatoms in unreifes Bindegewebe. Klin.: Fraktur noch mobil; verschmälerter Bruchspalt durch verstärkten Muskeltonus (»Frakturkompression«).
10.–15. Tag	**Granulationskallus**: Zelldifferenzierung mit Proliferation von Fibro-, Osteo- u. Chondroblasten sowie Bildung von interzellulären Fasersystemen, Osteoid, Chondroidmatrix. Klin.: Fraktur »zieht an«.
15.–21. Tag	**provisorischer Kallus**: Osteoklastentätigkeit, Ersatz nekrot. Knochens an den Fragmentstümpfen durch Resorption u. Neubildung, Umwandlung von Kallus u. Osteoid in verkalkte Knochentrabekel. Klin.: Fraktur »federt«, u. U. bewegungsstabil; Schwinden der Schmerzen.
21.–60. Tag	**endgültiger Kallus**: Modellierung (v.a. durch Volumenabnahme) u. Konsolidierung der neugebildeten Knochenmassen, Ersatz des Fasermarks durch Fettmark, Wiederherstellung der Markhöhle. Klin.: Fraktur »fest« u. belastungsstabil; röntg.: abgeschlossene Rekalzination (»knöcherne Heilung«).

Frakturbehandlung erfolgt konservat. oder operativ, einschl. aktiver Bewegungsübungen (»**funktionelle F.**«), mit dem Ziel der belastungsstabilen / Frakturheilung (möglichst achsengerecht u. ohne Verkürzung); nach Einrichtung der Fragmente (= Reposition; evtl. offen als »blut.« R., meist in Verbindung mit / Osteosynthese) Ruhigstellung (= Retention oder Fixation bis zur knöchernen Konsolidierung) durch Gipsverband, Drahtextension, Transfixationsgipsverband etc.; bei komplizierter Fr. zunächst Umwandlung in eine geschlossene, v. a. durch Wundversorgung, evtl. mit Dauerspülung oder -saugdränage, Antibiotikainstillation. Leimung der Fragmente (mit Kunststoffen) noch im Versuchsstadium. – **F.heilung**: Konsolidierung des frakturierten Knochens bis zu voller Belastungsfähigkeit, bei Röhrenknochen unter Wiederherstellung der Markhöhle. Prim. Heilung nur bei schmalem, irritationsfreiem Spalt durch brückenart. Vorschieben von Osteomen aus den Bruchflächen ins gegenüberliegende Fragment; meist sek. Heilung durch allmählich zu lamellärem funktionstücht. Knochen umgebauten **F.kallus**, der sich im Bruchspalt bzw. dessen Umgebung end- oder paraossal u. periostal bildet, der Form nach unterschieden als Mantel-, Kugel-, Spindel-, Brückenkallus (bei starker Fragmentdiastase evtl. als breite »Kallusstraße«); s. a. Callus luxurians. – **F. kompression**: Zusammenpressen der Frakturenden, spontan-reflektorisch durch posttraumatisch verstärkten Muskeltonus, artifiziell (zur besseren Fragmentadaption) durch »Ineinanderstauchen« oder / Druckosteosynthese. – **F.nagelung**: / Osteosynthese mit versenkten Knochennägeln, -stiften oder -bolzen, im allg. perkutan (nach Hautinzision); z. B. als transkortikale »Stiftung« kleinerer abgesprengter Fragmente, als Schenkelhals-, Marknagelung (»intramedulläre F.retention«, z.B. mit KÜNTSCHER* Spreiznagel, RUSH* Pin). – **F.ödem**: Gewebsinfiltration im Frakturbereich; an Extremitäten stets zirkulär, evtl. spindelförmig; als Früh- u. Spätkomplikationen Spannungsblasen (sogen. »Brandblasen«, evtl. Sekundärinfektion), Weichteilnekrose, Drucklähmung, Redislokation, SUDECK*Knochenatrophie etc.; Prophylaxe: Hochlagerung, Antiphlogistika.

Fraley* Syndrom: (1966) urol intermittierender Hydrokalix im oberen Nierenbecken infolge Infundibulumkompression durch ein aberrierendes Gefäß; klin.: örtl. Druck- u. Spontanschmerzen, evtl. auch Hämaturie.

Frambösie, Granuloma tropicum, Buba, Yaws, Pian: (französ. framboise = Himbeere) chron., nichtvener., kontagiöse Erkr. durch Treponema pertenue, endemisch in feuchtwarmen Tropengebieten (v. a. in schlechtem hygien. Milieu), der Syphilis nahe verwandt u. sehr ähnl.; übertragen durch dir. Kontakt (Schmierinfektion), evtl. durch Fliegen. Inkubation meist 3–4 Wo.; Primärstadium mit papulöser oder ulzeroserpiginöser Muttereffloreszenz (»**Frambösiom**«) an der Eintrittsstelle des Erregers; Sekundärstadium: Kopf-, Gliederschmerzen, LK-Schwellung, mäß. Fieber, schubweise Generalisation der Papeln (mit granulärer rötl. Oberfläche, im serösen Exsudat massenhaft Erreger); nach 2–3 J. Tertiärstadium mit destruktiven Veränderungen an Haut u. Skelettsystem (Ulzera, Gummen, Rhinopharyngitis mutilans = Gangosa, Säbeltibia, Nodositas juxtaarticulares etc.), ohne Beteiligung von inn. Organen u. ZNS. Syphilisseroreaktionen (WaR, KAHN, NELSON, MEINICKE etc.) im Blut pos., nicht aber im Liquor. Ther.: Antibiotika (v. a. Depotpenizillin).

Framycetin WHO, Neomyzin B: Glykosid-Antibiotikum aus Streptomyces decaris bzw. Str. lavandulae; s. u. Neomycinum.

Franceschetti* (ADOLPHE FR., 1896–1968, Ophthalmologe, Genf) **Phänomen**: / digitookuläres Phänomen. – **Fr.* Syndrom: I)** F.*-ZWAHLEN* Sy.: / Dysostosis mandibulofacialis; s.a. Abb. S.810. – **II)** domi-

Franceschetti

nant-erbl. Form der Hornhautdystrophie mit rezidivierenden Erosionen. – **Fr.*-Jadassohn* Syndrom**: ↑ BLOCH*-SULZBERGER* Sy. – **Fr.*-Klein*-Wildervanck* Syndrom**: ↑ WILDERVANCK* Sy.

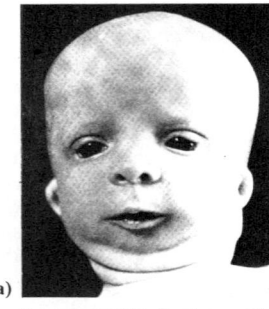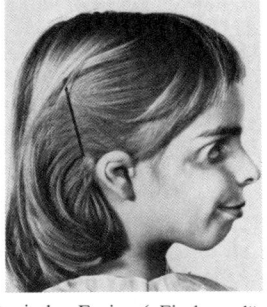

a) b)

Franceschetti* Syndrom (I): typische Fazies („Fischmaul", antimongoloide Lidachse, Lidkolobom, Ohrmuscheldysplasie, UK-Hypoplasie) bei 4 Mon. (a) u. bei 7 Jahre altem Mädchen (b; nach unvollständ. Lidplastik).

Francis* (EDWARD FR., 1872–1957, Bakteriologe, Washington) **Krankheit**: ↑ Tularämie. – **Fr.* Reaktion**: Gallensäure-Nachweis (roter Ring) im Harn durch Überschichten (ää) einer Glukose-Lsg. in H_2SO_4 (2 + 15).

Francisella: (VON DOROFEJEV 1947) Gattung der Brucellaceae; als Typenart **F. (= Pasteurella) tularensis** (aerobes, unbewegl., gramneg. Stäbchen; Reservoir: Wildtiere; Übertragung durch Arthropoden, dir. Kontakt, Wasser), der Erreger der Tularämie.

Francke* (KARL ERNST FR., 1859–1920, Arzt, München) **Nadel**, »Schnäpper«: arretierbare lanzettförm. Nadel, die durch Federdruck vorschnellt u. die Haut in variabler Tiefe durchsticht. – **Fr.* Phänomen**: am weichen Gaumen rote Streifen parallel zum Zahnfleischrand bei Influenza.

François* (JULES FR., geb. 1907, belg. Ophthalmologe) **Syndrom I**: (1949) wahrsch. rezessiv-erbl. Cholesterinspeicherkrkht. mit symmetr. Dystrophien der Kornea (disseminierte Trübungen) u. der Haut (Xanthome an Streckseiten der Finger- u. Ellenbogengelenke, Nasenrücken, Ohrmuschel); keine kraniofazialen Mißbildungen, kein Minderwuchs, normale Intelligenz. – **Fr.* Syndrom II**, mandibulofaziale Dysmorphie: Dyszephalie mit angeb. Katarakt u. Hypotrichose, dem ULLRICH*-FREMEREY=DOHNA* Sy. sehr ähnl. (ident.?). – **Fr.*-Streiff*-Hallermann* Syndrom**: ↑ HALLERMANN* Sy.

Frangenheim* Faszienringplastik: (H. FR. 1914) ↑ GOEBELL*-STOECKEL*-FR.* Op.

Frangenheim* (PAUL FR., 1876–1930, Chirurg, Köln) **Krankheit**: ↑ Hyperostosis facialis symmetrica familiaris. – **Fr.* Operation**: 1) (1923) Nephropexie durch Nahtfixation der Fascia renalis an die hintere Peritonealwand. – 2) (1920) bei Kryptorchismus Verlagerung des Hodens u. Samenstranges durch einen medial der A. u. V. epigastrica inf. gebildeten Kanal ins Skrotum u. transskrotale Orchidopexie. – **Fr.-Ruppe* Syndrom**: ↑ Ostitis fibrosa maxillarum.

Frank* Ableitung (ERNEST FR., Kardiologe, Philadelphia/Pa.): *kard* (1956) korrigiertes orthogonales, kub. EKG-Ableitungssystem für die Vektorkardiographie (↑ Abb.).

Frank* hämorrhagische Aleukie (ALFRED ERICH FR., 1884–1957, Internist, Breslau): (1915) ↑ Agranulozytose. – s. a. FRANK* Syndrom (1).

Frank* Operation (FRITZ FR., 1856–1923, Gynäkologe, Köln): suprasymphysäre, extraperitoneale Schnittentbindung; nach Medianschnitt Abdrängen der Harnblase nach kaudal-lat. u. der peritonealen Umschlagfalte nach kranial u. Längsspaltung von Zervix u. unt. Uterinsegment. – s. a. FR.* Zeichen (1).

Frank* Syndrom: 1) (ALFRED ERICH FR.) FR.*-GLANZMANN* Purpura: chron. Verlaufsform der idiopathischen Thrombozytopenie (WERLHOF). – 2) (ROBERT TILDEN FR., geb. 1873, Gynäkologe, New York): (1931) ↑ prämenstruelles Spannungssyndrom. – 3) s. u. FRANK* Zeichen (2).

Frank* Zeichen: 1) (FRITZ FR.) der gegenüber dem Kopfumfang etwas größere Schulterumfang (ca. 35/34 cm) als Reifezeichen beim Neugeborenen. – 2) (JACOB FR., 1856–1936, Chirurg, Chicago): verlängerte Blutungszeit u. Leberzirrhose als diff.-diagnost. Zeichen für Pseudohaemophilia hepatica (»**Fr.* Syndrom**«).

Frank*-Ssabanejew*-Kocher* Methode (RUDOLF FR., 1862–1913, Chirurg, Wien): (1893) bei Ösophagus- oder Kardia-Ca. Kathetergastrostomie mit subkutaner Tunnelierung (rel. Fistelkontinenz durch Muskelwirkung).

Frank*-Starling* Gesetz (OTTO FR., 1865–1944, Physiologe, München; ERNEST HENRY ST.): *kard* von ST. definierte Gesetzmäßigkeiten der Anpassungsmechanismen des isolierten Herzens an Änderungen der Füllung u. des Auswurfdrucks. Gesetz **I**: Mit zunehmender diastol. Füllung des Ventrikels nimmt die Arbeit pro Schlag bis zu einem Maximum zu, um bei weiterer Dehnung wieder abzufallen. (Das Gesetz gründet sich auch auf Druck-Volumendiagramm-Befunde FRANKS am Kaltblüterventrikel). – **II**: Die O_2-Aufnahme des Herzens ist eine Funktion der enddiastol. Faserlänge. (Theoretisch nur bei völl. Konstanz der extrakardialen Einflüsse gültig).

Franke* Operation (FELIX FR., geb. 1860, Chirurg, Braunschweig): s. u. BALDY*-FRANKE*.

Franke* Syndrom (GUSTAV FR.; 1921) konstitutionell-fam. »Trias« mit Gaumenverbildung, Nasenseptumdeviation u. adenoiden Vegetationen; evtl. geringer allg. Entwicklungsrückstand u. geist. Konzentrationsschwäche.

Franken* Test: Prüfung der Plazenta auf Vollständigkeit durch Eintauchen in Wasser u. Auffüllen mit

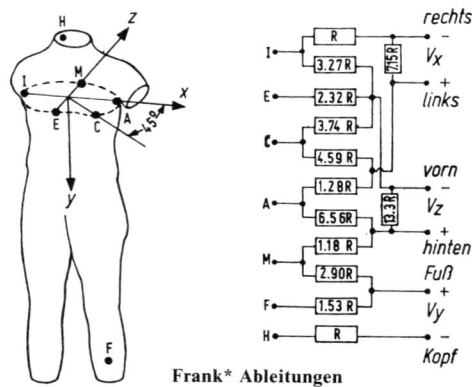

Frank* Ableitungen

Luft von der Nabelvene aus; Luftblasen zeigen Defekte an.

Frankenhäuser* (FERDINAND FR., 1832–1894, Gynäkologe, Jena) **Ganglion**: / Ganglion cervicale uteri. – **Fr.* Plexus**: der Plexus uterovagin. des autonomen Nervensystems.

Frankfurter Horizontale: *röntg* / Deutsche Horizontale (Ohr-Augen-Ebene).

Frankl=Hochwart* (LOTHAR V. FR.=H., 1862–1914, Neurologe, Wien) **Krankheit**: »Polyneuritis meneriformis«. – **Fr.=H.* Zeichen**: / CHVOSTEK* Zeichen I. – **Fr.=H.*-Pellizzi*-Marburg* Syndrom**: seltene, durch Tumor des Corpus pineale ausgelöste Pubertas praecox, evtl. mit ZNS-Störungen.

Franklin* Syndrom (EDWARD C. FR., Arzt, New York), Heavy chain disease, (Gamma-)Schwerkettenkrankh.: (1963) sehr seltene Retikulose mit Paraproteinämie, immunchemisch gekennzeichnet durch Defekte monoklonaler Genese im Fd-Fragment der schweren Ketten des IgG (= »heavy chain« = H-Kette, mit MG ca. 50 000). Klin.: LK-, Milz-, Leberschwellung, rezidivierende Fieberschübe, erhöhte Infektneigung; Anämie, Eosionophilie, Leukopenie mit rel. Lympho- u. Plasmozytose; Heavy-chain-Proteinurie. Ätiol. ungeklärt (Reaktion auf Virusinfekt?). Ther.: Cyclophosphamid, Prednison. – Ferner ein M- oder My-Ketten-Typ (μ-Kette des IgM, MG ca. 64 000) mit Hepatosplenomegalie, chron. Lymphadenose (evtl. LK-Schwellungen), BENCE=JONES* Eiweißkörper vom K-Typ, z. T. Amyloidose der Gewebe. – Als Alpha-Typ das EIDELMAN*-SELIGMANN* Syndrom (1966 bzw. 1968), ein v. a. bei mediterranen Bevölkerungen zwischen dem 15. u. 30. Lj. auftret. malignes Lymphom (»Mittelmeer-Lymphom«) des Dünndarms; mit Malabsorption u. profusen progred., zur Kachexie führenden Diarrhöen (mit Steatorrhö, Meteorismus, Koliken; sekundär Tetanie, Ödeme), Hepato-Splenomegalie, Vergrößerung der peripheren LK, Hypalbuminämie, Hypogammaglobulinämie. Verlauf variabel (mit Remissionen, aber auch letal).

Franklinisation: (benannt nach BENJAMIN FR., 1706–1790, Physiker, Philadelphia) therapeut. Anw. statischer Elektrizität (obsol.); s. a. elektr. Geschmack.

Frantzel* Zeichen: *kard* das typ. Dekreszendo(-Kreszendo)- Geräusch bei Mitralstenose.

Franz* (KARL FR., 1870–1926, Gynäkologe, Berlin) **Instrumente**: 1) zusammenlegbares, selbsthaltendes Rahmenspekulum (F.* »Rahmen«) als Bauchdeckenspreizer mit 4 verstellbaren Valven. – 2) kräft. Bauchstichtrokar mit seitl. Hahn. – **Fr.* Operation**: 1) nach PFANNENSTIEL* Schnitt u. Bauchhöhlenrevision Antefixatio uteri durch Kürzung der Ligg. teretia (analog der ALEXANDER*-ADAMS* Op.) nach deren Durchzug durch die Mesosalpinx. – 2) Ureteroneozystostomie mit Spaltung des intravesikalen Harnleiterabschnitts u. Nahtfixation bd. Lippen an die Blasenwand.

Franz* Levatorplastik (RUPPERT FR., geb. 1881, Gynäkologe, Wien): (1918) Raffplastik bei funktion. Harninkontinenz der ♀, v. a. bei Zystozele; nach vulvärem Längsschnitt Raffung von Blasenboden u. -hals einschl. Fascia vesic., Unterpolsterung der Harnröhre durch Vernähen der Muskelwülste des M. levator ani. – Modifiziert von LOWSLEY (1936) für leichtere Formen der ♂ Harninkontinenz; nach perinealer Freilegung von Bulbus urethrae u. Prostatakapsel Einengung bzw. Anhebung der Harnröhre durch Matratzennaht der Levatorränder (evtl. einschl. M. bulbocavernosus); bei muskulärer Insuffizienz Einnähung eines Suspensionsbandes.

Franzbranntwein: / Spiritus Vini gallici.

Franzén* Methode: (1960) Feinnadel-Aspirationsbiopsie der Prostata.

Französisches Schloß, Junctura s. Junctio per axim: an geburtshilfl. Zangen ein Schloß, bei dem die Vereinigung beider Blätter durch eine Achse in einem Lager erfolgt (Prinzip des franz. Zangenmodells n. LEVRET, 1703–1780); heute meist kombin. mit / Englischem Schloß.

Franzosenkrankheit: die Ende des 15. Jh. zunächst in Frankreich epidemisch aufgetret. / Syphilis.

Fraser* Syndrom: (1941) ätiol. unklarer »hypogonadotroper weibl. Eunuchoidismus« mit Riesenwuchs, verspätetem Epiphysenschluß, vermind. Ausprägung der ♀ Geschlechtsmerkmale, Genitalhypoplasie u. prim. Amenorrhö (Ovarien klein, nur Primordial- u. atret. Follikel, keine Gelbkörper); Gonadotropin-Ausscheidung paradoxerweise erniedrigt, übr. HVL-Hormone normal.

F-Raster: *röntg* Feinraster.

Fratze(ngesicht): *päd* / v. PFAUNDLER*-HURLER* Syndrom.

Frauen|haar: *chir* weibl. Kopfhaar als sterilisierbares u. nichtresorbierbares Nahtmaterial von bes. Feinheit. – **F.heilkunde**: / Gynäkologie, i. w. S. auch / Geburtshilfe; s. a. Facharzt. – **F.katheter**: ca. 15 cm langer gerader Harnblasenkatheter, meist aus Metall (6–24 Charr), mit MERCIER* Krümmung, Mandrin u. 2 Augen.

Frauenmilch, Human-, Brustmilch: das spezif. Produkt der ♀ Brustdrüse, das die erforderl. Nährstoffe für den Säugling in optimaler Form u. Menge enthält (/ Tab. S.812), abhängig von Laktationsphase (Kolostrum, 1.–14. Tag transitor. oder Zwischenmilch, ab 15. Tag reife F., mit geringerem Eiweiß- u. Salz-, aber höherem Laktosegehalt), Laktationsdauer, Tagesleistung, Konstitution u. Ernährung, auch in den Stillportionen variierend. Im Vergl. zu Kuhmilch eine eiweiß- u. schlackenarme, laktosereiche Albuminmilch mit hohem Gehalt an essentiellen Fettsäuren, Vitamin A u. C, Lipase u. Diastase; enthält mütterl. Immunstoffe u. Blutgruppen-AK, ggf. auch Nikotin, Medikamente (z. B. Opiate, Schwermetallsalze, Salizylate, Schlafmittel, Alkohol, Sulfonamide, manche Antibiotika).

Frauenmilch|intoxikation, Breast milk intoxication: zerebrale Sympte. i. S. der WERNICKE* Pseudoenzephalitis bei Brustkindern von Müttern mit latenter oder manifester Beriberi-Erkr.; durch Milch gesunder Mütter heilbar. – **F.-Sammelstelle**, Laktarium: ärztlich geleitete Institution an Frauen- u. Kinderkliniken zur Erfassung u. Abgabe von Frauenmilch. Aufgaben: Abgabe steriler Flaschen an die Spenderin (die insbes. frei von Tbk u. vener. Erkrn. sein muß), Kontrolle der Milchgewinnung u. -aufbewahrung, Untersuchung auf Säurefreiheit, Sauberkeit u. Verfälschung (mit Kuh-, Ziegenmilch, Wasser; nachzuweisen durch Höhensonnen-Fluoreszenzmethode KAYSER, Antitermilch-Serumprobe KOSCHURASCHOFF,

Frauenmilchsammelstelle

Frauenmilch (im Vergleich zu Kuhmilch)

Bestandteile**	reife Frauenmilch	Kolostrum (erste 5 Tage)	Kuhmilch
Kalorien (kcal/l)	747	671	701
spezifisches Gewicht	1,031	1,034	1,031
pH	7,01	–	6,6
feste Stoffe, total (g/l)	129,0	128,0	124,0
Asche, total (g/l)	2,02	3,08	7,15
Mineralien			
1. Kationen, total (mval/l)	41	68	149
Natrium (g/l)	0,172*	0,501*	0,768*
"	0,189*	0,956*	–
Kalium (g/l)	0,512*	0,745*	1,43*
"	0,553*	0,581*	–
Kalzium (g/l)	0,344*	0,481*	1,37*
"	0,271*	0,261*	–
Magnesium (g/l)	0,035	0,042	0,13
2. Anionen, total (mval/l)	28	40	108
Phosphor (g/l)	0,141	0,157	0,91
Schwefel (g/l)	0,14	0,23	0,30
Chlor (g/l)	0,375	0,586	1,08
3. Basenüberschuß (mval/l)	13	28	41
4. Spurenelemente			
Kobalt (µg/l)	Spuren	–	0,6
Eisen (mg/l)	0,50	1,0	0,45
Kupfer (mg/l)	0,51	1,34	0,102
Mangan (mg/l)	Spuren	Spuren	0,02
Zink (mg/l)	1,18	5,59	3,9
Fluor (mg/l)	0,107	0,131	–
Jod (mg/l)	0,061	–	0,116
Selen (mg/l)	0,021	–	0,04
Proteine			
total (g/l)	10,6	22,9*	32,46
"	–	55,0*	–
Kasein (g/l)	3,7	21,0	24,9
Laktalbumin (g/l)	3,6	–	2,4
Laktoglobulin (g/l)	–	35,0	1,7
Aminosäuren, total (g/l)	12,8	12,0	33,0
Reststickstoff			
total (mg/l)	324,0	910,0	252,0
Harnstoff-N (mg/l)	180,0	–	132,7
Harnsäure-N (mg/l)	22,0	–	24,1
Kreatinin-N (mg/l)	11,0	–	7,05
Kreatin-N (mg/l)	11,0	–	40,35
Aminosäuren-N (mg/l)	50,0	–	6,8
Cholin-N (mg/l)	10,3	–	12,0
Kohlenhydrate			
Laktose (direkt best.; g/l)	71,0	57,0	47,0
Inosit (g/l)	0,45	–	0,08
Zitronensäure (g/l)	–	–	2,54
Fette			
total (g/l)	45,4	29,5	38,0
Cholesterin (mg/l)	139,0	280,0	110,0
freies Cholesterin (% Gesamtcholesterin)	76,1	79,5	–
Lipidphosphor (mg/l)	10,5	12,0	–
essentielle Fettsäuren (g/l)	34,6	24,6	9,9
Vitamine			
Vitamin A (mg/l)	0,61	1,61	0,27
Vitamin B₁ (mg/l)	0,142	0,019	0,43
Vitamin B₂ (mg/l)	0,373	0,302	1,56
Vitamin B₆ (mg/l)	0,18	–	0,51
Vitamin B₁₂ (µg/l)	–	0,45	6,6
Vitamin C (mg/l)	52,0	72,0	11,0
Vitamin E (mg/l)	2,4	14,8	0,6
Biotin (µg/l)	2,0	–	22,0
Folsäure (µg/l)	1,3–24,0*	0,5*	1,3–38,0*
Karotine (mg/l)	0,25	1,37	0,37
Nikotinsäure (mg/l)	1,83	0,75	0,74
Pantothensäure (mg/l)	2,46	1,83	3,4

* je nach Methode   ** Mittelwerte

Refraktometrie, mit Ultraschall, Azetatpuffer-Kalziumreagens FREUDENBERG, bei Wasser mittels Laktodensimeters), ferner Konservierung (v. a. Gefriertrocknung, Dampfsterilisation), Vergütung u. Versand.

Fraxin: v. a. in der Rinde von Fraxinus-Arten [»Eschen«; Oleaceae] u. Aesculus hippocastanum vork. Kumaringlykosid aus Fraxetin (6-Methoxy-7,8-dihydroxykumarin) u. Glukose; wirkt diuretisch, steigert die Harnsäureausscheidung.

Frazier* Methode, Operation (CHARLES HARRISON FR., 1870–1936, Chirurg, Philadelphia): **1)** (1913) Standardtechnik der bilat. osteoklast. Laminektomie analog der ELSBERG* Methode. – **2)** osteoplast. Trepanation der Stirnhirnregion unter Bildung eines separaten Hautlappens (Bogenschnitt von medianer Stirn-Haargrenze bis Ohrmuschel) u. eines seitl. am Schläfenmuskel gestielten Knochen-Muskellappens. – **3)** (1913) transfrontale intrakranielle Hypophysektomie nach osteoplast. frontotemporaler Trepanation. – **4)** (1924) bei unilat. Stimmbandlähmung Reinnervation der Kehlkopfmuskulatur durch Anastomosierung des zentralen Hypoglossusstumpfes mit dem peripheren Ast des N. laryngeus recurrens. – **5)** FR.*-SPILLER* Op., Neurotomia retrogasseriana: bei Trigeminusneuralgie extradurale, retroganglionäre Durchschneidung der sensiblen Trigeminuswurzeln (2. u. 3. Ast) in der mittl. Schädelgrube.

FRC: pulmon funktionelle ↑ Residualkapazität.

F-Realisator: genet Gen(gruppe), die das weibl. (engl.: female) Geschlecht realisiert (allein oder zus. mit anderen Genen oder Umweltfaktoren).

Freckles: (engl.) derm ↑ Epheliden; als »cold fr.« solche an nicht-lichtexponierten Körperstellen, »permanent fr.« bei Lentiginosis centrofacialis u. PEUTZ*-JEGHERS* Syndrom (aber auch Bez. für Adenoma sebaceum!), als »senile fr.« Altersflecken u. Melanosis circumscripta praeblastomatosa.

Frederici* Zeichen: Auskultierbarkeit der Herzgeräusche über dem gesamten Abdomen als Sympt. einer Darmperforation mit Austritt von Darmgasen in die Bauchhöhle.

Frederiksen* Syndrom (1962) autosomal-dominant (?) erbl. »fam. Herzamyloidose« (Amyloid ferner in Haut, Muskeln, peripheren Nerven, Lunge); ab 2.–3. Ljz. rasch progred. Rechtsinsuffizienz, evtl. diskrete Polyneuropathie-Sympte.; Prognose schlecht (Exitus n. 3–6 J.).

Fredet* Operation (PIERRE FR., 1870–1946, Chirurg, Paris): (1907) extramuköse Pyloroplastik bei kongenit. hypertroph. Pylorusstenose: longitudinale Pyloromyotomie, quere Vernähung der Serosa-Muskularis (i. S. der HEINEKE*-v. MIKULICZ* Plastik); s. a. RAMSTEDT*-WEBER* Op.

Freeman* Operation (WALTER JACKSON F., geb. 1895, Neurochirug u. Pathologe, Washington): (1948) präfrontale Leukotomie durch 30°-Schwenken eines transkonjunktival durchs Orbitaldach eingeführten stilettart. Leukotoms in der Frontalebene. – Als FR.*-WATTS* Op. die bereits 1942 angegebene Standardmethode der ↑ Leukotomie.

Freeman*-Sheldon* Syndrom (E. A. FR., brit. Orthopäde; J. H. SH., brit. Pädiater), Dystrophia craniocarpotarsalis: (1938) Mißbildungen des Gesichts (kleiner »pfeifender« Mund, kleine Nase, tiefliegende Augen, Hypertelorismus, Epikanthus, Strabismus, gotischer Gaumen), der Hände (Fingerkontrakturen, Hautverdickung Daumenbeugeseite) u. der Füße (Spitzklumpfuß) mit Zwergwuchs, evtl. auch Spina bifida occulta; Intelligenz normal.

Freer* Operation (OTTO TIGER FR., 1857–1932, Chirurg, Chikago): (1902) Korrektur der Nasenseptumdeviation durch fensterförm. submuköse Resektion.

Freesen* Erythrose: hämat chron. ↑ Erythrämie.

Freezing: (engl. = Frost) artifizielle Kühlung bis Einfrierung (z. B. ↑ gastric fr.). – **Fr. arthritis**: ↑ Periarthritis humeroscapularis.

Frei* Antigen (WILHELM SIEGMUND FR., 1885–1943, Dermatologe, Berlin): aus Bubonen abgesaugter Eiter, verdünnt mit physiol. NaCl u. bei 60° inaktiviert, als AG für FR.* Intrakutantest auf Lymphopathia venerea (= **F.* Krankh.**; 48 Std. nach i.c. Inj. von 0,1 ml Rötung u. Papelbildung).

Freiberg* Operation: (1935) »abdominovaginale, aszendierende Zystektomie« nach suprapub. Freilegung; nach Vorluxieren der Portio Zirkumzision u. Nahtverschluß des Orificium ext. urethrae u. Auslösung der Harnröhre kranialwärts; dann abdominal stumpfe Enukleation der Blase.

Freiberg*-Köhler* Syndrom (ALBERT HENRY FR., 1869–1940, Chirurg, Cincinnati; ALBAN K.), KÖHLER* Sy. II: (1914/15) spontane asept. Epiphysennekrose des 2., seltener des 3. oder 4. Metatarsalköpfchens (meist re.; im 12.–18. Lj., Gynäkotropie); häufig kombin. mit Spreizfuß. Sympte.: Schwellung, lokaler Druck- u. Belastungsschmerz (auch am queren Fußgewölbe; im Spätstadium leichte Zehenüberstreckung (Krallenstellung mit Subluxation), Hornschwiele unter dem 2. Mittelfußköpfchen; Sequestrierung, freie Gelenkkörper.

freier Körper: ↑ Corpus liberum, freier ↑ Gelenkkörper.

Freifeldaudiometrie: Audiometrie mit Lautsprechern; v. a. bei Kindern.

Freigabefaktor: *endokrin* ↑ Releasing factor.

Freiluftbehandlung: *päd* unterstützende Behandlung von Atemwegserkrn. des Säuglings u. Kleinkinds durch Aufenthalt in frischer Luft, die infolge rel. Kühle, Feuchte u. Staubarmut den Hustenreiz mindert, die Expektoration fördert u. beruhigend wirkt. – Als Freiluftliegekur die BREHMER*-DETTWEILER* Methode bei Lungen-Tbk. – Ferner Ther. der Verbrennungen (↑ Verbrennungskrkht.).

Freiname: *pharmaz* generic name, ↑ Denominatio communis internationalis.

Freitod: ↑ Suizid.

Frejka* Spreizkissen: breites, zwischen die Beine einzulegendes »Abduktionspolster« (befestigt mit Bändern über Beckengürtel u. Schultern) zur Spreizbehandlung bei kongenit. Prä- u. Subluxation des Hüftgelenks im 1. Lj.

FRK: *pulmon* funktionelle ↑ Residualkapazität.

Fremdanamnese: die aus den Angaben der Pat.-Umgebung ermittelte »objektive« Anamnese.

Fremdantigen: xeno- bzw. allogenes AG, das also von einer anderen Spezies oder einem anderen Individuum der gleichen Spezies stammt (im Ggs. zum auto- bzw. isogenen). – **F.-Hämagglutination** = pass. H.

Fremdeiweiß: körperfremdes, aber auch körpereigenes zellfremdes Protein (z. B. BENCE=JONES* Eiweißkörper); wirkt antigen, bewirkt in größeren Mengen bei renaler Ausscheidung Zylinderbildung in den Tubuli.

Fremdgasmethode: *kard* Bestg. des HMV durch mehrfaches Hin- u. Heratmenlassen eines Gemisches aus O_2 u. einem körperfremden Gas bekannter Blutabsorption (Azetylen, Äthyljodid) u. Messen der Gaskonz. vor Eintritt der Rezirkulation; aus arterieller Gaskonz., a.-v. O_2-Differenz u. O_2-Aufnahme Errechnung nach der FICK* Gleichung. Als Modifikation z. B. die Stickoxydulmethode für Koronar- oder Hirndurchblutung.

Fremdheitserlebnis: *psych* erlebnisgetragener Verlust der gewohnten Bedeutungsgehalte der Wahrnehmungs-, Vorstellungs- u. Gedankenwelt, begleitet von einem Gefühl der Uneigenheit u. Fremde: zu beobachten v. a. im Realitätsverlust psychot. Erlebens.

Fremdinterferenz: *virol* s. u. Selbstinterferenz.

Fremdkörper, FK, Corpus alienum: auf unphysiol. Wege in den Organismus gelangtes bzw. artifiziell eingebrachtes unbelebtes oder belebtes Gebilde (bzw. Stoff), das aufgrund seiner chem.-physikal. Beschaffenheit sowohl bei Tolerierung als auch bei Abwehr als **Fr.reaktion** eine charakterist. Entzündung auslöst, u. U. auch mechan. Schäden (Drucknekrose, -lähmung, Perforation, Okklusion etc.) hervorruft; z. B. Trans-, Implantat, chir. Nahtmaterial, Splittermaterial, Stäube, Tätowiertusche, Pulverschmauch. – Ferner »körpereigene Fr.« mit gleicher Wirkung, z. B. Autotransplantat, embolisch verschlepptes Gewebe, Konkrement, Knochensequester.

Fremdkörper|abszeß: Eiterbildung um einen infizierten FK; entweder als prim.-akute Entzündungsreaktion oder infolge Sekundärinfektion eines FK-Granuloms; meist perforierend, evtl. mit Fistelbildung (z. B. Fadenfistel). – **F.aspiration**: durch plötzl. Inspiration (Durchbrechen des reflektor. Glottisschlusses) Aspiration eines FK in den Tracheobronchialbaum; am häufigsten beim Kleinkind u. Bewußtseinsgestörten. Sympte.: initial Husten, Dyspnoe, abnorme Atemgeräusche; bei längerer Dauer evtl. symptomenarm oder -los (»Stadium der Latenz«); s. a. Aspirationspneumonie, -tod. – **F.embolie**: embol. Verschleppung eines in eine Herzhöhle oder Gefäßbahn gelangten oder darin (Tumorgewebe) entstandenen FK (z. B. Katheter-, Kanülenfragment, Luft, Fett, Tumorgewebe).

Fremdkörper|gefühl: die durch einen FK (auch Prothese) hervorgerufene örtl. Empfindung. – Ferner klin. Bez. für das gleiche oder ähnl. Gefühl als Sympt. einer andersart. Affektion, z. B. im Auge bei entzündl. Reizung der freien Nervenendigungen der Hornhaut, im Rachen als ↑ Bonbongefühl oder ↑ Globussyndrom. – **F.granulom**: an Riesenzellen u. blaßkern. Plasmazellen reiches Granulationsgewebe um einen FK, den es entweder einscheidet (»exterritorialisiert«; Organisation durch abkapselnde Entzündung) oder aber durchdringt, evtl. allmählich auflöst. Örtl. Exsudations- u. Proliferationsvorgänge v. a. von Größe, Konsistenz, Oberflächenstruktur, immunbiol. Reaktion, chem. Stabilität etc. abhängig; s. a. FK.tuberkel.

Fremdkörper|ileus: mechan. I. durch einen obturierenden (Gallen-, Kotstein; Askaridenknäuel) oder strangulierenden FK (z. B. gestieltes Lithopädion). – **F.meningitis**: durch intrathekal applizierte Seren, Arznei- u. Kontrastmittel, zerfallenden Tumor, subarachnoidale Blutung etc. hervorgerufene Reizmeningitis; klin.: Nackensteifigkeit, Temp.erhöhung, Zell- u. Eiweißvermehrung; Abklingen nach 2–3 Wo. – **F.otitis**: Otitis ext. oder media nach Eindringen eines FK in Gehörgang bzw. Paukenhöhle.

Fremdkörperperforation

Fremdkörper|perforation: durch FK direkt (z. B. Durchspießung) oder indir. (Drucknekrose) verurs. P. einer Organwand mit oder ohne Durchtritt des FK. Akutes oder allmähliches Geschehen (evtl. als »FK-Wanderung«, z. B. Projektil-, Nadelfragmentwanderung); im Magen-Darmtrakt meist als gedeckte Perforation. – **F.punktion:** zur präop. Lokalisierung Anstechen eines FK unter Rö-Kontrolle mit Injektionskanülen (»Harpunierung«), die dann in situ verbleiben. – Oder aber bei metall. FK Herstg. eines Punktionskontakts mit dem elektr. »Kugelsucher« (Schluß des Stromkreises durch opt. oder akust. Signal angezeigt).

Fremdkörper|riesenzelle, -makrophage: durch örtl. FK-Reiz aus histiozytären Zellen u. Endothelien der Gefäßsprossen entstandene vielkern. Riesenzelle (Kerne stets in der dem FK abgewandten Protoplasmazone) mit Fähigkeit der Phagozytose; z. B. im FK-Granulom. – **F.suchgerät:** Apparat (mit elektroakust. oder opt. Anzeige) zur Lokalisierung metallischer FK; s. a. F.punktion. – **F.tuberkel:** FK-Granulom (in Lunge, regionärem LK), das durch zentrale Nekrose eine Verkäsung vortäuscht (»Pseudotuberkel«, z. B. bei Silikose).

Fremd|passage: Kultur eines parasit. (oder symbiont.) Mikroorganismus in einem vom Normalwirt verschiedenen Wirt; führt im allg. zu vorübergehender Virulenz- u. Infektiositätsminderung. – **F.reflex:** R., bei dem Rezeptor u. Effektor verschied. Organen zugehören (z. B. Haut u. Muskel). Stets polysynaptisch, evtl. mit Ausbreitung über mehrere RM-Segmente (z. B. als Prototyp der nozizeptive Beugereflex). – vgl. Eigenreflexe.

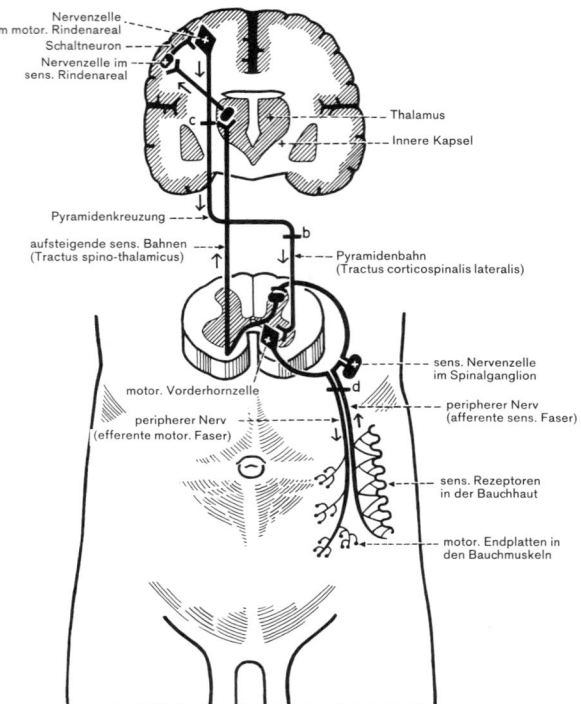

Schema des Bauchhautreflexes als **Fremdreflex.** Unterbrechung im peripheren (d) u. zentralen Abschnitt (b, c) der Reflexbahn führen gleichermaßen zur Hypo- oder Areflexie.

Fremdserum: artfremdes (xenogenes) Serum.

Fremdstoff: *diät* den Lebensmitteln zugesetzter Stoff ohne Gehalt an verdaul. KH, Fett oder Eiweiß sowie an natürl. Vitaminen, Provitaminen, Geruchs- u. Geschmacksstoffen; z. B. den biol. Wert steigernde Zusätze, Korrigentien für Aroma, Aussehen u. Konsistenz, Konservierungs- u. Kennzeichnungsmittel, Stoffe zur Wasseraufbereitung, Denaturantien. Zulassung durch Verordnungen geregelt. – **F.status:** Feststellung aller mit dem Körper in innigem Kontakt stehenden – u. möglicherweise als Fokus wirkenden – Metalle u. Nichtmetalle.

Fremerey=Dohna*-Ullrich* Syndrom: s. u. ULLRICH*.

Frémissement: (französ.) ↑ Fremitus, Schwirren. – **Fr. cataire:** ↑ Katzenschnurren (bei Mitralstenose).

Fremitus: *med* das tast- u./oder auskultierbare Vibrieren der Leibes- oder der Brustwand; z. B. **F. bronchialis** (tastbar als Fortleitung grober u. dunkler RG; inkorrekt auch syn. mit Stimmfremitus = **F. pectoralis** u. mit Bronchophonie!), **F. hydatidis** (↑ Hydatidenschwirren), **F. pericardialis** (↑ Perikardreiben), **F. pleuralis** (↑ Pleurafremitus).

Frenckner* Operation: 1) bei Mittelohreiterung nach Antrotomie oder Radikal-Op. Ausräumen miterkrankter perilabyrinthärer pneumat. Zellen durch den ob. Bogengang unter Erhaltung des Labyrinths. – 2) ↑ Tympanosympathektomie durch Neurexhärese bzw. Kürettage der nervenführenden Knochenkanälchen (unter mikroskop. Sicht).

Frenkel* Syndrom (HENRI FR., 1864–1934, Ophthalmologe, Paris): (1931/32) Spätfolgen der Contusio bulbi ohne Bulbusruptur: Mydriasis (durch Sphinkterrisse), Iridoplegie mit wenig ausgieb. Pupillenreflexen, Iridodialysis, Subluxatio lentis, subkapsuläre Linsentrübungen, retrolentikuläre Pigmentierungen.

Frenkel* Test: (1948) Toxoplasmose-Intrakutantest mit 0,1 ml einer einschläg. AG-Verdünnung (Chorioallantois; besser Mäuseaszites); Ablesen nach 48 Stdn.

Frenkel(=Heiden)* (HEINR. F.=H., 1860–1931, Neurologe, Berlin) **Übungsbehandlung:** systemat. Bewegungsübungen unter Sichtkontrolle (Spiegel) zur Kompensation von Koordinationsstörungen (v. a. bei Tabes dors.). – **F.=H.* Zeichen:** Muskelhypotonie der unt. Extremitäten bei Tabes dors.

Frenolicin: Antibiotikum (1,4-Naphthochinon-2,3-epoxid-Struktur) aus Streptomyces fradiae. Das durch Hydrierung gebildete Desoxyfrenolicin wirkt in vivo fungistatisch gegen Trichophyten.

frenosekretorisch: sekretionszügelnd.

Fren(ul)otomie: Inzision eines Frenulums; z. B. die – verlängernde – Querinzision des Zungenbändchens bei Ankyloglossie.

Frenulum: (lat. = kleiner Zügel) *anat* Haut- oder Schleimhautlängsfalte zwischen zwei Organ(teil)en; z. B. (*PNA*) **F. clitoridis** (von der kleinen Schamlippe zur Klitoris), **F. labii inferioris u. sup.** (mediane Schleimhautfalte zwischen Unterlippe u. UK bzw. zwischen Oberlippe u. OK), **F. labiorum pudendi** (die kleinen Schamlippen verbindende, vulvawärts konkave Hautfalte vor der hint. Kommissur), **F. linguae** (das »Zungenbändchen«; mediane Schleimhautlängsfalte zw. Zungenunterfläche u. UK), **F.**

praeputii (Hautbändchen zwischen Unterseite der Glans penis u. Präputium), **F. valvae ileocaecalis** (paar. Falte, mit der die bd. Lippen der BAUHIN* Klappe in je eine quere Schleimhautfalte des Dickdarms übergehen), **F. veli medullaris anterioris** (medianes Bändchen zw. rostr. Ende des Velum u. der Vierhügelplatte).

Frenzel* Brille (HERMANN FR., 1895–1967, Otologe, Göttingen): modifiz. ⌐ BARTELS* Brille mit kleinen Glühbirnen bds. am Rahmen.

Frenzied anxiety: (H. AUBIN 1939) bei Eingeborenen in Kenia u. in Franz.-Westafrika plötzlich auftret. »rasende Angst« mit aggressiven, evtl. gewalttät. Handlungen; wahrsch. mit Amok ident.

frequent: beschleunigt.

Frequentin: Antibiotikum aus Penicillium frequentans; hemmt Pilzwachstum (z. B. Aspergillus niger). – **F.säure**: das Antibiotikum ⌐ Citromycetin.

Frequenz, v: die Häufigkeit eines wiederkehrenden Ereignisses je Zeiteinheit; *physik* die Schwingungszahl (f) je Zeiteinh. (Reziprokwert der Schwingungsdauer). Einheit: Hertz (Hz) = 1 Schwingung/Sek.

Frequenzanalyse: automatisierte Technik zur Identifizierung der Elementarfrequenzen, deren Überlagerungen gewissen period. (z. B. Schall, EKG) oder nahezu period. Phänomenen (z. B. EEG) zugrundeliegen.

Frequenzdissoziation, atrioventrikuläre: *kard* meist nur kurzfrist. Nebeneinander einer selbständ. Tätigkeit von Vorhöfen u. Kammern ohne Blockierung des Überleitungssystems, indem die av.-Frequenz die – u. U. durch Vagushemmung verlangsamte – Sinusfrequenz überholt. EKG: normale P-Zacken mit wechselndem Intervall, davon unabhängig. Kammerschwankungen (meist Grundform) in etwas stabilerem Rhythmus.

Frequenzhochdruck: arterielle Hypertonie infolge erhöhter Herzfrequenz bei mangelnder Regulation des Gefäßsystems.

Frerichs* Symptom (FRIEDR. THEODOR V. FR., 1819–1885, Internist, Breslau, Berlin): (1855) Auftreten von Leuzin- u. Tyrosinkristallen im Harnsediment bei akuter gelber Leberatrophie (nicht pathognomonisch).

Fresenius*-Babo* Methode (CARL REMIGIUS FR., 1818–1897, Chemiker, Wiesbaden; CLEMENS HEINR. LAMBERT V. B., 1818–1899, Chemiker, Freiburg): *chem, forens* Aufschluß organ. Substanzen zum Nachweis von Metall-Ionen; Erhitzen der Probe mit As-freier, konz. HCl u. KClO$_3$ bis zur Aufhellung (Lösung mit Ausnahme von Fett), Entfernen des überschüss. Cl$_2$ durch Einleiten von CO$_2$ (bei 30–40°), Abfiltrieren, Auswaschen des Rückstands, Untersuchung des Filtrats.

Fresnel*, Augustin Jean: 1788–1827, franz. Physiker u. Ingenieur, leitete aus Interferenz, Beugung u. Polarisation erstmalig die Wellentheorie des Lichts ab (Transversalwellentheorie 1821). – **Fr.* Doppelprisma**: Prisma mit brechendem Winkel von fast 180°, das von einer punktförm. Lichtquelle 2 nahe beieinander liegende virtuelle Bilder entwirft; zur Darstg. von Interferenzen.

fressende Flechte: *derm* ⌐ Lupus vulgaris.

Freßreflex: (OPPENHEIM) durch Bestreichen der Lippen oder Zunge ausgelöste Saug-, Kau- u. Schluckbewegungen; beim Säugling als ⌐ Einstellmechanismus; beim Erwachsenen Enthemmungsphänomen nach supranukleärer Schädigung motorischer Hirnnerven.

Freßsucht: ⌐ Addephagie.

Freßzelle: ⌐ Phagozyt, Osteoklast.

Fretum Halleri: am embryonalen Herzen Engstelle (Isthmus) zwischen Ventrikel u. Bulbus arteriosus (Bereich der späteren Semilunarklappen).

Freud*, Sigmund: 1856–1939, Psychiater u. Neurologe, Wien. Begründete zus. mit J. BREUER die Psychoanalyse u. stellte ein umfassendes System des Unbewußten u. der darin herrschenden Gesetzmäßigkeiten auf, das von zahlreichen Schülern (u. a. C. G. JUNG, A. ADLER) erweitert u. modifiziert wurde.

Freudenberg* Zeichen: (A. FR. 1924) *röntg* Schrumpfung der gleichseit. Blasenhälfte (durch ulzerative Prozesse) bei Nieren-Tbk.

Freund* Adjuvans (JULES THOMAS FR., geb. 1892, Pathologe, New York): öl. Adjuvans, das im Tierexperiment als Zusatz zum AG eine erhöhte Immunisierung bewirkt (durch Mesenchymstimulierung?); als inkomplettes A. eine Wasser-in-Öl-Emulsion (leichtes Parafinöl u. Emulgator), als komplettes A. zusätzl. mit abgetöteten Mykobaktn. (meist Mycobact. butyricum).

Freund* Anomalie (WILH. ALEXANDER FR., 1833–1917, Arzt, Breslau, Straßburg): konstitut. Stenose der oberen Thoraxapertur beim Astheniker.

Freund* Haarschopf (WALTHER FR., Pädiater, Breslau): kammart. Hochstehen der – während des physiol. Haarwechsels nicht ausgefallenen – Scheitelhaare (zus. mit »Geheimratsecken«) beim älteren Säugling als rel. häuf. konstitut. Besonderheit (v. a. bei Neuropathie).

Freund* Handgriff (HERMANN WOLFGANG FR., 1859–1925, Arzt, Straßburg, Frankfurt/M.): *geburtsh* Hochschieben des Uteruskörpers (Verminderung des Knickungswinkels) mit der oberh. der Symphyse eindrückenden Hand als Hilfe für das Herausleiten der gelösten, aber nach der Geburt der Plazenta zurückbleibenden Eihäute.

Freund* Reaktion (ERNST FR., 1863–1946, physiol. Chemiker, Wien): 1) Eiweißnachweis (Trübung) im angesäuerten Harn (Essigsäure oder HCl) mit gesätt. wäßr. Sublimat-Lsg. – 2) FR.*-(KAMINER*) Reaktion (GISA K., 1883–1941, Ärztin, Wien): serol. »Krebstest« durch Inkubieren von Tumorzellen zus. mit dem Probandenserum; bei pos. Test bleibt die – mit normalem Human- oder Pferdeserum in einem gewissen Prozentsatz erfolgende – Auflösung der Zellen aus (wahrsch. Blockierung der Lösungsenzyme durch Cholesterinbuttersäureester).

Frey* (MAX VON FR., 1852–1932, Physiologe, Würzburg) **Borste**: feiner Distelstachel (mit Halterung) zur Bestg. der Schmerzpunkte u. ihres Schwellenwertes. – **Fr.* Reizhaare**: Satz von Haaren u. Borsten abgestufter Dicke zum Aufsuchen der **Fr.*Druckpunkte** der Haut u. zur Bestg. ihrer Reizschwellen. Als kleiner **Fr.* Pinsel** zur Untersuchung der Berührungsempfindlichkeit.

Frey* Operation (EMIL KARL FR., 1888–1977, Chirurg, Düsseldorf, München): 1) (1936) bei Kardiospas-

Frey* Syndrom

mus transpleurale, supradiaphragmale Ösophagogastrostomie unter Vermeidung einer – passagehindernden – Spornbildung im Anastomosenbereich durch Längsspaltung des Kardiarings. – **2)** (1951) bei Ca. Kardiaresektion bzw. Magentotalexstirpation als kombin. thorakoabdomin. Op. (li.-seit. Thoraxeröffnung). – **3)** Sekundärdurchtrennung eines Kardiasporns nach Ösophagogastrostomie mittels einer – bis zur Spornnekrose in situ verbleibenden – Quetschklemme, eingeführt durch ein Gastrostoma.

Frey*(-Baillarger*) Syndrom (LUCIE FR., französ. Ärztin; JULES GABRIEL FRANÇOIS B.): (1923 bzw. 1847) das ↑ aurikulotemporale Syndrom.

Freyer* Operation (SIR PETER JOHNSTON FR., 1852–1921, engl. Chirurg): (1900) suprapub., transvesikale Prostatektomie (unt. Median- oder suprasymphysärer Querschnitt) mit digitaler Enukleation.

Freyfeldt* Färbung: Spezialfärbung zur Darstg. der Zentrosomen im Leukozyten.

FRF: Follicle-stimulating hormone **r**eleasing **f**actor.

Fricativae: *laryng* die Reibelaute.

Frictio: (lat. = Reiben) *physiother* ↑ Friktion.

Fridenberg* Tafel (PERCY H. FR., geb. 1869, Ophthalmologe, New York): Sehprobentafel mit Punkten u. Quadraten von genormter Größe für die Seh- u. Akkommodationsprüfung bei Analphabeten.

Friderichsen* (CARL FR., geb. 1886, Pädiater, Kopenhagen) **Test:** Beurteilung des Vitamin-A-Haushalts anhand der Lichtreizschwelle für okulomotor. Reflexe (bei Hypovitaminose erhöht). – **F.*-Waterhouse*(-Bamatter*) Syndrom:** s. u. WATERHOUSE*.

Fridericia* Formel (LOUIS SIGURD FR., 1881–1947, Hygieniker, Kopenhagen): zur Berechnung der durchschnittl. QT-Dauer (in Sek.):

$$8,22 \cdot \sqrt[3]{R-R\text{-Intervall}} \pm 0,045 \,.$$

– Nur gültig für Frequenzen zwischen 50–120/Min.

Fried* Regel zur Bestg. der Arzneimitteldosis für Kinder:

$$\frac{\text{Erwachsenendosis} \cdot \text{Alter (Mon.)}}{150}\,.$$

Friedel* Biopsie: Lungenbiopsie mit transbronchialer Gewebeentnahme (halbsteifer Bronchialkatheter mit skarifizierender Spitze) unter Rö-Sichtkontrolle.

Friedenreich* Bakterien: den Korynebaktn. ähnl. gramneg. Baktn. (M- u. J-Stämme), die – wahrsch. enzymatisch – den Blutzellen eine neue AK-Eigenschaft (»T-Rezeptor«) verleihen, so daß sie durch ein im menschl. (z. T. auch tier.) Serum vork. T-Agglutinin agglutiniert werden können; s. a. HÜBENER*-FR.* -THOMSEN* Phänomen.

Friedenwald* Tafel (JONAS STEIN FR., 1897–1956, Ophthalmologe, Baltimore): Strahlenfigur zur subj. Prüfung des Astigmatismus. – Von FR.* ferner angegeben ein mit gelbgrünem Licht arbeitendes Ophthalmoskop.

Friedenwald*-Ehrlich* Reaktion: Diazokörper-Nachweis im Harn mit modifiz. Diazoreagens (p-Aminoazetophenon statt Sulfanilsäure).

Friedländer* (CARL FR., 1847–1887, Pathologe, Berlin) **Bazillus:** ↑ Klebsiella pneumoniae; Erreger der

Fr.*-Pneumonie (rel. häufig bei älteren Menschen als Sekundärerkr.; klin. Bild wie bei Pneumokokkenpneumonie, d. h. anfängl. hohe Fieberkontinua, akuter Verlauf, vollständ. Resorption in 2–3 Wo.; evtl. Übergang in chron., auch abszedierende Form), extrapulmonal der **Fr.*-Osteomyelitis** (langer Röhrenknochen) u. **Fr.*-Sepsis** (ausgehend von Herden in der Lunge oder im Pfortaderbereich). – **Fr.* Färbung: 1)** Kernfärbung mit Lsg. aus **Fr.* Hämatoxylin** (= EHRLICH* Hämatoxylin ohne Eisessig). – **2)** Bakterienkapselfärbung am fixierten u. gewaschenen Präp. (nach Vorbehandlung mit Essigsäure-Lsg.) mit Gentianaviolett u. Anilinwasser. – **Fr.* Krankheit:** ↑ Endangiitis obliterans.

Friedman*(-Lapham*) Reaktion (MAURICE HAROLD FR., geb. 1903, Physiologe, Philadelphia; MAXWELL E. L., geb. 1899, Gynäkologe, New Orleans): (1929) biol. Schwangerschaftsnachweis durch Inj. des Probandenharns in ♀ Kaninchen; bei vermehrten gonadotropen Hormonen innerh. 48 Std. Bildung von Corpora lutea u. haemorrhagica. Treffsicherheit 98%. – Als **F.*-Brouha* Reaktion** mit Mäusen.

Friedman*-Roy* Syndrom (A. P. FR., J. E. R., Psychiater, Boston): (1944) fam. Schwachsinn (Idiotie oder Imbezillität) mit Einwärtsschielen, allg. Hyperreflexie, pos. BABINSKI* Zeichen sowie Klump-, Hohl- u. Hackenfuß; keine erkennbare Progredienz.

Friedmann* Syndrom (MAX FR., 1858–1925, Neurologe, Mannheim): **I)** (zerebrales) Vasomotorensyndrom: subakute, progress. posttraumat. Enzephalopathie auf vasoneurot. Grundlage; mit Kopfschmerzen, Schwindel, Reizbarkeit, vorzeit. Ermüdbarkeit, Schlafstörungen, Nachlassen der sprachl. Leistung, Herz- u. Kreislaufschwäche; im Liquor evtl. erhöhte Eiweißwerte. – **II) Fr.* Anfälle:** ↑ Pyknolepsie.

Friedreich* (NICOLAUS FR., 1825–1882, Internist, Würzburg, Heidelberg) **Ataxie, Tabes:** rezessiv-erbl. spinozerebellare Heredoataxie mit progred. Atrophie der Hinterstränge u. spinozerebellaren Bahnen (oft auch Pyramidenbahnen u. Kleinhirnrinde), beginnend im Kindes- oder Jugendalter; Sympte.: spinale Ataxie mit Störung der Oberflächen- u. Tiefensensibilität, zerebellare Ataxie mit Nystagmus u. Sprachstörung, spast. Zehenzeichen, **Fr.*-Fuß** (Hohlfuß mit Krallenzehen, bes. der Großzehe; bei leichter oder abortiver Form evtl. einz. Sympt.) u. **Fr.* Hand** (Überstreckung von Handgelenk u. Fingergrundgelenken bei gleichzeit. Beugestellung der dist. Fingergelenke); schließlich organ. Wesensänderung, Demenz. Auch abortive Formen u. Kombin. mit Muskelatrophien, Herzfehler, Stoffwechselleiden; s. a. systemat. ↑ Atrophie des ZNS (Abb. IV). – **Fr.* Syndrom, Myoklonie:** ↑ Paramyoklonus multiplex. – **Fr.* Schallwechsel, (Kavernen-)Zeichen:** respirator. Wechsel des tympanit. Klopfschalls (bei Inspiration höher, bei Exspiration tiefer) über größeren Lungenkavernen. – **Fr.* Zeichen:** diastol. Halsvenenkollaps (steiler, kurzzeit. d/y- = v/y-Abfall im Jugularvenenpuls) bei Rechtsherzinsuffizienz, Panzerherz, Endomyokardfibrose, Myokardiopathie u. a. restriktiven Kardiopathien. – **Fr.*-Duchenne* Dystrophie:** die pseudohypertroph. Form der myopath. progress. Muskeldystrophie.

Friedrich* (PAUL LEOPOLD FR., 1864–1916, Chirurg, Greifswald, Marburg, Königsberg) **Methode: 1)** End-zu-End-Anastomosierung von Sehnenstümpfen durch Doppelrechtwinkelnaht. – **2)** bei Verschluß einer Lungenwunde Einstülpnaht der Pleura visceralis mit LEMBERT* Technik. – **3)** (1910) »Mediastinotomia ant. transvers.« durch quere Sternotomie in Höhe des 2. ICR bzw. (zur Herzfreilegung) des 4. oder 5. ICR; Erweiterung des Zugangs durch Rippenknorpelresektion. – **Fr.* Operation: 1)** (1907) extrapleurale Thorakoplastik (/ BRAUER*-FR.* Op.). – **2)** Resectio ileocaecalis mit laterolat. Ileotransversostomie u. aboralem Stoma des bilateral ausgeschalteten Aszendens. – **Fr.* Wundversorgung**: im allg. keilförm. Exzision (»Anfrischung«) des Randes u. Grundes einer Wunde (bei Quetschung u. U. weit im Gesunden) mit Entfernung von zerstörtem Gewebe, Fremdkörpern etc. innerhalb der ersten 8 Stdn., so daß sie als nichtinfiziert gelten u. durch Primärnaht verschlossen werden kann; vgl. aufgeschobene / Dringlichkeit.

Friedrich* Syndrom: 1) (HEINR. FR., geb. 1893, Chirurg, Erlangen): (1942) asept. Knochennekrose des sternalen Schlüsselbeinendes; klin.: schmerzhafte Schwellung u. Rötung am Sternoklavikulargelenk. – **2)** FR.*-ERB*-ARNOLD* Syndrom (N. FR.; WILH. HEINR. E.; JULIUS A.): / UEHLINGER* Syndr. (Hyperostosis generalisata mit Pachydermie).

Friesel(ausschlag), -fieber: / Miliaria.

Frigefacientia: *pharm* / Kühlmittel.

Frigidarium: *histor* Kaltwasserbad u. Abkühlungsraum im altröm. Bad; vgl. Caldarium.

Frigidität: sexuelle Gefühlskälte der Frau mit Unvermögen zu lustbetonter Kohabitation; begründet z. B. in neg. Erfahrungen mit der männl. Daseinswelt, in Fehlerziehung, mangelnder heterosexueller Reife.

Frigo...: Wortteil »Kälte«; s. a. Psychro..., Kryo....

Frigori|graph: Gerät zur Registrierung des komplexen Abkühlungseffektes von Lufttemp., Wind u. Strahlung (z. B. bei Klimakur); konzentr. Kugelpaar, dessen äuß. Kugel in ihren Konstanten der menschl. Hautoberfläche angepaßt ist, während die innere entspr. der menschl. Kerntemp. elektrisch beheizt wird. – **F.meter**: Gerät zur Aufzeichnung der Abkühlungsgröße; i. e. S. das Davoser Fr. (THILENIUS, DORNO) mit geschwärzter Kupferkugel, deren Oberfläche durch elektr. Beheizung auf konst. Temp. gehalten wird (notwend. Wärmezufuhr als Maß für Abkühlungsgröße).

Friktion, Frottieren: *physiother* »Reibung« von Hautpartien als Element der Massage; engbegrenzte kreisende Bewegungen mit den Fingerspitzen, aber auch mit Bürste, Tuch oder Massagehandschuh. Bewirkt Durchblutungssteigerung (Durchwärmung) der oberfläch. Gewebe mit reflektor. Tiefenwirkung. – **Friktionismus**: *sex* / Frottage. – **Friktionskur**: *venerol* / Schmierkur. – **Friktionsmittel**: *pharm* Einreibung.

Friktive: *laryng* die Reibelaute.

Frimadeau* Zeichen (ACHILLE HENRI L. A. FR., französ. Arzt): (1911) *röntg* diff.-diagn. Zeichen bei Ösophagusstriktur; kon. Form der prästenot. Dilatation spricht für fibröse, tassenförmige für karzinomatöse Stenose.

Frimmer* Reaktion (MAX FR., geb. 1921, Veterinärpharmakologe, Gießen): Serumlabilitätsprobe durch Zusatz von HAYEM* Lsg. (Sublimat) u. Bestg. der Zeit bis zur Ausflockung bzw. Trübung (< 2 Min. pathol.); vgl. TAKATA*-ARA* Reaktion.

Frisch* Bakterien (ANTON Ritter v. FR., 1849–1917, Chirurg, Wien): / Klebsiella rhinoscleromatis.

Frisch* Zeichen (OTTO Ritter v. FR., geb. 1877, Chirurg, Wien): normales Hautkolorit u. ggf. arterielle Blutung distal der Kompressionsstelle einer Extremitätenarterie als Zeichen für funktionstücht. Kollateralkreislauf; ferner bei gleichzeit. Kompression der Hauptvene das Auftreten einer dist. venösen Stauung.

Frischblut: Vollblut (als Nativblut) bis zu 6 Std. nach Entnahme; gilt für Infusionszwecke als biologisch noch vollwertig (kurzleb. Enzyme, Gerinnungsfaktoren etc. erhalten). – **Fr.konserve**: max. 5 Tg. alte / Blutkonserve.

Frischdrüsentherapie (Zajicek*): Einreibung aus frischen Drüsen (v. a. Keimdrüsen von Schlachttieren) gewonnener Säfte in die Haut (spez. Salben als Vehikel); vgl. Frischzellentherapie.

Frischfärbung: *histol* Färbung unfixierter Zellen (Gewebe) unmittelbar nach Entahme oder aber in der Zellkultur. – s. a. Frischpräparat.

Frischluft|behandlung: Freiluftbehandlung. – **F.gerät**, Lufttaucher: Atemschutzgerät mit Frischluftzufuhr; durch Lungenkraft betriebenes Sauggerät (begrenzte Schlauchlänge von ca. 25 m bei mind. 2,5 cm ⌀) oder aber Druckgerät (mit Gasflasche oder Preßluftleitung).

Frischpräparat: *histol* mikroskop. Präp. aus unfixiertem Zell- oder Gewebematerial, z. B. Zupf-, Quetsch-, Häutchen-, Ausstrichpräp.

Frischzellentherapie, NIEHANS* Zellulartherapie: »heteroplast. Implantation« von Gewebsteilchen oder Organfragmenten, die alsbald nach steriler Entnahme aus dem lebenden tier. Organismus u. spez. Zubereitung (Regeln der Gewebekultur) als Aufschwemmung i.m. injiziert werden. Wirkung durch freiwerdende Gewebshormone? Oder nur unspezif. Reizwirkg.?

Fritsch* (HEINR. FR., 1844–1915, Gynäkologe, Breslau, Bonn) **Handgriff**: *geburtsh* **I)** kombin. H. zur postpartalen Blutstillung; eine Hand preßt die Vulva in die Vagina, die andere drückt mit CREDÉ* H. den Uterus der ersteren entgegen; nur noch als Notmaßnahme. – **II)** BARTRAM*, BREISKY* H., zur Stillung der aton. Nachblutung; der durch die Bauchdecken möglichst weit umfaßte Uterus wird gegen die Symphyse gedrückt; obsolet. – **Fr.* Instrumente: 1)** stumpfer Bauchdeckenhaken mit U- oder sattelförm. gebogenem Blatt u. gefenstertem Griff. – **2)** / BOZEMANN*-FR.* Katheter. – **Fr* Lagerung: 1)** die FR.*-OPITZ* L. (für die gyn. Laparotomie) mit WS-Lordosierung durch Unterschieben eines Keils unter das Kreuzbein. – **2)** in der Nachgeburtsperiode leichte Beckenhochlagerung mit übereinandergeschlagenen Beinen, um bei einer Blutung die Menge des sich zwischen Schenkeln u. Mons pubis ansammelnden Blutes besser beurteilen zu können. – **Fr.* Operation, Querschnitt**: Schnittentbindung mit transversaler Hysterotomie im Fundusbereich. – **Fr.* Pessar**: S-förmig gebogenes längl. Ringpessar zur probeweisen Aufrichtung des Uterus vor op. Antefixation. – **Fr.* Syndrom: 1)** Migräne, Dyspepsie, hyster. Husten, Verstopfung u. a. vegetat. Beschwerden im Zusammenhang mit einer Retroversioflexio uteri

FRK

(als Indikation zur Lagekorrektur). – 2) ↑ ASHERMAN*-FR.* Syndrom.

FRK: *pulmon* **f**unktionelle ↑ **R**esidual**k**apazität.

Fröhlich* Reaktion (WALTER FR., Arzt, Wien): (1940) Flockungsreaktion zur Serodiagnostik der Syphilis; mit NaCl-Lsg. vermischtes Serum wird nach Zusatz von Herzlipiden inkubiert; dann Zusatz von Cholesterin-Sol u. tropfenweise von Azeton-versetzter HCl (Schütteln). Syphilit. Sera bleiben klar (evtl. leichte Opaleszenz).

Fröhlich* Syndrom: 1) (ALFRED FR., 1871–1953, Neurologe u. Pharmakologe, Wien): ↑ Dystrophia adiposogenitalis. – 2) (F. FR., Würzburg, 1839) ↑ Bauchdeckenaplasie-Syndrom.

Froelich* Syndrom (RENÉ FR., 1867–1945, Orthopäde, Nancy): asept. Apophysennekrose am Humeruskondylus.

Fröschels* Zeichen (EMIL FR.; geb. 1886, Otologe, Wien, New York): fehlende Reaktion auf Kitzelreiz im äuß. Gehörgang als Zeichen für Taubheit (u. nicht für Hörstummheit) beim Kinde.

Froin* Symptom (GEORGES FR., geb. 1874, Arzt, Paris): spontane, massive Koagulation des bei Lumbalpunktion gewonnenen Liquors als Zeichen eines den Spinalkanal oberh. der Punktionsstelle einengenden Prozesses (»Sperrliquor«, mit erhebl. Eiweißvermehrung); Leitsympt. des ↑ NONNE*-FROIN*Syndroms.

Froment* Zeichen (JULES FR., 1878–1946, Internist, Lyon): beim Halten eines feinen Gegenstandes (z. B. Zeitungspapier) zwischen Daumen u. Zeigefinger Spontanbeugung des Daumenendglieds (Innervation des M. flexor pollicis longus anstatt des Adductor pollicis) als Zeichen für Ulnarislähmung (bei gleichzeit. Medianuslähmung negativ).

Fromme* Methode (ALBERT FR., 1881–1966, Chirurg, Dresden): 1) (1926) Fasziendoppelung bei Narbenbruch der Bauchwand; Aufsteppen eines auf der Gegenseite (Paramedianschnitt) aus der vord. Rektusscheide gebildeten Stiellappens auf die bruchpfortenverschließende Naht der hint. Rektusscheide. – 2) Bolzungsarthrodese des Kniegelenks nach Resektion (Bolzen aus Femur-Resektat).

Frommel* Krankheit: s. u. CHIARI*-FROMMEL*.

Frommel* Operation (RICHARD FR., 1854–1912, Gynäkologe, Erlangen): abdomin. Verkürzung der Plicae rectouterinae bei Retroversio uteri.

frondosus: *anat* zottenreich.

Frons *PNA*: die Stirn (zwischen Augenbrauen u. Haaransatz); s. a. Regio frontalis. – **F. quadrata**: ↑ Caput quadratum.

frontal: ↑ frontalis.

Frontalaufnahme: *röntg* »seitl.« oder »Queraufnahme«, d. h. mit Strahlengang in der Frontalebene; angegeben als dextrosinistral (kurz: »sinistral«) bzw. sinistrodextral (»dextral«).

Frontalebene: die in Richtung Körperlängsachse auf der Sagittalebene senkrecht stehende Körperebene (etwa parallel zur Stirn); bei aufrechter Haltung auch als Vertikalebene bezeichnet.

frontal(is): (lat.) zur Stirn (Frons) gehörig, die Stirn betreffend, stirnwärts (d. h. nach vorn) gerichtet, parallel zur Stirn verlaufend; *neurol* den Stirnlappen betreffend.

Frontallappen, -hirn: ↑ Lobus frontalis (cerebri). – **Fr.epilepsie** mit Anfällen aufgrund neuronaler Entladung oder Schädigung im vord. front. Kortex. Sympte. diskret; bei Entladungsausbreitung auf motor. präzentrale oder subkortikale Strukturen Adversion, JACKSON* Anfälle oder ton.-klon. Generalisation. – **Fr.syndrom**: ↑ Stirnhirnsyndrom.

Frontalnaht: ↑ Sutura frontalis.

Frontalnystagmus: rotator. ↑ Nystagmus (mit rollenden Bewegungen in der Frontalebene).

Frontalotomie: Galeatomie oberhalb der Glabella zur Behandlung der Alopecia areata.

fronto...: Wortteil »Stirn« (Frons), »Stirnbein« (Os frontale), »Stirnlappen« (Lobus front. cerebri); z. B. **Fr.tomie** (= Leukotomie).

Frontzähne: die Schneide- u. Eckzähne.

Froriep* Induration (ROBERT FR., 1804–1861, Pathologe, Berlin, Weimar): ↑ Myositis fibrosa.

Frosch: Froschlurch der Fam. Ranidae (echte Frösche); inkorrekt auch Bez. für andere Froschlurche [Anura], v. a. Krallenfrösche [Xenopidae], Laubfrösche [Hylidae]). Als Versuchstiere v. a. der Gras- u. der Wasserfrosch (Rana temporaria bzw. esculenta). Fakultat. Zwischenwirte für Sparganum u. Gnathostoma. Hautsekret schleimhautreizend u. bei Inj. (Tierversuch) v. a. neurotoxisch; im Ggs. zum Krötengift kaum herzwirksam.

Frosch|bauch: *klin* Bauchauftreibung beim rachit. Säugling infolge Schlaffheit der Bauchmuskulatur (Myopathia rachitica) u. Meteorismus; oft auch Rektusdiastase, Nabelhernie, Obstipation (Darmatonie). Bewirkt bei gleichzeit. Rippenrachitis Glockenthorax. – **F.geschwulst**: ↑ Ranula. – **F.gesicht**: polsterartig aufgetriebene Kopf- u. Halsregion bei Mediastinalemphysem. – **F.hals**: der typ. Kurzhals beim KLIPPEL*-FEIL* Syndrom. – **F.hand**: bei Handgelenk-Tbk blasse, evtl. erhebl. Schwellung v. a. des Handrückens mit Verstreichen der Gelenkkonturen, Atrophie des U'arms. – **F.haltung**: ↑ Abb. »Frühgeburt«. – **F.kopf**: *path* s. u. Anenzephalie. – **F.test**: biol. Schwangerschaftstest unter Verw. von Fröschen oder Kröten, z. B. nach GALLI=MAININI (mit ♂ Tieren), HOGBEN (mit ♀ Tieren); vgl. Bufo-Einheit.

Frostballen: durch Schuhdruck bedingter entzündl. Reizzustand am Groß- oder Kleinzehenballen, auf Kälte reagierend (s. a. Pernio).

Frostberg* Zeichen (NILS FR., Röntgenologe, Stockholm): *röntg* ε-förm. Verziehung oder Verdrängung (»Bild der umgekehrten 3«) der Pars descendens duodeni bei Prankreasaffektion.

Frost|beule: *derm* ↑ Pernio. – **Fr.brand, -gangrän**: s. u. Erfrierung. – **Fr.erythem**: Erythem (reaktive Hyperämie) als 1. Grad der Erfrierung. – **F.phase**: Phase des Schüttelfrosts bei künstl. Fieber oder fieberhafter Infektionskrkht.

Frottage, Friktionismus: (französ.) Erzeugung sexueller Lustempfindungen durch Reiben der Genitalien am Partner (meist in bekleidetem Zustand).

Frottement: (französ.) Reiben, *klin* ↑ Reibegeräusch, *physiother* ↑ Friktion.

Frozen hilus: (engl.) durch umgebendes oder infiltrierendes Tumorwachstum starrer (»gefrorener«) Lungenhilus. – **Frozen shoulder**: ↗ Periarthritis humeroscapularis.

Frucht: 1) *botan* Organ der Pflanze, das den oder die Samen bis zur Reife umschließt; s. a. *pharmaz* Fructus. – 2) *gyn* Leibesfrucht, die ausdifferenzierte Embryonalanlage (↗ Embryo, Fetus).

Frucht|abgang: ↗ Abortus. – **F.achse**: *geburtsh* Verbindungslinie zwischen kindl. Scheitel u. Steiß (als gedachte Längsachse der Frucht). – **F.anhänge**: *geburtsh* Plazenta u. Eihäute.

fruchtbare Tage der Frau: die Tage des Konzeptionsoptimums; die 4–5 Zyklustage vor dem intermenstruellen Anstieg der ↗ Basaltemperatur.

Fruchtbarkeit: *biol* ↗ Fertilität. – **Fruchtbarkeitsvitamin**: ↗ Vitamin E.

Frucht|blase: der von den ↗ Eihäuten gebildete, Frucht u. Fruchtwasser umschließende Amnion-Chorionsack. Dient unter der Geburt zur Entfaltung des Zervikalkanals (s. a. Blasensprung). – **F.drehung**: *geburtsh* Rotation der Leibesfrucht beim Durchtritt durch den Geburtskanal; erfolgt bis zur Übereinstimmung des Biegungsfazillimums der einzelnen Fruchtabschnitte mit der Abbiegungsrichtung des Geburtskanals. – **F.einstellung**: als »Praesentatio« die Lagebeziehung des vorangehenden Kindsteils zum Geburtskanal, wobei der vorangehende Teil als »eingestellt« gilt: bei Kopflagen Hinter- oder Vorderhaupt, bei Quer- oder Schräglagen Schulter oder Arm, bei Beckenendlagen Steiß u./oder Fuß (oder bd. Füße), evtl. ein oder bd. Kniee. – In den Begr. wird oft auch die Fruchtstellung (= Positio) einbezogen.

Frucht|häute, -hüllen: ↗ Eihäute. – **F.halter**: ↗ Uterus. – **F.haltung**, Habitus: *geburtsh* gegenseit. Lagebeziehung der einzelnen Kindsteile während der Geburt; unterschieden werden ↗ Flexions-, Deflexions- u. indifferente Haltung bei Schädellage sowie die typ. Haltungen der Beine bei einfacher u. vollkommener Steiß- bzw. Fuß- oder Knielage (außer Flexionshaltung alle regelwidrig). – **F.infektion**: zur ↗ F.schädigung führende ↗ diaplazentare Infektion (dort. Tab.).

Frucht|kapselaufbruch: Ruptur des Eibetts bei tubarer Gravidität; **inn. F.** = Tubarabort; **äuß. F.** = Tubarruptur.

Frucht|lage, Situs: *geburtsh* die Lage des Feten in der Gebärmutter, bestimmt nach dem Verhältnis seiner Längsachse (»F.achse«) zu der des Uterus; unterschieden als Längs- (↗ Kopf-, Beckenendlage), Quer- u. Schräglage. – Kombinierte Angaben s. u. Stellung. – **F.sackruptur**: *geburtsh* ↗ Blasensprung. – **F.schädigung**: Störung der normalen Entwicklung der Leibesfrucht durch Fruchtinfektion, gestörte Plazentarfunktion, Einwirkung von Medikamenten oder ionisierender Strahlung; führt je nach Zeitpunkt u. Intensität der Noxe zur Embryopathie, Fetopathie oder intrauterinem Fruchttod. – **F.schmiere**: *geburtsh* ↗ Vernix caseosa. – **F.stellung**, Positio: *geburtsh* ↗ Stellung.

Fruchttod: *geburtsh* fetal, maternal oder plazentar bedingtes Absterben der Frucht vor oder während der Geburt; s. a. intrauteriner Fruchttod. – **F.syndrom**: schwere, oft tödl. uterine Blutung der Schwangeren bei mind. 3 Wo. zurückliegendem Tod der inzwischen nicht ausgestoßenen Frucht. Blutungsursache ungeklärt: Resorption thrombokinasewirksamer Stoffe?

Fibrinogen-Mangel? Fibrinolyse infolge Aktivierung des fibrinolyt. Systems? Zusätzl. Rh-Immunisierung?

Fruchtverhaltung: *gyn* verhaltener ↗ Abort.

Fruchtwalze: (SELLHEIM) das während der Geburt durch die Wehenkraft zu einem walzenförm. Körper verformte Kind (normale Kopflage mit Senkung des Hinterhaupts, Anpressen der gekreuzten Arme an die Brust, Hochschieben der Schultern u. Flexion der Oberschenkel vor das Abdomen). Nach der Fruchtwalzentheorie rotiert dieser zur Verbiegung gezwungene, ungleichmäßig biegsame Zylinder so lange, bis die Richtung seines Biegungsfazillimums mit der erstrebten Verbiegungsrichtung (Beckenachse) übereinstimmt, wobei sich jeder Fruchtteil den einzelnen Abschnitten des Geburtskanals möglichst zwanglos anpaßt (»Formübereinstimmung«).

Fruchtwasser: ↗ Amnionflüssigkeit. – **F.abgang** erfolgt nach ↗ Blasensprung oder -sprengung; s. a. F.nachweis. – **F.aspiration**: intrauterines oder intrapartales (in Kleinstdosen physiol.) Aspirieren von F. in die kindl. Atemwege infolge vorzeit. hypoxidot. Reizung des fetalen Atemzentrums, insbes. bei unreifen, geschädigten u. Kaiserschnittkindern; bei infiziertem oder Mekonium-halt. F. Gefahr der Aspirationspneumonie. – **F.diagnostik**: serol., chem., spektrometr. u./oder zytolog. Untersuchung des – durch Amniozentese oder transvaginal gewonnenen – F. zur frühzeit. Chromosomendiagnostik (u. a. Nachweis von BARR* Körpern in abgeschilferten Epithelien) sowie zur Erkennung des kindl. Gesundheitszustands (v. a. Feststellung des Rhesusfaktors, Bestg. der Bilirubinkonz. bei Verdacht auf Morbus haemolyticus neonatorum). – **F.embolie**: nach dem Blasensprung am Ende der Eröffnungs- oder in der Austreibungsphase erfolgender Übertritt von F. (u. Beimengungen; ↗ Mekoniumembolie) durch Eihaut-Zervixrisse oder über den venösen Plazentarrandsinus ins mütterl. Blut. – Bei massivem Vork. (»F.-Syndrom«) Kreislaufkollaps mit hochgrad. Zyanose, meist rascher Tod (kardiopulmonaler Reflex?); bei protrahiertem Verlauf Blutgerinnungsstörungen, evtl. tödl. Blutungen infolge Fibrinogenmangels (Verbrauchskoagulopathie). – **F.nachweis** in der Scheide bei fragl. Blasensprung erfolgt mittels Indikators (Lackmuspapier oder mit alkohol. Bromthymol-Lsg. getränktes Filterpapier: Blau- bzw. Blaugrün-Färbung) oder durch mikroskop. Nachweis von Lanugohaaren u. Vernix caseosa sowie (NEUHAUS 1956) von farnkrautähnl. Kristallisationsformen im getrockneten Vaginalausstrich. – **F.otitis**: Otitis media des Neugeb. nach Eindringen von infiziertem Fr. durch die physiologisch weite Ohrtrompete ins Mittelohr.

Fruchtzucker: ↗ Fruktose.

Fructo...: s. u. Frukto....

Fructus: *pharmaz* arzneilich verw. (getrocknete) Früchte von Heil- u. Gewürzpflanzen (s. a. Cortex, Semen); z. B. **Fr. Anisi** (von Illicium verum bzw. von Pimpinella anisum; letztere als Expektorans u. Karminativum), **Fr. Capsici** (von Capsicum annuum, als Rubefaziens), **Fr. Carvi** (»Kümmel«, von Carvum carvi; Karminativum), **Fr. Cocculi** (»Fisch-«, »Kokkelskörner«, von Anamirta cocculus; Pikrotoxin-haltig; zentrales Analeptikum), **Fr. Colocynthidis** (»Koloquinten« von Citrullus colocynthis; Drastikum, MED 0,05 g Pulver), **Fr. Cynosbati** (Scheinfrüchte von Rosa canina = Hagebutten; Vit.-

Fructus Foeniculi

C-, gerbstoffreich; Diuretikum), **Fr. Foeniculi** (»Fenchel«, von Foeniculum vulg.; Karminativum), **Fr. Juniperi** (»Wacholderbeeren«, von Juniperus comm.); **Fr. Myrtilli** (»Heidelbeeren«, von Vaccinium myrtillus; Adstringens), **Fr. Piperis nigri** (»schwarzer Pfeffer«, von Piper nigrum; Rubefaziens), **Fr. Rhamni catharticae** (»Kreuzdornbeeren«, von Rhamnus catharticus; Anthrachinon-halt. Laxans).

Früchtedermatitis: 1) beim Verpacken getrockneter Früchte durch Milbenbisse hervorgerufener papulovesikulöser, Prurigo-vulg.-art., stark juckender Hautausschlag an Händen u. Unterarmen. – 2) Berufsekzem infolge Einwirkung von Pflanzensäuren oder Konservierungsmitteln. – 3) allergiebedingte urtikarielle Hautreaktion bei Genuß best. Früchte oder Gemüse.

Früh|ablösung: *ophth* Ablatio choroideae am 2.–7. Tag nach intraokularem Eingriff; Prognose günstig. – **F.abnabelung:** Abnabelung nach der ersten Versorgung des Neugeb., etwa 1–1 ¹/₂ Min. post partum; vgl. Sofort-, Spätabnabelung. – **F.abort:** ovulärer Abort vor Ende des 2. Monats. – **F.abszeß:** nach offener Hirnverletzung rasch eintretende umschrieb. Gewebseinschmelzung. – **F.aszites:** Aszites im Frühstadium der Narbenleber (ohne Anzeichen einer bleibenden portalen Hypertension); Rückbildung spontan.

Frühaufstehen: *chir* Aufstehenlassen des Pat. innerhalb der ersten 24 Std. nach Op.; v. a. zur unspezif. Thrombose- u. Pneumonieprophylaxe (unterstützt evtl. durch frühzeit. Bein- u. Atemgymnastik).

Früh|blutung: *gyn* prämenstruelle Vorblutung, sogen. Schmierblutung (frühzeit. Abfall des Östrogen- bzw. Progesteronspiegels?). – **F.diagnose:** Erkennung einer Krkht. zu einem möglichst frühen Zeitpunkt; von sozialmediz. Bedeutung bei Infektionskrankhtn. (z. B. Tbk, Pocken, Scharlach), lebenswichtig bei endo- oder exogener Vergiftung, inn. Blutung, Malignom u. a.

frühdiastolisch: *kard* in der frühen Diastole, d. h. bis ~ 0,2 Sek. nach dem 2. Herzton.

Früh|epilepsie: 1) bereits beim Neugeb. oder in den ersten Lj. manifeste Epilepsie. – 2) Epilepsia posttraumatica acuta. – **F.erysipel:** s. u. Erysipelas vaccinale. – **F.erythem:** bereits 1–3 Std. nach Rö-Bestrahlung mit mind. 60% der HED auftret. Erythem, mit Stadium incrementi (zarte Rosafärbung; 6–8 Std.), St. acmes (gleichmäß. feine Rötung 2–3 Tg.) u. St. decrementi (Rückbildg.; bei höheren Dosen in Haupterythem übergehend). Tritt bei schnellen Elektronen evtl. bereits während der Bestrahlung auf; fehlt bei Megavolt-Ther. mit übl. Dosen. – **F.exanthem:** das ca. 8–9 Wo. nach Infektion auftret. Erstexanthem (monomorph-makulös an Haut u. Schleimhäuten) bei generalisierter Frühsyphilis (Beginn des Sekundärstadiums); im allg. stärker als die Rezidivexantheme. – **F.exsudat:** rel. früh (evtl. innerh. von Stdn.) nach Reizung bzw. Krankheitsbeginn auftret. Erguß in serösen Körperhöhlen, mit meist akuten Lokal- u. Allg.-sympt.; entweder fortgeleiteter tox.-infekt. Prozeß oder Reaktion auf physikal. (asept.) Reiz; z. B. im Pleuraraum nach Pneumothoraxfüllung, im Bauchraum bei destruktiver Appendizitis, im Herzbeutel bei Urämie.

Frühgeborenen|anämie: die vom Reifegrad abhäng. physiol. Anämie des Frühgeb.; im 1. Trimenon normo- bis hyperchrom, mit Insuffizienz der medullären Hämatopoese u. stärkerem Hb- u. Ery-Abbau; im 2. Trimenon hypochrom-sideropenisch infolge mangelhafter Eisendepots. – Ferner die **hämolyt. F.anämie,** das GASSER*-KARRER* Syndrom: in den ersten Lebenstagen beginnende, schwere hämolyt. Anämie, mit Icterus gravis (ohne AB0-Inkompatibilität), Hepatomegalie, starker Innenkörperbildung; initial Retikulozytopenie, später Retikulozytose, Mikrosphärozytose, Eosinophilie, Monozytose; Eisenspiegel u. Rest-N erhöht, Hyperbilirubinämie, Azotämie, Bilirubinurie. Ätiol. unklar (Funktionsstörung der Milz? Vit.-K-Intoxikation?). **F.habitus:** Sammelbegr. für die typ. Merkmale des Frühgeb. in den ersten Lj., z. B. Glotzaugen, Dolicho- u. Megalozephalus, Puppengesicht, gedrungener Körperbau mit kurzen Extremitäten. – **F.ikterus:** der beim F. bes. stark ausgeprägte physiol. ↑ Icterus neonatorum mit bes. Neigung zu Hyperbilirubinämie. Intensität abhäng. vom Reifegrad (bei Immaturen bes. stark); allg. Hypotonie, Trinkschwäche, Gefahr der Bilirubin-Enzephalopathie (Kernikterus; bei krit. Serumbilirubinwert [16 mg%] Blutaustauschtransfusion!). – **F.megalozephalus:** während der ersten 2–3 Lj. des F. disproportional wirkende (»hydrozephaloide«) Schädelvergrößerung infolge ungehemmter Gehirn- u. Schädelentwicklung bei gleichzeit. Wachstumsverzögerung des übr. Körpers. – **F.rachitis** infolge ungenügender Mineral- u. Vit.-D-Depots bei erhöhtem Bedarf; gefördert durch herabgesetzte Fettresorption u. Azidoseneigung. Prophylaxe: ab 2. Lebenswoche Vit.-D-Gaben. – **F.retinopathie:** retrokristalline ↑ Fibroplasie.

Frühgeborenes, »Frühchen«: vor dem errechneten Geburtstermin geborenes Kind, i. e. S. (*WHO*) jedes lebend geb. Kind mit einem Geburtsgew. von 2500 g oder weniger. Entwicklungszustand gekennzeichnet durch Länge u. Gew. (immature Früchte < 1250 g, prämature < 2500 g), anat. ↑ Reifezeichen u. funktionelle Leistungsfähigkeit (Reifegrad-Bestg. anhand der Zahl der ↑ Reifepunkte in Korrelation mit Menstruationsalter, Körpergröße u. -gew.); rel. hohe Mißbildungsrate. Prognose abhängig von Reifegrad u. Pflege; Neigung zu initialer Apnoe (prim. Lungenatelektase), Aspiration, Hirnblutung, Azidose, Anämie, Rachitis, Sklerem, Sklerödem, Hyaline-Membranen-Krkht.; hohe perinatale Sterblichkeit.

Schwangerschafts-alter					
28 Wochen	30 Wochen	32 Wochen	34 Wochen	36 Wochen	38 Wochen
völlige Hypotonie	beginnende Beugung in der Hüfte	stärkere Beugung	„Frosch"-haltung	Flexion der Arme	Hypertonie

Bevorzugte Haltung des **Frühgeborenen** (nach AMIEL'TISON).

Frühgeburt: 1) Partus praematurus: Geburt nach der 28. u. vor Ende der 38. Schwangerschaftswoche. Urs.: Erkr. der Mutter, alte Erstgebärende, Plazentarinsuffizienz, kindl. Mißbildungen; in 60% der Fälle aber unbekannt. Verlauf u. Leitung wie bei normaler Geburt; regelwidr. Einstellung wegen Kleinheit der Frucht klinisch meist unbedeutend. – Einleitung einer

»künstl. F.« aus medizin. Indik. (enges Becken, Stoffwechselstörungen u. a.) ist selten notwendig, da meist durch Kaiserschnitt zu umgehen. – 2) ∕ Frühgeborenes. – **verhaltene F.**: ∕ Missed labour.

Früh|generalisation: bei progress. Primär-Tbk (v. a. Späterstinfektion) durch Zerfall des Primärherds oder nach LK-Perforation in Bronchus oder Blutbahn erfolgende broncho- oder hämatogene Ausbreitung (miliare Streuung, Pleuritis, Peritonitis, Meningitis, Urogenital-Tbk, Erythema nodosum, Polyarthritis). Ausbreitung u. Verlauf (akut oder chron., diffus oder isoliert, evtl. diskret) abhängig von Intensität der Bakteriämie u. Organresistenz. – **F.gestose**: die pathogenetisch noch ungeklärte Toxikose der ersten Schwangerschaftsmonate, manifestiert als Nausea, Vomitus matutinus, Hyperemesis, Ptyalismus, Dermatose (z. B. Pruritus), Hepato-, Chole-, Neuro-, Psycho- oder Hämatopathie.

Früh|hämolyse: bei der Blutkonservierung die bereits beim Einströmen des Bluts in das Konservierungsgefäß durch das darin bestehende Vakuum bewirkte Hämolyse. – **F.herd**: (KAYSER=PETERSEN) *pulmon* das ∕ ASSMANN* Frühinfiltrat als allein. Ausgangspunkt der Erwachsenenphthise. – **F.ileus**: in der 1. Wo. nach Laparotomie oder bauchfellnahem Eingriff sich manifestierender paralyt., aber auch mechan. Ileus (meist flächenhafte, u. U. konglomerat-art. Darmverklebungen aufgrund asept. Exsudatbildung. – **F.infiltrat**: 1) tbk. F.i.: s. u. ASSMANN*. – 2) rheumat. F.i.: fibrinoide Verquellung der Bindegewebsfasern bis zur Nekrose beim rheumat. Fieber; n. KLINGE spezif.-allerg. Reaktion auf ein unspezif. Agens u. Vorstadium der ASCHOFF* Knötchen; n. BOLCK erste nachweisbare Veränderung beim Rheumatiker (ebenso wie die plasmozytäre Infiltration der Rachenschleimhaut).

Frühjahrs|dermatose: ∕ Frühjahrsperniosis, Frühlingslichtdermatose. – **F.hemeralopie**: Nachtblindheit infolge Vit.-A-Mangels. – **F.katarrh**: 1) ∕ F.-konjunktivitis. – 2) ∕ Frühlingskatarrh. – **F.konjunktivitis**, Conjunctivis vernalis: chron.-rezidivierende doppelseit. Bindehautentzündung mit milchigweißer Trübung; Verdickung u. pflastersteinart. Felderung der Lid-, blaugrau-rötl. Verdickungen im Lidspaltenbereich der Bulbus-Konjunktiva. Ätiol. unklar (Allergie?). – **F.müdigkeit**: Nachlassen der Leistungs- u. Konzentrationsfähigkeit u. erhöhtes Schlafbedürfnis, zurückzuführen wohl v. a. auf Vit.-C- u. Sonnenlichtmangel. – **F.ödem der Lunge**, ENGEL* Krankh.: akute allerg. Lungenhyperämie z. Zt. der Ligusterblüte, mit Flüssigkeitsaustritt in die Alveolen, evtl. auch flücht. Lungeninfiltration u. Bluteosinophilie; klin.: heft. Husten mit eiweißreichem Auswurf. – Gleiche Sympte. bei Lorbeerfieber.

Früh|jahr-Sommerenzephalitis, Russische, Frühsommer-(M**e**ningo)enzephal(omyel)itis, FSME: in der UdSSR (Grenze etwa Ostsee-Adria) u. benachbartem Asien durch Zecken übertragene, diphas. Infektionskrankh. durch ein ARBO-Virus B (»FSME-Virus«, namengebend für den »Russian-Spring-Summer-Komplex«). Klin. Verlauf der 2. Phase altersabhängig (bis zum 40. Lj. überwiegend meningit., im 40.–60. Lj. enzephalit., später paralyt. Komponente). – Analogon der – milderen – ∕ Zentraleurop. Enzephalitis. – **F.jahrsperniosis**: (KEINING) nach Arbeit in den kalten Morgenstunden an Händen u. Ohrmuschelrändern z. T. eruptiv auftret. Kälteschädi-

gung nach Art der Perniones; v. a. bei vegetativ gestörten Jugendl. (mit Akrozyanose, Cutis marmorata, Erythrocyanosis crurum, puellarum u. a.).

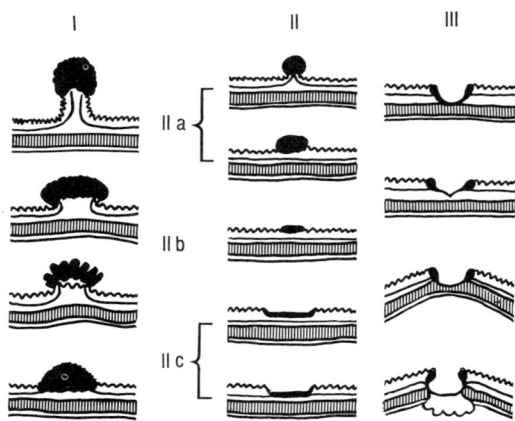

Einteilung der **Frühkarzinome** des Magens (Japan. Ges. f. gastroenterol. Endoskopie): Typ I = vorgewölbte Form, Typ II = oberflächl. Form (a = erhaben, b = eben, c = eingesenkt), Typ III = exkavierte Form.

Früh|karzinom, early cancer: Frühstadium eines Ca. (vgl. Carcinoma in situ); i. e. S. das auf Mukosa u. Submukosa beschränkte Adenokarzinom des Magens (»Oberflächen-Ca.«), mit oder ohne regionale Metastasen. – **F.kastrat**: Eunuch infolge Kastration vor Eintritt der Pubertät. – **F.kaverne**: bei Lungen-Tbk durch Einschmelzen rasch konfluierender hämatogener Herde oder eines Frühinfiltrats entstehende glattwandig-rundl., elast. »Sekundärkaverne« (meist apikodorsal). Entweder spontane Rückbildung oder Umbildung zu »Rundherd« oder aber Progression (Phthise).

frühkindlich: die ersten Lebensjahre betreffend (i. w. S. einschl. der pränatalen Zeit).

Früh|lähmung: rel. zeitig nach Beginn der Grundkrkht. auftret. Ausfälle peripherer oder autonomer Nerven durch tox. bzw. mechan. Effekte (v. a. bei herdnaher Alteration oft als charakterist., isolierte Parese); z. B. die F. des Gaumensegels bei Rachen-Di, des N. abducens bei Augen-Di, des N. facialis bei akuter Otitis media. An Spinalnerven häufig als Früh- oder Initialsympt. (z. B. bei Wirbelfraktur, -Tbk, Hirntumor). – **F.latenz**: das frühe Stadium der Syphilis bis 2 J. nach Infektion, in dem – bei Spirochätenbefall der Meningen u. WaR-pos. Liquor mit starker Pleozytose – klin. Erscheinungen weitgehend fehlen.

Frühlings|katarrh, Catarrhus vernalis: K. der Atemwege aufgrund einer Allergie gegen Pollen im (Vor-) Frühling blühender Pflanzen. Oft Teilsympt. oder Vorläufer des »Heuasthmas«. – s. a. Frühjahrskonjunktivitis. – **F.lichtdermatose (Burckhardt*)**: leichteste Form des chron.-polymorphen Lichtschlags, mit Knötchen u. Bläschen an Ohren, Gesicht, Hand- u. Fingerrücken; bei Kindern u. Jugendl. nach der ersten stärkeren Sonneneinwirkung im Frühjahr.

Früh|menarche: Menarche vor dem 12.–13. Lj.; s. a. Menstruatio praecox. – **F.operation**: Oberbegr. für frühzeit. präventive, kurative oder rekonstruktive Eingriffe, die erfahrungsgemäß aufgrund der günsti-

Früh|periostitis

geren Ausgangssituation bessere Heilungschancen u. eine Verkürzung der Behandlungsdauer bieten; z. B. Appendektomie innerh. der ersten 48 Std., Gaumenspaltenverschluß ab 6. Wo., Op. der Ösophagusatresie am 1.–3. Tag.

Früh|periostitis: meist seitensymmetr. diaphysäre P. als Frühsympt. der konnat. Syphilis. – **F.-Perthes**, Luxations-Perthes: die dem Endzustand einer PERTHES* Erkr. sehr ähnl. Hüftkopfnekrose u. -deformität als Frühkomplikation einer kongenit. Hüftluxation nach gelungener Reposition u. Fixierungsbehandlung (Repositionstrauma? Folge ultraphysiol. Retentionsstellung?). – **F.proteine**: *virol* virusinduzierte, zu Beginn der Virusreplikation in der infizierten Zelle nachweisbare Enzyme mit spezif. Funktion für die De-novo-Synthese der Nukleinsäuren u. Proteine.

Früh|reaktion: **1)** *allerg* die als Folge einer AG-AK-Reaktion mit Freisetzung biologisch aktiver Substanzen (z. B. Histamin, Serotonin) meist nur örtl. Gewebsreaktion vom »Sofort-Typ« (Höhepunkt innerh. 10–30 Min.), vorw.: als vaskuläre Reaktion an Haut oder Schleimhaut. Wichtig zum Nachweis zirkulierender AK bei Kutantestung. – **2)** *radiol* ↑ Früherythem, Blasen-, Darmfrühreaktion; i. w. S. auch die sogen. Hauptreaktion (nebst Folgen) der akuten ↑ Radiodermatitis. – **F.reife**: ↑ Pubertas praecox.

Frühschmerz: *gastrol* Schmerz im Epigastrium unmittelbar nach der Nahrungsaufnahme; charakteristisch für Magenulkus (vgl. Spätschmerz).

Frühschwangerschaft: die ersten 4 Mon. der Schwangerschaft. – Als »**schmerzhafte F.**« mit Druck- u. Spannungszuständen in Becken u. Brüsten. – Von den sogen. **Frühschwangerschaftsreaktionen** sind vor dem 40. Tag nur die hormonellen Verfahren (Entzugsblutung nach Progesteron-Gaben) ausreichend zuverlässig.

Frühsommer|katarrh: ↑ Heuschnupfen. – **F.(meningo)enzepahlitis**, FSME: ↑ Frühjahr-Sommerenzephalitis.

Früh|spasmophilie: in den ersten Wo. nach der Neugeb.-periode auftret. Krampfzustände infolge (nichtrachitogener!) hyperphosphatäm. Hypokalziämie. – **F.stenose**: *chir* bald nach einer Hohlorgan-Op. einsetzende Stenosierung im Anastomosenbereich. – **F.sterblichkeit**: *päd* ↑ Neugeborenensterblichkeit. – **F.syndrom, (post)alimentäres**: ↑ Dumpingsyndrom. – **F.syphilis**: die Syphilisstadien bis Ende des 2. J. nach Infektion (auch bei Lues connata): sero-neg. u. -pos. Primärstadium, Sekundärstadium, Frühlatenz.

Früh|tertiarismus: überstürzter Syphilisverlauf mit typ. tert. Hauterscheinungen in unmittelbarem Anschluß an das Sekundärstadium, evtl. schon vor Ablauf des 2. J. nach Infektion; Folge unzureichender Ther.? – **F.tetanie**: T. des frühen Säuglingsalters, v. a. bei perinataler Hirnschädigung, (passagerem) Hypoparathyreoidismus, alimentärer Phosphatstauung (Kuhmilchüberfütterung), Alkalose (bei häuf. Erbrechen). – Auch weniger korrekte Bez. für die – Frühspasmophilie. – **F.thrombose**: bereits einige Stdn. bis Tage post operationem eintret. thrombot. (Rezidiv-)Verschluß des endarteriektomierten Gefäßes bzw. des überbrückenden Bypass. – **F.toxikose**: *geburtsh* ↑ Frühgestose. – **F.typ**: *allerg* Gewebsreaktion der Haut vom urtikariellen »Soforttyp« (↑ Frühreaktion).

Früh|urographie: i.v. Urographie mit sehr zeit. Beginn der Aufnahmeserie zur Erfassung einer seitendifferenten KM-Ausscheidung bei Nierenarterienstenose (anfangs verzögert, später verstärkt). – **F.zeitigkeitsindex**: *kard* ↑ Vorzeitigkeitsindex.

Fründ* Gipsplombe: (1954) Antibiotika u. Tuberkulostatika enthaltende Plombe im radikal ausgeräumten Herd bei Wirbel-Tbk; wird (nach prim. Wundverschluß) allmählich abgebaut; wirkt wahrsch. auch knochenregenerierend.

Fründ*-Haglund*-Läwen* Krankheit (HEINRICH FR., geb. 1880, Chirurg, Bonn, Osnabrück; SIMS EMIL PATRICK H.; ARTHUR L.): ↑ Chondromalacia patellae.

Fruktifikation: *mykol* Oberbegr. für die Fruchtkörper-, Sporen-, Konidien-, Askusbildung. – Das die asexuellen (z. B. Makro-, Mikrokonidien) bzw. sexuellen (z. B. Kleisto-, Apothezien) **Fruktifikationsorgane** entwickelnde Myzel differenziert sich vom vegetat. (der Ernährung dienenden) Myzel, häufig als Luftmyzel.

Fruktofuranose: s. u. Fruktose.

β-Fruktofuranosidase, Invertase, Saccharase: pflanzl. u. mikrobielle Hydrolase, die β-D-Fruktofuranoside hydrolysiert (z. B. Saccharose zu Invertzukker).

Fruktolyse-Test: Beurteilung der Fertilität anhand des Verbrauchs der Fruktose im frischen Ejakulat (unter Berücksichtigung der Spermiendichte); Absinken des Fruktosegehalts innerhalb 2 Std. um ca. 200–800 γ/ml, fehlt bei Azoospermie.

Fruktopyranose: s. u. Fruktose.

Fruktosämie: Vork. von Fruchtzucker im Blutplasma beim ↑ Fruktoseintoleranz-Syndrom.

Fruktosane: aus Fruktose-Einheiten aufgebaute Polysaccharide, z. B. Inulin.

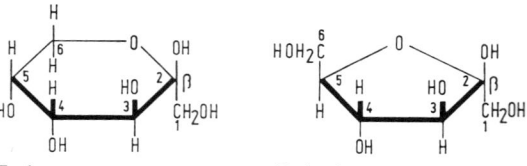

Fruktopyranose   Fruktofuranose

D-**Fruktose**, Fruchtzucker, Lävulose: $C_6H_{12}O_6$, 2-Keto-D-arabohexose; natürl., durch Hefe vergärbares Monosaccharid (Ketohexosetyp); frei (kristallin) als Fruktopyranose, gebunden vorw. als Fruktofuranose (↑ Formel). Ergibt bei Reduktion D-Sorbit u. D-Mannit (1:1); ist optisch aktiv (linksdrehend: $[\alpha]_D^{20}$ –133,5° bis –92°); Vork. in Früchten u. Honig, gebunden in Glykosiden, z. B. mit Glukose als Saccharose, polymer in Fruktosanen (z. B. Inulin); wesentl. Kalorienträger; im Vollblut 0,5–5 mg%, Samenblasensekret 1,7–8,2, Sperma 1–5 mg/ml (Energielieferant für Spermatozoen; bei <1,2 mg/ml Unterfunktion der LEYDIG* Zwischenzellen; s. a. Fruktolyse-Test); im Harn nur alimentär bedingt oder bei F.intoleranz-Syndrom, schwerem Diabetes mellitus. Rel. langsame Darmresorption; Umbau zu Glykogen. Abbau in der Leber (Insulin-abhängig); nach Phosphorylierung, ↑ Schema) durch Aldolase zu Dihydroxyazetonphosphat (mit nachfolg. Einmündung in die ↑ Glykolyse) u. zu D-Glyzerinaldehyd (das zu

2-Phosphoglyzerinsäure oder zu Glyzerinaldehyd-3-Phosphat umgewandelt wird; damit Anschluß an KH-Stoffwechsel); ferner Überführung in Glukosamin oder L-Fukose. Bildung im Körper durch Glykolyse, Hydrolyse von F.-6-P, Sorbitdehydrierung, Mannoseisomerisierung, Saccharosespaltung. – Therap. Anw. in iso- oder hyperton. Lsg. zur parenteralen Ernährung, v. a. bei Leberschäden, hypoglykäm. u. hyperkaliäm. Zuständen, akuter Alkoholvergiftung (nicht nach Methanol: beschleunigt Alkoholabbau), Delirium tremens; oral bei Schwangerschaftserbrechen, chron. Alkoholismus, als Süßmittel für Diabetiker. – Nachweis durch Reduktionsproben u. Vergärung (wie Glukose), ferner Farbreaktionen mit Resorzin (TOLLENS), Diphenylamin, Thymol, Indol-3-essigsäure (HEYROWSKI), enzymatisch mit Hexokinase (Papierchromatographie).

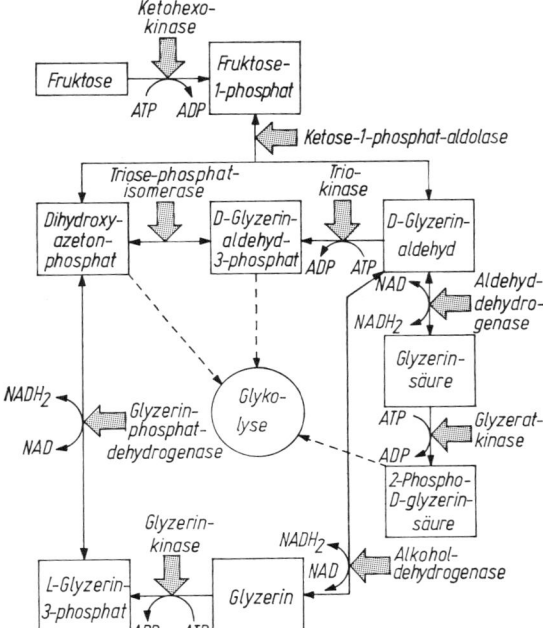

Fruktose-1,6-diphosphat, HARDEN*-YOUNG* Ester; Diphosphorsäureester der Fruktofuranose; Zwischenprodukt der Glykolyse (durch Phosphorylierung von Fruktose-6-phosphat; Spaltung in Dihydroxyazetonphosphat u. D-Glyzerinaldehyd-3-phosphat) u. des Pentosephosphatzyklus (umgekehrter Reaktionsablauf). Gehalt in menschl. Ery 55 bis 195 µMol/l. – **F.-1-phosphat**, ROBINSON*-TANKO* Ester: Phosphorsäureester der Fruktopyranose; entsteht in Leber, Niere u. Dünndarmmukosa durch Phosphorylierung (Ketohexokinase) oder durch Aldolkondensation (Ketose-1-phosphat-aldolase) von Dihydroxyazetonphosphat u. D-Glyzerinaldehyd. Hemmt beim ↑ Fruktoseintoleranz-Syndrom, nach Fruktosegaben angehäuft, die Glukoneogenese. – **F.-6-phosphat**, NEUBERG* Ester: Phosphorsäureester der Fruktofuranose; Zwischenprodukt im KH-Stoffwechsel, entstehend aus Glukose-6-phosphat (durch Hexosediphosphatisomerase), aus Fruktose-1,6-diphosphat (Phosphatabspaltung durch Hexosephosphatase), im Pentosephosphatzyklus aus Xylulose-5- u. Erythrose-4-phosphat. – **F.-1-phosphat-aldolase**: ↑ Ketose-1-phosphat-aldolase.

Fruktose|intoleranz-Syndrom, heredit. Lävuloseintoleranz: (1956) autosomal-rezess. erbl. Enzymopathie des F.stoffwechsels (Mangel an Ketose-1-phosphat-aldolase; s. a. Fruktose-1-phosphat). Bedingt durch unvollständ. Abbau zugeführter Fruktose Fruktosämie (u. -urie) mit konsekut. Verdrängung der Glukose, Hypoglykämie (bis zum Schock), hypoglykäm. Organschäden (Leber, Niere, Gehirn; evtl. leichter Ikterus, Intelligenzdefekt); beim Säugling evtl. nur rezidivierende Ernährungsstörungen; fast kariesfreies Gebiß. – vgl. Galaktose-F.-Intoleranz.

Fruktosetoleranztest: Leberfunktionsprobe durch Fruktose-Belastung u. 30minüt. Kontrolle der Blutwerte; normal Anstieg innerh. 1 Std. um max. 15 mg/100 ml (Blutzucker 35 mg/100 ml) gegenüber Nüchternwert, nach 2 Std. wieder Normalwerte.

Fruktosurie-Syndrom: heredit. (autosomal-rezessive?), gutart. nichtdiabet. Mellituric mit Ausscheidung von ca. 10–20% des alimentär zugeführten Fruchtzuckers. – Renale Fruktoseausscheidung ferner bei Fruktoseintoleranz-Syndrom u. bei Tyrosinose.

frustran: vergeblich, ohne Effekt, unvollkommen; z. B. fru. ↑ Herzkontraktion; Forme fruste.

Frustration: *psych* aufgezwungener Verzicht auf Erfüllung bestimmter Triebwünsche, Bedürfnisse u. Strebungen, verbunden mit einem Enttäuschungserlebnis. – Eine verminderte **Frustrationstoleranz** (ROSENZWEIG 1938) ist Hinweis auf Ich-Schwäche.

FS: Fettsäure.

FSF: fibrinstabilisierender FAKTOR. – **FSF-Mangel**: kongenit. ↑ Faktor-XIII-Mangel.

FSH: ↑ follikelstimulierendes Hormon (↑ Tab. »Gonadotropine«). – **FSH-RF**: ↑ Releasing-Faktor des FSH.

FSME: ↑ Frühjahr-Sommer-Meningoenzephalitis.

F⁺-Stamm: *bakt* ↑ Donor-Stamm.

FSU: Follikelstimulierender Urin (↑ Tab. »Gonadotropine«).

F-Syndrom: (F. R. GROSSE u. M. 1969) bes. fam. Biotyp der Akro-pektoro-vertebraldysplasie (wahrsch. autosomal-dominant erbl. »Kieferbogensyndrom«), mit multiplen Finger- u. Zehendeformitäten, Pectus excavatum oder carinatum, Spina bifida, diskreter kraniofazialer Dysmorphie, evtl. Schalleitungsschwerhörigkeit.

FTA-Test: ↑ Fluoreszenz-Treponemen-Antikörpertest.

F-II-Test: (HELLER) der »Fraktion-II-Test« zum Nachweis des Rheumafaktors bei pcP; modifiz. Schafzellagglutinationstest, wobei Tannin-vorbehandelte Hammel-Ery mit menschl. γ-Globulin der COHN* Fraktion II beladen werden.

Ftivazidum *WHO*: ein INH-Tuberkulostatikum.

Fuchs* (ERNST F., 1851–1930, Ophthalmologe, Lüttich, Wien) **Atrophie**: (1885) senile Atrophie der peripheren Optikusfasern, meist infolge chron. Perineuritis. – **F.*(-Foster*) Fleck**: unregelmäßig geformter braun-schwarzer Pigmentfleck in der Makula durch Proliferation des Pigmentepithels nach Makulablutung infolge starker myop. Dehnung. – **F.* Heterochromie**, F.* Syndrom III: Verschiedenfarbigkeit der Iris beider Augen mit chron. Zyklitis am helleren Auge; graue, zerfaserte u. zerfahrene, stern-

Fuchs* Hornhautdystrophie

förm. Präzipitate, porzellanweiße, silbern leuchtende Glaskörpertrübungen, weiß-grau-blaue Linsentrübungen (»Heterochromiekatarakt«); später meist Sekundärglaukom. Ätiopath. ungeklärt (Heredopathie? fortschwelende fetale Iritis? Wirkung unbekannter Toxine?). – **F.*(-Groenow*) Hornhaut(epithel)dystrophie,** F.* Syndrom II, KRAUPA* Dystrophie: seltene, meist erst jenseits des 4. Ljz. auftret., ein- oder doppelseit. Form mit graufleck. Epithelentartung; beginnend in zentr. Hornhautpartien als unregelmäß. Stippung u. Blasenbildung; gleichzeitig Veränderung des Endothels u. Herabsetzung der Hornhautsensibilität. Disponiert zu Glaukom; sehr therapieresistent. – **F.* Kolobom:** kongenit. Aderhautkolobom (von der Sehnervenpapille abwärts). – **F.* Operation, Transfix(at)ion:** quere Durchstechung (radiär von Limbus zu Limbus) der infolge hint. Synechien nach Iritis napfkuchenartig vorgewölbten Iris zur Behebung eines Sekundärglaukoms. – **F.* Streifen:** *ophth* ↑ Aufhellungsstreifen. – **F.* Syndrom: 1)** (1876) akute entzündl. Erkr. der Haut u. Halbschleimhäute als Sonderform des Erythema exsudativum multiforme majus; klin. Erscheinungen ähnl. denen des BAADER* Syndroms, jedoch ohne Fieber. Äthiopath. ungeklärt. – **II)** ↑ F. *Hornhautepitheldystrophie. – **III)** ↑ F.* Heterochromie. – **F.* Zeichen:** paradoxe Hebung des ptot. Oberlids beim Blick nach unten in der Erholungsphase einer Okulomotoriusparese (»Pseudo-Graefe«).

Fuchs* Reaktion (HANS J. F., 1873–1942, Gynäkologe, Danzig): »proteolyt. Krebstest«, beruhend auf der – umstrittenen – Erfahrungstatsache, daß Serum Krebskranker das Fibrin Gesunder abbaut, nicht aber das Krebskranker. Für Frühdiagnose wegen zu großer Fehlerbreite nicht geeignet.

Fuchs*-Rosenthal* Zählkammer (ALFRED F., 1870–1927, Neurologe, Wien; S. M. R., geb. 1897, amerikan. Arzt): Zählkammer für Liquorelemente, von den übl. Blutzählkammern nur durch größeren Rauminhalt (3,2 mm³) unterschieden; Angabe der Zellzahl in »Drittel-Zellen«. – Von F.* auch farbkräftigere Variante des RORSCHACH* Tests (»FuRo-Test«).

Fuchsbaufistel: komplette Fistel mit verzweigtem Gangsystem u. Ausbuchtungen.

Fuchsbesessenheit, Kitsune-tsuki: (E. v. BAELZ) in Japan meist bei Frauen unter prädisponierenden Bedingungen (mäß. Intellekt, Aberglaube, schwächende Krkht.) vork. Wahn, von Füchsen (bzw. auf den Oki-Inseln von Hunden) verzaubert worden zu sein.

Fuchsin: (A. W. HOFMANN 1858) bas. Triphenylmethan-Farbstoff (Triaminotolyl-diphenyl-karbinolhydrochlorid); als Handelsprodukt verunreinigt durch Para-F. (= Pararosanilin), Neu-F. u. Akridin-Verbdgn.; in H_2O rot lösl.; u. U. karzinogen. Anw. zur ↑ F.färbung u. als Nährbodenzusatz (AYER*, ENDO* Agar = **F.-Sulfit** bzw. **F.-Sulfit-Milchsäure-Agar**); wicht. Derivate: ↑ Malachitgrün, Kristallviolett.

Fuchsin-S-Belastung: Prüfung der exkretor. Leberfunktion durch perorale Gabe von 1 g Säurefuchsin; normale Ausscheidung im Harn innerhalb 8 Std.

Fuchsinfärbung: *histol* Anfärbung von Gewebe- u. Zellbestandteilen (v. a. Bindegewebsfasern, Knochenzellen, Zellgrenzen, -kerne, RUSSELL* Körperchen, β-Granula des HVL, Mastzellen) mit wäßr., schwach angesäuerter Lsg. von Fuchsin oder seinen Derivaten, z. B. Resorzinfuchsin (WEIGERT), GOMORI*(-GABE*) Aldehydfuchsin, fuchsinschwefl. Säure (SCHIFF* Reagens; s. a. FEULGEN* Nukleal- u. Plasmalreaktion). – *bakt* Färbung von Tbk-Baktn. mit ZIEHL* Karbolfuchsin (ZIEHL*-NEELSEN* Färbung).

Fühl|schwelle: in der Tonaudiometrie diejen. Lautstärke, bei der auch ein Gehörloser den Schall als Vibration wahrnimmt; frequenzabhängig, für Knochenleitung wesentl. niedriger als für Luftleitung. – **F.sphäre:** *physiol* der somatosensible ↑ Kortex.

führendes Auge: das bei normalem Sehvermögen funktionell überwiegende Auge; entspricht bei seitengleichem Sehvermögen im allg. der »Händigkeit«. – **führender Teil:** *geburtsh* s. u. Fruchteinstellung.

Führungs|bewegungen: *ophth* Augenbewegungen bei Fixierung eines bewegten Objektes in 50–70 cm Abstand; zur Motilitätsprüfung der Augen, z. B. bei der Schieldiagnostik. – **F.draht:** *chir* KIRSCHNER* Bohrdraht (mit Trokarspitze) als Führungsachse für Knochennagel mit Innenbohrung. – **F.größe:** *kybern* wähl- u. variierbarer Orientierungswert eines Regelsystems, den dieses – innerh. des Regelbereichs – zu erreichen strebt.

Führungshohlsonde, Rillensonde: stumpfe Sonde mit rinnenförm. Blatt (gerade, aufgebogen, halbkreisförm., abgewinkelt, evtl. mit Öhr) zum Unterfahren von Gefäßen, Strängen etc., um der Unterbindungsnadel bzw. dem Schneidinstrument als Führung zu dienen; z. B. nach PAYR, GILGI, KOCHER.

Führungs|kollaterale: das stärkste Gefäß eines Kollateralkreislaufs. – **F.linie:** *gyn* ↑ Beckenführungslinie. – **F.rohr:** flexibles Metallrohr (mit Handgriff) zur Führung von Innensäge, -fräse, -meißel u. -meßstab beim Aufbohren des Markkanals. – **F.spieß, -stachel:** in die Rinne eines Marknagels passender spitzer oder stumpfer Metallstab als intramedulläre Führungsschiene bei Marknagelung (u. zur Nagelextraktion).

Fülleborn* Anreicherung (FRIEDR. F., 1866–1933, Hygieniker u. Tropenarzt, Hamburg): Modifik. der WILLIS* Kochsalzauftrieb-Methode zum Nachweis von Nematoden- u. Hymenolepis-Eiern im Stuhl; nach Aufschwemmung der Stulprobe mit gesätt. (35,8 %ig.) NaCl-Lsg. steigen die spezifisch leichteren Eier an die Oberfläche, von wo sie mittels Deckglas oder Öse auf Objektträger übertragen werden können.

Fülle(perioden): wachstumsbiol. Begr. für die 3 Perioden (1.–4., 8.–10. u. 15–20. Lj.) mit Überwiegen des Gewichts- über das Längenwachstum (s. a. Gestaltwandel); vgl. Streckphasen.

Füllfeder(halter)dosimeter: stabförm., in der Brusttasche zu tragender Dosismesser für Strahlenschutzzwecke (Vorteil: Sofortablesung). Modelle mit Ionisationskammer (»Taschenkondensatorkammer«), mit Thermolumineszenzvorrichtung oder Rö-Elementen.

Fülling* Syndrom (GEORG F., zeitgen. Pädiater, Hamburg): das / dentofaziale Syndrom.

Füllmittel: *pharm* kalorienarme Bestandteile (z. B. Alginate) von Abmagerungsmitteln, die durch Magenfüllung ein Sättigungsgefühl hervorrufen; vgl. Ballaststoffe.

Füllung: 1) *dent* Versorgung kariöser Defekte mit plast. Materialien; als Dauer- oder als provisor. = temporäre Füllung; i. w. S. auch das in die Kavität eingebrachte Füllungsmaterial (»Plombe«). – 2) *kard* venöser Rückstrom u. diastol. Füllung des Herzens als Ergebnis von Druck- u. Saugwirkungen (der herzwärts gerichtete venöse Druckgradient, als »vis a tergo«, ist in bd. Kreisläufen ein arterieller Restdruck; unterstützt von Atmung u. / Muskelpumpe; Saugkräfte beruhen v. a. auf der systol. Verschiebung der Ventilebene in Richtung Herzspitze; zu Beginn der Füllungszeit auch pass. diastol. Saugwirkung infolge systol. Verformung elast. Herzstrukturen). Füllung des re. Herzens durch Inspiration u. Auspressen der Venen bei Muskelarbeit unterstützt. – 3) *röntg* Einbringen von KM in ein Hohlorgan mittels Katheter etc. oder durch Schluckenlassen (im Ggs. zur Applikation auf dem Blutweg); i. w. S. auch das so gewonnene Füllungsbild.

Füllungsdefekt: *röntg* unphysiol. Aussparung der Kontrastfüllung eines Hohlorgans, z. B. bei exophyt. Tumor (/ Abb. »Magenkarzinom«).

Füllungsdruck des Herzens: funktionelle Größe, die nach dem FRANK*-STARLING* Gesetz die mechan. Arbeit des folg. Herzzyklus u. dessen zeitl. Ablauf beeinflußt (»preload«). Angegeben als **effektiver F.** (Differenz von intraventrikul. u. intrathorakalem Druck) oder als enddiastol. Ventrikeldruck gegen Atmosphäre zum Zeitpunkt der Q-Zacke u. bei Umschlag von Ex- u. Inspiration oder als mittl. Höhe des Flächenintegrals, das durch die Druckhöhe im Vorhof bei Av-Klappenöffnung u. zu Beginn der Vorhofkontraktion sowie durch den Druckablauf zwischen diesen u. der Nullinie begrenzt ist. – **Venöser F.**: Druckgefälle zwischen Beginn der venösen Strombahn u. re. bzw. li. Vorhof (/ Füllung 2).

Füllungs|geräusch (diastolisches): *kard* / Einstromgeräusch. – **F.phase**: 1) *kard* die biphas. Blutfüllung der Herzkammern während der Diastole (»Füllungszeit« zwischen Öffnung u. Schluß der Atrioventrikularklappen normal um 400 msec); protodiastolisch die »schnelle F.ph.« mit raschem Abfall der Vorhofdruckkurve (v/y) u. raschem Bluteinstrom (> 2/3 der ges. Ventrikelfüllung); dann die restl. Füllung während der Vorhofsystole; s. a. Füllungstöne. – 2) *päd* / Fülleperiode. – **F.töne**: *kard* die durch den Bluteinstrom in die Ventrikel entstehende 3. (während schneller Füllungsphase) u. 4. HT (während Vorhofkontraktion). – **F.zeit**: *kard* s. u. F.phase.

Fünfer|rhythmus: Folge von 5 Herztönen durch Auftreten eines 3. u. 4. HT u. eines systol. Extratons oder aber eines Extratons bei gedoppeltem 1. u. 2. HT. – **F.syndrom**: (KEHRER 1951) psychosomat. Syndrom der Frau bei Dyspareunie; mit 5 Hauptsympt.: Persistenz der koitalen Hyperämie u. -lymphie, Hyperästhesie des kleinen Beckens (/ Pelipathia vegetaliva), Fluor vagin., hypertroph. Uterusfibrose mit Sekretretention in den Zervixdrüsen, Fibrosklerose der Lgg. sacrouterina. – **F.typ, -stenose**: (DOERR) die angeb., in Höhe der Mündung der 5. Kiemenbogenarterie am höchsten gelegene Aortenisthmusstenose (meist konisch).

Fünfjahresheilung: die nach Behandlung eines Malignoms mit Erreichen einer 5jähr. Überlebenszeit ohne Rezidiv- oder Metastasenbefund angenommene definitive Heilung als Kriterium für den Therapieerfolg. – **Fünfjahresrate**: %-Anteil solcher 5-J.-Heilungen in einer Ther.-Gruppe.

Fünftagefieber: / Wolhynisches Fieber.

Fünfte Krankheit: / Erythema infectiosum acutum (als 5. der großen infektiösen Kinderkrkhtn. neben Masern, Scharlach, Röteln u. Rubeola scarlatinosa = 4. Krankh.).

Fünfter Punkt: *kard* / ERB* Punkt.

Fünf-X-Syndrom: / 5-X-Syndrom.

Fünfzellenbad: (WETCHY) Vierzellenbad mit zusätzl. Sitzbadewanne.

Fuente*-Hita* Reaktion: BSR mit 45°-geneigtem Röhrchen; 15-Min.-Wert entspricht dem 1-Std.-Wert bei WESTERGREN*-Technik.

Fürbringer* (PAUL F., 1849–1930, Internist, Jena, Berlin) **Methode**: *chir* präop. Desinfektion der Hände u. Unterarme: 10 Min. Bürsten mit Seife unter heißem Fließwasser, Nägelreinigen, 3–5 Min. Abreiben (steriler Mull) mit 70%ig. Alkohol; evtl. 3 Min. Abspülen in 1‰iger Sublimat-Lsg. o. a. Desinfektionsmittel. **F.* Reaktion**: Eiweißnachweis (Ausflockung) im Harn mit Quecksilberchlorid, NaCl u. Zitronensäure. – **F.* Trokar**: gerader, kräft. Universaltrokar mit dreikant. Stachelspitze; Abfluß durch seitl. Hahn verschließbar. – **F.* Zeichen**: atemsynchrone Bewegung der Punktionsnadel als Zeichen ihrer transdiaphragmalen Lage in einem subphren. Abszeß.

Fürsorge: gesetzl. geregelte, seit 1961 (Bundessozialhilfegesetz) »Sozialhilfe« genannte Maßnahmen mit weit gespanntem Leistungsrahmen, die ohne vorausgehende Eigenleistung an wirtschaftlich oder sachlich Hilfsbedürftige subsidiär (d. h. bei Fehlen eines vorrangig verpflichteten Kosten- oder Leistungsträgers) gewährt werden; z. B. Alten-F., Gesundheits-F. (durch spez. Beratungsstellen). – Ferner als **nachgehende F.** die Betreuung eines körperlich oder psychisch Kranken als Rehabilitationshilfe nach Entlassung aus der unmittelbaren Heilbehandlung; s. a. Außenfürsorge, Case-work. – **Fürsorger(in)**: Mitarbeiter einer staatl. oder gemeinnütz. Institution mit sozialpfleger. Aufgaben; heute meist als »Sozialarbeiter(in)« bezeichnet.

Fürstner* Krankheit (KARL F., 1848–1906, Psychiater, Heidelberg, Straßburg): psychogene, pseudospast. Parese mit Tremor.

Füth* Fistelplastik (HEINRICH F., 1868–1951, Gynäkologe, Köln): (1918) vaginaler Verschluß einer Blasen-Scheidenfistel nach Zirkumzision des Fistelrandes mit Bildung eines halskrausenart. Schleimhautzylinders, der nach Freilegung des Blasenbodens einschl. des Fistelgangs ins Blasenlumen eingestülpt wird; Deckung durch Vaginalschleimhaut.

Fütterungstuberkulose, Deglutitions-, Ingestitions-Tbk.: beim Säugling u. Kleinkind v. a. durch Genuß roher Milch von tbk. Rindern, aber auch als Kontakt- u. Schmierinfektion zustandekommende enterale Erstinfektion mit Mycobact. tuberculosis (meist Typus bovinus). Eine F. durch Milch tuberkulöser Mütter ist umstritten.

fugax: (lat.) flüchtig.

Fugenhorizontale: *röntg* die HILGENREINER* Linie (durch die Y-Fuge bd. Hüftgelenke).

Fugue: (franz. = Flucht) / Poriomanie. – Ferner der **epileptische F.zustand** als Anfall (im Zusammenhang mit postkrit. Dämmerzustand) oder Status ohne Krämpfe, mit stunden- oder tagelangen Automatismen in Form von Gehbewegungen u. Gesten mit mehr oder weniger folgericht. Ablauf; Bewußtsein eingeengt (nicht völlig erloschen), Amnesie.

Fugu-Vergiftung: oft tödl. Intoxikation nach Genuß unsachgemäß zubereiteter, Tetrodotoxin enthaltender Fische der Ordn. Plactognathi; Sympte. (innerh. 30 Min.): Parästhesien u. Lähmungen (Atemzentrum, Zwerchfell), evtl. Tod in max. 24 Stdn.

Fuhrmann* Röhrchen (FRANZ F., 1877–1957, Bakteriologe, Graz): Glasröhrchen mit separaten Ansätzen für Kalilauge, Pyrogallol u. O_2-Indikator; evtl. auch mit Evakuierstutzen (zur Anaerobierkultur).

Fujinami* Virus (AKIRA F., 1870–1934, Pathologe, Kioto): dem ROUS* Sarkomvirus ähnl. Virus; Erreger des F.*(-INAMOTO*) Hühnersarkoms (überimpfbares Myxosarkom, in 60% durch Salvarsan heilbar), bei Jungtieren einer multiplen Hämorrhagie (v. a. Leber).

Fujita* Blutzuckerbestimmung (AKIJU F., Bakteriologe, Tokio): Modifik. der HAGEDORN*-JENSEN* Methode durch Enteiweißung mit schwefelsaurer Kadmiumsulfat-Lsg.

Fujiwara* Reaktion: *chem* s. u. Trichloräthanol.

L-Fukose: eine Methylpentose, $C_6H_{12}O_5$; Vork. (meist gebunden) in Muko- u. Glykoproteinen (Serum u. Speichel 89 mg/l, Magensaft 138 mg/l), in Oligosacchariden (= **Fukosidolaktose**) der Frauenmilch, in Blutgruppensubstanzen (A, B u. H, Le^a), herzwirksamen Glykosiden, antigenen Polysacchariden der Bakterienzellwand. Bildung im menschl. Organismus aus Fruktose-6-phosphat; s.a. Fukosidose.

Fukoside: aus Fukose u. einem Aglykon aufgebaute Glykoside (/ Tab. »Digitalisglykoside«). Hydrolyt. Abbau durch β-D-Fukosidase (deren autosomal-rezessiv erbl. Mangel zum **Fukosidose-Syndrom**, einem Biotyp der Mykolipidose, führt: ab 1.–3. Lj. fortschreit. Spastizität, Krämpfe, Demenz, Dezerebration, u. zwar bei Typ I bis zum 6. Lj., bei Typ II (mit Gargoylismus, Hepato-, Spleno-, Kardiomegalie) bis ins Erwachsenenalter.

Fukuda* Luesreaktion: (1937) Modifik. der IDE* Flockungsreaktion mit MTR- oder MKR-II-Extrakt, 1%ig. Kristallviolett- u. alkohol. Azur-II-Lsg.

Fuld* Probe (ERNST F., geb. 1873, Internist, Berlin): / Edestinprobe. – **F.*-Gross* Einheit** (OSKAR GR.): Trypsineinheit; Enzymmenge, die in 1 Std. bei 38° 1 ml einer 0,1%ig. Kaseinlsg. vollständig verdaut. – **F.*-Gross* Reaktion**: / Antitrypsin-Test.

Fulguration: 1) Einwirkung des Blitzschlags auf den menschl. u. tier. Körper (/ Blitzschlagsyndrom). – 2) *elektrother* örtl. Franklinisation durch Funkenentladung (mehrere cm) über knopfförm. Elektrode; i. e. S. die / Elektrodesikkation (s. a. Fulgurolyse).

Fulgurolyse, -punktur: (DOYEN 1907) Modifik. der Elektrodesikkation mit bipolarer Elektrode, die bei geringer Stromstärke u. hoher Spannung eine größere Tiefenwirkung erzielt.

Fuligo: (lat. = Ruß) schwarzbrauner Zungen-, Zahn-, Lippen- u. Mundschleimhautbelag beim Hochfiebernden. – **fuliginosus, fuliginös**: rußartig, rußfarben.

Fuller* Operation (EUGÈNE F., 1858–1930, Urologe, New York): 1) (1885) suprapub., transvesikale Prostatektomie mit intrakapsulärer Enukleation, prim. Blasenverschluß, perinealer Dränage der Prostataloge. – 2) ischiorektale Vesikulotomie bei Abszeß, Tbk etc.

Fullerton* Dränage: (A. F. 1929) lat., perineale Dränage der Prostataloge bzw. des Blasenbodens (bei suprapub. Prostatektomie, Prostataabszeß, perizystit. Phlegmone etc.) durch das Diaphragma urogenit. nahe Sitzbeinhöcker hindurch nach Medialabdrängung des M. ischiocavernosus (Schonung des N. pudendus int. u. der Gefäße).

fulminans: (lat.) blitzartig; i. w. S. (»fulminant«) glänzend, ausgezeichnet.

Fulton*(-Dumbell*) Methode: (1949) v. a. für die virol. Diagnostik geeignete »Tropfmethode« der KBR (»Mikro-KBR«). Ansatz in Plastikplatten; als Tropfkanülen meist abgeschliffene Inj.nadeln; Bindung von Komplement an AG u. Serum über Nacht in der Kälte; nach Zugabe des hämolyt. Systems 30 Min. Inkubation (37°).

Fumagillinum *WHO*: (1949) Antibiotikum aus Aspergillus fumigatus; wirksam gegen Bakteriophagen, Entamoeba histolytica, Trichomonas vaginalis.

Fumarase, Fumarat-hydratase: in den Mitochondrien lokalisiertes Enzym des Zitratzyklus, das spezifisch Fumarat zu L-Malat hydratisiert.

Fumarole: Gasquelle mit reinem H_2S.

Fumarsäure, Acidum fumaricum: *trans*-Äthylendikarbonsäure, HOOC-CH = CH-COOH (strukturisomer mit Maleinsäure = *cis*-Form). Vork. in grünen Pflanzen, Pilzen, tier. Gewebe; Intermediärprodukt im Zitratzyklus durch Oxidation der Bernsteinsäure in Gegenwart der Sukzinat-dehydrogenase, beim Phenylalanin- bzw. Tyrosinabbau durch Hydrolyse der Fumarylazetessigsäure (diese entsteht durch Isomerisierung der bei der Oxidation von Homogentisinsäure gebildeten Maleylazetessigsäure), durch Spaltung der Argininbernsteinsäure im Harnstoffzyklus u. der Adenylbernsteinsäure bei der Biosynthese von Nukleotiden, durch Desaminierung der Asparaginsäure. Wirkt stimulierend auf das ZNS (therap. Anw. von Ferrum fumaricum u. a. mit Wirkstoffen gebildeter Fumarate).

Fumarylazetoazetase: in der Leber am Abbau von Phenylkernen beteiligte Hydrolase; spaltet Fumar- bzw. Sukzinylazetoazetat zu Fumar- bzw. Bernsteinsäure u. Azetoazetat.

Fumigantia: Stoffe zum Ausräuchern von Ungeziefer; vgl. Fumigatio.

Fumigatin: (1938) Antibotikum aus Aspergillus fumigatus; in vitro wirksam gegen grampos. Baktn.

Fumigatio(n): »Räucherung«, *hygien* Desinfektion durch Räucherverfahren, *therap* Inhalation eines Räuchermittels (i. w. S. auch das Räuchermittel selbst, z. B. die F. antiasthmatica als Zubereitung aus Folia Stramonii, Herba Lobeliae, Kaliumnitrat u. Bindemitteln).

Functio: (lat.) Funktion. – F. laesa: »gestörte Funktion« als klass. Entzündungszeichen u. häuf., aber nicht obligates Fraktur-, Luxations- u. Kontusionssymptom; s. a. Funktionsstörung.

functionalis: (lat.) eine Funktion oder Tätigkeit betreffend, funktionell; s. a. *gyn* Funktionalis.

Funda: (lat. = Schleuder) *chir* »Schleuderverband« (für Teilabdeckung am Kopf) mit hängemattenart., bis auf ein Mittelstück beidendig zu je 2 Haltezügeln längsgeschlitztem Bindenstück; die Zügelpaare werden gekreuzt über dem gegenseit. Kopfpol geknotet; z. B. als F. auris (am Ohr), F. capitis (Scheitel), F. oculi (Auge), F. nasi (Nase), F. mentalis (Kinn).

Fundamentalpunkte: *physik* Gefrier- = Eispunkt u. Siedepunkt des Wassers unter Normalbedingungen als bestimmende Punkte einer Thermometerskala.

Fundektomie: Resektion oder Exstirpation des Fundus eines Hohlorgans (z. B. Uterus, Harnblase); i. e. S. die des Magenfundus mit anschließ. Ösophagogastrostomie (sogen. »umgekehrter BILLROTH I«, »Resectio inversa«, entweder als Kardiektomie oder als Korpus- u. Antrum-erhaltende Resektion mit obligater Pyloromyotomie (Refluxprophylaxe), seltener als Segmentresektion (z. B. nach CONNEL), tubuläre Resektion n. WANGENSTEEN. Häufigste Methoden nach HOLLE(-HEINRICH), KÜMMELL, TANNER (abdomino-linksthorakal), HOLMES-SELLORS (abdomino-re.-thorakal), NISSEN (thorakal-transdiaphragmal).

fundiformis: (lat.) blindsackförmig.

Fundo|pexie: op. Fixierung des Fundus eines Hohlorgans; z. B. die des Magenfundus an die Speiseröhre (= Ösophagofundopexie) bei Kardiainsuffizienz. – F.plicatio: manschettenart. Umnähung (»intramurale Einbettung«) des durch Zügelzug portioartig ins Magenlumen eingestülpten intraabdominalen Ösophagusabschnitts mit 2 aus Vorder- u. Hinterwand des Magenfundus gebildeten Falten; zur Kontinenzherstg. bei Refluxösophagitis, bei Hiatushernie, -insuffizienz. Nach NISSEN mit abdomin. oder thorakalem Zugang, u. U. kombin. mit Gastropexie; s. a. SAUERBRUCH* Gastroplicatio. – F.skopie: ↑ Ophthalmoskopie.

Funduliformis-Bakterien: (HALLÉ 1898) ↑ Sphaerophorus necrophorus.

Fundus: (lat.) Grund, Boden, Blindsack; 1) *anat* Boden eines Hohlorgans (s. a. Fornix), z. B. (PNA) F. meatus acustici interni (der knöcherne Boden des inn. Gehörgangs, durch die Crista transversa unterteilt in die – obere – Area nervi facialis mit Area vestibul. sup. u. die Area cochleae mit Tractus spiralis foraminosus, Area vestibul. inf., For. singul.), F. uteri (der die Tubeneinmündungen überragende blindsackförm. obere Teil des Korpus), F. ventriculi (die »Magenkuppel«, der die Einmündung der Speiseröhre überragende u. nach li. von ihr unter dem Zwerchfell ausgedehnte weiteste, obere Abschnitt mit den Glandulae gastricae propriae = F.drüsen), F. vesicae felleae (das den vord. Leberrand überragende, nach unten gerichtete Ende der Gallenblase), F. vesicae urinariae (= Infundibulum vesicae, der gegen den Beckenboden gerichtete hint.-unt. Abschnitt der Harnblase mit den Uretereneinmündungen, im klin. Sprachgebr. [»Blasengrund«] einschl. des Harnröhrenabgangs). – 2) *path* blindes Ende eines Bruchsacks, einer Zahnfleischtasche etc. – 3) *ophth* der F. oculi (↑ Augenhintergrund) samt Varianten u. path. Veränderungen: F. albinoticus (äußerst pigmentarmer F., so daß Aderhautgefäße auf hellorangerotem Grund sichtbar; bei Albinismus oder ähnl. Pigmentstörungen), F. albipunctatus cum hemeralopia (»getigerter F.«, UYEMURA* Syndrom; durch Pigmentverschiebung biokular nicht-progred. weißl.-gelbe Flecken, Papille u. Gefäße normal; kombin. mit erbl. Nachtblindheit; Beziehungen zur tapetoretinalen Degeneration wahrsch.), F. angioscleroticus (bei Gefäßsklerose; unregelmäßig breite Gefäßlumina u. Reflexstreifen, GUNN* Kreuzungsphänomen, Perlschnurvenen; auch als »kahler Fundus« wie beim ↑ F.senilis), F. diabeticus (↑ Retinopathia diabetica), F. flavimaculatus (FRANCESCHETTI, FRANÇOIS 1965: disseminierte oder gruppierte rundl., längl. oder sternförm. gelbe Flecken in den tiefen Retinaschichten; bei degenerat. Prozessen, evtl. als generalisierte Fundusdystrophie oder STARGARDT* Syndrom), F. hypertonicus (charakteristisch bei Elastizitätshochdruck: pralle Füllung der stärker geschädigten Aa. mit goldgelbem Reflex = »Kupferdrahtarterien«, erweiterte u. geschlängelte Vv. mit Kaliberschwankungen, GUNN* Kreuzungsphänomen u. SALUS* Zeichen, evtl. kapilläre Blutungen; s. a. Tab. »Retinopathia hypertonica«), mosaikart. oder getäfelter F. (F. tabulatus; stark pigmentiert, mit rel. dunklen polygonalen Arealen zwischen den Choroidealgefäßen, bes. in der Peripherie; physiol. Variante), myoper F. (bei extremer Myopie; Rarefizierung des Pigmentepithels am hint. Pol, evtl. Conus temp., Einrisse der BRUCH* Membran), F. polycythaemicus (bei Polycythaemia vera; starke Füllung, Erweiterung u. Schlängelung der Aa., Zyanose der Vv.), **seniler F.** (im Senium; matt, reflexarm, mit flacher, blaßgelber bis -grauer Exkavation, zirkumpapillärer Aderhautatrophie, Schwund der Präkapillaren von Netz- u. Aderhaut = »kahler F.«, äquatorialer Netzhautpig-

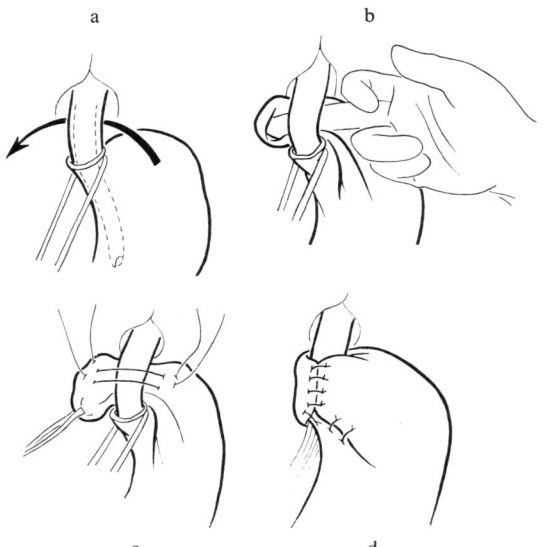

a b c d

Fundusdystrophie

mentierung, arteriosklerot. u. degen. Veränderungen).

Fundusdystrophie, generalisierte: bei tapetoretinaler Degeneration sich über den ges. Augenhintergrund erstreckende Netzhautdegeneration mit Zerfall von Stäbchen u. Zapfen, später Pigmentverschiebungen, evtl. als Fundus flavimaculatus.

Funduskop(ie): ↑ Ophthalmoskop(ie).

Fundusreflex-Test: *Ophth* ↑ Skiaskopie.

Fundusstand: *geburtsh* der durch äuß. Palpation zu bestimmende »Stand« des Fundus uteri im Verhältnis zu Symphyse, Nabel u. Schwertfortsatzspitze (↑ Abb.) als Kriterium für das Schwangerschaftsalter bzw. die postpartale Involution des Uterus.

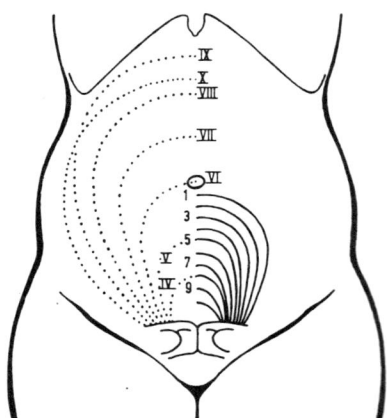

IV – X = Schwangerschaftsmonate
1 – 10 = Tage post partum

Fungämie: Vork. von Pilzen oder Pilzelementen im Blut (nach Einbrechen in die Blutbahn); stets pathol.

Fungi, Myco(phy)ta, (Eu-)Mycetes: *botan* Unterabtlg. »echte Pilze« der Thallophyten; chlorophyllfreie Pflanzen, bestehend aus Vegetationskörper u. Fruktifikationsorganen. Klassen-Einteilung z. B. nach GÄUMANN in Archi-, Phyco-, Asco- u. Basidiomycetes, ferner in **Fungi imperfecti** (Deuteromycetes), die keine sexuellen, aber verschiedene asexuelle Fruchtformen bilden.

Fungi|chromin: (1954) Polyen-Antibiotikum aus Streptomyces-Arten; hemmt Pilzwachstum. – **F.cidin:** ↑ Nystatinum *WHO* (Antibiotikum).

fungiform(is): pilzförmig.

Fungimycin: Antibiotikum (Heptaenstruktur) aus Streptomyces coelicolor var. aminophilus; in vitro wirksam gegen Hefen.

Fungi|stase: 1) Hemmung der Pilzvermehrung ohne abzutöten. – 2) (JANKE) pilzhemmender Faktor im Blutserum. – **F.statika:** *pharm* Pilzwachstum hemmende (»**f.statische**«) Mittel; s. a. Antimykotika, vgl. Fungizide.

Fungizide: *pharm* systematisch u. nichtsystem. wirkende (»**fungizide**«) Stoffe zur Abtötung von Pilzen (»**Fungizidie**«). Anw. in Medizin (↑ Antimykotika) u. Pflanzenschutz (z. B. Hg-, S-, Cu-halt. Präp.). Gelegentl. Haut- u. Schleimhautreizungen wahrsch. durch Hilfsstoffe oder Lösungsmittel.

Fungocin: (1947) Antibiotika (Polypeptid) aus Bac. subtilis; Pilzwachstum hemmend.

fungoides: einem Pilz oder Schwamm ähnlich.

Fungosität: pilzart. bzw. schwamm. Gewebswachstum (i. e. S. das des tbk. ↑ Fungus).

fungosus, fungös: schwammig (↑ Fungus).

Funguli: »Kleinpilze« (Mikroben).

Fungus: (lat.) Pilz, Schwamm; 1) *botan* ↑ Fungi. – 2) *path* schwamm. Gebilde; z. B. **F. cerebri** (= Hirnprolaps), **F. durae matris** (den Schädelknochen penetrierendes Meningiom), **F. medullaris** (= Carcinoma medullare), **F. indiano** (= Myzetom), **F. umbilicalis** (= Nabelgranulom), **F. haematodes** (weiches, gefäßreiches Neoplasma), **F. vasculosus** (= Hämangiom); i. e. S. ein mit Bildung schwamm. Granulome einhergehender Haut-Schleimhautprozeß bei Syphilis (Gumma) u. Tbk., der **tuberkulöse F.** meist als **F. articuli** (»Gelenkfungus«) i. S. der Synovitis granulomatosa, z. B. der **F. cubiti** (dritthäufigste Lokalisationsform nach Knie- u. Hüftgelenk), **F. genus** (häufigste Lokalisation), **F. manus** (Handgelenk, häufiger re.), **F. pedis** (v. a. Talokruralgelenk); spezifisch oder unspezif. ferner der **F. benignus testiculi** (nach Hodenentzündung oder -verletzung aus einer Skrotalfistel hervorwuchernd).

Funiculitis, Funikulitis: Entzündung eines strangförm. Gebildes (↑ Funiculus); z. B. als **F. vertebralis** die Radikulitis infolge Reizung des Nervenstrangs (zwischen Ganglion u. Plexus, im Bereich der Foramina intervertebralia) durch traumat. oder arthrot. WS-Veränderung. – I.e.S. die seröse oder serös-eitr., häufig gonorrhoische Entzündung des Funiculus spermaticus, fortgeleitet von einer Deferentitis oder im Anschluß an eine schwere Orchitis oder Epididymitis mit sek. Thrombophlebitis u. Lymphangitis. Sympte.: schmerzhafte Samenstrangschwellung, gestörtes Allg.befinden, Fieber; Heilung mit Fibrose u. Adhäsionen. – Als bes. Form die akute, rezidivierende **F. endemica** (v. a. Südamerika, Ceylon) durch Streptokokken-Superinfektion einer Filarienlymphangitis (Wuchereria bancrofti) des Samenstrangs; evtl. mit septikäm. Krankheitsbild.

Funiculus: (lat.) Strang 1) *mykol* strangförmig gelagerte Pilzfäden auf der Kulturoberfläche. – 2) *anat* strangart. Gebilde bzw. (v. a. ZNS) Gewebsformation (früher z. T. als Fasciculus, Tractus bez.); z. B. (*PNA*) **F. anterior medullae spinalis** (= Fasciculus ant. propr., der »Vorderstrang« des RM, die weiße Substanz zwischen Fissura mediana ant. u. den Vorderwurzelfasern; mit markhalt. Fasern der Tractus corticospin. ant., vestibulo- u. tectospin., spinothalamicus ant. u. der Fasciculi proprii), **F. cuneatus medullae oblongatae** (= Fu. Rolandi, BURDACH* Strang; Fortsetzung des Fasciculus cuneatus keilförmig zwischen den Sulci intermedius post u. lat. post., mit Tuberculum nuclei cuneati. Gem. IANC jetzt ebenfalls als Fascic. cuneatus bez.), **F. gracilis medullae oblongatae** (Fortsetzung des Fasciculus gracilis, zwischen Sulci medianus post. u. intermedius post., mit Tuberculum nuclei gracilis. Gemäß IANC ebenfalls als Fasciculus gracilis bez.), **F. lateralis medullae oblongatae** (der zwischen den Sulci lat. ant. u. post. gelegene »Seitenstrang« der Medulla mit Olive u. Olivenkern; kranialwärts verbreitert, in den unt. Kleinhirnstiel übergehend), **F. lat. medullae spin.** (= Fascic. lat. *JNA*, der »Seitenstrang« des RM, die weiße Substanz zwischen Vorder- u. Hinterwurzel, deren markhalt. Fasern den sensiblen Trr. spinothalamici lat. [mit Tr. spinotect.] u. dorsolat. u. Trr. spinocerebellares ant. u. post. bzw. den motor. Trr. pyramidalis [corticospin.] lat., rubro-, tecto-, reticulo- u. olivospinalis angehören), **F. posterior medullae spinalis** (= Fasciculus dorsalis *JNA*: der »Hinterstrang« des RM, die weiße Substanz zwischen den Sulci medianus post. u. lat. post., deren markhalt. Fasern den sensiblen Fasciculi gracilis u. cuneatus angehören; s. a. EDINGER* Hinterstrangfeld, Schema »Sensibilität«), **F. spermaticus** (der etwa kleinfingerstarke, bis zu 20 cm lange »Samenstrang« vom oberen Hodenpol bis zum inn. Leistenring, der Samenleiter, Vasa spermatica u. Lymphgefäße vereinigt u. bis zum Eintritt in den Leistenkanal dieselben Hüllen wie das Skrotum aufweist), **F. umbilicalis** (die die Verbindung zwischen Fetus u. Plazenta herstellende etwa kleinfingerstarke, bis zu 50 cm lange »Nabelschnur«, bestehend aus Amnionüberzug, gallert. Bindegewebe, 2 Umbilikalarterien u. 1 Vene).

funikulär: einen Strang (Funiculus) betreffend, strangförmig; z. B. die fu. ↑ Spinalerkrankung (Myelose, Myelitis).

Funikulalgie: Schmerzhaftigkeit des Samenstranges. – **Funikulitis**: Funiculitis.

Funikulolyse: *chir* Mobilisierung des Samenstrangs, evtl. einschl. des Hodens (= Funukuloorchidolyse); meist bei Retentio testis, Orchidopexie. Nach Isolierung vom Peritoneum Inzision des Lig. Hesselbachi u. der Fascia transvers. abdominis (einschl. Muskel); evtl. zusätzl. Membranspaltung zwischen Nebenhoden u. Hoden bzw. Samenstrang (POLYA), Durchtrennung der Vasa epigastrica (DAVISON), ausgedehnte retroperitoneale Freilegung der Vasa spermatica.

Funikulose: funikuläre ↑ Spinalerkrankung.

Funis: (lat.) Strang, Nabelschnur.

Funk* Suchkost (CASIMIR F., 1884–1967, poln. Biochemiker, London, New York): 1) Eliminationsdiät zur Identifizierung von Nahrungsmittelallergien bzw. -allergenen. – 2) als prophylakt.-therap. Kost bei Allergie kleine (< 800 g), häuf. Mahlzeiten mit Flüssigkeits- u. Kochsalzeinschränkung u. Verbot von Fisch, Milch (außer Sauermilch), Käse, Eiklar, Konserven u. scharfen Gewürzen.

Funk*-Hyde* Typ (CARL FRIEDR. F., geb. 1897, Dermatologe, Regensburg; JAMES NEVIN H.): ↑ Sarcoma multiplex cutaneum gummatodes.

Funken|induktor: Transformator mit offenem Magnetkreis, der, mit pulsierendem Gleichstrom betrieben, Hochspannung von mehreren 100 kV erzeugen kann (u. damit Funkenstrecken bis zu 1 m). Therap. Anw. bei der Fulguration. – **F.schnitt**: *chir* ↑ Elektrotomie. – **F.sehen**: *ophth* s. u. Photom.

Funktion: *physiol* der einer Struktur (z. B. Muskel) zugeordnete Geschehensablauf (z. B. Kontraktion), aber auch deren Beitrag zu einem übergeordneten System; s. a. Functio laesa.

Funktionalis: das aus dem Stratum compactum (»Kompakta«) u. Str. spongiosum (»Spongiosa«) bestehende, der Basalis aufliegende »Stratum functionale« des Endometriums (zum Uteruskavum hin), das in der Proliferationsphase des Zyklus an Dicke zunimmt (Follikelhormon-Effekt) u. der Nidation des befruchteten Eies dient oder aber bei der Menstruation abgestoßen u. postmenstruell wieder aus der Basalschicht aufgebaut wird.

funktionell: die Funktion betreffend, *path* ohne ursächl. anat. Substrat (im Ggs. zu »organisch«); z. B. **fu. Frakturbehandlung** (SEYFARTH; ↑ Selbstinnervationsmethode n. POELCHEN), **fu. Gruppe** (*chem* bei organ. Verbindgn. die für die Reaktionsfähigkeit wesentl. Substituenten, z. B. Hydroxyl-, Karbonyl-, Karboxyl-, Amino- u. Iminogruppe), **fu. Syndrom Uexküll*** (somat. Beschwerdebild [ohne anat. Veränderungen] als Resultat einer Funktionsstörung, die durch emotionale Vorgänge ausgelöst u./oder unterhalten wird).

Funktionsabdruck: *dent* »funktioneller Abdruck« des Kiefers, der die Weichteilpartien in Funktion (Saugen, Kauen, Schlucken etc.) wiedergibt; i. e. S. der des zahnlosen Kiefers unter Berücksichtigung der – für die Saugwirkung einer Prothese wicht. – Beweglichkeit u. Nachgiebigkeit der Schleimhaut, z. B. als Funktionsbiß-, -kompressionsabdruck.

Funktions|analyse, radiokardiographische: Analyse der Herz-Kreislauffunktion durch unblut. Bestg. von Blut-, Plasma-, Ery- u. Herzminutenvol. nach Inj. (meist i.v.) eines radioakt. Isotops, z. B. ^{24}Na, ^{131}J (-Albumin), ^{99}Tc, ^{51}Cr. Bes. geeignet als Langzeituntersuchung mit Impulsmessungen über den Herzhöhlen. – **F.angiographie**: *röntg* Angiographie mit Prüfung best. Gefäßfunktionen, bei Phlebographie z. B. der Klappenfunktion (unter akt. Betätigung der Muskelpumpe, retrograder Überdruckfüllung, 60°-Kippen oder Aufrechtstehen des Pat. etc.), bei Arteriographie z. B. der Strömungsgeschwindigkeit, Kapazität des Kollateralkreislaufs. – **F.aufnahme**: *röntg* Aufnahme eines Skelettabschnitts in einer – nach Möglichkeit extremen – Funktionsstellung (in Ergänzung der typ. »Ruheaufnahmen«); s. a. Funktionsröntgenologie.

Funktionsdiagnostik: Diagnostik zur Beurteilung der Leistungsbreite eines Organs anhand obj., quant. Befunde, gewonnen unter einer reproduzierbaren definierten Belastung (= Funktionsprobe); z. B. als **elektrokardiograph. F.** die Objektivierung des Herz-Kreislaufverhaltens (einschl. koronarer Mangeldurchblutung) anhand der EKG-Veränderungen unter körperl. Belastung (z. B. Belastungs-, Atemanhalte-, Preßdruck-, Steh-EKG, Hypoxietest); s. a. Funktions-EKG.

Funktionseisen: die Gesamtheit des im Organismus aktiven Eisens (Hämoglobin-, Myoglobin-, Zell- u. Transporteisen).

Funktions-EKG (Kienle*): spez. EKG-Technik, die metabol. Zellstoffwechselstörungen u. Zellmembranänderungen des Myokards zu differenzieren (z. B. »anaerob-aerob«, »ischäm.«, »destruktiv«) u. daraus eine myokardiale Frühinsuffizienz zu erkennen versucht. Benutzt als »F-Elektrode« ein asymmetr. Plexiglas-Kreuz mit mehreren stiftförm. Elektroden (im Abstand von 3 cm), wobei die Abltgn. F_1/F_2 Potentiale der re., F_3/F_5 der li. Kammer, F_6/F_7 der Hinterwand wiedergeben sollen.

Funktionserhaltungszeit: (BLASIUS) Zeit vom Beginn der Ischämie eines Gewebes oder Organs bis zum Aufhören seiner Funktion. Beträgt z. B. für das Herz

funktionsfinal

nach Abklemmen der Koronarien 6–10 Min.. (Verbrauch des Glykogenvorrats). – Vgl. Überlebenszeit.

funktionsfinale Operation: s. u. Funktionstherapie.

Funktionskieferorthopädie, FKO, Norweg. System: (ANDRESEN, HÄUPL 1935) »Muskelreflexmethode«, die anstatt mechan. Mittel die bei der Kaufunktion ausgelösten – durch einen Aktivator übertragenen – Kräfte benutzt.

Funktionskreis: *neurophysiol* Begr. für eine im ZNS erfolgende wechselseitig geschlossene Funktionsverknüpfung zwischen Zentrum u. Peripherie (nach Art eines Regelkreises); z. B. mit den Elementen: adäquater Reiz, Rezeptor, afferenter Nerv, Synapse, efferenter Nerv, motor. Endplatte u. Muskel. Innerh. des ZNS ferner komplexe, in sich selbst zurücklaufende Erregungs- u. Hemmungskreise nach Art der »reverberating circuits«.

funktionskritische Operation: Organresektion unter bes. Berücksichtigung funktioneller Aspekte; i. e. S. (HEIM) die entsprech. Strumektomie zur schnellen Beseitigung von Kompressionssymptn. (die aber die histol. Diagnostik nicht vernachlässigt!).

Funktions|phlebographie: *röntg* s. u. Funktionsangiographie. – **F.plastik**: *chir* plast. Op. mit dem Hauptziel der Funktionsherstg. bzw. -verbesserung (u. U. aus rein vitaler Indikation), z. B. Gaumenspaltenverschluß, Pyloro-, Hypospadie-, Arthro-, Trommelfell-, Tympano-, Keratoplastik.

Funktions|probe: klin. Prüfung der Funktion eines Organs oder Organsystems durch Leistungsmessung unter spezif. Belastung, z. B. von Leber (Bromsulfalein-, Zweifarbstofftest, Galaktosebelastung u. a. m.), Nieren (VOLHARD* Test, Clearance u. a.), Kreislauf (s. u. hämodynam. ↑ Funktionsprüfung), Lungen (Atemanhalteversuch u. a.), Gleichgewichtssystem (Vestibularisprüfung). – Als **hämodynam. F.prüfung** die der Herz-Kreislauffunktion (Leistungskapazität, Trainingszustand, Koronar-Restleistungsreserve u. a.) durch Bestg. sich ergänzender Parameter (Ergospirometriewerte unter submax. O_2-Aufnahme, CO_2-Abgabe, Herzfrequenz, EKG, PKG, HMV, Blutvol., venöser, arterieller u. intrakardialer Blutdruck, Venentonus, EDV, ESV u. a.) unter definierter Belastung (Ergometer, Stufen-, Kletter-, SCHELLONG*, FLACK*, MASTERS*, Harvard-Test, VALSALVA*-BÜRGER* Versuch, Pharmaka), z. T. anhand von aus diesen Werten zu bildenden Korrelationen oder Quotienten.

Funktions|psychose: (H. H. WIECK) reversible symptomat. »Psychose« (Durchgangssyndrom, Bewußtseinstrübung, Bewußtlosigkeit, Koma) mit Störung von Fundamentalfunktionen des Gehirns. – **F.röntgenologie**: rö-diagnost. Verfahren mit bes. Beachtung der Organfunktion; i. e. S. die Pharmakoröntgenologie mit Kontrolluntersuchungen bei Applikation einschlägiger Wirkstoffe (z. B. Spasmolytika zur DD von spast. u. organ. Stenose).

Funktions|stellung: Stellung einer Gliedmaße mit Ruhetonus der zuständ. Muskulatur als optimale Ausgangslage für die Muskelkontraktion u. damit für eine nutzmäß. Willkürbewegung oder Haltetätigkeit (= phas. bzw. ton. Funktion). – **F.störung**, Dysfunktion: endo- oder exogene Störung der normalen Funktion von Zelle, Gewebe oder Organ(system). Kann zur Regulationsstörung (Verminderung von Leistung u. Anpassung) ohne oder mit morphol. Veränderungen führen u. so ein Krankheitsgeschehen auslösen oder aber Sympt. einer Krankh. sein (↑ Functio laesa).

Funktionstherapie: konservat. u./oder op. Maßnahmen zur (Teil-)Erhaltung, Rückkehr oder Hemmung von Körperfunktionen (evtl. durch temporäre oder definit. Ausschaltung physiol. Abläufe). Typ. Methoden: medikomechan., physikal. u. akt. Übungsbehandlung, Arbeitsther., funktionsfinale Op. (z. B. bilio- u. pankreatodigestive Anastomose, selektive Denervierung), Funktionsplastik; i. w. S. auch die op. Endokrinotherapie.

Funktionswandel: 1) (V. WEIZSÄCKER) *neur* die Fähigkeit des ZNS, die ausgefallene Einzelfunktion eines Koordinationsmechanismus durch einen anderen zu ersetzen. – I. w. S. auch die Fähigkeit anderer biol. Gewebe oder Organ(system)e, vikariierend eine Funktion zu übernehmen. – 2) **postnataler F.**: beim Neugeb. die Umstellung bzw. Aufnahme von Organfunktionen im Zusammenhang mit der Übernahme von Atmung, Ernährung, Wärmeregulation etc.; s. a. Neugeborenenanpassungsstörung. – 3) *biol* Änderung der Funktion eines Organs im Verlauf der Stammesgeschichte; z. B. Umwandlung des Kiemenkorbs in Atmungsorgan, Gehörknöchelchen, Kehlkopfskelett etc. (»homologe Organe«).

Funneling: (v. BÉKÉSY; engl. = Zuleitung) die auf Stellen mit max. Amplitude beschränkte Wahrnehmung sich über ein großes Hautgebiet fortpflanzender Vibrationswellen, wahrsch. infolge kollat. Neuronenhemmung in der Umgebung eines Erregungsmaximums.

Furan, Furfuran: C_4H_4O (↑ Formel), leicht entflammbare Flüssigkeit. Dämpfe narkotisch, hautresorbierbar. Techn. Chemikalie. (heterozykl.) Grundgerüst von Arzneimitteln (z. B. Furosemidum, Furazolii chloridum, Furidaronum, Acetomycin, Nitrofurane). – **F.karbonsäuren**: mit -COOH oder langkett. Fettsäuren substituierte Derivate, u. a. in Samenölen von Oleazeen u. Santalazeen. Ester der 2- u. 3-F. als Arzneimittel.

Fur(an)o|chromone: heterozykl. Verbdgn. (Chromongerüst mit kondensiertem Furanring) mit spasmolyt. u. koronarerweiternder Wirkung; z. B. Khellin. – **F.kumarine**: heterozykl. Verbdgn. (Kumaringerüst mit kondensiertem Furanring); in zahlreichen Pflanzen (z. B. Ruta graveolens, Achillea millefolium). Häufig photosensibilisierend; therap. Anw. bei Vitiligo, als Strahlenschutzmittel (↑ Tab.).

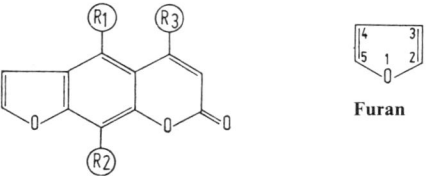

Furanokumarine	R_1	R_2	R_3
Psoralen*	–H	–H	–H
Xanthotoxol	–H	–OH	–H
Ammoidin*	–H	$–OCH_3$	–H
Imperatorin*	–H	$–OCH_2–CH=C(CH_3)_2$	–H
Bergaptol	–OH	–H	–H
Bergapten	$–OCH_3$	–H	–H
Isopimpinellin	$–OCH_3$	$–OCH_3$	–H
Trioxysalenum WHO*	$–CH_3$	$–CH_3$	$–CH_3$

* therap. verwendete Präp.

Furanosen: Monosaccharide mit – vom Tetrahydrofuran abgeleiteter – Fünfringstruktur mit 1 O; z. B. Fruktofuranose. – **Furanosid**: Glykosid mit Furanose als Zuckerkomponente.

Furche: *anat* ⁄ Sulcus.

Furchenbrust: die ⁄ Hühnerbrust (mit tiefer Furche bds. des Sternum).

Furcht: Gefühl der Lebensbedrohung; im Unterschied zur Angst objektbezogener. Die zugehör. seel.-körperl. Reaktionsbereitschaft ist manifestiert durch erhöhte Spannung, vermehrte Aktivität u. Wachsamkeit, Blutdruckanstieg, Pupillenerweiterung, Adrenalin- u. Blutzuckeranstieg.

Furchung, Furchungsteilung: *embryol* der 1. morphogenet. Prozeß der Embryonalentwicklung bei Metazoen (ausgelöst durch Befruchtung bzw. Parthenogenese-Anregung); gesetzmäßig aufeinanderfolgende mitot. Teilungen der Eizelle ohne Größenzunahme (»Blastomere«), mit Längs- u. Querfurchen entspr. den Teilungsebenen; endet mit Bildung der ⁄ Blastula. Furchungstyp (⁄ Abb.) abhängig von Organisationstyp des Eies u. Lage der Furchungsebenen zur Eiachse (Meridian- oder Äquatorialebene, stets senkrecht zur Kernspindel): adäqual., äqual oder bilat., diskoidal (auf den animalen Pol beschränkte meroblast. F. telolezithaler, dotterreicher Eier; mit Ausbildung einer Keimscheibe), holoblastisch = total (vollständig, den animalen u. vegetat. Pol einbeziehend; bei dotterarmen Eiern, adäqual oder inäqual), inäqual (ungleichmäßig, holoblastisch; bei telolezithalen, dotterarmen Eiern; mit Ausbildung kleinerer Blastomeren in der animalen u. größerer in der vegetat.

Hälfte), meroblastisch = partiell (unvollständig; an dotterreichen Eiern; diskoidal oder superfiziell), radiär bzw. spiralig, superfiziell (meroblastisch; an zentrolezithalen Eiern; Bildung eines oberflächl. Primärepithels = Blastoderm), tangential (nur bei Wirbeltieren; bewirkt die Mehrschichtigkeit der Blastula); s.a. Abb.»Morula«.

Furchungskern: der durch Kopulation von Ei- u. Samenkern (♀ bzw. ♂ Vorkern) entstandene diploide Vollkern, der sich dann bei der Furchung der Zelle mitotisch teilt.

Furet* Operation: (1898) Fazialis-Hypoglossus-Anastomosierung (Pfropfung) zur Reinnervation der Gesichtsmuskulatur bei peripherer Fazialisparese.

Furfur: (lat.) Kleie; z. B. *pharm* **F. Amygdalarum, F. Tritici** (= Mandel- bzw. Weizenkleie); *derm* kleieförm. Hautschuppe.

furfuraceus: (lat.) *derm* mit kleieförm. Schuppung.

Furfuran: ⁄ Furan.

Furfurol(um), Furan-2-Furfuraldehyd, Furfural: OC_4H_3-CHO; farblose öl. Flüssigkeit in Holzessig, Wein, Erd- u. Fuselöl; Gewinnung aus Kleie (»Furfur«), Stroh etc. durch Hydrolyse von Pentosanen. Anw. als Chemikalie, Lösungsmittel, Aromastoff, Fungizid, Chromatographie-Reagens (Steroidglykoside). Nachweis mit Phloroglyzin oder Anilin in Eisessig (rot), Orzin (grün; s. a. BIAL* Pentosen-, TOLLENS* Reaktion), α-Naphthol (violett; = MOLISCH* Reaktion). *toxik* Augen, Haut u. Schleimhäute reizend, hautresorbierbar; MAK 20 mg/m^3 = 5 ppm (für Hydrierungsprodukt **Furfurylalkohol** 200 mg/m^3 = 50 ppm), bei Einatmen höherer Konz. Lungenödem; bei chron. Einwirkung Ekzeme, neurasthen. Beschwerden.

furibundus: (lat.) rasend, tobsüchtig. – **furiosus**: (lat.) erregt, gefährlich, angriffslustig.

Furniss* Methode (HENRY DAWSON F., 1878–1942, Chirurg, New York): (1934) geschlossene »asept.« terminotermin. Darmanastomose mit zirkulärer, zweischicht. Serosaknopfnaht, wobei die Lumina bis nach Anlegen der 1. Nahtreihe durch die Spezialnadel der F.* Darmfaltzange verschlossen bleiben.

Furoate: Salze (u. Ester) der Furankarbonsäuren.

Furochromone, -kumarine: s. u. Furano....

Furor: (lat.) Wut, Raserei, Tobsucht; z. B. der **F. epilepticus** (Wutanfall des Epileptikers ohne ausreichenden Anlaß u. ohne Bewußtseinsstörung), **F. femininus** s. **uterinus** (⁄ Nymphomanie), **F. genitalis** (⁄ Erotomanie), **F. loquendi** (Rededrang, Schwatzhaftigkeit), **F. scribendi** (»Schreibwut«, z.B. bei Manie).

Furosemidum *WHO*: 4-Chlor-N-(2-furylmethyl)-5-sulfamoyl- anthranilsäure; oral wirksames Saluretikum, blutdrucksenkend.

Fursalanum *WHO*: 3,5-Dibrom-N-(tetrahydrofurfuryl)-salizylamid; Germizid.

Fursultiaminum *WHO*: Thiamin-tetrahydrofurfuryldisulfid; fettlösl., rasch resorbierbares Vit.-B$_1$-Derivat; neurotropes Analgetikum; Anw. oral bei Alkoholismus, Herzmuskelschäden Lebererkr., B$_1$-Mangelzuständen.

Furth* Tumoren: transplantable Tumoren der Maus, u. a. 2 chromophobe Hypophysentumoren (bd. hor-

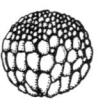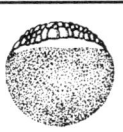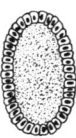

Furchung

holoblastisch (total)		meroblastisch (partiell)	
adäqual	inäqual	diskoidal	superfiziell

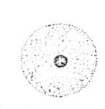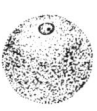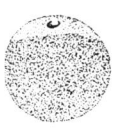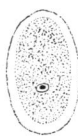

Eizelle

oligolezithal	telolezithal	zentrolezithal
isolezithal	anisolezithal	

Tiergruppe			
viele Wirbellose, Branchiostoma (Lanzettfisch), Mammalia (Säuger)	Petromyzontes (Neunaugen), Dipnoi (Lungenfische), Amphibia (Lurche)	Myxinoidea (Schleimaale), Chondrichthyes (Knorpelfische), Teleostei (Knochenfische), Sauropsida (Reptilien, Vögel), Monotremata (Kloakentiere)	Arachnida (Spinnentiere), viele Crustacea (Krebstiere), Myriapoda (Tausendfüßler), Hexapoda (Insekten)

Furunculosis

monakt.), ein Karzinom 1025 (Haut-Unterhaut), eine lymphoide Leukämie, ein LEYDIG-Zell-Tumor.

Furunculosis, Furunkulose: Auftreten von Furunkeln (multipel oder chron.-rezidivierend), meist als Komplikation einer Stoffwechselkrkht., z. B. bei – evtl. noch latentem – Diabetes mellitus, Gicht. – Ferner als **F. cryptococcica s. blastomycetica** die Kryptokokkose unter dem Bild einer schweren Furunkulose mit Paronychien, als **F. laryngis** die Kehlkopfulzerationen bei Diabetes mellitus, als **F. orientalis** die Hautleishmaniase.

Furunculus (vulgaris), Furunkel, Blutgeschwür: schmerzhafter, tiefgehender, knot. Entzündungsprozeß des Haarbalgs (Erreger: hämolysierender Staphylococcus aureus, evtl. Mischinfektion) mit zentraler Einschmelzung (graugrüner nekrot. »Pfropf«, die durchbricht u. abgestoßen wird (narb. Heilung). Hervorgehend aus Impetigopustel oder Haarbalgentzündung (Sycosis) oder aber metastatisch, u. zwar solitär oder multipel oder chron.-rezidivierend (↑ Furunculosis), evtl. als Konglomerat- oder als Siebfurunkel; vgl. Karbunkel. Gefährlich bes. bei Lokalisation an Nase, Oberlippe, Gesicht, Gehörgang; s. a. Hordeolum. – Bes. Formen: **F. anthracoides** (klein, blaurot, ähnl. dem Milzbrandkarbunkel), **F. atonicus Alibert*** (Periporitis mit schlaffer dünner Decke der einzelnen Eiterpustel), **F. gangraenescens s. gangraenosus s. malignus** (Milzbrandkarbunkel mit ausgedehnter zentraler Nekrose), **tropischer F.** (in den Tropen fast nur bei Weißen vork. subakute, blau-rote, nur wenig schmerzhafte »Mangobeule«, mit nur geringfüg. Schwellung u. Rötung der Umgebung; meist Resorption, aber Rezidivneigung), **F. vespajus** (indolenter, durch zahlreiche eiternde Öffnungen wespennestähnl. Siebfurunkel; Kerionstatus der tiefen Trichophytie?).

Fusafunginum *WHO*: Antibiotikum aus Fusarium lateritium; breites Wirkungsspektrum, Anw. v. a. bei Atemwegsinfektionen, Dermatosen.

Fusariogenin: Mykotoxin aus Fusarium sporotrichella (in überwintertem Getreide).

Fusariose: Erkr. durch Pilze der Gattg. Fusarium.

Fusarium: Formgattg. der Fungi imperfecti mit sichelförm. Makrokonidien (sexuelle Hauptfruchtform in Kl. Ascomycetes); darunter Erreger von Pflanzenfäulen u. -geschwülsten; z. T. Antibiotika (z. B. Eniatin, Laberitiin, Chlamydosporin, Avenacein, Rubrofusarin, Giberellinsäure), z. T. Mykotoxine produzierend. – **F. moronei** beim Menschen bei Onychomykose nachgewiesen.

Fuscin: ↑ Fuszin(e). – **Fuscomycin**: Antibiotikum aus Streptomyces fuscus; in vitro wirksam gegen grampos. Baktn. (u. a. Micrococcus pyogenes var. aureus).

fuscus: (lat.) dunkel, schwärzlich, schwarzbraun.

Fuselöl: Gemisch höherer Homologe des Äthanols, v. a. Amyl- u. Isoamylalkohol; entsteht bei der alkohol. Gärung aus Aminosäuren (Leuzin, Isoleuzin, Valin) des Rohmaterials. Prägt Geschmack u. Bukett von Wein u. Branntwein; in höherer Konz. giftig.

Fusidinsäure, Acidum fusidicum *WHO*: Steroid-Antibiotikum aus Fusidium coccineum [Moniliales]; wirkt bakteriostatisch auf grampos. Erreger u. Neisseria; rasche Resistenzsteigerung, Kreuzresistenz zum Cephalosporin P; additive Wirkung mit Meticillinum u. Tetrazyklin. Anw. insbes. bei resistenter Staphylokokkeninfektion.

fusiformis: (lat.) spindelförmig; aus Spindelzellen bestehend. – **Fusiformis**: *bakt* n. PRÉVOT Gattg. gramneg. asporogener Stäbchen mit metachromat. Einschlußkörperchen (n. BERGEY der Gattung Fusobact. zugeteilt); z. B. **F. acnes** (= Corynebact. a.), **F. fusiformis** (= Fusobact. f.), **F. necrophorus** (= Sphaerophorus n.), **F. ramosus** (= Ramibact. ramosum).

Fusimotoneuronen: die die intrafusalen Muskelfasern (der Muskelspindeln) innervierenden ↑ Motoneuronen (vorw. γ-M.) im Vorderhorn. Deren Gesamtheit bildet das **fusimotor. System**, das – als Teil des spinalen NS – den Skeletomotoneuronen über die Muskelspindelschleife Erregungen zuführt, die dann supraspinal (Formatio reticul., Kortex, subkortik. Strukturen, Kleinhirn u. a.) gefördert oder gehemmt werden. Hängt funkt. mit dem skeletomotor. System zusammen u. ist wahrsch. ausschlaggebend für Haltungsmotorik u. sensor. Kontrolle von Bewegungen (getrennte Kontrolle der dynam. u. stat. Rezeptoren?).

Fusion: Verschmelzung; *physik* Kernverschmelzung; *path, embryol* Organverschmelzung (z. B. bei ↑ Verschmelzungsniere); *genet* ↑ Chromosomenfusion (Gegenteil: Dissoziation); *kard* ↑ Kombinationssystole (»fusion beat«). – *physiol* **1)** beim binauralen Hören die harmon. Verschmelzung der auf der getrennten Reizaufnahme bd. Ohren beruhenden Hörempfindungen als kortikale Leistung. – **2)** beim binokularen Einfachsehen die Verschmelzung der auf korrespondierenden Netzhautstellen entstehenden Bilder zu einem Bild als kortikale Leistung (s. a. ↑ Fusionsbewegungen); Grundlage des Raumsehens.

Fusions|bewegungen: *ophth* die unwillkürl. (dem Fusionszwang unterliegenden), koordinierten Augenbewegungen mit dem Ziel des binokularen Einfachsehens, im allg. als Konvergenz- u. Divergenzbewegungen (= pos. bzw. neg. Fusion), die bei Abb. eines Objekts auf disparaten Netzhautstellen durch einen psychoopt. »F.reflex« ausgelöst werden. Richtung u. Ausmaß abhängig von Lagewechsel u. Entfernung des fixierten Objekts, ggf. auch von einer Heterophorie (die häufig durch F.bewegung latent bleibt; »F.breite« bestimmbar mittels Stereoskops: Vorschalten immer stärkerer Prismen bis zum Erreichen der F.grenze (= »Doppelbildschwelle«, bis zu der 2 solche Punkte zu einem stereoskop. Einfachbild verschmolzen werden können); Normalwerte: Vertikalbewegungen 1–2°, Rollbewegungen 5–10°, Konvergenzbreite 10–20° (die bei unveränderter Akkomodation zur Fusion benötigte wird als »rel.« bezeichnet; s. a. F.reserve, -winkel).

Fusions|frequenz, kritische: ↑ Flimmerverschmelzungsfrequenz. – **F.niere**: *path* ↑ Verschmelzungsniere. – **F.operation**: starre Vereinigung angrenzender Skelettabschnitte, i. e. S. die von Wirbeln durch Verblocken (»Bolzung«, v. a. an den kleinen Gelenken). – **F.punkt, F**: *physik* Schmelzpunkt, s. u. Schmelzen.

Fusions-P-Zacke: bei ventrikulären Extrasystolen die Verschmelzung einer rückläuf. Vorhoferregung mit der vom Sinusknoten ausgehenden.

Fusions|reflex: *ophth* s. u. Fusion (binokuläre). – **F.reserve**: Begr. der Orthoptik für die bei Störung des

Binokularsehens nicht genutzte, jedoch bei Bestg. der Bildfusion mittels Prismen zu ermittelnde Fusionsbreite. – **F.sinn**: (WORTH) hypothet. Begr. für die Fähigkeit des Kortex, die Augenstellung bei der Fixation zu kontrollieren. Mangelhafter F. soll Urs. des Strabismus sein.

Fusions|test: *ophth* Prüfung der Fusionsfähigkeit, z. B. mit Synoptophor, Nachbildmethode (HERING). – **F.winkel**: *ophth* der von den Blicklinien des Auges in Parallel- u. in Konvergenzstellung gebildete Winkel, gemessen in Prismendioptrien (pdpt). Summe beider F.w. = Konvergenzwinkel. – **F.zwang**: *ophth* der physiol., reflektor. Zwang zur Fusionsbewegung der Augen.

Fusobacterium: (KNORR 1922) Gattung [Bacteroidaceae] gerade oder gebogener, einzeln, in Paaren oder in kurzen Ketten gelagerter, bewegl. oder unbewegl. gramneg. Stäbchen. Einige Arten humanpathogen, z. B. **F. fusiforme** (= F. plauti-vincenti, Fusiformis fusiformis s. dentium; streng anaerob, gerade oder leicht gebogen, unbewegl., paarweise oder in Ketten liegend, mit metachromat. Einschlußkörperchen; bei Angina PLAUT-VINCENT zus. mit Borrelia vincenti, bei Aktinomykose zus. mit Actinobac. actinomycetemcomitans nachgewiesen, ferner bei Lungengangrän, -abszeß, purulenter Meningitis, Hirnabszeß, aber auch in der intakten Mundhöhle), **F. nucleatum** (Fusiformis nucleatus; anaerob, unbewegl., einzeln oder paarweise, 1 oder 2 Granula enthaltend; z. T. in Symbiose mit anderen Keimen bei Alveolarpyorrhö, Mundbodenphlegmone, aber auch in intakter Mundhöhle), **F. polymorphum** (anaerob, pleomorph, unbewegl., oft in langen Ketten; bei Alveolarpyorrhö, aber auch in intakter Mundhöhle).

Fusoborreliose, -spirillose, -spirochätose: die bei ↑ fusospirillärer Symbiose auftret. Erkrankungen.

fusospirilläre Symbiose, fusoborreliäre oder -spirochätäre S.: bei Borreliosen (v. a. solchen mit nekrot.-geschwür. Gewebszerstörung wie Angina PLAUT-VINCENT, Stomatitis ulcerosa, Alveolarpyorrhö, Noma, Nosokomialgangrän, Balanitis circinata, Ulcus tropicum, Lungengangrän etc.) häufig nachweisbare symbiot. Vork. von massenhaft Borrelien u. Fusobaktn. (die beide in geringer Zahl auch saprophytär in Mund- u. Rachenhöhle vorkommen).

Fuß: *anat* ↑ Pes. – Als physiol. Formen der **ägypt. F.** (von der 1. zur 3. Zehe abfallende Zehenlänge), **griech. F.** (1. Zehe kürzer als 2., aber länger als 3.) u. Quadrat-F. (↑ Abb.); aus ethn. Gründen durch frühzeit. Bandagierung künstlich verkrüppelt der **chines. F.** (Kalkaneus senkrecht nach unten, 2.–5. Zehe extrem plantarwärts gebogen; sogen. »Goldene Lilie« oder »Straußenfuß« der Chinesin).

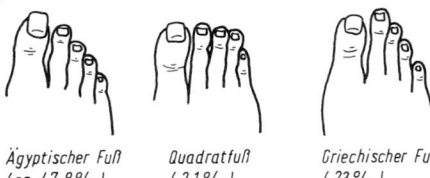

Ägyptischer Fuß (ca. 47,8 %) Quadratfuß (3,1 %) Griechischer Fuß (23 %)

Normale Fußformen u. ihre Häufigkeit (nach WESELOH).

Fußamputation: op. Absetzen des Fußes, meist als osteoplast. Amputation oder Teilresektion; typisch z. B. die Vorfuß-Amputation n. SHARP-JÄGER, die Tarsalresektion n. WLADIMIROFF-v.MIKULICZ (nach orthopäd. Versorgung »Abrollen« möglich); ferner F. in der CHOPART* Linie (n. (HELFERICH, HILGENFELDT u. a.), seltener im Fußwurzelbereich (n. SYME, PIROGOFF u. Modifik.; resultierender Stumpf ungünstiger als U'schenkelstumpf); – s. a. Fußexartikulation.

Fußballenreflex (Tramer*): Dorsalflexion des Fußes (aus der Mittelstellung) nach Schlag auf den inn. Rand des Großzehenballens; z. B. bei Alkoholdelir.

Fußballphänomen: 1) (MENNEL) kugelige Vorwölbung des Abdomens bei Anheben des Thorax aus der Rückenlage als Zeichen der LWS-Versteifung bei Spondylosis ankylopoetica. – 2) (MILLER 1960) *röntg* auf der Abdomenleeraufnahme des Neugeb. in Rückenlage den ganzen Bauchraum ausfüllender ovaler Luftschatten mit »Fußballnaht« (durch Lig. falciforme) im re.-ob. Quadranten als pathognomon. Bild bei Magen-Darmperforation.

Fuß|bett(ung): nach Fußabdruck modellierter einlagenart. Teil des orthop. Schuhes, meist aus Kork; zur Entlastung empfindl. Fußabschnitte u. als funktionsgerechte Verbindung zwischen Fußsohle u. Schuhboden. – **F.brand**: Gangrän des Fußes; i. e. S. der »Schützengrabenfuß« des 1. Weltkriegs (↑ Trench foot) als ↑ Immersions-Kälte-Nässeschaden.

Fußdeformität: kongenit. oder erworb. Fehlformen, z. B. Riesenwuchs, Klump-, Spitz-, Spreiz-, Hacken-, Hohlfuß; häufig kombin. mit – meist typ. – Zehendeformitäten wie Hallux valgus u. varus, Hammer-, Krallenzehe, Digitus superductus etc.; i. w. S. auch für einschläg. Zehenmißbildungen wie Oligo-, Makro-, Mikro-, Syn-, Poly-, Ektro-, Klinodaktylie. – Als **künstl. F.** der chines. ↑ Fuß.

Fußentlastungsapparat: *orthop* Schienenapparat zur Ruhigstellung u. Teilentlastung des – mittels Walklederschuhes u. U-Schiene schwebend gelagerten – Fußes. Schienenabstützung an Patella-Unterrand u. Schienbeinknorren (»Unterschenkelhülsenapp.«) u./oder am Tuber ischiadicum (»F. mit Oberschenkelhülse«).

Fußexartikulation: Total- oder Teilabsetzung des Fußes in einer Gelenklinie, mit plantarer Weichteillappenbildung, z. B. Mittelfußabsetzung nach CHOPART oder LISFRANC; meist nur erster Op.-Akt, z. B. einer (osteoplast.) Fußamputation.

Fuß|friesel: Dyshidrosis bzw. dyshidrosiforme Epidermophytie der Fußsohle (s. a. Epidermophytie). – **F.geburt**: Geburt aus einfacher oder vollkommener ↑ Fußlage.

Fußgelenke: s. u. Articulationes. – **F.arthrodese**: op. Ankylosierung eines oder – meist – mehrerer Fußwurzelgelenke (evtl. einschl. des LISFRANC* Gelenks), optimal in Spitzfußstellung; v. a. bei Arthrosis def., Lähmung, Schlottergelenk, Fußdeformität. I. e. S. die Sprunggelenksarthrodese durch Knochenbolzung, Spananlagerung, Aufsplitterungs- oder Aufklappungsverfahren, Furnierplastik. – **F.reflex, paradoxer**: ↑ BING* Reflex.

Fuß|geschwulst: Jargon für DEUTSCHLÄNDER* Fraktur u. JANSEN* Erkr. (mit schmerzhafter Fußschwellung als Leitsympt.). – **F.gewölbe**: die sohlenwärts konkave Wölbung des Fußes, bestehend aus einem Längsgewölbe (mit höherem Groß- u. niedrigerem

Fußinsuffizienz

Kleinzehenbogen) u. einem von medial nach lateral abfallenden Quergewölbe (Kuneiformia I–III u. Kuboid; »Schlußstein« sind Talus bzw. Kuneiformia II u. III). Intaktheit des F. maßgebend für normale stat. Funktion.

Fußinsuffizienz: (SCHANZ) klin. Begr. für Veränderungen der Fußform u. -stellung i. S. des Knickfußes einschl. der resultierenden stat. Beschwerden.

Fuß|klonus: durch ruckart. Dorsalflexion des Fußes (bei leicht gebeugtem Unterschenkel; evtl. kombin. mit Schlag auf die Achillessehne) auslösbarer Klonus des M. gastrocnemius (bzw. entspr. Plantarflexionen des Fußes). Erschöpfl. F. (langsam oder rasch abebbend) nur bei Seitendifferenz, unerschöpflicher stets als Pyramidenzeichen verwertbar; s. a. Fußreflex, BROWN=SÉQUARD* Spinalepilepsie. – **F.knöchel**: ↑ Malleolus lat. u. med.

Fußlage: *geburtsh* Beckenendlage mit Vorliegen eines oder bd. Füße (= unvollkommene bzw. vollkommene F.). Bei ersterer Spontandrehung des Kindes, bis die durch den heraufgeschlagenen Oberschenkel geschiente Seite kreuzbeinwärts gerichtet ist; weiterer Geburtsverlauf in bd. Fällen wie bei Steißlage. Nachweis des vorlieg. Fußes anhand seiner typ. Gliederung (Zehen u. Ferse).

Fußluxation: die Verrenkungen im Fußbereich (wegen kräft. Bänder nur nach erhebl. dir. Gewalt- oder Scherkrafteinwirkung). Formen: Luxatio tali im oberen Sprunggelenk (nach vorn oder hinten, ohne Knöchelbruch), Supinationssubluxation des Talus (häufigste F.), Luxatio pedis sub talo (= L. talotars.; im unt. Sprunggelenk), im CHOPART* Gelenk (Vorfußdislokation nach medial-oben oder komplette Luxation nach hinten), im LISFRANC* Gelenk (meist Dislokation aller Metatarsalia nach lat.-dorsal, aber auch als »divergierende F.«); selten (bei dir. Gewalt) isol. Verrenkung von Sprung-, Kahn-, Würfelbein bzw. der Keilbeine (häufig blut. Reposition notwendig).

Fuß|mykose: Fußpilzerkrankung. – **F.myzetom**: ↑ Myzetom.

Fußphänomen: ↑ Fußklonus; als »**paradoxes F.**« der WESTPHAL* Reflex.

Fußpilz(erkrankung): intertriginöse, dyshidrot. oder squamös-hyperkeratot. Form der Epidermophytia pedum, i. w. S. auch andere Sproßformmykosen des Fußes. Übertragung direkt durch Mensch oder Tier oder aber durch infiz. Arbeitsmaterial, Fußböden etc., v. a. bei feucht-warmem Milieu (Bergbau, Naßarbeit, Badeanstalt). Prophylaxe: regelmäß. Desinfektion (z. B. Fußdusche, -schleuse).

Fußplatten|mobilisation: *otol* op. Lösung der Stapesbasis als hörverbessernde Op. (wie auch die **F.resektion**); s. a. Stapesmobilisation.

Fußpunktanastomose: (JABOULAY 1892, BRAUN 1893) *chir* die nach Magenresektion oder Ösophagojejunostomie am funktionell günstigsten, tiefsten Punkt der Jejunumschlinge angelegte BRAUN* Anastomose. Bei Jejunumersatzmagen v. a. zur Offenhaltung der Passage u. Verhütung von Gallereflux.

Fußrolle: *orthop* am orthop. Schuh rollenart. Absatz oder Sohlenteil (oder Korkrolle in der Fußbettung), der bei Versteifung statt der natürl. Abwicklung des Fußes ein Abrollen ermöglicht; z. B. Absatz-, Mit-

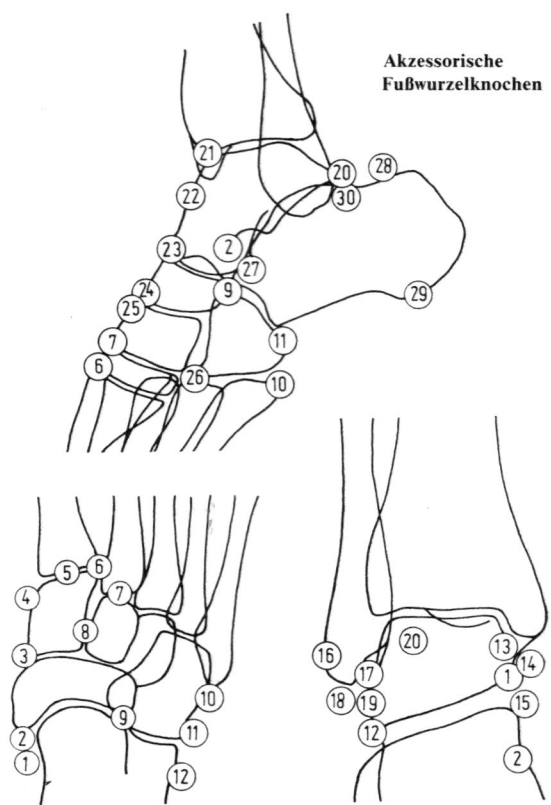

1 Talus accessorius; 2 Os tibiale externum; 3 Os cuneonaviculare mediale; 4 Sesamum tibiale anterius; 5 Os cuneometatarsale I plantare; 6 Os intermetatarsale; 7 Os cuneometatarsale II dorsale; 8 Os intercuneiforme; 9 Os cuboideum secundarium; 10 Os Vesalianum; 11 Os peroneum (Os cuboideum accessorium); 12 Os trochleare calcanei; 13 Schaltknochen zwischen Malleolus int. u. Talus; 14 Os subtibiale; 15 Os sustentaculi; 16 Os retinaculi; 17 Schaltknochen zwischen Malleolus ext. u. Talus; 18 Os subfibulare; 19 Talus secundarius; 20 Os trigonum tarsi; 21 Os talotibiale; 22 Os supratalare; 23 Os supranaviculare; 24 Os infranaviculare; 25 Os intercuneiforme; 26 Os unci; 27 Calcaneus secundarius; 28 Os accessorium supracalcaneum; 29 Os subcalcis; 30 Os talocalcaneare.

telfuß-, Ballen-, Zehen-, Schmetterlingsrolle; s. a. Sohlenrolle. – I. w. S. auch der in die Sohlenmitte eines Gipsverbandes eingebettete walzen- oder wiegenart. Gipsblock (THOMSEN), Gummi- oder Kunststoffrolle etc. als »Gehsteg« (um die Dorsalabknickung des Vorfußes beim Gehen zu vermeiden).

Fußrücken: ↑ Dorsum pedis. – **F.reflex**: 1) ↑ v. BECHTEREW*-MENDEL* Reflex. – 2) dist. F.r., MARKOW*, Pseudo-BECHTEREW*-MENDEL* Reflex: Eigenreflex der Zehenbeuger, auslösbar durch Schlag auf den Fußrücken distal von Kuboid u. Kuneiforme III (Basis der 3. u. 4. Zehe).

Fuß|schiene: *orthop* Korrekturschiene mit verstellbarer Schuhhalterung zur Fixierung des Fußes bzw. Beines in Pro- oder Supinations-, Innen- oder Außenrotations- u. Abduktionsstellung bei Frühbehandlung von Fußdeformitäten, Rotationsfehlstellung, Hüftgelenksdysplasie u. a. – **F.schweiß**: s. u. Hyper-, Bromhidrosis. – **F.senkung**: Fußleiden mit Einsinken des Längs- u./oder Quergewölbes (Knochen-, Muskel-,

Bänderschwäche oder Sekundärschaden) bei gleichzeit. Valgisierung; i. e. S. der Knicksenk-, -spreiz-, -plattfuß.

Fußsohle: ↑ Planta pedis. – s. a. Plantar....

Fußsohlen, glänzende oder **lackierte**: bei konnat. Syphilis in der 3.–7. Lebenswoche auftret. diffuses, flächenhaft infiltriertes, hell- bis braunrotes Syphilid der Fußsohlenhaut, das durch Reiben u. Scheuern eine dünne, glänzende Oberfläche bekommt (bes. Lokalisation der syphilit. Glanzhaut). – **F.faszienkontraktur**: ↑ LEDDERHOSE* Kontraktur. – **F.neurom**: (NISSEN) ischämiebedingte Verdickung u. Degeneration des N. plant. beim MORTON* Syndrom. – **F.reflex**: ↑ Plantarreflex. – **umgekehrter F.reflex**: ↑ BABINSKI* Reflex (1). – **F.warze**: ↑ Verruca plantaris.

Fuß|stütze: *orthop* ↑ Einlage. – **F.vorfall**: *geburtsh* ↑ Beinvorfall.

Fußwurzel: ↑ Tarsus, Ossa tarsi; s. a. Tars(al).... – **F.kanal**: ↑ Sinus tarsi. – **F.knochen, akzessorische**: überzähl. knöcherne Elemente des Fußskeletts (↑ Abb.), entweder als selbstand., nicht synostosierte Apophyse (z. B. Os trigonum tarsi), als überzähl. Knochenkern (z. B. Calcaneus secundarius) oder als Sesambein (z. B. Os peroneum).

Fußzelle: 1) F. der Hodenkanälchen: ↑ SERTOLI* Zelle. – 2) F. der Nierenkörperchen: ↑ Podozyt.

Fustigation: Schlagen (Geißeln) der Haut als therap. Maßnahme; z. B. mit Birkenreisern zur Durchblutungsförderung nach Dampfbad.

fusus: (lat.) gegossen, geschmolzen, verschmolzen (↑ Fusion).

Fuszin(e): beim Hb-Abbau entstehnde braune Pigmente; zweikern. oder polymere Pyrrol-Derivate, z. B. Bilileukan (= Probilifuszin), Bilifuszin, Mesobilileukan, -fuszin (↑ Gallenfarbstoffe). – Ferner gelbbrauner Melaninfarbstoff der Aderhaut des Auges.

FVC, FVK: forcierte Vitalkapazität.

F-Wellen, f-Wellen: *kard* Flatter- bzw. Flimmerwellen.

Fy^a, Fy^b (-Faktor): ↑ Antigen Fy^a bzw. Fy^b; s. a. Duffy-Faktor.

Fytinsäure: Inosithexaphosphorsäureester.

G

G: Kurzzeichen für *physik* Giga-, Gauß, Gravity; *radiol* Flächendosisprodukt; *chem* Guanin, Guanosin, Globulin, Gangliosid; *serol* Antigen G; *genet* s. u. Denver-Klassifikation, präsynthet. Phase; *endokrin* Gonadotropin II. – **g**: *physik*, Gramm, Gravitation, (als Exponent) Gon.

γ, Γ: griech. Buchstabe ↑ Gamma.

Ga: *chem* ↑ Gallium.

GABA, Gaba: (engl.) γ-Aminobuttersäure.

Gabastou* Verfahren (JUAN A. G., geb. 1883, Gynäkologe, Buenos Aires): (1914) Anregen der Nachwehen (beschleunigte Plazentalösung) durch Inj. von 100 – 300 ml steriler physiol. NaCl-Lsg. oder Milch in ein Nabelschnurgefäß.

Gabbet* Färbemethode (HENRY SINGER G., engl. Arzt); Gegen- bzw. Umfärbung Karbolfuchsin-gefärbter bakt. Präp. (z. B. Mycobact. tbc.) mit Methylenblau in 25%ig. H_2SO_4.

Gabel|band: *anat* die die Fibula u. Tibia im Bereich der Malleolengabel verbindenen Ligg. tibiofib. ant. bzw. post. – **G.hand**: (BIRCHER 1918) Spalthand mit Minusvarianten der Binnenstrahlen (Verschmelzung von Metakarpalia) u. gabelförm. Verschmelzung der Grundphalangen (bei Plusvariation anderer Phalangen). – **G.klemme**: *chir* ↑ ZUELZER* Klemme. – **G.mücke**: ↑ Anopheles.

Gabel|rippe: Rippe mit (oft auch verkürzt) gabelart. Zweiteilung des vord. Endes; i. e. S. die LUSCHKA* G. (Spaltung vorn; keine prox. Fusion); i. w. S. auch die Gabelung distal einer partiellen Rippensynostose. – **G.sprengung**: traumat. Spr. der Malleolengabel durch Zerreißen der tibiofibularen Bandverbindung. Bei ungenügender Reposition u. schlechter Heilung resultiert Instabilität des Gelenks. – **G.stellung**: bajonettförmige Abknickung (s. u. Bajonettfraktur),

Gabelungsosteotomie: ↑ BAEYER*-LORENZ* Bifurkationsoperation.

Gabor* Mikroskopie: Mikroskopie mittels rekonstruierter Wellenfronten, d. h. durch Rekonstruktion eines Objektbildes aus dem Hologramm.

Gabriel* Operation (WILLIAM BASHALL G., geb. 1893, Chirurg, London): **1)** bei Analfissur, -fistel etc. keilförm. Exzision (Basis äuß. Analhaut) u. Tannin-Applikation zur »Selbstdränage« (Heilung von innen nach außen). – **2)** bei – benigner – Analstriktur inn. »Strikurotomie« (radiäre Inzisionen an der hint. Zirkumferenz mit Spaltung einiger Sphincter-int.-Bündel), anschließ. Dilatation. – **3)** einzeit. perineoabdomin. Rektumexstirpation nach explorativer Laparotomie (re.-seit. paramedianer »Falltürschnitt« von Symphyse bis Nabelhöhe); in Seitenlage perineale Mobilisation, dann in Beckenhochlage abdomin. Resektion mit endständ. Anus praeter sigmoideus.

Gabunulkus: Ulcus tropicum in Westafrika.

Gacksen: ↑ Angophrasie.

GAD: (General) **A**cyl-CoA-**d**ehydrogenase.

Gade* Drehstuhlversuch: Prüfung von Raumorientierung, vegetat. Stabilität u. Suggestionsfestigkeit nachdem Proband mit verbundenen Augen in Horizontraldrehung versetzt wurde.

Gadolinium, Gd: (MARIGNAC 1880) 3wert. Element der Lanthanidengruppe; OZ 64, Atomgew. 157,25; 18 Isotope (^{145}Gd bis ^{162}Gd), davon 12 radioaktiv, darunter ^{153}Gd (HWZ 200 Tg.) u. ^{159}Gd (HWZ 18 Std.) mit max. zulässiger durchschnittl. Konz. in Trinkwasser von $2 \cdot 10^{-4}$ bzw. $8 \cdot 10^{-5}$ µCi/ml; *toxic* nach Inj. von Gd-Komplexsalzen Ablagerung in Leber u. Skelett.

Gähnen: als Zeichen der Ermüdung, aber auch bei Hunger, Epilepsie etc. auftret. polysynapt., vegetat. Reflexgeschehen mit unwillkürl. Aufreißen des Mundes u. tiefer, langsamer, sekundenlang auf ihrem Höhepunkt verharrender Inspiration, ausgelöst wahrsch. unter Beteiligung eines Gähnzentrums im Hirnstamm.

Gähnkrampf, -zwang: ↑ Chasmus.

Gaehtgens* Komplementbindungsreaktion (WALTER G., 1880–1950, Bakteriologe, Hamburg): **1)** KBR unter Verw. von Trockenkomplement, mit zweckmäß. Einstellung der Antiserumgebrauchsdosis; unspezif. Hemmungen werden durch 8fach erhöhte Ambozeptorgebrauchsdosis vermieden. – **2)** (1929) ↑ Pallida-Reaktion.

Gänse|blümchenform, Margeriten-, Maulbeer-, Morulaform: Jargon für die Rosettenform des reifen Schizonten von Plasmodium malariae mit 6–8 Kernen; Rosettenphänomen. – **G.brust**: ↑ Hühnerbrust.

Gänsegurgel|arterie: s. u. MÖNCKEBERG* Sklerose. – **G.ureter**: der bei Urogenital-Tbk durch schwiel. Periureteritis u. infiltrat. Wandentzündung in ein weitgehend starres Rohr verwandelte Harnleiter.

Gänsehaut: ↑ Cutis anserina.

Gaenslen* (FREDERICK JULIUS G., 1877–1937, Chirurg, Milwaukee) **Handgriff**: **1)** seitl. Kompression der Hand in Höhe der Fingergrundgelenke, die bei Arthritis einen örtl. Schmerz auslöst. – **2)** in Rückenlage Druckfixierung des in Hüft- u. Kniegelenk extrem gebeugten einen Beines (u. damit auch der Lumbosakralgegend), während das andere kräftig im Hüftgelenk überstreckt wird (seitl. am Untersuchungstisch vorbei); ausgelöster Schmerz spricht für Affektion des Sakroiliakalgelenks (u. nicht des lumbosakralen Übergangs). Ausführbar auch in Bauch- oder in Seitenlage (G.*-MENNEL Zeichen). – **G.* Operation**:

(1927) Anfrischungsarthrodese des Sakroiliakalgelenks (tangentiale Aufklappung) ohne Durchtrennung der Gelenkbänder mit Einlagerung mehrerer Knochenspäne aus dem post. Darmbeinkamm.

Gaensler* Pleurektomie: (E. A. G. 1956) als Rezidivprophylaxe bei Spontanpneumothorax oder -hämothorax künstl. Pleurodese durch umschriebene Pleurektomie im Perforationsbereich (nach Versorgung der Lungenfistel bzw. -blutung), forçiert durch Saugdränage (Lungenentfaltung).

Gänsslen* Syndrom (MAX G., 1895–1969, Internist, Tübingen); **1)** fam. ∕ Neutropenie. – **2) G.* Erbsyndrom**: ∕ Kugelzellenanämie.

Gärröhrchen: s. u. Gärungsprobe.

Gärtner* Bazillus (AUGUST G., 1848–1934, Hygieniker, Jena): (1888) ∕ Salmonella enteritidis.

Gärtner* Fettmilch (GUSTAV G., 1855–1937, Pathologe, Wien): durch Zentrifugieren eines Milch-Wassergemisches u. Zusatz von Kasein u. Milchzucker gewonnene Diabetikermilch mit 5,8% Fettgehalt.

Gärtner* Zeichen: Gefülltbleiben der Handrückenvenen auch bei Heben der Arme zur Waagerechten.

Gärtnerei-Mikrosporie: Mikrosporie durch Microsporum fulvum, Mi. gypseum.

Gärtod: ∕ Silotod.

Gärung: **1)** anaerober – i. w. S. auch aerober – enzym. KH-Abbau durch Mikroorganismen (i. w. S. auch durch andere Zellen, exper. auch zellfrei) zu organ., d. h. nicht vollständig oxidierten Endstufen, z. B. alkohol., gemischte (mit versch. Endprodukten), Butanol- u. Glyzerin-, Milch-, Essig-, Ameisen-, Propion-, Butter- u. Zitronensäuregärung; im weitesten Sinne auch der Abbau anderer Naturstoffe, z. B. Eiweiß; vgl. Fermentation. – Ist als **alkal. G.** (bakt. Zersetzung stickstoffhalt. Verbdgn. durch Fäulnisbakt. unter anaeroben Bedingungen mit Methanproduktion; s. a. Fäulnis) geruchsarm, als **saure G.** (bakt. Fäulnis unter anaeroben Bedingungen mit H$_2$S-Produktion) stinkend, z. B. als Form des Fleischverderbens (»stick. Reifung«).

Gärungs|bakterien: ∕ Säurebakterien. – **G.dyspepsie, -enterokolitis**: aus mangelhafter KH-Verdauung (bei Enzymmangel u./oder übermäß. KH-Angebot) u. -Resorption (z. B. Mono- u. Disaccharid-Malabsorption) resultierende Verdauungsstörung mit Zunahme der G.prozesse in Dünn- u. v. a. Dickdarm, häufig gefördert durch eine path. aktivierte Darmflora, evtl. auch durch fehlende pept. Verdauung oder entzündl. Darmprozesse. Sympt.: vermehrte Peristaltik, Meteorismus, Flatulenz, Durchfälle (»G.stuhl«): breiig oder flüssig, hellgelb, säuerlich riechend, mit Gasbläschen durchsetzt). – vgl. Fäulnisdyspepsie.

Gärungsenzym: **1)** jedes an der Gärung beteiligte Enzym. – **2) oxidierendes G.**: ∕ Glyzerinaldehydphosphat-dehydrogenase.

Gärungs|ileus: (GRIESSMANN) gelegentlich bei schwerer G.dyspepsie vork. paralyt. Ileus. – **G.milchsäure**: ∕ Acidum lacticum.

Gär(ungs)probe: qual. oder quant. Nachweis von KH im Blut (s. a. Blutzuckerbestg. [4], Harn oder Stuhl durch Vergären mit Hefe u. Messen des gebildeten CO$_2$ im Gär(ungs)röhrchen oder -saccharimeter (EINHORN, LOHNSTEIN, SCHMIDT).

Gärungs|reihe: Verfahren zur Prüfung der Gärfähigkeit von Mikroorganismen (z. B. Hefen) unter Verw. von Glukose, Galaktose, Saccharose, Maltose, Laktose, Raffinose, seltener Melibiose, Xylose. – **G.sauermilch**: *päd* aus Vollmilch durch Beimpfen mit Reinkultur von Milchsäurebaktn. u. anschließ. Verbuttern hergestellte Säuremilch für die Säuglingsdiätetik; s. a. Azidophilus-, Bifidusmilch. – **G.stuhl**: s. u. Gärungsdyspepsie.

Gafeira: südamerikan. Bez. für Ainhum bzw. Lepra mutilans.

Gaffky* (GEORG THEODOR AUGUST G., 1850–1918, Bakteriologe, Gießen) **Skala**: Schema zur quant. Beurteilung des Tbk-Baktn.gehaltes eines Sputums anhand der im Ausstrich pro Gesichtsfeld (Immersionsobjektiv 1:12) festgestellten Anzahl; »Gaffky 1« bedeutet ca. 1000, »G. 10« ca. 100 Mill. Keime pro ml Sputum. – **G.*-Ebert* Bazillus** (KARL JOSEPH E.): (1880) ∕ Salmonella typhi.

Gaffkya: nach GEORG GAFFKY benannte Gattung aerober, aber auch fakultativ oder streng anaerober, grampos., in Körperflüssigkeiten in regelmäß. Tetraden gelagerter pathogener Kokken der Fam. Micrococcaceae. Von Bedeutung **G. tetragena s. mendozae** (Planococcus, Staphylococcus tetragenus, Sarcina tetragena) auf Haut u. Schleimhäuten des Respirationstraktes bei pyogener Erkr.

Gafsa-Beule: Hautleishmaniase in Tunesien.

Gahm* Test: ∕ SHWACHMAN* Test.

Gaillard* (FRANÇOIS LUCIEN G. 1805–1869, Chirurg, Poitiers) **Syndrom**: Dextropositio cordis bei Pneumothorax oder Pleuraadhäsionen. – **G.(-Arlt*) Naht**: über eine Perle geknüpfte Naht zur Faltung (Verkürzung) des Unterlides bei Entropion.

Gaisböck* Syndrom, Polyglobulie (FELIX G., 1868–1955, Internist, Innsbruck), Polycythaemia (rubra) hypertonica: v. a. bei adipösen ♂♂ im 4. Ljz. hereditär vork., mit Hypertension kombin., meist gutart. Polyzythämie ohne Milztumor. (Sonderform der Polycythaemia vera rubra? Zentrogene Polyglobulie?)

Gal: **1)** *chem* ∕ Galaktose. – **2)** *physik* ∕ Galilei. – **gal**: *physik* ∕ Gallon (Maßeinh. des Apothecary-Systems).

Galact...: Wortteil »Milch(zucker)«. – s. a. Galakt..., Lakt....

Galact(h)idrosis: milchähnl. Schweiß bei Wöchnerinnen.

Galactophlysis: **1)** Milchschorf. – **2)** Eruption von Bläschen mit milchigem Inhalt.

Galakt...: s. a. Galact..., Lakt.... – **G.ämie**: ∕ Lipämie (mit milchähnl. Aussehen des Serums). – **G.agogum**, Laktagogum: *pharm* Mittel zur Förderung der Milchabsonderung bei Wöchnerinnen.

Galaktane: aus Galaktoseresten aufgebaute, z. T. schwerverdaul. Polysaccharide; als Reservestoffe u. Bestandteile von Zellwänden weit verbreitet.

Galaktase: ∕ Galaktosidase.

Galaktenzyme: an der ∕ Milchgärung beteiligte Enzyme.

Galaktit: 6wert. Alkohol (Hexit), der durch Reduktion von Galaktose entsteht. Ausscheidung im Harn bei Galaktosediabetes u. hereditärer Galaktoseintoleranz; s. a. Schema »UDPG-Metabolismus«.

Galaktoblast: ⁄ DONNÉ* Kolostrumteilchen.

Galaktödem: Mammaschwellung durch gestaute Milch.

Galaktoflavin: s. u. Flavine.

galaktogen: milchbildend.

Galaktographie: *röntg* ⁄ Mammographie mit retrograder KM-Füllung des Milchgangsystems, z. B. als ⁄ Aeromammographie.

Galakto|kinase: Phosphokinase in Mikroorganismen (adaptativ) u. bei Säugern in Milchdrüse (Laktosebildung), Leber, Niere, Gehirn; bildet Galaktose-1-phosphat aus Galaktose (erster Schritt der Galaktoseverwertung); phosphoryliert auch Galaktosamin; s. a. Galaktosediabetes, Schema »UDPG-Metabolismus«. – **G.kinese**: s. u. Laktation. – **G.lipide**: galaktosehalt. Lipide, z. B. Ganglioside, Zerebroside.

Galaktono-γ-lakton: Intermediärprodukt der Vit.-C-Biosynthese.

Galakto|phlysis: ⁄ Milchschorf. – **G.phygum**: *pharm* ⁄ Laktifugum. – **G.poese**: ⁄ Laktation. – **G.pyra**: ⁄ Milchfieber. – **G.rrhö**: *gyn* ⁄ Milchfluß.

Galaktosämie: das – vermehrte – Vork. von Galaktose im Blut; i. e. S. die **kongenit. G.** (⁄ Galaktoseintoleranz, -diabetes).

Galaktosamin, Chondrosamin, GalN: ein Aminozucker in Gangliosiden, Mukopolysacchariden (z. B. Chondrogitinschwefelsäure u. -sulfate), Glykolipiden, Blutgruppensubstanzen u. bakteriellen AG; tierexper. Anw. (i.p.) zur Erzeugung einer Hepatitis (morphol. u. funktionell der Virushepatitis des Menschen vergleichbar).

Galaktose, Gal, Cerebrose: $C_6H_{12}O_6$; mit D-Glukose stereoisomeres Monosaccharid (Typ Aldohexose);

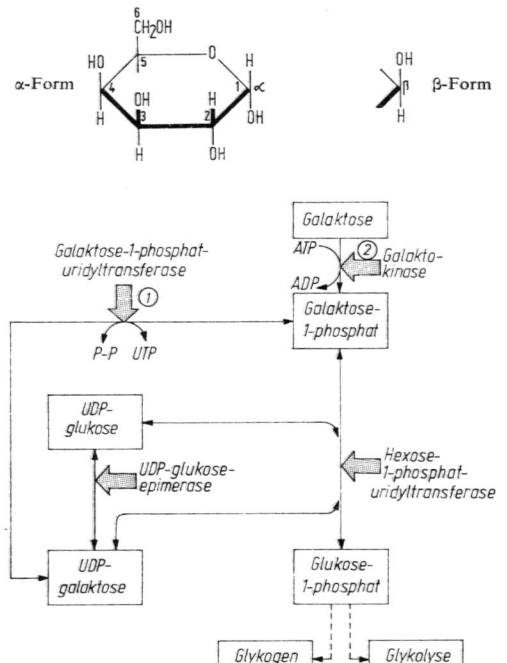

① = bei Enzymblock Galaktoseintoleranz-Syndrom; ② = bei Enzymblock Galaktosediabetes.

optisch aktiv ($[\alpha]_{20}^{D}$ + 80,5°). Vork. in Oligo- u. Polysacchariden (Laktose, Raffinose), Gangliosiden, Zerebrosiden, Glykolipiden, Mukopolysacchariden u. Pektinstoffen. Wicht. Energiequelle für Säuglinge (ca. 20% des Kal.-Bedarfs). Harnausscheidung 14 mg/l, vermehrt bei Milchkost, Leberschäden, Galaktoseintoleranz (bis 10 g/l). Im Darm freigesetzte G. gelangt nach Phosphorylierung u. Umsetzung zu Glukose-1-phosphat (⁄ Schema) in Leber u. Niere in den KH-Stoffwechsel (s. a. Schema »UDPG-Metabolismus«); entsprechend G.aufbau aus Glukose. Anw. als Leberdiagnostikum. – *analyt* Nachweis durch ⁄ Reduktionsproben, ⁄ TOLLENS* Probe, Farbreaktion mit Anthron u. o-Toluidin, Oxidation mit HNO_3, Polarimetrie; enzymat. mit G.-dehydrogenase ($NADH_2$-Bildung in Tris-Pufferlsg.) oder G.-oxidase (H_2O_2-Bildung).

Galaktose|belastung: ⁄ G.toleranztest. – **G.dehydrogenase** NAD-spezif. Enzym aus Mikroorganismen, das D-Galaktose zu D-Galaktonolakton dehydriert. Anw. zur G.bestimmung. – **G.diabetes**: (R. GITZELMANN 1965) KH-Stoffwechselstörung infolge Mangels an Galaktokinase (Enzymopathie), mit Symptn. der G.unverträglichkeit (Galaktosämie, -urie, evtl. Katarakt); viel gutartiger als die heredit. G.intoleranz. Ther.: galaktosearme Diät, v. a. Vermeiden der Muttermilch. – Auch Oberbegr. für die heredit. ⁄ G.intoleranz u. eine Galaktosämie (u. -urie) bei UDP-Galaktose-4-Epimerase-Mangel (s. a. Schema »UDPG«).

Galaktose-Glukose-Malabsorption: s. u. Glukose...

Galaktose|intoleranz, hereditäre, kongenit. Galaktosämie, -urie: (GÖPPERT 1917) angeb., autosomal-rezessiv erbl. Enzymopathie mit Fehlen oder Herabsetzung der Hexose-1-phosphat-uridyltransferase. Klin.: mit Beginn der Milchfütterung (auch Muttermilch) Erbrechen, Durfälle, Gedeihstörung, Hepato- u. Splenomegalie, Ikterus, Aszites, Ödeme, Hypoprotein- u. Hypoprothrombinämie, Protein-, Hyperaminazid- u. Galaktosurie; evtl. Leberzirrhose u. Katarakt (schichtstarähnlich oder als Schalentrübung; u. U. reversibel); bei Überleben oft Intelligenzdefekt; unbehandelt Exitus in den ersten Wochen. Diagnose: Galaktose in Harn u. Blut. Erfassung heterozygoter Anomalieträger durch Enzymbest. in den Ery (»Galaktosämietest«) u. G.toleranz-Test. Auch leichtere chron. u. – bei Heterozygoten – asympt. Formen. Ther.: milchfreie Diät, Kunstmilch (SCHREIER). – s. a. G.diabetes. – Ferner die sehr seltene autosomal-rezessive (?) **G.-Fruktose-Intoleranz** (PORTER 1961) mit Nichtverwertung beider Monosaccharide: akute Hypoglykämien mit epileptiformen Anfällen, Bewußtseins- u. Reflexstörungen, rezidivierende Bauchschmerzen mit Erbrechen, Bauchauftreibung; Besserung durch Diät. – s. a. Schema »UDPG«.

D-Galaktose-1-Phosphat, Gal-1-P: Zwischenprodukt des Galaktosestoffwechsels; bei Galaktoseintoleranz angehäuft in Augenlinse, Ery (normal 1–14 µg/ml), Leber, Gehirn, Nieren u. Geweben; hemmt Glukose-6-phosphat-dehydrogenase u. Phosphoglukomutase; s. a. Schema »UDPG-Metabolismus«.

Galaktose-1-phosphat-uridyl(yl)transferase, UDP-galaktose-pyrophosphorylase: in Herz, Gehirn, Lunge, Leber u. Skelettmuskeln (u. in Mikroorganismen) nachgewiesenes Enzym, das die Umsetzung von

Galaktosestar

Galaktose-1-phosphat u. Uridintriphosphat (UTP) zu UDP-galaktose u. Pyrophosphat katalysiert. Ermöglicht bei hereditärer Galaktoseintoleranz einen »Restumsatz«; s. a. Schema »UDPG-Metabolismus«.

Galaktose|star: s. u. Galaktoseintoleranz. – **G.toleranztest, -probe**, BAUER* Probe: spezif. Leberfunktionsprobe (KH-Stoffwechsel) durch G.gabe u. Kontrollbestg. in Harn oder Blut; erhöhte Werte bei Hepatitis, Leberzirrhose (nicht bei Fettleber) u. G.intoleranz (bei klin. manifesten Formen aber gefährl.!); Modif. n. LUDWIG-STREHLER (oral 40 g in 1 l Flüssigkeit, 2 Std.-Ausscheidung im Harn bis 2,5 g), BASLER, MACLAGAN (40 g parenteral), MEHNERT (oral 100g in 400 ml, Grenzwerte im Blut nach 90 u. 120 Min. 150, nach 150 Min. 125 mg/100 ml), ROMMEL u. GRIMMEL (oral 40 g in 250 ml, Grenzwert nach 90 Min. 30 mg%).

Galaktosid: Glykosid mit Galaktose als KH-Komponente.

Galakt(osid)ase: 1) α-Galaktosidase, Melibiase: Enzym in grünen Pflanzen u. Mikroorganismen, beim Menschen in NN, Schilddrüse, Nebenschilddrüse, Eierstock, Niere u. Milz; hydrolysiert α-D-Galaktoside (z. B. Melibiose, Raffinose) zu Galaktose u. Alkohol; pH-Opt. 3,5 – 5,3. – 2) β-Galaktosidase, Laktase; saure Glykosidhydrolase; hydrolysiert β-D-Galaktoside (Laktose, Vizianose) u. überträgt Galaktosereste auf geeignete Akzeptoren. Vork. Pankreas, Magen, Milz, Leber, Niere, Blut, Dünndarmschleimhaut (bei G.mangel Laktoseintoleranz); Lymphknoten in NN sowie in Mikroorganismen (z. B. in E. coli als induziertes Enzym bei Galaktosidangebot).

Galaktostase: / Milchstauung.

Galaktosurie: Auftreten von Galaktose im Harn, insbes. als Leitsympt. der Galaktoseintoleranz sowie – provoziert – bei Leberfunktionsstörung. – vgl. Galakturie.

Galakto|therapie: / Milchdiät. – **G.transferase**: / Hexose-1-phosphat-uridyl(yl)-transferase. – **G.zele** 1) / Milchzyste. – 2) Hydrozele mit milch. Inhalt. – **G.zerebroside**: galaktosehalt. Zerebroside v. a. im Hirn, z. B. Zerebron, Kerasin. – **G.zyt**: die Milch erzeugende Drüsenepithelzelle der Mamma.

Galakturie: »Milchpissen« (/ Phosphaturie).

Galakturonsäure: Uronsäure der D-Galaktose; Vork. in Pflanzenschleim, Pektin, Pneumokokken-Polysaccharid. – Salze: Galakturonate.

Galant* (JOHANN SUSMANN G., Neurologe, Moskau) **Reflex**: 1) Bizepssehnenreflex. – 2) (1926) zephalopalpebraler Reflex: Eigenreflex des M. orbicul. oculi durch Schlag auf den Scheitel. – 3) Rückgrat-, Rumpf-Seitenbeugereflex: durch Reizung der Haut zwischen 12. Rippe u. Darmbeinkamm ausgelöste Kontraktion der Mm. obliquus abd. ext. u. erector trunci u. damit WS-Krümmung u. Beckenwendung; physiol. bis ca. 9. Monat. – **G.*** **Syndrom**: / Megacolon congenit.

Galant(h)amin: Alkaloid (Phenanthridin-Typ) aus Galanthus woronowii (0,05–0,1%) u. anderen Galanthus-Arten (»Schneeglöckchen«); Azetylcholinesterase-Hemmer mit Physostigmin-ähnl. Wirksamkeit, aber geringerer Toxizität.

Galassi* **Reflex**: / Orbikularisphänomen.

Galat* **Probe**: Azetonnachw. (violett) im Harn durch Auftropfen auf eine Messerspitze Trockenreagens aus Nitroprussidnatrium, $(NH_4)_2SO_4$ u. wasserfreiem Na_2CO_3.

Gale* **Formel**: Pulszahl + Blutdruckamplitude (unter Ruhe-Nüchternbedingungen) –111 = Grundumsatz (in %).

Gale* **Operation** (JOSEPH WASSON G., geb. 1900, Chirurg, Madison): 1) (1931) Skaleno- u. Phrenikotomie bei Lungen-Tbk. – 2) paravertebrale Thorakoplastik: subperiostale hint. Teilresektion der Rippen, Nahtfixierung der vord. Stümpfe an die nächsttieferen hint. bzw. die zugehör. Querfortsätze.

Galea (aponeurotica) *PNA*: die feste, parallelfaser. Sehnenhaube über dem Schädeldach (Zwischensehne der paar. Mm. occipitofront. u. temporopariet.), mit dem Periost locker, mit der Kopfhaut fest verbunden. – **G.plastik**: Deckung eines Duradefekts mit einem Stiel- oder Verschiebelappen aus Galea aponeurotica (auch als Galea-Periostplastik). – **G.zange**: *gyn* / Kopfschwartenzange.

Galeazzi* **Drüsen** (DOMENICO MARIA GUSMANO G. oder GALEATI, 1686–1775, Arzt, Bologna): / Glandulae intestinales.

Galeazzi* (RICCARDO G., 1866–1952, Chirurg, Orthopäde, Mailand) **Fraktur**: (1934) dist. Radiusfraktur mit (Sub-)Luxation des Ulnaköpfchens. Bereits 1822 von COOPER beschrieben (Gegenstück zur MONTEGGIA* Fraktur). – **G.*** **Methode**: (1913) Derotations-Ther. der WS-Skoliose; redressierende Überkorrektur mit am Schulter u. Becken angelegtem App. (bei annähernd Vierfüßerstand) durch Lateralflexion u. Rotation der WS; getrennter Schulter- u. Beckengürtelgips, die später – unter Verdrehung gegeneinander – starr verbunden werden. – **G.*** **Operation**: 1) Fixation des med. Patellarrandes bei rezidiv. Patellaluxation an eine distal gestielte Abspaltung der Semitendinosus-Sehne. – 2) bei kongenit. hint. Luxation des Radiusköpfchens Reposition in ein »neues« Bett am lat. Humeruskondylus, Verlängerung der Bizepssehne, extraartikuläre Ablösung des M. pronator teres vom Radius u. Einkerbung der Membrana interossea. – 3) bei Lähmungshohlfuß Spaltung der plant. Kapselanteile des CHOPART* Gelenks u. – bei stärkerer Varisierung des Rückfußes – Sehnenverlängerung des M. tib. post. – **G.*** **Zeichen**: die kompensator. WS-Skoliose bei kongenit. Hüftluxation.

Galen*, GALENOS, GALENUS: 129–199 n. Chr., griech. Arzt aus Pergamon, Leibarzt der Kaiser Marc Aurel, Commodus u. Septimius Severus; Autor einer umfangreichen Schriftensammlung über das ges. damal. mediz. Wissen, das er zu einem System ausbaute (»Galenismus«). – **G*** **Ader, Vene**: die / V. cerebri magna (mit der »G.* Ampulle« im Bereich der Einmündung der Vv. cerebri int. u. basalis). – **G.*** **Anastomose, Nerv**: der R. communicans cum n. laryngeo inf. des N. laryngeus sup. – **G.*** **Drüse**: die Pars orbit. der Gl. lacrim. – **G.*** **Entzündungssymptome**: die bereits von CELSUS beschriebenen sog. klass. Entzündungszeichen: Calor, Dolor, Rubor, Tumor (später ergänzt durch Functio laesa). – **G.*** **Foramen**: die Eintrittsöffnung der V. cava sup. im re. Herzvorhof. – **G.*** **Körper**: / Fornix cerebri. – **G.*** **Krankheit**: / Gangrän. – **G.*** **Luxation**: subakromiale Luxation der Klavikula (von G.* am eigenen Körper beobachtet). – **G.* Schanker**: ↑ Ulcus molle. – **G.* Ventrikel**: ↑ Ventriculus laryngis.

Galenika, galenische Mittel: nach GALEN benannte Arzneimittelhauptgruppe (neben Drogen u. rein chem. Präp.), als Salben, Pflaster, Tinkturen etc., hergestellt aus Wirk-, Grund- u. Hilfsstoffen.

Galenismus: von GALEN ausgebautes Medizin-System, das auf der Lehre von den 4 Körpersäften (Blut, Schleim, schwarze u. gelbe Galle) basiert u. die Krankheitsursache in einem gestörten Verhältnis dieser Säfte sieht. Bis ins ausgehende 17. Jh. Grundlage der abendländ. Medizin. – vgl. Krasenlehre.

Galeotomie: therap. Durchtrennung der Galea aponeurotica, z. B. zur Entspannung der Kopfhaut bei Alopecia praematura. – vgl. Epikraniotomie.

Galerop(s)ie: Störung des Gesichtssinns, wobei Gegenstände abnorm hell, klar u. leuchtend erscheinen.

Galewsky* Krankheit (EUGEN G., geb. 1864, Dermatologe, Dresden): ↑ Pili torti.

Galezowski* Operation (XAVER G., 1832–1907, Ophthalmologe, Paris): Star-Op. mit sichelförm. Messern, von denen das eine die Kapsel faßt u. das andere sie von innen nach außen inzidiert. – Von G.* auch Strabismometer angegeben (mit horizontalem, graduiertem Balken, an dem bds. der Nasenstütze eine vertikale Nadel angebracht ist).

Galilei, Gal: nach GALILEO GALILEI (1564–1642) benannte Einh. der Beschleunigung; 1 Gal = 1 cm · sec^{-2}.

Galippe* Reagens: (1873) gesätt. wäßr. Pikrinsäurelsg. zum Eiweißnachweis im Harn (Trübung).

Gall* Gehirnzentrum (FRANZ JOSEPH G., 1758–1828, Arzt, Wien, Paris): histor. Begr. für best. Abschnitte der – als »Endigungen der Nervenbahnen« angesehenen – Hirnwindungen, denen auch psych. Vorgänge u. geist. Störungen zugeordnet wurden; s. a. Phrenologie (»**G.* Schädellehre**«).

Gallae: *botan pharmaz* Gallen; – **G. quercinae**: Eichengallen, Galläpfel (durch Stich u. Eiablage der Gallwespe Cynips tinctoria in die Sproßspitzen von Quercus infectoria); enthalten Tannin (25–45%), Gallus- (3%) u. Ellagsäure (2%), Zucker, Stärke; Anw. (Tct. Gallarum) als Adstringens.

Gallamin|blau: histol Oxazinfarbstoff für Muskelfasern (wäßr. Lsg.), Zellkerne u. Knorpelgrundsubstanz (G.b.-Al-Komplex). – **G.triethiodid(um)** WHO Tris-(ß-triäthyl-ammonioäthoxy)-benzoltrijodid; kurareartig (nicht depolarisierend) wirkendes synthet. Muskelrelaxans (ohne Histaminfreisetzung). Anw. in der Anästhesie, bei Elektroschockther., Tetanus u. Strychninvergiftung.

Gallat: Salz der Gallussäure (↑ Acidum gallicum).

Gallavardin* (L. GALLAVARDIN, zeitgen. franz. Kardiologe) **Galopprhythmus**: der präsystol. Galopprhythmus (dumpfer Vorhofton) bei Av-Block oder -Dissoziation; s. a. Umkehr-Extrasystole. – **G.* Tachykardie**: extrasystol. paroxysmale ↑ Tachykardie, die auch im Intervall häuf. Extrasystolen oder Extrasystolenketten aufweist. 2 Formen: »Tachycardie à centre excitable« (ausgelöst durch psych. Erregung u. körperl. Anstrengung), »Extrasystolie à paroxysmes tachycardiques« mit spontaner Extrasystolie u. Dauerformen.

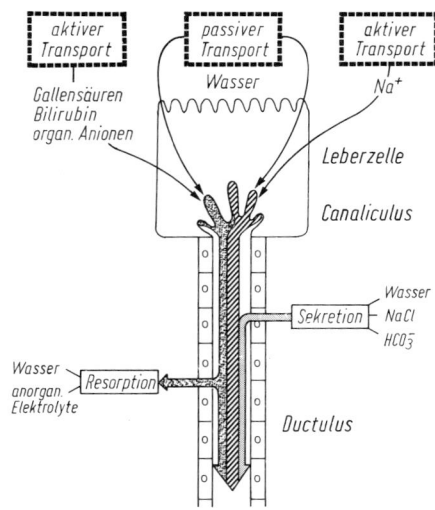

Mechanismus der **Gallebildung** (nach CHENDEROVITCH).

Galle, Bilis, Fel: das laufend – tags mehr als nachts – abgesonderte neutrale bis alkal. Exkretionsprodukt der Leberparenchymzelle, das dem Dünndarm teils direkt als gelbe »Lebergalle«, teils indir. – nach Eindickung u. Speicherung in der Gallenblase – bei Bedarf (v. a. fettreiche Mahlzeit) als gelbe bis dunkelgrüne ↑ »Blasengalle« zugeführt wird. Enthält (↑ Tab.) neben Elektrolyten u. Muzinen Gallensäuren (zumeist mit Glyzin u. Taurin konjugiert), Farbstoffe (v. a. Bilirubin) u. Cholesterin, die in der Gallenblase durch Rückresorption von Wasser im Durchschnitt eine Eindickung auf das ca. 10fache erfahren (Trockensubstanz von 1–2% auf 15–20%). Funktion: Emulgierung der Fette im Rahmen der Fettverdauung durch Gallensäuren, Aktivierung der lipolyt. u. proteolyt. Bauchspeichel- u. Darmenzyme, Ausschei-

	Lebergalle	*Blasengalle*
Aussehen	gelb	gelbgrün bis dunkelgrün
Menge (ml/24 h)	250–1100	–
pH	7,15	6,89
spezifisches Gewicht	0,995–1,008	1,008–1,034
Trockensubstanz (g/l)	8–38,9	70–248
Anorganische Substanzen		
Bikarbonat (mval/l)	30	19
Chlorid (mval/l)	100,6	31
Eisen (mg/l)	1,75	2,2
Gesamtphosphor (g/l)	0,15	1,40
Kalium (mval/l)	5,0	13,5
Kalzium (mval/l)	3,7	15,4
Kupfer (mg/l)	0,35–2,05	–
Natrium (mval/l)	149	220
Organische Substanzen		
Aminosäurenstickstoff (mg/l)	–	138
Bilirubin (g/l)	0,12–1,35	0,36–6,30
Cholesterin (g/l)		
Kinder	0,20	0,80
Erwachsene	0,8–1,8	3,1–16,2
Cholin (g/l)	0,57	5,5
Gallensäuren (g/l)	6,5–14,0	32–115
Gesamtfettsäuren (g/l)	2,7	24
Gesamtkohlenhydrate (g/l)	0,63	2,4
Gesamtstickstoff (g/l)	0,24–1,45	1,88–6,00
Harnstoff (mg/l)	236	325
Milchsäure (mg/l)	–	130–480
Phospholipide (g/l)	1,0–4,3	15–53
Proteine (g/l)	1,8	4,5
Reststickstoff (g/l)	0,46	0,76 (2,7)

Galle, pleiochrome

dung von Fremdstoffen (z. B. Medikamente). Galleproduktion abhängig von hormonal-nervösen, alimentären u. medikamentösen Einflüssen (?); bewiesen bisher nur die choleret. Wirkung der rückresorbierten Gallensalze; s. a. A-, B- u. C-, Kalkmilchgalle, Syndrom der eingedickten Galle. – **pleiochrome G.** (mit erhöhtem Farbstoffgehalt) bei vermehrtem Anfall von Blutabbauprodukten (z. B. bei hämolyt. Anämie). – **weiße G.** (farblos bis graugelb, neutral oder alkal., meist steril, schleimig-fadenziehend) in den Gallenwegen bei Drucksteigerung mit Erliegen der Lebersekretion, in der Gallenblase bei Zystikusverschluß mit Hydrops; Gallenfarbstoffe resorbiert oder durch Baktn.- u. Leukozyteneinwirkung entfärbt; ferner Produktion eines schleim. Sekrets aus den Wanddrüsen bzw. Gallenblasen; Gefahr der Cholangitis (aufsteigende Infektion); bei Druckentlastung reversibel.

Galle|agar: fester Agar-Nährboden, dem Galle oder Gallensalze in versch. Konz. zugesetzt sind, z. B. nach CONRADI-KAYSER (Anreicherung für TPE-Diagnostik), SEIFFERT (Galle-Zitrat-Agar für TPE-, Shigella-Diagnostik), LITTMANN (Rindergalle-Agar, die Pseudomyzelbildung bei Sproßpilzen anregend), Galle-Blutagar (10- bzw. 40% sterile Rindergalle; zur Streptokokkendifferenzierung: A- u. C-Str. wachsen bei 10% spärlich oder gar nicht, B-, D- u. L-Str. bei beiden, Str. uberis nur bei 10%). – **G.bouillon**: Gemisch aus Nährbouillon u. steriler Rindergalle (evtl. nur Gallensalze) āā; zur Salmonellen-Anreicherung (aus Blut oder KM); s. a. MACCONKEY* Agar.

Galleerbrechen: Erbrechen von gallehalt. Duodenalinhalt, entweder durch funkt. Gallereflux (bei Duodenalulkus, Gallenkolik) oder bei hohem Ileus.

Galle|-Gentianaviolett-Laktose-Bouillon: *bakt* Anreicherungsnährboden für Kolibaktn. (aus Wasser u. Milch). – **G.-Kristallviolett-Agar**: ↑ LITTMANN* Agar.

Galle|löslichkeitstest: *bakt* Differrenzierung vergrünender Streptokokken von Pneumokokken durch āā-Zusatz steriler Rindergalle zur Kultur (Pneumokokken lösen sich auf). – **G.nährboden**: mit Galle (v. a. steriler Rindergalle) oder Gallensalzen versetzter fester oder flüss. Nährboden zur bakteriol. Diagnostik u. Differrenzierung; s. a. Galleagar, Gallebouillon.

Gallenblase: ↑ Vesica fellea. – Formanomalien ↑ Abb.; die **flottierende G.** (Wander- oder Pendel-G.) ist lediglich am Ductus cysticus aufgehängt oder nur in Hilusnähe an der Leber befestigt, ihre Beweglichkeit evtl. durch akzessor. Peritonealfaltung (»Mesenteriolum«) zwischen Fundus u. Ductus cysticus eingeschränkt; die **gefaltete G.** (Entwicklungsstörung) liegt retro- oder subserös, mit Einstülpung im Bereich von Körper oder Fundus (»phrygische Mütze«); die **intrahepat. G.** ist mehr oder minder tief in das Leberparenchym eingebettet, meist rudimentär u. atretisch (frühembryonale Hemmung der Vorderdarmknospe); die **septierte** oder **doppellum. G.** (Entwicklungshemmung) ist unvollständig kanalisiert, mit Längsunterteilung durch ein epithelfreies Septum bei gemeinsamem Ductus cysticus (gedoppelte G. mit Epithel u. geteilter Zystikus). – **ausgeschlossene G. (Hafter*)**: *röntg* mit KM nicht darstellbare Gallenblase; unbedingte Indikation für Ektomie.

Gallenblasen|abszeß abszedierende Cholezystitis; s. a. G.empyem. – **G.adenom**: sehr seltener zyst. oder papillärer Tumor der G.wand. – **G.agenesie, -aplasie**: seltenes angeb. (hereditäres?) Fehlen der Gallenblase (mangelhafte Anlage der primit. Vorderdarmknospe), oft komb. mit Gallengangsatresie. – **G.apoplexie**, Apoplexia cholecystidis: hämorrhag. Infarzierung (meist Stieldrehung) einer flottierenden Gallenblase, v. a. bei älteren, abgemagerten Menschen (75%). Klin.: heft. re.-seit. Oberbauchschmerzen, Vomitus, Kollaps; großer, schmerzhafter Tumor an typ. Stelle. Meist Cholezystektomie notwendig. – **G.atresie**: Fehlen des G.lumens, entweder kongenit. als rudimentäre (meist intrahepat.) Gallenblase oder aber als Entzündungsfolge (s. a. Schrumpfgallenblase).

Gallenblasen|bett: ↑ Fossa vesicae felleae. – **G.divertikel**: solitär meist echtes Divertikel, v. a. im Fundus- u. Halsbereich; seltener »**multiple G.d.**«, die auf eine Ausweitung von ASCHOFF*-ROKITANSKY* Sinus, im Halsbereich auf LUSCHKA* Gänge zurückgeführt werden. – **G.dränage**: äuß. Dränage i. S. einer Cholezystostomie; meist Palliativmaßnahme bei Inoperabilität, ferner bei akuter Pankreasnekrose auf dem Boden einer Cholezystitis u. Cholangitis. Als »inn. Dränage« Cholezystoduodeno-, -gastro- u. -enterostomie; s. a. Gallenfistel. – **G.dyskinesie**: ↑ Dyskinesie der Gallenwege.

Gallenblasen|empyem: Eiteransammlung in der Gallenblase als Folge einer eitr. phlegmonösen Cholezystitis bei Zystikusverschluß (meist Stein) oder nach Infektion eines Hydrops, mit Ektasie, Wandverdünnung, Fibrinauflagerungen, pericholezystit. Infiltrierung. Klin.: akutes Oberbauchsyndrom, lokaler Druck- u. Spontanschmerz, evtl. Ausstrahlung in die

Formanomalien der **Gallenblase**

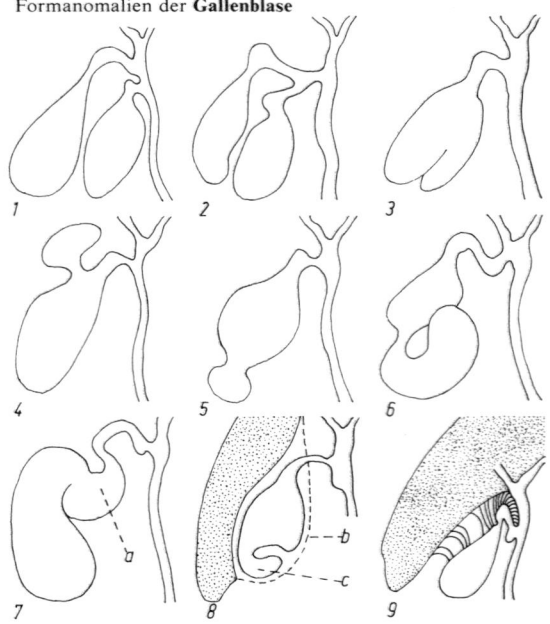

1 gedoppelte G. mit doppeltem Zystikus (akzessorische G.); 2 gedoppelte G. mit Y-Form des Zystikus; 3 gedoppelte G. mit doppeltem Fundus (zweilappige G.); 4 G. mit Divertikel im Halsbereich; 5 G. mit Divertikel im Fundusbereich; 6 Sanduhrgallenblase; 7 gefaltete G. mit Faltung im Korpus (a = Infundibulum; 8 gefaltete G. mit Faltung im Fundus (b = Serosa, c = »Phrygische Mütze«); 9 flottierende G.

re. Schulter, Schüttelfrost, Komplikationen: Durchwanderungsperitonitis, Perforation, pericholezystit. Abszeß (↗ Pericholezystistis). – **G.entzündung**: ↗ Cholezystitis.

Gallenblasenfunktionsprüfung: Prüfung der Gallenblasenmotilität anhand des cholekinet. Effekts, nachgewiesen als B-Galle (z. B. nach Hypophysingabe = KALK*-SCHÖNDUBE* Probe) oder im Cholezystogramm (z. B. nach Kontraktionsmahlzeit).

Gallenblasen|gang: ↗ Ductus cysticus. – **G.hals**: ↗ Collum vesicae felleae. – **G.hydrops**, Hydrocholecystis: Ausweitung der mit steriler weißer Galle (bis zu 1 l) gefüllten Gallenblase mit Zystikusverschluß (Stein, Tumor) u. erhaltener Schleimhautsekretion. Klin.: indolenter Tumor unterh. des re. Rippenbogens, evtl. sek. Infektion u. Entzündung (bis Empyem).

Gallenblasen|karzinom: meist adenomatöses, seltener zirrhöses, anaplast. oder Plattenepithel-Ca. der G.wand, in ca. 90% bei gleichzeit. Cholelithiasis. Diffuser (intramuraler) oder knoll. Tumor, klin. oft lange Zeit stumm (s. a. COURVOISIER* Zeichen); Metastasierung in regionäre Lymphknoten u. (evtl. frühzeitig!) hämatogen über Leber u. Lungen in den großen Kreislauf.

Gallenblasen|papillom: ↗ G.adenom, -polyp. – **G.perforation**: inn. Spontandurchbruch (Fundus oder Kollum) der Gallenblase, meist als Entzündungs- oder Dekubitalperforation bei Empyem bzw. Cholelithiasis, entweder in die freie Bauchhöhle mit diffuser oder abgesackter gall. Peritonitis, häufiger – bei entzündl. Netzverklebungen – als gedeckte Perforation (mit nachfolgendem pericholezyst. oder subphren. Abszeß) oder in ein Hohlorgan (v. a. Magen, Duodenum, Querkolon), auch durch die Bauchdecken. Folge: inn. bzw. äuß. Gallenfistel. – **G.phlegmone** phlegmonöse Form der Cholezystitis.

Gallenblasen|polyp: solitäres oder multiples Papillom der Gallenblasenwand; klin. meist stumm. – **G.punktion**: intraop. unter laparoskop. Sicht: Einstich 0,5–1 cm unterhalb des Leberrandes. Punktat (stets leerpunktieren!) für mikroskop. Auswertung (einschl. Zytodiagnostik), bakt. Untersuchg., chem. Analyse; ferner Druckmessung, Cholezysto- u. Cholangiographie.

Gallenblasen|reflex: durch Cholezystokinin (auf dem Blutwege) ausgelöste G.kontraktion in Abhängigkeit von der Nahrungsaufnahme (v. a. bei Fett u. Eigelb). – **G.ruptur**: stumpf traumatisch oder aber Spontanruptur der entzündl. veränderten Blasenwand durch übermäß. Bauchdeckenspannung bei Stuhlentleerung, Preßwehen etc.; Sympte.: Kollaps, re.-seit. Oberbauchschmerz, Erbrechen; Folgen: Cholaskos oder Cholezele mit asept. oder – bei Infektion – eitr. gall. Peritonitis; Bluterguß in Wand u. Lumen. – Selten als Folge einer Distensionsgangrän bei Obturation des Zystikus. – **G.stein**: s. u. Gallenkonkrement. – **G.torsion, -volvulus**: s. u. G.apoplexie.

Gallendyssynergie: ↗ Dyskinesie der Gallenwege.

Gallenfarbstoffe: die durch Oxidation des bei der Blutmauserung freiwerdenden Hb v. a. im RES entstehenden Farbstoffe: zunächst durch oxidative Spaltung des Porphyrinrings das grüne Choleglobin bzw. Verdoglobin; dann durch Abspaltung von Fe u. Proteinkomponente das Biliverdin, das jedoch normalerweise im menschl. Blut nicht auftritt, da ein Leberenzym seine Reduktion zu Bilirubin katalysiert, das wiederum – als Glukuronid – mit der Galle ausgeschieden wird. Im Darm durch Reduktion der Vinylgruppen Mesobilirubin sowie weitere Reduktion zu Meso- (↗ Urobilinogen) u. Sterkobilinogen. Während ein Teil der G. nach Resorption mit dem Pfortaderblut erneut zur Leber gelangt (= enterohepat. Kreislauf), werden die meisten durch den Darm ausgeschieden (Sterkobilin, Urobilin u. weitere Abbauprodukte als Stuhlfarbstoffe, im wesentl. durch Tätigkeit der Darmflora entstanden), z. T. auch über die Niere (nach Resorption im Plexus venosus rect. u. unter Umgehung der Leber). – Bei best. Lebererkrkn. vermehrte Produktion der G. oder Störung ihrer Ausscheidung mit der Galle (s. a. Ikterus); s. a. Bilirubin, Pentdyopent.

Gallenfarbstoff-Gruppen

Tetrapyrrole

Bilane	Urobilinogen (= Mesobilirubinogen, Grundgerüst s. Formel I)	farblos
	Sterkobilinogen	farblos
Biliene	Urobilin	gelb
	Sterkobilin	gelb
	Dihydromesobilirubine	gelb
Bilidiene	Mesobiliviolin (= Kopro-M.)	violett
	Mesobilirhodin	rot
	Bilirubin	gelb
	Mesobilirubin	gelb
Bilitriene	Glaukobilin	blaugrün
	Biliverdin	blaugrün

Dipyrrole

	Propentdyopent (Grundgerüst s. Formel II)	farblos
	Bilileukan (= Probilifuszin)	farblos
	Mesobilileukan (= Promesobilifuszin)	farblos
	Bilifuszin	braun
	Mesobilifuszin	braun

Gallen|fett: s. u. Cholesterin. – **G.fieber**: unpräziser Begr. für biliöses Rückfallfieber, ↗ Malaria tropica, ↗ Leptospirosis icterohaemorrhagica, ↗ CHARCOT* G. – **G.fistel**, Biliärfistel: von der Gallenblase bzw. den extra- oder intrahepat. Gallengängen ausgehende inn. oder äuß. galleführende F.; spontan meist nach Gallensteinperforation (v. a. in Magen, Duodenum, Kolon, vereinzelt in Harntrakt oder Lunge), ganz selten nach Perforation eines Duodenalulkus; op. angelegt als biliodigestive Anastomose oder Entlastungsfistel (Cholezysto- bzw. Hepatostomie). Postop. G. infolge Nahtinsuffizienz oder nach Entfernung einer Gallengangsdränage. Komplikationen: bei inn. G. v. a. Schrumpfgallenblase mit chron. rezidiv. Cholangitis, bei äuß. G. Osteoporose, gestörte Fettresorption, Inanition durch Elektrolytverlust etc.

Gallenga* Reflex: Orbicularis-oculi-Kontraktion nach Reizung des N. laryngeus sup. bei Hunden.

Gallengang

Gallengang: Oberbegr. für Ductuli biliferi, Ductus interlobulares, Ductus hepaticus, cysticus u. choledochus. – Ein **akzessor G.** tritt im allg. re. am Leberhilus aus u. mündet in den Ductus hepaticus, seltener in den Zystikus, Choledochus oder die Gallenblase (Gefahr der versehentl. Ligatur oder Durchschneidung). – Ein **aberrierender G.** (meist multipel) verläuft im adventitiellen Bindegewebe der Gallenblase u. ist mit den intrahepat. Gallengängen verbunden.

Gallengangs|abszeß: Wandabszeß bei eitr. Cholangitis; Gefahr des cholangit. Leberabszesses. – **G.adenom:** 1) intrahepat. G.ad.: ↑ Cholangiom (2). – **2) extrahepat. G.ad.:** solides Adenom (epitheliale Azini oder mit zylindr. oder kub. Epithel ausgekleidete Zysten); benigne. – **G.agenesie, -atresie:** kongen., wahrsch. auf das fehlende oder ungenügende Kanalisierung der Gallenblasenknospe beruhende Teilatresie der extrahepat. Gallengänge.

Gallengangs|blutung: ↑ Hämatobilie. – **G.dilatation:** 1) *path* Erweiterung der Gallengänge infolge G.verschlusses (Stein, Tumor, Mißbildung, Striktur) u./oder chron. intrahepat. Cholestase. – s. a. Gallengangserweiterung. – 2) *chir* intraop. Dehnung der äuß. Gallenwege mit Dilatationsolive oder -sonde (mit Spülung), meist nach Choledochotomie, evtl. transduodenal-transpapillär. – **G.dränage:** ↑ Choledochus-, Hepatikusdränage.

Gallengangs|entzündung: ↑ Cholangitis, Cholangiolitis. – **G.erweiterung:** 1) ↑ G.dilatation. – 2) heredit., angeb. Ektasie eines intrahepat. Gallengangssegmentes, evtl. komb. mit Leberfibrose oder Ektasie von Nierentubuli; Sonderform: CAROLI* Syndrom.

Gallengangskarzinom: ↑ Cholangiom (1). – Ferner das **extrahepat. G.**, meist als infiltrierendes Adeno-Ca. in Gegend der Papille.

Gallengangs|plastik: reparative oder rekonstruktive Plastik (meist) zur Überbrückung eines G.defekts, z. B. GOETZE* Zipfelplastik; ferner Interposition eines röhrenförmig modellierten Faszien- (LEWIS, DAVIS) oder Hauttransplantats (BASCH, KIREW), des Wurmfortsatzes (MOLINEUS), eines Arterien- (TITZE) oder Uretersegments (HAFARI, SEDGWICK) sowie als Dünndarmplastik (KAUSCH, STUBENRAUCH) oder mit Endoprothese. – **G.regeneration:** Neubildung intrahepat. Gallengänge im reparat. Stadium nach Untergang von Lebergewebe, z. B. bei Leberzirrhose.

Gallengangs|tuberkel: kleiner, zentral nekrotisierender spezif. Herd um einen intrahepat. Gang; bei Einbeziehung des Ganges ikter. Farbe der Verkäsung. – **G.verschluß:** Obturation intra- oder extrahepat. Gallengänge durch Stein, Tumor, Parasiten, Entzündung; verurs. mit Ausnahme des Zystikusverschlusses mechan. Ikterus. – **G.zyste:** solitär oder multipel in der Wand eines intrahepat Gallengangs, meist mit Schleim gefüllt (zyst. Umwandlung einer schleimproduzierenden Epithelzelle), seltener mit Blut (nach Trauma einschl. Biopsie); auch angeb. Formen; s. a. Choledochuszyste.

Galle(n)|grieß: meist multipel vork. kleinste Gallenkonkremente. – **G.kanälchen, -kapillaren:** ↑ Canaliculi biliferi.

Galle(n)kolik: plötzlich, oft nachts (erhöhter Vagotonus) einsetzende krampfart. Schmerzen (Dehnungsschmerz der Gallenwege oder Spasmus) im re. Oberbauch unterhalb des Rippenbogens, fast stets mit Bauchdeckenspannung (peritoneale Reizung); Allg.befinden gestört, evtl. Galleerbrechen, ausstrahlender Schmerz in re. Brust, Schulter oder Rücken (über N. phrenicus u. Plexus cervicalis), oft Schüttelfrost; unbehandelt Stdn. bis Tage; Vork. als Steinkolik (s. a. Cholelithiasis), aber auch bei steinfreier Cholezystitis; Auslösung durch Diätfehler u. psych. Streß.

Galle(n)konkrement, Cholelith: homo-(Cholesterin, Bilirubin, Kalziumkarbonat, Eiweiß) oder heterogenes (Bilirubinkalk, Cholesterinpigmentkalk) Konkrement mit organ. Gerüst (s. a. Chole-, Choledocholithiasis). Solitärsteine meist rund oder eiförmig (»Tonnenstein«), multiple mehr würfel- oder tetraederförmig, oft mit facettierten Flächen; Struktur konzentrisch oder radiär, bei Konglomeratstein wabig, evtl. mit sternförm. Gasaufhellungen. – *röntg* Ein »**schwebendes G.**« (cholesterinreich) schwimmt im Cholezystogramm auf der stark konz. Kontrastgalle (mit erhöhtem spezif. Gew. durch das KM).

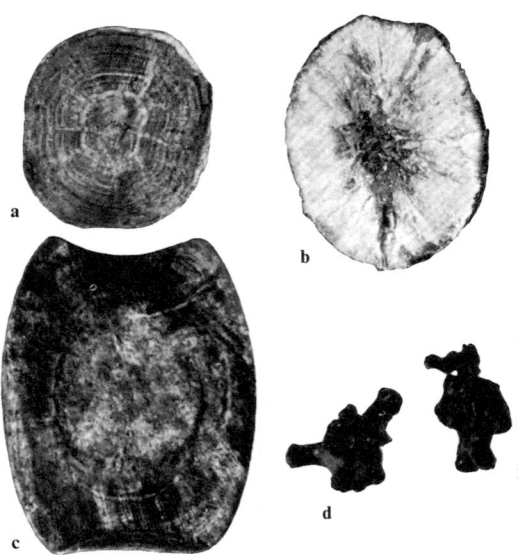

Gallenkonkremente (a–c Schnittflächen): a = Cholesterin-Pigment-Kalkstein; b = Cholesterinstein; c = Kombinationsstein (als Kern Cholesterin); d = Pigment-Kalksteine („Morgenstern"-Form).

Galle(n)pfropfsyndrom: ↑ Syndrom der eingedickten Galle.

Gallensäuren: Steroide mit Cholan-Grundgerüst (↑ dort. Formel); in der Galle des Menschen z. B. als Chol-, Chenodesoxychol- u. Trihydroxykoprostansäure sowie (**sek. G.**) Desoxy-, Ursodesoxy- u. Lithocholsäure; Normalwerte ↑ »Blut« (Tab.; s. a. Cholämie, Cholalämie). Bildung der **prim. G.** vorw. durch Cholesterinabbau (ca. 80–90% des exogenen Cholesterins) in der Leberparenchymzelle (ca. 0,8 g/Tag); Ausscheidung mit der Galle in den Darm (insges. 20–30 g/Tag); durch bakt. Einwirkung teilweise Umwandlung in **sek. G.**; Rückresorption über ↑ enterohepat. Kreislauf (ca. 90%) oder aber Ausscheidung mit den Fäzes; zum größten Teil nach Aktivierung durch Koenzym A Konjugation mit Taurin oder Glykokoll zu Tauro- ($^{1}/_{3}$) bzw. Glykocholsäuren ($^{2}/_{3}$; = **gepaarte G.**). Die in der Galle als Alkalisalze vorliegenden, oberflächenakt. G. sind wichtig für Fettverdauung u. -resorption (Lipaseaktivierung, Fettemulgierung, Bildung wasserlösl. Choleinsäuren, choleret. Wirkung), Resorption der – fettlösl. – Vit. D u. K u. der Karotine, Ausscheidung von Eisenporphyrinen u. Löslichkeit des Cholesterins in der Galle. Nachweis mit Farbreaktionen nach PETTENKOFER (H_2SO_4 u. Zucker oder Furfurol; Modif.), MYLIUS (Jodlsg.), MINIBECK (Eisessig-H_2SO_4), ABE (Phosphorvanillinreaktion), durch Stalagmometrie (HAY* Schwefelblumenprobe), Polarimetrie (JENKE), Chromatographie.

Gallensäureverlust-Syndrom: durch Stoffwechselblock im enterohepat. Kreislauf der Gallensäuren bedingte Erschöpfung der Gallensäurensynthese-Kapazität der Leber; v. a. nach ausgedehnter Resektion des termin. Ileums u. bei Überwucherung des Dünndarms mit Anaerobiern, begünstigt durch »blinde« Schlinge (Fistelbildung oder Op.), Divertikulose, Agammaglobulinämie, Aszension von Dickdarmkeimen bei Anastomosen etc.; dadurch vorzeit. Abbau der prim. zu sek. Gallensäuren: Diarrhö, Steatorrhö, Oxalatsteine in abführenden Harnwegen, Cholelithiasis, meist verminderte Vit.-B_{12}-Resorption.

Galle(n)|sand, -schlamm: / G.grieß. – **G.see**: *path* histol. Begr. für die intralobuläre Ansammlung von Gallepigment bei hochgrad. Cholestase mit Ruptur der Gallenkapillaren.

Gallenstein: / Gallenkonkrement. – **G.anfall**: s. u. Gallenkolik. – **G.fänger**: flexible kürettenart. Sonde zur G.mobilisation u. -entfernung. – **G.ileus**: akuter oder chron. (intermittierender), mechan. oder spast. I. durch einen ins Darmlumen perforierten oder transpapillär eingetretenen Gallenstein, insbes. / Tonnenstein (meist im dist. Ileum, seltener im Transversum). – **G.kolik**: / Gallenkolik. – **G.krankheit**: / Cholelithiasis. – **G.löffel**: starr oder elastisch gestielter, trichterförm. oder ovaler L. zum Auffangen u. Extrahieren von Konkrementen aus den Gallenwegen; z. B. nach DESJARDINS, FERGUSSON, LUER-KÖRTE. – Auch spez. Faßzangen, z. B. nach BLAKE, KÖRTE, STILLE. – **G.perforation**: Spontandurchbruch der äuß. Gallenwege mit oder ohne Durchtritt des Konkrements, meist als gedeckte Gallenblasenperforation bei Solitärstein; s. a. G.ileus.

Gallenwege: Oberbegr. für Gallengänge u. -blase.

Gallenwegs|anomalien: / Tab.; s. a. Gallenblasenanomalien. – **G.dyskinesie**: s. u. Dyskinesie.

Galle(n)zylinder: / Gallethrombus.

Galle|peritonitis: gallige / Peritonitis. – **G.reflux**: bei gemeinsamer Mündung der Ductus choledochus u. pancreaticus in das Duodenum ($♀$ etwa 86%, $♂$ 56%) vork. Reflux von Galle in den Pankreasgang, u. zwar auch unabhängig von Dyskinesie oder Stenose; offenbar ohne Krankheitswert. – I. w. S. auch das »Rückfließen« von gallehalt. Duodenalinhalt in den Magen, z. B. bei Ileus. – **G.röhrchen**: (CONRADI-KAYSER) *bakt* Kulturröhrchen (mit Pergamentschutz) zum Materialversand für die TPE-Diagnostik.

Gallerte: *chem* Lyogel (s. u. Gel); *pharmaz* / Gelatina.

Gallert|bauch: Ansammlung gallert. Massen in der Bauchhöhle nach Ruptur pseudomuzinöser Zysten (z. B. Cystadenoma mucinosum) oder einer / Mukozele des Wurmfortsatzes; s. a. ROSENFELD* Syndrom. – **G.gewebe**: gallertiges (embryonales) / Bindegewebe. – **G.kapseln**: *pharm* / Capsulae gelatinosae. – **G.karzinom, -krebs**: / Carcinoma mucoides. –

G.kern: *anat* / Nucleus pulposus. – **G.mark**: das im Greisenalter u. bei chron. (kachektisierenden) Erkrn. gelatinös umgewandelte Fettmark. – **G.streptokokken**: die gallert. Schleim produzierenden Kokken der Fam. Lactobacillaceae, z. B. Leuconostoc. – **G.zyste**: Zyste mit pseudomuzinösem Inhalt; z. B. Cystadenoma mucinosum.

Galle|sekretion: s. u. Cholerese, -kinese, – **G.sekretionsstörung**: / Paracholie. – **G.stauung**: / Cholestase. – **G.thrombus, intrahepatischer**: homogener, aus eiweißreicher Galle bestehender Ausguß (»Zylinder«, kein echter Thrombus) in den G.kapillaren bei Stauungsikterus.

galletreibende Mittel: »Cholagoga« (/ Cholekinetika, Choleretika).

Galli=Mainini* Test (CARLOS G.=M., zeitgenöss. Arzt, Buenos Aires), Krötentest: biol. Schwangerschaftsnachweis an der ♂ Kröte anhand der auf die Inj. von Schwangerenharn in den dors. Lymphsack hin erfolgenden Spermienausschüttung (Effekt der gonadotropen Hormone; mikroskop. Nachw. 2 Std. p. i.); s. a. Bufo-Einheit, Froschtest.

Gallie* (WILLIAM EDWARD G., 1882–1959, Chirurg, Toronto) **Methode**: 1) (1921) Bruchpfortenverschluß durch fortlaufende »lebende Naht« mit Fascia-lata-Streifen (sog. Schnürplastik). – 2) Tenodese mit Sehnenfixierung in einer Knochenrinne u. Deckung der Neoinsertion durch gestielten Periostlappen; bei poliomyelit. Fußlähmung bzw. -deformität. – **G.*-le Mésurier* Operation**: 1) Faszienfesselung des Humeruskopfes analog der BANKART* Op. – 2) Ersatz des hint. Kreuzbandes durch die Semitendinosussehne; Durchzug durch queren Bohrkanal im med. Tibiakopf u. durch Gelenkkapsel u. -höhle, transkondyläre Herausleitung u. Befestigung am med. Fe-

---

Kongenitale Gallenwegsanomalien (s. a. Gallenblasenanomalien):

I. Anlagestörung der primitiven Vorderdarmknospe
  1. fehlende Knospenanlage
    Fehlen der Gallengänge
    Fehlen der Gallenblase
  2. akzessorische Aussprossung oder mehrsprossige Knospe
    akzessorische Gallenblase
    gedoppelte Gallenblase
    akzessorische Gallengänge
  3. Wanderung der primitiven Vorderdarmknospe nach links:
    Linkslage der Gallenblase

II. Störung der Kanalisierung der soliden Knospenanlage
  1. Störung der Kanalisierung der Gallengänge
    angeborene Obliteration der Gallengänge
    angeborene Obliteration des Ductus cysticus
    Choledochuszyste
  2. Störung der Kanalisierung der Gallenblase
    rudimentäre Gallenblase, Atrophie
    Fundusdivertikel
    Serosatyp der phrygischen Mütze
    Sanduhrgallenblase

III. Persistieren der embryonalen Verbindungsgänge zwischen Gallenblase und Leber
  Divertikel am Korpus- und Halsteil der Gallenblase

IV. intrahepatische Gallenblase

V. Fehlbildung der Gallenblasenanlage
  phrygische Mütze (retroserös)

VI. akzessorische Peritonealfaltungen
  1. kongenitale Adhäsionen
  2. flottierende Gallenblase

VII. Anlagestörungen der Leber- und Gallenblasenarterien
  akzessorische Arterien
  anomaler Ursprung und Verlauf von Leber- und Gallenwegsarterien

Gallium

murkondylus; Nahtfixierung des Muskelstumpfes am Semimembranosus.

Gallium, Ga: 1-, 2- u. 3wert. Element der Borgruppe, OZ 31, Atomgew. 69,72; 13 Isotope. Nuklearmed. Anw. von ^{67}Ga (K-Strahler, γ 0,3 MeV, HWZ 3,3 d; Tumorszintigraphie einschl. Metastasen, Lymphogranulomatose), ^{68}Ga (β- u. γ-Strahler, HWZ 68 m, als EDTA für Gehirnszintigraphie) u. ^{72}Ga (β- u. γ-Strahler, HWZ 14,1 h; bis 20fache Speicherung in Knochentumoren).

Gallon, gal: angelsächs. Flüssigkeitshohlmaß; in Großbritannien: 1 gal = 4 Quart = 8 Pint = 4,54609 Liter (277,420 cubic inches); in USA: 1 USgal = 4 liquid quarts = 8 liquid pints = 3,78541 Liter (231 cubic inches). – Auch Einheit im Apothecary-System.

Gallozyanin: bas. Oxazin-Farbstoff; Verw. als Chromlack zur histol. Kernfärbung (tief blauschwarz) sowie zur Bestg. der Basophilie, insbes. von Nervenzellen.

Gallus: *zool* Gattung »Huhn«.

Gallussäure: / Acidum gallicum.

galoppierend: *path* schnell progredient; z. B. **g. Paralyse** (progressive / Paralyse), **g. Rückenmarkschwindsucht** (/ Tabes acutissima), **g. Schwindsucht** (/ Phthisis florida).

Galopprhythmus: *kard* »Dreierrhythmus« des Herzens, der neben den 2 Normaltönen einen zusätzl. Ton aufweist. Als **präsystol. G.** (Atrial-, Aurikular-, Vorhofgalopp) mit niederfrequentem, dumpfem Vorhofton (»4. HT«) u. Betonung des regulären 2. HT; im Kindesalter physiol., beim Erwachsenen Ausdruck einer kompensierten Druckbelastung (z. B. bei Klappenstenose, Hypertonie) oder einer Linksherzinsuffizienz nach Infarkt. – Als **systol G.** mit meist scharfem systol. Extraton; nur als frühsystol.»Klick« bedeutungsvoll; seltenes sonst. Vork. nach Pleuritis oder Perikarditis, bei Thoraxdeformierung oder (Mediastinal-)Pneumothorax. – Als **protodiastol. G.** (Ventrikel-, 3. Herzton-, **diastol. Galopp**) mit 3. Ton 0,12–0,16 Sek. nach Beginn des 2., wobei Betonung auf dem 1. oder 2. liegt; wichtigste Form, bei Jugendl. physiol., beim Erwachs., außer bei einigen Herzfehlern u. hyperzirkulator. Kreislaufsituationen, evtl. Zeichen beginnender oder manifester Herzinsuffizienz. – s. a. GALLAVARDIN* Galopprhythmus.

Galt, gelber: *vet* (KITT 1893) meist chron. Mastitis des Rindes (»Euterentzündung«) durch Streptococcus agalactiae (Serogruppe B) = **Galt-Streptokokkus**.

Galton* (Grenzton-) Pfeife, Flöte (SIR FRANCIS G., 1822–1911): in der Tonhöhe verstellbare Pfeife zur Bestg. der oberen Hörgrenze; histor.

Galvani*, Luigi: 1737–1798, Anatom u. Geburtshelfer, Bologna; durch seinen Froschschenkelversuch (1789) Begründer der Elektrophysiologie.

Galvanisation: *techn* kathod. Abscheidung von Metallen zur Herstg. fest haftender veredelnder Überzüge; *med* Anw. galvan. Stroms zu diagn. u. therap. Zwecken (/ Galvanokaustik, -therapie).

galvanischer Strom: der bei Elektrolyse oder galvan. / Elementen durch einen elektrolyt. Ladungstransport repräsentierte elektr. Strom; ein konstanter Gleichstrom.

Galvano|faradisation: gleichzeit. Anw. galvan. u. farad. Ströme (WATTEVILLE* Schaltung). – Auch inkorrekte Bez. für die Behandlung mit diadynam. Stromformen (BERNARD* Ströme). – **G.kaustik**: Elektrochirurgie unter Verw. eines mit konst. Gleichstrom glühend gemachten **G.kauters** (auswechselbare akt. Elektrode, meist messer-, schlingen-, kugel-, zangen- oder lanzettförm. »Platinbrenner«, v. a. zur Gewebszerstörung u. -abtragung, flächenhaften Blutstillung, Strangdurchtrennung (z. B. Thorakokaustik). Tiefenwirkung begrenzt, aber gut dosierbar (z. B. für Koagulation blutreicher Gewebe schwache »Grauglut«). – **G.moorpackung**: (H. G. SCHOLTZ) *baln* gleichzeit. lokale Anw. einer Moorpackung (mit feuchtheißen Tüchern umhüllt) u. einer 20minüt. Quergalvanisation.

Galvano|palpation: elektrodiagnost. Verfahren, bei dem mit Gleichstrom geringer Stärke (0,3–0,8 mA) schmerzhafte Punkte der Haut (s. a. Elektrodermatographie, -metrie) u. als Hinweis auf inn. Erkrn. lokalisiert werden. – **G.punktur**: therapeut. / Elektrolyse.

Galvano|taxis, Elektrotaxis: *biol* Einstellungsreaktion frei bewegl. Organismen im elektr. Feld. – Analog der Elektro- oder **G.tropismus** sessiler Organismen(teile). – **G.tetanusschwelle(nwert)**: Stromstärke (in mA) eines Dreieckimpulses (1000 msec), die bei dir.-bipolarer Reizung eines Muskels eine eben feststellbare Kontraktion auslöst (Dreiecksschwellenwert, u. Dreieckimpuls). Parameter der neuromuskulären Elektrodiagnostik, dessen Quotient mit der Rheobase (in mA) zur Bestg. der Akkomodabilität (»Reizungsdivisor« v. KRIES). – **G.therapie**: therap. Anw. eines nach der Stromempfindung dosierten Gleichstroms, v. a. zur Durchblutungsverbesserung, Steigerung der motor. Erregbarkeit, Reduzierung bzw. Überdeckung neuralg. u. myalg. Beschwerden; auch in Form der / Iontophorese. – **G.tonus**: s. u. Elektrotonus.

Gamalogie: (BOVET) Zweig der Soziologie, Psychosomatik u. Volkswirtschaft, der sich mit Ehe- u. Sterilitätsberatung befaßt.

Gamaschenulkus: die typ. Ausbreitungsform des varikösen Ulcus cruris.

Gamasidiosis: papulöses, vesikuläres oder urtikarielles, bes. nachts stark juckendes Exanthem durch Befall mit Milben der Untergruppe GAMASIDES (v. a. Dermanyssus gallinae s. avium).

Gambrinismus: (Gambrinus, sagenhafter flandr. König, angebl. Erfinder des Biers) Begr. für die Folgen langjähr. übermäß. Biergenusses.

Gambusia: Gattg. kleiner lebendgebärender Süßwasserfische [Poeciliidae], die zur Vernichtung der Anopheleslarven eingesetzt werden.

Gamet, Gamozyt: die in der Gametogenese (aus undifferenzierten Keimbahnzellen) entstehende geschlechtl., kopulationsfäh. Keimzelle, bei Oogamie zum Spermatozoon (= Mikrogamet) bzw. Ei oder Eizelle (= Makrogamet) differenziert; im allg. haploid (Ausnahmen: diploide Parthenogenese u. Mitoseunregelmäßigkeiten). – vgl. Gametozyt, Gamont.

Gametangium: das ♂ Mikro- (= Antheridium) oder ♀ Makrogametangium (= Oo- bzw. Archegonium) bzw. – bei Isogamie – das plus- oder minusdifferenzierte gametenbildende Pflanzenorgan. Bei der **Gametangiogamie** (Gametangienkopulation) verschmelzen 2 Gametangien zur Zygote bzw. vielkern.

Zoenogametangien zur Zoenozygote, in der dann die Kernverschmelzung dir. oder nach nachträgl. Gametenbildung erfolgt.

Gametenmittel: *pharm* s. u. Malariamittel.

Gameto|gonie: geschlechtl. ⨍ Fortpflanzung. – **G.pathie**: Begr. für ätiol. nicht faßbare »Störungen der Progenese«, v. a. erbl. chromosomale Alterationen der Gameten, die zur Kyemopathie, aber auch zu erst später auftretenden path. Zuständen führen können.

Gameto|zyt: unreife Vorstufe eines oder mehrerer (dann meist ♂) Gameten; s. a. Oo-, Spermatozyt; *protozool* ⨍ Gamont. – **G.zytenträger**: mit Plasmodium falciparum (Erreger der Malaria tropica) infizierte Person, bei der nach schizontozider Behandlung noch G.zyten im Blut nachweisbar sind (= **G.zytämie**); ist weiterhin Infektionsquelle für Anopheles. – **G.(zyto)zid**: *pharm* s. u. Malariamittel.

Gamfexinum WHO: N,N-Dimethyl-3-zyklohexyl-3-phenyl-propylamin; Antidepressivum; Anw. auch bei chron. Schizophrenie.

Gamma, γ, Γ: 3. Buchstabe des griech. Alphabets; Γ Kurzzeichen für Gammastrahlen-, γ für Gravitationskonstante u. Gewichtseinh. Mikrogramm (»μg« = 10^{-6} g). – »Gamma«-Termini s. a. unter dem Hauptwort.

Gamma|aktivität: *neurol* s. u. G.wellen. – **G.enzephalographie**: Hirnszintigraphie: topograph. Darstg. (mit Szintillations- oder GEIGER*-MÜLLER* Zähler) der gespeicherten Strahlungsaktivität im Gehirn nach i.v. Inj. eines γ-Strahlers (z. B. ^{99m}Tc, ^{197}Hg); zur Diagnostik von Hirndurchblutung, Tumoren etc. – **G.fasern**: (ERLANGER, GASSER) markhalt. Fasergruppe im peripheren Nerv des Warmblüters (U'gruppe Aγ der A-Fasern, ⌀ 7,5–4 μm), mit Leitungsgeschwindigkeit 45–25 m/Sek. Motor. G.fasern ziehen zur intrafusalen Muskulatur der Muskelspindeln, sensible kommen von Lungendehnungs-, Presso- u. Mechanorezeptoren (der Haut).

Gammaglobulin(e), γ-Globuline: 1) (TISELIUS) Serumglobulin-Fraktion mit der geringsten Wanderungsgeschwindigkeit (–0,5 bis –2,65 · 10^{-5} cm^2/V · sec); n. DEUTSCH unterteilt in γ_{1A}-, γ_{1M}- u. γ_2Globuline (= Hauptanteil = G. i. e. S.); MG ca. 160 000. Abtrennung auch durch Aussalzen (z. B. n. KENDALL), Äthanolfällung (z. B. COHN), Chromatographie mit DEAE; rel. Anteil am Gesamtserumprotein 17,5–21,7%, absol. ca. 1,42 g/100 ml. – 2) immun Fraktion, die nach immunelektrophoret. Trennung aufgrund ihrer gleichen AG-Struktur eine charakterist. Präzipitationslinie ergibt, i. w. S. alle im Plasma zirkulierenden, durch Anti-γ-AK präzipitierbaren Proteine, z. T. auch in der Alpha$_2$- u. Beta-Fraktion vertreten. Die Proteinkomponenten γG (13–20% vom Serumeiweiß; 0,9–1,5% im Serum), γA (0,2 g%), γM (0,10g%), γD (0,3–30mg%), γU u. γE sind Träger der humoralen AK-Aktivität (⨍ Immunglobuline). Biosynthese (> 2 g tgl.) überwiegend in Plasmazellen u. Reaktionszentren des lymphat. Apparats; im 1. Trimenon physiol. Hypogammaglobulinämie; Abbau (z. T. im Leberparenchym; auch Darmexkretion) tgl. ~ 35 mg/kg Körpergew. = 3–4% vom Gesamtpool (ca. 80 g); mittl. Lebensdauer ca. 20 Tage. Molekül der γG-, γA-, γM- u. γD-Globuline besteht aus 2 durch Disulfid- u. H-Brücken miteinander verknüpften Peptidketten mit MG 20 000 (= L-Ketten [»light« n. EDELMAN]; auch »B« n. PORTER) u. MG 50 000 (= H-Ketten [»heavy«]; »A« n. PORTER) ; während der H-Typ jeweils klassenspezif. ist, sind am Aufbau aller Ig nur 2 differente L-Typen beteiligt (κ- u. λ-Typ), die im Molekül, da stets vom gleichen Typ, die partielle AG-Gemeinschaft (Kreuzreaktion) für alle Vertreter der übergeordneten Gruppenspezifitäten I (L = κκ) bzw. II (L = λλ) bedingen. Ferner Subspezifitäten (nur in einer best. Proteinklasse vertreten, z. B. Gm-Gruppen im γG-Globulin; oder allen Ig des gleichen L-Kettentyps gemeinsam, z. B. Inv-Gruppen in der Gruppe I). – Verhalten im (Immuno-)Elektropherogramm von erhebl. diagn. Bedeutung: v. a. bei chron. u. subakuten Infektionen, Leberzirrhosen u. Kollagenosen vermehrt (»broad band type«), bei anderen Erkrn. vermindert oder fehlend (s. a. Agammaglobulinämie, Antikörpermangelsyndrom).

Gammaglobulin|faktoren: s. u. Gm-System, InV-System. – **G.mangel**: ⨍ Agammaglobulinämie, Antikörpermangel-Syndrom. – **G.prophylaxe** einer Virusinfektion (z. B. Hepatitis, Masern, Mumps, Windpocken, Zoster) bzw. Mitigierung des Krankheitsverlaufs durch i.m. Applikation (ca. 0,3 ml/kg) eines aus dem Blut von Gesunden, Rekonvaleszenten oder spezif. Immunisierten gewonnenen G.-Präp. (hoher Reinheitsgrad >95%; ~16% Eiweiß); Wirkungsbeginn nach wenigen Tg. bis zu 1 Wo. (Wirkungsdauer 3–8 Wo.). – s. a. Rhesus-Sensibilisierung. – **G.test**: Objektträger-Schnellbestg. des G.spiegels im Blut (25 mg–3 g%) unter Verw. von mit Anti-Human-G. besetzten Latexpartikeln in homogener Emulsion, die sich bei Berühung mit γ-Globulin zu makroskop. sichtbaren Präzipitaten zusammenballen.

Gamma|granula: s. u. G.zellen (des HVL). – **G.hämolyse**: *bakt* das für die γ-Gruppe der Streptokokken (n. BROWN) typ. anhämolyt. Wachstum auf Blutagar. – **G.kamera**: *nuklearmed* ⨍ Szintillationskamera (ANGER).

gamma-motorisches System, γ-System: die Gesamtheit der γ-Motoneuronen (»Gammaneuronen«), s. a. Gammafasern.

Gamma|rezeptoren: *physiol* die hypothet. Angriffspunkte der Azetylcholin-Wirksamkeit am Gefäßmuskel. – **G.rhythmus**: s. u. G.wellen. – **G.skop**: Nachweis- u. Meßinstrument für γ-Strahlung.

Gammastrahlen, γ-Strahlen: elektromagnet. Kernstrahlung mit sehr kurzer u. charakterist. Wellenlänge (~10^{-9}–10^{-11} cm; s. a. Tab. »Gammastrahler«) u. diskreten Energiewerten (ca. 0,01–3 MeV). Im allg. Folgeerscheinung eines α- oder β-Zerfalls, bei dem ein angeregter Zwischenkern mit mittl. Lebensdauer von ca. 10^{-13} Sek. entsteht, 'der durch Emission von γ-Quanten in den Grundzustand übergeführt wird. Durchdringungsvermögen weit über dem der α- u. β-Strahlen; räuml. Ionendichte wesentl. schwächer. – Auch Oberbegr. für alle monoenerget. Strahlen >10^4 eV. – Als »spezif. **G.konstante**« Γ wird bezeichnet der Quotient aus $I_s · r^2$ u. der Aktivität A eines Radionuklids ($İ_s$ = Gleichgew.-Ionendosisleistung, die im Abstand r von einer punktförm. Strahlenquelle erzeugt würde, wenn die γ-Strahlung weder im Präp. noch auf der Strecke r eine Wechselwirkung erführe); sie ergibt den Zusammenhang zwischen Aktivität u. emittierter Dosis pro Zeiteinh. in 1 m Abstand.

Gamma|system: *physiol* s. u. Fusimotoneuronen; s. a. Gammafasern. – **G.therapie**: therap. Anw. von γ-Strahlen, entweder als Tiefenther. (Tele-G. mit v. a.

Gammastrahler

Nuklid	Halbwertzeit	γ-Strahlung (Energie in MeV)	$\Gamma = \dfrac{R \cdot cm^2{}^*}{h \cdot mCi}$	diagnostische bzw. therapeutische Anwendung
^{22}Na	2,58 a	1,28; 0,51	11,7	Kreislauf, extrazellulärer Raum
^{21}Na	15 h	2,75; 1,37	18,1	
^{42}K	12,47 h	1,53	1,35	Mineralstoffwechsel, Nebenniere
^{47}Ca	4,7 d	1,30; 0,81; 0,50	5,1	Mineralstoffwechsel
^{61}Cr	27,8 d	0,32	0,18	Milz, Blutvolumen, Ery-Überlebenszeit
^{52}Mn	5,67 d	1,46; 0,94; 0,73; 0,51	18,5	Lymphknoten
^{51}Mn	297 d	0,84	4,7	
^{57}Co	267 d	0,136; 0,122; 0,0144	0,61	Vitamin B_{12}-Resorption, Nierenclearance
^{68}Co	71 d	1,6; 0,81; 0,51	5,585	
^{69}Fe	45 d	1,29; 1,10; 0,19	6,2	Plasmavolumen, Eisenstoffwechsel
^{60}Co	5,23 a	1,33; 1,17	12,9	intrakavitäre Therapie und Teletherapie
^{61}Cu	12,8 h	1,35; 0,51	1,15	
^{65}Zn	245 h	1,12; 0,51	2,8	Leukozyten-Lebensdauer, intratumorale Therapie
^{71}As	18 d	0,635; 0,596; 0,51	4,4	
^{75}Se	120 d	0,405; 0,308; 0,281; 0,269; 0,20; 0,136; 0,122; 0,097; 0,066 u. weitere schwache Linien	1,5	Pankreas, Nebenschilddrüsen
^{78}As	26,45 h	2,06; 1,41; 1,21; 0,65; 0,56	2,4	
^{00}Br	35,7 h	1,48; 1,32; 1,04; 0,83; 0,78; 0,70; 0,62; 0,55	14,5	Elektrolytaustausch, Schilddrüse
^{00}Kr	10,6 a	0,514	0,02	Gasaustausch
^{86}Rb	18,66 d	1,08	0,51	
^{99}Mo	67 h	0,780; 0,741; 0,181; 0,041	0,73	Gehirn, Schilddrüse
^{99}Tc^m	6 h	0,142; 0,140	0,67	s. u. Technetium
^{111}Ag	7,5 d	0,34; 0,24	0,17	
^{113}Sn	119 d	0,39	3,34	
^{113m}In	1,73 h	0,39 MeV	1,45	s. u. Indium
^{121}Te	17 d	0,57; 0,51; 0,07	4,4	
^{121}Sb	60,5 d	2,09; 1,69; 1,33; 0,97; 0,72; 0,65; 0,60	9,3	Gehirn
^{125}J	60 d	0,035 (0,027 Te-Röntgenstrahlen)	0,67	Schilddrüse, Markierung diagnostischer Substanzen
^{130}J	12,5 h	1,15; 0,74; 0,66; 0,53; 0,41	12,1	
^{131}J	8,09 d	0,722; 0,637; 0,364; 0,284; 0,08	2,2	
^{132}J	2,3 h	1,40; 1,14; 0,95; 0,78; 0,72; 0,67; 0,65 0,62; 0,52 u. weitere schwache Linien	11,12	
^{132}Te	78 h	0,23; 0,052	12,74	
^{137}Cs	30 a	0,662	3,30	intrakavitäre Therapie u. Teletherapie
^{170}Tm	120 d	0,084	0,08	
^{182}Ta	113 d	1,23; 1,22; 1,19; 1,12; 0,22; 0,15; 0,10 0,10; 0,07 u. weitere schwache Linien	6,0	interstitielle Therapie
^{192}Ir	74,5 d	0,61; 0,60; 0,48; 0,47; 0,32; 0,31; 0,30 u. weitere schwache Linien	5,0	
^{197}Hg	65,5 h	1,92; 0,077	0,66	Gehirn, Niere
^{198}Au	2,7 d	1,09; 0,67; 0,41	2,35	RES, Leber, Lymphknoten
^{199}Au	3,15 d	0,208; 0,158; 0,05	0,86	
^{203}Hg	46,5 d	0,279	1,37	Gehirn, Niere
^{226}Ra	1622 a	13 Linien von 0,184 bis 2,45	8,25 ± 0,08 bei 0,5 mm Pt-Filterung, 7,60 ± 0,05 bei 1,0 mm Pt-Filterung	klassische Ra-Therapie

* spezifische Gammastrahlenkonstante

^{60}Co u. ^{137}Cs) oder als Anw. von Radionukliden in fester u. flüss. Form (z. B. gyn. Radiumther., ^{131}J-, ^{198}Au-Ther. u. a. m.).

Gammatismus: ↑ Gammazismus.

Gammatron®: *radiol* eine Telegamma-Bestrahlungsanlage.

Gamma|-Typ der Schwerkettenkrankheit: ↑ FRANKLIN* Syndrom. – **G.-Wellen**, γ-W.: bes. rasch ablaufende Wellenform des EEG mit Frequenz > 30/Sek.; bisher ohne klin. Bedeutung. – **G.-Zellen**, Γ-, γ-Z.: *histol* große, scharf begrenzte helle Zellen mit schlecht färbbaren »γ-Granula« im HVL; differenzierte Gattung chromophober Z., die das Wachstum der Schilddrüse regulieren u. aus denen wahrsch. die sogen. ↑ Schwangerschaftszellen hervorgehen; Bildungsort des Kortikotropins?

Gammazismus, Dahlen, Dohlen: Stammeln mit Fehlbildung des Lautes »G«, der entweder fortgelassen oder durch »D« ersetzt wird.

Gammen: *mykol* ↑ Chlamydosporen.

Gammexan: ↑ γ-Hexachlorzyklohexan.

Gammopathie: (WALDENSTRÖM) histor. Bez. für die Hypergammaglobulinämie als Folge der Reaktion zahlreicher (= **polyklonale G.**, z. B. bei Leberzirrhose, reakt. Retikulose) oder aber nur weniger (= **oligoklonale G.**) Plasmazellkloni auf einen multivalenten AG-Reiz. Ferner die **benigne monoklonale G.** (essentielle oder rudimentäre Paraproteinämie).

Gamna* (-Gandy*) Körperchen, Knötchen (CARLO G., 1866–1950; CHARLES G., geb. 1872): tabakbraune oder gelbe, harte Knötchen in einer vergrößerten Milz, gelegentl. auch in Leber u. Ovar; mit unspezif. Eisen-Kalk-Inkrustationen als Residuen organisierten Blutes. Aufgrund dieser Knötchen wurden best. Milzaffektionen (Splenomykose, granulomatös-siderot. Splenomegalie) fälschlich als G.*-NANTA* Krankheit bezeichnet.

Gamogenesis, -gonie: geschlechtl. ↑ Fortpflanzung.

Gamolensäure: cis-cis-cis-Octadeca-6.9.12-triensäure; Antihypercholesterinämikum.

Gamone: *genet* die den Ablauf der Kopulation (bzw. Konjugation) steuernden, in den Gameten oder ihren Hüllen enthaltenen art- u. geschlechtsspezif. chem. Stoffe (Aldehyde, Ester, Flavonoide, Polypeptide, Polysaccharid-Aminosäure-Komplexe etc.) mit chemotakt., z. T. auch aktivierender, agglutinierender u./oder lyt. Wirkung auf die Gameten; z. B. Andro-, Gynogamone, Termone.

Gamont: *protozool* (mero-)gametenbildende Zelle (= Gametozyt), v. a. bei Sporozoen (z. B. Plasmodium); vgl. Schizont, Sporont.

Gamozyt: ↑ Gamet; vgl. Gametozyt.

Gamper* (Verbeugungs-)Reflex (EDUARD G., 1887–1938, Neurologe, Psychiater, Prag): (1926) Kettenreflex (höchstes Zentrum wahrsch. Formatio reticularis) bei menschl. Mittelhirnwesen, selten auch bei gesunden Frühgeb.: Druck auf bd. Unterschenkel in Rücken- oder Seitenlage bewirkt eine vom Kopf auf den Rumpf übergreifende Verbeugung.

Gampsodaktylie: ↑ Kamptodaktylie.

Gamstorp* Syndrom (INGRID G., schwed. Pädiaterin): **1)** Adynamia episodica hereditaria: (1956) period. schlaffe Lähmungen (ca. 1 Std.) von Extremitäten u. Rumpf infolge dominant erbl. Störung des K-Stoffwechsels (mit hyper- u. hypokaliäm. Typ). – **2)** G.*-WOHLFAHRT* Sy.: (1959) ein Myotonie-Sy. mit Myokymie, Muskelschwund u. Hyperhidrose.

Ganassini* Reaktionen: **1)** Harnsäurenachweis durch Fällung mit ZnSO$_4$-Lsg. (an der Luft blau). – **2)** Harnstoffnachweis mit salzsaurer wäßr.-alkohol. Furfurol-Lsg. (rot bis violett). – **3)** H$_2$S-Nachweis durch Violettfärbung eines mit einer salzsauren Lsg. von Ammoniummolybdat (1,25%) u. Kaliumrhodanid (2,5%) befeuchteten Filtrierpapiers.

Gandscha, Ganjah: örtl. (Indien) Bez. für Haschisch.

Gandy* Infantilismus (CHARLES G., 1872–1943, Chirurg, Mesilla Park, N. Mex.): regress. Infantilismus (sek. Eunuchoidismus) nach postpuberaler Infektionskrankh. (Mumps) oder Hodentrauma.

Gandy*(-Gamna*) Knötchen, Körperchen: s. u. GAMNA*.

Gang: das normalerweise im letzten Trimenon des 1. Lj. erlernte aufrechte Gehen des Menschen. Physiol. Gangbild geschlechtsgebunden, altersabhängig, aber auch mit individuellen, für die psych. u. phys. Konstitution charakterist. Varianten; ferner path. Abweichungen (s. a. Brachybasie, Stepper-, Scheren-, Watschelgang): **a)** als **atakt. G.** unsicher, breitbeinig, mit ausfahrenden Bewegungen der Beine u. übertriebenem Anheben u. hackendem Aufsetzen der Füße, v. a. bei Störung der Tiefensensibilität (typ. Verstärkung der Gangunsicherheit bei Lidschluß; z. B. bei Tabes dors.) u. der Kleinhirnfunktion (s. a. zerebellarer ↑ Gang); – **b) hemipleg. G.** bei spast. Halbseitenlähmung; das infolge erhöhten Extensorentonus »zu lange« Bein wird gestreckt nach vorne »zirkumduziert« oder – in leichteren Fällen – nachgezogen; – **c) paret. G.** als variable, vom jeweil. Funktionsausfall abhäng. Gangstörungen bei Läsionen im Bereich des 2. motor. Neurons mit schwach ausgeprägter schlaffer Lähmung der zugehör. Beinmuskulatur; als **paraparet. G.** (bei bds. spast. Parese) mit nur langsamer Fortbewegung der Füße, die kaum vom Boden gelöst werden; – **d)** als **spast. G.** bei Läsionen im Bereich des 1. (zentralen) motor. Neurons, mit mehr oder minder ausgeprägter Spastizität der betroffenen Beinmuskulatur, bei Mono- oder Hemiplegie dem hemipleg. G. entsprechend, bei Diplegie als kleinschritt. G. mit hörbarem Schleifen der Fußspitzen u. Überkreuzen der Beine infolge Adduktorenspasmus (»Scherengang«); – als **spastisch-atakt. G.** v. a. bei multipler Sklerose; – **e)** als **tabischer G.** dem atakt. G. bei gestörter Tiefensensibilität entsprechend; – f) als **zerebellarer G.** taumelnd, unsicher (»G. des Betrunkenen«), u. zwar auch bei geöffneten Augen; bei einseit. Läsion Abweichen zur kranken Seite.

Gang|abweichung: *neurol* unwillkürl. Abweichen von der eingeschlagenen G.richtung, v. a. bei zerebellarer oder vestibulärer Störung. – **G.apraxie**: Gang mit fortwährender Wiederholung bereits vollzogener Bewegungen, z. B. mehrfaches Vorsetzen eines Fußes (u. »Vergessen des anderen«), erneutes Überkreuzen der Beine nach vollzogener Umdrehung (»Perseveration der zirkumduktor. Bewegung«); v. a. bei Stirnhirnläsion. – **G.ataxie**: ataktischer ↑ Gang.

Ganglia, Ganglien: s. u. Ganglion.

Gangliektomie: ↑ Ganglionektomie.

Ganglien|blockade: Erschwerung oder Aufhebung der synapt. Impulsübertragung im vegetat. NS. – **G.blocker**, Ganglionika, Ganglioplegika, -tropika: »synaptotrope Pharmaka«, die eine Blockade sympathischer u. parasympath. Ganglien hervorrufen, entweder durch anhaltende Depolarisierung (= stabiler »Block«) der postsynapt. Membran (z. B. Azetylcholin u. Nikotin) oder aber – wahrsch. – infolge Verdrängung des Azetylcholins von den Rezeptoren der Ganglien: sek. u. tert. Amine, mono- u. bisquartäre Ammonium- oder Sulfoniumverbdgn. wie Tetrylammonii bromidum, Mecamylaminum, Pentamethonii bromidum, Azamethonii bromidum, Pentolonii tartras, Chlorisondamini chloridum, Trimetaphani camphorsulfonas. Anw. zur Blutdrucksenkung (Blockade der Pressorhormon-Ausschüttung aus der NN) bei Hypertonie, akuter Lungenembolie, zur »kontrollierten Hypotension« bei Op., Herabsetzung des intraokulären Drucks. Nebenwirkungen: Mydriasis, verminderte Speichelsekretion, Darmlähmungen etc.; Gegenmittel: Adrenergika u. Cholinergika.

Ganglien|hügel: embryol ↑ Colliculus ganglionaris. – **G.leiste**: embryol ↑ Neuralleiste. – **G.zelle**, Gangliozyt: ↑ Nervenzelle, i. e. S. die in einem Ganglion des peripheren NS oder in einem Sinnesorgan; ferner die parasympath. intramurale G. (s. a. Ganglion). – **G.zellschicht**: histol ↑ Stratum ganglionare; s. a. Stratum granulosum cerebelli.

Gangliitis: ↑ Ganglionitis.

Ganglio|blast: embryol ↑ Neuroblast. – **G.lyse**: 1) histol regressive Veränderung an Plasma u. Kern der Ganglienzelle, mit Schwellung, Tigrolyse, Auflösung der intrazellulären Fibrillen, Kernwandhyperchromatose, Pyknose u. Chromatolyse. – 2) neurochir ↑ TARNHØJ*-STENDER* Operation.

Gangliom(a): aus Ganglienzellen aufgebautes Neoplasma; i. e. S. das ↑ Ganglioneurom. – **G. embryonale sympathicum**: ↑ Sympathoblastom.

Ganglion: 1) anat G. nervosum, Ggl.: von Kapsel umschlossener »Ganglienzellknoten« (Nervenzellen u. -fasern mit umhüllenden gliösen Mantelzellen) im peripheren NS. Als multipolare **parasympath. Ggll.** im Bereich der Kopfnerven u. des Beckengeflechts (Ganglia ciliare, pterygopalatinum, oticum, submandibulare u. pelvina) mit parasympath. Wurzel mit präganglionären zentralen Fasern, sympath. Wurzel mit Fasern aus Grenzstrang oder Prävertebralganglien u. sensibler Wurzel mit Fasern aus Ganglien von Kopf- bzw. Spinalnerven; als **sympath. G.** v. a. im Grenzstrang u. seinen Geflechten u. in der Peripherie; als **intramurale G.** in der Wand von Herz, Darm, Scheide, Harnblase etc., bestehend aus parasympath. Zellen (Endpunkt efferenter, präganglionärer Fasern), efferenten, postganglionären, sympath. Fasern (für motor. bzw. sekretor. Innervation glatter Muskelzellen, Epithelien u. Drüsen) u. afferenten sensiblen Fasern (die die Ggll. nur durchlaufen). – Auch alte Bez. für Lymphknoten u. Hirnkerne (z. B. G. cerebri ant. = Corpus striatum; G. c. post. = Thalamus). – 2) path Hygrom i. e. S. (»Überbein«) als Gallerte-halt. Gebilde an Gelenken u. oberflächl. Sehnen des Hand- u. Fußrückens. – **G. aorticorenale** PNA: kleines G. am Abgang der A. renalis, in das der N. splanchnicus minor eindringt. – **Ganglia cardiaca (Wrisbergi)** PNA: 1 oder 2 Gg. im Plexus cardiacus superf. als Sammelstelle der sympath. Fasern des Herzens. – **G. cervicale medium** PNA: das »mittl. Halsganglion« des zervikalen Grenzstrangs (Höhe des 6. HW; meist über dem Bogen der A. thyroidea inf.), das durch einen vord. u. hint. R. interganglion. mit dem G. cervicothoracicum verbunden ist; sein dünnerer vord. Ast bildet die Ansa subclavia; kann doppelt vorhanden sein, aber auch fehlen. – **G. cervicale superius** PNA: das »obere Halsganglion« des zervikalen Grenzstranges (das sich kranial in den N. caroticus int. u. kaudal in einen R. interganglionaris fortsetzt). – **G. cervicale uteri**: das plattenförm. »FRANKENHÄUSER* G.« des Plexus uterovagin. im Bereich des hint. Scheidengewölbes u. der Vasa uterina. – **G. cervicothoracicum s. stellatum** PNA: das vor dem Querfortsatz des 7. HW sternförm. G. des Grenzstrangs als Fusionsgebilde des unt. zervikalen mit dem 1. (u. 2.) thorakalen G. – **G. ciliare** PNA, G. lenticulare s. ophthalmicum: das ca. 2 cm hinter dem Augapfel zwischen N. opticus u. M. rectus lat. gelegene parasympath. SCHACHER* G. mit Radix oculomotoria, Nn. ciliares breves, Rami sympath. ad ganglion ciliare u. communic. cum n. nasociliari (sensibel); postganglionäre Fasern innervieren die Mm. ciliaris u. sphincter pupillae. – s. a. CHARLIN* Syndrom. – **G. coccygeum**: 1) das unpaare WALTHER* G. des Grenzstrangs auf der Ventralfläche des 1. Steißwirbels. – 2) Corpus coccygeum. – **G. coeliacum** PNA: das vor der Bauchaorta bds. des Truncus coeliacus gelegene halbmondförm., oft ringförmig geschlossene (G. impar s. solare) oder mehrteilige, prävertebral an der Aorta gelegene Bauchganglion, eingeschaltet in den Plexus coeliacus. – **G. Gasseri**: ↑ Ganglion trigeminale. – **G. geniculi** PNA: sensor. G. am Geniculum n. facialis, mit pseudounipolaren Zellen, deren zentrale Fortsätze (= sensor. Anteil des N. intermedius) im Tr. solitarius der Medulla oblongata enden, während die peripheren in N. fac. u. Chorda tympani zum N. lingualis u. mit diesem zur Zunge gelangen (für Geschmackszellen der Papillae fungiformes); s. a. MELKERSSON*-ROSENTHAL* Syndrom. – **G. impar** PNA: s. u. Ganglion coeliacum. – **G. inferius nervi glossopharyngei** PNA: das – wahrsch. parasympath. – ANDERSCH* oder ANDERNACH* G. (unterh. des For. jugulare in der Fossula petrosa) des N. glossopharyngeus; mit multipolaren u. dineurit. Nervenzellen. – **G. inferius nervi vagi** PNA: das spindelförm. BENDZ* G. des N. vagus unterh. des For. jugulare (nahe Querfortsatz C 1/2). – **Ganglia intermedia (trunci sympathici)** PNA: zusätzliche sympath. Ganglien des Grenzstrangs, v. a. in den Rr. commun. des Hals- u. Lendenteils. – **G. intraatriale**: autonomes G. im Herzvorhof, mit cholinergen Nervenzellen u. adrenergen Axonen, dessen Fasern im Myokard ein grobes u. ein feines Netz bilden u. synapt. Verbindgn. zur Arbeitsmuskulatur u. zu Reizbildungszellen aufweisen. Funktion unbekannt (pathogenet. Bedeutung für Sekundenherztod diskutiert). – **Ganglia lumbalia (systematis sympathici)** PNA: die 3–4 Gg. im Lendenteil des Grenzstrangs. – **G. mesentericum inf. u. sup.** PNA: sympath. G. jeweils an der Abgangsstelle der gleichnam. Arterie. – **G. oticum** PNA: das parasympath. ARNOLD* G. unterh. des For. ovale, mit multipolaren Nervenzellen; Endpunkt des N. petrosus minor; Abgangsstelle der Nn. tensoris veli palatini u. tensoris tympani sowie der Rr. communic. cum ramo meningeo nervi mandibul., cum n. auriculotemporali (sekretor. Fasern zur Glandula parotis) u. cum chorda tympani. – **Ganglia pelvina** *PNA*: die Gg. im kleinen Becken: G. sacralia, coccygeum sowie die des sakralen Parasympathikus. – **Ganglia phrenica** *PNA*: kleine sympath. Gg. im Plexus phrenicus, deren postganglionäre Fasern sich mit Rr. phrenicoabdomin. verbinden; häufig nur als »Ggl. diaphragmaticum« in Nähe des oberen Nierenpols. – **Ganglia plexuum autonomicorum** *PNA*: die Ganglien in den Fasergeflechten des autonomen NS. – **Ganglion pterygopalatinum** *PNA*: das parasympath. MECKEL* G. im oberen Teil der ↑ Fossa pterygopalatina gegenüber dem For. sphenopalatinum, dem 2. Trigeminusast angeschlossen, mit multipolaren Nervenzellen. 3 Wurzeln: die hier endende parasympath. (= N. petrosus major), die sympath. (= N. petrosus prof.) u. die sensible (= Nn. palatini); postganglionäre Fasern innervieren (zus. mit Ästchen des N. maxill.) Tränendrüse u. Drüsen der Nasen- u. Gaumenschleimhaut. – s. a. SLUDER* Syndrom. – **Ganglia renalia** *PNA*: G. im Plexus renalis. – **Ganglia sacralia (systematis sympathici)** *PNA*: die 4–5 Gg. des Grenzstrangs auf der Vorderseite des Kreuzbeins. – **G. semilunare** *PNA*: das sensible »Ganglion Gasseri« (in der Impressio trigemini des Felsenbeins, von der Dura mater umhüllt) des N. trigeminus, dessen pseudounipolare Zellen mit ihren Fortsätzen die sensible Portio major (= Radix sensoria) des Nervs bilden. – Neuerdings (*IANC*) »G. trigeminale«; s. a. Abb. »Fossa pterygopalatina«. – **G. spinale** *PNA*: das in jedem For. intervertebrale gelegene »sensible« Spinalganglion der hint. RM-Wurzel, mit großen pseudounipolaren, z. T. auch mit bi- u. multipolaren (sympath. u. parasympath.) Nervenzellen, deren zentrale Neuriten jeweils eine hint. Wurzel u. deren periphere Fortsätze mit der vord. RM-Wurzel jeweils einen Spinalnerv bilden. – **G. spirale cochleae** *PNA*: das sensor. CORTI* G. im Spindelkanal der Ohrschnecke, mit bipolaren Nervenzellen, deren periphere Fortsätze zu den Hörzellen ziehen u. deren zentrale den Hörnerv bilden. – **G. splanchnicum** *PNA*: das am N. splanchnicus major in Höhe des 12. BW gelegene sympath. G., in das sich Fasern des Splanchnikus einsenken u. von dem mehrere Fasern zum Plexus aorticus u. eine zum G. coeliacum ziehen. – **G. stellare (sive stellatum)**: ↑ G. cervicothoracicum. – **G. submandibulare** *PNA*: G. submaxill. *BNA*: das parasympath. FAESEBECK* oder BLANDIN* G. am Bogen des N. lingualis (hint. Rand des M. mylohyoideus), mit multipolaren Nervenzellen u. Rr. communic. cum n. linguali, Rr. glandulares zur UK-Drüse sowie einem R. sympathicus ad ganglion submandib.; präganglionäre Fasern im N. intermedius, in der Chorda tympani u. im N. lingualis, postganglionäre zu den Gll. submandibul. u. sublingualis sowie zur Gl. lingualis ant. – **G. superius nervi glossopharyngei** *PNA*: das MÜLLER* oder EHRENRITTER* G. im For. jugulare des N. glossopharyngeus, dessen sensibler Teil wahrsch. nur hier seinen Urspr. hat. – **G. superius nervi vagi** *PNA*: das im For. jugulare (»Ggl. jugulare«) gelegene sensible G. des N.vagus (mit dem Bau eines Spinalganglions), von dem die Rr. meningeus u. auricul. ausgehen. – **G. terminale** *PNA*: die in die Nn. terminales eingestreuten Ganglienzellen. – **Ganglia thoracica** *PNA*: die 11–12 Thorakal- oder Dorsalganglien (den Rippenköpfchen aufliegend) des thorakalen Grenzstrangs. – **G. trigeminale**: neue Bez. (*IANC*) für das ↑ G. semilunare. – **Ganglia trunci sympathici** *PNA*: die bds. der WS gelegenen sympath. Gg. des Grenzstrangs, ca. 20–25 auf jeder Seite. – **G. tympanicum** *PNA*: die in den N. tympanicus unregelmäßig eingestreuten Ganglienzellen. – **G. ventriculare**: 1) ↑ BIDDER* Ganglion. – 2) ↑ DOGIEL* Ganglion. – **G.vertebrale trunci sympathici** *PNA*: kleines G. nahe der Eintrittsstelle der A. vertebr. in das For. transversum des 6. HW, das mit einem R. interganglion. des Grenzstrangs verbunden ist. u. postganglionäre Fasern an die Plexus brach. u. vertebr. abgibt. – **G. vestibulare** *PNA*: das SCARPA* oder ROSENTHAL*-FERRÉ* G. im Boden des inn. Gehörgangs in der Pars vestibul. n. octavi; mit bipolaren sensor. Nervenzellen, deren periphere Fortsätze – als Pars sup. bzw. inf. – zu den Sinneszellen von Utriculus, Sacculus u. Bogengangsampullen ziehen u. deren zentrale Fortsätze sich zum Gleichgewichtsnerv zusammenschließen.

Gangli(on)ektomie: 1) In-toto-Ausschälung eines »Überbeins«. – 2) (i. e. S.) Exstirpation zerebraler, spinaler oder sympath. Ganglien zum Zwecke der Denervierung, z. B. des Ggl. trigeminale (n. KRAUSE, LEXER, FRAZIER u.a.), des G. stellatum (n. LERICHE), als Grenzstrangresektion.

Ganglioneurom(a), Gangliozytom, Gangliogliom(a), Gangliom(a), Glioneuro(blasto)m, echtes Neurom: seltenes, infiltrierend wachsendes, aber rel. gutart. Neoplasma mit weitgehend ausdifferenzierten Ganglienzellen, deren Markscheiden u. Achsenzylinder reichl. SCHWANN* Zellen aufweisen. Einteilung in myelinisierte u. nichtmyelinisierte Formen. Vork. v. a. bei Kindern u. Jugendl., u. zwar in Kleinhirn (»Purkinjom«), basalem Temporallappen, Hypothalamus, Boden des III. Ventrikels. – Ganz selten das – ausgedehnt metastasierende – **G. malignum** mit Zellformen zwischen undifferenzierten Sympathikoblasten (↑ dort. Schema) u. ausdifferenzierten Ganglienzellen, v. a. bei Kindern unter 6 J. retroperitoneal u. im Mediastinum.

Ganglionika, Gangliopedika: *pharm* ↑ Ganglienblocker.

Ganglionitis: Entzündung eines (Spinal-)Ganglions, meist als Polyganglionitis oder Ganglioradikuloneuritis (z. B. bei Zoster, Polyneuritis, Lyssa), seltener als G. ciliaris acuta (mit Mydriasis u. Pupillenstarre).

Ganglioside: (KLENK 1942) saure Glykolipide, bestehend aus Sphingosin, Fettsäure (Stearin-, Lignocerinsäure), Hexosen (Oligosaccharide aus Galaktose, Glukose, N-Azetylglukos- u. -galaktosamin, z. B. Ganglio-N-tetraose, GNT) u. Sialinsäure (beim Menschen insbes. N-Azetylneuraminsäure); mittl. MG 1500 (↑ Schema, Tab). – Vork. in grauer (8,65% der Gesamtlipide bzw. 3,3 g/kg Trockengew.) u. weißer Hirnsubstanz (4,16% bzw. 1,25; vermehrt bei Gangliosidosen), Milz (3,3%), Niere, NN, Plazenta, Darm, Lunge, Ery, Leuko, Serum, Milch; Biosynthese aus den Einzelbausteinen durch akzeptorspezif. Transferasen. Biol. Aufgaben: Lipidbaustein neuronaler Membranen des ZNS für die Erregungsübertragung, Träger von Blutgruppeneigenschaften (Spezifität durch Oligosaccharid bestimmt), Virusrezeptor der Zellmembran (Abspaltung von Neuraminsäure durch rezeptorzerstörendes Enzym, z. B. aus Virus cholerae oder Influenzaviren), Rezeptor für Serotonin u. a. m. – *analyt* kolorimetr. Best. der Sialinsäure mit Orzin (BIAL* Reagens), Dimethylaminoazobenzol (EHRLICH* Reagens [1]), Diphenylamin, Thiobarbi-

Gangliosidose

tursäure u. 3,5-Diaminobenzoesäure oder densitometr. nach Verkohlung mit 2%ig. H_2SO_4 in Eisessig.

Ganglioside

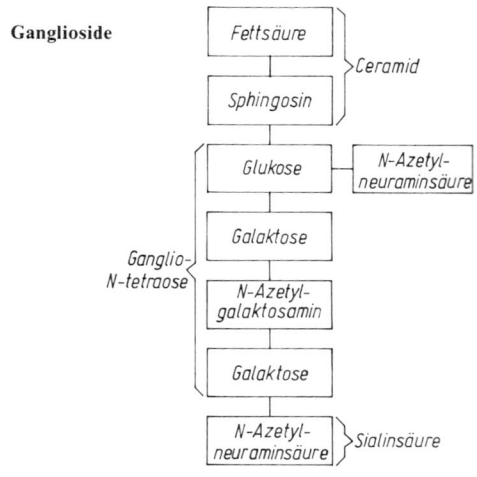

Trivialnamen	Benennung nach			
	KUHN	WIEGANDT	SVENNERHOLM	KLENK
Sialyl-hexosaminyl-trihexosyl-ceramid	G_I	$G_{GNT}1$	G_{M_1}	A_2
Disialyl-hexosaminyl-trihexosyl-ceramid I	G_{II}	$G_{GNT}2a$	$G_{D_1}a$	B_1
Disialyl-hexosaminyl-trihexosyl-ceramid II	G_{III}	$G_{GNT}2b$	$G_{D_1}b$	
Trisialyl-hexosaminyl-trihexosyl-ceramid	G_{IV}	$G_{GNT}3$	G_{T_1}	
Sialyl-dihexosyl-ceramid	G_{Lact}	$G_{Lact}1$	G_{M_3}	

Gangliosidose: Krankheit mit Vermehrung der Ganglioside, z. B. TAY*-SACHS* u. DOWN* Syndrom; s. a. Zeroidlipofuszinose, Schema »Sphingolipid-Stoffwechsel«. – I. e. S. die sehr seltene **generalisierte G.** (fam. neuroviszerale Lipoidose, »TAY*-SACHS* Krankh. mit Beteiligung der Eingeweide«; O'BRIEN et al. 1965) mit ausgedehnter Speicherung von GM_1 (?) in Nerven- u. retikulohistiozytären Zellen (Leber, Milz, KM, Bindegewebe), in glomerulären Deckzellen der Niere u. Parenchymzellen von Leber u. Pankreas; klin.: Gedeihstörung, geist. u. stat. Retardierung, Hepatomegalie, Skelettdeformitäten, Hydrozephalus-ähnl. Kopfform; vakuolisiertes Plasma in Lymphozyten, KUPFFER* Stern- u. Leberepithelzellen; Exitus let. im 1.–2. Lj. – Ferner als Typ I der GM_1-G. das LANDING* Syndrom (1964; sogen. Pseudo-HURLER), eine autosomal-rezessiv erbl. progred. Sphingolipidose (↑ dort. Schema) infolge Mangels an β-Galaktosidase (Isoenzyme A, B u. C): Gedeihstörung, Gargoylgesicht, progred. Hepatomegalie (Schaumzellen), Minderwuchs, allmähl. Amaurose (Optikusatrophie, Hornhauttrübung), Kardiomegalie, psychomotor. Regression (ab 1. Lj.), Krämpfe, Muskelhypotonie; Exitus meist im 2. Lj.

Ganglio|sympathektomie: Grenzstrangdurchtrennung mit Exstirpation einzelner oder mehrerer sympath. Ganglien; bei Kausalgie, Durchblutungsstörungen, viszeralen Karzinomschmerzen u. a. m. – **G. tropika**: *pharm* ↑ Ganglienblocker. – **G. zyt**: ↑ Ganglienzelle. – **G. zytom**: ↑ Ganglioneuroma.

Gangorgan, insuläres, 2. Inselorgan: (FEYRTER) die »hellen Zellen« im Epithel der Pankreasausführungsgänge, aus denen sich knot. Hyperplasien oder – selten – Inselzelladenome entwickeln können.

Gangosa, Rhinopharyngitis mutilans: (span. = näselnd; BAJON 1773) bei Eingeborenen in Neu-Guinea u. Kamerun Ulzerationen im Bereich von Rachen, Gaumen, Nasengerüst u. Rumpf. Spätform der Frambösie? Sproßpilzinfektion?

Gangrän, (feuchter) Brand, Faulbrand: durch Fäulnisbaktn. verurs., irreversibler Prozeß mit Verflüssigung nekrot. Gewebes, das dabei in eine jauchig-stinkende, zerfließende, grau-grüne bis schwärzl. Masse verwandelt wird; mit oder ohne entzündl. Erscheinungen (»heißer« bzw. »kalter« Brand), mit oder ohne Demarkation (»**progress. G.**«), als prim. oder als sek. G. (Nekrose u. Verjauchung durch verschiedene Agentien). Auch weniger korrekte Bez. für noch rückbildungsfäh., durch Ischämie (Diabetes, Arteriosklerose, Thrombose) u. sek. bakterielle Infektion verurs. Prozeß mit blau-roter Hautverfärbung, v. a. an Extremitäten; ferner für die – mit Austrocknung u. ohne Baktn.befall einhergehende – Nekrose (= **Gangraena sicca** = Mumifikation = »trockener Brand«). – Häufige Formen: **arteriosklerot. G.** (s. a. Altersgangrän = senile G.), **anaphylakt.** (örtl. ARTHUS* Phänomen) u. **angiophylakt. G.** (Arteriitis necroticans ZEEK als Hypersensibilitätsreaktion auf Arzneimittel oder Baktn.), die ↑ diabetische G., **G. congelationis** (s. u. Erfrierung), Nosokomialgangrän (»Hospitalbrand«), **symmetr. G.** (↑ RAYNAUD* Krankh.). – Bes. Formen: die ↑ **akute G. der äußeren Genitalien** (FOURNIER* Krankh.), die bei Jugendl. aus voller Gesundheit – u. ohne vorausgegangenen Geschlechtsverkehr – mit hohem Fieber u. Schüttelfrost ein hochentzündl. Ödem von Penis u./oder Skrotum bildet, mit rascher Nekrose, die phagedänisch fortschreitet u. gangränös zerfällt; erregt durch fusispirilläre Mischflora oder andere – gasbildende – Erreger. – Die **G. bullosa serpinginosa** (KAPOSI) als häuf. Form der diabet. G., bei der sich aus einer Druckstelle oder Hyperkeratose eine Blase entwickelt u. nekrotisierend in die Breite u. Tiefe ausdehnt (Kapillaropathie im diabetischen Spätsyndrom?). – Ferner die BUERGER* G. u. die **G. emphysematosa** (↑ Gasödem). – **G. multiplex cachecticorum**: Ekthyma gangraenosum (1). – **G. pulmonis**: ↑ Lungengangrän.

gangränös, gangraenosus: in Form einer Gangrän.

Gangstörung: s. u. Gehprüfung.

Ganmycin: Antibiotikum aus Streptomyces ganmycicus.

Ganoblast: (EBENER) ↑ Adamantoblast.

Ganser* (SIGBERT G., 1853–1931, Psychiater, Dresden) **Decussatio**: Commissura supraoptica suprema. – **G.* Syndrom**, Pseudodemenz, Scheinblödsinn, Gefängnispsychose: (1898) im allg. dicht unter der Bewußtseinsschwelle ablaufende Wunsch- u. Zweckreaktion mit Vorbeireden, Vorbeihandeln u. Nichtwissenwollen, meist komb. mit puerilist. Verhalten. Außer bei Häftlingen auch in posttraumat. u. – iktalen Dämmerzuständen, bei Hirntumor u. -verletzung u. progress. Paralyse beobachtet; rein hyster. Grundlage umstritten, von Simulation u. U. schwer zu unterscheiden.

Ganter* Sonde (GEORG G., geb. 1885): Duodenalsonde (Weichgummi, 15–18 Charr) mit zentraler Öffnung u. 8 spiralig angelegten subterminalen Augen.

Gantzer* Muskel (CAROL FRIEDRICH G., 18./19. Jh., dt. Anatom): 1) Variante des M. flexor pollicis longus mit Urspr. an Humerus oder Ulna. – 2) akzessor. Bündel des M. digitorum superfic., das sich mit dem Flexor prof. verbindet.

Ganzausweidung des Halses: *chir* ∫ Halsdissektion.

Ganzbestrahlung: ∫ Ganzkörperbestrahlung.

Ganzer* Operation (HUGO A. G., 1879–1960, Zahnarzt): 1) Verschiebeplastik zur Deckung größerer Unter- oder Oberlippendefekte durch Haut-Weichteillappen; bilat., in der Nasolabialfalte beginnende, die Mundwinkel umkreisende, durch quere Inzision unter- bzw. oberh. des Mundes hufeisenförmig verbundene Schnitte mit Durchtrennung der Lippenmuskulatur u. -schleimhaut am Defektrand. – 2) Verschluß von Gaumenspaltenrestlücken durch queren Brücken- oder durch Rundstiellappen aus der Brustwand.

Ganzheits|bewegung: in der Krankengymnastik eine Bewegung, bei der die Muskeln des Körpers gem. ihrer Stellung im »Muskelbild« eingesetzt werden u. deren Hauptkräfte vom Becken ausgehen. – **G.medizin**: psychosomatische Medizin (∫ Psychosomatik).

Ganzkörper|aufnahme: *röntg* Fernaufnahme des ges. Skeletts, entweder durch Belichtung mit mehreren Röhren oder als Photographie eines großen Schirmbilds; Dickenausgleich durch geeignete Filter; s. a. Wirbelsäulen(ganz)aufnahme. – **G.bestrahlung**: *radiol* etwa gleichmäß. Exposition des ges. Körpers gegenüber einer ionisierenden Strahlung. Bringt erhöhte Tumorinzidenz bereits bei < 5 rad; leichte Strahlenkrankh. ab ~ 100 R; $DL_{50(30)}$ beim Menschen 400 – 450 rad (Einzeit-G.). – Als Strahlenther. v. a. bei generalisierten Hautaffektionen u. bei Blutkrkhtn.; Gesamtdosen bis 100 R (hohe Raumdosis!); z. B. als Großfeldfernmethode; s. a. Abb. »Satellitentechnik«. – Auch UV-Bestrahlung im ∫ Solarium.

Ganzkörper|plethysmographie: Verfahren zur Messung thorakaler Gasvolumina, insbes. von funkt. Residualvolumen u. bronchialem Strömungswiderstand, mittels eines als luftdichte Kabine (Inhalt 400 – 800 l) gebauten, entweder druck- oder volumenkonst. Plethysmographen, in dem der Pat. sitzt u. durch ein Rohr (mit angeschlossenem Manometer, Verschlußventil u. Pneumotachograph) atmet. Schonende Methode mit geringem Zeitaufwand, beliebiger Reproduzierbarkeit, großer Objektivität u. ohne Verw. von Fremdgas. – **G.zähler**: *nuklearmed* Meßgerät, das mit gammaspektroskop. Methoden die insgesamt inkorporierten gamma- oder betastrahlenden Stoffe (über die Bremsstrahlung) erfaßt.

Ganz|packung 1) G.wickel: Einhüllung des Körpers mit einem feuchten u. 2 trockenen Tüchern, wobei das Innentuch mit H_2O, Salzlsg., Heublumenabsud o. a. Pflanzenextrakt, evtl. auch mit dünnem Lehmbrei benetzt wird. – 2) Einhüllung nach eingreifender Bademaßnahme mit trockenem vorgewärmtem Leinentuch u. Wolldecke zur Nachruhe. – 3) Einpackung mit dickbreiigem heißem Moorbrei, Schlamm, Fango, Paraffin o. a. gutem Wärmeträger. – **G.waschung**: als hydrotherap. Maßname das Abwaschen des Ober- u. Unterkörpers mit einem groben, kaltfeuchten Leinentuch; anschließ. ca. 1stdg. Nachruhe (ohne Abtrocknung, aber gut zugedeckt).

GAP(DH): ∫ **G**lyzerin**a**ldehyd**p**hosphat(-**d**e**h**ydrogenase).

GAR: ∫ **G**lyzin**a**mid**r**ibonuklestid.

Garbe*-Sulzberger* Krankheit: Dermatosis exsudativa discoides et lichenoides.

Garceau* Katheter: graduierter kon. Ureterenkatheter (8–11 Charr) mit Flötenspitze.

Garcin*(-Guillain*) Syndrom: *neur* ∫ Halbbasis-Syndrom.

Gard* Platte: *bakt* ∫ Schwärmplatte.

Gardner* Nährboden: wasserverdünntes Kaninchenserum zur Züchtung von Leptospira icterohaemorrhagiae.

Gardner* Operation: (1946) nach osteoklast. Trepanation u. Durchtrennen der A. meningea media extradurale Resektion des N. petrosus superf. major; bei therapieresistenter Migräne, aber auch zur Denervierung der Tränendrüse bei schwerer Keratitis bullosa (NOSIK, JOHNSON).

Gardner* Syndrom: 1) heredit. Adenomatosis: (ELDON J. G. 1951) wahrsch. dominant-erbl. mesenchymale Dysplasie mit Kolonpolyposis, Schädelosteomen u. Hauttumoren. – 2) (H. L. G. 1968) desquamierende oder exsudative ∫ Vaginitis (Virusinfekt?). – 3) ∫ TURNER*-G.* Syndrom. – 4) G.*-DIAMOND* Syndr.: »autoerythrozytäre Sensibilisierung« v. a. vegetativ labiler junger Frauen, mit schmerzhaften s.c. Blutungen (v. a. Extremitäten), durch Eigenblutinj. reproduzierbar (Reaktion auf Ery-Stroma).

Gargalä(sthe)sie: Kitzelgefühl bei stärkerer Berührungsreizung.

Gargarisma: *pharm* Gurgelwasser; Arzneizubereitung (Adstringens, Antiseptikum) gegen Erkrn. des Mund- u. Rachenraums.

Gargoylismus: ∫ v. PFAUNDLER*-HURLER* Syndrom.

Garland* Dreieck (GEORGE MINOT G., 1848–1926, Arzt, London): medial-kranial der Dämpfung eines Pleuraergusses nachweisbare paravertebrale Zone absoluter oder rel. Schallaufhellung (rechtwinkl. Dreieck mit ∫ DAMOISEAU*-ELLIS* = **G.* Linie** als Hypothenuse).

Garlicin: Antibiotikum aus Allium sativum; wirksam bei Shigella- u. Salmonella-Infektion sowie Wurmbefall.

Garlock* Operation (JOHN HARRY G., geb. 1896, Chirurg, New York): 1) (1938) abdomino-li.-thorak., transdiaphragmat. Fundektomie mit Resektion des kaud. Ösophagus. – 2) (1944) einzeit. abdomino-li.-thorak. Ösophagusresektion in mittl. Drittel (Doppelthorakotomie in Höhe der 4. u. 8. Rippe) mit dir. Ösophagogastrostomie vor dem Aortenbogen. – 3) (1948) einzeit. li.-thorako-abdomino-zerv. Ösophagusresektion im ob. Drittel mit zervikaler Ösophagogastrostomie vor der Aorta nach Kardiotomie, schlauchförm. »Modellierung« u. intrathorakaler Verlagerung des Magens u. Pyloroplastik. – 4) (1948) re.-zervikothorako-li.-abdomin. totale Ösophagektomie nach Schnittvereinigung von Thorakotomie (5. oder 6. ICR) u. medianer Oberbauchinzision unter Rippenbogendurchtrennung zwischen 8. u. . 9. Rippe, u. U. bei präliminarem Gastrostoma. – 5) re.-seit.

Garrapata

Hemikolektomie mit termin. Ileumfistel u. Belassen des – oral verschlossenen – li. Kolons.

Garrapata: (span. = Zecke) in Südamerika Bez. für eine durch Zecken übertragene Rickettsiose (z. B. Sao-Paulo-Fleckfieber).

Garré* Methode (KARL G., 1857–1928, schweiz. Chirurg, Rostock, Breslau, Bonn): 1) bei Versorgung einer Brustwandhernie Nahtsicherung durch plast. Deckung mit gestielten Periostknochenlappen (Rippe oder Sternum). – 2) bei gall. Peritonitis Luftinsufflation in die op. freigelegte Gallenblase zur Auffindung einer – wieder verklebten – Ruptur (erkennbar durch Schaumaustritt). – 3) G.*-v. HACKER*-DURANTE* Methode: Deckung eines kleineren Defekts der Schädelkalotte durch gestielten Periostknochenlappen (nur Tabula ext.). – 4) G.*-TALKE Methode: Verschluß einer Lungenwunde durch oberflächl. Pleura(knopf)-naht u. bis zum Grund der Wunde geführte tiefe bds. Einstülpnaht.

Garrod* Agar (LAWRENCE PAUL G., geb. 1895, Bakteriologe, London): Blutagar mit Gentianaviolettzusatz zur Differenzierung von Staphylo- u. Streptokokken (kein Staphylokokkenwachstum).

Garrod* Reaktion (SIR ARCHIBALD EDWARD G., 1857–1936, Internist, Oxford, London): 1) (1899) Homogentisinsäurenachweis im Harn durch Abtrennung als Bleisalz u. Freisetzen der Säure mit H_2S in äther. Lsg. – 2) (1892) Anreicherung der Harnporphyrine durch Adsorption an eine Kalziumphosphatfällung. – 3) spektroskop. Porphyrinnachweise im Harn nach Ausfällen mit NaOH, Lösen in HCl-Alkohol u. Zusatz von NH_3, Essigsäure u. Chloroform zur alkohol. Lsg.

Garrulitas vulvae, Incontinentia vulvae s. vaginalis: (SCHATZ 1872) hörbares Entweichen von Luft aus der Scheide; i. w. S. auch bei der Rektovaginalfistel durch die Scheide abgehende Flatus vaginales.

Gartenschlauchsyndrom: Erweiterung, Schlängelung u. sek. Knickungen des Ureters als Refluxfolge bei Abflußhindernis.

Gartner* Gang (HERMANN TRESCHOW G., 1785–1827, Anatom, Kopenhagen): (1822) ↑ Ductus epoophori longitudinalis.

Gas: *physik* Aggregatzustand der Materie, bei dem – im Gegensatz zur Flüssigkeit – der Abstand zwischen den frei bewegl. Molekülen beliebig veränderlich ist (Energieinhalt der Moleküle > Bindungsenergie; bedingt Vol. u. Formunbeständigkeit); unterhalb der (stoffcharakterist). krit. Temp. durch Kompression verflüssigbar; s. a. Gasgesetze. Thermodynamisch unterschieden als »**ideales G.**« (Voraussetzung: punktförm. Moleküle, deren Eigenvol. gegenüber dem Gesamtvol. vernachlässigbar klein ist u. die keine Anziehungskräfte aufeinander ausüben; durch geringe Dichte bei niedr. Druck u. hoher Temp. gewährleistet) u. »**reales G.**« (Eigenvol. der Moleküle u. Wechselwirkung untereinander nicht mehr vernachlässigbar); s. a. Dampf. – **radioakt. G.**: ↑ Emanation.

Gasabszeß: abszedierender, mit Gasbildung einhergehender Entzündungsprozeß bei Mischinfektion durch Eitererreger u. apathogene Anaerobier (v. a. Koli u. Proteus). Im Unterschied zum Gasbrand dominieren die typ. Abszeßsympte. (Gasbildung nur interstitiell, nicht in der Muskulatur).

Gasanalyse: *physiol* s. u. Atemgas-, Blutgas-, BARCROFT*-HALDANE* SCHOLANDER Analyse, VAN SLYKE* Apparatur.

Gasasa-Beule: örtl. Bez. für Hautleishmaniase.

Gasarthrographie: Pneumoarthrographie (s. u. Arthrographie).

Gasaustausch, Gaswechsel: *physiol* Austausch gasförm. (evtl. gelöster) Stoffe zwischen Organismus u. Außenmedium (bzw. dessen Gasphase), z. B. bei (äuß.) Atmung, Transpiration, Photosynthese; i. e. S. der G. in der Lunge, d. h. die O_2-Aufnahme u. CO_2-Abgabe des Blutes aus der bzw. in die Alveolarluft als rein physik. Diffusion (s. a. Gasstoffwechsel) durch die alveolokapillären Trennungsschichten infolge des O_2-Partialdruckgefälles zwischen alveolärer Frischluft u. venösem Blut u. des CO_2-Gefälles in umgekehrter Richtung. Messung manometrisch (WARBURG* Apparat, v. a. für Mikroorganismen, Gewebekulturen; BARCROFT* App.) oder infrarot-spektrometrisch (URAS), evtl. mit gasanalyt. u. Tracer-Methoden. – **künstl. G.**: s. u. Herz-Lungenmaschine.

Gasbad: Begasung eines Körperteils (z. B. bei schlecht heilenden Wunden) oder des ganzen Körpers mit CO_2 u. Radon, i. w. S. auch mit Heißluft u. Dampf. – **Gasbauch**: ↑ Meteorismus. – **Gasbazillen**: ↑ Gasödemerreger. – **Gasbrand**: ↑ Gasödemkrankheit. – **Gasbrust** ↑ Pneumothorax.

Gaschler* Test: (1957) kolorimetr. Krebstest anhand der herabgesetzten »fibrinolytischen Serumaktivität«; unsicher.

Gaschromatographie: (JAMES u. MARTIN 1952) Verfahren zur analyt. oder präp. Trennung von Gas- oder vollständig verdampfbaren Flüssigkeitsgemischen bei erhöhter Temp. mit einem Trägergas (z. B. H_2, N_2, He) als mobiler Phase u. einer Trennflüssigkeit (z. B. Silikonöl, Paraffin), entweder auf indifferentem, saugfäh. Trägermaterial (z. B. Ton, Kieselgur, oder in Kapillarsäule) oder einem Adsorptionsmittel (z. B. Aktivkohle, Silikagel, Al_2O_3) als stationärer Phase (= Gas-Flüssigkeits- bzw. Gas-Adsorptionschromatographie; vgl. Chromatographie). Anzeige der Gaskomponenten durch Detektoren (z. B. Wärmeleitfähigkeitsmeßzelle, Ionisations-, Elektroneneinfang-, Flammendetektor) u. Registrierung als »peaks« (Fläche u. Höhe entspricht der Konz. der durch ihre Verweildauer charakterisierten Substanzen). Vorteile: geringer Substanzbedarf (ca. 0,01 ml), keine Zerstörung, kurze Trennzeiten, vielseit. Anw. (u. a. zur Best. von Alkohol im Blut, Giften in Körperflüssigkeiten).

Gasdiffusion (durch die Haut): der bzgl. Richtung u. Größe von der Dampfdruckdifferenz der Gase in Haut u. umgebendem Medium sowie vom Diffusionswiderstand der Haut (v. a. der Hornhaut) abhäng. Transport von Gasen durch die Haut. So kann bei genügend hohem CO_2-Gehalt eines Gasbads CO_2 perkutan aufgenommen werden (während es in natürl. Umgebung abgegeben wird).

Gasdurchflußzähler: *nuklearmed* Zählrohr zur Messung von Präp. mit Strahlung geringer Reichweite (α- u. β-Strahlung), meist im Proportionalbereich verwendet (mit Methan als Füllgas).

Gaselektrode: Elektrode, deren Potential durch den reversiblen Übergang eines Gases in seine Ionen entsteht u. vom Gasdruck u. der Aktivität der Ionen in der Lsg. abhängt (z. B. Normalwasserstoffelektrode). Anw. u. a. zur Messung der O_2- oder CO_2-Konz. in Körperflüssigkeiten (insbes. Blut) oder Gasgemischen. – **Gasembolie**: s. u. Aeroembolismus, Luftembolie. – **Gasemphysem** / Emphysem. – **Gasendarteriektomie**: (1965) s. u. Endarteriektomie. – **Gasenzephalographie**: / Pneumenzephalographie.

Gasfistel:, Luftfistel: vom Atmungs- oder Verdauungstrakt ausgehende inn. oder äuß. Fistel, die Luft bzw. Gas führt (evtl. mit gleichzeit. Absonderung von Eiter, Harn, Kot u. a.); z. B. als Bronchial-, Dickdarm-, Rektum-Blasenfistel (mit Pneumaturie); i. w. S. auch op. angelegte temporäre äuß. G. (WITZEL* Prinzip) bei Dünndarmileus bis zum Wiedereintritt der Peristaltik bzw. zur Druckentlastung einer zwecks Anus-praeter-Bildung vorgelagerten Darmschlinge.

Gasflasche, Gasbombe: Stahlflasche, in die ein Gas unter Druck abgefüllt wird. In der BRD sind vorgeschrieben: Markierung durch Farbring (O_2 blau, N_2O grau, CO_2 rot), Einprägung wesentl. Daten (Leer- u. Füllgew. etc.) u. des staatl. Prüfstempels am Kopf, spezielle u. den versch. Gasen entspr. Anschlußgewinde für Ventile.

Gasgangrän: / Gasödemkrankheit. – **Gasgesetze**: physik Sammelbegr. für das / BOYLE*-MARIOTTE*, CHARLES*, / DALTON*, / GAY*-LUSSAC* Gesetz u. die kalor., therm. u. VAN DER WAALS* Zustandsgleichung.

Gask* Operation (GEORGE ERNST G., 1875–1951, Chirurg, London): Stellatum-Exstirpation vom seitl. Halsdreieck aus bei sympathikusbedingten Schmerzzuständen am Arm.

Gaskell* (WALTER HOLBROOK G., 1847–1914, Physiologe, Cambridge) **Brücke**: Fasciculus atrioventricularis. – **G.* Effekt**: Verzögerung bzw. Ausbleiben von Aktionspotentialen infolge Hyperpolarisation der Zellmembran nach langdauernder Vagusreizung. – **G.*-Munk* Phänomen**: kard gehäufte Extrasystolen mit zunehmendem Intervall als Ausdruck einer Allorrhythmie nach starken äuß. Reizen.

Gaskonstante: in der »Zustandsgleichung idealer Gase« die bei Bezug auf 1 Mol universell u. von der Gasart unabhäng. Konst. R = 1,9858 (± 0,0002) cal [bzw. 8,3144 (± 0,0007) · 10^3J]/grad · Mol.

Gasmyelographie: / Pneumomyelographie.

Gasnarkose: Inhalationsnarkose mit gasförm. Narkotika (Distickstoffoxid, Zyklopropan), die in einem best. Mischungsverhältnis mit O_2 zugeführt werden, i. w. S. auch mit dampfförm. Narkotika (Chloroform, Äther, Halothanum, Methoxyfluran), die mittels Verdampfer dem Träger- oder »Narkosegas« (O_2 bzw. O_2/N_2O-Gemisch) zugesetzt werden.

Gasödem(krankheit), Gasgangrän, -phlegmone, -brand, Emphysema malignum sive septicum, malignes Ödem: progred., mit wechselnd starker Ödem- u./oder Gasbildung einhergehende Nekrose der Muskulatur (v. a. Extremitäten) infolge Infektion mit Gasödemerregern (Inkubationszeit: Std. bis Wo., meist 2–4 Tg.); v. a. bei stark verschmutzten u. mit Weichteilquetschungen einhergehenden Verletzung. Klin.: bräunl.-livide, später schwärzl. Weichteilverfärbung, typ. Knistern bei Betasten, Schachtelton bei Perkussion, fad-süßl. Geruch; rel. rascher Verfall des Kranken, fahl-ikter. Gesichtsfarbe, ängstl.-unruh. Ausdruck, kleiner, dünner, frequenter Puls; Bewußtsein lang erhalten; final Herz- u. Kreislaufversagen. – Ther. (neben breiter Eröffnung, evtl. Amputation, Sulfonamide u. Serum) hyperbare Oxygenation.

Gasödem|erreger: sporentragende, anaerobe u. toxinbildende Bazillen, die – meist als Gemisch mehrerer Arten – die Gasödemkrankheit verursachen; v. a. Clostridium perfringens (Typ A – F), Cl. novyi, Cl. septicum (α-Fraktion seines Rohtoxins letal, hämolysierend; β-Fraktion: Desoxyribonuklease) u. Cl. histolyticum (enthält Toxine u. lyt. Enzyme: Kollagenasen, Proteinasen, Amidoesterasen u. Peptidasen). – **G.serum**: polyvalentes, heterologes Serum (Pferd, evtl. Rind, Hammel) mit den Antitoxinen der 4 wichtigsten Gasödemerreger; zur Prophylaxe (20 ml i.v. oder 20–40 ml s.c.) u. Ther. (max. 2 × 400 ml pro Tag).

Gasperini* Syndrom, kaud. Brückenhauben-Syndrom: alternierende homolat. Abduzens-, Fazialis- u. Trigeminusparese, partielle Taubheit u. kontralat. Sensibilitätsstörungen der Extremitäten infolge Läsion der tieferen Anteile des Tegmentum.

Gasphlegmone: / Gasödem.

Gasping-Zentrum: (engl. to gasp = schwer atmen) neuronale Strukturen oberh. des Hypoglossuskerns als hypothet. Zentrum für die sogen. Schnappatmung (die aber wahrsch. nur Ausdruck einer Teilfunktion bei gestörter Gesamtfunktion des komplexen Atemzentrums ist).

Gasquelle: Austritt von Gas aus dem Erdinnern, z. B. von CO_2 in Mofetten, von H_2S in Solfataren; i. w. S. auch gasführende Mineralquelle. – **Gasrestnachweis**: Nachweis von HCN-Resten in durchgasten Räumen anhand der Blaufärbung eines mit Benzidin-Kupferazetat-Reagens (PERTUSSI u. GASTALDI) getränkten Filterpapiers.

Gasser*, Herbert Spencer: 1888–1963, Pharmakologe u. Nervenphysiologe, St. Louis, New York; 1944 Nobelpreis für Medizin (zus. mit J. ERLANGER) für die »Entdeckungen über die hochdifferenzierten Funktionen der Nervenfasern«.

Gasser* Ganglion (JOHANN LAURENTIUS G., 1723–1765, Anatom, Wien): Ganglion trigeminale.

Gasser* Syndrom (CONRAD G., geb. 1912, Pädiater, Zürich): 1) akute benigne / Erythroblastopenie. – 2) hämolyt.-urämisches Syndrom. – 3) VAHLQUIST*-G.* Syndrom. – 4) G.*-KARRER* Syndrom: hämolytische / Frühgeborenenanämie. – s. a. ALDER* Anomalie.

Gasserektomie, Gasseritis: Exstirpation bzw. Entzündung des Ganglion trigeminale (Gasseri).

Gassner* (Dreifach-)Nährboden (GEORG G., dtsch. Bakteriologe): (1917) Laktose-Agar mit Wasserblau u. Metachromgelb (Indikator für Laktosespaltung) zur elektiven Salmonellendiagnostik (Proteus- u. Ruhrbaktn. werden gehemmt).

Gasstoffwechsel: die Gesamtbeteiligung der Gase am Körperstoffwechsel, verteilt auf äuß. u. inn. Atmung u. intermediäre Reaktionen; i. e. S. die den Energieumsatz bestimmenden »Verbrennungsvorgänge« in der lebenden Zelle mit O_2-Verbrauch u. CO_2-Bildung. – O_2-Verbrauch unter Nüchtern-Ruhebedingungen 200 bis 250 ml, bei Schwerarbeit 3 000 bis max. 4 000 ml/Min.; Bestg. mittels Metabographen.

Gasstrommesser: *anästh* in den Exspirationsschenkel eines Narkosesystems eingeschaltete »Gasuhr« zur Bestg. des Atemhubvol. (häufig mit Bypass u. Null-Einstellung auch zur Best. des Atem-Minutenvol.); s. a. Durchströmungsmesser, Flowmeter, Rotameter.

Gaster *PNA*: Magen; i. w. S. Bauch. – s. a. Gastr....

Gasterophilus: »Magenfliegen«, »-bremsen« [Gasterophilidae]; darunter G. intestinalis s. equi, haemorrhoidalis u. nasalis, deren Larven obligate Endoparasiten im Gastrointestinaltrakt (junge Larven im Unterhautgewebe, v. a. der Wangen) von Pferden u. a. Einhufern sind u. beim Menschen Urs. einer Gasterophilosis cutis sein können.

Gastr...: Wortteil »Magen«, »Bauch«; s. a. Gastro....

Gastracid®-Test: sondenlose Azidiätsprüfung des Magensafts durch orale Applikation von Phenazopyridin (mit Coffein. natr. benzoic.), das sich bei HCl-Anwesenheit löst u. den Harn rot färbt.

Gastraea: (E. HAECKEL) hypothet. Urmetazoon.

gastral: den Magen betreffend.

Gastralgie: Magenschmerz.

Gastralgokenose: (BOAS) starker Nüchternschmerz im Bereich des Magens.

Gastrektasie: akute (postop. Atonie, Überfüllung) oder chron. (muskuläre Insuffizienz, stenosierende Prozesse an Pylorus oder Duodenum, Pylorusinsuffizienz) Erweiterung des – meist auch tiefer tretenden u. entleerungsgestörten – Magens; s. a. Beutel-, Eimer-, Feldflaschen-, Sanduhrmagen. – Auch akute »idiopath.« Form, charakterisiert durch Sodbrennen u. kopiösen Erbrechen.

Gastrektomie: (CONNOR 1884, SCHLATTER 1897) abdomin. oder thorakoabdom. totale Magenresektion (Magenexstirpation), v. a. bei Neoplasma, Linitis plastica, multiplen Ulzera, ZOLLINGER*-ELLISON* Syndrom; mit Wiederherst. der Ingestpassage durch Ersatzmagenbildung; bei Malignom auch als erweiterte G. mit (Teil-)Resektion erkrankter Nachbarorgane (Resectio totalis extensa); oder als subtotale G. (etwa 75% u. mehr; ausgedehnte Magenresektion), entweder als dist. (ab MAYO* Linie einschl. Pylorektomie) oder als prox., antrumerhaltende Ektomie.

Gastrelkoma, -elkosis: ↑ Ulcus ventriculi.

Gastric freezing, physiol. Gastrektomie: (WANGENSTEEN 1962) »Einfrieren« des Magens mit dem Ziel einer Einschränkung der Säuresekretion; Schädigung der Belegzellen durch Kälteeinwirkung eines intragastral liegenden Ballons, der 50 Min. mit 96%ig. Alkohol von $-17°$ durchströmt wird; wegen Komplikationen (Nekrosen, Blutungen, Perforationen) u. unsicherer Erfolge verlassen. – Auch das **Gastric cooling** (Unterkühlung durch mehrstdg. Magenspülung mit 50% Alkohol von 5–10°) bei akuter Blutung ist obsolet. – **G. inhibitory polypeptide**: ↑ GIP.

Gastricsin: pepsinähnl. Enzym im Magensaft, das Peptide hydrolysiert (pH-Optimum 3–3,5).

gastricus: (lat.) den Magen betreffend, ↑ gastrisch.

Gastrika: 1) *pharm* ↑ Magenmittel. – 2) *anat* Kurzform für ↑ A. bzw. V. gastrica.

Gastrin: (EDKINS 1906) von den G-Zellen der Antrumschleimhaut produziertes – u. den Fundus- u. Korpusdrüsen auf dem Blutweg zugeführtes – Peptidhormon; Heptadekapeptid (2 Formen), mit I. P. bei pH 5,5; Freisetzung ausgelöst durch Vagus sowie durch Dehnungs- oder Chemorezeptoren im Magen, Hemmung bei Antrum-pH-Wert <2; stimuliert die Sekretion von Magensäure (in hohen Dosen Hemmung), mit zunehmender Konz. auch von Pepsin u. Pankreassaft, aktiviert die Motilität der Magen-Darmmuskulatur einschl. Kardia u. Pylorus (↑ Refluxgastritis, duodenogastraler ↑ Reflux). – Anw. zur klin. Bestg. der Magensäuresekretion (max. nach s.c. Inj. von 0,5 µg/kg Körpergew.); s. a. Pentagastrin; vgl. GIP. – G.-bildende Zellen des Pankreas (s. a. Gastrinom) wahrsch. die D-Zellen (früher: A_1).

Gastrinom: Gastrin-produzierender Pankreastumor (↑ Inselzelladenom) als Urs. des ↑ ZOLLINGER*-ELLISON* Syndroms. – Bei G-Zellen-Hyperplasie im Magenantrum: »POLAK* Syndrom« (mit gleicher Symptomatik).

gastrisch: den Magen betreffend. – **gastrische Krisen**: bei Tabes dors. heftigste kolikart. Schmerzen in der Magengegend, mit starkem Würgen, Erbrechen großer Mengen – meist hyperaziden – Magensaftes (bei Hämatemesis »schwarze Krise«), Magenhypermotilität, Blässe, Pulsbeschleunigung. Können stunden- bis tagelang anhalten u. zu Marasmus führen.

Gastritis: durch exo- oder endogene Faktoren verurs. akute oder chron. Magenschleimhautentzündung; Sympt.: Übelkeit, Druckgefühl, Aufstoßen, Erbrechen. Bei Einwirkung hochkonz. Stoffe (z. B. Säuren, Laugen) korrosiv, mit Bildung von Ätzschorfen bzw. Nekrosen, evtl. mit Blutungen oder Perforationen; s. a. Infektgastritis. Exakte Diagnose nur durch Schleimhautbiopsie: a) **Oberflächen-G.** mit Veränderungen des Deckepithels, »Tiefertreten der Grübchen« u. diffuser lympho- u. plasmozytärer Infiltration des Stratum propr., in akuten Schüben auch mit Leukos; Drüsenparenchym intakt. – b) die – wahrsch. im Antrum beginnende – **chron.-atroph. G.** (als physiol. Alternsprozeß) mit Schwund des Drüsenparenchyms u. Entdifferenzierung der spezif. Zellen (klin.: Hypo- bis Achlorhydrie; s. a. Magenschleimhautatrophie), Verdickung des interstitiellen Gewebes, klein- u. plasmazell. Infiltration des Stratum proprium, Wucherungsprozessen, später evtl. Becherzellmetaplasie u. Umbaugastritis. Nur gradueller Unterschied zwischen (a) u. (b), Übergang in ca. 15–18 J.; hypertroph. G. bioptisch bisher nicht nachgewiesen. – STRICKLAND* Typen. – **G. achlorhydrica**: chron.-atroph. G. mit Achlorhydrie. **G. acida**: (JAWORSKI, GLUCINSKI) alte Bez. für die G. bei Hyperchlorhydrie. – **akute G.**: primär-akute oder als akuter Schub einer chron. G. auftretende, häufig präpylor. Oberflächen-G., meist ausgelöst durch exogene Noxe (tox. Substanzen, Alkohol, Mikroorganismen, auch Medikamente); als akute hämorrhag. G. (mit Erosionen) v. a. durch Azetylsalizylsäure, auch postop. u. posttraumatisch. – **allergische G.**: meist akute G. als Manifestation einer – alimentären – Allergie, oft mit extraintestinalen allerg. Sympt. kombiniert. Zunächst angioneurot. Ödem der Magenschleimhaut, später Blasenbildung u. wulst. Schleimhautschwellung (= G. pomphoidea varioliformis), evtl. Hämorrhagie; zahlreiche paravasale eosinophile Infiltrate; vermehrte Schleimsekretion, Schmerzen, Erbrechen. – **atroph.-hyperplastische G.**: atroph. G. mit bes. starker interstitieller Wucherung der übr. Wandschichten, evtl. als G. polyposa; Existenz umstritten, z. T. als Präkanzerose gewertet. – **G. cirrhoticans**: ↑ Linitis plastica. – **G. corrosiva**, Ätzgastritis: hämorrhag. pseudomembranöse G. unmittelbar nach oraler Aufnahme von Ätzgiften; mit heft. Schmerzen, Übelkeit, Erbrechen, evtl. Schocksymptn. je nach Art, Menge u. Konz. des Gifts (mit Säure Koagulations-, mit Laugen Kolliquationsnekrose), aber auch je nach Füllungszustand u. Säuresekretion des Magens. Ausheilung mit Narbenbildung, evtl. Spätulzera, Pylorusstenose. – **G. cystica**: ↑ Gastropathia hypertrophica gigantea. – **eitrig-abszedierende G.**: seltene, durch Strepto- oder Staphylokokken hervorgerufene G. mit metastat. submukösen Abszessen, die nach Einschmelzen der Muskularis durch die Serosa perforieren können; vgl. Gastritis phlegmonosa. – **G. erosiva**: G. mit flachen, aphthenart. Erosionen in einer hyperäm. Zone, bei chron. Formen auf den Kämmen der perlschnurart. gewulsteten Schleimhautfalten; s. a. akute hämorrhag. Gastritis. – **G. granularis**: ↑ Etat mamelonné. – **granulomatöse G.**: G. mit epitheloidzell. Granulomen, meist bei BESNIER*-BOECK* oder CROHN* Krankht. – **hämorrhagische G.**: s. u. akute Gastritis. – **G. hypertrophica**: s. u. Gastritis, Gastropathia hypertrophica gigantea. – **G. luica s. syphilitica**: ↑ Magensyphilis. – **G. phlegmonosa**: sehr seltene, diffus-eitr. Entzündung der Magenwand (insbes. Submukosa), entweder von Schleimhautdefekt (Ulkus, Erosion, Ca.) ausgehend oder metastatisch bei schwerer allg. Infektion (v. a. Strepto-, Staphylo-, Pneumokokken, Gasbrand-, Proteus-, Typhus-, Kolibaktn.). – **G. phthisica, tuberkulöse G.**: ↑ Magentuberkulose. – **G. polyposa s. proliferans**: zirkumskripte, breitbas. (= G. verrucosa) oder gestielte Wucherungen der Mukosa u. Submukosa, evtl. auch der Drüsenepithelien, v. a. im Pylorusbereich, entweder auf dem Boden einer chron. Entzündung oder als Entwicklungsstörung (= Polyposis adenomatosa); s. a. Gastropathia hypertrophica gigantea. – **G. pomphoidea varioliformis**: s. u. allerg. ↑ G. – **G. serosa**: (KATSCH) nicht mehr gebr. Bez. für eine akute oder chron. G. mit vermehrtem Eiweißgehalt des Magensafts. – **G. stenosans**: ↑ Linitis plastica. – **G. submucosa**: s. u. eitrig-abszed. ↑ G., Gastritis phlegmonosa. – **G. suppurativa**: ↑ Gastritis phlegmonosa. – **G. sympathica**: (EWALD) Begleitgastritis. – **urämische G.**: Ausscheidungsgastroenterokolitis. – **G. verrucosa**: s. u. G. polyposa.

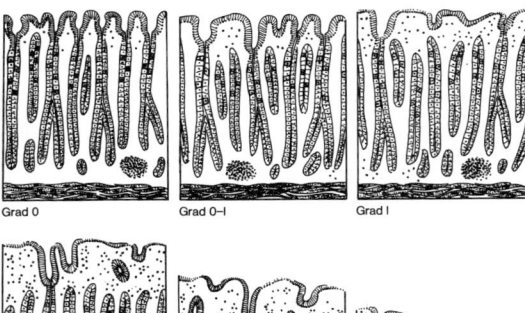
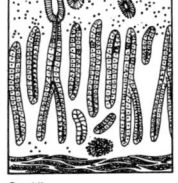
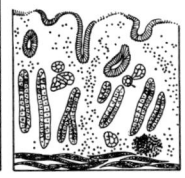
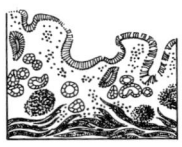

Schweregrade der **chron. Gastritis** (nach HENNING) anhand des histologischen Schleimhautbefundes.

Gastritistheorie: s. u. Ulkustheorien.

Gastro|anastomose: ↑ G.gastrostomie. – **G.anthelon**: ↑ Enterogastron; s. a. Anthelon. – **G.biopsie**: ↑ Magenbiopsie.

Gastro|cirrhosis simplex: (CRUVEILHIER 1829) ↑ Linitis plastica. – **G.cnemius**: ↑ Musculus gastrocnemius. – **G.didymus, Psodymus**: autositäre Doppelmißbildung mit gemeinsamer Bauchhöhle.

Gastrodiscoides hominis, Gastrodiscus s. Amphistoma ho.: in Süd- u. Südostasien (v. a. Indien, Assam) vork. 1 cm lg., hinten pfannenartig verbreiterter Trematode [Paramphistomidae]; Darmparasit von Mensch u. Schwein. Entwicklungszyklus nicht vollständig geklärt; Erreger der Gastrodisc(oid)iasis (v. a. Zäkum u. Kolon, mit mukösen Diarrhöen).

Gastro|duodenaldoppelsonde: graduierte, meist röntgenfäh. Weichgummisonde, mit (etwa 160 cm, 14–16 Charr) Auge im mittl. Drittel u. subterminal; ein Lumen für die Dauerabsaugung u. evtl. Zieldränage gefährdeter Anastomosen (Peritonitisprophylaxe), das andere für Instillation von Nährlsgn.; Modelle z. B. n. BALZER, ABBOT-RAWSON, SCHEGA, KÖLE. – **G.duodenektomie**: Teil- oder Totalexstirpation von Magen u. Duodenum. – **G.duodenitis**: gleichzeit. Schleimhautentzündung von Magen u. Zwölffingerdarm; s. a. G.enteritis. – **G.duodenoskopie**: auf das Duodenum ausgedehnte Gastroskopie. – **G.duodenostomie**: op. Anastomosierung von Magen u. Duodenum; meist zur Umgehung eines nicht resezierbaren hohen Duodenalulkus oder aber nach Ulkusexzision (»Pyloroplastik«, z. B. n. HEINECKE-MIKULICZ, FINNEY, JUDD, MOSHEL); ferner nach Pylorektomie bzw. dist. Magenresektion (s. a. BILLROTH* Op. I). – s. a. Abb. »Antirefluxplastik«.

Gastrodynie: Magenschmerz.

Gastroenteritis: gleichzeit. Schleimhautentzündung in Magen u. Dünndarm, evtl. unter Einbeziehung des Dickdarms (= Gastroenterokolitis), entweder von einer Gastritis ausgehend oder – v. a. bei chron. Enteritis – rückläufig auf den Magen übergreifend. Vork. v. a. bei Infektion mit Salmonellen (= **G. paratyphosa** = **infektiöse G.**, ↑ Salmonellenenteritis), Viren (»**epidem. G.**«, ↑ Virusenteritis), Toxoplasma gondii, ferner bei Vergiftungen (z. B. Hg) u. Alkoholabusus; als bes. Form (unbekannter Ätiol.) die **eosinophile G.** mit Bluteosinophilie, eosinophilen Infiltraten in der Magen- u. Dünndarmwand, Leibschmerzen, Erbrechen, eosionophilem Aszites. – s. a. Gastritis, Enteritis, Säuglingsenteritis.

Gastroentero|kolitis: Schleimhautentzündung des gesamten Magen-Darmtrakts, s. a. Gastroenteritis. – **G.logie**: Teilgebiet der inn. Medizin, das sich mit der normalen u. path. Anatomie u. Physiologie (einschl. Ernährung) u. den Krkhtn. des Verdauungsapparates befaßt. – **G.pathie, exsudative (GORDON*)**, eiweißverlierende G., GORDON* Syndrom: (CITRIN 1957) meist erworb. »exsudat. Enteropathie« mit mass. Proteinverlust in den Magen-Darmtrakt infolge Erweiterung der intestinal. Lymphräume, Polyposis oder Divertikulosis des Dünndarms, Polyadenomatose des Magens. Symptomat. Vork. bei regionaler Enteritis, Colitis ulcerosa Lymphogranulomatose, konstriktiver Perikarditis, Kwashiorkor, Lymphangiectasia enteralis fam., WHIPPLE* Krankh., v. a. aber als MÉNÉTRIER* Syndrom (das z. T. mit der e. G.

gleichgesetzt wird). Sympt.: Eiweißmangelödeme, Hypalbuminämie, hypokalzäm. Tetanie (bei normalem Serumcholesterinspiegel), gelegentl. Steatorrhö. Quant. Nachweis durch GORDON* Test.

Gastroentero|ptose: Ptose aller Baucheingeweide. – **G.stomie, -anastomose**, G.E.: (WÖLFLER 1881) op. Anastomosierung von Magen u. Dünndarm (meist hohe Jejunumschlinge) als Palliativverfahren zur Ableitung des Mageninhalts unter Umgehung des Duodenums, v. a. bei inoperablem Ca. bzw. Duodenalulkus, reduziertem AZ u. hohem Alter u. nur am anaziden Magen oder nach Ausschaltung der Säureproduktion durch Vagotomie. Bezeichnung nach Anheftungsstelle der Schlinge an Magenvorder- oder -hinterwand (»ant.« bzw. »post.«) bzw. Lage der G.E. zum Querkolon (»ante-« bzw. »retrokolisch«). Wichtigste Methoden der vord. – rasch durchführbaren – G.E.: G. antecolica ant. antiperistaltica (WÖLFLER), isoperistaltica (WÖLFLER, LÜCKE, ROCKWITZ), ypsiloniformis (sog. »WÖLFLER II«; ROUX) oder die G. a. retrocolica (BILLROTH), heute alle mit obligater Enteroanastomose n. BRAUN (Ausnahme: ROUX); Methoden der hint. – funkt. günst. – G.E.: G. post. retrocolica (V. HACKER, PETERSEN) u. antecolica (HALL, MONASTYRSKY). Ferner Sonderverfahren n. STANISCHEFF, DELBET, SOCIN u. a. (s. a. Abb.). – Obligater Teil der Magenresektion nach BILLROTH II (u. deren Modifikationen).

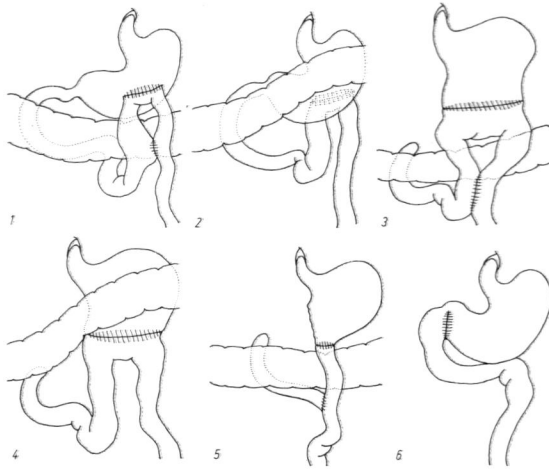

1 vordere, antekol. Gastroenterostomie mit kurzschließender Jejunojejunostomie (BRAUN* Anastomose), 2 hintere, retrokol. Gastroenterostomie, 3 BILLROTH II in der Modifikation nach Kroenlein, 4 BILLROTH II in der Modifikation nach REICHEL-POLYA (retrokol. Gastrojejunostomie), 5 BILLROTH II in der Modifikation nach ROUX (Anastomose in Y-Form), 6 FINNEY* Pyloroplastik oder Gastroduodenostomie

Gastrofibroskop: / Gastroskop mit Fiberoptik (flexibel, etwa 75 cm Gebrauchslänge, 9 – 13 mm ∅, seitl. Blickwinkel 70 – 110°), Steuereinrichtung zur Abwinkelung des dist. Endes, terminaler Kunststoffkugel u. Doppelgebläse; Luftkanal als Instrumentenkanal nutzbar. Sondermodelle für Gastrobiopsie.

Gastrogastrostomie, Gastroanastomose: (WÖLFLER 1891) op. Anastomosierung zweier Magenabschnitte, meist nach ring- oder keilförm. Segmentresektion (u. prox. Vagotomie u. Pyloroplastik), v. a. bei Ulkus in Magenmitte u. Sanduhrstenose.

gastrogen: vom Magen ausgehend.

Gastro|hydrorrhö: vermehrte Sekretion eines Magensaftes mit niedrigem Säure- u. Enzymgehalt. – **G.hysterotomia**: *gyn* abdomin. / Schnittentbindung.

Gastroilealreflex: die durch Magendehnung (Speiseaufnahme) ausgelöste reflektor. Steigerung der Peristaltik im dist. Ileum, verbunden mit rhythm. Öffnen der BAUHIN* Klappe. Zus. mit dem ileogastr. Reflex (als Gegenspieler) wichtig für den zeitl. Ablauf der Dünndarmpassage.

Gastrointestinal...: Magen u. Dünndarm betreffend. – **G.sender** (Heidelberger / Endoradiosonde), **G.myiasis** (/ Darmmyiasis), **G.karzinoid** (s. Karzinoid, Dünndarmkazinoid).

Gastro-intrahepato-duktostomie: (DOGLIOTTI 1951) biliodigestive Anastomose durch Implantation des intrahepat. Teils des li. Hauptgallengangs in die Magenvorderwand nebst Adaptation der Leberresektionsfläche als typ. Verfahren einer Hepatoenterostomie (bei extrahepat. Gallenwegsstenose).

Gastrojejunalgeschwür: / Ulcus pepticum jejuni.

Gastrojejunostomie: op. Anastomosierung von Magen u. Jejunum; z. B. laterolateral bei typ. G.E., terminolat. im Rahmen der BILLROTH* Magenresektion II (einschl. Modif.) sowie bei Restmagen nach Resektion des kardio-ösophagealen Segmentes mit nachfolgender / Kardiaplastik durch anisoperistalt. Interposition des gestielten Antrum-Pylorus-Segmentes (n. McGANNON-WILLIAMS-FRIESEN); ferner nach Schlingendurchtrennung – bei bd. Eingriffen – durch Anastomosierung des Lumens des aboralen Schlingenschenkels als y-Anastomose n. ROUX.

Gastrokamera: kleine, verschluckbare Kamera für intragastrale Farbaufnahmen, evtl. kombin. mit einem Fiberendoskop zur Sichtkontrolle. – vgl. Gastrokinematographie.

gastrokardialer Symptomenkomplex: / ROEMHELD* Syndrom.

Gastrokinematographie: gastroskop. Filmaufnahmen von den Bewegungsabläufen des Magens, v. a. zwecks Tumordiagnostik.

Gastroknemius: / Musculus gastrocnemius. – **G.-Syndrom**: / Poplitea-Kompressionssyndrom.

gastrokolischer Reflex: durch Nahrungsaufnahme (v. a. Frühstück) ausgelöste Massenbewegung des Dickdarms, u. U. mit Einleitung der Defäkation. Bleibt nach Magenresektion bestehen.

Gastrokolonfistel: / Fistula gastrocolica.

Gastrokolostomie: op. Anastomosierung des Magens mit einem Dickdarmsegment (meist Transversum), z. B. als dist. Koloninterposition n. MORONEY oder als prox. Interposition, v. a. nach Kardiektomie wegen Refluxösophagitis (SIRAK, NAJARIAN u. a.); ferner bei Ösophagusersatz als Ösophagokoloplastik (SHERMAN-WATERSTON, LINDER-HECKER, MAJONEY, V. HACKER u. anderen).

gastrokoronarer Reflex: s. u. ROEMHELD* Syndrom.

Gastro|lith: Konkrement im Magen, im allg. auf der Basis eines Fremdkörpers (z. B. Bezoarstein). – **G.lyse**: op. Durchtrennung path. Verwachsungen des Magens mit seinen Nachbarorganen; i. w. S. auch die Magenmobilisierung (Skelettierung) bei Resektion, Anastomosierung etc.

Gastro|malazie: die noch vor der Leichenfäulnis einsetzende saure Selbstverdauung der Magenwand, abhängig von Mageninhalt, Verdauungsperiode z. Zt. des Todes, zeitl. Abkühlung. – **G.manometrie**: Messung des Mageninnendrucks (Sonde mit Manometer). Normalwerte ca. 10–20 mm, während der Peristaltik 40–50 mm Hg. – **G.melus**: Doppelmißbildung, bei der der Bauchwand des Autositen parasitäre Gliedmaßen anhaften. – **G.myiasis**: Befall des Magens mit Fliegenlarven, meist im Rahmen einer ⁄ Darmmyiasis.

Gastroneostomie: Anlegen eines »neuen Magenausgangs«, i. e. S. die Gastroenterostomie.

gastroösophagealer Reflux: s. u. Reflux.

Gastro|pagus: Doppelmißbildung, bei der die Autositen im Bereich der Bauchwand vereinigt sind; vgl. Epigastrius parasiticus. – **G.parese, -plegie**: ⁄ Magenatonie.

Gastropathia, -pathie: die organ. u. funkt. – insbes. nichtentzündl. – krankhaften Veränderungen des Magens; z. B. die G. allergica (s. u. Gastritis), die neurogene G. v. a. bei Männern mit emotionellem oder Berufsstreß, unter dem Bild eines Ulcus duodeni, aber mit normalem biopt. u. röntg. Befund. – **G. hypertrophica gigantea**, Polyadenomatose des Magens, MÉNÉTRIER* Syndrom: diffuse foveoläre Hyperplasie der Magenschleimhaut mit starker polypoider Verbreiterung (z. T. Ödem) der Schleimhautfalten (v. a. Fundus u. große Kurvatur); häufig unter dem klin. Bild der Gastroenteropathia exsudativa; im Alter oft progredient, evtl. komb. mit multiplen Adenomen endokriner Drüsen. Histol.: Polyadenomatose, Hyperplasie der Mukosa, Ersatz der Beleg- durch Schleimzellen.

Gastro|pexie: op. Fixation des Magens nach Hebung bzw. Lage- u. Formkorrektur, bei Ptose (Anheftung an Bauchdecken u. Ligamente, Raffung des Omentum minus etc.), v. a. aber bei Kaskadenmagen, Refluxösophagitis u. Hiatushernie durch Fixieren der Vorderwand (unter Korrektur des HIS* Winkels), evtl. im Rahmen einer Fundoplicatio; z. B. nach NISSEN, LORTAT=JACOB, ROUX. – **G.photographie**: s. u. Gastrokamera.

gastrophrenisches Syndrom: nach Ösophagus- u. Kardia-Op. postzenal auftretender gastrokardialer Symptn.komplex mit heft. Nacken- u. Schulterschmerzen (adhäsionsbedingte Reizung des N. phrenicus mit Ausstrahlung in die sympathischen Zervikalfasern).

Gastro|plastik: Form- u./oder Funktionsplastik am Magen, z. B. ⁄ Kardia-, ⁄ Pyloroplastik, Thoraxmagen als Ösophagusersatz, tubuläre Magenresektion etc.; ferner der ⁄ Ersatzmagen (z. B. Kologastroplastik, Jejunumersatzmagen). – **G.plegie**: ⁄ Magenatonie. – **G.plicatio, -plikatur**: op. Einengung des dilatierten Magens durch seromuskuläre Raffnaht ohne Eröffnung des Lumens; i. e. S. die Fundoplicatio. – **G.ptose**: angeb. oder erworb. (z. B. starke Abmagerung) Tiefstand des Magens, dessen unt. Pol im Extremfall im kleinen Becken liegt; oft mit Enteroptose verbunden (= Gastroenteroptose); evtl. Entleerungsstörung.

Gastro|rrhagie: ⁄ Magenblutung. – **G.rrhaphie**: *chir* Naht der Magenwand, i. e. S. Übernähung einer freien Perforation (evtl. komb. mit Netzdeckung u. Vagotomie). – **G.rrhexis**: ⁄ Magenruptur.

Gastro|schisis: ⁄ Bauchspalte. – **G.skop**: urspr. starres (KUSSMAUL), heute voll- oder terminalflexibles (WOLF-SCHINDLER-HENNING 1932), durch Faseroptik (⁄ Gastrofibroskop) u. Kaltlicht weiterentwickeltes Endoskop für die **G.skopie**: (»Magenspiegelung«); evtl. mit Möglichkeit der biopt. Probenentnahme u. der G.photo- bzw. -kinematographie. – **G.spasmus**: ton. Kontraktion der Magenmuskulatur (im Rö.bild: Ringspasmus, meist am Pylorus) mit krampfhaften Schmerzen; bei psych. Erregung, meist aber als Reizsympt. bei pylorusnahem Ulkus. – **G.spray**: (BÜCHNER 1966) *röntg* Doppelkontrastverfahren zur Reliefdarstellung der Magenschleimhaut durch gezieltes Aufsprühen (3läuf. Sonde) eines wäßr. Kontrastmittels mit gleichzeit. Luftaufblähung des Magens. – **G.staxis**: Sickerblutung aus der Magenschleimhaut.

Gastrostomie: (EGEBERG 1837) op. Anlegung einer äuß. Magenfistel (»Gastrostoma«) zur künstl. Ernährung unter Umgehung der Speiseröhre (seltener zur retrograden Ösophagusbougierung), meist unter Verw. eines Schlauchs (= Kathetergastrostomie); für **temporäre G.** als Serosa-, für **definit. G.** als Mukosafistel. Methoden: gerade (STAMM, KADER) oder schräge (WITZEL, GERNEZ) Kanalbildung aus Magenvorderwand; Vernähen eines vorluxierten Magenzipfels mit der Haut (FRANK, MARION); Mukosafistel durch Herausleitung eines aus der Magenwand modellierten Rohrs (»tubovalvuläre G.« n. WATSUJI-JANEWAY-SPIVACK u. a.), Jejunuminterposition (TAVEL); **kontinente G.** (meist durch ventilart. Muskelwirkung) z. B. n. FRANK, GLASSMAN-GIBBON.

Gastro|sukkorrhö: ⁄ REICHMANN* Syndrom. – **G.suspension**: *chir* ⁄ Gastropexie. – **G.syphilis**: gummöse Veränderungen der Magenwand bei tert. Syphilis.

Gastro|tomie: (MATHIAS 1602) Inzision der Magenwand (meist Vorderwand im Korpusbereich), mit Wiederverschluß. Ind.: v. a. Fremdkörperentfernung, Exploration, retrograde Kardia-Ösophagusdilatation, Blutstillung, Probeexzision; s. a. Kardiomyotomie. – **G.tonometrie**: ⁄ Gastromanometrie. – **G.volumetrie**: Messen des Magenvol., z. B. anhand einer Luftfüllung bis zum Auftreten eines Dehnungsschmerzes.

Gastroxynsis, Gastroxie: (ROSSBACH) anfallsweise Dyspepsie mit Magensaftfluß, heft. Kopf- u. Magenschmerzen, Erbrechen. Als Krankheitseinheit umstritten (Migräneäquivalent?).

Gastro|zele: ⁄ Magendivertikel, -hernie. – **G.zöl**: *embryol* ⁄ Archenteron. – **G.zytographie**: phasenmikroskop. Differenzierung der mittels Zelltupfsonde von der Magenschleimhaut gewonnenen Zellen (Deck-, Haupt-, Beleg-, Nebenzellen) u. Nachweis entzündl. u. maligner Zellveränderungen. Aufzeichnung als »**G.zytogramm**«.

Gastrula: *embryol* bei holoblast. Metazoen (außer Säugern) sich aus der Blastula durch autonome Einstülpung (»Invagination«) u. Zellwanderung (»Gastrulation«) entwickelnde »Becher- oder Darmlarve« mit äuß. (Ektoderm) u. inn. Wandschicht (Entoderm) u. einem im Urmund nach außen mündenden Hohlraum (= Archenteron). Zellen weitgehend determiniert u. – am Ende der »Gestaltungsbewegung« – in ihrer definitiven Lage.

Gastrulation: s. u. Gastrula; i. w. S. jede Form der Keimblätterbildung.

Gas|uhr: ↑ Gasstrommesser. – **Gasvergiftung**: i. e. S. »Leuchtgasvergiftung«, die Vergiftung durch ↑ Kohlenmonoxid. – **Gaswechsel (respiratorischer)**: ↑ Gasaustausch.

Gaszähler: *nuklearmed* ß-Zähler, bei dem die radioaktiv markierte Substanz gasförmig in das abgeschlossene Zählvol. eingebracht wird. – **Gaszeichen**: (WOLFE-EVANS 1955) *röntg* spontane neg. Kontrastdarstg. der Pfortaderaufzweigung durch Gasbildung eingewanderter Darmbaktn. als Anhalt für ungünst. Prognose (z. B. bei Ileus).

Gatellier* Methode (JEAN G., 1886–1956, Chirurg, Paris): (1931) osteoplast. Sprunggelenkaufklappung nach Querosteotomie des – subperiostal freigelegten – Fibulaendes; abschließ. Fragmentreposition u. -fixation durch Knochenschraube.

Gathermann* Reaktion: Frühschwangerschaftstest durch Pregnandiolnachweis im Harn (Gelb-Orangefärbung bei Zusatz von konz. H_2SO_4).

Gattung, Genus: *biol* ↑ Tab. »Systematik«.

Gaucher* Krankheit (PHILIPPE CHARLES ERNEST G., 1854–1918, Dermatologe, Paris: **1)** Lungenaspergillose (= Pseudotuberculosis aspergillosa). – **2)** G.*(-SCHLAGENHAUFER*) Syndrom, prim. idiopath. oder großzell. lipoide Splenomegalie, Zerebrosidspeicherkrankh., zerebrosidzellige Lipoidose, Lipoidhistiozytose vom Kerasintyp: wahrsch. autosomal-rezessiv erbl. (die jüd. Rasse bevorzugende) Lipoid-Thesaurismose (des frühen Kindesalters) mit Speicherung (prim. oder durch Lipoidtransportsperre?) von Kerasin in den Zellen des RES (»**G.*-Zellen**«; v. a. in Milz u. markhalt. Knochen; mit kleinem Kern). Klin.: großer Bauch infolge Spleno- u. (weniger) Hepatomegalie, LK-Vergrößerung, fleck. Pigmentierung von Haut u. evtl. Mundschleimhaut, Pinguekula-art. Verdickung der Konjuntiva, Osteoporose mit Spontanfrakturen, Minderwuchs, evtl. Infantilismus; hypochrome Anämie, Leuko- u. Thrombopenie, Hyperkalzämie; selten Lungenveränderungen (netzart. bis miliare interstit. Infiltration). Bei Auftreten im Säuglingsalter maligne zerebrale Form mit Exitus let. im 1. oder 2. Lj.

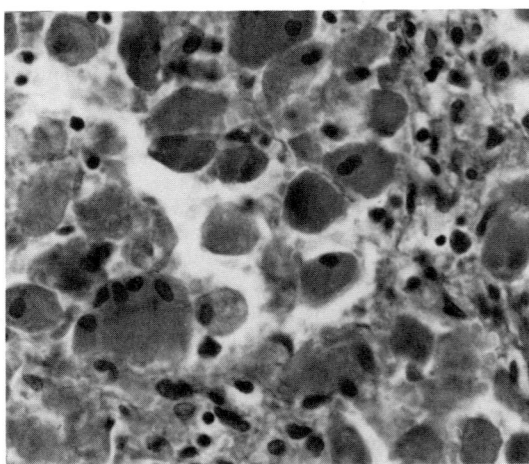

GAUCHER-Zellen in der Milz.

Gauer*-Henry* Mechanismus, Phänomen (OTTO G., 1909–79, Physiologe, Berlin; JAMES H., amerik. Arzt): (1956) »Diuresereflex« zur Aufrechterhaltung eines adäquaten intrathorakalen Blutvorrats für das Herz; in der Afferenz über thorakale Vol.rezeptoren (»**G.* Dehnungsrezeptoren**«), in der Efferenz durch Veränderung der renalen Wasserausscheidung (über Adiuretinmechanismus?).

Gaugele* (KARL G., geb. 1878, Orthopäde, Zwickau) **Operation**: (1924) Durchtrennung der Plantaraponeurose u. des Flexor digitorum brevis am Tuber calcanei, evtl. zusätzl. der Ligg. calcaneocuboideum bzw. calcaneonaviculare plantare (hufeisenförm. Fersenschnitt) zur Mobilisierung des Fußgewölbes bei Hohlfußkorrektur. – **G.* Schiene**: abnehmbare Lagerungsschiene zur – variablen – Retention einer reponierten kongen. Luxationshüfte in mitigierter LORENZ* Stellung; erlaubt gleichzeitig Funktionsther.

Gaul*-Bürger* Zeichen: fehlende Lichtempfindung auf der Seite eines Kieferhöhlenprozesses (z. B. Empyem) bei der Diaphanoskopie (Lichtquelle intraoral).

Gaule* Flecken (JUSTUS G., geb. 1849, Physiologe, Leipzig, Zürich): *ophth* s. u. Keratitis neuroparalytica.

Gault* Reflex: *otol* als Simulationsprobe ausgelöster kochleopalpebraler Reflex (Lidzwinkern bei Geräuschreizung).

Gaumen: ↑ Palatum. – **hoher Gaumen, gotischer** oder **ogivaler G.**, Spitzbogen- oder Steilgaumen, Hypsistaphylia: hochgewölbter harter Gaumen mit entspr. schmaler Form des OK, entweder rassisch bedingt oder aber pathol. (z. B. bei hämolyt. Anämie, Akrozephalosyndaktylie, Arachnodaktylie, Dyskraniophalangie, Dysostosis mandibulofacialis, Dystrophia brevicollis, Dystrophia craniocarpotarsalis, Eunuchoidismus, BONNEVIE*-ULLRICH* Syndrom).

Gaumen|bein: ↑ Os palatinum. – **G.bogen**: ↑ Arcus palatopharyngeus u. -glossus (= hint. bzw. vord. G.). – **G.defekt**: angeb. (↑ Gaumenspalte) oder erworb. (Syphilis, Osteomyelitis, Trauma, Tumor, Op., Saugerdruck einer Prothese) Defekt des harten, i. w. S. auch des weichen Gaumens. – **G.eckengeschwüre**: ↑ BEDNAR* Aphthen. – **G.falten**: ↑ Plicae palatinae. – **G.fortsatz**: ↑ Proc. palatinus maxillae. – **G.furche**: ↑ Sulcus palatinus.

Gaumen|haken, -halter: stumpfer H. zum Vorziehen von Uvula u. weichem Gaumen, v. a. bei indir. Rhino- u. Laryngoskopie; z. B. Winkelspatel mit halbkreisförmig gebogenem Blattende (n. LOVE) u. der der Oberlippe aufsitzende u. mit Spiralfederzug selbsthaltende G. nach HASLINGER. – **G.lappenplastik**: Deckung von Gaumendefekten mit palatinalem Schleimhautlappen, v. a. bei offener Verbindung zur Kiefer- oder Nasenhöhle, meist als Umschlag- (WASSMUND, KRIENER-SCHUCHARDT, AXHAUSEN) bzw. Verschiebeplastik oder durch quer gestellten Brückenlappen (z. B. nach GANZER). – **G.leiste**: ↑ Crista palatina.

Gaumenmandel: Tonsilla palatina; s. a. Tonsillen... – **G.hyperplasie**: meist gegen Ende des 3.-4. Lj. auftretende Vergrößerung der – zerklüfteten u. Pfröpfe enthaltenden – Tonsillae palatinae; klin.: kloß. Sprache, evtl. LK-Vergrößerung am Kieferwinkel, allg. Abgeschlagenheit. Daneben auch »intramurale« Form. Bei erbl. Disposition begünstigt durch fehlerhafte Ernährung u. chron.-rezidivierende Tonsillitis. Ther.: im allg. konservativ; bei extremer

Größe (Schluckstörung, behinderte Nasenatmung) Tonsillektomie. – **G.puls**: systol. Pulsationsbewegung der Tonsillae palatinae bei Aorteninsuffizienz.

Gaumen|muskeln: Musculi palati et faucium (s. u. Musculus palato...). – **G.naht**: 1) *anat* ↑ Sutura palatina. – 2) *chir* Palatorrhaphie: als ↑ Staphylorrhaphie u./oder Uranorrhaphie (v. a. bei ↑ Gaumenspalten). – **G.obturator, -prothese,** -verschlußplatte: an den Zähnen befestigte herausnehmbare Kunststoffplatte zum Verschluß eines Gaumendefekts; auch als Träger eines Kieferobturators nach OK-Resektion.

Gaumen|plastik, Palatoplastik: konstruktive oder rekonstruktive Form- u. Funktionsplastik bei kongen. oder erworb. Spaltbildung, Anomalie oder Defekt. Meist autoplastisch, mit Verschiebe-, Türflügel- oder Brückenlappen; bei großen Lücken u. U. Fernplastik mit knochenarmiertem Rundstiellappen (GANZER, WASSMUND-GILLIES u. a.). – I. w. S. auch Korrekturverfahren wie Restlückenverschluß (v. EISELSBERG, ESSER), ↑ G.rückverlagerung, Veloplastik. – **G.platte**: 1) *dent* Basisplatte für OK-Prothese oder herausnehmbares kieferorthop. Gerät. – 2) *embryol* von der Innenfläche der OK-Fortsätze horizontal in die primitive Mundhöhle vorwachsende paar. Platte, die den hint. Abschnitt des sek. Gaumens bildet. – 3) *chir* nach Abformung angefertigte Kunststoffplatte (meist durchsicht. Paladon) als mechan. Wundschutz nach Gaumenplastik oder zum »Andrücken« transplantierten Weichteillappens; auch als Verschluß von Restlücken (= Gaumenobturator).

Gaumen|reflex: 1) Hebung des Gaumensegels u. Zäpfchens bei Berührung des weichen Gaumens (sensibler Schenkel: Nn. trigeminus u. glossopharyngeus; motor. Schenkel: N. vagus); Fremdreflex, der diagnostisch nur bei einseit. Fehlen verwertbar ist (Verdacht auf Erkr. im Kerngebiet). – 2) HENNEBERG*-LAEHR* Reflex: Kontraktion des M. orbicul. oris bei Bestreichen des harten Gaumens; path. Fremdreflex bei Pseudobulbärparalyse. – **G.rückverlagerung**, Push-back-Op.: meist zweizeit. Rückverlagerung des weichen Gaumens, v. a. zur Korrektur einer Insuffizienz des Pharynxschlusses (mit Sprachstörung), z. B. bei weitem Mesopharynx, Uvula-Gaumensegelhypoplasie, narb. Verziehung nach Gaumenspalten-Op. etc. oder aber zwecks Gaumenspaltenplastik; z. B. nach ERNST-HALLE, GILLIES-FRY, TRAUNER, SCHUCHARDT; s. a. Veloplastik.

Gaumensegel: ↑ Velum palatin. – **G.blutung, apoplektiforme**, Staphylohaematoma, MARTIN*(-BOSVIEL*) Syndrom: plötzl. Hämatombildg. an der Spitze oder Rückfläche der Uvula, v. a. bei Männern; klin.: Fremdkörpergefühl, Schluckbeschwerden, Würgreiz, evtl. Erstickungsgefühl. Ätiol. unbekannt (Blutungs- u. Gerinnungszeit normal); Prognose gut (Ruptur oder Resorption, evtl. Rezidive. – **G.krampf**, Uranospasmus: ton. oder klon. Spasmus des Velum palatinum; v. a. bei Neurosen, aber auch bei zerebralem Prozeß, Tetanus, Lyssa. – **G.lähmung**, Uranoplegie: periphere (meist postdiphtherisch, seltener typhös oder grippös; im allg. reversibel) oder zentrale (Schädigung des Vagus- oder Glossopharyngeuskerns), ein- oder doppelseit. Lähmung (Parese) von Gaumensegel u. weichem Gaumen. Bedingt mangelhaften Abschluß der Mundhöhle gegen den Nasenrachen beim Sprechen (= Rhinolalia aperta) u. Schlucken (Ausfließen geschluckter Flüssigkeit durch die Nase). – **G.nystagmus, -flimmern**: ein- oder doppelseit. schnelle Myorrhythmie (2–3 pro Sek.) des – evtl. hypertroph. – Velum, meist komb. mit Myorrhythmie von Schlund- u. Kehlkopfmuskulatur, evtl. auch von mim. Muskulatur u. Zwerchfell. Ätiol.: Prozeß im Bereich von Nucl. dentatus cerebelli, Nucl. ruber, Olive, zentraler Haubenbahn. – **G.spanner**: ↑ Musc. tensor veli palatini.

Gaumenspalte, Urano-, Palatoschisis, Palatum fissum: dysontogenet. Nichtverwachsen der bd. Gaumenhälften miteinander bzw. mit dem Septum nasi; je nach Ausdehnung: **okkulte** oder **submuköse G.** (nur harter Gaumen; Muskeldiastase mit geschlossener Schleimhautbedeckung; bei Anspannung mediane »Zona pellucida«; Gaumensegel kurz, rückwärt. Nasenseptum nicht ausgebildet), Uvula bifida, Velumspalte, **subtotale** u. **totale G.** (↑ Wolfsrachen), evtl. mit Lippen- u. Kieferspalte kombiniert; s. a. Gesichtsspalte. Klin.: unverständl. Sprache (offenes Näseln; Neigung zu Erkältungs- u. Mittelohrerkrn.; Ther.: plast. Deckung (meist gegen Ende des 2. Lj.) durch Verschluß des weichen (= Staphyloplastik) u. harten Gaumens (= Uranoplastik) mit Rekonstruktion des Gaumengewölbes: nach Mobilisierung der Gaumenweichteile (Periostschleimhautlappen) dreischicht. Verschluß (Nasenboden, Muskulatur, Mundschleimhaut). Standardverfahren: Brückenlappen- (v. LANGENBECK, ERNST, AXHAUSEN u. a.), Stiellappen-Methode (VEAU, ROSENTHAL, SCHUCHARDT, TRAUNER); s. a. Abb. »AXHAUSEN* Op.«.

nach GROB

Gaumenspalte	*)	♂	♀	**)	♂	♀
Uvulaspalte	13	6	7	14	10	4
Velumspalte:						
partielle	25	13	12	5	2	3
totale	101	42	59	14	10	4
Gewölbespalte						
hintere	62	18	44	9	7	2
mittlere	74	26	48	21	12	9
vordere	125	45	80	42	26	16
Gaumen-Kieferspalte:						
unilateral-totale	–			394	248	146
bilateral-totale	–			183	121	62
insgesamt	400	150	250	682	436	246
Prozentsatz		37,5	62,5		63,9	36,1

*) ohne Lippenspalte **) mit Lippenspalte

Gaumen|tonsille: ↑ Tonsilla palatina. – **G.verschlußplatte**: ↑ Gaumenobturator. – **G.warze**: ↑ Papilla incisiva. – **G.wulst**: ↑ Torus palatinus. – **G.zäpfchen**: ↑ Uvula.

Gauss: nach dem Mathematiker CARL FRIEDRICH G., (1777–1855) benannte Einh. der magnet. Flußdichte im CGS-System; 1 Gs = 1 $cm^{-1/2} \cdot g^{1/2} \cdot sec^{-1}$ = 10^{-8} V · sec/cm^2.

Gauss* (CARL JOSEPH G., 1875 – 1957, Gynäkologe, Würzburg) **Dämmerschlaf**: Geburtsanalgesie durch mehrfache individuell dosierte Gaben von Morphin u. Skopolamin; obsolet (Gefahr für Kind; Unruhe der Mutter). – **G.* Dilatator**: längs perforierter HEGAR* Stift. – **G.* Effekt**: *geburtsh* ↑ Eintrittseffekt. – **G.* Zeichen**: 1) Verschieblichkeit der Portio (»Wackelportio«) gegen den Uteruskörper (Auflockerung des Isthmus uteri) als Schwangerschaftsfrühzeichen ab Mens III). – 2) beim waagerecht in Seitenlage gehaltenen Neugeb. mit Caput obstipum das Nichtabsinken des Kopfs, wenn der gesunde Halsmuskel oben liegt (u. umgekehrt). – **G.*-Bilicky* Messer**: Meßinstrument (Satz bajonettart. Stäbe mit jeweils 0,25 cm Längensteigerung) zur Bestg. der Conjugata vera (»Veramesser«).

Gauss* Kurve (Carl FRIEDR. G.): *statist* die glockenförm.-symmetr. Kurve der Normalverteilung (»G.*[-LAPLACE*] Verteilung«). – **G.* Maßsystem**: Oberbegr. für das elektrostat. u. das elektromagnet. CGS-System. – **G.* Raum**: der »fadenförm.« Raum unmittelbar um die opt. Achse.

Gaussel* Zeichen: *neurol* s. u. GRASSET*.

Gauthier* Himbeerzystitis: tbk. Zystitis mit üppig wuchernden Granulationen zwischen den Schleimhautgeschwüren.

Gauvin* Flüssigkeit (E. ALMORE G., geb. 1893, amerik. Dermatologe): Gemisch aus Guajakol, Jodoform, Äther u. sterilem Olivenöl zur Spülung bei Empyem.

Gaustad* Syndrom: Kardiomegalie, portale Hypertension u. Enzephalopathie bei chron. Alkoholismus.

Gavage: (franz.) Mastkur mit Sondenernährung.

Gavard* Muskel (HYACINTHE G., 1753–1802, Anatom, Chirurg, Paris): ∤ Fibrae obliquae ventriculi.

Gawalowski* Reaktion: Glukose-Nachweis (blau) im Harn durch Kochen mit neutraler wäßr. Ammoniummolybdat-Lsg. (= **G.*-Hager* Reagens**).

Gay* Drüsen (ALEXANDER G., 1842–1907, dt. Anatom, Kasan): ∤ Glandulae circumanales.

Gay=Lussac* Gesetz: (LOUIS JOSEPH G.=L., 1778–1850, Physiker u. Chemiker, Paris): (1802) Das Vol. eines idealen Gases vergrößert sich, genügend kleinen konst. Druck vorausgesetzt, bei 1° Temp.erhöhung um 1/273,16 (= 0,0036610 = Ausdehnungskoeffizient α) des Vol. bei 0°. – Entsprechendes gilt für den Druck des idealen Gases bei konst. Vol.

Gay=Prieto* Behandlung (JOSÉ ANTONIO G.=P., Dermatologe, Madrid): Ther. des Lymphogranuloma inguinale durch modifizierte HELLERSTRÖM* Immunisierung.

Gayet* Krankheit (Prudent G.): seltene, letale Form der Afrikan. Schlafkrankheit.

Gayet*-Wernicke* Syndrom (CHARLES JULES ALPHONSE G., 1833–1904, Ophthalmologe, Lyon; KARL W.): ∤ Pseudoencephalitis acuta haemorrhagica superior.

Gaza* Operation (WILHELM VON G., 1883–1936, Chirurg, Göttingen, Breslau): (1924) Durchtrennung der segmentalen prä- u. postganglionären Rr. communic. des Grenzstrangs (sympath. Denervierung) bei troph. Störungen u. chron. Schmerzzuständen, v. a. gastr. Krisen.

Gaze: (franz.; nach der Stadt Gaza in Palästina) imprägniertes oder appretiertes (»Steifgaze«) Mullgewebe; auch Verbandmull i. w. S.

Gb: *physik* ∤ Gilbert.

GBG: **G**esetz zur **B**ekämpfung der **G**eschlechtskrankheiten.

GBT: **G**lutaminsäure-**b**renztraubensäure-**t**ransaminase (∤ Alanin-aminotransferase).

gcal: ∤ Grammkalorie.

Gc-Gruppen, **G**roup specific **c**omponent: (JAN HIRSCHFELD 1959) »neue Sereigenschaft« in der α_2-Globulinfraktion, u. zwar schnell (= Gc 1 – 1), intermediär (= Gc 2 – 1) oder langsam wandernd (= Gc 2 – 2); von anderen Blutgruppen u. Haptoglobinen unabhängig. Vererbung nicht geschlechtsgebunden. Synthese in der Leber wahrsch. schon ab 7. bis 8. Fetalmonat. Sondertypen: Gc^x u. Gc^y, ferner bei Indianern u. austral. Ureinwohnern die Varianten »Chippewa« u. »Aborigine«.

Gd: *chem* ∤ **G**a**d**olinium.

GDH: **G**lyzerin-3-phosphat-**d**e**h**ydrogenase.

GdL: **G**lukono-δ-**l**akton.

GDP: **G**uanosin-5'-**d**i**p**hosphat (s. u. Guanosin).

GE, Ge: **g**onadotroper **E**pithelfaktor (∤ Tab. »Gonadotropine«).

Ge: *chem* **Ge**rmanium. – *serol* ∤ Antigen Ge.

G.E.: 1) *chir* ∤ **G**astro**e**nterostomie. – 2) *toxik* **G**ift**e**inheit.

Gebärende: die Frau während der ∤ Geburt.

Gebär|alter: der die Konzeptionsfähigkeit einschließende Lebensabschnitt der ♀ vom Beginn bis zum Ende der geschlechtsreifen Phase (unter der Voraussetzung ovulator. Zyklen, d. h. vom Ende des 2. bis zur Mitte des 5. Ljz.). – **G.bett**: ∤ Kreißbett. – **G.fähigkeit**: Fähigkeit der Schwangeren, ein Kind per vias naturales zu gebären; s. a. Gebäralter.

Gebärmutter: ∤ Uterus; s. a. Hystero... . – **G.blutung**: ∤ Uterusblutung. – **G.entzündung**: ∤ Endometritis. – **G.grund**: ∤ Fundus uteri. – **G.hals**: ∤ Cervix uteri (s. a. Zervix..., Zerviko..., Kollum...). – **G.höhle**: ∤ Cavum uteri. – **G.infarkt**: ∤ Apoplexia uteroplacentarius. – **G.körper**: ∤ Corpus uteri. – **G.krebs**: ∤ Kollum-, Korpuskarzinom. – **G.krampf**: ∤ Tetanus uteri. – **G.riß**: ∤ Uterusruptur, Zervixriß. – **G.(-Scheiden)vorfall**: ∤ Uterusprolaps. – **G.senkung**: ∤ Descensus uteri.

Gebauer* Operation: (1950) Bronchusplastik mit »armiertem« Koriumlappen (freies, mit dünnem Stahldraht durchflochtenes Transplantat), v. a. zur Erweiterung einer Bronchusstenose oder zur Defektdeckung.

Gebhardt*-Turban* Stadien (LAJOS G., 1836–1908, Internist, Budapest; KARL T.): Einteilung der Lungen-Tbk anhand physik. Befunde: I = leichter umschriebener Prozeß in einem Lappen; II = auf einen Lappen ausgedehnte Erkr.; III = Erkr. über II hinaus mit Gewebszerfall. – Modif. n. GEBHARDT (1924), BRAEUNING u. v. ROMBERG: I = Erkr. der Lungenspitze über das Schlüsselbein hinaus oder Ausdehnung in einem ICR; II = Spitzenprozeß bis 3. Rippe; III = Ausdehnung über II hinaus; für Gewebszerfall Sonderbezeichnung.

Gebiß: die Gesamtheit der Zähne eines Wirbeltieres oder Menschen. Bei letzterem unterschieden als deziduales oder ∤ Milchgebiß u. als bleibendes (permanentes) oder Dauergebiß (nach der 2. ∤ Dentition), bestehend in jedem Kieferquadranten aus 5 Ersatzzähnen (2 Schneidezähne, 1 Eckzahn, 2 Prämolaren u. den 3 Zuwachszähnen (Molaren), d. h. aus insgesamt 32 Zähnen (gegenüber 20 der 1. Dentition). – **künstl. G.**: jede Form einer prothet. Versorgung, die künstl. Zähne trägt, i. e. S. die herausnehmbare (v. a. die totale) Prothese für einen oder bd. Kiefer.

Gebiß|anomalie: angeb. oder erworb. Normabweichung der G.form; als erbl. G. v. a. Deckbiß, echte Progenie, genuiner Distalbiß, Zahnüber- u. -unterzahl, Diastema, Zahndrehung, Zahnkeimverlagerung. – **G.formel**: die »Zahnformel« des Gebisses jeweils eine Hälfte) von Mensch u. Tier unter Verw. der Buchstaben I (= Incisivus), C (= Caninus), P (= Prämolar), M (= Molar; für Milchgebiß entspr. Kleinbuchstaben) u. Zahlen. – vgl. G.schema.

	i c m	
Milchgebiß des Menschen	2 1 2 / 2 1 2	= 20
	I C P M	
bleibendes Gebiß des Menschen u. der schmalnasigen Affen der Alten Welt	2 1 2 3 / 2 1 2 3	= 32
plattnasige Affen (ohne Halbaffen) der Neuen Welt	2 1 3 3 / 2 1 3 3	= 36
Ursäuger (heute noch bei Schweinen)	3 1 4 3 / 3 1 4 3	= 44

Gebiß|regelung: Normalisierung des Gebisses durch kieferorthop. Behandlung. – **G.-Schädel-Korrelation**: *anthrop* Je größer das Gebiß (megagnath), desto kleiner das Schädelvol. (z. B. bei Australopithecus Typ P) u. umgekehrt (z. B. bei Homo sapiens sapiens). – **G.schema**: *dent* Sch. für schriftl. Fixierung eines G.zustands (∫ Zahnstatus); im allg. das nach ZSIGMONDY, bei dem durch ein Balkenkreuz OK u. UK getrennt werden, in das permanente Zähne mit arab., Milchzähne mit röm. Ziffern eingetragen werden (∫ Abb.). Analog auch Kennzeichnung von Einzelzähnen (z. B. ⌐3, 4⌐, ⌊5, 6⌋; oder aber n. HADERUP: –3 bzw. 4– bzw. +5 bzw. 6–).

$$\text{Re} \; \frac{8\,7\,6\,5\,4\,3\,2\,1}{8\,7\,6\,5\,4\,3\,2\,1} \bigg| \frac{1\,2\,3\,4\,5\,6\,7\,8}{1\,2\,3\,4\,5\,6\,7\,8} \; \text{Li}$$

GebO: ∫ Gebührenordnung (für Ärzte).

Geborenenziffer, Geburtenhäufigkeit, -rate, -ziffer: Verhältnis der Zahl der Lebendgeborenen innerhalb eines Kalenderjahrs zur durchschnittl. Bevölkerung (in Jahresmitte), meist pro 1000 angegeben.

Gebrauchsblickfeld: s. u. Blickfeld.

Gebrechlichkeitspfleger: gerichtlich bestellter Pfleger für eine – nicht entmündigte – Person, die infolge geist. u./oder körperl. Gebrechen einzelne oder einen best. Kreis ihrer Angelegenheiten nicht zu versorgen vermag. Darf u. a. Verbringung in eine Anstalt veranlassen.

Gebührenordnung für Ärzte, GebO, GOÄ, Bundesgebührenordnung, Bugo: die aufgrund der Bundesärzteordnung mit Wirkung vom 1. 4. 1965 erlassene VO, die die Vergütung (Gebühren, Entschädigungen, Auslagen) der Berufstätigkeit der Ärzte regelt; als Gebührenverzeichnis eingeteilt in Grundleistungen, allg. Leistungen, Entschädigungen u. allg. Sonderleistungen (aufgestellt nach Fachgebieten); Berechnung bis zum 6fachen Satz.

Geburt, Entbindung, Niederkunft, Partus: die Ausstoßung des Schwangerschaftsprodukts (im jurist. Sinne nur der Frucht = Geburtsobjekt) aus dem Mutterleib. Unterteilt in: Eröffnungs-, Austreibungs- u. Nachgeburtsperiode (sowie Postplazentarperiode). Ist gem. BGB vollendet, wenn das Neugeborene eine im physik. Sinn gegenüber anderen Körpern abgeschlossene Oberfläche hat; erbrechtlich gilt bereits die z. Zt. des Erbfalls gezeugte Frucht als geboren; lt. StGB wird die Frucht vom Beginn der Geburtswehen an als geboren angesehen; s. a. Geburtsmechanismus, -termin, Fehl-, Früh-, Lebend-, Spät-, Totgeburt. – **natürliche G.**: 1) die »physiol.« G. (auch regelwidrige), deren gesamter Ablauf nur durch natürl. Geburtskräfte u. ohne Schädigung von Mutter u. Kind erfolgt. – 2) die rel. schmerzarme G. als Effekt prophylakt. psychophys. Maßnahmen (z. B. ∫ READ* Verfahren). – **protrahierte G.**: die infolge zu schwacher oder zu seltener Wehen oder starker Weichteilwiderstände länger als 24 Std. dauernde G.; führt u. U. bei der Mutter zu Infektion, Muttermund- u. Vulvaödem, Blasenscheiden-, Blasenzervix- oder Rektumscheidenfistel, beim Kind bei funktioneller Plazentainsuffizienz (z. B. Gestose mit Diabetes) zur Azidose. – **regelwidrige G.**, Dystokie: jede nicht aus der re. oder li. Hinterhauptslage erfolgende G., die meist auch mit einem path. Geburtsmechanismus einhergeht (z. B. bei hint. Hinterhaupts-, Vorderhaupts-, Scheitel-, Steiß-, Gesichts-, Beckenend-, Quer- u. Schräglage, inn. oder äuß. Überdrehung des Kopfs, tiefem Quer- oder hohem Geradstand). Ferner jede in irgendeiner Phase nicht physiol. ablaufende G., z. B. bei Vorliegen oder -fallen kleiner Teile oder der Nabelschnur, Beckenanomalie u. sonst. Mißbildungen der Geburtswege oder der Frucht, Blutungen, Nachgeburtsstörungen. – **überstürzte G.**, Partus praecipitatus: ungewöhnlich rasch, sonst aber normal ablaufende G., z. B. nach bald. Muttermundöffnung bei gut dehnbarem Geburtskanal, sehr kleiner Frucht oder bei extrem starken Wehen; häufig komb. mit bes. heft. Geburtsschmerzen u. gestörter Nachgeburtsperiode. Gefahr eines kindl. Tentoriumrisses u. intrakranieller Blutungen; bei abnormer mütterl. Lage (Stehen, Gehen) evtl. als ∫ Sturzgeburt.

Geburten|anzeigepflicht: in der BRD die gesetzl. Pflicht (Personenstandsgesetz v. 8. 8. 1957), eine Geburt beim Standesbeamten mündl. anzuzeigen. Betrifft (in der Reihenfolge) den ehel. Vater, die bei der Geburt anwesende Hebamme bzw. den Arzt, jede andere Person, die zugegen war oder von der Geburt aus eigener Wissenschaft unterrichtet ist, sowie die Mutter, sobald sie dazu imstande ist. – **G.häufigkeit, -rate, -ziffer**: ∫ Geborenenziffer. – **G.kontrolle, -regelung**: Sammelbegr. für Maßnahmen zur Verhütung unerwünschten Nachwuchses, s. u. Konzeptionsverhütung. – **G.überschuß**: demographisches Großmaß für die Bilanz Geburtsfälle/Sterbefälle, errechnet als Differenz aus Geborenen- u. Sterbeziffern.

Geburts|beginn: der Zeitpunkt, zu dem regelmäßig alle 10 Min. auftretende, insgesamt über ½ Std. anhaltende Wehen einsetzen u. eine kontinuierl. MM-Öffnung bewirken oder aber der Fruchtwasserabgang erfolgt (bei 10–15% der Gebärenden) oder das ∫ »Zeichnen« einsetzt. – **G.dauer**: Zeitspanne vom Geburtsbeginn bis zur Ausstoßung der Plazenta; bei Erstgebärenden durchschnittl. 12–15, bei Mehrgebärenden 8–10 Std. (u. a. abhäng. vom Alter der Gebärenden).

Geburts|einleitung: künstl. Einleitung der Geburt vor Wehenbeginn bei Gefährdung des Kindes (z. B. Übertragung, AB0- oder Rh-Unverträglichkeit, Spätgestose, mütterl. Diabetes, vorzeit. Blasensprung ohne Wehen innerh. von 24 Std.). Erfolgt konservativ, z. B.

Geburts|fleck

durch Fasten, elektr. Wehenauslösung. Hormon- oder Wehenkur, u./oder op. durch manuelle bzw. instrumentelle MM-Dehnung oder Fruchtblasensprengung. – **G.fleck, -mal**: 1) blaßroter Fleck an Stirn oder Nase (Kapillarerweiterung, sog. »Storchenbiß«), der im Laufe des 1. Lj. verschwindet. – 2) ↑ Mongolenfleck.

Geburts|geschwulst: Schwellung des vorliegenden Kindsteils (blutig-seröse Weichteildurchtränkung nach dem Blasensprung infolge des vom MM ausgeübten Drucks (»zirkulärer Schnürring«) auf den ca. 1–1½ QF breiten – »Berührungsgürtel« (mit venöser Stase). Am Kopf als Kopfgeschwulst oder Caput succedaneum bezeichnet (DD: Kephalhämatom). – **G.gewicht**: Gew. des Neugeb. unmittelbar nach der Geburt, beim reifen Kind 2500–4500 g, im Mittel 3500 bzw. (♀) 3300 g; s. a. Frühgeborenes, Riesenkind, pränatale ↑ Dystrophie, Abb. »Nomogramm«. – **G.haken**: ↑ Steißhaken.

Geburtshelfer: nicht genehmigungspflicht. Zusatzbez. für prakt. Arzt oder Arzt für Allg.medizin, der Geburtshilfe betreibt. – **G.hand**: neur »Pfötchenstellung« (bei Tetanie), s. u. Karpopedalspasmen.

Geburts|hilfe, Obstetrik: Fachgebiet der Medizin, das sich mit der Erkennung, Verhütung u. Behandlung von krankhaften Zuständen u. Komplikationen in der Schwangerschaft sowie mit Vorbereitung, Leitung u. Nachbehandlung normaler u. path. Geburten einschl. geburtshilfl. Op. befaßt. – **G.hindernis**: wegverengender Faktor, der den Durchtritt des Kindes durch den Geburtskanal unmöglich macht, z. B. Tumor im kleinen Becken, Beckenverengung u. -deformierung, vorgefallene kleine Teile.

Geburts|kanal, -trakt: der Knochen-Weichteilkanal, den das Kind bei der Geburt durchwandert; unterteilt in den knöchernen G. des kleinen Beckens u. den aus unt. Uterinsegment, Zervix, Scheide, Vulva u. Beckenbodenmuskulatur bestehenden Dehnungs- oder Durchtrittsschlauch (= Weichteilansatzrohr, -kanal,

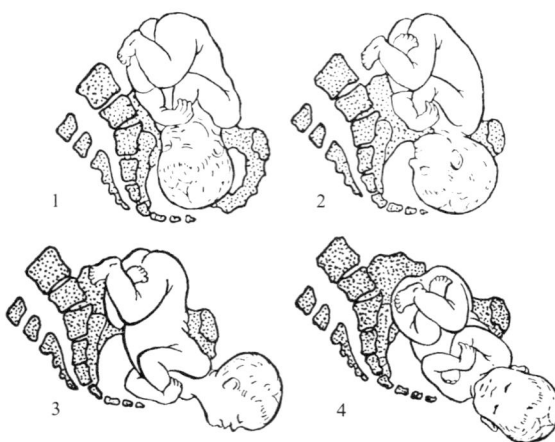

-schlauch; s. a. Abb.). – **G.kollaps, -schock**: plötzl., schwerer, evtl. lebensgefährl. Kreislaufkollaps unmittelbar nach der Geburt oder in den ersten Tg. des Wochenbetts. Vork. bei Uterusinversion (häufig mit letalem Ausgang) oder -ruptur, nach Expressio placentae u. a. Gewaltanwendungen, vorzeit. Plazentalösung, evtl. als »Entleerungsschock« bei Sturz- u. Zwillingsgeburten, als Folge einer Luft- oder Fruchtwasserembolie, seltener nach leichter Geburt infolge nervös-reflektor. Störung. Disponierend wirken Nephropathie, kardiale Schäden, vegetat. Labilität, hypoplast. Konstitution; pathogenet. können sek. Hypo- oder Afibrinogenämie eine Rolle spielen; s. a. Kava-Kompressionssyndrom.

Geburts|lähmung: 1) **kindl. G.**: geburtstraumat. Armplexuslähmung (selten auch Fazialis- oder Phrenikusparese). – 2) **mütterl. G.**: ↑ Entbindungslähmung. – **G.lage**: ↑ Fruchtlage. – **G.linie der Nägel**: bogenförm. wallart. Linie, die in der 5. Lebenswo. an der Nagelfalte sichtbar wird u. etwa am 60. Tg. die Nagelmitte u. am 90. Tag. den freien Nagelrand erreicht.

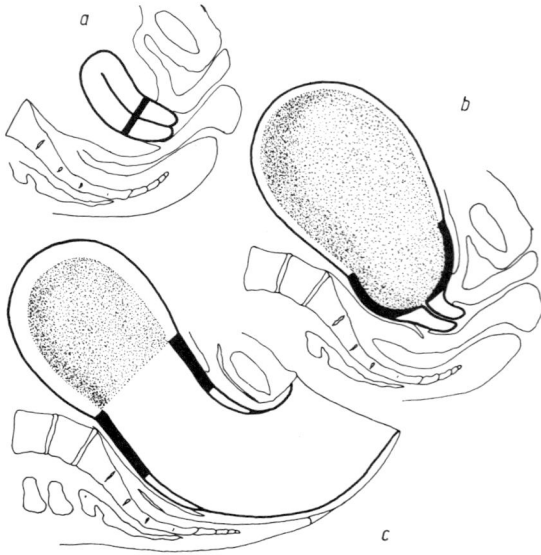

Normaler **Geburtsmechanismus** bei Schädellage.

Geburtsmechanismus: das nach dem »Gesetz vom geringsten Zwang« ablaufende Zusammenwirken von Myometrium (»Wehenmotor«), Geburtskanal u. -objekt, das zur Eröffnung des Geburtsweges u. zur Austreibung des Kindes führt. **Regelrechter G.** (bei dorsoant. Hinterhauptslage) dreiphasig; 1. Phase (»Eintrittsmechanismus«) bei Erstgebärenden in den letzten Schwangerschaftswo., bei Mehrgebärenden mit Wehenbeginn; quere Stellung (u. ungezwungene Haltung) des Kopfs bzw. der Pfeilnaht zur Beckeneingangsebene (s. a. Asynklitismus, Synklitismus); 2. Phase (»Durchtrittsmechanismus«) mit Tiefertreten des Kopfs (Ausdehnung des Geburtskanals) u. gleichzeit. Flexion (Anpassung an die runde Beckenhöhle) u. inn. Rotation (um 90°, Nacken jetzt schamfugenwärts gerichtet), wodurch Hinterhaupt zur Leitstelle u. günstigste Durchtrittsebene (Planum suboccipitobregmaticum = 32 cm) erreicht wird; 3. Phase: Deflexion u. äuß. Rotation (↑ Abb. 3 u. 4, s. a. Austrittsmechanismus).

Geburtsobjekt: das zu gebärende Kind mit seinen »großen« (Kopf, Rücken u. Steiß) u. »kleinen« Teilen (Arme u. Beine); mit Durchschnittsgew. von 3000–3500 g. u. -länge von 49–52 cm; u. den Maßen:

Geburtskanal: a Uterus nichtschwanger, der Isthmus (schwarz) verschließt das Corpus uteri (gleicher Zustand bis Mens III); b der Isthmus uteri als Teil des Fruchthalters ab Mens III; c der Isthmus als Anfangsteil des Durchtrittsschlauches (Fruchtaustreiber allein das Corpus uteri).

Diameter suboccipitobregmatica	9,5 cm
Diameter frontoocciput.	12,0 cm
Diameter mentooccipit.	13,5 cm
Circumferentia suboccipitobregmatica	32,0 cm
Circumferentia frontooccipit.	34,0 cm
Circumferentia mentooccipit.	35,0 cm
Schulterbreite	12,0 cm
Schulterumfang	35,0 cm
Hüftbreite	10–11,0 cm
Hüftumfang	27,0 cm

Geburts|schmerz: unter der Geburt auftret. Schmerzen durch Kontraktionen der Uterusmuskulatur u. Aufdehnung von Gebärmutterhals, Muttermund, Scheide u. Damm. – **G.schock**: ↑ G.kollaps. – **G.termin**: Zeitpunkt, an dem die Geburt normalerweise – nach durchschnittl. Schwangerschaftsdauer von 280 Tg. – zu erwarten ist; errechnet meist n. NAEGELE (1. Tag der letzten Regelblutung plus 7 Tg. minus 3 Mon.). – **G.trakt**: ↑ G.kanal. – **G.trauma**: durch den Geburtsakt entstandener psych. oder phys. Schaden bei Mutter u. Kind; s. a. Geburtsverletzungen.

geburtsunfähige Lage: Fruchtlage, aus der eine Geburt ohne Kunsthilfe nicht möglich ist, d. s. Querlage, Hinterscheitelbeinstellung, mentopost. Gesichtslage, nasopost. Stirnlage, bestehenbleibender hoher Geradstand.

Geburtsverletzungen: a) des Neugeb.: v. a. Frakturen an Schädel (Impressionsfrakturen), Extremitäten u. Klavikula, Epiphysenlösung an Humerus- u. Femurkopf (s. a. Geburtslähmung), Schulterdistorsion; seltener Läsion innerer Organe (bei forcierter Geburt z. B. Pneumothorax, Leberruptur, Nebennieren- oder Hirnblutung); b) der Mutter: v. a. Riß in Damm, Scheide, Zervix (häufig) oder Uterus (selten).

Geburts|vorbereitung: phys. u. psych. Einstellung der Schwangeren auf die Geburt; erfolgt in Einzel- oder Gemeinschaftskursen durch gymnast. Schulung, Atemübungen u. anat.-funkt. Aufklärung; s. a. READ*-Methode. – **G.vorboten**: die auf den letzten Monat der Schwangerschaft hinweisenden »Zeichen der 40. Woche« wie Senkung des Leibes, Eintritt des Kopfs ins kleine Becken, zunehmende Schwangerschaftswehen, Abgang von blut. Schleim (Ausstoßung des Zervixschleimpfropfes), Gewichtssturz.

Geburts|walze: ↑ Fruchtwalze. – **G.weg**: ↑ G.kanal. – **G.wehen**: Oberbegr. für ↑ Eröffnungs-, ↑ Preß- u. ↑ Nachgeburtswehen; vgl. Schwangerschaftswehen, Vor-, Nachwehen. – **G.zange**: ↑ Zange, Zangenentbindung.

Gedächtnis: die individuell sehr unterschiedl., mit der allg. Intelligenz wenig korrelierende Fähigkeit, Sinneswahrnehmungen oder psych. Vorgänge im Gehirn zu speichern, so daß sie bei geeigneter Gelegenheit ins Bewußtsein treten können (zahlreiche »G.-Theorien«, z. B. nach EBBECKE, ARNOLD, ECCLES); s. a. Engramm, Lernen; unterschieden v. a. als ↑ Neu- oder Kurzzeit- (s. a. Fluoreszenzgedächtnis), Alt- oder ↑ Langzeit-, Wissens- u. Verhaltens-, auditives, motor., visuelles etc. Gedächtnis (s. a. Schema). ↑ G.störungen (v. a. Neugedächtnis) bei Hirnarteriosklerose, seniler Demenz, progress. Paralyse, nach Gehirnverletzung etc.; flücht. Störungen evtl. durch Konzentrationsmangel sowie Störungen von Merk- oder Reproduktionsfähigkeit vorgetäuscht. – Ferner das »**biol.**« G. als Begr. für die ererbten Fähigkeiten u. Kenntnisse, die nicht während des Individuallebens erworben wurden, sondern in der zentralnervösen Struktur verankert sind (u. wahrsch. mit dem Instinkt der Tiere u. dem kollektiven Unbewußten [C. G. JUNG] zusammenhängen). – s. a. Schema »Wahrnehmung«.

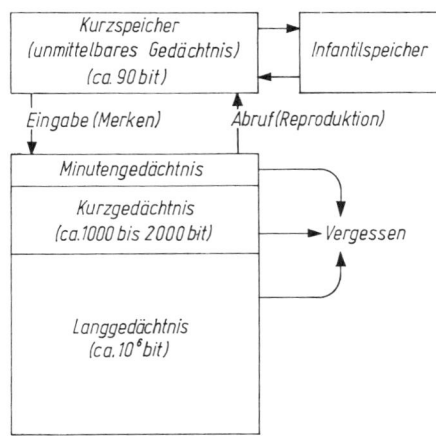

Gedächtnis|farben: (HERING) Gegenstandsfarben, die auch unter veränderten Beleuchtungsbedingungen als gleich empfunden werden (»Konstanzphänomen«). – **G.illusion**, Allomnesie: qual. Gedächtnisstörung mit Veränderung, Entstellung u. Verfälschung von Gedächtnisinhalten, jedoch – im Ggs. zur Halluzination – ohne spontanes Erfinden von Erinnerungen. – **G.lücke**: ↑ Amnesie; s. a. G.störung.

Gedächtnis|spur: ↑ Engramm. – **G.störung**, Dysmnesie: krankhafte Veränderung der ↑ Merkfähigkeit bzw. der G.inhalte, quant. als Hyper-, Hypomnesie u. Amnesie, qual. als ↑ Pseudo- u. Allomnesie (s. a. Gedächtnis). – **G.zelle**: immun ↑ Memory-Zelle.

Gedanken|abreißen, -blockade: »Sperrung« des log. Denkablaufs ohne Möglichkeit, ihn wieder aufzunehmen (im Gegensatz zum »Fadenverlieren«); häuf. Schizophrenie-Sympt., oft mit der Vorstellung des Einwirkens fremder Kräfte verbunden. – **G.ausbreitung**: *psychiatr* krankhafte Überzeugung, die eigenen Gedanken würden von anderen gleichzeitig »mitgewußt«; v. a. bei Schizophrenie (Sympt. 1. Ranges n. K. SCHNEIDER). – **G.beeinflussung**: *psychiatr* krankhafte Überzeugung, die eigenen Gedanken würden von außen her beeinflußt u. »manipuliert«; v. a. bei Schizophrenie (Sympt. 1. Ranges n. K. SCHNEIDER).

Gedanken|drängen, -jagen: der Ideenflucht verwandtes Phänomen mit subjekt. Empfindung einer großen, ins Bewußtsein drängenden Gedankenfülle, wobei sich die teils sinnvollen, teils sinnlosen Gedanken ziellos überstürzen; bei Schizophrenie, ähnl. auch in der Aura eines psychomotor. Anfalls. – **G.echo**: (STRANSKY) ↑ G.lautwerden. – **G.eingebung**: krankhaftes Erlebnis, daß einem fremde Gedanken eingegeben werden; formale Denkstörung v. a. bei Schizophrenie (Sympt. 1. Ranges n. K. SCHNEIDER). – **G.entzug**: krankhafte Überzeugung, daß einem die eigenen Gedanken von außen her »entzogen« werden; formale Denkstörung bei Schizophrenie (Sympt. 1. Ranges n. K. SCHNEIDER).

Gedanken|jagen: ↑ G.drängen. – **G.lautwerden, -hören, -echo**: echoart. Wahrnehmen der eigenen Gedanken; v. a. bei Schizophrenie (Sympt. 1. Ranges

Gedanken|sperrung

n. K. SCHNEIDER). – **G.sperrung**: ↑ G.abreißen. – **G.sprung**: unvermitteltes Übergehen von einem Denkinhalt auf einen bezugsfremden anderen; v. a. bei Schizophrenie, evtl. auch bei Manie (durch Lockerung des dynam. Verhaltens). – **G.zerfall**: Unordnung u. Strukturverlust von Denkinhalten (u. sprachl. Äußerungen) durch organ. Gehirnprozeß; v. a. bei präseniler u. seniler Demenz.

Gedeih|kurve: *päd* ↑ Gewichtskurve. – **G.störung**: *päd* ↑ Ernährungsstörung.

Gee*-Heubner*-Herter*(-Thaysen*) Krankheit (SAMUEL J. G., 1839–1911, Arzt, London): ↑ Zöliakie.

Gefängnis|fieber: das. – früher häufig in Haftanstalten auftretende – endem. Fleckfieber. – **G.psychose**: 1) ↑ Haftpsychose; s. a. Haftknall. – 2) ↑ GANSER* Syndrom.

Gefäß: *anat* ↑ Blut-, Lymphgefäß, Arteria, Arteriola, Vena, Venula, Vas capillare, Vas lymphaticum; s. a. Gefäßsystem. – Ein **aberrierendes G.** (vom übl. normalen Verlauf abweichend) kreuzt z. B. als »unt. Polgefäß« den Harnleiter u. kann (Teil-)Urs. einer ↑ Ureterabgangsstenose sein. – **kapazitative Gefäße**: *physiol* Blutgefäße (aller Größenordnungen außer Arteriolen), die durch Vol.änderung nennenswerte Blutmengen abgeben oder aufnehmen können; vgl. Windkesselarterien.

Gefäß|abbruch: *röntg* abrupter KM-Stopp im Angiogramm als Hinweis auf verdrängendes oder invasives Geschwulstwachstum. – **G.abdichtung**: *therap* Medikation die Kapillarresistenz steigernder Mittel, z. B. Kalzium, Bioflavonoide (Vit. P). – **G.arrosion**: s. u. Arrosion. – **G.ataxie**: spast. aton. Blutgefäßverhalten, v. a. im Kapillarabschnitt, bei konstit. Vasolabilität. – **G.atheromatose**: s. u. Atheromatose; s. a. Arteriosklerose.

Gefäß|bändchen(keratitis): *ophth* ↑ Keratitis fascicularis. – **G.band**: *röntg* das gemeinsame Schattenband aus A. pulmonalis, Aorta ascendens, V. cava sup. u. – als Fortsetzung nach oben – Truncus brachiocephalicus. – **G.bank**: *chir* Gewebebank, die konservierte (Nährflüssigkeit, Tiefkühlung oder Gefriertrocknung) allogene Arterien- u. Venentransplantate, i. w. S. auch entsprech. Kunststoffprothesen, bereithält. – **G.brüchigkeit**: ↑ Kapillarfragilität. – **G.chirurgie**: op. Behandlung von G.krankhtn. durch rekonstruierende u. a. Verfahren (z. B. prothet. G.; s. a. G.ersatz).

Gefäß|dehnungston: *kard* ↑ Austreibungston. – **G.durchfluß**: der Blutdurchfluß (Vol./Zeit) durch ein Gefäß (bzw. ein Körperorgan), meßbar mit Strömungsmesser bzw. mittels Indikatormethode (s. a. FICK* Prinzip). Beziehungen zu intravasalem Druck (P) u. peripherem G.widerstand (W) entsprechend dem OHM* Gesetz I = P:W; s. a. HAGEN*-POISEUILLE* Gesetz. Demgemäß verteilt sich das Herzzeitvolumen (= G.du. im Aortenklappenbereich) auf die einzelnen Organkreisläufe entspr. deren rel. Strömungswiderständen: Koronarien 5%, Gehirn 15%, Nieren 25%, Darm 30%, Muskel u. Haut 25%. – **G.durchlässigkeit**: ↑ Kapillarpermeabilität.

Gefäß|endothel, -epithel: ↑ Endothelium. – **G.ersatz**: op. Ersatz eines Blutgefäßes oder einer Gefäßstrecke oder von Teilen der G.wand durch auto-, allo- oder xenogenes Transplantat oder mit alloplast. ↑ G.prothese, u. zwar als Umleitungs-(↑ Bypass), Interpositions- oder Streifenplastik. – **G.erweiterung, -ektasie**: s. u. Vasodilation, Angi-, Arteri-, Phlebektasie, Varize.

Gefäß|füßchen: das an der Kapillarwandung ansetzende ↑ Gliafüßchen. – **G.geräusch**: auskultator. Phänomen über einem Blutgefäß (meist oberflächl. Arterie), z. B. klopfende Pulswelle bei der Blutdruckmessung, Strömungsgeräusch bei organ. Stenose bzw. Kompression, Schwirren bei Ektasie oder übermäß. Vaskularisation (z. B. Tumor), »Maschinen-« oder »Lokomotivgeräusch« über a.-v. Fistel. – Über Venen meist systol. Geräusch. – **G.geschwulst**: ↑ Angiom, Häm-, Lymphangiom. – **G.gymnastik**: ↑ G.training.

Gefäß|haut: 1) reichlich mit Gefäßen versehene Membran mit nutritiver u. sekretor. Funktion, z. B. Tunica vasculosa bulbi (↑ Choroidea), Pia mater. – 2) die die Blutgefäßwand aufbauenden Tunicae intima, media u. ext. (↑ Adventitia). – **G.hüpfen**: schleudernd-schlagende Bewegung einer Arterie infolge abrupter systol. Füllung u. fehlenden diastol. Nachschubs bzw. mangelhafter Windkesselfunktion. Analoges Phänomen bei Venen.

Gefäßinjektion: 1) Sichtbarwerden feiner Gefäße als Folge einer (entzündl.) Hyperämisierung, v. a. am Bulbus oculi als **konjunktivale G.** (bei Konjunktivitis fein verzweigte hellrote Äderchen auf hellem Grund, zur Hornhaut hin abnehmend, mit der Bindehaut verschiebl.) oder – nur ophthalmoskop. erkennbar – als **ziliare** oder **perikorneale G.** (bei Keratitis u. Iridozyklitis Erweiterung der tiefen Sklerakapillaren u. des oberfläch. Randschlingennetzes: diffuser bläul.-roter Kreis um den Limbus, nicht mit der Konjunktiva verschieblich); auch als gemischte Form (u. a. bei akutem Glaukom, Contusio bulbi). – 2) *histol* Inj. von Tusche, gefärbter Gelatine etc. in die Blutgefäße zur makro- oder mikroskop. Darstg.

Gefäßintubation: Einführung einer Glas-, Metall-(Vitallium) oder Kunststoffröhre in ein Blutgefäß **a)** zur vorübergehenden oder bleibenden Anastomosierung kleiner Gefäße ohne Naht (z. B. ↑ CIMINO*, ↑ SCRIBNER* Shunt), **b)** zur vorübergehenden Verbindung der Herz-Lungen-Maschine mit dem arter. Gefäßsystem (meist A. femoralis comm.), **c)** für längerdauernde Infusionsther. (mittels Venae sectio), für Angiokardiographie u. intrakardiale Druckmessung (Intubation der großen Venen u. der V. cava bis in den re. Vorhof u. weiter, s. a. SELDINGER* Methode).

Gefäß|klappe: 1) (des Herzens) ↑ Valva aortae, Valva trunci pulmonalis. – 2) ↑ Venenklappen; s. a. Valvula lymphatica. – **G.klemme**: *chir* K. zum Fassen blutender Gefäße oder Gefäßstümpfe für die anschließ. Ligatur; Modelle n. PÉAN, KOCHER, HALSTED u. a.; zahlreiche atyp. Ausführungen zum vorübergehenden kompletten Ab- oder tangentialen Ausklemmen der Arterien(wand) bei Op. an größeren Gefäßen, z. B. n. SATINSKI, POTTS, DEBAKEY, Bulldogg-, Ligaturklemme. – **G.knäuel**: ↑ Glomerulus; s. a. Glomus.

Gefäß|konservierung: s. u. G.bank. – **G.konstriktion**: ↑ Vasokonstriktion. – **G.kontusion**: Prellung bis Quetschung eines Blutgefäßes; meist gefolgt von lokalen Gefäßspasmen (auf Blockade nicht ansprechend), Wandhämatomen (subadventitiell), Thrombosen (v. a. von Intimaeinrissen ausgehend), Lazerationen sowie Durchblutungsstörungen. – **G.kopfschmerz**: vasomotor. ↑ Kopfschmerz. – **G.krampf**: ↑ Angiospasmus.

Gefäßkrise: 1) nach Sympathektomie als Reboundeffekt auftretende paradoxe Vasomotorenreaktion, d. h. max. Gefäßkontraktion mit akuter Gefährdung der betroffenen Peripherie. – 2) ↑ PAL* Krise, s. a. Blutdruckkrise, Flush, tabische ↑ Krise (mit Blutdruckanstieg). – 3) zerebrale G.: funktionelle Hirngefäßspasmen mit entspr. Ausfällen (Paresen, Aphasie, Kopfschmerzen etc.).

Gefäß|ligatur: am Ort der Wahl bzw. der Verletzung (Durchtrennung) erfolgendes Unter- bzw. Abbinden eines Blutgefäß(stumpf)es, evtl. als Durchstechungsligatur; s. a. Kava-Ligatur. – **G.mittel:** *pharm* ↑ Vasodilatantien, -konstringentien. – **G.muskulatur:** die ringförmig angeordneten glatten Muskelfasern in der Tunica media vasorum; s. a. Gefäßwand, Vasokonstriktion.

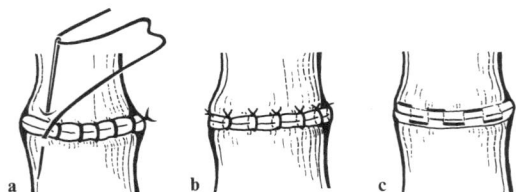

Gebräuchliche **Gefäßnähte:** a) überwendliche Naht, b) Einzelknopfnähte, c) BLALOCK* Naht.

Gefäß|naht zur Vereinigung von Blutgefäßstümpfen, bei Streifenplastik, Defektverschluß; mit atraumat. Nahtmaterial, wobei Intima auf Intima zu liegen kommt (evertierende Naht); meist überwendlig fortlaufend, aber auch einzelne oder fortlaufende Rückstich- (U-)nähte, evtl. mit abschließ. Naht der evertierten Ränder; s. a. Aortennaht. **Maschinelle G.** mit ↑ Nähapparaten. – **G.nebenschluß:** *path, chir* ↑ Shunt. – **G.nerven:** ↑ Vasokonstriktoren, -dilatatoren; i. w. S. auch die – Dehnungs- u. Schmerzreize der Gefäßwand leitenden – »Vasorezeptoren« sowie die Blutdruckzügler (↑ »Depressoren«). – **G.neurose:** ↑ Angioneurose.

Gefäß-Pankreasstiel: (W. VOGT) *embryol* verdichteter Bezirk des dors. Messenterium comm., der die Vasa omphalomesenterica u. die Pankreasanlage umgibt u. dem das Duodenum breitbasig angeheftet ist. Hypothet. Achse der Darmdrehung. – **G.pfropf:** ↑ Embolus, Thrombus. – **G.plastik:** rekonstruierende op. Maßnahme an Blutgefäßen (meist Arterien), z. B. unter Verw. von ↑ G.prothesen oder durch anderweit. G.ersatz (auch von Arterien durch Venen). – **G.pol:** die Eintritts- bzw. Austrittsstelle des Vas afferens u. efferens am Nierenkörperchen.

Gefäßprothese: als »alloplast.« Arterienersatz oder Bypass ein nahtlos gewebtes oder gestricktes Kunststoffrohr (entspr. Länge u. Lichtung, evtl. mit vorgefertigten Abgangsstellen für größere Äste); zur Defektüberbrückung in Karotis, Subklavia, Femoralis etc. (↑ Prothesenshunt). – Ferner das – sterile – allogenet. Arterientransplantat, im allg. einem – gesunden – Unfalltoten spätestens 6–8 Std. post mortem entnommen u. durch Gefriertrocknung oder Lyophilisierung haltbar gemacht (↑ Gefäßbank); s. a. Venenbypass.

Gefäß|quetschung: 1) *chir* Angiotripsie. – 2) *path* ↑ G.kontusion. – **G.reflex:** R., der über die vasomotor. Efferenz zu einer Änderung der Gefäßweite führt, d. h. die reflektor. Verstärkung oder Hemmung des Sympathikustonus über vegetat. (= propriozeptiver Kreislaufreflex) oder somat. Afferenzen. Wesentlich für Kreislaufselbststeuerung u. rasche Anpassung an Leistungsänderungen. – I. w. S. auch einschläg. Axonreflexe. – **G.regeneration:** R. von Blutgefäßen durch Sproßbildung aus erhaltenen Kapillaren, z. B. bei Wundheilung; s. a. Vaskularisation (2). – **G.ring:** arterielle Ringbildung bei ↑ Aortenbogenanomalie. – s. a. Circulus arteriosus. – **G.ruptur:** spontaner Einriß oder Zerreißung eines Blutgefäßes als Folge eines Mißverhältnisses zwischen Gefäßwand u. Innendruck (bei Aneurysma, Sklerose) oder durch Arrosion bzw. Trauma.

Gefäß|schattenfigur: *ophth* ↑ PURKINJE* Aderfigur. – **G.scheide:** ↑ Adventitia (Tunica ext. vasorum). – **G.schmerz:** durch Reizung der schmerzsensiblen Nervenanteile der Gefäßwand (Vasorezeptoren) ausgelöste Schmerzen, v. a. bei Entzündung u. Dehnung, aber auch während oder nach intravasaler Inj. (z. B. bei Angiographie). – **G.schwamm:** ↑ Hämangiom; s. a. Angiom. – **G.sklerose:** ↑ Angiosklerose.

Gefäß|sonde: stumpfe oder geknöpfte Sonde mit biegsamem Stiel u. Handahlengriff zur intravasalen Austastung, Lagekorrektur von Gefäßprothesen, Desobliteration etc.; ferner G. mit einem terminalen, für den Blutdurchlauf gefensterten Hohlzylinder (Ø 7,5–12 mm), v. a. zur Dilatation von Herzklappenstenosen (bekanntes Modell z. B. n. BROCK); i. w. S. Sonden bzw. Katheter zur (Fern-)Embolektomie, z. B. FOGARTY* Ballonsonde. – **G.spasmus:** ↑ Angiospasmus; s. a. Venenspasmus. – **G.spinne:** *derm* ↑ Naevus araneus. – **G.stamm:** ↑ Truncus. – **G.stiel:** *anat* ↑ G.band; s. a. G.-Pankreasstiel.

Gefäß|syndrom, zerebrales: 1) Syndrom der »zerebralen G.schwäche«, mit Neigung zum Erröten (Bückversuch n. KRETSCHMER pos.) u. allg. Leistungsminderung. Vork. konstitutionell, bei früher Arteriosklerose, im Klimakterium, nach traumat. Hirnschädigung. – 2) die Krankheitsbilder infolge Durchblutungsstörungen im Bereich der Hirnarterien, mit lokalisierender Symptomatik (s. u. dem Arteriennamen). – **G.syphilis:** spezif. Erkr. der Blutgefäße im tertiären Stadium, ↑ Aortensyphilis, syphilit. ↑ Arteriitis. – I. w. S. auch die G.veränderungen der Frühsyphilis mit Bevorzugung der Venen.

Gefäßsystem: das Gesamt der arter., kapillären u. venösen Blutgefäße, einschl. der Gefäße des Herzens (i. w. S. auch der Lymphgefäße); s. a. arterieller u. venöser Schenkel. – *embryol* Entstehung zunächst aus disseminierten mesenchymalen Elementen des extraembryonalen Mesoderms (Dottersackwand, Haftstiel), die sich durch Sprossung zu größeren Arealen verbinden, sowie – kurz vor Auftreten des 1. Ursegments – aus multilokulären intraembryonalen Mesenchymzellen; Bildung des endgült. G. wahrsch. über einen »prim. Kapillarplexus« unter hämodynam. u. Genomeinflüssen.

Gefäß|tod (Pal*): Exitus infolge G.lähmung mit irreversiblem Kreislaufversagen. – **G.ton:** bei Aorteninsuffizienz scharfer systol. Ton über großen Arterien, insbes. an Knickstellen (z. B. A. femoralis am Leistenband); ferner TRAUBE* Doppelton, Pistolenschußphänomen (↑ DUROZIEZ* Geräusch). – **G.tonus:** die akt. Komponente der ↑ G.wandspannung, i. w. S. das Ausmaß der G.konstriktion, insbes. von Arteriolen, präkapillären Gefäßen u. Venen. Aus-

Gefäßtraining

wirkung ständiger Impulsströme von medullären pressor. über spinale G.zentren u. über orthosympath. Gefäßnerven; lokale Kontraktionen auch durch Autoregulation (s. a. BAYLISS* Effekt); beeinflußbar durch Katecholamine, Azetylcholin, Histamin, CO_2; s. a. Tonus (des Blutgefäßsystems).

Gefäß|training: akt. Bewegungs- u. Gehübungen zur Steigerung der Anpassungsfähigkeit des G.systems an die Kreislaufbedürfnisse bzw. zur Förderung eines Kollateralkreislaufs bei organ. G.veränderungen. – Ferner maschinelle Vergrößerung der a.-v. Druckdifferenz mittels »G.trainers« (Kompressor mit 1-Min.-Rhythmus, der über doppelwand. »Handschuhe« bzw. »Strümpfe« einwirkt). – **G.transplantation**: Arterien- (u. a. Aorta) oder Venentransplantation bei / G.ersatz, G.plastik. – **G.trichter**: *ophth* physiol. kleine Exkavation der Optikuspapille.

Gefäß|umhüllung: *chir* / Bändelungsoperation, / Wrapping. – **G.vereng(er)ung**: / Vasokonstriktion, Angiostenose. – **G.verfettung**: s. u. Atheromatose, / Atherosklerose, Arteriosklerose. – **G.verkalkung**: / Athero-, Arteriosklerose, / FAHR* Syndrom. – **G.verschluß**: Obliteration einer G.lichtung durch Thrombus, Embolus oder Wandprozeß (Atherosklerose, Syphilis, Endangiitis obliterans); i. w. S. auch die G.atresie sowie der therap. G. durch Naht, Ligatur, Angiotripsie u. Veröpdung (/ Varizenveröpdung). – **G.versorgung**: / Vaskularisation (1).

Gefäßwand: die bei Kapillaren ein-, sonst dreischicht. Umwandung der Gefäßlichtung. – **G.spannung** ist die Kraft, die sie dem zirkulär u. längs dehnenden Innendruck entgegensetzt; als tangentiale (σ_t) bei konst. Wanddicke abhängig von Innendruck P. u. Radius r: $\sigma_t = P \cdot r$ (LAPLACE* Gesetz); als longitudinale (σ_l) = $\sigma_t/2$; da stets mit Wanddickenänderung von endl. Größe einhergehend, muß nach O. Frank die Wanddicke D einbezogen werden:

$$\sigma_t = \frac{r \cdot P}{D}; \quad \sigma_l = \frac{r \cdot P}{2D}.$$

– s. a. Gefäßtonus. – **G.degeneration, zystische**: (HIERTOUN u. LINDBERG 1947) v. a. bei ♂ ♂ im mittl. LA isolierte Adventitiadegeneration (posttraumat., dystroph. etc.) an einer Extremitätenarterie (v. a. Femoralis), mit intramuraler Zystenbildung (evtl. multipel) u. sek. Lumenverschluß (klin.: Claudicatio mit raschem Symptn.wechsel).

Gefäß|widerstand: der der Blutströmung im Kreislauf entgegenwirkende Widerstand, proportional der Druckdifferenz im G.abschnitt, umgekehrt proportional den pro Zeiteinh. durch diese Gefäße fließenden Volumina:

$$W = \frac{p_1 - p_2}{V_t}.$$

Peripherer Gesamtwiderstand = Differenz der Mitteldrücke in Aorta u. re. Vorhof, dividiert durch Stromvol. pro Sek.; Widerstand der Lungenstrombahn = Differenz der Mitteldrücke in Pulmonalis u. li. Vorhof, dividiert durch Stromvol. pro Sek. Unter Normalbedingungen im großen Kreislauf ca. 1100, im Lungenkreislauf ca. 60 dyn · sec · cm^{-5}. – **G.zentrum**: / Kreislaufzentrum.

Ge-Faktor: / Antigen Ge.

Gefangenenkoller: / Haftknall.

gefesselte Lunge: die nach exsudat. Pleuritis oder Pleuraempyem von einer Mantelschwarte (mit oder ohne Resthöhle) umgebene Lunge. Folgen: Verlust der Lungendehnbarkeit, Verminderung der Atemmotorik; später Atelektase, Pneumonien, Bronchiektasien.

Geflecht: *anat* / Plexus. – **G.knochen**, Bälkchenknochen: *anat* Oberbegr. für Bindegewebs- u. Ersatzknochen. Als **perichondraler G.k.** mit dichtem, als **enchondraler** mit weitmasch. Aufbau u. charakterist. Einschlüssen restl. Knorpelgrundsubstanz. Ab Ende des 2. Lj. Umbau in Lamellenknochen.

Geflügel|pest, atypische: die »Pneumoenzephalitis der Hühnervögel« (Newcastle disease) durch ein Paramyxovirus; mit bronchopulmonalen, enteralen u. nervösen Symptn. (hohe Mortalität bei Küken u. Jungtieren). Als Kontaktinfektion des Menschen »Newcastle-Konjunktivitis« u. »Hühnerinfluenza«. – Zu unterscheiden von der »Klass.« oder »Europäischen« oder »Lombard. G.p.« (durch Myxoviren). – **G.rupferkrätze**: Vogelmilbenkrätze (v. a. Gamasidiosis) des Menschen, v. a. an Händen u. Unterarmen.

Geflügel|trichophytie: »Hühnerfavus« (Erreger: Trichophyton gallinae); auf Menschen nicht übertragbar. – **G.tuberkulose**: chron. Tbk v. a. in bäuerl. Hühnerhaltungen, aber auch bei Tauben, Puten, Wassergeflügel u. Wildvögeln durch Mycobact. avium; durch Kot, Eier u. Fleisch auf Menschen u. Haussäugetiere übertragbar (Pathogenität geringer als von Typus humanus oder bovinus). – **G.typhus, -salmonellose** durch Salmonella gallinarum-pullorum, entweder als »weiße Kükenruhr« oder bei alten Tieren als klin. stumme Dauerausscheidung der Erreger in Kot u. Eiern (durch letztere auf Menschen übertragbar).

Gefrier|ätzung: fixierungsartefaktfreie Präparation für die elektronenmikroskop. Untersuchung lebensfähiger, in 20% Glyzerin schnell auf –100° eingefrorener Zellen etc.; von der Schnittoberfläche, die z. T. als Bruchfläche intrazellulären Oberflächen (Membranen) folgt, wird Eis im Hochvakuum absublimiert (»Ätzung«) u. vom entstandenen Relief durch Schrägaufdampfen von Pt (u. darüber C-Häutchen) ein Abdruck hergestellt, der im Durchstrahlmikroskop ein neg. Oberflächenbild ergibt. – **G.mikrotom**: M. (v. a. für Schnellschnitte, Fett- u. Lipoidpräp.), bei dem das frische oder fixierte Material vor dem Schneiden eingefroren (gehärtet) wird, entweder mit CO_2-Schnee in der geräteigenen G.kammer oder durch Tiefkühlung von Präparathalter u. Messer; s. a. Kryostat.

Gefrier|punkt: / Erstarrungspunkt. – Die **G.punktserniedrigung** oder -depression eines reinen Lösungsmittels (T_o) infolge Dampfdruckerniedriqung durch einen in ihm gelösten Stoff (Gefrierpunkt der Lsg. = T) beträgt bei Auskristallisation aus der verdünnten Lsg. $\Delta T = T_o - T$ (gemessen mit BECKMANN* Thermometer) u. ist gem. RAOULT* Gesetz der molaren Konz. des gelösten Stoffes direkt u. seinem Mol.gew. umgekehrt proportional (»kryoskop. Konstante«, für jedes Lösungsmittel spezif.); bei Elektrolyten jedoch vom Dissoziationsgrad abhängig. Nutzung bei der Mol.gew.-Bestg. durch Kryoskopie, Herstg. von Kältemischungen etc.

Gefrier|schnitt: *histol* mit G.mikrotom oder Kryostat angefertigter Gewebeschnitt von fixiertem oder unfixiertem Material, das zuvor durch Gefrieren gehärtet wurde. Färbung nach Auftauen flottierend in Farblsg. oder nach Aufziehen auf Objektträger. – **G.sonde**: *chir* ∫ Kältesonde; s. a. Kryochirurgie. – **G.substitution**: *histol* (SIMPSON*) G.trocknung mit flüss. Medien (z. B. Alkohol, Butanol, Glykol), die bei –40° Eiskristalle aus dem Gewebe lösen u. an deren Stelle treten.

Gefrier|trocknung, Lyophilisation: schonende (Struktur u. Eigenschaften erhaltende) Konservierung durch Einfrieren u. Entfernen des Wassers durch Sublimation im Vakuum; Aufbewahrung unter Feuchtigkeitsausschluß bei Raumtemp.; auch zur Entwässerung histol. Präp. geeignet; s. a. G.substitution. – **G.zahl**: die ∫ G.punktserniedrigung als materialspezif. Konstante.

Gefügedilatation: *kard* die physiol., durch postnatale Änderungen der Hämodynamik induzierte Umordnung im Gefüge der re. Kammerwandmuskulatur mit Abnahme der Schichtzahl der Muskelfasern. – Ferner die **plast.** oder **path. G.** des Herzmuskels als Folge von Entzündung, Stoffwechselstörung oder Koronarinsuffizienz. Das nach Schwund u. kompensator. Wachstum »visköse« Myokard wird durch die systol. Spannkraft zunehmend irreversibel plastisch überdehnt (nicht die einzelne funktiontücht. Muskelfaser), so daß bei gleitender Verschiebung der Muskelfasern in radiärer u. longitudinaler Richtung eine Umschichtung von einer in die Lücken der benachbarten Muskelfaserschicht erfolgt u. eine reduzierte Schichtzahl resultiert. Klin.: chron. Herzinsuffizienz mit vermehrter Restblutmenge; bei rezidivierender Myokarditis u. U. akute Form.

Gefügestörung: *orthop* Störung des anat.-funkt. Gefüges (meist als Gefügelockerung) im ∫ Bewegungssegment (s. a. dort. Abb.) im Zusammenhang mit degenerat. u. Verschleißschäden; führt durch Fehlbelastungen zu Sekundärschäden (Spondylose).

Gefühl: 1) *physiol* von den Hautsinnen vermittelte Empfindung. – 2) *psych* Grundbefindlichkeit des Verhaltens u. Erlebens, zurückgeführt auf – nach WUNDT – die 3 polaren Grundqualitäten Lust/Unlust, Erregung/Beruhigung, Spannung/Lösung. Unterschieden auch als (SCHELER) niedere sinnl. u. höhere geist. oder (RORACHER) empfindungs-, trieb- u. persönlichkeitsbedingte Gefühle; s. a. Gefühlstheorien. Bei vitaler Depression, zönästhet. Schizophrenie etc. pathol. Umwertung möglich, z. B. »inadäquate Gefühlsreaktion des Schizophrenen« (s. a. Affekt); ferner das »G. der Gefühllosigkeit«, das qualvoll erlebte »Fühlen des Nichtfühlens« als typ. Sympt. der endogenen Depression (ähnl. auch bei Neurosen, beginnender Schizophrenie u. a. psych. Krankhn.).

Gefühls|flachheit: Fehlen einer tieferen Beteiligung der Gesamtpersönlichkeit bei G.erlebnissen; v. a. bei Personen, die in nichtgemütsbildender Umgebung (z. B. Lager) aufgewachsen sind. – **G.kälte**: ∫ Frigidität. – **G.lähmung, akute**: einer starken Gemütserschütterung (z. B. bei Katastrophe) folgende Gleichgültigkeit u. G.leere. – **G.stumpfheit**, Amblyaphie: verminderte bis aufgehobene Gemütsansprechbarkeit als vorübergehender oder Dauerzustand, angeb. oder erworb. bei Schwachsinn, Psychopathie, endogener Psychose, organ. Hirnerkr., evtl. auch bei endokriner Störung u. Erschöpfungszustand.

Gefühlstheorien: Deutung der Gefühle entweder als in sich selbst ruhende selbständ. oder aber als aus anderen Vorgängen abgeleitete seel. Prozesse, z. B. zurückzuführen auf die Empfindungsfähigkeit (STUMPF, KÜLPE), ferner als Bewußtseinseigenschaft u. tragende Strukturganzheiten des emotionalen Erlebens (KRUEGER); *physiol* s. u. JAMES*-LANGE*, Thalamus-Theorie.

Gefühls|verarmung, -verödung: Nachlassen der emotional-stimmungsmäßigen Ansprechbarkeit u. Schwingungsfähigkeit, z. B. bei hirnatroph. Prozessen, Melancholie, Hebephrenie; als reine »Affektverarmung« auch bei Hypothyreoidismus, Alkoholismus, Erschöpfung. – **G.verkehrung**: s. u. Gefühl (2).

Gegen...: s. a. Anti..., Kontra....

Gegenbaur* (KARL G., 1826–1903, Anatom, Jena, Heidelberg) **Faszie**: das tiefe Blatt der Fascia thoracolumbalis. – **G.* Zelle**: ∫ Osteoblast.

Gegenextension: *orthop* der Zugrichtung einer E., v. a. Dauerextension, entgegenwirkende Extensionsmaßnahme am selben Körperabschnitt; i. w. S. das dem Zug entgegenwirkende Körpergew. (z. B. bei schiefer Ebene) bzw. eine entsprech. Fixierung (z. B. mit Gurten).

Gegen|färbung: *histol* ∫ Kontrastfärbung. – **G.farben**: Farbpaar, das höchste Gegensätzlichkeit aufweist, z. B. Rot-Grün, Blau-Gelb. – **G.farben-Theorie**: *physiol* ∫ HERING* Farbentheorie. – **G.feldbestrahlung**: *radiol* Mehrfeldertechnik, bei der von 2 kontralat. Feldern aus bestrahlt wird. Vorteil: höhere Herddosis bei weitgehend homogener Dosisverteilung im durchstrahlten Körpervolumen.

Gegen|gift: ∫ G.mittel. – **G.halten**: (K. KLEIST) G.spannung des passiv gedehnten Muskels als Sympt. einer Großhirnschädigung (v. a. Stirnhirn), aber auch bei Stammhirnprozessen. – **G.inzision**: dem eigentl. Op.schnitt bzw. der zu versorgenden Wunde entgegengerichtete Inzision; meist als über der Kuppe einer eingeführten, gespreizten Kornzange »am tiefsten Punkt« angelegte Dränageinzision, v. a. zur Ausleitung von Eiter etc.; typisch auch die bilat., volare Doppelinzision (mit Laschendränage) bei Sehnenscheidenpanaritium (n. KLAPP, HÄRTEL, ZUR VERTH u. a.).

Gegenmittel, Antidot(um): Substanz, die die Wirkung eines Giftes (z. B. Metalle incl. radioakt. Isotopen, Nitrogase, Zyanide, CO, Insektizide, H_2S etc.) verhindert, aufhebt oder abschwächt; unspezif. z. B. Emetika, Laxantien, Adsorbentien; spezif. entweder durch chem. Umsetzung (Bildung unschädl., unlösl. Verbdgn. oder nierengäng. Komplexverbdgn.; z. B. Antidotum Arsenici u. metallorum, Äthylendiamintetraessigsäure, Dimercaprol, Deferoxamin), durch Konkurrenzreaktion am Rezeptor des Erfolgorgans (z. B. Nalorphin als Morphin-Antagonist), durch Reaktivierung blockierter Enzyme (z. B. von Azetylcholinesterase-Hemmern durch Pralidoxim, Obidoxim) oder aber durch Immunreaktionen (s. a. Antitoxin).

Gegen|ohr: das bei einer Hörprüfung nicht geprüfte Ohr (Ggs.: »Prüfohr«). – **G.phase**: *neur* Phasenumkehr (im EEG; s. u. Phasenverschiebung). – **G.pulsation**: *kard* apparative (über Oberschenkelmanschette), meist EKG-gesteuerte retrograde Pulswellenerzeugung im arter. Schenkel (bei kardiogenem Schock in der Aorta) zur Förderung des Koronardurchflusses. – **G.punktzeiger**: *radiol* ∫ Backpointer.

Gegen|regulationsdiabetes: (BERTRAM) v. a. bei sthen.-pykn. Menschen in höherem LA mit Neigung zu Fettsucht u. Hypertonie vork. Diabetes mellitus, bei dem die unter Insulin eintretende Blutzuckersenkung durch gegenregulator. Einflüsse abgebremst u. von einer Hyperglykämie-»Spitze« gefolgt wird. – **G.rollung:** *ophth* kompensator. Drehung der Augen um eine sagittale Achse bei Neigung des Kopfes zur Schulter, v. a. für Störung der Otolithenfunktion aufschlußreich.

Gegen|schocktherapie: *kard* ↑ Elektrodefibrillation, -konversion.

gegensinnig: ↑ heteronym.

Gegenstoß: *chir* ↑ Contre-coup.

Gegenstrom|arteriographie: *röntg* A. mit Darstg. von Gefäßbereichen proximal der Punktionsstelle durch KM-Inj. mit erhöhtem Druck gegen den Blutstrom; z. B. Darstg. der Vertebralis von der Brachialis, der Aortenbifurkation von der Femoralis comm. her – **G.system:** *physiol* das im Nierenmark von Säugern u. Vögeln aus parallelen, gegensinnig durchströmten des- u. aszendierenden Teilen der HENLE* Schleife, dist. Tubulusanteilen, Sammelrohren u. Vasa recta bestehende System, in dem die Harnkonzentrierung nach dem sogen. **G.prinzip** erfolgen soll: in einem Rohrsystem Einstellen von »Konz.unterschieden« (z. B. pH-Differenz) quer zur Längsrichtung u. Verschieben der gegenüberliegenden Punkte verschiedener Konz. in entgegengesetzter Richtung mit Strömungsumkehr an den Enden des Rohres; ermöglicht zus. mit geeigneten semipermeablen Membranen den Aufbau von »Konz.gradienten« u. damit die Herstg. höher konzentrierter Lsgn. aus verdünnten. Experimentell gestützt durch die nierenpapillenwärts zunehmende osmolare Konz., wobei treibende Kraft der akt. Transport von Na$^+$(Cl$^-$ passiv folgend) im aufsteigenden Teil der HENLE* Schleife bei rel. geringer H$_2$O-Permeabilität dieses Abschnitts sein soll.

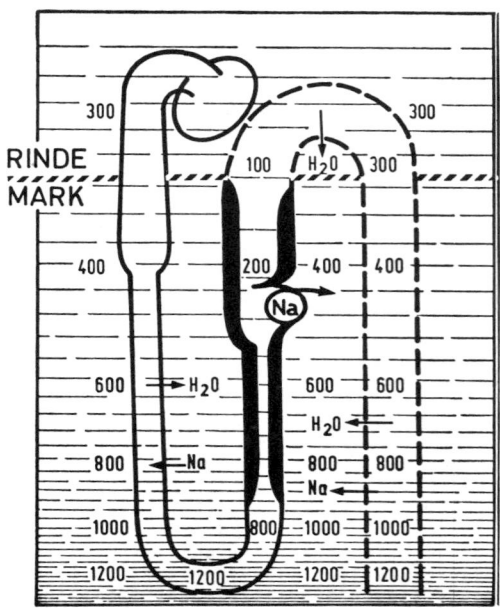

Schematische Darstellung des **Gegenstromprinzips** im Nierenmark. Zustand unter ADH-Einfluß, mit maximaler Harnkonzentrierung (Werte in mosm/kg).

Gegen|übertragung: in der Psychoanalyse die Übertragung best. Vorstellungsinhalte des Therapeuten auf den Pat.; vgl. Übertragung (2). – **G.zug:** *orthop* ↑ G.extension. – **G.zwang:** *psych* vom Zwangskranken zur Bekämpfung von Zwangsbefürchtungen entwickelte Gegenvorstellung (z. B. »Vielleicht kommt das Unglück gerade dann, wenn ich meiner Befürchtung nachgebe«).

Gehbank: vierbein., bis in Hüfthöhe reichendes Gehgestell mit seitl. Handgriffen, meist als sogen. »**Gehbock**« aus Leichtmetallrohr mit Körperaussparung. Zum Gehen wird alternierend eine Seite der G. leicht angehoben u. vorgesetzt. – Ähnl. der sogen. **Gehbarren** (verstellbare Höhe 60–100 cm), dessen Holme beim Training der Achsel- u. U'armauflage dienen; s. a. Gehwagen.

Gehbrettchen: »Gehski« für Gehübungen bei spast. Lähmung, mit je einer vord. u. hint. gurtart. Bindung, in die der Gehbehinderte u. (hinten) die Krankengymnastin schlüpfen. Ähnl. Modell für den bereits Gehfähigen, mit starr oder gelenkig verbundenen Gehstöcken (sogen. »Zimmerski«).

Geheimmittel: Arzneimittel, dessen Zusammensetzung nicht bekannt ist. – In der BRD dürfen gem. Arzneimittelgesetz nur noch Heilmittel unter Angabe der wirksamen Bestandteile in den Verkehr gebracht werden.

Gehgips(verband): gepolsterter Bein- oder Unterschenkelgips mit angegipster Fußrolle, Gehbügel oder Gummiabsatz, die ein »Abrollen des Fußes« ermöglichen; Belastungspunkt möglichst in der verlängerten Unterschenkelachse, d.h. etwa 2–3 cm vor der Ferse; zur Verbesserung der Heilungstendenz durch funkt. Training sowie Fragmentkompression.

Gehirn, Encephalon: der im knöchernen Schädel gelegene Teil des ZNS (s. a. Rhomb-, Mes-, Di- u. Telencephalon, Hirn...). Gew. beim Erwachs. ca. 1375 bzw. (♀) 1245 g; spezif. Gew. der grauen Substanz 1,029–1,039, der weißen 1,039–1,043, gesamt 1,035–1,043. – Infolge des durch die Blut-Hirnschranke begrenzten Stoffaustausches abweichende chem. Zus.: Wasser 774, Lipide 104 (Cholesterin, Phospho- u. Glykolipide, kaum Cholesterinester u. Neutralfette), Eiweiß 100–110 g/kg (rel. hoher Gehalt an freien Aminosäuren, insbes. Glutamin- u. Asparaginsäure, ferner gehirnspezif. N-Azetylasparaginsäure, γ-Aminobuttersäure, Zystathionin), kaum KH (Glykogen 0,87–1,28); Na$^+$ 55,2, K$^+$ 84,6 mval/kg. Sehr stoffwechselakt. Organ (ca. 20% des ges. Grundumsatzes bei nur ca. 2% des Körpergew.) mit vorw. Glukoseumsatz (respirator. Quotient 1,0) u. hohem O$_2$-Verbrauch (33 ml/Min. u. kg; Rinde > Mark); in Wechselbeziehung zur Hirnfunktion steht: Steigerung des Tätigkeitsumsatzes um 30–80% bei Affekt, Krampfanfall etc.; bei Absinken unter den Bereitschaftsumsatz (z. B. in Narkose, Koma, Schock) erlöscht Erregbarkeit; bei Absinken unter den Strukturumsatz Zelltod; Hirndurchblutung beim Erwachs. ca. 55 ml/Min./100 g (= 15% des HMV); s.a. Abb. »Gehirnkreislauf«. Als **viszerales G.** (für Steuerung vegetativer Funktionen) gelten v. a. Hypothalamus, Insula Reili u. benachbarte basale Teile des front. Kortex sowie neurosekretor. Zellen in der Wand des III. Ventrikels u. in Gegend des Tuber cinereum.

Gehirnangiographie: ↑ Hirnangiographie.

Gehirnarterien|aneurysma: Aneurysma spurium oder verum einer basalen Hirnarterie; meist aufgrund konnataler Wandschwäche, selten infolge degenerat. oder auch traumat., syphilit. oder mykot. Veränderung; nicht selten multilokulär. Bevorzugter Sitz: Teilungsstellen des Circulus arteriosus Willisi (>60% im Bereich des R. communic. ant. oder der A. cerebri media). Klin. meist stumm; bei Ruptur Sympt. der Subarachnoidalblutung bzw. des intrazerebralen Hämatoms. Ther.: Op. – **G.embolie**: ∫ Hirnembolie, zerebrales ∫ Gefäßsyndrom (2).

Gehirn|arteriosklerose: ∫ Zerebralsklerose. – **G.chirurgie**: Teil der Neurochirurgie, befaßt v. a. mit Freilegung von Hirnanteilen durch osteoplast. bzw. -klast. Trepanation (bei raumforderndem Prozeß, a.-v. Gefäßmißbildung, Hirnwunde), Ventrikel- oder Hirnpunktion, Ventrikeldränage, stereotakt. Ausschaltung subkortikaler Strukturen u. a.

Gehirn|entzündung: ∫ Encephalitis. – **G.erschütterung**: ∫ Commotio cerebri. – **G.erweichung**: 1) ∫ Enzephalomalazie. – 2) progressive ∫ Paralyse. – **G.grippe**: ∫ Encephalitis epidemica lethargica. – **G.kammer**: Hirnventrikel (∫ Ventriculi cerebri). – **G.kreislauf**: arterielle Versorgung durch die bds. Systeme der A. carotis int. (vord. u. mittl. Großhirn etwa bis zur Linie Sulcus parieto-occipit./Corpus mamillare) u. der A. vertebralis (Hirnstamm, Kleinhirn, hint. Großhirn), die im ∫ Circulus arteriosus Willisi kommunizieren u. weitere Queranastomosen aufweisen (∫ Abb.); s. a. A. cerebri, A. basilaris. Kapillaren als kontinuierl. Raumgitter, dessen Dichte der der Nervenzellen etwa parallel geht; s. a. letzte Wiesen. Venöser Abfluß in die ∫ Sinus durae matris, wobei die ∫ Venae cerebri sich nirgends an den Verlauf der Arterien halten.

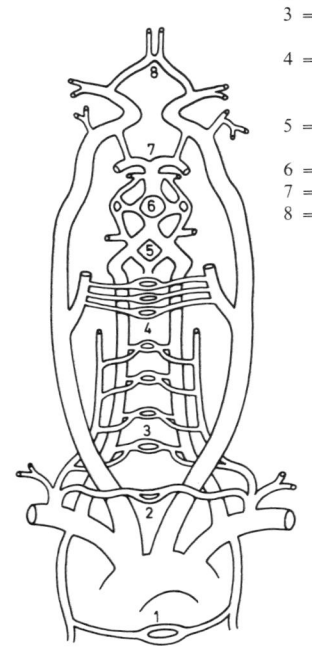

Arterielle Queranastomosen des **Hirnkreislaufs** (n. DORNDORF-GÄNSHIRT)

1 = Aa. thoracicae int.;
2 = Aa. thyroideae inf.;
3 = Aa. cervicales asc. (Rr. radicul., spinales);
4 = Aa. carotides ext. (Aa. thyroideae sup., linguales, faciales);
5 = Aa. vertebrales, A. spinalis ant.;
6 = Plexus cerebelli;
7 = Aa. cerebri post.;
8 = A. communicans ant.

Gehirnreflex: 1863 von I.M. SETSCHENOW am Frosch nachgewiesene, über das Gehirn laufende – z. B. bedingte – Reflexe, die von I.P. PAWLOW als Träger psych. Prozesse erkannt wurden. Heute nur als eine von mehreren Formen der Hirnleistung (neben Erregungskreisen, integrativen Leistungen, längerfrist. biochem. Prozessen etc.) aufgefaßt.

Gehirn|prellung: ∫ Contusio cerebri. – **G.quetschung**: ∫ Compressio cerebri. – **G.-Rückenmarksflüssigkeit**: ∫ Liquor cerebrospinalis. – **G.sichel**: anat ∫ Falx cerebri. – **G.sinus**: ∫ Sinus durae matris. – **G.stiel**: ∫ Crus cerebri. – **G.wäsche**: ∫ Indoktrination. – **G.windungen**: ∫ Gyri cerebri. – **G.zentren**: umschrieb. Hirnbezirke mit spez. zentralnervösen (motor., sensiblen oder sensor.) Funktionen, sowohl in der Großhirnrinde (s. a. Hirnrindenkarte, Area) als auch subkortikal (z. B. Kreislaufzentren).

Gehör: 1) Gehörsinn. – 2) Hörvermögen.

Gehör|bläschen: embryol Labyrinthbläschen (∫ Labyrinthanlage). – **G.empfindlichkeit**: s. u. Hörschwelle. – **G.fehler**: s. u. Schwerhörigkeit.

Gehörgang: ∫ Meatus acusticus. – Der definitive äuß. G. (= sek. G.) geht hervor aus der 1. Kiemenfurche (= prim. G.) u. aus dem ∫ Gehörgangsstrang (= knöcherner Teil).

Gehörgangs|atresie: ∫ Atresia auris congenita. – **G.ekzem**: s. u. Otitis externa; häufigste Urs.: Mittelohreiterung, örtl. Anw. von Medikamenten, Stoffwechselstörung. – **G.entzündung, -furunkulose**: ∫ Otitis externa. – **G.exostose**: familiär (Androtropie) u. rassisch (bei ozean. u. altamerik. Rassen) gehäuft vork., häufig multiple Exostose äuß. Gehörgang, meist dicht vor dem Trommelfell. – **G.plastik**: Form- u. Funktionsplastik des Gehörgangs (meist Stiellappen u./oder freies Hauttransplantat) bei Atresie, Narbenstenose, Verletzung etc., z. B. n. OMBRÉDANNE, RUTTIN. I. e. S. als abschließl. Akt einer enauralen oder retroaurikulären Radikalop. des Mittelohrs bzw. Tympanoplastik; z. B. nach STACKE, KÖRNER, PASSOW, SOURDILLE, LEMPERT, WULLSTEIN. – **G.platte**: embryol s. u. Gehörgangsstrang. – **G.polyp**: bei chron. Otitis media durch das perforierte Trommelfell ragender Granulationspolyp der Mittelohrschleimhaut. – **G.reflex**: ∫ KISCH* Reflex, ∫ akust. Lidreflex. – **G.soor**: ∫ Otitis candidamycetica. – **G.strang**: embryol ektodermaler Zellstrang, der vom Grunde des prim. Gehörgangs ausgeht u. als Gehörgangsplatte (für äuß. Trommelfellepithel) vor der Paukenhöhlenanlage endet. Bildet nach Kanalisierung den knöchernen äuß. Gehörgang.

Gehör|grube: embryol Labyrinthgrube (3. ∫ Labyrinthanlage). – **G.halluzination**: akust. ∫ Halluzination. – **G.knöchelchen**: ∫ Ossicula auditus. – **G.losigkeit**: ∫ Taubheit. – **G.nerv**: ∫ Pars cochlearis nervi octavi. – **G.organ.**: Sammelbegr. für den peripheren Aufnahmeapparat akustischer Sinneseindrücke (= Ohr) sowie für die einschläg. Bahnen u. Zentren im ZNS; i. e. S. das ∫ Organum spirale (CORTI* Organ). – **G.pfeiler**: ∫ CORTI* Pfeiler. – **G.prüfung**: ∫ Audiometrie; s. a. Hörprüfung.

Gehör|säckchen: ∫ Sacculus. – **G.schlauch**: ∫ Utriculus. – **G.schnecke**: ∫ Cochlea. – **G.schützer**: gegen schädl. Lärm **a)** Gehörschutzstöpsel aus Kunststoff, knetbarer Masse oder feinster Glasfaser- oder Baumwollwatte (Anw. bei 90 bis ca. 115 DIN-Phon);

Gehörsinn

b) Gehörschutzkapsel aus Schaumstoff oder als flüssigkeitsgefüllter Kunststoffwulst (bei 115–130 DIN-Phon); c) Gehörschutzhaube, die auch die Knochenschalleitung u. damit die Innenohrbelastung herabsetzt (oberhalb 125 DIN-Phon).

Gehör|(s)sinn: das Vermögen des G.organs, akust. Reize wahrzunehmen; i. w. S. das aus Außen- u. Mittelohr (= Schalleitungsapparat), Innenohr (= Rezeptionsorgan) sowie Hörbahn u. -zentrum bestehende Sinnessystem, das beim Auftreffen von Schallwellen (beim Menschen zwischen 16 u. 20.000 Hz, im Alter unter 5.000 Hz absinkend) zur Empfindung von Tönen, Klängen oder Geräuschen führt. Prüfung mittels ↗ Audiometrie; s. a. Hörfeld. – **G.stein**: ↗ Statoconia. – **G.zähne**: (HUSCHKE) ↗ Dentes acustici ductus cochlearis.

Gehprüfung: *neurol, orthop* Vorwärts- u. Rückwärtsgehenlassen mit offenen oder geschlossenen Augen, evtl. auf vorgezeichnetem Strich oder Fuß-vor-Fuß. Zu beurteilen sind: Beinmotorik (z. B. Stepper-, Watschelgang, Zirkumduktion), Bewegungskoordination (z. B. Ataxie), Schrittlänge (z. B. Kleinschrittigkeit bei PARKINSON* Syndrom), Seitenabweichung (einseitig bei Hemisphären-, torkelnd bei diffusem Schaden des Kleinhirns), Mitbewegungen u. a. m. – s. a. Gehtest, Ichnogramm.

Geh|reflex (des Neugeborenen): ↗ Schreitreflex. – **G.rolle**: *orthop* ↗ Fußrolle. – **G.ski**: *orthop* ↗ Gehbrettchen. – **G.spur**: ↗ Ichnogramm. – **G.stütze**: *orthop* ↗ Gehbank, Gehwagen. – **G.test**: Feststellen der Schrittzahl bzw. der Zahl bis zum Auftreten von Wadenschmerzen (Claudicatio intermittens) beim züg. Gehen.

van Gehuchten* Zellen (ARTHUR VAN G., 1861–1914, Anatom, Leyden): ↗ GOLGI* Zellen (2).

Geh|verband: nach Distorsion u. Luxation, v. a. aber in der belastungsstabilen Phase einer Frakturheilung bzw. Osteosynthese, Arthrodese oder -plastik angew. stützender Beinverband, meist ↗ Gehgips oder Gipshülse. – **G.wagen**: *orthop* hinten offene oder rahmenförm. fahrbare Gehstütze aus Leichtmetallrohr, ausgestattet mit 3 oder 4 starren oder schwenkbaren Rädern mit Feststell- u. Bremsvorrichtung, bei Bedarf auch mit lenkstangenart. Balancering, verstellbarer Achsel-, Unterarm-, Körperstütze. – **G.wiege**: *orthop* ↗ Fußrolle.

Geigel* Reflex (RICHARD G., 1859–1930, Internist, Würzburg), Leisten-, Femoro-abdominalreflex (DUJARDIN), hypogastr. (BECHTEREW), Inguinoabdominalreflex (CROCQ): Kontraktion der untersten Bündel des gleichseit. M. obl. int. abdominis bei Reizung der Haut an der Innenseite der Oberschenkels (dem Kremasterreflex entspr. Fremdreflex).

Geiger*(-Müller*) Zählrohr (HANS G., 1882–1945, Physiker, Kiel, Tübingen, Berlin; WALTHER M., zeitgen. dt. Physiker): Nachweisgerät (im allg. mit geeigneter Zählvorrichtung) für einzelne, das Zählrohr durchsetzende ionisierende Teilchen oder Quanten, deren jedes in der Gasfüllung eine Ionisation erzeugt, die zu einer Elektronenlawine anschwillt (Gasentladung). Arbeitet je nach angelegter Spannung im Proportional- (= Proportionalzähler) oder im Plateaubereich (= Auslösezähler) der Zählcharakteristik. Bei entspr. Bauart für alle geladenen Teilchen geeignet sowie für Neutronen u. Lichtquanten, die an der Zählrohrwand Elektronen auslösen.

G-E-Index: ↗ granuloerythrozytärer Index.

Geipel*-Aschoff* Knötchen: s. u. ASCHOFF*.

Geißel: peitschenförm. Fortbewegungs- bzw. Strudelorganell bei Baktn. (⌀ ca. 0,02 μm; Begeißelungstypen ↗ Abb), Proto- u. Parazoen u. der Spermien; Feinstruktur wie die Zilie (s. a. Flagellum), jedoch rel. lang u. meist in geringerer Zahl. Bewegungsweise helikoid drehend oder in Sinuswellen schwingend.

	monotrich	lophotrich
unipolar		
bipolar (amphitrich)		
peritrich		

Typen der Begeißelung von Mikroorganismen.

Geißel|antigen: *bakt* ↗ H-Antigen (1). – **G.färbung**: Darstg. – zuvor schonend fixierter u. gründl. gebeizter – bewegl. Bakt.geißeln, z. B. n. LEIFSON, LÖFFLER-SHUNK, NERI, PEPPLER, TABEYI, ZETTNOW. – **G.kern, -körperchen**: *protozool* ↗ Kinetoplast. – **G.tierchen**: *protozool* ↗ Mastigophora. – **G.phase**: *bakt* gruppen- u. typenspezif. ↗ Phase.

Geißfuß: *dent* angewinkelter BEIN* Hebel zur Entfernung von Zahnwurzelresten.

Geist: *pharmaz* alte Bez. für Spiritus-(»Weingeist«)-halt. Zubereitungen, z. B. Melissengeist.

Geistes|krankheit: auf einem Krankheitsprozeß beruhende geist. Störung; **akute G.k.** = Psychose. – Gem. BGB (§ 6) jede geist. Störung erhebl. Ausmaßes (unabhängig von der Qualität), d. h. auch Schwachsinn u. Psychopathie starker Ausprägung. – **G.schwäche**: erhebl. Intelligenzmangel. Gem. § 6 BGB u. §51 StGB jede geist. Störung geringeren Ausmaßes, d. h. einschl. medizinisch eindeut. Psychosen (z. B. Schizophrenie) u. abnormer Charaktervarianten weniger deutl. Ausprägung.

geknöpft: *chir* mit knopfartig verdicktem Ende.

gekreuzt: auf die andere Körperhälfte hinüberziehend (z. B. ge. RM-Bahn) bzw. dort einen Erfolg zeitigend (z. B. ge. Reflex).

Gekröse|(platte): ↗ Mesenterium (i. w. S. auch Mesokolon, Mesogastrium etc.). – **G.darm**: ↗ Intestinum tenue.

Gel: formbestand.-elast. disperses System, dessen Bestandteile infolge hoher Viskosität nicht mehr frei beweglich, sondern im Dispergens netzartig angeordnet sind. Unterschieden als – flüssigkeitshalt. – Lyogele (Gallerte, z. B. Corpus vitreum) u. als – festere – Xerogele (z. B. Agar-Agar, Gelatine, Kautschuk, Silikagel), die durch Flüssigkeitsaufnahme (meist mit Quellung) in Lyogele übergehen. Zustandekommen bei Übersättigung molekulardisperser Lsgn., bei Vernetzung monomerer Substanzen zu hochpolymeren Fadenmolekeln, durch Koagulation lyophiler Kolloide; u. U. reversible Verflüssigung, v. a. bei geringem Elektrolytgehalt, durch mechan. Einwirkung (s. a. Thixotropie); bei Alterung Austritt des Dispergens (↗ Synärese).

Gelasma: (griech.) das verkrampfte Lachen des Psychotikers; ferner bei der – meist psychomotor. – »gelast.« **Epilepsie** (kurzes zwanghaftes Auflachen oder Lächeln mit oder ohne Anfall).

Gelastoid: Arzneizubereitung (z. B. Bougie, Suppositorium) mit elast. Gelatine.

Gelatina, Gallerte, Gelee: *pharmaz* Zubereitung mit Gelatina alba (oder auch Carragheen etc.) als Grundlage u. Glyzerinzusatz; verflüssigt sich bei gelindem Erwärmen. – I. e. S. die **G. alba** (Colla animalis, Glutin): biol. minderwert. Eiweißkörper mit hohem Glykokoll-, Prolin- u. Hydroxyprolingehalt (kein Tryptophan, wenig Zystein u. Tyrosin); I. P. bei pH 4,8–4,85; gewonnen durch partielle Kollagenhydrolyse aus Bindegewebe, Haut u. Knochen; quillt in kaltem, löst sich in heißem Wasser zu viskoser Flüssigkeit u. erstarrt (ab 1%ig. Lsg.) beim Erkalten (Gallerte); Verflüssigung bei >35° oder durch proteolyt. Enzyme. – Anw. *med* zur Blutstillung (als G.schwamm; in 10%ig. Lsg. s.c.), als Blutersatz (nicht allergenfrei, schlecht sterilisierbar; besser geeignet Derivate wie OPG, MFG etc.); *histol* zur Einbettung u. als Einschlußmittel, mit Zusatz von Karmin oder Berliner Blau als Injektionsflüssigkeit zur Gefäßdarstellung; *immun* Trägermaterial für Immundiffusion u. -elektrophorese.

Gelatine|antikörper: gegen G. gerichteter natürl. AK im Serum von Mensch, Affe, Schwein, Hund, Katze, Ratte etc. (nicht aber z. B. von Huhn, Kuh, Schaf, Kaninchen). AAR durch Vorbehandlung der Gelatine mit Trypsin aufgehoben, mit Pepsin abgeschwächt (abhängig von Einwirkungszeit); vgl. Kollagenantikörper. – **G.einbettung**: *histol* Durchtränken der formolfixierten Gewebestücke bei 37° mit 12,5%ig., dann 25%ig. G.-Lsg. (in Karbolwasser n. GASKELL-GRÄFF oder 10- bzw. 20%ig. in Thymolwasser n. HERINGA-TEN BERGE), dann Einbetten in 25%ig. Gelatine-Lsg., Kühlen u. Härten in verd. Formol.

Gelatine|kapseln: *pharm* ∫ Capsulae gelatinosae. – **G.nährboden**: N. mit G.zusatz (für Stich- u. Plattenkultur), zur Anaerobierzüchtung u. zum Nachweis proteolyt. Bakterienenzyme (»Gelatineverflüssigung« durch Clostridiopeptidase u. a.; z. B. n. PREUSS, REED, ORR, THEMANN, LEGROUX). – **G.test**: *serol* Konglutinationstest zum Nachweis inkompletter AK mit Gelatine als Konglutinin.

gelatinosus: (lat.) gelatinös, gallertig.

Gelatio: (lat.) ∫ Erfrierung.

gelbes Enzym, Ferment: ∫ Flavinenzyme. – Als »neues g. F.« das HAAS* Enzym (1944; auch: Diaphorase II) vom Typ $NADPH_2$-dehydrogenase.

gelber Fleck: *anat* ∫ Macula lutea.

gelber Körper: *anat* ∫ Corpus luteum.

gelbe Zellen: die mit gelbl. Granula »basalgekörnten« Zellen des enterochromaffinen Systems (»G.-Z.-System«). – **Gelbe-Zellen-Tumor**: ∫ Dünndarmkarzinoid (s. a. Karzinoidsyndrom).

gelbe Zyanose: für Mitralstenose mit Rechtsherzinsuffizienz u. Stauungsleber charakterist. Wangenröte (Jochbeingegend) u. Lippenzyanose bei ikter. Grundtönung der Haut (u. leichtem Sklerenikterus).

Gelb(-Blau)blindheit: Tritanomalie (s. u. Trichromasie).

Gelbfieber: 1) klass., urbanes oder Stadt-G.: (FINLAY 1881) in Mittel- u. Südamerika u. in Afrika (bds. des Äquators) endem.-epidem. Erkr. durch das von Stechmücken (v. a. Aedes aegypti) von Mensch zu Mensch übertragene ∫ Gelbfiebervirus. Nach 3- bis 6täg. Inkubation 1. Fieberperiode (3 bis 4 Tg.) mit Virämie; nach etwa 2täg. Remission erneut Fieber mit Gelbsucht, Leber- u. Nierenschädigung (COUNCILMAN* Körper, fett. Tubulusdegeneration, Kreislaufstörung, Hämorrhagien, evtl. blut. Erbrechen (»Vomito negro«); keine zerebrale Beteiligung. Exitus u. U. (Letalität bis 80%) nach 6–10 Tg. durch Leber- u. Nierenversagen; bei Ausheilung lebenslange Immunität. – 2) silvat. G.: ∫ Buschgelbfieber.

Gelbfieber|impfstoff: aus attenuierten lebenden Vakzinestämmen, v. a. 17 D (viszerotrop) u. Dakar (neurotrop), gewonnener, gefriergetrockneter u. ampullierter I. für Schutzimpfung (s.c. oder Skarifikation); Impfschutz ab 10. Tg. für etwa 6 J. – **G.virus**, Yellow Fever (YF-)Virus: in 2 Subtypen (Amerika u. Afrika) vork. ARBO-Virus B (25 nm). Erreger des Stadt- u. des Buschgelbfiebers; beim Menschen nur viszero-, bei Mäusen auch neurotrop. Inaktivierbar bei 60° in 10 Min.; lyophilisiert länger haltbar. Züchtung in embryonierten Hühnereiern u. Gewebekulturen (Plaquebildung); durch mehrere Passagen abgeschwächte Kulturviren für Vakzine verwendet (s. oben).

Gelb|gießerfieber: Metalldampffieber (∫ Gießfieber) bei Messinggießern. – **G.keime**: ∫ Flavobakterien. – **G.knoten**: ∫ Xanthom (i. w. S. auch Nävoxanthoendotheliom, lipoidspeicherndes Histiozytom, Talgdrüsenadenom).

Gelbkörper: ∫ Corpus luteum; s. a. Luteinisation. – **G.hormon**: ∫ Progesteron. – **G.reifungshormon**: ∫ Interstitialzellen stimulierendes Hormon (des HVL). – **G.phase**: ∫ Luteaphase. – **G.zyste**: ∫ Luteinzyste.

Gelb|kreuz: Sammelbez. (1. Weltkrieg) für haut- u. schleimhautreizende chem. Kampfstoffe wie Dichlordiäthylsulfid (»Lost«) u. Chlorovinylarsindichlorid (»Lewisit«). – **G.sehen**: ∫ Xanthopsie.

Gelbsucht: ∫ Ikterus. – **epidem. G.**: ∫ Hepatitis epidemica (s. a. Virushepatitis). – **fam. achol. nichthämolyt. G.**: ∫ MEULENGRACHT*-GILBERT* Syndrom. – **hämatogene G.**: hämatogene ∫ Hepatitis (s. a. Virushepatitis). – **G. des Neugeb.**: der ∫ Neugeborenenikterus.

Geldiffusionstest: ∫ Agardiffusionstest.

Geld|rollenagglutination: reversible Pseudoagglutination der Ery in vitro (v. a. bei schwerer Anämie oder Leberzirrhose); gelegentl. in vivo in den Augenhintergrundgefäßen nachweisbar. – **G.scheinhaut**: *derm* ∫ Dollarhaut.

Gelee: *pharmaz* ∫ Gelatina.

Gelegenheitsanfall, -krampf, Okkasions-, akzidenteller Krampf: zerebraler Krampfanfall, meist tonisch oder mit Myoklonien, der anläßl. einer (sub)akuten Erkr. auftritt u. mit ihr verschwindet. Meist einmal. Ereignis; Rezidive nur bei gleichem Auslösemechanismus. Anfall häufig nicht von dem einer metabol. Epilepsie unterscheidbar. Häufige Urs.: Stoffwechselstörung (Azeton-, Hypoglyk-, Hypokalz-, Urämie, Hydratation, nach Alkohol), akute Hypoxie oder Ischämie (Asphyxie, respirator. Affektkrampf, ischäm. Krise, Herzrhythmusstörung, ADAMS*-STOKES* Anfall), Enzephalitis, endo- oder exogene Ver-

Gelegenheitswirt

giftung; bei Kindern meist als Infekt- oder Fieberkrampf; s. a. Situationstetanie.

Gelegenheitswirt: *parasit* Wirtsspezies, die nur gelegentlich oder nur dann vom Parasiten befallen wird, wenn der spezif. Wirt nicht zur Verfügung steht. Weiterentwicklung im G. nur unter best. Voraussetzungen (z. B. einseit. Ernährung).

Gelenk: *anat* ↑ Articulatio, Junctura. – **falsches G.**: ↑ Pseudarthrose. – **schnappendes G.**: ↑ Gelenkschnappen.

Gelenk|abszeß: ↑ G.eiterung, -empyem. – **G.achse**: ideelle frontale, sagittale oder vertikale Achse, um die eine Gelenkbewegung erfolgt. Ein Gelenk kann 1 (= Scharniergelenk), 2 (= Ei- u. Sattelgelenk) oder 3 (= Kugelgelenk) Achsen haben.

Gelenk|bänder: 1) die die fibröse G.kapsel an der Außenseite verstärkenden fibrösen Stränge u. Platten (»Verstärkungsbänder«). – 2) die den Zusammenhalt im Innern verstärkenden Bänder (»Binnenbänder«, Ligg. intracapsularia). – 3) die Ligg. interossea, durch die mehrere Knochen (z. B. Kahn- u. Fersenbein) zu einer Artikulationseinheit verbunden werden. – **G.beweglichkeit**: s. u. Neutral-Null-Methode. – **G.bolzung**: Bolzungsarthrodese.

Gelenk|chondromatose: polytope Chondromatose v. a. des Knie- u. Ellbogengelenks mit tumorart. Wucherungen, entstanden aus embryonal in die Synovialis versprengten Knorpelkeimen; i. e. S. die Osteochondromatosis articularis (Reichel* Syndrom): schmerzhafte Schwellung mit Erguß, Neigung zur Bildung freier G.körper; Prognose gut; Ther.: Synovektomie. – **G.distorsion**: s. u. Distorsion. – **G.durchlüftung**: *chir* breite Eröffnung (»Aufklappung«) eines Gelenks bei chron., v. a. neuropath. Arthropathie (Luftzutritt mit therap. Effekt).

Gelenk|eiterung: Arthritis purulenta, entweder auf die Synovialis beschränkt (Synovialitis purulenta, (↑ G.empyem) oder aber auf deckende Weichteile u. Bandapparat übergreifend (↑ G.kapselphlegmone), u. U. Knorpel u. gelenknahen Knochen einbeziehend (= Totalvereiterung, Panarthritis); s. a. Panaritium articulare. – **G.empyem**: auf die Synovialis beschränkte purulente oder jauch. Arthritis (= Synovialitis), v. a. nach Trauma, metastatisch u. bei gelenknaher Eiterung. Klin.: geringe Weichteilbeteiligung, praller Erguß, Fluktuation, Entlastungsstellung; oft rel. gutartig, aber auch sept. Bild; s. a. Panaritium articulare.

Gelenkentzündung: akute oder chron., unspezif. oder spezif., seröse bis eitr. ↑ Arthritis, die entweder auf ein geschlossenes oder offenes Trauma (mit oder ohne Infektion) zurückgeht (= **prim. G.**) oder durch hämatogene Metastasierung, Übergreifen eines Prozesses aus der Nachbarschaft oder eine Systemerkr. verursacht ist (= **sek. G.**); entweder auf die Synovialis beschränkt (↑ Synovialitis) oder Knorpel u. Knochen einbeziehend (= **ossale G.** = Arthritis i. e. S.); entweder auf ein – größeres – Gelenk beschränkt (= Monarthritis) oder in mehreren Gelenken (= Polyarthritis). Klin.: Gelenkerguß, Schmerzen, Funktionshemmung, Entlastungsstellung.

Gelenkerguß, Hydarthros, Hydrops articularis: im Zusammenhang mit Synovialitis, Trauma, paraartikulärem Prozeß (= **symptomat.** oder **sympath. G.**), Allergie etc. von der Synovialmembran ins Gelenkinnere abgesondertes seröses, serofibrinöses, fibrinöses oder blut., durch Infektion auch eitr. Exsudat. Klin.: neben spez. ätiopath. Symptn. v. a. Schwellung, Verstreichen der Konturen, Fluktuation (Tanzen der Patella), Schonhaltg. Ther.: ätiotrop. Maßnahmen, Ruhigstellung, Punktion mit anschl. Kompression, evtl. Gelenkdränage, -durchlüftung, Synovektomie.

Gelenk|erkrankung: ↑ Arthritis, Arthrose, Arthropathie. – **G.eröffnung**: ↑ Arthrotomie; s. a. Gelenkdurchlüftung. – **G.formen**: *anat* s. u. Articulatio (cotylica u.s.w.); s. a. Gelenkachse. – **G.flüssigkeit**: ↑ Synovia; s. a. Gelenkerguß. – **G.fortsatz**: ↑ Processus articularis. – **G.fraktur**: intraartikuläre ↑ Fraktur. – **G.fungus**, Fungus articul., Synovialitis fungosa: trocken-granulierende Form der Gelenk-Tbk (Synovialitis tuberculosa granularis) mit überschieß. Bildung schwamm., grauroter Granulationen; v. a. am Kniegelenk. Durch örtl. Auftreibung, Blässe u. Hautödem (u. begleitende Muskelatrophie); klin. als »Tumor albus« imponierend.

Gelenk|gicht: ↑ Arthritis urica; s. a. Gicht (1). – **G.gonorrhö**: ↑ Arthritis gonorrhoica. – **G.höhle**: ↑ Cavum articulare. – **G.hydrops**: ↑ G.erguß. – **G.innenhaut**: ↑ Membrana synovialis; s. a. Synovial….

Gelenkkapsel: ↑ Capsula articularis. – **G.phlegmone**: über die Synovialis hinaus die Kapsel u. umgebende Weichteile ergreifende eitr. Arthritis mit ausgeprägten – oft sept. – Allgemeinsymptn. u. schweren lokalen Entzündungszeichen. Komplikationen: Gelenkzerstörung durch Mitbeteiligung von Knorpel u. Knochen (Panarthritis), Kapseldurchbruch mit paraartikuläre Phlegmone (evtl. Fistel), Osteomyelitis, Thrombose, Gefäßarrosion, Ankylose, Deformitätsheilung (v. a. bei myogener oder arthrogener Kontraktur bzw. Distensions- u. Destruktionsluxation).

Gelenkknorpel: ↑ Cartilago articularis. – **G.nekrose Waldenström***: ↑ Pan*-Rutishauser* Syndrom.

Gelenkknorren: ↑ Condylus. – **G.köpfchen**: ↑ Capitulum humeri, ↑ Caput radii, C. fibulae.

Gelenk|körper, freier, G.maus, Corpus liberum, Artholith: durch Absprengung oder Abstoßung entstandenes, sich frei in der G.höhle bewegendes, bindegeweb., knöchernes oder knorpel. Gebilde (evtl. auch von außen eingedrungener Fremdkörper). – Leitsympt.: Einklemmungen, oft akut unter dem Bild der absol. G.sperre (»Maussymptom«). Ther.: Op. – Ätiopathogenese:

1. **unmittelbares Trauma**:
    a) epiphysäre Absprengung von Knorpel- oder Knochenstücken,
    b) Abscherung von Synovialiszotten oder Kapselteilen,
    c) Zerreißung von Menisken u. Bändern,
    d) Absprengung von Knochen- u. Knorpelauswüchsen.
2. **mittelbares (zweizeit.) Trauma**: Osteochondrosis dissecans.
3. **Entzündung (unspezif. oder spezif.)**:
    a) Synovialitis mit Hyalinisierung u. Verkalkung von Exsudatbestandteilen,
    b) Osteoarthritis mit Abstoßung von Gelenkkörperbestandteilen.
4. **hyperplasiogene Bildung, Blastom**:
    a) Osteochondromatosis articularis (Reichel* Syndrom),
    b) Lipom, Chondrom, Fibrom, Osteom.
5. **Fehlbildung von G.strukturen.**
6. **exogener Fremdkörper.**

Gelenkkontraktur: meist erworb., dermato-, desmo-, tendino-, myo- oder neurogene (reflektor., spast., paralyt.), aber auch arthrogene (Arthritis, destruierender Gelenkprozeß) abnorme Dauerzwangsstellung eines Gelenkes mit Einschränkung (bis Aufhebung) der Beweglichkeit. Stellung meist typ. (v. a. Flexions-, Extensions-, Ad- u. Abduktions-, Rotationskontraktur) u. der Entlastungsstellung entsprechend (Hüfte: Beugung u. Abduktion; Knie: Beugung; Fuß: Plantarflexion).

Gelenk|kontusion, G.prellung, -quetschung: durch indir. oder dir. Gewalteinwirkung entstehende »Verstauchung« eines Gelenks, i. e. S. des G.knorpels, ohne begleitende Luxation, Fraktur oder Bänderschädigung; Hauptsympt.: Hämarthros, evtl. Quetschwunden oder -marken; Prognose (unter Ruhigstellung, Punktion, Kompressionsverband) gut. – **G.kopf**: / Caput humeri, C. femoris u.s.w. – **G.luxation**: / Luxation.

Gelenk|maus: freier / G.körper. – **G.mobilisierung**: *orthop* Maßnahmen zur Wiederherstg. bzw. Besserung der G.beweglichkeit; bei - bindegeweb. – »Lötsteife« / Brisement forcé oder Arthrolyse, bei ossärer Steife / G.toilette oder Arthroplastik. – **G.osteochondromatose**: / G.chondromatose.

Gelenk|panaritium: / Panaritium articulare. – **G.pfanne**: Cavum articulare; i. e. S. die – bes. ausgeprägte – des Hüft- (= Acetabulum, mit Pfannenlippen = / Labrum, -dach u. -boden) u. des Schultergelenks (= Cavitas glenoidalis). – **G.plastik**: / Arthroplastik. – **G.prellung**: / G.kontusion.

Gelenk|prothese: Endoprothese zur Interposition bei der Arthroalloplastik; entweder Kunststoffnachbildung oder -überkleidung eines – zuvor modellierten – G.abschnitts oder – meist intramedullär zu verankernde – Totalprothese mit Kugel- oder Scharniergelenk (meist aus Vitallium, Fluon®, Teflon® oder Polyamiden, seltener Plexiglas); für Hüftgelenk z. B. als Vitalliummulde (SMITH-PETERSEN), Hüftkopf-Schenkelhalsersatz (JUDET, MOORE u. a.), Totalprothese (CHARNLEY, MÜLLER); als Knie- (WALLDIUS), Schulter- (HEINZE) oder Fingergelenkprothese (FLATT), Tibiakopf- (DE PALMA) u. Femurkondylenkappe u. a. m. – **G.punktion**: unter asept. Kautelen u. am Ort der Wahl – meist in Lokalanästhesie – auszuführende diagnost. (= Probepunktion, zur histol., mikroskop. bakt. Untersuchung, Arthrographie) oder therap. P. (zur Entlastung bei Erguß, zur Spül- u. Instillationsther., u. U. mit anschließ. Dränage). – **G.quetschung**: / G.kontusion.

Gelenkresektion, Osteoarthrektomie: In-toto-Entfernung eines Gelenks einschl. Kapsel (= totale oder extrakapsuläre G.; Resektionsosteotomie). Häufiger die partielle, nach Gelenköffnung vorgenommene intrakapsuläre G. mit Exzision erkrankter bzw. deformierter Knorpel-Knochenanteile (u. U. auch Synovialis u. Kapsel), ausgehend von gelenktyp. Resektionsschnitt (meist Streckseite). Ziel: Erhaltung bzw. Wiederherstellung einer Teilbeweglichkeit (Nearthrose, evtl. mittels Faszien- oder Fettlappeninterposition) oder – v. a. beim Kniegelenk – Erzielung einer Ankylose.

Gelenk|rezeptoren: kapselförm. oder freie Nervenendigungen in G.kapsel oder -band, die in der Afferenz ton.-phas. Impulsmuster in Abhängigkeit von G.stellung u. -bewegung erzeugen. – **G.rheumatismus**: Oberbegr. für die rheumat. G.prozesse, v. a. akute (= rheumat. Fieber) u. chron. Polyarthritis (einschl. Sonderformen wie STILL*, FELTY* Syndrom), Arthritis psoriatica, REITER* Syndrom, Sekundärarthritis bei bekannter Grundkrankh. (Kollagenosen, Colitis ulcerosa etc.); i. w. S. auch der **degenerat. G.** (= Arthrose).

Gelenk|scheibe: / Discus u. Meniscus articularis. – **G.schlaffheit**: / Schlottergelenk. – **angeb. multiple G.schl.** / EHLERS*-DANLOS* Syndrom. – **G.schmiere**: / Synovia. – **G.schnappen**: intra- oder extraartikuläres, oft pathognom. Schnappgeräusch, z. B. bei Meniskusläsion, rezidivierender Subluxation, Coxa saltans (»schnappende Hüfte«). – **G.schwamm**: / Gelenkfungus.

Gelenk|sensibilität, G.sinn: *anat.* Sinnessystem, das Gelenkempfindungen (= Arthrästhesie) ermöglicht; s. a. Gelenkrezeptor.

Gelenk|spalt: 1) *anat* / Cavum articulare. – 2) *röntg* der auf der Leeraufnahme von den knöchernen Gelenkflächen begrenzte Raum, der größtenteils dem – nicht schattengebenden – Knorpelüberzug entspricht. – **G.sperre**: 1) akute (meist traumat., z. B. bei Gelenkmaus, Meniskusschaden, Luxation) oder chron. (/ G.steife), partielle oder totale Hemmung der G.beweglichkeit; i. w. S. die operativ bewirkte (/ Arthrorise, Arthrodese). – 2) an Extremitätenprothesen Vorrichtung zur Begrenzung des Bewegungsausmaßes bzw. Fixierung einer erreichten Stellung.

Gelenkstarre, angeborene multiple: Arthrogryposis multiplex congenita.

Gelenksteife, »Steife«: angeb. (s. a. Arthrogryposis multiplex) oder erworb. (z. B. traumat.), im Rahmen einer Systemerkr. (»Systemsteife«) oder als Inaktivitätsfolge (»Inaktivitätssteife«) vork. hochgrad. Bewegungseinschränkung eines Gelenks (Ankylose), unterschieden als Lötsteife, funkt. Teilregenerat u. Sperrsteife. – **artifizielle G.**: / Arthrodese.

Gelenk|syphilis: / Arthritis syphilitica. – **G.toilette**: mit Glättung der G.flächen, Kongruenzverbesserung, Entfernen stark geschädigter Gewebe etc. kombin. Synovektomie im Rahmen einer G.mobilisierung bzw. Arthroplastik; i. w. S. die Wundtoilette im Bereich eines Gelenks. – **G.tripper**: / Arthritis gonorrhoica.

Gelenktuberkulose, Arthritis tuberculosa: entweder als hämato- oder lymphogene Infektion der Synovialis (= Synovialitis tbc. = prim. oder synoviale Form) mit Bildung spezif. Knötchen u. Granulationen; oder aber als Folge des Einbruchs eines meta-epiphysären Knochenherdes ins Gelenk (= Osteoarthritis tbc. = sek. oder ossale Form) mit Knorpel- u. Knochenzerstörung (Karies). Seröse oder serofibrinöse Exsudation, evtl. käs. Zerfall, oder aber fibrös-schrumpfende oder wuchernd-überschieß. knot. Granulation (»tbk. Fibrom«); klin.: passagere akute Begleitentzündung (bei Miliar-Tbk) bzw. Hydrops, Fungus (Tumor albus) oder Karies mit Fistel- u. Abszeßbildung (Senkungsabszeß, kalter Abszeß). Komplikationen: Kontraktur u. Ankylose, Destruktionsluxation, Deformität. Ther.: roborierende Allg.behandlung, Tuberkulostatika, Ruhigstellung u. Entlastung, Kontrakturprophylaxe; nach Abheilung vorsicht. Mobilisierung; bei Fistel- u. Abszeßbildung Arthrotomie mit Herdaus-

Gelenkverrenkung

räumung (s. a. H.therapie), evtl. Gelenkresektion, Arthrodese.

Gelenk|verrenkung: ∤ Luxation. – **G.verriegelung**: ∤ Verriegelung(sarthrodese). – **G.verstauchung**: ∤ Gelenkkontusion, Distorsion (1). – **G.versteifung**: ∤ Gelenksteife, Arthrodese. – **G.zotten**: ∤ Villi synoviales. – **G.zwischenscheibe**: ∤ Discus u. Meniscus articularis.

Gelfiltration, Gel-Permeationschromatographie, GPC: Säulenchromatographie, bei der die stationäre Phase aus gequollenen Gelkörnern besteht u. die Trennung nach Teilchengröße erfolgt (»Molekülsieb«); große Teilchen wandern mit der Flüssigkeit zwischen den Gelkörnern hindurch, kleine werden in den Poren zurückgehalten u. erscheinen zuletzt im Eluat.

Gelidusi (Pirquet*): *päd* Kurzbez. (»**Ge**wicht **li**near **du**rch **Si**tzhöhe«) für den ∤ PIRQUET* Index.

Gelierungsdosis: *radiol* (HOECKER u. WATKINS 1958) Strahlendosis, die eine Styrol-Polyester-Lsg. in einer Gelatinekapsel schlagartig in ein viskoses Gel übergehen läßt (Luftblase in Kapsel nicht mehr bewegl.). Als Dosierungsverfahren durch geeignete Monomere u. Zusatz von Inhibitoren (z. B. Chinin) für Meßbereich $100-10^7$ rad variabel.

Geline: (FRIMBERGER) Kolloide mit der Fähigkeit, sich an der Oberfläche der Ery zum zähflüss., klebr. Gel zu verdichten u. hierdurch die der BSR zugrunde liegende reversible Agglomeration hervorzurufen. Geline des Blutplasmas sind Fibrinogen u. best. Serumglobuline; blutfremde G. sind Pektine, Gelatine u. einige synthet. Kolloide.

Gélineau*(-Westphal*) Syndrom (JEAN BAPTISTE EDOUARD G., 1837–1906, französ. Psychiater; KARL FRIEDR. OTTO W.): (1880) ∤ Narkolepsie.

Gellé* Versuch (MARIE ERNEST G., 1834–1923, Otologe, Paris): *otol* während bei Luftkompression (mit SIEGLE* Trichter, POLITZER* Ballon) im Gehörgang die Wahrnehmung des Tones auf der Scheitel aufgesetzten Stimmgabel normalerweise abgeschwächt wird (= »GELLÉ« pos.), bleibt sie bei Otosklerose unverändert (= »GELLÉ« neg.).

Gelöbnis, Ärztliches: ∤ Genfer Gelöbnis.

Gelo|lepsie, -plegie: *neur* ∤ Lachschlag. – **G.punktur**: gezieltes Einstechen (Injektionskanüle oder Akupunkturnadel) in Myogelosen als neuraltherap. Maßnahme, evtl. mit i.c. Quaddelung.

Gelose: 1) Agar-Agar. – 2) *path* knotenförm. Verhärtung in einem Gewebe, i. e. S. die ∤ Myogelose.

Gelotripsie: knetende Massage von Myogelosen.

Gel-Permeationschromatographie: ∤ Gelfiltration.

Gelpräzipitation: *bakt* halbkreisförm. Niederschlag in der beimpften präzipitinhalt. Agarplatte als Ausdruck einer Toxin-Antitoxinreaktion; s. a. ELEK* Plattentest.

Gelsemin: $C_{20}H_{22}N_2O_2$; gift. Alkaloid aus der Wurzel von Gelsemium sempervirens u. elegans [Loganiaceae] mit strychninart. Wirkung. *therap* Anw. bei Neuralgien u. Keuchhusten.

Gely* Naht (JULES ARISTIDE G., 1806–1861, franz. Arzt): *gyn* durchlaufende Kreuzstichnaht (mit 2 Nadeln an einem Faden) nach Dammriß.

gemachte Gedanken: *psychiatr* krankhafte Überzeugung, die eigenen Gedanken würden von außen her »gemacht«. Formale Denkstörung bei Schizophrenie (Sympt. 1. Ranges n. K. SCHNEIDER).

gemeingefährliche Krankheit: ansteckende oder sonst. Krankh., die schwerwiegende, u. U. irreversible Gesundheitsschäden verursacht u. wegen der Schnelligkeit oder Heimlichkeit der Ausbreitung erhöhte Aufmerksamkeit verdient. – Früher syn. mit den »anzeigepflicht. Krkhtn.« gebraucht; internat. noch für Pest, Cholera, Lepra, Pocken, Fleck- u. Gelbfieber gültig.

gemeinsamer Ventrikel: *kard* ∤ Cor triloculare biatriatum.

Gemeinschafts|bewegung: *physiol* ∤ Komplexbewegung. – **G.praxis**: gemeinschaftl. Ausübung der freiberufl. ärztl. Tätigkeit in gemeinsamen Praxisräumen, mit gemeinsamer Klientel u. Abrechnung; bedarf der Genehmigung der Ärztekammer, ggf. auch der kassenärztl Vereinigung; vgl. Gruppenpraxis, Praxisgemeinschaft. – **G.psychose**: konformer ∤ Wahn. – **G.seuche**: ansteckende Krankh., deren Übertragung v. a. durch dichtes Beisammenwohnen zustande kommt, z. B. Tbk, Lepra.

Gemelli: (lat.) ∤ Zwillinge; s. a. Gemini. – **G.para**: Frau, die Zwillinge geboren hat.

gemellus: (lat.) doppelt, ∤ Zwilling.

Gemini: (lat.) ∤ Zwillinge; **G. aequales u. inaequales**: ein- bzw. zweieiige ∤ Zwillinge; **G. conjuncti**: ∤ siames. Zwillinge.

Geminoplastik: plast. Op. mit syngenet. Transplantation (s. a. Isotransplantation).

geminus: (lat.) paarweise, doppelt; Zwilling.

gemischtes Atmen: vesikobronchiales u. bronchovesikuläres ∤ Atmen.

gemischtgeschlechtlich: ∤ bisexuell.

Gemma: (lat.) *botan, pharmaz* Knospe.

Gemme: *mykol* ∤ Chlamydospore (bes. wenn durch Knospung entstanden). – **Gemmulae: 1)** *zool* vielzell. vegetat. Fortpflanzungskörper (»Brutknospe«) der Süßwasser- u. einiger Meeresschwämme. – **2)** *genet* s. u. Pangenesis.

Gemüse|krätze: durch die Kugelbauchmilbe Sphaerogyna ventriculosa hervorgerufener pruriginöser, urtikarieller oder vesikulöser Hautausschlag bei in Gemüseanbau oder -aufbereitung Arbeitenden; vgl. Maisjucken. – **G.wert**: Menge eines Gemüses, die 10 g KH entspricht (s. a. Kohlenhydratwert).

Gemüt: der Inbegriff des gefühlsgetragenen u. emotionalen Verhaltens, insbes. der anteilnehmenden Liebes- u. Bindungsfähigkeit (im Ggs. zum intellektuellen Verstandesleben).

Gemüts|armut: Mangel an affektiv-emotionaler Ansprechbarkeit (Mitgefühl, Warmherzigkeit, Mitleid etc.). In extremer Ausprägung (= **Gemütlosigkeit**, »moral insanity«) Variante psychopath. Verhaltens; s. a. G.verödung. – **G.krankheit**: die »Seelenkrankh.« (im Ggs. zur »Geisteskrkht.«) mit Veränderung von Werthaltungen u. der Fähigkeit zu Mitfreude u. Mitleid, aber unveränderten Verstandesfunktionen der Ratio. Meist etwas gefälligere Bez, für die man.-depressive Erkr. – **G.verödung**: Nachlassen der Fähigkeit zu Anteilnahme u. mitmenschl. Bindungen infolge krankhafter Vorgänge, v. a. bei Alterskrkht. des Gehirns (z. B. senile u. präsenile Demenz).

...gen: Suffix 1) »bewirkend«, 2) »entstanden«.

Gen, Erbeinheit, -faktor, -anlage: der in der Zelle identisch reproduzierte u. auf die Tochterzellen verteilte stoffl. Träger der Informationseinheit für die Ausprägung eines Erbmerkmals; oft erst erkennbar durch das Auftreten alternativer Formen (↗ Allel); im Chromosom linear aufgereiht (vgl. aber extrachromosomales ↗ Gen), bestehend aus DNS (Ausnahme: RNS-Phagen; DNS-Natur der zytoplasmat. Gene nicht sicher) in reversibler Nukleoproteidbindung (Ausnahme bei einigen Viren) mit einigen 100–1000 Basenpaaren pro – funktionellem – Gen; s. a. Genzahl. In der Humangenetik aus prakt. Gründen häufig als chromosomaler Locus mit einheitl. Funktion, Mutationsfähigkeit u. nicht durch Crossing-over bzw. Rekombination teilbarer Vererbung definiert, während in der Molekulargenetik zwischen funktionellem G. (Cistron) u. den 100–1000fach kleineren Mutations- u. Rekombinationseinheiten (Muton, Recon) unterschieden wird. Einteilung u. a. nach Funktion (Struktur-, Operator- u. Regulatorgene), rel. Einfluß auf die Merkmalsausbildung (z. B. dominant bzw. rezessiv, epi- bzw. hypostat., hyper-, hypo- oder amorph), Regulationsmodus (induzibel, repressibel, konstitutiv), Komplexität (z. B. polymer bzw. polyphän), Lage im Genom (auto- bzw. gonosomal) u. in der Zelle (↗ Gen-Plasma-Wechselwirkung). Gene wirken durch ihre auf der Basenpaarung beruhende Matrizennatur (↗ WATSON*-CRICK* Modell) bei der Synthese vom m-RNS (↗ Transkription) u. bei ihrer eigenen ident. Reproduktion, wobei ihre Aktivität von den Beziehungen zu anderen Genen (z. B. Dominanz-Rezessivität) abhängig ist u. durch Repressoren reguliert wird. Kann durch Deletion, Änderung der Basenfolge oder des genotyp. Milieus unwirksam oder in seiner Wirkung quant. oder qual. verändert werden (z. B. bei Enzymopathie); s. a. Operon, Genlocus, Chromosomenkarte, genetischer ↗ Kode, Induktion, Repression (1). – Als Gen-Symbole (in der Erbformel) benutzt man 1–4 meist der latein. oder engl. Merkmalsbez. entnommene Buchstaben, für dominante Allele mit großen, für rezessive mit kleinen Buchstaben beginnend; Allele des Standardtyps (Wildtyp oder der sonst bestgeeignete Phänotyp einer Art) werden zusätzl. mit + gekennzeichnet (z. B. A⁺) oder – unabhängig von Dominanz oder Rezessivität – durch + dargestellt (z. B. enthält + [A oder auch +ᵃ]A heterozygot das dominante mutierte Allel A u. dessen rezessives Wildtypallel); multiple Allele als Index beim erstgefundenen homozygoten Merkmal geschrieben (z. B. a⁺, aᵐ, aⁿ). – **extrachromosomales Gen, extranukleäres**, Plasma- oder **(zyto)plasmat. G.**: Erbfaktor außerhalb der Chromosomen in einem anderen Organell oder im organellfreien Zytoplasma; modifiziert oder ergänzt im allg. die Wirkung chromosomaler Gene; folgt nicht den MENDEL* Regeln, sondern ist abhängig von der Plasmaverteilung bei Mitose, Meiose u. Keimzellverschmelzung. DNS-Natur nicht allg. bewiesen, für das Plastidom jedoch sehr wahrsch.; beim Menschen bisher nicht nachgewiesen (s. a. extrachromosomale ↗ Vererbung). – **gekoppelte Gene**: auf demselben Chromosom liegende u. daher meist gemeinsam vererbte Gene; i. e. S. – irreführende – Bez. für Gene in cis-Konfiguration (s. a. Kopplung). – **gonosomales, geschlechtsgekoppeltes oder -gebundenes G.**: in einem Geschlechtschromosom (Gonosom) liegendes Gen, dessen phänotyp. Merkmal den entspr. gonosomalen (X- oder Y-chromosomalen) Erbgang zeigt. – **holandrisches G.**: im Differentialsegment des Y-Chromosoms liegendes, nur vom Vater auf den Sohn, nie jedoch auf ♀ Nachkommen (durch Crossing-over) übertragbares Gen. – **kombinante Gene**: (LENZ 1938) Allelenpaar, das in heterozygoter Kombination nicht einen dominanten oder intermediären, sondern die Phänotypen bd. Allele unabhängig voneinander entwickelt; z. B. die Allele der Blutgruppen A u. B, M u. N. – **polyphänes** oder **pleiotropes G.**: Gen, das mehrere Eigenschaften kontrolliert, da sein Primärprodukt u. Folgeprodukte in versch. phänogenet. Prozesse eingreifen; s. a. Pleiotropie.

Gena: (lat.) Wange (↗ Bucca).

Gen|aktivierung: Ingangsetzen der Primärprodukt (m-RNS)-Synthese eines Gens durch Bereitstellung des Reaktionssubstrats u./oder Aufhebung einer Repression (d. h. Depression), eingeleitet z. B. durch best. Hormone oder biochem. u. biophysik. Milieubedingungen (z. B. Temp., Licht, Lage im Zellverband, Nährmedium). – **G.analyse**: Nachweis der am Gesamtphänotyp oder best. Eigenschaften beteiligten Gene bzw. Allele, ihrer Trägerchromosomen (im haploiden Satz) u. ihrer Anordnung auf diesen durch Kreuzung mit Test-Genotypen u. Statistik der resultierenden Merkmalsverteilung. – **G.austausch**: ↗ Crossing-over, Rekombination.

Gen|blockierung: im Rahmen der physiol. Regulation der Genaktivität der der Aktivierung entgegengesetzte Vorgang (s. u. Repression [1]); auch Bez. für toxisch bedingte Gen-Inaktivierung. – vgl. Enzymblock. – **G.dosis**: das numer. Vork. eines best. Genlocus pro Zelle (normal: Keimzellen 1, Somazellen 2; gonosomale Gene entsprechend 0, 1 oder 2, je nach ihrem Trägerchromosom u. nach dem Geschlecht der Zelle).

Gendré* (FRANÇOIS LAURANT DE G., 1812–1859, Arzt, Paris) **Jodreaktion**: histol Glykogennachweis im entparaffinierten Gewebeabschnitt durch Einlegen in gesätt. essigsaure Anilinblau-Lsg., Übertragen in LUGOL* Lsg. u. Differenzieren in alkohol. Jod-Lsg. (Glykogen braun auf grünl. Untergrund, Zellkerne blau). – **G.* Knötchen**: knot. Auftreibung der Fingermittelgelenke bei Gastrektasie.

Gen|drift: genet. ↗ Drift. – **G.duplikation**: die persistierende Verdoppelung (bis Vervielfachung) einzelner Gene oder Gengruppen (mit anschließ. getrennter Entwicklung) als wesentl. Mechanismus der Evolution. – vgl. Chromosomenduplikation.

Geneiitis granulomatosa: asymmetr. ödematös-entzündl. Gewebsverdickung am Kinn als seltene Lokalisation bzw. Randsympt. des MELKERSSON*-ROSENTHAL* Syndroms.

generalis: (lat.) generell, allgemein. – **generalisatus, generalisiert**: verallgemeinert, ausgebreitet (s. a. Generalisierung).

Generalisierung, -sation: *path* Ausbreitung einer Krankh. (z. B. Ekzem, Karzinom, Syphilis, Tbk) oder eines Anfallsgeschehens auf den ganzen Körper oder auf ein Organsystem; s. a. Streuung (2), Früh-, Spätgeneralisation, Bakteriämie, Virämie, Sepsis. – *physiol* in der PAWLOW* Lehre das Auftreten einer bedingten

Generallamelle

Reaktion in einer der Erstreaktion ähnl. Situation. – In der Lerntheorie die Übertragung eines Übungserfolges auf ähnl. situative Zusammenhänge.

Generallamelle, Grundlamelle: die den lamellären Knochen (HAVERS* Lamellensystem u. Schaltlamellen) gegen das Periost (= äuß. G.) bzw. gegen die Markhöhle (= inn. G.) abgrenzende zylindr. Knochenlamelle.

Generatio: (lat.) 1) Zeugung, Fortpflanzung; **G. aequivoca**, automatica, originaria, primaria, spontanea = Urzeugung (↑ Abiogenese); **G. parentalis** = Elternzeugung. – 2) Generation.

Generation: *soz* die in einer best. Zeitspanne in einer Bevölkerung Geborenen. – Als Generationsabstand zwischen Eltern u. Kindern gilt im allg. das mittl. Alter der Mütter bei Geburt ihrer Kinder (etwa 28 J.). – *genet* die von einem gemeinsamen Ahnen oder – rückschauend – Nachfahren in der Fortpflanzungskette gleich weit entfernten Individuen.

Generations|psychose, Gestationspsychose: durch zufäll. Zusammentreffen oder mit kausaler Beziehung (Gestose) zur Schwangerschaft bzw. Wochenbett auftretende endogene oder symptomat. Psychose. – **G.wechsel**: *biol* obligater oder fakult. W. einer Art zwischen einer Generation von Individuen mit zweigeschlechtl. u. einer (oder mehreren) parthenogenet. oder vegetat. Fortpflanzung. Bei Parasiten häufig an Wirtswechsel gebunden (z. B. Trypanosomen, Fasciola, Cestoda). – **G.zeit**: *biol* Lebenszyklus einer Einzelzelle von Mitose zu Mitose; s. a. Zellzyklus. – **G.zellen**: ↑ Keimzelle.

generativ: die Fortpflanzung betreffend, fertil; z. B, der g. Follikel als einziger in einer Periode zum Follikelsprung reifender ↑ Eifollikel.

Generator|gas: techn. Gasgemisch mit hohem (21–30%) CO- u. N_2-Gehalt (ca. 55%). – **G.potential**: *physiol* graduell anstufbare depolarisierende Änderung des Membranpotentials an nicht konduktilen Abschnitten der Zellmembran; wirkt über eine elektronton. Ausbreitung als elektr. Reiz u. kann an konduktilen Membranteilen Aktionspotentiale auslösen. Als G. gelten: Rezeptor-, exzitator.-postsynapt. (= EPSP), Endplatten- u. Schrittmacherpotential (des Herzens). – **G.säule**: ↑ Isotopen-G.säule.

Generic name: (engl.) der zur Wirkstoffdeklaration von Arzneistoffen international (v. a. durch die WHO) empfohlene, da warenzeichenrechtlich nicht geschützte »Freiname« eines Arzneistoffes. ↑ Denominatio communis internationalis (DCI).

Genese, Genesis: Entstehung, Entwicklung, s. a. Patho-, Onto-, Phylo-, Morphogenese (= formale G.), Agenesie.

Genesung: ↑ Rekonvaleszenz.

Genetik, Erb-, Vererbungslehre: Wissenschaft (Teilgebiet der Biologie) von der Konstanz u. Variabilität u. von den Übertragungsmechanismen erbl. Merkmale. Nach der Betrachtungsweise unterteilt in Idio-, Phäno- (bd. zus. = physiol. G.) u. Phylogenetik (damit überschneidend: Populationsgenetik) sowie Molekular- (Aufklärung der Struktur u. Primärwirkung der Gene u. des genet. Kodes) u. biochem. G. (Aufklärung der genet. Steuerung von Biosynthesen). – Die Humangenetik hat als Teilgebiete die klin. u. die medizin. G., die sich mit der Bedeutung der klin. Forschung für die Genetik bzw. der Genetik für die klin. Forschung befassen u. dabei v. a. mit der Erblichkeit von Krankhtn.

genetisch: die Entstehung oder Entwicklung betreffend, entwicklungsgeschichtlich, erblich bedingt; z. B. genet. ↑ Balance, ↑ Information, ↑ Schädigung.

Genevray*-Bruneau* Nährboden: *bakt* NaCl (Meerwasser)-halt. Peptonwasser (pH 8,5) zur Züchtung von Choleravibrionen.

Génévrier* Zeichen (zeitgen. franz. Arzt): unter dem re. Schlüsselbein hörbare Herzgeräusche bei Vergrößerung der paratrachealen Lymphknoten.

Genfer (Ärzte-)Gelöbnis: vom Weltärztebund 1948 in Genf beschlossene Neufassung der ärztl. Berufspflichten (in Anlehnung an den Hippokratischen Eid, vom Dtsch. Ärztetag modifiziert): »Bei meiner Aufnahme in den ärztl. Berufsstand gelobe ich feierlich, mein Leben in den Dienst der Menschlichkeit zu stellen. Ich werde meinen Beruf mit Gewissenhaftigkeit u. Würde ausüben. Die Erhaltung u. Wiederherstellung der Gesundheit meiner Patienten soll oberstes Gebot meines Handelns sein. Ich werde alle mir anvertrauten Geheimnisse wahren. Ich werde mit allen meinen Kräften die Ehre u. die edle Überlieferung des ärztl. Berufes aufrechterhalten u. bei der Ausübung meiner ärztl. Pflichten keinen Unterschied machen weder nach Religion, Nationalität, Rasse noch nach Parteizugehörigkeit oder sozialer Stellung. Ich werde jedem Menschenleben von der Empfängnis an Ehrfurcht entgegenbringen und selbst unter Bedrohung meine ärztl. Kunst nicht in Widerspruch zu den Geboten der Menschlichkeit anwenden. Ich werde meinen Lehrern u. Kollegen die schuld. Achtung erweisen. Dies alles verspreche ich feierlich auf meine Ehre«. – **Genfer Konvention**: das durch die Bemühungen von HENRI DUNANT am 22.8.1864 in Genf geschlossene internat. Übereinkommen zur Verbesserung des Schicksals der Verwundeten u. Kranken bei den im Felde stehenden Heeren; z. Z. gültig die 4 Abkommen vom 12.8.1949: 1) Verbesserung des Loses der Verwundeten u. Kranken des Heeres u. 2) der Marine, 3) Behandlung der Kriegsgefangenen, 4) Schutz der Zivilbevölkerung in Kriegszeiten sowie des Sanitätsdienstes mit dem Ziel der ungehinderten Erfüllung seiner humanitären Aufgabe. Schutzzeichen sind »Rotes Kreuz«, »Roter Halbmond«, »Roter Löwe«, »Roter Davidstern« etc. – **Genfer Nomenklatur**: (1892) konstitutionsgemäße Benennung der organ. chem. Verbindgn.; von IUPAC fortgeführt.

Genhormone: die Gen-determinierten, zum Wirkort transportierten u. dort spezif. bei der Phänogenese wirksamen Stoffwechselintermediärprodukte (Enzyme etc.).

Genickstarre: ältere Bez. für Meningismus u. Meningitis (cerebrospinalis epidemica).

geniculatus: (lat.) mit Knoten versehen, knoten-, knieförmig; s. a. Genikulatum....

Geniculum: (lat.) kleines Knie; *anat* z. B. (*PNA*) **G. canalis facialis** (die okzipitalwärts gerichtete spitzwinkl. Knickung des Kanals im Felsenbein), **G. nervi facialis** (das in diesem Abschnitt gelegene »äuß. Fazialisknie«).

Genikulatumneuralgie, -syndrom: Neuralgie des Ganglion geniculi, z. B. bei Zoster oticus u. MELKERSSON*-ROSENTHAL* Syndrom.

Genin: ↗ Aglykon.

Genio|cheiloschisis: UK-Lippenspalte infolge frühembryonaler Entwicklungsstörung der UK-Wülste (hereditär oder als infektbedingte Embryopathie). – **G.glossus:** ↗ Musculus genioglossus. – **G.hyoideus:** ↗ Musculus geniohyoideus. – **G.spasmus:** Krampf der Kinnmuskulatur.

Genistein: $C_{15}H_{10}O_5$; ein Isoflavon; Aglukon des Glukosids Genistin in Besen- u. Färberginster (Genista scoparia bzw. tinctoria) u. Sojabohnen sowie des Sophoricosids im Pagodenbaum (Sophora japonica); östrogene Wirkung.

genitale Phase: (S. FREUD) die nach Abschluß der frühkindl. analen, oralen u. phall. Phase eintretende Entwicklungsphase mit Primat der Libido u. Entwicklung der Sexualität der reifen Persönlichkeit.

Genital|abstrich: diagnost. A. aus Vagina, Portio, Zervix Präputium oder Urethra. – **G.apparat, -trakt,** Systema genitale: die ausschließlich der Fortpflanzung dienenden Organe des Apparatus urogenitalis, die – nach Entwicklung aus einer indifferenten Embryonalanlage (↗ Tab.) – den ♂ bzw. ♀ Typ bestimmen (»Geschlechtsorgane«; s. a. Genitale). – **G.blutung:** *gyn* B. aus dem äuß. oder inn. Genitale, i. e. S. die nach außen erfolgende; physiol. als Menstruationsblutung, pathol. bei Entzündung, Schleimhautwucherung (Polyp), Tumor oder hormonell bedingt.

Genitale: ↗ Genitalapparat; **äuß. G.:** Penis, Urethra, Skrotum bzw. (♀) Mons pubis, Labien, Klitoris; **inneres G.:** Hoden u. Nebenhoden, Samenstrang u. -blase, Prostata bzw. (♀) Ovarien, Tuben, Uterus, Vagina.

Genital|ekzem: meist stark juckende ekzematöse Hautreaktion (nässend oder trocken, papulös oder impetiginös) am äuß. Genitale; z. B. als Diabetid, als Kontaktekzem bei Schornsteinfegern u. Mineralölarbeitern. – **G.falte, -leiste,** Keimdrüsenfalte, Plica genitalis: *embryol* mit Längenwachstum des Genitalhöckers durch Auszeihen des Kloakenhöckers entstehende paar. Falte, die sich bei der ♂ Frucht auf der ventral. Penisseite – den Urogenitalspalt zwischen sich fassend – zur Harn-Samenröhre schließt. – **G.fluor:** ↗ Fluor genitalis.

Genitalhöcker, Tuberculum genitale: *embryol* aus dem dors. Abschnitt des Kloakenhöckers entstandener subepidermaler Mesenchymwulst, der sich bei bd. Geschlechtern zu einem längl. Phallus entwickelt, aus dem später Penis bzw. Klitoris hervorgehen.

Genitalien: das (äuß.) ↗ Genitale.

genitalis: (lat.) die Zeugung bzw. Zeugungsorgane betreffend; erzeugend.

Genital|karzinom: prim. oder sek. Ca. im Bereich der äuß. oder inn. G.organe; Vulva-, Vaginal-, Kollum-, Korpus-, Ovarial- u. Tuben- bzw. (♂) Penis-, Hoden- u. Prostata-Ca. – **G.körperchen, -kolben:** ↗ Corpuscula nervosa genitalia. – **G.krise:** physiol. G.veränderungen des Neugeb. 5–6 Tg. post partum: Schwellung der Brüste, passagere Hypertrophie von Prostata u. Hoden, Hyperämie der Vulva mit Genitalblutungen; evtl. Komedonenbildung (v. a. an der Nase). – **G.leiste:** *embryol* ↗ Genitalfalte.

Genitalödem: *päd* **1) idiopath. G.:** nicht-entzündl. Ödem des Mons pubis während der ersten Lebenswoche, v. a. bei männl. Neugeb.; evtl. auf übr. Genitale u. Oberschenkel übergreifend; Ätiopath. ungeklärt. – **2) neonatales G.:** flücht. ödematöse Schwellung u. Rötung an großen Labien u. Mons pubis bei weibl. Neugeb., verursacht durch fetalen Schenkeldruck oder als Schwangerschaftsreaktion; seltener Penis- u. Skrotalödem bei Knaben.

Genital|platte: *embryol* ↗ G.strang. – **G.prolaps:** ↗ Scheiden-, Uterusprolaps. – **G.reflex:** durch Reizung der sensiblen Nervenendigungen des äuß. Genitale (v. a. Glans penis, Klitoris, Labien) auslösbarer R. mit afferentem Schenkel im N. pudendus u. Umschaltung in vegetat. Kerngebieten im Lumbal- u. Sakralmark; ↗ Ejakulations- u. Erektionsreflex. – **G.strang, -platte,** Funiculus genitalis: *embryol* durch Verwachsung der Plicae urogenitales entstehende frontale Scheidewand, die das Becken in einen flachen vord. u. einen tiefen hint. Abschnitt unterteilt.

Genital|tuberkulose: meist hämatogene sek. Tbk. der G.organe, bei ♂ als Orchitis, Epididymitis, Vesikulitis u. Prostatitis (meist im Rahmen der Urogenital-Tbk), bei ♀ (als häufigste extrapulmonale Form) v. a. als Salpingitis (85–90%) u. Endometritis, ferner an Ovar (12%), Vagina (9%) u. Vulva (1%), sehr selten (aber typisch) an Zervix u. isoliert an Portio. Häufigkeitsspitze im 20. bis 30. Lj. (etwa 60% der Adnex-Tbk); klin. Diagnose meist ex juvantibus, Sicherung bakteriol. u. histol.

Genital|wülste: *embryol* subepidermale Mesenchymwülste seitl. von G.höcker u. -falten, aus denen Hodensack bzw. große Schamlippen hervorgehen. – **G.zentrum:** *physiol* ↗ Centrum genitospinale. – **G.zyklus,** Sexualzyklus: die von HVL u. Ovar gesteuerten zykl. Veränderungen im Organismus der geschlechtsreifen Frau, manifestiert v. a. im Reifen u.

Genitalapparat

männlich	Embryonalanlage	weiblich
Testis	Genitalfalte der Urniere	Ovarium
Ductus epididymidis u. Ductus deferens	Urnierengang (WOLFF* Gang) u. Urnierenreste	GARTNER* Gang u. Epoophoron
Appendix testis u. Utriculus prostaticus	MÜLLER* Gang	Tuba uterina, Uterus, Vagina
Colliculus seminalis	MÜLLER* Hügel	Ostium vaginae
Corpus cavernosum	Genitalhöcker	Clitoris
Corpus spongiosum Penis	Genitalfalten	Labia minora pudendi, Vestibulum vaginae, Bulbus vestibuli
Scrotum	Genitalwülste	Labia majora pudendi

Genitalzyklus 880

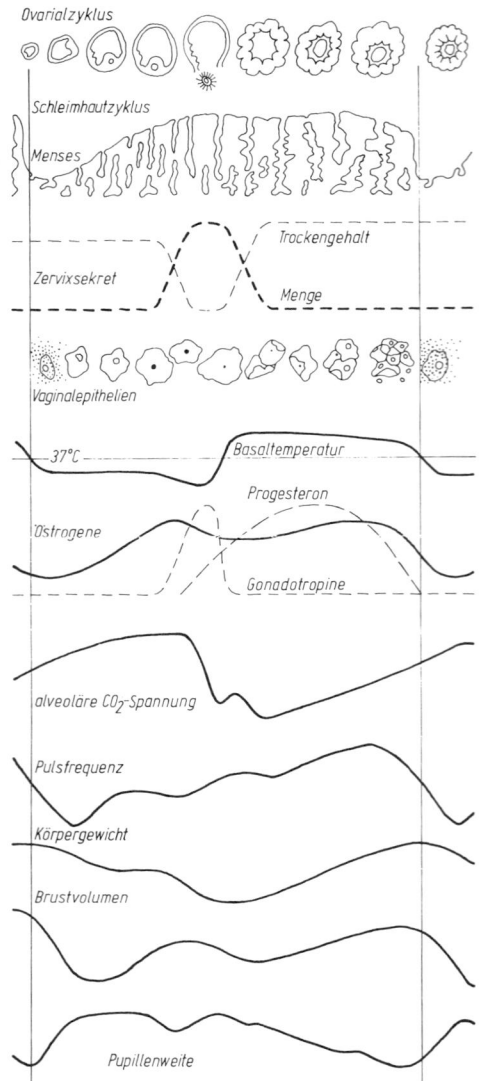

Springen eines Eifollikels u. dessen Umwandlung in ein Corpus luteum. Unter dem Einfluß der vom Follikelepithel produzierten Östrogene erfolgt Aufbau der Uterusschleimhaut u. unter dem Einfluß des Progesterons deren Umwandlung in eine sezernierende, für die Nidation geeignete Schleimhaut, bei Eitod Menstruation (= **generativer G.z.**). – Darüber hinaus hormonell bedingte vegetat. Störungen u. Alterationen in fast allen Körpergeweben (= **vegetativer G.z.**; / Abb.). – s. a. Menstruationszyklus, Abb. »luteotropes Hormon«.

Genito|abdominalreflex, GUILLAIN*-ALAJOUANINE*, Schamfugen-, Pubes-, mediopubaler Reflex: (RAIMISTE) Kontraktion der Bauchmuskeln bei Beklopfen der Schambeinfuge; wahrsch. Muskeldehnreflex (geringe diagnost. Bedeutung) – **G.analhöcker**: *embryol* die nach Abgliederung des Genitalhöckers verbliebenen, durch eine Rinne getrennten ventr. Teile des Kloakenhöckers, aus denen die Genitalfalten hervorgehen. – **g.anorektales Syndrom**: / Elephantiasis genito-ano-rectalis. – **G.graphie**: *röntg* klärende Kontrastdarstg. des Genitale beim Intersex. – **G.-plastik**: *chir* (re)konstruktive Form- u./oder Funktionsplastik des inn. oder äuß. Genitale.

genito|suprarenales, g.adrenales Syndrom: s. u. adrenogenital.

Genius: (lat.) Schutzgeist, *med* vorherrschender Charakter z. B. einer Epidemie (= **G. epidemicus**), einer Krankheit (= **G. morbi**), der über Schwere u. Verlauf aussagt.

Gen|karte: / Chromosomenkarte; i. e. S. auch die Darstg. der Feinstrukturen (Recons, Mutons, Sites) eines Gens. – **G.komplex**: Gruppe von Genen, 1) die sich in ihrer Auswirkung auf ein bestimmtes Phän gegenseitig (»balanciert«) beeinflussen; 2) die, obwohl z. T. auf verschied. Chromosomen, wegen bes. genet. oder zytol. Mechanismen (z. B. Komplexheterozygotie) stets gemeinsam vererbt werden. – **G.kopp(e)lung**: genet. / Kopplung.

Gen|locus, -ort, »Locus«: die mit genet. (anhand von Kopplungsstärke, Austauschwert, Transfer-Reihenfolge) oder zytol. Methoden (Chromosomenaberrationen) feststellbare Lokalisation eines Gens im Genom auf einem best. Chromosom; i. w. S. das Gen selbst einschl. seiner Allele. – **G.muster**: die individuelle Allelenkombination eines Organismus oder Stammes.

Genmutation: nur ein einz. Gen betreffende M., erkennbar allein aus dem phänogenet. Effekt (nicht aus der morphol. Untersuchung). Innerhalb eines Gens können mehrere – durch Rekombination unterscheidbare u. evtl. sich gegenseitig kompensierende – G.en vorkommen (s. a. Suppression); s. a. Mutation, Kodonmutation, vgl. Genommutation, Chromosomenaberration (= -mutation). – **Genmutationstheorie**: *onkol* Bei der Kanzerogenese werden normale Zellen durch Mutation in Krebszellen umgewandelt, wobei somat. Mutationen chromosomaler Gene u. »plasmogene« Mutation plasmat. Gene bzw. autoduplikanter Organellen (z. B. Mitochondrien) zu unterscheiden sind (DARLINGTON, HADDOW, NOTHDURFT).

Gennari* Streifen (FRANCESCO G., geb. 1750, Anatom, Parma): der äußere der beiden / BAILLARGER* Streifen.

Gennest: (SCHULTZ 1952) benachbarte Gruppen voneinander abhängiger Gene (evtl. nur ein Operon umfassend), die bei Chromosomenbruch infolge starker Positionseffekte scheinbar gemeinsam mutieren (daher phänotypisch u. mittels Rekombination schwer vom Einzelgen unterscheidbar).

Geno|dermatose, -dermie: unter Mitwirkung eines Erbfaktors entstehende Hautkrkht.; nach MEIROWSKY die keimplasmatisch bedingte Anomalie der Haut u. ihrer Anhangsgebilde; nach BETTMANN idiopath. Hautmißbildungen, zu deren Manifestation weitere endogene Einflüsse erforderlich sind (z. B. Psoriasis vulg.). – **G.kopie**: ein durch ein anderes, ähnlich wirkendes Gen verursachter gleicher Phänotyp.

Genom: der vollständ. Satz Gene im haploiden (Keimzellen-) Chromosomensatz eukaryoter Organismen; bei Baktn. ident. mit dem Chromosom, bei Viren mit der ges. Nukleinsäure. – I. w. S. auch das Gesamt der chromosomalen Gene in di- u. polyploiden Zellen (vgl. Plasmon). – **G.mutation**: Änderung der Chromosomenzahl im G., im allg. durch Unregelmäßigkeiten bei der Meiose, Mitose oder Translokation ganzer Chromosomen; führt zu Aneuploidie (Hyper- bzw. Hypoploidie, z. B. Trisomie oder Polyploidie, v. a. bei Pflanzen); evtl. Urs. von Sterilität u. Semisterilität; beim Menschen fast stets letal.

Geno|morphin: ↗ Morphinaminoxid. – **G.pathie**: pränatale Erkr. (z. B. Enzymopathie) infolge einer bereits bei einem Elternteil bestehenden Genschädigung (z. B. durch Mutation); vgl. Gametopathie.

Genort: ↗ Genlocus.

Genostrychnin: ↗ Strychnin-N-oxid.

Genotyp: das »Erbgut« eines Organismus (im Gegensatz zum Phänotyp) als ges. »Erbmasse« oder nur für ein Einzelmerkmal; i. e. S. die Erbanlagen des Genoms (im Gegensatz zum Plasmotyp), oft auch die dem Genom bzw. Gen eigenen Reaktionspotenzen einschließend. – **genotypisches Milieu**: **1)** das einem Gen als Funktionspartner gegenüberstehende übr. Genom. – **2)** der »Genotypen-Pool« einer Population gegenüber einem – durch Migration oder Mutation eingeführten – einzelnen Genotyp.

Gen-Plasma-Wechselwirkung: Rückkopplungs- u. Regelungssystem zwischen Genom u. Zytoplasma; Hauptmechanismen: **a)** Synthese der Genbausteine durch die Bedingungen im Plasma limitiert. – **b)** Plasma durch Umwelt- oder Körpergradienten so prädeterminiert, daß es über Aktivierung oder Blokkierung von Genen, Eintritt von Mitose oder Meiose, Reduplikation oder phänogenet. Funktion (Transkription) entscheidet. – **c)** Gene oder Genom kontrollieren Wachstum u. Teilung der extranukleären Organellen (u. der in ihnen evtl. lokalisierten Erbfaktoren). – **d)** chromosomale Gene u. extranukleäre Erbfaktoren stehen in Wechselwirkung bei der Kontrolle mancher Pähne.

Genprodukt: aufgrund der genet. Information eines Gens von der Zelle (Ribosomen) synthetisierter hochmolekularer Stoff, z. B. ein Enzym (beim Strukturgen), ein Repressor (beim Regulatorgen). Das prim. G. chromosomaler Gene ist wahrsch. stets eine m-RNS.

Gentamycinum *WHO*, Gentamyzin, Gentamicin: $C_{17-18}H_{34-36}N_4O_7$; aus Micromonospora purpurea (u. a. Mi.-Spezies) isolierter Aminoglykosid-Antibiotika-Komplex (70% G. C_1, 30% G. C_2) mit Streptomyzin-ähnl. Trisaccharidstruktur; Breitbandantibiotikum mit bakteriostat., in hohen Konz. bakterizider Wirksamkeit gegen grampos. u. gramneg. Erreger (auch anderweitig resistente). Anw. als Sulfat i.m., auch lokal; bei hohen Dosen Toxizität durch Kalziumgaben verringert.

Gentiana lutea: »gelber Enzian« [Gentianaceae], dessen Wurzel (Radix Gentianae, Enzian-, Bitter-, Fieber-, Magenwurzel) die Bitterstoffe Gentiopikrin u. Amarogentin, die gelben Farbstoffe Gentisin u. Isogentisin, das Alkaloid Gentianin sowie Zucker (Gentianose, Gentiobiose, Saccharose), Gerbstoffe u. Schleim enthält; Anw. als Amarum u. Stomachikum, Roborans u. Aromatikum. – **G.violett**, Methylviolett B: Gemisch aus Hexa-, Penta- u. Tetramethylrosanilinchlorid. Triphenylmethanfarbstoff mit bakterio- u. fungistat. Eigenschaften; Anw. äußerlich als Antiseptikum (1%ig. wäßr. Lsg.), innerlich als Anthelminthikum (MTD oral 60 mg), ferner zur bakt. (GRAM*) u. histol. Färbung, für Leukozytenzählung (TÜRK* Reagens).

Gentio|biose: 6-(β-D-Glukosido)-D-glukose; ein Disaccharid in der Wurzel von Gentiana-Arten; gebunden auch als **G.biosid** (Glykosid aus G. + Aglykon; z. B. Amygdalin, Crocin). – **G.pikrin**: (KROMAYER 1862) Bitterstoff in Gentiana lutea (»Enzianbitter«), Erythraea centaurium u. a. Spezies; histor. Malariamittel (↗ Formel).

Gentisin|alkohol: $C_7H_8O_3$, 2,5-Dihydroxybenzylalkohol; Antibiotikum aus Penicillium patulum, divergens u. urticae (neben Patulin). – **G.säure**, Acidum gentisinicum: Dihydroxybenzoe-, 5-Hydroxysalizylsäure (nach Salizylsäure-Medikation in Harn u. Blut); *therap* Anw. (Na-Salz) als Analgetikum, Diaphoretikum, Antirheumatikum.

Gentransfer: Übertragung genetischen Materials von Zelle zu Zelle; s. a. Chromosomenkonjugation (1), Transduktion, -fektion, -formation.

Genu: (lat.) Knie, Kniegelenk (↗ Articulatio genus); *anat* ferner: *(PNA)* **G. capsulae internae** (gebildet vom vord. u. hint. Schenkel der inn. Kapsel des Nucleus caudatus; v. a. motor. Fasern für Kopfbereich), **G. nervi facialis** (»inn. Fazialisknie«, Biegung des Nervs kurz nach seinem Urspr. um den Abduzenskern). – *orthop* **G. laxum**: ↗ Wackelknie.

Genu recurvatum: *path* Abknickung des Unterschenkels mit nach vorn offenem Winkel bei Überstreckbarkeit des Kniegelenks; evtl. mit Aufhebung der akt. Beugefähigkeit; Tibiakopf nach dorsal-lat. luxiert. Als kongen. Dysplasie (hereditär oder infolge Fehllagerung in utero), Lokalsympt. ubiquitärer Bänderschwäche, nach Trauma, Kapselüberdehnung, bei destruktivem Prozeß; schwerste Deformität nach Lähmung (v. a. Poliomyelitis); Sympt.: Hinken, seitl. Schlottern, evtl. völl. Gelenkinstabilität. Ther.: Schienenhülsenapparat, Etappengips (progred. Flexion), Keilosteotomie (LEXER), Raffplastik (v. a. hint. Kapselanteil u. vord. Kreuzband).

Genu valgum, Bäcker-, Knick-, X-Bein: path. Abknickung des Unterschenkels i. S. der Abduktion (Valgusstellung) bei gestrecktem Bein (verschwindet bei Beugung); häufig komb. mit Pes planus. Vork. als puberale Belastungsdeformität (= **G. v. staticum** s. **adolescentium**), ferner infolge Traumas, lokaler Destruktion, Systemerkr., Abduktionskontraktur der Hüfte u. a., selten kongential (dann meist mit Patellaluxation). Sympt.: Aneinanderreiben der Knie (»Kniebohrer«), Watschelgang, Überstreckbarkeit, Wackelknie, u. U. Reizerguß; bei Einseitigkeit Beckenschiefstand u. stat. Skoliose. Ther.: redressierende Schienen, evtl. Keilosteotomie.

Genu varum, Säbel-, Reiter-, O-Bein: Deformität der unt. Extremität mit Verbiegung der Längsachse nach lateral (Knie als Scheitelpunkt), wobei meist Femur u. Tibia gemeinsam beteiligt sind (bei symptomat. Formen auch Coxa vara). Vork. (uni- oder bilat.) physiol. beim Neugeb., pathol. bei Rachitis, Osteomalazie,

genuin

enchondraler Dysostose, PAGET* Syndrom, Deformitätsheilung, degenerat. Gelenkveränderung (z. B. im Senium), als kompensat. Varisierung der gesunden Extremität bei Beinverkürzung; Sympt.: Watschelgang, rasche Ermüdung, evtl. Schmerzen. Ther.: Redressement (Schienen, Dehnlagerung) oder aber Osteotomie.

genuin: angeboren, selbständig, echt; im klin. Sprachgebrauch auch »essentiell«, »idiopathisch«.

Genus: (lat.) *biol* Gattung (s. a. Tab. »Systematik«).

Gen|wirkkette: (A. KÜHN) aneinanderschließende Funktion mehrerer an einem Merkmal beteiligter Gene, wobei häufig ein Genprodukt oder dessen Reaktionsprodukt das folgende Gen aktiviert (z. B. durch Derepression). – Die vielfach dir. (über Repressoren) u. indir. gegenseit. Beeinflussung der Gene in ihrer Funktion u. der ihrer Produkte wird als »**G.wirknetz**« bezeichnet. – **G.zahl**: Gesamtzahl der Gene in einem haploiden Genom (z. B. der Keimzellen), für den Menschen auf 10^5–10^6 geschätzt, für E. coli z. B. auf 2000–3000.

Geohelminthen: parasit. Würmer, deren infektiöse Stadien sich nicht in einem Zwischenwirt, sondern frei im Boden oder Wasser entwickeln; Infektion des Menschen erfolgt oral (z. B. Ascaris, Trichuris, Enterobius) oder perkutan (z. B. Ancylostoma, Necator, Strongyloides).

Geomedizin: (ZEISS 1931) Forschungszweig der Medizin, der die Krkhtn. u. ihre Verbreitung zu geograph. Bedingungen in Beziehung setzt; verfolgt u. a. die internat. Bekämpfung von Epidemien u. weltweiten Seuchen.

geometrische Isomerie: ↑ *cis-trans*-Isomerie. – **g. Unschärfe**: *röntg* die von Brennfleckgröße, Fokus-Objekt- u. Objekt-Bildabstand nach den Gesetzen der Zentralprojektion abhäng. Unschärfe eines Röntgenbildes; s. a. Gesamtunschärfe.

Geomycin: (BROCKMANN, MUSSO 1954) Polypeptid-Antibiotikum aus Streptomyces xanthophaeus; in vitro wirksam gegen grampos. u. gramneg. Baktn. u. Entamoeba histolytica; nephrotoxisch.

Geo|parasitologie: Forschungsrichtung über die Verbreitung der – krankmachenden – Parasiten in Abhängigkeit von den Landschaftsformen. – **G.pathologie**: Zweig der Geomedizin, der die Beziehungen der Krkhtn. zu geograph. Bedingungen anhand von Todesursachen- u. Morbiditätsstatistiken nachweisen will. – **G.phagie**: das Essen von Erde als abnormes Gelüst z. B. Schwangerer; kann, über längere Zeit durchgeführt, zu Anämie u. Kaliumverlusten führen. – **G.psychologie**: Forschungszweig der Ps., der sich mit den Einflüssen von Wetter, Klima u. Landschaft auf das seel. Verhalten befaßt; s. a. Wetter-, Föhnwirkung.

Georg* Methode (HEINZ G., geb. 1920, Chirurg, Heidelberg): (1958) bei veraltetem geschlossenem Strecksehnenabriß am Fingerendglied Raffung des überbrückenden Narbengewebes nach Unterminierung der Dorsalaponeurose; Endgliedfixierung in Überstreckstellung.

(Di) George* Syndrom (ANGELO DI G., Pädiater, **Philadelphia**): **1)** (1965) ↑ Thymusaplasie. – **2)** ↑ PINSKY*-DI G.*-HARLEY*-BAIRD* Syndrom.

Geo|therapie: (HELLPACH) Ther. unter Ausnutzung der Einflüsse von Wetter u. Klima, Boden u. Landschaft; s. a. Klimatherapie. – **G.trichose**: seltene, meist sporad. Erkr. durch Pilze der Gattg. Geotrichum (s. a. tab. »Mykosen«).

Geotrichum: (LINK 1809) Pilzgattg. [Fungi imperfecti, Moniliaceae], mit verzweigten, septierten, in Arthrosporen zerfallenden Hyphen, ohne Sproßzellbildung; z. B. **G. amycelicum** (REDAELLI u. CIFERRI 1935; aus Hautläsion isolierte Pilzart mit spärlichem, gelbl., in Gliederstücken zerfallenden Myzel). – Als Typspezies **G. candidum** (mit zahllosen Synonymen), mit dichotomen Verzweigungen der in rundl., ovale u. eckige Arthrosporen zerfallenden Hyphen; Assimilation von Glukose, Galaktose u. Xylose; keine Zuckervergärung; als »Milchschimmel« weit verbreitet; verursacht bei massenhaftem Auftreten Soorbeläge u. die Geotrichose.

Geotropismus: an der Schwerkraft orientierte, ihr gleich- (= pos. G.) oder entgegengerichtete (= neg. G.) Wachstums- oder Einstellbewegung festsitzender Organismen (s. a. Tropismus).

gepaarte Säuren: die bei Entgiftungsreaktionen im Organismus entstehenden Äther- oder Estersäuren (z. B. Ätherschwefelsäuren).

Gephyrophobie: Brückenangst, als Form der Agoraphobie.

GEP-System: **G**astro-**e**ntero-**p**ankreat. System.

Geradehalter: *orthop* Korrekturbandage zur aktiven Aufrichtung des Oberkörpers bei teilversteiftem oder schlaffem Rundrücken; nur temporär (z. B. während der Schulstunden) zu tragende »Mahnbandage« (mit drückenden Achselringen).

Gerad|lage: *geburtsh* ↑ Längslage. – **G.stand**: *geburtsh* dorsoant. oder -post. Kindslage mit Pfeilnaht im (annähernd) geraden Durchmesser; am Beckenboden physiol. (= **tiefer G.st.**), über oder im Beckeneingang u. mit dort. Verharren des kindl. Kopfes pathol. (= **hoher G.st.**); Urs. meist mechan., entweder von Seiten des Kindes (z. B. Nabelschnur- oder Armvorfall) oder der Mutter (zu langes, querverengtes oder plattes Becken); Ther.: zunächst Seitenlagerung, u. U. Schnittentbindung; kindl. Mortalität ca. 8%, mütterl. 1,5%.

Geräusch: *physik* Gemisch aus Tönen, deren Frequenzen nicht im rationalen Verhältnis zueinander stehen u. deren Amplitudenverhältnisse zeitl. veränderl. sein können (vgl. Klang); *kard* ↑ Herz-, Gefäßgeräusch; *pulm* ↑ Atemgeräusch. – **entotisches G.**: im Ohr entstehendes G.; i. e. S. das Ohrensausen (↑ Tinnitus aurium). – **extra- oder parakardiales G.**: über dem Herzen, u. U. auch im Rhythmus des Herzschlags auftretendes G., das aber außerh. der Herzhöhlen entsteht, z. B. bei Aortensklerose, offenem Ductus BOTALLI, Aortenisthmusstenose, als Perikardreiben. – **G. des fallenden Tropfens**, Gutta cadens: *pulm* metallisch klingendes Rasseln oder Knacken als Auskultationsphänomen über größeren Lungenhohlräumen (Pneumothorax, Kaverne). – **fortgeleitetes G.**: *kard* Herz- oder Gefäßgeräusch, das – meist auf dem Gefäßwege fortgeleitet – z. B. (auch) über herznahen Gefäßen oder sogar über herzfernen Thoraxpartien (Rücken) hörbar ist; vgl. Distanzgeräusch. – **G. des gesprungenen Topfes**: *pulm* ↑ Bruit de pôt fêlé. – **intrazerebrales G.**: bei Auskultation des Hirnschädels hörbares »Hirn-« oder »Schädel-G.-; laut u. meist einseit. bei vaskulärer Fehlbildung (z. B. a.-v. Aneurysma), leise u. meist systol. akzentuiert über Schläfen oder Augen bei Hydrozephalus, Hirndrucksteigerung, Herzfehlern u. Anämie. – **weißes G.**: G. mit allen Frequenzen des Hörbereichs in gleichmäß. Energieverteilung; Anw. in der Audiometrie zur Vertäubung des nicht zu prüfenden Ohrs sowie zur Schallmessung.

Geräuschaudiometrie: (LANGENBECK) audiometr. Verfahren mit gleichzeit. Applikation eines Geräusches u. eines Tones; gemessen wird die Verdeckbarkeit des Tons durch das Geräusch. Ermöglicht Differenzierung der Innenohrschwerhörigkeit in einen Haarzelltyp (= pos. Recruitment) u. einen ganglionären Typ (= neg. Recruitment).

Geraghty* (JOHN TIMOTHY G., 1876–1924, Urologe, Baltimore) **Katheter**: terminal aufgebogener Plastikkatheter (4 Charr) zur Sondierung des Ductus ejaculatorius zwecks Spülung oder Kontrastdarstg. der inn. Samenwege. – **G.*-Rowntree* Test**: / Phenolrot-Clearance.

Geratologie: / Gerontologie.

Gerbasi* Anämie, Syndrom (MICHELE G., Pädiater, Palermo): pseudoperniziöse Säuglingsanämie, reversible Megaloblastenanämie des Kleinkindalters: (1940) oft durch Darminfekt ausgelöste Anämie bei Säuglingen u. Kleinkindern der ärmsten sozialen Schichten (v. a. in Sardinien, Sizilien; vereinzelt in Mitteleuropa); klin.: Leberparenchymschaden (erhebl. Verfettung u. a. degenerat. Veränderungen), Megalo- u. Normoblastose, Form- u. Kernanomalien der myeloischen Elemente, Histiozytose, Thrombozytenatypien. Ätiogenese unklar (Mangelernährung der Mutter während Schwangerschaft u. Stillperiode?); Prognose günstig (Heilung durch Folsäure- oder Vit. B_2 u. B_{12}).

Gerber* Methode: Fettbestg. in Milch durch Zentrifugieren der mit konz. H_2SO_4 u. Amylalkohol versetzten Probe (10 + 1 + 11) im kalibrierten Glasröhrchen (Butyrometer).

Gerbich-Faktor: serol / Antigen Ge.

Gerb|säure: / Acidum tannicum. – **G.stoffe**: pflanzl. Substanzen (mit phenol. Hydroxylgruppen), die tier. Haut in Leder verwandeln (porös auftrocknend, nicht mehr verleimbar, fäulnisgeschützt); unterschieden als hydrolysierbare (Gallotannine u. Ellagen-G.ste.) u. kondensierte G.ste. (Katechin- u. Flavandiolderivate); i. w. S. auch zur Gerbung geeignete synthet. organ. (Synthane, Harz-G.ste.) u. anorgan. Substanzen (Cr-, Al-, Zr-, Fe-Salze). Anw. u. a. als Adstringentien.

Gerdy* (PIERRE NICHOLAS G., 1797–1856, Anatom, Chirurg, Paris) **Band**, Lig. suspensorium axillae: der vord., verstärkter Rand der Fascia axillaris. – **G.* Dreieck**: / Trigonum caroticum. – **G.* Fasern**: Bandfasern über den Sehnen der Fingerbeuger. – **G.* Fontanelle**: akzessor. Fontanelle im Bereich der Sagittalnaht. – **G.* Fraktur**: / GOSSELIN* Fraktur (des dist. Tibiaendes). – **G.* Grube**: / Trigonum caroticum. – **G.* Linie**: die durch das Ineinandergreifen der Mm. serratus ant. u. obl. ext. abdominis entstehende Zickzacklinie an der seitl. Brustwand. – **G.* Operation**: »lakrimale Rhinotomie« (i. S. der Dakryozystorhinostomie) bei Tränengangstenose u. Tränenfistel. – **G.* Schleifen**: kleine Muskelfaserschleifen in der Vorhofscheidewand des Herzens. – **G.* Zeichen**: das schnappende Repositionsgeräusch im Hüftbereich (»snapping hip«) bei angeb. Hüftluxation, meist im 6. bis 9. Mon.; vgl. ORTOLANI* Phänomen.

Gerhardt* (CARL ADOLF CHRISTIAN JAKOB G., 1833–1902, Internist, Berlin) **Dreieck**: dreieck. Dämpfungszone parasternal li. über der 3. Rippe bei offenem Ductus arteriosus u. bei erweitertem Truncus pulmonalis. – **G.* Handgriff**: bds. Kompression der kranken Thoraxseite zur Förderung der Expektoration bei Lungenabszeß. – **G.* Probe**: 1) Eisenchloridprobe: (1865) Azetessigsäurenachweis im H_2SO_4-angesäuerten Harn; Rotfärbung bei tropfenweisem Zusatz von 10%ig. Eisen (III)-chlorid-Lsg.; s. a. Eisenchloridprobe (Windeltest). – 2) (1881) Gallenfarbstoffnachweis im Chloroformauszug des Harns mit KOH u. Jodjodkalium-Lsg. (wäßr. Schicht grün bzw. gelb mit grüner Fluoreszenz). – **G.* Schallwechsel**: / BIERMER* Zeichen (Schallwechsel). – **G.* Syndrom**: 1) Akro- u. Erythromelalgie. – 2) inspirator. Dyspnoe bei doppelseit. Stimmbandlähmung. – **G.* Zeichen**: 1) über dem Mastoid hörbares Strömungsgeräusch bei Basilaris- oder Vertebralisaneurysma. – 2) einseitig geringere Füllung der V. jugularis ext. bei Hirnsinusthrombose. – 3) inspirator. Einziehung der Bauchwand bei Zwerchfellähmung; s. a. LITTEN* Zwerchfellphänomen. – 4) **G.*-SEMON* Zeichen**: typ. Intermediärstellung (»Kadaverstellung«) der Stimmbänder bei vollständ. Rekurrenslähmung.

Geriatrie: die »Altersheilkunde«; s. a. Gerontologie, Biomorphose. – **Geriatrika**: pharm substituierend, roborierend u. stimulierend wirkend Präp. zur Steigerung der körperl. u. geist. Leistungsfähigkeit des alten Menschen: Multivitaminpräp., komb. mit Enzymen, lipotropen Stoffen, Geschlechtshormonen, Anabolika oder gefäßabdichtenden Mitteln; ferner unspezif. Reizkörper- u. Frischzellenther., s. a. ASLAN* Therapie.

gerichtliche Medizin, Gerichtsmedizin: / Rechtsmedizin. – **g. Psychiatrie**: s. u. forensisch.

Gerichtsarzt: den Justizbehörden für gerichtsmed. Untersuchungen zur Verfügung stehender Arzt (z. B. in Bayern »Landgerichtsarzt«).

Gerinnsel: / Blut-, Fibrin-, Speckhautgerinnsel.

Gerinnung: / Blutgerinnung, Koagulation.

Gerinnungs|aktivität: die durch ein spezif. Testsystem bestimmte Aktivität eines Blutgerinnungsfaktors (anstelle seiner bislang nicht bestimmbaren Quantität); meist aber die aus vielen Einzelschritten resultierende mehrerer Faktoren, erfaßt mit (sub)globalen Testsystemen. – **G.defekt**: quant. oder qual. (oder gemischte) Störung des ges. G.systems, einzelner G.faktoren oder der Relation der Prokoagulationsfaktoren u. G.hemmstoffe (s. a. Gerinnungsstörung). Bewirkt eine in vitro erfaßbare Koagulationsstörung, evtl. auch eine Hämostasestörung.

Gerinnungs|faktoren: ca. 20 Substanzen, die im Rahmen des Blutgerinnungssystems i. S. einer Förderung oder Hemmung zusammenspielen (= Pro- bzw. Antikoagulationsfaktoren; s. a. Faktor, G.inhibitor); vorw. Plasmaproteine, aber auch Lipide, Polysaccharide u. Elektrolyte (Ca^{2+}, NaCl). Die – bisher 13 gesicherten – Plasmafaktoren werden mit röm., die

Gerinnungsinhibitor

Thrombozytenfaktoren (nur 3 u. 4 bisher als differente Entitäten anerkannt) mit arab. Zahl bezeichnet.

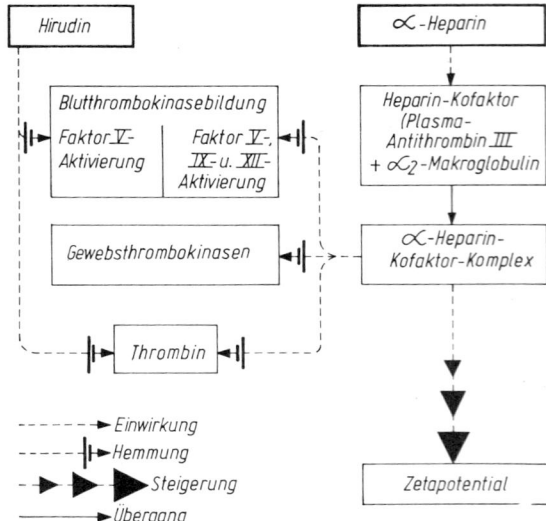

Gerinnungs|inhibitor: Substanz, die die Blutgerinnung hemmt, u. zwar durch Hemmung der Blutthrombokinasebildung, der Blut- u. Gewebsthrombokinasen u. des Thrombins oder aber der Fibrinmonomerenpolymerisation; z. B. Heparin, Heparinoide, Hirudin (/ Schema) Plasmaantithrombine – **G.mittel**: die / Blutgerinnung beeinflussende Stoffe, insbes. / Antikoagulantien (einschl. G.inhibitoren) u. Hämostyptika, ferner / Fibrinolytika u. Antifibrinolytika. – **G.nekrose**: / Koagulationsnekrose. – **G.phase**: s. u. Blutgerinnung (Schema n. MARX).

Gerinnungs|schema: s. u. Blutgerinnung (Abb.). – **G.status**, Koagulogramm: der aus der Ermittlung der Reaktionsgeschwindigkeiten des ges. Enzymsystems der Blutgerinnung oder mehrerer Einzelfaktoren resultierende Status, ergänzt durch die quant. Bestg. von Einzelfaktoren in spez. Testen; zur Aufklärung von hämorrhag. oder thrombophilen Diathesen; s. a. Hämostaseogramm. – **G.störung**: durch Produktionsverminderung eines oder mehrerer G.faktoren oder deren überschnellen Verbrauch oder Abbau, durch vermehrte Produktion oder verminderte Elimination von G.inhibitoren, durch Relationsstörung des Zell- u. Plasmavol. oder durch Kombinationen dieser Faktoren verursachte Störung der Blutgerinnung; vgl G.defekt.

Gerinnungsthrombus: durch plötzl. intravasale Blutgerinnung (v. a. bei Stase) entstehender, die Gefäßlichtung (meist Vene) sofort völlig obturierender Th. mit normaler Relation der in ihm enthaltenen Ery u. Leuko (daher: »roter Th.«) u. glatter Oberfläche, ohne feste Verbindung zur Gefäßwand.

Gerinnungszeit: / Blutgerinnungszeit. – Als **G.methode** (CLAUS) die Fibrinogen-Bestg. im mit Veronal-Azetatpuffer (pH 6,7) verdünnten Zitratplasma (0,2 ml) durch Messen der G. nach Zusatz von 0,2 ml gepufferter Thrombin-Lsg. (pH 7,6; 50 NIH-Einhtn.).

Gerlach* (JOSEPH VON G., 1820–1896, Anatom, Erlangen) **Färbung**: Darstg. grober Ganglienzellfortsätze im Gefrierschnitt mit ca. 0,5–1 %ig. ammoniakal. Karmin-Lsg. – **G.*** **Netzwerk**: scheinbare Dendritendurchflechtung der Nervenzellen des RM. – **G.*** **Ring**: / Anulus fibrocartilagineus membranae tympani. – **G.*** **Tonsille**: / Tonsilla tubaria.

Gerlier* **Syndrom** (FELIX G., 1840–1914, Ferney-Voltaire/Schweiz), endem. Schwindellähmung: (1887) in der Schweiz (u. in Japan: »Kubisagari«) bei Landarbeitern u. Sennen endem. Krkht. mit – evtl. nach 10–15 Min. sich wiederholenden – Anfällen von Schwindel, Nackenschmerzen, Ptosis, Diplopie, Akkomodationslähmung, Paresen der Beine. Flücht. Enzephalomyelitis? Leptospirose? Coxsackie-Infektion?

Gerling* **Drän**: T-förm. Weichgummikatheter (10 Charr, ein Schenkel gefenstert) für Gallenwegsdränage.

German measles: engl. Bez. (»dtsch. Masern«) für Röteln.

Germanin®: / Suraminum natricum WHO (Bayer 205).

Germen: genet / Keimbahn. – **Germin**: $C_{27}H_{43}NO_8$; tert. Base mit Steringerüst; Alkoholkomponente stark hypotensiv wirkender Veratrum-Alkaloide.

germinal, germinativ: die Keim(bahn)zellen betreffend; z. B. **g. Aplasie** oder **G.zellaplasie** (/ CASTILLO* Syndrom).

Germinoblastom: (LEMMERT*) malignes Lymphom, diffuses oder follikuläres Lymphoblastom, als großfollikuläres G. (LEMMERT) die / BRILL*-SYMMERS* Krankh.

Germinom: Neoplasma des Keimgewebes; i. e. S. das / Seminom. – **Germinozytom**: malignes zentrozyt. Lymphom.

Germiston-Virus: in Südafrika durch Culex-Mücken übertragenes ARBO-Virus der Bunyamwera-Gruppe (durch KBR unterscheidbar); Erreger einer fieberhaften Erkr. mit Allg.symptn., evtl. Gelenkschmerzen, Exanthem.

germizid: keimtötend.

Gernez* **Test** (CHARLES G., zeitgen. Bakteriologe, Lille): Intrakutantest zur Erkennung von Staphylokokkenimmunität; nach Inj. eines verdünnten gereinigten Staphylokokkentoxins gelten Bluttiter von etwa 3 AE/ml u. höher als pos.

Geroderma: 1) / Altershaut. – 2) **Gerodermia**: rauhe, trockene, schlaff-runzel. Hautatrophie mit greisenhaftem Aussehen, z. B. bei hypophysärem Zwergwuchs im höheren LA; ferner die **G. genitodystrophica Rummo*-Ferranini*** (= Gerogenitodystrophie; hereditär-androtrop, mit Haar- u. Nageldystrophie, Genitalhypoplasie u. Zwergwuchs), **G. osteodysplastica hereditaria** (BAMATTER, FRANCESCHETTI, KLEIN, SIERRO; mit Akromikrie, Coxa valga, Osteoporose, angeb. Hornhauttrübung u. Glaukom), **G. infantilis dystrophica** (= Geromorphismus, SOUQUES*-CHARCOT* Syndrom; meist z. Z. der Pubertät auftretend, mit Genitalrückbildung, eunuchoidem Hochwuchs u. Intelligenzdefekt; wahrsch. Sonderformen der / Progerie).

Geröllzyste, Trümmerzyste: bei stat. Fehl- oder Überbelastung sowie v. a. im Frühstadium der Arthrosis def. (vor den definit. Gelenkknorpelschwund) auftretende gelenknahe Knochendestruktion: nach Atrophie bzw. Abbau subchondralen Gewebes mit Frakturierung geschädigter Knochenbälkchen sowie Blutung allmähl. Einpressung der Trümmer in die Markräume, dann Zystenbildung durch Resorption von Detritus u. Blut.

Gero|genitodystrophie: ↑ Gerodermia genitodystrophica. – **G.hygiene:** s. u. Gerontologie. – **G.komia:** ↑ Gerontokomie. – **G.marasmus:** ↑ Altersschwäche. – **G.morphia cutanea:** ↑ Altershaut; – **G.morphismus:** ↑ Gerodermia infantilis dystrophica.

Gerontin: ↑ Spermin.

Gero(nto)komie: Pflege u. Behandlung alter Leute in Heimen (griech. Gerontokomeion = Greisenheim, Altersheim).

Gerontologie, biorheut. oder biomorph. Nosologie, Alternsforschung, Geratologie: die auf den Tatsachen der Biomorphose (Biorheuse) basierende Wissenschaft von Physiologie u. Pathologie des »alternden« Menschen (d. h. in den verschied. LA). Dabei beschäftigt sich die Gerohygiene mit den Beziehungen der Umweltbedingungen zu Altern u. Gesundheit, insbes. in der Involutionsphase u. im Senium. Die Geroprophylaxe versucht eine Prävention v. a. der chron.-entzündl., degenerativen u. neoplast. Erkrn., wie sie zu früher Invalidität führen; s. a. Geriatrie, Geriatrika.

Gerontoxon (corneae): ↑ Arcus senilis corneae. – **G. lentis:** bandförm., subkapsuläre Trübung am Linsenäquator.

Gero|prophylaxe: s. u. Gerontologie. – **G.psychopharmaka:** die in der G.therapie gebr. Hypnotika, Sedativa u. Psychostimulantia, insbes. Neuroleptika u. Antidepressiva.

Gerota* Faszie (DIMITRIE G., 1867–1939, Anatom, Bukarest): 1) G.* **Kapsel:** ↑ Fascia renis. – 2) Teil der Fascia subperitonealis zwischen Mastdarm u. Kreuzbein.

Gerotherapie: die Behandlungsmaßnahmen der Geriatrie.

Gerson* Diät (MAX BERNHARD G., geb. 1881, Internist, Kassel): (1930) kochsalzarme, vitamin- u. mineralreiche Ernährung (geringer Eiweiß- u. Fettgehalt; reichl. Salate, Gemüsesäfte, Zitronen) bei Lungen-, Knochen-, Lymphknoten- u. Haut-Tbk; von HERMANNSDORFER u. SAUERBRUCH modifiziert.

Gerstenberger* Rachitis (HENRY JOHN G., 1881–1954, Pädiater, Cleveland): ↑ Rachitis hepatica.

Gerstenkorn: ophth ↑ Hordeolum.

Gerster* Klammerspreizer: chir kräft. Gewindestab mit 2 terminalen U-förm. Valven (zur Aufnahme von 2 Knochenhalteklammern) u. mittelständ. Stellschraube für Distraktion u. Kompression von Fragmentstümpfen bei Osteosynthese.

Gerstmann* (JOSEF G., geb. 1887, Neurologe, Wien, New York) **Prüfung:** modif. ROMBERG* Versuch mit mehrfachem Rumpfbeugenlassen bei geschlossenen Augen u. Schlußstellung der Füße; Fallneigung spricht für zerebellare Ataxie (= G.* **Phänomen**). – **G.* Syndrom:** 1) G.*-BADAL* Sy.: (1972) ↑ Angularis-Syndrom. – 2) Spinozerebellar-Sy.: (1936) unregelmäßig – dominant (?) erbl. Heredoataxie mit Manifestation erst im Erwachsenenalter; progred. Dementierung, Affektinkontinenz, Exitus nach 2–7 J.

Gersuny* (ROBERT G., 1844–1924, Chirurg, Wien) **Membran:** vom Colon descendens zum Sigmoid quer über das inn. Blatt des Mesosigma ziehende Pseudomembran; führt u. U. zur Strangulation. – **G.* Naht:** Tabaksbeutelnaht zum Versenken der Harnblase bei vord. Scheidenplastik. – **G.* Phänomen:** bei der rektalen Untersuchung das Gefühl eines »Klebenbleibens« als – unsicherer – Nachweis auf Rektum-Ca. – **G.* Operation:** 1) (1898) kontinente Ersatzblase aus dem – in situ verbleibenden – Mastdarm mit Implantation der Ureteren in den oberh. der Ampulla recti quer durchtrennten Darmstumpf; Ausleitung des oralen Sigmaschenkels innerh. des Sphincter ani. – 2) Deltoideusplastik mit dem M. trapezius als Kraftspender (Nahtvereinigung beider über der Spina scapulae). – 3) bei Stuhlinkontinenz Achsdrehung des mobilisierten Rektums u. Fixierung. Entspr. Drehung der Urethra auch zur Ther. der weibl. Harninkontinenz.

Geruch: physiol ↑ Geruchssinn.

Geruchs|agnosie, olfaktor. Agnosie: Unvermögen, Gerüche trotz erhaltener Wahrnehmung zu unterscheiden (Läsion des Riechhirns?). Echte G. von klin. Seite bestritten. – **G.aura:** olfaktor. ↑ Aura. – **G.empfindung:** durch Reizung (abhäng. von Konz., Flüchtigkeit, Löslichkeit, O_2-Affinität u. Struktur des Riechstoffes) von G.rezeptoren ausgelöste u. durch die Riechbahn vermittelte Wahrnehmung riechender Moleküle in der Atmungsluft. Meist Mischung von versch. – Geruchs- sowie von Geschmacks- u. Hautbzw. Schleimhautempfindungen; mit stark ausgeprägter affektiv-emotionaler Komponente; s. a. Tab. »Sinne«, G.störung.

Geruchs|fasern: die von den Riechzellen der Riechschleimhaut zum Bulbus olfactorius ziehenden – die G.nerven bildenden – marklosen Nervenfasern (⌀ 0,2 μm; Leitungsgeschwindigkeit 0,14 m/sec). – **G.feld:** Großhirnrindenareal (v. a. Area praepiriformis, vord. Teil des Lobus piriformis, Tuberculum olfactorium, Spitze des Gyrus hippocampi), in dem sich bei elektr. Reizung des Bulbus olfactorius »evoked potentials« ableiten lassen; s. a. (als Areae olfactoriae) Substantia perforata ant., Stria olfactoria ant. u. med.; vgl. Riechfeld. – **G.fetischismus:** sexuelle Erregung durch best. – im allg. als unangenehm empfundene – Gerüche des Geschlechtspartners (z. B. von Fäzes, Genitalien). Korrekte Bez.: **G.masochismus.**

Geruchs|halluzination: olfaktive ↑ Halluzination. – Von der G.illusion (Umdeutung vorhandener Gerüche, z. B. in affektiver Erregung) schwer abzugrenzen. – **G.nerven:** ↑ Nervi olfactorii; s. a. G.fasern. – **G.organ:** Riechschleimhaut mit Glandulae olfactoriae, i. w. S. auch die ↑ Riechbahn. – **G.parästhesie:** ↑ Parosmie. – **G.prüfung:** ↑ Riechprüfung. – **G.qualität:** die innerhalb der G.modalität qual. unterscheidbaren Empfindungsqualitäten, z. B. (HENNING) als Grundqualitäten: würzig, blumig, fruchtig, harzig, faulig, brenzlig. – **G.rezeptor:** multiples rezeptor. Element in der Riechschleimhaut, das durch Riechstoffe mit rel. Spezifität erregt wird; s. a. Riechzelle.

Geruchs|schwelle: ↑ Riechschwelle – **G.sinn:** Fähigkeit des G.organs, adäquate Reize wahrzunehmen (s. a. G.empfindung). Phylogenet. alter »niederer« Sinn (neben dem Geschmackssinn), der der Umweltorientierung, Nahrungsbeurteilung u. Zusammenführung der Geschlechter dient; s. a. Tab. »Sinne«,

Geruchs|störung

Makro- u. Mikrosmat. – **G.störung**: periphere oder zentrale St. der G.empfindung (↑ An-, Dys-, Parosmie); auch als **respirator.** (Verlegung der Nase) u. **neurogene G.st.** (Schädigung des Riechepithels u./oder zentralnervöser Bahnen u. Zentren) unterschieden.

Geruchs|wahrnehmung: ↑ G.empfindung. – **G.zentrum**, Riechzentrum: die der G.wahrnehmung dienenden Strukturen in Gyrus parahippocampalis, Uncus gyri hippocampi u. Hippocampus (= **eigentl.** oder **tertiäres G.**). Darüber hinaus werden Glomerula olfactoria u. Mitralzellen des Bulbus olfactorius als **prim.**, Trigonum olfactorium, Substantia perforata ant., Gyrus paraterminalis u. Corpora mamillaria als **sek. G.z.** bezeichnet.

Gerüst, achromatisches: ↑ Achromatin. – **G.eiweiß**: ↑ Skleroprotein; s. a. Gerüstsubstanz. – **G.markzone**: s. u. LEHNDORFF* Zeichen. – **G.sklerose**: durch Staub- oder Rauchinhalation von Al oder Hartmetall hervorgerufene kollagen-hyaline Umwandlung des Lungengewebes (progress. Fibrose von Alveolar- u. Bronchiolenwänden u. Interstitium) mit konsekut. pulmonaler Hypertonie u. Rechtsherzinsuffizienz. – **G.substanz**: *1) histol* die v. a. mechan. Funktionen erfüllende »formlose« oder »paraplast. Substanz« wie Fibrillen, Kittsubstanz etc. – *2) biochem* Substanz mit Stützfunktion, wie Skleroproteine (z. B. Keratin, Kollagen), Polysaccharide (Zellulose, Chitin), Mukopolysaccharide (z. B. Hyaluronsäure u. Chondroitinschwefelsäure im Bindegewebe).

Gesäß(backen): ↑ Nates. – **G.muskel**: ↑ Musculus gluteus (max., min. u. medius). – **G.nerven**: ↑ Nervi clunium (inf., med., sup.). – **G.spalte**: ↑ Crena ani.

Gesamt|azidität: Sammelbegr. für alle sauer reagierenden Substanzen des Magensaftes (freies u. gebundene Salzsäure sowie sonst. H-Ionen abspaltende Substanzen wie Milch- u. Buttersäure); vgl. aktuelle u. gebundene ↑ Azidität. – **G.basen**: das Gesamt an Kationen (Na^+, K^+, Ca^{2+}, Mg^{2+} etc.) im Blutserum (Normalwert: 146–155 mval/l); vgl. Pufferbasen.

Gesamt|blauprobe: *urol* die einfachste, mit Blasenkatheter u. zystoskop. Sicht – durchgeführte Form der ↑ Blauprobe, mit der die globale Ausscheidung der Nieren – ohne Seitendifferenzierung – erfaßt wird; vgl. Chromozystoskopie. – **G.blut(menge)**: ↑ Blutvolumen. – **G.dosis**: *1) radiol* Summe der während einer Bestrahlungsserie fraktioniert verabfolgten Dosen. – *2) pharmak* die während einer Behandlung bzw. Versuchsreihe insgesamt verabreichte Arzneimittelmenge.

Gesamt|erythrozytenvolumen: ↑ Erythrozytenvolumen (1). – **G.filterung**: *radiol* Summe aus Eigen- u. Zusatzfilterung. – **G.gerinnungszeit**: ↑ Gerinnungszeit eines zusatzfreien Venen-, Arterien- oder Kapillarblutes, bestimmt z. B. nach ↑ LEE-WHITE (»Global-G.«). I. w. S. auch die mittels »Subglobalmethode« mit rekalzifiziertem, plättchenhalt. Inhibitorplasma (deren Normalbefund nicht die normale Quantität u. Qualität der Reaktionspartner beweist). – **G.härte**: *hyg* s. u. Härte (2).

Gesamtkörper|clearance: *nephrol* ↑ Totalclearance. – **G.wasser**: Summe der intra-, extra- u. transzellulären Flüssigkeit; beim Erw. ca. 52% des Körpergew. – **G.zähler**: *radiol* ↑ Ganzkörperzähler.

Gesamt|kohlensäure: die aus 1 ml Vollblut oder Plasma durch Vakuumextraktion (VAN SLYKE* Methode) freigesetzte CO_2-Menge, bestehend aus freiem, physikalisch gelöstem u. chem. gebundenem CO_2 (als Bikarbonat, in Bindung an Plasmaeiweiß u. Hämoglobin); vgl. Alkalireserve. – **G.lipide**: der nach geeigneter Extraktion (z. B. nach FOLCH-SPERRY) – nachweisbare Lipidgehalt im Serum (Normalwert: 500–920 mg/100 ml); setzt sich zus. aus Fetten u. Fettsäuren, Cholesterin u. Phosphatiden (s. a. Tab. »Blut«). – **G.proteine**: Gehalt des Serums an Eiweißstoffen (↑ Serumproteine), normal 6,0–8,2 g% (im Blut wegen des Hb-Gehalts der Ery wesentl. höher); Bestg. durch KJELDAHL* Methode oder Biuretreaktion; s. a. Tab. ↑ »Blut«. – **G.pulssumme**: Summe aus Arbeit- u. Erholungspulssumme (↑ Schema) als arbeitsphysiol. Größe zur Ermittlung einer – auf den Kreislauf bezogen – optimalen körperl. Leistung.

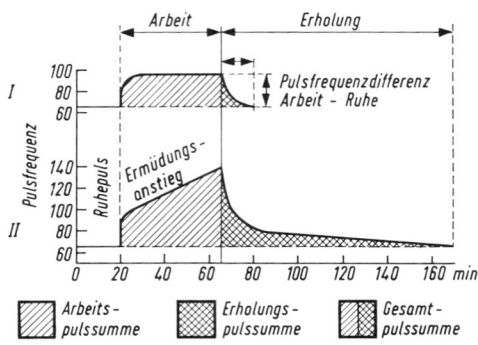

Pulssummen bei leichter (I) u. schwerer (II) Muskelarbeit

Gesamtstickstoff: die in Blut (Serum), Galle, Harn oder Fäzes mit der KJELDAHL* Methode quant. bestimmte N-Menge (»**Gesamt-N**«); setzt sich zusammen aus dem N-Gehalt der Gesamtproteine u. dem Rest-N; Normalwert im Serum 0,9 bis 1,4 g% (s. a. Tab. »Blut«, »Galle«).

Gesamt|umsatz: *physiol* die aus Grundumsatz u. Umsatzerhöhung durch Stoffwechselsteigerung resultierende Umsatzgröße, abhängig v. a. von Muskelarbeit, Verdauung u. Umgebungstemp. (bzw. Wärmeabgabe). – **G.umschaltung**: *physiol* s. u. vegetativ. – **G.unschärfe**: *radiol* die aus geometr., Bewegungs- u. Materialunschärfe (Film, Verstärkerfolie) resultierende Unschärfe eines Rö-Bildes, wobei die größte Teilunschärfe für die G. maßgebend ist.

Gesamt|ventilation: *physiol* die Summe aus Totraum- u. Alveolarventilation. – **G.widerstand**: *physiol* der elektr. W. des menschl. Körpers als Summe aller Einzelwiderstände einschl. der an Membranen mit Polarisationserscheinungen angenommenen (dadurch laufend veränderl. u. schwer definierbare Größe).

Geschabsel: *gyn* ↑ Abrasionsmaterial.

Geschäftsunfähigkeit: Unfähigkeit, allgemein zulässige Rechtsgeschäfte selbständig vollwirksam vorzunehmen. Geschäftsunfähig ist, wer a) noch nicht das 7. Lj. vollendet hat, b) sich in einem die freie Willensbestimmung ausschließenden Zustand krankhafter Geistesstörung befindet, sofern dieser nicht seiner Natur nach ein vorübergehender ist, c) wegen Geisteskrkht. entmündigt ist (§ 104 BGB).

Geschlecht: *biol* die physiol. Differenziertheit der Angehörigen derselben Art durch das Vorhandensein von ♂ bzw. ♀ Keimdrüsen oder Fortpflanzungszellen. – Als **chromosomales** oder **genet. G.** das nach der – zytologisch feststellbaren – Ausstattung mit Geschlechtschromosomen (⌐ Karyogramm, Kerngeschlecht) zu erwartende G.; als **gonadales G.** das durch die Keimdrüsen determinierte, das im allg. durch das chromosomale bestimmt wird u. seinerseits das **genitale G.** (durch sek. Geschlechtsmerkmale charakterisierter Phänotyp) induziert; s. a. Intersexualität (Tab.), Pseudohermaphroditismus, Geschlechtsbestimmung, gonosomale ⌐ Chromosomenaberrationen (Tab.).

geschlechtlich: das Geschlecht bzw. die Geschlechtlichkeit bzw. den Geschlechtsakt betreffend (s. a. sexuell); z. B. die g. ⌐ Fortpflanzung, die g. Frühreife (⌐ Pubertas praecox). – **Geschlechtlichkeit**: ⌐ Sexualität.

Geschlechts|akt: ⌐ Beischlaf. – **G.apparat**: ⌐ Genitalapparat.

Geschlechts|beeinflussung (willkürliche): gezielte Einflußnahme auf die geschlechtl. Differenzierung der Frucht; präkonzeptionell bis heute nicht möglich (Versuche mit Alkalisierung oder Säuerung des Scheidensekrets, Zeitwahl usw.); nur bei künstl. Befruchtung ggf. wahlweise Insemination mit Andro- oder Gynäkospermien. Androgene können während der Schwangerschaft die MÜLLER* Gänge u. das äuß. Genitale der ♀ Frucht in ♂ Richtung beeinflussen; durch op. Eingriff, evtl. mit zusätzl. Hormonbehandlung, Änderung des genitalen Phänotyps bei Intersexen möglich. Genet. u. gonadales Geschlecht unbeeinflußbar. – **G.begrenzung**: s. u. geschlechtsbegrenzter ⌐ Erbgang.

Geschlechts|bestimmung: 1) die **G.determination**, d. h. die Differenzierung eines Organismus in ♂ oder ♀ Richtung (s. a. G.entwicklung), unterschieden als phäno- u. genotypisch (d. h. durch Umweltfaktoren bzw. durch die ererbten Geschlechtsrealisatoren), zeitlich als pro-, syn- u. epi- oder metagam (d. h. vor, mit bzw. nach der Befruchtung); die **syngame G.b.** beim Menschen ist eine diplogenotypische (⌐ XX/XY-Mechanismus); s. a. Zertation. – 2) Die **G.diagnostik** beim Individuum (bzw. an Geweben, Leichenteilen etc.), i. e. S. die Bestg. des ⌐ Kerngeschlechts durch zellkernmorphol. Untersuchung a) auf Chromatinkörper (⌐ BARR* Körper, Drumsticks) im Blutausstrich (>5 Drumsticks in 500 neutrophilen Granulozyten [= chromatinpos.] spricht für ♀), Organabstrich (Wangen-, Zervixschleimhaut etc.) oder Amnionpunktat (= pränatale G.); b) durch Analyse der Chromosomenkonstitutionen (⌐ Karyogramm) in Zellkulturen aus Knochenmark, Lymphozyten, Haut etc.

Geschlechts|chromatin: ⌐ BARR* Körper. – **G.chromosomen**: ⌐ Gonosomen. – **G.dimorphismus**: Verschiedenheit in Gestalt, Größe, Färbung u. anderen sichtbaren Merkmalen zwischen ♂♂ u. ♀♀ einer Art. – **G.drüsen**: ⌐ Gonaden (2).

Geschlechts|entwicklung, -ausbildung: bei höheren Tieren u. beim Menschen die bereits durch die Vereinigung von Ei- u. Samenzelle festgelegte Differenzierung in eines der bd. Geschlechter, wobei das von der Samenzelle gelieferte G.chromosom den Ausschlag gibt (⌐ XX/XY-Mechanismus). Werden Hoden angelegt, so entwickeln sich intrauterin unter dem Einfluß der Hodenhormone die WOLF* Gänge zu Ductus deferens, Samenblasen u. Prostata (ferner Bildung von Phallus u. Skrotum); werden Ovarien angelegt oder fehlen Keimdrüsen, so entwickeln sich unter dem Einfluß der plazentaren Östrogene die MÜLLER* Gänge zu Tuben, Uterus u. Vagina (ferner Klitoris u. Vulva). Zu den sek. u. tert. G.merkmalen kommt es unter Einfluß der sexualspezif. Steroidhormone in der (Prä-)Pubertät.

Geschlechtsfalten: ⌐ Genitalfalten.

geschlechtsgebunden: s. u. Erbgang, Gen.

Geschlechts|höcker: ⌐ Genitalhöcker. – **G.hormone**: die an der Prägung der G.merkmale beteiligten, die G.funktionen ermöglichenden »Sexualhormone« der Ovarien bzw. Hoden u. NNR (Zona reticularis): ⌐ Östrogene, ⌐ Gestagene, ⌐ Androgen, i. w. S. auch ⌐ Gonadotropine u. ⌐ Relaxin. – **G.kopp(e)lung**: s. u. gonosomaler ⌐ Erbgang.

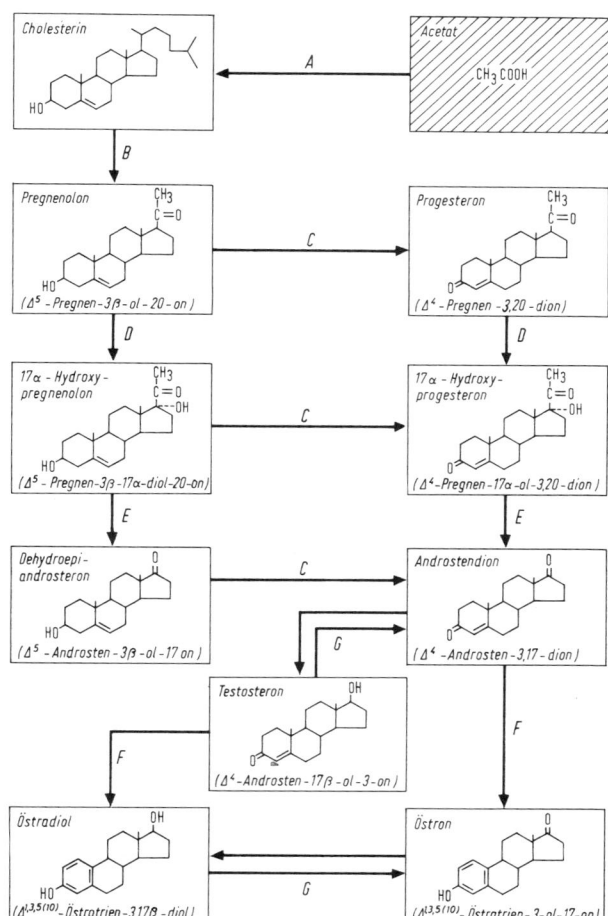

Biosynthese der **Geschlechtshormone**. Beteiligte Enzyme bei C: 3β-ol-Dehydrogenase, Δ^4-Δ^5-Isomerase; bei D: 17α-Hydroxylase; bei E: Desmolase; bei G: 17β-ol-Dehydrogenase.

Geschlechtskrankheit, venerische Krankh.: ansteckende Krkht., die vorw. durch Geschlechtsverkehr übertragen wird; i. e. S. (gem. GBG) Syphilis, Gonorrhö, Ulcus molle (»dritte G.«) u. Lymphopathia venera (»vierte G.«), u. zwar ohne Rücksicht darauf, an welchen Körperteilen die Sympt. auftreten u. auf welche Weise sie erworben wurden. Als »sexual transmitted diseases« (»STD«) gelten auch einschlägig

Geschlechtsmerkmale

übertragene Mykosen (v. a. durch Candida), Trichomoniasis, Donovanosis, Herpes, fraglich auch Virushepatitis B.

Geschlechts|merkmale: die geschlechtsspezif. Charakteristika (s. a. G.entwicklung), unterschieden als **prim.** (Gonaden, Ei- u. Samenleiter, Penis, Uterus, Vagina, Vulva) u. **sek. G.** (die nicht in unmittelbarem Zusammenhang mit der Fortpflanzung stehen u. sich erst in der Pubertät unter dem Einfluß der Sexualhormone entwickeln, z. B. Körperbehaarung, Brüste, Stimmlage). Von manchen Autoren werden nur die Gonaden als prim. oder primitive G. allen anderen gegenübergestellt), z. T. auch **tert. G.** unterschieden (z. B. Skelettmerkmale).

Geschlechts|organe: ↑ Genitalapparat (Tab.). – **G.realisator, -differentiator**: gono- oder autosomales Gen (oder Gengruppe), das die phänotyp. Ausbildung des ♂ (= M-Realisator oder M-Faktor) bzw. des ♀ Geschlechts (= F-Realisator oder F-Faktor) aus der bisexuellen Potenz der alternativen Reaktionsnorm eines sich entwickelnden Organismus heraus entscheidet, u. zwar allein oder aber zus. mit anderen Genen oder inn. u. äuß. (ökol.) Bedingungen. – Auch Pars-pro-toto-Bez. für ↑ Gonosom.

Geschlechts|trieb: das auf sexuelle Befriedigung gerichtete Gesamt sexueller Triebregungen u. Gefühle als biol. Voraussetzung für die geschlechtl. Fortpflanzung; s. a. Libido, Sexualität, Perversion, Impotenz. – **G.umkehr**: ↑ Intersexualität.

Geschlechtsverhältnis, Sexualproportion: Zahlenverhältnis zwischen ♂♂ u. ♀♀ Individuen in einer Population; meist als Zahl der ♂♂ Individuen, bezogen auf 100 ♀♀ angegeben. »**Prim. G.**« unmittelbar nach der Befruchtung abhängig von der genet. Verteilung der Geschlechtsrealisatoren in den Keimzellen des heterogamet. Geschlechts (annähernd 1 : 1) u. von deren unterschiedl. Befruchtungschancen; beim Menschen ca. 150 ♂ : 100 ♀ (v. Pfaundler). »**Sek. G.**« bei der Geburt gegenüber dem prim. infolge größerer pränataler Sterblichkeit eines – meist des heterogamet. – Geschlechts verändert; beim Menschen ca. 106 ♂ : 100 ♀.

Geschlechts|verkehr: ↑ Beischlaf. – **G.zelle**: ↑ Gamet; s. a. Spermato-, Oogenese. – **G.zentrum**: (Spatz) das Tuber cinereum als – über die Hypophyse wirkendes – dienzephales Zentrum für die Steuerung der G.zellenreifung.

geschlossen: radiol s. u. umschlossenes ↑ Isotop.

geschlossene Anstalt: psychiatr. Fachkrankenhaus überwiegend mit geschlossenen Abteilungen, in dem aber die Heilbehandlg. (einschl. Arbeitsther. etc.) gegenüber Verwahrung u. Sicherung im Vordergrund steht. Dient u. a. der gerichtl. angeordneten Unterbringung nach § 42 b StGB.

Geschmack: durch Reizung der Geschmackspapillen der Zunge ausgelöster Komplex subjektiver Empfindungen (4 ↑ Geschmacksqualitäten), an deren Zustandekommen außer dem ↑ Geschmackssinn auch Geruchs-, Temperatursinn, Schmerznerven etc. beteiligt sind. Ein adäquater Geschmacksreiz, geht nur von in Wasser oder Speichel lösl. Stoffen aus (↑ Schmeckstoffe; unlösl. Stoffe sind geschmacklos); die Empfindung »sauer« ist im allg. an H-Ionen, »salzig« an – dissoziierte – Salze, »süß« an aliphat. Hydroxylverbindgn. gebunden; s. a. Bitterstoffe.

Geschmacks|anomalien: Abschwächung bis Ausfall der G.empfindung für einzelne oder alle G.stoffe oder G.qualitäten oder aber deren Fehlwahrnehmung; z. B. die rezessiv-erbl. »**G.blindheit**« für Phenylthioharnstoff (u. Derivate), die »**G.agnosie**« für sämtl. Qualitäten bei der fam. Dysautonomie; s. a. G.lähmung, Para-, Hypo-, Ageusie. – **G.aura**: gustator. ↑ Aura.

Geschmacks|bahn: die von 3 Neuronen aufgebaute Leitungsbahn für die G.empfindung, beginnend mit den intragemmalen Epithelnerven an den ↑ G.zellen, weiterlaufend als G.fasern (∅ < 6μm; jede innerviert 4–8 Sinneszellen) in den 3 G.nerven, u. zwar mit dem N. lingualis – Äste der Chorda tympani (über Ggl. geniculi), im N. glossopharyngeus u. N. vagus (über Ggl. inferius), u. von den Ganglien zur Medulla oblongata; dort Vereinigung zum Tractus solitarius mit Endigung an den multipolaren Zellen des Nucleus gustatorius, deren Neuriten die G.b. im Lemniscus med. zum Thalamus u. weiter durch die inn. Kapsel u. das Centrum semiovale zum kortikalen G.zentrum (»psychogeusisches Zenrum«, wahrsch. im hint. Gyrus parahippocampalis, eng verknüpft mit den somatosensor. Feldern der Mundregion im kaudalen Gyrus postcentr. einschl. Operculum u. Insula) führen; s. a. G.organ (Abb.).

Geschmacks|becher: ↑ Caliculus gustatorius. – **G.fasern**: s. u. G.bahn. – **G.gleichung**: Formel, die den komplexen Geschmack einer Substanz (z. B. Salz) den molaren Konzentrationen (= C) eines Gemisches von Schmeckstoffen der 4 Grundgeschmacksqualitäten gleichsetzt: $C_{Salz} = C_{NaCl} + C_{Chinin} + C_{Fruktose} + C_{K\text{-tartrat}}$. Individuell verschieden, jedoch für das Individuum konstant.

Geschmacks|halluzination: gustative ↑ Halluzination. – **G.knospe**: ↑ Caliculus gustatorius. – **G.krisen**: sensor.-gustative Krisen bei insulärer Epilepsie.

Geschmackslähmung: ↑ Ageusie; s. a. Geschmacksanomalien. – Als **dissoziierte G.** der isolierte Ausfall einzelner Qualitäten, z. B. bei Läsion der Chorda tympani (Ageusie für süß, salzig u. sauer bei erhaltenem Geschmack für bitter), bei Einwirkung von Gymnemasäure (isolierter Ausfall der Süß- u. Bitterempfindung) oder Miraculin (aus Richardella dulcifica; Umkehr der Sauer- in Süßempfindung) oder Kokain (Ausfall der Bitterempfindung).

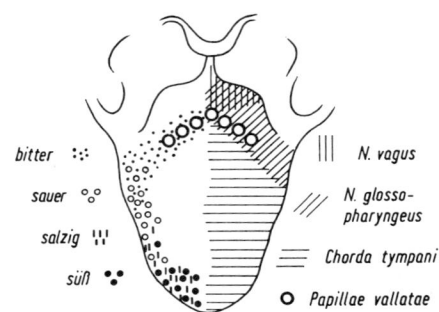

Geschmacks|nerven: s. a. G.bahn. – **G.organ**, Organum gustus: die Gesamtheit der **G.papillen** der Zunge (↑ Papillae foliatae, fungiformes u. vallatae, s. a. Abb.) – **G.prüfung**: zur top. Diagnostik neuro- u. otorhinologischer Erkrn. Aufbringen (Glasstab) von wasserlösl. Schmeckstoffen der 4 Grundqualitäten auf die Zunge, u. zwar getrennt für vord., seitl. u.

hint. Zungenabschnitte (↑ Abb.) u. unter Ausschaltung des Geruchssinns.

Geschmacks|qualität: Grunddimension der G.empfindung, die sich nicht weiter zerlegen, aber beliebig kombinieren läßt. Vier reine Qualitäten: süß, salzig, sauer, bitter (↑ G.gleichung), die – in Abhängigkeit von der Konz. des Schmeckstoffs – eine pos. oder neg. Affektbetonung haben (»süß« wird i. allg. als angenehm, »bitter« als unangenehm erlebt).

Geschmacks|schwelle: das minimale G.erlebnis, das bei sehr niedr. Konz. des Schmeckstoffs noch qual. unbestimmt ist (= unspezif. oder generelle G.sch. = detection threshold). Der spezif. **G.schwellenwert** beträgt z. B. für Chinin $8 \cdot 10^{-6}$, Saccharin 2 bis $3 \cdot 10^{-5}$, HCl $9 \cdot 10^{-4}$, NaCl $3 \cdot 10^{-2}$ Mol/l (individuell stark streuend, auch von der Temp. der Lsg. abhäng.). – **G.schwitzen**: s. u. aurikulotemporales Syndrom. – **G.sinn**: das aus ↑ G.papillen, ↑ G.bahn u. -zentrum bestehende Sinnessystem (mit starker emotionaler Komponente); s. a. Abb. »G.organ«. – **G.störung**: ↑ G.anomalien.

Geschmacks|test: G.prüfung. – **G.zellen**: speziell ausdifferenzierte Epithelzellen (Rezeptorfunktion) in den Geschmacksknospen (Caliculi gustatorii), an der Spitze mit **G.stiftchen** (Filum gustativum), an der Basis mit engem Kontakt mit den teilweise eindringenden Nervenfasern. Lebensdauer nur einige Tg. (ständ. Erneuerung); im Greisenalter an Zahl abnehmend. – **G.zentrum**: s. u. G.bahn.

Geschwister|methode: *genet* s. u. WEINBERG* Methode. – **G.paarung**: *genet* ↑ Bruder-Schwester-Paarung.

Geschwür: ↑ Ulkus. – Auch Laienbez. für Furunkel, Karbunkel, (bösart.) Geschwulst. – **geschwürig**: ulzerös. – **Geschwürskrankheit**: ↑ Ulcus ventriculi, Ulcus duodeni.

Geschwulst, Tumor: 1) allg. Bez. für umschrieb. Gewebsschwellung (»Anschwellung«), z. B. als klass. Entzündungszeichen. – 2) »echte« **G.**, Blastom: ↑ Neoplasma; s. a. Karzinogenese, Krebs..., Tumor....

Geschwulst|becken: das durch benigne (↑ Exostosebecken) oder maligne Tumoren in seiner Form veränderte knöcherne Becken (v. a. im Bereich des Beckeneingangs als Geburtshindernis von Bedeutung). – **G.embolus**: nach Einbruch eines Malignoms in die Blut- oder Lymphbahn auftretender Embolus aus verschleppten Tumorzellen; mögl. Ausgangspunkt einer Fernmetastase. – **G.lehre**: ↑ Onkologie.

Geschwulst|thrombus: in das Gefäßlumen einwachsendes Neoplasma; oder aber durch Tumorreizung der Gefäßwand induzierte Thrombosierung. – **G.viren**: ↑ Tumorviren. – **G.zellenembolie**: s. u. Tumormetastase.

Gesellschaftstaubheit: Innenohrschwerhörigkeit, die im Sprachgewirr der Unterhaltung vieler Personen bes. stark in Erscheinung tritt.

Gesetz zur Bekämpfung der Geschlechtskrankheiten, GBG: Bundesgesetz v. 23.7.1953 mit Vorschriften über die Verhütung, Feststellung, Erkennung, Behandlung (einschl. Kostenregelung; s. a. Behandlungszwang), Anzeigepflicht von ↑ Geschlechtskrkhtn. sowie über einschläg. vorbeugende u. nachgehende Gesundheitsfürsorge.

Gesetz der Erhaltung der physiologischen Reizperiode, ENGELMANN* Regel: Bei ventrikulären Extrasystolen wird die Rhythmusstörung durch die postextrasystol. (»kompensator.«) Pause voll ausgeglichen, bei supraventrikulären dagegen nicht (Herz schlägt im neuen Rhytmus weiter).

Gesetz des geringsten Zwanges (Sellheim*): *geburtsh* Das Geburtsobjekt richtet sich mit seinen Abschnitten in den versch. Etagen des Geburtskanals jeweils so ein, daß es der geringsten Schnürung u. Haltungsspannung ausgesetzt ist; dadurch werden seine Drehungen u. Biegungen (Rotation, Flexion) bestimmt; s. a. Biegungsfazillimum.

Gesetz der initialen Faserlänge: ↑ FRANK-STARLING* Gesetz (= klass. Herzgesetz).

Gesetz der Isodynamie: *physiol* RUBNER* Gesetz (s. u. isodynam. ↑ Äquivalent).

Gesetz der konstanten Orientierung: *ophth* ↑ DONDERS* Gesetz.

Gesetz der polaren Erregung: ↑ PFLÜGER* Zukkungsgesetz.

Gesetz der Reziprozität: *ophth* ↑ BLOCH* Gesetz.

Gesetz zur Verhütung u. Bekämpfung übertragbarer Krankheiten beim Menschen: »Bundesseuchengesetz« vom 18.7.1961 (seit 1.1.1962 in Kraft) mit Vorschriften über ärztl Meldepflicht, Verhütung (Schutzimpfung), Bekämpfung, Quarantäne bei ↑ anzeigepflicht. Krkhtn.; regelt auch Kosten, Entschädigung, Straf- u. Bußgelder.

Gesicht: 1) Facies: die vom Gesichtsschädel u. den aufgelagerten Weichteilen (Knorpel, mimische u. Kaumuskeln, Haut) gebildete Vorderfläche des Kopfes; s. a. Facies adenoidea, dolorosa, mongolica, myopathica usw. – 2) ↑ Gesichtssinn.

Gesichts|agnosie: ↑ Prosopagnosie. – **G.arterie**: ↑ Arteria facialis, A. transversa. – **G.atrophie**: 1) **neurot.** oder **halbseit. G.atr.**: ↑ Hemiatrophia faciei progressiva (ROMBERG). – 2) umschrieb. Gesichtsschwund beim MOEBIUS* Syndrom (1).

Gesichts|bogen: *orthodont* 1) ↑ Headgear (Abb.). – 2) Teil des ↑ Artikulators (Abb.). – **G.einstellung**: *geburtsh* s. u. G.lage.

Gesichtsfeld, Sehfeld: das ges. gleichzeit. »Sehfeld« bei unbewegtem – adaptiertem – Auge (Geradeausblick), mono- oder aber binokulär (= kommun), be-

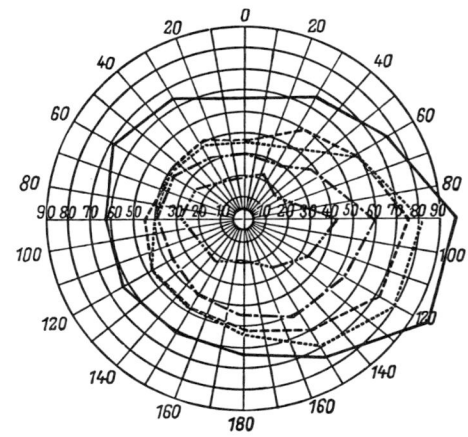

Gesichtsfeld für die einzelnen Farben: —— Schwarz-Weiß, ········ Gelb, ----- Blau, - - - - Rot, - · - · - · - Grün.

Gesichtsfeld|einengung

stimmt mittels Perimeters (»G.messer«). Abhängig u. a. von Ermüdung sowie Leuchtdichte u. Größe des Testobjekts; vgl. Blick-, Umblickfeld. Unterschieden als **phot-, mes-** s. **skotopt. G.** (d. h. bei Tages- bzw. Dämmerlicht bzw. Dunkelheit). – **G.einengung, -defekt:** temporärer oder stationärer, ein- oder beidseit., zur Läsion gleich oder ungleichseit. (= homo- bzw. heteronymer), exzentr. oder konzentr. (evtl. »röhrenförm«) peripherer Ausfall des Gesichtsfeldes in einzelnen oder allen Meridianen; hervorgerufen z. B. durch Hypophysentumor, Optikusatrophie, basale Meningitis; s. a. Hemianopsie; vgl. Skotom. – Als bes. Form die **G.einschränkung »en diabolo«** (in der Mitte bis nahe an den Fixationspunkt, oben u. unten von der Vertikallinie abweichend, ähnl. einem Diabolo) infolge homolat. Sehrindenstörung ohne Läsion des Sulcus calcarinus.

Gesichtsfurunkel: Furunkel (solitär oder multipel, u. U. auf der Basis von Komedonen u. Akne) mit Prädilektionsort Stirn, Lidrand (Hordeolum), Bartgegend (z. B. Folliculitis barbae), Naseneingang; als »**maligner G.**« an der Oberlippe. Komplikationen (v. a. bei Diabetes, Provokation durch »Ausdrücken«, ständ. Irritation durch Mimik): Erysipel, Phlegmone, Glottisödem, Sinusthrombose, Meningitis, pyogene Allg.infektion.

Gesichts|halluzination: optische / Halluzination. – **G.haltung:** geburtsh stärkster Grad der Deflexionshaltung (/ Gesichtslage).

Gesichtskrampf: 1) mastikator. G., Kinnbackenkrampf: ton. (Kiefersperre, Trismus) u./oder klon. Spasmus (Zähneknirschen, -klappern) der vom N. trigeminus innervierten Kaumuskulatur. – 2) mim. G.: / Spasmus facialis.

Gesichtslähmung: / Fazialislähmung. – **kongenit. G.:** / MOEBIUS* Syndrom (1).

Gesichtslage: geburtsh Schädellage mit stärkster Deflexionshaltung des Kopfes unter der Geburt; Führungspunkt: Mund; größter Schädelumfang: Planum submentoparietale. Meist **mentoant. G.** (Kinn vorn, gegen Symphyse gerichtet), bei ausgetragener Frucht ganz selten **mentopost. G.** (Kinn gegen Kreuzbein gerichtet, Spontangeburt unmöglich); s. a. Abb. »Kopflagen««. – **G.test (Hyans*):** ophth Tonometrie in Rückenlage vor u. nach 1stünd. Bauchlagerung; Druckanstieg um >8 mm Hg spricht für Engwinkelglaukom.

Gesichts|linie: ophth Verbindungslinie zwischen Bildpunkt, mittl. Knotenpunkt u. Fovea centr. der Netzhaut. – **G.maske:** 1) steriler »Mundschutz« bzw. großer Kopfschleier mit ausgespartem Sehschlitz als »Keimbarriere« zur Verhütung einer Tröpfcheninfektion v. a. in Op.-, Kreißsaal, Frühgeb.-, Infektionsstation. – 2) / Atemmaske. – 3) maskenart. G.abdruck. – **G.mißbildungen:** Dys-, Hypo- oder Aplasie von G.teilen oder einer G.hälfte auf der Grundlage übermäßiger (Mikrostomie, Gehörgangs-, Lidspalten-, Choanalatresie) oder ausbleibender Verschmelzung der G.wülste (Nasen-, Ober- bzw. Unterlippenfistel, Gesichtsspalte), tiefgreifender Riechhirn-Keilbeindefekte (Zebo-, Arrhinen-, Ethmo- u. Zyklozephalie) oder branchiogener Entwicklungsstörung (Mikro- u. Agnathie, Astomie, Mikr.-, Syn- u. Melotie, Aurikularanhänge). Typ. Formen ferner bei Mongolismus, Dysostosis mandibulofacialis, ROBIN* Syndrom u. a.

Gesichts|nävus: umschrieb., häufig pigmentierter Nävus, systematisiert, aber auch multipel u. **symmetr.** (/ Adenoma sebaceum); im Bereich der Haarbälge als Epithelioma adenoides cysticum BROOKE; **vaskulärer G.** bei STURGE*-WEBER* Syndrom. – **G.nerv:** / Nervus facialis; i. e. S. / N. trigeminus. – **G.neuralgie,** Prosopalgie: v. a. / Trigeminus- u. Glossopharyngeusneuralgie (/ SICARD* Syndrom), ferner bei / HORTON*, SLUDER*, CHARLIN*, READER* Syndrom (als »atyp. G.n.«; s. a. atyp. / Neuralgie), bei Erkrn. von Ohren, Augen, NNH, Zähnen u. Kiefer, bei zerebraler Durchblutungsstörung, Hirntumor, Arteriitis temp., nach Schädeltrauma, als atyp. Sympt. einer endogenen Depression; s. a. G.sympathalgie.

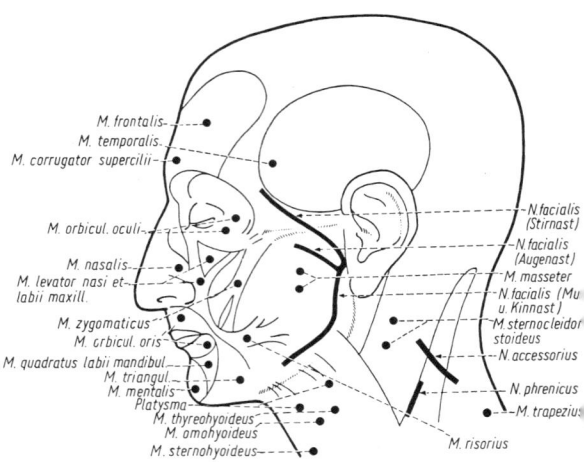

Muskel- u. Nervenreizpunkte des Gesichts.

Gesichtsphlegmone: von infiz. Wunde oder Furunkel, Parotitis, Kieferosteomyelitis, Parulis etc. ausgehend, entweder diffuse, evtl. bretthartes Weichteilinfiltration oder aber umschriebene Einschmelzungs- u. Nekroseherde; bei eitr. Zahn- u. Kieferprozeß v. a. in angrenzenden Weichteilen (UK, Masseter- u. Schläfenmuskel), durch hartnäckige Kieferklemme kompliziert. Sonderformen: / Orbital-, Schläfenphlegmone (s. u. Schläfenabszeß).

Gesichts|rose: v. a. von Ekzem, Tonsilleninfekt, Nasenhautschrunde ausgehendes Erysipelas faciale (häufigste Lokalisation); meist scharf abgesetztes, schmerzhaftes E. erythematosum (oft symmetr. »Schmetterlings-E.«), an Ohr u. Nase häufig bullös, am Lid gangränös. Selten über Haargrenze u. seitl. Halsregion hinausgehend; von 2- bis 3täg. Abortivform bis zum monatelang rezidivierenden Wander-E., Komplikationen: Abszedierung, Phlegmone, u. U. irreversible Entstellung, Sinusthrombose, Sepsis. – **G.rotz:** / Farcinosis mutilans BESNIER.

Gesichts|schädel: / Cranium viscerale. – **G.schmerz:** / Gesichtsneuralgie. **G.schweiß, -schwitzen:** vermehrte Schweißbildung v. a. auf der Stirn; thermoregulatorisch bei Hitze u. körperl. Arbeit oder aber – insbes. bei vegetat. Labilität – affektbedingt (z. B. Angstschweiß); s. a. aurikulotemporales Syndrom, Gesichtssympathalgie, Trigeminusneuralgie, Hemihyperhidrosis. – **G.schwindel:** bei Augenmuskellähmung infolge der Doppelbilder auftretende Gleichgewichtsstörung.

Gesichts|sinn: das Vermögen des ↗ Sehorgans, opt. Reize (elektromagnet. Wellen zwischen 350 u. 750 nm) wahrzunehmen. – **G.skoliose**: seitl. Verbiegung des G.- u. Hirnschädels i. S. der Skoliose, mit erhebl. Asymmetrie der G.hälften (kranke Seite kürzer u. breiter); meist progred. Sekundärveränderung bei kongenit. muskulärem Schiefhals, konsekut. mit WS-Skoliose (HWS zur gesunden Seite konvex, BWS kontralat.).

Gesichtsspalte, Fissura facialis: häuf. (androtrope) kongenit. Mißbildung, oft komb. mit Poly- u. Syndaktylie, Spina bifida, Schwachsinn etc.; Ätiopath. vielfältig, z. B. prim. oder sek. Rißbildung des embryonalen Gesichts im Bereich der HOCHSTÄTTER* Epithelmauer, Spontanmutation, intrauteriner O_2- u. Vit.-mangel, Toxoplasmose, Phänokopie bei mütterl. Infektion, amniot. Strangbildung, prim. Hemmungsmißbildung (bei Makrostomie). Wichtigste Formen: ↗ Lippen- (Oberlippe), Kiefer-, Gaumenspalte; seltener Wangen-, Nasen-, Unterlippen-, Unterkiefer-, Zungenspalte (↗ Lingua bifida); ferner Teilanomalie bei Dysplasia linguofacialis (GROB) u. ROBIN* Syndrom. – Die **horizontale** oder **quere G.** (»Wangenspalte«; Hemmungsmißbildung oder Druckschaden durch Amnionstrang) meist unilat. in Verlängerung des Mundwinkels (evtl. schräg aufwärts), entweder als vollständ. Dehiszenz, u. U. bis zum Masseter oder Tragus (»Riesenmund«) oder nur als Hautfurche; häufig mit Hypo- oder Aplasie des aufsteigenden UK-Astes, Aurikuläranhängen, Parotisfistel oder schräger Gesichtsspalte; vgl. Makrostomie. – Die **schräge Wangenspalte** (Meloschisis, Gesichtskolobom, MORIAN* Spalte; durch Amnionstränge) von Oberlippe oder Nasenöffnung zum Auge oder Haaransatz, uni- oder bilat.-asymmetr., unvollständ. (Oberlippenkerbe u. keilförm. Unterliddefekt, klaffender med. Augenwinkel) oder vollständ. (evtl. Übergang in Kiefer-Gaumenspalte). – Ferner die **mediane G.** (↗ MYER* Syndrom).

Gesichts|starre: ↗ Hypo-, Amimie, Risus sardonicus. – **G.straffung**: ↗ Face lifting. – **G.sympathalgie**: anfallsart., stark vegetativ gefärbte Gesichtsschmerzen im Projektionsgebiet des Ganglion ciliare (↗ CHARLIN* Neuralgie) u. pterygopalatinum (↗ SLUDER* Neuralgie).

Gesichts|tic: ↗ Fazialis-Tic. – **G.winkel**: *opt* der für die Größe des Netzhautbildes maßgebende obj. Winkel zwischen den von den Begrenzungen des Sehdings zum Knotenpunkt des Auges gezogenen Hauptstrahlen. – **G.wülste**: frühembryonal in Umgebung der äuß. Mundöffnung auftretende Mesenchymanhäufungen (unpaarer Stirnfortsatz, seitl. OK- u. UK-Wülste), aus denen sich durch Verstreichen der – mesenchymarmen – »Furchen« das definit. Relief des Gesichts entwickelt. – **G.zentrum**: ↗ Sehzentren.

Gespenstertumor: Tumor, der bei wiederholter Kontrolluntersuchung nicht ständig nachzuweisen ist.

Gespräch, ärztliches: *psych* Exploration mit therap. Zielsetzung: aufschließende Begegnung, klärende Problemerhellung, entlastende Anteilnahme u. psychagog. Lenkung (»**Gesprächspsychother.**« n. RODGERS).

Gestagene: (MIESCHER) Hormone (↗ Formel), die die Vorbereitung (Umwandlung des proliferierten Endometriums in die Sekretionsphase) u. Erhaltung der Schwangerschaft bewirken (aber auch schwach androgene Wirkung), insbes. das vom Corpus luteum u. der Plazenta gebildete ↗ Progesteron sowie 20α- u. 20β-Hydroxyprogesteron. I. w. S. die v. a. vom Progesteron u. Nortestosteron abgeleiteten (meist bei R_1 bis R_5 substituierten) zahlreichen, synthet. Verbindgn. mit Progesteron-art. (»Progestativa«) oder abgewandelter Wirkung, durch Veresterung mit Fettsäuren am C_{17} stärker u. durch Einführung des Äthinylrestes —C≡CH oral wirksam; Anw. – häufig zus. mit Östrogenen – bei prim. u. sek. Amenorrhö, Metropathia haemorrhagica, Endometriose, drohendem u. habituellem Abort u. als Kontrazeptiva.

(R_1–R_5 z. B. für Progesteron: = O|–H|–CH_3|–CO-CH_3|–H)

Gestalt(en)zerfall: *psych* zunehmende Entstrukturierung der Wahrnehmungswelt u. Auflösung in Einzelqualitäten; Vork. bei organ. u. endog. Psychosen.

Gestalt|konstanz: Begr. der Sinnesphysiologie für die als gleich empfundene Gestalt von Gegenständen, auch wenn diese unter veränderten Bedingungen dargeboten werden (z. B. bei perspektiv. Verzerrung, als Teilbildung). – **G.schmerz**: ↗ Phantomschmerz. – **G.test**: s. u. BENDER*.

Gestaltungsbewegungen: *embryol* die in best. Folge u. Ordnung erfolgenden Zellverschiebungen während der Gastrulation, durch die die Organanlagen in ihre endgült. Lage gelangen.

Gestaltwandel: (W. ZELLER 1891) die typ. qual. Veränderungen von Körperwachstum (↗ Abb. »Wachstumsproportionen«), funktionell-motor. Verhalten u. seel. Struktur; 1. G. beim Übergang vom Klein- zum Schulkind (7. Lj.), 2. G. (»Ephebogenese«) in der Pubertät.

Gestatio(n): Oberbegr. für Schwangerschaft (ab Konzeption), Geburt u. Wochenbett (bis Rückbildung der schwangerschaftsbedingten Veränderungen).

Gestations|alter: das kalendar. Alter des Feten bzw. Neugeb. ab erfolgter Befruchtung (»Konzeptionsalter«); zu bestimmen anhand der ↗ Reifezeichen (s. a. Abb. »PETRUSSA* Index«) u. ↗ Reifungsreflexe. – **G.nephrose**: ↗ Schwangerschaftsnephropathie. – **G.psychose**: ↗ Generationspsychose. – **G.toxikose**: ↗ Gestose.

Gestonoron-capronat WHO: Norpregnendion-Derivat; Gestagen zur Anw. bei Prostataadenom u. Korpus-Ca.

Gestose, Schwangerschaftstoxikose: Oberbegr. für die schwangerschaftsspezif. Erkrn. als Manifestation eines unter der Belastung der Gravidität entgleisten Stoffwechsels, evtl. als ↗ Aufpfropfgestose (= **symptomat. G.**). Unterschieden werden: ↗ **Frühgestose** (im 1. Schwangerschaftsdrittel, z. B. Hyperemesis gravidarum) u. ↗ **Spätgestose** (im letzten Drittel; als sogen. EPH-Gestose oder als ↗ eklampt. Symptomenkomplex); während das 2. Drittel (sogen. Toleranzstadium) im allg. frei bleibt. – **G.plazenta**: die bei

Gesundheit

G. typisch veränderte Plazenta, z. B. mit vermehrtem Gehalt an α- u. β- u. vermindertem an γ-Globulinen, verändertem Mineralgehalt, akuter Infarzierung u. degen. Veränderungen an den Dezidualgefäßen.

Gesundheit: »normales« Aussehen, Verhalten u. Befinden (lt. *WHO* auch das soziale Wohlbefinden); i. e. S. das subj. Fehlen körperlicher u. seel. Störungen bzw. die Nichtnachweisbarkeit entspr. krankhafter Veränderungen; vgl. Krankheit.

Gesundheits|amt: ärztl. Dienststelle als städt. oder staatl. Behörde (unter Leitung eines Amtsarztes) mit Aufgaben des öffentl. Gesundheitsdienstes, z. B. Schulgesundheitspflege, Mütter- u. Kinderberatung, Seuchenbekämpfung, (Pflicht-)Impfungen, »Fürsorge« (einschl. Rehabilitation) für Tbk-, Geisteskranke, Körperbehinderte, Sieche, Süchtige u. Geschlechtskranke, Überwachung von Krankenanstalten, Apotheken u. Hebammen, Lebensmittel-, Trinkwasser- u. Abwasseraufsicht. – **G.aufseher**: angelernte Hilfskraft eines Gesundheitsamtes für Aufgaben der Umwelthygiene. – **G.erziehung**: Aufklärung u. Beeinflussung von Einzelpersonen oder Gruppen durch Ärzte, Erzieher, Massenmedien etc. als Maßnahme der vorbeugenden Medizin mit dem Ziel der gesunden Lebensführung u. Körperertüchtigung.

Gesundheitsfürsorge: fürsorger. – meist vorbeugende – Maßnahmen zur Gesunderhaltung der Bevölkerung im Rahmen der Sozialhilfe; z. B. Gesundheitserziehung, planmäßig vorbeugende Hygiene (Kontrolle von Nahrungsmitteln, Trinkwasser, Bauwesen u. a.). – Als **präventive psychiatr. G.** Teilgebiet der Psychohygiene (z. B. Verhinderung von seel. Schäden bei Säuglingen u. Kleinkindern als Folge einer Trennung von den Müttern durch das »Rooming-in«).

Gesundheits|ingenieur: Berufszweig im G.wesen (z. B. USA) mit hochschulmäß. Fachausbildung, der für alle Fragen der Umwelthygiene kompetent ist; in der BRD mit den Studiengängen »techn. Hygiene«, »biomediz. Technik«, »Krankenhausbetriebswesen«.

Gesundheits|paß: für Einreise in best. – außereurop. – Länder erforderl. behördl. Zeugnis über den Gesundheitszustand des Paßinhabers zum Zeitpunkt der Ausstellung, insbes. über das Freisein von ansteckenden Krkhtn.; evtl. mit Angaben über erfolgte Impfungen, Blutgruppe, überstandene Infektionen. – **G.polizei**: mit Aufgaben zur Verhinderung von Störungen der öffentl. Ordnung u. Sicherheit durch Krkhtn. u. Seuchen betraute Abtlg. des Gesundheitsamtes. – **G.wesen**: die öffentl.-rechtl. (staatl. u. kommunalen) u. privaten (z. B. betriebl.) Einrichtungen zum Schutze der Volksgesundheit. – **G.zeugnis**: ärztl. Zeugnis (»Attest«) über den derzeit. Gesundheitszustand eines Menschen. – Enthält ein zur Vorlage bei Behörde oder Versicherungsgesellschaft bestimmtes G. wider besseres Wissen unrichtige Angaben, so macht sich der ausstellende Arzt nach § 278 StGB strafbar.

Getahvirus: in Ostasien u. Australien durch Stechmücken übertragenes ARBO-Virus A.

Getreide|allergie: im allg. Inhalationsallergie gegenüber Getreidepollen, manifestiert als Rhinitis u. Bronchialasthma; s. a. Mehlallergie. – **G.dermatitis, -krätze**: Acarodermatitis urticarioides (s. u. Acarinosis). – **G.eiweiß**: die im Getreidekorn bzw. -mehl enthaltenen, für die Backfähigkeit wesentl. Proteine, insbes. die biol. höherwert. Gluteline u. minderwert. (lysinfreien) Prolamine (z. B. Gliadine im Roggen u. Weizen, Avenin, Hordein, Zein).

Getreide|korn: die Grasfrucht (Karyopse) der G.pflanzen (Cerealien), aufgebaut aus Frucht- u. Samenschale (faser- u. mineralreich), Aleuronschicht (eiweiß-, enzym- u. vitaminhalt.), Keimling (Eiweiß, Fette, Vit. A, B_1, B_2, E; verarbeitet zu **G.keimöl** oder zus. mit den Schalen zu Kleie) u. dem Mehlkörper (Stärke, Getreideeiweiß; s. a. Glutelin), aus dem Mehlprodukte versch. Feinheitsgrads (Mehl, Dunst, Grieß, Grütze, Schrot, Graupen) gewonnen werden. – **G.milbe**: *parasit* ↑ Pyemotes tritici (u. a. Tarsonemidae), Erreger der Acarodermatitis urticarioides (SCHAMBERG). – **G.staublunge**: ↑ Drescherlunge; s. a. Dockerlunge.

getrenntgeschlechtlich, heterök, diök: mit Produktion der ♂ u. ♀ Keimzellen durch versch., d. h. ♂ ♂ bzw. ♀ ♀ Individuen.

Getzowa* Struma: großzell. Schilddrüsenadenom, gekennzeichnet durch Haufen u. Stränge protoplasmareicher Epithelien mit großen rundl. Kernen (ähnl. Leberzellen); vgl. HÜRTHLE*-Zelladenom.

GeV: Gigaelektronvolt.

Gewächs: *path* Geschwulst (2), ↑ Neoplasma.

Gewalteinwirkung: mechan.-traumat. Einwirkung als Urs. einer dir. oder indir. Körperverletzung oder -schädigung (im Gegensatz zum therm. bzw. strahlenenerget. Schaden).

Gewebe: *histol* durch spezif. Leistungen gekennzeichneter Verband gleichartig differenzierter Zellen (samt Interzellularsubstanz): ↑ Epithel-, Binde-, Stütz-, Muskel-, Nervengewebe – **Gewebe...**: s. a. Gewebs..., Histo....

gewebeäquivalent: *radiol adj.* Bez. für ein ↑ »Phantom«- Material, das sich hinsichtlich Absorption u. Streuung möglichst genauso verhält wie das zu ersetzende Körpergewebe, z. B. Wasser, Reismehl, Plexiglas, Parafin-, Wachsgemische.

Gewebe|bank: Einrichtung an Klinik, path. oder anat. Institut zur Herstg., Lagerung (einschl. Sterilitätskontrolle) u. Abgabe von Gewebskonserven, evtl. nur einer best. Gewebsart (z. B. Knochen-, Haut-, Gefäß-, Dura-, Hornhautbank). – **G.fluoreszenz**: ↑ Histofluoreszenz.

Gewebehalbwert|tiefe (GHWT), **G.schicht** (GHWS): *radiol* Tiefe derjen. Schicht im durchstrahlten Gewebe, die unter den gewählten Bedingungen (Strahlenqualität, FHA, Feldgröße) aufgrund des Dosisabfalls nur noch die Hälfte der Oberflächendosis erhält. – vgl. Halbwertschichtdicke.

Gewebe|immunität: die in Ergänzung u. weitgehend unabhängig von der humoralen AK-Bildung bestehende »zellvermittelte« ↑ Immunität einzelner Körpergewebe. Kann örtl. bes. stark ausgeprägt sein, z. B. als »Darmimmunität« nach oraler Poliomyelitisimpfung. – **G.implantation**: die ↑ FILATOW* Gewebetherapie.

Gewebekleber: *chir* rasch haftender u. festwerdender (10–20 Sek.) Kunststoffkleber (Akrylsäuregruppen; meist resorbierbar) für kosmetisch günst. Verschluß bluttrockener – op. – Hautwunden (einschl. Hauttransplantat), für »Abdichtung« einer Naht (Duodenalstumpf, resezierter Nierenpol), einer Einscheidung

(Gefäß-, Nervenanastomose, Aneurysma) oder eines Patch (z. B. Gefäß-, Duradefekt); für flächenhafte Blutungen (Haut, Leber etc.) auch in Sprayform.

Gewebekonservierung: Methoden zur zeitlich begrenzten u. unbegrenzten Erhaltung u. Aufbewahrung eines Körpergewebes oder -organs (für Im- oder Transplantationszwecke). Erfolgt bei Geweben (z. B. Knochen, Gefäßen) durch Stoffwechseldämpfung (Hemmung der Autointoxikation, Verzögerung autolyt. Prozesse), bei Organen durch Erhaltung der Vitalität u. Funktionstüchtigkeit. Technik: Entnahme unter asept. Kautelen, Zurichtung, Sterilisation; Einlagerung in Nährmedien (z. B. Blutkonserve, TYRODE* oder RINGER* Lsg. mit homologem Serumzusatz), chem. Fixierung (Alkohol, Glyzerin, Formalin u.a.), Kunststoffeinbettung, Tiefkühlung, Gefriertrocknung; bei Organen O_2-Überdruck-Behandl., normo- oder hypotherme Dauerperfusion, Unterkühlung, Beatmung, Stoffwechseldrosselung durch Phenothiazine etc.

Gewebekultur, GK: Methoden der sterilen In-vitro-Züchtung von Gewebsfragmenten u. – meist durch Trypsinierung isolierten – Körperzellen in spez. Nährmedien; i. w. S. auch die so erhaltenen Zellpopulationen im Kulturgefäß. Verw. finden v. a. Embryonal-, Binde- u. Malignomgewebe, pflanzl. Kallus- u. Wurzelgewebe. Nährmedien entweder vollsynthet. oder aber physiol. Salzlsg. mit biol. Zusatz wie Embryonalextrakt, Serum, Plasma, Amnionflüssigkeit, enzymat. Milcheiweißhydrolysat. Tier. G. wächst als Submerskultur mit – wahrsch. infolge Fremdkörperreaktion – mehr oder weniger am Glas (Gefäßwand, Deckglas, evtl. Glasfasergewebe) haftenden Zellen; Subkultur bzw. Erneuerung des Nährmediums je nach Zell- u. Tierart im Abstand von wenigen Tg. bis (bei Kaltblüterzellen) Wochen; s. a. Einschichtzell-, Deckglaskultur, GEY* Methode; vgl. Organ-, Zellkultur.

Gewebelehre: ∕ Histologie.

Gewebe-Oberflächendosis: *radiol* ∕ Oberflächendosis.

Gewebeparasit: *parasit* im Wirtsgewebe lebender Endoparasit; z. B. Muskeltrichine, Echinokokkusfinne, »Hautmaulwurf«-Erreger; rein intrazellulär z. B. Toxoplasma, Encephalitozoon; rein interzellulär z. B. Cryptococcus neoformans; vgl. Blut-, Darmparasit.

Gewebe|therapie: s. u. FILATOW*.– **G.verträglichkeit**: ∕ Histokompatibilität. – **G.wert**: in der nuklearmed. Diagnostik der an einer nicht speichernden Körperregion etwa gleichen Volumens u. gleicher Durchblutung gewonnene Vergleichswert der Impulsrate (z. B. »Oberschenkelwert« bei Radiojodtest der Schilddrüse). – **G.züchtung**: s. u. Gewebekultur.

Gewebs...: s. a. Gewebe..... – **G.antigen**: an oder in der Gewebszelle lokalisiertes AG, dessen Organspezifität meist besser ausgebildet ist als seine Artspezifität. Von bes. Bedeutung als genetisch determinierte ∕ Histokompatibilitätsantigene (s. a. Tab. »Transplantationsantigene«). – **G.antikörper**: zytophiler ∕ Antikörper. – **G.atmung**: innere ∕ Atmung. – **G.-atypie**: s. u. Atypie. – **G.azidose**: die örtl. Azidose bei Entzündungen; wird durch Entzündungsbestrahlung noch verstärkt. – **G.basophilie**: Färbbarkeit von Zellkernen, Granula, Interzellularsubstanzen etc. mit bas. Farbstoffen. – **G.basophilom**: ∕ Mastozytom. – **G.bindungsfähigkeit**: *immun* im Fc-Anteil lokalisierte Fähigkeit der Immunglobuline; s. a. zytophile ∕ Antikörper.

Gewebs|clearance: die v. a. zur Beurteilung der örtl. Durchblutung bestimmte Elimination (Resorption) eines radioakt. körperfremden Stoffes (z. B. ^{24}NaCl, ^{133}Xe) nach i.c., s.c. oder i.m. Applikation, gemessen anhand des Aktivitätsabfalls; s. a. Quaddelprobe. – **G.druck**: ∕ Turgor. – **G.eosinophilie**: ∕ Eosinophilie (1 u. 2). – **G.flüssigkeit**: das durch die Kapillarwand austretende »Gewebswasser« (mit Nährstoffen), das von den Lymphkapillaren wieder aufgesaugt u. dem Blut zugeführt wird. – **G.form**: ∕ Magnaform; G. der Malariaplasmodien: ∕ exoerythrozytäre Formen. – **G.heterotopie**: Vork. eines – normalen – Körpergewebes im fremden Organbereich, z. B. bei Endometriose.

Gewebshormone: Peptidwirkstoffe, die nicht von spez. Drüsen produziert (»aglanduläre Hormone«), sondern aus in der α_2-Globulinfraktion des Plasma vorhandenen Vorstufen enzymat. freigesetzt werden, z. B. Angiotensin (aus Angiotensinogen durch Renin), Bradykinin, Kallidin u. Methionyl-lysyl-bradykinin (aus Kininogen durch Trypsin, Schlagengifte oder Kallikrein; Wirkung auf glatte Muskulatur u. Blutkreislauf); i. w. S. auch die mit dem Blut zum Erfolgsorgan transportierten Hormone der Magen-Darmschleimhaut wie Gastrin, Sekretin, Cholezystokinin u. Pankreozymin, ferner lokal wirksame biogene Amine wie Azetylcholin, Histamin, Serotonin, Tyramin u. γ-Aminobuttersäure.

Gewebs|immunität: ∕ Transplatationsimmunität. – **G.kinase**: ∕ Gewebsthrombokinase. – **G.lymphe**: ∕ Gewebsflüssigkeit. – **G.mastzelle**: große, ovoide oder runde Zelle mit groben metachromat. Granula, die Lipide, Proteine u. Heparin enthalten (»Heparinozyt«, »Heparinspeicherzelle«); Vork. im lockeren kollagenen Bindegewebe, bes. zahlreich im Interstitium von Leber u. Schilddrüse sowie in Darm-, Gallenblasen- u. Gefäßwand. – **G.mißbildung**: ∕ Choristie, Hamartie.

Gewebsoxidasereaktion: *histol* Nachweis von Zytochromoxidase (blaue Granula) in Gefrier- oder Kryostatschnitten frischen unfixierten Gewebes durch Einwirkung von 0,1%ig. alkohol. alkalifreier α-Naphthol- u. 0,1%ig. Dimethyl-p-phenylendiamin-Lsg.; vgl. GRAHAM* Peroxidasereaktion.

Gewebs|schiene: *path* der durch natürl. Gewebsstrukturen (z. B. Nervenbahnen) vorgegebene Weg einer Infektion im Organismus. – **G.spannung**: *physiol* ∕ Turgor; vgl. Tonus.

Gewebs|(thrombo)kinase: nur in den Körpergeweben (v. a. Lunge, Gehirn, Schilddrüse) vorhand. hochmolekulares Prinzip (mit Lipid- u. Proteinträgeranteil), das, durch Gewebsläsion freigesetzt, zus. mit Ca^{2+} u. Faktor VII (auch über zusätzl. Aktivierung von X) Prothrombin in Thrombin umwandelt; vgl. Blutthrombokinase, s. a. Thromboplastin.... – **G.tod**: ∕ Nekrose. – **G.trümmer**: ∕ Detritus. – **G.unverträglichkeit**: ∕ Histoinkompatibilität. – **G.wanderzelle**: ∕ Histiozyt. – **G.wasser**: ∕ Gewebsflüssigkeit; s. a. Turgor.

Gewerbe...: s. a. Arbeits..., Berufs....

Gewerbe|akne, Akne professionalis, Industrieakne: durch berufsspezif. Noxen hervorgerufene Akne an

Gewerbearzt

exponierten Hautstellen (z. B. Arme, Gesicht); z. B. Ölakne, Perna (= Perchlornaphtalin)-Krankheit, Halogen-(Chlor-)akne. Entschädigungspflicht. Berufsdermatose. – **G.arzt**: gem BKVO Arzt der staatl. Gewerbeaufsicht, der in Zusammenarbeit mit dem techn. Gewerbeaufsichtsbeamten die Einhaltung der gesetzl. Bestimmungen zum Schutze von Leben u. Gesundheit der Arbeiter zu überwachen hat: Feststellung von BK u. deren Verhütung durch Anordnung geeigneter Maßnahmen am Arbeitsplatz u. dessen Kontrolle sowie Aufklärung u. Unterrichtung in arbeitsmedizin. Fragen. – **G.medizin**: ↑ Arbeitsmedizin. – **G.staub**: bei gewerbl. bzw. industrieller Tätigkeit entstehender Staub (meist Gemisch) anorgan. oder organ. Herkunft, z. T. mit path. Auswirkung auf den Organismus (v. a. ↑ Pneumokoniose).

Gewicht: 1) die durch Wägung bestimmte ↑ Masse eines Körpers; SI-Einheit: Kilogramm. – 2) Gewichtskraft: die vom ird. Schwerefeld auf einen Körper ausgeübte Kraft $G = m \cdot g$ (m = Masse des Körpers, g = Fallbeschleunigung; vom Ort auf der Erde abhängig); Einheit: im CGS-System Dyn, im MKS-System Newton, im techn. Maßsystem Pond (bzw. kpond). – **spezif. G.** (»Wichte«): das Gew. der Vol.einheit eines Stoffes: $\sigma = G/V$. Einheit: $dyn \cdot cm^{-3}$ bzw. $N \cdot m^{-3} = 10^{-1} \, dyn \cdot cm^{-3}$ bzw. $pond \cdot cm^{-3}$ (oder $kpond \cdot dm^{-3}$). Zwischen σ u. Dichte ρ besteht die Beziehung $\sigma = \rho \cdot g$, so daß spezif. Gew. des techn. Maßsystems u. Dichte des CGS-Systems zahlenmäßig gleich sind. – **kritisches G.**: kard s. u. Herzgewicht.

Gewichts|abnahme, physiologische: päd der mit der normalen Umstellung auf das extrauterine Leben einhergehende »initiale Gewichtsverlust« des Neugeb. um 5–9% des Geburtsgew., mit Maximum zwischen 3 u. 5. Lebenstag. Zwischen 10. u. 14. Tag soll Ausgangswert wieder erreicht sein. – **G.alter**: das dem Gew. eines Kindes entspr. durchschnittl. LA einer vergleichbaren Kinderpopulation.

Gewichtsbad: (K. MOLL 1953) »subaquale Streckbehandlung« im lauwarmen Bad durch Belastung in den Achselhöhlen Hängenden mit variablen Gewichten; v. a. bei chron. WS-erkr., Diskushernie, Kontrakturen.

Gewichtskurve: päd die aus dem täglich oder wöchentl. aufgezeichneten Körpergew. des Säuglings gewonnene »Gedeihkurve«. – **G.reduktion**: s. u. Abmagerungskur, Nulldiät, Reduktionsdiät. – **G.zentrum**: Region bds. im Hypothalamus, von der aus über die Aktivität eines Freß- (= Hunger-) u. eines Sättigungszentrums Nahrungsaufnahme u. Körpergew. geregelt werden.

Gewindestift: chir drehrunder Metallstab (Ø 2–5 mm, Torkar- oder Lanzenspitze) mit Gewinde, Fixierungsschrauben, Begrenzungsplatten u. Widerlagerhütchen für die perkutanen Druckosteosynthese u. -arthrodese.

Gewöhnung: sich durch stet. – auch unbemerkte – Wiederholung bildende Verhaltensweise. – pharmak Habituation: fortschreitende Anpassung des Organismus an immer stärkere Reizquanten, so daß zur Erzielung einer best. Wirkung ständig höhere Dosen (von Genußgiften, Betäubungsmitteln etc.) erforderl. werden (Toleranzerhöhung).

Gewölbe: anat ↑ Fornix.

Gewohnheitslähmung: ↑ EHRET* Lähmung.

Gey* Methode: Zell- u. Gewebekultivation in sogen. Rollröhrchen, die in einem rotierenden Gestell so bewegt werden, daß die Kulturen gleichmäßig alternierend von der Nährlsg. bedeckt oder frei sind.

Gezeitendrainage: urol ↑ Tidaldrainage.

gezielte Analyse: psychoanalyt. Technik, die sich nur mit der Aufdeckung krankmachender Erlebnisse, einzelner Übertragungen u. eines spez. Widerstandes befaßt, während die übr. Bereiche nicht aufgedeckt werden. Von manchen Analytikern als nicht erfolgversprechend abgelehnt.

gezielte Aufnahme: unter Durchleuchtungskontrolle (↑ Zielgerät) eingestellte Rö-Aufnahme bei Magen-Darm-Untersuchung.

G-Faktor: 1) ↑ Antigen G. – 2) (SCHIFF) s. u. X-Faktor (2).

G-Formen: bakt filtrierbare, phageninduzierte Baktn.-formen.

GF-Syndrom: ↑ G-Syndrom.

GFR: glomeruläre Filtrationsrate (glomeruläres ↑ Filtratvolumen).

GG-Test: ↑ Gammaglobulin-Test.

GGTP: γ-Glutamyltransferase-peptidase (↑ D-Glutamyltransferase).

GH: (engl.) Growth hormone = Wachstumshormon (↑ somatotropes Hormon).

Ghedini*(-Weinberg*) Reaktion (GIOVANNI GH., geb. 1877, Arzt, Genua; M. WEINBERG) gruppenspezif. KBR mit Hydatidenflüssigkeit als AG zum Nachweis von Echinokokken-AK im Blut (auch Peritoneal- u. Pleuraexsudat). Neg. bei Undurchlässigkeit der Zystenwand, Zystendegeneration, AK-Mangelsyndrom, ferner 2–4 Mon. nach Entfernung der Hydatidenzyste; falsch-pos. Reaktion evtl. bei Syphilis.

Gherini* Zeichen: Fehlen des – von Fascia lata u. dem M. glutaeus medius gebildeten – Strangs zwischen Crista iliaca u. Trochanter major bei Abrißfraktur des Trochantermassivs.

GHIF, GHIH: endokrin ↑ Inhibiting factor (bzw. hormone) für ↑ GH.

Ghon*(-Küss*) (ANTON GH., 1866–1936, Anatom, Bakteriologe, Wien, Prag; GEORGE K.) **Herd, Tuberkel**: (K. 1898, GH. 1912) der verkalkte tbk. Primärherd in der Lunge als peripherer Anteil des (G.*) ↑ Primärkomplexes. – **G.*-Sachs* Bazillus**: ↑ Bacillus oedematis maligni.

Ghormley* Operation (RALPH K. GH., geb. 1893, amerik. Chirurg: (1931) Verriegelungsarthrodese des Hüftgelenks mit breitem Knochenspan aus dem vord. Beckenkamm, eingetrieben in eine (nach Gelenkkapselspaltung) ausgemeißelte Rinne vom ob. Pfannenrand über Schenkelkopf u. -hals bis zum Trochantermassiv.

Ghosh* Einheit: (1951) biol. Einh. für das Thyreotropin (^{131}J-Aufnahme der Schilddrüse des infantilen Meerschweinchens).

Ghosts: (engl.) 1) ghost cells: »Schattenzellen«, ↑ Blutkörperchenschatten. – 2) mikrobiol Proteinhülle eines Bakteriophagen nach Ausstoßen der DNS (z. B. nach Infektion eines Bakt. oder im osmot. Schock).

GHWS, GHWT: *radiol* ↑ **G**ewebe**h**alb**w**ertsschicht bzw. -tiefe.

Gi: Gonadotropin II (↑ Tab. »Gonadotropine«).

Giano-Syndrom: (ital. = Janus) BRET* Syndrom Beirut): progressive ↑ Akroosteolyse.

Giacomini* Band (CARLO G., 1840 – 1898, Anatom, Turin): »Unkusbändchen«, der ungezähnte Endabschnitt des Gyrus dentatus.

Gianelli* Zeichen: *ophth* ↑ TOURNAY* Zeichen.

Giano-Syndrom: (ital. = Janus) BRET* Syndrom (s. u. SWYER*-JAMES* Syndrom).

Gianotti*-Crosti* Syndrom, Akrodermatitis papulosa (eruptiva) infantum: (1953) bei Kindern unter 10 J. plötzlich (evtl. postinfektiös) aufschießender, ca. 2–8 Wo. dauernder papulöser (tox.-allerg.?) Hautausschlag an Gesicht und Extremitäten (unter Aussparung der Schleimhäute) mit geringem Fieber, Milz- u. Lymphknotenschwellung.

giant-cell: (engl.) »Riesenzelle«, auch i. S. der ↑ Zytomegalie. – **giant-spike**: *physiol* ↑ Gigantenpotential.

Gianuzzi* Halbmonde (GIUSEPPE G., 1837–1876, Physiologe, Siena): *histol* ↑ EBNER* Halbmonde.

Giardia: *protozool* alter Gattungsname für Lamblia.

Gibberell(in)säure, Gibberellin A_3: Pflanzenwuchsstoff (↑ Formel), der – ebenso wie die Gibberelline A_{1-4} vermehrte Zellstreckung u. -teilung bewirkt. Bedeutsam für genet. Untersuchungen.

Gibbon* Hernie (QUINTON V. G., 1813–1894, amerik. Chirurg): große indir. Leistenhernie mit Hydrozele.

Gibbon* (JOHN HEYSHAM G., geb. 1903) **Oxygenator**: ↑ Filmoxygenator mit Widerumlaufpumpe. Angesaugtes venöses Blut läuft vom ob. Teil des mit O_2-CO_2-Gemisch beschickten Reservoirs an vertikalen Stahldrahtgittern herunter; Konstanz des dünnen »Blutfilms« durch Wiederumlauf des bereits arterialisierten Blutes; »Blutgleichgewicht« zwischen Pat. u. Gerät elektronisch gesteuert. Nachteil: rel. großes Füllvol., so daß bei Absinken des venösen Stroms nur geringe arter. Wiederzufuhr. – **G.*-Glassman* Op.**: s. u. GLASSMANN-G.*-FREEMAN* Operation: plast. Deckung (Schwenkklappen) eines Dekubitaldefekts über dem Kreuzbein. – **G.*-Landis* Test**: Prüfung der reflektor. Vasomotorik durch Erwärmen einer Extremität, was normalerweise eine Vasodilatation u. Temp.erhöhung der übrigen zur Folge hat.

Gibbs* (JOSIAH WILLARD G., 1839–1903, Physiker, New-Haven/Conn.) **Energie**: die freie ↑ Enthalpie. – **G.* Gleichgewicht**: ↑ DONNAN* Verteilung. – **G.*-Thomson* Theorem, Gesetz**: Die aus Lösungen oder Gasphasen an Flüssigkeitsoberflächen adsorbierten Stoffmengen sind der durch sie erwirkten Erniedrigung der Oberflächenspannung proportional.

Gibbs* Reagens (HARRY DWAKE G., 1872 – 1934, amerik. Chemiker): 2,6-Dichlorchinonchlorimid zum Phenol-Nachw. in wäßr.(-alkohol.) Lsg.; nach Ammoniakzusatz Blaufärbung.

Gibbs* Syndrom: *neurol* ↑ WEST* Syndrom.

Gibbus, anguläre Kyphose: »Spitzbuckel« der WS als stärkster Grad einer kurzbog., sich auf wenige Wirbel beschränkenden Kyphose. Dauerdeformität, meist Folge des Zusammenbruchs eines oder zweier WK bei tbk. Spondylitis (= POTT* Buckel) oder einer traumat. Kompressionsfraktur (= KÜMMELL* Buckel, »Bruchbuckel«); selten bei Wirbelosteomalazie oder CALVÉ* Krankh. – **G.becken**: ↑ Kyphosebecken.

Gibert* Krankheit (CAMILLE MELCHIOR G., 1797–1866, Dermatologe, Paris): ↑ Pityriasis rosea.

Gibney* (VIRGIL PENDLETON G., 1847 – 1927, Chirurg, New York) **Krankheit**: schmerzhafte Fibrositis im Bereich der Spinalmuskeln. – **G.* Verband**: Heftpflasterstützverband bei Distorsionen im Sprunggelenk: 12 Pflasterstreifen alternierend als Steigbügel(Fußsohle bis prox. Unterschenkeldrittel) u. Horizontaltour (Ferse bis Mittelfuß), durch allmähl. aufsteigende bzw. vorrückende Tourenführung Bild einer Spica.

Gibraltarfieber: ↑ Mittelmeerfieber (Bruzellose).

Gibson* (GEORGE ALEXANDER G., 1854 – 1913, Arzt, Edinburgh) **Geräusch**: das systol.-diastol. »Maschinengeräusch« (p. m. 3. ICR li.) bei offenem Ductus Botalli. – **G.* Regel**: Bei der Erwachsenenpneumonie ist ein Absinken der Blutdruckwerte (in mm Hg) unter die Pulszahl (je Min.) prognostisch ungünstig.

Gibson* Gliom (J. LOCKHART G., zeitgen. Ophthalmologe, Brisbane): (1921) bds. intraokuläres Gliom des Sehnervs. – **G.* Methode**: bei Schielamblyopie haploskop. Darbietung geeigneter Bilder (z. B. Vogel u. Käfig), um die zentrale Hemmung des vom Schielauge gesehenen Bildes auszuschalten. – **G.* Theorie**: Die räuml. Wahrnehmung des Auges ist an die Gewebestruktur der Netzhaut gebunden.

Gibson* Operation (THOMAS ERSINTON G., geb. 1896, Urologe, San Francisco): (1940) bei Hydronephrose mit normotopem Abgang u. nur kurzer Stenose des Ureters bilat. Längsinzision im Strikturbereich u. quere Vernähung (Erweiterungsplastik).

Gibson* Schnitt: (A. G. 1950) zur Freilegung des Hüftgelenks Bogenschnitt von hinten-lat. (beginnend vor der Spina iliaca post. sup.) über die vord. Trochanterspitze zum lat. Oberschenkel.

Gibson* Syndrom: (Q. H. G. 1948) enzymopathische ↑ Methämoglobinämie.

Gicht: 1) Harnsäuregicht: hereditär-konstitutionelle Störung des Purinstoffwechsels mit hoher Penetranz (ca. 90%) bei ♂ ♂ (im mittl. LA; bei ♀ ♀ im Klimakterium). Initiale Hyperurikämie (Harnsäurewerte im Serum > 6 mg%) kann bis jahrzehntelang ohne klin. Sympt. bleiben. Erster Anfall (meist nachts u. monoartikulär, mit örtl. Entzündungszeichen; oft nach Abkühlung, Anstrengung, Alkoholabusus; Ansprechen auf Kolchizin gilt als Ätiologiebeweis) mit stärksten Gelenkschmerzen, in 70% als Podagra; anschließ. beschwerdefreies Intervall (»interkrit. Phase«), oft über mehrere J.; spätere Anfälle in immer kürzerer Abständen mit zunehmend geringerer Schmerzhaftigkeit. Bei etwa 50% chron. Stadium mit typ. **G.knoten** (»Tophi«), d. h. büschelförm. Mononatriumurat-Nadeln in bradytrophen Gewegen (Knorpel, Sehnen, Schleimbeutel, Knochen), als Frühsympt. oft sogen. **G.perle** in Ohrknorpel, an den Fingern, in Gelenk-

Gicht|herz

nähe (= Arthritis urica), evtl. Schädigung inn. Organe (= viszerale G.), mit meist nicht-typ. Veränderungen, z. B. **G.herz** (Ablagerungen in Endo- u. Myokard, evtl. Tophi u. Leitungsstörungen), **G.niere** (Nephropathie i. S. der Arterio- u. Glomerulosklerose; tubuläre u. interstitielle Uratablagerung mit Neigung zu Steinbildg.; Pyelitis, »Gichtschrumpfniere«. Ferner als **sekundäre G.niere** (GUTMANN) die bei Hyperurikämie infolge Zellverfalls, v. a. bei Leukämie, Polyzythämie, malignen Lymphomen, bes. nach Strahlen u. Zytostatika-Ther. sowie (THANNHAUSER) infolge Nierenschädigung mit verminderter Harnsäureausscheidung (= »prim. Nierengicht« EBSTEIN). Ther.: im Anfall v. a. Colchicinum; ferner Kortikotropin, Antiphlogistika, sonst purinarme Kost u. Urikosurika (z. B. Probenecidum, Sulfinpyrazonum, Etebenecidum, Xanthin-oxidase-Hemmer Allopurinolum). – **2)** / Kalkgicht.

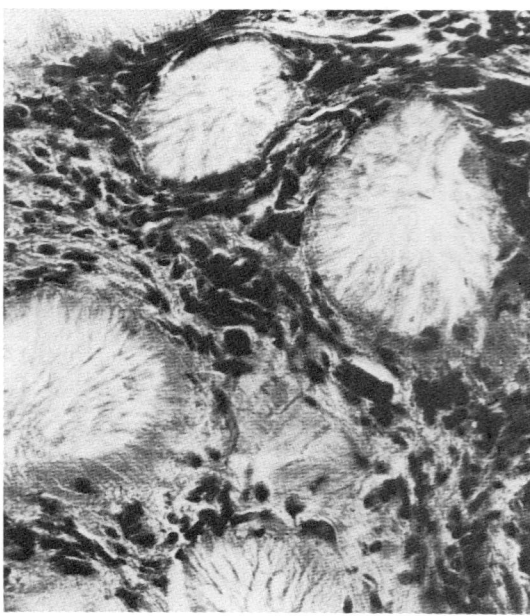

Gichttophi (HE-Färbung, 230fach)

Gicht|anfall: s. u. Gicht (1). – **okulärer G.a.**, Augengicht (KRÜCKMANN): anfallsweise Hyperämie der Bindehaut mit schmerzhaftem Augenbrennen als »**G.metastase**«; ebenso eine »**G.iritis**« (Pathogenese beider umstritten).

Gidlund* Katheter: (1950) an Kompressor anzuschließender flexibler Tubus für die Oberflächenanästhesie von Kehlkopf u. Bronchien im »Drucksprayverfahren«; Regelung von Menge u. Teilchengröße des Anästhetikums durch Rheostat. – Prinzip später auch für Angiokardiographie (»G.* Spritze« 1956; Druckinjektionsgerät, dosierbar bis 10 kg/cm) u. Bronchographie (steuerbarer Katheter mit auswechselbarem Aufsatz (z. B. für Saugbiopsie).

Giebel* Gerät: »Totraumvergrößerer« zur atemgymnast. – v. a. prä- u. postoperativen – Prophylaxe von Ventilationsstörungen; Mundatmung durch ein dosiert zu verlängerndes Plastikrohr bewirkt Anstieg der arter. CO_2-Spannung, dadurch Anregung der Atemzentren u. Steigerung der Atemtiefe.

Giedion* Syndrom: (1966) / tricho-rhino-phalangeales Syndrom; s. a. LANGER*-G.* Sy.

Giemen: trockenes, vorw. exspirator. Atemgeräusch von fast pfeifendem Charakter. Vork. – zus. mit Pfeifen, Schnurren u. Brummen – als »Rhonchi sonori et sibilantes« bei spastisch verengten Brochiolen mit zähem Sekret (v. a. Asthma bronchiale, spast. Bronchitis).

Giemsa* Färbung (GUSTAV G., 1867–1948, Chemiker u. Bakteriologe, Hamburg): Differentialfärbung methanol- oder ätheräthanolfixierter Blut- u. KM-Ausstriche – als modifiz. ROMANOWSKY* Färbung – mit G.* Azur-Eosin-Methylenblau-Lsg. (verdünnt 1 + 33,3 mit Aqua dest., pH 6,8–7,0; 30 bis 45 Min.): Zellkerne rotviolett, eosinophile Granula rötlichbraun, basophile blau, neutrophile rotviolett, Zytoplasma von Lymphozyten blau, Ery blaßrot, Blutplättchen blau mit violettem Innenkörper; Kerne von Parasiten u. Protozoen leuchtend rot.

Gierke* (HANS PAUL BERNHARD G., 1847–1886, Anatom, Tokio, Breslau) **Bündel**: / Tractus solitarius. – **G.* Körperchen**: / HASSALL* Körperchen. – **G.*(-Virchow*-Waldeyer*) Zellen**: kleine spindelförm. Nervenzellen in der Substantia gelatinosa des RM, deren Neuriten teils hier enden, teils in das Grundbündel des Seitenstrangs ziehen.

von Gierke* Krankheit (EDGAR OTTO CONRAD VON G., 1877–1945, Pathologe, Karlsruhe): **1)** VAN CREVELD*-v. G.* Krankh.: der (»hepatorenale«) Typ 1 der / Glykogenose. Außer den Kardinalsympt. evtl. Leberinsuffizienz, hämorrhag. Diathese (Thrombopathie durch Glykogenanreicherung), später Nephromegalie, Infantilismus (adiposogenitaler Typ mit Puppengesicht), Hornhautdystrophie (Typ MEESMANN). Prognose schlecht. – **2)** V. G.*-DEBRÉ*-FIBIGER* Syndrom: adrenogenitales / Salzverlustsyndrom.

Gies* Eiweißreaktion (WILLIAM JOHN G., geb. 1872, Biochemiker, New York): modif. Biuretreaktion mit 3%ig. $CuSO_4$-Lsg. u. 10%ig. KOH. – Ferner gelbe Fällung mit verdünnter Kaliumdichromat-Lsg. u. Säure.

van Gieson* Färbung (IRA THOMPSON VAN G., 1866–1913, Pathologe, New York): Bindegewebsfärbung mit Pikrinsäure u. gesätt. wäßr. Säurefuchsinlsg. 20 + 1 (»Pikrofuchsin«) nach Eisenhämatoxylin-Vorfärbung: Zellkerne schiefergrau bis schwarzbraun, Zytoplasma u. Muskelzellen gelb, Kollagenfasern rot.

Gießbeckenknorpel: / Cartilago arytaenoidea.

Gießen-Test: (1964/75) psych Fragebogentest zur Erfassung von Selbst- u. Fremdbildern (dargestellt im »GT-Profilblatt«) anhand von 40 »Items« in 6 nach psychoanalyt. u. sozialpsychol. Aspekten aufgebauten Skalen: soziale Resonanz, Dominanz, Kontrolle, Grundstimmung, Durchlässigkeit, soziale Potenz.

Gießerstar: / Cataracta calorica.

Gieß(er)fieber, Metalldampf-, Zinkfieber: einige Std. nach Einatmen des Metallrauchs v. a. von Zink u. dessen Legierungen Fieberanfall (bis 40°; »Messingmalaria«) mit Abgeschlagenheit, Gelenk- u. Muskelschmerzen, Husten, Schüttelfrost, Schweißausbruch; Erholung nach einigen Std.; Gewöhnung oder aber zunehmende Empfindlichkeit; Dauerschäden nicht beobachtet.

Gießkannen|phänomen: (PANNHORST 1955) röntg am Stehenden das bandförm. Einfließen des Bariumbreis über die ob. Duodenalflexur in die weitgestellte, flüssigkeitsgefüllte Pars descendens als Zeichen starker Tonusminderung, z. B. bei Erkrn. der Nachbarorgane (v. a. Gallenwege). – **G.schimmel:** ⃫ Aspergillus.

GIF: 1) Growth-hormone ⃫ Inhibiting Factor. – 2) Granulopoiesis-Inh.-Factor, der, von reifen Granulozyten abgegeben, den Eintritt der teilungsfäh. myeloischen Zelle in die S-Phase hemmt.

Gifford* Zeichen (HAROLD G., 1858–1929, Ophthalmologe, Omaha/Nebr.): 1) Schwierigkeit oder Unmöglichkeit, das Oberlid zu ektropionieren als Zeichen der Sklerodermie (aber auch bei BASEDOW* Krkht. u. Myxödem). – 2) ⃫ Orbikularisphänomen.

Gift(e), Toxika, Schadstoffe, Venena: dem Organismus zugeführte Naturstoffe, Chemikalien, Arzneistoffe etc., die in rel. kleinen Mengen, z. T. erst nach Umwandlung im Körper (⃫ Giftung), Funktionsstörungen, Gesundheitsschäden oder den Tod hervorrufen (⃫ Intoxikation); s. a. Toxin. Wirkung abhängig von Menge u. Konz., Applikation, Löslichkeit (»Corpora non agunt nisi soluta seu solubilia«), Resorbierbarkeit, Verteilung, individuellem Körperzustand (⃫ G.resistenz). Je nach Beziehung zwischen Konz. (c), Einwirkungszeit (t) u. Wirkung (W; s. a. Dosiswirkungskurve) unterschieden als Konzentrations-G. (W = c) u. Kumulations- oder »c·t-Gift« (W = c · t; ⃫ Summationsgifte); je nach Angriffspunkt als Blut-, Enzym-, Haut-, Herz-, Leber-, Lungen-, Nerven-, Nierengift etc. – Ausscheidung z. T. nach Abbau oder Umwandlung durch Entgiftungsreaktionen, über Magen-Darmkanal, Niere, Lunge, Haut, z. T. auch in Muttermilch; s. a. Gegenmittel, Informationszentrum.

Gift|festigkeit: ⃫ G.resistenz. – **G.fische:** die – fast ausschl. marinen – Fischarten mit Giftstacheln (Muraena helena mit Giftzahn?), v. a. der Fam. Scorpaenidae (z. B. Drachenkopf-, Rotfeuer- u. Steinfische = Goldbarsch) u. Trachinidae (z. B. Knurrhahn, »Petermännchen«); weniger giftig (z. T. umstritten) Stachelrochen, Seedrachen, Meerkröten, Doktorfische u. a. m. – I. w. S. auch die ichthyotoxinhalt. Fische (s. a. Fischvergiftung). – **G.grenze:** *hyg* ⃫ MAK, MEK, MIK.

Gifthaare, Toxophore: leicht abbrechende, giftgefüllte (u. a. Histamin, Proteine) evtl. nur mechan. wirkende, mit einer Giftdrüse oder -zelle verbundenen Brenn- oder Nesselhaare von Raupen (z. B. auch Schmetterlingen); verursachen Dermatitis, Konjuktivitis, Mund- u. Nasenschleimhautentzündungen, evtl. Papilionitis; s. a. Insektenallergie.

Giftigkeit: ⃫ Toxizität.

Gift|immunität: ⃫ Giftresistenz. – **G.informationszentrum:** toxikologisches ⃫ Informationszentrum; s. a. Entgiftungszentrum. – **G.kunde:** ⃫ Toxikologie. – **G.nebel:** ⃫ Smog.

Giftpflanzen: Pflanzen, deren Inhaltsstoffe (Alkaloide, Glykoside, äther. Öle etc.) bereits in geringer Menge zur Schädigung des Organismus führen, z. B. Colchicum autumnale, Conium maculatum, Strychnos nux vomica, Atropa Belladonna, Datura stramonium, Aconitum napellus. – Als bes. Gruppe die – für Pflanzenfresser nicht durchweg schädl. – Giftpilze (⃫ Pilzvergiftung).

Giftresistenz, Giftfestigkeit: natürl. oder – z. B. durch Gewöhnung – erworb. »antitox. Immunität«; beruht entweder auf dem Fehlen entspr. zellulärer Rezeptoren oder auf der Unwirksamkeit der Toxin-Rezeptorverbindung.

Giftschlangen (* monospezif. Serum verfügbar)

Vorkommen		Schlangen
Afrika		
	Nord-	Viperidae (Bitis-, Cerastes- u. Vipera-Arten), afrikan. Kobras, Boomslang*, Echis-Arten*
	Zentral-	Viperidae, Kobras, Mambas, Boomslang*
	Süd-	Viperidae, Kobras (Kapkobra*), Mambas, Boomslang*
Amerika		
	Nord-	Crotalidae (Klapperschlangen u. Sistrurus-Arten) Korallenschlangen*, Agkistrodon-Arten*
	Mittel- u. Süd-	Crotalidae (Klapperschlangen-, Bothrops-, Agkistrodon-Arten, Buschmeister*), Korallenschlangen*
Asien		
	West-	Viperidae (Bitis-, Cerastes- u. Vipera-Arten), Kobras
	Mittel-	Viperidae, Kobras, Seeschlangen, Kraits*
	Nordost-	Viperidae, Kobras, Kraits, Crotalidae, Seeschlangen
	Südost- (Hinterindien)	Viperidae, Kobras, Kraits, Crotalidae, Seeschlangen
Australien Neuguinea Indonesien Philippinen		Viperidae, Crotalidae, Elapidae, Seeschlangen
Europa		Viperidae (Vipera-Arten)

Gift|schlangen: ⃫ Tab. – **G.speise:** zur Ratten- u. Mäusevertilgung verw. Präp. (z. B. Giftgetreide). – **G.spinnen:** Spinnenarten mit für den Menschen (meist lokal) »gift.« Biß. Als gefährlich gelten nur Latrodectus-Arten (⃫ Latrodektismus), weniger auch Vogelspinne (⃫ Arachnidismus), Wolfsspinnen (⃫ Sycosa), Skorpione. Klin.: lokale Schmerzen, Erregung, Hypertonie, akutes Abdomen, Schock, Arrhythmie, Atemlähmung. Ther.: Abbinden, Inzision, Aussaugen, Antiserum (bis noch nach 12 Std.), Kortison, Plasmaexpander.

Giftung: im Organismus stattfindende metabol. Umwandlung eines Stoffes zu Gift (bzw. zur pharmakologisch wirksamen Substanz, z. B. Methanol in Formaldehyd, Phenazetin in Azetylaminophenol).

Giga..., G: *physik* Präfix bei Maßeinheiten mit der Bedeutung des 10^9-fachen.

Gigantenpotential: *physiol* bei Mikroelektroden-Abltg. von Motoneuronen pos.-neg. Aktionspotentialschwankung (ca. 40 mV) ohne gleichzeit. Ruhemembranpotential. Wahrsch. quasi-intramembranale Abltg. bei geschädigter, aber nicht penetrierter Nervenzellmembran.

Gigantin: Antibiotikum aus Aspergillus giganteus var. antibioticus; wirksam gegen Escherichia coli.

Gigantinsäure

Gigant(in)säure: / Penizillin F.

Gigantismus: partieller oder allg. / Riesenwuchs.

Giganto...: Wortteil »riesig groß«; s. a. makro..., mega(lo)..., Riesen....

Giganto|bilharzia: in Nordamerika (G.b. huronensis) u. Japan (G.b. sturniae) adult in Vögeln parasitierende Trematoden [Schistosomatidae], deren Zerkarien beim Menschen Dermatitis verursachen. – **G.blast**: abnorm großer Megaloblast im KM bei unbehandelter perniziöser Anämie.

gigantocellularis: riesenzellig, / Carcinoma gigantocellulare, Riesenzell....

Giganto|mastie, Makromastie: mächt. Vergrößerung der – weibl. – Mamma, meist durch Drüsenhypertrophie u. Fettvermehrung. – **G.melie**: Riesenwuchs einer oder mehrerer Extremitäten; vgl. Akromegalie.

Gigant|ophthalmus: weit überdurchschnittl. Größe des Augapfels bei harmon. Proportion seiner Teile; vgl. Hydrophthalmus, Megalokornea.

Giganto|rhynchus cestodiformis: *helminth* / Moniliformis moniliformis. – **G.somie**: / Riesenwuchs. – **G.spermie**: s. u. Megalospermie. – **G.zyt.**: großer Megalozyt (∅ 12 μm u. mehr) in KM u. Blut bei unbehandelter perniziöser Anämie.

Gigli* Reaktion: **1)** (1898) Härnsäurenachweis mit 7,5%ig. schwefelsaurer Ammoniummolybdat-Lsg.; in NH_3 blau lösl., in neutraler Lsg. mit $KMnO_4$ titrierbare grünl. Fällung. – **2)** (1911) Blutnachweis (insbes. in Flecken) mit Benzidin-Eisessig (1 + 2) u. H_2O_2 (Blaufärbung).

Gigli* Säge (LEONARDO G., 1863 – 1908, Gynäkologe, Florenz): Osteotomie-Drahtsäge (gedoppelter u. in sich verwendelter bzw. vierfach geflochtener Stahldraht; 30 – 70 cm) mit endständ. Ösen (für Handgriffe) zum –weichteilschonenden – Sägen »von innen nach außen« (v. a. bei Schädeltrepanation u. Kieferresektion). – Die **G.* Sonde** (geknöpfte Führungshohlsonde) dient als Duraschutz bei Durchleiten der Säge zwischen zwei Bohrlöchern (mittels Drahtführers).

Gig-Naht: ein Ausreißen des Drahts vermeidende Modifikation der BUNNEL* Ausziehnaht durch Verw. eines sich im prox. Sehnenstumpf mit Widerhaken verankernden »Gigs« (Metallplättchen mit 2 Löchern für den Draht der Sehnennaht u. einem 3. für den Ausziehdraht).

Gilbert, Gb: nach dem engl. Arzt u. Physiker WILLIAM G. (1540 – 1603) benannte Einh. der Spannung im elektromagnet. CGS-System (= $cm^{1/2} \cdot g^{1/2} \cdot s^{-1}$).

Gilbert* Ophthalmia lenta (WILHELM G., geb. 1879, Ophthalmologe, Hamburg): chron.-rezidivierende Hypopyon-Iritis mit Zyklitis, Glaskörper- u. Fundushämorrhagien u. schmerzhafter Lichtscheu als Initialstadium der / BEHÇET* Krankh.; bei jedem Rezidiv Sehkraftverminderung (anfangs nur temporär), meist bis zur Erblindung.

Gilbert* (NICOLAS AUGUSTIN G., 1858–1927, Internist, Paris) **Syndrom**: **1)** Kolibazillose: chron. pyäm. Infektion mit körpereigenen (bei enterorenalem oder HEITZ*-BOYER* Syndrom) oder -fremden Kolibazillen (bei enterohepat. oder / ABRAMI* Syndrom). – **2)** **G.*-Lereboullet* Sy.**: / MEULENGRACHT* Syndrom; s. a. Cholämie, isolierte. – **G.*** **Zeichen**: verstärkte Wasserausscheidung bei reduzierter Flüssigkeitsaufnahme als Hinweis auf Leberzirrhose.

Gilbert* Syndrom: (JUDSON BENNETT G., geb. 1898, Urologe, Schenectady/N.Y.): durch malignen, hormonell akt. Hodentumor (meist Chorionepitheliom) ausgelöste Endokrinopathie mit Gynäkomastie u. massiver Metastasierung bes. in die Lungen.

Gilchrist* Krankheit (THOMAS CASPER G., 1862 – 1927, Dermatologe, Baltimore): Nordamerikanische / Blastomykose.

Gilchrist* Operation: (1950) *urol* / Zäkumblase (s. a. Abb. »Dickdarmblase«) mit Implantation der Ureteren ins isolierte Aszendens u. Ausleitung des Ileumstumpfes als »Harnröhrenersatz« durch die Bauchdecken (Kontinenzverbesserung durch BAUHIN* Klappe).

Gilchristia: älterer Gattungsname für Blastomyces dermatitidis.

Gilford* Syndrom (HASTINGS G., 1861 – 1941, Chirurg, London): / Progerie.

Gill* Operation: **1)** (ARTHUR BRUCE G., 1876–1965, Chirurg, Philadelphia): **a)** (1931) erweiterte intraartikuläre Schultergelenksarthrodese durch Verkeilen des angefrischten Akromions in den eingekerbten Humeruskopf u. Fixierung (45° abduziert u. leicht innenrotiert) mit durchgreifender Naht von Periost u. Gelenkkapsel. – **b)** (1933) hint. Arthrorise des ob. Sprunggelenks durch keilförm. Kalkaneusspan in der Talusrolle bei Lähmungsspitzfuß. – **2)** **G.*** **Dekompression**: (1955) bei Spondylolisthesis mit neurol. Ausfällen (Wurzelkompression) uni- oder bilat. Laminektomie u. Neurolyse im Bereich der Intervertebrallöcher sowie mit Spanversteifung des WS-Abschnitts.

Gillespie* Syndrom (ROBERT DICK G., geb. 1897, Arzt, London): **1)** / okulodentodigitales Syndrom. – **2)** (1965) fam. Aniridie (bds.) mit zerebellarer Ataxie u. Dysarthrie, Oligophrenie, Ohr- u. Liddysplasie, Plattfuß; Chromosomen o. B.

Gillette* Ligament (EUGÈNE PAULIN G., 1836–1886, Chirurg, Paris): Muskelfasern von der Speiseröhre zur hint. Kehlkopfwand.

Gillies* Operation (SIR HAROLD DELF G., 1882–1960, Chirurg, London): **1)** Gaumenspaltenplastik mit temporär in die Oberlippe eingenähtem G.* Rundstiellappen (doppelt gestielter Wanderlappen aus Bauch- oder Brust- bzw. aus Stirnhaut); bei starker Kieferenge zuvor mediane OK-Osteotomie (Deckung mit freiem Transplantat aus Beckenkamm). – **2)** bei Fazialislähmung Befestigung eines im Mundwinkel schlingenförmig vernähten Faszienstreifens am M. temporalis. – **3)** (sub-)totale Nasenplastik mit 3 Rippenknorpel-armierten Kipplappen (gestielt bds. u. in Glabellagegend) für Innenauskleidung u. 4zipfel. Stirnlappen als Hautdeckung. – **4)** / ESSER*-PIERCE*-G.* Plastik. – **5)** G.*-FRY* Op.: / Gaumenrückverlagerung mit Deckung der vord. Lücke durch G.*Rundstiellappen (aus Bauchhaut).

Gilson* Lösung: *histol* Fixierungsflüssigkeit aus Sublimat, HNO_3, Eisessig, 60%ig. Alkohol u. Aqua dest.

Gil Vernet* Operation: **1)** (S. GIL VE. 1932) paraanale, extrasphinktäre Prostatektomie: nach med. Längsspaltung der hint. Kapsel u. Durchtrennen der Urethra (Sphinkterschonung) digitale intrakapsuläre Adenom-Enukleation (unter »Entgegenschieben« der Prostata mit intraurethraler Sonde). – **2)** (J. M.

GIL VE.) **a)** (1952) einzeit., abdominale (deszendierende) Zystektomie nach Extraperitonealisierung; Ureterimplantation ins Rektum unter Abdeckung durch den Naht-verschlossenen Peritonealsack. – **b)** (1960) Augmentationsplastik der – wegen Malignoms resezierten – Harnblase mit ausgeschaltetem Sigmaabschnitt.

Gilvor: (lat.) erdfahles Hautkolorit, z. B. bei Bleivergiftung.

Gimbernat* Hernie (ANTONIO DE G., 1734–1816, Chirurg, Madrid), LAUGIER* Hernie: Schenkelhernie mit Austritt des Bruchsacks durch einen Spalt im Lig. lacunare (= **G.*Band**).

Ginger paralysis: (engl.) Massenvergiftung in Nordamerika (1929–31) durch alkohol. Getränke aus mit Trikresylphosphat extrahierten Ingwerwurzelauszügen.

Gingiva PNA: das »Zahnfleisch« als unverschieblich mit dem Kieferperiost verwachsene Mundschleimhaut, die die Alveolarfortsätze überzieht (= **G. alveolaris**), die Zahnhälse umschließt (= **G. areolaris**) u. das Spatium periodontale gegen die Mundhöhle abdichtet (= **G. marginalis** = Zahnfleischsaum). Mehrschicht. Plattenepithel auf gefäß- u. nervenreichem, derbem kollagenem Bindegewebe. – s. a. Abb. »Parodontium«.

Gingivafibromatose: Makrulie durch exzessive Hyperplasie der kollagenen Fasern; z. T. heredo-familiär u. in Kombin. mit ektodermalen Dysplasien wie Hypertrichose, Mammafibromatose (s. a. COWDEN-Sy.), progred. Taubheit, Genitaldsyplasie, Teleangiektasien, Oligophrenie (/ CROSS*-MCKUSICK*-BREEN* Sy.), Korneadystrophie (/ RUTHERFORD* Sy.), Ohr- u. Nasenanomalien (/ ZIMMERMANN*-LABAND* Sy.), multiplen Fibromen (/ MURRAY* Sy.)

Gingivalkarzinom: hochdifferenziertes Ca. des Zahnfleischsaums u. Alveolarfortsatzes (evtl. Folge chron. Reizung), oft kombin. mit schmerzhaften, leukoplakieähnl. Veränderungen.

Gingivektomie: bei fortgeschrittener marginaler Parodontopathie Abtragung der Zahnfleischtaschen bis zum Epithelansatz an der Zahnhartsubstanz; als »**radikale G.**« mit Nivellierung des margin. Knochenreliefs.

Gingivitis, Parodontitis (marginalis) superfic.: oberflächl. Entzündung des Zahnfleischsaums, meist katarrhalisch (= **G. simplex**), evtl. eitrig oder hämorrhagisch (v. a. bei hämorrhag. Diathese; evtl. Übergang in Parodontitis profunda oder Fibromatosis gingivae), auch als **G. hypertrophicans** s. **hyperplastica** (= Gingivom, / Makrulie) u. **G. ulcerosa** s. **gangraenosa** (Zerfall des Zahnfleischsaumes; z. B. toxisch durch Bi, Pb, Hg), als **chron. G.** meist schmerzlos. – Bes. Formen: **G. chronica desquamativa Engel*** als hormonelle G. (v. a. in der Menopause) mit jahrelang rezidivierenden schmerzhaften u. leicht blutenden Epithelablösungen, evtl. auch regionaler LK-Schwellung. – Ebenfalls hormonell die **G. desquamativa intermenstrualis Mühlemann*** (mit überschieß. Epithelabschilferung, Rötung u. Berührungsempfindlichkeit) sowie die **G. gravidarum** (bei ca. 50% der Schwangeren, abhängig von Östrogenspiegel; Rückbildung 6–20 Tg. post partum). – s. a. zykl. / Neutropenie.

Gingivoektomie: / Gingivektomie.

Gingivom: / Gingivitis hypertrophicans.

Gingivostomatitis: auf die gesamte Mundschleimhaut übergreifende Gingivitis; i. e. S. die Stomatitis herpetica (mit Fieber, Lymphadenitis, Zahnfleischschwellung, Foetor ex ore sowie gelben u. hellroten, von einem Hof umgebenen Erosionen), v. a. bei Kindern (6. Mon. – 3. J.) u. Jugendlichen.

Ginglymus PNA: das – einachs. – »Scharnier-« oder »Winkelgelenk« (z. B. Humero-ulnar-, Fingergelenk(e).

Ginseng: / Panax ginseng.

Gintscheff* Reaktion: (1950) Syphilis-Mikroflokkungsreaktion mit cholesterinisiertem äther. Herzmuskelextrakt als AG.

Giongo* Spirale: sondenart. Instrument mit spiral. Ende für die transurethrale Lösung von Uretersteinen (Drehen im Uhrzeigersinn, bis Stein in der Spirale liegt).

Giordano* (DAVIDE G., 1864 – 1937, Chirurg, Venedig) **Sphinkter:** / Musculus sphincter ampullae hepatopancreaticae. – **G.*Zeichen:** durch brüskes Beklopfen der Nierengegend hervorgerufener Schmerz bei Pyelonephritis. – **G.*-Giovanetti* Diät:** hochgradig eiweißarme Diät für Nierenkranke bzw. bei Nierenversagen (18 – 20 g Eiweiß/Tag).

Giovannini* Krankheit (SEBASTIANO G., 1851 – 1920, Dermatologe, Turin): / BEIGEL* Krankh.

GIP, Gastric-inhibitory polypeptide: vermutlich aus dem ob. Dünndarm stammendes Polypeptid, dessen Ausschüttung durch Fett(säuren) stimuliert wird; hemmt die Gastrin-, Insulin- u. Histamin-induzierte Magensäuresekretion (möglicherweise ident. mit dem »alten« Enterogastron).

Gipfelblase, Kuppelblase: (SCHOEN) röntg Luftblase in der Pars sup. duodeni; Einzelblase physiologisch; Mehrfachspiegel (u. Verziehungen) bei Adhäsionen; länger bestehende G. im eigentl. Bulbus Zeichen für Hypotonie u. damit Hinweis auf Gallenblasen- oder Pankreasaffektion.

Gipfelbucht (der Paukenhöhle): / Recessus epitympanicus.

Gipfelindex: kard Abstand der bd. Gipfel eines 2gipfl. »P.«; bei > 40 msec linksatriale Überlastung wahrscheinl.

Gipfelsekretion: gastr »peak acid output« (/ PAO).

Gipfelzeit: kard / Abb. »Farbstoffverdünnungskurve«.

Gips: Kalziumsulfat ($CaSO_4 + 2H_2O$). Für G.verbände u. -abdrücke meist der durch Erhitzen über 100° hergestellte wasserärmere »**gebrannte**« G. ($CaSO_4 + 1/2\ H_2O$; Calcium sulfuricum ustum; α-Kristallmodifikation = Hartgips, β-Kristallform = Alabastergips), der mit ca. 50% Wasser zu einer festen Masse erhärtet (Abbindezeit u. Härte von Brenntemp. abhängig).

Gips|bett: in Bauchlage über den ges. Rumpf (evtl. auch Hinterhaupt u. Oberschenkeln) anmodellierte kräft. »Gipsliegeschale« zur Ruhigstellung der WS bei Wirbelfraktur, Spondylitis, nach Spondylodese; zur Kyphosekorrektur meist als / LORENZ* Reklinationsbett oder als Bauchliegeschale. – **G.binde:** mit gebranntem Alabaster- u./oder Hartgips beschickte Mullbinde (als Einstreu-G.b.), evtl. zusätzlich – als

Gipsblockkultur

»fixierte«, nicht streuende G. – mit Klebstoffzusatz (z. B. Polyakrylsäureester, Polyvinylalkohol, Zelluloseäther; nur 4–6 Sek. Tauchzeit); im allg. 2–4 m lang u. 6–20 cm breit, mit Festigkeit (= Eindruck- u. Biegehärte geprüft an Standardhohlkörpern) zwischen 70 u. 125 kg.

Gipsblockkultur: *mykol* die Sporenbildung begünstigende Hefenzüchtung auf Gipsblöcken, die in Nährlsg. fußen.

Gips|höschen: in LORENZ* Stellung anmodellierter Gipsverband des Beckengürtels (etwa von Mamillen bis Malleolen) zur Behandlung der kindl. Luxationshüfte oder Oberschenkelfraktur; s. a. Beckenhose (»Gipshose«). – **G.hülse**: zylinderförm. Gipsverband, v. a. zur Ruhigstellung nur eines Gelenks an Extremitäten; s. a. Tutor. – **G.korsett, -mieder**: s. u. BÖHLER*. – **G.krawatte**: zirkulärer, den Hals u. UK-Rand umfassender Gipsverband bis zum Okzipitalhöcker bzw. prox. Sternalrand, Spinae scapulae, Akromion u. Klavikula; zur Entlastung der HWS, v. a. bei Fraktur, Luxation u. Spondylitis. Anlegen evtl. unter Suspension in GLISSON*Schlinge u. (temporärer) Miteingipsung der Achselhöhlen. – **G.liegeschale**: ƒ Gipsbett. – **G.longuette**: durch faltenartige Übereinanderlagerung gleich langer u. breiter Gipsbindenstücke hergestellte Verbandsplatte bzw. -streifen (meist aus fixierten Gipsbinden, manuell oder als Fertigstück 4–8fach gelegt, evtl. auch Breitlonguette) zur Anfertigung von Gipsschienen, -bett oder -schalen; ferner als Grundlage zirkulärer Gipsverbände, z. B. steigbügelartig oder L-förmig anmodellierte G. bei Knöchel- bzw. Oberschenkelfraktur.

Gips|plombe: *orthop* s. u. FRÜND*. – **G.quelle**: ƒ Kalziumsulfatwasser. – **G.schale**: muldenförmige, anmodellierte Gipslonguette (z. B. bei Distorsion, Grünholzfraktur) oder nach Teilentfernung eines zirkulären Gipsverbandes belassene Liegeschale, meist an Extremitäten; erlaubt Funktionstherapie, Haut- u. Wundpflege sowie Ruhigstellung durch »Wiederanwickeln«, v. a. zur Nacht; s. a. Gipsbett. – **G.schiene**: aus Gipsbinden bzw. -longuetten gefertigte Schiene; s. a. Gipsschale. – **G.star**: ƒ Cataracta calcarea.

Gips|verband: (MATHIJSEN 1851, PIROGOFF 1854) ungepolsterter (BÖHLER; zur sicheren Fragmentretention, u. nur bei geringer Gefahr einer posttraumat. Schwellung) oder gepolsterter (Trikotschlauch, Watte, Schaumgummi u. a.), aus G.binden u./oder -longuetten hergestellter Kontentivverband, evtl. verstärkt durch Furnierholz, Aluminiumband, CRAMER* Schiene, u. zwar als zirkulärer oder schienenkl. oder Modellverband (z. B. G.bett, -mieder, schale); zur Retention reponierter Frakturen u. Luxationen, Ruhigstellung entzündl. Knochen- u. Gelenkprozesse sowie nach Osteotomie u. Gelenk-Op., zur Deformitätskorrektur (Etappengips, Reklinationsgipsbett), bei Mehrfachverletzung, ausgedehnter Verbrennung, nach Hautplastik (z. B. Doppelrahmenbeckenrumpfgips, Fenster-, Brückengips). Ggf. – v. a. bei Fraktur – Verbandsbeschriftung (Daten von Unfall, Reposition, Verbandanlegung u. Skizze des Rö-Befunds); ferner mehrtäg. Kontrolle (Drucknekrosen, Gefäß-Nervenkompression u. a.; s. a. Cast-Syndrom). Typ. Verbände ƒ Tab.

Giraffenfieber: ƒ Dengue-Fieber (mit steifem, gezierten Gang).

Giraldès* Organ (JOACHIM ALBIN CARDOZO CAZADO G., 1808–1875, Anatom, Paris): (1859) ƒ Paradidymis.

Girard* Operation (CHARLES G., 1855 1916, Chirurg, Genf): 1) G.*-WÖLFLER* Op.: (1894) Radikal-Op. der indir. Leistenhernie (modifiz. BASSINI* Op.) ohne Spaltung der Fascia transvers. u. Samenstrangverlagerung; dreischicht. Bruchpfortenverschluß: Naht des M. obl. int., darüber der med. (oberen)Lefze der gespaltenen Externusaponeurose vor dem Samenstrang ans Leistenband, schließlich Aufsteppen des lat. (unt.) Aponeurosenlappens über bd. Nahtreihen auf die mediale Lefze (n. WÖLFLER 2. u. 3. Nahtreihe vertauscht). – Bei der G.*-SICK* Naht (Fasziendoppelung) wird eine Faszie unter jeweils einfacher Durchstechung über die andere gezogen u. durch U-Nähte fixiert. – 2) Beseitigung eines (kleineren) ZENKER* Ösophagusdivertikels durch Einstülpen von außen mit Tabaksbeutelnaht (u. U. 2- oder 3schichtig).

Girard* Reagentien: zum Nachweis u. zur Isolierung von Aldehyden u. Ketonen: 1) Reagens D: N,N-Dimethylglyzinhydrazid-hydrochlorid. – 2) Reagens P: Pyridylazethydrazidchlorid. – 3) Reagens T: Trimethylammonium-azethydrazidchlorid; z. B. zur Tren-

typischer Gipsverband	ruhigzustellendes Gelenk	Gelenkstellungen	druckgefährdete Stellen
Thoraxgips	Schultergelenk (einschl. Oberarm)	Abduktion 45°; Anteversion 45–60°; Ellenbogen 60°; Hand vor dem Jugulum	Akromion, Spkaula, dorsale Oberarmschaftmitte (N.radialis), Humerusepikondylen, Olekranon, Ellenbeuge (A. brachialis)
Oberarmgips	Ellenbogen (einschl. Oberarm)	Ellenbogen 90°; Schulter wie oben	
	Handgelenk (einschl. prox. Unterarm)	leichte Dorsalflexion; Ellenbogen 90°	ab Oberarmschaftmitte wie Thoraxgips + Proc. styloideus von Radius u. Ulna, Erbsenbein (N. ulnaris), Streckseiten der Metakarpalia u. deren Köpfchen
Unterarmgips	Handgelenk (einschl. dist. Unterarm)	leichte Dorsalflexion (bei fixiertem Daumen)	ab Proc. styloideus wie Oberarmgips
Beckenhosengips	Hüftgelenk (einschl. dist. Oberschenkel)	Abduktion 15–20° bei leichter Außenrotation; Knie 170°; Sprunggelenk 90° (bis zu angedeutetem Spitzfuß)	Dornfortsätze, Darmbeinkämme, Kreuzbein, Sitzbeinhöcker, Trochantermassiv, Kniescheibe u. Tibiakopf, Wadenbeinköpfchen (N. peroneus), Achillessehne u. Ferse, Knöchel, Vorfuß
Beckenringgips	Kniegelenk (einschl. dist. Oberschenkel)	wie Beckenhosengips	wie Beckenhosengips
Unterschenkelgips	Sprunggelenk (einschl. dist. Viertel Unterschenel, Fußwurzel, Mittelfuß)	90° (bis zu angedeutetem Spitzfuß ~ 100°)	ab Tibiakopf wie Beckenhosengips

nung von Keto- (wasserlösl.) u. Hydroxysteroiden (unlösl.).

Giraud* Operation: Nephropexie mit Nylon-Suspensionsbändern.

Giraud* Test (RAOUL GASTON G., geb. 1888, Internist, Montpellier): Nachweis eines Hypoparathyreoidismus anhand des verstärkten u. verlängerten Absinkens der Serumkalziumwerte nach Inj. von Histamin u. Magenausherberung 20 Min. p. i.; unspezif. u. sehr belastend (Tetaniesympte.).

Girdlestone* Operation (GATHORNE ROBERT G., 1881–1950, Orthopäde, Oxford): (1943) radikale intraartikuläre Hüftgelenkarthrodese; nach Resektion von Schenkelhals u. -kopf Einstauchen des Schaftes nach keilförm. Zurichtung des Trochantermassivs u. korrespondierender Anfrischung der Pfanne.

Girdwood* Methode: (1960) mikrobiol. Folsäurebestg. mit Streptococcus faecalis.

Girgolaff* Operation: (1926) Faszienstreifen-Fesselung des Humeruskopfs bei habitueller Schulterluxation; nach Durchleitung durch sagitt. Bohrkanal (unt. Gelenkkapselrand) Fixierung der gekreuzten Faszienenden an Akromion u. Rabenschnabelfortsatz.

Girlandenfasern: die langen Assoziationsfasern des Kleinhirnmarks, die entfernte Windungen miteinander verbinden u. die dazwischen liegenden überspringen.

Giroud* Test (PAUL MARIE JOSEPH G., geb. 1898, Mikrobiologe, Paris): Beurteilung des AK-Gehalts von Fleckfieberserum anhand der Kaninchenhautreaktion 2–3 Tg. nach Inokulation einer mit fallenden Serumverdünnungen versetzten Aufschwemmung lebender Rickettsien. – s. a. DURAND*-GIROUD* Vakzine.

Giroud*-Bulliard* Methode: *histochem* 1) (1930) SH-Gruppen-Nachweis (rot) im Gefrierschnitt mit 5%ig. wäßr. Zinkazetatlsg. u. mit 2% Ammoniak versetzter 10%ig. Natriumnitroprussid-Lsg. – 2) G.*-LEBLOND* Reaktion: Vit.-C-Nachweis durch Reduktion von Silbernitrat (essigsaure Lsg., pH 3–4).

Gitali* Probe* 1) Alkaloidnachweis (Farbreaktionen) mit rauchender HNO_3 (eindampfen) u. KOH oder mit H_2SO_4, $KClO_3$ u. Alkalisulfid. – 2) Gallenfarbstoffnachweis mit KNO_3 u. verd. H_2SO_4 (grün-blaurot-gelb) oder mit Chininbisulfat, Ammoniak, H_2SO_4, etwas Zucker u. Alkohol (violett). – 3) Eiternachweis im Filtrationsrückstand des essigsauren Harns mit Guajaktinktur (dunkelblau).

Gitalin: aus Digitalis purpurea extrahiertes amorphes Glykosidgemisch (Digitoxin, Gitoxin, Gitaloxin u. a.).

Gitaloxigenin: 16-Formylgitoxigenin; Aglykon der Gitaloxigeninglykoside (s. u. Digitalisglykoside).

Gitaloxin: Gitaloxigenin-tri-digitoxosid; Sekundärglykosid aus den Blättern von Digitalis purpurea.

Githagin: tox. Saponin aus der Kornrade (Agrostemma githago). – Bei Vergiftung (»Githagismus«, durch mit Kornradesamen verunreinigte Getreideprodukte): Brechdurchfall, später Schwindel, Kopfschmerzen, evtl. Kreislaufstörungen, Krämpfe, Atemlähmung.

Gitlin*-Hitzing*-Janeway* Methode: Nachweis von Proteindefekten im Serum Agammaglobulinämischer anhand der nach Absorption mit dem Probandenserum verbleibenden Präzipitationslinien im Immunelektropherogramm eines Antihuman-α-Globulinserums.

Gitonin: Steroidsaponin (Spirantyp) aus Yucca filamentosa sowie Blättern (= G. F) u. Samen von Digitalis purpurea; zusammengesetzt aus Gitogenin sowie Glukose, Galaktose u. Xylose; nicht herzwirksam; Anw. zum Cholesterinnachweis.

Gito|rin, G.rosid, G.stin: seltenere ↗ Digitalisglykoside.

Gitoxigenin: $C_{23}H_{34}O_5$; Aglykon von Gitoxin, Pengitoxin u. a. ↗ Digitalisglykosiden.

Gitoxin, Bigitalinum: Gitoxigenin-tri-digitoxosid; Sekundärglykosid (Abbauprodukt von Purpureaglykosid B u. Lanatosid B) v. a. aus Blättern u. Samen von Digitalis purpurea (s. a. »Digitalisglykoside«). Therap. Anw. (oral) wie Digitoxosid (0,42 mg Digitoxosidum ~ 1 mg Gitoxin).

Gitter: 1) *opt* period. Anordnung von mathemat. Punkten (»Gitterpunkte«) bzw. Materieteilchen (Atome, Ionen, Moleküle) oder von makroskop. Gebilden (Striche, Spalte), u. zwar als lineares Kreuz- oder Raumgitter; z. B. als Beugungsgitter (s. a. Beugung). – 2) *physik* in der Elektronenröhre die gitterförm. Elektrode zwischen Kathode u. Anode zur Steuerung des Röhrenstroms; vgl. Gleichrichterröhre. – 3) *radiol* ↗ Bestrahlungssieb (s. a. Siebbestrahlung).

Gitter|blende: *röntg* ↗ Rasterblende. – **G.bruch**: Bauchwandhernie (v. a. Narben- u. epigastr. Hernie) mit mehreren, u. U. zahlreichen schlitzart. oder runden Bruchlücken in der äuß. Aponeurosenplatte. – **G.energie**: Die Bindungsenergie zwischen den in einem Kristallgitter angeordneten Ionen, z. B. für NaCl 180 Kcal/Mol.

Gitterfasern, retikuläre, Retikulinfasern: *histol* bis zu 1 μm dicke, zug- u. biegungsfeste, aus dem Gerüsteiweiß »Retikulin« aufgebaute argyrophile Fasern, in submikroskop. Mikrofibrillen unterteilt u. periodisch gebändert. Vork. in retikulärem Bindegewebe, lymphat. Organen, Basalmembranen im Grenzgebiet von Stroma u. Parenchym (z. B. Gitterfaserhülle von Kapillaren, Muskel- u. Nervenfasern, Nierenkanälchen, Drüsensträngen u. -ballen des HVL); ferner das Gitterfasernetz (lichtmikroskopisch nach Versilberung) des Leberläppchens, gebildet von den den Zellplatten aufliegenden Gitterfaserhäutchen (»Plattenbeläge«), durch die hindurch sich die Mikrovilli der Leberzelle in den DISSE* Raum erstrecken.

Gitter|keratitis: *ophth* ↗ Keratoconjunctivitis herpetica. – **G.lunge**: (SAUERBRUCH) von gefäßführenden Strängen u. Septen durchzogenes Resthöhlensystem nach Lungenabszeß oder -gangrän. – **G.oxygenator**: z. B. als ↗ GIBBON* Oxygenator. – **G.plastik**: ↗ HELLER* Operation (2). – **G.schnitt**: *chir* ↗ Wechselschnitt. – **G.spektrum**: *opt* ↗ Beugungsspektrum.

Gittertheorie, Einphasen-, Netzwerk-, Framework-Theorie: (MARRACK u. HEIDELBERGER) Bei der AG-AK-Reaktion legen sich als einphas. Vorgang bi- bzw. multivalente AK in einem Netz- oder Gittersystem dem multivalenten AG an. – vgl. Zweiphasentheorie(2).

Gittertüll-Lunge: *röntg* die bei best. Silikoseformen diffus in bd. Lungen äußerst dichtstehende feinste Felderung u. retikuläre Zeichnung.

Gitterzelle

Gitterzelle: ↑ Fettkörnchenzelle.

GK: 1) Glyzerin-kinase; 2) Gewebekultur; 3) Ganzkörper.

G-Karte: »Gesundheitskarte« (der Bundeswehr).

G-Kräfte: ↑ Gravitationskräfte.

Gl: Glucinium (↑ Beryllium).

Gl-I: Glyoxalase I (↑ Laktoyl-glutathion-lyase).

Glabella *PNA*: (lat. = kleine Glatze) der rel. wenig gewölbte Teil des Stirnbeins zwischen den Augenbrauenbögen (mit haarfreier Haut); kraniometr. Punkt. – **G.reflex:** (WARTENBERG) durch Schlag auf die Glabella ausgelöster ↑ Orbicularis-oculi-Reflex. – **G.syndrom:** bei best. Affektionen des Nasen-Rachenraums reflektorisch ausgelöste, periodisch morgens u. abends exazerbierende Schmerzen im Glabellabereich mit Ödem im oberen Septum nasi.

Glabrifikation: ↑ Glatzenbildung.

Gladiol(in)säure: (1946) Antibiotikum (4-Methoxy-5-methyl-o-phthalaldehyd-3-karbonsäure) aus Penicillium gladioli mit vorw. fungistat. Wirksamkeit in vitro.

Glafeninum *WHO*: N-(7-Chlor-4-chinolyl)-anthranilsäure(2,3-dihydroxypropyl)-ester; Analgenetikum.

glaire filante: (französ.) *gyn* fadenziehender ↑ Zervixschleim.

Glairine: (franz. glaire = farbloser Schleim) *baln* ↑ Barégine.

Glama: harte oder klebr. Sekretanhäufung im inn. Lidwinkel.

Glandebalae, Glandebulae: (lat.) Achselhaare (↑ Hirci).

Glandilemm: die bindegew. Umhüllung einer Drüse (»Drüsenkapsel«).

Glandophilus hominis: Mumps-Virus (s. u. Mumps).

glandotrop: auf Drüsen einwirkend.

Glandula *PNA*: Drüse; auch alte Bez. für Follikel, Glomus, Lymphknoten (ferner Gl. pituitaria = Hypophyse, Gl. pinealis = Corpus pineale); z. B. (*PNA*) **Glandulae areolares** (MONTGOMERY; apokrine Drüsen im ♀ Brustwarzenhof, die die Mamille beim Saugen anfeuchten), **Gll. bronchiales** (seromuköse Drüsen in der Submukosa, mit Ausführungsgängen auf die Oberfläche der Bronchialschleimhaut, **Gll. buccales** (seromuköse Drüsen in der Submukosa, mit Ausführungsgängen auf die Oberfläche der Wangenschleimhaut), **Gl. bulbourethralis** (die paar. tubuloalveoläre COWPER*, DUVERNEY* oder MERY* Drüse am prox. Ende des Bulbus urethrae der ♂ Harnröhre im Diaphragma urogenitale, die ein schwach alkal. schleim. Sekret in den Bulbus entleert), **Gll. ceruminosae** (die apokrinen Ohrenschmalzdrüsen in der Haut des äuß. Gehörgangs), **Gll. cervicales** (verzweigte tubulöse Drüsen in der Zervixschleimhaut, die einen glas. Schleim absondern, ↑ Zervixschleim, KRISTELLER* Pfropf), **Gll. ciliares,** Wimperndrüsen (die tief im Lidrand gelegenen MOLL* Drüsen, die als Schweißdrüsen in die Haarbälge der Wimpern münden), **Gll. circumanales** (tubulöse Schweiß- u. Duftdrüsen um den After, in Haarbälge mündend), **Gll. conjunctivales** (die winz. KRAUSE* Schleimdrüsen in der Bindehaut des Auges), **Gll. cutis** (die »Hautdrüsen«, z. B. Schweiß-, Duft-, Talg-, Wimpern-, Milchdrüsen), **Gll. duodenales** (die tubuloazinösen, mukoiden BRUNNER* Drüsen in der Submukosa des Duodenums, die in die Krypten oder zwischen den Zotten münden u. einen alkal. Schleim absondern), **Gll. gastricae** (in der Fundus- u. Korpusschleimhaut verzweigte gerade Drüsenschläuche mit Epithel aus Haupt-, Beleg- u. Nebenzellen, die den Magensaft bilden), **Gll. glomiformes** (»Knäueldrüsen« der Haut, ek- u. apokrine tubulöse Schweiß- u. Duftdrüsen), **Gll. intestinales** (die tubulösen LIEBERKÜHN* Drüsen oder Krypten in der Lamina propr. der ↑ Darmschleimhaut, die im Dünndarm zwischen den Zotten, im Dick- u. Mastdarm frei in die Darmlichtung münden u. Verdauungsenzyme bzw. Darmsaft absondern), **Gll. labiales** (stecknadelkopfgroße, seromuköse Drüsen in der Submukosa der Lippenschleimhaut), **Gl. lacrimalis** (die von der Sehne des Levator palpebrae sup. in eine Pars orbit. [= Gl. innominata, GALEN* Drüse] u. eine Pars palpebr. unterteilte seröse, tubuloazinöse »Tränendrüse« oberhalb des seitl. Lidwinkels, die mit zahlreichen kleinen Ausführungsgängen in den oberen oder – selten – unt. Fornix des Bindehautsacks mündet), **Gll. lacrimales accessoriae** (kleine zusätzl. Tränendrüsen im Fornix conjunctivae bulbi), **Gll. laryngeae** (die mukösen MORGAGNI* oder KNOLL* Drüsen in der Kehlkopfschleimhaut, als Gll. l. ant. in der hint. Kehldeckelschleimhaut, Gll. l. mediae in der Taschenfalte, Gll. l. post. zwischen Ary- u. SANTORINI* Knorpel), **Gll. linguales** (die serösen, mukösen u. gemischten Zungendrüsen; die paar., seromuköse Gl. l. ant. = BLANDIN*-NUHN* Drüse in der Zungenspitze, mit Ausführungsgängen neben dem Frenulum, ferner die Gll. l. post. u. ↑ EBNER* Drüse; Zungenrücken drüsenfrei), **Gl. mammaria** (die aus 10 bis 20 Lobi zusammengesetzte apokrine Brust- oder Milchdrüse mit tubuloalveolären Endstücken [Lobuli] u. Ductus lactiferi, die nach umschrieb. Erweiterung [= Sinus lactiferi] als Ductus excretorii auf der Brustwarze münden), **Gll. molares** (zahlreiche seromuköse Drüsen in der Wangenschleimhaut gegenüber dem 3. Molaren), **Gll. mucosae biliosae** (Schleimdrüsen in der Wand der extrahepat. Gallengänge), **Gll. nasales** (verzweigte tubuloalveoläre, seromuköse Drüsen in der Nasenschleimhaut), **Gll. oesophageae** (kleine muköse Drüsen in der Speiseröhren-Submukosa), **Gll. olfactoriae** (die verzweigten tubulösen, vorw. serösen BOWMAN* Drüsen in der Riechschleimhaut), **Gll. oris** (die großen u. kleinen Speicheldrüsen des Mundes: Gll. sublingualis, submaxillaris, parotis, labiales, buccales, molares, linguales), **Gll. palatinae** (muköse Drüsen in der Schleimhaut des harten Gaumens), **Gll. parathyroideae** (die etwa weizenkorngroße Epithelkörperchen oder Nebenschilddrüsen jeweils oben u. unten an der Rückseite beider Schilddrüsenlappen, mit hellen, dunklen u. azidophilen Zellen, die das Parathormon bilden; s. a. Hyper- u. Hypoparathyreoidismus), **Gl. parotis** (die »Ohrspeicheldrüse«, in der Fossa retromand. [= Pars prof.] u. auf dem M. masseter [= Pars superf.] als größte, rein seröse, tubuloazinöse Speicheldrüse, bestehend aus Schaltstücken, Speichelröhren, Ausführungsgängen u. dem Ductus parotideus mit Mündung auf der Papilla parotidea; häufig auch eine Gl. p. accessoria auf dem M. masseter, dem Ductus parotideus angeschlossen), **Gll. pharyngeae** (muköse Drüsen in der Schleimhaut, mit Sekretausscheidung auf die Pharynx-Oberfläche), **Gll. praeputiales** (die TYSON* oder Vorhautdrüsen an Penishals, Eichelkranz u. Vorhautinnenblatt, deren talg. Sekret zus. mit abgestoßenen u. verfetteten Epithelzellen das Smegma bilden), **Gll. pyloricae** (die gewundenen u. verzweigten tubuloalveolären, mukoiden Schleimhautdrüsen der Pars pylorica des Magens, die einen alkal. Schleim u. das Gastrin absondern), **Gll. sebaceae** (die ektodermalen »Talgdrüsen«; tubuloalveoläre, holokrine Einzeldrüsen im Korium von Haut u. Halbschleimhäuten, die in Haarbälgen münden), **Gll. sine ductibus** (= endokrine / Drüsen), **Gl. sublingualis** (submukös auf dem M. mylohyoideus gelegene »Unterzungendrüse« als gemischte, überw. muköse Speicheldrüse mit EBNER* Halbmonden, aber fast ohne Schaltstücke u. Sekretröhren; Ductus sublingualis major mündet an der Caruncula subling., zahlreiche Ductus minores auf der Plica subling.), **Gl. submandibularis s. submaxill.** PNA (die fast völlig unter dem M. mylohyoideus im Trigonum submandib. gelegene »Unterkieferdrüse« als gemischte, überw. seröse Speicheldrüse, mit EBNER* Halbmonden, Schaltstücken u. Sekretröhren; Ductus submandib. mündet auf der Caruncula subling.), **Gll. sudoriferae** (ektodermale, tubulöse, ek- bzw. apokrine Knäueldrüsen in der Subkutis, mit einschicht. kub. bis zylindr. Epithel u. korkenzieherartig gewundenen Ausführungsgängen auf die Epidermis, unterschieden als Schweiß- u. Duftdrüsen = Gll. sud. minores bzw. majores JNA), **Gl. suprarenalis** (die dem ob. Nierenpol aufsitzende endokrine Nebenniere, mit – strukturell u. funktionell völlig verschiedenem – / Nebennierenmark u. NN.rinde; inkonstant ferner Gll. suprar. accessoriae im retroperitonealen Bindegewebe, evtl. in Hoden, Ovar u. Lig. latum), **Gll. tarsales** (je 20–30 im Ober- u. Unterlidknorpel gelegene MEIBOM* Drüsen als alveoläre Talgdrüsen mit Ausführungsgängen auf die hint. Lidkante [verhindert Überlaufen der Tränenflüssigkeit]), **Gl. thyroidea** (die aus zwei Seitenlappen = Lobus dexter u. sin., deren Verbindungsstück = Isthmus u. einem variierenden L. pyramidalis bestehende / »Schilddrüse«; s. a. Hyper- u. Hypothyreose, Thyreoiditis etc.; ferner inkonstant **Gll. th. accessoriae** in den Halsweichteilen zwischen Lobus pyramid. u. Foramen caecum der Zunge als Abkömmlinge des Ductus thyreoglossus, je nach Sitz als Gl. suprahyoidea oder ZUCKERKANDL* Drüse, mittl. Schilddrüse, Zungenstruma etc. bezeichnet; – pharm s. a. Thyreoidea siccata), **Gll. tracheales** (tubuloalveoläre, seromuköse Drüsen in der Submukosa), **Gll. tubariae** (seromuköse Schleimhautdrüsen v. a. im knorpel. Teil der Ohrtrompete), **Gll. urethrales s. paraurethrales** JNA (beim ♀ verzweigte tubulöse Schleimdrüsen v. a. im unt. Teil der Harnröhre, z. T. mit den Ductus paraurethrales bds. des Orificium urethrae ext. mündend; beim ♂ die tubulösen LITTRÉ* Drüsen in der Pars cavernosa, z. T. in das Corpus spongiosum penis hineinragend, mit langen Ausführungsgängen auf das Harnröhrenepithel, das sie mit einem schützenden Schleimfilm überziehen), **Gll. uterinae** (vom Schleimhautepithel des Fundus u. Corpus in die Lamina propria, evtl. bis in die Muscularis mucosae eingesenkte, gewundene u. verzweigte Drüsenschläuche mit einschicht. zylindr. Epithel; wesentl. Bestandteil des / Endometriums), **Gl. vestibularis major** (die bis kleinbohnengroße, tubuloalveoläre TIEDEMANN*, DUVERNEY* oder BARTHOLIN* Drüse im hint. Diaphragma urogenitale, die seitl. des Scheideneingangs mündet u. deren schleim. Sekret – zus. mit dem der Gll. v. minores nahe der Harnröhre – den Scheidenvorhof befeuchtet).

Glandulographie: röntg / Adenographie.

Glans: (lat.) Eichel; anat (PNA) die vom Corpus spongiosum gebildete u. mit einer an sensiblen Nervenendkörperchen reichen Halbschleimhaut bedeckte **G. penis**; sowie – als **G. clitoridis** – die entspr. Verdickung (mit kavernösem Gewebe) des vord. Klitorisendes.

Glanz|auge: durch vermehrte Tränenabsonderung u. weite Lidspalte feucht-glänzend erscheinendes Auge; v. a. bei sympathiko- u. vagotonem Erregungszustand, z. B. als Frühsymp. der BASEDOW* Krankh. u. re.-seitig bei Gallenblasenaffektion. – **G.haut**, (L)eioderma, Atrophoderma neuroticum: glattglänzende, oft papierdünne Haut infolge – zentraler, peripher-neurogener (»glossy skin«) oder posttraumat. – Atrophie, z. B. als »**G.finger**« bei Neuritis, als »**G.ferse**« bei konnat. Syphilis (durch Reiben, Scheuern des flächenhaft infiltrierten Syphilids). – **G.körner**: Eiweiß-Lipoid-Körper im Endoplasma von Erythroblasten; Existenz u. Bedeutung umstritten.

Glanzmann* (EDUARD GL., 1887–1959, Pädiater, Bern) **Dreitagefieber**: / Exanthema subitum. – **Gl.*-Naegeli* Syndrom**: s. u. Thrombasthenie. – **Gl.*-Riniker* Syndrom**, Alymphozytose, essentielle Lymphozytophthise: (1950) beim Säugling in Komb. mit (prim. oder sek.?) Soorsepsis vork. progress. Lymphopenie mit flücht., urtikariellem oder morbilliformem Exanthem, Dyspepsie, Erbrechen, Dystrophie, vikariierender Monozytose, Linksverschiebung, tox. Granulationen; evtl. lymphoplasmozytäre KM-Hypoplasie, Agammaglobulinämie (»Schweizer. Agammagl.«). Prognose infaust (Panmyelopathie, meist ohne hämorrhag. Diathese). Gelegentl. fam. Vork. – **Gl.*-Saland* Syndrom**, Syndrom des 50. Tages: (1935) bei maligner Di als Spätsyndrom (35.– 50. Tag) auftretender Kollapszustand mit Erbrechen u. kardialen Störungen (Arrhythmie, Galopprhythmus, evtl. Extrasystolie, Blutdruckabfall), Dyspnoe, evtl. Albuminurie u. Spätlähmungen (LANDRY* Typ); wahrsch. infolge erneuter Toxinüberschwemmung durch noch in Lunge, Darm etc. vorhand. Di-Bazillen nach Abklingen der Heilserumwirkung. Prognose schlecht (Exitus durch Zwerchfell- u. Atemlähmung).

Glanzstreifen: histol / Disci intercalares (2).

Glarometer: Gerät zur Messung der Blendungsempfindlichkeit anhand der Sehschärfenminderung durch ein blendendes Licht etwa 5° seitl. der Sehprobe.

Glas: ophth das optisch aktive Glas (/ Brillenglas); z. B. als sphär. (mit Kugelkalottenform einer oder bd. Flächen (/ Konvex- u. Konkavlinse, -glas) oder asphär. G. (auch hyperbol. G., für punktuelle Abb.), als zylindr. oder astigmat. G. (/ Zylinderglas), als pantoskop. G. (halbsymmetr. mit rel. großer tempor. Breite); meist »reflexfrei« (»entspiegelt«, »vergütet«), d. h. mit einer aufgelegten Schicht aus dielektr. Material (Dicke 1/4 λ des Lichts), die störende Reflexionen an den Grenzflächen durch Interferenz verhindert.

Glasauge: / Kunstauge.

Glasbläser|star: / Cataracta calorica des Glasbläsers. – Als typ. Glasbläserkrankh. ferner das **G.emphysem**, die **G.hand** (massive Verschwielung des Handtellers mit Schrumpfen der Palmaraponeurose

Glasbläsersyphilis

u. der Mm. interossei u. die **G.syphilis** (Lippenschanker: im vorigen Jh. z. T. epidemieartig).

Glas|dosimeter: *radiol* Mikrodosimeter (Rö- u. γ-Strahlen) aus Halbleiterdetektor, Fluorimeter u. Ag-aktiviertem Phosphatglas; für Einzel- u. kumulative Dosen von 10–10000 rd. v. a. aber für Dosisverteilung. – **G.drusen**: *ophth* die »Altersdrusen des Pigmentepithels« als kugelige Vorwölbungen der verdickten Glashaut.

Glaser* (JOHANN HEINRICH GL., 1629–1675, Anatom, Basel) **Arterie**: ↑ Arteria tympanica anterior. – **Gl.* Fissur**: ↑ Fissura petrotympanica.

Glaser*-Haempel* Test: *gyn* ↑ Bitterlingtest.

Glasfaseroptik: ↑ Faseroptik; s. a. Fiberendoskop.

Glasgow* Zeichen: systol. Geräusch über der Brachialarterie bei Aortenaneurysma.

Glas|haut: *anat* ↑ Lamina basalis (s. vitrea) choroideae. – **G.knochen**: ↑ Fragilitas ossium; im Rö.bild (ähnl. auch bei SUDECK* Dystrophie) Spongiosa nur als zarteste Bälkchen; bleistiftstrichdünner Kortikalissaum.

Glaskörper: ↑ Corpus vitreum. – **G.ablösung**: partielle oder totale Abhebung des Corpus vitreum von der Netzhaut; v. a. bei starker Myopie, ferner nach perforierender Verletzung, bulbuseröffnender Op., bei Netz- u. Aderhauterkr., als Alterserscheinung (bei ca. 50% aller Menschen jenseits des 50 Lj.). Subjekt. Sympte.: Mouches volantes, Lichtblitze. – **G.blutung**: Blutaustritt in das Corpus vitreum bei Trauma, Periphlebitis, Hypertonie, diabet. Retinopathie sowie als juvenile rezidivierende G.b. (↑ EALES* Syndrom). Sympt.: entopt. Wahrnehmung roter Wolken; bei ausgedehnter Blutung rasche Sehverschlechterung; Gefahr von Netzhautabhebung, Katarakt, Glaukom. – **G.entzündung**: ↑ Hyalitis. – **G.glitzern**: ↑ Synchisis scintillans. – **G.trübung**: Verlust der opt. Homogenität des Corpus vitreum durch Einlagerung von Resten embryonalen Gewebes oder von Kalkseifenkristallen sowie Einwanderung von Zellen u. Bildung von Fasern oder Lamellen als Infektionsfolge. Zarte Trübungen (Cholesterinkristalle) im mittl. u. höheren LA gelten als physiol.; s. a. Synchisis scintillans u. nivea. – **G.verflüssigung**: Übergang der Glaskörpergallerte in den Solzustand (s. a. Synchisis corporis vitrei), wahrsch. infolge Änderung des örtl. Säure-Basen-Gleichgew. oder des Wasser-Mineralstoffwechsels; Vork. im Alter, bei Diabetes mellitus, hochgrad. Myopie, intraokularem Metallsplitter, nach Uveitis u. Ablatio retinae. – **G.vorfall**: ↑ Hernia corporis vitrei.

Glas|lamelle: *anat* ↑ Lamina basalis choroideae. – **G.mensch**: s. u. HOEVE* Syndrom. – **G.pocken**: ↑ Alastrim (mit weißem Pockeninhalt). – **G.randkultur**: (KORINER 1937) *bakt* Kultur, bei der das Wachstum vom beimpften Rand eines auf den Nährboden aufgelegten Glasstückchens (z. B. Objektträger) ausgeht; zur vergleichenden Untersuchung der Wachstumsgeschwindigkeit.

Glassman*-Gibbon* Methode: (1956) li.-transrektale, kontinente, definitive Kathetergastrostomie i. S. einer Lippenfistel durch Heraussnähen eines kegelförm., mit etagenart. Tabaksbeutelnähten eingeengten u. durch Vertikalnähte verkürzten Magenvorderwandzipfels in die Bauchdecken. Schlaucheinführung nur zu den »Mahlzeiten«.

Glasstabphänomen: (ASCHER-GOLDMANN) *ophth* das unter Glasstabkompression unterschiedl. Füllungsverhalten einer Blut u. Kammerwasser führenden episkleralen Vene: bei Überwiegen des Kammerwasserdrucks Verdrängung des Bluts aus dem prox. Gefäßabschnitt (= **pos. G.**), bei Überwiegen des Blutdrucks Füllung des vorher laminär durchströmten Abschnitts mit Blut (= **neg. G.**); s. a. GOLDMANN* Methode.

Glaszähne: die bläul.-transparenten Zahnkronen bei ↑ Dentinogenesis imperfecta hereditaria.

Glattform, S- (= smooth)-Form: *bakt* Kolonieform (v. a. auf Agar-halt. Bouillon) mit glänzender Oberfläche u. glattem Rand infolge reichl. Polysaccharidkapselbildung; vgl. Rauhform, s. a. S-R-Formenwechsel.

Glatzenbildung, Deglabration: zu vorübergehender oder bleibender Haarlosigkeit führender Haarausfall bzw. Ersatz der Kopfhaare durch Lanugohaare (bei Erhaltung der seitl. u. hint. Partien); i. e. S. die konstitutionelle, symmetr. G. des Mannes im 2.–4. Lj. von den Stirnhöckern bis zum Hinterkopf (»Tonsur«); s. a. Alopecia.

Glaubersalz: ↑ Natrium sulfuricum (benannt nach dem dtsch. Arzt, Apotheker u. Chemiker JOHANN RUDOLF GLAUBER, 1604–1668). – G.- oder Natriumsulfatwässer (mit Gesamtmineralisation von 1 g/kg Wasser, wobei unter den Kationen Na, unter den Anionen Sulfat vorherrscht) dienen meist als Trinkheilwässer mit – dosisabhängig – abführender, choleret. oder cholagoger Wirkung.

Glaucoma: 1) *protozool* Ziliaten-Gattung mit für die Abwasserbeurteilung wicht. koprophilen Arten. – 2) Glaukom: *ophth* Sammelbegr. für Augenerkrn. mit zeitweise oder dauernd erhöhtem intraokularem Druck (> 26 mm Hg) als Leitsympt., später häufig mit Sehnervenatropie, typ. Papillenexkavation, Gesichtsfeldeinengung, Visusverschlechterung (u. grünl. Reflex der Linse: »grüner Star«). **Prim. G.** durch Abflußbehinderung des Kammerwassers infolge Widerstandserhöhung im SCHLEMM* Kanal (gonioskop.: Verdichtung u. verstärkte Pigmentierung der Trabekel) oder durch Einengung des Kammerwinkels (Dickenzunahme der Linse, Bindegewebsvermehrung im Ziliarkörper, als physiol. Altersveränderung); **sek. G.** (meist einseitig) v. a. nach Uveitis, Linsenluxation, tapetoretinaler Degeneration, Gefäßveränderungen, Trauma; s. a. Engwinkel- u. Weitwinkel-G. (= **G. simplex**), Pigmentglaukom; entweder als **G. acutum s. congestivum s. inflammatorium** (↑ Glaukomanfall) oder als – schleichendes, evtl. rezidivierendes – **G. chronicum** (ein- oder beidseitig); ferner das **traumat.** oder **Prellungs-G.** kurz nach Contusio bulbi, aufgrund einer Zirkulationsstörung in der Aderhaut, bei Wundstar u. Irissynechien evtl. als Spätglaukom (evtl. nach Jahren). Feststellung einer G.-Disposition durch wiederholte Druckmessungen (Tagesprofil) u. Belastungsproben (medikamentöse Pupillenerweiterung, Koffein-, Wasserbelastung, Kälteprobe, Halsvenenstauung, Dunkel-, THOMASSEN* Probe u. a. m.). Frühsympte.: morgendl. Kopfschmerzen, anfallsweise Sehstörungen mit Augenschmerzen, vorzeit. Alterssichtigkeit, Sehen farbiger Ringe um Lichter. Ther.: medikamentös (dir. u. indir. Parasympathikomimetika, Sympatholytika bzw. -mimetika, ferner Karboanhydrasehemmer, osmotisch

Glaukomoperationen

Glaucoma	congestivum (enger Kammerwinkel)	simplex (weiter Kammerwinkel)	infantile juvenile	bei Aphakie	haemorrhagicum	capsulare
bis ca. 30 mm Hg	einschenkelige Iridenkleisis	ELLIOT* Trepanation	Trepanationsiridenkleisis, meist zweischenkelig	Zyklodialyse	PREZIOSI* Operation	Ziliararterienverödung (STREIFF-STUCCHI) nasal. evtl. zusätzlich temporal
bis 40–50 mm Hg	zweischenkelige Iridenkleisis					
über 40–50 mm Hg	Trepanationsiridenkleisis, ein- oder auch zweischenkelig; evtl. später Ziliararterienverödung					
fortgeschrittenes Stadium	Ziliararterienverödung (STREIFF-STUCCHI) nasal, evtl. zusätzlich temporal					

wirkende Stoffe u. a.) oder op. (/ Tab.). – **G. absolutum s. consummatum**: der durch völl. Erblindung eines oder bd. Augen charakterisierte Endzustand aller Glaukomtypen. – **G. haemorrhagicum s. apoplecticum**: Wo. oder Mon. nach Zentralvenenthrombose akut auftret. sek. G. mit schweren Stauungserscheinungen an intra- u. extraokularen Gefäßen, Auftreibung der Irisvenen u. episkleralem Caput Medusae. – **G. infantile**: meist bds. Glaukom bei Neugeb. oder in den ersten Lj. als Folge einer unregelmäßig dominant- oder rezessiv-erbl. Kammerwinkelmißbildung. – **phakolyt. G.**: Sekundärglaukom nach Endophthalmitis phacoallergica (Reaktion auf Proteine der verflüssigten Linse?). – **G. prodromale s. imminens**: s. u. Glaukomanfall. – **zyklit. G.**: / POSNER*-SCHLOSSMANN* Syndrom.

Glaukobilin: / Tab. »Gallenfarbstoffe«.

Glaukom|anfall: hochakutes, sich innerh. von Std. unter heft. Schmerzen entwickelndes Engwinkelglaukom mit Erhöhung des Augeninnendrucks auf das 3–5fache der Norm. Vork. v. a. im höheren LA bei vegetat. Labilität, ausgelöst durch streßart. Trauma. Klin.: unnachgieb., u. U. steinharter Bulbus, entrundete, weite Pupille, träger oder fehlender Lichtreflex, Epithelödem, meist hochgrad. ziliare Injektion mit Chemosis. Ther.: Miotika, evtl. Operation. – Prodromalerscheinungen (**Glaucoma prodromale s. imminens**) nach Trinken von Kaffee, Tee oder großen Flüssigkeitsmengen, nach Aufregungen oder bei anders ausgelöster akt. oder pass. Hyperämie der Kopfgefäße: Kopfschmerzen u. Sehstörungen (Nebelsehen, farb. Ringe), etwas erweiterte Pupille, seichte Vorderkammer, gesticheltes Hornhautepithel, verbreiterte u. stark geschlängelte Episkleralvenen. – **G.katarakt, -flecken**: / Cataracta glaucomatosa (C. disseminata subepithelialis gl. acuta) – **G.proben**: Provokation einer Augendrucksteigerung (zur Frühdiagnose des chron. G.) durch medikamentöse Mydriasis, Halsvenenstauung, als / Koffein-, Wasserbelastungs-, Kälte-, Dunkel-, THOMASSEN* Probe.

Glaukopsie: / Chloropsie.

Glaukose: Blindheit als Glaukomfolge.

Glc: / Glukose.

GLCF: Gärungs-Lactobac.-casei-Faktor (/ Tab. Folsäure).

GlcN: / D-Glukosamin.

GLDH: / Glutamat-dehydrogenase.

Gleich* Operation: (1893) lineare (schräge) Verschiebungsosteotomie des Kalkaneus (oder plantare Keilosteotomie mit anschließ. Vorverlagerung) zur Wiederaufrichtung des Fußgewölbes bei spastisch oder ossär fixiertem Plattfuß.

gleicherbig: *genet* / homozygot.

Gleichgewicht: *physik, chem* Zustand oder Lage eines materiellen Systems, in dem auftretende Kräfte, Drehmomente etc. (bzw. deren Wirkungen) oder ablaufende Reaktionen sich gegenseitig kompensieren (ohne daß sich das System im Ganzen oder in seinen Teilen unbedingt in Ruhe befinden muß), d. h. eine charakterist. Größe des Systems konstant bleibt. Das **chem. (= thermodynam.) G.** wird bei Änderung einer Zustandsgröße (Druck, Temp., Konz. der Reaktionspartner) i. S. des LE CHATELIER* Prinzips (d. h. dem äuß. Zwang ausweichend) verschoben; s. a. Gleichgewichtskonstante. – Beim **mechan. G.** ist das stabile durch ein Minimum, das labile (instabile) durch ein Max. an potentieller Energie gekennzeichnet. – Als **radioakt. G.** gilt (DIN 6814) der Zustand, der sich bei einer radioakt. Umwandlungsreihe einige Zeit (Vielfaches der größten HWZ der Folgeprodukte) nach Herstg. des Mutternuklids einstellt, falls dessen HWZ größer ist als die der Folgeprodukte. – *physiol* / Gleichgewichtssinn, -störung. – *anästh* / anästhet. Gleichgewicht. – *hämat* / hämostat. Gleichgewicht.

Gleichgewicht|glukose: s. u. Mutarotation. – **G.-Ionendosis**, I_s: *radiol* die Ionendosis, die von einer Photonenstrahlung an der interessierenden Stelle erzeugt wird, wenn dort Sekundärelektronengleichgew. in Luft herrscht. – s. a. Standard-Ionendosis.

Gleichgewichts|apparat: *physiol* / Vestibularapparat. – **G.konstante**: charakterist. Konstante für jede dem / Massenwirkungsgesetz folgende Reaktion; nur bei idealen Gasen u. Lsgn. unabhäng. von der Konz.; Temp.abhängigkeit durch VAN'T HOFF* Gleichung beschrieben. – **G.organ**: / Vestibularapparat.

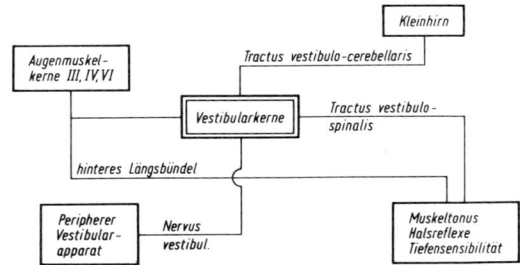

Gleichgewichts|sinn: das der Gleichgewichtsempfindung u. -regulation im Raum (/ Körpergleichgewicht)

Gleichgewichtszellen

dienende System, als dessen Rezeptoren ⌐ Vestibularorgan, Proprizeptoren der Skelettmuskulatur u. Gelenke sowie Hautrezeptoren anzunehmen sind, eng verknüpft mit Mittel- (einschl. Augenmuskelkernen) u. – als »Reflexzentrum« – Kleinhirn. – Die obj. oder subj. **G.störung** im Stehen u. bei Bewegungen ist entweder eine »labyrinthäre« (Verletzung bei Schädelfraktur, Explosionsschäden, Labyrinthitis), v. a. mit Schwindel u. – meist – Erbrechen; oder eine »**vestibuläre**« (Erkr. des ZNS, MENIÈRE* Erkr.), v. a. mit Astasie, Abasie, Stammataxie; oder eine »**zerebellare**« (Erkr. des Archizerebellums, insbes. des Unterwurms), mit typ. »zerebellarer Ataxie«; s.a. Vestibularanfall, -prüfung, Vestibulopathie.

Gleichgewichtszellen: Haarzellen im Epithel des häut. Inneohrlabyrinths (zwischen den Stützzellen der Maculae sacculi u. utriculi; in eine Gallerte eingebettete Sinnesfortsätze, darüber die Statolithen) sowie in der Crista ampull. der häut. Bogengänge; sek. Sinneszellen, innerviert vom N. vestibulocochlearis; s.a. Abb. »Stereozilien«.

Gleichrichter: elektr. oder elektron. Schaltelemente (z. B. Glimm-, Quecksilberdampf-, Elektrolyt-, Trocken-, Sperrschichtgleichrichter), die einen Wechselstrom nur oder vorwiegend in einer Richtung durchlassen u. einen zerhackten oder pulsierenden Gleichstrom liefern; insbes. die **G.röhre** (Glühkathodenröhre mit Hochvakuum oder mit Gasfüllung, z. B. Hg-Dampf; evtl. durch »Gitter« gesteuert). Die v. a. in Rö.apparaten verwend. Gleichrichterschaltungen (Kombination von Gleichrichtern, Kondensatoren, Widerständen, Induktionen) liefern einen weitgehend geglätteten u. kontinuierl. Gleichstrom (insbes. als 6-Ventilschaltung). – **G.theorie**: *physiol* Beim Hörvorgang ist die G.wirkung des Wirbeldrucks der Perilymphe in der Scala vestibuli et tympani der adäquate Reiz für die Rezeptoren des CORTI* Organs.

Gleichstrom: nur in eine Richtung fließender elektr. Strom (z. B. eines galvan. Elements = galvan. Strom) mit zeitl. konst. Wert (= kontinuierl.-konst. G.); evtl. durch Überlagerung eines schwachen Wechselstroms mit entspr. Welligkeit (= period. oder pulsierender G.), wobei die Augenblickswerte periodisch 0 werden können (= zerhackter G.; mit mögl. biol. Wirkungen); s. a. Galvanotherapie, faradischer Strom, PFLÜGER* Zuckungsgesetz.

Gleichung, chemische: durch Anw. von Elementsymbolen u. mathemat. Zeichen vereinfachte Darstg. einer chem. Umsetzung, bei der Art u. Anzahl der Atome der Ausgangsstoffe (li.) u. der Reaktionsprodukte (re.) gleich sein müssen (Gesetz von der Erhaltung der Masse). Dabei bedeuten: ↔ u. → Ablauf der Reaktion in bd. oder nur in einer Richtung, ↓ u. ↑ Ausfällung bzw. Freiwerden in Gasform.

Gleichwert: *radiol* »Filterwert« einer gegebenen Stoffschicht, angegeben als Dicke eines Vergleichsstoffes (v. a. Al, Cu, Pb), die in bezug auf die Strahlenhärtung bzw. -schwächung dieselbe Veränderung der Strahlung hervorruft.

Gleitbruch, -hernie: »Pseudohernie«, indem ein – meist retroperitoneales – wandständ. Organ auf seiner Bindegewebsschicht durch die Bruchpforte gleitet (u. somit nicht Inhalt, sondern Wandbestandteil des Bruchsacks ist). Vork. als gleitende ⌐ Hiatushernie, v. a. aber bei länger bestehenden »wachsenden« Leistenhernien älterer Männer.

Gleit|hoden: s. u. Pendelhoden. – **G.palpation**: (HAUSMAN) Palpationsuntersuchung von Magen u. Darm, wobei sich die Finger zus. mit der Bauchhaut gleitend quer zu ihrer Achse bewegen.

Gleit|schiene: 1) *chir* an OK u. UK zu befestigende Schienen zur richtigen UK-Einstellung bei Fraktur. – 2) *pharmak* indifferenter Hilfsstoff, der das Eindringen von Wirkstoffen in die Haut bzw. die Resorption im Körper fördert. – **G.sehne**: s. u. Sehne. – **G.sichtglas**: *ophth* ⌐ Progressivglas. – **G.sonde**: ⌐ Bougie. – **G.theorie** (Huxley*): s. u. Myosin. – **G.wirbel**: ⌐ Spondylolisthese, Pseudospondylolisthese.

Glénard* (FRANTZ GL., 1848–1920, Internist, Lyon) **Handgriff**: Palpation der Niere zwischen Daumen u. übr. Fingern bei tiefer Inspiration zur Erkennung der Nephroptose. – **Gl.*** **Syndrom**: ⌐ Enteroptose. – **Gl.*** **Test**: beihänd. »Anheben« der Baucheingeweide (am Stehenden von hinten her); bringt bei Enteroptose Minderung der Beschwerden.

Glenn* Operation: ⌐ Kava-Pulmonalis-Anastomose.

glenoidal(is), glenoides: (lat.) dem Augapfel ähnl. (z. B. die Cavitas gl. der Skapula, mit glänzendem Überzug), die (Schulter-)Gelenkpfanne betreffend.

Glenospora semoni: *mykol* ⌐ Madurella grisea.

Glenosporella: Pilz-Gattung [Moniliaceae]; nicht allg. anerkannt, n. DODGE ident. mit Aleurisma. – **G. loboi**: ⌐ Loboa loboi.

Gletscherbrand, Erythema glaciale: ausgeprägte ⌐ Dermatitis solaris u. Keratoconjunctivitis photoelectrica nach intensiver Sonneneinwirkung mit Reflexion an Schnee- u. Eisflächen.

Gley* (MARCEL EUGÈNE GL., 1857–1930, Physiologe, Paris) **Drüsen**: ⌐ Glandulae parathyreoideae. – **Gl.*** **Zellen**: ⌐ Hodenzwischenzellen.

Glia, Neuroglia: das ektodermale, interstitielle Zellgewebe des NS, das (nebst Fortsätzen; »G.retikulum«) die Räume zwischen Nervenzellen u. Blutgefäßen bis auf einen 20 nm breiten Spalt ausfüllt, die Markscheiden bildet u. Stütz-, Nähr- u. Phagozytosefunktionen ausübt; im ZNS als Makro-, Oligodendro-u. Mikroglia sowie Ependymzellen, im peripheren NS als Hüll- oder Mantelzellen der Ganglienzellen u. als SCHWANN* Zellen. Histol. Darstg. durch Metallsalzimprägnation (z. B. n. CASAL) oder Färbung (z. B. WEIGERT, HOLZER). Die unterschiedlich geformten differenzierten **G.zellen** (Gliozyten) bleiben – im Ggs. zu Ganglienzellen – vermehrungsfähig; in der **zentralen G.** werden unterschieden: 1) Makroglia (⌐ Astroglia): **a)** protoplasmat. Astrozyten = Kurzstrahler, **b)** faserige A. = Langstrahler; 2) Mikroglia: **a)** Oligodendrogliazellen, **b)** HORTEGA* G.zellen; 3) Ependymzellen; 4) bes. Formen: GOLGI* Epithelial-, MÜLLER* Stützzellen, FAÑÁNAS* Zellen, Pituizyten. – **epitheliale G.**: ⌐ Ependym. – Die in den einzelnen Hirnrindenbezirken unterschiedl. G.architektonik wird zu morphol. u. funkt. Differenzierungen herangezogen (z. B. ⌐ BRODMANN* Areae). – **G.blastom**: ⌐ Glioblastom.

Gliadin(e): biologisch minderwert., alkohollösl. Prolamine in Weizen- u. Roggenkörnern, die mit den Glutelinen das Gluten bilden; als α-, β-, γ-, ω-G. durch Elektrophorese u. Chromatographie trennbar. –

Häuf. Allergen, Urs. der Histaminreaktionen bei Zöliakie; eine **G.-freie Diät** ersetzt diese Getreideprodukte durch Reis-, Kartoffel-, Maisstärke u. Sojamehl (u. enthält ferner Obst, Gemüse, Milchderivate u. Fleisch). – Eine **G.belastung** (350 mg/kg/Tag) nach 4wöch. Karenz (oder Normalkost mit gleichbleibendem Fett) führt bei Zöliakie zu Anstieg des Stuhlfetts, Auftreten chromatographisch schnellwandernder Peptide u. klin. Verschlechterung.

Gliafasern: von Gliafibrillen durchzogene Zytoplasmafortsätze des faserigen Astrozyten. – Bilden gewuchert als »**Gliafilz**« charakterist. Knötchen im RM bei Polysklerose.

Glia|grenzmembran: durch Zusammenfließen der »**G.füße**« (der zytoplasmat. Astrozyten) gebildete Grenzhaut an der Oberfläche des ZNS, die mit der angrenzenden Intima der Pia verklebt ist u. sich an den eintretenden Gefäßen fortsetzt. Verhindert Berührung von Nervenzellen mit dem ZNS-Bindegewebe (»**G.schirm**«) u. fungiert als »**Stoffwechselschranke**«.

Gliaknötchen: perivaskuläre Ansammlung von Gliazellen (meist HORTEGA* Zellen oder Oligodendroglia) in der grauen Substanz des ZNS bei best. Enzephalitisformen (einschl. Polysklerose). – Ähnl. Knötchen auch bei tuberöser Hirnsklerose, oft in Kombin. mit Adenoma sebaceum, multiplen Fibromen u. Fehlbildungen an Herz u. Nieren.

Glia|narbe: Wucherung faserbildender Astrozyten im Bereich herdförm. Parenchymdefekte des ZNS (Malazie, Nekrose, Entmarkungsherd, neuronale Degeneration etc.); s. a. Gliose. – **G.sklerose**: wallartige Vermehrung faserbildender Glia beim Untergang von Markscheiden, deren Weiß so durch das Grau der Glia ersetzt wird (»graue Degeneration«, z. B. bei Polysklerose). – **G.stift (spinaler)**: dorsal vom RM-Zentralkanal über mehrere Segmente verlaufende »Stifgliose«, evtl. mit kleineren zyst. Veränderungen. Pathogenese u. klin. Bild wie bei / Syringomyelie.

Glibenclamidum *WHO*: N-4-[2-(5-Chlor-2-methoxybenzamido)-äthyl]-phenylsulfonyl-N'-zyklohexylharnstoff; orales Antidiabetikum (insbes. bei Erwachsenen- u. Altersdiabetes).

Glibornuridum *WHO*: 1-(2-endo-Hydroxy-3-endobornyl)-3-(p-tolylsulfonyl)-harnstoff; orales Antidiabetikum.

Gliedagnosie: Unfähigkeit, die eigenen Gliedmaßen trotz erhaltener opt. Kontrollmöglichkeit zu erkennen u. auf Wunsch vorzuzeigen.

Glieder|füßer: *zool* / Arthropoda. – **G.kette**: (HOEPKE) *physiol* / Bewegungskette.

Gliedersatz: s. u. Kunstglied, Prothese.

Glieder|sporen: *mykol* / Arthrosporen. – **G.starre**: / Ankylose, Arthrogryposis (**angeb. G.st.**), Gelenksteife, Rigor, LITTLE* Syndrom (= **spast. G.st.**) u. a. m. – **G.taxe**: die in der privaten Unfallversicherung gült. Entschädigungswerte für die Funktionsminderung von Gliedmaßen u. best. Organen als Schadensfolge, ausgedrückt in Bruchteilen der Gebrauchsfähigkeit; vgl. Erwerbsbeschränkung, -unfähigkeit. – **G.zittern**: / Tremor.

Gliedmaßen: / Extremitäten....

Glioblast, Spongioblast: embryonale Zelle des Neuralrohrs bzw. der Neuralleiste, aus der die Gliazellen hervorgehen.

Glioblastom(a), glioblast. oder Gliosarkom: »malignes Gliom« (in ZNS, Retina, selten an Hirn- u. RM-Nerven), dessen »Parenchym« aus mehr oder weniger entdifferenzierter Neuroglia besteht; i. e. S. das **G. multiforme** (»polymorphes« oder »buntes Gliom«) als bes. maligne Form mit ausgeprägter Zellpolymorphie (z. T. mehrkern. Riesenzellen, zahlreiche Mitosen), ausgedehnten regressiven Umwandlungen, starker mesodermaler Gefäßreaktion u. Gefäßknäuelbildung, Kapillarsprossung, Endothelhyperplasie u. sehr schnellem infiltrierendem Wachstum (»**Glioblastose**«).

Gliom(a): Sammelbez. für die echten gliösen Geschwülste im Gehirn (seltener im RM oder Hirnnerven, s. a. Retinoblastom), bestehend aus einem mehr oder weniger kern- u. faserreichen Retikulum u. unterschiedlich ausdifferenzierten Gliazellen: / Astroblastom u. -zytom, Glio- u. Spongioblastom, Oligodendrogliom (= **mikrozellul. G.**). – **diffuses G**: / Gliomatose. – **G. durum**: fibrilläres / Astrozytom. – **G. ganglionare**: / Ganglioneurom. – **malignes G.**: / Glioblastom (i. w. S. auch das Astrozytom 3. u. 4. Grades). – **peripheres G.**: / Neurinom. – **polymorphes G.**: / Glioblastoma multiforme.

gli(omat)ös: ein Gliom bzw. eine Gliomatose betreffend; mit der Struktur eines Glioms.

Gliomatose: diffuses Wachstum von Gliomen innerh. eines best. Hirnabschnitts (Rindenareal, Sehhügel, Pons, Tractus opticus u. olfactorius etc.); i. e. S. die **Gliomatosis cerebralis diffusa** mit progressiver, mehr oder minder maligner Wachstumstendenz in bd. Hemisphären; entweder Astrozytom oder Oligodendrogliom (meist rel. begrenzt) oder aber diffuse Glioblastose mit spindelzell. Durchsetzung des ganzen Hirns, ohne Gliafaserbildung.

Glio|myxom: / Spongioblastom. – **G.neuroblastom**, **G.neurom**: / Ganglioneurom. – **G.phagozyt**: phagozytierende HORTEGA* Zelle. – **G.sarkom**: / Glioblastom.

Gliosis, Gliose: Vermehrung faserbildender Glia bzw. Neubildung von Gliafasern, meist als Narbengewebe des ZNS (**reparator. G.**), im Gehirn z. B. als lobäre, hemisphär. (= unilat.) oder basiläre G. (in Hirnstamm, Thalamus, Striatum), im RM (= spinale G.) u. a. bei Dysrhaphie, Syringomyelie, als Gliastift. In frischen Narben im allg. ohne best. Ordnung, in alten jedoch mit Ausrichtung auf frühere Nervenfasern (= **isomorphe G.**). **Diffuse G.** reaktiv (meist knötchenförm.), z. B. bei Fleckfieberenzephalitis, ferner als Durchsetzung des Gehirns mit spindeligen Gliazellen i. S. der Glioblastosis u. Gliomatosis cerebralis. **Perivaskuläre G.** (v. a. um arter. Gefäße; mit wechselnd starker Beimengung kollagener Fasern) als Narben kleiner Erweichungsherde in Rindenbezirken (z. B. bei ALZHEIMER* Krkht.) u. nach postvakzinaler Enzephalitis (hier auch perivenös).

Gliosomen: Mitochondrien der Gliazelle.

Gliozyt: / Gliazelle. – **Gliozytom**: / Glioblastom; s. a. Gliom.

Glipizid *WHO*: orales Antidiabetikum (Sulfonamid-Derivat).

Gliquidon WHO: orales Antidiabetikum (Sulfonamid-Derivat).

Glischroidie: (F. MINKOWSKI) das zähflüss. Haften des Epileptikers.

Glisoxepid WHO: orales Antidiabetikum (Sulfonamid-Derivat).

Glisson* (FRANCIS GL., 1597–1677, Arzt, London) **Dreieck, Feld, Scheide**: *histol* das 3- oder mehreck. »(Peri-)Portalfeld« (Bindegewebszwickel der Capsula fibrosa perivascularis = **G.* Kapsel**) an der Grenze mehrerer Leberläppchen mit je 1 Ast der V. u. A. interlobul. (aus V. portae bzw. A. hepatica) u. einem Gallengang (»**G.*-Trias**«) sowie Lymphgefäßen; wichtig für histol. Beurteilung von Lebererkrn. – **G.* Krankheit**: / Rachitis. – **G.* Schlinge**: (1650; »artificialis corporis suspensio«) halftart., gepolsterter Leder- oder Gummiring (mit seitl. Schlaufen) als Hilfsgerät für eine am Kopf (UK u. Okzipitalhöcker) angreifende Extension (v. a. durch schräge oder vertikale Suspension im Schrägbett oder am Suspensionsgalgen, »**G.* Schwebe**«); v. a. bei Fraktur u. Luxation der HWS, zervikalem Bandscheibensyndrom, Spondylitis, nach Spondylodese, zum Redressement (Skoliose, Kyphose). – **G.* Sphinkter**: / Sphincter Oddi.

Glissonitis: Entzündung der Capsula fibrosa perivascularis hepatis (GLISSON* Kapsel).

Glitzerzelle: *urol* / STERNHEIMER* Zelle.

Gln: / Glutamin.

Globalgerinnungszeit: / Gesamtgerinnungszeit.

Globalinsuffizienz, pulmonale (Rossier*): s. u. respiratorische Insuffizienz.

Globaltest: labordiagn. Verfahren, das ein komplexes Geschehen erfaßt; z. B. die / Thrombelastographie.

Globicin: (1952) Antibiotikum aus Bacillus subtilis; in vitro wirksam gegen grampos. u. säurefeste Baktn.

Globin: artspezif. Eiweißkomponente (Albumin) des Myo- u. Hämoglobins mit Gen-determiniertem Aufbau; im Hb 4 gefaltete Polypeptidketten (α, β, γ, δ; Kombination u. Sequenz der ca. 140 Aminosäuren pro Kette bestimmen die Hb-Typen, z. B. Hb A: $\alpha_2\beta_2$, Hb F: $\alpha_2\gamma_2$, Hb A_2: $\alpha_2\delta_2$), in die jeweils ein Häm-Molekül mit Nebenvalenzbindung des Fe^{2+} (Schutz vor Oxidation) an einen Histidinrest eingebettet ist; MG ca. 65 000; I. P. bei pH 7,5; chromaffin.

Globinhämochrome: Häm (Fe^{3+}) + denaturiertes Globin als Produkte irreversiblen enzymat. Hb-Abbaus, die – mit Ausnahme von Zytochrom C – toxisch sind u. beim Menschen nur unter path. Umständen (z. B. refraktärer Schock, akute Pankreasnekrose, Strangulationsileus) vorkommen.

Globismycin: Antibiotikum aus Actinomyces globisporus streptomycini; hemmt im Plattentest Bac. subtilis, Sarcina lutea, Pseudomonas pyocyanea, Nocardia rubra u. Esch. coli.

Globoidzelle: mehrkern. Riesenzelltyp im Herdgebiet der infantilen fam. Hirnsklerose (KRABBE* Syndrom).

Globosid I: (YAMAKAWA 1965) dem Gangliosid ähnl. Hauptglykolipoid (Ceramid, Laktose, Galaktose, N-Azetylgalaktosamin) aus menschl. Ery u. Niere; Abbau über Ceramidtrihexosid (s. a. FABRY* Syndrom).

globosus: (alt.) kugelig, sphärisch.

Globozoospermie: Vork. rundköpfiger Spermatozoen (»Kugelkopfspermien«). Genese u. klin. Bedeutung ungeklärt.

Globuli: *pharmaz* kugelförm. Arzneizubereitungen; i. e. S. die **G. vaginales** (= Ovula, Vaginalkugeln, Scheidenzäpfchen). – Früher auch *hom* mit der gewünschten Dilution (Potenz) befeuchtete u. getrocknete Rohrzucker-Kügelchen.

Globulin(e): Gruppe einfacher Eiweiße (Sphäroproteine) mit MG $1,5 \times 10^5$ bis $1,3 \times 10^6$ (vgl. Albumine); als amphotere Elektrolyte unlösl. in salzfreiem Wasser, lösl. in Neutralsalz-Lsgn. (Trennung in Eu- u. Pseudo-G. durch 33- bzw. 40%ige Ammonsulfatsättigung); Koagulation bei ~ 60° (vgl. Kryo- u. Pyroglobulin), Denaturierung durch Eiweißfällungsmittel, Abbau durch Enzyme oder Hydrolyse. Vork. in Pflanzen meist als Reservestoffe; bei Tier u. Mensch als Bausteine u. Träger wichtiger Funktionen (Energiequelle, Regelung von pH u. onkot. Druck, Transportvehikel, Blutgerinnung, als / Immunglobuline [s. a. Tab.] etc.) in Körperflüssigkeiten u. den meisten Zellen enthalten (z. B. Myosin, Thyreoglobulin, Laktoglobulin u. a. m.), s. a. »Serumproteine« (s. a. Tab.) Elektrophorese, Albumin-Globulin-Quotient. – Nachweis (u. Auftrennung) durch Thymol-, Zinksulfattrübungstest, Flockungsreaktionen, Elektrophorese, Immunreaktionen, Neutralsalzfällung, COHN* Fraktionierung, Ultrazentrifugierung, Gelfiltration, Gerinnungsproben etc. – Nach elektrophoret. (u. immunol.) Verhalten unterteilt in α- (KH-reicher, MG $2-3 \times 10^5$; im Serum 0,6–1,4 g%), β- (lipoidreicher, MG $1,5 \times 10^5$ bis $1,3 \times 10^6$; im Serum 0,55–1,2 g%; stark vermehrt bei Plasmozytom, Makroglobulinämie WALDENSTRÖM etc.) u. γ-G. (/ Gammaglobuline). – **antihämophiles G.**: / Faktor VIII (»A«), IX (»B«), XI (»C«). – **kortikosteroidbindendes G.**, Transcortin: Plasmaprotein (α-Globulin?), das physiol. Kortikosteroide bindet (z. B. Hydrokortison bis zu 97%); ungebundene Steroide: aktive Kortikosteroide. – **thyroxinbindendes G.**: / Thyreoglobulin. – **Globulin T**: bei Di- u. Tetanusimmunisierung im Serum auftretendes antitox. Immunglobulin; s. a. T-Komponente. – **Glob. X**: / X-Protein.

Globulinprobe: s. u. BRAUN*-HUSLER*.

globulizid: Blutkörperchen zerstörend.

Globulo|lyse: / Hämolyse. – **G. maxillarzyste**: seltene, meist mit Flimmerepithel ausgekleidete Gesichtsspaltenzyste zwischen OK-Fortsatz u. Zwischenkiefer (oder zwischen Schneide- u. Eckzahn).

Globulus: (lat.) Kugel, Klumpen; *klin* Kurzbez. für / Globussyndrom u. Globus leprosus (in älteren Lepra-lepromatosa-Herden Anhäufung von Mykobaktn., z. T. in Riesenzellen, als gelbl.-braunes Korn).

Globus pallidus *PNA*, Pallidum: der – wegen seines Reichtums an markhalt. Nervenfasern blaß erscheinende – dienzephale Teilkern des Nucleus lentiformis; eines der Stammganglien des EPS mit großen Nervenzellen, deren Neuriten zu Thalamus, Nucleus subthalamicus, Nucleus ruber, Substantia nigra, Formatio reticularis u. limb. System ziehen; s. a. Pallidum..., Abb. »Nucleus«.

Globussyndrom: intermittierendes Fremdkörper- u. Engegefühl im Schlund bei organ. Erkr. in Pharynx-Larynx-Ösophagus, aber auch psychogen (»**Globus hystericus**«; gynäkotrop). Oft kombin. mit vasomotor. Rhinitis, Migräne, MÉNIÈRE* Syndrom; auch Begleitsympt. einer endogenen Depression.

Glockenepiphyse: glocken-, becher- oder pilzförm. Epiphysenauftreibung der langen Röhrenknochen (mit Verbreiterung der kalkarmen Metaphyse) bei florider Rachitis.

Glockenschwengelanastomose: (TOUPET 1955) *chir* präanal angelegte u. bis zur Wundheilung extrasphinktär belassene Anastomose zwischen Kolon- u. (evertiertem) Rektumstumpf nach abdominoendorektaler Rektosigmoidresektion mit Durchzugsverfahren, so daß das »Invaginat« glockenklöppelartig in der Analgrube hängt (= **evertierte G.**).

Glocken|strangphänomen: das bei Arteriosklerose tastbare Gefäßrohr der A. brachialis in der Ellenbeuge. – **G.thorax:** in seinen unt. Partien rel. weitgestellter Brustkorb, z. B. bei rachit. Froschbauch. – **G.thymus:** *röntg* Thymushyperplasie, bei der sich der verbreiterte Mittelschatten re. mit dem betonten Mittellappenspalt als unt. Grenze glockenförmig vom Herzschatten absetzt. – **G.zählrohr:** *nuklearmed* glockenförm. Endfensterzählrohr.

Glomangiom: ↑ Glomustumor; evtl. multipel bis generalisiert = **Glomangio(mato)se.**

Glomektomie: Exzision oder Exstirpation des Glomus caroticum, u. U. mit gleichzeit. periarter. Sympathektomie der A. carotis; v. a. bei Asthma bronchiale, Gefäßspasmen nach Karotisunterbindung bei intrakraniellem Aneurysma, CHARCOT*-WEISS*-BAKER* Syndrom, ERB* progress. Muskeldystrophie, Paraganglioma intercaroticum.

glomeratus, glomeriformis: (lat.) knäuelförmig, geknäuelt.

Glomerula: s. u. Glomerulus.

glomerulär: knäuelförm., nach Art eines Knäuels, reich an Glomeruli, die Nierenglomeruli betreffend (z. B. die **gl. Endotheliose,** mit Zytoplasmavermehrung, Vakuolisierung u. tropf. Entmischung bei Spätgestose).

Glomeruli: s. u. Glomerulus.

Glomerulitis: diagnostisch wichtigstes histol. Kriterium der ↑ Glomerulonephritis, charakterisiert durch Proliferation ortsständ. Zellen innerh. eines Nierenkörperchens, d.h. der Endothel-, Mesangium- u./oder Epithelzellen.

Glomerulohyalinose: ↑ KIMMELSTIEL*-WILSON* Syndrom.

Glomerulonephritis: wicht. Gruppe der Nephropathien, gekennzeichnet durch die (diffuse oder nur herdförm.) ↑ Glomerulitis. Perakute (u. subakute), akute, postakute u. chron. Formen, nach den vorherrschenden histol. Veränderungen in intra-, inter-, extrakapilläre G. etc. unterteilt, ferner in **abakterielle** (Keime in der Niere nicht nachweisbar; vielmehr Reaktion auf die Resorption von Keimen bzw. deren Endotoxinen bei best. – allerg. – Reaktionslage; rezidivierende Formen häufig durch Herdinfektion unterhalten) u. – häufiger – **bakterielle** (i. e. S. die embol.-eitr. Herdglomerulitis infolge hämatogener Streuung hochvirulenter Erreger als häufigste Organmanifestation der Pyämie; histol.: Baktn.rasen auf Endothel, später reakt. Hyperämie u. mass. Austreten polynukleärer Leukozyten auch ins Mesangium u. in die Umgebung des Glomerulus, Basalmembranen zerstört, kaum Proliferation; schließl. totale Einschmelzung des Glomerulus, Mikroabszesse, evtl. eitr. Panarteriitis, Nierenkarbunkel, Pyelonephritis; im allg. keine Blutdruckerhöhung, nur selten tödl. Urämie). – Die **akute (abakterielle) G.** ist entweder **exsudativ** (»katarrhalisch«, meist Begleiterkr. eines Staphylokokkeninfekts; mit gutart. Verlauf) oder **hämorrhagisch** (sehr selten) oder **membranös** (= Podozyten-, Minimal-changes-Nephritis, »Lipoidnephrose«; mit nur geringer Vermehrung der Mesangiumzellen, Schwellung der Deckzellen u. Verschmelzung der Podozytenausläufer, evtl. Verbreiterung der Basalmembran; klin.: meist nephrot. Syndrom, seltener Hypertonus, Erythrozyturie; ASL-Titer meist normal; Prognose rel. günstig) oder aber **proliferativ** (Vermehrung u. Schwellung der Endothel- u. Mesangiumzellen mit Einengung der Kapillaren, Eiweißpräzipitaten zwischen Endothel- u. Basalmembran. Beginn 10–20 Tg. nach Infekt meist durch β-hämolyt. Streptokokken A 12: Hochdruck, Ödem, Hämaturie, evtl. Oligurie u. Bradykardie; ASL-Titer meist erhöht; jugendl. Alter bevorzugt; bei ca. 20% Übergang in chron. Form) oder eine ↑ Herdnephritis (mit Beginn auf dem Höhepunkt der auslösenden Infektion). – Die **chron. (abakterielle) G.** führt zur Schrumpfniere mit Urämie (Zeit zwischen Erkr.beginn u. Tod bis zu 20 J.); sie ist entweder eine (**peri-** oder **epi-)membranöse** (Proteinpräzipitate zwischen Basalmembran u. Deckzellen, Mesangiumzellen vermehrt, später Hyalinisierung der Glomerula, Verwachsungen zwischen Kapillaren u. BOWMAN* Kapsel; final »glatte« Schrumpfniere; meist nephrot. Syndrom; ASL-Titer im allg. normal; durch Kortison nicht beeinflußbar) oder eine **lobulär-sklerosierende** (sehr ausgeprägte interkapilläre G. mit stark hervortretenden Läppchenstrukturen; später Hyalinisierung des Mesangiums, Untergang der Glomerula; bisher therapieresistent), oder aber eine **proliferativ-sklerosierende** (narb. Schrumpfung von Nephronen u. Hypertrophie der noch erhaltenen führt zur Granulierung der Nierenoberfläche; klin.: Hypertonus, Albuminurie, Erythrozyturie, langsam fortschreitende Insuffizienz). – Bei der **extrakapillären** Form (häufig perakut u. in Wo. bis Mon. letal) Proliferation sowohl von Epithelzellen des parietalen Blattes der BOWMAN* Kapsel (sog. Halbmonde) als auch von Endothel- u. Mesangiumzellen; bei der **interkapillären** (akute oder chron.) entzündl. Reaktion vorw. der Mesangiumzellen, bei der **intrakapillären** (akute oder chron.) vorw. der Kapillarendothelien. – Als Sonderformen die **membranoproliferative** oder **mesangiokapilläre G.** durch subendotheliale Immunkomplex-Depots u. peripheres Einwachsen von Mesangiumzellen zwischen Endothel u. Basalmembran (klin.: oft erniedrigter C'3-Spiegel, meist geringe Proteinurie oder nephrot. Syndrom, evtl. akute Hämaturie); u. die – ätiogenetisch unterschiedl., evtl. fam. – **IgA-Nephritis** (= BERGER* Nephropathie), gekennzeichnet durch Ablagerung von IgA (häufig auch IgG u. C_3) im Mesangium der Nierenkörperchen (klin.: rezidivierende Hämat- u. Proteinurie, evtl. nephrot. Syndrom, nur selten Niereninsuffizienz); s. a. Immunkomplex-Glomerulonephritis.

Glomerulo|nephrose: ↑ nephrot. Syndrom bei krankhaften – nichtentzündl. – Veränderungen am Glomerulus (im Unterschied zur Tubulonephrose); z. B. Nephropathie bei viszeralem Erythematodes,

Glomerulo|pathie

diabet. G.pathie (ohne Sklerosierung), glomeruläre Endotheliose bei Spätgestose. – **G.pathie**: Nephropathie mit vorwiegender Affektion der Glomeruli (/ Glomerulonephritis, -nephrose, -sklerose).

Glomerulo(sklero)se: narb. Umwandlung von Nierenkörperchen als unspezif. Folge zahlreicher Nierenerkrn.; i. e. S. die **diabet. G.** (/ KIMMELSTIEL*-WILSON* Syndrom).

glomerulosus: (latein.) nach Art eines Glomerulus, reich an Gefäßknäueln.

Glomerulotropin: s. u. Epiphysenhormone.

Glomerulus, -lum: *anat* kleines Gefäß- oder Nervenbündel (s. a. Glomus); z. B. die **Glomeruli arteriosi cochleae** *PNA* (Reihe von Gefäßknäueln des R. cochleae der A. labyrinthi im Can. spiralis modioli der Hörschnecke), **Gli. cerebellosi** (zellkernfreie »Eosinkörper« mit mitochondrienreichen Nervenzellfortsätzen u. vielen Synapsen im Stratum granulosum der Kleinhirnrinde), **Gli. olfactorii** (die von Riechfäden u. Dendriten der Mitralzellen im Bulbus olfactorius gebildeten »Riechknäuel« als bes. Synapsenform vom »Glomerulotypus«); i. e. S. die **Glomeruli** *PNA* **der Nierenrinde** als anastomosierende Kapillarschleifen (»arterielles Wundernetz«) mit je einer zu- u. einer abführenden Arteriole (= Vas afferens bzw. efferens, bd. am sogen. Gefäßpol eng beisammen liegend) als wesentl. Bestandteil (zus. mit der BOWMAN* Kapsel, / Capsula glomeruli) des MALPIGHI* Körperchens (/ Corpuscula renis); / Abb.; sie bilden das / Glomerulusfiltrat.

Glomerulus|filtrat: der durch Filtration aus dem Blut der Nierenglomeruli in den tubulären Raum abgepreßte »Primär-« oder »Vorharn« (Ultrafiltrat des Bluts), der höchstens Spuren niedermolekularer Eiweißkörper enthält. Elektrolyte wie im Plasma, jedoch – wegen DONNAN* Gleichgew. – Kationen etwa 5% weniger, Anionen 5% mehr; s. a. Harnbereitung, Filtratvolumen, vgl. Tubulusfunktionen (s. a. Abb.). – **G.läsion, minimale, mit nephrot. Syndrom**: idiopath. Lipoidnephrose (s. u. membranöse / Glomerulitis).

Glomus: *anat* Gefäß-, Nervenknäuel, paraganglion. – 1) **G. caroticum** *PNA*, Glandula (inter-)carotica, Karotisdrüse: weizenkorngroßes parasympath. Paraganglion in der Wand der Karotisgabel, das als Chemorezeptor auf Änderungen von Blutgaspartialdrücken u. -pH reagiert u. so zur Steuerung von Atmung u. Kreislauf beiträgt. – 2) **G. choroideum** *PNA*: gegen das Hinterhorn gerichtete Verdickung des Plexus choroideus der Seitenventrikel im Trigonum collaterale. – 3) **G. coccygeum** *PNA*, Steißknäuel oder -drüse: unpaares, von Ästchen der A. sacr. media gebildetes, bindegewebig abgekapseltes Gefäßknäuel an der ventr. Steißbeinspitze mit zahlreichen a.-v. Anastomosen u. epitheloiden Wandzellen; Funktion unbekannt. – 4) **G. jugulare s. tympanicum**: Paraganglion im Verlauf des N. tympanicus in der Fossa jugul. (über der Kuppel des Bulbus venae jugul.); hiervon ausgehender – meist langsam – in Richtung Felsenbein, Paukenhöhle u. Warzenfortsatz, evtl. bis zum äuß. Gehörgang u. zur hint. oder mittl. Schädelgrube wachsender / Glomustumor (meist bei ♀♀ im mittl. LA) äußert sich in zunehmender Ertaubung, pulssynchronen Ohrgeräuschen, evtl. initialem Kopfschmerz; später Läsion des N. facialis, evtl. auch anderer Hirnnerven. – 5) **G. cutaneum s. neuromyoarteriale**: / Glomusorgan. – 6) **G. pulmonale**: (KRAHL 1961) Chemorezeptor in der dors. Wand der Pulmonalisgabel, der wahrsch. zur Steuerung der Lungen- u. Koronardurchblutung beiträgt.

Glomusorgan, MASSON* Glomus, HOYER*-GROSSER* Organ: bis linsengroße, bläul., abgekapselte knäuelart. Gefäßgebilde in der Subkutis mit bes. a.-v. Anastomosen u. reichl. sympath. Fasern u. Epitheloidellen in der Wand; v. a. an Finger- u. Zehennagelbett, Fingerbeere, Knie- u. Ellenbogengelenk, Ohrläppchen; wahrsch. an Thermoregulation (über Durchblutungssteuerung) beteiligt.

Glomustumor, Glomangiom, Angiomyoneurom: von einem Glomus ausgehendes Neoplasma; i. e. S. der **intrakranielle G.** (s.u. Glomus jugulare) sowie der – meist benigne – **periphere G.** (MASSON 1924) des / Glomusorgans der Subkutis: kleiner (wenige mm), schmerzhafter, bläul. Tumor bevorzugt an Zehen u. Fingern (v. a. subungual), histol.: a.-v. Anastomosen, dickwand. zuführende Arterie mit epitheloidart. Muskulatur u. inniger Beziehung zu marklosen Nervenfasern.

Gloor* Syndrom: (1934) / FIESCHI* Syndrom.

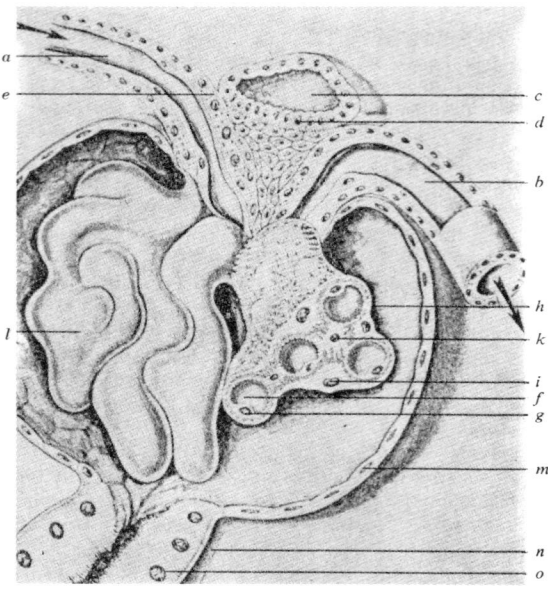

a = *Vas afferens*
b = *Vas efferens*
c = *distaler Tubulus*
d = *Zellen der Macula densa (des dist. Tubulus)*
e = *Epitheloidzellen (des Vas afferens)*
d+e = *juxtaglomerulärer Apparat*
f = *Glomeruluskapillare*
g = *Endothelzelle*
h = *glomeruläre Basalmembran*
i = *Glomerulusdeckzelle mit Fußfortsätzen (Podozyt)*
k = *Mesangiumzelle*
l = *Kapillarschlingen, von glomerulärer Basalmembran (viszerales Blatt der BOWMAN* Kapsel) umhüllt = Lobulus*
m = *pariet. Blatt der BOWMAN* Kapsel mit Epithelzellen u. Basalmembran*
n = *tubuläre Basalmembran*
o = *Tubuluszellen*

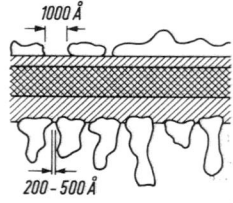

Endothel
innere Schicht (~310 Å)
dichte Schicht (~640 Å)   Basalmembran (~1560 Å)
äußere Schicht (~610 Å)
Epithel

Querschnitt der Kapillarwand (schemat.)

Glossa: (griech.) Zunge (/ Lingua).

Gloss|anthrax: Milzbrandkarbunkel an der Zunge. – **G.ektomie**: op. (Teil-)Entfernung der Zunge.

Glossina, Tsetse- oder Zungenfliege: verbreitete Fliegengattung [Glossinidae] des trop. Afrika (Savanne u. Regenwald), mit horizontal vorgestrecktem Stechrüssel bei ♀ u. ♂; Blutsauger v. a. an Säugern; ca. 20 Arten mit spez. ökol. Ansprüchen, darunter als Krankheitsüberträger: **G. fusca** (in Dämmerung im Bergland bis 1500 m aktiv; Überträger der Schlafkrankh.), **G. longipalpis** (Westafrika; Überträger der Nagana), **G. morsitans** (in Savannengebieten bis Transvaal; xerophil; wichtigster Überträger der Schlafkrankheit u. tier. Trypanosomiasen), **G. pallidipes** (Ost- u. Zentralafrika; Schlafkrankheit), **G. palpalis** (West- u. Zentralafrika; Schlafkrankh. u. tier. Trypanosomiasen in Regen- u. Galeriewäldern), **G. swynnertoni** (Ostafrika; Schlafkrankheit u. Nagana), **G. tachinoides** (Westafrika bis Südarabien; Schlafkrankh.).

Glossitis: akute oder chron. Entzündung der Zungenschleimhaut (= G. superf.), häufig mit Beteiligung tieferer Schichten (= G. prof.) u. von Mundschleimhaut u. Gaumen. Vork. v. a. bei Infektionskrkhtn. (insbes. Syphilis u. Tbk) u. nach Läsion (z. B. durch Zahnprothese). – Auch inkorrekte Bez. für ähnl. atroph. Zustände (= G. atrophicans; Zunge glatt, hochrot), v. a. bei Anämie (z. B. / MOELLER*-HUNTER* Glossitis), Vitaminmangel, Kachexie. Bes. Formen: **G. dissecans** (mit tiefen, schmerzhaften Einrissen), **G. exfoliativa** (/ MOELLER*-HUNTER* Glossitis, Exfoliatio areata linguae), **G. granulomatosa** (mit Schwellungen u. Leukoplakie beim / MELKERSSON*-ROSENTHAL* Syndrom), **G. gummosa** (bei Lues III, mit einzeln oder aggregiert, zirkumskript oder diffus stehenden, linsen- bis bohnengroßen Vorwölbungen oder aber tiefen, bis haselnußgroßen Muskelinfiltraten, die einschmelzen, perforieren, ulzerieren u. unter Narbenbildung abheilen), **G. interstitialis syphilitica** (zirkumskript oder diffus, meist asymmetr. bei Lues III, als G. i. prof. mit tiefen, nicht einschmelzenden Infiltraten [Makroglossie], als G. i. superf. mit flächenhaftem Schleimhautdefekt am Zungenrücken; Neigung zu netzförm. Einziehungen bzw. Schrumpfung, Atrophie, Leukoplakie [Präkanzerose!]), **G. phlegmonosa** (meist bei Peritonsillitis u. als Folge einer Verletzung durch FK, kariösen Zahn, Insektenstich, seltener bei schwerer Infektionskrkht.; Gefahr des Fortschreitens auf Mundboden u. Hals), **G. rhombica mediana** (BROCQ-PAUTRIER 1914; Hemmungsmißbildung, d. h. Persistenz des Tuberculum impar als rhomb. oder ovales, samtweiches, rötl., evtl. chron.-ulzerierendes Feld median im mittl. Zungendrittel; Brennen beim Genuß gewürzter Speisen).

Glosso...: Wortteil »Zunge«; s. a. Zungen....

Glossodynie: vorübergehende oder dauernde neuralgiforme Schmerzen u. Parästhesien (»Brennen«) der Zunge, meist auch der Mundschleimhaut; v. a. als – oft frühes! – Begleitsympt. bei Diabetes mellitus, perniziöser Anämie, COSTEN*, PLUMMER*-VINSON* u. SJÖGREN* Syndrom. – **Glossodynia exfoliativa**: / MOELLER*-HUNTER* Glossitis.

Glosso|graphie: röntg Darstg. der Zunge als Nativbild (z. B. Fremdkörpersuche, Kontrolle nach Radiumspickung) oder – spez. des Zungengrunds – als Kontrastbild nach Breischluck (v. a. Tumordiagnostik). –

G.labialpharyngealparalyse: / DUCHENNE* Syndrom II. – **G.labialspasmus**: krampfhafte Spannung von Zunge u. Lippen; v. a. bei zerebralen Anfällen, ferner – meist halbseit. – beim BRISSAUD*-MARIE* Syndrom (halbseit. Spasmen hyster. Genese). – **G.lalie**: »Zungenreden« im Zustand der Verzückung oder Ekstase; im Extrem die durch Neologismen u. Sprachzerfallserscheinungen unverständl. Sprache (Sprachverworrenheit) bei Schizophrenie (vgl. Glossomanie). – **G.manie**: neologist. Sprachstörung Geisteskranker mit spieler. Wort- u. Lautneubildungen ohne jede Syntax, die geradezu wie eine Fremdsprache mit Überzeugung gehandhabt wird.

Glossopharyngeus: Kurzbez. für / Nervus glossopharyngeus (IX. Hirnnerv); z. B. **G.krampf** (/ Schlundkrampf), **G.lähmung** (total oder partiell, mit charakterist. Ausfallerscheinungen: Geschmack im hint. Zungendrittel sowie Gaumen- u. Rachenreflex aufgehoben, Sensibilität der Pharynxschleimhaut gestört), **G.neuralgie** (/ SICARD* Syndrom).

Glosso|phobie: Lalophobie (/ Logophobie). – **G.-phytie**: »Haarzunge« (/ Lingua villosa). – **G.plegie**: Zungenlähmung durch ein- oder beidseit. Ausfall des XII. Hirnnervs (Hypoglossuslähmung, s. u. Nervus hypoglossus). – **G.ptosis**: Zurücksinken der Zunge in den Meso-Hypopharynx (mit Verlegung des Kehlkopfeingangs, Erstickungsgefahr) infolge Muskelerschlaffung bei Bewußtlosigkeit, z. B. im Toleranzstadium einer Narkose. Gegenmaßnahmen: HWS-Retroflexion (»Rückbringen des Kopfes«), Vorziehen der Zunge (Zungenzange, durchgestochener Seidenfaden), v. ESMARCH*-HEIBERG* Handgriff, Intubation. – Angeb. Formen, z. B. bei Stridor laryngis congenitus, ROBIN* Syndrom.

Glosso|schisis, Lingua bifida: angeb. Längsspaltung der Zunge als Hemmungsmißbildung (unvollständ. Vereinigung der lat. Zungenwülste). – **G.spasmus**: / Zungenkrampf; s. a. Glossolabialspasmus. – **G.trichie**: »Haarzunge« (/ Lingua villosa). – **G.zele**: 1) zyst. Zungengeschwulst. – 2) das Herausragen der Zunge bei Makroglossie.

Glossy skin: (engl.) die im Versorgungsbereich eines erkrankten (durchtrennten) Nervs trophisch gestörte »Glanzhaut« (Atrophodermia neuritica, Dermatitis neurotica).

glotticus: (lat.) die Zunge betreffend.

Glottis *PNA*: der von bd. Plicae vocales zus. mit Stimmuskeln, Stellknorpeln, Stimmritze u. Conus elasticus gebildete stimmbildende Teil des Kehlkopfes. – Auch Kurzbez. für die **G.spalte** (/ Rima glottidis). – **vikariierende G.**: die nach Laryngektomie stellvertretend stimmbildenden Schleimhautfalten im Hypopharynx oder Ösophagus (»Ösophagusstimme«).

Glottis|krampf: / Laryngospasmus. – **G.lähmung**: / Stimmbandlähmung. – **G.ödem**: v. a. durch – allerg. – Entzündung oder Intoxikation ausgelöstes akutes Schleimhautödem im Glottisbereich (meist aber anderer Larynxabschnitte, daher besser: Kehlkopfödem). – **G.öffner**: / Musculus cricoarytaenoideus post. – **G.schließer**: / Musculus arytaenoideus (obl. u. transversus), M. cricoarytaenoideus lat.

Glottitis: / Glossitis.

Glotzauge: / Exophthalmus. – **Glotzaugenkrankheit**: / BASEDOW* Krankheit.

Glove box: (engl. = Handschuhkasten) an Abzug oder Filteranlage angeschlossener luft-, ggf. auch strahlendichter Kasten mit Sichtscheibe, Materialschleuse u. handschuhbewehrten Armlöchern für kontaminationsfreies Arbeiten mit radioakt. Nukliden (»Isotopenkasten«), infektiösem Material (bzw. unter asept. Bedingungen) oder unter Fremdgas.

Glover* Organismus: onkol aus Malignomen isolierter gram-pos. Mikroorganismus.

Glu: / **Glu**taminsäure.

Gluc...: s. a. Gluk..., Glyk..., Glyz....

Glucagonum WHO, Glukagon, hyperglykäm.-glykogenolyt. Prinzip, HG-Faktor: (1923) von den A-Zellen (A$_2$-Variante) der Pankreasinseln produziertes Peptidhormon mit 29 Aminosäureresten: H-His-Ser-Gln-Gly-Thr-Phe-Thr-Ser-Asp-Tyr-Ser-Lys-Tyr-Leu-Asp-Ser-Arg-Arg-Ala-Gln-Asp-Phe-Val-Gln-Try-Leu-Met-Asn-Thr-OH; MG 3485. Plasmaspiegel (normal < 0,3 μg/l) erhöht bei Hunger, Insulin-induzierter Hypoglykämie, Phlorizindiabetes, oraler Glukosebelastung; Anreicherung (nach Inj.) u. Abbau (biol. HWZ 5–10 Min.) v. a. in Niere u. Leber. Steigert Blutzuckerspiegel durch Mobilisierung von Leberglykogen (vermehrte Bildung von zykl. AMP, spez. nach Insulin-Hypoglykämie; wirkt synergistisch mit Insulin (Freisetzung von Glukose, Stimulierung der Insulinsekretion, verstärkte Glukoseverwertung in der Peripherie); hemmt Darmmotilität, Magensaft- u. HCl-Sekretion, fördert Diurese u. Fettstoffwechsel. Anw. therap v. a. beim hypoglykäm. Schock. – s. a. Glukagonbelastung.

Glucaloxum WHO: Komplexverbindung aus Glyzerin u. Aluminiumhydroxid; Antazidum.

Gluck* Operation: (THEMISTOKLES GL., 1853–1942, Chirurg, Berlin) **1)** (1881) alloplast. Überbrückung von Sehnendefekten mit zopfartig geflochtenen Katgut- oder Sublimatseidenfäden. – **2)** G.*-SOERENSEN* Op.: **a)** Laryngofissur u. Durchtrennen der obersten Trachealspangen nach Mobilisierung u. Abdrängung des Schilddrüsenisthmus nach distal. – **b)** Hemilaryngektomie (v. a. bei unilat. Kehlkopf-Ca.) durch Spaltung von Schildknorpel u. Membrana thyrohyoidea (unter Schonung von Hypopharynx u. Sinus piriformis), Tracheostoma, Einlegen einer Trachealkanüle, Einschlagen eines kutanen Flügellappens (Verhinderung von Speichelfluß in die Trachea) bis zum plast. Kehlkopfersatz. – **c)** Larynxtotalexstirpation mit oder ohne Erhaltung der Epiglottis, u. U. mit Resektion der Pharynxvorderwand; mehrschicht. Hypopharynxverschluß über – zunächst in situ verbleibender – Schlundsonde, Tracheostoma im Jugulum.

Glucurolactonum WHO: Zwischenprodukt der L-Askorbinsäure-Biosynthese, das durch Glukuronolakton-reduktase zu L-Gulonolakton reduziert wird. Therap. Anw. (entgiftend) bei Hepatitis, rheumat. Erkrn. u. Sulfonamid-Medikation.

Glücks|haube: **1)** geburtsh der vom Amnion gebildete haubenart. Überzug des kindl. Kopfes bei übermäß. Festigkeit der Eihäute (Ausbleiben des regulären Blasensprungs); bringt erhöhte Aspirations- u. Asphyxiegefahr. – **2)** / Appendizitis mit Netzkappe. – **G.psychose**: s. u. Angst-Glückspsychose.

Glüh|brenner: chir / PAQUELIN* Brenner. – **G.kathode**: elektr. beheizte Kathode mit Glühemission (Elektronenaustritt, sogen. RICHARDSON* Effekt), entweder als Glühfaden (linear, ebene Spirale, Wendel) aus Wolfram, Platin, Nickel, Tantal (ohne oder mit emissionsbegünstigender Erdalkalioxid- oder Thoriumschicht) oder als glühfadenbeheizte Keramikelektrode. Anw. in Elektronenröhren (als Röntgenröhre = COOLIDGE* Röhre). – **G.ventil**: röntg / Gleichrichterröhre (mit Glühkathode).

Glue-sniffing: (engl. = Leimschnuppern) s. u. Schnüffler.

Gluge* Körperchen: / Fettkörnchenzelle.

Glukagon: / Glucagonum. – **G.belastung** (1 mg i.v.) dient als Leberfunktionsprobe: Anstieg der Blutzuckerwerte (normal um 30–50% des Nüchternwertes mit Max. nach 20, spätestens 30 Min.) ist bei Leberzirrhose etc. verzögert u./oder vermindert. – **Glukagonom**: hormonakt. Tumor (Adenom oder Ca.) der A$_2$-Zellen des Inselorgans; einer der sogen. / Apudome.

Glukane, Glikosane: aus Glukose aufgebaute Polysaccharide wie Zellulose, Glykogen, Stärke.

α-Glukan|-phosphorylase: ubiquitäre (beim Menschen v. a. in Leber u. Muskel vork.) Phosphorylase, die aus Glykogen entständ., α-1,4-gebundene Glukosemoleküle unter Bildung von Glukose-1-phosphat phosphorylytisch abspaltet (pH-Optimum 6,9). Bei path. Mangel / Glykogenose (s. a. dort. Tab.). – **α-G.-verzweigende Glykosyltransferase**: an der Glykogenbiosynthese beteiligtes Enzym (beim Menschen v. a. in der Leber), das u. a. 1,4-Malto(tetro)seteile u. aus Amylose Amylopektin bildet. Bei path. Mangel / Glykogenose (s. a. dort. Tab.).

Glukofuranose: furanoide Form der Glukose; Komponente der als Amin- u. Kininantagonisten wirksamen Tribenzyl-D-glukofuranoside.

glukogen: / glukoplastisch.

Glukogenese, -genie: die Glukosebildung im Organismus durch Abbau exo- oder endogener KH (insbes. Glykogen); s. a. Glukoneogenese.

Glukoglyzinurie: seltene, autosomal-dominant erbl. Anomalie im tubulären Transportsystem der Nieren, charakterisiert durch einen Defekt in der Rückresorption von Glukose u. Glykokoll (= Glyzin), die trotz normaler Serumwerte im Harn ausgeschieden werden.

Gluko|kinase: insbes. in der Leber von Pflanzen- u. Allesfressern, weniger bei Karnivoren vork. streng spezif. Kinase, die ATP-abhängig Glukose zu Glukose-6-phosphat phosphoryliert (Mg^{2+}-obligat). Bei Hunger, KH-freier Kost u. Diabetes vermindert, durch KH u. Insulingaben gesteigert. – **G.kinine** (J. B. COLLIP 1923) pflanzl. Inhaltsstoffe (z. B. in Galega officinalis, Vaccinium myrtillus, Phaseolus vulg., Polygonatum odoratum) mit oraler antidiabet. Wirksamkeit.

Glukokortikoide, -(kortiko)steroide, S-Hormone: (SELYE) die / NNR-Hormone Kortison, Hydrokortison u. – z. T. – Kortikosteron sowie die von ihnen abgeleiteten synthet. Verbindungen (v. a. am C_{16} u. C_{11} substituierte C_{21}-Steroide, z. B. Dexamethasonum, Fludrocortisoni acetas, Prednisonum, Prednisolonum, Triamcinolonum), die u. a. den Stoffwechsel der KH u. Proteine (Glukoneogenese aus Aminosäuren, erhöhter Blutzuckerspiegel u. Leberglykogengehalt, verminderter Eiweißaufbau u. -bestand), weniger auch der Fette beeinflussen (abnormer Ansatz u. Verteilung des Körperfettes), darüber hinaus aber auch eine – unterschiedl. – mineralokortikoide Wirkung haben (Na^+-Retention, erhöhte K^+-Ausscheidung) u. das lymphat. u. mesenchymale System, die AK-Bildung u. die RNS-Synthese im Thymus hemmen. Bewirken Eosinozytopenie (s. a. THORN* Test), bei Überproduktion oder Überdosierung das ↑ CUSHING* Syndrom. Therap. Anw. als antiphlogist., antiallerg. u. antirheumat. Substanzen, ferner als ↑ Immunsuppressiva, zur Substitutionsther. bei ADDISON* Krankh., zur Schockbehandlung, bei akuter lymphat. Leukämie. – s. a. Schema »Kortikosteroide«.

Glukokortikoid-Glukosetoleranztest: s. u. Prednison-.

Glukolipoide: Lipoide, die Glukose(derivate) enthalten, z. B. Zerebroside.

Glukoneogenese: die hormonell gesteuerte Glukoseneubildung (v. a. in Leber u. Niere) aus nicht KH-art. Stoffen, insbes. Milchsäure u. »glukoplast.« Aminosäuren (gehemmt durch Insulin, gesteigert durch Glukokortikoide); verläuft zum großen Teil über die Zwischenstufen der Glykolyse (↑ Schema).

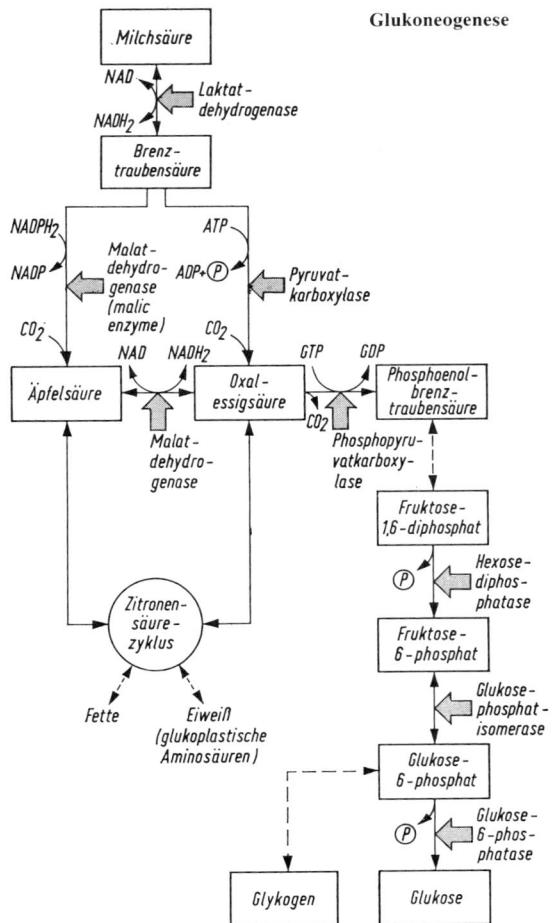

Glukoneogenese

Glukono|kinase: ATP-abhäng. Phosphokinase (z. B. in der Niere), die D-Glukonat zu 6-Phospho-D-glukonat phosphoryliert. – **G.laktonase**, Laktonase: Hydrolase in tier. Gewebe, die Glukono-δ-lakton-(6-phosphat) zu Glukonsäure hydrolysiert.

D-Glukonsäure: die »Dextron-« oder »Maltonsäure«, deren Salze therap. Anw. finden (z. B. Calcium, Ferrum, Magnesium gluconicum).

Gluko|penie: ↑ Hypoglykämie. – **G.phosphatdiabetes, renaler**: ↑ LIEVRE*-BLOCH=MICHEL* Syndrom.

gluko|plastisch: adj. Bez. für Substanzen, aus denen bei der Glukoneogenese Glukose entstehen kann, z. B. Aminosäuren (z. B. aus Kasein 48%, Gelatine 65%, Gliadin 80%), Milch-, Brenztrauben-, Fumar-, Zitronen-, Essigsäure. – **g.priv**: ↑ glykopriv.

Gluko|proteide: ↑ Glykoproteide. – **G.pyranose**: die häufigste, »pyranoide« Form der Glukose (↑ dort. Formel).

Glukosämie: ↑ Hyperglykämie.

D-Glukosamin, Aminoglukose, GlcN: 2-Desoxy-2-amino-D-glukose; ein Aminozucker (α- u. β-Form), meist als N-Azetyl-G. (z. B. in Chitin, Hyaluronsäure, Glykoproteiden u. -lipoiden) u. als G.schwefelsäureester (z. B. im Heparin). Normalwerte im Serum 61–78, im Liquor 5–18 mg/100 ml. *Therap* Anw. zur Steigerung der Antibiotikawirkung (z. B. Tetrazyklin). Nachweis mit EHRLICH* Reagens 1 (rot), durch NH_3-Nachweis nach Abspaltung u. Destillation in Phosphat-Borat-Mischung (TRACEY), Chromatographie. – L-G. kommt im Streptomyzin vor. – **G.kinase**: Phosphokinase, die D-Glukosamin – ATP-abhängig – zu D-Glukosamin-6-phosphat phosphoryliert. – **G.-6-phosphat**: Zwischenprodukt des KH-Stoffwechsels; entsteht aus Fruktose-6-phosphat in Gegenwart der Glutamin-fruktose-6-phosphataminotransferase u. wird mit Azetyl-CoA durch Glukosamin-6-phosphat-azetyltransferase zu N-Azetylglukosamin-6-phosphat (Baustein für Lipide, Polysaccharide u. Glykoproteide) umgesetzt. – **G.phosphatazetyltransferase**: Azetyl-CoA-abhäng. Transazetylase, die Glukosamin-6-phosphat zu N-Azetylglukosamin-6-phosphat azetyliert. – **G.phosphat-isomerase**: Desaminase (aktiviert durch Azetylglukosamin-6-phosphat), die Glukosamin-6-phosphat unter Bildung von Fruktose-6-phosphat (Isomerisierung) u. Ammoniak desaminiert.

D-Glukose, Dextrose, Glykose, Stärke-, Traubenzucker, Glc: $C_6H_{12}O_6$; mit Galaktose stereoisomeres Monosaccharid (Typ Aldohexose; vorw. in pyranoider Form als α-D(+)-Glukopyranose (↑ Formel), selten als Glukofuranose; opt. aktiv, durch Hefe vergärbar, FEHLING* Lsg. reduzierend. Vork. frei u. gebunden (z. B. als Baustein von Polysacchariden wie Glykogen, Stärke, Zellulose u. Dextran), von Glykosiden, Nukleotiden u. Lipiden; Schlüsselsubstanz im KH-Stoffwechsel (↑ Schema); gelangt nach Dünndarmresorption (akt. Transport, Konz.-unabhängig; vermindert bei Vit.-B- u. C-, O_2-Mangel, Hypophysen- u. NNR-Exstirpation, durch Enzyminhibitoren; vermehrt bei Vit.-D-Mangel) via Pfortader zur Leber u. wird zus. mit der durch Glukoneogenese oder Glykogenolyse gebildeten z. T. ins Blut abgegebenen (↑ Blutzucker), z. T. als Glykogen in Muskel u. Leber bzw. – nach Umwandlung – als Fett gespeichert; ferner als stoffwechselakt. Formen G.-6-phosphat u. UDP-G. zur Energiegewinnung (Abbau zu CO_2 u. H_2O durch Glykolyse, Zitronensäurezyklus u. oxidative Phosphorylierung [90%] oder Pentosephosphatzy-

Glukose, aktive

klus; physiol. Brennwert 4,1 Kcal/g). Normalwerte: Serum 50–110 bzw. 50–95 (»wahre G.«, enzymat. bestimmbar), Liquor 48–74, Speichel 0,2–5 mg/100 ml, Harn 16–132 mg/24 Std. (s. a. Glukosurie, G.rückresorption). Therap. Anw. (als G.monohydrat = G. + H_2O) als Stärkungs- u. Anregungsmittel, als Infusionslsg. (j.v. bis 20%ig., i.m. bis 10%ig., s.c. u. i.p. 5%) zur Deckung des Flüssigkeits- (Wasser) u. Energiebedarfs, bei Schock, Kardio- u. Hepatopathien; 20- bis 40%ig. zur Osmother. bei Eklampsie, Gehirn- u. Lungenödem. *analyt* ↑ Blutzuckerbestg., ferner Nachweis im Harn etc. durch Reduktionsproben (BENEDICT, FEHLING, NYLANDER, auch als Teststreifen), Fällung mit Phenylhydrazin (KOWARSKI), Vergärung. – **aktive G.**, UDP-G.: an Uridindiphosphat gebundenes G.-Molekül, das sich im Verlauf der Disaccharid-Biosynthese mit einem 2. Monosaccharid verbindet; wird durch Oxidation zu akt. Glukuronsäure (wicht. Entgiftungsprinzip; s. a. Schema »UDPG-Metabolismus«).

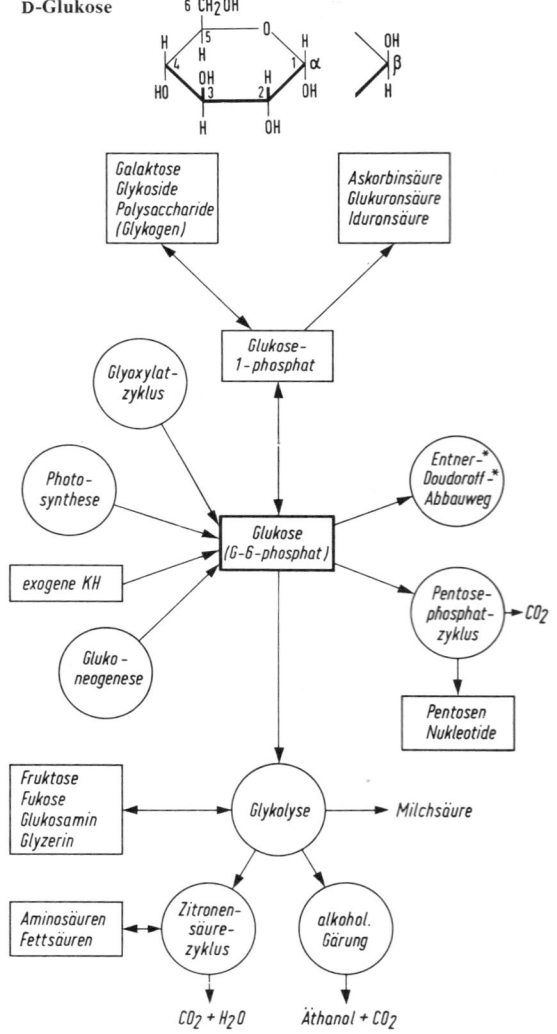

Glukose|äquivalent: diejen. Harnzuckermenge, um die eine Glukosurie durch Gabe einer IE Insulin vermindert wird. Individuell stark schwankend (0,14–6 g u. mehr; mittl. Wert 2g). – **G.-Aminosäurendiabetes**: ↑ DEBRE*- DE TONI*- Fanconi* Syndrom. – **G.-Assimilationskoeffizient**: der »k-Faktor«, der den %-Satz des Blutzuckerabfalls pro Min. abgibt; normal 1,3–1,9, beim Diabetiker < 1,0.

Glukosebelastung: ↑ Glukosetoleranz-, -resorptionstest; auch als Doppelbelastung, z. B. nach ↑ STAUB-TRAUGOTT.

Glukose-dehydrogenase: NAD- bzw. NADP-spezif. Dehydrogenase, die D-Glukose (auch D-Xylose) zu D-Glukono-δ-lakton dehydriert.

Glukose-1,6-diphosphat: Intermediärprodukt u. Kofaktor bei der Umwandlung von Glukose-1-phosphat in Glukose-6-phosphat durch Phosphoglukomutase.

Glukose/Eiweiß-Quotient, D/N-, G/N-Quotient: (MINKOWSKI 1893) der Quotient aus den im Harn ausgeschiedenen Mengen an Glukose u. Stickstoff (aus Harnstoff) als Maß für die Fähigkeit des Körpers, bei KH-Mangel Eiweiß in KH zu verwandeln; rel. konstant, beim Menschen ca. 3,6.

Glukose-Galaktose-Malabsorption: fam. Verwertungsstörung (Enzymblock im Transportsystem) für Glukose u. Galaktose, deren orale Gabe dadurch keinen Blutzuckeranstieg zur Folge hat. Klin.: von Geburt an Durchfälle, die unter Verabreichung von Fruktose als einz. Zucker ausheilen. – Ferner eine sehr seltene, wahrsch. autosomal-rezessiv erbl. **G.-G.-Fruktose-Malabsorption** (BURKE u. DANKS 1966) mit Nichtverwertung aller Disaccharide.

Glukosekofaktor: (E. F. LÜSCHER 1955) hypothet. Kofaktor der Blutgerinnung für die Auslösung der viskosen Metamorphose bzw. Retraktion.

Glukose|-Insulinbelastungstest: ↑ HIMSWORTH* Test. – **G.-isonikotinoylhydrazon**, **G.-INH**: Tuberkulostatikum aus der Gruppe der ↑ Isonikotinsäurehydrazide. – **G.monohydrat**: s. u. Glukose.

Glukose-oxidase, GOD: Glukose-spezif. Enzym (Flavinenzym), das Glukose sauerstoffabhängig unter Bildung von H_2O_2 zu Glukonsäure oxidiert. Anw. zur enzymat. Blutzuckerbestg.

Glukose-1-phosphat, G-1-P: der sogen. CORI* Ester als Zwischenprodukt beim Abbau von Stärke, Glykogen u. a. glukosehalt. Polysacchariden durch α-Glukanphosphorylase; beteiligt an Glykogenaufbau (über UDP-glukose), Galaktosestoffwechsel, Glukuronsäurebildung (↑ Schema »Glukose«). Wird über Glukose-1,6-diphosphat umgewandelt in **Glukose-6-phosphat** (G-6-P, ROBINSON* Ester als stoffwechselakt. Form der Glukose; durch Phosphorylierung mit ATP u. Hexokinase), die wiederum durch Glukose-6-phosphatase zu Glukose umgesetzt wird; Zwischenprodukt in Glykolyse, Pentosephosphatzyklus, Glykogenauf- u. -abbau, Glukuronsäurebildung (s. a. Schema »Glukose«, »UDPG-Metabolismus«); Normalwert in Ery 39–127 µMol/l.

Glukose-Phosphat-Aminosäurendiabetes: ↑ DEBRÉ*-DE TONI*-FANCONI* Syndrom.

Glukose-6-phosphatase, G-6-Pase: Enzym in den Mikrosomen der Leber, Niere u. Dünndarmmukosa (gebunden an endoplasmat. Retikulum), das G-6-P (auch D-Glukosamin-phosphat) zu D-Glukose hydrolysiert (aktiviert durch Mg^{2+}, inhibiert durch Glukose, Phosphat u. Tolbutamidum); Normwert im Serum ca. 8 E/l (1 E = Umsatz von 1 µMol Substrat/Min.), erhöht bei akuter Hepatitis, chron. Lebererkr., nach Glukokortikoidzufuhr, vermindert bei ∕ v. GIERKE* Krankheit (s.a. Tab. »Glykogenosen«).

Glukose-6-phosphat-dehydrogenase, G-6-PDH, GPP: das sogen. »Zwischenferment« des Pentosephosphatzyklus; oxidiert G-6-P zu 6-Phospho-D-Glukonsäure-δ-lakton. Normalwert im Serum 0,5–2,4 E/l; erhöht z. B. bei akuter Hepatitis u. Herzinfarkt, vermindert (bis fehlend) bei Favismus, ferner als X-chromosomal vererbter Defekt in den Ery mit konsek. hämolyt. Anämie (meist erst ausgelöst durch Medikamente oder Nahrungsmittel), beim Säugling mit Kernikterus.

Glukosephosphat-isomerase, Oxoisomerase, Phosphohexose-isomerase (PHI), Phosphogluko(se)-isomerase (PGI): Enzym der Glykolysekette, das Fruktose-6-phosphat u. G-6-P isomerisiert (pH-Optimum 8–9). Normalwerte im Serum 13,5–86 E/l (1 E = 1 µMol Substratumsatz/Min.; erhöht bei Herzinfarkt, akuter Hepatitis, Leukämie, Muskeldystrophie), im Liquor 2,5–38 E/l.

Glukose-1-phosphat-uridyl(yl)transferase, UDPG-pyrophosphorylase: ein in Mikroorganismen u. beim Säuger in glykogenhalt. Zellen an der Glykogensynthese beteiligtes Enzym, das aus UTP u. Glukose-1-phosphat Uridindiphosphoglukose u. Pyrophosphat bildet.

Glukose|-1-phosphokinase: ∕ Phosphoglukinase. – **G.-phosphorsäure**: ∕ Glukose-phosphat. – **G.phosphorylierung**: die energieverbrauchenden Teilreaktionen (2 ATP → 2 ADP) der Glykolyse, in denen die Umwandlung der Glukose über G-6-P, Fruktose-6-phosphat u. Fruktose-1,6-diphosphat zu 2 Mol. Triosephosphat erfolgt.

Glukose|resorptionstest: Prüfung der enteralen Glukoseresorption anhand der Blutzuckerwerte 30, 60, 90, 120 u. 180 Min. nach peroraler Belastung (1 g/kg Körpergew. als 10%ige Lsg.); s. a. ALTHAUSEN*-UYEYAMA* Probe. – **G.rückresorption**: die normalerweise restlose Rückresorption der zunächst in den Primärharn übergegangenen Glukose im Hauptstück des Nephrons; hemmbar durch ∕ Phlorizin. Resorbierte Glukosemenge bei erhöhtem Blutzuckerspiegel ergibt sich als Differenz aus pro Zeiteinh. filtrierter u. ausgeschiedener Menge (max. 375 bzw. [♀] 303 mg/Min. u. 1,73 m² Körperoberfläche); Bestg. zus. mit der Inulin-Clearance aus den Harn- u. Plasmawerten nach Belastung mit ca. 600 ml 50%ig. Glukose-Lsg. – **G.spiegel**: ∕ Blutzuckerspiegel.

Glukose|test: ∕ G.toleranz-, -resorptionstest, ALTHAUSEN*-UYEYAMA* Probe; *analyt* s. u. Glukose, Blutzuckerbestimmung. – *gyn* (C. H. BIRNBERG 1958) Bestg. des Ovulationstermins anhand des G.gehalts des Zervikalsekrets (spezif. enzymat. Farbreaktion n. KESTON, z. B. als Fertility-Testor®, Test-Tape®).

Glukosetoleranz: diejen. Menge Glukose, die toleriert wird, bis es – infolge Insulinmangels – zu Hyperglykämie u. Glukosurie kommt. Bei den **G.-Tests** (GTT; insbes. für Diabetes- u. Leberdiagnostik) wird der Stoffwechsel mit Traubenzucker »belastet«, entweder oral (z. B. Standard-GTT mit 50 oder 100 g in 300 bzw. 400 ml Wasser; Kortison-GTT n. CONN-FAJANS, ∕ Prednison-Test; ferner n. EXTON-ROSE, GOULD, ALTHAUSEN-UYEYAMA, STAUB-TRAUGOTT) oder i.v. (Ausschluß intestinaler Störfaktoren), z. B. n. CONARD (0,33 g/kg als 40%ige Lsg. in 2 Min.; Serumwerte in 10 minüt. Abständen, semilogarithm. Aufzeichnung), FORSHAM-THORN (0,5 g/kg als 20%ige Lsg. in 30 Min.; Serumwerte nach 30, 60, 90, 120 u. 180 Min.), als Tolbutamid- oder Glycodiazintest.

Glukosevergiftung: ∕ Fetopathia diabetica.

Glukosid: aus Glukose u. einem Aglykon (oder einem weiteren Zuckermolekül) zusammengesetztes ∕ Glykosid.

Glukosidasen: Hydrolasen, die glukosehalt. Disaccharide (selten höhere Saccharide) zu Monomeren aufspalten (Angriff speziell am Glukosemolekül) u. unter spez. Bedingungen außerdem einen Glukosyltransfer katalysieren; v. a. die α-G. (»Maltase«), die als Hydrolase in Dünndarmmukosa, Serum, Milchdrüsen u. Skelettmuskel glykosid. Bindungen in α-D-Glukopyranosiden spaltet (Dünndarm-Werte vermindert beim Disaccharid-Malabsorptionssyndrom); ferner die diversen β-Glukosidasen (Gentio-, Zellobiase etc.) in Duodenum, Leber, Niere, Milz (u. Mikroorganismen) für die β-D-Glukopyranoside (häufig mit Bildung eines anderen Glykosids oder Disaccharids).

glukostatische Theorie: (JEAN MAYER 1955) An der »long term regulation« des KH-Fett-Stoffwechsels u. damit des Körpergew. sind mehrere hypothalam. Zentren beteiligt.

Glukosteroide: ∕ Glukokortikoide.

Glukosurie, Glyk(os)urie: Ausscheidung von Glukose im Harn (nach Überschreiten der physiol. oder einer erniedrigten »Nierenschwelle«, d. h. mit oder ohne Hyperglykämie), normal nur in Spuren, pathol. jedoch in quant. erfaßbaren Mengen. Für Diagnostik Differenzierung von anderen Zuckern u. quant. Bestg. erforderlich. – Als **adrenale G.** Folge vermehrter Adrenalinausschüttung (z. B. bei CANNON* Notfallsreaktion) oder nach Adrenalin-Inj.; **alimentäre G.** nach überreichl. Genuß leicht resorbierbarer KH, insbes. bei Magenoperierten (Gastrektomie, Gastroenterostomie; vgl. Hungerdiabetes); **diabet. G.** bei manifestem Diabetes mellitus Kardinalsympt. der gestörten Glukoseverwertung (bei latentem Diabetes nur nach KH-Belastung; Tagesprofil in Verbindung mit Blutzuckerwerten erlaubt Aussagen über Stabilität einer Diabeteseinstellung; falls Hypoglykämien nicht auftreten, ist Aglukosurie anzustreben; beim KIMMELSTIEL*-WILSON* Syndrom gilt Rückgang der G. als Signum mali ominis); **nervöse G.** durch Reizung oder Läsion des ZNS im Bereich des IV. Hirnventrikels (z. B. BERNARD* Zuckerstich), i. w. S. auch die emotionale G. (z. B. nach Streß); **renale G.** (benigne, normo- oder orthoglykämische G., **Glucosuria innocens**) als dominant-erbl. Störung der Glukoserückresorption im prox. Tubulus (∕ Diabetes renalis); **symptomat. G.** (Begleitsympt. oder Folge) z. B. bei Pankreas-, Nieren-, Hypophysen- oder Schilddrüsenerkrn., Leberinsuffizienz, Intoxikation (Tubulusschädigung durch Quecksilber, Chrom, Phlorizin etc., ferner bei Kohlenmonoxid-, Methylalkohol-, Zyanchlorid- u. Schlafmittelvergiftung), zentraler Regulationsstörung (Apoplex, Contusio cerebri etc.), vegetat. Gesamtumschaltung (Streß, Herzinfarkt etc.), im Hungerzustand, nach körperl. Überbelastung (Sport), nach best. Pharmaka, während der Schwangerschaft u. alimentär bedingt. – s. a. Säuglingsdiabetes, transitorischer (= Neugeborenen-G.).

Glukotest®: Schnellreagens (Teststreifen) zum halbquant. Nachweis von Glukose (mit Glukose-oxidase, Peroxidase u. o-Toluidin als Chromogen) in Harn (Empfindlichkeit 20 mg%), Liquor, Stuhl u. Blut.

Glukozerebrosid: / Schema »Sphingolipoid-Stoffwechsel«.

Glukurese: / Glukosurie.

β-Glukuronidase, GRD, β-GU: Hydrolase, die aus β-D-Glukuroniden den Glukuronsäurerest abspaltet (aktiviert u. a. durch Albumin u. DNS; keine Wirkung auf α-Glukuronide u. Glukoside) u. unter best. Bedingungen einen Glukuronsäuretransfer katalysiert. Angereichert in Leber, Niere, Milz, Epididymis u. Karzinomgewebe (in Lysosomen labil gebunden); Normalwerte im Serum 0,35–1,32 bzw. (♀) 0,22–0,99 E/l (1 E = µMol Substratumsatz/Min.); erhöht bei Schwangerschaft, Ca., Pankreatitis, Leberschäden.

Glukuronide: gepaarte / Glukuronsäuren.

Glukuronolakton: / Glucurolactonum. – **D-G.-dehydrogenase**: Sulfhydryl-halt. Enzym (v. a. in Leber), das D-Glukurono-γ-lakton NAD-abhängig zu D-Glukarat (Salz der Zuckersäure) oxidiert. – **G.-reduktase**: NADP-Spezif., an der Askorbinsäurebiosynthese beteiligte Reduktase, die D-Glukuronolakton zu L-Gulono-γ-lakton reduziert.

Glukuronsäure: $C_6H_{10}O_7$; mit Iduronsäure steroisomere Uronsäure; im menschl. u. tier. Organismus v. a. als Bestandteil von Mukopolysacchariden (z. B. Hyaluronsäure, Chondroitinschwefelsäure A u. C, Heparin) u. in Form der **gepaarten G.** (»Glukuronide«, glykosid- oder esterart. Verbindgn. mit Hydroxylgruppen enthaltenden Substanzen oder Karbonsäuren, gebildet in Leber, Niere, Magen-Darmtrakt durch »Konjugation« mit Bilirubin, Steroidhormonen u. Abbauprodukten, Phenolen, Benzoesäure, Arzneimitteln etc. u. renal ausgeschieden [s. a. Schema »UDPG-Metabolismus«]; wicht. Entgiftungsreaktion, gestört z. B. bei CRIGLER*-NAJJAR* Syndrom; s. a. Icterus neonat. simplex). Normalwerte im Serum 0,4–1,4, im Blut 1,5–6,6 (9,3)mg/100 ml, 24h-Harn ♂ 271–591, ♀ 193–549 mg (Glukuronurie bei Verbrennungen, Malignom, nach Antipyrin, As, Kampfer, Chloralhydrat; erniedrigte Werte bei Rheuma, Hepatopathien, nephrot. Syndrom). Bildung der stoffwechselakt. UDP-G. durch Oxidation von UDP-glukose durch UDPG-dehydrogenase mit NAD als Akzeptor; Abbau über D-Gulonsäure, 3-Keto-D-gulonsäure, D-Xylulose u. Xylit zu D-Xylulose (Pentosephosphatzyklus); bei höheren Tieren (nicht beim Menschen) Vorstufe der Askorbinsäure-Biosynthese.

Glumamycin: Antibiotikum (saures Peptid) aus Streptomyces zaomyceticus; wirksam gegen grampos. Erreger, insbesondere Penizillin- u. Tetrazyklin-resistente Stämme.

Glu-NH$_2$: / Glutamin.

Glutäal...: / Gluteal....

Glutaethimid: / Glutethimidum.

glutaeus: (lat.) das Gesäß betreffend; / Gluteus....

Glutamat: Salz der / Glutaminsäure.

Glutamat-dehydrogenase(n), Glutaminsäure-dehydrase, GLDH, GSDH: Gruppe von Enzymen, die L-Glutamat zu α-Ketoglutarat dehydrieren u. (nichtenzymat.?) desaminieren; insbes. G.-d. (NAD [P]) in den Mitochondrien (Leber 60,2 , Nierenrinde 6,7 , Großhirnrinde 4,1 E/g; 1 E = Umsatz von 1 µMol Substrat/Min.); setzt L-Glutamat in reversibler Reaktion mit NAD oder NADP über α-Iminoglutamat zu α-Ketoglutarat u. NH_3 um; wichtig für Aminosäureaufbau; Anstieg der Serumwerte (normal bis 0,9 E/l) bei Lebererkr. (Quotient aus GOT + GPT durch GLDH; bei akuter Hepatitis > 50, bei Verschlußikterus 5–15; s. a. Enzymmuster). – Ferner G.-d. (NAD) u. G.-d. (NADP) in Hefe u. Fusarium.

Glutamat|-dekarboxylase: Enzym (v. a. in ZNS, insbes. EPM), das L-Glutaminsäure zu γ-Aminobuttersäure (über Bernsteinsäure Oxidation zu CO_2 u. H_2O) dekarboxyliert; enthält als Kofaktor Pyridoxalphosphat. Anw. zur Glutaminsäure-Bestg. (manometrisch). – **G.-formiminotransferase**: am Histidinabbau beteiligtes Enzym (v. a. Leber), das den Formiminorest von N-Formimino-L-glutaminsäure auf THF unter Bildung von 5-Formiminotetrahydrofolsäure überträgt. – **G.-oxalazetat-transaminase**, GOT: / Aspartat-amino-transferase (s. a. Enzymmuster, de / RITIS* Quotient). – **G.-pyruvat-transaminase**, GPT: / Alanin-aminotransferase (s. a. Enzymmuster, DE / RITIS* Quotient).

L-Glutamin, Levoglutamidum WHO, Gln, Glu-NH$_2$: Glutaminsäure-β-mono-amid, natürl. Aminosäure, gebildet durch G.synthese aus Glutaminsäure, ATP u. NH_4^+; Spaltung durch Glutaminase. Wichtig insbes. für Hirnstoffwechsel (durchdringt Blut-Hirn-Schranke), als NH_2-Donator bei Transaminierungen (z. B. Synthese von Purinen u. Glukosamin), für NH_3-Bindung u. -Transport, für Umsetzung mit Phenylessigsäure zu Phenazetylglutamin als Entgiftungsreaktion. Normalwert im Serum 2,7–8,9 mg/100 ml (ähnl. im Liquor); vermehrte renale Ausscheidung beim Hartnup- u. LOWE* Syndrom. Therap. Anw. zur Steigerung der geist. Leistungsfähigkeit, bei Alkoholismus, als Antikonvulsivum.

Glutaminase: Amidase (v. a. in Leber u. Niere), die die Säureamidbindung im L-Glutamin hydrolysiert u. so Glutaminsäure u. Ammoniak bildet. Unterschieden als G. I (durch Phosphat aktivierbar), G. II (Pyruvat) u. G. III (nicht aktivierbar).

Glutaminat: Salz der / Glutaminsäure.

Glutamin|-fruktose-6-phosphat-aminotransferase: Enzym (in Leber u. Bindegewebe), das aus Fruktose-6-phosphat u. Glutamin Glukosamin-6-phosphat u. Glutamat bildet. – **G.-ketosäure-aminotransferase**: Enzym (in Leber, Niere, Gehirn u. Herz), das die Aminogruppe von L-Glutamin auf α-Ketosäuren (z. B. Pyruvat, Glyoxalat) überträgt. – **G.-phenylazetyltransferase**: Enzym (in Niere u. Leber), das den Phenylazetatrest von Phenylazetyl-CoA auf L-Glutamin unter Bildung von α-N-Phenylazetyl-L-glutamin überträgt (Entgiftungsreaktion).

L-Glutaminsäure, Acidum glutami(ni)cum, Glu: (RITTHAUSEN 1866) 1-Aminopropan-1,3-dikarbonsäure; natürl. Vork. in Peptiden (Glutathion, Folsäuren) u. Proteinen (v. a. im Gehirn, 100–150 mg/100 g; auch in Milch- u. Getreideprodukten); Normalwerte in Serum 0,4–6,2 (20,3) mg/100 ml, Frauenmilch 1,89–2,0 g/l, im 24 h-Harn 0,7–2,8 µMol/kg (erhöht bei LOWE* Syndrom u. Vit.-C-Mangel). Nichtessentielle glukoplast. Aminosäure, sehr reaktionsfäh.

Stoffwechselprodukt; entsteht aus α-Ketoglutarsäure durch Umsetzung (reduktive Aminierung) mit NH_3 u. $NAD(P)H_2$ in Gegenwart der Glutamat-dehydrogenase (Abbau umgekehrt im Zitratzyklus, ferner zu NH_3) oder Transaminierung mit α-Aminosäuren, ferner beim Abbau von Histidin, Arginin, Ornithin, Prolin u. Hydroxyprolin; Umwandlung in γ-Aminobuttersäure (durch Dekarboxylierung), Glutamin (durch Bindung von Ammoniak), Glutathion, Folsäure. Wirkt adrenergisch (Blutdruck- u. Blutzuckeranstieg); wird durch Methioninsulfoxid u. -sulfoximin gehemmt. Therap. Anw. als Psychotonikum bei Muskeldystrophien u. Enzephalopathien (Steigerung der psych. Aktivität, jedoch keine Intelligenzbesserung), ferner als Hypochlorid bei Achylie; Mg-Salz als Antiepileptikum u. Sedativum, Natriumsalz als Lebertherapeutikum, Äthylester als Detoxikans, Stoffwechselregulator u. Lebertherapeutikum. Bestg. durch Umsetzung zu Pyrrolidonkarbon-, Bernstein- (Oxidation mit Chloramin T) oder Formylpropionsäure (mit Ninhydrin), enzymat. mit Glutamatdekarboxylase oder Alanin-amino-transferase, ferner mit Leuconostoc mesenteroides oder Lactobac. arabinosus als Testkeim. – Salze: Glutam(in)ate; s. a. Glutamat....

Glutamin-synthetase: Enzym (v. a. in Gehirn u. Leber, gebunden an Mikrosomen u. Mitochondrien), das aus L-Glutamat u. NH_3 L-Glutamin bildet, wahrsch. über γ-Glutamylphosphat als Zwischenprodukt u. unter Spaltung von ATP u. ADP u. anorgan. Phosphat (Aktivierung durch Mg^{2+}, Mn^{2+} oder Co^{2+}) u. die Bildung von γ-Glutamylhydroxamat aus Glutamin u. Hydroxylamin unter Freisetzung von NH_3 katalysiert.

γ-Glutamyl|-transpeptidase, D-Gl.-transferase GGTP, γGT: Enzym, das Glutamylreste von Glutathion auf Peptide überträgt. Serumwerte (6–28 bzw. [♀] 4–18 E/l) bei Lebererkr. erhöht; Anstieg im Duodenalsaft nach Provokation mit Sekretin-Pankreozymin Hinweis auf Pankreatopathie (umstritten).

γ-Glutamylzysteinsynthetase: an der Glutathionbiosynthese beteiligtes Enzym, das (z. B. in Leber) aus L-Glutamat u. L-Zystein α-L-Glutamyl-L-zystein bildet, wobei die für die Peptidbindung nöt. Energie durch Spaltung von ATP zu ADP u. anorgan. Phosphat geliefert wird.

Glutar|säure, Acidum glutaricum: Propandikarbonsäure in unreifen Zuckerrüben u. im Wollschweiß der Schafe. Abbauprodukt des Lysins; unterliegt Fettsäurereabbau nach Umwandlung in Glutaryl-CoA; Ausscheidung im Harn 2,5 mg/24 Std. – **G.(säuredi)aldehyd**: wasserlösl., sehr reaktionsfäh. Öl; histol Fixierungsmittel (auch für Elektronenmikroskopie), insbes. für Gehirn (Nachfixierung mit Osmiumtetroxid); mit je 3% Dextran u. Glukose zur Ganzkörperfixierung (Inj. in Aorta ascendens).

Glutaryl-CoA-synthetase: Enzym (z. B. in Leber u. Muskel), das Glutarsäure, CoA u. ATP (oder GTP bzw. ITP) zu Glutaryl-CoA, ADP u. anorgan. Phosphat umsetzt.

Glutathion: (HOPKINS u. KENDALL 1921) γ-L-Glutamyl-L-zysteinylglyzin (GSH); Tripeptid in allen Lebewesen; Normalwert im Blut (in Ery lokalisiert) 27–41 bzw. 52mg/100ml (vermindert bei / G.-reduktase-Mangelanämie); entsteht in der Leber aus L-Glutaminsäure, L-Zystein u. Glykokoll unter Verbrauch von 2 Mol. ATP. Wegen leichter Oxidierbarkeit zur Disulfidform (GSSG) für biol. Redoxreaktionen von Bedeutung:

$$2\,G\text{–}SH \underset{+2H}{\overset{-2H}{\rightleftarrows}} G\text{–}S\text{–}S\text{–}G;$$

ferner beteiligt an Merkaptursäurebildung (Entgiftungsreaktion); Koenzym der Laktoyl-glutathion-lyase. Anw. als Strahlenschutzstoff, Zusatz zu Blutersatzflüssigkeiten. Bestg. jodometr. (Natriumnitroprussid, PWS), enzymat. mit Laktoyl-glutathion-lyase u. Methylglyoxal.

Glutathionase: / D-Glutamyltransferase.

Glutathion-peroxidase: an der H_2O_2-Entgiftung beteiligte Peroxidase (reduziert H_2O_2 zu 2 H_2O unter Oxidation von Glutathion) in Herz, Lunge, Darm, Niere, Muskel, in höherer Aktivität in Ery (bei Mangel hämolyt. Anämie, z. T. auch Panzytopenie).

Glutathion-reduktase, GR, Gr: ein Flavinenzym (in Mikroorganismen, Leber), das oxidiertes Glutathion (GSSG) mit $NADH_2$ bzw. $NADPH_2$ zu Glutathion (GSH) reduziert; Normalwert im Serum 3,3–10,2 (UV-Test mit NAD) bzw. 17,4 E/l (mit NADP); erhöht bei akuter Hepatitis. Leukämie, vermindert bei **G.mangelanämie**, einem seltenen kongen. Enzymdefekt der Ery mit konsekut. Verminderung des intraerythrozytären GSH, Bildung von HEINZ* Körpern u. latenter nichtsphärozytärer hämolyt. Anämie, die jedoch unter der Wirkung von Resochin®, Butazolidin, Sulfonamiden etc. zu hämolyt. Krisen mit schwerer Anämie, Hämoglobinämie u. Hämoglobinurie exazerbieren kann; evtl. Tod durch Nierenversagen. – Nachweis solchen GSH-Mangels im Ery durch den **Glutathionstabilitätstest**: Nach 2std. Inkubation (37°) von Zitratblut mit β-Azetylphenylhydrazin (5 mg je ml) fällt beim Gesunden der GSH-Gehalt um max. 25%, bei Kranken um > 90% ab.

Glutathion-synthetase: ATP-abhäng. Transferase in der Leber, die aus γ-L-Glutamyl-L-zystein u. Glyzin Glutathion bildet, wobei ATP zu ADP u. anorgan. Phosphat gespalten wird. – Beim – seltenen – kongen. Enzymdefekt der Ery hämolyt. Anämie wie beim Glutathionreduktase-Mangel.

glutäal, gluteal(is): das Gesäß, i. w. S. auch die Glutealmuskeln betreffend.

Gluteal|(druck)punkte: / VALLEIX* Druckpunkte im Glutealbereich. – **G.hernie**: / Hernia ischiadica (supra-, infrapiriformis, spinotuberosa), die sich stets unter dem Gluteus max. ausbildet u. schließl. an dessen Unterrand hervortritt. – **G.linie**: / Linea glutea (ant., inf., post.). – **G.muskel**: / Musculus gluteus (max., med., min.). – **G.reflex**: 1) Kontraktion der gleichseit. Glutealmuskulatur bei Bestreichen einer Gesäßhälfte; physiol., diagnostisch unbedeutender Hautreflex. – 2) Kontraktion des Gluteus max. bei kurzer Reizung der Gesäßhaut bzw. der darüberhinausgehenden reflexogenen Zone als DUENSING* Fremdreflex.

Glutelin, Glutenin: mit verdünnten Säuren oder Alkalien extrahierbare wasserunlösl. Getreideeiweißfraktion (ca. 30–50%; mittl. MG 2–3×10^6); enthält v. a. Glutaminsäure, Prolin u. essentielle Aminosäuren; bildet zus. mit / Gliadin das Gluten (»Klebereiweiß«) des Weizens (80% des Gesamtproteins), das die Backfähigkeit des Weizenmehls bedingt (sein Gliadingehalt bedingt die sog. Glutenunverträglichkeit, Glutenenteropathie).

Gluten

Gluten: s. u. Glutelin. – **G.enteropathie**: ↑ Zöliakie. – **glutenfreie Diät**: inkorr. Bez. für ↑ gliadinfreie Diät.

Glutethimidum *WHO*: barbituratähnl. wirkendes Hypnotikum; ein Piperidin-2,6-dion (Glutarsäureimid); rascher Wirkungseintritt für 6–7 Std.

gluteus: (lat.) IANC-Schreibweise für glutaeus (= das Gesäß betreffend). – **Gluteus**: Kurzbez. für ↑ M. gluteus; s. a. Gluteal....

Gluteuslähmung: Lähmung der Glutealmuskeln infolge Läsion der Nn. glutei inf. u./oder sup., meist bei Poliomyelitis; i. w. S. auch der Ausfall bei Dystrophia musculorum progressiva (Beckengürtelform). Klin.: Streckung u. Abduktion des Oberschenkels u. damit Aufrichten aus Sitz- oder Bückstellung sowie Treppensteigen beeinträchtigt; Becken hängt nach der gelähmten Seite (TRENDELENBURG* Phänomen); bei Gluteus-medius-Lähmung Enten- oder Watschelgang. – Ther.: Funktionsplastik (Ersatz durch Erector spinae, Obliquus abdom. ext., Latissimus dorsi, Tensor fasciae latae).

Glutin: ↑ Gelatina alba.

Glutinine: inkomplette AK (»unvollständ.« Agglutinine), die in physiol. NaCl-Lsg. Blutkörperchen gegen Agglutinine blockieren, in gepufferter Gelatine-, 20%ig. Albumin-Lsg. oder AB-Serum jedoch agglutinieren.

Glutoid (Hausmann*): mit Formaldehyd gehärtete Gelatine für magensaftresistente Kapseln u. Pillen. – Als Pankreasfunktionsprobe (Trypsinverdauung) werden solche (SAHLI) mit Salizyl- oder Jodbehensäure gefüllte Kapseln verschluckt u. die – im Darm freigesetzte – Salizylsäure bzw. das Jod in Harn oder Speichel nachgewiesen.

Glutinosin: (1946) Antibiotikum aus Metarrhizium glutinosum; in vitro fungistatisch wirksam.

glutinosus: (lat.) leimartig, klebrig, zäh.

Gluzinski* Reaktion (WLADISLAW ANTONI GL., 1856–1935, Arzt, Lemberg): (1897) Gallenfarbstoffnachweis mit Formaldehyd (Kochen: grün) u. HCl oder H_2SO_4 (violett); Chloroformauszug durch Bilirubin blau, durch andere Gallenfarbstoffe grün gefärbt.

Gly: ↑ Glykokoll.

Glyc...: s. a. Glyk..., Glyz....

Glycerinum, Glycerol(um *WHO*), Glyzerin: Propan-1,2,3-triol ($HOCH_2$-CHOH-CH_2OH) einfachster 3wert. Alkohol; farb- u. geruchlose, süß schmeckende, viskose, hygroskop. Flüssigkeit, mit Wasser mischbar; bildet mit Säuren Ester (↑ Glyzeride). Natürl. Bestandteil der Lipide; wird beim Fettabbau im Darm freigesetzt u. zur Leber transportiert u. geht nach Umsetzung mit ATP zu Glyzerin-3-phosphat (durch Glyzerin-kinase) u. nach Oxidation u. Phosphorylierung zu Glyzerinaldehyd-3-phosphat bzw. Glyzerinsäure-2-phosphat in den KH- oder Fettstoffwechsel ein (↑ Schema »Fette«, »Glukose«, »Glykolyse«); Normalwert im Serum 0–23 mg/l. – Therap. Anw. als Abführmittel (Zäpfchen, Einlauf), zur Abtreibung von Gallen- u. Harnsteinen, zur Herabsetzung des intraokularen u. intrakraniellen Drucks, als Hautpflegemittel u. in der Otologie; ferner als *bakt* Nährbodenzusatz, *histol* Lösungs-, Aufhellungs-, Konservierungs- u. Einschlußmittel, *pharmaz* Feuchthalte- u. Verdickungsmittel, sowie als Geschmackskorrigens. – Nachweis durch Farbreaktion mit Pyrogallol-Schwefelsäure, nach Wasserabspaltung (Erhitzen mit $KHSO_4$) als Akrolein (Geruch; Blaufärbung mit Natriumnitroprussid), chromatographisch, enzymatisch.

Glyciphagus: von Schimmelpilzen lebende Milbengattung. **G. domesticus** (Polstermilbe) u. **G. cadaverum** (Pflaumenmilbe) können bei Massenvermehrung in feuchter Wohnung Allergien auslösen.

Glyco...: s. a. Glyko....

Glyco|biarsolum *WHO*: p-Glykolyl-aminophenyl-arsinsaures Wismut; auf die Minutaformen von Entamoeba histolytica wirkendes Chemotherapeutikum; Anw. (häufig komb. mit Chloroquin) zur Prophylaxe u. Ther. der Amöbenruhr sowie bei Trichuriasis u. als Vaginalantiseptikum. – **G.diazin**: ↑ Glymidinum-Natrium. – **G.niazid**, Glukuronsäurelakton-isonikotinoylhydrazon, INHG: wenig tox. Tuberkulostatikum zur Langzeitther. der Lungen-Tbk. – **G.pyrroniumbromid** *WHO*: 1,1-Dimethyl-3-hydroxypyrrolidiniumbromid-α-zyklopentylmandelat; Anticholinergikum mit spezif. gastrointestinaler Wirksamkeit.

Glycyrrhiza glabra: Leguminose, deren Wurzel (Radix Liquiritiae, Süßholz) als Hauptwirkstoffe 6–14% Glyzyrrhizin-(säure) u. Flavonglykoside (spasmolyt. wirksam) enthält, ferner Kumarinderivate, Stärke, Asparagin, Bitterstoffe, Glukose, Mannit; Anw. als Expektorans, Diuretikum u. Geschmackskorrigens (Succus Liquiritiae), ferner bei Magen-Darmulkus u. NNR-Insuffizienz.

Glyk...: s. a. Gluc..., Gluk..., Glyc..., Glyz....

Glykämie: Glukosegehalt im Blut (↑ Blutzucker), meist i. S. der Hyperglykämie.

Glyko|cholie: Auftreten von Zucker in der Galle, z. B. bei Hyperglykämie. – **G.cholsäure**: $C_{26}H_{43}NO_6$; gepaarte Gallensäure; neben Taurocholsäure Hauptbestandteil der menschl. Galle (als Na-Salz); entsteht durch Aktivierung der Cholsäure mit Koenzym A u. Konjungation mit Glykokoll; im Darm hydrolyt. Spaltung durch Darmbaktn.

Glykodiazin: ↑ Glymidin-Natrium.

Glykogen, tier. Stärke: (BERNARD 1857) $(C_6H_{10}O_5)_n$; Makromolekül von zweigart. Struktur (lineare Kette mit α-1,4-glukosid. Bindungen u. Verzweigungsstellen nach jweils 4–5 Glukose-E. durch α-1,6-glukosid. Bindungen; ↑ G.aufbau); MG 10^6–10^7; optisch akt., FEHLING* Lsg. nicht reduzierend, mit Jod Braun- bis Violettfärbung; gegen Alkalien stabil; hydrolyt. Spaltung durch Säuren zu Glukose, enzymat. (Amylase) zu Maltose, durch Bac. macerans zu SCHARDINGER* ↑ Dextrinen. KH-Speicherform im tier. Organismus (im Zellprotoplasma; als Lyo-G. wasserlösl., als Desmo-G. an Eiweiß o. a. Strukturen gebunden); Gesamtmenge im menschl. Körper ca. 350 g; Normalwerte im Serum 2,8–3,0 (–70,0), Blut 1,2–11,7 (–16,2) mg/100 ml, in Samenplasma 0,14–5,5 g/l, muköser Membranen 1,2–6,4 g/kg, Gehirn 87–128 mg/100 g (nur geringfügiger Abbau). Speicherung v.a. in Leber (ca. 100g, 5–6% des Organs; bei Hunger 0,1%, bei KH-reicher Kost > 10%; HWZ 1 Tg.) u. Muskulatur (ca. 300 g; HWZ 3–4 Tg.; Abbau bei Muskelarbeit zu Milchsäure; s. a. CORI* Zyklus, Blutzuckerregulation, Schema »UDPG-Metabolismus«). *analyt* Nachweis anhand der spezif. Drehung (z. B. in $MgCl_2$-Lsg.), kolorimetr. mit Jodjodkali, Anthron oder H_2SO_4, ferner nephelo- u. chromatograph. – **G.aufbau** (Glykogenese, -genie) v. a. in Muskel u.

Glykogenolyse

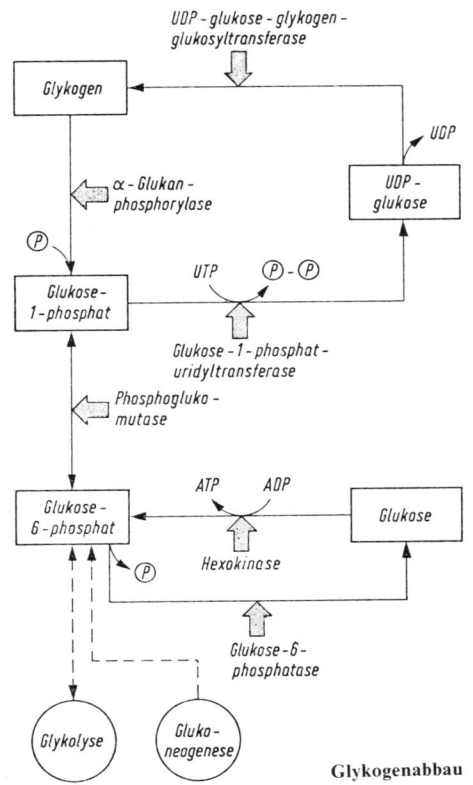

Glykogenabbau

Leber aus Glukose-6-phosphat (G-6-P) über 6-1-P (Phosphoglukomutase-Reaktion) u. UDP-Glukose (Koppelung mit UTP, Freisetzung von Pyrophosphat [P–P] durch Übertragung des Glukosylrestes auf bereits vorhandenes niedermolekulares G., ↑ Schema; bedingt Einströmen von K^+ in Leberzelle, (daher Gefahr der Hypokaliämie); gesteuert über die Formen D (von G-6-P-Konz. abhängig, »dependent«) u. 1 (»independent«) der UDP-glukose-glykogen-glukosyltransferase; gehemmt durch Glukagon u. Adrenalin, gesteigert durch Insulin. – G.abbau (Glykogenolyse) zu Glukose-1-phosphat (G-1-P) u. Glukose (Leber) oder Milchsäure (Muskel, Leber) durch Abspaltung α-1,4-glukosidisch gebundener, entsteht. Glukosemoleküle durch α-Glukanphosphorylase unter Aufnahme von anorgan. Phosphat (↑ Schema); ferner Beteiligung der α-Amylase (spaltet hochmolekulares G. in niedermolekulare Bruchstücke für den Aufbau) u. Glukoamylase (Aufspaltung in Glukose-Moleküle); reguliert indir. über das Phosphorylasekinase-System, z. B. durch Glukagon (nicht im Muskel), Adrenalin u. Kortikotropin (Erhöhung der Zyklo-3',5'-AMP-Konz. der Zelle u. ATP-abhäng. Aktivierung der Phosphorylase-kinase) oder einen Ca^{2+}-aktivierbaren Proteinfaktor im Muskel. – Histochem. Nachweis nach Fixierung in alkohol. (z. B. CARNOY* Gemisch; »Alkoholflucht des G.«), mit Glukose gesättigter wäßr. oder pikrinsäurehalt. Flüssigkeit, im Celloidin-eingebetteten Schnittpräp. durch Jodreaktion (z. B. n. GENDRÉ; intravital an der Portio uteri n. SCHILLER, in der Mundhöhle n. FASSKE, MORGENROT), BEST* Karminfärbung (auch n. THEMANN für Elektronenmikroskopie), BAUER*-FEULGEN*, PJS-Reaktion. – **G.speicherkrankheit, -thesaurismose**: ↑ Glykogenose; i. e. S. die v. GIERKE* Krankheit (als klass. u. häufigste Form).

Glykogenie: ↑ Glykogenaufbau.

Glykogenolyse: ↑ Glykogenabbau.

Typ	Glykogenose	Enzymmangel	biochemischer Befund	klinische Symptomatik
1	hepatorenale Gl. (↑ v. Gierke* Krankheit)	Glukose-6-phosphatase	normales Glykogen, in Leber und Nieren angereichert	Hypoglykämie, Hyperlipämie, Ketoe, Hyperlaktatämie, Hepatomegalie, Kleinwuchs
2	generalisierte, maligne G., Typ Cori 2 (↑ Cardiomegalia glycogenica Pompe)	α-1,4-Glukosidase	normales Glykogen, in allen Organen angereichert	Muskelhypotonie, Herzinsuffizienz, neurolog. Störungen; Exitus im Säuglingsalter
3	hepatomuskuläre, benigne Gl., Typ Cori 3a (↑ Forbes* Glykogenose). – Davon unterschieden ein Typ 3b (Forbes-Hers) mit Enzymmangel nur in der Leber.	Dextrin-1,6-glukosidase	abnormes Glykogen (stark verzweigt; kurze äußere Ketten; Grenzdextrin-Struktur), in Leber u. selten auch in Skelett- u. Herzmuskulatur	Hepatomegalie, Hypoglykämie; klinisch keine auffallenden muskulären Symptome; Heilung im Pubertätsalter
4	leberzirrhotische, retikuloendotheliale Gl., Typ Cori 4 (↑ Amylopektinose Andersen)	α-Glukan-verzweigende Glykosyltransferase	abnormes Glykogen (wenig verzweigt; lange äußere Ketten; amylopektinähnliche Struktur), in Leber, RES von Milz u. Lymphknoten	Leberzirrhose (mit Ikterus, Aszites, Ödemen), Hepato-Splenomegalie, Blutungsneigung
5	muskuläre Gl., Typ Cori 5 (↑ McArdle* Glykogenose)	α-Glukanphosphorylase (des Muskels)	normales Glykogen, in der Skelettmuskulatur angereichert	generalisierte Myasthenie u. Myalgie, Myoglobinurie
6	hepatische Gl., Typ Cori 6a (↑ Hers* Glykogenose). – Davon unterschieden ein Typ 6b mit generalis. Phosphorylasemangel	α-Glukanphosphorylase (der Leber)	normales Glykogen, in der Leber angereichert	Hepatomegalie; relativ gutartig
–		UDP-glukose-glykogenglukosyltransferase	normales Glykogen, in Leber u. Muskel unter Normalwert	ausgeprägte morgendliche Hypoglykämie; geistige Retardierung
–		Phosphofruktokinase	normales Glykogen, in Muskel unter Normalwert (1,5–1,4%)	Myasthenie, Myalgie

Glykogenose: hereditäre Enzymopathie mit abnormer Glykogenspeicherung (↑ Tab. S. 919); ferner als »sek. diabet. G.« das MAURIAC* Syndrom.

Glykogeusie: süße Geschmacksempfindung bei mechan. Reizung der Geschmackspapillen oder auch ohne äuß. Reiz, z. B. bei Fazialislähmung, Tabes dors.

Glykohämoglobine: 3 Derivate des adulten Hb A, die einen Zuckerrest tragen; %-Anteil am Gesamt-Hb abhängig vom Zuckerstoffwechsel, beim Gesunden Ia mit ca. 2, Ib ca. 1, Ic 4–7%.

Glykohistechia: (URBACH) abnorm hoher Zuckergehalt in Körpergeweben (v. a. Haut) ohne überhöhte Blutzuckerwerte.

Glykokoll, Acidum aminoaceticum, Aminoessigsäure, Glyzin, Leimzucker, Gly: (BRACONNOT 1819) H_2N-CH_2-COOH; einfachste (nichtessentielle) Aminosäure; optisch inakt.; Bestandteil insbes. der Skleroproteine (z. B. Kollagen). Gebildet aus Serin durch Abspaltung von aktiviertem Formaldehyd (Serin-hydroxymethyltransferase), aus L-Thronin durch Azetaldehydabspaltung (Threonin-aldolase); Umwandlung (Glyzin-oxidase oder Glyzin-aminotransferase) zunächst in Glyoxylsäure, dann in Ameisen- (oder Oxal-)säure; wahrsch. auch Abbau über Serin; Methylierung zu Sarkosin u. Betain, Acylierung durch Glyzinacyl-transferase z.B. zu Hippursäure (Entgiftungsreaktion) u. Paarung mit Gallensäuren (↑ Glyko[desoxy]cholsäure); wichtigstes Zwischenprodukt der Biosynthese von Porphyrinen, Purinen, Kreatin u. Glutathion. Normwerte: Serum 0,8–2,3 (–7,7), Blut 1,7–2,3 mg/100 ml (erhöht bei ↑ Glyzinose), Harn 70–200 mg/24 Std. (erhöht bei fam. Glyzinurie u. Glyzinose). Therap. Anw. zur Aminosäurensubstitution, bei Muskeldystrophie u. Myasthenie. Nachweis mit o-Phthal-aldehyd (violett), 5%ig. Phenol u. Natriumhypochlorit (z. B. in Bakterienkultur zum Nachweis der Hippursäurespaltung; Trübung u. Blaufärbung), Ninhydrin, ferner chromatograph. u. mikrobiol. (Leuconostoc mesenteroides). – Derivate als Chemotherapeutika (z. B. Tryparsamid), Spasmolytika (z. B. Camylfinum), Zytostatika (z. B. Vinglycinatum) u. Lokalanästhetika (Anilide, z. B. Cloda-, Lido-, Tolycainum). – s. a. Glyzin... – **G.betain**: ↑ Betain (2). – **G.krankheit**: ↑ Glyzinose.

Glykol: Äthylenglykol (s. u. Glykole). – **G.aldehyd**: $HOCH_2-CHO$; einfachster Aldehydalkohol (Aldol); starkes Reduktionsmittel; Zwischenprodukt des Zuckerstoffwechsels (aktiver G.).

Glykolat: Salz oder Ester der Glykolsäure.

Glykole: zweiwert. Alkohole; schwer flücht., süßl. Flüssigkeiten, z. T. bakterizid (z. B. Propylen-, Triäthylenglykol); lokal schleimhautreizend, peroral nieren- u. leberschädigend. Anw. als Glyzerinersatz, Lösungs-, Raumdesinfektionsmittel.

Glykolip(o)ide: KH-halt. Lipide ($\geq$ 50% KH-Anteil, meist Glukose, z. T. Galaktose oder Oligosaccharide, an Ceramid gebunden), z. B. Zerebroside, Ganglioside u. die Oligohexoside. Vork. in Baktn. (z. B. Mykoside der Tbk-Baktn.), Pflanzen u. Tieren (v. a. Gehirn), als Blutgruppensubstanzen (ABH) u. Globosid I (in Ery).

Glykolsäure, Acidum glycolicum: $CH_2(OH) \cdot COOH$; pflanzl. Säure; therap. Anw. von Estern (z. B. Ibuverin, Menglytat) u. Aniliden (z. B. Ioglycamsäure).

Glykolyse: der im Zytoplasma nach dem ↑ EMBDEN*-MEYERHOF Schema verlaufende Abbau von Glukose(-6-phosphat); a) unter anaeroben Bedingungen (v. a. im Muskel; in Tumorzellen auch bei O_2-Angebot = »aerobe G.«) zu 2 Mol. Milchsäure (Energiegewinn: 2 Mol. ATP = 36 kcal/Mol. Glukose; ↑ Schema); b) aerob bis zur Brenztraubensäure u. über Zitronensäurezyklus u. Atmungskette (in Mitochondrien) zu CO_2 u. H_2O (↑ aerobe Phase; mit Energiegewinn). Im Ery als zusätzl. Zwischenprodukt 2,3-Diphosphoglyzerinsäure (RAPOPORT*-LUEBERING* Zyklus). Geschwindigkeitsbestimmend ist die Phosphofruktokinase-Reaktion (Hemmung durch ATP; Steigerung durch ADP, AMP, Phosphat-Ionen); s.a. Schema »UDPG-Metabolismus«.

Glykolyse

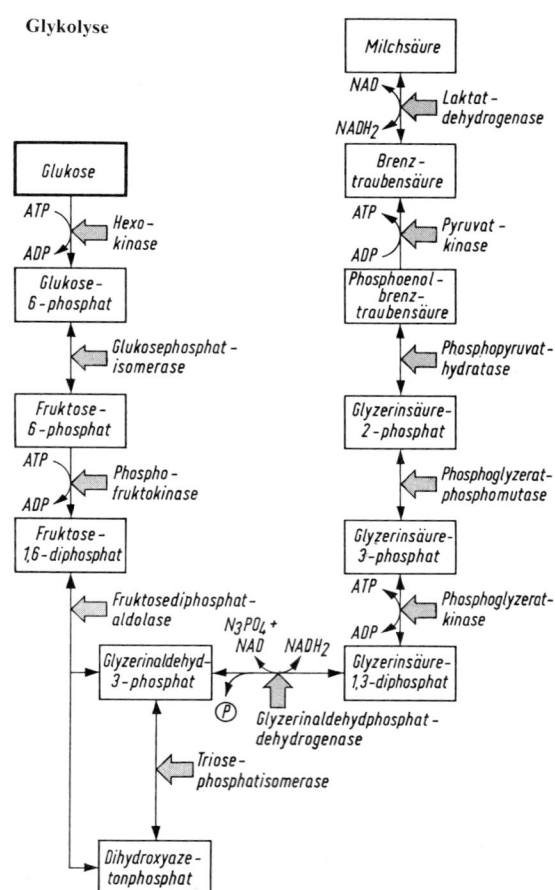

Glyko|neogenese: ↑ Glukoneogenese. – **G.pexie**: Speicherung von Zucker oder Glykogen (= Glykogenopexie) im Gewebe. – **G.philie**: vermehrte KH-Verwertung u. -Speicherung als Stoffwechselverhalten unter Insulineinfluß; physiol. während Nahrungsaufnahme. – Als Gegensatz die **G.phobie** (unter HVL-Einfluß) bei Nahrungskarenz.

glykopriv: durch Mangel an verfügbarer Glukose hervorgerufen, z. B. die g. Intoxikation (nach Hepatektomie), der g. (= hypoglykäm.) Schock.

Glykoproteide, -proteine: Glyko- u. ↑ Mukoproteine als Proteide mit KH-Anteil > 1%; i. e. S. nur die G. mit > 5% kovalent gebundenem KH (Galaktose,

Mannose, Fukose, Galaktos- u. Glukosamin, Sialinsäure). Wesentl. biol. Eigenschaften: Bindung (Cu, Fe, Thyroxin, Hydrokortison etc.), Antigenität, Transport; Hauptbildungsort Leber; Vork. v. a. im Serum (α- u. γ-Globulinfraktion) als Blutgruppensubstanzen, Coeruloplasmin, Fibrinogen, Haptoglobine, Hormone (Gonadotropine, Thyreoglobulin etc.), Transferrin; vermehrt bei Malignomen, Rheuma, Infektionen, Leberkrkhtn., Diabetes, Gewebsschäden, hämolyt. Anämien, Thalassämien u. a.; *analyt* Bestg. durch Elektrophorese, PJS-Reaktion, Kolorimetrie. – **saures α_1-Glykoprotein**: α_1-Orosomukoid (↑ Tab. »Serumproteine«).

Glykose: ↑ D-Glukose.

Glykosidasen: Hydrolasen (meist gruppenspezif.), die Glykoside, insbes. Disaccharide, spalten, z. B. α- u. β-Galaktosidase, α- u. β-Glukosidase, β-D-Fukosidase, Trehalase.

Glykoside: v. a. pflanzl. Verbindgn., entstanden durch Reaktion der azetal. Hydroxylgruppe am C_1 eines Zuckers (je nach Zuckerrest: Gluko-, Galakto-, Manno-, Fruktosid usw.) mit OH-Gruppen von Alkoholen u. Phenolen oder anderen Zuckern (= Hetero- bzw. Holoside), NH-Gruppen von Aminen (= N-G., z. B. Nukleoside) oder SH-Gruppen von Senfölen (= Thio-G., z. B. Sinigrin) unter Wasseraustritt; enzymatisch (↑ Glykosidasen) oder hydrolyt. spaltbar in Zucker u. Aglykon (Genin). Therap. Anw. finden v. a. die Herz-G. (z. B. Digitalis- u. Strophanthus-G.), Saponine (z. B. Digitonin, Gitonin, Tigonin), Flavonoid-G. (z. B. Quercitrin, Hesperidin) u. glykosid. Antibiotika (z. B. Strepto-, Oleando-, Neomyzin).

Glyko|sphingoside: ↑ Zerebroside. – **G.sulfatasen**: Hydrolasen. die aus Hexosesulfatpolymeren den Sulfatrest abspalten.

Glykosurie: ↑ Glukosurie.

Glykurie: renale Zuckerausscheidung, i. e. S. die Mellituric; s. a. Glukosurie.

Glymidin-Natrium *WHO*, Glykodiazin: 2-Benzolsulfonamido-5-methoxyäthoxypyrimidin-natrium; orales Antidiabetikum (bewirkt Degranulierung der B-Zellen des Pankreas, regt Neubildung von Inselgewebe an, erhöht die Glykogenspeicherkapazität der Leber).

Glyoxalase: G.I: ↑ Laktoyl-glutathion-lyase. – G.II: Hydroxyacylglutathion-hydrolase.

Glyoxalin: ↑ Imidazol.

Glyoxalsäure: ↑ Glyoxylsäure.

Glyoxylsäure, Acidum glyoxylicum, Glyoxalsäure: OHC-COOH; einfachste Aldehydkarbonsäure, entstanden durch Oxidation oder Transaminierung von Glykokoll, aus Sarkosin, beim Abbau von L-Hydroxyprolin; Vork. v. a. in grünen Blättern und unreifen Früchten (bei Intoxikation evtl. Hämolyse); Zwischenprodukt des **Glyoxylatzyklus** (»KREBS*-KORNBERG* Zyklus«) u. des Harnsäureabbaus bei Tieren (über Allantoin = G.diureid); s. a. Oxalose. Nachweis durch Farbreaktion mit Phenylhydrazin, enzymatisch mit Glyoxylat-reduktase. – Salze: Glyoxalat, -oxylat.

Gly-R: **Gly**oxylat-**r**eduktase.

Glyzerat: Salz der Glyzerinsäure.

Glyzeride: Glyzerin-Ester; je nach Anzahl der Säurereste als Mono-, Di- u. Triglyzeride; gem. Lebensmittelgesetz die mit Fettsäuren mit 4–22 (bzw. 24 oder 26) C-Atomen (Anw. als Emulgatoren); physiol. wichtig die Kephaline, Lezithine u. Fette, therapeut. z. B. Nitroglyzerin, Glyzerinphosphorsäure, Clonitratum, Glafeninum, Triacetinum.

Glyzerin: ↑ Glycerinum.

Glyzerin|äther: Derivate des Glyzerins; z. T. muskelrelaxierend (z. B. Guajakolglyzerinäther, Mephenesinum). – **G.agar**: *bakt* Nährboden (auch als Bouillon) mit bidestilliertem Glyzerin, zur Züchtung von Tbk-, Bang- u. Rotz-Baktn., zur Typenbestg. von Tbk-Baktn. (Typus humanus wächst auch auf glyzerinfreiem Substrat). Ferner – mit Blutzusatz – ↑ BORDET*-GENGOU* u. CLAUBERG* (II) Nährboden.

Glyzer(in)aldehyd: $OHC-CHOH-CH_2OH$; eine Aldotriose, isomer mit Dihydroxyazeton u. Milchsäure. – D-G. entsteht als Zwischenprodukt des Fruktosestoffwechsels, ferner durch Dehydrierung des aus den Fetten stammenden Glyzerins; wird in Glykolysezwischenprodukte oder Glyzerin umgewandelt. – DL-G. bewirkt in vitro Abtötung von Aszyteskrebszellen.

D-Glyzer(in)aldehyd|-3-phosphat, GAP, FISCHER*(-BAER*) Ester: 3-Phosphoglyzerinaldehyd; wichtiges Zwischenprodukt in Glykolyse (↑ dort.), Pentosephosphatzyklus, Fruktosestoffwechsel u. Photosynthese. *analyt* Bestg. des »alkalilabilen« Phosphors nach Aufspaltung in alkal. Lsg., Farbreaktion mit 2,4-Dinitrophenylhydrazin u. NaOH, enzymat. mit Glyzerinaldehydphosphat-dehydrogenase. – **G.phosphat-dehydrogenase(n)**, oxidierendes Gärungsenzym, GAPDH, GPD: Enzyme mit akt. Sulfhydrylgruppen, die mit oder ohne Aufnahme von Phosphat NAD- bzw. NADP-spezif. D-Glyzerinaldehyd-3-phosphat zu 1,3-Diphosphoglyzerinsäure oder 3-Phosphoglyzerinsäure oxidieren. Darunter in tier. u. menschl. Geweben die NAD-spezif. Dehydrogenase der Glykolyse. Normwert im Serum 1,0–11,2 E/ml (1 E = 1 μMol Substratumsatz/Min.); erhöht z. B. bei akuter Hepatitis, vermindert bei Thrombasthenie GLANZMANN-NAEGELI.

Glyzerin|einlauf: Klistier mit ca. 50–100 ml Glyzerin; v. a. postop. zur schonenden Darmentleerung. – **G.ersatz**: Substanzen mit z. T. Glyzerin-ähnl. Eigenschaften, z. B. Butan-1,2,4-triol, Glykol, Natriumlaktat, Sorbit, Tylose. – **G.ester**: ↑ Glyzeride.

Glyzerin|-kinase: Phosphotransferase (in Niere, Herz, insbes. Leber), die Glyzerin(aldehyd) ATP-(oder UTP-)abhängig zu Glyzerin-3-phosphat phosphoryliert (Abbau u. Synthese von Glyzeriden); pH-Optimum 9,8, Aktivierung durch Thiole u. Mg^{2+}. – **G.kur**: Steinabtreibungsversuch (Gallen-, Uretersteine) durch orale G.gaben (2 Teelöffel alle 3 Std.).

Glyzerinphosphat|-acyltransferase: an der Biosynthese von Triglyzeriden (Fetten) u. Phosphatidsäuren beteiligtes Enzym, das den Acylrest einer Acyl-CoA-Verbindung auf L-Glyzerin-3-phosphat unter Bildung einer Lysophosphatidsäure u. von CoA überträgt. – **G.-dehydrogenase**: 1) GREEN*(-MEYERHOF*) Enzym: Oxidase in Mitochondrien, die in Gegenwart von Atmungskettenenzymen L-Glyzerin-3-phosphat mit O_2 zu Dihydroxyazetonphosphat oxidiert. – 2) BARANOWSKI* Enzym: NAD-spezif. Enzym im Hyalo-

Glyzerinphosphatasen

plasma (Serum-Normwert 1,6–6,6 E/l; 1 E = 1 µMol Substratumsatz/Min.), das an der Triglyzerid- u. Phospholipidsynthese beteiligt ist (dehydriert in reversibler Reaktion L-Glyzerin-3-phosphat zu Dihydroxyazetonphosphat). Anw. zur enzymat. Best. von Glyzerin u. α-Glyzerinphosphat.

Glyzerin|phosphatasen: unspezif. Enzyme, die aus Glyzerinphosphaten die Phosphatgruppe hydrolyt. abspalten. – **G.phosphatide**: aus L-α-Glyzerinphosphorsäure (bzw. ihrem Diglyzerid) u. einem Alkohol, z. B. Cholin (Lezithine, Plasmalogene), Kolamin oder Serin (Kephaline), Inosit (Inositphosphatide) oder Glyzerin (Cardiolipin), aufgebaute ↑ Phosphatide. – **G.phosphorsäure**, Acidum glycerinophosphoricum: Naturstoff (in Phosphatiden; vgl. aber Phosphoglyzerinsäure) u. Syntheseprodukt (Lsg. der α- u. β-Isomeren); *therap* Tonikum, Aufbaumittel (meist als Salz).

Glyzerin|säure: Oxidationsprodukt des Glyzerins (D-, L- u. DL-Form). Biol. wichtig sind die Phosphorsäureester; Salze: Glyzerate. – **G.trinitrat**: ↑ Nitroglyzerin.

Glyzerophosphorylcholin, GPC: Abbauprodukt der Lezithine u. cholinhalt. Plasmalogene (nach Abspaltung der bd. Fettsäurereste durch Phospholipase A u. B). Vork. in Geweben u. Körperflüssigkeiten (z. B. im Sperma 0,54–0,90 g/l). – **G.diesterase**: am Abbau der Cholinphosphatide (Lezithine) beteiligtes Enzym (v. a. in Leber u. Nervengewebe), das L-3-Glyzerophosphorylcholin zu L-Glyzerin-3-phosphat u. Cholin hydrolysiert; pH-Optimum 7,5–9,0, Mg^{2+}-obligat.

Glyzid(ol): $C_3H_6O_2$, Anhydrid des Glyzerins; sehr reaktionsfähig, fungizid, bakterizid u. insektizid; MAK 150 mg/m³ bzw. 50 ppm.

Glyzin: ↑ Glykokoll. – **G.-acyltransferase**: Enzym (in Lebermitochondrien), das Acylreste von CoA-Derivaten aliphatischer u. aromat. Karbonsäuren auf Glyzin unter Bildung von N-Acylglyzinderivaten (z. B. Hippursäure) überträgt.

Glyzinämie: ↑ Hyperglyzinämie.

Glyzin|-amidinotransferase, Arginin-glyzin-transaminidase, G.-transamidinase: Transamidinase (in Niere, Leber, Pankreas, Muskel, Gehirn, Milz, Darm u. Blut), die den Amidinorest von Arginin oder Canavanin auf Glyzin überträgt, L-Ornithin u. Guanidinoessigsäure (Vorstufe des Kreatins) bildet. – **G.amidribo(nukleo)tid**, GAR: Zwischenprodukt der Purin-Biosynthese; entsteht durch ATP-abhäng. Kondensation von 5-Phosphoribosyl-1-amin mit Glykokoll u. wird zu Formylglyzinamid-ribonukleotid umgesetzt. – **G.aminotransferase**: Transaminase (v. a. in Leber, Niere, Milz), die Glyoxalat mit Glutamat zu Glyzin (u. 2-Ketoglutarat) umwandelt.

Glyzinin: Haupteiweißbestandteil (Globulin) der Sojabohnen.

Glyzinose: (1961) sehr seltene enzymopath. Störung des Aminosäurestoffwechsels mit – angebl. – Aminoazidurie (426 mg/24 Std.; normal 25), Glyzinämie (11,2 mg/100 ml Plasma; normal 0,65), Neutropenie, Intoleranz gegen Nahrungseiweiß, Erbrechen, Exsikkose, Azidose (endogene Glykokollvergiftung?); häufig geist. Retardierung (Schwachsinn); Prognose schlecht. – s. a. Hyperaminoazidämie u. -urie.

Glyzin|-oxidase: FAD-halt. Enzym (in Leber u. Niere), das Glyzin mit O_2 zu Glyoxylsäure, Ammoniak u.

Gm-Faktoren-Nomenklatur

neu *	alt	Erstbeschreibung	neu *	alt	Erstbeschreibung
1	a	GRUBB 1956	10	bα	ROPARTZ et alii 1963
2	x	HARBOE u. LUNDEVALL 1959	11	bβ	ROPARTZ et alii 1963
3	b²	STEINBERG u. WILSON 1963	12	bγ	ROPARTZ et alii 1963
3	bʷ	STEINBERG u. GOLDBLUM 1965	13	b³	STEINBERG u. GOLDBLUM 1965
4	f	GOLD et alii 1965	14	b⁴	STEINBERG u. GOLDBLUM 1965
5	b u. b¹	HARBOE 1959	15	s	MÅRTENSSON et alii 1966
	b⁰	VAN LOGHEM u. MÅRTENSSON 1966	16	t	MÅRTENSSON et alii 1966
	b⁵	VAN LOGHEM u. MÅRTENSSON 1966	17	z	LITWIN u. KUNKEL 1966
6	c	STEINBERG et alii 1960	18	Rouen 2	ROPARTZ et alii 1966 (1967)
	c³	VAN LOGHEM u. MÅRTENSSON 1966	19	Rouen 3	ROPARTZ et alii 1966
	c⁵	VAN LOGHEM u. MÅRTENSSON 1966	20	San Franzisko 2	KLEMPERER et alii 1966
7	r	BRANDTZAEG et alii 1961	21	g	NATVIG 1966
8	e	ROPARTZ et alii 1962 (1964)	22	y	LITWIN u. KUNKEL 1967
			23	n	KUNKEL et alii 1966
9	p	WALLER et alii 1963			NATVIG et alii 1967

* WHO-empfohlen (CEPELLINI et alii 1964), z. B. Gm^1 statt bisher Gm^a, Gm^2 statt Gm^x.

H_2O_2 oxidiert. – **G.toleranztest (Erf*)**: Prüfung der Darmresorption für Aminosäuren anhand der Glyzin- bzw. Aminostickstoffwerte in Serum u. Harn nach Einnahme von 25 g Glyzin in 500 ml Wasser (morgens nüchtern). Gibt auch Hinweise auf enzymat. Leistung der Darmsäfte u. Leberfunktion (Desaminierung, Harnstoffsynthese).

Glyzinurie, familiäre (de Vries*), renale G.: sehr seltener, einfach dominant-erbl. gynäkotroper Defekt des renalen Transports von Glyzin (im prox. Tubulus; heterozygoter Phänotyp der renalen Iminoglyzinurie?); Hyperglyzinurie bei normalem Plasma-Glyzinspiegel (u. nicht vermehrter Prolinausscheidung), evtl. mit Glyzin imprägnierte Oxalatsteine.

Glyzyl|-(glyzin-)dipeptidase: Enzym (v. a. in Muskel, Niere, Uterus), die Glyzylglyzin u. andere Glyzinaminosäuredipeptide (z. B. Sarkosylglyzin) hydrolysiert. – **G.-L-leuzin-dipeptidase**: Enzym (in Leber, Niere, Uterus, Dünndarmmukosa), das Gly-Leu in Glyzin u. Leuzin spaltet. – **G.tryptophan-Test**, NEUBAUER*-FISCHER* Test: *gastrol* Suchtest für Magen-Ca; 24stündl. Inkubieren von Mageninhalt + Glyzyltryptophan, im pos. Fall Violettfärbung auf nachfolg. Zusatz einiger Tropfen Brom-Lsg.

Glyzyrrhizin(säure): Saponinglykosid aus Glyzyrrhetin u. 2 Mol. D-Glukuronsäure; stark süß schmeckendes Prinzip der ↑ Glycyrrhiza glabra; schwach hämolytisch, kortikomimetisch, expektorierend.

Gmelin* Probe (LEOPOLD GM., 1788–1853, Arzt u. Chemiker, Heidelberg): (1826) qual. Bilirubinnachweis im Harn durch Überschichten von ~ 5 ml G.*

Reagens (100 ml 25%ige HNO₃ mit 6 Tr. rauchender HNO₃) mit Harn āā; farbiger Ring (grün → blau → violett → rot → gelb) in der Berührungsschicht durch die versch. Oxidationsstufen (Biliverdin, Bilipurpurine, Choleteline). Zahlreiche Modifikationen.

GMP: 1) ↑ Guanosinmonophosphat. – 2) ↑ Glukose (mono)-phosphat. – **GMP-synthetase:** an der Nukleotidsynthese beteiligte C-N-Ligase, die Xanthosin-5'-phosphat (XMP) 1) in Baktn. in Gegenwart von ATP u. NH₃ zu Guanosinmonophosphat (GMP), AMP u. Pyrophosphat (P.), 2) in tier. Gewebe in Gegenwart von ATP u. L-Glutamin zu GMP, AMP, L-Glutamat u. P. umsetzt.

GMS: Glyzerinmonostearat (Monostearinum).

Gm-System: antigene Gruppenfaktoren im Serum des Menschen, in versch. autosomal dominant bzw. kombinant erbl.-Varianten (↑ Tab.) u. Kombinationen (»Gm-Gruppe«) in den H-Ketten des 7 S-Gammaglobulins lokalisiert; v. a. von forens. Bedeutung (Vaterschaftsnachweis, Identifikation von Blutspuren). Nachweis durch empfindl. Hemmtest (↑ Abb.; Gm-falsch-pos. z. B. bei Agammaglobulinämie, starker Paraproteinämie, Leukämie).

Gm-Test (auf Gmᵃ)

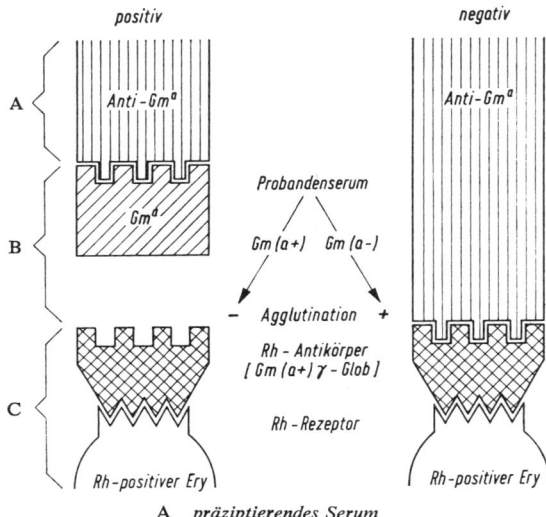

A präziptierendes Serum
B Probandenserum
C sensibilisierte Erythrozyten

Gnathankylose: knöcherne oder narb. Versteifung des Kiefergelenks.

Gnathion: *anthrop* der in der Mediansagittalebene am meisten vorstehende Punkt des Mandibulaunterrandes.

gnathogen: vom Kiefer ausgehend.

Gnatho|palatoschisis: ↑ Kiefer-Gaumenspalte. – **G.plastik:** Kieferplastik, i. e. S. die Kinnplastik. – **G.schisis:** ↑ Kieferspalte. – **G.spasmus:** ↑ Kieferklemme, Trismus.

Gnathostomiasis: durch Nematoden der Gattg. **Gnathostoma** [Gnathostomatidae, Spirurida], verursachte Wurmerkr. bes. der Raubtiere (Gnathostoma spinigerum, in der Magenwand von Feliden u. Kaniden, triheteroxen, als Zwischenwirte Krebse, Süßwasserfische, Frösch) u. Schweine (G. hispidum). Beim Menschen (als Fehlwirt) nur Larva migrans nahe der Körperoberfläche, selten Uveitis, evtl. mit Optikusneuritis; Präpatentperiode 6–7 Mon.

Gnatho|tom: (WOLF) Instrument zur schonenden Durchtrennung des UK bei Resektion; 2 kräft., keilförm. Schneiden mit Schraubengewindeführung der bukkalen gegen die linguale. – **G.zephalus:** Monstrum, das als Schädelskelett nur einen vergrößerten UK aufweist.

GNB: *kard* »größte Negativitätsbewegung« (= oberer ↑ Umkehrpunkt).

Gneis(s): *derm* ↑ Dermatitis seborrhoides capitis.

Gnitzen: kleine Mücken, i. e. S. die »Stechgnitzen« Ceratopogon, Culicoides u. Phlebotomus.

Gnomenwaden: die infolge Pseudohypertrophie abnorm dicken Waden bei der Beckengürtelform der Dystrophia musculorum progressiva.

Gnotobiose: Leben keimfrei geborener (z. B. Schnittentbindung) u. aufgezogener Versuchstiere (»Gnotobio[n]t«) nach Infektion mit definierten Mikroorganismen (»Gnotophor«).

Go: ↑ Gonorrhö.

Goᵃ: ↑ Antigen Goᵃ.

GOÄ: ↑ Gebührenordnung für Ärzte.

Gobessi* Dreieck: *päd* ↑ auxometrisches Dreieck.

Gocht* (HERMANN G., 1869–1938, Orthopäde, Berlin) **Gleitscharnier:** durch bolzenart. Gewindeschraube gleitend verbundenes Scharniergelenk zur Redression einer Kniebeugekontraktur oder Tibiasubluxation (Einbau in Quengelgipsverband oder Schienenhülsenapparat). – **G.* Linie:** ↑ MÉNARD*-SHENTON* Linie. – **G.* Operation:** 1) bei Hammerzehe Resektion der Grundgliedbasis (plantarer Bogenschnitt), Medialverlagerung der Beugesehne u. manuelle Redression. – 2) bei paralyt. Pes planovalgus Fixierung des Kalkaneus in Varusstellung durch periostale Neoinsertion der abgetrennten Achillessehne an der Innenkante (»Medialisierung der Achillessehne«). – 3) Quadrizepsplastik unter Verw. der Mm. biceps femoris u. semitendinosus als Kraftspender. – 4) bei partiellem oder totalem Radiusdefekt (v. a. zur Korrektur der Klumphandstellung) Einbolzung des – nach Epiphysenresektion – zugespitzten dist. Ulnaendes in die Handwurzel. – 5) akt. Fesselung der habituell luxierenden Patella durch Transplantion der Semitendinosus-Sehne über Subkutantunnel auf die Kniescheibenkuppe sowie Raffung der med. Gelenkkapsel. – **G.*-Jeßner* System:** durch akt. u. pass. Spannungs- u. Streckungsübungen der langen Rückenstrecker bzw. der WS modif. Schwedische Heilgymnastik zur Skoliosebehandlung. – **G.*-Kreuz* Wickelschiene:** mit Flanell überzogenes Metallgerüst (4 durch 2 elast. Querstäbe vernietete Federstahlstreben) zur Ruhigstellung des Kniegelenks. – Von G.* auch ↑ Unterschenkelschiene angegeben. – **G.*-Riedinger* Schnitt:** vord. vertikaler Mittelschnitt zur Eröffnung des Kniegelenks mit Längsspaltung der Patella.

GOD: ↑ Glukose-oxidase.

Godelier* Zeichen (CHARLES PIERRE G., 1813–1877, französ. Arzt): fibrilläre Zuckungen der Zunge bei Fleckfieber.

Godemiché: franz. Bez. (von lat. gaudet mihi = es gibt mir Lust) für einen Phallusersatz.

Godfrey* Schiene: U-Schiene mit seitl. Langlöchern (für Stellschrauben zur Fixierung zweier Schlaufen); bei Strecksehnenabriß am Fingerendglied zur Fixierung des Mittelgelenks in Beugung, des Endglieds in Überstreckung.

Godfried*- Prick*- Carol*- Prakken* Syndrom (EMANUEL GERARD G., geb. 1908, Internist, Amsterdam; JOSEPH JULES GUILLAUME PR., geb. 1909, Neurologe, Nimwegen; WILLEM LAMBERTUS LEONARD C., JAN ROELOF PR., Dermatologen, Amsterdam): (1940) fam.-erbl. Kombination der Neurofibromatose VON RECKLINGHAUSEN mit Atrophodermia vermiculata, Kardiopathie, leichter Oligophrenie u. mongoloider Fazies, seltener auch Wirbel- u. Gehirnanomalien, Ovarialtumoren.

Godin* Index: somatometr. Index nach der Formel:

$$\frac{(\text{Halsumfang} : 2) + \text{Brustumfang}}{\text{Armlänge}} .$$

Godoy Moreira* Operation: (1957) Schenkelhalsosteosynthese (v. a. bei med. Fraktur) durch zentrale Einbolzung eines Tibiaspans sowie dessen Fixierung (u. Fragmentkompression) mittels Knochenschraube durch den unt. Schenkelhalsrand.

Godtfredsen* Syndrom (ERIK G., Radiologe, Kopenhagen): (1944) charakterist. Symptomenkomplex bei Nasopharynxmalignom (mit Penetration in die Orbita): einseit. Trigeminusneuralgie, Lähmung des N. abducens, später auch der Nn. oculomotorius u. trochlearis, Visusverschlechterung, HORNER* Syndrom, regionäre LK-Metastasen, rhinol. Alterationen.

Göb* Aufnahme (ALBERT G., geb. 1918, Orthopäde, München): Darstg. des hint. Anteils bd. Hüftgelenkspfannen am Sitzenden (Beine hängend, Oberkörper stark nach vorn gebeugt); Zentralstrahl auf Kreuzbein in Höhe der Trochanteren, Kassette u. Rasterblende vertikal.

Goebel* Zeichen: (1957) Wiederaufflammen einer bereits abgeklungenen Tuberkulinreaktion im Prodromalstadium einer Masernerkr. mit Höhepunkt kurz vor Exanthemausbruch (AG-Summation?).

Goebell* Operation (RUDOLF G., geb. 1873, Chirurg, Kiel): 1) Einscheidung eines inoperablen Aneurysmasackes durch freies Faszientransplantat (»Fasziendrosselung«). – 2) (1917) Kapselplastik zur pass. Fesselung der posttraumatisch subluxierten Patella; ovaläre Exzision aus der Streckaponeurose, Raffnaht (Verlagerung der Patella tibialwärts) nach kontralat. Entlastungsschnitt. – 3) G.*-STOECKEL*-FRANGENHEIM* Op.: »Pyramidalis-Faszienringplastik« bei funkt. Harninkontinenz; Unterpolsterung (Suspension) von Blasenhals u. Harnröhre durch Bildung je eines an der Symphyse gestielten u. in den M. pyramidalis einmündenden Faszienzügels (Obliquus- oder Rektusaponeurose) u. deren retropub. Durchzug durch paraurethrale Kanäle u. – nach Überkreuzung unter der Harnröhre – Fixierung an den Levatorenrändern.

Goedecker* Verfahren, HVDH (= **H**eißluft-**V**orwärm-**D**ampf-**H**eißluft)-Verfahren: automat. Desinfektionsverfahren mit Sattdampf von 105°; Vorwärmung des locker gepackten Desinfektionsgutes mit bewegter Heißluft (120–130°); Nachtrocknen mit Heiß- u. Frischluft.

Goeminne* Syndrom (LUC G., Internist, Gent): ⨍ zerviko-dermo-reno-genitales Syndrom.

Gömöri*: s. u. Gomori*.

Gönnert*-Westphal* Methode: modif. NÖLLER* Amöbennachweis; stufenweise Differenzierung des mit Eisenhämatoxylin n. HEIDENHAIN gefärbten Stuhlausstrichs auf nur einem Objektträger.

Goepel* (ROBERT G., 1864–1935, Chirurg, Leipzig) **Methode**: 1) (1925) ventralseit. Sicherung einer terminolat. Ösophagojejunostomie durch muffenart. Serosadeckung der Anastomose. – 2) Extraperitonealisierung des – bei abdominosakraler Mastdarmexstirpation durchtrennten u. blind verschlossenen – Rektosigmoids durch Querinzision des von der vord.-unt. Bauchwand abgelösten Peritoneums hinter der Blase, Verlagerung des Darmstumpfs ins kleine Bekken, darüber Verschluß der Peritonealhöhle. – **G.* Netz**: (1900) grobmasch. Ringnetz (Silber- oder Stahldraht) zum Bruchpfortenverschluß (v. a. bei Narbenhernie).

Görres* Operation: 1) bei Lähmungshohlfuß Rückverlagerung (subperiostale Neoinsertion) der Flexor-digitorum-longus- u. Hallucis-longus-Sehnen an die Grundphalangen (Plantarseite). – 2) (1921) bei Hallux malleus Rückverlagerung (Neoinsertion) der Flexor- u. Extensor-hallucis-longus-Sehnen an die Plantar- bzw. Dorsalseite der Grundphalanx.

Goethe* Knochen (JOHANN WOLFGANG VON G.): (1784) ⨍ Os incisivum.

Göthlin* (GUSTAF FREDERIK G., 1874–1949, Physiologe, Uppsala) **Test**: zur Prüfung der Kapillarresistenz Auszählen der Petechien in der Ellenbeuge (6-mm-Kreis) nach Stauung am Oberarm mit 35 mm Hg; Vergleich mit der Petechienzahl nach Stauung mit 50 mm Hg 1 Std. später; daraus Berechnung des G.* Petechialindexes. – **G.* Theorie**: Farbwahrnehmungstheorie, die davon ausgeht, daß ein Farbreiz im selben Bereich eine Hemmung der Komplementärfarbe bewirkt.

Goetsch* Hautreaktion (EMIL G., geb. 1883, Anatom u. Chirurg, Brooklyn/N. Y.): (1918) Nachweis einer Hyperthyreose anhand der Petechien am Ort einer s.c. Adreanlin-Inj.; obsolet.

Göttinger Inhalator: geburtsh ⨍ HOSEMANN*-HICKL* Geburtspfeife.

Göttinger Methode: 1) gyn an der Universitätsfrauenklinik Göttingen (KEPP, MARTIUS, SCHAEFER, WITTE et alii) entwickelte komb. Strahlenther. (»Kleinraumbestrahlung«) des Zervixkarzinoms; zweizeit. intrauterine Radiumeinlage, hochfraktionierte Bestrahlung mit Körperhöhlenrohr, niedrig dosierte Fernbestrahlung (2 Unterbauch-, 2 Gluteal-, 1 Vulva-Dammfeld). – 2) radiol in Abwandlung der Stockholmer Methode (HEYMAN) von CZECH u. KEPP entwickelte Radium-Packmethode (Erstbestrahlung des Korpus-Ca.) mit numerierten, vernickelten Einzelträgern (je 10 mg).

Goetze* (OTTO G., 1886–1955, Chirurg, Frankfurt/M., Erlangen) **After**: ⨍ Anus praeternaturalis peniformis. – **G.* Dränage**: transpapilläre-transhepat. Choledochus-D. »ohne Ende«, wobei die ausgeleiteten Dränabschnitte vor der Bauchwand durch ein kurzes Glasrohr kommunizieren (für Inspektion u. Spülung; ⨍ Abb. »Dränage«). – **G.* Draht**: (1933) geschlossene Drahtumschlingung von Schrägbrüchen (v. a. Unterschenkel) mit spez. Instrumentarium (Hohlsonde, Drahtumschlinger, -fänger u. Drillgerät). – **G.* Malignogramm**: (1939) klin. Einteilung des Dickdarm-Ca. nach Malignitätsgraden: A = exophyt. Wachstum u. hochdifferenziert; B u. C = Schüssel-Ringwalltumor, mäßig ausdifferenziert; D = platten- u. beetart., ulzeröses, unreifes u. solides Adeno-Ca. – **G.* Operation**: 1) Cholangioduodenostomie bei hoher Hepatikusstenose oder Totaldefekt der extrahepat. Gallenwege als sogen. »Zipfelplastik«. – 2) (1918) »Tunnelplastik« des infolge größeren Humerusdefekts schlotternden Ellenbogengelenkes: zwischen Oberarmbeugern u. -streckern wird ein mit Haut ausgekleideter Kanal gebildet u. das Gelenk durch einen Schienenhülsenapparat überbrückt, dessen Gelenkachse durch den Muskeltunnel verläuft. – 3) (1922) radikale (u. U. bilat.) Phrenikotomie unter Mitdurchtrennung des N. subclavius weit distal im seitl. Halsdreieck. – 4) (1931) einzeit., erweiterte sakrale Rektumexstirpation unter Eröffnung des DOUGLAS* Raums bis zum Promontorium (Y-Schnitt), mit deszendierender Darmaushülsung u. definitivem Sakralafter. – 5) (1944) mehrzeit. abdominosakrale Exstirpation eines Rektosigmoid-Ca.: doppelläuf. Anus praeter transversus, Resektion des tumortragenden Darmabschnitts mit termino-terminaler Blindanastomose (Durchstoßung bei Zwischeneingriff), definitive Beseitgung des Kunstafters. – **G.*-v. Schmieden* Op.**: modif. BILLROTH*-II-Magenresektion unter Magenquerschnittseinengung an der großen Kurvatur: Gastroenterostomia retrocolica oralis partialis sup. isoperistaltica.

Goff* Reagens: wäßr. Methylenblau (1%ig.) zum Glukosenachweis im alkalisierten Harn (Entfärbung bei Erwärmen).

Gofman* Riesenmoleküle (MOSES G., geb. 1887, dt. Arzt): (1950) hypothet. Serumlipoproteidgebilde (Cholesterinester, Phospholipide, Fettsäuren, Eiweiß) als Intermediär u. Transportform für Lipide, deren Fehlen die Entwicklung einer Atherosklerose begünstigt.

Goggia* Zeichen: umschriebene reflektor. Kontraktion des M. biceps brachii nach Kneifen als Hinweis auf konsumierende Erkr. (z. B. Typhus abdomin.).

Gohar* Flockungstest: (1949) Objektträger-Schnellreaktion auf Syphilis, mit KAHN* AG, Cholesterin, Mastix, 1,5%ige NaCl-Lsg., Na-Karbonat u. LÖFFLER* Methylenblau. – **G.* Nährboden**: Mannit-Agar mit ANDRADE* Indikator zur Differenzierung von Vibrio comma.

Gohrbandt* (ERWIN G., 1890–1965, Chirurg, Berlin) **Methode**: 1) (1933) bei BILLROTH*-II-Magenresektion wegen Ulcus duodeni penetrans einstülpender Verschluß der durch Ablösung vom Pankreas entstandenen Lücke der Duodenalhinterwand, dann Verschluß des Duodenalstumpfs durch seroseröse Knopfnähte u. Aufsteppen des Duodenums auf den Ulkuskrater, Nahtabdeckung mit Omentum minus u. Lig. gastrocolicum. – 2) (1952) lateroiat. Gefäßanastomose: 2 die Intima adaptierende Knopfnähte zur Sicherung der Anastomosenwinkel; evertierende fortlaufende Naht der Hinter-, Matratzennaht der Vorderwand. – **G.* Operation**: 1) (1934) indir. Cholangioduodenostomie bei hohem Hepatikusverschluß oder Totaldefekt der äuß. Gallenwege durch Dränage eines an der Leberunterfläche eröffneten intrahepat. Gallengangs über eine Interimsprothese; Anastomosensicherung durch Naht zwischen einem zirkulär auf die Leberkapsel gesteppten Netzstück u. Duodenalwand. – 2) (1934) Cholangiogastrostomie nach Leberresektion im Bereich der vord. Unterkante; Anastomosentechnik (Netzmanschette) u. Indikation wie bei (2). – 3) (1950) Fazialisplastik (muskuläre Neurotisation) unter Verw. des an seinem Ansatz gestielten M. temporalis, dessen vord. Muskelbündel am inn. Lidwinkel u. dessen hint. am Mundwinkel (Tunnelierung der Wange) fixiert wird. – 4) ∕ LOTSCH*-GOHRBANDT* Mammaplastik.

Goia* Test: (1962) DD Magen-Ulkus/Ca. durch wiederholtes Waschen mit 25%iger Glukose-Lsg. (Ulkus verschwindet).

Goiter preventing test: indir. Bestg. der thyreoidalen Jodthyronin-Sekretionsrate bei mit Thiourazil gefütterten oder thyreoidektomierten Ratten anhand der eine Kropfentwicklung verhindernden L-Thyroxin-Dosen.

Gold, Aurum, Au: 3-, seltener 1wert. (»Auri-« bzw. »Auro-«) Edelmetall, Atomgew. 196,967, OZ 79. 22 Isotope (^{186}Au – ^{203}Au; außer ^{197}Au alle radioaktiv). Gute elektr. u. Wärmeleitfähigkeit, hoher Smp. (1063°), chem. bes. widerstandsfähig (lösl. in Königswasser), gut legierbar (»Feinheit« in g/kg, früher Karat; z. B. 750 feines G. = 18karät.). Biologisch unwesentl. Spurenelement. – Medizin. Anw. ∕ Goldtherapie, Gold-198, Aurum colloidale (s. a. G.agranulozytose, -allergie, -dermatitis, -purpura, -stomatitis). Nachweis durch Reduktion u. Abscheidung von koll. G. mit $SnCl_2$ (CASSIUS* Goldpurpur), Farbreaktionen mit Dimethylaminobezylidenrhodanin (rot-violett), Dithizon, KCl u. α-Naphthylamin in Butanol (violett), o-Tolidin (gelb), Rhodamin B (im UV orangerot), mit Pyoktanin.

Gold-198, ^{198}Au: »Radiogold«, β- u. γ-Strahler, HWZ 2,69 d; Speicherung im RES (v. a. Leber, Milz), geringe Ausscheidung im Harn u. Stuhl. Anw. in kolloidaler Form (⌀ 3–7 nm) zur Leberszintigraphie, intrakavitär zur Tumorther. (Pleura, Peritoneum, Blase), als pektinhalt. grobdisperse Suspension (⌀ 30–50 nm, an Kohlepartikeln) für intrapulmonale, als »Seed« für interstitielle Applikation.

Gold|agranulozytose: Granulozytenschwund durch Goldmedikation; oft krisenhaft mit anaphylakt. Schock u. Abfall bis fast zum Nullwert; allmähl. Wiederanstieg (Std. oder Tg.) unter Auftreten unreifer Leuko; evtl. Rezidive ohne erneute Medikation. Prognose gut. – **G.allergie**: allerg. Überempfindlichkeit (tox.-allerg. Reaktion?) insbes. gegen parenteral verabreichte G.präparate, v. a. mit dermat., hämat. u. gastrointestinaler Manifestation (s. a. Golddermatitis, G.agrunulozytose, G.purpura).

Goldberg* Enzym, Ferment: ∕ Ferrochelatase.

Goldberg* Test: Nachweis einer Alkoholeinwirkung durch 1) modif. ROMBERG* Versuch mit photograph. Registrierung der Körperschwankungen (als Lichtspur); 2) Prüfung der Flimmerverschmelzungsfrequenz mittels rotierender Sektorenscheibe (normal etwa 16/Sek., Abnahme bis 8–10); 3) Prüfung der Reizschwelle für den reflektor. Lidschluß (Anblasen der Hornhaut mit dosiertem Luftstrom, Registrierung von Luftdruck u. Blinzelfrequenz).

Goldberg*-Maxwell*-Morris* Syndrom (MINNI G. G., ALICE MA., JOHN MCLEAN MO.): testikuläre ↑ Feminisierung (»Hairless women«-Syndrom).

Goldberger* Ableitung (EMANUEL G., geb. 1913, Kardiologe, New York): »verstärkte unipolare Extremitätenableitung« (zur ergänzenden Diagnostik von Lagetyp, Hinterwandschaden etc.) durch Verbindung der Standardabltgn. in spez. Schaltung mit der WILSON* Elektrode:
aVR = Abl. vom re. Arm (bei 90°)
aVL = Abl. vom li. Arm (bei −30°)
aVF = Abl. vom li. Bein (bei −150°).
– Beziehungen zu den bipolaren Extremitätenableitungen I, II u. III:

$$aVR = \frac{III - I}{2}; \quad aVL = \frac{I - III}{2}; \quad aVF = \frac{II + III}{2}.$$

Goldblatt* Effekt, Phänomen (HARRY G., geb. 1891, Physiologe, Cleveland/Ohio): Auslösen einer Hypertonie durch Drosselung einer Nierenarterie (»Drosselniere«, »**G.*** **Niere**«), wahrsch. über erhöhte Renin-Angiotensinproduktion (mit resultierender Vasokonstriktion; »**G.***-**Mechanismus**«); s. a. Drosselungshochdruck (»**G.***-**Hochdruck**« »HARTWIG*-**G.*** Syndrom«). – Die von **G.*** 1943 angegebene Einh. für die blutdrucksteigernde Hypertensinwirkung (25–50 mm über Ausgangswert für 1–2 Min.) beträgt 1/100 dieser Dosis bei der narkotisierten Ratte.

Goldchloridfärbung: *histol* Imprägnation der Bindegewebsfasern im Schnittpräp. mit 1%ig. AuCl$_3$- u. 5%ig. Sublimat-Lsg. āā nach Oxidation mit KMnO$_4$ u. Beizen mit Kaliumsulfit-Oxalsäure.

Golddermatitis, Goldausschlag: bei erhöhter Reaktionsbereitschaft gegen Gold-Präpe. (v. a. parenteral), tox. Arzneimittelexanthem (makulös-papulös, urtikariell, exsudativ, lichenoid, oft hämorrhag., u. U. erythroderm.), evtl. mit Stomatitis u. Leberschädigung; s. a. Goldpurpura.

Golden* (W. W. G., amerik. Arzt) **Ileitis**: die nichtsklerosierende Form der ↑ Enteritis regionalis. – **G.*** **Zeichen**: 1) Blässe der Cervix uteri bei Tubargravidität. – 2) **G.***-**Kantor*** **Syndrom**: (1936) Motilitäts- u. Tonusalterationen des Intestinaltraktes bei Mangelernährung.

goldene Ader: volkstüml. Bez. für Hämorrhoiden (deren Blutung evtl. Erleichterung wie nach einem Aderlaß verschafft).

Goldenhar* Syndrom (MAURICE G., geb. 1924, Arzt, Oceanside/N. Y.): ↑ okulo-aurikuläres Syndrom.

Goldflam* (SAMUEL VULFOWITSCH G., 1852–1932, Neurologe, Warschau) **Syndrom**: ↑ Myasthenia gravis pseudoparalytica. – **G.*** **Zeichen**: *angiol* Ischämiezeichen bei der einfachen Form der ↑ RATSCHOW* Probe (in »Kerzen«haltung).

Goldhamer*-Borak* Syndrom: (1934) ↑ ALBRIGHT* Syndrom (1).

Goldhorn* Färbung: (1906) Schnellfärbung von Treponema pallidum mit Methylenblau u. Lithiumkarbonat-Eosin.

Goldkette: (ZWILLENBERG) *histochem, gyn* das argyrophile, sich goldbraun anfärbende Stratum basale der Zervixschleimhaut. Argyrophilie geht bei beginnender Kanzerisierung verloren.

Goldman* Gleichung (VICTOR ABRAHAM G., geb. 1903, Anästhesist, London): *physiol* Gleichung, die unter Berücksichtigung der unterschiedl. Permeabilitätskonstanten für K$^+$, Na$^+$ u. Cl$^−$ den Zusammenhang zwischen Membranpotential (E$_M$) u. Ionenkonz. inner- (i) u. außerhalb (a) der Zellmembran beschreibt:

$$E_M = \frac{RT}{F} \cdot \ln \left[\frac{P_K [K]_i + P_{Na} [Na]_i + P_{Cl} [Cl]_a}{P_K [K]_a + P_{Na} [Na]_a + P_{Cl} [Cl]_i} \right]$$

(R = allg. Gaskonstante, T = absol. Temp., F = FARADAY* Konst., ln = natürl. Logarithmus).

Goldman* (HANS G., geb. 1899; Ophthalmologe, Bern) **Linse**: Kontaktglas mit schräger verspiegelter Fläche, das für die Gonioskopie auf die Hornhaut aufgelegt wird. – **G.*** **Methode**: indir. Messung des Abflußwiderstands des Kammerwassers anhand des Mindestdrucks auf die Hornhaut (mittels Federwaage), mit dem noch eine Vermehrung des Kammerwasseranteils in den Wasservenen erreicht wird; normal 6–14 g, bei Glaukom erhöht; vgl. Glasstabphänomen. – **G.*** **Test**: objekt. Prüfung des Sehvermögens durch Fixierenlassen einer in verschied. Entfernung dargebotenen pendelnden Tafel mit schwarz-weißen Schachbrettfiguren u. Beobachtung des optokinet. Nystagmus. – **G.*** **Tonometer**: hochwert. Aplanationstonometer, das mittels Hornhautmikroskops abgelesen wird. – **G.***-**Bangerter*** **Ringprothese**: Aluminiumring (∅ dem der Kornea angepaßt) als »Bezugsring« für die röntg. Lokalisation intraokulärer Fremdkörper. Vorteil gegenüber COMBERG* Verfahren (bei sonst gleicher Technik): Fixierung durch 4 Häkchen, deren Position isch durch Tusche markiert. – **G.***-**Weekers*** **Apparat, Perimeter, Universalgerät**: selbstregistrierendes Adaptometer mit halber Hohlkugel anstelle des Gradbogens; für mono- u. binokulare Prüfung von Lichtsinn, Hell- u. Dunkeladaptation, Blendungsempfindlichkeit, Unterschiedsempfindlichkeit, Sehschärfe u. Gesichtsfeld.

Goldmann* Versuch (EDWIN ELLEN G., 1862–1913, südafrikan. Chirurg, Freiburg): tierexper. Nachweis der Bluthirnschranke durch i.v. Inj. von Trypanblau.

Goldner* Färbung: modifiz. ↑ MASSON* Trichromfärbung für Bindegewebe; Färben der Kerne mit Eisenhämatoxylin, des Bindegewebes mit Ponceau-Säurefuchsin-Azophloxin, Differenzieren in Phosphormolybdänsäure-Orange G u. Gegenfärbung mit Lichtgrün.

Gold|purpura: hämorrhag. Arzneimittelexanthem bei erhöhter Reaktionsbereitschaft gegenüber parenteral zugeführten Goldpräpn., evtl. mit – tox. – Panmyelophthise; s. a. G.dermatitis. – **G.reaktion**: *neurol* ↑ Goldsolreaktion.

Goldring*-Wohltmann* Methode: »opt. Blutdruckmessung« beim Säugling. Nach Anämisierung (Gummibinde) einer Extremität Anlegen der Blutdruckmanschette an Hand- bzw Fußgelenk mit einem sicher über dem systol. Wert liegenden Druck, dann Entfernen der Gummibinde u. langsames Ablassen des Manschettendrucks; Auftreten der reakt. Hyperämie gibt etwa systol. Druck an.

Goldscheider* (ALFRED JOHANNES G., 1858–1935, Internist, Berlin) **Krankheit**: (1882) ↑ Epidermolysis bullosa hereditaria simplex. – **G.*** **Perkussion**: ↑ Schwellenwertperkussion.

Goldseeds: s. u. Gold-198.

Goldsmith*-Forland* Test (RALPH S. G. u. MARVIN F., amerikan. Internisten, Boston): klin. Funktionsprüfung der Epithelkörperchen durch schnelle i.v. Kalzium-Inj. u. stündl. Kontrolle der Ca- u. P-Ausscheidung im Harn. Normalerweise Hemmung der in den Vormittagsstunden physiol. Phosphaturie, nicht aber bei Hyperparathyreoidismus.

Gold(sol)reaktion: (C. LANGE 1912) Prüfung der Globulin/Albumin-Relation im Liquor anhand der Farbänderungen (1–5) in einer mit kolloidalem Gold versetzten Liquor-Verdünnungsreihe, abhängig vom Umfang der Goldpräzipitation. Bei Neurosyphilis Verfärbung in den ersten 5, bei eitr. Meningitis in den höchsten Verdünnungen, bei tuberkulöser im Mittelbereich. – Ähnl. Technik (n. GRAY) im Serum als Leberfunktionsprobe.

Goldstein* (KURT G., geb. 1878, Psychiater, Frankfurt/M., New York) **Aphasie**: ↑ Leitungsaphasie. – **G.* Test**: 1) Nachlegenlassen vorgegebener Figuren mit Stäbchen zur Diagnose von Schwachsinn u. Intelligenzschäden. – 2) **G.*-Gelb*-Weigel*-Scheerer* Test**: psych Ordnen von Gegenständen nach Form, Farbe, Material usw. zur Überprüfung des Abstraktionsvermögens (»Sachdenkprobe«). – 3) **G.*-Scheerer* Test**: psych Aufbauenlassen von Klötzchen nach best. Anordnung zur Prüfung der Gehirnfunktion (auf Hirnleistungsstörungen). – **G.*-Reichmann* Krankheit**: (1916) das erworbene ↑ Kleinhirnsyndrom.

Goldstein* Zeichen (HYMAN ISAAC G., 1887–1954, Internist, Philadelphia): vergrößerter Abstand zwischen 1. u. 2. Zehe bei Kretinismus u. Mongolismus.

Goldstomatitis: allerg. Mundschleimhautentzündung bei Trägern zahnärztlicher Goldarbeiten.

Goldsworthy*(-Simpson*-Ward*) Reaktion (NEIL ERNEST G., 1897–1960, Serologe, Cambridge): (1945) techn. wenig anfäll. Objektträger-Schnelltest (Flokkungsreaktion) auf Syphilis unter Verw. von EAGLE* Antigen.

Goldtherapie, Auro-, Chrysother.: seit dem Altertum v. a. bei Tbk, Syphilis u. Lepra geübte, für die chron. Polyarthritis seit etwa 1927 (LANDÉ, PICK) gebr. Ther. mit Gold u. organ. Au-Verbindungen (z. B. G.thioglukose, -sulfat, -azetanilid). Pharmakodynam. Mechanismus ungeklärt (unspezif. Reizwirkung? Einfluß auf Enzyme, Zellprozesse?); z. T. erhebl. u. vielgestalt. Nebenwirkungen (bei ca. 30%): langfrist. Gewebsanreicherung (Kapillargift), Sympte. an Haut, Schleimhäuten, hämatopoet., Nervensystem, Nieren, Verdauungstrakt (Gegenther.: Absetzen; Kortikosteroide, BAL). – radiol ↑ Gold-198.

Goldzieher* Methode: Östrogen-Bestg. durch Fluoreszenzmessung nach Erhitzen in schwefel-, phosphor- oder ameisensaurer Lsg.

Golfloch-Ostium: urol das schlaff-erweiterte Ureterostium bei Megaureter-Megazystis-Syndrom.

Golfschulter, Golfspielerarm: Schulterschmerz infolge chron. Reizung der langen Bizepssehne des Schlagarmes.

Golfstromfieber: 1) bei feucht-heißem u. schwülen Wetter vork. Krankheitsbild durch »Wärmestauung«. – 2) auf Schiffen, die bei Rückkehr von nordamerik. Küsten in den Golfstrom gelangen, vork. Eintagserkr. (Klimastreß?) mit hoher Temp., Durchfall, Erbrechen u. Kopfschmerzen.

Golgi* (CAMILLO G., 1843–1926, Pathologe, Pavia; 1906 Nobelpreis für Medizin) **Apparat, Komplex, Binnennetz**, Diktyosom: in jeder kernhalt. Zelle meist in Kernnähe (»**G.*-Feld**«) im »Grundplasma« (»**G.*** Substanz«, die die biochemisch aktiven 3schicht. Membranen bildet; Dicke 7 nm; elektronenoptisch leer oder runde Partikel enthaltend) gelegene Organelle, die nach Schwärzung mit Osmiumsäure und Ag-Salzen als Knäuel- u. Bälkchenstruktur erscheint (= »**G.* Externum**« oder »Netz«, lipidhaltig, Osmium geschwärzt; bzw. »**G.* Internum**«, die lipidfreie Innenstruktur, sich nicht schwärzend), elektronenmikroskopisch als ↑ DALTON* Komplex. – **G.* Färbung**: histol Stückimprägnation (zur Darstg. von Ganglienzellen, Neurofibrillen, Sekretkapillaren u. Zellgrenzen) mit 0,75%ig. wäßr. AgNO₃-Lsg. nach Vorbehandlung in Kaliumbichromat u. Osmiumsäure (»**G.* Reagens**«) oder 5%ig. Sublimat (= G.* Sublimatmethode; weiter modif. als COX* Färbemethode); evtl. Wiederholung der Chromierung (= G.* Doppelimprägnierung). – **G.* Korpuskel, Rezeptor**: ↑ Sehnenspindel. – **G.* Trichter**: bei Eisenhämatoxylin-Färbung im Achsenzylinder der Nervenfaser segmentär auftretende trichterförm. Gebilde (wahrsch. Kunstprodukte). – **G.* Zellen**: 1) ↑ Cellulae axiramificatae. – 2) große Körnerzellen der Kleinhirnrinde mit kurzen Neuriten. – **G.* Zyklus**: (1885/86) der ↑ Malariazyklus (endgültig geklärt durch R. KOCH 1898). – **G.*-Bergmann* Epithelialzellen** (GOTTLIEB HEINRICH B.): Makrogliazellen in der PURKINJE*-Zellschicht des Kleinhirns, von deren oberem Pol Fortsätze die Molekularschicht durchsetzen u. mit Endfüßchen die Gliagrenzmembran aufbauen, z. T. auch an Kapillaren enden. – **G.*-Mazzoni* Körperchen** (VITTORIO M.): v. a. in Haut (Grenze zur Unterhaut, bes. zahlreich am äuß. Genitale), aber auch in Bindehaut, Nagelbett, Mesenterium u. Sehnen vork. druckempfindl. Lamellenkörperchen mit meist kernfreiem Plasmakörper, in dem sich eine Nervenfaser baumartig verzweigt. Gegenüber VATER*-PACINI* Körperchen schlanker u. lamellenärmer; von manchen Autoren als Kälterezeptoren angesehen.

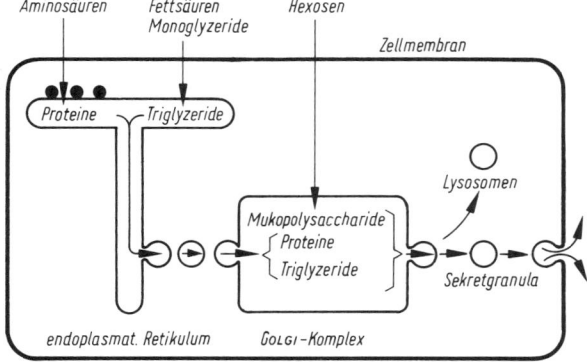

Funktionsschema des **Golgi* Komplexes** (nach FAVARD).

Goll* (FRIEDRICH G., 1829–1903, Anatom, Zürich) **Fasern**: zu den Fibrae arcuatae ext. dors. gehörende Neuriten des Nucl. gracilis (»**G.* Kern**«), die sich dem Tractus spinocerebellaris post anschließen u.

zum Kleinhirnwurm ziehen (= Tractus bulbocerebellaris). – **G.* Strang**: / Fasciculus gracilis.

Golonboff* Zeichen: Klopfempfindlichkeit der Tibiakante bei Chlorose.

Goltz* (FRIEDRICH LEOPOLD G., 1834–1902, Physiologe, Königsberg, Straßburg) **Klopfversuch**: beim Frosch durch Beklopfen des Bauches (Splanchnikusbereich) bewirktes Sistieren der Herzfüllung (Versakken des Blutes in reflektor. erschlafften Gefäßbezirken); i. w. S. (beim Menschen) die so durch Vagusreizung ausgelöste Bradykardie. – **G.* Reflex**: beim Frosch die reflektor. Umklammerung eines die Haut an Brust u. Beugeseiten der vord. Extremität berührenden Gegenstandes.

Goltz*(-Peterson*-Gorlin*-Ravits*) Syndrom: / GORLIN*-GOLTZ* Syndrom; s. a. Nävobasaliomatose.

Gombault* (FRANÇOIS ALEXIS ALBERT G., 1844–1904, Neuropathologe, Paris) **Degeneration, Neuritis**: Typ DÉJERINE-Sottas der neuralen Muskelatrophie. In Kombin. mit interstitieller Neuritis u. Sklerose der RM-Hinterstränge als **G.*-Mallet* Krankh.** bezeichnet. – **G.*-Philippe* Bündel** (CLAUDIUS P., 1866–1903, franz. Pathologe): / Fasciculus triangularis. – **G.*(-Ph.*) Dreieck, Triangel**: von absteigenden Ästchen der hint. Wurzelfasern gebildetes dreieck. Feld im Conus medull. zwischen Septum medianum u. Hinterstrang.

Gomori* (GEORGE GOMOR [GÖMÖRI], 1904–1957, ungar. Internist, Chicago) **Aldehydfuchsin**: (1950) purpurner Farbstoff, der sich innerh. 24 Std. nach Mischen von bas. Fuchsin, Paraldehyd, konz. HCl u. absol. oder 70%ig. Äthanol bzw. Wasser bildet. Für die Darstg. elast. Bindegewebsfasern (»Elastikamethode«; tiefviolett); geeignet auch für granuläre Zelleinschlüsse (z. B. β-Granula), Schleimzellen, Neurosekrete, SH-Gruppen (teilselektiv). – **G.* Bleinitratmethode**: (1950) unspezif. Aktivitätsnachweis für Hydrolasen, / G.* Lipase- u. / G.* Phosphatasenachweis (2); – **G.*(-Bargmann*) Chromhämatoxylin-Phloxinfärbung** (1939/41; 1948/49) Schnittfärbung zur Darstg. des Neurosekrets nach Vorbehandlung der Schnitte mit BOUIN* Flüssigkeit (Zusatz von Chromalaun), Oxidieren mit KMnO$_4$, Entfärben mit Natriumbisulfit, Färben in Gemisch aus 1%ig. Hämatoxylin, 3%ig. Chromalaun, 5%ig. Kaliumbichromat u. 5%ig. Schwefelsäure, Differenzieren in HCl-Alkohol, Gegenfärbung in 0,5%ig. Phloxin; Neurosekret schwarzblau (ohne Phloxin: β-Granula des Pankreas dunkelblau). – **G.* Einheit**: Meßzahl für Phosphatase; 1 E. = μMol aus Phenylphosphat freigesetztes Phenol pro ml Serum u. Std. bei 37°. – **G.* Granula**: die sich mit / G.* Chromhämatoxylin blau färbenden Granula in den B-Zellen der LANGERHANS* Inseln (»G.*-Zellen«). – **G.* Lipasenachweis**: (1950) histochem unspezif. Darstg. im Gewebeschnitt durch schwarzbraune PbS-Ausfällung nach enzym. Hydrolyse von Polyglykolstearin- oder -palmitinsäureestern in CaCl$_2$-Gegenwart, Umsetzung der entstandenen Kalk- zu Bleiseifen mittels Bleinitrats u. anschließ. Ammonsulfidzusatz, Alaunhämatoxylingegenfärbung, Nachwäsche mit Dichloräthylen oder Ligroin. – **G.* Phosphatasenachweis**: histochem unspezif. Darstg. im (meist Formol-Kalzium-fixierten) Gewebeschnitt durch Ausfällung von Metallsulfiden. Für alkal. Phosphatase als Kalzium-

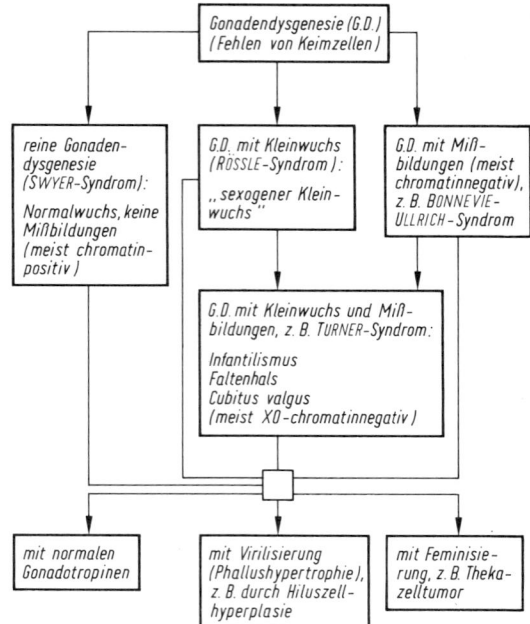

Formen der **Gonadendysgenesie**.

kobaltmethode: (1952) durch Inkubieren in alkal. Na-Glyzerophosphat-Lsg., dabei Bindung der freigesetzten Phosphorsäure als unlösl. Kalziumphosphat; Umsetzung mit Kobaltnitrat (oder -chlorid) zu Kobaltphosphat (auch mit AgNO$_3$-Lsg.) u. Ausfällung von schwarzbraunen CoS (Ag$_2$S) mit Ammonsulfid. – Für saure Phosphatase als Bleinitratmethode (1950/52) in saurer Na-Glyzerophosphat-Bleinitrat- oder -azetat-Lsg. u. Umsetzen des gebildeten Bleiphosphats zu schwarzem PbS analog (1). – **G.* Silberimprägnation**: histol Schwärzung von Retikulumfasern im Formalin-fixierten Schnittpräp. mit ammoniakal. Silbernitrat-Lsg. nach (evtl.) Oxidation mit KMnO$_4$ u. Sensibilisierung mit 2%ig. Eisenammoniumalaun. – **G.* Substanz**: sich mit / G.* Chromhämatoxylin färbende Substanz, i. e. S. die G.* Granula u. das Neurosekret (n. BARGMANN: »neurosekretor. Substanz«); vager Begriff, da alle sauren Schleimsubstanzen GOMORI-pos.

Gompertz* Test (LOUIS MICHAEL G., 1872–1931, Internist, New Haven): / Histamin-Test (1).

Gomphosis: Einkeilung, Einstauchung; chir manuelle Frakturkompression bei Reposition oder Osteosynthese, i. w. S. auch die eingekeilte Fraktur. – gyn »Einkeilung« des kindl. Kopfs im Becken unter der Geburt.

gonadal: die Gonaden betreffend.

Gonadarche: der der Menarche um 1–1½ J. vorausgehende Beginn der Keimdrüsenfunktion mit Einsetzen von Follikelwachstum u. Östrogenbildung (bzw. Androgensekretion u. Spermiogenese).

Gonade: 1) *embryol* die noch indifferente, bei bd. Geschlechtern gleich entwickelte »Keimzelle« (auch i. S. der Urgeschlechtszelle). – 2) die ausgebildete »Geschlechtsdrüse« (/ Ovar u. Testis); s. a. Keimdrüsen.... – Als »dritte G.« (B. LLUSIA) die NNR, deren Zona reticul. Androgene, möglicherweise auch Östrogene bildet (»sexuelle NNR«).

Gondaden|agenesie: s. u. G.dysgenesie. – **G.dosis**: *radiol* die von den Gonaden absorbierte integrale Dosis ionisierender Strahlen (als Kriterium für höchst zugelassene Strahlenexposition etc.); Maßeinheit: Dosisäquivalent (in rem). – **G.dysgenesie**: die Fehlentwicklungen (einschl. Agenesie) der Keimdrüsen (↑ Schema), als »reine G.« (↑ SWYER* Syndrom) oder aber mit Kleinwuchs (↑ RÖSSLE* Syndrom) oder Mißbildungen (z. B. Pterygium-Syndrom) bzw. mit Virilisierung oder Femisierung einhergehend; i. e. S. die G. beim ↑ ULLRICH*-TURNER* Syndrom (s. a. Tab. »Intersexualität«); s. a. KALLMANN*, PASQUALINI, DEL CASTILLO*, GORDAN*-OVERSTREET* Syndrom.

Gonaden|geschlecht: gonadales ↑ Geschlecht. – **G.insuffizienz**: ↑ Hypogonadismus. – **G.schutz**: *radiol* Vorrichtung aus strahlenabsorbierendem Material (meist Blei) zur Reduzierung der Gonadendosis bei med. Anw. ionisierender Strahlen; z. B. Hodenschutzkapsel, Ovarialschutzplatte.

Gonado|blastom: der den Aufbau einer undifferenzierten Gonade nachahmende hormonakt. (Andro-, Östrogene) »MORRIS*-SCULLY* Tumor« im anlagegestörten Hoden von Intersextypen; histol.: faserreiches Bindegewebe mit Nestern kleinzell. Elemente mit eingelagerten großen, vakuolisierten, Spermatogonien-ähnl. Zellen, interstitiell auch LEYDIG* Zellen. Prognose im allg. gut (trotz gelegentl. Seminom-ähnl. Herde). – **G.liberin**: ↑ G.tropin-Releasing-Faktor. – **G.pause**: Aufhören der Hormonproduktion der Keimdrüsen, normalerweise 3–5 J. nach der Menopause bzw. (♂) nach dem 70. Lj.

Gonadotrop(h)in releasing factor (oder **hormone**). **GRF, GRH, GnRH, Gonadorelin**: das in den kleineren Neuronen des Hypothalamus unter ZNS-Steuerung gebildete »Neurosekret« (ein Dekapeptid), das im Indunfibulum (»portaler« Kreislauf) zum HVL gelangt u. dort die Abgabe der Gonadotropine LH (bzw. ICSH) u. FSH ins Blut auslöst (»LH-RH«, »FSH-RF«). – Diagnost. Anw. zur DD von hypophysär-hypothalam.-gonadalen Störungen; therap. Anw. z. B. als Relefact®, GnRH Serono®.

Gonadotrop(h)ine, gonadotrope Hormone (Substanzen): nicht geschlechtsspezif. Proteohormone (Glykoproteine mit nur z. T. bekannter Struktur), die physiol. in HVL u. Plazenta bzw. Endometrium, pathol. auch von anderen Geweben gebildet werden, das Wachstum der ♂ u. ♀ Keimdrüsen direkt fördern (Ausnahme LTH, das auch die Brustdrüse direkt beeinflußt) sowie exo- u. endokrine Funktionen anregen u. steuern. Die Produktion der **hypophysären G.** (Gonadotropine i. e. S.) werden vom ZNS über die »Gonadotropin releasing factor«-Gruppe reguliert (u. durch Feedback-Mechanismen überwacht). FSH bewirkt zus. mit ICSH Follikelreifung u. Bildung von Östrogen, das die Ausschüttung von FSH hemmt u. von ICSH fördert; Follikelsprung bei best. FSH-ICSH-Verhältnis; Corpus-luteum-Hormon hemmt ICSH-Bildung; Funktion der hypophysären G. in der Schwangerschaft (etwa ab 4. Mon.) zunehmend durch plazentäre G. übernommen. – Therap. Anw. von Serum-, Chorion- u. Menopausen-G. (nur i.m.) bei infantilem Kryptorchismus, Sterilität (♂ u. ♀), Amenorrhö etc. sowie unspezif. (Fettsucht, Hautkrankh. etc.). – Wichtigstes **extrahypophysäres G.** das Chorion- oder Plazenta-G. (Human chorionic gonadotrophin, HCG, Pregnancy urine hormone, PU, Prolan® u. a. m.), das ab 2. Schwangerschaftswoche (max. im 2.–3. Mon.) in der Plazenta gebildet wird u. im Serum (bei Zwillingsschwangerschaft si-

Gonadotropine (u. ihre Synonyme)

A. Hypophysäre Gonadotropine
(Human hypophysary or pituitary gonadotrophine, HHG, HPG)

1. **Follikelstimulierendes Hormon, FSH**
(HVL; Mensch, Pferd, Schaf, Schwein)

auxogenes Hormon	gametogenes Hormon
Epithelfaktor	gametokinet. Hormon
Follikelreifungshormon	gonadotroper Epithelfaktor
Follicle ripening hormone	(GE)
Follicle stimulating hormone	Gonadotropin I oder A
Follotropinum	Polan I
	Thylakentrin

2. **Luteinisierendes oder Interstitialzellen stimulierendes Hormon, LH, ICSH**
(HVL; Mensch, Schaf, Schwein)

Gelbkörperreifungshormon	krinogenes Hormon
Gonadotropin II (G, Gi) oder B	Luteinisierungshormon
Interstitial cell stimulating hormone	Luteinizing hormone
	Metakentrin
Interstitieller Faktor	Ovulationshormon
Interstitiumfaktor	Prolan B

3. **Luteotropes Hormon, LTH, Prolaktin**
(HVL; Mensch: wirkt bei Frau nur lakto- u. mammotrop, nicht aber luteotrop; Schaf)

Galaktin	Luteotrophic hormone (LTH)
Gonadotropin III	Luteotropin
Laktationshormon	Mammotrop(h)in
Laktogenes Hormon (LGH)	Prolactin
Luteomammotropes Hormon (LMTH)	Prolactin hormone (PH)

4. **Gonadotrophinum hypophysicum** *WHO*, **Menopausengonadotropin, HMG**
(HVL; Harn von Nichtgraviden während u. nach Menopause sowie von geschlechtsreifen Männern, Eunuchen, Kastraten; wahrscheinlich FSH-LH-Gemisch)

Castration gonadotrophin	Menopausen(urin)gonadotropin
Follikelstimulierender Urin (FSU)	Pergonal
Human (post)menopausal gonadotrophin (HPG, HMG, HPMG)	Postmenopausengonadotropin (PMG)
Kastratengonadotropin	Urinäres HPG

B. Extrahypophysäre Gonadotropine

1. **Gonadotrophinum chorionicum** *WHO*, **Choriongonadotropin, HCG**
(Plazenta, Serum; v.a. Harn von Graviden)

Anterior pituitary like hormone (APL)	Human chorionic gonadotrophin (HCG, CG)
choriongonadotropes Hormon	Plazentagonadotropin
Chorion(ic) gonadotrophin	Pregnancy urine hormone (PU)
gonadotropes Choriohormon	
menschl. Choriongonadotropin	Schwangerschaftsuringonadotropin

2. **Chorionsomatotrophin, HCS**
(Humanplazenta)

Human placental lactogen (HPL)	Human chorionic somatotrophin (HCS)

3. **Gonadotrophinum sericum** *WHO*, **Serumgonadotropin, PMS**
(Follikelstimulierendes Hormon aus Harn u. Serum trächtiger Stuten)

Equine gonadotrophin	Pregnant mares serum gonadotrophin (PMS, PMSG)
(Stuten)-Serumgonadotropin	

Gonadotropinarche

gnifikant höhere Werte!) u. Harn (~ 10% Ausscheidung) nachzuweisen ist (s. a. Tab.); ein Glykoprotein mit MG ca. $3-6 \times 10^4$ (KH-Anteil ca. 30%); bewirkt Corpus luteum-Wachstum u. -Umbildung (C. l. graviditatis), stimuliert die Bildung der – später von der Plazenta produzierten – Östro- u. Gestagene. Biol. Standardisierung an Ovar oder Prostata (Ratte); 1 IE $\triangleq$ 0,001279 mg des 2. internat. Standardpräp. (1963); qual. Nachweis (n. GALLI=MAININI, ASCHHEIM-ZONDEK, FRIEDMANN-LAPHAM, als Rattenabstrichtest, Hämagglutinationshemmung, Agglutinationstrübungsmethode) dient als Schwangerschaftstest, quant. Bestg. zur Diagnostik von Blasenmole, Chorionepitheliom u. Schwangerschaftstoxikosen bzw. (erniedrigte Werte) von Abort u. Plazentadegeneration (Fruchttod). Ther. Anw. – bei etwa gleicher Indikation – findet v. a. das aus dem Blut trächtiger Stuten isolierte Serum-G. (Pregnant mare serum gonadotrophin), das mit Choriongonadotropin weder biol. noch chem. ident. ist u. wie ICSH u. FSH wirkt (Standardisierung am Ovar).

Gonadotropin-ausscheidung	hypophysäre Gonadotropine		extrahypophysäre Gonadotropine	
	Plasma*)	Harn**)	Plasma*)	Harn**)
Kinder	< 3	< 2		
Männer	< 3	4–20		
Erwachsene(♂,♀) über 70 Jahre	stetiger Abfall mit fortschreitend. Alter			
Frauen follikuläre u. luteale Phase	< 3	4–20		
Zyklusmitte	≤ 20	≤ 40		
Menopause	17–59	35–158		
Schwangere 8. bis 10. Tag n. Konzeption			erstes Auftreten; Nachweis positiv	
60. bis 80. Tag der Gravidität			20–100	≥ 100000
bis zur Geburt			~ 10	~ 10000

*) E/100 ml; Gesamtaktivität (TGA) bestimmt als HMG
**) E/24 h; Aktivität bestimmt als HCG

Gondadotropin|arche: / Gonadarche. – **G.belastung**: Inj. von 5000 IE Chorion- oder 1000 E hypophysärem G. an 3 Tg. zur Prüfung der Ansprechbarkeit der Keimdrüsen; bei Gonadendysgenesie u. Ovarialhypoplasie unveränderte Steroidausscheidung; bei Hodeninsuffizienz geringer Anstieg der 17-Ketosteroide u. deutlicherer der Östrogene; bei Gelbkörperschwäche ungenügender Pregnandiol-Anstieg; beim STEIN*-LEVENTHAL* Syndrom zyst. Reaktion der Ovarien (evtl. mit Aszitesbildung); bei hormonal akt. Ovarialtumor Anstieg von Testosteron u. 17-Ketosteroiden bzw. der Östrogene.

Gonagra: Schmerzen im Knie (i. e. S. bei Gicht). – **Gonalgie**: Schmerzen im Knie. – **Gonarthritis**: Arthritis des Kniegelenks (/ Gonitis). – **Gonarthrose**: Arthrosis def. des Kniegelenks.

Gonatagra, -algie: / Gonagra, -algie.

Gonda* Reflex, Zeichen: (1942) bei Pyramidenbahnläsion durch langsame pass. Beugung der 2.–5. Zehe auslösbarer Fluchtreflex (langsame Dorsalfle-

xion) der Großzehe. Nach WARTENBERG kein Muskeldehn-, sondern Lage- oder koordinierter Reflex.

Gonderia: protozool / Theileria; s. a. Theileriose, Piroplasmose.

Gondrin* Zeichen (AUGUSTIN NICOLAS G., 1796–1890, Arzt, Paris): oberh. der absol. Herzdämpfung wahrnehmbarer Spitzenstoß bei Perikarderguß.

Gone: aus einer Reduktionsteilung hervorgegangene haploide Fortpflanzungszelle (Gamet, Meiospore).

Gonezystis: / Vesicula seminalis.

Gongylo(ne)miasis: im allg. symptomlose, evtl. mit Stomatitis u. Pharyngitis einhergehende parasitäre Erkr. der Haustiere, gelegentl. auch des Menschen durch den Fadenwurm **Gongylonema pulchrum** (s. hominis s. ransomi, Filaria labialis; Fam. Spiruridae; ♂ 3–6, ♀ 8–15 cm; Zwischenwirte: Käfer u. Schaben; Infektion durch solche Insekten oder larvenhalt. Trinkwasser; adulte Würmer in Mundschleimhaut).

Goniale: embryol Deckknochen des UK, der später den Proc. ant. mallei bildet.

Gonidie, Gonidiospore: ohne Reduktionsteilung gebildet, (Endo-)Spore; vgl. Konidie.

Gonien: biol Oberbegr. für / Oo- u. Spermatogonien.

Gonin* Operation (JULES G., 1870–1935, Ophthalmologe, Lausanne): 1) bei Ablatio retinae Verschluß von Netzhautrissen durch Elektrokoagulation (Diathermie). – 2) bei Einwärtsschielen Sehnenverlängerung des M. rectus med.

Gonio...: Wortteil »Winkel«, ophth »Kammerwinkel«.

Goniom(a): (MASSON) / Gonozytom.

Goniometer: Gerät (meist Zirkel mit graduierter Scheibe oder bogenförm. Skala) zur Bestg. von Winkeln (z. B. Gelenkbeweglichkeit, Fragmentstellung) u. Durchmessern (z. B. Schädel, Becken); in der Mikroskopie als G.-Okular.

Gonion: anat / Angulus mandibulae; i. e. S. (anthrop) der am meisten nach unten, hinten u. außen liegende Punkt des UK-Winkels bzw. der Kreuzungspunkt des Basalrandes des Corpus mit dem Hinterrand des Ramus.

Gonio|plastik: ophth s. u. Goniotomie. – **G.skop**: ophth Instrument zur Untersuchung des Kammerwinkels (= Gonioskopie, z. B. zur DD der Glaukomformen); auf die Hornhaut aufzusetzende Linse mit schräger, verspiegelter Fläche (GOLDMANN) oder pyramidenförm. Prisma (VAN BEUNINGEN), die die abbildenden Strahlen in ein Spaltlampenmikroskop ablenken. – **G.synechie**: Verwachsung von Iris u. Linse im Kammerwinkel; hemmt physiol. Kreislauf des Kammerwassers. – **G.(trabekulo)tomie**, Trabekulotomie: ophth Inzision der den Kammerwinkel verlegenden Trabekel; zur Wiederherstellung der Kommunikation zwischen Kammerwinkel u. SCHLEMM* Kanal, insbes. bei juvenilem Glaukom; evtl. als Gonioplastik (mit Einlegen eines dränierenden Sklerastreifens).

Gonitis, Gonarthritis, Kniegelenkentzündung: seröse bis eitrige Entzündung des Kniegelenks (s. a. Gelenkerguß, Gelenkempyem), evtl. einschl. benachbarter Schleimbeutel; einhergehend mit örtl. Auftreibung (Hydrops, Empyem, Fungus), Muskelatrophie, Zyanose (bei chron. »Rheuma«, Arthrosis, Tabes, Syringomyelie) oder glänzender Röte (bei Go), Schmerzen mit Bewegungseinschränkung; später mit Destruktion, Deformität, Sperr- oder Lötsteife, Bänderlockerung. Auch inkorrekte Bez. für degen. Kniegelenkprozesse bei Alkaptonurie, Psoriasis, GAUCHER* Syndrom, Diabetes u. für die Periarthrosis genus. – Neben unspezif. Formen (allerg., »Reizknie«, intermittierender Hydrops, Rheumatoid, HOFFA* Krankh., chron. Polyarthritis, eitr. G. als Metastase oder nach Trauma u. a.) die **G. gonorrhoica** (»Tripperrheumatismus«, meist als Monarthritis, auch bei chron. Go.; äußerst schmerzhaft, serös-eitr. bis phlegmonös, Tendenz zu Granulationen, Kapselinduration u. Pannus; stürm. Beginn mit hoher Temp. bei wenig gestörtem Allg.befinden; häufig fibröse oder ossäre Ankylose, evtl. Subluxation der Tibia), die **G. syphilitica** (bei konnat. u. erworb. Lues II oder III, häufig bilat.; schlaffer Erguß, fibröse Kapselverdickung, subchondrale Gummata mit Knorpelusurierung oder strahl. Bindegewebsnarben, Verwachsungen der Synovialmembran, aber nur geringe Bewegungsstörungen; s.a. Arthropathia tabica), die **G. tuberculosa** (als Hydrops, Fungus = Tumor albus, Karies, evtl. eitr.-käsig; nach Koxitis häufigste / Gelenk-Tbk; Komplikationen: Sequester, Fisteln im oberen Rezessus, zur Kniekehle, Wade; Spontanluxation, Beinverkürzung u. -verkrümmung), die **G. typhosa** (bei Typhus abdomin., selten, meist primär mit serösem Exsudat, infiltrativer Synovitis oder Pyarthros). – Ferner die **G. urica** (bei Harnsäuregicht; selten isoliert; mit Schmerzanfällen, Deformierung, gelenknahen Tophi), die **G. neuropathica** (/ Arthropathia tabica), die **G. haemophilica** (/ Blutergelenk; rel. häufig, beim Blutungsschub schmerzhaft, mit bes. starker Destruktion der med. Kondylen u. Ausweitung der Fossa intercondylica).

Gonoblennorrhö, -rhoea: akute eitr. Gonokokkenkonjunktivitis; v. a. als **G. neonatorum** nach örtl. Infektion durch die Mutter unter der Geburt, mit meist bds. praller Lidschwellung 2-4 Tg. post partum, profuser, blutig-seröser bis eitr. Sekretion (Gefahr der Hornhauteinschmelzung; durch / CREDÉ* Prophylaxe weitgehend beseitigt). – Ferner die – meist einseit. – **G. adultorum** bei älteren Kindern u. Erwachsenen durch Schmierinfektion; selten mit Hornhautkomplikation.

Gono|coccus: / Neisseria gonorrhoeae. – **G.cytoma**: / Gonozytom. – **G.deviation**: / Gonoreaktion.

Gonokokkämie: bei Go massenhaftes Auftreten von Neisserien im Blut (i. S. der Bakteriämie), das zu den hämatogenen Komplikationen an Haut, Augen, Gelenken, Sehnenscheiden, Leber, Endokard etc. oder aber zur / Gonokokkensepsis führt.

Gonokokke: / Neisseria gonorrhoeae.

Gonokokken|impfstoff: Gonokokkenvakzine. – **G.konjunktivitis**: / Gonoblennorrhö. – **G.peritonitis**: meist zunächst lokalisierte P. sek. nach gonorrhoischer Salpingitis; als Spätfolge sträng. Adhäsionen (Leber, vord. Bauchwand). – **G.reaktion**: Gonoreaktion. – **G.sepsis**: sept. Allg.infektion im Verlauf einer Urogenital-Go, meist nach Prostatitis mit Durchbruch in die Bauchhöhle u. ulzeröser Endokarditis als sek. Sepsisherd. Milz- u. Leberschwellung; Blutkultur pos., KBR oft neg. (mangelnde Ab-

wehrkraft). Vor Antibiotika-Ära stets tödl. Komplikation.

gono(kokko)zid: Gonokokken vernichtend.

Gononephrotom: *embryol* der Keimdrüsen u. nephrogenen Gewebsstrang bildende Teil des Mesoderms.

Gono|phage: Gonokokken-spezif. Bakteriophage. – **G.reaktion**: KBR zum Nachweis von Gonokokken-AK; wenig gebr.

Gonorrhö, Go, Tripper: die im allg. durch Geschlechtsverkehr übertragene Schleimhautinfektion der Urogenitalorgane mit Neisseria gonorrhoeae. Nach Inkubation von 2-4 Tg. schwere, schmerzhafte Entzündung der Harnröhre (eitr. Ausfluß, insbes. beim ♂; bei ♀ oft nur blande Urethritis, jedoch v. a. Zervizitis), die auf Prostata, Nebenhoden, Samen- bzw. Eileiter übergreift, chron. werden u. zu Abszeßbildungen führen kann; sehr selten hämatogene Aussaat (/ Gonokokkensepsis), evtl. mit schweren Gelenkentzündungen (/ Arthritis gonorrhoica), Iritis, **G.dermatose** (infektiös-tox. als Follikulitis oder Ulzerationen; oder – bei spezif. Endokarditis – hämatogenmetastat. als Akne mit Abszedierung; auch erythematös, nodös [sehr schmerzhaft], hämorrhag.-bullös, ferner als Keratodermia blennorrhagica). – Bes. Infektionsgefahr durch Kontakt im Säuglings- u. Kleinkindesalter (Konjunktivitis [/ Gonoblennorrhö], Vulvovaginitis). – Diagnose: Baktn.-Nachweis (Abstrich), später KBR, Gonoballungsreaktion etc.; Ther. (v. a. Penizillin) u. Überwachung gesetzlich geregelt.

Gonorrhoismus: (SCHUSTER) die seltene Allg.infektion (Gonokokkämie) bei Gonorrhö.

gonosomal: die Gonosomen betreffend.

Gonosomen: (PLATE 1913) die für die Geschlechtsdetermination u. -differenzierung entscheidenden, von den Autosomen oft in Form, Größe, Heterochromatingehalt oder Meiose-Verhalten unterschiedenen »Geschlechtschromosomen«, beim Menschen das / X- u. / Y-Chromosom; s. a. Geschlechtsbestimmung (1). Störungen in der G.ausstattung wirken häufig auch auf Fertilität u. weitere, nicht mit dem Geschlecht korrelierte Eigenschaften.

Gonotox(in)ämie: im Rahmen einer Gonorrhö Ausschüttung von Neisseria-Endotoxin ins Blut.

Gonozele: / Spermatozele.

gonozid: / gonokokkozid.

Gonozyt: Keimzelle (Ei- u. Samenzelle).

Gonozytom, Goniom: (TEILUM 1946) von den Geschlechtszellen der embryonalen Gonade ausgehendes Neoplasma, u. zwar 1) homogen, nur aus Keimzellen bestehend, ohne hormonale Aktivität; 2) zusätzlich aus / SERTOLI* oder Granulosazellen bestehend, oft mit Bildung feminisierender Hormone; 3) zusätzl. aus interstitiellen Zellen vom LEYDIG* oder Theka-Lutein-Typ bestehend, mit Bildung virilisierender Hormone; 4) nur aus Keimzellen bestehend, mit Virilisierung (durch Wucherung der tumornahen androgenen Zellen oder aber ausgehend von solchen der in den Prozeß nicht verwickelten anderen dysgonischen Gonade).

Gony(o)...: / Gon(o)....

Gonzales* Operation: die 1886 erstmals ausgeführte perineale Prostatektomie.

Gonzalez-Faktor: / Antigen Go^a.

Good-Faktor: / Antigen-Good.

Good* Operation: bei chron. Stirnhöhlenempyem Sondierung (durch Infundibulum ethmoidale) u. Bougierung des Ausführungsganges.

Good* Schmerzpunkte: (1951) »myalg. Stellen« bei Muskelrheumatismus, die auf Druck weniger mit örtl. als im Dermatombereich ausstrahlendem Schmerz reagieren.

Good* Syndrom: / Thymom-Agammaglobulinämie-Syndrom.

Goodman*(-Suzanne*) Reagens (EDWARD HARRIS G., 1880–1939, Arzt, Philadelphia): salzsaure alkohol. (95%ig) Phosphorsäure-Lsg. zum Eiweißnachweis (Fällung) im Harn.

Goodpasture* (ERNEST WILLIAM G., 1886–1960, Pathologe, Nashville/Tenn.) **Eihautkultur:** / Chorioallantoiszüchtung. – **G.* Färbung:** 1) (1914) Darstg. von Haemophilus influenzae im Gewebeschnitt mit Karbolfuchsin unter Zusatz von Phenol u. Anilin; Nachbeizen mit Pikrinsäure. – 2) (1917) Schnellfärbung von Gefrierschnitten mit angesäuertem polychromem Methylenblau. – **G.* Syndrom:** (1919) hochfieberhafte, stets hämorrhag. Pneumonie (Mittel- u. Untergeschosse; rezidivierende Parenchymblutung) mit Glomerulonephritis (schubweise, final meist generalisiert, nekrotisierend). Ätiol. unbekannt (Virus?); Androtropie; fast stets letal. Path.- anat. Endophlebitis oblit., Hämosiderose der Lungenvenen, Nekrose u. Fibrose der Nierenepithelien.

Goodsall* Regel: Perianale Fisteln, deren äuß. Öffnung – bei Steinschnittlage – unterh. der Horizontalen durch den Anus liegt, verlaufen bogenförmig u. münden im Analkanal zwischen 5.30^h u. 6.30^h (des Zifferblattes); Fisteln oberh. dieser Linie verlaufen meist geradlinig.

Goodwin*-Scott* Operation: (1952) zweizeit. Phalloplastik mit Rekonstruktion der penilen Harnröhre aus Skrotalhaut.

Goold* Index: päd s. u. QUETELET*.

Goormaghtigh* Zellen (NORBERT G., 1890–1960, Pathologe, Gent): im / juxtaglomerulären Apparat im Dreieck zwischen Vas afferens u. efferens u. der Macula densa gelegene Zellen, die Renin bilden (?).

Gopalan* Syndrom: Fußsohlenbrennen bei Pantothensäure- u. Pyridoxinmangel, i. w. S. das / Burning feet-Syndrom.

Gordan*-Overstreet* Syndrom (GILBERT SAUL G., geb. 1916, Internist, San Franzisko; ERNEST W. O.): Gonadendysgenesie (Uterus hypoplastisch, Gonaden meist nicht tastbar) bei ♀ äuß. Genitale, partieller Virilisierung (♂ Körperbau u. Gesichtsschnitt, Bartwuchs) u. verzögerter Knochenreifung, evtl. Aortenstenose, Syndaktylie, BONNEVIE*-ULLRICH* Syndrom; Kerngeschlecht XO oder XY (letzteres mit Hochwuchs). Vermehrte 17-Ketosteroid- u. Testosteron-Ausscheidung. Ät.path. ungeklärt (vermehrte Hiluszellen in den Gonadenanlagen als bes. Androgenquelle?).

van Gorder* Operation: (1949) extraartikuläre ischiofemorale Hüftarthrodese (dors. Zugang) durch tief eingebolzten Tibiaspan (modifiz. TRUMBLE* Methode).

Gordh* Nadel (TORSTEN G., geb. 1907, Anästhesist, Stockholm), Schweden-Kanüle: kombin. Injektions-Infusionskanüle (modif. OLOVSON* Kanüle) zum längeren Verweilen in der Vene; mit Bajonettkonus u. Injektionsbecher (Durchstichkappe).

Gordinier* Schreibzentrum (HERMON CAMP. G., 1864–1930, Internist u. Physiologe, Albany/N. Y.): Gebiet der kontralat. prämotor. Hirnrinde, das Fingerbewegungen beim Schreiben koordinieren soll.

Gordon* Reflex (Zeichen) (ALFRED G., 1874–1953, Neurologe, Philadelphia): 1) **G.* Finger(spreiz)zeichen:** Streckung u. Spreizung der Finger bei Druck auf das Os pisiforme als – unsicheres – Pyramidenzeichen. – 2) **G.* Kniephänomen, Kniesehnenreflex:** (1904) kurzzeit. Bestehenbleiben der Unterschenkelstreckung nach Auslösung des Patellarsehnenreflexes als – gelegentl. – Zeichen einer choreat. Bewegungsstörung. – 3) Streckung u. Spreizung der Finger bei akt. weiter Mundöffnung. Beim Kleinkind physiol., beim Erwachsenen Zeichen diffusen Hirnschadens. – 4) **G.*-SCHARFER* Reflex, G.* Wadenreflex, G.* Zehenzeichen:** (1904) Dorsalflexion der Großzehe bei Druck auf die Wadenmuskulatur (modif. BABINSKI* Reflex) als – unsicheres – Pyramidenzeichen.

Gordon* Test: 1) (MERVYN HENRY G., 1872–1953, Bakteriologe, London): Globulin-Albumin-Nachweis (Wolken- oder Präzipitatbildung) im Liquor durch Zusatz von 1%ig. Quecksilberchlorid (10 + 1). – 2) (HAROLD G., geb. 1894, Pathologe, Louisville/Ken.), ^{131}J-PVP-Test: Nachweis abnormer Permeabilität von Magen- u. Darmschleimhaut mittels ^{131}J-markierten Polyvinylpyrrolidons (z. B. bei exsudat. Gastroenteropathie = **G.*-Syndrom**). Neuerdings modifiz. mit ^{51}Cr-Human-Serumalbumin.

Gorham* (LEMUEL WHITTINGTON G., 1885–1968, Internist, New York) **Krankheit,** Osteophthise: posttraumat. »progress. Osteolyse« eines dist. Frakturfragments (v. a. Radius, Ulna, Tibia, Femur, Sternum, Rippen, Mandibula, Metakarpalia), evtl. unter Einbeziehung benachbarter Knochen; v. a. bei Jugendl.; stets solitär u. spontan endend. Rö.bild: konzentr. Atrophie, Dichteschwund (»Phantomknochen«). – Als Sonderform das **G.*-Stout* Syndrom** infolge Hämangiomatose (v. a. Schulter- u. Nackenbereich). – **G.* Zeichen:** wechselndes Perikardreiben bei Herzinfarkt.

Gorlin* Syndrom: 1) »hyperkinet. Herzsyndrom« (zentral-nervöse Kreislaufdysregulation?) mit verkürzter Kreislaufzeit, erhöhtem Schlagvol., vermind. peripheren Widerstand; klin.: systol. Austreibungsgeräusch, geringe Herzvergrößerung, evtl. Blutdruckerhöhung (auch fam. Disposition zur Hypertonie). – 2) (ROBERT J. G., Stomatologe, Minneapolis) a) **G.*-Goltz*(-Peterson*-Ravits*) Sy.:** (1960) dominant (?) erbl. Dysplasie (partielle Trisomie? Gynäkotropie) mit multiplen Rumpfhautepitheliomen (vgl. Nävobasaliomatose) u. Kieferzysten, Hypertelorismus, Rippenanomalien u. Ovarfibromen, evtl. Agenesie des Corpus callosum, Minderwuchs u. a. m. – b) **G.*-Chaudhry*-Moss* Sy.:** (1960) erbl.(?) kraniofaziale Dysplasie (mit Minderwuchs): vorspringender Hirnschädel, tiefliegende, Augen, fliehendes Kinn, Ektropium der Unterlippe; Hypertrichose, Hypodontie, Astigmatismus, Pupillarmembranen, Schalleitungsschwerhörigkeit, offener Ductus arteriosus, klaffende Vulva u. a. m.; Gynäkotropie (?).

– **c) G.*-Cohen* Sy.**: (1969) die »frontometaphysäre Dysplasie« mit ausgeprägter Hyperostosis supraorbitalis, »Kartoffelnase«, Ohrmuscheltiefstand, Zahnhypoplasie, Kielbrust, Hirsutismus, Kryptorchismus, Arachno- u. Kamptodaktylie, Schalleitungsschwerhörigkeit, pulmonaler Hypertonie, basilärer Impression, Metaphysenverformung der langen Röhrenknochen, Coxa valga. – **d) G.*-Vickers* Sy.**: (1966) ∤ MMN-Syndrom.

Gory*-Gaubert* Methode: Differenzierung im Blut lebender Keime in Traubenzuckerbouillon in einem sanduhrförm., an der Engstelle durch Glasperle verschlossenen, senkrecht stehenden Glaskolben. Wachstum der (fakultativ) anaeroben Keime in beiden, der anaeroben nur in der unt. Kolbenhälfte.

Gosselin* (LÉON ATHANASE G., 1815–1887, Chirurg, Paris) **Fraktur**: supramalleoläre Tibiaschaftfraktur mit V-förm. Bruchspalt bis ins ob. Sprunggelenk (auch: GERDY* Fraktur). – **G.* Zeichen**: 1) Zunahme der Tumorkonsistenz nach Kälteapplikation als Zeichen für Lipom (DD gegen kalten Abszeß). – 2) durch forcierte pass. Abduktion des Beins auslösbarer Schmerz als Hinweis auf Fraktur.

Gosset* (JEAN G., zeitgen. Chirurg, Paris) **Instrumente**: 1) selbsthaltender Bauchdeckenhalter (auch Rippenspreizer) mit 2 oder 3 an Vierkantachse verstellbaren Blättern; – 2) doppelt übersetzte Magenquetschklemme, 3blättrig (Längsriefung). – Von G.* ferner zus. mit MERLÉ D'AUBIGNÉ medulläre Hüftgelenkendoprothese angegeben. – **G.* Operation**: 1) bei VOLKMANN* Kontraktur Desinsertion aller am Epicondylus uln. entspringenden Beugemuskeln einschl. Flexor pollicis longus u. Abschieben von der Membrana interossea auf die Beugeseite. – 2) (1949) Daumenersatz durch Zeigefinger (»Zeigefinger-Pollizisation«). – 3) bei Varikozele Teilresektion der erweiterten Venen nach doppelter Ligierung u. Anheben des Hodens durch Verknüpfung der Gefäßstümpfe; Samenstrangverlagerung durch Schlitz im M.rectus abdominis. – 4) Hernioplastik mit Verschluß des Leistenkanals hinter dem Samenstrang durch Fascialata-Transplantat.

Gossypium, Baumwolle: überw. trop.-subtropisch weitverbreitete Gattg. [Malvaceae] der Baumwollpflanzen mit zahlreichen einjähr. oder staudenförm. perennierenden Arten, z. B. G. arboreum, barbadense, herbaceum, hirsutum, vitifolium etc.; Anbau zur Gewinnung der Baumwollfasern (gelbl. bis weiße Samenschalenhaare; technisch wichtigste pflanzl. Textilfaser; Anw. med. als »Watte [∤ G. depuratum etc.]), der Wurzelrinde (Cortex Gossypii radicis) als gyn. Hämostyptikum; das fette Samenöl (Oleum Gossypii, Cotton oil) für Seifen, Öle u. Speisefette. Schäden beim Umgang mit G. s. u. Byssinose, Baumwollspinnerkrebs. – **G. depuratum s. purificatum**: die weißen, entfetteten Samenhaare der Baumwollpflanze als »Baumwollwatte«; mit Eisenchlorid getränkt als **G. haemostypticum**, ferner als G. phenolatum u. G. salicylatum (für Verbände).

GOT: Glutamat-oxalazetat-transaminase (∤ Aspartat-amino-transferase).

Goth* Handgriff (LAJOS G., gest. 1910, österr. Gynäkologe): geburtsh. kräft. Umfassen des Uterus (in Höhe des BANDL* Kontraktionsringes) durch die Bauchdecken u. Vordrücken u. Reiben der dors. Fundusfläche mit der anderen Hand bei postpartaler aton. Blutung.

Gotsch* Test (KARL G., geb. 1905, Internist, Graz): Prüfung der – bei fokaler Streuung herabgesetzten – Kapillarresistenz anhand der Zahl der bei konst. Unterdruck auftretenden Petechien (modif. FRANCKE* Methode).

Gottinger* Linie: der ob. Rand des Arcus zygomaticus.

Gottron* (HEINRICH ADOLF G., 1890–1974, Dermatologe, Tübingen) **Amyloidose**: perikollagene Paramyloidablagerungen in Haut, Schleimhaut, Muskeln (insbes. Herz), Binde- u. Stützgewebe, manifestiert durch Hautblutungen, Papeln, Knötchen, Infiltrate u. sklerodermieart. Verhärtung ausgedehnter Hautbezirke. – **G.* Basalzellenkarzinom**: das »verwilderte« Basaliom (s. u. entdifferenziertes ∤ Basaliom). – **G.* Phänomen**: psoriatischer ∤ Ölfleck. – **G.* Syndrom**: 1) fam. ∤ Akrogerie. – 2) ∤ Erythrokeratodermia congenit. progressiva symmetrica. – s. a. Granulomatosis tuberculoides.

Gottsacker*(-Sauton*) Substrat (ERNST G., dt. Bakteriologe): Nährboden aus Eigelb u. S.* Salzlsg. ää mit Malachitgrün (Hemmung der Begleitflora) u. Benzopurpurin (Kontrastfarbe für Subkulturen) zur Kultivierung von Mycobact. tuberculosis. – Modif. als »Zweischichtenagar« zur Differenzierung der Tbk-Baktn.-Typen.

Gottschalk* (SIGMUND G., 1860–1914, Gynäkologe, Berlin) **Operation**: 1) bei Retroflexio uteri vaginale Verkürzung des M. rectouterinus. – 2) **G.*-Portes* Kaiserschnitt**: (1910) bei puerperalem Uterusinfekt Sectio caesarea abdomin. am temporär »exterritorialisierten« Uterus: mediane Laparotomie, Vorlagerung der uneröffneten Gebärmutter zwischen die Schenkel, Bauchdeckennaht, Uterusentleerung (Vorderwandinzision). Der verschlossene Uterus wird erst nach Abklingen der Infektion u. Involution (3–5 Wo.) rückverlagert, andernfalls abgetragen (1923 erstmals von PORTES ausgeführt) – vgl. PORRO* Op.

Gottstein* (JACOB G., 1832–1895, Otologe, Breslau) **Fasern**: die äuß. Hörzellen des CORTI* Organs mitsamt den sie innervierenden Fasern des Hörnervs. – **G.* Messer**: flach aufgebogenes Ringmesser zur Adenotomie. – **G.* Tamponade** der Nase mit lebertrangetränkter Watte zum Lösen von Borken (z. B. bei Ozäna).

Gottstein* (GEORG G., geb. 1868, Chirurg, Breslau) **Operation**: (1906) bei Kardiospasmus transthorakale oder abdomin. extramuköse Längsspaltung der Seromuskularis von Kardia u. abdom. Ösophagus mit Zwerchfellfixierung über der klaffenden Inzision. – Modifiziert 1913 von HELLER (zusätzl. Inzision der Hinterwand u. Ösophagusdilatation), 1949 von LORTAT=JAKOB: extramuköse Resektion eines etwa 1 cm breiten Serosamuskularisstreifens aus der Vorderwand (»bandförm. Kardiomyotomie«) als Rezidivprophylaxe. – **G.*(-Geissler*) Sonde**: Gummisonde mit subtermin. zwerchsackförm. Ballonmanschette zur endoösophagealen Bougierung bei Kardiospasmus u. zur Tamponade blutender Ösophagusvarizen.

Gougerot* (HENRI EUGÈNE G., 1881–1955, Dermatologe, Paris) **Syndrom**: 1) infektionsallerg. rezidivierende Vaskulitis mit harten kutanen Knötchen (»noduläre Allergide«), hämorrhag. Flecken u. erythematös-papulösen »Kokarden« (v. a. an unt. Extremität); evtl. komb. mit Fieber, Nieren- u. Gelenkerscheinungen. – **2) G.*-Blum* Syndrom**: (1925) ↑ Dermatitis lichenoides purpurica pigmentosa. – **3) G.*-Carteaud* Sy.** (Papillomatose), Pseudoacanthosis nigricans, MIESCHER* Erythrokeratodermie: (1932) im 2.–3. Ljz. kleinpapulöse (∅ ca. 5 mm), hellrote, später graubräunl., verruköse Effloreszenzen am Rumpf (Brustmitte, subskapulär), die flächenhaft oder netzförmig konfluieren; histol.: orthokeratot. Hyperkeratose, Atrophie u. Ödem der Körnerschicht mit dezenter Dyskeratose u. Papillomatose; sehr selten. – **G.*-Hailey*-Hailey* Sy.**: (1933) Pemphigus benignus fam. chronicus an Nacken, Axillen u. Kubitalfalten. – **G.*(-Mulock*-Houwer*)-Sjögren* Sy.**: ↑ SJÖGREN* Syndrom.

Gouin* Technik: bei stark juckenden chron. Dermatosen (z. B. Lichen ruber) paravertebrale Rö-Bestrahlung der zugehör. Grenzstrangsegmente.

Gould* (MILBREY GEORGE G., 1848–1922, Ophthalmologe, Philadelphia) **Augenkarte**: Sehprobentafel mit weißen Buchstaben auf schwarzem Grund. – **G.* Zeichen**: Senken des Kopfs beim Gehen zur Kompensation eines peripheren Gesichtsfeldausfalls.

Gould* Naht (SIR ALFRED PEARCE G., 1852–1922, Chirurg, London): U-förm., vertikale, evertierende seroseröse Matratzen-Knopfnaht am Magen-Darmtrakt.

Gouley* Dilatator (JOHN WILLIAM SEVERIN G., 1832–1920, Chirurg, New York): gebogene Metallbougie mit Längsauskehlung der Unterseite (Führungsrinne für die – in situ bleibende – filiforme Gleitsonde) zur Harnröhrenstrikturdehnung.

Gouley* Syndrom (B. F. G., Arzt, Philadelphia): Pulmonaliseinengung durch adhäsive Perikarditis mit konsekut. Erweiterung des re. Ventrikels. Klin.: systol. Pulsation, diastol. Einziehung u. rauhes Systolikum im 2. u. 3. ICR li, evtl. palpables Schwirren, betonter P_2; EKG: Rechtsherzbelastung oder -verspätung; Herzkatheter: erhöhte Drücke im re. Ventrikel, Drucksprung an der Stenose.

Gowers* (SIR WILLIAM RICHARD G., 1845–1915, Internist, Neurologe, London) **Bündel**: ↑ Tractus spinocerebellaris ant. – **G.* Reflex**: Kontraktion des M. triceps surae nach Schlag auf die Tibia (bei gebeugtem Knie u. dorsalflektiertem Fuß). – **G.* Syndrom**: **1)** paroxysmale ↑ vagovasale Anfälle, mit Mißempfindungen, Völlegefühl, Herzklopfen, Frösteln, Todesangst, psych Verlangsamung; keine Bewußtseinsstörung; häufiger bei ♀ ♀. – **2)** die sich nur während eines Bewegungsablaufs einstellenden ton. Krämpfe (»Spasmus mobilis«) bei Hemiplegia spastica infantilis. – **3)** ↑ KENNEDY* Syndrom. – **4)** Panatrophia cutis. – **G.* Zeichen**: **1)** am gestreckt Liegenden durch pass. Dorsalflexion von Fuß oder Großzehe ausgelöster Ischiasschmerz. – **2)** durch Lichteinfall ausgelöste ruckart. oder oszillierende Verengung oder gar Erweiterung der Pupillen bei Tabes dors. – **3)** für Dystrophia musculorum progress. (insbes. Typ DUCHENNE) u. Atrophia musculorum spin. pseudomyopathica (Typ KUGELBERG-WELANDER) charakterist. »Hochklettern« an den eigenen Beinen bei Aufrichten aus sitzender oder hockender Stellung.

Goyrand* (JEAN GASPARD BLAISE G., 1803–1866, franz. Chirurg) **Fraktur**: »umgekehrte COLLES* Fraktur« des Radius mit Dislozierung des dist. Fragments nach volar. – **G.* Hernie**: ↑ Hernia interstitialis (i. e. S. die zwischen Mm. obl. ext. u. int.). – **G.* Luxation**: (Sub-)Luxation des Radiusköpfchens durch das rupturierte Lig. anulare.

GOZ: **G**ebührenordnung für **Z**ahnärzte.

G-6-P-ase: ↑ **G**lukose-6-**p**hosphat**ase**.

GPC: **1) G**el-**P**ermeations-**C**hromatographie (↑ Gelfiltration). – **2)** ↑ **G**lyzero**p**hosphoryl**c**holin.

GPD: ↑ **G**lyzer(in)aldehyd-**p**hospat-**d**ehydrogenase.

G-6-PDH: ↑ **G**lukose-6-**p**hosphat-**d**ehydrogenase.

G_1-, G_2-Phase: *zytol* s. u. Interphase, Zellzyklus.

GPT: **G**lutamat-**p**yruvat-**t**ransaminase (↑ Alaninamino-transferase).

GR: ↑ **G**lutathion-**r**eduktase.

Graaf* (REGNIER DE GR., 1641–1673, Anatom, Leyden, Delft) **Follikel**, ↑ Folliculi ovarici vesiculosi *PNA*: die aus dem Sekundärfollikel hervorgegangenen reifen Eifollikel mit flüssigkeitsgefüllter Höhle, in die sich der Eihügel vorwölbt, umgeben von doppelschicht. Bindegewebshülle (Theca folliculi). – Manche Autoren unterscheiden den G.* Follikel (5–8 mm) vom sprungreifen (15–20 mm). – Wird nach der Ovulation zum Corpus luteum. – **G.* Kanälchen**: ↑ Ductuli efferentes testis.

Grabar*-Bonnefoi* Methode (P. GR., Paris): serol. Schnelldiagnostik einer Salmonellose anhand der Agglutination des Probandenserums durch die Baktn.-Suspension (3 Verdünnungen; Zentrifugieren). – **Gr.*-Williams* Technik**: ↑ Immunoelektrophorese.

Grabenfieber: ↑ Wolhynisches Fieber.

Graber=Durvernay* Methode: (1952) *chir* mehrere transspongiöse Bohrkanäle durch den Oberschenkelhals bis in den Hüftkopf (»Forage«) zur Palliativbehandlung der scheren Koxarthrose.

gracilis: (lat.) zart, dünn. – Auch Kurzform für ↑ M. gracilis.

Grad: **1)** *math* Maßeinh. des ebenen Winkels. – **2)** *physik* Maßeinh. der Temp. (s. u. CELSIUS, FAHRENHEIT, KELVIN, RÉAUMUR); darüber hinaus »Einheit« für zahlreiche Skalenunterteilungen, z. B. BAUMÉ*-Grade, Härtegrad. – **3)** *photograph* °DIN zur Kennz. der Empfindlichkeit photograph. Schichten (heute meist in ASA-Grad; 18 °DIN = 50 ASA).

Gradation: *radiol* Abstufung der Schwärzung einer photograph. Emulsion in Abhängigkeit von der Belichtung. – Graph. Darstg. (»Gradationskurve«) in Relation zum dekad. Logarithmus der Belichtung.

Gradenigo* Syndrom (GUISEPPE GR., 1859–1926, Otologe, Turin, Neapel): bei Otitis media purulenta infolge Ausbreitung in die Felsenbeinspitze (mit Leptomeningitis) eintretende homolat. Abduzensparese u. Trigeminusneuralgie (1. u. 2. Ast).

Gradient: Steigung bzw. Gefälle einer Kurve, Änderung einer Variablen pro Wegstrecke; z. B. der **G. einer Schwärzungskurve** (↑ Gradation), **elektr. G.** (↑ Potentialdifferenz), **elektrochem. G.** (als treibende Kraft für Ionenbewegungen). – Ferner die Druckgradienten der Atemgase zwischen Lungenalveole u. Blut: der **alveolokapilläre G.** (sogen. »Diffusions-G.«), der für O_2 ca. 60, für CO_2 ca. 6mm Hg beträgt, u. der **alveoloarterielle G.** (besser ermittelt an der »idealen Alveolarluft« n. GOURNAND), als AaD$_{O2}$) beim gesunden Jugendl. ca. 5, mit zunehmendem Alter bis 30 mm Hg; daraus errechnet der **alveolo-endkapilläre G.**, dessen Vorhandensein für O$_2$ auf Diffusionsstörung hinweist.

Gradiententechnik: *labor* 1) Fraktionierung biol. Materials (z. B. Zellbestandteile) in übereinandergeschichteten Lsgn. fallender oder steigender Konz. eines Salzes etc. – 2) Gradientenelution: (TISELIUS 1952) chromatograph. Stoffauftrennung durch wechselnde Zus. (Polarität, pH, Pufferkonz.) der mobilen Phase.

Gradierwerk: langgestreckte, meist überdachte Holzgerüste mit Reisigwänden (z. B. Schwarzdorn), über die die Sole herabrieselt u. sich anreichert (z. T. als »Dornstein«). Das salzhalt. Aerosol in der unmittelbaren Umgb. wird zu Inhalationszwecken genutzt.

Grading: (engl.) Einstufung (z. B. von Malignomen).

Graduierung: *techn* Einteilung nach »Graden«.

v. Graefe* deutsche Methode (CARL FERDINAND V. GR., 1787–1840, Chirurg u. Augenarzt, Berlin): (1818) Stiellappenplastik mit frisch exzidiertem Hautlappen (im Gegensatz zur Verw. granulierender Lappen, sog. ital. Methode n. TAGLIACOZZI, BRANCA u. a.). Erstmals ausgeführt 1818 als »deutsche Rhinoplastik« aus Oberarmhaut. – GR.* hat 1816 auch als erster eine Velumspalte ohne Entlastungsschnitt genäht.

v. Graefe* (ALBRECHT FRIEDRICH WILHELM ERNST V. GR., 1828–1870, Ophthalmologe, Berlin) **Fleck**: Punkt nahe dem For. supraorbit., von dem aus durch Druck ein Lidkrampf gelöst werden kann. – **v. Gr.* Gleichgewichtsprüfung**: Prüfung des Augenmuskelgleichgew. durch einseit. Vorhalten eines Prismas (Ausschaltung der Fusion). – **Gr.* Instrumente**: 1) einschneid. Starmesser für linearen Hornhautschnitt; Klinge lanzenförmig schmal oder breit. – 2) Diszisnadel zur Nachstardiszision. – 3) ovalärer Löffel für Star-Op. – 4) sichelförm. Irismesser. – 5) Skarifikateur für Tränensack; Klinge bauchig, vorn abgerundet. – 6) Einzinker-Irishäckchen (scharf oder stumpf). – 7) Schielhäkchen, geknöpft u. rechtwinklig abgebogen. – 8) Irisschere; Blätter kurz, stumpf, über die Fläche gebogen. – 9) Irispinzette; gerade oder abgewinkelt, 1 × 2 Zähne. – 10) Doppelinstrument; in Schraubhülse fixierte Diszisionsnadel bzw. Fremdkörperhohlmeißel. – 11) Zystitom; terminal abstehendes zahnförm. Messerchen zur Inzision der Linsenkapsel. – **v. Gr.* Operation**: 1) transkonjunktivale Tenotomie des betr. Muskels bei Strabismus. – 2) breite Iridektom. bei Glaukom. – 3) ettrakapsuläre Linsenextraktion nach Lappenschnitt der Hornhaut u. Iridektomie. – vgl. aber v. GRAEFE* deutsche Methode. – **v. Gr.* Reflex**: / Orbikularisphänomen. – **v. Gr.* Syndrom**: 1) obere Bulbärparalyse, Ophthalmoplegia ext. chronica progressiva internuclearis: (1868) bilat. Augenmuskellähmung infolge Degeneration der motor. Mittelhirnkerne (Neurosyphilis, chron. Polioenzephalitis, MS? Oder aber hereditär): Ptose (zunächst nur bei Ermüdung), zunehmende Parese der äuß. (erst sehr spät der inn.) Augenmuskeln, Einschränkung der Blickbewegung (HUTCHINSON-Fazies), evtl. einseit. Mydriasis u. reflektor. Pupillenstarre, okulärer Schiefhals. – 2) **v. Gr.*-Sjögren*(-Lindenov*-Halgren*) Sy.**: (1858 bzw. 1950) autosomal-rezessiv erbl. Fehlbildungskomplex mit Retinitis pigmentosa, Taubheit, Oligophrenie u. spinozerebell. Ataxie, evtl. Mikrozephalie, Minderwuchs, Klumpfuß, Genu valgum, Kyphose. – **v. Gr.* Versuch**: genaues Zeigenlassen auf ein monkulär fixiertes Objekt; bei Parese einer Augenmuskelgruppe wird in Richtung des Funktionsausfalls vorbeigezeigt. – **v. Gr.* Zeichen, Phänomen**: Zurückbleiben des Oberlids bei Blicksenkung als Sympt. der BASEDOW* Krankh.

Gräfenberg* Ring: (ERNST GR., geb. 1881, dtsch. Gynäkologe) (1928) erstes Intrauterinpessar aus Silberdraht (später Seide, Nylon).

Gräser|asthma: Bronchialasthma als Allergie gegen Gräserpollen. Meist Gruppensensibilisierung gegen botanisch verwandte Arten. – **G.pneumokoniose**: wahrsch. mit Dockerlunge ident. Pneumokoniose; 2–3 Tg. anhaltendes »Gräserfieber« (mit Dyspnoe, Schwindel, Auswurf), nach längerer Exposition Hilusvergrößerung, verstärkte perihiläre Netzzeichnung der Lunge.

Grätenfänger: halbelast. Sonde mit termin. Hartgummi- oder Metallolive (»Pfadfinder«) u. subterminalem aufspannbaren Haarschirm (»Bürste«) zur Extraktion von Gräten aus Schlund u. Speiseröhre.

Graf* (WALTHER GR., geb. 1885, Pulmologe, München, Leipzig) **Pneumolyse**: meist subtotaler extrapleuraler / Pneumothorax (zwischen Fascia endothoracica u. Pleura pariet.) durch stumpfe Pneumolyse (nach Teilresektion der 3. oder 4. Rippe) bis zum Mediastinum (ob. Hiluspol) bzw. zur 2. Rippe vorn; u. U. sofort. oder spätere Ölfüllung. – **Gr.* Spitzenplastik**: 1) ob. paravertebrale Thorkoplastik mit Entfernung der 1. u. 2. u. partiell der 3.–7. Rippe (subperiostal) sowie Verlagerung der Skapula in den Brustwanddefekt (Pelottenwirkung). – 2) vord. Teilplastik (Resektion der 1. u. 2. Rippe) mit extrapleuraler Apikolyse u. Paraffinplombe (Verhütung paradoxer Atmung). – 3) zweizeit. post.-ant. Pleurolyse: aszendierende paravertebrale Rippenteilresektion (5.–1.), Einschlagen eines med. Periost-Muskellappens; Abtragung der vord. Rippenstümpfe (4.–1.), Einschlagen eines gestielten Pektoralislappens (Fixierung am 2.–3. QF). – **Gr.* Thorakoskop**: Operationsthorakoskop (Einstichgerät) für Kaustik u. Elektrokoagulation; mit vorangehender Lichtquelle, Ablenkoptik (45°) u. ALBARRAN*Hebel (für Elektrode).

Graffi* Virus (ARNOLD GR., geb. 1910, Pathologe, Berlin): (1957) aus 5 versch. transplantablen Mäusegeschwülsten (Sa., Ca.) gezüchtetes RNS-Virus (70–150 nm), das bei Mäusen (ca. 66%) u. Ratten eine akute oder chron. myeloische Leukämie (»GRAFFI* Myelose«) erzeugt.

Graft (versus) host reaction: / Transplantat-Wirt-Reaktion.

Graham* Reaktion (GEORGE SELLERS GR., 1879–1942, Patholoige, Albany/N.Y.), G.*-KNOLL* Reaktion: Nachweis von Peroxidasen bzw. Peroxiden in Blutzellen durch Überschichten des formolfixierten frischen Ausstrichs mit H$_2$O$_2$-halt. alkohol. Benzidin-Lsg. u. Gegenfärbung in Anilinwasser-Thionin oder GIEMSA* Lsg.; Oxidasegranula (v. a. in myeloischen Granulo- u. Monozyten) braun.

Graham* Tumor (ALLEN GR., geb. 1886, Arzt, Melrose/Fla.): kleines, nicht abgekapseltes Adeno-Ca.

Graham*-Burford* Syndrom

mit fibrösem Stroma in hyperplast. Struma; Malignität gering.

Graham*-Burford*-Mayer* Syndrom (EVARTS AMBROSE GR., 1883–1957, Chirurg, St. Louis): (1948) / Mittellappensyndrom (der Lunge).

Graham Little*: s. u. LITTLE*.

Graham Steell*: s. u. STEELL*.

Grahe* Versuch (KARL GR., geb. 1890, Otologe, Frankfurt): 1) / Drehprüfung durch mehrmal. pass. Hin- u. Herdrehen des Kopfs, mit Nachweis des Nystagmus palpatorisch durch die geschlossenen Lider. – 2) modif. BARANY* Zeigeversuch mit gleichzeit. Prüfung bd. Arme.

Grain, gr: (engl. = Korn) 1) Gewichts- u. Maßeinheit in Großbritannien u. USA; 1 grain = 64, 798 919

Gram* Färbung (+ = positiv; – = negativ; ± = variabel; * = Ausnahmen)

Schizomycetes[1]			Achromobacter	–		Oscillospiraceae		
Pseudomonadales[2]	–		Flavobacterium	–		Arthromitaceae		
(*Rhodobacteriineae*)[3]			Agarbacterium	–		**Actinomycetales**		
Thiorhodaceae[4]			Beneckea	–		*Mycobacteriaceae*	+	
Athiorhodacea	–		*Enterobacteriaceae*			Mycobacterium	+	
Rhodopseudomonas[5]	–		Escherichia	–		Mycococcus	+	
Rhodospirillum	–		Aerobacter	–		*Actinomycetaceae*		
Chlorobacteriaceae			Klebsiella	–		Nocardia	+	
Chlorobium	–		Paracolobactrum	–		Actinomyces	+	
(*Pseudomonadineae*)			Alginobacter	–		*Streptomycetaceae*		
Nitrobacteraceae	–		Erwinia	–		Streptomyces	+	±
Nitrosomonas	+	*	Serratia	–		Micromonospora	+	
Nitrosococcus	+		Proteus	–		Thermoactinomyces		
Nitrobacter	–		Salmonella	–		*Actinoplanaceae*		
Methanomonadaceae	–		Shigella	–		Actinoplanes	+	
Hydrogenomonas	–		*Brucellaceae*			**Beggiatoales**		
Carboxydomonas	–	*	Pasteurella	–		*Beggiatoaceae*		
Thiobacteriaceae	–		Bordetella	–		*Vitreoscillaceae*		
Thiobacillus	–		Brucella	–		Vitreoscilla	–	
Pseudomonadaceae			Haemophilus	–		Bactoscilla	–	
Pseudomonas	–		Actinobacillus	–		Microscilla	–	
Xanthomonas	–		Calymnobacterium	–		*Leucotrichaceae*		
Acetobacter	–		Moraxella	–		*Achromatiaceae*		
Aeromonas	–		Noguchia	–		**Myxobacteriales**		
Photobacterium	–		*Bacteroidaceae*			*Cytophagaceae*		
Azotomonas	–		Bacteroides	–		Cytophaga	–	
Zymomonas	–		Fusobacterium	–	*	*Archangiaceae*		
Protaminobacter	–		Dialister	–		*Sorangiaceae*		
Alginomonas	–		Sphaerophorus	–		*Polyangiaceae*		
Mycoplana	–		Streptobacillus	–	*	*Myxococcaceae*		
Zoogloea	–		*Micrococcaceae*	+	±	Myxococcus	–	
Halobacterium	–		Micrococcus	+	± *	Chondrococcus	–	
Caulobacteraceae			Staphylococcus	+		Sporocytophaga	–	
Caulobacter	–		Gaffkya	+		**Spirochaetales**		
Gallionella	–		Sarcina	+	*	*Spirochaetaceae*		
Siderocapsaceae			Methanococcus	±		Spirochaeta	–	
Ferrobacillus	–		Peptococcus	+		*Treponemataceae*		
Spirillaceae			*Neisseriaceae*	–		Borrelia	–	
Vibrio	–		Neisseria	–		Treponema	–	
Desulfovibrio	–		Veillonella	–		Leptospira	–	
Methanobacterium	–		*Brevibacteriaceae*	+		**Mycoplasmatales**	–	
Cellvibrio	–		Brevibacterium	+	*	*Mycoplasmataceae*		
Cellfalcicula	–		Kurthia	+		Mycoplasma	–	
Microcyclus	–		*Lactobacillaceae*	+				
Spirillum	–		Diplococcus	+	*	**Microtatobiotes**		
Paraspirillum	–		Streptococcus	+	*	**Rickettsiales**		
Selenomonas	–		Pediococcus	+		*Rickettsiaceae*		
Chlamydobacteriales	–		Leuconostoc	+		Rickettsia da Rocha-Lima	–	
Chlamydobacteriaceae			Peptostreptococcus	+		Rickettsia Philip	–	
Sphaerotilus	–		Lactobacillus	+	*	Zinssera		
Leptothrix	–		Eubacterium	+	*	Dermacentroxenus		
Peloplocaceae			Catenabacterium	+		Coxiella		
Crenotrichaceae			Ramibacterium	+		Cowdria		
Hyphomicrobiales	–		Cillobacterium	+		Neorickettsia		
Hyphomicrobiaceae			*Propionibacteriaceae*	+		Wolbachia		
Hyphomicrobium	–		Propionibacterium	+		*Chlamydiaceae*		
Rhodomicrobium	–		Butyribacterium	+		Chlamydia		
Pasteuricaceae			Zymobacterium	+		Colesiota		
Pasteuria			*Corynebacteriaceae*			Ricolesia		
Blastocaulis	+	*	Corynebacterium	+	*	Colettsia		
Eubacteriales	–	*	Listeria	+		Miyagawanella		
Azotobacteraceae			Erysipelothrix	+	*	*Bartonellaceae*		
Azotobacter	–		Microbacterium	+		Bartonella	–	
Rhizobiaceae			Cellulomonas	±	± *	Grahamella	–	
Rhizobium	–		Arthrobacter	–	± *	Haemobartonella	–	
Agrobacterium			*Bacillaceae*	+		Eperythrozoon	–	
Chromobacterium			Bacillus	+	± *	*Anaplasmataceae*		
Achromobacteraceae			Clostridium	+	– *			
Alcaligenes	–		**Caryophanales**			**Virales**		
			Caryophanaceae					
			Lineola	–				

[1]) Klasse; [2]) Ordnung; [3]) Unterordnung; [4]) Familie; [5]) Gattung (z. T. auch Untergattung)

mg. – **2)** *radiol* ↑ Seed. – **3)** *derm* kleine parakeratot. Stachelzelle (mit stark basophilem, ovalem Kern) im Stratum corneum der Haut, mutlipel z. B. bei DARIER* u. BOWEN* Krkht., Pemphigus benignus familiaris chronicus.

Gram* (HANS CHRISTIAN JOACHIM GR., 1853–1938, Pharmakologe, Pathologe u. Internist, Kopenhagen) **Färbung: 1)** (1884) Baktn.färbung im luftgetrockneten hitzefixierten Ausstrichpräp. mit Karbol-Gentianaviolett- u. LUGOL* Lsg. (je 2 Min.) u. – nach Spülen in 96%ig. Alkohol – Gegenfärben mit Karbolfuchsin, grampos. Baktn. blau, gramneg. nur rot (alkohollösl. Farbstoffbindung; s. a. Tab.). – **2) Gr.*-Weigert* Färbung:** Baktn.färbung im Celloidinschnitt (nach Vorfärben der Zellkerne mit Lithiumkarmin) mit Anilin-Gentianaviolett u. Differenzierung mit Jodjodkali. – **Gr.* Syndrom:** »Adiposalgia arthriticohypertonica« vorw. bei älteren Frauen; mit schmerzhaften s.c. Fettanlagerungen an den Oberschenkeln, Gonarthralgien, Hypertonie, HAXTHAUSEN* Keratodermie.

Gram*-Substanz: (STACEY) der in grampos. – nicht aber in gram-neg. – Mikroorganismen darstellbare, bas. Anilinfarben (z. B. Gentianaviolett) fest bindende Mg-Ribonukleoproteid-Komplex in der Zelloberfläche. – Nach anderer Theorie ist die Membran dieser Keime nur für den Farbstoff durchlässig, nicht aber für den Farbstoff-Jod-Komplex (der bei gram-neg. wieder ausgewaschen wird).

Gramicidin *WHO:* (1940) die neutrale Komponente (A, B, C) des aus Bac. brevis gewonnenen Polypeptidantibiotikums Tyrothricin; wirksam (10–50 mal stärker als Tyrocidin) gegen grampos. Baktn. (einschl. Mykobaktn.); v. a. örtl. Anw. (z. T. mit Neomyzin kombin.) bei Haut- u. Schleimhautinfektionen. – **Gramicidin J, G. J₂:** (OTANI u. SAITO 1954) aus Bac. brevis isoliertes Antibiotikum; zykl. Heptapeptid; Wirkung ähnl. der des Gramicidin.

Graminomycin: Streptomyces-Antibiotikum mit Hemmwirkung auf Tumorzellen.

gramlabil: zwischen grampos. u. -neg. schwankend.

Gramm, g: Grundeinh. der Masse im CGS-System; 1 g = $^1/_{1000}$ ↑ Kilogramm.

Gramm|äquivalent, Äquivalent (Äq, äq, equ.), Val, val: massenbezogene elektrochem. CGS-Einh. für Ionen einer chem. homogenen Substanz, definiert als Atom- bzw. Mol.gew./Wertigkeit · g. Ersetzt durch die – mengenbezogene – SI-Einh. ↑ Mol. – **G.kalorie:** die sogen. kleine oder 15°-Kalorie (cal, cal₁₅, g cal), s. u. Kalorie. – **G.molekül, -mol:** die – obsolete – CGS-Einh. Mol (= Molekulargew. in Gramm).

gramnegativ, grampositiv: bei ↑ GRAM* Färbung (s. a. dort. Tab.) rot bzw. blau (»gramfest«).

Graniticin: (WAKSMAN 1957) Antibiotikum aus Streptomyces olivaceus (u. a. Aktinomyzeten); wirksam gegen grampos. Baktn. u. Trichomonas foetus.

Granatrinde: ↑ Cortex Granati (Punica granatum).

Grancher* (JACQUES JOSEPH GR., 1843–1907, Pädiater, Paris) **Krankheit:** »Pneumonia gelatinosa« (Splenopneumonie) als hypererg.-allerg. Reaktion (Kapillarhyperämie, Anfüllung der Alveolen mit hämorrhag.-fibrinösem Exsudat u. Wandepithelien) auf Tuberkuloprotein. Gute Rückbildungstendenz, aber auch Übergang in käs. Pneumonie. – **G.* Trias:** örtlich abgeschwächtes Inspirium, tympanit. Klopfschall u. verstärkter Stimmfremitus bei beginnender Lungen-Tbk. – **Gr.* Zeichen:** Klanggleichheit von Inspirium u. Exspirium bei exspirator. Bronchostenose.

Grand mal|(-Epilepsie): (franz. = großes Übel) generalisierte Epilepsie mit ton.-klon. Krämpfen (»großer Anfall«). – Auch als **Grand-mal-Status,** zwischen dessen Anfallserien der Pat. nicht das volle Bewußtsein erlangt; meist klin. Behandlung erforderlich.

Granegillin: Antibiotikum aus Aspergillus flavus oryzae; in vitro wirksam gegen Shigella, Salmonella u. Staphylococcus aureus, in vivo schwach gegen Salmonella typhosa u. Klebsiella pneumoniae.

Granger* Zeichen (AMADÉE GR., 1879–1939, Radiologe, New Orleans): *röntg* Sichtbarwerden der vord. Begrenzung des Sinus sigmoideus auf der Felsenbeinaufnahme des Kleinkindes (bis zu 2 J.) bei ausgedehnter Destruktion des Warzenfortsatzes.

Granit* (RAGNAR GR., geb. 1900, Ophthlamologe, Stockholm; 1967 Nobelpreis für Medizin) **Theorie:** Das Mehrfarbensehen wird durch 3 Arten von Zapfenzellen ermöglicht, die – mit sich überlappenden Rezeptionsbereichen – auf unterschiedl. Wellenlängen des sichtbaren Lichtspektrums ansprechen, so daß die efferente Impuls zur Sehrinde aus Strömen der versch. Zapfen gemischt ist. – **G.*-Harper* Gesetz:** Die krit. Fusionsfrequenz des Auges nimmt mit der Fläche des stimulierten Netzhautareals logarithmisch zu.

Granitstaublunge: Mischstaubsilikose (= Quarz + Feldspat + Glimmer) bei Steinmetzen, Pflastersteinschlägern u. Spellern.

Granstroem* Zeichen (KARL OTTO GR., geb. 1901, Ophthalmologe, Stockholm): extreme Schlängelung der Netzhautarterien bei Aortenisthmusstenose.

Grant* Methode (W. MORTON GR., Ophthalmologe, Boston): Bestg. des Abflußwiderstandes für das Kammerwasser anhand der – während 4 Min. mit Kurvenschreiber registrierten – intraokulären Drucksenkung bei Elektrotonometrie.

Granula: (lat. = Körnchen) **1)** *ophth* körnige Hypertrophie der Lymphfollikel in der ob. u. unt. Übergangsfalte der Bindehaut. – **2)** *mykol* ↑ Drusen im Fisteleiter eines Myzetoms. – **3)** *pharmaz* ↑ Semen. – **4)** *histol* im Zytoplasma körnig eingelagerte paraplasmat. Speicher- (Glykogen-, Lipid-, Protein-, Ferritin-, Pigmentgranula) oder Sekretstoffe. Unterschieden als **azurophile G.** (↑ Azurgranula), **chromatophile** oder **tigroide G.** (↑ NISSL* Schollen), **fuchsinophile G.** (wahrsch. Mitochondrien), **metachromat. G.** (*bakt* ↑ BABES*-ERNST* Körperchen); ferner die **basophilen G.** (mit bas. Farbstoffen anfärbbar, grob, H_2O-lösl.) der basophilen Granulozyten (elektronenmikroskopisch kugelig bis eiförm., von Membran umschlossen, mit lamellärer Struktur; enthalten wahrsch. Heparin) u. Mastzellen, der B-Zellen des HVL u. – als Ergastoplasma – zahlreicher anderer Zellen (mit starker Proteinsynthese, z. B. Nervenzellen, exkretor. Pankreaszellen); die azido- oder **eosinophilen G.** (mit sauren Farbstoffen anfärbbar, kugelig oder längl., grob) in Hypophysen- u. Epithelkörperchenzellen, v. a. aber in eosinophilen Granulozyten (0,5–1 μm; elektronenmikroskop. mit regelmäß., kristalloider Lamellenstruktur; wahrsch. Ausgangs-

Granula, neutrophile

material der CHARCOT*-LEYDEN* Kristalle), ferner als Alpha-Körnchen der A-Zellen der LANGERHANS* Inseln; die **neutrophilen G.** der neutrophilen Granulozyten (mit saurem u. bas. Farbstoff; ca. 0,2 μm, elektronenmikroskop. homogen, von feiner Membran umgeben), die wahrsch. Oxidasen u. Peroxidasen enthalten; **intramitochondriale G.** (»elektronendicht«, osmiophil, 30–50 nm) in der Mitochondrienmatrix v. a. von Nieren- u. Leberepithelien, ähnlich in Duodenalepithelzellen nach K- oder Na-reicher Nahrung, in Hautzellen unter Karzinogeneinwirkung; **perikanalikuläre G.** (ESSNER, NOVIKOFF 1961), »elektronendichte« Lysosomen in Leberepithelzellen nahe den Gallenkanälchen (» peribiliary dense bodies«), enzymatisch tätig u. wahrsch. am Transport des Bilirubins zu den Gallenkanälchen beteiligt.

Granulagiganten: *hämat* ∫ CHEDIAK*-HIGASHI* Anomalie.

Granularatrophie: granuläre ∫ Atrophie.

granularis, granulär: körnig.

Granular|konjunktivitis: ∫ Trachom. – **G.niere:** ∫ Schrumpfniere mit »gekörnter« Oberfläche. – **G.zelltumor:** ∫ Myoblastenmyom, Neuroblastom FEYRTER.

Granulat: *pharm* durch Granulieren grobkörnig geformtes arzneihalt. Pulvergemisch.

Granulatio(n): 1) makroskop. »Körnelung« eines ∫ Granulationsgewebes oder parenchymatösen Organs (»Granulierung«); i. w. S. auch das ∫ Granulationsgewebe (z. B. fungöse G. bei Gelenk-Tbk, überschießende G.: ∫ Caro luxurians). – 2) mikroskop. »Körnelung« einer Zelle oder Zellstruktur (Granula); auch als »tox. G.« (s. u. toxisch granulierter ∫ Granulozyt). – 3) *anat* zottenförm. Gebilde, z. B. **Granulationes arachnoidales** *PNA* (PACCHIONI* Granulationen, Arachnoidalzotten), die sich v. a. bds. des Sulcus sagitt. von der Arachnoidea encephali als gefäßlose Bindegewebszotten in Pachymeninx u. venöse Blutleiter erstrecken, z. T. auch gegen den Schädelknochen (∫ Foveolae granulares) u. in die Vv. diploicae vordringen (Resorption des Liquor cerebri aus dem Cavum subarachnoidale u. Abgabe ins Blut?).

Granulations|anomalie: *hämat* rezessiv-erbl. Mißbildung der Granulo-, z. T. auch der Lympho- u. Monozyten; z. B. ∫ ALDER*-REILLY* (»konstitutionelle G.a.«), CHEDIAK*-HIGASHI* Anomalie. – **G.geschwulst:** überschießende (tumorförm.) Bildung von unspezif. oder spezif. G.gewebe, s. a. Granuloma; im Zahnfleisch u. Alveolarfortsatz als Epulis, in Knochen, Gelenken u. Sehnenscheiden bei Hämosidereinlagerung als «brauner Tumor«.

Granulationsgewebe, Granulation: bei chron. Entzündung auftret. Gewebsneubildung mit resorptiver u. organisator. Funktion, ausgehend von Kapillarsprossen (an freien Oberflächen als feine, rötl., leicht blutende »Granula«), zu denen aus dem Blut bzw. perivaskulären Bindegewebe Leuko- u. Lymphozyten bzw. Fibroblasten u. Histiozyten (z. T. als Riesenzellen) hinzutreten. Zunächst weich, rötlich, zellreich, später hart, weißlich, faserreich (Narbengewebe). – Bei einigen (Infektions-)Krkhtn. mehr oder weniger »spezifisch« aufgebaut (∫ Granulom, Granulomatose, Gumma).

Granulationskallus: ∫ Schema »Frakturheilung«.

Granulationszellen: die in einem Granulationsgewebe vork. Fibroblasten, Histio- (evtl. als Riesenzellen), Leuko- u. Lymphozyten.

granulatus, granuliert: gekörnt, körnig; z. B. **granulierte Zylinder** bei chron. Glomerulonephritis (nur selten bei Pyelonephritis).

Granulo|blastose: ∫ Leukämie. – **G.corpuscula:** massenhaft gruppierte argentophile metachromat. »MIYAGAWA* Körperchen« (< 1 μm) in LK-Zellen bei Lymphogranuloma inguinale (als Erreger?); mit FAVRE*-GAMNA* Körperchen nicht ident.

Granulocytopenia: ∫ Granulozytopenie. – **G. paroxysmatica:** (NYFELDT) perakute Verlaufsform der Agranulozytose. Im Fall der Heilung evtl. überschießende leukämoide Reaktion.

Granulodiagnose (Benda*-Urquia*): Versuch einer DD der Lungen-Tbk aus dem weißen Blutbild unter Beachtung best. Granulationen der Leukozyten (die jedoch nicht pathognomonisch sind).

granuloerythrozytärer Index, G-E-Index: Quotient aus der Zahl aller Zellen der Granulopoese u. der der Erythroblasten im KM; normal 2–3.

Granulofilozyt: ∫ Retikulozyt.

Granulogigantismus: ∫ CHEDIAK*-HIGASHI* Anomalie.

Granulom(a): 1) ∫ Granulationsgeschwulst, i. e. S. das spezif. G. in Form von ∫ Tuberkel, ∫ Gumma etc. – 2) Kurzbez. für Granulomatose bzw. (*dent*) Granuloma apicale. – **G. anulare:** derbes, glattes, hirse- bis reiskorngroßes, weißl. G. (fibroblastenreich, epitheloidzellig) der Haut (v. a. an Händen) mit Neigung zu Gruppierung u. Ringbildung; Übergang in Erythema elevatum et diutinum. – **G. apicale,** Parodontitis apic.: »Wurzelspitzengranulom« des Zahnes (im Bereich des resorbierten Kieferknochens) als Folge einer von Pulpa unterhaltenen gangränös-nekrot. Entzündung. Mögl. Herdeffekt. Ther.: konservierend-medikamentöse, Extraktion oder Wurzelspitzenresektion. – **Brasilian. G.:** ∫ Parakokzidioidomykose. – **G. candidamyceticum:** einzeln u. gruppiert stehendes, schuppen- u. krustenbedecktes, z. T. hyperkeratot., stecknadelkopf- bis linsengroßes derbes »Hautkorn« (Falten! Auch an Schleimhäuten) als Folge einer tiefen Soor-Infektion; regionäre LK-Schwellung. – **G. coccidioides s. coccidioidomycoticum** Ophüls*: solitäre oder multiple, erbsgroße oder flächenhafte warzenart. Hautwucherung (Kopf, Gesicht, v. a. Nasolabialfalte) bei sek. Kokzidioidomykose. Oft jahrelang; atroph. Narbe. – **G. dentale:** ∫ Granuloma apicale. – **eosinophiles G.:** gutart. Retikuloendotheliose des späteren Kindesalters, mit intraossärer (v. a. Schädel), evtl. auch intradermaler G.-Bildung (z. B. perianal; auch multilokulär; bei Erwachsenen z. B. Lunge, Magen, LK u. a.) aus Retikulumzellen, eosinophilen Leuko u. Riesenzellen (Beziehungen zur HAND*-SCHÜLLER*-CHRISTIAN* Krankh.?). Auch »maligne« Form i. S. der Histozytosis X (∫ Abb. »Wirbeltumor«), häufig mit Generalisation (v. a. in die Lunge). – Völlig unabhängig (aber ungeklärter Ätiol.) das **G. eosinophil(ic)um faciei** (MARTINOTTI 1919) als chron., braun- bis blaurotes Infiltrat im Gesicht; mit Teleangiektasien u. erweiterten Follikeln (in der mittleren Kutis insbes. eosinophile Leuko, Lipopigment, Hämosiderin); Übergang in kollagenfaserige Fibrose. – Ferner das **periorifi-**

zielle eos. G. (NANTA; = G. eosinoph. pemphigoides WOEDERMAN) in Haut u. Schleimhäuten der Mundregion; mit Blasenbildung, Ulzeration, Vegetation. – **G. fungoides (Auspitz*):** / Mycosis fungoides. – **G. gangraenescens s. extensivum malignum (faciei):** / WEGENER* Granulomatose. – **histiozytäres G. mit Eosinophilie:** eosinophiles / G. – **G. inguinale (tropicum)** s. genitoinguinale s. pudendi tropicum s. venereum inguinale: / Donovanosis. – **lipophages G.:** 1) steatolyt. oder Lipogranulom: reichlich mit Lipophagen u. Riesenzellen durchsetztes G., z. B. bei akuter Pankreatitis, Adiponecrosis neonatorum. – 2) / PFEIFER*-WEBER*-CHRISTIAN* Syndrom. – 3) WHIPPLE* Krankheit. – **malignes G.:** 1) / Lymphogranulomatose (3). – 2) m. G. des Gesichts: / G. gangraenescens. – **G. paracoccidioides:** / Parakokzidioidomykose. – **G. pediculatum,** G. framboesiforme, infectiosum, septicum teleangiectaticum, (Pseudo-) Botryomykom: blau-rotes, feuchtes oder verkrustetes, gestielt-kugelförm. G. (zellreiche Kapillarkonvolute mit leukozytär-granulomatösen Infiltraten) der Haut u. Schleimhäute mit starker Blutungsneigung; luxurierender Gefäßprozeß infolge (banaler) Infektion. – **G. retroperitoneale:** / ORMOND* Syndrom. – **G. rheumaticum:** s. u. rheumatisch. – Weniger korrekt auch das / ASCHOFF* Knötchen. – **G. sarcomatodes:** Tumorstadium der / Mycosis fungoides. – **G. silicoticum (Shattock*):** kleine, rotbraune, elast. Knoten (Epitheloid-, Fremdkörper-, Riesenzellen) in Haut u. Unterhaut infolge Einsprengung von SiO_2, Magnesiumsilikat oder komplexen Polysilikaten (Asbest). – **G. teleangiectodes:** 1) G. t. Europaeum (BENNECKE): ulzerierendes entzündl. G. an Händen oder behaarter Haut (Tierhaar-, Fremdkörpergranulom? Sonderform des Granuloma pediculatum pyogenicum?). – 2) G. t. tropicum: / Verruga peruviana. – **G. trichophyticum:** Tinea granulomatosa nodularis. – **G. tropicum:** / Frambösie. – **ulzerös-sklerosierendes G.:** / Donovanosis. – **G. umbilicale neonati:** / Nabelgranulom.

Granulomatose, -tosis: mulitples, evtl. generalisiertes Auftreten geschwulstart. Granulome (verschiedenster Ätiol.), wobei – zumindes herdförmig – eine Tendenz zur Vernarbung u. Restitution besteht, z. B. Lymphogranulomatose, eosinophiles Granulom, Lipoidgranulomatose. Häufig 4 Stadien: retikulo-histiozytäre Proliferation, typ. Granulationsgewebe, Lipoidgranulom, Narbe; z. B. die **G. allergica** (CHURG*-STRAUSS* = / WEGENER* Syndrom), **benigne** oder **epitheloidzell. G.** (/ BESNIER*-BOECK*-SCHAUMANN* Krankh.), **histiozytäre G.** (/ ABT*-LETTERER*-SIWE* Syndrom), **G. idiopathica Wagner*** (= rezidivierende ödemgebundene G. nach HORNSTEIN; bekannteste Variante: MELKERSSON*-ROSENTHAL* Syndrom), **G. infantiseptica** (/ Neugeborenenlisteriose), **maligne G.** (1) / Lymphogranulomatose; – 2) / BERENDES* Syndrom), **G. siderotica** (/ GAMNA*-NANTA* Splenomegalie), sowie die **G. tuberculoides pseudosclerodermiformis symmetrica chronica Gottron*** (G. disciformis chronica et progressiva MIESCHER): blau- bis braunrote, plattenart. Hautinfiltrate (produktiv-endangiit. u. perivaskuläre Granulome aus lymphoiden, epitheloiden u. Plasmazellen, Fibroblasten u. Riesenzellen, die später fibrosieren) an den Unterschenkelstreckseiten, die narbig atrophieren, peripher aber fortschreiten; Ätiol. unbekannt. – Ferner die **progress. sept. G.** (= chron. fam. G.-Syndrom, kongenit. Dysphagozytose) des frühen Kindesalters (JANEWAY u. a. 1954): rezidivierende Dermatitiden u. regionäre Lymphadenitis (später evtl. generalisierte LK-Schwellung), pulmonale Infekte, Bronchopneumonien, Abszesse, sek. Bronchiektasie, Osteomyelitis, Gastroenteritis, sept. Fieberschübe; Hepato-Splenomegalie, Leukozytose (bis 20 000, aber fehlende Farbstoffreaktion n. BAEHNER-NATHAN), Li.verschiebung, tox. Granulation; multiple Granulome (z. B. Leber) mit zentraler Verkäsung; Prognose schlecht (Tod noch im Kindesalter); Androtropie (wahrsch. X-chromosomal-gebundene rezessiv-erbl. Funktionsstörung der neutrophilen Granulo- u. der Monozyten).

Granulomer: hämat kernart. Gebilde im Thrombozyten, komplex zusammengesetzt aus basophilen Granula, Mitochondrien, membranösen Bläschen des endoplasmat. Retikulums u. Ribosomen. – Ein angeb. **Granulomerendefekt** der Megakaryozyten-Plättchen ist als HEMMELER* Anomalie bekannt.

Granulo|penie: / Granulozytopenie. – **G.phthise:** / Agranulozytose. – **G.plasma:** / Endoplasma. – **G.po(i)ese:** / Granulozytopoese. – **G.retikulose, eosinophile:** eosinophiles / Granulom.

Granulosa (folliculi): Membrana granulosa, / Stratum granulosum ovarii.

Granulosa|zellen: polyedr., mit Mikrovilli ausgestattete Epithelzellen des mehrschicht. Stratum granulosum des GRAAF* Follikels, die den Cumulus oophorus bilden u. die Follikelhöhle auskleiden. – Die daraus hervorgehenden **G.luteinzellen** bilden zus. mit den Thekazellen den Gelbkörper. – **G.(zell)tumor,** Folliculoma: aus Vorstufen der Eifollikelzellen hervorgehender hormonal., solider oder zyst.-weicher Ovarialtumor (ein- oder beidseit.; in ca. 25% maligne = Carcinoma ovarii folliculoides et cylindromatosum MEYER, Folliculoma ovarii malignum). Vork. v. a. postklimakterisch (klin.: Hypertrophie der Uterusschleimhaut, Blutungen), aber auch im Kindesalter (Pubertas praecox).

Granulosis: »Körnchenkrankheit«, i. e. S. das / Trachom. Ferner die **G. rubra nasi** (Perisyringitis chronica, Dermatitis micropapulosa, JADASSOHN* Krkht.): rezessiv-erbl. Alteration der Schweißdrüsen an Nasenspitze u. -flügeln, mit Rosacea-art. Knötchen, diffusem Erythem, örtl. Hyperhidrosis; Vork. v. a. bei zarten Kindern (vegetat. Dysfunktion?); Prognose gut.

granulosus: (lat.) gekörnt, körnerreich, granuliert.

Granulotherapie: unspezif. Reizther. (verstärkte Leukozytose) durch i.v. Applikation feinstgranulierter Kohle.

Granulozyt: im Zytoplasma neutro-, eosino- oder basophile Granula enthaltender Leukozyt der myeloischen Reihe (s. a. Granulozytopoese), mit der Fähigkeit zu Migration, Taxis u. Phagozytose. Kern in der Regel gelappt (»segment-« oder »polymorphkernig«). Normal im peripheren Blut 3000–7000/mm^3 (= 55 bis 75% der Leukos). – **basophiler G.** (ca. 10 μm) mit rel. schwach segmentiertem u. färbbarem Kern u. groben Granula, die Histamin u. Heparin (?) enthalten; Anteil im Kapillarblut 0,5–1%; Funktion ungeklärt (antiallerg. wirksam?); s. a. Mastzelle, Degranlationstest. – **eosinophiler G.** (ca. 12–14 μm; in Blut u. Bindegewebe) mit meist bisegmentiertem Kern u.

Granulozyt, neutrophiler

reichlich Granula, die Enzyme (Oxidasen, Proteasen) u. Histamin enthalten; im Kapillarblut 2–4%; für Unschädlichmachung körperfremden Eiweißes (?). – **neutrophiler G.** (ca. 9–12 µm; bei Entzündung auch im Bindegewebe) mit stark segmentiertem Kern (s. a. BARR* Körperchen) u. Granula, die gegenüber sauren u. bas. Farbstoffen neutral sind u. Enzyme (Hydrolasen) enthalten; ca. 70%; Lebensdauer ~ 30 Std.; Funktion: u. a. Phagozytose (»Mikrophage«). – Als dessen Sonderform der **toxisch granulierte G.** mit groben basophilen Granula oder Schollen, häufig auch Plasmavakuolisierung u. Verminderung der peroxidaseposit. Granula; v. a. bei schwerem bakeriellen Infekt, Stoffwechselstörung (Diabetes, Eklampsie), Agranulozytose in der Remission. – Weitere Reifungsstörungen (z. B. bei infektiös-tox. u. Tumorprozessen, insbes. Hämoblastosen): Dissoziationen der Kern-Zytoplasmareifung, abnorme Segmentierung, Absprengungen u. Riesenformen des Kerns, Vakuolisierung, DOEHLE* Körperchen etc.

Granulozyten|konzentrat: s. u. Leukozytenkonserve. – **G. leukämie:** chron. myeloische ∫ Leukämie.

Granulo(zyto)penie: Verminderung der Granulozyten im peripheren Blut, bei Kindern auf < 3000, bei Erwachsenen < 2200/mm^3; unterschieden als Baso-, Eosino- u. Neutropenie. – Als chron. Formen z. B. die **fam. essentielle G.** (∫ VAHLQVIST*-GASSER* Syndrom), **hypoplast. G.** (idiopath., oft im Kindesalter beginnend; häuf. Infekte, keine Besserung durch Splenektomie), **prim. splenopath. G.** (ohne erkennbare Urs. Splenomegalie u. Neutropenie, häufig Fieber u. Milzschmerzen; nach Splenektomie Besserung); ferner die **tox. G.** (KM-Depression z. B. durch Benzol, Antikonvulsiva, Chloramphenicol, Sulfonamide, Zytostatika, Strahleninsult, chron. Infekt) sowie die **transitor. G.** (»Morbus leucolyticus«) der Neugeborenen als nur einige Wo. anhaltende leichte Neutropenie (wahrsch. Wirkung mütterlicher, gegen die väterl. Leuko-AG gebildeter Iso-AK) – s. a. Granulocytopenia, granulozytopenische ∫ Krise.

Granulo|(zyto)po(i)ese: Bildung der G.zyten durch mitot. Zellteilung u. -reifung aus unreifen Vorstufen im KM, beim Feten u. unter path. Umständen auch in Leber u. Milz. Als Stammzellen (∫ Blutstammzellen) gelten Myeloblast u. Progranulozyt, es folgen Myelo- u. Metamyelozyt, stab- u. segmentkern. Granulozyt. Entstehungszeit ca. 5,5–6,6 Tage. – **G.zytose, -zytämie:** erhöhte Granulozytenzahl im peripheren Blut ohne nennenswerte Vermehrung der Lympho- u. Monozyten; unterschieden als Baso-, Eosino- u. Neutrophilie; s. a. Leukozytose.

Granulum: (lat.) Körnchen; s. a. Granula.

Graphästhesie: Fähigkeit, auf die Haut »geschriebene« Ziffern u. Buchstaben ohne opt. Kontrolle zu erkennen. Herabsetzung der G. Frühzeichen einer Sensibilitätsstörung.

Graphitlunge: gutart. Mischstaubsilikose durch Einatmen von Graphit- u. Quarz- oder Silikatstaub; langsam progredient, in späten Stadien große Rundschatten (zystenart. Gebilde mit pechschwarzer, steriler Flüssigkeit).

Grapho|element: im EEG die »Welle« (mit ansteigender u. abfallender Phase) als flücht. Schwankung der Potentialdifferenz, aus deren mono- oder polymorpher Vielzahl sich die Muster der bioelektr. Hirntätigkeit zusammensetzen. – **G.manie,** Schreibwut: in Erregungszuständen (insbes. Manie) vork. Hang, alle sich einstellenden Gedanken u. Einfälle schriftlich festzuhalten. – **G.pathologie:** Lehre von den krankhaften Veränderungen der Handschrift, z. B. bei extrapyramidalen u. Koordinationsstörungen. – **G.(r)rhö:** »Kritzelsucht« als krankhafte Neigung, eine Unzahl von Briefen, literar. Werken, Memoiren etc. zu schreiben; gelegentl. bei mäßig erregten Geisteskranken. – **G.spasmus:** ∫ Schreibkrampf.

Graser* (ERNST GR., 1860–1929, Chirurg, Erlangen) **Divertikel:** (1899) multiple falsche Dickdarmdivertikel (bis haselnußgroß, Eingang röhrenförmig eng), v. a. im Sigma (Mesenterialansatz, Tänengrenzen, Appendices epiploicae). Komplikation: Divertikulitis. – **Gr. * Methode:** 1) Blindverschluß eines Magen- oder Darmquerschnitts unter Verw. einer **Gr.* Klemme** (sperrbare, leicht aufgebogene Quetschklemme mit Langlochfenster = »Nahtrinne«). Nach Verschorfung der die Klemme überragenden Schnittfläche fortlaufende Matratzennaht; Stumpfeinstülpung mit abschließ. LEMBERT* Knopfnaht. – 2) Bruchpfortenverschluß mit der unterhalb davon parallel gespaltenen Fascia pectinea.

Grashey* Aphasie (HUBER GR., 1839–1914, Psychiater, Würzburg, München): A., bei der vorgesprochene Buchstaben nachgesprochen, nicht aber zum Wort zusammengefügt werden können.

Grasping and groping: (ADIE, CRITCHLEY) »Zwangs- u. Nachgreifen« nach jedem nahegebrachten u. dann allmählich entrückten Gegenstand; beim Säugling physiol. Reflex, sonst Enthemmungsphänomen.

Grasseriomycin: Antibiotikum aus Streptomyces lavandulae; hemmt (ähnl. wie Streptothrizin) Mycobact. tuberculosis, Staph. aureus, Bac. subtilis u. einzelne Viren.

Grasset* (JOSEPH GR., 1849–1918, Internist, Pathologe, Montpellier) **Krankheit:** ∫ CHARCOT* Ödem. – **Gr.*-Gaussel* Zeichen:** 1) ∫ BYCHOWSKI* Zeichen. – 2) HOOVER* Z.: Phänomen der »komplementären Opposition« bei Pyramidenbahnläsion; beim Versuch, das spast. gelähmte Bein aus Rückenlage gestreckt zu heben, erfolgt Dorsalflektion des gesunden Beins.

Graßmann* Einheit: Meßgröße für Trypsin (Kaseinabbau 30 Min. bei 30°; Titration der Säurezunahme mit 0,2 nKOH); 1 Gr.* Einheit ≙ 1,05 ml.

Gratama* Röhren: *ophth* zur Simulationsprobe verw. »Pseudoskop«, das unbemerkt die Gesichtseindrücke beider Augen vertauscht.

Gratiolet* Sehstrahlung (LOUIS PIERRE GR., 1815–1865, Anatom, Paris): ∫ Radiatio optica.

Grau: *anat* ∫ Substantia grisea.

graue Atrophie (der Papille): *ophth* graue Verfärbung der Papilla nervi optici, entweder infolge sek. Entmyelinisierung bei Regeneration der Sehfasern oder durch embryonale, nichtmyelinhalt. Fasern (»**graue Pseudoatrophie**«); evtl. nur einfache Kontrastentwicklung.

graue Degeneration: *neur* ∫ Degeneratio grisea. – **g. Salbe:** ∫ Quecksilbersalbe. – **g. Substanz:** ∫ Substantia grisea.

grauer Star: *ophth* ∫ Cataracta, Katarakt.

Grauhaarigkeit: ∫ Canities.

Grauhan* Syndrom (MAX GR., 1886–1945, Chirurg, Senftenberg): seltene erbl. Mißbildungskombination mit Cheilognathopalatoschisis, Dysphalangie (insbes. Hexadaktylie) sowie Nieren-, Blasen- u. Genitalmißbildungen (insbes. Spaltbildung).

Graumann* (WALTHER GR., geb. 1915, Histologe, Tübingen) **Methode**: *histochem* modifiz. HALE* PAS-Reaktion (mit angesäuerter Kaliumferrozyanid-Lsg.) zur Darstg. saurer Mukopolysaccharide. – **Gr.* Reagens**: modif. SCHIFF* Reagens mit akridinfreiem Pararosanilin (= Tris-[p-aminophenyl]-methylium-hydroxid).

Grau-Syndrom: *päd* ↑ Grey-Syndrom.

Grauwerden: 1) ↑ Canities. – 2) ↑ Grey-out.

Graves* (ROBERT JAMES GR., 1796–1853, Internist, Dublin) **Krankheit**: ↑ BASEDOW* Krankheit. – **Gr.* Zeichen**: Ansteigen des systol. Blutdrucks bei beginnender Perikarditis.

gravid: schwanger, trächtig. – **Gravida**: (lat.) die Schwangere; s. a. Primi-, Sekundigravida etc.

Gravidität, Graviditas: Zustand der Frau bzw. Zeitraum zwischen Empfängnis u. Entbindung (↑ Schwangerschaft); i. w. S. die Fruchtentwicklung in der Mutter, darunter als dystope Formen die **G. cervicalis** (im Halsteil der Gebärmutter; v. a. bei Multipara mit vorangegangenen intrauterinen Eingriffen; Portio hyperämisch, im 2. bis 3. Mon. häufig schmerzlose Blutungen, meist Abort mit Resorption der Plazenta; sonst Hysterektomie!), **G. cornualis** (im Nebenhorn eines asymmetr. Uterus bicornis, meist nach äuß. Überwanderung; im allg. Uterusruptur u. prim. Fruchttod, nur extrem selten Fruchtausreifung), **G. extrachorialis** (außerh. der Fruchtblase nach entzündl. Arrosion von Amnion u. Chorion oder deren Zertreten durch das Kind im 3. u. 4. Mon., so daß die Frucht nach Retraktion der Eihüllen der Decidua parietalis direkt anliegt; fortlaufender Fruchtwasserabgang, schmerzhafte Kindsbewegungen, Abort oder Frühgeburt, Druckschäden u. Deformierung des Kindes; Diagnose: kleiner, geschrumpfter Eihautsack), **G. extraamnialis** (Chorion als einz. Fruchthülle nach frühzeit. Ruptur des Amnions, das nur noch als Manschette um die Nabelschnurinsertion zu finden ist; meist Frühgeburt im 6. bis 8. Mon, davor kein Fruchtwasserabgang; Gefahr der Gliedmaßabschnürung durch amniot. Stränge; sowie als **extrauterine G.** (»ektop. Schwangerschaft«, mit Nidation des befruchteten Eies außerhalb des Uterus; führt i. allg. zum Abort) die **G. abdominalis s. peritonealis** (↑ Bauchhöhlenschwangerschaft), die **G. ovarica** (↑ Ovarialgravidität) u. die **G. tubarica** (= Tubenschwangerschaft), unterschieden als **G. infundibularis** (im Ostium abdominale u. im Fimbrienteil der Tube; meist Frühuntergang des Eies [2. Mon.] durch inn. Fruchtkapselaufbruch, evtl. mit starker Blutung, s. a. Tubarabort, Tubenruptur), **G. ampullaris** (im lat. Eileiterabschnitt; häufig Eintwicklungsmöglichkeit, je nachdem, ob Nidation auf der Höhe einer Schleimhautfalte oder im Faltengrund [= kolumnare bzw. interkolumnare G.]; meist tubärer Abort), **G. interstitialis** (im die Uteruswand durchziehenden Tubenteil, als Typ 1 in Fundusmuskulatur, Typ 2 in Uterusseitenwand, Typ 3 im isthm. Tubenteil [häufigste Form]; breitbas. Verbindung des Fruchtsackes mit dem Uterus, Schrägstellung des Uterus (↑ RUGE* Zeichen), u. U. stark lat. Verlauf von Lig. rotundum u. Tube; meist Ruptur im 2. bis 3. Mon. mit sehr starker bis tödl. inn. Blutung; Exzision der Implantationsstelle, meist aber Uterusexstirpation erforderl.); ferner Mischformen wie **G. tuboabdominalis** u. **G. tuboovarialis** (bei präformierter Ovarialtube?) u. **paratubare G.**

Graviditäts...: s. a. Schwangerschafts....

Graviditäts|asthma: Bronchialasthma, das während der Schwangerschaft erstmalig oder wieder auftritt oder sich verschlechtert (aber auch bessert), evtl. nach der Entbindung anhaltend. Lebensbedrohlich; bei Therapieresistenz Schwangerschaftsabbruch angezeigt. – **G.glukosurie**: G. (bei normalen oder subnormalen Blutzuckerwerten) aufgrund eines während der Schwangerschaft erniedrigten – u. danach sich wieder normalisierenden – Nierenschwellenwertes für Glukose.

Graviditäts|ikterus: in der 2. Schwangerschaftshälfte mit Pruritus, Hyperbilirubinämie u. erhöhten alkal. Phosphatasewerten einhergehender I. vom cholestat. Typ, der nach der Entbindung wieder abklingt, jedoch bei erneuter Gravidität wieder auftreten kann (Überempfindlichkeitsreaktion auf die vermehrt gebildeten Steroide?). – **G.myelitis**: akuter Schub einer Encephalomyelitis disseminata während der Schwangerschaft; selten als funikuläre Spinalerkrankung. – **G.neuritis**: durch mechan., tox., infektiöse Alteration, durch Resorptionsstörungen, Avitaminosen etc. bedingte Parästhesien im Bereich einzelner Nerven; aber auch schwere ↑ Polyneuritis mit akuter aufsteigender Lähmung (u. 20% Mortalität!). – **G.toxikose**: ↑ Gestose.

Gravirezeptoren: Rezeptoren, die durch Schwerkrafteinflüsse, Beschleunigungskräfte spezifisch erregt werden: Statolithenapparat (Vestibularorgan), Drucksinnesorgane der Haut, Muskelspindeln. Dienen der Erhaltung des Gleichgew. (Orientierung über Lage im Schwerefeld) u. vermitteln Wahrnehmung linearer Beschleunigungen (physiol. Schwellenwert: 1 cm/sec^2 · 1/1000 g).

gravis: (lat.) schwer, heftig. – **Gravis-Typ**: *bakt* s. u. Corynebact. diphtheriae.

Gravitation: (KEPLER, NEWTON) Anziehung zweier Körper auf Grund ihrer schweren Masse. Nach der Relativitätstheorie unterliegt jede Form von Energie (z. B. auch elektromagnet. Strahlung) der G.; die **Gravitations|kräfte** sind sehr klein. Gemäß **G.gesetz** (NEWTON 1687) wirkt zwischen m_1 u. m_2 eine Anziehungskraft F, die dem Produkt der Massen direkt u. dem Quadrat ihrer Entfernung r umgekehrt proportional ist:

$$F = \gamma \cdot \frac{m_1 \cdot m_2}{r^2}$$

(γ = G.konstante = 6,67 · 10^{-17} m^3 kg^{-1} sec^{-2}). – **G.theorie**: *geburtsh* Das überwieg. Vork. kindlicher Kopflagen ist ein Effekt der Schwerkraft (rel. größeres Gew. des Kopfendes).

Gravogramm: (PICHLER 1963) Diagramm zur exakten Darstg. des im Rahmen einer Vestibularisprüfung applizierten physik. Beschleunigungsreizes. Als Bezugsgröße das Milligal (= Beschleunigung von $^{1}/_{100}$ mm/sec^2).

Grawitz* (PAUL GR., 1850–1932, Pathologe, Greifswald) **Kachexie**: perniziosaähnl. Krankheitsbild

Grawitz* Kanüle

(ohne path. Ery-Untergang) bei alten Menschen; – vgl. granulär-basophile / Degeneration. – **Gr.* Kanüle**: weitlum. Kanüle für den Aderlaß. – **Gr. Theorie**: s. u. Schlummerzelle. – **Gr.* Tumor**: / Hypernephrom.

gray: (amerikan. = grau) / grey.

Gray: *radiol* SI-Einh. der Energiedosis; 1 Gy = die Dosis, die bei Übertragung von 1 J auf homogene Materie der Masse 1 kg durch ionisierende Strahlung einer räumlich konst. Energiefluenz entsteht.

Gray* Formel (JOHN STEPHENS GR., Physiologe, Chicago): rechner. Bestg. der normalen rel. alveolären Ventilation (VR; bezogen auf Ruhewert bei Einatmung von Luft) bei Veränderung des alveolären O_2- u. CO_2-Drucks (P_{O_2} bzw. P_{CO_2}; in Torr) bzw. der arteriellen H-Konz. (= H^+ : in Mol/l): VR = 0,262 P_{CO_2} + (0,22 · 10^9) H^+ + 0,467 · $(100 - P_{O_2})^{4,9}$.

Gray* Färbung: *bakt* Geißelfärbung mit bas. Fuchsinlösung (alkohol., konz.) oder Äthylaminsilber (Modif. n. DAVID); nach 10 Min. Beizen mit wäßr. Lsg. von Alaun, Sublimat u. 10%igem Tannin. – **Gr.* Kältekultur**: Selbstanreicherung von Listerellen in einem bei +4° konservierten Untersuchungsmaterial; anschließ. Überimpfung auf übl. Nährboden.

Gray* Zeichen (SIR HENRY MCILREE WILLIAMSON GR., 1870–1938, engl. Chirurg): ca. 4 cm li.-unterh. des Nabels auslösbarer Druckschmerz bei Appendizitis.

Gray*-Sterling* Methode: (1950) ^{51}Cr-Markierung der Erythrozyten zur Bestg. des Ery-Vol.

Graydon*-Faktor: / Antigen Gr.

Grazilis: / Musculus gracilis. – **G.plastik**: plast. Op. unter Verw. des M. gracilis, z. B. Verschluß großer Mastdarm-Blasen-Scheidenfisteln (INGELMAN-SUNDBERG), v. a. aber zur Beseitigung einer Harn- oder Stuhlinkontinenz (Muskel unter Erhaltung des N. obturatorius am Schambeinast gestielt; Ernährung aus der A. prof. femoris obligat), u. zwar z. B. Blasenhalsanhebung u. -einengung (retropub. Grazilistamponade) bei Epispadiekorrektur bzw. ♀ Streßinkontinenz; ferner – bei ♂ - präsymphysäre s.c. Umschlingung der Peniswurzel (muskuläre Neurotisation, z. B. nach PICKRELL, PLAYER-CALLANDER); am After Durchzug des Transplantats durch zirkulären perianalen Tunnel u. Fixierung am kontralat. Sitzbeinhöker. – **G.syndrom**: / PIERSON* Syndrom (»vord. pelviarthrot. Syndrom«).

GRD: / β-Glukuronidase.

Grebe* Syndrom: (1952) autosomal-rezessiv erbl. »Typ II der Achondrogenesis«, mit hochgrad. disproportionierten Zwergwuchs (meist < 1 m, Beine bes. kurz), Makrokranie, Finger- u. Zehenhypo- bis -aplasie, evtl. Polydaktylie; Intelligenz normal.

Greef* (CARL RICHARD GR., 1862–1938, Ophthalmologe, Berlin) **Bläschen**: mit eiweißreicher Flüssigkeit gefüllte Zyste unter dem Epithel des Ziliarkörpers nach Punktion der vord. Augenkammer. – **Gr.*-Prowazek* Körperchen**: / HALBERSTÄDTER*-PROWAZEK* Körperchen.

Green*(-Meyerhof*) Enzym: / Glyzerinphosphatdehydrogenase.

Green=Armytage* Operation (VIVIAN BARTLEY GR.=A., 1882–1961, Gynäkologe, Kalkutta, London) (1957) Implantation eines durchgäng. Tubenabschnitts in den Uterus bei einschläg. Sterilität; temporäre Schienung (Herausleitung des terminal verschorften Schienungsrohrs aus der Vagina). – Von GR.=A.* auch sperrbare Uterus-Klemmzange für temporäre Blutstillung (unt. Uterinsegment) bei der Schnittentbindung angegeben.

Greenfield* Syndrom (JOSEPH GODWIN GR., 1884–1958, Neuropathologe, London), spätinfantile metachromat. Leukodystrophie, Leukoenzephalitis SCHOLZ*-GR.*: erbl.(?), durch enzymat. Lipoidstoffwechselstörung bedingte progress. Hirnsklerose (Entmarkung u. Untergang der Oligodendroglia; Beginn im 2.–3. Lj. mit Schlaf- u. Verhaltensstörungen, später Sprachverlust, Amaurose, spast. Paresen; nach 1–2 J.; Tod infolge Enthirnungsstarre; Diagnose: metachromat. Granula im Harn.

Greenhow* Krankheit (EDWARD HEADLAM GR., 1814–1888, Arzt, London): / Vagantenhaut.

Gregg* Syndrom (SIR NORMAN MCALLISTER GR., 1892–1966, Ophthalmologe, Sidney): / Rötelnembryopathie.

Grégoire* Operation: 1) (1955) bei nicht resezierbarer blasennaher Ureterstriktur oder Ostiumstenose lat. Harnleiter-Blasenanastomosierung nach Längsinzision des dilatierten Ureters; Fixierung der Blase an Beckenhinterwand. – 2) (1956) bei ♂ Harninkontinenz Suspension von Blasenhals u. Harnröhre mit Faszienzügel aus dem Rectus abdominis. – 3) (1957) Erweiterungsplastik (sog. Y-V-Plastik) einer kindl. Blasenhalsstenose durch Y-Schnitt (senkrechter Schenkel über der Stenose, Doppelschenkel über der Blase) u. Einnähen des dreieck. Blasenwandzipfels in den dist. Schnittwinkel. – 4) (1958) bei Doppelniere (meist wegen Harnleiterektopie) Heminephrektomie mit terminoterm. Anastomosierung des prox. Ureterstumpfes der gesunden Nierenhälfte mit dem dist. Ureterstumpf des resezierten Nierenabschnitts. – 5) / DUVAL*-GR.* Operation.

Gregory* Zeichen: ROVSING* Zeichen (s. u. Appendizitiszeichen).

Greifarm: 1) *orthop* akt. Ober- oder Unterarmprothese mit 3 Kraftzügen für Handmechanismus (Greifklaue), Unterarm u. Ellenbogengelenk (stufenlose Sperrung); z. B. n. SAUERBRUCH, KRUKENBERG, HÄFNER. – 2) klin. Bez. für / KRUKENBERG* Arm.

Greifenklaue: *neurol* / Klauenhand.

Greifensteiner* Osteosynthese (HANS GR., Chirurg, Neuß): (1947) Druckosteosynthese mit Doppeldrahtspannbügel.

Greiffenhagen* Operation (WILHELM GR., 1862–1916, Chirurg, Reval): bei Wandermilz Splenopexie in parietaler Bauchfelltasche.

Greif|fuß: abnorm großer Abstand zwischen 1. u. 2. Zehe, oft zus. mit Oligodaktylie. – **G.klaue**: *orthop* Arbeitshook. – **G.reflexe**: Oberbegr. für oralen / Einstellmechanismus, / Grasping and groping, Nachgreifen (/ Magnetreaktion), / Zwangsgreifen. – I. e. S. der »automat. Handschluß« (KLEIST) bei Berührung der Handinnenfläche, im Säuglingsalter noch physiol. (»ton. Handgreifreflex«), später Enthemmungsphänomen bei Stirnhirnprozeß.

Greifswalder Blau: Lösungsgemisch aus Brillantgrün, HOFMANNS Violett, Malachitgrün, Methylviolett (je 1‰), Safranin, Magdalarot u. Toluidinblau (je 2‰); zur Ther. von Augeninfektionen.

Greig* Syndrom (DAVID MIDDLETON GR., 1864–1936, Arzt, Edingburgh), fam. Hypertelorismus: (1924) degen. Konstitutionsanomalie mit Hypertelorismus, Brachy-, Mikro- oder Stenozephalie, Minderwuchs, Kryptorchismus, Klumpfuß etc., evtl. Oligophrenie. Meist dominanter Erbgang; Beziehung zur Dysostosis craniofacial.?

Greig* Test (EDWARD DAVID GR., 1874–1950, Bakteriologe): Identifizierung von Vibrio comma anhand der fehlenden Hämolyse bei Inkubation einer Mischung aus Bouillonkultur u. Schaf- oder Ziegenerythrozyten.

Greig* Typ: 1) Hypertelorismus i. S. des GREIG* Syndroms. – 2) s. u. Hyperostosis cranialis int.

Greisen* Test: audiometr. Prüfung der Ermüdbarkeit des Gehörs im Frequenzgebiet um 4000 Hz.

Greisen...: s. a. Alters..., Geront....

Greisen|anämie: die im Senium auftretende perniziöse, dimorphe oder Farbstoffmangelanämie infolge gestörter Magensaftsekretion (vermind. Vit.-B$_{12}$- bzw. Eisenresorption); ferner aplast. Anämien infolge chron. Sensibilisierung. – **G.appendizitis:** s. u. Appendizitis. – **G.becken:** das osteomalazisch u. osteoporotisch veränderte knöcherne Becken des alten Menschen. – **G.blödsinn, -schwachsinn:** senile / Demenz. – **G.bogen:** *ophth* / Arcus senilis corneae. – **G.brand:** / Altersgangrän.

Greisen|gang: kleinschritt., schlurfender Gang in vornübergeneigter Haltung u. mit nur geringen Mitbewegungen der Arme als Folge der striopallidären Atrophie im Senium. – **G.gesicht:** *päd* Gesicht des atroph. Säuglings mit greisenhaftem Faltenreichtum (totaler Fettschwund) u. großen, tiefliegenden Augen.

greisenhafter Zwergwuchs: s. u. Progerie.

Greisen|haut: 1) / Altershaut. – 2) angeb. schlaffe (»faltigwelke«) oder straffe Atrophie von Haut u. Unterhaut (z. B. bei Progerie), die ein greisenhaftes Aussehen verleiht. – **G.lähmung:** spast. Paraparese der Beine infolge arteriosklerot. Veränderung der Rückenmarksgefäße, nur selten mit Sensibilitätsstörungen u. Sphinkterlähmung; evtl. mit Hirngefäßsklerose kombiniert. – **G.ring:** / Arcus senilis corneae. – **G.zirrhose:** symptomlose Leberzirrhose des alten Menschen; umstrittene Sonderform.

Greither* Syndrom (ALOYS GR., geb. 1913, Dermatologe, Düsseldorf): 1) / Keratosis extramitatum hereditaria transgrediens et progrediens dominans. – 2) / WALDENSTRÖM*-G.* Krankh.

Grenz|extrine, β-Dextrine: hochmol Dextrine als Endstufe des enzymat. Amylopektin-Abbaues durch β-Amylase, die nur durch sog. **G.dextrinasen** (α-Amylopektin-1,6-glukosidase) bis zu monomeren KH (Glukose, Maltose etc.) weiter zerlegt werden; rotviolette Jodreaktion. – **G.divertikel:** / ZENKER* Divertikel.

Grenzfall-Lepra: / Lepra dimorpha, Borderline-Gruppe.

Grenzflächen|erscheinungen: physikochem. Prozesse an Phasengrenzsystemen oder Membranen, z. B. Diffusion, Ionenaustausch, Konzentrationspotential, Membranpolarisation, Adsorption. Dabei treten **G.kräfte** nach Art des elektrochem. Gradienten oder aktiven Transports auf. Die die Fläche reduzierende **G.spannung** ist beim Phasenpaar flüssig/gasförm. ident. mit der Oberflächen-, bei fest/flüssig mit der Haftspannung. – **g.aktive Substanzen:** Oberbegr. für Detergentien, Netzmittel, Emulgatoren.

Grenz(flächen)nävus: / Junktionsnävus.

Grenzfurche: *geburtsh* / BANDL* Kontraktionsring.

Grenz|haut, -häutchen: / Lamina u. Membrana limitans, Basal-, Gliagrenzmembran. – **G.kohlenwasserstoffe:** mit H-Atomen voll gesättigte Kw.stoffe; ältere Bez. für / Praffine. – **G.kontrast,** Randkontrast: *opt* subj. erhöhte Farb- oder Helligkeitsdifferenz an der Grenze zweier verschieden getönter Flächen.

Grenz|linieninfarkt: Hirnerweichung im hämodynam. Grenzgebiet (/ letzte Wiesen). – **G.membran:** / Lamina limitans; s. a. G.haut. – **G.platte** 1) *embryol* / Lamina terminalis. – 2) *histol* die aus Leberepithelzellen einschichtig aufgebaute Umhüllung des Leberläppchens, die nur von den Pfortader- u. Leberarterienästchen u. den Gallenkapillaren durchbrochen wird. – **G.psychose:** pseudoneurotische / Schizophrenie. – **G.ring:** 1) *geburtsh* / BANDL* Kontraktionsring. – 2) *ophth* vord. G.: / SCHWALBE* Grenzring.

Grenzschicht: *histol* im ZNS von Gliazellfortsätzen gebildete Membran als Trennschicht verschiedenartiger Gewebe. Ferner im Auge die aus gliösen Stützzellen gebildete G. der Netzhaut, die vitreoretinale G. (Basalmembran der Netzhautinnenfläche + dünne Lage von Glaskörperfibrillen), die vord. G. der Iris (die Endothellücken ausfüllende, mehr zell- als faserreiche Schicht des Stroma iridis). – **G.reaktion:** *serol* Rheumafaktor-Nachweis durch Überschichtungsverfahren, d. h. anhand der an der Grenze von Reagens (γ-Globulin, erhitzte COHN* Fraktion II) u. faktorhalt. Serum eintretenden Präzipitation, deren Ausmaß sich als Ablenkung eines durchfallenden Lichtstrahls manifestiert.

Grenzstrahlen, BUCKY* Strahlen: sehr weiche Rö-Strahlen (ca. 6–12 kV, λ ca. 0,2–0,1 nm), erzeugt in Röhren mit großem Brennfleck (Chromeisen- oder Kupferanode) u. Beryllium- oder LINDEMANN-Glas-Fenster. Therap. Anw. bei v. a. entzündl. Erkrn. der obersten Hautschichten.

Grenzstrang: / Truncus sympathicus. – **G.blockade:** temporäre (therap. oder probator.) / Denervierung des G. durch gezielte Novocain®-Inj. (0,5–2%ig) bzw. definit. Ausschaltung durch Alkohol- oder Phenolinfiltration; v. a. als als / Paravertebral- u. Stellatumblockade, thorakolumb. Sympathikusinfiltration, epidurale Sakralanästhesie. Als Dauerausschaltung auch die **G.durchtrennung** (im Bereich der Rr. interganglionares u./oder der segmental zugeordneten prä- u. postganglionären Rr. communicantes) u. **-resektion:** uni- oder bilat. Exstirpation eines oder mehrerer Ganglien u. Durchtrennung der segmental zugeordneten prä- u. postganglionären Fasern; meist nach op. Freilegung, z. B. Stellektomie (mit Ggl. Th II u. III), thorakolumbale G.r. (s. u. Denervierung), trans- bzw. retroperitoneale G.r. (Ganglien L II – IV, v. a. zur Durchblutungssteigerung der Beine). Auch endoskop. Verfahren (z. B. KUX* Op.); s. a. Sympathektomie.

Grenz|wellenlänge: in einem Rö-Spektrum (Bremsspektrum) die kürzeste Wellenlänge; zu berechnen

Grenzwinkel

(in Å) nach dem DUANE*-HUNT* Gesetz:

$$\frac{12,5}{\text{Röhrenspannung [kV]}}$$

G.winkel, Minimum separabile: *ophth* der kleinste Winkel, unter dem das Auge 2 punktförm. Lichtquellen noch getrennt wahrnimmt; normal 1 Bogenminute. Maß für die Sehschärfe.

Grenz|zellnävus: / Junktionsnävus. – **G.zone, bradytrophe**: die aus Subintima (mit Elastica int.) u. Innenschicht der Media bestehende, hinsichtl. Diffusion u. damit Ernährung »kritische« Schicht der Arterienwand.

Greppi* Syndrom (ENRICO GR., geb. 1896, Internist, Florenz): **1)** Kombin. von Magen- oder Zwölffingerdarmgeschwür, Splenomegalie u. chron. subzirrhot. Splenohepatitis. – **2) G.*-Micheli*-Rietti* Krankheit**: / Thalassaemia minor.

Grey bodies: *path* / Viroplasten.

Grey-out: »Grauwerden« des Gesichtsfeldes als Beschleunigungseffekt (vgl. Black-out).

Grey-Syndrom: beim Früh- u. Neugeb. nach Chloramphenikol-Medikation vork. Sy. mit aschgrauem Hautkolorit, Temperatursturz, Erbrechen, Dyspnoe, Nahrungsverweigerung. Letaler Verlauf vermeidbar durch Absetzen des Medikaments (das in den ersten 4 Wo. nur bei strengster Indikation anzuwenden ist, u. zwar mit <50, bei Frühgeborenen <25 mg/kg!).

GRF, GRH: **1)** / **G**onadotropin-**r**eleasing **f**actor (bzw. **h**ormone). – **2) G**rowth **h**ormone **r**eleasing **f**actor (s. u. Somatotropin-).

Grice* Arthrodese: (1957) subtalare extraartikuläre Spanarthrodese am Sinus tarsi bei kindl. Lähmungsplattfuß mit übermäß. Valgusstellung der Ferse.

Griebe, Griefe: *derm* volkstüml. für Herpes simplex labialis, Mundwinkelrhagaden.

Griesbach* Reagens (HERMANN GR., 1854–1941, Histologe, Hygieniker, Basel, Gießen): (1882) *histol* wäßr. Jodgrün-Lsg. für Kernfärbung.

Griesbach* Stufenplan (ROLF GR., geb. 1899, Tuberkuloseartzt, Augsburg): zehnstuf. Plan für Tbk-Bekämpfung; z. B. Ermittlung von Ansteckungsquellen durch Umgebungs- u. Kontrolluntersuchungen, gezielte u. ungezielte Rö-Reihenuntersuchungen.

Griesinger* (WILHELM GR., 1817–1868, Psychiater, Neurologe, Tübingen, Kairo, Berlin) **Fieber**: / Febris recurrens. – **Gr.* Krankheit: 1)** / Ancylostomiasis. – **2)** spinale progressive / Muskelatrophie. – **Gr.* Zeichen**: retromastoidales Weichteilödem bei Sinus-transversus-Thrombose. – **Gr.*-Kussmaul* Puls**: / Pulsus paradoxus.

Griess* Reagens (JOHANN PETER GR., 1829–1888, dt. Chemiker): s. u. Azoreaktion. – Von ILOSVAY modifiz. für Nitritnachweis im Harn u. bakt. Differenzierungsnährboden.

Grieß: *path* Bez. für kleinste, meist multiple Konkremente; / Gallen-, Harngrieß.

Grießmann* Tisch (HEINZ GR., geb. 1909, Chirurg u. Urologe, Neumünster): weitgehend automatisierter urol. Untersuchungs- u. Behandlungstisch, mit Rö-Anlage kombinierbar.

Griff: **1)** Technik der manuellen Ther. (Chiropraktik); »**gezielter G.**« (zur »Deblockierung« eines best. WS-Segments) als schlagart. Ruck aus max. Beuge-Rotationsstellung (bewirkt Relaxation, Vasodilatation, verminderte Schmerzempfindung); daneben »**ungezielte Griffe**« zur Lockerung der WS, häufig als Vorbereitung für den gezielten G. (evtl. bereits »deblockierend«). – **2)** dem beabsichtigten Greifen entspr. differenzierte Stellung der Finger der Greifhand, z. B. / Fein-, Spitz- (= Greifstellung), Grobgriff.

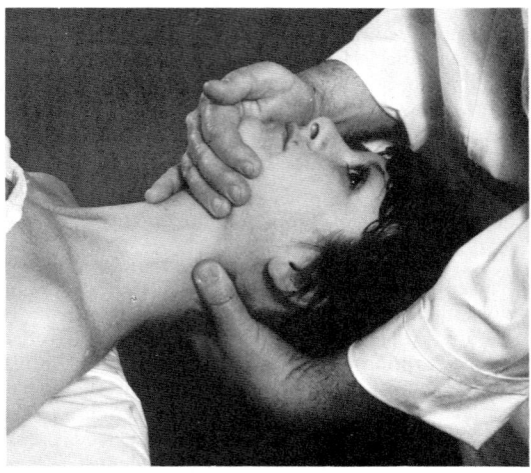

„Griff" der manuellen Therapie: Extension der HWS mit Kontakt der Wirbelgelenke C 2/3; Ausgangsstellung für mobilisierende u. manipulsierende Techniken.

Griffel|fortsatz: / Processus styloideus. – **G.schachtelplastik**: (WITT, LANGE) bei veralteter Ruptur einer breiten Sehne Defektüberbrückung durch rechteck. Verschiebelappen aus dem med. Drittel des prox. Sehnenstumpfes u. schubfachart. Verlagerung desselben nach distal, u. U. als subkutaner Durchzug; v. a. zur Rekonstruktion der Achilles- u. der Triceps-brachii-Sehne.

Griffith* Typen (FREDERICK GR., gest. 1941, brit. Bakteriologe): *serol* 51 durch spezif. / »M-Substanzen« der Zellwand (nur in »matt«-Kolonien nachweisbar) charakterisierte Typen der A-Streptokokken. Zugehör. AK bewirkt streng typenspezif. Immunität.

Griffith* Zeichen: (1948) Pulslosiqkeit, Schmerz, Lähmung u. Blässe der Extremitäten nach Trauma als Zeichen funktioneller Durchblutungsstörung (meist schwere Intimaverletzung der spastisch kontrahierten Gefäße).

Grigg* Probe: (1880) qual. Eiweißnachweis (weiße Trübung bis Fällung) im Harn mit Metaphosphorsäure.

Grignolo* Syndrom (ANTONIO GR., geb. 1918, Ophthalmologe, Genua): »chron. Rheumatose« mit Spondylitis ankylopoetica, flücht. Erythema exsudativum multiforme, rezidivierender Hypopyoniritis u. Uveitis (Verwandtschaft zum BEHÇET* Syndrom?).

Grimassieren: *psychiatr* Verziehen der Gesichtsmuskulatur ohne entspr. Seelenvorgang (»leere« Mimik); häufig im Beginn der Schizophrenie.

Grimmdarm: / Colon.

Grimson* Operation (KEITH SANDFORD GR., geb. 1910, Chirurg, Durham/N.C.): (1941) »totale Grenzstrangresektion« (einschl. Durchtrennung der Nn. splanchnici) bei arterieller Hypertonie.

Grind: volkstüml. für schuppenden, nässenden u. verkrustenden Hautausschlag (s. a. Impetigo = feuchter G.). – **G.geschwür**: / Ekthyma. – **G.flechte**: / Tinea capitis, Favus.

Grindon* Alopezie (JOSEPH GR., 1858–1950, Dermatologe, St. Louis): / Folliculitis expulsiva.

Grinspan* Syndrom (DAVID GR., Dermatologe, Buenos Aires): (1965) atyp. Lichen ruber der Mundschleimhaut, komb. mit Diabetes mellitus u. erhöhtem Blutdruck.

grippaler, grippöser, grippoider Infekt: Sammelbez. für ätiol. ungeklärte fieberhafte Erkrn. mit Katarrh der oberen Luftwege, die dadurch der echten Grippe ähnlich sind.

Grippe, echte oder Virusgrippe, Influenza: meist epi-, in größeren Zeitabständen (25 bis 30 J.) auch pandemisch auftret. Infektionskrankh. durch Myxoviren (/ Influenza-virus hominis, v. a. Typ A mit Subtypen u. epidemieeigenen Stämmen, sowie Typen B u. C), in den gemäßigten Zonen mit Bevorzugung der Wintermonate. Inkubationszeit (nach Tröpfcheninfektion) wenige Std. bis Tage; Frösteln oder Schüttelfrost, Fieber (bis 40°), schweres Krankheitsgefühl, Augen-, Kopf-, Retrosternal-, Gliederschmerzen, evtl. Konjunktivitis, Herpes lab., skarlatiniformes Exanthem oder bläschenförm. Enanthem Pharyngitis, Laryngotracheobronchitis (hartnäck., trockener Husten, spärl. zäh-schleim. Sputum), rel. Bradykardie, später Hypotonie, ab 2. Tag Leukopenie, BKS normal oder nur wenig erhöht. Diagnose: Erregernachweis (Rachenspülflüssigkeit der ersten bd. Krankheitstage), HIRST* Test, KBR. Bei komplikationslosem Verlauf Prognose gut, Dauer ca. 7 Tg., Rekonvaleszenz bis zu 4 Wo.; keine Dauerimmunität (Antigendrift; s. a. Influenza...), starke Neigung zu – das Epidemiebild bestimmender – bakterieller Superinfektion (1889 u. a. Haemophilus influenzae, 1918/19 Pneumo-, Strepto-, Staphylokokken, FRIEDLÄNDER* Baz., seit 1930 v. a. Staphylococcus aureus). – Seit 16. Jhd. ca. 30 Pandemien, in neuerer Zeit die **Spanische G**. (1918–20 in 4 Wellen, mit zahlreichen Komplikationen u. ca. 22 Mio Toten), die **Asiat. G**. (Feb. 1957 von der chines. Provinz Yünnan; Typ A_2 Asia/Singapore 57, rel. benigne) u. die / Hongkong-G.

Grippe|dreieck: *röntg* das bei Grippepneumonie häufig verschattete med. Lungenuntergeschoß (bis zur Linie Hilus/Zwerchfellrippenwinkel). – **G.enzephalitis**: sehr seltene, wahrsch. durch dir. Virusbefall des ZNS verurs. Grippekomplikation; klin.: erneuter Fieberanstieg in der 2.Wo., Erbrechen, zerebrale Krampfanfälle, Augenmuskelparesen, psych. Störungen (Delirien, motor. Unruhe, Depressionen, Halluzinationen); häufig letaler Ausgang oder Residuen. – **G.impfstoff**: s. u. Grippeschutzimpfung. – **G.krupposa**: s. u. Grippepneumonie. – **G.myokarditis**: unmittelbar oder mit ein- bis mehrwöch. Intervall auftretende Grippekomplikation (dir. Viruseinwirkung? tox. Reaktion? Hypersensibilisierung?); führt häufig zu irreparabler Myokardschädigung oder chron. Myokarditis (mit nur wenigen Jahren Lebenserwartung). – **G.otitis**: im Verlauf einer Grippe auftret. – meist hämorrh. - Otitis ext., media u./oder int., letztere u. U. mit bleibender Schädigung von Gehör- u. Gleichgewichtsorgan.

Grippepneumonie: ca. 4–6 Tg. nach Grippebeginn auftret. herdförm. (solitär, mutipel, miliar) hämorrhag.-eitr. Pneumonie mit Neigung zu Konfluenz u. Komplikationen (Pleuraerguß, Lungenabszeß, hämorrhag. Ödem, Tbk-Aktivierung), fast stets durch bakterielle Superinfektion (Pneumo-, Strepto-, Staphylokokken, Haemophilus). Klin.: erneuter Temp.-anstieg, Husten, eitr.-hämorrhag. Sputum, schwere Kreislaufschädigung (Gesichtszyanose), Apathie; örtl. Knistern, Dämpfung, Bronchialatmen, fein- bis mittelblas. RG (evtl. rasante Ausbreitung über eine Lunge); uncharakterist. - u. dem klin. Bild oft nicht entspr. - Rö.befunde: Infiltratschatten in Ein- oder Mehrzahl, häufig im »Grippedreieck« oder als »zentrale Pneumonie«, auch miliar mit grobknot. Herden. Prognose ernst. – Selten lobär als »Grippekruppsa« (meist durch Pneumokokken) mit bes. hoher Komplikationsneigung u. Letalität (klin.: langsamer Beginn in der 2. Wo., kein Schüttelfrost, Schweißneigung).

Grippeschutzimpfung: akt. Immunisierung mit Adsorbatimpfstoff aus inaktivierten, d. h. abgetöteten oder attenuierten, auf Hühnerbruteiern gezüchteten Myxoviren (mono-, bi- oder polyvalent; hochgereinigter »Subunit«-Impfstoff enthält nur noch Hämagglutinin u. Neuraminidase des Virus); Wirkungsdauer nach 1- bis 2maliger s.c. oder i.m. Applikation höchstens 1 J.; max. AK-Titer nach 2–4 Wo. post inj.; indiziert v. a. bei Vorliegen von chronischen kardiovaskulären u. pulmonalen Erkrn., ADDISON* Krankheit, Gravidität, hohem (über 65 J.) oder niedr. Lebensalter (3. bis 6. Mon.); Kontraind.: Ei-Allergie.

Grippevirus: / Influenzavirus.

grippös: / grippal.

Grippotyphosa: Serogruppe von / Leptospira interrogans.

Grisamin: (1955) Antibiotikum aus Streptomyces-griseoflavus-ähnl. Stamm; wirksam v. a. gegen grampos. Baktn. u. Mycobact. tuberculosis.

Grisan: s. u. Griseofulvin (Formel).

Grisein: (1947) Antibiotikum (Peptidcharakter) aus Streptomyces griseus; wirksam gegen grampos. u. -neg. Baktn.; wird in akt. Form mit dem Harn ausgeschieden.

Grisel* Dislokation (Syndrom): (1930) v. a. bei 10- bis 13jähr. nach Entzündgn. des Nasen-Rachenraums vork. Flexions-Rotations-Abduktionsluxation des Atlas mit schmerzhafter Schiefhaltung des Kopfes (»Torticollis atlantoepistrophealis«); hyperämiebedingte Entkalkung mit Lockerung der Gelenkbänderansätze).

Griselda-Komplex: (Griselda = Verkörperung weibl. Tugend in Boccaccios Dekameron) Begr. der Psychoanalyse für das abnorme Verhältnis des Vaters zur Tochter, über die er unter dem Vorwand der Fürsorge eifersüchtig wacht.

Griseo|coccin: Antibiotikum aus Streptomyces griseus; in vitro wirksam wie Chloramphenikol. – **G.flavin**: (1953) Antibiotikum aus Streptomyes griseoflavus (= Novobiocin). – **G.fulvinum** *WHO*, Curling factor: (OXFORD 1938) Antibiotikum (/ Formel) aus Penicillium griseofulvum; fungistat. wirksam (u. zwar peroral u. unabhäng. von Konz.) selektiv gegen Dermatophyten (Trichophyton, Microsporum, Epidermophyton) durch typ. Hemmung der Protein-

Griseo|mycin

synthese (»Komplexbildung mit Nukleinsäuren, »Hyphencurling«); unwirksam gegen Viren, Baktn. u. Hefen; kolchizin-ähnl. mitosehemmend (ab Metaphase). Vereinzelt Resistenzentwicklung, gastrointestinale Störungen, Kopfschmerzen u. neurale Sympte., leichte allerg. Reaktionen, Photosensibilisierung. – **G.mycin**: (1953) Antibiotikum (Makrolid) aus Streptomyces-griseolus-ähnl. Stamm; hemmt v. a. grampos. (auch Penizillin- u. Streptomyzin-resistente) u. einige gramneg. Baktn. (z. B. Neisseria).

Grisan (das zykl. Grundgerüst des Griseofulvins).

Griseofulvinum

griseus: (lat.) grau.

Grishman* Ableitung: nicht korrigiertes orthogonales, kub. Ableitungssystem der Vektorkardiographie mit 4 Ableitepunkten (Projektion horizontal wie Brustwand-, frontal wie Standard-Abltgn.).

Grisin: (1957) Antibiotikum aus Actinomyces griseus; in vitro wirksam gegen grampos. u. -neg. Baktn., einige Hefen, Schimmelpilze u. Mycobact. tbc., in vivo bei Ruhrerkr. des Kindes.

Grisolle* Zeichen (AUGUSTIN GR., 1811–1869, Internist, Paris): das Verschwinden der Effloreszenzen im angespannten Hautareal bei Masern (nicht aber bei Pocken).

Gritti* Amputation (ROCCO GR., 1828–1920, Chirurg, Mailand): (1857) osteoplast. Oberschenkelamputation mit Deckung der Markhöhle durch die in ihren Weichteilen verbleibende Patella (nach tangentialem Absägen der Gelenkfläche), als »tiefer Gritti« nach transkondylärem, als »hoher G.« nach diaphysärem Absetzen (etwa 8 cm prox. des Gelenkspalts; Stumpf für moderne Prothetik zu lang).

Grizin: Antibiotikum aus Streptomyces griseus; wirksam gegen grampos. u. -neg. Baktn., Pilze u. Hefen.

gr.m.p.: *pharm* grosso modo pulverisatum (»grob gepulvert«).

Grob* (MAX GR., geb. 1901, Kinderchir., Zürich) **Pinselung**: »Verschorfung« der postpartal inoperablen Omphalozele durch mehrf. Pinseln mit 2%ig. wäßr. Merkurochrom-Lsg. (dann allmähl. Bruchreposition durch zirkuläre Bindenwicklung; nach Abstoßen des Schorfes folgt Epithelisierung vom Rande her; im 2. Lj. Bruchpfortenverschluß). – **Gr.* Syndrom**: / Dysplasia linguofacialis. – Von G.* auch »Magenmagnet« für rö.kontrollierte Fremdkörperentfernung angegeben.

Grob|desinfektion: mit geeigneten Desinfektionsmitteln durchgeführte Entseuchung bei Vorhandensein großer Mengen anorgan. u. organ. Stoffe (z. B. Fäkalgruben). – **G.griff**: Fähigkeit, einen Gegenstand mit allen Fingern einer Hand fest zu umfassen (als Kriterium der groben Kraft). – **G.raster**: *röntg* Blendenraster mit ca. 10 Lamellen pro cm.

grob|schlägig: s. u. Tremor. – **G.staub**: / Staub mit Korngröße 1 mm–8 µm; nicht lungengängig.

Grocco* (PIETRO GR., 1856–1916, Internist, Pisa, Florenz) **Zeichen**: 1) Leberdämpfung bis über die Mittellinie bei Hepatomegalie. – 2) GR.*-FRUGONI* Zeichen: / RUMPEL*-LEEDE* Zeichen. – **Gr.*-Rauchfuß Dreieck**: bei großem Pleuraerguß (mit Verdrängung des hint. Mediastinums) auf der Gegenseite paravertebral auftret. rechtwinkl.-dreieck. Dämpfungsfigur (kürzere basale Kathete am Zwerchfell, vertikale etwa bis zur ob. Grenze des Ergusses) mit abgeschwächtem Atemgeräusch u. aufgehobenem Stimmfremitus; s. a. Abb. »DAMOISSEAU* Linie«.

Gröbly* Quotient (WALTER GR., 1887–1946, schweiz. Arzt): Blutphosphorwert (n. NEUMANN, in mg%), dividiert durch die ersten bd. Ziffern der Ery-Gesamtzahl; Index <3,17 spricht gegen Malignom.

Groedel* (FRANZ MAXIMILIAN GR., geb. 1881–1951, Röntgenologe, Bad Nauheim) **Technik**: 1) / Abstandstechnik. – 2) **Gr.* Quotient** (Index): / Herz-Lungen-Quotient.

Groenblad*-Strandberg* Syndrom (ESTER ELISABETH GR., norweg. Ophthalmologin; JAMES VICTOR ST., norweg. Dermatologe), Elastorrhexis generalisata: (1929) erbl. Systemkr. des elast. Bindegewebes mit Pseudoxanthoma elasticum (v. a. an Beugefalten großer Gelenke, Nacken, Nabel), gefäßähnl. Streifen am Augenhintergrund (/ angioide Netzhautstreifen), Organoangiopathie (Angina pectoris, zerebrale Insulte, Hochdruck), evtl. neurovegetat. u. psych. Störungen.

Groendahl* Kardioplastik: (1916) transabdomin. Ösophagogastrostomie bei Kardiospasmus; flächenhafte Vereinigung des dilatierten Ösophagus mit dem Magenfundus durch Einzelknopfnahtreihe, U-förm. Umschneidung dieser Naht, gesonderte Vernähung der inn. bzw. äuß. Lefzen der Schnittränder (breite Kommunikation).

Groenouw* Hornhautdystrophie (ARTHUR GR., geb. 1862, Ophthalmologe, Breslau): 1) GR.* Syndrom I, fam. Hornhautentartung FLEISCHER Typ II, granuläre Dystrophie GR.-FLEISCHER: (1890) dominant-erbl. parenchymatöse Hornhautdystrophie, beginnend im 1. Ljz. mit feinen weißen Pünktchen; später radiäre feine Linien, um das 20 Lj. Bröckel, Krümel u. Ringe in den oberflächl. Schichten der zentralen Hornhaut; Sehschärfe erst im höheren LA vermindert. – 2) GR.* Syndrom Typ II: / FEHR*-HAMBRESIN* Dystrophie; vgl. HAAB*-DIMMER*, FUCHS* Dystrophie.

Größe: 1) *physik* die quant. Aussage über ein Einzelmerkmal, darstellbar als Produkt von Zahlenwert u. / Einheit. – 2) *biol* Körperlänge.

Größenkonstanz: *ophth* das Gleichbleiben der empfundenen Größe eines Gegenstands trotz Wechsels der Entfernung (veränderte Größe des Netzhautabbildes). Basiert auf der Erfahrung der Größeneinheit (daher beim Kleinkind noch gering).

Größen|wahn, Megalomanie: »expansiver Wahn« mit starken Selbsterhöhungstendenzen, meist in Form eines logisch geschlossenen Systems (evtl. nur als **G.idee**, z. B. Millionär zu sein etc.). Vork. bei Schizophrenie, Manie, paranoischen Entwicklungen, bes. maßlos bei der expansiven Form der progress. Paralyse (mit kritikschwacher Fehlbeurteilung der realen Lebenssituation).

groggy: (engl.) betrunken, »angeschlagen« (beim Boxer nach zahlreichen Kopftreffern als präkommotioneller Zustand mit Bewußtseinstrübung, Unfähigkeit zur freien Willensbestimmung, Koordinationsstörungen).

Gros* Probe (WALTER GR., geb. 1904, Internist, Garmisch-Partenkirchen): Serumlabilitätsprobe (modif. TAKATA* Reaktion) durch tropfenweises Zusetzen von HAYEM* Lsg. zu 3 Std. altem Serum (1 ml) bis zu reversibler Trübung (normal 2 bis 2,5 ml) oder irreversibler Flockung 2,5–2,9 ml). Verbrauch von < 1,8 ml gilt als pathol. (z. B. bei Leberparenchymikterus, Kollagenose, chron. Infektionskrankh.). Modif. von LEUTHARDT, OPPERMANN u. a.

Gross* (ROBERT EDWARD GR., geb. 1905, Chirurg, Boston/Mass.) **Naht**: 2schicht. Verschluß des Gefäßstumpfes durch fortlaufende atraumat. Matratzennaht, deren 2. Reihe als überwendel. Naht zum Ausgangspunkt zurückläuft. – **Gr.* Operation**: 1) (1938) Verschluß des persistierenden Ductus Botalli durch einf. Ligierung. – 2) (1944) bei Arcus aortae duplex mit rechtsseit. Aortenbogen mit linksdeszendierender Aorta u. mit kleinlum. ant. Bogen Durchtrennung des letzteren vor dem Abgang der li. Subklavia u. Fixation seines prox. Stumpfes (von dem die A. carotis communis sin. abgeht) an die Thoraxwand. – 3) (1947) Durchtrennung des persistierenden Ductus Botalli zwischen 2 CRILE* Klemmen u. Verschluß zunächst des pulmonalen, danach des aortalen Stumpfes. – 4) Resektion der Aortenisthmusstenose mit Defektüberbrückung durch allogene Konserve; s. a. CRAFOORD* Op. (4). – 5) (1948) bei Omphalozele Bruchsackumschneidung, Ligierung der Umbilikalgefäße, Reposition der prolabierten Eingeweide u. schichtweiser Bauchdeckenverschluß. – Bei großem Bruch 2zeitig (Bedecken mit mobilisierter Haut u. nach 3–10 Mon. Rückverlagerung). – 6) Verschluß des Vorhofseptumdefekts als halboffenes Verfahren nach der G.* / Brunnenschachttechnik.

Gross* Syndrom: 1) (SAMUEL DAVID GR., 1805–1884) Rektumaussackungen mit Retention von eingedicktem Stuhl u. Schleim; v. a. bei alten Menschen. – 2) **Gr.*-Ladd* Sy.** (ROBERT EDWARD GR.; WILLIAM EDWARDS L.) / Syndrom der eingedickten Galle. – Von beiden Autoren auch eine chir. Klassifikation der kongenit. Afterfehlbildungen: A = inkomplette Analstenose; B = Analatresie durch persistierende Analmembran (mit durchscheinendem Mekonium); C = Analatresie mit hohem Rektumblindsack; D = Atresia recti.

Gross*-Fuld* Probe (OSKAR WOLFGANG GR., geb. 1881; ERNST F., geb. 1873, Internist, Berlin): / Antitrypsin-Test.

Groß...: s. a. Giga..., Makro..., Megalo....

große Atmung: s. u. Atmung. – **g. Viren**: die Viren der / PLT-Gruppe (mit ⌀ 250–450 nm).

Grosser*-Hoyer* Organe (OTTO GR., 1873–1951, Anatom, Wien, Prag; HEINRICH FR. H., Warschau): / Glomusorgan.

Grossesse nerveuse: (französ.) »eingebildete Schwangerschaft« (/ Scheinschwangerschaft).

Grossfeld* Kultivation: (1954) Explantat-Züchtung in steriler PETRI* Schale auf Fibrin, überschichtet mit flüssiger Phase unter Zugabe von Penizillin u. Streptomyzin.

Großfleckenkrankheit: / Erythema infectiosum acutum (Megalerythema epidemicum).

großfollikuläre Lymphadenopathie: / BRILL*-SYMMERS* Syndrom.

Großhirn: / Cerebrum; s. a. Gehirn..., Hirn...; **G.balken**: / Corpus callosum. – **G.-Brückenbahn**: / Tractus corticopontinus. – **G.ganglien**: / Nucl. caudatus u. lentiformis, Claustrum, Corpus amygdaloideum. – **G.hemisphäre**: / Hemisphaerium cerebri. – **G.mantel**: / Pallium. – **G.rinde**: / Cortex cerebri (s. a. Kortex). – **G.schenkel, -stiel**: / Crus cerebri, Pedunculus cerebri.

Großhirnatrophie, progressive: langsam fortschreitender Parenchymschwund des alternden Großhirns mit Verkleinerung des Organs (insbes. Gyri) bei seniler Demenz u. ALZHEIMER* Krankh.; s. a. Hirnatrophie.

Großkern: *zytol* / Makronukleus.

Großmann* Operation: *ophth* bei Netzhautablösung Absaugen des Exsudats u. langsame Inj. einer warmen NaCl-Lsg. in den Glaskörper.

Großmann* Reagens: *chem* Dizyandiamidinsulfat zum Cu- u. Ni-Nachweis.

Groß|raumzähler: *nuklearmed* sogen. Ganzkörperzähler mit 4 π bzw. 2 π Meßgeometrie. – **G.schnitt**: histol. Präp., das den Querschnitt eines ganzen Organs (z. B. Gehirn, Lunge, Leber) erfaßt. – **G.wuchs**, Makrosomie: Hochwuchs mit Überschreiten der altersgemäßen Durchschnittslänge um max. 23% (CATEL) oder 40% (FANCONI). – Nicht-universale Formen meist als partieller Riesenwuchs bezeichnet.

Großzehe: / Hallux. – **Großzehen|ballen**: der von den Mm. ab- u. adductor u. flexor hallucis brevis gebildete größte Ballen der Fußsohle. – Auch Bez. für ballenförm. path. Veränderung im Bereich des Grundgelenks I (bei Bursitis, Hallux valgus etc.). – **G.phänomen**: 1) / BABINSKI* Reflex. – 2) / EDELMANN* Reflex.

Grote* Reagnes: Na-Pentazyanonitrosylferrat (II) + (H_3NOH)Cl zum Nachweis der -N=C-SH-Gruppe (grünlichblau), z. B. in MTU.

(de) Grouchy* Syndrom: (1963 bzw. 1964) 2 Mißbildungskomplexe infolge Deletion des kurzen Armes oder partiell des langen Armes von Chromosom 18 (»18p-« bzw. »18q-Syndrom«); mit Minderwuchs, Muskelhypotonie, Gesichtsdysmorphie, psychomotor. Retardierung, bei 18p mit Lidptosis, Hornhauttrübungen, Zahnstellungsanomalien (u. schwerer Karies), Flügelfell u. a. m., bei 18q Karpfenmund, Katarakt, Optikusatrophie, Gehörgangsatresie, überlanger Daumen, Krampfanfälle u. a. m.

Group-specific component: / Gc-Gruppen.

gr. p.: *pharm* grosse pulverisatus (»grob gepulvert«).

Growth hormone: / Somatotropin. – **Growth onset diabetes**: der sich in der Wachstumsperiode manifestierende, insulinempfindl. juvenile Diabetes mellitus (etwa dem asthen. D. entsprechend).

Grubenarbeiternystagmus: / Augenzittern der Bergleute.

Gruben|kopf(bandwurm): / Diphyllobothrium latum. – **G.krankheit**: / Ancylostomiasis. – **G.wurm**: / Ancylostoma duodenale.

Gruber* (GEORG BENNO GR., 1884–1977., Pathologe, Göttingen) **Anomalie**: / Patella bipartita. – **G.* Komplex, Syndrom**: / Dysencephalia splanchnocystica.

Gruber* (WENZEL LEOPOLD GR., 1814–1890, Anatom, Prag, St. Petersburg) **Bursae**: Saccus caeci retrosternocleidomastoidei. – **G.* Band**: / Lig. sphenopetrosum. – **Gr.* Ossiculum**: akzessor. Knöchelchen an der Basis des Metakarpale III. – **Gr.*-Landzert* Grube**: inkonst., kaudale Bauchfelltasche hinter der Flexura duodenojejun. (anstelle des Recessus duodenalis inf.); mögl. Ort einer inn. Hernie (»**Gr.*-Hernie**«).

Gruber* Hörprüfung (JOSEPH GR., 1827–1900, Otologe, Wien): Aufsetzen der mit leerem Ohr nicht mehr wahrnehmbaren Stimmgabel auf einen in den Gehörgang gesteckten Finger; bewirkt bei normalem Gehör erneute Wahrnehmung. – Von G.* auch Polypenschere, Dehnungsbougie für Ohrtrompete u. Gelatinestäbchen als Arzneiträger für Gehörgang.

Gruber* Reaktion (MAX V. GR., 1853–1927, Bakteriologe, Wien, München): serol. Definierung eines Bakt.stammes anhand der Agglutination (Objektträger oder Reagensglas) mit dem bekannten Antiserum, evtl. als »quant.« Verfahren (Bestg. des Grenztiters). Meist inkorrekt als GR.*-WIDAL* Reaktion bezeichnet (von W.* analog AK-Bestg. im Probandenserum angegeben).

Grubilin: Antibiotikum (Heptaen) aus Streptomyces-Stamm »Ba-27«; hemmt in vitro v. a. Candida albicans, aber auch andere Hefen u. Dermatophyten.

Gruby* Krankheit (DAVID GR., 1810–1898, ungar. Histologe, Wien, Paris): **1)** / Mikrosporie. – **2)** Gr.*-Sabouraud* Krankh.: in Ostasien u. Afrika bei Kindern Mikrosporie-ähnl. Krankheitsbild durch Trichophyton ferrugineum.

Grubyella: *mykol* alter Gattungsname, z. B. **G. discoides** (= Trichophyton verrucosum), **G. ferruginea** (= Mikrosporum ferrugineum), **G. schönleinii** (= Trichophyton sch.).

Grudzinski* Osteopathie: / SILFVERSKIÖLD* Syndr.

Grübchennägel: / Tüpfelnägel.

Grübelsucht: **1)** krankhaft übersteigerte Wißbegier u. zwanghaftes Fragen ohne Abschluß bei Zwangsneurose. – **2)** ständ. Wiederkehr der gleichen dunklen Gedankeninhalte bei Depression.

Grünbaum* Reaktion (ALBERT SIDNEY FRANKAU GR., 1869–1921, Pathologe, Liverpool, Cambridge): **1)** / WIDAL* Reaktion. – **2)** fehlende Blutdruckerhöhung nach Gabe von NNR-Extrakt bei ADDISON* Krankheit.

Grünblindheit: / Deuteranopsie.

grüner Krebs (Aran*): / Chlorom.

grüner Star: *ophth* / Glaukom.

Grünert* Sporn: Pigmentepithelzähnelung am Übergang Iris/Ziliarkörper (peripherer Rand des Dilatator pupillae).

Grünfelder* Reflex: Dorsalflexion der Großzehe u. Spreizen der übr. Zehen bei Druck auf die Gegend des Fonticulus posterolat.; gilt beim Kleinkind als Hinweis auf Otitis media.

Grünhagen* Räume: *histol* am Dünndarm Spalträume zwischen Zottenepithel u. Stroma als Fixierungsartefakt (Epithelablösung durch Muskulariskontraktion).

Grünholzfraktur: inkomplette, subperiostale Fraktur (meist indir. Trauma) langer Röhrenknochen bei Jugendl.; da elast. Periostschlauch erhalten, keine Fragmentverschiebung, jedoch charakterist. Achsenknickung; ferner Druck-, Biegungs-, Stauchungsschmerz. Spontanrückbildung der Abknickung des Wachstums in wen. Mon.; bei stärkerer Verbiegung manuelle Reposition.

Grün|schwäche: *ophth* / Deuteranomalie. – **G.sehen**: / Chloropsie.

Grüter* Versuch (WILHELM GR., 1882–1963, Ophthalmologe, Marburg): Nachweis des Herpes-simplex-Virus durch Überimpfen von Bläscheninhalt auf das Kaninchenauge (Keratokonjunktivitis mit LIPSCHÜTZ* Körperchen).

Grütz* Agar (OTTO GR., 1886–1963, Dermatologe, Bakteriologe, Elberfeld, Bonn): zur Züchtung von Hautpilzen bes. geeigneter Nährboden aus verflüssigtem Agar, Pepton, Glyzerin, NaCl u. Nervinamalz.

Grützbeutel: / Atherom.

Grumbach* Dysplasie: testikuläre Dysgenesie mit ♂ oder ♀ Kernmuster (= falsches bzw. echtes / KLINEFELTER* Syndrom).

Grund|bündel: *anat* / Fasciculi proprii medullae spinalis. – **G.effloreszenz**: *derm* Primäreffloreszenz. (s. u. Effloreszenz). – **G.einheit**: *physik* Basiseinheit (s. u. SI-Einheiten). – **G.farbe**: / Primärfarbe.

Grundgelenk: das prox. Gelenk eines Fingers oder einer Zehe. – **G.reflexe**: s. u. MAYER*.

Grund|gesetz: **1)** / biogenet. G.g. – **2)** biol. G.g.: / ARNDT*-SCHULZ* Regel. – **3)** psychophys. G.g.: / FECHNER*, WEBER* Gesetz. – **G.gewebe**: / Matrix, Stroma. – **G.glied**: / Grundphalanx. – **G.häutchen**: / Basalmembran.

Grundimmunität: die nach einer ersten Immunisierung(sserie) bestehende, noch nicht optimale Immunität, die erst nach weiteren AG-Gaben zur Vollimmunität wird.

Grundkrankheit, Grundleiden: das primäre Krankheitsgeschehen, i. e. S. – als Begr. der Medizinalstatistik – Krkht. (oder Verletzung), die – ohne Berücksichtigung von Begleit- u. nachfolgenden Krkhtn. – den Tod verursacht hat; bei zusammenhängenden bzw. versch. tödl. Krkhtn. diejenige, die rascher zum Tode geführt hat.

Grund|lamelle: *histol* / Generallamelle. – **G.nährstoffe**: die zur Deckung des Kalorienbedarfs notwend. umsatzfäh. Stoffgruppen Eiweiß, Fett, KH; vgl. akzessorische / Nährstoffe. – **G.netz**, Neurenytium: (BAUER, HELD) 3dimensionales protoplasmat. Netz aus Neuriten, Dendriten u. Gliazellfortsätzen in der grauen Substanz des ZNS, in dem Nerven- u. Gliazellen ohne Synapsen miteinander verbunden sind; obsolet (elektronenopt. widerlegt).

Grund|phalanx: das im G.gelenk mit dem zugehör. Metakarpale bzw. -tarsale artikulierende prox. Fingeroder Zehenglied. – **G.plasma**: *zytol* / Grundzytoplasma. – **G.platte**: **1)** *anat* die kaudale / Abschlußplatte des WK. – **2)** *embryol* der ventr. Abschnitt der verdickten Seitenwand des Neuralrohrs, der die motor. Anteile des ZNS bildet. – **G.puls**: *physiol* / Primärpuls.

Grundschwingung: *kard* gedämpfte, sinusförm. Schwingung im elast. Arteriensystem, wahrsch. Resonanzphänomen durch den systol. Bluteinschub in die Aorta; 1. pos. Welle überlagert den systol. Gipfel des Pulses (Vergrößerung der Blutdruckamplitude bis zu 50%), 2. bildet dikrote Welle im diastol. Pulsteil; bei Bradykardie evtl. 3. gegen Ende der Diastole.

Grundstoff: *chem* Substanz, die einem System, Derivat, Gemisch etc. zugrunde liegt; i. e. S. das ↑ Element.

Grundstoffwechsel: der »Basalstoffwechsel«, der den Grundumsatz u. damit die Erhaltung der Lebensvorgänge ermöglicht.

Grundstrahlung: *biol, radiol* die aus Weltraum u. Erdboden (Schema »kosmische ↑ Strahlung«) u. aus dem Körper (z. B. ^{40}K, ^{14}C, Ra) natürlicherweise auf von Menschen einwirkende ionisierende Strahlung von ca. 100-150 mrem pro Jahr (umgebungsbedingt etwa um Faktor 4 schwankend).

Grundsubstanz: *histol* der ungeformte, aus Mukopolysacchariden (v. a. Hyaluronsäure) bestehende Teil der Interzellularsubstanz. – Eine **G.entmischung** ist Initialvorgang jeder – v. a. entzündl. – Bindegewebsalteration.

Grund|tätigkeit: *neurophysiol* ↑ Ruhetätigkeit. – **G.tonus**: die Spannung, die ein Muskel ohne Innervation (bzw. mit geringer physiol. G.innervation, z. B. Zwerchfell) seiner Dehnung entgegensetzt; s. a. Ruhe-Dehnungskurve, Längen-Spannungs-Diagramm. – **G.triebe**: die instinkt- u. emotionsgeleiteten Verhaltensformen wie Vital-, Fortpflanzungs-, Selbsterhaltungstrieb.

Grundumsatz, GU, Ruheumsatz: *physiol* Kalorienverbrauch des nüchternen (letzte, eiweißarme Mahlzeit 12 Std. zuvor), völlig entspannten Probanden bei Indifferenztemp. (bekleidet 20°, unbekleidet 30°); bestehend aus Erhaltungsumsatz der Zellen u. Energieproduktion für Tätigkeitsbereitschaft (d. h. alle vegetativ gesteuerten Vorgänge). Abhängig von Alter, Geschlecht (♂ > ♀), Statur; mit individ. Tagesschwankungen; Normwert ca. 40 kcal/Std./m² Körperoberfläche (z. B. 1700 kcal/Tg. bei 60 kg Körpergew.; Schwankungen von ±20% nicht signifikant); erhöht bei Menstruation u. Gravidität, v. a. aber bei Hyperthyreose, Fieber, Übererregbarkeit etc., erniedrigt v. a. bei Hypothyreose. – Bestg. entweder anhand der abgegebenen Wärmemenge oder des O_2-Verbrauchs u. respirator. Quotienten (gemessen mit Respirationskalorimeter im offenen oder geschlossenen System, z. B. nach DOUGLAS-HALDANE, HARTMANN-BRAUN, KNIPPING, KROGH, REIN); Sollwerte-Tab. u. a. nach BENEDICT-TALBOT, KESTNER-KNIPPING. – Ferner grobe Beurteilung mittels sogen. G.-Formeln (z. B. n. READ), die sich auf Körpergew. u. -größe, Pulszahl u. -amplitude, O_2-Verbrauch beziehen – s. a. Tab.

Grund(zyto)plasma, Hyaloplasma: die fast glasklare Matrix des Zytoplasmas.

Grunert* Operation (KARL GR., 1867–1905, Otologe, Halle/Saale): *otol* bei in die V. jugul. int. fortschreitender Bulbusthrombose Ausräumung des Warzenfortsatzes mit Freilegung von Sinus, Bulbus u. unterbundener Jugularis u. Umwandlung in eine offene Knochenrinne.

Grunztic: Erzeugung von Grunzgeräuschen als striärer Tic nach epidem. Enzephalitis, bei Chorea minor, Lues cerebri, vaskulären Striatumherden.

Gruppen|agglutination: A. von Korpuskeln (z. B. Salmonellen), die auf Grund eines gemeins. Teil-AG (»G.agglutinogen«) zu einer immunol. Gruppe vereint sind. – **G.allergie**: Überempfindlichkeit gegen chemisch u. pharmak. unterschiedl. Substanzen mit gemeinsamer »determinanter Gruppe«; vgl. Überkreuzungsempfindlichkeit. – **G.alternans**: *kard* im EKG periodisch in Serien auftretende Formveränderungen des Kammerkomplexes, wahrsch. infolge einer mehrere Herzaktionen überdauernden Refraktärphase.

Gruppen|extrakt: *allerg* als Testsubstanz dienender Allergenextrakt, der jeweils die allergenen Fraktionen einer Gruppe chemisch oder biol. verwandter AG enthält. – **G.extrasystole**: »Kette« (»Salve«) von – meist monotopen – Extrasystolen.

Gruppen|praxis: unpräzise Bez. für ↑ Gemeinschaftspraxis, Apparategemeinschaft, Praxisgemeinschaft. – **G.resistenz**: *pharm* ↑ Kreuzresistenz. – **G.serum**: gegen das gruppenspezif. AG gerichtetes Antiserum (mit »Gruppen-AK«).

Gruppen|therapie: 1) ↑ Psychotherapie, bei der 5-15 Personen (♂ ♂ ♀ ♀) unter Ausnutzung der »G.dynamik« gleichzeitig behandelt werden, entweder in »geschlossener« oder in »offener« oder »kontinuierl.« Gruppe (mit ständig wechselnden Mitgliedern); im allg. mit möglichst pass. Verhalten des G.leiters: freie Diskussion, Soziometrie, Psychodrama, autogenes Training. – 2) in Gruppen durchgeführte Krankengymnast. Übungsbehandlg. (insbes. bei Körper-

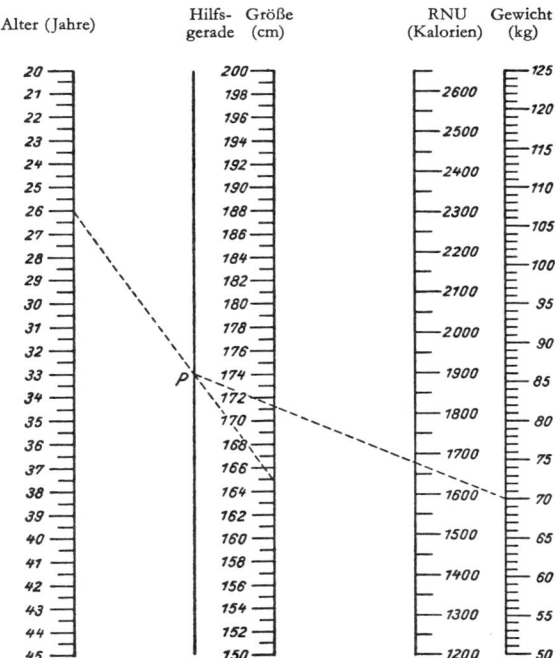

Nomogramm zur Bestimmung des Sollwertes des Ruhe-Nüchtern-**Grundumsatzes** (RNU) beim Manne. Der von der geradlinigen Verbindung Alter/Größe auf der Hilfsgeraden getroffene Punkt p wird mit dem Gewichtswert verbunden; die Verbindungslinie zeigt den RNU-Wert an.

Gruppen|training

behinderten). – **G.training**: *psych* autogenes Training als ↑ G.therapie.

Gruppenübertragung, -transfer: *biochem* Übertragung von Molekülgruppen durch Enzyme (z. B. Transferasen, Kinasen) von einem Substrat oder Kosubstrat (Koenzym) auf andere, z. B. Transaminierung, -methylierung, -phosphorylierung; wesentl. intermediärer Reaktionstyp.

Grußkrampf: ↑ Blitz-Nick-Salaam-Krämpfe.

Gruyère-Porose: ↑ Porenzephalie (mit makroskop. Bild des Gruyère-Käses).

Grynfelt*(-Lesshaft*-Luschka*) Dreieck (JOSEPH KASIMIR GR., 1840–1913, Gynäkologe, Montpellier): dreieck., oben von 12. Rippe u. M. serratus post. inf., vorn vom M. obl. int. abdominis u. hinten vom M. quadratus lumborum begrenzte Muskellücke in der seitl. Bauchwand; evtl. Bruchpforte einer lumb. Hernie (**Gr.* Hernie**).

Gryposis: abnorme Krümmung; z. B. **G. penis** (bei Hypospadie, Induratio penis plastica), **G. unguium** (↑ Onychogryposis).

Gs: *physik* ↑ Gauss.

GSDH: ↑ Glutamatdehydrogenase.

Gsell* (OTTO Gs., geb. 1902, Internist, Basel) **Test**: i. v. Inj. von 250 IE Parathyroidea-Extrakt zur DD hypokalziämischer Zustände; bei Tetanie bleibt Ca-Anstieg (Max. nach 7–10 Std.) aus oder ist rel. gering. – **Gs.*-Erdheim* Syndrom**: idiopath. Medianekrose u. Elastodystrophie der Aorta mit Tendenz zur Ruptur (unerträgl. Retrosternalschmerz, Vernichtungsgefühl, psychomotor. Unruhe, Erbrechen, Schocksympte.); häufig systol.-diastol Geräusch (rel. Aorteninsuffizienz u. Wirbelbildung im Nekrosebereich).

GSH: ↑ Glutathion. – **GSSG**: Glutathiondisulfid.

G-Sydrom: (OPITZ et alii 1969) nach Namensinitial des 1. Pat. benannte fam. (autosomal-dominant erbl.?) multiple Mißbildungen; v. a. kraniofaziale Dysmorphie mit schwerer Dysphagie (die sich nach dem 1. Lj., falls überlebend, bessert), bei ♂♂ Scrotum bipartitum, Hypospadie, Rektourethralfistel.

GT: *psych* ↑ Gießen-Test.

γ-GT: ↑ γ-Glutamyltranspeptidase (↑ Glutamyltransferase).

GTP: ↑ Guanosin-5'-triphosphat.

G_1-Trisomie: ↑ DOWN* Syndrom (mit Trisomie 21 = 1 der Gruppe G).

Gtt.: *pharm* Guttae. – **GTT**: ↑ Glukosetoleranztest.

GU: 1) ↑ Grundumsatz. – 2) ↑ Glukuronidase.

Guaifenesin *WHO*: ↑ Guajakolglyzerinäther.

Guajacolum, Guajakol: $C_7H_8O_2$, o-Methoxyphenol; therap. Anw. äußerl. als Antiseptikum, Anästhetikum u. in Rheumaeinreibungen; innerl. bei Infektionskrkhtn. (Tbk) u. als Expektorans; Reagens zum Nachweis von Peroxidase-Eigenschaften (Blut, Frischmilch).

Guajak|harz: »Resina Guajaci« aus dem Kernholz von Guajacum-Spezies [Zyophyllaceae]; alkohollösl. Masse aus bis 70% Guajakonsäure, ca. 10% Guajaretsäure, Guajakol, Farbstoffen, äther. Öl; Anw. früher innerl. für unspezif. Reizther. (v. a. bei Syphilis, Rheumatismus), ferner zur **G.probe**: wenig spezif., störanfäll. (Eiter, Arzneimittel), auf Peroxidasewirkung beruhender Blutnachweis in Harn, Stuhl, Magensaft; Blaufärbung des Reaktionsgemisches (Probe oder Ätherextrakt der essigsauren Probe + H_2O_2 + 2%ige frische alkohol. Harz-Lsg.); zahlreiche Modifikationen, auch als ↑ Milchprobe.

Guajakol: ↑ Guajacolum. – **G.glyzerinäther** (Guaifenesin *WHO*) findet Anw. als Muskelrelaxans, Antidepressivum, Tonolytikum u. Expektorans, **G.phenylazetat** als Sekretolytikum u. Expektorans, **G.sulfonsäure** (Kalium sulfoguaiacolum) als Expektorans.

Guajazulen: Dimethylisopropylazulen (in äther. Kamillenöl, Guajakharz etc.); Anw. als äußerl. Antiphlogistikum, Bakteriostatikum u. Kosmetikum.

Guamá-Gruppe: Untergruppe der ARBO-Viren mit Guamá-, Catú- u. Bimit-Virus. Erreger fieberhafter Erkrn. mit Kopf-, Muskel- u. Gelenkschmerzen in Brasilien u. auf Trinidad (Überträger: Moskitos).

Guanase: ↑ Guanin-desaminase.

Guanethidinum *WHO*: (2-Oktahydro)-1-(2H)-azozinyläthyl-guanidin; Sympathikushemmer, Anw. als Antihypertonikum (z. B. Ismelin®), ferner bei Hyperthyreose.

Guanidase: ↑ Guanin-desaminase.

Guanidin, Iminoharnstoff: (STRECKER 1861) Abbauprodukt des Guanins, $HN = C(NH_2)_2$; in hoher Konz. viruzid (Hemmung der RNS-Synthese) u. lokal hautreizend (Anw. früher bei Myasthenia gravis). Wicht. Derivate: Arginin, Kreatin u. Kreatinin, die Biguanide, hypotensiv wirkende Verbdgn. wie Guanethidinum, ferner solche mit langkettigen Fettsäuren (oberflächenaktiv, mikrobizid). – Von G. abgeleitete organ. Basen finden sich v. a. in Nukleosiden u. Nukleotiden. – **G.phosphat**: leicht hydrolysierbares Phosphorsäurederivat des G.; z. B. das biochemisch wicht. Kreatinphosphat mit energiereicher Bindung.

Guanidin(o)|azetat-methyltransferase: an der Biosynthese des Kreatins betiligtes Enzym (überträgt die Methylgruppe von S-Adenosyl-methionin auf Guanidinoazetat). – **G.essigsäure**: »Glykocyamin«, ein Zwischenprodukt der Kreatinbiosynthese (aus Glykokoll u. Arginin durch Glyzinamidinotransferase); Normalwert im Serum 0,24–0,28 mg/100 ml, im 24 Std.-Harn 11–56 mg (Bestg. durch die SAKAGUCHI* Reaktion).

Guanin, G.: (UNGER 1845) 2-Amino-6-hydroxypurin (s. a. Formel »Guanosin«); eine Purinbase in Nukleosiden, Nukleotiden u. Nukleinsäuren, die, aus Nukleinsäuren freigesetzt, durch G.desaminase zu Xanthin bzw. Harnsäure abgebaut wird. Nachweis durch Murexid-Reaktion, PWS-Reduktion, Papierchromatographie.

Guanin-desaminase, Guan(id)ase: weit verbreitetes Enzym in tier. Geweben (Zellkern u. Plasma), das Guanin zu Xanthin desaminiert.

Guanosin, Guaninribosid: ein Purinnukleosid (↑ Formel); Bestandteil der Ribonukleinsäuren, ferner frei in Pankreas u. Pflanzen. Wird, aus Nukleotiden freigesetzt, durch Purin-nukleosidphosphorylase zu Guanin u. Ribose-1-phosphat abgebaut. Nachweis papierchromatograph. oder enzymatisch. – Biol. wichtig v. a. die Phosphorsäureester: **G.-5'-diphosphat** (GDP), Nukleotid aus Guanin, Ribose u. 2

Guanosin *Guanin* β-D-Ribose

Phosphatresten (in 5'-Stellung), zus. mit G.triphosphat an biol. Energieübertragungen (z. B. Zitronensäurezyklus) beteiligt, mit ATP-System durch Transphosphorylierungsreaktionen verbunden, als GDP-Zucker an Gruppenübertragungsreaktionen beteiligt; **G.monophosphat** (Guanylsäure, GMP), Nukleotid aus Guanin, Ribose u. Phosphorsäure, in 3 isomeren Formen (G.-2'- u. 3'-phosphat bei der Hydrolyse von Nukleinsäuren gebildet, -5'-phosphat aus Inosinsäure über Xanthosin-5'-phosphat durch GMP-synthetase); **G.-5'-triphosphat** (GTP) als energiereiches Phosphat (Mononukleotid), gebildet aus GDP bei der oxidat. Dekarboxylierung von α-Ketoglutarat (s. a. Zitronensäurezyklus); wicht. Phosphat- u. Energiedonator (z. B. bei der Bildung von ATP aus ADP), Koenzym (z. B. bei Proteinbiosynthese) u. Kofaktor (z. B. bei Bildung von GDP-Mannose u. -Fukose); Normalwert im Blut 13–36 µMol/l (enzymat. Bestg. durch UV-Test). – Ferner das **zykl. G.-3,5-monophosphat** (cGMP), strukturanalog zu Adenosin-3,5-monophosphat; seine Synthese wird von Guanylatzyklase katalysiert; wichtig für die Vermittlung der Wirkg. best. Hormone u. Neurotransmitter, für die Histaminfreisetzung aus Mastzellen (u. damit für die allerg. Reaktion).

Guanylat-kinase: Phosphokinase, die endständ. Phosphatreste des ATP auf GMP überträgt u. dabei Guanosindiphosphat u. ADP bildet.

Guanyl|hydrazone: vom Aminoguanidin abgeleitete Verbdgn. mit chemotherap. (z. B. Ambazonum), tumorhemmender (z. B. Glyoxal-bis-guanylhydrazon) oder kardiotoner Wirkung (Steroid-bis-guanylhydrazone); digitalisähnl.); meist nur geringe therap. Breite (starke Nebenwirkungen). – **G.säure**: ↗ Guanosinmonophosphat.

Guarnieri* Einschlußkörperchen (GIUSEPPE G., 1856–1918, Pathologe, Pisa): (1892) runde oder ovale, homogene oder granuläre, azidophile zytoplasmat. Einschlußkörperchen in Epidermiszellen bei Infektion mit Viren der Pockengruppe. Ansammlung von Viruselementen oder aber spezif. Reaktionsprodukt der Zelle?

Guaroa-Virus: ARBO-Virus der Bunyamwera-Gruppe; Erreger einer leicht fieberhaften Erkr. in Kolumbien u. Brasilien (Überträger: Anopheles-Mücken).

Gubarew* Klappe (ALEXANDER PETROWITSCH G., 1855–1931, Gynäkologe, Dorpat, Moskau): schräge Schleimhautfalte an der Kardia.

Gubernaculum testis (Hunteri) *PNA*: embryol das sich an der kaud. Gonadenfalte entwickelnde »Leitband« des Hodens (kollagenes Bindegewebe, elast. Fasern, glatte Muskulatur), an dem dieser ins Skrotum absteigt. Reste bilden das Lig. scrotale des Erwachsenen.

Gubler* (ADOLPHE MARIE G., 1821–1879, Arzt, Paris) **Lähmung**: Hemiplegia alternans inf. (s. u. MILLARD*-G.*). – **G.* Linie**: zwischen den Wurzelursprüngen des Trigeminus am Unterrand der Brücke. – **G.* Tumor, Zeichen**: dystroph. Schwellung des Handrückens im Bereich der Strecksehnen II–IV bei spast. Lähmung (insbes. Bleilähmung). – **G.*-Gendrin* Zeichen**: Dämpfung unterhalb der Herzspitze bei kleinem Perikarderguß. – **G.*-Robin* Typhus** (EDUARD CHARLES ROBERT R.): mit ausgeprägter Herdnephritis einhergeh. Fleckfieber.

Gudden* (BERNHARD ALOYS V. G., 1824–1886, Psychiater, München) **Atrophie**: Degeneration der Thalamuskerne nach Zerstörung der zugehör. Rindengebiete. – **G.* Decussatio, Kommissur**: s. u. Commissurae supraopticae. – **G.* Gesetz**: Im prox. Teil eines durchtrennten Nervs verläuft die Degeneration zellulipetal (= retrograd). – **G.* Haubenbündel, Tractus**: ↗ Fasciculus mamillotegmentalis. – **G.* Kern**: ↗ Nucl. profundus tegmenti (GUDDEN). – **G.* Zeichen**: 1) träge Pupillenreaktionen bei Alkoholintoxikation. – 2) verkürzte Knochenleitung über Schädelnarben.

Guedel* (ARTHUR ERNEST G., geb. 1883, Anästhesist, Los Angeles) **Laryngoskop**: Narkose-L. mit Kugelverschluß am Batteriegriff; als terminal flach abgebogener Spatel (Nutzlänge 70–135 mm) mit festem Lampenträger u. U-förm. »Führungsschiene«. – **G.* Tubus**: flach oder löffelförmig aufgebogener Oropharyngealtubus (mittelhart Gummi) zur Freihaltung der ob. Atemwege (»oropharyngeale Luftbrücke«); auch Modelle mit Metallverstärkung gegen Bißverschluß, separatem Röhrchen für O$_2$-Insufflation oder Sekretabsaugung, scheiben- oder T-förm. »Schild« zur Fixierung vor den Lippen; s. a. Doppelmundtubus (sog. »Doppel-GUEDEL«).

Günsel* Syndrom, Spondylosis chondromalacia: (1949) (sub)akute WS-Erkr. mit Destruktion von Bandscheiben u. Wirbelrändern u. zentripetaler Sklerosierung der WK; wahrsch. Infektspondylitis.

Günther* (HANS G., 1884–1956, Internist, Bonn, Leipzig) **Efflux**: pelvirenaler (= pyelorenaler) ↗ Reflux. – **G.* Syndrom: 1) G.* Hämatoporphyrie**: ↗ Porphyria erythropoetica. – **2)** ↗ Myositis myoglobinurica. – **3) G.*-Spitz* Sy.**: leichte Form des CUSHING* Syndroms mit Polyglobulie, Zyanose, Dyspnoe, Polyurie u. Störung des Wärmehaushalts.

Günther* Operation (GUSTAV BIEDERMANN G., 1801–1866, Chirurg, Leipzig): osteoplast. Fußamputation (modif. ↗ PIROGOFF* Methode) durch lineare Schrägosteotomie der Tibia (in Malleolenhöhe) u. Deckung mit dem parallel abgesetzten post. Kalkaneussegment (evtl. Knochennagel).

Günther* Stufenschema (OSWIN G., zeitgen. Immunologe, Frankf./M.): Entwicklung der Immunität mit Vorstufe (= Phagozytose), 1. Stufe (Stimulation der AK-bildenden Zentren, d. h. »Zündung« der Spätreaktion) u. 2. Stufe (Serum-AK.bildung; zunächst 19S-AK der Lymphozyten, dann 7S-AK der Plasmazellen). – s. a. Fließbandhypothese.

Güntz* Zeichen (EDUARD G., 1903–73 Orthopäde, Frankf./M.): abnorme Geradhaltung der WS-Ab-

Günz* Ligament

schnitts oberhalb einer Nucleus-pulposus-Hernie als röntg. Frühsympt.

Günz* Ligament (JUSTUS GOTTFRIED G., 1714–1751, Anatom, Leipzig): die die Vasa u. den N. obturatorius beim Durchtritt durch das For. obturatum umgeb. bindegeweb. Scheide.

Günzburg* (ALFRED OTTO G., geb. 1861, Arzt, Frankf./M.) **Probe**: Nachweis freier HCl im Magensaft (rot pH < 2,8, gelbbräunl. pH > 4,0) mit frisch angesetzter Mischung aus 6%ig. alkohol. Phlorogluzin-Lsg. u. 3%ig. alkohol. Vanillin-Lsg. āā (= **G.* Reagens**); s. a. aktuelle wahre ⁒ Azidität – **G.* Zeichen**: umschrieb. Borborygmus u. tympanit. Klopfschall zwischen Gallenblase u. Pylorus bei Ulcus duodeni.

Guérin* (ALPHONSE FRANÇOIS MARIE G., 1816–1895, franz. Chirurg, Paris) **Drüsen**: Glandulae urethrales urethrae femininae. – **G.* Falte**: ⁒ Valvula fossae navicularis. – **G.* Fraktur**: dir., uni- oder bilat. OK-Transversalfraktur mit Absprenung des harten Gaumens u. Alveolarfortsatzes sowie u. U. der dist. Flügelfortsätze des Keilbeins etwa in Höhe des Nasen- u. Kieferhöhlenbodens (⁒ Abb. »LE FORT* Linien«); Klin.: Dislokation nach dorsal u. lat. mit Herabhängen, seltener mit Verkeilung des OK; evtl. Eröffnung der OK-Höhle. – **G.* Sporenschnitt**: »Hufeisenschnitt« um die Ferse mit kran. Verlängerung über Achillessehnenmitte zur Freilegung des Kalkaneus. – **G.* Symptom**: Druckschmerz am inn. Flügel des Proc. pterygoideus bei G.* Fraktur.

Guérin* Eiweißproben (JEAN MARIE CAMILLE G., 1871–1961, Serologe, Paris): 1) (1899) auch beim Erwärmen bleibender Niederschlag nach Zusatz von 10 Tr. 10%ig. alkohol. Sozojodolsäure-Lsg. zu 10 ml Harn; 2) Trübung bis Ausflockung beim Zutropfen von 5%ig. Chromsäure-Lsg. (ROSENBACH* Reagens). – s. a. BCG (2).

Guérin*-Stern* Syndrom (JULES RENÉ G., 1801–1886, Orthopäde, Paris; G.W. STERN): ⁒ Arthrogryposis multiplex congenita.

Gürtel|fasern: ⁒ Fibrae arcuatae ext. (der Medulla oblong.). – **G.feld**: radiol gürtelförm. Herdfeld bei Rotationsbestrahlung. – **G.gefühl**: Umschnürungsgefühl im Bereich des Rumpfes (meist in Höhe der mittl. BWS) als sensible Reizerscheinung bei Tabes dors., MS, Myelitis. – **G.rose**: ⁒ Zoster. – **G.typ**: v. a. bei Frauen vork. zonale Adipositas (»circumpelvica«) bes. im Bereich von Beckengürtel, Hüften, Gesäß u. Oberschenkeln.

Guertin* Syndrom: (1881) ⁒ DUBINI* Syndrom.

Guest* Einheit: (1947) Meßgröße für die Fibrinolysinaktivität (in vitro gegen 0,1%ig. Fibringerinnsel bei 28°); 1 E = ⅕ LOOMIS* Einh.

Gütgemann* Läppchenplastik (ALFRED G., geb. 1907, Chirurg, Bonn): 1) (1962) terminolat. portokavale Anastomosierung durch Bogenschnittöffnung der V. cava inf., korrespondierende ovalare Resektion der Vorderwand des Pfortaderstumpfs, Vereinigung mit durchgreifender einschicht. Naht. – 2) ⁒ Dreiecklappenplastik.

Gueulette* Operation: Magenresektion mit Fixierung der GE am TREITZ* Band (Refluxprophylaxe).

di Guglielmo* Syndrom (GIOVANNI DI G., 1886–1961, Hämatologe, Rom): akute ⁒ Erythrämie.

Guibé* Volvulus: s. u. Volvulus.

Guibor* Tafel: Sehprobentafel mit Buchstaben »E« in verschiedenen Größen u. Positionen.

Guidance: (engl. = Führung) psych unterstützende Psychother., bei der der Pat. in seinen tägl. Problemen geleitet u. beraten wird, möglichst mit Bewußtmachung der Dynamik des Handelns.

Guidi* Kanal (GUIDO G., genannt VIDUS VIDIUS. 1500–1569, Anatom, Florenz, Paris, Pisa): ⁒ Canalis pterygoideus.

Guidotti* Hauptformen (CARLO G., Röntgenologe, Modena): röntg die physiol. Varianten der Fissura orbit. sup. im a.-p. Rö-Bild (Dreieck, »phryg. Mütze«, »Keule«, »Keule mit Dorn«, Spitzbogen, Rechteck, Quadrat) als Hinweis auf morphol. Abweichungen des übr. Schädels.

Guignard* Reaktion: Blausäurenachweis (Rotfärbung) mittels eines mit 1%ig. Pikrinsäure- u. 10%ig. Soda-Lsg. getränkten Filtrierpapiers.

Guilford*-Martin* Test: (1943) psych Fragebogentest für die Abklärung grundlegender Charaktermerkmale.

Guillain* (GEORGES G., 1876–1961, Neurologe, Paris) **Reflex*** 1) G.*-ALAJOUANINE* R.: ⁒ Genitoabdominalreflex. – 2) G.*-BARRÉ* R.: ⁒ Bizeps-femoris-Reflex. – **G.* Syndrom**: 1) G.*-Barré*(-Strohl*) Sy., Radikuloneuritis, Neuronitis: (1946) Polyradikulitis (meist infektiöse Polyneuritis) mit albuminozytol. Dissoziation im Liquor; klin.: aszendierende motor. Lähmung (einschl. kaud. Hirnnerven), Parästhesien, ziehende Schmerzen. Unterschieden als untere (Spinalwurzeln u. periphere Nerven), gemischte u. mesozephale Form (nur Hirnnerven, s. a. FISHER* Sy.), ferner als bösart. Verlaufsform die LANDRY* Paralyse. – 2) G.*-Garcin* Sy.: neur ⁒ Halbbasissyndrom. – **G.*-Thaon* Sy.**: quartäre Syphilis mit spast. oder atakt. Symptn., Schmerzen, Augenstörungen, Amnesie u. Aufmerksamkeitsverlust.

Guilland* Zeichen: plötzl. Knie- u. Hüftbeugung auf der Gegenseite nach Kneifen des Quadriceps femoris als Zeichen für meningeale Reizung.

Guillaume*-Sigwald* Operation: bds. intradurale Radikotomie S 5 (nach Laminektomie S I) bei hartnäck. Kokzygodynie.

Guillery* Tafel: Sehprobentafel mit Quadraten mit je einem exzentr. Punkt verschiedener Größe.

Guillotine: chir guillotineartig schneidendes Fenstermesser als Adeno-, Tonsillo- oder Kommissurotom. – Mit gleichem Prinzip die **G.schere** (z. B. n. OLIVECRONA; zur Tentoriumdurchtrennung).

Guinea|grün: Triarylmethan-Farbstoff für Baktn.- u. histol. Gegenfärbung u. zur Darstg. der Erythrozytenmembran. – **G.pocken**: ⁒ Frambösie in Westafrika. – **G.wurm**: ⁒ Dracunculus medinensis.

Guinet*-Bethoux* Methode: biol. Gonadotropin-Bestg. im Harn (DD der hypophysären u. ovariellen Amenorrhö) anhand des Uterusgewichts einer infantilen Maus nach Inj. eines Extrakts aus dem 24-Std.Harn der Probandin.

Guist* (GUSTAV G., 1892–1967, Ophthalmologe, Wien) **Ödem**: zentrales Netzhautödem bei angiospast. Retinopathie. – **G.* Zeichen**: verstärkte Schlängelung der Netzhautvenen als Frühzeichen einer Arteriosklerose.

Guiteras* Krankheit (JUAN G., 1852–1925, Pathologe, Havanna): ↑ Parakokzidioidomykose.

Guizzetti* Färbung: metachromat. Schleimfärbung formalinfixierter Gefrierschnitte mit gesättigter Thionin-Lsg. in 2%ig. Karbolsäure. Nach Abspülen in angesäuertem Wasser Schleim rotviolett, Zellkerne blau.

Guja, Guya: in Ozeanien (v. a. Guam) epidem. spast. Bronchialasthma, insbes. bei Kleinkindern, z. T. mit Pneumonie u. schweren Durchfällen.

Guleke* Operation (NICOLAI G., 1878–1958, Chirurg, Jena, Marburg): **1)** (1932) zweizeit. abdominosakrale Mastdarmexstirpation: einläuf. endständ. Anus praeter sigmoideus u. Blindverschluß des aboralen Sigmastumpfs; in 2. Sitzung Aushülsung, Extraperitonealisierung u. sakrale Exstirpation des tumortragenden Darmabschnitts. – **2)** bei kommunizierendem Hydrozephalus Liquorabltg. durch den Harnleiter; nach Freilegung des lumb. Duralsacks retroperitoneale Nephrektomie, Dura-Ureter-Anastomosierung (Aufsteppen der Nierenbeckenzipfel). – **3)** Duodenalstumpfverschluß (nach BILLROTH*-II-Magenresektion bei Ulcus duodeni penetrans) durch Seromuskularisnaht, Stumpfsicherung (u. Ulkusdeckung) durch 2 übereinandergelegte Dreistich-Serosanähte (Pankreaskapsel, Duodenalstumpfrand an kleiner u. großer Kurvatur).

Gull* (SIR WILLIAM WITHEY G., 1816–1890, Internist, London) **Krankheit**: **1)** (1874) ↑ Myxödem. – **2)** G.* **Sutton* Krankheit**: ↑ Arteriosklerose. – **G.* Syndrom**: Augenmuskel- u. bulbäre Störungen sowie Lähmung eines Arms bei subokzipit. Wirbel-Tbk. – **G.*-Toynbee* Gesetz**: Eine Otitis media geht bei Mastoiditis v. a. auf Sinus u. Kleinhirn, bei eitr. Einschmelzung des Paukenhöhlendachs auf das Großhirn über.

Gulliver-Halluzination: opt. Halluzination, bei der die halluzinierten Menschen als Riesen erscheinen (»Makrohalluzination«).

Gullstrand* (ALLVAR G., 1862–1930, Ophthalmologe, Uppsala; 1911 Nobelpreis für Medizin) **Auge**: schematisches ↑ Auge. – **G.* Brille**: punktuell abbildende Starbrille mit Katralgläsern. – **G.* Gesetz**: Wandert bei einem Schielenden, der gleichzeitig fixiert u. den Kopf dreht, das Korneareflexbild bd. Augen in Richtung der Kopfdrehung, dann ist dies die Seite des schwächeren Muskels.– **G.* Lampe**: ältestes Modell einer Spaltlampe.

L-Gulonat-dehydrogenase: NAD-spezif. Enzym (in Leber u. Niere), das L-Gulonat (Salz der ↑ L-Gulonsäure) zu 3-Keto-L-gulonat oxidiert (gleichzeitig Dekarboxylierung zu L-Xylulose u. CO_2).

L-Gulonsäure: mit Glukonsäure isomeres Oxidationsprodukt der Gulose, entstanden durch Reduktion der D-Glukuronsäure mit $NADPH_2$; Abbau über 3-Keto-L-gulonsäure (mittels ↑ »Gulonat-dehydrogenase«) bis zum D-Xylulose-5-phosphat (s. a. Schema »UDPG-Metabolismus«); in Tieren u. Pflanzen Umwandlung zu L-Askorbinsäure.

Gumann* Flecke: punktförm. Flecke (⌀ ca. 3 mm) auf den Gaumentonsillen im Exanthemstadium der Masern; vgl. KOPLIK* Flecke.

Gumma: »Gummiknoten« als Bez. für ein – häufig prall-elast. – Granulom bei subakuter Entzündung (z. B. Haut-Tbk, Sporotrichose); meist 4 Stadien: Knotenbildung, Erweichung, Exulzeration, Rückbildung mit Vernarbung. – I. e. S. das **G. syphiliticum** des Tertiärstadiums, v. a. in Haut (bes. Unterschenkel), Knochen, Gelenken, Kreislauforganen (in der Aortenwand oft miliar), Niere, Leber u. ZNS, scharf abgegrenzt, später im allg. exulzerierend (unterminierter, scharfer Rand, speck. Grund); histol.: reichl. Lymphozyten u. Plasmazellen, ferner Fibroblasten, faser. Bindegewebe, Nekrosen, epitheloide Zellen, selten LANGHANS* Riesenzellen, äußerst selten Treponemen.

Gummi arabicum: Gummi(harz) aus afrikan. Acacia-Arten (»Akaziengummi«); amorphe Masse mit Ca-, K- u. Mg-Salzen der Arabinsäure, oxidierenden Enzymen u. wenig Gerbstoff; antigen wirksam (↑ G.ekzem). Anw. als reizmilderndes Mittel (z. B. Hustensaft, Klistier) u. Geschmackskorrigens, *pharmaz, diät* Binde-, Emulgier- u. Verdickungsmittel, *histol* Einschlußmittel.

Gummi|bandligatur: *prokt* ↑ Gummiligatur. – **G.becken**, Kautschukbecken: extrem nachgieb. knöchernes Becken bei Osteomalazie. – **G.(bläschen)nävus**: ↑ BEAN* Syndrom (2). – **G.ekzem**: Kontaktekzem durch kautschukhalt. Gebrauchsgegenstände (einschl. Zahnprothese, Kondom) oder Schutzkleidung, meist als Überempfindlichkeit gegen Hilfstoffe (Vulkanisationsbeschleuniger, Weichmacher, Antioxidantien etc.).

Gummi|gelenk: Jargon für das schlaffe, überdehnbare Gelenk bei Muskelhypotonie, schlaffer Lähmung, Myatonia congenita; s. a. Hampelmannphänomen. – **G.geschwulst**: ↑ Gumma. – **G.haut**: *derm* ↑ Cutis hyperelastica.

Gummi|keil: flach-keilförm. oder zugespitztes Hartgummistück als Mundsperrer (Zahn- u. Beißschutz) bei Trismus, Magenspülung, Intubation, Elektroschockbehandlung etc. – **G.knoten**: ↑ Gumma. – **G.ligatur**: therap. Strangulation eines inn. Hämorrhoidalknotens mittels G.ringes (spez. Applikator, proktoskop. Sicht); schmerzlose Nekrotisierung u. Abstoßung nach wenigen Tg., kleine Restwunde (Gefahr der Nachblutung).

Gummi|schwammdränage (Peiper*): Dränage eines Hirnabszesses (nach Entlastungs-LP, osteoklast. Trepanation u. Antibiotika-Spülung) durch Einlegen eines – 2tägig zu wechselnden – G.schwämmchens. – **G.strumpf**: elastisch gewebter Strumpf zur Prophylaxe u. Ther. der Unterschenkelvarikose.

gummös: in Form oder mit Bildung von (syphilit.) Gummen.

Gumprecht* Kernschatten (FERDINAND G., 1864–1947, Internist, Jena, Weimar): infolge ihrer charakterist. Zerbrechlichkeit beim Ausstrich lädierte Lymphozyten im peripheren Blut bei lymphat. Leukämie. Ähnlich zerstörte Paramyeloblasten in geringerer Zahl auch bei myeloischer Leukämie. Im KM-Ausstrich können ferner retikuläre Zellelemente als G.* K. imponieren.

Gundel* Typen: die Typen I (= gravis), II (= mitis) u. III (= intermedius) des Corynebact. diphtheriae.

Gundu: v. a. bei jugendl. Westafrikanern vork. langsam progred. Auftreibung der knöchernen Nasenwurzel mit Gesichtsfeldeinschränkung, u. U. auch Druck-

Gunn* Flecken

atrophie der Augen; spontaner Stillstand. Urs. unbekannt (keine Frambösie!).

Gunn* (ROBERT MARCUS G., 1850–1909, Chirurg u. Ophthalmologe, Moorfields) **Flecken**: kleine (gelbl.-)weiße Flecken (disseminierte oder in Gruppen) am Augenhintergrund ohne path. Bedeutung. – G.* **Zeichen**: 1) Kreuzungsphänomen: scheinbare Einengung einer Netzhautvene an der Kreuzungsstelle mit einer sklerotisch wandverdickten Arterie; vgl. Parallel-G.*-Zeichen. – 2) G.* Kiefer-Lidphänomen; meist unilat. Bewegungsassoziation zwischen UK u. Augenlid, meist als Emporschnellen des ptot. Lids u. der Augenbraue beim Kau- u. Schluckakt (ferner bei lautem Sprechen, Gähnen, Zungeherausstrekken). Wahrsch. unregelmäßig-dominant erbl. Störung (Faseraustausch zwischen Hirnnervenkernen III, V u. VII?).

Gunn* Liagment (MOSES G., 1822–1887, Anatom u. Chirurg, Detroit, Chicago): ↑ Ligamentum iliofemorale.

Gunn* Ratte: (1938) Rattenstamm mit heredit. Glukuronyl-tansferase-Mangel (u. lebenslängl. Ikterus der Homozygoten).

Gunning* Reaktion (JAN WILLEM G., 1827–1901, holländ. Chemiker): Azeton-Nachweis mit Jodtinktur u. überschüss. Ammoniak (vorübergehende Schwarzfärbung, hellgelbe Jodoformkristalle).

Guo: ↑ Guanosin.

Guo* Reaktion: (1938) erstes Fließpapier-Trockenblutverfahren zur Syphilis-Serodiagnostik (0,05 ml Blut-Lsg. + 0,05 ml AG-Verdünnung in Hohlschliffobjektträger; 30 Min. bei Zimmertemp.).

Gurkenkernbandwurm: ↑ Dipylidium caninum.

Gurwitsch* Strahlen: (1874) ↑ Organismenstrahlen.

Gusano: (span. = Wurm) ↑ Myiasis.

Gusberg* Kürette: Entnahmeinstrument (2 Hohlzylinder) für Ringbiopsie an der Cervix uteri.

Guß: KNEIPP* Anwendung mit kaltem, temperiertem, heißem oder wechselwarmen Wasser, das als fast druckloser Strahl von Daumendicke so appliziert wird, daß ein »Wassermantel« entsteht; z. B. als Knie-, Schenkel-, Unter-, Arm-, Brust-, Ober-, Gesichts-, Rücken- oder Vollguß. In der Dosierung ansteigend, v. a. zur Ther. der allg. – insbes. hypotonen u. hypodynamen – Kreislaufregulationsstörungen.

Gussenbauer* Operation (CARL G., 1842–1903, Chirurg, Lüttich, Prag, Wien): 1) bei Pankreaszyste Bildung einer äuß. Fistel, indem die Zyste unter Aufsteppen des Peritoneums in die Bauchdecken eingenäht, inzidiert, gespült u. dräniert wird. – Bei ausbleibender Spontanheilung Umwandlung in inn. Fistel. – 2) G.*-Winiwarter* **Magenresektion**: modifiz. BILLROTH* II-Op. mit Verschluß des Magenstumpfs u. seitl. Magen-Darmanastomosierung im kran. Stumpfbereich. – 3) ossäre Orbitotomie von kranial. – Von G.* auch Stahlklammer für perkutane Fragmentfixierung.

Guß|fieber: ↑ Gießfieber. – **G.platte**: *bakt* mit erregerhalt. Material vermischter flüss. Nährboden, der in Plattenform (z. B PETRI* Schale) ausgegossen wird; ermöglicht isol. Wachstum einzelner Kolonien.

Gustatio: (lat.) ↑ Geschmack; z. B. **G. colorica** s. **colorata** (»Farbenschmecken« als synästhet. Geschmacksempfindung bei Farbreizen).

gustatorisch, gustativ: (lat.) den Geschmackssinn betreffend; z. B. **g. Weinen** u. **Gustolakrimalreflex** (↑ Krokodilstränenphänomen).

Gustus: (lat.) Geschmack (s. a. Gustatio).

gutartig: ↑ benigne.

Guterman* Test: *gyn* etwa ab Zeitpunkt der 1. ausbleibenden Menses pos. Schwangerschaftstest durch Nachweis von Pregnandiol im Morgenharn (bei Zusatz von H_2SO_4 orange-braun). Falsch-pos. bei Progesteron-Medikation, Luteinzyste, Pseudoschwangerschaft u. im Spätstadium des Menstruationszyklus.

Guthmann* Aufnahme: (1928) *röntg* radiometr. Schwangerschaftsaufnahme spez. zur Indikation einer Schnittentbindung.

Guthof* Indikatorplatte (OTTO G., geb. 1908, Bakteriologe, Köln): *bakt* Selenit-Blut-Glyzerolat-Nährboden (pH 7,4–7,5) zur Keimdifferenzierung anhand von Selenitreduktion (Rotfärbung der Kolonie), Hb-Umwandlung (α-Hämolyse) u. Glukose-Laktosespaltung.

Guthrie*(Hemm-)Test (ROBERT G., Pädiater, Buffalo/N.Y.), TIECKELMANN*(-SUSIE*) Phenylketonurie-Test: (1963) spezif. mikrobiol. Hemmtest zur Früherfassung des Brenztraubensäure-Schwachsinns. Bei Aufbringen mit Probandenblut getränkter Filterpapierscheibchen auf eine mit Bac. subtilis beimpfte u. mit einem Antimetaboliten (β-2-Thienylalanin) versehene Agarplatte überwindet Phenylalanin den Hemmeffekt u. führt zu Baktn.-Wachstum (im Unterschied zur Eisenchloridprobe bereits beim Neugeb. pos.).

Guthrie* Lerntheroie (EDWIN RAY G., 1886–1959, Physiologe, Seattle): (1935) Lernen basiert auf der einfachen, invariablen Verknüpfung von Reiz (= Stimulus = S) u. zugehör. Reaktion (= Response = R); Voraussetzung ist die Gleichzeitigkeit von S u. R, wobei die Intensität des einzelnen Faktors keine wesentl. Rolle spielt (»Kontiguitätshypothese«).

Guthrie* Muskel (GEORGE JAMES G., 1785–1856, Chirurg, London): ↑ Musculus sphincter urethrae.

Guthrie* Test: 1) Bestg. von Hexose-1-phosphat-uridyl-transferase mit Galaktose-sensitiven mutierten Coli-Stämmen. – 2) ↑ GUTHRIE* Hemmtest.

Gutierrez* Syndrom: ↑ ROVSING* Syndrom.

Gutman* Phosphatasebestimmung (A. u. ETHEL G., amerik. Naturwissenschaftler): (1938) Inkubation von 0,218%ig. wäßr. Dinatriumphenylphosphat- (als Substrat), Puffer- (für alkal. Phosphatase pH 9,0, für saure pH 4,9) u. Enzym-Lsg. bei 37° u. Bestg. der Spaltprodukte mit FOLIN*-CIOCALTEU* Phenolreagens (Photometrie bei 750 nm).

Gutmann* Symptom: *röntg* 1) (1956) auf dem Prallfüllungsbild des Magens ohne Kompression (»G.* **Aufnahme**«) umschrieb. Wandstarre bei stumpfem Angulus (evtl. auch »versenkter« starrer Bezirk) als Hinweis auf kleinen, infiltrierenden Magentumor (insbes. Pars pylorica, unt. Minorseite) u. 2) exzentr. Verdrängung der Duodenalschleife u. Faltenkompression der Pars descendens durch Pankreaskopftumor.

Gutmann* Syndrom: *derm* umschrieb., reaktionslose, prim. Amyloidablagerung in der Haut.

Gutschmidt* Test: »Karzino-Chromreaktion« zur Krebsfrüherfassung.

Gutta: (lat.) Tropfen (*pharm* ⸸ Guttae); *derm* tropfenförm. Hautveränderung bei Psoriasis, Hyper- oder Depigmentierung. – **G. cadens:** *pulmon* »Geräusch des fallenden Tropfens« (über Lungenhohlräumen).

Guttadiaphot-Verfahren: (MEYER, BIERAST 1927, V. SCHILLING 1928) groborientierender Test auf (Blut-)Krankhtn.: je 2 Tr. Blut werden auf 3 Teststreifen (rot, grün, blau) aufgebracht, getrocknet u. im durchfallenden Licht betrachtet; unscharfe Randbildung u. hellroter Saum weisen auf Dyskolloidität durch path. Eiweißstoffe hin.

Guttae, Gtt.: (lat.) »Tropfen« als flüss. Arzneizubereitung; z. B. **Gtt. antihydroticae** DRF (Natr. phenylaethylbarbitur. 0,2, Tinct. Belladonnae u. Extr. Salviae fluid. āā ad. 20,0), **Gtt. antispasmodicae** (»ELLER* Tropfen«, aus Liq. Ammon. succin. + Spir. aether. āā), **Gtt. nervinae sedantes** DRF (Natr. phenylaethylbarbitur. 0,5, Secal. concentr. »Stada« 0,1, Tinct. Belladonnae 10,0, Tinct. Valerianae ad 30,0), **Gtt. Nitroglycerini** DRF (Nitroglycerin. solut. 1:100 2,0, Spirit. dil. ad 20,0), **Gtt. Papaverini compositae** DRF (Atropin. sulfur. 0,01, Papaverin. hydrochlor. 0,4, Aqua dest. ad 20,0).

Guttapercha: eingetrockneter Milchsaft von Palquium- u. Payena-Arten [Sapotaceae]; Hauptbestandteil Gutta (= Getali; trans-Isomeres des Katuschuks) u. dessen – z. T. harzart. – Oxidationsprodukte; unelast., in der Wärme erweichend (u. knetbar), beim Abkühlen wieder erhärtend. Anw. für Heftpflaster, in Chloroform gelöst zum Wundverschluß, ausgewalzt (»G.papier«) für wasserdichte Verbände; gebleichte G., in Stabform, als Zahnkitt (»G.stäbchen«).

Guttation: *mykol* akt. Auspressung von Flüssigkeitströpfchen aus der Myzeldecke.

guttatus: (lat.) getropft, tropfenförmig.

Guttiferin: Antibiotika-Kompex (A u. B) aus Garcinia morella; in vitro wirksam gegen grampos. Baktn., in vivo gegen Staphylokokken.

Guttmann* Zeichen (PAUL G., 1839–1893, Internist, Berlin): summendes Gefäßgeräusch über der Schilddrüse bei BASEDOW* Krankh.

guttural: die Kehle betreffend; z. B. **G.laut** (= Gaumenlaut).

Gutzeit*(-Jakobi*) Provokation (KURT G., geb. 1893, Internist, Bayreuth): Identifizierung von Tonsillenherden anhand des BSG-Verhaltens (Anstieg um mind. 10%) bis 24 Stdn. nach örtl. Kurzwellendurchflutung.

Guyon* (JEAN CASIMIR FELIX G., 1831–1920, Chirurg u. Urologe, Paris) **Bougie:** massive Metallbougie mit G.* Krümmung für Harnröhrenbougierung; auch als **G.* Dilatator** (mit zentralem Kanal für Gleitsonde). – **G.* Instillation:** bei Go der hint. Harnröhre u. Zystitis lokales Einträufeln von Medikamenten mit Spritze über geknöpfte Hohlbougie (endständ. seitl. Perforationen). – **G.* Isthmus:** ⸸ Isthmus uteri. – **G.* Klemme:** stufenweise sperrbare Nierenstielklemme, leicht oder rechtwinklig aufgebogen. – **G.* Krümmung:** der Pars post. der Harnröhre bei stark vergrößerter Prostata (am Stehenden) angepaßte großbog. Krümmung von Harnröhreninstrumenten.– **G.* Loge:** der Spalt zwischen den Muskeln des Kleinfingerballens, in dem, vom Opponens digiti V bedeckt, der tiefe Endast des N. uln. verläuft. – **G.* Palpation:** bimanuelle Nierenpalpation (in Rückenlage), indem eine Hand von der WS her das Organ den am äuß. Rektusrand liegenden Fingern der anderen Hand entgegendrückt; s. a. G.* Zeichen. – **G.* Urinprobe:** ⸸ Dreigläserprobe. – **G.* Zeichen: 1)** Ballottement der Niere bei bimanueller Palpation als Zeichen für Nephroptose. – **2)** bei Blasenneoplasma nach örtl. Palpation Blutabgang aus dem in der Blase liegenden Katheter. – **G.*-Albarran* Gesetz:** Die Sekretion der kranken Niere ist konstanter als die einer gesunden; ihre Funktion ist um so weniger variabel, je stärker das Parenchym befallen ist. – s. a. G.* Operation.

Guyon* Operation: 1) (J. C. FELIX G.): **a)** G.*-PAPIN* Nephropexie mit direkt durch das Nierenparenchym gelegten Nähten. – **b)** Deckung kleiner Defekte des perinelaen Harnröhrenabschnitts (nach Urethrotomie) durch 2 gekreuzte Hautlappen. – **2)** (FRANCISQUE G., 1874) Fußamputation im Tarsometatarsalgelenk.

GVH: (engl.) **g**raft **v**ersus **h**ost.

G-Wert: *radiol* bei Eisensulfat-Dosimetrie (s. u. FRIKKE* Dosimeter) der Ausbeutefaktor, der den Zusammenhang zwischen mol. Fe^{3+}-Konz. u. Energiedosis in der Dosimeterlsg. angibt; gebr. Einheit $(100\ eV)^{-1}$.

Gy: *physik* ⸸ GRAY.

Gym itch: (engl. = »Sportlerkrätze«) ⸸ Tinea cruris.

Gymnemasäure: Inhaltsstoff (Glykosidstruktur) der Blätter von Gymnema silvestre; hebt für mehrere Std. die Geschmacksempfindung »bitter« u. »süß« auf.

Gymnoascaceae: Pilzfamilie [Ascomycetes], u. a. mit den Gattgn. Arachniotus, Amauroascus, Pseudogymnoascus, Ctenomyces, Ateleothylax, Arthroderma, Nannizzia u. Trichophyton.

Gymno|phobie: krankhafte Furcht vor dem Nacktsein bzw. vor Nackten. – **G.stat:** Gerät für Sinusfaradisation; mit Schwelleinrichtung (Schwellperiode 3 Sek., davon 1,5 Sek. Stromfluß).

Gynäko|graphie: *röntg* Darstg. des inn. weibl. Genitale nach Anlegen eines Pelvipneumoperitoneums; s. a. STEIN* G. – **G.logie:** »Frauenheilkunde«, befaßt mit der Erkennung u. Behandlung der Krkhtn. der weibl. Geschlechtsorgane (einschl. physiol. Grundlagen u. Geburtshilfe). – **G.mastie:** abnorme Größenzunahme der ♀ Brust durch – meist bds. – Hypertrophie des Drüsenkörpers bei endokriner Erkr. (v. a. KLINEFELTER* Syndrom, hormonakt. Tumor), schwerer Leberkrkht. etc.; ferner als »**falsche G.**« durch umschrieb. Lipomatose oder Fibrom.

Gynä(ko)phobie: krankhafte Abneigung gegen Frauen, »Weiberscheu«.

Gynäko|spermium: Spermium mit ♀-Geschlechtsrealisator (beim Menschen: X-Chromosom). – **G.tropismus, -tropie:** »Mädchenwendigkeit«, bevorzugtes Auftreten von Krkhtn. oder Letalfaktoren beim ♀ Geschlecht.

gynäkovertebrales Syndrom: (A. VERHAGEN 1964) vertebragene (v. a. Bandscheibenschaden Th VIII – S IV), von der Menstruation unabhängig. Unterbauch- u. Leistenschmerzen der Frau wie bei gyn. Erkr. (aber mit normalem Tastbefund).

Gynagogie: (SCHAETZING) Kombin. gynäkologischer u. psychotherap. Maßnahmen zur Ther. psychogener Frauenleiden.

Gynandrie

Gynandrie, Gynandrismus: 1) ↑ Gynandromorphie. – 2) ↑ Pseudohermaphroditismus femininus. – 3) Umkehr der geschlechtl. Gefühlsweise beim ♂.

Gynandroblastom: zu Virilisierung führende Eierstockgeschwulst mit Elementen des Arrhenoblastoms u. des Granulosazelltumors.

Gynandromorphie, -morphismus, Gynandrie: *genet* Aufbau eines Individuums (»**Gynandromorph**«, »**Gynander**«) aus Geweben verschied. gonosomalen Geschlechts mit entspr. Mischung von ♀ u. ♂ Geschlechtsmerkmalen. Bei Insekten meist Halbseitenzwitter, bei Organismen mit hormonabhäng. Geschlechtsdifferenzierung Gewebegrenzen unscharf u. nicht mit denen der genotypisch verschiedenen Bezirke übereinstimmend. – vgl. Zwitter, Hermaphroditismus, Intersexualität.

Gynanthropus: Hermaphrodit mit überw. ♂ Eigenschaften.

Gynatresie: Oberbegr. für Atresia hymenalis, retrohymenalis, cervicalis, vaginalis u. uteri sowie für angeb. Verschluß von Eileiter u. Ovar.

gyno...: s. a. gynäko....

Gyno|gamet: *biol* ↑ Makrogamet (♀). – **G.gamone**: geschlechtsspezif. Ektohormone der ♀ Keimzelle (s. a. Gamone), Wirkungsantagonisten der entspr. Androgamone; I wirkt anlockend u. aktivierend, II (= Fertilisin) agglutinierend auf – meist gattungsgleiche – Spermatozoen.

gynoid: mit weibl. Merkmalen versehen.

Gyno|laktose: (POLONOVSKI 1933) amorphes Oligosaccharid-Gemisch (Laktose, N-Azytyl-D-glukosamin, L-Fukose, D-Glukose, D-Galaktose) in Frauenmilch. – **G.termone**: s. u. Termone.

Györgyi*: s. a. SZENT=GYÖRGYI*.

Györgyi* Syndrom: die ossären Formen des kindl. Schiefhalses, verurs. durch asymmetr. Condyli occipit., basiliäre Impression, Okzipitalisierung des Atlas, unilat. Synostose von Atlas u. Axis, Atlasdislokation mit Axishypo- oder -aplasie, V-förm. Defekt u. Verbiegung des Dens axis, akzessor. Knochen etc.

Gypseum-Gruppe: *mykol* ↑ Trichophyton gypseum (mit »gipsiger« Oberfläche).

Gypsin: AG-Extrakt (Trichophytin) aus Trichophyton mentagrophytes var. asteroides (Hauptvertreter der Gypseum-Gruppe).

Gypsose: benigne Pneumokoniose durch Gipsstaub.

gyratus: (lat.) gewunden, geschlängelt.

Gyrektomie: *neurochir* Exzision von Kortexarealen (in der Größe von Hirnwindungen) bei therapieresistenten Schmerzzuständen, endogenen Psychosen, Herdepilepsie, extrapyramidaler Bewegungsstörung.

Gyrencephala: *zool* die Säuger mit gefurchtem Großhirnmantel.

Gyri: »Hirnwindungen« (s. u. Gyrus).

Gyroma: Zylinderform des Granulosazelltumors.

Gyrosa: Vertigo gyrosa (↑ Magenschwindel).

Gyrospasmus: ↑ Halsmuskelkrampf; s. a. Blitz-Nick-Salaamkrämpfe.

Gyrus: »Windung«; i. e. S. die **Gyri cerebri** *PNA* der Großhirnoberfläche (von Furchen = Sulci begrenzt), deren Zahl u. Anordnung – auch individuell zwischen den Hemisphären – stark variieren, ohne Schlüsse auf die Intelligenz zuzulassen. Neben den nomenklator. auch zahlreiche histor.-klin. Namen (Gyri cerebelli jetzt als »Folia« bez.): **G. ambiens Retzius*** (seitl. des G. semilun. über dem Corpus amygdaloideum im vord. Randgebiet des G. parahippocampalis; Ende der Stria olfactoria lat., Teil des tert. Geruchszentrums), **G. angularis** *PNA* (G. pariet. inf. WAGNER, Lobus tuberis cerebri; im Lobulus pariet. inf. das hint. Ende der ob. Schläfenfurche umschließend), **Gyri breves insulae** *PNA* (G. operti s. unciformes, EBERSTALLER* Gyri; die kurzen, vord. G. der Insula), **G. centr. ant. u. post.** (= G. prae- bzw. postcentralis), **G. cinguli** *PNA* (G. callosus; gürtelförm. zwischen Sulcus corporis callosi u. cinguli; s. a. G. fornicatus), **G. circumflexus** (↑ G. supramarginalis), **G. dentatus** *PNA* (Fascia dentata hippocampi, G. marginalis SCHWALBE, Corpus denticulatum, DUVAL* oder TARIN* Windung; rudimentärer grauer G. zwischen Fimbria hippocampi u. G. parahippocampalis, vom Indusium griseum des Corpus callosum zum Pes hippocampi; Teil des Riechhirns), **G. fasciolaris** *PNA* (Fasciola cinerea; das am Balkenwulst in das Indusium griseum übergehende »Bändchen« des G. dentatus), **G. fornicatus** (G. callosus s. limbicus; Sammelbez. für G. cinguli u. parahippocampalis), **G. frontalis inf.** *PNA* (G. subfront., BROCA* G.; »unt. Stirnwindung« vom Sulcus lat. cerebri zum S. praecentr., mit Pars orbit., triangul. u. opercul.), **G. front. medius** *PNA* (G. medifront.; »mittlere Stirnwindung« zwischen Sulcus front. sup. u. inf. des Stirnlappens, oft durch Zwischenfurche in oberen u. unt. Abschnitt unterteilt), **G. front. sup.** *PNA* (G. superfront. s. margin.; »obere Stirnwindung«, zwischen Sulcus front. sup. u. cinguli, okzipitalwärts bis zum S. praecentr.), **G. fusiformis** (↑ G. occipitotemp. lat.), **G. hippocampi** (↑ G. parahippocampalis), **Gyri insulae** (5–9; strahlig vom Pol der Großhirninsel ausgehend), **G. limbicus** (↑ P. fornicatus), **G. lingualis** (↑ G. occipitotemp. med.), **G. marginalis** (↑ G. front. sup.), **G. occipitotempor. lat.** *PNA* (G. fusiformis, Subcuneus WAGNER; an der Schläfenlappenbasis zwischen Sulcus tempor. inf. u. collat.), **G. occipitotemp. med.** *PNA* (G. lingualis, G. infracalcarinus; an der Hemisphärenbasis zwischen Sulcus collat. u. calcarinus, teils dem Schläfen-, teils dem Hinterhauptlappen zugehör.), **Gyri operti** (↑ Gyri breves insulae), **Gyri orbitales** *PNA* (an der orbitalen Fläche des Stirnlappens, lat. des G. rectus), **G. parahippocampalis** (G. hippocampi, G. reticularis; an der Schläfenlappenbasis zwischen den Sulcus hippocampi u. collat.; kaud. Abschnitt des G. fornicatus, Teil des tert. Geruchszentrums), **G. paraterminalis** *PNA* (G. subcallosus, Pedunculus corporis callosi; im Stirnlappen von der Substantia perforata ant. vor dem Chiasma opticum u. entlang dem unt. Rand des Septum pellucidum nach vorn u. als Indusium griseum auf dem Balkenrücken; Teil des sek. Geruchszentrums), **G. parietalis medius** (↑ G. supramargin), **G. pariet. sup.** (s. u. Lobulus), **G. postcentr.** *PNA* (G. centr. post., G. postrolandicus; im Scheitellappen zwischen Sulcus centr. u. postcentr., Körpergefühlsphäre), **G. praecentr.** *PNA* (G. centr. ant., G. praerolandicus; im Stirnlappen zwischen Sulcus centr. u. praecentr., mit motor. Funktion; s. a. Abb. »Homunkulus«), **Gyri profundi cerebri** (»tiefe Übergangswindungen« innerhalb eines Hemisphärenlappens), **G. quadratus** (↑ Praecuneus), **G. rectus** *PNA* (an der orbit. Fläche des Stirnlappens zwischen Fissura longitud. u. Sulcus olfactorius), **G. reticularis** (↑ G. parahippocampalis), **G. semilunaris** (medial über dem Corpus amygdaloideum am vord. Rand des G. parahippocampalis; Teil des tert. Geruchszentrums, Endpunkt der Stria olfactoria lat.), **G. subcallosus** *PNA* (↑ G. paratermin.), **G. subcollat.** (↑ G. occipitotemp. lat.), **G. subfront.** (↑ G. front. inf.), **G. supracallosus** (↑ Indusium griseum), **G. supramargin.** *PNA* (G. circumflexus *JNA*, G. pariet. medius; im Lobulus pariet. inf., das Ende des Ramus post. des Sulcus lat. umrandend), **G. temp. inf.** *PNA* (»unt. Schläfenwindung« zwischen Sulcus temp. medius u. inf., in den Okzipitallappen übergehend), **G. temp. medius** *PNA* (»mittl. Schläfenwindung« zwischen Sulcus temp. sup. u. inf., in G. angul. u. Hinterhauptlappen übergehend), **G. tempor. sup.** *PNA* (»obere Schläfenwindung« zwischen Sulcus lat. u. temp. sup., okzipital in G. supramargin. u. angularis übergehend), **Gyri temp. transversi** *PNA* (2–3 kurze Querwindungen auf der dem R.post. des Sulcus lat. angrenzenden Fläche des hint. G. temp. sup.; die am weitesten vorn liegende HESCHL* Querwindung gehört zur Hörsphäre), **Gyri transitivi s. transientes** (die oberflächl. »Übergangswindungen« eines Hemisphärenlappens), **Gyri unciformes** (↑ Gyri breves insulae), **G. uncinatus** (↑ Uncus).

Gyttja: ein Halbfaulschlamm, ein bituminöser Heilschlamm, reich an organischen Stoffen u. aeroben Organismen.

GZ: ↑ Gerinnungszeit.

G-Zelle: **1)** ↑ Gamma-Zelle (Hypophyse). – **2)** ↑ Gastrin-produzierende Zelle (Magen).

H

H.: Kurzzeichen für *chem* Wasserstoff (Hydrogenium; als Ion: H⁺); *physik* Henry, Enthalpie, Vektor der magnet. Feldstärke; *radiol* Homogenitätsgrad, HOLZKNECHT* Einheit; *serol* H-Antigen; *bakt* ↑ H-Form. – **h**: *physik* PLANCK* Wirkungsquantum, Heterogenitätsgrad einer Strahlung, Stunde (lat. hora), hekto... (= 100fach).

H₁, H₂: *anat* Haubenfeld 1 bzw. 2.

²H, ²₁H: *chem* Symbol für Deuterium.

HA1, HA 2: Hämadsorptionsvirus 1 bzw. 2 (= Typ 3 bzw. 1 des Parainfluenza-Virus).

HAA: **H**epatitis-**a**ssoziiertes **A**ntigen (↑ SH-Antigen).

Haab* (OTTO H., 1850–1931, Ophthalmologe, Zürich) **Augenspiegel**: Handophthalmoskop mit bewegl. Hohlspiegel. – **H.* Reflex**: »Rindenreflex der Pupille«, d. h. Miosis bei Konz. der Aufmerksamkeit auf ein helles Objekt in der Gesichtsfeldperipherie (d. h. ohne Fixierung!); vgl. Aufmerksamkeitsreflex. – **H.*(-Dimmer*) Dystrophie**: dominant-erbl., meist nach dem 10. Lj. beginnende hyaline Degeneration der Kornea mit gitterförm. Trübungen u. Unebenheit aller Schichten (v. a. zentral); klin.: Astigmatismus, Visusminderung; Prognose ungünstig. – I. w. S. Sammelbegr. für alle erbl. Hornhautdystrophien (↑ FEHR*-HAMBRESIN*, GROENOUW* Dystrophie).

Haan*-Lang* Elektrophorese: (1957) »Überwanderungselektrophorese« (auf Filtrierpapier) zum Nachweis der Bindungsart radiomarkierter AG; bei unlösl. AG-AK-Komplex 2 Aktivitätsmaxima (1 im Bereich der Immunglobuline, 1 nahe der pos. Pol), bei lösl. Komplexen 3. Max. zwischen beiden.

Haar, Pilus: aus Horn bestehendes fadenförm., einzeln oder in Gruppen stehendes (Wirbel oder Ströme bildend) Anhangsgebilde der Haut (außer an Handflächen, Fußballen u. dors. Endphalangen); unterschieden als Langhaar (Capilli, Barba, Hirci, Pubes, beim Mann auch Brusthaar), Kurz- oder Borstenhaar (Supercilia, Cilia, Vibrissae, Tragi) u. Wollhaar (Lanugo), alle mit etwa gleichem Aufbau (↑ Abb.): aus **H.mark** (Medulla pili; Epithelzellen mit eosinophilen Trichohyalin-Granula), **H.rinde** (Cortex pili; verhornte Zellen aus mittl. Matrix), **H.oberhäutchen** (Cuticula pili; kernlose Epidermisschicht); unterteilt in **H.wurzel** (Radix pili, im ↑ H.follikel) u. **H.schaft** (Scapus pili, der aus der Haut ragende Teil), dessen verdicktes, unt. Ende, die **H.zwiebel** (↑ Bulbus pili) je nach Phase des **H.zyklus** gestaltet ist: in der »Anagenphase« (initiale Wachstumphase) des sogen. Papillenhaars zwiebelschalenförmig, der H.papille aufsitzend, in der »Katagenphase« (zu Beginn des ↑ H.wechsels) als geschlossener, völlig verhornter **H.kolben** (↑ Kolbenhaar) von der Papille gelöst, leicht in Richtung Follikelöffnung fortgedrängt in der Telogenphase durch das neue Haar (an ihm wieder schalenförm., der Papille aufsitzend; s. a. H.kegel); aus ihrer inn. papillennahen Schicht, i. e. S. aus deren unpigmentierten, die inn. epitheliale Wurzelscheide bildenden Teilen (Matrix pili), wächst der ↑ H.zapfen empor (u. drängt das Telogenhaar hoch). Nervale Versorgung durch dichoton verzweigte, das H. am Collum umfassende Faser eines kutanen Nervenastes; Blutversorgung durch in der Wurzelscheide verlaufende Gefäße. Farbe je nach Pigmentgehalt der Melanozyten im H.mark (einschl. Bulbus); Grauwerden durch Eindringen von Luft, s. a. Albinismus, Canities. Wachstum in zykl. Phasen (s. o.) beim Langhaar ca. 1 mm tgl.; Lebensdauer ca. 3 J. (↑ H.wechsel). – **H.formen**: lissotrich (= straff, schlicht), kymatotrich (flach-, weit- oder engwellig, lockig), ulotrich (gekräuselt, locker- oder dichtkraus, fil-fil, spiralig).

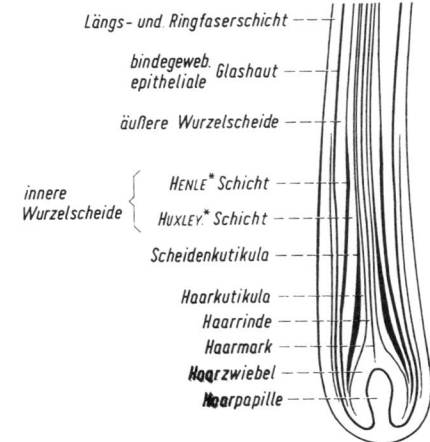

Haarwurzel (s. a. Abb. »Haut«)

Haarästhesiometer: (v. FREY 1894) Druckästhesiometer aus verschieden langen Pferdehaaren (»FREY* Reizhaare«).

Haaranomalien: 1) Formabweichungen: Pili torti u. anulati, Monilethrix, Trichorrhexis nodosa, Wollhaar, rezessive Kraushaarigkeit, dominante Alopezie mit Kraushaarigkeit, Kräuselhaar, Keratosis follicularis lichoides. – 2) Quantitätsabweichungen: **a)** kongenit. Hypotrichosen (z. T. als Sympt. ektodermaler Dysplasie). **b)** Alopezie, **c)** kongenit. Hypertrichosen (dysrhaphisch, lanuginös, als H. vera).

Haarausfall: über den physiol. Haarwechsel hinausgehendes zeitweil. oder dauerndes Ausgehen der Haare infolge Erkr. des Haarschafts oder -bodens (z. B. Pilzinfektion, Strahlenschädigung) einschl. tox.-zytostat. Schädigungen (z. B. infektiös, metabo-

Haarball

lisch, durch Thallium), ohne oder mit nachweisbaren Veränderungen (u. a. Verschiebung des %-Anteils der Haarzyklus-Phasen im Trichogramm); s. a. Alopezie, Trichorrhexis, -klasie, Peladoid.

Haar|ball: / Bezoar. – **H.boden**: die i.c. Teile des Haar-Talgdrüsen-Systems (Haarpapille, -zwiebel, -wurzelscheide, intrafollikulärer Schaft, Talgdrüse). – **H.brüchigkeit**: idiopath. oder symptomat. Neigung des Kopfhaares zu Quer- oder Schrägbrüchen, s. a. Trichorrhexis, -klasie, -ptilose. Oft nur Folge einer mechan. oder chem. Schädigung. – **H.essen**: *psych* / Trichophagie. – **H.fistel**: 1) haarfeine Fistel, z. B. / Tränenfistel (evtl. erst bei Spülung des Tränengangs erkennbar). – 2) / Pilonidalfistel.

Haarfollikel, -balg, Folliculus pili: intra- bis subkutane, aus dem Korium hervorgegangene kollagenfaserreiche Tasche (»**H.tasche**«) als Teil des aus dem / H.keim entstandenen / H.bodens; umgibt als bindegeweb. H.scheide die epitheliale H.scheide (d. h. die inn. u. äuß. / Wurzelscheide) u. die H.wurzel (/ Radix pili); bildet unterhalb des H.bulbus die diesen ernährenden **H.papille** (/ Abb. »Haar«); wird, soweit vom hochgedrängten Telogenhaar verlassen u. leer, als **H.stengel** bezeichnet; etwa in ihrer Mitte, am **H.wulst** (= Epithelwulst der Wurzelscheide), Ansatz des Arrector pili, weiter oben Mündung der Talgdrüse.

Haar|gefäß: *anat* / Vas capillare. – **H.geschwulst**: 1) Dermoidzyste. – 2) Trichobezoar. – **H.granulom**: *derm* s. u. Haarnest.

Haarkegel: *anat* der sich in der Telogenphase im oberhalb der Papille gelegenen Haarzapfen entwickelnde Epithelzellkegel, der sich durch Nachrücken u. Verhornung neuer Epithelzellen zum neuen Haar (einschl. inn. Wurzelscheide) verlängert.

Haarkeim: *embryol* schräg in die Haut einwachsender Epithelzellhaufen als Anlage des / Haarbodens.

Haarknötchen: Anlagerungen am Haarschaft, entweder Reste der inn. Wurzelscheide (bei Alopecia seborrhoica u. pityroides, nach Chrysarobin) oder mykot. Auflagerungen (bei Piedra nigra u. alba, Trichomycosis palmellina) oder Läusenissen oder aber Aufsplitterungen bei Trichorrhexis nodosa.

Haarkolben: die beim Haarwechsel nach Lösen von der Papille kolbig umgeformte, verhornende, fransige Haarzwiebel des Kolbenhaares.

Haarkopf(wurm): / Trichuris trichiura.

haarlose Frauen: *endokrin* / Hairless women.

Haar|losigkeit: / Atrichie, Alopezie. – **H.mal**: *derm* / Naevus pilosus. – **H.mensch**: Mensch mit kongenit. Hypertrichose. – **H.milbe**: / Demodex. – **H.muskel**: / Musculus arrector pili. – **H.nävus**: / Naevus pilosus.

Haarnest: durch Fremdkörperreiz eines in die Haut (Interdigitalfalte, Sakralrhaphe) eingedrungenen eigenen oder fremden Haares verurs. Haargranulom (Berufsstigma bei Frisören, Melkern, Kürschnern, Tierpflegern), / Pilonidalsinus oder Epitheleinschlußzyste; u. U. mit Fistelbildung (Fistula pilonidalis, F. interdigitalis crinogenita).

Haar|pilze: von Haarsubstanz lebende imperfekte u. perfekte Fadenpilze, v. a. Dermatophyten (Trichophyton-, Microsporum-Arten, Trichosporum beigelii); s. a. Trichomykose. – **H.rupfsucht**: / Trichotilomanie. – **H.sackmilbe**: Demodex folliculorum. – **H.scheibe**: (PINKUS 1904) kleine, runde, leicht erhabene, reichlich gefäß- u. nervenversorgte Epidermisverdickung neben der Haaraustrittsstelle; Tastscheiben-analoges Hautsinnesorgan (?). – **H.scheide**: 1) bindegeweb. H.: / Haarfollikel. – 2) epitheliale H.: inn. u. äuß. / Wurzelscheide. – **H.schopf**: *päd* s. u. FREUND*. – **H.schwund**: / Haarausfall.

Haarseil: *therap* dochtart. Schnur aus Haaren, Seide etc., zwecks »Ableitungsther.« (Provokation einer Eiterung) in artefizielle Hautwunden eingelegt. – Danach benannt *forens* der **H.schuß** (Tangentialschuß mit s.c. Schußkanal).

Haar|sinus: / Pilonidalsinus. – **H.sonde**: *chir* sehr dünne Bougie. – **H.spaltung**: *derm* / Schizotrichia. – **H.stengel**: s. u. Haarfollikel.

Haarwechsel: 1) Ausfall der Primärhaare (Lanugo) u. Ersatz durch Sekundärhaare. – 2) die lebenslange, im Alter – mit Ausnahme der Borstenhaare des ♂ – reduzierte Erneuerung der Haare (tägl. Ausfall 30–120 der ca. 2–4 J. lebensfäh. Langhaare).

Haarwulst: s. u. Haarfollikel.

Haarwurm: *entom* / Capillaria, Wuchereria bancrofti.

Haarzapfen: der längl., im korialen Haarboden entstehende Haarkeim, aus dessen sich verdickendem unt. Ende die Haarzwiebel hervorgeht.

Haarzelle: 1) / Gleichgewichts-, Hörzelle (s. a. Abb. »Stereozilien«, »CORTI* Organ«). – Bei medikamentöser, schall- oder drucktraumat. Schädigung der letzteren resultiert Innenohrschwerhörigkeit (»kochleäre Hörstörung«). – 2) hairy cell: spez. Zellform (atyp. B-Lymphozyten, im Ausstrich mit haarart. Fortsätzen) einer leukäm. / Retikuloendotheliose.

Haarzunge, schwarze: / Lingua villosa nigra.

Haar|zyklus: s. u. Haar. – **H.zyste**: *derm* falsches / Atherom.

Haas* Effekt: (1951) Nichtwahrnehmung eines bis zu 30 msec verzögerten Echos mit Intensität von <10 db über der des Primärschalls.

Haas* Enzym: »neues / gelbes Enzym«.

Haase* Regel (KARL FRIEDR. H., 1788–1865, Gynäkologe, Dresden): Die durchschnittl. Fruchtlänge (in cm) am Ende jedes Schwangerschaftsmon. entspricht in den ersten 5 Mon. dem Quadrat, später dem 5fachen der Monatszahl.

HAB: / Homöopathisches Arzneibuch.

Habelmann* Theorie: Zum Schock kommt des durch Atmungsinsuffizienz mit nachfolg. Hypoxämie, Azidose u. Chloridabwanderung ins Gewebe.

Habenula: (lat.) kleiner Zügel; *PNA* (auch: **H. conarii**) der »Epiphysenstiel«, paar., an der Basis des Corpus pineale zügelförmig vereinigter markhalt. Nervenfaserstrang zum Thalamus. – Ferner **H. arcuata s. tecta** (innerster Teil der Lamina basil. des Innenohrs), **H. caeci** (Längsmuskelbündel vom Ileum in die Zäkumwand), **H. ganglionaris** (/ Ganglion spirale), **H. Halleri** (/ CLOQUET* Ligament), **H. hypophyseos** (/ Infundibulum), **H. pectinata** (äuß. Teil der Lamina basil. des Innenohrs), **H. perforata** (die Foramina nervosa tragender Teil des Labium limbi tympanicum am Übergang zur Lamina basil.), **H. urethralis** (beim jungen Mädchen weißl.

Doppelstreifen von der Klitoris zur Harnröhrenmündung).

Haberer* Operation: (HANS H. V. KREMSHOHENSTEIN, 1875–1958, Chirurg, Innsbruck, Graz, Düsseldorf u. Köln): **1)** modifiz. BILLROTH* Magenresektion I mit End-zu-Seit-Anastomosierung von Magenstumpf (in ganzer Breite) u. Vorderwand des Duodenums (Gastroduodenostomia terminolat. contrapapillaris oralis totalis); Wanddurchtrennung zwecks Hämostase-Optimierung evtl. 2zeitig (mit mukosaraffenden Umstechungsligaturen der submukös freigelegten Arterien). – **2)** Exzision eines kardianahen Magengeschwürs i. S. der Schlauchresektion; zur Stenoseprophylaxe Naht über Magenschlauch, zur Nahtsicherung Aufsteppen von Fundusfalten.

Haberland* Operation (HERMANN FRANZ O. H., geb. 1887, Leipzig, Köln): (1916) bei Fazialislähmung Einpflanzung des Hypoglossus in die gelähmten Gesichtsmuskeln (s.c. Tunnel im Mundbereich).

Habermann*-Mucha* Krankheit (RUDOLF H., geb. 1884, Dermatologe, Bonn, Hamburg; VIKTOR M., 1877–1919, Dermatologe, Wien): ∤ Pityriasis lichenoides et varioliformis acuta.

Habib* Syndrom: solitäres Knochenxanthom als Sympt. eines HAND*-SCHÜLLER*-CHRISTIAN* Syndroms (Übergang zu eosinophilem Granulom?).

Habit: (engl. = Gewohnheit) *psych* das Erlernte, i. e. S. das beim Lernprozeß dem bedingten Reflex Entsprechende (HULL) oder als kleinste Einheit Geltende (THORNDIKE).

Habitat: die für eine Organismenform typ. Umgebung.

habitualis, habituell: gewohnheitsmäßig, verhaltenseigen, wiederholt auftretend (s. a. die entspr. Hauptbegriffe).

Habituation: *pharm* ∤ Gewöhnung; *psych* abnehmende Ausprägung einer Verhaltensweise bei wiederholter Applikation des auslösenden Reizes.

Habitus: (lat.) Aussehen, Verhaltenseigenart, Konstitution, Körperbautypus, (Frucht-)Haltung; z. B. **anatonischer H.** (GANTER; mit Spastik-Neigung glatter Muskeln bei veget. Labilität), **apoplekt. H.** (zu Apoplexien neigender pykn. Körperbautyp), **enteroptotischer H.** (schmalabdominal, mit Rippenwinkel <90° u. Neigung zu Enteroptose, etwa STILLER* Sy.), **hypersthenischer H.** (mit übermäß. Körperfülle), **hypoplast. H.** (HUECK; asthen. Typ mit Genital-, evtl. auch Gefäßhypoplasie), **pastöser H.** (blaß, mit stark schwamm. Panniculus; bei Plus-Dystrophie in Verbdg. mit Lymphatismus infektdisponierend), **phthis. H.** (HIPPOKRATES; asthenisch, mit Neigung zu Lungen-Tbk; s. a. STILLER* Sy.), **sthenischer H.** (MILLS; muskulös, ∤ Athletiker).

Habromanie: wahnhafte Psychose mit angenehmen u. das Selbstgefühl hebenden Vorstellungsinhalten.

Habronema: Fadenwurmgattung [Spiruridae]; Parasiten bei Equiden (mit Larvenentwicklung in Fliegen als Zwischenwirt), ausnahmsweise auch des Menschen: **Habronem(at)osis ventriculi** (Gastritis, Koliken, Verdauungsstörungen) bei Befall mit adulten Parasiten, **H. cutis** (= »Sommer- oder Calorewunden«; derbe, evtl. exulzerierende Knötchen) bei Larvenbefall.

Habs* Reaktion: photometrisch oder visuell auszuwertende Einglas-Modifikation der TAKATA*-ARA*Reaktion.

Habu-Gift: das Phospholipase-A-halt., hämorrhag.-myolyt. Gift der **Habuschlange** (Trimeresurus flavoviridis).

Habuto* Reaktion: (1938) Modifik. der ∤ IDE* Syphilisreaktion.

Hackenbroch* Operation ((MATTHIAS H. geb. 1894, Orthopäde, Köln): Geraderichtung verbogener langer Röhrenknochen durch Resektion des Bogens u. Reimplantation nach Längsdrehung um 180°.

Hackenbruch* (PETER H., 1865–1924, Chirurg, Wiesbaden) **Anästhesie**: Lokalanästesie durch rhombenförm. s.c. Umspritzung des Op.feldes. – **H.* Methode**: **1)** bei Leistenhernie Bruchpfortenverschluß durch tiefe Kanalnaht (unter verlagertem Samenstrang) zwischen unterer (= inn.) Lefze der gespaltenen Externusaponeurose u. Leistenband, dann Aufsteppen der unt. (= seitl.) Lefze auf die inn. (»Fasziendoppelung«). Bei BASSINI*-H.*-LOTHEISEN* Technik faßt obere Naht alle Muskelschichten. – **2)** Distraktion übereinandergeschobener Frakturenden mit verstellbarer Metallklammer (»Distraktor«). – Von H.* auch Rekord®-Spritze mit stumpfwinklig abgebogenem Konus angegeben.

Hackenfortsatz: ∤ Tuber calcanei.

Hackenfuß: angeb. oder erworb. permanente, evtl. extreme Dorsalflexionsstellung des Fußes im Talokruralgelenk infolge Störung des Funktionsgleichgew. zwischen Beugern u. Streckern (**paralyt. bzw. spast. H.**) oder als Mißbildung oder posttraumat. Deformität. Steil- bis Hochstellung des wie alle Fußwurzelknochen deformierten Kalkaneus, Ferse breit, verschwielt, evtl. chron. Bursitis; Plantarflexion max. bis 90°, Hackengang. Ther.: frühzeit. Redression, op. Korrektur. – Ähnl. Deformität (»**scheinbarer H.**«) bei angeb. Knickplattfuß mit extremer Steilstellung des Fersenbeins. – Kombin. Formen: **Hackenhohlfuß** (z. B. nach Poliomyelitis), **Hackenknickfuß** (meist angeb.) – s. a. Abb. »Pes«.

Hackengang: unsicherer, stapfender Gang bei Tibialislähmung ohne oder mit Hackenfuß.

Hacken-Klopfversuch: ∤ WEINGROW* Reflex.

Hacken(-Knie-)Versuch: *neurol* ∤ Knie-Hackenversuch.

Hackensporn: Kalkaneussporn (∤ HAGLUND* Ferse).

Hackenthal*-Bierkowski* Nährboden: Nähragar mit LIEBIG* Fleischextrakt, Pepton u. NaCl sowie jeweil. Zusatz eines best. KH, von Chinablau, Benzidin u. sterilem, defibriniertem Hammelblut; zur Streptokokken-Differenzierung.

Hacker*: (VIKTOR RITTER V. H., 1852–1933, Chirurg, Wien, Innsbruck, Graz) **Ösophagussonde**: Fischbeinsonde mit auswechselbarem terminalem Knopf bzw. Olive zur Fremdkörperdiagnostik. – **H.* Operation**: **1)** Modifik. der ∤ BILLROTH*-II-Magenresektion; nach minorseit. Verkleinerung des Magenquerschnitts retrokol. Gastrojejunostomia terminolat. oralis partialis caud. mit sehr kurzem – von li. herangeführtem – zuführenden Schenkel (»Non loop anastomosis«). – **2)** (1886) Gastrostomie mit muskulärem Verschluß (Fistel-Durchzug durch M. rectus abdominis). – **3)** bei seitl. Halsfistel kombin. ext. (kollare) u.

Hacker* Methode

int. Resektion (oral, nach Inversion in den Pharynx). – **4)** Urethroplastik bei Defektfistel; nach Resektion des fisteltragenden Abschnitts End-zu-End-Anastomosierung der mobilisierten Enden (»Distensionsplastik«). – **H.* Methode:** (1885) **1)** bei extremer Ösophagusstriktur »Bougierung ohne Ende«: Verschluckenlassen eines vorn mit Bleikugel armierten, nach Ausleitung durch ein Gastrostoma zum »endlosen Faden« verknoteten Seidenfadens, mit dem dann entspr. Bougies oder perlkettenartig aufgezogene Stahlkügelchen zunehmenden Durchmessers durch die Engstelle gezogen werden. – **2)** die hintere retrokol. G.E. – **H.* Triangel:** zu einem dreiwinkl. Gestell zurechtgebogene, gepolsterte CRAMER* Schiene zur Ruhigstellung des Oberarms (dem Thorax anliegend, Hand vor dem Nabel).

Hackung: Massage in Form schneller, leichter Handkanten- oder Faustschläge.

Hadacidin: N-Formyl-N-hydroxyglyzin; Antibiotikum aus Penicillium frequentans (u. synthet.); antineoplastisch wirksam durch Enzymblock der Proteinbiosynthese.

Hadders*-Oterdoom* Syndrom: kavernöses Hämangiom langer Röhrenknochen, gutart., expansiv, mit Spongiosa-Abbau durch Pulsationsdruck.

Haden* (RUSSELL LANDRAM H., 1888–1952, Arzt, Cansas City) **Syndrom:** hereditär-fam. hämolyt. Anämie (erythrozytäre Enzymopathie?) mit Splenomegalie u. mäß. Makrozytose, evtl. basophile Tüpfelung der Ery u. Hämoglobinämie. – **H.*-Hausser* Methode:** kolorimetr. Hb-Bestg. (als saures Hämatin) im Hämoglobinometer mit Farbkeil.

Hadernkrankheit, Hader(n)lunge: Lungenmilzbrand der Lumpensortierer.

Hadfield*-Clarke* Syndrom: / Mukoviszidose.

Hadley* Dislokation, Syndrom: nach Nasenrachen-Entzündung vork. schmerzhafte, sagittale Atlas-Subluxation; Pathomechanismus unklar. – vgl. BELL*-DALLY*, GRISEL* Syndrom.

Hadorn* (WALTER H., geb. 1898, Internist, Bern) **Pneumometer:** transportables Spirometer zur Messung (l/Sek. = »H.*-Wert«), evtl. auch graph. Registrierung der (atmungs- u. strömungswiderstandsabhäng.) max. exspirator. Strömungsgeschwindigkeit (»max. Atemstromstärke«). – **H.*-Albright* Syndrom:** ätiopath. unklare (partielle Tubulusinsuffizienz? Epithelkörperchenhypoplasie?) prim. Kaliumstoffwechselstörung mit Hypokaliämie, Hyperkaliurie (ohne Nephrokalzinose), Osteomalazie, Adynamie, period. Muskellähmung u. Parästhesien.

Hadra* Methode: (1891) Draht-Cerclage bei WK-Fraktur, tbk. Spondylitis.

Haeckel* Gesetz (ERNST HEINRICH H., 1834–1919, Zoologe, Jena): / biogenetisches Grundgesetz.

Häfner* Hand: *orthop* pneumat. (durch Stumpfmuskelaktion füllbarer CO_2-Balg) Kunsthand mit opponierbarem Daumen u. starrem 2.–5. Finger (alle in Beugestellung).

Häkchenmethode: *hämat* / HOWELL* Test.

häm..., baem...: Wortteil »Blut«, s. a. häma..., häm(at)o....

Häm: koordinativ ungesättigte (Anlagerung z. B. von O_2, CO, Stickstoffbasen = »Hämochromogene«, wahrsch. auch H_2O), leicht oxidierbare Komplexverbindung von Porphyrinen mit 2wert. Eisen (»Hämoverbindung«); i. e. S. das Proto- oder Ferrohäm (aus Protoporphyrin u. Fe^{2+} bestehendes reduziertes Hämatin) als farbgebende prosthet. Gruppe des Hämo- u. Myoglobins (sowie in Katalase, Peroxidase, Zytochrom-peroxidase etc.); Überträger für O_2 u. Elektronen; gebildet v. a. in der Leber aus Sukzinyl-CoA u. Glykokoll (über verschied. Porphyrine); abgebaut zu Gallenfarbstoffen, oxidierbar zu Hämin. Nachweis durch charakterist. Absorptionsspektrum. – s. a. Schema »sideroachrest. / Anämie«, »Hämoglobin«.

Häm u. Derivate	Fe-Wertigkeit	Fe-Bindung	
		1. Ligand	2. Ligand
Häm	II	(H_2O)	(H_2O)
Hämoglobin	II	Globin	(H_2O)
Oxyhämoglobin	II	Globin	O_2
Karboxy-Hb	II	Globin	CO
Hämatin	III	– OH	(H_2O)
Hämin	III	– Cl	–
Hämiglobin (=Methämoglobin)	III	Globin	H_2O bzw. OH

Haemachrosis: abnorme Rotfärbung des Blutes.

Haemadipsa: blutsaugende Landegel in Süd- u. Ostasien, Ektoparasiten bei Säugern u. Menschen (schmerzlose, lange nachblutende Wunden).

Hämadsorption: fixierende Adsorption von Erythrozyten an andere Zellen durch an das Zellgerüst fixierte AK (z. B. Blutgruppensubstanz) oder – i. e. S. – durch ein aus infizierten Zellen ausgetretenes Virus-Hämagglutinin (diagnostisch genutzt als **Hämadsorptions|test** u. **H.hemmungstest** mit homologen Immunsera). – **H.virus:** (CHANOCK) v. a. bei Säuglingen u. Kleinkindern vork. Parainfluenzavirus mit H.effekt. Durch Neutralisationstest differenzierbare Typen 1 u. 2 (= Parainfluenzavirus Typ 3 bzw. 1) mit gemeinsamem komplementbindenden AG.

Hämagglutination: Agglutination von Erythrozyten durch AK (Auto-, Iso-, Heteroagglutinine) oder Viren; bestimmbar z. B. photometrisch (HIRST u. PIKKEL) anhand der Reduktion der opt. Dichte. Genutzt v. a. in der Blutgruppen- u. Virusdiagnostik; z. B. als **heterologe H.** unter Verw. speziesfremder Ery zur Identifizierung noch nicht isolierter Viren bzw. von Virus-AK oder sonst. heterologer AK (im HAVENS*, WAALER*-ROSE*, HANGANUZIU*-DEICHER* Test), als **indir.** (= pass.) H. unter Verw. der Ery nur als Träger der für die Reaktion verantwortl., lösl. AG (Baktn., Penizillin, Polysaccharide, Proteine etc…, die künstlich auf die Oberfläche der formalinisierten, tannisierten oder mit bisdiazotiertem Benzidin vorbehandelten nativen Ery aufgebracht werden; z. B.

als MIDDLEBROOK*-DUBOS*, BOYDEN* Test); ferner als **Hämagglutinations|hemmungsreaktion** anhand der Inhibition einer zu erwartenden Hämagglutination durch spezif., das AG neutralisierende antivirale AK (z. B. im HIRST* Test) bzw. durch das entspr. Hapten oder durch Polysaccharid. – Als **H.-Einh.** gilt die eben noch agglutinierende AG-Verbindung, als Hemmtiter diejen. Serumverdünnung, die eine Agglutination durch 4 Hämagglutinationseinheiten eben noch verhindert.

Hämagglutinin: durch seine »determinante Gruppe« (»**Hämagglutinogen**«) spezifisch eine ↑ Hämagglutination herbeiführender AK (z. B. Blutgruppensubstanz, Mikroorganismus, Wirkstoff); je nach Wirksamkeit gegen eigene, artgleiche oder artfremde Ery als Auto-, Iso- u. Heteroagglutinin bezeichnet. – **Inkomplettes H.**: blockierender ↑ Antikörper. – **H.-Titration**: **1)** Bestg. der eben noch hämagglutinierenden Verdünnung eines Serums (Titer). – **2)** Bestg. der Hämagglutinine (in mg AK/ml Serum) durch quant. Agglutination unter Verw. von Ery-Stromata. – **3)** photometr. Schätzung hämagglutinierender Viren.

Haemagoga: *pharm* blutungsfördernde (d. h. gerinnungshemmende) Mittel, z. B. Heparin, Hirudin.

Hämaggregation: spontane Verklumpung Trypsinbehandelter Ery in ionenarmem Glukose-Milieu bei niedr. pH (ca. 5). – Genutzt im **Hämaggregationstest**: (DRESCHER u. SCHRADER 1964) zur quant. Bestg. der einschläg. Hemmwirkung bestimmter Agentien (Virus-AG, Nukleinsäuren, mirkobielle Stoffe etc.).

Hämaggressin: (R. DUESBERG) körperfremd gewordenes, ohne Zusammenhang mit dem Immunsystem Erythrozyten angreifendes Protein (kein Auto-AK!).

Haemagogus: trop.-amerikan. Stechmückengattung [Culicidae]; darunter Überträger des Buschgelbfiebers.

Hämalaun: *histol* Farblack aus Hämatoxylin u. Alaun (bzw. Chrom-, Eisenalaun) in stark saurer Lsg.; zur Zellkernfärbung durch Bindung an die Phosphorsäure der Nukleinsäuren des Chromatins (bei pH > 3 dunkelviolett, durch pH-Erhöhung stabilisierbar u. bläulich). Anw. z. B. als Trichromfärbung n. MASSON* (mit MAYER* Hämalaun, Nachfärben mit Erythrosin, nach Differenzieren in Alkohol Gegenfärbung mit Safran-Lsg.: Kerne dunkelblau, Zytoplasma rötlich, Muskeln, Nerven, elast. Fasern rot, kollagene u. Knorpel goldgelb), als **H.-Phloxin-Safranfärbung** (mit Gegenfärbung durch Azophloxin; Kerne dunkelblau, Zytoplasma rötlich, Muskelgewebe, Kollagenfasern u. Knorpel leuchtend rot).

Hämalexin: ↑ Alexin.

Hämalfortsatz: inkonst. Rudiment des sogen. Hämalbogens (= Basiventrale) an der vord. Steißbeinseite.

Hämallergose: allerg. Blutkrankheit als Manifestation einer AG-AK-Reaktion an Zellsystemen des KM u. peripheren Blutes oder am Blutgerinnungssystem, z. B. hämoklas. Krise, Agranulozytose, Thrombozytopenie, Immunokoagulopathie.

Hämalop(s)ie: **1)** ↑ Hämophthalmus. – **2)** ↑ Erythropsie.

Haemamoeba: »Blutamöben« als alte Bez. für **1)** Piroplasmida, **2)** Haemosporidia, **3)** Plasmodien.

Hämangiektasie: angeb. oder erworb. allseit. (im Ggs. zum Aneurysma wenig umschrieb.), permanente Blutgefäßerweiterung; s. a. Teleangiektasie. – **Haemangiektasia hypertrophica (Parkes Weber*)**: ↑ KLIPPEL*-TRENAUNAY* Syndrom.

Hämangi(o)...: s. a. Angi(o)..., Hämo....

Haemangioendotheliom(a): gutart. (↑ Haemangioma capillare) oder bösart. Neoplasma (↑ Hämangiosarkom) mit Neubildung von Blutgefäßen u. Endothelproliferation (evtl. Strangbildung, riesenzellähnl. Synzytien etc.). – **H. tuberosum multiplex**: geschwulstart. Endothelhyperplasie der Hautgefäße (mit Knötchen u. Papeln) als Übergangsform Hämangiom/Hämangioendotheliom.

Haemangiofibroma: bindegewebsreiches ↑ Haemangioma capillare.

Hämangiom: v. a. in Haut u. Unterhaut (planotuberös, tuberös, tuberonodös) u. in Schleimhäuten, aber auch an inn. Organen vork. kapilläre oder kavernöse, benigne Wucherung der Blutkapillaren, Arterien oder Venen (bläul. Tumor), meist kongenital (Hamartie); Wachstumstendenz anfangs wechselnd, häufig spontane Rückbildung. Zahlreiche Formen (s. a. Angiom), z. B. **Haemangioma cirsoideum** (↑ Angioma arteriale racemosum), **H. capillare** (↑ Kapillarhämangiom), **H. cavernosum** venosum (↑ Kavernom), **H. des freien Lippenrandes** (↑ Angioma senile), **keratot. H.** (↑ Angiokeratom), **H. des Knochens** (↑ Hämangioosteom), **H. nodosum subcutaneum** (gelappt, weich, kavernös, bläulich durchschimmernd), **H. planotuberosum s. simplex capillare hypertrophicum** (scharf begrenzt, flach vorgewölbt, feinhöckerig, prall-elast., tiefblaurot; von subpapillären Gefäßen ausgehend, evtl. mit Kapillarsprossen, undifferenzierten Endothelien), **sklerosierendes H.** (Kapillarhämangiom mit Endothelproliferation u. regressiver Fibrose), **H. verrucosum Halter*** (Angiokeratoma corporis circumscriptum HALLOPEAU mit örtl. Knochen- u. Weichteilhypoplasie); s. a. Hämangiomatose. – **H.-Thrombopathie-Syndrom**: ↑ KASABACH*-MERRITT* Syndrom.

Haemangiomatose: Auftreten multipler ↑ Hämangiome (s. a. Angiomatosis); z. B. **Haemangiomatosis cavernosa generalisata** (an Leber, Milz, Darm, v. a. Skelett; meist symptomenarm u. scheinbar völlig ruhend, evtl. destruktiv wachsend), **diffuse H. des Skeletts** (generalisiert, meist wenig progredient, kavernös in Schädeldach u. Wirbeln, kapillär in flachen u. Röhrenknochen; oft mit anderen Mißbildungen kombin.; echte Neoplasie oder Hamartie?), **hereditäre H. des ZNS** (bei ↑ HIPPEL*-LINDAU*, STURGE*-WEBER* Syndrom), **maligne generalisierte H. mit Osteolyse** (↑ HAFERKAMP* Syndrom), **multiple H. im Säuglingsalter** (1. Trimenon; selten, vom kapillären Typ, an Haut u. inn. Organen; rush-artig aufschießend, nekrotisierend, Gefahr letaler Blutungen), **H. placentae** (↑ Chorangiom).

Hämangio|osteom: v. a. im 3.–4. Ljz. auftret. periostales oder zentrales, selten multiples Hämangiom des Knochens (WS, Schädel). Oft lange stumm; an der WS (meist kavernös) evtl. Spontanfrakturen; Strahlensensibel; s. a. HAFERKAMP* Syndrom. –
H. perizytom: gutart. oder – selten (als Nieren-Sa.) – äußerst bösart. Neoplasma mit konzentr. u. diffus-retikulärer perikapillärer Perizytenwucherung. –
H. sarkom: aus wuchernden, entdifferenzierten

Haemaphysalis

Gefäßendothelien bestehendes Haemangioendothelioma sarcomatosum, v. a. der Schilddrüse (in Struma-Endemiegebieten, mit geringer Metastasierungstendenz, v. a. in Knochen), aber auch in Leber u. Nebenniere.

Haemaphysalis: parasitäre Schildzecken-Gattg. [Ixodidae]; Krankheitsüberträger v. a. bei Tier u. Mensch, z. B. **H. bispinosa** (Hundebabesiose, Q-Fieber), **H. concinna** (fakultativ Zeckenbißfieber, Russ. Frühjahr-Sommer-Enzephalitis), **H. humerosa** (Q-Fieber), **H. japonica** (euryxen; Russ. Frühjahr-Sommer-Enzephalitis), **H. leachi** (Hundebabesiose, Boutonneuse-Fieber), **H. leporis-palustris** (Tularämie, Felsengebirgsfieber), **H. punctata** (Russ. Frühjahr-Sommer-Enzephalitis, Rinderbabesiose), **H. sulcata s. cinnabarina** (Tularämie, Zeckenparalyse).

Häm|arthros(e), -arthron: traumat. oder spontane (bei Hämophilie) Blutung in die Gelenkhöhle (mit den Symptn. des Gelenkgusses); i. e. S. das ∫ Blutergelenk. – **H.askos**: ∫ Hämatoperitoneum; i. e. S. der blut. Aszites. – **H.aspiration**: ∫ Blutaspiration.

hämat...: s. a. häm(a)..., hämo....

Hämatein: saurer, aus dem farblosen Hämatoxylin durch Oxidation (Reifung an der Luft) gebildeter Farbstoff; rotbraune, grün glänzende, schwer lösl. Kristalle; in saurer Lsg. rötlichgelb, nach Beizung (Komplexbildung mit Metallionen) dunkel gefärbt.

Hämat|emesis: Erbrechen von Blut, hellrot u. nicht schaumig bei profuser arterieller Magenblutung (nur kurzes Verweilen im Magen), meist aber dunkelbraun u. kaffeesatzartig (nach längerer Verweildauer mit Hämatinbildung), z. B. bei Blutung aus Lunge, Nasenrachen, Ösophagusvarizen, Magenulkus u. -neoplasma, bei hämorrhag. Diathese, Vit.-K-Mangel des Neugeborenen.

Haematencephalia: *path* ∫ Haematocephalus.

Hämatexodien: ∫ Myelinfiguren der Erythrozyten.

Hämatika: *pharm* Mittel zur Ther. von Blutkrankheiten.

Hämatin: Komplexverbdg. des Fe^{3+} mit Protoporphyrin IX u. OH als Anion (vgl. Hämin); prosthet. Gruppe des Hämiglobins, gebildet aus Hämin in alkal. Lsgn., aus Hb durch Einwirkung von Säuren (z. B. salzsaures H. = TEICHMANN* Kristalle), Alkalien u. Baktn.; Vork. im Plasma unter path. Bedingungen (Albumin-gebunden, ∫ Hämatinämie), als Pigment in Malariaplasmodien. – **Reduziertes H.**: ∫ Häm. – **H.ämie**: Vork. von H. im Blutplasma (infolge Hb-Abbau-Störung ?), z. B. bei perniziöser Anämie, Malaria, hämolyt. Ikterus (»H.-Ikterus« mit H.-Ablagerung), akuter gelber Leberdystrophie, nach Einwirkung hämolysierender Blutgifte; meist mit **H.urie**.

Hämatinika: *pharm* den Hb-Gehalt anhebende Arzneimittel.

Hämatinometer: Hämoglobinometer (z. B. nach SAHLI) zur indir. Bestg. des Hb nach Umwandlung in salzsaures Hämatin.

hämatisch: Blut(bestandteile) betreffend, durch das Blut (bzw. seine Alteration) bedingt; z. B. als **h. Dysplasie** die Entwicklungs- u.Wachstumsstörungen (s.a. ∫ Infantilismus) des Skeletts bei mit KM-Veränderungen einhergeh. Blut-Krkhtn. wie Erythroblastose, Thalassämie, kongenit. hämolyt. Anämie, Leukämie, Plasmozytom, Osteomyelosklerose; als **häm. Krise** der plötzl. Thrombozytenanstieg im Fieber.

haemato...: s. a. haem(a)..., haemo....

Haematobia: Stechfliegen-Gattg. [Muscidae].

Häm(at)obilie: Blutung in die Gallenwege, spontan (Aneurysma), tumorbedingt (Hämangiom, Papillom) oder posttraumatisch (stumpfes Trauma, Op.), oder postop.; i. e. S. die nach zentraler Leberruptur mit Bildung einer mit Blut u. Galle u. Gewebstrümmern gefüllten Höhle, die dann an Gallenwege u. Intestinaltrakt Anschluß findet (u. U. bedrohl. anämisierende »Darmblutung«, s. a. hämobiliäres Syndrom).

Häm(at)oblast: ∫ Hämozytoblast.

Haematocele: größeres Blutextravasat (nach Rhexis-, seltener Diapedeseblutung) in präformiertem Hohlraum oder Gewebsspalte; meist als sekundär bluthalt. ∫ Hydrozele (v. a. die **H. testis** zwischen parietalem u. viszeralem Blatt der Tunica vaginalis, meist akzidentell traumat., selten spontan bei chron. hämorrhag. Orchitis etc.; klin.: meist rundl. Tumor ohne Transparenz, mit zentral gelegenem, kaum tastbaren Hoden, bei Chronizität evtl. mit Wandverdickung u. Verkalkungen). Ferner **H. ante-u. retrouterina** (in Excavatio uterovesicalis bzw. rectouterina; nach Blutung bei Extrauteringravidität bzw. nach Tubarabort oder -ruptur; meist abgekapselt; bei retrouteriner H. wehenart. Schmerzen, peritonealer Schock, im vorgewölbten DOUGLAS* Raum teig. Masse tastbar), **H. funicularis s. funiculi spermatici** (in zyst. Rest der Tunica vaginalis des Samenstrangs: »Tunikozele«; DD Samenstranghämatom), **H. intraligamentosa** (zwischen den Blättern des Lig. latum, evtl. als peritubäres ∫ Hämatom; nach intrapartaler Venennetzzerreißung, Apoplexia uteroplacentaris u. parametrica), **H. testis extravaginalis s. scroti** (∫ Haematoma scroti).

Haem(at)ocephalus: Blutansammlung im Hirnschädelinneren; entweder im Bereich der Hirnhäute (= H. ext. = subarachnoidales, sub- oder epidurales Hämatom nach Hirnkontusion, Schädelfraktur, Geburtstrauma) oder im Ventrikelsystem (= H. int., nach [geburts-]traumat., apoplekt., aneurysmat. Blutung); meist letal.

Haemato|chezia: ∫ Blutstuhl. – **H.chrosis**: 1) hämatogene Verfärbung der Haut. – 2) Hautschwiele. – **H.chylie**: Auftreten von Erythrozyten im Chylus, z. B. bei Leberzirrhose. – **H.chylurie**: Ausscheidung blut- u. chylushalt. Harns (Ruptur gestauter Lymphbahnen) bei Filariasis.

Haematococcus: ∫ Babesia.

Haem(at)o|cystis: 1) Blutzyste. – 2) Blutansammlung in Harn- oder Gallenblase. – **H.dermie**: Blutung in die Haut (i. e. S. die Ekchymose).

haematodes: (lat.) blutig, blutreich.

Haem(at)o|diarrhoea: blutiger Durchfall, Dysenterie. – **H.douglas**: ∫ Haematocele retrouterina. – **H.dyskrasie**: ∫ Dysämie (1). – **H.dystrophie**: Störung der Blutbildung.

Hämatödem: hämatombedingte Schwellung.

Häm(at)ogaster: Blutansammlung im Magen; bei hämorrhag. Gastritis, Erosionen, Ulkus, Blutung aus Nachbarorganen, nach Verschlucken von Blut (aus Lunge, Nase, Rachen).

hämatogen: 1) dem Blut entstammend, unter Beteiligung des Blutes bzw. auf dem Blutweg entstanden. – 2) blutbildend (/ Hämopoese).

Hämatogonie: die primitive Blut(stamm)zelle; s. a. Schema »Hämopoese«.

hämatoid(es): blutähnlich. – **Hämatoidin:** / Bilirubin.

Häm(at)o|katharsis: Blutreinigung, -wäsche (/ Hämodialyse, Oxidationstherapie). – **H.kinetika:** *pharm* die Blutzirkulation beeinflussende Mittel, v. a. Vasokonstringentia u. -dilatantia. – **H.klastik:** physiol. oder path. Zerstörung von Blutzellen (z. B. in der Milz); vgl. Hämoklasie.

Häm(at)okolpos: *gyn* Blutansammlung in der Vagina, evtl. mit Rückstauung in Uterus (»**Hämatokolpometra**«) u. Tube; durch Retention von Menstrualblut, bei Hymenalatresie u. Vaginalstenose. Hymen vorgewölbt, bläulich; zyklusentsprechende, wehenart. Schmerzen (mit der Zahl der Zyklen sich steigernd), Amenorrhö, evtl. prall-elast. Tumor im kleinen Becken. Ther.: Op.

Hämatokont: / Chylomikron.

Hämatokrit, Hkt: der Anteil des Gesamt-Erythrozyten Vol. am Gesamtblut (in %: »**H.wert**«, normal 43,2–49,2%, bei ♀ 36,8–45,4%); im allg. bestimmt als **venöser H.** (ergibt nach Multiplikation mit Faktor 0,875 bzw. 0,9 den Gesamtkörper- oder **somat. H.**) durch Messen der Ery-Säule nach quant. Trennung vom Plasma in ungerinnbar gemachtem Vollblut (z. B. nach ALLEN, WINTROBE, SAHLI). Ermöglicht Berechnung von Gesamtblut-Vol., Ery-Einzelvol., Hb-Konz. des Einzel-Ery; Kriterium für Infusionstherapie.

Häm(at)ologie: Spezialgebiet der Inneren Medizin, befaßt mit Physio- u. Pathologie des Blutes (einschl. Grundlagenerforschung), Erkennung u. Ther. der Blutkrankheiten.

Haematom(a): »Bluterguß«, umschrieb. oder flächenhaftes Blutextravasat im Gewebe (i. w. S. auch in präformiertem Hohlraum, z. B. als / Hämarthros, Hämatothorax, -peritoneum) nach Rhexis- (Gefäßruptur, -arrosion, auch postop.) oder Diapedeseblutung (v. a. hämorrhag. Diathese). Das zunächst flüss. Blut gerinnt u. wird teils resorbiert, teils bindegewebig organisiert. – Typ. (Lokalisations-)Formen: **H. arteriale s. pulsans** (periarteriell extramural, mit pulssynchronen Pulsationen), **H. auris** (/ Othämatom), **epi-** oder **extradurales H.** (zwischen Dura mater u. Schädelknochen; meist temporal aus A. meningea media nach Kopftrauma; im allg. innerh. 12 Std. – ohne oder mit freiem Intervall – zur / Compressio cerebri führend; im Karotisangiogramm typ. Gefäßabdrängung; Op. möglichst innerh. 24 Std.), **H. funiculare s. funiculi spermatici** (im lockeren Bindegewebe des Samenstrangs; traumat., nach Hydrozelenpunktion, evtl. spontan), **intradurales H.** (zwischen bd. Durablättern, meist bei Pachymeningitis haemorrhagica int., selten traumatisch; Sympte. des subduralen H.), **intrakranielles H.** (als epi-, subdurales, subarachnoidales oder intrazerebrales H., / Hirnblutung, Apoplexie), **intramurales H.** (/ Aneurysma dissecans), **H. intravaginale** (/ Haematocele testis), **H. neonatorum** (/ Kephalhämatom oder aber geburtstraumat. Hirnblutung einschl. subduralem H.), **parakavales H.** (retroperitoneal entlang der unt. Hohlvene bei Abriß der Nierenvene), **para-** oder **perirenales H.** (in der Fett- oder fibrösen Nierenkapsel; traumat. oder spontan als Apoplexia renalis = WUNDERLICH* Krkht., z. B. bei Tumor, Tbk, hämorrhag. Diathese; oft retroperitoneal fortschreitend), **paravesikales H.** (um die Harnblase, z. B. bei Beckenfraktur), **H. pelvis s. pelvicum** (im Becken, i. e. S. zwischen Peritoneum u. Knochen), **perianales H.** (v. a. bei Hämorrhoiden als schmerzhafte Knoten, u. U. vereiternd u. fistelnd), **periaortales H.** (v. a. um As- u. Deszendens; verbreiterter Aortenschatten mit Doppelkontur), **perifrakturelles H.** (durch Granulationsgewebe bald in Hämatomkallus umgewandelt), **perigenitales H.** (durch Partus oder Kohabitation bedingt in Vulva u. Vagina, evtl. Parametrien = Haematocele intraligamentosa), **periorbikulares H.** (bei Schädelbruch mit Orbitabeteiligung, / Brillen-, Monokelhämatom), **peritubares H.** (nach Sickerblutung bei Tubarabort, bei schubweiser Bildung evtl. zwiebelschalenförmig; wehenart. Schmerzen, rezidiv. peritonealer Schock, progred. Verdickung des Tubenendes), **perivaskuläres H.** (bei Gefäßruptur, -fragilität, hämorrhag. Diathese, evtl. als H. pulsans; s. a. Aneurysma spurium), **postoperatives H.** (durch Nachblutung infolge postop. Blutdruckanstiegs, unzureichender Ligatur, bei Lokalanästhesie infolge Nachlassens von Infiltrationsdruck u. Suprarenin-Wirkung), **retroperitoneales H.** (z. B. nach Nierenruptur, WS-, Beckenfraktur; mit evtl. Ausbreitung entlang der großen Gefäße, sek. paralyt. Ileus), **retroplazentares H.** (/ Retroplazentarblut), **H. scroti** (extravaginale / Hämatozele, oft als teig. »Tumor« auf Nachbarschaft übergreifend; s. a. H. testis), **H. sternomastoideum** (/ Kopfnickerhämatom), **subaponeurot. H.** (i. e. S. als subgaleat. H.), **H. subarachnoidale** (/ Subarachnoidalblutung), **H. subchoriale** (zwischen Chorion u. Amnion, v. a. bei abgestorb. Ei; H. s. tuberosum = BREUS* Mole), **H. subdurale** (zwischen Dura u. Arachnoidea; nach Contusio cerebri, geburtstraumat. Tentoriumriß; bei größerer Blutung zunehmend Hirndruck, nach freiem Intervall Bewußtlosigkeit, bzw. fetale Asphyxie; bei geringer Blutung »chron. H.« mit Symptn. der Pachymeningitis haemorrhagica int.), **subgaleat. H.** (zwischen Schädeldachperiost u. Galea; traumat., auch bei Rachitis, hämorrhag. Diathese), **subkapsuläres H. der Leber** (beim Feten infolge Infektion oder Intoxikation der Mutter; Gefahr der perinatalen Ruptur u. des Verblutens), **subkutanes H.** (anfangs blaurote, später – infolge Hb-Abbaus – gelbl.-grünl. »Blutbeule«, traumat. oder bei hämorrhag. Diathese; vgl. Suffusion, Sugillation, Ekchymose, Petechie), **subperiostales H.** (zwischen Kompakta u. Knochenhaut; traumatisch, geburtstraumat. als / Kephalhämatom, hypovitaminot. bei Skorbut, MÖLLER*-BARLOW* Krankh.; prallelast., schmerzhafte Schwellung, evtl. zu spornart. Exostose verknöchernd), **subunguales H.** (unter der Nagelplatte, evtl. pulsierend, oft mit Abhebung des Nagels; ggf. Entlastung durch Nageltrepanation), **H. testis** (als H. t. extravaginale = Haematoma scroti, als H. intravaginale = / Haematocele testis; gemeinsam auch als **H. tunicae vaginalis** bez.; Hoden am oberen Pol bzw. im Zentrum der Schwellung), **H. vaginae** (submukös in der Scheidenwand; post- oder intrapartal z. B. durch Zange, bei Pfählungs-, Kohabitationsverletzung; vgl. Hämatokolpos), **H. vulvae** (im Bindegewebe, evtl. als perigenitales H.; v. a. post- oder intrapartal).

Hämatomanometer

Hämato|manometer: ↗ Blutdruckapparat. – **H.mediastinum**: Blutansammlung im Mediastinum; größenabhängige Schocksympte. bis zum kompletten mediastinalen Syndrom. – **H.meter, -metrie**: 1) ↗ Hämoglobinometer bzw. Hb- oder Hämatokrit-Bestg.. – 2) ↗ Blutdruckapparat bzw. -bestg..

Häm(at)ometra: Blutansammlung im Uterus (mit Ausweitung des Kavum = **Hämatometrektasie**), als prim. H. bei Atresie oder Synechie des Cavum uteri oder der Zervix, als sek. H. durch Rückstauung bei vaginaler bzw. hymenaler Atresie, Aplasia vaginae (meist als ↗ Hämatokolpometra, evtl. mit Hämatosalpinx).

Hämatom|kallus: s. u. perifrakturelles ↗ Hämatom. – **H.mole (tuberöse)**: ↗ BREUS* Mole.

Hämatomphalos: 1) Nabelhernie mit blut. Inhalt. – 2) *chir* ↗ CULLEN*-HELLENDALL* Zeichen.

Hämato|myelie: Blutung in das RM (v. a. Hinterhorn); als **Haematomyelia tubularis** (»Röhrenblutung«) mit multisegmentärer Ausbreitung in der Längsachse; v. a. nach Trauma (Commotio, Contusio medullae), bei hämorrhag. Diathese, Gefäßerkrn., perniziöser Anämie; akut mit inkomplettem oder kompl. Querschnittssyndrom. Ther. konservativ; Prognose abhängig von Sitz u. Ausdehnung. – Als **geburtstraumat. H.m** die durch Rückenmarkszerrung oder -zerreißung bedingte **zentrale H.m** (MINOR 1892) mit Ausfall v. a. der Vorderhornzellen (Sympte. wie bei Myatonia congenita OPPENHEIM). – **H.myelitis**: Myelitis mit blut. Liquor. – **H.myelogramm**: quant. u. qual. Zusammensetzung der korpuskulären Bestandteile des KM im gefärbten Ausstrich (Differenzierung mehrerer 100 Zellen). – Nach MARKOFF* auch kurvenmäß. Darstg. der Ergebnisse fortlaufender Kontrollen. – **H.mykose**: ↗ Fungämie.

Hämatomzyste: zystisch umgewandeltes Hämatom mit rötl. (bis xanthochromem), serösen Inhalt.

Hämato|nephrose: Blutansammlung im Nierenhohlsystem; i. e. S. die Hydronephrose mit sek. blut. Inhalt (= Hämatopelvis). – **H.nodulus**: kleinknot. kapilläre Ektasie am freien Herzklappenrand (v. a. Mitralis) beim Kleinkind. – **H.nosis**: ↗ Hämopathie.

Häm(at)o|pedese: 1) Diapedese korpuskulärer Blutelemente durch die Gefäßwand. – 2) Blutaustritt aus der Haut (auch als Hämhidrosis). – **H.pelvis**: Blutansammlung 1) im kleinen Becken (↗ Hämatoperitoneum), 2) im Nierenbecken (↗ Hämatonephrose). – **H.perikard**: Blutansammlung im Herzbeutel nach stumpfer oder penetrierender Herzverletzung, Myokardinfarkt, Aneurysmaruptur, bei hämorrhag. Diathese; zunehmende Einflußstauung bis zur Herztamponade. – **H.peritoneum**: 1) Blutansammlung in der Bauchhöhle, nach Trauma (Gefäß-, Leber-, Milzruptur) oder spontan (Tubarruptur, Tbk, Tumor); im allg. mit peritonealen Schocksymptn. u. motor. Unruhe. – 2) blut. Aszites (Hämaskos).

Häm(at)o|phage: 1) *med* Hämatophagozyt; ↗ Erythrophage. – 2) *zool* blutsaugendes Insekt. – **H.phobie**: »Blutscheu«, krankhafte Abneigung gegen Blut.

Hämato|phor: 1) Gefäß (z. B. aus Athrombit®) für das Spenderblut bei indir. Transfusion. – 2) Gerät zum Auffangen von Menstrualblut für Mykobaktn.-Kultur. – **H.phyt**: blutbewohnender pflanzl. (Mikro-)Organismus.

Haem(at)o|planesis: vikariierende ↗ Blutung. – **H.plasmopathie**: Bluterkr. mit Alteration des Plasmas, z. B. Dys-, Paraproteinämie, plasmat. Gerinnungsstörung.

häm(at)oplastisch: blutbildend. – **Häm(at)oplast**: ↗ Hämozytoblast.

Häm(at)o|pleura: Blutansammlung im Pleuraraum (↗ Hämatothorax i. e. S.); traumat. oder – seltener – spontan (Neoplasma; als idiopath. Hämatothorax junger Männer). – **H.pneu(mothorax)**: Ansammlung von Blut u. Luft im Pleuraraum, spontan (Durchbruch subpleuraler Lungenprozesse) oder nach Trauma (Rippenfraktur mit subpleuraler Gefäßruptur, Gefäßverletzung bei Pneufüllung); klin.: Sympte. des Pneumothorax mit (hämorrhag.) Schock. – Analog das **H.pneumoperikard**.

Hämatopoese: ↗ Hämopoese. – **Häm(at)opo(i)etika**: *pharm* die Erythrozytenbildung anregende Mittel. – **Häm(at)opo(i)etin**: ↗ Erythropoietin.

Häm(at)o|porphyrie, -rismus: ↗ Porphyrie. – **H.porphyrin**: In-vitro-Abbauprodukt des Hb (Abspaltung von Globin u. Eisen), Hämin oder Hämatin; Fe-freies Häm mit -CHOH-CH$_3$-Gruppen statt -CH=CH$_2$, rote wasserunlösl. Kristalle. Biokatalysator, der das Hypophysen-Zwischenhirnsystem stimuliert, photodynamisch sowie auf Vagus u. Sympathikus wirkt (therap. Anw. als Sympathikomimetikum, Roborans). – Fluoresziert im UV-Licht (diagnostisch genutzt, nach Inj.).

Haematopota: *entomol* Bremsen-Gattung [Tabanidae]; läst. Blutsauger.

Häm(at)oprotozoo(no)se: Erkr. durch im Blut lebende Protozoen, z. B. Malaria, Piroplasmose, Trypanosomiasis.

Häm(at)opsie: 1) ↗ Erythropsie. – 2) Blutaustritt in subkonjunktivale Gewebe.

Häm(at)orrhachis: 1) spinale Subarachnoidalblutung nach Trauma, bei Gefäßanomalie, gefäßreichem Tumor; Lähmungen mit ausstrahlenden Schmerzen, WS-Steifheit, Hauthyperästhesie. – 2) Blutung in den RM-Kanal.

Häm(at)orrhö: mass. Blutung aus einem Organ (»Blutsturz«), i. e. S. die ↗ Hämoptoe.

Häm(at)osalpinx: Blutansammlung im Eileiter nach Tubarabort, bei Hämatokolpometra, Endometriose, als konsensuelle Blutung bei kontralat. Tubargravidität. Wehenart. Schmerzen (bei Rückstau u. Endometriose zyklusgerecht), evtl. peritonealer Schock; Tube verdickt, bei Tubargravidität Uterus vergrößert u. aufgelockert.

Hämat|oscheozele: ↗ Haematocele u. Haematoma scroti.

Hämato|sepsis: ↗ Septikämie. – **H.asin**: ↗ Hämatin.

Haematosiphoniasis: durch Stiche der mexikan. Geflügelwanze Haematosiphon inodora [Cimicidae] hervorgerufene Dermatose mit Papeln bis Krusten, Juckreiz, allg. Unpäßlichkeit.

Haem(at)osis: 1) ↗ Hämopoese. – 2) Arterialisation des Blutes in den Lungen.

Häm(at)o|spektroskop: (Absorptions-)Spektroskop zur Bestg. von Oxy-, Karboxy-, Met- u. reduziertem Hb. – **H.spermatozele**: traumat., entzündl. etc. Blutansammlung im Samenbläschen. – **H.statika**: *pharm* Blutstillungsmittel.

Haematosteon: Blutung ins Knochenmark.

Häm(at)o|therapie: therap. Anw. von (Eigen-)Blut oder Blutkonserven (Plasma, Ery-Präp.). – **H.thorax**: *path*. Blutansammlung im Brustraum (/ Hämatomediastinum, -perikard), i. e. S. im Pleuraraum (/ Hämatopleura, meist als Hämatopneumothorax). – **H.toxin**: durch Schädigung der Ery-Membran hämolysierendes Gift bakterieller (z. B. Hämolysin) oder chem.-synthet. Herkunft. – **H.trachelos**: Blutansammlung in der Cervix uteri, z. B. bei Zervikalabort. – **H.tropismus**: selektive Affinität von Mikroorganismen u. chem. Substanzen zu Blut(zellen).

Häm(at)otympanon: (geburts-)traumat. oder entzündl. (Otitis media haemorrhagica) Bluterguß in der Paukenhöhle des Mittelohrs; bläul. Trommelfellverfärbung, Schalleitungsschwerhörigkeit, Ohrensausen, Nasenbluten (Abfluß über Ohrtrompete). Ther.: konservativ; bei Resorptionsverzögerung (Gefahr bleibender Schwerhörigkeit) Tympanotomie.

Hämatoxylin: durch Ätherextraktion aus Blauholz (Haematoxylon campechianum) gewonnene Leukoverbindung des Hämateins (/ Formel); farblose oder gelbl. Kristalle, durch Oxidation in rotes Hämatein überführbar. Anw. für die PAPANICOLAOU* Färbung, zum kolorimetr. Nachweis von Ammoniak u. Metallionen sowie als Kernfarbstoff: z. B. **H.-Eosinfärbung** für Zellkerne (blau) u. -plasma (rot), ferner Zellkernfärbungen mit Farblacken aus H. u. Metallsalzen (z. B. Hämalaun n. BÖHMER, Kalialaun-Hämatein n. EHRLICH, Chrom- n. GOMORI, Eisen-H. n. WEIGERT, s. a. HEIDENHAIN* Färbung (1). – **H.körperchen**: mit Hämatoxylin-Eosin blaurot färbbare homogene, histiozytenähnl. Korpuskeln bei akutem / Lupus erythematodes (solitäre oder aggregierte Zelleinschlüsse als Kerndegenerationsprodukte?).

Hämatoxylin   Hämatein

Hämato|zele: / Haematocele. – **H.zoon**: »Blutparasit« (z. B. Plasmodium).

Häm(at)ozyt: / Blutkörperchen. – **Hämatozytolyse**: / Hämolyse. – **Hämatozytose**: / Polyglobulie. – **Häm(at)ozyturie**: / Hämaturie.

Hämaturie, -urese: »Blutharnen«, d. h. über das physiol. Maß (130 000/24 Std.) hinausgehende Ery-Ausscheidung im Harn infolge zirkulator., allerg., entzündl. oder tox. Schädigung der Glomeruluskapillaren (= **renale H.**; als »idiopath.«, »essentielle«, »vasofunktionelle H.« oft nicht exakt zu lokalisieren: **H. sine materia**) oder nach Blutung in die Harnwege, Nierenbecken, Blase, Harnröhre. Unterschieden als initiale, totale (ganzzeit.) u. terminale H. (erstere v. a. aus vord. Urethra, letztere v. a. aus Blase); nach der Ery-Menge als **mikroskop.** oder Mikro-H. (= Erythrozyturie) u. **makroskop.** oder Makro-H.; als »internist. H.« die primäre bei entzündl. Nieren-Krkhtn., Infektionskrkhtn. (Scharlach, Tbk, Sepsis etc.), hämorrhag. Diathese, Blutkrkhtn., exo- u. endogener Vergiftung (z. B. Hg, Phosphor), Allergose, sekundär bei Leber-, Herz- Gefäßerkrn., Niereninfarkt; als »chir./urol. H.« die bei Urolithiasis, Harnwegs-, Nierentrauma, -tumor, -mißbildung, -parasiten (z. B. Schistosoma), bei urogenitalen Varizen, die »schmerzlose H.« (intermittierend) bei Blasenpapillom (aber auch Prostataadenom, Nieren-Tbk., -tumor, Nierenbeckenpapillom u. -stein, Nephritis u. a.), postop. als Arrosions- oder Nachblutung, bei Nierenvenenthrombose (mit freiem Intervall) sowie ex vacuo (überschneller Katheterismus bei Harnretention, Nierenptose). – **Ägypt. H., H. endemica parasitaria**: / Schistosomiasis urogenitalis. – **falsche H.**: Rotfärbung des Harns durch Medikamente oder Nahrungsmittel (/ Erythrurie) u. bei Hämoglobin- u. Porphyrinurie. – **H.-Nephropathie-Taubheitssyndrom**: / Nephropathie-Taubheitssyndrom.

Hämautoantikörper: / Hämoautoantikörper.

Hämel* Reaktion (JOSEF H. 1894–1969, Dermatologe, Jena, Heidelberg): modifiz. MEINICKE* Trockenblutreaktion mit Verw. 1%ig. alkohol. Tolubalsam-Lösung.

Haementeria officinalis: der Rüsselegel (5–8 cm) ein temporärer Ektoparasit von Mensch u. Säugern in Mittel- u. Südamerika (in Mexiko zum Schröpfen verwendet).

Hämenzyme: Eisenporphyrin-Enzyme (s. u. Häm).

Hämhidrose: Rotfärbung des Schweißes durch äußerl. Blutbeimengung, umstritten auch durch Diapedeseblutung der Schweißdrüsenkapillaren (als Purpura?).

Hämichrom(e): Komplexverbindung der Hämine mit N-Basen; i. e. S. das Hämin.

Hämiglobin, Methämoglobin: oxidierte Form des / Hb (Fe^{3+}-haltig, mit koordinativer Bindung von H_2O oder OH = saures bzw. alkal. Methämoglobin, letzteres = **H.hydroxid**, / Formel »Häm«), gebildet bei Einwirkung von Oxidationsmitteln (z. B. Nitrit, Methylenblau) auf Hb; nicht mehr zum O_2-Transport fähig. Normgehalt des Blutes 0,1–0,5 g/100 ml (= ca. 0,17% des ges. Hb, vermehrt bei Vergiftungen u. angeb. Störungen, bei Werten >20% klin. Sympte., bei >70% Exitus. Durch Methämoglobinreduktase oder Glutathion z. T. zu Hb reduzierbar, durch Säuren oder Alkalien in Globin u. Hämatin spaltbar. Nachweis v. a. spektrophotometr. (als H.zyanid).

Hämiglobin|zyanid: stabiles Hb-Derivat mit charakterist. Absorptionsmax. bei 540 oder 546 nm; gebildet durch Umsetzung von Hämiglobin mit neutraler – oder von Hb bzw. Hb-Derivaten außer Sulfhämoglobin mit alkal. – Zyanid-Lsg. (in Form des / DRABKIN* Reagens *WHO*-empfohlene Standardmethode der Hb-Bestimmung). – **H.zyanose**: Zyanose durch Anstieg des Hämiglobingehalts im Blut auf >2,2 g% (= 10–15% des Hb; s. a. Methämoglobinämie) bei Hb-Anomalien, Arzneimittel- (z. B. Phenazetin, Sulfonamide) oder gewerbl. Intoxikation (z. B. Thiazinfarbstoff).

Hämin(e): Komplexverbdgn. von Porphyrinen mit 3wert. Eisen (einfach pos. geladen); i. e. S. das Chlorhämatin: als Verbdg. aus Protoporphyrin IX, Fe^{3+} u. Cl^- (/ Formel »Häm«), gebildet durch Oxidation von Häm (z. B. bei Hb-Umsetzung mit NaCl-gesätt. Eisessig als H.- oder TEICHMANN* Kristalle); werden in Alkalien zu Hämatin, mit organ. Basen zu Hämi- bzw.

Hämin, grünes

↑ Hämochromen; charakterist. Absorptionsspektrum. – **grünes H.**: ein beim Einleiten von O_2 in eine Pyridinhämochromogen-Lsg. gebildetes Verdohämochromogen.

hämisotonisch: dem Blutserum isotonisch.

Hämoautoantikörper: AK gegen körpereigene Ery z. B. Kälteagglutinin; s. a. Tab. »Autoantikörper«.

Haemobartonella: *bakt* intraerythrozytär parasitierende Bartonellen [Rickettsiales]; verursachen, durch Arthropoden übertragen, v. a. bei Säugetieren Anämie, Hämaturie u. Hautveränderungen.

hämobiliäres Syndrom: Hämatemesis, Meläna, Gallenkolik u. Ikterus (achol. Stühle, Bilirubinurie) infolge path. Kommunikation zwischen Blut- u. Gallenwegen, z. B. nach stumpfem Lebertrauma, bei Cholelithiasis, biliodigestiver Fistel; s. a. Hämatobilie.

Hämoblasten: 1) Vorstufen der Blutzellen; s. a. Hämozytoblast. – 2) ↑ Thrombozyten. – **H.leukämie**: akute unreifzell. (direkt auf die Hämozytoblasten zurückzuführende) Leukämie; obsolet.

Hämoblastosen: die mehr oder minder bösart. Neoplasien des blutbildenden Systems, z. B. Erythroleukämien, Retikulosen, Leukämien, Lympho- u. Retikulosarkom, Plasmozytom, Lymphogranulomatose, Polycythaemia vera, Osteomyelosklerose.

Haemocholecystis: Hämatom der Gallenblase (traumat., bei hämorrhag. Cholezystitis).

Hämochromatose: klin. Manifestation vermehrter Eisenspeicherung insbes. in den parenchymatösen Organen, idiopath.(-fam.) oder als Spätzustand exzessiver ↑ Hämosiderose (= prim. bzw. sek. H.). Erstere eine wahrsch. dominant-erbl., androtrope Eisenstoffwechselanomalie mit Steigerung der Fe-Resorption, Hypersiderämie u. extremer Fe-Ablagerung (Ferritin, Siderin): »Pigmentzirrhose«, Melanodermie, Diabetes mellitus (»Bronzediabetes«), Herzinsuffizienz (infolge Myokard-»Verrostung«), Haarverlust, Abdominalkrisen, Hodenatrophie, innersekretor. Störungen (↑ hepatotestikuläres u. -ovarielles Syndrom). Ther.: Deferoxamin, Aderlässe.

Hämochrome, -chromogene: Komplexverbindgn. der ↑ Häme mit organ. N-halt. Basen (z. B. Imidazol-, Pyridin-, Chinolinbasen). Beständiger als Häme; mit charakterist. Absorptionsspektrum. – **Hämochromometer**: ↑ Hämoglobinometer.

Hämochylurie: hämorrhag. Chylurie, z. B. bei Filariose.

Hämodialyse: extrarenale Eliminierung löslicher niedermolekularer Stoffwechselschlacken oder exogener Gifte aus dem Blut durch Dialyse (Prinzip der Diffusion; s. a. Dialysance). I. e. S. die **extrakorporale H.** mittels eines direkt an den Kreislauf angeschlossenen **Hämodialysators** (»Künstl. Niere«, bestehend aus Pumpen, Wärmeaustauschern u. dem eigentl. ↑ Dialysator; Anschluß venös über Doppellumenkatheter oder arteriovenös mit SCRIBNER* Bypass oder – als subkut. Fistel – mit CIMINO* Shunt), indem das heparinisierte Blut durch Durchfließen eines Zellophan- oder Cuprophanmembransystems (z. B. filmpackartig übereinander oder akkordeonartig gefaltete Folien, parallel oder spiralig verlegte Schläuche, Kapillarsysteme) durch Diffusionsaustausch mit einer entspr. ↑ Dialysierflüssigkeit »entschlackt« (Abgabe von angestauten Elektrolyten u. harnpflicht. Substanzen; daneben auch Abpressen von Wasser durch Ultrafiltration) u. dann, evtl. mit Glukose u. fehlenden Elektrolyten angereichert, in den Blutkreislauf zurückgeleitet wird; vgl. Hämofiltration, -perfusion. – Als **intrakorporale H.** ferner die ↑ Peritonealdialyse. – **H.-Dysäquilibrium-Syndrom**: während oder kurz nach der H. durch Azotämie mit Hirnödem (evtl. auch Subduralblutung) ausgelöste arterielle Hypertonie u. Verwirrtheitszustand (bis zu letalem Koma). Ähnl. Zustand auch durch unkontrollierte Eiweißzufuhr bei insuffizienter Niere.

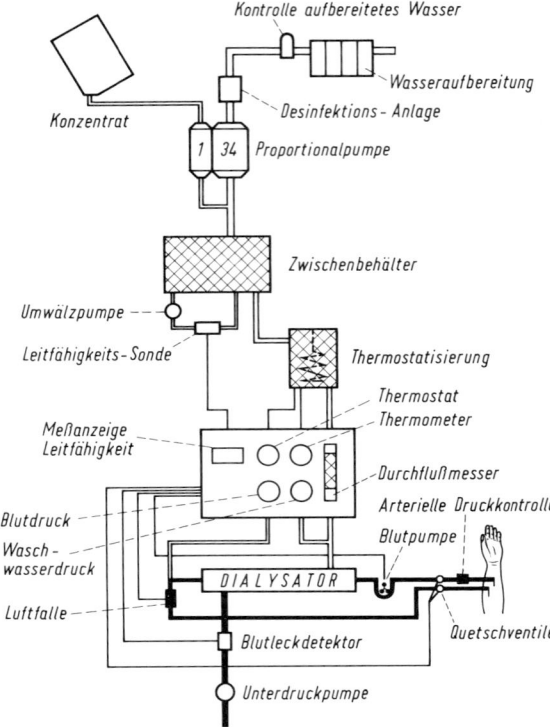

Hämodiylasator, Schema eines weitgehend automatisch überwachten Modells.

Hämodiapedese: Hämatopedese.

Hämodiffraktometer: ↑ Blutzellenprüfer (PIJPER).

Hämo|digestion: die bakterielle Zerstörung der Erythrozyten bei der Beta-Hämolyse. – **H.dilution**: rel. Verminderung des ges. Ery-Volumens (Blutverdünnung durch Zunahme des Plasmavol.) reaktiv nach schwerem Blutverlust (Restitution der Normovolämie), ferner bei Nierenversagen, infusionsbedingter Hyperhydration. – **H.dromograph, -tachograph**: Strompendel für blut. Messung u. Registrierung der Blutströmungsgeschwindigkeit. – **H.dromometer**: (A.W. VOLKMANN) Meßrohr für blut. Bestg. der Blutströmungsgeschwindigkeit anhand der zur Verdrängung einer Flüssigkeit aus einem in die Strombahn eingeschalteten U-Rohr benötigten Zeit.

Hämodynamik: (A. W. VOLKMANN 1850) Lehre von den bei der Blutbewegung in dehnbaren Gefäßen analog den Gesetzen der Hydrodynamik bestehenden Beziehungen zwischen Druck, Stromstärke, Widerstand u. Schubspannung (unter Berücksichtigung der Art der Gefäßverzweigungen u. der Fließeigenschaften des Blutes); i. w. S. die mathemat.-strömungsphysikal. Betrachtung der kardiovaskulären Funktionen. – **Hämodynamometer**: (POISEUILLE 1828) U-förm. Quecksilbermanometer zur Messung des arteriellen Blutdrucks.

Hämofiltration: neue Technik der Blutentgiftung (vgl. Hämodialyse, -perfusion); indem die harnpflicht. Stoffe (einschl. der tox. »Mittelmoleküle«) aktiv durch großpor. Filter (»asymmetr.« Membranen) abgepreßt werden (unter automat. Steuerung von Filtrationsentzug u. Flüssigkeitssubstitution).

Hämoflagellaten: im Blut parasitierende Mastigophora, i. w. S. auch Leishmania- u. Trypanosoma-Spezies.

Hämofuszin: dem Zeroid u. Lipofuszin ähnl. eisenfreies »lipogenes« Pigment; entstehend aus Hb bei Protein- u. Lipidstoffwechsel-Störung.

Hämogen: Oberbegr. für Extrinsic u. Intrinsic factor. – **hämogen**: ∱ hämatogen. – **Hämogenase**: ∱ Intrinsic factor.

Hämoglobin, Hb: der »rote Blutfarbstoff« u. seine Varianten; i. e. S. das normale in RNS-halt. Ery (v. a. Normoblasten, auch Retikulozyten) gebildete HbA$_1$ (bis 98% des Gesamt-Hb), HbA$_2$ (<3%) u. fetale Hb (HbF), Fe(II)-halt. Chromoproteide mit Häm (ca. 6% des Hb) als prosthet. Gruppe u. Globin (ca. 94%) als – immunspezif. – Protein (»Hb-Antigenität«). Bildung aus 4 (Proto-)Häm-Mol. u. 4 (oder mehr) paarweise ident., über Kreuz aneinandergelagerten, bezügl. Aminosäuresequenz u. Kombination (A$_1$ = $\alpha_2\beta_2$; A$_2$ = $\alpha_2\delta_2$; F = $\alpha_2\gamma_2$) differierenden Globinketten (α mit 141, β, γ u. δ mit je 146 Resten; ∱ Abb.), angeordnet als Dimer (z. B. $\alpha_2\beta_2$), seltener als Tetra- (z. B. β_4) oder Oktomer (z. B. Hb Allegre). Normalwert im Blut 134–173 g/l (♂ 153, ♀ 145), in Ery 299–357 g/l (∱ Färbeindex); Gesamtmenge beim Erwachs. ~ 750 g, pro Ery 30–32 pg. Im Plasma normalerweise an Haptoglobin gebunden. Biol. Bedeutung: **a)** molekularer O$_2$-Transport durch reversible Bildung von ∱ Oxy-Hb (stufenweise Bindung von 4 O$_2$ an die 4 Häme ohne Änderung der Fe-Wertigkeit = Oxygenierung); spezif., von O$_2$-Partialdruck, Temp. u. H$^+$-Konz. bzw. CO$_2$-Spannung abhäng. O$_2$-Kapazität 1,34 ml O$_2$/g Hb (= HÜFNER* Zahl; gem. IUPAC: 1,36 ml); bei normalem Hb-Gehalt u. O$_2$-Sättigung ca. 21 ml O$_2$/100 ml Blut. – **b)** CO$_2$-Transport, mit ca. 20% des Blut-CO$_2$ in Karbamino-Hb (Hb-NHCOO$^-$). – **c)** Puffersubstanz, wirksam durch freie -COOH- u. -NH$_2$-Gruppen (30% der Gesamtpufferkapazität des Blutes); u. in Verbindung mit Oxy-Hb (Hb als schwächere Säure bindet aus Kohlensäure freigesetztes H$^+$; in der Lunge Bildung der stärkeren Säure HbO$_2$). – Durch CO-Einwirkg. (Affinität zu Hb >100mal größer als die des O$_2$) Umwandlg. in ∱ Kohlenmonoxid-Hb, durch Oxidation in ∱ Hämiglobin (= Methämoglobin), durch H$_2$S in ∱ Sulfhämoglobin (vgl. Blutgifte). – Abbau, nach Freisetzung bei Ery-Zerfall (über Verdoglobin oder Hämatin?) zu Gallenfarbstoffen, Fe u. Globin. – Rotbraunes, wasser- u. alkalilösl., optisch akt. (rechtsdrehend) Kristallpulver, MG ca. 68 000, I.P. bei pH 6,8, λ_{max} bei 554 nm. – Anw. u. a. als Nährbodenzusatz u. für Enzymbestimmung. Bestimmung: ∱ Hämoglobinometrie, Hämiglobinzyanid, Blutnachweis; histol.-färber. Nachweis mit H$_2$O$_2$-halt. alkohol. Benzidin-Lsg. (n. LEPEHNE). – Neben dem normalen Hb (s.o.!) die – dominant erbl. – **anomalen oder pathol. Hb**-Varianten durch Austausch einer Aminosäure (α- oder β-Kette) gegen eine andere oder Zusammentreten 4 gleichartiger Polypeptidketten (Tetramer; ∱ Tab. u. Folgetexte). Krankheitswert verschieden (»Hämoglobinopathien«); α-Varianten sofort, β-Varianten erst einige Wo. post partum mit Ende der β-Kettensynthese festzustellen (Elektrophorese, Chromatographie, Hybridisierungsversuch).

Hämoglobin A: das normale »adulte« Hb des Erwachsenen, mit **Hb A$_1$** oder Hb$_0$ als Hauptkomponente (Globin: $\alpha_2\beta_2$) u. dem elektrophoretisch langsameren **HbA$_2$** als »Minorkomponente« (etwa 1,5–2,5%; Globin: $\alpha_2\delta_2$), die erst Wo. nach der Geburt auftritt u. bei β-Thalassämie vermehrt ist. – Ferner das wahrsch. während der Ery-Alterung aus HbA$_1$ entsteh. HbA$_3$ (mit Bindung von Glutathion; Wanderungsgeschwindigkeit > HbA$_1$; Konz. ca. 10%). –

Hämoglobin C: anomales Hb (genet. determiniert), ∱ Tab.; als **Hb-C-Krankht.** (v.a. Westafrika) bei Homozygotie leichte bis mäß. Anämie, zahlr. Target-

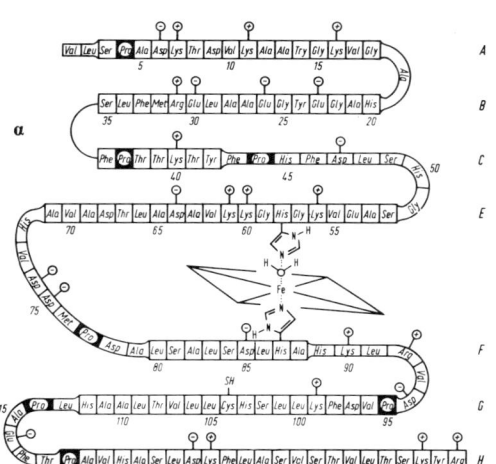
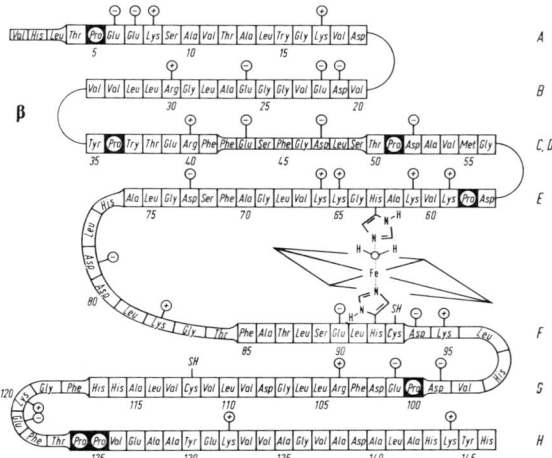

Hämoglobin: Aminosäurensequenz der α- und β-Kette; Ala = Alanin, Gly = Glycin, Val = Valin, Glu = Glutaminsäure, Thr = Threonin, Cys-SH = Cystein, His = Histidin, Lys = Lysin, Asp = Asparaginsäure, Leu = Leucin, Pro = Prolin, Phe = Plenylalanin, Met = Methionin, Try = Tryptophan, Arg = Arginin, Ser = Serin, Tyr = Tyrosin

Anomale Hämoglobine

Name	Anomalie*	Name	Anomalie*	Name	Anomalie*
A_2 Babinga	$\alpha_2 \delta_2{}^{136\,Asp}$	G Port Arthur	$\alpha_2 \beta_2{}^{43\,Ala}$	M (β) Akita	$\alpha_2 \beta_2{}^{92\,Tyr}$
A_2 Flatbush	$\alpha_2 \delta_2{}^{22\,Glu}$	G (San José)	$\alpha_2 \beta_2{}^{7\,Gly}$	M Arhus	$\alpha_2 \beta_2{}^{63\,Tyr}$
A_2 N.Y.U.	$\alpha_2 \delta_2{}^{12\,Lys}$	G Saskatoon	$\alpha_2 \beta_2{}^{22\,Ala}$	M Chicago	$\alpha_2 \beta_2{}^{63\,Tyr}$
A_2 Sphakia	$\alpha_2 \delta_2{}^{2\,Arg}$	G Taegu	$\alpha_2 \beta_2{}^{18-30}$?	M Emory	$\alpha_2 \beta_2{}^{63\,Tyr}$
A_2' (= HbB_2)	$\alpha_2 \delta_2{}^{16\,Arg}$	G Taiwan-Ami	$\alpha_2 \beta_2{}^{25\,Arg}$	M Hamburg	$\alpha_2 \beta_2{}^{63\,Tyr}$
Ägina	γ-Kette(?)	G Texas	$\alpha_2 \beta_2{}^{43\,Ala}$	M Hita	$\alpha_2 \beta_2{}^{63\,Tyr}$
Aginogi	$\alpha_2 \beta_2{}^{90\,Lys}$	Galliera Genova	?	M H.-W.	$\alpha_2 \beta_2{}^{63\,Tyr}$
Alexandra	γ-Kette	Genova	$\alpha_2 \beta_2{}^{28\,Pro}$	M Hyde Park	$\alpha_2 \beta_2{}^{92\,Tyr}$
Allegre	Oktomer(?)	Gun Hill	$\alpha_2 \beta_2{}^{93-97\,fehlen}$	M Kansas	$\alpha_2 \beta_2{}^{102\,Thr}$
Ann Arbor	$\alpha_2{}^{80\,Arg} \beta_2$			M Kurume	$\alpha_2 \beta_2{}^{63\,Tyr}$
Atwater	?	**H**	β_4	M (β) Leipzig I	$\alpha_2 \beta_2{}^{63\,Tyr}$(?)
Augusta 1	$\beta_4{}^S$	Hammersmith	$\alpha_2 \beta_2{}^{42\,Ser}$	M Milwaukee I	$\alpha_2 \beta_2{}^{67\,Glu}$
Augusta 2	$\beta_4{}^C$	Hasharon (= Hb Sinai)	$\alpha_2{}^{47\,His} \beta_2$	M Radom	$\alpha_2 \beta_2{}^{63\,Tyr}$
		Hijiyama	$\alpha_2 \beta_2{}^{120\,Glu}$	M Saskatoon	$\alpha_2 \beta_2{}^{63\,Tyr}$
Barts (= Hb Bartholomew, Fessas-Papaspyrou)	γ_4	Hikari	$\alpha_2 \beta_2{}^{61\,Asn}$	Manitoba	$\alpha_2{}^{102\,Arg} \beta_2$
Beilinson	$\alpha_2{}^{47\,Gly} \beta_2$	Hiroshima	$\alpha_2 \beta_2{}^{143\,Asp}$	Memphis	$\alpha_2{}^{23\,Gln} \beta_2$
Bibba	$\alpha_2{}^{136\,Pro} \beta_2$	Hofu	$\alpha_2 \beta_2{}^{126\,Glu}$	Mexiko	$\alpha_2{}^{54\,Glu} \beta_2$
Bristol-Singapore	γ-Kette(?)	Honolulu	?		
Bronx-Riverdale	$\alpha_2 \beta_2{}^{24\,Arg}$	Hope	$\alpha_2 \beta_2{}^{136\,Asp}$	N (= Hb Liberian I)	$\alpha_2 \beta_2{}^{95\,Glu}$
		Hopkins 1	$\alpha_2 \beta_2{}^{95\,Glu}$	N α	
C		Hopkins 2	$\alpha_2 \beta_2{}^{112\,Asp}$	N (β) Baltimore	$\alpha_2 \beta_2{}^{95\,Glu}$
C Georgetown	$\alpha_2 \beta_2{}^{6\,Lys}$			N Hopkins	$\alpha_2 \beta_2{}^{95\,Glu}$
C Harlem	$\alpha_2 \beta_2{}^{7\,Lys}$	**I**	$\alpha_2{}^{16\,Glu} \beta_2$	N Jenkins	$\alpha_2 \beta_2{}^{95\,Glu}$
Caserta	$\alpha_2 \beta_2{}^{6\,Val, 73\,Asn}$	I (α) Burlington	$\alpha_2{}^{16\,Glu} \beta_2$ (?)	N Memphis	$\alpha_2 \beta_2{}^{95\,Glu}$
Chad	β-Kette, Core	I Interlaken	$\alpha_2{}^{15\,Asp} \beta_2$	N New Haven	$\alpha_2 \beta_2{}^{16\,Asp}$
Chesapeake	$\alpha_2{}^{23\,Lys} \beta_2$	I Texas	$\alpha_2{}^{16\,Glu} \beta_2$	N Seattle	$\alpha_2 \beta_2{}^{61\,Glu}$
Chiapas	$\alpha_2{}^{92\,Leu} \beta_2$			New York	$\alpha_2 \beta_2{}^{113\,Glu}$
Cyprus 1	$\alpha_2{}^{114\,Arg} \beta_2$	**J**	mehrere Varianten	Nikosia	α-Kette
	γ-Kette(?)	J (α) Broussais	$\alpha_2{}^{90\,Asn} \beta_2$	Norfolk (= Hb Kagoshima, Nishiki)	$\alpha_2{}^{57\,Asp} \beta_2$
D	mehrere Varianten	J Cape Town	$\alpha_2{}^{92\,Gln} \beta_2$		
D (α) Cyprus	$\alpha_2{}^{23\,?} \beta_2$	J India			
D St. Louis	$\alpha_2{}^{68\,Lys} \beta_2$	J Malaya		O Indonesia	$\alpha_2{}^{116\,Lys} \beta_2$
D Washington	$\alpha_2{}^{68\,Lys} \beta_2$	J Medellin	$\alpha_2{}^{22\,Asp} \beta_2$	O Arab (= Hb Buginese X)	$\alpha_2 \beta_2{}^{121\,Lys}$
D (β) Bushman	$\alpha_2 \beta_2{}^{16\,Arg}$	J Oxford	$\alpha_2{}^{15\,Asp} \beta_2$	Oak Ridge	$\alpha_2 \beta_2{}^{94\,Asn}$
D Chicago	$\alpha_2 \beta_2{}^{121\,Gln}$	J Paris 1	$\alpha_2{}^{12\,Asp} \beta_2$		
D Conley	$\alpha_2 \beta_2{}^{121\,Gln}$	J Paris 2	$\alpha_2{}^{54\,Glu} \beta_2$	**P**	β-Kette
D Cyprus	$\alpha_2 \beta_2{}^{121\,Gln}$	J Sardegna	$\alpha_2{}^{50\,Asp} \beta_2$	Philly	$\alpha_2 \beta_2{}^{35\,Phe}$
D Frankfurt	$\alpha_2 \beta_2{}^{16\,Arg}$	J Tongariki	$\alpha_2{}^{115\,Asp} \beta_2$	Portland 1	γ_2- u. x_2-Kette (persistierende ϵ-Kette?)
D Ibadan	$\alpha_2 \beta_2{}^{87\,Lys}$	J Toronto	$\alpha_2{}^{5\,Asp} \beta_2$		
D Los Angeles	$\alpha_2 \beta_2{}^{121\,Gln}$	J (β) Baltimore	$\alpha_2 \beta_2{}^{16\,Asp}$	Porto Allegre	$\alpha_2 \beta_2{}^{9\,Cys}$; Oktomer(?)
D Norfolk	$\alpha_2 \beta_2{}^{16\,Arg}$	J Bangkok	$\alpha_2 \beta_2{}^{56\,Asp}$		
D Portugal	$\alpha_2 \beta_2{}^{121\,Gln}$	J Cambridge	$\alpha_2 \beta_2{}^{69\,Asp}$	Q (Chinese)	α-Kette
D Punjab	$\alpha_2 \beta_2{}^{121\,Gln}$	J Georgia	?		
D Thailand	$\alpha_2 \beta_2{}^{121\,Gln}$	J Iran	$\alpha_2 \beta_2{}^{77\,Asp}$	Rainier	$\alpha_2 \beta_2{}^{145\,His}$
Dakar	$\alpha_2{}^{112\,Gln} \beta_2$	J Ireland	$\alpha_2 \beta_2{}^{16\,Asp}$	Russ	$\alpha_2{}^{51\,Arg} \beta_2$
Dhofar	$\alpha_2 \beta_2{}^{58\,Arg}$	J Jamaika	$\alpha_2 \beta_2{}^{16\,Asp}$		
Durham 1 (= HbR)	β-Kette	J Korat	$\alpha_2 \beta_2{}^{56\,Asp}$	S (= Hb B, Sichelzell-Hb)	$\alpha_2 \beta_2{}^{6\,Val}$
		J Meinung	$\alpha_2 \beta_2{}^{56\,Asp}$	Sabine	$\alpha_2 \beta_2{}^{91\,Pro}$
E	$\alpha_2 \beta_2{}^{26\,Lys}$	J New Haven	$\alpha_2 \beta_2{}^{16\,Asp}$	Santa-Ana	$\alpha_2 \beta_2{}^{88\,Pro}$
E Saskatoon	$\alpha_2 \beta_2{}^{22\,Lys}$	J Rambam	$\alpha_2 \beta_2{}^{69\,oder\,74\,Asp}$	Sealy	$\alpha_2{}^{47\,His} \beta_2$
Etobicoke	$\alpha_2{}^{84\,Arg} \beta_2$	J Trinidad	$\alpha_2 \beta_2{}^{16\,Asp}$	Seattle	$\alpha_2 \beta_2{}^{76\,Glu}$
				Shimonoseki	$\alpha_2{}^{54\,Arg} \beta_2$
F α	α-Kette	**K**	mehrere Varianten	Singapore	$\alpha_2{}^{141\,Pro} \beta_2$
F (γ) Alexandra	$\alpha_2 \gamma_2{}^{12\,Lys}$	K (α) Kalkutta	?	Siriraj (vgl. Hb C Georgetown)	$\alpha_2 \beta_2{}^{7\,Lys}$
F Galveston	$\alpha_2 \gamma_2{}^{6\,Lys}$	K Madras	?		
F Houston	γ-Kette	K (β) Cameroon	$\alpha_2 \beta_2{}^{129\,Asp\,oder\,Glu}$	Sogn	$\alpha_2 \beta_2{}^{14\,Arg}$
F Hull	$\alpha_2 \gamma_2{}^{121\,Lys}$	K Ibadan	$\alpha_2 \beta_2{}^{46\,Glu}$	Sphakiá	$\delta^{2\,Arg}$
F Roma	γ-Kette	K Woolwich	$\alpha_2 \beta_2{}^{132\,Gln}$	Stanleyville 1	$\alpha_2{}^{68\,Lys} \beta_2$
F Texas 1	$\alpha_2 \gamma_2{}^{5\,Lys}$	Kansas (= Hb Reissmann)	$\alpha_2 \beta_2{}^{102\,Thr}$	Stanleyville 2	$\alpha_2{}^{78\,Lys} \beta_2$, Core
F Texas 2	$\alpha_2 \gamma_2{}^{6\,Lys}$	Karamojo	α-Kette	St. Mary's	β-Kette, Core(?)
F Warren	γ-Kette	Kempsey	$\alpha_2 \beta_2{}^{90\,Asn}$	Süd-Vietnam	?
F Flatbush	$\delta^{22\,Glu}$	Kenwood	$\alpha_2 \beta_2{}^{143\,Asp}$	Sydney	$\alpha_2 \beta_2{}^{67\,Ala}$
Freiburg	$\alpha_2 \beta_2{}^{-23\,Val}$	Khartoum	$\alpha_2 \beta_2{}^{124\,Arg}$		
Fukuoka	?	Koelliker	$\alpha_2{}^{-141\,Arg} \beta_2$	Tacoma	$\alpha_2 \beta_2{}^{30\,Ser}$
		Köln (= Hb Glasgow)	$\alpha_2 \beta_2{}^{98\,Met}$	Tagawa II (= Hb Kokura?)	
G	mehrere Varianten	Kokura (= Hb Umi)	$\alpha_2 \beta_2{}^{47\,Gly}$	Tokuchi	$\alpha_2 \beta_2{}^{2\,Tyr}$
G (α) Audhali	$\alpha_2{}^{23\,Val} \beta_2$			Tokio	?
G Azuakoli	$\alpha_2{}^{68\,Lys} \beta_2$	L (α) Ferrara	$\alpha_2{}^{47\,Gly} \beta_2$	Torino	$\alpha_2{}^{43\,Val} \beta_2$
G Bristol	$\alpha_2{}^{68\,Lys} \beta_2$	L Bombay	?	Tsukiji	β-Kette
G Chinese	$\alpha_2{}^{30\,Gln} \beta_2$	Leiden	$\alpha_2 \beta_2{}^{-6\,oder\,7\,Glu}$		
G Honkong	$\alpha_2{}^{30\,Gln} \beta_2$	Lepore	α-Kette durch β- u. δ-Teile ersetzt (β-δ-Fusion)	Ube 1	SH-Gruppe von $\beta^{93\,Cys}$ blockiert
G Honolulu	$\alpha_2{}^{30\,Gln} \beta_2$	(Augusta, Boston, Cyprus, Hollandia, Pylos, The Bronx, Washington)		Ube 2	$\alpha_2{}^{68\,Asp} \beta_2$
G Ibadan	α-Kette			Uppsala	α-Kette
G Norfolk	$\alpha_2{}^{85\,Asn} \beta_2$				
G Paris	$\alpha_2{}^{64,74\,od.\,85\,Lys} \beta_2$	**M**	mehrere Varianten	Wien	$\alpha_2 \beta_2{}^{130\,Asp}$
G Philadelphia (= Hb Knoxville)	$\alpha_2{}^{68\,Lys} \beta_2$	M (α) Boston	$\alpha_2{}^{58\,Tyr} \beta_2$		
G Singapore	$\alpha_2{}^{30\,Gln} \beta_2$	M Gotenburg	$\alpha_2{}^{58\,Tyr} \beta_2$	**X**	$\alpha_2{}^{68\,Lys} \beta_2{}^{6\,Lys}$
G ST 1	$\alpha_2{}^{68\,Lys} \beta_2$	M Iwate	$\alpha_2{}^{87\,Tyr} \beta_2$		
G (β) Accra	$\alpha_2 \beta_2{}^{79\,Asn}$	M Kankakee	$\alpha_2{}^{87\,Tyr} \beta_2$	Yakima	$\alpha_2 \beta_2{}^{99\,His}$
G Copenhagen	$\alpha_2 \beta_2{}^{47\,Asn}$	M Kiskunhalas	$\alpha_2{}^{58\,Tyr} \beta_2$	Ypsi	Polymerisation von normaler u. anomaler β-Kette
G Coushatta	$\alpha_2 \beta_2{}^{22\,Ala}$	M Leipzig 2	$\alpha_2{}^{58\,Tyr} \beta_2$ (?)		
G Galveston	$\alpha_2 \beta_2{}^{43\,Ala}$	M Oldenburg	$\alpha_2{}^{87\,Tyr} \beta_2$ (?)		
G Hsin-Chu	$\alpha_2 \beta_2{}^{22\,Ala}$	M Osaka	$\alpha_2{}^{58\,Tyr} \beta_2$	Zürich	$\alpha_2 \beta_2{}^{63\,Arg}$
G Korle-bu	$\alpha_2 \beta_2{}^{73\,Asn}$	M Reserve	?		
		M Shibata	$\alpha_2{}^{87\,Tyr} \beta_2$		

* Der betroffenen Kette jeweils als Index angefügt die in der angegebenen Position ($\rightarrow$ Abb.) anomale Aminosäure.

zellen u. Splenomegalie (bei Heterozygotie mit Targetzellen); s. a. Hb-S-C.-Krankheit. – **Hb D**: anomales Hb mit zahlr. β-Ketten-Varianten (/ Tab.); als **Hb-D-Krankh.** (v. a. auf ind. Subkontinent) bei Homozygotie leichte bis mäß. Anämie; als **Hb-D-Sichelzellkrankh.** bei doppelter Heterozygotie (für Hb S u. D) milde Sichelzellanämie. – **embryonales Hb**: frühfetales / Hämoglobin. – **Hb E**: ein anomales Hb (/ Tab.); als **Hb-E-Krankh.** (Südostasien) bei Homozygotie Anämie mit Targetzellen u. Splenomegalie; als **Hb-E-Thalassämie** (bei Kombination einer Heterozygotie für Hb E mit β-Thalassämie) eine schwere, der COOLEY* Anämie ähnl. Anämie. – **Hb F**: das durch die Globin-Variante γ_2 gekennzeichnete »fetale Hb«, das postpartal bis 80%, im 3. Lj. nur noch 1–3% des normalen Hb ausmacht (Ersatz der γ- durch β-Ketten). Vermehrt bei Thalassämie sowie beim afrikan. u. griech. Typ der heredit. Hb-F-Persistenz (kein Umschalten der γ- auf β-Ketten-Synthese; bei Homozygoten nur, bei Heterozygoten in 20–30% Hb F.). Nachw. anhand der Resistenz im Alkalidenaturierungstest (quant.), im Ausstrich durch spez. Hämatoxylin-Erythrosin-Färbung (nach Elution anderer Hb-Varianten). – **frühfetales Hb**: das »Hb GOWER« früher Entwicklungswochen, elektrophoretisch trennbar in GOWER 1 (ε-Ketten-Tetramer?) u. 2 (wahrsch. $\alpha_2\varepsilon_2$); beim 35mm-Embryo Ersatz der ε- durch α-Ketten. – **Hb H**: anomales Hb (/ Tab.); als **Hb-H-Krankh.** die α-Thalassämie, eine mikrozytäre Anämie infolge Hemmung der α-Kettensynthese; Homozygotie ist Letalfaktor, bei asymptomat. Heterozygotie im 1. Lj. γ_4- (Hb BARTS) später β_4-Tetramere nachweisbar (Hb H). – **inaktives Hb**: Fe^{3+} enthaltende, zur O_2-Aufnahme unfäh. Hb-Derivate (ca. 1,3% des Gesamt-Hb; nur z. T. Hämiglobin). – **instabiles Hb**: anomales Hb, das bereits bei Heterozygotie zur Hämoglobinopathie führt (hämolyt. Anämie mit HEINZ*-Körper-Bildung spontan oder erst nach Splenektomie. Wird infolge Häm-nahen intramolekulären Aminosäurenaustausches frühzeitig abgebaut. – **Hb Lepore**: anomales Hb (/ Tab.); als **Hb-Lep.-(-Pylos)-Syndrom** eine der β-Thalassämie ähnl. Anämie (homo- u. heterozygoter Typ). – **Hb M**: anomales Hb (/ Tab.), z. B. bei angeb. Methämoglobinämie. – **muskuläres Hb**: / Myoglobin. – **reduziertes Hb**: mit Natriumdithionit-Lsg. behandeltes Hb; i. e. S. das desoxygenierte Hb im venösen Blut. – **Hb S**: anomales Hb (/ Tab.); als **Hb-S-C-Krankh.** (bei simultanen Trägern von Hb S u. Hb C) eine – im allg. benigne – Sichelzellanämie mit Milztumor. – **Hb-Zürich-Syndrom**: (1961) hämolyt. Anämie (Krisen, Retikulozytose, atyp. Einschlußkörper in Ery) bei Heterozygotie für Hb Zürich (/ Tab.) nach Sulfonamid-Medikation.

Hämoglobinämie: Auftreten von freiem Hb im Blut bei schwerster Hämolyse (Krisen, MARCHIAFAVA* Anämie, Schwarzwasserfieber, Kältehämoglobinurie, schwere Verbrennung etc.) infolge unzureichender Bindung durch das Haptoglobin (vor Umbau zu Gallenfarbstoffen); evtl. mit Hämoglobinurie.

Hämoglobin|anomalien: s. u. Hämoglobin. – **H.belastungsprobe**: Leberfunktionsprobe durch i.v. Inj. von 90 ml Hb-Lsg. (aus Eigenblut); bei Parenchymschaden Hämatin (bzw. Hämochrom) bis 3 Std. p. i. im Serum nachweisbar. – **H.eisen**: Anteil des Körpereisens im Hb (ca. 70% = 45–60 mg/kg Körpergew.).

Hämoglobingehalt: 1) der Hb-Gehalt des Einzelery (»Hb E«, / Färbekoeffizient). – 2) die mittl. korpuskuläre Hb-Konz. (»MCHC«, / Sättigungsindex).

Hämoglobin-Haptoglobinkomplex: stabiler, renal nicht ausscheidbarer Komplex aus Hb (auch Zyan-, Karboxy-, Oxy- u. Met-Hb) u. Hp im Serum; mit immunophoret. Wanderungsgeschwindigkeit zwischen den Komponenten; s. a. Hämoglobinurie.

Hämoglobin|index: / Färbeindex, Sättigungsindex. – **H.infarkt**: Verlegung von Nierentubuli durch Hb-Zylinder (evtl. mit Anämie u. Chromoproteinniere) bei Hämoglobinurie. – **H.kristalle**: / TEICHMANN* Kristalle; s. a. Hämine.

Hämoglobinolysis: der Hb-Abbau (zu Gallenfarbstoff).

Hämoglobinometer: lichtopt. oder photoelektr. Kolorimeter für / Hämoglobinometrie nach Überführen in salzsaures Hämatin SAHLI (AUTENRIETH-KÖNIGSBERGER), alkal. u. Zyanhämatin, »Hämochrom«, Karboxy- u. Oxy-Hb (Spektrohämometer, Elektrohämoskop, Polytest-Kolorimeter), reduziertes Hb (BÜRKER* Eintauchkolorimeter) oder Hämiglobinzyanid (KING-GILCHRIST, BETKE-SAVELSBERGER; *WHO*-empfohlen).

Hämoglobinometrie: quant. Bestg. des Hb-Gehalts des Blutes oder einer anderen Flüssigkeit, u. zwar kolori- oder photometrisch (/ Hämometer, Hämatoskop, Hämoglobinometer), refraktrometr. (STODDARD-ADAIR), fluorometr. (nach Hämin-Umwandlung in Protoporphyrin), gasometr. (Bestg. der CO- oder O_2-Kapazität), chemisch (über Fe- bzw. Eiweißgehalt), densimetr. (HAMMERSCHLAG* Schwebeverfahren).

Hämoglobino|pathie, -globinose: erbl. Erkr. durch Hb-Anomalie (Biosynthesestörungen der Proteinkomponente; / Hämoglobin C, D, E, H, M, S); i. e. S. die Sichelzellanämie. – **H.pepsie**: *bakt* s. u. Lysin (2c).

Hämoglobinor|rhö: Extravasation von Hb, i. w. S. von Blut; als **H.rhoea cutis** z. B. infolge venöser Stauung beim Taucher, bei Brustkorbquetschung.

Hämoglobin|pigment: intra- oder extrazelluläres amorphes, körn. oder scholl. Hb im Harnsediment bei Hämoglobinurie oder Harnwegsblutung. – **H.präzipitation**: Ausfällung von Hb bei intravasaler Hämolyse. – Ferner diagnost. H. als Immunodiffusionsmethode. – **H.quotient**: / Färbeindex. – **H.-Sättigungsindex**: Quotient aus gefundenem u. normalem Färbekoeffizienten; Normwert 0,9–1,1.

Hämoglobin-Sauerstoff-Pumpe: Prinzip der Diffusionsatmung bei Atemstillstand, wobei der aus der Vol.-Differenz von O_2-Aufnahme u. CO_2-Abgabe durch das Blut-Hb resultierende Abfall des alveolären Gesamtgasdrucks das Ansaugen des insufflierten O_2 aus den Atemwegen bewirkt. Ein arterieller CO_2-Anstieg von 3–4 mm Hg/Min. wird für 10–15 Min. toleriert.

Hämoglobin-S-C-Krankheit: s. u. Hämoglobin S.

Hämoglobin-S-Heterozygotie: / Sichelzellenträger.

Hämoglobinskala: / TALLQUIST* Skala.

Hämoglobinurie: zeitweises Auftreten von Hb im Ery-freien Harn als Folge intravasaler Hämolyse mit Hämoglobinämie; klin.: Frösteln, Übelkeit, Fieber,

Hämoglobinurie, allergische

Tachykardie, Hypotonie (evtl. Kollaps), Oligurie mit dunkelrotem bis schwarzem (Hämiglobin) Harn, später Hepato-Splenomegalie, hämatogener Ikterus (indir. Diazoreaktion); Gefahr des akuten Nierenversagens u. der Chromoproteinniere. Vork. nach Transfusion gruppenfremden Blutes, bei hämolyt. Anämie (MARCHIAFAVA* Anämie, BERNARD* Hämolyse), durch Auto-AK (Kälte-H., Wärme-H., Favismus), als symptomat. H. bei Infektionskrankhtn., ausgedehnter Verbrennung etc.; ferner **allerg. H.** (hämolyt. Krisen infolge Arznei- oder Nahrungsmittelallergie, bei Favismus etc.), **angioneurot. H.** (durch lokalisierte Nierengefäßspasmen; umstritten), **epidemische H.** der Neugeborenen (/ v. WINCKEL* Krankht.), / Marsch-H. (unklare Genese), **intermittierende H.** (»DRESSLER*-HARLEY* Krankht.«, mit symptn.freien Intervallen; i. e. S. die paroxysmale Kältehämoglobinurie), **H. malarica** (/ Schwarzwasserfieber), **paralyt. H.** (s. u. Myoglobinurie), **paroxysmale H.** (z. B. als **transitor.** u. **period. H.** die paroxysm. / Kältehämoglobinurie; ferner eine **parox. nächtl. H.** als Folge einer Azidose-bedingten Hämolyse i. S. der MARCHIAFAVA* Anämie), **postglomeruläre H.** (ohne Hämoglobinämie, z. B. bei Blutung nach Ureterenkatheterismus, retrograder Pyelographie), **H. recurrens cum anaemia haemolytica** (/ MARCHIAFAVA* Anämie), **tox. H.** (durch »Blutgifte« wie Arsen, Schwefelwasserstoff, Wurmfarn, Schlangengift, durch Toxine bei Sepsis, Malaria, Gelbfieber). – **hämoglobinurische Nephrose:** (ZOLLINGER) / Chromoproteinniere.

Hämoglobin|zyanose: Zyanose durch Vermehrung des reduzierten (O_2-freien) Hb auf >5g% (bei Herz-Kreislauf- u. Lungeninsuffizienz). – **H.zylinder:** aus Hb bestehende Harnzylinder bei massiver Hämoglobinurie, interstitieller Nephritis etc.; können u. U. Nierenkanälchen verlegen.

Hämo|globulin: / Hämoglobin. – **H.gramm:** das periphere Blutbild; i. e. S. (V. SCHILLING) Sammelbegr. für Differentialblutbild (mit Leuko-Zahl), Befund des dünnen »dicken Tropfens« u. klin. Vordiagnose.

Hämogregarinen: Kokzidien (z. B. der Gattg. Haemogregarina), deren Stadien in Ery eindringen u. durch Blutsauger übertragen werden; Forschungsobjekte für Blutparasitismus.

Hämo|histioblast: einer Retikulumzelle ähnl. KM-Zelle, wahrsch. Vorstufe des Hämozytoblasten. Früher als pluripotente Blutstammzelle angesehen. – **H.hydronephrose:** bluthalt. / Hydronephrose.

hämokateretisch: auf blutregenerationsfördernde Mittel wenig ansprechend.

Hämoklasie: 1) Kolloidoklasie: das Geschehen der / hämoklas. Krise. – 2) / Erythroklasie. – **hämoklas(t)ische Krise:** (WIDAL) durch AG-AK-Komplexe ausgelöste akute intravasale Reaktion des leuko--thrombozytären Systems: Leuko- u. Thrombozytensturz u. -agglutination, Hyperkoagulabilität, Hypoproteinämie, Blutdruckabfall; s. a. Schockleukopenie.

Hämokoagulase, -koagulin: blutgerinnungsfördernde Schlangengift-Fraktion, je nach Spezies mit überwiegend Prothrombin- (Bothrops, Crotalus, Lachesis) oder Thrombokinase-art. Enzymaktivität (Micrurus, Vipera russellii). Therap. Anw. bei hämorrhag. Diathese.

Hämokokzidien: / Hämogregarinen, Hämosporidia.

Hämokolorimeter: Kolorimeter für Hb-Bestg., z. B. nach AUTENRIETH-KÖNIGSBERGER.

Hämokonien: / Chylomikronen.

Hämokonzentration: »Bluteindickung« durch Verminderung des Plasmawassers (evtl. mit Plasmahypertonie, Hypernatriämie) bei Exsikkose (starkes Schwitzen, Erbrechen, Diabetes insipidus, Hyperkali-, Hyperkalzi-, Hyperglykämie, forcierte Diuretika-Medikation) oder aber durch Vermehrung der zellulären Elemente (Polycythaemia vera, Polyglobulie).

Hämo|krinie: Hormonabgabe ins Blut (= Inkretion). – **H.kryoskopie:** Gefrierpunktsbestg. des Blutes. – **H.kuprein:** Cu-halt. Glykoproteid in Ery u. Serum, ohne enzymat. Wirkung. – **H.lipokrit:** Gerät zur Bestg. des Blutfettgehalts. – **H.lith:** / Phlebolith.

Hämolymph|adenose: / Hämoblastose. – **H.knoten:** durch das im Retikulum u. Sinus vorhandene Blut braunroter, in Aufbau u. Funktion den Lymphfollikeln der Milz entsprech. LK ohne Vasa afferentia u. Vas efferens; bei manchen Säugern physiol., beim Menschen pathol. (z. B. Pfortaderstauung).

Hämolysat: Produkt der / Hämolyse; z. B. das **lackfarb. H.** (durchsichtig rot) einer Ery-Aufschwemmung (in hypotoner Salzlsg.) als Ausgangsmaterial zur Darstg. von Hb, Hämin, Hämatin.

Hämolyse: Auflösung (Zerstörung) der Ery in vivo u. in vitro; intra- oder extravasal bei hämolyt. Krise (Gefahr der Hämosiderinurie), als physiol. u. pathol. H. im RES (mit Speicherung der Abbauprodukte) als Folge therm., mechan. (Turbulenzen, hohe Schubbeanspruchung, z. B. bei Herzklappenfehler, -prothesen, in Herz-Lungen-Maschine), osmot. (= Osmolyse; z. B. bei Ery-Suspension in hypoton. Lsg. als Erythrozytenresistenztest; = initiale H. bei 0,48%ig., totale bei 0,34%ig. Lsg.), enzymat., tox. (/ H.gifte) oder immunol. Einwirkung (AK), bei angeb. Ery-Minderwertigkeit (Enzymdefekte) u. Hb-Anomalien, durch Baktn. als α-, β- u. γ-H. (im Blutagar); s. a. hämolyt. Syndrome. Physiol. H. ca. 0,85%/Tag (entspr. einer Ery-Lebensdauer von ca. 120 Tg.); bei höherem Ery-Umsatz Gefahr der hämolyt. Anämie, evtl. mit Hämoglobinämie u. -urie.

Hämolyse|gifte: chem. (gewerblich oder pharmakol. genutzt, z. B. As, H_2S, Toluol, Phenol, Nitro- u. Dinitrobenzol bzw. Phenazetin, Sulfonamide, Chinin, p-Aminosalizylsäure, Streptomyzin), pflanzl. (Vicia faba, Knollenblätterpilz, Wurmfarn) oder tier. Substanzen (Insekten-, Schlangengift), die in vivo oder in vitro als / »Blutgifte« Hämolyse auslösen, z. T. dosisunabhängig (z. B. bei hämolyt. Hypersensibilität, Enzymerythropathie). – **H.hemmungsreaktion:** serol.-diagnost. Verfahren, basierend 1) auf der Inhibition AK-bedingter Hämolyse durch Zugabe eines lösl., mit dem AK reagierenden AG (z. B. – hämolysinabsorbierendes – FORSSMAN* AG) oder Haptens, 2) auf kompetitiver Hemmung der Komplementbindung (Reaktion nicht-komplementbindender AK mit dem AG) oder 3) auf Komplementablenkung (z. B. bei KBR). – **H.niere:** / Crush-Niere. – **H.schock:** Schock infolge intravasaler Hämolyse (i. e. S. als / Transfusionsschaden auf inkompatibles Blut). Sofortreaktion mit Kopf-, Kreuz-, Nierenschmerzen, Schwindel, Schweißausbruch, Schüttelfrost, Temp.anstieg, Kollaps.

hämolysierend: / hämolytisch.

Hämolysin: Hämolyse bewirkender Auto-, Iso- oder Hetero-AK (= Lysin = Ambozeptor), wobei die Lyse Ca^{2+}- u. Mg^{2+}-abhängig u. mit Komplementhilfe erfolgt. – Auch Bez. für tier. u. pflanzl. / Hämolysegifte sowie Hb-Abbau auslösende bakterielle Enzyme (z. B. Strepto-, Staphylolysin). – **H.reaktion**: *immun* / WEIL*-KAFKA* Reaktion.

Hämolysoid: vorbehandeltes Hämolysin, das noch mit Ery reagiert, sie aber nicht auflöst.

haemolyticus: (lat.) hämolytisch. – **Hämolytika**: / Hämolysegifte.

hämolytisch: Hämolyse betreffend, mit H. einhergehend, durch sie bedingt, sie bewirkend (»hämolysierend«). – **hä. Einheit**: 1) Hämolyse-Aktivität, die bei Komplement-Abwesenheit 1 ml einer 0,5%ig. Suspension gewaschener Ery vollständig hämolysiert; 2) Mindesthämolysinmenge, die zu 90%ig. Hämolyse einer 5%ig. Hammelblut-Suspension (2,5 ml) nötig ist; s. a. Ambozeptoreinheit. – **hä. Erythroblastose, Fetose**: / Morbus haemolyticus neonatorum. – **hä. Krise**: akuter Blutzerfall bei angeb. u. erworb. hämolyt. Anämie wie Thalassämie, Kugelzellen-, Sichelzellen-, MARCHIAFAVA* Anämie, mit AZ-Beeinträchtigung, gastrointest. Symptn., Fieber, Tachykardie, Hämoglobinurie, Kollaps u. nachfolg. Ikterus. – **hä. Syndrome**: die angeb. u. erworb. hämolyt. Anämien, erythrozytär (»korpuskulär«) oder durch Serumfaktor oder toxisch bedingt (»extrakorpuskulär«) (/ Tab.); evtl. nur okkult u. dann meist als AK-bedingte Begleithämolyse. – **hä. System**: (BORDET-GENGOU) Indikatorsystem (»Hämolysephänomen«) aus homologer Ery-Suspension als AG, inaktiviertem (phenolversetztem) spezif. Ambozeptor u. unspezif. Komplement (unverdünntes Meerschweinchenserum aus Herzblut); zeigt durch Ausbleiben der Hämolyse Komplementverbrauch an (=pos. Reaktion); z. B. bei KBR, WaR. – **hä.-urämisches Syndrom** (GASSER): (sub)akute fieberhafte Erkr. des Kleinkindes mit krisenart. gastrointestinalen Symptn., akuter hämolyt. Anämie, Leukozytose, Thrombozytopenie, Niereninsuffizienz, Hypertonie, Retinitis hypertonica, evtl. auch hämorrhag. Diathese; Prognose ungünstig. Virusinfektion mit Autoallergie u. Auto-AK-Bildung?

Hämo|meter: Hämoglobinometer, bei dem die Hb-Bestg. durch Farbvergleich des Blut-HCl-Gemisches (in Küvette) mit einem verschiebbaren Gelatine-

hämolytische Syndrome

Syndrom	familiäres erbliches Vorkommen	Erythrozyten	osmotische Resistenz	RACE*-COOMBS* Test	hämorrhagische Diathese	Konstitutionsanomalien u. sonstige Besonderheiten
BERNARD* Hämolyse	+	Normozytose	normal	–	–	–
CROSBY* Syndrom	–	Makrozytose	normal	–	–	+, Porphyrie
DEBLER* Anämie	+	Mikrozytose	vermindert	–	–	Infantilismus
DYKE*-YOUNG* Anämie	–	Makrozytose	vermindert	Kälteagglutination +	–	–
Elliptozytose	+	Elliptozytose	?	–	–	–
EVANS* Syndrom	–	Makro- evtl. Mikrozytose	vermindert	+	–	Hämosiderinurie, Thrombopenie
FANCONI*-PATRASSI* Syndrom	–	Mikrozytose, Target-Zellen, Ovalozyten	erhöht verbreitert	–	–	(+)
Hämoglobin Zürich-Syndrom	+	Target-Zellen	normal	–	–	Hb Zürich, Auslösung durch Sulfonamide
hämolytische Syndrome, antikörperbedingte, okkulte	–	Normozytose	normal/vermindert	+	–	oft »Begleithämolyse«
hämolytisch-urämisches Syndrom (GASSER)	–	Normozytose	vermindert	+ +	+ +	Hämoglobinurie, Urämie
Kugelzellenanämie	+	Mikrozytose, Sphärozytose	vermindert	–	–	Infantilismus
LEDERER*-BRILL* Anämie	–	evtl. Makrozytose	normal/vermindert	(+)	–	Hämoglobinämie
LOUTIT* Anämie	–	Sphärozyten	vermindert	+ +	–	Hämoglobinämie, Hämosiderinurie
MARCHIAFAVA* Anämie (paroxysmale nächtliche Hämoglobinurie)	–	Pseudomakrozytose	normal	–	–	
MOSCHCOWITZ* Syndrom (thrombotisch-thrombopenische Purpura)	–	Normozytose	normal	--	+ +	Thrombosen
RUNDLES*-FALLS* Syndrom	+	Mikrozytose, Target-Zellen	vermindert	–	–	–
Sichelzellenanämie	+ (fast ausschl. bei Negern)	Makrozytose, Sichelzellen	erhöht/normal	–	–	Infantilismus
STRANSKY*-REGALA* Syndrom	+	Mikrozytose	normal/erhöht	–	–	–
Thalassaemia major	–	Mikrozytose, Target-Zellen	verbreitert	–	–	Infantilismus »Bürstenschädel«
Thalassaemia minima	–	Mikrozytose, Target-Zellen	zuweilen erhöht	–	–	–
Thalassaemia minor	–	Mikrozytose, Target-Zellen, Ovalozyten	erhöht	–	–	zuweilen
Target oval cell-Syndrom	+	elliptische Targetzellen	erhöht	–	–	–
ZIEVE* Syndrom	–	Normozytose, evtl. Makrozytose	normal	–	–	alkoholische Fettleber, Hyperlipämie
ZUELZER*-KAPLAN* Syndrom (1)	+	evtl. Makrozytose, Sichelzellen	normal	–	–	Hämoglobinanomalie
ZUELZER*-KAPLAN* Syndrom (2)	+ (bei Negern)	Mikrozytose, Sphärozyten, Target-Zellen	verbreitert	–	–	Koppelung von Thalassämie- u. Hämoglobin C-Gen

Hämo|myelogramm

keil erfolgt; z. B. nach SAHLI. – **H.myelogramm**: das aus einem KM-Ausstrich gewonnene »zentrale Blutbild«. – **H.myelosis**: ↑ Hämoblastose.

Haemonchus contortus, Filaria denticula: Magenwurm [Trichostrongylidae] des Schafes, gelegentl. des Menschen; 20–30 mm; filariforme Larven an Pflanzen.

Hämo|pathie: Oberbegr. für die Erkrn. des Blutes u. der blutbildenden Gewebe. – **H.pathologie**: Lehre von den Blutkrankheiten.

Hämopenie: 1) ↑ Anämie. – 2) ↑ Hypovolämie.

Hämoperfusion: Modifikation der ↑ Hämodialyse, bei der das Blut durch eine mit Adsorbentien (Aktivkohle, Amberlite) gefüllte Patrone gepumpt wird. Eliminiert auch lipophile u. proteingebundene Substanzen wie organ. Lösungsmittel, Insektizide, Pilzgifte. – vgl. Hämofiltration.

Hämo|pexin: zur Bindung von Hb, Myoglobin, Zytochrom C u. Häm befähigtes Peroxidase-pos. β_1-Globulin bei hämolyt. Zuständen. – Verw. als Bezugssystem bei Haptoglobin-Bestg. – **H.pexis**: 1) Blutgerinnung, -stillung. – 2) Bindung an ↑ Hämopexin.

Hämophagozyt: Ery zerstörender Phagozyt.

hämophil: mit Affinität zu Blut, von Blut lebend; vgl. aber Hämophilie.

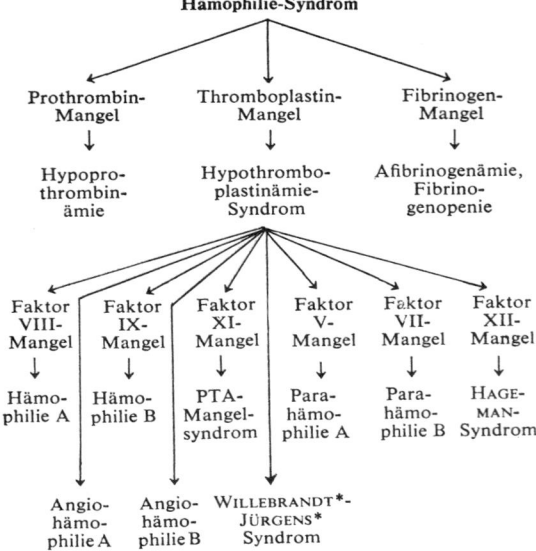

Hämophilie: (1828 HOPFF) »Bluterkrankheit«, eine in 2 Formen X-chromosomal-rezessiv erbl. (durch heterozygote Frauen als Konduktorinnen übertragene) oder – selten – sporad. (↑ BERNUTH* Syndrom), androtrope hämorrhag. Diathese (mit verschied. Schwere: gravis, intermedia, mitis) mit plasmat. Gerinnungsstörung infolge Minderaktivität der Faktoren VIII bzw. IX (selten VIII u. IX) bei normaler prim. Blutungszeit; gestört ist die Vorphase (↑ Schema »Blutgerinnung«), d. h. die Blutthrombokinasebildung (↑ Intrinsic-Gerinnungssystem), während die Gewebsthrombokinasebildung (↑ Extrinsic-Gerinnungssystem) intakt ist. – 1) **Hämophilie A** (= klass. H. = H. I = H. vera), meist frühmanifest (auch als ↑ Neugeborenen-H.) u. fast nur bei ♂ (bei ♀ evtl. Teildefekte), beruht auf VIII-Verminderung (0–35%): mikrotraumat. Blutungen bes. in Gelenke (quoad functionem prognostisch ungünst.) u. Muskulatur; bei Substitutions-Ther. (Frischblut, antihämophiles Globulin oder Plasma, VIII-Konzentrat, COHN* Fraktion I usw.) günstig beeinflußbar. – 2) **Hämophilie B** (= CHRISTMAS-Krankh. = H. II;), ebenfalls hereditär u. sporad., beruht auf IX-Verminderung (0–35%) u. macht etwa 15% der H.-Fälle aus; Klinik wie bei A-Form; Substitutionsther. mit Plasma oder IX-halt. Konz., Konservenblut. – Als Sonderform die hereditäre **konkomitierende H.** (KOLLER) mit Störung auch der 1. Gerinnungsphase, als H. A mit Faktor-V-, als Hämophilie B (selten) mit -VII-Mangel. – Ferner inkorrekte Bez. »**Hämophilie C**« für das PTA-Mangel-Syndrom (↑ ROSENTHAL-Krankh.), **kalziprive H.** für eine mit Hypokalziämie einhergehende hämorrhag. Diathese, **renale H.** für die vasofunktionelle ↑ Hämaturie, **vaskuläre H.** für die Angiohämophilie (↑ v. WILLEBRAND*-JÜRGENS* Syndrom; s. a. Tab. »H.-Syndrome«.

Hämophilie-Schweregrad	Faktor VIII bzw. IX Aktivität in %	Gen Allel
schwere Hämophilie (Haemophilia gravis)	< 1	h
mittelschwere Hämophilie (Haemophilia intermedia)	1 → 5	h^i
milde Hämophilie (Haemophilia mitis)	5 → 15	h^m
Subhämophilie	15 → 35	h^s
blutende Konduktorinnen	10 → 35 (50)	
Konduktorinnen (generell)	10 → 100	
Normale	35 → 150 (VIII) 35 → 100 (IX)	H

Hämophiliefaktor: 1) H. VIII oder A: ↑ Faktor VIII. – 2) H. IX oder B: ↑ Faktor IX.

Hämophilin: Hämopexin. – **Hämophiloid**: »Pseudohämophilie« (↑ v. WILLEBRAND*-JÜRGENS* Syndrom).

Haemophilus: Gattg. der Fam. Brucellaceae; gramneg., polymorphe, unbewegl., evtl. fadenförm. Stäbchen, z. T. tier- u./oder menschenpathogen, parasitär, zum Wachstum Hb oder Blut (Wachstumsfaktor V u. X = Kozymase bzw. Hämin) benötigend; nach BERGEY z. T. anderen Gattungen zugeordnet (z. B. Moraxella, Barteroides, Bordetella). – Humanpathogene Arten: **H. aegypti(c)us s. conjunctivitidis** (ubiquitär, fakultativ anaerob, bipolar färbbar; Erreger der KOCH*-WEEKS* Konjunktivitits), **H. ducreyi** (Hantel- u. Rautenformen mit Schleimhülle, 1,5–2 µm, in »Fischzug-« oder »Prozessionsanordnung«; Erreger des Ulcus molle), **H. influenzae s. meningitidis cerebrospinalis septicaemiae** (»PFEIFFER* Baz.«, nur 0,3–0,5 µm, rautenförm., einzeln oder paarig, 6 serol. Typen; Erreger [eitriger] Laryngitis, Konjunktivitis, Endokarditis, Kolpitis, Meningitis [bei Kindern] sowie einer atyp., protrahiert u. rel. leicht verlaufenden Pneumonie mit eitriger Bronchitis, ohne wesentl. Veränderungen des weißen Blutbilds; auch Erreger einer Sekundärinfektion bei Virusgrippe), **H. parahaemolyticus s. parainfluenzae** (polymorph, größer als H. influenzae; Erreger akuter Pharyngitis, u. U. auch subakuter Endokarditis), **H. suis** (dem H. influenzae ähnl.; Miterreger der Schweineinfluenza).

Hämophthalmus: polyätiol. (Trauma, hämorrhag. Diathese, Vaskulopathie) Blutung in die Orbita (= H.

ext.) oder in Glaskörper, Iris u. vord. Augenkammer (= H. int.); oft mit subkonjunktivaler Blutung, Chemosis, Lidhämatom.

Hämo|phthise: ↑ Panmyelophthise. – **H.plasmodium:** ↑ Blutplasmodium.

hämopoëtisch: blutbildend, die ↑ Hämopoese betreffend.

Hämopo(i)ese: die Bildung der korpuskulären Blutelemente; zunächst in den embryonalen ↑ Blutbildungsstätten, dann im KM (»medulläre« Erythro-, Granulo-, Eosino-, Thrombozytopoese), Lymphknoten u. Milz (↑ Lymphozytopoese), pathol. auch als extramedulläre ↑ Blutbildung.

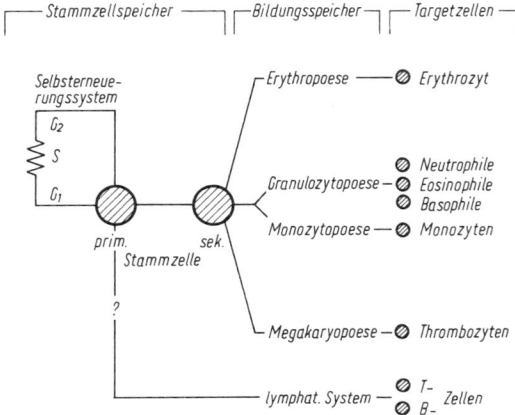

Schema der **Hämopoese** (nach J. C. F. SCHUBERT). G_1, G_2, S = Phasen des Zellzyklus.

Hämopo(i)etin: ↑ Erythropo(i)etin.

Hämoporrhometer: Gerät zur indir. Kontrolle des op. (oder menorrhag.) Blutverlustes anhand der Änderung der Leitfähigkeit des Waschwassers der verwendeten Op.tücher u. Tupfer (bzw. Monatsbinden etc.).

Hämo|präzipitin: ↑ Hämagglutinin. – **H.proktie:** Blutung aus dem Rektum. – **H.proteide, -proteine:** Chromoproteide mit Häm, Hämatin o. a. Eisenporphyrinen als prosthet. Gruppe: Hb u. Derivate, Myo-, Verdoglobin, Katalase, Zytochrome, Peroxidasen.

Hämopsonine: Auto-, Iso- u. Heterohämopsonine für die Phagozytose von Ery durch Leuko. Vork. im Blut bei Hämolyt. Anämie u. unmittelbar nach inkompatibler Bluttransfusion (phagozytierte Ery im Blut nachweisbar).

Hämoptoe: Expektoration blutigen Sputums oder reinen – im allg. nicht geronnenen u. alkal. – Blutes aus Lungen oder Atemwegen, z. B. bei (großkavernöser) Lungen-Tbk, -tumor, Bronchiektasen, Lungenembolie, -infarkt, -verletzung. Meist venös; als **arterielle H.** (z. B. Arrosionsblutung) massiv sprudelnd, oft mit schaum. Auswurf, alarmierend; **bronchiale H.** (oft nur blutig tingiertes Sputum) nach Trauma oder infolge Arrosion oder Permeabilitätsstörung – meist – der venösen Gefäße, bei Bronchiektasie, Emphysem, Tbk, Tumor, Bronchomykose, auch kardialer Genese; als **hereditär-fam. H.** z. B. bei OSLER*, CEELEN*-GELLERSTEDT* Syndrom; **kardiale H.** (blutig tingiertes Sputum oder massiv mit hellem Blut) als Diapedeseblutung aus blutüberfüllten Kapillaren bei Linksherzinsuffizienz oder kardial bedingter pulmonaler Hypertonie; **parasitäre H.** bei Befall der tiefen Atemwege durch Fasciola hepatica (»Haemoptysis orientalis«), Paragonimus (in Südostasien als **H. endemica**), Ascaris lumbricoides, Ancylostoma duodenale, Protozoen, Echinokokkus, i. w. S. auch durch Mikroorganismen (Spirochaeta bronch., Staphylo-, Pneumokokken, Viren, Pilze); ferner die **vikariierende H.** bei pulmonaler u. pleuraler Endometriose.

Hämoptyse: ↑ Hämoptoe; i. e. S. das Abhusten nur geringer Blutmengen oder eines hämorrhag. Sputums.

Hämoreflektor (Brinkman*): Gerät (z. B. »Cyclop®«) zur dir., Hämatokrit-unabhäng. Oxymetrie am nicht hämolysierten Blut anhand der Intensität des vom Blut reflektierten Rotlichts (log I proportional der O_2-Sättigung).

Hämorenalindex: ↑ AMBARD* Konstante.

Hämoresistometer: Gerät zur Bestg. der Erythrozytenfragilität anhand des Hämolysegrads in liquemisiertem Blut.

Hämorrhagie: ↑ Blutung; z. B. **Haemorrhagia per asphyxiam s. suffocationem** (↑ BAYARD* Ekchymosen), **H. bronchialis** (bronchiale ↑ Hämoptoe), **H. cerebralis** (↑ Hirnblutung), **H. consecutiva** (nach Trauma, evtl. mit freiem Intervall), **H. cutanea** (↑ Hautblutung), **H. per diabrosin** (↑ Arrosionsblutung), **H. per dia(e)resin s. dihairesin** (nach Gefäßdurchtrennung), **H. per diapedesin** (↑ Diapedeseblutung), **H. diffusa intraalveolaris** (rezidivierend in die Lungenalveolen bei idiopath. Lungenhämosiderose; mit Hämosiderinablagerung, brauner Induration), **H. durante partu** (unter der Geburt, z. B. bei Placenta praevia, vorzeit. Plazentalösung, Nabelschnurgefäßruptur), **H. gastrica** (↑ Magenblutung), **H. intermedia** (gyn ↑ Mittelblutung), **H. intermenstrualis** (↑ Metrorrhagie), **H. intraocularis** (↑ Haemophthalmus int.), **kapsuloganglionäre H.** (bei Apoplexie in die Basalganglien im Bereich von Capsula int. u. ext.), **H. maculosa** (↑ Ekchymose), **H. nasalis** (↑ Epistaxis), **H. post partum** (↑ Nachgeburts-, Wochenbettblutung), **H. pulmonalis** (↑ Hämoptoe), **H. punctata** (↑ Petechien), **H. recurrens** (↑ Nachblutung), **H. renalis** (↑ Nierenblutung, s. a. Hämaturie), **H. retinae** (↑ Netzhautblutung), **H. per rhexin** (↑ Rhexisblutung).

Haemorrhagic necrotizing enteropathy: präfinale Enteritis (v. a. bei Älteren mit Herzinsuffizienz u. Arrhythmie) mit Nekrosen der Mukosa, Teleangiektasien in Submukosa, Serosa u. Muskularis, im Gebiet der A. mesenterica sup.

Hämorrhagine: gefäßwandzerstörende Zytolysine in Schlangen- u. Schneckengiften.

hämorrhagisch, haemorrhagicus: mit Blutaustritt einhergehend, eine Hämorrhagie herbeiführend, sie betreffend; z. B. **h.** ↑ **Diathese** (s. a. Melaena neonatorum), **h. Endotheliose** (↑ OSLER* Syndrom I), **h. Lungensyndrom** (↑ Schocklunge), **h. Nephrosonephritis** (s. u. hämorrhag. Fieber), **h. Syndrom** (die klin. Bilder der h. Diathesen; z. B. das h. S. unter der Geburt als Verbrauchs- u. Lysokoagulopathie, das **pulmorenale h. S.** GOODPASTURE* Sy.). – **hämorrhagisches Fieber:** mit Hämorrhagien einhergeh. fieberhafte Infektionskrankhtn., z. B. das h. ARBO-Viren-Fieber (ein epidem. ↑ Fieber), Argentinisches bzw. Bolivianisches bzw. Südamerikan. h. F. (↑ JU-

Haemorrhinia

NIN* Fieber), h. Bangkok-Fieber, Südostasiat. h. F. (s. u. Dengue-Fieber), h. Kongo-Krim-Fieber (↗ Krimfieber), h. F. mit Nierenbeteiligung (durch Kot, Milben oder asymptomatisch erkrankte Nager übertragene akute Nephrosonephritis unbekannter Genese, mit Protein-, Hämat- u. Oligurie u. Hypotonie, in der Rekonvaleszenz Polyurie), ↗ Omsker h. F.

Haemorrhinia: ↗ Epistaxis.

haemorrhoidal(is): zum unt. Mastdarm (einschl. After) gehörend, die Hämorrhoidalgefäße (Aa. u. Vv. rectales) betreffend.

Hämorrhoidal|blutung: Abgang hellroten Blutes aus Hamorrhoidalknoten; akut in dünnem Strahl, z. B. nach Pressen; chron. als Blutstreifen auf dem Stuhl, evtl. anämisierend. – **H.knoten: 1)** als Knoten vorspringende, u. U. thrombosierte oder fibrös organisierte ↗ Hämorrhoide. – **2) Brodie* H.K.**: Mukosaschwellung am unt. Pol einer ↗ Analfissur. – **H.prolaps**: temporärer oder irreversibler Spontanprolaps inn. Hämorrhoiden durch den Sphincter ani. Bei einfachem Mukosavorfall bis faustgroßer, präanaler, strangulierter, glas. »Tumor« mit perianalem Ödem (u. Gefahr der Gangrän u. Spontanamputation). – **H.ring**: *anat* ↗ Plexus venosus rectalis (mit kran. Abfluß zur V. portae, kaudalem zur V. cava inf.).

Hämorrhoidektomie: Exstirpation (meist segmentär; bei Dauerspasmen evtl. unter Sphinktereinkerbung) oder manschettenförm.-zirkuläre Exzision von Hämorrhoidalknoten.

Hämorrhoiden: variköse, knotenförm. Erweiterung der Mastdarmvenen der Zona haemorrhoidalis. **1) submuköse inn. H.** (Aa. u. Vv. rect. sup. u. med., perforierende Äste der unt. Hämorrhoidalgefäße) oberhalb der Analöffnung, evtl. aber prolabierend (meist spontan zurückgehend oder manuell reponibel, evtl. aber eingeklemmt u. infolge entzündl. Thrombose schrumpfend, u. U. unter Bildung kondylomatöser, dauerprolabierter Mukosafalten: »falsche H«); **2) äußere H.** in der Zona anocutanea (oberflächl. Äste der V. rect. inf.; meist aber nur »perianale Hämatome«) **3) intermediäre H.** an der Haut-Schleimhautgrenze, zu Spontanprolaps (mit Spontanreposition) neigend; **4)** Mischformen. Urs.: konstitutionelle Bindegewebsschwäche, portaler Hochdruck, v. a. Hyperplasie bzw. Elongation des Corpus cavernosum recti (Unterminierung der Proktodealhaut); begünstigt durch Obstipation, Gravidität, langzeit. Sitzen u. Stehen, Beckentumor. Begleitet von Tenesmus, ↗ Hämorrhoidalblutung, Ekzemen, Pruritus ani; Komplikationen: Hämorrhoidalprolaps, -thrombose (»akuter Hämorrhoidalanfall«), (peri)proktit. Abszeß, Ulzeration, Gangrän, sept. Thrombophlebitis der Pfortader. Ther.: Salben u. Suppositorien (mit Anästhetika, Antiseptika, Antiphlogistika), Laxantien, Spasmolytika, Rutin, Extr. Hippocastani, ggf. ↗ Sklerother. (meist als intermittierende Verödung nicht-entzündeter H. durch submuköse Inj. in die kran. Basis oder Wand der Knoten, ausnahmsweise auch Direktinj. in den Knoten), Elektrokoagulation, Hämorrhoidektomie.

Hämosensitin: (BOYDEN, SUTER 1952) AG, das, auf die Ery-Oberfläche gebracht, bei Anwesenheit des entsprech. AK pass. Hämagglutination bewirkt.

Hämosialemesis: Erbrechen blut. Speichels bei Hysterikern.

Hämosiderin: gelbbraunes, wasserunlösl. Pigment (keine Berliner Blau-Reaktion!) uneinheitl. Zus. (Eisen[III]-hydroxid, Eiweiß [Apoferritin], KH, Lipide, Cu u. Ca); bei Eisenmangel für Blutbildung verfügbare Speicherform des Eisens im RES (Milz, Leber, KM); vermehrt bei Hämosiderose u. -chromatose (dann u. bei chron. intravasaler Hämolyse nach Erschöpfung der tubulären Rückresorptionskapazität **H.urie**: Sediment tabakbraun, Fe-Probe pos.). – **chron. H.dermatose**: ↗ Dermatitis lichenoides purpurica pigmentosa. – **H.ring**: *ophth* ↗ KAYSER*-FLEISCHER* Ring. – **H.zirrhose**: ↗ Pigmentzirrhose.

Hämosiderose: vermehrte Fe-Ablagerung in RES u. Leber (u. Pankreas, endokrinen Drüsen, Hoden, Herzmuskel) infolge Überangebots mit der Nahrung (z. B. H. der Bantuneger, KASCHIN*-BECK* Krankht.) oder parenteral (Fe-Medikation, Bluttransfusion) oder infolge path. gesteigerter Darmresorption (bei idiopath. Hämochromatose, Pankreatopathie, chron. Alkoholismus), oder gestörten Eisenstoffwechsels (bei chron. hämolyt., aplast. sideroachrest. Anämie); u. U. Spätmanifestation als ↗ Hämochromatose (inkorrekt ebenfalls als H.). – **Haemosiderosis essentialis pulmonum**: ↗ CEELEN*-GELLERSTEDT* Syndrom.

Hämo|siten: ↗ Blutparasiten. – **H.skop**: ↗ Hämatoskop, Hämoglobinometer. – **H.sozin**: ↗ Antihämolysin. – **H.spermatismus, -spermie**: makro- oder mikroskop. Blutbeimengung im Sperma (entzündl., neoplast., traumat.).

Haemo|sporidia, -sporina: *protozool* Unterordn. der Coccidia, mit Fam. Plasmodiidae, Haemoproteidae u. Leukocytozoidae; intraerythrozytäre, von Insekten übertragene Blutparasiten; wicht. Gattg.: Plasmodium. – **H.sporie**: hämatogene Metastasierung bzw. Krankheitsausbreitung.

Hämostase: 1) spontane oder physikal.-chemisch induzierte Blutstillung, i. e. S. die sie bedingenden Faktoren (u. Reaktionen): Nervensystem (z. B. Vasokonstriktion), Hämodynamik (z. B. Blutdruck als vis a tergo), Gewebe (Gefäßwand, Kollagen des Perivaskulargewebes), Blutbestandteile (Thrombo-, Erythrozyten, Gerinnungsfaktoren des Plasmas, Fibrinolysesystem), RES (Beseitigung von Fibrin- u. Fibrinogenabbauprodukten, aktivierten bzw. überalterten Gerinnungsfaktoren). – **2)** ↗ Stase.

Hämostaseo|gramm: durch Blutungszeit, Thrombozytenzahl u. -funktion ergänztes Koagulogramm; erfaßt (sub)global die Blutkoagulation sowie Einzelfaktoren von Blutgerinnung u. Fibrinolyse. – **H.logie: 1)** Lehre von der Blutstillung (↗ Hämostase). – **2)** Spezialgebiet der Inneren Medizin, befaßt mit den irreversiblen u. reversiblen Zuständen des regionalen Stillstands der Blutzirkulation (Stase) u. den sie verurs. Krkhtn. (Hämostaseopathien). – **H.pathien**: die Plus- u. Minusstörungen der Blutstillung, d. s. Makro- u. Mikrothrombosen u. hämorrhag. Diathesen; s.a. Schema »Koagulopathien«.

Hämostat: *chir* Arterienklemme. – **Hämostatika**: *pharm* ↗ Blutstillungsmittel.

hämostatisches Gleichgewicht: das dynam. Gleichgew. in vivo zwischen generalisierter latenter Koagulation u. Fibrinolyse im Kapillar- u. Postkapillarbereich (ASTRUP 1956) bzw. zwischen lokalisierter, evtl. polytoper Fibrinbildung u. sekundär induzierter lokaler Fibrinolyse.

Hämo|stilett: *labor* sterile Lanzette (Einweginstrument) zum Einstich in die Haut zwecks Blutentnahme. – **H.styptika:** *pharm* ∫ Blutstillungsmittel. – **H.tachogramm:** graph. Aufzeichnung der mittels Flowmeters, Hämotachographs etc. festgestellten Blutströmungsgeschwindigkeit. – **H.tensiometer:** ∫ Hämoxytensiometer. – **H.thek:** ∫ Blutbank.

Hämotherapie: therapeut. Verabfolgung von Blut (z. B. Transfusionen), Blutderivaten u. -ersatzstoffen; s. a. Eigenblutbehandlung.

Hämo|thymie: ∫ Blutrausch. – **H.tonie:** Tonus der korpuskulären Blutelemente. – **H.toxikose:** tox. Störung der Blutbildung. – **H.toxin:** durch Schädigung der Ery-Membran Hämolyse herbeiführende chem. (∫ Blut-, Hämolysegift) oder bakterielle Substanz (z. B. Hämolysin).

Haemotoxis: ∫ Sepsis.

hämotrop: mit bes. Affinität zu Blut(körperchen); z. B. **h.Serum** (dessen Hämopsonine gezielte Phagozytose der Ery auslösen).

Hämo|trophe: aus mütterl. Blut durch Diffusion oder Resorption übernommene Embryotrophe. – **H.tropine:** ∫ Hämopsonine. – **H.viren:** aus Seren von Gesunden u. Hepatitiskranken (95%) isolierte, runde u. polyedr., gegen Äther. u. Erhitzen resistente, wahrsch. RNS-halt. Viren (3 antigene Typen); Hepatitis-Erreger? – **H.volumetrie:** ∫ Blutvolumenbestimmung.

Hämoxymeter: Gerät zur O$_2$-Bestg. im Blut. – **Hämo(xy)tensiometer:** (BARTELS 1951) Polarograph mit Hg-Tropfelektrode zur Bestg. des O$_2$-Partialdrucks im Vollblut.

Hämo|zoin: ∫ Malariapigment. – **H.zyanine:** extrazelluläre Blutfarbstoffe wirbelloser Tiere; Cu-halt. Chromoproteide (ohne Porphyrin) für O$_2$-Transport; oxidiert blau, reduziert farblos.

Hämozyt: Blutzelle. – **Hämozytoblast:** (FERRATA 1918) omnipotente Blutstammzelle im KM (für Granulo-, Erythro-, Thrombo-, Mono-, Plasmozyten). Nach HEILMEYER direkt vom Retikulum abstammende unreife, granulopoet. Zelle, n. BEGEMANN Retikulumzelle; von anderen Autoren als Artefakte angesehen; – s. a. Hämoblastenleukämie (evtl. mit **Hämozytoblastom**).

Hämozyto|meter: Zählkammer für Blutkörperchen. – **H.penie:** ∫ Panzytopenie. – **H.pherogramm:** Darstg. der im Zytopherometer optisch bestimmten Wanderungsgeschwindigkeiten (elektrophoret. Auftrennung) einer Blutzellaufschwemmung. Normal: größte Beweglichkeit der Ery, mittlere der Lympho-, geringste der Leukozyten (bei Blutkrankheit. verändert).

Hämozyt|ose: ∫ Polyglobulie, -zythämie. – **H.urie:** ∫ Hämaturie (i. e. S. Mikrohämaturie).

Haempel* Test: ∫ Bitterling-Test.

Hämsynthetase: ∫ Ferrochelatase.

Händedesinfektion: Keimreduktion an Händen u. Unterarmen (während der Op. u. U. wiederholt: »Zwischendesinfektion«), als »klass. H.« (FÜRBRINGER, AHLFELD) mit abschließ. Alkoholwaschung. Heute meist Verw. hautschonender Antiseptika oder »Kurzwaschung« mit Hexachlorophen-halt. Seifen (protrahierter antisept. Effekt durch Erhaltung des biol. Säuremantels u. damit der Resistenz gegen residente u. transidente Baktn.). Als Notdesinfektion Bestreichen mit Jodtinktur etc. – s. a. Hautdesinfektion.

Haendel* Pneumonie (LUDWIG H., geb. 1869, Hygieniker, Berlin): kruppöse Pn. durch Pneumokokken-Typ I.

Händezittern: ∫ Tremor der Hände (oft Erstlokalisation eines essent. Tremors); **extrapyramidales H.** als ∫ Pillendrehen.

Händigkeit: permanente Bevorzugung einer Hand (= Rechts- bzw. Links-H.) bzw. Gleichwertigkeit bd. Hände (= Beidhändigkeit) bei Kraft- u. Geschicklichkeitserfordernis; habituell (angeb. infolge Dominanz der kontralat. Hemisphäre) oder erworben.

Haenel* Zeichen (HANS H., 1874–1942, Neurologe, Dresden): ∫ Bulbussymptom.

Hängebauch: im Stehen u. U. bis über die Leistengegend herabhängende schlaffe Vorwölbung der vord. Bauchwand, entweder als ∫ Fettschürze (oft kombin. mit Nabelbruch u. Rektusdiastase) oder infolge Bauchdeckenerschlaffung; bei Chronizität mit kompensat. Lendenlordose (Schwerpunktsverlagerung). – Ähnl. Bild evtl. bei Bauchnarbenbruch.

Hängebecken: das bei bds. kongenit. Hüftluxation auf den extrem dorsalverschobenen Femurköpfen »aufgehängte« u. durch überwiegend seitl. Druck anthropoid verformte knöcherne Becken.

Hängebein: *orthop* das bei SCHEDE* Suspension u. ä. vertikal extendierte Bein.

Hängebrust: ∫ Mastoptose. – **H.operation:** mamillen-, möglichst auch drüsenschonende – Mammaplastik (Reduktionsplastik, Raffung, Suspension, Unterfütterung) bei Mastoptose oder schlaffer Mammaatrophie.

Hängefuß: schlaff herabhängender ∫ Spitzfuß bei Peroneuslähmung; bei gleichzeit. Oberschenkel- u. Hüftmuskelschädigung als »Dreschflegelfuß«.

Hängegesäß: regionale Adipositas der Glutealgegend, ∫ Fettsteiß.

Hängegips: (J. A. CALDWELL) an um den Hals geführter Schlinge in Handgelenkhöhe fixierter leichter Oberarmgipsverband (90°-Beugung im Ellbogengelenk); v. a. bei Kindern mit Humerusfraktur im prox. u. med. Drittel, evtl. auch bei nur leicht dislozierter suprakondylärer oder transtrochlearer Fraktur. Erzielt Fragmentretention durch Schwerkraftwirkung i. S. einer Extension (vgl. POELCHEN* Methode). Erlaubt frühzeit. Bewegungsther. u. Stellungskorrektur (Änderung des Schlingenangriffspunkts, Polstereinlage zwischen Oberarm u. Thorax).

Hänge|hand: *neurol* ∫ Fallhand. – **H.hüfte:** *orthop* s. u. VOSS*.

Hängelage: 1) *geburtsh* ∫ WALCHER* Hängelage. – 2) *gyn* ∫ LÖNNE* Ballnetzhängelage. – 3) *chir* Schwebelagerung bei Beckenringbruch oder Wirbelfraktur u. -luxation in einem am Rumpf oder Becken angreifenden hängemattenart., am Suspensionsgalgen des Extensionsbettes fixierten Gurt u. ä.; s. a. Durchhang. – Ferner **Extremitäten-H.**, z. B. Beinlagerung auf Schiene mit Waagebalkensystem (n. STRECKFUSS) zur schwerelosen akt. Übungsther. bei Lähmung, bewegungsstabiler Fraktur oder Osteosynthese etc.

Hängematte: *chir* 1) intra operationem temporär zum Vorluxieren u. schonenden Darstellen eines Organs zügelartig eingesetzter Gaze- oder Leinenstreifen; oder aber als permanentes Suspensionsmittel (z. B.

hängende Agarkultur

zur Nephropexie) trans- oder implantierter Faszienstreifen, alloplast. Band oder Netz etc. – **2)** / Durchhang, Hängelage.

hängende Agarkultur: *bakt* / FORTNER* Mikrokultur im Agarfilm auf einem Deckglas über einem Hohlschliff-Objektträger. – **hängender Kopf**: *chir* flache Rückenlage mit überstrecktem Hals (Mesopharynx tiefer als Larynx) zur Aspirationsprophylaxe bei Nasen-(neben-), Mundhöhlen-, Rachenblutung. – **hängender Tropfen**: *bakt* mikroskop. Untersuchung auf lebende Mikroorganismen in einem vom Deckglas in die Höhlung des geschliffenen Objektträgers hängenden Tropfen.

Hängeschulter: übermäß. Schrägabfallen der Schulterhöhe als konstitut. Haltungs- u. Formanomalie. I. e. S. das kraftlose Herabhängen des Arms bei ERB* Lähmung (Muskelatrophie, »paralyt. Schlottergelenk«), ferner bei Kapselüberdehnung (chron. Erguß) oder prox. Humerusdefekt (fehlende Schulterwölbung, eckig vorspringendes Akromion, tastbare, durch Anheben des Arms ausgleichbare Lücke, abnorme Beweglichkeit).

Hängespüle: *urol* Irrigator in Deckenaufhängung, höhenverstellbar.

Hängewange: physiol., meist bilat.-symmetr. Wangenerschlaffung des »alternden Gesichts« (Hauttonus-, Subkutanfett-Schwund). Ggf. Korrektur durch prä-, infra- u. retroaurikuläre Hautstreifenexzision (z. B. bei Face lifting).

Härchenpilz: / Trichophyton.

Häring* Prothese: (1964) mit Bougies oral einzuführende Latex-Ösophagusendoprothese, bestehend aus oralem Trichter, durch Drahtspirale verstärktem Segment (90, 120 oder 180 mm lang) u. verschiebl., terminal aufsetzbarer Muffe; für Palliativther. bei Ösophagus-, Kardia-Ca. (Fixierung nach Gastrotomie durch Vorschieben der Muffe an dist. Tumorrand).

Härte: **1)** *physik* Widerstand eines festen Körpers gegen das Eindringen eines anderen. Bestg. als Eindring-H. (Kugeldruck-H. nach BRINELL u. ROCKWELL, Pyramidendruck-H. nach VICKERS, Kegeldruck-H.; unterschieden als Makro-, Kleinlast- u. Mikro-H. bzw. als Normaltemp.- u. Warm-H.), Ritz-H. (/ MOHS* Härte), Rückprall- u. Zerspanungshärte. – **2)** *chem* H. des Wassers, d. h. dessen Gehalt an »Härtebildnern« Ca- oder Mg-karbonat (»Karbonat-« oder »transitor. H.«) bzw. -sulfat, -chlorid oder -nitrat (»Nichtkarbonat-« oder »bleibende H.«; = Differenz aus Gesamt- u. Karbonat-H.); Angabe in dtsch. Härtegraden (°dH) oder mval/l (/ Tab.) –

Wasserhärte	°dH*)	mval/l**)
sehr weich	0–4	0–3 (weich)
weich	4–8	
mittelhart	8–12	3–6 (mittelhart)
ziemlich hart	12–18	
hart	18–30	>6 (hart)
sehr hart	>30	

*) 1 °dH = 10 mg CaO (= 7,14 mg Ca) bzw. 7,19 mg MgO/l
**) 1 mval/l = 28 mg CaO/l = 2,8 °dH

3) *radiol* Qualität einer Protonenstrahlg., gekennzeichnet anhand ihres Durchdringungsvermögens bzw. der sie erzeugenden Röhrenspannung oder Grenz-

Strahlenhärte	Röhrenspannung kV bzw. Grenzenergie in keV
sehr weich	bis 20
weich	über 20 bis 60
mittelhart	über 60 bis 150
hart	über 150 bis 400
sehr hart	über 400 bis 3000
ultrahart	über 3000

energie; ist umgekehrt proportional der Wellenlänge. Bestg. mit sogen. Härtemesser (z. B. nach CHRISTEN), – **4)** *klin* H. des Pulses: s. u. Pulsqualität.

Härtel* Methode (FRIEDR. FERD. H., geb. 1877; Chirurg, Osaka, Berlin): **1)** (1913) bei Trigeminusneuralgie Denervierung des Ggl. trigem. durch transbukkale Alkohol-Inj. (70–80%ig, 0,3–0,5 ml) via For. ovale (nach röntg. Lagekontrolle der **H.*** Kanüle [mit Markierungsreiter-Schieber] u. probator. Novocain®-Inj.). – **2)** extraorale Leitungsanästhesie des OK von vorn durch perineurale Novocain-Suprarenin-Infiltration des 2. Trigeminusastes (am For. rotundum), des Ggl. pterygopalatinum u. des N. infraorbit. – **3)** bei Fazialiskrampf perineurale Alkohol-Infiltration des Nervenstammes am For. stylomastoideum, u. U. auch intermittierende Blockade der Äste am vord. Parotisrand durch Novocain-Inj. (mit steigendem Alkoholzusatz) unter die Fascia parotideomasseterica. – **4)** Lokalanästhesie für Leistenbruch-Op. mit Einstich über der Spina iliaca ant. sup.: dorsalwärts tiefe Infiltration der Bauchmuskeln am Darmbeinkamm (Blockade der Nn. iliohypogastricus u. ilioinguinalis), medial- u. kaudalwärts fächerförm. Subkutisdurchtränkung. – **5)** bei Sehnenscheidenpanaritium volare bilat. Doppelinzision in Höhe der Fingerbeugefalten u. Laschendränage.

Härten: *histol* Schnittfestmachen frischen oder Colloidin-eingebetteten Materials durch wasserentziehende Mittel.

Härteprüfung: s. u. Härte (1).

Haeser* (-Trapp*) Koeffizient (HEINRICH H., 1811–1885, Medizinhistoriker, Breslau): die Zahl 2,23 (oder 2,33, beim Kleinstkind 1,66) als Multiplikator der bd. letzten Stellen des spezif. Gew. des Harns (bei 3 Nach-Komma-Stellen) zur ‰-Bestg. enthaltener Feststoffe.

Häsitieren: intermittierendes Stocken, Hängenbleiben, z. B. des Harnstrahles (bei transurethralem Harnsteinabgang), des Sprechens (mit mehrmal. Wiederholen einer Silbe; Ausdruck einer formalen Denkstörung bei epilept. Wesensänderung).

Hässler* Syndrom: **1)** (1934) asept. Epiphyseonekrose am Acetabulum coxae. – **2)** »dysostot. Idiotie« (/ PFAUNDLER*-HURLER* Syndrom).

Häussler* Zeichen (GEORG H., zeitgen. Neurochirurg, Hamburg): segmentale Schmerzausstrahlung vom Ort einer Nucl.-pulposus-Hernie beim Sichfallenlassen vom Zehen- in den Sohlenstand (Beine gestreckt).

Hafenarzt: in der Hafenbehörde amtsärztlich tät. Arzt, befaßt v. a. mit Seuchenbekämpfung u. Schiffshygiene (einschl. Besatzung, Passagieren, Ladung).

Haferdiät-Kur: antiketogene, fett- u. milchfreie Kost mit tägl. ca. 250 g Haferflocken als Brei oder Schleim (-suppe); s. a. NOORDEN* Haferkur.

Haferkamp* Syndrom: (1961) generalisiertes, rasch progred., undifferenziertes Hämangiosarkom der Markräume langer Röhrenknochen mit Osteolyse u. Myelophthise (evtl. Beteiligung von abdomin. u. Hilus-LK, Leber, Milz, Nieren); Hyperglobulinämie mit erhebl. BKS-Beschleunigung. Maligne Variante des GORHAM* Syndroms?

Haferkornkarzinom: / Haferzellkarzinom.

Haferödeme: Ödeme infolge Elektrolytverarmung bei Haferkur.

Haferstrohbad: Voll- oder Teilbad mit Zusatz einer – an Kieselsäure u. äther. Ölen reichen – Haferstrohabkochung; bei örtl. Entzündg., zur Hautreizung bei Kreislaufstörung.

Haferzellkarzinom, Oatcell-Ca.: kleinzell. anaplast. Bronchial-Ca. mit dichtgelagerten, zytoplasmaarmen Zellen mit rundem bis spindl., chromatinreichen Kern (»Haferkornzellen«). Bewirken bei Metastasierung evtl. ausgeprägte Flush-Symptomatik.

Haffkine* Serum (WALDEMAR M. W. H., 1860–1930): Serum von Pest- bzw. Cholera-Rekonvaleszenten oder aktiv Immunisierten für spezif. Schutzimpfung.

Haffkrankheit: im Ostseebereich (erstmals 1924 am Frischen Haff) beobachtete akute Erkr. mit Myoglobin- u. Methämoglobinurie u. Muskelstörungen; wahrsch. Nahrungsmittelvergiftung durch Fische (bzw. daraus gewonnenen Lebertran), die durch Harze u. As-Verbindgn. aus Abwasser (u. versenkter Kampfstoffmunition?) vergiftet sind. – Ähnl. Sympte. nach Biß von Seeschlangen im Indoaustral. Archipel.

Hafnia: nichtsporenbildende, gramneg., bei 37° unbewegl. Stäbchen [Enterobacteriaceae], z. B. H. alvei (Enterobacter hafniae) als ubiquitärer, fraglich pathogener Darmbewohner von Tier u. Mensch.

Hafnium, Hf: 2- bis 4wert. Element mit OZ 72, Atomgew. 178,49; von den Isotopen (^{168}Hf-^{183}Hf) 14 radioaktiv (z. B. Hafnium-181; β- u. γ-Strahler). Vork. in Trinkwasser u. Luft; keine physiol. Bedeutung bekannt, renale Ausscheidung, Speicherung in Milz, Leber, HWZ 45 Tg. MAK 0,5 mg/m³.

Haftamenorrhö: psychogene Amenorrhö unter Haftbedingungen, evtl. anhaltend.

Haftbinde: *pharm* durch entsprech. Beschichtung (Latexmilch, Natur-, Kunstharz, Zinkleim) selbsthaftende Binde (halbelast. oder elast.) für rutschsichere Kompressions- u. Stützverbände.

Haftdepression: s. u. Haftpsychose.

Haftdivertikel: adhäsionsbedingtes Traktionsdivertikel.

Haften: 1) *path* / Adhäsion. – 2) *psych* formale Denkstörung i. S. des zähen (perseverationsähnl.) Festhaltens an einem Gedanken (Assoziationsmangel); mit Unfähigkeit, Wichtiges von Nebensächlichem zu trennen, u. umständl., kleinl. Denken. Charakteristisch für epilept. Wesensänderung.

Haftfelder: *biol* / Haftpunkte.

Haftglas, -linse: *ophth* / Kontaktlinse.

Haftkeim: (HILGERS) *bakt* der Haut (bes. in Körperfalten) anhaftender saprophyt. Keim, z. B. Staphylococcus albus, E. coli, Proteus vulg.

Haftknall: v. a. in Untersuchungshaft auftret. Wutanfall (blindes Umsichschlagen, Zerstören), im allg. als Primitivreaktion; s. a. GANSER* Syndrom.

Haftphänomen: *serol* / Immunadhärenz-Phänomen.

Haftpflicht, ärztliche: zivilrechtl. Haftung des Arztes für sein ärztl. Handeln, die sich aus dem mit dem Pat. geschlossenen Arztvertrag u. §§ 823 ff BGB (unerlaubte Handlungen), bei Fehlen eines Vertrages aus §§ 677 ff BGB (Geschäftsführung ohne Auftrag) ergibt. Besteht für zugefügten Körperschaden nur bei Vorsatz oder Fahrlässigkeit.

Haftplatte: *zytol* / Desmosom.

Haftprothese: (ÖSTERLE 1933) durch luftdicht schließenden Köcher selbsthaltende, d. h. gurtlose Armbzw. Beinprothese (»Vakuumbein«). Haftwirkung unterstützt durch intermittierenden, funktions- u. ventilgesteuerten Niederdruck.

Haftpseudopodien: *hämat* adhäsionsfördernde, fadenförm. Protoplasmaausstülpungen der Thrombozyten (bei Reizformen evtl. mit knopfförm. Spitze).

Haftpsychose, -komplex: psychogene Pseudopsychose (z. B. GANSER* Syndrom, Stupor, Depression, Dämmerzustand, paranoides Zustandsbild) als Reaktion auf das Haft- oder Straferlebnis; oft verbunden mit – uneingestandenem – Haftentlassungs- u. Exkulpierungswunsch.

Haftpunkte: *biol* nebenvalenzreiche Oberflächenfelder oder -punkte auf Makromolekülen des Grundzytoplasma, mit denen diese sich – gemäß »H.-Theorie« (FREY-WYSSLING) – zu einem Raumgitter verbinden. Reduzierung (durch Hydratation) der H. soll Verflüssigung, Vermehrung Verfestigung des Plasmas bewirken.

Haftreaktion: *psych* unter Haftbedingungen auftret. reakt. psych. Veränderungen wie Haftpsychose, -knall, -stupor, »Querulanz«, Mutilation, Suizidversuch etc.

Haftschale: *ophth* 1) / Kontaktlinse. – 2) / COMBERG* Haftschale. – 3) Kontaktschale als Korneaschutz.

Haft- u. Schwundphänomen: *immun* / Adherence-Disappearance-Phenomenon; s. a. Immunadhärenz.

Haftstiel: *embryol* extraembryonaler Mesodermstrang zwischen kaud. Embryoende u. Mesodermschale des Chorion; Bildungsort der von Allantoisgefäßen ausgehenden Gefäßbrücke zum Chorion (für Plazentarkreislauf).

Haft|syndrom: *psych* / Haften (2); vgl. Haftreaktion. – **H.zecken:** / Ixodidae (i. e. S. Ixodes ricinus). – **H.zotten:** *embryol* Chorionzotten.

Hagberg* Probe: qual. Nachweis metachromatischer Sulfatide im Harn bei der spätinfantilen Leukodystrophie (GREENFIELD-SCHOLZ) in Form goldbrauner bzw. roter doppelbrechender Granula nach Toluidin- oder Methylenblau-Zusatz zum Sediment.

Hagedorn* (WERNER H., 1831–1894, Chirurg, Magdeburg) **Instrumente:** 1) selbstöffnender Nadelhalter; statt Branchen stielförm. Schaft mit querem rinnenförm. Maul, dessen vord. Teil von einem auf einer im Schaft gleitenden Schiene befestigten Rohrsegment gebildet wird. – 2) gerader Harnblasentrokar ohne Handgriff; Dorn drehrund, mit Schutzkappe. – **H.* Operation:** 1) bei einseit. durchgehender Lippenspalte zickzackförm. Anfrischung u. Naht bd.

Hagedorn* Probe

Spaltränder; modifiz. von LE MESURIER. – 2) bei bds. inkompletter Lippen-Kieferspalte Umschlagen des Lippenrots des mittl. Lippenstumpfs nach oral u. »Umkleidung« des Stumpfs durch seitl. Lippenteile.

Hagedorn* (HANS CHRISTIAN H., geb. 1888, Pharmakologe, Kopenhagen) **Probe**: BARKER* Probe (2); s. a. Heparintoleranztest. – **H.*-Jensen* Bestimmung**: titrimetr. Blutzucker-Bestg. im enteiweißten (Zinkhydroxid) Blutfiltrat; nach Reduktion von Kaliumferri(in alkal. Lsg.) zu -ferrozyanid durch die Aldehydgruppe der Glukose Bestg. des überschüssigen $K_3[Fe(CN)_6]$ durch Titration des aus KJ-Lsg. äquivalent freigesetzten J mit Na-thiosulfat.

Hagelgeschwulst: *ophth* ↑ Hordeolum. – **Hagelkorn**: ↑ Chalazion.

Hagelschnur: *embryol* ↑ Chalaza.

Hageman-Faktor: ↑ Faktor XII (der Blutgerinnung). – Bei autosomal(?)-erbl. Defekt **Hageman-Syndrom** (RATNOFF, COLOPY 1955): hämorrhag. Diathese mit verlängerter Blutungszeit u. pos. RUMPEL*-LEEDE* Phänomen bei normaler Gerinnungszeit u. fehlender path. Blutungsneigung.

Hagemann* Fluoreszenzfärbung: zum Nachweis von Tbk-Baktn. im UV-Mikroskop Färben des hitzefixierten Ausstrichs mit Auramin-Lsg., Entfärben in HCl-Alkohol, Gegenfärbung mit LÖFFLER* Methylenblau.

Hagemann* Ring: von Glühlampenring umgebene Quarzlampe für Kombin. UV-Wärme-Ther.

Hagen* Paramedianschnitt (WILHELM H., geb. 1878, Chirurg, Nürnberg): Kulissenschnitt 2 cm neben der Linea alba für obere, unt. u. mediane Laparotomie. Gute Heilungstendenz, kaum Gefahr von postop. Prolaps u. Bauchwandhernie.

Hagen*-Poiseuille* Gesetz (GOTTHILF H., 1797–1884, Physiker; JEAN LÉONARD MARIE P.): (1839/40) Berechnung der Viskosität η einer Flüssigkeit aus dem Flüssigkeitsvol. V, das eine Kapillare mit Radius r u. Länge l bei der Druckdifferenz Δp (also Druckgefälle Δp/l) in der Zeit t durchströmt:

$$\eta = \frac{\pi r^4}{8V} \cdot \frac{\Delta p}{l} \cdot t.$$

Obwohl nur gültig, wenn Strömungswiderstand vom Druck unabhängig, für die Hämodynamik grundlegend u. bisher nicht zu ersetzen.

Hagenia abyssinica: Rosazee, deren Phloroglucinderivate enthaltende Blüten (Flores Koso) als Bandwurmmittel Anw. finden.

Hager* Reaktion: 1) Arsen-Nachweis durch Reduktion mit Zn, Mg u. KOH zu AsH_3 u. Schwärzung eines mit $AgNO_3$ befeuchteten Papiers. – 2) Eiweiß-Nachweis im mit HCl versetzten Harn durch Überschichten mit kaltgesätt. wäßr. Pikrinsäure-Lsg. (weißer Ring).

Hager*-Gawalowsky* Glukosereagens: s. u. GAWALOWSKY*.

H-Agglutination: *bakt* »flock.« Agglutination der H-Antigene begeißelter Baktn. (manifest als Geißellähmung u. -verklebung) durch spezif. H-Agglutinine (homologe H-AK); bei niedr. Temp. weit schneller als die O-Agglutination. Anw. zur Identifizierung einschläg. Baktn.stämme bzw. zum AK-Nachweis im Serum (z. B. als KBR).

Haglund* (PATRIK SIMS EMIL H., 1870–1937, Orthopäde, Stockholm) **Delle**: längl.-flache Mulde an der Patellagelenkfläche als Varietät ohne Krankheitswert. – **H.* Ferse**: (1928) »Exostose« kranial am Proc. post. des – mehr oder minder steilgestellten (»Hohlfußtyp«) – Kalkaneus (»oberer Kalkaneussporn«); führt infolge chron. Druckreizung durch das Schuhwerk zu Insertionstendopathie der Achillessehne u. Achillodynie. Ferse häufig in Valgusstellung. – **H.* Syndrom**: 1) ↑ Apophysitis calcanei. – 2) ↑ HAGLUND* Ferse. – 3) **H.*-Läwen*-Fründ* Krankht.**: ↑ Chondromalacia patellae.

Hagner* (FRANCIS RANDALL H., 1873–1940, Chirurg, Washington) **Katheter**: Ballonkatheter für Blasenkatheterung u. gleichzeit. Prostatalogen-Kompression bei Blutung nach Prostatektomie. – **H.* Operation**: lat. Anastomosierung des Ductus deferens mit dem Nebenhodenkopf über einen in situ verbleibenden Catgut-Schienungsfaden als Refertilisierungs-Op.

Hagner-Krankheit: das 1868 bei den Brüdern H. beschriebene ↑ MARIE*-BAMBERGER* Syndrom.

H.-A.-G.-Syndrom: s. u. Hypoparathyr(e)oidismus.

Hague* Lampe: *ophth* UV-Lampe für die Untersuchung der getrübten Linse u. der – fluoreszeingefärbten – Hornhaut.

HAH: Hämagglutinationshemmungsreaktion.

HAHH-Syndrom: das ↑ SCHIMMELPENNING*-FEUERSTEIN*-MIMS* Syndrom als Haut-Augen-Hirn-Herz-Syndrom.

Hahn* (EUGEN H., 1841–1902, Chirurg, Berlin) **Kanal, Spalte**: *röntg* beim kindl. WK etwa in halber Höhe von der Vorderseite bis max. zur WK-Mitte verlaufendes, einem Gefäßkanal entsprech. schmales Aufhellungsband (vorn als spaltförm. Einbuchtung). Auch bei Persistenz ohne Krankheitswert. – **H.* Kanüle**: T-förm. Trachealkanüle mit Preßschwammüberzug, durch dessen Quellung Blut- u. Sekretaspiration verhütet werden soll. – **H.* Nagel**: massiver Knochennagel (rund, vierkantig, vierkant-konisch) mit flachem Kopf. – **H.* Operation**: 1) (1890) Gastrostomie mit Stoma zwischen den untersten li. Rippenknorpeln; rel. Fistelkontinenz. – 2) **H.* Gastrotomie**: ↑ LORETA* Op. – 3) (1902) bei Kryptorchismus Hodenverlagerung zwischen Tunica dartos u. die – nach ca. 8 Tg. zu vernähende – Skrotalhaut. – 4) einzeit. Tibia-Defektplastik durch gleichseit. Fibulatransplantat (ursprüngl. nur nutart. Einpassung der schräg durchtrennten Fibula in den prox. Tibiastumpf); modif. von BRANDES als zweizeit. Bolzung. – **H.* Zeichen**: Kopfwackeln des Kindes bei (dysplast.) Kleinhirnerkr. – **H.*-Steinthal* Ellbogenfraktur**: transtrochleare Abscherfraktur einschl. Capit. humeri mit Drehung des Fragments um 90° nach volar; meist durch Sturz auf überstreckten Arm bzw. auf die Innenseite des gebeugten Gelenks.

Hahnemann*, Samuel Christian Friedrich: 1755–1843, Arzt, Leipzig, Köthen, Paris; Begründer der Homöopathie (in der unverfälschten »klass.« Form: »Hahnemannismus«; s. a. Ähnlichkeitsgesetz). Hauptwerk: »Organon der rationellen Heilkunst« (Dresden 1810–1820).

Hahnenkamm...: *endokrin* s. u. Kapaunenkamm.... – **H.kurve**: *kard* die für Aortenstenose charakterist. Karotispulskurve mit typ. Zähnelung der Gipfelpartien durch Turbulenzen an der engen Klappe (↑ Abb.).

Hahnentritt: *neurol* ↑ Steppergang.

HAHT: Hämagglutinationshemmungstest.

Haidinger* Büschel (WILHELM RITTER V. H., 1795–1871, österr. Physiker): *ophth* vom Fixpunkt ausgehende gelbl. Büschel (Doppelgarbe, dazwischen 2 blaue Hyperbeln) als entopt. Erscheinung bei Betrachtung des Himmels durch ein Polarisations- oder NICOL* Prisma.

Haifischhaut: *derm* die verdickte, gelbl.-fleck., trokkene, lanuginöse Haut des Kretins.

(Haig*) Ferguson* Zange (JAMES H. F., 1862–1934, Gynäkologe, Edinburgh): Geburtszange mit Becken- u. Kopfkrümmung u. am Handgriff anlegbarem Achsenzughebel.

Haight* Operation (CAMERON H., 1901–1967, Chirurg, Michigan): 1) (1936) vord., unt. Thorakoplastik (parasternale Knorpelresektion) bei umschrieb. Unterlappen-Tbk. – 2) (1941) einzeit. Op. einer kurzen kongenit. Ösophagusatresie mit Trachealfistel: Anfrischungsresektion, Teleskopanastomose (Einstülpung des dist. Segments in das prox.) über temporär eingeführten Schlauch, Anastomosensicherung durch Einscheidung mit mediastinaler Pleura; Fistelversorgung durch doppelte Ligierung, Durchtrennung, Stumpfübernähung.

Hailey* (-Hailey*) Syndrom (WILLIAM HOWARD, geb. 1898, HUGH H., geb. 1909; Dermatologen, Atlanta/Ga.): ↑ Pemphigus benignus familiaris chronicus.

Haim*-Belt* Operation: paraanale (pararektale) transsphinktäre Prostatektomie (durch Spaltraum zwischen Mm. sphincter ani ext. u. int.) nach Bogenschnitt vor der vord. Analzirkumferenz. Technik nach GIL VERNET.

Haines* (WALTER STANLEY H., 1850–1923, Chemiker, Chicago) **Probe:** (1874) Glukosenachweis im Harn (Liquor) anhand der Reduktion von Cu(II)-Salzen zu rotem Cu(I)-oxid (vgl. FEHLING* Probe) bei tropfenweisem Zusatz von Harnfiltrat (nach Ausfällung von Phosphaten mit NaOH) zu 5 ml erhitzter **Haines* Lsg.** ($CuSO_4$, Aqua dest., Glyzerin u. KOH). – **H.*-Alyea* Test*** *röntg* Allergieprobe 24 Std. vor i.v. Anw. eines jodhalt. KM durch i.v. Inj. von 1 ml des Mittels; bei pos. Test Hautausschlag oder Fieber u. gestörtes Allg.befinden.

Hairless women: »Syndrom der haarlosen Frauen« als bes. Form der testikulären Feminisierung, mit Fehlen von Genital- u. Achselbehaarung bei normalem äuß. ♀ Habitus, aber kurzer, blind endender Vagina, Uterushypoplasie, Inguinal- oder Abdominalhoden (mit infantilen Tubuli seminiferi) u. ♂ Karyotyp. Ein Intersextyp i. S. des Pseudohermaphroditismus masculinus.

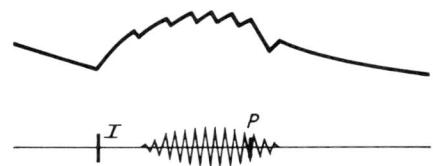

Pulskurve (»**Hahnenkamm**«) u. PKG bei Aortenstenose. I = 1. Herzton; P = Pulmonaliston.

Haitz* Tafeln: *ophth* Testtafeln für die Stereokampimetrie zur Feststellung kleiner zentraler Gesichtsfeldausfälle.

Hajdu*-Cheney* Syndrom: (1948 bzw. 1965) autosomal-dominant (?) erbl. mesenchymale Dysplasie mit Akroosteolyse (Finger-, Zehenendphalangen; nachfolgend Brachydaktylie, Verplumpung), Dolichozephalie, Kieferhypoplasie, (mit Gesichtsdysmorphie u. frühem Verlust der – z. T. nur rudimentär angelegten – Zähne), Schlaffheit der Gelenke mit Luxations- u. Arthroseneigung, Osteoporose.

Hajek* Geschwür (MARKUS H., 1861–1941, Otorhinologe, Wien): Defekt im vord. knorpel. Nasenseptum bei Syphilitikern, Kokainschnupfern etc.

Hajna* Nährboden: Milch-Glukoseagar mit Na-Thio- u. Fe-Ammoniumsulfat u. Phenolrot als Indikator; zur Schnellidentifizierung von Shigellen u. Salmonellen.

Haken: 1) gestieltes weg- oder hinhaltendes (»einstellendes«) Op.-Instrument; z. B. Wund-, Fistel-, Nerven-, Gefäß-, Muskel-, Knochen-, Hirn-, Linsen-, Schiel-, Gaumensegel-, Bauchdecken-, Leber-, Blasen-, Dekapitations-, Kletterhaken. Sondermodelle z. T. flexibel, transparent, mit Kaltlichtbeleuchtung, Saugvorrichtung etc. – 2) *orthop* Arbeitsklaue (s. a. Hook). – **H.bündel:** *anat* ↑ Fasciculus uncinatus. – **H.elektrode:** *chir* s. u. Hakenmesser. – **H.falte:** *otol* die vord. Lippe des Ostium pharyngeum der Tuba auditiva. – **H.finger:** ↑ Kamptodaktylie.

Haken|form: 1) *helminth* s. u. Hakenkranz. – 2) ↑ Angelhakenform des Magens. – **H.fortsatz:** 1) ↑ Processus uncinatus (Siebbein bzw. Pankreas). – 2) ↑ Hamulus (ossis hamati bzw. pterygoidei bzw. lacrimalis). – **H.griff:** 1) *orthop* Zugreifen mit Einbeugen der 3gliedr. Finger. – 2) *orthop* Hook oder hakenförm. Handprothese (zum Tragen ohne Greifarbeit). – 3) *chir* knebelart. Handgriff mit U-förm. Haken zum Einhängen in die Ösen einer Drahtsäge.

Hakenkranz: *helminth* bei Zestoden das der Verankerung in der Darmschleimhaut des Wirtes dienende Anheftungsorgan am Rostellum; einfach (bei Hymenolepididae), doppelt (bei Taeniidae, Davaineidae) oder mehrfach (bei Dipylidium, Joyeuxiella) ausgebildet, mit art- u. gruppenspezif. Form u. Größe (z. B. Rosendornform bei Dipylidium, Krallenform bei Taenia).

Haken|kugel, larve: *helminth* ↑ »Sechshaken-Larve« (Oncosphaera) der Bandwürmer. – **H.magen:** *röntg* ↑ Angelhakenform des Magens. – **H.messer:** Op.messer (z. B. Teno-, Meniskotom) mit hakenförm. Klinge; auch ähnlich geformte Koagulationselektroden. – **H.nadel:** terminal mit »Fänger« versehene Spaltkanüle (z. B. VIM*-SILVERMAN*-Nadel) für Punktionsbiopsie. – **H.nagel:** *derm* ↑ Onychogryposis. – **H.schnitt:** Hautschnitt mit hakenförmig auslaufendem Schenkel (½- bis ¾-Kreis) oder senkrecht aufgesetztem Hilfsschnitt, z. B. Angelhaken-, MARWEDEL* Schnitt; ferner typ. Inzisionen mit streckenweise haken- oder S-förm. Führung.

Hakenwurm: ↑ Ancylostoma (duodenale); i. w. S. alle Ancylostomatidae. – **Amerikan. H.:** ↑ Necator americanus.

Haken|zahn: ↑ Eckzahn. – **H.zange:** *chir* Faßzange mit hakenförm. Greifspitzen, z. B. bds. mit einzink.-

geknöpftem Haken als Kugelzange. Modelle mit atraumat. Branchen z. B. als Lungenfaßzange.

Hakim* Ventil: Spezialventil für die Hydrozephalus-Dränage.

Hakuri: Durchfallerkr. (weiße, wäßr. Stühle, Erbrechen im Schwall, grippale, insbes. respirator. Sympte.) bei Säuglingen u. Kleinkindern in Japan (epidem. im Herbst u. Winter in der Abstillzeit).

Halane: Chlorderivate der Isozyanursäure; Desinfektionsmittel.

Halasz* Syndrom (GÉZA H., geb. 1888, ungar. Internist): Dysplasie der re. Lunge mit Fehleinmündung der Lungenvenen in die unt. Hohlvene, Pulmonalishyperplasie, Dextroversion des Herzens.

Halawani*-Sobky* Methode: Anreicherung von Malariaplasmodien in der Blutprobe durch kurzes Zentrifugieren mit Essigsäure oder Formalin-Lsg.; dann Färbung eines Sedimenttropfens.

Halb...: s. a. Hemi..., Semi....

Halballergen: Halbantigen im Falle der Allergie.

Halban* (JOSEF H., 1870–1937, Gynäkologe, Wien) **Krankheit**: (1915) Corpus-luteum-Persistenz mit Pseudoschwangerschaft. – **H.* Operation**: 1) abdominale oder vagin. Antefixation des retroflektierten Uterus durch hohe Vesikofixation unter gleichzeit. Obliteration der Excavatio vesicouterina (Uterusfundus auf Blasenscheitel). – 2) bei Tubenverschluß Refertilisierung **a)** durch Neoimplantation des Tubenstumpfes in die Uterushinterwand medial oder oberh. des Ostiums; **b)** (1932) durch Resektion des obliterierten Segments (unter Teilresektion von Mesosalpinx u. Mesovar) sowie »weiche« (nur blutstillende) Katgut-Ligierung des – schrägen – prox. Tubenstumpfs u. Adaptation des Ovars an den Stumpf mit dem Ligaturfaden (Durchstechung); Spontanöffnung des Neostoma nach Katgutresorption, unterstützt durch intermitt. Pertubation. – 3) bei Dyspareunie Vulvaplastik mit Klitorisresektion u. Präparation des Lig. suspensorium. – 4) H.*-TANDLER* Plastik: bei Genitalprolaps mit Harninkontinenz infolge defekten Levators Kolpoperineoplastik mit gestieltem Transplantat aus dem Gluteus max. – **H.* Zeichen**: 1) Zunahme der Körperbehaarung während der Gravidität. – 2) Dicker- u. Weicherwerden des Uterus im Prämenstruum bei Endometriosis uteri; nicht spezifisch. – **H.*-Landsteiner* Hemmungsreaktion**: *serol* (1902) Hemmungsreaktion (v. a. zur Ermittlung der Spezifität von Immunseren bzw. Haptenen), bei der die sichtbare Reaktion zwischen einem gekuppelten AG u. seinem AK (z. B. Präzipitation, Hämolyse) durch Zugabe der einfachen (ungekuppelten) Substanz gehemmt wird, indem diese die vorhandenen AK – unter Bildung lösl. Reaktionsprodukte – absättigt (vgl. Halbantigen).

Halbantigen: einfache, niedermolekulare chem. Verbindung, die für die Spezifität eines Antigens verantwortlich (↑ determinante Gruppe) bzw. zur spezif. Bindung eines AK befähigt ist (»Hapten«), im Ggs. zum Voll-AG aber keine Immunität erzeugt. Wird nach Bindung an Eiweiß (»Eiweißschienung«) zum Vollantigen (↑ Antigen).

Halbazetal: s. u. Azetal; s. a. HAWORTH* Formel.

Halbbad: Wannenbad mit Füllung nur bis Nabelhöhe; z. B. als »ansteigendes H.« bei spast. Beschwerden, chron. Bauch- u. Beckenprozessen.

Halbbasis-Syndrom: (1926) einseit. Lähmung der Hirnnerven bei Prozeß an einer Schädelbasishälfte (Nasen-Rachen-Tumor, Gefäßerkr., basale Meningitis etc.); meist ohne Hirndruck u. Liquorveränderungen.

Halb|chromatiden: die Längshälften der Chromatiden in Meta- u. Anaphase I. – **H.chromosom**: ↑ Chromatide. – **H.dosisschicht**: *radiol* ↑ Halbwertsschicht.

halbdurchlässig: ↑ semipermeabel.

Halbeisen* Syndrom: *derm* s. u. STRYKER*-HALBEISEN*.

Halberstädter*-Prowazek* (Einschluß-)Körperchen (LUDWIG V. H., 1876–1949, Röntgenologe, Berlin; STANISLAUS JOSEF MATHIAS V. PR., 1875–1915, Bakteriologe, Hamburg): bei durch Erreger der TRIC-Gruppe hervorgerufenen Krkhtn. (Trachom, Einschlußkörperchenkonjunktivitis) im Bindehautepithel vork. runde bis ovale intraplasmat. Einschlußkörperchen (multiple Virionen; bei GIEMSA* Färbung rötlich in blauer Grundsubstanz).

Halbertsma* Syndrom: ↑ KLEIN*-WAARDENBURG* Syndrom.

Halb|gelenk: ↑ Amphiarthrose. – **H.hapten**: das Antiserum spezifisch abschwächende Substanz ohne immunisierende oder eine AG-AK-Reaktion auslösende Wirkung (vgl. Halbantigen). – **H.kretin**: Kretin mit geringen Degenerationssymptn. u. der Fähigkeit, einfache geist. Leistungen zu vollziehen. – **H.kreuzung**: *anat* Kreuzung einer Leitungsbahn (z. B. Pyramidenkreuzung) oder eines Nervs (z. B. Chiasma opt.) mit Beteiligung nicht aller Fasern.

Halbleiter: Stoffe (meist Kristalle), deren elektr. Leitfähigkeit zwischen der von Metallen u. Isolatoren liegt (u. erst mit höherer Temp. auftritt). Anw. z. B. in Gleichrichtern, Dioden, Photoelementen.

Halbmilch: 1+1-Milchverdünnung mit Wasser, Schleim oder Mehlabkochung, angereichert mit KH (4–5% Zucker, 2–3% Polysaccharide), als Säuglingsnahrung (2. Tag bis ca. Ende 4. Wo.).

Halbmond: 1) *protozool* bohnen- bis sichelförm. intraerythrozytäre Geschlechtsform von Plasmodium falciparum (Erreger des »**Halbmondfiebers**« = Malaria tropica); Rand des befallenen Ery oft nur noch angedeutet. – 2) seröser H.: *histol* ↑ EBNER* Halbmond.

halbmondförmig: semilunaris; z. B. **h. Knorpel** (= Kniegelenkmeniskus), **h. Raum** (der ↑TRAUBE* Raum). – **Halbmondkörper, -zelle** (↑ Achromoretikulozyt).

Halbniere: *path* die Hälfte einer Doppelniere.

Halbrecht* Syndrom: ↑ Morbus haemolyticus neonatorum infolge AB0-Inkompatibilität.

Halbschatten: *opt, radiol* Bereich, in dem eine flächenhafte Strahlenquelle durch ein strahlenundurchläss. Objekt (z. B. Blende) nicht völlig verdeckt wird. Größe u. a. abhängig vom Abstandsverhältnis Quelle-Objekt-Bildebene; s. a. geometr. Unschärfe.

Halbschleimhaut: nicht verhornende Epidermis an den Körperöffnungen; bei fehlender eigener

Schleimproduktion befeuchtet durch Sekret der benachbarten Schleimhaut; z. B. Bindehaut, Nasen-, Lippen-, Wangen-, Anal- u. Genitalschleimhaut.

Halbschmarotzer: *biol* fakultativer / Parasit.

Halbseiten...: s. a. Hemi..., Semi.... – **H.blindheit**: / Hemianopsie. – **H.chondromatose**: / Hemichondrodystrophie Typ OLLIER. – **H.effekt**: *kard* vorw. das Auftreten digitalisbedingter EKG-Änderungen (ST-Senkung, T-Negativität) über der hypertrophierten Kammer. – **H.kopfschmerz**: / Hemicrania. – **H.lähmung**: Hemiplegie (bzw. Hemiparese). – **H.lagerung**: *chir* Op.-Seitenlagerung mit leichter Wendung des Rumpfs nach ventral (u. Herabhängen des ob. Arms über den Tischrand) oder dorsal (mit Elevation des Oberarms); auch als »halbsitzende«. – **H.schmerz**: / Hemialgie.

Halbseiten|spinalanästhesie: unilateral u. segmentär begrenzte Spinalanästhesie durch Seitenlagerung des Pat. bei hyperbarem Anästhesie-Gemisch auf die »kranke«, bei hypobarem auf die gesunde Seite. Vorteil: geringere Kreislaufbelastung. – **H.syndrome**: die weitgehend auf eine Körperhälfte beschränkten – v. a. zentralnervösen – Krankheitserscheinngn. z. B. bei Hemiplegie, spinaler Halbseitenläsion (/ BROWN=SÉQUARD* Syndrom), halbseit. Thalamusläsion (= affektiv-dysästhetisches H.s. = HEAD*-HOLMES* Sy.), Kleinhirnrinden-Läsion (= zerebellares H.s., mit hemilat. Synergismen- u. Muskeltonusstörungen). – Ferner halbseit. Wachstumsretardierung nach zentraler oder peripherer Nervenläsion, Skelett-Erkr. etc.; auch **halbseit. Riesenwuchs** (/ CURTIUS* Syndrom I). – **H.zwitter**: bei Insekten mit zellautonomer Geschlechtsdifferenzierung vork. Individuum mit je 1 geno- u. phänotypisch ♂ u. ♀ Körperhälfte; s. a. Gynander; vgl. Mosaik.

Halbstarre: *psych* / Katalepsie.

Halbsupination: Mittelstellung zwischen Pro- u. Supination; physiol. am Arm als »Neutral-«, »Null-« oder »Schreibstellung«, pathol. als typ. Dislokationshaltung des Fußes bei Supinationsfraktur des Knöchel mit med. Talusluxation bzw. der Hand bei Fractura antebrachii im unt. Drittel (Brachioradialis-Zug). Günst. Retentionsstellung im Gipsverband bei Unterarmfraktur (Vermeidung von Brückenkallusbildung); op. herstellbar durch Resektionsarthroplastik des Handgelenks.

Halbtiefentherapie: *radiol* Strahlenther. bei Herdtiefe von ca. 1–5 cm unter der Körperoberfläche.

Halbvokale: die Konsonanten L u. R.

Halbwachhypnose: (BAUMANN) oberflächl. / Hypnose.

Halbwellenstrom: *röntg* bei Generatorschaltung mit nur einem Gleichrichter (im sogen. Halbwellenapparat) entstehender pulsierender Gleichstrom (indem immer nur die eine Hälfte des Wechselstroms fließt).

Halbwerts|breite: Breite einer Intensitätsverlaufskurve an der Stelle des halben Maximalwertes; z. B. als Maß für die Dämpfung von Oszillatoren bzw. Resonatoren, für die Durchlässigkeit opt. u. elektr. Filter. – **H.dosis**: *radiol* diejen. Energiedosis, die bei 50% der unter exakt gleichen Bedingungen bestrahlten biol. Objekte zum untersuchten Effekt führt. – **H.(schicht)dicke**: *radiol* diejen. Schichtdicke eines in ein eng ausgeblendetes Strahlenbündel einheitlicher Richtung gebrachten Stoffes, durch die die Gleichgewicht-Ionendosisleistung in großem Abstand von der Schicht auf die Hälfte herabgesetzt wird; zur Kennz. der Strahlenqualität einer Photonenstrahlung. Als Schichtmaterial dienen im allg. Al, Cu u. Pb (für weiche bzw. harte bzw. ultraharte Strahlung). Als »1. HWD« gilt die hinter dem Gesamtfilter, als »2. HWD« die im gleichen Material hinter der der 1. HWD entspr. Schicht gemessene; s. a. Homogenitätsgrad.

Halbwertstufe: *chem* / Umschlagpunkt (1).

Halbwertszeit: derjen. Zeitraum, in dem die Zahl der in einem Organ(ismus) abgelagerten Atome eines Nuklids auf die Hälfte abgesunken ist, u. zwar entweder nur durch Stoffwechsel, Ausscheidung etc. (= **biol. HWZ** = T½ [live]) oder nur aufgrund radioaktiven Zerfalls (= **physikal. HWZ** = T½ [akt]) oder aufgrund radioakt. Zerfalls u. biol. Ausscheidung (= **effektive HWZ** = T½ [eff]); dabei gilt:

$$\frac{1}{T\frac{1}{2}(\text{eff})} = \frac{1}{T\frac{1}{2}(\text{live})} + \frac{1}{T\frac{1}{2}(\text{akt})}.$$

Wird als biol. HWZ analog angewendet für inkorporierte Pharmaka, aber auch für die Neubildung endogener Substanzen.

Halbwirbel: angeb. WK-Defekt, indem nur eine – ventr. oder dors., li. oder re. – Hälfte verknöchert ist; z. B. infolge Chorda-Rückbildungsstörung, bei anomaler Vaskularisation, überzähl. Wirbelanlage, KLIPPEL*-FEIL*, Dysrhaphie-, okulovertebralem Syndrom. Je nach Defekttyp zu entsprech. WS-Verkrümmung führend. – **Halbzentrentheorie**: (G. BROWN 1911) die reziproke Skelettmuskelinnervation (z. B. Inhibierung der Antagonisten bei alternierenden Reflexen) ist möglich durch das Vorhandensein getrennter spinaler »Halbzentren« für Beuger u. Strecker.

Halbzirkelschnitt: halbkreisförm. Op.schnitt, z. B. paraumbilikal, -anal, sumammär, zur Kniegelenkeröffnung (HAHN, VOLKMANN, TEXTOR), als **doppelter H.** bei Kraniotomie, mit Bildung einer spindelförm. Hautbrücke bei Visierlappen, auch als Verlängerung einer linearen Inzision oder in Kombin. mit Hakenschnitt (thorakoabdomin. paramediane »Fünferinzision« mit linksseit. Nabelumschneidung).

Halcinonid *WHO*: Chlor-fluor-pregnendion-Derivat; Dermatikum.

Haldane* (JOHN SCOTT H., 1860–1936, Physiologe, Oxford) **Apparat**: 1) Analysegerät (mit Druck- u. Temp.ausgleich durch Thermobarometer) zur volumetr. CO_2- u. O_2-Bestg. in Gasgemischen (spez. in Ein- u. Ausatmungsluft, / H.*-PRIESTLEY* Methode), indem die Abnahme eines bekannten Gasvol. nach Kontakt mit einer CO_2-, dann mit einer O_2-Absorptionsflüssigkeit bestimmt wird. – 2) **H.*-Barcroft* Apparat**: zur Ermittlung von O_2-Gehalt, -Kapazität u. -Sättigung des Blutes: im geschlossenen Raum zunächst vollkommene O_2-Absättigung von 2 ml Blut, dann Bestg. der Gasvolumeneinbuße, nach Austreiben des O_2 Bestg. der Gasvol.zunahme (s. a. BARCROFT*-H.* Methode). – **H.* Bürette** Glasbürette (50–100 ml) mit Dreiweghahn an jedem Ende zum Auffangen, Aufbewahren u. Umfüllen von Gasgemischen im Analyseapparat (z. B. im H.*Apparat im Wasserbad stehend, mit Hg als Sperrflüssigkeit). – **H.* Effekt**: Abhängigkeit des CO_2-Gehalts einer

Haldane* Kammer

Flüssigkeit (bei konst. CO_2-Druck) von der O_2-Sättigung. – **H.* Kammer**: luftdichte Kammer für tierexper. Stoffwechsel-Untersuchung. – **H.* Methode**: 1) quant., spektrophotometr. CO-Nachweis als CO-Hb bei 578 u. 546 nm (Verhältnis beider sinkt von 0,41 auf 0, wenn CO-Gehalt von 0 auf 100% ansteigt). – 2) **H.*-Priestley* Methode**: (1905) dir. Analyse der Alveolarluft durch Bestg. der Zus. je einer Luftprobe am Ende einer normalen Aus- u. Einatmung u. Mittelwerterrechnung. – **H.* Probe**: CO-Nachweis im Blut anhand der Rosafärbung des sonst gelbl. Blut-Wasser-Gemisches (1:100 Tr.). – **H.* Sauerstofftherapie**: (1917) bei Hypoxämie Inhalation von reinem O_2 (Zunahme des physik. gelösten O_2 im Plasma auf bis 3,0 Vol.%). Gefahren: Bei unkontrollierter u. prolong. Anw. (> einige Stdn.) Gefahr von Atemzentrumdepression, reakt. Veränderungen des interstitiellen Lungengewebes (Ödem, Fibrose), Atelektasenbildung (vollständ. Resorption des alveol. O_2), zerebraler Vasokonstriktion, retrolentaler Fibroplasie.

Haldane* Lösung (JOHN BURDON SANDERSON H., 1892–1964, Biochemiker, London u. Orissa [Indien]): NaCl u. $NaHCO_3$ in Aqua conserv. u. Aqua dest. zur oralen Anw. bei Verbrennungen.

Hale*-PAS-Reaktion (WILLIAM H., geb. 1876, amerik. Chemiker): *histol* Kombin. von / Eisenbindungsreaktion n. HALE u. PAS-Reaktion zur Simultandarstg. von sauren (»Hale-pos.«) u. neutralen Mukopolysacchariden bzw. Glykogen.

Haletazolum *WHO*: 5-Chlor-2(p-[2-diäthyl-aminoäthoxy]-phenyl)-benzothiazol; Antimykotikum.

Halfterverband: / Capistrum.

Halichthyotoxin: gift. Base in eingesalzenen Fischen durch bakterielle Einwirkung.

Halid: / Halogenid.

Halimetrie: Bestg. der Salzkonz. in einer Lsg.; z. B. Best. des Wassergehalts der Milch anhand der NaCl-Löslichkeit.

Halisterese: (V. RECKLINGHAUSEN, KILIAN) spontane Mineralsalzauslösung aus der – weitgehend intakten – Knochenmatrix, z. B. bei Osteomalazie; Begr. umstritten. – **Halisteresis cerea**: wachsart. Knochenerweichung.

Halitus: (lat.) Atem, Ausdünstung, Geruch; z. B. **H. saturninus** = »Bleiatem«. – **Halitosis**: / Foetor ex ore.

Hall* (IVAN CLIFFORD H., geb. 1885, amerik. Bakteriologe) **Bouillon**: Gentianaviolett-Laktose-Bouillon zur Anaerobierzüchtung. – **H.* Röhrchen**: Gefäß (unteres eingeengtes Viertel mit Glaskugel abgedeckt) zur Anaerobierzüchtung auf flüss. Nährboden.

Hall* Ester: 2-Thiouridin-5-essigsäuremethylester.

Hall* Fazies (MARSHALL H., 1970–1857, Arzt, Edinburgh, London): langes Gesicht mit breiter, gewölbter Stirn bei Pseudohydrozephalus (»**H.* Hydrozephalus**«, »**H.* Syndrom**«).

Hall* Methode: 1) (JOHN BASIL H., 1868–1926, engl. Chirurg): (1903) Gastrojejunostomie i. S. der Gastroenterostomia post. antecolica transepiploica (als nichtresezierendes Verfahren). – 2) (MARSHALL H., 1790–1857): (1856) respirator. Reanimation des auf dem Bauch mit erhöhtem Thorax Liegenden (ähnl. der »Sinuslagerung«) durch alternierendes Rollen in Seiten- (= Inspiration) u. Bauchlage (= Exspiration).

Hall* Operation (K. V. HALL 1962): Bypass zwischen A. fem. u. A. poplitea über die in situ verbleibende, an der Einmündung durchtrennte u. durch deszendierende segmentäre Phlebotomie von Venenklappen befreite V. saphena magna. (nach Ligierung aller Seitenäste!)

Hall* Test: *ophth* Fixierenlassen (Abstand 75 cm) zweier konzentr. roter Kreise (die nur bei angeb. Amblyopie gleichhell erscheinen).

Hall* Tupfer (MAURICE CROWTHER H., 1881–1938, amerik. Parasitologe): (1937) Glas- oder Holzstäbchen mit endständ. Cellophanquadrat für Analabstrich auf Parasiteneier.

Hall* Zeichen (JOSIAH NEWHALL H., 1858–1939, Internist, Denver/Co.): diastol. »Hüpfen« der Trachea mit Abwärtsbewegung des Kehlkopfs bei Aneurysma der Brustaorta.

Hall*-Stone* Ring: *gyn* / Intrauterinpessar aus Edelstahl.

Hallaudiometrie: / Sprachaudiometrie mit Darbietung des Testsatzes mit einem – das Verstehen erschwerenden – Nachhall.

Hallauer* Glas (OTTO H., geb. 1866, Ophthalmologe, Basel): graugrünes, UV-Strahlen u. die blauen Lichtanteile absorbierendes Glas.

Hallberg* Färbung: Darstg. der Tbk-Bakten. (dunkelblau) durch Färben mit Karbolnachtblau, Entfärben mit HCl-Alkohol, Nachfärben mit Bismarckbraun.

Halldén* Methode (GUSTAV ADOLF LEONARD H., geb. 1897, schwed. Arzt): *ophth* Bestg. des subj. u. obj. Schielwinkels u. der anomalen Fixation bei Strabismus unter Verw. von Polarisationsfiltern u. mittels Nachbildmethode.

Halle* Methode, Operation (MAX H., 1873–1939, dtsch. Rhinologe): 1) (1906) endonasale Stirnhöhleneröffnung unter Abtragung des knöchernen Agger nasi mit angrenzendem Proc. front. maxillae u. vord. Zirkumferenz der Apertur. – 2) WEST*-H.* Op.: endonasale Tränensackfensterung. – 3) endonasale Verengung der Nasenhöhle bei Ozaena durch Medialverlagerung der lat. Wand u. Schleimhautanfrischung (Anregung von Synechien zum Septum). – 4) endonasale Ausräumung der Siebbeinzellen unter Abtragung des knöchernen Agger nasi (Freilegung vord. Zellen) u. Durchstoßen der lat. Nasenwand im Bereich der mittl. u. hint. Zellen. – 5) / ERNST*-HALLE* Op.

Halle* Punkt (ADRIEN JOSEPH MARIE NOËL H., 1859–1947, französ. Arzt): Schnittpunkt der Linie zwischen bd. Spinae iliacae ant. sup. mit der Senkrechten auf das Tuberculum pubicum; äuß. Projektion der Kreuzung des gleichseit. Ureters mit dem Beckenrand.

Haller* (Gefäßkranz- oder -ring) (ALBRECHT V. H., 1708–1777, Physiologe, Bern) **Arterienkreis**: / Circulus vasculosus nervi optici. – **H.* Blindsack**, Divertikel, »Cul-de-sac«: die re. u. li. Herzbeutelbucht im Mündungsbereich der oberen Hohlvene u. der re. bzw. li. Lungenvenen. – **H.* Bogen**: / Arcus lumbocostalis. – **H.* Circulus callosus, Ring**: / Anulus fibrosus cordis. – **H.* Circulus venosus, Venenring**: / Plexus venosus areolaris. – **H.* Dreifuß**: / Truncus coeliacus. – **H.* Gang**: / Ductulus aberrans sup. (epididymidis). – **H.* Habenula**,

Schaft, Stiel, Zügel: ∕ CLOQUET* Ligament. – **H.* Hernie**: ∕ Hernia vaginalis beim Kleinkind. – **H.* Isthmus**: ∕ Fretum Halleri. – **H.* Kegel, Koni**: ∕ Lobuli epididymidis. – **H.* Linie**: verstärkte longitud. Bindegewebszüge der Pia mater im Bereich der Fissura mediana ant. des RM. – **H.* Membran, Schicht**: ∕ Tunica vasculosa bulbi. – **H.* Schlinge**: 1) ∕ Ansa Halleri. – 2) Anastomose zwischen N. glossopharyngeus u. R. auricul. des N. vagus. – **H.* Zingulum**: ∕ Cingulum Halleri.

Hallermann* (-Streiff*-Francois*) Syndrom: (1948) erbl. (evtl. embryopath.) konnat. Mißbildungskomplex mit Schädel-, Gesichts- (Mikrogenie, »Vogelgesicht«), Zahnstellungs- u. Augenanomalien (Mikrophthalmie, Cataracta congen.); oligosymptomat. Form des ULLRICH*-FREMEREY=DOHNA* Sy.?

Hallervorden*-Spatz* Syndrom (JULIUS H., 1882–1965, Neurologe, Gießen; HUGO SP.): seltene fam. Erkr. des EPS, beginnend um das 10. Lj. mit Hyperkinesen (Tremor, Palilalie, Athetose); rascher Übergang in akinet. Stadium (Rigor, Spastik, mim. Starre mit Extremitätenversteifung, Optikusatrophie, Demenz). Tod um das 25. Lj.; anat.: Atrophie von Pallidum u. Substantia nigra (Zona recticulata), mit Ablagerung von rostbraunem Pigment u. Pseudokalk.

Hallgren* Syndrom: 1) (1958) ∕ GRAEFE*-SJÖGREN* Sy. – 2) ∕ ALSTRÖM*-H.* Sy.

Hallion* (LOUIS H., 1862–1940, Physiologe, Paris) **Gesetz**: Injektionen von Organextrakten stimulieren das gleiche Organ, aus dem der Extrakt hergestellt wurde. – **H.* Zeichen**: Füllung distaler Venen bei Kompression einer Extremitätenarterie prox. eines Aneurysmas als Zeichen für intakten Kollateralkreislauf (als präop. Prüfung = TUFFIER* Test).

Hallmann*-Cooley* Methode: (1964) Verschluß eines umschrieb. Defektes an großen Arterien (v. a. Aorta, Pulmonalis) mit (Kunststoff-)Patch. – **H.*-C.* Operation**: (1964) eine rechtsthorakale Korrektur der retroösophageal aberrierenden Subclavia dextra (mit KOMMERELL* Divertikel, Dysphagia lusoria, Atemstörung) durch Resektion des Gefäßstammes u. paravertebrale Fixation (beim Kinde) oder – beim Erwachsenen zur Vermeidung eines Anzapfsyndroms – Implantation des dist. Stumpfes in die re. Carotis comm. bzw. Aorta descendens (evtl. mittels Gefäßprothese).

Hallock* Operation: (1932) Arthrorise des Ellbogengelenks durch Einbolzung des samt Trizepssehnenansatzes abgemeißelten u. um 180° gedrehten Olekranons in den Oberrand der Fossa olecrani.

Hallomegalie: Riesenwuchs der Großzehe.

Hallopeau* Krankheit (FRANÇOIS HENRI H., 1842–1919, Dermatologe, Paris): 1) H.*-LEREDDE Syndrom, H.* Eiterflechte: ∕ Akrodermatitis suppurativa continua. – 2) Dermatitis vacciniformis infantilis. – 3) ∕ Lichen atrophicans. 4) ∕ Trichotillomanie. – 5) **H.*-Villaret* Erythem**: »Kokardenform« des fixen Exanthems.

Hallux PNA, Hallus: die große Zehe (= Digitus primus pedis). – Path. Formen: **H. equinus**: paralyt. (metapoliomyelit.) Beugekontraktur im Grundgelenk mit plantarer Subluxation bei starker Dorsalflexion des Metatarsale I (»Metatarsus elevatus«). – Ähnl. als **H. flexus** (krallenförm.) bei Hallux rigidus (muskulär, im Spätstadium fixiert). – **H. malleus**: Hammerzehe I als fixierte rechtwinkl. oder bajonett- oder Z-förm. Beugekontraktur im Interphalangealgelenk bei gleichzeit. (Hyper-)Extension bzw. Dorsalluxation der Grundphalanx; v. a. infolge Extensoren-Überdehnung (z. B. idiopath. Hohlfuß), nach Poliomyelitis, bei FRIEDREICH* Krankht. (»FRIEDREICH* Fuß« mit BRISSAUD* Bajonettstellung), chron. Gelenkrheuma. – **H. rigidus**: schmerzhafte, progred. Versteifung des Großzehengrundgelenks in Hyperextension, mit Gelenkspaltverschmälerung, Becherform der Grundphalanxbasis, evtl. auch subchondralen Zysten, zunächst kompensator. Dorsal-, später fixierter Plantarflexion des Endgliedes (= H. r. flexus); z. B. bei Pes planus, nach Trauma. – **H. valgus s. abductus**: X-Großzehe; d. h. über die physiol. Valgität von 10° hinausgehende (u. U. rechtwinkl.) Abknickung der Großzehe im Grundgelenk als Abduktionskontraktur durch starken Zug der – nach lateral verlagerten u. verkürzten – Streck- u. Beugesehnen u. des M. adductor hallucis; mit Pronation, Abdrängung bzw. Unter- oder Überlagerung der Nachbarzehe, Torquierung u. Auswärtsverschiebung der Sesambeine, starkem Vorspringen des Ballens (Adduktion des Metatarsale I), sek. Schleimbeutelbildung (Neigung zu Frostschäden: »Frostballen«) u. Einschränkung der Plantarflexion. Selten kongenital, meist »vestimentär« (schuhbedingt, v. a. bei Pes valgo- u. transversoplanus). Ther.: konservativ (z. B. Nachtschiene, Einlagen) oder Op. (an Sehnen, Gelenkkapsel, Knochen). – **H. varus s. adductus**: Abknickung der Großzehe nach medial infolge Adduktionskontraktur, meist kongenital als Teilsympt. von Poly- bzw. Syndaktylie u. Klumpfuß.

Halluzination: einen oder mehrere (bis alle) Sinne betreffende komplexe Wahrnehmung ohne adäquaten äuß. Sinnesreiz, jedoch mit Realitätscharakter für den Halluzinanten; v. a. bei Schizophrenie (infolge veränderter Realitätsbeziehung analytisch als Ersatz einer unerträgl. Wirklichkeit durch ein befriedigendes Surrogat gedeutet), aber auch infolge tox., traumat. oder sonst. zerebraler Reizung (z. B. bei Epilepsie); als **akust. H.** (»Stimmenhören« bei Schizophrenie, Hörbahn-, Temporallappenläsion), als **gustative** oder **gustator. H.** (»Geschmacks-H.« in Form von – meist unangenehmen – Parageusien bei Schizophrenie u. »gustativer« Epilepsie), als **hapt.** oder **taktile H.** (häufig wechselnde Mißempfindungen wie Schläge, Stiche, Elektrisieren, Bestrahlung, Berührung, v. a. bei Schizophrenie, Intoxikationen, Involutionspsychose), als **olfaktive H.** (unangenehme Geruchssensationen, v. a. bei Schizophrenie u. sensor. Epilepsie), als **opt.** oder **visuelle H.** (geometr. Muster oder aber Personen, Tiere, Gegenstände, mit mehr oder weniger komplizierten szenenhaften Abläufen, v. a. bei tox. Hirnschädigung, deliranten Syndromen, halluzinator. u. visueller Epilepsie, bei Eidetik u. endogenen Psychosen). – Bes. Formen: **autoskop.** oder **elementare H.** (E. BLEULER; ungeformt, z. B. mit Licht-, Farben-, Geräusch-, Trugwahrnehmungen), **entero-** oder **proprioceptive** oder **zönästhet. H.** (Formen der ∕ Leibgefühlhalluzination), **experimentelle H.** (durch Halluzinogene; mit vorw. opt. Strukturen u. nachfolg. affektiv geprägten komplexeren Szenen. – Gleiche Erscheinungen auch bei langzeit. Isolierung), **extrakampine H.** (opt. H. außerh. des Gesichtsfeldes, z. B. hinter dem Rücken), **funktionelle H.** (auf äuß. Reize hin, im Ggs. zur Illusion jedoch nicht mit

Halluzination, hemianopische

den unverfälscht wahrgenommenen Sinnesreizen verschmelzend), **hemianop. H.** (Halbseitensehen ohne erkennbare Urs. beim Nichtpsychotiker), **hypnagoge H.** (beim Einschlafen, meist optisch in Form flücht., ungeordneter, bruchstückhafter Halbschlaf- oder Schlummerbilder ohne affektive Besetzung), **hypnopompe H.** (im Übergangsstadium vom Schlaf zum Aufwachen, meist opt.), **hypochondr.** oder **somatopsych. H.** (organisch nicht begründete Organsensationen; v. a. bei Schizophrenie, Involutionspsychose), **imperative H.** (akustisch als – oft absurde Handlungen, evtl. auch Suizid bestimmende – Befehle; bei Schizophrenie), **kinästhet. H.** (Bewegungswahrnehmungen, auch an den eigenen Gliedern: »aufgezwungene Bewegungen«), **makro- u. mikropsych. H.** (↑ Gulliver- bzw. Liliput-H.), **morphopt. H.** (↑ Morphopsie; s. a. Makr-, Mikropsie), **negative H.** (Nichtwahrnehmen sinneszugängl. Objekte trotz erhaltener Auffassungsfähigkeit, v. a. in Hypnose), **normopt. H.** (im Ggs. zur Morphopsie mit Normalgröße aller Objekte), **psych.** oder **abstrakte H.** (Empfindung »suggerierter« oder »aufgezwungener Gedanken«; den Denkstörungen zuzurechnen), **psychogene** oder **induzierte H.** (im Rahmen einer Affektreaktion, auch bei [Massen-]Suggestion), **psychomotor. H.** (kinästhetisch, mit der Empfindung, bei Unfähigkeit zu akt. Bewegung passiv in Bewegung gesetzt zu werden; s. a. verbale ↑ H.), **retroaktive H.** (↑ Erinnerungshallucination), **stabile** oder **stereotype H.** (wenig wechselnder Inhalt, z. B. Wiederholung derselben Worte oder Bilder), **synästhet. H.** (gleichzeitig mehrere Sinne betreffend), **szenen-** oder **traumhafte** oder **oneroide H.** (zu traumart. Szenen zusammenfließende vorw. opt. H.n, oft mit akt. Rolle des Halluzinanten), **teleolog. H.** (akust. H. in Form von Kritik, Ratschlägen, Warnungen vor Handlungen, Gedanken etc.: »Gewissensstimme«), **verbale H.** (SÉGLAS; psychomotor. H. als »inn. Sprechen«, d. h. Vorstellung des Halluzinanten, ein Fremder spräche aus ihm), **vestibuläre H.** (den Gleichgewichtssinn betreffend: Gefühl des Schwebens, Fallens, Fliegens; bei Intoxikation, endogenen, exogenen u. Involutionspsychosen), **zönästhetische H.** (↑ Leibgefühlhalluzination).

halluzinatorisch: mit ↑ Halluzinationen einhergehend; z. B. **h. Verwirrtheit** (= amentielles Syndrom mit Ersatz realitätsgebundener Wahrnehmungen durch Halluzinationen), **h. Wahnsinn** der Trinker (↑ Alkoholhalluzinose); s. a. Halluzinose.

Halluzinogen: *pharm* psychotrope Substanz, die beim Gesunden psychopathol., an nach Dosis Schizophrenie-art., delirante oder traumhafte Zustände (»tox. Ekstase«) bei Erhaltung des vollen Bewußtseins hervorruft; z. B. Meskalin, Haschisch, LSD, Skopolamin u. a. »mind-expanding drugs«. Anw. für experim. Psychosen, Psychother.; z. T. als Suchtmittel gebraucht (»H.rausch« als flücht. tox. Psychose).

halluzinolytisch: *therap* Halluzinationen beseitigend (z. B. als Psycholeptika-Wirkung).

Halluzinose: vorw. durch – meist akust. – Halluzinationen charakterisierter Zustand, häufig mit erstaunlich klarer Bewußtseinslage; v. a. beim akuten exogenen Reaktionstyp BONHOEFFER. Unterschieden u. a. als **akute H.** (WERNICKE; von akust. u. opt. Halluzinationen bestimmte Alkohol-H.), **multisensorielle H.** (mehrere Sinnesqualitäten einbeziehend, z. B. als Dermatozoenwahn), **pedunkuläre H.** (bei Hirnschenkelprozeß opt. H. mit raschen szenenhaften Abläufen), **period. H.** (P. SCHRÖDER; man.-depressives Bild mit halluzinator. Phasen gehobener oder gedrückter Stimmung), **progressive H.** (K. KLEIST; chron. paranoide Schizophrenie mit Vorherrschen akust. Halluzinationen), **taktile H.** (die Körperfühlsphäre betreffend; z. B. als Dermatozoenwahn, Akarophobie). – Nach LHERMITTE Bez. für die ↑ Pseudohalluzination.

Halo: »Hof«, »Saum«; Bez. z. B. für den »Warzenhof« (↑ Areola mamillae), die Ringfigur um den gelben Fleck bei der scheibenförm. senilen Makuladegeneration, als **H. glaucomatosus** u. **H. senilis** (schmal, weißl.) die sogen. zirkumpapilläre Choroidea-Atrophie bei Glaukom bzw. bei altersbedingter Aderhautsklerose; als **H. perioralis** die schmale, blasse Zone neben dem Lippenrot bei intraperitonealer Blutung etc., als **H. saturninus** der ↑ Bleisaum; s. a. Haloeffekt, Halometrie, DEUEL* Halozeichen, Halonävus.

Haloeffekt: *psych* (G. W. ALLPORT) die unbewußte Beeinflussung des Untersuchers durch den ersten Gesamteindruck oder auffallende Einzelmerkmale (Make-up, Kleidung, Schmuck etc.) des Probanden; Fehlerquelle bei psychol. Beurteilung.

Halogen: »Salzbildner«, als Bez. für die Elemente der 7. Hauptgruppe des Periodensystems: F, Cl, Br, J, At (Astat). – **H.akne**: entzündl.-papulopustulöser, akneart., follikulärer Hautausschlag als Folge äußerl. oder innerl. Einwirkung eines – sich vorw. in den Talgdrüsen anreichernden – Halogens; durch Berufsnoxe oder medikamentös bedingt (evtl. auf dem Boden einer Akne vulg.) als ↑ Brom-, Chlor-, Fluor- u. Jodakne.

Halogenid: salzart. Verbindung eines Halogens (meist HF, HCl, HBr, HJ) mit einem elektropos. Stoff (v. a. Metalle); ↑ Bromid, Chlorid, Fluorid, Jodid.

Halogenierung: Einführung von Halogenen in – v. a. organ. – Verbdgn. durch Addition oder Substitution.

Halogen|kohlenwasserstoffe: aliphat. oder aromat. Kw.stoffe, in denen H-Atome teilweise oder vollständig durch Halogene ersetzt sind; z. B. Methanderivate (Bromo-, Chloro-, Jodoform, Tetrachlorkohlenstoff), Fluorkohlenwasserstoffe (lipoidlösl., Aufnahme inhalativ, peroral, perkutan; toxisch für ZNS: Schlafsucht bis Bewußtlosigkeit, Kopfschmerzen, Lähmungen, Krämpfe auslösend; ggf. anzeigepflicht. BK). – **H.wasserstoffsäuren**: ↑ Acidum hydrobromicum, hydrochloricum, hydrofluoricum.

Haloide: ↑ Halogenide.

Halometrie: *hämat* ↑ Erythrozytometrie durch Messen der Beugungsringe; s. a. Blutzellenprüfer.

Halonävus (Sutton*): Nävuszellnävus, der, zunächst mit hellem Hof, nach Monaten sein Pigment verliert oder völlig schwindet (entzündl. Spontanrückbildung: »SUTTON-Phänomen«).

haloniert: von einem Halo umgeben; z. B. **h. Augen** (dunkle »Augenränder« als unverbindl. Sympt. bei Störung des Gesamtbefindens).

Halopege: Kochsalz enthaltendes Quellwasser.

Haloperidolum *WHO*: 4'-Fluor-4-[1-(4-hydroxy-4-p-chlorphenyl-piperidino)]-butyrophenon; Neuroleptikum (mit Chlorpromazin-ähnl. Wirkung); Anw.

bei Psychosen, zentralem Erbrechen, zur Geburtserleichterung, Opiatpotenzierung.

Halophilie: Affinität zu bzw. Vorliebe für Salz.

Haloproginum WHO: 1,2,4-Trichlor-5-(3-jod-2-propinyloxy)benzol; Fungizid (zur Pompholyx-Ther.).

halosign: (engl.) *röntg* ↑ DEUEL* Halozeichen.

Halothan(um) WHO: 2-Brom-2-chlor 1,1,1-trifluoräthan (F_3C-CHBrCl); farblose, nicht brennbare, die Atemwege nicht irritierende Flüssigkeit; Sdp. 50,2°. Stark u. rasch wirkendes, muskelrelaxierendes u. blutdrucksenkendes Inhalationsanästhetikum, das für die **H.-Narkose** in einem in die Frischgasleitung des halbgeschlossenen Systems zwischengeschalteten – kupfernen – Verdampfer (mit dochtart. Innenauskleidung) unabhängig von Temp., Gasdurchfluß u. Füllungszustand verdampft wird. Bezügl. Tiefe u. Wiedererwachen gut steuerbar, aber rel. schlechte Analgesie (Ausgleich durch Kombin. mit Lachgas), Hepatotoxizität, Atemdepression (bedarf der Beatmung!), Myokarddepression (neg. Inotropie), Bradykardie u. Hypotonie (parasympathikomimet. Effekt).

Halotherme: warme Kochsalzquelle.

Halozeichen: *röntg* ↑ DEUEL* Halozeichen (bei Fruchttod).

Halpin* Diät: kochsalzarme Kost (Milch, Eier, ungesalzenes Weißbrot, Butter) bei Nephritis.

Hals: s. a. Collum, Cervix. – **H.anhänge**: *derm* angeb. s.c. warzenförm., evtl. gestielte Anhangsgebilde präaurikulär (vgl. Aurikularanhänge) oder am Vorderrand des Sternokleidomastoideus, z. T. mit Knorpeleinlagerung, ohne pathogenet. Zusammenhang mit lat. Halsfistel. – **H.ausräumung**: radikale ↑ Halsdissektion. – **H.band**: 1) H. des Helvetius: *anat* ↑ HELVETIUS* Ligament. – 2) H. der Venus: *derm* ↑ Collier de Vénus. – **H.binde**: *anat* ↑ Fascia cervicalis. – **H.bläschen**: von Ektodermepithel ausgekleidetes Rudiment der embryonalen **Halsbucht** (Sinus cervicalis). – **H.bräune**: ↑ Rachendiphtherie.

Halsdissektion: subtotale, bei medianem Neoplasma (Zungen-, Haut-, UK-, branchiogenes Ca.) sogar bds. Ektomie der lat. u. dors. Halsweichteile; entweder als ↑ En-bloc-Resektion (ROUX-BERGER, CRILE) oder »erweiterte« Radikalop. (evtl. zweizeit.), möglichst unter Erhaltung der Halsarterien u. -nerven, aber bei obligater Resektion der Jugularvenen u. der Carotis ext. (proximal des Abgangs der A. thyroidea sup.; Durchtrennung der Nn. hypoglossus u. vagus). – I. e. S. die radikale Ausräumung der zervikalen LK unter Abtrennung der Mm. digastricus (hint. Bauch) u. stylohyoideus.

Halsdistomatosis: parasitäre Pharyngitis im Vord. Orient (mit Frühjahrsmax.) durch unreife Stadien von Fasciola hepatica, Metazerkarien von Clinostomum complanatum u. Limnatis nilotica, Nymphen von Linguatula serrata. Gefahr letaler Asphyxie.

Hals|dreieck: 1) seitl. H.: ↑ Regio colli lat. – 2) unt. seitl. H.: ↑ Trigonum omoclaviculare. – **H.druckzeichen**: ↑ CZERMAK* Versuch. – **H.drüsen..**: ↑ s. u. Halslymphknoten..... – **H.eingeweide**: Sammelbez. für Pharynx (i. S. der HNO-Heilkunde einschl. Zunge u. Mundboden), Larynx sowie zervikale Abschnitte von Ösophagus u. Trachea. – **H.entzündung**: ↑ Angina, Pharyngitis, Tonsillitis. – **H.evidement**: *chir* ↑ Halsdissektion. – **H.faszie**: ↑ Fascia cervicalis.

Halsfistel: angeb. oder erworb. Fistel der Halsregion, z. B. (»kollare«) Tracheal-, Ösophagus-, Kropf-, LK-Fistel; i. e. S. die **kongenit.** (prim. oder sek.) **H.** als Persistenz embryonaler Gebilde: **1)** die branchiogene lat. H. (meist rechtsseit., evtl. bilat.) im vord.-seitl. Halsdreieck, mit Ostium am med. Kopfnickerrand u. inn. Mündung in der seitl. Pharynxwand, bei inkompletter Fistel mit Blindende nahe dem Hyoid; Rudiment der 2. Kiementasche u. -furche u. des zugehör. Abschnitts des Sinus u. Ductus cervic. – oder – meist – der 3. ↑ Kiementasche (d. h. des Duct. thymopharyngeus; Fistelgang ventrolat. vor den Karotiden); ausgekleidet mit Platten- oder Zylinderepithel, stets mit dem Cornu majus des Hyoids fest verwachsen; evtl. wäßrig sezernierend. Ther.: Exstirpation (da Gefahr des branchiogenen Ca.!). – **2) mediane H.**: in der vord. Medianlinie, als inkomplette, primär inn. Fistel (Zylinder- oder Flimmerepithel) aus dem teilpersistenten Duct. thyroglossus, mit For. caecum als Ostium; durch Sekretretention (Obliteration des prox. Abschnitts) Fistelverlängerung nach kaudal u. Perforation zwischen Zungenbein u. Schildknorpel (selten in Jugulumhöhe), so daß nun inkomplette äuß. Fistel (häufigste u. klin. wichtigste Form). Vereinzelt auch Sekundärfisteln als Komplikation einer med. Halszyste (Inzision, mißglückte Radikalop., Perforation). Sympte.: trichterförm. Hauteinziehung im Ostiumbereich mit entzündl. ekzematöser Umgebung; trübschleim., evtl. eitr. Dauersekretion. Ther.: Totalexstirpation mit Resektion des Zungenbeinkörpers.

Hals|furchenhandgriff: *geburtsh* beidhänd. kraniokaud. Abtasten des mütterl. Unterbauchs zur Feststellung der – meist etwas schrägen – kindl. Halsfurche bei Kopflage. – **H.ganglien**: die Ganglien des ↑ Halssympathikus. – **H.geflecht**: ↑ Plexus cervicalis.

Halsgrenzstrang: ↑ Halssympathikus. – Zur temporären oder permanenten Blockade (mit Novocain®-, Alkohol- oder Phenolinj.) für Ggl. sup. u. med. seitl. Einstich u. Vorgehen in Richtung 2.–3. bzw. 5.–6. HW-Querfortsatz bis zur »Knochenfühlung«, dann leichtes Zurückziehen der Nadel; für Ggl. inf. Technik der Stellatumblockade; Inj. »sitzt«, wenn einige Min. später HORNER* Syndrom auftritt.

Hals|kanal: ↑ Canalis cervicis uteri. – **H.kiemenfistel**: laterale ↑ Halsfistel. – **H.kontraktur**: ↑ Schiefhals (Torticollis), Torsionsdystonie. – **H.krawatte**: *chir* zirkulärer Halsverband, z. B. ↑ Gipskrawatte, SCHANZ* Watteverband. – **H.lordose**: die physiol. Lordose der HWS. – **H.lymphangiom**: ↑ Hygroma cysticum colli.

Halslymphknoten: Nodi lymphatici cervicales (superf. u. prof.). – Umschrieb. Schwellung (insbes. der am Kieferwinkel) erfolgt als regionäre LK-Beteiligung bei Entzündungen des Rachenringes bzw. Metastasierung eines Larynx-, Pharynx- oder Mundhöhlenneoplasmas, ferner bei Lymphogranulomatose u. Leukämie. – Als spezif. Entzündung v. a. die – meist alimentär durch Typus bovinus hervorgerufene – prim. LK-Tbk (Eintrittspforte: Gaumentonsillen, Epipharynx, seltener Wangenschleimhaut, Gingiva), meist einseitig, mit charakterist. Lokalisation der Lymphome im Karotisdreieck, Neigung zu Abszedierung, s.c. Ausbreitung Skrofuloderm- u. Fistelbildung (Tuberculosis cutis colliquativa), evtl. Lupus vulg. (oder aber unkomplizierter Verlauf mit Verkal-

Halsmark

kung); seltener die – oft doppelseit. – postprim. Tbk als sek. Folge hämatogener Streuung aus übergeordneten Herden (meist Lunge).

Hals|mark: ↑ Pars cervicalis medullae spinalis. – Experim. Durchtrennung bewirkt Lähmung der ges. Körpermuskulatur, Atemstillstand, Kreislaufhypotonie. – **H.muskeln**: ↑ Musculi colli. – Ton. u./oder klon. Spasmen (als Akzessoriuskrampf, Torticollis spasticus, Spasmus rotatorius u. nutans, Splenius-, Rhomboideuskrampf etc.) auf organ. oder psychogener Grundlage sind meist sehr hartnäckig.

Halsmyotom-IV-Syndrom: (A. Dyk 1958) bei Läsion des N. phrenicus oder der RM-Wurzeln C_4-C_5 Aerophagie, Oberbauchblähung (vergrößerte u. hochliegende Magenblase, li.-seit. Hals- u. Schulterschmerzen, Zwechfellrelaxation (evtl. -lähmung).

Hals|nerven: ↑ Nervi cervicales. – **H.geflecht**: ↑ Plexus cervicalis. – **H.neurose**: ↑ Vertigo laryngea, Epilepsia laryngealis.

Halsphlegmone: lympho- oder hämatogene oder postperforative (z. B. abszedierende LK), eitr. oder (gefährlicher!) seröse Phlegmone der Halsweichteile; bei traumat. Genese (Kehlkopf-, Luftröhrenverletzung) evtl. mit Bildung schaumigen Exsudats. Ausbreitung u. Sympte. bestimmt durch Lage zu Halsmuskeln u. -faszien (Barriere gegen Vordringen in die Tiefe, aber auch gegen Spontanperforation nach außen, so daß u. U. Ableitung ins Mediastinum über Gefäßscheide, Spatium retroviscerale zwischen Ösophagus u. Prävertebralfaszie). **Tiefe H.** als schwere Allg.infektion mit Zwangshaltung des Kopfes, Kiefersperre, Apathie, Dyspnoe (Glottisödem), u. U. meningit. Zeichen (Jugularisthrombose), Gefäßarrosion, Aspirationspneumonie; Sonderformen: Mundboden-, Retropharyngeal-, Holzphlegmone, erstere evtl. entlang dem lockeren submentalen Bindegewebe bzw. in der zervikalen Gefäßscheide mediastinalwärts absteigend.

Hals|plexus: ↑ Plexus cervicalis. – **H.reflex**: ↑ Halsstellreflex; s. a. Schema »Gleichgewichtssinn«.

Halsrippe: akzessor., rudimentäre bis komplette, evtl. gelenkig unterteilte Rippe am 7. (-4.) HW als ↑ Kranialvariante der WS. Oft kombin. mit weiteren Anomalien (z. B. bindegeweb. oder knöcherne Verwachsung mit 1. Rippe, Sternum-, Thoraxasymmetrie); bei > 60% bilat.-asymmetrisch; unilat. meist mit HWS-Skoliose. Sympte.: obere Schlüsselbeingrube verstrichen, tastbarer knochenharter »Tumor«; evtl. Alteration von Armplexus u. Subclavia beim »Hochheben« oder Kompression von oben (evtl. verstärkt durch hier fehlinserierende Mm. scaleni ant. u. med., s. a. Skalenus-Syndrom), heft. Subklaviapulsation mit Abschwächung des Radialispulses, pos. Adson* Test; s. a. Skalenussyndrom. – **H.syndrom**: ↑ Naffziger* Syndrom.

Hals-Schaftwinkel: röntg ↑ CD-Winkel.

Halsschlagader: ↑ Arteria carotis, i. w. S. auch A. cervicalis (ascendens, prof., superf.), A. transversa colli.

Halsspalte: kongenit. mediane Hautrinne (oberflächl., schmal) vom Hyoid bis zum Jugulum, ausgekleidet mit dünnem, rötl. Epithel, evtl. schuppend u. nässend; kaudal stets in kurze, blinde s.c. Fistel, kranial oft in ein kleines Fibrom übergehend (mit bilat. Strängen zum Tuberculum mentale). Pathogenese: frühembryonale Verklebung des Herzbuckelepithels mit ventr. Kiemenbögenenden, die später durch Deflexion des Kopfes einreißt (Wundflächenepithelisierung).

Halssteife: ossär (»Lötsteife«), bindegewebig (»Sperrsteife«) oder – meist – neuromuskulär bedingte Bewegungseinschränkung bei Mißbildungen, Zervikalsyndrom, Meningitis, Meningismus, Enzephalitis, Torticollis etc.

Hals(stell)reflex, tonischer: durch Änderung der Kopf- zur Körperstellung über Mechanorezeptoren labyrinthunabhängig ausgelöste Änderung der Tonusverteilung in Rumpf- u. Extremitätenmuskulatur als frühkindl. (»primitiver«) Stellreflex. – Beim **symmetr. ton. Nackenreflex** (= STNR) bewirkt Retroflexion des Halses Streckung u. Tonisierung der oberen u. Beugung u. Tonusverlust der unt. Extremitäten (bei Flexion umgekehrt; Kind kann nicht kriechen!); beim **asymmetr. ton. H.** (= ATNR) führt Drehung des Kopfes zu Streckung u. Tonisierung des ipsilat. u. Beugung u. Tonusverlust des kontralat. Armes (evtl. auch Beines); ersterer ist stets pathol., letzterer nur bei Persistenz über den 6. Mon. hinaus (z. B. bei frühkindl. Hirnschaden).

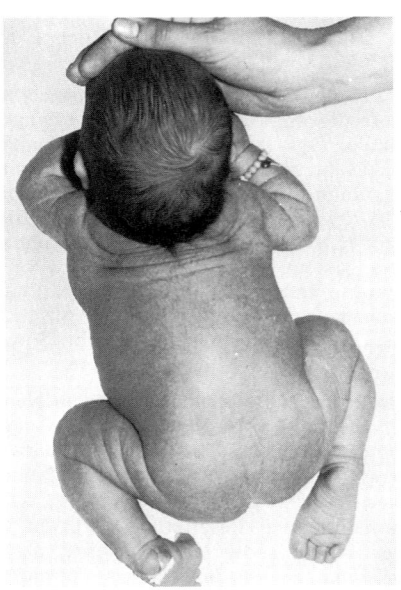

Symmetrischer tonischer Nackenreflex bei Bauchlage.

Halssympathikus: zervikaler Abschnitt des Truncus sympathicus, mit Ganglia cervic. sup., medium u. inf. (bzw. cervicothoracicum = Ggl. stellatum; oft auch Ggl. intermedium zwischen den letzteren) einschl. prä- u. postganglionären Fasern (v. a. vaso- u. sudomotorisch), Rr. interganglionares u. Ansa subclavia.

Halstead* (Albert Edward H., 1868–1926, Chirurg, Chicago) **Methode**: (1910) transnasale-transsphenoidale Freilegung der Hypophyse unter Abtragung der Lamina perpendicularis des Siebbeins u. Resektion der Keilbeinhöhlenscheidewand; sublabialer Zugang von Inzision in der Oberlippen-Umschlagfalte. – **H.*Test**: bei Zervikobrachial-Syndrom: Schwinden des Radialispulses am hängenden Arm bei Kopfdrehung zur gesunden Seite spricht für Gefäß-Nervenbündelkompression in der Skalenuslücke.

Halsted* (WILLIAM STEWART H., 1852–1922, Chirurg, Baltimore) **Klemme**: spitze Arterienklemme für kleine u. kleinste Gefäße, mit kurzen quer- oder kreuzgerieften Branchen u. stumpfen oder 1 × 2-gezähnten Maulteilen. – **H.* Naht**: 1) fortlaufende, nur das Korium fassende Intrakutannaht (feinstes Katgut) mit wundferner Fixierung der Fadenschlinge nach Unterpolsterung (sogen. amerikan. Naht, für kosmetisch schöne Narbe). – 2) zweischicht. Sero-Muskularisnaht der Darmwand als U-förm., knapp den Wundrand fassende Seidenknopfnaht. – **H.* Operation**: (1897) Exstirpation eines Duodenal-Ca. durch segmentäre Duodenektomie u. terminoterm. Anastomosierung, evtl. Neoimplantation des Choledochus u. des Pankreasgangs ins Duodenum (nach keilförm. Exzision der VATER* Papille). – **H.* Schnitt**: basale Zirkumzision der Mamma mit 2 senkrecht aufgesetzten Hilfsschnitten (schräg nach oben-außen u. unten-innen, bis Mitte Klavikula bzw. vord. Rippenbogenrand); für radikale Amputation (mit Ausräumung der Achselhöhle u. Supraklavikulargrube, Exzision von Subkutanfett u. Faszie als Epigastrium). – **H.*Technik**: (1889) Leistenbruchop. mit Neubildung der Leistenkanal-Vorderwand durch Doppelung der Mm. obl. int. u. cremaster sowie Vernähen der (in sich gedoppelten) Externusaponeurose über dem Samenstrang. – **H.* Zeichen**: bei Palpation eines Mammaknotens das Gefühl des Rupturierens u. Zerquetschens ohne Größen- u. Formveränderung des Tumors als Zeichen für Gallert-Ca.

Halstern* Krankheit: endem. / Syphilis.

Hals|vene: / Vena jugularis (ant., ext., int.), Vena cervicalis prof. – **H.wickel**: nach außen wasserdicht abgedeckter zirkulärer / Wickel, handwarm v. a. bei Angina, kalt (auch i. S. der Eiskrawatte) zur Prophylaxe von Nachblutung (nach Tonsillektomie etc.) u. postoperatives Ödem.

Halswirbel|säule: der kran., beweglichste WS-Abschnitt mit physiol. Lordose, bestehend aus Atlas, Axis u. weiteren 5 Vertebrae cervicales. – **H.(säulen)-syndrom**: / Zervikal-, Zervikobrachial-, BARRÉ*-LIÉOU*, BELL*-DALLY*, GRISEL*, HADLEY*, KLIPPEL*-FEIL* Syndrom.

Halszellen: *gastr* / Nebenzellen (im Drüsenhals); i. e. S. die undifferenzierte, nicht-schleimbildende Form.

Halszyste: Zysten bzw. zyst. Geschwülste der Halsregion, z. B. das – multilokuläre – Hygroma cysticum colli congenitum, die Struma colloides nodosa cystica; i. e. S. die kongenit. Halszysten, u. zwar die **lat. H.** als branchiogene, meist unilokuläre Retentionszyste im vord. lat. Halsdreieck, hervorgegangen aus einer partiellen obliterierten lat. / Halsfistel, prall-elastisch u. stets gut abgrenzbar, evtl. mit haarfeinem inn. u./oder äuß. Fistelgang; die **mediane H.** als Retentionszyste in persistierenden Abschnitten des Ductus thyreoglossus (s. a. mediane / Halsfistel), juxta-infrahyoidal gelegen u. am Zungenbein fixiert, mit Platten- oder Flimmerepithel ausgekleidet, mit schleimig-serösem oder dermoidart., nach Infektion eitr. Inhalt; Klin.: sichtbarer, prall-elast., beim Schlucken mitgehender Tumor, Gefahr der Spontanperforation (Sekundärfistel, u. U. Phlegmone) u. der malignen Entartung.

Halteapparat: die ein Organ (z. B. Uterus) stützenden Ligamente.

Halteeinlauf: bei Stuhlinkontinenz wiederholt applizierter u. möglichst lange zu haltender Einlauf als Kontinenztraining, meist kombin. mit einschläg. Krankengymnastik; bei Anus praeter auch über aboralen Schlingenschenkel.

Haltefaden: *chir* mit Klemme etc. armierter Fadenzügel (meist durchstochen) als intraop. Offenhalte- bzw. Einstellhilfe, z. B. »Eckfäden« in der Magen-Darmchirurgie (auch i. S. der Situationsnaht), »geknüpfter H.« zum temporären »Heraussnähen« der Kopfschwarte bei Trepanation.

Halter* Hämangiom: / Haemangioma verrucosum.

Halte|reflex: / Haltungsreflex. – **H.regler, -system**: *kybern* Regelsystem, bei dem die Regelgröße über eine Stellgröße so auf die Regelstrecke einwirkt, daß die zu regelnde Größe konstant gehalten wird. Prinzip z. B. der Regelung der Netzhautbeleuchtung über die Pupillenweite.

Halte|übung: *physiother* akt. krankengymnast. Übung ohne Bewegungserfolg i. S. einer verstärkten Spannungsübung, z. B. Einwirkung des Behandelnden gegen »Haltewiderstand« (ohne die Haltekraft zu überschreiten), akt. Halten eines Gewichts gegen die Schwerkraft; s. a. isometr. Training. – **H.versuch**: *neurol* Vestibularisprüfung anhand des intendierten »Haltens« einer Extremität, z. B. BÁRÁNY* Zeigeversuch.

Haltlosigkeit: mangelnde Willensintendierung des Verhaltens, häufig verbunden mit Stimmungslabilität u. Explosivität; bei Psychopathie, Sucht, Schwachsinn.

Haltung: 1) / Körperhaltung. – 2) *psych* das Gesamt der etwa gleichbleibenden charakterl.-seel. u. körperl. Einstellungen u. Verhaltensweisen des Individuums. – 3) *gyn* / Fruchthaltung.

Haltungs|albuminurie: lordotische / Albuminurie. – **H.anfall, tonischer**: von der supplementär-motor. Region ausgehender epilept. Anfall (Adversivkrampf). – **H.fehler**: *orthop* die sich im Schul- u. Adoleszentenalter manifestierende, aktiv noch voll korrigierbare Abweichung der WS von der Normalhaltung (Kyphose, Lordose, Skoliose) als Folge verlorenen Haltungsgefühls (bei schlechter Gewohnheitshaltung) u./oder einer Stützgewebe-Muskelinsuffizienz, ohne nachweisbare WK- oder Weichteilveränderung (= prim. / Haltungsstörung, im Ggs. zur sek. bei / Haltungsschaden, zu Stellungsfehler u. Deformität); meist mit sek. Fehlhaltungen (u. Formänderungen) an Rumpf u. Extremitäten, allg. Entwicklungsstörung, Ermüdbarkeit (/ Haltungsverfall). – Auch unpräzise Bez. für Adoleszentenkyphose, Skoliose 1. Grades, Schulskoliose u. a.

Haltungsreflex: propriozeptiver Reflex (über RM oder Medulla obl.) zur Aufrechterhaltung bzw. Wiederherstellung des Muskeltonus. Führt als **lokaler H.** (= Muskeldehnungsreflex), ausgelöst über Gravitationsreize, zur Versteifung einer Extremität, beeinflußt als **segmentaler H.** eine Extremität durch Bewegung einer anderen u. modifiziert als **generalisierter (= allg.) H.** eine vorhandene Haltung in Abhängigkeit von der Position des Kopfes im Raum; s. a. Halsstell-, Labyrinthreflex.

Haltungs|schaden: *orthop* sek., meist irreversible Fehlhaltung infolge verspäteter oder unvollkommener Aufrichtung aus prim. Haltungsfehlern (fixierte Hal-

Haltungs|schwäche

tungskyphose, -skoliose; Haltungsverfall etc.); begünstigt durch Störung der vorpuberalen Skelettentwicklung (z. B. kongenit. Hüftluxation) bzw. – als »Erschöpfungsphänomen« – durch Längenwachstumsschub in der Pubertät; evtl. mit fließ. Übergang in definitive Formänderung wie X-Bein, Fußdeformität, Epiphysenlösung etc. – **H.schwäche**: orthop s. u. Haltungsfehler, -verfall.

Haltungs|stereotypie: stereotypes Beibehalten einer best. Körperhaltung (Lage) über Tage, Wo. u. Monate als typ. Zeichen der chron. Schizophrenie. – **H.störung**: orthop jede von der Norm abweichende Veränderung der Körperhaltung infolge Störung der akt. (Muskeln, Nerven) u. pass. Haltvorrichtungen (Knochen, Bänder, Gelenke), s. a. Haltungsfehler, -schaden; mitbeeinflußt durch Konstitution, Alter, Kräftezustand, seel. Verfassung. – **H. test**: (MATTHIASS) Vorstreckenlassen der Arme des Aufrechtstehenden für 30 Sek.; bei H.schwäche Vorgleiten des Schultergürtels, Rückneigung des Oberkörpers mit vertiefter Lendenlordose u. Vortreten von Bauch u. Becken. – **H.tremor**: nur in best. Haltung, d. h. bei ton. Innervation auftret. Tremor; v. a. bei Hyperthyreose, vegetat. Labilität, als Ermüdungs- u. Kältezittern. – **H.turnen**: ↑ orthopädisches Turnen.

Haltungsverfall: (SCHEDE) orthop das – v. a. in den Phasen des Gestaltwandels – über gewohnheitsmäß. u. übertriebene Ruhehaltung zu ↑ Haltungsfehlern führende zeitl. u. formale Geschehen (primär meist als Rundrücken), evtl. mit Fixierung dieser Fehlhaltung als Sekundärschaden; oft mit Überstreckbarkeit der Gelenke, reduzierter Atmungsbreite, Ermüdbarkeit, beschleunigtem Längenwachstum. Folge v. a. aber einer endogenen Muskel-Bindegewebsinsuffizienz (Asthenie; begünstigt u. a. durch Bewegungsmangel, z. B. »Sitzschaden« des Schulkindes).

Halysis: helminth ↑ Taenia.

Ham* Test (THOMAS HALE H., geb. 1905, Internist, Cleveland): Bestg. der Säureresistenz gewaschener Ery mit HCl-gesäuertem, Ery-freien, blutgruppengleichen Fremdserum. Deutl. Hämolyse bei MARCHIAFAVA*, DYKE*-YOUNG* Syndrom u. a. hämolyt. Erkrn., pathognomonisch für paroxysmale nächtl. Hämoglobinurie.

Hamaker* Nachbild: ophth ↑ BIDWELL* Schatten.

Hamamelis virginiana: »Virgin. Zaubernuß« [Hamamelidaceae]; Blätter u. Rinde (»Cortex Hamamelidis«, hom »Hamamelis«) enthalten Gerbstoffe, Cholin, Saponin u. äther. Öl; Anw. (Destillat, Extrakt, Salbe, Supp.) als Adstringens (bei Hämorrhoiden, Haut-, Schleimhautentzündung), Hämostyptikum u. kosmet. Tonikum.

Hamann*-Hirschmann* Test: orale Glukose-Doppelbelastung ähnl. ↑ STAUB*-TRAUGOTT* Versuch.

Hamartie: path umschrieb. Fehl- oder Mißbildung i. S. der fehlerhaften Gewebszusammensetzung eines Organ(system)s infolge atyp. Ausdifferenzierung von Keimmaterial, ohne autonomes Wachstum; insbes. in zusammengesetzten Organanlagen.

Hamarto|blastom: autonome Geschwulst auf dem Boden einer ↑ Hamartie, i. e. S. das maligne ↑ Hamartom. – **H.bronchiom**: seltenes, evtl. multiples Hamartom in Bronchien oder Lunge; oft solides Adenom mit überw. knorpel. Anteil (»Hamartochondrom«), meist symptomlos (evtl. Hämoptysen).

Hamartom: hyperplast. Hamartie (als dysgenet. Geschwulst), z. B. Dyshepatom, Erythroblastom der Leber, Hamartobronchiom, **angiomatöses H.** (z. B. BONNET*-DECHAUME*-BLANC*, FOIX*-ALAJOUANINE*, HIPPEL*-LINDAU* Syndrom), **ektoneurodermales H.** (↑ STURGE*-WEBER* Syndrom; z. T. maligne: »Hamartoblastom«). – **hereditäre Hamarto(mato)sis**: ↑ Lentigopolyposis PEUTZ-JEGHERS.

Hamartoplasie: ↑ Hamartie, Hamartom; ferner Hyperplasie als Folge wiederholter reparativer Vorgänge.

hamatus: (lat.) mit Haken versehen, hakenförmig. – **Hamatum**: ↑ Os hamatum.

Hambach* Syndrom: (1958) generalisierte Hämangiomatose des Skeletts u. der parenchymatösen Organe (Variante des GORHAM* Syndroms?); im allg. gutartig, jedoch letaler Ausgang mögl.

Hambresin*-Fehr* Syndrom: s. u. FEHR*.

Hamburg-Wechsler* Intelligenztest: von D. WECHSLER (geb. 1896, Psychologe, New York) angegebener, von BONDY (Hamburg) modifiz. Intelligenztest für Erwachsene (»HAWIE«) u. Kinder (»HAWIK«); Kombination verbaler u. sprachfreier Handlungsteste, die Wissen, Denken, Wortreichtum u. -verständnis, Kombinationsvermögen, Merkfähigkeit etc. (aber auch Gefühls-, Affekt-, Antriebshaltung, Labilität, Anfälligkeiten) erfassen. Darstg. der Ergebnisse quant. in einem mit altersgemäßer Norm vergleichbaren Leistungsprofil.

Hamburger* Gesetz (HARTOG JAKOB H., 1859–1924, Physiologe, Groningen): Mit zunehmender Azidose des Blutes treten Albumine u. Phosphate aus den Ery ins Serum über (dabei $NaHCO_3$-Anstieg), während Chloride in entgegengesetzter Richtung wandern; bei pH-Anstieg umgekehrt.

Hamburger Deckglasmethode: helminth ↑ FÜLLEBORN* Anreicherung. – **Ha. Skala**: (v. KERÉKJÁRTÓ 1958) psych 50 zu beantwortende Behauptungen zur Diagnose von Ausprägungsgrad u. Einzelfaktoren einer Depression.

Hamel* Test: Hyperbilirubinämie-Nachweis anhand der Gelbfärbung überstehenden Serums im Kapillarrohr.

Hamilton* Methode (ALEXANDER H., 1739–1802, Geburtshelfer, Edinburgh): gyn bimanuelle Uteruskompression bei postpartaler Blutung. Vaginale Hand im Faustschluß (»Punchingball-Methode«).

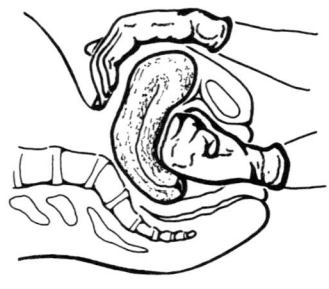

Hamilton* (FRANK HASTINGS H., 1813–1886, Chirurg, Buffalo/N.Y.) **Verband**: modifiz. Kinnschleuder für UK-Fixierung bei Fraktur. – **H.* Zeichen**: gleichzeit. Berührung von Epicondylus lat. humeri u. Akromionspitze mit einem an den Oberarm angelegten Stab als Hinweis auf Schulterluxation.

Hamilton* Verfahren: *labor* s. u. HAMMERSCHLAG*.

Hamilton*-Fairley* Diät: Kostform aus Tee, Milch, magerem Fleisch, Leber, Ei u. geschmortem Obst.

Hamilton*-Paterson* Reaktion: modifiz. / LAUGHLEN* Test mit rotgefärbtem KAHN* AG, kolloidalem Benzoeharz, NaCl u. Pferdeserum.

Hamilton*-Schwartz* Test: (1932) tierexperim. (Kaninchen) Bestg. der Parathormon- bzw. Nebenschilddrüsen-Aktivität anhand des Ca^{++}-Spiegels nach i.m. Inj. von Kalzium u. Probandenblut.

Hamletismus: *psych* Mangel an Initiative u. Spontaneität (wie bei Shakespeares Hamlet).

Hamlin* Zeichen: (1952) Gewichtsanstieg > 3,6 kg in der 20.–30. Schwangerschaftswoche als Gestose-Frühzeichen.

Hamman* (LOUIS VIRGIL H., 1877–1946, Internist, Baltimore) **Syndrome: 1)** (1937) spontanes interstitielles Lungenemphysem. – **2)** (1939) spontanes Mediastinalemphysem. – **3) H.*-Rich* Syndrom,** zyst. oder muskuläre Lungenzirrhose (UEHLINGER), Lymphangitis reticularis (v. HANSEMANN): progred. diffuse interstitielle Lungenfibrose mit lymphoplasmozytärer Infiltration. Beginn akut oder chron., mit oder ohne Fieber; Husten, Auswurf, Retrosternalschmerz, evtl. Hämoptyse; zunehmende Dyspnoe u. Zyanose, Rechtsherzdekompensation, evtl. Pleuraerguß; im Rö.bild disseminierte kleinfleck. Herde, feinstreif. Eintrübung, apikal fortschreitend. Ätiol. unklar, Prognose ungünstig. – **H.* Zeichen:** im Sitzen u. bei Linksseitenlage verstärktes, dem Perikardreiben ähnl. Systolikum (evtl. auch lauter Klick) bei Mediastinalemphysem u. bei li.seit. Pneumothorax (p. m. Herzspitze); evtl. mit Hautknistern kombiniert. – **H.*-Hirschmann* Doppelbelastung:** (1919) zweimal. Glukosebelastung (wie bei STAUB*-TRAUGOTT* Test) im Abstand von 2 Std.; bei rel. Insuffizienz des Inselapparates ausgeprägter Gipfel nach 2. Belastung.

Hammar* Methode (AUGUST H., geb. 1861, Anatom, Uppsala): numer. Analyse der Gewebekomponenten eines Organs anhand planimetr. Ausmessung von Umrißzeichnungen mehrerer Querschnitte.

Hammarsten* (OLOF H., 1841–1932, physiol. Chemiker, Uppsala) **Einheit:** s. u. IVY* Einheit. – **H.* Reaktion:** Nachweis von 1) Eiweiß (Violettfärbung der Probe bei Erhitzen mit H_2SO_4-Eisessig-Gemisch; Tryptophanreaktion), 2) Globulin (Ausfällung durch Mg-sulfat-Zusatz bis zur Sättigung), 3) Gallenfarbstoff (Grünfärbung auf – tropfenw. – Zusatz der Probe zu Mischung aus HNO_3, HCl u. Alkohol).

Hammer* Dosimeter (WILHELM H., geb. 1885, Physiker, Freiburg/Br.): *radiol* elektrostat.-mechanisch arbeitendes Dosimeter, mit Zeigerzählwerk u. Ionisationskammer-Typ je nach Strahlenqualität.

Hammer* Reaktion (KARL H., geb. 1863, Internist, Heidelberg): KBR zur Tbk-Diagnostik, mit ATK u. Extrakt aus Tbk-Gewebe als AG.

Hammer* Symptom: *röntg* bei Magenfornix-Ca. ungleichmäßig-zack. KM-Durchtritt mit »knolligem« Beschlagbild.

Hammer: 1) *chir* Schlaginstrument für Knochenmeißel bzw. Knochennägel; als Schlitzhammer zum Herausschlagen von Marknägeln. **2)** *anat* / Malleus. – **H.-Amboßgelenk:** / Articulatio incudomallearis.

Hammer|bulbus: *röntg* typ. Bild des schwielig-adhäsiv deformierten Bulbus duodeni. – **H.darm:** aus einer Darmfistel hammerförmig prolabierender Darm. – **H.exstirpation, -extraktion:** / Hammerresektion. – **H.falte:** / Plica mallearis (ant. u. post.). – **H.finger:** Finger mit Basisverdickung u. Dauerbeugestellung des Endgliedes als Zustand nach Strecksehnenausriß (z. B. »Baseballfinger«). – **H.resektion:** partielle op. Entfernung des Malleus (Corpus u. Manubrium) bei – gehörverbessernder – Tympanoplastik; evtl. mit Verw. des Manubrium für den Wiederaufbau der Gehörknöchelchenkette. I. w. S. auch die vollständ. Exstirpation (»Extraktion«).

Hammerschlag* Methode (ALBERT H., 1863–1935, Internist, Wien): **1)** Pepsin-Bestg. im Magensaft anhand der Verdauung von Hühnereiweiß in vitro. – **2) H.* Schwebeverfahren:** (1892) Bestg. des spezif. Gew. (u. damit annähernd der Konz.) von Eiweiß- u. Hb-Lsgn. durch tropfenweisen Zusatz zu Chloroform-Benzol bekannter Konz.; modifiz. von HAMILTON (Xylol-Brombenzol), PHILIPS – VAN SLYKE ($CuSO_4$-Verdünnungsreihe).

Hammerschmidt* Typen: kulturell differenzierte Typen des Corynebact. diphtheriae: A = mitis, B = gravis, C = intermedius.

Hammersmith* Cocktail: / BORST* Diät.

Hammer|unterbrecher: / WAGNER* Hammer. – **H.zehe:** fixierte hammer-, bajonett- oder krallenförm. Beugekontraktur der Zehe (solitär oder multipel); selten als / Hallux malleus, häufiger an den 3gliedr. Zehen, mit Hyperextension des Grund- u. bis zu spitzwinkl. Plantarflexion des Mittelglieds, während die Endphalanx plantar- oder (meist) dorsalwärts oder in Fortsetzung der Mittelphalanx steht. Bei H. aller Zehen klauenförm. Verbildung des Vorfußes (»Klauen- oder Krallenzehen«, »Klauenfuß«). Entweder kongenital (nur 2. u. 5. Zehe) oder – meist – Sekundärschaden bei Fußdeformität (»Klauenhohlfuß«, »Krallenzehenplattfuß«), nach Lähmung (Poliomyelitis, Tabes etc.), bei erzwungener Dauerfehlhaltung (unphysiol. Schuhwerk, Bettdeckendruck bei Bettlägerigen), Narbenkontraktur. Ther.: Nachtschiene, manuelles Redressement, Op.

Hammond* (WILLIAM ALEXANDER H., 1828–1900, Neurologe, New York) **Krankheit:** / Athetosis duplex. – **H.* Trias:** Störung von Bewegung, Haltung u. Tonus als Syndrom der / Athetose.

Hamolsky* Test: (1957) ursprüngl. Form des T_3-Tests, bei der das radioakt. Hormon im Überschuß zugeführt u. dann die Serum- u. Ery-Aktivität bestimmt wurden. Nachteile: Hämatokrit- u. Hämolyse-Abhängigkeit.

Hampel*-Rein* Manometer: Manometer mit photoelektr. Transmission zur blut. Messung des Blutdrucks.

Hampelmann-Phänomen: 1) bei MOELLER*-BARLOW* Krankh. das Zusammenzucken auf leiseste Berührung (infolge Schmerzhaftigkeit der subperiostalen Hämatome). – **2)** bei aton.-astat. Zustandsbildern (z. B. zerebrale Kinderlähmung) das lockere Baumeln der Extremitäten (»Hampelmannglieder«) u. das haltlose Zurückfallen des Kopfes am Hochgehobenen; s. a. Taschenmesserphänomen, Gummigelenk.

Hamperl* Tumor (HERWIG H., 1899–1976, Pathologe, Bonn): ↑ Onkozytom.

Hampson* Einheit: *radiol* histor. Einh. (25% der Erythemdosis) der Rö-Strahlendosis.

Hampton* Linie: (1956) *röntg* bei exakt im Profil dargestellter Ulkusnische des Magens den Nischenhals querende, bis 2 mm breite Aufhellungslinie (durch die unterminierte Mukosa) als Benignitätszeichen (aber evtl. auch bei Frühkarzinom!). Zu unterscheiden vom breiteren, unscharfen Aufhellungsband des Randwalls (»Ulkuskragen«, Unterminierung der Mukosa).

Hamsterlebertest: (WESTPHAL, PAHN) Toxoplasmose-Nachweis anhand der Einschlußkörperchen im Leberparenchym (Ausstrichpräp.) latent infizierter Goldhamster; wenig spezif.

Hamster-Osteolytic-Virus: auch beim Menschen vork. Virus der Picodna-Gruppe (2 Serotypen: H_1, H_3), das bei Baby-Hamstern u. -Ratten im Experiment Zwergwuchs hervorruft.

H.-A.-M. Syndrom: Hypoparathyreoid-ADDISON*-Moniliasis- Syndrom; prim. Hypoparathyreoidismus, kombin. mit Symptn. des idiopath. Hypokortizismus u. einer bereits im frühen Kindesalter manifesten Monilia (= Candida)-Infektion; evtl. kombin. m. Enophthalmus, Augenbrauenhypoplasie, Ptosis, Blepharitis, Keratokonjunktivitis, Katarakt, auch Perniziosa, Leberzirrhose, Thyreoiditis. Ät.path. unklar (fam. Vork.; Autoimmunprozeß?)

Hamularia: *helminth* ↑ Setaria.

Hamulus: *anat* kleiner hakenförm. Fortsatz; z. B. **H. frontalis** (↑ Ala cristae galli), **H. lacrimalis** (*PNA*; dist. Ausläufer der Crista lacrim. post. des Tränenbeins, die Fossa sacci lacrim. unten umrandend), **H. laminae spiralis** (*PNA*; Ende der Lamina spiralis ossea der Innenohrschnecke, in der Spitzenwindung vom Modiolus abgehoben u. das Schneckenloch umfassend), **H. ossis ethmoidalis s. palatinus** (↑ Proc. uncinatus), **H. ossis hamati** (*PNA*; volarseitig, um die Sehnen der langen Beuger gekrümmt; bildet zus. mit dem Erbsenbein die Eminentia carpi uln.), **H. pterygoideus** (*PNA*; Ende der Lamina med. des Keilbeinflügelfortsatzes, um das die Sehne des M. tensor veli palatini geschlungen ist).

Hamycin: Antibiotikum (Polyenstruktur) aus Streptomyces pimprina; in vitro pilzwirksam.

Hand*-Schüller*-Christian* Krankheit (ALFRED H., 1868–1949, Pädiater, Philadelphia; ARTUR SCH., HENRY CHR.): chron. Retikuloendotheliose (v. a. frühes Kindesalter) mit path. Cholestereineinlagerung (Thesaurismose) in die granulomatös veränderten Gewebe; in ausgeprägten Fällen mit der Symptn.trias: Skelettveränderungen (»Landkartenschädel«, konstant), Exophthalmus u. Diabetes insipidus (evtl. auch weitere hypothalam. Sympte.), ferner Hepato-Splenomegalie, Hautveränderungen, Hypercholesterinämie; Spontanheilung möglich. Ät.path. umstritten (prim. Lipoidstoffwechselstörung? generalisierte Granulomatose mit sek. Cholestereineinlagerung?); Beziehungen zu ABT*-LETTERER*-SIWE* Krankh. u. eosionophilem Granulom. – ↑ Abb., s.a. Abb. »Schaumzelle«.

Hand: ↑ Manus. – **elektr. Hand**: 1) Faradisationstechnik (obsol.). – 2) Elektroprothese für Armamputierte. – **künstliche H.**: ↑ Handprothese. – **pneumat. H.**: Kunsthand mit pneumat. Betätigung (erstmals als ↑ HÄFNER* Hand; s. a. Heidelberger Prothese).

Handanästhesie: Leitungsanästhesie der ganzen Hand durch Blockade der Nn. ulnaris u. medianus u. des R. superf. des Radialis in Höhe Handgelenk (»Handgelenkblock«); ggf. durch dorsalseit., zirkuläre subkutane u. -fasziale Infiltration zu ergänzen. – Auch Medianus- u. Ulnarisblockade im Kubitalbereich sowie axilläre (HIRSCHEL) oder supraklavikuläre Plexusanästhesie (KULENKAMPFF). – s. a. Abb. »Handsensibilität«.

Handarbeitsversuch: ↑ Faustschlußprobe.

Hand-Armtyp: Typ DUCHENNE-ARAN der progress. spinalen ↑ Muskelatrophie.

Hand|ballen: ↑ Thenar, Hypothenar. – **H.beuger**: Musculus flexor carpi rad. bzw. uln. – **H.beugereflex**: ↑ Beugesehnenreflex.

Handchirurgie: heute z. T. in spez. »Handzentren« ausgeübtes Spezialgebiet der Extremitätenchirurgie, v. a. befaßt mit der Früh- u. Erstversorgung der verletzten Hand u. deren späterer, meist mehrzeit. Wiederherstellung (z. B. Fingerersatz, -auswechslung) nebst Übungsbehandlung. Eingriffe in pneumat. Blutleere, unter spez. Handanästhesie u. »Hyperasepsis«, mit Narbenbildung vermeidenden Hautschnitten u. atraumat. Instrumentarium. Prinzipien: sparsamste Gewebsopferung, Vorrangigkeit von Hautdeckung u. Nervennaht vor Sehnen-, Knochen- u. Gelenkversorgung, Vermeidung von Nähten im BUNNELL* Niemandsland, Immobilisation in optimaler Funktionsstellung u. a.

Handekzem: ekzematöse Hautveränderungen, z. B. als Abnutzungseffekt (Gewerbeekzem), bei Allergie, Dyshidrosis, mykider oder rhagadiformer Hyperkeratose.

Hander* Becken: ↑ Exostosebecken.

Hand|fläche: ↑ Palma manus. – **H.furchen**: die Daumen-, Dreifinger-, Fünffinger- u. Affenfurche als sogen. Handlinien der Hohlhand.

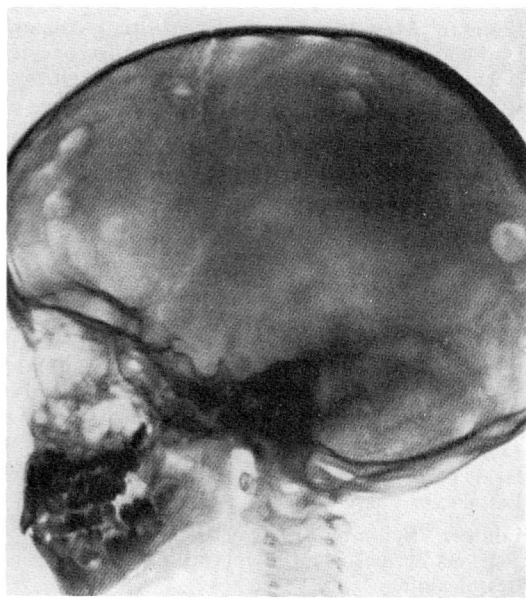

Hand*-Schüller*-Christian* Syndrom: multiple osteolytische Herde im Hirnschädel.

Hand-Fuß-Mund-Exanthem: (ARKWRIGHT 1929) gutart., fieberhafte, meist epidem. Erkr. durch Coxsackie-Virus Typ A 5, 10 u. bes. 16 (in Stuhl u. Bläschen nachweisbar), mit flücht. Allg.erscheinungen u. symmetr. aphthenart. bis großbullösen Effloreszenzen an Händen, Füßen u. Mundschleimhaut (evtl. auch Konjunktiven u. andernorts, jedoch nie an Lippen u. Tonsillen); Inkubation 5–8, Dauer 8–12 Tage.

Hand-Fuß-Syndrom: schmerz-, evtl. fieberhafte, seitensymmetr. Schwellung der Hände u. Füße bei Sichelzellanämie des Kleinkindes (infolge Infarzierung kurzer Röhrenknochen?), gefolgt von subperiostaler Knochenneubildung mit Osteolysen (mit ähnl. Bild wie bei Knochensyphilis). Häufig begleitende Salmonellen-Osteomyelitis.

Hand-Fuß-Uterus-Syndrom: (A. M. STERN u. M. 1970) Mißbildungskomplex (Formenkreis: Zapfenepiphysen) mit Klinodaktylie V, Daumenverkürzung, Skaphoidfusion mit Os trapezium u. centrale, Überlänge des Proc. styloideus ulnae, Brachypodie (kurzer Kalkaneus), Atypien der Kuneiformia, Brachytelephalangie des Hallux etc., Uterus duplex, septus oder bicornis, Vagina septa oder duplex. Autosomal dominant erblich (volle Penetranz, variable Expressivität).

Handgang: Gang »auf allen Vieren« (Mitbenützung der Hände), z. B. bei schlaffer Lähmung der unt. Extremitäten.

Handgelenk: ∕ Articulatio manus. – **H.arthrodese:** in günst. Funktionsstellung (z. B. Schreibstellung) auszuführende Anfrischungs- u./oder Spanarthrodese (meist radiokarpal, evtl. nach Karpektomie) unter Freilassung der uln. Interkarpal- u. Karpometakarpalgelenke IV u. V. Bei Jugendl. möglichst paraartikulär (Epiphysen u. Knochenkerne schonend). – **H.block:** *anäst* ∕ Handanästhesie. – **H.klonus:** ∕ Handklonus. – **H.luxation:** i. e. S. die radiokarpale ∕ Handwurzelluxation sowie die radioulnare Luxation nach übermäß. Pro- oder Supination, mit Dislokation des Ulnaköpfchens nach volar oder dorsal u. obligater Diskusruptur, meist auch Abriß des Proc. styloideus; ferner die »zentrale H.« (»Vorschub der Elle« u. Verkürzung des Radius) bei typ. Radiusfraktur. – **H.reflex:** 1) ∕ Radiusperiostreflex. – 2) ∕ Beugesehnenreflex. – 3) ∕ LÉRI* Zeichen. – **H.test:** *neurol* komplette Volarflexion für ca. 30 Min., um bei Karpaltunnel-Syndrom Parästhesien u. Taubheitsgefühl im Handbereich des N. medianus auszulösen bzw. zu verstärken. – **H.zeichen** (bei Arachnodaktylie): s. u. WALKER*-MURDOCH*.

Handgriff: therap. oder diagnost. (evtl. provozierender) Kunstgriff in Gynäkologie/Geburtshilfe (z. B. n. BRACHT, CREDÉ, DÖDERLEIN, FRITSCH, LEOPOLD, VEIT-SMELLIE, ZANGENMEISTER), Chirurgie (zur Reposition von Frakturen u. Luxationen, Desinvagination, Blutstillung etc.), Anästhesiologie (z. B. ESMARCH*-HEIBERG* H.), Chirotherapie (gezielter u. ungezielter ∕ Griff). – **gedoppelter H. der Siegemundin:** *geburtsh* ∕ SIEGEMUNDIN* Handgriff.

Handhämatom, paroxysmales: ∕ ACHENBACH* Syndrom.

Handharmonikaphänomen: *kard* ∕ Konzertina-Effekt.

Handklatschtest (STOPPELMANN*): ∕ SHWACHMANN* Test.

Hand|klonus: durch ruckart. u. anhaltende pass. Dorsalflexion der Hand auslösbare rhythm. Kontraktion der Handgelenkbeuger bei gesteigerter Reflexerregbarkeit (nicht-erschöpfbarer H. gilt als Pyramidenzeichen). – **H.lähmung:** meist neurogener Funktionsausfall von Handmuskeln, z. T. mit typ. Fehlhaltungen (∕ Fall-, Schwur-, Krallenhand etc.). – **H.linien:** ∕ Handfurchen.

Handley* Dränage (WILLIAM SAMPSON H., 1872–1962, Chirurg, London): äuß. subkutane oder -fasziale (Seiden-)Fadendränage eines Lymphödems.

Handlungsmotorik: ∕ Willkürmotorik.

Handmann* Linie: *ophth* feine, nur bei durchfallendem Licht sichtbare, fast horizontale Linie auf der Kornea etwa in Höhe des unt. Oberlidrandes (bei geöffnetem Auge) als physiol. Auswirkung des ständ. Liddruckes (ca. 90 g) beim Jüngeren.

Hand|phlegmone: Panaritium, Sehnenscheiden- oder Interdigitalphlegmone bis in Höhe des PARONA* Raums; i. e. S. die ∕ Hohlhandphlegmone. – **H.platte:** 1) *embryol* der platte, dist. Teil der fetalen Armanlage. – 2) *chir* bei Verlust der Hand bis zu den Wurzelknochen Mittelhand-Ersatzplastik (Knochenspanarmiertes Autotransplantat) als Gegenlager für den funktionstücht. Daumen. – **H.pronationstest:** *neurol* Prüfung auf latente spast. Armparese durch Vorstrekken des supinierten Armes bei geschlossenen Augen; bei Parese erfolgt Pronation, evtl. auch – bei Beugung im Ellbogengelenk – Absinken. – vgl. Pronationsphänomen, -test, Handgelenktest.

Handprothese: künstl. Ersatz für Finger u. Mittelhand (= Handteilprothese) oder ganze Hand (evtl. als Teil einer Armprothese). 4 Grundmodelle: Handstumpfkappe (für Arbeitsklaue, -ring, -hook, Greifbacken etc.), kosmet. Schmuckhand, Gebrauchsschmuckhand (meist nur Daumen bewegl.), Kunsthand mit mehrgliedr. Fingern (passiv oder aktiv steuerbare Spitz-, Faust-, Reich-, Kugel-, Tragegriffstellung etc.; Handschluß u. -öffnung über Zugschnüre, Federn, Hebel, evtl. mit pneumat., hydraul. oder elektr. Kraftquelle).

Hand|reflex auf den Mund: ∕ BABKIN* Reflex. – **H.rückenreflex:** ∕ BECHTEREW*-JACOBSOHN* Reflex.

Hand|schiene: chir.-orthop. Hilfsmittel zur Übungs-Redressionsbehandlung u. zur pass. (starren) oder akt. (funktionellen) »Schienung«; meist mit Schienenhals, Handplatte u. Fingerstück (evtl. als gepolsterte »Ausleger«). Anw. v. a. zur intraop. Fixierung (z. B. Bleiplattenhand), Ruhigstellung (auch als Spreizschiene), Mobilisierung (Quengelschiene), Suspension bei Lähmung. – **H.schluß:** ∕ Faustschluß; **automat. H.schl.:** ∕ Greifreflex.

Handschuh|anästhesie: Empfindungslosigkeit vom »Handschuhtyp« bei Polyneuritis (meist bds.-sym-

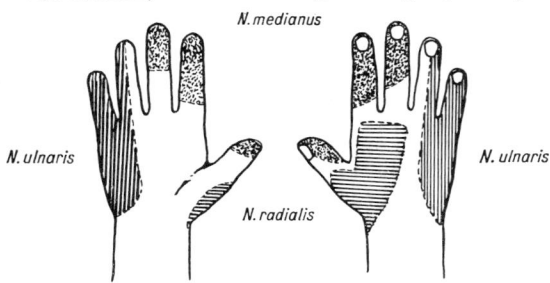

Handsensibilität: Ausfall der Schmerzempfindung bei Unterbrechung der Armnerven.

Handschuh|fingerplastik

metr.) u. als Konversionsreaktion (ein- oder beidseit.). – **H.fingerplastik**: ↑ BRAUER* Operation (1). – **H.(macher)naht**: *chir* fortlaufende, einfach überwendelige Naht (urspr. als Darmnaht). – **H.verband**: ↑ Chirotheca, Spica manus.

Hand|schweiß: ↑ Hyperhidrosis palmarum. – **H.spasmus**: s. u. Karpopedal... – **H.strecker**: ↑ Musculi extensores carpi radialis brevis, longus u. uln. – **H.teller**: ↑ Palma manus.

Handtuch|handgriff: *geburtsh* s. u. DÖDERLEIN*. – **H.verband**: zirkulärer Verband um den Rumpf mit einem Handtuch (meist in ganzer Breite, mit Sicherheitsnadeln oder Bändern befestigt), z. B. als zusätzl. Schutz bei Verbrennung, Anus praeter etc., als Retentionsverband bei Rippenserienfraktur, Beckenringbruch.

Handumfang: Umfang der locker gestreckten Hand in Höhe der max. Ausladung der Fingergrundgelenke II u. V.

Handverkauf: *pharm* Verkauf nicht-rezeptpflichtiger Arzneimittel u. a. Waren in der Apotheke.

Hand-Vorderarmzeichen: ↑ LÉRI* Zeichen.

Handvorfall: *geburtsh* unvollständ. ↑ Armvorfall.

Ossa accessoria der **Handwurzel**

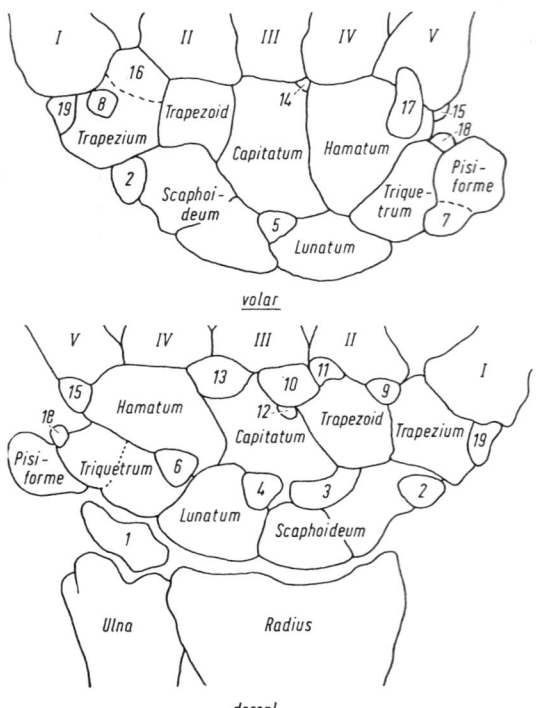

1 Os ulnare ext. – 2 Os radiale ext. – 3 Os centrale. – 4 Os epilunatum – 5 Os hypolunatum – 6 Epipyramis – 7 Os pisiforme secundarium – 8 Os praetrapezium – 9 Os trapezoideum secundarium – 10 Os styloideum – 11 Os parastyloideum – 12 Os metastyloideum – 13 Os capitatum secundarium – 14 GRUBER* Ossiculum – 15 Os Vesalianum – 16 Os trapezium – 17 Os hamuli proprium – 18 Os ulnare ext. – 19 Os paratrapezium

Handwurzel: ↑ Carpus. – **H.kanal**: ↑ Canalis carpi. – **H.knochen**: ↑ Ossa carpi (akzessor. Knochen ↑ Abb.). – **H.luxation**: meist dors. Luxation der 1. Handwurzelreihe nach Sturz auf die dorsalflektierte Hand. Als typ. Formen die **perilunäre H.** (mit isolierter Aussparung des – in situ verbleibenden – Mondbeins, evtl. auch des Triquetrum = pertriquetrolunäre H.; vgl. Lunatumluxation) u. die H. mit Navikularfraktur (wobei prox. Fragment u. Lunatum mit dem Radius in Verbindung bleiben = transskaphoideoperilunäre H.). Klin. Bild ähnl. dem der typ. Radiusfraktur, jedoch steilere Stufe.

Hanf: *botan* ↑Cannabis sativa (»Indischer H.«), ↑Apocynum cannabinum (»Amerikan. oder Kanad. H.«). – **H.fieber, -lunge**: ↑ Cannabiosis. – **H.vergiftung**: ↑ Haschischvergiftung.

Hanganatziu*-Deicher* Reaktion (MARIUS H., rumän. Immunbiologe; H. D.; Arzt, Berlin): (1924/26) Nachweis der nach Inj. von Hammel- oder Pferdeserum u. bei Serumkrankh. auftret. heterophilen (L-)Antikörper gegen Hammel-Ery. DD gegenüber heterophilen AK vom M-Typ anhand der Bindungsfähigkeit an Meerschweinchennierenzellen u. Rinder-Ery. Prakt. Anw. zur Serodiagnostik der infektiösen Mononukleose (vgl. die – mit ihr oft fälschlich identifizierte – PAUL*-BUNNELL* Reaktion; s. a. DAVIDSOHN* Test).

Hanger* Flockungstest (FRANKLIN MCCUE H., 1894–1971, Chirurg, New York): empfindl. Serumlabilitätsprobe anhand der Fällung der γ-Globuline (in NaCl-verdünntem Serum) durch Kephalin in Gegenwart von Cholesterin. Messung der Flockung nach 24 u. 48 Std.; pos. bei akuter Hepatitis u. a. entzündl. Erkrn., neg. bei extrahepat. Verschlußikterus.

hanging cast: (engl.) ↑ Hängegips. – **hanging groin, h. hip**: ↑ VOSS* Hängehüfte. – **Hang-over**: unerwünschte Nachwirkungen von Medikamenten oder ionisierenden Strahlen (»Röntgenkater«).

Hanhart* Syndrom (ERNST H., 1891–1973, Internist, Ascona): **1) H.* Zwergwuchs**, dysgenitaler Nanismus: (1925) in Inzuchtgebieten vork. einfach-rezessiv erbl., neurohormonaler, proportionierter Minderwuchs mit Dystrophia adiposogenitalis u. sexuellem Infantilismus; Greisengesicht; Wachstumsstörung (verzögerte Ossifikation) ab 2.–3. Lj. erkennbar. – **2)** Akroteriasis congenita: (GRUBER 1920, H. 1950) einfach-rezessiv erbl. dysostot. Mißbildungskomplex i. S. der kraniomandibulofazialen Dysmorphie, mit Peromelie, Mikrognathie u. Kleinwuchs; Intelligenz normal. – **3) H.*-Löffler* Syndrom**: (1949) seltener erbl. Mißbildungskomplex i. S. der Dysencephalia splanchnocystica, mit isolierter Gaumenspalte, uni- oder bilat. Nierenaplasie, fakultat. Mikrogyrie, Atresia ani, Dysgenitalismus etc. – **4)** dominant erbl. Sonderform der Keratosis palmoplant. mit systematisierten Unterhautlipomen, aber ohne Hyperhidrosis. Manifestation 3. Ljz.; Intelligenz normal. – **5)** ↑RICHNER*-H.* Syndrom.

Hank* Dilatator (HORACE TRACY H., 1837–1900, Gynäkologe, New York): doppeldend., leicht aufgebogener Uterusdilatator mit kon. Spitze. Durchmesserangabe nach der – amerikan. – **H.* Skala** ($^9/_{10}$ bis $^{19}/_{20}$ = 4,5 bzw. 5,0 bis 9,5 bzw. 10,0 mm).

Hankaufieber: ↑ Schistosomiasis japonica (in Zentralchina).

Hanken*-Büngner* Bänder: *histol* ↑ BÜNGNER* Bänder.

Hanks* (Salz-)Lösung: (1953) Zellkulturflüssigkeit aus Stammlsg. A (NaCl, KCl, CaCl$_2$, MgSO$_4$), u. B (NaHCO$_3$, Na$_2$HPO$_4$, KH$_2$PO$_4$, Glukose), verdünnt mit Aq. tridest.

v. Hann* Syndrom: (1918) Verschwinden eines Diabetes insipidus bei Übergreifen des ursächl. HHL-Prozesses auf den HVL.

Hannover*: (ADOLPH H., 1814–1894, Anatom, Kopenhagen) **Kanal**: der ringförm. Raum längs des Linsenäquators zwischen vord. u. hint. Zonulafasern, der Kammerwasser u. ringförm. Fasern enthält. – **H.* Membran**: 1) / Cuticula dentis. – 2) inn. Schmelzepithel der Zahnglocke. – **H.* Reagens**: 5%ige wäßr. Chromsäure-Lsg. als histol. Fixierungsflüssigkeit.

Hanot* (VICTOR CHARLES H., 1844–1896, Internist, Paris) **Sternchen**: / Naevi aranei. – **H.* Zirrhose, Syndrom**: Oberbegr. für die auf prim. oder sek., intra- oder extrahepat. Cholestase u. cholestat. Hepatose beruhenden biliären Leberzirrhosen, charakterisiert durch chron. Ikterus u. Hepatomegalie (»hypertroph. Zirrhose«), ohne Pfortaderstauung u. Aszites. Als **H.*-Kiener* Syndrom** eine chron., diffuse, mesenchymatöse Hepatitis (viraler Genese?) mit nodulärer Lymphozyteninfiltration u. intralobulärer obstruktiver Cholestase, rezidivierendem Ikterus u. intermittierendem sept. Fieber; als **H.*-MacMahon*-Thannhauser* Sy.** die biliäre xanthomatöse / Leberzirrhose; als **H.*-Rössle* Sy.** die chron., obstruktive Cholangiolitis mit sek. Cholestase (infolge Zerstörung der interlobären Kanälchen, chron. Cholezystitis u. Cholangitis), mit intermittierendem Ikterus, Fieberschüben, (Schüttelfrost), Splenomegalie; ferner Zirrhosen bei u. nach Cholangiolitis (mit Pericholangiolitis) u. nach extrahepat. Cholestase. – **H.*-Chauffard*-Troisier* Syndrom**: / Bronzediabetes.

Hans* (HANS H., geb. 1873, Chirurg, Wuppertal-Barmen) **Blutleere**: lumbale Aortenkompression durch Hebelabdrosselung mit einem einseitig am Op.tisch fixierten (Lederschlaufe) Holzstab. – **H.* Magenfistel**: paramediane, großlum. Kathetergastrostomie mit definitiver Fixierung des Gummirohrs in einem durch Einstülpung der Magenvorderwand gebildeten Kanal (3 etagenartig gelegte Tabaksbeutelnähte). Vorteil: ventilsicherer Verschluß, gute Ingestpassage. – **H.* Naht**: bei Bauchdeckenverschluß temporäre Flaschenzugnaht durch Aponeurosenblätter u. Muskulatur (2. Schlinge nur äuß. Aponeurosenränder fassend).

Hansemann* (DAVID v. H., 1858–1920, Pathologe, Berlin) **Atrophie**: granuläre / Atrophie. – **H.* Zelle**: (1903) Makrophage, wahrsch. umgewandelte Zelle eines BRUNN* Epithelnestes.

Hansen* Bazillus (ERHARD HENRIK ARMAUER H., 1841–1912, Arzt, Bergen): / Mycobacterium leprae.

Hansen* Färbung: 1) (KARL H., 1893–1962, Internist, Heidelberg, Lübeck) modif. KÖSTER* Färbung (umgekehrte Reihenfolge) für Bruzellen. – 2) (FREDERICK CARL CHRISTIAN H., 1870–1934, Histologe, Kopenhagen): **a)** Kerndarstg. mit Gemisch aus Eisen(III)-ammoniumsulfat, Hämatoxylin u. Aq. dest. (gekocht; nach Erkalten versetzt mit 1%ig. H$_2$SO$_4$); s. a. Eisentrioxyhämatein. – **b)** Anfärben von Nervenzellen, Nerven- u. Gliafasern (tiefblau) mit Gemisch aus 1%ig. Ammoniummolybdat, 0,25%ig. wäßr. Hämatoxylin u. 2%ig. Kaliumpermanganat. – **3)** »Pikrofuchsinfärbung« des Bindegewebes mit **H.* Reagens** (kaltgesätt. Pikrinsäure, 2%ige wäßr. Säurefuchsin-Lsg. u. einige Tr. Essigsäure); kollagenes Gewebe rot, Muskelfasern gelb.

Hansen* Kontaktregel (Karl H. 1893–1962): Die Antigen-Antikörperreaktion spielt sich am Ort der Allergeninvasion ab.

Hansen*-Warburg* Manometer: auf dem Kondensatorprinzip basierendes Elektromanometer.

Hansenia: (LINDNER 1904) obsol. Gattungsname für Hefen der Gattung Kloeckera (asporogen) u. Hanseniaspora (askosporogen).

Hansenid: / Leprid (durch HANSEN* Bazillus).

Hansenula, Willisia: Gattg. perfekter Hefen, pleomorph, Nitrat assimilierend; z. T. (z. B. H. javanica s. nivea) weitverbreitete Gärungserreger; Humanpathogenität nicht bekannt.

Hanson* Einheit (ADOLPH MELANCHTON H., 1888–1959, amerikan. Chirurg): $^1/_{100}$ der den Serum-Ca-Spiegel beim parathyreoidektomierten Hund (20 kg) in 6 Std. um 1 mg% anhebenden Parathormon-Menge ($\approx$ 1 USP-E.).

Hantelform: 1) *labor* typ. Kristallformierung von Kalziumkarbonat im Harnsediment. – 2) *urol* Hantelstein. – 3) *röntg* / Bipolaritätsstadium.

Hantelstein: hantelförm. (Oxalat-)Harnkonkrement, z. B. in Blasendivertikel als Ostiumstein.

Hantierungen, habituelle: *psych* die durch seel. Noxen (Frustration etc.) ausgelösten abnormen, Lustgewinn erbringenden Gewohnheiten der Kinder wie Daumenlutschen, Nägelkauen, Jaktation, Trichotillomanie, Masturbation; gedeutet als re- oder aggressive Ersatzbefriedigung bzw. als Ventil affektiver Spannungszustände.

H-Antigen: 1) thermolabiles Agglutinogen aus Geißeln von Mikroorganismen. – 2) / Histokompatibilitätsantigen.

HAP: / Histaminazoprotein.

Hapalonychie: Weichheit der Finger- u. Zehennägel bei Eisenmangel, gastrointestinaler Störung, fortgesetzter örtl. Alkalieinwirkung, Hyperhidrose etc.

Hapantismus: vollständ. Adhäsion zwischen Teilen oder Oberflächen.

Haphalgesie: (PITRES) Hyperästhesie oder -algesie bei Berührung mit indifferenten Stoffen (v. a. Metallen); bei Hysterie, Psychopathie.

Haphe|metrie: / Ästhesiometrie. – **H.phobie**: / Haptophobie.

Haplo...: Präfix »einfach« (im numer. u. qual. Sinn).

Haplobakterien: Baktn., die nicht in Gruppen (z. B. Filamenten) wachsen.

Haploderm(at)itis: unkomplizierte erythematöse Hautentzündung.

haploid: mit einfachem Chromosomensatz. – **Haploidie**: 1) Vorhandensein eines nur haploiden kompletten Chromosomensatzes (Symbol: n) bei üblicherweise zu erwartender / Diploidie. – 2) der Chromosomenbestand des Gameten mit halbem Chromosomensatz der somat. Zelle.

Haplokaryotyp: der nach Chromosomenzahl, -form u. -größe präzisierte einfache Chromosomensatz eines Individuums bzw. Taxons.

Haplolichen: ↗ Lichen simplex chronicus.

Haplom: haploides ↗ Genom.

Haplomelasma: Melasma simplex.

Haplonose, -pathie: ohne Komplikationen verlaufende Krankheit.

Haplont: haploider Organismus mit auf die Zygote beschränkter diploider Phase (v. a. Pilze, Hefen).

Haplophase: *zytol* der durch haploide Zellkerne charakterisierte Teil des Lebenszyklus zwischen Meiose u. Zygotenbildung; vgl. Diplophase.

Haplophym: *path* solitäre Neubildung.

Haplopie: »Einfachsehen« als normale Form des Binokularsehens (im Ggs. zur path. Diplopie).

Haplorchis: *helminth* an 2 Zwischenwirte (Melania-Schnecken bzw. Fische oder Amphibien) gebundene Trematoden-Gattung [Heterophyidae]; Darmparasiten der Vögel u. Säuger, gelegentl. des Menschen in Ost- u. Südostasien (Befall von Herz u. ZNS).

Haplosis: die meiot. Chromosomenreduktion.

Haploskop: *ophth* Gerät zur Bestg. der rel. Konvergenz- u. Fusionsbreite beim beidäug. Sehen; als HERING* H. auch zur Schielbehandlung; s. a. Abb. »Synoptometer«.

Haplosomie: Auftreten eines oder mehrerer Chromosomen (Autosomen) in der Einzahl im sonst mindestens diploiden Kern; s. a. Aneuploidie.

Happy dust (powder): engl. Slang (»Glücksstaub«) für pulverisierte Rauschgifte.

Hapten: ↗ Halbantigen. – **Haptid**: ↗ Halbhapten.

Haptik: 1) *physiol* Lehre vom Tastsinn. – 2) *ophth* der das Haften gewährleistende periphere Teil einer Sklerokornealschale.

Haptin: 1) losgelöster Rezeptor (gemäß EHRLICH* Seitenkettentheorie). – 2) ↗ Hapten.

haptisch: den Tastsinn betreffend, mit Berührungsempfindungen einhergehend.

Haptodysphorie: Mißempfindung bei Berühren best. Gegenstände (Samt, Seide, Fisch etc.).

Haptogenmembran: in einer Emulsion das dünne, stabilisierende Häutchen an der Grenzfläche zwischen Tröpfchen u. homogener Phase; bei Milch z. B. aus Lipoproteinen.

Haptoglob(ul)ine, Hp: (POLONOVSKI u. JAYLE 1938) den α_2-Globulinen zugehör. uneinheitl. Serumeiweißfraktion (Glykoprotein; auch in Speichel, Liquor, Galle, Synovialflüssigkeit u. Harn nachgewiesen); bildet mit Hb stabile Hb-Hp-Komplexe mit erhöhter Peroxidaseaktivität. Serum-Normwert 0,65–1,8 g/l (0,3–1,9% der Plasmaproteine); erhöht bei entzündl. u. malignen Prozessen, vermindert bei Leberparenchymschaden u. Hämolyse, beim Neugeborenen noch fehlend (↗ Ahaptoglobinämie). Wie das saure α_1-Glykoprotein u. Coeruloplasmin Bestandteil des FRANCIS* Inhibitors. Durch Elektrophorese trennbar in 3 – u. a. für Vaterschaftsgutachten bedeutsame – gendeterminierte Typen: Hp1–1 (monomer), 2–1 u. 2–2 (di- oder trimer; urspr. Bez. Gruppe I, IIA, IIB); ferner einige seltene Varianten. Quant. Bestg. anhand der Antigenität (Immunodiffusion, -präzipitation), des Hb-Bindungsvermögens (unter Anw. der Stärkegelelektrophorese) oder der Peroxidaseaktivität des Hb bzw. Hämiglobin-Hp-Komplexes (jodo- oder photometrisch).

Hapto|meter: ↗ Ästhesiometer. – **H.phobie**: krankhafte (häufig anankast.) Furcht vor Berührungen, meist als Beschmutzungs- u. Infektionsfurcht.

haptophore, -phile Gruppe: *immun* gemäß der EHRLICH* Seitenkettentheorie die streng spezifisch bindungsfäh. Molekülgruppe des AG u. AK.

Haptotaxis: ↗ Stereotaxis (2).

HAR: ↗ Hämagglutinationsreaktion.

Harada* Syndrom: (1926) Meningoenzephalitis mit Hör- u. Gleichgewichtsstörungen, bds. Uveitis (evtl. Sekundärglaukom, Netzhautablösung, Fundusdepigmentierung), Vitiligo u. Alopezie, Liquorlymphozytose; Ätiol. unbekannt.

Harara-Dermatitis: (arab. = heiß) papulöse, urtikarielle oder vesikulöse juckende Hautreaktion auf Sandfliegenstiche (Phlebotomus).

Harbitz*-Müller* Krankheit (FRANCIS H. u. CARL ARNOLDUS M., Kliniker in Oslo): (1938) fam. dominant erbl. (»idiopath.«) Hypercholesterinämie (bei ebenfalls erhöhten Vit. A- u. Karotin-Werten) mit Neigung zu frühzeit. Koronarsklerose u. (bei Homozygotie) Xanthombildung.

Harden*-Young* Ester (SIR ARTHUR H., 1865–1940, Biochemiker, London, 1929 Nobelpreis für Chemie; WILLIAM GOULD Y.): ↗ Fruktose-1,6-diphosphat.

Harder* Drüse (JOHANN JAKOB H., 1656–1711, Anatom, Basel): azinöse Drüse der Nickhaut vieler Säuger; beim Menschen gelegentl. rudimentär in der Caruncula lacrimalis.

Hard-water-Syndrom: (engl.) ↗ Hartwasser-Syndrom.

Hardy*-Béhier* Phänomen: *pulmon* s. u. BÉHIER*.

Hardy*-Weinberg* Gesetz: *genet* Wenn in einer völlig durchmischten Bevölkerung ohne Auslese u. Mutationen 2 Allele A u. A' mit den Häufigkeiten p u. q vorhanden sind, stehen in jeder Generation die Genotypen AA, AA' u. A'A' im Verhältnis $p^2:2pq:q^2$ (»H.*-W.* Gleichgew.«). – Ermöglicht – bei bekannter Häufigkeit der Homozygoten – die Bestg. der Häufigkeit der Heterozygoten.

Hare* Syndrom: (1938) ↗ PANCOAST* Syndrom (einschl. des dabei vork. HORNER* Komplexes).

Hare*-Hickey* Test: ↗ CARTER*-ROBBINS* Test.

Harfenphänomen, -symptom: sichtbare, fortlaufende Kontraktion der einzelnen Muskelbündel nach perkutanem Bestreichen des Muskels als Zeichen gesteigerter mechan. Erregbarkeit bei degenerat. Muskelerkrn., Kachexie, am Pectoralis major auch bei Lungen-Tbk u. Bronchial-Ca.

Harger* Methode: (1938/1950) apparative Blutalkohol-Bestg., basierend auf dem rel. konst. Verteilungsverhältnis von Alkohol in Wasser u. Luft (bzw. Harn u. Blut).

Hargraves* (-Haserick*) Zelle: ↗ Lupus-erythematodes-Zelle.

Harikozele: bohnenförm., postorchitisch fibrösatroph. Hoden bei konnat. Syphilis.

Harkavy* Syndrom: Periarteriitis nodosa mit exspirator. Dyspnoe, flücht. Lungeninfiltrationen (mit Fieber, auch chron.) Eosinophilie (oft > 50%).

Harken* (DWIGHT EMARY H., geb. 1910, amerikan. Chirurg) **Mediastinoskopie**: (1954) erweiterte DANIELS* Biopsie mit Heranführen des Laryngoskops (nach Halsfaszienspaltung) an die paratrachealen LK. – **H.* Methode**: zur Myokardrevaskularisation (Bildung extra- u. interkoronarer Kollateralen durch reakt. Entzündung u. Herzbeutelobliteration) Betupfen des li. ventrikulären Epikards mit 95%ig. Phenol-Lsg. u. Einstäuben von Talkum in die Perikardhöhle (»Deepikardialisation«), anschließend Kardiopneumopexie.

Harkins* Operation: bei Ulcus duodeni selektive Vagotomie mit Pyloroplastik (nach H.-GRIFFITH) bzw. mit dist. Magenresektion (40–50%) u. duodenaler GE (nach H.-NYHUS).

Harlan* Test: *ophth* Simulationsprüfung mit unbemerktem Ausschluß des tücht. Auges durch eine starke Konvexlinse.

Harlekinfetus: 1) Neugeb. mit schwerer Ichthyosis. – 2) anfallsweise einseit., scharf begrenzte Hautrötung v. a. des Frühgeborenen infolge vasomotor. Unreife.

Harley*(-Dressler*)Krankheit: paroxysmale / Kältehämoglobinurie.

Harman* Test (NATHANIEL BISHOP H., 1896–1945, Augenarzt, London): Prüfung auf latente Heterophorie (bzw. Netzhautkorrespondenz) anhand der Bildverschiebung beim Betrachten einer horizontalen Buchstaben- oder Zahlenreihe durch eine – in ihrer Breite veränderl. – senkrechte Spaltblende (»**H.* Blende**«).

Harman-Alkaloide: Alkaloide mit β-Karbolin-Gerüst (/ Formel); therap. Anw. bei postenzephalit. Lähmung, Parkinsonismus, als Monoaminoxidase-Hemmer.

Alkaloid	R	Doppelbindung
Harman	H	$\Delta^{1,3}$ fehlen
Norharman	H	
Harmol	OH	Δ^3 fehlt
Harmalol	OH	
Harmin	OCH$_3$	Δ^3 fehlt
Harmalin	OCH$_3$	

Harmer* Methode: *radiol* s. u. FINZI*-HARMER*.

Harmonia: *anat* nahtlose u. unbewegl. Verbindung zweier Schädelknochen (z. B. Schläfen- u. Keilbein).

Harmonika|milz: die nach Thrombose der V. portae oder V. lienalis zunächst vergrößerte, nach intestinaler Blutung wieder kleine, danach evtl. wieder größere Milz. – **H.phänomen**: *kard* / Konzertina-Effekt.

Harn: die von den Nieren zwecks Ausscheidung harnpflicht. Stoffe u. Regulation von Elektrolyt-Wasserhaushalt u. Säure-Basen-Gleichgew. bereitete, organ. u. anorgan. Bestandteile (/ Tab.) enthaltende Körperflüssigkeit (disperses System, stabilisiert durch Harnmukoide). Evtl. getrübt durch path. Beimengungen bei Bakteri- u. Pyurie, Chyl- u. Lipidurie (»milch. Harn«, z, B, auch bei Phosphaturie), mit gleichzeit. Rot- bis Braunfärbung bei Hämat- u. Hämoglobinurie; s.a. Harnbereitung, -farbe, -sediment, Urin...

Harn|abflußstörung: / Harnstauung, -sperre. – **H.abgang**: Austritt von Harn aus der Harnblase; willkürl. (/ Miktion) oder – i. e. S. – unwillkürl. (bei Blaseninkontinenz, -autonomie, -automatie, Harnträufeln). – **H.ableitung**: künstl. Ableitung des Harns unter Umgehung der natürl. Harnwegsabschnitte; temporär (Noteingriff bei Nieren-, Harnwegeplastik) durch Harnfistel, z. B. Nephro-, Uretero-, Zysto-, Urethrostomie; definitiv meist durch Harnleiter-Darmanastomose mit natürl. (= urethralem) oder abnormem Auslaß an die Körperoberfläche (z. B. Anus, Ileo-, Kolo-, Appendikostomie; s. a. Dick-, Dünndarmblase). – **H.abscheidung**: s. u. H.bereitung, Diurese. – **H.abszeß**: harntraktnaher (paraurethraler, -vesikaler etc.) Abszeß, entstanden durch Ex-

Harn

Allgemeines

Menge (in ml/24 h)	500–2000
spezif. Gewicht	1,010–1,025
feste Stoffe (g/24 h; Trockenrückstand 100°)	40–60
Gefrierpunktserniedrigung (°C)	0,1–2,5
Osmolarität (mosm/l)	50–1400
pH	4,8–7,5
Azidität, gesamt (mval/24 h)	50–60
Azidität, titrierbare	20–60
Gesamtstickstoff (g/24 h)	7–17
Aminosäuren-N (% vom Gesamt-N)	< 2
Ammoniak (NH$_4^+$)-N	4,6
Harnsäure-N	1,6
Harnstoff-N	82,7
Kreatinin-N	3,7

Anorganische Stoffe (in mg/24 h, wenn nicht anders angegeben)

Ammoniak	0,3–1,2
Chlorid (g/24 h)	4,3–8,5
Eisen	0,04–0,15
Jod	0,02–0,5
Kalium (g/24 h)	1,4–3,1
Kalzium	130–330
Kupfer	0,03–0,07
Magnesium	60,7–200
Natrium (g/24 h)	2,8–5,0
Phosphor, gesamt (g/24 h)	0,8–2,0
Schwefel, gesamt (g/24 h)	1,24–1,50
Schwefel, anorganisch (g/24 h)	1,07–1,30
Schwefel, neutral (g/24 h)	0,05–0,08
Schwefel, verestert (g/24 h)	0,08–0,10
Zink	0,14–0,70

Organische Stoffe (in mg/24 h, wenn nicht anders angegeben)

Aminosäuren, gesamt (g/24 h)	1,3–3,2
Aminosäuren, frei (g/24 h)	0,35–1,20
Aminosäuren-N	40–130
Azetonkörper	10–100
Diazokörper	Spuren
Fettsäuren	8–50
Gallenfarbstoffe	
Bilirubin	0,02–1,9
Urobilinogen	0,05–2,5
Gallensäuren (g/24 h, als Glyko- sowie Taurocholsäure-Na-Salz)	5–10
Glukuronsäure	200–600
Harnsäure	80–1000
Harnstoff (g/24 h)	12–30
Hippursäure (g/24 h)	1,0–2,5
Hydroxyindolessigsäure	1,0–14,7
Indikan	4,0–20,0
Indoxylschwefelsäure	15–100
Kreatin ♂	10–190
Kreatin ♀	10–270
Kreatinin	500–2500
Milchsäure	100–600
Oxalsäure	10–25
Porphyrine	
Aminolävulinsäure	1,5–7,0
Koproporphyrin	0,02–0,2
Porphobilinogen	0,4–2,4
Uroporphyrin	0,004–0,02
Proteine	10–100
Purinbasen (g/24 h)	0,2–0,5
Zitronensäure	150–1200
Zucker (reduzierende Substanzen)	500–1500
Galaktose	3–25
Glukose	15–130
Laktose	0–90

travasation infizierten Harns ins Gewebe; z. B. nach Dekubitalnekrose durch Dauerkatheter, als Kompl. einer H.fistel; s. a. Urinphlegmone.

v. Harnack* Regel (GUSTAV-ADOLF V. H., zeitgen. dtsch. Pädiater, Düsseldorf): Arzneidosierungsregel für Kinder entsprechend dem Verhältnis der kindl. Körperoberfläche zu der des Erwachsenen; z. B. $^1/_5$, $^1/_4$, $^1/_3$, $^2/_3$ der Erwachsenendosis für $^1/_2$, 1, 3 bzw. 12 Lj.).

Harn|analyse: systemat. Untersuchung des – frischen – Harns auf pH, spez. Gew., gelöste (z. B. Zukker, Eiweiß, Azetonkörper, Gallenfarbstoffe) u. feste Bestandteile (↑ Harnsediment); auch qual. u. halbquant. Bestg. einzelner oder mehrerer Bestandteile mit sogen. Schnelltests (Papier, Pulver, Tabletten). – **H.antiseptika**: primär oder nach Metabolisierung desinfizierende (antibakterielle) natürl. u. synthet. Wirkstoffe zur lokalen oder system. Anw. bei Harnwegsinfektionen (oft in Komb. mit Chemo- u. Antibiotika-Ther.). – **H.apparat**: anat ↑ Organa uropoetica; s.a. H.wege.

Harnasch* Syndrom: (1950) Akroosteolyse an Extremitäten, Klavikula u. Maxilla, für die eine hypophysäre Genese (i. S. der Akromikrie) angenommen wurde.

Harn|auslaß: urol ↑Harnableitung. – **H.ausscheidung**: ↑ Harnbereitung, Diurese, Miktion; s. a. Harn. – **H.bereitung**: Bildung des nahezu eiweißfreien Primärharns («provisor. Harn»; ca. 180 l/Tg, ↑ Glomerulusfiltrat) mit nachfolgend in den Tubuli renales (↑ Tubulus-Funktionen) erfolgender quant. («Einengung») u. qual. Umwandlung (↑ LUDWIG*, BOWMAN* Theorie) zum Sekundär- oder Endharn (ca. 1,5 l) unter Einsatz des ↑ Gegenstromprinzips u. Kontrolle durch humorale u. hormonale Systeme (Renin-Angiotensin-System bzw. ADH, Aldosteron, Parathormon etc.); s. a. Clearance, Diurese.

Harnblase: ↑ Vesica urinaria; s. a. Blase, Blasen....

Harnblasen-Harnleiter-Reflux: vesikoureteraler ↑ Reflux. – **H.wind**: ↑ Pneumaturie.

Harn|blutung: ↑ Hämaturie. – **H.diastase**: s. u. Diastase, α-Amylase. – **H.drang**: vom Blasentonus abhängiger, normalerweise bei Überschreiten der Blasenkapazität auftretender Miktionsreiz. Vorzeitig (u. gehäuft) bei Zystitis, neurogener Blasenstörung, stürmisch («imperativ») bei Blasen-Tbk (evtl. mit unwillkürl. Harnabgang oder als schmerzhafter ↑ Harnzwang). – **H.eiweiß**: physiol. im Harn in kleinsten Mengen (< 150 mg/Tag) ausgesch. Eiweißkörper, insbes. Uromukoid; im path. Harn auch Serumproteine, BENCE=JONES* Eiweißkörper, Albumosen, Essigeiweiß (↑ Albuminurie). – **H.elektrolyte**: die im Harn vorhand. Kationen (Na^+, K^+, NH_4^+, Ca^{2+}, Mg^{2+}) u. Anionen (Cl^-, SO_4^{2-}, PO_4^{3-}, organ. Säurereste); s.a. Tab. »Harn«.

Harnen: ↑ Miktion.

harnfähig: über die Niere eliminierbar (d. s. Substanzen mit MG < 70 000, entsprech. der Porenweite der BOWMAN* Membran); s. a. harnpflichtig.

Harnfarbe: normalerweise durch die physiol. Harnfarbstoffe u. deren Chromogene (Urochrome, Uroerythrin, Gallenfarbstoffe) hellgelbl., bei höherer Dichte u. spezif. Gew. («hochgestellt«, v. a. im Fieber, bei Exsikkose) bis dunkelbernsteinfarben. Ferner Anomalien durch endo- oder exogene Pigmente, z. B. gelb- bis ziegelrot durch Urobilinogen u. Porphyrin, gelbgrün bis bierbraun durch Bilirubin, braunrot durch Ery, Hb (Methämoglobin), best. Medikamente u. Phenolphthalein (auch purpurrot), dunkelbraun durch Bilirubin u. Homogentisinsäure (↑ Alkaptonurie), grünblau oder blau durch Methylenblau u. Indikan. – **Harnfarbwert** (Heilmeyer*): die photometrisch (Extinktion bei 435 nm) ermittelte Farbstoffkonz. (F), meist als »reduzierter H.« (F_0), bezogen auf ein spezif. Harngew. von 1,020:

$$F_0 = \frac{F \times 20}{S}$$

(S = die 2 letzten Stellen des 4stellig angegebenen spezif. Gew.).

Harn|fieber: 1) ↑ Katheterfieber. – 2) ↑ Urosepsis. – **H.filamente**: (FÜRBRINGER) mikroskop. Schleimfäden oder -flocken mit eingelagerten Leuko oder Epithelien als Ausgüsse exkretor. Kanäle der LITTRE* Drüsen u. Prostata bei chron. Urethritis u. Prostatitis. – **H.fistel**: angeb. oder erworb. (evtl. postop., u. U. iatrogene) harnführende inn. oder äuß. Fistel des Harntraktes; ferner die zur ↑ Harnabteilung op. angelegte suprapub. Blasen-, Harnleiter-, transpelvine oder -renale Nierenfistel, Nephro-, Ureterosigmoideostomie. – **H.fixa**: die ↑ harnpflicht. festen Stoffe. – **H.fluß**: ↑ »Uroflow«. – **H.flut**: ↑ Polyurie.

Harn|gärung: mikrobiell-enzymat. Umsetzung u. Abbau von Harnbestandteilen als alkal. (= ↑ ammoniakalische) oder als saure H.g. durch noch unbekannte Mikroben. – **H.gang**: embryol ↑ Urachus. – **H.grieß, -sand**: multiple, mit bloßem Auge sichtbare kleine ↑ Harnkonkremente. – **H.hohlsystem**: ↑ Harnwege. – **H.infekt**: ↑ Harnwegsinfektion. – **H.infiltration**: Eindringen von Harn in die umgebenden Gewebe nach Verletzung der ableitenden Harnwege oder als Komplikation einer Harnfistel; führt zur ↑ Urinphlegmone.

Harninkontinenz, Incontinentia urinae s. vesicae: unwillkürl. Abgang von Harn (i. e. S. per vias naturales) infolge gestörter oder unterbrochener nervaler Koordination von Detrusor u. Sphinkter (mit oder ohne Harnretention), ferner bei Überdehnung, Lähmung, Traumatisierung, Entzündung, Neoplasma etc., nach Radikalop. im Beckenbereich, bei Epispadie, Descensus uteri, Blasen-Scheidenfistel, Prostatahypertrophie. Unterschieden als »falsche« (z. B. ↑ Ischuria paradoxa, Enuresis) u. »echte H.«, letztere je nach Vollständigkeit bzw. Höhe der Leitungsunterbrechung (prox. oder dist. der Sakralganglien) als »pass.« (= permanente = totale = absolute; z. B. »Durchlaufblase«) oder »akt. H.« (= rel. intermittierende = inkomplette; mit Harnretention u. reflektor. Entleerung im Strahl bei best. Blasenfüllung; z. B. die »Rückenmarksblase«, ↑ Blasenautomatie) u. als intramurale »Reflexblase« (= periphere Blase, ↑ Blasenautonomie).

Harn|kanälchen: ↑ Tubuli renales. – **H.kinine**: ↑ Urokinine. – **H.kolloide**: Schutzkolloide (v. a. Nukleinsäure, Chondroitinschwefelsäure, mukoide Kolloide) als Stabilisatoren des dispersen Systems »Harn«; bewirken – v. a. bei Harnzersetzung – Verklumpung, Ausfällung u. Verkittung der Kristalloide. Rolle bei der Konkrementbildung umstritten.

Harnkonkrement: Konkrement in den ableitenden Harnwegen, selten im Nierenparenchym; z. T. (z. B. Oxalatstein) mit Matrix aus KH u. serumident. Proteinen. Unterschieden als prim. (= metabol. oder »Kernstein«; z. B. Urat-, Oxalat-, Zystin-, Xanthin-, Kreatinstein) u. als sek. H. (v. a. infektiös bzw. adsorptiv; z. B. Phosphat-, Kalziumkarbonatstein), ferner »gemischte« Steine (Schicht- bzw. Schalenstein) sowie Fremdkörper-, Eiweiß-, Bakterien-, Fett-, Gallenpigmentsteine (bei Icterus gravis); s. a. bunte Steine. Ät.path.: abnorme Ausscheidung von Uromukoiden unklarer Genese (BOSHAMER), Mangel an Schutzkolloiden (?) bei Übersättigung mit rel. schwerlösl., kristallisationsfäh. Substanzen; als Kondensationskern ⌐ Harnkristalle (v. a. Urate, Oxalate, Kaliumsalze), RANDALL* Plaques u. Zelldetritus; als begünstigende Faktoren chron. Infektion, Harnretention, Fehlernährung (einschl. Hypovitaminose, mangelnder Flüssigkeitszufuhr), Stoffwechselstörung (u. a. Hyperparathyreoidismus), Exsikkose. – s. a. Urolithiasis, Harnsteinauflösung.

Harn|konzentrierung: der bei der ⌐ Harnbereitung in den Tubuli erfolg. Wasserentzug aus dem Primärharn. – **H.konzentrationsversuch**: s. u. VOLHARD*. – **H.krankheit**: angeb. u. erworb. Erkr. der Nieren (außer Parenchym) u. ableitenden Harnwege. – **H.krise**: ⌐ Blasenkrise. – **H.kristalle**: im Harn (bei Dyskolloidie?) kristallin ausgefallene Salze u. organ. Substanzen: Kalziumoxalat, Harnsäure, Natriumurat, Zystin, Tyrosin u. Leuzin im sauren, Kalziumkarbonat, Tripel- u. Kalziumphosphat im alkal. Harn. – **H.kultur**: *bakt* 1) Inkubation frischer Harnproben zur Isolierung u. Identifizierung harnwegsinfektionsbedingender Erreger (einschl. Bestg. der Keimzahl; > 50 000 im allg. pathol.) u. zur Ermittlung der antibiot. Resistenz. – 2) Kultur auf festem Nährboden mit Harn anstelle von Fleischwasser.

Harnleiter: ⌐ Ureter; s. a. Ureter(o)... – **primärer H.**: ⌐ WOLFF* Gang. – **retro- oder postkavaler H.**: re.seit. Dystopie infolge Fehlentwicklung der unt. Hohlvene, mit Ureterverlauf von kran.-dorsal medial um die Hohlvene (distal evtl. auch hinter der V. iliaca) zum orthotopen Ostium. Infolge Ureterkompression u. Harnstauung Gefahr der Nierenschädigung. – **unvollständ. H.**: infolge Differenzierungshemmung der Harnleiterknospe blind endender u. nicht mit der Niere kommunizierender H. (bis zur vollständ. **H.aplasie**, häufig kombin. mit Aplasie oder zyst. Degeneration der Niere). – **H.atresie**: ⌐ Atresia ureteri. – **H.bäumchen**: s. u. H.knospe. – **H.blockade**: Verlegung des Ureters, meist durch »eingeklemmten« Stein.

Harnleiter-Darmanastomose: zwecks ⌐ Harnableitung Implantation des Ureters in ein ausgeschaltetes Dünn- oder Dickdarmsegment (⌐ Blasenplastik, Dünndarm-, Dickdarmblase) oder intraperitoneal in den kotführenden Dickdarm (⌐ Ureterokolo-, sigmoideostomie; zur Harnblasenausschaltung bzw. als rel. kontinenter Blasenersatz). Dir. oder indir. (Schrägkanal) Einleitung des – evtl. katheterarmierten – Ureterstumpfes ins Darmlumen (z. B. nach JUNKER bzw. COFFEY), oder terminolat. Anastomosierung mit spez. Mukosamukosanaht (LEADBETTER, NESBIT; n. CORDONNIER mit »Papillenbildung«), oder Teilverlagerung des Ureters in Darmwand oder -lumen (u. U. erst sek. Anastomosenherstellung, n. REIMERS, HIGGINS u. a.). – Komplikationen: Nahtinsuffizienz, Ureterretraktion, -knickung, -nekrose, Pyelonephritis, hypochloräm. Azidose.

Harnleiter|duplikatur: *path* ⌐ Ureter duplex u. fissus. – **H.dystopie**: atyp. Verlauf des – extrem langen oder kurzen – Ureters, v. a. bei Nierenmißbildung (Fusions-, Beckenniere) u. -dystopie, Fehlentwicklung der unt. Hohlvene (retrokavaler ⌐ Harnleiter); als »gekreuzte H.« z. B. vom kran. oder kaud. Becken einer Doppelniere bogenförmig vor der Bauchaorta u. unt. Hohlvene zur anderen Blasenseite; als **H.ektopie** mit Mündung in Vagina, Zervix, Ductus ejaculatorius, Vas deferens etc. (Leitsympt.: Enuresis ureterica). – **H.entzündung**: ⌐ Ureteritis. – **H.ersatz**: ⌐ Ureterplastik.

Harnleiterfistel: kongenit. (z. B. bei Ektopie), spontane (z. B. Neoplasma), traumat. (einschl. postop.) oder künstl. (⌐ Harnableitung) Fistel zwischen Ureter u. Körperoberfläche (= äuß. H. = Harnleiter-Hautfistel) oder einem benachbarten Hohlorgan (= inn. H., z. B. Fistula ureterorectalis, -cervicalis, -vaginalis; s. a. COFFEY* Op.).

Harnleiter|katheter: ca. 80 cm langer, biegsamer, graduierter (cm), rö-pos. oder -neg., mit Führungsmandrin armierbarer Kunststoff- oder Seidengespinstkatheter (3–10 Charr), der via Zystoskop unter Sicht in den Ureter (evtl. bis ins Nierenbecken) eingeführt wird (⌐ Ureterkatheterismus); am hint. Ende evtl. mit Farbmarkierung (re. rot, li. grün). – Auch als Schlingenkatheter. – **H.klappen**: path. »Klappen« (evtl. multipel) im Ureterlumen; evtl. zu Harnrückstau führend. – **H.knospe**: *embryol* aus dem kaud. Ende des WOLFF* Gangs kranialwärts auf die Nachniere vorsprossendes Bläschen; entwickelt sich unter Streckung mit ampullärer Erweiterung u. mehrfacher dichotomer Aufzweigung zum primären Nierenbecken bzw. »H.bäumchen« u. induziert die weitere Differenzierung des mit ihm verschmelzenden Metanephros. – **H.kolik**: spontane oder als Ther. provozierte (Hüpfen, Treppensteigen) Kolik bei Ureterstein.

Harnleiter|mündung: ⌐ Ostium ureteris. – **H.papillom**: meist als Metastase eines entsprech. (bzgl. Dignität evtl. abweichenden) Nierenbeckentumors vork. Papillom v. a. im unt. Ureterabschnitt. – **H.phimose**: ⌐ Ureterozele. – **H.plastik**: ⌐ Ureteroplastik.

Harnleiterschienung: Einlegen eines ⌐ Schienenkatheters bei der Harnleiternaht nach ⌐ Ureterotomie oder -plastik, temporär (intraop. zur Erleichterung der Naht; postop. zur Anastomosensicherung u. Strikturprophylaxe) oder definitiv (z. B. bei Katheterureterostomie); auch als **doppelte H.** mit 2 oberhalb einer Ureternaht durch gesonderte Inzisionen eingeführten Dräns (der eine »direkte« urethral ausgeleitet, der andere ins Pyelon vorgeschoben, evtl. als Nephrostomiekatheter ausgeleitet).

Harnleitersporn: *embryol* das sich am Ureterabgang vom WOLFF* Gang kaudalwärts vorschiebende, bd. Gebilde zunehmend trennende Gewebe.

Harnleiterstein: meist aus dem Nierenbecken in den Ureter gelangtes ⌐ Harnkonkrement; in ca. 80% Spontanabgang, meist unter Koliken (v. a. bei Passage der physiol. Engen; bei Einklemmung temporäre Blockade der Nierenfunktion). Leitsympte: Koliken mit in gleichseit. Hoden, Labien, Urethra oder Innenseite des Oberschenkels ausstrahlenden Schmer-

Harnleiterstenose

zen, örtl. Druckschmerz, Hämaturie; Komplikationen: hydrostat. u. reflektor. Anurie, aszendierende Pyelonephritis, Ureterstriktur, Hydroureter.

Harnleiter|stenose: angeb. bei Klappenbildung, Ureterozele, Torsion, v. a. auch Abknickung bei Ureterverlaufs- oder Nieren(gefäß)-anomalien u. an den sogen. physiol. Engen (Abgang aus Nierenbecken [Ureterabgangsstenose], Kreuzungsstelle mit großen Beckengefäßen, prävesikal oder intramural an der Mündung), oder erworben durch Striktur, Kompression, Obturation, Spasmus. Klin.: plötzl., rezidivierende bis anhaltende Schmerzen im Nierenlager, Harnstauung mit Hydroureter u. -nephrose, Ureteratonie, Nierenschädigung, Harnwegsinfekt; im Urogramm KM-Ausscheidungsstörung, vergrößerter Nierenschatten, bei retrograder Füllung suprastenot. Dilatation. – **H.striktur**: narb. ∕ Harnleiterstenose nach – akzidentellem oder iatrogenem – Trauma an Ureter oder Retroperitoneum, Drucknekrose, Entzündung (einschl. Tbk, vesikoureteralem Reflux), bei retroperitonealer Fibrose, als Op.-Folge. – **H.zyste**: ∕ Ureterozele.

Harnmukoid: s. u. Harnkolloide.

harnpflichtige Substanzen: obligat durch die Niere auszuscheidende Stoffe, insbes. körpereigene Abbaustoffe (ca. 1200 mosm/Tag), deren Ausscheidung eine best. Menge Lösungswasser erfordert (entsprech. einer mittl. max. Harnkonz. von 1400 mosm/l).

Harn|phlegmone: ∕ Urinphlegmone. – **H.resorption**: *physiol* die tubuläre Reabsorption bei der ∕ Harnbereitung; s. a. Tubulusfunktionen. – **H.retention**: ∕ Harnsperre.

Harnröhre: ∕ Urethra; s. a. Urethral..., Urethro....

Harnröhren|adenom: Adenom der Pars prostatica (Wucherung periurethraler Drüsen?), evtl. zystisch entartend. – **polypöses H.a.**: polypöse Form der Harnröhrenkarunkel; s. a. Harnröhrenpapillom. – **H.anästhesie**: Schleimhautanästhesie durch Instillation eines Oberflächenanästhetikums; vor transurethralem Eingriff (Wirkung auf hint. Harnröhre nur gering). – **H.aplasie**: Hemmungsmißbildung (v. a. bei ♂) mit Persistenz des Sinus urogenit. (u. rudimentärem Penis); Harnentleerung durch Urachusfistel, Vagina oder Anus. – **H.atresie**: ∕ Atresia urethrae.

Harnröhrenausfluß: Absonderung dünn-schleimigen bis dick-eitr. Sekrets aus der vord. Harnröhrenöffnung bei Urethritis nach mech. der chem. Trauma, Gono-, Staphylo-, Streptokokken-, Trichomonaden-, Kolibazillen-, Virusinfektion, bei Stauungshyperämie (vener. Exzeß), evtl. sek. bei Harnröhrentumor, -fistel, paraurethralem Abszeß. – Miktionsunabhäng. Blutung nur bei distal des Sphincter vesicae gelegener Blutungsquelle (durch Katheterismus u. sonst. FK-Verletzung).

Harnröhren|bougierung: stufenweise Dehnung der strikturierten bzw. stenot. Urethra mit filiformen oder stabförm. Bougies (n. DITTEL, MAY, GUYON u. a.), ggf. nach vorangehender Orifiziumdehnung. – **H.divertikel**: angeb. (meist hinter Fossa navicularis; sämtl. Wandschichten) oder erworb. (Periurethralabszeß, Striktur, Trauma; meist hinter Colliculus seminalis; nur Epithel) Taschenbildung der Urethra an der Unterseite. Neigung zu chron. Urethritis (mit Miktionsbeschwerden, Inkontinenz, Hämaturie, exprimierbarem Tumor); evtl. sek. Fistel-, Konkrementbildung. –

H.enge: ∕ Harnröhrenstenose; als physiol. H. die Pars membranacea der ♂ Urethra. – **H.entzündung**: ∕ Urethritis. – **H.epitheliom, polypöses**: ∕ Harnröhrenpolyp.

Harnröhrenfistel: angeb. (bei Rektum-, Analatresie, Hypospadie) oder – häufiger – erworb. (Trauma, Entzündg., Malignom) äuß. oder inn. Fistel, u. zwar urethroglandulär, -penil (»Penisfistel«), -skrotal (op. bei Hypospadieplastik), -perineal (auch op. als typ. »hint. H.«, temporär z. B. als Katheterfistel, definitiv als Urethrostomie) oder -vaginal (postperforativ oder -op., nach Strahlenther., oft geburtstraumat.; mit Harninkontinenz).

Harnröhren|karunkel: weiche, auf Berührung leicht blutende, evtl. gestielte Schleimhautwucherung an der ♀ äuß. Harnröhrenöffnung; epithelial oder papillomatös, angiomatös oder granulomatös (= polypöses Adenom bzw. Epitheliom bzw. Urethralhämorrhoid oder vaskulärer Polyp bzw. **H.granulom**). – **H.karzinom**: papilläres oder (v. a. später) breit aufsitzendes pilzförm. oder zirkulär-infiltrierendes, selten prim. Ca. (verhornendes oder nichtverhornendes Plattenepithel-, Übergangsepithel- oder Adeno-Ca.); evtl. ulzerös zerfallend (Abszedierung, Fistel), inguinal, iliakal u. pubogluteal metastasierend. Klin.: stenotische Miktionserschwerung (bis Harnsperre), Miktionsschmerz, (Zerfalls-)Blutung. – **H.katarrh**: ∕ Urethritis. – **H.klappe**: angeb. Klappenbildung in der Pars pendulans oder – meist – Pars prostatica (evtl. als Colliculus-nahes Diaphragma. Sympte.: Harnstauung (mit Megavesika, Hydroureter, Hydronephrose, Nierenschädigung bis -insuffizienz), chron. Harnwegsinfekt, Gedeihstörung.

Harnröhren|mißbildungen: z. B. Urethra duplex, H.agenesie, -atresie (s. u. Atresia), -divertikel, -fistel, -klappen, ∕ Epi-, Hypospadie. Oft mit weiteren Genitoanalmißbildungen kombin. – **H.mündung**: ∕ Ostium urethrae (ext. u. int.). – **H.papillom**: papilläres Fibroepitheliom zwischen Blasenhals (evtl. in Blase prolabierend) u. Orificium ext.; klin.: Obstruktionssympte., miktionsunabhäng. oder terminale Harnröhrenblutung (letztere bei Lokalisation in Pars prostatica).

Harnröhrenplastik: reparative, rekonstruktive oder konstruktive Plastik, meist mehrzeitig u. mit temporärer Harnableitung (Urethrostomie) u. Harnröhrenschienung (Strikturprophylaxe); oft unter Verw. des Präputiums oder der Haut von Penisschaft, Skrotum, Damm, Oberschenkel. Als ∕ Meatotomie, zu Stikturresektion, Harnröhren- oder Blasenfistelverschluß, Hypospadie-, Epispadie-, Blasenexstrophie-Korrektur, bei Phalloplastik; z. B. nach JOHANSON, HELLER, MARTIUS, MARION, BROWNE, OMBRÉDANNE, LEADBETTER, GOODWIN-SCOTT (Phalloplastik).

Harnröhren|polyp: gutart. (v. a. chron.-entzündl.) fibroepitheliale Wucherung; bei ♀ evtl. in Vulva oder Blase vorragend. Sympte.: Miktionsstörung, Enuresis, Hämaturie, evtl. Pyurie. – **H.prolaps**: ringförm. Schleimhautvorfall aus dem Orificium ext.; fast nur bei Mädchen u. Greisinnen. Klin.: hyperämiebedingte Blutungsneigung, Ulzerationen, Pollakisurie.

Harnröhrenruptur: als gedeckte Zerreißung (v. a. am Trigonum urogenit.) bzw. Abriß der Urethra durch endourethrales (z. B. Mukosaruptur oder Decollement durch Katheterismus, Bougierung, Zystoskopie »auf falschem Wege«; meist inkomplett) oder externe (s.c.) Traumatisierung (bei »komplizierter« Beckenfraktur: Anspießung, partieller oder totaler Abriß). Klin.: Blutaustritt, örtl. Schmerz, fehlende Spontanmiktion, perineales Hämatom; evtl. Urinphlegmone, Harnfistel, paraurethraler Abszeß.

Harnröhren|spalte: ↑ Hypo-, Epi-, Paraspadie. – **H.sporn**: ↑ Carina urethralis vaginae. – **H.stein**: meist steckengebliebenes, nur selten primär in der Urethra (um Fremdkörper, in Divertikel) entstandenes ↑ Harnkonkrement; klin.: Miktionsstörung.

Harnröhren|stenose: partiell oder total, selten angeb. (Harnröhrenklappe, ringförm. bulbäre Stenose, Meatusstenose etc.), meist erworben, u. zwar spastisch (bei Priapismus, nach Katheterismus) oder mechanisch (Striktur, Obturation durch Konkrement oder Tumor, Kompression bei Paraphimose, Ödem, Hämatom u. Prostatahypertrophie, Schleimhautprolaps, Induratio penis plastica). – **H.striktur**: als »weite Str.« (nur geringe Lumeneinengung) durch lokale hyperplast. Entzündung, meist als »enge oder kallöse Str.« (mit Stenose, evtl. Abknickung) durch tiefgreifende, auch periurethrale reakt. Bindegewebswucherung u. sek. Narbenschrumpfung. Angeb. bei Hypospadie, Phimose etc.; meist erworben nach Entzündung (v. a. postgonorrhoisch; ausgedehnt) oder nach Trauma (einschl. Geburtstrauma). Klin.: erschwerte Miktion (evtl. nur unter Anw. der Bauchpresse, mit engem Harnstrahl u. termin. Harnträufeln), stets Restharn, evtl. Harnsperre u. Ischuria paradoxa.

Harnröhren|tripper: ↑ Urethritis gonorrhoica. – **H.venenthrombose**: Spontanthrombose der Venen der Hinterwand der dist. Urethra bei älteren Frauen. Plötzl. Schmerz u. bläul.-rötl. Anschwellung der Harnröhrenmündung; Spontanrückbildung möglich, sonst Ausräumung der Blutkoagula; – s. a. Penisthrombose. **H.wulst**: ↑ Carina urethralis vaginae.

Harn|ruhr: ↑ Diabetes. – **H.sack**: *embryol* ↑ Allantois.

Harnsäure: (SCHEELE 1776) 2,6,8-Trihydroxypurin (↑ Formel); weiß, geruchlos, kristallin, lösl. in Alka-

Ketoform ⇌ Enolform

lien, nur schwer in H_2O; bei Erhitzen Zersetzung unter HCN-Bildung. Wicht. Stoffwechselendprodukt der Nukleinsäuren bzw. Purine (durch Einwirkung von Xanthin-oxidase auf Xanthin bzw. Hypoxanthin) bei Mensch u. Primaten (bei anderen Säugern oxidat. Abbau zu Allantoin). Ausscheidung mit dem Harn (ca. 75%; 0,08–1 g/24 Std.; erhöht nach eiweißreicher Kost, Kortikoiden u. Urikosurika); im Darm z. T. bakterielle Zersetzung. Normalwerte: Blut 10–60 (-110) mg/l, Serum 7–8,7 (erhöht u. a. bei harnsaurer Diathese, Gicht, Leukämie, Chlorothiazid-, Chlortalidon-Medikation). Vork. in Kristallform (auch als Urate) beim ↑ H.infarkt, in Tophi u. Harnkonkrementen. Nachweis durch Murexidprobe mit Oxidationsmitteln (Farbreaktion, unspezif.), Urat-oxidase (anhand UV-Absorption bei 290–293 nm vor u. nach Oxidation). – Salze: Ur(e)ate. – Die **H.-Clearance** erfolgt durch glomeruläre Filtration u. prox.-tubuläre Rückresorption (88–95% der filtrierten Menge) u. dist. Sekretion (gestört bei Gicht); normal

Harnsalze (»nichtorganisierte Elemente« bzw. »Sedimente«)

1. häufige Sedimente

Harn	Salze	Aussehen	Vorkommen
sauer	Leuzin	gelbbraune Kugeln, z. T. radial gestreift	bei degenerativen Leber-Erkrn. Phosphorvergiftung
	Tyrosin	farblose, glänzende Nadeln, oft in Büscheln	
	Zystin	farblose, sechseckige Tafeln	bei Zystinurie im sauren u. alkalischen Harn
	Urate (harnsaure Salze)	gelbrot, amorph, in Haufen, vermehrt als »Ziegelmehlsediment« beim Stehen ausfallend	im konz. Harn bei Fieber, nach schwerer Arbeit u. Schwitzen
	Harnsäure	gelbe bis rotbraune, verschieden große Kristalle (Tafeln, Tonnen, Schollen, Wetzsteine, Rosetten), auch grießförmig	im konz. Harn, z. B. bei Fieber, Gicht (harnsaure Diathese)
neutral	Kalziumoxalat	farblose, stark lichtbrechende Oktaeder in »Briefkuvertform«	bes. nach oxalsäurehalt. Speisen, bei Diabetes u. Ikterus
	Kalziumkarbonat	farblos bis grauweiß, amorph oder Kügelchen	nicht im sauren Harn
alkalisch	amorphe Erdphosphate, v. a. $Ca_3(PO_4)_2$, $Mg_3(PO_4)_2$	grauweiß, amorph oder Körnchen	fest nur im alkalischen Harn
	Tripelphosphat ($NH_4Mg\,PO_4$)	farblose Prismen mit »Sargdeckelform«	bei ammoniakalischer Harngärung (Bakteriurie)
	Ammoniumurat	gelbbraune Kugeln mit »Stechapfelform«	

2. seltenere Sedimente

	Bilirubin	gelb, amorph oder rhomb. Tafeln sowie Nadeln	bei Ikterus
	Cholesterin	farblose rhombische Tafeln	
	Hippursäure	farblose Nadeln, Säulen oder Prismen	z. B. bei Leber-Erkrn. nach Einnahme von Salizylsäurepräparaten
	Indigo	dunkelblaue Nadelbüschel oder Tafeln	bei hohem Indikangehalt des Harns
	sek. Kalziumphosphat	farblose, glänzende, keilförmige Kristalle	
	Xanthin	farblose Kristalle mit »Wetzsteinform«	

Harnsäurediathese

6–12 ml/Min., vermindert bei Laktazidose, körperl. Belastung, Schwangerschaftstoxikose, erhöht bei WILSON* Krankh.).

Harnsäure|diathese: ↑ harnsaure Diathese. – **H.gicht**: die »echte« ↑Gicht (1). – **H.infarkt**: makroskop. Ausfällung weißl. oder hellgelber (beim Neugeb. orangefarbener, Bilirubin-durchsetzter) Kristalle von Ammoniumurat (»Sphärolithen«) in Nierentubuli u. ableitenden Harnwegen (makroskop. Streifen) bei übermäß. Angebot, beim Neugeb. infolge physiol. gesteigerten Ery-Abbaus u. NNR-Reduzierung (evtl. auch infolge Harnkonz. durch Wasserverlust), beim Erwachsenen infolge path. Zellzerfalls (Leukämie, Milzbestrahlung). Tödl. Urämie möglich. – **H.stein**: ↑ Uratstein. – **H.zylinder**: Harnzylinder aus Harnsäurekristallen in geraden Harnkanälchen, v. a. im Gichtanfall.

Harnsalze: renal ausgeschiedene, beim Stehenlassen des Urins pH- u. Harnkolloid-abhängig ausfallende Salze; im Harnsediment mikroskopisch, sonst anhand ihrer Löslichkeit in Säuren, Alkalien, organ. Lösungsmitteln u. beim Erwärmen differenzierbar (↑ Tab. »Harn«, Abb. »Sediment«).

Harn-Samenröhre: die ♂ Urethra.

Harnsand: *path* ↑ Harngrieß.

harnsaure Diathese: konstitutionelle Harnsäurestoffwechsel-Störung i. S. der Hyperurikämie.

Harnschweiß: ↑ Urhidrose.

Harnsediment: aus spontan u. frisch gelassenem Harn gewonnener Boden- oder Schleudersatz; als »organisiertes H.« die darin enthaltenen path. Zellelemente (Leuko, Ery, Platten-, Nieren-, geschwänzte Epithelien, Harnzylinder) u. Erreger (v. a. Baktn. Trichomonaden), als »nichtorganisiertes H.« v. a. ↑ Harnsalze. Zur besseren Differenzierung der organ. Bestandteile Färbung, z. B. mit alkohol. Safranin O + Kristallviolett-Lsg., ferner n. PAPANICOLAOU, MAY-GRÜNWALD-GIEMSA u. a.; s. a. KIMBAROWSKI* Reaktion, Abb. »Sediment«.

Harn|separator: *urol* ↑ Segregator. – **H.sepsis**: ↑ Urosepsis.

Harnsperre: akutes Unvermögen (mechan. oder funktionell), die Harnblase spontan zu entleeren; klin.: quälender intravesikaler Druckanstieg, Blasenüberdehnung (praller, evtl. bis in Nabelhöhe tast- u. sichtbarer »Tumor«), später Ureter- u. Nierenbeckendilatation, evtl. sek. Anurie. Vork. (oft bei vorbestehender Dysurie) reflektorisch nach Op. oder Trauma, als Stenosefolge, nach vermehrtem – u. zu kaltem – Flüssigkeitsangebot (z. B. »Stiftungsfest-Ischurie« des Prostatikers). Sonderform: ↑ Ischuria paradoxa.

Harnspindel: 1) *labor* ↑ Urometer. – 2) *röntg* vom Nierenbecken zur Blase durchlaufende funktionelle (durch tiefe Inspiration provozierbare) Segmentierung des Harnleiters bei der KM-Harnentleerung im normalen Ausscheidungsurogramm. Frequenz abhängig von Uretertonus, Flüssigkeitsangebot, Füllungszustand der Blase (z. B. während Miktion sistierend). Fehlt bei Retroperistaltik des Ureters.

Harnstarre: ↑ Isosthenurie.

Harnstauung: durch – ein- oder doppelseit. – Einengung bis Verlegung bedingte (Striktur, Mißbildung, Obstruktion, Kompression, Detrusorlähmung, postop. Atonie, Blasen-Urethra-Spasmus etc.), evtl. intermittierende Stauung von Harn in den Abflußwegen; führt bei Chronizität zu prästenot. Harnwegsdilatation (z. B. Hydroureter, -nephrose), v. a. bei hinzutretender Antiperistaltik auch zu Reflux (im Extremfall pyelotubulär), evtl. Restharnbildung; fließender Übergang zur Harnsperre. – **Harnstauungsniere**: ↑ Hydronephrose.

Harnstein: ↑ Harnkonkrement, Urolithiasis. – **H.auflösung**: *therap* In-vivo-Auflösung von Harnsäure- u. Zystinsteinen durch stark alkalisierende Diät u. zusätzl. Gaben von Natriumzitrat-Lsg. (Herabsetzung des Harn-pH auf 7,0) bei gleichzeit. starker Einschränkung der Nahrungspurine, von Kalzium- u. Magnesiumammonium-phosphat-Blasensteinen durch Instillation einschlägiger Litholytika.

Harnstoff: (ROUELLE 1733, Synthese WOEHLER 1828) $H_2N-CO-NH_2$, Kohlensäurediamid; Endprodukt des Eiweißstoffwechsels (v. a. in Leber) bei Mensch u. Säugern (aus 2 Mol. NH_3 der Glutaminsäure bzw. NH_2-Gruppe der Asparaginsäure u. 1 Mol. CO_2 über Karbamylphosphat, unter Beteiligung von L-Ornithin; ↑ Schema; s. a. KREBS*-HENSELEIT Zyklus, H.-Stickstoff). Ausscheidung renal nach fast vollständ. glomerulärer Filtration u. teilweiser tubulärer Rückresorption (12,6–28,6 g/24 Std.; erniedrigt bei Niereninsuffizienz u. Lebererkr., erhöht bei gesteigertem Eiweißabbau; s. a. Schema »Azotämie«); Normalwerte im Serum 100–450 mg/l (erhöht bei Nephritis, renaler Ischämie, Harnwegsobstruktion), im Schweiß ca. 2facher Wert. – Farb- u. geruchlos, kristallin, gut wasserlösl.; bildet mit anorgan. u. organ.

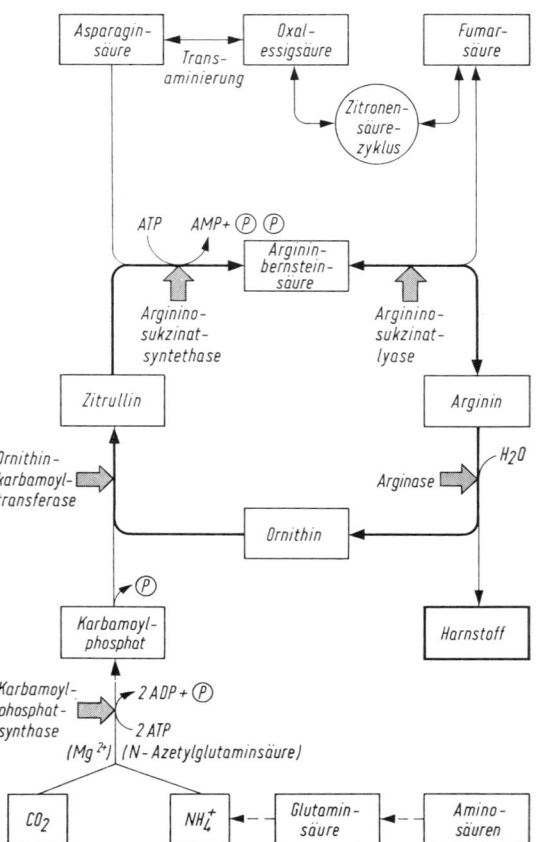

Säuren Salze bzw. Ureide, mit organ. Substanzen Einschluß-Verbdgn.; bei starkem Erhitzen Kondensation zu Biuret; in konz. Lsg. eiweißdenaturierend. Anw. *therap* zur i.v. Osmother. (Hirnödem, Augendrucksteigerung), *bakt* für Nährböden, *histol* als Fixierungsmittelzusatz; wicht. Derivate ferner Hydroxycarbamidum, Chlormerodrinum, Carbromalum, Sulfanilyl-, Sulfonyl- u. Thio-H., Biotin, Barbitursäure. Qual. u. quant. Nachweis u. a. durch Farbreaktionen (z. B. mit EHRLICH* Reagens I, Xanthydrol, als HENCH*-ALDRICH* Probe), indirekt durch Abspaltung u. Bestg. von N (Bromlaugen-Methode, z. B. nach KNOP-HÜFNER, KOWARSKI), CO_2 (HENSELEIT*-KREBS* Mikromethode) oder NH_3 (hydrolyt. oder enzym. Spaltung); ferner mit NESSLER* Reagens, sowie titri- u. elektrometrisch, enzymat., chromatograph. – s. a. Schema »Azotämie«.

Harnstoff-Clearance: renale / Clearance für Harnstoff; i. e. S. als Bestg. des Exkretionskoeffizienten des Plasmaharnstoffs (Normal 65–100 ml/Min.). Verhältnis zur Inulin-Clearance konstant (Quotient 0,60).

Harnstoff|nährböden: *bakt* Medien mit Harnstoff- u. Indikatorzusatz zum Nachweis der Harnstoffspaltung zwecks Differenzierung von Proteus vulg. u. Corynebact. pseudodiphthericum (»Urease-pos.«) gegen TPE-Gruppe bzw. Corynebact. diphtheriae (»Urease-neg.«). – **H.ruhr**: / Azoturie. – **H.spaltung**: enzymat. Abbau (Urease) von Harnstoff zu Ammoniumkarbonat bzw. CO_2 u. NH_3; z. B. zwecks Harnstoffbestg., als Eigenschaft Urease-bildender Baktn. (s. a. Harngärung).

Harnstoff-Stickstoff: die dem Harnstoffgehalt entspr. N-Menge (etwa 1 g bei 2,144 g), z. B. im Blut u. Serum 8,5–22,0 bzw. 9,0–25,0 mg/100 ml, im Harn 5,8–14,1 g/24 Std. – Ist Hauptanteil des Rest-N; erlaubt Rückschlüsse auf die umgesetzte Eiweißmenge (1 g ≈ 6,25 g Eiweiß).

Harnstoffzyklus: / Schema »Harnstoff«. – **H.-krankheit**: Stoffwechselstörung der am H. beteiligten Aminosäuren (Arginin, Zitrullin, Glutamin, Ornithin).

Harnstrahl: der v. a. durch Zusammenwirken von Detrusor u. Bauchpresse als kräft. Strahl abgehende Harn (insbes. beim ♂); gehemmt bei Dysurie, z. B. dünn bei Harnröhrenstenose (bei dist. Enge gedreht u. gespalten), unterbrochen (»**Harnstottern**«) bei intermittierender Obturation durch Tumorzotte, Konkrement, auch als Dysuria psychica), kraftlos bei Blasenatonie, Prostatavergrößerung, Sphinktersklerose; s. a. Harnträufeln.

Harnstrang: *embryol* / Urachus.

Harnstrenge: / Harnzwang.

Harnträufeln: ständ. oder zeitweiser unwillkürl. tropfenweiser Harnabgang bei echter Inkontinenz (Schließmuskelläsion) oder als / Ischuria paradoxa.

harntreibende Mittel: *pharm* / Diuretika.

Harnvergiftung: / Urämie.

Harnverhaltung: / Harnsperre.

Harnwege, ableitende: Nierenkelche u. -becken sowie Harnleiter-, -blase u. -röhre als sogen. Harnhohlsystem. – Infektion erfolgt hämato- oder lymphogen oder aber kanalikulär (aszendierend oder deszendierend = urinogen), als unspezif. – evtl. destruierende – v. a. durch E. coli, Aerobacter aerogenes, Proteus vulg. u. mirabilis, Streptococcus haemolyticus u. faecalis, Staphylococcus aureus, Entero- u. Gonokokken; begünstigt durch Abflußhindernisse; s. a. Urethritis, Zystitis, Ureteritis, Pyelitis, Pyelonephritis.

Harnwegsdyskinesie: Funktionsstörung der ableitenden / Harnwege; i. e. S. die bei – v. a. submuköser – Entzündung des oberen Hohlsystems (einschl. Ureter) auftret. flücht., evtl. rezidivierende Hypertonie u. Hyperperistaltik, mit Koliken u. sek. Stauungserscheinungen (»kleine schmerzhafte Hydronephrose«) u. gastrointestinalen Symptn. (Brechreiz, Blähbauch), evtl. mit anschließ. Hypo- bis Atonie.

Harn|zeitvolumen: die Harnmenge/Min. etwa in Miktionsmitte; normal 10–15 ml. – **H.zucker**: die im Harn nachweisbaren reduzierenden Substanzen (Normalwerte: / Tab. »Harn«); i. e. S. die / Glukosurie. – **H.zwang**: heft. meist schmerzhafter Harndrang, / Strangurie, Tenesmus.

Harnzylinder: walzenförm. Ausgüsse der dist. Nierenkanälchen im / Harnsediment; vgl. Zylindroid. Unterschieden als amorphe u. Wachszylinder u. als solche mit (zellulärer) Strukturierung, d. s. granulierte, Erythro-, Leukozyten- u. Epithel-, Fettkörnchen-, Pigment- (Hb) u. »breite« Zylinder; s. a. Komazylinder. Häufigste Form ist der hyaline Zylinder aus homogen durchscheinender Grundsubstanz, evtl. bedeckt mit Harnsalzniederschlägen; physiol. nach starker körperl. Anstrengung, pathol. bei Nierenerkr., Fieber, Herzinsuffizienz; evtl. als gemischter Z., d. h. mit Ery durchsetzt.

Harpaxophobie: *psych* Furcht vor Dieben.

Harpune: *chir* »Fanggerät« mit Widerhaken, Zähnen etc., z. B. Fistelhaken, Fadenfänger, Spaltkanüle der SILVERMAN* Nadel.

Harpyrhynchiasis: (C. H. FUCHS 1822) hanfkorn- bis linsengroße, nichteitr. Beulen (v. a. bei verwahrlosten Menschen) durch Kolonien der »Beulenmilbe« Harpyrhynchus tabescentium.

Harrenstein* Deformität: (1931) asymmetr. Kielbrust durch parasternale Prominenz der Rippenenden.

Harrill* Operation: (1940) schräge dist. Pyelotomie u. Ureteropyelostomie (evtl. nach Nierenbeckenplastik) bei retrokavalem Ureter.

Harrington* Operation (S. W. HARRINGTON, amerik. Chirurg): 1) (1944) transpleurale subtotale Perikardektomie bzw. Epikardiolyse (einschl. an re. Herzschnitten) bei Pericarditis constrictiva. – 2) abdomin. Radikalop. der Hiatushernie durch subdiaphragmale Kardiaverlagerung, Hiatusschenkel- u. Bruchsackraffung, Ösophago- u. Gastropexie (an Zwerchfellkuppel). – 3) Diaphragmadoppelung (Matratzennaht) bei angeb. oder traumat. Zwerchfelldefekt mit Prolaps; rechts (selten) mit transthorakalem Vorgehen.

Harrington-Virus: ECHO-Virus Typ 16; Erreger einer abakteriellen Meningitis u. des Boston-Exanthems.

Harrington*-Flocks* Test: *ophth* s. u. FLOCKS*.

Harrington*-Helmholz* Syndrom: (1931) PFAUNDLER*-HURLER* Syndrom mit markanter Hornhauttrübung.

Harris* Band (MALCOLM LA SALLE H., 1862–1936, Chirurg, Chicago): ↑ Ligamentum hepatoduodenale.

Harris* Hämatoxylin (HENRY FOUNTHEROX H., 1867–1926, amerikan. Arzt): oxidiertes Hämatoxylin für PAPANICOLAOU* Färbung.

Harris* Linien (HENRY ALBERT H., 1886–1968, Anatom, Cambridge): *röntg* (1926) epiphysennahe Intermediärstreifen in langen Röhrenknochen als Hinweis auf Krankheitsprozeß.

Harris* Migräne, Neuralgie (WILFRIED H., zeitgen. Arzt, London): ↑ HORTON* Syndrom.

Harris* Operation: 1) (ROBERT INKERMAN H., 1889–1966, Chirurg, Toronto): (1935) extraperitoneale lumb. Grenzstrangresektion mit Durchtrennung prä- u. postganglionärer Bahnen zur Hyperämiesierung des Beines. – **2)** (MALCOLM LA SALLE H.; 1901) bei Blasen-Prostata-Ca. suprapub., deszendierende subtotale Zystektomie mit Ureterozystoneostomie im belassenen Blasenscheitelsegment u. Zystopexie an die Bauchwand. – **3)** (SAMUEL HENRY H., 1880–1937, austral. Chirurg) **a)** nach Prostatektomie tiefe Quernaht des Wundbettes (»Logennaht«) u. Vereinigung von Blasenausgang u. prox. Harnröhre (»Retrigonisation«). – **b) H.*-Hryntschak* Op.:** (1929 bzw. 1940) suprapub., transvesikale Prostatektomie (intrakapsuläre bimanuelle Enukleation) mit prim. Blasenverschluß u. Logennaht durch »Wundrandsteppung« u. tiefgreifende Quernähte über transurethralem Blasenkatheter (urspr. auch trichterförm. Rekonstruktion des Blasenausgangs).

Harris* Sonde (FRANKLIN J. H., geb. 1895, Chirurg, San Francisko): (1954) einläuf., graduierte Duodenal-Jejunalsonde zur Dauerabsaugung; mit Metallkorb über den subterminalen Sauglöchern (Prophylaxe der Schleimhautaspiration).

Harris* Syndrom: 1) (SEALE H. sen., 1870–1957, Internist, Birmingham/Ala.): (1924) spontaner (prim.), perniziöser Hyperinsulinismus (gut- oder bösart. Inselzelladenome, diffuse Inselhyperplasie) mit Spontanhypoglykämie (Schock) nach biphas. Prodromalstadium mit vegetat., vasomotor. u. psych. Alterationen. – **2) H.*-Osborne* Syndrom** (LEONHARD C. H., WILLIAM P. O.; Pädiater, Galveston/Tex.): (1966) erbl. »ventrikulo-radiale Dysplasie«, mit VSD u. Radiusdys- bis -aplasie.

Harris*(-Archer*) Augentest: Konjunktivalprobe vor i.v. Anw. eines jodhalt. Rö-Kontrastmittels; positiv bei starker mehrminüt. Bindehautrötung.

Harris*-Beath* Syndrom: (R. J. HA. u. T. BE. 1950) ↑ Coalitio (talo-)calcaneonavicularis.

Harris*-Benedict* Tabelle: *physiol* s. u. BENEDICT*.

Harris*-Whittaker* Pseudocholinesterase (H. H. u. MARY WH., Biochemiker, London): (1960) fam. (homozygot-erbl.?) Variante der Pseudocholinesterase (mit rel. großer Fluoridresistenz).

Harris-Virus: ECHO-Virus Typ 22; Erreger einer (Säuglings-)Diarrhö.

Harrison* (LAWRENCE WHITAKER H., geb. 1876, Venerologe, London) **Bougie:** flexible »peitschenart.« (Harnröhren-)Bougie mit filiformem Ende. – **H.* Methode:** digitale Zervixdilatation durch sukzessives Einführen mehrerer Finger.

Harrison* Furche, Linie (EDWARD H., 1766–1838, Arzt, Horncastle): Thoraxeinziehung entlang der Zwerchfellinsertion bei Rachitis u. Osteomalazie; führt zus. mit der Rippenbogenauftreibung (Froschbauch) zur Glockenform des Thorax.

Harrison* Operation: bilat. Nierendekapsulation (bis zum Hilusrand) bei akuter Anurie.

Harrison* Reflex: (1932) reflektor. (neural-regulative) Steigerung der Atmung durch Bewegen von Armen u. Beinen.

Harrison*-Vaughan* Syndrom: (1939) Anämie bei Osteomyelosklerose.

Hart* Anomalie: *ophth* Protanomalie (↑ Rotschwäche).

Hart* Reaktion (THEODORE STUART H., 1869–1951, Kardiologe, New York): β-Hydroxybuttersäure-Nachweis im 1+1-verdünnten, essigsauren Harn (nach Entfernung von Azeton u. Azetigsäure durch Eindampfen) durch Oxidation mit H_2O_2 zu Azeton u. Farbreaktion (LEGAL* Probe).

Hart* Syndrom: (1956) ↑ Hartnup-Syndrom.

Hart* Tasche (CARL H., 1876–1922, Pathologe, Berlin): (1917) narb. Ausstülpung des Bulbus duodeni (Majorseite) bei chron. Ulkus.

Hartel* Methode: transorale Alkohol-Inj. ins For. ovale bei Trigeminusneuralgie.

Hartert*-Perthes* Aspirator (WILHELM H., geb. 1880, Chirurg, Neustrelitz; GEORG CLEMENS P.): (1918) luftdichtes, durch Schläuche verbundenes, höhenverstellbares 3teil. Flaschensystem zur Saugdränage (Prinzip: Unterdruck durch Abtropfen von Wasser aus der höheren Flasche in die tiefere, regulierbar durch Niveaudifferenz bd. Wasserspiegel); v. a. bei Pleuraempyem, zur postop. Wiederentfaltung der Lunge.

Hartert* Methode: (zus. mit G. LEUBE 1970) Kapillarblut-Schnellmethode zur Bestg. des QUICK*-Wertes.

Hart|filter: Baktn.filter aus anorgan. Material (Kieselgur, Porzellan), mit unveränderl. Porengröße. – **H.gas:** ↑ Kohlensäureschnee. – **H.gaumenreflex:** ↑ Gaumenreflex (2). – **H.gips:** durch »nasses Brennen« im Autoklaven hergestellter Gips (v. a. α-Halbhydrat) für Verbände.

Hartgen* Syndrom: mit Nierentumor einhergehende tuberöse Hirnsklerose.

Harth* Appendizitistest (VICTOR H., geb. 1914, Internist, Bamberg): Herdtest durch i.c. Inj. von je 0,2 ml Azetylcholin-Prostigmin bds. in die HEAD* Zone $Th_{12}-L_1$ (etwa Mitte WS-Darmbeinkamm); bei (akuter) Appendizitis 5 Min. p. i. reakt. Erythem, re. wesentlich intensiver.

Hartley* Operation (FRANK H., 1856–1913, Chirurg, New York): (1896) temporale extradurale Totalexstirpation des Ggl. Gasseri bei Trigeminusneuralgie.

Hartlot: 1) *dent* Lötmetall (z. B. Ag, Cu, Au) mit Schmelzbereich > 450°. – **2)** (E. PAYR) *orthop* s. u. Lötsteife.

Hartman* Ovulationszeichen: ↑ Mittelblutung.

Hartmann* Grube (ROBERT H., 1831–1893, Anatom, Berlin): ↑ Recessus iliocecalis inferior.

Hartmann* (ARTHUR H., 1849–1931, HNO-Arzt, Berlin) **Instrumente: 1)** trichterförm. Ohrspekulum, mit Mündungs-⌀ 2,5–9 mm. – **2)** Stimmgabelbesteck in kontinuierlicher Tonreihe (Schwingungszahlen:

128–4096), mit aufsetzbarem Dämpfer. – **3)** aufgebogenes, geknöpftes Paukenhöhlenröhrchen (sogen. Tympanumkatheter; 7–9 Charr) mit Ansatz für Schlaucholive; für Lufteinblasung ins Mittelohr. – **4)** spreizbares zweiblätt. Nasenspekulum mit trichterförm. Branchen. – **H.* Krankheit**: desquamative Otitis ext. – **H.* Methode**: (1883) Punktion der OK-Höhle vom mittl. Nasengang aus (evtl. unter Durchstoßung).

Hartmann* Linie (OTTO H., geb. 1870, Chirurg, Jena): Resektionslinie für die dist. partielle Magenresektion (bis 50%), entweder vertikal vom Kardiabereich bis zur Pars pylorica (subtotale Entfernung der kleinen Kurvatur u. Antrektomie) oder aber schräg ins Korpus (= H.*-MIKULICZ* Linie; für ausgedehntere Korpusresektion).

Hartmann* Lösung (ALEXIS F. H., geb. 1898, Arzt, St. Louis): **1)** RINGER* Laktatlösung. – **2)** isoton. Natriumlaktat-Kochsalz-Lsg. (je 154 mval Kationen u. Anionen/l; K^+-reicher als [1]); für parenterale Infusionsther.

Hartmann* (HENRI H., 1860–1952, Chirurg, Paris) **Operationen**: **1)** (1897) Gastrostomie mit – kontinenz-verbessernder – muskulärer Einscheidung. – **2)** (1904) bei Varikozele Resektion des Plexus pampiniformis u. Skrotumreduktion. – **3)** (1909) abdomin. nichtkontinente Resektion eines hohen Mastdarmoder eines Sigma-Ca., mit Anus praeter abdomin. u. Blindverschluß des Rektum (»oberes Einstülpungsverfahren«). – **H.* Punkt**: ∫ SUDECK* Punkt. – **H.* Sack**: abnormer, kleiner Rezessus am Gallenblasenhals.

Hartmann*-Braun* Apparat: offen arbeitendes Hitzdraht-Meßgerät für Grundumsatz-Bestg.; Messung (in %) des O_2-Defizits (als Differenz zum O_2-Gehalt der Einatmungsluft = 20,9%) u. der CO_2-Anreicherung während 10 Min.

Hartmann*-Soupault* Syndrom: die klin. Symptomatik der Pylorusstenose: Passagebehinderung, Schmerzattacken etc.

Hartmannbund: der 1900 vom Leipziger Arzt HERMANN H. zur Vertretung der Interessen der Ärzte gegenüber den Krankenkassen gegründete »Leipziger Verein«; 1935 aufgelöst, 1945 als »Verband der Ärzte Deutschlands (Hartmannbund) e. V.« wiedergegründet.

Hartmannella hyalina: koprophile Amöbe (häufig im Erdboden); Erreger der prim. Amöben-Meningoenzephalitis.

Hartmetallunge: Lungenfibrose (Gerüstsklerose) durch langzeit. Einatmen von Hartmetallen (oder Vorprodukten) als Sinterkarbiden (hochschmelzende W-, Ti-, Ta-, Mo-Karbide) in Staub- oder Dampfform; Pathomechanismus nicht geklärt. Klin.: Bronchitis, später Lungenfunktionsstörungen (bis zur schweren Ateminsuffizienz mit Cor pulmonale); im Rö.bild feinstreif.-netzförm., später wabige Lungenzeichnung mit weichen Schatten, Hilusvergrößerung. Entschädigungspflicht. BK.

Hartnup-Syndrom: (C. E. DENT 1951) erstmals bei Kindern einer Familie H. beobachtete rezessiv erbl. Störung des Aminosäurestoffwechsels vom Typ der renalen Hyperaminoazidurie (Tryptophanabbau-Block u. Störung der Nikotinsäure-Synthese?); mit pellagroiden Veränderungen der lichtexponierten Haut, temporärer zerebellarer Ataxie, progred. geist. Retardierung; Aminoazidurie (5- bis 10fache Werte von Arginin, Glyzin, Lysin, Prolin, Zystin) sowie vermehrte Ausscheidung von Brenztraubensäure- u. Tryptophanstoffwechselprodukten (v. a. Indikan, Indolessigsäure, Indolylazetylglutamin) im Harn (u. Stuhl).

Hart-park-Virus: in den westl. USA durch Culex pipiens u. Vögel übertragenes Rhabdovirus; potentieller Enzephalitis-Erreger.

Hartridge* Theorie: **1)** »Mehrfarbentheorie«, die in der Retina ungleichmäßig verteilte (»Haufentheorie«) Farbenrezeptoren für Orange, Gelb, Grün, Blaugrün, Blau, Blauviolett u. Lila annimmt. – **2)** Das Auflösungsvermögen der Netzhaut, d. h. die Sehschärfe, beruht auf der Fähigkeit der Zapfen, verschied. Lichtintensitätsgrade zu unterscheiden (»Alles- oder Nichts-Gesetz« also nicht gültig!).

Hartspann: *path* ∫ Myogelose.

Hartstrahltechnik: Rö-Aufnahmeverfahren mit Röhrenspannungen von 100–150kV; Vorteile: vermind. Strahlenbelastung, verkürzte Belichtungszeit, bessere Bildschärfe, großer Objektumfang, Möglichkeit größeren Fokus-Filmabstands; v. a. für Lungen, Magen-Darm, WS-, Schwangerschafts-Aufnahmen. Dabei Verw. von Hartstrahlblenden (∫ FFH-Raster) u. -folien (Verstärkungsfolien mit rel. dicker Leuchtschicht, dadurch hohe Verstärkung, aber geringere Zeichenschärfe).

Hartverband: Oberbegr. für Gips- sowie (langsamer erhärtend) Stärke-, Zinkleim-, Zelluloidverband.

Hartwasser-Syndrom: (FREEMAN u. M. 1967) akute ∫ Hyperkalzämie u. -magnesiämie (mit konsekut. orthostat. Hypotension, Übelkeit, Brechreiz; evtl. Muskelschwäche, Somnolenz) als Folge der Verw. zu harten Wassers (hoher Ca- u./oder Mg-Gehalt) für die extrakorporale Hämodialyse.

Hartwig*-Goldblatt* Syndrom (CARL HERMANN H., geb. 1907, Urologe, Cleveland): (1929, 1934) s. u. GOLDBLATT* Effekt.

Hartz* Sublimatgemisch: *histol* Fixierflüssigkeit aus Sublimat-Lsg., Formol u. Trichloressigsäure.

Harvard-Test: **1)** Step-up-Test: (L. BROUHA, C. W. HEATH u. A. GRAYBIEL 1943) *kard* »Stufentest« mit Auf- u. Abstieg (Stufenhöhe 50,8 cm; 30mal pro Min.) 5 Min. lang oder bis zum Erschöpfen der Leistung; danach Beurteilung von Herz-Kreislauf als »Leistungsindex«, z. B. nach J. H. MONTOYE (1953):

$$\frac{\text{Übungsdauer (Sek.)} \times 100}{5{,}5 \times \text{Pulszahl (1 Min. nach Übungsende)}}.$$

Indexwerte < 50 gelten als ungenügend, > 80 als gut; Modifikationen mit Kontrolle von Blutdruck u. EKG bzw. mit Gepäckbelastung (⅓ Körpergew.) des Probanden: »Harvard-pack-test«. – **2)** (TYRELL u. M. 1967) *serol* modifiz. Hämaggregationstest mit visueller Ablesung.

Harvey* Lehre (WILLIAM H., 1578–1657, Arzt, London): histor. Lehre vom Blutkreislauf, derzufolge das Blut durch die Ventrikelkontraktion als einziger Energiequelle in die Arterien ausgeworfen wird u. in den Venen zum Herzen zurückströmt. Dabei postulierte arteriovenöse Verbindungen erst 1661 (von M. MALPIGHI) nachgewiesen.

Harvey* Methode (H. D. H. amerik. Chirurg): *chir* (1961) Modifikation der FINSTERER*-DRÜNER* Magenresektion mit zusätzl. Katheterduodenostomie (Prophylaxe einer, v. a. bei stenosierendem Ulkus, durch Retention von Duodenalinhalt bewirkten Nahtinsuffizienz).

Harvey* Schere: geknöpfte Ligaturschere für Knochendraht, Drahtseide u. plast. Nahtmaterial.

Harzdrogen: Harze oder Harzsäuren enthaltende Drastika (z. B. Radix Jalapae, Podophyllin) u. Dermatika (z. B. Resina Piceae); z. T. als Mitosegift wirksam (Podophyllin).

Harze: 1) *botan, pharm* feste oder zähflüss., rezente oder fossile (Bernstein, Kopal) Ausscheidungsprodukte zahlreicher Pflanzen (v. a. Koniferen) sowie ähnl. tier. Exkrete (/ Lacca); meist Gemische von Terpenen mit aliphat. (Wachssäuren, -alkohole) u. aromat. Verbdgn. (z. B. Benzoe-, Zimt-, Kaffeesäure, Benzylalkohol); je nach Beimengungen (Gummi, Schleim, äther. Öle) unterschieden als Gummiresina, Weich-H. (= Balsam), Hart-H. (= Resina); z. B. Benzoe, Kolophonium, Guajakharz, Mastix, Terebinthina. – **2)** / Kunstharze.

Harzer* Zeichen (FRIEDR. AUGUST H., Arzt, Leipzig): (1920) in max. Inspiration zwischen Xiphoid u. li. Rippenbogen palpable herzsynchrone Pulsation bei Vergrößerung des re. Ventrikels.

Harzpflaster: / Emplastrum Picis.

H-Arzt: am berufsgenossenschaftl. Heilverfahren beteiligter prakt. Arzt mit chir. Erfahrung.

Hasami-(yami)Fieber: mit Akiyami ident. Leptospirose (Hebdomadis-Typ A u. B) in Westjapan.

Haschisch: (arab.) getrocknete Sproßspitzen blühender ♀ Pflanzen von Cannabis sativa var. indica; i. e. S. das aus deren harzreichen Drüsenhaaren austretende Sekret. Dem Opiumgesetz unterliegendes »Rauschgift« (Halluzinogen); enthält das psychotrope Δ^1-Tetrahydrocannabinol (/ Formel), ferner sedierendes Cannabidiol, Cannabigerol(säure) sowie

Δ^1 - Tetrahydrocannabinol   Cannabidiolsäure

Cannabinol (unwirksam). Erzeugt gekaut oder geraucht einen **H.rausch** als Intoxikation mit unbekämpfbarem psych. u. motor. Betätigungsdrang, stark gelockerter Phantasietätigkeit (»Bilderschnellzug«), Denkstörungen (Unfähigkeit zum Zusammenfügen von Teilinhalten, abrupte Gedankenstarre, »Gedankenabreißen«, Erinnerungsstörungen), bewirkt bei chron. Abusus eine **H.-Psychose** (2 Typen: episod. Verwirrtheit, Delirien, Dämmerzustände; oder aber Sympte. der chron. Schizophrenie). Bei häuf. Genuß zunächst sücht. Abhängigkeit (»**Haschischismus**«), später chron. **H.vergiftung** (»Cannabismus«), v. a. beim jungen ♂ mit H.-Arteriitis (am Bein, mit rasch progred. Gangrän), evtl. auch phys. u. psych. Verfall (ähnl. wie bei chron. Alkoholismus, aber keine Entziehungserscheinungen).

Haselhorst* Kompressorium: Aortenkompressorium aus 2 gelenkig verbundenen, terminal pelottenarmierten Auslegern (durch Flügelschraube fixierbar).

Hasen|auge: / Lagophthalmus. – **H.pest**: / Tularämie. – **H.scharte**: / Lippenspalte.

Haserick* Faktor: / Lupus-erythematodes-Faktor. – **H.* Rosette**: / Rosettenphänomen.

Hashimoto* Thyreoiditis (HAKARU H., 1881–1934, japan. Pathologe): (1912) fast nur bei ♀ über 40 J. vork. Autoaggressions-Krkht. der Schilddrüse mit hypererg. Vorgängen vom Tuberkulintyp mit Auftreten zellulärer AK gegen Thyreoglobulin u. kolloidale AG. (»Immunthyreoiditis«; aber auch als Vorstufe der RIEDEL* Struma aufgefaßt); anat.: epitheliale Hyperplasie, lymphozytäre Infiltration, schließ. totale Fibrose; klin.: »funktionelle« Beschwerden, diffuse, schmerzhafte Struma mit hyper-, später eu-, schließl. hypothyreoter Phase (Myxödem). Rel. häufig kombiniert mit Kollagenosen.

Haskell* Methode: (1936) Ther. des Pruritus ani durch s.c. Alkohol-Injektionen.

Haskins*-Hoffmann* Test: biol. Wirksamkeitsprüfung von Progesteron durch intrauterine Inj. des Materials bei Kaninchen u. histologische. Endometriumkontrolle.

Haskins*-Osgood* Eiweißreaktion: s. u. OSGOOD*.

Haslam* Reaktion: Eiweiß-Nachweis im essigsauren Harn durch Überschichten mit Eisenchlorid-Lsg. (weißer Ring).

Hasner* Falte (JOSEF H., RITTER V. ARTHA, 1819–1892, Ophthalmologe, Prag): (1848) / Plica lacrimalis.

Hass* (JULIUS H., geb. 1884, Orthopäde, Wien, New York) **Operation**: 1) Anfrischungs- u. Spanarthrodese des Fußgelenks; Talusmodellierung u. Rinnenbildung an der Tibia, Entknorpelung des post. Talokalkanealgelenks, Verschiebespan aus der vord. Tibiakante zum Talus; zusätzl. Tenodese der (langen) Zehenstrecker. – 2) extraartikuläre Verriegelungsarthrodese des Hüftgelenks durch Kranialverschiebung des Trochanter major (samt Muskeln) an den oberen Pfannenrand. – Als weitere Eingriffe u. a. eine Serratus-ant.-Ersatzplastik (mittels M. latissimus dorsi) sowie Tenodesen zur Korrektur des Hacken- u. Knickplattfußes, eine Achillessehnenplastik bei paralyt. Spitzfuß, das sogen. »Kippgelenk« (Resektionsarthroplastik mit keilförm. Modellierung des prox. Gelenkknorrens an Humerus oder Femur in Querrichtung). – **H.*-Levin* Syndrom**: asept. Epiphysennekrose des Caput humeri.

Hassall* (ARTHUR HILL H., 1817–1894, brit. Arzt) **Körperchen**: 1) kugel.-konzentr. Glykoproteid-halt., zentral degenerativ veränderte Gebilde aus Retikulumzellen im Thymusmark (mit Abwehraufgaben?); präpubertär an Zahl zu-, postpubertär abnehmend. – **2) H.*-Henle* Warzen**: altersbedingte (?) rundl. Erhebungen an der Hinterfläche der DESCEMET* Membran (limbuswärts zunehmend). – Von H.* ferner Glukosenachweis im Harn anhand des Saccharomyces-cerevisiae-Wachstums.

Hasse*-Mensinga* Pessar (CARL H., 1841–1922, Anatom, Breslau; WILHELM M., 1836–1910, Gynäkologe, Flensburg): Okklusivpessar mit Gummikalotte u. peripherem Stahlring. – **H.*-Strecker* Ampulle**:

die »epiphrenale Ampulle« der Speiseröhre zwischen den Ansätzen des auf- u. des absteigenden Blattes des Lig. phrenico-oesophageum.

Hasselbalch* Gleichung: *biochem* s. u. ↑ HENDERSON*-H.*

Hasselt* Methode: respirator. Reanimation durch manuelle Thoraxkompressionen in Rückenlage.

Hasselwander*-Bruegel* Gesetz (ALBERT H., 1877–1954, Anatom, Erlangen): Der Segmentbronchus ist außen (bzw. im Oberlappen oben) von einer Arterie, innen (bzw. unten) von einer Vene begleitet.

Hassin* Zeichen (GEORGE BORIS H., 1873–1951, Neurologe, Chicago): abstehende, nach hinten verzogene Ohrmuschel bei Läsion des Halssympathikus.

Hassler* Kern: Nucl. lateropolaris des Thalamus.

Hastings*(-Sendroy*) Methode: (1924) photometr. pH-Messung im Plasma mit Phenolrot als Indikator.

Hastings*(-Slock*) Färbung (THOMAS WARD H., 1873–1942, Arzt, New York): Modifik. der MAY*-GRÜNWALD* u. GIEMSA* Färbung als simultane Kern-Zytoplasmafärbung; mit Neutralisierung der erhitzten alkal. Methylenblau-Lsg. mit Essigsäure vor Zusatz überschüss. Eosin-Lsg.

Hata* (SAHACHIRO H., 1872–1938, Bakteriologe, Tokio) **Phänomen**: Verschlimmerung einer Infektionskrankh. nach unzureichend dosierter Chemother. – **H.*-Ehrlich* Therapie**: Salvarsan-Behandlg. der Syphilis.

Hatchability Factor: »Faktor der Schlüpffähigkeit« (von Küken; ↑ Vitamin B_{12}).

Hatchcock* Zeichen: Parotisschmerz bei Aufwärtsdruck am Kieferwinkel als Frühsympt. der Parotitis.

Hatcher* Dosis (ROBERT ANTHONY H., 1868–1944, Pharmakologe, New York): biol. Standardisierungseinh. für Digitalis- u. Digitaloid-Präp.; 1 H.* D. ≈ Digitalismenge (mg/kg), die i.v. bei der narkotisierten Katze in 30–50 Min. noch zum Herzstillstand führt.

Haube: 1) *röntg* Röhrenschutzhaube. – 2) *anat* ↑ Tegmentum. – **Hauben|bahn**: ↑ Tractus tegmentalis centralis. – **H.bündel**: ↑ Fasciculus mamillotegmentalis. – **H.feld**: s. u. FOREL*. – **H.fußschleife (lat.)**: ↑ Tractus pallidocruralis. – **H.kern**: 1) motor. H.k.: ↑ Nucleus reticularis tegmenti. – 2) roter H.k.: ↑ Nucleus ruber. – **H.kreuzung**: 1) ↑ Decusation tegmenti. – 2) große H.kr.: ↑ Decussatio pedunculorum cerebellarium sup. – **H.-Rückenmarksbahn**: ↑ Tractus tectospinalis. – **H.strahlung**: die vom Nucl. ruber zu Thalamus u. Capsula int. ausstrahlenden Nervenfasern.

Hauben(durchlaß)strahlung: *radiol* die vom Röhrenschutzgehäuse außerhalb des Strahlenaustrittsfensters (»Haubenfenster«) durchgelassene Rö-Strahlung. Zugelassene Höchstwerte in DIN 6811 festgelegt.

Haubenmeningitis: bes. stark an der Hirnkonvexität ausgeprägte Leptomeningitis mit »haubenförm.« Exsudat; meist Meningo- oder Pneumokokken- (häufig Anfälle, Lähmungen), selten tbk. oder syphilit. Meningitis.

Hauchform: *bakt* ↑ H-Form.

Hauck* Methode (GUSTAV J. H., geb. 1893, Chirurg, Berlin): Umkipplastik mit Periostkortikalisspan.

Haudek* Nische (MARTIN H., 1880–1931, Röntgenologe, Wien): (1910) *röntg* die »Profilnische« als klass. Rö-Zeichen des Magen- u. Zwölffingerdarmgeschwürs.

Hauduroy* Keimisolierung: *bakt* zur Gewinnung von Einzelkolonien Aufsprühen der Keime mit einem tröpfchenbildenden Aerosolgenerator.

Hauer|ellenbogen: Epicondylitis humeri lat. (»Überanstrengungsperiostose«) bei Hauern im Untertagebau; evtl. kombin. mit örtl. Bursose (↑ Bergmannsellenbogen); ggf. entschädigungspflicht. BK. – **H.knie**: ↑ Bergmannsknie.

Haufenkokken: regellos nach mehreren Richtungen wachsende Staphylokokken.

Hauffe*(-Schweninger*) Teilbäder (KARL HEINR. H., geb. 1913, Physikochemiker, Berlin): Arm- oder Fußbäder mit ansteigender Wassertemp. (s. u. ansteigendes ↑ Band).

Haupt|bronchus: ↑ Bronchus principalis. – **H.dendrit**: *histol* der Spitzendendrit der Pyramidenzelle. – **H.drüse**: aus ↑ Hauptzellen aufgebaute Drüse. – **H.ebene**: *opt* s. u. Hauptpunkt. – **H.erythem**: *radiol* ↑ Hauptreaktion. – **H.gen**: *genet* zur Merkmalsbildung notwend. einfach mendelndes Gen. – **H.horn**: *gyn* die größere »Hälfte« eines Uterus bicornis.

Haupt|kern: *anat* bei mehrteil. Kerngebieten eines Hirnnervs der größte u. funktionell bedeutsamste; ↑ Nucleus principalis – **H.kettenenzyme**: Enzyme der ↑ Atmungskette. – **H.linie**: *orthop* ↑ Belastungslinie.

Hauptmann* Therapie (ALFRED H., 1881–1949, Psychiater, Halle): (1912) klass. Ther. der Epilepsie mit Luminal®.

Haupt|mittel: *therap* ↑ Remedium cardinale. – **H.nutzzeit**: *physiol* im Reizzeit-Spannungsdiagramm die zur Rheobase gehörende Minimalreizzeit. – **H.punkte**: *opt* »Ding-« bzw. »Bildhauptpunkt« eines opt. Systems, in denen Objekt u. Bild gleichgroß u. gleichgerichtet sind. In ihnen liegt jeweils im re. Winkel zur opt. Achse die zugehör. Hauptebene; s. a. Abb. »Kardinalelemente«.

Hauptreaktion: *radiol* bei wellenförm. Strahlenreaktion der Abschnitt mit den stärksten Erscheinungen (im allg. der 2., nach der »Frühreaktion«); i. e. S. das örtl., je nach Strahlenqualität, Dosishöhe u. Verlauf ca. 2–8 Wo. p. r. auftret. u. nach Wo. abklingende Hauterythem (ab Oberflächendosis von ca. 350 R mit temporärer Epilation); meist gefolgt von Pigmentation u. Trockenheit der Haut (Schweiß- u. Talgdrüsenschädigung; s. a. Strahlenspätwirkung).

Haupt|schlagader: ↑ Aorta. – **H.schnitt**: *opt* bei Astigmatismus der Meridian schwächster bzw. stärkster Brechkraft (bd. senkrecht aufeinander). – **H.schwankung**: *kard* ↑ QRS(-Komplex) des EKG. – **H.segment**: *kard* im PKG das durch hohe Frequenz u. große Amplitude über Vor- u. Nachsegment dominierende Tonsegment des 1. HT. – **H.strahl**: *röntg* ↑ Zentralstrahl. – **H.stück**: *histol* 1) der am stärksten sezernierende Abschnitt eines Drüsenendstücks. – 2) der aus Tubulus contortus u. T. rectus I. Ordnung besteh. Abschnitt des Nephron.

Haupt|valenz: *chem* s. u. Bindung. – **H.wasser**: *gbh* die im Vergleich zum Vorwasser größere, nach Geburt des kindl. Kopfes ausgestoßene Fruchtwassermenge. –

Haupt|wirt

H.wirt: *parasit* tier. oder menschl. Wirt, in denen ein monoxener Parasit optimal lebt u. sich entwickelt; vgl. Nebenwirt.

Hauptzelle: die im Drüsenparenchym überwiegende Drüsenzelle; i. e. S. **1)** H. der Epithelkörperchen (hell- u. dunkelzytoplasmat., epitheloid; Glykogen, Lipide u. alkal. Phosphatase enthaltend; Bildungsort des Parathormons), **2)** H. des HVL (epitheloid, chromophob, granulafrei, mit großen runden Kernen; Stammzelle chromophiler HVL-Zellen; Strukturelement des **Hauptzelladenoms** = chromophobes Hypophysenadenom), **3)** H. des Magens (zylindr. Epithelzellen mit ribosomenreichem endoplasmat. Retikulum u. leicht lösl. Sekretbläschen; bilden in den Gll. gastricae das Pepsinogen; s. a. Abb. »Magenschleimhaut«), **4)** H. der Schilddrüse (chromophobe [»helle«] Follikelepithelzellen; bilden Schilddrüsenkolloid).

Hausepidemie: Epidemie einer häusl. Gemeinschaft, i. e. S. die in einer Krankenanstalt oder -abteilung durch »Hospitalkeime«.

Hauser* Färbung (GUSTAV H., 1856–1935, Pathologe, Erlangen): *bakt* färber. Darstg. von Baktn.sporen mit wäßr. Fuchsin-Lsg. u. (nach Entfärben mit H_2SO_4) mit Methylenblau.

Hauser* Fetographie: (1935) Amniographie mit öl. Kontrastmittel.

Hauser* Operation: (1938) Medialverlagerung der Tuberositas tibiae samt Quadrizepsansatz bei habitueller Patellaluxation.

Haus|fliege: *zool ↑ Musca domestica*. – **H.infektion**: ↑ Hausepidemie, Hospitalismus. – **H.mädchenknie**: ↑ Bursitis praepatellaris.

Hausser*-Haden* Hämoglobinbestimmung: s. u. HADEN*.

Hausstauballergene: antigene Bestandteile des Hautstaubs (Pilzsporen, Pollen, tier. u. menschl. Epidermis); wirksam v. a. als Inhalationsallergene (bei Bronchialasthma u. allerg. Rhinitis).

Haustra, Haustren: (lat. = Schöpfeimer) *anat* Aussackungen, i. e. S. (**H. coli** *PNA*) die der Zäkum- u. Kolonwand in 3 Reihen entlang der Tänien segmental zwischen den Plicae semilunares (bei Ringmuskelkontraktionen in »fließender« Bewegung). – **Haustrierung**: segmentale Aussackungen einer Hohlorganwand, i. e. S. die physiol. ↑ Haustra coli.

Hauswanze: *zool ↑ Cimex lectularius*.

Haut: das den Körper als »Integumentum commune« bedeckende, wasser-, protein- u. lipidreiche u. KH-arme, elektrolythalt. oberflächengrößte Organ des Körpers (ca. 1,6 m²); bestehend aus ↑ Epidermis u. Korium mit Anhangsgebilden (Haare, Nägel, Drüsen, ↑ Glandulae cutis), i. w. S. auch aus der Subkutis (mit Panniculus adiposus, z. T. Hautmuskeln). Kolorit (»Teint«) bestimmt v. a. durch Eigenfarbe des Gewebes, Gehalt an endo- (Melanin; rassisch u. konstitutionell unterschiedl.) u. exogenen Pigmenten sowie durch die – stark sympathikus- u. histaminreagible – Durchblutung (als Überschußdurchblutung im Dienste der Temp.regelung u. Blutverteilung; erfolgt in zwischen Subkutis u. Korium gelegenen kutanen u. in durch kandelaberart. Äste angeschlossenen, als Depot fungierenden subpapillären Plexus sowie in Papillenkapillaren als Ausgangspunkt des freien epidermalen, in die venösen Plexus-

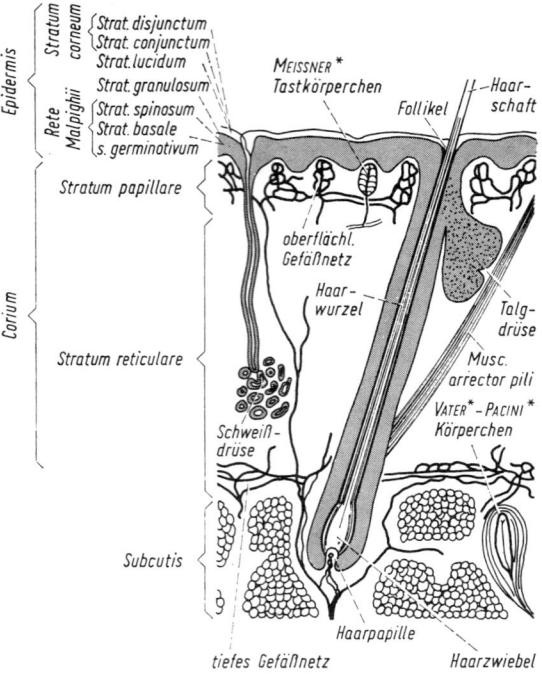

schenkel abfließenden Säftestroms; zahlreiche a.-v. Anastomosen). Lymphdränage über handschuhförm. Blindsäcke im oberen Korium u. über subpapilläre u. basalkoriale (klappenreich) Plexus in die s.c. Lymphangien. Innervation durch markhalt. sensible u. marklose autonome Äste der peripheren Nerven, die über einen subpapillären Plexus ziehen u. als freie Fasern oder an Corpuscula nervosa bzw. an Gefäß- u. Haarmuskeln u. an Drüsen enden (s. a. Hautrezeptoren, -sensibilität). Oberfläche weist genetisch fixierte rhomb. bis polygonale, an Handflächen u. Fußsohlen bes. tiefe Furchungen u. charakterist. Papillarlinien auf (↑ Tastleisten, Hautspaltlinien). – Bietet begrenzten Schutz gegen äuß. (chem., physikal., mikrobielle) Reize; ist beteiligt an Stoffwechsel, Speicherung, Resorptions-, Ausscheidungsprozessen, Wärmeregelung u. Sinnesfunktionen; z. B. durch Hautatmung (CO_2-Aufnahme u. CO_2-Abgabe als Teilfunktion [bis 2%] der ↑ Perspiration); s. a. Hautfett, -permeation, -pH, -resorption, -rezeptoren, -sinne, -talg, -temperatur. – **embryonale H.**: ↑ Amnion. – **seröse H.**: ↑ Tunica serosa.

Haut|ablederung: offener, flächenhafter Abriß der Haut von ihrer Unterlage, z. B. Skalpierung, Schindung, Décollement. – **H.abschleifen**: *therap* ↑ Dermabrasion. – **H.abschürfung**: ↑ Abschürfung; s. a. Erosion. – **H.ätzung**: *therap* chem. Hautkoagulation bzw. -kolliquation durch Kaustika.

Hautaktinomykose: der meist sek. Hautbefall (von Zähnen u. Mundschleimhaut ausgehend über die »Gleitschiene« Durchblutungsstörung oder bakterielle Infektion) mit Actinomyces israeli; klin.: blaurote, brettharte, fistelnde Infiltrate; Diagnose durch Drusennachweis.

Haut|allergie: ↑ Allergodermatose. – **H.amöbiasis**: zu Ulkusbildung führender Befall der Haut mit Entamoeba histolytica, hämatogen, inokulativ oder per continuitatem (bei Amöbenabszeß). – **H.amyloidose**:

perikollagene u. -retikuläre Amyloidablagerung in der Haut bei allen Amyloidose-Formen; i. e. S. die prim. H. (↑ GUTMANN* Syndrom).

Hautanästhesie: 1) Empfindungslosigkeit der Haut infolge Erkr. oder Läsion sensibler Nerven(-bahnen). – 2) ↑ Lokalanästhesie der Haut, v. a. als Infiltrationsanästhesie, ferner durch BIER* Venenanästhesie, Kokain-Kataphorese, »Vereisung« (z. B. Chloräthylspray), spez. Hypothermie-Verfahren.

Hautangioneurose: ↑ QUINCKE* Ödem.

Hautant* Operation: (1931) einzeit., subchondrale – meist subtotale – Hemilaryngektomie (nach oberer Tracheotomie); Wundverschluß mit MIKULICZ* Tamponade.

Hautatmung: Perspiration (s. a. Haut).

Hautatrophie: straffer oder schlaffer Gewebeschwund mit Verschmälerung aller Schichten, auch als angeb. Zustand (↑ Aplasia cutis congenita), als diffuse oder progress. idiopath. H. z. B. die Akrodermatitis chronica atrophicans, als neurogene H. (bei Schädigung zentraler Leitungsbahnen segmental) z. B. die Atrophia cutis neuritica, Glossy skin, Hemiatrophia faciei progressiva, als »kolloidale Degeneration« z. B. Altershaut (»senile H.«; s. a. Akrogerie GOTTRON, Progerie, ROTHMUND*, THOMSON*, WERNER* Syndrom), als **prim. fleckförm. H.** die ↑ Anetodermie.

Hautausschlag: ↑ Exanthem. – **H.bakterien**: s. u. Hautflora. – **H.bank**: s. u. Hautkonservierung.

Hautbelastung: radiol die Energiedosis, die die Keimschicht der mitbestrahlten Haut bei einer Strahlenther. insgesamt erhält. – Im Strahlenschutz die Körperdosis, die die Haut bei einer oder mehreren Strahlenexpositionen (Angabe der Zeitspanne!) von außen oder innen erhält, wobei als »krit. Fläche« 10 oder 1 cm^2 (je nach Grad der Inhomogenität der Dosisverteilung), als »krit. Tiefe« 0,1 mm wasseräquivalente Schicht gilt.

Hautblastomykose: entzündl. Hautgranulationen, -vegetationen u. -ulzera nach Befall mit Sproß- bzw. hefeart. Pilzen (i. w. S. auch mit Candida); als oberflächl. Form die ↑ Blastomycosis epidermica, als tiefe, eitrige die BUSSE*-BUSCHKE* Krankheit (↑ Kryptokokkose).

Hautblutung: Diapedese- oder Rhexisblutung in die Haut, ↑ Petechie, Vibex, Ekchymose, Suffusion.

Haut-Boeck: die kutane Form der ↑ BESNIER*-BOECK*-SCHAUMANN* Krankheit.

Hautbruzellose: Hauterscheinungen bei Bruzellose; frühzeitig juckende Flecken u./oder Papeln, später auch vesikulopustulöse, schuppende, im Generalisationsstadium morbilli-, skarlatini-, psoriasi- u. pityriasiforme, selten bullöse Effloreszenzen; auch Hämorrhagien.

Hautdesinfektion: örtl. Beseitigung transitorischer oder residenter Infektionserreger; z. B. als ↑ Händedesinfektion, als H. im vorgesehenen Op.gebiet (nach Rasur am Vortage): Reinigung u. Entfettung (Äther, Benzin), Nachwaschen mit 70%ig. Alkohol, 2–3mal. Bestreichen mit Jodtinktur o. a. Antiseptikum (von Mitte zur Peripherie, bei sept. Op. zentripetal).

Haut|diabetes: (URBACH) ↑ Diabetid – **H.diphtherie**: ↑ Diphtheria cutanea. – **H.dosis**: radiol s. u. Hautbelastung, -erythemdosis, -einheitsdosis, Oberflächendosis. – **H.dränage**: äußerl. Dränage der Subkutis; als Streifen- oder Röhrendränage bei Phlegmone, Fadendränage bei Elephantiasis, Kanülen- (CURSCHMANN*, SOUTHEY* Kanüle) oder Inzisionsdränage (an Beinen) bei generalisiertem Hydrops.

Hauteffloreszenz: ↑ Effloreszenz.

Haut-Eingeweidereflex: ↑ kutiviszeraler Reflex.

Hauteinheitsdosis: (SEITZ u. WINTZ 1926) radiol als histor. Dosis-Einh. diejenige »Menge einer Strahlung« mit etwa 0,7 mm Cu HWD, die bei einzeit. Applikation (Hautfeld 6 × 8 cm, FHA 23 cm) nach 8 Tg. leichte Rötung, nach 3 Wo. leichte, nach 6 Wo. deutl. Bräunung erzeugt. – vgl. Hauterythemdosis.

Hautelastoidose: ↑ Elastoidosis cutanea.

Hautembolie: Verstopfung von Hautkapillaren durch Blutgerinnsel, Thrombozyten- oder Baktn.-Agglomerat, i. w. S. auch durch reakt. Endothelwucherung; gefolgt von Punktblutung (v. a. in Fingerbeere, Nagelbett).

Hautemphysem: diffuse, meist aszendierende Luft- oder Gasansammlung in der Unterhaut nach spontaner oder traumat. Eröffnung luftgefüllter Organe (v. a. des Atemtrakts) oder Körperhöhlen sowie nach deren diagnost. oder therap. Luftfüllung bzw. Eröffnung (z. B. Retropneumoperitoneum, Laparotomie, Pneumothorax, Thorakokaustik); selten auch durch gasbildende Erreger. Sympte.; wegdrückbare, schmerzlose Schwellung, »Schneeballknirschen«, tympanit. Klopfschall. – Ferner als **künstl. H.** die s.c. Luftinsufflation zu therap. Zwecken (über kutiviszerale Reflexe).

Haut|entlastung: radiol ↑ Hautschonungseffekt. – **H.entzündung**: ↑ Dermatitis.

Hautersatz: ↑ Hauttransplantation. – Als **temporärer H.** die Interimsdeckung ausgedehnter traumat. Hautdefekte (Verbrennung) zur Verminderung des Flüssigkeits- u. Eiweißverlustes u. zur Prophylaxe von Infektion u. Narbenschrumpfung (»Platzhalterfunktion«) bis zum autoplast. Verschluß; entweder mit »lebendem Verband« (frisches oder konserviertes, allo- oder xenogenes Transplantat, Kollagenfolie, Sulfonamid-halt. Fibrinfilm, antisept. Trockenplasma etc.) oder alloplast. Material (granulationsfördernder, leicht ablösbarer »Erstverband«).

Hauterschlaffung: Elastizitäts- u. Tonusverlust bei Hautatrophie (»schlaffe Atrophie«); mit Vertiefung des Hautreliefs, Ausbildung hängender Falten; s. a. Chalodermie, Cutis laxa.

Hauterythem: ↑ Erythem. – **H.dosis**: radiol diejen. Strahlendosis, die ein Erythem erzeugt, ohne einen Dauerschaden zu setzen; je nach Strahlenqualität u. zeitl. Dosisverteilung 500–2000 R, bei einzeit. Applikation harter Rö-Strahlen etwa 800 R (Oberfläche).

Haut|faktor: ↑ Biotin (»Vit. H«). – **H.feld**: radiol ↑ Bestrahlungsfeld.

Hautfett: 1) das Oberflächenfett der Haut (Epidermislipide, Talgdrüsenfett), bestehend aus freien (Mikrobenwachstum hemmenden?) u. veresterten Fettsäuren, Wachsen, Glyzerin u. unverseifbaren Fetten (Cholesterin, ungesätt. Alkohole, Kw.stoffe); s. a. Hauttalg. – 2) das Unterhautfettgewebe; i. w. S. auch das darin gespeicherte Fett (ca. 10–15 kg; ⅔ Neutralfette). – **H.lappen**: s. u. Hautlappenplastik.

Hautfilariose

Haut|filariose: ↗ Onchozerkose. – **H.finne**: 1) Akneknötchen. – 2) Bandwurmfinne in der Haut. – **H.fistel**: komplette oder inkompl. Subkutanfistel; i. w. S. jede äuß. Fistel (spontan oder op.). – **H.fleck**: ↗ Macula. – **H.fleckenkrankheit**: ↗ Pinta.

Hautflora: die transitor. u. residenten Keime auf der Haut; neben apathogenen grampos. Kokken, Sarzinen u. Sporenbildner auch normalerweise Strepto- u. Staphylokokken.

Hautfräse: hochtour. Fräse (radförm. Bürsten, mit Korund oder Diamantsplittern belegte Rädchen) für die therap. Dermabrasion.

hautfreundlich: die Haut nicht angreifend, hautverträglich, ggf. auch gut haft- u. streichfähig, permeierend.

Hautfriesel: 1) Miliaria. – 2) Dyshidrose (2).

Hautgangrän: prim. oder sek. Gangrän der Kutis u. Subkutis (oft bis subfaszial) als Folge traumat., aktin. oder tox. Gefäßschädigung mit konsekut. bakterieller Fäulnis; u. U. fortschreitend (v. a. bei Gasbranderregern, hämolyt. Streptokokken) oder chron. (postop., bei Fusospirochätose, als Ekthyma bei Kachexie); **disseminierte H.** (nekrotisierend bzw. phagedän. Eiterung) bei Dekrepiden (z. T. metastasierend in inn. Organe); **multiple neurot. H.** (polymorph: Erytheme, Knötchen, Bläschen, mit zentraler hämorrhag. Nekrose) bei Vasculitis superficialis allergica RUITER, Periarteriitis nodosa, artefaktbedingt als Dermatitis dysmenorrhoica symmetrica; bes. gefährlich die **progress. H.** nach sept. Op. oder bei ungenügender Asepsis: chron. Staphylo- u. Streptokokken-Mischinfektion, ausgehend von Wunde oder Stichkanal, mit typ. karbunkelart. »Dreizonenbild« (hellroter unterminierter Außenrand, purpurner Streifen, gangränöses Band mit zentralen Granulationen).

Hautgicht: 1) s.c. Einlagerung von Na-Urat-Nadeln bei Harnsäuregicht (oft als deren Erstmanifestation). – 2) »Arthrophlysis vulgaris«, erythematössquamöse Hautalterationen über akut-entzündeten Gelenken.

Hautgranulom, eosinophiles: 1) ↗ Granuloma eosinophilicum faciei. – 2) in der Haut lokalisierte Granulome mit extremer Gewebseosinophilie (u. rel. hoher Strahlenempfindlichkeit), z. B. bei Lymphogranulomatose.

Haut|grieß: ↗ Milium. – **H.horn**: hornförm., verhornende Epithelwucherungen; meist im Gesicht u. bei Altershaut (evtl. kombin. mit Keratoma senile, Spinaliom), ausnahmsweise als nävoide Bildung.

Hauthyperästhesie: Überempfindlichkeit gegen Berührungsreize; außer bei zentraler oder peripherer Irritation oder Läsion des sensiblen Systems (oder der sensiblen Wurzeln) auch bei Psychopathien u. Neurosen.

Hautinfarkt: Hautembolie bzw. -nekrose infolge Zirkulationsstörung (Vasculitis, Periarteriitis).

Hautinfiltration, lymphozytäre: rotbräunl., derb-erhabene Plaques mit glatter Oberfläche (v. a. im Gesicht); histol.: perivaskuläre u. -follikuläre Infiltrate der Lederhaut (kleine Retikulumzellen, Lymphozyten, Plasmazellen). Spontanrückbildung, evtl. auch Rezidive.

Haut|jucken: ↗ Pruritus. – **H.kandidose**: ↗ Candidosis cutis, Candida-Mykid, Granuloma candidamyceticum, Paronychia u. Onychomycosis candidamycetica.

Hautkarzinoid: ↗ ARNING* Karzinoid. – **multiples H.**: ↗ Xeroderma pigmentosum (nebst Komplikationen).

Hautkarzinom: außer Hautmetastasen von Organtumoren v. a. das primär von ektodermalen Hautanteilen (u. Anhangsgebilden) ausgehende »Spinaliom« (↗ Carcinoma spinocellulare); i. w. S. auch das ↗ Basaliom u. »intraepitheliale Epitheliome« wie BOWEN*, PAGET*, QUEIRAT* Krankh.; häufig auf dem Boden einer »Präneoplasie« (z. B. Naevus pigmentosus) oder Folge eines chron. Reizschadens (z. B. Licht-, Röntgen-, Teer-, Arsen-, Lupus-, Narben-, Geschwürs-, Fistelkrebs; tierexperimentell nach wiederholtem Auftragen kanzerogener Kw.stoffe). – s. a. Hauttumoren.

Haut|keime: ↗ Hautflora. – **H.klammer**: ↗ Wundklammer. – **H.knochen**: *embryol, anat* ↗ Bindegewebsknochen. – **H.knötchen**: 1) ↗ Papel. – 2) Nodulus cutaneus (↗ Fibroma simplex UNNA).

Hautkonservierung: in der Gewebebank (evtl. spez. »Hautbank«) zeitlich begrenzte Vitalerhaltung u. Aufbewahrung (in Klebstoffüberzug oder Serum) allogener, unter asept. Kautelen mittels Dermatom entnommener Hautlappen (für Transplantation) durch Stoffwechseldämpfung (meist Abkühlkonservierung).

Haut|korn: *derm* ↗ Milium, Granuloma candidamyceticum. – **H.krebs**: ↗ Hautkarzinom, i. w. S. jeder maligne ↗ Hauttumor. – **H.krepitation**: palpator. Knistern bei Hautemphysem.

Hautlappenplastik: ein- oder mehrzeit. ↗ Plastik unter Verw. frisch exzidierter, u. U. bereits vorpräparierter (vorgeschnittener) freier bzw. einfach oder doppelt gestielter Hautlappen (als Nah- oder Fernlappenplastik), wobei die max. Lappenlänge die 3fache, die Lappenbreite die doppelte Stielbreite betragen darf (Ausnahme: Arterienlappen). Meist »zusammengesetzter« Lappen, d. h. mit Subkutis (u. oberflächl. Faszie; = Hautfettlappen), evtl. mit Muskelanteilen oder sogar Periost u. Knochen (= Hautmuskel-, -periostknochenlappen, auch als knorpel- oder knochenarmierter Rundstiellappen. – s. a. Hauttransplantation (Abb.).

Hautleishmaniase: die in Subtropen u. Tropen endem., nur von Stechmücken übertragene (v. a. Phlebotomus papatasii, sergenti u. caucasicus; Stich oder Hineinreiben infizierter Mücken in Hautwunden) Infektion mit Leishmania tropica, beim Menschen auf den prim. Infektionsort (meist unbedeckte Haut) beschränkt; mit bevorzugtem Befall von RES-Zellen (↗ Leishmania donovani). Inkubationszeit 2–20 (4–6) Wo.; Beginn mit juckendem, geröteten Hautfleck, dann juckende Papel, Knötchen, gelbl.-braunes verkrustetes, bis handtellergroßes Geschwür mit wallart. Rand; nach weiteren Wo. schuppende, leicht nässende »Beule« (häufig multipel, simultan oder sukzedan; auch schubweise); langsame Selbstheilung (vom Geschwürsgrund her; meist mit pigmentierter Narbe); Re- u. Autoinfektion durch Kratzen oder lymphogene, evtl. auch hämatogene Metastasierung. Dauer 4–12 Mon.; bereits bei erster Beule langdauernde (rel.) Immunität. – Diagnose: Erregernachweis (Geschwürsrand), MONTENEGRO* Test.

Hautleishman(o)id: 1) Streuherde (parasitär oder toxinbedingt) auf der Haut bei Leishmaniase; in Frühperiode (meist nach Hitzeeinwirkung) tuberös um den Primärherd, evtl. mikropapulös-lichenoid-exanthemat., striär (Lymphwege) oder diskontinuierlich (an nichtbedeckten Körperpartien); in der Spätperiode (hämatogene Streuung bei hoher spezif. Allergie) lupoid an Gesicht u. Streckseiten. – 2) ∕ Post-Kala-Azar-Hautleishmanid.

Haut|leitwert: Reziprokwert des elektr. Hautwiderstands. – **H.lepra:** ∕ Lepra lepromatosa. – **H.madenfraß:** ∕ Creeping myiasis. – **H.maulwurf:** ∕ Creeping eruption. – **H.milzbrand:** 2–3 Tg. nach Infektion mit Bac. anthracis vorw. an ungeschützter Hautstelle (Ort des Erregereintritts) auftret., meist indolenter Karbunkel mit hartem blau-schwärzl. Zentrum; ausgeprägte Lymphangitis, erhebl. Allg.erscheinungen. Häufigste Form des menschl. Milzbrandes, oft gefolgt von – oder ersetzt durch – sogen. Milzbrandödem (teigig, unscharf, erysipelähnl.; im Gesicht evtl. auf obere Luftwege übergreifend).

Hautmuskel: in die Haut einstrahlender Muskel, z. B. Platysma, mim. Muskeln, M. palmaris brevis. – **Haut-Muskel-Amyloidose:** ∕ GOTTRON* Amyloidose. – **Haut-Muskellappen:** s. u. Hautlappenplastik. – **Haut-Muskelreflex:** s. u. Hautreflexe.

Haut|myiasis: ∕ Creeping myiasis; als **furunkuloide H.m.** die Dermatomyiasis; als **traumat. H.m.** die schmerzhafte sek. Wundentzündung durch Dipteren-Eier u. -Larven. – **H.mykose:** ∕ Dermatomykose. – **H.myom:** ∕ Dermatoleiomyom.

Hautnabel: 1) *embryol* Übergangsbereich der Amnionscheide (des Nabelstrangs) in die Epidermis der Bauchhaut des Embryo. – 2) der mehr oder minder das Hautniveau überragende Bauchnabel infolge röhrenförm. Übergreifens der Bauchhaut auf die Nabelschnur; sogen. Fleischnabel (vgl. Amnionabel). – 3) die Nabelnarbe (∕ Nabel).

Hautnaht: prim. oder sek., ein- oder mehrschicht. Verschluß einer Hautwunde unter niveaugleicher Adaptation der einzelnen Hautschichten u. Vermeidung von Hohlraumbildungen. Anw. finden v. a. Einzelknopf- u. Matratzennähte, ferner LEXER* Vierstich-, Intrakutan-, Klammernaht; evtl. Entspannungs-, Situations-, Bodennähte.

Hautödem: lokalisiertes oder generalisiertes Ödem der Leder- u. Unterhaut. Oberhaut im allg. glatt, gespannt, bei Fingerdruck persistierende Delle (Ausnahme: Myxödem). – **akutes (angioneurot.) H.:** ∕ QUINCKE* Ödem.

Hautosteom: Faserknochenbildung in der Haut; prim. Hamartie oder sek. metaplast. Ossifikation von Degenerationsherden.

Hautpapillom: zottenart. Hautproliferation durch Wucherung der Papillen (meist kombin. mit verlängerten Reteleisten u. Hyperkeratose), z. B. Naevus verrucosus, Acanthosis nigricans, Keratosis senilis; s. a. Papillom. – Als **Hautpapillomatose** eine mehr flächenhafte Verdickung u. Verhärtung, meist mit Sklerose, Fibrose u. warzenart. Hyperkeratose.

Haut|parasit: ∕ Ektoparasit. – **H.permeation:** Eindringen eines Stoffes in die Haut bzw. in deren Blut- u. Lymphbahnen (s. a. Hautresorption); erfolgt bei guter Lipoidlöslichkeit vorw. transfollikulär (über Haarfollikel, Talg-, Schweißdrüsen [?]), sonst transepidermal (trans- u. interzellulär); zu steigern durch Hyperämika, Keratolytika, Entfettung, Einreiben, Iontophorese.

Hautpest, primäre: seltene Lokalisationsform der Pest; mit Bildung eines Pestkarbunkels, regionärer Lymphangitis u. -adenitis; evtl. flächenhafte Nekrose u. Übergang in Bubonenpest.

Haut-pH: aktuelle Reaktion der Hautoberfläche als – von Schweißsekretion, Bakterienflora u. Talgzusammensetzung abhäng. – Resultante aller dissoziierbaren bzw. nur der wasserlösl. Stoffe im Stratum corneum. Mittelwert 5,5–6,5, regionär schwankend; bei starkem Besatz mit apokrinen Schweißdrüsen neutral bis leicht alkalisch, in Hautfalten stärker sauer (bis pH 4!); s. a. Säuremantel.

Hautpigmentierung: die durch (natürl.) UV induzierte oder reaktive (z. B. auf Druck) oder rassisch bedingte Bräunung bis Schwärzung der Haut durch Melanin u. sein Abbauprodukt Melanoid; i. w. S. auch die path. Hyperpigmentierung (∕ Tab. »Pigmentdermatosen«, Schema »Melanozyt«) sowie Farbveränderungen durch andere endo- oder exogene, organ. u. anorgan. Pigmente.

Hautpilze: pathogene ∕ Dermatophyten, Hefen u. Schimmelpilze; s. a. Dermatomykose.

Hautplastik: plast. Op. an der Haut bzw. unter Verw. von Haut (als autogenes, seltener syn-, allo- oder xenogenes Transplantat); s. a. Hautlappenplastik, Hauttransplantation, Face lifting.

Haut|polyp: polypöse Hautgeschwulst (meist Fibrom), i. e. S. das Molluscum. – **H.pore:** ∕ Porus sudoriferus. – **H.potential:** an der Haut ableitbare Potentialdifferenz (Bestandpotential); s. a. psychogalvanischer Reflex.

Hautprobe: dir. (am Pat.) oder indir. (an mit Pat.-Serum vorbehandelter gesunder VP) biol., auf AG-AK-Reaktion basierendes Verfahren zum Nachweis vorhandener (= Suchtest) oder nur der vermuteten Sensibilisierungen (= Bestätigungstest). Als ∕ Epi- oder Intrakutanprobe.

Hautquaddel: *derm* die ∕ Urtica als spontane Effloreszenz; ferner die diagnost. oder therap. **artifizielle H.** (∕ Haut-, Epi-, Intrakutanprobe, Quaddelther.), auch als 1. Akt einer Lokalanästhesie, zur »Markierung« des OP.-Feldes sowie großflächig (»Aufquaddelung«) vor Entnahme dicker Dermatomlappen.

Hautquadrillage: (P. BLAMOUTIER u. M. 1959) Desensibilisierung bei akuter Pollinose durch Skarifikation eines 8 × 4 cm-Hautvierecks am Unterarm u. – unter Antihistaminika-Schutz. – Aufbringen einer so konzentr. Pollenextrakt-Lsg., daß binnen 20 Min. örtlich Papeln u. Erythem entstehen; pro Saison in Abständen etwa viermal.

Hautreaktion: 1) die – i. e. S. entzündl. – Reizantwort auf äußerl. oder innerl. Einwirkungen (s. a. LEWIS* Trias, Entzündung), auch i. S. der ∕ Hautprobe. – 2) Haut-pH.

Hautreflex: an der Haut auslös- oder registrierbarer Reflex; als **spinaler H.** (»Haut-Muskelreflex«) die Skelettmuskelkontraktion auf äuß. (meist mechan.) Hautreizung (polysynapt. RM-Reflex; z. B. Bauchhaut-, Kremasterreflex), ferner der ∕ kutiviszerale u. der ∕ psychogalvan. Reflex. – Reflexzentren: Verbände integrierender Interneurone im RM-Grau.

Hautreiztherapie: dosierte Applikation mechanischer, therm., chem. (hyperämisierende Dermatika) oder aktin. Reize, um örtl. Wirkungen (auch i. S. der Ableitungsther.) zu erzielen oder aber über die Mediatorfunktion der Haut die Selbstordnungskräfte des Gesamtorganismus anzuregen u./oder über kutiviszerale Reflexe inn. Organe gezielt zu beeinflussen (/ Segmenttherapie).

Hautresorption: Aufnahme eines chem. Agens über die Haut (transepidermal, -follikulär, -glandulär; gefördert durch Elektrophorese) in Blut- oder Lymphbahn (s. a. Hautpermeation); abhängig u. a. von Areal(beschaffenheit), Wirkungsdauer, Konz. u. Substanz (einschl. Vehikel).

Hautrezeptoren: die in Epidermis, Korium u. Subkutis gelegenen peripheren Rezeptoren der / Hautsinne; funktionell unterschieden als Mechano-, Thermo-, Nozirezeptoren. In unbehaarter Haut als MEISSNER* u. PACINI* Körperchen, MERKEL* Scheibe u. »freie« Nervenendigungen, in behaarter als markhalt. Fasern am Haarfollikel, MERKEL* Scheibe u. »freie Endigungen«, am mukokutanen Übergang ebenfalls als Corpuscula nervosa terminalia u. »freie Endigungen«.

Haut|röte, -rötung: / Erytherm. – **H.rose**: / Erysipel. – **H.rotz**: / Malleus farciminosus. – **H.säuremantel**: / Säuremantel.

Haut|sarkoid: s. u. BESNIER*-BOECK*-SCHAUMANN* Krankheit, DARIER*-ROUSSY* Sarkoid, BÄVFERSTEDT* Syndrom. – **H.sarkom**: s. u. Hauttumoren. – **idiopath. H.sarkomatose**: / KAPOSI* Syndrom.

Hautschlauch: *chir* schlauchförm. Verschiebelappen (über Gummirohr, Epithel lumenseit.) als – mehrzeitig gebildetes – Hautrohr v. a. für antesternalen s.c. Ösophagusersatz (d. h. »Ösophagodermatogastroplastik«). – Auch Bez. für Rundstiellappen.

Haut-Schleimhautleishmaniase (südamerikanische): nur in Mittel- u. Südamerika endem. Infektion der Haut u. Schleimhäute (Mund, Nase, Gaumen, Larynx; multilierend, mit Generalisierungstendenz) durch Leishmania brasiliensis. Inkubation 2–16 (8–12) Wo.; über Papel u. Knötchen rundl., stark absonderndes, leicht blutendes Geschwür mit Schwellung der regionären Lymphbahnen u. -knoten (Erregernachweis!) u. Schleimhautbefall per continuitatem (/ Uta), aber auch nach Ulkusheilung (ohne erkennbaren Zusammenhang), v. a. bei dessen feuchtglänzender Form (= Espuñdia i. e. S., im Ggs. zum trockenen Frambösie-ähnl. Ulkus). Verlauf sehr chronisch (1 J., evtl. Jahrzehnte); Tod durch Lungenkomplikation, Kachexie, Inanition. Ausbildung einer spezif. Immunität. Diagnose: Erregernachweis, MONTENEGRO* Test.

Hautschmiere: *embryol* / Vernix caseosa.

Hautschongseffekt: *radiol* Grenzschichteffekt bei Bestrahlung mit Rö- u. Gammastrahlen im MeV-bereich (mit Vorherrschen der COMPTON-Absorption), durch den das Max. der Tiefendosiskurve nicht wie bei konventioneller Rö-Strahlung (<400 keV) in der Oberfläche, sondern in einigen mm bis cm Tiefe (je nach Photonenenergie) liegt, so daß die Haut nur etwa 50% der Maximumdosis erhält. – Ähnl. Effekt bei energiearmen Elektronenstrahlen.

Haut|schrift: / Dermographismus. – **H.schuppe**: / Squama; s. a. Desquamation. – **H.schwiele**: / Hornschwiele. – **H.segment**: / Dermatom (2).

Hautsinne: Hautrezeptoren, aszendierende Neuronen u. somatosensible Großhirnrinde, deren Zusammenwirken die bewußte Empfindung von / Berührung, Druck, Temp., Schmerz u. Vibration ermöglicht, entweder als Leistung des einzelnen elementaren Sinnes oder als komplexe Leistung (z. B. Tastsinn). – Prüfung durch Bestg. der Reizschwelle u. der Lokalisationsfähigkeit (Topognosis). – Rezeptoren außerdem an Auslösung unbewußter Reflexe u. Regulationen beteiligt.

Haut|sinus: / Sinus dermalis congenitalis, Pilonidalsinus. – **H.sklerem**: Sklerem. – **H.soor**: / Hautkandidose.

Hautspaltlinie: die unabhängig vom Haarstrich in Richtung der geringsten Dehnbarkeit (senkrecht zu den **Hautspannungslinien** mit stärkster Zugspannung) verlaufenden Linien im Feinrelief der Haut; bestimmen die Ausrichtung der Hautfelderung (Resultante der 3dimensionalen Textur des kollagenen u. elast. Rautengitters der Lederhaut?).

Hautstreifen: *chir* bandförm. Dermatom-Hautlappen für die freie s.c. / Hauttransplantation. Als Vollhautlappen (LOEWE, REHN) oder Koriumstreifen (STENGEL) v. a. zum Bruchpfortenverschluß u. bei Rektusdiastase.

Haut|talg: das unter hormonaler Steuerung (Testo- u. Progesteron stimulieren, Östrogene hemmen) durch Transformation von Talgdrüsenzellen entstehende viskose / H.fett (bei 30° ölig), örtlich u. individuell verschieden reichlich gebildet (/ Status seborrhoicus u. sebostaticus).

Hauttemperatur: die mit der Entfernung vom Körperkern abnehmende u. von der Intensität der Wärmekonduktion u. -konvektion abhäng. Temp. der Haut als eng umschriebener Abschnitt im nach außen gerichteten Temp.gefälle des Körpers. Optimale Messung mit elektr. Hautthermometer (Thermoelement); mittl. H. (des Unbekleideten bei 30° Raumtemp.) ca. 20°.

Haut|test: *klin* / H.probe. – **H.titration**: *allerg* Intrakutanprobe mit steigenden AG-Dosen (meist Zehnerpotenzen) zur Ermittlung der geeigneten (= hautneg.) Anfangskonz. für die Desensibilisierung.

Hauttransplantation: Verpflanzung freier oder gestielter Hautlappen oder -streifen, v. a. bei / Hautplastik; i. e. S. die freie Epidermis- u. Koriumtransplantation (auto- oder allogene Dermatomlappen bestimmter Dicke u. Größe, z. B. Epidermis-, Spalthaut-, Vollhautlappen). Einheilung gebunden an Asepsis, bluttrockenes Empfängerbett u. optimale Immobilisation, bei Fremdlappen v. a. an die immunol. Kompatibilität; erfolgt in 4 Phasen: Fibrinverklebung u. Ernährung durch interstitielle Lymphzirkulation, Vaskularisation (ab 2.–4. Tag), Organisation (5.–10. Tag), endgült. Anpassung (Neurotisation, Angleichung von Pigment, Schweiß-Talgsekretion etc.; mehrere Mon.).

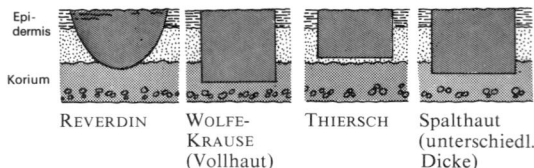

REVERDIN   WOLFE-KRAUSE (Vollhaut)   THIERSCH   Spalthaut (unterschiedl. Dicke)

Freie autoplastische **Hauttransplantate** (bei Weichteilverletzung)

Hauttuberkulose: Hauterkr. durch Mycobact. tuberculosis; außer als Primäraffekt als Miliartbk., Lupus vulg. u. miliaris disseminatus faciei, Lichen scrophulosorum, Tuberculosis cutis colliquativa u. verrucosa, T. subcutanea fistulosa, fungosa serpiginosa, miliaris ulcerosa mucosae etc.

Hauttumoren: geschwulstart. Ober-, Leder- u. Unterhautveränderungen (entzündlich, reaktiv, zyst.-dysplast.); i. e. S. die echten mesenchymalen u. epithelialen Neoplasmen, gutartig Fibrom, Histiozytom, echtes Keloid, Lipom, Xanthom, Xanthelasma, Häm- u. Lymphangiom, Neurofibrom, selten Myxom, Fibromyxom, Chondrom u. Osteom bzw. (Epi-)Dermoidzyste, Verruca senilis, Keratoakanthom, Keratoma senile, Epitheliom, BOWEN*-DARIER* Syndrom, bösartig Sarkome (meist solitäres Fibro- oder Spindelzell-Sa., stets multiples Rundzellen-Sa. [ein Lymphom?]) einschl. Retikulumzell-, KAPOSI* Lymphsarkom, Melanozytoblastom, Dermatofibrosarcoma protub.), ∫ Hautkarzinome (Spinaliom, Basaliom, PAGET* Krebs) einschl. Schweiß- u. Talgdrüsen-Ca., ferner Pigmentnävus, Melanozytoblastom.

Hautturgor: Eigenspannung der Haut in Anhängigkeit von Wasserbindung (durch die Grundsubstanz), Texturelastizität u. Fettgehalt.

Haut|verdickung: ∫ Pachydermie. – **H.verfärbung**: ∫ Dyschrom(as)ie, Dyschromatose. – **H.verpflanzung**: ∫ Hauttransplantation. – **H.viren**: dermatotrope Virusarten, z. B. Variola-, Vaccinia-, Kuhpocken-, Herpes-, Varizellen-Virus. – **H.wasser(sucht)**: ∫ Anasarka.

Hautwiderstand, elektrischer: bei äuß. Applikation eines elektr. Stromes meßbarer Scheinwiderstand der Haut (abhängig v. a. von Schweißdrüsenaktivität). Normwert um 120 KΩ, erhöht bei peripherer Durchblutungsstörung u. troph. Störung; s. a. Elektrodermatometrie.

Haut|wurm: ∫ Malleus farciminosus. – **H.zeichen**: *anästh* Hautfarbe u. -feuchtigkeit als Kriterium für Tiefe bzw. Güte einer Vollnarkose; z. B. Rosafärbung im Toleranzstadium der guten Äthernarkose, Schwitzen bei Hypoxie. – **H.zone**: ∫ HEAD* Zone, Dermatom (2). – **H.zucker**: ∫ Diabetid. – **H.zystizerkose**: schmerzlose Absiedlung von Cysticercus cellulosae in die Haut, oft multizystisch (»Hautfinnen«).

Haven* Syndrom: (1939) ∫ Skalenussyndrom.

Havens* Test: dir. Hämagglutinationsreaktion mit Hühner-Ery; pos. bei Virushepatitis A, selten auch bei Verschlußikterus.

Haverhillia multiformis: ∫ Streptobac. moniliformis (Erreger des **Haverhill-Fiebers**, ∫ Erythema arthriticum epidemicum).

Havers* Lamellensystem (CLOPTON H., um 1650–1702, Anatom, London): das Osteon des lamellären Knochens, eine Säule konzentrisch geschichteter Interzellularsubstanz (= **H.* Lamelle** oder **Platte**) mit eingestreuten Osteophyten u. längszentralem Gefäßkanal (**H.* Kanal**, mit Vene u. Arterie).

HA-Virus: ∫ Hämadsorptionsvirus.

Hawaii-Stamm: *virol* ∫ Denguevirus Typ 1.

Hawes*-Pallister*-Landor* Syndrom: ∫ STRACHAN*-SCOTT* Syndrom.

HAWIE: ∫ **H**amburg-WECHSLER* Intelligenztest für Erwachsene. – Analog **HAWIK** für Kinder.

Haworth* Formel (SIR WALTER NORMAN H., 1883–1950): (1925) perspektiv. Darstg. der Struktur von Zuckermolekülen als ebener Sechs- bzw. Fünfring. Tatsächl. Konfiguration ist die energetisch günstigste »Sesselform« (∫ Abb.).

Fischer Projektionsformel*

Halbazetalformel

Haworth Formel*

"Sesselform"

Haxthausen* (HOLGER H., 1892–1959, Dermatologe, Kopenhagen) **Syndrom**: 1) (1934) Hyperkeratose an Handtellern u. Fußsohlen, seltener an Handrücken u. Knien bei klimakter. Frauen (»Keratoma climactericum«); oft komb. mit GRAM* Syndrom. – 2) ∫ BLEGVAD*-H.* Syndrom. – **H.* Zeichen**: feuchte, klebr., kalte oder heiße Hände mit glanzlosen, abgeflachten Nägeln bei akuter rheumat. Arthritis.

Hay* Schwefelblumenprobe: (1886) Absinken aufgestreuter Schwefelblume als unspezif. Gallensäure-Nachweis im Harn.

Hay* Trennkost: Diät, die pro Mahlzeit nur KH oder nur Eiweiß einer einz. Art enthält; zusätzlich Fett, Gemüse, Kräuter.

Hayem* (GEORGES H., 1841–1933, Internist, Paris) **Azidifätsbestimmung**: (1891) fraktion. Magensäure-Bestg. nach Probefrühstück, mit wiederholtem Einführen der Magensonde. – **H.* Enzephalitis**: eitrig-hyperplastische E. – **H.* Hämatoblast, Körperchen**: ∫ Thrombozyt. – **H.* Krankheit**: ∫ v. JAKSCH*-H.* Syndrom. – **H.* Lösung**: Quecksilber(II)-chlorid, Natriumsulfat u. Natriumchlorid (0,25 + 2,5 + 0,5%) in dest. Wasser als Verdünnungsflüssigkeit für Ery-Zählung. – **H.* Myelitis**: abrupt einsetzende Myelitis transversa. – **H.* Myelophthise**: ∫ Panmyelophthise. – **H.* Tropfenprobe**: ∫ GROS* Probe. – **H.*-Faber* Syndrom**: ∫ FABER* Anämie. – **H.*-Sonnenburg* Zeichen**: Leukozytose bei Appendizitis (v. a. mit lokaler Peritonitis).

Hayes* Verfahren: *röntg* zur besseren Darstg. des duodenojejunalen Übergangs bei der Breipassage »Anheben« der Baucheingeweide (Entlastung der Radix mesenterii).

Haygarth* Knoten: derber juxtaartikulärer Knoten (meist multipel) bei rheumat. Gelenkerkr.

Haynes* Operation (IRVING SAMUEL H., 1861–1946, Chirurg, New York): (1916) bei Hydrocephalus int. Liquorableitung (Gummirohr) aus der Hinterhauptzisterne in den Längsblutleiter; i. w. S. auch die äuß. Dränage dieser Zisterne bei eitriger Meningoenzephalitis.

Hayward*-Augustin* Polygonmethode: (1957) quant. AG-Bestg. durch Agargel-Immunodiffusion, wobei ein mit spezif. Immunserum gefülltes Loch kreisförmig umgeben ist von 6 Löchern, die abwechselnd das ident. AG in bekannter Konz. u. das zu untersuchende AG enthalten: bei übereinstimmender Konz. entsteht ein regelmäß. Polygon.

HB: 1) BRINELL* Härte. – 2) Hepatitis B; z. B. HB_sAG (= Hepatitis-B-surface-AG, ↑ SH-Antigen).

Hb: 1) *hämat* ↑ Hämoglobin (Hb II = reduziertes Hb, Hb III = nichtreduziertes Hb). – Hb_E: mittlerer Hämoglobingehalt des einzelnen Erythrozyten (↑ Färbekoeffizient). – Hb-Hp-Komplex: Hämoglobin-Haptoglobin-Komplex. – Hb-Index: ↑ Färbeindex. – 2) **Hb.**: *pharm* Herba.

HBDH: ↑ Hydroxybutyrat-dehydrogenase.

HBE: *kard* ↑ His* Bündel-Elektrogramm.

H.-B.-G.-Syndrom: Hypoparathyreoid-BIERMER-Gonadendysgenesie-Syndrom; fam., bei jungen Mädchen vork. iodiopath. Hypoparathyreoidismus mit – durch chron. Hypokalzämie begünstigter? – perniziöser Anämie u. prim. Gonadendysgenesie.

HBIG: Hepatitis-B-Immunglobulin.

HBT: 6-Hydroxy-1,3-benzoxathiol-2-on (ein Antipsoriaticum).

HCC: 1) HC(C)H: ↑ Hexachlorzyklohexan. – 2) Hepatitis contagiosa canis.

HCG: Human chorionic ↑ gonadotrophin.

H-chain-disease: Heavy-chain-disease, »Schwerkettenkrankheit« (↑ FRANKLIN* Syndrom).

hcr⁺, hcr⁻: *bakt* Symbol für Stämme (z. B. von E. coli) mit normaler bzw. reduzierter »dark repairability«.

HCS: Human chorionic somatotrophin (↑ Tab. »Gonadotropine«).

HD: *radiol* ↑ Herddosis. – **h.d.**: hora decubitus (z. Zt. des »Schlafengehens«).

HDC: Hydroxyazetylen-diurein-karbonsäure (ein Purin-Abbauprodukt).

HDE: »Head drop-Einh.«, ein Kurare-Standard (VARNEY u. M. 1948): 1 HDE = Dosis (mg/kg; langsam i.v.), die beim nicht narkotisierten Kaninchen in 50 % Nackenmuskelerschlaffung bewirkt; ≈ 0,15 mg D-Tubocurarinchlorid (Pentahydrat).

HDL: High density ↑ lipoproteins.

HD-50-Wert: s. u. Hämagglutination.

HDO-Gerät: »hinter dem Ohr« zu tragender Hörapparat.

HE: 1) Hahnenkammeinheit (↑ Kapaunenkammeinheit). – 2) ↑ Hämatoxylin-Eosin.

He: *chem* ↑ Helium; *serol* ↑ Antigen He.

Head* (SIR HENRY H., 1861–1940, Neurologe, London) **Zone**: definiertes, aufgrund des metameren

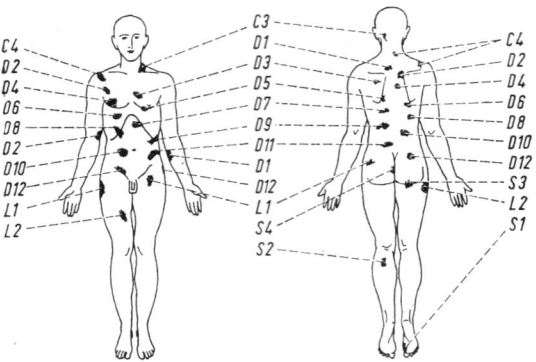

Organe	Dermatom	Körperseite
Herz	C_{3-4}, Th_{1-5}	vorw. re
Aorta thoracica	C_{3-4}, Th_{1-7}	bds.
Pleura	Th_{2-12}	homolat.
Lungen	C_{3-4}	homolat.
Ösophagus	Th_{1-8}	bds.
Magen	$Th_{(5)6-9}$	li
Leber u. Gallenwege	$Th_{(5)6-9(10)}$	re
Pankreas	Th_{6-9}	vorw. li
Duodenum	Th_{6-10}	re
Jejunum	Th_{8-11}	li
Ileum	Th_{9-11}	bds.
Zäkum, prox. Kolon	Th_{9-10}, L_1	re
distales Kolon	Th_9-L_1	li
Rektum	Th_9-L_1	li
Niere u. Ureter	$Th_9-L_{1(2)}$	homolat.
Adnexe	$Th_{12}-L_1$	homolat.
Peritoneum	Th_{5-12}	bds.
Milz	Th_{6-10}	li

Körperaufbaus nerval (über zugehör. Spinalsegment) mit einem best. inn. Organ verbundenes Hautareal (ein oder mehrere Dermatome mit Maximalpunkt, ↑ Abb.). Alteration des Organs kann i. S. des viszerokutanen Reflexes eine – meist homolat. – Hyperalgesie der Zone zur Folge haben (»übertragener« Schmerz; evtl. auf Nachbarsegmente oder ganze Körperhälfte übergreifend = »Generalisation«). – Umkehr des Reflexgeschehens möglich (↑ kutiviszeraler Reflex, s. a. R.therapie). – **H.*-Holmes* Syndrom**: (1911) bei umschrieb. einseit. Thalamusläsion kontralat. Herabsetzung des Geruchs- u. Geschmacksvermögens sowie Par- u. Dysästhesien, evtl. mit affektiver Tönung (Unbehagen, Angst), u. unproportionierte motor. Reaktionen.

Head drop: ungewolltes schlaffes »Absinken des Kopfes«; im Tierexperiment nach Kurare-Gaben (↑ HDE), ferner – als »Kopffallsympt.« – infolge Hypotonie der Haltemuskeln bei Stamm- u. Kleinhirnschädigung (z. B. FOERSTER*, konnat. Kleinhirn-Syndrom); auch Kriterium für den Halsmuskeltonus beim »Kopffalltest« (»**Head dropping**«; WARTENBERG): beim entspannt Liegenden nach brüskem pass. Kopfheben u. sofort. Loslassen beim Gesunden hartes Aufschlagen des Kopfes, bei extrapyramidaler Tonussteigerung langsames Absinken oder Verharren in der gegebenen Stellung. – **Head-drop-Phänomen**: ↑ MORO* Reflex. – **Headgear**: (engl. = Kopfgestell) *kieferorth* festsitzende Apparat (»Gesichtsbogen«) mit Schädeldach- oder Nackenabstützung u. Gummi- oder Federzügen (Kraftübertragung über intraoralen Bogen).

Heaf* Test: intradermale Multipunktur (spez. **H.* Impfpistole**, für 6fach-simultane Inj.) mit 5–10 IE Tuberkulin (PPD oder GT) zur Prüfung der Tuberkulin-Empfindlichkeit; Ablesung nach 72 Std. (bis max. 7 Tg.).

Healy* Test: Gedächtnisprüfung anhand eines Diagramms, in dem vorher zu lernende Buchstaben durch Zeichen ersezt sind.

Heaney*-Humphrey* Schnitt: (1948) re.seit. thorakoabdomin. Schrägschnitt parallel zur 8. Rippe bis median oberh. des Nabels (mit Rippenbogen- u. Zwerchfelldurchtrennung).

Heat-exhaustion-Syndrom: Wärmestauung infolge Entgleisung der vasomotor. Thermoregulation bei Feuchte- u. Temp.zunahme der Umgebung; Blässe, Bewußtseinstrübung, kalter Schweiß, keine Temp.erhöhung (im Ggs. zu Hitzschlag u. Hyperpyrexie).

Heatley* Einheit: (1940) / Oxford-Einheit (für Penizillin). – **H.* Näpfchen-, Zylindertest**: (1948) Agar-Diffusionstest zur Antibiotika-Bewertung.

Heautoskopie: *psych* / Doppelgängererlebnis.

Heavy chain disease: (engl.) »Schwerketten-Krankh.« (/ FRANKLIN* Syndrom).

hebdo...: Wortteil »sieben«, »siebenter«.

Hebdomadis-Gruppe: *bakt* / Tab. »Leptospira«.

Hebel: *chir* abgewinkeltes Blattspekulum (z. B. stumpfer Leberhebel), Elevatorium, Schränkinstrument zum Biegen von Knochenplatten u. -nägeln. – *dent* Instrument (z. B. »Geißfuß«) für die sog. Hebelextraktion von Zähnen u. Wurzelresten.

Hebelabdrosselung: / HANS* Blutleere.

Hebelkorsett: für Redression der WS-Skoliose Bekkenkorb mit drehbar fixiertem, pelottenarmierten Winkelhebel als Kraftarm (am Scheitelpunkt der Krümmung angreifend); zur Prophylaxe einer Gegenkrümmung evtl. als Doppel-H.

hebender Spitzenstoß: s. u. Herzspitzenstoß.

Hebe(oste)otomie: *geburtsh* parasymphysäre Schambeindurchtrennung (Drahtsäge u. spez. Nadel) zur Erweiterung des Beckenringes unter der Geburt. Cave Weichteilverletzungen!

Hebephrenie: jugendl. Form der Schizophrenie. Meist schleichender Beginn im Pubertätsalter: läppisch-albernes Verhalten, Gemütsverödung, Antriebsverarmung, Denkzerfahrenheit; v. a. in akuten Stadien auch psychomotor. Erregung, Wahn, Sinnestäuschungen. Verlauf in einem Zuge oder in wenigen Schüben mit hochgrad. Persönlichkeitszerstörung. Bes. symptomenarme Form: »Dementia simplex«; mit stark hervortretender Verflachung der Affekte: »**apath. H.**«; auch als **Hebephrenokatatonie** (KRAEPELIN 1893).

Hebepuls: / Pulsus magnus.

Heber: 1) *anat* Musculus levator. – 2) *chem* rohrförm. Vorrichtung zum Abfüllen von Flüssigkeiten, z. B. Stech-, Saugheber.

Heberden* (WILLIAM H., 1710–1801, Arzt, London) **Arthritis, Krankh.**: idiopath. Arthrose (oft / Polyarthrose) der Fingerendgelenke mit Bildung typ. »zweihöckr.« H*.-Knoten an der Dorsalseite der Endgelenke (kartilaginär-ossäre Wucherungen der Endphalanxbasis); oft mit erhebl. lokal-entzündl. Begleiterscheinungen u. vorw. radialer Endglieddeviation; erbl. Komponente. – **H.* Asthma**: / Angina pectoris. – **H.*-Willan* Krankh.**: / Purpura rheumatica.

Heberdränage: Dränage nach dem Heberprinzip (z. B. / BUELAU* H.).

Hebereinlauf: nur vom Arzt auszuführender hoher Einlauf unter alternierendem Heben (max. 1 m) u. Senken des Irrigators zur Ausheberung des Darmes, evtl. zur Passagewiederherstellung; auch zur präop. Druckentlastung sowie als diagnost. Maßnahmen (z. B. mit ca. ½stdl. Wiederholungen bei unklarem Ileus: »frustraner H.« spricht für tiefen mechan. Dickdarmverschluß).

Heberer*-Peiper* Operation (GEORG H., geb. 1920, Chirurg, Köln, München; H.J. PEIPER): (1962) retrokol. Hepatikojejunostomie mit durch Y-Anastomose ausgeschalteter Schlinge nach Herausnähen des fischmaulartig aufgespaltenen Hepatikusstumpfes bzw. der plastisch erweiterten Bifurkation an die Leberkapsel.

Heberlähmung: *ophth* 1) Funktionsausfall des M. levator palpebrae bei Okulomotoriuslähmung. – 2) Ausfall der Mm. rectus sup. u. obl. inf., als **periphere H.** bei partieller (angeb.) Okulomotoriuslähmung, als supranukleare H. mit meist bds. oder konjugierter Blicklähmung; ferner als endokrine Myopathie bei Hyperthyreose.

Hebetomie, Hebotomie: *geburtsh* / Hebeosteotomie.

Hebetudo: (lat.) Stumpfheit, z. B. H. auris (= Schwerhörigkeit), H. mentis (= Schwachsinn, Demenz, Katatonie), H. visus (= Asthenopie).

Heboid(ophrenie): / Hebephrenie (mit rel. geringen halluzinator. u. Wahnphänomenen u. günst. Prognose). – **Heboidparanoid**: Sammelbegr. für hebephrene u. paranoide Geistesstörungen im Jugendalter.

Heboidie: autist. Gefühlsarmut als typ. Charaktereigenschaft des heboiden Psychopathen.

Hebra* (FERDINAND VON H., 1816–1880, Dermatologe, Wien) **Bad**: / Dauerbad (»Wasserbett«). – **H.* Ekzem**: / Ekzema marginatum. – **H.* Krankh.**: 1) / Erythema exsudativum multiforme. – 2) H.*-JADASSOHN* Krankh.: / Pityriasis rubra univers. – 3) / Prurigo HEBRA. – **H.* Nase**: 1) breite, granulomatös obstruierte Nase bei fortgeschritt. Rhinosklerom. – 2) / Rhinophym. – **H.* Salbe**: »Unguentum diachylon«, mit Bleipflaster u. Olivenöl (bzw. Vaseline) āā. –

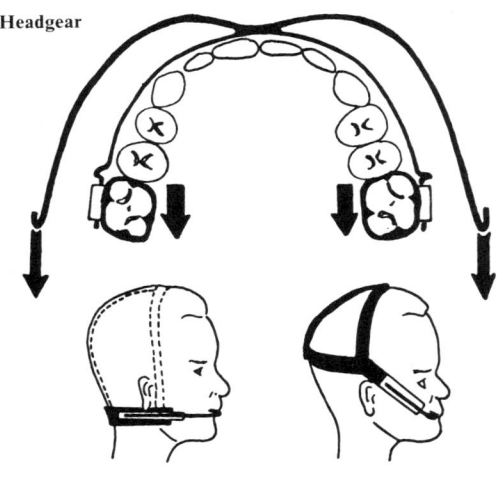

Headgear

»low pull« »high pull«

Hebra* Seifenspiritus

H.* Seifenspiritus: Gemisch aus Sapo viridis, Spir. Lavandulae u. Äthanol āā.

Hechelfieber: ↑ Cannabiosis (nach Hanfhecheln).

Hecheln: schnelle, oberflächl. Atmung mit Totraumhyperventilation; z. B. bei hohem Fieber, spast. Bronchitis, Emphysem, respirator. Alkalose, auch psychogen; bei Tieren (z. B. Hund) physiol. zur Wärmeabgabe.

Hecht* Pneumonie, Krankheit (VICTOR H., Pathologe, Wien): im frühen Kindesalter v. a. nach Masern u. Keuchhusten vork. subakute oder chron. atyp. Pneumonie mit pathognomon. Riesenzellen im Interstitium (»Riesenzellpneumonie«, wahrsch. Masernpneumonie bei Viruspersistenz im Zusammenhang mit AK-Mangel oder Leukämie).

Hecht* Probe (ADOLF FRANZ H., 1876–1938 [1945?], Pädiater, Wien): Prüfung der Kapillarresistenz durch Aufsetzen einer mit Wasserstrahlpumpe u. Hg-Manometer verbundenen Saugglocke auf die Haut (subklavikulär); Petechien bei Unterdruck von < 500 mm pathol.

Hecht* Syndrom: 1) ↑ HECHT* Pneumonie. – 2) H.* (-JARVINEN*) Dysmorphiesyndrom (1967): ↑ FÈVRE*-LANGUEPIN* Syndrom.

Hecht* Syphilistest (HUGO H., geb. 1883, Dermatologe, Prag, Cleveland): 1) H.*-WEINBERG*-GRADWOHL* Test: (1908) WaR-Modifikation unter Ausnutzung der natürl. hämolyt. Eigenschaften des frischen Serums, d. h. mit nicht-inaktiviertem Probandenserum, ohne Ambozeptorzusatz. – 2) (1932) Zugabe eines mit alkalisierter NaCl-Lsg. verdünnten alkohol. Rinderherzextrakts zum Probandenserum; bei pos. Test »Kugelflockung«.

Hecht* Theorie (SELIG H., geb. 1892, amerikan. Physiologe): 1) Die Sehschärfenzunahme bei steigender Beleuchtungsintensität beruht auf Zunahme aktivierter Netzhautelemente. – 2) Die Lichtempfindung in der Netzhaut entsteht durch Aufspaltung einer lichtempfindl. Substanz im Sinnesepithel in 2 photochemisch wirksame Bestandteile (↑ Rhodopsin).

Hechtbandwurm: ↑ Diphyllobothrium latum.

Hechtmaulschnitt: ↑ Fischmaulschnitt.

Heck* Krankheit: herdförm. epitheliale Hyperplasie der Mundschleimhaut.

Hecker* (KARL V. H., 1827–1882, Gynäkologe, München) **Gesetz**: Bei Mehrgebärenden ist jedes folgende Kind um ca. 150 bis 200 g schwerer (dadurch erhöhte perinatale Sterblichkeit). – **H.* (Wendungs-)Schlinge**: geburtsh Leinenband für Umschlingung der Hüftbeuge beim toten Kind zur Erleichterung der Extraktion am Steiß.

Hecogenin: $C_{27}H_{42}O_4$; Steroidsapogenin in Agaven (Sisalabfall) u. Bromeliazeen; Ausgangsprodukt für Kortison-Synthese.

HED: röntg **H**auteinheits-, **H**auterythem**d**osis.

Hedblom* Syndrom: prim. ↑ Diaphragmatitis.

Hedera helix: »Efeu« [Araliaceae]; das Saponine (Hederasaponin, α-Hederin, Hederakosid, Hederagenin) enthaltende Kraut wirkt spasmolytisch, ruft durch Kontakt evtl. Ausschläge hervor; durch Beerengenuß (v. a. bei Kindern) Intoxikation.

Hedin*(-Gärtner*) Hämatokrit (SVEN GUSTAF H., geb. 1859, Chemiker, Uppsala): mit wenig 2,5%ig. Kaliumbichromat-Lsg. (Antikoagulans), danach mit 0,02 ml Blut aufzufüllendes Kapillarröhrchen; nach Zentrifugieren Hämatokritwert an Skala (100 Teilstriche) direkt abzulesen.

Hedinger* Syndrom: (1953) ↑ Karzinoidsyndrom; i. e. S. die dabei als Folge der Blutdruckkrisen auftret. Endokardfibrose an Trikuspidal-, evtl. auch Pulmonalklappe, in re. Vorhof (auch Lebervenen) u. re. Ventrikel, oft mit konsekut. Klappenstenose u -insuffizienz, evtl. auch sek. Herzinsuffizienz.

Hedon* Serum: pharm hypoton gemachtes Serum mit Hormon-, Strychnin-, Digalen®-Zusatz; zur Anw. bei tox. oder hämorrhag. Schock.

Hedonismus, Hedonie: auf der antiken Philosophie der Kyrenaiker basierende psychiatr. Lehre, daß Ziele nicht um ihrer selbst willen angestrebt werden, sondern weil sie in irgendeiner Form Angenehmes vermitteln. Gegensatz: Hormismus.

Hedo(no)phobie: zwanghafte Furcht vor angenehmen Empfindungen.

Hedr...: Wortteil »Gesäß«, »After«, »Enddarm«; z. B. **Hedratresie** (↑ Atresia recti), **Hedrologie** (↑ Proktologie), **Hedrosyrinx** (Mastdarmfistel, s. u. Fistula), **Hedrozele** (↑ Rektumprolaps, ↑ Hernia perinealis).

HEDTA: N'-(2-Hydroxyäthyl)-äthylendiamin-N,N,N'-triessigsäure; Komplexbildner (Typ ÄDTA), Antidot für Dekorporierung von Metallionen.

Heerfordt*(-Mylius*) Syndrom (CHRISTIAN FREDERIK H., 1871–1953, Ophthalmologe, Kopenhagen; KARL M., geb. 1896, Ophthalmologe, Hamburg): (1919) wahrsch. virusbedingte subchron., fieberhafte Uveitis u. Parotitis (epitheloidzell. Granulom) mit knot.-derber Vergrößerung der übr. Speichel- u. der Tränendrüsen, chron. Entzündung der Mammae u. Gonaden; evtl. meningeale Reizerscheinungen, Hirnnervenparesen. Wahrsch. Beziehungen zum MIKULICZ* u. BOECK* Syndrom.

Heermann* Schnitt: (1930) Längsinzision des Gehörgangsdaches (enaurale Erweiterung des häut. Gehörgangs) ohne Verletzung des Ohrmuschelknorpels zur Freilegung von Trommelfell u. Stapes; mit bogenförm. Erweiterung zum Warzenfortsatz für die Radikalop. u. Tympanoplastik.

He-Faktor: ↑ Antigen He. – **HE-Färbung**: ↑ Hämatoxylin-Eosin-Färbung.

Hefe: 1) mykol s. u. Hefen. – 2) pharm die therapeutisch etc. genützten Hefen (↑ Faex). Enthalten an konstitutiven u. bedarfsinduzierten Enzymen z. B. Glukosidasen, β-Fruktofuranosidase, Fruktosediphosphat-aldolase u. a. Enzyme der Glykolyse (»Zymase«), Amidase, Peptidasen u. Proteinasen, Zytochrom-oxidase u. -peroxidase

Hefeadenylsäure: ↑ Adenosin-3'-phosphorsäure.

hefeähnliche Pilze: s. u. Hefen.

Hefeextrakt-Nährböden: Nährböden mit **Hefewasser** (Filtrat des wäßr. Dekoktes von Bier- oder Preßhefe) statt Fleischwasser; zur Kultivierung von E. coli u. TPE-Baktn. – Als Hefe-Glukose-Nährlösung (mit Kaseinpepton u. Leitungswasser) für bakt. Desinfektionsmittelprüfung.

Hefen: selbständ. Gruppe einzell. Pilze mit ausgeprägter Zellwand u. Pseudomyzelbildung (im Ggs. zu

Schimmelpilzen); vegetat. Vermehrung durch Sprossung u./oder Spaltung (Schizosaccharomyces bzw. Saccharomycodes), teilweise gärfähig (v. a. Saccharomyces als Back-, Wein-, Bierhefe). Als echte oder **perfekte** oder **(asko)sporogene H.** (mit auch geschlechtl. Vermehrung) die Fam. Endo- u. Saccharomycetaceac, mit den Gattgn. Saccharo-, Debaro-, Lipomyces, Hansenula, Endomycopsis, Pichia, Hanseniaspora; als unechte oder **imperfekte** oder **anaskosporogene H.** die Fam. Cryptococcaceae u. Sporobolomycetaceae mit den Gattgn. Cryptococcus, Torulopsis, Pityrosporum, Brettanomyces, Candida, Kloeckera, Trigonopsis, Trichosporon, Rhodotorula bzw. Sporobolomyces u. Bullera [einige pathogen]; humanpathogen Arten von Candida, Rhodotorula, Torulopsis, Trichosporon, seltener Cryptococcus u. Sporobolomyces.

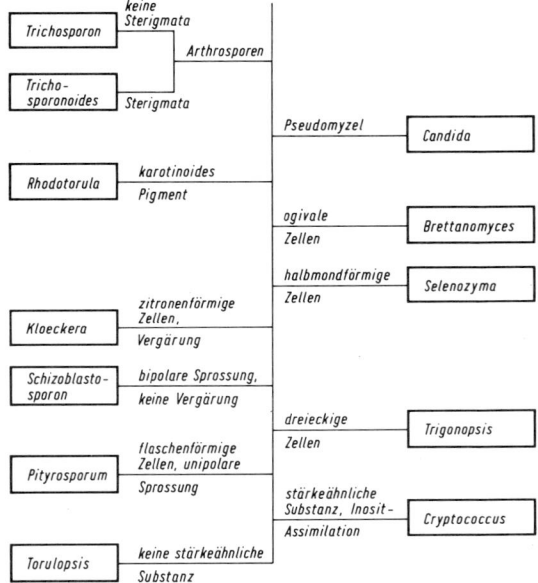

Bestimmungsschlüssel für imperfekte **Hefen** der Familie Torulopsidaceae (= Cryptococcaceae).

Hefe|nukleinsäure: durch Extraktion aus Hefe gewonnene RNS (u. ca. 0,3% DNS); therap. Anw. des Na-Salzes zur Leukopoese-Anregung. – **H.phase:** *mykol* bei diphas. Pilzen die Phase mit Bildung von Sproßzellen (im Ggs. zur Myzelphase). – **H.pilze:** ↑ Hefen. – **H.pneumonie:** ↑ Candidosis pulmonalis.

Hefke* Anomalie (HANS H., geb. 1897, Röntgenologe, Milwaukee): (1945) seltene erbl. Granulozytenreifungsstörung mit Thrombopathie.

Hefke*-Turner* Zeichen: Vergrößerung u. Formveränderung des For. obturatum (»Obturatum-Zeichen«) u. Abweichen der MÉNARD-SHENTON* Linie bei kongenit. Hüftluxation.

Heflebower* Reaktion: 1) Diazoreaktion im Harn durch Zusatz von Sulfanilsäure- u. Natriumnitrit-Lsg. u. Überschichten mit NH_3 (roter Ring). – **2)** Urochromogen-Nachweis mit $KMnO_4$-Lsg. (Gelbfärbung).

Hefner* Kerze (FRIEDR. von H.-ALTENECK, 1845–1904), HK: photometr. Einh. der Lichtstärke (eine Amylazetatlampe mit Farbtemp. 1930 K in waagerechter Richtung); abgelöst 1948 durch die SI-Basiseinh. ↑ Candela (1 HK = 0,903 cd).

Heftpflasterverband: aus Heftpflasterstreifen oder -platten (Emplastrum adhaesivum) hergestellter Schnellverband (»Wundpflaster«), Fixierverband (für Folien, Dräns, Katheter), Retentions-, Extensions-, Stütz-, Entlastungs-, Suspensions-, Kompressionsverband.

Hegar* (ALFRED H., 1830–1914, Gynäkologe, Freiburg) **Dilatator, Stift:** Besteck leicht gekrümmter Zervixdilatatoren mit kon. Spitze u. eingestanzter Kaliberstärke (⌀ 1–26 mm, um 0,5 oder 1 mm steigend); einfach (u. U. mit Innenbohrung zum Entweichen von Luft u. Sekret) oder doppelendig. – **H.* Knötchen:** (1899) bei der ♀ oberen Genital-Tbk an den Beckenorganen tastbare Tuberkel. – **H.* Methode:** *gyn* **1)** bimanuelle Untersuchung, vaginal mit dem Zeigefinger der der Beckenseite entsprech. Hand, abdominal mit der anderen. – **2)** kombin. einhänd. Untersuchung, rektal mit Zeigefinger, vaginal mit Daumen. – **H.* Zeichen:** bes. starke Auflockerung des Isthmus uteri in der Frühschwangerschaft (Mens II–III), so daß Uterus u. Zervix voneinander »trennbar« (Gefahr der fälschl. Tumordiagnose!).

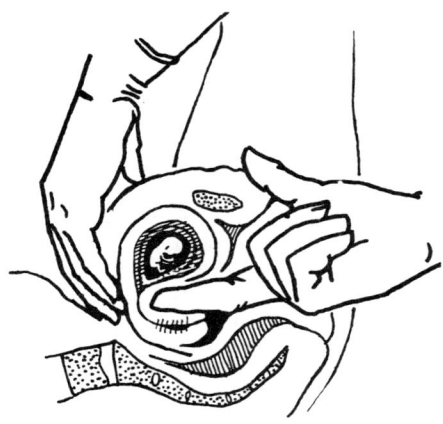

Hegemann* (GERD H., geb. 1912, Chirurg, Erlangen) **Operation:** osteoplast. Korrektur der Trichterbrust durch Anheben des Brustbeins nach parasternaler subperichondraler Exzision von je 2–3 Knorpelkeilen (3.–5. Rippe), querer Sternotomie in Höhe 3. ICR u. Schwertfortsatzabtragung; Fixierung durch substernalen Extensionsdraht an Drahtleiterbrücke. – **H.* Syndrom:** asept. Epiphysennekrose von Trochlea humeri u. Caput radii.

Hegenbarth* Klammersetzer: selbsthaltende Klammerpinzette für MICHEL* Wundklammern.

Hegglin* (ROBERT MARQUARD H., geb. 1907, Internist, Zürich) **Syndrom: 1)** polyphyle Reifungsstörung oder Anomalie: (MAY 1909, H. 1945) seltene, fam. (dominant erbl.?) Panmyelopathie mit Reifungsstörung der segmentkern. Granulozyten u. Thrombopathie. In Monozyten u. neutro- u. basophilen Granulozyten DOEHLE* Körperchen; Thrombopenie mit Riesenplättchen, evtl. hämorrhag. Diathese; im KM reifungsgestörte Megakaryozyten. – **2)** (1947) energetisch-dynam. ↑ Herzinsuffizienz. – **3)** H.*-FANCONI* Syndrom: subakute pseudosyphilit. ↑ Bronchopneumonie. – **H.* Zeichen:** *kard* vorzeit., scheinbar verschwindender 2. HT (»Spechtschlagphänomen«,

»Kaninchenrhythmus«) infolge Verkürzung der hämodynamisch wirksamen Systole bei energet.-dynam. Herzinsuffizienz.

Heggs* Sonde: modifiz. WANGENSTEEN* Sonde zum separaten Auffangen von Magen- u. Duodenalinhalt.

Hehner* Glukosereagens: mit NH_3 u. H_2O verdünnte FEHLING* Lsg.

Heiberg* Handgriff: s. u. ESMARCH*-HEIBERG*.

Heiberg* Vergärungstypen: anhand der unterschiedl. Vergärung von Arabinose, Mannose u. Saccharose aufgestellte 6 Typen der Cholera- u. Pseudocholera-Vibrionen: I (A–; M+; S+), II (– – +), III (+ + +), IV (+ – +), V (– + –), VI (– – –).

Heichelheim* Probe: Prüfung der Magenpassage durch Jod-Bestg. im Speichel alle 15 Min. nach oraler Gabe einer Jodipin®-gefüllten dünndarmlösl. Gelatinekapsel.

Heidbrink* Apparat: Kreissystem-Narkoseapparat, dessen kontinuierl. Frischgaszufuhr über ein Trokkenkinetometer (nichtrotierender Kunststoffschwimmer, in graduiertem vertikalen Glasrohr vom Gasstrom abhängig in der Schwebe gehalten) reguliert wird.

Heidelberger Blau: Mischung von Brillantgrün, HOFMANN* Violett, Malachitgrün, Methylviolett, Safranin, Magdalarot u. Toluidinblau; therap. Anw. bei Pyodermien, Follikulitiden. – **H. Drehstuhl**: ∤ Planetendrehstuhl. – **H. Kapsel**: ∤ Endoradiosonde. – **H. Methode**: *radiol* (EYMER u. M.) intrauterine Radium-Ther. des Kollum-Ca. unter Verw. eines fest mit dem Intrauterinstift verschraubten Vaginalträgers (sogen. »Pilz«; gestattet feste Scheidentamponade ventral u. dorsal des Trägers). – **H. Prothese**: (WEIL-HÄFNER) pneumat. (flüss. CO_2) Kunstarm mit Druck-, Zug-, Dreh- u. Muskelventil. Erlaubt gleichzeit. Bewegung zweier Gelenke; Ellbogen- u Handdrehgelenk automatisch in gewünschter Stellung arretierbar; stabile Universalhand (meist eingliedr., bewegl. Daumen). – **H. Winkel**: *orthop* zwischen Absatz u. Brandsohle des Konfektionsschuhs verankerte, dorsal an der Wade zu befestigende rechtwinkel. Schiene, die bei Peroneuslähmung Herabfallen des Fußes verhindert.

Heidenhain* (MARTIN H., 1864–1949, Anatom, Würzburg, Tübingen) **Anilintest**: (1902) Eiweiß-Nachweis (Fällung) durch saure Anilinfarben. – **H.*-Färbung**: 1) Hämatoxylinfärbung: (1892) zweizeit. Zellkernfärbung (Chromatin tiefschwarz) durch Beizen des Schnittpräp. in 10%ig. wäßr. Eisenalaun-Lsg. u. Nachfärben in 0,5%ig. gereifter Hämatein-Lsg. – 2) ∤ Azanfärbung. – 3) nach Vorfärbung mit Kernechtrot progressive Färbung (mikroskop. Kontrolle) mit Gemisch aus Blauschwarz B, konz. wäßr. Pikrinsäure, Methanol u. Wasser; Bindegewebe schwarz, Knorpel graublau, Ery u. Muskelfasern gelb, Zellkerne rot. – 4) Bindegewebsfärbung für dicke Schnitte mit Gemisch aus 0,5%ig. wäßr. Thiazinrot-Lsg., Pikrinsäure, 96%ig. Alkohol u. Wasser; modifiz. von DOMAGK. – 5) Triazidfärbung: s. u. EHRLICH*-BIONDI*. – **H.* Fixierungsgemische**: 1) Sublimatformol: Sublimat, NaCl, Formol u. Aq. dest. – 2) Susa-Gemisch: **Su**blimat, **Sa**lz (NaCl), Formol, Trichloressigsäure, Eisessig u. Aqua dest. – 3) Su**btrie**-Gemisch: **Su**blimat-Lsg., **Tri**chloressigsäure, **E**isessig. – **H.* Theorie**: (1933) bei Körperwachstum u. -gestal-

tung spielen vielzell., den Gewebseinheiten übergeordnete Einheiten (sogen. Teilkörper oder Histosysteme, z. B. Drüsenendstücke, Darmzotten, Nierenkanälchen, Geschmacksknospen) eine Rolle, deren Vermehrung durch Spaltung erfolgt.

Heidenhain* (RUDOLF PETER HEINR. H., 1834–1897, Physiologe, Breslau) **Halbmonde**: ∤ EBNER* Halbmonde. – **H.* Magentasche**: (1878) im Tierexperiment op. abgetrennter kleiner, blindsackförm. Teil des Magens, aus dem das Sekret durch eine äuß. Fistel abgeleitet wird; – 1875 bereits Methode der Pankreasfistelung angegeben. – **H.* Stäbchen**: die senkrecht zur Basalmembran reihenförmig angeordneten Mitochondrien in Zellen der Tubulushauptstücke der Niere. – **H.* Zellen**: die Haupt- u. Belegzellen der Magendrüsen.

Heidenhain* (LOTHAR H., geb. 1860, Chirurg, Worms) **Hinterstichnaht**: vor einer Schädeltrepanation zirkulär um das Op.-Feld gelegte, rückläufig fortlaufende Hautnaht (Einstich jeweils zwischen letztem Ein- u. Ausstich) zur Blutungs- u. Nachblutungsprophylaxe aus der Kopfschwarte. – **H.* Plastik**: (1911) 1) Deckung großer Brusthautdefekte (nach Mammaamputation) durch Umschlagplastik mit breit gestieltem Haut-Fettlappen aus der seitl. Bauchwand. – 2) (1925) Silberplatten-Verschluß eines Schädeldefektes. – **H.*-Ménard* Op.**: bei thorakaler Spondylitis tbc. Kostotransversektomie zur Abszeßeröffnung u. Druckentlastung des Rückenmarks; evtl. kombin. mit Herdausräumung.

Heidenhain* Syndrom (ADOLF H.): subakute spongiöse ∤ Enzephalopathie.

Heil|anästhesie: therapeut. Lokalanästhesie in HEAD* Zone, Schmerzpunkt, periganglionär, periartikulär etc. bei »rheumat.« Beschwerden, Neuralgien, Koliken u. a.; s. a. Neural-, Segmenttherapie. – **H.anstalt**: Krankenheilanstalt, i. e. S. die Heil- u. Pflegeanstalt bzw. Trinkerheilanstalt. – **H.anzeige**: ∤ Indikation. – **H.bad**: Kurort mit subterrestr. Heilmitteln (natürl. Heilwässer, Heilgase, Peloide, Bohrloch- oder Sinkwerksole).

Heilbronner* Zeichen (KARL H., 1869–1914, Psychiater, Utrecht): beim auf harter Unterlage Liegenden In-die-Breite-Fließen der Oberschenkelmuskulatur (»H.* Schenkel«) als Hinweis auf organisch bedingte Funktionsstörung (v. a. progress. Paralyse).

Heile* Operation (BERNHARD H., geb. 1873, Chirurg, Wiesbaden): (1925) bei kommunizierendem Hydrozephalus lumbale (Laminektomie) Liquorableitung in Bauchhöhle oder Harnblase, u. zwar als indir. rachiperitoneale Dränage mit Gummidrän bzw. als dir. Duralsack-Ureter-Anastomose nach Nephrektomie (1949 modifiz. von MATSON als indir. Verfahren mit Röhrendrän in Lumbalsack u. Ureter, nach Psoas-Tunnelierung).

Heil|erde: am Entstehungsort lagerndes, feinkörn. Verwitterungsprodukt fester Gesteine; Anw. – nach Versetzen mit (Mineral-)Wasser – als Packung oder innerlich. – **H.eur(h)ythmie**: (RUDOLF STEINER 1912/24) aus den Grundelementen der Eurythmie entwickelte Bewegungsther. bei inneren u. Augen-Krkhtn., Haltungsschäden, in der Psychiatrie u. Heilpädagogik.

Heil|fasten: ärztlich überwachte Nahrungskarenz von 1–3 Wo. Dauer als Umstimmungsther.: 2–3 Obsttage, danach nur Tee u. heißes Zitronenwasser (↑ Saftfasten), dann Überleitung zur Normalkost (↑ Fastenbrechen). Bewirkt durch Verbrennung von KH u. – v. a. in den ersten Tagen – von Eiweiß gesteigerte Oxidation u. vermehrte Ausfuhr von Intermediärprodukten, dadurch Alkalisierung des Stoffwechsels u. vagotone Reaktionslage. – **H.fieber**: ↑ Fiebertherapie.

Heilgas: einem natürlich zutage tretenden oder künstlich erschlossenen (↑ Mofette) Gasvorkommen entstammendes oder aus Mineralwasser gewonnenes Gas (v. a. Radon, H_2S, CO_2) mit nachweisbaren therap. oder prophylakt. Eigenschaften.

Heil|gymnastik: ↑ Krankengymnastik. – **H.hilfsberufe**: von ärztl. Hilfspersonal ausgeübte Berufe wie Krankenschwester, -pfleger, MTA, Krankengymnastin. – **H.hypnose**: Hypnose als psychotherap. Maßnahme.

Heilklima: therapeutisch anwendbares Klima (eines Heilkurorts) mit bestimmten, durch »Klimaanalyse« geprüften Grenzwerten für Aerosol (Staubbelastung $<2,5$ g bzw. 10 g/m^2/30 Tg.), Sonnenscheindauer (>1500 Std. pro Jahr), Nebel (<50 Tg. Okt.–März, <15 Tg. April–Sept.), Wärmebelastung etc.

Heilmagnetismus: ↑ Magnetismus, Mesmerismus.

Heilmeyer*-Krebs* (LUDWIG H., 1899–1969; Internist; Jena, Freiburg, Ulm) **Reaktion**: photometr. Harnsäure-Bestg. im Filtrat des mit Uranylazetat-Lsg. enteiweißten Serums nach Zusatz von PWS-Reagens. – **H.*-Schöner* Erythroblastose**: chron. ↑ Erythrämie.

Heilmittel: jedes (Hilfs-)Mittel für therap. Zwecke, i. e. S. das ↑ Arzneimittel. – Als »kleineres Heilmittel« i. S. der RVO z. B. Brille, Bruchband etc.

Heilnahrung: i. e. S. die Säuglingsheilnahrung oder -diät bei Enteritis, Dystrophie, Atrophie etc., z. B. ↑ Eiweißmilch, Butter-Mehlbrei usw.

Heilpädagogik: Sondergebiet der Pädagogik u. Psychiatrie (in enger Verbindung zu Sozialfürsorge u. Kinderheilkunde), befaßt mit der Erziehung u. Unterrichtung hirnkranker, schwachsinn., blinder, taubstummer, verhaltensgestörter u. körperlich behinderter Kinder (in Sonderschulen, Erziehungsberatungsstellen u. -heimen, psychiatr. Krankenhäusern usw.) ausgeführt von Sonderschullehrern oder speziell ausgebildeten Sozialpflegern.

Heil- u. Pflegeanstalt: Krankenanstalt für die Behandlung u. Unterbringung geistig-seelisch Kranker.

Heilphase: durch Lymphozytenanstieg im peripheren Blut gekennzeichnete Phase der biol. ↑ Leukozytenkurve (V. SCHILLING).

Heilpraktiker: Berufsbez. für Nicht-Ärzte mit staatl. Erlaubnis zur Ausübung der Heilkunde (gem. Heilpraktikergesetz, d. h. nach Besuch einer H.schule, Prüfung durch Amtsarzt; mit beschränkter diagnost. u. therap. Tätigkeit.

Heilquellen-Kurbetrieb: Ort oder Einzelbetrieb mit natürl. subterrestr. Heilmitteln (z. B. ↑ Heilwässer, -gase, Peloide), der über entsprech. Kureinrichtungen verfügt u. seine Haupttheil- u. Gegenanzeigen bekanntgibt.

Heil|schlaf: künstl., v. a. medikamentöser Schlaf als therap. Maßnahme, meist in Form einer Schlafkur (↑ Schlaftherapie, Elekroschlaf). – **H.schlamm**: für therap. Packungen u. Bäder nutzbares Peloid; als bituminöser H.schlamm mit reichl. organ., als Schlick mit nur 1–2% organ., als Mineralschlamm mit fast ausschl. mineral. Bestandteilen. – **H.sediment**: therap. nutzbares ↑ Peloid, z. B. Badetorf, Fango, Gyttja, Sapropel, Heilschlamm, Schlick. – **H.serum**: ↑ Impfserum. – **H.stätte**: Krankenanstalt für chron. Infektionskrankhtn. (z. B. Tbk, Lepra).

Heilung: Wiederherstellung des Gesundheitszustandes mit Restitutio ad integrum oder mit organ. oder funktion. Restschaden (↑ Defektheilung); s. a. Primär-, Sekundärheilung (»per primam bzw. secundam intentionem«).

Heilungsziffer: die Zahl der geheilten Fälle, bezogen auf die der diagnostizierten.

Heilverfahren: definierte Heilmethode. – Im Rahmen der Sozialversicherung alle Maßnahmen zur Beseitigung der Folgen eines Versicherungsfalles u. zur Wiederherstellung von Gesundheit u. Arbeitsfähigkeit des Versicherten sowie einschläg. Präventivmaßnahmen.

Heilwasser: einer Heilquelle entstammendes Wasser mit nachgewiesenen krankheitsheilenden, -lindernden oder -verhütenden Eigenschaften. Nachweis der geforderten Kriterien durch »kleine« oder »große« **H.analyse** (betr. Lage, Schüttung, Fassung der Quelle, Sinnenprüfung, physik.-chem., quant.-chem., bakteriol., evtl. mikroskop. Prüfungen; abschließ. Charakteristik) u. Kontrollanalysen (alle 20 J. bzw. jährl.

Heilquellen

Alte Nomenklatur		Neue Nomenklatur
A. *mit >1 g/kg gelöster, fester Substanz*		
Kochsalzquellen		Natrium-Chloridwässer
Chlorkalziumquellen		Kalzium-Chloridwässer
alkalische Quellen		Natrium-Hydrogenkarbonatwässer
erdige Quellen		Kalzium-Magnesium-Hydrogenkarbonatwässer
Glaubersalzquellen		Natrium-Sulfatwässer
echte Bitterwässer		Magnesium-Sulfatwässer
Gipsquellen		Kalzium-Sulfatwässer
B. *mit geringer Menge wirksamer Bestandteile*		
Eisenquellen	(10 mg/kg Eisen)	eisenhalt. Wässer
Arsenquellen	(0,7 mg/kg Arsen)	arsenhalt. Wässer
Schwefelquellen	(1 mg/kg titrierbarer Schwefel)	schwefelhalt. Wässer
Jodquellen	(1 mg/kg Jod)	jodhalt. Wässer
C. *mit radioaktiven Substanzen*		
Radium-Emanationshalt. Wässer	(18 nCi/l = 50 M. E. oder mstat/l)	
radiumhalt. Wässer	(10^{-7} mg/kg Radium)	
D. *Säuerlinge*	(1000 mg/kg freies CO_2)	
E. *Thermen*	(Temp. $> 20°$)	

Heim* Operation

oder alle 3 J.); Bestätigung der hygien. Anforderungen durch alljährl. Prüfung. Muß >1 g/kg gelöste feste Mineralstoffe (Chlorid-, Hydrogenkarbonat-, Karbonat-, Sulfatwässer) oder bes. wirksame Bestandteile (eisen-, arsen-, jod-, schwefel-, radon-, CO_2-halt. Wässer) enthalten; s. a. Therme, Sole, Heilbrunnen.

Heim* Operation: Prostatektomie von paraanalem Bogenschnitt aus.

Heim*-Kreysig* Zeichen (ERNST LUDWIG H., 1747–1834, Arzt, Berlin: FRIEDR. LUDWIG K., 1770–1839, Chirurg. Wittenberg, Dresden): 1) systol. ICR-Einziehung über der Herzspitze bei Accretio cordis. – 2) / SANDERS* Zeichen.

Heimdialyse: vom Pat. selbst oder von Hilfsperson (z. B. Ehepartner) nach entspr. Ausbildung zu Hause durchgeführte Hämodialyse (ca. 8–12stdg. während der Nacht) mit spez. (raumsparender, teilautomatisierter) »Heimniere«.

Heiminfektion: s. u. Hospitalismus.

Heimkehrerzirrhose: während des Wehrdienstes bzw. der Kriegsgefangenschaft durch eine Hepatitis, Hungerdystrophie etc. ausgelöste, erst später manifest werdende Leberzirrhose (die auch ohne Brückensympte. als WDB anerkannt wird).

Heine*-Medin* Krankheit (JACOB V. H., 1800–1879, Orthopäde, Bad Cannstatt; Oskar M., 1847–1927, Pädiater, Stockholm): / Poliomyelitis anterior acuta.

Heine* Zyklodialyse (LEOPOLD H., 1870–1940, Ophthalmologe, Kiel): bei Glaukom temporale Ablösung (Spatel) des Ziliarkörpers (für Kammerwasserabfluß in den Perichorioidealraum). – **H.*-Norrie* Syndrom**: / NORRIE*-WARBURG* Syndrom.

Heinecke*-Mikulicz* Operation (WALTER HERMANN H., 1834–1901, Chirurg, Erlangen; JOHANN VON M.=RADECKI): (1886) Pyloroplastik durch vollständ. Längsdurchtrennung der Vorderwand (über den palpablen Muskelring hinaus) u. 2schicht. Quervernähung; heute v. a. bei Vagotomie als Prophylaxe der postop. Entleerungsstörung.

Heiner* Syndrom: (1960) bei Kuhmilchernährung in den ersten Lebenswochen Idiosynkrasie-Erscheinungen wie Gedeihstörung, Fieber, Anämie, Otitis, Rhinitis, rezidiv. Bronchopneumonie, Lungenhämosiderose. Im Serum entsprech. Präzipitine nachweisbar (OUCHTERLONY* Test), die über intravasale Immunkomplexe wirksam werden (bes. am interstitiellen Lungengewebe).

Heinke*-Hoschek* Reaktion: modifiz. Citochol®-Reaktion (Sudanschwarz-Zusatz) als Syphilis-Schnelltest.

Heinkel* Methode: kolorimetr. Diastase-Bestg. im Harn nach Inkubation mit einem Substrat aus Stärke, NaCl u. Na-Zitrat u. Zusatz des Gemisches zu wäßr. Jod-Lsg.; auch mit Zitratblut ausführbar.

Heinz*(-Ehrlich*) Körper, Innen-, Blaukörper, Granula (ROBERT H., 1865–1924, Pharmakologe, München, Erlangen): nach Nilblau-Vitalfärbung tiefblaue, kugel. Gebilde exzentrisch im Ery als Degenerationsform des Hb bei tox. hämolyt. Anämien u. bei Milzagenesie (bzw. nach Splenektomie); insbes. bei der **hereditären H.*-K.-Anämie** (CATHIE 1952) als autosomal-inkomplett dominanter Hämoglobinopathie bei Trägern des hitzeempfindl. anomalen Hb Köln (seltener Hb Ube 1, Seattle, St. Mary, Galliera Genova), mit Neigung zur Bildung von Innenkörpern u. Methämoglobin: normochrome hämolyt. Anämie, Retikulozytose, basophile Tüpfelung, Hyperbilirubinämie, Splenomegalie. Nach Milzexstirpation H.* Körper auch im peripheren Blut. – Eine ähnl. Anämie beim disponierten Neugeb. durch Medikamente auslösbar. – Prüfung auf Innenkörperbildung im inkubierten heparinisierten Blut nach Zusatz von Phosphatpuffer, Glukose u. β-Azetylphenylhydrazin u. Anfärben des Ausstrichs mit wäßr. Brillantkresylblau-Lsg. durch Auszählen der Ery mit >4 Innenkörpern (Normwert <10%); vgl. Glutathionstabilitätstest.

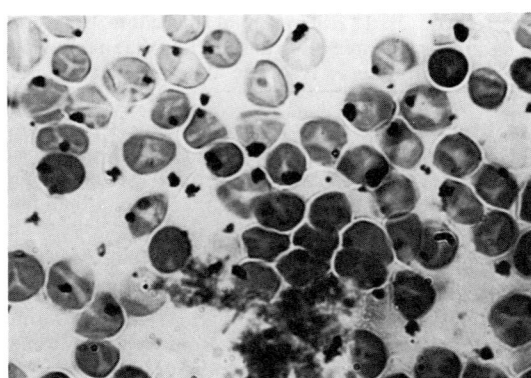

Große, plumpe **Heinz* Körper** (z. T. außerhalb der Erythrozyten) bei Hämoglobinopathie (Hb Frankfurt, Zustand nach Splenektomie).

Heisler*-Moro* Diät (AUGUST H., 1881–1953, Arzt, Königsfeld; ERNST M.): rohe Äpfel als einz. Nahrung bei Säuglingsenteritis.

Heiss* Bündel, Schlinge (ROBERT H., 1884–1957, Anatom, München): schlingenförm. Bündel der äuß. Muskelschicht der Harnblase am Blasenmund, an der Uvula vesicae sehnig ansetzend (u. durch deren Rückziehen an der Miktion beteiligt).

heiß: 1) mit Temp. >80° (DAB 7) bzw. >40° (z. B. als Badetemp.; s. a. Heißluft...). – 2) *nuklearmed* sehr stark radioaktiv; z. B. als **h. Zelle** eine Arbeitsbox zum Hantieren mit hochradioakt. Material; der **h. Knoten** (mit signifikant erhöhter Aktivität) im Radiojod-Szintigramm der Schilddrüse als Ausdruck lokal vermehrter Hormonproduktion bzw. -speicherung v. a. im autonomen oder »tox.« Adenom (beim dekompensierten mit weitgehender Inaktivität des – gegenregulatorisch supprimierten – übrigen Parenchyms), seltener bei einer hormonaktiven Struma maligna.

Heiß|dampf: der nach Verdampfen aller Flüssigkeit durch weitere Wärmezufuhr »überhitzter Dampf«, dessen Druck vol.- u. temp.abhängig ist. Weniger keimtötend als gesättigter, gespannter Dampf. – **H.hunger**: / Bulimie, Addephagie. – **H.kaustik**: Kaustik mit / PAQUELIN* Brenner.

Heißluft: Luft mit Temp. >40 bzw. 80° (für Ther. 50–100/–200°) Anw. z. B. als **H.bad**, d. h. Ganzschwitzbad (in röm.-ir. Bad, finn. Sauna) mit trockener Luft von 70–95° (evtl. abgestuft von 40–80°); ferner als **H.dampfbad** das russisch-röm. / Bad, i. w. S. auch der Dampfstoß in einer finn. Sauna; ferner im tunnelförm. **H.kasten**, in dessen Innenraum durch elektr. Widerstände Tempn. bis zu 120° u. mehr (keine strahlende Wärme!) erzeugt werden (Anw. v. a. bei chron. Gelenkerkrn.). – *hygien* **H.-Desinfektion** mit trockener, unbewegter H. bis zur Vernichtung von Testkeimen der Resistenzstufe I; **H.sterilisation** (für Instrumente, Geräte, hitzestabile Substanzen) mit bewegter trockener H. von 180–200° bis zur Resistenzstufe III, meist im doppelwand. Sterilisator, mit Abtötungs- oder Sterilisationszeit von mind. 30 Min. (bei 180°); s. a. AHLFELD* Desinfektion.

Heister* (LORENZ H., 1683–1758, Anatom u. Chirurg, Altdorf, Helmstedt) **Divertikel**: ↑ Bulbus venae jugularis sup. – **H.* Klappe**: ↑ Plica spiralis (im Gallenblasenhals). – **H.* Mundsperrer** (mit 2 stufenlos verstellbaren Spreizhebeln) zur Überwindung der Kiefersperre (z. B. bei Narkosezwischenfall).

Heitz* Färbung: *histol* Kernfärbung (für Mitose-Unters.) im Alkohol-Essigsäure-fixierten Präp. mit Gemisch aus Eisessig, Aqua dest. u. Karminpulver; Chromatin rot.

Heitz=Boyer* (M. HEITZ=BOYER, 1876–1950, franz. Urologe) **Syndrom**: 1) ↑ enterorenales Syndrom. – 2) ↑ Urethritis vegetans. – **H.=B.*-Hovelacque* Operation**: (1912) Dickdarmblase unter Verw. der Ampulla recti (mit entspr. Trigonum- oder Ureterenimplantation); bleibt – wie auch das retro-ampullär suprasphinktär ausgeleitete Sigma – unter Kontrolle des Analsphinkters.

Heizbett: *päd* ↑ Couveuse, Inkubator.

Heizerkrampf: Hitzekrampf bei Heizern.

Heizhormon: ↑ Thermothyrin B.

Heizspannung: die vom Heiztransformator gelieferte u. einer Glühkathode anliegende elektr. Wechselspannung (ca. 3–20 V), die den **Heizstrom** (ca. 4–8 A) erzeugt.

Heizwatte: mit hyperämisierenden Substanzen imprägnierte Watte (bzw. Verbandstoff).

hektisch: anhaltend unruhig, auszehrend; z. B. die **he. Röte** bei tox. Lungen-Tbk (bläul.-fleck. Wangenröte bei sonst marmorblasser, durchscheinender Haut u. glänzenden Augen).

Hekto..., h: Maßeinheiten-Präfix »hundertfach«.

Hektoen* Phänomen (LUDWIG H., 1863–1951, Pathologe, Chicago): durch Applikation des spezif. AG beim allerg. Tier ausgelöste Reproduktion auch unspezifischer AK (als Variante der anamnest. Reaktion).

HeLa-Zelle: (GEY u. M. 1952) aus menschl. Zervix-Ca. (einer Frau He. La.) weitergezüchteter Krebszellenstamm (seit 1951 in Kulturen überimpfbar; seit 1955/56 Züchtung genetisch ident. Klone aus Einzelzellen), der v. a. für Viruszüchtung u. zur Zytostatikaprüfung benutzt wird.

Helbing* Zeichen: Medialkonvexität der Achillessehne bei Plattfuß.

Helcosoma tropicum: *protozool* ↑ Leishmania tropica.

Helctica: *pharm* äußerl. »ziehende« Mittel.

Held* (HANS H., 1866–1942, Anatom, Leipzig) **Bündel**: ↑ Tractus vestibulospinalis. – **H.* Endfüße**: die jetzt meist als Synapsen erkannten terminalen Verdikkungen der Neurofibrillen im **H.* Endnetz** um die Zelleiber u. Dendriten des ZNS. – **H.* Färbung**: 1) im speziell fixierten u. Celloidin-eingebetteten, NaOH-präparierten u. Eisenalaun-gebeizten Hirnschnitt Färbung der marginalen Glia (schwarz, kollagenes Bindegewebe rot) mit **H.* Molybdänhämatoxylin**, Differenzieren in Eisenalaun, Gegenfärbung mit Pikrofuchsin. – 2) »Granulafärbung« von Ganglienzellen mit Gemisch aus Erythrosin u. Aq. dest. (Eisessig-Zusatz), Nachfärben mit Azeton u. NISSL* Methylenblau, Differenzieren in 0,1%ig. Alaun-Lsg.: Tigroidschollen u. Nukleoli dunkelblau, Zytoplasma u. Chromatin rötlich. – **H.* Fasciculus sulcomarginalis**: ↑ Tractus tectospinalis. – **H.* Kreuzung**: in der Tiefe der Rautengrube Übertritt der aus dem Nucl. cochl. dors. stammenden Striae medull. ventriculi quarti zur Gegenseite (wo sie mit Fasern aus dem ob. Olivenbereich den Lemniscus lat. bilden). – **H.* Membran**: ↑ Gliagrenzmembran. – **H.* Neurenzytium**: ↑ Grundnetz.

Held* Operation: (1943) transperitoneale sakrale Denervierung (analog der COTTE* Op.) mit zusätzl. bilat. Resektion des Plexus hypogastricus inf. entlang den Beckengefäßen, v. a. bei fortgeschritt. Uterus-Ca.

v. Held* Kolpostat: (1951) *radiol* zweiarm. »Spreizkolpostat« als Radiumträger für die seitl. Scheidengewölbe bzw. Parametrien. – v. H. hat darüberhinaus weitere Instrumente für die gynäkol. Radiumther. angegeben.

Helenien: Karotinoid (Lutein-3,3'-dipalmitinsäureester) in Helenium autumnale (»Sonnenbraut«, eine nordamerikan. Komposite); Anw. – auch kombin. mit Vit. A – bei Adaptationsschwäche der Augen, Nachtblindheit, Retinitis pigmentosa.

Helenin: 1) ↑ Alantkampfer. – 2) Helenalin: tox. Alkaloid in Helenium-Arten. – 3) Antibiotikum aus Penicillium funicolosum; wirksam gegen Polio-Virus.

Helferich* Einheit: Maßgröße für saure Phosphatase; 1 H.* E ≙ Enzymmenge, die aus 0,05 mol. Phenylphosphat bei pH 5,3 u. 30° pro Std. 100 µg P bzw. 303 µg Phenol abspaltet.

Helferich* Operation (HEINRICH H., 1851–1945, Chirurg, München, Greifswald, Kiel): 1) (1894) Kniearthroplastik bei Beugekontraktion; intraartikuläre bogenförm. Resektionsosteotomie (Tibia konkav, Femur konvex) mit Weichteilinterposition. – 2) (1899) modifiz. CHOPART* Vorfußexartikulation mit Abtragung des plantaren Kalkaneushöckers; bei Lähmung obere Sprunggelenkarthrodese. – **H.* Reposition**: bei typ. dors. Daumenluxation durch Druck gegen die Grundphalanx bei gleichzeit. Hyperextension. – **H.*-Lecène* »Dreizackschnitt«** als von Handgelenkbeuge ausgehende Längsinzision des 1. u. 5. Fingers (paramedian) u. der Hohlhandmitte (bis Mittelfingerbasis) mit Verlängerung zum PARONA* Raum bei tiefer Hohlhandphlegmone.

Helfer-Virus: in der Wirtszelle reproduzierbares Virus, das bei Mischinfektion einem reproduktionsunfäh. Virus (ohne reverse Transkriptase) die fehlende Funktion leiht, z. B. das ROUS-assoziierte Virus.

Helianthin (B): ↑ Methylorange.

Helianthus annuus: die »Sonnenblume« [Compositae], deren Samen ca. 1/3 fettes Öl (neben 1/6 Eiweiß u. 1/4 KH) mit reichlich ungesätt. Fettsäuren enthält.

heliciformis, helicinus: (lat.) schneckenförmig.

helico...

helico : Wortteil »schnecken-«, »spiralförmig«, »Ohrschnecke«; z. B. **Helicotrema** *PNA*, das Loch in der Lamina spiralis ossea an der Spitze der Ohrschnecke als Verbindung zwischen Scala vestibuli u. tympani.

Helikotrichie: spiral., zu Kraushaarigkeit führende Verwindung der Haare; u. a. als Teilsympt. einer frühmanifesten autosomal-dominant erbl. (pleiotrop) Ektodermaldysplasie mit palmoplantarer Keratose.

Helikopodie: Zirkumduktion des Beines bei spast. Lähmung.

Helio...: Wortteil »Sonne«, »Strahlung«.

Heliomycin: Antibiotikum (Benzpyren-Derivat) aus Actinomyces flavochromogenes var. heliomycini; in vitro wirksam gegen grampos. Baktn. u. versch. Viren; therap. Anw. v. a. lokal (Haut).

Heliopathie: Krankh. durch übermäß. Sonnenbestrahlung, z. B. **Helio|dermatitis** (↑ Dermatitis solaris), **H.enzephalitis** (↑ Insolationsenzephalitis), Sonnenstich (»Heliosis«).

Heliotherapie: dosierte therapeut. Anw. des Sonnenlichtes (v. a. in Hochgebirgsheilstätten) bei Gelenk- u. Knochen-Tbk, Hautkrankhtn. (z. B. Psoriasis, Akne) u. zur allg. Roborierung. Bereits im Altertum genutzt (»Solarien« der Assyrer u. Ägypter); wieder eingeführt von HUFELAND (1758 bei Skrofulose), FINSEN (1890), HULDSCHINSKY (1920, bei Rachitis). Dosierung nach Schema (z. B. ROLLIER) oder anhand der Erythemschwelle. Wesentl. Faktoren: Erythemwirksamkeit einzelner UV-Banden, Dichte u. Feuchtigkeit der Atmosphäre, individuelle UV-Empfindlichkeit u. -Anpassung sowie indir. Strahleneffekte.

Heliotrin: Ester der Heliotrinsäure mit dem Pyrrolizidin-Derivat **Heliotridin**; Senecio-Alkaloid aus Heliotropium-Arten.

Heliotropin(um): Methylenäther des Protokatechualdehyds im äther. Öl von Robinia pseudacacia; Anw. u. a. als Pedikulozid.

Heliotropismus, -tropie: »Sonnenwendigkeit« festsitzender Organismen.

Helium, He: Element der Edelgasgruppe mit OZ 2 u. Atomgew. 4,0026; 0-wertig; 5 Isotope (^{3}He-^{7}He), davon 3 radioaktiv; reaktionsträge, nicht brennbar. Anw. u. a. als Trägergas bei Chromatographie, in Kunstluft für Asthmatiker u. Taucher (21% O_2 + 79% He; im Blut weniger lösl. als N_2, dadurch Tiefenrausch u. Druckfallkrankh. vermieden, aber typ. H.sprache). – **H.kern**: ↑ Alphateilchen.

Helix: Schnecke; **1)** anat *PNA*: der einwärtsgekrempelte Rand der Ohrmuschel. – **2)** *biochem* (PAULING u. COREY 1951) räuml. Molekülstruktur von Proteinen (sogen. Sekundärstruktur), mit schraubenförm. Polypeptidketten u. stabilisierenden intramolekularen H-Brücken zwischen den Windungen u. nach außen gerichteten Seitenketten. Als α-Helix (3,7 Aminosäurereste pro Windung) z. B. in α-Keratin u. Fibrinogen; s. a. Faltblattstruktur, Abb. »WATSON-CRICK* Modell (Doppelhelix).

Helixin: (LEBEN 1952) mit Endomycinum verwandtes Antibiotikum (A, B, C, D) aus Streptomyzeten-Stamm A 158; wirksam v. a. gegen phytopathogene Schimmelpilze, Hefen, Candida albicans u. Trichophyton mentagrophytes.

helkogen: aus einem Geschwür (Helkoma) entstanden; ein Geschwür erzeugend.

Helkomenie: vikariierende Menstruationsblutung aus einem Haut-Schleimhautgeschwür.

Helkonychie, -onyxis: Ulzerierung im Nagelbereich; z. B. bei Syphilis II als FOURNIER* H. von der Lunula aus, kraterförm., mit Nagelbettfreilegung.

Helkosis: Geschwür(sleiden); als **vener. H.** das Ulcus durum.

Helle Zellen: **1)** (MASSON: »Cellules claires«) große, wasserhelle, meist glykogenreiche Zellen im Zentrum größerer Krebsnester bei Plattenepithel-Ca., ferner in Hypernephrom (= Ca. clarocellulare i. e. S.), Schweißdrüsen-Myoepitheliom, kleindrüs. Prostata-Adenokarzinom. – **2)** epitheloide hellplasmat. »Quellzellen« in a.-v. Anastomosen, die wahrsch. den Durchfluß mechanisch regulieren (vielleicht aber auch vasoakt. Substanzen abgeben). – **3)** die Zellen des **Helle-Zellen-Systems** (FEYRTER 1934), lichtoptisch fast »leer«, mit großem, rundem, basalständ. Kern, hormonal-aktiv (z. b. in Pankreasgang-Mukosa; Analogon des Gelbe-Zellen-Systems?); wahrsch. von der Neuralleiste abstammend u. mit ↑ APUD-Charakteristik.

Hellat* Zeichen (PJOTR H., 1857–1912, HNO-Arzt, St. Petersburg): herabgesetzte Knochenleitung über einem vereiterten Mastoid.

Hell(-Dunkel)-Adaptation: ↑ Adaptation des Auges.

Hellebardenbecken: s. u. WIEDEMANN* Syndrom (5b).

Helleborismus: perorale Vergiftung durch Saponine etc. in **Helleborus**-Arten (z. B. **H. niger s. purpurescens** = Christ-, Schneerose, schwarze Nieswurz; in der Wurzel Helleborin u. Akonitsäure); klin.: starke Schleimhautreizung, Brechdurchfall, Bradykardie, Herzschwäche, Krämpfe, zentrale Atemlähmung; Ther. wie bei Digitalis-Vergiftung.

Hellebrigenin: ein Bufadienolid in Helleborus-Arten (↑ Formel), glykosidisch gebunden als Hellebrin (Strophanthin-art. Wirkung) u. Desglukohellebrin; ferner frei in Bufo-Arten.

Hellendall* Zeichen (HUGO H., geb. 1872, Gynäkologe, Düsseldorf): *chir* ↑ CULLEN* Zeichen.

Heller* (ERNST H., 1877–1964, Chirurg, Leipzig) **Klammer**: Wundklammer mit kurzen, abgestumpften Spitzen. – **H.* Operation**: **1)** (1913) Kardiomyotomie (s. u. GOTTSTEIN*-H.*). – **2)** (1922) bei Empyemresthöhle intrapleurale Thorakoplastik nach muskelschonender paravertebral-subskapulärer, subperiostaler Rippenresektion u. Pleuramobilisierung durch gitterart. Aufspaltung. – **3)** (1944) die Kohabitationsfähigkeit wiederherstellende Penisplastik durch Rippenknorpel-Transplantation ins Corpus cavernosum. – **4)** (1950) Verschluß kleiner Harnröhrenfisteln durch randständ. Unterminierung der Penishaut u. Klammernaht.

Heller* (ARNOLD LUDWIG GOTTHELF H., 1840–1913, Pathologe, Kiel) **Methode**: Osmiumsäure-Färbung der Nervenscheiden. – **H.* Plexus**: das arterielle Gefäßnetz der Darmwand. – **H.*-Doehle* Krankheit**: ↗ Aortensyphilis.

Heller* Probe (JOHANN FLORIAN H., 1813–1871, Pathologe, Wien): 1) Blutnachweis im KOH-versetzten, erhitzten Harn anhand der Ausfällung der Erdalkaliphosphate zus. mit Hämatin (braunrote Flocken). – 2) H.*-ALMEN*-Blutnachweis: ↗ Guajakprobe. – 3) Ringprobe: empfindl. Eiweißnachweis im Harn durch vorsicht. Überschichten (1+1) von konz. HNO_3 (+ gesätt. $MgSO_4$-Lsg. = ROBERT* Reagens) mit Harn (weißer Ring an Berührungsstelle; pos. auch bei hoher Urat-Konz., dann jedoch Ring beim Erwärmen lösl.); halbquant. als ↗ BRANDBERG* Methode. – 4) H.*-MOORE* Zuckernachweis im KOH-versetzten Harn (1+3) anhand der Braunschwarzfärbung bei Erhitzen u. des typ. Geruches (nach Karamel u. Ameisensäure) bei H_2SO_4-Zusatz zu der erkalteten Probe.

Heller* Reaktion: (1949) modifiz. WAALER*-ROSE* Test (zum Rheumafaktor-Nachweis) mit vorhergehender Eliminierung der heterophilen AK durch Absorption an gewaschene, unbeladene Hammel-Ery. – Mit ↗ SVARTZ*-SCHLOSSMAN* Reaktion weitgehend übereinstimmend.

Heller*-Nelson* Syndrom: (1945) prim. hypergonadotroper Hypogonadismus des ♂ unbekannter Ätiol.; mit Hoch- oder Normalwuchs (evtl. eunuchoid), Gynäkomastie, Hypoplasie des äuß. Genitale (Hodenatrophie, Hyalinisierung der Tubuli seminiferi, Verklumpung der LEYDIG* Zellen, Azoospermie).

Heller*-Paul* Mischung: *labor* antikoagulatives Ammonium- u. Kaliumoxalatgemisch (2 mg/ml Blut); z. B. für WINTROBE* Hämatokrit-Bestg.

Heller*(-Zappert*) Syndrom (THEODOR H., gest. 1938, Heilpädagoge, Wien): ↗ Dementia infantilis.

Hellfeldbeleuchtung: Durchlicht- oder Auflichtbeleuchtung bei der Licht-, Phasenkontrast- oder Elektronenmikroskopie zur Erzielung eines Hellfeldes mit dunklem (aber farb- bzw. schattenkontrastreichem) Objekt.

Helligkeit: allg. Bez. für Lichtstärke, Lichtstromdichte (= Raum-H.), ↗ Leuchtdichte, Beleuchtungsstärke, Reflexionsvermögen (= Flächen-H.); *physiol* die Stärke eines Lichtreizes bzw. die subj. Empfindung der Lichtintensität (Weiß u. Farbe) in Korrelation zur ins Auge fallenden Lichtmenge (als obj. Korrelat die Beleuchtungsstärke auf der Netzhaut, angegeben in »Photon« oder »Troland«).

Helligkeits|flimmern: Flimmerempfindung bei Betrachtung übermäßig heller Film- oder Fernsehbilder (Gegenmittel: Bildfrequenzsteigerung bzw. Fernsehbrille). – **H.kontrast**: *physiol* Kontrastempfindung bei Netzhautreizung (>0,0001 Sek.) mit unterschiedl. Leuchtdichten, abhängig auch von Größe u. Form des gereizten bzw. erregten (Um-)Feldes. Dabei Aufhellung grauer Flächen durch dunkles Umfeld u. umgekehrt. Max. H.k. bei Helladaptation für Gelb (554 nm), bei Dunkeladaptation für Grün-Blau (513 nm).

Hellner* Trias (HANS H., geb. 1900, Chirurg, Göttingen): Stoffwechselstörung, Knochen-Erkr. u. Epithelkörperchentumor als Leitsympte. des Hyperparathyreoidismus.

Hellsing* Syndrom: (1930) langsam progred. fam. Erkr. (ca. ab 30 Lj.) mit Fazialiskrämpfen, Pupillenstarre u. aufgehobenem PSR, später Sehschärfenschwund (Farbdefekte), spontane Bulbusoszillationen, kalor. Nystagmus, Lähmung u. Schwund der kurzen Zehenstrecker (Hohlfußbildung), Beinulzera.

hellzelliger Tumor: s. u. Helle Zellen (1).

v. Helmholtz* (HERMANN LUDWIG F. V. H., 1821–1894, Physiker, Physiologe, Königsberg, Bonn) **Augenspiegel**: (1851) ältestes Modell, aus schräggestellten planparallelen Glasplatten, die Licht einer seitl. stehenden Kerze in das zu untersuchende Auge reflektieren. – **H.* Band**: an der Spina tympanica major entspringender bes. starkfaser. Teil des Lig. mallei ant. – **H.* Erregungsleitung**: (1852) die mit endl. (= meßbarer) Geschwindigkeit erfolgende Erregungsfortpflanzung im Nerv. – **H.* Farbenmischapparat**: drehbare Scheibe mit verschiedenfarb. Sektoren zur additiven Farbmischung. – **H.* Maßzahlen**: die 3 Größen zur eindeut. Kennz. einer Farbvalenz: farbtongleiche Wellenlänge λ_f, spektraler Farbanteil P_e (für Sättigung), Hellbezugswert A. – **H.* Ophthalmometer**: Meßgerät für die Krümmungsradien der Hornhautoberfläche. – **H.* Theorie**: 1) Die Nahanpassung des Auges erfolgt v. a. durch Pupillenverengerung, Vorrücken des vord. Linsenscheitels u. des Pupillarrandes, Wölbungszunahme der Linsenvorder- u. gering auch der -hinterfläche (Nachweis: PURKINJE*-SANSON* Reflexbilder), Zurückweichen der Irisperipherie. – 2) die »empirist.« Auffassung, daß der Raumwert der Netzhautelemente durch Erfahrung vermittelt wird u. erlernbar ist – 3) ↗ Resonanzhypothese. – 4) (YOUNG-H. ↗ Dreifarbentheorie).

Helmholtz*-Harrington* Syndrom (HENRY FRED. HE., ETHEL R. HA., amerikan. Ärzte): PFAUNDLER*-HURLER* Syndrom mit markanter Hornhauttrübung.

Helminth|agoga: *pharm* wurmabtreibende ↗ Anthelminthika. – **H.emesis**: Erbrechen von Würmern (Askariden, Zestoden).

Helminthen: die in Mensch oder Tier parasitierenden Würmer (v. a. Trematodes, Cestodes, Nematodes).

Helminthid: lichenoide, urtikarielle, dyshidrot. oder ekzematöse ↗ Id-Reaktion bei Helminthenbefall.

Helminthizid: ↗ Vermizid (s. a. Anthelminthika).

Helminthologie: Lehre von den parasit. Würmern als Teilgebiet der Parasitologie.

Helminthoma: geschwulstart. Gewebsreaktion auf parasit. Würmer (sog. »Wurmknoten«).

Helminthose, Helminthiasis: Befall mit parasit. Würmern (Helminthen); als »Wurmerkr.« meist abhäng. von der Zahl eingedrungener Parasiten.

Helmont* Spiegel (JOHANN BAPTIST JAN VAN H., 1577–1644, belg. Arzt): ↗ Centrum tendineum.

Heloderm(i)a, -dermie: warz. Hautveränderungen (aggregiert, zentral abgeplattet) v. a. an Handteller u. Fingerbeugen, evtl. kombin. mit Akroasphyxie. – Als H. simplex et anularis (VOERNER) möglicherweise ident. mit Granuloma anulare, Porokeratosis MIBELLI, Keratodermia punctosa.

Helodes, Helopyra: »Sumpffieber« (↗ Malaria).

Heloma

Heloma: ↗ Schwiele. – **Helos-Form**: Schlegelform der Sporen anaerober Baktn. – **Helosis**: Hautkrkht. mit Schwielenbildung, Hyperkeratose oder Ichthyose. – **Helotomie**: op. Entfernung von Hautschwielen, Hühneraugen oder Hautkallus.

Helvellasäure: N-freie organ. Säure mit hämolyt. Wirkung aus der Giftlorchel Gyromitra s. Helvella esculenta; ins Kochwasser übergehend.

Helvetia|blau: ↗ Methylenblau. – **H.braun**: ↗ Bismarckbraun.

Helvetikosid: Strophanthidin-D-digitoxid. (Herzglykosid) aus Erysimum-Arten.

Helvetius* (JOHANN CLAUDIUS ADRIAN H., 1685–1755, Anatom, Paris) **Ligament**: bandförm. Verdickung der Längsmuskulatur im Antrum pyloricum. – **H.* Schlinge**: die dist. Speiseröhre von der kleinen Magenkurvatur her umfassende Muskelfasern als Teil des Verschlußmechanismus der Kardia.

Helvola-, Helvol(in)säure: (WAKSMAN u. M. 1942) Steroid-Antibiotikum aus Aspergillus fumigatus; in vitro wirksam v. a. gegen grampos. Baktn., Mykobaktn. u. Pilze.

Helweg* Bündel, Dreikantenbahn (HANS KRISTIAN SAXTORPH H., 1847–1901, Psychiater, Verdingborg): ↗ Tractus olivospinalis.

Helweg=Larsen* Syndrom (HANS F. H.=L., Humangenetiker Kopenhagen): (1946) ↗ Anhidrosis congenita.

Hemachatus: *zool* südafrik. Giftschlangen-Gattung [Elapidae], u. a. mit der »Spitting Cobra« H. haemachatus (Gift führt zur Erblindung).

Hemeralopie: stark herabgesetzte Fähigkeit des Auges zur Dunkelanpassung (Sehstörung während der Dämmerung, opt. Orientierungsunmöglichkeit bei Dunkelheit) infolge Dysfunktion oder völl. Ausfalls des Stäbchenapparates; angeb. (»essentiell«) bei OGUCHI* Syndrom, tapetoretinaler Degeneration, als **Héméralopie nougarienne** (dominant erbl. »Typ NOUGARET«, mit Unterwertigkeit des Stäbchenapparates, zarter Graufärbung der Retina, peripher-retinalen Pigmentverschiebungen, Linsenopaleszenz; Übergänge zur Retinitis pigmentosa); erworben z. B. bei Vit.-A-Mangel, Choroidea-Atrophie, Pigmentdegeneration, starker Myopie.

Hemeropathie: 1) Eintagskrankheit. – 2) Erkr. mit tagsüber bes. deutlich hervortretenden Sympth.; z. B. Hemeraphonie.

hemi...: Wortteil »halb«, »halbseitig«, »einseitig«, »unvollständig«; s. a. semi....

Hemi|ablepsie: ↗ Hemianopsie. – **H.(a)cardi(ac)us**: Parasit einer Doppelmißbildung mit rudimentärem Herz (intrauterin blutversorgt durch den Autositen); vgl. Holocardiacus. – **H.acephalus**: ↗ Hemizephalus. – **H.(a)chromatopsie**: Hemianopsie nur für Farben. – **H.ageusie**: Ageusie nur einer Zungenhälfte (z. B. bei Syringobulbie).

Hemi|agnosie: halbseit. Verlust des Wahrnehmungsvermögens; i. e. S. die **H.agnosia dolorosa** des Halbseitengelähmten für Schmerzreize. – **H.akinesie**: halbseit. Bewegungslosigkeit, auch (*ophth.*) i.S. der ↗ H.kinesie. – **H.algie**: Spontanschmerzen einer Körperhälfte; kontralat. bei Thalamusherd, homolat. bei Generalisation eines übertragenen Schmerzes (z. B. Oberflächen u. Tiefenhyperalgesie bei Pneumonie) oder als Psychalgie. – **H.amaurose**: ↗ H.anopsie. – **H.amblyopie**: halbseit. Amblyopie; häufig als Rückbildungszustand einer Hemianopsie. – **H.amputation**: Resektion einer Organhälfte.

Hemianästhesie: Verlust der – v. a. epikrit. – Sensibilität einer Körperhälfte, oft kombin. mit Paresen, Hyperkinese u. Schmerzen; bei einseit. Schädigung des Thalamus oder der sensiblen Bahnen oder Zentren von Großhirn u. Hirnstamm, ferner als **psychogene** (»hyster.«) H. (meist mit strenger Mittellinien-grenze, häufig kombin. mit gleichseit. Geruchs-, Geschmacks-, Seh-, Hörverlust u. Schleimhautanästhesie). – Als **alternierende** H. (»**Hemianaesthesia cruciata**«, herdseitig im Versorgungsgebiet der Hirnnerven, kontralat. an Rumpf u. Extremitäten) bei einseit. Hirnstammprozeß, insbes. WALLENBERG* Syndrom; **bulbäre** H. (meist alternierend, evtl. als dissoziierte Empfindungslähmung) bei einseit. Prozeß der Medulla obl.; **H. mesocephalica** (meist nur Hypästhesie) bei Mittelhirnprozeß; **pedunkuläre** H. (nie solitär, stets Zeichen dorsolateraler Herdausdehnung an die med. Schleife) kontralat. bei einseit. Prozeß im Pedunculus cerebri; **H. saturnina** (flüchtig, v. a. für Berührungs- u. Schmerzreize) bei Bleivergiftung **H.spinalis** bei Ausfall der Hinterstränge.

Hemi|anakusis: einseit. Taubheit. – **H.analgesie**: *neurol* halbseit., meist nur unvollständ. Aufhebung der Schmerzempfindung; bei einseit. Läsion des Thalamus oder der Schmerzbahnen im Großhirn kontralat., bei Hirnstammläsion evtl. gekreuzt (Hirnnervenbereich herd-, Körperbereich gegenseitig); auch psychogen (vgl. Hemianästhesie). – *anästh* unilat. Spinalanästhesie durch Inj. einer reduzierten Normdosis in Seitenlage. – **H.anenzephalie**: halbseit. Fehlen des Gehirns; meist bei ↗ H.zephalie.

hemi(an)opisch: ↗ Hemianopsie betreffend; z. B. die **h. Pupillenstarre**(↗ WERNICKE*Phänomen).

Hemi|anop(s)ie: halbseit. Gesichtsfeldausfall eines oder bd. Augen (= uni- bzw. bilaterale, mon- bzw. binokuläre H.) infolge Schädigung der Sehbahn vor, in oder hinter dem Chiasma opticum (↗ Abb.); im allg. als **vertikale**, selten als **horizontale** oder **altitudinale** H.a. (mit Fehlen des nasalen oder temporalen bzw. oberen oder unt. Gesichtsfeldabschnitts); s.a. Quadrantenhemianopsie. **Binasale** oder **interne** H.a. (meist unvollständ. heteronym für nasale Gesichtsfeldabschnitte) bei Unterbrechung ungekreuzter Sehnervenfasern im Chiasma; **bitemporale** oder **externe** H.a. (heteronym für temporale Gesichtsfeldabschnitte) bei sagitt. Läsion im Chiasma (v. a. Hypophysentumor; gering auch bei graviditätsbedingter Hypophysenvergrößerung?), vorübergehend v.a. bei retinalen Gefäßspasmen (Migräne); **doppelte** H.a. (simultaner oder sukzedaner Befall nasale u. temp. Gesichtsfeldabschnitte, Ausgang in Blindheit, evtl. mit zentralem Sehrest) bei bds. Okzipitallappen-Läsion; **H.anopsia fugax** (passager, evtl. bitemp.) infolge Gefäßstörungen im Chiasma; **heteronyme** oder **gekreuzte** H. (für bd. nasalen oder temp. Gesichtsfeldabschnitte; komplett oder inkomplett als Sektor, Quadrant, kleines Skotom) bei Läsion im Chiasma; **homonyme** oder **gleichsinn.** H.a. (für jeweils re. oder li. Gesichtsfeldabschnitte bd. Augen) bei retrochiasmaler Läsion (Tr. opticus, Radiatio optica, kortikales Sehzentrum); **inkongruente** u. **kongru-**

ente H.a. beidseitig mit unterschiedl. bzw. mit gleichgroßem Gesichtsfeldausfall; **partielle H.a.** (nur für Teile des temp. oder nasalen Gesichtsfeldes).

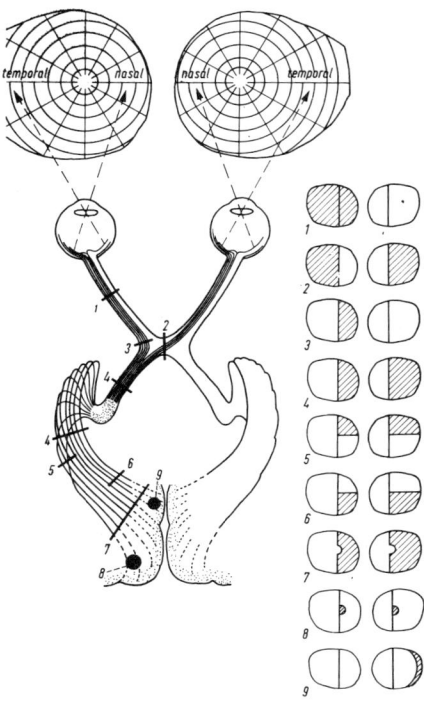

1) völliger Ausfall des li. Auges, 2) bitemporale Hemianopsie, 3) nasale Hemianopsie des li. Auges, 4) homonyme rechtsseitige Hemianopsie, 5) obere rechtsseitige Quadrantenhemianopsie, 6) untere rechtsseitige Quadrantenhemianopsie, 7) vollständige homonyme rechtsseitige Hemianopsie (evtl. mit Aussparung des Zentrums, da Makula zentral doppelseitig repräsentiert), 8) homonyme Hemianopsie im Makulabereich (Läsion des Okzipitalpols), 9) halbmondförmige temporale Heminaopsie des re. Auges (äußerste Peripherie des Gesichtsfeldes nur in einer Sehbahn vertreten).

Hemianosmie: halbseitiger Ausfall der Geruchsempfindung.

Hemiapraxie: halbseit. (ideokinet.) Apraxie bei Parietalhirnläsion (v. a. Gyrus supramargin.) der dominanten Hemisphäre. – **Isolierte H.** (besser: Dyspraxie) der li. Hand bei Balkenläsion pathogenetisch umstritten.

Hemi|arthroplastik: auf einen Gelenkknochen beschränkte Arthroplastik (v. a. Resektionsarthroplastik mit Einbau einer Gelenkprothese). – **H.arthrose, -articulatio:** Halbgelenk (/ Amphiarthrose).

Hemi|asomatognosie: / ANTON*-BABINSKI* Syndrom. – **H.astereognosie:** halbseit. Ausfall der Stereognosie (meist durch Hypästhesie); z. B. bei Thalamus-Syndrom. – **H.asynergie:** halbseit. Muskelkoordinationsstörung auf der Seite einer Kleinhirn-Erkr. oder bei extrapyramidaler Störung. – **H.ataxie:** Ataxie einer Körperhälfte (vorw. der Extremitäten) bei einseit. Schädigung der Kleinhirnhemisphärenbahnen; meist homolateral, beim lat. Pons- u. BENEDIKT* Syndrom kontralat. – **H.athetose:** halbseit. Athetose auf der Gegenseite einer Thalamus- u. Striatumläsion; z. B. als Restzustand nach Hemiplegie (= **posthemipleg. H.a.**); meist kombin. mit spast. Hemiparese, Kontraktur, Schmerzen, Sensibilitätsstörung, Epilepsie. – **H.atonie:** halbseit Muskeltonus-Verlust (meist nur Verminderung); i. e. S. die Hemiplegie.

Hemiatrophia: halbseit. Atrophie; z B. als **H. cerebri** die seltene »globale Hirnhemisphären-Atrophie« (SCHOB; schubweise progred. Erkr. des Kindesalters mit epilept. Demenz, Hemiplegie, Sprachstörungen) u. die infantile Hirnsklerose mit einseit. narb. Hemisphärenschrumpfung; die **H. faciei progressiva**, ein ätiol. unklarer trophoneurot. »Schwund« einer (meist li.) Gesichtshälfte ab 1.–2. Ljz., evtl. völlig entstellend (»Januskopf«), mit Trigeminusneuralgie, Hypohidrose, streifen-fleckförm. Hautatrophien (»Säbelhiebnarben«), später in die Tiefe u. auf Rumpf u. Extremitäten übergreifend, oft zus. mit **H. linguae** infolge Hypoglossus- oder Hirnstammläsion (Syringobulbie, progress. Bulbärparalyse).

hemiautotroph: *bakt* nur bezügl. des Stickstoffs autotroph (für C-Bedarf auf organ. Substrat angewiesen).

Hemiazephalus: / Hemizephalus.

Hemi|ballismus: / Ballismus einer Körperhälfte kontralat. zur einseit. Läsion des Corpus Luysi; meist akut, im höheren LA. – **H.block:** *kard* Linksschenkelblock mit Blockade nur des vord. oder hint. Faszikels; vgl. trifaszikulärer Block, s. a. Schema »TAWARA* Schenkel«. – **H.cardia:** Herzmißbildung mit Entwicklung nur einer Herzhälfte (Vorhof u. Kammer).

Hemicholinium, HC-3: 2,2'-(p-Biphenylylen)-bis(2-hydroxy-4,4-dimethylmorpholinium-hydroxid; Blocker der präsynapt. Azetylcholin-Synthese (u. dadurch der neuromuskulären Übertragung); Anticholingerikum (als Dibromid).

Hemichondrodysplasie, -dystrophie (Typ Ollier*): (1889) angeb., streng halbseit., polyostot., progress.

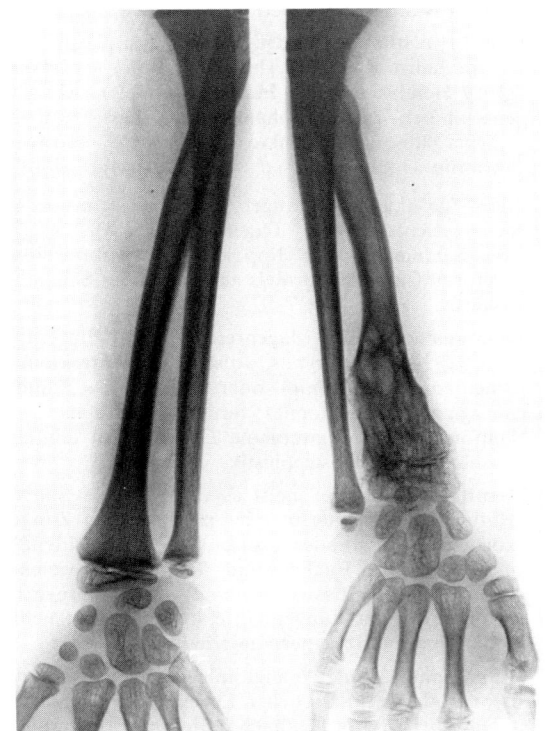

Hemichondrodystrophie Typ OLLIER bei 10jähr. Mädchen.

Hemichorea

enchondrale ↑ Dysostose ungeklärter Ätiol. (rezessiv-erbl.? Gynäkotropie); einseit. Wachstumshemmung mit Hinken u. a. Funktionsstörungen, Frakturen, Gelenkveränderungen; multiple, metaphysäre Enchondrome; evtl. Neurofibromatose, Pigmentanomalien, Hämangiomatose (s. a. MAFUCCI* Syndrom).

Hemichorea: halbseit. Chorea kontralat. zu einem Striatum-Prozeß, evtl. Initialform der Chorea HUNTINGTON; ferner die **H. posthemiplegica s. postparalytica** im Anschluß an Halbseitenlähmung bei Mitschädigung der Stammganglien (z. B. NOTHNAGEL* u. BENEDIKT* Syndrom des oberen bzw. unt. Nucl. ruber); u. die **H. praehemiplegica s. praeparalytica** als Frühsympt. der Stammhirnbeteiligung bei Hemisphärenläsion (Marklager), evtl. gefolgt von – apoplektiformer – Hemiplegie.

Hemichoreoathetose: herdgegenseit. Choreoathetose, z. B. bei zerebraler Kinderlähmung.

Hemichrom(at)opsie: 1) ↑ Hemiachromatopsie. – 2) nur eine Gesichtshälfte betreffende Chromatopsie.

Hemicrania, Hemikranie: 1) *neurol* auf eine Kopfhälfte beschränkter Kopfschmerz, evtl. als **H. permanens** (z. B bei Glaukom); i. e. S. die ↑ Migräne; ferner **H. cerebellaris** (↑ BÁRÁNY* Syndrom), **H. hemiplegica** (mit flücht. Halbseitenlähmung, s. a. Migraine accompagnée), **H. ophthalmica** (↑ Augenmigräne; auch **H. ophthalmoplegica** mit Augenmuskelstörungen, z. B. Diplopie), **H. pharyngotympanica** (↑ LEGAL* Krankheit), **H. sympathico- s. angioparalytica** (mit örtl. Gefäßerweiterung, Rötung u. Temp.erhöhung, Miosis, einseit. Schwitzen), **H. sympathicotonica s. (angio)spastica** (mit Kühle u. Blässe der Haut, Mydriasis). – 2) *path* ↑ Hemizephalie.

Hemidiarthrosis: *anat* ↑ Symphysis.

Hemidrosis: ↑ Hemihyperhidrosis.

Hemi|dysästhesie: herdgegenseit. Dysästhesie einer Körperhälfte (v. a. bei Thalamusläsion). – **H.dysergie**: ↑ Hemiasynergie. – **H.enzephalie**: 1) ↑ Hemianenzephalie. – 2) ↑ H.zephalie. – **H.epilepsie**: auf eine Körperhälfte beschränkte Epilepsie. – **H.facettektomie**: (FRYKHOLM) s. u. Wurzeldekompression.

Hemi|faziokraniose: angeb. halbseit. Deformierung des Gesichtsschädels (Trigeminusbereich). – **H.fornix**: Sammelbegr. für Hippokampus, Fimbria hippocampi u. Columna fornicis am Boden des Seitenventrikels.

Hemigastrektomie: Magenresektion mit Entfernung von ca. 50% des Organs, »distal« (= Antrektomie), »median« (ringförmig) oder »prox.« (= subdiaphragmale Fundektomie); ferner atypisch als quere, keilförm. oder longitudinale Exzision bei tubulärer Resektion bzw. Gastroplastik.

Hemi|glossektomie: meist asymmetr. Resektion der Hälfte des bukkalen u./oder pharyngealen Zungenkörpers, peroral oder transbukkal; evtl. Mitentfernung von hint. Rachenwand, Tonsillen u. weichem Gaumen. – **H.glossitis**: Glossitis bzw. Herpes lingualis nur einer Zungenhälfte. – **H.gnathie**: Fehlen (oder Hypoplasie) einer Kieferhälfte.

Hemihepatektomie: »anatomiegerechte« Resektion der re. oder li. funktionellen Leberhälfte. Meist **hiläre** oder **zentrifugale H.** (nach präliminarer Ligatur der Hauptgefäßäste am Hilus), als re.seit. H. via Thorakolaparotomie, häufig mit Cholezystektomie (als **erweiterte H.** auch unter Mitentfernung des Lobus caudatus u. quadratus); im allg. stumpfe Trennung (z. B. »Fingerdissektion«), unter obligater Schonung der med. Lebervene.

Hemihypästhesie: halbseit. Empfindungsstörung (oft auch Hypalgesie etc.) auf der Gegenseite einer Läsion sensibler Zentren u. Bahnen in Großhirn u. Hirnstamm.

Hemihyperästhesie: halbseit. taktile Hyperästhesie (meist Hyperpathie); kontralat. bei einseit. Thalamusherd, alternierend (Gesichts- u. gegenseit. Körperhälfte) bei Medulla-Läsion.

Hemihyperhidrosis: halbseit. Hyperhidrosis (v. a. Gesicht, Rumpf; selten alternierend = **H. cruciata** bei Syringomyelie, Hemiplegie, Tabes dors. etc.; auch als physiol. Variante) u. als **paradoxe H.** (z. B. auf Kältereiz).

Hemi|hysterektomie: op. Entfernung einer Uterushälfte, z. B. bei Uterus bicornis. – **H.intersexualität**: Intersexsympte. (z. B Gynäkomastie, Hirsutismus) nur an einer Körperhälfte. – **H.kardius**: *path* ↑ Hemiacardius. – **H.kinesie**: Lichtreaktion der Pupille bei Hemianopsie (↑ WERNICKE* Phänomen); gemessen mittels **Hemikinesiometers** (im Dunkelraum Belichtung des Auges mit variierbarem nasalem u. temporalem Leuchtfeld). – **H.klonie**: Kloni im Bereich nur einer Körperhälfte; häufig als ↑ Hemikonvulsions-Hemiplegie-Epilepsie-Syndrom.

Hemikolektomie: über einen der 4 Dickdarmabschnitte hinausgehende partielle Kolektomie (bei Ileus zweizeitig, nach Entlastung durch Kolostomie), z. B. als Radikalop. bei Ca., Polyposis. Rechtsseit. H. mit Entfernung von Aszendens, Flexur u. re. Transversumdrittel, anschließ. Ileotransversostomie; »erweiterte re.seit. H.« mit subtotaler Transversektomie. Linksseit. H. von li. Querkolonhälfte bis zum prox. oder mittl. Sigmoid, anschließ. Transversosigmoideostomie.

Hemikonvulsions-Hemiplegie-Epilepsie-Syndrom: frühkindl. epilept. Halbseitenanfall; oder halbseit. Status epilepticus mit nachfolgender (passagerer oder dauernder) Hemiplegie, nach Intervall Narbenepilepsie.

Hemikorporektomie: Absetzung der unt. Körperhälfte einschl. des Beckengürtels, evtl. unter partieller Erhaltung der Organe des kleinen Beckens; ergänzt durch Anus praeter, möglichst auch bilat. Ureterostomie.

Hemi|kranie: ↑ Hemicrania. – **H.kraniose**: halbseit. Schädel- oder Gesichtshypertrophie (s. a. **Brissaud* H.**). – **H.kraniotomie**: halbseit. semizirkuläre Kraniotomie (sagittal, parasagittal oder koronär) bzw. rinnen- oder streifenförm. Kraniektomie.

Hemilaminektomie: unilat. Abtragung eines oder mehrerer Wirbelbögen zwischen Dornfortsatz u. Gelenkfacette (u. Flavektomie) zur Freilegung des Wirbelkanals (mit oder ohne Duraeröffnung) bei – zervikalem – Bandscheibenvorfall u. Tumor, für hint. Radikotomie, Chordotomie. Evtl. nur Teil-H., d. h. Flavektomie mit schmaler tangentialer Bogenresektion ohne Kontinuitätsunterbrechung.

Hemilaryngektomie: bei streng einseit. Neoplasma ein- oder mehrzeit. (sub)totale Halbseitenresektion des Kehlkopfes (Schild-, meist auch Ringknorpel, Arylknorpel u. Stimmband) unter Schonung von Epiglottis, Hypopharynx, Sinus piriformis; präliminar evtl. Lk-Ausräumung u. Ligierung der Jugularis int.; anschließ. Funktionsplastik des verbleibenden Hemilarynx.

hemilateral(is): (lat.) halbseitig, nur 1 Körperhälfte betreffend.

Hemimelie: Peromelie mit Entwicklungsstörung nur eines Strahls; z. B. **uln. H.** (↑ Oligodaktylie-Syndrom HERTWIG-WEYERS), **rad. H.** (↑ Radiusaplasie).

Heminephrektomie: extra- oder transperitoneale, intrakapsuläre keilförm. Exzision der erkrankten (bei Doppelniere meist der kran.) »Hälfte« einer Doppelbzw. Fusionsniere (im Ggs. zur Teilresektion einer normal angelegten Niere); mit Totalexstirpation des – oft ektop. – Ureters (= **Heminephroureterektomie**).

Hemi|opie: ↑ Hemianopsie. – **H.parästhesie**: Parästhesie nur einer Körperhälfte, z. B. als sensibler JACKSON* Anfall, Migräne. – **H.paralyse**: s. u. Hemiplegie. – **H.paraplegie (spinale)**: ↑ BROWN=SÉQUARD* Syndrom. – **H.parese**: 1) s. u. Hemiplegie. – 2) *geburtsh* prim. Wehenschwäche einer Uterushälfte.

Hemiparkinsonismus: halbseit. PARKINSON* Syndrom als initiale, insbes. postenzephalit. Form oder – mit spast. Hemiparese – als postapoplekt. Dauerzustand (auch nach einseit. Erlöschen eines präinsultären, vaskulär bedingten Parkinsonismus).

Hemipelvektomie: Amputation eines Beines einschl. zugeh. Beckenhälfte (nach juxtasymphysärer Schambeinosteotomie); evtl. unter Erhaltung von Sitzbeinhöcker u. paraartikulärem Darmbein. Häufig zweizeitig, d. h. mit präliminarer Hüftexartikulation.

Hemiphalangektomie: Resektion nur der prox. oder dist. Phalanxhälfte (z. B. Grundgliedbasis bei Hallux valgus).

Hemiphonie: halbflüsternder Stimmklang.

Hemiplegie: vollständ. (= Hemiparalyse) oder unvollständ. Lähmung (= Hemiparese) einer Körperhälfte (im allg. der kontralateralen) infolge Läsion von Großhirn, Hirnstamm oder oberem Halsmark; z. B. **Hemiplegia accessorioglossopharyngica** (↑JACKSON* Syndrom), **H. alterna(ns)** (homolat. Hirnnervenausfälle u. kontralat. spast. Halbseitenlähmung u./oder Sensibilitätsstörungen bei umschrieb. einseit. Hirnstammläsion; mit den bes. Formen **H. a. abducens** = ↑ RAYMOND* Syndrom, **H. a. abducentofacialis** = ↑ FOVILLE* Sy., **H. a. hypoglossica s. infima** = ↑ JACKSON* Sy., **H. a. inf. s. facialis** = ↑ MILLARD*-GUBLER* Sy., **H. a. oculomotorica sup.** = ↑ WEBER* Sy. sowie AVELLIS* Syndrom), **H. ascendens progressiva** (↑ MILLS* Sy.), **bulbäre H.** (H. alternans bei einseit. Herden der Medulla obl., meist Teilsympt. eines ↑ Oblongata-Syndroms), **H. cruciata** (Lähmung der homolat. unt. u. der kontralat. ob. Extremität; selten bei Herd im lat. Teil der Pyramidenbahn-Kreuzung, ferner als H. alternans inf. u. als ↑ WEBER* Syndrom), **H. facialis** (↑ Fazialislähmung), **H. faciobrachialis u. -lingualis** (s. u. Monoplegia), **H. flaccida** (Gliedmaßenerschlaffung, evtl. mit Finger-Zehenspastik; passager bei akuter vollständ. H., chron. bei ausgedehnter kontralat. Läsion von Großhirnrinde oder Capsula int. nebst ventr. u. lat. Thalamuskernen u. subkortikalen Bahnen; Fremd-, oft auch Eigenreflexe nicht auslösbar), **homo-** oder **kollaterale H.** (Lähmung der herdseit. Körperhälfte; selten, v. a. bei Massenverschiebung mit Anpressen des kontralat. Hirnschenkels gegen das Tentorium, bei fehlender Pyramidenbahnkreuzung), **H. hysterica** (psychogene schlaffe Lähmung ohne Gesichts-, Zungenbeteiligung; mit Hemianästhesie), **kapsuläre H.** (↑ Hemiplegie Typ WERNICKE-MANN), **konnatale beidseit. H.** (frühkindl. Hirnschaden mit Spastik, im Vergleich zur Diplegia spastica infant. mit stärkerer, meist ungleicher Armbeteiligung, stärkerem Intelligenzdefekt [Oligophrenie bei Porenzephalie, Hydrozephalus]; oft Mikrozephalie, Strabismus convergens, extrapyramidale Störungen), **H. lacunaris** (flücht., rezidivierend; zirkulationsbedingte Herde in der Capsula int., meist bei Arteriosklerose mit disseminierten Lakunen), **H. oculomotorica** (↑ WEBER* Syndrom), **pedunkuläre H.** (alternierende H. bei einseit. Herd im Pedunculus cerebri; Teilsympt. eines Mittelhirnsyndroms), **H. spastica** (meist kontralat., mit Pyramidenbahnsyndrom; ferner die **H. sp. infant. s. congenita** als spast.-hemipleg. Form der zerebralen Kinderlähmung bei einseit. Hirnschädigung; mit allg. Tonuserhöhung, Athetose, Wachstumsrückstand, Muskelatrophie der gelähmten Glieder, evtl. Intelligenzdefekt, hirnorgan. Anfällen), **spinale H.** (↑ BROWN=SÉQUARD*, MILLS* Syndrom), **thermoregulator. H.** (halbseit. Temp.abweichung u. vegetat., vasomotor. u. hidrosekretor. Störungen; bei einseit. Oblongata-, Brückenhauben-Läsion), **Wernicke*-Mann* H.** (»typ.« Form der spast. H. bei Herden in der inn. Kapsel, mit charakterist. Gleidmaßenhaltung; Arm adduziert, im Ellenbogenglenk gebeugt, fest eingeschlagen; Bein bis zur Fußspitze gestreckt, Zirkumduktion beim Gehen), **zerebellare H.** (Muskelhypotonie bei einseit. Kleinhirnläsion).

Hemiplegia et Hemiparaplegia spinalis: ↑ BROWN=SÉQUARD* Syndrom.

hemiplegisch: mit Halbseitenlähmung einhergehend, durch ↑ Hemiplegie bedingt; z. B. **he. Gang** (mit Zirkumduktion des gestreckten Beines).

hemiploid: mit nur halbem Chromosomensatz.

Hemi-Pyocyanin: α-Hydroxyphenazin; Antibiotikum aus Pseudomonas aeruginosa; in vitro wirksam gegen grampos. u. -neg. Bakt., Hefen, Pilze.

Hemi|rhachischisis: unvollständ. WS-Spalte (Spina bifida occulta), ohne RM-Prolaps. – **H.rigor**: halbseit. Rigor bei kontralat. Thalamusläsion u. als Hemiparkinsonismus. – **H.sakralisation**: einseit. Sakralisation des letzten LW, evtl. mit keilförm. Asymmetrie des Übergangswirbels, meist mit arthrot. Beschwerden (»Sacralisation douloureuse«). – **H.sektion**: *anat* mediane Körperdurchtrennung.

Hemi|soma: ↑ Halbwirbel. – **H.somatozephalie**: ↑ DEVOUGES* Syndrom. – **H.somie**: angeb. Hypoplasie (bzw. erhebl. Defekte) der li., re. oder unt. Körperhälfte.

Hemispasmus facialis: halbseit. unwillkürl. Kontraktionen der mim. Muskulatur, als **peripherer H. f.** bei infranukleärer Fazialisschädigung (vgl. Spasmus facialis), als **H. f. alternans** (beim ↑ BRISSAUD* Syndrom). – s. a. Glossolabialspasmus.

Hemi|sphäre: *anat* ↑ Hemisphaerium. – **H.sphärektomie**: (DANDY 1932) op. Entfernung einer Großhirnhälfte; bei zerebraler ↑ Kinderlähmung (insbes.

Hemisphärenbläschen

bei therapieresistenten, epilept. Entladungen), zur Astrozytom-, Oligodendrogliom-Exstirpation (nur bei intakter dominanter Hemisphäre, kompletter Hemiplegie u. Ineffektivität der Ther. der epilept. Anfälle).

Hemisphären|bläschen: *embryol* je 1 aus dem Telencephalon medium nach re. u. li. aussprossendes Bläschen; Vorstufe der jeweil. Großhirnhemisphäre. Basal – zw. Basalganglien u. Thalamus – alle auf- u. absteigenden Nervenfasern der Großhirnhemisphäre enthaltend (sog. **H. stiel**). – **H.rinde:** ↑ Neocortex, s. a. Cortex cerebri.

Hemisph(a)erium: *anat* 1) **H. cerebri** *PNA* s. telencephali: jede der bd. durch die Fissura longitudin. voneinander getrennten, durch Corpus callosum, Lamina termin. u. Commissura ant. miteinander verbundenen Hälften des Endhirns mit Stamm- (Rhinenzephalon, Insula) u. Mantelteil (Pallium); s. a. Cortex cerebri, Neocortex. – Als »dominierend« oder »dominant« bezeichnet man die bezügl. sprachl., prakt. u. gnost. Leistungen führende (bei Rechtshändern u. ca. 50% der Linkshänder die li.), als »inferior« die untergeordnete andere. – 2) **H. cerebelli** *PNA*: jede der bd. durch den ↑ Vermis getrennten Kleinhirnhälften (aus grauer Rinde, weißem Mark u. Kleinhirnkernen), unterteilt in Lobuli, Tonsilla u. Flocculus.

Hemi|sphygmie: Pulsdefizit bei Frustranität jeder 2. Herzkontraktion. – **H.spondylie:** s. u. Halbwirbel.

Hemisporose: der Sporotrichose ähnl. Haut- u. Lymphgefäß-Erkr. mit Gummen u. Ulzera (↑ Tab. »Mykosen«) durch **Hemispora stellata** [braun u. zerebriform wachsende Fungi imperfecti].

Hemi|strumektomie: ↑ Hemithyreoidektomie. – **H.-syndrom:** *päd* ↑ Lateralisationssyndrom. – **H.systolie:** (LEYDEN) Serie von »Halbseitenkontraktionen« nur des re. Ventrikels (u. Abortivsystolen des li.?) bei Mitralinsuffizienz mit starker Stauung; klin.: systol. Venenpuls, aber kein Radialispuls.

Hemithyreoidektomie: op. Entfernung eines Schilddrüsenlappens (mit Isthmusresektion über die Medianlinie) bei streng unilat. maligner ↑ Struma. Bei Kapseldurchbruch evtl. Opferung des N. recurrens; bei diffuser Weichteilbeteiligung radikale seitl. Halsdissektion.

Hemi|tonie: 1) ↑ GOWERS* Syndrom (2). – 2) ↑ Hemiparkinsonismus. – **H.tremor:** Tremor einer Körperhälfte bei kontralat. Thalamusläsion; als Hemiparkinsonismus. – **H.trichose:** (KOBAYASI) halbseit. Hyper- oder Hypotrichose; z. B. nach hint. Radikulotomie. – **H.trunkus:** *kard* 2 getrennte Blutgefäße statt normaler Trunkusbildung; i. e. S. (TAUSSIG 1960) der Pulmonalarterienabgang aus Aorta u. re. Ventrikel.

Hemizellulosen: aus Pentosen, Hexosen u. Uronsäure aufgebaute Polysaccharide (z. B. Glukan, Galaktan, Mannan) u. Polyuronide mittlerer Kettenlänge; neben Lignin u. Zellulose Hauptbestandteil des Holzes.

Hemizephalie: Mißbildung mit erhebl. Schädeldach- u. Gehirndefekt.

hemizygot: adj. Bez. für ein in einem sonst diploiden Chromosomensatz nur einmal vertretenes Gen (z. B. infolge Deletion des entspr. Locus), i. w. S. auch für einfach vorhandene Chromosomensegmente.

Hemizystektomie: suprapub. (transvesikal oder nach Extraperitonealisierung) Resektion der Harnblasenwand bis ca. 50%, möglichst unter Erhaltung von Sphinkter, Blasenboden u. Trigonum mit Ostien (bei ostiumnahem Prozeß halbseit. Zystektomie). Nach COUVELAIRE auch »Cystectomie trigonale« einschl. Blasenboden u. Prostata bzw. (♀) Harnröhre, mit Plastik aus der Blasenkalotte u. Ureteren-Neoimplantation.

Hemmantikörper: blockierender ↑ Antikörper.

Hemmeler* Anomalie: s. u. Granulomer.

Hemmfaktor: ↑ Inhibitor, Inhibiting factor; s. a. Hemmstoff. – **H.anämie** (mit peripherer Zytopenie,- Markhyperplasie) infolge vermehrter Ausschüttung des die KM-Reifung hemmenden Milzfaktors bei Hypersplenismus.

Hemmhoftest: *bakt* orientierende Resistenzprüfung, indem das in vorgestanzte Löcher eingebrachte oder in Filterpapierblättchen aufgesogene oder als Trokkensubstanz verwendete Chemotherapeutikum oder Antibiotikum (= Loch-, Blättchen- bzw. Trockensubstanztest) in den beimpften Nährboden diffundiert u. einen als Resistenzparameter verwertbaren Hemmhof entstehen läßt (18–25 mm ⌀ bei geringer Resistenz).

Hemmkörper: *serol* ↑ Inhibitor. – **H.hämophilie:** hämorrhag. Diathese durch zirkulierende Koagulantien.

Hemmstoffe: 1) *serol* ↑ Inhibitoren; so sollen »thermolabile H.« des Serums in Form fein verteilter Eiweißpartikel das Komplement inhibieren (↑ Eigenhemmung). – 2) *biochem* Zellfunktionen u. – wachstum hemmende »Antagonisten«, häufig mit Wirk- bzw. Wuchsstoff-ähnl. Struktur, z. B. die Antivitamine Desthiobiotin, 7-Methylfolsäure (s. a. Folsäureantagonisten), Sulfopanthotensäure, ferner Sulfonamide u. Antibiotika; s. a. Analogstoffe.

Hemmtest: Nachweis von Inhibitoren, i. e. S. eines blutgerinnungshemmenden AK bei der Immunokoagulopathie; z. B. Plasmaaustauschversuch, Thromboplastinbildungstest; s. a. Suppressionstest. – Dabei gilt als **Hemmtiter** im allg. die eben noch Wirkung erzielende Serumverdünnung.

Hemmung: Bremsung bis ↑ Blockade eines Funktionsablaufs (z. T. innerhalb des physiol. Wechsels zwischen H. u. Erregung). – *psych* H. der Geistestätigkeit oder des affektiv-emotionalen Verhaltens aufgrund von Gefühlen der Minderwertigkeit, Angst, Schuld. – *serol* s. u. Hemmungsreaktion, Hemmtest, Suppression. – *biochem* ↑ Enzym-, Produkthemmung. – *physiol* Bremsung von Nervenzellerregungen (evtl. durch Auslösung hemmender Erregungen) zur Koordination des ZNS; als **äuß. H.** (PAWLOW) die indir. H. der Aktivität eines Nervenzentrums durch externe Erregung eines anderen; als **antagonist. H.** die der Motoneuronen des Antagonisten durch Erregung von Muskelspindeln bzw. Ia-Afferenzen (über an die disynapt. Bahn angeschlossene Interneuronen); als **antidrome H.** die der Neuriten-Ursprungszellen bei deren rückläuf. Erregung; als **autogene(tische) H.** die – schützende? – von Motoneuronen, ausgelöst durch Erregung der GOLGI* Sehnenrezeptoren des Agonisten mit Leitung über afferente di- u. trisynapt. Fasergruppen; als **dendritische H.** die – schwache, modulierende – postsynapt. H. des Zelleibs im Dendritenbereich; als **indir. H.** 1) die äuß.

H. (PAWLOW), **2)** die Unterdrückung neuronaler Erregungen durch sek., mit einer vorangegangenen Erregung zusammenhängende Faktoren (z. B. synapt. H. bei Okklusion, Refraktärität, Nachhyperpolarisation), **3)** die Aktivitätsminderung von Nervenzellen durch Fortfall ton. Erregungen i. S. der »Disfacilitation«; als **inn. H.** (PAWLOW) die **dir. H.** nervöser Prozesse durch afferente Nerven, chem. Blutbestandteile etc. (d. h. ohne Beteiligung eines anderen Zentrums); als **kompetitive** oder **konkurrierende H.** die infolge Einwirkung einer körpereigenen, um den Wirkort mit einem anderen Substrat konkurrierenden Substanz (z. B. Enzym, Hemmstoff); als **nozizeptive H.** über Schmerzafferenzen (meist polysynapt. Reflexgeschehen); als **postsynapt. H.** die Hyperpolarisation u. Erhöhung der Membranleitfähigkeit an hemmenden Synapsen (ausgelöst durch Transmitter), die der Auslösung von Aktionspotentialen entgegenwirkt; als **präsynapt. H.** die Depolarisation präsynapt. Endigungen, die eine Verringerung der Amplitude durchlaufender Aktionspotentiale u. Reduktion der Transmitterfreisetzung bewirkt; als **rekurrente H.** (bei orthodromen Impulsen) die über Kollateralen u. Interneuronen (z. B. / RENSHAW* Zellen) i. S. einer Rückkopplung wirksame hemmende Erregung der Ursprungszellen; als **synaptische H.** die prim. Reaktion der Nervenzellmembran auf die Impulse von spezif. Hemmungsneuronen an der Synapse (i. e. S. die postsynapt. H.).

Hemmungsfaktor: *genet* die Manifestation einer durch andere Gene kontrollierten Eigenschaft abschwächendes oder verhindertes Gen (bzw. extranukleärer Faktor); vgl. Suppressor.

Hemmungslähmung: Scheinlähmung infolge reflektor. Ruhigstellung bei schmerzhaften Gelenk- oder Knochenaffektionen; vgl. PARROT* Lähmung.

Hemmungs(miß)bildung: auf Hemmung der embryonalen Entwicklung infolge genet. Schadens (Geno-, Gametopathie) oder Fruchtschädigung (Kyemopathie) beruhende Mißbildung.

Hemmungs|nerv: / Depressor, Hemmungssystem. – **H.platte**: *bakt* Medium mit Zusatz unerwünschte Begleitkeime hemmender Substanzen. – **H.probe**: *serol* qual. u. quant. Nachweis unvollständ. Blutgruppen-Agglutinine anhand der Agglutination verhindernden Verdünnungsstufe des Serums. – **H.reaktion**: *serol* AG- oder AK-Nachweis, indem ein prim. Reaktionsablauf einen 2. verhindert: z. B. Agglutinations- u. Hämolysehemmungstest, i. w. S. auch die KBR.

Hemmungs|system: *physiol* Neuronensystem mit Hemmungsfunktion, z. B. RENSHAW* Zellen. – **H.test**: *serol* / Hemmungsprobe, -reaktion, Hemmtest; *virol* / Neutralisationstest, Schutzversuch; *bakt* / Hemmhoftest; *Klin* / GUTHRIE* Hemmtest.

Hemmzone: *bakt* Hemmhof; *serol* s. u. Prozonenphänomen.

Hempt* Impfstoff: als Tollwut-Vakzine lipoidfreie (Ätherextraktion) Emulsion von Passagegehirn mit 1 % Phenol.

Hench*-Aldrich* Probe (PHILIP SHOWALTER H., 1896–1965, Endokrinologe, Rochester; 1950 Nobelpreis für Medizin; MARTHA A., geb. 1897, amerik. Biochemikerin): (1926) Harnstoff-Bestg. im enteiweißten (Trichloressigsäure) Blut oder Speichel durch Titration mit 5 %ig. Sublimat-Lsg. bis zur Rotbraunfärbung beim Tüpfeln mit gesätt. Soda-Lsg. – **H.*-Rosenberg* Syndrom**: der sogen. palindromische / Rheumatismus.

Henderson* (MELWIN STARKEY H., 1883–1954, Chirurg, Rochester) **Operation**: **1)** (1933) kombin. intrau. extraartikuläre Hüftgelenkarthrodese durch freien Beckenschaufelspan zwischen Pfannendach u. Trochantermassiv. – **2)** bei Schenkelhalspseudarthrose geschlossene Osteosynthese durch Bolzung (Fibulasegment) u. typ. Nagelung. – **H.*-Jones* Krankheit**: polytope / Gelenkchondromatose.

Henderson* Test (YANDELL H., 1873–1944, Physiologe, New Haven): **1)** *serol* Fleckfieber-Nachweis anhand der neutralisierenden Wirkung des Probandenserums bei abgestufter Inj. entspr. Toxins an Mäusen (sogen. Antitoxintitration). – **2)** Atemanhalteversuch in tiefer Inspiration; Zeiten unter 15–20 Sek. sprechen beim Herz- u. Nierengesunden für Azidoseneigung.

Henderson*-Hasselbalch* Gleichung (LAWRENCE JOSEPH HE., 1878–1942, Biochemiker, Boston; KARL ALBERT HA., 1874–1962, Biochemiker, Kopenhagen): vom Massenwirkungsgesetz abgeleitete Gleichung für das Puffersystem Kohlensäure/Bikarbonat des Blutes:

$$pH = pK' + \log \frac{[HCO_3^-]}{[H_2CO_3]} \qquad [H^+] = K' \cdot \frac{[H_2CO_3]}{[HCO_3^-]}$$

(K' = erste Dissoziationskonstante der Kohlensäure, [H$^+$] = molare Konz.). Ermöglicht Berechnung des Blut-pH aus dem Verhältnis von gebundenem zu gelöstem CO_2 (normal etwa 20:1; pK' im Blut = 6,1).

Henderson*-Paterson* Körperchen (WILLIAM H., 1810–1872, schott. Pathologe): azidophile intrazytoplasmat. Einschlußkörperchen (Zusammenballung von Virionen) in den Retezellen bei Molluscum contagiosum.

Hendry* Operation: (1961) Pyloroplastik (Typ FINNEY) mit trunkärer, kompletter, li.-ventraler oder prox. Vagotomie (je nach Ulkuslokalisation, Mitbeteiligung von Choledochus etc.).

Henke* (PHILIPP W. J. H., 1834–1896, dtsch. Anatom) **Dreieck**: / HESSELBACH* Dreieck. – **H.* Muskel**: Pars lacrimalis des M. orbicul. oculi. – **H.* Raum**: / Spatium retropharyngeale.

Henkel* Schema (MAX H., 1870–1941, Gynäkologe, Greifswald, Jena): *gyn* Weheneinleitung mit Rizinusöl, Chinin u. Oxytocinum in 1stdg. Abständen u. abschließ. Einlauf mit NaCl-Lsg.

Henkel|arme: »Korbhenkelstellung« der Arme bei Myatonia congenita OPPENHEIM, Pleonostosis fam., MINOR*-OPPENHEIM* Syndrom. – **H.korbmethode**: *path* / Bügelschnitt (1).

Henkel|stiel: *chir* Jargon für doppelt gestielten Rundstiellappen. – **H.verletzung**: / Korbhenkelriß.

Henle* (FRIEDRICH GUSTAV JAKOB H., 1809–1885, Anatom, Zürich, Heidelberg, Göttingen) **Ampulle**: **1)** / Ampulla ductus deferentis. – **2)** / Ampulla tubae uterinae. – **H.* Band**: / Falx inguinalis. – **H.* Cristae**: / Cristae matricis unguis. – **H.* Drüsen**: tubuläre Drüsen der Konjunktiva. – **H.* Fasern**: die bindegeweb. Fasern der gefensterten H.* Membranen. – **H.* Faserschicht**: im Randwall der Fovea centr. zwischen äuß. Körner- u. äuß. retikulärer Schicht gelegene Nervenfasern (vorw. Zapfenfasern). – **H.* Kanal**: 1) / Tubulus renalis. – **2)** / Canalis adductorius. – **H.* Krypten**: mit Schleimdrüsen verbundene Krypten am tarsalen Lidbindehautrand. – **H.* Membran**: 1) H.* Basalmembran: / BRUCH* Membran. – 2) elast. M. zwischen äuß. u. mittl. Wandschicht bei best. Arterien. – 3) gefensterte M.: subendotheliale M. der innersten Gefäßwand. – **H.* Muskel**: / Musculus sphincter urethrae. – **H.* Postulate**: / KOCH* Postulate. – **H.* Scheide**: / Endoneuralscheide. – **H.* Schicht**: äuß. Schicht der inn. Wurzelscheide des Haares (einfache oder doppelte Lage kernloser niedr. Epithelzellen, / Abb. »Haar«). – **H.* Schleife**: der U-förm. Abschnitt des Nierenkanälchens; dünner absteigender Teil (mit einschicht. Plattenepithel) gehört zur Pars recta des Hauptstückes u. zum Überleitungsstück, dicker aufsteigender Teil (mit einschicht. kub. Epithel) zur Pars recta des Mittelstückes. – **H.* Zelle**: große granulierte Zelle in den Hodenkanälchen.

Henle* (ADOLF RICH. H., 1864–1936, Chirurg, Dortmund, Heidelberg) **Binde**: »Kompressionsfederbinde« (mit Leinwand umsponnene Stahldrahtspirale) zur temporären Blutstillung an den Extremitäten. – **H.* Operation**: 1) bilat.-paraspinöse WS-Spanarthrodese. – 2) (1927) inn. Dränage einer Pankreaszyste durch breite Zystojejunostomie (mit BRAUN* Anastomose zwischen zu- u. abführendem Schenkel). – **H.*-Lexer*-Coenen*-Zeichen**: kräftig pulsierende Blutung aus dem dist. Stumpf einer – proximal abgeklemmten oder durchtrennten – Arterie als Zeichen für ausreichenden Kollateralkreislauf.

Henle*-Hassall* Warzen: s. u. HASSALL*.

Henley* Operation: (1952) Ersatzmagen aus bilat. ausgeschaltetem, um ca. 180° gedrehten u. isoperistaltisch interponierten einläuf. Jejunumsegment; termino-termin. Jejunoduodeno- bzw. -ösophagostomie.

Henneberg* Nährlösung (WILHELM H., 1871–1936, Bakteriologe, Kiel): halbsynthet. Nährboden aus Pepton, $(NH_4)H_2PO_4$, KNO_3, $MgSO_4$, $CaCl_2$, Glukose u. Aq. bidest. zur Züchtung von Schimmelpilzen.

Henneberg* (RICHARD H., 1868–1962, Psychiater, Berlin) **Syndrom**: / SCHOLZ* Syndrom. – **H.*-Laehr* Reflex**: / Gaumenreflex (2).

Hennebert* (CAMILLE H., 1867–1954, Otologe, Brüssel) **Fistelsymptom**: (1909) durch Einpressen von Luft in den äuß. Gehörgang auslösbarer Spontannystagmus u. Schwindel bei konnat. Syphilis (mit Panotitis serosa). – **H.* Syndrom**: (1951) Mißbildungskomplex (erbl.?) mit Iriskolobom, Mikrotie u. Mikrogenie. – **H.* Test**: zentrale Hörprüfung durch alle 7–10 Sek. re.-li.-alternierendes Angebot einer unverstümmelten Sprache. Gutes Verständnis beweist Fähigkeit zur Verschmelzung im Hirnstamm.

Henning* (NORBERT H., geb. 1896, Internist, Erlangen) **Dehnungsprobe**: (1932) Luftinsufflation während der Einführung eines Gastroskops; führt bei richt. Instrumentlage zu geringfüg. Dehnungsschmerz im Magen. – **H.* Magenbürste**: durch den Instrumentierkanal des Gastroskops einführbares Bürstchen zur gezielten Gewinnung zytol. Materials. – **H.*-Heinkel* Biopsiesonde** (KLAUS HEI., geb. 1921, Internist, Erlangen): unter Rö-Kontrolle einzuführende Sonde für die Saugbiopsie des Magens (mit weniger flexiblem Teil für Fundus u. Korpus u. flexible-

rem für das Antrum). – Ähnlich konstruiert auch eine Tupfsonde. – **H.*-Heinkel* Mikromethoden**: 1) Amylase-Bestg. im Kapillarblut mit kombin. SOMOGYI* u. HAGEDORN*-JENSEN* Methode. – 2) modif. SCOZ* Reaktion für Lipase-Titration in Kapillarblut oder Serum.

Henning* Technik: (1940) intrasternale (indir.) Bluttransfusion mittels Spezialpunktionsnadel (mit Arretierungsplatte bei ca. 0,5 cm Tiefe). Gefahr der Mediastinalverletzung; Blutersatz nur langsam.

Henoch* (EDUARD HEINRICH H., 1820–1910, Pädiater, Berlin) **Chorea**: / DUBINI* Syndrom. – **H.* Syndrom, Purpura**: / Purpura fulminans. – **H.*-Schoenlein* Purpura**: / Purpura rheumatica.

Henriksson* Operation: retropub., transurethrale Prostatektomie (nach vesikokapsulärer Längsinzision) mit digitaler Enukleation. Vorläufer der MILLIN* Op.

Henry, H: nach dem nordamerik. Physiker JOSEPH. H. (1797–1878) benannte Einh. der Induktivität;

$$1 H = \frac{1 \text{ Volt}}{1 \text{ Amp} \cdot \text{sec}^{-1}} = 1 \frac{\text{Volt} \cdot \text{sec}}{\text{Amp}}$$

Henry* Flockungsreaktion (ADOLF FELIX GERHARD H., geb. 1894, Pathologe, Istanbul): / Ferroflockulation (bei Malaria).

Henry* Operation (ARNOLD KIRKPATRIK H., 1886–1962, Chirurg, Dublin, London): (1924) Resektion des Ggl. stellatum bei Angina pectoris.

Henry*(-Dalton*) Absorptionsgesetz (WILLIAM H., 1774–1836, Physiker, Manchester; JOHN D.): Die bei gegebener Temp. von der Vol.einheit einer Flüssigkeit absorbierte Gasmenge ist proportional dem Partialdruck des ungelöst über der Flüssigkeit verbleibenden Gases; sie ist unbeeinflußt durch ein anderes Gas im Gasraum oder durch die Lösung eines solchen in der Flüssigkeit. Gilt streng nur für ideale Gase u. soweit keine Dissoziation oder Hydratation stattfindet. – vgl. DALTON* Gesetz (2).

Henry*-Gauer* Phänomen (JAMES H.): *physiol* s. u. GAUER*.

Henschen* Operation (CARL H., 1877–1957, Chirurg, Basel): 1) (1924) transpleurale Ösophagogastrostomie (Fundostomie). – 2) (1938) bei Ösophagusvarizen Ligatursperre der subdiaphragmalen Venenanastomosen, Durchtrennung des periösophagealen Venenplexus u. der Vv. gastricae dextra, sinistra u. breves, evtl. auch Ligierung der A. lienalis.

Henschen* Theorie (SALOMON E. H., 1847–1930, Internist, Uppsala, Stockholm): *ophth* die Fusion beider Netzhautbilder erfolgt in der mittl. Schicht der Area striata.

Hensel* Sonde (HERBERT H., geb. 1920, Physiologe, Marburg): (1963) sehr kleine Einstichsonde für Durchblutungsmessung anhand der – nur vom konvektiven Wärmetransport abhäng. – Temp.differenz zwischen einem aufheizbaren u. einem Bezugsthermoelement (gemessen als thermoelektr. Spannung).

Henseleit*-Krebs* Zyklus: *biochem* s. u. KREBS*.

Hensen* (VICTOR H., 1835–1924, Anatom u. Physiologe, Kiel) **Gang, Kanal**: / Ductus reuniens. – **H.* Knoten**: / Primitivknoten. – **H.* Körper**: rundl. GOLGI* Netz unter der Cuticula der äuß. Hörzellen. – **H.* Streifen**: 1) H.* **Band, Diskus, Linie, Mittelscheibe, Platte**: schmaler, iso- oder anisotroper

Querstreifen in der Myofibrille quergestreifter Muskulatur. – **2) äuß.** ↑ CORTI* Pfeiler. – **H.* (Stütz-) Zellen**: schmalbas. Zellen im CORTI* Organ zwischen CLAUDIUS* u. DEITERS* Zellen.

Henshaw-Faktor: ↑ Antigen He.

Hensing* Ligament (FRIEDRICH W. H., 1719–1745, Anatom, Gießen): ↑ Plica caecalis u Lig. phrenicocolicum.

H-Enzym: Adenylkarbonat-pyrophosphorylase.

HEP: 1) *virol* High Egg Passage, Kulturverfahren mit zahlreichen Passagen im embryonierten Hühnerei, z. B. beim HEP-FLURY* Virus mit >180 Passagen (beim LEP [= Low Egg Passage]-Stamm nur 40–60 Passagen). – **2)** *immun* Human Encephalitogenous Protein.

Hepar *PNA*: die aus dem Grenzgebiet Vorder-/Mitteldarm hervorgehende ↑ Leber als exokrine Drüse mit vielseit. zentraler Stoffwechselfunktion; unpaar, braunrot, vierseit.-längl., subdiaphragmal (zu 4/5 dextrol.) gelegen; unterteilt in Lobus dexter (mit L. quadratus u. caudatus) u. L. sinister (mit Tuber omentale); befestigt durch Ligg. falciforme, teres, hepatogastricum, -duodenale, -renale u. -colicum sowie dir. diaphragmale Verwachsungen; umgeben von Bauchfell (Tunica serosa, Tela subserosa) u. bindegeweb. GLISSON* Kapsel (Tela fibrosa; z. T. als Capsula fibrosa perivascularis in die Leber eindringend, ↑ GLISSON* Dreieck); Facies diaphragmatica glatt, F. visceralis uneben, mit Fissura lig. teretis u. lig. venosi, Fossa vesicae felleae, Sulcus venae cavae, Porta hepatis; ferner Impressio oesophagea, gastrica, duoden., colica, renalis u. suprarenalis. Blutversorgung durch A. hepatica (25%) u. V. portae, Abfluß über Vv. hepaticae; Verbindung zum Duodenum über die Gallenwege (Ductus hepaticus u. choledochus). Zentrales Stoffwechselorgan mit ana- u. kataboler u. sekretor. Funktionen: Glykogenbildung (einschl. Glukoneogenese), Glykogenolyse, Ketonkörperbildung, Synthese von Phosphatiden, Phospholipiden, Cholesterin, Plasmaproteinen (Albumine, Gerinnungsfaktoren, nicht aber γ-Globuline), Enzymen; Gallebildung; Desaminierung, Detoxikation (Konjugation an Glukuronsäure), Speicherung (Eiweiß, Fette, Vitamine, Glykogen), Blutreservoir. – Morphol. u. funktionelle Einh. ist das ↑ Leberläppchen. – Pathol. Formen: **H. adiposum** (↑ Fettleber), **H. crocatum** (↑ Safranleber), **H. cysticum** (↑ Zystenleber), **H. gummosum** (bei Syphilis III von bis kirschgroßen Gummen durchsetzt, mit narb. Oberflächeneinziehung v. a. am unteren Leberrand durch Perihepatitis adhaesiva; Verkäsung oder Zirrhose, evtl. H. lobatum), **H. induratum** (↑ Leberfibrose, -zirrhose), **H. lobatum** (»Lappenleber«, als **H. l. congenitum** bei anomaler Lappung durch akzessor. Affenspalten«, als **H. l. syphiliticum** = »Paketleber« infolge Narbenbildung nach interlobärer lympho-p!asmazellulärer Hepatitis oder bei H. gummosum), **H. migrans s. mobile** (↑ Hepatoptose), **H. moschatiformes s. moschatum** (↑ Muskatnußleber).

Hepar sulfuris: ↑ Kalium sulfuratum.

Heparansulfat: saures Mukopolysaccharid mit Heparinähnl. Struktur (β-Heparin); physiol. in Bindegewebe u. Schleimhautsekreten, bei v. PFAUNDLER*-HURLER* Syndrom Ablagerung in Nervenzellen u. renale Ausscheidung; s. a. Schema ↑ UDPG-Metabolismus.

Heparin: (MC LEAN 1916) in den Mastzellen gebildeter (darin zus. mit Histamin vork.), die Blutgerinnung hemmender u. Fibrinolyse u. Fettklärung fördernder Wirkstoff (↑ Schema, s. a. UDPG), v. a. in Leber, Lunge u. perikapillärem Bindegewebe; abgebaut durch Heparinase, z. T. ausgeschieden im Harn (Uroheparin). Saures, Sulfatgruppen enthaltendes Mukopolysaccharid aus verknüpften Glukosamin- u. Glukuronsäureresten; MG $1,7-2 \times 10^4$; amorphes, wasserlösl., opt. aktives Pulver; bildet – als Polyanion – Komplexe mit bas. Polypeptiden bzw. Proteinen (z. B. Protamin) u. bas. Farbstoffen (z. B. Toluidinblau). – Anw. *therap* des Na-salzes (Heparinum

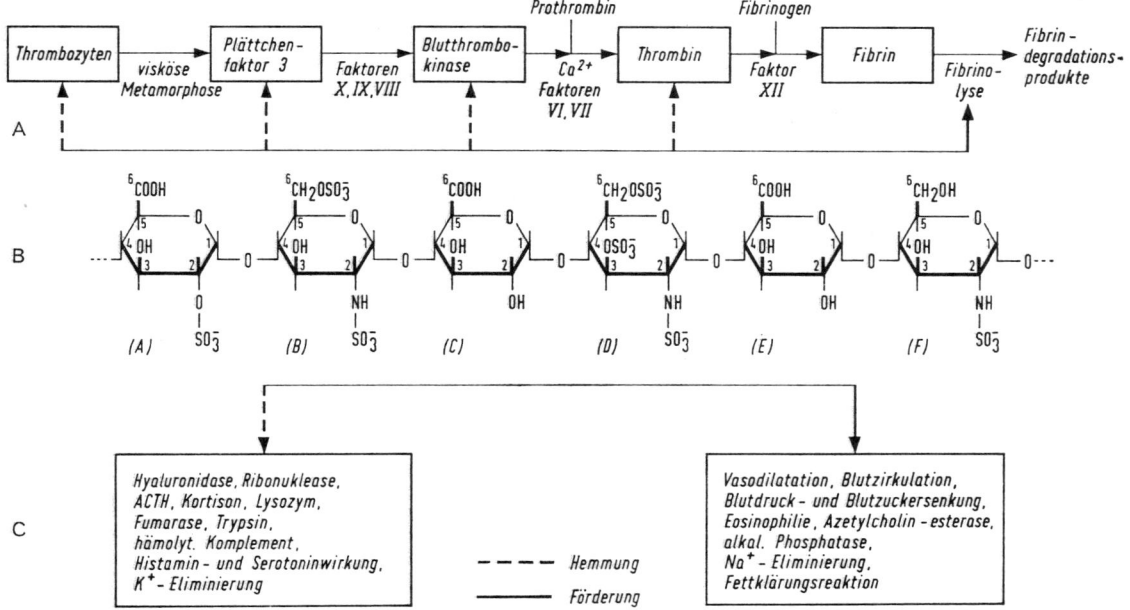

Heparin; A: Einwirkung auf Blutgerinnung; B: chem. Struktur (Ausschnitt); C: physiol. Allgemeinverhalten.

Heparinämie

solubile) als rasch wirkendes Antikoagulans zur Prophylaxe u. Ther. von Thrombosen u. Embolien (i.v., auch Infusion, unter Gerinnungskontrolle; bei s.c. u. i.m. Inj. Hämatomgefahr. Antagonisten: Protaminsulfat, Toluidinblau, Hexadimethrinbromid); bei nicht höchstgereinigten oder Depot-Präpn. Sensibilisierungsgefahr (anaphylakt. Schock); bei Langzeitther. Osteoporose.; *labormed* zur Ungerinnbarmachung von Transfusionsblut (nicht Konserven) oder Blutproben. – Bestg. anhand gerinnungshemmender Eigenschaften (Rekalzifizierungs-, Thrombinzeit, Wirkungsabnahme nach Toluidinblauzusatz); 1 IE ≈ 0,0077 mg des 2. internat. Standardpräp. (1958). – **β-Heparin**: / Heparansulfat.

Heparinämie: / Hyperheparinämie.

Heparin|-Antithrombin: Verbindung von Heparin mit dem »H.-Komplement« Antithrombin III ($α_2$-Makroglobulin?) als Antithrombinaktivität im Plasma. – Weitere **H.-Inhibitoren** sind z. B. Protaminchlorid u. Thrombozytenfaktor 4.

Heparinase: Hydrolase in Leber, Niere u. Mikroorganismen, die im Heparin die α-1,4 Bindungen zwischen D-Glukosamin u. D-Glukuronsäureresten löst.

heparinisieren: mit Heparin versetzen.

Heparin|-Kalziumchlorid-β-Lipoprotein-Test: turbidimetr. Mikrobestg. der β-Lipoproteine im Blutserum mit 1%ig. H.- u. 0,025mol. $CaCl_2$-Lsg.; Messung der opt. Dichte bei 650 nm.

Heparin-Klärfaktor: in der COHN* Fraktion III enthalt. Lipoproteidlipase (Heparin als Koenzym, spezif. Protein als Apoenzym) mit der Fähigkeit, großmolekulare in kleinmolekulare Lipoproteine umzuwandeln. Aktivität bei Atherosklerose herabgesetzt.

Heparin-Kofaktor-Komplex: / Heparin-Antithrombin.

Heparinoide: dem Heparin ähnl. synthet. u. halbsynthet. Verbindungen (Polysaccharid-Polyschwefelsäureester); im allg. schwächer gerinnungshemmend, die Heparinwirkung potenzierend, aber stärker toxisch u. sensibilisierend.

Heparinozyt, Heparinspeicherzelle: / Gewebsmastzelle.

Heparintoleranztest: Bestg. des gerinnungshemmenden Effektes kleinerer Heparindosen auf rekalzifiziertes Plasma oder Nativblut (in Spezialbehältnissen; Globaltest zur Gerinnungskontrolle) oder aber in vivo. Als Thrombose-Diagnostikum ungeeignet, da abhängig von Gehalt an Heparinkomplement, Thrombozytenfaktor 4 sowie Titer u. Aktivierungsgrad fast aller Gerinnungsfaktoren, in vivo auch von Heparinausscheidung u. -abbau. – Ermittelte Gerinnungszeit: »**Heparinzeit**« bzw. »**Heparinrekalzifizierungszeit**«.

Heparinum (solubile) *WHO*: Na-salz des Heparins.

Heparitinsulfat: / Heparansulfat. – **H.-Mukopolysaccharidose**: / SANFILIPPO* Syndrom.

Hepat|algie: dumpfer, oft in die re. Schulter ausstrahlender re.-seit. Oberbauchschmerz bei Leber-Gallen-Erkr. (z. B. mit Leberkapseldehnung). – **H.argie**: (QUINCKE) akuter Zusammenbruch aller Leberfunktionen infolge Parenchymnekrose (hepat. Autointoxikation) mit konsekut. Hepatotoxämie; klin.: Erregungszustände, hämorrhag. Diathese, Coma hepaticum. – I. w. S. die Leberinsuffizienz. – **H.ektomie**: Totalexstirpation der Leber (mit anschl. iso- oder heterotoper Lebertransplantation). – Auch (inkorrekt) klin. Bez. für Resektionsverfahren wie Hemihepatektomie, Lobektomie, linksseit. Segmentresektion (z. B. bei erweiterter Gastrektomie, Hepatogastro-, Hepatoenterostomie).

Hepaticola: *helminth* / Capillaria.

hepaticus: (lat.) zur Leber gehörig, / hepatisch.

Hepatika: 1) *anat* Kurzform für / Arteria hepatica. – 2) *pharm* leberwirksame Mittel.

Hepatika|aneurysma: extra- oder (häufiger) intrahepat. Aneurysma der A. hepatica propria (oder re. Hauptast). Sympte: traumat. Hämatobilie, Erbrechen, evtl. palpabler pulsierender Tumor, hörbares Schwirren, Aszites. – **H.reflex**: reflektor. Drosselung des arteriellen Zuflusses zu Pfortader-dränierten Abdominalorganen bei Absinken des Druckes in der A. hepatica; Schutzreflex (?) zur Aufrechterhaltung des für die Lebertrophik nöt. Druckgefälles.

Hepatiko|(cholangio)enterostomie: extrahepat. biliodigestive Anastomose zwischen Hepatikusstumpf (bzw. dessen – evtl. plast. erweiterter – Bifurkation) u. Duodenum (= **H.duodenostomie**; evtl. unter Interposition eines Jejunumsegmentes: **H.jejunoduodenoplastik**, / Abb.) bzw. zwischen Hepatikus u. Jejunum (mittels hoher, retrokolisch an die Leberpforte herangeführter, durch Y-Anastomose ausgeschalteter Jejunumschlinge = **H.jejunostomie**).

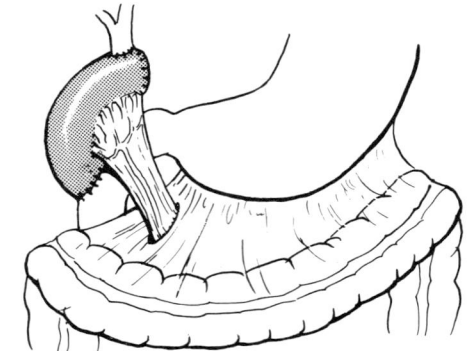

Hepatikojejunoduodenoplastik nach GRASSI.

Hepatiko|lithotripsie: Zertrümmerung eines Hepatikussteines in situ, meist nach Choledochotomie u. mit oblig. Litholapaxie u. Gallengangkürettage (evtl. unter intraop. cholangiograph. oder endoskop. Kontrolle). – **H.(r)rhaphie**: Naht (atraumat.) des Duct. hepaticus; i.e.s. Übernähung einer Hepatikusperforation (mit zusätzl. Peritoneum- u. Ligamentaufsteppung).

Hepatiko|stomie: äuß. Gallenfistel am Duct. hepaticus comm. (oder dessen Bifurkation) zur palliativen Entlastung eines Stauungsikterus; i. e. S. die Hepatikoduodenostomie oder -jejunostomie. – **H.tomie**: intra- oder extrahepat. Cholangiotomie des Duct. hepaticus, i. e. S. des Duct. hepat. comm. zwecks Konkremententfernung (= **Hepatikolithotomie**), Revision, Dränage, Plastik etc.

hepatikoveno-okklusive Krankheit: 1) / STUART*-BRAS* Syndrom (s. a. Endophlebitis obliterans hepatica). – 2) / BUDD*-CHIARI* Syndrom.

Hepatikus: Kurzform für ⊅ Ductus hepaticus. – **H.dränage:** inn. oder äuß. Dränage (Endoprothese, Schienungsrohr) des Duct. hepaticus comm. u. seiner Hauptäste, v. a. bei – dir. oder indir. – biliodigestiver Anastomose (z. B. Hepatikoduodenostomie). Äuß. H. evtl. als Palliativverfahren mit transduodenaler oder -jejunaler Ausleitung durch die Bauchdecken (z. B. nach ⊅ VOELCKER), als ⊅ Dränage ohne Ende (Abb.). – **H.gabelsyndrom:** Verlegung der Bifurkation des Duct. hepaticus durch Tumor oder Striktur; klin.: Verschlußikterus, neg. COURVOISIER* Zeichen. – **H.stein:** in Stamm oder Hauptästen des Duct. hepaticus entstandener bzw. verlagerter Gallenstein; formalgenetisch abzugrenzen vom »echten« Leberstein.

Hepatisation: *pulmon* leberähnl. Konsistenz der Lunge bei kruppöser Pneumonie durch Ausfüllung der Alveolen mit dem zu einer festen Masse erstarrten Exsudat; je nach Lungenschnittbild als **rote H.** (reichlich Ery enthaltendes Fibrin; 2. Stadium der Pneumonie), **graue H.** (leukozytenreich; 3. Stadium, **gelbe H.** (Exsudateinschmelzung, Leuko-Verfettung; 4. Stadium, s. a. Resolution); ferner **braune H.** (MÉNÉTRIER; graue H. mit beginnender Exsudatlösung u. stellenweise besserer Blutgefäßfüllung).

hepatisch: die Leber betreffend; z. B. die **h.** ⊅ **Krise,** die **h. Reaktion** auf energiereiche Strahlung in Form von Degeneration, Nekrose u. Fibrose (klin.: Ikterus, Aszites, Hepatomegalie) etwa 4 Wo. nach örtl. Insult.

Hepatismus: das Gesamt der Auswirkungen einer Leber-Erkr. auf den Organismus.

Hepatitis: diffuse oder herdförm., im allg. infektiöse (Viren, Baktn., Rickettsien, Spirochäten, Protozoen) Entzündung des Gefäß-Bindegewebsapparates der Leber mit sek. Leberzellschädigung (nicht-infektiöse »seröse H.« umstritten); s. a. Hepatose. Klin.: Ikterus (aber auch anikter. Fälle), Hepatomegalie, Störung des Allg.zustandes u. -befindens; bei **akuter H.** (plötzlich beginnend, infektiös oder hepatotox., meist ⊅ Virus-H.) nach prodromaler Inappetenz Fieber u. Anstieg der Transaminasen (Leberzellschädigung); s. a. H. parenchymatosa acuta); **chron. H.** (schleichend, oft uncharakterist., evtl. anikter.) entweder nach akuter H. oder als prim. chron. ⊅ Hepatose (Alkoholabusus, Siderophilie, alimentäre Dystrophie) oder als Cholestasefolge, z. T. als »pluriätiol. Reaktionssyndrom« aufgefaßt, differenziert als chron. persistierende (= residuelle), chron. aggressive (= progressive) u. chron. aktive (= lupoide) H.; s. a. HANOT*-KIENER* Syndrom (»**diffuse mesenchymatöse H.**«). – Nach Urs., anat. Substrat, Verlauf etc. unterschieden als **abszedierende H.** (mit – meist multiplen – Leberabszessen), **alkohol. H.** (chron. H. des Alkoholikers, mit diffuser oder zentrilobulärer Hyalinose u. polymorphkern. Infiltration, mit oder ohne fett. Degeneration; s. a. reaktive ⊅ H.), **H. allergica** (Leber als »Schockorgan« geschädigt bei Serumkrankh., anaphylakt. Schock, Urtikaria, Eosinophilie), **angiomatöse H.** (inkorrekt für atroph. Leberzirrhose mit Splenomegalie u. zahlreichen Spinnennävi), **anikter H.** (ohne Gallestauung, daher oft nicht diagnostiziert u. wahrsch. bei ca. 50% der Virus-H.-Fälle Urs. einer sonst nicht erklärbaren chron. H. oder Leberzirrhose), **H. biliaris s. cholangiolitica** (ausgehend von intrahepat. Gallenwegen, ⊅ Cholangitis), **cholestat. H.** (bei Gallestauung, mit Gallenkapillarenerweiterung, Gallethromben; hartnäck. Verdinikterus, starker Pruritus, Bradykardie, hohe Transaminasewerte), **H. contagiosa s. epidemica:** ⊅ Virushepatitis, infektiöse Formen ferner bei Gelbfieber (mit Nekrosen; Bildung von COUNCILMAN* Körpern), als Begleithepatitis bei Röteln (v. a. nach diaplazentarer Inf.; Parenchymschäden), Zytomegalie, Herpes simplex (evtl. Nekrosen), Coxsackie- (pränatal durch B-Gruppe; herdförm. Nekrosen, evtl. Myokarditis, Meningoenzephalitis), Adeno-Virus-(Nekrosen; oft bei Alymphorplasia thymica, Agammaglobulinämie), Clostridium-perfringens-Infektion, Q-Fieber, infekt. Mononukleose, Typhus abdomin., Tularämie, Bruzellose; **H. fibrosa retrahens** (fibröse Leberschrumpfung bei Fasciolosis), **fulminante H.** (⊅ H. parenchymatosa acuta), **H. granulomatosa** (mit Granulombildung, z. B. bei BOECK* Sarkoidose), **hämatogene H.** (die ⊅ Virushepatitis durch das Hepatitisvirus B, meist übertragen durch Inj. u. Transfusion, mit Inkubationszeit von 4 bis 19 Wo., Symptn. wie A-Hepatitis, aber meist schwererem Verlauf), **H. haemorrhagica** (hämorrhag. u. anäm. Nekrosen bei Eklampsie; aber auch andere Formen mit allg. Blutungsneigung), **H. sine ictero** (anikter. H.), **H. infectiosa** (⊅ H. contagiosa), **lupoide H.** (die »chron. akt. H.«, mit schleichendem Ikterus u. pos. LE-Phänomen, Hypergammaglobulinämie, Erythem, Arthralgien, hämorrhag. Diathese, evtl. Colitis ulcerosa; »Mottenfraß«-Leberzellnekrosen u. periportale plasmazelluläre Infiltration; bevorzugt bei ♀ in Pubertät u. Klimakterium; Autoaggressionskrankheit?), **lympho-(zytär-)plasmazelluläre** oder **interstitielle** oder **interlobuläre H.** (Zellnekrosen mit Knötchen aus Plasma- u. epitheloiden [Riesen-]Zellen u. Lymphozyten; intrahepat. Cholestase; meist Begleit-H.), **H. necroticans** (H. acuta mit massiven, z. T. bis lobären Parenchymnekrosen; klin.: Hepatargie), **H. parenchymatosa acuta** (die **maligne** oder **fulminante** Form der Virus-B-Hepatitis, mit ausgedehnter Parenchymschädigung, Hepatargie, letalem Leberkoma), **persistierende H.** (benigne chron. H. mit anikter. Hepatomegalie u. unbest. Allg.beschwerden, nur geringgrad. Transaminasen-Anstieg u. Bromsulfalein-Retention; periportale Infiltrate, nur geringe Fibrose u. Nekrose), **progressive H.** (die »chron. aggressive H.« mit malignem Verlauf, Übergang in Leberzirrhose, hohem anhaltenden Transaminasen-Anstieg, Hypergammaglobulinämie, starker Bromsulfalein-Retention, beschleunigter BSG; zahlreiche »Mottenfraß-«Nekrosen, periportale Infiltrate, intralobuläre Septen), **H. purulenta** (eitrig, evtl. abzedierend; fortgeleitet von eitr. Cholangitis oder Pylephlebitis oder hämatogen), **reaktive H.** (KALK-WILDHIRT; mesenchymale Mitreaktion bei tox.-nutritiver, z. B. alkohol. Leberepithelverfettung; Leberzellnekrosen, zell. Infiltration u. bindegeweb. Proliferation [»Kollapsstraßen«] im Nekrosebereich), **H. sequestrans** (mit Nekrosen u. Parenchymsequestration; v. a. bei Knollenblätterpilzvergiftung), **H. syphilitica interstitialis** (bei konnat. Syphilis; große, fleck. »Feuersteinleber«, mit Fibrose u. Narben), **tox. H.** (Hepatopathien durch endogene oder Baktn.-, Virus-, Protozoen-, Pflanzen-, Pilz-, Schlangen-, gewerbl. Gifte).

Hepatitis-Associated-Antigen: ⊅ SH-Antigen.

Hepatitisvirus: 1) A-, HA-, IH-, MS-1-Virus: ubiquit., hitzebeständ. DNS-Virus (12–18 nm, Virion 27 nm); Erreger der Hepatitis contagiosa des Menschen; Übertragung v. a. oral, seltener parenteral (man-

hepatoadrenales Syndrom

Chronische Hepatitis („CH")

	HB$_s$AG-positive CH		HB$_s$AG-negative autoimmune CH		Drogen-assoziierte CH
Histologie	chron.-persistierende Hepatitis	chron.-aggressive Hepatitis	chron.-aggress. Hepatitis (CAH)		toxisch-reaktiv bis CAH
Autoimmunphänomene, ANA, SMA, AMA	fehlen	selten ANA	ANA, SMA „lupoide" Hepatitis	AMA, cholestatische Verlaufsform	ANA, AMA selten und passager
Virus B-assoziierte AG-/AK-Systeme (Serum)	HB$_e$AG häufig positiv	HB$_s$AG-positiv anti-HB$_e$-positiv HB$_e$AG immer positiv			
Immunfluoreszenz (Lebergewebe)	HB$_s$-Prädominanz kaum HB$_c$	HB$_s$- und HB$_c$-Äquivalenz			
klinisch-chemische Parameter: a) Zellschaden (GOT, GPT)	in Schüben gering bis mäßig	stark	in Schüben stark bis sehr stark (nekrotisierende Verlaufsformen)		
b) Syntheseleistung (ChE, Quick, Ger. faktoren)	meist normal		meist normal, erst in Spätstadien progredient vermindert		
c) Cholestase (Gamma-GT, AP)	fehlt	selten	selten, passager	mäßig bis stark	oft kombiniert („Drogenikterus")
d) mesenchymale Reaktion (Immunglobuline G, A, M	normal	IgG mäßig bis stark erhöht	IgG stark bis sehr stark erhöht	oft IgG und IgM gleichzeitig erhöht	IgA bei Alkohol-Ätiologie häufig erhöht

gelnde Hygiene).–**2)** B-, HB-, SH-, MS-2-Virus: ubiquit., sehr kleines, sehr hitzebeständ., v. a. parenteral übertragbares DNS-Virus (↑ DANE* Partikel); Erreger der Serumhepatitis (↑ Virushepatitis). – In die HB-Gruppe gehört auch das HC-Virus (meist rund, Ø 37 nm, selten filiform), der Erreger von Non-A-non-B-Hepatitis.

hepatoadrenales Syndrom: Kombin. von Leber- u. NN-Insuffizienz; Sympte.: chron. Durchfälle, schmerzhafte Hepatomegalie, Polyurie, rheumat. Gliederschmerzen, Adynamie, Beinödeme, Menstruationsstörungen bzw. Impotenz, Schlaflosigkeit.

Hepatoblastom: bösart. embryonaler Lebertumor, i. e. S. das anaplast. Leberzellkarzinom.

hepatocellularis: (lat.) die Leberzelle betreffend.

Hepato|(cholangio)enterostomie: hepatodigestive Anastomose zwischen größeren Gallengängen u. dem Darm; i. e. S. die – meist unilat. linksseit. – intrahepat. Anastomosierung (nach Segmentresektion) von Hepatikusästen mit dem Duodenum oder Jejunum (Hepatocholangioduodeno- bzw. -jejunostomie), evtl. als **transvesikale H.ch.** unter Zwischenschaltung der Gallenblase, z. B. Hepatozystoduodenostomie; i. w. S. auch die Hepatogastrostomie (zwischen reseziertem li. Leberlappen u. Korpus-Fundusbereich des Magens). Meist Sicherung durch Schienungsdrän. – **H.cholangitis**: aszendierende intrahepat. Cholangitis, meist mit Cholestase.

hepato|digestive Anastomose: intrahepat. biliodigestive Anastomose (im Anschluß an – meist li.seit. – Hemihepatektomie wegen Totalverlegung der Ductus hepatici) durch Implantation eröffneter Gallengänge oder Einnähen der ges. Leberwundfläche in Magen, Duodenum oder Jejunum (= H.gastro-, H.duodeno- bzw. ↑ H.enterostomie).

Hepat|odynie: ↑ Hepatalgie.

Hepato|dysenterie: intermittierende Diarrhö bei akuter Hepatitis. – **H.enterostomie**: ↑ hepatodigestive Anastomose.

Hepato-Enzephalomyelitis-Virus: die Serotypen 1–3 der REO-Viren.

Hepatoflavin: aus Leber isoliertes Riboflavin.

hepatofollikulär: s. u. hepato-ovariell.

Hepatogastrostomie: s. u. Hepatocholangioenterostomie.

hepatogen: von der Leber ausgehend.

hepatogenitales Syndrom: prim. Leber-Ca. mit Pseudopubertas praecox (infolge gonadotroper Aktivität des embryonalen Tumors). Im Harn vermehrt 17-Ketosteroide (Gonadotropin, Androsteron u. Ätiocholanolon); Androtropie.

Hepatogramm: 1) Resultat der Leberbiopsie. – 2) *röntg* Parenchymphase des ↑ Portohepatogramms. – 3) ↑ Leberszintigramm.

Hepato|hämie: Blutstauung in den venösen Sinusoiden der Leber (mit Organvergrößerung), v. a. bei Rechtsherzinsuffizienz. – **H.jejunostomie**: s. u. hepatodigestive Anastomose. – **H.jugularometer**: an Blutdruckapparat angeschlossenes aufblasbares Gummikissen zur Auslösung eines hepatojugularen ↑ Refluxes durch dosierten Druck (40 mm Hg) gegen die Lebergegend des Liegenden.

hepatokardiales Syndrom: die durch Leber-Gallenwegserkrn. ausgelösten Störungen von Herz-Kreislauf (z. B. Hypotonie, Tachykardie) u. Blutchemismus (Anstieg von Alkalireserve, Rest-N, Gammaglobulinen, Hypokaliämie, Hypalbuminämie). Pathogenese ungeklärt (hormonale, nervös-reflektor., tox. Schädigung?).

Hepato|krinin: die Gallebildung stimulierender Stoff in der Duodenalschleimhaut. – **H.kuprein**: Cu-halt. Glykoprotein (ähnl. dem Hämokuprein) in der Leber; Depotform des Cu?

hepatolentikulär: Leber u. Linsenkern betreffend; z. B. **he. Degeneration** (↑ WILSON* Syndrom).

hepatolienal: Leber u. Milz betreffend; z. B. die **he. Krankheit** (mit gleichart. Veränderungen bd. Organe,

transplantable Hepatome

Bezeichnung	Induktor	Lokalisation	Merkmale	Latenzzeit (Tage)	Befall %	Tod (Tage)
Hepatoma 10 ANDERVONT (1946)	o-Aminoazotoluol	Leber (Maus)	keine Metastasen	14	93	91–182
Hepatoma 112/B (1945)	Chloroform	Leber (Maus)	Ulzeration, keine Metastasen	17–21	75	120–180
Hepatoma 98/15 (1940)	spontan	Leber (Maus)	Ulzeration, Nekrosen, keine Metastasen	17–21, beim Jungtier 14	75, beim Jungtier 100	120–180
Hepatoma 3683 (1951)	2-Diazetylaminofluoren	Leber (Ratte)	lokale Invasion, Blutungen	10–14	100	14–28
Hepatoma 3924 A (1951)	2-Diazetylaminofluoren	Leber (Ratte)	Lungenmetastasen	10–14	100	25–30
Hepatoma 3924 C (1951)	2-Diazetylaminofluoren	Leber (Ratte)		10–14	100	20–25
Hepatoma 3930 (1951)	2-Diazetylaminofluoren	Leber (Ratte)		10–14	100	21–28
Hepatoma C 954 (1940)	spontan	Leber (Maus)	Aszites, keine Metastasen	2–3	100	22–24
Hepatoma LC 18 (1947)	2-Azetylaminofluoren	Leber (Ratte)	lokale Invasion, Lymphknoten-, Lungenmetastasen	14	100	45–50
Hepatoma N sive H. Nk. sive H. NOVIKOFF (1951)	p-Dimethylaminoazobenzol	Leber (Ratte)	lokale Invasion, minimale Nekrosen	3–10	100 (bei i. p. Transplantation)	7–20

bei portaler Hypertension, Thesaurismosen, als BANTI* Krankh.), **he. Periode** (s. u. embryonale / Blutbildung).

Hepatolienographie: röntg / Splenoportographie.

Hepatolith: Gallenstein in intrahepat. Gallengang; s. a. Leberstein. – Op. Entfernung (»**H.ektomie**«) transparenchymatös, mit obligater transhepat. Dränage des »Steinnestes« u. des Choledochus, bei umschrieben -multiplem Befall u. U. Leberresektion; s. a. Hepatikolithotomie.

Hepato|logie: Spezialgebiet der Inn. Medizin, befaßt mit Physiologie, Pathologie, Diagnostik u. Ther. von Erkrn. der Leber u. Gallenwege. – **H.lyse:** toxisch, alimentär oder kardiovaskulär bedingter Leberzellzerfall (Nekrose). – **H.lysin:** Zytolysin mit Hepatolyse-Effekt.

Hepatom(a): echtes Leberneoplasma, benigne als / Leberzelladenom, maligne als / Leberzell-Ca.; darunter zahlreiche tier. Transplantationstumoren (/ Tab.); – s. a. NADLER*-WOLFER*-ELLIOT* Syndrom.

Hepato|malazie: postmortale Auflösung der Leberstrukturen durch Fäulnis. – **H.megalie:** palpatorisch feststellbare Vergrößerung (Schwellung) der Leber, v. a. bei Rechtsherzinsuffizienz, Hepatitis, Metabolitenablagerung in Parenchym (z. B. Fettleber) oder KUPFFER* Sternzellen (Hämosiderose, Thesaurismosen), Systemerkrn. (Leukämie, Lymphogranulomatose), Neoplasmen, Parasitosen. – Ferner die **polykorische H.m.** (chron. Glykogen- u. Fettspeicherung) beim DEBRÉ* Syndrom (1).

Hepato|melanose: schwarzgrüne Verfärbung der Leber durch Ablagerung von Malaria-Melanin in den KUPFFER* Sternzellen. – **H.myelom:** medulläres Leber-Ca.

Hepaton: (RÖSSLE) die parenchymatös-mesenchymale Leber-Funktionseinheit aus Leberepithelien, Galleröhrchen, Sinusoiden u. Sternzellen; s. a. Leberläppchen (1).

Hepato|nephritis: (PASTEUR u. M. 1949) simultane Erkr. von Leber u. Niere durch hepato- u. nephrotox. exogene (Chloroform, Tetrachlorkohlenstoff) oder endogene Substanzen (bei Eklampsie, Leptospirose). – **H.n. serosa acuta:** / hepatorenales Syndrom. – **H.nephromegalia glycogenica:** / v. GIERKE* Krankheit. – **H.nephrose:** tubuläre Niereninsuffizienz bei Lebererkr. mit Hyperbilirubinämie (Gallethromben in Tubuli, renale Minderdurchblutung).

hepatoovarielles Syndrom: metropath. Blutungen (meist präklimakterisch) infolge Hyperöstrogenismus bei Leberfunktionsstörung (mangelnde Östrogen-Inaktivierung).

Hepato|pathie: Erkr. der Leber, i. e. S. die Hepatose; z. B. **H.pathia gravidarum** bei Frühtoxikose (Hyperemesis gravidarum), v. a. aber im letzten Schwangerschaftsdrittel, wahrsch. als tox. cholestat. Hepatose, mit leichtestem, postpartal spontan abklingendem Icterus e graviditate, Pruritus, geringem Phosphatasen-Anstieg, Hypoprothrombinämie (ident. mit sog. »Pillenikterus«?).

Hepato|peritonitis: / Perihepatitis. – **H.pexie:** möglichst »anatomiegerechte« op. Fixierung der dystopen Leber am Rippenbogen durch transparenchymatöse Nähte (evtl. nach Skarifikation des Peritoneums bzw. adhäsionsanregender Jodbetupfung der Leberoberfläche); u. U. auch Versenkung in op. angelegte Bauchfelltasche.

Hepatophlebitis: Entzündung der Lebervenen; entweder per continuitatem bei peritoneal bedingter Py-

Hepato-Phosphorylase

lephlebitis (s. a. BUDD*-CHIARI* Syndrom) oder als Erkr. sui generis (↑ »hepatikovenookklusive Krankh.«, s. a. Endophlebitis oblit. hepatica).

Hepato-Phosphorylase-Insuffizienz: ↑ HERS* Glykogenose.

Hepatoptose: durch Tiefstand der Leber bei allg. Enteroptose (v. a. bei ♀ mit Bauchdeckenschlaffheit); oft kombin. mit CHILAIDITI* Syndrom.

hepatorenales Syndrom: ätiol. unklare (hepatotox. Nierenhypoxie? hormonale Diuresestörung?) tubuläre u./oder glomeruläre Nierenfunktionsstörung (Anurie, Mikrohämaturie, evtl. Koma) im Gefolge einer Leber-Erkr., v. a. bei Zustand nach Gallenwegs-Op. (mit oder ohne Ikterus); s. a. Hepatonephritis, extrarenales ↑ Nierensyndrom.

Hepator|rhagie: ↑ Leberblutung, s. a. Hepatitis haemorrhagica, Peliosis hepatis. – **H.rhaphie**: ↑ Lebernaht. – **H.rhö**: exzessive Gallesekretion. – **H.rhexis**: ↑ Leberruptur.

Hepatose: degenerat. Veränderungen des Leberparenchyms, häufig mit sek. Mesenchymbeteiligung i. S. der chron. Hepatitis (evtl. Zirrhose); zunächst meist trübe Schwellung, dann fett. Entartung u. Nekrose. Ät.path.: Störung des lipogenen-lipotropen Gleichgew. infolge hoch., hypovitaminot., enzymopen. etc. Oxidationsstörung, gesteigerter Fettsynthese (hohes exo- oder endogenes Kalorienangebot, Störung des Fetttransportes, Mangel an Transportform der Neutralfette). Vork. v. a. als Fettleber, bei Thesaurismosen, als **cholestat. H.** (KALK; v. a. Cholestase-auslösende Arzneimittel wie Phenothiazinderivate, Methyltestosteron; Serum-Phosphatase u. -Cholesterin erhöht; evtl. Übergang in biliäre Zirrhose). – **lipochrome H.**: ↑ BURKA* Syndrom.

Hepatoskopie: laparoskop. Inspektion der Leber; i. w. S. auch die Leberbiopsie.

Hepatospleno|graphie: röntg ↑ Splenoportographie. – **H.megalie**: simultane Vergrößerung von Leber u. Milz bei Pfortaderstauung, Thesaurismosen (z. B. als **lipoid-, phosphatidzell. H.m.** die NIEMANN*-PICK* Krkht.), durch extramedulläre Blutbildung. – **H.pathie**: ↑ hepatolienale Krankheit.

Hepatostomie: op. äuß. Gallenfistel als Palliativ- oder Präliminarmaßnahme bei Stauungsikterus (v. a. bei inkurabler Gallenwegsverlegung); meist Einnähen des li. laterokaud. Lebersegments in die Bauchwand u. Eröffnung eines größeren intrahepat. Gallengangs. – I. w. S. auch die ↑ hepatodigestiven Anastomosen.

hepatotestikuläres Syndrom: beim ♂ hormonelle Ausfälle der Gonaden (u. Folgezustände) bei Leberzirrhose (evtl. vor deren Manifestation), mit Erlöschen von Libido u. Potenz, Feminisierung, herabgesetzter 17-Ketosteroid-Ausscheidung.

Hepatotherapie: 1) Ther. mit Leber(präparaten). – 2) auf die Leber gerichtete Ther.

Hepatotomie: op. Durchtrennung des Leberparenchyms mit Schneideelektrode oder stumpf (mit Skalpellstiel oder als »Fingerdissektion« = »Digitoklasie«). Präliminar durchgreifende Matratzennaht oder Massenligatur in Schnittflächennähe oder hilusnahe Gefäßligierung (Prophylaxe für starke Blutung, Luftembolie, Gallefluß in die Bauchhöhle).

Hepato|toxämie: endogene Intoxikation (v. a. durch ammoniakal. Metaboliten) bei Leberversagen; klin.: Coma hepaticum. – **H.toxin**: »hepatotox.« Substanzen (sogen. Lebergifte); i. e. S. gegen die Leberzelle gerichtete zytotox. AK.

hepatotrop: auf die Leber gerichtet, mit bes. Affinität zum Lebergewebe; z. B. **h. Substanzen** (Methionin, Cholin, Zystein), **h. Viren** (z. B. Gelbfieber-, Hepa-, titis-, Rifttalfieber-Virus; alle noch unklassifiziert).

Hepatovenographie: röntg Portographie mit Portohepato- u. Hepatogramm.

Hepatoxylon: Bandwurm-Gattung; tetrarhynchide Larve beim Menschen nachgewiesen.

Hepatozele: Hernie (z. B. Omphalozele) mit Leber oder Leberteilen als Bruchsackinhalt.

hepatozellulär: die Leberzelle betreffend.

hepatozerebral: Leber u. Gehirn betreffend; z. B. **h. Degeneration** (↑ WILSON* Syndrom), **h. Syndrom** (»ammoniakal. Enzephalopathie« bei akuter Leberinsuffizienz, v. a. bei portokavalem Shunt: Bewußtseinsstörung bis zum Koma, delirantes Syndrom, Krampfanfälle, zwanghafte Beugestellung der Extremitäten, »Flügelschlagen«, Reflexsteigerungen, Spastik; s. a. Schema »Ammoniak«. I. w. S. auch das ↑ REYE* Syndrom.

Hepatozystoduodenostomie: s. u. Hepatocholangioenterostomie.

Hepburn* Operation: (1951) bei Blasenekstrophie mit nur kleinem Bauchdeckendefekt Reduktionsplastik der Blase durch mediane ellipt. Exzision, dann Einstülpung der Blase u. Deckung durch Mm. recti u. die bds. unterminierte Bauchhaut.

Hepp* (OSKAR H., geb. 1910, Orthopäde, Kiel, Münster) **Methode**: Bestg. des max. Blickwinkels im Stand mit gestreckten Knien (normal 240°–260°) zur Beurteilung der WS-Motilität. – **H.* Reklinationskorsett**: Kyphosekorsett mit Beckenkammbügeln u. thorako-axillär angreifenden Auslegern (mit Pelotte u. Gummizug).

Hepp*-Couinaud* Operation (J. H., Chirurg, Paris): (1956) Hepatikojejunostomie bei Defekt des Duct. hepaticus comm. einschl. Bifurkation; nach Längsspaltung beider Äste laterolat. Anastomosierung mit einer durch Y-Anastomose ausgeschalteten Darmschlinge (evtl. als Invaginationsanastomose, mit transhepat.-transjejunaler Schienung).

Hepta...: Wortteil »sieben«; z. B. **H.daktylie** (= Siebenfingrigkeit).

Heptabarb WHO, **Heptabarbital**: Acidum aethyl-(cyclo)-heptenyl-barbituricum; Sedativum, Hypnotikum.

Heptachlor: stark tox. (Phosphatasehemmung), dem DDT ähnl. Insektizid (Kontaktgift); MAK 0,5 mg/m³ (Gefahr der Hautresorption).

heptachrom: zum Erkennen aller 7 Spektralfarben befähigt, d. h. normal farbensichtig.

Heptaen-Antibiotika: fungizide Antibiotika mit 7 konjugierten Doppelbindungen im Molekül, z. B. Amphotericinum B, Candi(ci)din, Trichomycin, Heptamycin.

Heptaminolum WHO: 6-Amino-2-methyl-2-heptanol; Myokardiotonikum, kardiovaskuläres Analeptikum.

Heptan: C_7H_{16}, ein Kw.stoff (Alkan; 9 Isomere) in Erdöl, Benzin, Terpentinöl; *toxik* hautreizend, narkotisch (in Dampfform; Schwindel, Koordinationsstörungen); MAK für n-H. 500 ml/m³.

heptaploid: mit 7 haploiden Chromosomensätzen (»7n«); **auto-h.** (nur ident. Sätze) oder **allo-h.** (Sätze von mind. 2 verschied. Eltern).

Heptose: Monosaccharid mit 7 C-Atomen.

Heptyl-: das Radikal C_7H_{15}.

n-Heptylpenizillin(-Natrium): ↗ Penizillin K.

HEP-Virus: ↗ HEP. – **HEp-2-Zellen**: (TOOLAN 1954) Zellstamm aus einem »human epithelioma« des Larynx; u. a. für Gewebekultur von Viren.

Herba: *pharm* die während oder kurz nach der Blüte gesammelten u. getrockneten oberird. Teile (Blätter, Stengel, Blüten, Triebspitzen, z. T. auch Wurzelstükke) von Kräutern u. Halbsträuchern als Drogen (»Arznei-«, »Heil-,« »Gewürzkräuter«).

Herbert* (HERBERT H., 1865–1942, engl. Ophthalmologe, Bombay) **Narben**: disseminierte klare Facetten in den obersten Korneaschichten infolge Substanzverlustes bei chron. Trachom. – **H.* Tüpfelchen**: mäßig erhabene, durchscheinende, von einer Kapillarosette umgebene Korneaknötchen im Frühstadium des Trachoms.

Herbst* Effekt (ERNST FRIEDR. GUSTAV H., 1803–1893, Internist, Göttingen): (1843) Übertritt fester, ungelöster Partikeln aus dem Darmlumen in Chylus u. Blut mit mögl. Mikroembolisierung (»Versandungen«) der Gefäße.

Herbst* Hand (RICHARD H., Orthopäde, Idar-Oberstein): hydraulisch betätigte Kunsthand, deren Gelenkstellung abhängig ist vom Füllungsgrad u. -druck, gesteuert durch Schulterbewegung.

Herbst* Kanüle (MARTIN H., geb. 1917, Chirurg, Leipzig): elast. Herzkatheter für dir. Punktion; Plastikschlauch mit Metallspitze, Hahnkonnektor (mit LUER-Lock-Ansatz), Schlauchfixierkappe u. hohler Innenkanüle (zur Blutentnahme für Analysezwecke während des Katheterismus).

Herbst|enzephalitis, Russische: mit der Japan. ↗ Enzephalitis ident. Virusenzephalitis in Südrußland. – **H.erythem, -krätze**: ↗ Trombidiose. – **H.fieber**: 1) ↗ Malaria tropica. – 2) **Japan. H.**: akute, mit prätib. erythematösem Exanthem einhergehende benigne Leptospirose durch die – von Mäusen u. Hamstern übertragene – Leptospira autumnalis; v. a. bei Landarbeitern. Örtlich auch als Bushy-creek-, Fort-Bragg-Fieber etc. bezeichnet. – **H.katarrh**: ↗ Ästivo-Autumnalkatarrh.

Herbstzeitlose: *botan* Colchicum autumnale (s. a. Colchicin).

Hercynin: Histidin-trimethylbetain, ein Imidazolalkaloid, z. B. in Pilzen (Amanita muscaria u. a.).

Herd: 1) *path* umschrieb. Gewebsbezirk, der infolge seines path. Zustandes (Infektion, Entzündung, Degeneration, Tumor, Trauma, Blutung, etc.) krankhafte Reaktionen bzw. Funktionsausfälle in anderen – zugeordneten – Körperabschnitten oder im Gesamtorganismus bewirkt (s. a. Fokus); als **akt.** oder **streuender H.** mit klinisch faßbarer Fernwirkung, als **epileptogener H.** die umschrieb. Gehirnläsion, die die Anfälle auslöst (u. die begleitenden EEG-Veränderungen, evtl. auch interkrit. fokale Entladungen hervorruft), als **fakultativer H.** ein Fokus mit nur zeitweise faßbarer Fernwirkung, als **potentieller H.** ein Fokus ohne bislang klinisch faßbare Fernwirkung. – 2) *neurol* EEG-Terminus für den Ort einer räumlich begrenzten bioelektr. Gehirntätigkeit mit deutl. Form-, Amplituden- oder Phasenunterschieden gegenüber benachbarten Regionen.

Herd|allergie: Sensibilisierung des Organismus durch einem Fokus entstammende Eiweißzerfallsprodukte, Mukopolysaccharide u./oder polymere Lipoide. Mögl. (Teil-)Pathomechanismus des Herdgeschehens. – **H.anfall**: *neur* einer umschrieb. Hirnregion zuzuordnender, nicht generalisierter epilept. Anfall mit motor. oder sensor. Zeichen (z. B. JACKSON* Anfall), evtl. mit best. Erregungsausbreitung im Gehirn (»JACKSON* Marsch«) oder sek. Generalisierung.

Herdausräumung: op. Beseitigung (unter Antibiotika-Schutz) eines Fokus i. S. der ↗ Herdther., z. B. Tonsillektomie, Exstirpation eines Eiterherdes einschl. Abszeßmembran (»Herdkapsel«). – Bei Tbk die selektive, radikale Ausräumung von Knochen- u. Gelenkherden unter prä- u. postop. Tuberkulostatikaschutz (Sequestrotomie, Synoviektomie, Exkochleation von Kavernen etc.).

herdbedingte Krankheit: als Antwort des Organismus auf die Fernwirkung eines Fokus entstandene, mitverursachte oder verschlimmerte »Herdkrankh.« (z. B. Endomyoperikarditis, akute (Herd-)Nephritis, rheumat. Erkr., Iridozyklitis, Retinitis).

Herd|diagnostik: ↗ Herdsuche. – **H.dosis**, HD: *radiol* die Energie-, Gleichgewichtsionen- oder Hohlraumdosis an einer definierten Stelle im Herdgebiet (unterschieden als Herdminimal-, -maximal- u. -zentraldosis).

Herdenstein: das Einzelkonkrement einer Steinansammlung.

Herd|enzephalitis, embolische: i. e. S. die metastat. Enzephalitits bei Endocarditis lenta, mit elektiven Parenchymnekrosen u. Blutungen, rezidivierenden flücht. Bewußtseinsstörungen, Krampfanfällen, Hemiplegie, symptomat. Psychose, später auch Wesensänderung. – **H.epilepsie**: fokale ↗ Epilepsie; s. a. Herdanfall.

Herderkrankung: ↗ herdbedingte Krankheit. – Als **zerebrale H.** eine Hirnerkr. durch umschrieb. degenerat. entzündl., hämorrhag., traumat. oder blastomatösen Hirnprozeß, mit typ., der Lokalisation entsprech., Reiz- u. Ausfallserscheinungen bzw. psych. Veränderungen.

Herd|feldblende: *radiol* vor dem Strahlenaustrittsfenster des Konvergenzstrahlers anzubringende Blende, die, komb. mit einem Abstandstubus, Tiefenlage u. Ausdehnung des Dosismaximums bestimmt. – **H.fernwirkung**: path. Reaktionen des Organismus auf die von einem ↗ Fokus ausgehenden unterschwell. Reize infolge veränderter Reaktionsbereitschaft bzw. Zusammenbruchs lokaler Abwehrmechanismen; manifest als Herdkrankheit.

Herdglomerulitis: glomuläre ↗ Herdnephritis. – Auch als **eitr. H.** bei Pyämie oder Sepsis durch infektiöse Emboli in Glomerusschlingen, evtl. mit Übergang in Pyelonephritis (als Ausscheidungsnephritis v. a. bei schwacher Virulenz u. Befall der geraden Tubuli).

Herd|infektion: »H.geschehen« bzw. ↑ H.fernwirkung bei weitgehend abgekapseltem mikrobiellem Herd, etwa i. S. der ↑ Fokaltoxikose bzw. -sepsis (RÖSSLE: »abgeschwächteste Form der Sepsis«); auch veralteter Oberbegr. für alle Formen des Herdgeschehens (einschl. Herdallergie, -rheumatismus etc.).

Herd|integraldosis, Herdraumdosis: *radiol* die auf das Herdgebiet übertragene integrale ↑ Energiedosis. – **H.krankheit:** herdbedingte Krankh. (als mit- oder teilverursachte Zweitkrankh. mit dem Fokus als »Herdkrankheitskomplex« zur pathogenet. Einh. zusammengefaßt). – **H.lehre:** Theorie u. Praxis der Ätiol., Pathogenese, Klinik u. Ther. des Herdgeschehens (↑ Fokus, Herdtheorien).

Herdnephritis (glomeruläre): 1) Herdglomerulitis: (VOLHARD) herdförm., intrainfektiöse Glomerulonephritis; ferner proliferative Formen z. T. unklarer Genese (bei Erythematodes, WEGENER* Granulomatose, SCHOENLEIN*-HENOCH* Purpura). – **2)** ↑ LÖHLEIN* Herdnephritis. – **3)** (embolisch-eitr.) H. als metastat. Eiterung in einer oder bd. Nieren bei Pyämie, meist als perinephrit. Abszeß.

Herd|paralyse: ↑ LISSAUER* Paralyse. – **H.pneumonie:** ↑ Bronchopneumonie. – Eine disseminierte H.p. beim Säugling meist Komplikation von Grippe, Di, Masern, Keuchhusten etc., aber auch als selbständ. Erkr. – **H.prophylaxe:** rechtzeit. konservat. oder op. Beeinflussung (Beseitigung) von Krankheitsprozessen mit mögl. Herdwirkung. – **H.provokation:** *path* Aktivierung eines potentiellen Fokus, i. e. S. als diagnost. H.p. (↑ Herdtest).

Herdraumdosis: *radiol* ↑ Herdintegraldosis. – Als »rel. H.« (WACHSMANN) das Verhältnis der H. zur ges. Integraldosis.

Herdreaktion: 1) örtl. Reaktion auf eine Noxe (im Ggs. zur Allg.reaktion). – **2)** verstärkte oder erneute entzündl. Reaktion eines Fokus auf einen Reiz, z. B. bei diagn. Provokation; – i. w. S. auch die ↑ Herdfernwirkung.

Herd|rheumatismus: ↑ Fokalrheumatismus. – **H.sanierung:** ↑ Herdtherapie. – **H.seite:** die Körper- bzw. Organhälfte (z. B. Gehirn), in der der Krankheitsherd (Fokus) liegt. – **H.sepsis:** ↑ Fokalsepsis. – **H.sklerose, disseminierte:** s. u. Encephalomyelitis.

Herd|stoff: mit dem Körper in innigem Kontakt stehender, potentiell herdwirksamer Fremdstoff, z. B. Kunststoffprothese, Metallsplitter, chir. Nagel, Zahnfüllung (evtl. mit elektrogalvan. Effekten). – **H.symptom:** durch umschrieb. Krankheitsherd verursachtes u. auf ihn hinweisendes Sympt. (im Ggs. zum Allg.symptom). Bes. prägnant bei zerebralen ↑ Herderkrn. (aber bei Ausfall mehrerer, z. T. koordinierender Zentren auch »verwaschene H.sympte.« in Form von Sprach-, Lese-, Rechenstörungen etc.).

Herd|test: klin. Test zum Nachweis eines H.geschehens u. zur Lokalisation des Fokus (»**H.suche**«), aber auch zur Kontrolle der ↑ H.therapie. Unter Anw. physikal. (z. B. Infrarot-, Hautwiderstands-, Potentialmessung, Elektroakupunktur) u. chem. bzw. medikamentöser Mittel u. Methoden (z. B. BOTTYAN* Granulom-, HEINSEN* Salizyl-, REMKY* Konjunktivaltest, HUNEKE* Sekundenphänomen), z. T. als Provokations- oder Belastungstest (z. B. Prüfung der veget. Reaktionslage).

Herdtheorien: Deutungen des Herdgeschehens, z. B. als »Relationspathologie« (G. RICKER 1924, A. D. SPERANSKY 1950, H. SIEGMUND 1953), »neuroendokrine Theorie« (SELYE), Theorie vom »akt. Bindegewebe« als vegetat. Grundsystem (PISCHINGER u. KELLNER 1967).

Herdtherapie: op. u./oder konservat. Herdeliminierung einschl. ↑ Herdprophylaxe. – Als **op.-tuberkulostat. H.** (KASTERT 1950) die der tbk. Spondylitis durch Vertebrotomie u. radikale Herdausräumung unter Antibiotika- u. Tuberkulostatika-Schutz (postop. auch örtlich mit Instillationen über Drän, Medikament-halt. Plomben); daneben unblut. Verfahren durch Punktion u. Infiltration (RÖSSLER).

Herdtiefe: *radiol* in der Strahlenther. die kürzeste Entfernung zwischen Körperoberfläche u. Herdmittelpunkt; bei Bewegungsbestrahlung als »**momentane H.**« die Entfernung längs der Achse des Nutzstrahlenbündels.

hereditarius, hereditär: (lat.) erblich, ererbt (i. S. einer Erbkrankheit; s. a. Heredo...). – Als **he. Blutkrankhtn.** z. B. best. hämolyt. ↑ Anämien, die Hämoglobinopathien, kindl. aplast. Anämien (FANCONI etc.), erythropoet. Porphyrien, sidero-achrest., Kugelzellen- u. Elliptozytenanämie, best. Kernanomalien der weißen Reihe, plasmat. Gerinnungsstörungen (z. B. Hämophilie), Thrombopathien, Defektproteinämien.

Heredität: ↑ Erblichkeit.

heredo...: Wortteil »Vererbung«, »Erblichkeit«.

Heredoakinesie: ätiol. unklares, fam. Nervenleiden mit passageren Anfällen von motor. Lähmung, Allg.störungen u. Extremitätenschmerzen.

Heredoataxie: fam.-erbl. Erkrn. (s. a. Heredodegeneration) mit Ataxie als Achsensympt., z. B. **spinale H.** (↑ FRIEDREICH* Ataxie), **zerebellare H.** (PIERRE ↑ MARIE* Syndrom, Kleinhirnataxie BATTEN), **Heredoataxia hemeralopica polyneuritiformis** (↑ REFSUM* Syndrom). – s. a. GERSTMANN*, HOLMES*, MARINESCU*-SJÖGREN*, NYSSEN*- VAN BOGAERT*, RICHARDS*-RUNDLE*, ROUSSY*-LÉVY* Syndrom.

Heredodegeneration: fam.-erbl. Erkrn. mit degenerat. Prozessen (gehäuft bei Inzucht), z. B. hepatolentikuläre, tapetoretinale u. zerebromakuläre Degeneration, Chorea HUNTINGTON, degenerative ↑ Neuropathie sowie – als **spino-zerebellare H.** (GUILLAIN-MOLLARET 1933) die spast. Spinalparalyse, FRIEDREICH* Ataxie, PIERRE ↑ MARIE* Syndrom (2).

heredofamiliär, -familiaris: familiär-erblich.

Heredo|immunität: angeb. passive Immunität durch diaplazentar übergetretene mütterl. AK. – **H.infektion:** von infizierter Oozyte bzw. Spermatozoon auf den Keim übergehende Infektion. – **H.lues, -syphilis:** intrauterin übertragene konnatale ↑ Syphilis.

Heredopathia, -pathie: ↑ Erbkrankheit; z. B. **H. atactica polyneuritiformis** (↑ REFSUM* Syndrom), **H. congenitalis** (Oberbegr. für angeb. erbl.-degen. Netzhauterkrn., z. B. REESE* Syndrom; i. e. s. das ALSTRÖM*-OLSON* Syndrom).

Heredotrophödem: das ↑ NONNE*-MILROLY*-MEIGE* Syndrom.

d'Herelle*(-Twort*)Phänomen (FELIX D'H., 1873–1949, Bakteriologe, Paris): ↑ Bakteriophagie. –

d'Herellen: ∕ Bakteriophagen. – **Herellea**: (DE BORD 1942) gramnegat. Einzeller, nachgewiesen in Vaginalflora, bei Konjunktivitis.

Herff* Klammer (OTTO V. H., 1856–1916, Gynäkologe, Basel): durch Fingerdruck spreizbare, selbsthaftende, wiederverwendbare Wundklammer (Federstahldraht) mit subterminaler Schutzscheibe.

Herget* Technik (ROBERT H., Chirurg, Essen): (1943) Standardmethode der Stellatumblockade von vorn (Pat. in Rückenlage; Hals über Nackenrolle dorsal gebeugt); Einstich am med. Kopfnickerrand (Mitte zwischen Ringknorpel u. Sternum), streng senkrechtes Vortasten aufs Köpfchen der 1. Rippe (Tiefe 3–4 cm; Dornfortsatz C 7 als »Leitlinie«).

Hering* (HEINRICH EWALD H., 1866–1949, Physiologe, Wien, Köln) **Blutdruckzügler, Nerv**: ∕ Karotissinusnerv. – **H.* Reflex**: ∕ Karotissinusreflex. – s. a. H.*-BREUER* Reflex.

Hering* (CARL EWALD KONSTANTIN H., 1834–1918, Physiologe, Wien, Prag, Leipzig) **Fallversuch**: Prüfung der binokularen Tiefensehschärfe unter Fixieren einer an schwarzen Faden hängenden Kugel, vor oder hinter die eine 2. Kugel heruntergefällt. – **H.* Farbenkreisel**: Apparat zur Erzeugung additiver Mischfarben für die Farbensinnprüfung. – **H.* Farbentheorie**: Die Farbenempfindung beruht auf selektiver Bewertung von Wellenlängen durch den Zapfenapparat, der für die 3 Gegenfarbenpaare (Rot-Grün, Gelb-Blau, Weiß-Schwarz) je eine λ-spezifisch ansprechende Sehsubstanz (»Rezeptor«) enthält: die 1. vermittelt bei Assimilation die Empfindung »Grün«, bei Dissimilation »Rot«, die 2. bei Assimilation »Blau«, bei Dissimilation »Gelb«, während die 3. auf jeden Lichtreiz mit Dissimmilation (= Weiß), auf fehlenden Reiz mit Assimilation (= Schwarz) reagiert. – Mit der Dreifarbentheorie (YOUNG-HELMHOLTZ) zur sogen. Zonentheorie vereinigt. – **H.* Gesetz**: 1) Die Innervationsimpulse der äuß. Augenmuskeln sind normalerweise stets gleichstark u. somit die Bewegungen bd. Augen gleich; vgl. DONDERS*, LISTING* Gesetz. – 2) Die Verrollung bd. Augen hängt bei parallelen Blicklinien nur von der Blickrichtung ab. – 3) Die Abweichungen von der LISTING* Regel sind bei einer Blicksenkung um 25° u. Blick auf 30 cm geringer als bei allen anderen Konvergenzstellungen. – 4) Die »Reinheit« einer Sinnesempfindung ist deren Anteil am Gesamt der gleichzeitig wahrgenommenen Reize proportional. – **H.* Haploskop**: (1918) H., bei dem jedes Auge über schräg gestellte Spiegel ein nur ihm zukommendes Testbild sieht u. bd. Blickfelder unabhängig um vertikale, durch die Augendrehpunkte verlaufende Achsen drehbar sind; Anw. zur Schielbehandlung, Schulung des Binokularsehens. – **H.* Nachbild**: das nach Abklingen des auslösenden Reizes (Primärbild) u. kurzer Dunkelpause auftret. l., pos. Nachbild. – **H.* Täuschung**: opt. Wahrnehmungstäuschung i. S. einer Verbiegung zweier paralleler Linien vor einem Strahlenkranz (= H.* Sternfigur oder Muster). – **H.*-BREUER* Reflex** (JOSEF BR.): (1868) durch Erregung der Lungendehnungsrezeptoren ausgelöste Hemmung des Inspirationszentrums als wesentl. Vorgang der neuralen Atemregulation. – **H.*-LOMMEL* Zeichen** (FELIX L., 1875–1967, Internist, Jena): (1871, 1902) respirator. Arrhythmie (mit inspirator. Frequenzanstieg u. exspirator. -abfall) bei vegetat. Labilität. – **H.*-Trau-be* Wellen** (LUDWIG TR.): atemsynchrone Schwankungen des arteriellen Blutdrucks, wahrsch. durch wechselnde Inotropie des Herzens infolge zentraler Aktivitätsirradiation des Atemzentrums; vgl. MAYER* Wellen.

Heringa* Methode (GERHARD CAREL H., geb. 1890, Histologe, Amsterdam): *histol* 1) Silberimprägnation von Bindegewebe mit warmer ammoniakal. $AgNO_3$-Lsg.; nach Abspülen Eintauchen in Ammoniakwasser u. Reduzieren in Formol. – 2) ∕ Gelatineeinbettung.

Heringswurmkrankheit: ∕ Anisakiasis.

Herkules, kindlicher: temporärer, mit frühzeit. Epiphysenschluß sistierender (u. in Minderwuchs ausgehender) Riesenwuchs bei Überfunktion der NNR.

Herlitz* Syndrom: ∕ Epidermolysis bullosa hereditaria letalis.

Herman*-Perutz* Reaktion (OTTO H., Arzt, Wien; ALFRED P., 1885–1935, österr. Dermatologe): (1911) *serol* Syphilisreaktion (KBR) mit einer Lsg. von Natriumglykocholat u. Cholesterin als AG (1:2 zum inaktivierten Serum).

Hermann* Färbung (FRIEDR. H., 1859–1920, Anatom, Erlangen): Mykobaktn.-Färbung (Ausstrich) mit warmer 3%ig. alkohol. Kristallviolett- u. 1%ig. Ammoniumkarbonat-Lsg.; Entfärben mit 5%ig. H_2SO_4, nach Auswaschen Gegenfärbung mit Bismarckbraun. – Ferner Kern-, Retina- u. Nervenfärbung mit 0,6%ig. alkohol. Fuchsin-Lsg. sowie Schnittfärbung des Hodens (Spermien-Darstg.) mit alkohol. Safranin-Lsg., Differenzieren in HCl-Alkohol, Nachfärben in Gentianaviolett.

Hermann* Theorie (LUDIMAR H., 1838–1914, Physiologe, Zürich, Königsberg): (1872) Klass. »Strömchentheorie« der Erregungsleitung, daß durch katelektroton. »Ausgleichsströmchen« eine »kontinuierlich fortschreitende Aktivierung von Membranzonen in kleinsten Abständen« erfolgt. – Für markarme Nervenfasern noch heute gültig.

Hermansky*(-Pudlak*) Syndrom (F. H. u. P. P., Internisten, Prag): (1959) erbl. (?) totaler oder partieller Albinismus mit Pseudohämophilie (u. nicht näher typisierbaren Pigmentmakrophagen, sogen. Ceroidpigment, im KM).

Hermaphrodisie: über die Pubertät hinaus bestehende Bisexualität (evtl. mit episodisch wechselnder Tendenz).

Hermaphrodit: Individuum mit den Merkmalen des Hermaphroditismus.

Hermaphroditismus: (benannt nach dem androgynen Sohn des Hermes u. der Aphrodite) Entwicklungsstörung der Gonaden, sek. auch des Phänotyps, i. S. der Zweigeschlechtigkeit; vgl. Pseudohermaphroditismus (= Scheinzwittertum = **H. spurius**). Als **echter H.** (**H. verus** s. **ambiglandularis** s. **complexus**) Form der genet. Intersexualität, bei der die Gonaden sowohl Hoden- als auch Ovarialgewebe enthalten, die entweder in einem Organ (»Ovotestis«, »Testovar«) vereinigt sind oder getrennt voneinander liegen; Kerngeschlecht aller Zellen chromatinpositiv oder -negativ; inn. u. äuß. Genitale rein ♀ bis rein ♂, meist gemischt i. S. der ∕ Intersextypen. Bei Vorliegen von 2 bisexuellen Gonaden »**H. v. bilat.**«, bei Ovar auf der einen u. Hoden auf der anderen Seite »**H. v. lat.** s. **dimidiatus lat.** s. **transversus**« (so-

Hermaphroditismus

gen. alternierender Typ), bei bisexueller Gonade auf der einen u. Ovar oder Hoden auf der anderen Seite »**H. v. unilat.**«. – **H. ovarialis, testicularis**: Pseudo-H. feminismus bzw. masculinus bei Differenzierungsstörung der Hoden bzw. Eierstöcke. – **psychischer H. 1)** psych. Bisexualität bei eindeut. körperl. Geschlechtsmerkmalen. – **2)** (ADLER) der sich in jedem Individuum abspielende psych. Konflikt zwischen ♂ u. ♀ Komponente.

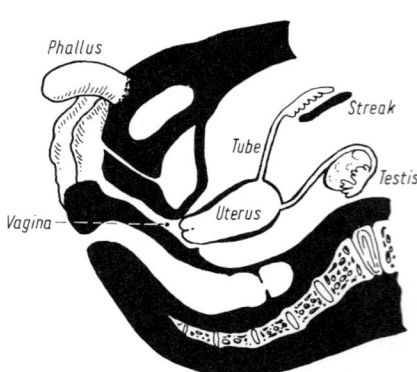

Genitale bei überwiegend männlichem **Hermaphroditismus** (Karyotyp 46, XY).

Hernberg* Test (CARL-AUGUST ALARIK H., geb. 1909, Internist, Helsinki): (1953) i.m. Gabe von Kortikotropin u. anschließ. Zählung der zirkulierenden Lymphozyten (normaler Rückgang der Werte bleibt bei NNR-Insuffizienz aus).

Hernia, Hernie: »Eingeweidebruch«, zunächst evtl. nur intermittierendes Hervortreten von Organen oder Organteilen (»Bruchinhalt«) aus einer normal gestalteten Körperhöhle (v. a. Bauch-, Brusthöhle) durch eine angeb. oder erworb. Wandlücke (»Bruchpforte«, »-kanal«) in eine von Geburt an vorhandene (= **H. adnata s. congenita**; Bruchinhalt evtl. erst später eindringend, z. B. in offenen Proc. vaginalis) oder sich erst unter der Hernienbildung (nach Bauchdeckenüberbeanspruchung, Trauma, als ⁄ Narbenhernie) entwickelnde, solitäre oder mehrfache (= **H. uni-** bzw. **multilocularis**), »Bruchwasser« enthaltende Ausstülpung (»Bruchsack«) der Höhlenserosa (v. a. pariet. Blatt von Pleura oder Peritoneum) samt umgebenden bindegeweb. u. muskulären Hüllen (= Fascia propria herniae) – I. e. S. der Baucheingeweidebruch (= **H. intestinalis**), benannt nach Bruchstelle (z. B. Leisten-, Schenkel-, Zwerchfell-H.), Inhalt (z. B. Blasen-, Ovarial-H.) oder Erstbeschreiber der H. bzw. der Bruchpforte (z. B. LITTRÉ, MORGAGNI, TREITZ, BOCHDALEK, LARREY, HESSELBACH). Klin.: örtl. Druckschmerz, ausstrahlende Schmerzen, tast- oder sichtbare Bruchgeschwulst, als Komplikationen Stauungsödem, Inkarzeration, Kotstauung, Darmwandnekrose, Ileus, Peritonitis. Ther.: konservativ (Reposition, Bruchband) oder op. (⁄ Herniotomie). – I. w. S. auch Bez. für andersart. sackförm. Vortreten von Organ(teil)en wie Prolaps, Invagination, Muskelhernie, Zysto-, Rekto-, Myelo-, Enzephalozele. – Typ. Lokalisations-, Verlaufsformen etc.: **H. abdomin.** (⁄ Bauch[wand]hernie), **H. accreta** (mit Verwachsungen zwischen Bruchinhalt u. -sack; meist irreponibel, evtl. H. sicca), **H. adiposa** (⁄ Fettgewebsbruch), **H. amniotica** (⁄ Nabelschnurbruch), **H. anularis** s. **anuli umbilicalis** (⁄ Nabelbruch), **H. aquosa** (⁄ Hydrocele hernialis), **H. bilocularis** (mit 2 Bruchsäcken, z. B. KRÖNLEIN* Hernie; s. a. gemischte ⁄ H.), **H. bursae omentalis s. foraminis Winslowi** (inn. Baucheingeweidebruch mit Foramen epiploicum als Bruchpforte u. Bursa oment. als Bruchsack; wegen Einklemmungsneigung Op.! – s. a. H. recessus mesocolici), **H. caecalis** (inn. Baucheingeweidebruch mit Rec. ileocaec. inf. u. retrocaec. als Bruchsack; Gefahr der Appendix-Einklemmung), **H. carnosa** (⁄ Sarkozele), **H. cerebri** (⁄ Enzephalo[meningo]zele; z. B. als H. c. occipit., sagitt., ethmoidalis etc.; ferner als inn. H. die ⁄ H. tentorialis u. tonsillaris), **H. cicatricalis** (⁄ Narbenbruch), **H. completa** (mit klin. Vollbild, z. B. bei bei Leistenhernie spontane Bruchsackfüllung im Stehen), **H. cordis** (⁄ Ektokardie), **H. corneae** (⁄ Keratozele), **H. corporis vitrei** (Glaskörpervorfall oder -prolaps in die vord. Augenkammer bei Linsenluxation, Aphakie bzw. nach Trauma, Op.), **H. cruralis** (⁄ Schenkelhernie; s. a. H. femoralis), **H. cystica** (⁄ Blasenhernie, i. e. S. die Zystozele), **H. diaphragmatica** (»Zwerchfellhernie«, z. B. als H. d. foraminis nervi sympathici, H. d. for. venae cavae, H. d. hiatus oesophagei [⁄ Hiatushernie], H. d. lumbocost. [⁄ BOCHDALEK* Hernie], H. d. parasternalis, [⁄ H. retrosternalis]), **H. directa** (⁄ H. inguinalis directa), **H. disci intervertebralis** (⁄ Bandscheibenhernie), **H. diverticularis** (LITTRÉ* Hernie mit MECKEL* Divertikel als Bruchinhalt), **H. dorsalis** (⁄ H.lumbalis), **H. duodenojejunalis** (⁄ TREITZ* Hernie bzw. -re. – ⁄ H. mesentericoparietalis dextra), **H. encystica** (HEY* Hernie; erworb. Leistenhernie mit Vordringen des Bruchsacks in einen zystisch abgeschlossenen Teil des sonst offenen Proc. vagin. peritonei; als H. e. falsa in bzw. an einen Hydrozelensack), **H. epigastrica** (H. lineae albae im Epigastrium, oft als Epiplozele, Gitterbruch), **H. epiploica** (⁄ Epiplozele; vgl. H. bursae omentalis), **H. externa** (⁄ H. inguin. externa; i. w. S. jede nach außen tretende H. im Ggs. zur inn. H.), **H. excavationis rectouterinae** (⁄ DOUGLAS-Hernie), **H. excavationis rectovesicalis** (⁄ Hernia perinealis des ♂ bei kongenit. tiefer Excavatio), **H. excavationis vesicouterinae** (⁄ H. perinealis mit Ursprung im vord. DOUGLAS-Raum), **H. extrasaccularis** (⁄ H. paraperitonealis ohne Bruchsack), **H. fasciae orbitalis** (Prolabieren des Orbitalfetts durch Fascia-orbitalis-Lücken; evtl. multipel).

Hernia femoralis: ⁄ Schenkelhernie, s. a. BÉCLARD* Hernie; als atyp. Formen die **H. f. ext. s. lacunae musculorum s. lat. s. praemuscularis** (⁄ HESSELBACH* H.), **H. f. laterovascul.** (Bruchsack lat. von Femoralgefäßen), **H. f. ligamenti Gimbernati s. l. lacunaris** (= LAUGIER* oder ⁄ GIMBERNAT* H.), **H. f. pectinea** (CLOQUET* H.; Austritt typ. durch Lacuna lymphatica, dann unter die Pektineus-Faszie), **H. f. praevascularis** (⁄ VELPEAU* H.), **H. f. prae- s. properitonealis** (⁄ KRÖNLEIN* H.), **H. f. retrovascularis** (⁄ NARATH* H.) – s. a. Abb. »H. inguinalis«.

Hernia foraminis oesophagei (⁄ Hiatushernie), **H. fossae ileo- u. retrocaecalis** (s. u. Hernia recessus...), **H. funiculi umbilicalis** (⁄ Nabelschnurbruch, Omphalozele), **H. funiculi spermatici** (⁄ H. vagin. funicul.), **H. gastro-oesophagea** (Hiatushernie mit Thoraxmagen, meist als Gleitbruch, bei Brachyösophagus), **gemischte H.** (2 Brüche mit gemeinsamer Bruchpforte, entweder mit getrennten oder mit in der Pforte kommunizierenden = juxtaponierten

Bruchsäcken, davon 1 als Ausstülpung des anderen
= H. bilocularis), **gleitende H.** (↑ Gleitbruch), **H.
glutea(lis)** (↑ Glutealhernie, nach GARRÉ als obere
oder unt. = ↑ H. ischiadica supra- bzw. infrapiriformis), **H. hiatus genitalis** (↑ Uterus-, Scheidenprolaps), **H. hiatus oesophagei** (↑ Hiatushernie), **H.
der Ileumschleimhaut** (Invaginatio ileocolica der
Mukosa; auch Eversion einer Fistula omphaloenterica), **H. ileocaecalis** (s. u. Hernia recessus...).

Hernia incarcerata: durch Bruchring oder -kanal
akut oder subakut »eingeklemmte« Hernie; stets mit
venöser, später auch arterieller Durchblutungsstörung
u. sek. Entzündung des Bruchinhalts. Bei Darmschlingen Distension u. nachfolg. Nekrose; Einklemmung entweder i. S. der Incarceratio elastica bzw.
stercoralis oder infolge entzündl. Raummangels
(kongestive Hyperämie, Ödem, Bruchwasserzunahme); evtl. als retrograde ↑ Inkarzeration. Bei Eingeweidebruch heft. Schmerz, schwere oder unmögl. Reponibilität, Oberbauchsyndrom, Kreislaufverfall, Peritonitis, Ileus; bei tentorieller H. Druckkonus.

Hernia incipiens (↑ Bruchanlage bzw. Anfangsstadium einer H.; z. B. »weiche Leiste« (mit »Anschlagen« des entstehenden Bruchsacks gegen den in den
Leistenkanal eingeführten Finger beim Husten u.
Pressen), **H. inclompleta** (Eingeweidebruch ohne
volle Symptomatik, i. e. S. die unilokuläre H. inguin.
interstitialis als »Kanalbruch«), **H. indirecta** (↑ H.
inguin. indirecta), **H. infantilis** (↑ H. inguinalis congenita, H. encystica vera), **H. infrapiriformis** (↑ H.
ischiadica), **H. infraumbilicalis** (Parumbilikal-H.
unterhalb des Nabels).

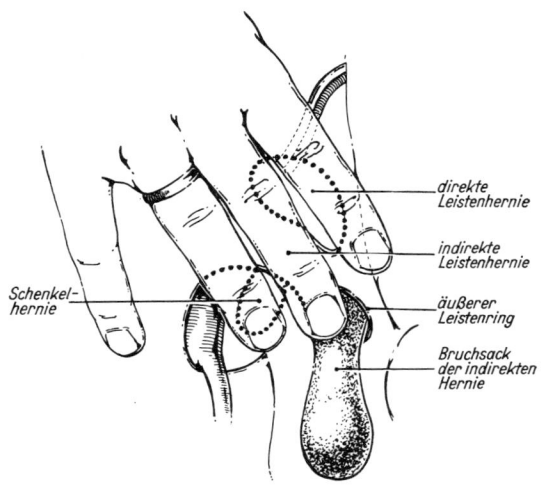

Palpatorische Untersuchung (mit Hustenstoß) auf Leisten-
und Schenkelhernie.

Hernia inguinalis: die angeb. (↑ H. vaginalis) oder
erworb. ↑ Leistenhernie, als indirekte (= H. i. ext. s.
lat. s. obliqua) wenigstens teilweise, als direkte (= **H.
i. int.** s. medialis) nicht oder nur durch das periphere
Ende des Leistenkanals verlaufend. Bes. Formen: **H.
i. scrotalis** (↑ Skrotalhernie; s. a. H. labialis), **H. i.
subcutanea s. inguinosuperfic.** (↑ KÜSTER* H.), **H.
inguinocruralis, -femoralis** (↑ HOLTHOUSE* H.;
auch bilokuläre Schenkel- u. Leistenhernie), **H. inguinointerstitialis** (inklompette oder interstielle,
i. e. S. die bilokuläre präperitoneale Leisten-H.), **H. i.
intermuscularis** (H. i. interstitialis in der vord.
Bauchwandmuskulatur, i. e. S. die ↑ GOYRAND* H.),
H. i. interparietalis (ektop. indir. Leistenhernie,
deren Sack ganz oder teilw. nicht in den Anulus inguin. prof. eintritt bzw. vorzeitig den Leistenkanal in
Richtung muskuläre Bauchdecke oder Präperitonealraum verläßt [= H. i. interstit.] oder aber der nach
Verlassen des Anulus ing. superf. seitlich in die Subkutis vordringt [= H. i. superfic.]; bei einheitl.
Bruchsack als »uni-«, bei Divertikelbildung als »bi-
oder multilokuläre H.« bez.).

Hernia interna (mit intra- bzw. retroperitonealen Recessus als Bruchsack bzw. mit Briden oder Lücken in
Peritonealduplikaturen als Bruchring; i. w. S. auch
die jejunogastr. Invagination [z. B. nach GE], H. inguin. int. sowie im Schädelbereich H. tonsillaris u.
tentorialis), **H. intercostalis** (↑ Brustwandhernie,
meist Lungenhernie mit angeb., traumat. oder zikatrizieller Bruchpforte), **intermittierende H.** (nur zeitweilig sichtbar; bei H. incipiens), **H. intersigmoidea**
(inn. H., v. a. des Dünndarms, im gleichnam. Rezessus), **H. interstitialis** (inkomplette ↑ H. inguin.,
i. e. S. die vorzeitig den Leistenkanal verlassende
↑ **H. i. interpariet.** mit Bruchsacklage zwischen den
Bauchwandmuskeln, meist als ↑ GOYRAND* H.), **H.
intervertebralis s. intraspongiosa** (↑ SCHMORL*
Knötchen), **H. intestinalis** (»Baucheingeweidebruch«), **H. intraabdominalis** (inn. H. der Baucheingeweide), **H. intrailiaca** (↑ KRÖNLEIN* Hernie), **H.
intraintestinalis** (↑ Invagination durch Prolaps), **H.
intramuscularis** (H. interstitialis), **H. intraperitonealis** (↑ H. intraabdominalis), **inzis(ion)ale H.**
(↑ Narbenbruch), **H. iridis** (Irisvorwölbung durch
Hornhautdefekt), **H. irreponibilis** (durch Taxis
nicht zu beseitigende H., meist H. incarcerata oder
accreta bzw. H. permagna), **H. ischiadica** (Beckenhernie supra- oder infrapiriform durch das For.
ischiadicum majus bzw. minus, i. e. S. nur die letztere
= H. spinotuberosa; Bruchgeschwulst unter M. gluteus max. [»Glutealhernie«], evtl. Ischialgie), **H.
ischiorectalis** (perineale H. durch die Fossa ischiorect.), **kardioösophageale H.** (↑ Hiatushernie,
i. e. S. als Gleitbruch), **kostolumbale H.** (↑ BOCHDALEK* Hernie), **H. labialis** (in die großen Schamlippen; als vord. H. l. eine indir. Leistenhernie, als hintere = H. vaginolabialis = H. pudendalis eine H. perinealis), **H. lacrimalis** (nasal-palpebrale Tränensackvorwölbung), **H. lacunae musculorum** (HESSELBACH* Hernie), **H. lentis** (Phako-, Lentozele; Linsenvorfall durch Hornhautdefekt oder Skleralruptur); **H. libera** (reponible H.; auch falsche, bruchsacklose Hernia diaphragmatica), **H. ligamenti lacunaris** (↑ GIMBERNAT* H.), **H. lig. lati** (inn. H. im
Lig. latum uteri), **H. ligamentosa** (innere H. mit Adhäsionssträngen als Bruchpforte), **H. lineae albae**
(mittl. Bauchwandbruch, BERGMANN* Hernie; epigastrisch, supra- oder paraumbilikal; mit rhomb. Bruchpforte oder als Gitterbruch; oft mit vorangehendem
präperitonealen Lipom; als Inhalt meist Netzzipfel;
s. a. Rektusdiastase), **H. lineae semilunaris** (kongenit. oder durch Muskelschwäche erworb. Bauchwandbruch [Gefäß- u. Nervendurchtrittsstellen] am lat.
Rand der Rektusscheide, meist an der Kreuzung der
SPIEGEL* Linie mit der Linea arcuata; Bruchsack s.c.,
z. T. evtl. i.m.), **H. lumbalis** (Baucheingeweidebruch
im dors. Lendenbereich; oben [Trig. costo-lumbo-abdomin.] als »GRYNFELT* H.«, unten [Trigonum Petiti]

Hernia lumbocostalis

als »PETIT* H.«, atypisch evtl. als zikatrizielle H., nach Senkungsabszeß etc.; meist H. spuria oder Gleitbruch, als echte H. mit Niere als Bruchinhalt), **H. lumbocostalis** (↑ BOCHDALEK* Hernie), **H. mediastinalis** (↑ Mediastinalhernie), **H. mesenterica** (inn. H. durch Mesenteriallücke), **H. mesentericoparietalis** (inn., retroperitoneale H. in den gleichnam. re. Rezessus, im allg. – außer bei Malrotation – in Linksrichtung. – Als **H. m. sinistra**: ↑ TREITZ* Hernie), **H. mesocolica transversa** (im Recessus mesocolicus), **H. mesogastrica interna** (↑ GRUBER* Hernie), **H. mucosae** (↑ Darmschleimhautbruch), **H. multilocularis** (mit mehrteil. Bruchsack), **H. muscularis** (↑ Muskel-H.; vgl. H. inguin. interpariet.), **H. nuclei pulposi** (Bandscheibenhernie), **H. obturatoria** (subpub. Becken-H., zus. mit dem Gefäß-Nervenstrang durch das For. obturatum, mit Dünndarm als Bruchinhalt; Bruchgeschwulst unter M. pectineus u. Fascia pectinea, meist klein; evtl. kombin. mit Schenkel-H.; Inkarzerationsgefahr, v. a. als Darmwandbruch; mit Schmerzausstrahlung u. Parästhesien am med. Oberschenkel zum Knie = ROMBERG* Zeichen), **H. omentalis** (**1)** Epiplozele; **2)** innere H. mit Netzlücken als Bruchpforte, **3)** H. bursae omentalis), **H. ovarialis** (Ovariozele; meist Leistenbruch mit Ovar im Bruchsack), **H. paraduodenalis** (↑ H. mesentericoparietalis, ↑ TREITZ* H.), **H. parajejunalis** (↑ H. mesentericoparietalis), **paraösophageale H.** (s. u. Hiatushernie), **H. paraperitonealis** (↑ Gleitbruch; i. e. S. dessen Extremfall, bei dem nur prä- oder retroperitoneale Gewebe u. Organe austreten), **parasternale H.** (↑ H. retrosternalis), **H. par(a)umbilicalis** (juxta-, peri-, supra- oder infraumbilikal durch die Linea alba; Sympt. der epigastr. bzw. Nabelhernie), **H. parietalis** (↑ Darmwandbruch; s. a. LITTRÉ* H.), **H. paringuinalis** (Bruchsack parallel zum Leistenkanal; z. B. lat. Ausstülpung einer KRÖNLEIN* H.), **H. pectinea** (s. u. H. femoralis).

Hernia perinealis, Dammbruch, Levatorhernie, Hedro-, Perineozele: angeb. oder erworb. (z. B. Prolapshernie bei Scheiden- oder Mastdarmvorfall) äuß. H. durch das Diaphragma pelvis (zwischen Levatorani-Anteilen oder aber zwischen Levator u. Lig. sacrospin. bzw. M. coccygeus = H. p. ant. bzw. post.), ausgehend von der Excavatio rectovesic. bzw. vesicouterina oder von der E. rectouterina = vord. bzw. hint. Beckenbodenbruch = DOUGLAS*-H.; außen unterschieden als H. ischiorectalis, sacralis, rectalis bzw. in recto, vaginalis, labialis post.

Hernia periumbilicalis (↑ H. paraumbilicalis); **H. perivesicalis** (inn. H. in einer Tasche der Plicae vesicoumbilicales, evtl. retrovesikal), **H. permagna** (s. u. Eventratio), **H. phrenica** (»Zwerchfellhernie«), **pleuroperitoneale** oder **posterolaterale H.** (falsche Zwerchfellhernie durch persistierende embryonal. Lücken), **H. postoperativa** (i. e. S. als ↑ Narbenbruch), **H. praeperitonealis** (bereits vor dem Leistenkanal zwischen Fascia transversa u. parietales Peritoneum vordringende ektop. interparietale H. inguin. oder Divertikel einer Schenkel-H.; unilokulär entweder lat.-iliakalwärts oder nach medial = H. i. pr. iliaca bzw. medialis s. praevesicalis; bilokulär z. B. als KRÖNLEIN* H.) **H. praevascularis** (↑ VELPEAU* Hernie), **H. praevesicalis** (↑ H. praeperitonealis), **H. pudendalis** (↑ H. labialis post.), **H. pulmonis** (↑ Lungen-, Mediastinalhernie).

Hernia recessus duodenalis s. duodenomesocolici (↑ TREITZ* Hernie), **H. r. ileocaecalis** (in gleichnam. unt. oder oberen Rezessus, letztere oberhalb der Ileummündung, mit A. ileocolica im Bruchring), **H. r. mesocolici s. mesocolica transversa** (inn. retroperitoneale H. im kaudal offenen Rec. mesocolicus; in der Bruchpforte Hauptäste der A. colica media; evtl. durch Mesocolon transversum in Bursa oment. penetrierend; selten mit »Rückkehr« der Darmschlingen durch das Omentum minus bzw. Lig. gastrocolicum in die freie Bauchhöhle = Transhaesio intestinalis supragastrica bzw. supracolica), **H. r. parajejunalis** (↑ H. mesentericoparietalis), **H. r. retrocaecalis** (RIEUX* H., hinter Zäkum u. Wurmfortsatz).

Hernia rectalis s. in recto (↑ Mastdarmbruch, s. a. Rektumprolaps, Rektozele), **H. reponibilis s. libera** (im Ggs. zur H. incarcerata u. accreta durch Taxis zu beseitigende oder spontan zurückgleitende H.), **H. retrocaecalis** (↑ H. recessus retrocaecalis, H. caecalis), **retrograde H.** (»Hernie en W.«, d. h. Leisten-, Schenkel-, Zwerchfell- oder Nabel-H. mit 2 sich in der Bruchpforte überkreuzenden u. ein »W« bildenden Darmschlingen als Bruchinhalt, sogen. Zweischlingenbruch; infolge Kompression des Mesenteriums der zuführenden Schlinge häufig retrograde Inkarzeration der in der Bauchhöhle liegenden), **retroperitoneale H.** (↑ H. mesocolica, mesentericoparietalis, caecalis, duodenojejunalis), **H. retrosternalis s. retroxiphoidea** (re. durch die MORGAGNI*, li. durch die LARREY* Spalte oder ein gemeinsames For. austret. para- oder subkostosternale Zwerchfellhernie; oft asymptomatisch, evtl. Meteorismus, Erbrechen, Obstipation, Retrosternalschmerz, Asthmaanfälle), **H. retrovascularis** (↑ NARATH* Hernie), **H. retrovesicalis** (s. u. H. perivesicalis), **H. sacralis** (perineale, evtl. simultan rektale H. durch – postop. – Kreuzbeinlücken), **H. sacrotuberosa** (= H. spinotuberosa), **H. scrotalis** (↑ Skrotalhernie), **H. sicca** (ohne Bruchwasser; bei breitfläch. inn. Verwachsungen), **H. spinotuberosa** (↑ H. ischiadica i. e. S.), **H. spuria** (»Pseudohernie«, kompletter oder partieller Eingeweideprolaps ohne Serosa-Sack; oft Gleit-, Schaukelbruch), **H. subcutanea** (↑ KÜSTER* Hernie; s. a. H. lineae semilunaris), **H. subfascialis s. subaponeurotica** (interparietale H. zwischen Bauchwandfaszien), **sub(kosto)sternale H.** (= H. diaphragmatica retrosternalis), **H. subpubica** (↑ H. obturatoria), **H. superficialis** (↑ KÜSTER* Hernie), **H. suprapiriformis** (↑ H. ischiadica durch das gleichnam. For.), **H. supraumbilicalis** (↑ H. paraumbilicalis), **H. supravesicalis** (Baucheingeweide- oder – oft bruchsacklose – Blasenhernie mit Bruchpforte lateral der Falx inguin. oder in Falxlücke [= H. s. lat. oder externa bzw. med. s. int.] oder aber zwischen Rektus-Sehnen- u. -Muskelfasern [= H. s. transrectalis]; klinisch oft als Leistenhernie imponierend), **H. synovialis** (BIRKETT* H.; Herniation der Synovialis durch eine Lücke der fibrösen Gelenkkapsel), **(trans)tentorielle H.** (H. cerebri mit Prolaps v. a. des Gyrus parahippocamp. des Temporallappens [H. temporalis], durch den Tentoriumsschlitz bei raumforderndem supratentoriellem Prozeß wie Hirnödem, Massenblutung, Hämatom; klin.: temporaler Druckkegel. Spontanrückbildung möglich; sonst Repositionsversuch durch Applikation warmer physiol. NaCl-Lsg. in den Lumbalsack: als Ultima ratio Tentoriumspaltung bzw. partielle temporale Lobektomie), **H. testicularis** (↑ H. vaginalis testis; inkorrekt: H. scrotalis), **H. thyroidalis** (↑ H. obturatoria), **H. tonsillaris** (H. cerebri mit Herniation der Kleinhirntonsillen durch das For. occipit. magnum bei intrakraniellen raumfordernden Prozessen; klin.: zerebellarer Druckkegel), **transrektale H.** (↑ Hernia supravesicalis), **H. transvalvularis** (ileozäkaler Prolaps bei zunächst ileoilealer Invagination; Invaginat stationär: »tête fixe«), **H. trigoni lumbalis** (↑ H. lumb. inf.), **H. umbilicalis** (↑ Nabelbruch; s. a. H. funiculi umbilicalis, BARTH* H.), **H. unilocularis** (H. mit nicht unterteiltem Bruchsack), **H. uterina s. uteri** (↑ Hysterozele), **H. vaginalis** (in das hint. oder vord. Scheidengewölbe vordringende H. peritonealis; erstere als »DOUGLAS-H.«), **H. vag. funicularis** (Hydrocele vagin. funiculi hernialis: angeb. Leistenhernie als Samenstrang-H. bei peritonealseitig offenem, hodenseitig geschlossenem Proc. vagin. peritonei), **H. vag. testis** (Hydrocele vaginalis hernialis: angeb. ↑ Skrotalhernie mit in ganzer Länge persistierendem Proc. vagin. peritonei als Bruchsack; vgl. Hernia encystica), **H. vaginolabialis** (H. perinealis post., die in Scheide u. große Schamlippe vordringt), **H. varicosa** (↑ Varikozele), **H. ventosa** (↑ Lungenhernie), **H. ventralis** (Laparozele; mittl. oder seitl. Bauchwandbruch, ↑ H. lineae albae, H. lineae semilunaris), **H. vesicalis** (↑ Blasenhernie; s. a. Hernia supravesicalis), **H. en W.** (s. u. retrograde ↑ H.). **zerebrale H.** (als äußere die ↑ Enzephalo[meningo]zele, als innere die tentorielle u. tonsillare ↑ H.).

Herniation: Bildung einer Hernie; i. w. S. das Prolabieren von Organen durch eine angeb. oder erworb. Lücke bzw. in einen Spalt, die hernienart. Vorwölbung von Bauchwandteilen bei der Bauchdeckenlähmung.

Hernienappendizitis: Appendizitis bei im Bruchsack befindl. Appendix; klin.: Hernie trotz guter Reponibilität schmerzhaft, zunehmende Sympte. des akuten Abdomens.

Hernieninkarzeration: ↑ Brucheinklemmung, Hernia incarcerata.

Hernienoperation: ↑ Herniotomie, -plastik, -rhaphie, BALL*, BASSINI*, BRENNER*, GALLIE*, GIRARD*, LEZIUS* Op.

Herniolaparotomie: Laparotomie anläßlich einer Herniotomie, durch Zugangserweiterung am Bruchring oder Spaltung des Bruchsacks u. -ringes oder auf transperitonealem Zweitweg.

Hernioplastik: plast. Bruchpfortenverschluß (evtl. zur Sicherung eines typ. Verschlusses) durch Faszienverpflanzung (KIRSCHNER, SPRENGEL) oder -doppelung, freien Kutislappen (REHN), gestielten Muskellappen (GRECKOW), Silberdraht- (GOEPEL) oder Kunstfasernetz, Beckenkamm-Mobilisierung (BRÜCKE), Samenstrangverlagerung (KIRSCHNER) etc.

Hernio|(r)rhaphie: Bez. für best. Hernienop., z. B. nach GROSS, FERGUSON. — **H.tomie:** Bruch-Op. (einschl. Hernioplastik): i. e. S. der »Bruchschnitt«; die Spaltung eines strangulierenden Bruchrings bei der Hernien-Op., von innen (H. int.) oder – schrittweise – von außen (= H. ext.), evtl. mit speziellem **H.tom** (Klinge aufgebogen, Klingenrücken geballt, Spitze geknöpft).

Heroin®: ↑ Diacetylmorphinum hydrochloricum (Analgetikum; BTM). — Bei Drogenabhängigkeit (»**H.sucht**«, »**Heroinismus**« »**Heroinomanie**«) starke Euphorie, Analgesie, Enthemmung, Aggressivität, körperl.-geist. Zerrüttung; qualvolle Entziehungserscheinungen.

Herold-Anfall: *neurol* der erste – die Zuordnung ermöglichende – Anfall einer psychomotor. Schlafepilepsie.

Herpangina(-Syndrom): ↑ Angina herpetica.

Herpes: mit Bläschenbildung einhergeh. Hautausschlag, i. e. S. der **H. zoster** (↑ Zoster) u. der **H. simplex:** akute, in jedem LA mögl. prim. oder sek. Infektion durch das ↑ Herpes-Virus Typ 1 u. 2; meist gruppiert stehende Bläschen (»**zirkumskripter H.**«) an Haut u. Schleimhaut (v. a. Übergangsschleimhaut) v. a. des Gesichts (= **H. facialis, buccalis, labialis, nasalis, mentalis**) u. der Genitalien (= **H. [pro-]genitalis, praeputialis, urethralis, vaginalis**; rezidivierend, v. a. in Zusammenhang mit Geschlechtsverkehr = **H. sexualis**, z. B. als H. s. venerosus 18 – 24 Std.post coitum); evtl. provoziert durch örtl. Druck (= **H. traumaticus**). Meist harmlos, ohne Narbe u. Immunität abheilend (aber Virus-neutralisierende AK nachweisbar); Neigung zu »Maskierung« u. Rezidiven (an gleicher oder anderer, evtl. an mehreren Stellen) u. zu sek. bakterieller Superinfektion; bei Erstinfektion evtl. schwere Lokal- u. Allg.reaktionen; bes. gefährl. (oft letal) beim Neugeb. einer mit genitalem H. behafteten Mutter (»viszeraler H.« mit Nekrosen parenchymatöser Organe, v. a. Leber); dieser **prim. disseminierte H. s.** ist zu unterscheiden vom sekundären, dem ↑ Ekzema herpeticatum KAPOSI, an dessen späterem Manifestationsort evtl. prodromal Juckreiz, Kribbeln, Spannung auftreten (= **prämonitor. H. s.**). Auslösung durch fieberhafte Infekte (= **H. febrilis, H. catarrhalis, symptomat. H.**) u. nicht-infektiöse Erkrn. mit Schwächung der Abwehr, durch Insolation (H. solaris), Menses (= **H. catamenialis**). Bei Augenbefall herpet. ↑ Keratoconjunctivitis; v. a. durch Serotyp 2 evtl. Encephalitis herpetica. – Nach Ätiol., Form, Lokalisation etc. ferner unterschieden: **H. analis** (↑ H. simplex der Aftergegend), **H. circinatus** (oberfläch., evtl. kreisrunde Trichophytie der lanugo- bzw. unbehaarten Haut; als **H. c. Wilan*** die Kokarden-Irisform des Erythema exsudativum multiforme); **H. corneae** (↑ Keratoconjunctivitis herpetica; als **H. dendriticus** mit typ. Verästelung der Effloreszenzen), **H. desquamans** (TURNER; ↑ Tinea imbricata), **H. esthiomenos** (mutilierende oder »fressende« Flechte; i. e. S die Tuberculosis cutis luposa = H. exedens), **H. farinaceus s. farinosus** (Sammelbegr. für Prurigo [sub]acuta, Lichen trichophyticus, Tinea imbricata), **H. febrilis** (meist labialer ↑ H. simplex als Folge- oder Begleiterscheinung fieberhafter Erkrn.; Störung des Gleichgew. Erreger/Wirtszelle ?), **H. gangraenosus** (↑ Zoster gangraenosus; ferner ↑ H. neuroticus), **H. generalisatus** (↑ Zoster generalisatus, Ekzema herpeticatum KAPOSI, Hand-Fuß-Mund-Exanthem), **Herpes genitalis** (H. simplex am Genitale), **H. gestationis Milton*-Bulkley*** (Hidroa s. Pemphigus gestationis, Schwangerschaftsherpes; endokrin bedingte bes. Form der Dermatitis herpetiformis DUHRING-BROCQ; bei erneuter Gravidität oft rezidivierend), **H. impetiginosus Auspitz*** (↑ Impetigo herpetiformis), **H. iris Bateman*** (Erythema exsudativum multiforme mit irisförm. Herden), **H. labialis** (↑ H. simplex), **H. laryngis** (Angina herpetica im Kehlkopfbereich),

Herpes menstrualis

H. menstrualis (H. simplex genit. im Zusammenhang mit den Menses; häufig rezidivierend), **H. neuroticus** (»Bläschenform« der multiplen neurot. Hautgangrän; s. a. Dermatitis dysmenorrhoica symmetrica), **H. du Nil** (Hautleishmaniase in Ägypten), **H. phlyctaenoides** (seröse Exsudationen mit Bläschen- u. Blasenbildung bei Herpes simplex, Zoster, Dermatitis herpetiformis DUHRING-BROCQ), **H. puerperalis pyaemicus Neumann*** (/ Impetigo herpetiformis), **H. pustulosus** (PLENK; histor. Bez. für BOECK* Skabies, i. e. S. die / Trichophytie des Bartes), **H. squamosus** (/ Trichophytia superfic.), **H. syphiliticus Fournier*** (vesikulopustulöser Hautausschlag bei Lues II), **H. tonsurans s. tondens** (»scherende«, kreisförmig depilierende oberflächl. Trichophytie des Kopfes, Bartes u. der lanugobehaarten Haut; letzte oft mit bläschenförm. Rand = **H. t. vesiculosus**; als **H. t. maculosus Hebra*-Kaposi*** die / Pityriasis rosea), **H. vegetans** (unpräzise für / Impetigo herpetiformis u. Pemphigus vegetans).

Herpes|angina: / Angina herpetica. – **H.enzephalitis**: E. bei Herpes simplex, Zoster. – **H.hepatitis**: Begleithepatitis bei viszeralem Herpes simplex. – **H.keratitis**: / Keratoconjunctivitis herpetica. – **H.meningitis**: s. u. Herpes simplex.

Herpesviren: Gruppe von ca. 40 DNS-halt., 100 nm großen Viren. Anordnung der Kapsomeren (162) als Ikosaeder, Nukleokapsid von Doppelmembran mit Pseudospikes umgeben (/ Abb. »Virion«). Wichtigste Arten: Zytomegalie-, Varizellen-Zoster-, B-, EPSTEIN*-BARR* (unklassifiziert) sowie das **Herpes-simplex-Virus** (A-Virus, Herpesvirus hominis): ubiquitär, ektodermo- u. »karyotrop«, glyzerinresistent; 2 Serotypen: Typ 1 Erreger des Herpes simplex febrilis s. labialis, Typ 2 des genitalen Herpes u. der schweren allg. Herpes-Erkrn.; Reservoir ist der Mensch; Übertragung durch Tröpfchen- oder Schmierinfektion; im Organismus häufig latent verbleibend, mit oder ohne Rezidiv; züchtbar in embryoniertem Hühnerei, Gewebekultur. – Seit 1965 in Gruppe »Herpesviridae« zusammengefaßt, mit Subgruppe A (aus infizierten Zellen in akt. Form freigesetzt, z. B. Herpes A u. B, Pseudorabies-Virus) u. B. (mehr zellgebunden, z. B. Zoster-, Varizellen, Zystomegalie-Virus).

herpeticus, **herpetisch**: Herpes (simplex) betreffend, mit Herpes einhergehend.

herpetiform(is): herpesartig, -ähnlich.

Herpetismus: histor. Begr. für dem Arthritismus nahestehende Diathese mit Prädisposition zu Hautausschlag (»Herpetid«; maligne als / Dermatitis exfoliativa generalisata WILSON-BROCQ), Bronchitis u. vasomotor. Störungen.

v. Herrenschwand* Heterochromie: Iridocyclitis heterochromica mit Katarakt (im Ggs. zur FUCHS* H. ohne graue Präzipitate an der Hornhautinterfläche).

Herrick* Anämie, Syndrom: (JAMES BRYAN H., 1860–1954, Internist, Chicago): / Sichelzellenanämie.

Herrick* Test: Nachweis von Trichinella spiralis im Blut durch Versetzen mit Essigsäure u. Zentrifugieren (Larven im Sediment).

Herring* Körper (PERCY THEODORE H., 1872–1967, engl. Physiologe): spindelförm. Anschwellung (im gefärbten Präp. »schollig«) der Nervenfasern des Tractus hypothalamohypophysialis im HHL durch Neurosekretanhäufung.

Herrlich* Vakzine (ALBERT H., 1902–1969, Arzt, München): Pockenimpfstoff aus Formol-inaktivierten Vakzine-Viren; zur Vorimpfung 10 Tg. vor Schutzimpfung mit Lebendvakzine bei überalterten Erstimpflingen.

Herrmann* (WERNER H., Mikrobiologe, Essen) **Substrat**: bakt (1949) Modifik. des KIRCHNER* »Sy-Ser«-Substrates (kein Glyzerin, vermehrt Phosphat, Malachitgrün-Zusatz) zur Kultivierung von Tbk-Bakterien. – **H.* Verfahren**: (1954) Modifik. des FORTNER* Verfahrens zur Züchtung obligater Anaerobier u. zur Bestg. ihrer Resistenz gegen Antibiotika (Hemmhof-Methode).

Herrmann*-Aquilar*-Sacks* Syndrom: (1964) autosomal-dominant (?) erbl. Stoffwechselstörung mit glomerulärer u. interstieller Nierenentzündung u. Degeneration von Nierentubuli u. Hirnrindenbezirken; Innenohrtaubheit, Demenz, Myoklonie, Diabetes mell.

Herrmannsdorfer* (ADOLF H., geb. 1889, Chirurg, Berlin) **Diät**: (1934) die kalorien- (ca. 3000 Kcal.), insbes. fett- u. eiweißreiche (160-170 g) Variante der GERSON* Diät bei Knochen- u. Lymphknoten-Tbk. – **H.* Lösung**: (1923) fibrinolyt. Lsg. (Pepsin, HCl u. Phenol in Aq. dest.) zur postop. Spülung von Pleuraempyemhöhlen.

Hers* Glykogenose, Krankheit: Glykogenose vom Typ CORI 6a oder 6b; erstere = **hepat. G.** (1959) auf erbl. Mangel an α-Glukan-phosphorylase (Leberphosphorylase) beruhend, gutartig, mit Glykogenablagerung in der vergrößerten Leber, leichtem Minderwuchs, Stammfettsucht, »Puppengesicht«, azidot. Krisen, Adrenalin-resistenter Hypoglykämie, Hyperlipämie, evtl. Hyperbilirubinämie; letztere durch generalisierten Phosphorylase-Mangel, mit ähnl. dem MCARDLE* Syndrom entsprech. Sympt.

Herschel* (Doppel-)Prisma (FRIEDR. WILH. H., 1738–1822, dtsch.-engl. Astronom): zwei gegeneinander drehbare Planprismen (mit kontinuierl. Veränderung der prismat. Wirkung); u. a. zur Bestg. der Fusionsbreite u. – mit MADDOX* Zylinder – einer Heterophorie.

Hershberger* Versuch: (1953) Bestg. der anabolen Androgen-Aktivität anhand der Gewichtszunahme von M. levator ani u. Vesikulardrüse bei kastrierten ♂ ♂ Ratten.

Hershey, Alfred D.: (geb. 1909, Genetiker, Cold Spring Harbor/N.Y.); 1969 Nobelpreis für Medizin (zus. mit MAX DELBRÜCK u. SALVADOR E. LURIA) für »Entdeckungen zum Vermehrungsmechanismus u. der Erbstruktur der Viren.«

Hertel* Instrument: (1932) Rö-Goniometer als Zielgerät für Hüftarthrodese u. Schenkelhalsnagelung.

Hertel* (ERNST H., 1870–1943, Ophthalmologe, Leipzig) **Trommel**: vom Untersucher zu drehende Trommel zur Projektion von / Orthotypen; ein zugehör. Spiegel ermöglicht die simultane Kontrolle der Probandenangaben. – **H.* Wert**: mit dem H.* / Exophthalmometer gemessener »Lagewert« des Augapfels (Entfernung des Hornhautscheitels vom temporalen Orbitarand; Erwachsenennorm 16,6–17 mm, im Alter abnehmend); zur Kontrolle der Hyperthyreose. – Ferner **H.* Tafeln** für Farbensinnprüfung.

Herter*(-Heubner*) Krankheit, Infantilismus (CHRISTIAN A. HE., 1865–1910, Pathologe, Pharmakologe, New York; OTTO JOH. L. HEU.): (1908) ∤ Zöliakie.

Hertig*-Rock* Ei: 1945 beschriebenes ca. 7 Tg. altes, befruchtetes menschl. Ei. – Ferner 1952 Beschreibung genau datierter Frühembryonen.

Hertoghe* Syndrom (EUGÈNE H., 1860–1928, Chirurg, Löwen: (1900) chron., blande (benigne) Form der ∤ Hypothyreose (»myxœdeme fruste«).

Hertoux* Raum: der Raum median zwischen Nabel u. Blasenscheitel (dem Verlauf des Lig. umbilicale med. entspr.) als Lokalisationsstelle von Abszessen bei Urachusfistel oder -zyste.

Hertwig* (OSCAR H., 1849–1922, Anatom, Berlin) **Wurzelscheide:** ∤ Epithelscheide. – **H.* Keimblatttheorie:** Das Zölom entsteht durch Abschnürung von Urdarmdivertikeln aus dem Entoderm.

Hertwig*-Magendie* Syndrom, Phänomen (RICHARD H., 1850–1937, Zoologe, Jena; FRANÇOIS M.): erworb. Strabismus durch Läsion der Trochleariskreuzung (Velum medullare ant.), mit Bulbusabweichung herdseitig nach innen-unten, kontralat. nach außen-oben; keine Doppelbilder, oft rotator. Nystagmus.

Hertwig*-Weyers* Syndrom: ∤ Oligodaktylie-Syndrom (Ulnaaplasie).

Hertz, Hz: nach dem Physiker HEINR. RUDOLF H. (1857–1894) benannte SI-Einh. der Frequenz (eines period. Vorgangs mit Periodendauer 1 Sek.).

Hertzel* Zeichen: erhöhter Blutdruckanstieg (bis zu 60 mm Hg gegenüber sonst 5 mm) an der ob. Extremität nach Blutstromdrosselung an bd. Beinen u. am anderen Arm als Hinweis auf Arteriosklerose.

Herxheimer* (KARL H., 1861–1942, Dermatologe, Frankfurt/Main) **Atrophie:** 1) ∤ Anetodermie. – 2) **H.* Krankh., Syndrom:** ∤ Akrodermatitis chronica atrophicans. – **H.* Spiralen:** spiral. Tonofibrillenbündel im Zytoplasma des Stratum basale der Epidermis. – **H.*-Jarisch* Reaktion:** Verstärkung einer syphilit. Hautaffektion (nebst Fieber u. allg. Krankheitsgefühl) wenige Std. nach Inj. eines wirksamen Antisyphilitikums (Reaktion auf durch vermehrten Spirochätenzerfall freiwerdende Toxine). – **H.* Färbung:** 1) (KARL H.) Darstg. **a)** der Epidermis-Interzellularbrücken mit Anilinwasser-Gentianaviolett (Nachbehandlung in Jodjodkali; Differenzieren in Anilinöl-Xylol), **b)** der elast. Fasern in der Haut (schwarz auf blauem Grund) mit alkohol. Hämalaun-Lithiumkarbonat-Lsg. (Differenzieren in Eisenchlorid-Lsg.). – 2) (GOTTHOLD H., 1872–1935, Pathologe, Wiesbaden) **a)** Fettfärbung (orangerot) in Gefrierschnitten mit Scharlach-R-Lsg. in Azeton u. 70%ig. Alkohol; **b)** Fibrillen-Darstg. (azurblau, Bindegewebe rot) mit GIEMSA* Lsg., Differenzieren in 0,25%ig. Tannin.

Heryng* (THEODOR H., 1847–1925, Laryngologe, Warschau) **Ulkus:** solitäres, von herpetiformer Blase bedecktes gutart. Ulkus am vord. Gaumenbogen. – **H.* Zeichen:** bei intraoraler Diaphanoskopie Transillumination nur einer Gesichtshälfte als Hinweis auf »verschattenden« Kieferhöhlenprozeß der Gegenseite; vgl. GAUL*-BÜRGER* Zeichen.

Herz* (MAX H., geb. 1865, Internist, Wien) **Test:** langsames Beugen- u. Streckenlassen des Unterarms; bei Myokardinsuffizienz Abnahme der Pulsfrequenz. – **H.* Triade:** örtl. Schmerzen, inspirator. Dyspnoe u. subj. Kreislaufbeschwerden als charakterist. Trias der Phrenokardie.

Herz, Cor: das im Thorax retrosternal gelegene, kegelförm. muskulöse Hohlorgan (∤ Myokard), umschlossen mit seröser Haut (∤ Epi-, Perikard), ausgekleidet mit einer mehrschicht. Innenhaut (∤ Endokard); unterteilt durch das Septum interatriale u. interventriculare in das li. u. re. H. (= Cor arteriosum bzw venosum), jeweils mit Vorhof u. Kammer (Atrium bzw. Ventriculus). Mit ventilwirksamen Klappen versehene (∤ Valvae atrioventriculares) u. unter Zwischenschaltung der Semilunarklappen an die großen Gefäße (Aorta, Pulmonalgefäße, Hohlvenen) angeschlossene Druck- u. Saugpumpe, die im Wechsel von Systole u. Diastole (∤ Automatie des Herzens, Erregungsleitungssystem) für den Konvektionstransport des Blutes in bd. Kreisläufen sorgt, wobei in Ruhe in den Ventrikeln eine etwa dem Schlagvol. gleiche endsystol. ∤ Restblutmenge verbleibt. Regulierung der Herztätigkeit durch intra- u. extrakardiale Mechanismen (s. Herzgesetze, -regulation, -nerven, -tonus). Gefäßversorgung des Myo- u. Endokard (an dessen innerster Schicht auch Stoffaustausch mit dem Blut der Herzbinnenräume!) über die Aa. coronariae dextra u. sin. (zahlreiche Anastomosen), des Perikards über die A. pericardicophrenica; venöser Abluß über Vv. cordis bzw. pericardiacophrenicae; Lymphabfluß aus tiefem (myokardialem) u. oberflächl. Gefäßnetz über 2 Stämme zu mediastinalen LK. Im Säuglingsalter noch rel. groß, kugelförmig, mit abgerundeter Spitze u. großem Pulmonalbogen, atyp. gelegenem Spitzenstoß infolge Zwerchfellhochstands (bis 3. Lj. im 4. ICR außerhalb, 4.–12. Lj. in der Medioklavikularlinie, ab 13. Lj. wie beim Erwachsenen) u. höherer Schlagfrequenz (Neugeb. 120, 2.–6. Lj. 105–90, 7.–10. Lj. 90–80, 11.–14. Lj. 80–75/Min.). Pathol. Veränderungen: ∤ Herzfigur, -hypertrophie, -dilatation, Aorten-, Mitralherz etc., ferner: **ektop. H.** (∤ Ektokardie), **isoliertes H.** (für Studienzwecke von bd. Kreisläufen getrennte Kalt- oder Warmblüterherz = STRAUB* bzw. LANGENDORFF* H., auch als STARLING* ∤ Herz-Lungenpräparat), **reizbares** oder **nervöses H.** (funktionelle Herzstörungen ohne organ. Befund, z. B. Herzneurose, Hyperventilationssyndrom, neurozirkulator. Dystonie, neurovaskuläre Dyskardie, sensitives Herz-, DA COSTA* Syndrom), **schwaches H.** (mit geringer Leistungsreserve). – **künstl. H.:** iso- oder heterotop implantierte 1- bis 4kammer. Blutpumpe (mit pneumat, hydraul, elektr., atomarem oder biolog. Antrieb) zur temporären oder permanenten Herz-Kreislaufunterstützung oder als partieller bis totaler Herzersatz; i. w. S. auch der durch Pumpensystem unterhaltene extra- oder intrakorporale Bypass (z. B. Herz-Lungenmaschine). – **peripheres H.:** Begr. (LENÈGRE) für die Aktivität der Beinmuskulatur (u. des Zwerchfells) als den venösen Rückfluß zum re. Herzen unterstützender Pumpenmechanismus.

Herzachse: *anat* Längsachse von Herzbasismitte zur Herzspitze, in situ von re.-oben-hinten nach li.-unten-vorn verlaufend (Neigungswinkel mit Zwerchfellstand wechselnd); li. Herzhälfte vorw. hinten, re. vorw. vorn gelegen. – **kard elektr. H.:** aus

Herzaktion

dem VKG konstruierte Verbindungslinie der Punkte maximaler Spannungsdifferenz während Erregungsausbreitung u. -rückbildung (im Zeitpunkt der R-Zacke mit der anat. H. etwa übereinstimmend); s. a. Positionstypen.

Herzaktion: / Herzzyklus. – **erethische** oder **hyperdynam. H.**: / GORLIN* Syndrom. – **hypodyname H.**: / HEGGLIN* Syndrom (2).

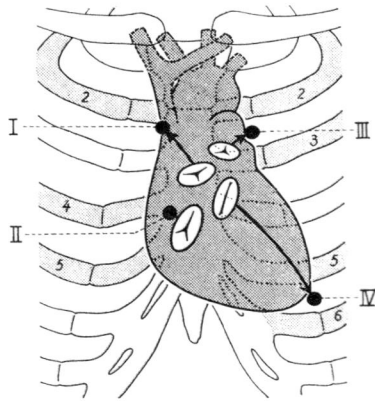

Auskultationsstellen des Herzens: I Valva aortae, II Valva tricuspidalis, III Valva trunci pulmonalis, IV Valva mitralis.

Herz|alternans: / Alternans. – **H.amyloidose, fam.**: / FREDERIKSEN* Syndrom. – **H.aneurysma**: / Herzwand-, Herzklappenaneurysma. – **H.anfall, -attakke**: paroxysmale Herzpalpitationen mit Stenokardie, »**Herzangst**«, Atemnot, Blutdruckanstieg oder -abfall etc.; z. B. bei Koronarinsuffizienz, Reizleitungs- oder -bildungsstörung, zerebraler Erkr., metabol. Hypoxie des Herzmuskels (Anämie, Thyreotoxikose, Tetanie), Intoxikation (Nikotin, Koffein).

Herz|anomalie: angeb. / Herzfehler. – **H.arbeit**: Summe aus Druck-, Volumen- u. Beschleunigungsarbeit der Kammern wähend der Systole (letztere als kinet. Anteil in Ruhe etwa 1%, unter Adrenalin bis 25% der ersteren). Max. Spannungsentwicklung während der isovolumetr. Kontraktion (in der Austreibungsphase – mit Muskelfaserverkürzung – abfallend); s. a. Herzindex.

Herzasthma: / Asthma cardiale. – **H.atrophie**: Verminderung der Herzmuskelmasse (Gesamtgew. 100 g u. weniger) mit Verschmälerung der numerisch unveränderten (nur leistungsgeschwächten) Fasern, Verdünnung der Kammerwände, Epi- u. Endokardrunzelung; bei Trainingsmangel, allg. Kachexie, Altersinvolution, chron. Hungerzustand, Mediastinaltumor (Druckeffekt).

Herzauskultation: Abhören der Schallphänomene an 5 klass. Auskultationsstellen: Mitral- (über Herzspitze), Trikuspidal- (4.–5. ICR re. parasternal), Pulmonal-(2. ICR li. parasternal), Aortenareal (1.–2. ICR re. parasternal), ERB* Punkt; / Abb., s. a. Herzton, -geräusche, Phonokardiographie.

H.automatie, -automatismus: / Automatie des Herzens, Erregungsbildung.

Herz|bälkchen: *anat* / Trabeculae carneae. – **H.basis**: / Basis cordis.

Herzberg* Probe: Nachweis freier HCl im Magensaft mit Kongorot-Papier (blau).

Herzberg*-Potjan*-Gebauer* Syndrom, Hypertrichose-Paraneoplasie-Syndrom: (1969) Lanugo-art. Hypertrichose bei viszeralen Neoplasmen (v. a. Ca.-Metastasen).

Herzbeutel: / Pericardium, s. a. Epikard. – **H.blutung**: / Hämatoperikard. – **H.dränage**: / Perikardiostomie. – **H.entzündung**: / Pericarditis. – **H.erguß**: / Hydroperikard, / Pericarditis exsudativa. – **H.punktion**: diagnost. oder therap. – bei Herztamponade u. U. lebensrettende – Punktion des Herzbeutels, meist vom Epigastrum des Halbsitzenden aus (LARREY* Winkel oder unterhalb des Proc. xiphoideus). – **H.tamponade**: / Herztamponade. – **H.zyste, kongenitale**: intrathorakale / Serosazyste.

Herzchirurgie

Operationsbezeichnung	Operationstechnik	Indikation	Zeitpunkt der Operation
BLALOCK*-TAUSSIG*- Anastomose	Anastomose zwischen der Art. subclavia und der Art. pulmonalis	zyanotisches Vitium mit verminderter Lungendurchblutung	vorwiegend im späteren Säuglingsalter und im Kindesalter
POTTS* Anastomose	Anastomose zwischen der Art. pulmonalis und Aorta descendens	zyanotisches Vitium mit verminderter Lungendurchblutung	vorwiegend Säuglingsalter
WATERSTON*-COOLEY* Anastomose	Anastomose zwischen der re. Art. pulmonalis und Aorta ascendens	zyanotisches Vitium mit verminderter Lungendurchblutung	frühes Säuglingsalter
Cava-Pulmonalis- Anastomose nach GLEEN	Anastomose zwischen der Vena cava superior und der re. Art. pulmonalis	Trikuspidalatresie mit verminderter Lungendurchblutung	jedes Alter
MULLER*-DAMMANN*- Bandage	Bändelung der Art. pulmonalis (Schaffung einer künstlichen Pulmonalstenose)	Ventrikelseptumdefekt mit großem Links-Rechts-Shunt und pulmonaler Hypertonie	im frühen Säuglingsalter, meist bis zum 6. Lebensmonat
BLALOCK*-HANLON*- Operation	Schaffung eines künstlichen Vorhofseptumdefektes	Transposition der großen Gefäße, totale Lungenvenenfehlmündung, Mitralatresie, Trikuspidalatresie mit Transposition der großen Gefäße	im ersten Lebensjahr
Ballonseptostomie nach RASHKIND und MILLER	Schaffung eines künstlichen Vorhofseptumdefektes durch einen Ballonkatheter ohne Thoraktomie	Transposition der großen Gefäße, totale Lungenvenenfehlmündung, Mitralatresie, Trikuspidalatresie mit Transposition der großen Gefäße	bis zum 3. Lebensmonat

Herz|block: s. u. Block; s. a. Deblockierung. – **H.bögen**: *röntg* auf der a. p.-Aufnahme die lateralkonvexen Randpartien der ↑ Herzfigur; re. (von unten n. oben) re. Herzohr, V. cava sup. bzw. Truncus brachiocephalicus, li. unten li. Ventrikel (»Ventrikelbogen«), oben Arcus aortae (»Aortenknopf«). – Typ. Abweichungen ↑ Tab. »Herzfehler«.

Herz|bräune: 1) ↑ Angina pectoris. – 2) Myocarditis diphtherica. – **H.buckel**: 1) *embryol* die ventr. Vorwölbung durch die Herzanlage. – 2) *path* die ventr. Thoraxvorwölbung (»Voussure«) durch einen hypertroph. Herzabschnitt bei Pulmonalstenose, FALLOT* Tetralogie, Septumdefekt etc.

Herzchirurgie: v. a. von REHN (Herznaht), BRAUER (Kardiolyse), TRENDELENBURG-KIRSCHNER (Lungenembolektomie), v. SCHMIEDEN (Perikardektomie) u. a. begründetes Spezialgebiet der Thoraxchirurgie, befaßt mit der Korrektur angeborener oder erworb. Herzfehler, Schrittmacher-Implantation, ↑ Koronareingriffen, Herztransplantation bzw. Implantation, künstl. Pumpensystemen (als Herzersatz, -stütze). Wichtigste Hilfen: Hypothermie, Herz-Lungen-Maschine, intraop. Bypass, induzierter Herzstillstand, Herzkatheterismus. Eingriffe geschlossen (z. B. »blinde« transaurikuläre Mitralklappensprengung), halboffen (z. B. GROSS* Brunnenschachttechnik) oder offen (»blutleer«).

Herzdämpfung: Zone gedämpften Klopfschalls an der vord. Brustwand über dem Herzen; als kleine, zentral-basale »absol. H.« (nachweisbar auch bei leiser Perkussion) durch das direkt anliegende Herz, als umgebende »rel. H.« (Überlagerung durch Lunge) der wirkl. Herzfigur entsprechend.

Herz|dekompensation: s. u. Herzinsuffizienz. – **H.diät**: bei chron. H.Krankheit u. -insuffizienz Natrium- u. Fettbeschränkung mit ausreichender Kalium- u. Eiweißzufuhr, evtl. (leichte) Flüssigkeitsbeschränkung (oder Diuretika). – **H.dilatation**: s. u. Dilatation, Gefügedilatation. – **H.dissoziation**: atrioventrikuläre ↑ Dissoziation, Interferenzdissoziation. – **H.dreieck**: ↑ EINTHOVEN*, ↑ NEHB* Dreieck. – **H.durchmesser**: s. u. Herzmaße.

Herzdynamik: die gesetzmäß. Anpassung der Herztätigkeit an die mechan. Arbeitsbedingungen (Füllung, Auswurfdruck) u. die Kontraktiliät (Herznerven, Überträgerstoffe, Pharmaka) ändernden Einflüsse. Im ↑ Druckvolumendiagramm systematisiert u. quantifiziert, im ↑ FRANK*-STARLING* Herzgesetz formuliert u. unter Berücksichtigung der HILL* Gleichung um den Zeitparameter (Druckanstieg-Auswurfgeschwindigkeit) erweitert.

Herzen* Plastik: (1908) plast. Ösophagusersatz durch Y-förmig interponierte Jejunumschlinge (lateroalat. Ösophagojejuno- u. Jejunogastrostomie).

Herzentwicklung: *embryol* ab 8-Somiten-Stadium im Halsbereich (mesenchymale »Herzfelder«) Bildung zweier durch Splanchnopleura verstärkter paar. Endothelsäckchen, die zum Herzschlauch verschmelzen; danach Peri-, Epi- u. Myokardbildung durch Zölomwand-Anlagerung, Mesokardrückbildung, Schlauchdifferenzierung (Sinus venosus, Atrium, Av-Kanal, Ventrikel, Bulbus), S-förm. Schleifenbildung u. vermehrtes li.-seit. Wachstum (unter Drehung des Schleifenscheitels um 90°: »Herzschwenkung«), Bildung eines Atrium commune (den Bulbus von hinten umgreifend, die Herzohren bildend) sowie Herzklappenbildung (aus Endokardverdickungen); schließlich definitive Form (mit Basis u. Spitze) u. Descensus in den Thoraxraum. Durch Ausbildung von ↑ Septum primum, secundum u. interventriculare Entwicklung

Herzfehler	Zyanose	Herzform	Lungendurchblutung	EKG	Auskultation	Bemerkungen
1 Truncus arteriosus	stark		verstärkt (evtl. »tanzende Hili«) bis normal	Linksüberlastung	wechselnd lautes systol. Austreibungsgeräusch über Basis, lauter singulärer 2. Herzton	hohe a-Welle im JVP, systol. Schwirren über Präkordium
2 Pseudotruncus arteriosus (Pulmonalatresie)	stark		vermindert	Rechtsüberlastung	kontinuierl. systol.-diastol. Geräusch im 2.–3. ICR re.	hohe a-Welle im JVP; zerebrale Komplikationen (Absencen etc.)
3 Transposition der großen Gefäße	stark		verstärkt	Rechtsüberlastung	Vorhofgalopp im 2. ICR re.	hohe a-Welle im JVP
4 FALLOT* Tetralogie	stark	»Holzschuhform«	vermindert	Rechtsüberlastung	systol. Austreibungsgeräusch (Schwirren) im 2.–4. ICR	Hockerstellung (»Squatting«)
5 Trikuspidalatresie (oder -stenose)	stark		vermindert	Linksüberlastung	scharfes systol. Geräusch (u. Schwirren) über Basis	hohe a-Welle in JVP, erhöhter Venendruck, Hockerstellung (»Squatting«)
6 TAUSSIG*-BING* Syndrom (Transposition der Aorta, reitende Pulmonalarterie)	stark		verstärkt	Rechtsüberlastung	lautes systol. Geräusch li. parasternal	gelegentl. Kombination mit Ventrikelseptumdefekt u. Aortenisthmusstenose

Fortsetzung →

Herzfehler	Zyanose	Herzform	Lungendurchblutung	EKG	Auskultation	Bemerkungen
7 Taussig* Syndrom	stark	nicht typisch	normal	indifferent		
8 Eisenmenger* Komplex (bzw. Syndrom)	wechselnd bis stark		verstärkt	Rechtsüberlastung, P. pulmonale	paukender Pulmonalton, Ejection click, oft Vorhofton	
9 Ebstein* Syndrom	wechselnd bis stark		vermindert	spitze, hohe P-Zacken, Rhythmusstörungen, Rechtsschenkelblock, WPW-Syndrom	Galopprhythmus mit lautem 3. Ton, lautes systol. Geräusch im 4. ICR li., kurzes diastol. Intervallgeräusch	Venenpulsation am Hals, offenes Foramen ovale, Pfropfendokarditis
10 Ostium primum-Syndrom	wechselnd		eher verstärkt	überdehnter Linkstyp, Links- u. Rechtshypertrophie	fixierte Spaltung des 2. Tons, spindelförm. systol. Geräusch, Holosystolikum 4.–5. ICR li. (Medioklavikularlinie), Trikuspidalströmungsgeräusch	
11 Taussig*-Snellen*-Albers* Syndrom (Transposition der Pulmonalvenen)	wechselnd bis stark	»Schneemann«	verstärkt	Rechtsüberlastung		Vorhofseptumdefekt
12 offener Ductus Botalli	keine		verstärkt bis normal	Linksüberlastung	kontinuierl. systol.-diastol. Geräusch im 1.–3. ICR li.	
13 Vorhofseptumdefekt (einschl. Cossio* Syndrom)	keine		verstärkt	Rechtsüberlastung, unvollständiger Rechtsschenkelblock	fixierte Spaltung des 2. Tons, Trikuspidalströmungsgeräusch	
14 großer Ventrikelseptumdefekt	keine		verstärkt	Rechtsüberlastung, Katz*-Wachtel* Syndrom	holosystolisches Preßstrahlgeräusch, 3. Ton	Schwirren über 3. u. 4. ICR li. parasternal
15 Roger* Syndrom	keine	nicht typisch	normal	indifferent	holosystolisches Preßstrahlgeräusch	Schwirren über 3. u. 4. ICR li. parasternal
16 isolierte Pulmonalstenose	keine		vermindert	Rechtsüberlastung	spätsystol. Preßstrahlgeräusch, spindelförm. Vorhofton, Ejection click (bei leichten u. mittelschweren Fällen)	betonte a-Welle im JVP
17 Lutembacher* Syndrom (Vorhofseptumdefekt u. Mitralstenose)	keine		verstärkt	Rechtsüberlastung	wie Mitralstenose	Pfropfendokarditis
18 Aortenisthmusstenose	keine		normal	Linksüberlastung	präsystol.-systolisches Geräusch, fortgeleitet zum Rücken	Blutdruckdifferenz zwischen Armen u. Beinen, Rippensuren, Pfropfendokarditis

Fortsetzung →

Herzfehler	Zyanose	Herzform	Lungendurchblutung	EKG	Auskultation	Bemerkungen
19 Aortenklappenstenose	keine		normal	Linksüberlastung	rauhes, lautes Systolikum (spindelförmig), fortgeleitet zum Hals, Ejection click, leiser Aortenton	Schwirren im 2. ICR re.
20 Aortenklappeninsuffizienz	keine		normal	Linksüberlastung	hochfrequentes, langgezogenes diastolisches Dekrescendo-Sofortgeräusch (P. m. 3. ICR li. parasternal)	Pulsus celer et altus, HILL* Phänomen
21 Mitralklappenstenose	keine, evtl. peripher		normal	P sinistrocardiale	Präsystolikum, paukender 1. Ton, Mitralöffnungston, protodiastol. Dekrescendogeräusch	vergrößerter Bifurkationswinkel
22 Mitralklappeninsuffizienz	keine		normal	P sinistrocardiale, Linksüberlastung	leiser 1. Ton, holosystol. Geräusch, 3. Ton (P. m. über Spitze)	vergrößerter Bifurkationswinkel
23 Trikuspidalklappeninsuffizienz	keine, evtl. peripher		normal bis vermindert	P dextrocardiale, Rechtsüberlastung	leiser 1. Ton, holosystol. Geräusch, 3. Ton, MÜLLER* Saugversuch ++, evtl. systolisches Brummen	systol. Regurgitation in der Jugularis, evtl. mit Abheben des Ohrläppchens, systolischer Leberpuls

der 4 Hohlräume (mit Verbindung der Vorhöfe über das Foramen ovale).

Herzentzündung: ↑ Myo-, Epi-, Endo-, Pankarditis.

Herzfehler, Vitium cordis: Oberbegr. für angeb. u. erworb. Herzklappenfehler, i. w. S. auch für Mißbildungen des Herzens u. der großen Gefäße (↑ Tab.). Die **kongenitalen H.** als Ergebnis von Defektbildung, Atrophie, Schwenkungsanomalie etc. infolge genet. oder fetaler Störungen; die **erworb. H.** infolge degenerat. oder entzündl. (einschl. rheumat.) Veränderungen an Myo- u. Endokard (einschl. Herzklappen). – Sie sind entweder durch der Mehrbelastung entsprech. adaptive Myokardveränderungen (v. a. Hypertrophie, adaptive ↑ Dilatation) kompensiert oder aber dekompensiert (↑ Herzinsuffizienz; bei Mitralvitien dann z. B. mit Lungenstauung = »H.lunge« u. Desquamation von Alveolardeckzellen mit phagozytiertem Hämosiderin aus zerfallenen Ery, im Sputum als »H.zellen«). – Auskultation ergibt mehr oder minder charakterist. Änderung der akust. Phänomene (»H.melodie«) – s. a. Abb. »Punctum maximum«.

Herzfeld: *embryol* s. u. Herzentwicklung.

Herz|fernaufnahme: *röntg* p.a.-Fernaufnahme (ca. 2 m) des Thorax (im allg. am Stehenden) bei mäß. Exspiration oder leichter Inspiration; auch EKG-gesteuerte Aufnahmen am Liegenden zum Größenvergleich etc. – **H.figur**: *röntg* der Schatten des Herzens u. der großen Gefäße im Thoraxbild (↑ Abb.); randbildend sind re. (von unten nach oben): unt. Hohlvene, re. Kammer u. Vorhof mit Herzohr, re. Lungenhilus, Aorta ascendens; li.: Fettbürzel, li. Kammer u. Vorhof mit Herzohr, A. pulmon., li. Lungenhilus, Aortenbogen. – s. a. Herzbögen, -maße, Abb. »Herzfehler« (mit krankheitstyp. Formveränderungen).

Herzflattern, -flimmern: s. u. Kammer-, Vorhof-.

Herzfreilegung: op. Darstg. des Herzens durch extra- oder transpleurale, vord. (evtl. bilat. oder mediantranssternale) oder anterolat. Thorakotomie oder durch thorakoabdomin. oder ein- oder doppelseit. kosto-paraxiphoidale Schnittführung. Als typ. Noteingriff (z. B. zur Herzmassage) li. anterolateral im 4. oder 5. ICR (mit Rippenknorpeldurchtrennung).

Herzfrequenz: Zahl der Herzzyklen pro Zeiteinh. (meist Min.), normalerweise mit Pulszahl übereinstimmend (s. aber frustrane ↑ Herzkontraktion). Normwerte: von Konstitution, Lebensalter u. Geschlecht abhängig Kind 130–140, Erw. 72 bzw. (♀) 75, Greis 85; abhängig v. a. aber von Muskeltätigkeit (bei 75% der Maximalbelastung 170–180/Min.), Körpertemp. u. Gefäßdruck; gesteuert über ↑ Herznerven. Mit zunehmender H. Steigerung des HMV (je nach ↑ Herzreserve), ab ca. 200/Min. (= krit. H.) jedoch Verminderung (verkürzte Diastole, unzureichende Entleerung der Vorhöfe, Rückstauung in Abdominalorgane).

Herz|funktionsprüfung: hämodynam. ↑ Funktionsprüfung. – **H.ganglien**: ↑ Ganglia cardiaca. – **H.geflecht**: ↑ Plexus cardiacus.

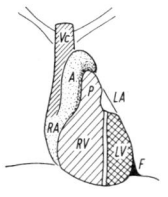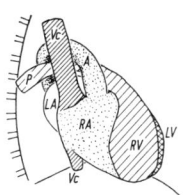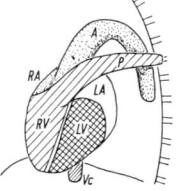

Herzfigur

Herzgeräusch: jedes nicht als Herzton anzusprech. auskultator. Phänomen über dem Herzen in Form eines – meist weitgehend konstanten – Austreibungs- (systolisch), Einstrom- (diastol.) oder Refluxgeräusches (systol. u. diastol). Klangcharakter (z. B. blasend, pfeifend, gießend, fauchend, hauchend, dumpf), Frequenz, Intensität (konstant, an-, abschwellend, d. h. im PKG band- bzw. spindelförmig), Dauer (kontinuierl., diskontinuierl.) u. Lokalisation (Punctum max.; evtl. Fortleitung) abhängig von der Hämodynamik (meist Wirbelbildung bei abrupter Kalibererweiterung oder Unebenheiten des Strombettes: »Rohrströmungsgeräusch«); **organisch** (bei Klappenfehler, Mißbildung etc.; systol. u./oder diastol.) oder aber – in ca. 85% – nur funktionell bedingt (»**akzidentelles**« oder »**anorgan. H.**«, d. h. am klinisch gesunden Herzen, v. a. bei Kindern jeden Alters u. Jugendl. infolge vermehrten Durchflusses, erhöhter Strömungsgeschwindigkeit, Viskositätsänderung, z. B. als anäm. H.; im allg. »musikalisch«, mit geringer Fortleitungstendenz, haltungsabhäng. Intensität, meist proto-, meso-, vereinzelt spätsystolisch, mittelfrequent u. spindelförm., mit p. m. im 2. u. 3. ICR li. parasternal; seltener [früh]diastolisch, mittel- bis hochfrequent u. spindelförm., von 2. HT getrennt mit p. m. im 3. u. 4. ICR li. parasternal). – Als **diastol. H.** im allg. diskontinuierl. Dekrescendo- oder Krescendogeräusch, entweder hochfrequentes, hauchendes Refluxgeräusch bei Schlußunfähigkeit der Semilunarklappen (sofort nach 2. HT, »Frühdiastolikum«, »Sofortgeräusch«; li. parasternal) oder tiefes, rauhes, langgezogenes protodiastol., vom 2. HT abgesetztes Einströmgeräusch (an Atrioventrikularklappen) oder spätdiastol. bzw. präsystol. Intervallgeräusch mit p. m. im Mitral- bzw. Trikuspidalareal; als **systol. H.** (proto- u. holosystol.) entweder bandförm. hochfrequentes, helles u. weiches, z. T. auch scharfes Refluxgeräusch bei Ventrikelseptumdefekt bzw. Av-Klappen-Insuffizienz (p. m. parasternal über 3.–4. ICR bzw. über Mitralis bzw. über Trikuspidalis) oder aber abgesetztes, früh-, meso- oder spätsystol., spindelförm., mittel- bis tieffrequentes, im allg. rauhes Austreibungsgeräusch bei echter oder rel. Av-Klappenstenose, Vorhofseptumdefekt, erweitertem Gefäßabgang (p. m. in Aorten- bzw. Pulmonalareal; als organ. H. stets intensiv, als funktionelles H. oft apikal); ferner **systol.-diastol.** oder **kontinuierl. H.** (vom 1. HT abgesetzt, systol. beginnend, mit Übergang in Diastole u. Dekrescendo-Ausklang) bei offenem Ductus arteriosus. – Weitere typ. Formen: **bandförm. H.**: (an 1. HT anschließend, holosystol., im allg. hochfrequent, weich, gießend u. nahezu intensitätskonstant), **mesokardiales H.** (in der absol. Herzdämpfung bis li. parasternal), **musikalisches H.** (aus regelmäß. Sinusschwingungen, hochfrequent-piepsend mit 300 bis > 500 Hz oder niederfrequent-brummend mit 150 bis < 100 Hz; durch atyp. verlaufende, verdickte Sehnenfäden, Klappenperforation, -insuffizienz bedingt oder extrakardialer Resonanzeffekt von Magenblase, herznaher Kaverne etc.), **schabendes H.** (↑ Perikardreiben), **spindelförm. H.** (Krescendo-Dekrescendo-Geräusch, laut, rauh, mittel- bis niederfrequent, vom 1. HT abgesetzt proto-, mesooder spätsystolisch; bei Aorten-, Pulmonalstenose, Durchflußbeschleunigung, -steigerung; Form abhängig vom Druckgradienten, d. h. mit zunehmender Stenose später beginnend, später maximal u. endend) – s. a. Abb. »Punctum maximum«.

Herzgesetz: 1) klass. H.: ↑ FRANK*-STARLING* Gesetz. – 2) neues H.: (REINDELL u. M.) umstrittene Hypothese, nach der die Herzdynamik nicht durch die Ausgangsfüllung, sondern durch einen variablen, akt. diastol. Myokardtonus gesteuert wird (↑ Herztonus).

Herzgesicht: Facies aorticalis, mitralis, mitrotricuspidata.

Herzgewicht: als »**grobes H.**« (einschl. Fettgewebe) beim Neugeb. ca. 20 g, beim Erw. ca. 300 (25. Lj.) – 500 g (50. Lj.), im Greisenalter abnehmend; als **proportionales H.** (in Relation zum Körpergew.) beim Neugeb. 1: 200, beim Erw. 1:150 – 200 (s. a. Sportherz); als »**krit. H.**« (LINZBACH) das von 500 g (bzw. 200 g Kammergew.), nach dessen Überschreitung im allg. die physiol. Hypertrophie zunehmend von Hyperplasie abgelöst wird (mit Gefahr der myogenen Dilatation).

Herz|gifte: spezifisch an der Herzmuskelzelle angreifende, bereits in rel. kleiner Dosis zu Herzschädigung (bzw. Herzstillstand) führende Substanzen; i. e. S. die **H.glykoside**, d. s. Bufadienolid- u. Cardenolid-Glykoside (↑ Tab.) mit spez. pharmak. Wirkung am Herzmuskel: Steigerung der Kontraktionskraft ohne Erhöhung des O_2-Bedarfs, Frequenz- u. Erregungsleitungsverlangsamung. – **H.grenzen**: s. u. Herzdämpfung, -maße. – **H.grube**: ↑ Fossa epigastrica.

Herz|größe: s. u. H.gewicht, H.hypertrophie, H.dilatation; i. e. S. die **absolute** oder 3-dimensionale **H.** (= Herzvolumen), abhängig von Muskelmasse, Füllung u. Körperstellung (in Horizontallage zunehmend). – Ferner als **korrelative H.** die in Relation zu Alter, Körpergröße u. -gewicht, beim Erwachsenen auch zu Gesamtblutmenge u. -hämatokrit, max. Schlagvol. (bei Belastung).

Herz|höhlen: ↑ Atrium dextrum et sinistrum, ↑ Ventriculus dexter et sinister. – **H.husten**: Husten bei kardiogener Lungenstauung.

Herzhyperplasie: nach Erschöpfung der – physiol. – ↑ Herzhypertrophie, d. h. mit Überschreiten des krit. Herzgew. einsetzende Vermehrung von Muskelzellen u. zugehör. Kapillaren (im normalen 1:1-Verhältnis) durch Längsspaltung; dadurch Zunahme der inn. Oberfläche mit Gefahr der myogenen Dilatation.

Herzhypertrophie: infolge chron. Mehrbelastung einsetzende Zunahme von Herzmuskelmasse u. Herzgewicht allein durch Vergrößerung der Myokardzellen (harmon. Faserwachstum bei unveränderter Faserzahl); entweder als **exzentr.** (zugunsten der Lichtung, s. a. adaptive u. regulative ↑ Dilatation) oder als **konzentr. H.** (↑ Hindernis-, Volumenhypertrophie). – **idiopath. kongenit. H.**: ↑ KUGEL*-STOLOFF* Syndrom (s. a. Fibroelastosis endocardiaca).

Herz|index, HI, Cardiac Index, CI: Index aus HMV u. Körperoberfläche als Parameter bei Herzleistung; normal 3,5($\pm$ 0,5)l/min/m². – **H.infarkt**: ↑ Myokardinfarkt. – **H.innervation**: 1) myogene H.i.: ↑ Erregungsleitungssystem. – 2) neurogene H.i.: ↑ Herznerven.

Herzinsuffizienz: akutes oder chron. Unvermögen des Herzens (s. a. Myokardinsuffizienz), bei Belastung (= Belastungsinsuffizienz) oder schon in Ruhe (= Ruheinsuffizienz) den erforderl. Blutauswurf aufzubringen bzw. den venösen Rückfluß aufzunehmen (↑ Backward- u. Forward-failure); verbunden

Herzinsuffizienz, relative

Herzglykoside pharmakologische Daten		β-Azetyldigoxin	Convallatoxin	Digitoxinum WHO	Digoxinum WHO	Lanatosidum C WHO	Lanatosidgemische (A + B + C)	Peruvosid	Proscillaridinum WHO	k-Strophanthin
Vollwirkspiegel, mittlerer (mg)	i.v.	0,7–2,7	0,4–0,7	0,95–2,4	0,9–4,1	1,0–2,8	2,0		1,2	0,57–1,55
	i.v., oral									
	oral	1,1–3,0			1,3–6,2	2,9–6,7		1,2	4,8	
Erhaltungsdosis (mg/Tag)	i.v.	0,15–0,54	0,2	0,07–0,23	0,16–0,54	0,38	0,25–0,35		0,34	0,1–0,3
	i.v., oral									
	oral	0,23–0,68			0,25–0,81	0,5–1,2	0,35–0,5	0,9	1,4	
Wirkungseintritt (Min.)	i.v.			150–180	15–25	15–30	20–40			2–10
	oral	180–240		240–300	150–180	150–180	120–240			
Maximaleffekt (Std.)	i.v.			7–10	2–3	2,5–4	4–5			0,5–2
	i.v., oral									
	oral	6–9			5–7	5–7	6–8			
Wirkungsdauer (Tage)		4,5–8		10–21	6–8	4–7	6–8	1–2		1–2
Abklingquote (%/Tag)		19	60	9	18	22	20	40	35	18 (40)
Persistenzquote (%/Tag)		81	40	91	82	78	80	60	65	60; 82
Resorptionsquote (%)		62–96	~10	100	67	37	60	50	25	

mit Anstieg der a.-v. O$_2$-Differenz u. Abnahme der venösen O$_2$-Sättigung, u. zwar bei erniedrigtem oder aber normalem oder erhöhtem Ruheminutenvolumen (»Low bzw. High output failure«); Füllungsdruck in einer oder bd. Kammern meist erhöht. Vork. als / Links- oder Rechts- oder bds. H., mit oder ohne Flüssigkeitsretention (»trockene« bzw. »feuchte« Dekompensation; im Unterschied zur »kompensierten H.« ohne grobklinisch faßbare Ausfälle u. zur »rekompensierten« nach Ther.). Ätiol. vielfältig (u. vielschichtig): v. a. entzündl. u. degenerat. Myo- u. Endokardveränderungen, koronare Durchblutungsstötung, Myokardinfarkt, Trauma. Führt zu Veränderungen am peripheren Kreislauf, Störung von Atmung (Dyspnoe), Nierenfunktion (Nykturie) u. Elektrolytstoffwechsel (evtl. Ödeme), verminderter Leistungsfähigkeit der Skelettmuskulatur (bei oft nur unterschwell. Veränderungen am Herzen selbst). – Einteilung der New York Heart Association in »Klassen« I: völl. Beschwerdefreiheit bei normaler körperl. Belastung; II: leichte Einschränkung der körperl. Belastbarkeit, Beschwerdefreiheit nur in Ruhe u. bei leichter körperl. Tätigkeit; III: starke Einschränkung der Belastbarkeit, Beschwerden schon bei leichter körperl. Tätigkeit, nicht aber in Ruhe; IV: bei jeder körperl. Tätigkeit Zunahme der – meist auch in Ruhe bestehenden – Symptome. – Spez. Formen: **akute H.** (plötzl., mit rasch eintretendem »kardiogenem« Schock: Blässe, kalter Schweiß, niedr. Blutdruck, kalte Extremitäten, Tachykardie, oft keine wesentl. Stauungssympte.), **biochem. H.** (infolge Mißverhältnisses im Angebot der für die Myokardkontraktion notwend. Stoffe oder infolge Utilisationsstörung; s. a. energet.-dynam. / H.), **energet. H.** (GREMELS; reversible Myokarddysfunktion bei allg. Stoffwechselstörungen), **energetisch-dynam.** oder **hypodynam. H.** (HEGGLIN* Syndrom II: energet. H., kompliziert durch hämodynamisch oder neurohumoral bedingte K/Na-Stoffwechselstörung des Herzmuskels: Verkürzung der hämodynamisch wirksamen Systole, kleiner Puls, Neigung zu Ohnmachten, QT-Verlängerung, vorzeit. 2. HT; Vork. bei Myokardhypoxämie, apoplekt. Insult, Wasser- u. Mineralstoffwechselstörung, v. a. Hypokaliämie), **exzitomotor. H.** (infolge Rhythmusstörung), **hypoxäm. H.** (meist akut, z. B. bei Höhenkrankheit), **latente H.** (nur unter u. nach Belastung manifest, kurzdauernd u. symptomenarm), **primäre H.** (bei prim. / Myokardiopathie, Hämochromatose, Amyloidose, Beriberi), **rel. H.** (/ Belastungsinsuffizienz).

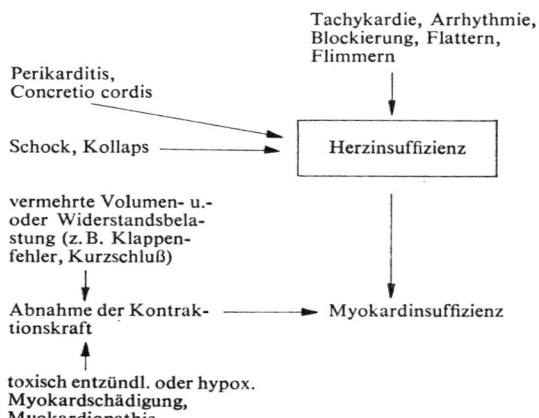

Herzjagen

Herzjagen: ↑ Tachykardie.

Herzkammer: ↑ Ventriculus cordis (s. a. Kammer...). – **ungeteilte H.**: ↑ Cor triloculare biatriatum.

Herzkapazität: das vom Ausdehnungsgrad abhäng. Fassungsvermögen der Herzvorhöfe u. Kammern (↑ Tab.; in ml)

	Erwachsene	Neugeborene
re. Vorhof	110–185	7–10
li. Vorhof	100–130	4–5
re. Kammer	160–230	8–10
li. Kammer	143–210	6–9

Herzkatheterismus: (FORSSMANN 1929, COURNAND 1944) diagnost. Einführen bzw. Einschwemmen eines Herzkatheters (50 – 125 cm, 4,5 – 10 Charr, erkennbar an Farbringen) unter Durchleuchtungskontrolle in die Herzhöhlen u. herznahen großen Gefäße, u. zwar bei Rechtsherz- u. Lungenarterienkatheterismus über eine Vene (meist V. brach.), als Links-H. entweder retrograd über eine Arterie (meist A. femoralis oder brach.) oder vom re. Vorhof durch ein offenes For. ovale bzw. durch Punktion des Septum interatriale (»**transseptaler H.**«), selten nach dir. transthorakaler (oder gar transbronchialer) Punktion des li. Herzens. Zweck: Austasten einzelner Herzabschnitte, dir. Druckmessung (Elektromanometer), Blutprobenentnahme (Blutgasanalyse), selektive Kardioangiographie, quant. Bestg. von Kreislaufgrößen (Strömungswiderstände, Kreislauf- u. Shuntvolumina) u. Klappenöffnungsflächen, ferner präop.-probator. Defektblockade [mit Ballonkatheter], Einbringen eines künstl. Schrittmachers. Komplikationen: Perforation, Klappen- u. Endokardverletzung, bei Rechtskatheterismus v. a. Rhythmusstörung, Lungenödem, u. U. Lungenembolie (Thrombenmobilisierung), bei Linkskatheterismus Hämatoperikard (evtl. Herztamponade), Pneumo- u. Hämatothorax.

Herzklappen: die in den Anuli fibrosi verankerten Segelklappen der Valva tricuspidalis u. mitralis u. Taschenklappen der Valva aortae u. trunci pulmonalis als »Auswüchse« (Duplikaturen) des Endokards (festes, von Endothel überzogenes Bindegewebe); s. a. Klappen... – **künstl. H.**: ↑ Herzklappenprothese.

Herzklappen|abriß: entzündl. oder traumat., meist nur partielle Kontinuitätstrennung im Bereich der Basis oder der Sehnenfädenansätze; klin.: akute Klappeninsuffizienz. – **H.aneurysma**: durch Fehlbildung, entzündl. oder degenerat. Prozeß bedingte aneurysmat. Deformierung, meist mit Klappeninsuffizienz; s. a. Floppy valve.

Herzklappen|endokarditis: ↑ Endocarditis valvularis. – **H.fehler**: durch fetale Entwicklungsstörung oder entzündl. (bakteriellen, rheumat. etc.) Endokardprozeß bedingte Deformierung der Klappen eines oder mehrerer Ostien (»Mehrklappenvitium«) mit resultierender Stenose u./oder Insuffizienz; ↑ Aortenklappeninsuffizienz, -stenose usw., ↑ Tab. »Herzfehler«. – **H.fensterung**: kongenit. oder erworb. Klappendefekt (z. B. nach ulzeröser Endokarditis), bei best. Größe mit Klappeninsuffizienz (u. entsprech. hämodynam. Bild).

Herzklappen|hämatom: Blutextravasat (meist multipel) der Segelklappen des Neugeb., v. a. nach Hypoxämie. – **H.hängen**: Dystopie einer Herzklappe unter die Ventilebene, kongenit. (Dysplasie, Ansatzanomalie, z. B. an Segelklappen bei VSD) oder erworben (z. B. syphilit. Klappenringschädigung, v. a. Aortenostium); s. a. Floppy valve.

Herzklappeninsuffizienz: angeb. (s. a. Herzfehler) oder erworb. ↑ Aorten-, Mitral-, Pulmonal- oder Trikuspidalklappeninsuffizienz. Meist als valvuläre, bei Herzdilatation mit Erschlaffung des Klappenansatzringes als muskuläre (»rel.«) H.

Herzklappenöffnungsfläche: die bei weitestgehender Klappenöffnung für den Blutdurchfluß zur Verfügung stehende Fläche eines Ostiums; s. a. Klappenindex. Parameter des Schweregrades einer Klappenstenose, zu ermitteln mit Ultraschall-Diagnostik oder rechnerisch.

Herzklappenplastik: rekonstruktive oder konstruktive Funktionsplastik bei Vitien, z. B. Anuloplastik (NICHOLS, WOOLER), atriovalvuläre Einengungsnaht (MORINO-DOGLIOTTI), Versteifung durch Querraffung (McGOON) oder Aufsteppen einer Teflonrolle (KIRKLIN, BAILEY), lat. Kommissurorrhaphie, Defektdeckung durch freies Perikardtransplantat (SAUVAGE); bei Aorteninsuffizienz evtl. »Bikuspidalisation« (Kommissurennaht oder Exzision u. Einfaltung einer Klappe). Ferner Einsetzen einer ↑ Herzklappenprothese oder – als »Bioprothese« – eines Heterotransplantats (Kadaverherzklappe) oder einer autoplast. Nachbildung (z. B. aus Fascia lata nach SENNING, JONESCU).

Herzklappenprothese: künstl. Herzklappe aus alloplast. Material; der anat. Form nachgebildet, z. B. HUFNAGEL* Aortenklappe, McGOON* Klappe (»zurechtgeschnittenes« bi- oder trivalvuläres System), Butterfly-Prothese (GOTT); meist aber Ventilprothese, u. zwar Kugelventilprothese (Kunststoffkugel in einem am exzidierten Klappenring fixierten Metallkäfig, z. B. STARR*-EDWARDS* u. MAGOVERN* Ventil

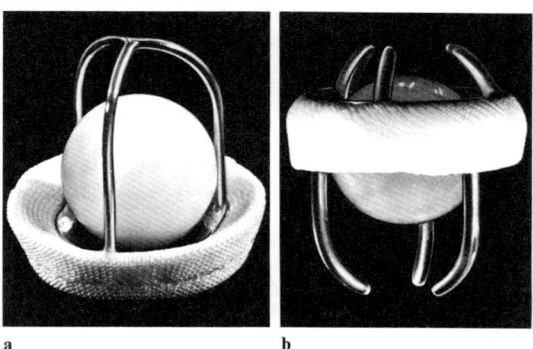

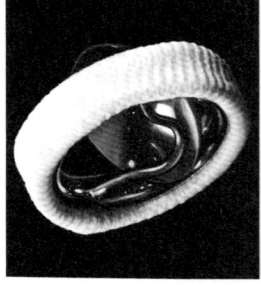

Herzklappenprothese
a) nach STARR-EDWARDS,
b) n. CUTTER-SMELOFF,
c) n. BJÖRK-SHILEY.

mit dem Ring aufsitzender, SMELOFF*-CUTTER* Ventil mit äquatorial abdichtender Kugel), Scheibenprothese (parallel zur Herzklappenebene bewegt, z. B. nach CROSS-JONES, KAY-SHILEY, COOLEY-BLOODWELL), Kippscheibenprothese (exzentrisch kippbar, z. B. nach BJÖRK-SHILEY, WADA-CUTTER, LILLEHEI-KASTER), ferner meniskusart. (LILLEHEI-NAHIB) u. Kegelventile (BARNARD) u. a. m.; Komplikationen: Thrombenbildung, Hämolyse.

Herzklappen|schlitzung: ⁄ Kommissurotomie. – **H.sprengung**: digitale oder instrumentelle (Dilatator. n. BROCK, TUBBS, BAILEY-LARZELER u. a.), geschlossene oder offene Sprengung bzw. Dehnung der narbig verwachsenen Kommissuren bei Klappenstenose, u. zwar transaortal, -pulmonal, -atrial oder -ventrikulär; u. U. kombin. mit Kommissuro- oder Valvulotomie. Schätzung der Ostiumweite prä- u. intraop. durch Druckmessung, intraop. auch digital (mit oval gelöcherter Meßlehre).

Herzklappenstenose: angeb. (s. a. Tab. »Herzfehler«) oder erworb. ⁄ Aorten-, Mitral-, Pulmonal- oder Trikuspidalklappenstenose. Meist als organisch bedingte »valvuläre« H. (Klappenöffnung vermindert), seltener als »rel. H.« (vermehrter Durchfluß durch das normal weite Ostium).

Herzklappen|ton: s. u. Herzton. – **H.verkalkung**: umschrieben oder flächenhaft, evtl. ringförmig (am Klappenring); nach Endokarditits oder senil-degenerativ (MÖNCKEBERG).

Herz|klopfen: ⁄ Palpitation. – **H.konfiguration**: ⁄ Herzfigur.

Herzkontraktion: s. u. Herzzyklus. – **Frustrane H.** mit zu geringem Schlagvol., d. h. ohne peripher tastbare Pulswelle. – Als **paradoxe H.** die systol. Lateralbewegung (»Ballooning«) des infarktgeschädigten Myokardbezirkes.

Herz|krampf: Stenokardie (⁄ Angina pectoris). – **H.kranzgefäße**: ⁄ Arteriae coronariae, Venae cordis. – **H.kühlung**: in der Herzchirurgie die hypotherme Koronarperfusion; s. a. Herz-Lungen-Maschine.

Herz|leistung: ⁄ Herzarbeit, -dynamik. – Als Leistungsbreite das aktuelle, max. ⁄ Herzminutenvolumen; als Leistungsindex die Herzarbeit pro Zeiteinh. u. Körperoberfläche (normal ca. 4 kpm/min/m^2); als **H.leistungsquotient** der aus den O_2-Aufnahmewerten während 5 Min. in der Anlaufphase der Arbeit u. während 5 Min. Arbeit einschl. 8 Min. Erholung; Normwerte (bei O_2-Atmung u. 60 Watt Belastung) 0,32 bzw. (♀) 0,33.

Herz-Lungen-Maschine, Pumpenoxygenator: (LILLEHEI, GIBBON) v. a. in der offenen Herzchirurgie gebr. »Pumpenoxygenator«, der temporär als extrakorporaler Kreislauf die Herz- u. Lungenfunktion übernimmt (»kardiopulmonaler Bypass«): Pumpen sorgen für konstant-gleichgerichteten Transport des heparinisierten Blutes (»künstl. Herz«), der Oxygenator für Arterialisation des Blutes (»künstl. Lunge«), ferner Entschäumungsvorrichtung u. Wärmeaustauscher (für dosierbar normo- oder hypotherme Perfusion; bei Ganzkörperunterkühlung bis zu 8° durch intermittierende Koronarperfusion Kreislaufunterbrechung bis ca. 4 Std. möglich). Kreislaufanschluß durch transatriales Kanülement beider Hohlvenen (»Gravitationsdränage« mit Abfluß in den Oxygenator) u. arterielle Rückleitung (meist Iliaca dextra, beim Säugling u. Kleinkind Aorta); nach Anlaufen der Blut(ersatzmittel)-gefüllten Maschine Drosselung der Hohlvene (»Bändelung« über den Dränageschläuchen) u. Abklemmen der Aorta, d. h. kompletter Bypass u. anox. Herzstillstand. Einstellung der Förderleistung nach Körpergew. u. -oberfläche. – s. a. Links-Bypass.

Herz-Lungen-Präparat: 1) *physiol* dem Tierkörper entnommenes En-bloc-Präp. (»STARLING* Herz«), angeschlossen an einen Ersatz-Körperkreislauf (mit heparinisiertem Blut gefülltes Schlauchsystem mit Widerstand u. Windkessel) u. mechanisch beatmet; v. a. für pharmak. Untersuchungen. – 2) *chir* allogenes kardiopulmonales En-bloc-Transplantat.

Herz-Lungen-Quotient, -Index: *röntg* (GROEDEL) Quotient aus transversalem Herz- u. basalem Thoraxdurchmesser; Normwert etwa 1:2.

Herz-Lungen-Rettungsgerät: pneumatisch gesteuertes Reanimationsgerät (v. a. für Krankentransport) mit gurtfixiertem Sternumkompressor (60/Min.) u. Sauerstoffmaske (500 – 1500 ml O_2 nach jeder 5. Kompression).

Herzluxation: Verlagerung des Herzens aus dem Herzbeutel nach perforierender Verletzung, bei postop. Nahtinsuffizienz; ferner die **anteriore H.** (durch Haltefaden an Herzspitze oder SAUERBRUCH* Handgriff) zur intraop. Darstg. der Herzhinterwand.

Herzmassage: rhythm. Kompression (ca. 60/Min.) des Herzens zur Aufrechterhaltung der Blutzirkulation bei akutem Kreislaufstillstand; als **extrathorakale** (= äuß. oder indir.) H. durch federnden Druck in Richtung WS (2 3–cm) auf die kaudale Sternumhälfte des auf einer festen Unterlage Liegenden, manuell (Hände übereinander gekreuzt, Ballen der unteren sternumparallel aufliegend) oder mechanisch (meist pneumatisch); als **intrathorakale** (= inn. oder dir.) H. nach anterolat. interkostaler Thorakotomie (bzw. bei Bauch-Op. sub- oder transdiaphragmal bzw. transdiaphragmal-pleural) durch beidhäng. Umfassen des freigelegten Herzens bzw. Drücken mit flacher Hand gegen die vord. Brustwand (Vorhöfe u. Kammer alternierend). – s. a. Schema »Reanimation«.

Herzmaße, lineare: *röntg* ⁄ Abb.; in der Frontalebene: Querdurchmesser Tr, errechnet als Summand aus re. u. li. Medianabstand (Mr, Ml), Längsdurchmesser L als Distanz von Herzspitze bis zum Schnittpunkt von V. cava sup. u. Aorta ascendens, Breite Br als Summand aus max. lotrechter Entfernung der re. bzw. li. Herzkontur von L, Höhe als Abstand zwischen Waagerechter durch Herzspitze u. re. Herzgefäßwinkel bzw. höchstem Aortenpunkt, Neigungswinkel α_T zwischen L u. Tr, Aortendurchmesser als AMr + AMl, ferner n. VAQUEZ-BORDET) Basale (B), Länge (l VI) u. Bogenhöhe (l Vb) des li. sowie Länge des re. Ventrikels (r Vl); in der Sagittalebene: Tiefentransversale Tr_T, als maximale horizontale Entfernung zwischen dors. Herzkontur u. Brustwand, Tiefenlongitudinale L_T zwischen Kreuzungspunkt Lungengefäße/Hauptbronchus u. Herzspitze, Tiefenbreite Br_T als max. Entfernung der vord. u. hint. Herzkontur von L_T. Aus re. u. li. Breite bzw. Höhe u. Transversale Konstruktion u. Berechnung des »schrägen« (MORITZ; ⁄ Abb. »a«) u. »geraden Herzrechtecks« (KIRSCH; ⁄ Abb. »b« Seite 1054).

Herzminutenvolumen

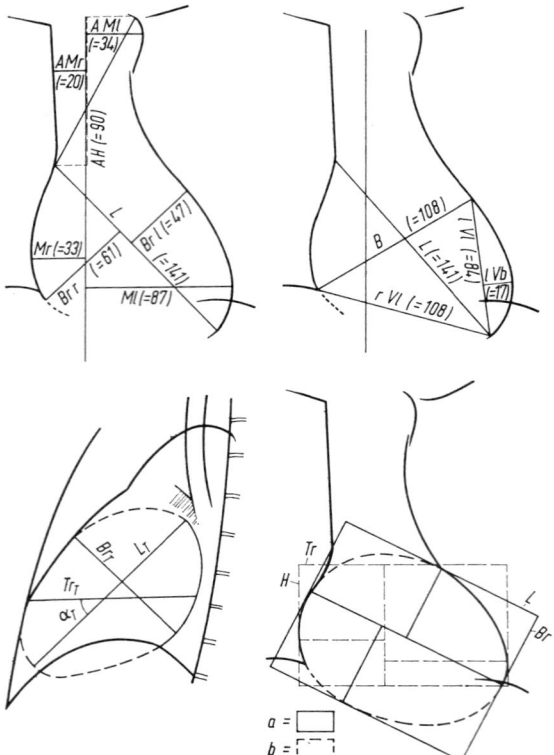

Lineare Herzmaße (Durchschnittsmaße in mm)

Herzminutenvolumen, HMV, Auswurfvol.: das vom Herzen pro Min. ausgeworfene Schlagvol.; bestimmbar durch Herzkatheterisierung, aus a.-v. O_2-Differenz u. -Aufnahme (nach dem FICK* Prinzip), aus Indikatorverdünnungskurven. Beim Erw. ca. 3–5 l/Min. (beim Trainierten bis 25–30 l/Min.); vgl. Herzschlagvolumen.

Herzmonitor: Gerätekombination zur Überwachung der Herzfunktion (Rhythmus, EKG, Blutdruck, Pulsfrequenz) direkt am Krankenbett oder zentral in der Wachstation.

Herzmuskel: / Myokard. – **H.biopsie**: Gewebsentnahme (Zylinder) transthorakal aus der li. oder re. Kammeraußenwand oder aus dem Septum; zur Diagnose von Endomyokardfibrose, idiopath. u. fam. Kardiomegalie, Sarkoidose, prim. Herzgeschwulst. – **H.entartung**: / Myodegeneratio cordis. – **H.entzündung**: / Myokarditis; s. a. Myokardiopathie, (Endo-)Myokardfibrose. – **H.erweichung**: / Myomalacia cordis. – **H.extrakt**: 1) *serol* gereinigter alkohol. Extrakt aus Menschen-, Rinder- oder Meerschweinchenherzen als AG für die Syphilisdiagnostik (z. B. Citochol®); weitgehend durch Cardiolipin-Zubereitungen verdrängt. – 2) *pharmaz* Organpräp. aus Herzmuskel. – **H.schwäche**: / Myokardinsuffizienz; s. a. Herzinsuffizienz. – **H.schwiele**: graurötl.-weiche bis weißl.-zähe Narbe (kern- u. gefäßarmes, Elastika-durchsetztes Bindegewebe) als Endzustand einer Myokardnekrose oder -entzündung.

Herznaht: (REHN 1896) Naht des Myokards nach penetrierendem Trauma oder Kardiomyotomie; meist einreih., tiefgreifende, atraumat., nicht das Endokard fassende Matratzennaht; in Koronarnähe als versenkte, die Gefäße »unterlaufende« Naht. Evtl. Sicherung durch Knotung über Knochenspänchen (BAILEY), bei zerfetzter Wunde durch Aufsteppung von Perikard, Herzohr, Muskel oder Teflonstreifen. – Als präliminare Tabaksbeutelnaht zur Blutungskontrolle z. B. vor Kardiomyotomie bei Herzklappensprengung, Fremdkörperentfernung.

Herznerven: Gesamt der nervösen Versorgung des Herzens (i. w. S. einschl. des Reizleitungssystems), die efferent u. afferent erfolgt über Rr. cardiaci sup. (= Nn. depressores) des Vagus u. Rr. cardiaci (= Nn. accelerantes) des Sympathikus (Halsganglien u. obere Brustganglien) u. intramurale Ganglienzellen am Abgang von Aorta u. Tr. pulmonalis, in Kranz- u. Interventrikularfurche, im HIS* Bündel u. vereinzelt im Myokard. Sympath. u. parasympath. Fasern bilden gemeinsam die Plexus cardiacus u. subepicardiacus; s. a. Herzregulation.

Herzneurose: »Cor nervosum« als Organneurose mit belastungsunabhäng. Präkordialschmerz, Herzklopfen, Dyspnoe etc. nach Aufregung, aber auch ohne äuß. Anlaß; evtl. kombin. mit Schlaflosigkeit, Konzentrationsmangel, Schweißneigung, Angstgefühl; s. a. DACOSTA* Syndrom.

Herzog* Nagel (WOLFGANG H., geb. 1922, Chirurg, Köln): Unterschenkelmarknagel mit leicht abgewinkeltem, Y-förmig verbreitertem Kopfende.

Herz|ohr: / Auricula atrii. – **H.ostien**: / Ostia atrioventricularia, Ostium aortae, Ostium trunci pulmonalis.

Herzpalpation: Palpation der Herzgegend mit der flach aufgelegten Hand zur Feststellung des Herzspitzenstoßes (s. a. HARZER* Zeichen) u. eines evtl. Schwirrens (bei Pulmonal-, Aortenstenose, VSD).

Herzpalpitation: / Palpitation. – **Herzperiode**: / Herzzyklus.

Herzphasensteuerung: bei Elektrodefibrillation, Aortographie etc. die Steuerung der Stromstöße bzw. des röntgentechn. Vorgangs durch den Herzzyklus, d. h. über eine best. EKG-Phase; gleiches Prinzip auch beim vorhofgesteuerten Schrittmacher.

Herz|polyp: gestielter / Herzthrombus. – **H.prothese**: implantierbares Pumpensystem als künstl. Herz. – **H.pumpe**: 1) / Herzprothese. – 2) extrakorporale H.: Pumpenteil der Herz-Lungen-Maschine.

Herzpunktion: 1) Punktion einer Herzhöhle, meist des li. Ventrikels (transthorakal im 5. oder 4. ICR li. zwischen Medioklavikular- u. Parasternallinie, bei eröffnetem Thorax an gefäßfreier Stelle in Spitzennähe); v. a. für intrakardiale / Inj. (Abb.), früher auch zur intrakardialen Druckmessung. – 2) Myokardpunktion bei / Herzmuskelbiopsie.

Herzquotient: Quotient aus Herzvol. (in ml) u. Körpergew. (kg); beim Erwachsenen 1:150–200.

Herzrandpulsation: *röntg* die systol. u. diastol. Bewegungen der Herzkontur, im Flächenkymogramm als »Randzacken«, im Elektrokymogramm als Kurven darstellbar. Je nach Größe der Ausschläge am li. Herzrand STUMPF* Pulsationstyp I (kaudal > kranial) u. II (kaudal < kranial). Stumme Zone mögliches, umschrieb. systol. Lateralbewegung (= paradoxe Herzkontraktion) sicheres Zeichen einer Wandschädigung.

Herz|rechteck: *röntg* s. u. Herzmaße. – **H.regulation**: Gesamt der nervösen (/ Herznerven) u. humoralen Einflüsse auf die Herztätigkeit, v. a. auf Frequenz, Geschwindigkeit des Erregungsablaufs, Erregbarkeit u. Kontraktilität (= chrono-, dromo-, bathmo bzw. inotrope H.). Afferenzen aus Mechanou. Chemorezeptoren (?) vorw. im re. Vorhof u. li. Ventrikel (sinuaortales System), bei körperl. Arbeit auch aus Skelettmuskulatur. Zentren im Hypothalamus (kaudal aktivierend, rostral hemmend), neokortikal u. limbisch beeinflußt (dors. Vaguskern der Medulla mitbeteiligt, wahrsch. kein autonomes Zentrum); Efferenzen über sympathische u. parasympath. Herznerven (am Erfolgsort Noradrenalin bzw. Azetylcholin als Mediatoren). – An allen großen homöostat. Regelkreisen des Körpers beteiligt.

Herz|reibung: spiralförm. Streichungen der Herzzone mit der feuchten Hand als Segmentther. bei Stenokardie. – **H.reserve:** Fähigkeit des Herzens zur Bewältigung einer erhöhten Arbeitsleistung (bis 6faches des Ruhe-HMV). Vermindert bei ↑ Herzinsuffizienz. – **H.revaskularisation:** ↑ Myokardrevaskularisation. – **H.revolution:** ↑ Herzzyklus. – **H.rezeptoren:** Wandrezeptoren im Dienste der Herzregulation, für Stromstärke u. Druck in der Pulmonalis wahrsch. im re. Herzen, für zentralen arteriellen Druck u. Blutvol. im li. Ventrikel bzw. Vorhof gelegen.

Herzrhythmus: die rhythm. Aufeinanderfolge der Herztöne als Korrelat der Herzaktion, beim Erwachs. mit alternierenden Abständen (zwischen 1. u. 2. Ton ca. 0,27 Sek.) u. wechselnder Lautstärke ca. 70/Min. (vgl. kindl. ↑ Herztöne). – Störungen ↑ Tab.

Herz|schall: ↑ Herzton, -geräusch; für das PKG abgenommen mit einem **H.mikrophon.** – **H.schatten:** röntg ↑ Herzfigur. – **H.scheidewand:** ↑ Septum interatriale u. interventriculare.

Herzschlag: 1) *path* ↑ Herztod. – 2) *physiol* ↑ Herzzyklus. – Das während einer Herzrevolution vom re. oder li. Ventrikel ausgeworfene **H.volumen** ist abhängig von Füllung, Frequenz, Auswurfdruck u. Inotropie u. beträgt etwa die Hälfte der enddiastol. Füllung (in Ruhe ca. 70 ml); s. a. Herzminutenvolumen.

Herzschmerz: durch koronare Mangeldurchblutung hervorgerufener retrosternaler, brennend-drückender, u. U. qualvoller (bei Infarkt) oder nur passagerer Schmerz (Stenokardie), evtl. in li. Schulter, Arm, Hand, UK ausstrahlend; s. a. Tab. »Kardialgie«. – I. w. S. auch die meist umschriebenen, belastungsunabhäng. u. harmlosen Mißempfindungen in der Herzgegend (mit p. m. an der li. Mamille) bei »funktionellen« Herzsyndromen.

Herzschrittmacher: 1) *physiol* der Teil des Reizleitungssystems, von dem die elektr. Erregung des Myokards ausgeht; normalerweise der Sinusknoten. – 2) **künstl. H.:** extrakorporal zu tragender oder implantierbarer (Schrittmacher-Implantation) elektr. »Impulsgenerator« (mit Kunststoffgehäuse, elektron. Schaltkreis, Batterien [meist Lithium]), der über eine transvenös in den re. Ventrikel eingeführte oder offen oder mediastinoskopisch ins Myokard implantierte Elektrode kurze Stromstöße an das Myokard abgibt u. so einen regelbaren Schlagrhythmus induziert (s. a.

		Reizbildungsstörung		*Erregungsleitungsstörung*
nomotop	Einzelerregung	Sinusextrasystole	atrial	sinuaurikulärer Block
	Rhythmus	Sinusbradykardie Sinustachykardie Sinusarrhythmie wandernder Schrittmacher	atrioventrikulär	atrioventrikulärer Block (1., 2. u. 3. Grades) WENCKEBACH* Periode MOBITZ* Block
heterotop	Einzelerregung	Vorhofextrasystole Knotenextrasystole ventrikuläre Extrasystole sinoaurikulärer Block	intraventrikulär	Linksschenkelblock Rechtsschenkelblock Arborisationsblock WPW-Syndrom
	Rhythmus	Knotenrhythmus Kammerrhythmus supraventrikuläre Tachykardie Knotentachykardie Kammertachykardie Vorhofflattern Kammerflattern Vorhofflimmern Kammerflimmern	*kombinierte Reizbildungs- u. Erregungsleitungsstörung*	Parasystolie Interferenzdissoziation atrioventrikuläre Dissoziation

Herzrotation: 1) *embryol* die »Herzschwenkung« während der ↑ Herzentwicklung. – 2) Drehung des Herzens um eine gedachte, vom Aortenbogenscheitel zur Vorderwand des li. Vorhofs u. basisnahen Partien des Ventrikelseptums verlaufende Längsachse, bei Rechtshypertrophie nach li., bei Linkshypertrophie nach re.; s. a. Positionstypen.

Herzruptur: Zerreißung von Herz(wand)strukturen, meist des li. Ventrikels; spontan bei Herzaneurysma, brauner Muskelatrophie u. frischem Infarkt (auch im Septum oder Papillarmuskelbereich; Läsion im allg. klein, selten multipel); stumpf-traumatisch bei Prellung, Absturz, Schleudertrauma etc., u. U. mit Abriß z. B. der Gefäßabgänge.

Schrittmacher-EKG). Anw. (temporär oder permanent) bei bradykarden Rhythmusstörungen, z. B. Überleitungsverzögerung, partiellem u. totalem AV-Block, gehäuften ADAMS*-STOKES* Anfällen, Herzinsuffizienz, Notsituation mit Herzstillstand, Brady- oder Asystolie bei diagnost. oder therap. Eingriff. Typen: **a) starrfrequente** oder **frequenzstabile H.** (konstant 64–72/Min., evtl. Frequenzänderung magnetisch oder via Punktion), **b)** R- oder QRS-synchroner = **Stand-by-Schrittmacher** (R-ausgelöster Impuls in die Refraktärphase ist nur wirksam bei Ausbleiben spontaner Aktivität, d. h. Absinken der Eigenfrequenz unter die H.-Grundfrequenz), **c) QRS-** oder **R-inhibierter H.** (= ↑ Demand-Schrittmacher; Impuls nur bei Ausbleiben des nächsten Po-

Herzschrittmacher

tentials innerhalb einer eingestellten Zeit, meist 0,86 Sek.), **d) P-** oder **vorhofgesteuerte H.** (das mit Sensor-Elektrode vom Herzohr abgegriffene Potential wird nach entsprech. Verzögerung an den Ventrikel weitergegeben), **e) sequentieller** oder **bifokaler H.** im physiol. Abstand aufeinanderfolgende Impulsabgabe an Vorhof u. Ventrikel bei zu niedr. Spontanfrequenz; s. a. Paired stimultion, Tab. »Demand-Schrittmacher«. – Komplikationen: Elektrodendislokation, Kabel-, Gehäusebruch, »Schrittmacherjagen«, Isolationsdefekte, Herzwandperforation, Myokardschwielen, Hautnekrosen, techn. Versagen. – Auswechseln des Impulsgenerators nach 5–8–10 J. unter Belassen der Sonde.

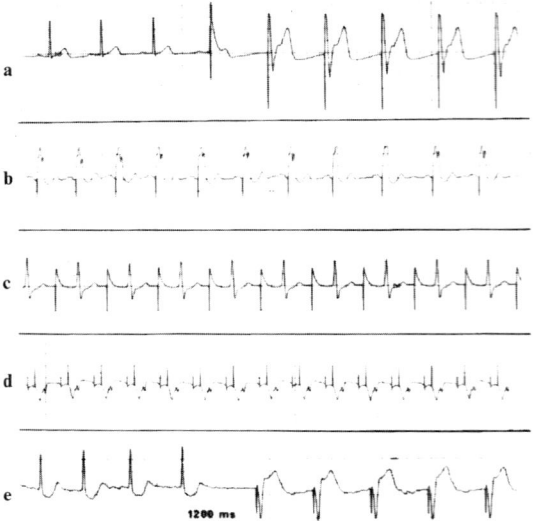

Moderne **Demand-Schrittmacher**: a) R-inhibiert, b) P-gesteuert, c) P-inhibiert, d) bifokal (Vorhof- u. Kammerstimulation), e) R-inhibiert mit langem Hysterese-Intervall.

Herz|schwäche: ↗ Herzinsuffizienz. – **H.septum**: ↗ Septum interatriale u. interventriculare. – **H.skelett**: die aus dichtgefügtem kollagenem Bindegewebe bestehenden Anuli fibrosi, Trigona fibrosa u. Pars membranacea septi interventricularis als Trennstrukturen zwischen Vorhof- u. Kammermuskulatur.

Herzspitzen|infarkt: apikaler ↗ Myokardinfarkt. – **H.stoß**: systolisch fühlbarer, evtl. auch sichtbarer systol. »Ictus cordis« im 4.–5. ICR li. in der Medioklavikularlinie. Abgeschwächt bei starkem Fett- u. Muskelpolster, aufgehoben bei Perikarderguß, Emphysem etc., »hebend« bei Hypertrophie des li. Ventrikels, »erschütternd« bei verstärkter Herzaktion; evtl. verlagert durch extrakardiale Faktoren (Pleuraschwarte, Thoraxdeformierung etc.) oder Herzvergrößerung. – Registriert als Ventrikelsphygmo- oder Apexkardiogramm.

Herzstillstand: Funktionsausfall bei Kammerflimmern oder Asystolie, meist infolge Herz-, Koronarinsuffizienz, Stoffwechselstörung, Vergiftung, Stromunfall, Herztamponade; Folge: akuter Kreislaufstillstand (mit Bewußt-, Pulslosigkeit, Atemstillstand u. grauer Zyanose, Mydriasis, generalisierten Krämpfen; im EKG Kammerflimmern oder Fehlen elektr. Potentiale; häufig Exitus letalis. – Als **künstl.** oder **induzierter H.** die durch Inj. kardioplegischer Substanzen (K, Mg, Azetylcholin, Neostigmin etc.) ins Myokard oder durch Koronarperfusion mit Na^+-freier Lsg. (= **pharmakol. H.**) oder aber durch Abklemmen der Aorta (= **anox.** oder **ischäm. H.**) induzierte Asystolie (oder Kammerflimmern) bei Op. am offenen Herzen unter Einsatz der Herz-Lungenmaschine (wieder zu beseitigen durch Elektroschock oder Abnahme der Aortenklemme).

Herz|stolpern: subjektiv als unregelmäßig empfundene Herztätigkeit, meist Extrasystole. – **H.stoß**: ↗ Herzspitzenstoß. – **H.stromkurve**: ↗ Elektrokardiogramm.

Herzsyndrom: **1) hyperkinet. H.**: ↗ GORLIN* Syndrom. – **2) sensitives H.** (DELIUS): funktionelle kardiorespirator. Störung mit belastungsunabhäng. Herzschmerzen, Angstgefühl (»Nicht-Durchatmenkönnen«) u. psychogener Hyperventilation (evtl. mit konsekut. tetan. Anfall); meist ausgelöst durch Umweltfaktoren (bei konstitutioneller veget. Labilität).

Herztaille: *röntg* Einbuchtung der li. Herzkontur zwischen Ventrikel- u. Pulmonalbogen (↗ Abb. »Herzfigur«).

Herztamponade: vermehrte Flüssigkeits-, i. e. S. Blutansammlung im geschlossenen Perikard; ab 150–200 ml mit konzentr. Herzkompression, Einflußstauung, mechan. Diastolebehinderung, Schlagvolumenabnahme, Blutdruckabfall, Pulsbeschleunigung, Zyanose, akutem Epigastrium, Leberstauung. Bei Perikarditis meist subakut, bei Hämoperikard u. U. akut (rascher Schock, »Leerschlagen« des Herzens u. Herzstillstand). Ther.: Punktion oder Freilegung, evtl. Perikardiostomie. – Extraperikardiale Tamponade durch Spannungspneumothorax (v. a. Mediastinalemphysem.).

Herztetanie, -tetanus: für Muskarin-Vergiftung typ. hochfrequente Kontraktionen des ges. Myokards mit geringer Amplitude u. ohne Blutförderung, evtl. mit Herzstillstand in systol. Kontraktur.

Herzthrombose: Thrombenbildung an der Herzinnenwand, vorw. bei Vorhofflimmern (Prädilektionsstelle: Herzohr), frischem Myokardinfarkt (Parietalthrombus), bei Endokarditis (Herzklappen); Gefahren: Embolie, bei großem Vorhofthrombus (Kugel-, Pendelthrombus, »Herzpolyp«) diastol. Einflußbehinderung.

Herztod, Herzschlag: Exitus let. infolge irreparablen Herzversagens (↗ Herzstillstand) bei Herzinfarkt, -ruptur, Kammerflimmern oder -flattern, Asystolie. – Als reflektor. oder **akuter H.** (»Sekundenherztod«) infolge starker Reizung bestimmter Nerven (z. B. Vagus, Karotissinus-Nerv, Plexus solaris).

Herzton, HT: bei der Herzaktion durch Schwingungen der Klappen oder anderer Wandabschnitte entstehender 1. u. 2., beim Jugendl. auch 3. u. 4. HT aus unregelmäß. Schwingungen (also ein Geräusch), singulär oder gedoppelt, mit spezif. Punctum max.; daneben auch path. Töne. – »**Erster HT**« (p. m. Herzspitze) v. a. Anspannungston der Av-Klappen (Überwiegen der Mitralklappe). – »**Zweiter HT**« (hochfrequent, ca. 0,27 Sek. nach 1. HT; p. m. Herzbasis) Klappenschlußton der Aorten- u. Pulmonalklappen (»A_2« bzw. »P_2«, ersterer überwiegend); bei asynchronem Klappenschluß gespalten, u. zwar mit Reihenfolge A_2-P_2 physiol. bei Inspiration, pathol. bei Rechtsschenkelblock, Druck- u. Vol.belastung des re.

Ventrikels (Pulmonalstenose), mit P_2-A_2 (»paradoxe Spaltung«) bei Linksschenkelblock u. Druckbelastung des li. Ventrikels (Aortenstenose, Hypertonie). – »**Dritter HT**« (0,12–0,14 Sek. nach 2. HT; niederfrequent, p. m. Herzspitze, im Liegen lauter) durch Ventrikelschwingungen bei frühdiastol. Bluteinstrom; bei Kindern u. Jugendl. physiol. (beschleunigte Herztätigkeit), bei Erwachs. Folge erhöhten Ventrikelfüllungsdrucks bei Herz-, Mitralinsuffizienz. Ein »**früher 3. HT**« (»Perikardton«, »protodiastol. Klick«) bei Pericarditis constrictiva (erhöhter Füllungsdruck u. vorzeit. abrupte Einstromhemmung). – »**Vierter HT**« (0,12–0,17 Sek. nach P-Beginn, niederfrequent, p. m. Trikuspidalis) in der spätdiastol. Füllungsphase (während Vorhofkontraktion: »Vorhofton«) durch Anspannung des vorgedehnten Ventrikels; bei Kindern u. Jugendl. physiol., bei Erwachs. Folge erhöhten Druckes im re. (pulmonale Hypertonie, Cor pulmonale) oder li. Ventrikel (arterielle Hypertonie, Aorten-[isthmus]stenose); bei Herzinfarkt Zeichen für Linksinsuffizienz; Zusammenfallen mit 3. HT ergibt sog. Summationsgalopp. – »**Fünfter HT**« (niederfrequent, mesodiastolisch nach 3. HT; durch diastol. Zurückschwingen der protodiastolisch gedehnten Ventrikelwand?) umstritten. – Ferner systol. Extratöne (↑ Austreibungston, systol. ↑ Click). – **Akzentuierter** oder **klappender HT** (im PKG große Amplitude) pathognomonisch für best. Vitien, z. B. Mitralstenose (1. Ton), arterielle (A_2) u. pulmonale Hypertonie (P_2); knallender oder paukender 1. HT bei Av-Block oder -Dissoziation (↑ Doppelkanonen-Kanonenschlag). – **Kindl. Herztöne** (in utero) mit Ultraschallempfänger bereits ab 8. Wo., mit geburtsh. Stethoskop (»Herztöne-Rohr«) ab 6. Mon. im Bauch der Mutter feststellbar: nahezu gleichlang u. -laut, mit gleichen Abständen (»Pendelrhythmus«, vgl. Embryokardie), zum mütterl. Puls asynchron, Frequenz 120–140/Min.; am lautesten über kindl. Rücken außer bei Gesichtslagen), p. m. infraumbilikal bei Schädellagen (homolat.: Hinterhaupts-, kontralat.: Gesichtslage) supraumbilikal-homolat. bei Beckenendlagen. Während der Wehe (u. nach Kopfeintritt ins Becken, evtl. auch nach Blasensprung) Frequenzabfall, nach Wehenende -anstieg. Frequenz < 100 in 3 aufeinanderfolgenden Wehenpausen bzw. > 160 mit unregelmäß. Tonfolge bedeutet akute Lebensgefahr für das Kind; Fehlen nicht beweisend für Fruchttod. – **H.schreibung**: ↑ Phonokardiographie.

Herztonus: *physiol* 1) die reziproke Dehnbarkeit des diastolisch erschlafften Ventrikels (meßbar anhand der Steilheit der Ruhe-Dehnungskurve). – 2) diastol. oder kontraktiler (Grund-)Tonus: aktiv-ton., von Frequenz u. venös. Druckänderungen unabhäng. diastol. Eigenspannung (Partialverkürzung) der Herzmuskelfasern (»Anfangsbedingung« FRANK), die als »muskulär-kontraktile Widerstandskomponente« diastol. Ventrikelfüllung u. -vol., Schlag- u. Restvol., Kontraktionsstärke u. -geschwindigkeit u. Relaxationsgeschwindigkeit weitgehend autonom reguliert; variabel durch neurohormonale Einflüsse, O_2-Mangel, Enzymhemmung, pH-, Druck- u. Temp.änderungen, Pharmaka. – Umstrittener, dem FRANK*-STARLING* Gesetz widersprechender Begr.

Herztransplantation: (LOWER u. SHUMWAY 1960, BARNARD 1967) isotope Allo- oder Xenotransplantation (HARDY) eines ganzen Herzens oder eines Herz-Lungen-Präp. (en bloc). Grundtechnik: Anschluß des Empfängers an Herz-Lungenmaschine, Herzexzision mit Erhaltung von Perikard u. breitem Vorhofsaum um die Gefäßabgänge u. Abklemmen von Aorta u. Pulmonalarterie, Transplantatanschluß an Gefäßstümpfe, Luftevakuation, Wiederherstellen der Herztätigkeit (Elektrodefibrillation, Adrenalin), unterstützt durch temporären partiellen Bypass; bei Arrhythmie evtl. Schrittmacherimplantation; postop. Heparin-Inaktivierung u. Immunsuppression.

Herztreppe: (BOWDITSCH) *physiol* die stufenförmig zunehmende Kontraktionsgröße (bei gleichbleibenden elektr. Membranvorgängen) am künstlich gereizten Kaltblüterherzen nach Stillstand.

Herztumoren: prim. oder sek. Neoplasmen der Herzwand, insbes. des Myokards: **a)** Rhabdomyom (»Kordomyom«), solitär oder multipel, wanddurchsetzender Knoten mit geringer Wachstumstendenz; evtl. angeb.; gelegentl. sarkomatös entartend. – **b)** Myxom, meist kohlart. oder kuglig-glatt, evtl. gestielt, in die Herzhöhle ragend (v. a. Vorhof; evtl. den Einstrom hemmender Ventilmechanismus mit Stenosezeichen oder Synkopen); **c)** intramurales Fibrom, evtl. als fibro-elast. Hamartie; **d)** Angiom, evtl. maligne entartend; **e)** Lipom, im Ggs. zur Lipomatosis cordis im Herzinnern, evtl. gemeinsam mit Rhabdomyom; **f)** spindel-, rund- oder polymorphzell. Sarkom, selten, v. a. im re. Vorhof, evtl. mit angio-, myxo- u./oder rhabdomatöser Komponente; **g)** Metastasen von Nachbarorganen, rel. häufig, klinisch meist stumm.

Herz|vektor: im Vektorkardiogramm die Gesamtheit der Aktionspotentiale während eines Zyklus. – **H.venen**: ↑ Venae cordis. – **H.verfettung**: ↑ Adipositas cordis, Fettherz.

Herzversagen: unzulängl. Herzleistung (↑ Herzinsuffizienz); als **akutes H.** die bei ungenügender Herzreserve eintret. plötzl. Verminderung des Herzauswurfs (Schlag- u. Minutenvol.) mit Anstieg des Venendrucks u. Minderdurchblutung lebenswicht. Organe als lebensbedrohl. Komplikation bei Rhythmusstörungen (z. B. Flimmern, Asystolie, extreme Brady-, Tachykardie), myogenem Versagen (Überlastung bei Blutdruckkrise, Lungenembolie, Herzinfarkt, Myokarditis, post partum), hämodynam. Störung (Herztamponade etc.). Klin.: kardiogener Schock mit Tachy-Hyperpnoe, Lungenstauung oder -ödem, peripherer Zyanose, Oligurie, evtl. Krämpfen.

Herz|vitium: ↑ Herzfehler. – **H.volumen**: der von Funktionszustand, Alter, Geschlecht, Körperoberfläche, -gew. u. -größe abhäng. Rauminhalt des Herzens (Normwerte ↑ Tab.). Ermittelt am Lebenden durch

Herzvolumen (in ml)

	10–13 J.	14–17 J.	18–30 J.
♂	411–508	610–720	770–790
♀	371–500	530–555	578–580

	31–40 J.	41–75 J.	*Sportler*
♂	760	790–820	906
♀	570	–	682

Orthodiagraphie, Rö-Fernaufnahmen, rechnerisch z. B. nach der von MUSSHOFF-REINDELL modifiz. ROHRER*-KAHLSTORF* Formel: Longitudinale ×

Herzvolumen-Leistungsquotient

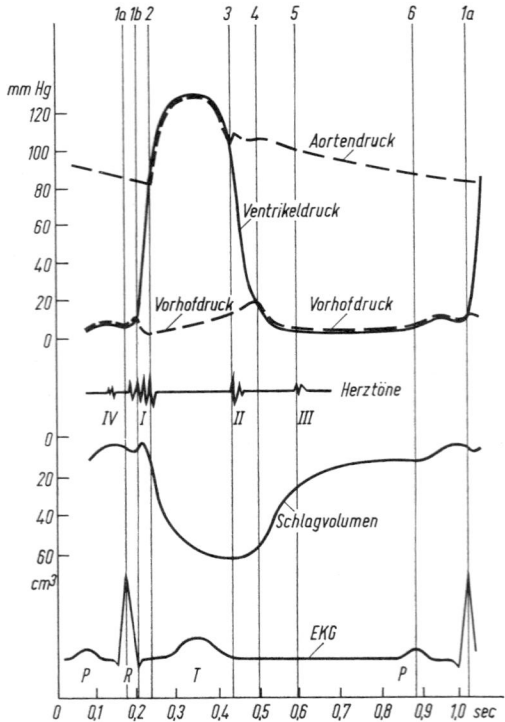
Herzzyklus

Breite × Tiefentransversale × 0,4 (↑ Herzmaße). − der **H.v.-Leistungs-** oder H.v. Sauerstoff-Puls-**Quotient** (aus Herzvol. u. max. O₂-Puls) gilt als Parameter der Herzleistungsreserve; Mittelwert 55 (Sportler <50, Herzinsuffizienz um 150).

Herzvorhof, -vorkammer: Atrium cordis (↑ Vorhof).

Herzwand-Aneurysma: meist linksventrikulär-apikale Ausbuchtung als Komplikation eines Myokardinfarkts. Seltener das flache »diffuse Aneurysma THURMAN«. − **H.pulsation**: ↑ Herzrandpulsation. − **H.thrombus**: s. u. Herzthrombose.

Herzwiederbelebung: »kardiale Reanimation« bei Herzstillstand zwecks Wiederherstellung einer spontanen Blutzirkulation: Herzmassage in Kombin. mit künstl. Beatmung (als Sofortmaßnahme), bei Kammerflimmern frühzeit. Elektrodefibrillation oder intrakardiale Inj. von Arterenol, Kalzium etc.; bei Asystolie transvenöse Stimulation (Herzschrittmacher) oder i.c. Inj. von Isoproterenol etc.; Bekämpfung der drohenden metabol. Azidose (u. möglichst auch Beseitigung der Ursachen).

Herzwirbel: ↑ Vortex cordis.

Herzzeitvolumen, HZV: bei der ↑ Indikatorverdünnungsmethode die während der Konzentrationszeit am Beobachtungsort vorbeiströmende Blutmenge (↑ Abb. »Farbstoffverdünnungskurve«).

Herzzentrum: 1) s. u. Herzregulation. − **2)** Spezialklinik für Diagnostik, evtl. auch (konservat. u. chir.) Ther. von Herzerkrn., z. B. das »Deutsche H.« in München.

Herzzirrhose: 1) Leberzirrhose bei chron. Stauungsinsuffizienz. − **2)** Myokardfibrose bzw. Fibroelastosis endocardica.

Herzzone: die li.-re. parasternale (»präkordiale«) Region; i. e. S. die für die ↑ Reflexzonenmassage des Herzens geeignete Zone, als »muskuläre H.« der 3. u. 4. ICR li.-vorn u. die vom Dornfortsatz Th 3 u. 4 ausgehenden Rhomboideus-major-Teile, als »Bindegewebszone« die Segmente Th 1–5.

Herzzyklus, Herzaktion, -revolution, -periode: die sich rhythmisch wiederholende, in bd. Herzhälften annähernd synchron ablaufende Herztätigkeit vom Beginn der Systole bis zum Ende der Diastole, in deren Verlauf diskontinuierlich Blut in die großen Herzarterien abgegeben wird (↑ Herzschlagvolumen); einhergehend mit zeitlich abgrenzbaren Druck- u. Volumenänderungen sowie bioelektr. (↑ EKG), akust. (↑ Herzton, Phonokardiogramm) u. mechan. Phänomenen (↑ Ballistokardiogramm, Herzspitzenstoß). Die Systole unterteilt in Anspannungs- (↑ Abb., 1–2; isovolumetrisch, anfangs langsamer [1a – 1b], dann schneller Druckanstieg [1b–2], u. – ab Öffnung der Semilunarklappen – Austreibungszeit (2 – 3; auxoton. Druckanstieg, zunehmende Blutströmungsgeschwindigkeit); die Diastole in Entspannungszeit (3 – 4; starker Druckabfall in Kammern) u. – ab Öffnung der Av-Klappen – Füllungsphase (4–5; anschließ. Diastase [5–6] u. Füllung durch Vorhofkontraktion [6–1]). Herzmuskel während der Systole absolut, mit Beginn der Diastole relativ refraktär (erhöhte Reizschwelle), erst im letzten Drittel der Diastole wieder voll erregbar.

Heschl* Windungen (RICHARD LADISLAUS H., 1824–1881, Pathologe, Wien: ↑ Gyri temporales transversi (i. e. S. deren vorderer als Sitz der **H.* Hörsphäre**, ↑ Hörzentrum).

Hesperanopie: ↑ Hemeralopie.

Hesperidin: Hesperetin-7-rutinosid, v. a. in Zitrusfrüchten vork. Glykosid (↑ Flavonoide) mit kapillarabdichtender Wirkung (»Vit. P«); hemmt Hyaluronidase.

Hess* (CARL VON H., 1863–1923, Ophthalmologe, Würzburg) **Nachbild**: das 3., pos. Nachbild (»Tertiärbild«; in Farbe des Primärbildes), das dem 2., neg., nach Dunkelintervall folgt. − **H.* Sehprobe**: Sehschärfenprüfung mit den »internat. Sehprobetafeln« (LANDOLT* Ringe oder Zweierkombination der Zahlen 0, 1, 4 u. 7). − **H.* Spiegel**: Modell eines Skiaskopierspiegels.

Hess* Reflex (OTTO H., Neurologe, Marburg): (1906) spürbare Einwärtsbewegung des Xiphoids bei Schlag auf die Brustwarze als Eigenreflex kranialer Anteile des M. rectus abdominis (ursprüngl. als »Zwerchfellreflex« gedeutet).

Hess*-Franceschetti* Schema (WALTER RUDOLF H., 1881–1973, Physiologe, Zürich, 1949 Nobelpreis für Medizin; ADOLPHE Fr.): (1909, 1936) stat.-dynam. Schema der Wirkung der äußeren Augenmuskeln (↑ Abb.). − s. a. LANCASTER*-HESS* Verfahren.

Hesse* Nährboden (WALTER H., 1846–1911, Bakteriologe, Dresden): Rohrzucker-Malachitgrün-Nähragar zur Kultivierung von Choleravibrionen.

Hesse* Test: ophth Simulationsprüfung mit Verdekken eines Auges durch eine das Sehen in die Ferne »vernebelnde« starke Konvexlinse.

Hesse* Zeichen: Temp.differenz beider Beine infolge Grenzstrangreizung bzw. -lähmung bei retroperitonealem Tumor.

Hesselbach* (FRANZ KASPAR H., 1759–1816, Anatom u. Chirurg, Würzburg) **Band**: / Ligamentum interfoveolare. – **H.* Dreieck**: Areal zwischen A. epigastrica inf., lat. Rektusrand u. Lig. inguinale. – **H.* Grube**: Fossa iliaca subfascialis. – **H.* Hernie**: durch die Lacuna musculorum austretende, von der Fascia cribrosa divertikelartig »gegabelte« bilokuläre Schenkelhernie (Hernia femoralis lat.).

Hessing* (FRIEDR. v. H., 1838–1918, Orthopädiemechaniker, Göggingen) **Korsett**: auf anmodelliertem Beckenkammbügel aufgebautes (Stahlschienen-) Rumpfkorsett mit verstellbaren Arm-, evtl. auch Kinn- u. Hinterhauptstützen; zur BWS-LWS-Entlastung. – **H.* Schienenhülsenapparat**: längsverstellbarer Sch. zur Abstützung des ganzen Beines; gefütterter Walkschuh mit doppelseit. Fußbügel, schnürbare Unter- u. Oberschenkelhülse (Scharniergelenke); u. a. mit Beckenkorb u. Trochanterbügel zur Ther. der kongen. Hüftluxation.

Hetacillinum WHO: ein 6-Aminopenizillansäure-Derivat; Breitbandantibiotikum mit bakterizider Wirkung gegen grampos. u. -neg. Baktn.

heter...: s. a. hetero....

Heteradelphus: path / Duplicitas asymmetros.

Heterästhesie: quant.-unterschiedl. Empfindung in benachbarten Hautbezirken.

hetero...: Wortteil »anders«, »abweichend«, »ungleich«, »artfremd« (neuerdings: »xeno...«); s. a. allo....

Hetero|agglutination: Ery-Agglutination durch artfremdes Hämagglutinin (»Heterohämagglutinin«). – **H.allele**: (ROMAN 1957) Allele als Strukturvarianten an nicht-ident. Stellen eines Genlocus. Rekombination zum Normalallel durch Crossing-over möglich. – **H.allergie**: durch interkurrente bakterielle Infektion unspezifisch verstärkte allerg. Reaktion. – **H.antigen**: »xenogenes AG«, das aufgrund partieller AG-Gemeinschaft die Bildung von AK induziert, die auch mit anderen AG reagieren; i. e. S. das »heterophile« FORSSMAN* AG; s. a. H-Substanz. – **H.antikörper**: durch artfremdes AG hervorgerufener u. gegen dieses gerichteter »xenogener« AK; s. a. FORSSMAN* AK, HANGANATZIU*-DEICHER* Reaktion. – **H.auxin, -auxon**: / β-Indolylessigsäure (s. a. Auxine). – **H.-axie**: / Situs inversus.

hetero|blastisch: von verschied. Keimblättern gebildet. – **h.brachial**: *zytol* 1) mit ungleichen Armen (des / Chromosoms). – 2) adj. Bez. für Chromosomenbrüche etc., die bd. Arme (einschl. Zentromer) betreffen.

Hetero|chromasie: 1) gleichzeit. Vork. eosinophiler u. basophiler Granula in einer Zelle. – 2) Bildung rel. grober u. DNS-reicher Chromatinschollen in best. Bezirken des Interkinesekerns. – **H.chromatin**: (HEITZ 1929) das in der Inter- u. frühen Prophase hoch spiralisierte (mit nichtsynchroner DNS-Synthese, rel. histonreich ?) u. dadurch different färbbare Chromatin der BARR* Körper, kleinerer, meist zentromernaher Chromozentren u. der meisten B-Chromosomen. Enthält höchstens vereinzelt akt. Gene, modifiziert euchromat. Gene. – **H.chromatosis**: 1) / Heterochromie. – 2) Hautverfärbung durch körperfremde Farbstoffe, z. B. Argyrie.

Heterochromie: unterschiedl. Färbung normalerweise gleichfarb. Gewebe(strukturen), z. B. *ophth* der bd. Irides bei v. HERRENSCHWAND* (= **Heterochromia sympathica**) u. FUCHS* H. (= **H. complicata**; evtl. nur H. inversa FRANCESCHETTI mit rel. Farbvertiefung) sowie bei örtl. Siderose, Blutung, Tumor (auch Farbdifferenzen nur an einem Auge); *derm* umschriebene Farbänderung behaarter Körperteile bei Erkr. des Haarbodens oder des Gesamtorganismus (z. B. Typhus, Kwashiorkor, Pellagra), auch als dominanterbl. Variante; vgl. Heterochromatosis (2). – **H.katarakt**: Cataracta complicata des helleren Auges bei FUCHS* / Heterochromie (3.–4. Ljz.).

Hetero|chronie: zeitl. Verschiebung eines Geschehens gegenüber der Norm; *path* Form der Heterogenese mit Entstehung der Zellen oder Beginn der Gewebsfunktion zu ungewöhnl. Zeitpunkt (z. B. bei Pubertas praecox); *psych* zeitl. Variation der psych. Entwicklung. – **H.chronismus**: *physiol* Ungleichheit der Chronaxiewerte von Nerv u. Skelettmuskel als Zeichen für Muskeldegeneration.

Heterochylie: (HEMMETER) Schwanken der Magensaftazidität zwischen an- u. hyperaziden Werten.

Heterodera: pflanzenparasitäre Nematoden (»Erdwürmer«); Pseudoparasiten des Menschen (Eier im Stuhl: »Oxyuris incognita«).

Hetero|dermotrohpie: veränderte Hauttrophik, i. e. S. die neurotroph. Hautatrophie (z. B. »glossy skin«). – **H.(di)dymus**: *path* / Duplicitas asymmetros.

Heter|odontie: / Anisodontie.

heterodrom: *neurophysiol* sich auch in entgegengesetzter Richtung bewegend.

Heteroduplex: *zytol* DNS-Doppelhelix aus 2 sequenzverschiedenen Strängen (durch Mutation eines Strangs oder Rekombination in der Tetrade der 1. meiot. Metaphase). Führt zur mitot. Bildung zweier genetisch verschied. Chromosomen.

Heterodynamie: 1) *kard* unterschiedl. Aktion (Schlagvol.) beider Herzkammern; passager z. B. bei akuter Linksinsuffizienz (mit normalem Schlagvol. re.). – 2) *genet* asynchrone Wirkung verschied. Gene auf den gleichen Entwicklungsprozeß.

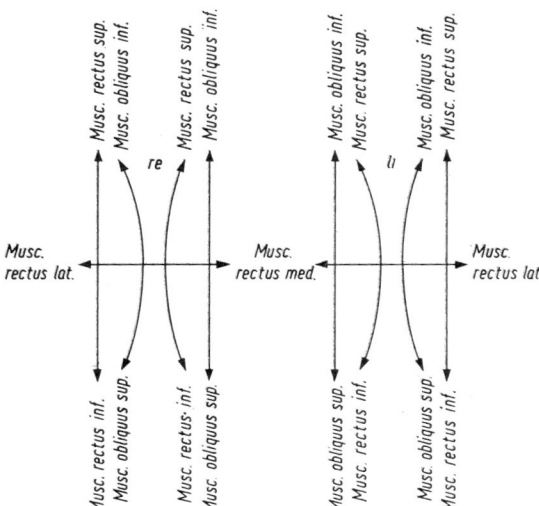

HESS*-FRANCESCHETTI* Schema

Heterodystrophie

Heterodystrophie: (PFAUNDLER) Säuglingsdystrophie als Folge des Übergangs zu künstl. Ernährung.

heterökisch, -özisch: 1) *genet* ↑ getrenntgeschlechtlich. – 2) *parasit* ↑ heteroxen.

heterofermentativ: *bakt* nur zu gemischter Vergärung befähigt (als Eigenschaft der – dadurch unterscheidbaren – Milchsäurebaktn.).

Hetero|gametie, Digametie: Bildung zweier verschied. geschlechtsbestimmender Gameten (normalerweise 1:1) bei einem Geschlecht. – **H.gamie**: ↑ Anisogamie.

heterogen: mit verschiedenart. Bestandteilen, ungleichartig, z. B. **he. AK** (↑ Heteroimmunantikörper), **he. System** (Stoffsystem aus Teilchen versch. Aggregatzustandes), **he. Strahlung** (nichtmonochromat. bzw. -energet. Strahlung); s. a. Bremsstrahlung; ↑ heterogenetisch.

Heterogenesis: (KORSCHINSKY 1901) histor. Begr. für plötzl. Merkmalsabnormitäten wie Atavismus, Monstrosität, Teratogenese; z. T. ident. mit Mutation.

heterogenetisch: von einer anderen Spezies stammend (= xenogen), von verschiedener Herkunft, z. B. **he.** (= heterophiler) **AK, he. Extrasystole** (durch Leitungsstörung, d. h. myodepressiv), **he. Hämagglutinin** (↑ Heterohämagglutinin), **he. Substanz** (*serol* ↑ H-Substanz); *genet* adj. Bez. für Paarungen zwischen den im Bastard kombinierten Chromosomen der beidelterl. Genome; s. a. Heterogenie.

Hetero|genie: *genet* Entstehung gleichart. oder nicht sicher unterscheidbarer erbl. Merkmale (z. B. Erbleiden) aufgrund einer Mutation nichtalleler Gene. – **H.genote**: partiell diploide Bakterienzelle (z. B. nach Transduktion) mit Heterozygotie in einem oder mehreren Markierungsgenen.

Heteroglobulinämie: ↑ Heteroproteinämie mit abart. Serumglobulinen.

Heteroglykan: Polysaccharid aus 2 oder mehr. verschied. Grundbausteinen; z. B. Mukopolysaccharide.

Heterogonie: Wachsen zweier Körperteile eines Individuums in verschied., aber zueinander in konst. Verhältnis stehenden Phasen. – **H. der Zwecke** (WUNDT): *psych* Änderung der ursprüngl. Zwecksetzungen im Handlungsverlauf (»Motivwandlung«).

Heterographie: *psych* Niederschrift anderer als der beabsichtigten Wörter; v. a. bei seniler Hirnsklerose.

Hetero|(häm)agglutinin, H- oder **heterophiles Hämagglutinin**: Hammel-Ery agglutinierender Heteroantikörper, z. B. F-AK(= FORSSMAN* AK) im Normalserum, S-AK bei Serumkrankh., M-AK bei infektiöser Mononukleose – **H.hämolysin**: ↑ Heterolysin (2).

heterohormonal: mit gegengeschlechtl. Hormonen.

Heteroid: nur aus Kopf, ungestalter Gewebsmasse u. kaud. Anhangsgebilde bestehende Mißgeburt.

Hetero|immunität: das – diagnostisch verwertbare – Vorhandensein »heterophiler« AK (↑ HANGANATZIU*-DEICHER* Reaktion). – **H.immunantikörper**, heterogener AK: im tier. Organismus im Rahmen der ↑ Hyperimmunisierung gebildete AK, die dann im Rahmen der pass. Immunisierung auf den Empfänger übertragen werden (Gefahr von Serumkrankh. u. Schock, durch zunehmende Anw. von Human-Immunseren weitgehend ausgeschaltet).

Hetero|implantation: Implantation allogenen Gewebes (meist Konserve); z. B. lyophilisierter Dura. – **H.infektion**: Infektion 1) durch körperfremde Keime, 2) über gesunden Zwischenträger. – **H.injektion**: Inj. xenogener Substanzen (Heilsera, tier. Frischzellen etc.). – **H.intoxikation**: Intoxikation durch körperfremde Stoffe (im Ggs. zur Autointoxikation).

Hetero|keratoplastik: Hornhautplastik mit Xenotransplantat. – **H.kinese**: 1) *neur* ↑ Allokinese. – 2) *genet* »Längsteilung« der Chromosomen mit ungleicher Verteilung der Determinanten.

heterokladische Anastomose: A. zwischen Endästen zweier verschied. Arterienstämme.

Hetero|komplement: das von einer anderen Tierart als der Ambozeptor stammende Komplement. – **H.krasie**: *path* ↑ Dyskrasie (1).

Heterolalie: Dyslalie mit Ersatz eines nicht gegenwärt. Wortes durch ein nicht gemeintes.

heterolateral: die andere Körperseite betreffend, kontralateral.

heterolog: nicht übereinstimmend, inadäquat; *biol* artfremd (↑ xenogen); z. B. **h. AG** u. **AK** (↑ Heteroantigen, -antikörper), **h. Serum** (↑ Heteroserum). – **Heterologie**: *path* Abweichen in Form u./oder Funktion von der Norm.

Heterolopie: Hauterkr. mit Schuppen-, Krusten- oder Rhagadenbildung.

Hetero|lyse: 1) Zellauflösung durch körperfremdes Agens, i. e. S. die Hämolyse durch Heterohämolysin. – 2) Eiweißabbau durch in path. Geweben oder Zellen (z. B. Neoplasma) gebildete Enzyme. – 3) Molekül-Dissoziation in entgegengesetzt geladene Ionen. – **H.lysin**: 1) Heterozytolysin. – 2) bei Tieren spontan vork. H.antikörper, der artfremde Ery lysiert.

Heteromerie: 1) Zusammensetzung aus unterschiedl. Segmenten, Zellen etc. – 2) *gent* ↑ Polygenie bei der mehrere Gene mit quantitativ (evtl. auch qual.: »komplementäre Polygenie«) verschied. Wirkung eine einheitlich erscheinende Eigenschaft kontrollieren.

Heterometaplasie: Entwicklung eines dem Muttergewebe immunologisch artfremden Gewebes.

Hetero|metrie: 1) ↑ Heterogenese mit vorw. quant. Abweichung. – 2) *chem* Trübungstitration. – **H.metropie**: ungleiche Brechkraft bd. Augen.

Hetero|morphismus: gestaltl. Andersartigkeit homologer Strukturen der di- u. haploiden Generation niederer Pflanzen etc. – **H.morphopsie**: unterschiedl. Wahrnehmung von Gegenständen durch bd. Augen (infolge Veränderung der brechenden Medien oder des Augenhintergrundes). – **H.morphose**: Ersatz von Gewebe durch andersartiges; auch ortsfremde Gewebsbildung.

heteronom: einer fremden Gesetzlichkeit unterworfen, fremd(artig), abnorm, kontralateral; z. B. **h. AG** (↑ FORSSMAN* Antigen), **h. Diplopie** (= gekreuzte D.), **h. Symptom** (*psych* von den Erscheinungen des normalen Seelenlebens grundsätzlich verschiedenes Symp., z. B. »Gedankenentzug« bei Schizophrenie).

heteronym: ungleichnamig (evtl. aber sinnverwandt), sich nicht entsprechend, in den bd. Körperhälften auf verschied. Seiten.

Hetero|pagus: *path* ↑ Duplicitas asymmetros. –
H.pathie: 1) *psych* abnorme Bewertung sinnlicher Reize u. sittl. Werte. – 2) *pharm* ↑ Allopathie.

heterophasisch: nicht mit gleicher Phase (»in Phase«) ablaufend (z. B. der Schalldruckverlauf eines akust. Reizes in bd. Ohren), mit ungleich gerichtetem Kurvenablauf (z. B. der **h. Typ** des Linksschenkelblocks mit entgegengesetzter Richtung von Kammeranfangs- u. -endschwankung).

heterophil: mit Affinität zum Andersartigen (auch i. S. des Speziesfremden), z. B. **h. AG** u. **AK** (↑ Heteroantigen, -antikörper). – **H.-Antikörperreaktion:** 1) Produktion von Hetero-AK als Reaktion einer Tierspezies ohne FORSSMAN* AG auf zugeführtes ↑ Heteroantigen. – 2) durch Sera mit hohem Gehalt an FORSSMAN* AK ausgelöste anaphylakt. Reaktion bei Tieren mit h. AG in Geweben (= umgekehrte pass. Anaphylaxie). – 3) ↑ HANGANATZIU*-DEICHER* Reaktion.

Heterophorie, Strabismus latens: nur vorübergehendes Abweichen der Augen von ihrer Primärstellung (mit parallelen Blicklinien) infolge Störung des Muskelgleichgew. bei Nachlassen des Fusionszwanges; unterschieden als Eso- u. Exo-, Hyper- u. Hypophorie (u. Mischformen). Geringe H. physiol.; bei höhergrad. H. (= muskuläre Asthenopie) evtl. zeitweil. Diplopie. Quant. Bestg. (**Heterophorometrie**) durch Messen der Abweichung der Blicklinien vom Parallelstand nach Ausschalten der Fusion.

Heterophrasie: *psych* ↑ Paraphrasie.

Heterophthalmie: Verschiedenheit bd. Augen bezügl. Größe, Achsenstellung, Lidspaltweite, Irisfarbe.

Heterophy(d)iasis: Infektion mit Heterophyes-Arten (Normalwirte: ichthyophage Säugetiere u. Vögel) durch Genuß von rohem Fisch; beim Menschen häufig asymptomat., evtl. aber – nach kurzer Präpatentperiode – Koliken u. Diarrhöen, nach hämatogener Organbesiedlung (Myokard, ZNS) auch letal.

Heterophyes, Mesogonimus: Nematoden-Gattung der Fam. **Heterophyidae** (mit weiteren Gattgn.: Heterophyopsis, Centrocestus, Haplorchis, Procerovum, Metagonimus, Stellantchasmus, Stictodora, Diorchitrema, Stamnosoma, Apophallus u. a.); Dünndarmparasiten ichthyophager Vögel u. Säugetiere (1. Zwischenwirt: Mollusken, 2.: Fische), gelegentl. des Menschen; z. B. H. heterophyes (s. aegyptiaca s. fraternus s. nocens s. pallidus s. persicus, Distomum heterophyes), 1-1,7 mm lang, Zerkarien in Süß- u. Meerwasserschnecken, Metazerkarien z. B. in Meeräschen (↑ Heterophydiasis).

Heteropie: ↑ Heteroskopie.

Heteroplasie, Alloplasie: atyp. Wachstum von Zellen u. Geweben; nach VIRCHOW Sammelbegr. für Heterochronie, -metrie u. -topie, nach SCHRIDDE nur für Heterotopie als Folge angeb., evtl. anlagebedingter Unterdrückung des normalen, ortsdominierenden Organmerkmals durch das sonst latente (z. B. Pankreasanlagen in Darm u. Magen), nach LETTERER bösart. Geschwulstwachstum.

Heteroplastik: ↑ Xenoplastik. – **heteroplastisch:** 1) ↑ Heteroplasie betreffend, z. B. **h. Differenzierung** (Zellstrukturveränderungen in der Reifungsphase vom Lymphoblasten zum Lymphozyten [= »**h. Lymphopoese**«, in deren Verlauf die AK-Bildung erfolgt]), **h. Theorie** (DOUGHERTY; AG-Aufnahme u. -Speicherung in phagozytierenden RES-Zellen stimulieren AK-Synthese in RES-fixierten oder freien Lymphozyten während der heteroplast. Lymphopoese). – 2) Hetero- = Xenoplastik betreffend.

Heteroploidie: Chromosomenbestand, der von der für das Taxon charakterist. Normalzahl abweicht; als **interspezif.** oder **intragenerische H.** innerhalb der Arten einer Gattung; als **intraspezif. H.** innerhalb einer Art (in Form von Bio-, Ökotypen, Unterarten, Varietäten).

Hetero|proteinämie: path. Vork. von Heteroproteinen (nach RANDERATH Allo- u. Paraproteine sowie nur serol. nachweisbare Abweichungen der Plasmoproteine) im Blutplasma. – **H.protektion:** *pharmak* Schutz gegen die tödl. Dosis eines Pharmakons durch vorher. Gabe nichtletaler Dosen eines anderen; vgl. Heterosuppression.

Heter|op(s)ie: ↑ Heteroskopie (1). – **H.opsia incomitans:** ↑ Heterophorie.

Heteroptera: *entom* die Ordnung »Wanzen«.

Heteropyknose: *zytol* differentes Verhalten von Chromosomen(teilen) bzgl. des zeitl. Verlaufs (Allozyklie) u. des Ausmaßes von Spiralisierung (Formwechsel) u. Nukleinisierung.

Hetero|saccharide: Oligo- u. Polysaccharide mit mehr als einem Monosaccharid-Typ im Molekül. – **H.serum:** »heterologes Serum« 1) einer anderen Tierspezies, 2) mit AK gegen heterophile Antigene (FORSSMAN* Antigen), 3) mit »natürl.« Hetero-AK (z. B. Anti-P) oder Heteroimmun-AK. – **H.sexualität:** 1) die normale, auf das andere Geschlecht gerichtete Sexualität. – 2) die kongenit. oder prä- oder postpubertär eintret. Prägung des Erscheinungsbildes bzw. der sek. Geschlechtsmerkmale entgegen der genet. Anlage (z. B. beim AGS); vgl. Intersexualität.

Heterosis: *genet* das sogen. »Luxurieren der F_1-Bastarde«, (d. h. die allg. vegetat. Überlegenheit der Heterozygoten, v. a. bzgl. Wuchsleistung) gegenüber bd. homozygoten Eltern. – Heute auch auf belieb. Einzeleigenschaften bezogen u. bei Vorliegen rein adaptiver Überlegenheit als Euheterosis unterschieden.

Heteroskopie: 1) Heterop(s)ie: ungleiches Sehvermögen bd. Augen. – 2) Bestg. des Schielwinkels (mit Heteroskop).

Heterosmie: Dysosmie mit Unfähigkeit zur richt. Erkennung von Gerüchen.

Heterosom: ↑ Allosom.

heterospezifisch: von der übl. Spezifität abweichend, mit unverträgl. Konstellation der mütterl. u. kindl. Blutgruppen.

Heterosuppression: *pharmak* Unterdrückung des Wirkstoffeffektes durch vorher. Anw. eines ähnlich wirkenden Mittels; vgl. Heteroprotektion.

Heterotaxie: *path* atyp. Organlage (bis zu Situs inversus).

heterotherm: *zool* mit inkonstanter, von der Außentemp. abhäng. Körpertemp. (beim Kaltblüter).

heterothyr(e)otroper Faktor, HTF: Thyreotropinähnl. Substanz mit TSH-Aktivität (bes. für Fische) in Säugetierhypophysen.

Heterotonie: (M. BÜRGER 1953) Blutdruckschwankungen zwischen normalen u. erhöhten Werten.

heterotop(isch): an atyp. Stelle liegend (= dystop, ektopisch) bzw. entstehend (z. B. *kard* h. ↑ Reizbildung) bzw. erfolgend (z. B. h. ↑ Transplantation). – Als »pass. **Heterotopie**« werden Extrasystolen oder -rhythmen bezeichnet, die bei längerem Ausfall der Sinusimpulse von tieferen Zentren ausgehen.

Hetero(trans)plantat: von einem artfremden Spender stammendes »xenogenes« Organ oder Gewebe. Bei Mensch u. höheren Säugern u. U. intensive Immunreaktionen auslösend; Verträglichkeit wahrsch. um so besser, je ontogenetisch jünger das Gewebe u. phylogenetisch jünger die Spezies.

Heterotrichosis: verschiedenfarb. Körper- oder Kopfbehaarung bei einem Individuum; an Augenbrauen (»H. **superciliorum**«) auch mit unterschiedl. Form der Haare.

Hetero|trophie: »Abbauernährung« (s. u. Autotrophie). – **H.typie**: Abweichung vom Normaltyp. – **H.vakzine**: aus patientenfremdem Material (Erreger) hergestellte Vakzine zur Therapie chron. Infektionskrkhtn. (Anregung von spezif. AK-Bildung u. Leukozytose, Steigerung unspezif. Blutbakterizidie; bei hohen Dosen evtl. mit initialer »neg. Phase«).

heteroxen: *parasit* mit oblig. Entwicklungszyklus auf oder in mehreren verschied. Wirten.

Heterozygotie, -zygosis: *genet* Konstitution diploider oder polyploider Zellen oder Individuen, bei denen mind. 1 Gen durch 2 versch. Allele in 2 homologen Chromosomen vertreten ist; entstanden durch Verschmelzung zweier Gameten mit versch. Allelen desselben Gens, durch Mutation eines Gens in 1 von 2 homologen Chromosomen, bei Baktn. u. Viren durch Integration zusätzl. genet. Strukturen. – Ferner die **strukturelle H.** durch Chromosomenaberration.

heterozyklische Verbindungen, Heterozyklen: *chem* ringförm. Verbindgn., in denen ein oder mehrere C-Atome durch N, O, S oder andere »Heteroatome« ersetzt sind.

Heterozytolysin: AK, der eine Lyse artfremder Zellen bewirkt; z. B. als Heterohämolysin.

HETP: Hexaäthyltetraphosphat.

Hettinger*(-Rodahl*) Test: (1960) *kard* Stufentest (50/Min.) mit an Körpergew. u. Beinlänge angepaßter Stufenhöhe. Berechnung des Leistungsindexes aus systol. Blutdruck in Ruhe (= R_r) u. 1, 2 u. 5 Min. nach Belastung (= R_1, R_2, R_5) sowie aus den entsprech. Pulsfrequenzen (P_r, P_1, P_2, P_5):

$$\frac{\frac{1}{4}[(R_1 - R_r) + (R_2 - R_r) + (R_5 - R_r)]}{\text{Belastung in mkg/Stufe}} +$$

$$\frac{[(P_1 - P_r) + (P_2 - P_r) + (P_5 - P_r)]}{\text{Belastung in mkg/Stufe}} \times 100.$$

Hettler* Kanüle: (1961) scharfe Punktionskanüle (mit flexiblem Mandrin), über die in situ eine Ausgleichskanüle u. ein Teflonrohr vorgeschoben werden, das dann (nach Entfernung der bd. inn. Kanülen) zur Einführung eines Gefäßkatheters dient.

Heu|asthma: ↑ Gräserasthma. – **H.bazillus**: ↑ Bacillus subtilis.

Heublein* Methode (ARTHUR C. H., 1879–1932): *radiol* Rö-Ganzkörperbestrahlung mit niedr. Dosen als Tumortherapie.

Heubner* (JOHANN LEONHARD OTTO H., 1843–1926, Pädiater, Leipzig, Berlin) **Arterie**: Arteria striata anterior. – **H.* Endarteriitis, Krankh., Nephritis**: ↑ Pädonephritis. – **H.* Senfpackung**: »Senfwickel« bei Bronchiolitis (des Kindes). – **H.*-Herter* Infantilismus, Krankh., Syndrom** (CHRISTIAN ARCH. HERTER): ↑ Zöliakie. – **H.* (-Hoffmann*) Quotient**: *empir*. ↑ Energiequotient für den gesunden Säugling; soll im 1. Trimenon 120 betragen u. im 4. Trimenon auf 80–90 sinken. – **H.*-Schilder* Syndrom** (PAUL SCH.): entzündl. Form der diffusen ↑ Hirnsklerose.

Heuck*-Gottron* Zeichen (WILH. H., geb. 1876, Dermatologe, München): s. u. Lilakrankheit.

Heu|fieber: ↑ Heuschnupfen. – **H.krätze**: ↑ Trombidiose.

Heurlin* Bakterium: das »Comma variabile« in der normalen Vaginalflora.

Heurteaux* Phlegmone: Bauchdecken-Phl. unterhalb des Nabels hinter dem M. rectus.

Heusack: zu $2/3$ mit Heublumen gefüllter, kurz in heißes Wasser gelegter u. gut ausgedrückter Leinensack als hyperämisierende Auflage (mit bedeckendem Wolltuch).

Heuschnupfen: (BOSTOCK 1819) katarrhal., evtl. leicht fieberhafte allerg. Erkr. der Schleimhäute der oberen Luftwege u. der Augen (Konjunktivitis) infolge Sensibilisierung gegen Blüten- u. Gräserpollen; häufigste Form der ↑ Pollinose.

Heusner* (LUDWIG H., 1846–1916, Chirurg, Barmen) **Kappe**: gepolsterte Kopfkappe als Modifikation der ↑ GLISSON* Schlinge. – **H.* Spirale**: fibularseitig am Schuhabsatz angreifende Spiralfeder zur Korrektur bzw. Prophylaxe einer Unterschenkelinnenrotation nach Klumpfußredressement. – **H.*(-Sprengel*) Schnitt** (OTTO GERH. K. SPR.): bilat., transrektale, supraumbilikale, quere Laparotomie (↑ Abb. »Bauchdeckenschnitte«).

HEV: H(a)emagglutinating Encephalomyelitis Virus.

Hewett* (FREDERICK CHARLES CRESSWELL H., engl. Chirurg) **Methode**: (1876) Daueraspirationsdränage bei Pleuraempyem. – **H.* Operation**: Sterilisation durch bds. dreifache Tubenligatur.

hexa...: Wortteil »sechs«.

Hexachlorbenzol: Perchlorbenzol, C_6Cl_6; Fungizid, Getreidebeizmittel; in hoher Konz. narkot. Wirkung (MAK 580 mg/m³); nach Verzehr gebeizten Getreides Prophyrinstoffwechselstörungen.

Hexachlorophenum *WHO*: 2,2'-Methylen-bis-(3,4,6-trichlorphenol); bakterizide Substanz (etwa 100mal stärker wirksam als Phenol) mit geringer tox. u. hautreizender Wirkung; Anw. als desinfizierender u. desodorierender Zusatz zu Seifen etc.

γ-Hexachlorzyklohexan, HCC(H): $C_6H_6Cl_6$; starkes Insektizid (Kontakt-, Fraß- u. Atmungsgift). Gefahr der ↑ Chlorophenothanumvergiftung.

hexachrom(atisch): farbenfehlsichtig, indem statt der 7 Spektralfarben nur 6 wahrgenommen werden (keine Differenzierung von Violett u. Indigo).

Hexadaktylie: ↗ Polydaktylie mit 6 Fingern oder Zehen, z. B. bei ELLIS*-VAN CREVELD*, PÄTAU*, ULLRICH*-FEICHTIGER*, GRAUHAN*, WEYERS* Syndrom.

Hexadezylamin: $CH_3\text{-}(CH_2)_{15}\text{-}NH_2$; stark bas. Substanz, aktivstes (irreversibel wirksames) Adsorbens für lipophile Viren.

Hexadigitatus: Träger einer ↗ Hexadaktylie.

Hexafluroniumbromid *WHO*: Hexamethylen- 1,6-bis-(dimethylfluoren-9-yl-ammoniumbromid); Muskelrelaxans (verstärkt u. verlängert Wirkung von Suxamethonii chloridum). – Antidot: Decamethonii bromidum.

Hexahydroadiphenin: α-Phenylzyklohexylessigsäure-β-diäthylaminoäthylester; Spasmolytikum.

Hexahydrobenzol: ↗ Zyklohexan.

Hexahydropyridin: Piperidin.

Hexahydrothymolum: ↗ Menthol.

hexakanth: *helminth* mit 6 Haken versehen.

Hexamethoniumbromid *WHO*: Hexamethylen-bis-trimethyl-ammoniumbromid; Ganglienblocker (bisquartäre Ammonium-Verbdg.); Anw. bei Hypertonie, peripheren Gefäßleiden. Starke Neben-Wirkgn., ungenügende Darmresorption.

Hexamethylen: ↗ Zyklohexan. – **H.imin,** Perhydroazepin: heterozykl. Verbdg. (7gliedr. Ring mit 1 N); Grundgerüst verschied. Analgetika (Etho-, Met-, Metetho- u. Proheptazinum, Prozapinum, Buzepidi metiodidum). – **H.tretramin(um), Hexaminum,** Methenaminum *WHO*: heterozykl. Verbdg. (↗ Formel), die sich in saurer Lsg. in Formaldehyd (bakterizide Wirkung) u. Ammoniak spaltet. In hohen Konz. hautreizend, nierenschädigend. Anw. *therap* als Harnwegsdesinfiziens (meist gelöste, sauer reagierende Salze wie Anhydromethylenzitrat, -kamphorat, -mandelat, -salizylat, -sulfosalizylat), *techn* zur Kunstharzherstg., als Konservierungsmittel für Fische (in der BRD verboten), Puffersubstanz, *analyt* zum Metallnachweis (Komplexbildung).

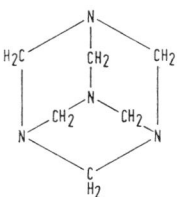

Hexamidinum *WHO*: p, p'-(Hexamethylendioxy)--bis-benzamidin; antibakterielles u. fungistat. Chemotherapeutikum (lokale Anw.).

Hexamitus duodenalis: ↗ Lamblia intestinalis.

Hexan: C_6H_{14}; aliphat. Kw.stoff (Alkan; 4 Isomere) in Erdöl, Benzin, Petroläther; techn. Lösungs- u. Extraktionsmittel. Hautreizende u. geringe narkot. Wirkung (MAK 500 ml/m³). – **H.säure:** ↗ Kapronsäure.

Hexaoxyhexahydrobenzol: ↗ Inosit.

hexaploid: *genet* mit Chromosomenbestand aus 6 haploiden Sätzen.

Hexapoda: *zool* die Überklasse »Sechsfüßler« (mit den Insekten als einz. Klasse).

Hexen|milch: *päd* beim Neugeb. das Kolostrumähnl. Sekret der Brustdrüse (»Mastopathia neonatorum«) infolge nachwirkender mütterl. Hormone. – **H.naht,** Schneidernaht: *chir* fortlaufende, von innen nach außen gestochene Hautnaht zur Einstülpung evertierter Wundränder. – **H.schuß:** ↗ Lumbago.

Hexethal: ↗ Acidum aethyl-hexyl-barbituricum.

Hexetidinum *WHO*: 1,3-bis-(2-äthylhexyl)-5-amino-5-methylhexahydropyrimidin; antibakterielles u. antimykot. Desinfiziens (Mund, Rachen). Entwickelt keine Keim- u. Kreuzresistenz gegen Antibiotika.

Hexite: 6wert., süß schmeckende, optisch akt. Alkohole (durch Reduktion von Hexosen), z. B. D-Dulzit, D-Mannit, D-Sorbit.

Hexobarbitalum *WHO*, Hexobarbitonum: ↗ Acidum methyl-cyclohexenyl-methyl-barbituricum. – Das Na-salz als Ultrakurznarkotikum.

Hexobendinum *WHO*: 3,3'-(N, N'-Dimethyläthylendiamino)-bis-(propyl-3,4,5-trimethoxybenzoat); Herzmuskelenergetikum(beiKoronaropathie).

Hexobiose: ↗ Dihexose.

Hexocycliummethylsulfat *WHO*: N-(-Zyklohexyl-β-hydroxyphenäthyl)-N',N'-dimethylpiperaziniummethylsulfat; Parasympathikolytikum (langwirkendes) Anticholinergikum mit geringer atropinähnl. Nebenwirkung.

Hexoestrolum, Hexestrolum *WHO*: *meso*-p,p'-Dihydroxy-3,4-diphenylhexan; synthet. Östrogen (Diäthylstilböstrol-Derivat).

Hexokinase, HK: Phosphotransferase des Glukosestoffwechsels; phosphoryliert (ATP-abhängig) Glukose u. a. Hexosen (z. B. Mannose, Fruktose) zu entsprech. 6-Phosphaten. In tier. Geweben 4 Isozyme I, II, III u. IV (= Glukokinase), deren Spektrum in den versch. Organen variiert. Anw. als Hilfsenzym für die Bestg. von ATP u. Kreatinphosphat sowie zur enzymat. Blutzucker-Bestg. (mit NADP-abhäng. Glukose-6-phosphat-oxidation oder ADP-Umsetzung mit Phosphoenolpyruvat zu Pyruvat bzw. Laktat als Hilfsreaktion).

Hexone: Isopropylazeton.

Hexon|basen: die basisch reagierenden Aminosäuren mit 6 C-Atomen: Arginin, Lysin u. Histidin. – **H.säuren:** Oxidationsprodukte der Hexosen, z. B. Glukonsäure.

Hexoprenalinum *WHO*: α,α'-[Hexamethylen-bis-(iminomethylen)]-bis-(3,4-dihydroxybenzylalkohol); Broncholytikum.

Hexosamin: von einer Hexose abgeleiteter Aminozucker.

Hexosane: aus Hexosen aufgebaute Polysaccharide wie Galaktane, Glukane, Mannane.

Hexosediphosphatase, Fruktose-1,6-diphosphatase: allosteres Enzym der Glukoneogenese (in Dünndarmmukosa, Leber, Niere), das Mg^{2+}- bzw. Mn^{2+}-abhängig Fruktose-1,6-diphosphat zu Fruktose-6-phosphat u. anorg. Phosphat hydrolysiert.

Hexosemonophosphat, HMP: s. u. Hexosephosphorsäure. – **H.-Shunt:** ↗ Pentosephosphatzyklus.

Hexosen: Monosaccharide mit 6 C-Atomen, $C_6H_{12}O_6$; nach funktioneller Gruppe unterschieden als Aldo- (z. B. Glukose, Galaktose, Mannose) u. ↗ Keto-H (z. B. Fruktose), nach Art des Ringschlusses (Halbazetalform) als Pyranosen u. Furanosen.

Hexose|oxidase: wenig spezif. FAD-halt. Enzym, das D-Glukose (auch Galaktose, Mannose, Maltose, Laktose u. Zellobiose) zu D-Glukono-δ-lakton unter H_2O_2-Bildung oxidiert. – **H.phosphat:** s. u. Hexosephosphorsäure. – **H.-uridyl(yl)transferase,** Galaktotransferase: Hormon des Galaktosestoffwechsels (in Leber; Bestandteil der Galaktowaldenase), das den Uridylrest von UDP-Glukose in reversibler Reaktion auf α-Galaktose-1-phosphat überträgt (Bildung von α-D-Glukose-1-phosphat u. UDP-Galaktose). Bei genetisch bedingtem Fehlen / Galaktoseintoleranz.

Hexosephosphorsäure: Monophosphorsäureester von Hexosen; als Stoffwechselzwischenprodukte u. a. Glukose-1- u. -6-phosphat, Fruktose-1- u. -6-phosphat, Galaktose-1-phosphat.

Hexosidasen: Glykosidasen, die Hexosen enthaltende Glykoside oder Disaccharide spalten, z. B. Glukosidase, Fruktosidase.

Hexuronsäure(n): 1) / Askorbinsäure. – **2)** Oxidationsprodukt von Hexosen, an C_1 mit Aldehyd- oder Ketogruppe, an C_6 mit -COOH-Gruppe; z. B. Glukuron-, Galakturonsäure.

Hexyl-: das Radikal C_6H_{13}-. – **H.cainum** *WHO*: Benzoesäure-zyklohexylaminoisopropylester; Oberflächen- u. Infiltrationsanästhätikum. – **H.resorzin:** 1,3-Dihydroxy-4-hexylbenzol; starkes Bakterizid. Anw. innerl. als Anthelminthikum (in Gelatinekapseln, da in höherer Konz. schleimhautreizend), seltener äußerl. als Antiseptikum.

Hey* (WILLIAM H., 1736–1819, Anatom, Chirurg, Leeds) **Amputation:** Vorfußamputation in der LISFRANC* Linie mit Resektion der Cuneiforme-III-Protuberanz. – **H.* Hernie:** / Hernia encystica. – **H.* Ligament:** / Margo falciformis der Fascia lata.

Hey* Operation (WILSON HAROLD H., zeitgen. Urologe, Manchester): (1945) suprapub., transvesikale Prostatektomie (quere Zystotomie) mit partieller Trigonum-Exzision u. prim. Blasenverschluß.

Heycock*-Wilson* Syndrom: (1958) / REFSUM* Syndrom (mit zusätzl. Photophobie u. Dysarthrie) in Kombination mit / Diabetes mellitus.

Heyd* Syndrom: / hepatorenales Syndrom.

Heyerdale* Test: (1940) / McCALLIG* Test (bei Beinvarizen).

Heyl*-Laqueur* Einheit: (1935) die tgl. notwend. TSH-Menge, die bei juvenilen Meerschweinchen nach 72 Std. zu 67% histol. Schilddrüsenveränderungen bewirkt (∼0,1 IE).

Heymann* Gesetz: Die Schwellenintensität eines Sehreizes steigt bei gleichzeit. Angebot eines hemmenden Reizes an.

Heyman*Technik (JAMES H., 1882–1956, Gynäkologe Stockholm): (1932) / Stockholmer Packmethode.

Heymans*, Corneille Jean François: 1892–1968, Pharmakologe, Gent; 1938 Nobelpreis für Medizin (»Entdeckung der Bedeutung des Sinus- u. Aortenmechanismus zur Regelung der Atmung«).

Heynius* Reaktion (ADRIAN H., 1831–1885, Physiologe, Amsterdam, Leiden): Eiweiß-Nachweis (weiße Fällung) im mit Essigsäure angesäuerten Harn durch Kochen u. Zusatz gesättigter NaCl-Lsg.

Heyrovsky* Operation (HANS H., geb. 1877, Chirurg, Wien): (1912) kardianahe lateralot. Ösophagogastrostomie bei inkurablem Kardiospasmus.

Heywalt-May* Bougie: gerade Metall-Harnröhrenbougie (8–26 Charr) mit zentralem Lumen, so daß ein zuvor eingeführter Ureterkatheter als Leitsonde dienen kann.

Hf: *chem* Hafnium.

H-Faktor: 1) H-Antigen. – **2)** s. u. Anti H. – Ein **H-Faktorenserum** dient zum Nachweis von Geißel-AG u. so zur Salmonellen-Typisierung.

H-Fistel: annähernd horizontale Ösophagotrachealfistel (so daß H-förm. System; s.a. H-Form [2]).

H-Form: 1) *bakt* Hauchform: (WEIL u. FELIX 1918) den Agar mit **h**auchart. Schleier (»Hauch«) überziehende Wachstumsform begeißelter Baktn. (z. B. Proteus vulg., Salmonella-Stämme) mit charakterist. serol. Verhalten durch ihr H- (»H-Agglutination«) u. O-Antigen. – Gegensatz: O-Form (= ohne Hauch; nur mit O-Antigen u. O-Agglutination. – **2)** *path* / Abb. »VOGT*Typen« (der Ösophagusatresie). – **h-Form:** *mykol* »Hefeform« (/ Hefephase).

Hfr-Zellen: *genet* High-frequency-recombinant-Zellen (= Baktn. mit hoher Rekombinationsneigung). (/ F-Faktor).

HFU-Syndrom: / Hand-Fuß-Uterus-Syndrom.

Hg: *chem* / Quecksilber (Hydrargyrum).

H-Gen: / Histokompatibilitäts-Gen.

HG-Faktor, Prinzip: **h**yperglykämisch-**g**lykogenolyt. Faktor (/ Glucagonum).

HGH: Human growth hormon (/ Somatotropin).

H-Hämagglutinin: / Heterohämagglutinin.

HHE-Syndrom: / Hemikonvulsion-Hemiplegie-Epilepsie-Syndrom.

HHG: Human hypophysary / gonadotrophin.

HHL: 1) *anat* Hypophysenhinterlappen. – **2)** *gyn* Hinterhauptslage.

HH-Zellen: HARGRAVES*-HASERICK* Zellen (/ Lupus-erythematodes-Zellen).

H.I.: / Herzindex.

hiatoösophageales Syndrom: / Hiatusinsuffizienz, V. BERGMANN* Syndrom (1), Kardiospasmus, Kardiainsuffizienz.

Hiatospasmus: / Kardiospasmus.

Hiatus: (lat.) Spalt, Schlitz, Lücke, (klaffende) Öffnung; z. B. *anat* **H. aorticus** (*PNA*, »Aortenschlitz« zwischen bd. Schenkeln der Pars lumb. des Zwerchfells u. der WS, Durchtrittspforte der Aorta descendens in die Bauchhöhle), **H. canalis nervi petrosi majoris** (*PNA*; Spalt der Facies ant. des Felsenbeins für den Durchtritt des Nervs aus dem Can. facialis in den Sulcus), **H. canalis nervi petrosi minoris** (unterh.des Petrosus-major-Kanals), **H. cochleae** (/ Helicotrema), **H. ejaculatorius** (Mündung des Ductus ejaculatorius auf dem Colliculus seminalis), **H. ethmoidalis** (/ H. semilunaris), **H. femoralis** (/ Anulus femoralis), **H. genitalis s. urogenitalis** (Öffnung im Trigonum urogenit. zwischen den Levatorschenkeln für den Durchtritt von Urethra u. Vagina), **H. maxillaris** (*PNA*; in der Facies nasalis des OK; Mündung der Kieferhöhle in den mittl. Nasengang), **H. oeso-**

phageus (*PNA*; längl. Durchtrittsstelle für Speiseröhre u. bd. Nn. vagi zwischen den med. Zwerchfellschenkeln vorn-oberhalb des Aortenschlitzes; Weite variiert mit Kontraktionszustand angrenzender Muskelfasern: »M. sphincter oesophagi«, »Hiatusschlinge«), **H. pleuroperitonealis** (»BOCHDALEK* Foramen« zwischen Pars lumb. u. cost. des Zwerchfells aus persistierendem Ductus pleuroperitonealis), **H. sacralis** (*PNA*; die breite kaudal-dors. Öffnung des Kreuzbeinkanals ab S$_{3-4}$, bei mangelhaftem Bogenschluß ab S$_{1-3}$ = völl.sakrale Rachischisis = H. s. post. totalis), **H. saphenus** (*PNA*, Fossa ovalis *BNA*, *JNA*, die große eiförm. Öffnung in der Fascia lata unterhalb des Leistenbandes für den Durchtritt der V. saphena magna; unt. Öffnung des Can. femoralis = unt. Schenkelring), **H. semilunaris** (*PNA*, H. ethmoidalis; sichelförm., mukosabekleideter Spalt in der seitl. Nasenhöhlenwand zwischen Bulla ethmoid. u. Proc. uncinatus; Einmündung von Kiefer- u. Stirnhöhle, vord. u. mittl. Siebbeinzellen), **H. subarcuatus** (↗ Fossa subarcuata), **H. tendineus** (*PNA*, H. canalis adductorii, der »Adduktorenschlitz« in der Sehne des M. adductor magnus für Durchtritt von A. u. V. femoralis in die Kniekehle), **H. t. RAUBER** (Schlitz in jeder der Sehnen des Flexor digitorum superf. für Durchtritt einer Flexor-prof.-Sehne).

Hiatus leucaemicus: *hämat* beim akuten Schub der chron. myeloischen Leukämie »Lücke« in der granulopoet. Reifungsreihe, d. h. Fehlen oder starke Verminderung der Zwischenstufen (bei Vorherrschen unreifer Paramyeloblasten u. reifer Granulozyten) als Folge überstürzten Einbrechens pathol. Zellen in die Blutbahn bei noch funktionsfäh. KM. – Analog der **H. erythraemicus** (mit Vorherrschen atyp. Formen) bei der akuten Erythroleukämie.

Hiatus|anästhesie: tiefe Sakralanästhesie durch Applikation des Anästhetikums vom Hiatus sacr. aus. – **H.enge**: die 3. physiol. Enge der Speiseröhre in Höhe des Hiatus oesophageus. Evtl. Ort einer **Hiatusdysphagie** (s. a. v. BERGMANN* Syndrom).

Hiatushernie, Hernia diaphragmatica: intermittierende u. persistente Zwerchfellhernie mit partieller bis totaler thorakaler Verlagerung des Magens (evtl. auch weiterer Bauchorgane) durch den Hiatus oesophageus als Bruchpforte u. mit Peritoneum parietale als Bruchsack (bei kleinem Sack: ↗ v. BERGMANN* Hernie). Oft kombin. mit ↗ SAINT* Trias. Angeb. (↗ Hiatusinsuffizienz) oder – häufiger – erworben (durch Zwerchfellüberdehnung, z. B. bei Lungenemphysem, intraabdominaler Druckerhöhung). Häufig oligosymptomat. u. larviert (»Oberbauchmaskerade«), sonst Dysphagie, ösophagealer Reflux, Retrosternalschmerz, pektanginöse Beschwerden, Hämatemesis etc., als Komplikationen Refluxösophagitis, Inkarzeration, Magenileus. – Versch. Varianten (↗ Abb.), häufig z. B. die **gleitende H.** (»kardioösophageale Hernie«, bei normaler Speiseröhrenlänge), mit progred., evtl. intermittierendem Hinaufgleiten des kardialen, u. U. auch größerer Magenabschnitte ins unt. Mediastinum, mit trichterförm. Kardiaerweiterung u. Refluxösophagitis, später auch adhäsiver Periösophagitis (= **irreversible gl. H.** = erworb. Brachyösophagus); ferner die **paraösophageale H.** (bei normotoper u. funktionstücht. Kardia), evtl. mit »Abrollen« des ganzen Magens (u. weiterer Eingeweide) in den Bruchsack. – Ther.: konservativ, oder aber Radikal-Op. mit Magenreposition u. Wiederherstellung des HIS* Winkels (Gastro- u./oder Ösophagofundopexie, Fundoplicatio, Hiatusplastik), u. U. kombin. mit Pyloroplastik, prox. selektiver Vagotomie u. Cholezystektomie (»balanced operation« BERMAN-BERMAN).

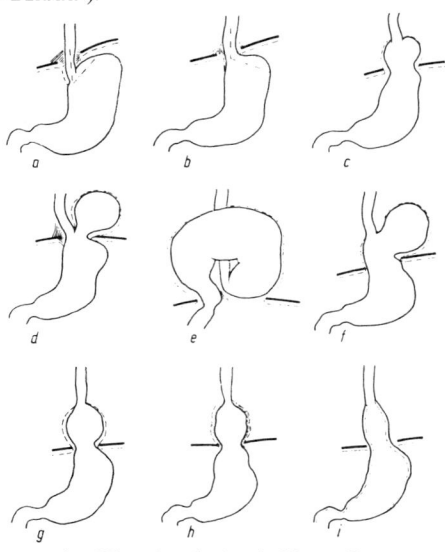

Varianten der **Hiatushernie** (nach NISSEN-ROSETTI; gestrichelte Linie = Peritoneum): a) Normalbefund; b) kardiofundale Fehlanlage; c) gleitende H.; d) paraösophageale H.; e) kompletter Thoraxmagen (»Upside-down stomach«; Situs des irreversiblen Magenvolvulus); f) gemischte H.; g) kongenit. Brachyösophagus i. S. der gleitenden H.; h) erworbener, durch Bruchsackverwachsung persistenter Brachyösophagus; i) kongenit. Endobrachyösophagus (evtl. mit sek. Gleithernie).

Hiatusinsuffizienz: (H. H. BERG) anat. Formanomalie der kardiofundalen Übergangszone (mit larvierter Funktionsstörung) als Variante, Grenzfall oder langsam progred. Vorstufe der gleitenden ↗ Hiatushernie (evtl. mit fließendem Übergang in Kardiainsuffizienz), wobei subdiaphragmaler Ösophagus u. Fundusanteile bei abgeflachtem HIS* Winkel in den Thorax gedrückt werden können (pass. Reflux im Stehen). Je nach Füllungsbild bez. als »epiphren. Glokke«, »kardiofundale Fehlanlage« (Malposition cardio-tuberositaire LORTAT=JACOB), »bulbuspos. Gruppe«, s. a. v. BERGMANN* Syndrom (1).

Hiatus|schlinge: s. u. Hiatus oesophageus. – **H.spasmus**: ↗ Kardiospasmus.

Hibbs* (RUSSELL AUBRA H., 1869–1932, Chirurg, New York) **Operation**: 1) (1911) Anfrischungsarthrodese des Kniegelenks mit Überbrückung des Resektionsspalts durch die Patella. – 2) (1918) kombin. intraartikulär-subperiostale Spondylodese: Veröden der Wirbelgelenke, bilat. Verbindung der Wirbelbögen durch Umschlagen von Knochenspänen nach oben u. unten, subtotale Kappung u. Umbiegen der Dornfortsätze nach distal (»Versteifungsplatte«). – 3) (1926) extra-artikuläre Hüftarthrodese durch den samt Femurschaftspan abgemeißelten u. um 180° nach oben gedrehten Trochanter (Einkeilung im oberen Pfannenrand); meist kombin. mit Anfrischungsarthrodese. – **H.*(-Risser*-Ferguson*) Korsett**: (1931) zweiteil., korsettart. Umkrümmungsquengelgips mit konvexseit. Scharnieren zum Redressement einer WS-Skoliose (mit Hilfe konkavseit. Distraktionsschraube); modif. von RISSER (Einbeziehung

Hibernation

von Kopf u. Oberschenkeln, Rückenfensterbildung für evtl. Op.).

Hibernation: *zool* ↑ Winterschlaf. – **künstl. H.**: (LABORIT 1950) medikamentös (Phenothiazine, ↑ Cocktail lytique) herbeigeführter stuporöser Zustand, um bei Aggression durch Trauma, Infekt, Op. etc. durch zentrale u. periphere Hemmung autonomer Regulationsmechanismen (mit Anlähmung des Wärmezentrums) eine homöostat. Regulation des Organismus zu gewährleisten: Dämpfung oft überschießender Kreislauf- u. Stoffwechselreaktionen (z. B. Schock, Fieber) durch Senken von Blutdruck, O_2-Verbrauch, Körpertemp. (bis ca. 35°) auf eine »Vita minima«. Anw. als potenzierte Narkose, auch in Kombin. mit physik. Unterkühlung (kontrollierte Hypothermie als Voll- oder Teil-H.); ferner als **Hibernotherapie** zur Dämpfung oder Überwindung unerwünschter (lebensbedrohl.) Allgemein- u. Abwehrreaktionen.

Hibernom(a), Lipoma f(o)etale-cellulare: seltene, meist angeb., hamartomart. benigne Fettgeschwulst s.c. an Gesäß, Rücken, oder Hals (ähnl. der Hibernationsdrüse der Winterschläfer); mit großen vakuol. Zellen (reich an Glykogen u. Phospholipoiden), z. T. auch lymphangiomatösen Strukturen.

Hibler* Hirnbrei (EMANUEL V. H. 1865–1911, Bakteriologe, Innsbruck): Nährmedium (für obligate Anaerobier) aus frisch verriebenem, mit Wasser gekochtem u. autoklaviertem Hirnbrei.

Hibler* Operation: nach osteoklast. Trepanation von der mittl. Schädelgrube aus dir. (»extrapyramidale«), extradurale, labyrinthschonende Ausräumung von Spitzenherden der Felsenbeinpyramide.

Hickey*-Hare* Test: *endokrin* ↑ CARTER*-ROBBINS* Test.

Hicks* Syndrom, BUSCHKE*, KÜNTSCHER* Sy.: (1953) asept. Knochennekrose des Cuneiforme II; meist im 4.–8. Lj.

Hicks* Wendung, Zeichen: s. u. BRAXTON HICKS*.

Hicks*-Pitney* Test: (1957) unspezif. qual. Nachweis einer Thromboplastinbildungsstörung (modifiz. BIGGS*-DOUGLAS*-MAC FARLANE* Test); nach Inkubieren von Veronal-Puffer verdünntem Zitratplasma mit $CaCl_2$-Lsg. u. Blutplättchenfaktor-Ersatz. Messen der entstandenen Thrombokinaseaktivität an geeignetem Normalplasma-Substrat (nach 5 Min. Generationszeit normale Gerinnungszeit 7–12 Sek.).

Hidradenitis: Entzündung apokriner Schweißdrüsenkörper (im Unterschied zur »Poritis« der Ausführungsgänge), meist als eitrige (= **H. suppurativa** = »apokrine Akne«) staphylogene H. beim Erwachsenen, v. a. in der Scham- u. Achselregion (= **H. axill.**); u. U. tief in der Subkutis (**H. prof.**), evtl. phlegmonös, oft rezidivierend. Begünstigt durch Allg. erkr., übermäß. Schwitzen, mechan. oder chem. Reizung, Alkalisierung des Hautsäuremantels. – Beim Neugeb. oft an zahlreichen Körperabschnitten (v. a. Hinterkopf, Rücken, Gesäß = **H. multiplex neonatorum**), häufig mit multipler Abszeßbildung (= Staphylodermia sudoripara suppurativa). – **H. destruens suppurativa Pollitzer***: papulonekrot. ↑ Tuberkulid.

Hidradenocarcinoma: ↑ Schweißdrüsenkarzinom.

Hidradenom(a), Adenoma sudoriparum: geschwulstart. Fehlbildung apo- oder ekkriner Schweißdrüsen (evtl. als Hamartom); meist multipel (v. a. Hals, Brust, vord. Achselfalten) in Form kleiner Warzen oder Papeln (Zylinderepithel-ausgekleidete Schläuche), evtl. kombin. mit Nävi (↑ Schweißdrüsennävus); als H. palpebrae rundl., etwa stecknadelkopfgroß, v. a. an Unterlid. – Bes. Formen: **H. anulare** (↑ Syringoma circinosum NAEGELI), **H. clarocellulare** (solid oder zyst., meist gurtart., aus großzell. Epithelkomplexen mit hellem, glykogenreichen Plasma u. kleineren »myoepithelialen« Elementen: »Myoepitheliom«; Schweißdrüsengenese umstritten, darüber hinaus Sammelbegr. für Klarzellenpapillar-Ca. u. Stachelzell-Ca. der Schweißdrüsen mit Klarzellen), **H. cysticum** (Syringocystadenoma [evtl. papilliferum], meist multipel: ROBINSON* Krankheit), **H. eruptivum Darier*-Jacquet*** (↑ Syringoma eruptivum disseminatum), **H. fistulosum vegetans** (= Syringadenoma papilliferum), **H. nodulare s. solidum** (ekkrines ↑ Spiradenom), **H. papilliferum** (rundl., solitäres H., intrakutan abgekapselt, gutart., im zyst. Lumen zahlreiche Zotten mit apokriner Sekretion; v. a. an Vulva u. Perineum), **H. verrucosum fistulovegetans** (↑ Naevus syringocystadenomatosus papilliferus).

Hidroa, Hydroa: *derm* 1) Schwitzbläschen. – 2) Oberbegr. für durch Licht- oder sonst. Strahleneinwirkung ausgelöste Hautkrankhtn. mit juckenden, blas., evtl. polymorphen Effloreszenzen (s. a. Dermatitis phototoxica); im engl. Schrifttum jeder unter der Einwirkung von Schweiß auftretende Hautausschlag (im Unterschied zur »Hydroa« = Bläschenausschlag). – Als bes. Entitäten die **H. aestivalis** (= Acanthosis bullosa acquisita, v. a. im Frühjahr mit sphär. Bläschen, evtl. polymorph; i. e. S. die H. bei Porphyria cutanea tarda WALDENSTRÖM), **H. buccalis** (↑ Erythema exsudativum multiforme der Mundschleimhaut), **H. bullosa (Bazin*) s. herpetiformis s. mitis et gravis (Unna*) s. pruriginosa** (↑ Dermatitis herpetiform. DUHRING-BROCQ), **H. febrilis** (↑ Herpes febrilis), **H. gestationis s. gravidarum** (↑ Herpes gestationis), **H. puerorum** (UNNA; präpubertär bei Jugendl. im Sommer schubweise rezidivierende ↑ Dermatitis herpetiformis oder aber H. vacciniformis ohne Narben), **H. vacciniformis** (fam.-erbl. Lichtdermatose bei kongenit. Porphyria erythropoetica; genabelte Bläschen, narbig heilend).

Hidrocyst(aden)oma tuberosum multiplex: ↑ Syringoma eruptivum disseminatum.

Hidrodermia, Hidropedese: ↑ Hyperhidrosis.

Hidrorrhö: profuse (meist emotionell bedingte) Schweißabsonderung, ↑ Hyperhidrosis.

Hidro(s)adenitis: ↑ Hidradenitis.

Hidroschesis: prophylakt.-therap. Unterbindung der Schweißsekretion, äußerl. z. B. durch Formalin, Aluminiumazetat, innerl. durch Antihidrotika.

Hidrosis: Schweißabsonderung (meist i. S. von Hyper- oder Dyshidrosis).

hidrotisch: schweißtreibend. – **Hidrotika**: ↑ Diaphoretika.

Hidrozyste, -zystom: Schweißdrüsenzyste (s. a. Hidradenoma cysticum).

Hiebverletzung: geschlossene oder offene Wunde durch Schlag mit stumpfem oder schneidendem Gegenstand. Sympte.: Hämatom, Quetschung, Décollement, dir. Fraktur (z. B. Parierfraktur der Ulna); bei scharfer H. (meist) glattrand., tiefe, stark blutende Wunde mit guter Heilungstendenz, oft kompliziert durch Sehnen-, Nerven-, Gelenkverletzung.

hiemalis: (lat.) im Winter auftretend.

Hieralgie: Schmerzen in der Sakralregion.

Hiero|manie: religiöser Wahn. – **H.therapie:** ther. Anw. von Gebeten oder sonst. »religiösen« Praktiken (Opfer, Exorzismus etc.).

Hierton*-Lindberg* Syndrom: Obliteration der A. poplitea infolge zyst. Degeneration der Adventitia (ohne Media- u. Intimaveränderungen).

HIF: Histo-Inhibitory-Factor.

Higashi* Anomalie: *hämat* / CHEDIAK*-H.* Syndrom.

Higgins* (CHARLES CLAIR H., geb. 1897, Urologe, Cleveland) **Behandlung:** Östrogen-Ther. bei inoperablem Prostata-Ca.; 3- bis 4mal. Implantation eines Cyren A-Preßlings (100 mg) im Abstand von ca. 1 Mon., danach Progynon M-Dauergaben (i.m., oral). – **H.* Methode: 1)** 1934) terminolat. Transureterostomie bei Tumorstenose oder großem, blasennahem Harnleiterdefekt. – **2)** (1934) asept. transtäniale Ureterosigmoideostomie; nach tunnelart. submuköser Verlagerung des nicht eröffneten Ureters in die Darmwand fest geknüpfte Transfixationsnaht durch Darmmukosa, Ureterwand u. eingeführtes Darmrohr; Ureterwandnekrose führt zu sek. Spontananastomosierung am dist. Ureterende; evtl. später Zystektomie.

High flow principle: (KIRKLIN) *anästh* Standardmethode der Perfusionstechnik mit der Herz-Lungenmaschine, wobei der extrakorporale Kreislauf annähernd dem physiol. HMW entsprech. Werte erreicht (im Ggs. zum Low flow principle).

High output failure: Herzinsuffizienz mit großem HMV (gegenüber Norm erhöht, aber kleiner als im Kompensationszustand der betr. Erkr.), z. B. bei dekompensiertem Cor pulmonale, Anämie, peripherem a.-v.-Aneurysma. Klin.: Insuffizienz-Sympte., jedoch warme Extremitäten u. gut gefüllter Puls.

Highmore* (NATHANIEL H., 1613–1685, Arzt, Sherborne/Engl.) **Höhle:** / Sinus maxillaris. – **H.* Körper:** / Mediastinum testis.

Highmoritis: / Sinusitis maxillaris.

Highoumenakis* Zeichen: Hyperostose der med. Klavikula bei konnataler Syphilis.

Hijmans van den Bergh*Reaktion: s. u. BERGH*.

Hikan: (INNOYE) Vit.-A-Mangelkrankht. japan. Kinder bei überwiegend pflanzl. Ernährung.

hilär: den (Lungen-)Hilus betreffend.

Hilamycin: Antibiotikakomplex (A u. B) aus Streptomyces rochei; wirksam gegen tier. Tumorzellen.

Hildebrand* Operation (OTTO H., 1858–1927, Chirurg, Basel, Berlin): **1)** (1904) bilat. Exstirpation des Plexus choroideus der Seitenventrikel bei chron. Hydrocephalus commun. malresorpt. – **2)** Dränage eines nichtkommunizierenden Hydrocephalus int. in den Periorbitalspalt (von der Stirnbucht des Seitenventrikels aus). – **3)** bei Turmschädel Dekompression der Nn. optici durch transorbitale Abmeißelung des Daches des Can. opticus.

Hildenbrand* Krankheit (JOH. VALENTIN V. H., 1763–1818, Arzt, Krakau, Wien): / Fleckfieber.

Hilding* Syndrom: (1952) / uveoarthrochondrales Syndrom.

Hilfspersonal, medizinisches: Oberbegr. für Krankenschwester u. -pfleger, Sprechstundenhilfe, Masseur, medizin. Bademeister, med.-techn. u. Diätassistentin, Physio- u. Beschäftigungstherapeut (im Unterschied zum »ärztl. Verrichtungsgehilfen«, z. B. Assistenzarzt. Für das Verschulden des H. haftet – unter best. Voraussetzungen – der zuständ. Arzt.

Hilfswirt, Transport-, Wartewirt, Xenosit: *parasit* Wirt oder Zwischenwirt als Träger best. (enzystierter) Parasitenstadien bis zur Aufnahme durch den Endwirt (mit Zyklusvollendung).

Hilgenfeldt* Operation (OTTO H., geb. 1900, Chirurg, Bochum): **1)** (1947) modifiz. CHOPART* Vorfußamputation; transversale Resektion des Talokalkanealgelenks u. osteoplast. Stumpfdeckung mit unt. Fersenbeineinsegment; zur Abrollverbesserung subtalare horizontale Resektion des Kalkaneus u. Stumpfdeckung durch Vorschieben der Sohlenweichteile. – **2)** (1949) Daumenersatz durch neurovaskuläre Transplantation des Mittelfingers (ggf. nach Resektion des Metakarpalköpfchens I), wobei das Mittelgelenk »Daumengrundgelenk« wird; korrespondierende Anastomosierung der Sehnenstümpfe. – **3)** Daumenersatz durch Spalthandbildung mit Metakarpale-I-Verlängerung durch quere Osteotomie. Interposition eines autologen Knochentransplantats; bei gleichzeit. Zeigefingerverlust Abspaltung u. Aufstockung des Metakarpale II auf den Stumpf von I.

Hilgenreiner* (HEINR. H., geb. 1870, Chirurg, Orthopäde, Prag) **Ausrenkungsphänomen,** Repositionsgeräusch: / GERDY* Zeichen. – **H.* Hilfslinien:** auf Rö-Bildpause (»**H.* Becken-Skiagramm«**) gelegte Linien zur Diagnostik einer kongenit. Hüftluxation beim älteren Säugling u. Kleinkind: »Fugenhorizontale« (durch beide Y-Fugen) u. auf das prox. Femurende gefälltes Lot zur Ermittlung eines Femurhochstands (Normaldistanz ca. 10 mm) u. der »Pfannenferne« (= Entfernung des Schnittpunktes bd. Linien vom Pfannengrund, normal ca. 15 mm); Pfannendachwinkel (zwischen Horizontaler u. Pfannendachlinie) normal ca. 20°; s. a. OMBRÉDANNE* Linien, Abb. »Hüftgelenkluxation«. – **H.* Zeichen:** Verkürzung oder Abflachung sowie Schrägstellung der queren Gesäßfalte, evtl. auch Lateralverziehung der Vulva auf der erkrankten Seite als – unsicheres – Sympt. der kongen. Hüftluxation.

Hilger* Reaktion (ALBERT H., 1839–1905, schweizer. Pharmakologe): Gallenfarbstoff-Nachweis im Harn mit GMELIN* Reagens auf dem mit Barytwasser erhaltenen, abfiltrierten Niederschlag (evtl. nach Auflösung in heißer Soda-Lsg. oder aber im Abdampfrückstand).

Hilger* Syndrom (JÉROME ANDREW H., geb. 1912, Laryngologe, St. Paul/Minn.): / Karotidodynie.

Hilgermann* Operation: (1902) extrapyramidale, subdurale Ausräumung u. Dränage vorderer u. apikaler Pyramidenherde von der mittl. Schädelgrube aus (nach temp. osteoklast. Trepanation).

hilifugal: sich vom (Lungen-)Hilus ausbreitend.

Hilitis: Entzündung im Bereich eines Hilus, i. e. S. die des Lungenhilus (LK einschl. perifokaler Reaktion) als / Bronchiallymphknoten-Tbk, aber auch bei Masern, Keuchhusten etc.

Hill* Gleichung (ARCHIBALD VIVIAN H., geb. 1886, Physiologe, London; 1922 Nobelpreis für Medizin): mathemat. Beziehung (Hyperbelfunktion) zwischen isotonischer Verkürzungsgeschwindigkeit (V) eines Muskels u. der zu hebenden Last: $(P + a) \cdot V = (P_o - P) \cdot b$ [P_o = max. Muskelkraft, a, b = Konstanten].

Hill* Operation 1) (L. D. H. 1958) Einengung eines spindelförm. Aortenaneurysmas durch türflügelart. Übereinanderschlagen des eröffneten Aneurysmasakkes. – **2)** (1961) kardio-ösophageale Resektion (mit Antrektomie u. bilat. Vagotomie) zur Ther. der komplizierten Refluxösophagitis; Kontinuitätsherstellung durch Gastroösophagostomie bzw. Gastrojejunostomie (analog BILLROTH II).

Hill* Phänomen, Zeichen (SIR LEONARD ERSKINE H., 1866–1952, Physiologe, London): (1908) gegenüber dem Arm um 60–100 mm Hg erhöhter Blutdruck in der A. femoralis bei Aortenklappeninsuffizienz u. offenem Ductus Botalli.

Hilton* (JOHN H., 1804–1878, Chirurg, London) **Gesetz**: Ein Gelenk wird vom selben Segment innerviert wie die Muskeln, die es bewegen. – **H.* Linie**: zirkuläre, durch stärkere Fixation an Subkutis u. Muskulatur pergamentfarben erscheinende schmale Zone der Analkanalhaut knapp unterhalb der MORGAGNI* Krypten.

Hilus *PNA*: Einziehung an der Oberfläche eines Organs im Ein- bzw. Austrittsbereich der strangförmig vereinten Gefäße, Nerven, Ausführungsgänge oder Bahnen; z. B. (*PNA*) **H. lienis** (»Milzpforte«, an der Eingeweidefläche des Organs), **H. nodi lymphatici** (am LK für den Durchtritt der Blutgefäße u. des Vas efferens), **H. nuclei dentati** (für Durchtritt des Pedunculus cerebellaris sup.), **H. nuclei olivaris** (medial für Durchtritt der Tractus olivocerebellares), **H. ovarii** (am Margo mesovaricus für Gefäß-Nervenstiel u. als Insertionspunkt des Mesovars), **H. pulmonis** (an der mediastinalen Fläche als Ein- bzw. Austrittsstelle von Bronchien u. Lungengefäßen: »Lungenstiel«; s. a. Hilusschatten), **H. renalis** (»Nierenpforte«, am Sinus renis die Ein- bzw. Austrittsstelle der Gefäße u. des Harnleiters als gemeinsamer Nierenstiel). – **tanzender H.**: *pulmon* / Hilustanzen.

Hilus|amputation: *röntg* die als »Abbruch« imponierende abrupte Verengung der Lungengefäße (am Übergang zur Segmentarterie) bei pulmonaler Hypertonie. – **H.karzinom**: meist zentrales Bronchial-Ca. im Hilusbereich.

Hiluslymphknoten, -drüsen: die / Nodi lymphatici bronchopulmonales u. tracheobronchales als regionale LK der Lunge u. Luftwege; s. a. Bronchiallymphknoten....

Hilus(lymphknoten)kaverne: meist nur kleine Zerfallshöhle nach Perforation eines verkästen Hilus-LK in den Bronchus.

Hiluslymphom: reaktiv-entzündl. (spezif. oder unspezif.) oder neoplast. Vergrößerung von Hilus-LK. – **bilat. H.-Syndrom**: / LÖFGREN* Syndrom.

Hilus|paradox: *röntg* paradoxes / Hiluszeichen. – **H.pneumonie**: hilusnahe Pneumonie, z. B. als perifokale Reaktion bei Hilitis, auf dem Boden einer Atelektase (RÖSSLE) oder als Epituberkulose. – **H.punktion**: meist via Endoskop (transbronchial, -mediastinal oder -ösophageal) durchgeführte Punktion von Hilus-LK zur bioptischen Klärung einer Lungen- oder Bronchialerkr.

Hilusschatten, -zeichnung: *röntg* das um den Lungenhilus gruppierte Summationsbild von zentralen Lungen- u. Bronchialgefäßen, Hauptbronchus (einschl. großer Äste), Nervenplexus, Lymphknoten u. -gefäßen.

Hilussyndrom, rhinopharyngeales: / sinopulmonales Syndrom.

Hilus|tanzen: *röntg* pulssynchrone Kaliberschwankungen u. »hüpfende« Bewegungen des Hilusschattens infolge vergrößerter Druckamplitude in der A. pulmonalis, v. a. bei Li.-re.-Shunt bzw. abnorm hohem systol. Druckanstieg (offener Ductus Botalli, VSD, Pulmonalklappeninsuffizienz, Thyreotoxikose). – **H.tuberkulose**: / Bronchiallymphknoten Tbk. – **H.typ**: Stadium I der Pulmonalform der BOECK* Sarkoidose mit – meist bds. – tumorförm. Schwellung der Hilus-LK.

Hiluszeichen, paradoxes: *röntg* Verkleinerung des gleichseit. Hilusschattens bei »heller Lunge« (Ventilationsstörung mit reflektor. Gefäßengstellung) als früher Hinweis auf zentrales Bronchial-Ca.

Hiluszellen (Berger*): den LEYDIG* Zwischenzellen entsprech. Zellen im Eierstockhilus u. Mesovar. Hyperplasie (meist bds.) führt zu Virilisierung; Beziehungen zur glandulärzyst. Hyperplasie vermutet; fließende Übergänge zum BERGER*-Zellen-Tumor (»**Hiluszelltumor**«).

Hiluszyste, parapelvine: peripelvine / Lymphangiektasie.

Himasthla muehlensi: Trematoden-Art; seltener Darmparasit des Menschen in Nord- u. Südamerika.

Himbeer|geleesputum: / Erdbeergeleesputum. – **H.pocken, -seuche, -warzen(sucht)**: / Frambösie. – **H.zunge**: / Erdbeerzunge (bei Scharlach). – **H.zystitis**: s. u. GAUTHIER*.

HIMDA: N-Hydroxyäthyliminodiessigsäure; Chelatbildner (zur Metallionen-Dekorporierung).

Himmelsstrahlung: die vom gesamten Himmelsgewölbe – außer der dir. Sonnenstrahlung – auf die Erde eingestrahlte kurzwell. Strahlung (als von reiner Luft, atmosphär. Dunst u. festen Partikeln gestreute Sonnenstrahlung). Der rel. kurzwell. Anteil (0,3–0,9 μm, Max. 0,34–0,45 μm) sinkt bei tiefstehender Sonne u. trüber Luft stark ab; UV-Anteil im Mittel 69%. – vgl. kosmische / Strahlung.

H-Immunsera: *mikrobiol* agglutinierende Antisera gegen / H-Antigene.

Himsworth* Test (HARALD PERCIVAL H., geb. 1905, brit. Arzt): nach gleichzeit. Belastung mit Glukose per os u. Insulin i.v. (nüchtern 30 g bzw. 5 IE/m^2) kurzintervall. Blutzucker-Bestgn. (bis 90 Min. p. i.); zur Erkennung u. DD von Glukosestoffwechselstörungen.

Hinault* Syndrom: Lungenhyperämie (mit röntgenol. Stauungszeichen) als neuroveget. Störung.

Hindenlang* Reagens (KARL H., 1854–1884, Arzt, Freiburg): wäßr. Metaphosphorsäure-Lsg. zum Eiweißnachweis im Harn (Trübung oder Fällung).

Hindernishypertrophie: *kard* konzentr. Herzhypertrophie als Folge einer chron. Widerstandsbelastung, wenn der Druck in der re. Kammer den in der li. wesentlich übersteigt (z. B. bei Pulmonalstenose ohne VSD). Abgrenzung gegen »Adaptationshypertrophie« (bei Angleichung der Arbeit der re. an die der li. Kammer; mit etwa gleichen Drücken in bd. Kammern) durch EKG.

Hines* (-Bannick*) Syndrom: Kombination von Hyperhidrosis u. Hypothermie. – **H.*-Brown* Test**: / Coldpressure-Test. – **H.*-Farber* Ulkus**: / Ulcus cruris hypertonicum.

hinge region: (engl. = Scharnier) *biochem* im Ig die Mitte der γ-Kette als Ort der Disulfidbrücken; s. a. Fc-Fragment.

Hinkebecken, Klaudikationsbecken: sek., irreversible Beckenfehlstellung (z. B. Schiefstand), -deformität oder -asymmetrie, meist mit Hüftarthrose u. WS-Fehlhaltung, als spontaner Verkürzungsausgleich beim echten (v. a. Verkürzungs-) Hinken.

Hinken, Claudicatio: ein- oder beidseit. Gangstörung durch inadäquates Schrittmaß u./oder abnormen -rhythmus, obligat oder freiwillig, evtl. nur passager oder intermittierend (/ Claudicatio intermittens; als Typus DETERMANN die Akinesia intermittens angiosclerotica); oft mit »kompensator.« Haltungs- u. Bewegungsatypie von Rumpf u. Armen. Entweder psychogen oder als Verkürzungs-, Versteifungs-, Lähmungs-, Schmerzhinken (letzteres anfänglich vorübergehend unterdrückbar, nach Ermüdung aber »freiwillig« hingenommen; oft Initialsympt. oder unspezif. Hüftgelenkserkr. im Kindesalter); s. a. Sturz-, Kotau-, Pendel-, Stemm-, TRENDELENBURG* Hinken. – Als **unechtes H.** das bei scheinbarer Beinverkürzung, meist Schmerzhinken (bei Hüft- oder hüftgelenksnahem Prozeß), mit rel. kurzer Belastung der kranken Seite u. plantarflektiertem Fuß.

Hinman* (FRANK H., 1880–1962 Urologe, Atherton/Cal.) **Operation**: intratäniale Ureterosigmoideostomie mit Fixierung des Harnleiterstumpfes durch 7 Knopfnähte (1–3 Darmmukosa u. Ureter, 4 u. 5 ganze Darmwand u. oberfläch. Ureterschicht, 6 u. 7 Darm wie LEMBERT* Naht); Abdeckung durch Peritoneallappen. – **H.* Reflux**: pyelovenöser / Reflux.

Hinsberg* Operation (VIKTOR H., 1870–1933, Otologe, Breslau): transvestibuläre Ausräumung der Ohrschnecke u. Eröffnung des lat. Bogengangs bei Labyrinthitis im Rahmen einer Radikal-Op. des Mittelohrs; bei Befall des ganzen Labyrinths zusätzl. Eröffnung des hint. Schenkels des horizont. u. vertik. Bogengangs.

Hinsberg* Probe (KARL H., geb. 1894, physiol. Chemiker, Düsseldorf): Schnellnachweis von Porphyrin (Vorstufen) im HCl-angesäuerten Harn anhand der Rotfluoreszenz im UV-Licht.

Hinselmann* Stadien (HANS H., 1884–1959, Gynäkologe, Hamburg): auf zunehmender Atypie des Plattenepithels basierendes Schema der kolposkop. Frühbefunde beim Kollum-Ca.: **I** = einfach atypisch verhornendes Epithel in oberfläch. Ausbreitung mit scharfer Abgrenzung; **II** = wie I, jedoch mit Sproßbildung a) nach außen, b) ins Bindegewebe, c) in die LK; **III** = gesteigert atypisch verhornendes Epithel; **IV** = mit Sproßbildung (a, b, c wie bei II). – H.* hat 1924 ein erstes Kolposkop (10- bis 20fach) angegeben.

Hinterblende: *röntg* Blende zwischen Röhre u. Objekt (z. B. am Strahlenaustrittsfenster).

Hinterdamm: s. u. Vorderdamm. – **H.griff**: *geburtsh* / FEHLING*, RITGEN* Handgriff.

Hinterdarm: *embryol* der Abschnitt der Darmanlage kaudal der Leberanlage (mit der Kloake endend).

Hintergrundaktivität: *neurol* / Ruhetätigkeit. – *nuklearmed* / Background-radiation.

Hinterhaupt: / Occiput, Os occipitale; s. a. Okzipital....

Hinterhaupts|lage, HHL: *geburtsh* / Schädellage mit »führendem« Hinterhaupt; meist vord. = dorsoant. = regelrechte HHL (Rücken nach vorn), mit Kopfaustritt als reiner Streckbewegung, kleiner Fontanelle als Führungspunkt, Nackenhaargrenze als Drehpunkt u. Planum suboccipitobregmaticum als größtem Durchtrittsumfang; selten hint. = (dorsopost.)HHL, mit kleiner Fontanelle bis Scheitelgegend als Führungspunkt, geburtsprognostisch sehr ungünstig. – s. a. Abb. »Kopflagen«. **H.lappen**: / Lobus occipitalis cerebri; s.a. Okzipitallappen-Syndrom. – **H.neuralgie**: / Okzipitalsyndrom. – **H.stich**: / Subokzipitalpunktion.

Hinterhirn: / Metencephalon.

Hinterhorn: / Cornu posterius (substantiae griseae bzw. ventriculi lat.). – **H.-Syndrom**: auf der Seite einer herdförm. Läsion des Cornu post. des RM (v. a. dysrhaph. Defekt, Syringomyelie) segmentale (Typus KAHLER-SCHULTZE), evtl. handschuh- bzw. strumpfförmig begrenzte dissoziierte Sensibilitätsstörungen, Parästhesien, troph. Störungen, Herabsetzung von Muskeltonus u. Eigenreflexen.

Hinter|kopf: / Occiput, s. a. Os occipitale. – **H.lappen**: / Hypophysenhinterlappen. – **H.säule**: / Columna posterior (des RM). – **H.scheitelbeineinstellung**: *geburtsh* / Asynklitismus (2).

Hinterstrang: / Funiculus posterior (des RM). – **H.ataxie**: spinale / Ataxie. – **H.degeneration**: / Degeneratio grisea (bei Tabes dors.). – **H.feld**: s. u. EDINGER*, FLECHSIG*. – **H.grundbündel**: der im EDINGER* H.feld enthaltene Teil des Funiculus post. – **H.kerne**: graue Nervenzellenmassen im H. am Übergang in die Medulla oblong.; unterteilt in GOLL* u. BURDACH* Kerne (die die Anschwellung zum Tuberculum nuclei gracilis bzw. cuneati hervorrufen). Mit ihren Dendriten Fortsetzung (als 2. Neurone) des Tractus spinobulbaris: Tr. bulbothalamicus u. -cerebellaris. – **H.sklerose**: reparator. Gliawucherung bei Tabes dors. als fortgeschritt. Stadium der Degeneratio grisea. – Als **H.syndrom** (v. a. bei Tabes dors., funikulärer Spinalerkr., FRIEDREICH* Ataxie) Herabsetzung des Vibrationsempfindens (Frühsympt.) u. anderer epikrit. Sensibilitätsqualitäten (Berührungs-, Raum-, Bewegungs- u. Druckempfindung), spinale Ataxie – s. a. Schema »Sensibilität«.

Hinterwand|infarkt: *kard* »posteriorer« / Myokardinfarkt in der Hinterwand des li. Ventrikels durch Verschluß oder Stenose des R. interventricul. post. der re., seltener des R.circumflexus der li. Koronararterie. Im EKG Infarktzeichen in Abltg. III, meist auch II, in aVF, V_{6-9}, D (NEHB). – **H.prolaps**: *gyn* Senkung der hint. Vaginalwand; s. a. Rektozele.

Hinterwurzel: die hint. Spinalnervenwurzel (zwischen Hinterhorn u. Spinalganglion), gebildet von den Fila radicularia radicis dors. der RM-Segmente. – Als **H.syndrom** Algesien u. Parästhesien im Innervationsbereich, evtl. Abschwächung örtlicher Eigenreflexe.

Hinton* Test (WILLIAM AUGUSTUS H., geb. 1883, Pathologe, Boston/Mass.): (1927) Klärungsreaktion zum Nachweis flockender Syphilis-Reagine; mit Kombination von alkohol. Rinderherzextrakt, Cholesterin, Glyzerin u. 5%iger NaCl-Lsg. als AG.

Hiob-Syndrom (S. D. DAVIS u. M. 1966) im Säuglingsalter (bei gestörter Immunlage ?) als superinfizierte Dermatitis beginnende granulomatöse, chron.-torpide Staphylokokken-Infektion mit rezidivierenden kalten Abszessen, Sinusitiden, Otitis media, Pneumonien.

v. Hippel*-Lindau* (-Czermak*) Syndrom (EUGEN V. H., 1867–1939, Ophthalmologe, Göttingen; ARVID VILHELM L.; WILHELM CZ., 1856–1906, Ophthalmologe, Innsbruck, Prag), CUSHING* Hämangi(oblast)om: (1903) zu den Phakomatosen zählende seltene, kongenit., wahrsch. dominant erbl. Angiomatose der Retina, häufig auch des ZNS (insbes. Kleinhirn u. RM), oft kombin. mit zyst. oder angiomatösen Veränderungen in Nieren, Pankreas u. Leber. Sympte. je nach Lokalisation, v. a. Hinterkopfschmerzen, Erbrechen, Schwindel, Bewußtseins-, Seh- u. Gangstörungen, Hirndruckzeichen; evtl. lebensbedrohl. Komplikationen.

Hippie-Hepatitis: Virushepatitis B bei sücht. Jugendl. durch »Gruppeninj.« (mit gemeinsamer Kanüle).

Hippocampus: 1) *PNA*, H. major, Hippokampus, Ammonshorn: der sichelförmig gekrümmte (einem Seepferdchen ähnl.) Längswulst am Boden des Vorderhorns des Seitenventrikels als Teil des Gyrus parahippocamp., unterteilt in Pes, Alveus u. Fimbria hippocampi (zus. mit Gyrus dentatus auch »H.formation« genannt); Sitz des kortikalen Riechzentrums mit zentraler Funktion innerhalb des limb. Systems. – 2) **H.minor**: ⌐ Calcar avis.

Hippokra(te)s*: bedeutendster Arzt der Antike, geb. um 460 v. Chr. auf der Insel Kos, gest. um 370 v. Chr. in Larissa. Erhob die Medizin zu einer eigenständ. Wissenschaft; Gründer der »Schule von Kos«. Seine Lehren zusammengefaßt im »Corpus Hippocraticum«; gilt auch als Verfasser des Ärzteeides, der – in Abwandlung – bis in die Neuzeit gültig blieb (⌐ Genfer Ärztegelöbnis). – **H.* Angina**: ⌐ retropharyngealer ⌐ Abszeß. – **H.* Finger**: ⌐ Trommelschlegelfinger (i. e. S. die mit Uhrglasnägeln infolge anhaltender kardialer Stauung). – **H.* Methode**: 1) Reposition der prä- oder infraglenoidalen Schulterluxation durch Armzug unter zunehmender Abduktion, dann Adduktion (mit in die Axilla gestemmter Ferse des Behandelnden als Hypomochlion). – 2) Reposition der ant. UK-Luxation durch bilat. Daumendruck auf die Backenzahnreihen nach unten-hinten, unterstützt von den beide UK-Winkel umspannenden übr. Fingern. – 3) Ther. der kompletten transsphinkteren Analfistel durch straffe Fadenumschnürung (»Sphinkterkolobom« nach progred. Nekrose u. Vernarbung). – **H.* Verband**: ⌐ Mitra Hippocratis. – **Hippokratismus**: die Lehre des Hippokrates bzw. die der »Schule von Kos«; i. e. S. die Anw. wissenschaftl. Denkens in der Medizin, gestützt auf gediegene Erfahrung u. ärztl. Wissen, Beobachtungsgabe u. eine eth. Einstellung.

Hippuran® Test: ⌐ Radioisotopennephrographie mit ^{131}J-Hippuran (Na-salz der o-Jodhippursäure).

Hippurie: Auftreten von Hippursäure im Harn (⌐ Tab. »Harnsalze«); selten als physiol. Variante, häufiger nach Einnahme von Salizylsäure-Präpn. u. beim QUICK* Hippursäuretest sowie als Zeichen einer Leberfunktions- oder Ernährungsstörung (i. S. der lipophilen Dystrophie).

Hippurikase: ⌐ Aminoacylase.

Hippuropathie: Erkr. der Cauda equina (griech.: Hippuris).

Hippursäure: C_6H_5-CO-NH-CH_2-COOH, durch onjugation von Benzoesäure (bzw. Benzoyl-CoA) mit Glykokoll in Gegenwart der Hippurikase gebildete (als Entgiftungsreaktion in Leber u. Niere) Benzoylaminoessigsäure. Ausscheidung im Harn normal 1,0–2,5 g/24 Std., bei Niereninsuffizienz vermindert, bei Stoffwechselstörung vermehrt (⌐ Hippurie). Anw. *bakt* zum Nachweis der **H.spaltung** durch – dadurch differenzierbare – Streptokokken (Bildung von Glykokoll u. Benzoesäure), *diagn* für ⌐ QUICK* Hippursäuretest (s. a. p-Aminohippursäure).

Hippus (pupillae), Athetosis pupillaris: das von sensiblen u. psych. Reizen unabhäng. »Irisblinzeln« in Form plötzlich einsetzender rhythmisch-sprunghafter Erweiterung u. Verengung (bis zu 3 mm) der – »springenden« – Pupille; bei entzündl., degenerat. u. blastomatösen Erkrn. des ZNS, monosymptomatisch u. geringgradig auch »H. des Gesunden«. Als bes. Formen **H. circulatorius** (bei Aorteninsuffizienz Pupillenunruhe mit systol. Verengung u. diastol. Erweiterung), **H. respiratorius** (mit exspirator. Verengung u. inspirator. Erweiterung).

Hirci *PNA*: die in der Pubertät auftretenden (kräft.) Achselhaare; in ihre Follikel münden die Glandulae sudoriferae axillares.

Hirn: ⌐ Encephalon, Gehirn, s. a. Enzephalo..., Zephalo..., Kephal.... – **Tierisches H.** (»Brägen«) findet Verw. als *bakt* Nährbodenzusatz (natürl. Redoxsystem, v. a. zur Züchtung anaerober Streptokokken in Blutkulturen, Prüfung des Fermentationsvermögens von Anaerobiern).

Hirnabszeß, Encephalitis purulenta: umschrieb. Eiteransammlung im Gehirn nach zentraler Einschmelzung eines enzephalit.-phlegmonösen Prozesses, solitär oder multipel, u. U. kettenförmig; als akuter Frühabszeß (mit hyperäm.-ödematöser Umgebungszone) oder als chron.-abgekapselter Spätabszeß; entweder **posttraumatisch** (akut, u. U. nur Eiterverhaltung; oder bei späterer Einschmelzung einer Markenzephalitis um einen Fremdkörper) oder **fortgeleitet** (meist otogen, v. a. in Schläfenlappen u. Kleinhirn oder rhinogen in Stirnhirn; oft kompliziert durch Epi-, Subduralabszeß, Meningitis) oder **metastat.-embolisch** (meist multipel; v. a. bei Bronchiektasen, Endokarditis); als bes. Formen der Gasabszeß (durch Anaerobier) u. der Amöbenabszeß (durch Entamoeba histolytica). – Symte. abhängig von Lokalisation u. Erregervirulenz, v. a. Liquorzell- u. -eiweißvermehrung, Hyperpyrexie, Herdzeichen, Hirndruck; als Komplikationen v. a. Pyocephalus int., Hirnstamm-

Hirnblutung, Differentialdiagnose

	massive Kleinhirnblutung	Kleinhirnhämatom	Brückenblutung	Hemisphärenblutung	Ventrikelblutung	Subarachnoidalblutung	sub- oder epidurale Blutung	
							hintere Schädelgrube	supratentoriell
Alter	oft hoch	mittel	mittel	50. bis 75. Lj.	40. bis 75 Lj.	jung bis mittel	jung	jung
faßbare Schübe	(+)	−	(+)	++	(+)	+++	−	−
Trauma	(+)	+	−	−	(+)	++	++++	++++
Hypertonie	++++	+	++++	+++	++	(+)	−	−
Prodromi								
Schwindel	+	+	+	++	+	(+)	−	−
Hinterhauptsschmerz	++	++	(+)	−	(+)	++++	posttraumat., oft	posttraumat., selten
Erbrechen	++	+	++	+	++	+	+	(+)
Beginn								
plötzlich, ohne Intensivierung	+++	+	+++	++	++	++++	−	−
plötzlich, mit Intensivierung	−	+++	−	+	+	−	+++	+++
Bewußtlosigkeit								
sofort tief	+++	+	+++	++	+++	(+)	+	+
permanent	+++	zunehmend	+++	bei ausgedehnter Blutung	+++	−	zunehmend	zunehmend
initiale meningeale Symptome	meist nur angedeut.	−	−	(+)	+	++++	+	(+)
zerebrale Herdsymptome	−	−	(+)	++++	++	selten	−	++
Fazialisparese	herdseit. +	herdseit. +	(+)	+++	+	− (+)	(+)	+
Hemiplegie	−	−	(+)	++++	+	selten	−	++
Tetraplegie	+	−	+++	(+)	+	−	(+)	+
Muskelhypotonie								
beidseitig	++	+	+	−	(+)	−	++	−
anhaltend	+++	zunehmend	−	−	−	−	zunehmend	−
Sehnen- u. Periostreflexe (außer bei Koma)								
gesteigert	−	−	+	+	+	−	−	+
herabgesetzt	+	+	−	−	−	+	+	−
Asymmetrie	−	−	−	++	+	−	−	++
Pyramidenbahnsymptome (Bein)	(+)	−	++	++	++	(+)	−	+
Unruhe								
motorische	−	−	−	+	+	−	−	+
psychomotorische	(+)	−	−	−	−	++	−	−
Automatismen	−	−	−	+	++	(+)	−	−
initialer epilept. Krampf	−	−	(+)	+	+	(+)	−	−
Krämpfe, Entrindungsstarre	−	−	+++	−	++	−	−	−
Abwehrreflexe	−	−	−	+	+	−	−	(+)
Bulbusrollen	(+)	(+)	+	+	++	−	−	−
Stauungspapille	−	++	−	(+)	(+)	+	++	+
Irregularität von Atmung u. Puls	+	zunehmend	+++	+	++	− (+)	zunehmend	+
Liquor blutig	++	+	+	+	++	++++	++	(±)

(+) gelegentl. Vorkommen; + (+, ++, +++) Intensität (stark, stärker ...); − nicht nachweisbar.

Hirnaktionsströme

einklemmung. Ther.: fraktionierte Punktion (Druckentlastung) mit Antibiotika-Instillation, bei Abkapselung Totalexstirpation, evtl. Dränage.

Hirn|aktionsströme: ↑ Elektroenzephalogramm. – **H.amöbiasis:** s. u. Hirnabszeß.

Hirn|angiographie: *röntg* Darstg. der Hirngefäße nach Inj. eines pos. KM. (↑ Karotis-, Vertebralisangiographie); zur Diagnostik raumfordernder Prozesse u. von Gefäßanomalien. – **H.angiom:** von Hirngefäßen ausgehendes Angioma cavernosum oder racemosum, evtl. als Aneurysma arteriovenosum oder teleangiectaticum (s. a. STURGE*-WEBER* Syndrom); ferner mesodermales Angioblastom (einschl. V. HIPPEL*-LINDAU* Syndrom).

Hirnanhang(sdrüse): ↑ Hypophysis.

Hirnanoxie: O_2-Mangel (meist nur Hypoxie) des – hochgradig sauerstoffbedürft. – Gehirns infolge unzureichenden Angebots (= **anoxäm. H.**) oder Histotoxizität. Auswirkungen von Akuität, Ausmaß u. Dauer des Mangels abhängig (↑ Hirnischämie, -infarkt); bei akutem Beginn u. Hochgradigkeit innerhalb von Sek. Bewußtlosigkeit u. Lähmung von Kreislauf- u. Atemzentrum (evtl. letal); bei chron. H. Enzephalomalazie (meist herdförm.); evtl. hirnorgan. Psychosyndrom (mit Hirnleistungsminderung). – s. a. Schema »Wiederbelebungszeit«.

Hirnarterien: ↑ A. cerebri (ant., media, post.), A. communicans (ant., post.), A. basilaris. – **H.syndrom:** zerebrales ↑ Gefäßsyndrom (2). – **H.thrombose:** ↑ Arteria-basilaris-, A.-cerebri-, A.-vertebralis-Syndrom. – **Hirnarteriosklerose:** ↑ Zerebralsklerose; vgl. Hirnsklerose.

Hirnatrophie: erworb. Schwund des Hirnparenchyms (verschmälerte Windungen, breite Furchen). Entweder als primäre = echte H. (↑ Systematrophie) oder als sek. (traumat., tox., entzündl., vaskulär bedingte) H. einschl. der stationären nach frühkindl. Hirnschädigung. Sympte.: Durchgangssyndrom, neurol. Ausfälle, organ. Wesensänderung, Demenz, evtl. epilept. Anfälle; im EEG Allg.veränderungen, im Pneumenzephalogramm Hydrocephalus (int. u./oder ext.). Präsenile (progred.-degenerative) Formen v. a. in Hirnrinde u. subkortikalem Marklager (↑ ALZHEIMER*, PICK* Krankheit), senile mit Ventrikelerweiterung, Liquorvermehrung, Fibrose der Leptomeninx. – s. a. Hirnrindenatrophie.

Hirnausfluß: *chir* ↑ Hirnbrei (2).

Hirn|basis: ↑ Basis cerebri. – **H.bilharziose:** diffuse Enzephalomyelitis oder raumfordernder Prozeß im Anfangsstadium oder nach längerem Bestehen einer Schistosomiasis; klin.: spast. Mono-, Hemi- oder Quadriplegien, JACKSON* Anfälle.

Hirn|biopsie: s. u. Hirnpunktion. – **H.bläschen:** *embryol* die sich im Kopfbereich des Neuralrohres entwickelnden 3 Bläschen als Vorstadien von Pros-, Mes- bzw. Rhombenzephalon (»3-Bläschenstadium«); sek. Gliederung des ersteren in End- u. Zwischenhirn-, des letzteren in Hinter- u. Nachhirnbläschen. – **H.blasenwurm:** ↑ Coenurus cerebralis.

Hirn|blutleiter: ↑ Sinus durae matris. – **H.blutung:** intrazerebrale Blutung (Hämatom) infolge Gefäßruptur bei Arteriosklerose, Arterienanomalie, -aneurysma; bevorzugt in best. Gefäßgebieten (z. B. Aa. lenticulostriatae = Kapselblutung, meist als Massenblutung). Klinik u. DD ↑ Tab. S. 1071, s. a. Spätapoplexie, Tab. »Apoplexia«. – I. w. S. jede intrakranielle Blutung (z. B. sub-, epidural, Sinus pericranii).

Hirnbrei: 1) *bakt* zerkleinertes tier. Hirn als Nährbodenbestandteil. – 2) *chir* aus offener Schädelknochen-Duralücke posttraumatisch (sofort oder bei einsetzendem Hirndruck) ausfließende, zerstörte Gehirnmasse (»Hirnausfluß«), vermischt mit Blut, Liquor, evtl. Fremdkörpern, Eiter; kann Hirnprolaps vortäuschen.

Hirnbruch: ↑ Enzephalozele, Hernia cerebri.

Hirndruck: der intrakranielle (Liquor-)Druck, mit enger funkt. Beziehung zum intravasalen Druck der Hirngefäße u. zum interstitiellen Druck im Hirngewebe. – I. e. S. die path. intrakranielle Drucksteigerung (s. a. Compressio cerebri). – **H.pupille:** einseit. Mydriasis bei epi- oder subduraler Blutung oder Contusio cerebri. **Hirndurchblutungsstörung:** ↑ Tab.

Hirnechinokokkose: raumfordernder Prozeß durch – meist sek. – Echinokokkuszyste im Gehirn (v. a. Marklager, Seitenventrikel); im Rö.bild evtl. umschriebene Verkalkung, Knochenarrosion.

hirnelektrische Inaktivität, Stille: das Fehlen bioelektr. Potentiale im (»Null-Linien-«)EEG; Kriterium zur Feststellung des Hirntodes u. Bestg. der Todeszeit. DD: Artefakte extrazerebralen Ursprungs!.

Hirnembolie: Embolie der Hirnarterien; als Thrombembolie bei Endokarditis (bei offenem Foramen ovale auch »paradox«) oder als Luft- (z. B. nach Rippenfraktur, Lungentrauma), Fett- (Röhrenknochenfraktur) oder metastat. Embolie (z. B. Bronchial-Ca.). Folgen: Apoplexie, Hirninfarkt, -ödem, Enzephalomalazie (»rot« durch sek. Diapedeseblutung), evtl. Herdenzephalitis (u. Hirnabszeß). – Ferner die **künstl. H.** (↑ BROOKS* Operation) bei Hirnarterienaneurysmen (u. Blutung).

Hirnerweichung: ↑ Enzephalomalazie.

Hirnhäute: die ↑ Meningen. – **Hirnhaut|bruch:** ↑ Meningozele. – **H.entzündung:** ↑ Meningitis; vgl. Meningismus.

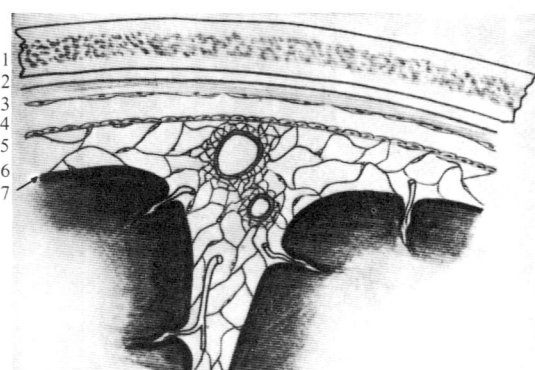

Schema der **Hirnhäute:** 1 = Schädelknochen, 2 = Epiduralraum, 3 = Dura mater, 4 = Subduralraum, 5 = Arachnoidea, 6 = Subarachnoidalraum, 7 = Pia mater.

Hirn|hypoxie: s. u. Hirnanoxie. – **H.infarkt:** anäm. Infarkt durch thrombot. oder embol. Verschluß einer Hirnarterie (meist A. cerebri media, vertebr. oder basil.), mit klin. Bild der Apoplexie; v. a. infolge Arteriosklerose oder Endarteriitis obliterans. Ablauf in 3 charakterist. Stadien: Gewebstod, Kolliquation u.

Hirndurchblutungsstörungen

	Basilarisinsuffizienz	Karotisinsuffizienz
Versorgungsgebiet	A. basilaris: Hirnstamm Kleinhirn Okzipitallappen Innenohr	A. carotis: A. cerebri ant. u. med., A. ophthalmica Großhirn (ohne Okzipitallappen) Zwischenhirn Balken Augen
Leitsymptome	Sehstörungen (Diplopie, Quadrantenhemianopsie u.a.) Schwindel Innenohrschwerhörigkeit Tetraparese bzw. -plegie Enthirnungsstarre	Sehstörungen (»Vorhangphänomen«, Flimmerskotome u.a.) Absenzen Aphasie Hemiparese bzw. -plegie
Symptomenlokalisation	alternierend oder bilateral	kontralateral-halbseitig
häufigste Verschlußlokalisation	A. subclavia (»Steal-Effekt«) Truncus brachiocephalicus A. vertebralis (Ursprung)	A. carotis communis (Ursprung) Karotisgabel A. cerebri media

Resorption, Narbenbildung (evtl. mit Infarkthöhle); s. a. Enzephalomalazie. – I. w. S. auch die hämorrhag. Infarzierung der Hirnrinde (bis tief ins Mark) bei venöser Thrombose (Sinusthrombose; mit Beteiligung der Piavenen). – **H.ischämie:** umschrieb. oder diffuse, evtl. intermittierende (/ Anzapfsyndrom) Minderdurchblutung des Gehirns (bis zu zeitweil. völl. Unterbrechung der örtl. O_2-Zufuhr). Oft Prodromalsympt. des Hirninfarkts; klin.: Synkope oder Apoplexie (Sympte. / Tab.); s. a. Encephalomalacia alba. **Hirn|kammern, -ventrikel:** / Ventriculi cerebri; s. a. Ventrikel..., Ventrikulo.... – **H.kollaps:** / Ventrikelkollaps. – **H.kontusion:** / Contusio cerebri. – **H.kreislauf:** / Gehirnkreislauf (Abb.).

Hirnlappen: / Lobi cerebri. – **H.resektion:** Lobektomie »weniger wicht.« Hirnteile (Stirn-, Hinterhaupts-, [re.] Schläfenlappen) nach osteoplast. Trepanation; als Radikal-Op. bei großem infiltrierendem »Tumor«, zur Freilegung anders nicht zugängl. (v. a. basaler) Herde, zur Herdausschaltung bei traumat. Epilepsie (/ Topektomie); z. B. als partielle temporale H.r. (einschl. Hippocampus u. Gyrus parahippocampalis), bilat. front. H.r. (über den Balken hinweg bei »Schmetterlingsgliom«). – s. a. Hemisphärektomie.

Hirnleistungsminderung, -schwäche: aus posttraumat., degenerat., infektiöser, tox. etc. hirnorgan. Schädigung resultierende – reversible oder irreversible – Minderung der geist. Leistungsfähigkeit (Konzentrations- u. Merkschwäche, Denkverlangsamung, rasche Ermüdbarkeit, psych. Labilität, verstärkt durch versch. Belastungen oder Noxen); s. a. hirnorgan. / Psychosyndrom; zerebrales / Allgemeinsyndrom.

Hirn|mantel: / Pallium. – **H.metastase:** bakteriell-eitr., i. e. S. aber Malignom-Metastase (v. a. Fernmetastase aus Lunge, Mamma, NN, Verdauungstrakt, weibl. Genitale). Meist akut Sympte. eines raumfordernden Prozesses. – **H.mißbildungen:** formale Entwicklungsstörungen des Gehirns, z. B. Akranie, Anenzephalie, Arrhinenzephalie, Zyklopie, Enzephalozele, Hydranenzephalie, Balkenmangel, Makro-, Mikro- u. Porenzephalie, Makro- u. Mikrogyrie, Status verrucosus deformis; oft kombin. mit Rachischisis, Amyelie.

Hirnnerven: die 12 paar., mit Ausnahme des N. IV basal am Hirnstamm austretenden, Kopf u. Hals (N. X auch Thorax u. Abdomen) motorisch, sensibel u. sensorisch (N. X auch vegetativ-parasympathisch) versorgenden Nervi craniales (numeriert in der Reihenfolge ihres Austritts von rostral nach kaudal):

I	Nn. olfactorii	VIII	N. vestibulocochlearis
II	N. opticus		(s. octavus)
III	N. oculomotorius	IX	N. glossopharyngeus
IV	N. trochlearis	X	N. vagus
V	N. trigeminus	XI	N. accessorius
VI	N. abducens	XII	N. hypoglossus. –
VII	N. facialis		

Sensible Wurzeln z. T. von sogen. **H.ganglien** (z. B. / Ggl. geniculi, inferius, semilunare, superius) gebildet. – **H.kerne:** / Nuclei nervorum cranialium.

Hirnnerven|lähmung: Ausfall einzelner oder mehrerer Hirnnerven infolge Prozesses im peripheren, nukleären (einschl. Kernaplasie) oder bzw. supranukleären Abschnitt; z. B. / Abduzens-, Fazialislähmung, Ophthalmoplegie, Bulbärparalyse, Hirnnerven-, Halbbasissyndrom (»Sy. der multiplen einseit. H.«). – **H.syndrom:** neurol.-topodiagnostisch wicht. Sympt.komplex infolge Schädigung benachbarter Hirnnerven bei umschriebn. (insbes. basalem) intrakraniellem Prozeß; unterschieden als Syndrom der vord. (Ausfall I u. II), mittl. (III bis VII, s. a. JACOD*, GODTFREDSEN*, Sinus-cavernosus-Syndrom) u. hint. Gruppe (IX bis XII, / JACKSON*, VERNET*, VILLARET* Syndrom), ferner als / Halbbasis-Syndrom.

Hirnödem: »feuchte Volumenzunahme« des Gehirns (diffus oder lokalisiert = perifokal) mit Auflockerung u. Schwellung perikapillärer zytoplasmat. Astrozytenfortsätze in der grauen bzw. interzellulärer Flüssigkeitsansammlung in der weißen Substanz; vgl. Hirnschwellung. Gehirn blaß, Gyri flach, Sulci verstrichen; Konsistenz prall-elast. bis teigig; evtl. örtl. »Ödemnekrosen«. Ätiol.: path. Gefäßpermeabilität infolge endo- oder exogener, v. a. mechan.-zirkulator. (Hirndruck, Hirnop.), allerg., metabol., tox., meist hypox. Schädigung des Blut-Hirnschranke. Akut v. a. im Kindesalter u. als Komplikation bei Anw. der Herz-Lungenmaschine.

Hirnorganschaden: / Encephalopathia, Hirnleistungsminderung, hirnorgan. / Psychosyndrom.

Hirnphlegmone: rasch (v. a. in Faserrichtung) fortschreitende, (jauchig-)eitr., meist posttraumat. Enzephalitis mit zentraler Parenchymeinschmelzung (häu-

Hirnplexus

fig umgeben von multiplen Frühabszessen); oft Infiltration der Ventrikelwand, Perforation, Pyocephalus int., basale Meningitis.

Hirn|plexus: / Plexus choroideus. – **H.prellungsherd**: s. u. Contusio cerebri, Contre-coup. – **H.pressung**: / Compressio cerebri.

Hirnprolaps: spontanes exzentr. Hervorquellen pulsierender (evtl. Leptomeninx-bedeckter) Hirnmassen durch eine Schädel-Duralücke bei nicht (mehr) kompensierter postop. oder posttraumat. Hirndrucksteigerung (meist 2.–7. Tag); vgl. Hirnbrei. Langsam progredient, aseptisch u. reversibel oder aber – bei eitr. Markenzephalitis oder Hirnphlegmone – »maligne« (evtl. Beteiligung des Seitenventrikels; Inkarzeration des Prolapsstiels mit tiefer sequestrierender Hirnnekrose [»Marktrichter«], basaler Meningitis, Ventrikelperforation). – Ferner der **inn. H.** (/ Zisternenverquellung) als intrakranielle Massenverschiebung, z. B. tentorielle / Hernie.

Hirnpunktion: diagnost. oder therap. Punktion (via Trepanationsöffnung u. Durainzision) zur Lokalisation bzw. Druckentlastung eines Blutungsherdes, Tumors (auch für Hirnbiopsie), Abszesses (evtl. intermittierend; mit antibiot. Spülbehandlung bis zum Eintritt der Abkapselung). Ausführung mit spez. Kanülen (z. B. n. ADSON, FRAZIER, SEIFERT, BRAMANN; z. T. auch zur stumpfen Hirndurchtrennung bei Balkenfensterung, Leukotomie etc. verwendbar). – s. a. Hirnstich.

Hirnquetschung: / Contusio, Compressio cerebri.

Hirnrheometrie: Messung des elektr. Widerstands von Hirngewebe gegen mittelfrequenten Wechselstrom, z. B. zur Tumordiagnostik (Widerstandsabnahme).

Hirnrinde: / Cortex cerebri.

Hirnrinden|atrophie: Ganglienzellschwund in den oberen Schichten des Cortex cerebri, z. B. bei PICK* Krankh. – **H.karte**: Darstg. der Oberfläche der Großhirnrinde mit deren Unterteilung in »**H.felder**« (/ Area), z. B. nach zytoarchitekton. (= BRODMANN* Areae; Numerierung / Abb.) oder physiol. Gesichtspunkten (motorische, sensible, sensor. Rindenprojektions- u. Assoziationsfelder). – **H.reflex (der Pupille)**: / HAAB* Reflex.

Hirnsand: / Acervulus cerebri.

Hirnschaden: / Enzephalopathie, Hirnverletzung. – **frühkindl. H.**: die vor, während u. in den ersten Jahren nach der Geburt vorw. durch Hirnischämie bzw. -hypoxämie hervorgerufenen zerebralen Defekte (Zysten, Höhlen, Narben, Porenzephalie, Ulegyrie, Status marmoratus etc.) u. die daraus resultierenden Sympte. wie Schwachsinn, symptomat. Epilepsie, spast. Paresen, extrapyramidale Störungen; s. a. zerebrale / Kinderlähmung, Syndrom des Minimalhirnschadens.

Hirnschenkel: / Crus cerebri. – **H.fuß**: ventr. Teil des Crus cerebri; s. a. WEBER*Syndrom. – **H.haube**: / Tegmentum pedunculi cerebri; s. a. BENEDIKT*, Arteria-cerebelli-sup.-Syndrom. – **H.strahlung**: die den Crura cerebri entstammenden Fasern der / Corona radiata.

Hirn|schlaf: der sogen. synchronisierte oder Tiefschlaf, bei dem Sinnesreize vom Gehirn aufgenommen, aber nicht verarbeitet werden (im Ggs. zum »desynchronisierten« Körperschlaf). – **H.schlag**: / Apoplexie. – **H.schranke**: / Blut-Hirn-Schranke.

Hirnschuß: offene Schädel-Hirnverletzung durch ein Projektil; entweder Segmentalschuß (z. B. Impressions-, Streif-, Prellschuß), mit Duraeröffnung, aber ohne Projektileintritt in den Hirnschädel, evtl. lokaler Hirnprellung, -quetschung, Knochensplittereinsprengung; oder Steck- bzw. Durchschuß (evtl. kompliziert durch »Sekundärgeschosse« wie Metall- u. Knochentrümmer), stets mit ausgedehnter Zerstörung, evtl. Massenblutung u. Ventrikeleröffnung, evtl. Kalotten-Totalberstung (hydrostat. Drucksteigerung des inkompressiblen Schädelinhalts). Klin.: Herdzeichen, Hirndruck (durch Hämatom, Ödem), -prolaps, -infarkt, Meningitis, traumat. Epilepsie, intrakranielle Pneumatozele, progred. Markenzephalitis, Liquorfistel.

Hirnschwellung: »trockene Volumenzunahme« durch lokale oder diffuse, vorw. intrazelluläre Flüssigkeitsansammlung v. a. im Mark (»trübe Schwellung der Glia«), mit Abplattung des Großhirnmantels, Trokkenheit der Durainnenfläche; Folge von Zellmembranschädigung bei protrahiertem Hirnödem, Urämie, Eklampsie, Stoffwechselstörung, katatonen Zuständen, Epilepsie, perifokal bei Hirntumor, umschrieb. Trauma oder vaskulärer Läsion.

Hirnsinus: / Sinus durae matris.

Hirnsklerose: Oberbegr. für diffuse u. tuberöse H., lakunäres Syndrom, zerebrale Polysklerose, Zerebralsklerose. – **diffuse H.** (Encephalitis extracorticalis chronica s. periaxialis diffusa), als Gruppe seltener, juveniler, meist symmetr., entzündl., degenerat. oder enzymat. Entmarkungsprozesse (i. S. einer letal verlaufenden Enzephalomalazie mit spast. Lähmungen,

Hirnrindenkarte

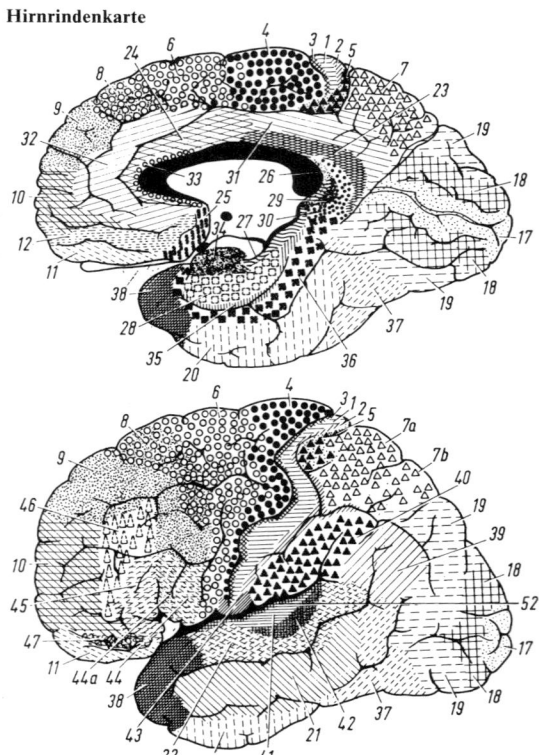

Sprach- u. Schluckstörungen, psych. Wesensänderung, Demenz, evtl. Taubheit u. Erblindung), v. a. das / GREENFIELD*, KRABBE*, FERRARO*, PELIZAEUS*-MERZBACHER*, SCHILDER* u. SCHOLZ* Syndrom. – **Tuberöse** oder **hypertroph. H.** (BOURNEVILLE*-BRISSAUD*-PRINGLE* Syndrom) als dominant erbl., im Kindesalter beginnendes, progred. neurokutanes Syndrom mit typ. Veränderungen an Hirn (plumpe Gyri, sklerot. Knoten in Groß- u. Kleinhirnrinde, multiple verkalkende Ventrikeltumoren, Markheterotopien, »große« Gliazellen) u. Haut (Adenoma sebaceum, Zahnfleisch-, Nagelfalzfibrome), häufig auch Netzhautgliomen, Rhabdomyomen des Herzens, Mischgeschwülsten der Niere; klin.: epilept. Anfälle, Oligophrenie.

Hirnstamm, Stammhirn, Truncus cerebri: *anat* das nach Abtragung von Großhirnmantel (Pallium) u. Kleinhirn verbleibende Gehirn; klin. Sammelbegr. für Mittelhirn, Pons u. Medulla oblongata. – **H.anfall, tonischer**: subkortikal ausgelöste, plötzl. Muskelhypertonie einer Körperseite (selten beider; evtl. auch Gesichtsmuskeln) mit halbseit. Schmerzen (auch prodromal), Sekunden anhaltend; u. a. bei MS, raumforderndem Prozeß. – **H.krise**, Epilepsia mesencephalica: ätiol. unklarer zerebraler Anfall mit uneinheitl., vorw. vegetat. Symptn. (z. B. Synkope, Dämmerattacke). – **H.schlafmittel**: vorw. auf subkortikale, insbes. vegetative Zentren wirkende Hypnotika (z. B. Phenobarbitalum). – **H.syndrome**: Krankheitsbilder infolge umschrieb. Prozesse in Mittelhirn, Pons u. Medulla oblong.; meist vom Typ der / Hemiplegia alternans; nach der jeweil. Hirnnervenstörung differenziert als / AVELLIS*, BABINSKI*-NAGEOTTE*, BENEDIKT*, BRISSAUD*, CESTAN*-CHENAIS*, CLAUDE*, FOVILLE*, GASPERINI*, JACKSON*, MILLARD*-GUBLER*, NOTHNAGEL*, PARINAUD*, RAYMOND*, RAYMOND*-CESTAN*, SCHMIDT*, TAPIA*, WALLENBERG*, WEBER*, Pons-Syndrom, Sy. der Kaudalverschiebung des Hirnstammes; s. a. Bulbärparalyse, Enthirnungsstarre.

Hirn|stich: / Hirnpunktion, Zephalozentese, Hypophysenstich, BERNHARD* Zuckerstich. – **H.stiel**: / Pedunculus cerebri. – **H.stromkurve**: / Elektroenzephalogramm. – **H.szintigraphie**: / Gammaenzephalographie.

Hirntod, zentraler: der mit dem Individualtod ident. Organtod des Gehirns. Nachweis wichtig im Zusammenhang mit respirator. Reanimation (deren Fortsetzung evtl. zu dissoziiertem Tod führt) u. Organtransplantation; s. a. Tod, Todeszeitbestimmung. – Unabdingbare Kriterien: Bewußtlosigkeit, erloschene Spontanatmung, Fehlen zerebraler Reflexe u. umweltbezogener Lebensäußerungen, hirnelektrische Inaktivität (bei Vergiftung u. Kindern nicht verwertbar).

Hirn|trauma: / Hirnverletzung. – **H.tumor**: vom Hirnparenchym (oder anderen intrakraniellen Strukturen) ausgehendes oder metastat. intrakranielles Neoplasma (das auch bei histol. Benignität durch Raumforderung »maligne« sein kann). Klin.: Krampfanfälle (fokal; generalisiert), neurol. Ausfälle, Hirndruck, Bewußtseinsstörung, organ. Wesensänderung, evtl. Hirnstammeinklemmung. Diagnose: Echou. Elektroenzephalographie, zerebrale Pneumenzephalo- u. Angiographie, Hirnrheometrie, -szintigraphie, evtl. -biopsie (beim Kind auch Schädeltransillumination), v. a. Computer-Tomographie. Als Primärtumoren ektodermal Kraniopharyngiom u. Hypophysenadenom, neuroepithelial Medullo-, Glio-, Spongioblastom, Oligodendrogliom, Astrozytom, Ependymom, Plexuspapillom, Pinealom, Neurinom u. Gangliozytom, mesodermal Meningiom, Angioblastom, Fibrom, Sarkom, Chondrom, Lipom, Osteom u. Chordom, ferner als Mißbildungstumoren Epidermoid, Dermoid u. Teratom.

Hirnvenenthrombose: blande (z. B. bei Leukämie, Kachexie) oder entzündl. (z. B. bei NNH-Prozeß, Mastoiditis), zu Obliteration führende Thrombose der Vv. cerebri einschl. Sinus (»Sinusthrombose«); führt zu Ödem, Stauung, Blutung, hämorrhag. Infarzierung, Enzephalomalazie; klin.: Kopfschmerz, Fieber, Meningismus, Hirndruckzeichen, Krampfanfälle, motor. u. sensible (bzw. sensor.) Ausfälle, psych. Auffälligkeiten.

Hirnventrikel: / Ventriculi cerebri. – **H.blutung**: Haematocephalus internus.

Hirnverletzung: traumat. Hirnschaden (oft als / Schädel-Hirntrauma) durch dir. oder indir. Gewalteinwirkung sowie therm., elektr. u. a. Noxen; »stumpf« oder »gedeckt« als Commotio, Contusio cerebri, epi-, subdurale, subarachnoidale, intrazerebrale, ventrikuläre etc. / Hirnblutung (Hämatom), auch prä- oder perinatal, als Schädelfraktur, Detonationsschaden; oder aber »offen« = »perforierend« (mit Duraläsion u. Kommunikation mit der Außenwelt). Sympte.: Liquorrhö, Blutung, Hirnprolaps bzw. -ausfluß, akutes oder progred. Hirnödem, Hirndruck, Kompressionssyndrom; als Spätfolgen Stammhirn-, Psychosyndrom, traumat. Epilepsie.

Hirn|vorfall: / H.prolaps. – **H.wasser**: / Liquor cerebrospinalis. – **H.wellen**: s. u. Elektroenzephalographie. – **H.werkzeugstörung**: / Werkzeugstörung. – **H.windungen**: / Gyri cerebri. – **H.zelt**: / Tentorium cerebelli; s. a. Tentorium....

Hirnzyste: zyst. Gebilde in Gehirn u. Hirnhäuten, z. B. Degenerationszyste in Gliomen, zyst. Angiom, hirntraumat. Zyste (zerfallene Trümmerzone), seröszyst. Meningitis traumatica, Echinokokkus-, Zystizerkuszyste (»parasitäre H.«), Porenzephalie, autolyt. Zyste nach Hirnblutung, -abszeß, -infarkt etc.

Hirnzystizerkose: solitäre oder multiple, häufig traubenförm. Absiedlung von Cysticercus cellulosae (evtl. als C. racemosus) in Großhirn, Hirnhäuten oder IV. Ventrikel. Spez. Sympte.: fokale oder generalisierte Anfälle, Dämmerzustände, neurol. Herdsympte., organ. Wesensänderung, Demenz; evtl. Hydrocephalus int. occlusus.

Hiroshima-Maske: »maskenförm.« Leukodermie (u. Atrophie) mit hyperpigmentierter Randzone im Gesicht als Strahlenschaden bei Überlebenden des Atombombenangriffes.

Hirsauer Kur: hochdosierte Atropin-Medikation bei postenzephalit. Parkinsonismus.

Hirsch* Effekt (RAHEL H., 1870–1953, Ärztin, Berlin): (1905) renale Ausscheidung korpuskulärer Elemente von bis zu 0,1 mm Ø ohne Schädigung der Glomerulusschlingen. – vgl. HERBST* Effekt.

Hirsch* Färbung (GOTTWALD CHRISTIAN H., 1888–1972, Biologe, Göttingen): Mitochondrien-Färbung (schwarz) im Paraffinschnitt mit vorgewärmter HEIDENHAIN* Hämatoxylin-Lsg. nach Beizen in 3%ig. Eisenalaun.

Hirsch* Operation

Hirsch* Operation: 1) (MAXIMILAN H., geb. 1877, Chirurg, Wien): (1911) Speiseröhrenersatz durch gestielten, nach oben geschlagenen Magenvorderwandschlauch (meist nur als anisoperistalt. Fußpunkt einer Ösophagodermatoplastik). – 2) (OSKAR H., 1877–1966, Rhinologe, Wien, Boston): perseptale (Vomer-, Septumresektion), transsphenoidale Hypophysenfreilegung; zur Druckentlastung, für Probeexzision, Isotopen-Ther. etc.

Hirsch* Sphinkter: (J. S. H. 1924) Sphinktermechanismus des Dickdarms vor der re. Flexur. – **H.* Syndrom**: Kombin. von Osteodystrophia fibrosa u. Pachydermie.

Hirschberg* Magnet (JULIUS H., 1843–1925, Ophthalmologe, Berlin): Hand-Elektromagnet mit in das Auge einzuführendem Spezialansatz; zur Entfernung intraokulärer Eisensplitter.

Hirschel* Anästhesie (GEORG H., geb. 1875, Chirurg, Heidelberg): Leitungsanästhesie für Hand u. Unterarm durch (sub)axilläre Blockade des Plexus brachialis; bei erforderl. Blutleere zusätzl. Blockade des N. intercostobrach. durch hohe zirkuläre s.c. Inj. (»Armring«).

Hirschfeld* Ganglion: 1) LUDWIG MORITZ H., 1816–1876, Anatom, Paris, Warschau): sympath. Ggl. im Plexus renalis (vor der A. renalis). – 2) (FELIX H., geb. 1863, Internist, Berlin): / Gyrus hippocampalis.

Hirschfeld*-Klinger* Test (L. H., R. KL., schweizer. Serologen): Gerinnungsreaktion zur Syphilis-Diagnostik, basierend auf dem »inaktivierenden« Effekt des Luetikerserums auf den als Zytozym wirkenden Organextrakt.

Hirschfliegenkrankheit: / Tularämie (u.a. durch Hypoboscidae übertragen).

Hirschgeweihstein: *urol* verzweigter (Nierenbecken-Kelch-)Ausgußstein.

Hirschhornsalz: / Ammonium carbonicum.

Hirschman*-Hamman* Glukosebelastung: s. u. HAMMAN*.

Hirschmann*-Simons* Hypophysenstich (CARL H., geb. 1880, Chirurg, Berlin; ARTHUR S.): (1927) transfrontale (Stirn-Haargrenze) Punktion der Hypophyse; zur palliat. Druckentlastung (bei zyst. Kraniopharyngiom), für Saugbiopsie, Isotopen-Ther.

Hirschsohn* Reagens: 90%ige Trichloressigsäure zum Cholesterin-Nachweis (Rotfärbung, Fluoreszenz).

Hirschsprung* Krankheit, Syndrom (HARALD H., 1830–1916, Pädiater, Kopenhagen): (1886) / Megacolon congenitum (s. a. JIRÁSEK*-ZUELZER*-WILSON* Syndrom). – **H.*-Galant* Infantilismus**: somat. Infantilismus bei Megacolon congenitum.

Hirsebrandkrankheit: nach Drusch des Hirsegrases Sorghum vulgare vork. hochfieberhafte Erkr. mit Husten, Dyspnoe, Schwäche, evtl. Pneumonie. Wahrsch. Toxomykose mit Beteiligung des Getreidebranderregers Sphacelotheca sorghi; im Sputum auch Aspergillus niger u. Mycotoruloides.

Hirsekorn: *derm* / Milium. – Als **H.bläschen** auch Kolloidmilium, Hydrozystom, Syringozystadenom.

Hirst* Phänomen (GEORG KEBLE H., geb. 1909, Mikrobiologe, New York): (1941) Agglutination der Ery von Mensch, Huhn u. Meerschweinchen durch eine Influenzavirus-Suspension (z. B. Allantoisflüssigkeit eines Virus-inokulierten befruchteten Hühnereies). Eluierung des an der Oberfläche fixierten Virus möglich (als Konzentrierungs-, Reinigungsverfahren). – Der auf der Hemmung dieses Phänomens durch homologe AK beruhende **H.* Test** dient zum Nachweis des betr. Virusinfektes (Influenza, Mumps, Variola etc.), wobei als Hemmungstiter die noch vollständig, hemmende Serumverdünnung bestimmt wird.

Hirsuties: Wachstum übermäßig langer »Borstenhaare« an Augenbrauen, in Naseneingang, Gehörgang. – **H. papillaris penis**: parakoronar angeordnete filiforme, hypertroph. Papillen auf der Glans penis entlang der Kranzfurche als phylogenet. Anomalie.

Hirsutismus: 1) vermehrte Behaarung vom ♂ Typ (Bartgegend, Brust, Unterarme, Symphyse bis Nabel, Ober- u. Unterschenkel) bei der Frau. Als idiopath. H. (fam. gehäuft) oder aber symptomatisch infolge vermehrter ovarieller oder adrenaler Androgenbildung bei STEIN*-LEVENTHAL* Syndrom, Arrhenoblastom bzw. NN-Hyperplasie u. -Ca., infolge Östrogenmangels in der Menopause sowie bei einschläg. Hormon-Medikation. – 2) (APERT) / Virilismus.

Hirszfeld* (LUDWIK H., 1884–1954, Serologe, Warschau, Zürich) **Bazillus**: / Salmonella hirschfeldii. – **H.* (Mutations-)Theorie**: *serol* / Pleiaden-Theorie. – **H.*-Dungern* Versuch**: *serol* / Absättigungsversuch.

Hirtenstab: die hakenförm. Deformität des prox. Femurendes bei fibröser Knochendysplasie (/ Abb. »Coxa vara«). – **H.fraktur**: / BENNETT* Fraktur. – **H.hüfte**: / Coxa vara congenita.

Hirtz* Zeichen (MATTHIEU MARC H., 1809–1878, Internist, Straßburg): / OLIVER*-CARDARELLI* Zeichen.

Hirudin: hochmolekulares Polypeptid aus Kopf u. Schlundringen des Blutegels Hirudo medicinalis; durch Thrombin-Inaktivierung blutgerinnungshemmend.

Hirudinea: Ordng. »Blutegel« der Ringelwürmer [Annelida], terrestrisch, marin u. in Süßwasser lebend, davon ca. 75% als Blutparasiten. Hermaphroditen mit je 1 Saugnapf an Vorder- u. Hinterende. Gattgn. Hirudo, Haementeria, Macrobdella u. Limnatis zum »Schröpfen« genutzt (»**Hirudin[is]ation**«, / Blutegeltherapie).

Hirudiniasis: äußerl. (z. B. Haemadipsa) oder innerl. Befall (z. B. / Limnatis, Dinobdella) mit Blutegeln.

Hirudin(toleranz)test: approximative Bestg. des Prothrombinpotentials unter Kumarin- bzw. Indandion-Medikation anhand des Gerinnungsbildes 10 Min. nach Versetzen zweier gereinigter Hirudin-Konz. (5 bzw. 8 E.) mit Kapillarblut u. Thrombokinase-Lsg. (0,2 bzw. 0,1 ml).

Hirudo: ektoparasit. Blutegel-Gattung [Hirudinea]; darunter die ab ihrem 3. Lj. zur Blutegelther. verw. Spezies **H. medicinalis s. officin.** (letztere i. e. S. der ungar. Egel).

Hirzismus: übermäß. axillare Bromhidrose.

His-, -his-: Kurzzeichen für **H**istidin(-Rest).

His* (WILH. H. sen., Anatom, Leipzig) **Gang**: / Ductus thyroglossus. – **H.* Lymphspalten**: zwischen

Adventitia u. Membrana limitans der perivaskulären Glia der Hirngefäße.

His* (WILHELM H. jun., 1863–1934, Anatom u. Internist, Berlin) **Bündel**: ↑ Fasciculus atrioventricularis. – **H.* Krankheit**: ↑ Wolhynisches Fieber. – **H.* Spindel**: die spindelförm. Erweiterung der Aorta nach dem Isthmus. – **H.* Winkel**: der »kardiofundale« oder »ösophagogastr. Winkel« zwischen abdomin. Ösophagus u. Magenfundus; wird durch die Funktion der den Magen vom Fundus her als Schlinge umgreifenden Fibrae obliquae (»muskulärer Halteapparat«) vertieft oder abgeflacht. Bei kardiofundaler Fehlanlage $>90°$, bei Hiatushernie stumpf bis verstrichen.

His*-Bündel-Elektrogramm, HBE: (SCHERLAG u. M. 1969) bipolare Abltg. der Potentiale des Fascic. atrioventricul. mit Hilfe eines – im allg. über die V. femoralis eingeführten – Registrierkatheters (mit bis zu 6 ringförm. Elektroden) im re. Ventrikel (während im Vorhof ein Stimulationskatheter zur künstl. Frequenzsteigerung liegt). Gemessen werden PA- (Beginn der P-Zacke im Standard-EKG bis zur 1. schnellen Deflektion des atrialen Potentials), AH- (bis zum HIS*-Potential), HV- (bis zum ventrikulären Potential) u. PH-Intervall (= PA + AH); u. a. zur Differenzierung von Sinusknoten-Syndrom, partiellem Av-Block, Hemiblock.

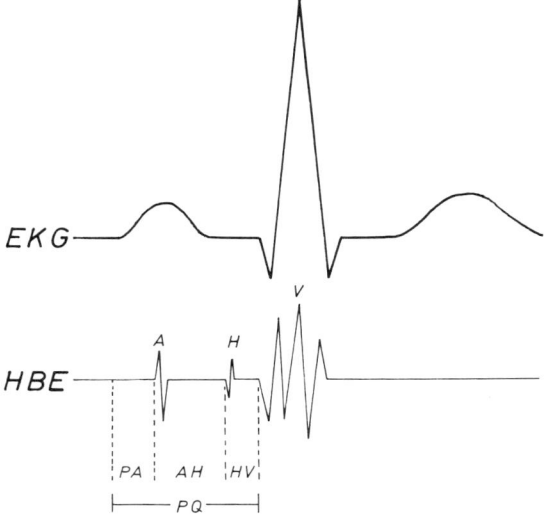

Hiss* (PHILIP HANSON H., 1868–1913, Bakteriologe, New York) **Kapselfärbung**: im luftgetrockneten Ausstrichpräp. mit 10%ig. Kristallviolett (nach Abspülen mit 20%ig. $CuSO_4$ Kapseln schwachblau um dunkelroten Baktn.leib). – **H.* Kohlenhydrat-Serumwasser**: Blutserum-Aqua dest.-Gemisch mit Zusatz von 1% KH (u. Bromkresolpurpur) zur Prüfung der bakteriellen KH-Fermentation.

Hissard*-Moncourier*-Jacques* Syndrom: (1950) ↑ Mastozytose-Syndrom.

hist...: Wortteil »(Körper-, Binde-)Gewebe«.

Histamin, Ergamin: (WINDAUS 1907) β-Imidazolyläthylamin (↑ Formel); biogenes Amin (Gewebshormon i. w. S.; starke Base), beim Menschen in Lunge, Haut, Magen-Darmtrakt, Liquor, Speichel u. Blut (v. a. in basophilen Leuko in inaktiver Form gespeichert, ferner in Mastzellen; vermehrt bei Karzinoid-Syndrom); wird freigesetzt bei allerg. Reaktion, Gewebszerstörung, Strahleninsult, durch H.liberatoren. Entsteht bei bakteriellem oder enzymat. Eiweißabbau durch Histidin-dekarboxylase; Ausscheidung im Harn (frei oder als Abbauprodukte, ↑ Schema). Bewirkt Kontraktion glatter Muskulatur, Erschlaffung der Gefäßwand (Vasodilatation, Blutdrucksenkung), Zunahme von Kapillarpermeabilität (Quaddel-, Ödembildung) u. Magensäuresekretion; zu hemmen durch an den H.rezeptoren des Gewebes angreifende ↑ Antihistaminika. Diagnost. Anw. v. a. als H.dihydrochlorid oder -(di)phosphat (↑ H.teste). Biol. Nachweis u. a. an isolierten glattmuskulären Organen, anhand von Quaddelbildung, Magensekretionssteigerung. – s. a. Schema »Histidin«.

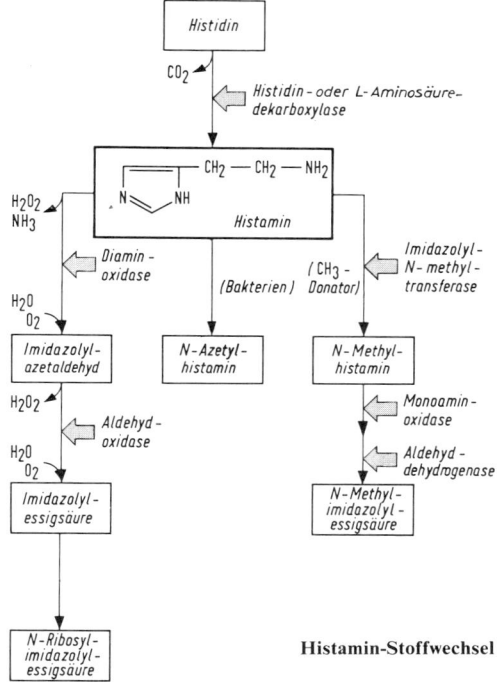

Histamin-Stoffwechsel

Histamin|ämie: H.-Blutwerte $>4{,}7\ \mu g/100$ ml; s. a. H.schock. – **H.-Anazidität**: absolute ↑ Achlorhydrie. – **H.-Antagonisten**: ↑ Antihistaminika. – **H.azoprotein**, HAP: durch Kupplung von Histamin an γ-Globulin oder Albumin dargestelltes Histamin-AG. Immunisierung mit HAP (s.c. kleinste Dosen; evtl. vors. Steigerung) schwächt Entwicklung des anaphylakt. Schocks (verhindert aber nicht ARTHUS* Phänomen u. SANARELLI*-SHWARTZMAN* Reaktion). – **H.-Hautreaktion**: die normale 3fache Reizantwort auf kleinste i.c. Gaben: lokale Rötung (= Kapillarerweiterung, später roter Ring [sek. Arteriolenerweiterung als Axonreflex]), zwischendurch Papelbildung (Plasma-, Leukozyten-Austritt). – **H.-Iontophorese**: therap. Iontophorese (anodenseitig), z. B. bei peripheren Durchblutungsstörungen. – **H.kopfschmerz**: ↑ HORTON* Syndrom. – **H.-Latex-Reaktion**: Serumagglutinationsprobe (Verdünnungsreihe) mit H.-behafteten Polystyrolpartikeln zum Nachweis eines – normalerweise vorhandenen – Antihistaminfaktors bzw. dessen Fehlens (Agglutination <1:80; bei humoral bedingter Allergie). – **H.liberatoren**: *pharm* in den Geweben Histamin freisetzende u.

Histaminschock

entspr. Reaktionen auslösende Substanzen, z. B. D-Tubocurarin, Morphin, Serotonin. Wegen Simultanfreisetzung von Heparin, »slow reacting substance« u. Serotonin auch »Mastzellendepletoren« genannt. – **H.schock**: auf Kapillardilatation u. -lähmung beruhender Schock bei path. Freisetzung körpereigenen Histamins (Verbrennung, Anaphylaxie, Crush-Trauma) oder hoher parenteraler Zufuhr. – **H.-Test: 1)** (FRIEDRICH; KALK) Provokation der Säureleistung des Magens bei alkal. Nüchternsekretion durch i.c. Inj. von 0,5 mg Histamin; neg. Effekt (bei 10minüt. Magensaftentnahme) bedeutet Achlorhydrie; s. a. KAY* Histamin-Test. – **2)** Provokation einer paroxysmalen Hypertonie durch Histamin i.v. oder s.c. bei Phäochromozytom-Verdacht (im pos. Fall Blutdruckanstieg um 100 mm Hg in 1. Min.). – **3)** i.c. Inj. im anästhet. Dermatom; bewirkt nur bei Totalläsion zwischen Spinalganglion u. RM Quaddelbildung mit rotem Flush-art. Hof (2–3 cm ⌀).

Histaminase: / Diamin-oxidase.

Histaminopexie: Fähigkeit des menschl. Serums, freies Histamin zu binden; ist bei nahezu allen Allergikern herabgesetzt (während sie sonst nur selten fehlt).

Histanoxie: O_2-Mangel des Gewebes.

Histidase: / Histidin-ammoniak-lyase.

Histidin, His: β-Imidazolylalanin (/ Formel); bas., proteinogene, schwach glukoplast. Aminosäure, halbessentiell (Mindestbedarf 34 mg/kg; bei H.-freier Ernährung Leberzellschädigung). Biosynthese (in Baktn.) u. Abbau / Schema. Blutwerte um 1,2 mg% (Serum 1,3; s. a. H.ämie); Ausscheidung im Harn als freies H. (20–213 mg/24 Std.; s. a. H.urie) u. in Form der Abbauprodukte. Vork. (gebunden) in pflanzl. u. tier. Proteinen (z. B. im Globin, wichtig für Häm-Bindung) u. Enzymen (als Protonendonator u. -akzeptor Bestandteil des akt. Zentrums). Anw. *therap* (als Hydrochlorid) bei Magen-Darmulzera, *diagn* für Belastungstest zum Nachweis von Folsäuremangel anhand vermehrter renaler Ausscheidung von Formiminoglutaminsäure. – s. a. Schema »Histamin«.

Histidin|ämie(-Syndrom): seltener (autosomal-rezessiv erblicher) Mangel oder vermind. Aktivität der **H.-ammoniak-lyase** (= Histid[in]ase; katalysiert Desaminierung von L-Histidin zu Urokaninsäure) mit Minderwuchs, Sprachrückstand, emotioneller Unausgeglichenheit, evtl. Intentionstremor; Hyperhistidinämie (Nüchternwert 15–25 mg/100 ml), Histidinurie u. vermehrte Ausscheidung von Imidazolylbrenztrauben- u. -milchsäure (u. a. Metaboliten) sowie von Karnosin (vgl. Imidazol-Syndrom).

Histidin|peptidurie: / Imidazol-Syndrom. – **H.urie**: vermehrte renale Ausscheidung von H. bei / H.ämie, in der Schwangerschaft (papierchromat. Nachweis n. MARTIN), beim Typ STOCK-SPIELMEYER-VOGT der amaurot. Idiotie.

histio...: Wortteil »(Körper-, Binde-)Gewebe«. s. a. histo..., fibro....

Histiogen: Histokompatibilitäts-Gen.

histioid: / histoid.

Histio|leukämie: leukäm. / Retikulose. – **H.metrie**: *histol* mathemat. Erfassung u. Charakterisierung der Gewebe. – **H.mycetes**: *mykol* Gruppe der Fungi imperfecti (/ Hyphomycetes). – **H.mykose**: intrazelluläre Vermehrung von / Histoplasma capsulatum in RES-Makrophagen.

Histion: das aus dem weichen Bindegewebe (mit mannigfachen Zell-Faser-Saft-Systemen einschl. Endstrombahn) u. dem durchziehenden Nerven bestehende »Grundsystem« (PISCHINGER) als funktionelle Einh. für Stoffwechsel- u. Transportaufgaben.

Hist(i)osiphon: Parasitengang in der Haut bei Skabies, Creeping disease etc.

Histio|trophe: Form der / Embryotrophe (enzymat. Abbau von Eileiter-, Uterussekret, abgestoßenen Epithelien u. Bindegewebe) bei best. lebendgebärenden Tieren; vgl. Hämotrophe. – **H.zyt**, ruhende oder Gewebswander-, Adventitiazelle: dem Fibrozyten u. -blasten nahestehende, amöboid bewegl. Zelle des lockeren Bindegewebes mit großem Leib, kurzen Fortsätzen u. rel. kleinem, dichtem Kern; wahrsch. aus Fibrozyten u. Blutmonozyten hervorgehend; Makrophage für Gewebstrümmer, AG, Fremdstoffe.

Histiozytom: / Fibroxanthom; i. e. S. das / Fibroma simplex UNNA; als Sonderform (ohne Speicherung)

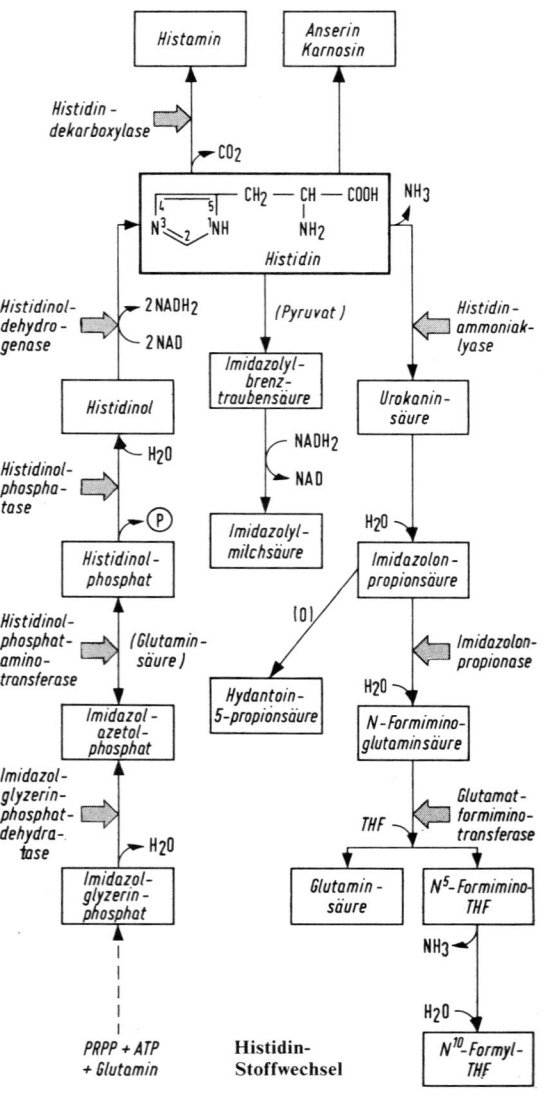

Histidin-Stoffwechsel

das **generalisierte eruptive H.** (WINKELMANN-MÜLLER): einzelstehende, fleischfarbene bis blaurote, scharf begrenzte Knötchen, schubweise, spontan u. multipel-symmetrisch an Haut (Rumpf, prox. Extremitäten) u. – seltener – Schleimhäuten, spontan heilend (evtl. mit Restpigmentierung). – **Histiocytoma cutis (Weringer*)**: ↑ Dermatofibroma lenticulare. – **H. eosinophilum**: eosinophiles ↑ Granulom. – **jugendl. H.**: juveniles ↑ Xanthogranulom.

Histio|zytomatose: multiples Vork. von Fibroxanthomen; i. w. S. die ↑ Lipoidose. – **H.zytosarkom**: ↑ Retikulumzellensarkom.

Histiozytose: 1) Vermehrung von Histiozyten im Gewebe bzw. deren Vork. im Blut. – 2) (LICHTENSTEIN) ↑ Lipoidose; als »H. X« insbes. Oberbegr. für die Retikuloendotheliosen ABT*-LETTERER*-SIWE*, HAND*-SCHÜLLER*CHRISTIAN* Krankh. u. eosinophiles (Knochen-)Granulom. – **maligne H.**: maligne ↑ Retikulose. – **Histiozytoxanthom**: ↑ Fibroxanthom.

histo...: s. a. histio....

Histo|antigen: ↑ Gewebsantigen. – **H.bazillose**: Auftreten lebender Baktn. im Gewebe. – **H.chemie**: Spezialgebiet der Histologie, befaßt mit der Identifikation, Lokalisation (»Histotopochemie«) biochemischer Substanzen (einschl. Enzymen, Immunkörpern etc.), nicht zuletzt im Interesse einer Aufklärung biol. Prozesse.

Histo|diagnose: D. aufgrund mikroskop. (auch histochem. etc.) Gewebsuntersuchung; s. a. Biopsie, Schnellschnitt. – **H.fluoreszenz**: prim. (= Eigenfluoreszenz) oder durch Vorbehandlung mit Fluorochromen induzierte Eigenschaft eines Gewebes, bei UV-Durchstrahlung sichtbares Licht in anderer Färbung auszusenden, z. B. hellblaues (Knorpel), schwach bläul. (kollagenes Bindegewebe), blauweißes (elast. Fasern), weißes (Keratin).

Histo|genese: die Differenzierung der embryonalen Gewebe bis zur endgültigen morphol. u. funktionsspezif. Gestalt. – **H.gramm**, Stufen- oder Treppendiagramm: graph. Darstg. von quant. Daten, wobei die Häufigkeit jedes Meßwertes durch die Fläche eines Rechteckes über der betr. Meßwertklasse der Abszisse dargestellt wird. – Das sogen. Intervall-H.g. (für Zeitabstände zwischen diskreten Ereignissen) dient zur Analyse von Impulsmustern (z. B. in Neurophysiologie).

Histohäm(at)in: (MCMUNN 1886) ↑ Zytochrom.

histoid: gewebsartig, -ähnlich; z. B. der **h. Tumor** mit weit ausdifferenziertem Gewebe.

histoklastisch: gewebszerstörend.

Histo|kompatibilität: Verträglichkeit zwischen Spender- u. Empfängergeweben bei Organtransplantation infolge weitgehender oder völl. Übereinstimmung ihrer **H.kompatibilitätsantigene** (einschl. der klass. Blutgruppen); ruft – im Ggs. zur **H.inkompatibilität** – keine Immunisierung bzw. Transplantatabstoßung hervor. Die AG (↑ Transplantations-AG) werden durch sogen. **H.kompatibilitäts-** bzw. **-inkompatibilitäts-Gene** (im best. »H-Locus«) determiniert. – **H.kompatibilitätstestung** v. a. in vitro mit spezif. Antiseren (anhand des agglutinierenden bzw. zytotox. Titers) u. als Mixed-lymphocyte-culture(MLC)-Test.

Histologie: Wissenschaft u. Lehre vom normalen Feinbau (u. Funktion) der Körpergewebe. – **histologisch**: die Histologie, i. w. S. das Gewebe (u. seinen Feinbau) betreffend, feingeweblich.

Histolyse: degenerat. Auflösung des Zellgefüges; i. w. S. der physiol. oder path. Abbau oder die (z. B. eitr.) Einschmelzung eines Gewebes. – **histolyticus**: Histolyse betreffend, bewirkend.

histomechanische Gesetze: *histol* s. u. THOMA*.

Histo|meren: die kleinen »Partikeln« der Zelle (z. B. Chromiol, Zentriol), die durch das Zusammentreten sich fortwährend teilender (unsichtbarer) Protomeren entstehen. – Ferner als **H.m. höherer Ordnung** Chromosomen, Mitochondrien, GOLGI* Apparat etc. als Grundelemente der **H.systeme** ↑ Kern u. Zelleib, Zelle, Zellverband. – **H.morphologie**: mit den Formen u. Strukturen der Körpergewebe (»H.morphe«) befaßtes Teilgebiet der Histologie.

Histone: gewebsunspezif., einfache, niedermolekulare, bas. Proteine des Zellkernes, die mit der DNS irreversible Komplexe bilden (»H.proteid«, ↑ Nukleohiston). Vermutlich wirksam als nichtspezif. Gen-Repressoren (Begrenzung der DNS-Transkription durch Konformationsänderungen der Chromosomen-Struktur). – Darstg. bei Arginin-Reichtum durch SAKAGUCHI* Reaktion, sonst durch **Histontest**: (ALFERT-GESCHWIND) spezif. Darstg. von Zellkern u. Chromosomen (aufgrund ihres Histon-Gehalts) durch Färben mit 0,1%ig. Fast Green FCF (nach Trichloressigsäure-Behandlung zwecks DNS-Abbau) u. Auswaschen mit 70%ig. Alkohol u. H_2O.

Histo|pathologie: Teilgebiet der path. Anatomie, befaßt mit den krankhaften Veränderungen der Zellen u. Gewebe. – **H.pepton**: durch Einwirkung von Pepsin-HCl auf Histone entstandenes Pepton. – **H.physiologie**: Teilgebiet der Physiologie, befaßt mit den Normalfunktionen der Zellen u. Gewebe.

Histoplasma: *mykol* Gattg. diphasischer (Hefe- u. Myzelphase), in Kultur weißflaumig wachsender Pilze mit birnenförm. Konidien u. dickwand., stachl. Chlamydosporen; z. B. **H. capsulatum s. muris s. piriforme** (Torulopsis capsulata; im Gewebe kleine parasit. Formen bildend, im saprophyt. Stadium in der Kultur hefeartig wachsend)·als Erreger der ↑ Histoplasmose, **H. duboisii** (im saprophyt. Stadium in der Kultur wie H. capsulatum, im Gewebe jedoch mit großen parasitären Formen) als Erreger der »Afrikan.« Histoplasmose, **H. farciminosum** (Coccidioides s. Cryptococcus s. Parendomyces farc.; im Gewebe hefeartig, in der Kultur Myzel-bildend) als Erreger der epizoot. ↑ Lymphangitis.

Histo|plasmin: Pilz-AG im Kulturfiltrat von Histoplasma capsulatum; Anw. (i.c. für Sensibilisierungsnachweis (↑ EMMONS* Test). – **H.plasmom**: tuberkelähnl. Granulom (typ. Epitheloidzellen, LANGHANS* Riesenzellen) v. a. in inneren Organen (Lunge) bei Infektion mit Histoplasma capsulatum oder duboisii. – **H.plasmose**: System-Mykose des Menschen u. zahlreicher Haus- u. Wildtiere, meist durch H.plasma capsulatum (»**Afrik. H.plasmose**« auch durch H.plasma duboisii; mit Hautbefall u. Übergang auf Knochen u. Gelenke evtl. Kontaktinfektion). Beginn in der Lunge (Staubinhalation), Verlauf meist abortiv; selten Disseminierung u. Entwicklung einer chron.-schleichenden Retikuloendotheliose (klinisch wie

Histopyknose

Tbk). Diagnose: Erregernachweis (mikroskopisch, kulturell, Tierversuch), H.plasmin-Hauttest, KBR.

Histopyknose: »Gewebsverdichtung« bei Sklerodermie.

Histo|radiographie: ↑ Mikroradiographie. – **H.system**: *zytol* s. u. Histomeren. – **H.therapie**: ↑ Organotherapie. – **H.tom**: ↑ Mikrotom. – **H.topochemie**: s. u. Histochemie.

histotoxische Anoxie: An- oder Hypoxie eines Gewebes infolge tox. Blockierung seiner Atmungsenzyme (z. B. bei Zyan-, Alkoholvergiftung).

histotrop: 1) auf Körpergewebe gerichtet, mit Gewebsaffinität (s. a. Histotropismus). – 2) ↑ trophotrop.

Histotropismus: positive (= Anziehung) oder neg. Reaktion (= Abweisung) eines Mikroorganismus, Parasiten etc. gegenüber einem Körpergewebe (Zelle).

Histozym: ↑ Aminoacylase.

Histrionismus: Neigung zu dramat., aufsehenerregenden Handlungen, z. B. bei Hysterie.

Hit: *radiol* »Treffer« bei der Wirkung ionisierender Strahlen; ↑ Treffertheorie.

Hitchens* Agar: halbfester KH-halt. Fleischwasser-Agar mit Pepton- u. KNO_3-Zusatz zur Prüfung der KH-Fermentation bei Anaerobiern (Säurenachweis mit Bromthymolblau).

Hittorf* Röhre (JOHANN WILHELM H., 1824–1914, Physiker, Münster): Gasentladungsröhre mit kalter Anode u. Kathode zur Erzeugung von Kathodenstrahlen.

Hitzbläschen, -pocken: Sammelbegr. für dyshydrot., Sudamina-, Miliaria alba-, Ekzembläschen.

Hitzebakterien: hypertherme ↑ Bakterien.

hitzebeständig: ↑ thermostabil.

Hitze|dermatitis: ↑ Dermatitis combustionis. – **H.erythem**: ↑ Erythema caloricum. – **H.fibrintest**: Schnellbestg. des Plasmafibrins anhand der Höhe (normal 0,04–0,07 ml) des sedimentierten »H.fibrins« nach Erhitzen von Zitratplasma im graduierten NISSEL* Röhrchen u. Zentrifugieren. – **H.flockungsnephelogramm**: zur Ergänzung der ↑ WELTMANN* Reaktion graph. Darstg. der in den nicht koagulierten Serum-$CaCl_2$-Verdünnungen nach Abkühlen, Filtrieren u. Verdünnen gemessenen Trübwerte (als Ordinate; Röhrchen-Nr. oder $CaCl_2$-Konz. als Abszisse); v. a. bei stummen oder verkürztem WELTMANN* Band von diagnost. Bedeutung.

Hitze|koagulation: *chir* Gewebeskoagulation bzw. -denaturierung durch örtl. Anw. von Hitze, insbes. als gedämpfter Hochfrequenzstrom (z. B. als Elektro-, Thermokauterisation, Endothermie). – **H.kollaps, -erschöpfung**: peripherer Gefäßkollaps mit mangelhaftem venösem Rückfluß infolge einer an die (individuelle) Erträglichkeitsgrenze reichenden exogenen Wärmebelastung. Prodrome: gerötete, schweißbedeckte Haut, trockene Schleimhäute, quälender Durst, Kopfschmerzen, Schwindel, Flimmerskotom, Ohrensausen, Parästhesien; bei Dekompensation der Schweißsekretion Übergang in ↑ Hitzschlag. – **H.kontraktur**: *forens* Kontraktur der Extremitäten (↑ Fechterstellung) bei Tod durch Hitzeeinwirkung.

Hitzekrämpfe, -tetanie: Muskelkrämpfe bei exogener Überwärmung des Körpers (v. a. während schwerer körperl. Arbeit bei Einwirkung strahlender Hitze: »Heizerkrampf«), v. a. infolge NaCl-Verlustes durch den – der Wärmeabgabe dienenden, an sich elektrolytarmen – Schweiß (krit. Wert 79 mval/l Plasma). Erhöhte Disposition bei gastrointestinaler Erkr., Fieber. Klin.: Mattigkeit, Kopfschmerzen, psych. Reizbarkeit, Brechneigung, Durchfall, Oligurie, Fibrillieren u. Krampfen der – schließlich brettharten u. schmerzhaften – Arbeitsmuskulatur.

Hitzekrebs: Haut- bzw. Schleimhaut-Ca. am Ort einer jahrelangen Einwirkung strahlender Hitze, z. B. bei Hochofenarbeitern, Plätterinnen; i. w. S. auch das ↑ Brandnarben-Ca.

Hitze|marmorierung: ↑ Cutis reticularis e calore. – **H.melanose**: ↑ Cutis marmorata pigmentosa.

Hitzenberger* (KARL H., 1893–1941, Internist, Wien) **Krankheit**: (1932) hereditäre Zyanose bei Methämoglobinämie. – **H.* Schnupf-, Schnüffelversuch**: *röntg* kurzes, forciertes Einatmen durch die Nase bei geschlossenem Mund als Zwerchfellfunktionsprobe: statt normaler Kaudalbewegung keine oder gar paradoxe Bewegung eines gelähmten oder muskelgeschwächten Zwerchfellabschnitts (bei Bronchusstenose außerdem gleichseit. Mediastinalwandern). – **H.* Strömungsgeräusch**: bei Hyperthyreose systol. Spontangeräusch (Vibration infolge vergrößerten Pulsvol.; nach Adrenalin-Gaben verstärkt) über peripheren Gefäßen (A. cubitalis, femoralis, poplitea, carotis) u. Bauchaorta.

Hitzepickel: ↑ Miliaria cristallina u. rubra.

Hitze|schaden: ↑ H.kollaps, -krämpfe, Hitzschlag. – **H.schweiß**: s. u. H.krämpfe. – **H.sekretine**: bei Verbrennung in die Blutbahn gelangende tox. Eiweißspaltprodukte.

Hitze|star: ↑ Cataracta calorica. – **H.starre**: irreversibler Dehnbarkeitsverlust u. Verhärtung der Muskulatur durch hitzebedingte Eiweißkoagulation. – **H.sterilisation**: ↑ Heißluftsterilisation (u. andere therm. Verfahren).

Hitze|tod: ↑ Wärmetod. – **H.wallung**: ↑ fliegende Hitze.

Hitzig* (JULIUS EDUARD H., 1838–1907, Psychiater, Zürich, Halle) **Test**: elektr. Prüfung des Vestibularapparates mit pos. Elektrode am zu prüfenden Ohr u. negativer in der gegenseit. Hand (des mit geschlossenen Füßen u. Augen Stehenden). Normal bei Stromdurchfluß (5 mA) Körperneigung zur pos. Elektrode. – **H.* Zone, Gürtel**: fleck-, feld-, band- oder gürtelförm. Hyp- oder Anästhesie der Rumpfhaut (meist Mamillen- bis Nabelhöhe) bei Tabes dors.

Hitzschlag: akute Form des Hitzeschadens bei exogener Hyperthermie u. gleichzeit. Verminderung der Wärmeabgabe, d. h. plötzl., starker Erhöhung der Körpertemp. (ab 41° lebensbedrohlich, max. 44°). Vork. bei klimatisch bedingtem Wärmestau (hohe Luftfeuchtigkeit u. -temp. bei geringer Luftbewegung), ferner bei Dekompensation der Schweißsekretion bzw. bei Schweißdrüsenaplasie, Ichthyosis etc.; klin.: nach Prodromen (↑ Hitzekollaps) extrapyramidale Hyperkinesen, Herdsympte., Versagen des Atem- u. Kreislaufzentrums, schwere Irregularitäten des Herzens, Wärmetod.

Hitzwaben: vakuolige Oberhautveränderungen (»Hitzepocken«) im Bereich einer Strommarke als kombin. therm. u. elektr. Schädigung.

HK: 1) ↑ HEFNER* Kerze. – **2)** ↑ Hexokinase. – **3)** ↑ Hämatokrit.

H-Kette: (engl. **h**eavy) Polypeptidkette mit rel. hohem MG in der Molekularstruktur von AK u. AG (↑ Gammaglobuline; im allg. 2 H-Ketten über eine Disulfidbrücke mit 2 L-Ketten verbunden). – **H-Ketten-Krankheit:** ↑ FRANKLIN* Syndrom.

HKL-Test: ↑ Heparin-Kalziumchlorid-β-Lipoprotein-Test. – **Hkt:** ↑ Hämatokrit.

H-Krankheit: ↑ HARTNUP-Syndrom.

HLA: Human **L**eucocyte (oder Leucocytic) **A**ntigens. Sie bilden als – am Leukozyten rel. einfach zu bestimmende – genetisch determinierte Oberflächen-AG aller Körperzellen (außer Ery) ein wicht. System der Histokompatibilitäts-AG (↑ Tab. »Transplantationsantigene«).

HLP: ↑ **H**yper**l**ipo**p**roteinämie.

5-HMC: 5-Hydroxymethylzytosin. – **HMC-Syndrom:** (BIXLER, CHRISTIAN u. GORLIN 1969) wahrsch. erbl. Mißbildungskomplex mit den Hauptsympt. Hypertelorismus, Mikrotie u. lat. Gesichtsspalten (»facial **c**lefting«; Lippen-, Gaumen-, Nasenspalte; ↑ Abb.); ferner Nierendystopie, Herz- u. Handfehlbildungen, psychomotor. Retardierung.

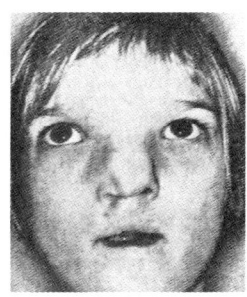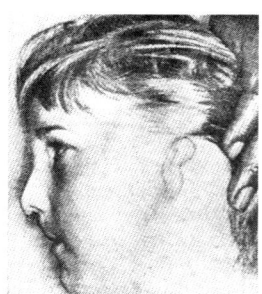

HMG: Human **m**enopausal **g**onadotrophin, ↑ Menopausengonadotropin, s. a. Tab. »Gonadotropine«.

HMG-CoA-...: ↑ **H**ydroxy**m**ethyl**g**lutaryl-CoA-....

HML: ↑ **H**ypophysen**m**ittel**l**appen. – **HMV:** ↑ **H**erz**m**inuten**v**olumen. – **HMW: H**igh **M**olecular **W**eight.

HNO-...: Hals-**N**ase-**O**hren-....

Hobelspan: *chir* spanförm. Gewebsstück, z. B. ↑ ERTL* H., Resektat bei Elektroresektion der Prostata. – **H.binde, -verband:** ↑ Dolabra. – **H.phänomen:** *derm* weißl. (zersplitternde) Hautschuppung bei Bestreichen mit Nagelrand oder Holzspatel, z. B. bei Pityriasis versicolor.

Hoboken* Falten (NICOLAAS VAN H., 1632–1678, Anatom, Steinfurt, Harderwyk): halbmondförm. Querfalten im Lumen der Nabelschnurarterie (Mediaverdickungen? Intimafalten?); bewirken evtl. knot. Prallfüllungen des Gefäßes: »falscher« Nabelschnurknoten«, »**H.*** Knoten«.

Hochbad: indifferentes Vollbad, bei dem Pat. bis zum Hals im Wasser sitzt; bei nervöser Übererregbarkeit, Schlafstörungen etc.

Hochdruck: *kard* ↑ Hypertonie; der arterielle H. nach VOLHARD unterschieden als **blasser H.** (mit auffallender Hautblässe infolge verminderter Durchblutung u./oder Anämie; meist renaler Genese) u. **roter H.** (mit auffallender Hautröte der Gesichts- u. Halspartien; fast nur essentielle Form, mit rel. günst. Prognose). – Ferner der **blaue H.** als pulmonale Hypertonie mit bläul.-zyanot. bis grauem Hautkolorit infolge Rechtsherzinsuffizienz.

Hochdruck|diabetes: sthenischer ↑ Diabetes mellitus. – **H.enzephelopathie:** s. u. Hypertensionssyndrom. – **H.(lokal)anästhesie:** (KIRSCHNER*) Infiltrationsanästhesie durch schnelles Einbringen des Anästhetikum mit ca. 1 atü (CO_2-Druckflasche). – **H.rheumatismus:** arterielle Hypertonie mit rheumat. Erscheinungen (als vermutete pathogenet. Entität).

Hochdruck|sterilisator: ↑ Autoklav. – **H.wetter:** typ. »antizyklonales« W. im Bereich hohen barometr. Druckes: Bewölkungsarmut, starke tagesrhythm. Schwankungen von Temp. u. rel. Feuchte. Hat keine oder vorwieg. günst. biotrope Wirkung. – **H.zone (der Speiseröhre):** 3–5 cm langer Abschnitt im ösophagostralen Übergang, in dem sich bei rel. hohem intraluminärem Druck zirkuläre Muskelfasern während der Peristaltik mehr longitudinal anordnen.

Hoche* Bündel (ALFRED ERICH H., 1865–1943, Psychiater, Straßburg, Freiburg): Nervenfaserbündel in der hint. Randzone (»**H.*** Feld«) des Fasc. proprius des RM-Hinterstrangs.

Hochenbichler* Handgriff (ADOLF H., geb. 1886, Gynäkologe, Wien): *geburtsh* Seitenbestg. des kindl. Rückens anhand der besseren Tastbarkeit (am umfaßten kindl. Kopf) fortgeleiteter kurzer Fingerstöße gegen den li. bzw. re. Uterusfundus; bei Hydramnion negativ.

v. Hochenegg* (JULIUS V. H., 1859–1940, Chirurg, Wien) **Operation: 1)** einzeit. sakrale Exstirpation des Rektum-Ca. mit Anus praeter sacralis. – **2)** einzeit. abdominalsakrale Radikal-Op. des Rektum-Ca. mit sakraler Tumorexstirpation u. endständ. Anus praeter sigmoideus. – **3)** sakrale Kontinenzresektion des Rektums mit Wiedervereinigung der Darmenden (durch intraanale Zirkulärnaht oder – unter passagerer Eversion des dist. Stumpfes – durch Invaginationsnaht) nach »Durchzug« des mobilisierten Kolonstumpfes durch den verbliebenen anorektalen Stumpf. – **4)** bilat. Darmausschaltung (nach Ileotransverso- oder -sigmoideostomie) mit Anlegen einer beidend. Kotfistel am ausgeschalteten Darmsegment. – **H.* Tumor:** ↑ Ulcus recti callosum. – **H.* Zeichen:** geblähte Ampulla recti bei tiefem Ileus (v. a. Dickdarm-Ca.) u. destruktiver Appendizitis.

Hochenergietherapie: *radiol* ↑ Megavolt-Therapie.

Hochfrequenz: Frequenzen ≥ 20 kHz; nach anderer Einteilung ≥ 100 kHz (mit 20–100 kHz als »Zwischenfrequenz«). Anw. u. a. für **H.therapie** (↑ Tab.), in allen Bereichen reiner Wärmeeffekt durch Umsetzung elektromagnetischer in kinet. Energie (ohne elektr. Reizwirkungen wie »Stromgefühl«, Muskelzucken), Temp.erhöhung im Gewebe abhängig von Wärmeerzeugung u. -abtransport (v. a. auf Blutweg; ↑ Schema S. 1082). – Ferner **H.chirurgie** mit gedämpften oder ungedämpften Strömen, die an der differenten Elektrode (Messer, Schlinge) Widerstandswärme erzeugen; u. zwar als (monopolare) ↑ Elektrodesikkation oder (bipolare) ↑ Elektrokoagulation u. Elektrotomie; angewendet nur bei Narkosen ohne explosible Gase. – **H.kinematographie:** Aufnahme sehr schnell verlaufender Vorgänge (zum

hochgestellt

Hochfrequenzbereiche für Elektrotherapie (s. a. Tab. »elektromagnetisches Spekrum«)

deutsche Bezeichnung	Abk.	englische Bezeichnung	Abk.	Frequenz	Wellenlängenbereich	medizinische Anwendung
Millimeterwelle	mmW	extremely high frequency	EHF	30 GHz – 300 GHz	1 – 10 mm	–
Zentimeterwelle	cmW	super high frequency	SHF	3 GHz – 30 GHz	1 – 10 cm	Mikrowellentherapie
Dezimeterwelle	dmW	ultra high frequency	UHF	300 MHz – 3 GHz	10 – 100 cm	Ultra-Hochfrequenztherapie
Meterwelle (Ultrakurzwelle)	UKW	very high frequency	VHF	30 MHz – 300 MHz	1 – 10 m	Kurzwellentherapie
Dekameterwelle (Kurzwelle)	KW	high frequency	HF	3 MHz – 30 MHz	10 – 100 m	–
Hektometerwelle (Mittelwelle)	MW	medium frequency	MF	300 KHz – 3 MHz	100 – 1000 m	Langwellendiathermie
Kilometerwelle (Langwelle)	LW	low frequency	LF	30 KHz – 300 KHz	1 – 10 km	–
Längstwelle	LstW	very low frequency	VLF	10 KHz – 30 KHz	10 – 30 km	Interferenz

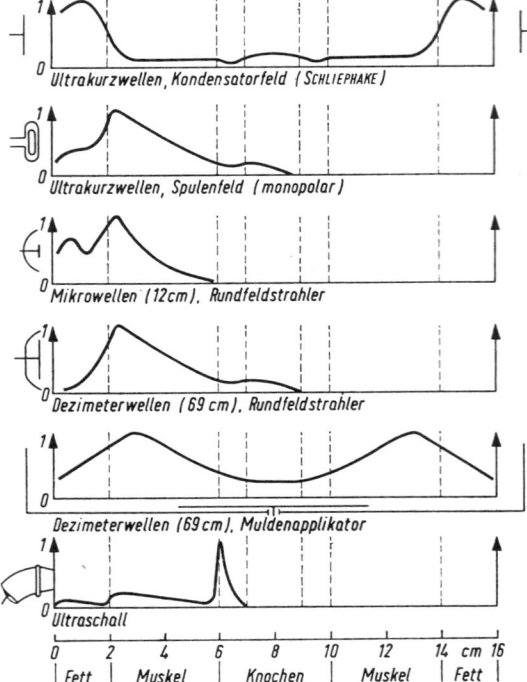

Zweck der maßtechn. Analyse) mit Bildfrequenzen bis zu 15 000/Sek.; Einzelbildschärfe garantiert durch »opt. Ausgleich« (mit rotierenden Spiegeln, Prismen, Linsen) u./oder extrem kurze Belichtung (hochfrequente Funken- oder Elektronenblitzfolgen).

hochgestellt: *urol* s. u. Harnfarbe.

Hochimmunserum: ↑ Hyperimmunserum.

hochmolekular: makromolekular; s. a. Polymere.

Hochpendeln: *geburtsh* ↑ KNEBEL* Symphysenpendeln.

Hochpotenz: *hom* uneinheitl. Bez. für Arznei-Verdünnungen (↑ Potenz) ab D 10 (C 5) oder aber D 30 (C 15); als Extrem die Fünfzigtausender- oder LM-Potenzen (I, II, III etc.).

Hoch|schichtagar: *bakt* in starkwand. Glasröhre (Reagenzglas) in hoher Schicht eingefüllter Agar; wird mit Baktn.suspension als tiefe Stich- oder Schüttelkultur beimpft (»Kultur in hoher Schicht«). – **H.segmentierung**: *hämat* ↑ Hypersegmentierung.

Hochsinger* (KARL H., geb. 1860, Arzt, Wien) **Faustphänomen**: reflektor. Faustschluß bei Druck auf den Sulcus bicipit. med. als Tetanie-Zeichen. – **H.* Infiltrat**: Glanzhaut bei Syphilis.

Hochspannungs|elektrophorese: ↑ Elektropherographie mit Spannungen von >1000 V (Feldstärke >50 V/cm), wobei das Trägermaterial (Papierstreifen, Stärkebrei, Zellulosepulver, Polyakrylamidgel) mit organ. Flüssigkeiten oder durch die Glasplatte gekühlt wird. Vorteile: kürzere Laufzeit, geringe Diffusion der Substanzflecken (bei höhermol. Komponenten evtl. »Schwanzbildung« durch Adsorptionseffekte). – **H.unfall**: ↑ elektr. Unfall mit Spannungen über 250 V gegen Erde.

Hochstetter* Epithelmauer (FERDINAND H., geb. 1885, Anatom, Wien): *embryol* beim ca. 1 cm langen Keimling Epithelstrang (Verschmelzung der Randzonen des lat. u. med. Nasenwulstes) als Vorstufe des prim. Gaumens u. der Membrana bucconasalis (bzw. der primit. Choanen). Fehlen oder path. Ruptur bewirken Hasenscharte.

Hochtonschwerhörigkeit: Hörverlust in den Frequenzen ab ca. 4000 Hz.

Hoch|voltage: *kard* in den Extremitäten-Abltgn. des EKG QRS-Ausschläge von >1,5 mV (= ca. 15 mm). – **H.volttherapie**: Rö-Ther. mit Erzeugungsspannungen von 400–1000 kV. – Auch inkorrekte Bez. für ↑ Megavolt-Ther.

Hochwuchs: alimentär, neurohormonal (z. B. hypophysär) oder genetisch (= primordial) bedingtes überdurchschnittl. Längenwachstum, d. h. Groß- u. Riesenwuchs; als »**kümmernder H.**« vorwiegend durch Hochbeinigkeit (bei zartem Skelett, Magerkeit u. Hypo- oder Agenitalismus).

Hockergymnastik: im Sitzen auf einem Hocker (evtl. bei fixiertem Becken) auszuführende Bewegungs-, Halte-, Lockerungs-, Schwung- u. Gleichgewichtsübungen; bei WS- u. Becken-Fehlstellung.

Hockey|messer: *ophth* Schabemesser mit abgewinkelter Klinge zur Abrasio corneae, z. B. n. JÄGER. – **H.(schläger)-schnitt**: Längsinzision – v. a. in der Bauchchirurgie – mit flachbog. oder stumpfwinkl. Verlängerung, z. B. n. KÖRTE, MAYO-ROBSON, McVAY; ferner *gyn* die **H.stick-Episiotomie** mit medianer, dann abweichender Schnittführung.

Hockstellung: *kard* »Squatting« mit eng an die Oberschenkel gebeugtem Oberkörper, gegen die Knie geneigtem Kopf u. um die Beine gelegten Armen als typ. Kreislaufentlastungshaltung bei angeb. Herzfehler mit starker zentraler Zyanose (z. B. FALLOT* Tetralogie).

Hocktest: (BRECHT, BARBEY) Kreislauffunktionsprüfung durch fortlauf. Registrierung von Temporalispuls, PKG u. Extremitäten-EKG (Abltg. II) während tiefer Hockstellung (2–4 Min.) u. nach raschem Aufstehen. Bei orthostat. Dysregulation wenige Sek. nach dem Aufrichten Absinken (>40%) der dikroten Pulswellen, anhaltende Frequenzbeschleunigung, betonte P-Zacken, ST-Senkung, T-Abflachung, verkleinerte Amplitude des 2. HT.

Hode(n): / Testis. – **abdominaler H.**: / Kryptorchismus. – **flottierender** u. **gleitender H.**: / Pendelhoden. – **inguinaler H.**: / Leistenhoden (s. a. Kryptorchismus). – s. a. Orchid(o)... .

Hoden|antigene: Samenflüssigkeit als AG für die Gewinnung spezif. Antisera (v. a. zur forens. Identifizierung von Samenflecken). – **H.aplasie, -agenesie**: fehlende Entwicklung bzw. Anlage eines (= Monorchidie; evtl. mit kompensator. Hypertrophie des anderen) oder bd. Hoden (= Anorchidie); meist kombin. mit anderen Genitaldefekten; s. a. Agonadismus. – **H.apoplexie**: Zirkulationsstörung des Testis (z. B. nach Trauma); klin.: schmerzhafte örtl. Schwellung, Kreislaufkollaps. – **H.atrophie**: diffuse oder herdförm. Hodendegeneration (i. e. S. hyaline Entartung bis völl. Atrophie des Kanälchenepithels) mit Fibrose, Verkleinerung des Organs u. · evtl. vollständ. Sistieren der Spermiogenese; v. a. bei Altersinvolution, konsumierender Krkht., chron. Alkoholismus, Strahlenschädigung, Retentio testis, RM-Läsion, Samenstrangobstruktion.

Hoden|biopsie: mikroskop. Untersuchung der durch Punktion oder aus dem – nach Inzision der Tunica albuginea – vorquellenden Parenchym entnommenen Gewebsprobe zur Beurteilung der Spermiogenese, Tumor- u. Samenwegsdiagnostik (letztere evtl. kombin. mit Vesikulographie). – **H.blutung**: traumat. (evtl. perinatal bei Beckenendlage) oder spontane B. (bei hämorrhag. Diathese, Anämie, Leukämie, intrapartaler Asphyxie) in Hodeninterstitium u./oder -hüllen. – **H.bruch**: / Skrotalhernie; s. a. Hernia vaginalis testis. – **H.dermoid**: unilat. (re. > li.), meist einkammer., primär gutart. / Dermoidzyste des Hodens u./oder Nebenhodens, stets mit lumenwärts vorspringender WILMS* Dermoidzotte.

Hodenektopie: bedingt hereditäre, persistente, intra- oder extraskrotale »Malposition« eines oder beider, in Form u. Konsistenz unauffäll. Hoden (vgl. Kryptorchismus) aufgrund eines / Maldescensus durch den – infolge Fehlens des Gubernaculum testis – von seinem Weg abgewichenen Proc. vagin. (vgl. Hodenretention); unterschieden jenseits des Leistenkanals als **suprafasziale** (über M. obl. abdominis ext.), **peniale** (an Peniswurzel; »Penishoden«), **perineale** (neben Skrotalansatz; »Dammhoden«), **femorale** (Oberschenkelinnenseite: »Schenkelhoden«) u. »**transverse** oder **gekreuzte H.**« (in kontralat. Hodensackhälfte). – Als nicht persistente »Dystopie« der / Pendelhoden.

Hoden|entzündung: / Orchitis. – **H.exstirpation**, Ablatio testis: Orchidektomie i. S. einer Semikastration oder Kastration. – Ferner die **H.ausräumung** (/ RIBA* Operation). – **H.gangrän**: traumat. (postop.) oder entzündl. (auch thrombot.), hämorrhag.-phlegmonöse G. von Hoden u. Nebenhoden; i. e. S. die »spontane (ödematöse) Semikastration« infolge Ischämie bei Hoden-Samenstrangtorsion.

Hodenhochstand: s. u. Hodenretention. – Ferner der **physiol. H.** (uni-, bilat.) beim Neugeb. u. während des Descensus testis.

Hodeninsuffizienz: männl. / Hypogonadismus, d. h. mangelhafte Leistung der Testis, u. zwar als **komplexe H.** in- u. exkretorisch, als **einfache H.** nur spermiogenetisch, mit normalen Gonadotropin-Werten. Entweder **prim. H.** (angeb. z. B. bei CASTILLO*, KLINEFELTER* Syndrom, Kryptorchismus, erworben durch Mumpsorchitis, Trauma, Variko-, Hydrozele) oder **sek. H.** infolge hypophysär-hypothalam. Störung, spinaler Querschnittsläsion, AGS, Leberzirrhose, Östrogen-Medikation. Sympte.: Sterilität, Impotenz, Libidoverlust; hohe Gonadotropin- u. niedr. Androgenausschüttung bzw. (bei sek. H.) niedr. Gonadotropin- u. nach Gonadotropin-Stimulierung hohe Östrogenausscheidung.

Hoden|inversion: seltene, spontane, quere Drehung (um Horizontalachse) von Hoden u. Samenstrang im Pubertätsalter; Ätiol. wie bei H.torsion. – **H.involution**: die mit Ablagerung brauner Abnutzungspigments einhergeh. H.atrophie im Senium (mit Verlust der Spermiogenese, Verkleinerung der Samenblasen, Atropie von Prostataepithel u. Prostata- u. Penismuskulatur).

Hoden|kanälchen: / Tubuli seminiferi. – **H.karzinom**: die vorw. aus dem (mesodermalen!) Germinalepithel hervorgehenden Malignome: Seminom, embryonales Ca. (/ Teratoblastoma malignum), / Teratokarzinom, infantiles H.embryonal-Ca. (Orchioblastom, testikuläres Adeno-Ca.); i. e. S. das / Pseudoseminom; s. a. Tab. »H.tumoren«. – **H.kolik**: in Oberschenkel u. Lenden ausstrahlender H.schmerz (evtl. mit Peritonealreizung) bei Leistenhoden, inkarzerierter Skrotalhernie, Hodentorsion. – **H.luxation**: perineale oder inguinale, evtl. sogar abdomin. Hoden- u. Nebenhoden-Dislokation durch Trauma; meist mit sek. Atrophie (durch Einklemmung).

Hoden|mischtumor: / H.dermoid, -teratom, s. a. Tab. »H.tumoren«. – **H.mißbildung**: außer Agenesie / H.aplasie, Poly-, Hyper-, Synorchidie; s. a. H.ektopie, H.retention, Kryptorchismus, Ovotestis, Gonadendysgenesie, Intersexualität. – **H.neuralgie**: heft., evtl. paroxysmaler Hodenschmerz, reflektorisch (»Spermatikusneuralgie«) z. B. bei Uretersteinabgang, Retroperitonealblutung, durch dir. Irritation bei chron. Prostatitis, Samenwegsobliteration etc.; s. a. Hodenkolik.

Hoden|östrogen: / Östradiol. – **H.phänomen**: Aufsteigen der Hoden bei tiefer Inspiration u. Bauchmuskelkontraktion. Fehlt homolat. bei Hemiplegie. – **H.reflex**: / Kremasterreflex; s. a. H.phänomen. – **H.retention**: unvollständ. Deszensus eines oder bd. Hoden (/ Maldescensus), d. h. extraskrotale Lage auf der physiol. Deszensusroute (vgl. Hodenektopie); unterschieden als Bauch- (/ Kryptorchismus) u. / Leistenhoden.

Hoden|sack: / Skrotum. – **H.sarkom**: primäres, als rudimentäre teratoide Wucherung gedeutetes Neoplasma (meist malignes Lymphom); evtl. die Tunica albuginea u. Haut durchbrechend (»Fungus sarcomatosus«). Vorkommen in jedem LA, auch kongeni-

Hodenschutz

tal, u. U. doppelseitig; als Retikulumzell-Sa. typ. Neoplasma des alten Mannes; als Fibro-, Leiomyo-, Rhabdomyo- u. Liposarkom von paratestikulärem Gewebe ausgehend; s. a. Tab. »H.tumoren«.

Hoden|schutz: *radiol* Strahlenschutz der Gonaden (bei örtl. Strahlenther. u. -diagnostik) durch abdeckende Bleigummiplatte oder Bleikapsel.

Hodensekret: als *äuß.* H. die Samenzellen, als *inn.* H. (Inkret der LEYDIG* Zellen) Testosteron u. Androstendion.

Hoden|syphilis: ↑ Orchitis (u. Epididymitis) syphilitica. – **H.teratom**: Mischtumor des Hodens u. Nebenhodens; als differenzierte Form das ↑ H.dermoid oder der solide – evtl. multizyst. – H.mischtumor i. e. S. (bei mögl. klin. Malignität: »Teratoma embryonale blastomatosum«); als undifferenzierte (maligne) Form das embyonale H.karzinom (s. a. Teratom, Tab. »H.tumoren«). – **H.thrombose**: Thrombosierung der Hodenhilusvenen bzw. des Plexus pampiniformis mit hämorrhag. Infarzierung (evtl. Gangrän) von Hoden u. Nebenhoden.

Hoden|torsion: meist mehrfache Stieldrehung (Volvulus) eines normo- oder dystopen Hodens (einschl. Samenstrangs) um seine Längsachse (meist re. im Uhrzeigersinn, li. entgegen) mit Strangulation u. Stauungsinfarkt (evtl. auch bald. Gangrän); klin.: »Orchitis acuta« (evtl. H.kolik), Peritonealreiz, pos. PREHN* Zeichen. Als »unt. H.« innerhalb des Proc. vagin., als »obere H.« supravaginal (Nebenhoden u. ges. Samenstrang); bei kongenit. Dehiszenz evtl. isolierte Torsion von Nebenhoden oder Hoden; s. a. Hydatidentorsion, vgl. H.inversion. Ther.: manuelle Detorsion oder Op. (mit Orchidopexie).

Hoden|transplantation: auto- (nach Abriß) oder allo- oder xenogene freie Transplantation (normo- oder heterotop, evtl. nur H.segment) zur inkretor. Substitution (op. Endokrinother.; Transplantat wird allmähl. resorbiert). Bei traumat. Totaldefekt des Skrotums auch »gestielte« Replantation. – **H.tuberkulose**: ↑ Orchitis tuberculosa. – **H.tumoren**: aus toti- oder multipotenten Keimen hervorgehende – u. oft schwierig zu differenzierende – Neoplasmen; z. T. mit vermehrter Ausscheidung von Choriogonadotropin im Harn, d. h. hormonaktiv. (mit pos. ASCHHEIM*-ZONDEK* bzw. Krötentest; prognostisch ungünstig); Klassifikation ↑ Tab. (mit %-Werten der Strahlenklinik Essen/Bochum).

Klassifikation der **Hodentumoren** (nach Empfehlung von I.S.A.C. und U.I.C.C.; %-Zahlen der Strahlenklinik Essen der Ruhruniversität Bochum)

Ursprung	*gutartig*	*bösartig*	*Anteil %*
germinativ	Teratom	Seminom	40–65%
		embryonales Karzinom (maligner Mischtumor, malignes Teratom)	20–30%
		Choriokarzinom (Chorioepitheliom)	1–2%
nicht-germinativ	Fibrom, Rhabdomyom	Sarkom	1%
	tubuläres Adenom	tubuläres Karzinom	
	interstitielles Adenom	interstitielles Karzinom	

Hodenverletzung: penetrierende oder stumpfe (evtl. fragmentierende) Traumatisierung der Hoden (u. Nebenhoden); evtl. mit Prellung u. Quetschung (intrakapsulärer Blutung), reflektor. Erscheinungen wie Ohnmacht, Erbrechen, Schock; als Komplikationen ↑ Hodenluxation, -prolaps, -atrophie, -gangrän, Hämatozele.

Hoden|zwischenzellen: die großen, epitheloiden, rundl. bis polygonalen, aggregiert im bindegeweb. Zwischengewebe des Hodens gelegenen ↑ LEYDIG* Zellen, die die männl. Keimdrüsenhormone (Testosteron, Androstendion) bilden; s. a. LEYDIG-. – **H.zwitter**: ↑ Hermaphroditismus testicularis. – **H.zylinder**: homogener Harnzylinder aus Spermatozoen u. a. Gonadenbestandteilen. – **H.zysten**: außer echten zyst. Hodentumoren Retentions- u. Abschnürzysten wie Spermato- u. Galaktozele, zyst. ebryonales Anhängsel (z. B. MORGAGNI* Hydatide, GIRALDÈS* Organ).

Hodge* (HUGH LENNOX H., 1796–1873, Gynäkologe, Philadelphia) **Ebenen**: s. u. Beckenebenen. – **H.* Pessar**: in 2 Dimensionen gebogenes Hartgummi-Ringpessar (bei Retroversioflexio uteri).

Hodge* Krankheit: ↑ CAPDEPONT* Zahndysplasie.

Hodgkin*, **Alan Lloyd**: geb. 1914, Physiologe, Cambridge; 1963 Nobelpreis für Medizin (zus. mit I.C. ECCLES u. A. F. HUXLEY) für die Entdeckung der Erregungs- u. Hemmungsmechanismen in den Nervenzellmembranen; definiert durch nichtlineare Differentialgleichungen (»H.*-HUXLEY* Gleichungen«); s. a. Ionentheorie (= H.*-Huxley*-Katz* Theorie).

Hodgkin* (THOMAS H. 1798–1866, Pathologe, London) **Krankheit, Syndrom**: 1) H.*-PALTAUF*STERNBERG* Krkht.: ↑ Lymphogranulomatose. – **2) H.*-Corrigan* Krkht.**: ↑ Aortenklappeninsuffizienz. – **maligne H.* Zelle**: spezif. Zelle der Lymphogranulomatose, abgeleitet von undifferenzierten Retikulumzellen; schwach bis mäßig basophiles Zytoplasma u. großer dunkelblauer Nukleolus im sehr hellen, fast ungefärbten Kern (einkern. Vorstufe der mehrkern. STERNBERG* Riesenzelle). – **H.*-Key* Geräusch**: *kard* ↑ Sea-gull-Geräusch.

Hodgson* Krankheit (JOSEPH H., 1788–1869, Chirurg, Birmingham, London): (1815) ↑ Aortenaneurysma.

Hodo|genese: die Wegbahnung bei der Nervenzellregeneration, an der außer attraktiven chem. Reizen (Neurotropismus) auch Kontaktführung durch SCHWANN* Zellen u. Fibrinfasern beteiligt ist; s. a. BÜNGNER* Bänder. – **H.phobie**: krankhafte Furcht vor Reisen.

Höchst|last: *röntg* maximal zuläss. Belastung einer Rö-Röhre, abhängig von Spannung, Stromstärke, Zeit u. Brennfleckgröße. – **H.(abgabe)menge**, HAM: *pharm* die gem. BTMVO nicht überschreitbare tägl. Abgabemenge eines BTM. – **H.spannung**: elektr. Spannungen ab 500 kV (Gleich- oder Wechselstrom).

höchstzugelassene Dosis: *pharm, radiol* s. u. Dosis, ↑ Maximaldosis, Tab. »Personendosis«.

Höcker: *anat* ↑ Tuber. – **H.leber**: L. mit höckr. Oberfläche, v. a. bei Zirrhose. Als »große bunte H.l.« (KALK) im 3. Stadium der chron. Hepatitis mit zusätzl. fleck.-fläch. Rötung. – **H.warze**: verruköse Form der Brustwarze, angeb. oder nach Entzündung; meist auch Flachwarze.

Hoeftmann* Prothese (HEINRICH H., 1851–1917, Orthopäde, Königsberg): standsichere Oberschenkelprothese mit rückverlagertem Kniegelenk (sogen. »Angstbein«).

Högler* Trinkversuch: 2phas. Herz-Kreislauf-Funktionsprüfung durch Vergleich der 6-Std.-Diurese nach Trinken von 1 l Flüssigkeit im Tag- u. Nachtversuch; bei Herzinsuffizienz Nachtmenge gleichgroß oder größer als Tagesmenge.

Höhen|akarbie: im Verlaufe der / H.anpassung eintret. Akarbie als Folge der hyperventilationsbedingten Minderung der alveol. CO_2-Spannung (Alkaliübertritt in Gewebe u. -ausscheidung im Harn). – **H.angst**: / Bathophobie. – **H.anpassung, -akklimatisation**: bei mehrtäg. bis -wöch. Aufenthalt in großer Höhe die der H.umstellung folgende physiol. Anpassung des Organismus an den geringeren atmosphär. Druck bzw. den O_2-Mangel der Gewebe: verstärkte Ery-Neubildung (»**H.erythrozytose**«, »**-polyglobulie**«), Hb_E-Anstieg, Änderung der O_2-Dissoziation, Entwicklung zweckdienl. bedingter Reflexe; bei optimaler Anpassung Bradykardie (durch Vagotonie). Grenze für volle Bergsteigerleistung bei ca. 6000, für stark reduzierte kurzzeit. Leistung bei 8000–8800 m.

Höhendiagnostik: *neurol* klin.-röntg. Identifizierung der für ein Symptn.bild verantwortl. RM-Segmente.

Höhen|festigkeit: Widerstandsfähigkeit gegen die H.wirkungen, insbes. die individuelle O_2-Mangel-Resistenz; bestimmbar im Unterdruckkammerversuch mit LOTTIG* Schreibtest, Kugeltest, EKG, EEG, Reaktionszeitmessung etc. – Die **physiol. H.grenze** (in der ein Aufenthalt gerade noch ohne Bewußtseinsverlust etc. vertragen wird) liegt bei 7000–8000 m (alveolarer O_2-Druck ca. 30 mm).

Höhen|kollaps: plötzl. Ohnmacht mit Schweißausbruch, Absinken des Blutdrucks u. livider Blässe infolge zerebraler Hypoxie bei Überschreiten der physiol. / Höhengrenze (im Ggs. zum mehr psychogenen »Frühkollaps« der Jugendl. u. Vasolabilen in ca. 4000 m Höhe). – **H.koller**: psych. Veränderungen bei Aufenthalt in großen Höhen (v. a. nach schnellem Aufstieg), v. a. Euphorie (»**H.rausch**«), Leichtsinn, Überschätzung der eigenen Fähigkeiten, Fehlbeurteilung der Situation, Reizbarkeit, Angst; s. a. Bergkoller.

Höhen|krämpfe: in großen Höhen infolge Hypoxie auftret. klon. Zuckungen der Gesichts- u. Schultermuskulatur bei Willkürbewegungen, später auch in Ruhe; bei Bewußtlosigkeit in generalisierte Krämpfe übergehend; bes. schwer bei Wiedererhöhung der O_2-Spannung nach fast letalem O_2-Mangel. – **H.krankheit**: bei kurzem oder längerem, plötzl. oder langsam einsetzendem Aufenthalt in Höhen ab ca. 2000 m (s. a. Bergkrankheit): hypoxiebedingte körperl. u. geist. Leistungsminderung, ab etwa 4000 m Dyspnoe, Müdigkeit, Kritik- u. Entschlußlosigkeit, Bewußtseinsstörung, Schleimhautblutungen, Übelkeit, Erbrechen, evtl. / H.koller, -krämpfe, -kollaps. – Eine akkommodationsbedingte Kurzsichtigkeit (ähnl. der Nachtmyopie) ist auf das Fehlen eines Fixationspunktes beim Blick in die Ferne zurückzuführen. – Ein Magen-Darmmeteorismus beruht auf der luftdruckbedingten Ausdehnung der Gase (bei 6000 m um das ca. 2fache, bei 16 000 m 10fache). – s. a., H.wirkung.

Höhen|schielen: / Strabismus verticalis. – **latentes H.sch.**: / Hyper-, Hypophorie. – **H.sonne**: Handelsname einer Bestrahlungslampe mit vorw. UV-Licht (dessen Spektrum dem der Sonnen- u. Himmelsstrahlung nur ähnlich ist). – Ultraviolett... . – **H.strahlung**: kosmische / Strahlung. – **H.tod**: Hypoxie-bedingter Tod in Höhen ab 6000 bis 7000 m (Überschreiten der »krit. Schwelle«) im Anschluß an / Höhenkollaps.

Höhen|umstellung: akkommodative, reversible Sofortreaktion des Organismus auf höhenbedingt herabgesetzten O_2-Partialdruck: Erhöhung von AMV, Pulsfrequenz u. Blutdruck. – **H.wirkung**: die akuten u. chron. Auswirkungen auf den Organismus durch Absinken von Luftdruck (insbes. O_2-Partialdruck) u. -temp. u. durch Zunahme der Uv-, ab 20 000 m auch der sek. u. ab 30 000 m der prim. (= kosm.) Strahlung, bei 20 000–45 000 m auch des Ozongehalts der Luft. – Nach H. STRUGHOLD bei 2000–3000 m »Reaktionsschwelle« (Beginn der / H.umstellung, vollständ. Kompensation der H.wirkung), bei 4000–5000 m »Störungsschwelle« (Grenze der Kompensation; verbleibende Störungen), bei 6000–8000 m »krit. Schwelle« (nach Überschreiten völl. Leistungsunfähigkeit), dann »letale Schwelle« (tödl. Verlauf nur noch Funktion der Zeit).

Höhle: *anat, path* / Antrum, Cavitas, Cavum, Kaverne, Sinus.

Höhlen|grau: *anat* / Substantia grisea centralis (2). – **H.krankheit**: akute pulmonale Histoplasmose nach Einatmen infektiösen Kotstaubes (Fledermäuse, Vögel) in Höhlen. – **H.osteom**: O. im Bereich der NNH; z. T. reaktiv bei chron.-ossifzierender Sinusitis; evtl. mit Zellatypien: »atyp. H.o.«.

Höhne* Zeichen (OTTOMAR H., 1871–1932, Gynäkologe, Greifswald): 1) Konsistenzzunahme des vergrößerten Uterus 30–45 Sek. nach i.v. Inj. von 1–1,5 V.E. Pitocin als Zeichen für Gravidität (u. gegen Neoplasma) – 2) Ausbleiben von Wehen nach Inj. von Syntocinon bei Uterusruptur.

Höllenstein: *pharm* / Argentum nitricum.

Höpfner* Gefäßklemme (EDMUND H., geb. 1873, Chirurg, Stolp): weichfassende, sperrbare Gefäßklemme mit gummiarmierten Maulteilen.

Hörapparat: »Hörhilfe« zur Verbesserung des Hörvermögens Schwerhöriger. Heute fast ausschl. elektron. Verstärkergeräte mit in oder hinter dem Ohr getragenem Hörer (»IdO-« bzw. »HdO«-Gerät, d. h. für Luft- bzw. Knochenleitung).

Hörbahn: die über 3 Neuronen (in Ggl. spirale cochleae, Nucl. cochl. dors. u. Corpus geniculatum med. bzw. Colliculus inf.) von den Hörzellen des CORTI* Organs über die »Hörstrahlung« zu den / »Hörzentren« (akust. u. sensor. Kortex) verlaufende Bahn für die bewußte Hörempfindung (mit Möglichkeit der Einengung bzw. Ausweitung der Erregungen an den synapt. Übertragungsstellen). – I. w. S. auch die ab Eintritt in die Medulla obl. (Nucl. cochlearis ventr.) getrennt über den kontralat. Nucl. corporis trapezoidei bzw. die obere Olive u. den Nucl. lemnisci lat. zu den Kernen der Hirnnerven V–VII u. zum Fasc. lon-

Hörbereich

gitudin. med. verlaufende Reflexbahn für Bewegungen von Augen, Kopf, Hals u. Körper auf akustische Reize.

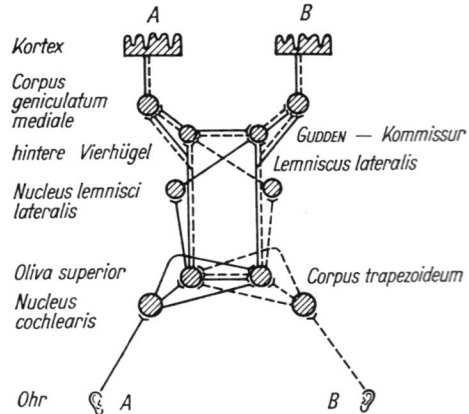

Hörbereich, -breite: die für das menschl. Gehör wahrnehmbaren Schallschwingungen zwischen ca. 16 Hz u. 20 kHz (Hauptbereich 1000 u. 4000 Hz). – **Hörbrille**: Brille mit im Bügel eingebautem elektron. Hörapparat u. Hörerkapsel am Bügel oder im Gehörgang (je nach dem, ob Schalleitungs- oder -empfindungsschwerhörigkeit).

Hörempfindungsstörung: die ↑ Innenohrschwerhörigkeit.

Hören: Empfindung akust. Phänomene (Geräusche, Töne, Klänge etc.) beim Auftreffen von Schallwellen (↑ Hörbereich) auf das Ohr, basierend auf der Umwandlung von mechan. Schwingungen in Nervenimpulse (im CORTI* Organ) u. deren zentraler Verarbeitung zu Sinneswahrnehmungen (= Perzeption u. Apperzeption). I. e. S. das **binaurale, bin- oder diotische H.** mit gleichzeit. Schallaufnahme über bd. Ohren als wesentl. Voraussetzung für das ↑ Richtungshören (das peripher oder zentral gestört sein kann). – **Schmerzhaftes H.** bei Einwirkung von Schalldrücken > 100 μbar, insbes. mit Frequenzen um 2000 Hz; bei längerer Dauer mit Gefahr der Innenohrschädigung.

Hörepithel: ↑ Organum spirale. – **Hörermüdung**: Erhöhung der Hörschwelle durch – reversible – Ermüdung der Hörzellen bei längerer Einwirkung eines Reintons gleichbleibender Intensität. Erholungszeit bei zentralnervösen Leiden wesentlich verlängert.

Hörfeld: im Audiogramm das hinsichtl. Frequenz (auf Abszisse) von unterer u. oberer Tongrenze, hinsichtl. Intensität (Ordinate, in Dezibel) von Hör- u. Schmerzschwelle (gestrichelte Kurve) begrenzte Feld des normalen Hörens; in der Tonaudiometrie meist Bereich von 128–12 000 Hz (s. a. Abb.; Darstg. von Kurven gleicher subj. Lautstärke in Phon). – **kortikales H.**: *anat* akustischer ↑ Kortex.

Hörgerät: ↑ Hörapparat. – **Hörgrenze**: s. u. Hörbereich. – **Hörhaar**: *anat* ↑ Cilium acusticum.

Hörigkeit: *psych* bis zur Selbstaufgabe übersteigertes menschl. Abhängigkeitsverhältnis; z. B. als sexuelle H. gegenüber dem Geschlechtspartner.

Hörinsel: Hörreste bei prakt. Taubheit (Verlust des Satzgehörs). – **Hörknöchelchen**: ↑ Ossicula auditus. – **Hörkurve**: *otol* ↑ Audiogramm.

Hörlein* Test (PHILIPP HEINR. H., 1882–1954, Arzt, Düsseldorf): Modifikation der BERGMANN*-EILBOTT* Probe mit Berechnung der Eliminationskonstanten K_2 für Bilirubin (als Maß für Umsatz bzw. biliäre Ausscheidung) aus den Serumwerten vor sowie 10 u. 20 Min. nach i.v. Inj. von 50 mg; normal K_2 ca. 1,2 (Std.$^{-1}$), Halbwertzeit $\cong$ 30 Min., endogener Zufluß 0,3–0,6 mg%/Std.

Hörlein*-Weber*-Syndrom: (1947/48) hereditäre ↑ Methämoglobinämie.

Hörleiste: ↑ Crista ampullaris. – **Hörlücke**: s. u. Hörverlust.

Hörnchenzeichen, -syndrom: *röntg* im Urogramm das sichelförm. KM-Depot im Bereich einer Duktusschleife, v. a. bei Rückstauung.

Hörner|blase: *urol* sagittale Vesica bipartita mit Hypoplasie des Blasenkörpers u. starker Dilatation der dist. Ureterabschnitte. – **H.plastik**: (ROHDE 1937) *urol* ein- oder zweizeit., bilat. Ureteroneozystostomie nach medianer Blasenspaltung u. Längsvernähung unter kontinuierl. Verlängerung bd. Seitenteile nach kranial.

Hörnerv: ↑ Pars cochlearis nervi octavi. – Eine **H.degeneration** (dominant oder rezessiv erbl., meta-infektiös, posttraumat., endo- oder exotox., involutiv) führt – ebenso wie die der übr. Hörbahn – zu therapieresistenter u. permanenter Schallempfindungsschwerhörigkeit.

Höroptimum: in der Tonaudiometrie der Gipfel der Hörschwellenkurve (in Absolutdarstg.) – **Hörorgan**: ↑ Gehörorgan.

Hörprüfung: Prüfung des akust. Apparates zur Feststellung von Grad, Sitz u. Art einer evtl. Hörstörung; entweder als »klass. H.« (mit Flüster- u. Umgangssprache, Stimmgabel, GALTON* Pfeife etc.), als Audiometrie (quant. u. qual.), als phonet. H. (Prüfung des Sprachgehörs) oder zentrale H. (mit sensibilisierter Sprache zur Diagnose der zentralen Schwerhörigkeit). – (Bei Kindern unter 3 J. u. a. anhand von MORO*, auropalpebralem u. kochleopupillärem Reflex, Wecktonschwelle, mit plethysmograph. u. EEG-Audiometrie [60–110 dB]).

Hörreflex: akustisch ausgelöste, über den ventralen Kochleariskern (↑ Hörbahn) verlaufende Reaktionen, z. B. mim. Bewegung, Kopf- u. Augenwendung, Änderung der Pupillenweite. – **Hörrest**: die nach völl. Verlust der sprachwicht. mittl. Frequenzen noch

Hörfeld

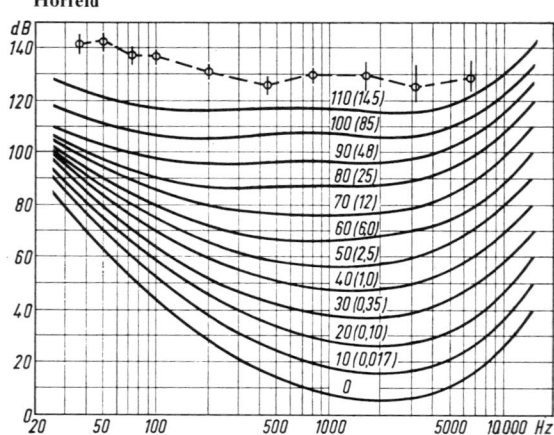

feststellbare (im Audiogramm meist seitensymmetr.) Hörfähigkeit, sogen. Vokal- oder Lärmgehör. – **Hörrinde**: akustischer / Kortex.

Hörsand: *anat* / Statoconia. – **Hörschaden**: alle Formen der erworb. Schwerhörigkeit u. Taubheit. – **Hörschlauch**: 1) beidendig olivenarmierter Gummischlauch zur auskultator. Erfolgskontrolle bei der / POLITZER* Luftdusche. – 2) *otol* / DUNKER* Schlauch. – 3) / Schlauchstethoskop. – **Hörschleife**: *anat* / Lemniscus lateralis. – **Hörschwelle**: die geringste noch wahrnehmbare Schallintensität (als Schalldruckwert in Dezibel); frequenz- u. darbietungsabhängig (audiometrisch bestimmt mit Schwingungen von 16–12000 Hz; s. a. Abb. »Audiogramm«). – **Hörsenke**: *otol* / C_5-Senke.

Hörstörung: Oberbegr. für die / Schalleitungs- (= konduktive) u. Schallempfindungs(= perzeptor.) -Schwerhörigkeit; letztere (/ Innenohrschwerhörigkeit) unterschieden als periphere (Störung im CORTI* Organ) u. zentrale H. (Störung in zentralen Hörbahnen, subkortikalen Zentren, akust. Kortex), weiterhin als **kochleare** (tox., traumat., vaskulär etc. bedingte Schädigung der CORTI* Haarzellen), **retrokochleare** oder **-labyrinthäre** (Störung jenseits des CORTI* Organs, d. h. in Hörnerv oder höheren Zentren; im allg. mit neg. Recruitment), **kortikale** (Störung im akust. Kortex) u. **thalam. H.** (Störung der Hörbahn im Zwischenhirn). Ferner die **psychogene H.** als Teilerscheinung einer Neurose, meist mit Sympt. der Innenohrschwerhörigkeit, die aber z. T. abweichen. Diagnose: Simulationsprüfung!.

Hörstrahlung: *anat* / Radiatio acustica. – **Hörstummheit**: St. bei normalem Gehör als Manifestation einer – in ihrem Wesen noch ungeklärten – Erkr. des ZNS (= **motor. H.** = Audimutitas) oder als psychogene Störung (= **sensor. H.** = Seelentaubheit). – **Hörsturz** (akuter): plötzlich auftret. Innenohrschwerhörigkeit (bis zur apoplektiformen Ertaubung); i. e. S. der kryptogene = idiopath. H. infolge Gefäßspasmen, Mikroembolien, allerg. Hydrops etc.

Hörsynthesetest: *otol* / MATZKER* Test.

Hörtheorien: / BÉKÉSY*, Einorts-, Dispersions-, Gleichrichtertheorie; s. a. Wippwelle. – **Hörtraining**: bei hochgrad., nicht korrigierbarer Schwerhörigkeit angezeigte systemat. Hörübungen unter Verw. eines Hörgeräts (Gewöhnung an die neuen akust. Verhältnisse), verbunden mit Schulung des Lippenablesens u. des Sprachgehörs. – **Hörtrauma**: Hörschädigung durch dir. oder indir. Läsion des Mittel- oder Innenohrs.

hörverbessernde Operationen: plast., z. T. mikrochir. Eingriffe am schalleitenden Apparat, z. B. Tympanoplastik, Stapesmobilisation, Bogengangsfensterung. – **Hörverlust**: vorübergeh. oder dauernde Abnahme des Gehörs, i. e. S. für einen best. Frequenzbereich (= partieller H. = Hörlücke). Bestg. z. B. durch Audiometrie mit rel. dB-Werten (wobei sich die normale Hörschwelle als Gerade darstellt). – **Hörweite**: *otol* Entfernung, aus der Flüster- bzw. Umgangssprache noch verstanden werden.

Hörzähne: / Dentes acustici ductus cochlearis. – **Hörzellen**, CORTI* Haarzellen: die mit Hörhaaren versehenen zylindr. sek. Sinneszellen zwischen den Stützzellen des CORTI* Organs, die an den Dendriten der bipolaren Ganglienzellen des Ggl. spirale synaptisch enden. – **Hörzentrum**: die für die zentrale Perzeption akustischer Reize zuständ. Abschnitte der Großhirnrinde (Temporallappen), unterschieden als prim. u. als sek. H. (akustischer / Kortex; s. a. HESCHL* Windung). – Bez. »prim. H.« für das Corpus geniculatum inkorrekt.

v. Hösslin* (RUDOLF V. H., 1858–1930, Internist, München) **Prüfung**: Untersuchung des Magensaftes auf freie HCl mit Kongorot (»H.* Reagens«). – **H.* Zeichen**: das Verharren der »paret.« Extremität in der momentanen Stellung bei plötzl. Nachlassen eines gegen die intendierte Bewegung gerichteten Fremdwiderstandes als Hinweis auf die funktionelle (»hyster.«) Genese oder Simulation einer »Lähmung«.

van der Hoeve* (JAN VAN DER H., 1878–1952, Ophthalmologe, Groningen, Leiden) **Skotom**: Vergrößerung des blinden Flecks auf der Seite einer NNH-Entzündung. – **H.* Syndrom**: 1) Variante der Osteogenesis imperfecta (dominant erbl. Hemmung der periostalen Knochenapposition) mit der Trias Knochenbrüchigkeit, blaue Skleren, Otosklerose; ferner Gelenküberstreckbarkeit, Zahndysplasien, Minderwuchs, Farbenblindheit, Megalokornea, Keratokonus, Arachno- u. Syndaktylie; evtl. Diaphysen-Verbiegung langer Röhrenknochen (im Rö.bild Hypostose: »Glasmenschen«); Prognose dubiös. – 2) **H.*(-Halbertsma*)-Waardenburg*-Gualdi* Sy.**: / KLEIN*-WAARDENBURG* Syndrom.

Hövels*-Peters* Syndrom (OTTO H., geb. 1921, Pädiater, Nürnberg; ANETTE FLEISCHER=PETERS, Zahnärztin, Erlangen): / maxillofaziales Syndrom.

Hof: *med, physik* / Halo.

Hofbauer* Therapie (LUDWIG H., geb. 1873, Internist, Wien): autogene Atemübungen bei Bronchialasthma u. Lungenemphysem, indem durch möglichst langes Summen unter Entspannung der Thoraxmuskulatur u. akt. max. Exspiration die Wiederherstellung des physiol. Atemrhythmus angestrebt wird.

van't Hoff* Regel (JACOBUS H. VAN'T H., 1852–1911, Physikochemiker, Amsterdam, Berlin; 1911 Nobelpreis für Chemie): Reaktionsgeschwindigkeit-Temp. (»RGT«)-Regel: *chem* Eine Temp.erhöhung um 10° steigert die Reaktionsgeschwindigkeit um das 2- bis 4fache. Der entsprech. Temp.quotient wird berechnet nach der Formel:

$$Q_{10} = \frac{V(T+10)}{V_T};$$

er ist von dem bei physikal. Prozessen (höchstens 1,1 bis 1,2) deutlich abgrenzbar.

Hoff*-Bauer* Test: Schnelldiagnostik (Objektträger-Methode) der infektiösen Mononukleose anhand einer grobkörn. Agglutination Formalin-stabilisierter Pferde-Erythrozyten (in NaCl-Lsg.) durch das Probandenserum.

Hoffa* (ALBERT H., 1859–1907, Orthopäde, Würzburg, Berlin) **Krankheit**: fibrös-entzündl. Affektion des Corpus adiposum infrapatellare (»H.* Fettkörper«), evtl. mit späterer Hyperplasie u. Sklerose, v. a. nach wiederholtem Trauma (auch idiopath., adhäsiv u. mit Synovitis: **H.*-Kastert* Sy.**). – **H.* Operation**: 1) Korrektur des CD-Winkels bei veralteter kongenit. Hüftluxation durch subtrochantere Schrägosteotomie (mit intramedullärer Trochantereinstellung in das periphere Fragment), bei Coxa vara durch Keilosteotomie. – **2)** schräge pertrochantäre Verschiebeosteotomie zur Beinverlängerung. – **3)** Plattfußkorrektur durch Tenodese des M. tib. ant. an das Kahnbein. – **4)** H.*-LORENZ* Op.: blut. Reposition der angeb. Hüftluxation (nach Erweiterung u. Vertiefung der Gelenkpfanne, ggf. auch Entfernung interponierter Weichteile) u. Immobilisierung in Außenrotation u. Abduktion. – **H.* Zeichen: 1)** Radialisphänomen: Dorsalflexion im Handgelenk u. Krallenhandstellung nach Reizung des N. rad. (Grenze mittl.-unt. Humerusdrittel) bei Spasmophilie u. Tetanie. – **2)** ∤ ORTOLANI* Phänomen.

Hoffmann* Klemme, Quetschhahn: Schrauben-Schlauchklemme aus 3 gegeneinander verstellbaren Metallplättchen zur Regulierung der Fließgeschwindigkeit eines Trans- oder Infusionssystems.

Hoffmann* Krankheit: 1) (E. H., 1868–1959, Dermatologe, Bonn): **a)** (1907) ∤ Folliculitis et Perifolliculitis capitis abscedens et suffodiens. – **b)** H.*-ZUR-HELLE* Syndrom: ∤ Naevus lipomatosus cutaneus superf. – **2)** (JOHANN H.) ∤ H.* Syndrom.

Hoffmann* Operation: 1) (H. H., 1936) Ersatz des Lig. anulare durch distal gestielten Trizepssehnenstreifen (»Ringbandplastik«). – **2)** (VICTOR H., geb. 1893, Chirurg, Köln; 1922) Jejunogastroplastik i. S. der »Pantaloon«-Anastomose (∤ Abb. »Ersatzmagen«).

Hoffmann* (JOHANN H., 1857–1919, Neurologe, Heidelberg) **Phänomen**: bei Tetanie galvan. Übererregbarkeit sensibler Nerven (u. Parästhesien bei Nervenkompression). – **H.* Reflex: 1)** Digital-, Knipsreflex: modifiz. BECHTEREW*-JACOBSOHN* Reflex, ausgelöst durch Knipsbewegung gegen den Nagel des – am Mittelglied gehaltenen – Mittelfingers; bei Pyramidenbahnläsion kurze Beugung aller Finger (Aussagewert gering). – **2)** ∤ Muskeldehnungsreflex. – s. aber H.-Reflex (nach P. HOFFMANN). – **H.* Syndrom: 1)** ∤ DEBRÉ*-SEMELAIGNE* Syndrom. – **2)** ∤ CHARCOT*-MARIE*-TOOTH*-HOFFMANN* Syndrom. – **3)** H.*-BOUVERET* Tachykardie: *kard* BOUVERET* Syndrom.

Hoffmann* Sporen (WILHELM H., geb. 1872, Arzt, Berlin): (1907/08) apathogene (an sterilen Seidenfäden getrocknete) Sporen der Mesentericus-Subtilis-Gruppe als Testkeime der Resistenzstufe II (statt Milzbrandsporen) zur Prüfung von Dampfdesinfektionsgeräten.

Hoffmann* Therapie (W.G. J. H., 1917–1954): Elektrother. der rel. Harninkontinenz der Frau.

Hoffmann*-Jaffé* Reaktion: anaphylaktoide Reaktion.

Hoffmann*-Mazer* Schwangerschaftsreaktion: s. u. MAZER*-H.*.

Hoffmann*-Tinel* (Klopf-)Zeichen, Phänomen (PAUL H., 1884–1962, Physiologe, Freiburg; JULES T.): durch Weichteilbeklopfen über dem peripheren Stumpf (bzw. frisch ausgesprossenen, marklosen Axonen) eines durchtrennten Nervs ausgelöstes »Elektrisieren« im Versorgungsgebiet als Hinweis auf Regeneration.

Hoffmannstropfen (FRIEDRICH H., 1660–1742, Arzt, Halle/Saale): ∤ Spiritus aethereus. – **braune H.**: Tct. Valerianae aetherea. – **eisenhalt. H.-**: Tct. Ferri chlorati aetherea.

Hofmann* Operation (ARTHUR H., geb. 1877, Chirurg, Wiesbaden): (1921) femorale Radikal-Op. der Schenkelhernie mit plast. Bruchpfortenverschluß durch gestielten Lappen aus der V. saphena magna.

Hofmann* Schwangerschaftsreaktion: modif. ASCHHEIM*-ZONDEK* Reaktion mit Serum statt Harn.

Hofmann=Wellenhof* Bazillus (GEORG VON H.=W., 1843–1890, Bakteriologe, Wien): ∤ Corynebacterium pseudodiphtheriticum.

Hofmeier* Handgriff, Impression (MAX H., 1854–1927, Gynäkologe, Würzburg): *geburtsh* bimanuelles Fassen des kindl. Kopfes (an Kinn bzw. Hinterhaupt) durch die Bauchdecken u. Hineindrücken in den Beckeneingang (in Wehenpause oder zum Wehenbeginn); in Kombin. mit WALCHER* Hängelage bei plattem Becken u. Armvorfall. Gefahr des Tentoriumrisses.

Hofmeister* (FRANZ V. H., 1867–1926, Chirurg, Stuttgart) **Defekt**: röntg scharf begrenzter Füllungsdefekt an der kleinen Kurvatur (in Anastomosennähe) nach BILLROTH* Magenresektion II infolge zu tiefer Einstülpung des oberen Magenquerschnitts bzw. – temporär – durch postop. Nahtödem. – **H.* Operation**: (1908) dem »Typ ∤ H.-FINSTERER-WILMS« der BILLROTH* Magenresektion II ähnlich.

Hofmeister* Reihen (FRANZ H., 1850–1922, physiol. Chemiker, Prag, Straßburg, Würzburg), lyo- oder hydrotrope Ionenreihen: (1887/88) Reihenfolge der Kat- u. Anionen von Salzen nach ihrer Wirkung auf Ausfällbarkeit und andere Eigenschaften hydrophiler Kolloide; z. B. als Anionen (Na-Salze in bas. u. neutraler Kolloid-Lsg.): Zitrat $<$ Tartrat $<$ SO_4^{2-} $<$ Cl^- $<$ Br^- $<$ NO_3^- $<$ ClO_3^- $<$ J^- $<$ SCN^- (in saurer Lsg. umgekehrt); Kationen: Fe^{2+} $>$ Cu^{2+} $>$ Ca^{2+} $>$ Mg^{2+} $>$ K $>$ Rb $>$ Na $>$ Cs $>$ Li.

H-O-Formenwechsel: *bakt* Wechsel von der begeißelten H– zur geißellosen O-Form.

Hofstaetter*-Cullen* Zeichen (ROBERT H., geb. 1883, Gynäkologe, Wien): s. u. CULLEN*-HELLENDALL*.

Hogan* Syphilisreaktion: (1950) modif. FPM-Test unter Verw. von Cardiolipin-AG.

Hogan*-Sanders* Syndrom: ∤ Keratoconjunctivitis epidemica.

Hogben* Test (LANCELOT H., geb. 1895, brit. Physiologe): (1931) biol. (Früh-)Schwangerschaftsnachweis durch Inj. von Probandenharn in den dorsalen Lymphsack des geschlechtsreifen ♀ südafrikan. Krallenfrosches Xenopus (pos. bei Eiablage 6–10 Std. p. i.); vgl. Froschtest.

hohe Schicht: *bakt* ∤ Hochschichtagar. – **hohe Spina bifida** ∤ KLIPPEL*-FEIL* Syndrom. – **hohe Zange**: *geburtsh* ∤ Beckeneingangszange.

Hohenheim*, Philippus Aureolus P. von: Geburtsname des BOMBASTUS THEOPHRASTUS ∤ PARACELSUS.

Hohl* Methode (ANTON FRIEDR. H., 1789–1862, Gynäkologe, Halle): *geburtsh* manueller Dammschutz mit Daumendruck gegen den vorangehenden Kindsteil.

Hohlanodenröhre: *radiol* Rö-Röhre mit aus dem Schutzgehäuse herausragender »Stielanode« (hohl, mit 2 dünnen, den Kühlwasserraum umschließenden

Wandschichten), aus der die Strahlen austreten; Anw. v. a. als ⌐ Körperhöhlenrohr.

Hohl|faden: *radiol* schlauchförm. Faden (Nylon oder resorbierbares Kollagen), der nach Füllung mit flüss. Radionukliden oder Seeds zur interstitiellen Isotopenther. ins Gewebe eingebracht wird. – **H.finne:** Bandwurmfinne (z. B. Cysticercus, Echinococcus) mit – flüssigkeitsgefülltem – Hohlraum.

Hohlfuß, Pes excavatus: kongenit. oder erworb. Fußdeformität i. S. starker plantarer Abknickung von Vor- u. Rückfuß gegeneinander: Fuß gedrungen, Fersenbein in Supination steilgestellt, ausgeprägtes Längsgewölbe, überhöhter Spann, Vorfuß adduziert u. proniert; evtl. Krallenzehen (»Krallenhohlfuß«). Klin.: leichtes Umknicken nach außen, Vorfußschmerzen beim Treppensteigen infolge Einschränkung der Dorsalflexion (bei der die Plantaraponeurose am Innenrand strangartig vorspringt). – Varianten: Ballen-H. (= unechter H.), Lähmungs-, Haken-H., Klauen-H. (»**H.klaue**«).

Hohlgeschwür: ⌐ Kaverne.

Hohlhand: *anat* ⌐ Palma manus. – **H.aponeurose:** ⌐ Aponeurosis palmaris. – **H.phlegmone:** diffuse Eiteransammlung in der Palmarregion, prätendinösoberfläch. (direkt unter der Palmaraponeurose; v. a. nach Trauma, Schwielenabszeß) oder tief (unter den Beugesehnen; meist von Sehnenscheidenphlegmone des 2.– 4. Fingers fortgeleitet). Oft ulnar- oder radialseitig begrenzt (3./4. bzw. 2. Strahl), aber auch kombiniert mit V-Phlegmone. Klin.: lokaler Druck- u. Spontanschmerz, Schwellung, Handrückenödem, Krallenstellung der Finger; als Komplikationen progred. Vorderarmphlegmone, Perforation in Handwurzelgelenke, Sehnennekrose. Ther.: Op.

Hohl|knie: ⌐ Genu recurvatum. – **H.kreuz:** ⌐ Hohlrundrücken. – **H.meißelzange:** Knochenzange mit scharfen hohlen Maulteilen (»Knabberzange«) zum Glätten, Resezieren oder Modellieren; z. B. nach LUER, STILLE. – **H.nadel:** 1) ⌐ Kanüle. – 2) stanzende Biopsienadel. – **H.nagel:** *derm* ⌐ Koilonychie.

Hohlorgan: Körperorgan mit physiol. Hohlraum, z. B. Herz, Blutgefäße, Gallenwege, ableitende Harnwege, Magen-Darmtrakt, Uterus, Hirnventrikel); z. T. mit muskulärer Wandung (Fasern meist mehrschichtig: longitudinal, zirkulär, schräg).

Hohlperlen-Kapillarmethode: (SCHULTZ) Bestg. der spontanen Blutgerinnungszeit durch Füllen einer mehrfach kugelförmig erweiterten Glaskapillare mit Blut u. Prüfung von Gerinnungsbeginn u. -vollständigkeit (normal nach 5–9 bzw. 20 Min.) durch zeitgenormtes Abbrechen je einer Hohlperle (die dann in Wasser geworfen wird).

Hohlraum-Ionendosis, J_c: *radiol* die von einer Photonen- oder Elektronenstrahlung im luftgefüllten, von belieb. Material umgebenen Hohlraum (z. B. Ionisationskammer) unter ⌐ BRAGG*-GRAY* Bedingungen erzeugte Ionendosis.

Hohl(rund)rücken, Hohlkreuz: infolge vermehrter Beckenneigung nach vorn verstärkte Brustkyphose u. Lendenlordose der WS (mit gleichzeit. Verlagerung der Schultern nach vorn-innen, Thoraxabflachung u. kompensator. Bauchvorwölbung) als Haltungsfehler oder -schaden. Ätiol.: kongenit. Deformität des 5. LW, Dorsalverlagerung der Hüftgelenkpfannen, eingeschränkte Streckfähigkeit der Hüftgelenke (z. B.

Schwäche oder Lähmung der Gesäß- oder Bauchmuskeln). Sympte.: leichte Ermüdung, Rückenschmerzen, später Spondylarthrose.

Hohl|schwinger: kugelschalenförmiger Ultraschall-Strahler zur Erzeugung konvergierender u. dadurch wirkungsvollerer US-Wellen (für lokale chir. Gewebszerstörung, als Vernebler). – **H.sonde:** *chir.* ⌐ Führungshohlsonde.

Hohl|vene: ⌐ Vena cava. – **H.venentyp** (der Metastasierung): ⌐ Kava-Typ. – **H.warze:** *gyn* Vertiefung der – normalerweise prominenten – Papilla mammae (als Papilla circumvallata aperta oder obtecta). Stillschwierigkeiten mögl. (Abhilfe durch Saughütchen, Abpumpen).

Hohlweg* Effekt (WALTER H., geb. 1902, Endokrinologe, Berlin, Graz: exper. bei Nagern durch Östrogenstoß über das Hypophysenzwischenhirnsystem ausgelöste LK-Freisetzung, Ovulation u. Gelbkörperbildung; vgl. Rebound-Effekt. – Bei weitgehend gereiftem Follikel wahrsch. auch beim Menschen auslösbar.

Hohmann* (GEORG H., 1880–1970, Orthopäde, München) **Bandage:** Unterschenkelapparat aus Walkschuh mit Metallsohle u. Wadenschelle, verbunden durch gelenkig an Fußbügel angreifende Spiralschiene; z. B. bei Lähmungsklumpfuß; s. a. Hüftführungsapparat. – **H.* Einlage:** ⌐ Detorsionseinlage. – **H.* Korsett: 1)** Reklinationskorsett für pass. Kyphose-Korrektur nach 3-Punkt-System; Beckenkorb mit pelottenarmiertem dors. Ausleger (Angriff unterhalb der Kyphose) u. vertikalen Seitenschienen für Thoraxbügel. – **2)** Becken u. oberen Brustkorb von dorsal umgreifende Leichtmetallspangen u. durch paravertebrale Federstahlschienen verstärktes, die LWS stützendes Überbrückungsmieder für den lumbosakr. Übergang (z. B. bei Bandscheibenschaden, Spondylarthrose). – **H.* Operation: 1)** bogenförm. Einkerbung der Extensorenursprünge am rad. Epicondylus humeri zur Periostentspannung bei chron. Epikondylitis. – **2)** Daumenersatz durch Abspaltung des Metakarpale I u. Deckung mit volarer bzw. (2. Strahl) dors. Schwenklappen. – **3)** extraartikuläre Korrektur des Hallux valgus durch Keil- oder Trapezosteotomie des Metatarsale I (dist. Drittel), Köpfchenreposition (mit Kapselraffung), Transplantation des Abductor hallucis auf die Innenseite der Grundgliedbasis. – **4)** bei Hammerzehe Resektion des Grundgliedköpfchens, Anfrischung der Mittelphalanx u. Verkürzung der längsgespaltenen Strecksehne durch überkreuzende Raffnaht. – **5)** bei Klumpfuß subtalare Arthrodese, Achillessehnenverlängerung, vertik. Keilosteotomie am vord. Kalkaneus u. Kuboid (Basis lateroplantar); evtl. Tenotomie des Tibialis post. u. Abductor hallucis. – **6)** H.*-HELFMEYER* Op.: transartikuläre Bolzungsarthrodese des Kniegelenks mit Tibiaspan vom lat. Tibia- zum med. Femurkondylus.

Hohn* (JOSEF H., geb. 1877, Bakteriologe, Essen) **Ammon-Substrat:** (1936/42) mit modifiz. KIRSCH* bzw. SIMMONS* Substrat ident. Ammon-Nährboden. – **H.* Eiernährböden:** 4 Glyzerin- u. Hühnerei-halt. Kulturmedien für Tbk-Baktn. (»HOHN* Kultur«).

Hohnes* Syndrom: (1907) fam., autosomal-dominant erbl., primär-progress., systematisierte Kleinhirndegeneration (bevorzugt der Rinde) mit Manifestation zwischen 1. u. 4. Ljz.: Bein-, später Arm- u. Rumpf-

Hoigné* Syndrom

ataxie, Dysarthrie, gesteigerte Reflexe, Hirnnervenstörungen (u. a. Amaurose, Blickparese, Nystagmus), Psychosyndrom.

Hoigné* Syndrom (ROLF H., geb. 1923, Internist, Bern): Unmittelbar nach i.m. Inj. von Depot-Penizillin einsetzende, ätiol. unklare (embol.-tox. Effekt durch unbeabsichtigte i. v. Inj.?), wenige Min. anhaltende Bewußtseinstrübung mit akust. u. opt. Sensationen, Verwirrtheit, motor. Unruhe, Todesangst, ohne Kreislauferscheinungen.

Hoke* Gips (MICHAEL H., 1872–1944, Orthopäde, Beaufort): Extensionsverband für Oberschenkelschaftbruch (des Kindes); gesundes Bein u. Becken fixierender Gipsverband mit verstellbarer, durch Zuggew. belastbarer 2-Stangenschiene für das verletzte Bein (in Abduktion).

Holacrania: extreme Akranie oder Anenzephalie (mit völl. Fehlen des Gehirns u. subtotalem Hirnschädeldefekt).

holandrisch: adj. Bez. für Y-gekoppelte Gene, die ausschl. vom Vater auf Söhne vererbt werden.

Holarthritis: Polyarthritis mit Befall (fast) aller Gelenke.

Holden* Linie (LUTHER H., 1815–1905, Chirurg, London): inkonst. Beugefalte zwischen femoroskrotaler Region u. der Verbindungslinie Trochanter major/Spina iliaca ant. sup., die das Hüftgelenk kreuzt.

Holergasie: eine die ganze Persönlichkeit verändernde psych Erkr. (z. B. Schizophrenie).

Holfelder* Methode: (HANS H., geb. 1891, Radiologe, Frankfurt): radiol ⨍ Kreuzfeuermethode.

Holger*-Nielsen* Beatmung: (1932) manuelle respirator. Reanimation in Bauchlage (bei spontanem UK-Zungenvorfall u. Abfluß von Bronchial-Pharyngealsekret oder Mageninhalt): abduzierendes Heben der Oberarme durch den am Kopfende knienden Helfer zur Inspiration, bilat. Thoraxkompression von hinten-seitl. (gegen die Unterlage) zur Exspiration.

Holländer*-Simons* Syndrom (EUGEN H., 1867–1932, Chirurg, Berlin): ⨍ SIMONS* Syndrom.

Holländische Anfangs-, Säuglingsnahrung: ⨍ Anfangsnahrung n. RIETSCHEL.

Holland* Blutnachweis (JAMES WILL. H., 1849–1922, physiol. Chemiker u. Toxikologe, Louisville): modifiz. Guajakprobe (mit Natriumperborat statt H_2O_2).

Hollander* Hypoglykämietest: i.v. Insulin-Gabe zur Beurteilung der Effektivität einer selektiven Vagotomie auf die Säureproduktion des Magens (nur völl. Anazidität bei gleichzeit. Blutzuckerabfall beweist komplette Nervendurchtrennung). – Evtl. gleichzeit. Beobachtung der Magenmotilität: »Insulin-Motilitätstest«.

Holle* Operation (FRITZ H., geb. 1919, Chirurg, München): **1)** (1954) H.*-HEINRICH* subdiaphragmale Fundektomie: abdomin., prox., »form- u. funktionsgerechte« Magenresektion mit selekt. prox. Vagotomie u. Pyloroplastik sowie ant. Ösophagogastrostomie. – Bei extremer Magendeformierung evtl. nur Ulkusexzision, dosierte Schleimhautresektion u. Fixierung des »Neofundus« am Zwerchfell. – **2)** (1963) plast. epidiaphragmale Fundektomie (ohne Rekonstruktion von Fundus u. HIS* Winkel) mit epidiaphragmaler Ösophagogastrostomie nach schlauchförm. Vernähung des Restmagens.

Hollenbach* Operation (FRIEDRICH H., geb. 1886, Chirurg, Hamburg): kombin. transanale-abdomin. Rektum-Kontinenzresektion (Durchzugsverfahren) mit präliminarer Exstirpation der Mastdarmschleimhaut u. Eversion des Ampullenstumpfes; nach ca. 8 Tg. Abtragung des – präanal vorgezogenen – oralen Kolonendes u. extrasphinktere Anastomosierung mit Analring oder Rektumstumpf.

Hollmann*-Venrath* Programm: in der Herz-Kreislaufdiagnostik die ergometr. Belastungssteigerung alle 3 Min. um 40 Watt (im Unterschied zum WHO-Programm: alle 2 Min. um 25 Watt; schonender).

Hollywood-Kur: kalorienarme Gewichtsreduktionsdiät mit rel. viel Fleisch u. wenig Fett u. KH.

Holm* Theorie: Kurzsichtigkeit beruht auf übermäß. Augenwachstum, das als Folge intensiver Naharbeit vom Ziliarkörper ausgelöst wird.

Holman* Operation (EMILE FRÉDÉRIC H., geb. 1890, Chirurg, San Francisko): **1)** Resektion einer Aortenisthmusstenose u. Defektüberbrückung durch Interposition eines Segments aus der A. subclavia sin. – **2)** obere Thorakoplastik mit Resektion der 1.–5. Rippe (u. Schulterblattspitze) u. extrafaszialer Apikolyse.

Holmes* (SIR GORDON MORGAN H., 1876–1965, Neurologe, London) **Degeneration**: prim. progress. systematisierte Hirndegeneration, vorw. des Kleinhirns; Form der zerebellaren Heredoataxie. – **H.* Syndrom**: **1)** ⨍ ADIE* Syndrom. – **2)** ⨍ HEAD*-H.* Syndrom. – **H.*(-Stewart*) Phänomen**: neur ⨍ Rückstoßphänomen (2).

Holmgren* (ALARIK FRITJOF H., 1831–1897, Physiologe, Uppsala) **Test**: Prüfung des Farbensinns mit Wollfäden versch. Farbe u. Tönung (»H.* Wollproben«). – **H.*-Kratschmer* Reflex**: physiol s. u. ⨍ KRATSCHMER*.

Holmgren* Trophospongium, Kanälchen (EMIL ALGOT H., 1866–1922, Histologe, Stockholm): das Negativbild des GOLGI* Apparates gefärbter Präp.

Holmium, Ho: seltenes 3wert. Element der Lanthaniden-Gruppe, mit OZ 67, Atomgew. 164,930. 1 natürl. (^{165}Ho) u. 25 radioakt. Isotope (^{151}Ho-^{170}Ho).

holo...: Wortteil »ganz«, »völlig«, »unversehrt«. – s. a. Voll..., Pan....

Holoacardi(ac)us: Doppelmißbildung, deren Parasit kein Herz besitzt (evtl. mit Fehlen der oberen oder unt. Körperhälfte = H. acephalus bzw. acormus; oder aber ohne jede menschl. Form = H. amorphus oder anideus).

Holo|blastier: zool Tiere (z. B. Säuger), deren befruchtete Eier total furchen (⨍ Abb. »Furchung«). – **H.blastose**: multilokuläre blastomatöse Entartung in einem Organ.

holodiastolisch: kard über die ganze Diastole bestehend (z. B. ein Geräusch: »**Holodiastolikum**«).

Holodysphrenie: psych der Schizophrenie ähnl. Psychose mit Desintegration des Geistes, jedoch ohne Zerstörung der Persönlichkeit; wellenförm. Verlauf mit völl. Wiederherstellung.

holoendemisch: als totale, d. h. über 75 % der Bevölkerung erfassende Endemie auftretend.

Holoenzym, -ferment: das aus Co- u. Apoenzym bestehende Gesamtenzym.

Hologamie, Gamontogamie: *protozool* Befruchtung durch Verschmelzen von Hologameten (nicht durch Meiose entstandene, d. h. nicht veränderte Gameten) gleicher oder versch. Größe u. Gestalt (= Iso- bzw. Anisogameten).

Holographie: (D. GABOR 1948) photograph. Fixierung eines Strahlungsfeldes (s. a. GABOR* Mikroskopie). Vom »Schattenbild« des Objektes (entstanden durch Interferenz der unbeeinflußten Primärwelle mit der vom Objekt ausgehenden Sekundärwelle, z. B. mittels Laser) wird das photograph. Positiv erzeugt, das damit die vollständ. Information über das gesamte Strahlungsfeld enthält, also auch das räuml. Bild des Objektes (unter den tatsächl. Betrachtungsbedingungen) liefert (»Hologramm«).

holo|gyn: adj. Bez. für ein nur in der weibl. Linie manifestierbares Erbmerkmal. – **h.krin**: adj. Bez. für eine Sekretion, bei der die Zellen der (»holokrinen«) Drüse während der Sekretbildung zugrundegehen, mit dem Sekret abgestoßen u. durch nachrückende Zellen ersetzt werden. – **h.mastigot**: mit Geißeln am ganzen Körper.

Holometabolie: *entom* s. u. Metamorphose.

Holomycin: Antibiotikum aus Streptomyces griseus; wirksam gegen grampos. u. gramneg. Baktn., Pilze, Protozoen.

Holonephros-Theorie: Vor-, Ur- u. Nachniere sind keine verschiedenart. Organe, sondern Differenzierungsabschnitte eines ganzheitl. Exkretionsorgans; die steigende Zahl der Nephrone kennzeichnet den Differenzierungsgrad.

Holo|phylogenese: Sammelbegr. für Onto- u. Phylogenese. – **H.plegie**: Lähmung aller Körperteile. – **H.protein**: das nur aus Aminosäuren aufgebaute »echte« Eiweiß.

Holo|schisis: *genet* (FLEMMING) / Amitose. – **H.side**: aus einfachen Zuckern (Monosacchariden) glykosidisch zusammengesetzte Di-, Oligo-, Polysaccharide. – Gegensatz: Heteroside.

holosystolisch: *kard* während der gesamten Systole (z. B. Geräusch: »**Holosystolikum**«).

Holotomie: / Totalexstirpation, Ektomie, Radikaloperation. – **H.tonie**: Tonussteigerung aller Muskeln. – **H.topie**: auf den Gesamtkörper bezogene Lage eines Organs oder Körperteils.

holo|trich: *biol* vollständig u. gleichmäßig mit Haaren bzw. Zilien bedeckt. – **h.trop**: auf das Ganze wirkend.

Holo|typhlon: (EVAN) Zäkum mit Colon ascendens u. prox. Transversum als funktionelle Einheit. – **H.typus**: *biol* einziges zur Beschreibung einer neuen Spezies ausgewähltes Individuum.

holo|zoisch: *biol* alle Charakteristika eines Tieres aufweisend, sich wie ein Tier ernährend. – **h.zygot**: adj. Bez. für eine aus der Verschmelzung zweier haploider Gameten mit vollständ. Genom hervorgegangene diploide Zelle bzw. diploides Individuum eines eukaryot. Organismus.

Holst* Dachplastik (JOHANN MARTIN H., geb. 1892, Chirurg, Oslo): (1933) paravertebrale obere Thorakoplastik mit extrapleuraler Apikolyse, subperiostaler Resektion der 1.– 6. Rippe, Fixierung des mobilisierten Periost-Weichteil-Muskellappens am Querfortsatz Th 5 u. 6 als Pelotte (apikaler Lungenkollaps).

v. Holst* Prinzip (ERICH WALTER VON H., 1908–1962, Zoologe, Riga, Heidelberg, München): *physiol* / Reafferenzprinzip.

Holt* Kurve (LUTHER EMMET H., 1855–1924, Pädiater, New York): graph. Darstg. des durchschnittl. Gewichtswachstums Frühgeborener in Abhängigkeit vom Geburtsgew. (/ Abb.).

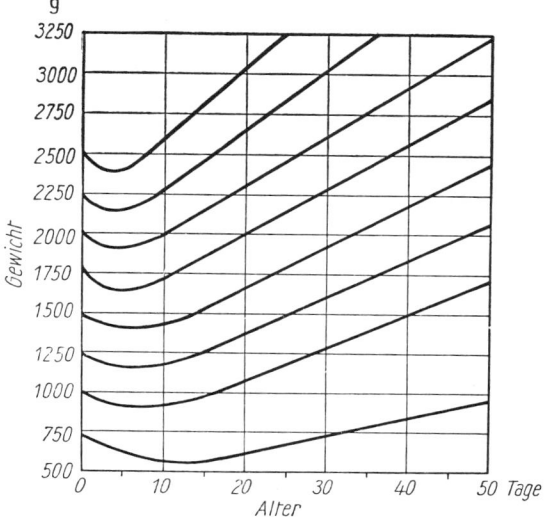

Holt*-Oram* Syndrom, atriodigitale Dysplasie (MCKUSICK): seltene Kombin. einer angeb. Herzmißbildung (v. a. VSD vom Sekundumtyp) mit – v. a. radialseit. – Hand- u. Fingerdysplasien (/ Abb. »Triphalagie«).

Holten* Test (CAI H., geb. 1894, Internist, Kopenhagen): Kreatinin-Clearance als Nierenfunktionsprüfung.

Holter* Dränage: *neurochir* / SPITZ*-HOLTER* Dränage unter Verw. des **H.* Ventils** (vor den Venenkatheter eingeschalteter, auf best. Liquordruck ansprechender u. Blutrückfluß verhindernder Ventilmechanismus mit Schlauchzwischenstück, dessen manuelle Kompression auch ein »Abpumpen« des Liquors ermöglicht); s. a. Abb. »Hydrozephalus-Op.«.

Holtermüller*-Wiedemann* Syndrom (K. H., Pädiater, Saarbrücken; HANNS-RUDOLF W.): (1958/59) / Kleeblattschädel-Syndrom.

Holth* (SÖREN H., 1863–1937, Ophthalmologe, Oslo) **Methode**: / Kinematoskopie. – **H.* Operation**: 1) / Iridenkleisis. – 2) Modifik. der LAGRANGE* Op. mit stichförm. Inzision u. Lochzangen-Sklerotomie.

Holthouse* Hernie (CARSTEN H., 1810–1901, engl. Chirurg): bilokuläre Hernia inguinalis interparietalis; i. w. S. auch die kombin. Schenkel- u. Leistenhernie.

Holthusen* (HERMANN H., geb. 1886, Radiologe, Hamburg) **Effekt**: *radiol* / Sauerstoffeffekt. – **H.*-Hamann* Methode** (ANNA HA., geb. 1894, Radiologin, Hamburg, Chicago): (1932) prakt. Radiumdosimetrie anhand der durch Direktbestrahlung erzeugten Schwärzung einer photograph. Schicht (die der applizierten Dosis – unabhängig von der Dosis-

Holzapfel* Zeichen

leistung – proportional ist). – Anschluß an Ionisationsmethode über die sog. »Würfelminute«.

Holzapfel* Zeichen (KARL H., 1866–1942, Gynäkologe, Kiel): verzögertes Herausgleiten des Uterus aus dem Griff der vaginal u. abdominal untersuchenden Hände (infolge des Aufgerauhtseins des Perimetriums) als Frühschwangerschaftszeichen.

Holzdermatitis: vulg. Kontaktekzem infolge Holzstauballergie (gegen Stäube, Harze, i. w. S. auch Holzschutz- u. -imprägnierungsmittel).

Holzel* Syndrom: (1955/59) ↑ Laktasemangel.

Holz|essig: ↑ Acetum pyrolignosum. – **H.gasvergiftung**: Intoxikation durch das beim Vergasen von Holz(kohle) gebildete Gasgemisch (ca. 30% CO, 8% Methan, ferner CO_2, Äthylen, H_2). – **H.geist**: ↑ Methanol.

Holzknecht* (GUIDO H., 1872–1931, Röntgenologe, Wien) **Kolonbewegung**: die sogen. »großen« ↑ Kolonbewegungen. – **H.* Löffel**: *röntg* strahlendurchläss., löffelart. Instrument zur gezielten Kompression des Abdomens bei Magen-Darm-Untersuchung. – **H.* Magen**: *röntg* ↑ Stierhornform. – **H.* Raum**: *röntg* der – im 1. schrägen Durchmesser freiprojizierte – Retrokardialraum (der bei Vergrößerung des li. Herzens eingeengt ist). – **H.* Syndrom**: die Rö-Sympte. bei Bronchusobturation (durch Fremdkörper): poststenot. Lungenatelektase, homolat. Zwerchfellhochstand, Mediastinalpendeln (»H.*-JACOBSEN* Phänomen«) u./oder -verlagerung zur erkrankten Seite. – **H.*-Jacobsen* Syndrom**: ↑ Periarteriitis nodosa.

Holz|ödem: brettharte Ödem; z. B. bei akuter Thrombose, Holzphlegmone. – **H.phlegmone**: subakute bis chron., schmerzfreie u. afebrile, brettharte, sulz. Weichteilinfiltration mit nur geringer Eiterbildung u. starker Bindegewebsproliferation infolge langsamen Eindringens wenig virulenter Erreger; v. a. an Gesicht, Bauchwand u. Extremitäten; i. e. S. die von der Mund-Rachenhöhle ausgehende submaxilläre RECLUS* Phlegmone (als seitl. Halsphlegmone mit Befall v. a. des Unterhautzell- u. Muskelzwischengewebes).

Holzschuhform (des Herzens): (BORDET) *röntg* das für FALLOT* Tetralogie typ. »Cœur en sabot« mit kräftig gerundetem, evtl. fast senkrechtem li. unt. Bogen u. fehlendem Pulmonalissegment (dadurch stark ausgeprägte Herztaille, ↑ Tab. »Herzfehler«).

Holzspiritus: ↑ Methanol.

Holzstaub|allergie: allerg. Reaktion (↑ Holzdermatitis, Rhinitis vasomotorica, Bronchialasthma) auf Staub bestimmter – meist trop. – Holzarten; u. U. meldepflicht. BK. – Durch Holzstaub bzw. darin enthalt. Glykoside, Alkaloide etc. evtl. auch Intoxikation (»**H.schaden**«; u. U. tödl.).

Holz|teer: ↑ Pix liquida. – **H.uterus**: durch retroplazentares Hämatom stark gespannter Uterus bei vorzeit. Plazentalösung. – **H.zucker**: ↑ Xylose.

Homalographie: Darstg. des Körpers u. seiner Teile anhand von (Quer-)Schnitten.

Homalomyia: *entom* ↑ Fannia.

Homans* (JOHN H., 1877–1954, Chirurg, Boston) **Operation**: (1934) uni- oder bilat. V.-femoralis-Ligatur an der Einmündung der Profunda als Embolieprophylaxe bei tiefer Unterschenkelvenenthrombose. – **H.* Zeichen**: bei gestrecktem Bein durch pass. Dorsalflexion des Fußes ausgelöster Schmerz in Wade u. Kniekehle bei Unterschenkelthrombophlebitis.

Homarylaminum *WHO*: N-methyl-3,4-methylendioxyphenäthylamin; Antitussivum.

Homatropin: $C_{16}H_{21}NO_3$; synthet. Mandelsäuretropinester; Atropin-ähnl. Parasympathikolytikum mit rascherer u. früher abklingender (ca. 12 Std.), mydriat. Wirkung. Anw. v. a. als Methyl- u. Hydrobromid (letzteres auch Intestinalspasmolytikum).

Homberger* Färbung: Gonokokken-Darstg. mit wäßr. Lsg. von Kresylechtviolett (Go. violett, Kerne schwachblau).

Home* Lappen (SIR EVENARD H., 1756–1832, Chirurg, London): hypertroph. Prostata-Mittellappen.

Homén* Syndrom (ERNST ALEXANDER H., 1851–1926, Pathologe, Helsinki): zunehmende Demenz bei Schädigung des Nucl. lentiformis; initial Gedächtnisstörungen, unartikulierte Sprache, schwankender Gang, progred. Muskelversteifung.

Hominidae: Fam. »Menschenartige« [Hominoidea], zu der außer Australopithecus die »echten Menschen« (= Homininae, Euhomininae) Homo erectus u. H. sapiens gehören.

Hominisationskrankheiten: für den Menschen spezif., durch Zivilisation u. aufrechten Gang bedingte Krkhtn., z. B. Allergosen, Stoffwechsel- u. Kreislaufstörungen, Haltungsschäden.

Homizid: Mord, Totschlag. – **Homozidose**: ↑ bewußte Todeswünsche (ohne umschrieb. Mordgedanken) gegenüber einer dem eigenen Glück im Wege stehenden Person.

Homme sans cou: (französ.) »Mensch ohne Hals«, Träger eines KLIPPEL*-FEIL* Syndroms.

Homme de verre: (französ.) »Glasmensch«, Träger eines VAN DER HOEVE* Syndroms.

homo...: Wortteil »gleich(artig)«, »entsprechend« (s. a. iso..., homöo..., homoio...), artgleich (neuerdings: »allo...«). – *chem* Präfix für Derivate mit einer CH_2-Gruppe mehr als die Stammverbindung.

Homo: Gattg. »Mensch« der Fam. Hominidae mit aufrechtem Gang u. der Fähigkeit, Werkzeuge u.

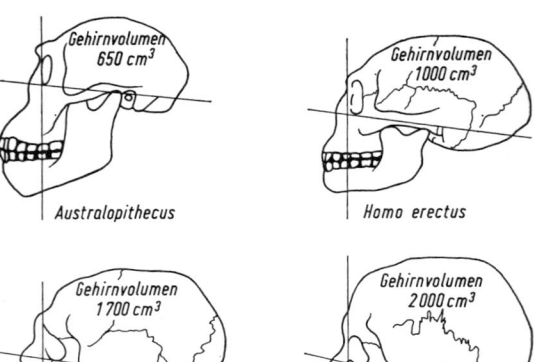

Australopithecus — Gehirnvolumen 650 cm³
Homo erectus — Gehirnvolumen 1000 cm³
Homo sapiens neanderthalensis — Gehirnvolumen 1700 cm³
Homo sapiens sapiens — Gehirnvolumen 2000 cm³

Feuer zu benutzen. Arten **H. erectus** (= Pithecanthropus; von ca. 750 000 bis 300 000 v. Chr.; Unterarten z. B. H. er. erectus, pekinensis, heidelbergensis) u. **H. sapiens** (ab ca. 300 000 v. Chr.; von ersterem unterschieden durch größeres Längenwachstum, grazileren Knochenbau, größere Schädelkapazität mit steiler Stirn u. höherer Scheitelwölbung; Unterarten z. B. Ho. sa. neanderthalensis u. H. sa. sapiens, soweit nicht fossil, H. recens genannt).

Homoallele: »ident. Allele« mit Strukturunterschieden an ident. Sites eines Genlokus. Rekombination zum Wildtyp durch Crossing-over normalerweise nicht möglich.

Homobiotine: synthet. Homologe des ↑ Biotin; mit Antivitamin-Eigenschaften. – **homobrachial:** *zytol* nur einen Chromosomenarm betreffend (ohne Beteiligung des Zentromers; vgl. heterobrachial).

Homo|chromie: *histol* die Eigenschaft eines Substrats, einen Farbstoff unverändert anzunehmen. – **h.chron:** in einem zykl. Geschehen stets zum gleichen Zeitpunkt auftretend; vgl. isochron.

Homo|dynamie: *genet* synchrone Wirkung verschied. Gene auf den gleichen Entwicklungsprozeß. – **H.dontie,** Isodontie, *zool* gleichart. (undifferenzierte) Bezahnung, z. B. bei Reptilien; vgl. Anisodontie.

homöo...: Wortteil »gleich(artig)«, »entsprechend«; s. a. homo..., homoio..., iso....

Homöoionie: Konstanz der Ionenzusammensetzung.

homöolog: partiell homolog.; z. B. **h. Chromosomen** (mit gleichen Loci in teilweise anderer Anordnung bzw. mit einzelnen Loci aus anderen Chromosomen), **h. Strukturen** (in homologen Organen, aber phylogenetisch unabhängig entstanden).

homöomorph: von gleicher Form (Bau).

Homöopathie: 1810 von SAMUEL HAHNEMANN eingeführte, von der übl. Allopathie abweichende Heilmethode mit 2 wesentl. Prinzipien: »Simileprinzip«, d. h. Arzneiwahl nach der Ähnlichkeit der subj. u. obj. Sympte. des Krankheitsbildes mit dem Wirkungsbild der Arznei (gewonnen durch Arzneiversuch an Gesunden, aus Toxikologie, Tierversuch; s. a. Similia similibus curentur) u. Dosierung in abgestuften Verdünnungen (↑ Potenzen). Während die konservat. Richtung (»Hahnemannismus«) = »klass. H.«, im Angelsächs.: »Kentianismus«) an den Dogmen des HAHNEMANNschen »Organon der Heilkunst« u. »Chron. Krankhtn.« festhält, lehnt die – schon zu Hahnemanns Zeiten entstandene – naturwissenschaftl.-krit. Richtung die dogmat. Übertreibungen (Hochpotenzen, Psora-Lehre) ab, sieht die H. als organspezif. Schwellenreizther. an (BIER, ZIMMER; HOFF: »Regulationsther.«), wendet nur niedr. oder mittl. Dezimalpotenzen an (um nicht die durch die LOSCHMIDT* Zahl gegebenen Grenzen zu überschreiten) u. bejaht den Primat der wissenschaftl. Therapie. – Die Arzneimittel werden – soweit akzeptiert – nach den Vorschriften des Dtsch. **Homöopathischen Arzneibuches** »(HAB)«; 1904 1. Auflage durch WILLMAR SCHWABE, 1924 2. Aufl., ab 1979 in der BRD neues »HAB 1«) durch stufenweises Potenzieren (C1 = 1:100, C2 = 1:10000, D1 = 1 : 10, D2 = 1:100 usw.) bereitet aus Urtinkturen (aus Pflanzen, tier. Stoffen; Symbol: ∅) oder Mineralien u. Chemikalien (Symbol ○) u. aus indifferenten Verdünnungsmitteln wie Weingeist, dest. Wasser, Glyzerin (↑ Dilution) bzw. Milchzucker (für Triturationen); s. a. Globuli; daneben fabrikmäßig hergestellte Fertigpräparate.

Homöo|plasie: dem Muttergewebe gleiches Wachstum von Zellen u. Geweben, evtl. als organähnl. Neubildung. – **h.plastisch:** eine Homöoplasie bzw. Homoioplastik betreffend. – **h.polare Bindung:** *chem* Atombindung.

Homöo|stase: 1) (CANNON 1929/32) *physiol* Selbstregulation eines – biol. – Systems im dynam. Gleichgew., z. B. eines tier. Organismus durch neurohumorale Regelmechanismen; i. e. S. auch die Absicherung gegen wechselnde Umweltbedingungen durch Stärkung u. Verbreiterung der Resistenz. – **2)** Entwicklungs-, **epigenet. H.st.:** (LERNER 1954) regulator. Sicherung der Differenzierungsvorgänge u. Aufrechterhaltung der Differenzierungsunterschiede während der normalen Ontogenese. – **H.stat:** (W. R. ASHBY) kybernet.-techn. Gerät zum modellmäß. Studium des Verhaltens eines sich selbst organisierenden Systems; garantiert Stabilität innerer Zustände gegenüber externer Beeinflussung durch selbstät. dynam. Regulation u. gegen Störungen (Ausfälle) der eigenen Elemente durch Änderung der Funktionsgesetze.

Homöo|therapie: die naturwissenschaftl.-krit. ↑ H.-pathie. – **H.therme:** badewarme Heilquelle. – **h.top:** an annähernd regulärer Stelle gelegen.

Homoerotik, -erotismus: ↑ Homosexualität; i. e. S. nur gleichgeschlechtl. libidinösen Wünsche (oft gut sublimiert u. damit unbewußt: latente Homosexualität), wie sie als Durchgangsphase während der Pubertät normal sind (u. sich bei Ausbleiben der vollständ. Hinwendung zum anderen Geschlecht evtl. als Störungen bei heterosexueller Betätigung äußern, z. B. als Frigidität).

Homofenazinum *WHO,* Pasaden®; 2-Trifluormethyl-10-[-3-(β-hydroxyäthyl-1-hexahydro-1,4-diazepinyl)-propyl]-phenothiazin; Neuroleptikum.

homo|gam: *genet* nur gleiche Geno- bzw. Phänotypen befruchtend. – **h.gametisch:** bei der Meiose nur gleichartig geschlechtsbestimmende Gameten liefernd.

homogen: gleichartig, gleichgeartet, von überall gleicher Struktur, mit gleichen Teil(funktion)en; z. B. **h. Strahlung** (monochromat. bzw. monoenerget. Str., i. w. S. auch ein Strahlengemisch mit praktisch monoenerget. Verhalten gegenüber einem absorbierenden Körper), **h. System** (*physikochem* nur aus einer Phase »fest«, »flüssig« oder »gasförmig« bestehend, einen Raum gleichmäßig füllend).

homogenetische Extrasystole: (LEWIS) in einem prim., sek. oder tert. Zentrum myoirritativ entstandene E.

Homo|gen(is)at: biologisch akt. »Gewebebrei«, gewonnen durch Feinstzerkleinerung frischen Gewebes; enthält u. a. freigesetzte intrazellulär Strukturelemente, enzymat. Aktivitäten. Verw. für zellmorphol., metabol., enzymat. u. a. Untersuchungen (evtl. nach weiterer Fraktionierung, Gefriertrocknung etc.). – **H.genisator:** Apparat (Zentrifuge, Vibrator, Mörser, Mahlwerk etc.) zur feinsten mechan. Gewebezerkleinerung (↑ H.genisat) bzw. zur Herstg. stabiler Emulsionen (»H.genisierung«). – **H.genisierung:** Herstg. eines feinverteilten, einheitlicher aussehenden Stoffgemenges (s. a. Homogenat) aus gröberem heterogenem Material durch mechan. (↑ Homogenisator)

Homogenitätsgrad
oder therm. Behandlung; z. B. Verflüssigung (Zentrifuge) von Sputum, Eiter etc. zwecks Keimanreicherung. – *radiol* s. u. Aufhärtung.

Homogenitätsgrad, -faktor, H: *radiol* Quotient aus der 1. u. 2. Halbwertsschichtdicke zur Kennz. der Strahlenqualität einer Bremsstrahlung (bei homogener Strahlung ~ 1, bei heterogener < 1). – Reziproker Wert: Heterogenitätsgrad (h).

Homogenitalität: gleichgeschlechtl. Genitalkontakte (im Ggs. zur ↑ Homoerotik).

Homogentisat: Salz der Homogentisinsäure. – **H.-1,2-dioxygenase, Homogentis(in)ase:** am Tyrosinstoffwechsel beteiligtes Enzym, das Homogentisinsäure zu 4-Maleylazetoazetat oxidiert (Fe^{2+} - u. Vit.C-abhängig., durch metallbindende Chelate hemmbar). – Fehlt wahrsch. bei ↑ Alkaptonurie.

Homogentisinsäure: 2,5-Dihydroxyphenylessigsäure (Glykosursäure), alkali- u. O_2-labil. Beim Menschen intermediäres Abbauprodukt von Phenylalanin u. Tyrosin, das durch ↑ Homogentisat-1,2-dioxygenase weiter abgebaut wird; tritt infolge spezif. Enzymmangels (s. o.) bei Alkaptonurie im Harn auf (zus. mit **H.lakton** u. **H.äthylester:** »Homogentisinurie«) u. wird dort, v. a. im alkal. Milieu, oxidativ in schwarzbraune »Alkaptonkörper« umgewandelt (↑ Ochronose). Nachweis u. a. papierchromatograph. photometr., durch Farb-, Reduktionsproben.

Homoglykane: Polysaccharide mit nur einem Monosaccharid-Typ als Baustein, z. B. Zellulose.

Homograft: (engl.) ↑ Homotransplantat.

homoio...: Wortteil »gleich(artig)«, »entsprechend« (s. a. homo..., homöo..., iso...); z. B. **H.plastik** (plast. Op. mit allogenem Transplant [»H.transplantat«]).

Homoiosmie: Konstanz des osmot. Drucks von Geweben, Zellen u. Flüssigkeiten, unabhängig von Druckveränderungen der Umgebung. Maßgebend u. a. für die Reaktionsgeschwindigkeit intrazellulärer Vorgänge.

homoiotherm, isotherm: mit konst., von der Außentemp. unabhäng. Körpertemp.; vgl. poikilotherm.

homokladische Anastomose: ↑ A. zwischen den Ästen eines Arterienstammes.

Homokokain: C-Benzoylekgoninäthylester (↑ Tab. »Coca-Alkaloide«); Anästhetikum.

Homolanthionin: bei Homozystinurie aus dem Harn isolierte Aminosäure; höheres Homolog zum Zystathionin, wahrsch. aus Homoserin u. Homozystein gebildet.

homolateral, ipsilateral: dieselbe (Körper-)Seite betreffend; vgl. kontralateral.

homolog, homoio-, autolog: übereinstimmend, adäquat; homöolog. – *biol* artgleich, von einem genetisch verschied. Individuum der gleichen Spezies stammend (↑ allogen). *genet* als mutativ entstandene Variante gleichen Phänotyps; z. B. **h. Antigen** (das mit dem von ihm stimulierten »h. AK« spezifisch reagiert), **h. Bakterien** (die mit dem – durch Immunisierung gewonnenen – »h.« Antiserum spezifisch reagieren; dabei Homologie evtl. für 2 u. mehr AG), **h. Organe** (bei verschied. Spezies in Lage u. nach Herkunft einander entsprech., in Bau u. Funktion aber verschieden), **h. Proteine** (mit weitgehend übereinstimmen-

der Aminosäuresequenz u. meist auch ähnl. Funktion; z. B. Trypsin/Chymotrypsin), **h. Reihe** (chemisch verwandte Verbindgn., wobei die folgende um jeweils eine »Gruppe« vermehrt ist, z. B. um $-CH_2-$ bei den gesätt. Kw.stoffen: Methan, Äthan etc.), **h. Serum** (*immun* Serum derselben Spezies u. damit der gleichen Eiweißart, z. B. Rekonvaleszentenserum; aber auch das spezif. Immunserum), **h. Serumikterus** (die Virushepatitis B).

Homolyse: 1) Auflösung von Zellen (Geweben) durch Stoffe (Extrakte) derselben Gewebsart; i. w. S. die Hämolyse durch Isolysine (»Homolysine«). – **2)** *chem* die **homolyt.** oder **Radikalreaktion** A:B ↔ A˙ + B˙ der Trennung des Elektronenpaares bei Atombindung unter Bildung freier Radikale (bzw. deren Bindung durch Elektronenpaarung).

Homomerie: 1) Zusammensetzung aus (annähernd) gleichen Untereinheiten (Segmenten, Zellen). – **2)** *genet* ↑ Polygenie mit gleicher Beteiligung mehrerer Gene an der Entstehung einer Erbeigenschaft.

Homonikotinsäure: 3-Pyridylessigsäure; Anticholesterinämikum.

homo|nom: gleichwertig, -artig, *biol* mit gleichem Bau u. Funktion; *psych* vom Normalen nur durch die Intensität unterschieden. – **h.nym:** gleichnamig, -lautend (= mehrdeutig, doppelsinnig), sich entsprechend (auch i. S. von synonym).

Homoorganotherapie: Substitutionsther. mit dem entsprech. (tier.) Organpräp.

Homo-PAS, PAMSA: p-Aminomethylsalizylsäure; Bakteriostatikum.

homophasisch: mit gleicher Phase ablaufend, »in Phase« (z. B. Schalldruckverlauf eines akust. Reizes in bd. Ohren), mit gleichgerichtetem Kurvenablauf (z. B. monophas. Typ des Linksschenkelblocks, mit gleichgerichteter Kammeranfangs- u. Endschwankung in Abltg. I), gleichzeitig (*neurol* s. u. Phasenverschiebung).

homophil: mit Affinität zu Gleichartigem, *psych* homosexuell.

Homopipramolum *WHO:* 4-[3-(5H-Dibenz[b,f]azepin-5-yl)-propyl]-hexahydro-1H-1,4-diazepin-1-äthanol; Psychotherapeutikum.

Homo|plastik: *chir* ↑ Homoioplastik. – **h.plastische Teilung:** *embryol* ↑ Äquationsteilung.

Homopolymere: Makromoleküle aus gleichen Grundbausteinen, z. B. *genet* Polynukleotide als »synthet.« (enzymatisch gewonnene) Messenger-RNS zur Erforschung des genet. Kode.

Homoprotokatechusäure, Dopac: 3,4-Dihydroxyphenylessigsäure; Abbauprodukt des DOPA-Stoffwechsels, ein Melanogen; im Harn normal 1,2–2,9 mg/24 Std., vermehrt z. B. bei Melanurie (Melanosarkom).

Homoreaktivierung: *virol* Auslösung des ↑ BERRY*-DEDRICK* Phänomens mit einem Virus derselben Untergruppe.

Homosalizylsäure: ↑ p-Kresotinsäure.

Homoserin: α-Amino-γ-hydroxybuttersäure; natürl. Hydroxyaminosäure in Mikroorganismen u. Pflanzen, Zwischenprodukt im menschl. Methionin-, Threonin- u. Asparaginsäurestoffwechsel (↑ Schema); vgl. Homozystein, -zystin. – **H.-dehydra(ta)se,**

H.de(s)aminase, Zystathionase: Pyridoxalphosphathalt. Enzym, das (a)L-Homoserin in 2-Ketobutyrat u. (b) Zystathionin in 2-Ketobutyrat, Ammoniak u. Zystein umwandelt (↑ Schema). – **H.-dehydrogenase**: Enzym das mit den Koenzymen NAD bzw. NADP Homoserin zu L-Asparaginsäure-β-semialdehyd dehydriert (↑ Schema).

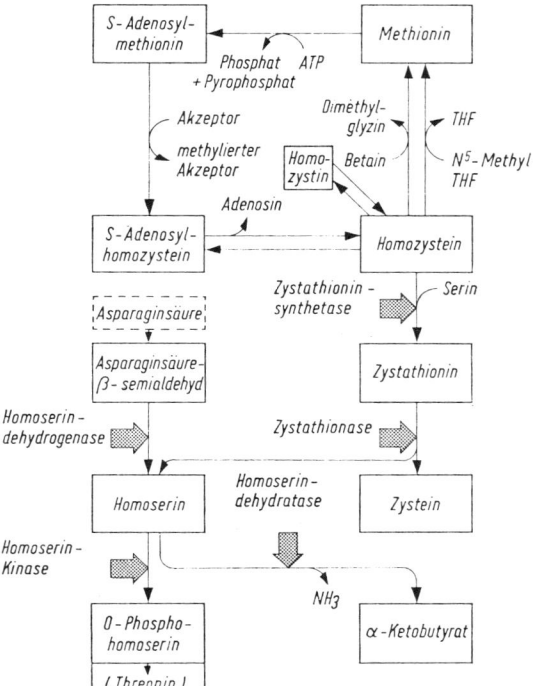

Homosexualität: die auf das gleiche Geschlecht gerichtete Sexualität bei ♂ (»Uranismus«; ausschließlich bei etwa 2–4%, häufiger fakultativ oder nur vorübergehend) u. ♀ (= »Sapphismus«, »Tribadie«, »lesb. Liebe«) als ziemlich häuf. sexuelle Perversion, evtl. nur latent (ohne Inerscheinungtreten der bewußten oder unbewußten Triebwünsche); soweit nicht durch endokrine Abartigkeit, Zwittertum, Eunuchoidismus u. bedingt, Folge von jugendl. Verführung, Kastrationsangst, Ödipuskomplex (bei psychopath. Persönlichkeit) etc.; s. a. Subjekthomoerotik.

homostatisch: aus nicht mehr lebensfäh. (inertem) tier. Gewebe bestehend; z. B. **h. Transplantat** (als Gerüst für körpereigene Regenerationsprozesse).

Homo|steroide: St. mit einem um ein oder mehr C-Atome erweiterten Ring (meist bei Ring D); Kennz. durch Präfix »Homo-«, »Di-homo-« etc. – **H.stimulation**: St. eines Organs durch Gaben des entsprech. tier. Organ(extrakte)s.

Homotransplantation: allogene ↑ Transplantation.

Homovanillinsäure: 3-Methoxy-4-hydroxy-phenylessigsäure; Abbauprodukt im Katecholaminstoffwechsel; im Harn normal 3,7–7,5 mg/24 Std., vermehrt bei Neuroblastom u. Ganglioneurom.

homovital: aus allogenen lebenden Geweben bestehend.

Homozygie: *path* Verschmelzung homologer Organe als Mißbildung.

homozygot: im Zustand der **Homozygotie**, d. h. mit ident. Allelen eines Gens in bd. homologen Chromosomen eines diploiden bzw. in allen eines polyploiden Genoms.

homozyklisch: *chem* mit Ringstruktur aus nur gleichen Atomen (meist C: »karbozyklisch«, z. B. Benzol); vgl. heterozyklisch.

Homozystein: (1935) α-Amino-γ-thiobuttersäure; dem Zystein homologe S-halt. Aminosäure; Zwischenprodukt des transmethylierenden Stoffwechsels (beim Menschen v. a. in der Leber); geht (aktiviert als S-Adenosyl-H.) bei CH_3-Anlagerung in Methionin über, bildet mit Serin Zystathionin; steht im physiol. Gleichgew. mit Homozystin. Bei Homozystinurie (u. erbl. Zystathioninurie) evtl. vermehrt; s. a. Homolanthionin), Schema »Homoserin«. – **H.-methyltransferase**: Enzym (Leber, Niere), das den Methylrest von S-Adenosylmethionin auf Homozystein überträgt u. so Methionin bildet. – **H.-thiolakton**:

$$CH_2-CH_2-CH-NH_2$$
$$\mid \qquad\qquad \mid$$
$$S \text{------} CO$$

ein Leberschutzstoff (»nekro-« u. »antilipotrop«).

Homozystin: dem Zystin homologe, durch S-S-Bindung aus 2 Mol. Homozystein entstehende Aminosäure (Typ Diamino-dikarbonsäure); ein Intermediärprodukt im Methionin-Zystein-Stoffwechsel. (↑ Schema »Homoserin«); bei genetisch bedingtem Enzymblock (Zystathion-synthetase) in Blut u. v. a. Harn angereichert (↑ H.urie). Mikrobiol. Bestg. mit ↑ GUTHRIE* Hemmtest. – **H.urie**: (CARSON u. M. 1962) autosomal-rezess. erbl. (?) Enzymopathie mit Störung der Zystathionin-Synthese (↑ Schema »Homoserin«; s. a. Sulfozysteinurie). Klin.: Ausscheidung von H. u. Methionin im Harn, Methioninämie (> 4 mg%), Schwachsinn, Linsendislokation, Brachyphalangie, Spastizität der unt. Extremitäten, dünnes, blondes, brüch. Haar, Wangenröte; evtl. Vollbild des MARFAN* Syndroms.

homozytotrope Antikörper: ↑ Reagine.

Homunkulus: (PENFIELD u. RASMUSSEN) *neurophysiol* bildl. Veranschaulichung der motor. bzw. somatosensiblen Repräsentation der einzelnen Körperabschnitte, die in entsprech. Anordnung u. Größe neben dem schemat. Schnittbild der Großhirnrinde skizziert sind (Knie an der Mantelkante, Gesichtspartien u. Finger am Fuß der Zentralwindung; ↑ Abb. S. 1095, s. a. Abb. »Kortex«).

Honeymoon-Zystitis: Zystitis der ♀ während der ersten Ehemonate als Folge zu häuf. Kohabitierens (Pathogenese: miktionshemmendes u. die Keimaszension förderndes Harnröhrchen- u. Blasenausgangsödem).

Hongkong|-Cholangiohepatitis: nur bei Chinesen beobachtetes »Syndrom der verstopften Gallenwege«, d. h. eitr. Cholangiolitis mit Cholangiohepatitis u. Konkrementen in den Hauptgallengängen (nicht in Gallenblase). Wahrsch. Clonorchiasis mit zusätzl. hämatogener Koli- oder Staphylokokken-Infektion. – **H.fuß**: ↑ Tinea pedis. – **H.-Grippe**: 1968/69 von Ostasien über Nordamerika nach Europa gelangte pandem. Grippe durch das »H.-Virus« (antigene Variante des A_2-Virus, mit erhebl. Letalität).

Honig: *pharm* ↑ Mel.

Honigscheibentyp

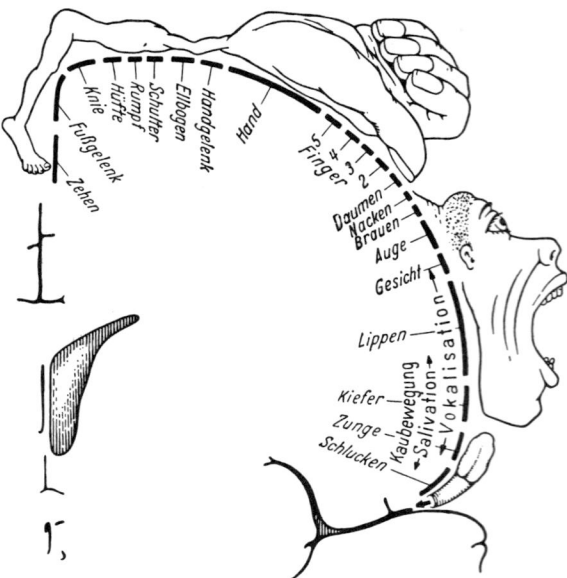

»Homunculus«, motorische Repräsentation des Körpers in der vord. Zentralwindung (n. PENFIELD u. RASMUSSEN).

Honigscheibentyp (PARSON*): *röntg* wolkig-flockigwab. Struktur der Metaphysen langer Röhrenknochen bei Rachitis u. Pseudorachitis.

Honigwaben|gallenblase: s. u. Cholesteatose. – **H.lunge**: **1)** ↑ Wabenlunge. – **2)** *röntg* generalisiertes Wabenmuster der Lungenfelder im Endstadium der interstitiellen Fibrose. – **H.niere**: ↑ Zystenniere. – **H.struktur**: *zystol* s. u. Oligodendrogliom.

Hooft* Syndrom: fam. ↑ Hypolipidämie.

Hook: (engl.) »Haken«, leicht auswechselbares akt. Greifwerkzeug als Ansatzstück für Kunstarm; Klauen (»Hakenfinger«) aktiv oder passiv bewegl., in typ. Stellungen fixierbar. Zahlreiche Modelle, z. B. für handwerkl. Arbeiten (»Arbeitshook«).

Hook* Methode (WELLER VAN H., 1862–1933, Chirurg, Chicago): Ureteroureterostomie durch terminolat. Invagination des prox. Endes in das ligierte distale, auch quer terminoterminal über Schienenkatheter nach Einschlitzen bd. Stümpfe.

Hooker*-Forbes* Test: (1947) Schwangerschaftsnachweis anhand der 49 Std. nach intrauteriner Inj. des Probandenharns bei der kastrierten Maus in endometrialen Epithelzellen auftret. eiförm. Kerne mit gleichmäßig verteiltem Chromatin, Nukleolen u. zarter Membran.

Hookwurm: (engl.) »Hakenwurm-, ↑ Ancylostoma duodenale, Necator americanus.

Hoorn* Handgriff (JOHANN V. H., 1662–1724, Geburtshelfer, Stockholm): *geburtsh* bei Steißlage Anheben der bereits geborenen Beine zur Erleichterung der Entwicklung des Kopfes.

Horrweg*-Weiss* Hyperbel: ↑ Reizzeit-Spannungskurve.

Hoover* Zeichen: *neurol* ↑ GRASSET*-GAUSSEL* Zeichen (2).

Hope* Zeichen (JAMES H., 1801–1841, Arzt, London): systol.-diastol. Doppelstoß über einem Aneurysma des Aortenbogens.

Hopf* Keratose, Syndrom (GUSTAV H., geb. 1900, Dermatologe, Hamburg): (1931) ↑ Akrokeratosis verruciformis.

Hopfen: ↑ Humulus lupulus. – **H.darrensyndrom**: ↑ Methionin-Malabsorption. – **H.pflückerkrankheit**: z. T. Lupulin-bedingte, z. T. ätiopath. unklare Beschwerden bei Hopfenpflückern, nach Absetzen der Arbeit rasch verschwindend, bei erneutem Hopfenkontakt rezidivierend: Kopfschmerz, Schläfrigkeit, Konjunktivitis (»Hopfenauge«), papulöses, evtl. pustulöses Erythem, sowie Gelenkbeschwerden (»H.gicht«), Zyklusstörungen (durch hohen Östrogengehalt des Hopfens).

Hopkins* (SIR FREDERICK GOWLAND H., 1861–1947, Biochemiker, Cambridge; 1929 Nobelpreis für Medizin) **Reaktion**: **1)** quant. Harnsäure-Bestg. (als Ammonurat). – **2)** COLE*-H.* **Reaktion**: Protein-Nachweis (Violettfärbung) durch H_2SO_4-Zusatz. – **H.*-Cole* Reagens**: Lsg. von Quecksilber(II)-sulfat in H_2SO_4 als Fällungsmittel für Histidin u. Tryptophan.

Hoppe*-Goldflam* Syndrom: ↑ Myasthenia gravis pseudoparalytica.

Hoppe=Seyler* (ERNST FELIX IMMANUEL H.=S., 1825–1895, physiol. Chemiker, Berlin, Tübingen, Straßburg) **Probe**: **1)** gravimetr. Bestg. des Urobilins als Trockenrückstand des mehrfach gereinigten Auszuges aus dem Niederschlag in schwefelsaurem Harn bei Ammonsulfatsättigung. – **2)** Glukose-Nachweis anhand der Blaufärbung (Indigobildung) bei Erwärmen von o-Nitrophenylpropiolsäure-Lsg. in NaOH mit einigen Tr. Harn. – **3)** Natronprobe: Karboxyhämoglobin-Nachweis (zinnoberrote Färbung) im Blut mit NaOH. – **H.=S.* Krankheit**: ↑ Caissonkrankheit.

horae unius spatio: *pharm*. latein. Rezepturanweisung »in einstünd. Abständen«, »stündlich!«.

Horaire embryopathique: von BOURQUIN (1948) erstelltes Zeitschema für die diaplazentaren Embryopathien bei Virusinfektion der Mutter.

Hordein: praktisch lysinfreies Gersten-Protein.

Hordenin: N-Dimethyltyramin; pflanzl. Amin in Kaktazeen u. Getreide (Gerstenkeime, Hirse). Therap. Anw. des Hordeninum sulfuricum (mit Adrenalin-verwandter Wirkungsweise) v. a. als Myokardstimulans, ferner bei Enterokolitis, Hypersekretion des Magens.

hordeolaris: (lat.) gerstenkornartig.

Hordeolum: *ophth* das »Gerstenkorn« als akute Staphylo- oder Streptokokkeninfektion der Liddrüsen mit Eiterdurchbruch nach außen (= H. externum = Ziliarakne; ausgehend von ZEIS* Talg- oder MOLL* Schweißdrüsen) oder nach innen (= H. internum; von MEIBOM* Drüsen); klin.: Follikulitis, Chemosis, Lymphadenitis, evtl. Thrombophlebitis der V. angularis; häufig chron.-rezidivierend (»Hordeolosis«).

Horecker* Schema: (1951/60) ↑ Pentosephosphatzyklus.

Horizokardie: Querlage des Herzens, ↑ Horizontallage.

Horizontal|atrophie: *dent* s. u. Alveolaratrophie. – **H.horopter**: s. u. Linienhoropter. – **H.lage**: (WILSON) *kard* EKG-Lagetyp des Herzens; weitgeh. Übereinstimmung von aVL mit V$_6$ u. von aVF mit V$_1$, ausgeprägter Linkstyp in Standard-Abltgn. – **H.nystagmus**: horizontaler ↑ Nystagmus.

Horizontalschichtung: *röntg* Tomographie mit tischparallelen Schichten am Liegenden. – **H.zelle**: 1) multipolare Nervenzelle im Außenbereich der inn. Körnerschicht der Retina; Assoziationszelle mit horizontal verlaufenden Neuriten, die in der äuß. retikulären Schicht Endbäumchen bilden u. mit Neuriten entfernter Sehzellen synaptisch verbunden sind. – 2) ↑ CAJAL* Zelle.

Hormesis: *pharmak* stimulierender Effekt unterschwell. Dosen eines (tox.) Hemmstoffes.

Hormismus: »Antriebspsychologie« (die seel. Dasein v. a. von den Antrieben u. Strebungszielen her zu erfassen u. zu verstehen sucht); vgl. Hedonismus.

Hormodendrin: AG-Extrakt aus Kulturfiltrat von Phialophora(= Hormodendrum)-Arten; zur Prüfung der Sensibilisierung bei Chromomykose.

Hormodendron: *mykol* ungenau definierte Gattung der Fungi imperfecti, meist den Gattgn. Cladosporium, Phialophora u. Oidiodendron zugeordnet. Merkmale: dunkles, meist schwarzgrünes Myzel, einfache oder verzweigte, entständ. Sporenketten an Sporophoren.

hormogen: *psych* Appetenz- oder Aversionsverhalten bewirkend. – **Hormogen**: *biochem* ↑ Hormonogen.

Hormoligosis: *pharm* ↑ Hormesis.

Hormon(e): (BAYLISS u. STARLING 1902) in spezialisierten, mit dem Blut- u. Lymphstrom verbundenen Geweben (meist endokrine Drüsen) gebildete Wirkstoffe (MG 169–30000), die, ohne selbst verbraucht zu werden, in kleinsten Mengen intra- u. extrazelluläre Stoffwechselabläufe charakteristisch beeinflussen (meist über Erfolgsorgane). Entstehung (↑ Hormonogene), Transport (im allg. zellulär), Wirkungseinsatz (unterschieden als metabol., morphogenet., kinet. = organotrope u. endokrinokinet. H.), Wirkweise sowie übergeordnete (Regelkreise) u. synergist. Kontrolle sehr different; Ausfall, Mangel oder Überproduktion meist von pathogenet. Bedeutung. Nur z. T. chemisch aufgeklärt u. synthetisch zugänglich (z. T. als stärker wirkende Derivate). Einteilung u. a. nach Bildungsort (z. B. NNR-, Pankreas-, Hypophysen-H., letztere meist mit »-trope« Funktion; neben diesen glandulären oder Drüsenhormonen oder Inkreten auch aglanduläre = ↑ Gewebs- = Lokalhormone). Nach chem. Struktur als Proteo-H., z. B. die »Polypeptid-H.«, Steroid-H., z. B. Östro-, Andro-, Gestagene, als von Aminosäuren ableitbare H. z. B. die Katecholamin-Gruppe; s. a. Antihormon. – **Hormon A**: ↑ Relaxin. – **Hormon B**: 1) ↑ Progesteron. – 2) ↑ Melanotropin. – **adeno-** oder **glandotropes H.**: die Sekretion einer peripheren Drüse stimulierendes (HVL-)H., z. B. ACTH, FSH, TSH. – **a-** oder **antidiuret. H.**: ↑ Vasopressin. – **adreno(kortiko)tropes H.**: ↑ Kortikotropin. – **anabole H.**: Androgene u. verwandte H. (oder hormonähnl. Substanzen), die die Eiweißassimilation steigern (Gewichtszunahme). – **antiphlogistische H.**: die entzündungshemmenden ↑ Glukokortikoide. – **choriongonadotropes H.**: ↑ Gonadotrophinum chorionicum. – **effektorische H.**: Sofortreaktion bewirkende H. (z. B. Adrenalin) im Ggs. zu den mehr als Milieu interne regulierenden wie Thyroxin, Kortikoide, Andro- u. Östrogene. – **ektopische H.**: in nicht primär endokrinem (z. B. neoplast.) Gewebe gebildete H. oder hormonähnl. Substanzen (↑ paraneoplast. Syndrom). – **enterale** oder **gastrointestinale H.**: die Gewebshormone des Verdauungstraktes. – **erythropo(i)etisches H.**: ↑ Erythropoietin. – **follikulotropes H.**: ↑ follikelstimulierendes H. – **galaktogoges H.**: den Milchzufluß (»Let down«) förderndes H., z. B. Oxytozin (u. synthet. Derivate). – **galaktopo(i)etisches H.**: die Milchbildung förderndes H., ↑ Luteotropin, Somatotropin, Kortikosteroide. – **gametogene** oder **-kinet. H.**: Oberbegr. für FSH u. die ↑ Gonadotropine. – **katabole H.**: Eiweißabbau fördernde H., z. B. Thyroxin. – **kochsalzretinierendes H.**: ↑ Aldosteron. – **kontrainsulinäre** oder **diabetogene H.**: ↑ ACTH, Wachstumshormon, Cortisol. – **kortikotropes H.**: ↑ Kortikotropin. – **luteinisierendes H.**: ↑ Interstitialzellen stimulierendes Hormon. – **magenaktive H.**: ↑ Urogastron, Enterogastron, Anthelon, Gastrin. – **mammogene H.**: die die Ausbildung der Brustdrüse bewirkenden Östro- u. Gestagene. – **Melanophoren stimulierendes H.**: ↑ Melanotropin. – **myelo-** oder **medullotropes H.**: das KM stimulierendes HVL-Hormon (nicht bewiesen). – **pankreotropes H.**: β-Zellen des Pankreas stimulierendes H., wahrsch. STH. – **parathyreoidales H.**: ↑ Parathormon. – **postmenopausales H.**: ↑ Menopausengonadotropin. – **somatotropes H.**: ↑ Somatotropin. – **thermogenetische H.**: Sammelbegr. für Schilddrüsen-H., Adrenalin, Progesteron usw., die die Körpertemp. durch Steigerung der Verbrennung bzw. Minderung der kutanen Wärmeabgabe erhöhen. – **thyreotropes H.**: ↑ Thyreotropin.

hormonal, hormonell: von Hormonen bzw. dem Endokrinium ausgehend oder diese betreffend; z. B. **h. Steuerung** (humorale Regulation durch bedarfsorientierte Ausschüttung von Hormonen), **h. Zange** (s. u. BALZER*); s. a. Hormon... .

Hormonantagonist: ↑ Antihormon.

Hormondiarrhö: 1) Durchfall bei Thyreotoxikose, Karzinoid-Syndrom, Aldosteronismus. – 2) ↑ Joddiarrhö.

Hormonentzugsblutung: *gyn* ↑ Entzugsblutung. – Die durch kombin. Gaben von Östrogen u. Progesteron induzierte H. zur DD von Schwangerschafts- u. path. Amenorrhö (bei Gravidität keine Entzugsblutung) ist obsolet.

Hormongleichgewicht: 1) Homöostase zwischen im Stoffwechsel ineinander umlagerungsfäh. Hormonen, z. B. Östron ↔ Östradiol, Androstendion ↔ Testosteron. – 2) ausgeglichener funktion. Antagonismus zwischen Hormonen, z. B. Östrogene/Androgene.

Hormonjod: der J-Gehalt der im Blut enthaltenen (eiweißgebundenen) Schilddrüsenhormonfraktionen (BEI, PBI, TBG, TBPA).

Hormo(no)gene: wenig bis unwirksame Hormonvorstufen, aus denen die eigentl. Hormone enzymatisch freigesetzt werden, z. B. Proinsulin; auch die Depotform glandulär nicht gespeicherter, nur bei Bedarf freigemachter Hormone, z. B. Bradykininogen im Plasma. – I. w. S. die synthetisch substituierten Hormonderivate, die erst in vivo den Wirkstoff freisetzen.

Hormonoide: (BERSIN 1959) Sammelbez. für Gewebs- u. Neurohormone u. hormonähnl. wirksame Stoffe.

Hormonrezeptor: Ort (gewebsspezif. Protein) der Zellmembran, an dem das Hormon – im allgem. spezifisch u. reversibel – selektiv gebunden wird, um über eine Kette von Reaktionen die biol. Wirkung zu erzielen, z. B. eine durch zykl. AMP (aber auch zykl. GMP) bewirkte Enzymaktivierung oder -hemmung.

Hormontherapie: die therap. Anw. von Hormonen, i. e. S. die bei Endokrinopathien; bei Hypohormonosen als Substitutions- bzw. Stimulationsther. (über HVL), bei Hyperhormonosen durch hemmende Wirkstoff- oder Hormongaben (= Hemm- oder Bremsther., z. B. als **paradoxe H.** = heterohormonale Ther. mit gegengeschlechtl. Sexualhormonen); s. a. operative ↑ Endokrinotherapie.

Horn: 1) *anat* ↑ Cornu. – **2)** *histol* das durch ↑ Keratinisation von Epithelzellen entstandene – lamelläre – Gewebe des Stratum corneum, der Haare u. Nägel. – **peniles H.**: ↑ Penishorn. – **H.bildung**: ↑ Keratinisation.

(ten) Horn* Entartung: Degeneration quergestreifter Muskelfasern mit Kernproliferation. – **H.* Zeichen**: Schmerz bei Zug am Samenstrang (v. a. re.) als Appendizitiszeichen.

Hornbostel*-Wertheimer* Effekt: seitl. Verlagerung eines Gehöreindrucks aus der Medianebene bei binauraler Schallgabe mit einer zeitl. Differenz von > 0,03 msec.; ermöglicht zus. mit der Lautstärkedifferenz das Richtungshören.

Horne*-Wildy* Formel: zur Berechnung der Anzahl der Capsomeren im Capsid eines ikosaedr. DNS-Virus: $10(n-1)^2 + 2$ (n = Zahl der an einer Kante liegenden Capsomeren).

Horner* (JOHANN FRIEDR. H., 1831–1886, Ophthalmologe, Zürich) **Gesetz, Regel**: Die Farbenblindheit wird vom kranken Vater über die Töchter (als meist gesunde Konduktorinnen) auf die ♂ F_2-Generation vererbt. – **H.* (Symptomen-)Komplex, Syndrom, Trias**, okulopupilläres Syndrom: Ptosis, Miosis u. Enophthalmus infolge Lähmung der sympathisch innervierten glatten Augenmuskulatur; zentrale Form (Schädigung sympath. Bahnen zwischen Hypothalamus u. Centrum ciliospinale) rel. wenig ausgeprägt, mit mydriat. Reaktion auf Kokain; bulbäre Form (Substantia reticularis) stets bds., sehr selten; periphere Form (prä- u. postganglionäre Fasern des Grenzstrangs, erstere zwischen Centrum ciliospin. u. Ggl. cerv. sup.) ohne Mydriasis auf Kokain; s. a. Reiz-HORNER. In schweren Fällen auch homolat. Dyshidrosis, Alakrimie, Irisheterochromie, Bulbushypotonie, selten Hemiatrophia faciei. – **H.*-Trantas* Flecken**: limbusnahe, weiße Korneaflecken bei Frühjahrskonjunktivitis.

Horner* (WILLIAM EDMONDS H., 1793–1853, Anatom, Philadelphia/USA) **Muskel**: Pars lacrimalis des M. orbicul. oculi. – **H.* Zähne**: Schneidezähne mit horizontalen Rillen aufgrund von Schmelzschäden.

Horn|geschwulst: ↑ Keratoma. – **H.gewebe**: ↑ Horn (2).

Hornhaut: 1) *derm* ↑ Stratum corneum; i. e. S. die ↑ Hornschwiele. – **2)** *ophth* ↑ Cornea (s. a. Hornhautepithel, -krümmung, -sensibilität, Kornea..., Keratitis, Kerato...). – **schwarze H.**: s. u. Adrenochrom.

Hornhaut|argyrose: *ophth* Beteiligung der DESCEMET* Membran bei Argyrosis conjunctivalis; selten. – **H.astigmastismus**: A. infolge fehlerhaften Krümmung der Kornea (in einem oder mehreren Meridianen).

Hornhaut-Bindehautentzündung: ↑ Keratoconjunctivitis.

Hornhautdegeneration, Keratonose: *ophth* erbl. oder erworb. degener. Verändergn. (Trübung, Blasenbildung, Fett-, Pigment- oder Kalkeinlagerung, Einwanderung oberflächl. oder tiefer Gefäße) der Kornea, u. zwar an Epithel (z. B. FUCHS* Dystrophie, MEESMANN*, FRANCESCHETTI* Syndrom II), Endothel (z. B. mosaikförm. vord. H. nach VOGT, juvenil [dominant-erbl.], senil oder posttraumat., stets bds. mit inhomogener, im Spaltlampenlicht grauer Trübung mit Mosaikfelderung u. winkelförm. Einrissen der BOWMAN* Membran im zentralen Drittel; Hornhautepithel u. -parenchym normal) oder Parenchym (↑ GROENOUW*, FEHR*, HAAB*-DIMMER H., FRANÇOIS* Syndrom I) oder aber in allen Schichten; s. a. Hornhautdystrophie. Als prim. H. gelten Embryotoxon, Arcus senilis corneae, Pterygium u. erbl. Formen, als sek. die in Narben u. bei Keratitis bullosa, als Begleit-H. z. B. Pigmentpräzipitate nach Iridozyklitis, KEYSER*-FLEISCHER* Ring. – **neurogene H.** (KRAUPA-LÖWENSTEIN): exzessive posttraumat. oder metakeratit. H. als »Hornhautphthise«.

Hornhautdurchmesser: *ophth* der am Limbus gemessene horizontale u. vertikale ⌀ der Kornea (11–12 bzw. 10–11 mm).

Hornhaut|dystrophie: *ophth* ↑ H.degeneration. – Weitere Formen: die **filiforme tiefe H.d. Maeder*-Danis*** (mit weißl., korkenzieherart. Trübungen tiefer Schichten vor der DESCEMET* Membran, diffus, evtl. mit Keratokonus), die **polymorphe hint. H.d. Koeppe*-Forni*** (dominant-erbl., mit Trübung der DESCEMET* Membran durch kleine Grübchen u. Bläschen, umgeben von grau-weißl. polymorphen Verdichtungen), **H.d. Reis*-Bücklers*** (1917 bzw. 1949; autosomal-dominant erbl., subepithelial, mit frühkindlich auftretenden rezid. schmerzhaften bilat. Erosionen u. ringförm. Trübungen der BOWMAN* Membran), **H.d. Salzmann*** (nach Keratocon-

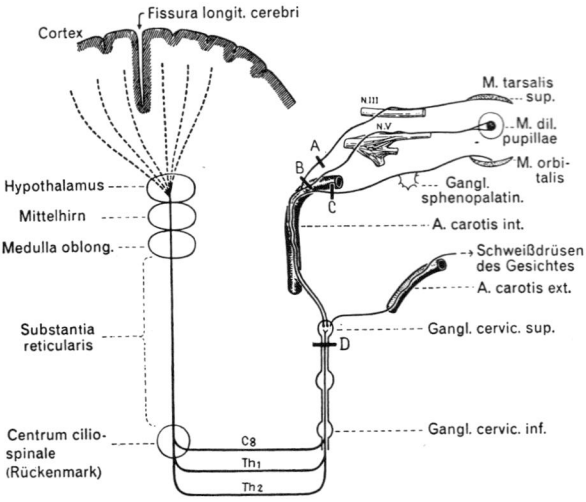

Horner* Symptomenkomplex: Versorgung des Auges u. seiner Adnexe durch den Sympathikus; A, B, C u. D = Orte möglicher Leitungsunterbrechung.

junctivitis scrophulosa, mit oberflächl. Knötchen); s. a. KOBY* Dystrophie.

Hornhautentzündung: *ophth* ↑ Keratitis; s. a. Keratoconjunctivitis.

Hornhautepithel: *ophth* 1) vord. H., Epithelium corneae *PNA*: mehrschicht., unverhorntes, der BOWMAN* Membran aufsitzendes Epithel mit basaler Zylinderzellschicht u. je 2 Lagen polyedr. u. platter Zellen. – 2) hint. H.: ↑ Endothelium camerae anterioris.

Hornhauterosion: *ophth* ↑ Erosio corneae. – **rezidivierende H.**: 1) ↑ FRANCESCHETTI* Syndrom II. – 2) schmerzhafte (»Keratalgie«), spontane Ablösung des Epithels als Spätfolge eines Hornhautdefekts.

Hornhaut|facette: ↑ Facette (2). – **H.fistel**: *ophth* Augenkammerfistel nach perforierender Hornhautverletzung u. zapfenförm. Einwandern von Epithel. Absickern von Kammerwasser; Gefahr der Bulbusinfektion. – **H.geschwür**: ↑ Ulcus corneae.

Hornhaut|impfung: DD der »Pocken« durch Verimpfen von Pustelinhalt auf die Kaninchenkornea; Auftreten von Bläschen u. GUARNIERI* Körperchen nach 48 Std. beweisend für Variola, Variolois u. Alastrim. – **H.infiltrat**: *ophth* kleiner, weißl.-trüber, ödematöser Entzündungsherd im oder über dem Epithelniveau bei Keratitis; bei Abschilferung Ulkus.

Hornhaut|kegel: ↑ Keratokonus. – **H.krümmung**: die nur zentral (»opt. Zone«) regelmäßig-sphär. Krümmung, meßbar mit Ophthalmo- oder ↑ Keratometer; Radius: 7,8 mm, an der Vorderfläche rel. geringer (H.zentrum verdünnt). Abweichungen bewirken ↑ H. astigmatismus.

Hornhaut|linse: ↑ Kontaktlinse. – **H.lipoidose**: Lipoidspeicherung bei FRANÇOIS* Syndrom I.

Hornhautmikroskop: *ophth* mit Spaltlampe gekoppeltes Binokularmikroskop zur Untersuchung der vord. Augenabschnitte.

Hornhaut|narbe: *ophth* die nach Entzündung oder Trauma unter Beteiligung der BOWMAN* Membran auftretende ↑ Hornhauttrübung, je nach Trübungsgrad als Nubekula, Makula, Leukom. – **H.nekrose**: *ophth* Gewebstod infolge Säure- oder Laugenverätzung oder Verbrennung, primär durch oberflächl. Eiweißausfällung, sek. infolge Gefäß-Nervenläsion an Kornea u. Sklera (mit bis 10täg. freiem Intervall). – **H.ödem**: *ophth* Quellung des Korneaepithels, mit matter, stippchenförm. Trübung der Oberfläche; bei Glaukom, Keratitis, rezidivierend als Frühsympt. der FUCHS* Dystrophie.

Hornhaut|pachometer: *ophth* Instrument zur Bestg. der H.dicke. – **H.phthise**: *ophth* s. u. H.degeneration. – **H.prothese**: *ophth* transparentes Glas- oder Kunststoffimplantat zur Keratoplastik. – **H.pigmentation**: *ophth* Einlagerung endogenen (Melanin, Blutfarbstoff) oder exogenen Pigments (Metall, s. a. Hornhautsiderose, Chalcosis bulbi); z. B. als entzündl. Präzipitat, ↑ KRUKENBERG* Pigmentspindel, ↑ STÄHLI* Linie.

Hornhautreflex: 1) *ophth* das auf der Korneaoberfläche reflektierte, normalerweise glänzende u. regelmäßig geformte Spiegelbild eines Umweltobjekts; bei Ödem (Glaukom) matt, bei Unebenheiten (Astigmatismus) verzerrt, bei Epitheldefekt unscharf u. matt, bei Ulkus verzerrt u. matt. Untersuchung mit PLACIDO* Scheibe oder Ophthalmometer; ↑ Abb., s. a. PURKINJE*-SANSON* Bilder. – 2) *neurol, anästh* ↑ Korneal-, Blinzelreflex.

Hornhaut|refraktion: *ophth* die durch die H.krümmung bedingte Brechkraft; normal 43,05 dpt. – **H.ringabszeß**: *ophth* limbusparallele, eitr. Infiltration mit Einschmelzungstendenz, Begleitiritis u. Hypopion nach Verletzung u. Superinfektion. Gefahr der Panophthalmie. – **H.ruptur**, Keratorrhexis: *ophth* durch Ulzeration, Trauma oder Degeneration bedingter Riß, durch den Kammerwasser abfließt; Infektionsgefahr.

Hornhaut|sensibilität: *ophth* mit Wattetupfer, Reizhaaren, Nylonfaden etc. zu prüfende Empfindlichkeit für Berührungs-, Schmerz- u. Kältereiz. Herabgesetzt bei Trigeminusaffektion, Herpes corneae, H.dystrophie sowie im Narkosestadium III. – **H.siderose**: *ophth* Einlagerung feiner Eisenkörnchen aus länger verbleibendem intraokularen Fremdkörper. Ferner die Imbibierung des Verbrennungsringes (»Rosthof«) nach Trauma durch glühenden Eisensplitter. – **H.sklerose**: *ophth* porzellanweiße, undurchsicht. Narben nach sklerosierender Keratitis. – **H.staphylom**, Staphyloma anterius: *ophth* narb. Korneavorwölbung nach Zerstörung des Stromas durch Keratitis oder Verätzung, seltener angeboren. – **H.syphilis**: ↑ Keratitis syphilitica.

Hornhaut|tätowierung: *ophth* Einbringen von Metallsalzen ($AuCl_3$, $PtCl_4$) oder Tusche in das oberflächl. Hornhautstroma zur kosmet. Korrektur weißl. Narben. – **H.transplantation**: *ophth* ↑ Keratoplastik. – **H.trübung**: *ophth* Verlust der Durchsichtigkeit eines Areals bei ↑ H.ödem, -degeneration, -narbe; gürtelförmig bei Bandkeratitis.

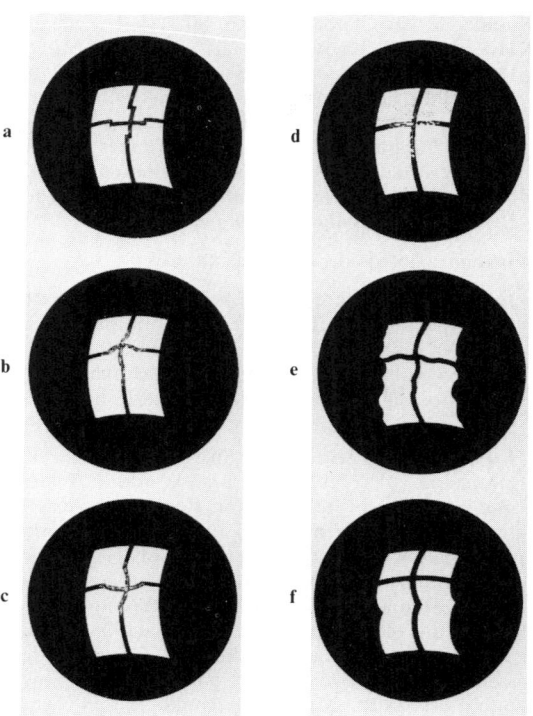

Charakteristische Veränderungen des Reflexbildes (Fensterkreuz) bei verschiedenen Hornhauterkrankungen: **a)** Erosion, **b)** oberflächl. Infiltrat, **c)** Ulkus, **d)** tiefe Keratitis, **e)** Maculae (Leukom), **f)** Narbe nach scharfem Trauma.

Hornibrook*-Nelson* Syndrom: (1940) pulmonale Form des ↑ Q-Fiebers.

Horniker* Syndrom: *ophth* ↑ KITAHARA* Syndrom.

Hornkrebs: verhornendes ↑ Plattenepithelkarzinom.

Hornperle, -körper: weißl. Einlagerung (z. B. im verhornenden Plattenepithel-Ca) aus konzentrisch zwiebelschalenförmig gelagerten, nach der Mitte zu allmählich verhornenden atyp. Stachelzellen; im Zentrum meist leuchtend eosinophil, im Randbezirk polychrom; vgl. Vermiottes carcinomateuses.

Horn|schicht: *derm* ↑ Stratum corneum (s. a. Abb. »Haut«). – **H.schildchen**: *derm* zentral festhaftende, randwärts abgelöste Hautschuppen, z. B. bei Favus. – **H.schwiele**, Tylositas, Callus: *derm* umschrieb., flächenhafte Verdickung des Stratum corneum; oft als festhaftende Schwiele am Ort chron. mechanischer Irritation, auch als Berufsstigma (z. B. Melkerschwiele).

Horn|warze: verhornte warzenart. Hautveränderung, z. B. Arsenhyperkeratose, Keratom. – **H.zelle**: *derm* verhornende bis verhornte, kernlose Stachelzelle der Oberhaut im Stratum granulosum, lucidum oder corneum. – **H.zyste**: *derm* mit bröckl. keratot. Massen gefüllte Kapsel aus abgeflachten Basal- oder Stachelzellen (ohne Interzellularbrücken) als Knötcheninneres bei Epithelioma adenoides cysticum u. keratot. Basaliom.

Horopter: *ophth* geometr. Ort aller Dingpunkte, die – bei gegebenem Fixierpunkt – auf korrespondierenden Netzhautstellen abgebildet werden u. für die daher Einfachsehen (mit dem Eindruck gleichweiter Entfernung) besteht. Bildet als Total-H. einen zylindr. Hohlkörper senkrecht auf dem durch den gemeinsam. Fixationspunkt u. die Knotenpunkte bd. Augen gehenden **H.kreis** (bei Konvergenz als ↑ »VIETH*-MÜLLER* H.«); wächst mit dem Fixierabstand u. wird beim Blick in die Ferne zur **H.ebene** oder **-fläche**, liegt unterhalb der Visierlinie u. fällt beim Normalsichtigen mit der Fußbodenfläche zusammen (daher bes. günst. Raumwahrnehmung für Unebenheiten des Bodens beim Gehen); s. a. Linienhoropter (= partieller H.). – **Horopteroskop**: *ophth* ↑ Haploskop.

Horripilatio(n): *derm* ↑ Cutis anserina.

Horror: (lat.) Schrecken, Ekel. – **H. autotoxicus**: *immun* das – widerlegte – biol. Grundprinzip, daß eine AK-Bildung gegen körpereigene Stoffe nicht möglich sei. – **H. fusionis**: *ophth* Unfähigkeit zur Fusion beidäugig gesehener Bilder, z. B. beim Schielen.

Horsley* Operation: 1) (SIR VICTOR ALEXANDER HADEN H., 1857–1916, Chirurg, London): Topektomie in der motor. u. prämotor. Region zur Ausschaltung der Krampfzentren bei Epilepsie u. Hyperkinesen. Stillung der ossären Blutungen im Trepanationsbereich mit **H.* Wachs** (Knetmasse aus Bienenwachs, Mandelöl u. Salizylsäure). – 2) (JOHN SHELTON H., 1870–1946, Chirurg, Richmond): (1926) Modifik. der BILLROTH* Magenresektion als Gastroduodenostomia terminoterm. oralis part. cran. mit Einstülpung des kaud. Magenquerschnitts durch Tabaksbeutelnaht.

Hortega* (PIO DEL RIO H., 1882–1945, Histologe, Buenos Aires) **Methode**: *histol* mehrere Modifikationen der Silberkarbonat-Imprägnierung Bromformol-fixierter Gefrierschnitte zur Darstg. von Astrozyten, Oligodendroglia u. Mikroglia. – **H.* Zelle**: Mikrogliazelle (kurze Fortsätze) mit der Fähigkeit zu wandern u. zu phagozytieren (»Abraumzelle«).

Horton* Syndrom, Neuralgie (BAYARD TAYLOR H., geb. 1895, Internist, Rochester): 1) Histaminkopfschmerz, Erythroprosopalgie: meist zu best. Tageszeiten (v. a. nachts), evtl. gehäuft (»Cluster headache«, aber auch mit monatelangen Intervallen) auftret., streng halbseit. Schmerzattacken im Augen-Stirn-Schläfenbereich mit Tränenfluß, Rötung des Auges, evtl. auch des Gesichts, Schwellung der Nasenschleimhaut u. vermehrtem Pulsieren der A. temporalis. Durch Histamin s.c. provozierbar u. durch Adrenalin kupierbar (= **H.* Test**), auf Secale u. Antihistaminika ansprechend. – 2) **H.*-Magath*-Brown* Sy.**: ↑ Arteriitis temporalis.

Hoschek* Syphilisreaktion: 1) als Trockenblutreaktion a) modifiz. KAHN* Flockungsreaktion mit Lösen des Blutes in physiol. NaCl-Lsg. u. Ablesen sofort, nach 15 u. 30 Min. b) Citochol®-Reaktion mit Lösen in 3%ig. NaCl-Lsg. u. Ablesen nach 25–45 Min. – 2) Schnellreaktion mit Frischblut (0,1 ml), Citochol-Verdünnung (3 Min. schütteln) u. Sudanschwarz; sofort Ablesung.

Hosemann*-Hickel* Geburtspfeife (HANS Ho., geb.1913, Gynäkologe, Emden; THEO HI., geb. 1912, Gynäkologe, Göttingen, Rosenheim): mit einem Anästhetikum (z. B. Trichloräthylen) gefülltes pfeifenähnl. Glasinstrument zur – von der Kreißenden selbst zu steuernden – Analgesie unter der Geburt.

Hospes: (lat.) Wirt. – **H. alternans**: ↑ Zwischenwirt.

Hospitalbrand: histor. Bez. für Gasödem, Streptokokkensepsis.

Hospitalisierung: Aufnahme in ein Kranken- oder Pflegehaus; i. e. S. die Zwangseinweisung (z. B. gem. Bundesseuchengesetz, § 42 StGB.)

Hospitalismus, Hospitalisierungssyndrom: alle durch die Besonderheiten eines Krankenhaus-, Anstalts- oder Heimaufenthaltes bedingten Schädigungen. Als **infektiöser H.** (»Nosokomialschaden«) meist sek. Infektion durch die in stationären Einrichtungen ubiquitären, therapieresistenten »**Hospitalkeime**« (v. a. Staphylokokken, gramneg. Enterobaktn., Pseudomonas), übertragen durch klinisch gesundes Krankenhauspersonal oder bei ungenügender Hygiene, auch als endogene Infektion bei Virulenzsteigerung körpereigener Bakterienflora; z. B. Anstaltsdyspepsie, -mastitis. Als **psych- H.** die neg. Folgen einer Langzeitunterbringung, bei Kindern v. a. als Kontaktarmut, fehlendes Geborgenheitsgefühl, Entwicklungsstörungen, bei Erwachsenen als mangelndes Genesungs- u. übermäß. Abhängigkeitsgefühl.

Hostienpilz: Serratia marcescens (Erreger der »blutenden Hostie«).

Hostis pecoris: ↑ Maul- u. Klauenseuche-Virus.

Host-versus-graft-Reaktion: *immun* s. u. Transplantatabstoßung.

HOT: 1) hämatogene ↑ Oxidationstherapie (WEHRLI). – 2) **h**yperbaric **o**xygen **t**herapy (↑ hyperbare Oxygenation).

Hot box: Lichtkasten zum Erwärmen des Rumpfes; z. B. zum Nachweis peripherer Durchblutungsstörungen anhand des ausbleibenden Temp.anstiegs an den Akren der außerhalb befindlichen Extremitäten.

Hotchkiss*-MacManus* Reaktion: *histol* / PAS-Reaktion.

Hottentottenfalte, Plica malopalpebralis: der Mongolenfalte ähnl. Deckfalte am Oberlid.

Hottentottensteiß: / Fettsteiß.

Hottentottismus: *psych* / Vokalsprache.

Hottinger* Nährlösung: *bakt* Stierhoden-Nährbouillon mit KH-Zusatz; für / Ammon-HOTTINGER* Reihe. – **H.*Test:** s. u. Vitamin D.

Hotz* Zeichen (GERHARD H., 1880–1926, Chirurg, Freiburg, Basel): kräft. Blutung aus kleinen Inzisionen im Versorgungsgebiet (Finger, Zehe) einer abgeklemmten oder durchtrennten Stammarterie als Zeichen für ausreichenden Kollateralkreislauf.

Houcke* Splenomegalie: Milzvergrößerung nach intrasplenischer Phlebitis.

House*-Carrey* Syndrom: tox. Bradykardie u. Bradypnoe bei Abusus von Ephedrin- u. Naphthazolin-Präparaten.

housemaid's knee: (engl.) »Dienstmädchenknie« (/ Bursitis prae- u. infrapatellaris).

Houssay* (BERNARDO ALBERTO H., 1887–1971, Physiologe, Buenos Aires; 1947 Nobelpreis für Medizin) **Syndrom:** Diabetes mellitus mit SIMMONDS*-SHEEHAN* Syndrom; gesteigerte Insulinempfindlichkeit u. Hypoglykämie, lebensbedrohl. Nährstoffhypoxidose des Gehirns. – **H.* (-Biasotti*) Effekt, Phänomen:** Besserung eines Diabetes mellitus bei pankreatektomierten Hund durch zusätzl. Hyophysektomie (Wegfall des »diabetogenen Prinzips« des HVL); gefolgt von gesteigerter Insulinempfindlichkeit (s. o.).

Houston* Muskel (JOHN H., 1802–1845, Anatom, Dublin): oberfläch. Faserbündel des M. ischiocavernosus, dessen Sehne zus. mit der der anderen Seite die V. dors. penis umschlingt (u. bei Bedarf den Blutabfluß drosselt).

Houstoun* Test: mikroskop. Farbensinnprüfung anhand des Erkennens kleiner Farbpunkte bei verschied. Objektiveinstellungen. – **H.* Theorie:** Es gibt 2 Zapfengruppen für Rot-Grün bzw. Blau-Gelb u. ein 3. Rezeptorensystem für die Helligkeitsempfindung (d. h. für Weiß, Grau u. Schwarz).

Houwer* Syndrom: / SJÖGREN* Syndrom.

Howard* Methode (BENJAMIN DOUGLAS H., 1840–1900, Internist, New York): (1877) künstl. Beatmung durch rhythm. Thoraxkompression (untere Rippen) bei Kopftief-Rückenlage.

Howard* Test (JANET E. H., Arzt, Baltimore): **1)** (1954) vergleichende Untersuchung des Harns bd. Nieren (Ureterkatheterismus) zur Diagnostik einer einseit. Nierenarterienstenose (vermind. Harnzeitvol. u. Na$^+$-Konz.) als Urs. einer Hypertonie. – **2)** Nachweis der latenten Hypoparathyreoidismus durch Ca-Infusion u. 5mal. Harnkontrolle (über 3 Tg.); bei Unterfunktion Hyper- statt Hypophosphaturie. – **3)** Objektträger-Syphilisreaktion mit cholesterinisiertem alkohol. Rinderleberextrakt als AG.

Howard*-Dolman* Test: Prüfung der Tiefensehschärfe durch Verschiebenlassen eines schwarzen Stabes vor weißem Hintergrund bis zur vermeintl. Übereinstimmung mit der Entfernung eines feststehenden Vergleichsstabes.

Howe* Eiweißbestimmung (PAUL EDWARD H., geb. 1885, Pathologe, Princeton): (1921) quant. Bestg. von Eu- u. Pseudoglobulinen u. Albuminen im Serum durch fraktioniertes Aussalzen mit Na$_2$SO$_4$ (15,75-, 19,9- u. 27,2-%ige Lsg.).

Howell* (WILLIAM HENRY H., 1860–1945, Physiologe, Baltimore) **Test:** Bestg. der Plasmarekalzifizierungszeit (»**H.-Zeit**«) nach der »Häkchenmethode« (mit Platinhäkchen); Subglobaltest, abhängig u. a. von Prothrombingehalt u. -umwandelbarkeit, Präsenz der Faktoren V, VII u. X, Fibrinogengehalt u. -qualität. Von QUICK durch Zusatz genormter Thrombokinase zur »Prothrombinzeit« modifiziert. – **H.*Körperchen:** *hämat* / JOLLY* Körper.

Howorth* Operation: (1932) intraartikuläre Pfannendachplastik bei kongenit. Hüftluxation; Einbolzung dreier freitransplantierter Knochenspäne in den oberen Pfannenrand (ähnl. der SPITZY* Op.).

Howship* (JOHN H., 1781–1841, Chirurg, London) **Lakunen:** (1820) bei der lakunären Knochenresorption durch Osteoklasten hervorgerufene Vertiefungen in der Knochensubstanz. – **H.*-v. Romberg* Syndrom, Zeichen** (MORITZ HEINR. v. R.): von der Innenseite des Oberschenkels zum Knie ausstrahlende Schmerzen bei Obturatoriusneuralgie.

Hoyer* (HEINR. FRIEDR. H., 1834–1907, Histologe, Warschau) **Anastomosen:** s. u. SUCQUET*-HOYER*. – **H.*- (-Grosser*) Organ:** (1877) / Glomusorgan.

Hoyt*-Morrison* Test: (1956) Nachweis der Virushepatitis anhand der Agglutination von Rhesusaffen-Ery (n. HAVENS Hühner-Ery) durch das Probandenserum; unspezifisch (pos. evtl. auch bei Masern, Varizellen), aber prognostisch brauchbar.

Hozay* Syndrom: s. u. VAN BOGAERT*-HOZAY*.

Hp: / **H**apto**g**lobin.

HPG: 1) human **p**ituitary **g**onadotrophin. – **2)** / HPMG.

HPL: / **h**uman **p**lacenta **l**actogen, / Tab. »Gonadotropine«.

HPMG, HPG: Human**p**ost**m**enopausen**g**onadotropin (/ Menopausengonadotropin, Tab. »Gonadotropine«).

HPV: 1) HPV 77: »**H**igh-**P**assage **V**irus 77«, attenuierter Rötelnvirus-Stamm, erstmals nach 77 Passagen auf prim. Affennierenkulturen als Lebendvakzine parenteral getestet. Dient ebenso wie HPV 80, HPV 77 DK (= dog kidney), Benoit-, Cendehill- u. RA 27/3-Stamm zur Herstg. von Lebendvakzinen – **2)** »**h**umanes **P**apillomvirus« (s. u. Warzenvirus).

hr: Antigen des / Rhesussystem.

H-Reflex, HOFFMANN* Reflex: (1922) durch elektr. Reizung der Muskelspindelafferenzen in Muskelnerven auslösbarer monosynapt. Reflex; elektromyographisch registrierbar als synchrone Entladung motor. Einheiten des zugehör. Muskels. Klinisch genutzt zur Testung der Erregbarkeit von α-Motoneuronen des RM; vgl. T-Reflex.

Hruby* Linse (KARL HR., Ophthalmologe, Graz, Wien): *ophth* kleines Vorsatzglas (-53 dpt) für die Glaskörperuntersuchung an der Spaltlampe.

Hryntschak* Katheter

Hryntschak* (THEODOR HR., 1889–1952, Urologe, Wien) **Katheter**: Ballonkatheter mit MERCIER-Krümmung u. 2 Augen (Spitze voll); als Verweil- u. Tamponadekatheter. – **Hr.* Naht**: 1) einstülpende Tabaksbeutelnaht der Harnblase nach suprapub. Zystotomie. – 2) Logennaht bei der HARRIS*-HR.* Operation. – **Hr.* Operation**: 1) ╱ HARRIS*-HR.* Op. – 2) H.*-MEUSER* Op.: transversale Amputation des steintragenden unt. Nierenpols. – 3) **Hr.* Plastik**: Pyeloplastik durch tangentiale Resektion (ähnl. der DEUTICKE* Plastik) u. Nierenbeckenstreckung durch Längsvernähung, dann Nephropexie in Schrägstellung. – **H.* Spülsystem**: nach suprapub. Prostatektomie mit prim. Blasenverschluß Harnableitung durch Blasenkatheter, der über Y-förm. Verbindungsstück mit schlaucharmiertem Irrigator bzw. Ableitungsrohr (zu Standflasche mit bakterizider Lsg.) verbunden ist, so daß intermittierende Spülungen möglich (Prophylaxe einer Blasentamponade).

HSA: Humanserumalbumin (s. u. Humanalbumin).

H-Sera: Antisera gegen ╱ H-Antigene.

HSG: ╱ Hysterosalpingographie.

HS-Mukopolysaccharidose: Heparitinsulfat-Mu. (╱ SANFILIPPO* Syndrom).

H-Stämme: die nur auf menschl. Geweben (embryonale Niere u. Lungenfibroblasten, Karzinomzellen) gedeihenden Human-Stämme der Rhinoviren; isoliert v. a. bei Schnupfen.

H-Streifen: histol ╱ HENSEN* Streifen.

H-Streptokokken: hämolysierende ╱ Streptokokken.

H-Substanzen: 1) heterogenet. Substanz: in menschl. Ery der Gruppe 0 häufig postpartal auftretende (u. in Säugersekreten vork.) Substanz ähnlich dem 0-Antigen der Enterobakteriazeen (gemeinsame determinierende Monosaccharide), die die Bildung heterogenet. AK provoziert (╱ Anti-H). – 2) (DALE) nach dem Initial ihrer wichtigsten Vertreter (Histamin, Heparin, 5-Hydroxytryptamin = Serotonin) benannte Gruppe biologisch aktiver Substanzen, deren Freisetzung bei anaphylakt. Reaktion klin. Erscheinungen hervorruft.

HSV: ╱ Herpes-simplex-Virus. – **HT**: ╱ Herzton.

H-Tetanase, Tetanolysin: hämolyt. Komponente (rel. hitzelabil, O_2-empfindl.) im Tetanustoxin, nachgewiesen neben Tetanospasmin im Kulturfiltrat von Clostridium tetani (aber auch nichttoxigener Stämme). Ist anderen hitzelabilen Hämolysinen (z. B. O-Toxin von Clostridium welchii, Streptolysin O von Streptococcus pyrogenes) ähnl. u. wird durch deren Antisera neutralisiert.

HTH: homöostatisches ╱ Thymushormon.

^{3}H-Thymidin: mit ^{3}H radioaktiv markiertes Thymidin; Anw. für Autoradiographie zum Studium der DNS-Synthese, für Untersuchung von Granulozytenbildung u. -abbau.

HTLA: human T-lymphocyte antigen (ein Marker der sogen. Präthymozyten).

HTP: Humantrockenplasma (s. u. Humanplasma).

Hu: ╱ Antigen Hu.

Huard*-Meyer*-May* Methode: extrapleurale, transdiaphragmale Dränage eines Leberabszesses nach Resektion der re. 11. u. 12. Rippe.

Hubbard* (-White*) Syndrom: Herzvergrößerung u. -insuffizienz bei Kindern als Folge extremer Tachykardie.

Huber* Ganglion (JOHANN JACOB H., 1707–1778, schweizer. Anatom, Göttingen, Kassel): ╱ Ganglion spinale.

Hubraumreserve: kard ╱ Restblut.

Huc* Operation: Spondylodese durch Spaneinpflanzung in die Wirbelbögen (modifiz. ALBEE* Op.).

Huchard* (HENRI H., 1844–1910, Internist, Paris) **Krankheit**: (1909) ╱ Präsklerose. – **H.* Syndrom**: mechan. Alterierung des Plexus solaris (mit entspr. Schmerzsensationen) durch vergrößerte paraaortale LK. – **H.* Zeichen**: 1) Fehlen der physiol. Pulsverlangsamung beim Wechsel vom Stehen zum Liegen bei arterieller Hypertonie. – 2) in der li. Fossa jugul. tastbarer Subklaviapuls bei Aorteninsuffizienz.

Huddleson* Test: Schnellagglutinationstest (auf Glasplatten, mit abgestuften Mengen von Probandenserum) zum Nachweis einer Brucella-abortus-Infektion. Unempfindlich gegen agglutinationsblockierende AK. – s. a. ABELL*-H.* Differenzierung.

Hudsenson* Handgriff: chir melkende Bewegung vom Kopf des Invaginats in Richtung der anschließenden Darmschlinge zu Beginn eines Desinvaginationsversuchs.

Hübener*- Friedenreich*- Thomsen* Phänomen (GEORG H., geb. 1926, Serologe, Berlin; V. FRIEDENREICH, OLUF TH., Serologen, Kopenhagen), T-Agglutinationsphänomen: durch die Neuraminidase bestimmter Baktn. u. durch Mukoviren hervorgerufene Oberflächenveränderung (»T-Transformation«) bei Erythrozyten, die bei menschl. Ery zur Panagglutination führt. In der Blutgruppenserologie genutzt zum Nachweis inkompletter AK; Urs. von Fehlbestimmungen u. von hämolyt. Transfusionsreaktionen.

v. Hübl* Jodzahl: (1884) ältere ╱ Jodzahl, bestimmt durch Zusatz eines 1+1-Gemisches von 5%ig. alkohol. J- u. 6%ig. $HgCl_2$-Lsg. (= **H.* Reagens**; mit 5% HCl als **H.*-Waller* Reagens**) u. Jodometrie des J-Überschusses.

Huebl* Zeichen: gyn ╱ HEGAR* Schwangerschaftszeichen bei rektaler Untersuchung.

Hübner* Syndrom: päd s. u. NIERHOFF*-HÜBNER*.

Hübschmann* Einteilung: als Tbk-Stadien I = isolierter PK, II = Generalisationsformen, III = isolierte Organ(system)-Tbk, IV = nicht klassifizierbare Formen.

Hueck* Ligament (ALEXANDER FRIEDRICH V. H., 1802–1842, Anatom, Dorpat): ╱ Ligamentum pectinatum anguli iridocornealis.

Hueck*-Assmann* Krankheit (WERNER H., 1882–1962, Pathologe, Leipzig, München; HERBERT A.): Osteomyelosklerose samt osteosklerot. Anämie (»H.*-A.* Anämie«).

Hüfner* Hand: kosmetisch gefällige Holz-Kunsthand an Prothese (»H.* Arm«) für SAUERBRUCH* Arm; mit leicht gebeugten, aktiv gegeneinander bewegl. Fingern.

Hüfner* (CARL GUSTAV V. H., 1840–1908, physiol. Chemiker, Tübingen) **Quotient**: das für jede Substanz charakterist. konstante Verhältnis der bei 2 versch. Wellenlängen gemessenen Extinktionen; ermöglicht die Berechnung der rel. Konz. in einem Gemisch. – **H.* Zahl**: (1894) s. u. Hämoglobin.

Hüft...: s. a. Hüftgelenk..., Kox....

Hüftapparat: 1) Schienen(-Hülsen)konstruktion zur Bewegungsbegrenzung eines Hüftgelenks. – 2) Schienen-Hülsen- bzw. (am Unterschenkel) Schienen-Schellen-Konstruktion mit Tuberaufsitz, beweglich-feststellbarem Kniegelenk u. bewegl. Sprunggelenk, die ein Gehen ohne Hüftgelenksbelastung ermöglicht; z. B. die THOMAS* Schiene. – 3) Schienenkonstruktion zur Retention der reponierten angeb. Hüftluxation; ohne oder mit Entlastung des Gelenks; s. a. Hüftführungsapparat, -bandage.

Hüftarthrodese: op. Hüftgelenkversteifung in statisch günst. Stellung, v. a. bei schwerer Arthrosis def. u. Schlottergelenk; u. zwar als offene oder geschlossene Anfrischungsarthrodese, durch Bolzung, Nagelung, »Knochenplombierung«, Verblockung, para-, intra- oder extraartikuläre (ilio- oder ischiofemorale) Verriegelung (Beckenschaufel- oder Trochanterspan); auch mit Pfannenvertiefung. Bekannte Verfahren nach BAUER, WITT, LANGE, HIBBS, WATSON-JONES, CHARNLEY u. a.

Hüftarthrographie: röntg Darstg. des Hüftgelenks nach Einbringen eines neg. (Luft) oder pos. KM (↑ Abb.); v. a. bei angeb. (Sub-)Luxation: ovoide Kopfdeformation bzw. -abflachung, Erweiterung der Recessus acetabuli u. capitis mit Isthmus zwischen beiden, Kranialverlagerung bzw. Interposition des Limbus zwischen Kopf u. Pfanne.

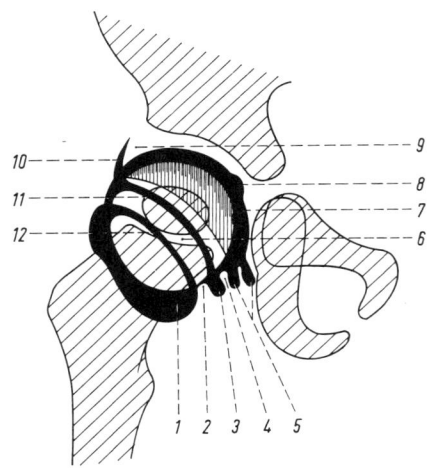

1 = Recessus colli, 2 = Impressio zonae orbicularis, 3 = Recessus glenoidalis inferior, 4 = Impressio ligamenti transversi (acetabuli), 5 = Recessus acetabuli (ventromedialis u. dorsolateralis), 6 = Zona orbicularis, 7 = Recessus capitis, 8 = Recessus ligamenti teretis, 9 = Labrum glenoidale oder Limbus, 10 = Recessus glenoidalis superior, 11 = Recessus supraorbicularis, 12 = Recessus infraorbicularis

Hüftarthroplastik: plast. Mobilisierung des versteiften Hüftgelenks durch Faszien- oder Fettlappen-Interposition oder durch Implantation einer Hüftkappe, Hüftkopf- (JUDET, THOMPSON, MOORE, MCBRIDE u. a.), oder Totalendoprothese (CHARNLEY, MAC KEE, HUGGLER, WEBER u. a.).

Hüftbandage: BECKER* Spreizhose, FREJKA* Spreizkissen, PAWLIK* Riemenbügelbandage, Hüftbeuge-Abspreiz-Bandage (HOFFMANN = DAIMLER) etc. zur funktionellen Ther. der Hüftdysplasie (tiefes Einstellen des Femurkopfes in die Pfanne durch Beugung u. Abspreizung bei Zügelung von Adduktion u. Überstreckung). – Ferner als retinierender Schienen-Hülsenapparat (JORDAN) oder Hüftführungsschiene mit Leibbinde; s. a. Hüftgürtel, -apparat.

Hüft|bein: ↑ Os coxae. – **H.beugungsphänomen**: neur bei Hemiplegie Flexion des gelähmten Beins beim Versuch des Sichaufrichtens bzw. -hinlegens. – **H.breite**: s. u. Geburtsobjekt.

Hüftdysplasie: ↑ Dysplasia coxae congenita.

Hüfte, Regio coxae: die vom Hüftgelenk u. dessen Weichteilmantel geformte seitl. Körperpartie zwischen oberem Beckenrand u. Beginn des Oberschenkels. – Auch Kurzbez. für Hüftgelenk u. Hüftbein; s. a. Coxa, Kox... – **schnappende** oder **schnellende H.**: ruckartig-schnappendes Gleiten eines Stranges des Tractus iliotibialis (oder des M. gluteus max.) über den großen Trochanter bei Hüftbeugung u. -streckung; u. U. mit schmerzhafter Gehbehinderung; meist konstitutionell, evtl. nach Trauma. – vgl. GERDY* Zeichen.

Hüft|entlastungsapparat: s. u. Hüftapparat. – **H.exartikulation**: Beinamputation im H.gelenk (»H.amputation«) bei hüftnahem Malignom; ggf. mit Belassen eines Muskelstumpfes als JORDAN*-KOCHER* Resektionsamputation; s. a. Hemipelvektomie.

Hüft|fraktur: s. u. H.kopf-, H.pfannenbruch. – **H.führungsapparat**: Oberschenkelschiene mit künstl. H.gelenk, Beckenring u. Gegendruckpelotten; zur Korrektur der Beuge-, Adduktions- u. Außenrotationsfehlstellungen.

Hüftgelenk...: s. a. Hüft...

Hüftgelenk: anat ↑ Articulatio coxae. – **H.entzündung**: ↑ Coxitis. – **H.eröffnung**: Arthrotomie (für Arthroplastik, -dese, Gelenkresektion, -revision, Exartikulation, blut. Reposition, zur Eiterableitung) mit zahlr. typ. Inzisionen, z. B. nach SCHEDE (Längsschnitt über Adduktoren), WATSON=JONES (seitl., leicht dorsalkonvex), LANGENBECK (seitl. Längsschnitt), KOCHER (seitl., nach vorn gerichteter Bogenschnitt), SMITH=PETERSEN (iliofemoraler Längsschnitt). – **H.tuberkulose**: ↑ Coxitis tuberculosa. – **H.versteifung**: 1) path Ankylose des H.gelenks, s. a. H.-Lendenstrecksteife. – 2) chir ↑ H.arthrodese.

Hüft|gürtel: orthop den Beckenring umfassende, evtl. durch Metallspangen oder -bügel verstärkte Hüftbandage, ggf. mit Scharnier oder Pelotte über dem Kreuzbein. Anw. v. a. bei Prozessen an Iliosakralgelenken u. Symphyse. – **H.hinken**: ↑ TRENDELENBURG* Hinken.

Hüft|klonus: durch ruckart., pass. Oberschenkelbeugung ausgelöster K. der Mm. biceps femoris, semitendinosus u. semimembranosus; unsig. sicheres Pyramidenbahnzeichen. – **H.kontraktur**: durch Weichteilschrumpfung bedingte Beugeadduktions- oder Beugeabduktionskontraktur mit Bewegungseinschränkung (zunächst Streck- u. Drehhemmung; anfangs kompensiert durch WS-Lordose u. -Skoliose mit Beckenschiefstand), u. zwar dermatogen (Narbenschrumpfung), desmogen (Sehnen-, Bänderschrumpfung bei Fehlhaltung nach Beinamputation, langer Bettruhe), myogen (Psoasreizung bei Tbk), neurogen-spastisch (LITTLE* Krankh.), neurogen-paraly-

Hüftkopf

tisch (Poliomyelitis) oder arthrogen (Arthritis). Ther.: Redressement, Brisement forcé, Op. (z. B. Nervenresektion, Osteotomie).

Hüftkopf: ↑ Caput femoris. – **H.bruch**: Femurfraktur mit Aus- oder Absprengung an der Kopfkalotte oder aber Trümmerbruch; meist Hüftverrenkungsbruch; auch als pathol. Fraktur. – **H.nekrose**: partielle (z. B. PERTHES* Krankh. = juvenile H.) bis subtotale oder totale Osteonekrose, idiopathisch (vasotroph.; s. a. HÄSSLER* Syndrom), nach Entzündung oder Trauma; Sympte.: Schmerzen, Bewegungseinschränkung, im Rö.bild umschrieb. Verdichtungen, Einbrüche, Zusammensintern. Ther.: Antibiotika, Ruhigstellung u. Entlastung (Extensionsverband, Schienen-Hülsenapparat), evtl. Op. (Derotationsosteotomie, H.resektion u. Arthrodese).

Hüft-Lendenstrecksteife: entzündl., posttraumat. oder neurogene fixierte Lendenlordose mit durch – meist bds. – Kontraktur der Lenden- u. Hüftstrecker bedingter Steifheit von Hüftgelenken u. LWS (»Brettsymptom«); stampfender Gang (»Schiebergang«) u. verstärkte kompensator. Brustkyphose.

Hüftluxation: Luxation des Femurkopfes aus der Hüftpfanne (↑ Abb. »Luxatio coxae«). – Als Luxatio coxae congenita die bereits bei Geburt ausgeprägte **teratolog.** oder **echte angeb. H.**, als Luxatio iliaca mit nur geringer Pfannenabflachung, meist kombin. mit anderen Fuß- u. Beinmißbildungen, ätiol. ungeklärt, mit schlechter Prognose; oder aber nur Dysplasia coxae luxans als sogen. **angeb. H.**: durch Mißverhältnis zwischen hypoplast.-verbreitertem Hüftkopf u. hypoplast.-flacher Pfanne (»Präluxation«) sowie durch mangelnde Ausbildung des Pfannendacherkers, Coxa valga u. vermehrte Antetorsion bedingte Subluxation bis Luxation, mit Gelenkkapselausziehung u. -verdickung, Erschlaffung pelvitrochantärer Muskeln, Hypertrophie des Pfannenlimbus, Dehnung bis Atropie des Lig. capitis femoris. Sympte.: Abduktionshemmung, Außenrotationsstellung, Adduktorenspannung, Gesäßfaltenasymmetrie (bei einseit. Form), rel. Oberschenkelkürze u. ORTOLANI* Klick als Frühzeichen, Watschelgang (s. a. HILGENREINER*, OMBRÉDANNE* Linie), Unterbrechung der MÉNARD*-SHENTON* Linie; pathognomon. ↑ Hüftarthrogramm. Ther.: bei Sub- u. Präluxation frühzeit. Spreizbehandlung (breites »Windeln«, Hüftspreizkissen, -bandage), bei Luxation schonende Reposition (z. B. n. SPITZY, LORENZ) mit nachfolgender Retention in Gipsverband (LORENZ, LANGE), Schienenapparat (BROWN-FORRESTER, HILGENREINER u. a.), Bandage; evtl. blut. Reposition oder Korrektur-Op. (z. B. COLONNA, CHIARI, BERNBECK, ROHLEDERER, SPITZY, BAEYER-LORENZ). – **Traumat. H.** (als geschlossene oder offene Luxation) v. a. beim Erwachsenen; meist Luxatio post. (mit Kranial- oder Kaudalverschiebung = Lux. iliaca bzw. ischiadica), seltener Lux. ant. (nach oben oder unten = Lux. [supra] pubica s. iliopectinea bzw. obturatoria), ferner unregelmäß. Formen (Lux. supra- u. infracotyloidea, perinealis, scrotalis) u. die innere oder **zentrale H.** (↑ Luxatio centralis); evtl. mit Kapsel- u. Muskelzerreißung, Nerven- u. Gefäßverletzung, Fraktur von Pfanne, Oberschenkelkopf, -hals oder -schaft (»Hüftverrenkungsbruch«). Sympte.: Schmerzen, Funktionshemmung mit federndem Widerstand, typusabhäng. Fehlhaltung (Adduktion oder Abduktion, Beugung, Beinverlängerung oder -verkürzung = Trochanterhochstand); als Komplikationen Durchblutungsstörung, Lähmungen, Myositis ossificans, Hüftkopfnekrose, Koxarthrose. Ther.: Reposition in tiefer Allg.narkose, entweder in Rückenlage (Zug nach oben bei gebeugtem Hüft- u. Kniegelenk unter Adduktion u. Innenrotation) oder in Bauchlage (n. STIMSON-DESHANELIDZE); bei Irreponibilität Op. (»blut. Einrenkung«). – Als bes. Formen die **paralyt. H.** u. die ↑ Destruktionsluxation (s. a. Hüftschlottergelenk).

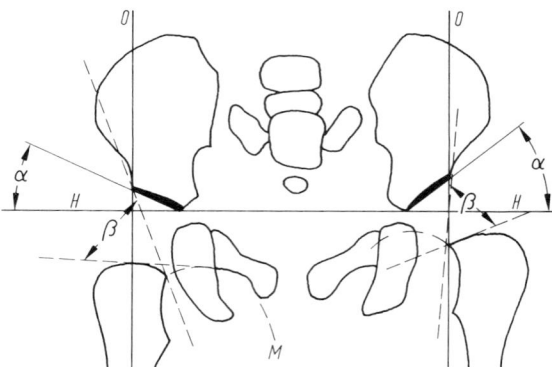

Zeichen der Luxatio coxae congenita: H = HILGENREINER* Linie, O = OMBRÉDANNE* Linie, α = Pfannenwinkel, β = Winkel zwischen prox. Femurende, med. Femurstachel u. Pfannenerker (der n. ZSERNAVICZKY u. TÜRK ab 50° Übergang zur Dysplasie bzw. Subluxation anzeigt).

Hüft|nekrose: ↑ Hüftkopfnekrose. – **H.nerv**: ↑ Nervus ischiadicus.

Hüftpfannen|bruch: v. a. durch Längsstauchung des Beins verurs. Fraktur des Randes oder des Bodens des Acetabulum (↑ Luxatio centralis). – **H.dachplastik**: zur Verbesserung der Hüftkopfüberdachung bei Coxa vara subluxans Spananlagerung am Pfannenerker (SPITZY), Herunterbiegen des äuß.-oberen Pfannenrandes (LANGE) oder Beckenosteotomie mit nachfolgender Verschiebung der Hüftpfanne (CHIARI, SALTER). – Als Pfannenplastik ferner die COLONNA* Op. u. die Muldenplastik. – **H.nekrose, aseptische**: ↑ HÄSSLER* Syndrom.

Hüft|plastik: ↑ H.arthroplastik, -pfannendachplastik. – **H.prothese**: Endoprothese für ↑ H.arthroplastik. – **H.reposition**: s. u. Hüftluxation. – **H.schlottergelenk**: hochgrad. Instabilität des H.gelenks nach Poliomyelitis (= paralyt. H.schl.) oder destruierendem Prozeß oder nach dessen Resektionsbehandlung (»Resektions-H.schl.«). Ther.: Op.

Hüft|umfang: s. u. Geburtsobjekt. – **H.tuberkulose**: ↑ Coxitis tuberculosa. – **H.verband**: ↑ Spica coxae (ascendens u. descendens) als Bindenverband; ferner hosenart. Verband mit Schlauchmull oder H.tuch (dreieckig, Zipfel zwischen den Beinen) sowie als Beckengips. – **H.verrenkung**: ↑ H.luxation.

Hügin* Stellung: *anästh* ↑ Schnüffelstellung.

Hühner|auge: *derm* ↑ Clavus. – **H.brust**, Pectus carinatum: Deformität des Brustkorbes mit scharfem (evtl. lat.-asymmetr.) Vorspringen des Sternums u. muldenförm. Eindellung der seitl. Thoraxpartien (bei vergrößertem Sagittal-∅); als Entwicklungsanomalie (z. B. SILVERMAN* Syndrom; evtl. kombin. mit MARFAN* oder MORQUIO* Sy.) u. nach Rachitis.

Hühnerfeld* Reaktion: Blutnachweis im Harn (Blaufärbung) durch Überschichten mit Gemisch aus Terpentinöl, Alkohol, Chloroform, Eisessig, Wasser u. Guajaktinktur.

Hühner|kammtest: *biol* Androgen-Bestg. durch mehrtäg. lokale Applikation bei Hennen; 1 E bewirkt Kammvergrößerung um 25%; vgl. Kapaunenkammtest. – **H.krätze:** *derm* erythematöses u. kleinpapulöses, stark juckendes, flücht. Exanthem an Händen, Armen, Beinen u. Hals infolge – vorübergehenden – Befalls mit Milben (Dermanyssus gallinae). – **H.pest,:** s. u. Geflügel... . – **H.sarkom-Virus:** ↑ ROUS* Sarkomvirus.

Hüllenantigen: *bakt* ↑ B-, L-, K-Antigen.

Hüll|plamodium: *histol* (STÖHR) der wahrsch. von SCHWANN* Zellen gebildete kernfreie oder -halt., plasmat. oder zelluläre »Innenkörper oder -kolben« um die marklose Nervenfaser im sensiblen Endkörperchen. – **H.zellen:** ↑ Mantelzellen.

Hülse: *chir, orthop* nicht abnehmbarer starrer Stützverband (Zinkleim, Gipsbinden, plast. Material) als »Tutor« oder nach Modell gefertigtes Teil (meist Leder) eines Stützapparates; auch Kurzbez. für den Schienen-Hülsenapparat.

Hülsen(band)wurm: ↑ Echinococcus cysticus.

Hülsenfrüchte: die – reifen – Samen der Leguminosen (Bohnen, Erbsen, Linsen, Sojabohnen); reich an Eiweiß (23–48%; z. T. schwerverdaulich; mit wenigen essentiellen Aminosäuren), KH (v. a. Stärke) u. Zellulose, z. T. auch Fett (Sojabohne, Erdnuß) u. Vit. B enthaltend. – **Hülsenfruchtkrätze:** ↑ Acarodermatitis urticarioides.

Hülsenkapillare: arterieller Kapillarabschnitt in der Milz, mit hülsenart. Wandverdickung aus retikulärem Bindegewebe.

Hünerman* Syndrom: (1931) ↑ Chondrodystrophia calcificans congenita.

Hürthle* Zellen (KARL WILHELM H., 1860–1945, Histologe, Breslau): ↑ Onkozyten. – Das seltene **H.*-Zell-Adenom** der Schilddrüse (»H.*-Struma«) ist wahrsch. identisch mit »Struma postbranchialis« (GETSOWA) u. »großzell. Adenom« (LANGHANS). Seine maligne Form (»**Hürthle*-Zell-Karzinom**«, ein »oxyphiles Ca.«; mit fast nur in soliden Strängen liegenden onkozytären, in Größe u. Form stark variierenden Zellen) metastiert v. a. in Lymphknoten u. Lungen.

Huet* Kernanomalie: *hämat* s. u. PELGER*.

Hueter* (KARL ALBRECHT H., 1838–1882, Chirurg, Greifswald) **Dreieck:** Hilfsdreieck an der Rückseite des rechtwinklig gebeugten Arms, dessen Eckpunkte (med. u. lat. Epicondylus humeri u. Olekranonspitze) bei gestrecktem Arm auf einer Geraden liegen (»**H.* Linie**«); normalerweise gleichschenklig, bei örtl. Fraktur oder Luxation charakteristisch abgeflacht, mit re. Winkel an einem der Kondylen. – **H.* Handgriff, Methode:** Herabdrücken u. Vorziehen der Zunge mit dem Zeigefinger (u. damit Vorziehen von Epiglottis u. Kehlkopf) zur Erleichterung der Einführung eines Magenschlauchs. – **H.* Operation: 1)** Resektion des Metatarsalköpfchens I bei Hallux valgus. Von MAYO modifiziert (Teilresektion des Köpfchens, Interposition eines distal gestielten Kapsellappens). – **2)** Ellenbogengelenkresektion (nach uln. u. rad. Arthrotomie) mit Abtragung der Gelenkflächen u. des Radiusköpfchens. – **H.* Zeichen: 1)** kraftlose, unvollkommene, bei Pronation kräftigere Unterarmbeugung mit wulst. Vorspringen des Bizepsbauches bei Ruptur der langen Bizepssehne. – **2)** Fehlen der Fraktur-Krepitation bei Weichteilinterposition.

Hüttenkrankheit: chron. Schäden der Erzhüttenarbeiter durch Blei-, Arsen- oder sonst. Metallverunreinigungen oder Einatmung von Rauchbestandteilen (z. B. SO_2); z. B. als »**Hüttenkatze**« die inhalative Pb-Vergiftung bzw. -Kolik.

Hu-Faktor: ↑ Antigen Hu.

Hufeisen|abszeß: abgesackter Peritonealabszeß mit Ausladungen in die Fossae iliacae oder prävesikaler Kommunikation. – **H.fistel:** komplette Analfistel mit inn. Ostium dorsomedian oberhalb des Sphinkter u. 2 Ostien bds. des Anus (aber auch perineal bzw. skrotal) u. gekrümmten s.c. Gängen. – **H.kern:** *hämat* typ. U-Form des Zellkerns der Metamyelo- u. stabkern. Granulozyten. – **H.niere,** Ren arcuatus: bekkenwärts dystope, bilat.-symmetr. U-förm. Fusionsniere durch frühembryonale Verschmelzung bd. Nierenanlagen (meist am unt. Pol), wobei die bindegeweb. oder parenchymatöse Brücke unter den Ureteren verläuft; oft mit akzessor. (iliakaler, mesenterialer u. sakraler) Gefäßversorgung. Symptomlos oder aber Abflußstörung, Steinbildung, Obstipation, Beschwerden infolge Kompression der großen Bauchgefäße (↑ ROVSING* Syndrom). Ther.: Op. (Nierenbeckenplastik, Teilresektion, Isthmusdurchtrennung).

Hufeland* (CHRISTOPH WILHELM H., 1762–1836, Arzt, Jena, Berlin) **Brustpulver:** ↑ Pulvis Liquiritiae compositus. – **H.* Kinderpulver:** ↑ Pulvis Magnesiae cum Rheo.

Hufnagel* Prothese (CHARLES A. H., geb. 1916, amerikan. Chirurg): **1)** künstl. Aortenklappe aus 3 einzelnen Taschenklappen (Dacron, Silikonüberzug der freien Flächen außer Klappenrändern), nach Exzision der erkrankten Klappen in den Klappenring einzusetzen (evtl. Ersatz nur einzelner Taschen). – **2)** Kunststoff-Tubus zur temporären Defektüberbrückung in der Aorta descendens.

Huggins* (CHARLES BRENTON H., geb. 1901 Chirurg, Urologe, Chicago; 1966 Nobelpreis für Medizin) **Methode:** die Östrogen-Ther. des Prostata-Ca. in Kombin. mit op. Kastration; falls unzureichend, totale Adrenalektomie. – **H.*-Talalay* Einheit:** Meßzahl für Phosphatasen; 1 H.*-E. ≈ Enzymmenge/100 ml Serum, die 1 mg Phenolphthalein aus gepuffertem Phenolphthaleinphosphat-Lsg. freisetzt; 3,5 H.*-E. = 1 BODANSKY* Einh.

Huggler* Endoprothese: stabile Totalendoprothese für das Hüftgelenk; Metallpfanne mit 3 Polyäthylen-Gleitlagen, Metall-Hüftkopf.

Hugh Jones* Stufentest: (1952) Atemfunktionsprüfung unter Belastung durch 5minüt., rhythm. Besteigen einer Stufe (je nach Körpergew. 16–24 cm hoch, 20mal pro Min., Abstieg rückwärts) bei Unterhaltung mit dem Untersucher. 5 Leistungsgrade (0 = 80 u. mehr Stufen ohne Dyspnoe, 1 = nach 40–80 Stufen Dyspnoe, 4 = Ruhedyspnoe).

Hughes* Absetzfehler: der Sog zum Spritzeninneren bei Kanülenwechsel.

Hughes*-Stovin* Syndrom: (1960) ätiol. unklare, rezidivierende, polytope Thrombophlebitiden

Hugli-Fieber

(einschl. Hirnsinus) u. Bildung von (mykot.) Pulmonalis-Aneurysmen, mit intermittierendem Fieber, Dyspnoe, rezidivierender (u. U. letaler) Hämoptoe, evtl. bds. Gynäkomastie, später Hirndrucksympt.

Hugli-Fieber: wahrsch. febrile Elephantiasis durch Wuchereria bancrofti oder Brugia malayi in Bengalen; z. T. auch schwere trop. Malaria.

HU-I-System: ältere Bez. für / HLA-System.

Hulka* Clip: (1876) *gyn* Kunststoff-Clip für die Eileitersterilisation, dessen Branchen durch eine vergoldete Feder zusammengehalten werden.

Hultén* Varianten: rel. Überlänge oder Verkürzung (= Plus- bzw. Minusvariante) der Ulna im Vergleich zum Radius; z. B. bei Abortivformen der MADELUNG* Deformität.

Hultkrantz* Krankheit (JOHAN WILHELM H., geb. 1862, Physiologe, Uppsala): / Dysostosis cleidocranialis.

human, Human...: den Menschen betreffend, vom Menschen stammend, »menschlich«.

Human chorionic gonadotrophin: s. u. Gonadotropin.

Human chorionic somatomammotropin, HCS: / Human placental lactogen.

Human engineering: die Anpassung techn. Geräte (einschl. Bedienung u. Überwachung) an Physis u. Psyche des Menschen.

Human growth hormon, HGH: / Somatotropin.

Human hypophysary gonadotrophin, HHG: hypophysäres / Gonadotropin.

Huguenin* Projektionssystem (GUSTAV H., 1841–1920, Internist, Zürich): »System der motor. u. sensor. Aktivität« (s. u. somatosensorisch u. -motorisch).

Hugues*-Moore* Operation: Daumenersatz durch knochenarmierten Hautlappen (»Aufstockung«).

Huguier* Operation: 1) (J. H., französ. Chirurg): (1961) interisthmische Hysterektomie: Entfernung des Corpus uteri bis zum inn. Muttermund unter Schonung der aufsteigenden Uterina bds. (Ovariendurchblutung!). – 2) Spalthandbildung (Metakarpolyse) durch Phalangisation des Metakarpale I (als Ersatzdaumen).

Huguier* (PIERRE CHARLES H., 1804–1874, Chirurg, Paris) **Ring**: von den Aa. uterinae an der Zervix-Korpusgrenze gebildeter Gefäßring. – **H.*-Jersild* Krankh.** (PETER CHRISTIAN OLAF J.): / Elephantiasis genitoanorectalis.

Huhner*(-Sims*)Test (MAX H., 1873–1947, Urologe, New York; HARRY M.S., amerikan. Gynäkologe): postkoitaler Spermakompatibilitätstest; Prüfung der individuellen Verträglichkeit von Sperma u. Zervikalschleim durch mikroskop. Untersuchung des frühestens 6 Std. post coitum an der Zervix entnommenen Spermas. Reichlich vorhandene bewegl. Spermien (= pos. Test) sprechen für fertiles Sperma, mehrfacher neg. Ausfall in der präovulator. Phase – bei makroskop. normalem Sperma u. normaler Ovarialfunktion – für Unverträglichkeit i. S. der zervikalen Sterilität (/ dort. Schema).

Human »IBV-like« virus group: das dem Virus der »infektiösen Bronchitis der Vögel« ähnl. Coronavirus 229 E (samt 13 ident. Stämmen); ruft beim Menschen eine leichte Rhinolaryngotracheitis hervor.

Human lymphocytic antigen, HLA: / Histokompatibilitätsantigen (der Leukozyten).

Human menopausal gonadotrophin, HMG: / Menopausengonadotropin.

Human papilloma virus: Warzenvirus des Menschen.

Human placentar lactogen (HPL), Chorionic Gonadotropin Prolactin (CGP): das der Erhaltung des Corpus luteum graviditatis dienende Proteohormon des Plazentasynzytiums mit Prolaktin-Somatotropin-ähnl. Wirkung (daher: »Human chorionic Somatotropin, HCS«). Findet sich vorw. im mütterl. Kreislauf; Harnwerte bis zum Ende der Schwangerschaft kontinuierlich ansteigend (Nachweis ab 8.–10. Wo.); wicht. Parameter der Plazentafunktion (normal Anstieg von wenigen ng bis auf 5,4 µg; Absinken z. B. bei drohendem Abort).

Human*Zeichen (JOHANN URBAN H., Anästhesist, London): (1938) inspirator. »Zurückfallen« des Kinns (»Kinnreflex«) in der 2. Phase des Toleranzstadiums der Narkose (bei Überdosierung sofort negativ).

Human|albumin: pyrogenfreie, sterile, fast nur Albumin enthaltende Protein-Lsg. aus Menschenblut. Therap. Anw. bei Schock, Kollaps, Hypalbuminämie, ferner als ^{51}Cr-Albumin zur Diagnostik der exsudat. Enteropathie. – **H.fibrinogen**: aus Menschenblut hergestellte, bis zu 70% aus gerinnungsfäh. F. bestehende Proteinfraktion. Spezif. Hämostyptikum bei Hypo- u. Afibrinogenämie, gesteigerter Fibrinolyse, Verbrauchskoagulopathie.

Human|genetik: die »menschl. Vererbungslehre«, befaßt mit den erbl. Unterschieden u. deren Entstehung u. Bedeutung für Gesundheit u. Krankheit. – **H.globulin**: s. u. Globuline, Immunglobuline.

humanisierte Milch: qual. u. quant. an Frauenmilch adaptierte Kuhmilch.

Human|medizin: die speziell den Menschen betreffende wissenschaftl. u. prakt. Medizin (im Unterschied zur Veterinärmedizin). – **H.milch**: / Frauenmilch.

Human|plasma: aus Menschenblut gewonnenes P., das lyophilisiert praktisch unbegrenzt haltbar ist (»H.trockenplasma«, HTP) zur Ther. bei Eiweißmangelzuständen. – **H.serum**: aus Menschenblut gewonnenes S. (frei von Isoagglutininen u. Konservierungsmitteln) zur therap. Anw. v. a. beim Schock. – **H.serumalbumin**, HSA: / H.albumin.

Humanus-Typ: *bakt* / Mycobacterium tuberculosis.

Humby* (-Braithwaite*) Messer: Dermatom mit parallel zur Schneide angebrachter Rolle (»Rollenmesser«), durch deren Einstellung die Dicke des Hauttransplantats bestimmt wird.

Humerus *PNA*: der Oberarmknochen; als langer Röhrenknochen unterteilt in Caput, Collum (anatomicum u. chirurgicum, dazwischen Tuberculum majus u. minus, mit Sulcus intertubercularis), Corpus u. Condylus (einschl. Epikondylen). – Path. Formen: **H. valgus**, mit Verschiebung der Kopfkappe nach außen (z. B. bei Chondrodystrophie, Dysostosis enchondralis); **H. varus**, mit Verkleinerung des Kopf-Halswinkels (<130°), meist auch Hypoplasie des

Kopfes (u. des ganzen Oberarms); meist symptomatisch nach Fraktur etc.; selten kongenital (bds., oft kombin. mit anderen Mißbildungen) oder »essentiell« als H. v. adolescentium (Kopf pilzförmig ein- u. abwärts verschoben, rotiert); mit Schmerzen, Bewegungseinschränkung, Adduktions-, Innen- oder Außenrotationsstellung.

Humerusaplasie: vollständ. oder partieller (Epi- u. Metaphysen ausgebildet) »angeb. **Humerusdefekt**« mit entsprech. (Ober-)Armverkürzung. – vgl. Phoko-, Peromelie.

Humerusepiphysen|lösung: 1) prox. H.l.: geburtstraumat. (infratuberkulär) oder juvenile Epiphysenfraktur (pertuberkulär); meist mit – oberer, unterer, totaler oder atyp. – Plexuslähmung. – 2) dist. H.l. unter dem Bild der suprakondylären Fraktur. – **H.nekrose**: ∫ FROELICH*, HASS*-LEVIN*, PANNER* Syndrom.

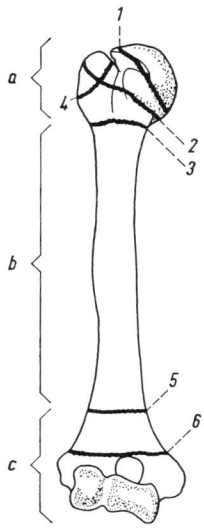

Humerusfrakturen: a) am proximalen Ende: 1) Fractura colli anatomici, 2) Fractura pertubercularis, 3) Fractura colli chirurgici, 4) Fractura tuberculi majoris; b) im Schaft; c) am dist. Ende: 5) suprakondyläre Fraktur, 6) perkondyläre Fraktur.

Humerus|fraktur: die in Pathomechanismus u. klin. Bild sehr heterogenen Oberarmbrüche (∫ Abb., s. a. Abb. »Ellenbogenfraktur«). Als »H.f. des prox. Endes« die – intraartikuläre! – H.kopffraktur (meist Abriß oder Trümmerbruch), die subkapitale Hf. (= Fractura colli anatomici = supratuberkuläre H.f., d. h. intra- oder extraartikuläres Abbrechen des – evtl. in sich frakturierten – Caput oder nur der Kalotte = Kalottenfraktur; oft als Luxationsfraktur; evtl. mit axillär-lat. Fragmentdislokation = MALGAIGNE* Dislokation; Gefahr der Kopfnekrose, Ankylose), die Fractura pertubercularis, Fr. colli chirurgici (∫ Kolumfraktur), isolierte Tuberkulumfraktur, ∫ Humerusepiphysenlösung; als Oberarmschaftbruch (= Fractura humeri i. e. S.); als »H.f. des dist. Endes« die ∫ Ellenbogenfraktur (∫ dort. Abb; s. a. Trochlea-, H.köpfchenfraktur). – Komplikationen: v. a. Gefäß- u. Nervenverletzungen (Plexus brach.), Defektheilung, Ankylose, Pseudarthrose. – **H.köpfchenfraktur**: Abbruch des Capitulum humeri als intraartikuläre ∫ Ellenbogenfraktur; evtl. Abscherung eines halbmondförm., knorpelüberzogenen Fragments mit volarer oder dors. Dislokation; Einklemmungserscheinungen, evtl. Ausbildung eines Cubitus valgus.

Humidin, Blasticidin: Antibiotikum aus Streptomyces humidus; stark wirksam gegen Hefen u. phytopathogene Pilze.

Humilitas: (lat.) *psych* Niedergeschlagenheit.

Humin-, Humussäuren: in pflanzl. Material vork. hochmolekulare Substanzen. Therap. Anw. von Ca-huminat als Antazidum, von salizylierten H. u. von Na- u. NH_4-huminat als Antiphlogistikum.

Hummelsheim* Operation (EDUARD K. M. J. H., 1868–1952, Augenarzt, Bonn): bei Okulomotoriuslähmung Transplantation der temp. Sehnenhälften der Mm. recti sup. u. inf. oculi auf den ausgefallenen Muskel.

Hummer|schere: *röntg* Jargon für ein Randspornpaar am lat.-oberen Gelenkspalt im Spätstadium der destruktiven rheumat. Koxitis. – **H.schwanzkanüle**: Trachealkanüle mit Metallspiralschlauch am dist. Ende; zur tieferen Intubation.

Humor: (lat.) Feuchtigkeit, *anat* (Körper-)Flüssigkeit; z. B. **H. aqueus** *PNA* s. **aquosus** (das von den Ziliarfortsätzen gebildete wasserklare, eiweiß- u. salzhalt. Kammerwasser), **H. Scarpae** (∫ Perilymphe), **H. Valsalvae** (∫ Endolymphe), **H. vitreus** *PNA* s. **crystallinus** (»Vitrina ocularis«, die Gallerte im Glaskörpergerüst, homogen, zellfrei, transparent, wasserreich, die, unter Quelldruck stehend, die Form des Augapfels aufrechterhält).

humoral: die oder eine (Körper-)Flüssigkeit betreffend, auf dem Flüssigkeitswege, auch i. S. von hormonal. – **h. renal pressor activity**: der »Vas efferens-Mechanismus«, der durch humoral gesteuerte Eng- u. Weitstellung des Gefäßes den intraglomerulären Druck reguliert.

Humoralpathologie: von den Hippokratikern aus der babylon. u. ägypt. Medizin übernommene, von GALEN ausgebaute u. bis in die Neuzeit beherrschende Krankheitslehre, die als Urs. aller Krankhn. eine Schädigung oder fehlerhafte Mischung der Körpersäfte (»Dyskrasie«) postuliert. – vgl. Zellularpathologie.

Humphry* (SIR GEORGE MURRAY H., 1820–1896, Anatom u. Chirurg, Cambridge) **Ligament**: inkonst. Lig. im Kniegelenk, mit Ansatz an der Vorderseite des hint. Kreuzbandes. – **H.* Tuberkulum**: 1) Tub. inf.: ∫ Proc. accessorius des LW. – 2) Tub. sup.: ∫ Proc. mamillaris des LW.

Humphry* Krankheit: Erkr. der Meerschweinchen durch das LCM-Virus; Übertragung auf Menschen möglich.

Humulus lupulus: Hopfen [Cannabinaceae]; enthält Harzsubstanzen (Bitterstoffe, Humulon, Lupulon) u. äther. Öl (u. a. mit Humulen u. Myrcen). Anw. der Zapfen (»Strobuli«, »Lupuli«) als Sedativum, Amarum, Antiaphrodisiakum. – s. a. Hopfenpflückerkrankheit.

Humussäuren: ∫ Huminsäuren.

Hunauld* Syndrom: *neurol* ∫ NAFFZIGER* Syndrom.

Hunde|bandwurm: 1) ∫ Dipylidium caninum. – 2) ∫ Echinococcus granulosus. – **H.floh**: ∫ Ctenocephalides canis. – **H.hakenwurm**: ∫ Ancylostoma cani-

Hunde|mensch

num. – **H.mensch:** »Haarmensch« (mit Hypertrichosis congenita univers., evtl. auch Zahnanomalien). – **H.ohrpfanne:** dreieckig ausgezogene Gelenkpfanne bei angeb. Hüftluxation.

Hunde|seuche: 1) »H.staupe« (durch Paramyxovirus: akute Entzündung der Schleimhäute von Augen u. Atmungsorganen, ton.-klon. Krämpfe u. Lähmungen; auf Mensch u. Katze nicht übertragbar). – 2) **Stuttgarter H.s.:** / Leptospirosis canicola. – **H.spulwurm:** / Dioctophyma renale.

Hundfigur: *röntg* das hundeähnl. Umrißbild des Wirbelbogens auf der Schrägaufnahme der unt. LWS. Darin ggf. Darstg. einer Spondylolyse in der Interartikularportion als »Halsband«.

Hunds|fieber, -krankheit: / Pappatacifieber. – **H.wut:** / Lyssa.

Huneke* Sekundenphänomen (FERDINAND H., 1891–1966, Arzt, Düsseldorf): (1940) unmittelbar nach Inj. von Impletol® (oder Novocain® o. ä.) in ein neurales Störfeld eintretende Schmerz- bzw. Sympt.-freiheit für mind. 8 Std.; gilt bei reproduzierbarer Auslösung in der Submukosa (oberer Pol der Gaumentonsille, zahnwurzelnahe Gingiva) oder in einer Narbe als Beweis für Störherd (Fokus).

Hunger: Zustand weitgehender oder völl. Nahrungskarenz (»Hungern«); i. w. S. auch entsprech. Mangelzustände bei gastroenteralen Passage- u. Resorptionsstörungen; sowie das dabei entstehende Verlangen nach Nahrung (»H.gefühl«; / Hungerzentrum), verbunden mit gefühlsbetontem Organempfinden, evtl. auch gesteigerter Leerperistaltik (»H.peristaltik«) u. Magenschmerz. – Bei chron. H. zunächst starke Gewichtsabnahme (Abbau der KH- u. Fettdepots), später – v. a. durch Eiweißmangel – alimentäre / Dystrophie (s. a. Hungeralbuminurie usw.), in extremen Fällen Inanition, Kachexie, / Hungertod. – **path. H:** Bulimie.

Hunger|albuminurie: A. infolge endotox. Nephrose bei chron. Hungern. – **H.amenorrhö:** A. I. Grades (Störung von Eireifung u. Follikelsprung) bei chron. Hungern. – **H.anämie:** meist makrozytäre A. infolge Mangels an Eiweiß, Vit. B$_{12}$, Folsäure etc.

Hunger|atrophie: Substanzverlust der Körpergewebe bei chron. Hungern; zunächst des Fettgewebes, später der exo- u. endokrinen Drüsen (Ausfallserscheingn.), Skelettmuskulatur (»Selbstkannibalismus«), Haut, Nieren, Lungen, Knochen (Herz u. ZNS am wenigsten). – Ferner die »trockene Form« des Eiweißschadens mit Verkleinerung der spezif. Gewebselemente u. resultierender Kachexie. – **H.azidose:** nach 1- bis 2täg. Nahrungskarenz auftretende – zunächst kompensierte – metabol. A. infolge Vermehrung der Ketokörper (»Hungerketose«) durch unvollständ. Fett- u. Eiweißverbrennung bei Glykogenverarmung (Leber); mit / H.lipämie, Azeton-Mundgeruch, Azetonurie.

Hunger|delir: / Delirium ex inanitione. – **H.diabetes:** (HOFMEISTER) alimentärer D.; passagere Hyperglykämie u. Glukosurie bei wieder normaler Nahrungsaufnahme nach Hungerzustand; KH-Verwertungsinsuffizienz durch Insulinmangel? – **H.dystrophie:** alimentäres / Dystrophiesyndrom.

Hunger|kachexie: s. u. H.atrophie, Kachexie, Inanition. – **H.krawall:** *psych* Zustand hochgradiger psychomotor. Erregung bei / Insulin-Schockther. –

H.kur: völl. Nahrungsentzug (/ Nulldiät; evtl. komb. mit Durstkur 2–5 Tg., z. B. bei Krampfurämie) oder nur protrahierte, starke Kalorienbeschränkung (200–600 Kcal./Tg., »**halbe H.k.**«, zur Gewichtsreduktion); s. a. Heilfasten.

Hunger|leuko(zyto)penie: v. a. Granulozytopenie (meist mit rel. Lymphozytose) bei chron. Hungern (Eiweiß-, Vit.mangel). – **H.lipämie:** L. infolge Mobilisierung der Cholesterindepots bei chron. Hungern; s. a. H.azidose. – **H.neurose:** reversible psych. Veränderung bei chron. Hungern; v. a. Einengung des Denkens u. Tuns auf die Nahrungsaufnahme.

Hunger|ödem: hypoproteinäm. Ödeme als »feuchte« Form des Eiweißmangelschadens bei chron. Hungern (v. a. bei Flüssigkeits- u. NaCl-reicher Kost); s. a. alimentäres / Dystrophiesyndrom. – **H.(osteo)malazie, -osteopathie:** rachit., osteomalaz. u./oder osteoporot. Erscheinungen bei quant. (<1800 Kcal) u./oder qual. Unterernährung (Eiweiß-, Fett-, Vit.mangel; evtl. infolge Resorptionsstörung). Pathogenet. Faktoren: vermind. Skelettstoffwechsel, Abbau der Knochenmatrix infolge neg. Stickstoffbilanz, H.azidose, fehlender anaboler Reiz, Vorschädigung des Skeletts (durch Klimakterium, Spätrachitis etc.). Klin.: schnelle Ermüdbarkeit, »rheumat.« Gliederschmerzen, Druckschmerzhaftigkeit (v. a. stark beanspruchter Partien), Spasmen (mit Gangstörurg), Deformierungen, Ermüdungsbrüche; herabgesetzte Ca- u. P-Spiegel, erhöhte alkal. Serumphosphatase-Werte, Hypoproteinämie, beschleunigte BSG; Rarefizierung der Spongiosa, LOOSER* Umbauzonen, Kortikalisverschmälerung u. -aufsplitterung.

Hunger|psychose: symptomat. Ps. (evtl. Schizophrenie-ähnl.) bei extremer Aushungerung mit konsekut. Vit.mangel (z. B. bei Pellagrapsychose) u. Dystrophie (Hirnödem). – **H.rachitis:** durch extreme Mangelernährung (Vit. D u. Kalk) hervorgerufene R. des Säuglings; s. a. H.osteopathie.

Hunger|schmerz: 1) Schmerzen in der Magengegend bei Hunger. – 2) »Nüchternschmerz«; zum Schmerz gesteigertes Hungergefühl bei leerem Magen (v. a. »Nachtschmerz«) als charakterist. Sympt. des Duodenal- u. pylorusnahen Magenulkus. – **H.starre:** Minderung dienzephal gesteuerter Regulationen bei chron. Hungern. – **H.stuhl:** *päd* wäßr., substanzarme, dunkelbraune oder olivgrüne Fäzes des hungernden Säuglings; bestehend aus alkalisch reagierenden Sekretresten, Schleim, Detritus, abgestorbenen Darmbaktn.

Hunger|tetanie: Krampfneigung infolge Parathyroidea-Unterfunktion bei H.atrophie. – **H.tod:** Exitus let. infolge extremer / H.atrophie nach langdauernder Unterernährung; präfinal Enzym- u. Hormoninsuffizienz (fehlende Neubildung von Enzymeiweiß), gefolgt von schwerer Hypoglykämie u. H.azidose. – **H.typhus:** das klass. / Fleckfieber. – **H.zentrum:** Neuronengruppe im lat. Hypothalamus, deren Aktivität die Nahrungsaufnahme stimuliert u. deren Zerstörung Anorexie bewirkt. Regulierende Parameter (vermutlich): Glukosespiegel, intestinale Afferenzen, spezifisch-dynam. Wirkung der Nahrungsstoffe.

Hunner* (GUY LEROY H., 1868–1957, Urologe, Baltimore) **Fibrose:** submuköse, evtl. auch panmurale Fibrose der Harnblase als Spätzustand der interstit. Zystitis mit Verdünnung u. Ulzerierung der Schleimhaut (»**H.*Geschwür**«; v. a. bei Frauen u. im Blasenfundus), reduzierter Blasenkapazität, Pollakis- u. Nykturie; als Spätfolge Ureterstenosen (»**H.*Striktur**«, v. a. bei ostiumnaher Zystitis; mit sek. Atonie der darüberliegenden Harnwege).

Hunnicut*-Marshall*-Lee* Operation: Ersatzmagenbildung aus retrokolisch hochgezogenem, ausgeschaltetem termin. Ileum nebst. Zäkum durch Ösophagoileo- u. Zäkoduodenostomie.

Hunt* (JAMES RAMSAY H., 1874-1937, Neurologe, New York) **Atrophie**: neuropath. Atrophie der kleinen Handmuskeln ohne Sensibilitätsstörung. – **H.* Neuralgie**: Genikulatum-Neuralgie bei Zoster oticus. – **H.*(paradoxes) Phänomen**: bei Torsionsdystonie die verstärkte Dorsalflexion des Fußes nach pass. Plantarflexion, während eine intendierte Dorsalflexion zur Plantarflexion führen kann. – **H.* Syndrom**: 1) ∫ H.* Neuralgie. – 2) ∫ Paralysis agitans juvenilis. – 3) prim. ∫ Dentatum-Bindearm-Atrophie. – 4) Beschäftigungsneuritis infolge Kompression des N. uln. (tiefer palmarer Ast zwischen Mm. abductor u. flexor brevis digiti V) bei langjähr. Handgelenkflexion mit Druck gegen den Kleinfingerballen: Greifschwäche, Parästhesien der Fingerspitzen, Streckschwäche des 4. u. 5. Fingers, schließlich Lähmung u. Atrophie der Ulnaris-versorgten Muskeln (mit Aufhebung der elektr. Erregbarkeit); z. B. bei Metallpolierern, Druckern. – 5) (A. D. HUNT jun.) Pyridoxinmangelsyndrom. – **H.*Tremor**: Intentionstremor zerebraler Genese. – **H.* Zone**: von sensiblen (N.-intermedius-)Fasern des Ggl. geniculi, z. T. auch von Hirnnerven IX u. X u. oberen Zervikalganglien versorgter dreieck. Hautbezirk (mit Trommelfell als Spitze, Gehörgangswänden als Schenkeln u. Ohrmuschel als Basis), in dem sich der Zoster oticus manifestiert.

Hunt* Gesichtsfeldseparator: Gerät zur Übung des beidäug. Sehens, wobei eine nur mit einem Auge gesehene Strichfigur unter Kontrolle des anderen nachgezeichnet werden muß.

Hunt* Operation: 1) (1952) Ersatzmagenbildung aus dem terminalen, distal um 180° gekippten u. durch laterolat. Anastomosierung zu einem Sack geformten Jejunum. – 2) perineale Samenblasenexstirpation. – 3) Palliativ-Op. eines nicht resezierbaren peripheren Aneurysmas nur durch Unterbindung der »eintretenden« Arterie.

Hunter-Antigen, -Faktor: ∫ Antigen Hu.

Hunter* (JOHN H., 1728-1793, Chirurg, London) **Induration**: die Initialsklerose des syphilit. PA (»H.* Schanker«; ∫ Ulcus durum). – **H.* Kanal**: ∫ Canalis adductorius. – **H.* (Leit-)Band**: ∫ Gubernaculum testis. – **H.*-Addison* Krankheit**, Anämie: die perniziöse ∫ Anämie. – **H.*-Schreger* Streifen**: s. u. SCHREGER*.

Hunter* (WILLIAM H., 1718-1783, Gynäkologe, London) **Ligament**: ∫ Ligamentum teres uteri. – **H.* Linie**: ∫ Linea alba. – **H.* Membrana caduca**: ∫ Decidua.

Hunter* Syndrom: 1) (C. H. H. 1917) Schwachform des v. PFAUNDLER*-HURLER* Syndroms (dessen Vollform auch »H.*-HURLER* Sy.« heißt), sogen. Typ II der Mukoviszidose (Iduronat-sulfatase-Mangel), ohne Hornhautveränderungen, mit leichteren kardiovaskulären Symptn. u. größerer Überlebenschance (s. a. Abb.). – 2) s. u. Histidinämie-Syndrom.

Hunting reaction: (TH. LEWIS 1930) bei lokaler Abkühlung auf sehr tiefe Temp. nach initialer Vasokonstriktion auftret., schmerzhafte Gefäßweitenänderung (abwechselnd Konstriktion u. Dilatation).

Huntington* (GEORGE SUMNER H., 1851-1916, Neurologe, New York) **Chorea, Krankh., Typenkreis**: s. u. Chorea. – **H.* Zeichen**: durch Hustenstoß ausgelöste Beugung des gelähmten, bei Rückenlage über die Bettkante herabhängenden Beins in der Hüfte als Pyramidenbahnzeichen.

Huntoon* (FRANK MCELROY H., geb. 1881, amerik. Bakteriologe) **Farblösung**: filtriertes Gemisch (1+1) von 4%ig. Fuchsin- u. 2%ig. Methylenblau-Lsg. in 2%ig. Essigsäure zur Sporenfärbung. – **H.* Hormonbouillon**: Gemisch aus Rinderherz-Eisubstrat u. Pepton-Gelatine-Lsg. zur Kultivierung von Strepto-, Gono- u. Meningokokken.

Huppert* (KARL HUGO H., 1832-1904, Physiologe u. Chemiker, Prag) **Krankheit**: ∫ Plasmozytom. – **H.* Reaktion**: 1) Harnsäure-Nachweis durch Fällung (hellbraun) mit HCl u. PWS. – 2) H.*-COLE*Reaktion: Gallenfarbstoff-Nachweis im Harn durch Fällung mit Kalkmilch u. Extraktion mit H_2SO_4-halt. Alkohol in der Wärme (blaugrün). – Modifiz. von SALKOWSKI mit $Ca(OH)_2$-$CaCl_2$-Lsg. bzw. HCl-Alkohol. – 3) H.*-MESSINGER* Reaktion: quant. Azetonnachweis im Harn durch Umsetzung mit alkal. Natriumhypojodit-Lsg. zu Jodoform u. Rücktitration des überschüss. Jods.

Hurler* Syndrom: 1) ∫ v. PFAUNDLER*-H.* Syndrom. – 2) ∫ ULLRICH*-SCHEIE* Syndrom.

Hurst* Enzephalitis (SIR ARTHUR FREDERIC H., 1879-1944, Internist, London): akute hämorrhagische ∫ Leukoenzephalitis.

Hurst* Sonden: halbweiche, durch Hg-Füllung beschwerte Schlucksonden (4 Größen) zur Frühbougierung der bereits vordilatierten oder nicht zu engen Ösophagusstriktur.

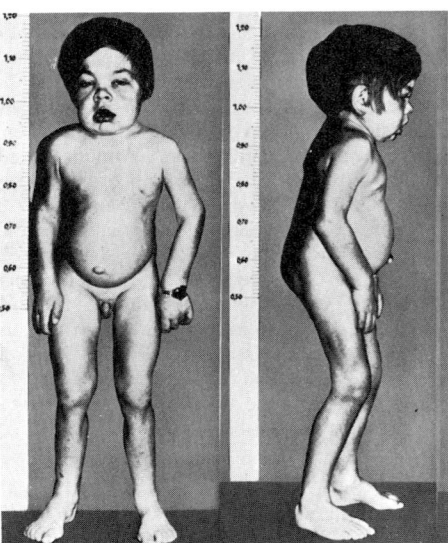

Charakteristischer Phänotyp beim **Hunter* Syndrom** (13 J.): Wachstumsverzögerung, Gelenkkontrakturen, großer Kopf, Gargoylismus.

Hurtley* Reaktion (WILLIAM HOLDTWORTH H., 1865–1935, Chemiker, London): Azetessigsäure-Nachweis im Harn (violett-rot) mit konz. HCl, $NaNO_2$-Lsg., Ammoniak u. $FeSO_4$-Lsg.

Huschke* (EMIL H., 1797–1858, Anatom, Jena) **Falte, Klappe**: ↑Plica lacrimalis. – **H.* Foramen**: entwicklungsbedingter Lochdefekt im Trommelfell. – **H.* (Gehör-)Zähne**: ↑ Dentes acustici. – **H.* Kanal**: bis in die frühe Kindheit bestehender Kanal im Boden des knöchernen Gehörgangs. – **H.* Knorpel**: ↑ Cartilago vomeronasalis. – **H.* Ligament**: Peritonealfalte von der kleinen Magenkurvatur zur Pankreasvorderfläche.

Husfeld* Operation: (1952) li.-seit. Ösophagofundopexie u. subdiaphragmale Gastropexie zur Wiederherstg. des HIS*Winkels.

Hussey* Test: Messung des Jugularvenendrucks nach wiederholtem gleichseit. Faustschluß (30/Min.); bei Obstruktion der V. cava cran. deutl. Anstieg.

Husten, Tussis: bei geschlossener Glottis willkürlich oder unwillkürlich (↑ Hustenreflex, -zentrum) ausgelöste explosive Entleerung (»H.stoß«) von Luft, evtl. auch von Schleim, Exsudat (»**feuchter**« oder »**produktiver**« H.; ergiebig z. B. bei Bronchiektasen, Abszeß-, Empyemdurchbruch) oder eines Fremdkörpers aus dem Tracheobronchialraum durch die unter hohem Druck gesprengte Glottis (sogen. explosive Dekompression). Sympt. bei Erkrn. der Atemwege, Lunge u. Pleura, aber auch des Kreislaufs; ferner psychogen (»**neurot.**« oder »**nervöser H.**«), oft in Attakken mit Zyanose, meist unproduktiv als **trockener H.** (wie er auch bei Hilusalteration, Pleurareizung etc. vorkommt), z. B. nach Keuchhusten, als Hüstel-Tic; evtl. verbunden mit Dyspnoe, in- oder exspirator. Stridor u. – insbes. bei Kindern – Erbrechen. Weitere Formen: **aphonischer, klangloser** oder **heiserer H.** (nicht klingend; durch Stimmbänderschwellung, v. a. bei Kehlkopf–Tbk u. -Di), **bellender H.** (↑ Brüllhusten), **bitonaler H.** (mit metallischen u. pfeifenden bis evtl. krächzenden Beitönen infolge Kompression der Haupt- oder Lappenbronchien durch vergrößerte LK, v. a. bei Hilus-Tbk), **blauer H.** (mit Zyanose, i. e. S. der ↑ Keuchhusten), **laryngealer H.** (↑ Kehlkopfhusten), **otogener** oder **aurikulärer H.** (ausgelöst durch Reizung des Ramus auricul. des Vagus im äuß. Gehörgang), **pharyngealer H.** (↑ Rachenhusten), **pleuraler H.** (trocken, stechend-schmerzhaft, bei tiefem Atmen exazerbierend; als Sympt. des Lungeninfarkts oft mit blutig tingiertem Auswurf), **spast. H.** (mit exspirator. Dyspnoe, trocken oder mit zähglas. Auswurf, oft anfallsartig; z. B. bei Bronchialasthma, als Hustenparoxysmus). – Folgen des **chron. H.**: Lungenemphysem, »**H.fraktur**« von Rippen (Ermüdungsfraktur, bei Osteoporose etc. evtl. bereits durch heft. H.anfall), »**H.furchen**« (durch Druck hypertroph. Muskelbündel sagittal u. parallel an der Konvexität des re. Leberlappens), Hypertrophie des lat. M. latissimus dorsi (»WENCKEBACH* H.muskel«).

Husten|fremitus: s.u. Stimmfremitus. – **H.kopfschmerz**: beim Husten (oder Pressen, evtl. auch Bükken) schlagartig auftret. diffuser Kopfschmerz; meist ohne faßbare Urs., evtl. nach Trauma oder bei Prozeß in der hint. Schädelgrube. – **H.mittel**: *pharm* ↑ Expektorantien, Antitussiva. – **H.muskel**: s. u. Husten.

Husten|paroxysmus: H.anfall mit schnell aufeinanderfolgenden heft. H.stößen (»Stakkatohusten«), evtl. mit Apnoe, Gesichtszyanose u. -ödem, Lidschwellung u. Konvulsionen; v. a. bei Pertussis (meist mit inspirator. Stridor), Grippe- u. spast. Bronchitis, Bronchialasthma. – **H.phänomen**: *röntg* (KREUZFUCHS 1920) die durch Husten, Summen oder Räuspern zu erzielende »Aufhellung« der Spitzenfelder bei örtl. Lungen-, nicht aber bei Pleuraprozeß. – **H.pistole**: (STOFFREGEN u. OEHMIG 1955) pistolenförm. Ventil zur Erzeugung künstl. H.stöße beim Atemgelähmten mit Hilfe eines Vakuums von 500 bis 700 cm H_2O (Modell: Tussomat®). – **H.platte**: *bakt* ↑ CHIEVITZ*-MEYER*Methode.

Husten|reflex: fremdreflektor. Schutzreflex des Tracheobronchialsystems zur Sekret- u. Fremdkörperentfernung aus den Atemwegen, ausgelöst durch endo- oder exogene Reizung tussigener Zonen (Nase einschl. Nebenhöhlen, Kehlkopfhinterwand, Karina, große Bronchien, Pleura, Zwerchfell; ferner äuß. Gehörgang, Ösophagus, Magen, Leber-Gallesystem, Meningen). Afferenz über sensible Vagusfasern; Efferenz über Hirnnerven V, VII, IX, X, XI u. XII; s. a. H.zentrum. – **H.schmerz**: durch H.stoß ausgelöster oder exazerbierter Kopf-, Brust-, Bauch- oder WS-Schmerz (z. B. bei Sinusitis, Pleurareizung, Peritonitis, Bandscheibenprolaps).

Hustenstoßtest: willkürl. Husten zur Prüfung der Klappenfunktion in der V. saphena magna; bei Klappeninsuffizienz ist über der Vene (bis in die Kniekehle) ein Strömungsgeräusch hörbar.

Husten|synkope, Laryngoplegie, Larynxepilepsie: durch Husten ausgelöste generalisierte, zerebrale ischäm. Krise mit Bewußtseinseinschränkung bzw. -verlust u. ton. Muskelerschlaffung (»H.schlag«), evtl. mit nachfolgenden klon. oder ton.-klon. Krämpfen u. vegetativen Störungen. Pathogenese: intrathorakale Drucksteigerung führt zu Rückflußbehinderung in Hohlvenen (vermind. Auswurfvol. des Herzens) u. intrakraniellen u. -spinalen Venen (Einengung von Wurzeltaschen, Liquordrucksteigerung etc.). Vork. bei pulmonalen Erkrn. (v. a. Lungenemphysem), gestörter peripherer, evtl. auch zerebraler Vasomotorenregulation; ferner als »H.-Syndrom« (CHARCOT 1876) ungeklärter Genese fast nur bei pykn. Männern im mittl. LA, u. zwar als Anfallsgeschehen mit Aura (Kitzelgefühl u. Brennen in Larynx-Trachea) u. postiktalem Wohlbefinden.

Husten|test: ↑ Hustenstoßtest. – **H.zentrum**: die die Leistungen der am H.reflex beteiligten Muskeln koordinierende Funktionseinheit von Atemzentrum u. Formatio reticul.

Husterasthmoid: (HOFBAUER 1961) spast. Bronchitis mit nächtl. Hustenanfällen (ohne Dyspnoe) u. ausgeprägter Sputumeosinophilie als Asthma-Äquivalent.

Hustermuskel (Wenckebach*): s. u. Husten.

Hutch* (JOHN A. H., zeitgen. amerikan. Urologe) **Operation**: schlingenförm. Verlagerung des intramuralen Ureters als Antirefluxplastik. – **H.* Säckchen**: bei der Miktionsurethrographie dem Blasenschatten aufsitzender sackförm. KM-Schatten als Hinweis auf Blasendivertikel.

Hutchinson* Fraktur: Fraktur des Proc. styloideus radii.

Hutchinson* (SIR JONATHAN H., 1828–1913, Chirurg, London) **Gesicht**: starre unbewegl. Augen, gesenkte Lider, gehobene Brauen, gerunzelte Stirn u. schläfr. Ausdruck, evtl. auch Exophthalmus bei nukleärer Ophthalmoplegie. – **H.* Krankheit: 1)** ↑ Angioma infectiosum. – **2)** H.* Sommereruption: ↑ Akne-Prurigo. – **3)** ↑ Cheiropompholyx. – **4)** H.*-TAY* Syndrom: ↑ Chorioiditis guttata senilis. – **5)** chron. Lymphangitis mit resultierender Elephantiasis. – **6)** H.* Melanose: ↑ DUBREUILH*-H.* Krankheit. – **H.* Maske**: bei Tabes dors. Gefühlsstörung des Gesichts »wie mit einer Maske bedeckt«. – **H.* Pupille**: Mydriasis u. fehlende Lichtreaktion der Pupille auf der Seite einer mit Hirndruck einhergehenden Hirnläsion. – **H.* Syndrom: 1)** ↑ HORNER* Symptomenkomplex. – **2)** H.* **Zähne**: Tonnenform der bleibenden oberen-mittl. Schneidezähne mit halbmondförm. Einbuchtung der Schneidekante (evtl. auch Molarenhypoplasie), Keratitis parenchymatosa u. Labyrinthschwerhörigkeit als **H.* Trias** (meist zus. mit FOURNIER* Lippenrhagaden, Sattelnase, Säbelbeinen, evtl. auch Nephrose u. Arthritis) bei angeb. Syphilis. – **3)** H.*-BOECK* Sy., Granulomatose: ↑ BESNIER*-BOECK*-SCHAUMANN* Krankh. – **4)** H.*-GILFORD* Sy.: ↑ Progerie. – **5)** H.*-WEBER*-PEUTZ* Sy.: ↑ Lentigopolyposis. – **6)** ↑ SIEGRIST*-H.* Sy.; s. a. H.* Krankht.

Hutchison* Syndrom: (SIR ROBERT H., 1871–1943, Internist, London): (1907) vom NN-Mark oder Grenzstrang ausgeh. Neuroblastom beim Kleinkind (↑ Sympathoblastom).

Hutinel* (VICTOR HENRI H., 1849–1933, Internist, Paris) **Erythem**: Erythema exsudativum multiforme (evtl. mit purpur. Note) im Anschluß an eine Streptokokken- oder sonst. fieberhafte Infektion; oft rasch abklingend, aber auch schwerste Formen (mit Darmu. Allg.-Symptn.). – **H.* Krankheit, Zirrhose**: konstriktive Pericarditis tuberculosa im Kindesalter, mit Herzinsuffizienz, chron. Stauungsleber, sek. Stauungszirrhose. – Als nicht-tbk. Form die ↑ PICK* Zirrhose.

Hutrandschädel: Abflachung des Daches u. krempenart. Prominenz der temporopariet. u. okzipit. Schädelpartien bei Osteopsathyrose.

Hutter* Zeichen (KARL H., 1892–1954, Urologe, Wien): röntg ↑ Psoasrandzeichen.

Huxley*, Andrew Fielding: geb. 1917, Physiologe, London; 1963 Nobelpreis für Medizin für Entdeckungen über Mechanismen bei Nervenzellmembran-Erregung u. -Hemmung.

Huxley* (THOMAS HENRY H., 1825–1895, Zoologe, London) **Schicht**: die med. Schicht der inn. Wurzelscheide des Haars. – **H.* Wurzelscheide**: ↑ Epithelscheide (des Zahnes).

Huygens* Prinzip (CHRISTIAN H., 1629–1695, Mathematiker, DenHaag): physikal. Prinzip, das u. a. die Beugung u. Interferenz von Wellen erklärt: Breitet sich aus von einem Ort der prim. Änderung eine Welle kugelförmig nach allen Seiten in den Raum aus, so erfährt jeder Punkt des Raumes, über den die Welle fortläuft, durch diese die gleichen period. Zustandsänderungen wie das Wellenzentrum u. wird somit selbst zum Ausgangspunkt einer Kugelwelle.

Huzly*-Böhm* Bronchus: vom kardialen (apikalwärts) oder vom apikalen Unterlappensegmentbronchus abgehender akzessor. Bronchus, meist als Blindsack; häufig kombin. mit anderen Fehlbildungen.

HVDH-Verfahren: das GOEDECKER* Desinfektionsverfahren mit **H**eißluft-**V**orwärmen-**D**ampf-**H**eißluft.

H1-, H3-Virus: 2 Serotypen der Picodna-Gruppe, mit Wirtspezies Nager, Katze, Mensch. Rufen bei Baby-Hamstern u. -Ratten bei künstl. Infektion mongoliden Zwergwuchs hervor.

HVJ: **H**emagglutinating **v**irus of **J**apan (↑ Parainfluenzavirus 1).

HVL: ↑ **H**ypophysen**v**order**l**appen. – **HVR**: **H**ypophysen**v**orderlappen-**R**eaktion (s. u. ASCHHEIM*-ZONDEK*).

HVS: **H**yper**v**entilations**s**yndrom.

HVT: **H**alf-**V**alue **T**hickness (↑ Halbwertsschicht).

HW: **H**als**w**irbel.

HWD: *radiol* **1) H**alb**w**erts**d**osis. – **2) H**alb**w**erts**s**chicht**d**icke.

H.w.G.: häufig wechselnder Geschlechtsverkehr.

HWK: **H**als**w**irbel**k**örper.

HWS: **1)** *anat* **H**als**w**irbel**s**äule. – **2)** *radiol* **H**alb**w**erts**s**chicht.

HWT: *radiol* **H**alb**w**erts**t**iefe. – **HWZ**: *physik* **H**alb**w**erts**z**eit.

HXG: N,N-Dihydroxyäthylglyzin; ein Chelatbildner, angew. zur Dekorporierung von Metallionen.

HY: (gesprochen: Ha-Ypsilon) ↑ Hysterie.

Hyalin: chemisch verschiedenart. biol. Substanzen (im wesentl. Kollagen + nichtkollagene Eiweißkomponente, v. a. Globuline; reich an KH u. Prolin), glasigtransparent (»hyalin«), stark lichtbrechend, anscheinend strukturlos (dem Fibrinoid u. Amyloid sehr ähnlich, mit großer Affinität zu sauren Teerfarbstoffen wie Eosin, Fuchsin, z. B. als VAN GIESON* Färbung). Physiol. Vork. in Drüsenzellen (H.kügelchen als Ausdruck sekretorischer Leistung) u. Haaren (»Tricho-H.«); path. in Tubulusepithelien, strömendem Blut, Hämatom (»Kautschuk-H.«), an kollagenen Fibrillen u. Basalmembranen (Quellungs- u. Adsorptions-H., s. a. Hyalinisation). Unterschieden als konjunktivales (an Bindegewebe gebunden, koagulativ, sekretorisch, adsorptiv) u. hämatogenes H. (beide mit bes. Neigung, Fette, Lipoide u. Kalksalze zu absorbieren) sowie als epitheliales H. (= Kolloid).

hyalin: glasig durchscheinend (z. B. hy. ↑ Harnzylinder), mit ↑ Hyalinisierung einhergehend.

Hyalinisation, Hyalinisierung: Bildung von ↑ Hyalin als katabol. Erscheinung v. a. im Bindegewebe (Grundhäutchen, retikuläre u. kollagene Fasern; mit Verdickung, Aufquellung u. Strukturverlust der Einzelfaser = »hyaline Degeneration«). I. w. S. auch die hyaline Umwandlung eines Blutgerinnsels (»hyaliner Thrombus«), Exsudats (Hyaloserositis; mit Bildung weißl. Auflagerungen, s. a. Zuckerguß...), die Einlagerung hyaliner Massen infolge örtl. (z. B. Koagulationsnekrose) oder allg. Stoffwechselstörung; s. a. Hyalinosis.

Hyalinkörper, alkoholischer: ↑ MALLORY*Körper.

Hyalin(-Membran)krankheit der Lungen: ↑ Membransyndrom der Früh- u. Neugeborenen.

Hyalinosis: 1) ↗ Hyalinisation. – 2) durch Hyalineinlagerung in Bindegewebe u. Gefäßwände oder andersart. Hyalinisation charakterisierte Erkr.; z. B. die **H. cutis et mucosae** (URBACH-WIETHE 1929); komplexe, wahrsch. rezessiv-erbl. Stoffwechselstörung mit Speicherung eines Lipoproteins (pos. PAS-Reaktion) u. Hyalinisierung des Bindegewebes in Haut u. Schleimhäuten; ab Kindheit (meist permanente Heiserkeit!) weißl.-gelbl., oft knötchen- oder plattenförm. derbe Einlagerungen v. a. in Gesicht, Mund, Tonsillen u. Kehlkopf, Persistenz des Milchgebisses, A- oder Hypoplasie der seitl. oberen Schneidezähne, Dysprotein-, Hyperglobulin- u. Dyslipoidämie, häufig epileptiforme Krämpfe, psych. Infantilismus.

Hyalinurie: Ausscheidung hyaliner ↗ Harnzylinder (bei fast allen Nierenerkrn., gelegentl. auch im normalen Harn).

Hyalitis: *ophth* zell. Infiltration des Glaskörpers bei intraokulärer Entzündung (v. a. Chorioretinitis), auch als **H. suppurativa** (z. B. bei Panophthalmie). I. w. S. auch degenerat. Glaskörperveränderungen, z. B. als **H. asteroidea** oder **H. punctata** (mit sternförm. bzw. feinsten lichtbrechenden Kalkseifenpartikeln, z. B. bei BENSON* Krankh.).

Hyalococcus pneumoniae: ↗ Klebsiella pneumoniae.

hyaloideus: glasartig, den Glaskörper (Corpus vitreum) betreffend.

Hyaloiditis: ↗ Hyalitis.

Hyalom(a): *derm* ↗ Pseudomilium colloidale.

Hyalomer: *hämat* der homogen-glas., auch elektronenmikroskopisch korpuskelfreie periphere Teil des Blutplättchens.

Hyalomma: *entom* Schildzecken-Gattung [Ixodidae]; Parasiten bei Wild- u. Haustieren, Vögeln u. Reptilien; Übertrager von Piro- u. Anaplasmen, Rickettsien u. Viren.

Hyalo|mukoid: salzart. Verbindung von Hyaluronsäure u. Eiweiß in der Synovia. – **H.phagie**: absichtl. Verschlingen von Glassplittern. – **H.plasma**: das ↗ Grundzytoplasma.

Hyalopus: *mykol* ↗ Cephalosporium.

Hyaloserositis: s. u. Hyalinisierung.

Hyaluronidase *(WHO)*: Enzym (v. a. in Hoden, Mikroorganismen, Schlangen- u. Insektengiften) das Hyaluronsäure, Chondroitin- u. Mukoitinsulfate durch Spaltung der Bindungen zwischen N-Azetylglukosamin u. Glukuronatresten u. Transglykosylierung depolymerisiert. Bewirkt Strukturauflockerung von Binde- u. Stützgeweben u. erleichtert den Flüssigkeitsaustausch zwischen Gewebe u. Gefäßsystem, die Ausbreitung von Fremdsubstanzen, Medikamenten u. Baktn., das Eindringen der Spermatozoen in das Ei (»spreading factor«, »Diffusionsfaktor«); wirkt antigen (AK-Bildung z. B. nach Streptokokken-Infektion). Therap. Anw. als resorptionsfördernder Zusatz zu Infusions- u. Injektionspräpn. – 1 I.E ≈ 0,1 mg des internat. Standardpräp. (1955). – **H.hemmer** sind z. B. Rutin u. Adrenalin, kompetitive H.hemmer z. B. Heparin u. Heparinoide.

Hyaluronsäure: saures, hochvisköses, stark wasserbindendes Mukopolysaccharid aus 1,4-verknüpften ↗ Hyalobiuronsäure-Einheiten (β-Glukuronido-[1–3]-N-azetylglukosamin; ↗ Formel), Vork. frei, verestert (Sulfat) oder an Eiweiß gebunden in der Grundsubstanz des Bindesgewebes, in Synovia (vermindert bei Gelenkerkrn.), Nabelschnur, Haut, Glaskörper des Auges sowie in hämolyt. Streptokokken; Abbau durch Hyaluronidase (Tetra- u. Disaccharid-Einhn.), β-Glukuronidase, N-Azetylglukoseaminidase. Reguliert Zellpermeabilität, ist Gleitsubstanz u. verhindert das Eindringen infektiöser Keime.

Hyalobiuronsäure

H-Y-Antigen: (1955) von einem Gen des Y-Chromosoms kodiertes AG an der Oberfläche aller Zellen, das sehr wahrsch. für die ♂ Geschlechtsdeterminierung verantwortlich ist (u. Histoinkompatibilität bewirkt).

Hybinette* (S.H., zeitgen. Chirurg, Stockholm) **Katheter**: Gallengangsdrän (Weichgummi) mit terminaler ovaler Gummischeibe als »Stopper« (i. S. des T-Schenkels des KEHR* Dräns). – **H.* Operation**: s. u. EDEN*-HYBINETTE*.

Hybometer: Winkelmesser zur Bestg. von WS-Verkrümmungen.

Hybrid(e): *genet* jeder aus der Kreuzung von 2 genetisch verschied. Individuen hervorgegangene Nachkomme (s. a. Bastard, Hybridisation), i. w. S. auch ein mutativ heterozygot gewordenes Individuum.

Hybrid(is)ation, -sierung: jede Kreuzung von Individuen polygen verschiedener Populationen, die zu heterozygoter F_1 u. genetisch heterogener Nachkommenschaft führt; i. w. S. jede fertile Kreuzung zwischen genetisch verschied. Individuen (= Bastardierung). – Als **allopatr. H.** zwischen Angehörigen geographisch isolierter Populationen, als **sympatr. H.** zwischen normalerweise nicht bastardierenden Populationen desselben Areals. – Dient in der experiment. Virologie (Molekularbiologie) v. a. zur Bestg. der Verwandtschaft von Nukleinsäuren bzw. zur Suche von Nukleinsäuresequenzen im Genom. – s.a. Zellhybridisierung.

Hybrid|rechner: Elektronenrechner mit digital u. analog arbeitenden Einheiten. – **H.zelle**: s. u. Zellhybridisierung.

Hydantoin

Hydantoin: Glykolylharnstoff (↗ Formel); aus Allantoin als Kristall darstellbar. Vork. in Melasse. Therapeutisch wicht. Derivate sind v. a. die am C_5, häufig auch am N_3 oder N_1 substituierten mit antikonvulsiver u. hypnot. Wirksamkeit (Nebenwirkungen: hämopoet. Störung, psych. Beeinträchtigung, LE-ähnl. Exantheme, Gingivalhyperplasie). – **H.-Syndrom, embryopathisches**: Minderwuchs u. Dysmorphien (an Gesicht, Schädel, als Gliedmaßendefekte, Pterygien) sowie Störung der psychomotor. Entwicklung bei Kindern, deren Mütter in der Frühgravidität protrahiert bis permanent Hydantoin-haltige Mittel einnahmen.

Hydarthros: ∫ Gelenkerguß.

Hydatide: **1)** *helminth* Echinokokkenblase, Hülsenwurm: aus der Onkosphäre entstehende Finne von Echinococcus granulosus u. multilocularis (∫ E. cysticus bzw. alveolaris). Bei E. cysticus bis kindskopfgroße Blase mit Tochter- u. Enkelblasen (mit weißl., kutikulärer, chininart. Membran u. inn. zellkernreicher Parenchymschicht = »Keimschicht« als Bildungsort von ∫ Hydatidenflüssigkeit u. -sand), umgeben vom wirtseigenen bindegeweb. »Finnenbalg«. Erreger der ∫ Echinokokkose. – **2)** *anat* Oberbegr. für Appendix testis (»ungestielte oder MORGAGNI*H.«) u. Appendix epididymidis bzw. vesiculosa (»gestielte H.«).

Hydatiden|blase: **1)** ∫ Hydatide. – **2)** *gyn* die Einzelblase der H.mole (∫ Blasenmole). – **H.flüssigkeit**: *helminth* der von der inn. Keimschicht der H. abgesonderte Blaseninhalt; klar bis gelblich, später milchig-opak, evtl. eintrocknend (Kalkeinlagerungen), primär steril; enthält anorgan. Na-Salze, Albumine, Glukose, Amino- u. höhere Fettsäuren, proteo- u. glykolyt. Enzyme, später den **H.sand** (weiß, schwimmend, aus Brutkapseln u. Skolices bestehend). Da AG-Eigenschaften, Verw. – zellfrei – für den Echinokokkose-Nachweis: CASONI*-BOTTERI* Kutanprobe, GHEDINI*-WEINBERG* KBR, Hämagglutinationstest (ALLAIN u. KAGAN 1961).

Hydatiden|schwirren: charakterist. »schwirrendes« Geräusch (durch Anschlagen der Flüssigkeit an die Zystenwand) bei Palpation oder Perkussion einer Echinococcus-Blase. – **H.thorax**: intrathorakales Auftreten von Echinokokkenzysten bzw. traumat. Erguß von Hydatideninhalt in den Brustraum; evtl. mit generalisierter Urtikaria u. erhebl. Schock. – **H.torison**: Stieldrehung (hämorrhag. Infarzierung, Nekrose) einer Appendix testis beim Kind.

Hydatidoptoe: Abhusten von Hydatidenflüssigkeit aus geplatzter bzw. in den Bronchialbaum eingebrochener Echinokokkenblase.

Hydatidose: ∫ Echinokokkose.

Hydatido|stomie: op. Eröffnung u. Entleerung einer Echinokokkenzyste (vor der Enukleation). – **H.zele**: Hodensackauftreibung durch eine vergrößerte Appendix epididymidis (evtl. mit den Samenwegen kommunizierend; ∫ Spermatozele), seltener Appendix testis.

Hydatigena: *helminth* ∫ Taenia. – **H. cerebralis**: ∫ Mulitceps multiceps.

Hydatigera taeniaeformis s. fasciolaris, Taenia crassiocollis: der »Katzenbandwurm«, Dünndarmparasit, selten auch des Menschen (hier zunächst fälschl. als selbständ. Art Taenia infantis beschrieben); Finne (Cysticercus fasciolaris) in Leber von Ratten u. Mäusen.

Hydatis: ∫ Hydatide.

Hydatismus: durch Lageänderung einer mit Flüssigkeit (z. B. Aszites) gefüllten Körperhöhle ausgelöstes Geräusch; vgl. Hydatidenschwirren.

Hyde* Syndrom (JAMES NEVIN H., 1840–1910, Dermatologe, Chicago): ∫ Prurigo nodularis.

Hydergin®-Test: (LAGO) präop. Kreislauftest (Beurteilung des Kollapsrisikos) durch Bestg. von Blutdruck u. Puls (evtl. auch Oszillometer-Index) 10, 20 u. 30 Min. nach i.m. Inj. von 1 ml H.® (Dihydroergocornin, -cristin u. -kryptin āā). 4 Resultatgruppen: I) (günstig) stufenweise Blutdrucksenkung bei rel. unveränderter Pulsfrequenz; IV) (sehr ungünstig) Blutdrucksteigerung u. Tachykardie.

Hydnokarpussäure: Acidum hydnocarpicum (im ∫ Chaulmoograöl).

hydr....: Wortteil »Wasser«, »Flüssigkeit«, »Liquor«, »Ödem«, »Hydrops«; s. a. hygro..., vgl. hidr(o)... (das oft fälschlich für »hydro...« steht).

Hydrämie, Hydroplasmie: »Blutverdünnung«, Zunahme des Plasma-Vol. infolge Vermehrung des Wasseranteils; nach exzessiver oraler Wasserzufuhr, Hyperinfusion (»Wasservergiftung«), bei Herz- u. Niereninsuffizienz, Hungerdystrophie.

Hydragoga: *pharm* die Wasserausscheidung fördernde Diuretika, Abführmittel, Diaphoretika.

Hydralazin(um) *WHO*: 1-Hydrazinophthalazin; Antihypertonikum (Beinflussung vegetativer Zentren in Medulla oblong. u. Hypothalamus; periphere Gefäßerweiterung?) mit starken Nebenwirkungen (orthostat. Kollaps, Ödeme, allerg. Reaktionen), bei Langzeit-Medikation (v. a. nach Absetzen u. bei gleichzeit. NNR-Hormon-Gaben) sogen. **H.-Syndrom** (1954) unter dem Bilde des Erythematodes disseminatus (mit pos. Syphilis-Flockungsreaktionen u. Serumlabilitätsproben, z. T. L.E.-Zellen im Blut).

Hydramnion: *gyn* path. Fruchtwasservermehrung (> 2, meist 3–4 l) gegen Ende der Schwangerschaft. Chron. H. evtl. Hinweis auf fetale Mißbildung; akutes H. (meist Mens IV–VI) v. a. bei Diabetes mellitus, Syphilis, Toxikose. Bauch übermäßig stark (»kugelig«), Uterus prall, hart, fluktuierend, Frucht frei beweglich, Herztöne schlecht oder nicht hörbar. Bei stärkeren Formen evtl. verzögerte Eröffnung, regelwidr. Einstellung, Vorfall von Nabelschnur u. kleinen Teilen. Evtl. transabdominale Punktion.

Hydranenzephalie: *path* ∫ Blasenhirn.

Hydrang(e)ion: Lymphgefäß.

Hydrargyrie, -gyrismus, -gyrose: die durch innerl. oder äußerl. Einwirkung von Hg(-Verbdgn.) hervorgerufene ∫ Quecksilbervergiftung (s. a. Sublimatvergiftung); i. e. S. die path. Veränderungen an Haut (**Hydrargyrosis cutis**; unscharfe rauchgraue Pigmentationen, v. a. periorbital, durch HgS-Ablagerung im Bindegewebe) u. Schleimhäuten (z. B. ∫ Quecksilbersaum), auch als Dermatitis mercurialis oder hyperg.-tox. Exanthem. Vork. v. a. als berufl. Schädigung (z. B. »Apothekerkrkht.«) sowie durch Medikamente u. Kosmetika.

Hydrargyropsychom: (W. HELLPACH) psych. Auffälligkeiten bei Quecksilbervergiftung.

Hydrargyrum, Hg: das Element ∫ »Quecksilber«; s. a. Hydrargyrie. Wicht. Salze: **H. bichloratum (corrosivum)**, Hg(II)-chlorid: das »Sublimat«

Hydrargyrum chloratum

$HgCl_2$; bildet mit Alkaloiden u. Eiweiß unlösl. Verbdgn., mit NaOH gelbe Fällung, mit Alkalisalzen (z. B. NaCl) leicht lösl. Komplexe; als 1- bis 5%ige Lsg. desinfizierend. – *toxik* Starkes Ätzgift, führt, von Haut u. Schleimhäuten rasch resorbiert, zu schweren Vergiftungen (/ Sublimatvergiftung); Anw. *therap* als äußerl. Antiseptikum (rosa zu färben!), früher auch gegen Syphilis, *histol* bei GOLGI* u. COX* Methode, FEULGEN* Plasmalreaktion. – **H. chloratum (mite laevigatum)**, Hg(I)-Chlorid, -chlorür: das »Kalomel« Hg_2Cl_2; sehr lichtempfindliches (Zersetzung in $HgCl_2$ u. Hg) Pulver, das sich mit Alkalien u. Ammoniak tiefschwarz färbt. 2 Formen: **a)** H. c. vapore paratum (»Dampfkalomel«); **b)** H. c. praecipitatum s. via humida paratum; *toxik* rel. wenig giftig; bildet mit Alkalisalzen u. Zyaniden lösl. Komplexe, wird bei Oxidation zu $HgCl_2$. Anw. *therap* als Diuretikum (/ Quecksilberdiuretika) u. Laxans (Hemmung der Elektrolyt- u. damit Wasserresorption im Darm), *techn* Fungizid, Insektizid; **H. dijodparaphenolsulfonicum s. sozojodolicum**: $C_6H_2J_2OSO_3Hg$; orangegelbes, gift. Pulver; Anw. v. a. äußerl. als Antiseptikum u. Antiparasitikum. – **H. nitricum oxydulatum**, Hg(I)-nitrat: $Hg_2(NO_3)_2 + 2H_2O$; wasserlösl., gift., starkes Reduktionsmittel; Anw. früher gegen Syphilis, in Bleichsalben (für Sommersprossen), als Beizmittel (in BRD verboten). – **H. oxycyanatum (cum Hydrargyro cyanato**, Hg(II)-oxyzyanid (zyanidhaltiges): Gemisch aus ca. 34% Quecksilberoxyzyanid ($Hg(CN)_2 + HgO$ (explosibel) u. 66% Qu.zyanid $Hg(CN)_2$; wasserlösl., sehr giftig; Anw. als Antiseptikum (blau zu färben!). – **H. oxydatum s. praecipitatum (rubrum)**, Hg(II)-oxid; das »rote Präzipitat« HgO; wasserunlösl., giftig.; Anw. *therap* als desinfizierende Salbe, *techn* als Reagens, Katalysator (z. B. bei KJELDAHL* N-Bestg.), Ursubstanz in der Azidimetrie. – **H. oxydatum flavum**: »gelbes Präzipitat«, die reaktionsfähigere Modifikation, gewonnen durch Fällung aus Sublimat-Lsg. mit NaOH; Anw. in (Augen-)Salben. – **H. praecipitatum album**, Hg-amidchlorid: »weißes Präzipitat« $Hg(NH_2)Cl$, gewonnen durch Fällung einer $HgCl_2$-Lsg. mit Ammoniak; säurelösl., lichtempfindl., giftig; Anw. als Salbe bei Haut- u. Augenkrankhtn., zur Depigmentierung bei Sommersprossen. – **H. sulfuratum rubrum**, rotes Hg(II)-sulfid: »Zinnober« (aus schwarzem HgS, H. durch Sublimation), nur in Königswasser lösl., rel. ungift.; Anw. früher gegen Syphilis (Decoctum Zittmanni) u. als Salbenzusatz.

Hydrarthrose: Gelenkerkr. mit serösem Gelenkerguß (»Hydrarthros«); z. B. die familiär in der Pubertät vork. **intermittierende** oder **period. H.** als rezidivierender Knie-(»CZERNY* Krkht.«) oder Hüftgelenksereguß ohne entzündl. Sympte. (angioneurot. Ödem? Evtl. mit QUINCKE* Ödem kombin.); langsame Spontanheilung; die **kindl. symmetr. H.** (/ CLUTTON* Syndrom).

Hydrastin(um): $C_{21}H_{21}NO_6$; in Wurzelstöcken von Hydrastis canadensis vork. Tetrahydro-isochinolin-Alkaloid mit narkotinähnl. Struktur (kein Opiumalkaloid) u. vasokonstriktor. Wirkung (ähnl. wie Sekale-Alkaloide). Anw. des Hydrochlorids als Hämostyptikum bei Uterusblutungen. – Mit ähnl. Effekt das **Hydrastinin** $C_{11}H_{13}NO_3$.

Hydrat: durch / Hydratation von Ionen oder Molekülen entstandene Additionsverbindung; Anzahl der gebundenen H_2O-Moleküle schwer bestimmbar (z. B. pro g Albumin oder Globulin ca. 1,3 g Wasser); bei Kristallen abhängig von der Koordinationszahl, z. B. $CaSO_4 \cdot 2H_2O$, $Na_2SO_4 \cdot 10H_2O$.

Hydratasen: Enzyme der Hydro-lyasen-Gruppe, die die Anlagerung bzw. Abspaltung von Wasser katalysieren.

Hydra(ta)tion: **1)** in wäßr. Lsgn. die Anlagerung von Wassermolekülen durch Nebenvalenzen (Ion-Dipol-Wechselwirkung) an Ionen (/ Hydroniumion) oder Moleküle (z. B. Kolloide), so daß als Additions-Verbdgn. **Hydrate** entstehen; wichtig z. B. für Löslichkeit von Elektrolyten, Stabilität hydrophiler Kolloide, kolloidosmot. Druck. – **2) Hydratisierung**: Anlagerung von Wassermolekülen durch Hauptvalenzen (Atombindung) an Doppel- oder Dreifachbindungen organischer Verbdgn., z. B. beim Fettsäureabbau (KNOOP). – **3)** Hydration: / Hyperhydratation.

Hydrazide: Hydrazinderivate, in denen H-Atome durch Metallionen (»Metall-H.«; explosiv) oder organ. Säurereste ersetzt sind (»Säure-H.«; z. B. die Tuberkulostatika Isoniazidum u. Pasiniazidum, ferner MAO-Hemmer, Psychosedativa, Antibiotika).

Hydrazin, Diamid: H_2N-NH_2; rauchende Base, starkes Reduktionsmittel; bildet mit anorgan. Säuren **Hydraziniumsalze**, mit Wasser **H.hydrat**, mit Aldehyden u. Ketonen **Hydrazone**, mit Säureresten u. Metallionen / Hydrazide ($H_2N-NH-CO-R$). *toxik* Reizt Haut u. Schleimhäute, Gefahr der Hautresorption; durch H.-Dämpfe evtl. Leber- u. Lungenschäden, Krämpfe (MAK 1 ml bzw. 1,3 mg/m^3). Therap. Anw. der Derivate, z. B. Hydrazide, Hydralazinum u. Dihydralazinum (Antihypertonika), Hydracarbazinum (Diuretikum), Procarbazinum (Zytostatikum).

Hydremesis: Erbrechen wasserklarer Flüssigkeit mit niedrigem oder fehlendem HCl-Gehalt.

Hydrenzephaloid: / Pseudohydrozephalie.

Hydrenzephalokrinie: hypothet. neurokrine Verbindung der Adenohypophyse u. subfornikaler Ependymzellen über den Liquor mit dem Hypothalamus.

Hydriatik, Hydriatrie: / Hydrotherapie.

Hydride: i. e. S. die salzart. Verbindgn. der Alkali- u. Erdalkalimetalle mit dem H-Ion (z. B. NaH, CaH_2); ferner gasförm. oder flücht. (z. B. Halogen- u. Kohlenwasserstoffe, H_2S, NH_3) u. metallart. H. der Nebengruppenelemente.

Hydrierung: *chem* Reduktion durch Anlagerung von H-Ionen an Dreifach-, Doppel- (Bildung gesättigter Verbdgn.) oder Einfachbindungen (Spaltung); biochemisch mit Hilfe von Enzymen (H-Transport, z. B. durch H. bzw. Dehydrierung von Koenzymen wie NAD, NADP oder FAD).

Hydrindenazidurie: Sonderform der / Tryptophan-Malabsorption.

Hydro...: Wortteil »Wasser« usw. (/ Hydr...).

Hydroa: *derm* / Hidroa.

Hydroappendix: Hydrops des Wurmfortsatzes infolge Stauung des – vermehrt abgesonderten – Mukosasekrets durch intraluminäre postappendizit. Narben, Kotsteine etc.; s. a. Mukozele.

Hydrocalix: *urol* / Hydrokalix.

Hydrocele, Wasserbruch: angeb. oder erworb., akute oder chron.-rezidivierende seröse Exsudationszyste der – den »Hydrozelensack« bildenden – Tunica vagin. testis bzw. des partiell bis (sub)total persistierenden Proc. vagin. peritonei (mit Flüssigkeitsansammlung zwischen parietalem u. viszeralem Blatt); als H. simplex, bi- oder multilocularis (die letzteren mit Zystenkommunikation; die zweikammerige in Zwerchsack- oder Sanduhrform), auch kombin. Formen (z. B. H. testis mit H. funiculi spermatici, Spermatozele oder Leistenhernie [»GIBBON* Hernie«]); nach Punktion (u. Infektion) evtl. als H. purulenta (»Pyozele«). Ätiol.: entzündl. Reaktion (Orchitis, Epididymitis), mechan. Reizung, Trauma (= symptomat. H.; auch in nicht resezierten Bruchsackbereichen). Klin.: glattwand., prall-elast., anfangs durchscheinender »Tumor«, s. a. Hydrozele. – I. w. S. auch Bez. für anderenorts lokalisierte zystenähnl. Exsudate, z. B. **H. cervicalis s. colli s. nuchae** (kongenit. / Halszyste), **H. chylosa** (/ Chylozele). **H. encystica** (s. u. Hernia), **H. renis** (perirenale / Hydronephrose), **H. spinalis** (/ Meningomyelozele), **H. communicans s. profluens** (angeb., beim Husten oder Pressen zunehmende H. testis oder funicularis mit enger Verbindung zur freien Bauchhöhle über persistierenden Proc. vaginalis peritonei; s. a. H. hernialis], **H. feminae s. muliebris** (die »NUCK* Zyste« im persistierenden, gegen die Bauchhöhle geschlossenen Proc. vagin. peritonei der ♀; evtl. bis ins Labium majus reichend), **H. funicularis s. funiculi spermatici** (isoliert am Samenstrang bei dort persistierendem Proc. vaginalis; im allg. über Hoden u. Nebenhoden liegend, evtl. bis am Bauchfell bzw. in Hodennähe reichend), **H. hernialis s. aquosa** (angeb. H. communicans, bei der im Stehen die Bauchhöhlenflüssigkeit in den Proc. vagin. absackt u. so einer Darmherniation Vorschub leistet), **H. intraabdominalis** (/ H. funiculi spermatici im Bauchabschnitt des Samenstrangs), **H. testis s. scrotalis s. vaginalis** (»Hydroperididymie« im Cavum testis, evtl. kombin. mit H. funiculi spermatici; Sympte.: stetig wachsender prall-elast., gegen die Leiste scharf abgegrenzter, transparenter, beim Pressen – außer bei H. communicans – nicht zunehmender Skrotaltumor; Flüssigkeit meist klar, gelblich neutral u. eiweißreich, aber auch chylös oder milchig = »Chylo-« bzw. »Galaktozele«; als mögliche Komplikation Miktions- u. Kohabitationsbeschwerden, Ekzem, Pyozele, Hämatozele; Ther.: Punktion, Verödung, Op.), **H. vaginalis** (/ H. testis; als extravaginale Form die / H. funiculi spermatici).

Hydrocephalus, Wasserkopf: angeb. oder erworb. Ausweitung der Liquorräume des Gehirns infolge Mißverhältnisses zwischen Liquorproduktion u. -resorption (= **H. hypersecretorius** bzw. **malresorptivus**), Liquorzirkulationsstörung oder hirnatroph. Prozesses; stets im Zusammenhang mit Hirnmißbildung und -erkr., nur beim konnatalen u. frühkindl. H. häufig ohne erkennbare Urs.; s. a. Zystenzephalie. Als **H. internus** auf das Ventrikelsystem beschränkt, meist **H. occlusus**, d. h. rostral eines Verschlusses durch Tumor, Adhäsionen, subependymale Gliose, Mißbildung wie Aquäduktatresie, Enzephalomyelomeningozele, ARNOLD*-CHIARI* Syndrom; mit Liquorpassagebehinderung innerh. des Systems oder zum Subarachnoidalraum; klin.: schnelle u. exzessive Entwicklung (mit akutem Hirndruck). Als **H. externus** (»Hydrops meningeus«) die Erweiterung des Subarachnoidalraumes, z. B. nach Trauma, durch Hypersekretion bei Meningitis, Commotio etc., als »Hygrom« (nach Subarachnoidalblutung). Sympte.: intrakranielle Drucksteigerung, bei noch wachsendem Schädel mit Makrozephalie (ab 4. Lj. evtl. Nahtsprengung), »Stirnbuckeln«, Bulbusprotrusion (»Sonnenuntergangsphänomen«), Kopfvenenstauung; nach Nahtschluß mit Druckatrophie des Gehirns. Diagnose: Kontrollen von Kopfumfang (Wachstumskurve normal parabelförmig), Fontanellengröße u. Augenhintergrund, Schädelperkussion, -transillumination, -auskultation, AYALA* Quotient, Phenolphthalein-Farbstofftest (Liquorzirkulations- u. -resorptions-Kontrolle), Echo- u. Pneumenzephalographie, Ventrikulo-, Sinographie. Ther.: frühestmögl. Entlastung durch Liquorableitung, z. B. / Ventrikulozisternostomie, peritoneomeningeale Dränage

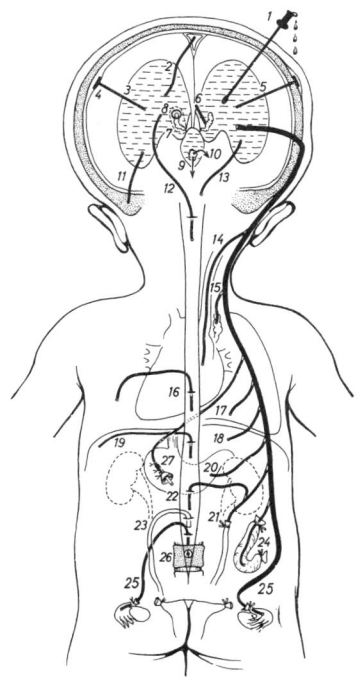

Eingriffe bei **Hydrozephalus** (nach J. GERLACH u. M.); 1) Ventrikelpunktion, evtl. Drainage mit geschlossenem System (PAMPUS 1953), 2) Ventrikulosinustomie mit frei transplantiertem Blutgefäß (PAYR 1908), 3) Ventrikuloarachnostomie (PAYR 1908), 4) Ventrikulosubdurostomie (FORREST, LAURENCE u. MCNAB 1957), 5) Ventrikulosubgaleostomie (PAYR 1908), 6) Balkenstich (ANTON u. BRAMANN 1907), Dauerdrainage (LAZORTHES 1953), 7) Plexusexstirpation, -koagulation (DANDY 1918), 8) Ventrikulostomia lat. (HYNDMAN 1946), 9) III.-Ventrikulostomia post. (DANDY 1922), 10) III.-Ventrikulostomia ant. (STOOKEY-SCARFF 1936), 11) Ventrikulomastoidostomie (NOSIK 1950), 12) Ventrikulozisternostomie (TORKILDSEN 1939), 13) transtentorielle Ventrikulozisternostomie (RIECHERT 1949), 14) Ventrikulo-aurikulostomie mit Ventil nach HOLTER 1956 und PUDENZ 1958, 15) Ventrikulolymphangiostomie (YOKOYAMA 1959), 16) Spinopleurostomie, 17) Ventrikulopleurostomie (HEILE 1914), 18) Ventrikulosubdiaphragmatostomie (JACKSON 1951), 19) Lumboperitoneostomie (FERGUSON 1898), 20) Ventrikuloperitoneostomie (KAUSCH 1908), 21) Ventrikulo-ureterostomie (MATSON 1953), 22) Lumbo-ureterostomie (MATSON 1953), 23) Dura-ureterostomie (HEILE 1925), 24) Ventrikulo-ileostomie (NEUMANN 1959), 25) Lumbo(ventrikulo)salpingostomie (HARSH 1954), 26) transdurale Liquorableitung in Wirbelspongiosa (ZIEMNOVICZ 1950), 27) Ventrikulogastrostomie (ALTHER 1965)

Hydrocephalus

(HEILE, MASSON, INGRAHAM), ventrikuloatrialer Shunt mit SPITZ*-HOLTER* oder PUDENZ*-HEYER* Ventil; (↑ Abb. u. Tab.); bei hypersekretor. H. Plexuskoagulation, Strahlenther. – Bes. Formen: **H. acutus** (z. B. nach Trauma, bei Tumor, Parasitose, Entzündung, geschlossener Compressio cerebri, A-Hypervitaminose des Säuglings: ↑ MARIE SÉE* Syndrom), **H. a.-s. malresorptivus** (unzureichende Liquorresorption, z. B. bei Meningitis), **chron. H.** (bei langsamer Drosselung der Abflußwege, mit – bei vermehrter Flüssigkeitsaufnahme, leichtem Trauma etc. evtl. krisenartig zunehmendem – Hirndruck u. hochgrad. Hirnatrophie, Schwachsinn), **H. communicans** (H. ext. u. int. bei erhaltener Verbindung zwischen inn. u. äuß. Liquorräumen; H. hypersecretorius oder bei Störung des Liquorabflusses in spinale Liquorräume, z. B. ARNOLD*-CHIARI* Syndrom), **H. congenitalis s. connatalis** (bereits bei Geburt bestehend, meist durch Toxoplasmose erworben, seltener geschlechtsgebunden-rezessiv-erbl.; sek. bei ARNOLD*-CHIARI* Syndrom, Platybasie), **H. irregularis permagnus** (↑ Kleeblattschädelsyndrom), **otogener H.** (nach Otitis media beim Kind infolge Sinusthrombose; benigne), **H. traumaticus** (nach Schädel-Hirntrauma; meist einseitig langsam einsetzender H. int. u./oder ext., entweder als H. e vacuo infolge umschrieb. Mark- oder Rindenschrumpfung oder infolge Liquorblockierung durch Blutung u. Narbenbildung; bei Kommotio als akuter H. hypersecretorius), **H. e vacuo** (kompensator. Erweiterung der Liquorräume bei entzündl., degenerat., posttraumat., vaskulär oder anlagebedingtem Hirnsubstanzverlust).

Hydrochezie: ↑ Hydrodiarrhö.

Hydrochinon: p-Dihydroxybenzol, $HO-C_6H_4-OH$; Isomeres des Brenzkatechins u. Resorzins; natürl. Vork. im – pflanzl. – Arbutin (bewirkt **H.urie**) in Drüsensekreten mancher »Chinonkäfer«. Starkes Reduktionsmittel; Redoxsystem H. ↔ Chinon wichtig für biolog. Elekronentransport. Infolge Umwandlung in Chinone leber- u. nierentoxisch; bewirkt lokal Pigmentverlust. – **H.essigsäure**: ↑ Homogentisinsäure.

Hydrochlorid: Salz der Salzsäure (HCl).

Hydrochlorothiazidum *WHO*: 6-Chlor-7-sulfamoyl-3,4-dihydro-2H-1,2,4-benzothiadiazin- 1,1-dioxid; Hg- freies Salidiuretikum u. Antihypertonikum (hemmt Na^+-u. Cl^--Resorption im prox. Tubulus, in hoher Konz. auch die Karboanhydrase).

Hydro|cholerese: Ausscheidung einer wenig viskösen, salz- u. farbstoffarmen Galle. – **H.chorie**: Erregerverbreitung durch Wasser. – **H.codeinum**: ↑ Dihydrocodeinum *WHO*. – **H.codon**(-Bitartrat): Morphinderivat mit spezifisch sedierender Wirkung auf das Hustenzentrum u. nur geringem narkot. u. expektorationsbehinderndem Effekt; BTM.

Hydrocortison(um) *WHO*, 17α-Hydroxykortikosteron, Kortisol: (REICHSTEIN 1937) $C_{21}H_{30}O_5$ (↑ Formel), genuines (auch halbsynthetisch herstellbares) NNR-Hormon (Glukokortikoid-Typ); wahrsch. physiol. Wirkform des Kortisons. Biosynthese über Cholesterin, Pregnenolon, Progesteron u. 17α-Hydroxydesoxykortikosteron (s. a. Kortikosteroide); Sekretion angeregt durch Kortikotropin, normal 5–28 mg/24 Std., erhöht bei CUSHING* Syndrom u. Streß, vermindert bei ADDISON* Krankheit. Im Plasma (normal 21–226 µg/l; Max. am Morgen, Min. gegen 22^h) zu 95–97% an »kortikosteroidbindendes Globulin« gebunden (inaktiv); renale Ausscheidung als freies H. oder als Glukuronid bzw. nach Abbau zu Hydroxy- u. Tetrahydrokortisol, 11-Hydroxy-androsteron u. -ätiocholanon (Hydroxylierung bzw. Reduktion in Leber, Niere, Skeletmuskulatur). Therap. Anw. (oral, i.m., i.v., lokal) v. a. in Azetylform.

Hydrocrania: ↑ Hydrocephalus.

Hydroderma: ↑ Hautödem. – **H. multiforme**: ↑ Dermatitis herpetiformis DUHRING.

Hydrodiarrhö: extrem wäßr. Stühle, v. a. bei Cholera u. a. seltenen Durchfalls-Erkrn. (VERNER*-MORRISON* Syndrom etc.); Gefahr der Exsikkose.

Hydro|diaskop: (LOHNSTEIN u. SIEGRIST) *ophth* dem Auge wasserdicht vorzuschaltende flüssigkeitsgefüllte Kammer als Spezialbrille bei Brechungsanomalie der Hornhaut (Keratokonus, irregulärer Astigmatismus). – **H.(dipso)manie**: krankhaft – evtl. periodisch – gesteigerter Durst u. exzessives Trinken (bis zu 20 l/Tag); z. B. bei Diabetes, Epilepsie, aber auch rein psychogen. – **H.diurese**: Ausscheidung großer Mengen eines spezifisch leichten Harns.

hydrodynamische Theorie der Innenohrfunktion: In der Endolymphe bilden sich Longitudinalwellen, die durch Wanderwellendispersion eine frequenzabhäng. Auslenkung der Basilarmembran u. jeweils in einem schmalen Abschnitt eine radiäre Lymphströmung u. damit die lokalisierte Erregung von Sinneszellen bewirken. Die »Abbildung« hoher Frequenzen (um 10 000 Hz) erfolgt steigbügelnahe, niedriger (um 100 Hz) nahe dem Helicotrema.

Hydroenzephalozele: ↑ Enzephalozystomeningozele.

Hydroflumethiazidum *WHO*: 6-Trifluormethyl-7-sulfamoyl-3,4-dihydro-2H-1,2,4-benzothiadiazin-1,1-dioxid; Hg-freies Salidiuretikum u. Antihypertonikum (vgl. Hydrochlorothiazidum).

Hydro|gaster: ↑ Aszites. – **H.gastrie**: Gastrektasie durch Flüssigkeitsansammlung, z. B. bei Pylorusstenose. – **H.gel**: im Gelzustand befindl. kolloides System mit wäßr. Dispersionsmittel.

...hydrogen...: *chem* Kennz. für »saure«, d. h. H enthaltende Salze (z. B. $NaHCO_3$).

Hydrogenase: Fe-halt. Enzym, das molekularen Wasserstoff aktiviert u. Ferredoxin u. a. Substrate (Methylenblau, O_2, FMN, FAD) reduziert.

Hydrogenierung: ↑ Hydrierung.

Hydrogenium: ↑ Wasserstoff. – **H. peroxydatum**, H. hyper- s. superoxydatum: »Wasserstoff(su)peroxid«, H_2O_2; kräftig oxidierend, stark endotherm, bei Einwirkung von Katalysatoren (Verunreinigungen), Wärme oder Licht in H_2O u. O_2 zerfallend (Explosionsgefahr). Verbreitetes natürl. Vork., intermediär in geringer Konz. bei biol. Oxidationen (im Gewebe durch Katalase zerstört). In Dampfform schleimhautreizend, in hochkonz. Lsg. stark »ätzend«

(Weißfärbung der Gewebe durch vorübergehende O_2-Blasen-Einlagerung; Nekrose nur durch stark säurehalt. H_2O_2); MAK 1 ml/m³. Therap. Anw. v. a. in 3%ig. (H. p. solutum), aber auch 30%ig. Lsg. (H. p. solutum concentratum; als Desinfiziens u. Desodorans in Mundwässern, Augenbädern, für dermatol. Zwecke. Nachweis z. B. mit Titanylsulfat (orange), Kaliumdichromat (blau), titrimetrisch mit $KMnO_4$. – **H. sulfuratum**: ↗ Schwefelwasserstoff.

Hydrogenkarbonatwässer: Natrium- u. Kalziumhydrogenkarbonat (»Bikarbonat«)-halt. Mineralwässer.

Hydrogensulfid: ↗ Schwefelwasserstoff. – **H.-azetyltransferase**: Enzym, das reversibel die Azetylgruppe von Azetyl-CoA auf H_2S überträgt (Bildung von Thioazetat u. CoA).

Hydro|gymnastik: ↗ Unterwassergymnastik. – **H.hämatonephrose**: sek. ↗ Hämatonephrose. – **H.häm(at)othorax**: Hydrothorax mit prim. oder sek. Blutbeimengungen. – **H.hepatose**: ↗ Stauungsleber.

hydroid: 1) wäßrig, wasserartig; im Wasser lebend. – 2) polypenförmig verzweigt.

Hydrokalix: kolb. Auftreibung der Nierenkelchenden mit wäßr. Inhalt bei Kelchhalsstenose; Teilerscheinung einer Hydronephrose oder ↗ FRALEY* Syndrom.

Hydro|kardie: ↗ Hydroperikard. – **H.kinesi(o)therapie**: Bewegungsther. im Wasser. – **H.kolpos**: Flüssigkeitsansammlung in der Vagina bei Hymenalatresie oder Vaginalstenose; nach der Menarche als Hämatokolpos. – **H.kolpozele**: Vorwölbung der Vaginalwand durch Retentionszyste.

Hydrolabilität: übermäß. Labilität des Wasser- u. Elektrolythaushalts (»hydrosaline Instabilität«), v. a. infolge schlechter Wasserbindungsfähigkeit der Gewebe im Säuglings- u. Kleinkindalter (wo es bes. bei Infekten zu krisenhafter Wasserretention u. -verlust mit Gewichtssturz, Azidose, Exsikkose etc. kommt).

Hydrolabyrinth: Hydrops des Innenohrlabyrinths, d. h. abnorme Vermehrung der Endolymphe (als hypothet. Urs. des Labyrinthschwindels); s. a. MENIÈRE* Krankheit.

Hydrolasen, Dehydratasen: Enzyme, die Substrate in reversibler Reaktion hydrolytisch spalten (z. B. an Ester-, Glykosid-, Peptidbindungen).

Hydrolipopexie: path. Wasser- u. Fettretention, z. B. bei endogener Fettsucht.

Hydrolysat: Produkt einer ↗ Hydrolyse.

Hydrolyse: *chem* Spaltung einer Verbindung durch Wasser, z. B. eines Salzes in Säure u. Base (hydrolyt. ↗ Dissoziation«; Umkehrung der Neutralisation), eines Esters in Säure u. Alkohol (»Verseifung«; s. a. Fettabbau), eines Proteins oder Peptids in Aminosäuren (↗ Eiweißabbau), eines KH oder Glykosids zu Monosacchariden (u. Aglykon). Gleichgewichtsreaktion gemäß dem Massenwirkungsgesetz. – s. a. Hydrolasen.

Hydromanie: 1) ↗ Hydrodipsomanie. – 2) krankhafter Trieb, sich zu ertränken; vgl. Hygromanie.

Hydro|massage: ↗ Unterwassermassage; auch Bez. für Blitzguß, Dusche – **H.mediastinum**: ↗ Hydrothorax mit Flüssigkeit im Mediastinalraum.

Hydro|meningozele: ↗ Meningozele. – **traumat. H.m.**: ↗ BILLROTH* Krankh. (2). – **H.meninx**: ↗ Meningealhydrops; s. a. Hydrocephalus externus, Meningitis serosa.

Hydro|metra: Ansammlung von Flüssigkeit (Sekret, Exsudat; evtl. sek. verändert) im Uterus bei Zervixstenose oder -verschluß; evtl. mit Erweiterung des Kavums (= **H.metrektasie**); auch in Kombin. mit Hydrokolpos (= **H.metrokolpos**).

Hydromikrozephalie: Mikrozephalie in Kombin. mit Hydrozephalus (e vacuo).

Hydromorphon *WHO*, Dilaudid®, Dihydromorphinon(hydrochlorid): Morphinderivat (mit größerer analget. Wirksamkeit u. geringeren Nebenwirkungen).

Hydromphalus: zystenartige Nabelvorwölbung bei Aszites.

Hydro|myelie: Dysrhaphie mit abnormer Weite des liquorgefüllten Zentralkanals. – **Hydromyelia externa**: ↗ Hydrorrhachis ext. – **H.myelozele**: ↗ Meningomyelozystozele. – **H.myrinx**: ↗ Hydrotympanon.

Hydronephros(e), Uronephrose: sackart. Ausweitung des Nierenhohlsystems, i. e. S. die infolge Harnabflußbehinderung mit konsekut. Untergang von Nierenparenchym (bei **intermittierender H.** = reversible Nierenbeckenkelchektasie, z. B. infolge Nephroptose, akzessor. Gefäß, zunächst ohne Parenchymschaden; mit Oligurie, von Harnflut gefolgt). Ätiol.: Mißbildung (= **angeb. H**; z. B. bei Klappen-

Funktionsstörungen bei **Harnstauungsniere**

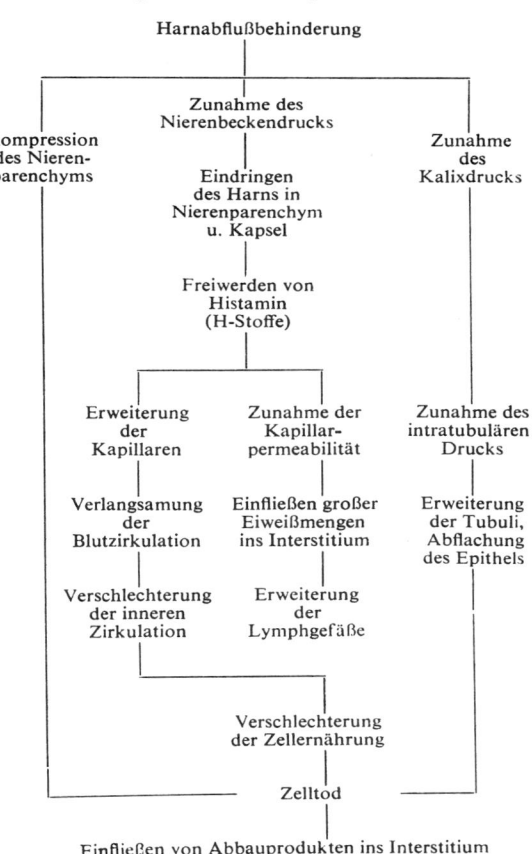

Hydronephrose

bildungen; als **idiopath. H.** bei Megaureter-Megazystis-Syndrom), dynam. Entleerungsstörung (z. B. als kleine, schmerzhafte H.), Spasmen, vesikorenaler Reflux, Ureter- oder periureterales Trauma. Ausweitung entweder v. a. im Kelch oder im Beckenbereich (= **intra-** bzw. **extrarenale H.**). Funktionsstörung zunächst tubulär (vermind. Konzentrations- bei erhaltener Verdünnungsfähigkeit), später glomerulär (Kreatinin-, Rest-N-Anstieg; evtl. kompensiert durch Hypertrophie der gesunden Niere); bei kompletter Stauung nach ca. 3 Wo. beginnende Parenchymatrophie (»hydronephrot. Schrumpfniere«, ∫ Schema); Gefahr von Infektion (= Pyonephrose) u. Ruptur. Klin.: örtl. Druckgefühl, kolikart., u. U. genitalwärts ausstrahlende Schmerzen (bei langsamer Entwicklung, z. B. bei Prostatahypertrophie evtl. »**stumme H.**«), evtl. atemverschiebl. Tumor mit Ballottement, gastrointestinales Syndrom (einschl. Ileus), Neigung zu Thrombosen, als Spätfolge Hypertonie. Diagnose: (Infusions-)Ausscheidungsurographie, retrograde (Uretero-)Pyelographie. Ther.: Nephropexie, organerhaltende Nierenbeckenplastik, Nephrektomie. – Bes. Formen: »**kleine schmerzhafte H.**« (mit nur geringer Retention) durch Spasmen am Ureterabgang (»spast. Dyskinesie WILDBOLZ«) auf der Basis einer subklin. Tetanie, die intermittierende H. (s. oben); i. w. S. auch die **perirenale, äußere** oder **subkapsuläre H.** als seröser Nierenkapselerguß bei Perinephritis oder nach Kapselblutung (»traumat. Pseudo-H.«; s. a. Nierenhygrom).

Hydronium-Ion: das in Wasser, wäßr. Lsg. oder ionisiertem Wasserdampf vorliegende hydratisierte H-Ion »H_3O^+« (Kurzzeichen: H^+).

Hydronkus: Schwellung durch Flüssigkeitsansammlung (z. B. Ödem, Anasarka).

Hydrooligozythämie: rel. (»scheinbare«) Verminderung der korpuskulären Blutbestandteile pro Volumeneinheit bei Hydrämie.

Hydroparese: 1) mit Ödembildung kombin. Parese, z. B. bei Beriberi. – **2)** durch Ödem bedingte Scheinlähmung (erschwerte Gliedmaßen–Beweglichkeit; vgl. Hydrops paralyticus).

hydropektisch: wasserbindend.

Hydro|perikard, Hydrokardie: Flüssigkeitsansammlung im Herzbeutel, i. e. S. als Transsudat bei kardialer Insuffizienz, Nephritis etc. – **H.perikarditis:** ∫ Pericarditis exsudativa.

Hydro(peri)pneumonie: Pneumonie mit Pleuritis exsudativa.

Hydroperitoneum: Flüssigkeitsansammlung im Bauchraum, i. e. S. als Transsudat bei kardialer u. portaler Stauung etc. (s. a. Aszites).

Hydropertubation: *gyn* ∫ Hydrotubation.

Hydro|phagozytose: ∫ Pinozytose. – **H.phallus:** bei gefüllter Harnblase ohne geschlechtl. Erregung erigierter Penis (sogen. »Wasserständer«).

hydrophil: mit ausgeprägter, durch Atomgruppen mit polarem Charakter (-OH, -COOH, -NH_2) bedingter Affinität zu Wasser, i. w. S. auch zu anderen Flüssigkeiten; z. B. als Eigenschaft einer Salbengrundlage aus weißer Vaseline, Stearylalkohol, Propylenglykol mit 1% Natriumlaurylsulfat oder nichtionogenem Emulgator.

Hydro|phimose: Phimose (oder Paraphimose) durch ∫ Vorhautödem. – **H.phlegmasia:** Entzündung mit starker seröser Exsudation.

Hydro|phobie: 1) *chem* Eigenschaft (z. B. unpolarer Kw.stoffreste), von Wassermolekülen abgestoßen zu werden. – **2)** *psych* exzessive Scheu vor jeder Flüssigkeit (auch deren Anblick bzw. Fließgeräusch) als charakterist. Sympt. der Lyssa (= **essentielle H.**). **H.phobia hysterica:** Furcht vor (tiefem) Wasser als Sympt. seel. Fehlhaltung; oft mit Erregungszustand.

Hydrophor: Instrument zur gleichzeit. Dehnungs- u. Spülbehandlung der Harnröhre bzw. -blase.

Hydrophthalmus: angeb. oder frühinfantile Vergrößerung des Augapfels infolge intraokularer Drucksteigerung; s. a. Glaucoma.

Hydrophyso...: Hydropneumo....

Hydropie: ∫ Hydrops; i. e. S. der verstärkte Wassergehalt der Augenlinse, z. B. als Strahlenschaden.

hydropigen: ∫ Hydrops bzw. ∫ Ödem erzeugend; z. B. als **h. Faktor** das Na^+.

Hydropika: *pharm* ∫ Hydragoga.

hydropisch: mit ∫ Hydrops einhergehend.

Hydro|plasma: die flüss. Anteile des Zytoplasmas. – **H.plasmie:** ∫ Hydrämie. – **H.pleura:** ∫ Hydrothorax (i. e. S.). – **H.pleuritis:** ∫ Pleuritis exsudativa.

Hydro|pneum...: Wortteil »Wasser u. Luft (Gas)«; z. B. **H.pneumatosis** (extrazelluläre Flüssigkeits- u. Gasansammlung), **H.pneumothorax** (Pneumothorax mit Flüssigkeits- bzw. Hydrothorax mit Gasansammlung).

Hydropotherapie: therapeut. Inj. eines körpereigenen Trans- oder Exsudats.

Hydrops: *path* extravasale Flüssigkeitsansammlung (als Trans- oder Exsudat) in einer oder mehreren Körperhöhlen (= H. verus; i. e. S. als Erguß) oder im interstitiellen, seltener auch intrazellulären Raum als Ausdruck einer – kardial, renal, hepatisch oder eklamptisch bedingten – Stoffwechselstörung mit endokriner Dysregulation (∫ Ödemkrankheit) oder einer lokalen Dysfunktion der hydrodynam., osmot. u. nervösen Regulationen an der Blut-Gewebsschranke (z. B. entzündl., allerg. stat., aber auch diabet. u. tetan. ∫ Ödem); s. a. Anasarca. – Wichtigste Formen: **H. abdominis** (∫ Aszites), **H. appendicis** (∫ Hydroappendix), **H. articularis** (∫ Gelenkerguß; als Sonderform der **chron. polyartikuläre H.** [FORESTIER 1941] bei konnat. Syphilis, Tbk u. rheumat. Erkrn., plötzlich, intermittierend, mit Befall auch von Sehnenscheiden, ohne Beeinträchtigung des Allg.befindens, therapieresistent; sowie der **H. scarlatinosus** bei Scharlachrheumatoid), **H. capitis** (∫ Hydrocephalus), **H. chylosus** (mit Chylusbeimengung infolge Eröffnung mesenterialer Lymphgefäße oder den Ductus thoracicus), **H. congenitus universalis** (**H. fetalis** s. **neonatorum**, das SCHRIDDE* Syndrom als schwerste Form des Morbus haemolyticus neonatorum, mit universellem Ödem, Aszites, Hydrothorax u. -perikard, hochgrad. Anämie, Hydrämie, Hypalbuminämie, Hypoprothrombin- u. -fibrinogenämie, Leberinsuffizienz; Prognose infaust; oft Abort oder Totgeburt), **H. endolymphaticus** s. **labyrinthi** (Endolymphe-Vermehrung in Schnecke u. Sacculus bei MENIÈRE* Krankh.), **H. gravidarum** (die physiol. Wasserretention im Unterhautzellgewebe der Schwangeren bzw.

[i. e. S.] der **generalisierte H.** als leichteste Form der Eklampsie), **H. meningicus** (↗ Meningealhydrops), **H. paralyticus** (Ödem gelähmter Gliedmaßen infolge Fehlens der zirkulationsfördernden »Muskelpumpe«), **H. pericardii** (↗ Hydroperikard, i. w. S. der entzündl. Perikarderguß), **H. placentae** (Plazentaödem mit Durchtränkung des Zottenbindegewebes bei mütterl. Nephropathie, Hydramnion, Hydrops congenitus etc.), **H. pleurae** (↗ Pleuraerguß) **H. renum cysticus** (↗ Zystenniere), **H. sacci lacrimalis** (bei Abflußbehinderung der Tränenflüssigkeit; sogen. »Tumor lacrimalis«), **H. serofibrinosus tuberculosus** (v. a. am Kniegelenk als Vorstadium eines Fungus; Schwellung, später Fieber, Schmerz; Erguß farblos oder gelbl.-grün, dünnflüssig, evtl. flockig, eiweißreich, mit zahlreichen Lymphozyten; in der Synovialis spärl. Tuberkel), **H. spurius** (↗ Gallertbauch), **H. syphiliticus** (↗ **H. articularis**, CLUTTON* Syndrom), **traumat. H.** (serös bis serofibrinös oder hämorrhagisch; i. e. S. der Gelenkerguß infolge Synovialis-Alteration nach Kontusion, Distorsion, Luxation, Meniskusverletzung; häufig chronisch oder rezidivierend, Pigmentierung durch Hämosiderineinlagerung), **H. tubae** (↗ Hydrosalpinx; selten als **H. profluens** oder Hydrorrhoea tubae intermittens JOACHIMOVITS bei unvollständ. Obliteration, mit schubweisem »tubarem Fluor«), **H. e vacuo** (»Ausgleichsödem« nach Gewebsverlust, Schrumpfung etc., z. B. Hydrocephalus bei Hirnsubstanzverlust, Hydroperikard bei Herzatrophie; *rhinol* als Reizerguß bei ↗ Vakuumsinus), **H. vaginae nervi optici** (infolge Lymphstauung bei Hirndruck).

Hydropyelon: erweitertes Nierenbecken bei Hydronephrose.

Hydropyo...: Wortteil »Flüssigkeit + Eiter«; z. B. die **H. nephrose** als sekundär infizierte ↗ Hydronephrose (Harn trüb, eitrig, evtl. fötide), mit umschrieb. Hämorrhagien u. Ulzerationen der fibrinbedeckten u. inkrustierten Schleimhaut u. Pyelonephritis: interstitielle Leuko-Infiltrate, Degeneration der Harnkanälchen (Epithelabschilferung), später Einschmelzungsabszesse (aber Nierenrinde u. -hüllen im Ggs. zur prim. Pyonephrose meist nur gering beteiligt).

Hydropyrexie: künstl. ↗ Hyperthermie durch Überwärmungsbäder.

Hydror|rhachis: Liquorvermehrung im RM-Bereich, subarachnoidal (= H. ext.) oder im Zentralkanal (= H. int. = Hydromyelie); evtl. kombin. mit Spina bifida (= H. dehiscens). – **H. rhagie:** starker Flüssigkeitsverlust des Körpers (i. e. S. durch Plasmaextravasation).

Hydrorrhoea: reichl. Ausscheidung (Abfluß) einer körpereigenen wäßr. Flüssigkeit (Sekret, Exkret); z. B. **H. amnialis** (anhaltender Fruchtwasserabgang nach kleinerer, meist traumat. Ruptur der Eihäute), **H. cerebrospinalis** (↗ Liquorrhö), **H. decidualis s. gravidarum** (vermehrte Sekretion zwischen Decidua capsularis u. parietalis, evtl. mit Sekretabgang aus der Scheide; als physiol. Variante [Ende Mens V sistierend] oder bei Endometritis decidualis), **H. nasalis** (reichl. Entleerung eines wäßr. Nasen- [z. B. bei Rhinitis vasomotorica] oder NNH-Sekrets [= **H. sinusalis**], z. B. bei Schleimhautzystenruptur, entzündl. Ödem] oder aber von Liquor bei Schädelbasisbruch etc.), **H. tubae intermittens** (↗ Hydrops tubae profluens).

Hydro|saloprivie: mit Wasserverlust verbundener Kochsalzmangelzustand infolge Trans- (z. B. Hypadrenie, ADDISON* Krankh.) u./oder Demineralisation (bei profusem Erbrechen u. Durchfall, lange bestehender hoher Dünndarmfistel etc.; s. a. Salzverlustsyndrom); klin.: Exsikkose, Bluteindickung, saloprive Niereninsuffizienz, Rest-N-Erhöhung. – **H. salpinx**, Sactosalpinx serosa: Ansammlung klarer seröser Flüssigkeit in der bds. verschlossenen u. sackförmig erweiterten Tuba uterina (Wandverdünnung, Faltenabflachung u. -rarefizierung); als Spätform der Pyosalpinx oder bei nichteitr. Endosalpingitis. – **H. sarca:** ↗ Anasarca. – **H. saturnismus:** Bleivergiftung durch chron. Genuß Pb-halt. Wassers (aus bleihalt. Leitungsrohren, Zisternen).

Hydrosol: im Solzustand befindl. kolloide Lsg. mit wäßr. Dispersionsmittel.

Hydro|spermatozele: 1) Kombin. von Hydro- u. Spermatozele. – 2) durch Resorption der zell. Elemente serös gewordene Spermatozele. – **H. spermie:** dünnflüss. Ejakulat durch vermehrte Sekretabscheidung der akzessor. Geschlechtsdrüsen.

hydrostatisches Bett: Wasserbett (↗ Dauerbad). – **h. Reposition:** *chir* ↗ Desinvagination durch Kontrast- oder Wassereinlauf (wegen Perforationsgefahr nur in Op.bereitschaft!).

Hydrotalcitum *WHO:* bas. Di-Al-hexa-Mg-karbonat-hexadekahydroxid-tetrahydrat; Antazidum.

Hydrotaxis: Bewegungsreaktion (↗ Taxis) auf Wasserreiz.

Hydrotherapie, -pathie, Hydriatrie: therap. Anw. von Wasser (Bad, Packung, Waschung, Wassertreten etc.) als dosierte mechan.-therm. u./oder chem. Hautreizung, die bei wiederholter Anw. die Selbstordnungskräfte des Organismus (v. a. Kreislauf u. Stoffwechsel) anspricht. – Evtl. als **Hydrothermotherapie** (mit warmem Wasser).

Hydrothion: ↗ Schwefelwasserstoff. – **H. ämie:** Auftreten von H_2S im Blut bei H_2S-Intoxikation, aber auch durch H_2S-Bildung im Darm. – **H. urie:** Auftreten von H_2S im Harn bei H_2S-Vergiftung oder durch bakterielle Harnzersetzung.

Hydrothorax: Ansammlung seröser Flüssigkeit im Brustraum, i. e. S. die im Pleuraraum (↗ Pleuraerguß, Pleuritis exsudativa, Hydrops chylosus).

Hydrotis: Ansammlung seröser Flüssigkeit im Mittelohr, z. B. bei Otitis media.

Hydrotomie: *chir* flächenhafte Lockerung oder »anatom.« Dissektion von Gewebsschichten durch Infiltration mit einer wäßr. Lsg. (meist NaCl, Novocain®), z. B. bei Dekortikation, Entnahme dicker Dermatomlappen (»Aufquaddelung« der Haut).

Hydro|tropie: *chem* Steigerung der Wasserlöslichkeit einer schwer- oder unlösl. organ. Verbdg. durch Zusatz von Elektrolyten (insbes. Alkali- oder Erdalkalisalze organ. Säuren). – **H. tropismus:** Bewegungsreaktion (↗ Tropismus) auf Wasserreiz.

Hydro|tubation: *gyn* »uterotubare Perfusion« zu diagn. oder therap. Zwecken; s. a. Hysterosalpingographie, Pertubation. – **H. tympanon:** Serom oder Erguß der Paukenhöhle.

Hydr(o)ureter: erworb. suprastenot., evtl. extreme Harnleiterdilatation – mit konsekut. Hydronephrose (»Hydroureteronephrose«) – durch Rückstau nichtinfizierten Harns; Ureter bei fortgeschrittenen Stadien stark gewunden u. atonisch. In den letzten Schwangerschaftsmonaten auch als nichtstenot. (»dynam.«) Weitstellung, wahrsch. hormonell bedingt, v. a. re.seit. oder bilat., selten mit Hydronephrose. – vgl. Megaureter.

Hydrovakzine: ↑ Schluckvakzine.

Hydrovar: Retentionszyste(n) im Ovar.

Hydroxamsäure(n): Verbdgn. der allg. Formel R-CO-NHOH. Bedeutsam durch Komplexbildung mit Metallionen, z. B. als H.-Eisenchlorid zum chromatograph. Nachweis von Laktonen, KH.estern, Azetylcholin u. Cholinestern; aromat. substituierte H. antiphlogistisch, analget., antipyret. u. spasmolyt., einige (z. B. Hydroxycarbamidum) auch antineoplastisch wirksam; s. a. Deferoxaminum.

Hydroxid: Verbdg. eines Elements oder Radikals mit einer oder mehreren Hydroxylgruppen (-OH); reagiert als Base (meist Metall-H., z. B. NaOH, NH_4OH), Säure (H. von Nichtmetallen oder höherwert. Metallen sowie organ. H.), Ampholyt (z. B. $Al[OH]_3$), oder Alkohol (organ. H., z. B. CH_3OH). – **H.-Ion**: s. u. Hydroxyl....

Hydroxocobalaminum *WHO*, Aquocobalamin: 5,6-Dimethyl-benzimidazolyl-hydroxocobamid; physiol. Depotform des Vit. B_{12}.

hydroxy...: Kennz. einer OH-Gruppen enthaltenden Verbindung; s. a. Hydroxid.

Hydroxyäthyl|stärke: aus Amylopektin säurehydrolytisch hergestelltes Stärkeprodukt, das wegen seiner Molekülgröße (MG 71000), Widerstandsfähigkeit gegen Amylase u. Lösungsstabilität in kolloidaler Lsg. als Blutersatz verwendet wird. – **H.theophyllin**: ↑ Etofyllin.

Hydroxy-allysin: aus Allysin (= Allhydroxylysin, ein Kollagenbaustein) durch enzymat. Vernetzung biol. entstehendes Derivat.

11-Hydroxyandrosteron: ein 17-Ketosteroid; renal eliminiertes Stoffwechselprodukt des Hydrokortisons u. 11-Hydroxy-androstendions (wie auch das 11-Hydroxyätiocholanolon).

3-Hydroxyanthranilsäure: 2-Amino-3-hydroxybenzoesäure; Zwischenprodukt des Tryptophanstoffwechsels, entstanden aus Kynurenin über Hydroxykynurenin durch Kynureninase; wird zu Nikotinsäure, Pikolinsäure oder Glutaryl-CoA umgesetzt, z. T. unverändert im Harn ausgeschieden. Im Tierversuch kanzerogen (Blasenkrebs).

Hydroxybenzoesäure: die Phenolkarbonsäure $HO-C_6H_4-COOH$; 3 Isomere: **1)** o-H.: ↑ Acidum salicylicum; **2)** m-H.: ein Abbauprodukt der ↑ Katecholamine über 3,4-Dihydroxymandelsäure (?), bei Hypertonikern mit Isthmusstenose oder Phäochromozytom im Harn nachgewiesen; **3)** p-H., PHB: im Darm beim Tyrosinabbau; als Grundsubstanz für die Biosynthese der Ubichinone lebensnotwendig, ebenso wie ihre Ester (Nipa- oder PBH-Ester) bakterio- u. fungistatisch wirksam (Konservierungsmittel).

2-(α-Hydroxybenzyl)-benzimidazol, HBB: bei Enteroviren die Bildung spezifischer RNS-Polymerase hemmend.

4-Hydroxybenzylpenizillin: ↑ Penizillin X.

Hydroxybrasilin: Hämatoxylin.

α-Hydroxy|buttersäure: Methiaminabbauprodukt, das bei einschläg. Malabsorption (Transportdefekt) im Harn auftritt (typ. »Maische«-Geruch). – **β-H.buttersäure**: CH_3-CHOH-CH_2-COOH; in L-Form normales, durch Reduktion der aus 2 Mol. Azetyl-CoA gebildeten Azetessigsäure entstehendes Stoffwechselprodukt (u. a. in Serum, Liquor). Ausscheidung im Harn zus. mit Azeton u. Azetessigsäure (»Ketonkörper«), stark erhöht bei Ketose. Nachweis durch Farbreaktionen (BLACK, HART), Polarimetrie (KÜLZ), nach Oxidation u. Dekarboxylierung als Azeton. – Die isomere **γ-H.buttersäure** wird als i.v. Anästhetikum angew.

α-Hydroxybutyrat-dehydrogenase, HBDH: myokardspezif. Isoenzymfraktion der Laktat-dehydrogenase (v. a. LDH_1); katalysiert die Reduktion von α-Ketobutyrat mit $NADH_2$ zu α-Hydroxybutyrat u. NAD. Normalwert im Serum 55–140 mE/ml, vermehrt – im Ggs. zu CPK u. SGOT – nur bei akutem Myokardinfarkt (Quotient HBDH/LDH bei Herzmuskelschaden > 0,9, höhere Werte prognost. ungünstig). – Die **3- oder β-H.** (v. a. in Lebermitochondrien u. Baktn.) dehydriert 3-Hydroxymonokarbonsäuren mit NAD als Wasserstoffakzeptor zu Azetoazetat (Hilfsreaktion beim Fettsäureabbau).

Hydroxycarbamidum *WHO*, Hydroxyharnstoff: HO-NH-CO-NH_2; Antineoplastikum (bei chron. myeloischer Leukämie, Melanom).

Hydroxychinolinum Kalium sulfuricum: Chinosol®, angew. – wie auch **H. sulfuricum** – als Antiseptikum u. Desinfiziens, Gurgelmittel, Konservierungsmittel, Fungizid.

Hydroxychloroquin(um) *WHO*, **Hydroxychlorochin**: 4-[4-(N-Äthyl-N-β-hydroxyäthylamino)-1-methylbutylamino]-7-chlorchinolin; Antiphlogistikum, Antiparasitikum (als Sulfat bei Malaria, Lambliasis).

Hydroxycholansäure: Sammelbez. für Hydroxyderivate der Cholansäuren als Grundgerüst natürl. Gallensäuren.

25-Hydroxycholekalziferol: (DE LUCA 1964/68) aus dem Blut von Versuchstieren nach Vit.-D-Gaben isolierte stark antirachit. »akt. Form« des Vit. D. Anw. der synthet. Substanz bei D-Resistenz.

Hydroxycobalamin: ↑ Tab. »Vitamin-B_{12}«.

16α-Hydroxydehydroepidandrosteron: ein 17-Ketosteroid; Abbauprodukt des Dehydroepiandrosterons beim Säugling; Vorstufe der plazentaren Östrogenbildung (?).

Hydroxydiphenyl, Phenylphenol: C_6H_5-C_6H_4-OH; bakteri- u. fungizid (Desinfektions-, Konservierungsmittel), Reagens auf Milchsäure.

Hydroxyephedrin: sympathikomimet. Amin; Anw. des Hydrochlorids als peripheres Kreislaufmittel.

α-Hydroxyglutarsäure: wahrsch. Zwischenprodukt beim Glykokoll-Abbau durch Kondensation mit Sukzinyl-CoA über δ-Aminolävulinsäure; durch 2-Hydroxyglutarat-dehydrogenase zu α-Ketoglutarsäure dehydriert.

Hydroxy|hämin: ↑ Hämatin. – **H.harnstoff**: ↑ Hydroxycarbamidum.

3-Hydroxy-5-hydroxymethyl-2,4-dimethylpyri-din-

hydrochlorid: salzsaures 4-Desoxypyridoxol; im Gemisch mit Vit. B_6 zytostatisch wirksam (z. B. bei akuter Leukämie).

5-Hydroxyindol(yl)essigsäure, 5-HIE: Tryptophan-Stoffwechselprodukt durch oxidat. Abbau von Serotonin mittels Monoaminoxidase über 5-Hydroxyindolylazetaldehyd. Harnwerte normal 1,0–14,7 mg/24 Std., erhöht nach serotoninhalt. Nahrung sowie (charakterist.!) beim Karzinoid-Syndrom (0,03–1,5 g).

β-Hydroxyisobuttersäure: $HOCH_2$-$CH(CH_3)$-COOH; Valin-Stoffwechselprodukt (über aktivierte H. = β-Hydroxyisobutyryl-CoA); Abbau zu Propionyl-CoA.

Hydroxykortiko(stero)ide: durch OH-Gruppen substituierte Kortikosteroide; davon bedeutsam die 11-H. (»Plasmakortisol«), z. B. Hydrokortison, Kortikosteron, Dihydrokortisol (Normalwerte im Plasma 6–24 µg/100 ml); u. die 17-H. (»17-HCS«, »17-OH CS«), mit verschiedener Seitenkettenstruktur, v. a. die PORTER*-SILBER* Chromogene (Kortison, Hydrokortison u. Tetrahydroderivate; aber auch andere 17-ketogene Steroide (Cortol, Cortolon, 21-Desoxyketole); Bestg. der Gesamt-17-H. durch Farbreaktion (nach Umwandlung in Ketosteroide) mit Dinitrobenzol, mit Phenylhydrazin, nach Extraktion mit GIRARD* Reagens T (u. Dünnschicht- oder Gaschromatographie). Normalwerte im Harn 7–20 bzw. (♀) 4–14 mg/24 Std., im Plasma 6–25 µg/100 ml (abhängig von ACTH-Ausschüttung, erhöht z. B. bei CUSHING* Syndrom, Pubertas praecox, vermindert bei ADDISON*, SHEEHAN* Syndrom, NN-Insuffizienz).

17α-Hydroxykortikosteron: ∫ Hydrocortisonum.

6β-Hydroxykortisol: ein 17-ketogenes Steroid; Stoffwechselprodukt des Hydrokortisons; im Harn 0,44 bzw. (♀) 0,37 mg/24 Std.

4-Hydroxykumarin: Grundgerüst von Antikoagulantien (z. B. Acenocumarol) u. Antibiotika (z. B. Novobiocinum).

3-Hydroxykynurenin: 3-(3-Hydroxyanthraniloyl)-alanin, Zwischenprodukt des Tryptophan-Stoffwechsels durch Oxidation von Kynurenin; Umwandlung in 3-Hydroxyanthranil- u. Xanthurensäure, z. T. unverändert im Harn ausgeschieden (0–2,3 mg/24 Std.). Im Tierversuch kanzerogen (Blasenkrebs).

Hydroxyl...: Kennz. der Gruppierung »-OH« (Radikal). Als H.gruppe häuf. Substituent für H; als neg. geladenes H-Ion (IUPAC: »Hydroxid-Ion«) bedingt es die alkal. Reaktion.

Hydroxyl|amin: NH_2OH; in wäßr. Lsg. alkal., stark reduzierend; bildet mit Aldehyden u. Ketonen Oxime, mit Karbonsäuren u. Estern Hydroxamsäuren; *toxik* haut- u. schleimhautreizend, evtl. sensibilisierend; bei Resorption Methämoglobinbindung, Anämie, evtl. Nervenschädigung. Wird von Mikroorganismen bei Nitrat-Assimilation enzymat. (H.aminreduktase, Ammoniumdehydrogenase) zu Ammoniak reduziert (reversible Reaktion unter Beteiligung von $NADH_2$, $FADH_2$ o. a. Elektronendonatoren). – **H.apatit:** (3 $Ca_3[PO_4]_2$ + $Ca[OH]_2$); schwerlösl. komplexes Salz; Bestandteil der Mineralsubstanz des Knochens u. der Zahnhartsubstanz; unterliegt Stoffwechselvorgängen (z. B. Austausch von Ca, Umwandlung in Fluorapatit, Einlagerung von ^{90}Sr).

Hydroxysteroid-dehydrogenase: 1) 3α-H.: NAD(P)-spezifisches, mikrosomales Enzym, das 3α-Hydroxy-Substrats mit O_2 u. unter Beteiligung eines H-Donators ($NADH_2$, $NADPH_2$, Askorbinsäure, Tetrahydropteridin) katalysieren.

Hydroxylgruppe: s. u. Hydroxyl.

Hydroxylierung: Einführung einer oder mehrerer -OH-Gruppen in eine chem. Verbindung. Biochem. bedeutsam (meist durch Hydroxylasen), z. B. die H. von Progesteron zu Kortikosteroiden, die H. von Kw.stoffen (als Abbau- u. Entgiftungsreaktion).

δ-Hydroxy-L-lysin: α,ε-Diamino-δ-hydroxy-n-kapronsäure; Aminosäure in Kollagen, Gelatine etc.; s. a. Hydroxy-allysin.

Hydroxylzahl, OHZ: Kennzahl für Fette u. fette Öle; erfaßt Gehalt an (azetylierbaren) OH-Gruppen u. Hydroxyfettsäuren; angegeben in mg KOH, die die in 1 g azetyliertem Fett gebundene Essigsäure neutralisieren.

Hydroxymalonsäure: ∫ Tartronsäure.

3-Hydroxy-3-methylglutarsäure: Intermediärprodukt (CoA-Verbdg.) beim hydrolyt. Leuzinabbau u. bei der Cholesterin-Biosynthese; wird mittels $NADPH_2$ zu Mevalonsäure reduziert, durch Hydroxymethylglutaryl-CoA-lyase in Azetessigsäure u. Azetyl-CoA gespalten. Senkt den Serumcholesterinspiegel (Hemmung der Cholesterinsynthese).

Hydroxymethylglutaryl|-CoA-reduktase: an der Steroid- u. Isoprenoid-Biosynthese beteiligtes Enzym, das Hydroxymethylglutaryl-CoA mit $NADPH_2$ zu Mevalonat unter Bildung von CoA u. NADP reduziert. Wird durch Cholesterin gehemmt (neg. Rückkopplung), durch Thyroxin stimuliert. – **H.-CoA-synthase:** am Stoffwechsel verzweigter Fettsäuren u. an der Biosynthese des Steroidgerüstes beteiligtes Enzym, das Azetyl-CoA mit Azetoazetyl-CoA zu 3-Hydroxy-3-methylglutaryl-CoA unter Freisetzung von CoA kondensiert.

Hydroxymethylnitrofurantoin WHO: chemotherapeut. wirksames Urologikum.

Hydroxy|nervonsäure: Δ^{15}-2-Hydroxytetrakosensäure; Bestandteil der Gehirnzerebroside. – **H.nitril:** ∫ Zyanhydrin.

2-Hydroxyöstrogene: am C_2 hydroxylierte Östrogene z. B. 2-Hydroxyöstron, -östradiol-17β; hemmen kompetitiv die enzymat. (Nor-)Adrenalinmethylierung.

p-Hydroxyphenylalanin: ∫ Tyrosin. – **H.-dekarboxylase:** ∫ DOPA-dekarboxylase.

p-Hydroxyphenylbrenztraubensäure: Zwischenprodukt des Tyrosin- bzw. Phenylalaninabbaus (durch Transaminierung); durch p-Hydroxyphenylpyruvat-hydroxylase umgesetzt zu Homogentisinsäure; bei Phenylketon- u. Tyrosylurie im Harn vermehrt. Diagnost. Anw. bei FELIX*-TESKE* Leberfunktionsprüfung. Nachweis durch MILLON* Reaktion. s. a. p-Hydroxyphenylmilchsäure.

Hydroxyphenyl|essigsäure: HO-C_6H_4-CH_2-COOH; (mehrere Isomere); als **o-H.e.:** Stoffwechselprodukt des o-Hydroxyphenylalanins u. der bei Phenylketonurie vermehrt auftret. Phenylbrenztraubensäure; renale Ausscheidung normal 0,15–1,40, bei Phenylketonurie 30–288 mg/24 Std. – **α-H.e.:** ∫ Mandelsäure. – **H.-methylamino-äthanol-tartrat:** vasokonstriktor. Sympathikomimetikum (Gruppe der Phenyläthylamine); Wirkung nur etwa 1% Adrenalin, aber länger anhaltend.

p-Hydroxyphenyl|milchsäure: Zwischenprodukt des Phenylalanin- bzw. Tyrosinstoffwechsels, vermehrt gebildet u. renal ausgeschieden v. a. bei Anhäufung von p-Hydroxyphenylbrenztraubensäure (Phenylketon-, Tyrosilurie, Tyrosinämie). Nachweis u. a. durch MILLON* Reagens (rot). – **p-H.propionsäure**: Abbauprodukt des Tyrosins. – **p-H.pyruvat-hydroxylase, -oxidase**: Enzym des Tyrosinstoffwechsels (Leber), das die Umsetzung von p-Hydroxyphenylpyruvat mit Askorbat u. O_2 zu Homogentisat, Dehydroaskorbat u. H_2O katalysiert. Bei Defekt / Hypertyrosinämie.

Hydroxypregnenolon: durch OH-Gruppen substituiertes Δ^5-Pregnenolon; **16-H.** bei Neugeb. u. Säuglingen renal ausgeschiedenes Kortikosteroid (Vorstufe plazentarer Östrogenbildung ?); **17α-H.**: Vorstufe testikulären u. adrenalen Dehydroepiandrosterons.

Hydroxyprogesteron: durch OH-Gruppen substituiertes Progesteron; **17α-H.** (= 17α-Hydroxypregn-4-en-3,20-dion) natürl. Gestagen (schwächer als Progesteron), Zwischenprodukt der Steroidhormon-Biosynthese, therap. angew. als (langwirkender) Essigsäure- u. Kapronsäureester (H.kaproat *WHO*); **20α- u. 20β-H.** natürl. Progesteron-Abbauprodukte (schwächer progestagen); **21-H.**: / Desoxycortonum *WHO*.

L-Hydroxyprolin, Hyp: γ-Hydroxypyrrolidin-α-karbonsäure (/ Formel; keine prim. Aminogruppe); nichtessentielle Aminosäure, Bestandteil des Kollagens. Bildung (Askorbinsäure-abhängig) durch Hydroxylierung von Prolin im Peptid; Abbau zu Brenztrauben- u. Glyoxylsäure oder Äpfelsäure u. CO_2. Renale Ausscheidung als freies (nur Spuren; erhöht bei H.ämie) oder peptidartig gebundenes H. (14,9-34 mg/24 Std.; Maß für Kollagenstoffwechsel, erhöht bei hochgrad. Osteoporose, Osteogenesis imperfecta, Knochen-Tbk, MARFAN* Syndrom, Leberzirrhose, Rheuma, Hyperthyreose, fam. Hyperprolinämie, vermindert bei Hypothyreose). – Bestg. u. a. zur Beurteilung konservierungs- u. sterilisationsbedingter Kollagenschädigung an Transplantaten.

L-Prolin   L-Hydroxyprolin

Hydroxyprolin|ämie: seltene fam. Erkr. mit stark erhöhten Plasma- u. Harnwerten an freiem Hydroxyprolin (Enzymmangel für die Oxidation zu Δ^1-Pyrrolin-3-hydroxy-5-karbonsäure), geist. Retardierung, Hämaturie. – **H.-Prolin-Glyzinurie**: renale / Iminoglyzinurie.

Hydroxypropionsäure: / Acidum lacticum.

6-Hydroxypurin: / Hypoxanthin.

Hydroxypyrensulfonsäuren: saure Farbstoffe, in saurer Lsg. farblos mit blauer, in alkal. Lsg. gelb mit grüner Fluoreszenz; Indikatoren (Umschlag bei pH 5,1–5,4.

Hydroxysäuren: Karbonsäurederivate mit Substitution eines oder mehrerer H-Atome des aliphat. oder aromat. Restes durch OH-Gruppen; z. B. Milch-, γ-Hydroxybutter-, Zitronensäure.

Hydroxysteroid-dehydrogenase: 1) 3α-H.: NAD(P)-spezifisches, mikrosomales Enzym, das 3α-Hydroxysteroide zu Ketoverbindgn. oxidiert. – Ähnlich oxidiert 11β-H. (in Lebermikrosomen, Plazenta, Mikroorganismen) z. B. Cortisol zu Cortison. – 2) 17β-H.: Testosteron-17β-dehydrogenase. – 20β-H.: Enzym (in Leber, Mikroorganismen), das die C_{20}-Ketogruppe von C_{21}-Steroiden reduziert (als Kofaktor $NADH_2$ oder Flavin nötig).

Hydroxysteroide: Steroidhormone mit OH-Gruppen anstelle von H; z. B. Androsteron (3α-Hydroxy-5α-androstan-17-on), Testosteron (17β-Hydroxyandrost-4-en-3-on) u. die / Hydroxykortikosteroide.

3β-Hydroxysteroid-sulfotransferase: an der Steroid-Ausscheidung beteiligtes Leberenzym, das den Sulfatrest von 3'-Phosphoadenylsulfat auf 3β-Hydroxysteroide unter Bildung von Steroid-3β-sulfat u. ADP überträgt.

Hydroxytetracyclinum: / Oxytetracyclinum.

Hydroxytoluole: / Kresole.

5-Hydroxytryptamin: / Serotonin.

5-Hydroxytryptophan: Zwischenprodukt der Serotonin-Biosynthese aus Try (in Tumorgewebe, argentaffinen Zellen des Darms, Gehirn) durch H.-dekarboxylase; wird durch Abspaltung von CO_2 zu Serotonin. Therap. Anw. versuchsweise bei DOWN* Syndrom.

Hydroxytyramin: / 3,4-Dihydroxy-β-phenäthylamin.

Hydroxyzinum *WHO*: 1-(p-Chlorbenzhydryl)-4-[2-(2-hydroxyäthoxy)-äthyl]-piperazin; Ataraktikum mit antiallerg., -cholinerg. u. -arrhythm. Wirkung.

Hydrozele: / Hydrocele. – Op. Beseitigung durch Exstirpation, bei H. testis durch subtotale Resektion (z. B. nach v. BERGMANN, KOCHER). – Wiederholte, evtl. mit Verödungsther. kombin. Punktion (Absaugung u. komprimierender Suspensionsverband) ist angezeigt bei »schlaffer« H. des Kleinkindes, bei Inoperabilität, im Senium, zur Entlastung vor Radikal-Op. (Nachblutungsprophylaxe).

Hydro|zephaloid (Hall*): / Encephaloenteritis acuta. / **H.zephalus**: / Hydrocephalus. – **H.zyanismus**: / Blausäurevergiftung. – **H.zyste**: Zyste mit serösem Inhalt, H.zele.

Hydrurie, -urese: Ausscheidung eines wasserhellen Harns mit niedr. spezif. Gew. (u. meist großen Tagesmengen) bei der / Wasserdiurese. – Auch Bez. für Polyurie u. Diabetes insipidus.

Hygiene: Lehre von der Gesunderhaltung des Menschen u. seiner Umwelt einschl. der einschläg. – öffentl. u. privaten – Vorkehrungen u. Verfahren Fachgebiet der Medizin mit den spez. Richtungen: Wasser-, Boden-, Luft-, Umwelt-, Sozialhygiene u. Gesundheitsfürsorge.

hygro...: Wortteil »Wasser«, »Feuchtigkeit«; s. a. hydro....

Hygrom(a), Wassergeschwulst: 1) *path* mit seröswäßr., zäher oder gelatinöser, klarer, farbloser bis bräunl. Flüssigkeit gefüllte Exsudationszyste mit derber, innen zottig-warz. Wand; oft mit freien »Reiskörperchen« (Fibrinausfällung) als Inhalt. – I. e. S. das Schleimbeutel- oder Sehnenscheiden-H. bei chron., spezif.-entzündl. oder rheumat. Erkr. oder Dauertraumatisierung; s. a. Ganglion, Bursitis chronica. Bes. Formen: **H. carpale** (v. a. tbk. oder rheumat., meist volares Sehnenscheidenhygrom im Hand-

[gelenk]bereich, evtl. bis zum oder über den PARONA* Raum reichend, oft durch Ligamente zwerchsackförmig abgeschnürt = H. biloculare; klin.: prall-elast. Schwellung, Reibegeräusch, Bewegungseinschränkung), **H. (multiloculare) cysticum** (↑ Lymphangioma cysticum), **H. oder Lymphangioma cysticum colli** (angeb., spätestens im 1. Lj. manifestes, weichelast. Lymphzystenkonglomerat am seitl. Hals, die Supraklavikulargrube – evtl. bis über die Mittellinie – ausfüllend, evtl. monströs, ins Mediastinum reichend = **zervikothorakales H.**; mit klarem, schleim. Inhalt, evtl. sek. infiziert; nach Exstirpation Rezidivneigung), **H. c. cutis** (angeb., gutart., zyst. Lymphangiom v. a. am Hals [↑ H. c. colli], aber auch an Zunge, Brustwand, Axilla, Schulter; weicher, elast., gegen die Tiefe nicht abgrenzbarer Knoten), **H. durae matris s. subdurale** (intrakraniell an Durainnenfläche; Inhalt klar, meist xanthochrom, evtl. leicht trüb; entweder Residuum von subduralem Hämatom oder Pachymeningitis haemorrhagica int. [nach Liquordiffusion] oder Spätkomplikation einer eitr. Meningitis, mit zell- u. eiweißreichem Exsudat), **H. praepatellare** (Folge einer chron. Bursitis, als Dienstmädchenknie). – 2) *helminth* Gattung Taenia (Darmhelminthen).

Hygromanie: gesteigertes Verlangen nach feuchter Kühle zur Schmerzlinderung, v. a. bei Kausalgie. – vgl. Hydromanie.

Hygromatosis: Auftreten multipler Hygrome; z. B. **H. lipocalcinogranulomatosa progressiva** (meist symmetr., mit sek. Cholesterin- u. Kalkeinlagerung im Rahmen des TEUTSCHLÄNDER* Syndroms), **H. rheumatica** (GÜNTHER; chron. Tendovaginitis mit symmetr. Schleimbeutelhygromen als seltene rheumat. Erkr.).

Hygrometer: Gerät zur Feuchtigkeitsmessung in Gasen (v. a. Luft) anhand der Längen- oder Volumenänderung eines organ. Substrats (Haar, tier. Membran) oder der elektr. Leitfähigkeit (z. B. von Lithiumchlorid, sogen. Widerstands-H.); ferner als Psychrometer.

Hygromycin: (PITTENGER 1953) Antibiotika-Komplex aus Streptomyces hygroscopicus, A mit Homomycin-ähnl., B mit Polyhydroxy-Struktur; wirksam gegen Baktn., Pilze, B auch gegen tier. Darmparasiten.

Hygrophilie: s. u. hydrophil.

Hygroscopin: (OKI u. NAKAZAWA 1954) Antibiotika-Komplex (A, B) aus Streptomyces hygroscopicus; wirksam gegen phytopathogene Pilze, Trichophyton, Viren, A spezifisch gegen Mycobact. tuberculosis.

hygroskopisch: wasseranziehend; Eigenschaft zahlreicher anorgan. u. organ., meist leicht wasserlösl. Stoffe, die dadurch als Trockenmittel geeignet sind (↑ Exsikkator).

Hyl: *chem* ↑ Hydroxy-L-lysin.

Hyland-Latex-Schnellteste: Objektträgerteste (spezif. AG-AK-Reaktionen) zum orientierenden Nachweis von β-Lipoproteiden (»BETA-L-Test«), C-reaktivem Protein (»CR-Test«), Hypofibrinogenämie (»FI-Test«), Rheumafaktor (»RA-Test«) u. Thyreoglobulin-Auto-AK (»TA-Test«). – Ferner »UN-Test« zur kolorimetr. quant. Bestg. von Harnstoff-N, Rest-N u. Ammoniak.

Hylin*-Mueller* Operation: radikale Gingivektomie bei marginaler Parodontopathie.

Hylys-: Hydroxy**lys**in.

Hymans van den Bergh*: s. u. BERGH*.

Hymecromonum *WHO*: 7-Hydroxy-4-methylkumarin; Choleretikum u. Spasmolytikum, Fluoreszenzindikator (Umschlag bei pH 7,0, farblos bis blau), absorbiert UV-Licht.

Hymen *PNA*: das aus der Hymenalscheibe (epithelüberzogene Mesenchymscheibe zwischen Sinus urogenit. u. Scheidenanlage) entstandene »Jungfernhäutchen« als Schleimhautfalte, die den Introitus vaginae bis auf eine kleine Öffnung (meist ventralexzentr.) verschließt. Reißt – außer bei sehr starker Dehnbarkeit – bei der Defloration ein; wird bei der Entbindung zerstört (Reste: »Hymenalknötchen«, Carunculae hymenales). – Bes. Formen: **H. anularis** (mit rundl.-scharfrand., etwa für 1 Finger durchgäng. Öffnung), **H. carnosus** (bes. dick, u. U. Kohabitationshindernis), **H. cribriformis s. fenestratus** (mit mehreren kleinen Öffnungen), **H. dentatus** (mit unregelmäßig gekerbter Öffnung), **H. falciformis s. semilunaris** (sichelförmig, mit großer randständ. Öffnung), **H. fimbriatus** (mit fransenförm. Fortsätzen gegen die Öffnung), **H. imperforatus s. occlusus** (↑ Hymenalatresie), **H. infundibuliformis** (trichterförmig), **H. intactus** (noch nicht eingerissen bei Virgo, evtl. aber auch trotz Kohabitation), **H. lobatus** (mit gelapptem freiem Rand), **H. perforatus** (eingerissen nach Defloration), **H. septus** s. bifenestratus s. biforis (mit unterteilter Öffnung; d. h. doppelter Introitus bei einfacher Vagina), **H. subseptus** (mit medianen Bürzeln gegen die Öffnung). – **H. uterinus**: der Rand des äuß. Muttermundes.

Hymen(al)atresie: kongenit. Fehlen der Hymenalöffnung (membranart. Verschluß) als geringer Grad der ↑ Gynatresie. Hat mit Eintritt der Menarche Hämatokolpos u. -metra zur Folge.

Hymenektomie: spindelförm. Exzision des Hymens, z. B. bei Hymenalatresie oder Hymen carnosus.

hymenoid: membranähnlich.

Hymenolepiasis: v. a. bei Kindern durch Schmutzinfektion vork. Befall mit ↑ Hymenolepis (nana, diminuta); meist asymptomatisch. – Ferner die H. der Nager als Modellversuch.

Hymenolepis, Triorchis: artenreiche Bandwurmgattung [Hymenolepididae, Cestoda]; Skolex mit 8- bis 10hak. Rostellum. Darmparasiten von Säugern, Vögeln u. Menschen; meist indir. Entwicklung (Zystizerkoid im Zwischenwirt, z. B. Athropoden, Anneliden, Mollusken). – **H. diminuta** (H. anomala, Lepidotrias flavopunctata, Taenia leptocephala minima varesina) ubiquitär bei Nagern, selten auch beim Menschen; 20–60 cm lang, 4 mm breit, Skolex unbewaffnet, Strobila mit bis 1000 Proglottiden; Zwischenwirt: Insekten. – **H. nana** (H. fraterna, Diplacanthus nanus, Rodentolepis straminea, Taenia aegyptica) ubiquitär bei Nagern, in Tropen u. Subtropen auch beim Menschen (↑ Hymenolepiasis), Zystizerkoidentwicklung direkt (in der Endwirt-Mukosa) oder indirekt (im Zwischenwirt); s. a. Wurmeier.

Hymenopterismus: Vergiftung durch Stich oder Biß von Insekten der Ordn. Hymenoptera (z. B. Wespen, Bienen).

Hymenotomie: op. Spaltung (u. digitale Dehnung) des Hymen.

Hynes* Operation: (1950) Pharyngoplastik zur Sprachkorrektur nach mißlungener Gaumenspalten-Op.; Bildung eines Rachenhinterwandwulstes aus 2 gestielten, medial eingeschlagenen Schleimhaut-Muskellappen der lat. Pharynxwand, den Mesopharynx transversal einengende Naht des Entnahmebettes.

Hyo...: Wortteil 1) »Zungenbein« (Os hyoideum), 2) »Schwein«.

Hyoglossus: ↑ Musculus hyoglossus.

Hyoid: 1) **Hyoideum**: ↑ Os hyoideum. – 2) *embryol* Stylohyale: ventr. Teil des 2. Kiemenbogens (Arcus hyoideus); wird beim Menschen zum Cornu minus u. Teil des Zungenbeinkörpers, temp. Proc. styloideus, Lig. stylohyoideum. – **H.spalte**: *embryol* Kiemenspalte zwischen 1. (= Mandibularbogen) u. 2. Kiemenbogen (= **H.bogen**); Vorstufe von Paukenhöhle u. Ohrtrompete.

hyoide(u)s: das Zungenbein betreffend.

Hyoscinum: ↑ Scopolaminum.

Hyoscyaminum, L-Atropin, L-Hyoszyamin: der L-Tropasäuretropinester $C_{17}H_{23}NO_3$; Tropanalkaloid (↑ Coca-Alkaloide) in Solanazeen (v. a. Atropa Belladonna, Hyoscyamus niger, Datura stramonium; auch in Pilzen?). Bei Drogenaufarbeitung leicht razemisiert zu Atropin (»DL-H.«) unter Bildung von Apoatropin u. Belladonnin; hemmt Azetylcholinwirkung. Anw. (v. a. H. hydrobromicum, -chloricum, sulfuricum) als Parasympathikolytikum.

Hyoscyamus: »Bilsenkraut« [Solanaceae]; z. B. **H. niger** (ubiquitär), dessen Wurzeln u. Samen zur Alkaloidgewinnung (L-Hyoszyamin, Skopolamin u. a.), dessen L-Hyoszyamin enthaltende Blätter als Sedativum u. Spasmolytikum, äußerl. (Oleum Hyoscyami) bei rheumat. Schmerzen sowie als Räuchermittel bei Asthma angew. werden. – *toxik* ↑ Atropinvergiftung.

Hyoszin: ↑ Scopolaminum. – **H.-N-butyl-** u. **-methylbromid** als Spasmolytika angewendet.

L-Hyoszyamin: ↑ Hyoscyaminum. – **DL-H.**: ↑ Atropinum.

Hyothyreotomie: ↑ Pharyngotomia subhyoidea.

Hyp: 1) ↑ Hydroxyprolin. – 2) **hyp...**: Wortteil »unter«; s. a. hypo..., sub....

Hypadrenie: ↑ Nebenniereninsuffizienz, Addisonismus.

Hypästhesie: vermind. Empfindlichkeit für Sinnesreize (z. B. **Hypaesthesia acustica** = Schwerhörigkeit, **H. gustatoria** = Hypogeusie, **H. olfactoria** = Hyposmie), i. e. S. für taktile Reize (z. B. als sexuelle H. im Bereich erogener Zonen). – **perimamilläre H.**: s. u. HITZIG* Zonen.

Hypakusis: ↑ Schwerhörigkeit.

Hypalbuminämie: vermind. Albumingehalt des Blutes (Plasmawert < 3,7 mg/100 ml), z. B. bei allg. Eiweißmangelzustand (»**Hypalbuminose**«).

Hypalg(es)ie: vermind. Schmerzempfindung; bei Läsion der Schmerzbahn, psychoneurot. Verdrängung des Schmerzempfindens, als Suggestionseffekt.

Hypamnion: *geburtsh* ↑ Oligohydramnie.

Hypamphotonie: vermind. Erregbarkeit des sympath. u. des parasympath. Systems.

Hyparrhenie: unvollständ. Ausbildung bzw. Rückbildung der prim. u. sek. Geschlechtsmerkmale bei Hypogonadismus des ♂. – **Hypazidität**: ↑ Subazidität. – **Hypazoturie**: vermind. renale N-Ausscheidung.

Hypelektrolytämie: Elektrolytmangelsyndrom (s.u. Elektrolythaushalt).

Hypencephalon: Sammelbegr. für Mesenzephalon, Pons u. Medulla oblongata.

Hypengyophobie: krankhafte Verantwortungsscheu.

Hypenzymie: ↑ Enzymdefekt, Enzymopathie.

hyper...: Wortteil »über(mäßig)«, »oberhalb«, »über der Norm« (mit höheren Werten als bei 97,5% der Gesunden gleichen Geschlechts u. Alters zu erwarten); s. a. super..., supra..., poly..., Hoch....

Hyperabduktions|syndrom, (Subkorakoid-)Pektoralis-minor-, Hyperelevationssyndrom: (WRIGHT 1945) bei Hyperabduktion des Arms durch Kompression von Plexus, A. u. V. brach. zwischen Proc. coracoideus u. M. pectoralis hervorgerufene Parästhesien u. Durchblutungsstörungen in der Hand (fehlender Radialispuls, Stenosegeräusche). – **H.test**: *orthop* ↑ PATRICK* Probe.

Hyperactivatio ovarii: *gyn* übermäß. Eierstock-Aktivierung (mit Ausbildung von Luteinzysten) als Folge verstärkter Gonadotropin-Einwirkung (bei Blasenmole, Chorinepitheliom, iatrogen).

Hyperadenie, -adenosis: 1) vermehrtes Vork. von Drüsengewebe, i. e. S. bei überzähl. Mamma. – 2) gesteigerte Drüsentätigkeit.

Hyperadiuretismus: erhöhte Vasopressin-Werte im Blutplasma (> 0,4 µE/ml); bei hypothalam. Störung (z. B. nach Schädeltrauma, Hirntumor, Meningitis), übermäß. Zufuhr (insbes. Depot-Präpe.) als paraneoplast. Sympt.; führt zu gestörter H_2O-Ausscheidung, Hypervolämie, Hyponatriämie.

Hyper|adrenalämie: vermehrter Gehalt des Blutes an NNM-Hormonen (d. h. Plasmawerte für Noradrenalin > 0,6, für Adrenalin > 0,1 µg/100 ml). – **H.adrenalismus, -adrenie**: gesteigerte hormonale NN-Aktivität (samt resultierenden Krankhtn., d. s. für NNR ↑ CUSHING*, CONN* Syndrom, Hyperkortizismus, für NNM ↑ Phäochromozytom). – **H.adrenokortizismus**: ↑ Hyperkortizismus.

Hyperämie: vermehrte Blutfülle in einem Kreislaufabschnitt (Organkreislauf); als **akt. H.** bei Dilatation des arteriellen Schenkels (insbes. Arteriolen; evtl. als **arterioparet. H.**), d. h. durch erhöhten Zufluß (= **arterielle** = **fluxionäre H.**; z. B. die **entzündl.** oder **kongestive H.** mit nachfolg. venöser H., ↑ Schema »Entzündung«); als **pass. H.** bei Abflußstörung (= **venöse** oder **Stauungs-H.**). – Bes. Formen: **aktin. H.** (arterielle H. als 1. Reaktionsstufe auf strahlende Wärme; s. a. Frühreaktion), **funktionnelle H.** (i. e. S. die physiol. arterielle H. im Rahmen einer Organfunktion, auch die – therap. u. diagnostisch nutzbare – durch Weitstellung der Endstrombahn am Ort einer mechan. Hautreizung), **hypostat. H.** (in abhäng. Körperpartien infolge verlangsamter Blutzirkulation, s. a. Hypostase), **intestinale H.** (arterielle H. der Darmschlingen nach Nahrungsaufnahme; i. w. S. auch das »Absacken« des Blutes in das mesenteriale Gefäßnetz, z. B. im Schock), **kollaterale H.** (Blutfülle in einem Kollateralkreislauf, auch die entzündl. H. um einen Krankheitsprozeß), **kompensator. H.** (funktionsmeliorisierende arterielle H. im verbliebenen paar. Organ nach Verlust des Pendants), **neuro-**

gene **H.** (infolge Innervationsstörung; z. B. **neuroparalyt. H.** bei Vasomotorenlähmung, auch artifiziell nach Ganglienblockade etc.), **peristat. H.** (im Rahmen der Prästase, mit »Bluteindickung« im arteriellen u. venösen Kapillarschenkel durch Plasmaaustritt, vermehrte Agglomeration), **reakt. H.** (als lokale Antwort auf dir. oder indir. Reizung des Gefäßabschnitts; ferner die arterielle H. durch Kapillarweitstellung nach Aufheben einer Zirkulationsdrosselung, mit gegen die Ruhedurchblutung 5- bis 10fach gesteigertem Durchfluß, Rötung, Temp.anstieg), **reflektor. H.** (arterielle H., meist kutiviszeral ausgelöst u. therap. genutzt), **venokapilläre H.** (bei isoliertem Tonusverlust des venösen Kapillarschenkels; s. a. BIER* Stauung).

Hyperämietest: 1) *chir* ⁄ ALLEN*, MOSZKOWICZ* Test. – 2) *angiol* RATSCHOW* Lagerungsprobe. – 3) *gyn* ⁄ Rattenovarhyperämie-Test.

Hyperämikum: *pharm* Hyperämie bewirkendes Hautreizmittel bzw. Vasodilatans.

Hyperämisierung: diagnost. oder therap. Provokation einer Hyperämie mit physikal. (z. B. BIER* Stauung) oder medikamentösen Maßnahmen.

Hyperaërie: übermäß. Luftfülle eines Hohlorgans, (⁄ Emphysem, Meteorismus); i. e. S. die Ertrinkungslunge.

Hyperästhesie: *neurol* gesteigerte Empfindlichkeit für Sinnesreize, z. B. **Hyperaesthesia acustica s. auditoria** (⁄ Hyperakusis), **H. gustatoria** (⁄ Hypergeusie), **H. ocularis s. optica** (⁄ Blendungsempfindlichkeit), **H. olfactoria** (⁄ Hyperosmie), **H. unguium** (⁄ Onychalgia nervosa); i. e. S. die **taktile H.** (»Hyperhaphie«), meist qual. Veränderung der – im allg. unangenehmen – Empfindung; s. a. Hyperalgesie. – *psych* gesteigerte Erregbarkeit der Affektivität, z. B. als Charaktereigenschaft des Schizothymikers (Empfindsamkeit, leichte Verletzbarkeit, Fähigkeit zu feinen seel. Schwingungen), als **H. psychica** die ⁄ Hypochondrie.

Hyperaktivität: *psych* übersteigerter psychomotor. Äußerungsdrang, z. B. bei Manie, psychot. oder organisch bedingten Erregungszuständen.

Hyperakusis: Übersteigerung der Hörschärfe (»Feinhörigkeit«), meist path. (Fehlinnervation des M. stapedius?) bei vegetat. Labilität, best. Innenohrschwerhörigkeit, nach Schädeltrauma (Schall < 130 dB evtl. als schmerzhaft empfunden: **H. dolorosa** = schmerzhaftes ⁄ Hören). – s. a. Paracusis Willisii.

Hyperalbuminose: vermehrter Gehalt des Blutes an (normalen) Proteinen; Oberbegr. für Hyperalbumin- u. -globulinämie.

Hyperaldolasämie: vermehrter Gehalt des Blutes 1) an Fruktosediphosphat-aldolase (Serumwerte über 6 mE/ml), z. B. bei Myokardinfarkt (Max. nach 24–48 Std., Normalisierung nach 2–9 Tg.), progress. Muskeldystrophie, Leptospirose, traumat. Muskelschädigung, Neoplasma (bes. mit Lebermetastasen); 2) an Ketose-1-phosphat-aldolase, v. a. bei Hepatitis epidemica, akuter Pankreatitis.

Hyper|aldosteronismus: ⁄ Aldosteronismus; meist mit **H.aldosteronurie** (>10µg/Tag). – **idiopath. H.aldosteronurie:** ⁄ MACH* Syndrom.

Hyperalg(es)ie: gesteigerte Schmerzempfindlichkeit als Form der ⁄ Hyperästhesie; segmental (s. a. HEAD* Zone) oder im Versorgungsgebiet eines sensiblen Nervs.

Hyperalimentation: ⁄ Überernährung. – **Hyperalimentationssyndrom:** die auf chron. Überernährung basierenden oder mit ihr unmittelbar oder mittelbar zusammenhängenden Erkrn., mit Adipositas, Meteorismus, Zwerchfellhochstand, Flankenblähung, Querstand der Herzens, vermind. VK, chron. Dyspepsie, Sodbrennen, Infarktgefährdung etc.

Hyperaminoazidämie bzw. **Hyperaminoazidurie**

Aminosäuren	Konzentration erhöht in			Krankheiten	Typ
	Plasma	Harn	Stuhl		
β-Aminoisobuttersäure	+	+		β-Aminoisobuttersäureurie	A
Argininbernsteinsäure	+	(+)		Argininsukzinurie	A
Glutamin	(+)	+		Hyperammonämie	A
Glyzin	+	+		nichtketotische Hyperglyzinämie	A
Glyzin	+	+		Glyzinose	A
Histidin	+	+		Histidinämie	A
Homozystin		+		Homozystinurie	A
Hydroxyprolin	+	(+)		Hydroxyprolinämie	A
Leuzin	+	+		Ahornsirupkrankheit	A
Lysin	+			Hyperlysinämie	A
Methionin	+	+		Hypermethioninämie	A
Ornithin	+	(+)		Hyperornithinämie	?
Phenylalanin	+	+		Phenylketonurie	A
Phenylalanin	+	+		Hyperphenylalaninämie	A
Prolin	+	+		Hyperprolinämie	A
Prolin	+	+		Iminoglyzinurie (JOSEPH* Syndrom)	B
Sarkosin	+	+		Hypersarkosinämie	A
Tyrosin	+	+		Hypertyrosinämie (Tyrosinose)	A
Valin	+	+		Hypervalinämie	A
Zitrullin	+	+		Hyperzitrullinämie	A
Zystathionin	+	+		Zystathioninurie	A
Zystin		+	+	Zystinurie	B
α-Monoaminomonokarbonsäuren		+	+	Hartnup-Krankheit	B
Aminosäuren allgemein	−	+		DEBRÉ*-de TONI*-FANCONI* Syndrom	B
Aminosäuren allgemein		+		LOWE* Syndrom	B
Aminosäuren allgemein		+		WILSON* Krankheit	B
Aminosäuren allgemein		+		Zystinose	B

Typ A: prärenale Aminoazidurie, Typ B: renale Hyperaminoazidurie

Hyperaminoazidämie

Hyperamin(o)azid|ämie: vermehrter Gehalt des Blutes an einer oder mehreren Aminosäuren infolge Enzymdefektes oder einer renalen Resorptionsstörung (↗ Tab.). – **H.urie**: absolut vermehrte Ausscheidung aller (= universelle H.u.; meßbar als α-Aminostickstoff/24 Std., Norm 130–230 mg) oder einzelner – evtl. physiol. nicht auftretender – freier Aminosäuren im Harn (↗ Tab.); entweder als **prärenale** = **metabol. H.u.** (Typ A; meist primär aufgrund eines Enzymdefekts, selten sekundär bei schwerer Leberkrkht.) oder als **renale H.u.** (Typ B; infolge Tubulopathie, mit Fehlen oder Teilschädigung eines Transportproteins; stets normale Blutwerte; evtl. kombin. mit Resorptionsstörung im Darm [u. entsprech. Stuhlwerten]; meist idiopath., selten symptomat. bei Galaktosämie, WILSON* Krkht., D- u. C-Avitaminose u. a.). Unterformen der prärenalen H.u.: »Überlauf- oder Overflow-H.u.« (bei Aminosäurenstau im Blut; deutlich erhöhte Blut- u. Harnwerte), »H.u. ohne Nierenschwelle« (»No-threshold-H.u.«; bei Enzymdefekt u. tubulärer Rückresorptionsstörung; gering oder nicht erhöhte Blut-, deutlich erhöhte Harnwerte). – Als bes. renale Form die angeb. **dibas. H.u.** mit Störung der tubulären Rückresorption von Lysin, Arginin u. Ornithin, nicht aber von Zystin; isoliert (autosomal-dominant erbl.) oder in Kombin. mit intestinaler Transportstörung für diese Säuren u. Lysin- oder Protein-Intoleranz (autosomal-rezessiv erbl.; tubulärer Defekt ohne klin. Sympte.).

Hyperammon(i)ämie: erhöhter Ammoniakgehalt des Blutes (>0,04–0,09 mg/100 ml) infolge Insuffizienz des Harnstoffzyklus; bei akuter Lebernekrose, portaler Zirrhose, portokavalem Shunt, nach sehr eiweißreicher Diät, nach Ammoniumchlorid-Medikation. – Als **fam. H.** (»H.-Syndrom«) eine seltene, erbl., infantil manifeste Enzymopathie (Aktivitätsminderung von Ornithin-karbamoyltransferase oder von Karbamoylphosphat-synthase = Typ I bzw. II) mit Blokkierung der Umwandlung von Ammoniak in Harnstoff; klin.: zerebrale Paroxysmen, später Entwicklungsstillstand, Schwachsinn. – H. ferner bei Hyperlysinämie (u. -urie; mit Schwachsinn, körperl. Retardierung, z. T. Muskel- u. Bänderschlaffheit, Anämie) u. Hyperzitrullinämie (erhöhte Zitrullin- u. Glutaminwerte).

Hyperamphotonie: gesteigerte Erregbarkeit sowohl des sympath. wie auch des parasympath. Systems.

Hyperamylasämie: vermehrter α-Amylasegehalt des Blutes (Serumwerte >1500 IE/l); z. B. bei Pankreatitis, Mumps, Parotistumor, Pankreas-Ca; meist mit **Hyperamylasurie** (>ca. 6 IE/24 Std.).

Hyperandrogenismus: erhöhter Androgen-Spiegel im Blut mit einschläg. Auswirkungen an den Zielorganen (Hirsutismus, Virilismus); z. B. bei Arrhenoblastom, BERGER*-Zell-Tumor, AGS.

Hyperanteflexio uteri: übermäß. Anteflexio mit spitzem Winkel zwischen Zervix u. Korpus.

Hyperaphie: taktile ↗ Hyperästhesie.

Hyperaphrodisie: übersteigertes erot. Triebbedürfnis, ↗ Satyriasis, Nymphomanie.

Hyperargininämie: erhöhte Arginin-Werte im Blut (mit vermehrter renaler Ausscheidung u. sek. Zystinurie) infolge vermind. Aktivität der Ery-Arginase; klin.: Hyperammoniämie, hirnorgan. Anfälle, Fieberkrämpfe, spast. Paresen, Hirnatrophie, Ataxie u. Tumor.

Hyperauxesis: übermäß. (umschrieb.) Wachstum.

Hyperazidität, Hyperchlorhydrie: Übersäuerung des Magensaftes (HCl-Werte während Basalsekretion >5, während Maximalsekretion >30 mval/Std.); vgl. Subazidität (↗ Tab.).

Hyperazotämie, -azoturie: s. u. Azotämie, -urie.

hyperbare Oxygenation, HOT (Hyperbaric Oxygen Therapy): (BOEREMA 1956) Überdruckbeatmung (bis 3 atü) des unter gleichem Druck in einer Druckkammer Liegenden mit reinem O_2; bewirkt verstärkte physikal. Lösung des O_2 im Blut (u. bis zu 20fache O_2-Spannung im Gewebe). Anw. bei Anaerobier-Infektion, frischem Herzinfarkt, CO_2-Vergiftung, Hypoxämie, in der offenen Herzchirurgie, in Kombin. mit Tumor-Strahlentherapie.

Hyperbarismus: Symptomatik bei rel. Erhöhung des Umweltdruckes (z. B. plötzl. Abstieg aus großer Höhe oder in große Tiefe); s. u. Barotrauma, Druckluftkrankheit.

Hyperbetalipoproteinämie: Vermehrung der β-Lipoproteine im Blutplasma beim Typ II u. III der ↗ Hyperlipoproteinämie; i. e. S. die essentielle Hypercholesterinämie HARBITZ-MÜLLER.

Hyperbilirubinämie: vermehrter Bilirubingehalt des Blutes (>1,5 mg% Gesamtbilirubin) bei Überangebot (z. B. hämolyt. Ikterus), Transportstörung (↗ Ligandin) zwischen Serum u. Leberzelle (z. B. als **persistierende H.** = MEULENGRACHT* Syndrom), Konjugationsstörung (z. B. bei Icterus neonatorum simplex = »physiol. Neugeborenen-H.«, CRIGLER*-NAJJAR* Syndrom) oder Exkretionsstörung (intra- u. extrahepat. Cholestase; s. a. Icterus); i. w. S. auch das resultierende, durch Ikterus gekennzeichnete Krankheitsbild (↗ Tab.). – Als (fam.) **konstitutionelle H.** das GILBERT*-LEREBOULLET* (= MEULENGRACHT*) Sy.; als **funktionelle** oder **essentielle H.** die nichthämolyt. Formen aufgrund eines angeb. Stoffwechseldefekts, unterschieden als **unkonjugierte** u. **konjugierte H.** (erstere bei prim. Shunt-Hyperbilirubinämie, Icterus neonatorum simplex, CRIGLER*-NAJJAR*, GILBERT*-LEREBOULLET*, MEULENGRACHT* Sy., letztere bei DUBIN*-JOHNSON* u. ROTOR* Sy.); als **intermittierende H.** (KALK 1947) die mit rezidivierendem Ikterus (z. B. bei chron. Hepatitis, Leberzirrhose); ferner die **posthepatit. H.** (mäßig, oft erst Jahre nach der Hepatitis; z. B. als isolierte ↗ Cholämie GILBERT). – s. a. Schema »Bilirubinstoffwechsel«.

Hyperbilirubinurie: ↗ Bilirubinurie (s. a. Tab. »Hyperbilirubinämien«).

hyperbolisches Glas: *ophth* Brillenglas mit in Hyperbelform gekrümmter Fläche zur Ausschaltung der Randverzerrung.

Hyperbulie: *psych* Überfunktion des Willens; z. B. als Fähigkeit des Psychopathen, Schmerzen zu ertragen, des Melancholikers, Krankheitserscheinungen zu leugnen, des Schizophrenen, sich schwere Schmerzen zuzufügen.

Hyperchlorämie: vermehrtes Vork. von Chloriden im Blut (Serumwerte >110 mval/l); kombin. mit Hypernatriämie oder isoliert (z. B. bei tubulärer ↗ Azidose).

Hyperchlorurie: vermehrte renale Chloridausscheidung.

Hyper|cholämie: ∤ Cholämie; i. w. S. die Hyperbilirubinämie, – **H.cholalämie**: ∤ Cholalämie.

Hypercholesterinämie: erhöhter Gehalt des Blutes an Cholesterin (Serumwerte > 330 mg/100 ml); häufig zus. mit Hyperlipämie. Als prim. H. (= Hyperlipoproteinämie Typ II, mit Hyper-β-lipoproteinämie) die ∤ HARBITZ*-MÜLLER* Krkht. (»fam.« oder »idiopath. H.«); sek. H. bei (azidot.) Diabetes, Hypothyreose, Cholestase, Pankreatitis (Alkoholismus), Schwangerschaft, WOLMAN* Krkht. u. a.; ferner **H. mit Hyper-(tri)glyzeridämie** (= gemischte Hyperlipoidämie, Hyperlipoproteinämie Typ III), als prim. Form mit Prä-β- u. β-Lipoproteinfraktion von atyp. Dichte (klin.: tuberoeruptive Xanthomatosis, volare Fettablagerungen, Arcus corneae, frühzeit. Arteriosklerose), ferner sek. Formen bei Pankreatitis, Diabetes mellitus sowie (i. w. S.) die KH- u. kalorisch-induzierte ∤ Hypertriglyzeridämie.

Hypercholie: übermäß. Galleproduktion.

hyperchrom: mit vermehrtem Farbstoffgehalt, *hämat* mit $Hb_E > 34$ pg (= Färbeindex > 1).

Hyper|chromaffinismus: übermäß. Adrenalinsekretion der chromaffinen NNM-Zellen (einschl. der resultierenden Sympte.). – **H.chromasie**: 1) *histol* gesteigerte Anfärbbarkeit. – 2) *hämat* Vermehrung des Hb-Gehalts des Einzel-Ery (∤ Färbekoeffizient). – **H.chrom(at)opsie**: farb. Wahrnehmung auch farbloser Objekte; s. a. Chromatopsie. – **H.chromatose**: ∤ H.chromie (1), H.chromasie. – **H.chromie**: 1) H.chromatose: verstärkter Farbstoffgehalt eines Gewebes, i. e. S. die Vermehrung der Hautpigmentation. – 2) *hämat* ∤ H.chromasie (2). – **H.chromurie**: vermehrte renale Ausscheidung von Chromogenen (v. a. Urobilinogen).

Hyper|chylie: vermehrte Magensaftsekretion. – **H.chylomikronämie**: ∤ Hyperlipoproteinämie Typ I; in Komb. mit Hyperpräbetalipoproteinämie als Typ V.

hyperdiploid: mit 2 homologen haploiden Chromosomensätzen u. zusätzl. freiem Chromosom oder größerem transloziertem Chromosomenstück (∤ Trisomie).

Hyperdynamie: übermäß. motor. Funktion eines Organs (z. B. Herz, Uterus).

Hyperbilirubinämien

	CRIGLER*-NAJJAR* Syndrom	GILBERT*-LEREBOULLET* Syndrom	MEULENGRACHT* Syndrom
Vererbung	rezessiv	rezessiv oder dominant	?
Beginn	gleich nach Geburt	im Lauf der Kindheit	nach der Pubertät
Hauptsymptome	Bilirubinenzephalopathie (Kernikterus)	»Teinte bilieuse«, Hyperpigmentierung, Migräneneigung, chron. Dyspepsie	Mattigkeit, Unlustgefühl, Dyspepsie, Alkoholintoleranz
Ikterusverlauf	schwer, progredient	permanent oder intermittierend	permanent oder intermittierend
Hepatomegalie	++	(+)	(+)
Splenomegalie	ø	ø	ø
Leberbiopsie	Gallethromben, periportale Fibrose	dunkelbraunes feinkörniges Pigment, zentroazinär, gelegentlich Fetteinlagerungen in den Leberzellen, Verminderung der v. KUPFFER* Sternzellen	
Bilirubin gesamt, davon unkonjug. (indir.)	10–40 mg% >90%	<8 mg% >70%	<8 mg% >70%
Bilirubinurie	ø	ø	ø
Urobilinogenurie	ø	(+)	(+)
Bromsulfateinbelastung	?	selten vermehrte Retention	
Cholezystographie	normal	normal	normal
UDP-glukuronyl-transferase-Aktivität	stark vermindert oder fehlend	vermindert	normal
Prognose	Exitus im 3.–5. Lj.	gut	gut

	DUBIN*-JOHNSON* Syndrom	ROTOR* Syndrom	posthepat. funkt. Hyperbilirubinämie	Icterus neonatorum simplex
Vererbung	dominant (?)	dominant?	?	?
Beginn	15.–25. Lj.	Geburt bis Pubertät	20.–30. Lj.	2.–3. Lebenstag
Hauptsymptome	leichtere Dyspepsie, manchmal Bauchkoliken	--	Mattigkeit, Druck in der Lebergegend, Dyspepsie, vegetative Labilität	verminderte Trinklust
Ikterusverlauf	intermittierend oder permanent	permanent oder intermittierend	intermittierend	langsam abklingend (Tage)
Hepatomegalie	+	ø – (+)	ø – (+)	ø – (+)
Splenomegalie	ø – (+)	ø	ø	ø
Leberbiopsie	dunkelbraunes, grobkörn. Pigment, zentroazinär	normal	wie GILBERT*-LEREBOULLET* u. MEULENGRACHT* Syndrom	normal
Bilirubin gesamt, davon unkonjug. (indir.)	<10 mg% 50%	4–7 mg% 50%	<8 mg% ?	<20 mg% >90%
Bilirubinurie	ø – (+) – +	ø – (+) – +	ø	ø
Urobilinogenurie	+	ø	ø – (+)	ø
Bromsulfateinbelastung	vermehrte Retention	vermehrte Retention	selten verm. Retention	?
Cholezystographie	oral negativ	normal	normal	–
UDP-glukuronyl-transferase-Aktivität	normal	normal	?	vermindert
Prognose	gut	gut	gut	gut

Hyperedismus

Hyperedismus: (E. LINDEMANN 1949) krankhaft feindsel. Spannung gegenüber der Gesellschaft.

Hyperelastosis cutis: / EHLERS*-DANLOS* Syndrom.

Hyperelektrolytämie: übermäß. Elektrolytgehalt des Blutes, i. e. S. das / Salzstauungssyndrom.

Hyperelevationssyndrom: *neurol* / Hyperabduktionssyndrom.

Hyperemesis: übermäß., protrahiertes Erbrechen; z. B. die **H. lactentium** (des Säuglings infolge Pylorusstenose), **H. neonatorum** (adrenogenitales / Salzverlustsyndrom). – I. e. S. die **H. gravidarum**, das v. a. morgendl., bis zu 10mal., auch bei leerem Magen erfolgende »perniziöse« Erbrechen der Schwangeren als »Frühtoxikose« (hormonale Fehlsteuerung? psychisch pos. u. neg. beeinflußbar), mit starkem Durst, Foetor ex ore, rascher Gewichtsabnahme, Fieber, Ikterus, Retinitis haemorrhagica (dann in ca. 50% letal), Benommenheit bis Delirium; Anstieg der Rest-N- u. Harnsäurewerte, Protein-, Azeton-, Urobilinogen-, Porphyrin- u. Zylindrurie; Chloride u. CO_2-Bindungsvermögen vermindert.

Hyperendemie: Endemie, bei der – infolge der großen Verbreitung des Erregers – die Bevölkerung durch Überstehen der Seuche (abortiv, als Kinderkrkht.) weitgehend immun ist; das Gebiet erscheint »stumm«. – Als **hyperendem. Malariagebiet** gilt eines mit Milzindex > 50%.

Hyperendokrinie: / Hyperhormonose.

Hypereosinophilie: / Eosinophilie (auch i. S. der Übersteigerung). – **trop. H.-Syndrom:** trop. / Eosinophilie.

Hyperergasie: krankhaft gesteigerte psych. oder phys. Aktivität.

Hyperergie: gesteigerte Empfindlichkeit bzw. Reizbeantwortung eines sensibilisierten Gewebes oder Organismus (= Allergie i. e. S). – **hyperergisch:** mit allerg. Manifestationssymptomatik vom Sofortreaktionstyp.

Hypererosie, -erotismus: / Erotomanie, Hypersexualismus.

Hypererythrovolämie: Vergrößerung des Ery-Gesamtvol., d. h. mit Hämatokrit > 48 bzw. (♀) 46%.

Hyperesophorie: *ophth* Heterophorie mit Augenabweichung nach oben u. innen.

Hyperexzitabilitätssyndrom: (PRECHTL) *päd* bei Neugeb. (insbes. diabetischer, drogensücht. u. hyperthyreoter Mütter, bei Stoffwechselstörung, Polyglobulie, nach Hypoxie) als Zeichen prä- oder postnataler ZNS-Schädigung vork. Instabilität der Vigilanzstadien: häuf. Schreien, Unruhe, wenig Schlaf, gesteigerte Bewegungen u. Reflexe (auch Kloni), sogen. Ziegenmeckern (infolge Masseterklonus), Nystagmus.

Hyperexophorie: Heterophorie mit Augenabweichung nach oben u. außen.

Hyper|extensio(n): 1) übermäß. Streckung oder Ausdehnung eines Organteiles, z. B. des schwangeren Uterus durch Hydramnion. – 2) »Überstrecken« eines Gliedmaßen- oder WS-Abschnittes im Gelenk; Gefahr der **H.extensionsfraktur** (s. u. Extensionsfraktur).

Hyperfibrinogenämie: vermehrter Fibrinogengehalt des Blutplasmas, z. B. bei Infektionskrankhtn., Malignom, Rheuma.

Hyperfibrinolyse(-Syndrom): / Fibrinolysesyndrom.

Hyperflexionsfraktur: indir. Fraktur (Abscherung, evtl. auch Kompression) infolge erzwungener, die physiol. Grenzen überschreitender Beugung; z. B. an HWS bei / Peitschenhieb-Syndrom, an BWS durch »taschenmesserart. Zusammenklappen« (Absturz, Verschüttung in gebückter Haltung etc.).

Hyperflexionsphänomen: (WEISMANN) *neurol* übermäß. Beugebewegung bei Hypermetrie, indem z. B. beim Knie-Hacken-Versuch die Ferse auf den Oberschenkel aufgesetzt wird.

Hyper|follikulin(äm)ie, -linismus: / H.östrogenismus. – **H.fruktosämie:** / Fruktosämie.

Hyperfunktionsikterus: / Icterus haemolyticus.

Hypergalaktie: überschießende Milchbildung.

Hypergammaglobulinämie: übermäß. Gehalt des Blutes an γ-Globulinen bei nur geringem Gehalt an AK (Dysfunktion des RES); z. B. bei Myelom, Lebererkrn., Kollagenosen; s. a. Gammopathie.

Hypergasie: vermind. phys. oder psych. Aktivität.

Hypergastrinämie: übermäß. Gehalt des Blutes an Gastrin (Serum-Normwerte 30–165 pg/ml); z. B. bei perniziöser Anämie (mit Atrophie der Korpusmukosa), ZOLLINGER*-ELLISON* Syndrom.

Hypergenie, Makrogenie: übermäß. Entwicklung des UK-Körpers bzw. des Untergesichts.

Hypergenitalismus: übermäß. Entwicklung der (äuß.) Geschlechtsorgane bzw. der sek. Geschlechtsmerkmale.

Hypergeusie: abnorm gesteigerte Empfindlichkeit des Geschmackssinns.

Hypergie: vermind. Reaktionsfähigkeit sensibilisierten Gewebes gegenüber dem Reiz; bei natürl. Resistenz, Teilimmunität.

Hyperglobulinämie: vermehrtes Auftreten einzelner oder aller physiol. Globulinfraktionen im Blutplasma ($α_1$ v. a. bei akuten, $α_2$ u. β bei chron. Prozessen, γ isoliert bei chron. Leberschädigung); i. w. S. die / Paraproteinämie.

Hyperglukosurie, -glykosurie: / Glukosurie.

Hyperglykämie, -glukosämie: path. erhöhte Blutzuckerwerte (Grenzwert ca. 160 mg/100 ml) bei Diabetes mellitus, aber auch Pneumonie, Urämie, Hyperadrenalismus u. -pituitarismus etc., auch als paraneoplast. Sympt.; ferner bei Glukokortikosteroid- oder Kortikotropin-Medikation. – Als **alimentäre** oder **transitor. H.** die nach oraler KH-Zufuhr, i. e. S. die bei diabet. Stoffwechselstörung (s. a. STAUB* Effekt, alimentärer / Diabetes); als **idiopath. H.** des unreifen Neugeborenen die aketot., unter kleinen Insulindosen nach wenigen Mon. abklingende H. (mit Erbrechen, Polyurie u. Dehydratation).

hyperglykämisches Koma: / Coma diabeticum. – **hyperglykäm.-glykogenolyt. Faktor, Prinzip:** / Glucagonum.

Hyperglykorrhachie: erhöhter Glukosegehalt des Liquor cerebrospin., z. B. bei Enzephalitis.

Hyperglyzeridämie: / Hypertriglyzeridämie.

Hyperglyzinämie: vermehrter Glyzingehalt des Blutes; als **nichtketot.** H. bei Glyzin-oxidase- oder Glyzin-aminotransferase-Mangel, als **ketot.** (= idiopath.) H. bei ∤ Glyzinose.

Hyperglyzinurie: vermehrte renale Glyzinausscheidung; unterschieden als Typ DE VRIES (s. u. fam. ∤ Glyzinurie), Typ DENT (kombin. mit Phosphaturie, ∤ Phosphatdiabetes), Typ SCRIVER (mit Phosphat- u. Glukosurie), Typ KAESER (mit Glukosurie; dominant erbl., ohne Krankheitswert).

Hypergnathie, Makrognathie: übermäß. Entwicklung eines Kiefers, i. e. S. des OK.

Hypergonadismus: partielle oder totale Überfunktion der Gonaden; als **echter** (Gonaden u. sek. Geschlechtsmerkmale überwertig) oder als **Pseudo-H.** (sek. Geschlechtsmerkmale überwertig, Gonaden normal oder unterentwickelt); ersterer bei ♂ dienzephaler oder testikulärer (Neoplasie, Teratom), bei ♀ fast ausschließl. ovarieller Genese (Granulosa-, Thekazelltumor).

hypergonadotrop: mit gesteigerter Gonadotropin-Produktion.

Hyperheparinämie: vermehrter Heparingehalt des Blutplasmas (>2,4 mg/l); meist erworben (Vermehrung heparinart. Hemmkörper im anaphylakt. u. Kreislaufschock, bei allerg.-hyperg. Erkrn., Leukämie, evtl. nach Strahleninsult).

Hyper(h)idrose, -hidrosis: krankhaft vermehrte Schweißbildung, universell oder nur örtlich; z. B. **H. axillae** (»Achselschweiß«, emotionell-vegetativ u. bei Fieber, evtl. als Bromhidrosis), **H. unilat.** (∤ Hemihyperhidrosis), **H. palmarum** (»Handschweiß«; konstitutionell, vegetativ, emotionell oder exogen [durch Chlorkalk, Kaltwellmittel]), **H. parotidea masticatoria Lutz*** (∤ aurikulotemporales Syndrom), **H. pedum** (»Fußschweiß«; konstitutionell, bedingt durch ungeeignete Fußbekleidung; evtl. als Bromhidrosis), **H. perinealis** (»Dammschweiß«, z. B. nach großer Marschleistung, v. a. bei Fettleibigen; häufig kombin. mit Intertrigo), **H. subungualis** (unter Finger- u. Zehennägeln als Teilsympt. der Pachyonychia congenita). – Ferner die **H. universalis congenita** bei CHEDIAK*-STEINBRINCK*-HIGASHI*-, FISCHER*-, SPANNLANG*-TAPPEINER* u. SCHÄFER* Syndrom; sowie das **zonale H.syndrom** bei Sympathikusirritation (z. B. durch Halsrippe), bei Störung im vegetat. Hirnstamm, Medulla oblongata, Halsmark (evtl. mit einseit. HORNER* Komplex). – Ferner **H. oleosa** (mit gleichzeitig vermehrter Talgbildung) bei Seborrhö.

Hyper|hormie: *psych* Antriebsstörung mit überstarken u. beschleunigten Reaktionen. – **H.hormonose:** Überfunktion (u. entspr. Symptomatik) eines oder mehrerer endokriner Systeme (evtl. bei Hypohormonose der Antagonisten); exogen bei Hormon-Medikation (z. B. Glukokortikoid-Ther.).

Hyperhydrämie: ∤ Hydrämie.

Hyperhydratation: übermäß. Wassergehalt des Körpers; im EZR infolge Herz-, Nieren- oder Leberinsuffizienz (klin.: Ödeme, Höhlenergüsse) oder nach Infusion isotoner Salzlsg. (= **isotone H.**); im IZR infolge Störung des Wasserstoffwechsels (∤ Salzmangelsyndrom); ferner die **hypotone H.** in bd. Kompartimenten (∤ Wasserintoxikation). – s. a. Hydratation.

Hyper-Hyperparathyreoidismus: akuter ∤ Hyperparathyreoidismus.

Hyperhypnie: verlängerte Schlafzeit (anfallsweise, temporär oder dauernd), v. a. postenzephalitisch u. beim Pickwickier-Syndrom.

hyperimmun: mit bes. hohem Gehalt an spezif. AK (z. B. nach Hyperimmunisierung). – Die im Hyperimmunserum enthaltenen (»hy.«) AK gehören im allg. einer anderen IgG-Klasse an als die auf den ersten AG-Reiz gebildeten (Typ abhängig von chem. Natur des AK, Applikationsart, immunisierter Spezies).

Hyperimmungammaglobulin: Gammaglobulin-Präparat aus Hyperimmunserum, mit bis 16facher AK-Anreicherung; für pass. Immunisierung (Keuchhusten, Mumps, Pocken, Röteln, Tetanus) u. Ther. von Impfkomplikationen.

Hyperimmunisierung: 1) wiederholte Immunisierung (meist nach empir. Schema) mit dem gleichen AG zur Gewinnung von ∤ Hyperimmunserum. – **2)** pass. Immunisierung mit Hyperimmunserum.

Hyperimmunität: Status nach Hyperimmunisierung.

Hyperimmun|krankheit: »Hypersenitivity disease of the lungs« als Oberbegr. v. a. für die »Extrinisic allergic alveolitis« (Farmer-, Champignon- u. Taubenzüchterlunge, Bagassosis, Suberosis, Byssinosis, Ahornrindenschälerkrankh., die bronchopulmonale Aspergillose u. a.). – s. a. Immunkrankheit. – **H.serum,** Hochimmunserum: durch Hyperimmunisierung (1) gewonnenes S. mit hohem Immunglobulinanteil (»hochtitrig«); s. a. hyperimmun.

Hyperindolazeturie: (FRIEBER 1921) die – v. a. beim Hartnup-Syndrom– vermehrte Ausscheidung von Indolylessigsäure u. a. Indolderivaten (i. S. der ∤ Indikanurie).

Hyperinfektion: Infektion mit 2 oder mehr verschiedenart. Mikroorganismen oder Parasiten (= **Hyperinfestation**), ∤ Misch-, Sekundärinfektion.

Hyperinose: Hyperfibrinogenämie; i. w. S. auch die Hyperkoagulabilität.

Hyperinsulinie, -insulinismus: vermehrte Insulinsekretion durch die β-Zellen des Pankreas (bei Hyperplasie oder Neoplasma), mit Hyperinsulinämie u. Sympt. der Hypoglykämie; s. a. HARRIS* Syndrom (= **perniziöser** oder **spontaner H.**). – I. w. S. der hyperglykäm. Schock durch Insulinüberdosierung.

Hyperinvolutio(n): übermäß. Involution, z. B. postpartal des Uterus.

Hyperionie: erhöhte Ionen-Konz., v. a. im EZR; selektiv (z. B. als Hyperkaliämie) oder generell (z. B. bei H_2O-Mangel).

Hyperjodämie: vermehrter J-Gehalt des Blutserums (Plasma-Gesamtjod >0,012 mg/100 ml).

Hyperkaliämie: vermehrter K-Gehalt des Blutes (Serumwerte > 5,0 mval/l); auch die **rel. H.** bei Elektrolytverschiebung mit K-Ca-Quotient >2; klin. (»K-Vergiftung«): Tinnitus, Taubheit, Verwirrtheit, Halluzinationen, Parästhesien, Schwäche (evtl. Paresen vom LANDRY* Typ), Muskelfibrillieren, Bradykardie, Arrhythmie, evtl. Herzstillstand; im EKG progredient Höhenzunahme u. Basisverschmälerung des T, ST-Senkung, PQ-Verlängerung, Av-Block (1., evtl. 2. Grades), QRS-Verlängerung mit diphas. Deformie-

Hyperkaliurie

rung, Kammerarrhythmie, Herzstillstand. – Vork. bei massiver Hämolyse, NNR-Insuffizienz, Schockniere, Nierenversagen, diabet. Ketose, Adynamia episodica hereditaria, nach übermäß. K-Zufuhr.

Hyperkaliurie: renale K-Ausscheidung von > 57 bzw. (♀) 47 mval/24 Std.; z. B. bei Nephropathie.

Hyperkalz(i)ämie: vermehrter Ca-Gehalt des Blutes (Gesamt-Ca > 5,5, mval/l Serum); bewirkt Reduktion des RBF u. der glomerulären Filtrationsrate, Stimulierung der tubulären H^+-Sekretion (evtl. metabol. Alkalose), Hemmung des Antidiuretin-Effektes (über Blockierung des cAMP-Systems) u. der Glykolyse. – Klin.: unstillbarer Durst u. Polyurie (Pseudo-Diabetes insipidus), Anorexie, Nausea, Erbrechen, schmerzhafter Meteorismus, Obstipation, Ulcus ventriculi, Pankreatitis, Nephrolithiasis u. – kalzinose (u. U. Niereninsuffizienz), evtl. auch intestinale u. okuläre Kalkmetastasen, Muskelhypotonie, Adynamie, psych. Störungen. – Vork. bei Hyperparathyreoidismus, Vit.-D-Intoxikation, prim. u. sek. Knochentumoren, Sarkoidose; ferner die **alimentäre H.** (»diätet. H.«, / BURNETT* Syndrom), **chron. idiopath. H.** (FANCONI*-SCHLESINGER* Sy.; unbekannte Ätiol. [konstitut. Steigerung der Vit.-D-Aktivität ?]; mit Hyperazotämie, Osteosklerose, Oligophrenie, supravalvuläre Aortenstenose u./oder Stenose der peripheren Lungenarterien, »Elfengesicht«, Gedeihstörung, Minderwuchs u. therapieresistenter Pyelonephritis; evtl. letal); sowie die benigne **passagere idiopath. H.** (LIGHTWOOD; fast nur in England u. Finnland; wahrsch. mitverursacht durch hohe D-Vitaminierung der Milch). – Typ. EKG: Verkürzung der rel. QT-Dauer, PQ-Verlängerung u. neg. T in II u. III. – H.-Test: / Kalziumbelastungstest.

Hyperkalzinose, -kalzipexie, -kalzistie: übermäß., dystope Fixation von Kalksalzen im – mesenchymalen – Gewebe; s. a. Calcinosis.

Hyperkalz(i)urie: renale Ca-Ausscheidung von > 16,5 mval/24 Std. (ca. 22 % ionisiert, 78 % gebunden an organ. Säuren), z. B. bei Ostitis fibrosa generalisata, idiopath. Hyperkalziämie, Hyperparathyreoidismus, Knochenmetastasen, Milch-Alkali-Syndrom, Harnweginfekt. Mögl. Komplikationen: Nephrokalzinose, Niereninsuffizienz. – **Idiopath. H.** bei vermehrter intestinaler Ca-Resorption (sog. absorptive Form; v. a. bei ♂, fam. gehäuft); Serum-Ca normal, Phosphatspiegel erniedrigt; rezidivierend Kalzium-Oxalat-Steine; als renale Form bei entsprech. Rückresorptionsschwäche der Tubuli. – s. a. Osteopathia idiopathica.

Hyperkapnie, -karbie: erhöhter arterieller CO_2-Druck, meist infolge alveolärer Hypoventilation (dann gleichzeitig vermind. O_2-Druck).

Hyperkeratinisation: übermäß. Verhornung der Haut im Rahmen einer Polykeratose (z. B. bei TOURAINE*, JADASSOHN*-LEWANDOWSKY*, PAPILLON*-LEFÈVRE* Syndrom) o. a. ektodermalen Dysplasien (z. B. ROTHMUND*-THOMSON* Sy.); s. a. Hyperkeratose.

Hyperkeratose, -keratosis: *derm* übermäß. Stärke der Hornschicht der Haut, entweder infolge vermehrter Hornbildung (»Proliferations-H.«; Stratum granulosum verdickt; z. B. bei Kallus, Lichen ruber planus) oder mangelhafter Abschilfung (»Retentions-H.«; Stratum granulosum verschmälert; z. B. bei Ichthyosis vulg.); s. a. Keratose, Keratodermie, Keratom, Hyperkeratinisation. – Vork. als **H. actinica** (reakt. nach Sonnenbestrahlung), **H. climacterica** (/ HAXTHAUSEN* Sy., palmoplantar), **H. concentrica s. excentrica s. figurata atrophicans** (/ Porokeratosis MIBELLI), **H. congenita(lis)** (/ Ichthyosis congenita; als H. c. palmaris et plantaris das Keratoma palmare et plantare hereditarium), **H. follicularis** (1) H. f. lichenoides: bei Vit.-A-Mangel filiforme, komedoart. Exkreszenzen in Nasolabialfalten, Augenwinkeln, Ohrbereich; u. U. mit seborrhoidem Ekzem, Rhagaden; 2) H. f. et parafollicularis in cutem penetrans KYRLE*: einzeln, gruppiert oder figuriert stehende Papeln mit fest aufsitzender Hornauflagerung, meist an den Beinen; 3) H. f. spinulosa = Lichen spinulosus), **H. gonorrhoica** (einzelne gruppierte oder gebirgsreliefart. Hornauflagerungen an Handflächen, Fußsohlen, Glans penis nach spongiformer Pustelbildung; REITER* Sy.?), **H. ichthyosiformis congenita Darier*** (/ Erythrodermia congenit. ichthyosiformis cum eruptione pemphigoide), **H. lacunaris s. pharyngis** (kongenit. stachel.-klump. Dyskeratose an Gaumen- u./oder Zungengrundtonsille; v. a. bei ♀ im mittl. LA), **H. laryngis** (weißl., stachelförmig, evtl. diffus; rezidivierend an Stimmlippen, Taschenbändern, Kehlkopfhinterwand; bei chron. Laryngitis), **H. linguae** (/ Lingua villosa nigra), **H. palmoplantaris** (/ PAPILLON*-LEFÈVRE* Sy.; als H. p. climacterica / HAXTHAUSEN* Sy.), **präkanzeröse H.** (schuppig, warzen- oder hornartig bei Keratosis senilis, Xeroderma pigmentosum, Leukoplakie, Arsen-, Teerwarzen etc.; evtl. Vorstufe des Spinalioms; histol.: Hyper- u. Parakeratose, Epithel verschmälert oder akanthot.; Stachelzellen ungeordnet, vakuolisiert, mit Kernpolymorphie; Akantholyse, Mitosen), **H. subungualis** (im Nagelbett vom Rand zur Lunula fortschreitend, Nagelplatte emporhebend; z. B. bei Onychomykose, Psoriasis, Ekzem).

Hyperketonurie: vermehrte Ausscheidung von Ketonkörpern im Harn infolge vermehrter Bildung oder unzureichenden Abbaus; s. a. Azetonurie.

Hyperketose: starke / Azetonämie.

Hyperkinese, -kinesis, -kinesie: übermäß. Bewegungsaktivität: 1) / Hypermotilität. – 2) *psych* Bewegungsunruhe, hyster. Bewegungssturm; z. B. als **dranghafte** oder **psychomotor. H.** das sogen. psychiatr. Zwischenhirnsyndrom nach organ. Hirnschädigung beim Kind, mit unmotivierter dranghafter Unruhe, Hyperprosexie, emotionaler Instabilität, Agressivität. – s. a. hyperkinetisch. – **H. cordis**: / Palpitation. – **H. laryngis**: / Laryngospasmus.

hyperkinetisch: mit übermäß. Bewegungsaktivität (/ Hyperkinese); z. B. **h. Anfall** (bei Chorea oder als großer epilept. Anfall), **h. Herzsyndrom** (/ GORLIN* Sy.). – *psych, neurol* **h. Motilitätspsychose**: 1) ausgeprägte Steigerung der Spontan- u. bes. – Ausdrucksmotorik; Bewegungen stets weich, als Ausdruck eines Affekts verstehbar (im Unterschied zur Schizophrenie); evtl. ohne sprachl. Äußerungen = »stumme Hyperkinese«; s. a. KRAMER*-POLLNOW* Sy.) – 2) **h.-akinet. Motiliäspsychose**: s. u. Phasophrenie. – **h. Syndrom**: 1) extrapyramidales Sy. mit charakterist. unwillkürl. (»automat.«), schnellen (choreat., ballist., myoklon.) oder langsamen (athetot., torsionsdyston.) Bewegungsabläufen. – 2) / asomnisch-h. Syndrom. – 3) **h.-hypertones Sy.**: das zervikolinguomastikator. oder »Zungen-Schlund-Syndrom«. – **h.-hypotones Sy.**: / Striatum-Syndrom.

Hyperkoagulämie: übermäß. Gerinnbarkeit des Blutes in vivo (vgl. Koagulopathie). Nach R. MARX: 1. Grad durch Vermehrung gerinnungsfördernder Faktoren (»Prokoagulantien«) oder Verminderung gerinnungshemmender Faktoren; 2. Grad durch Präsenz aktivierter Gerinnungsprofaktoren in der Blutbahn (mit ↗ Verbrauchskoagulopathie).

Hyper|kortisolismus: erhöhter Kortisolgehalt des Blutes (Plasmakonz. >20μg%) bei NNR-Adenom, -Ca., -Hyperplasie, iatrogenem CUSHING* Syndrom; »rel. H.« bei vermind. Transkortinbindung von Kortisol. – **H.kortisonismus:** gesteigerter (Hydro-)Kortison-Gehalt des Blutes bei prim. oder sek. NNR-Überfunktion. Klin.: Osteoporose, Diabetes mellitus, Wundheilungs- u. zelluläre Immunabwehrstörungen, pept. Ulzera (»Steroidulkus«), CUSHING* Syndrom, Hirsutismus, Menstruationsstörungen. – **H.kortizismus, -kortikalismus, -kortikoidismus:** Überfunktion der NNR mit Überproduktion von Glukokortikoiden (↗ CUSHING* Syndrom I), Mineralkortikoiden (↗ CONN* Sy.) u./oder Androgenen (↗ adrenogenitales Sy.); bei NNR-Hyperplasie, Störung der Kortisol-Biosyntese, als paraneoplast. Syndrom.

Hyperkreatinämie: Kreatingehalt des Blutserums >2,1 mg/100 ml; z. B. bei fleischreicher, KH-freier Kost, Muskelgewebeabbau, Fieber, Hunger, Diabetes, Methyltestosteron-Medikation.

Hyperkreatininämie: vermehrter Kreatiningehalt des Blutes; physiol. nach fleischreicher Kost; pathol. bei best. Endokrinopathien (s. a. Hyperkreatinurie), schwerer Nieren-, Herzinsuffizienz.

Hyperkreatin(in)urie: Kreatin(in)-Ausscheidung im Harn >52,1 bzw. (♀) 92,2 mg/24 Std.; z. B. bei Endokrinopathien u. Muskelerkrn. mit Überschuß von Thyroxin, Kortikotropin, Kortison, bei Diabetes mellitus, Akromegalie, CUSHING* Syndrom, als »Kastratenkreatinurie«; ferner die physiol. »Kinderkreatinurie« bei noch unzureichender Keimdrüsenfunktion.

Hyperkrinie: übermäß. In- oder Exkretion.

Hyperkryästhesie, -kryalgesie: Überempfindlichkeit gegen Kältereize; s. a. Kältehyperpathie.

Hypekuprämie: Cu-Gehalt des Blutserums über 0,140 mg/ml; z. B. bei schwerem Infekt, Myokardinfarkt, akutem Rheuma, WILSON* Krankheit.

Hyperlaktation: ↗ Hypergalaktie.

Hyperlaktazidämie: Milchsäure-Gehalt des Blutes >9,0 mg/100 ml; z. B. – reversibel – nach Muskelarbeit, akuter Hypoxämie; ferner idiopathisch.

Hyperleukozytose: ↗ Leukozytose; i. e. S. die von 20 000–100 000 mit stärkerer Li.verschiebung (leukämoide Reaktion), z. B. bei unspezif.-eitr., sept. Erkr.

Hyperlipämie: 1) vermehrter Neutralfettgehalt des Blutes; physiol. als **alimentäre H.** (Max. ca. 4 Std. p. c.), pathol. als **idiopath. hepatomegale H.** (↗ BÜRGER*-GRÜTZ* Syndrom) u. **symptomat. H.** (↗ Hyperlipoproteinämie, Retentions-, Transport-H.). – 2) unpräzis für ↗ Hyperlipidämie. – **endogene** (bzw. **exogene**) **H.**: kohlenhydrat- (bzw. fett-) induzierte ↗ Hypertriglyzeridämie.

Hyperlipazidämie: Gehalt des Blutserums an freien Fettsäuren >20 mg/100 ml (0,8 mval/l); dadurch vermehrte Fettverbrennung, Ketonämie (<20 mg/100 ml), Abnahme der Glukosetoleranz, Insulinresi-

stenz, erhöhte Blutgerinnbarkeit (?), Fettleber. Vork. bei Hunger, Insulinmangeldiabetes, Hyperthyreose, Übergewicht.

Hyperlipidämie: 1) vermehrter Gehalt des Blutserums an Gesamtlipiden >920 mg/100 ml; i. e. S. die ↗ Hyperlipoproteinämie. – 2) weniger korrekt für ↗ Hyperlipoidämie.

Hyperlipochromämie: v. a. alimentär (z. B. reichl. Fett- u. Karottenzufuhr) bedingte Vermehrung der Lipochrome (v. a. Xanthophyll) u. Karotine im Blut. Gelbfärbung von Plasma u. Haut.

Hyperlipoidämie: idiopath. oder sekundär vermehrter Lipoidgehalt des Blutes, ↗ Hypercholesterin-, -phosphatid-, -triglyzeridämie; s. a. Hyperlipidämie.

Hyperlipokinese, -lipolyse: verstärkte Mobilisierung von Körperfetten in Form freier Fettsäuren; v. a. beim Kleinkind (Gefahr der ketonäm. Krise).

Hyperlipoproteinämie, -proteidämie: vermehrter Gehalt des Blutes an Lipoproteinen, als **prim.** = **essentielle H.** (FREDRICKSON, LEES 1965; ↗ Abb.; DD nach 12- bis 16stünd. Nahrungskarenz) mit Typen I (= fett-induzierte Hypertriglyzeridämie = HTG = Hyperchylomikronämie), II (= Hypercholesterinämie), III (= Hypercholesterinämie mit HTG = Broad-Beta-Disease; KH-induzierbare H.), IV (= endogene = KH-induzierbare HTG), V (= endogen-exogene = fett- u. KH- = kalorisch induzierbare H. = Hyperchylomikronämie = Hyperpräbetalipoproteinämie; erbl. Störung mit ↗ Xanthomatose u. ↗ Hypertriglyzeridämie); oder als **sek.** = **symptomat. H.** bei Diabetes, Pankreatitis, Alkoholismus, Hypothyreose, Nephrose, biliärer Leberzirrhose, Atherosklerose, Glykogenosen, Schwangerschaft, ZIEVE* Syndrom.

Hyperlordose: verstärkte HWS- oder LWS-Lordose; mit Muskelverspannung, BAASTRUP* Syndrom; primär bei best. angeb. WS-Anomalien, sek.-kompensatorisch bei übermäß. BWS-Kyphose, vermehrter Beckenneigung.

Hyperluteinisation: überhöhte Produktion von Corpus-luteum-Hormon, z. B. bei Luteinzyste, Blasenmole.

Hyperlymphocytosis acuta asymptomatica: (HAVAS 1951) infektiöse ↗ Lymphozytose.

Hyperlysinämie: Lysingehalt des Blutes >3,09 mg/100 ml, i. e. S. aufgrund eines (genetisch fixierten ?) Enzymdefektes in der 1. Abbaustufe; klin.: stat. u. geist. Retardierung, Krampfanfälle (1. Lj.); nach alimentärer Lysin-Belastung Hyperammoniämie (kompetit. Arginasehemmung mit Unterbrechung des Harnstoffzyklus).

Hypermagnesiämie: Magnesium-Gehalt des Blutes >2,5 mg/100 ml; z. B bei Urämie, Nierenversagen, hoher Mg-Zufuhr (s. a. Hartwasser-Syndrom).

Hypermastie: 1) Polymastie (↗ Mammae accessoriae). – 2) Makromastie: übermäß. Größe der ♀ Brust, evtl. als ↗ Gigantomastie.

Hypermaturität: *geburtsh* Überreife des Feten infolge echter Übertragung.

Hypermenorrhö: übermäßig starke Regelblutung.

Hypermetamorphose: *psych* (H. NEUMANN) bei organ. Hirnschädigung Denkstörung mit extrem raschem Wechsel der Aufmerksamkeit bei wechselnden

Hypermetrie

Außenreizen, mangelhafter Lenkbarkeit der Gedanken, unwiderstehl. Nachahmungsstreben.

Hypermetrie: Dysmetrie (bei Kleinhirnerkr.) mit über das Zeil hinausschießenden (»großen«) Bewegungen.

Hypermetropie: ↑ Hyperopie.

Hypermnesie: abnorm gesteigertes Erinnerungsvermögen für Einzeldaten (»Kalendergedächtnis«, häufig bei Schwachsinnigen) oder bereits vergessen geglaubte Details (als bes. Form die »Lebensbilderschau«; z. B. nach Hirntrauma, Schock, in Hypnose).

Hypermorphose: überkompensierende Regeneration.

Hypermotilität: gesteigerte Motilität von Hohlorganen (auch i. S. der Hyperperistaltik); *neurol* ↑ Hyperkinese.

Hyperlipoproteinämie Typ I-V (elektrophoret. Lipoproteinmuster; 2 u. 3 vertauscht)

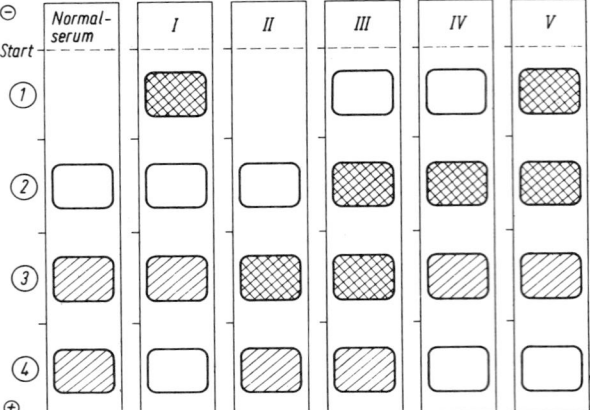

1 = Chylomikronen, 2 = Präbetalipoproteine, 3 = Betalipoproteine, 4 = Alphalipoproteine.

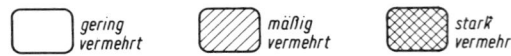

Hypernatriämie: Na-Gehalt des Blutserums über 150 mval/1 (Na/K-Quotient >35), v. a. bei Hämokonzentration, Transmineralisation; bewirkt Plasmahypertonie (evtl. Coma hyperosmolare), erregt Durstgefühl (durch osmot. Zwischenhirnreizung), steigert Adiuretin-Ausschüttung; bei chron. H. Ödembildung. – **H.-Syndrom:** das ↑ Salzstauungssyndrom. – **Hypernatriurese, -urie:** Na-Ausscheidung im Harn >5 g/24 Std.; ↑ Natriurie.

Hyperneozytose: Leukozytose mit hohem Anteil an unreifen Formen.

Hypernephritis: Entzündung der Nebennieren (spezif. oder unspezif.; toxisch bei Verbrennung); evtl. mit ADDISON* Syndrom.

hypernephroid: geweblich der NNR ähnlich; z. B. **hy. Tumor** (↑ Hypernephrom, insbes. Ovarial-H.).

Hypernephrom, hypernephroides Karzinom, GRAWITZ* Tumor: vom Nierenparenchym (Tubulusepithel) ausgehender gut- oder bösart. Tumor; meist scharf begrenzt (»Pseudokapsel«), mit bunter Schnittfläche (Lipoideinlagerung, Blutungen) u. typ. hellen, wasserklaren Zellen (Glykogen), auch onkozytär umgewandelten Zellgruppen; beim entdifferenzierten H. evtl. sarkomähnl. Bild. Dignität makro- u. mikroskopisch oft nur schwer zu entscheiden; als Malignitätssympte. gelten (neben der typ. zytol. u. histol.): regionäre, Lungen-, Knochen-, Hirnmetastasen, Nierenvenenthrombose, Nierenbeckenbeteiligung (Hämaturie; als schmerzlose Makrohämaturie mit kolikart. Flankenschmerz u. tastbarem Tumor klass. Symptn.-Trias). – **H. des Ovars:** ↑ Mesonephroma ovarii bzw. ↑ Nebennierenresttumor.

Hyperneurotisation: 1) posttraumat. Nervenregeneration unter Aufzweigung der Fortsätze u. Ausbildung mehrerer feiner Axone im Endoneuralrohr. – 2) zusätzl. ↑ Neurotisation eines Muskels.

Hypernoia, -neurie: übermäß. psych. Aktivität.

Hyperodont(ogen)ie: 1) Überzahl von Zähnen (v. a. OK-Frontzähne); z. B. bei Dysostosie cleidocranialis. – 2) zusätzl. (3.) Dentition.

Hyperöstrogenismus, -östrinismus: durch vermehrte Produktion von Östrogenen (u. entspr. erhöhten Blutspiegel Hyperöstrogen-, bei ♀ Hyperfollikulinämie) bedingte Veränderungen. **Femininer H.** (»Hyperfollikulinie«) mit Endometriumveränderungen, verlängerter Blutung, evtl. Dysmenorrhoea membranaceae; bei Ovarialinsuffizienz, im Präklimakterium, bei hormonakt. Tumor (vor Geschlechtsreife mit Pubertas praecox), durch Östrogen-Überdosierung. **Viriler H.** durch Mehrproduktion in der NNR (= **adrenaler** oder **suprarenaler H.** bei AGS oder Ca.) oder in den LEYDIG* Zwischen- u./oder SERTOLI* Zellen des Hodens (= **testikulärer H.**; bei Zwischenzellenhyperplasie, -tumor, Pseudoseminom, SERTOLI* Zelltumor), ferner als **symptomat. H.** der bei Leberzirrhose; klin.: Feminisierung, Libido- u. Potenzverlust, allg. Schwäche; bei Jugendl. häufig Hypogenitalismus, Mißbildung sek. Geschlechtsorgane, evtl. arterielle Hypertonie. Auch **idiopath. = funktioneller H.** ohne nachweisbare blastomatöse Veränderungen an NNR oder Testes; ferner ein **rel. H.** durch Absinken des Androgenspiegels (u. Umkehr des Quotienten Androgen/Östrogen).

Hyperonychie, -onychosis: 1) Nagelhypertrophie. – 2) Vorhandensein überzähl. Nägel bei rudimentärer Poly- oder präaxialer Syndaktylie.

hyperop: *ophth* »übersichtig« (↑ Hyperopie).

Hyperopie, Hypermetropie, Übersichtigkeit: Brechungsanomalie des Auges aufgrund angeb. oder erworb. Brechkraftminderung der Medien (»Brechungs-H.«) oder angeb. – z. T. hereditärer – Kürze der Augenachse (»axiale oder Achsen-H.«); Punktvereinigung paralleler Lichtstrahlen bei Fernblick u. Akkommodationsruhe erst hinter der Netzhaut. Dabei gilt als **manifeste H.** der beim Vorsetzen von Konvexgläsern bei Fernblick erkennbare Teil (im 1. u. 2. Ljz. ca. 1/2–2/3, im 3. u. 4. 3/4–4/5), als **latente** oder **rel. H.** der durch habituelle Akkommodation ausgeglichene u. nur nach Lähmung des Ziliarmuskels feststellbare (bei Jugendl. 1/3–1/2, in 3. u. 4. Ljz. 1/5–1/4), der durch gleichzeit. Überkonvergenz evtl. zu latentem oder manifestem Einwärtsschielen führt. Korrektur durch Konvexglas. – Bes. Formen: **korneale H.** (selten) bei Hornhautradius >8 mm oder bei Aplanatio corneae; **lentale** oder **Linsen-H.** infolge Fehlens (»aphak. H.«), traumat. Rückwärtsverlagerung oder altersbedingter Veränderung der Linse (vgl. Alterssichtigkeit). – s. a. Schema »Ametropie«.

Hyperorchidismus: 1) Hypergonadismus beim ♂. – 2) Hodenhypertrophie.

Hyperorexie: (BOUVERET) / Bulimie.

Hyperornithinämie: angeb. Hyperaminoazidämie mit Ornithingehalt des Blutserums >1,2 mg/100 ml; klin.: Zeichen der Hirn-, Leber- u. prox.-tubulären Nierenschädigung.

Hyperorthozytose: Leukozytose mit gleichmäß. Zunahme aller Zelltypen.

Hyperosmie: / Hyperästhesie des Geruchsinns.

Hyperosmolarämie: gesteigerter osmot. Druck im Blut (oft mit **Hyperosmolarität** auch in anderen Flüssigkeitsräumen) infolge Störung des Elektrolyt-Gleichgew. oder Erhöhung der Nichtelektrolyt-Spiegel (bei rel. oder absol. Wasserdefizit).

Hyperostose, -ostosis: Hyperplasie des Knochens, d. h. Änderung seiner Makrostruktur durch gesteigerte periostale u./oder enchondrale Knochenbildung (Innenstrukturen normal oder i. S. der Osteosklerose oder -porose verändert), lokal (monostisch) oder generalisiert (systematisiert); führt am erwachsenen Skelett fast nur zu Dickenzunahme, am wachsenden auch zu vermehrtem Längenwachstum (Akromegalie, Riesenwuchs). – I. w. S. auch die umschrieb. Knochenneubildung (/ Osteophyt, Exostose). – Bes. Formen: **H. ankylosans vertebralis (senilis)**, Spondylosis hyperostotica (FORESTIER): die Spondylosis def. der LWS alter Männer, mit bes. stark ausgeprägter Spangenbildung (»Zuckerguß-WS«). – **H. corticalis def. juvenilis** (SWOBODA 1958): eine seltene, fam., sich im Säuglingsalter manifestierende endostal-diaphysäre Ossifikationsstörung mit Hyperphosphatasie, erhebl. Auftreibung der osteoporot. Diaphysen u. der Schädelknochen (Pseudozysten, Makrozephalie), Extremitätenverkrümmung, Osteopsathyrose, stat. Retardierung. – **H. corticalis generalisata fam.** (VAN BUCHEM 1955): autosomal-rezessiv [?] erbl., mit normalen Serumkalzium-, u. -phosphorwerten; postbertal, mit akromegaloider Vergrößerung von Kinn u. Schlüsselbeinen, später generalisiert außer an Wirbeln, Becken, Schulterblättern, mit Stauungspapille (infolge Abnahme der Schädelkapazität). Als **H. c. infantilis:** / CAFFEY*-SILVERMAN* Syndrom. – **H. cranialis interna:** ausgedehnte, meist symmetr., fortschreit. Verdickung der Tabula int. von Stirn- u. Scheitelbeinen, Orbitaldächern u. kleinen Keilbeinflügeln (initial Duraosteophyten) v. a. bei ♀ in der 2. Lebenshälfte. Als **H. front. int.** höckrig oder ungleichmäß.-beetförmig (»Nebula front.«), als Typ STEWART mit Obesitas u. psych. Störungen, Typ MOREL mit Obesitas u. Kopfschmerzen, Typ MORGAGNI-HENSCHEN mit Obesitas u. Virilitas, Typ MOORE-CARR mit oder ohne Obesitas u. psych. Störungen, mit weiteren Hyperostosen, Typ GREIG nur mit Schädelhyperostosen, evtl. diversen Sekundärsymptomen. – **H. facialis symmetrica fam.:** (rezessiv-erbl.?) v. a. an Schädelbasis, Maxilla u. Zygomaticum, mit Osteosklerose; bedingt Kleinheit der NNH, Beeinträchtigung der Nasenatmung, typ. Physiognomie: okulärer Hypertelorismus, flache Nasenwurzel, kleine Nase, betonte Jochbögen, hohe Stirn, ausladender Hinterkopf. – **generalisierte H.:** 1) angeb., diffus: / KOSZEWSKI* Syndrom. – 2) mit Pachydermie: / UEHLINGER*, TOURAINE*-SOLENTE*-GOLÉ* Syndrom. – **systematisierte sklerot. H.:** / CAMURATI*-ENGELMANN* Syndrom.

Hyperovarie: 1) Vorhandensein zusätzlicher Eierstöcke. – 2) gesteigerte Ovarialfunktion (als femininer Hyperöstrogenismus oder Hyperluteinisation).

Hyperoxämie: vermehrter Gehalt des Blutes an O_2 (z. T. in Lösung), z. B. unter Sauerstoff-Ther., hyperbarer Oxygenation.

Hyperoxal|ämie: Oxalsäuregehalt des Blutserums >3,2 mg/100 ml; v. a. bei Oxalose. – **H.urie:** renale Oxalsäure-Ausscheidung >50 mg/24 Std.; **prim. H.u.** (/ Oxalose) als Typ I (Glyoxylatkarboligase-Defekt) mit Glyoxylat-Akkumulation, vermehrter Oxalat-Oxidation u. Glykolat-Reduktion (letzteres im Harn vermehrt), als Typ II (D-Glyzerin-dehydrogenase-Defekt) mit Akkumulation von Hydroxypyruvat u. vermehrter Reduktion von L-Glyzerinsäure (L-Glyzerat im Harn vermehrt); **sek. H.u.** bei Gicht, Adipositas.

Hyperoxidation: Steigerung der intrazellulären Oxidationsvorgänge.

Hyperoxid: des Anion O_2^-; s. a. Superoxid.

Hyperoxie, -oxydose: vermehrter O_2-Gehalt von Körpergeweben infolge / Hyperoxämie. Evtl. mit krankhaften Folgen (»**Hyperoxypathie**«; z. B. retrolentale / Fibroplasie).

Hyperpädiophilie: übertrieb. »Brutpflege«, v. a. des kranken Kindes; kann Kind zu Verhaltensstörungen mit hoher Anspruchshaltung führen.

Hyperpallästhesie: Hyperästhesie für Vibrationen.

Hyperpankreatismus: vermehrte ex- u./oder inkretor. Pankreasaktivität; z. B. / Hyperinsulinismus.

Hyperparasitismus: Parasitismus bei Parasiten.

Hyperparathyr(e)oidismus, -parathyreose: (BARR u. BULGER 1929) Überproduktion von Parathormon bei Neoplasma oder diffuser Hyperplasie der Epithelkörperchen; bewirkt Hyperphosphaturie u. – über Ca-Mobilisation – Hyperkalziämie u. -urie. Neben vorw. chron. Bildern der **akute H.** (»hyperparathyreot.« oder »hyperkalziäm. Krise«) als lebensbedrohl. Komplikation eines chron. H. in Zusammenhang mit Op. oder interkurrentem Infekt; sehr hohe Ca-Werte (>16 mg%), Erbrechen, Exsikkose, paralyt. Ileus, Schock, Somnolenz, Koma; Ther.: Phosphat-Infusionen, NNR-Steroide, Flüssigkeits- u. Elektrolytbilanzierung. Nach vorherrschenden Symptn. unterschieden als **ossärer** (mit / Osteodystrophia fibrosa cystica generalisata) oder als **renaler H.** (prim. H. mit Nephrokalzinose, -lithiasis); ferner als **autonomer H.** (nicht regulierbare übermäß. Parathormonproduktion infolge Störung des »Feed back«-Mechanismus zwischen Serum-Ca. u. Nebenschilddrüsen-Aktivität) u. als **regulativer H.** (sek. H. als überschießende Reaktion der Epithelkörperchen auf eine chron., renal, gastrointestinal oder durch Pseudo-Pseudohypoparathyreoidismus, d. h. Tubulusresistenz gegenüber Parathormon bedingte Hypokalziämie; ferner der **quartäre H.** als Folge eines prim. renalen H., z. B. Nephrokalzinose oder Pyelonephritis bei Nephrolithiasis). »Autonom« ist v. a. auch der prim. H. (bei Adenom, Ca., Hyperplasie), mit Hyperkalziämie, Hypophosphatämie, erhöhter alkal. Phosphatase (>70 mE/ml) u. – typ. – Hyperkalziurie (>250 mg/24 Stdn. bei Ca-freier Kost), Phosphat-Clearance >15,0 ml/Min., tubulärer Phosphatrückre-

Hyperpathie

sorption > 85% (Diagnose-Erhärtung durch KYLE* Test, Knochenbiopsie); sowie der **tert.** u. **quintäre** H. als autonom gewordener sek. H.

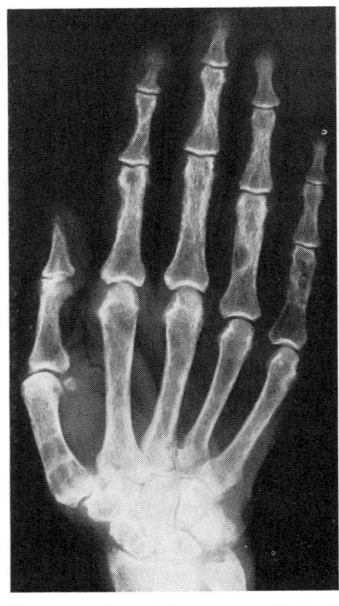
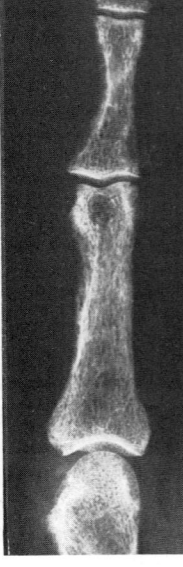

Hyperparathyreoidismus: multiple Zysten, Akroosteolyse, subperiostale Resorption.

Hyperpathie: (FOERSTER) Sensibilitätsstörung mit erhöhter Schmerzreizschwelle (im Ggs. zur herabgesetzten bei / Hyperalgesie), nach deren Überschreiten Schmerz- u. taktile Reize (nach rel. langer Latenz) als übermäßig schmerzhaft empfunden werden, mit Irradation, mangelhafter Diskrimination u. langem Anhalten der Schmerzen. Vork. v. a. bei kontralat. Thalamusaffektion u. nach peripherer Nervenverletzung mit Teilregeneration.

Hyperpepsie: (HAYEM) übermäß. Sekretion von Verdauungsenzymen des Magens (z. B. Hyperpepsinie; meist mit Hyperazidität) u. des Darms (einschl. Pankreas). Beschleunigt den enzymat. Verdauungsprozeß; führt durch übermäß. Entzug von mechanisch wirksamen Inhalt evtl. zu Obstipation.

Hyperperistaltik: vertiefte, gesteigerte u. beschleunigte Peristaltik; z. B. des Magen-Darmtraktes (mit entsprech. Passagebeschleunigung) bei gesteigerter vegetat. Tonuslage, Entzündung, Hyperazidität, mechan. Ileus (bis zur Muskularislähmung).

Hyperphalangie: übermäß. Länge einer Phalanx; i. e. S. die vermehrte Phalangenzahl eines oder mehrerer Finger- oder Zehenstrahlen.

Hyperphase: (H.W. GRUHLE) Rückfall-Erkr. bei Schizophrenie, mit Steigerung von Affekt u. Antrieb, aber Fehlen psychotischer Sympte.; s. a. affektiv-antriebsmäß. / Rückfallsyndrom.

Hyperphasie, -phrasie: 1) übermäß. Gesprächigkeit. – 2) krankhaft-unkontrolliertes Sprechen.

Hyperphenylalaninämie: Gehalt des Blutserums an Phenylalanin > 1,3 mg/100 ml infolge Phenylalanin-4-hydroxylase-Blockes bei / Phenylketonurie; ferner bei Frühgeborenen, transitorisch bei Neugeborenen u. jungen Säuglingen, bei Phenylalanin-transaminase-Defekt u. bei Kindern von Müttern mit nachweisbarer H.

Hyperphlogistie: (HEILMEYER) erhöhte unspezif. Entzündungsbereitschaft im Rahmen einer Allophlogistie.

Hyperphorie, latentes Höhenschielen: Heterophorie mit Abweichen des nicht fixierenden Auges nach oben; z. B. geringgradig als Alterserscheinung (evtl. mit Abnahme der vertikalen Fusionsbreite). – **altenierende H.**: H. mit unregelmäßigen vertikalen Oszillationen.

Hyperphosphatämie: Phosphatspiegel im Blutserum > 2,6 mval/l (meist mit gleichzeit. Hypokalziämie); v. a. bei Hypoparathyreoidismus.

Hyperphosphatasie: Vermehrung der Phosphatasen im Serum oder Gewebe; der alkal. Phosphatase bei gesteigerter Osteoblastentätigkeit (z. B. Rachitis, Osteodystrophia fibrosa generalisata), Leber-Erkrn., Tumormetastasen; der sauren z. B. bei Knochenmetastasen des Prostata-Ca., GAUCHER* Syndrom. – **chron. idiopath. H.**: / Hyperostosis corticalis def. juvenilis.

Hyperphosphatidämie: Phosphatidgehalt des Blutserums > 8,3 mg/100 ml; s. a. Hyperlipoid-, Hypertriglyzeridämie.

Hyperphosphaturie: / Phosphaturie.

Hyperpigmentation: lokale oder generalisierte, fleckförm. oder diffuse Vermehrung der Melanin (evtl. auch Hämosiderin)-Einlagerung in die Haut. Rassisch oder konstitutionell bedingt, physiol. nach UV-Einwirkung, pathol. entweder endogen (z. B. Chloasma, Nävus, Epheliden, nach Entzündung, Exanthem, bei Neurofibromatose, stoffwechselbedingt) oder exogen nach Trauma, Strahleninsult etc.; s. a. Tab. »Pigmentanomalien«.

Hyperpinealismus: gesteigerte Funktion des Corpus pineale (mit vermind. Produktion von Melatonin ?); s. a. Pinealom.

Hyperpituitarismus: Überfunktion der Hypophyse, i. e. S. der Adenohypophyse (mit gesteigerter Hormon-Produktion u. entsprech. Krkhts.bildern wie Akromegalie, CUSHING* Syndrom I [= »basophiler H.«]).

Hyperplasie: die »numerische Hypertrophie«, d. h. übermäß. Entwicklung eines Gewebes oder Organs durch Vermehrung der spezif. Parenchymzellen (z. B. im Myokard durch Längsspaltung der Muskelfasern); vgl. Hypertrophie. – Spez. Formen (s. a. unter dem Organnamen): als **Hyperplasia endometrii** die übermäß. Proliferation der Uterusmukosa, meist mit Hypermenorrhö; als **glandulär-zyst. H.** mit zyst. Umwandlung der Drüsenlumina infolge Follikelreifungsschwäche u. verlängerter Follikelhormonabsonderung; klin.: präklimakter. Blutungen oder juvenile Hypermenorrhö. – **fibromuskuläre H.** der Arterienwand: arterielle / Dysplasie. – **fibröse H.**: / Fibromatose (i. e. S. die multiple peri- u. subunguale bei PRINGLE* Krkht.). – **foveoläre H.** der Magenschleimhaut: / Gastro(entero)pathia hypertrophica gigantea. – **lymphoretikuläre** oder **lymphat. H.**: i. e. S. das / BÄFVERSTEDT* Syndrom. – **myoglanduläre H.** der Prostata: / Prostatahypertrophie. – **pseudoepitheliomatöse H.**: reakt., zum Papillarkörper gerichtete Epidermisproliferation (dem Stachelzell-Ca. sehr ähnlich, evtl. mit Hornperlenbildung) als sogen. Pseudorezidiv (z. B. am Rande eines bestrahlten Basalioms). – **H. senilis sebacea Hirschfeld***: Adenoma sebaceum senile; gelbl. Knötchen u. Plaques (Talgdrüsenhyperplasie) v. a. an Stirn u. Nase. – **H. superfic. cerebriformis linguae**, Lingua plicata cerebriformis: eine ätiol. ungeklärte progred. Verdikkung der Zunge mit Hirnwindungen-ähnl. Furchung.

hyperplasiogen: 1) aus einer Hyperplasie entstanden; 2) eine H. erzeugend.

Hyperplasmie: Zunahme des Blutplasmavol., i. e. S. die bei Anämie als Vol.ausgleich.

hyperplastisch: i. e. S. der / Hyperplasie vergrößert.

Hyperplatymerie: subtrochantäre sagittale Abplattung der Femurdiaphyse.

Hyperplazentose: erhöhte Choriongonadotropin-Produktion (Harnwerte > 140 000 IE), z. B. bei Blasenmole.

hyperploid: *genet* mit einem um ein oder mehrere Chromosomen(segmente) vermehrten Chromsomensatz.

Hyperpnoe: vertiefte Atmung, i. e. S. die ohne Vergrößerung des AMV; bei Azidose, auch psychogen.

Hyperpolarisation: Zunahme des Ruhemembranpotentials; physiol. in der postexzitator. subnormalen Erregungsphase (»Nach-H.«) u. bei dir. synapt. Hemmung (= inhibitor. postsynapt. Potential = IPSP); artifiziell z. B. durch Anlegen einer Anode an einen Nerv (Blockierung der neg. Erregungswelle).

Hyperporose: (*gr* poros = Kalktuff) luxurierende Kallusbildung.

Hyperpräbetalipoproteinämie: Vermehrung der Präbetalipoproteine im Blutserum bei Typ III, IV u. V der Hyperlipoproteinämie; i. e. S. die KH-induzierte Hypertriglyzeridämie.

Hyperpraxie: path. Aktivitätssteigerung des Manikers.

Hyperpresbyopie: Kombin. von Hypermetropie u. Presbyopie; bedarf frühzeitig einer Lesebrille.

Hyperprochoresis: krankhafte Motilitätssteigerung.

Hyper|prolanämie: Zunahme hypophysärer Gonadotropine (Prolane) im Blut, z. B. bei hypergonadotropem Hypogonadismus, in der Menopause, auch in der hypergonadotropen Phase des Menstruationszyklus. – **H.prolinämie**: angeb. Hyperaminoazidämie mit Prolingehalt des Blutserums > 7–10 mg/100 ml u. / Iminoglyzinurie; als erbl. Enzymopathie mit Mangel an Pyrrolin-5-karboxylat-reduktase bzw. -dehydrogenase (= Typ I bzw. II). Klin.: Schwachsinn, Krämpfe, zentrale Taubheit; bei I auch Nierenhypoplasie.

Hyperprosexie: (ZIEHEN) krankhaft gesteigerte Aufmerksamkeit, z. B. des Halluzinierenden für subj. Erlebnisse, des Hypochonders für Vorgänge des eigenen Körpers.

Hyperprotein|ämie: Vermehrung der Plasmaproteine > 8,2 g/100 ml (meist mit Dys- oder Paraproteinämie); v. a. bei chron.-entzündl. Prozeß, Plasmozytom, Makroglobulinämie WALDENSTRÖM, Lymphoretikulosen. – **H.urie**: / Albuminurie.

Hyperprothrombinämie: erhöhte Prothrombin-Werte im Blut; z. B. nach Zufuhr einschlägiger Konzentrate.

Hyperpselaphesie: / Haphalgesie.

Hyperptyalismus: / Sialorrhö.

Hyperpyrexie: sehr hohes (> 40°), evtl. auch ungewöhnlich lange anhaltendes Fieber, z. B. bei Sepsis, Malaria, intraop. (Narkosekomplikation: »progred. H.«, »Narkose-Hyperthermie-Syndrom«), postop. beim Säugling (»pâleur et hyperthermie« OMBRÉDANNE, / Blässe-Hyperthermie-Syndrom), als **H.syndrom** oder **hyperpyret. Toxikose** (/ Encephaloenteritis acuta). – s. a. Hyperthermie.

Hyperpyruviämie: Gehalt des Blutserums an Brenztrauben- u. Milchsäure > 1,2 bzw. 15,1 mg/100 ml; bei Muskelarbeit, Hypoxie, Thyreotoxikose, Vit.-B_1-Mangel, schwerer kardiovaskulärer Störung (»**kardiogene H.**«, Enzyminsuffizienz mit Block des Brenztraubensäureabbaus), Hepatopathie, Urämie, Schwermetall-Vergiftung.

Hyperreflexie: gesteigerte Erregbarkeit der Reflexe (mit beschleunigter Ausbreitung) infolge Ausfalls der physiol. Hemmungen; z. B. bei Spastizität oder Rigidität (= phas. bzw. ton. H.).

Hyperregeneration: Überschußregeneration von Zellen oder Geweben ohne Geschwulstcharakter, z. B. Kallus, Caro luxurians.

Hyperreninismus, ROBERTSON*-KIHARA* Syndrom: Zunahme des Reningehaltes des Blutes bei Tumor des juxtaglomerulären Apparates; mit Aktivierung von Angiotensin u. Aldosteron (wie beim CONN* Syndrom), zu hypokaliäm. Hypertonie führend.

Hypersal(äm)ie: s. u. Salzstauungssyndrom.

Hypersalivation: / Sialorrhö.

Hyper|sarkose: unpräzise für übermäß. Granulation, Muskelhypertrophie, Elephantiasis u. a. – **H.sarkosinämie**: (GERRITSEN u. WAISMAN 1966) angeb. Hyperaminozidämie mit vermehrtem Sarkosingehalt des Blutes (u. Sarkosinurie) infolge Blockierung der Sarkosinoxidase; klin.: ZNS-Störung, geist. Retardierung.

Hypersegmentatio(n), -segmentierung: Auftreten überzähl. Segmente; i. e. S. (*hämat*) die einschläg. / Kernanomalie der neutrophilen Granulozyten mit > 4–5 Segmenten bei Vit.-B_{12}- u. Folsäuremangel, als Kernreifungsstörung bei Hämoblastosen, als dominant erbl. u. angeb. **H. hereditaria** (UNDRITZ 1943; »Anomalie II«, ohne Krankheitswert).

Hypersekretion: übermäß. Absonderung eines Drüsensekrets, i. e. S. die vermehrte Magensaftsekretion (z. B. als / Dumping-, REICHMANN* Syndrom).

Hyper|sensibilität: 1) *neur* / Hyperästhesie. – 2) *immun* / Allergie. – **H.sensibilisierung**: / Allergisierung.

hypersensitives Syndrom: sensitives / Herzsyndrom.

Hyper|sensitivität: verstärkte Reaktionsbereitschaft auf exo- oder endogene Reize. – **H.sensitivitätsangiitis**, allerg. Vaskulitis: (ZEEK 1952) akute nekrotisierende Entzündung der kleinsten arteriellen u. venösen Gefäße (v. a. in Nieren, Herz, Lungen, Milz, Bindegewebe u. Haut) als Ausdruck einer Allergie (mit weiteren typ. Symptn.) gegen fremdes Serum oder Arzneimittel (z. B. Sulfonamide).

Hypersexualismus: übermäß. sexuelle Aktivität (abnorme Leistungsfähigkeit oder Vielgestaltigkeit); path. Vork. bei Manie, hirnorgan. Prozeß, im Klimak-

Hypersiderinämie

terium, Präsenium, als Neurose (z. B. Don-Juanismus, Nymphomanie; u. a. bei latenter Homosexualität).

Hypersider(in)ämie: Eisengehalt des Blutserums >0,23 mg/100 ml; z. B. bei sideroachrest., hämolyt. oder aplast. ↗ Anämie, Leberparenchymschaden, Hämosiderose.

Hyper|somie: ↗ Riesenwuchs. – **H.somnie:** abnorm starkes Schlafbedürfnis (mit im allg. normalen Schlafverlauf) bei Intoxikation, (dienzephalem) Hirntumor, Encephalitis epidemica, Pickwickier-Syndrom, endogener Depression (selten); ferner neurot. u. idiopath. Formen, anfallsweise bei Narkolepsie, als period. H. das ↗ KLEINE*-LEVIN* Syndrom. – I. w. S. die vermehrte Einschlafneigung am Tage.

hypersonorer Schall: Perkussionsschall von sehr heller, voller Klangfarbe (Töne hoch, langanhaltend); v. a. über vermehrt lufthalt. Lungengewebe u. bei Pneumothorax.

Hyperspadie: ↗ Epispadie.

Hyperspermie: Ejakulatmenge >5 ml.

Hypersphygmie, -sphyxie: gesteigerte Blutzirkulation (bei leicht erhöhtem Blutdruck).

Hypersplenie, -splenismus: Zunahme aller oder einzelner Milzfunktionen auf ein Vielfaches, evtl. mit Auftreten von Fehlfunktionen (»Dyssplenismus«). I. w. S. auch die resultierende Zytopenie des peripheren Blutes, mit Anämie (evtl. Hyperhämolyse, Retikulozytose), hyperplast. KM, Granulo- u./oder Thrombozytopenie, mit oder ohne Splenomegalie, wahrsch. infolge vermehrter Zellspeicherung u./oder Zytoklasie in der Milz. Primär v. a. als BANTI* Krankh., sek. bei intra- u. extrahepat. Pfortaderhypertonie (»zirkulator. H.«), Infektionskrankh. (z. B. Kala-Azar Malaria, FELTY* Syndrom), Lymphoretikulosen, Thesaurismosen (v. a. GAUCHER* Syndrom), Autoimmunkrankh. (z. B. Erythematodes). Ther.: möglichst Splenektomie. – Die **depressive H.** als Ausschwemmungs- u. Reifungshemmung medullärer Zellsysteme, (meist Thrombozytopenie, bei fast normalem KM-Befund, evtl. mit hämorrhag. Diathese, oft ohne Milzvergrößerung) ist als Entität u. bzgl. Pathogenese umstritten (gestörtes Gleichgew. zwischen KM- u. Milzfunktion durch überschießende Hemmfaktor-Bildung ?).

Hyperspongiozytose: Spongiozytenvermehrung in der Zona fasciculata bei erhöhter NNR-Aktivität.

Hypersteatose: 1) ↗ Fettsucht. – **2)** *derm* vermehrte Talgabsonderung der Haut.

Hypersthenurie: Ausscheidung eines »hochgestellten« Harns (spezif. Gew. >1,025).

Hypersulfatämie: Sulfatgehaltanstieg im Blutserum >0,99 mval/l; v. a. bei akutem Nierenversagen; vgl. Hyperthiämie.

Hypersystolie: übermäß. systol. (Herz-)Kontraktionen.

Hypertelorismus: überweiter Abstand zwischen 2 Organen, i. e. S. der der Augen (= **okulärer H.**) infolge Fehlbildung der Keilbeine beim CROUZON*, APERT* u. insbes. GREIG* Syndrom (»fam. okulärer H.«); s. a. Abb. »HMC-Syndrom«, »NOONAN* Syndrom«.

Hypertensin: ↗ Angiotensin.

Hypertensio(n): ↗ Hypertonie. – **H. ocularis paroxysmalis benigna:** die anfallsweise Steigerung des intraokulären Drucks beim POSNER*-SCHLOSSMAN* Syndrom.

Hypertensions|syndrom: 1) ↗ adrenogentiales H.s. – **2) a)** enzephalopath. H.s.: maligne (letale) Form der – seltenen – essentiellen Hypertonie im Kindesalter (diastol. Werte bis 200 mm Hg), mit sek. Herz-Kreislauf-Symptn., Hemiplegie oder -parese, motor. Aphasie, Hemianopsie (Papillenödem). – **b) H.enzephalopathie:** durch Angiospasmen oder Ödem bedingte hypox. E. als lebensbedrohl. Komplikation (»eklampt. Urämie«) einer mit arterieller Hypertonie einhergeh. Nierenerkr.; Sympte.: Oligurie, Kopfschmerzen, Somnolenz, Erbrechen, Bradykardie, Reflexsteigerung; schließlich Koma, Konvulsionen mit Pupillenerweiterung, Pyramidenbahnzeichen u. Tachykardie (»pseudotumoröse H.enzephalopathie«). I. w. S. auch die zerebralen Störungen (initiale Unruhe, Erbrechen etc.) bei Blutdruckanstiegskrisen.

hypertensiv: blutdrucksteigernd, mit hohem Blutdruck; z. B. die **h. Herzerkrankung** (kardiale Veränderungen bei anhaltender arterieller Hypertonie), das **h. Syndrom** (n. DELIUS eine essentielle Hypertonie mit krisenhaftem Blutdruckanstieg, Puls- u. Atemfrequenzlabilität, Beschleunigung des Blutlaufs).

Hypertestosteronismus: s. u. Hyperandrogenismus.

Hyperthekose: Thekazellen-Hyperplasie des Ovars.

Hyperthelie: Vorhandensein überzähliger Brustwarzen.

Hyperthermalgesie: Überempfindlichkeit gegen Wärmereize (mit Schmerzempfindung).

Hyperthermie: Erhöhung der Körperkern-Temp. als Folge erhöhter Wärmebildung oder -zufuhr u./oder verringerter Wärmeabgabe (vgl. Fieber); z. B. bei Thyreotoxikose, bei Wärmestau, Hitzschlag, als therap. Maßnahme (durch Pyretika oder ↗ Überwärmung; s. a. künstl. ↗ Fieber). – Bes. Formen: **paroxysmale H.** (bei DE LANGE* Syndrom), **maligne H.** (= Narkose-H.-Syndrom = progred. ↗ Hyperpyrexie), **transitor. H.** (v. a. bei Frühgeborenen in den ersten Lebenstagen infolge Flüssigkeitsmangels, Hyperelektrolytämie; s. a. Hyperpyrexie), **zentrale H.** (Hyperpyrexie infolge Beeinflussung der hypothalam. Temp.zentren durch Pyrogene, oder örtl. Irritation, d. h. Sollwerterhöhung der Kerntemp. bei intakter peripherer Regulation; im Ggs. zur **pass. H.** durch Wärmezufuhr, d. h. mit unverändertem Sollwert).

Hyperthiämie: (LOEPER 1926) vermehrter Schwefelgehalt des Blutes; i. w. S. die ↗ Hypersulfatämie.

Hyperthymie: 1) *psych* übermäß. psychomotor. Aktivität, auch i. S. der Hypomanie. – **2)** (PENDE 1938) **Hyperthymismus:** fehlende Involution bzw. Hyperplasie des Thymus (↗ Status thymolymphaticus).

Hyperthyreoid: (HORST 1953) ↗ Pseudohyperthyreose.

Hyperthyreoidie, -thyreoidismus, -thyreose: Überfunktion der Schilddrüse mit vermehrter Inkretion von Trijodthyronin u. Thyroxin; bei knot. oder diffuser Struma (↗ Tab.; s. a. BASEDOW* Krankheit), tox. Adenom (oft oligosymptomat.: »maskierte H.«), selten auch ohne Struma (z. B. iatrogen bei Ther. mit Schilddrüsenhormonen) oder bei hormonakt. Malignom. In älterer Terminologie (JAHN) unterschieden als **dekompensierende H.** (primär thyrogen, mit vermind. TSH- u. gesteigerter, von NN-Symptn. begleiteter ACTH-Bildung) u. als **kompensierende H.** (mit gesteigerter TSH-, NNM- u. Inselzell-, aber vermind. NNR- u. Nebenschilddrüsen-Aktivität). Sympte.: gesteigerte psych. u. neuromuskuläre Erregbarkeit, Hitzeintoleranz, Schlafstörungen, Tremor, Schweißneigung, Durchfälle, Haarausfall, Gewichtsabnahme, Tachykardie (evtl. absol. Arrhythmie) mit Hyperzirkulation (BASEDOW-Herz), evtl. Osteopathie, erhöhter Grundumsatz (>20%), Hypocholesterinämie, PBI-, BEI- u. T$_4$(frei)-Spiegel-Erhöhung (>8 µg bzw. >6,5 µg% bzw. >15 ng%), pathol. T$_3$- u. Radiojodtest; bei tox. Adenom ferner pathognomon. Suppressions- (mit Trijodthyronin) u. TSH-Test. Ther.: Thyreostatika, Op., Radioresektion.

hyperthyreote Struma (Differentialdiagnose nach OBERDISSE)

	diffuse Struma	*knotige Struma*
Manifestationsalter	frühere Lebensjahrzente	ab 4.–5. Ljz.
Beginn	oft abrupt u. stürmisch	langsam u. unmerklich
Verlauf	evtl. spontane Remissionen	keine Remissionen
thyreotox. Krise	kommt vor	kaum beobachtet
Augensymptome	in der Regel vorhanden	seltener u. weniger ausgeprägt
lokale Kompressionserscheinungen	selten	öfter
Grundumsatz	erhöht	nur gering erhöht

hyperton: übermäßig tonisiert, mit höherem osmot. Druck (als das Blut), / hypertonisch.

Hypertonie, -tonus, -tension: Erhöhung eines Drucks oder einer Spannung über die Norm; z. B. *neurol* der erhöhte Spannungszustand der Muskulatur (bei Erkrn. des EPS), als **zerebrale H.** der / Hirndruck. I. e. S. aber der Bluthochdruck. u. zwar meist als **arterielle H.** mit Werten >160 (bzw. Lebensjahre +100)/95(90) mm Hg, dessen Ät.path. vielschichtig (endo- u. exogene Einflüsse) u. nur z. T. geklärt ist; grundsätzlich unterschieden als **prim. = essentielle = idiopath. = genuine H.** (ohne nachweisbare Urs.; Diagnose nach Ausschluß sek. Formen), bedingt durch erhöhten arteriellen Widerstand, v. a. bei Pyknikern, begünstigt durch Bewegungsarmut, Stress; u. als **sek. = symptomat. H.** (z. B. renale, endokrine H.). Klin.: (»hypertensives Syndrom«): Kopfschmerzen, Müdigkeit, Leistungsminderung, Einschränkung der Herz- u. Nierenleistung (s. a. Hypertonikerherz), evtl. Herzversagen, Myokardinfarkt, Urämie, apoplekt. Insult, / Hypertensionsenzephalopathie, Stadien / Tab.; je nach diastol. Druck auch bez. als milde, mittl. u. schwere H. (bis 110 bzw. 130 bzw. >130 mm Hg); s. a. Drosselungs-, Elastizitäts-, Erfordernis-, Entzügelungs-, Minutenvolumen- u. Widerstandshochdruck. – Weitere Formen: **adrenale H.** als Katecholamineffekt bei Phäochromozytom (evtl. nur paroxysmal als »Blutdruckkrise«) i. w. S. auch die bei Hyperaldosteronismus, **arteriosklerot. H.** (bei generalisierter Gefäßsklerose, v. a. als »Altershochdruck«) als Folge verminderter Windkesselfunktion u. der resultierenden Erhöhung des elast. Widerstands, mit großer Druckamplitude (diastol. Druck erniedrigt, normal oder wenig erhöht), Pulsus celer et altus, betontem Aortenton; **dekompensierte H.** als Endstadium, mit Linksherzinsuffizienz u. Lungenstauung, Blutdruckabfall (infolge ungenügender Förderleistung; evtl. unter die Norm: »maskierte H.«) u. Kollapsneigung (Erfordernishochdruck nicht ausreichend); **emotionelle H.** situationsbedingt oder reaktiv bei Kreislauf- u. Herzgesunden durch psych. Anspannung; **endokrine H.** oder **hormonale H.** z. B. bei / Phäochromozytom, CUSHING* u. CONN* Syndrom, AGS, Hyperthyreose u. – reversibel – durch Ovulationshemmer; als **enzephalopath. H.** das / Hypertensionssyndrom (2); **fixierte** oder **stabile H.** permanent, meist mit sek. Gefäß- u. Nierenschädigung in Form von Arterio- u. Arteriolosklerose; **juvenile H.** bereits im Adoleszentenalter, v. a. systolisch u. meist nur flücht., oft mit Tachykardie durch überschießenden Sympathikotonus, selten initial als **labile** (episod.) **H.**; **kardiovaskuläre H.** als Oberbegr. für die durch Begrenzung der Windkesselfunktion der Aorta, vergrößertes Schlag- u. Minutenvol. oder vermind. Dehnbarkeit des arter. Gefäßsystems (Arteriosklerose) bedingte arter. H., im allg. (Ausnahme: Isthmusstenose) mit systol. Drucksteigerung bei normalem oder erniedrigtem Mitteldruck; **maligne H.** als schwere Verlaufsform der essentiellen oder Spätzustand einer sek. H., mit erhebl. diastol. Druckerhöhung (stabil diastol. >120 mm Hg), akzelerierter u. progred. Nierenschädigung, meist Papillenödem, Retinablutung, u. -exsudat, letale Urämie; **neurogene H.** infolge entzündl., traumat. oder ischäm. Schädigung afferenter, efferenter oder zentraler Kreislaufregulationsorgane (»Entzügelungshochdruck«), z. B. bei Aortenbogensyndrom, Schädeltrauma (Hirnnerv IX oder X), Polyneuropathie, tbk. Meningitis, neurotropem Infekt, Hirntumor, Intoxikation; **zentrale H.** infolge Läsion des bulb. Depressorenzentrums (im fremdsprach. Schrifttum auch Oberbegr. für die essentiellen Formen); als **paroxysmale H.** v. a. die »Blutdruckanstiegskrise« bei Phäochromozytom; **H. polycythaemica** beim GAISBÖCK* Syndrom; **portale H.** als »Pfortaderhochdruck« im Einzugsgebiet der V. protae infolge prä-, intra- (ca. 90%) oder posthepat. Blocks, mit kollat. Ösophagus-, Magen-, Rektum-Varikose (evtl. Blutungen), Aszites, Milztumor, Oligurie (vermind. ADH-Inaktivierung), ggf. zu behandeln durch porto-, mesenteriko-, koronariko-, umbilikokavale oder splenorenale Shunt-Op.; **postpartale H.** als persistierende Schwangerschaftshypertonie, mit benignem oder malignem Verlauf; **pulmonale H.** als konst. Mitteldruckerhöhung im Pulmonalarteriensystem auf >22 mm Hg in Ruhe infolge kardial bedingter Stauung im kleinen Kreislauf, präkapillärer Vasokonstriktion (infolge alveolärer Hypoxie bei Höhenaufenthalt, obstrukt. Lungenemphysem, nach lungenverkleinernder Op. etc.), sek. Gefäßschwunds (Lungenfibrose, destrukt. Emphysem), Hyperzirkulation mit sek. Gefäßobstruktion (bei kongenit. Vitium mit großem Li.-re.-Shunt, EISENMENGER* Reaktion) oder prim. Gefäßverengung (= idiopath. = primär vaskuläre pu. H., z. B. nach Lungenarterien u. -arteriolen-Erkr. mit Intimafibrose, Mediahyper-, aplast.-aplasie; s. a. Cor pulmonale), **renale** oder **nephrogene H.** infolge Nierenerkr., entweder als **renovaskuläre H.** bei Enge bzw. Stenose der A. renalis oder ihrer Äste, hypoplast. oder hypogenet. Niere, Nierenkompression, nach Ligatur einer aberrierenden Nierenarterie ohne Polresektion (durch re-

Hypertonie

Hypertoniestadien (nach H. Losse)

Stadium	Blutdruck in Ruhe	Blutdruck Belastung	diastol. Wert (mmHg)	Augenhintergrund (n. Thiel)	Herz	Nieren	ZNS	allgemeine Beschwerden
I	normal	erhöht	<100	0–I	o. B.	o. B.	o. B.	Kopfschmerz, Schwindel, Müdigkeit, Schlafstörungen
II	meist erhöht	erhöht	100–115	I–II	Linkshypertrophie	geringe Proteinurie	kurze reversible Ausfälle	wie I, ferner Belastungsdyspnoe, Stenokardie
III		erhöht	115–130	II–III	latente oder manifeste Insuffizienz	geringe Funktionseinschränkung	Insulte mit mäßigen Residuen	wie II, ferner Symptome der Organdekompensation
IV		erhöht	>130	III–IV	manifeste Insuffizienz	Insuffizienz	erhebliche Insulte mit Residuen	wie III, mit Überwiegen der Nierensymptomatik (Urämie, evtl. Exitus)

konstruktive Arterien-Op. oder Nephrektomie heilbar), oder als **renoparenchymale H.** nach interstitieller oder glomerulärer Nierenerkr. (oder entsprech. sek. intrarenalen Gefäßveränderungen ?), wahrsch. durch die Freisetzung pressor. Substanzen (∕ Renin-Angiotensin-System, Goldblatt* Effekt, Drosselungshochdruck); als **renoprive H.** nach tierexperimenteller bds. Nephrektomie (u. damit Ausfall des »Medullins« = Prostaglandin A_2 ?); **zephale H.** (Espildora 1931) im Bereich der Netzhautgefäße bei normalen Peripheriewerten u. erhöhter Pulswellengeschwindigkeit in der A. carotis int. (umstritten; Vorstufe einer allg.-H.?); – ferner die **venöse H.** als Drucksteigerung im Venensystem infolge Einflußstauung, mechan. Behinderung des Rückflüsses, Venenklappeninsuffizienz.

Hypertonikerherz: röntg Herzfigur bei arteriellem Hochdruck; im Kompensationsstadium normale Form u. Größe; später konzentr. Hypertrophie mit Li.verbreiterung u. Aortenbogenelongation u. -verbreiterung; bei Dekompensation dilatierter li. Ventrikel, vergrößerter li. Vorhof, Lungenstauung.

hypertonisch: ∕ Hypertonie betreffend; z. B. **hy.-dyskinet. Syndrom** (neurol ∕ Zappert*, zervikolinguomastikator. Sy.), **hy.-hypokinet. Syndrom** (s.u. akinetisch), **hy. Magen** (∕ Stierhornform), **hy. Nephropathie** (sek. Nierenveränderungen bei arterieller Hypertonie).

Hypertonus: ∕ Hypertonie.

Hypertrichosis, -trichiasis: übermäß. Entwicklung der physiol. Körperbehaarung, meist fam.-konstitutionell (»**H. vera**« der örtl. Sekundärbehaarung); ferner die örtl. (z. B. Naevus pilosus, dysrhaph. ∕ H.) oder generalisierte path. Überbehaarung, z. B. ∕ Hirsutismus, während der Gravidität, im Klimakterium (»Altweiberbart«), als ∕ Tierfellnävus, insbes. auch die **H. congenita**, als **H. fetalis s. lanuginosa** mit generalisierter Lanugo-Persistenz (Typen: »Hunde-« u. »Affenmensch«; ähnl. die erworb. Lanugohaarbildung als paraneoplast. Syndrom v. a. bei viszeralen Ca. = Herzberg*-Potjan*-Gebauer* Syndrom), als **H. dysrhaphica** (prästernal, Rücken Kreuzbein) dreieckig bzw. als »Pferdeschwanz«, mit Pigmentanomalien, Teleangiektasien, Striae, Hyperhidrose, evtl. Spina bifida.

Hyper(tri)glyzeridämie, Hyperlipämie: Triglyzeridgehalt des Blutserums > 160 mg/100 ml (bis 50. Lj.); primär (»essentiell«) oder sek. bei Übergew., Kontrazeptiva-Medikation, bei Grundkrankhn. der sek. ∕ Hyperlipoproteinämie. **Prim. H.** unterschieden als: **1) fettinduzierte** oder **exogene H.** (= Hyperlipoproteinämie Typ I), auslösbar durch Zufuhr von Nahrungsfett, wahrsch. autosomal-rezessiv, enzymopath. (Lipoproteinlipase-Mangel); mit Hyperchylomikronämie; manifest im Säuglings-, oder Kindesalter; Abdominalkrisen, Hepatosplenomegalie, eruptive Xanthome (v. a. Streckseiten, Gesäß), Pankreatitis, Lipaemia retinalis; Serum milchig-trüb; sek. Fälle bei Diabetes mellitus, Myxödem; **2) kalorisch-**, d. h. **fett- u. KH-induzierte H.** (Frederickson; = ∕ Hyperlipoproteinämie Typ V) als endogen-exogene genotyp. Variante der KH-induzierten (Auswertungsinsuffizienz exogener Triglyzeride bei starker Vermehrung der endogenen ?), beginnend im 20.–30. Lj. wie die fettinduzierte, evtl. mit Hyperurikämie; gehäuft in Diabetikerfamilien; **3) KH-induzierte** = akzentuierte = **endogene H.** (= Hyperlipoproteinämie Typ IV) als Stoffwechselstörung hepatogener Triglyzeride bzw. großmolekularer Prä-β-lipoproteine; von Art u. Menge der Nahrungs-KH oder Gesamtkalorienmenge abhängig; klin.: vorzeitig periphere arterielle Verschlußkrankhn.; Koronarinsuffizienz, Herzinfarkt, eruptive Xanthome; meist diabet. Stoffwechsellage, Übergew., evtl. Hyperurikämie.

Hypertrophie: Größenzunahme eines Gewebes oder Organs nur durch Zellvergrößerung (Zellzahl u. Struktur normal; im Ggs. zur numer. = quant. H. = Hyperplasie) ex- oder konzentrisch (d. h. bei Hohlorganen mit Lumenvergrößerung bzw. -verkleinerung); im allg. als reversible Anpassung (»**adaptative H.**«) an längere funkt. Mehrbelastung (»**funktionelle H.**«, als »Arbeits-H.«, durch Training; am Herzen im Rahmen der regulativen ∕ Dilatation), ferner als Entzündungsfolge (proliferativ), zur Ausfüllung freigewordenen Raumes (= **Hypertrophia e vacuo**, **vikariierende H.**, insbes. von Fettgewebe = Adipositas e vacuo), zur Kompensation ausgefallener Organteile oder eines paar. Organs (= **kompensator.** oder **komplementäre H.**). Erfolgt u. U. übermäßig u. – v. a. infolge unzureichender Trophik – funktions- u. leistungsbeeinträchtigend (»**pathol. H.**«). – **perikera-**

tit. H.: (DESMARRES) / Frühjahrskonjunktivitis. – **pseudoödematöse hypoderme H.**: / NONNE*-MILROY*-MEIGE* Syndrom.

hypertroph(isch): i. S. der / Hypertrophie wachsend, mit Hypertrophie einhergehend.

Hypertropie: *ophth* / Strabismus verticalis.

Hypertyrosinämie, Tyrosinose: (SAKARI, KITAGAWA, JIKEIKAI 1957) angeb., selten chron. Hyperaminoazidämie mit vermehrtem Tyrosin-Gehalt des Blutserums (>1,26 mg/100 ml; u. Tyrosylurie) infolge – z. T. erbl. – Enzymopathie mit teilw. Inaktivität (= Typ I) oder Fehlen (= Typ II, wahrsch. auch Typ III) der p-Hydroxyphenylpyruvat-hydroxylase in Niere u. Leber. Sympte.: Erbrechen, Diarrhö, Hepatomegalie, bei Typ I ZNS-Retardierung, Typ II Leberzirrhose, Rachitis, Schwachsinn, Methioninämie u. -urie, Typ III Krämpfe, Ödeme, Albinismus, Schwachsinn, Vermehrung von Methionin, Isoleuzin, Leuzin, Phenylalanin u. Valin in Blut u. Harn (Tubulopathie); meist letal.

Hyperurik(os)ämie: Harnsäuregehalt des Blutes >6 bzw. (♀) 5 mg/100 ml infolge Störung der Purinsynthese oder -ausscheidung als dominant-erbl., androtrope Stoffwechselanomalie, oft lange latent (= idiopath. H.) oder manifest als Harnsäuregicht; ferner Begleitsympt. bei passagerer idiopath. Hyperkalziämie der Neugeb. u. Kleinkinder, KH-induzierter Hypertriglyzeridämie, myeloproliferat. Krkhtn., Glykogenose, chron. Niereninsuffizienz, nach Strahlenther. – **H.-Taubheit-Ataxie-Syndrom**: autosomal-dominant (?) erbl. Störung mit frühmanifester H., spinozerebellarer Ataxie u. Innenohrschwerhörigkeit.

Hyperurik(os)urie: renale Harnsäureausscheidung >528 mg/24 Stdn., im allg. bei Hyperurikämie.

Hype|vakzination: 1) / Auffrischungsimpfung. – 2) / Hyperimmunisierung. – **H.valin|ämie**: (WADA u. M. 1963) angeb. H.aminozidämie mit Valingehalt des Blutserums >1,6 mg/100 ml (u. reichl. renaler Valinausscheidung = **H.urie**) infolge spezif. Transaminasemangels; klin.: ZNS-Störungen, geist. u. körperl. Retardierung. – **H.vaskularisation**: übermäß. Ge-

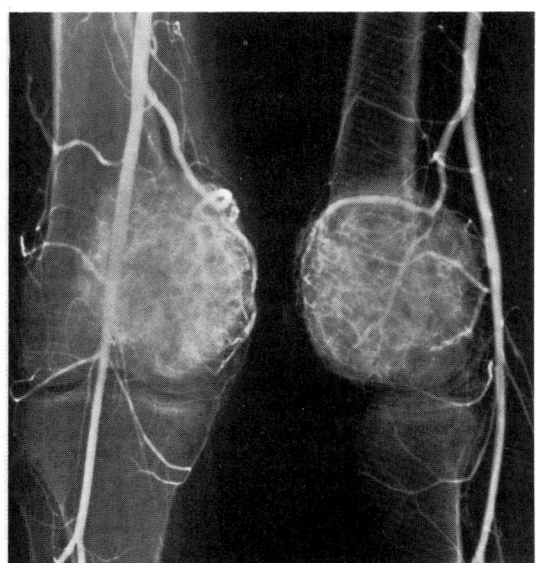

Hypervaskularisation eines Riesenzelltumors.

fäßreichtum, z. B. als – angiograph. – Zeichen malignen Wachstums (/ Abb.).

Hyperventilation: vertiefte u./oder beschleunigte Atmung (i. e. S. mit Vergrößerung des AMV); führt zu vermehrter CO_2-Abgabe (zunächst noch normale CO_2-Spannung u. H-Ionen-Konz., später respirator. Hypokapnie, Alkalose, evtl. Tetanie). Physiol. bei Muskelarbeit (u. willkürl.), pathol. bei O_2-Mangel, Azidose, neuro- u. psychogen (s. a. nervöses / Atmungs-, / DA COSTA* Syndrom); ausgelöst nervös-reflektorisch, reguliert blutchemisch durch das Verhältnis O_2-/CO_2-Spannung). Bei Nichtbefriedigung des O_2-Bedarfs Übergang in **Hyperventilationsdyspnoe** möglich, z. B. als »rel. H.d.« bei vermind. Atemfläche (ohne vermehrten O_2-Bedarf; typ. Sympt.: Lufthunger). Meist begleitet von verstärkter Diurese mit rel. großer Alkali- (Na/Cl-Quotient erhöht) u. vermind. Ammoniak-Ausscheidung. – **Period. H.** (mit eu- oder apnoischen Pausen) v. a. bei zentralnervöser Störung (s. a. intermittierende u. period. / Atmung).

Hyperventilations|index: Quotient aus max. Atemanhaltezeit nach u. vor Belastung. – **H.test**: Nachweis des pos. Einflusses der willkürl. Hyperventilation auf die alveol. Ventilation (u. Durchgängigkeit der Luftwege) anhand des konsekut. Absinkens der CO_2-Konz. in der Ausatemluft (bei Stenose nur »Totraumhyperventilation«). – **H.toxikose**: / Encephaloenteritis acuta. – **H.versuch**: 1) rasches 10mal. Hyperventilierenlassen zur DD der essentiellen gegen die renale Hypertonie anhand des Absinkens des Blutdrucks um >20 (diastol. >15) mm Hg. – 2) (ROSSETT) Nachweis einer latenten Tetanie anhand des Auftretens lokaler oder generalisierter Krampferscheinungen nach 60 tiefen Atemzügen pro Min.

Hypervitaminose: krankhafter Zustand infolge – therap. – Überangebots an Vitaminen (insbes. A. u. D).

Hypervolämie: (ROWNTREE) Vergrößerung des zirkulierenden Blutvol. (s. a. Volämie), unterschieden als normo-, oligo- u. polyzythäm. H.; s. a. Hydratation, Plethora.

Hyperzementose: *dent* diffuse oder umschrieb. Verdickung (»Exzementose«) des Wurzelzements als Entzündungsreaktion.

Hyperzirkulation: durch erhöhtes HMV, Pulsus celer, pos. Kapillarpuls, verkürzte Kreislaufzeiten u. warme Extremitäten gekennzeichnete Herz-Kreislaufsituation; z. B. bei Fieber, Anämie, Hyperthyreose, chron. Cor pulmonale, stärkerer körperl. Arbeit sowie beim / GORLIN* Syndrom.

Hyperzitrullin|ämie: (MCMURRAY u. M. 1962) angeb. Hyperaminoazidämie mit Zitrullingehalt des Blutserums >0,28 mg/100 ml, Hyperammoniämie u. vermehrter renaler Zitrullinausscheidung (**H.urie**) infolge Aktivitätsminderung (?) der Argininsukzinatsynthetase; klin.: geistige Retardierung.

Hyperzoospermie: / Polyzoospermie.

Hyperzystinurie: / Zystinurie.

Hyphaema, Hypolympha: traumat., entzündl. oder glaukomatöse Blutung in die vord. Augenkammer (bei aufrechter Kopfhaltung mit horizontalem Spiegel).

Hyphe: *mykol* röhrenförm. (verzweigte), septierte oder unseptierte Pilzzelle, der Ernährung oder Fortpflan-

Hyp(h)idrose

zung dienend (= vegetative bzw. fruktifizierende Hyphe).

Hyp(h)idrose: vermind. Schweißbildung, generalisiert z. B. bei seniler Haut, Exsikkose, Ödem, Intoxikation, lokalisiert bei Nerven- bzw. Sympathikusläsion, durch Formalin- oder Naphthalin-Anw.

Hyphoblastomykosen: Sammelbegr. für Kokzidioidomykose u. Nord- u. Südamerik. / Blastomykose.

Hyphomycetes, -mycetales, -myzeten: *mykol* im SACCARDO* System (1899) Gruppe der Fungi imperfecti (neben Synnemato- u. Histiomycetes); ident. mit Moniliales (»Fadenpilze«) = Hyphomycetaceae (BESSEY). – Als **H.antigene** werden v. a. Epidermo-, Trichophytin u. Mikrosporin diagnostisch verwendet.

Hyphomyzetom: geschwulstart. Granulation an der Fußsohle (evtl. auf das Skelett übergreifend) bei barfußgehenden Eingeborenen Indiens infolge chron. Infektion mit Fadenpilzen (Cryptococcus, Monosporium, Cephalosporium); meist mit Einschmelzung u. Fistelbildung; s. u. Myzetom.

Hyphomyzetose: Erkrankung durch Fadenpilze.

Hypinose, Hypinosämie: / Hypofibrinogenämie (i. w. S. auch die dadurch oder anderweitig bedingte Hypokoagulabilität).

Hypn.: s. a. Hypno....

hypnagog: einschläfernd; beim Einschlafen (oder im Halbschlaf) auftretend; z. B. **h. Halluzinationen** (auch beim Gesunden).

Hypnagoga: *pharm* / Hypnotika.

Hypnalgie: (OPPENHEIM) nur während des Schlafens (im Traum) empfundene Schmerzen; vgl. Nyktalgie.

Hypno...: Wortteil »Schlaf«, »Hypnose«; s. a. Narko....

Hypno|anästhesie: in Hypnose suggerierte Schmerzlosigkeit; s. a. H.narkose. – **H.batie**: / Somnambulismus.

hypnogen: schlaf-, hypnoseerzeugend; z. B. **h. Körperzone** (von der aus manuell ein hypnot. Zustand ausgelöst werden kann) – **Hypnogenum**: *pharm* / Hypnotikum.

hypnoid: schlaf- bzw. hypnoseähnlich; z. B. **h. Zustand** (leichte Bewußtseinsveränderung ähnl. der beim Einschlafen, entweder als oberfläch. Hypnosegrad oder hervorgerufen durch Autosuggestion, beruhend auf tiefer Entspannung der willkürl., insbes. der Augenmuskeln u. des vegetat. Systems; mit Möglichkeit der akt. Selbstbeherrschung).

Hypno|katharsis: in psychotherap. Hypnose das Aufdecken aus der Anamnese bekannter, weit zurückliegender psychotraumat. Ereignisse mit dem Ziel des affektiven Wiedererlebens u. dadurch Abreagierens. – **H.lepsie**: / Narkolepsie. – **H.logie**: / Hypnotismus (1). – **H.manie**: Schlafsucht (/ Hypersomnie). – **H.narkose**: (FRIEDLÄNDER 1920) durch Hypnose eingeleitete oder unterstützte Narkose. – **H.pathie**: Erkr. mit path. Schlafzuständen, i. e. S. die / Narkolepsie.

hypnopomp: vom Schlaf wegführend, in der / Hypnopompie auftretend (z. B. hy. / Halluzinationen).

Hypnopompie: »hypnopomper Zustand« des Halbschlafes beim Erwachen (Postdormitium); häufig auch beim Gesunden mit Sinnestäuschungen einhergehend.

Hypnose: suggerierter schlafähnl. Zustand mit Bewußtseinseinengung, stark herabgesetzter Willensbildung, bes. Kontakt zum Hypnotiseur (»Rapport«), dessen Anweisungen auch posthypnotisch befolgt werden (»posthypnot. Auftrag«). Als **oberflächl. H.** (»Halbwach-H.«) mehr dem Wachsein als dem Schlaf ähnend u. für therap. Suggestionen bes. geeignet; als **tiefe H.** weitgehend dem Schlaf ähnl. oder als Illusion eines Schlafes oder als echter Schlaf (= H.stadien I–III, letzteres mit charakterist. EEG-Veränderungen). Therap. Anw. zur Bekämpfung von Krankheitssymptn. (= Hypnotherapie), für Hypnokatharsis, Hypnonarkose u. als Heilschlaf, gegen den Willen des Pat. aber nicht statthaft (§§ 223, 239 StGB). – **H.gefühl**: krankhafte Vorstellung, hypnotisiert zu werden; häufig bei Schizophrenie (als Erklärung für das Erlebnis einer Gedanken-, Gefühls-, Willensbeeinflussung von außen); kann sich bis zum »**H.wahn**« steigern.

Hypnosie: Schlafkrankheit.

hypnosigen: 1) Hypnose herbeiführend; 2) als Folge einer Hypnose.

Hypnotherapie: 1) / Schlaftherapie. – 2) therap. Anw. der Hypnose.

Hypnotika, Hypnagoga: *pharm* in geeigneten Dosen Schlaf herbeiführende Mittel; chemisch unterschiedl. Wirkstoffgruppen, z. B. Alkohole (Chloralhydrat, Methylpentynolum), Harnstoff (z. B. Barbiturate), Piperidin-Derivate. In geringen Dosen als Sedativa, in hohen Dosen als Narkotika wirksam; nach Wirkungseintritt u. -dauer unterschieden als Ein- u. Durchschlafmittel. Gefahr der Gewöhnung u. suchtähnl. Abhängigkeit; häufigste Suizidmittel.

Hypnotismus: 1) Hypnologie: Lehre von Schlaf u. Hypnose. – 2) Braidismus: vom schott. Chirurgen JAMES BRAID 1841 aus dem animal. Magnetismus entwickelte Hypnosetechniken (»Neurohypnotismus«). – 3) Lehre von der unterschwell. Beeinflußbarkeit des Menschen.

Hypnurie: / Nykturie.

hypo...: Wortteil »unter(halb)«, »unter der Norm« (d. H. mit geringeren Werten als bei 97,5% der Gesunden gleichen Geschlechts u. Alters zu erwarten), »unzureichend«; s. a. hyp..., sub..., oligo..., mikro....

Hyp(o)adenie: mangelhafte Drüsenentwicklung bzw. -funktion (/ Hypokrinie).

Hyp(o)adrenalismus: / Nebenniereninsuffizienz (als **Hypoadrenokortizismus** die NNR-Insuffizienz).

Hyp(o)akusis: / Schwerhörigkeit.

Hyp(o)akzelerinämie: Mangel an / Faktor VI im gerinnenden Blut; bei Hypoproakzelerinämie oder infolge zu geringer Bildung oder Hemmung von Thrombin (als Faktor-V-Aktivator).

Hypoaldosteronismus: vermind. Aldosteron-Sekretion bei prim. NNR-Insuffizienz (Zerstörung der Zona glomerulosa; stets mit vermind. Kortisol-Sekretion) oder bei Block der Biosynthese (isoliert); klin.: Hyponatriämie, Hyperkaliämie, Exsikkose, Kollaps. Ther.: Mineralokortikoide.

Hyp(o)alimentation: / Unterernährung.

hyp(o)allergene Kammer: geschlossener Raum mit Zufuhr hochgereinigter, von makromolekularen Allergenen befreiter Luft; für Asthma-Ther.

Hypoalphalipoproteinämie: ∫ Tangier-Krankheit.

Hyp(o)androgenismus: vermind. Androgen-Produktion bei angeb. Defektenzymopathie, z. B. bei 20,22-Desmolase- (Cholesterinbildungsstörung, totale NNR-Insuffizienz), Steroid-17α-hydroxylase- (17α-Hydroxyprogesteron-Mangel; NNR-Insuffizienz) oder 17-Reduktase-Defekt (Block für Δ^4-Androstendion → Testosteron; Hodeninsuffizienz, Pseudohermaphroditismus masculinus).

Hypobarismus: path. Erscheinungen infolge Verminderung des Außendrucks im Verhältnis zum Druck im Körperinnern, z. B. durch zu raschen Aufstieg in große Höhen oder aus großen Tiefen; ∫ Druckfall-, Höhenkrankheit, Barotrauma.

hypobulisch: 1) infolge **Hypobulie** (bei herabgesetztem Willensantrieb; s. a. Abulie). – 2) unterhalb des Willensmäßigen; z. B. **h. Mechanismen** (E. KRETSCHMER; Vorgänge des Ausdruckslebens u. der Psychomotorik, die auf stammesgeschichtlich älteren Reflexen basieren u. bei Affekteinbrüchen als Bewegungssturm, Totstellreaktion, Panik, hyst. Anfall etc. auftreten können).

Hypochlor|ämie: Chlorid-Gehalt des Blutserums (meist parallel zum Na-Gehalt) <96,9 mval/l infolge vermind. Zufuhr, nach hohem Verlust (starkes Erbrechen, Schwitzen, vermehrte renale Ausscheidung bei diabet. Ketose, respirator. Azidose, Tubulusschädigung, ADDISON* Krankh., durch Hg-Diuretika, nach exzessiver NaHCO₃-Aufnahme) oder aber infolge Zunahme der extrazellulären Flüssigkeit (z. B. bei Wasserintoxikation). – **H. hydrie:** *gastrol* ∫ Subazidität.

Hypochlorite: Salze der unterchlor. Säure HOCl; Anw. als Bleich- u. Desinfektionsmittel, zur Aufbereitung der Zahnwurzelkanäle.

Hypocholesterinämie: Cholesterin-Gehalt des Blutes <130 mg/100 ml, z. B. bei schwerer Leberschädigung, Hyperthyreoidismus, Kortison- oder ACTH-Medikation.

Hypocholie, -cholerese: vermind. Galleabsonderung der Leberzelle.

Hypochonder: an ∫ Hypochondrie Leidender.

Hypochondrie, Krankheitswahn: Zustand depressiver Verstimmung bei krankhaft übertriebener Selbstbeobachtung körperlicher u. geist. Vorgänge. Als **top.** oder **zirkumskripte H.** z. B. der Dermatozoenwahn, die **Hypochondria abdominalis** (z. B. als »Stuhlhypochondrie«); als **traumat. H.** das ∫ KRAEPELIN* Syndrom; als **H. vaga** oder **dichtende H.** die sogen. Grillenkrankh., mit unbestimmten u. nicht lokalisierten »Symptn.«, als **H. verminosa** die ∫ Täniophobie; s. a. hypochondrisch.

hypochondrisch: die ∫ Hypochondrie betreffend, an H. leidend; z. B. die **h. Psychose** (∫ Phasophrenie), das **h. Syndrom** (Klagen über diffuse Körperbeschwerden bei zwanghaft selbstunsicherer Persönlichkeitsstruktur), der **h. Wahn** (wahnhafte Überzeugung, an einer schweren, evtl. nicht feststellbaren Krankheit zu leiden; bes. bei endogener Depression, wobei andere depressive Sympte. in den Hintergrund treten).

Hypochondrium: die Oberbauchregion bds. des Epigastriums.

Hypochondroplasie: schwach ausgeprägte Chondrodystrophie ohne deren typ. Schädelveränderungen.

Hypochreiose: kompensator. Einschränkung des Gehirnstoffwechsels, z. B. bei Hypoglykämie.

hypochrom: mit vermind. Farbstoffgehalt (*hämat* mit Hb-Gehalt des Einzel-Ery <28 pg, d. h. Färbeindex <1).

Hypochromämie: hypochrome ∫ Anämie.

Hypochromasie, -chromatismus: *histol* vermind. oder aufgehobene Anfärbbarkeit von Zellkernen u. Chromosomen(-segmenten) aufgrund ihres rel. geringen Nukleoprotein- oder Nukleinsäuregehaltes.

hypochromatisch: adj. Bez. für ein Linsensystem, dessen ABBE* Zahl kleiner ist als die jeder Einzellinse.

Hypochromie: *histol* vermind. Farbstoffgehalt eines Gewebes oder Organs; z. B. *derm* die angeb. oder erworb., allg. oder umschrieb. Hautpigmentverminderung (∫ Tab. »Pigmentanomalien«), *hämat* der Hb-Mangel (∫ hypochrom).

Hypochylie: vermind. Magensaftproduktion, evtl. nur als ∫ Subazidität bzw. Hypopepsie.

Hypochyma: *ophth* 1) ∫ Katarakt. – 2) ∫ Hämophthalmus.

Hypodaktylie: angeb. Fehlen von Fingern oder Zehen; vgl. Hypophalangie.

Hypoderma: Gattung »Dasselfliegen« [Diptera]; s. a. Hypodermose.

hypodermal: ∫ subkutan.

Hypodermatose: 1) ∫ Hypodermitis. – 2) ∫ Hypodermose

Hypodermic microscope: mikroangiolog. Endoskop (Punktionskanüle, Faseroptik) mit Mikrokopieraggregat; für Kapillarmikroskopie tieferer Haut- u. Muskelbezirke.

Hypoderm(is): *anat* ∫ Tela subcutanea.

Hypodermitis: Entzündung des Unterhautzellgewebes; nach GOUGEROT Sammelbegr. für akute u. chron., knot. oder flächenhafte, entzündl. Vorgänge im s.c. Fettgewebe (u. an der Grenze zur Lederhaut), z. B. Pannikulitis, PFEIFFER*-WEBER*-CHRISTIAN*, ROTHMAN*-MAKAI* Krkht.; s. a. Dermohypodermitis. – **H. nodularis subacuta migrans:** ∫ Vasculitis nodularis.

Hypodermolithiasis: ∫ Calcinosis cutis.

Hypoder(mo)myiasis: Myiasis subcutanea (s. u. Creeping myiasis).

Hypodermosis, -derm(at)ose: Befall von Tieren, selten des Menschen mit Larven von Hypoderma-Arten; als Dasselbeule, Creeping myiasis, Larva migrans, maligne Ophthalmomyiasis (mit Verlust des Auges).

hypodiastolische Regulationsstörung: s. u. prim. ∫ Hypotonie.

hypodiploid: mit einem vollständ. u. einem durch Fehlen eines oder weniger Chromosomen(stücke) unvollständ. haploiden Satz als Chromosomenbestand (z. B. 22 A + 1 X beim ∫ TURNER* Syndrom).

Hypodipsie: vermind. Durstgefühl, zu geringe Flüssigkeitsaufnahme durch Trinken.

Hypodont(ogen)ie: Unterzahl der Zähne; primär (= echte H.) als phylogenet. Reduktion oder als Entwicklungsstörung (z. B. bei Dysostosis mandibulofacialis), sekundär z. B. als Osteomyelitisfolge. »**Hypodontia spuria**« bei vorhandenen Zahnkeimen. – s. a. Abb. »Dentinogenesis imperfecta«.

Hypodynamie: unterdurchschnittl. Funktion eines Organs (z. B. Hypodynamia cordis = Herzschwäche); i. w. S. auch die Unterbeanspruchung der dynam. Körperfunktionen (Muskelarbeit, Blutkreislauf, Atmung) bei strenger Bettruhe, im Wasserbad, im Zustand der Schwerelosigkeit, die bei längerem Bestehen zu Muskelschwund, Knochenentmineralisierung, Anämie etc. führen kann.

Hyp(o)elektrolytämie: s. u. Elektrolythaushalt.

Hypoendemie: Endemie, bei der – z. B. infolge geringer Infektionstüchtigkeit des Erregers – nur ein rel. kleiner %-Satz der Bevökerung erfaßt wird (z. B. in Malariagebieten mit Milzindex < 10%).

Hyp(o)epinephrie: ↑ Nebenniereninsuffizienz.

Hyp(o)erythrovolämie: Verminderung des Gesamt-Erythrozytenvol. (< 25 ml/kg Körpergew.).

Hypöstrinismus, -östrogenismus: vermind. Produktion von Östrogenen (einschl. der dadruch bedingten Veränderungen im ♀ Organismus).

Hypofermentie: Hypenzymie, s. u. Enzymdefekt.

Hypoferrämie: ↑ Hyposiderinämie.

Hypofibrinämie: vermind. Fibrinbildung im gerinnenden Blut (bei Hypofibrinogenämie oder stark vermind. Thrombin-Angebot).

Hypofibrinogenämie: vermind. Fibrinogen-Gehalt des Blutes; erworben bei Synthesestörung, erhöhtem Verbrauch (z. B. Verbrauchskoagulopathie), vermehrter Fibrinolyse; angeb. Form umstritten. – Nachweis mit Latex-Fixationstechnik (z. B. Hyland-Fl-Test).

Hypofibrinolyse: vermind. fibrinolyt. Aktivität des Blutes als Auswirkung körpereigener oder applizierter Antifibrinolytika, bei vermind. Plasminogenbildung, Depletion des Blutplasminogens (durch Infusion von Fibrinolysokinasen) oder der natürl. Fibrinolysokinasen der Gefäße (bei langanhaltender Aktivierung ihrer Freisetzung).

Hypofollikulinie, -follikulinismus: ↑ Hypöstrogenismus.

Hypofunktion: Unterfunktion; s. a. Hypodynamie.

Hypogalaktie: herabgesetzte ↑ Laktation.

Hypogammaglobulinämie(-Syndrom): mit γ-Globulinmangel einhergeh. Zustände; da meist Ig-Mangel, gekennzeichnet durch Immundefekte (↑ dort. Tab., s. a. Antikörpermangelsyndrome). **Erworbene Formen** durch Bildungsstörung, vermehrten Abbau oder vermehrte Ausscheidung; eine »neonatale H.« (mit bes. Infektionsanfälligkeit) im 2.–6. Mon. ist physiol. (Abbau des von der Mutter übernommenen Ig, noch unzureichende Eigenproduktion).

hypogastricus: zum Unterbauch (↑ Hypogastrium) gehörend. – **Hypogastrika**: Kurzform für A. u. V. hypogastrica. – **hypogastrischer Reflex**: ↑ GEIGEL* Reflex.

Hypogastrium *PNA*, Regio hypogastrica *BNA*: die von der Verbindungslinie beider Cristae iliacae, den Ligg. inguinalia u. der Symphyse begrenzte »unt. Bauchgegend«; durch 2 Vertikallinien auf Mitte der Ligamente unterteilt in die unpaare Regio pubica u. die paar. Regio inguinalis.

Hypogenesie: *path* unvollständ. Anlage u. Entwicklung; s. a. Agenesie, Dys-, Hypoplasie.

Hypogenie: **1)** Unterentwicklung des UK. – **2)** parasitäre Doppelmißbildung mit rudiment. Kopf am UK des Autositen.

Hypogenitalismus: Unterentwicklung der Geschlechtsorgane (i. w. S. auch der sek. Geschlechtsmerkmale).

Hypogeusie: vermind. Empfindlichkeit des Geschmackssinnes, z. B. bei Kupfermangel.

Hypoglobulie: *hämat* ↑ Oligozythämie.

Hypoglobulinämie: Globulingehalt des Blutserums < 4,4 g/100 ml; s. a. Hypogammaglobulinämie.

Hypoglossus: ↑ Nervus hypoglossus. – **H.schlinge**: ↑ Ansa cervicalis.

Hypoglykämie: vermind. ↑ Blutzucker-Werte (Grenzwert ca. 40 mg/100 ml) bei organ. Erkr. von Pankreas (Inselzellhypertrophie, -adenom, -Ca.), Leber (z. B. Hepatitis, Coma hepaticum, v. GIERKE* Krkht.), HVL oder NNR (z. B. ADDISON* Krkht., prim. Atrophie), bei Hypothyreose, Urämie, Unterernährung u. nach Magenresektion (↑ Dumping-Syndrom), während der Gravidität, Laktation, Muskelarbeit, bei Hunger, nach Strychnin-, Morphium-, Phlorrhizin-, v. a. aber Insulin- u. Antidiabetika-Applikation (oft nur als **latente H.**, mit Gereiztheit, Konzentrationsschwäche, Kopfschmerz; s. a. HARRIS* Sy., adrenogenitales Hypoglykämie-Sy.). Klin.: Heißhunger, Schwitzen, Zittern, inn. Unruhe, Enthemmung, evtl. Somnolenz bis Bewußtlosigkeit (↑ Coma hypoglycaemicum). – Bes. Formen: **hypervagoton. H.** des vegetativ u. affektiv labilen Kindes mit starker Vagotonie u. Stimulierung der Insulinsekretion, ohne Störung der Blutzuckerregulation, bei Beginn der Pubertät sistierend; **infantile idiopath. H.** (MCQUARRIE* Syndrom) meist im 2. Lj. beginnend, z. T. fam. gehäuft, mit morgendl. Nüchtern-H. mit zentralnervösen Erscheinungen bis zu Bewußtseinsschwund und vorw. ton. »Aufwachkrämpfen«, Insulinüberempfindlichkeit, Spontanbesserung mit zunehmendem Alter (vgl. Neugeborenen-H.); **leuzinempfindl.** oder **proteinsensible H.** (COCHRANE 1956) spontan bei Säuglingen u. Kleinkindern nach oraler Eiweißzufuhr aufgrund konstitutioneller Empfindlichkeit gegen Leuzin, Isovaleriansäure, α-Ketoisokapronsäure u. a. Leuzin-Abbauprodukte (die alle Abfall der Glukose-, Kalium- u. Phosphor- u. Anstieg der Aminosäuren- u. Laktat-Werte im Blut bewirken), mit ZNS-Symptn.; **postprandiale** oder **poststimulative H.** 2–4 Std. nach – v. a. KH-reicher – Mahlzeit bei Erwachsenen u. älteren Kindern, ohne erhöhte Insulinempfindlichkeit, nach einigen Jahren völlig verschwindend.

hypoglykämisch: durch ↑ Hypoglykämie bedingt; z. B. **hy. Anfall** (v. a. morgendl. hirnorgan. Anfall mit Hypoglykämie-Symptn. bei Inselzelladenom, NN-Erkr.; im EEG leichte bis schwere Allg.veränderungen, evtl. Epilepsie-Potentialen ähnl. Wellen; Ther.: Glukose-Zufuhr), **hy. Koma** (↑ Coma posthypoglycaemicum), **hy. Reaktion** (Absinken des Blutzuckerspiegels auf < 40 mg/100 ml, entweder reaktiv auf inadäquaten Blutinsulinspiegel bei Insulin-Überproduktion, überhöhter exogener -zufuhr, oder – bei normalen Insulinwerten – als Folge ungenügender KH-Utilisation, z. B. bei v. GIERKE u. ADDISON* Krankh., Hungerzustand; meist mit hypoglyk. Anfall), **hy. Schock** (/ Insulinschock; i. w. S. auch die Sympte. des hypoglykäm. Anfalls), **hy. Syndrom** / Hypoglykämie (i. e. S. das durch i.a. Inj. von hypoglykäm. Blut im Tierversuch auslösbare GOLEBIOWSKA* Syndrom mit WS-Kontrakturen, Manege- u. Laufbewegungen).

Hypoglykämose: Hypoglykämie samt Symptomatik.

Hypoglyko(r)rhachie: vermind. Zuckergehalt des Liquor cerebrospin., z. B. bei akuter Meningitis.

Hypoglyzin: (HASSALL u. REYLE 1955) 2 tox., blutzuckersenkende Aminosäuren (Alanin-Derivate) aus Früchten von Blighia sapida [Sapindaceae]. Orale Aufnahme führt bei Tier u. Mensch zu Erbrechen (»Jamaikan. Brechkrankh.«) tiefer Hypoglykämie, Leberverfettung (Vorbehandlung mit Riboflavin verhindert tox. Wirkungen).

Hypognathie: 1) Unterentwicklung des OK. – 2) parasitäre Doppelmißbildung mit rudimentärem Kopf an der Maxilla des Autositen. – 3) Mißbildung mit Hypogenie, kleiner Mundöffnung u. -höhle, tief liegenden Ohren.

Hypogonadismus: hormonale Unterfunktion der Gonaden einschl. der resultierenden Symptomatik; i. e. S. das »**H.-Syndrom** des ♂« als erbl. oder prä- oder postnatal erworb. / Hodeninsuffizienz (Hyporchidie); **prim. = hypergonadotroper H.** (im Hoden selbst begründet, stets mit erhöhten Serum-Gonadotropinwerten) bei Anorchie, doppelseit. Kryptorchismus, Chromatin-pos. KLINEFELTER* Syndrom, doppelseit. Hodenatrophie, männl. Klimakterium, DEL CASTILLO* Syndrom, nach präpuberaler Kastration (»präpub. funktionelle H.« auch nach Infektion, Trauma, Strahleninsult); **sek. = hypogonadotroper H.** (infolge Störung der HVL- oder Hypothalamusfunktion, mit erniedrigten Serum-Gonadotropinwerten) bei idiopath. Eunuchoidismus, AGS (FSH-Hemmung durch Androgene), LEYDIG-Hypogonadismus (sogen. »fertiler Eunuch«), FSH-Hemmung durch Östrogene, gestörtem Östrogen-Abbau (Leberzirrhose, Hämochromatose). – **H. der Frau**: Hypöstrogenismus.

Hypohaptoglobinämie: angeb. Haptoglobin-Mangel als seltene fam. Defektproteinämie.

Hypo(h)idrosis: / Oligohidrosis.

Hypohistodiabatismus: unzulängl. Gasdiffusion zwischen strömendem Blut u. Gewebe infolge quant. oder qual. Änderung der Blut-Zelle-Schranke.

Hypohormonose: Unterfunktion eines oder mehrerer endokriner Systeme; evtl. mit Hyperhormonose der Antagonisten.

Hypohydrämie: Verminderung der zirkulierenden Blutplasmamenge.

Hypohydratation: vermind. Wassergehalt des Körpers (s. u. Dehydratation).

Hypo-Hyperparathyr(e)oidismus, COSTELLO*-DENT* Syndrom: Kombination von Hyper- u. Hypoparathyreoidismus, mit Hypokalziämie u. -urie, Hyperphosphatämie, vermehrter alkal. Phosphatase; klin.: Ostitis fibrosa, Tetanie.

Hypohypnie: Schlaflosigkeit.

Hypoinosämie: / Hypinose.

Hypoinsulinie, -linismus: vermind. Insulin-Produktion des Pankreas (»inkretor. Hypopankreatismus«), mit Hyperglykämie, Diabetes mellitus.

Hypojodämie: Gesamt-J-Gehalt des Blutplasmas $<0{,}0048$ mg/100 ml.

Hypokaliämie: K-Gehalt des Blutserums $<3{,}8$ mval/l als Folge ungenügender Zufuhr oder Resorption (bei gastrointestinalen Erkrn.), exzessiver gastrointestinaler oder renaler Verluste (bei starkem Erbrechen, Diarrhö, Darmfistel bzw. nach Saluretika, ACTH, DOCA, Kortison, bei CUSHING* Syndrom I, Hyperaldosteronismus, tubulärer Niereninsuffizienz) oder aber durch Transfer des extra- in intrazelluläres K (z. B. bei Testosteron-Ther.); klin.: / Kaliummangelsyndrom. – Als **fam. kongenitale H.** eine dist. Tubulopathie mit Unfähigkeit zu renaler K-Retention, Harnansäuerung u. -konzentration; klin.: Entwicklungsrückstand, Obstipation, Polyurie u. -dipsie, hypochloräm. Alkalose; evtl. Hyperaldosteronismus. – Das – nicht obligate – **H.-EKG** zeigt abgeflachtes T u. angehobenes U; später ST-Senkung u. rel. U-Vergrößerung (evtl. TU-Verschmelzungswelle); bei zunehmendem K-Mangel isoelektr. oder neg. T u. höher pos. U (evtl. breite, wechselsinn. TU-Verschmelzungswelle).

Hypokalie: (BAUR) K-Mangel der Zelle.

Hypokalz(i)ämie: Kalzium-Gehalt des Blutserums $<4{,}5$ mval/l (beim Erwachs.) infolge (Pseudo-)Hypoparathyreoidismus, Vit.-D-Mangels, Steatorrhö, Nephrose, Nierenerkr. mit Phosphatretention, akuter Pankreatitis; klin.: Tetanie (bzw. Spasmophilie), typ. EKG-Veränderungen (Verlängerung von ST-Strecke u. QT-Dauer). – **konstitutionelle chron. H.**: / MARTIN*-ALBRIGHT* Syndrom. – **H.-Test**: / GIRAUD* Test.

Hypokalzie: (J. DECOURT) Kalziummangel.

Hypokalzistie: vermind. Kalziumeinlagerung im Gewebe (bei vermind. Fixation: »**Hypokalzipexie**«).

Hypokalziurie: renale Ca-Ausscheidung <100 mg/24 Stdn; meist bei Hypokalziämie.

Hypokapnie, Hypokarbie: vermind. CO_2-Spannung im Blut infolge / Hyperventilation, sogen. respirator. Alkalose.

Hypokardie: (ALVARENGA) / Kardioptose.

Hypokinese: Verminderung der willkürl. u. unwillkürl. Bewegungen (einschl. physiol. Mitbewegungen); z. B. bei best. Erkrn. des EPS (u. a. Teilsympt. des PARKINSON* Sy.) u. des Stirnhirns, bei Depression, Schizophrenie, im Substupor.

hypokinetisch: bewegungsarm (/ Hypokinese); z. B. **hy.-hyperton. Syndrom** (/ akinet.-hyperton. Syndrom), **hy.-rigides Syndrom** (bei PARKINSON* u. WILSON* Syndrom, Phenothiazin-Dauerther.; s. a. amyostat. Syndrom).

Hypokinospermie: reduzierte Spermienmotilität; v. a. bei Oligo- u. hochgrad. Hypozoospermie.

Hypokoagulabilität: vermind. Gerinnbarkeit; i. e. S. die des zirkulierenden Blutes (**Hypokoagulämie**); infolge Vermehrung von Gerinnungshemmstoffen oder Verminderung gerinnungsfördernder (Pro-)Faktoren oder gestörter Struktur von Gerinnungsprote-

Hypokonvertinämie

inen (z. B. Dysfibrinogen, nicht auf Thrombokinase-Ca ansprechendes Prothrombin).

Hypokonvertinämie: ↑ Hypoprokonvertinämie.

Hypokortikalismus, -kortizismus: ↑ Nebennierenrindeninsuffizienz.

Hypokrinie: vermind. Drüsensekretion, i. e. S. die ↑ Hypohormonose.

Hypolarynx: der unt. Abschnitt des Kehlkopfes zwischen Stimmbändern u. 1. Trachealring.

Hypoleuk(äm)ie, -leukozytose: ↑ Leukozytopenie.

Hypolip(id)ämie: verminderter Lipidgehalt des Blutes; als **fam. H.** (HOOFT* Syndrom) Ausdruck einer auch Cholesterin u. Phospholipide (nicht aber β-Lipoprotein) betreffenden autosomal-rezessiven (?) Fettstoffwechselstörung ohne Steatorrhö (wahrsch. infolge gestörten Tryptophanabbaus zu Kynurenin); klin.: ichthyosiforme Hautveränderungen, Zahnschmelzdefekte, Leukonychie (»Perlmutternägel«), somat. u. geist. Retardierung, tapetoretinale Degeneration (Typ LEBER), Aminoazidurie.

Hypolipidämika: *pharm* den Blutcholesterinspiegel senkende Mittel.

Hypo-α-lipoproteinämie: ↑ Tangier-Krankheit. — **Hypo-β-L.**: ↑ Abetalipoproteinämie.

Hypoliquorrhö: unzureichende Liquorproduktion; i. w. S. auch der vermind. Liquordruck.

Hypologie: 1) Unfähigkeit, Wörter mit mehr als 2 Silben auszusprechen. – 2) Verringerung sprachl. Äußerungen bei organ. Hirnkrankheit.

Hypoluteinismus: vermind. Progesteron-Produktion des Corpus luteum.

Hypolympha: (ROSAS) ↑ Hyphaema.

Hypomagnesiämie: Mg-Gehalt des Blutserums <2,0 mg/100 ml; z. B. bei prim. Hyperaldosteronismus, akutem Alkoholismus, Nierenkrkhtn. mit Polyurie; klin.: ↑ Magnesiummangelsyndrom.

Hypomanie: leichte Form der ↑ Manie.

Hypomastie: Unterentwicklung (bis Fehlen) der Brustdrüsen.

Hypomelancholie: milde endogene ↑ Depression.

Hypomenorrhö: zu schwache Regelblutung; z. B. bei Uterushypoplasie, Endometrium-Tbk, Anämie, nach wiederholter (zu radikaler) Abrasio.

Hypometabolismus: vermind. Stoffwechsel; z. B. als **euthyreoter H.** (KURLAND u. M. 1955) infolge Dysfunktion neuroendokriner Systeme (zunächst meist als Hypothyreoidismus imponierend, da PBI normal), mit rascher Ermüdbarkeit, Hypotonie, Stimmungslabilität, Lethargie, gestörter Sexualfunktion, Seborrhö, funktioneller Hypoglykämie, evtl. Herabsetzung der 17-Ketosteroidausscheidung u. des Grundumsatzes.

Hypometrie: Dysmetrie mit zu kurzen (evtl. vorzeitig gebremsten) Willkürbewegungen.

Hypometropie: *ophth* ↑ Myopie.

Hypomimie: verringerte mim. Ausdrucksbewegungen, z. B. bei Parkinsonismus, epidem. Enzephalitis.

Hypomineralisation: ↑ Demineralisation.

Hypomnesie: im Ggs. zur Amnesie zeitlich nicht begrenzte Verminderung von Gedächtnisinhalten.

Hypomochlion: Dreh- oder Stützpunkt eines Hebels; z. B. *geburtsh* die sich bei der Austrittsbewegung gegen die Unterkante der Symphyse stemmende Körperstelle des Kindes.

Hypomotilität: ↑ Hypokinese.

Hypomyotonie: s. u. Myatonie.

Hyponatr(i)ämie: Natrium-Gehalt des Blutserums <130 mval/l, als Verdünnungs-, Verlust- oder Verteilungs-H.; klin. (»Natriummangelsyndrom«): Hypotension, Tachykardie, allg. Verlangsamung, Apathie, Muskelkrämpfe; s. a. Salzmangelsyndrom.

Hyponatrie: Na-Mangel der Zelle.

Hyponatriurie: renale Na-Auscheidung <100 mg/24 Std. (= <6 mval/m² Körperoberfläche); z. B. bei Salzmangelsyndrom.

Hyponiträmie: Rest-N-Gehalt des Blutes <18 mg%; z. B. bei schwerer Leberinsuffizienz.

Hyponitrit: Salz der untersalpetr. Säure $H_2N_2O_2$.

Hyponkie: herabgesetzter onkot. Druck, i. e. S. der des Blutplasmas (<22 mm Hg).

Hyponoia: *psych* dämmr.-eingeengte Bewußtseinslage, z. B. als Hypnose, Traum, hyster. Dämmerzustand (mit Demonstrationsabsicht).

hyponoisch: unterhalb des Verstandesmäßigen (s. a. Hyponoia); z. B. die **h.-hypobul. Mechanismen** als von verstandes- u. willensmäß. Beeinflussung freie (»mechanisch ablaufende«) Vorgänge des Ausdrucksverhaltens.

Hyponomoderma: ↑ Creeping eruption.

Hyponychium *PNA*: das Nagelbett distal von Lunula u. Nageltasche; nicht an Nagelbildung beteiligt.

Hyponychon: subunguale Ekchymose.

Hypopallästhesie: herabgesetztes Vibrationsempfinden; s. a. Pallanästhesie.

Hypopankreatismus: vermind. ex- u./oder inkretor. Pankreasfunktion.

Hypoparathyreoid-Addison*-Moniliasis-Syndrom: ↑ H.-A.-M.-Syndrom.

Hypoparathyr(e)oidismus, -parathyreose: Unterfunktion der Nebenschilddrüsen samt dadurch bedingter Symptomatik. **Prim.** oder **idiopath. H.** mit Manifestation entweder frühkindl. (geschlechtsgebunden erbl. u. nicht letal; oder sporadisch u. letal; evtl. mit DIGEORGE* Syndrom) oder juvenil (autosomal-rezessiv erbl.; evtl. als ↑ H.-A.-M.-, mit Perniziosa u. Gonadendysgenesie als H.-A.-G.-Syndrom). **Sek. H.** meist nach Strumektomie mit versehentl. Entfernung der Epithelkörperchen. – Sympte. (evtl. nur bei Belastung der Ca-Homöostase, z. B. bei Durchfall): Tetanie (evtl. latent; typ. EMG), trockene, spröde Haut, Querstreifung u. Splitterneigung der Nägel, Haarausfall, psych. Veränderungen, Katarakt, bei frühem Beginn Zahnentwicklungsstörungen, allg. Retardierung; Hypokalzi-, Hyperphosphatämie, Hypokalziurie (s. a. Tab. »Pseudoparathyreoidismus«). – Ther.: Vit. D, AT 10.

Hypophagie: vermind. Eßlust, ↑ Anorexie.

Hypophalangie: angeb. Fehlen von Finger- u. Zehenphalangen (meist als Brachyhypophalangie).

Hypopharyngoskopie: Endoskopie des Hypopharynx; indirekt unter Vorziehen des anästhesierten

Kehlkopfes mit kräft., zwischen die Stimmlippen eingesetzten Larynxhebel (v. EICKEN) oder – nach s.c. Infiltrationsanästhesie – mit scharfer, in den Schildknorpel eingesetzter Krallenzange (BRÜGGEMANN); direkt mit dem Hypopharyngoskop (Spatel- oder spreizbares Klapprohrinstrument).

Hypopharynx: / Pars laryngea pharyngis. – **H.abszeß:** posttraumat. oder -pharyngit. Abszedierung im Bereich von Epiglottis, ary- oder pharyngeopiglott. Falte oder Hypopharynxhinterwand; klin.: plötzl. u. heft., meist einseit. Schluckschmerz mit Ausstrahlung ins gleichseit. Ohr, bei Übergreifen auf Kehlkopf Atemnot, evtl. Aphonie; meist Spontanheilung. – **H.divertikel:** Pulsionsdivertikel zwischen krikopharyngealem Sphinkter u. Ösophagusmund (meist an Hinterwand), mit Sackbildung durch Mukosa u. Submukosa im sog. LAIMER* Dreieck; ganz selten als angeb. echtes H.; klin.: meist Schluckbeschwerden. – **H.karzinom:** meist bei ♀, oft im Zusammenhang mit PLUMMER*-VINSON* Syndrom.

Hypophase: psych Rückfallsyndrom der Schizophrenie mit Antriebsverringerung u. Verblassen der Affektivität, ohne neue psychot. Sympte.

Hypophlogistie: vermind. Entzündungsbereitschaft.

Hypophobie: Mangel an situationsgerechter Furcht.

Hypophon(es)ie: 1) abgeschwächtes Atemgeräusch bzw. gedämpfter Klopfschall über der Lunge; als **kontralat. H.** im GROCCO*-RAUCHFUSS* Dreieck. – 2) / Phonasthenie.

Hypophorie: ophth Heterophorie mit Abweichen des Auges nach unten.

Hypophosphatämie: Phosphat-Gehalt des Blutserums <1,4 mval/l; z. B. bei Hyperparathyreoidismus, Phosphatdiabetes (»**fam. H.**«).

Hypophosphatasie (Rathbun*), Phosphatasemangelrachitis: heredit. Aktivitätsminderung (<3 BE) oder Fehlen der alkal. Phosphatase. Sympte. wie bei Vit.-D.-Mangel-Rachitis (z. T. früh letal); bei meist normalem P-Blutspiegel evtl. leichte Hyperkalziämie, evtl. Phosphoäthanolamin im Blut u. Harn; Hydroxyprolin-Harnwert z. T. extrem niedrig.

Hypophosphaturie: vermind. renale Phosphat-Ausscheidung (anorgan. P<0,5 g/24 Stdn.); z. B. bei (Pseudo-)Hypoparathyreoidismus, nach Parathyreoidektomie, bei D-Avitaminose, nach starker Ca-Aufnahme.

Hypophrasie: langsame, monotone, abgehackte Sprechweise; z. B. bei fortgeschritt. Arteriosklerose.

Hypophrenie, -phrenose: / Schwachsinn.

Hypophrenium: Raum zwischen Zwerchfell u. Mesocolon transversum; hypophrenisch = subphrenisch.

hypophysär, hypophysialis: die Hypophyse betreffend, von der H. ausgehend; z. B. das **h.-dienzephale Syndrom** bei – meist fam.-konstitutioneller – Dysfunktion von Zwischenhirn u. Hypophyse, mit Minder- oder Hochwuchs, Adipositas (Gürteltyp), Hypogenitalismus, Infantilismus, kleiner Struma, minimaler Grundumsatzerniedrigung, Hypotonie, Nagel- u. Haardystrophie, Osteoporose, komplexen Stoffwechselstörungen; als evtl. Spätsyndrom nach einschläg. Hirntrauma mit Störung von Schlaf-Wachrhythmus, Temp., Nahrungsaufnahme, Blasen-Mastdarmfunktion, Potenz u. Libido u. der Psyche; z. T. infolge Mehrschichtigkeit vegetativer Zentren reversibel. – **H. Koma** als Folge einer HVL- bzw. der resultierenden Schilddrüsen- u. NNR-Insuffizienz nach stärkerer psych. oder phys. Belastung, Infekt etc.; mit Schläfrigkeit, Stupor., Bewußtlosigkeit, Hypothermie, evtl. hypoglykäm. Anfällen, respirator. Azidose (infolge Hypoventilation); hohe Letalität; Ther.: NNR-Steroide, Schilddrüsenhormone.

Hypophysärstimmung: (FRANKL, V. HOCHWART 1912) zufriedene Heiterkeit mit resignierter Apathie bei Affektionen der Hypophyse (z. B. mit Akromegalie), auch bei NNR-, Keimdrüsen-, Schilddrüseninsuffizienz.

Hypophyse, Hypophysis *PNA*, **Glandula pituitaria** *PNA*: die etwa haselkerngroße, von Bindegewebskapsel umschlossene Hirnanhangdrüse am Boden des Zwischenhirns (in der Fossa hypophyseos der Sella turcica); inkretor., ca. 20 verschied. Hormone produzierendes Organ, unterteilt in / Adenohypophyse (d. h. Vorder-, Trichter- u. Mittellappen) u. Neurohypophyse (/ Hypophysenhinterlappen); s. a. Pfortader (2).

Hypophysektomie: Totalexstirpation der Hypophyse, meist nach intrakranieller transfrontaler oder frontolat. Freilegung oder aber transsphenoidal; als op. Endokrinother. (z. B. bei CUSHING* Syndrom, hormonrefraktärem Mamma- u. Prostata-Ca.), zur Beseitigung eines Hypophysentumors (Ausschälung, Koagulation, Absaugung oder Kürettage; bei unsicherer Radikalität u. U. zweizeitig). – vgl. Hypophysenausschaltung, -stieldurchtrennung.

Hypophysenadenom: in histol. Typ, endokriner Störung u. raumfordernder (evtl. extrasellärer) Wachstumstendenz unterschiedl. Adenome des HVL, als **basophiles H.** (aus Betazellen) mit vermehrter ACTH-Bildung u. CUSHING* Syndrom; als **chromophobes H.** (diffus, papillär oder sinusoidal, aus Gammazellen) häufigste Form, hormonell inaktiv (evtl. genital wirksam), langsam wachsend u. erst spät mit Drucksymptn. (Sellaausweitung, bitemporale Hemianopsie); als **eosinophiles H.** (aus Alphazellen) mit vermehrter STH-Bildung; ferner gemischtzell. Adenome. Ther.: Op. (/ Hypophysektomie), Nachbestrahlung.

Hypophysen|apoplexie: apoplekt. Insult im Bereich der Hypophyse; klin.: plötzl. heft. Kopfschmerz (häufig hinter der Nasenwurzel), später meningeale Reizerscheinungen, Visusstörung, hormonale Störungen, evtl. Hemiparese, Schluckstörung, Bewußtseinsverlust, Koma. – **H.ausschaltung:** definitive Blockade der Hypophysenfunktion durch Ektomie oder elektrochir. oder strahlentherap. Zerstörung (protrahierter Wirkungseintritt) des gesunden Organs als endokrinotherapeut. Maßnahme bei inkurablem Mamma- u. Prostata-Ca. oder Chorionepitheliom. Effektkontrolle anhand von Grundumsatzsenkung, Rückgang renaler Ca-Ausscheidung, durch ACTH-Test. – s. a. H.stieldurchtrennung.

Hypophysen|blocker: die Sekretion der H.hormone (z. T. über neg. Feedback) herabsetzende Substanzen, z. B. Kortikosteroide (für Kortikotropin), Schilddrüsenhormon (für Thyreotropin), Östradiol u. Testosteron (für Gonadotropine), Paroxypropionum (für die HVL-Hormone). – **H.durchflutung:** (SCHLIEPHAKE 1953) Hochfrequenzdurchflutung (Kodensatorfeld) der Hypophyse; bewirkt beim Gesunden u. a. Blut-

Hypophysengang

zuckeranstieg (bei Akromegalie, Diabetes mellitus u. Thyreotoxikose evtl. verstärkt), bei basophilem Adenom Blutzuckerabfall; ohne Effekt bei vegetat. Dystonie.

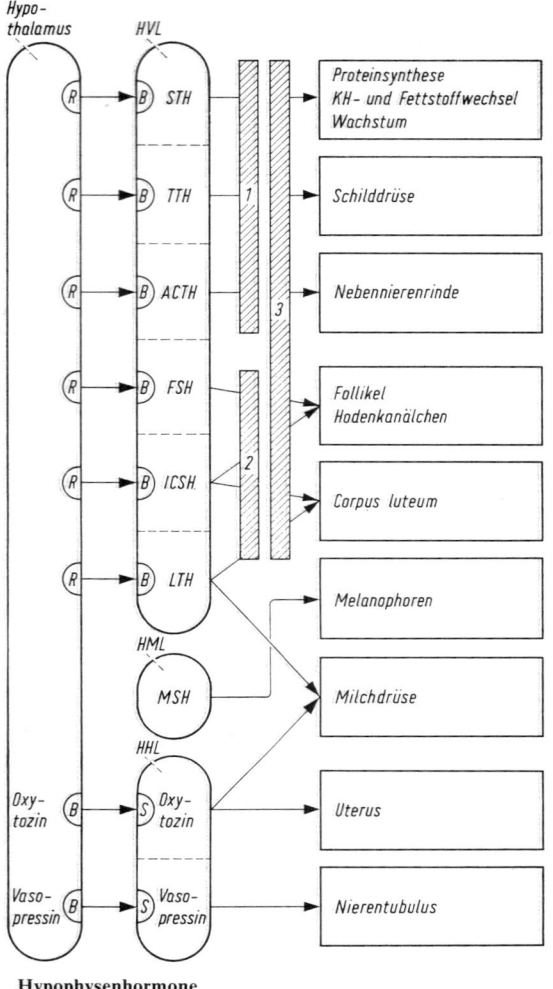

Hypophysenhormone
R Releasing - Faktoren 1 Stoffwechselhormone
B Bildung 2 Gonadotropine
S Speicherung 3 glandotrope Hormone

Hypophysen|gang: *embryol* mit der Mundbucht verbund. Teil der RATHKE* Tasche. – **H.gangtumor**: ↑ Kraniopharyngiom. – **H.hemmtest**: Funktionsprüfung des Hypophysen-NNR-Systems anhand des Feedback-Mechanismus nach 3täg. Dexamethason-Gabe; normal völl. Hemmung der ACTH-Sekretion (gemessen an 17-Hydroxykortikosteroid-Ausscheidung). – s. a. Metopiron®-Test.

Hypophysenhinterlappen, HHL, Lobus post. *BNA* s. nervosus *JNA*, Neurohypophysis *PNA*: der hint., dem ↑ Hypophysen-Zwischenhirnsystem zugehör. (u. aus dem Boden des Dienzephalon entstandene) Teil des Organs, mit Neuroglia, »Pituizyten«, u. marklosen Nervenfasern. Endpunkt der Hauptmasse der Tractus tuberoinfundibul. u. supraoptikohypophysialis, über die ihm granuläres »Neurosekret« (↑ Hypothalamushormone) zugeführt wird (zu unmittelbarer Abgabe ins Blut bzw. zur örtl. Speicherung).

Hypophysenhormone: Proteo- bzw. Peptidhormone; aus dem HVL ↑ Somato-, Kortiko-, Thyreo-, Lipotropin, follikelstimulierendes, Interstitialzellen-stimulierendes (= luteinisierendes) u. luteotropes Hormon (d. h. gonado-, glandotrope u. Stoffwechselhormone, ↑ Schema); aus dem HML die ↑ Melanotropine, aus dem HHL die ↑ Hypothalamushormone. Steuerung der Sekretion der HVL-Hormone durch ↑ Releasing- u. ↑ Inhibiting-Faktoren des Hypothalamus u. durch Feedback-Mechanismus; s. a. Hypophysenblocker.

Hypophyseninfarkt: anäm., selten hämorrhag. Infarzierung insbes. des HVL. Klin. evtl. ↑ Hypopituitarismus; s. a. Hypophysenapoplexie.

Hypophysen-Minustyp: (I. A. SCHNEIDER) degenerat. Konstitutionstyp mit unterdurchschnittl. u. dysharmon. Hypophysenfunktion; schwache Vitalität, verzögerte (bis total gehemmte) Entwicklung.

Hypophysenmittellappen, HML, Pars intermedia *PNA*: der aus der Rückwand der Hypophysenhöhle (Überbleibsel der RATHKE* Tasche) entstandene schmale Teil zwischen Vorder- u. Hinterlappen; mit baso- u. (weniger) eosinophilen Zellen u. Kolloidzysten. Bildungsstätte des Melanotropins.

Hypophysen-Schilddrüsen-Syndrom: prim. HVL-Dysfunktion mit Überfunktion des thyreotropen Prinzips; klin.: Exophtalmus (evtl. maligne), Lidtraktion u. -ödem, vermehrte Konjunktivalinjektion u. Tränensekretion, Ophthalmoplegie; evtl. diffuse Schläfen- u. Gesichtshautschwellung, umschrieb. prätibiales Myxödem, Akropachie, Osteoarthropathia hypertrophicans.

Hypophysen|stich: *neurochir* intrakraniell-transfrontale (HIRSCHMANN-SIMONS) oder transorbital- bzw. transnasal-sphenoidale, stereotaktische oder unter Rö-Kontrolle durchgeführte Punktion der Hypophyse (oder eines sellanahen zyst. Tumors) zwecks Ausschaltung (bzw. Zerstörung). – **H.stiel**: ↑ Infundibulum hypothalami. – Seine suprasellare Durchtrennung (RUSSELL 1956) ist eine Form der Hypophysenausschaltung (meist mit Tantalplatten-Interposition als Revaskularisationsprophylaxe).

Hypophysen|tasche: *embryol* ↑ RATHKE* Tasche. – **H.transplantation**: Einpflanzung einer zerteilten, noch körperwarmen Kalbshypophyse in die Bauchdecke oder Gefäßscheide der Carotis comm. (seltener intragluteale Inj. des breiig zerriebenen Organs) als op. Endokrinother. bei SIMMONDS* Kachexie, Diabetes insipidus u.a.

Hypophysentrichterlappen, Pars infundibul. (lobi ant.) *PNA*, P. tuberalis *JNA*: der das Infundibulum zungenförmig umgebende Teil der Adenohypophyse (von Arachnoidea, gegen das Infundibulum nur von Pia überzogen), mit Strängen heller, feingranulierter Tuberaliszellen, wenigen β-Zellen, kolloidgefüllten Pseudofollikeln u. Plattenepithelnestern.

Hypophysentumor: klin. Bez. für alle geschwulstart. Hypophysenvergrößerungen (einschl. Hyperplasie in Schwangerschaft, nach Kastration); i. e. S. die prim. (Adenom des HVL, Fibrom oder Sarkom des HHL, Mischtumoren, Kraniopharyngiom) u. sek. Neoplasmen sowie Zystizerkus- u. Echinokokkusabsiedlungen. Wachstum meist intrakapsulär, selten infiltrierend-metastasierend; klin.: Sympte. des intrakraniellen Tumors, Sellaexkavation, Chiasma-Syndrom, vom Zelltyp abhäng. endokrine Störungen.

Hypophysenvorderlappen, HVL, Lobus ant. *BNA*, Adenohypophysis *PNA*: der aus Mundhöhlenektoderm entstandene vord. Hauptteil des Organs einschl. der Partes dist., infundibul. u. pharyngea u. des Mittellappens; aufgebaut aus enggefügten, anastomosierenden Strängen rundlicher, ovaler oder polygonaler Zellen (/ azidophile = Alpha-, / basophile = Beta-, chromophobe = / Gamma-, Delta- = / D-, Epsilon- = / E-, Eta- = / Schwangerschaftszellen), retikulärem u. kollagenem interstitiellem Bindegewebe, engmasch. Kapillarnetz (/ Abb. »Pfortaderkreislauf«). Bildungsort der meisten / Hypophysenhormone. – **H.insuffizienz, -syndrom:** / Hypopituitarismus. – **diabetogenes H.prinzip:** die dem Insulin-Effekt entgegengesetzte Wirkung der HVL-Hormone.

Hypophysen-Zwischenhirnsystem: das strukturell u. funktionell zusammenhängende neurohormonale System aus Hypophysenhinterlappen u. -stiel, Nuclei supraopticus, paraventricularis u. tuberales des Hypothalamus (/ Abb.), wirkend durch die in den hypothalam. Kernen gebildeten / Hypothalamushormone.

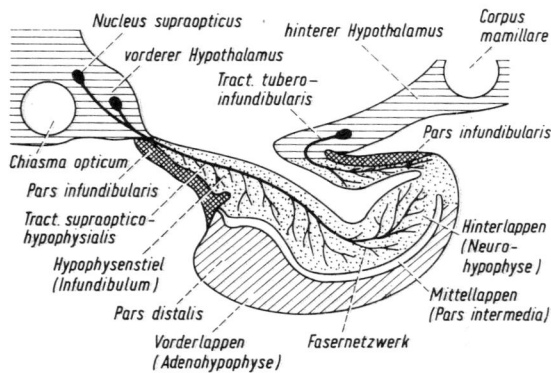

Hypophysenzwischenlappen: / Hypophysenmittellappen.

hypophyseopriv: bei fehlender (z. B. ausgeschalteter) Hypophyse.

hypophys(e)otrop: auf die Hypophyse gerichtet bzw. einwirkend: z. B. **h. Faktoren** (s. u. Hypothalamushormone).

hypophysialis: (lat.) hypophysär.

Hypophysin®: standarisierter HHL-Gesamtextrakt; Anw. als Wehenmittel, bei Darmatonie.

Hypophysis (cerebri) *PNA*: / Hypophyse. – **H. pharyngea:** / Rachendachhypophyse.

Hypophysitis: spezif. (Tbk, Syphilis) oder unspezif. (z. B. Autoimmunprozeß) Entzündung der Hypophyse; evtl. mit / hypophysär-dienzephalem Syndrom.

Hypopinealismus: Unterfunktion der Zirbeldrüse, i. w. S. auch das resultierende (umstrittene!) Krankheitsbild: übermäß. Längenwachstum, Pubertas praecox.

hypopituitär: / Hypopituitarismus betreffend. – **h. Typus:** Konstitutionstyp mit Klein- oder Hoch-, Mager- oder Fettwuchs u. fließenden Übergängen zu Akromikrie, Dystrophia adiposogenitalis, Präpubertätsfett-, Pubertätsmagersucht etc. (als path. Extreme LAURENCE*-BIEDL*-MOON*, SHEEHAN* Syndrom, Diabetes insipidus). – s. a. hypopitäre / Krise.

Hypopituitarismus: partielle (z. B. bei hypophysärem Myxödem) oder totale Unterfunktion (/ Panhypopituitarismus) der Adenohypophyse durch Nekrose, Fibrose, Tumor oder Granulom (v. a. Tbk, Syphilis); klin.: Hinfälligkeit, Apathie, Ausfall der Sekundärbehaarung, der Schweiß- u. Talgsekretion, »Alabasterhaut«, Kälteempfindlichkeit, spontane Hypoglykämie, hohe Insulinempfindlichkeit, evtl. Gonadenunterfunktion, SIMMONDS* Kachexie. – s. a. hypopituitäre / Krise.

Hypoplasie: angeb. oder anlagebedingte Unterentwicklung eines Organismus, Organs (z. B. Herz, Lunge, Gehirn, Pankreas, Niere, Harnblase, Uterus, Gonaden) oder Gewebes; i. w. S. auch der evtl. resultierende Funktionsausfall. – **erythrozytäre H.:** / Erythroblastophthise. – **fokale dermale H.:** / GORLIN*-GOLTZ* Syndrom. – **kaudale H.:** s. u. Regressionssyndrom. – **Hypoplasia mandibul. congenita:** angeb. Mund-Kiefer-Gaumen-H. mit Mikrognathie, Verkürzung der Mm. genioglossi, Glossoptose u. Gaumenspalte. – **H. musculorum generalisata congenita:** / KRABBE* Syndrom (II).

hypoplastisch: i. S. der / Hypoplasie verkleinert. – **h. Typ:** Konstitutionstyp des schmalförm. Extrems.

Hypoplazentose: (BRINDEAU u. HINGLAIS) vermind. plazentare Choriongonadotropin-Produktion (Harnwerte < 15 000 IE; bei Fruchttod 3500–1500 IE).

hypoploid: *genet* mit unvollständ. Chromosomenbestand.

Hypo|pneumatose: vermind. Luftgehalt der Lunge. – **H.pnoe:** abgeflachte u./oder verlangsamte Atmung (= H.ventilation), i. e. S. ohne Verkleinerung des AMV.

Hypopolarisation: *physiol* Absinken des Membranpotentials unter den Ruhewert.

Hypoproakzelerinämie: / Hypoakzelerinämie, Parahämophilie.

Hypo(pro)konvertinämie: Mangel an Faktor VII im Blut; entweder (ALEXANDER 1951) als seltene, phänotypisch autosomal-rezessiv, genotypisch autosomal-kodominant erbl., frühmanifeste hämorrhag. Diathese (v. a. bei Homozygoten) mit hämophilem Blutungstyp (v. a. gastrointestinal), auch »Parahämophilie B« genannt; oder aber sporadisch oder symptomat. bei Retikuloendotheliose, Leukämie, Leberleiden. Ther.: Kumarinderivate.

Hypoprosexie: krankhafte Aufmerksamkeitsminderung.

Hypoproteinämie: Plasmaproteinwerte im Blut <6,0/100 ml; als **rel. H.** plasmavolumenbedingt (z. B. bei H_2O-Retention nach Infusion, Malabsorptionssyndrom); als **absol. H.** bei Albumin- oder γ-Globulinverminderung durch gesteigerten Katabolismus (= »**katabole H.**«, z. B. idiopathisch mit Hypalbuminämie u. generalisierten Ödemen) oder vermind. Anabolismus (»**anabole H.**«, z. B. bei exsudativer / Gastroenteropathie).

Hypoproteinose: alimentäres / Dystrophiesyndrom.

Hypoprothrombinämie

Hypoprothrombinämie: heredit., kongen. Verminderung des Prothrombins im Plasma (Heterozygote um 50%, Homozygote um 90–95%) bei sonst normalen Gerinnungsfaktoren u. ohne weitere Koagulationsanomalien. – Ferner erworbener, praktisch stets mit Minderung der – hepatogenen, Vit.-K-abhäng. – Gerinnungsfaktoren VII, IX u. X kombin. Faktor-II-Mangel bei Hepatopathien, Vit.-K-Mangelzustand (Kumarine-, Indanione-Medikation); sowie – mit etwa gleichem Status – die H. der Neugeb. infolge Unreife der Proteinsynthese, Vit.-K-Defizits, fetaler Leberschädigung oder Verbrauchskoagulopathie (bei Hämolyse).

Hypopselaphesie: herabgesetzte Tastempfindung.

Hypopsychose: (F. M. BARNES 1923) krankhaft vermind. Geistestätigkeit, z. B. bei organ. Hirnschaden.

Hypopyon: Eiteransammlung am Boden der vord. Augenkammer; als Zeichen intraokularer Infektion zunächst horizontal strichförmig am unt. Hornhautrand, in schweren Fällen mit Spiegel in Höhe des unt. Pupillarrandes. – **H.iritis:** eitr. Iritis mit Hypopyonbildung; evtl. rezidivierend (= Iritis septica, Ophthalmia lenta GILBERT) mit unregelmäß. akuten Schüben, z. B. bei BEHÇET* Krankheit. – **H.keratitis,** Ulcus serpens corneae: serpiginöse Keratitis mit Hypopyon; meist Pneumokokken- oder Pilzinfektion.

Hyporchidie: endokrine ∕ Hodeninsuffizienz infolge Schädigung der LEYDIG* Zellen, z. B. bei Eunuchoidismus, sexuellem Infantilismus; 17-Ketosteroid-(Harn) u. Testosteron-Werte niedrig; s. a. Hypogonadismus.

Hyporeflexie: ∕ Reflexabschwächung.

Hyp|orexie: Appetitmangel. – **H.orthozytose:** Leukopenie bei normalem weißem Differentialblutbild.

Hypo|salämie: ∕ Salzmangelsyndrom. – **H.salivation,** H.ptyalismus: path. vermind., u. U. versiegender Speichelfluß; mit schmerzhafter Xerostomie; häufig in der Menopause. – **H.sarca:** ∕ Anasarka.

Hyp|oscheotomie: Stichinzision (Punktion) einer Hydrocele testis am tiefsten Punkt des Skrotums.

Hyposegmentatio: vermind. Segmentierung; z. B. als **H. hereditaria** die ∕ PELGER*-HUET* Anomalie.

Hyposekretion: vermind. Sekretabsonderung.

Hyposemie: *psych* vermind. Ausdrucksbewegungen.

Hypo|sensibilisierung: *allerg* ∕ Desensibilisierung. – **H.sensibilität:** herabgesetztes Empfindungsvermögen; s. a. Hypästhesie.

Hyposider(in)ämie, -ferrämie: Eisengehalt des Blutserums <0,06 mg/100 ml; nach starkem Blutverlust, bei vermehrtem Fe-Verbrauch (Schwangerschaft, Laktation, Wachstum) oder ungenügender Fe-Resorption (Darmresorptionsstörung), Infekt, Neoplasma.

Hyposmie: herabgesetzte Geruchsempfindung.

Hypo|somie: ∕ Kümmerwuchs. – **H.somnie:** Schlaflosigkeit mäßigen Grades, als Ein- oder Durchschlafstörung oder als finale H. (zu frühes Erwachen); bei emotioneller Belastung, Neurose, Psychose, Intoxikation (Weckamine, Koffein), als Abstinenzerscheinung nach Analgetika- u. Hypnotikaabusus.

Hypospadie, Fissura urethrae inf.: kongenit. Hemmungsmißbildung der Harnröhre mit Verlagerung des Orificium ext. an die Unterseite des Penis zwischen Glans u. Perineum bzw. in das vord. Scheidengewölbe (oft mit Klitorishypoplasie; stets mit Harninkontinenz) u. Aplasie terminaler Urethraabschnitte. – Beim ♂ mit dorsalkonvexer (evtl. kohabitationshindernder) Krümmung des – meist hypoplast. – Penis durch eine sogen. ∕ Chorda, ventral nicht ausgebildetem, schürzenförmig herabhängendem Präputium u. intakter Kontinenz; oft kombin. mit vergrößertem Utriculus prostaticus, Kryptorchismus, kongen. Leistenhernie, Atresia recti etc.; bei Extremform fließender Übergang zum Pseudohermaphroditismus. Nach Lage der Fehlmündung unterschieden als **glanduläre H.** (»Eichel-H.«, mit Mündung im Corona- [**koronare H.**«] Collum-Bereich oder knapp dahinter, meist mit vollständ. Frenulumdefekt, verengtem Orificium, evtl. blindsackart. Fossa navicularis; bei kompletter ventraler Spaltung der Fossa navicul. mit Orificium in deren Grund – u. normalem Präputium – keine Korrekturnotwendigkeit), **penile H.** (Mündung an der Unterseite des – meist stärker abgeknickten – hypoplast. Penisschaftes, evtl. paramedian u. rinnenförm., mit Corpus-cavernosum-Defekt, zunehmender Penisatrophie, narb. Schwellkörperinduration), **penoskrotale H.** (Mündung in Penoskrotalfalte; Penis stark verkürzt, oft »versteckt« in der Rinne des zweigeteilten Hodensackes: »Verge englissée«), **perineale H.** (= **totale H.**; mit Penisverkrümmung u. Scrotum bipartitum; als sogen. »klitor. H.« sogar mit »Kommissur« dorsal der Peniswurzel; bei gleichzeit. Kryptorchismus oder Hodenhypoplasie evtl. Grad des »Zwittertums«), **skrotale H.** (meist weite, trichter- oder schlitzförm. Mündung median im oft vollständig gespaltenen Skrotum, Penis hypoplastisch, u. U. hakenartig geknickt u. von überhängendem »überschüss.« Präputium bedeckt, Skrotalansatz evtl. am Collum glandis).

Hypospadismus: der bei Hypospadie ähnl. Penisverkrümmung (verstärkt bei Erektion) mit normotoper Harnröhrenmündung, entweder bei Defekt des dist. Corpus cavernosum urethrae (u. normaler Harnröhre: H. sine hypospadia) oder aber bei rel. »zu kurzer« Urethra.

Hypospermie: ∕ Hypozoospermie.

Hyposphagma: flächenhafter Blutaustritt unter die Conjunctiva bulbi, z. B. bei Keuchhusten, nach Preßwehen, Erbrechen, Schädelbasisbruch, spontan im Klimakterium u. Senium.

Hyposphygmie, -sphyxie: herabgesetzte Blutzirkulation (Pulsschwäche) als Vorstufe der Asphyxie.

Hyposplenie, -splenismus: (HITTMAIR, DAMESHEK) Verminderung einzelner oder aller Milzfunktionen.

Hypostalakturie: vermind. Oberflächenspannung des Harns (gemessen anhand der Tropfengröße).

Hypostase: 1) *path* schwerebedingtes Absinken des Blutes in tieferliegende Körperabschnitte (als Form der pass. Hyperämie infolge – meist kardial bedingter – Kreislaufinsuffizienz), beim Stehenden in die Beine (Zyanose!), beim Bettlägerigen in die unt. Rumpfpartien u. – bei Rückenlage – in hint. Lungenabschnitte (s. a. Lungenhypostase, Stauungslunge, hypostat. ∕ Pneumonie); beim Toten als »Livores«. – 2) *genet* Hypostasie: (BATESON 1907) »Überdeckung« oder »Verhinderung« einer Gen-Manifestation durch ein nichtalleles (»epistat.«) Gen.

hypostatisch: durch / Hypostase bedingt.

Hyposteatose: *derm* / Oligosteatose.

hyposthenisch: mit geringgrad. Körper- bzw. Muskelschwäche; von schmalförm. Konstitution.

Hyposthenurie: meist progred. Konzentrationseinschränkung der Nieren (d. h. Annäherung der erreichbaren Konz.maxima u. -minima im VOLHARD* Versuch), so daß im Spätstadium der osmot. Druck des Harns etwa dem des enteiweißten Blutplasmas entspricht.

Hypostose: Hypoplasie des Knochens; im Wachstumsalter als abnorme Kürze u. Schlankheit der Knochen (z. B. bei VAN DER HOEVE* Sy.); bei Einsetzen nach Wachstumsabschluß als Dünnwandigkeit infolge Hemmung periostaler Ossifikation (z. B. bei Osteopsathyrose).

Hyposulfitweiß: *histol* lichtempfindl. Leukobase aus mit Natriumthiosulfat-Lsg. u. HCl versetztem Methylenblau (oder Toluidinblau, Thionin); zur Kern- u. Plasma-Darstg. bei Vitalfärbung.

Hyposystolie: vermind. systol. Kontraktionskraft des Herzens mit entspr. verringerter Auswurfleistung (evtl. als mechan. Pulsus alternans); z. B. bei Herzinsuffizienz oder unzureichender diastol. Füllung.

Hypotaxis: 1) Affektsuggestion: (DURAND) affektive Resonanz zwischen Hypnotiseur u. Hypnotisiertem. – 2) Charme: das mäßig tiefe, 2. Stadium der FOREL* Hypnoseeinteilung; Öffnen der Augen gegen den Willen des Hypnotiseurs möglich, aber Suggestionsbefolgung, keine posthypnot. Amnesie. – 3) *neurol* schwach ausgeprägte / Ataxie.

Hypotelismus: rel. Kleinheit eines Organs oder Körperteils.

Hypotension: / Hypotonie. – **kontrollierte H.:** künstl. Blutdrucksenkung durch hohe Spinalästhesie (totaler sympath. Block n. GRIFFITH-GILLIES), Hibernation oder (i. e. S.) Ganglienblocker-Medikation (ENDERBY 1950); z. B. bei Lungenödem, arterieller Hypertonie, zur Glaukomdiagnostik, in Form der Hypotensionsanästhesie (Allg.narkose mit Blutdrucksenkung durch Ganglienblocker oder erhöhte Halothan®-Konz. [gut steuerbar]; zur Schaffung eines blutarmen Op.gebietes; evtl. mit entsprech. Neigungslagerung zur »Selbstentblutung«). Krit. systol. Druckgrenze (mit Gefahr anoxischer Hirn-, Nerven- u. Organschädigung) bei ca. 70–80 mm Hg, beim Hypertoniker bereits nach Senkung um >30% unter den Ausgangswert.

Hypotensiva: / Antihypertonika.

hypothalamisch: unterhalb des Thalamus gelegen, den Hypothalamus betreffend; z. B. **hy. Anfall** (vegetative Störungen u. emotionale Labilität bei dienzephaler Epilepsie, v. a. bei Jugendl.; im EEG pos. 14-6/sec-Spikes), **hy.-neurohypopophysäres System** (/ Hypophysenzwischenhirnsystem).

Hypothalamus *PNA*: der unterhalb des Thalamus (u. des Sulcus hypothalamicus) gelegene Abschnitt des Zwischenhirns (in Seitenwand u. Boden des 3. Ventrikels), bestehend aus Corpora mamillaria, Tuber cinereum, Infundibulum, Hypophyse, Lamina terminalis, Chiasma u. Tractus opticus; ferner – als zugehör. Kerne im markarmen H. die hypophysären großzelligen (die Neurosekrete Oxytozin u. Vasopressin bilden) u. kleinzelligen (Nuclei ventromed. u. infundibul.; ihre Axone gehören zum tuberohypophysären Traktus, der über Releasing- u. Inhibiting-Faktoren die Adenohypophyse steuert) u. die nicht hypophysären (Nuclei praeoptici u. a.) einschl. denen des lat. H.feldes, im markreichen H. die Nuclei mamillaris, supraopticus, paraventricularis. Hat vorw. vegetat. (Regulations-)Funktionen u. repräsentiert mit seinen viszeral-afferenten Projektionszentren u. dem »dynamogenen Feld« (HESS 1925) das somatoviszerale u. affektive Koordinationszentrum; steht über basales Vorderhirnbündel, Stria termin. u. Ansa peduncul. mit dem Großhirn, über weitere Bahnen mit Basalganglien u. Hirnstamm in Verbindung.

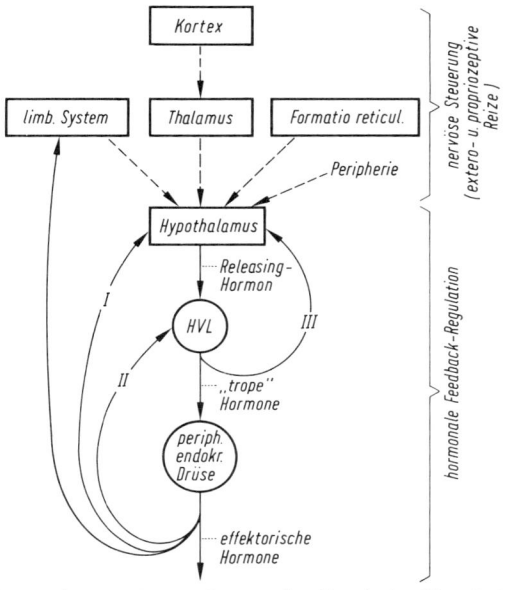

Integration nervöser u. hormonaler Signale im **Hypothalamus**: I, II, III = Rückkopplungsmechanismen.

Hypothalamus|hormone: die im H. gebildeten, auf humoralem Weg zum HHL transportierten u. dort gespeicherten Hormone Oxytozin u. Vasopressin; ferner die – im tuberohypophysären System nachgewiesenen – / Releasing- und Inhibiting-Faktoren. – **H.-syndrom:** die bei entzündl., traumat. oder neoplast. Läsion im H.gebiet vork. psych. u. vegetat. Störungen: manisch-expansives oder depressiv-apath. Verhalten, Diabetes insipidus u./oder mellitus, Fett- oder Magersucht, Störung der Temp.-, Kreislauf- u. Schlafregulation u. der äuß. Sekretion (Schweiß, Speichel, Tränen, Talg).

Hypothenar *PNA*: der von den Mm. abductor, flexor (brevis) u. opponens digiti minimi u. palmaris brevis gebildete »Kleinfingerballen« als »verstellbares« Greif- u. als Schutzpolster für A., V. u. N. ulnaris. – **H.hautreflex:** Beugung der Finger bei Bestreichen des Kleinfingerballens als – inkonst. – physiol. Reflex (bei Pyramidenbahnläsion dagegen Daumenadduktion, / JUSTER* Reflex). – **H.raum:** radial u. ulnar am Metakarpale V verankerte, sich distal verjüngende, prox. geschlossene Faszienloge der Hypothenarmuskulatur.

Hypothermie, Unterkühlung: akute oder anhaltende Senkung der Kerntemp. unter den Sollwert infolge re-

Hypothermie

duzierter Wärmebildung (z. B. im natürl. Winterschlaf) oder aber – als »pass.« H. – durch allg. Abkühlung (Wärmeverlust) mit Überschreiten der physiol. Thermoregulationsgrenze (abhängig v. a. von Temp.-gradient, -einwirkungsdauer u. -medium) oder künstl. Wärmeentzug (= kontrollierte H.; s. unten). Ablauf in 3 Phasen (n. WINTERNITZ): I) bei Rektaltemp. 37–34° erhöhte Kälteabwehr (Hautgefäßkontraktion), Steigerung von O_2-Verbrauch, Herzfrequenz, Blutdruck u. Wärmeproduktion (Kältezittern), psych. Erregung; II) bei 34–27° progred. Puls- u. Atemverlangsamung, Muskelstarre, Reflexabschwächung, Energiestoffwechselreduktion, Analgesie, ab ca. 32° Bewußtlosigkeit, Zusammenbruch der Thermoregulation; III) bei 27–22° allmähl. Erlöschen aller autonomen Körperfunktionen bis zum Kältetod (Wiederbelebung u. U. noch bei ca. 18° mögl.). – **Kontrollierte** oder **künstl. H.** durch exogene Kälteeinwirkung nach Ausschaltung der autonomen Thermoregulation durch künstl. ↑ Hibernation (»**pharmakol.**« oder »**neuropleg. H.**«) oder durch – evtl. mit Muskelrelaxation komb. – Allg.narkose (Vermeidung übermäß. Belastung durch Kälteabwehr); bezweckt die Reduktion des O_2-Bedarfs der Gewebe, um die Blutzufuhr zu lebenswicht. Organen (v. a. Herz, Gehirn, Leber, Niere) für mehrere Min. ohne Einsatz der Herz-Lungen-Maschine unterbrechen zu können. Als »**geringrad. H.**« bis 32°, als »**tiefe H.**« bis etwa 25° (künstl. Beatmung obligat, da Spontanatmung bei 28–30° sistiert). Wärmeentzug durch »Kontaktkühlung« der Körperoberfläche (Eisbeutel, -packung, Auflegen feuchtkalter, evtl. alkoholgetränkter Tücher in Herznähe, Kaltluftkammer, Eiswasserbad, Kühlmatte), extrakorporale Blutstromkühlung (↑ Perfusions-H.), hypotherme Irrigation von Pleura- oder Peritonealhöhle u. Magen (mit isotoner NaCl-Lösung von 0°). Ab 33° Rektaltemp. »**Drift**« (↑ Abb.) ohne weitere Kälteapplikation. Als bes. Verfahren die **selektive H.** einzelner Körperregionen, Organe oder Extremitäten, z. B. mittels Hypothermiesonde zur Blutstillg. (s. a. Gastric freezing) u. die tiefe H. des Gehirns durch extrakorporale Blutstromkühlung über Karotis-Katheter. – Als **paroxysmale H.** das **H.syndrom** (P. POLZIEN 1962, 1964) ein fast nur bei Neurosen vork. anfallsart. Absinken der Kerntemp. um 0,7–1,3°; Sympte.: Wärmeerlebnis mit Todesangst, Schweißausbruch, Pulsbeschleunigung (100–120/Min.), Atemstörungen, Schwindel, Übelkeit, Schwächegefühl; Abklingen nach Min. bis Std. mit Kältegefühl, evtl. Schüttelfrost, Müdigkeit, Erschöpfung.

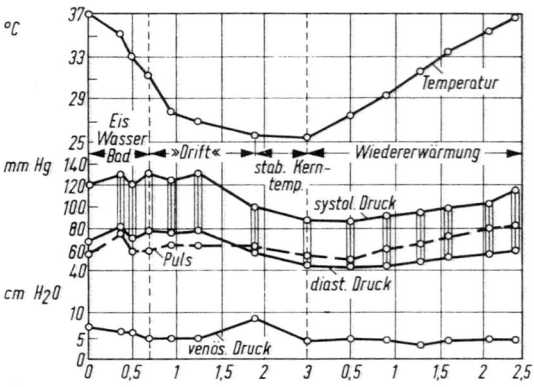

Hypothrepsia: Unterernährung, Hypotrophie.

Hypothromboplastinämie-Syndrome: Koagulopathien mit Thromboplastinmangel im Blut infolge Fehlens oder stärkerer Verminderung best. Gerinnungsfaktoren (↑ Tab. »Hämophilie-Syndrome«); nach TOCANTINS die Krkhtn. durch Blutplättchen-Mangel, erhebl. Überschuß an »Lipid inhibitor« (= Antithromboplastin) oder starke Verminderung des Plasma-Kofaktors. Vork. als Hämophilie A, B u. C, v. BERNUTH* Syndrom, Parahämophilie A, Hypoprokonvertinämie, DE VRIES* Hageman-Syndrom, Angiohämophilie A u. B.

Hypothymie: *psych* geringe Ansprechbarkeit des Temperaments u. der Emotionalität; auch als Form der Psychopathie.

Hypothyreose, -thyr(e)oidismus: Unterfunktion der Schilddrüse mit Hormondefizit (vermind. Thyroxingehalt des Blutes). Als **prim.** oder **thyreogene H.** (TSH im Blut vermehrt) bei Athyreose, Schilddrüsenhypoplasie, Zungengrundstruma, als Enzymopathie (Hormonsynthesedefekt; s. a. Struma, Kretinismus), durch entzündl.-degenerat. Prozeß (Immunthyreoiditis), nach übermäß. Resektion (einschl. Radioresektion); »postop.« oder »thyreoprive H.«; s. a. Kachexia strumipriva; evtl. perakut = ↑ Myxödemkoma), Thyreostatika-Medikation; ferner als **hypophysäre H.** bei partiellem oder totalem HVL-Ausfall (TSH im Blut vermindert; meist mit NN-Insuffizienz vergesellschaftet). Klin.: rasche Erschöpfbarkeit, Kälteempfindlichkeit, Antriebsschwäche bis zur Lethargie, Anämie, hochgrad. Obstipation, Haarausfall, kühle, spröde u. rissige Haut mit Mukopolysaccharid-Einlagerung (auch in den übr. Körpergeweben, ↑ Myxödem), abgeschwächte Libido u. Potenz, Meno- u. Metrorrhagie, Hyporeflexie, Myopathie, Niedervolt-EKG, Hypercholesterinämie. Ther.: Hormonsubstitution. – **benigne H.**: ↑ HERTOGHE* Syndrom.

hypoton: mit niedr. Tonus bzw. Blutdruck, ↑ Hypotonie, hypotonisch.

Hypotonia, Hypotonie, Hypotonus: Erniedrigung einer Spannung (z. B. Muskeltonus) oder eines Drucks unter die Norm; z. B. als **zerebrale H.** der interkranielle Druckabfall nach Hirn-Op. oder ausgedehnter Liquorpunktion, bei Aliquorrhö, nach Trauma, Strahleninsult (Sympte.: Delir, bulbäre Störungen, ggf. Retraktion im Bereich eines Kalottedefekts): als **H. oculi s. bulbi** das Absinken des intraokulären Drucks unter den Mindestwert von ca. 10 mm Hg (Weichwerden des Augapfels) nach Trauma, Fistelbildung, Degeneration des Ziliarkörpers, im diabet. Koma, bei Chinin- u. Barbiturat-Vergiftung. – I. e. S. *kard* das Absinken des arteriellen Blutdrucks auf Werte unter 105/60 mm Hg (beim Erwachs.); grundsätzlich unterschieden als **primäre** = **essentielle** = **idiopath. H.** (ätiol. unklar; v. a. bei Leptosomen, meist als **orthostat. H.** durch Verlagerung des Blutes in abnorm erweiterte Gefäßgebiete infolge Versagens der venösen Vasomotorik u. ungenügender Blutförderung entgegen der Schwerkraft; gefolgt von systol. Druckabfall u. diastol. -anstieg mit Pulsbeschleunigung u. Abfall des Schlagvol. (= hyperdiastol. Regulationsstörung n. DELIUS) oder – bei Ausbleiben der gegenregulierenden Arteriolenkonstriktion – von systol. u. diastol. Druckabfall u. nur mäß. Pulsfrequenzanstieg (= hypodiastol. Regulationsstörung n. DELIUS; s. a. Orthostase-Syndrom); u. als **sek.** oder **symptomat. H.**, z. B. die **endokrine H.** (hypovolämisch, z. T. auch infolge vermind. HMV, z. B. bei ADDISON* Syndrom, AGS, Hypothyreose, HVL-Insuffizienz, Hypoparathyreoidismus; infolge vasaler Angiotensinresistenz beim BARTTER* Sy.), **kardiovaskuläre H.** (infolge HMV-Einschränkung bei Herzinsuffizienz, Mitral-, Aortenstenose, Herzrhythmusstörung etc., Gefäßeinengung beim Aortenbogensyndrom etc., Gefäßtonusverlust beim Karotissinussyndrom etc.), **neurogene H.** (infolge Beeinträchtigung der nervalen Kreislaufregulation z. B. nach Sympathektomie, antihypertensiver Ther., bei Tabes dors.), **infektiös-tox. H.** (infolge dehydratationsbedingter Hypovolämie, tox. Herzschädigung u. vegetat. Dysregulation bei Infektionskrkhtn. u. Vergiftgn.), **hypovoläm. H.** (nach Blut- oder Plasmaverlusten, im Schock). – Ferner die **konstitutionelle H.** beim Gesunden u. voll Leistungsfähigen, insbes. beim trainierten Sportler als Vagotonie-Erscheinung. Grundsätzl. Pathomechanismus: Verminderung des HMV u./oder des peripheren Widerstands (häufig v. a. des postarteriolären, bei gestörter Vasomotorik des venösen Systems); klin.: Müdigkeit, allg. Schwäche, Schwindel, Ohnmachtsneigung, Bewußtlosigkeit; blasse u. kühle Haut, wenig gefüllter Puls mit erhöhter Frequenz. – **H.syndrom der schwangeren Frau**: ↑ Kava-Kompressionssyndrom.

Hypotonika: *pharm* ↑ Antihypertonika.

hypotonisch: ↑ Hypotonie betreffend, ↑ hypoton; z. B. **h. Lösung** (mit geringerem osmot. Druck als eine Vergleichslsg., z. B. 0,7%ige NaCl-Lsg. im Vgl. zum Blutserum).

Hypotonus: ↑ Hypotonie.

Hypotrepsie: Unterernährung, Hypotrophie.

Hypotrichose, -trichosis, -trichia: jede Form des (erworb.) Haarausfalls bzw. des spärl. Haarwuchses (s. a. Oligotrichie); i. e. S. die infolge fehlerhafter Anlage der Haarbälge (mit u. ohne Schweiß- u. Talgdrüsen-, Nagel- u. Zahnanomalien). – Angeb. Formen: **1) H. congenita essentialis primitiva** BROCQ: erbl., quantitativ mangelhaftes Haarwachstum, generalisiert oder lokal (mit Ausnahme der Dystrichosen). – **2)** angeb. dreieck. Alopezie mit lanugofreier Haut (meist temporal oder temporofrontal; s. a. Alopecia triangularis). – **3) Typ** UNNA: mangelhaftes Nachwachsen der Haare nach Ausfall der Primärhaare; entweder progred. Untergang des spärl. Haars bis zu vollständ. Kahlheit während der Pubertät; oder später plötzl. Ausfall des anfänglich dichten Haars. – **4) totale fam. hereditäre H.**: (PAJTÁS) autosomaldominant erblich, mit reduzierter Lanugobehaarung u. Haaranlagen, normaler Intelligenz, ohne Nagel-Zahnanomalien oder sonst. assoziierte Sympte.

Hypotrophie: unterdurchschnittl. Größenentwicklung eines Gewebes oder Organs durch Zellverkleinerung (ohne Zellzahl- u Strukturänderung) als Folge funktioneller Minderbelastung oder unzureichender Trophik – I. w. S. auch die unzureichende Nahrungszufuhr (auch bei Ernährungsstörung) einschl. ihrer Folgezustände.

Hypotropie: *ophth* Strabismus deorsumvergens.

Hypotropinismus: unzureichende Produktion »-troper« HVL-Hormone (einschl. Krankheitsbildern).

Hypotympanon: unterster Abschnitt des Cavum tympani.

hypotypisch: mit wenig typ., symptomenarmem Verlauf.

Hypoventilation: abgeflachte u./oder verlangsamte Atmung, i. e. S. mit Verkleinerung des AMV. – **alveoläre H.**: für den gegebenen Stoffwechsel unzureichende Alveolarraumbelüftung mit konsekut. Zunahme der CO_2-Spannung u. Abnahme der O_2-Konz. (Form der respirator. Insuffizienz); bei obstruktiver oder restriktiver Ventilationsstörung, Schädigung des Atemzentrums, auch »essentiell«. Bei partieller Ausbildung klinisch Hypoxämie (Partialinsuffizienz), bei genereller, v. a. akuter Form Hypoxämie, Hyperkapnie, respirator. Azidose (d. h. Globalinsuffizienz; zunächst durch Hyperventilation u. renale Pufferaktivierung kompensierbar). – **neurogene H.** oder **idiopath. Hypoventilationssyndrom**: ↑ Undine-Syndrom.

Hypovitaminose: ↑ Vitaminmangelkrankheit.

Hypovolämie: Verminderung der zirkulierenden Blutmenge (s. a. Volämie); normo- (= einfache H. = Oligämie; Ery-Plasma-Verhältnis ≈ 45:55), oligo- (≈ 35:65; z. B. bei Perniziosa) oder polyzythämisch (≈ 58:42; z. B. bei Dehydratation).

Hypoxämie: herabgesetzte O_2-Sättigung (normal 19 Vol.% = 95%) bzw. -Partialdruck im arteriellen Blut; evtl. mit konsekut. ↑ Hypoxie der Gewebe. Als **anäm. H.** infolge herabgesetzter O_2-Transportkapazität des Blutes (z. B. bei Anämie, CO-Vergiftung), als **hypokapn. H.** (mit Hypokapnie kombin.) bei Störung der O_2-Verteilung (z. B. Asthma) oder -Diffusion (z. B. Lungenödem), bei vaskulärem Kurzschluß (z. B. Pneumonie, FALLOT* Tetralogie), als **respirator. H.** bei unzureichendem O_2-Angebot (z. B. Höhenkrankh.), ventilator. Insuffizienz, alveolokapillärer Diffusionsstörung, als **zirkulator. H.** z. B. bei Re.-li.-Shunt, a.-v.-Fistel, Pulmonalsklerose. – **H.toleranztest**: ↑ Hypoxietest.

Hypoxanthin, 6-Hydroxypurin: $C_5H_4N_4O$ (↑ Formel »Inosin«); vork. in freier Form (z. B. im Muskel, Blut, Harn, v. a. bei Leukämie) oder gebunden in Nukleosiden (Inosin, Desoxyinosin). Säure- u. alkalilösl. ↑ Purinbase; entsteht beim Abbau von Adenin (durch Adenin-desaminase) u. Inosin (Purinnukleotid-phosphorylase); wird über Xanthin (Xanthin-oxidase) zu Harnsäure oxidiert; kann statt Guanin in DNS u. RNS eingebaut werden. Wachstumsfaktor (»Faktor X«) für manche Mikroorganismen (wo er die wachstumshemmende Wirkung von Sulfonamiden u. 6-Merkaptopurin aufhebt). Nachweis durch Murexidprobe, photometrisch nach enzymat. Oxidation zu Xanthin bzw. Harnsäure. – **H.-Guanin-phosphoribosyltransferase**: Enzym, das reversibel aus Hypoxanthin (sowie Inosin) Guanosin- bzw. Inosinmonophosphat (GMP bzw. IMP) bildet. Bei genetisch bedingtem Mangel ↑ LESCH*-NYHAN* Syndrom.

Hypoxanthosin: Inosin.

Hypoxie: vermind. bis unzureichender O_2-Gehalt der Körpergewebe (herabgesetzte Gewebsatmung, mit fließendem Übergang zur »Anoxie«); lokal oder allg. (↑ Tab.), vorübergehend oder chron. (mit reversiblen oder irreversiblen degenerat. Folgen; bes. empfindlich: Niere, Myokard, Gehirn). Klin. Nachweis anhand von Laktatspiegel, pO_2 bzw. O_2-Kapazität des

Hypoxie

Symptome der allgemeinen **Hypoxie** (nach McCarty u. du Bouchet, ergänzt von Killian)

Organ bzw. Funktion	leicht	mittel	schwer
Psyche	Euphorie, Verlust der Orientierung	Sehstörungen, Angst	Schwindel, Delirium, Koma
Magen-Darmkanal	Übelkeit	Brechneigung	Erbrechen
Sensorium	Kopfschmerzen	Präkordialschmerzen	
Atmung	beschleunigt, größere Amplitude	nach O_2-Gabe Apnoe	Depression, unregelmäß. Cheyne*-Stokes* Typ, Stillstand
Blutdruck, arterieller	leicht erhöht (systolisch u. diastolisch)	hoch	steil abfallend
Puls	beschleunigt, evtl. unregelmäßig	langsam, gespannt, unregelmäßig	sehr klein, arrhythmisch, erlöschend
Muskeln	Inkoordination	Spasmen, Rigor, Konvulsionen	Erschlaffung, Lähmung
Haut bei normalem Hb	leicht zyanotisch (je nach Hb-Gehalt), warm, feucht	blaurot-tiefzyanotisch, naßwarm	dunkelblau, blaugrau, später naßkalt
bei Anämie	bläulich, relativ trocken	blaugrau, feucht, evtl. starker Schweiß	grau, naßkalt
Pupillen	unregelmäßig	wechselnd weit	max. dilatatiert u. starr
Venendruck	etwas erhöht	stark erhöht	fallend

arteriellen oder gemischtvenösen Blutes. – Formen: **anäm. H.** (bei anäm. / Hypoxämie), **anox. H.** (bei respirator., i. w. S. auch zirkulator. / Hypoxämie), **histo-** oder **zytotox. H.** (bei Blockade der Zellatmung durch Gewebszerfallsprodukte, endo- u. exogene Gifte, z. B. Blausäure, Alkohol), **hypoxäm. H.** (bei arterieller / Hypoxämie), **nutritive H.** (infolge mangelhafter Zufuhr am O_2-Stoffwechsel beteiligter Enzyme, KH, Vitamine), **respirator. H.** (infolge respirator. / Hypoxämie), **zirkulator.** oder **ischäm. H.** (infolge zirkulator. Hypoxämie oder herabgesetzter Blutzufuhr, generalisiert bei Schock u. Arteriosklerose, lokal z. B. bei Infarkt, als Stagnations-H.). – **H.test**: (Dietrich, Schwiegk 1933) elektrokardiograph. Nachweis einer latenten Koronarinsuffizienz nach 15- bis 20minüt. O_2-Mangelatmung, Nach Levy u. M. laufende oxymetr. Kontrolle nach Einatmenlassen eines O_2-N_2-Gemisches (1:9).

Hypoxin-Lienin: (Rein) eine bei / Hypoxie von der Milz an die Leber abgegebene Substanz.

hypoxisches Paradoxon: im Tierexperiment bereits vor Erreichen des krit. O_2-Drucks (d. h. ohne eigentl. Atemhemmung der Zelle: »Mangel trotz fehlender Not«) nachweisbare Hirnnekrosen, wahrsch. infolge qual. Stoffwechselstörung.

Hypoxy|dose: aus allg. Hypoxie resultierender Zustand mit gestörter oder herabgesetzter Zellatmung (/ Tab. »Hypoxie«). – **H.pathie**: durch Hypoxie hervorgerufene Gewebsveränderungen. – **H.phorämie**: vermind. O_2-Transport des Blutes.

Hypozirkulation: allg. (bei Herzinsuffizienz) oder lokale Mangeldurchblutung.

Hypoziträmie: herabgesetzter Zitratgehalt des Blutes (u. der Organe) bei Rachitis.

Hypo(zoo)spermie: die Zeugungsfähigkeit einschränkende Verminderung der Spermienzahl im Ejakulat; leichter Grad mit ca. 50–60 Mill./ml bei 70–80%ig. Normospermie (bis ca. 30% path. Formen, 3% Zellen aus der Spermiogenese), schwerer Grad mit ca. 30–40 Mill./ml (ca. 50% path., 10% Spermiogenesezellen; stets Hypokinospermie).

Hypozyklose: Presbyopie, / Alterssichtigkeit.

Hypozystotomie: perineale, ischio- oder pararektale Harnblaseneröffnung (im Ggs. zur Sectio alta).

Hypozythämie: Verminderung zellulärer Blutelemente, i. e. S. der Ery (= Oligozythämie).

Hypozytose: / Hypozythämie, i. e. S. die Leukozytopenie.

Hypro: / **Hydroxyprolin**.

hyps...: Wortteil »hoch«; z. B. **hypsistaphylin** (mit rel. hohem Gaumen), **Hypsizephalie** (/ Akrozephalie), **Hypsophobie** (/ Bathophobie), **Hypsotherapie** (durch Aufenthalt in Mittel- u. Hochgebirgslagen). – **Hypsarrhythmie**: (Gibbs u. Gibbs 1952) path. EEG-Kurve mit generalisierten irregulären hochgespannten Aktivitäten mit multifokal eingestreuten polymorphen Krampfpotentialen; bei West*-Syndrom, BNS-Krämpfen, Propulsiv-Petit-mal.

Hypurese, -urie: / Oligurie. – **Hypurgie**: alle neben der eigentl. Ther. zur Genesung beitragenden Maßnahmen; i. e. S. (Mendelsohn) die Krankenpflege.

Hyrtl* (Josef H., 1811–1894, Anatom, Prag, Wien) **Anastomose, Schleife**: konst. Anastomose zwischen re. u. li. N. hypoglossus im M. genioglossus. – **H.* Foramen**: Foramen caecum ossis front. – **H.* Muskel**: / Musc. iliopsoas. – **H.* Nerven**: / Nervi intercostobrach. – **H.* Plexus**: Venengeflecht unterhalb des Schilddrüsenisthmus. – **H.* Rezessus**: / Recessus epitympanicus. – **H.* Saugapparat**: die den venösen Rückstrom fördernden Kräfte. – **H.* Spalte**: / Sulcus calcarinus. – **H.* Sphinkter**: unvollständ. Muskelfaserring im Rektum wenige cm oberhalb des Anus. – **H.* Valvula**: klappenart. Falte in der Schleimhaut des Tränen-Nasenganges.

hyster...: Wortteil »Gebärmutter« (s. a. metr...), »Hysterie«.

Hysteralgie: vom Uterus ausgehende Schmerzen.

Hysterektomie: subtotale bis totale Entfernung der Gebärmutter auf abdomin. oder vaginalem Wege (s. a. Uterusamputation, -exstirpation). – **Hysterectomia caesarea**: Sectio caesarea mit anschließ. Uterusexstirpation. – **interisthm. H.**: ╱ HUGUIER* Op. (1). – **intrafasziale H.**: (ALDRIDGE-RICHARDSON) totale abdomin. H. mit Absetzen der Zervix zwischen Faszie u. Muskulatur; v. a. bei Douglas-Adhäsionen. – **H.klemme**: kräft., sperrbare Klemme zum schrittweisen Abklemmen der Parametrien.

Hysteremphysem: ╱ Physometra.

Hysteresis: 1) *physik* Fortdauer einer Wirkung nach Aufhören der Ursache. – 2) *kard* im EKG die Verlängerung der rel. QT-Dauer bei Beschleunigung oder plötzl. Wechsel der Herzaktion. – 3) *chem* sek. Verfestigung von Kolloiden (z. B. Eiweiß, Grundsubstanz des Bindegewebes).

Hystereuryse: *gyn* ╱ Metreuryse.

Hysterie, HY: bei HIPPOKRATES Begr. für best. körperl. Erkrn. v. a. des weibl. Geschlechts (als von der Gebärmutter ausgehend); nach CHARCOT Krankheitseinheit mit vielfält., v. a. psych. Symptn., später aufgelöst in verschied. Reaktionsweisen mit »zweckhafter Krankheitsdarstg.«; heute Begr. zur »Charakterisierung einer best. seel. Haltung der Unechtheit u. des Bedürfnisses, eine Rolle darzustellen« (s. u. hysterisch).

hysteriform: hyster. Verhaltensmechanismen ähnlich.

hysterisch: mit theatralisch erregter, wenig affektverarbeitender Verhaltensweise, die Hysterie betreffend; z. B. **hy. Anfall** (psychogener, zweckbestimmter, theatral. Anfall), **hy. Einstellung** (den Lebensbelastungen affektiv-ausfahrend, ungesteuert u. ichbezogen begegnend), **hy. Persönlichkeit** (meist infantil, egozentr. oder labil, mit Tendenz, vor sich u. anderen eine nicht den Tatsachen entsprech. Rolle zu spielen), **hy. Reaktion** (Auftreten von Krankheitssymptn. im Gefolge heft. Gemütserschütterungen als Ausweichverhalten, d. h. Verdrängen von Konflikten u. – nach FREUD – frühsexuellen emotionalen Spannungen in die somat. Ebene; mit übersteigerten Ausdrucksphänomenen u. funkt. Störungen unter Darstellungsabsicht, wobei als Mittel dieser Zweckreaktion eine Vielzahl von atyp. u. typ. – meist laienhaft interpretierten – Symptn. dient, z. B. Lähmung, Tick, Tremor, An- oder Hyperästhesie, Blind-, Taubheit, Erbrechen, Husten, Amnesie u. a. m., ausgerichtet nach der Situation der Verdrängung, dem Symbolwert u. einem Entgegenkommen der Organe).

Hysteritis: ╱ Metritis.

Hysterodiaphanoskopie: (E. KLAFTEN) ╱ Diaphanoskopie des Uterus, z. B. zur Myomdifferenzierung.

Hysterodynie: ╱ Hysteralgie.

hysterogen: hysterisch bedingt bzw. Hysterie auslösend; z. B. **h. Zonen** (CHARCOT; druckschmerzhafte Stellen am Körper des Hysterikers, z. B. Trigeminuspunkte, unt. Mammarand, von denen durch Druckreiz ein hyster. Anfall ausgelöst, verändert oder unterdrückt werden kann).

Hysterographie: *röntg* Kontrastdarstg.: Cavum uteri.

hysteroid: hysterischem Verhalten ähnlich. – **organ. Hysteroid**: (MAYER=GROSS 1930) »hyster. Pseudodemenz« (Vorbeiantworten, blödart. Affektverhalten, puerilist.-kindhafte Züge, oft wie bei primitiven Simulanten), hinter der aber eine echte organ. Demenz steckt (häufig mit Fehlen von Krankheitsbewußtsein u. -einsicht). – Auch Bez. für hysteriforme Erscheinungen beim organisch Kranken.

Hystero|kleisis: parterielle adhäsive Obliteration des Uteruskavums. – **H.laparotomie**: abdomin. Uterusexstirpation bzw. -amputation. – **H.lith**: Gebärmutterkonkrement (z. B. verkalktes Myom). – **H.loxie**: Schräglage des Uterus.

Hysteroma: ╱ Uterusmyom, -fibrom.

Hystero|manometer: (BECLÈRE) Injektionsgerät (mit laufender Druckkontrolle) für die H.salpingographie. – **H.mukographie**: *röntg* Doppelkontrast-H.graphie zur Endometrium-Darstg. – **H.myomektomie**: Exzision oder Enukleation eines Uterusmyoms; Amputation oder Exstirpation eines Uterus myomatosus.

Hysteroophorektomie, -ovariotomie: ╱ Hysterektomie mit ein- oder (bei Totalexstirpation) beidseit. Ovarektomie.

Hystero|paralyse, -plegie: ╱ Uterusatonie. – **H.pexie, -rhaphie**: ╱ Antefixation des Uterus. Im gebärfäh. Alter die Suspensionsmethoden n. BALDY-FRANKE bzw. B.-WEBSTER, MARTIUS u. DOLERIS (alle abdominal) sowie ALEXANDER-ADAMS (inguinal; nach FRANZ abdominal), jenseits dieses Alters die vaginale Interpositio uteri, die transperitoneale breitfläch. Ventrifixation (n. KOCHER extraperitoneal = Exohysteropexie). – **H.phor**: am Gürtel befestigte Beckenbodenstütze (in die Scheide einzuführender Stempel) zur Anw. bei Uterusprolaps.

hysterophren: einen hyster. Anfall abschwächend.

Hysteroptose: ╱ Descensus uteri.

Hysteror|rhexis: ╱ Uterusruptur. – **H.rhö**: *gyn* tubarer, korporaler oder zervikaler ╱ Fluor.

Hysterosalpingektomie: Hysterektomie mit ein- oder beidseit. (Teil-)Entfernung des Eileiters.

Hysterosalpingo|graphie, HSG: *röntg* Darstg. von Uteruskavum u. Tubenlumina nach intrauteriner Applikation eines KM mit spez. Injektionsinstrument (z. B. Portioadapter n. FICKENTSCHER-SEMM, ╱ Abb. »Pertubation«) unter Durchleuchtungs- u. Druckkontrolle (nicht > 250 mm Hg). Aufnahme in Rükkenlage während u. am Ende der Instillation, evtl.

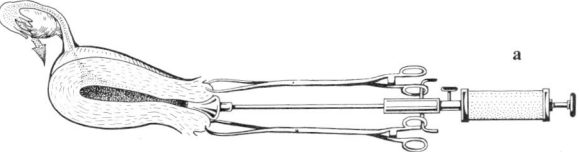

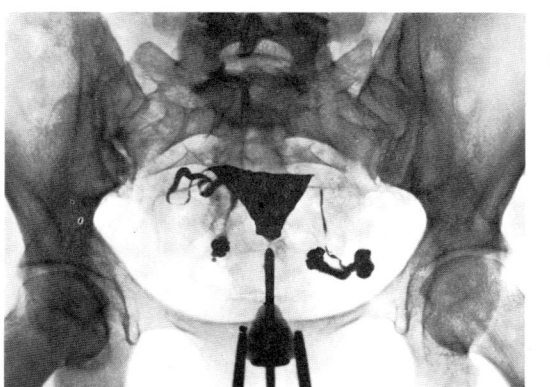

Hysterosalpingographie: a) Besteck nach G. K. F. SCHULTZE, b) normales Füllungsbild.

Hystero®stomie

auch 30 Min. p. i. (»Restaufnahme«; bei öl. KM 24 Std. p. i.); v. a. zur Sterilitätsdiagnostik (Durchgängigkeit der Tuben). – **H.stomie**: ↑ Salpingouterostomie.

Hystero|skopie: Endoskopie des Uterus (u. Beurteilung der Eileiterfunktion) mit einem Urethroskop--ähnl. Instrument (»**H.skop**«). – **H.stat**: (FLIEDMANN 1940) spez. Radiumträger für die intrakavitäre Uterusbestrahlung.

Hysterostomato|kleisis: **1)** *path* ↑ Gynatresia cervicalis im MM-Bereich. – **2)** *chir* op. MM-Verschluß (z. B. des Orificium int. bei suprazervikaler Uterusamputation). – **H.tomie**: op. MM-Erweiterung durch Zervixinzision, z. B. als geburtshilfl. Maßnahme (n. DÜHRSSEN); s. a. Hysterotomie.

Hysterosystole: **1)** Uteruskontraktion. – **2)** verspätete Systole des Herzens.

Hystero|tomie, **-myotomie**: op. Eröffnung der Uterushöhle. – Als **H.tomia ant.** die vaginale Längsspaltung der Zervixvorderwand über den inn. Muttermund hinaus (z. B zur Exstirpation eines submukösen Uterusmyoms); i. w. S. die vaginale ↑ Schnittentbindung. – **H.tomotokie, -tokotomie**: ↑ Schnittentbindung.

Hysterotonin: (HUNTER u. HOWARD 1960) bei Schwangerschaftstoxikosen in Dezidua u. Fruchtwasser nachgewiesene pressor. Substanz (Polypeptid ?).

Hysterotrachel...: Wortteil »Uteruszervix« (s. a. Zervix...); z. B. **Hysterotrachelektomie** (partielle bis totale Entfernung der Cervix uteri, z. B. Portioamputation bei Manchester-Plastik, i. w. S. auch die Konisation), **Hysterotrachelorrhaphie** (Naht eines Zervixrisses).

Hysterozystokleisis: Obliteration der Excavatio vesicouterina durch Adhäsionen zwischen Uterus u. Harnblase.

Hystero(zysto)zele: Hernie, deren Bruchsack Uterus (u. Harnblase) enthält.

Hystrix: ↑ Ichthyosis hystrix. – **Hystrizismus**: »Stachelhornigkeit«, die tiefgefurchte Hyperkeratose bei Ichthyosis hystrix.

Hz: *physik* ↑ **Hertz**. – **H-Zone**: *histol* HENSEN* Streifen. – **HZV**: Herzzeitvolumen.

I

I: Kurzzeichen für »international« (z. B. IE); *chem* Iodium († Jod), Inosin; *physik* Impulsrate (Mittelwert), Flächenträgheitsmoment (lat.: inertia), Licht-, Schall- u. Stromintensität (-stärke), Strom (z. B. I_a = Anodenstrom); † Antigen I (s. a. I-System); *kard* s. u. NEHB* Dreieck. – **i:** *physik, chem* »optisch inaktiv«, Iso...; *physik* Augenblickswert des elektr. Stroms; *serol* s. u. I-System.

I_s: *radiol* † Gleichgewicht-Ionendosis.

IA: 1) † Intelligenzalter. – **2) IAA:** indole acetic acid (s. u. β-Indolylessigsäure).

I.Å: internationale † Ångström-Einheit.

i.a.: intraarteriell.

IA-887: Antibiotikum aus Streptomyces netropsis; wirksam gegen gramneg. u. grampos. Baktn.

Iactatio: *päd* † Jactatio.

IAD: **i**nactivating **d**ose, **i**nhibiting **a**ntibiotica **d**ose (bei Phagen-hemmenden Antibiotika).

IAG-Gemisch: Inosin-Adenin-Guanosin als Zusatz für ACD-Stabilisator; steigert die Haltbarkeit von Blutkonserven.

I.A.N.C.: (engl.) **I**nternational **A**natomical **N**omenclature **C**ommittee.

Ianth(in)opsie: »Violettsehen« als Farbsinnstörung.

IARC: **I**nternational **A**gency for **R**esearch on **C**ancer.

-iase, -iasis: Suffix »krankhafter Prozeß oder Zustand«, insbes. i. S. einer parasitären Erkr. (z. B. Leishmaniase).

-iater: (*gr* iater, iatros) Suffix »Arzt«.

Iat(h)ergie: Begr. der experimentellen Tbk-Forschung für den Immunitätsstatus eines Organismus, dessen Tuberkulinempfindlichkeit durch spezif. Desensibilisierung bzw. hochgrad. Exposition aufgehoben ist; ergibt bessere Resistenz gegen Superinfektion als eine Hyperergie.

Iatreion: Behandlungs- u. Op.raum der antiken Ärzte.

-iatrie, -iatrik: Suffix »Heilkunde«.

Iatrochemie, Chemiatrie: *histor* auf die Alchemie folgende, von PARACELSUS benannte medizin. Lehre des 15.–16. Jh., v. a. in Deutschland u. Holland, die die Organfunktionen als chem. Prozesse u. Krankheit als Störung eines Chemismus verstand (z. B. Vermehrung der alkal. u. sauren Schärfen durch »Fermentation«). Wichtigste »**Iatrochemiker**«: FRANS DE LA BOE (1614–1672), BAPTIST VAN HELMONT (1577–1644).

iatrogen: durch ärztl. Einwirkung (Diagnostik oder Ther.) entstanden.

Iatro|genie: s. u. iatrogen; i. e. S. (N. SCHIPKOWENSKY) die **I.psychogenie**, d. h. die Auslösung von path. Persönlichkeitsreaktionen durch seel. Einflüsse des behandelnden Arztes; vgl. Iatropathie. – **I.manie:** krankhafte Tendenz, ständig einen Arzt aufsuchen oder ihn wechseln zu müssen. – **I.pathie:** die iatrogene Krankh.; i. e. S. (N. SCHIPKOWENSKY) die **I.somatopathie,** d. h. das durch ärztl. Untersuchung oder Behandlung hervorgerufene körperl. Leiden; vgl. Iatrogenie.

Iatro|physik, I.mechanik: *histor* auf die Alchemie folgende medizin. Lehre des 15.–17. Jh., v. a. in Italien, die mit den exakten experimentellen Methoden GALILEIS u. HARVEYS die Körperfunktionen mechanistisch zu erklären versuchte. Wichtigste »**I.physiker**« (»**I.mechaniker**«): SANTORIO SANTORIO (1561–1636), ALFONSO BORELLI (1608–1679), LORENZO BELLINI (1643–1704) u. GIORGIO BAGLIVI (1668–1707); vgl. Iatrochemie.

I-Bande, I-Streifen, I-Zone: *histol* der isotrope, Aktinfilamente enthaltende Abschnitt (1 μm) der Myofibrille der Skelettmuskelfaser, der sich innerhalb eines Sarkomers jeweils von der Z-Linie bis zur H-Zone erstreckt u. bei Längenänderung der Muskelfaser in die A-Bande hinein- bzw. aus ihr herausgezogen wird (s. a. Abb. »Myosinfilamente«).

IBE: Internationale Benzoat-Einheit (obsolet).

IBK: *ophth* Internat. Beleuchtungskommission. – Im von ihr angegebenen **IBK-Farbdreieck** († Abb.; Rotanteil = x, Grünanteil = y, Blauanteil = z [= 1 – x – y]) entspricht jeder Punkt einer best. Farbe; außerhalb des sogen. Spektralfarbenzuges (gekrümmte Linie) gibt es keine reellen Farben; Farben gleichen Farbtons liegen auf einer Geraden zum »Weißpunkt«; Abstand von ● ist Maß für Sättigung der Farbe; Gegenfarben liegen auf der Geraden über ● hinaus, Mischfarben auf der Verbindungsgeraden zwischen den Ausgangsfarben. – Die IBK-Kurve der Mittelwerte der rel. Augenempfindlichkeit (bezogen auf vorgegebene Wellenlängen λ_o) hat ihr Max. bei 555 μm (bei dunkeladaptiertem Auge bis 515 μm verschoben; † PURKINJE* Phänomen).

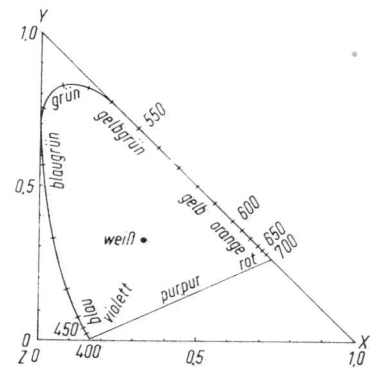

Ibrahim* Krankheit: s. u. BECK*-IBRAHIM*.

IBRO: International Brain Research Organization.

IBS: Indolyl-3-buttersäure.

Ibuprofenum *WHO*: α-(p-Isobutylphenyl)-propionsäure; Antiphlogistikum.

i.c.: intracutan (s. a. Injektion).

Icard* Todeszeichen (SEVERIN I., geb. 1860, französ. Gerichtsmediziner): H_2S-Nachweis (Fäulnisgas) an der Leiche (z. B. Nasenloch) mit Bleiazetatpapier (Schwärzung).

ICD: 1) ∤ International Classification of Diseases. – 2) ∤ Isozitratdehydrogenase.

Ich, Ego: in der Tiefenpsychologie der zentrale Kern der Persönlichkeit, der sich als identisch mit deren Werden u. als individuelles Steuerungszentrum aller emotionalen Impulse, Gedanken, Handlungen u. Wahrnehmungen versteht; Mittler zwischen Individuum u. Realität sowie zwischen Es u. Über-Ich. – Das **Ich-Bewußtsein** (»Meinhaftigkeitserlebnis«) ist v. a. bei Schizophrenie typisch gestört, indem best. Handlungen u. Zustände als von außen, d. h. von einer Ich-fremden Instanz gelenkt, gemacht oder beeinflußt erlebt werden (z. B. Gedankenentzug u. -eingebung); ferner Ich-Lähmung (bei Halluzinationen), Ich-Psychose (KLEIST; als expansive Konfabulose, Hypochondrie etc.), ∤ Ich-Spaltung.

Ich-Hirn: (SCHALTENBRAND) die mit Thalamus, benachbarten Rindenabschnitten u. untereinander verbundenen Hirnbereiche an Pol u. Basis von Temporal-, Frontal- u. Schläfenlappen, die wesentlich an der Bildung des »Ich« beteiligt sind.

Ichnogramm: Aufzeichnung der Gehspur zur Beurteilung einer Gangstörung.

Ich-Spaltung: 1) (S. FREUD) Phänomen, daß sich das »Ich« in manchen Funktionen teilt, so daß »ein Teil des Ichs dem übrigen gegenübersteht« (um sich später evtl. wieder zu vereinigen); Vork. z. B. beim Fetischismus, v. a. aber bei Psychosen. – 2) in der Schizophrenie-Lehre E. BLEULERS die Annahme, daß sich verschiedene Gruppen des psych. Apparats, die v. a. Denken, Affektivität u. Aktivität betreffen, unwiderruflich voneinander trennen (»Spaltungsirresein«).

Ichthy(i)smus, Ichthyotoxismus: Stdn. bis Tage nach Verzehr von Fischen oder Schalentieren (Muscheln, Austern, Krabben, Hummer usw.) auftret. Intoxikation durch fischeigene Gifte (s. a. Ichthyotoxine, Ichthyosarkotoxismus), durch bakterielle Verunreinigung (v. a. Parathyphus-, Coli-, Proteus-Gruppe, ferner Clostridium botulinum) oder aber – selten – durch organisch-chem. Zersetzungsprodukte. Klin.: gastrointestinale (= **choleriformer I.**), zentralnervöse (= **paralytischer I.**) u./oder exanthemat. Erscheinungen (= **exanthematischer I.**).

Ichthyol®: aus Seefelder Ölschiefer (Tirol) gewonnenes Ammonium bituminosulfonicum.

Ichthyosarkotoxismus: Fischvergiftung durch ein fischeigenes ∤ Ichthyotoxin; klin.: Parästhesien, Übelkeit, Erbrechen, Durchfall, Schüttelfrost, Fieber, Schweißausbruch, Hautjucken (sofort bis 30 Min. p. c.); Letalität durch Tetraodon-Arten (Japan) bis 73%, sonst selten über 3%.

ichthyosiform(is): (lat.) einer Ichthyosis ähnl., d. h. mit Bildung ovaler oder polygonaler, nur im Zentrum festhaftender Hautschuppen.

Ichthyosis: Sammelbegr. für erbl. Hyperkeratosen mit dadurch fischschuppenartig veränderter Haut; s. a. Erythrodermia cong. ichthyosiformis (Hyperkeratosis ichthyosiformis), Keratosis follicularis, K. palmoplantaris; i. e. S. die versch. Formen der ∤ I. vulgaris u. ∤ I. congenita.

Ichthyosis congenita(lis) s. connata s. neonatorum, (Hyper-, Dys-)Keratosis diffusa s. univers. congenita, Keratoma intrauterinum: autosomal-rezessiv (nur in Verbindung mit Hypogenitalismus X-chromosomal-rezessiv) erbl. Verhornungsstörung der Haut (einschl. u. sogar bevorzugt der Gelenkbeugen) ohne Störung der Schweiß- u. Talgsekretion; einheitl. Schädigungsmuster (ichthyosiforme diffuse Keratose mit verbreitertem Stratum granulosum = Retentionshyperkeratose), jedoch nach Morphologie, Expressivität u. Prognose sehr variable Bilder: **I. c. gravis**, **I. fetalis**, Dyskeratosis intrauterina: schwerste Form der I. c. (»RIECKE I«) bei – dadurch nicht lebensfäh. – Frühgeb., mit intrauteriner Umwandlung des Integuments in einen braunroten bis grünschwarzen, von tiefen Furchen u. Rissen durchzogenen Hornpanzer, Gelenkkontrakturen, Klumphänden u. -füßen, Ektropionierung der Lippen, Lider u. Genitalschleimhäute, Abplattung der Nase (»Harlekinfetus«, »Alligatorboy«). – **I. c. mitis s. larvata s. benigna**, Keratosis rubra cong., Erythrokeratodermia ichthyosiformis: milde Form (»RIECKE II«) der I. c., mit Aussparung einzelner Regionen (z. B. Gesicht) u. fakultativer entzündl. Rötung in den hyperkeratot. Zonen (gleitende Übergänge zur Erythrodermia ichthyosiformis cum eruptione pemphigoide); Haut schmutzigrot, faltig oder gespannt, atrophisch u. seidenpapierdünn. – **I. c. tarda s. inversa**: leichteste Form (»RIECKE III«) der I. c. mit nur diskreter Hautschuppung (wie bei I. vulg., aber mit Beteiligung von Ellenbeugen u. Kniekehlen); s. a. Kollodiumbaby, SJÖGREN*-LARSSON*, RUD* Syndrom; vgl. I. vulgaris.

Ichthyosis hystrix: s. u. I. vulgaris. – Auch Bez. für die Erythrodermia ichthyosiformis cum eruptione pemphigoide. – **I. linearis circumflexa**: ∤ RILLE*-(COMÈL*) Syndrom. – **I. sebacea**: 1) I. s. HEBRA-KAPOSI, I. scutata pemphigea BARKOW: ∤ Kollodiumhaut. – 2) I. s. cornea: ∤ DARIER* Krankh. – **I. senilis**, Pityriasis s.: einfache Altersatrophie der Haut mit Entfettung, Austrocknung u. kleieförm. Schuppung (u. U. nur als »Radiergummiphänomen«).

Ichthyosis vulgaris: unregelmäßig-dominant erbl. Verhornungsstörung der Haut (i. S. der paradoxen Hyperkeratose; Stratum granulosum u. spinosum reduziert), mit Herabsetzung der Schweiß- u. Talgsekretion; Beginn im 1.–3. Lj., Gelenkbeugen u. Gesicht nicht betroffen. Je nach Ausprägung als **I. simplex** (kleieförm. Schuppung, Radiergummiphänomen), **I. nitida** (leichte Form, »Perlmutterichthyose«), **I. nigricans** (mit braun-grauen, -grünen oder -schwarzen Schuppen), **I. serpentina** (schwere Form, wie »Schlangenhaut«), **I. hystrix** (»Hyperkeratosis monstrosa«, mit hohen, durch Furchen getrennten Hornhügeln u. -stacheln: »∤ Stachelschweinmensch«; z. B. Typ ∤ BÄFVERSTEDT*, LAMBERT), **I. sauroderma** (mit großen, derben »Krokodilschuppen«; z. B. der X-chromosomal-rezessiv erbl., bei Geburt oder im 1. Lj. manifeste Typ WELLS-KERR, mit unbeteiligten Hand-, Fußflächen, evtl. aber Ausbreitung in Gelenkbeugen); evtl. mit Kryptorchismus kombiniert. Lokalisierte Form (autosomal-dominant) als anhidrotische

Palmoplantarkeratose (in Heterophänie mit der I. v.); s. a. REFSUM* Syndrom, vgl. I. congenita.

Ichthyo|toxine: die in Blut oder einzelnen Organen (v. a. Eierstock) von Fischen immer oder nur zu best. Jahreszeiten enthaltenen Giftstoffe, z. B. ∤ Tetrodotoxin, Pahutoxin, Ciguatoxin (s. u. Ciguatera), i. w. S. auch die in den Giftdrüsen der ∤ »Giftfische«; s. a. I.sarkotoxismus, Aalgift, Barben-Cholera, Fuguvergiftung. – **I.toxismus**: ∤ Ichthyismus.

ICMMP: Internat. Committee of Military Medicine and Pharmacy.

ICO: Internat. Commission for Optics.

ICR: 1) Intercostalraum. – 2) Intracutanreaktion. – 3) International Congress of Radiology.

ICRO: International Cell Research Organization.

ICRP, ICRR: Internat. Commission on Radiological Protection bzw. Rules and Regulations.

ICRU(M): International Commission on Radiological Units (and Measurements).

ICSH: 1) Interstitial Cell Stimulating Hormone (s. u. Interstitialzellen..., s. a. Tab. »Gonadotropine«). – 2) International Committee for Standardization in Hematology.

icterioides: (lat.) der Gelbsucht ähnlich; z. B. Virus ict. (= Gelbfiebervirus).

Icterohaemorrhagia: Ikterus mit – durch die Cholämie bedingter – Hämorrhagie; i. e. S. die ∤ Leptospirosis icterohaemorrhagica; s. a. Tab. »Leptospira« (mit Serogruppe »Icterohaemorrhagiae«).

Icterus, Ikterus, Gelbsucht: gelbl. Verfärbung der Haut u. Schleimhäute – u. bes. frühzeitig der Skleren – durch Übertritt von Gallenfarbstoffen (vorw. Bilirubin; Serumbilirubin > 1 mg%) aus dem Blut in die Körpergewebe als Sympt. verschiedener Krankhtn. (z. T. synonym mit ∤ Hepatitis u. ∤ Hepatose); s. a. Flavin-, Rubin-, Verdin-, Melasikterus. Nach Pathomechanismus unterschieden als an- oder prähepat., hepat. u. posthepat. I. (s. a. Tab.). – **falscher I.**: ∤ Karotinikterus. – **iatrogener I.**: ∤ Arzneimittelikterus. – **acholurischer I.**: Oberbegr. für die hämolyt. Ikterusformen u. die prim. ∤ Shunt-Hyperbilirubinämie mit Überangeboten an prim. Bilirubin u. daher ohne Bilirubinurie. – **I. anhaemolyticus congenitus**: das ∤ CRIGLER*-NAJJAR* Syndrom. – **chronischer I.**: 1) ∤ I.haemolyticus. – 2) fam. (idiopath.) nichthämolyt. I.: ∤ CRIGLER*-NAJJAR*, DUBIN*-JOHNSON*, MEULENGRACHT* (-GILBERT*-LEREBOULLET*), ROTOR* Syndrom. – **dyserythropoetischer (idiopath.) I.**: prim. ∤ Shunt-Hyperbilirubinämie. – **I. gravidarum**: ∤ Hepatopathia gravidarum. – **Icterus gravis**: 1) (sub)akuter, im allg. hepatischer I., mit Versagen der Leberfunktionen (s. a. Hepatargie, akute gelbe ∤ Leberdystrophie) u. – meist – Exitus letalis. Vork. bei Vergiftung (Pilze, Phosphor, Arsen, Chloroform etc.), intestinaler Infektion, Stoffwechselstörung (z. B. Thyreotoxikose), Schwangerschaft, Lebererkr. (entzündlich, degenerativ, neoplast.). – 2) habitueller I. g. (PFANNENSTIEL): päd ∤ Icterus neonatorum gravis.

Icterus haemolyticus, hämatogener I.: prähepat. I. aufgrund vermehrter Hämolyse, d. h. mit einem die Verarbeitungs- u. Ausscheidungskapazität der Leber übersteigenden Bilirubinangebot, so daß infolge unzureichender Koppelung an Glukuronsäure die Serumwerte des prim. Bilirubins ansteigen (u. die des Haptoglobins abfallen). Vork. bei fam. hämolyt. Anämie (z. B. Thalassaemia major u. minor, Sichel- u. Kugelzellanämie, CROSBY*, HADEN*, STRANSKY*-REGALA* Syndrom) u. als erworbener I. h. nach Transfusion inkompatiblen Blutes, bei nichtfam. hämolyt. Anämie, nach Lungeninfarkt, bei Virusinfekt mit Auftreten von Wärme- u. Kälteagglutininen (v. a. als »posthepatit. I. h.« KALK) sowie durch arzneimittelinduzierte AK. Klin.: meist nur leichter »Flavinikterus« (Bilirubin < 10 mg%), nach hämolyt. Krisen verstärkt; kein Hautjucken (da keine Cholälamie), keine Bradykardie; stark vermehrte Sterkobilinausscheidung im Stuhl, keine Bilirubinurie (evtl. Hämoglobinurie); Leberfunktionsproben anfangs normal (später sek. Leberschädigung durch Grundkrankh.); Galle pleiochrom; Serumeisen- u. LDH-Werte erhöht, Serumtransaminasen u. alkal. Phosphatase normal. – **extravasaler I. h.**: prim. ∤ Shunt-Hyperbilirubinämie.

Einteilung der Ikterusformen

A. klassische Einteilung (nach VIRCHOW, OSLER)
  I. *hämolytischer Ikterus*
  II. *Parenchymikterus*
  III. *Verschlußikterus*

B. (nach THALER)
  I. *prähepatozytärer Ikterus*
    1. hämolytische Anämie
    2. massiver Blutabbau anderer Ursachen (Hämatome etc.)
    3. GILBERT*-LEREBOULLET* Syndrom
    4. posthepatitische Hyperbilirubinämie
    5. Icterus neonatorum
    6. CRIGLER*-NAJJAR* Syndrom
    7. primäre Shunt-Hyperbilirubinämie
  II. *hepatozytärer Ikterus*
    1. Hepatitis
    2. toxischer Leberparenchymschaden
    3. Leberzirrhose (parenchymatöse Dekompensation, nekrotischer Schub etc.)
    4. DUBIN*-JOHNSON* Syndrom (Reaktionen wie posthepatozytärer Ikterus)
    5. ROTOR* Syndrom
  III. *posthepatozytärer Ikterus*
    1. Gallenwegsverschluß (Stein, Tumor, Atresie etc.)
    2. Cholangitis, Cholangiolitis
    3. Arzneimittelikterus
    4. cholostatischer Typ der Virushepatitis
    5. intrahepatische Schwangerschaftscholestase
    6. Fettleber mit Cholestase

C. (nach SHERLOCK 1962)
  I. *Ikterus durch vermehrtes Bilirubinangebot*
    1. Icterus haemolyticus
    2. primäre Shunt-Hyperbilirubinämie
  II. *durch Störung des intrazellulären Bilirubintransportes*
    1. posthepatitische Hyperbilirubinämie
    2. GILBERT*-LEREBOULLET* Syndrom
    3. MEULENGRACHT* Syndrom
  III. *durch Störung der Bilirubinkonjugation infolge Enzymmangels oder Enzymhemmung*
    1. Icterus neonatorum
    2. CRIGLER*-NAJJAR* Syndrom
  IV. *durch Störung der Bilirubinausscheidung*
    1. intrahepatische Cholestase
    2. extrahepatische Cholestase

Ikterus, hepatischer (hepatogener, hepatozellulärer, hepatozytärer), parenchymatöser I.: auf einer Störung der Leberzellfunktion beruhender akuter oder chron. I. infolge fehlerhaften Bilirubintransports vom Serum zum Ort der Konjugation (Leberzelle) u. bei einschläg. Enzymmangel oder -hemmung, i. w. S. auch bei gestörter Bilirubinausscheidung von den Mikrosomen der Leberzelle in die Gallenwege (»Kanalisations-I.«, intra- oder extrahepat. Cholestase).

Icterus infectiosus

I. infectiosus: ↑ Leptospirosis icterohaemorrhagica. – **I. juvenilis intermittens**: der wechselnd starke I. beim ↑ MEULENGRACHT* Syndrom. – **I. inogenes**: ↑ QUINCKE* Ikterus. – **katarrhalischer I.**: Hepatitis contagiosa (s. u. Virushepatitis). – **mechanischer I.**: ↑ Verschlußikterus. – **medikamentöser I.**: ↑ Arzneimittelikterus.

Icterus neonatorum: 1) I. n. familiaris: nichthämolyt. »Neugeborenen-I.« infolge hereditärer Enzymopathie (d. h. nicht aufgrund einer fetomaternalen Inkompatibilität), z. B. bei CRIGLER*-NAJJAR*, GILBERT*-LEREBOULLET* Syndrom, Glutathionreduktasemangelanämie, Galaktoseintoleranz, Glukose-6-phosphat-dehydrogenasemangel. – 2) **I. n. gravis**: sich meist in den ersten Lebenstagen entwickelnder (= **I. praecox**), sehr schnell zunehmender I. – beim zunächst unauffäll. Kind – als Folge einer fetomaternalen Rh- oder AB0-Inkompatibilität. Bilirubinimbibierung auch der Stammganglien (↑ Kernikterus, Morbus haemolyticus neonatorum), erhebl. Hyperbilirubinämie (> 20 mg/100 ml, vorw. durch prim. Bilirubin); bei Anstieg des sek. Bilirubins (> 3–5 mg%) Bildung von Gallethromben mit ↑ »Syndrom der eingedickten Galle«. Ther.: Austauschtransfusion (sonst hohe Letalität oder Dauerschäden; s. a. Bilirubinenzephalopathie). – Ähnl. Krankheitsbild auch beim Zusammentreffen eines physiol. Neugeborenenikterus mit einem familiären oder auf konnataler Zytomegalie oder Toxoplasmose beruhenden.– 3) **I. n. simplex**: der am 2.–3. Lebenstag als postnatales Adaptationssyndrom auftretende physiol. Neugeborenen-I. (Bilirubinämie), der – als Frühgeborenen-I. stärker ausgeprägt – am 4.–5. Tag mit > 10 mg% Serumbilirubin das Max. erreicht u. bis zum 14. Tag abklingt. Früheres Auftreten (z. B. als fetaler I., s. a. I. praecox) u. späteres Abklingen (s. a. I. prolongatus neonat., I. neonatorum gravis) sind ebenso wie bes. hohe Bilirubinwerte (> 15 mg%) pathologisch. Genese: verzögerte Glukuronsäurekonjugation des durch den postnatalen Ery.abbau vermehrt anfallenden Bilirubins als Folge des physiol. UDP-glukuronyl-transferase-Mangels u. der unzureichenden Ausscheidungspotenz der noch unreifen Leber.

Ikterus, nichthämolytischer: angeb. (meist familiär, s. a. chron. ↑ Ikterus) u. erworb. hepat. u. posthepat. Ikterusformen (einschl. Verschlußikterus). – **parenchymatöser I.**: hepatischer ↑ Ikterus. – **posthepatitischer hämolytischer I. (Kalk*)**: nach Virushepatitis selten zurückbleibendes Krankheitsbild mit den klin. Symptn. des hämolyt. I., das sich im allg. – außer bei ausgeprägter Anämie – spontan zurückbildet; s. a. posthepatit. ↑ Hyperbilirubinämie (Tab.). – **posthepatischer** oder **-hepatozytärer I.**: auf einer Störung der Bilirubinausscheidung (intra- oder extrahepat. Cholestase) beruhender I. (s. a. Tab.). – **I. praecox**: bereits am 1. Lebenstag manifester I. neonatorum gravis bzw. fetalis; stets auf Morbus haemolyticus neonatorum verdächtig. – **prähepatischer** oder **-hepatozytärer I.**, anhepat. I.: auf einem vermehrten Bilirubinangebot – u. nicht auf einer Störung von Bilirubintransport, -konjugation oder -ausscheidung in bzw. aus der Leberzelle – beruhender I., d. s. hämolyt. I. u. Shunt-Hyperbilirubinämie (s. a. Tab.) – **I. prolongatus**: 1) I. neonatorum pr.: über den 14. Tag hinaus andauernder I. neonatorum simplex, v. a. bei Frühgeburt (stärkere Unreife der Leber) u. konnat. Hypothyreose sowie nach I. neonatorum gravis, evtl. mit Übergang in ↑ »Syndrom der eingedickten Galle«. – 2) bei Virushepatitis nach Abklingen der entzündl. Erscheinungen fortdauernder I. – **I. simplex**: 1) Hepatitis contagiosa (↑ Virushepatitis A). – 2) ↑ I. neonatorum simplex. – **I. sine ictero**: anikterische ↑ Hepatitis.

Differentialdiagnose des Ikterus

	prähepatischer Ikterus	hepatischer Ikterus	Verschlußikterus	
			extrahepatisch	intrahepatisch
Lebergröße	normal	leicht vergrößert, weich	meist normal	leicht vergrößert, derb
Gallenblase	normal	normal	manchmal fühlbar	normal
Duodenalsaft	dunkel (!)	hell	hell	hell
Stuhlfarbe	dunkel (!)	hell	acholisch	acholisch
Bilirubin im Serum				
a) *direkt (sekundär)*	negativ	positiv bis doppelt positiv	positiv bis stark positiv	positiv bis stark positiv
b) *indirekt (primär)*	stark positiv	positiv bis stark positiv	positiv bis stark positiv	positiv bis stark positiv
Serumcholesterin	normal	normal	uncharakteristisch (häufig erhöht)	erhöht
Serumeisen	erhöht	erhöht	normal bzw. leicht erhöht	normal bzw. leicht erhöht
Prothrombin (QUICK-LENT)	normal	erniedrigt (steigt nicht an nach Vit.-K.)	erniedrigt (steigt an nach Vit.-K.)	erniedrigt (steigt an nach Vit.-K.)
Serumpherogramm	normal	uncharakteristisch*	uncharakteristisch**	uncharakteristisch
alkalische Phosphatase	normal	gering oder mäßig erhöht	stark erhöht	erhöht
Transaminasen (SGOT u. SGPT)	normal	stark erhöht	normal oder leicht erhöht	normal oder leicht erhöht
*Bromthalein-Test***	normal	früh pathologisch	normal oder leicht erhöht	normal oder pathologisch
Laparoskopie	Leber normal, häufig Milztumor	große rote Leber	grüne Leber	grüne Leber
Leberbiopsie	normal, evtl. Hämosiderin nachweisbar	Mesenchymreaktionen evtl. Parenchymveränderungen	intrahepatische Cholestase	Cholestase, evtl. mit aktiver Cholangitis

* häufig γ-Globulin-Vermehrung
** häufig β-Globulin-Vermehrung
*** nur bei leichtem Ikterus durchführbar

Ictus, Iktus: (lat.) Stoß, Schlag, Schock, Reiz; *klin* plötzlich auftret. Sympt., epilept. Anfall, (Husten) Synkope; z. B. **I. apoplecticus** (↑ Apoplexie), **I. cordis** (↑ Herzspitzenstoß), **I. laryngis** (↑ Epilepsia laryngealis), **I. solis** (↑ Sonnenstich).

ID: ↑ Infektionsdosis. – **ID₅₀**: ↑ Dosis infectiosa media. – **i.d.**: intradermal (= ↑ intrakutan).

Id: 1) *genet* (WEISMANN 1892) in der Keimplasma-Hypothese eine Determinanten-Gruppe. – 2) *allerg* ↑ Id-Typ. – **Idation**: ↑ Mutation.

Ide* Syphilisreaktion (zeitgen. japan. Arzt): *serol* Objektträger-Mikroflockungsreaktion (in Frischblut u. allen eiweißhalt. Körperflüssigkeiten) unter Verw. eines modif. MEINICKE* AG.

ideal: *physik* adj. Bez. für Gase, Flüssigkeiten (s. a. Lösung) u. Festkörper mit idealisierten, durch bes. einfache u. typ. Gesetzmäßigkeiten darstellbaren Eigenschaften.

Ideal|binde: (BENDER 1897) längselast. Binde (Breite 4–30 cm) mit Fest- oder Schlingkante für »dosierbare« Stütz-, Entlastungs- u. Kompressionsverbände; i. w. S. auch selbsthaltende Pflasterbinden (z. B. Elastoplast®, Idealplast®). – **I.gewicht**: das unter Berücksichtigung der durchschnittl. Lebenserwartung für eine best. Körpergröße als optimal errechnete Gewicht (< Normalgew.; ↑ Tab. »Körpergewicht«).

Ideation: gedankl. Entwurf eines Tatzusammenhangs als Voraussetzung für eine zielgerichtete Bewegung; s. a. ideatorische ↑ Apraxie.

Idee: Gedanke, Vorstellung, Einfall; *psychiatr* z. B. **autochthone I.** (C. WERNICKE; der »von einem andern gemachte« Gedanke, Eingebungen von Gott oder übernatürl. Mächten), **fixe I.** (umgrenzte Störung des Seelenlebens bei sonst völlig erhaltener geist. Gesundheit), **katathyme I.** (dem Affekt entstammende oder unter einem Affekt umgebildete Vorstellung), **überwert. I.** (C. WERNICKE; durch ein das Gemüt bes. erregendes Erlebnis hervorgerufene, das Denken u. Handeln beherrschende Vorstellung; s. a. Beziehungserlebnis), **wahnhafte I.** (K. JASPERS; aus erschütternden, kränkenden oder das Schuldgefühl belastenden Erlebnissen etc. hervorgegangene wahnähnl. Vorstellung; vgl. Wahn).

Ideen|assoziation: s. u. Assoziation. – **I.dissoziation**: Zerfall assoziativer Vorstellungsverbindungen, z. B. bei Schizophrenie. – **I.flucht**: formale ↑ Denkstörung, gekennzeichnet durch vermehrten Zustrom an Denkinhalten, ständig wechselndes Denkziel, ablenkbares u. oberflächl. Denken mit Verlorengehen des Leitgedankens; v. a. als Teilerscheinung von Manie u. Schizophrenie.

Identifikation, Identifizierung: Gleichsetzung, Feststellung der Identität; s. a. Identitätszahl. – **1)** *psych* die unbewußte Ineinssetzung eines anderen Seins mit sich selbst. – **2)** (C. WERNICKE) das Wiedererkennen eines Wortklangbildes bzw. das Anklingen des mit dem Wort verbundenen Begriffs (= prim. bzw. sek. I.). – **3)** *forens* Feststellung der Identität von lebenden Personen oder Leichen, z. B. durch Altersbestimmung oder -schätzung (am Skelett z. B. anhand der Markhöhlenkuppen, Knochenkerne, Epiphysenlinien), Geschlechtsbestimmung (evtl. zytologisch), anhand von Anomalien u. a. path. Befunden (einschl. Gebiß), durch Daktyloskopie, Blutgruppenbestg.; bei Leichen ferner Vergleich mit Photographie, Nachweis biol. Daten (Augen-, Haarfarbe, Größe, Berufsstigmata).

Identifizierungsschwelle: *neurophysiol* die min. Reizintensität, die bereits eine nähere Erkennung u. Zuordnung des Reizes zuläßt. Für Geschmacksreize z. B. um Faktor 10 höher als die Wahrnehmungsschwelle.

identisch: völlig gleich, übereinstimmend; z. B. id. (= korrespondierende) ↑ Netzhautpunkte, **id. Reduplikation** (*genet* ↑ Autoduplikation), id. (= eineiige) ↑ Zwillinge.

Identität: Gleichheit, Übereinstimmung; *psych* Wesensgleichheit.

Identitäts|krise: *psych* krit. Störung des Bewußtseins von Kontinuität u. Gleichheit des Ichs; häuf. Erscheinung bei sozial Entwurzelten u. Flüchtlingen. – Auch Bez. für Depersonalisations- u. Derealisationserscheinungen. – **I.periode**: *physiochem* die sich regelmäßig wiederholende Anordnung von Aminosäuren in einer Polypeptidkette; beträgt z. B. für α-Keratin 5,1–5,4 Å (entspr. 3,7 Aminosäuren pro Windung der α-Helix), β-Keratin 6,5–7,0 Å, Kollagen 2,8–2,9 Å. – **I.zahl, Identifikationszahl, I-Zahl**: mehrstell. Zahl zur Kennzeichnung der Identität einer Person (z. B. für klin. Dokumentation), aufgebaut aus Geburtsdatum, Schlüsselzahl des Geschlechts u. den 2 ersten Buchstaben des Familiennamens (bei Frauen des Mädchennamens).

Ideokinese: auf einem inn. Vorstellungsbild basierender koordinierter Bewegungsablauf; s. a. Ideation, ideokinetische ↑ Apraxie; vgl. Ideomotorik.

Ideomotorik, Psychomotorik: (CARPENTER) durch unbewußte, affektbesetzte Vorstellungen ausgelöste unbewußte motor. Äußerung; s. a. CARPENTER* Effekt, vgl. ideatorische u. ideomotorische Apraxie.

ideomotorisches Phänomen: (H. LIEPMANN) isolierte Störung des einer komplexen Handlung vorangehenden Ideenentwurfs (bei umschrieb. Hirnläsion), so daß die Handlung trotz freier Ausführung der Einzelbewegungen unmöglich wird. – **ideomotor. Reflex**: ↑ Aufmerksamkeitsreflex.

Ideoplas(t)ie: *psych* Beeinflussung einer fremden Handlung durch Denkinhalte, Wünsche u. Vorstellungen; i. e. S. die Verformbarkeit des Willens in Hypnose, so daß alle vom Hypnotherapeuten ausgehenden Suggestionen realisiert werden.

IDG: **I**mpuls**d**ermo**g**ramm (Verfahren der »bioelektronischen Funktionsdiagnostik«; s. u. Elektrodermatometrie).

IDH: **I**sozitrat-**d**e**h**ydrogenase.

idio...: Wortteil »eigen«, »selbst«, »eigentümlich«, »von Natur aus«, »angeboren«.

Idio|chromatin: (LUBOSCH 1902) der identisch reduplizierte, genetisch akt. Anteil des Chromatins (im Ggs. zum Trophochromatin). – **I.glossie**: (PERRY) angeb. Sprachstörung (bei intakten Sprechwerkzeugen u. normalen geist. Fähigkeiten) mit einer unverständl. »Eigensprache« ohne Kehl- u. Gaumenlaute; vgl. Idiolalie, -phrasie. – **I.gramm**: *genet* ↑ Karyogramm.

Idio|krasie: ↑ Idiosynkrasie. – **I.lalie**: die beim Wort- u. Silbenstammeln des Kindes (oder des schwachsinn. Erwachsenen) resultierende »Eigensprache«, die nur den nächsten Angehörigen (bzw. dem Pflegepersonal) ergründlich ist; vgl. Idiophrasie, -glossie. – **I.mer**: ↑ Chromomer.

idiomuskuläre Kontraktion: umschriebene Teilkontraktion (Wulstbildung) eines Skelettmuskels am Ort einer mechan. Reizung (Beklopfen mit Untersuchungshammer) als Zeichen der Myotonie, aber auch bei Kachexie, Tbk, Diabetes u. a. Erkrn. mit Muskelschwund.

Idioneurosis: aus dem NS selbst entstehende nervale Störung (»idiopath. Neurose«); i. e. S. (AUSPITZ)

idiopathisch

Hautaffektion, die auf vegetat. »Eigenstörungen« zurückgeführt wird (z. B. Pruritus, Prurigo).

idiopathisch, protopathisch: als krankhafter Zustand selbständig, d. h. ohne erkennbare Urs. entstanden (Gegensatz: symptomatisch); im klin. Sprachgebr. z. T. synonym mit primär, genuin, essentiell; z. B. **i. Aortennekrose** (/ GSELL*-ERDHEIM* Syndrom), **i. Atemnotsyndrom des Neugeb.** (/ Respiratory-Distress-Syndrom; s. a. Membransyndrom), **i. Athetose** (/ Athetosis duplex), **i. Fazialisparese** (1) / BELL* Lähmung. – 2) periphere fam. / Fazialislähmung), **i. progress. Hautatrophie** (/ Akrodermatitis chronica atrophicans), **i. hypertroph. subaortale Stenose** (= IHSS, s. u. Aortenstenose).

Idio|phrasie: nicht als Kommunikationsmittel geeignete »Eigensprache«, z. B. des Schizophrenen (= Schizophrasie); s. a. Idiolalie, -glossie. – **I.plasma**, Erbsubstanz, Keimplasma: das Gesamt der genetisch wirksamen Zellbestandteile mit ident. Reproduktion; unterteilbar in Genom u. Plasmon. – **I.reflex**: / Eigenreflex.

idiosensibel: die Sensibilität des Körperinnern betreffend.

Idiosom: *zytol* 1) (MEVS 1896) der aus Diktyosomen des GOLGI* Apparats bestehende Komplex, der bei der Spermiogenese zum Akroblasten bzw. Akrosom umgewandelt wird. – 2) / Chromosom. – 3) die granulierte Zone um das Zentrosom (= Archoplasma).

Idio(syn)krasie: histor. Bez. (HIPPOKRATES) für die »eigentüml. Säftemischung«. – *allerg* »Spontanallergie« ohne nachweisbare Sensibilisierung; z. B. der Transfusionsschock bei AB0-Inkompatibilität auf Grund der normal vorhandenen Isoagglutinine; vgl. Atopie.

Idiotenbewegungen: die einförmig-taktmäß. Bewegungen stark Schwachsinniger (insbes. Kinder), v. a. Hin- u. Herwiegen des Oberkörpers, ferner Springen, Händeklatschen, Wischen, Kopfschütteln, Schnalzen, Lecken, Zähneknirschen, Saugen an Gegenständen.

idiotherm: / homoiotherm.

Idiotie: (MOREL) schwerster Grad des angeb. oder im frühen LA auftretenden / Schwachsinns (Intelligenzalter < 2 J.; IQ 20–25), hereditär oder infolge Schädigung der Eizelle (= **keimdysplasmat. I.**); ohne Bildungs- u. mit nur geringer Dressurfähigkeit, kein Erlernen der Sprache, verspätetes, evtl. unvollkommenes Laufenlernen, Harn- u. Stuhlinkontinenz, evtl. Schluckstörungen (Füttern erforderlich), primitives Gefühlsleben; lebenslange Pflegebedürftigkeit (Anstaltsunterbringung). Typ. äuß. Habitus: Mikrozephalus, ausdrucksloses Gesicht (offener Mund, Speichelfluß, Grimassieren), oft choreoathetot. Bewegungen, epilept. Anfälle; bei **ereth.** oder **versatiler I.** ständige motor. Erregung (s. a. KRAMER*-POLLNOW* Syndrom); bei **apath.** oder **stumpfer I.** Antriebsarmut, Schwerflüssigkeit, Gutmütigkeit, Willensschwäche. Ätiol.: Gameto- oder Genopathie (z. B. Enzymopathie), intrauterine Infektion, Geburtstrauma, Enzephalitis oder Meningitis in den ersten Lebenstagen. – s. a. Oligophrenie. – Als Sonderformen die **dysostotische I.** (/ PFAUNDLER*-HURLER* Syndrom), **mongoloide** oder **trisomale I.** (/ DOWN* Sy.), **xerodermische I.** (/ DE SANCTIS*-CACCIONE* Sy.); u. die **amaurotische familiäre I.** als rezessiv-erbl. Lipoidspeicherkrankheit (Gangliosidose), bei der es durch Enzymstörungen zur Gangliosidablagerung in den Nervenzellen kommt; nach Beginn u. Verlauf unterschieden als **kongenitale** (= NORMAN*-WOOD* Syndrom), **infantile** (= TAY*-SACHS* Syndrom), **spätinfantile** (= DOLLINGER*-BIELSCHOWSKY* Syndrom), **jugendliche** (= STOCK*-SPIELMEYER*-VOGT* Syndrom) u. **Spätform** (= KUFS* Syndrom); s. a. Schema »Sphingolipid-Stoffwechsel«. Klin.: Verfall der intellektuellen Fähigkeiten bis zur Idiotie, Sehverschlechterung bis zur Blindheit, epilept. Anfälle, ferner spezif. Sympte. der einzelnen Formen. – vgl. infantile neuroaxonale / Dystrophie (= **spast. amaurot. I.** SEITELBERGER).

Idio|tismus: *psych* (PINEL) hochgrad. Störung geist. Funktionen (ohne Unterscheidung zwischen Idiotie u. Demenz). – **I.topie**: (WALDEYER) Lage u. Beziehungen der Teile eines Organs zueinander. – **i.trop**: den eigenen Körper betreffend; z. B das i.t. (= vegetat.) Nervensystem. – **I.typ**: *genet* Sammelbegr. für Geno- u. Plasmotyp. – **I.typie**: *serol* s. u. Immunglobuline.

Idiovariation: Erbänderung ungeklärter Urs.; auch inkorrekt für Mutation.

L-Idit-dehydrogenase: Dehydrogenase in Samenbläschen, Augenlinse, Niere, Dünndarmmukosa u. in hoher Konz. in der Leber; oxidiert Pentite u. Hexite reversibel zu entsprech. Zuckern (z. B. Sorbit zu D-Fruktose: »Sorbitdehydrogenase«; bei Leberschädigung im Serum vermehrt).

IDL: Intermediate Density Lipoprotein (/ Lipoproteine mittlerer Dichte).

IdO-Gerät: In-dem-Ohr-Gerät (s. u. Hörapparat).

Idoxuridinum *WHO*, IDU: 5-Jodurazil-2'-desoxyribosid; Virustatikum.

IDP: Inosin-5'-diphosphat.

Idro...: s. u. Hidro... .

IDT: Intradermaltest (/ Intrakutantest).

Id-Typ, -Reaktion: Oberbegr. für die knötchen-, bläschen-, blasenförm. oder hämorrhag. Hautreaktionen (des Sensibilisierten: »Allerg**id**«) auf eingeschwemmte Erreger(fragmente oder -stoffwechselprodukte): / Bakterid, Mykid, Virusid, Mikrobid, Trichophytid, Tuberkulid. Im Reaktionsherd (Früh- oder Spät-Typ) auslösendes Agens nicht nachweisbar.

IDU: / Idoxuridinum.

α-L-Iduronidase: ein Proteoglykane umsetzendes Enzym; Defekt stört Abbau von Dermatan- u. Heparansulfat (/ PFAUNDLER*-HURLER*-SCHEIE* Erkrankung; ähnlich bei Iduronidsulfat-sulfatase-Defekt das / HUNTER* Syndrom).

IE: / Internationale Einheit.

I-Ebene: *gyn* Interspinalebene (/ Beckenenge).

IEP: / isoelektrischer Punkt.

IES: / β-Indolylessigsäure.

IF: 1) / Intrinsic factor. – 2) / Inhibiting factor.

I-Faktor: *serol* / Antigen I.

Iffy* Theorie, Post-mid-cycle theory: *gyn* (1965) Eine beginnende Periodenblutung hindert das spätbefruchtete Ei daran, sich im Uterus zu implantieren (u. führt evtl. zur Extrauteringravidität).

I-Form: *path* indeterminierte Form der Lepra.

Ifosfamidum *WHO*: 3-(2-Chloräthyl)-2-([2-chloräthyl]-amino)-tetrahydro-2H-1,3,2-oxazaphosphorin-2-oxid; Zytostatikum (z. B. Holoxan®).

IFT: *serol* Immunfluoreszenz-Test (z. B. ∫ Fluoreszenz-Treponemen-Antikörper-Test).

Ig: ∫ Immunglobulin.

Igarashi* Phänomen: bei Gelbkörperinsuffizienz die Auslösung eines monophas. Genitalzyklus u. anschließend einer fertilitätssteigernden normalen Gelbkörperphase durch 10 mg Östradiolvalerianat vor dem 7. Zyklustag.

Igelfuß: an der Dorsalseite des Tarsus mit spitzen Osteophyten besetzter Fuß, v. a. bei Arthritis urica.

Ignipunktur: (RICHET) Einstechen glühender Nadeln ins Gewebe zwecks Schrumpfung oder Vernarbung; i. e. S. die Punktur mit dem Thermokauter, z. B. zur Verödung kleiner Zysten u. Angiome.

Ignis: (lat.) Feuer; z. B. **I. infernalis s. sacer s. Sancti Antonii** (= Ergotismus), **I. Sancti Ignatii** (= Erysipel).

IGV: Internationale Gesundheitsvorschriften.

IGZ: intermittierend gesteuerte Zusatzbeatmung (s. u. Beatmung).

IH: ∫ Inhibiting hormone.

IHA: indirekte ∫ Hämagglutination.

IHAS: idiopath. hypertroph. ∫ Aortenstenose.

IHSA: Iodinated human serum albumin (∫ Seroalbuminum humanum iodinatum). – **IHSS**: idiopath. hypertroph. subaortale Stenose (s. u. Aortenstenose).

IHT: Insulin-Hypoglykämie-Test (s. u. HOLLANDER*).

IIF: indirekte ∫ Immunfluoreszenz.

Ii-System: *serol* ∫ I-System.

IK: 1) *serol* Immunkörper. – 2) *physik* Internationale Kerze. – 3) *physiol* Inspirationskapazität.

IKA: Immunkörperagglutinin.

Ikono|lagnie: sexuelle Erregung durch Betrachten von – pornographischen – Bildern. – **I.skop**: Typ einer Fernseh-Bildaufnahmeröhre. Weiterentwickelt als »Super-I.k.« (räuml. Trennung von Photokathode u. Speicherplatte); vgl. Vidikon.

Ikosaeder: »Zwanzigflächner«, sogen. regelmäß. Körper (kub. Symmetrie) mit 20 gleichseit. Dreiecken als Flächen. – **ikosaedrische Viren**: ∫ Abb. »Virion«.

IKRK: Internationales Komitee vom ∫ Roten Kreuz.

iktaffin: ∫ iktophil.

ikterisch: die Gelbsucht (Ikterus) betreffend, mit Gelbsucht einhergehend, i. S. der Gelbsucht verfärbt.

ikterogen: Gelbsucht erzeugend. – **ikteroid**: mit gelbl. Hautverfärbung ähnl. einem Ikterus.

Ikterometer: Plexiglasspatel mit 5stuf. Farbskala (u. zugehör. Bilirubinwerten) zur Ikteruskontrolle an der anämisierten Haut (Nasenspitze) des Neugeborenen.

Ikterus: ∫ Icterus. – **I.-Index**: s. u. BERNHEIM*. – **I.zylinder**: (NOTHNAGEL) gelbl. hyaline Harnzylinder bei Ikterus mit Hyperbilirubinurie.

iktophil: zu Anfällen neigend; z. B. **i. Lebensphase** (d. i. die Pubertät, in der bes. häufig ein Anfallsleiden manifest wird).

Iktus: ∫ Ictus.

Ikwa-Fieber: ∫ Wolhynisches Fieber.

ILA: Insulin-like-activity (= insulinähnliche ∫ Aktivität). – **ILAE**: International League against Epilepsy.

Ilca*-Dodica*-Ioanovici* Reaktion, T_{66}: spezif. Probe auf erhöhten Serumeisenspiegel zur Leberdiagnostik (z. B. DD zwischen Hepatitis epidemica u. Verschlußikterus; pos. auch bei Hypergammaglobulinämie).

Ile: 1) (lat.) *anat* U'leib, ∫ Weiche (meist Mz.: Ilia). – 2) *biochem* Isoleuzin.

ileal: das Ileum betreffend; z. B. **i. Bypass** (∫ Ileumausschaltung).

Ileitis: Enteritis im Bereich des Ileum. Als **I. diffusa** meist bakterieller oder viraler Genese; als **I. follicularis** mit Lymphknotenvergrößerung, Durchfällen u. abdom. Schmerzen, akut, subakut oder – v. a. bei Kindern u. Jugendl. – chronisch, ohne Sklerosierung u. Fistelbildung ausheilend; als **I. regionalis s. segmentalis s. terminalis** Teilerscheinung oder Lokalisationsform der ∫ Enteritis regionalis, die **akute terminale I.** meist durch Yersinia enterocolitica.

ileo...: Wortteil »Krummdarm« (Ileum), aber auch »Weiche« (Ilia) u. »Darmbein« (Os ilium); s. a. ilio...; z. B. **I.anastomose** (s. u. I.stomie).

ileoc(a)ecalis, ileozäkal, -zökal: (lat.) terminales Ileum u. Zäkum (»Ileozäkalgegend«) betreffend.

Ileocolitis, Ileokolitis: auf den benachbarten Dünn- bzw. Dickdarm übergreifende Enteritis (z. B. E. regionalis) bzw. Kolitis (z. B. Colitis ulcerosa).

Ileoentektropie: (NEUMANN) op. Fixierung eines ausgeschalteten, nach Längsspaltung »ausgekrempelten« dist. Ileumsegments mit der Serosafläche an das parietale Peritoneum; zur Förderung der Resorption eines therapieresistenten Aszites (Ableitung über neue Kollateralen zwischen Darmserosa u. Bauchdecke).

Ileo|ileostomie: Anastomose zwischen zwei Ileumabschnitten. – **I.jejunostomie**: ∫ Jejunoileostomie.

ileokolischer Reflex: vegetat. R., der bei Ileumfüllung oder -peristaltik eine Erschlaffung der Ileozäkalklappe, u. U. auch Kontraktionen des Kolon auslöst.

Ileokolon: Sammelbegr. für Ileozäkum u. Colon ascendens. – Das ausgeschaltete I. dient in der plast. Chirurgie z. B. zur Bildung einer Dickdarmblase (GILCHRIST), eines Ersatzmagens (MARSHALL), zur Ösophagusrekonstruktion (sogen. Bordeaux-Methode, meist i. S. einer Ösophagoileokolojejunostomie).

Ileokolostomie: Anastomosierung von Ileum u. Dickdarm, meist als ∫ Ileotransverso-, aber auch als Ileozäko- oder -sigmoideostomie; v. a. Umgehungs- bzw. Kontinuitätsanastomose nach Resektion, ferner bei Interposition eines Ileumsegments als Kolonersatz (s. a. Dünndarmzwischenschaltung).

Ileoportographie: *röntg* intraop. Portographie mit KM-Inj. in eine Mesenterialvene.

Ileoproktostomie, -rektostomie: Anastomosierung von Ileum u. – subperitoneal verlagertem – Rektumstumpf, nach Kolektomie bzw. subtotaler Proktokolektomie terminoterminal, bei indir. Transversorektostomie mit Interposition eines Ileumsegments lateroterminal (z. B. FINSTERER).

Ileostomie: Enterostomie unter Verw. einer – möglichst tiefen – Ileumschlinge, mit – meist zapfen-

Ileotransversostomie

förm. – abdominalem (meist re. Hypogastrium) oder analem Stoma (= Ileoanostomie). Erstere v. a. als temporäre Entlastungsfistel (bei Ileus, Peritonitis, Sicherung von Dickdarmanastomosen) oder präliminarer bzw. definitiver Ileumafter i. S. einer Mukosafistel, z. B. als 1. Akt einer Kolektomie (meist als »geteilte« I. mit isolierter Ausleitung des oralen u. des – als Spülfistel dienenden – aboralen Stumpfes, z. B. nach BROOKE, DENNIS, LAHEY). – s. a. Dünndarmfistel. – I. w. S. auch das Stoma einer Ileumblase (s. u. Dünndarmblase, Harnableitung).

Ileo|transversostomie: Anastomosierung eines – möglichst tiefen – Ileumsegments mit dem Colon transversum; isoperistaltisch z. B. nach re.seit. Hemikolektomie oder als Ausschaltungs-Ileotransversostomie (s. a. Darmausschaltung), anisoperistaltisch (u. laterolat.) bei Eingriff ohne Darmresektion u. Ileumdurchtrennung. – **I.typhus**: ↑ Typhus abdominalis.

Ileourethralblase, perineale: (A. SHAFIK 1968) aus ca. 30 cm langer ausgeschalteter terminaler Ileumschlinge gebildete Ersatzblase beim Mann, mit perinealer Urethroileostomie nach Durchzug durch den M. sphincter ani (Harnentleerung per vias naturales, mit Verschluß).

ileozäkal: ↑ ileoc(a)ecalis; s. a. Ileozäkum.

Ileozäkal|geräusch, -gurren: Plätschergeräusch beim Übertritt von Darminhalt aus dem Dünn- in den Dickdarm als – durch örtl. Kompression provozierbares – Auskultationsphänomen am re. Unterbauch bei Ileozäkalstenose u. beginnendem Typhus abdomin. – **I.klappe**: ↑ Valva ileocaecalis. – **I.tuberkulose**: häufigste (ca. 80%), meist sek. Lokalisation der Darm-Tbk (v. a. 2.–3. Ljz.). Bei frischem Prozeß flache, granulierende, meist zirkuläre Schleimhautulzera mit konsekut. Narbenstriktur. Bei Spätformen v. a. proliferative, subseröse, tumorart. Wucherungen an Darmwand u. Mesenterium mit Obturation des Darmlumens; selten verkäsende Tuberkel. Sympte. (evtl. über 2 J. larviert): Gewichtsverlust, subfebrile Temp., paradoxe Diarrhöen, lokaler Druck- u. Spontanschmerz, Ileozäkaltumor, mechan. Ileus aller Stadien (meist chron.-intermittierend); Komplikationen: Perforation, äuß. Kotfistel, spezif. Appendizitis. – **I.tumor**: meist tastbarer, tumorös erscheinender Prozeß im re. Unterbauch, z. B. bei Ileozäkalvolvulus, -invagination, als »**entzündl. I.t.**« v. a. bei Enteritis regionalis, Appendizitis (Konglomerattumor, perityphlit. Abszeß), Ileozäkal-Tbk. – Seltener die echte Geschwulst im Ileozäkalbereich. – **I.volvulus**: path. Drehung (evtl. über 360°) des I.abschnitts um die Achse seines – abnorm schmalen – Mesenterialstiels, meist im Säuglingsalter u. aufgrund eines Mesenterium ileocolicum comm.; ferner bei Caecum elongatum oder mobile. – Klin.: I.tumor, evtl. akuter Destruktionsileus.

Ileozäkum: terminales Ileum u. Zäkum als Funktionseinheit. – Auch Bez. für Ileokolon, Ileozäkalregion.

ileozökal...: ↑ Ileozäkal....

Ileozystoplastik: plast. Ersatz bzw. Vergrößerung der Harnblase durch ausgeschaltetes Ileumsegment (s. a. Dünndarmblase).

Ilesha-Fieber: akute fieberhafte Erkr. in Nigeria durch das gleichnamige ARBO-Virus der Bunyamwera-Gruppe; Übertragungsmodus unbekannt.

Ileu: ↑ Isoleuzin.

Ileum *PNA*, Krummdarm: die unteren (dist.) $3/5$ des Dünndarms, die – beim Erwachsenen ca. 3 m lang – im Vergleich zum Jejunum eine geringere Weite u. Wanddicke sowie weniger Gefäße, Schleimhautfalten u. Zotten aufweisen; mit Mesenterium an der hint. Bauchwand befestigt, vorw. in der Regio iliaca dextra u. hypogastrica u. im kleinen Becken gelegen. – **I. duplex**: *path* s. u. Jejunum-Ileumduplikatur.

Ileumafter: 1) *chir* ↑ Ileostomie. – 2) *path* ↑ Kotfistel (s. a. Dünndarmfistel) bei offenem, persistierendem Ductus omphaloentericus.

Ileumausschaltung: s. u. Darmausschaltung. – Die ursprünglich zur Reduzierung der Cholesterinresorption (bei Hyperlipämie, Diabetes mellitus, schwerer Atherosklerose) angegebene **subtotale therapeut. I.** (»ilealer Bypass«) wird heute zur – nicht risikolosen – Gewichtsreduktion bei Adipositas angewendet: Durchtrennung ca. 2 m prox. der BAUHIN* Klappe, Ileozäkostomie am oralen (»Ileum-Bypass«), Blindverschluß am aboralen Stumpf; modifiz. als Jejunoileostomie mit oder ohne Fistel (s. a. Abb.).

Jejunozökostomie	PAYNE et al.	1961	
	SHIBATA et al.	1967	
Jejunoileostomie	BUCHWALD	1971	
	JENSEN	1969	
	PAYNE	1970	
	SALMON	1971	
	SCOTT	1970	
Jejunoileostomie mit Fistel	BÜNTE	1973	Zugang

Modifikation der subtotalen Dünndarmausschaltung

Ileumblase: *urol* s. u. Dünndarmblase. – **I.conduit**: *urol* s. u. Conduit. – **I.-Vaginalplastik**: s. u. Dünndarmscheide.

Ileus, Darmverschluß: spontane (kongenit. oder erworb.), hochgrad. Behinderung (s. a. Subileus) bis Unterbrechung der Darmpassage durch Lumenverengung oder -verlegung (= mechan. I.) oder aber infolge Darmlähmung (= dynam., insbes. paralyt. I.; auch gemischte Formen). Oft als – stets bedrohl. – Komplikation einer evtl. zunächst unklaren, meist chir. Grundkrankh., u. zwar akut (häufigste Urs. des akuten Abdomens), chron. oder chron.-intermittierend, hoch- oder tiefsitzend (Duodenal-, Dünndarm- bzw. Dickdarm I.), komplett oder inkomplett. Klin.: schwere Allg.störung, Unruhe, Facies abdomin., rasch zunehmendes (evtl. bereits initiales) Schocksyndrom, trockene Zunge u. Durst (infolge Flüssigkeits- u. Ionenverlust durch Erbrechen u. Resorptionsstop [verstärkt durch Meteorismus]); mit Erhöhung von Viskosität, Ery-Anzahl, Hb u. Rest-N; ferner Intoxikation (infolge Durchwanderungsperitonitis u. Resorption von Enterotoxinen), Koprostase mit Koterbrechen (»Miserere«, Rücklauferbrechen als Zeichen einer kompletten Magen-Darmatonie), Indikanurie (s.a. Schema). Letalität proportional der Verschlußdauer. Ther.: op. Beseitigung oder Umgehung des Hindernisses, u. U. Enterostomie, pro- oder retrograde Absaugung; Intensivbehandlung. – Ätiogenet. u. Verlaufsformen: **angeborener neurogener**

I.: ∤ JIRÁSEK*-ZUELZER*-WILSON* Syndrom. – **angio- oder arteriomesenterischer I.**: als akutes Abdomen auftretender, von schwerem Schocksyndrom begleiteter paralyt. I. durch segmentäre, meist irreversible hämorrhag. Infarzierung (Nekrose; s. a. Destruktions-I.) der Darmwand infolge Mesenterialgefäßthrombose oder -embolie (»vaskulärer I.«, v. a. im Versorgungsbereich der A. u. V. mesenterica sup.); seltener durch Gefäßkompression (Mesenterialhämatom, Tumordruck) oder Arteriosklerose mit sek. Thrombosierung; s. a. arteriomesenterialer Duodenalverschluß. – **duodenaler I.**: ∤ Duodenalileus. – **I. duplex**: gleichzeitiger dynam. Dünn- u. Dickdarmileus bei Enterokolitis. – **dynamischer** oder **funktioneller I.**: I. durch »blockierende« Störung oder Aufhebung der Darmmotilität (ohne erkennbares morphol. Passagehindernis); Oberbegr. für paralyt. u. spast. I. – **I. e graviditate**: ∤ Schwangerschaftsileus. – Davon unterschieden der in dieser Zeit auftretende, aber nicht durch den Schwangerschaftszustand bedingte mechan. oder dynam. »I. in graviditate«. – **mechanischer** oder **organischer I.**: akuter (meist ∤ Dünndarm-I.) bis chron.-intermittierender I. (meist ∤ Dickdarm-I.) durch erkennbares morphol. oder anat. Hindernis, u. zwar ohne (= Obturations- u. Okklusions-I.) oder mit gleichzeit. Abschnürung bzw. Drosselung der Mesenterialgefäße (= Strangulations- u. Inkarzerations-I.). Urs. (der Häufigkeit nach): eingeklemmte äuß. Hernie, Adhäsionen (Angulation, Kompression, Strangulation), Tumor, Divertikel, Invagination, Volvulus, Fremdkörper (Kot-, Gallenstein, Askariden, Mekonium), inn. Hernie, Torsion. Path.-anat. (s. a. Schema): Darmdilatation, Serosaläsion, vernöse Stase durch Gefäßdrosselung, evtl. hämorrhag. Infarzierung; bei chron. I. Arbeitshypertrophie des prästenot. Darmabschnitts (Motilitätssteigerung, evtl. sichtbare Darmsteifung), Dehnungsgeschwüre, katarrhal. Schleimhautschwellung; nach definitivem Verschluß rasche Atonie (End-

mechanischer Ileus

allgemeine Reaktion
↓
im Zwischenhirn angreifender Streß; zentral induzierte Fehlregulation des Mineral- u. Flüssigkeitshaushalts
↓
Parenchymschaden (Ganglienzelluntergang an Schaltstellen im Dienzephalon)
↓
gestörte Entgiftung
↓
Exitus

lokale Reaktion
↓
initialer neurovaskulärer Verschlußschock (primär reflektorische Darmlähmung; aktive Darmweitstellung – Sympathikotonus)
↓
vagotone Gegenregulation (Hyperperistaltik; passive Darmwandüberdehnung durch Hypersekretion [Dehnungsreiz] u. Rückstau)
↓
Unterbrechung des intestinalen Flüssigkeits- u. Mineralkreislaufs
↓
Überdehnungsschock (lokale Darmwandanoxie)
↓
Durchwanderungsperitonitis

stadium stets paralyt. I.). – **I. der Neugeborenen**: ∤ Mekoniumpfropf-Syndrom. – **paralytischer, adynamischer** oder **atonischer I.**: subakuter I. infolge – segmentärer oder kompletter – Darmatonie, entweder als prim. intestinale Motilitätsstörung bzw. -aufhebung (reflektorisch, v. a. postop.; toxisch, meist peritonitisch; metabolisch, z. B. Mesenterialthrombose) oder aber sek. als Endstadium eines spast. oder – meist – mechan. I.; klin.: Initialstadium ohne Schmerzen, Erbrechen u. Schock, Vermeiden eines Lagewechsels, frühes Sistieren der Darmgeräusche; bei Manifestation (nach 24–48 Std.) Indikanurie, Darmhypersekretion (Spiegelbildung), flache Atmung, Meteorismus (»Trommelbauch«, Zwerchfellhochstand), Fehlen der Leberdämpfung (Kantenstellung u. Darmüberlagerung, evtl. Gas in freier Peritonealhöhle. – **spastischer I.**: (HEIDENHAIN 1895) akuter dynam. I. durch reflektor. Dauerkontraktion einzelner Darmabschnitte (evtl. derber, anäm. Strang); meist mit Übergang in Atonie. Ätiol.: Trauma (Bauchdeckenkontusion, intra- oder extraabdominale Op., intra- oder retroperitoneale Blutung), Steinkolik, Pankreatitis, Adnex-, Hoden-, Netztorsion, Bleivergiftung, Porphyrie, Atherosklerose. – Häufig komplizierender Faktor eines – inkompletten – Fremdkörperileus (= gemischter I.). – **I. verminosus**: ∤ Wurmileus. – s. a. Abb. »Flüssigkeitsspiegel«.

Ilhéus-Virus: in Äquatorial- u. Mittelamerika sowie Südostasien von Moskitos übertragenes ARBO-Virus B (isoliert aus Mensch, Vertebraten u. Arthropoden). Erreger einer fieberhaften Meningoenzephalitis (mit AK-Bildung).

Ilia PNA: die ∤ Weichen oder Flanken.

ili(a)cus, iliakal: (lat.) die Weiche (Ilium), i. w. S. das Darmbein (Os ilium) betreffend. – **Iliaka**: Kurzform für A. bzw. V. iliaca.

Iliakalabszeß: intrapelviner Abszeß zwischen Darmbein u. Fascia iliaca, v. a. als Senkungsabszeß bei Spondylitis tbc. der LWS oder Iliosakralgelenk-Tbk, meist dem M. iliopsoas folgend (∤ Psoasabszeß), seltener mit Ausbreitung in die Fossa ischiorect. (Perforationsgefahr in Vagina u. Rektum) oder entlang dem M. piriformis (durch For. ischiadicum) zum Gesäß oder Oberschenkel (Kniekehle) oder aber entlang dem Quadratus lumborum bis oberhalb der Crista iliaca (DD: paranephrit. Abszeß).

Iliakalhörner, -höcker: ∤ Beckenhörner. – **I.-Syndrom**: ∤ TURNER*-KIESER* Syndrom.

ilicus: ∤ iliacus.

Iliitis: unspezif. (z. B. Osteomyelitis) oder spezif. (Tbk) Entzündung des Darmbeins. – **I. condensans**: ∤ Ostitis condensans ilii.

I-Linie: ∤ Interspinallinie.

ilio...: Wortteil »Weiche« (Ilia), i. w. S. auch »Becken« (Os ilium); vgl. ileo...

iliofemorale Arthrodese: supraartikuläre (= extraartikuläre) Hüftarthrodese zwischen Darmbein u. Femur (im Ggs. zur infraartikulären ischiofemoralen).

Iliofemoraldreieck: ∤ BRYANT* Dreieck.

Ilioinguinalis-Neuropathie-Schmerzsyndrom: Neuralgie oder Neuritis des N. ilioinguin. mit Schmerzen vom Rücken bis zur Leiste, evtl. auch Sensibilitätsstörungen am Perineum u. Parese der unt.

Iliopagus

Ileus-Symptomatologie

	mechanischer Ileus		dynamischer Ileus	
	Strangulation	*Okklusion*	*paralytischer Ileus*	*gemischter Ileus*
Schmerzbefund				
anfangs	heftigste Bauchkolik	kontinuierlich wiederkehrende Krämpfe	mäßiger Dauerschmerz	bei Dauerschmerz spärliche Krampfanfälle
später	nach freiem Intervall wiederkehrende Krämpfe	kontinuierliche Krämpfe	mäßiger Dauerschmerz	
Erbrechen	reflektorisch	Überlauf	Überlauf	reflektorisch u. Überlauf
Meteorismus	umschrieben (stehende Schlinge)	umschrieben oberhalb des Hindernisses	diffus	diffus mit Dämpfungsbezirk
Puls	rasch erhöht	allmählich ansteigend	erhöht	erhöht
Blutdruck	Verkleinerung der Amplitude	allmählicher Abfall	Abfall	Abfall
Temperatur	normal	normal	normal	erhöht
Leukozyten	>12000	normal	normal	erhöht
Oligurie	++	+	++	+++
Peristaltik				
anfangs	nach Hyperperistaltik freies Intervall mit Stille	Widerstandsperistaltik	Stille	spärliche Widerstandsperistaltik
später	spärliche Widerstandsperistaltik	Widerstandsperistaltik	Stille	nachlassende Widerstandsperistaltik
Stuhl u. Winde				
anfangs	Verhaltung	möglich	Verhaltung	mit Provokation möglich
später	möglich	möglich	Verhaltung	Verhaltung
Röntgen-Leeraufnahme am stehenden Pat.	diffuse Verschattung oder lokalisierter Darmspiegel mit stehenden Schlingen	Darmspiegel oberhalb des Hindernisses	diffuse Spiegel in Dünn- u. Dickdarm	diffuse Spiegel mit Exsudatschleier
Palpationsbefund	lokale Resistenz im Bereich der stehenden Schlinge	lokale Resistenz der gestauten Schlingen	anfangs diffus weich, später diffus hart	diffus schmerzhaft mit unterschiedlichen Intensitätsbereichen

Bauchwand (M. obliquus int., M. transversus). Urs.: Entzündung (z. B. nach Grippe), Kompression durch Hernie oder Narben.

Iliopagus: symmetr. Doppelmißbildung mit Vereinigung der Autositen im Beckenbereich, evtl. auch über den Nabel hinaus (= Iliothorakopagus). – Vork. auch als **I. parasiticus**, wobei der Parasit dem Autositen im Beckenbereich anhaftet.

Iliopsoas: ↑ Musculus iliopsoas. – **I.syndrom**: *orthop* Psoassyndrom.

iliosakral: Darm- u. Kreuzbein (Os ilii bzw. Os sacrum) betreffend; s. a. Sakroiliakal... ; z. B. **I.blockierung** oder **-verschiebung** als sogen. »Beckenverwringung« infolge ungleichseit. Nutation u. Rotation des Kreuzbeins gegenüber den Hüftbeinen.

Iliosakralgelenk: ↑ Articulatio sacroiliaca. – **I.arthrodese**: ein- oder beidseit. extra- oder intraartikuläre quere Verriegelungsarthrodese der Iliosakralfuge; z. B. nach ALBEE, GAENSLEN, SMITH=PETERSEN, VERRAL, PITKIN. – **I.ruptur**: partielle (= Distorsion) oder totale traumat. Zerreißung der Gelenkbänder durch seitlich auf das Becken einwirkende Kraft; meist bds. (v. a. als Komplikation eines Beckenringbruchs) mit Dislokation in sagitt. oder vertik. Richtung. Klin.: Lumbalsyndrom, Distraktionsschmerz, pos. TRENDELENBURG* Zeichen; vgl. Beckenringlockerung. – **I.tuberkulose**: meist sek. u. unilat. Tbk, häufig mit weiteren gelenknahen Herden (v. a. Darmbein, Kreuzbeinflügel, Lendenwirbel); zu ca. 40% bei gleichseit., oft bereits ankylosierter Coxitis tbc. Vork. v. a. im 2. u. 3. Ljz.; Gynäkotropie. Verlauf als Caries sicca (klin. oft stumm) oder – häufiger – exsudativ mit Destruktion u. Senkungsabszessen. Klin.: Lumbalsyndrom, Fernschmerz, reflektor. Beckenschiefhaltung mit Skoliose, pos. LASÈGUE* u. MENNEL* Zeichen; später lokaler Druck- u. Klopfschmerz, evtl. Hüftkontraktur.

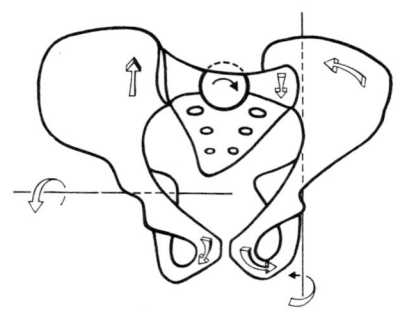

Mechanismus der **Iliosakralverschiebung** (n. CRAMER).

Iliosakral|punkt (Valleix*): bei Ischiassyndrom druckschmerzhafter Punkt oberhalb des I.gelenks (neben dem oberen Pol der Rima ani).

Ilio|thorakopagus (dicephalus): symmetr. (zweiköpf.) Doppelmißbildung mit seitl. Vereinigung der

Autositenrümpfe vom Thorax bis zum Becken; evtl. lebensfähig. – Beim **I.xiphopagus** (dicephalus) besteht dagegen eine ventr. Vereinigung vom Becken bis zum Brustbein (Schwertfortsatz).

Ilium: ↗ Os ilium. – **I.-Index** (KAUFMANN) Rö.parameter am kindl. Becken (1. Lj.), errechnet als Summe der Werte beider Pfannendach- u. Os-ilium-Winkel (zwischen der Verbindungslinie Spina iliaca ant. sup./lat. Pfannenrand u. der Horizontalen durch den med. Pfannenrand bds.); normal 79–81, niedrigere Werte v. a. bei Mongoloidenbecken (DOWN* Syndrom).

Illaqueatio(n): plast. Korrektur der Lidstellung (z. B. bei Trichiasis) mit einer oder mehreren Fadenschlingen.

Illinois-Virus: Virus der PLT-Gruppe; Erreger einer Psittakose-ähnl. Infektion beim Menschen (»Illinois-Pneumonie«; Übertragung von Mensch zu Mensch), aber auch bei Nagetieren u. Vögeln.

Illusion, Pareidolie: *psych* Wahrnehmungstäuschung in Form einer Um- u. Fehldeutung von Sinneseindrücken, meist durch Eingehen unbewußter affektiver Einstellungsfaktoren in den Wahrnehmungsprozeß, insbes. bei leichter Bewußtseinstrübung; vgl. Halluzination. – Die **epilept. I.** (neuronale Entladung in Temporalrinde, Gyrus hippocampi, Uncus) äußert sich als Déjà-vu-, Déjà-entendu-, Déjà-vécu-Erlebnis oder als epilept. Traumillusionen. – Die als **opt. I.** vorgetäuschten Scheinbewegungen werden unterschieden in autokinet. (durch Eigenbewegung der Augen bei starrem Fixieren), okulogravische (durch Richtungs- u. Größendifferenz zwischen Schwerkraft u. Resultierender aus Schwerkraft u. Beschleunigung) u. okulogyrale (Drehschwindel durch Stimulierung der Bogengänge). – s. a. Pareidolie.

Ilosvay* Reagens (LAJOS DE I., 1851–1936, Chemiker, Budapest): 0,3%ige essigsaure Sulfanilsäure-Lsg. u. 0,1%ige essigsaure α-Naphthylamin-Lsg. (1 + 1) zur kolori- oder photometr. Nitritbestg. in Trink- u. Brauchwasser u. biol. Flüssigkeiten; s. a. GRIESS*-ILOSVAY* Reagens.

i.m.: intramuskulär.

imaginär, imaginatus: nur in der Vorstellung vorhanden, »eingebildet«; z. B. das **i. Deckauge** (= Mittelauge, ↗ Doppelauge).

Imagination: Einbildung.

Imagizid, Adultizid: *pharm* gegen das Erwachsenenstadium (Imago) gerichtetes Insektizid; vgl. Larvi-, Ovizid.

Imago: 1) *psych* (C. G. JUNG 1911) das unbewußt gebildete u. unbewußt bleibende »inn. Bild« einer best. Person. Die aus früher Kindheit stammende I. von Vater u. Mutter wird bes. von Neurotikern häufig auf Beziehungspersonen projiziert. – 2) *zool* das – nach Imaginalhäutung – vollentwickelte (adulte) u. geschlechtsreife Insekt.

imbezil(l): mittelgradig schwachsinnig. – **Imbezillität, Imbecillitas:** angeb. oder perinatal oder frühkindlich erworb. Intelligenzdefekt als mittl. Grad des Schwachsinns (Intelligenzalter 2–7 J., IQ < 50; vgl. Debilität, Idiotie). Gedächtnis oft rel. gut, Denken nur im Bereich des Konkreten möglich; Lesen u. Schreiben nicht zu erlernen; Sprache einfach u. elementar, tiefe Gefühlsregungen möglich; unfähig, sich selbständig im Leben zurechtzufinden, jedoch einfache Erwerbstätigkeit möglich.

Imbibieren: Eindringen(lassen) eines flüss. Stoffes in einen festen; *biol* Durchtränkung von Körpergewebe mit körpereigener oder -fremder Flüssigkeit, Blutfarbstoff (= **blut. Imbibierung**, z. B. von Gefäßwänden oder Endokard als entzündl., traumat. oder postmortale Veränderung), anderen Pigmenten oder sonst. Stoffwechselprodukten (s. a. Imibibitionsdermatose).

Imbibitions|dermatose: krankhafte Ablagerung körpereigener Stoffwechselprodukte in der nicht vorgeschädigten (= **prim. I.d.**, z. B. als kolloide Degeneration, Xanthomatose, Amyloidose, Muzinose, Ochronose, Kalzinose, bei Gicht) oder in der vorgeschädigten Haut (= **sek. I.d.**, z. B. Urticaria pigmentosa xanthelasmoidea, Keloid, Narbe, Quaddel). – **I.färbung:** *histol* ↗ Durchdringungsfärbung. – **I.methode,** Infiltrationsmethode: Agardiffusionstest oder Immunelektrophorese mit kleinsten Reagensmengen, die aus in Reagens getauchten oder entspr. beträufelten Filtrierpapierstreifen durch Infiltration in die 1–2 mm dikken Gelschichten gelangen.

Imerslund*(-Najman*)-Gräsbeck* Syndrom (OLGA I., Kinderärztin, Oslo; RALPH GR., Laborarzt, Helsinki), fam. Vit.-B$_{12}$-Malabsorption(s-Perniziosa): (1958–60) hereditäre, bereits im 1.–2. Lj. manifeste, selektive Störung der intestinalen Vit.-B$_{12}$-Resorption, mit schwerer megaloblast. Anämie, Proteinurie u. körperl. u. geist. Entwicklungshemmung bis zur Oligophrenie. – Nur parenterale B$_{12}$-Zufuhr therapeutisch wirksam.

Imhäuser* Operation (G. IMHÄUSER, Orthopäde, Köln): 1) **I.*-MAU* Op.:** (1940) Korrektur des kontrakten Spreizfußes durch trapezförm. Verkürzungsosteotomie (ca. 1 cm) der Metatarsalia II–IV im Basisbereich. – 2) (1955) Korrektur der veralteten Coxa vara epiphysaria durch horizontale intertrochantäre Drehosteotomie: Aufrichtung des Schenkelhalses, Keilresektion der dist. Osteotomiefläche u. Immobilisierung in ca. 150°-Abduktions- u. 140°-Flexionsstellung.

IMI: immunologisch meßbares Insulin (= immunreaktives ↗ Insulin).

Imidazol

Imidazol, Glyoxalin: heterozykl. Verbdg. (↗ Formel), die mit Diazoniumsalzen kuppelt (Grundlage der PAULY* Diazoreaktion); Anw. im Gemisch mit HCl als Pufferlsg. (pH 6,2–7,8) für biol. Medien. – Grundgerüst z. B. von Histidin, Histamin, Purinkörpern, Pilokarpin sowie von Pharmaka mit thyreostat. (z. B. Thiamazolum, Carbimazolum), antimykot. (Clotrimazolum) u. Antiprotozoen-Wirksamkeit (z. B. Miconazolum). – **I.-Syndrom,** BESSMAN*-BALDWIN* Sy.: (1962) seltene, fam. erbl., enzymopath. zerebromakuläre Degeneration mit **I.-Aminoazidurie** (z. T. 20- bis 30fach erhöhte Harnwerte für Histidin [Blutspiegel o. B.], Karnosin, Anserin, 1- u. 3-Methylhistidin) infolge gestörter tubulärer Rückresorption von I.derivaten; Symptomatik wie beim DOWN* Syndrom.

Imidazolonpropionsäure: Intermediärprodukt des Histidinabbaus über Urokaninsäure (s. Schema »Histidin«).

Imidazol(yl)|brenztraubensäure: Histidin-Abbauprodukt (↑ Schema »Histidin«); bei Histidinämie im Harn ausgeschieden. – **I.essigsäure**: Histamin-Abbauprodukt (↑ Schema »Histamin«); z. T. in freier Form oder als N-Ribosylimidazolylessigsäure im Harn ausgeschieden, vermehrt bei Histidinämie. – **I.milchsäure**: Histidin-Abbauprodukt (↑ Schema »Histidin«); Ausscheidung im Harn (normal 9,6 bis 30 mg/g Kreatinin) bei Histidinämie vermehrt.

Imide: anorgan. oder organ. Verbdgn., die die »Imino-« oder »**Imidogruppe**« (=NH) enthalten.

Imidol: ↑ Pyrrol.

Imine: 1) organ. Verbgn. mit C-Bindung der »Iminogruppe« = NH, z. B. Aldimine, Ketimine, Iminosäuren (wahrsch. Intermediärprodukte bei der oxidativen Desaminierung von Amino- zu Ketosäuren), Guanidine, Pyridin, Pyrimidin. – 2) zykl. sek. Amine, z. B. Äthylenimin nebst Derivaten (z. T. zytostatisch wirksam: TEPA, Thiotepa, Tretaminum u. a.).

Imino|azidurie, (renale) I.glyzinurie: autosomal-rezessiv erbl., tubulärer Transportdefekt für Prolin, Hydroxyprolin (↑ Hyperprolinämie) u. Glyzin bei normalen einschläg. Plasmawerten; evtl. kombin. mit Malabsorption von Prolin u. Glyzin; s. a. JOSEPH* Syndrom.

β-Iminoazolyläthylamin: ↑ Histamin.

Iminogruppe: die Gruppe »=NH«; s. a. Imide, Imine.

Iminoharnstoff: ↑ Guanidin.

α-Iminopropionsäure: $CH_3-C(=NH)-COOH$; Intermediärprodukt des Serin- u. Zysteinabbaus zu Brenztraubensäure u. NH_3.

Iminosäuren: s. u. Imine (1).

Imipraminum *WHO*: 5-(3-Dimethylaminopropyl)-10,11-dihydro-5H-dibenz[b,f]azepin; Thymoleptikum (Antidepressivum); im Tierversuch starke Strahlenschutzwirkung.

Imitation: Nachahmung; s. a. imitatorischer Reflex.

Imitations|chorea: ↑ Chorea imitativa. – **I.krankheit**: psychogene Sympte., die eine organ. Nervenkrankh. vortäuschen. – **I.phänomen**: *psych* affektive ↑ Resonanz. – **I.psychose**: symptomat. Psychose, die eine endogene (z. B. Schizophrenie, Depression) vortäuscht.

imitatorischer Reflex: (FINDELNBURG) eine physiol. Form der affektiven Resonanz, z. B. das Mitgähnen beim Anblick eines Gähnenden.

Imkerasthma: Bronchialasthma infolge Allergie gegen Bienengift; u. U. entschädigungspflicht. BK.

Imlach* Fettpfropfen (FRANCIS I., 1819–1891, Chirurg, Liverpool): Fettgewebe im med. Bereich des äuß. Leistenringes.

Immaturität: »Unreife eines Frühgeborenen« mit Geburtsgew. von 600–1250 g; s. a. Reifezeichen.

immaturus: (lat.) unreif (s. a. Immaturität).

Immediat...: Wortteil »unmittelbar«, »unvermittelt«, »sofort«.

Immediat|gedächtnis: ↑ Neugedächtnis. – **I.nekrose**: sofort mit der Schädigung eintretende Nekrose, z. B. bei Starkstrom- oder Blitzschlagverletzung. – **I.prothese**: bis zur endgült. prothet. Versorgung sofort (nach op. Eingriff, Trauma etc.) oder rel. bald angebrachtes Ersatzstück (auch Epithese u. Implantat als »Platzhalter«).

Immersion: 1) *opt* bei der opt. Abb. die Einbettung des Objektes (erhöht die numer. Apertur, z. B. bei Mikrokop, Zystoskop) oder des Bildes (z. B. im Auge) in ein Mittel mit einem von 1 abweichenden Brechungsindex; als »**homogene I.**« bei gleichem Brechungsindex von ↑ Immersionsflüssigkeit u. Frontlinse des opt. Systems. – 2) *derm* ↑ Dauerbad.

Immersions|flüssigkeit: bei der I.mikroskopie (spez. Frontlinse mit großem Auflösungsvermögen) verw., meist ölige oder leicht verdunstende Flüssigkeit (für Frischpräp.), deren Brechungsindex möglichst dem der Frontlinse entsprechen soll, z. B. Zedernöl oder synthet. **I.öl** (n_D = 1,515), Methylbenzoat (n_D = 1,51503), Anisol (n_D = 1,5103).

Immersions-Kälte-Nässe-Schaden: durch Aufenthalt in kaltem Wasser oder andersart. längere Auskühlung (< 10°) in feuchter Umgebung auftret. örtl. ischäm.-anox. Gefäß- u. Gewebsschädigung (bis zu Nekrose u. Gangrän) ähnl. einer Erfrierung (»Naßerfrierung«, meist unter Mitbeteiligung tieferer Gewebe). Insbes. auch die »**Immersion foot**« des 1. Weltkriegs (↑ Trench foot).

Immigration: *path* Einwanderung von Zellen (Leuko-, Histiozyten) in ein Körpergewebe.

imminens: (lat.) nahe bevorstehend, drohend.

Immissio penis: (lat.) Einführen des Penis ins weibl. Genitale; gilt forensisch bei krimineller oder deliktischer Sexualbeziehung als Merkmal der Vollendung. – **I. seminis**: ↑ Insemination.

Immission: *hyg* die aus ↑ Emissionen entstandenen luftfremden, biologisch schädl., festen, flüss. u. gasförm. Verunreinigungen der bodennahen Luftschichten (s. a. Tab.); i. w. S. auch die in die Umgebung des Emittenten ausstrahlenden Erschütterungen oder Geräusche.

maximale Immissionskonzentration

Luftverun-reinigungs-komponente	MIK-Dauerwert (MIK_D)		MIK-Kurzzeitwert (MIK_K)	
	[cm³/m³]	[mg/m³]	[cm³/m³]	[mg/m³]
Akrolein	0,005	0,01	0,01	0,025
Benzol	1,0	3,0	3,0	10,0
Chlor	0,1	0,3	0,2	6,0
Chlorwasserstoff	0,5	0,7	1,0	1,4
Diäthylamin	0,01	0,03	0,03	0,09
Formaldehyd	0,02	0,03	0,06	0,07
nitrose Gase	0,5	1,0	1,0	2,0
Phenol u. Kresol (alle Isomeren)	0,05	0,2	0,15	0,6
Salpetersäure	0,5	1,3	1,0	2,6
Schwefeldioxid	0,2	0,5	0,3	0,75
Schwefelwasserstoff	0,1	0,15	0,2	0,3

immobilis: (lat.) unbeweglich, unverschiebbar.

Immobilisation, Immobilisierung: Unbeweglichmachen; i. e. S. die Ruhigstellung des Körpers oder seiner Teile, u. zwar reflektor. (z. B. bei Entzündung, nach Trauma, s. a. Totstellreflex), instinktiv als Bewegungsstarre (z. B. bei Kataplexie), paralyt. (z. B. nach

Apoplexie) oder aber mechan. (als therap. Maßnahme, meist durch Schienung oder Gipsverband). – Das durch längere – krankheitsbedingte – Ruhigstellung (Inaktivität) hervorgerufene **Immobilisationssyndrom** besteht – neben den Symptn. des Grundleidens – aus Muskel- u. Knochenatrophie, Gelenksteife, Marasmus, Psychosyndrom.

Immobilisations|antigene: s. u. Immobilisin. – Bei Paramezien Serotyp-spezifisch. – **I.test**: 1) *bakt* Objektträger-Schnellmethode zur Bestg. der H-Antigene von Escherichia coli (Unbeweglichkeit u. Agglutination der Keime nach Mischen mit verdünntem reinem H-Immunserum). – 2) *serol* Treponema-pallidum-I.test: / NELSON*-MAYER* Test.

Immobilisin: spezif. AK, der bei Reaktion mit dem Immobilisations-AG (in Geißeln u. sonst. Bewegungsstrukturen) von Mikroorganismen diese bewegungsunfähig macht (s. a. Immobilisationstest).

Immobilität: Unbeweglichkeit.

immun: unempfindlich, gefeit, *med* unempfänglich i. S. der – insbes. antiinfektiösen oder antitoxischen – / Immunität (s. a. Immunisierung).

Immun...: s. a. Immuno....

Immun|abstoßreaktion: / Transplantatabstoßung.– **I.adhärenz**: die Fähigkeit von AG-AK-Komplexen (z. B. AK-beladene Mikroorganismen), sich unter Vermittlung des Komplementsystems an unbehandelte Erythro- (von Primaten), Leuko- oder Thrombozyten (von Nichtprimaten) anzulagern, da diese Zellen Rezeptoren für das aktivierte C'4 u. C'3 tragen. Es kommt zur Agglutination oder zum Rosettenphänomen. – s. a. RIECKENBERG* Reaktion, Treponema-pallidum-Schwundtest (TPS-Test). – **I.adsorbens**: Matrix (»feste Phase«, z. B. Sephadex, Glas-, Kunststoffpartikeln) mit chemisch angekoppeltem AG oder AK zur spezif. Adsorption der entgegengerichteten AK bzw. AG aus einer Suspension oder Lsg. (z. B. Serum); ermöglicht nach Auswaschen der unspezifisch adsorbierten Bestandteile die Elution (z. B. durch pH-Verschiebung) der spezif. adsorbierten (z. B. bei / RAST, / RIA). – **I.aggregat**: / I.komplex.

Immun|antikörper: AK, die eine lokale (z. B. MASUGI* Nephritis, ARTHUS* Reaktion) oder eine generalisierte Überempfindlichkeitsreaktion (z. B. Serumkrankheit, I.vaskulitis) hervorrufen; ferner die gegen Blutgruppen- oder Leukozyten-AG gerichteten Iso-AK, die nach vorangegangener Sensibilisierung (z. B. durch unverträgl. Blut, unverträgl. Schwangerschaft) auftreten. – **I.antwort**: zur Bildung von spezif. AK (I.globulinen) u./oder I.zellen führende Reaktion eines Makroorganismus auf die Zufuhr eines spezif. AG; je nachdem, ob es sich um die 1., 2. oder wiederholte Zufuhr handelt, werden Primär- bzw. Sekundär- Hyperimmunantwort unterschieden, die außer in zeitl. Auftreten auch in Quantität u. Qualität der Immunglobuline differieren. – s. a. Booster-Effekt.

Immun|bakteriolyse: durch Bakteriolysine bei zahlreichen gramneg. Baktn. auslösbare, außer bei Leptospiren an die Anwesenheit von Komplement gebundene Zytolyse. Bei grampos. Baktn. bisher nicht beobachtet; s. a. PFEIFFER* Versuch. – **I.biologie**: Lehre vom Verhalten der Lebewesen bei Kontakt mit antigen wirksamen Substanzen u. vom Ablauf der AG-AK-Reaktionen im Organismus; s. a. Immunologie. – **I.chemie**: vorw. auf chem. Methoden beruhendes Teilgebiet der Immunologie (v. a. die molekulare Untersuchung von AG, AK u. Komplement). – **I.clearance**: Ausscheidung von I.körpern u. -komplexen aus dem Blut. Indirekt meßbar durch wiederholte AK-Titerbestimmung (absolute Zahlen nicht bekannt); bei heterologen I.körpern u. deren Reinjektion beschleunigt.

Immundefekt-Syndrome, kongenit. Defektimmunopathien: Störungen der normalen Immunität des Organismus infolge angeb. Defekte in der Entwicklung der Immunzellen (B- oder T-Lymphozyten) oder in den Effektorsystemen (Komplement, Phagozyten); / Tab. – Ferner sek. I.-Sy., z. B. nach protrahierter Medikation von Zytostatika, Immunsuppressiva, nach ALS-Anw., Strahlenther., bei Makroglobulinämie WALDENSTRÖM.

Immun|defizienz: prim. (= I.defekt) oder sek. I.-schwäche bei verschied. Erkrn. (Tumor, Leukämie, Stoffwechselleiden) oder iatrogen (Immunsuppressiva, Zytostatika, Kortison, Chloramphenicol, Aminophenazon u.a.). – **I.deviation**: selektive Unterdrückung einer I.antwort; z. B. erfolgt nach i.v. Inj. eines AG u. anschließend i. c. des AG mit FREUND* Adjuvans nur AK-Bildung, keine zelluläre Immunität. – **I.diffusion, I.elektrophorese, I.fluoreszenz**: s.

Immundefekt-Syndrome

Defekte der B-Zellreihe	Defekte der T-Zellreihe	kombinierte B-T-Defekte	Phagozytosestörungen	Komplementdefekte
kongenitale geschlechtsgebundene Agammaglobulinämie (Typ BRUTON), selektiver IgA-Mangel, transitorische Hypogammaglobulinämie des Säuglings u. Kleinkindes, Dysimmunoglobulinämien (z.B. Franklin*, Rademacher* Sy.), Good* Syndrom, Prasad*-Koza* Syndrom	DiGeorge* Syndrom, Syndrom des zellulären Immundefektes mit Immunglobinen (Nezelof*). chron. mukokutane Kandidose	Immunmangel bei generalisierter hämatopoet. Hypoplasie (retikuläre Dysgenesie), schwerer kombin. Immundefekt (Schweizer Typ der Agammaglobulinämie), Immunmangel mit disproportioniertem Zwergwuchs, Immunmangel mit Ataxia teleangiectatica (Louis*-Bar* Syndrom), Immunmangel mit Thrombozytopenie u. Ekzem (Wiskott*-Aldrich* Syndrom), retikuläre Dysgenesie, episod. Lymphopenie mit Lymphozytotoxin, variable, nicht klassifizierbare Immunmangelkrankhtn. („erworb. Hypogammaglobulinämie")	progressive sept. Granulomatose, Myeloperoxydasedefekt, Glukose-6-Phosphatdehydrogenasedefekt der Leukozyten, CHEDIAK*-HIGASHI* Syndrom, Hiob-Syndrom, Lazy-leucocyte-Syndrom	C1q-Defekt, C1r-Defekt, C1s-Defekt in Kombination mit C1r-Defekt, C1s-Inaktivatordefekt (heredit. Angioödem), C2-Defekt, homozygoter C3-Defekt, C3b-Inaktivatordefekt, C5-Dysfunktion, C6-Defekt, C7-Defekt

Immunglobuline

Immuno.... – **I.genetik**: die Lehre von den durch immunol. Methoden nachweisbaren erbl. zellulären u. humeralen Faktoren wie Blut-, Serum-, Leukozyten-Gruppen (= Transplantations-AG).

Eigenschaften der **Immunglobulin**-Klassen u. -Subklassen

Klasse	IgG				IgA		IgM	IgD	IgE
Subklasse	IgG$_1$	IgG$_2$	IgG$_3$	IgG$_4$	IgA$_1$	IgA$_2$			
Schwerketten	γ_1	γ_2	γ_3	γ_4	α_1	α_2	μ	δ	ε
Leichtketten	$\varkappa, \lambda$	$\varkappa, \lambda$	$\varkappa, \lambda$	$\varkappa, \lambda$	$\varkappa, \lambda$	$\varkappa, \lambda$	$\varkappa, \lambda$	$\varkappa, \lambda$	$\varkappa, \lambda$
Molekulargewicht ($\times 10^{-3}$)	150	150	150	150	160—500		900	170	190
Sedimentationskoeffizient (S)	7	7	7	7	7, 11, 15		19	7	8
Durchschnittliche Serumkonzentration (mg/ml)	8	4	1	0,4	2	0,2	1	0,03	0,0003
Halbwertzeit im Serum (Tage)	23	23	16	23	6	6	5	3	2
Plazenta-Transfer	+	+	+	+	–	–	–	–	–
Komplementaktivierung über C1	++	+	++	–	–	–	++	–	–
Bindung an Meerschweinchen-Mastzellen (Heterozytotropie)	+	–	+	+	–	–	–	–	–
Bindung an menschliche Mastzellen (Homozytotropie)	–	–	–	–	–	–	–	–	+
Bindung an Makrophagen	++	+	++	±	–	–	–	–	–

Immunglobuline, Ig: in der Serumelektrophorese im γ-Bereich (↑ γ-Globuline) wandernde Glykoproteine (KH-Anteil 5–15%), die von Plasmazellen (umgewandelte B-Lymphozyten) produziert werden u. als ↑ Antikörper fungieren. Molekül Y-förmig, bestehend aus 4 – über Disulfidbrücken u. nichtkovalente Bindungen zusammengehaltenen – Polypeptidketten, d. s. 2 lange Schwer- oder H-Ketten (**h**eavy chains, MG 50 000) u. 2 kurze Leicht- oder L-Ketten (**l**ight chains, MG 25 000). – Bei enzymat. Spaltung mit Papain entstehen 3 Fragmente (↑ Schema), 2 Fab-(= **F**ragment **a**ntigen **b**inding, d. h. mit der Bindungsstelle für AG) u. 1 Fc-Teil (Fixationsort für Komplement u. einige allotyp. Determinanten: Gm, Am, Inv-Marker); bei Spaltung mit Pepsin nur 2 Fragmente: F(ab')$_2$ u. Fc; durch Reduktion der Disulfidbrücken werden aus F(ab')$_2$ zunächst 2 Fab', anschließend freie L-Ketten u. Fd'-Fragmente (= N-terminaler Teil der H-Kette). – Die N-terminale Hälfte der Fab-Fragmente variiert in der Aminosäuren-Zusammensetzung verschiedener AK sehr stark (= variabler Bereich = »V«, mit verschied. AG-Spezifität); die C-terminale Hälfte u. das Fc-Fragment sind dagegen von nahezu konstanter Zus. (= konst. Bereich = »C«), v. a. in den sogen. Homologieregionen, in denen die Polypeptidkette durch eine int. Disulfidbrücke eine Schleife bildet (C$_L$; C$_{H1}$, C$_{H2}$ u. C$_{H3}$, manchmal C$_{H4}$). – Unterschiede im konst. Teil der H-Ketten führten zur Einteilung in 5 Ig- bzw. AK-Klassen (IgG mit γ-Ketten, IgA mit α-Ketten, IgM mit μ-Ketten, IgD mit δ-Ketten, IgE mit ε-Ketten), einige von ihnen bilden noch Subklassen (IgG 1–4, IgA 1 u. 2); ferner das IgU (= γ-Mikro-, γ-L-Globulin) als inkompletter BENCE=JONES* Eiweißkörper (nur aus 2 L-Ketten) in Spuren im Harn u. Serum Gesunder. Bei den L-Ketten existieren 2 verschied. C-Teile; danach Einteilung κ- u. λ-Ketten, die allerdings in allen Klassen vorkommen. Der einzelne AK besitzt stets 2 ident. L- u. H-Ketten (weitere Ig-Eigenschaften ↑ Tab.). Als isotyp. Varianten (»Isotypien«) zählen die 5 Ig-Klassen, als allotypische deren genet. Marker (allele Kettenformen durch Punktmutationen im C-Bereich), als idiotypische die AG-spezif. Aminosäurensequenz der V-Region.

Immunglobulin|-A-Nephritis: s. u. Glomerulonephritis. – **I.mangel**: ↑ Antikörpermangel, Immundefekt (Tab.). – **I.rezeptoren**: auf der Oberfläche der B-Lymphozyten vorhandene Ig-Determinanten, die AG spezifisch binden.

Immun|granulozytopenie, I.leuko(zyto)penie: durch antigranulozytäre Iso- oder Auto-Ak hervorgerufene G. (bis Agranulozytose); Vork. als spezif. Überempfindlichkeitsreaktion (z. B. auf Medikamente), nach Vielfachtransfusion, als Morbus haemolyticus neonatorum (durch diaplazentar übertragene mütterl. Leukozyten-Iso-AK), durch antinukleäre AK (z. B. bei Lupus erythematodes); s. a. Autoimmunkrankheit. – **I.hemmkörperhämophilie**: bei Hämophilie v. a. nach wiederholten Transfusionen durch Hemmkörper gegen die Faktoren VIII oder IX bedingte zusätzl. Gerinnungsstörung; i. w. S. auch die bei Kollagenosen etc. durch mehr oder weniger spezif. Hemmkörper ausgelöste Hämophilie-ähnl. Koagulationsstörung. Ther.: überspielende Zufuhr von Faktor-VIII-Konzentrat. – **I.histochemie**: Nachweis von Antigenen in Zellen u. Geweben mittels Fluoreszenz- oder Radioisotopen-markierter AK.

Immunisation, Immunisierung: natürl. oder künstl. Herbeiführen einer Immunität durch Kontakt des Organismus mit dem AG (= akt. I.; verzögert einsetzend, aber langdauernd) oder durch Einbringen des spezif. AK (= pass. I.; sofort einsetzend, aber kurzdauernd). **Künstl. I.** als Schutz- u./oder therap. Impfung, bei Labortieren auch zur Gewinnung von therap., diagnost. oder Prüf-Antiseren. Verstärkung der Immunantwort bei Labortieren durch ↑ FREUND* Adjuvans; s. a. Booster-Effekt. – Ferner als sogen. **unspezif. I.** (MUCH et alii) die Stimulierung der unspezif. körpereigenen Abwehrmechanismen (Properdin-Komplementsystem, Opsonine, Lysozym etc.) durch parenterale Zufuhr von sogen. Reizstoffen (bakte-

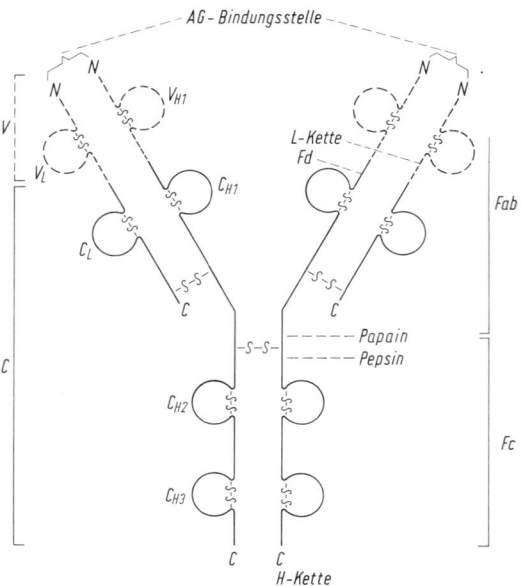

Schema des **Immunglobulin**-Moleküls.

rielle Eiweißabbauprodukte, Lipoproteine, tier. Fette etc.); s. a. Reizkörpertherapie.

Immunisierungs|einheit: (v. BEHRING, EHRLICH) die in 1 ccm Normalheilserum (Diphtherie, Tetanus) enthaltene Antitoxinmenge; historisch. – **I.vermögen:** ↑ Immunogenität.

Immunität: die durch Immunisierung herbeigeführte u. durch Auftreten spezif. AK u./oder Immunzellen gekennzeichnete veränderte Reaktionsbereitschaft des Makroorganismus gegenüber homologen AG (s. a. Basisimmunität), i. e. S. die **antiinfektiöse I.** (erworb. »zykl. I.« oder »Seuchenfestigkeit«; antibakteriell, antiviral oder antiparasitär, letztere außer bei Leishmaniase nur kurzzeitig) einschl. der **antitoxischen** (gegen Ekto- u. Endotoxine von Mikroorganismen, pflanzl. u. tier. Gifte); bewirkt eine spezif., im allg. schützende Zustandsänderung, die nicht quantitativ faßbar (keine Parallelität mit AK-Titer, keine Abhängigkeit von Dauer u. Stärke der Erkr.), sondern nur aus der Reaktion des Makroorganismus auf den AG-Reiz zu beurteilen ist u. deren Dauer weitgehend von der Art des AG u. der Reaktionslage des Organismus (Erschöpfung, Vitaminmangel, Sekundärinfektion etc.) abhängt. Ist angeb. (»**natürl. I.**« in den ersten Lebenswochen durch diaplazentaren Übertritt maternaler IgG; s. a. Morbus haemolyticus, Schema »Antikörper«; als Sonderform die **fam. I.,** auch Sippen- u. Rassenresistenz für best. Infektionen) oder erworben (durch Erkr. oder stille Feigung oder aber durch akt. oder pass. Impfung; s. a. Infektionsimmunität = zykl. I.), dauernd (durch Erkr. erworben u. lebenslänglich, z. B. stets nach Pocken, fast immer nach Scharlach, Masern, Varizellen, Fleckfieber, Gelbfieber, Pest, Poliomyelitis; i. w. S. auch die nach Tetanus- u. Polio-Impfung mit regelmäß. Nachimpfung) oder nur vorübergehend, relativ (nur teilweiser u. vorübergehender, von Erregervirulenz Widerstandskraft usw. abhäng. Schutz) oder absolut (keine Zweiterkr. mögl.; fast nur bei Virosen, v. a. Polio), allgemein oder fast nur lokal (»**regionäre I.**« der Schleimhäute gegen die Mikroorganismen, denen sie dauernd ausgesetzt sind; bedingt durch ortsansäss., IgA-produzierende Plasmazellen; »Sekret-IgA« in Speichel, Tränenflüssigkeit, Brustmilch, Kolostrum, im Schleim vom Magen-Darm-, Urogenital- u. Respirationstrakt), **humoral** (durch humorale AK) oder **zellvermittelt** (durch sensibilisierte T-Lymphozyten; s. u. zellulär), als antiinfektiöse I. evtl. nur typenspezifisch.

Immunitäts|einheit: die »Antitoxineinheit« als – veraltete – Maßeinh. für den AK-Gehalt eines antitox. Serums. Ersetzt durch internat. Einheiten (IE) anhand von Standardpräpn. u. serol. Referenzreagentien in Kopenhagen, Weybridge etc. – **I.lücke:** Begr. der Epidemiologie für die durch Schutzimpfung oder natürl. Durchseuchung unzureichend immunisierten Individuen in einer Population.

Immun|koagulopathie: durch Einwirkung von AK (als Gerinnungsinhibitoren) ausgelöste Blutgerinnungsstörung, entweder durch den AK selbst (z. B. bei I.hemmkörperhämophilie) oder indirekt als Folge einer AG-AK-Reaktion, z. B. bei Thrombopenie mit Gerinnungsstörung oder bei anaphylakt. Schock mit Heparinausschüttung (durch Heparinozyten). – **I.körper:** ↑ Antikörper.

immunkompetent: für die Immunität zuständig; z. B. **i. Zelle** (↑ Immunozyt).

Immunkomplex, I. K., AG-AK-Komplex: das Produkt der AG-AK-Reaktion, dessen Schicksal (im Falle primär löslicher Moleküle) von seiner Größe u. seiner Löslichkeit abhängt: 1) kleine lösl. Komplexe (entstanden bei größerem AG-, aber auch AK-Überschuß durch Besetzung aller Determinanten) können lange in der Zirkulation bleiben u. werden ohne Folgen ausgeschieden; 2) größere lösl. Komplexe (entstanden bei best. Mengenverhältnis von AG u. AK im Äquivalenzbereich durch Ausbildung eines Netzwerks) binden in der Regel Komplement, penetrieren die Gefäßwand u. lagern sich an der Basalmembran von Gefäßen u. Glomeruli ab, wo sie oft zu Läsionen führen (↑ I.krankh.); 3) sehr große präzipitierende Komplexe (entstanden wie [2], jedoch mit sehr großem Netzwerk) binden ebenfalls Komplement, werden aber rasch von Phagozyten aufgenommen u. verdaut, können jedoch bei massivem Auftreten die ARTHUS* Reaktion hervorrufen; s. a. Schema »Antigen-Antikörper-Komplex«. – Eine als Folge von I.-Ablagerung (mit Komplement-Aktivierung) u. Granulozytenenzym-Freisetzung mit konsekut. Nekrosen) entstehende sogen. **I.krankheit** ist entweder lokal (ARTHUS* Reaktion) oder generalisiert, im letzteren Fall akut (↑ Serumkrankh.) oder chronisch; z. B. nach Filtration durch die Basalmembranen der Glomeruli u. dort. Anreicherung Nierenschädigung (= **I.glomerulonephritis;** als – meist unbekanntes – AG Mikroorganismen, Parasiten, Medikamente, endogenes DNS, Kryo- u. Thyreoglobuline, Tumor-AG etc.); s. a. membranproliferative ↑ Glomerulonephritis), bei Ablagerung in der Gefäßwand **I.vaskulitis;** ferner Endokarditis, Arthritis, Leberzirrhose u. a.

Immunkonglutinine: AK (v. a. IgM) gegen aktiviertes Komplement.

Immunkrankheit, Immunopathie: Erkr., bei deren Genese ein immunol. Mechanismus eine Rolle spielt, u. zwar als Allergie vom Sofort- oder Spättyp durch Fremdantigen, als Homo-, Auto- oder Heteroimmunreaktion (durch autologe Gewebe u. Substanzen oder heterologes Gewebe immunologisch gleichwertiger Organsysteme); s. a. Autoaggressions-, Autoimmun-, Immunkomplexkrankheit, -hemmkörperhämophilie, -koagulopathie, -komplexkrankheit, -thyreoiditis, -hämatologie, -pathologie; vgl. Hyperimmunkrankheit.

Immun|leuko(zyto)penie: ↑ Immungranulozytopenie. – **I.lymphozytopenie:** durch antilymphozytäre Iso- oder Auto-AK hervorgerufene L., entweder spontan oder nach Gabe von Antilymphozytenserum (z. B. zur Abstoßungsprophylaxe nach Organtransplantation).

Immun|mangel-Syndrome: s. u. I.defekt. – **I.panzytopathie:** s. u. aplastische ↑ Anämie.

Immuno...: s. a. Immun...

Immun(o)assay: engl. Bez. (assay = Probe) für die immunol., d. h. auf AAR beruhende Bestg. biologisch aktiver Substanzen (in kleinsten Mengen); z. B. Radio-I. (↑ RIA), Enzym-I. (↑ EIA), ↑ Phagen-I., ↑ Spin-I.

Immuno|blast: große pyroninophile Zelle mit der Fähigkeit, AK zu synthetisieren. – **I.blastom:** malignes ↑ Non-HODGKIN-Lymphom; besteht aus großen

Immunodiffusion

Plasmaproteinaufteilung (oben) im **Immunelektrophorese**-Diagramm (unten)

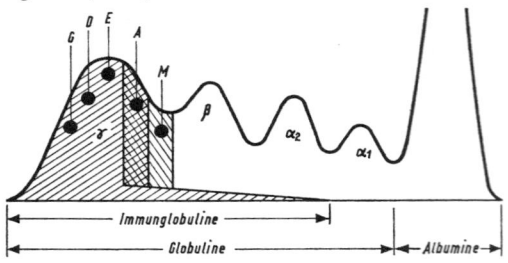

IG-Positionen im Papierelektropherogramm (schematisch

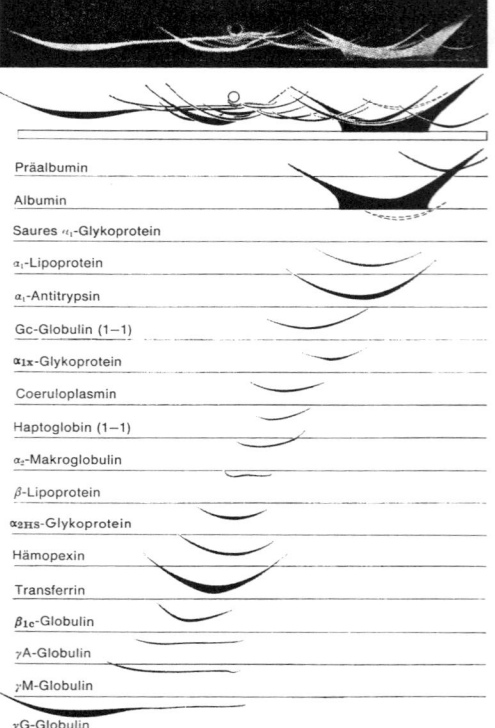

basophilen Immunoblasten (mit allen Übergängen zu reiferen Formen), Epitheloidzellen sowie den Riesenzellen (REED-STERNBERG-Typ) u. Plasmablasten; s. a. Schema »Lymphome«.

Immun(o)diffusion: auf der Diffusion von AG u. AK in ein Gel u. deren spezif. Präzipitation beruhende, meist qual. Untersuchungsmethode; unterschieden als einfache lineare oder radiale Diffusion (z. B. OUDIN, MANCINI), bei der das Gel eine der Reaktionskomponenten bereits enthält, während die andere eindiffundiert; u. als lineare oder radiale Doppeldiffusion (z. B. nach ↑OUCHTERLONY [s. a. dort Abb.], HAYWARD-AUGUSTIN), bei der die Komponenten aus 2 Startlöchern aufeinanderzu diffundieren. Auswertung der Präzipitationslinien (Trübung) an der Berührungszone nach Färben u./oder Photographieren (s. a. OUDIN* Prinzipien), ferner nach Isolierung durch Bestg. des Eiweißgehaltes (z. B. KJELDAHL*, Isotopenverdünnungsmethode, dir. Nephelometrie); ermöglicht gleichzeit. Prüfung verschiedener immunol. Systeme. – Ferner die **indir. radiale I.** als quant. Bestg. des Äquivalenzpunktes eines zu untersuchenden AG-AK-Gemisches (Diffusion des AK gegen eine Immunserum- u. eine AG-Lösungsreihe); s. a. MANCINI* Methode, Elektro-I.

Immun(o)elektrophorese: (GRABAR u. WILLIAMS 1953) Kombination von Elektrophorese u. Immundiffusion zur qual. Analyse; nach AG-Auftrennung im Trägermedium (Agar, Agarose, Zelluloseazetatfolie, Pektin, Polyakrylamid etc.) läßt man aus einer Rille entlang der Wanderungsrichtung des AG poly- oder monovalentes Antiserum diffundieren (»Doppeldiffusion«), wodurch charakterist. AG-AK-Präzipitatlinien entstehen (Beurteilung direkt oder nach Anfärben); Entfernung Präzipitatlinien/Rille von AG- u. AK-Konz. u. MG des AG abhängig; Anzahl der Linien bzw. ihre Form weisen auf das Vorhandensein oder Fehlen normaler u. anomaler AG-Komponenten hin. Wicht. klin.-diagnost. Methode, insbes. zur Differenzierung der Plasmaeiweißfraktionen (z. B. bei Defekt-, Paraproteinämie); s. a. Radioimmunelektrophorese. – Ferner die **zweidimensionale I.** (LAURELL 1966) mit 2 nacheinander, im re. Winkel zueinander durchgeführten Elektrophoresen, von denen die 2. in ein mit polyvalentem Antiserum versetzt. Gel hineinführt. Die Länge der entstehenden kurvenförm. Immunpräzipitate ist dann der AG-Konz. proportional. – Als **quantitative I.** mit Ermittlung der Wanderungsgeschwindigkeit (k) nach der Formel: $k = h : \sqrt{t}$ (d. h. Abstand h zwischen Maximum u. Grenzfläche ist proportional dem Quadrat der Zeit t).

Immun(o)fluoreszenz: (COONS 1941) hochempfindl. Methode zum topograph. Nachweis von AG in Zellen u. Geweben mit Fluorochrom-markierten AK; entweder als Einschicht- (Direktnachweis) oder als Mehrschicht-(= »Sandwich«)-Methode (indirekter Nachweis mittels markierten Anti-γ-Globulins, das sich an die zuvor gebildeten AG-AK-Komplexe bindet; Gefahr unspezif. Reaktionen). Zum Nachweis u. zur Differenzierung von Mikroorganismen; s. a. Fluoreszenz-Treponemen-Antikörpertest.

Immuno|gen: s. u. Antigen. – **I.genität**, immunogene Aktivität: Fähigkeit des AG, eine Immunantwort zu induzieren, d. h. die Synthese von Immunglobulin oder die Bildung von Immunzellen auszulösen. Voraussetzungen: bestimmte chem. Natur (s. a. Antigen), Resorptions- u. Abbaufähigkeit im Organismus, Körperfremdheit bzw. den Immunsystemen des Körpers unbekannte körpereigene Beschaffenheit.

Immun(o)hämatologie: Teilgebiet der Hämatologie, das sich mit den auf AG-AK-Reaktion beruhenden Blutkrankhtn. befaßt wie z. B. (auto-)immunhämolyt. ↑ Anämien, Immungranulozytopathie, -lympho- u. -panzytopathie, -hemmkörperhämophilie.

Immunohysteresis: (BUNIN) ↑ Booster-Effekt.

Immunologie: Lehre von der Immunität u. ihren Erscheinungsformen; Teilgebiete: Immunbiologie (Vorgänge in vivo), Serologie (Reaktionen in vitro), Allergologie, Immungenetik, -chemie.

immunologisch meßbares Insulin, IMI: immunreaktives ↑ Insulin.

Immunom: ↑ Immunozytom.

Immun(o)paralyse: ursprünglich Bez. für die Verhinderung der Immunantwort im postnatalen Organismus durch Gabe hoher Antigendosen; ferner der erworb. AK-Mangel als Spezialfall der ↑ Immuntoleranz.

Immunopathie: ∕ Immunkrankheit.

Immun(o)|pathologie: die Lehre von den auf AG-AK-Reaktion beruhenden Krankhn. u. krankhaften Störungen, die unmittelbare (z. B. Hämolyse), einfach mittelbare (z. B. pass. Hämagglutination) oder indir. Folge (z. B. anaphylakt. Schock, ARTHUS* Phänomen, delayed hypersensitivity) sein können; s. a. Immunkrankheit. – **I.phagozytose**: s. u. Phagozytose, Resistenz. – **I.prophylaxe**: vorbeugende Maßnahmen, die den Immunstatus eines Organismus gezielt beeinflussen (vgl. I.therapie); i. e. S. die Erzeugung antiinfektiöser bzw. antitox. Immunität durch akt. (Schutzimpfung) oder – schneller wirksam – pass. Immunisierung. – **I.protein**: ∕ Immunglobulin.

Immunorgane: s. u. Immunsystem.

Immunosorbens-: s. u. Immunadsorbent; s. a. Schema »RAST«.

Immun(o)|therapie: gezielte medikamentöse Einflußnahme auf das Immunsystem als therap. Maßnahme; entweder Substitution (Heilserum, γ-Globulin, Immunglobuline, Transfer-Faktor) zur Verbesserung der Abwehr infektiös-tox. Noxen oder ∕ Immunsuppression. – **I.thrombozytopenie**: durch antithrombozytäre Iso- oder Auto-AK (z. B. nach mehrfacher Transfusion oder wiederholten Schwangerschaften, angeboren als WERLHOF* Krankh.) direkt ausgelöster Plättchenmangel. Ferner indirekt durch benachbarte AG-AK-Reaktionen bedingte I.th. vom Sofort- (bei Anaphylaxie) oder vom verzögerten Typ (z. B. bei Infekt, wenn nach ca. 8–10 Tg. neugebildete AK auf AG-Reste treffen).

Immunozyt, Immun-, immunkompetente Zelle: zur AK-Bildung (Immunglobulin-Synthese) oder zellulären Immunität befähigter B- bzw. T-Lymphozyt.

Immun(ozyt)om: malignes Tumorwachstum immunkompetenter Lymphozyten (∕ dort. Tab. sowie Tab. »Non-HODGKIN-Lymphome«). Nach vorherrschenden Zellen als lymphoplasmozyt., -zytoider u. pleomorphzell. Subtyp, nach klin. Verlauf als lymphonodöser, splenomegaler u. okulokutaner Typ unterschieden – s. a. Makroglobulinämie WALDENSTRÖM.

Immun|phänomen: die Auswirkungen bzw. Manifestationen einer – als Lokal- oder Systemreaktion ablaufenden – I.reaktion, die pathogen (z. B. Allergie), phylakogen (= Immunität) oder auch »neutral« sein können. – **I.phagozytose**: s. u. Phagozytose. – **I.präzipitation**: (R. KRAUS 1897) die u. a. bei Ringtest, I.diffusion u. I.elektrophorese genutzte Präzipitation zwischen AG u. AK. – **I.proliferation, lymphopathische**: ∕ CAMALE*-SMITH* Syndrom.

Immun|reaktion: in vitro oder in vivo ablaufende Reaktion zwischen AG u. AK (= humorale I.) oder AG u. I.zelle (= zelluläre I.), die I.phänomene auslöst (∕ Tab.). Nach dem Reaktionsmechanismus unterschieden als Typ 1 (anaphylakt. oder Soforttyp), 2 (zytotox. Typ), 3 (Arthus* Reaktion = I.komplextyp), 4 (zellvermittelter oder Spättyp, auch: »Ekzem-«, »Tuberkulintyp«). – s. a. Abb. »Allergie«, i.reaktives ∕ Insulin. – **I.rejektion**: ∕ Transplantatabstoßung.

Immunserum: durch natürl. oder künstl. Immunisierung von Tier (= heterologes I., v. a. Pferd, Rind, Hammel) oder Mensch (= homologes I.) mit dem entspr. AG (z. B. Baktn. u. deren Bestandteile, Viren, tier. oder pflanzl. Gifte, Blutgruppensubstanz, Lymphozyten, menschl. oder tier. Eiweiß) gewonnenes mono- oder polyvalentes Serum, das qual. u. quant. definierte Immunglobuline enthält. Für diagnost., prophylakt. oder therap. Zwecke (s. a. Impfserum), indem es die spezif. AG bzw. Toxine (= antitox. I., z. B. gegen Diphtherie-, Tetanus-, Schlangengift) neutralisiert, präzipitiert oder lysiert bzw. ihre Phagozytose erleichtert.

Immun|substitution: passive ∕ Immunisierung. – **I.suppression**: Unterdrückung immunol. Reaktionen mit dem Zweck, unerwünschte I.reaktionen auszuschalten, z. B. bei Transplantation oder Autoimmunkrankh. (Methoden u. Angriffspunkte ∕ Tab. S. 1172).

Zweiphasenmechanismus der **Immunreaktion**

	Initialphase			Effektualphase		
	immunologisch spezifisch, klinisch inapparent			immunologisch unspezifisch, klinisch apparent		
	Mediator	Eigenschaften	Reaktion m. Antigen	Primärfolge	Sekundärfolge	Tertiärfolge
Typ I anaphylaktische Reaktion	IgE (IgG)	fixiert auf Mastzellen; nicht präzipitierend, nicht Komplementaktivierend, hitzelabil,	auf Mastzelloberfläche	→ Freisetzung von H-Substanzen	→ Vasodilatation, Permeabilitätssteigerung, Kontraktion glatter Muskulatur	→ Restitutio ad integrum, kein Gewebsschaden
Typ II zytotoxische Reaktion	IgG (IgM)	zirkuliert mit Serum	auf Zelloberfläche (evtl. hier nur Adsorption nach Reaktion)	→ Aktivierung von Komplement	→ Zellmembranschädigung	→ Zytolyse
Typ III ARTHUS*-Reaktion	IgG (IgM)	zirkuliert mit Serum; präzipitierend, Komplementaktivierend, hitzestabil	in Gefäßnähe	→ Aktivierung von Komplement	→ Chemotaxis (Segmentkernige), Phagozytose, Leukozytoklasie	→ Enzymfreisetzung, Gewebsschaden
Typ IV zellvermittelte Reaktion	„sensibilisierte" Lymphozyten	zirkulieren durch Gewebe; Komplementunabhängig langlebig	in Gewebsperipherie	→ Synthese und Sekretion von Lymphokinen	→ Chemotaxis (Mononukleäre), Migrationshemmung, mitogener Reiz, Makrophagenaktivierung	→ Enzymfreisetzung Zytotoxizität, Gewebsschaden

Immun|suppressiva

Nebenwirkung: vermind. oder fehlende Abwehrkraft gegen Infektionen. – **I.suppressiva**: *pharm* in die AK-Biosynthese eingreifende u. damit »**i.suppressiv**« wirksam werdende Medikamente (↑ Tab.).

Immunsuppression

1. Thymektomie	Verhinderung des Immunkompetentwerdens der T-Lymphozyten
2. Rö-Bestrahlung Ganzkörper, Blut, lokal	Hemmung der Proliferation, Zerstörung von Lymphozyten
3. Medikamente („Immunsuppressiva")	
Zytostatika	RNS-Hemmung
Alkylantien (Cyclophosphamid, Triaziquonum)	DNS-Hemmung
Antimetabolite (Mercaptopurin, Methotrexat, Azathioprin)	DNS-Hemmung
Antibiotika (Aktinomyzin)	RNS-Hemmung
Antimitotika (Kolchizin)	Hemmung der Mitose
Hormone (Glukokortikoide)	Hemmung der Phagozytose, antiinflammatorisch (Lympholyse bei extrem hohen Dosen im Experiment)
4. Lymphdränage	Entferung von Lymphozyten u. Antikörpern (Gammaglobuline)
5. Antilymphozytenseren	Zerstörung von Lymphozyten, Abdeckung („blind folding") immunkompetenter Lymphozyten

Immun|system: das die ↑Immunität bewirkende S., mit 3 Funktionskreisen: 1) Knochenmark als Nachschubbasis für I.zellen; 2) zentrale oder prim. I.organe: Thymus (Prägung von T-Lymphozyten) u. darmnahe Lymphorgane, bei Vögeln die Bursa fabricii (Prägung von B-Lymphozyten), 3) periphere oder sek. I.organe (»Stätten der I.abwehr«): Milz, LK, Tonsillen, Appendix, PEYER* Plaques. Außer den B- u. T-Zellen stehen als AG-unspezif. Partner Makrophagen u. Granulozyten sowie – humoral – Komplementsystem u. Properdin zur Verfügung.

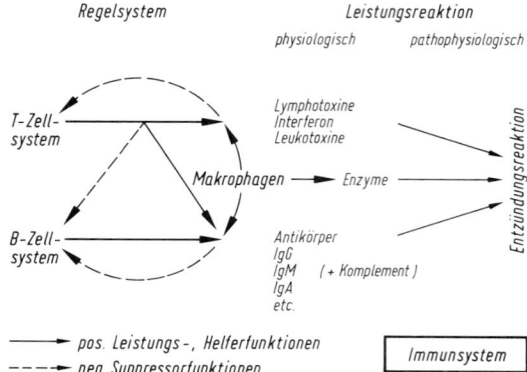

Regulation u. Leistungen des **Immunsystems** (nach E.-M. LEMMEL).

Immunthyreoiditis: auf der Bildung von Schilddrüsen-Auto-AK beruhende chron. Thyreoiditis, insbes. die HASHIMOTO* u. fokale Th., möglicherweise auch die Struma fibrosa RIEDEL.

Immun|toleranz, I.paralyse: das Ausbleiben einer I.reaktion nach Gabe eines AG. Vork. als angeborene (d. h. intrauterin erworb.) oder als postnatal erworb. T., wobei sich erstere infolge der in der Embryonalperiode noch schwach ausgebildeten I.kompetenz leichter entwickelt (v. a. die Toleranz gegenüber körpereigenen AG, die nicht genetisch determiniert, sondern erlernt ist). Toleranzinduktion nicht nur abhängig von der Stärke der I.kompetenz (leichter bei I.suppression), sondern auch von der Art des AG, d. h. schwache Immunogene sind bessere Tolerogene; ferner abhängig von Applikationsform (z. B. aggregierte γ-Globuline immunogen, nichtaggregierte dagegen tolerogen) u. AG-Dosis (mit extrem hohen Dosen »High-zone-«, mit extrem kleinen »Low-zone-«, mit 2 unterschiedl. Dosen »High-low-zone-Toleranz«). Betroffen sind entweder zelluläre u. humorale Immunität oder nur eine von beiden (= partielle I.t.). – Ist AG-spezif. u. erlischt bei ausbleibendem AG-Kontakt; ferner Toleranzverlust (als Ursache von Autoaggressionskrankhtn.) durch Auftreten »verbotener« Lymphozyten-Klone (klass. Hypothese) oder durch AG-Veränderung (= tolero- oder immunogene Form, auch durch Kreuzreaktion).

Immun|vaskulitis: s. u. I.komplexkrankheit. – **I.zelle**: ↑ Immunozyt.

Imolaminum *WHO*: 4-(2-Diäthylaminoäthyl)-5-imino-3-phenyl-1,2,4-2-oxadiazolin; ein Koronarvasodilatans.

IMP: Inosinmonophosphat.

impaktiert: eingeklemmt (z. B. Harn- oder Gallenkonkrement), eingekeilt (z. B. dadurch retinierter Zahn).

impar: (lat.) ungleich, ungerade.

Impedanz: *physik* der elektr. Widerstand eines Wechselstromkreises als komplexe Größe, zusammengesetzt aus OHM- u. Blindwiderstand (= Reaktanz, gebildet durch Induktivitäten u. Kapazitäten); *physiol* auch auf erregbare Membranen anwendbar, die parallel zum Membranwiderstand noch eine Membrankapazität besitzen. – **akustische I.**: Quotient aus Schalldruck u. Schallfluß; *otol* s. a. Tympanometrie. – **mechan. I. der Haut**: der komplexe, aus resistiven u. reaktiven Komponenten zusammengesetzte Widerstand der Haut gegenüber phas. Wechseldruckschwankungen. – **I.plethysmographie**: ↑ Rheoplethysmographie.

imperativ: zwingend; z. B. imperativer ↑ Harndrang.

Imperatori* Reflex (CHARLES I., Neurologe, New York), palatopalpebraler Reflex: (1930) durch Berührung des Gaumens ausgelöster Lidschluß (physiol. Reflex des M. orbicularis oculi).

imperfectus: (lat.) unvollständig, unvollendet; z. B. ↑ Fungi imperfecti.

Imperforatio: (lat.) *embryol, path* die ausgebliebene Durchgängigkeit eines Hohlorgans bzw. einer Körperöffnung (↑ Atresie).

Impermeabilität: Undurchlässigkeit, z. B. einer Membran für geladene oder ungeladene Teilchen; vgl. semipermeabel.

imperzeptibel: nicht wahrnehmbar (s. a. Perzeption).

Impetiginisation, Impetiginisierung: bei sek. bakterieller Infektion einer Dermatose (z. B. Ekzem) entstehende impetigoähnl., honiggelbe Krustenbildung.

impetiginös: impetigoartig, borkig.

impetiginoid: impetigoähnlich.

Impetigo, Eiter-, Krusten-, Pustelflechte, feuchter Grind: mit Krustenbildung einhergehende, primär oder sek. eitr., vesikulöse oder pustulöse Hautaffektionen; s. a. Pyodermie. – I. e. S. die **I. contagiosa s. vulgaris** (Herpes pustularis PLENK) als durch banale Eitererreger hervorgerufene Formen, v. a. die – auch klinisch differierenden – / Staphylodermia (= **I. c. staphylogenes**) u. / Streptodermia superfic. (= **I. c. streptogenes**); s. a. BOCKHART*, FOX* Impetigo. Meist hervorgerufen durch Streptokokken u. rasch mit Staphylococcus pyogenes superinfiziert; v. a. bei Kindern, vorwieg. an Gesicht, Kopf, Händen; nach rascher Rupturierung der Bläschen Erosionen, gelbl. Krusten, regionäre Lymphadenitis. – Als bullöse Form (**I. bullosa**, Bulla rodens s. repens) mit meist schlaffer Blasenbildg. u. entzündl. Randsaum, Erosionen, aber selten Krusten; bei Erwachsenen oft einzelne Blasen an den Händen; bei Säuglingen oft endem. Auftreten (/ Pemphigoid des Neugeborenen). – **I. follicularis s. guttata**: Staphylodermia, seltener Streptodermia superfic. mit stecknadel- bis hanfkorngroßen, größtenteils follikulär angeordneten Herden mit honiggelben Krusten (ohne ausgesprochene Pusteln). – **I. furfuracea**: / Pityriasis simplex (faciei). – **I. herpetiformis**, Herpes impetiginosus s. vegetans s. pyaemicus s. puerperalis, Erythema anulare BÄRENSPRUNG: (HEBRA, KAPOSI 1872) v. a. bei Schwangeren (ab Mens VI) auftretende I. mit massiver, von den Leistenbeugen ausgehender Eruption stecknadelkopfgroßer, erodierender u. konfluierender Pusteln auf geröteter Haut (auch vegetierende Formen), begleitet von schweren Allg.erscheinungen (Fieber, Schüttelfrost, Appetitlosigkeit), Anämie, Leukozytose, Hypokalziämie (7–8 mg/100 ml), evtl. Nephritis, Diarrhöen, Peritonitis, Sepsis. Ätiogenese ungeklärt (Pseudohypoparathyreoidismus?); Ther.: A.T. 10, ggf. Schwangerschaftsabbruch. – **I. miliaris**: / Miliaria pustulosa. – **I. pityroides**: / Pityriasis simplex (faciei). – **I. rodens (Devergie*)**: / Akne necroticans. – **I. simplex (Wilson*)**: / Folliculitis superficialis staphylogenes. – **I. syphilitica**: / Ekthyma syphiliticum. – **I. vegetans s. framboesiformis**, Pyodermitis postimpetiginosa: I., auf deren nicht abheilenden Primäreffloreszenzen sich mit Krusten bedeckte himbeerart. Wucherungen bilden. DD: die primär vegetierenden Formen der I. herpetiformis.

Impetigonephritis: 1) hämorrhag. Nephritis im Anschluß an eine – v. a. streptogene – Impetigo contagiosa. – 2) interstitielle oder parenchymatöse Nephritis als Sympt. einer Impetigo herpetiformis.

Impf|abstand: notwend. oder empfohlener zeitl. Abstand (»Sperrfrist«) zwischen verschied. Impfungen, insbes. solchen mit Lebendimpfstoffen (z. B. Pocken, Masern, Tbk). Beträgt nach Pockenschutzimpfung (v. a. Erstimpfung) 4–6 Wo., nach BCG-Impfung 2–3 Mon., bei Toxoid- u. Totvakzine mind. 4 Wo.; bei oraler Polio-Impfung (SABIN) Pause zu anderen Lebendimpfungen erforderl., jedoch Toxoid-Anw. Diphtherie-Pertussis-Tetanus) möglich; vgl. Impfpause. – **I.durchbruch**: das Auftreten einer Infektionskrankh. während der Zeit des zu erwartenden spezif. I.schutzes.

Impf|ekzem: / Ekzema vaccinatum. – Inkorrekt auch für jede nach einer Impfung auftretende Hauterkr. wie Vaccinia generalisata, postvakzinales Exanthem. – **I.enzephal(omyel)itis, -enzephalopathie**, Vakzinationsenzephalitis: akute, entzündl. Reaktion des ZNS als Komplikation einer Pockenschutzimpfung (insbes. Erstimpfung; aber auch nach Polio-, Tollwut-, Masernimpfung) unter dem klin. Bild einer kongestiv-ödematösen Enzephalopathie, seltener einer Herdenzephalitis. Deutl. Altersdisposition von Häufigkeit (bis zum 3. Lj. 1: 20 000, nach dem 3. Lj. 1: 2000–1: 3000) u. Inkubationszeit (8–9 bzw. 12–14, mind. 4 Tg.); Mortalität 30–50%, sonst meist Defektheilung (Parese, extrapyramidale Störung, psych. u. Intelligenzschäden). Ät.path. noch unklar; Prophylaxe: Vorimpfung mit Vakzineantigen, prävakzinale Anw. von Hyperimmunserum u. γ-Globulin. – Evtl. melde- u. entschädigungspflichtig.

Impf|erysipel: / Erysipelas vaccinale. – **I.exanthem**: postvakzinales / Exanthem.

Impf|feder: s. u.I.lanzette. – **I.fieber**: Temp.erhöhung etwa 4–11 Tage (Max. am ca. 8. Tag) nach Pockenimpfung, häufig mit Schwellung der region. LK.

Impf|gangrän, Vaccinia gangraenosa s. necroticans s. progressiva: lokale Komplikation der Pockenschutzimpfung mit bes. großem u. tiefem / Impfulkus (evtl. bis auf die Muskelfaszie) von sehr schlechter Heilungstendenz, u. U. kombin. mit Vaccinia generalisata. Vork. bei hypererg. Reaktionslage, Leukämie, Hypo- u. Agammaglobulinämie. – **I.gesetz**, Reichsimpfgesetz: das in der BRD inzwischen außer Kraft gesetzte Gesetz vom 8. 4. 1874 über den Zwang zur Pockenschutzimpfung, das eine Erstimpfung in dem auf das Geburtsjahr folgenden Kalenderjahr u. eine Wiederholungsimpfung im Jahr der Vollendung des 12. Lj. vorschrieb.

Impf|hindernis: jeder eine Gefahr für Leben oder Gesundheit des Impflings bedeutende Umstand, der auf Zeit oder Dauer eine akt. Schutzimpfung (ursprünglich insbes. Pockenimpfung) verbietet: v. a. chron. u. akute Erkrn. des ZNS u. des Respirationstraktes, Infektionskrankhtn. (während der Inkubationszeit), Myokarditis, Erkrn. des hämatopoet. Systems, v. a. Leukämie, mit zerebralem Defekt verbundene chromosomale Störungen, Entwicklungsretardierung, u. U. Gravidität (bis Mens III); bei Pockenschutzimpfung ferner Hauterkrn. des Impflings u. seiner Umgebung. – **I.intervall**: / I.pause.

Impfkalender: / Tab. (in Anlehnung an Impfplan der Deutschen Gesellschaft für Sozialpädiatrie 1970).

Neugeborene	BCG (v.a. bei erhöhter Tbk-Ansteckungsgefahr)
ab 3. Monat	3mal Diphtherie-Pertussis+-Tetanus in monatl. Abstand; zus. mit 1. u. 3. Inj. Poliomyelitis-Schluckimpfung
1./2. Jahr	Masern-Mumps (Lebendimpfstoff)
2. Jahr	Auffrischung Diphtherie-Pertussis+-Tetanus, 3. Dosis Poliomyelitis (Oralimpfstoff)
2.–3. Jahr	Pocken (nicht mehr obligat!); ggf. Nachhol-Impfungen
6. Jahr	Auffrischung Diphtherie-Tetanus
10. Jahr	Auffrischung Poliomyelitis (oral)
12. Jahr	Pocken (Wiederimpfung)
11.–14. Jahr	Röteln (Lebendimpfstoff; nur bei Mädchen vor Menarche; Intervall zu Pocken-Wiederimpfung beachten!)
vor Schulabgang	Auffrischung Diphtherie-Tetanus

+ heute vielerseits wegen Komplikationsgefahren abgelehnt.

Impf|karzinom: s. u. Transplantationstumor. – **I.keloid**: hypertroph. Pockenimpfnarbe infolge fam. oder rass. Disposition, endokriner oder Mineralstoffwechselstörung, Allergie gegen Vakzinevirus. DD: Acanthosis postvaccinalis u. Pseudokeloid (z. B. Vaccine rouge).

Impfkomplikationen: i. e. S. die nach Pockenschutzimpfung vork., meist allerg., z. T. noch ungeklärten lokalen oder generalisierten Alterationen an Haut (Area migrans, Nebenpocken, ∤ Impfkeloid, Vakzinerezidiv, ∤ Impfulkus, ∤ Vaccinia secundaria, translata, serpinginosa, generalisata oder progressiva, ∤ Ekzema vaccinatum, postvakzinales Exanthem), Auge (Vakzinepustel, Keratitis), ZNS (∤ Impfenzephalitis), Herz (∤ Impfmyokarditis), Respirationstrakt (lobulärinterstitielle Pneumonie bis zum 26. Tag), Gefäßen (Periarteriitis nodosa), Knochen (Osteomyelitis am 12.–14. Tag; nichteitrig = Osteomyelitis variolosa; eitrig bei Sekundärinfektion der Impfstelle oder Mobilisierung eines alten Herdes), Nieren (5.–21. Tag nach Erstimpfung, zeitiger nach Wiederholungsimpfung Glomerulonephritis; 9.–12. Tag auf dem Höhepunkt der Impfreaktion nephrot. Syndrom); ferner rheumat. Prozesse oder Diarrhöen sowie die Exazerbation einer prävakzinal bestehenden Erkr.; s. a. Impfhindernis, -schaden.

Impf|lanzette: gestielte L. (2schneid. Klinge) für Schnittimpfung (Pocken) bzw. Mikroblutentnahme; auch als I.feder z. B. nach ODIN) für I.federhalter. – **I.lücke**: *hyg* Bevölkerungsteil mit ungenügendem Impfschutz, der das Wiederaufflammen der durch die Impfung bekämpften Infektionskrkht. begünstigt; s. a. Attraktionswelle. – **I.lymphe**: aus Pusteln einschlägig geimpfter Kälber (früher auch Kinder: »humanisierte« Lymphe) als Pockenimpfstoff gewonnene Lymphe (∤ Pockenlymphe).

Impf|malaria, induzierte Malaria: (WAGNER = JAUREGG 1918) künstl. Malariainfektion zur Fieberbehandlung der Syphilis (Schädigung des thermolabilen Treponema pallidum), v. a. des Stadiums IV. Befällt weder Leber noch andere inn. Organe; häufig Spontanheilung, kein Rezidiv. – Ähnl. Heilfieber auch durch Rekurrens-Treponemata. – **I.masern**: 6–11 Tg. nach Impfung mit Masern-Lebendvakzinen bei etwa 30–60% vork. fieberhaftes (bis 39°), mitigiertes Masernexanthem ohne Infektiosität, mit nur geringer Störung des Allg.befindens. Prophylaxe durch gleichzeit. Gabe von γ-Globulin (0,02 ml/kg Körpergew.) stellt Impferfolg u. U. in Frage.

Impf|metastase, I.rezidiv: spontan (∤ Abklatsch-, Kanalmetastase) oder – i. e. S. – durch unbeabsichtigte manuelle oder instrumentelle Inokulation lebensfähiger Geschwulstzellen entstandene Tumormetastase (als Form der Kontaktmetastase; gehäuft nach antibiot. Vorbehandlung). – vgl. Implantationsmetastase. – **I.myokarditis**: im Rahmen einer postvakzinalen Pockenvirämie oder als Ausdruck direkter Toxinwirkung auftretende M.; seltene I.komplikation am 7.–12. Tag p. v., evtl. kombin. mit I.enzephalitis; Prognose dubiös.

Impfnephritis, -nephrose, -osteomyelitis: s. u. Impfkomplikationen.

Impfpaß, internationaler: von der WHO empfohlener u. von zahlreichen nationalen Einwanderungsbehörden verlangter Ausweis, in den die letzte Pockenimpfung (mit Herkunft u. Herstellungsnummer des Impfstoffes) vom Impfarzt einzutragen u. durch Siegel der Gesundheitsbehörde zu beglaubigen ist; frühere u. andere Impfungen können ebenfalls aufgeführt werden.

Impf|pause, I.intervall: zeitl. Intervall 1) innerhalb einer Impfserie (z. B. bei DPT mindestens 4 Wo., für 3. Impfung bis zu 6 Mon.; bei Tollwut 5–6 Impfungen in 24 Std.) oder 2) zwischen 2 gleichart. Impfserien (z. B. DPT-Auffrischimpfung 12 Mon. nach Grundimmunisierung, bei Expositionsimpfung gegen Cholera 6 Wo., gegen Typhus 1 J.); vgl. aber I.abstand. – **I.pistole**: voll- oder halbautomatisch mit hohem Düsendruck (ca. 1200 atü) arbeitendes I.gerät, das den I.stoff bzw. die Testsubstanz i.m., s.c. oder intradermal »einschießt« (»Jet-inoculation«); bes. geeignet für Massenimpfungen (bis 600 Personen/Std.).

Impf|plan: ∤ I.kalender. – **I.pneumonie**: s. u. I.komplikationen. – **I.pocken**: ∤ Vaccinia generalisata. – Inkorrekt auch für die ∤ I.pusteln.

Impfpoliomyelitis: 1) am 4.–30. Tag nach Polio-Schutzimpfung (s. c. nach SALK mit ungenügend inaktiviertem Impfstoff oder oral nach SABIN) auftret. flüchtige Paresen als sehr seltene Impfkomplikation (1:1 000 000). – 2) am 5.–21. Tag nach Pockenimpfung auftret. Polio als Impfreaktion bei Pockenimpfung in der Polio-Inkubationszeit; ferner die am 8.–22. Tag nach kombin. Schutzimpfung (bes. Diphtherie-Pertussis) in Polio-Epidemiezeiten auftretende, sich bevorzugt an der geimpften Extremität auswirkende »Provokationspoliomyelitis« als Folge einer Resistenzschwächung (wobei Impfstoffvol. u. Adsorbens von größerer Bedeutung sind als das spezif. AG).

Impfpustel: die nach Pockenimpfung als normale Reaktion an der Impfstelle auftretende Pustel, meist am 7. Tag p. v. voll ausgebildet; im Pustelinhalt (»Lymphe«) Leukozyten u. akt. Vaccinia. Abheilung unterm Schorf mit Bildung der Impfnarbe.

Impf|reaktion: lokale u./oder allg. Reaktion des Organismus bei normalem Impfverlauf, je nach Art u. Methode der Impfung sowie Alter u. Resistenzlage des Impflings verschieden; i. e. S. die normale Reaktion bei Pockenimpfung mit Impfpustel, -fieber, -narbe; s. a. I.komplikationen. – **I.rekurrens, -rückfallfieber**: s. u. I.malaria. – **I.rezidiv**: ∤ I.metastase.

Impfschaden: über das übl. Maß der Impfreaktion hinausgehender Gesundheitsschaden im Zusammenhang mit einer Impfung (s. a. Impfkomplikation). Meldepflichtig u. bei gesetzlich vorgeschriebenen oder von einer Gesundheitsbehörde öffentlich empfohlenen Schutzimpfungen entschädigungspflichtig (§§ 51–59 Bundesseuchengesetz). Dabei kann die Impfung alleinige Urs. sein oder nur – annähernd – gleichwert. Mitursache (gilt für anlagebedingte Leiden nur bei Erstmanifestation).

Impfschutz: die durch akt. (»Schutzimpfung«) oder pass. Immunisierung erzielte spezif. Immunität; kann zunächst eine absolute sein (z. B. bei Tetanus) u. allmählich – durch Titerverlust – zur relativen werden (mit Krankheitsmitigierung), um schließlich in eine permanente spezif. Immunsensibilisierung einzumünden, aus der eine Auffrischimpfung wieder für lange Zeit zu absolutem I. führt. Bei primär rel. I. (z. B. nach Typhus- oder Choleraschutzimpfung) Expositionsauffrischimpfungen unbedingt erforderlich. –

Dauer des I. von großer individueller Variationsbreite, bei Lebendimpfstoff im allg. länger; für die meisten Krankhn. Auffrisch- bzw. Wiederholungsimpfungen erforderlich (z. B. Gelbfieber nach 10, Pocken nach 3 J., Cholera nach 6 Mon.).

Impfserum: meist durch Hyperimmunisierung mit AK angereichertes heterologes (von Pferd, Rind, Hammel) oder homologes (Mensch) Immunserum. Anw. im Rahmen der Serumprophylaxe (pass. Immunisierung, z. B. bei Di, Schlangenbiß, Tetanus, Tollwut, Gasödem) oder Simultanimpfung (akt.-pass. Immunisierung, z. B. bei Tetanus); prophylaktisch auch in Form von Immunglobulin (bei Tetanus, Pertussis, best. Viruserkrankungen) oder γ-Globulin (bei zahlreichen Viruserkrn.; s. a. Hyperimmungammaglobulin).

Impfstempel: Einmalgerät für i.c. Reihenimpfung oder Testung großer Kollektive; mit Griff versehene gezähnte Stempelplatte, die den angetrockneten (z. B. Tuberkulin) oder flüss. Wirkstoff (in Kunststoffgehäuse, z. B. Pockenlymphe) trägt.

Impfstoff, Vakzine: AG-Suspension oder -Lsg. zur akt. Immunisierung gegen Infektionskrkhtn.; hergestellt mit lebenden oder toten Keimen (= Lebend- bzw. Tot-I.), aus entgifteten Toxinen (= Toxoid, Anatoxin) oder aus Extrakten des schützenden AG (= Extrakt-I.; s. a. Spaltvakzine). Als **mono-** oder **univalenter I.** mit nur einem Erregertyp oder dessen Stoffwechselprodukten (z. B. oraler Polioimpfstoff, der nur Typ I, II oder III enthält), als **multi-** oder **polyvalenter I.** mit verschied. Stämmen der gleichen Baktn.- oder Virusart (z. B. Cholera-I., Polio-I. nach SALK-SABIN, Grippe-I.); s. a. Kombinationsimpfstoff. – Für Unschädlichkeit werden gefordert: Freisein von Fremd- u. virulenten (nicht attenuierten) Vakzinekeimen sowie von pyrogenen, gift. u. störenden Substanzen, garantierte Identität mit den Ausgangsstämmen, Verträglichkeit der Konservierungsmittel.

Impf|titer: AK-Spiegel eines Serums nach Schutzimpfung, festgestellt durch Titration in vitro (Agglutination, Präzipitation, KBR, Neutralisationstest, Agargelpräzipitation) oder in vivo (Neutralisationstest am Versuchstier). – **I.tuberkulose**: ↗ Inokulationstuberkulose. – **I.tumor**: ↗ Transplantationstumor.

Impfulkus: oberflächl. oder tiefe (bis Muskelfaszie) Hautulzeration als lokale Impfkomplikation. Bei Pockenimpfung infolge hypererg. Reaktionslage (Vorimmunisierung) oder erhöhter unspezif. Resistenz (überalterter Erstimpfling) ca. 1 Wo. p. v., isoliert oder im Rahmen einer Vaccinia serpinginosa im Pustelbereich, mit tief ausgestanztem Rand u. schmierig belegtem Grund; Übergang in Impfgangrän möglich; nach Desensibilisierung (Vakzine-AG) Abheilung in ca. 2 Wo. (sonst 4–6 Wo.). – Bei BCG-Impfung in ca. 10% als KOCH* Phänomen, ferner infolge hypererg. Reaktionslage (z. B. Ekzematiker) oder fehlerhafter Impftechnik (s. c.); ⌀ > 1 cm; mögl. Komplikationen durch einschmelzende Lymphadenitis; Heilungsdauer über 4 Mon.

Impfung, Inokulation, Vakzination: Einbringen von Lebend- oder Totimpfstoff, Toxoid (Anatoxin) oder Extraktimpfstoff (= **akt. I.**) bzw. von Immunserum (= **pass. I.**) in den Körper zum Zwecke der Immunisierung (mit zeitl. unterschiedl. Schutzdauer), präventiv (»Schutzimpfung«) oder kurativ (z. B. Autovakzine bei Furunkulose, Heilserum bei Di, Gasbrand, Schlangenbiß, Botulismus; i. w. S. auch die künstl. Infektion zum Zwecke des Heilfiebers); erfolgt oral (↗ Schluckimpfung) oder – häufiger – parenteral, u. zwar intradermal (mit Nadel, Lanzette oder Impfpistole; s. a. Intrakutanimpfung), subkutan oder intramuskulär (besser verträglich u. mit kürzerer Resorptionszeit als s.c.).

Impfvirus: aktives, durch Adaptation an best. Zellen vermehrtes (»attenuiertes«) Virus, das als AG in Lebendimpfstoffen zur oralen (»Schluckimpfung«) oder parenteralen Schutzimpfung verwendet wird. – vgl. aber Vacciniavirus.

Implantat: *chir* lebensunfäh. animales oder homologes (z. B Katgutnetz, Kollagenband, Kieler Knochenspan, Gewebekonserve) oder aber künstl., chemisch stabiles Material (Kunststoff, Metall), das als plast. Ersatz oder zur mechan. Verstärkung in den Körper eingebracht wird; vgl. Transplantat.

Implantation: temporäres, evtl. rel. kurzfrist. Einbringen eines ↗ Implantats in den Körper, i. e. S. dessen definit. Verankerung u. Einheilung im »Implantationsbett«, v. a. bei Deck-, Form- u. Funktionsplastik (als Gelenk-, Gefäß- oder Herzklappenprothese, Herzschrittmacher, intraokulärer Linsenersatz, kosmet. Profilgerüst). – Auch klin.-chir. Bez. für ↗ Transplantation, -position, Neoinsertion, Anastomosierung u. Inokulation; s. a. Reimplantation. – *path* s. u. Implantationsmetastase – *dent* enostales Einsetzen eines künstl. Zahns in die Alveole eines frisch entfernten natürlichen Zahns oder in eine künstl. Alveole, bei zahnlosem Kiefer das per- oder periossale, submuköse oder intramuskuläre Einsetzen von Stiften, Ösen oder Gerüsten zur Haltverbesserung von Prothesen. – *radiol* Einbringen – offenen oder geschlossenen – Strahlers ins Gewebe (z. B. Tumorgewebe) für die interstitielle ↗ Bestrahlung (z. B. als Spickung; s. a. Radiumtherapie). – **gyn I. des Eies**: ↗ Nidation.

Implantationsareal, -ort: 1) *gyn* das durch prägravide Veränderungen ausgezeichnete Schleimhautfeld des Uterus (beim Menschen v. a. Fundushinterwand), in dem sich der Keim – mit jeder Schwangerschaft wechselnd – nach Ablauf der präimplantativen Veränderungen (Taschenbildung am Epithel, Stromaverdichtung etc.) einnistet; mit den »mensuellen Feldern« oder ↗ »Menstruationsareal« identisch. – 2) *chir* das – asept. – Verankerungs- u. Lagergewebe zur Aufnahme eines Implantats (»Implantatbett«).

Implantations|metastase: nach Aussaat abgelöster Tumorzellkomplexe in eine seröse Höhle oder in Liquorräume durch den Sekretstrom in eine tumorferne Körperregion abgesiedelte M. (z. B. liquogene Fernmetastase); gefördert durch rhythm. (Herz, Lunge, Zwerchfell) oder peristalt. Bewegungen (Darm), im Pleuraspalt u. Abdomen v. a. durch die Schwerkraft (Douglas- u. Ovarialmetastase bei Magen-Ca.; s. a. KRUKENBERG* Tumor). – vgl. Impfmetastase. – **I.synzytium**: *embryol* ↗ Synzytiotrophoblast. – **I.-theorie**: (SAMPSON) Die Endometriosis ext. entsteht aus Endometriumteilchen, die bei der Menstruation abgestoßen u. pertubar in die Ovarien befördert werden, dort anwachsen u. durch Aufbruch endometrioider Zysten ausgesät werden.

Impletol®-Test: s. u. HUNEKE* Sekundenphänomen.

implizit: inbegriffen, einbezogen; *biol* (ROUX als Anlage vorhanden.

Importkrankheiten

Importkrankheiten: durch Mensch oder Tier aus fremden Ländern eingeschleppte Infektionskrankhtn. (einschl. Parasitosen), die im eigenen Land nicht (mehr) oder kaum noch vorkommen; z. T. mit bislang unbekannten Erregern (z. B. Lassa-, Ebola-, Marburg-Virus) oder ungewohnten Erregertypen (z. B. Gonokokken aus Fernost mit bes. Penizillinresistenz).

impotent: unfähig, zeugungsunfähig (↗ Impotenz).

Impotentia, Impotenz: (lat.) Unvermögen, Unfähigkeit; i. e. S. die **I. sexualis**, unterschieden als **1) I. coeundi:** Unvermögen des Mannes, den Geschlechtsverkehr regelrecht (u. befriedigend) zu vollziehen; u. zwar wegen Erektionsschwäche (= **I. erigendi**), Priapismus, Penismißbildung oder -deviation (Hypo- u. Epispadie, Induratio penis plastica etc.), Ejaculatio praecox u. retarda, Orgasmusstörung (= **orgast. I.**, meist psychisch, evtl. Phenothiazin-Nebenwirkung), »Postcoitum triste« etc., die, soweit sie nicht psychisch bedingt sind (= **funktionelle** oder **nervöse I.**), neurotischer Natur sein können oder Sympte. bei Tabes, KLINEFELTER* Syndrom, Beckenfraktur, tiefer Querschnittslähmung, Alkoholismus, Morphinismus, Anämie, Diabetes mellitus, als **hormonale I.** bei ungenügender Androgen- oder übermäß. Östrogenproduktion (auch therap. Hormongaben) oder aber Folge einer sakralen Denervierung oder Radikalop. im Beckenbereich sind (= **paralyt. I.**, z. B. nach Mastdarmamputation) oder nur temporäre Wirkung eines Psychopharmakons. Bei der Frau das entspr. Unvermögen infolge genitaler Dys- oder Aplasie (= **vaginale I.**) bzw. Frigidität. – **2) I. generandi:** Zeugungsunfähigkeit des ♂, i. w. S. auch der ♀, bei letzterer unterschieden als **I. concipiendi** u. **I. gestandi** (Unfähigkeit, schwanger zu werden bzw. die Schwangerschaft auszutragen; s. a. Infertilität).

Imprägnation: Durchtränkung (s. a. Imbibierung); *histol* **Imprägnierung**, d. h. Darstg. von Gewebsstrukturen durch Anlagerung bestimmter Metallsalze aus geeigneten Lsgn. (z. B. Silbernitrat, Goldchlorid); i. w. S. auch die Einbettung (z. B. mit Paraffin). – *biol* das Eindringen eines Spermiums in die Eizelle als Vorphase der Befruchtung; Samenplasma u. Reiz der I. regen die Eientwicklung an.

Impressio(n): (lat.) Eindruck, Vertiefung, Eindellung; z. B. *path* ↗ basiläre Impression, *anat (PNA)* **Impressio cardiaca** (Eindruck des Herzens an der Zwerchfellfläche der Leber nahe dem Lig. falciforme bds. an der med. Fläche der – v. a. li. – Lunge), **I. colica** (Eindruck des Colon transversum am re. Leberlappen seitl. der Gallenblase), **Impressiones digitatae** (fingerförm. Eindrücke der Großhirnwindungen an der Innenfläche des Hirnschädels; bei chron. Hirndruck u. Dysenzephalie vertieft u. weiter ausgedehnt), **I. duodenalis** (Eindruck der Partes sup. u. descendens des Zwölffingerdarms am re. Leberlappen lat. des Gallenblasenhalses), **I. gastrica** (Eindruck des Magens an der Eingeweidefläche des li. Leberlappens), **I. ligamenti costoclavicularis** (»Bandgrube« am sternalen Schlüsselbeinende für den Ansatz des Lig. costoclaviculare), **I. oesophagea** (der Speiseröhre an der hint.-oberen Eingeweidefläche des li. Leberlappens seitl. des Lobus caudatus), **I. renalis** (der re. Niere an der Eingeweidefläche des re. Leberlappens), **I. suprarenalis** (der re. NN an der oberen Eingeweidefläche des re. Leberlappens lat. der V. cava inf.), **I. trigemini** (des Ganglion trigeminale auf der spitzennahen Vorderfläche des Felsenbeins).

Impressions|fraktur: durch umschrieb. Gewalteinwirkung (Hammerschlag, Stoß, Prellschuß etc.) hervorgerufener dir. oder – seltener – indir. Stückbruch v. a. flacher Knochen mit zentripetaler Dislokation der Fragmente (»Imprimat«); im Extremfall als Loch- oder Stanzbruch, inkomplett (z. B. Grünholzfraktur) als »Eindellungs- oder Terrassenfraktur«, beim Säugling als »Zelluloidballfraktur« des Schädels. Vork. bei zentraler Luxation des Hüft- u. Kiefergelenks, als I. der Nasenwurzel, »Ringbruch« der Zirkumferenz des For. occip. magnum; v. a. als kreisförm. I. der Schädelkonvexität mit radiären u. zirkulären Biegungs- u. Berstungsspalten (»Globusbruch«) u. rel. stärkerer Splitterung der Tabula int., auch als **I.schußbruch** (durch Streif-, Prell- oder Steckschuß), im allg. mit nur oberflächl., von unzerstörtem Mark umgebener Hirnrindenläsion. – **I.tonometer:** *ophth* s. u. Tonometer.

Imprimat: s. u. Impressionsfraktur.

IMPS: **I**mpatient **M**ultidimensional **P**sychiatric **S**cale, von LORR (1962) angegebene 75 Kurzfragen zur Psychopathie-Beurteilung.

Impuls: Antrieb; *physik* die vektorielle Größe $p = m \cdot v$ eines Körpers (m = Massenpunkt, v = dessen Geschwindigkeit); i. w. S. auch die Änderung dieser »Bewegungsgröße« durch eine Kraft (»Kraftstoß«). – In der Elektronik Bez. für sehr kurze Spannungs- oder Stromstöße (z. B. Zählimpulse energiereicher Teilchen; s. a. Impulsrate). – *elektromed* s. u. Impulsbetrieb. – *physiol* jede kurzdauernde Änderung einer elektr. Spannung; als »biol. I.« meist Nervenzellenentladung. – *psych* plötzl., aus der realen Welt oder aus bewußten oder unbewußten Anteilen der Psyche stammender Antrieb eines Individuums; s. a. Affekthandlung.

Impuls|betrieb: 1) Betriebsform elektromedizin. Geräte (z. B. Ultraschall), bei der – im Ggs. zum »Dauerbetrieb« – eine Folge von Einzelimpulsen (mit variabler Impuls- u. Pausendauer) verabfolgt wird; s. a. Reizstrom..., Dreieck-, Rechteckimpuls, Kippschwingung. – **2)** *röntg* ↗ I.kinobetrieb. – **I.geber:** *kard* s. u. künstl. ↗ Herzschrittmacher. – **I.höhenanalysator:** *nuklearmed* elektron. Baustein eines Strahlungsmeßplatzes für die Spektrometrie heterogener Strahlung, indem mittels Diskriminators die vom Szintillationszähler oder Proportionalzählrohr gelieferte I.rate in Abhängigkeit von der – der Energie des I.-auslösenden Teilchens proportionalen – I.höhe gemessen wird. Anw. v. a. für kurzleb. Nuklide als Vielkanaldiskriminator, dessen bis einige 1000 Kanäle gleichzeitig messen.

impulsiv: *psych* affektiv lebendig, triebhaft abrupt.

Impulsiv|handlung: *psych* auf Grund eines zwingenden Impulses ausgeführte Trieb- oder Affekthandlung (»Triebdurchbruch«). – **I.-Petit-mal,** IPM; kleiner epilept. Anfall mit plötzlich einschießenden symmetr. Myoklonien; vgl. myoklonisches ↗ Petit mal.

Impuls|(kino)betrieb: *röntg* Betriebsart der Rö.kinematographie, bei der die Röhre nur während der Belichtungsphase des Filmgeräts strahlt (»gepulste Strahlung«); Vorteil: geringere Strahlenbelastung. **I.muster:** *physiol* ↗ Entladungsmuster. – **I.rate:** *nuklearmed* die von einer Zählvorrichtung pro Zeiteinheit registrierten Impulse. – **I.zähler:** *radiol* Zählgerät für Strahlungsimpulse, z. B. GEIGER*-MÜLLER-Zählrohr, Szintillisationszähler.

Imputabilität: Zurechnungsfähigkeit, geist. Gesundheit.

Imre* Operation (JOSEF I. 1884–1945, Ophthalmologe, Budapest): **1)** »Ungar. Plastik« des Unterlids, v. a. bei Narbenektropium, durch Medianverschiebung eines bogenförm., lat. gestielten Wangenhautlappens mit basaler Ausschneidung eines BUROW* Dreiecks oder **I.* Halbmondes**. – **2)** bei Entropium sichelförm. Hautexzision aus dem Unterlid parallel zum Lidrand einschl. eines temp. Hautdreiecks; Naht unter Mitfassen des M. orbicul. oculi. – **3)** Kanthoplastik durch Z-förm. Hautinzision lateral vom äuß. Lidwinkel, Abtragung der Lappenspitzen u. Einschlagen der mobilisierten Wundränder (Lidrandbildung).

imus: (lat.) unterster; z. B. Arteria thyroidea ima.

IMVC-Test: *biochem* Testkombination zur Differenzierung von Enterobakteriazeen: **I**ndolprobe, **M**ethylrotreaktion, VOGES*-PROSKAUER* Probe u. Nachweis der **C**itrat-Verwertung als einziger Kohlenstoffquelle (»Zitrattest«).

in, in-: Präposition bzw. Präfix »in«, »an«, »auf« (s. a. In-situ-); als Präfix auch mit negierendem Sinn, z. B. inadäquat.

-in: **1)** *chem* Endung zur Kennz. 3fach ungesättigter organ. Verbindgn., z. B. Äthin (= Azetylen). – **2)** *WHO*-empfohlenes Suffix zur Kennz. von Alkaloiden u. organ. Basen.

In: *chem* ↑ Indium. – **in**: *physik* ↑ Inch.

INA: Internationale Normalatmosphäre (s. u. Atmosphäre).

Inaba-Typ: Variante (Serotyp) des Vibrio comma mit dem Typantigen A.

inadäquat: unangemessen, nicht passend (vgl. adäquat); z. B. die **i. Gefühlsreaktion** (z. B. Gleichgültigkeit angesichts des Todes, v. a. bei Schizophrenie), der **i. Reiz** (für dessen Aufnahme das betr. Sinnesorgan keine spezifisch niedr. Schwelle besitzt, z. B. mechan. Reiz für den Gesichtssinn).

inäqual: ungleich, zu ungleichen Teilen; z. B. inä. ↑ Furchung.

Inagglutinabilität: Unfähigkeit zu agglutinieren; i. e. S. *(bakt)* die ↑ O-Inagglutinabilität.

inaktiv: untätig; *path* adj. Bez. für einen – insbes. tbk. – Prozeß, der weitgehend ruht u. z. Z. nicht krankmachend wirkt (z. B. Verkalkungsherd, indurativ-anthrakot. Schwiele; s. a. Inaktivitäts...); *chem* s. u. opt. ↑ Aktivität, s. a. indifferent.

inaktiviert: unwirksam gemacht; z. B. **i. Serum** (Normal- oder Immunserum, in dem die Komplementaktivität – thermisch – zerstört wurde). – **Inaktivierung**: Unwirksammachen (auch i. S. der Desinfektion u. Sterilisation), Ruhigstellung (s. a. Inaktivitäts...).

Inaktivität: **1)** s. u. inaktiv. – **2)** *path* Untätigkeit, z. B. einer Gliedmaße bei Lähmung, Schmerzen, therap. Ruhigstellung.

Inaktivitäts|atrophie: pass. Atrophie als Folge mangelnder oder fehlender funkt. Inanspruchnahme, v. a. ruhiggestellter oder geschonter Muskeln (bei Lähmung, Fraktur, Kontraktur, psychogener Schonhaltung, des Herzmuskels bei Bettlägerigen etc.), unbelasteter Knochen, Drüsen mit behinderter Sekretion; begünstigt durch die inaktivitätsbedingte Minderdurchblutung; histol.: Vol.minderung der Zellstrukturen, am Knochen diffuse Demineralisation u. **I. osteoporose** (rel. Überwiegen der Osteoklasie; meist als exzentr. Atrophie). – Bei myogener I. elektr. Erregbarkeit herabgesetzt, bei neurogener Entartungsreaktion.

Inaktivitäts|phase, epileptische: postkrit. Erschöpfung (oder Überwiegen von Hemmungsvorgängen?) nach einem epilept. Anfall; gekennzeichnet durch EEG-Abflachung. – **I.steife**: (PAYR) extraartikuläre Steife des – gesunden – Gelenks infolge anhaltender Bewegungseinschränkung oder -hinderung (z. B. therap. Ruhigstellung, Zwangslage oder Schonhaltung bei schwerer Allg.-, Nerven- oder Muskelerkr.).

Inanition: Hungerzustand, Entkräftung (auch bei fehlerhafter Ernährung, Flüssigkeitsmangel, konsumierender Erkr.); s. a. Hunger..., Durst.... – Als seel. I. (PFAUNDLER) die Verkümmerung eines Kindes infolge mangelnder mütterl. Zuwendung.

inapparent: nicht in Erscheinung tretend, *med* symptomlos.

Inappetenz: fehlendes Verlangen nach Nahrung, Appetitlosigkeit; *psych* Fehlen der sexuellen Appetenz (Libido).

inartikulierte Sprache: ↑ Dysarthrie.

Inazidität: ↑ Anazidität.

Inborn error of metabolism: »angeb. Stoffwechselfehler« (s. u. Enzymopathie).

Inc...: s. a. Ink..., Inz....

Incarcerated lung: (engl.) ↑ »gefesselte Lunge«.

Incarceratio, Inkarzeration: *path, chir* ↑ Einklemmung (2); i. e. S. die ↑ Brucheinklemmung (**I. herniae**; s. a. Hernia incarcerata; z. B. als – meist akute – **I. elastica** durch Umschnürung der unter dem Druck der Bauchpresse (Husten, Pressen, Trauma) ausgetretenen Eingeweide (s. a. Darmeinklemmung) durch die enge, vorübergehend aufgedehnte Bruchpforte (bei Nabelhernie evtl. auch durch ein Bruchsackseptum oder den zu kleinen Bruchsack), ferner als Endzustand einer **I. stercoralis** (↑ Koteinklemmung); oder die **retrograde I.** (Leisten-, seltener Schenkel-, Nabelhernie), bei der die Blutzufuhr zu nicht ausgetretenen Baucheingeweiden (Tube, Ovar, MECKEL* Divertikel, Darm) gedrosselt wird (= **paradoxe I.**), während der Bruchinhalt selbst evtl. unauffällig ist (z. B. bei retrograder ↑ Hernie, Volvulus mit Mesenterialeinklemmung, Scheinreduktion, großen u. irreponiblen Brüchen alter Menschen); s. a. Inkarzerationsileus. – *gyn* Die **I. uteri retroflecti gravidi** (meist in Mens IV oder V) meint nicht aufrichtsfäh. Gebärmutter im kleinen Becken (klin.: erschwerte Defäkation u. Miktion, evtl. komplette Harnverhaltung oder Ischuria paradoxa u. Blasengangrän); sowie die **I. placentae** (↑ Plazentaretention).

incarceratus: (lat.) eingeklemmt, inkarzeriert (s. a. Einklemmung, Incarceratio).

Incarnatio: *path* das Umwachsenwerden durch Granulationsgewebe (»Einwachsen ins Fleisch«); z. B. **I. unguis** (↑ eingewachsener Nagel). – **incarnatus**: (lat.) »eingewachsen« (i. S. der ↑ Incarnatio).

Inch, in.: engl. Längenmaß; 1 Inch = $1/36$ Yard = 25,4 mm.

inchoativ: s. u. Parasit.

incipiens: (lat.) beginnend; z. B. ↑ Abortus incipiens.

Incisio: (lat.) *chir* ↑ Inzision, *anat* ↑ Incisura.

Incisivus: Kurzform für Dens incisivus (= Schneidezahn).

Incisura *PNA*: (lat.) Einschnitt (»Inzisur«); z. B. *(PNA)* die **I. acetabuli** (am Pfannenrand des Hüftbeins oberhalb des For. obturatum; für Äste der Aa. obturatoria u. circumflexa femoris med. zum Lig. capitis femoris u. zum Femurkopf), **I. angularis ventriculi** (die »Einbuchtung« der kleinen Magenkurvatur am Angulus), **I. anterior auris** (an der Ohrmuschel zwischen Tragus u. Crus helicis), **I. apicis cordis** (re. der Herzspitze, die Sulci interventriculares ant. u. post. miteinander verbindend), **I. cardiaca pulmonis** (Konkavität des Margo ant. der li. Lunge im Bereich der Impressio cardiaca), **I. c. ventriculi** (spitzwinkl. Bucht zwischen termin. Speiseröhre u. Magenfundus in Höhe des Ostium cardiacum), **I. clavicularis** (bds. am oberen Rand des Manubrium, für die Articulatio sternoclavicularis), **Incisurae costales sterni** (bds. am Corpus, die oberste z. T. im Manubrium; für die Knorpel der 2.–7. Rippe), **I. ethmoidalis ossis frontalis** (etwa rechteckig zwischen den Partes orbitales des Stirnbeins; für die Lamina cribrosa des Siebbeins), **I. fibul. tibiae** (flache Rinne an der Außenseite des dist. Tibiaendes für die Fibula), **I. interarytaenoidea** (schleimhautüberkleidet zwischen den Spitzen des li. u. re. Stellknorpels), **I. intertragica** (an der Ohrmuschel zwischen Tragus u. Antitragus), **I. ischiadica major** (hinter der Darm- u. Sitzbeinkante zwischen Spina iliaca post. inf. u. Spina ischiadica), **I. ischiadica minor** (hinter der Sitzbeinkante zwischen Spina ischiadica u. Tuber ischiadicum), **I. jugularis ossis occipitalis** (bds. am Außenrand der Pars lat.; als Hinterrand des For. jugulare), **I. jug. ossis temporalis** (bds. an der dem Hinterhauptbein zugewandten Felsenbeinkante; Vorderrand des For. jugulare), **I. jug. sterni** (am Oberrand des Manubrium; unt. Begrenzung der Fossa jugul.), **I. lacrimalis** (halbkreisförmig an der Facies orbit. des OK-Körpers am Eingang in den Canalis nasolacrim.), **I. ligamenti teretis** (am unt. Leberrand zwischen Lobus sin. u. L. quadratus für das Lig. teres), **I. mandibulae** (im UK-Ast zwischen Proc. condylaris u. Proc. coronoideus, für A. u. N. massetericus), **I. mastoidea ossis temp.** (flach an der unt.-med. Seite des Warzenfortsatzes; Urspr. des hint. Digastrikusbauches), **I. nasalis maxillae** (bogenförmig in der vord.-med. Partie des OK-Körpers; seitl. Umrandung der Apertura piriformis), **I. pancreatis** (Rinne zwischen Proc. uncinatus u. dem übrigen Pankreaskopf, für die V. mesenterica sup.), **I. parietalis ossis temp.** (im Winkel zwischen hint.-oberer Pars mastoidea u. Squama), **I. praeoccipitalis** (an der unt.-seitl. Kante jeder Großhirnhemisphäre etwa am vord. Ende des Hinterhauptlappens; Verbindungslinie zwischen Inzisur u. Sulcus parietooccipit. ergibt Grenzlinie zwischen Hinterhaupt-, Schläfen- u. Scheitellappen), **I. pterygoidea** (zwischen bd. Laminae des Proc. pterygoideus, für den Proc. pyramidalis des Gaumenbeins), **I. radialis** (flach an der lat. Fläche des Proc. coronoideus, für die Circumferentia articularis radii), **I. scapulae** (»Lunula« des oberen Randes medial des Proc. coracoideus; für die A. transversa scapulae), **I. sphenopalatina ossis palatini** (am oberen Ende der Lamina perpendicularis zwischen Proc. orbitalis u. sphenoidalis; Teilbegrenzung des For. sphenopalatinum), **I. supraorbitalis** (das unvollständig umrandete For. supraorbit.), **I. tentorii** (rundlich im Tentorium cerebelli, für den Hirnstamm), **I. terminalis auris** (schmal zwischen Ohrknorpel u. Lamina tragi), **I. thyroidea inf.** (median im Unterrand des Schildknorpels), **I. thyroidea sup.** (median im Oberrand des Schildknorpels, tief), **I. trochlearis ulnae** (halbmondförm., völlig überknorpelte Höhlung in der volaren Seite des Olekranons für die Trochlea humeri), **I. tympanica** (zwischen den freien Enden des Anulus tympanicus; Anheftungsstelle der Pars flaccida des Trommelfells), **I. ulnaris radii** (flachbogig an der med. Seite des dist. Radiusendes, für die Circumferentia articul. der Ulna), **I. vertebralis inf. u. sup.** (bogig an der wurzelnahen Unter- bzw. Oberseite des Wirbelbogens; oberer bzw. unt. Teil des For. intervertebr.).

incisus: (lat.) eingeschnitten.

Inclinatio pelvis *PNA*: ↑ Beckenneigung.

Inclusio: (lat.) Einschluß (↑ Inklusion). – **I. fetalis**: ↑ Fetus in fetu.

Inclusion body: (engl.) ↑ Einschlußkörperchen.

incompletus: (lat.) unvollständig.

inconstans: (lat.) unbeständig.

Incontinentia, Inkontinenz: (lat.) Nichtzusammen-, Nichtzurückhalten(können), z. B. von Affekten (↑ Affektinkontinenz), Geweben (= Dysplasie), Körperstoffen (z. B. *derm* als **I. pigmenti** das BLOCH*-SULZBERGER* u. NAEGELI*-BLOCH*-JADASSOHN*, auch das ITO* Syndrom; s. a. Tab. »Pigmentanomalien«); i. e. S. (*klin*) das angeb. oder erworb. Unvermögen zu kontrollierter Retention der Exkremente, d. h. die ↑ Harn- u. ↑ Stuhlinkontinenz (= **I. urinae** bzw. **I. alvi**); s. a. Ischuria paradoxa (= **I. urina paradoxa**). – *gyn* isthmische **I.**: ↑ Zervixinsuffizienz; **I. vulvae**: ↑ Garrulitas vulvae.

Incrementum: (lat.) Zunahme; *klin* ↑ Stadium incrementi.

Incubus: (lat.) Alpdrücken.

incurabilis: (lat.) unheilbar.

Incus *PNA*, Amboß: das gelenkig mit Hammer u. Steigbügel verbundene Gehörknöchelchen mit Corpus, Crus longum (mit Proc. lenticularis) u. breve.

Indandione: vom Indan-1,3-dion (aromat. Kw.stoff) abgeleitete Verbdgn., die – wie die Kumarine – Vit. K u. damit die Prothrombin-Synthese in der Leber hemmen; Anw. als Antikoagulantien (verzögerter Wirkungseintritt, Nebenwirkungen).

Indapamid *WHO*: 4-Chlor-N-(2-methyl-indolin-1-yl)-3-sulfamoylbenzamid; Antihypertonikum.

Indazole: vom Indazol (Benzimidazol-Isomeres) abgeleitete Verbdgn., z. T. mit antiphlogist. Wirkung (z. B. Benzydaminum).

Identationsglas: *ophth* s. u. Ophthalmoskopie.

Index: 1) *anat* (*PNA*): der 2. oder »Zeigefinger«. Als **I. rigidus** (»federnder Zeigefinger« infolge Tendovaginitis stenosans seiner Beugesehnen) seltenste – meist progred. – Form des schnellenden Fingers (Gynäkotropie; evtl. bilateral u. familiär gehäuft). – 2) *statist* prozentuales Verhältnis zweier gegebener Maße zueinander. – In der Biologie als Verhältniszahl zweier Meßwerte nach der Formel:

$$\frac{\text{kleineres Maß} \times 100}{\text{größeres Maß}} ;$$

rel. Größe, die vergleichbar ist u. von den Einzelmaßen weitgehend unabhängig macht (z. B. ↑ Herz-, Ikterus-, Gesichtsindex). – **3)** allg. Bez. für eine zur Unterscheidung von Größen angefügte Ziffer (oder Buchstabe; hoch- oder tiefgestellt). – **4)** fachliterarisches Inhaltsverzeichnis, Register.

Index, karzinogener: tierexperiment. Maßzahl für die karzinogene Wirksamkeit einer Noxe, berechnet aus tumorerzeugender Dosis, Induktionszeit u. Tumorausbeute.

Index der Körperfülle (Rohrer*): somatometr. Index nach der Formel:

$$\frac{\text{Körpergew. (g)} \times 100}{\text{Körpergröße}^3 \text{ (cm)}}$$

Index, leukopenischer (Vaughan*): *allerg* Index aus Leukozyten-Nüchternwert u. Wert nach oraler Aufnahme eines allergenverdächt. Nahrungsmittels. Abfall um 1000 (d. h. Erhöhung des Indexwertes) spricht für alimentäre Allergie.

Index des Meteorotropismus: (DE RUDDER) statist. Maßzahl für die Stärke der Wetterbeeinflussung einer Krankh., berechnet aus der Zahl aller (T) u. der wettergestörten Beobachtungstage (Tw) sowie aus der Zahl aller (K) u. der an wettergestörten Tagen beobachteten Krankheitsfälle (Kw):

$$\frac{T \times Kw}{Tw \times K} .$$

Index, mitotischer: Zahl der Zellteilungen, bezogen auf 1000 ausgezählte Zellen, als Maß für die Mitoserate.

Index, opsonischer: (WRIGHT u. DOUGLAS) Index nach der Formel:

$$\frac{\text{phagozytäre Zahl des Kranken}}{\text{phagozytäre Zahl eines Gesunden}}$$

(ermittelt durch Zählen der Erreger-enthaltenden Granulozyten nach Inkubation eines mit Probandenserum u. Baktn. gemischten Blutes) als Maß der Opsoninwirksamkeit eines Serums gegenüber einem spezif. Erreger; soll bei chron. Infektionskrankh. vermindert sein; vgl. phagozytotischer ↑ Index.

Index, oszillometrischer: bei der stufenweisen Oszillometrie die max. Amplitude einer Meßstelle (die dem Mitteldruck der erfaßten Hauptarterie entspricht).

Index, phagozy(to)tischer: (NEUFELD u. RIMPAU) Verhältnis derjenigen Serumverdünnung zu einem Normalserum, bei der noch eine deutl. Phagozytose bzw. eine Verstärkung der bereits im Normalserum vorhandenen besteht; Maß für die phagozytoseförderende Eigenschaft eines Serums (vgl. opsonischer ↑ Index), i. e. S. für dessen Gehalt an spezif. Bakteriotropinen.

Index, sensibilisatorischer: Verhältnis der Zahl der Sensibilisierungen zur Gesamtzahl der mit der betr. Substanz (Arzneimittel) in Kontakt geratenen Personen (oder Versuchstiere) als Maß für deren allergene Aktivität. Hohe Werte z. B. bei Seren, Vakzinen, Sulfonamiden, Antibiotika, best. Antipyretika; für klin. Manifestation nicht allein maßgebend.

Index, sphärischer: *hämat* Verhältnis des Dicken- zum Kreisdurchmesser als Maß für die Kugelzelligkeit der Erythrozyten (Normalwert: 0,25–0,34).

Index, therapeutischer: ↑ therapeutische Breite.

Index, thrombopenischer: (STORCK, HOIGNE u. KOLLER) *allerg* Index aus Nüchternwert der Thrombozyten u. deren Zahl nach Aufnahme eines allergenverdächt. Nahrungsmittels bzw. nach i.c. AG-Gabe. Thrombozytenabfall um >20% (infolge intravasaler Agglutination) in 30 Min. (mit Max. nach 90 Min.), d. h. Erhöhung des Indexwertes, spricht für Allergie.

Indexametropie: Fehlsichtigkeit infolge Änderung des Brechungsindexes der opt. Elemente des Auges; ↑ Brechungshyperopie, -myopie.

India ringworm: (engl.) *derm* ↑ Tinea imbricata.

Indianapolis-Einheit: biol. Maßzahl für Angiotensin; 1 IE bewirkt Blutdruckanstieg bei der Spinalkatze um 30–50 mm Hg.

Indiana-Typ (der amyloiden Polyneuropathie): ↑ RUKAVINA* Syndrom.

Indicatio: (lat.) Anzeige (↑ Indikation).

Indiella-Mykose: eine Maduramykose (mit weißl. Drusen). – »Indiella« auch älterer Gattungsname für Allescheria- u. Streptomyces-Arten.

indifferent: gleichgültig, neutral, uncharakteristisch, *chem* reaktionsträge; s. a. *hyg* ↑ Indifferenztemperatur, *baln* ↑ Akratotherme, Tab. »Badetemperatur«, *physiol* indiff. ↑ Elektrode, *pharm* ↑ Indifferentia.

Indifferentia: **1)** *pharm* alle nicht unter die Venena u. Separanda fallenden Arzneimittel, die im allg. ohne Rezept abgegeben werden dürfen (schwarz auf weiß zu beschriften). – **2)** *therap* die in Arzneimitteln verarbeiteten Grundmassen u. Hilfsstoffe »ohne eigene Wirkung«.

Indifferenzpunkt, hydrostatischer: *physiol* fiktiver Punkt (Ebene) im Niederdrucksystem des menschl. Körpers, in der sich der hydrostat. Druck beim Übergang vom Liegen zum Stehen nicht ändert. Kopfwärts des I. kollabieren die Gefäße, fußwärts werden sie gedehnt.

Indifferenz|temperatur: 1) *biol* die den geringsten Energieumsatz erfordernde Außentemp. – **2)** *hyg* Neutraltemp., thermoneutrale Zone: Außentemp., bei der weder Kalt- noch Wärmeempfindung auftritt; für Warmblüter u. nackten Menschen 20–30°, für bekleideten 18–21°. – **3)** in der Hydrother. die Temp. von 34°. – **I.typ:** *kard* ↑ Normaltyp. – **I.zone: 1)** *hyg* ↑ I.temperatur (2). – **2)** *histol* Gewebszone mit wenig differenzierten Strukturen (z. B. basale Epithelschicht), aus denen sich im Rahmen der physiol. »Regeneration« je nach Bedarf Zellen differenzieren können (z. B. horn-, aber auch schleimbildende Zellen).

Indigestion: uncharakterist. Verdauungsstörung.

Indigo|(blau): organ. Farbstoff (↑ Formel), löslich in konz. H_2SO_4 (in Kälte grün, in Wärme blau); bildet mit Reduktionsmitteln in alkal. Lsg. die farblose Leukobase »**I.weiß**« (= Leukindigo). Früher gewonnen aus Pflanzen (insbes. Indigofera tinctoria u. Isatis tinctoria). Vork. im Harn (↑ Indigurie, Tab. »Harnsalze«, Indikan). – Das disulfonsaure Na-salz (blau, wasserlösl.) **I.karmin** wird verwendet in Diagnostik (z. B. ↑ I.karminprobe) u. Histologie (meist im Gemisch mit Pikrinsäure; zur simultanen Bindegewebs-

Indigokarminprobe

färbung); ferner als Reagens u. – im Gemisch mit Methylorange – als Säure-Basen-Indikator.

Indigo: R = –H. – Indigokarmin: R = –SO$_3$Na

Indigo|karminprobe: 1) *urol* ∕ Blauprobe. – 2) *hepat* (LEPEHNE 1921) Prüfung der exkretor. Leberfunktion durch i. v. Inj. von 2 ml 1%iger I.k.-Lsg. bei liegender Duodenalsonde. Ausscheidung grüner Galle (normal 15–40 Min. p. i.) bei Parenchymschaden verspätet oder fehlend. – **I.reaktion:** *histochem* Nachweis von Enyzmen anhand der Spaltung geeigneter Indoxylderivate u. Oxidation zu I.farbstoffen; z. B. bei saurer u. alkal. Phosphatase mit 5-Brom-4-chlor-3-indolylphosphat (p-Toluidinsalz) als Substrat.

Indigo|sol O: Na-Salz des Leukoindigo-2,2'-dischwefelsäureesters; *histochem* zur Färbung von Mitochondrien in lebenden Leukozyten. – **I.weiß:** s. u. Indigo.

Indigurie: Ausscheidung von Indigo (in Nadel-, Rhombus-, seltener Schollenform) mit dem Harn bei sehr hohem Indikangehalt (bakt. Spaltung des Indikans u. Oxidation des Indoxyls; s. a. Indikanurie); evtl. kleine, blauschwärzl. Konkremente aus reinem kristall. Indigo.

Indikan: 1) Pflanzen-I., z. B. in Indigofera-Arten, Isatis tinctoria u. a. – 2) Harnindikan: K-Salz der Indoxylschwefelsäure (∕ Formel »Indol«), entstehend aus Indol bzw. Indoxyl durch Konjugation mit akt. Sulfat (s. a. Entgiftung[sreaktion]); Vork. im Serum (∕ Indikanämie) u. Harn (∕ Indikanurie). Nachweis durch Oxidation zu Indigo, bei Thymolzusatz als rotes 4-Cymol-2-indolignon (z. B. nach JAFFE, OBERMAYER), im Papierchromatogramm mit p-Dimethylaminobenzaldehyd u. NH$_3$ (organgerot fluoreszierend; n. DECKER).

Indikan|ämie: vermehrter Gehalt des Blutes an Indikan (Serumwerte > 0,2 mg/100 ml, zugleich ∕ I.urie). Vork. z. B. bei HARTNUP-Syndrom, Niereninsuffizienz (bereits initial), v. a. aber bei Urämie (mit Werten bis 2,7 mg/100 ml), ferner bei vermehrter Darmfäulnis, Ileus. – **I.urie:** vermehrte Ausscheidung von Indikan (v. a. als Indoxylsulfat u. -β-glukuronid; ∕ Indoxylurie) im Harn (> 20–67 mg/24 Std.) bei I.ämie. Bei sehr hohem I.spiegel auch ∕ Indigurie.

Indikation: das Angezeigtsein (»Anzeige«) einer best. Behandlung bei einer best. Krankheit (= **Indicatio curativa** = Heilanzeige; als **I. causalis** gegen die Krankheitsurs. gerichtet, als **I. symptomatica** gegen einzelne Erscheinungen) nach Abschätzen des mögl. Ther.erfolges (bzw. -risikos) u. bei Berücksichtigung etwaiger ∕ Kontraindikationen. Auch I. anhand der Diagnostik bei best. Symptomen. – Zeigt als **absolute I.** eine im spez. Fall unbedingt nöt., nicht ohne Schaden für den Pat. zu unterlassende Ther. an wie Blutstillung, Op., Schienung, Blasenkatheterismus etc., insbes. auch die sofort. Beendigung einer Geburt aufgrund mütterl. (z. B. eklampt. Anfall, Fieber, Herzinsuffizienz, Kollaps) oder kindl. Sympte. (Herzfrequenz während 3 aufeinander folgender Wehenpausen < 120 oder > 160/Min.; = **kindl.** bzw. **mütterl. I.**); sie ist als **relative I.** nur eine bedingte (v. a. zur Geburtsbeendigung), als **vitale I.** eine absolute aufgrund bestehender Lebensgefahr (d. h. auch bei Kontraindikationen). Für den legalen ∕ Schwangerschaftsabbruch werden unterschieden: medizin., kriminologische, kindl. u. psychosoziale I.

Indikator: »Anzeiger«, s. u. Indikatormethode, Tracer; *chem* reagible Substanz, die eine best. chem.-physik. Zustand in Lsgn. u. Reaktionsgemischen anzeigt u. damit meßbar macht (z. B. Wasserstoff- oder Metallionenkonz., Redoxpotential); aufteilbar in pH-Indikatoren (z. B. für azidi- u. alkalimetr. Titration) mit pH-abhäng. Farbumschlag (∕ Tab.), angew. auch als Gemisch (= Universal-I.) u. mit Farbstoffzusatz (= Misch-I.; deutl. Farbumschlag); ferner als Fluoreszenz- u. Adsorptions-I. (z. B. Fluoreszein, Chromotrop F4B, Eosin), Metall.-I. (z. B. Eriochromschwarz T, Murexid), Redox-I. (z. B. Neutralrot, Safranin, Indigosulfonate, Methylenblau, Thiamin).

	pH-Bereich	Farbumschlag
Methylviolett	0,1– 2,0	gelb–blauviolett
Kresolrot (1. Stufe)	0,2– 1,8	rot–gelb
Metanilgelb	1,2– 2,3	rot–gelb
m-Kresolpurpur (1. Stufe)	1,2– 2,8	rot–gelb
Thymolblau (1. Stufe)	1,2– 2,7	rot–gelb
p-Xylenolblau (1. Stufe)	1,2– 2,8	rot–gelb
Tropaeolin 00	1,4– 2,6	rot–gelb
2,6-Dinitrophenol	1,6– 4,3	farblos–gelb
Benzylorange	1,9– 3,3	rot–gelb
Dimethylaminoazobenzol	2,9– 4,0	rot–gelb
Bromphenolblau	3,0– 4,6	gelb–violettblau
Bromchlorphenolblau	3,0– 4,6	gelb–purpur
Kongorot	3,0– 5,2	blau–rot
Methylorange	3,1– 4,4	rot–gelb
Bromkresolgrün	3,8– 5,4	gelb–blau
Methylrot	4,2– 6,3	rot–gelb
Propylrot	4,2– 6,3	rot–gelb
Chlorphenolrot	4,8– 6,4	gelb–purpur
Lackmus	5,0– 8,0	rot–blau
Bromkresolpurpur	5,2– 6,8	gelb–purpur
Bromphenolrot	5,2– 6,8	gelb–rot
p-Nitrophenol	5,2– 7,6	farblos–gelb
Deltafarbstoff (= Nitrazingelb)	5,5– 8,0	gelb–blau
Bromthymolblau	6,0– 7,6	gelb–blau
Neutralrot	6,8– 8,0	rot–gelb
Phenolrot	6,8– 8,4	gelb–rot
Kresolrot (2. Stufe)	7,2– 8,8	gelb–rot
α-Naphtholphthalein	7,4– 8,7	farblos–grünblau
α-Naphtholorange (= Orange I)	7,6– 8,9	gelb–rosa
m-Kresolpurpur (2. Stufe)	7,6– 9,0	gelb–purpur
p-Xylenolblau (2. Stufe)	8,0– 9,6	gelb–blau
Thymolblau (2. Stufe)	8,0– 8,6	gelb–blau
o-Kresolphthalein	8,2– 9,8	farblos–rot
Phenolphthalein	8,3–10,0	farblos–rot
p-Xylenolphthalein	9,3–10,5	farblos–blau
Thymolphthalein	9,3–10,5	farblos–blau
β-Naphtholviolett	10,6–12,0	orange–violett
Alizaringelb R	10,2–12,0	hellgelb–braun
Nitramin	10,8–13,0	farblos–braunrot

Indikator|kalk: mit einem Indikator versetzter ∕ Atemkalk, der CO$_2$-Sättigung anzeigt (s. a. Absorber 2). – **I.methode:** Verw. von Farbstoffen oder radioakt. Substanzen zur räuml. oder zeitl. Verfolgung eines biol., chem. oder physiol.-techn. Vorgangs; s. a. Farbstoff-, I.verdünnungsmethode, Tracer. – **I.nährboden:** N. mit Zusatz eines (pH-spezif.) Indikators zur stoffwechselbezogenen Differenzierung von Baktn.

(KH-Vergärung, Harnstoffspaltung; s. a. Harnstoff-, Zweifarben-Nährboden); u. a. mit Brillantgrün (B.-Phenolrot-Laktose-Agar), Bromthymolblau (DRIGALSKI* Agar, Ammon-Nährboden), Chinablau (BITTER* Agar), Lackmus (DRIGALSKI*-CONRADI* Nährboden), Neutralrot (LEIFSON* Agar), Phenolrot (FERGUSSON* Nährlsg., KLIGLER* Eisenagar), Wasserblau (GASSNER*, CLAUBERG* Nährboden [III], letzterer auch als »I.platte«).

Indikatorverdünnungsmethode: Bestg. von Kreislaufgrößen (Herzzeitvol., Durchblutung u. Blutvol. von Organkreisläufen) u. damit auch Abschätzung von Kreislauffehlern (Shunt, Insuffizienz etc.) anhand der Verdünnung eines i. v. applizierten oder inhalierten Indikators (Farbstoff, Kältelösung, radioaktiv markierter Stoff, radioakt. oder inertes Gas, hyperton. Lsg.) nach Passage des Herzens, registriert mit Szintillationszähler, Potentiometer, Polarograph, als Thermodilution etc.; s. a. Farbstoffverdünnungs- (Abb.!), Fremdgasmethode, FICK* Prinzip; vgl. Isotopenverdünnungsmethode.

Indikatrix: die Kurve der räuml. Lichtstärke- oder Leuchtdichteverteilung einer Lichtquelle bzw. einer infolge Lichtreflexion oder Transmission leuchtenden Fläche.

indirekt: nicht direkt, mittelbar, auf Umwegen, abhängig; s. a. indir. / Bilirubin. – **I.blendung**: durch gestreutes (an heller Fläche, z. B. als Nebelblendung) oder gespiegeltes Licht (= Reflexionsblendung).

Indische Leberzirrhose: (GIBBONS 1888) meist letale L. ungeklärter Ätiol. bei – v. a. ♂ brahman. – Kindern im 1.–5. Lj.; gastrointestinale Störungen, Subikterus, Hepato-, später Splenomegalie, Aszites, starker Ikterus, Leberschrumpfung, Blutungen; histol.: in der Leberzelle kernnahe hyaline Körperchen (ähnlich MALLORY* Körperchen, Phosphorlipoidkomplex mit RNS ?).

Indische Methode: 1) Ind. Rhinoplastik: (CARPUE) *chir* der bereits im Altertum in Indien ausgeführte partielle Nasenersatz durch – heute meist armierten – Schwenklappen aus der Stirn; z. B. nach LEXER, KÖNIG, GILLIES, v. HACKER, SCHIMMELBUSCH, SMITH. – 2) *ophth* Schielkorrektur (ohne Skleranaht) durch Rückverlagerung des M. rectus lat. bzw. med.; nach Längsspaltung der Sehne Tenotomie des Mittelstreifens nahe der Insertion, der oberen u. unt. Portion weiter proximal, End-zu-End-Naht zwischen zurückverlegtem mittl. Sehnenstumpf u. dist. Sehnenenden.

Indisches Milbenfieber: / XK-Fieber. – **Ind. Zeckenbißfieber, Typhus**: ein / Boutonneuse-Fieber.

Indium, In: 1-, 2- u. (meist) 3wert. Element (weiches Metall) der Bor-Gruppe; OZ 49, Atomgew. 114,82; 35 Isotope (^{106}In–^{123}In). Lösl. Verbdgn. im Tierversuch toxisch (Nieren, Leber). Anw. u. a. als elektronenmikroskop. Kontrastmittel, insbes. für nukleinsäurehalt. Strukturen. Nachweis durch Spektralanalyse (indigoblaue Linie), Polarographie, Fällungsreaktionen. – Nuklearmedizin. Anw. findet das Generator-erzeugte, kurzleb. ^{113m}In (Muttersubstanz ^{113}Sn), ein γ-Strahler (0,39 MeV) mit HWZ 1,73 h, u. zwar als InCl$_3$ (gebunden an Plasmaproteine, insbes. β-Globuline; zur Darstg. von Herz u. Plazenta, Durchblutungsmessung), In-EDTA (glomeruläre Nierenfunktion, Hirnszintigraphie), In(OH)$_3$ (Leber- u. Milzszintigraphie), In-Fe-Hydroxid (Partikelgröße 10–70 μm; für Lungenszintigraphie).

Individual|antigen: im Ggs. zum Art-, Stamm- oder Gruppen-AG nur bei einem best. Individuum auftret. Zell-AG; s. a. Familienantigen. – **I.disposition**: Krankheitsbereitschaft des einzelnen aufgrund seiner ererbten u. erworb. phys. u. psych. Konstitution. – **I.dosimetrie**: *radiol* Ermittlung der von großen Bevölkerungsgruppen, z. B. im Katastrophenfall, aufgenommenen Personendosen (im Gegensatz zur Personendosimetrie bei beruflich Strahlenexponierten).

Individualität: die alle Eigenschaften u. Merkmale umfassende unverwechselbare Wesenseigenart einer Persönlichkeit.

Individualpsychologie: (A. ADLER) tiefenpsychol.- u. psychotherap. Richtung, derzufolge dem Individuum (dessen Anlagefaktoren kaum berücksichtigt werden) bei Durchsetzung des „Lebensplanes" von früher Kindheit an Minderwertigkeitserlebnisse (z. B. durch Körperorgane, soziale u. wirtschaftl. Lage) erwachsen, die zum Kompensationsstreben oder aber zur „Überkompensation" (abnormes Geltungsstreben, Machthunger) führen.

Individuation: *psych* 1) Ausgliederung des einzelnen aus der Einheit des „Grundes". – 2) (C. G. JUNG) Reifung des Menschen zur selbstständ. Persönlichkeit, individuelle Selbstfindung.

individuell: das Einzelwesen (Individuum) betreffend; s. a. Individual….

Individuum: das in sich geschlossene Einzelwesen, charakterisiert durch seine einmal. psych. Struktur, mit bewußtgewordener Verschiedenheit von anderen Individuen; vgl. Persönlichkeit.

indiziert: angezeigt (/ Indikation).

Indochina-Fieber: ein örtl. / Rückfallfieber.

Indoktrination: „Gehirnwäsche", d. h. Ausrotten einer alten u. Einpflanzen einer neuen Gesinnung durch – zwangsweise – Anw. von psychol., den Willen der Persönlichkeit zermürbenden Methoden wie Einzelhaft, gelenkte Gruppendiskussion, Kritik u. Selbstkritik, Belohnung u. Bestrafung, Nahrungs- u. Schlafentzug, körperl. u. seel.-geist. Folter u. a. m.

Indol: 2,3-Benzopyrrol (/ Formel); heterozyklische Verbdg., in Alkohol u. heißem Wasser lösl. farblose Kristalle (fäkalartiger, bei starker Verdünnung blumiger Geruch); Vork. in äther. Ölen, Steinkohlenteer, als Tryptophan-Abbauprodukt bei Eiweißfäulnis (/ Indolbildung). Nachweis durch Farbreaktionen, z. B. mit HCl-getränktem Fichtenspan (rot), p-Dimethylaminobenzaldehyd (EHRLICH) oder Xanthydrol, im Chromatogramm mit 2,6-Dichlorchinonchlorimid, Formaldehyd-HCl, Natriumnitrit-HCl, Perchlorsäure-Eisen(III)-chlorid oder Zimtaldehyd-HCl. – Grundgerüst zahlreicher Naturstoffe (/ Tab.; ferner Indigo, Bufotenin, Psilocin, Psilocybin etc. sowie / I.alkaloide) u. Therapeutika.

Verbindung	R
Indol	–H
Indoxyl	–OH
Indoxylschwefelsäure	–OSO$_3$H
Indikan (Harn)	–OSO$_3$K
Indikan (Pflanzen)	–OC$_6$H$_{11}$O$_6$
Skatol	–CH$_3$
Indolylessigsäure	–CH$_2$–COOH
Tryptamin	–CH$_2$–CH$_2$–NH$_2$
Tryptophan	–CH$_2$–CH(NH$_2$)–COOH

Indolalkaloide: biogenetisch vom Tryptophan ableitbare Alkaloide (> 600); z. B. Physostigmin, Harman-, Mutterkorn-Alkaloide, ferner – als **iridoide I.** (mit zusätzl. Monoterpen) – Vinca-, Rauwolfia-, Strychnos-, Kalabassen-Curare-, i. w. S. auch China-Alkaloide.

Indol|azeturie: Ausscheidung von Indolylessigsäure im Harn, i. e. S. das ⌐ HARTNUP-Syndrom. – **I.azetursäure**: durch Konjugation entstandenes Glykokollderivat der Indolylessigsäure in Harn u. Blutserum.

Indol|bildung: *bakt* der zur Differenzierung herangezogene enzymat. Abbau von Tryptophan zu Indol durch **I.positive Baktn.** (z. B. E. coli, Proteus, Vibrio cholerae); nach Züchtung in Tryptophan- oder Trypsinpepton-halt. Nährlsg. oder in Trypsin-verdauter Nährbrühe u. nach 1–3täg. Bebrütung I.nachweis mit p-Dimethylaminobenzaldehyd (EHRLICH-BÖHME, KOVACS, PRINGSHEIM); gehemmt durch Säurebildung in KH-Gärproben.

indolent: nicht schmerzhaft; *psych* unempfindlich gegen Schmerzen, gleichgültig, stumpf, unbeeindruckbar. – **Indolenz**: Schmerzlosigkeit, *psych, neurol* Schmerzunempfindlichkeit.

Indolylazetylglutamin: ein Indol-Derivat; im Harn normal 1–8 µg/24 h, beim Hartnup-Syndrom vermehrt.

Indol(yl)|brenztraubensäure: eine α-Ketonsäure; Vork. im Harn bei Phenylketonurie. – **β-I.essigsäure**, Acidum indolyl-3-aceticum, IES, IA, IAA: über I.brenztraubensäure u. I.azetaldehyd entstehendes Tryptophan-Abbauprodukt; Wuchsstoff in Pflanzen (⌐ Auxine); Ausscheidung im Harn, vermehrt bei Phenylketonurie u. HARTNUP-Syndrom. – **I.milchsäure**: Stoffwechselprodukt des Tryptophans; Ausscheidung im Harn, vermehrt bei Phenylketonurie u. HARTNUP-Syndrom.

Indometacinum *WHO*: [1-(p-Chlorbenzoyl)-5-methoxy-2-methylindol-3-yl]-essigsäure; Antiphlogistikum, Analgetikum, Antipyretikum.

Indomycine: Antibiotika-Komplex aus Streptomyces-Stamm; A u. B hemmen Bac. subtilis u. EHRLICH* Aszitestumor, C nur EHRLICH* Tumor.

Indophenolblau, α-Naphtholblau: p-Dimethylaminophenyl-naphthochinonimin; *histol* Anw. als gesätt. Lsg. in 70%ig. Alkohol zur Fettfärbung in Geweben. Entsteht bei der α-Naphtholoxidase-Reaktion aus α-Naphthol u. Dimethyl-p-phenylendiamin (sogen. **I.synthese** WINKLER-SCHULZE). – Ferner (v. EIKEN 1954) zum Nachweis von p-Nitrophenolen sowie p-Aminophenolen u. p-Phenylen-diaminen (Stoffwechselprodukte von Medikamenten, Schädlingsbekämpfungsmitteln u. Industrieprodukten) im Harn.

Indophenol-oxidase: ⌐ Zytochrom-oxidase.

Indoxyl: 3-Hydroxyindol, Oxidationsprodukt des Indols (⌐ dort. Formel); gelbe Kristalle, in wäßr. Lsg. gelbgrün fluoreszierend; z. B. bei bakterieller Zersetzung von Tryptophan im Darm (im Harn ausgeschieden als **I.glukuronsäure** (s. a. Entgiftung) oder als I.schwefelsäure bzw. Indikan). Nachweis durch Farbreaktion mit $FeCl_3$ (rot), Oxidation zu Indigo (blau). – **I.schwefelsäure**: Ausscheidungsform des I. (neben Indikan; s. a. Indikan- u. Indoxylurie); entsteht in der Leber durch Konjugation mit H_2SO_4 bzw. akt. Sulfat (s. a. Entgiftung); Vork. im Liquor (0,6–1,4 mg/l) u. Serum (0,6–5,4 mg/l; vermehrt beim nephrot. Syndrom). – **I.urie**: die Ausscheidung von I.(-Verbindungen) im Harn, v. a. als I.schwefelsäure (ca. 64, bei ♀ 57 mg/24 Std.); vermehrt z. B. bei Ileus, nephrot. Syndrom; vermindert bei rheumat. Fieber. – vgl. Indikanurie.

Induced complement-fixing antigen, ICFA: lösl. u. hitzestabiles AG (Zerstörung bei 56°), das im Tumorgeschehen eine Rolle spielen soll.

Inducer: (engl.) ⌐ Induktor.

Indu-Koagulation: *neurochir* Hitzekoagulation (zur gezielten, meist mehrzeit. Ausschaltung von Hirnsubstanz) durch dosiertes **indu**ktives Aufheizen (elektromagnet. Kraftfeld einer Spule um den Kopf) eines stereotaktisch implantierten Metallkörpers (**Indu Implantat**; perforierter Nickel- oder Stahlzylinder). Vorteile: keine Anästhesie erforderlich, Wirkung kann am kooperativen Pat. direkt verfolgt werden.

Induktanz, induktiver Widerstand: Wechselstromwiderstand einer Induktivität, errechnet als Produkt aus Kreisfrequenz ($\hat{=}$ Wechselstromfrequenz) u. Selbstinduktion; verbraucht als Blindwiderstand im zeitl. Mittel keine elektr. Leistung.

Induktion: 1) *physik* a) elektrostat. I.: ⌐ Influenz; b) elektromagnet. I.: Auftreten einer elektr. Spannung (u. damit eines Stromes) in einem geschlossenen Leiter durch Relativbewegung zu einem äuß. Magnetfeld. – c) magnet. I. oder Flußdichte: die Intensität eines magnet. Feldes charakterisierende Größe proportional der Kraft, mit der das Magnetfeld auf einen Magnetpol einwirkt. – 2) *biol* a) embryonale oder morphogenet. I.: Auslösung eines Wachstums- oder Differenzierungsvorgangs an einer best. Zell(grupp)e durch Einwirken einer best. anderen Zell(grupp)e oder durch exogenen abiot. Reizeinfluß (z. B. Licht); s. a. Induktor (2), induzibles System, JACOB*-MONOD* Modell. Dazu befähigte »**Induktionsstoffe**« (ohne spezif. Wirkung) sind ferner frisches u. abgetötetes Gewebe, Embryonalextrakt, chem. Substanzen (Nukleoproteide, Nuklein-, Fettsäuren, Farbstoffe [Methylenblau, Neutralrot, Janusgrün], Kieselgur. – b) ⌐ Enzyminduktion (Induziert werden kann auch die Enzymregression!) – 3) *physiol* Beeinflussung oder Auslösung eines neuronalen Vorgangs durch einen anderen, zurückführbar auf Divergenz u. Konvergenz sowie die Summation von postsynapt. Erregung und Hemmung. Erstmals von SHERRINGTON im RM beobachtet, später von PAWLOW für alle neuronalen Prozesse postuliert. Vork. als **räuml. I.** (in getrennten Strukturen) u. als **zeitl.** (= **sukzessive**) **I.**, meist als Aufeinanderfolge von Erregungs- u. Hemmungsprozessen; vgl. reziproke ⌐ Innervation. – 4) *psych* psychische Infektion: Übertragung einer – nach obj. Maßstäben richt., falschen oder krankhaften – Einsicht von einer Person auf die andere als Folge psych.-suggestiver Vorgänge, i. e. S. die Folie à deux.

Induktions|apparat: ⌐ Induktor (1). – **I.krankheit, -psychose**: ⌐ Folie à deux. – **I.strom**: s. u. Induktion (1 b); s. a. faradischer Strom. – **I.tumor**: durch äuß. Einflüsse »induziertes Neoplasma«.

induktiv: *physik* auf ⌐ Induktion beruhend, z. B. der **i. Widerstand** (⌐ Induktanz); *immun* einleitend, z. B. die **i. Phase** der AK-Bildung (s. u. produktiv).

Induktor: 1) *physik* **Induktorium**: Hochspannungstransformator mit offenem Eisenkern, dessen Primärwicklung mit intermittierendem Gleichstrom (z. B. über WAGNER* Hammer) beschickt wird, so daß sekundärseitig eine elektr. Spannung (ca. 10^5 V) erzeugt wird. Zeitl. Verlauf der Strom- u. Spannungskurve von Unterbrechung (s. a. faradischer Strom) u. Induktivität der Primärspule abhängig (u. für Verwendungszweck von Bedeutung). – **2)** *genet* körpereigener oder -fremder Stoff, der Wachstum u. Differenzierung embryonaler Gewebe u. Organe induziert (s. a. Induktion 2 b), z. B. als **prosenzephaler I.** der für den Vorderkopf; i. e. S. die entspr. hypothet. Substanzen des ↑ JACOB*-MONOD* Modells (s. a. Effektor). – *biochem, therap* belebter oder unbelebter Stoff (z. B. Mykoplasmen, virale Nukleinsäure, Pilzextrakt), der die endogene Produktion eines anderen Stoffes (z. B. Interferon) stimuliert.

Induratio(n): umschriebene oder diffuse Verhärtung u. Verdichtung eines Gewebes oder Organs durch reaktive Bindegewebshyperplasie (»**fibröse I.**«), v. a. als Folge chron. Entzündung (vernarbendes Granulationsgewebe bei Tbk etc.) oder Stauung: kompensator. »Ersatzwucherung« nach Atrophie u. Schwund von Epithelstrukturen u. Blutgefäßen, meist mit konsekut. Konstriktion oder aber Vergrößerung (z. B. LK) bzw. mit sek. Pigment- u. Kalkablagerung, Knochenbildung. – I. w. S. auch Bez. (»indurativer Prozeß«) für Schrumpfung, bindegeweb. Organisation, Szirrhus, Obliteration, Sklerose sowie für – ätiol. unklare – Bindegewebsdysplasie, z. B. DUPUYTREN* Kontraktur, I. penis plastica. – Als bes. Formen: **granulierte I.** (mit körn. Ober- oder Schnittfläche, z. B. der Leber bei Zirrhose), **interstitielle I.** (v. a. der Lunge bei kardialer Stauung, Emphysem, HAMMAN*-RICH* Syndrom, als Folgezustand interstitieller Pneumonie, Pneumokoniose etc.). Ferner die **rote** oder **zyanot. I.** als Stauungs-I. (v. a. bei Mitralvitien) von Lunge, Leber, Milz u. Niere, mit bläul.-dunkelroter bis fleischfarbener Verfärbung (infolge Kapillardilatation u. -wandquellung, Erythrodiapedese in Gerüstsubstanzen u. Parenchym, auch Lungenalveolen), fett. Degeneration, Vermehrung bzw. Verdichtung von Gitterfasern u. interstitiellem Bindegewebe; später Schrumpfung (z. B. zyanot. Schrumpfniere), zunehmend bräunl. bis rostfarbene Pigmentierung durch Hämosiderose (»**braune I.**«), in der Leber zusätzlich gelblich-kupferne Lipofuszin-Ablagerung (»Herbstlaub-«, »Muskatnußleber«); s. a. Herzfehlerlunge. – Sowie die **schiefrige I.** der Lunge bei gleichzeit. Anthracosis, mit grauer bis tiefschwarzer Pigmentierung des hyperplast. Bindegewebes durch Ruß- u. Kohlepartikeln; meist als »Pigmentzirrhose« im Bereich tbk. u. syphilit. Lungennarben, Silikoseknötchen (fleckförm., subpleural netzförmig), Lymphknoten (meist mit Quarzstaubeinlagerung); ferner interstitiell u. peribronchial bei Lungenemphysem u. Kollapsinduration. – **I. syphilitica**: der syphilit. PA (Initialpapel u. -sklerose, Ulcus durum) einschl. der durch Endothelwucherung, Wandproliferation u. perivaskulärer Rundzelleninfiltration strangartig derben (phlebitisch obliterierten) Lymph- u. Blutgefäße; z. T. als **I. laminata** mit pergamentart. Schichtung infolge hyaliner Umwandlung.

Induratio penis plastica, Cavernitis fibrosa, Sclerosis fibrosa penis (DE LA PEYRONIE 1743) flache strangförm., häufiger flächenhafte Induration (mass. Vermehrung der kollagenen u. elast. Fasern sowie Rundzellinfiltration in Septum penis u. Tunica albuginea) vorw. am Dorsum penis, meist hinter der Glans beginnend u. – bei äußerst chron. Verlauf – evtl. bis zur Symphyse, seltener ins Septum intercavernosum u. in die Schwellkörper fortschreitend, rel. häufig mit Kalkablagerung, Knorpel- oder Knochenbildung (»Penisknochen«); Penishaut verschieblich, Miktion regelrecht; ca. 10% kombiniert mit DUPUYTREN* Kontraktur. Vork. meist im 4.–6. Ljz.; Folgen: bei – oft unvollständ. – Erektion Schmerzen u. seitl. oder dors. Abknickung (»Chorda venerea«, »Strabismus penis«), dadurch Impotentia coeundi, evtl. reaktive Depression. Ther.: Vit. E, Kortison, Strahlenther., Exstirpation.

indurativ: mit bindegeweb. Verhärtung (↑ Induration) einhergehend. – **induriert**: verhärtet (↑ Induration), verdichtet (= sklerosiert).

Indusium griseum *PNA*: dünne Schicht grauer Substanz (Rindenrudiment) auf der Oberfläche des Corpus callosum.

Industrie|akne: ↑ Gewerbeakne. – **I. krebs**: ↑ Berufskrebs bei I.berufen, i. w. S. auch das durch industrielle Karzinogene (↑ dort. Tab.) ausgelöste Malignom bei nichtberuflich Exponierten.

induzibles System: von der Molekularbiologie v. a. für die Enzym- u. Proteinbiosynthese postuliertes Gen-System, bei dem – im Ggs. zum repressiblen System (↑ Repressor) – das Auftreten eines »Effektors« die spezif. Leistung »induziert«; s. a. JACOB*-MONOD* Modell.

induziert: *biol* auf ↑ Induktion beruhend; *path* durch äuß. – phys. oder psych. – Umstände herbeigeführt, s. a. Induktions..... – **induziertes Irresein, i. Wahn**: ↑ Folie à deux.

indux: (lat.) einleitend, zu Beginn; z. B. Crepitatio ind.

Inebriantia: *pharm* berauschend wirkende Substanzen (z. B. Alkohol, Chloroform, Äther), i. w. S. auch die sogen. »Schnüffelstoffe« (s. u. Schnüffler).

inermis: (lat.) waffenlos.

inert: untätig, (reaktions)träge; adj. Bez. *genet* für – meist heterochromat. – Chromosomenabschnitte, in denen keine oder nur sehr wenige Gene nachweisbar sind; *chem* für Stoffe, die nicht mit anderen Stoffen reagieren (z. B. Edelgase).

Inertia. I: (lat.) Trägheit, z. B. **I. uteri** (= Wehenschwäche).

Inf.: **1)** *pharm* **a)** ↑ Infus. – **b)** Infunde (latein.: »gieße!«). – **2)** *anthrop* Infans. – **inf.**: inferior.

Infans: (lat.) Kind. – *anthrop* **Infans I** die »frühe Kindheit« von der Geburt bis zum Durchbruch des 1. Dauermolaren (bei Europiden etwa 7. Lj.), **Inf. II** die »spätere Kindheit« vom vollendeten Durchbruch des 1. bis zu dem des 2. Dauermolaren (bei Europiden etwa 14. Lj.).

infantil(is): kindlich, im Kindesalter, *psych* kindisch (s. a. Infantilismus).

Infantilismus: **1)** psych. I.: Bestehenbleiben kindlicher Denk- u. Verhaltensweisen im Erwachsenenalter, so daß die Gesamtpersönlichkeit in komplexer Weise kindliche Wesenszüge beibehält (z. B. erhöhte Anschmiegsamkeit, mangelhafte Selbständigkeit); vgl. Puerilismus. – **2) phys.** oder **somat. I.**: kindl. Zustand in Disproportion zum LA, bezogen auf einzelne Organ(system)e oder den Gesamtorganismus (s. a.

Infantilismus

Minder-, Zwergwuchs), evtl. auch kombiniert mit psych. I.; neben idiopath. Formen auch Folgeerscheinung verschiedenster Grundleiden: **dysthyreoidaler** oder **thyreogener I.** (»Myxinfantilismus«) infolge Schilddrüsendysfunktion, gekennzeichnet durch Zwergwuchs, genitale Hypoplasie, psych. Retardierung; Diagnose meist ex juvantibus (Thyreoidin; s. a. BRISSAUD* Zwerg); **hämatischer I.** (LEHNDORFF) bei Kindern mit chron. Anämien (z. B. BLACKFAN*-DIAMOND* Syndrom, Panmyelopathie FANCONI, fam. hämolyt. Anämie, Sichelzellenanämie), z. T. mit anderen Konstitutionsanomalien kombiniert; **hepatischer** oder **hepatogener I.** (Wachstumsstörung u. Dystrophie) bei Kindern mit biliärer Leberzirrhose (z. B. bei konnat. Gallengangsatresie, chron. intrahepat. Cholangitis), v. a. als Folge verminderter oder fehlender Fettverdauung; **hepatolienaler I.** als sek. Wachstumshemmung bei Erkr. mit symptomat. Hepato-Splenomegalie (z. B. Thalassaemia major, Thesaurismosen), **hypophysärer I.** (Nanosomia pituitaria) infolge Unterfunktion des HVL (»präpuberaler Hypopituitarismus«), d. h. Ausfalls des somatotropen Hormons: proportionierter Minder- oder Zwergwuchs, Hypogenitalismus, Ossifikations- u. Dentitionsverzögerung, verzögerte psych. Reifung bei altersgemäßer Intelligenz, Akromikrie, Geroderma, Hypotonie, NNR-Insuffizienz; Androtropie; Ätiol.: rezessive Heredität (blutsverwandte Eltern), Hypophysentumor (v. a. Kraniopharyngiom, ⁄ LORAIN* Syndrom), Mißbildung im Zwischenhirn-Hypophysenbereich, Geburtstrauma, Tbk, Syphilis; **hypothalamischer** oder **dienzephaler I.** z. B. bei LAURENCE*-MOON*-BIEDL* Syndrom, Dystrophia adiposogenitalis (FRÖHLICH), xeroderm. Idiotie (DE SANCTIS-CACCHIONE), Nanosomia erethica; **intestinaler I.** (HERTER) als Gedeihstörung u. Wachstumshemmung bei Kindern mit Malabsorptionssyndrom, z. B. Zöliakie (= I. intestinalis i. e. S.), Mukoviszidose, exsudativer Gastroenteropathie; **kardialer I.** als körperl. Entwicklungshemmung infolge chron. Minderdurchblutung bzw. Hypoxie im Kindesalter bei angeb. Herzfehler mit arteriovenösem (= **blasser I.**) oder venösarteriellem Shunt (= **blauer I.**); der **lienale I.** (Wachstumshemmung) als Folge einer Milzerkr. im Wachstumsalter (wahrsch. Rückwirkungen über HVL), meist im Zusammenhang mit hämolyt. Anämie; **pankreat. I.** bei chron. Pankreopathie (z. B. Mukoviszidose); **pulmonaler I.** (Wachstumshemmung u. Dystrophie) infolge chron. Hypoxie bei pulmonaler Insuffizienz im Kindesalter (z. B. Bronchiektasie, Mukoviszidose, Asthma bronchiale), meist mit Zyanose, Trommelschlegelfingern etc.; **renaler** oder **nephrogener I.** (»Nierenzwerg«) als Folge chron. Nephropathie mit glomerulotubulärer oder tubulärer Insuffizienz im Kindesalter, v. a. bei Schrumpfniere, ferner bei FANCONI*-SCHLESINGER*, ABDERHALDEN*-FANCONI*, LIGHTWOOD*-ALBRIGHT*, LOWE* Syndrom, Diabetes salinus u. insipidus, Phosphatdiabetes, Pseudohypoparathyreoidismus, renaler Rachitis; als **pterygogonadaler** oder **-nuchaler I.** das ⁄ ULLRICH*-TURNER* Syndrom. – Evtl. nur **genitaler** oder **sexueller I.** mit Ausbleiben oder unvollständ. Entwicklung der sek. Geschlechtsmerkmale bei Hypogonadismus oder Gonadendysgenesie (s. a. Tab. »Intersexualität«, Späteunuchoidismus); bei weibl. Hypogonadismus (z. B. TURNER* Syndrom) evtl. »dissoziierte« Form mit ausgeprägten androgenen Merkmalen (Achsel- u. Schambehaarung).

Infantilogigantismus: mit sexuellem u. psych. Infantilismus kombinierter Riesenwuchs.

Infarkt: schnell eintretende, umschriebene Nekrose eines Organs oder Gewebes infolge (sub)akuter, absol. arterieller Ischämie bei Fehlen eines Kollateralkreislaufs bzw. (v. a. in Leber u. Lunge) der – durch Stauungshyperämie oder Kapillarstase gestörten – intraviszeralen Blutverschiebung. Größe u. Form (meist keil- oder kegelförmig) entsprechen der Verzweigung des blockierten Gefäßabschnitts. Ätiol.: v. a. Embolie, Unterbindung, Sekundärthrombose, Endangiitis oblit., Arteriosklerose; s. a. Reinfarkt. Histol.: Koagulations- oder Kolliquationsnekrose im – nachgeschalteten – Versorgungsgebiet einer anatom. (z. B. bei ⁄ Milz-, Nieren-, Lungen-, Leber-, Schilddrüsen-, Netzhautinfarkt) oder funktionellen Endarterie (z. B. bei Myokard-, Hirn-, Knochen-, Mesenterialinfarkt; s. a. Harnsäure-, Lipoid-Kalk-, Plazentarinfarkt, Infarktoid (= **chemischer I.**). – Als an- oder ischäm., **blasser** oder **weißer I.** (meist embolisch) durch Blutleere der Zentralnekrose gelb, fibrinfarbig, bräunl. oder grau-blaß (z. B. Niere, Milz, Myokard), u. U. rein weiß (z. B. Plazentarinfarkt, Encephalomalacia alba), häufig durch reaktive Schwellung (Plasmainfiltration) die Organoberfläche überragend; im Initialstadium scharfrandig abgegrenzt, außen durch intensiv-hyperäm., innen durch leukozytäre (gelbl.), von Plasma maximal durchströmte Randzone mit Lipoidanhäufung; später Entquellung u. Schrumpfung, allmähl. Ersatz der kernlos gewordenen Nekrose durch – meist eingezogene – Narbe; bei sept. I. eitr. Demarkierung oder Abszedierung. Auch Restzustand eines älteren, durch Blutfarbstoffauslaugung entfärbten hämorrhag. I. – Der **hämorrhag.** oder **rote I.** bei gleichzeit. kardialer u./oder portaler chron. Stauungshyperämie oder kompletter venöser Abflußblockade (v. a. Thrombose), meist in Lunge, Darm, Leber (seltener Niere, Milz), mit dunkelroter bis blauschwarzer Verfärbung des – meist derben, zunächst unscharf begrenzten u. die Organoberfläche leicht vorwölbenden – Nekrosebezirks infolge rückläuf. (venöser) Blutinfiltration bzw. völl. Hämostase; häufig sichtbare Blutung (Hämoptoe, blut. Harn oder Stuhl) u. Lokalschmerz (Kapselspannung durch Begleitödem u. -entzündung). Im Organisationsstadium braune Pigmentierung durch Ery.abbau (Hämosiderose); später evtl. völl. Entfärbung (»ausgelaugter I.«; Vernarbung). – Selten auch ein über Kollateralen (der arteriell-hyperäm. Randzone) durch Erythrodiapedese rot verfärbter anäm. I.; vgl. hämorrhag. ⁄ Infarzierung, ZAHN* Infarkt. – Ferner gemischte Formen, v. a. bei sept. I., infolge Hämostase (tox. Kapillarparalyse) mit herdförm. Diapedeseblutung ins ischäm.-nekrot. Gewebe (v. a. Lunge u. Leber). – Der **blande** oder **sterile I.** ist weder primär noch sek. infiziert u. zeigt bei anäm. Form rel. schmale hyperäm. u. leukozytäre Randzonen. – Der **septische I.** (durch infizierten Embolus, v. a. in Milz, Niere, Lunge, Myokard) ist oft multipel; mit evtl. rasch fortschreitender diffuser Erweichung (vgl. Kolliquationsnekrose) u. Leukozyteninfiltration der Zentralnekrose u. massiver Hyperämie u. schneller eitrig-nekrot. Einschmelzung der Randzone (entweder Demarkierung u. Abstoßung des – in toto – ausgelösten Sequesters oder aber abszeß- oder furunkelähnl. Herdbildung); Komplikationen: allg. Sepsis, Pleuritis, Peritonitis, Pericarditis purulenta, bei chron. Verlauf Infarktaneurysma. Vork. auch nach sek. Infektion eines blanden Infarktes.

Infarkt|aneurysma: Dehnungs- bzw. Narbenaneurysma im Bereich der infarzierten Herz- oder Gefäßwand. – **I.hämorrhagie:** ∕ Kapillarapoplexie. – **I.ikterus:** nach ausgedehntem – rotem – Lungeninfarkt auftretende Hyperbilirubinämie (indir. Bilirubin) infolge Hämolyse der in die Alveolen eingeströmten Ery. – **I.kaverne:** v. a. bei großem Lungeninfarkt oder Infarktpneumonie auftretende, meist »fetzig« begrenzte Kaverne durch Aushusten des – erweichten – Nekrosekerns nach Anschluß an einen Bronchus; weitere Komplikationen: eitr. bronchogene Dissemination, Hämoptoe, Kavernenaneurysma.

Infarktoid: (SELYE) großfläch., dem menschl. Myokardinfarkt ähnl. Gewebstod bei der tierexperim. Elektrolyt-Steroid-Kardiopathie mit Nekrose (ESCN).

Infarktophobie: (SCHIMERT, SIMON 1966) die Furcht, an einem Herzinfarkt zu sterben, die zu sympathikovasalen Anfällen mit Vernichtungsgefühl, extremer Todesangst, Schweißausbrüchen, Stenokardie, Blutdruckanstieg, Tachykardie u. Atemnot führen kann (Katecholaminausschüttung steigert O_2-Verbrauch des Myokards u. mindert so die Koronarreserve).

Infarkt|pleuritis: serofibrinöse, evtl. hämorrhag. Begleitpleuritis über der pleuranahen Basis eines Lungeninfarkts; mit – häufig die Infarktzone weit überragenden – warz., mattgrauen Belägen bzw. – (später) gelbl. Pseudomembran; bei ausgedehntem Prozeß evtl. Abstoßung des Lungen-Pleurasequesters in die Pleurahöhle. – **I.pneumonie:** durch – meist bronchiogenes – Eindringen von Eitererregern in einen blanden Lungeninfarkt entstandene, stets über den Infarktbereich hinausreichende Pneumonie; häufig kompliziert durch Abszedierung oder (bei Fäulniserregern) Gangrän mit eitr. bzw. jauch. Pleuraempyem. – **I.profil:** kard die für die Myokardgefährdung relevanten familien- u. eigenanamnest. Daten: Blutdruck; Krankhn., ggf. Sterbealter u. Todesurs. der Eltern; eigene frühere u. bestehende Krankhn. u. Beschwerden wie Hypertonie, Stenokardie, Infarkt, Apoplexie, Diabetes mellitus, Gicht, thorakale Schmerzen, Druck oder Spannungsgefühl; Rauchgewohnheiten, Gewichtskurve, Blutdruck, EKG, Cholesterin-, Blutzucker-, Harnsäurespiegel. – **I.schock:** kardiogener ∕ Schock. – **I.schrumpfniere:** infolge Schrumpfung multipler älterer Infarktkerne bzw. -narben wesentlich massenreduzierte Niere (häufiger li.; auch bds.; evtl. grobbuckelige Zerschnürung (ähnl. wie Ren lobatus). Klinisch stumm oder – selten – zeitig eintretende maligne Hypertonie (i. S. des GOLDBLATT*-HARTWICH* Syndroms).

Infarzierung: Bildung eines ∕ Infarkts bzw. einer infarktähnl. Gewebsveränderung (s. a. hämorrhag. ∕ I.). – I. w. S. auch Bez. für den infarzierten Bezirk. – **hämorrhagische I.:** (sub)akute, massive, dunkelrotblut. Infiltration eines Gewebes oder Organs (segmentär oder komplett) infolge absoluter venöser Abflußblockade (Thrombose, Strangulation, Inkarzeration, infiltrierender Tumor) bei erhaltener oder nur gedrosselter arterieller Blutzufuhr als stärkster Grad der Stauungshyperämie; bei Fortbestehen irreversible Hämostase u./oder Gangrän (u. dann Ähnlichkeit mit hämorrh. Infarkt). Vork. v. a. an Darm (Mesenterialvenen-, Pfortaderthrombose, Invagination, Brucheinklemmung), Glans penis (Paraphimose), Adnexen, Hoden (Stieldrehung).

infaust(us): (lat.) ungünstig, unglücklich.

Infectio: (lat.) ∕ Infektion. – Die **I. minima** (mit der kleinsten Infektionsdosis) von Bedeutung z. B. bei der aerogen übertragenen Tbk. – **infectiosus:** ∕ infektiös.

Infekt: 1) ∕ Infektion. – 2) Infektionskrankheit (z. B. kryptogener, grippaler I.). Der »**banale I.**«, d. h. die harmlose, meist ohne medikamentöse Maßnahmen binnen weniger Tage abklingende Infektionskrankh. ist meist ein virogener »Erkältungs-I.« (mit Schnupfen, Tonsillitis, Pharyngolaryngitis) oder ein banaler Darminfekt (mit Diarrhöen).

Infekt|allergie: allerg. Manifestationen (Sofort- oder Spättyp, z. B. ∕ I.asthma) bei Überempfindlichkeit gegen mikrobielle Substanzen; s. a. Invasionsallergen. – **I.anämie:** im Verlauf einer – chron. – Infektionskrankh. auftretende Anämie, vorw. Farbstoffmangelanämie (»inn. Fe-Mangel« infolge Abwanderung in RES u. Ort der Entzündung); laborklin.: anfangs gesteigerte u. li. verschobene, später hypoplast. Erythropoese, vermindertes Serum-Fe, vermehrtes Serum-Cu, evtl. verkürzte Ery-Lebensdauer (gesteigerte Hämolyse). – **I.arthritis:** unpräziser Begr. für die allerg. u. die metastat. Arthritis (insbes. Monarthritis). – **I.asthma:** asthmat. Zustände im Gefolge einer akuten oder chron. Infektion der oberen Luftwege (seltener bei Zahnerkr.); ein »Intrinsic asthma«, meist unter Beteiligung konstitutioneller, hereditärer, neurovegetat., psych., aber auch allerg. Faktoren. Beginn im mittl. LA; Prognose ungünstig (bleibende Atemfunktionsstörungen, Thoraxdeformitäten, kardiovaskuläre Komplikationen).

Infekt|erbrechen: bei Kindern (v. a. bis etwa zum 7. Lj.) häufig als erstes – unspezif. – Zeichen einer beginnenden Infektionskrankh. (z. B. Angina, Masern) auftretendes Erbrechen. – **I.gastritis:** akute Begleitgastritis bei Ruhr, Tbk, Lues, morphol. auch bei Masern, Scharlach, Di, Sepsis; selten als prim. bakterielle Erkr. der Magenschleimhaut. – **I.hilus:** röntg vermehrte u. vergröberte perihiläre Zeichnung, oft mit Vergrößerung u. Verdichtung des Hilusschattens (evtl. auch kleinen, hilusnahen Infiltrationen), als Ausdruck einer Hyperämie u. Lymphadenitis bei deszendierender Tracheobronchitis, Masern, Grippe etc.

infektiös: ansteckungsfähig, ansteckend, übertragbar.

Infektion, Ansteckung: akt. oder pass. Eindringen von Mikroorganismen in einen Makroorganismus, i. w. S. auch die Übertragung von Parasiten auf den Wirbeltierwirt (∕ Infestation), wo sie haften bleiben, sich vermehren u. eine – örtl. oder allg. – Reaktion hervorrufen. Als **germinale** oder **transovariale I.** nur beim Tier, als ∕ **dia-** bzw. **transplazentare I.** intrauterin (s. a. Tab. »diaplazentar«), meist aber intra partum (z. B. Gonorrhö) oder aber postpartal, z. B. als Tröpfchen- oder Staub-, als Schmier- oder Schmutz-, als **alimentäre I.** oder über infizierte Gegenstände oder Lebewesen. Verläuft klinisch akut oder chron. (s. a. Slowvirus-Infektion), abortiv (sehr rasch u. harmlos) oder aber inapparent (»stumm«, jedoch mit AK-Bildung = stille Feiung), auch latent (noch symptomlos, aber nachweisbar, u. U. – durch Trauma, weitere Infektion – manifest werdend). – Spez. Formen: **endogene I.** durch Keime der physiol. Eigenflora, z. B. Koli-Aszension beim verdauungsgestörten Kind (mit geschwächter Bakterizidie der Darmschleimhaut). **Inokulative I.** mittels der stechenden oder beißenden Mundwerkzeuge eines Arthropoden (als Überträger), der entweder nur äußerlich mit den Erregern ver-

Infektion

unreinigt ist (= mechan. Übertragung, z. B. bei Trypanosoma evansi) oder aber in dem die Erreger eine zykl. Entwicklung durchgemacht haben (z. B. Trypanosoma gambiense). Sonderform der **kontaminativen I.**, die außerdem erfolgt mittels Atemluft (z. B. bei Coxiella burneti) oder Nahrung (z. B. Amöben), via Schleimhaut oder Hautwunde (s. a. Schmierinfektion) oder aber durch orale Aufnahme eines Zwischenwirts, der invasionsfäh. Erregerstadien enthält (z. B. Dracunculus medinensis). – s. a. banaler ↑ Infekt, Herdinfektion (= **fokale I.**), Infektionskrankheit. – **psychische I.**: ↑ Folie à deux; s. a. Induktion.

Infekt(ions)abwehr: die natürl., konstitutionellen Abwehrkräfte des Organismus gegen eine Infektion; v. a. die intakte Haut (mit physiol. Säuremantel u. normaler Keimflora) u. Schleimhaut (mit Enzymen u. Inhibinen im Sekretstrom), zelluläre u. humorale Abwehrkräfte sowie die erworb. akt. oder pass. ↑ Immunität; s. a. Abwehrapparat, Vitalinhibition.

Zelluläre und humorale Faktoren bei der **Infektabwehr** (nach HAHN und OPFERKUCH).

	Phänomen	Mechanismus
zellulär:		
unspezifisch	Phagozytose	Aufnahme von nichtopsonierten Partikeln durch Phagozyten
spezifisch-unspezifisch	Aktivierung von Makrophagen zur gesteigerten Bakterizidie u. Granulombildung	Kooperation von spezifisch reagiblen T-Lymphozyten u. Makrophagen
spezifisch	Zytotoxizität	Zerstörung virusinfizierter Zellen durch spezif. reagible T-Lymphozyten
zellulär-humoral:		
spezifisch-unspezifisch	Steigerung der Phagozytose	Opsonierung durch Antikörper (IgG) Opsonierung durch AK (IgG, IgM) u. Komplement
unspezifisch	Steigerung der Phagozytose	Opsonierung durch Properdin u. C3
humoral:		
spezifisch-unspezifisch	Immunolyse	Lyse durch AK u. Komplement von Baktn., Viren, Parasiten
spezifisch	Virusneutralisation	durch Antikörper u. C1, 4, 2
	Virusneutralisation Toxinneutralisation	durch Antikörper allein durch Antikörper allein

Infektions|dosis, ID: ↑ Infektionstiter. – **I.erreger**: Mikroorganismus, der aufgrund seiner Infektiosität, Pathogenität u. Virulenz fähig ist, eine Infektion(skrankheit) auszulösen. – **I.herd**: Ausgangsstelle einer Infektion(skrankh.) im Organismus (s. a. Herdinfektion) oder in einem Kollektiv. – **I.immunität**, zykl. Immunität, Prämunität: v. a. für Protozoenerkrn. characterist., aktiv erworb. Immunität, die nur für die Dauer der Anwesenheit der lebenden Erreger im Gewebe besteht (»infektionsgebundene Immunität«) u. vor Superinfektion schützt. – **I.index**: ↑ Kontagionsindex.

Infektionskrankheit: durch Einwirken eines in einen Makroorganismus eingedrungenen Infektionserregers hervorgerufene Krkht., entweder als lokal-infektiöser Prozeß (Erreger bleibt an Eintrittspforte, breitet sich evtl. von dort kontinuierlich aus oder übt Fernwirkung durch Toxine aus; im allg. keine Immunisierung) oder als hämatogen oder lymphogen generalisierter Prozeß (meist »zykl. I.«), evtl. mit bevorzugtem Befall bestimmt. Organe oder Organsysteme; Vork. sporadisch oder als En-, Epi- oder Pandemie. – I. e. S. die **zyklische I.** (mit gesetzmäßig-period. Verlauf), gekennzeichnet durch Generalisation, charakterist. Inkubationszeit (↑ dort. Tab.) u. »mikrobielle Allergie«, d. h. veränderte – zu Fieber, Blutbildveränderungen, Milztumor, Organschädigung etc. führende – Reaktionslage. – s. a. ↑ ansteckende u. ↑ anzeigepflicht. Krankheiten.

Infektions|pforte: Eintrittsstelle eines Infektionserregers (natürl. Körperöffnung, Haut- oder Schleimhautläsion), von deren Lokalisation evtl. der Ablauf der resultierenden Infektionskrankh. abhängt (z. B. Tbk, Milzbrand). – **I.prophylaxe**: bei Eingriffen u. Untersuchungen die Maßnahmen zur Verhütung einer Infektion (bzw. deren Exazerbation oder Dissemination), z. B. routinemäß. A- u. Antiseptik (Wund-, Haut-, Händedesinfektion etc.). Ferner prä-, intra- u. postop. Anw. von Antibiotika, v. a. bei Op. im infizierten Gebiet (Fistel-, Empyemspülung, Darmentkeimung), drohendem Infekt (schwere Verbrennung) u. erhöhter Infektionsgefahr (langdauernder Eingriff). – s. a. CREDE*, Dispositions-, Expositionsprophylaxe. – **I.psychose**: im Zusammenhang mit einer akuten, meist hochfieberhaften Infektion (z. B. Pneumonie, Typhus, rheumat. Fieber) auftretende »Fieberpsychose« (akuter exogener Reaktionstyp BONHOEFFER), meist mit Delirien, psychomotor. Erregung, rasch wechselnder Bewußtseinslage, teilweiser Amnesie. Klingt mit oder bald nach Entfieberung ab. – **I.quelle**: Ausgangspunkt einer infektiösen Erkr., z. B. Kranker, Inkubationskeimträger, Dauerausscheider, aber auch unbelebte Erregerreservoire wie Abwasser, Boden, Staub, Lebensmittel.

Infektions|schutz: ↑ Immunität; s. a. Immunisierung, Resistenz, stille ↑ Feiung; vgl. Infektionsprophylaxe. – **I.syndrom, malignes**: die im Verlauf einer Infektionskrankh. (z. B. Grippe) – oft bei entspr. Vorschädigung – auftretenden schweren Komplikationen (Herzversagen, Vasomotorenkollaps, Adynamie, Erbrechen, Durchfälle, Blutungen etc.), häufig mit foudroyantem Verlauf. – **I.synergismus**: Verstärkung (Addition oder Potenzierung) der schädigenden Wirkung einer Infektion bei gleichzeit. Befall durch verschied. Erregerarten (Mischinfektion), z. B. bei Grippe durch Viren u. Baktn. (oder deren Toxine). – **I.titer**: *mikrobiol.* die geringste zum Angehen einer Infektion erforderl. Erregerdichte (= I.dosis). – In der Virologie diejen. I.dosis, die gerade noch bei einem best. %-Satz (z. B. ID 50) der infizierten Nährböden eine nachweisbare Virusvermehrung bewirkt. – **I.tüchtigkeit**: ↑ Virulenz.

Infektions|wechsel: durch Zusammenbruch der Abwehrkräfte, chemotherap. Selektionsdruck etc. bedingter Erregerwechsel (u. damit Änderung des Krankheitsgeschehens) im Verlauf einer Sepsis, Harnwegsinfektion etc. – **I.weg**: der Weg von der I.quelle zum infektionsempfängl. Individuum, u. zwar mit dir. Kontakt oder über Zwischenträger (nicht erkrankte Organismen, unbelebte Gegenstände). I. w. S. auch der Weg der I.erreger in den Wirtsorganismus (↑ Infektionspforte).

Infektiosität: die Fähigkeit eines Mikroorganismus, sich von Wirt zu Wirt übertragen zu lassen, an ihm zu haften, sich zu vermehren u. in dessen Gewebe einzudringen; i. w. S. auch die Kontagiosität einer ansteckenden Krankheit bzw. des Erkrankten.

Infekt|kette, Seuchenkette: (DOERR) die fortlaufende Übertragung eines Erregers von Wirt (»Spender«) zu Wirt (»Empfänger«) auf dir. oder indir. Weg ohne Berücksichtigung der Auswirkung. Unterteilt in **äuß.** u. **inn. I.k.** (vom Eindringen in den Wirt bis zur Ausscheidung), erstere unterschieden (HABS) als **heterogene I.k.** von einem poikilothermen (z. B. Milbe, Zecke, Fliege) auf einen homoiothermen Wirt (z. B. Mensch/Glossina palpalis/Mensch bei der Schlafkrankh.) u. als **homogene I.k.** von Warm- auf Warmblüter, u. zwar **homonom** (nur 1 Spezies empfängl., z. B. der Mensch für Masern, Scharlach, Typhus abdom., Di etc.) oder **heteronom** (mehrere Spezies, z. B. für Tollwut). – **I.krampf**: ↑ Fieberkrampf. – **I.pankreatitis**: (KATSCH) meist nur leichte Begleitentzündung des Pankreas bei Mumps, Scharlach, Typhus abdom., Virushepatitis, infektiöser Mononukleose.

Infeldblendung: Blendung durch Lichtquelle in Blickrichtung des Auges; bewirkt vorübergehenden zentralen Gesichtsfeldausfall.

inferior, -ius, inf.: (lat.) untere(r) bzw. unteres.

infertil(is): (lat.) unfruchtbar. – **Infertilität**: Unvermögen, eine Frucht bis zur Lebensfähigkeit auszutragen (= Impotentia gestandi); i. w. S. jede Form der ↑ Sterilität (2).

Infestation: »Infektion« mit einem Parasiten, der sich nicht im Wirt vermehrt (z. B. Bandwurm).

Infibulation: im Altertum u. bei Naturvölkern geübter Verschluß des Präputiums bzw. der großen Schamlippen (z. B. mittels Naht, Dorn, Knochenspange) zur Verhütung von Masturbation u. Koitus; auch einschläg. »Armierung« der Glans penis als Schmuck u. zur Reizerhöhung.

Infilator: *chir* Instrument zum Einspannen u. damit leichterem Einfädeln des Fadens in eine chir. Nadel.

Infiltrat: in ein Körpergewebe interstitiell eingedrungene körpereigene oder -fremde Substanz (z. B. zellreiches Exsudat, Blut, Harn, Tumorzellen, Medikament), i. w. S. auch die intrazellulär in abnormer Menge abgelagerte (z. B. Fetttröpfchen in Leber- u. Nierenparenchym bei alimentärer Überangebot); vgl. Ödem, Induration. – Auch Bez. für den durch Infiltration veränderten (im Rö-Bild evtl. »verdichteten«) Gewebsbezirk bzw. das zugehör. Krankheitsbild; s. a. Infiltration. – Meist als **entzündl. I.**, mit überwiegend zellulärem Exsudat in Parenchym u. Interstitium (im Ggs. zum zellarmen Ödem) sowie Vermehrung u. Vergrößerung ortsständ. Histiozyten u. Fibroblasten (lokale reaktive Bindegewebswucherung); histol. unterschieden je nach Dominanz der – v. a. durch Diapedese – eingewanderten Blutelemente z. B. als **eitr.**, **lymphozytäres** (bei fortgeschrittenem bzw. chron. Prozeß, mit rel. früher Auflösung der Granulo- u. Erythrozyten; in der reparativen Phase gemeinsam mit Histiozyten u. Plasmazellen, v. a. perivaskulär), als **eosinophiles I.** (v. a. bei tier. parasitären Krkhtn., häufig als »lokale Eosinophilie« der fibrösen Kapsel um Eier, Larven, Wurm etc., ferner beim eosinophilen ↑ Lungeninfiltrat, ↑ Eosinophilia infectiosa etc.); evtl. als »entzündl. Tumor« palpabel (bei Aktinomykose z. B. bretthart) oder im Rö-Bild als Verdichtung sichtbar (z. B. ↑ Lungeninfiltrat). – Das stets multiple **leukämische I.** mit weißen Blutzellen unterschiedlicher Reife ist bei chron. Myelose rel. oft auf die – auch fakultativen – Blutbildungsstätten beschränkt; bei Lymphadenose häufig ferner in Niere, Lunge, Myokard, Pankreas, Hoden, Haut etc., u. zwar knotig (seltener streifenförmig), grau-weiß; bei akuter Leukose diffuses Paraleukoblasteninfiltrat, bei Monozytenleukämie meist Schleimhautinfiltrat mit Ulzeration; analoge Bilder beim intra- u. extraossären Plasmozytom.

Infiltration, Infiltrierung: krankhaft vermehrtes, meist örtlich begrenztes Eindringen, -wandern oder -sickern von regulären, pathol. oder fremdart. Zellen, Gewebsstrukturen, Flüssigkeiten etc. ins bindegeweb. Interstitium oder Zellinnere (wo sie normalerweise entweder nicht in dieser Menge oder überhaupt nicht vorkommen), z. B. Leuko- u. Erythrodiapedese bei Exsudation, infiltrierendes Tumorwachstum, leukäm. I. bei myeloider Systemhyperplasie; i. w. S. auch das ↑ Infiltrat sowie die – gallige, blut., liquoröse etc. – Durchtränkung eines Gewebsbezirks, v. a. nach Trauma. – **lymphozytäre I. (Jessner*)**: scheibenförm., wenig erhabenes, rosa bis rötlichbraunes Infiltrat (lymphoide Retikulumzellen, Lymphozyten, Plasmazellen) am Unterlid u. über an den Jochbögen, mit glatter oder unebener Oberfläche, ohne follikuläre Hyperkeratose; spontane Abheilung nach Wochen bis Mon., Rezidive an anderer Stelle (Lichtreaktion bei Infektionsallergie?). – **netzige I.**: *histol* Ausbreitungsform des Mikro-Ca. mit kurzer Latenzzeit: diffuse, wurzel- oder streifenförm., teils diskontinuierl. Wucherung basaler Epithelstrukturen ins umgebende Bindegewebe (u. damit bereits dem Infiltrations-Ca. entsprechend; s. a. frühe ↑ Stromaarrosion) – Weiter – bei Mikro-Ca. mit langer Latenzzeit – die **tropf. I.** (kleine, vom Matrixepithel quasi »abgetropfte« u. scharf abgegrenzt im benachbarten intakten Bindegewebe liegende Epithelnester, im Stufenschnitt ohne epitheliale Verbindung zur Matrix) als echtes fortgeschrittenes Infiltrationsstadium sowie die **plumpe I.** (breitlapp., freie Epithelinseln im angrenzenden Bindegewebe) als häufigste fortgeschrittene Infiltrationsstufe. – Ferner klin. Bez. für die **artifizielle I.**, z. B. ↑ Infiltrationsanästhesie, **paravertebrale I.** (s. u. Blockade, Grenzstrang-, Stellatumblockade, thorakolumbale ↑ Denervierung), **paraaortale I.** (Impletol® supraklavikulär bei Angina pectoris), **intratendinöse I.** (Novocain® u./oder Kortison ins Schmerzmaximum, z. B. bei Sehnenzerrung, Epikondylitis, Psoassyndrom, HAGLUND* Ferse).

Infiltrations|anästhesie: Technik der terminalen Lokalanästhesie (Blockade feinster afferenter Nervenbahnen u. -verzweigungen), entweder als planmäß. Durchtränkung (meist ¼- bis 1%ig. Novocain® mit Suprarenin®- u. Hyaluronidasezusatz; Beginn mit einzelnen, das Op.-Feld markierenden Intrakutanquaddeln) zunächst der tieferen Gewebsschichten, dann – der Schnittführung entsprechend – der Haut (= **direkte I.a.**); oder aber – v. a. an Kopf, Hals, Handrücken – nur rahmenartige Umspritzung des Op.-Areals (= **indir. I.a.** n. HACKENBRUCH). Für Reposition von Frakturen u. Luxationen Inj. in Bruchspalt oder -hämatom (»Bruchspalt-Anästhesie«) bzw. intra- u. paraartikuläres Depot. – Als **therapeut. I.a.«**, z. B. die Umspritzung schmerzhafter Narben. –

Infiltrations|methode

I.methode: 1) *radiol* interstitielle Bestrahlung (neben Spickmethode), bei der das offene Radionuklid (v. a. kurzleb. β-Strahler) in flüss. Form ins Gewebe (z. B. Parametrien, Prostatabett, Zunge, Bronchialwand) injiziert wird. Als spezielle Variante die / Mikroembolisation. – **2)** *immun* / Imbibitionsmethode. – **3) I.therapie:** kausale oder symptomat. Ther. durch gezielte, umschriebene (häufig endoneurale) oder diffuse Infiltration eines Gewebsbezirks mit einem flüss. Medikament, z. B. als therap. Anästhesie, sympath. Denervierung, Grenzstrangblockade (Novocain® u. Phenol), Hämangiomverödung (Alkohol).

infiltrativ: in Form von / Infiltration.

infiltrierendes Wachstum: *path* malignes Wachstum mit unregelmäß., schrankenlosem, destruierendem Einwuchern von Zellstrukturen in gesunde Nachbargewebe (evtl. auch Nachbarorgane = invasives W.); histol.: Vermehrung des ortsständ. Bindegewebes, Gefäßsprossung u. kleinzell. lymphozytäre Infiltrate in den Randzonen (»Stromareaktion«).

Infiltrierung: / Infiltration.

infimus: (lat.) unterster.

infizieren: anstecken (/ Infektion).

Inflammatio(n): (lat. = Brand, Glut) / Entzündung; z. B. **I. caseosa** (/ Verkäsung), **I. cirrhotica** (mit Parenchymschwund u. bindegeweb. Ersatz), **I. desquamativa** (s. a. Desquamationskatarrh), **I. focalis u. perifocalis** (entzündl. / Herderkr.), **I. reactiva** (um Fremdkörper oder Degenerationsherd).

Inflammatio herniae: blande oder bakterielle Entzündung (serös, fibrinös, hämorrhag., eitrig, jauchig) im Bruchsack als rel. häuf. Komplikation einer Leisten- oder Schenkelhernie. Folge örtlicher Traumatisierung (Schlag, Bruchband, Taxisversuch, Netztorsion, venöse Stauung, Appendizitis etc.) oder aber fortgeleitet (Parametritis, Perityphlitis, Nabelinfekt), ganz selten metastatisch (eitr. Angina). Klin.: Entzündungszeichen, örtl. Schmerzhaftigkeit (Peritonitis), meist keine völl. Stuhlverhaltung (im Unterschied zur Inkarzeration); Komplikationen: Irreponibilität, Darmgangrän, Perforation.

inflatus: (lat.) aufgebläht. – **Inflation:** (C. G. Jung) *psych* gehobenes Selbstwertgefühl u. übersteigerter Geltungsanspruch infolge Überflutung mit Ich-fremden Erlebnisinhalten. Führt bei Nichtassimilation evtl. zur Psychose.

inflexibilis, inflexibel: (lat.) nicht beugbar, versteift, *psych* starrköpfig.

Influenza: histor. (ital.; 14. Jh.), international bevorzugte Bez. für die – auf himml. Einflüsse (»... in coeli influencia...«) zurückgeführte – Virusgrippe (/ Grippe). – Ferner: **I. nostras** = / grippaler Infekt, **I. lymphatica** = infektiöse / Mononukleose, **I. polonica** = Wolhynisches Fieber.

Influenza|antigene: die AG-wirksamen Komponenten der Grippeviren: **1)** das **S** (= **s**oluble)-AG (auch: G [= **g**ebunden]- oder **RNP** [= **R**ibo**n**ukleo**p**rotein]-AG), an die Nukleokapsid-RNS gebunden, aus dem kompletten Virus oder infizierten Zellen extrahierbar, komplementbindend; Träger der typenspezif. Antigenität innerhalb der Virustypen A, B u. C. – **2)** das **V**(= **V**irus)-AG, hämagglutinierend, komplementbindend, mit Neuraminidase-Eigenschaften, von Bedeutung für die Infektiosität des intakten Virions; Träger der wichtigsten Viruseigenschaften (s. a. I.antikörper) u. der AG-Spezifität innerhalb von Subtypen u. Stämmen (s. a. I.virus); nachzuweisen durch KBR, HA-, Neuraminidase-Hemmtest, Virusneutralisationstest. – **I.antikörper:** AK gegen die / I.antigene; unterschieden als: **1) S-AK** (= Anti-S), homolog zum S-AG, spezifisch für Virustypen A, B u. C; Vork. im Serum in der akuten Krankheitsphase, experimentell nach i.p. Inj. gereinigter Vakzine; rascher Titerabfall, keine verbleibende Immunität; Nachweis (meist KBR) v. a. zur Diagnose individueller Erkrn. – **2) V-AK** (= Anti-V), durch Protein-AG der Virushülle induziert u. gegen dieses gerichtet, mit weitgehend stammspezif. Reaktivität; Vork. in Serum u. Atemwegssekreten bei natürl. Infektion u. nach Vakzination mit lebendem oder inaktiviertem Virus; virusneutralisierend (s. a. Grippeschutzimpfung); Nachweis mit HA-Hemmtest (Brutei, Maus, Gewebekultur) – im Rahmen von Serodiagnostik, Epidemiologie, Impfstoffprüfung.

Influenzabakterium, -bazillus: / Haemophilus influenzae; s. a. KLEINSCHMIDT* Syndrom.

Influenzavirus, Grippevirus, Myxovirus influenzae: ubiquitäres Myxovirus mit den Typen A hominis (A klassisch, A_1, A_2, A England/42/72), A porci, A equi, A anatis, A galli sowie B u. C; RNS-Einzelstrang-Virus mit Lipoidaußenhülle (ätherempfindlich!); neben Kugel- (∅ 80–120 nm) auch Fadenformen. Erreger der echten / Grippe, Typ A mit seuchenhafter Ausbreitung, Typ B mit sporad. Erkr. (Typ C epidemiol. z. Zt. unbedeutend). Anzüchtbar in embryoniertem Hühnerei u. Zellkultur, im Tierversuch auf Frettchen, Mäusen, Hamstern. Nachweis u. a. durch Hämagglutination(shemmung). Bei Typ A dauernder Wechsel des AG-Musters (»Antigendrift«, Rekombination der Mutation?; s. a. Influenzaantigene); z. Zt. in Europa virulente Stämme: »Victoria 3/75 (H3 N2)«, »Texas 1/77 (H3 N2)«, neuerdings – »USSR 90/77 (H1 N1), d. h. Subtypen mit sehr unterschiedl. Hämagglutinin u. Neuraminidase.

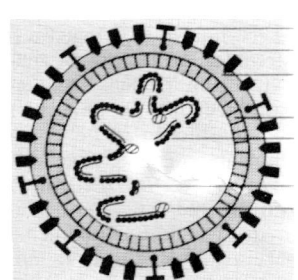

Neuraminidase } Oberflächen-
Hämagglutinin } antigene (Subunits)
Lipidmembran (wirtsspezifisch)
Proteinhülle (virusspezifisch)
Nukleoprotein
Ribonukleinsäure (RNS)
RNS-Polymerase

Influenzavirus im Schnitt (schematisiert, nach LATTMANN).

Influenzazunge: die für den Grippekranken typ. trockene, vornehmlich marginal gerötete Zunge mit geschwollenen Papillen.

Influenzmaschine: Gerät zur Erzeugung hoher elektr. Spannungen (bis $>10^5$ V) bei im allg. niedr. Stromstärken ($<10^{-5}$ A), indem 2 Leiter bei geringem Abstand durch Influenz entgegengesetzt aufgeladen u. dann auf großen Abstand gebracht werden (Verkleinerung der Kapazität, entspr. Erhöhung der Spannung). – Moderne techn. Variante: Bandgenerator (VAN DE GRAAF).

Infoliatio(n): *chir* Einstülpen durch Übernähen (z. B. einer Darmnahtreihe, eines perforierten Ulkus); vgl. Exfoliation.

Information: Belehrung, Auskunft; i. S. der ⌐ Informationstheorie eine Nachricht, die durch Buchstaben, Zahlen, diskrete Zeichen oder eine Folge verschiedener Amplituden oder Frequenzen dargestellt werden kann. Jedes Meßsignal beinhaltet eine I.; jede räuml. oder zeitl. Verteilung meßbarer Größen mit quant. oder qual. Bedeutung besitzt einen Informationsgehalt (z. B. Rö-Bild, EKG). – *kybern* Begr. für Daten(gruppen), die zur Verarbeitung in eine Rechenanlage eingegeben oder als Resultat aus ihr herauskommen; s. a. Bit, Datenverarbeitung. – *genet* die durch die lineare Nukleotidsequenz von DNS u. m-RNS determinierte bzw. vermittelte Synthese eines Proteins mit Gen-spezif. Aminosäurensequenz, das die qual. Spezifität der phänogenet. Funktion eines Gens kontrolliert; vgl. Kodon, Genom.

Informations|theorie: (SHANNON 1949) theoret. Betrachtungen zur Übertragung einer Nachricht durch einen – im allg. nicht störungsfrei arbeitenden – Übertragungskanal (Empfangs- u. Ausgangssignal different); u. a. unter Berücksichtigung der Entropie der Nachrichtenquelle, d. h. der Wahrscheinlichkeit, mit der der Empfänger eine Nachricht erwarten kann (je kleiner Wahrscheinlichkeit, um so größer Informationsgehalt). Ermöglicht unter Berücksichtigung der Störquellen Leistungsvergleich von Übertragungsarten. – **I.zentrum, toxikologisches**: offizielle Stelle, die Tag u. Nacht für Vergiftungsfälle telefon. Auskünfte gibt (s. a. Entgiftungszentrum); z. B. in Berlin (Städt. Kh. Westend, Kinderklinik Charlottenburg), Bonn (Univ.-Kinderklinik), Freiburg (Univ.-Kinderklinik), Hamburg (Kh. Barmbeck), Homburg/Saar (Univ.-Kinderklinik), Koblenz (Städt. Kh. Kemperhof), Ludwigshafen/Rhein (Städt. Kh.), Mainz (II. Med. Univ.-Klinik), München (Städt. Kh. re. d. Isar) u. Nürnberg (Städt. Kh.).

Informosom: (SPIRIN 1964) *genet* rasch synthetisierte Partikeln aus Messenger-RNS u. Protein; weniger dicht als ein Ribosom u. von diesem unterscheidbar.

infra: (lat.) Präposition bzw. Präfix »unter(halb)«; s. a. hypo…, sub… ; z. B. **infra|artikulär** (= unterhalb eines Gelenkes), **i.aurikulär** (unterhalb des Herzohres), **i.corticalis** (= subkortikal), **i.glenoidal** (unterhalb der Gelenkpfanne), **i.klavikulär** (unterhalb des Schlüsselbeins; z. B. **I.klavikulargrube** = Trigonum deltoideopectorale), **i.malleolär** (unterhalb eines Knöchels; s. a. CHADDOCK* Reflex 1), **i.nodal** (unterhalb eines Knotens, i.e.S. unt. des Nodus atrioventricul.), **i.nuclearis** (unterhalb eines Kerns), **i.patellaris** (unterhalb der Kniescheibe), **i.spinalis** (unterhalb einer Spina, i. e. S. der Spina scapulae; z. B. **I.spinatusreflex** = ⌐ skapulohumeraler Reflex), **i.sternalis** (unterhalb des Brustbeins; z. B. **I.sternalgrube** = Fossa epigastrica), **i.trochlearis** (unterhalb einer Trochlea, auch unterhalb des N. trochlearis bzw. seines Kerns).

Infradentale: kephalometr. Punkt median an der Vorderkante des UK-Alveolarfortsatzes.

Infraduktion, Depression: *ophth* Abwärtswendung des einzelnen Auges um die transversale x-Achse n. FICK. – Entsprech. Blickwendung (bd. Augen): »Infraversion«.

Infraktion: *path* »Einbruch«, inkomplette, meist spalt-, dellen- oder treppenförm. Fraktur, z. B. der Kortikalis über der Konvexseite bei typ. Biegungsbruch (z. B. als Grünholzfraktur), oft mit Achsknickung als einziger Dislokation; am Schädel häufig – äquatorparalleler – Spalt oder (inkomplette) Impression; am WK (v. a. nach Kompression) terrassenförm. Einbruch einer Abschlußplatte.

Infralangwellen: *meteor* von gewittrigen atmosphär. Entladungen ausgehende langwellige Hochfrequenzstrahlung (»Spherics«, »Sferics«) mit λ > ca. 3 km = ν < 100 kHz); als biotroper Faktor diskutiert.

Infraorbital|anästhesie: Leitungsanästhesie des N. infraorbit. im Bereich des For. infraorbit.: extra- (lat. des Nasenflügelansatzes) oder intraoraler Einstich (Umschlagfalte in Höhe Wurzelspitze 1 u. 2), Vorschieben der Nadel entlang des OK-Knochens in Richtung geradeausblickender Pupille (perkutane Kontrolle). – **I.neuralgie**: Neuralgie des N. infraorbit., mit typ. Druckpunkt am For. infraorbit.; klin.: s. u. Trigeminusneuralgie. – **I.punkt**: s. u. Nervendruckpunkte.

Infrarot: ältere Bez. für ⌐ Ultrarot.

Infraschall: die »elast. Wellen« unterhalb der unt. Hörgrenze (ab etwa 20 Hz; vgl. Ultraschall); z. B. Boden- u. Gebäudeschwingungen bis 1 Hz bei Fahrzeugen oder langsam laufenden Motoren, bis $^1\!/_{30}$ Hz bei Wind u. Brandung (die z. T. durch den Gefühlssinn als Erschütterung wahrgenommen werden).

Infrastruktur: *biol* die »Feinstruktur« unterhalb der opt. Wahrnehmungsgrenze.

Infratemporale: die am meisten medial gelegene Stelle der Crista infratemp. des großen Keilbeinflügels als kraniometr. Punkt.

Infraton-Pulsabnehmer: s. u. BOUCKE*-BRECHT*.

Infraversion: *ophth* s. u. Infraduktion.

Infriktion: Einreiben von Medikamenten in die Haut.

infundibulär: 1) trichterförmig; 2) ein Infudibulum betreffend.

Infundibulektomie: Resektion des Infundibulum zur Beseitigung einer infundibulären ⌐ Pulmonalstenose; beim sogen. Klappentypus die Sprengung der subvalvulären Enge (z. B. mittels BROCK* **Infundibularstanze**, einer modif. LUER* Zange).

Infundibulotom: (BROCK) leicht gebogener Hohlzylinder mit bewegl. geschoßförm. Aufsatz zur Resektion eines (ringförm.) Membransegments bei der infundibulären Pulmonalstenose.

Infundibulum: (lat.) Trichter; *anat* trichterförm. Gebilde, i. e. S. (*PNA*) das **I. cordis** (⌐ Conus arteriosus) u. das **I. hypothalami** (»Hypophysenstiel«) als hohles (⌐ Recessus infundibuli) Verbindungsstück zwischen HHL u. Tuber cinereum aus Neuroglia, marklosen, neurosekretführenden Nervenfasern (⌐ Tractus supraopticohypophysialis) u. Blutgefäßen; s. a. Hypophysentrichterlappen = Pars infundibul.). – Ferner **I. ethmoidale** (Nische im mittl. Nasengang, in die vord. Siebbeinzellen, Kiefer- u. Stirnhöhle einmünden) u. **I. tubae uterinae** (der dem Eierstock anliegende »Fransentrichter« des Eileiters mit Ostium abdomin. u. Fimbriae).

Infundibulum|resektion: *kard* ⌐ Infundibulektomie. – **I.stenose**: infundibuläre ⌐ Pulmonalstenose.

infundieren: »eingießen« (s. u. Infusion).

Infus, Infusum, Inf., Aufguß: *pharm* frisch zu bereitender wäßr. Drogenauszug (1+10); nach 15 Min. Durchfeuchten der zerkleinerten Droge mit kaltem Wasser, Erhitzen im Wasserbad (> 90°).

Infusion: i.v. (s. a. Transfusion), rektale, s.c., seltener intraossale (z. B. Sternum) oder -arterielle Applikation größerer Flüssigkeitsmengen, meist tropfenweise; v. a. zur Verbesserung des Wasser-Elektrolythaushalts, zur parenteralen Ernährung, zum Volumenersatz, zur Osmother. (im allg. sämtlich mit Standard-Lsg.); ferner als bes. rasch wirksame Form für Medikamente u. Rö.-KM. – Das verw. **Infusionsgerät** (steril u. pyrogenfrei; meist als Einweggerät) besteht aus Behälter (Flasche, Ampulle, Beutel) u. Überleitungsteil: Schlauch oder Plastikkatheter (mit dist. Konus), evtl. präterminales Zwischenstück (für zusätzl. Inj.), Tropfkammer (durchsichtig), Klemme (Regulierung der Infusionsgeschwindigkeit; für exakte u. gleichmäß. Dosierung evtl. elektr. Pumpsystem.

Infusions|cholangiographie: (WILHELM, RICHTER 1967) Ch.-Methode, bei der eine rel. große KM-Menge (1:2 in physiol. NaCl- oder Fruktose-Lsg.) in ca. 15 Min. i. v. infundiert wird. Darstg. der – auch intrahepat. – Gallengänge 20–120 Min., der Gallenblase max. ca. 65 Min. nach Beginn. Vorteil: Deutlichkeit, Vollständigkeit u. lange Dauer des Kontrastbildes. – **I.narkose**: Allg.narkose durch Infusion (am besten i. v. mit Infusionsmaschine) neurolept.-analgetischer Substanzen wie Dehydrobenzperidol® u. Fentanyl®. – **I.urographie**: (B. SCHENCKER 1964) Methode (auch als Tomographie), bei der rel. große KM-Mengen (z. B. 1,5–2 ml/kg Körpergew., 1 + 1 verdünnt mit physiol. NaCl- oder 5%ig. Zukker-Lsg.; auch gebrauchsfert. Infusionsflasche) in 5–15 Min. i. v. infundiert werden; Aufnahmen 5–30 Min., bei Hypertonie auch 2–5 Min. nach Beginn. Vorteile: große Intensität u. Vollständigkeit des Urogramms, auch bei Niereninsuffizienz u. unzureichender Vorbereitung.

Infusorien: / Ciliophora. – **I.dysenterie**: / Balantidiasis.

Infusum: *pharm* / Infus.

Ingelman*-Sundberg* Operation: Levatorplastik (nach oberem vulvärem Bogenschnitt) bei Harninkontinenz der Frau (nach op. Schädigung des Blasenverschlußapparates).

Ingesta: die aufgenommene feste u. flüss. Nahrung.

Ingestion: Nahrungsaufnahme.

Ingestions|allergen: über den Magen-Darmtrakt aufgenommenes Allergen, z. B. / Nahrungsmittelallergen. – **I.tuberkulose**: / Fütterungstuberkulose.

Ingle* Test: (1936) quant. biol. Bestg. von Glukokortikoiden anhand der Normalisierung der Muskelleistung (dir. farad. Reizung) des freigelegten Gastrocnemius adrenal- u. nephrektomierter ♂ Ratten bei zweimal. Hormonzufuhr. – Die so ermittelte **I.* Einh.** entspricht etwa 200 µg Kortison.

Ingraham* Operation: (1948) bei Kraniosynostose Bildung künstl., durch Einlegen eines Polyäthylenfilms permanent offengehaltener Knochensuturen (lineäre Resektion); bei Skaphozephalus bds. der Sagittalnaht, bei Akrozephalus entlang der Kranznaht; zusätzlich u. U. subtemporale Dekompression.

Ingram* Operation: bei Hackenhohlfuß »triple Arthrodesis« des subtalaren Gelenks u. bd. Abschnitte des CHOPART* Gelenks, kombiniert mit bds. Keilresektionen; präliminar Fasziotomie der Plantaraponeurose.

Ingrediens: Bestandteil, z. B. einer Arznei.

Inguen *PNA*: »Leiste«, der Übergang von der Vorderseite des Oberschenkels auf den Bauch; i. w. S. auch die / »Weiche«.

Inguinal...: s. a. Inguino..., Leisten....

inguinal, inguinalis: die Leiste(ngegend) betreffend; z. B. **I.band** (/ Lig. inguinale; *embryol* / Keimdrüsenligament), **I.bubo** (/ Bubo ing.), **I.drüsen** (/ Nodi lymphatici ing.), **I.hernie** (/ Leistenhernie, / Hernia ing.), **I.hoden** (/ Leistenhoden, / Kryptorchismus), **I.ring** (/ Anulus ing.), **I.kanal** oder **-tunnel** (/ Canalis ing.).

Inguinal|schnitt: *chir* bei Hernien-Op. typ. »Leistenschnitt« (schräg, steiler als Leistenband, ca. 6–8 cm) bis in Höhe des horizontalen Schambeinastes (nahe Tuberculum pubicum) zur Darstg. des äuß. Leistenringes u. – nach Aponeurosendurchtrennung – des Leistenkanals. – Beim Säugling evtl. atypisch als quere Inzision in der suprainguinalen Falte. – **I.tunnel-Syndrom**: / Meralgia paraesthetica der Schwangeren infolge mechan. Irritation des N. cutaneus femoris im Leistenkanal.

Inguinokruralgie, traumat.: / PIERSON* Syndrom.

Ingwer: die Wurzel von Zingiber officinale bzw. (»dtsch. I.«) von Acorus calamus. – **I.lähmung, -polyneuritis**: / Ginger paralysis.

INH: Isonikotinsäurehydrazid (/ Isoniazidum WHO). – **INH-Arthritis**: / Algodystrophie-Syndrom.

Inhalat: das Inhalierte oder zu Inhalierende (/ Inhalationsmittel = Inhalantien).

Inhalatio: 1) / Inhalation. – 2) / Inhalationsmittel.

Inhalation: Einbringen von Gasen (»Gas-I.«), Dämpfen (/ Dampf-I.) oder in gasförm. Medien suspendierten festen oder flüss. Stoffen (/ Aerosol, Nebel, Spray; Feuchtinhalation) in den Respirationstrakt unter Ausnützung des natürl. Atmungsvorgangs; s. a. Inhalationsmittel, -therapie, Fumigation.

Inhalations|allergen: mit der Atemluft aufgenommenes Allergen, z. B. Blüten- u. Gräserpollen, Pilzsporen, Hautschuppen, Staub, Kosmetika, Duftstoffe, Aeroplankton. Klin. Manifestation meist als Frühreaktion (Heuschnupfen, Asthma bronch.). – **I.analgesie**: s. u. I.hypalgesie. – **I.bad (Best*)**: Vollbad in Radon-halt. Wasser, wobei die Emanation durch eine Luftsprudeleinrichtung am Wannenboden an die Oberfläche gerissen, unter einer Abdeckhaube gesammelt u. durch ein Haubenmundstück vom Badenden inhaliert wird. – **I.hypalgesie**: die im 1. Stadium der I.narkose einsetzende Hyp- bis Analgesie; Nutzung in der Geburtshilfe.

Inhalations|infektion: »aerogene Infektion« mit der Atemluft, d. h. Tröpfchen- u. Staubinfektion. Infektionsmodus v. a. der Atemwegs-, aber auch von Allg.erkrn. (z. B. Masern, Windpocken, Röteln). – **I.krankheiten**: durch Einatmen von Schadstoffen

(Allergen, Staub, Gas, Dampf, Rauch, Nebel) hervorgerufene akute oder chron. Erkrn., i. w. S. auch die auf I.infektion beruhenden; s. a. Pneumonephelose, -koniose, -atmose, Gasvergiftung, Inhalationspneumonie, -allergie. – **I.mittel**, Inhalantien: v. a. als Expektorantien u. als Asthmamittel wirksame Arzneizubereitungen (u. a. äther. Öle, Mineralsalz-Lsgn., Tinkturen, z. B. Inhalatio composita DRF; auch mit Antibiotika u. Kortikoiden) für die Aerosol- u. Inhalationsther.

Inhalations|narkose: durch Einatmen von Narkosegasen oder -dämpfen herbeigeführte Allg.betäubung, i. e. S. das Toleranzstadium (»chir. Narkose«; s. a. Narkosestadien). Früher nur als Tropfnarkose (v. a. Äther), heute z. B. Halothan® über Spezialverdampfer aus Narkoseapparat, entweder als Masken- oder als Intubationsnarkose; letztere evtl. kombiniert mit Muskelrelaxation u. automat. Beatmung (Kreissystem mit Rückatmung oder auch halboffene Narkose mit TAKAOKA-Respirator = »Göttinger Modell«). – Gasförm. **I.narkotika** sind z. B. Stickoxydul (= Distickstoffoxid) u. Äthylen, dampfförmige (niedrigsiedende Flüssigkeiten) z. B. Äther, Chloroform, Äthylchlorid, heute Methoxyfluvan u. Halothan®. Von ihrer Wasser-, Blut- u. Lipoidlöslichkeit hängen ab der erforderl. Partialdruck in der Atemluft (für Gasnarkotika hoch, für Dampfnarkotika niedrig) u. die Dauer bis zur notwend. Konz. im ZNS bzw. bis zum Abklingen der Narkose (u. damit deren Steuerbarkeit).

Inhalations|pneumonie: akute oder chron., meist multipel-herdförmige P. als Folge intensiven oder längeranhaltenden Einatmens schädlicher Fremdstoffe wie Phosgen (auch als Zersetzungsprodukt von Chloroform), nitrose Gase (Stickoxide), Dämpfe der Salz-, Salpeter-, Schwefelsäure oder von Halogenverbindungen (Tetrachlorkohlenstoff, Chlorpikrin, Methylbromid, Phosphortrichlorid), Metallstäube u. -dämpfe (auch Salze von Beryllium, Kadmium, Chrom, Mangan, Vanadium, Thomasschlacke, Uranhalogenide). – **I.probe**: inhalative ↑ Allergentestung. – **I.szintigraphie**: s. u. Lungenszintigraphie. – **I.therapie**: örtl. oder Allg.ther. (rel. schnelle Resorption) durch Einatmen von Wirkstoffen (↑ Inhalation).

Inhalator: Gerät für die Inhalationsther., mit Vernebler oder Verdampfer (bzw. Gasflasche), Druckregler, Atemmaske oder Mundstück (bzw. Nasenoliven); s. a. Aerosolapparat. – **Inhalatorium**: mit Inhalationsgeräten ausgestattete Raumgruppe.

inhibieren: hemmen.

Inhibin: 1) X-Hormon: hypothet. Hodenhormon (wahrsch. Protein), das, in den SERTOLI* Zellen gebildet, hemmend auf die FSH- u. fördernd auf die ICSH-Produktion wirkt. – 2) ↑ DOLD* Inhibin.

Inhibiting factor (IF), Inh. hormone (IH): vom Hypothalamus produzierte Wirkstoffe (als »neg.« Faktor des entsprech. ↑ Releasing-Hormons), die Hormonproduktion des HVL hemmen; bisher nachgewiesen: MIH (für MSH), PTH (für Prolaktin), GHIH oder SIH (für STH; ↑ Somatostatin).

Inhibition: ↑ Hemmung. – **Inhibitionstest**: ↑ Hemm-, Hemmungstest, Euglobulintest.

Inhibitor: 1) *biochem* ↑ Hemmstoff; s. a. Enzyminhibitor. – 2) *serol* ↑ Gerinnungsinhibitor; s. a. Hemmtest, Inhibitorplasma. – 3) *physiol* Hemmungsnerv: ↑ Depressor; s. a. Hemmungssystem, inhibitor. ↑ Synapse, inhibitorisches postsynaptisches ↑ Potential. – **I.plasma**: durch koagulationshemmende Zusätze vor der spontanen extravasalen Gerinnung geschütztes Blutplasma; verwendet werden v. a. Natriumzitrat, -oxalat oder -fluorid, Heparin, Hirudin, NaCl (in stärkerer Konz.) sowie 0,2%ig. Komplexon (v. a. Sequestren®; bindet bes. intensiv Ca u. verhütet so zugleich eine Spontanagglomeration der Thrombozyten).

inhomogen: nicht homogen, von ungleichart. Beschaffenheit, mit ungleichen Teilen bzw. Teilfunktionen.

Iniencephalia: Exenzephalie mit Austritt von Gehirn am Hinterhaupt.

Inion (ossis occipitalis) *PNA*: der äußerste Punkt der Protuberantia occipit. ext.

Iniopagus, Iniodymus, Iniops, Craniopagus occipit.: am Hinterhaupt verwachsene Zwillingsmißbildung, wobei ein Gesicht unvollständig sein kann.

initial: anfangs, einleitend.

Initial|blutung, Anfangs-, Erstblutung: *gyn* die im Rahmen der Menarche auftretende 1. Genitalblutung. – **I.delir**: zu Beginn einer fieberhaften Krankh. (v. a. Typhus abdomin.) auftret. D. mit Wahnvorstellungen, Sinnestäuschungen, traur. Stimmung etc., aber auch mehr erregte Formen. – **I.echo**: s. u. Echoenzephalographie.

Initial|fieber: 1) zu Beginn einer Erkr. – evtl. als einz. Sympt. – auftret. Fieber(attacke), z. B. bei Malaria, epidem. Ikterus; i. e. S. das »Invasionsfieber« der Primärtuberkulose. – 2) transitorisches ↑ Neugeborenenfieber. – **I.fruktose**: der sogen. »Spermazucker« (s. u. Spermaplasma).

Initialherd, tuberkulöser: aus der (Sub-)Primärperiode der Lungen-Tbk hämato- oder bronchogen gestreuter Herd (⌀ 1–5 mm) im apikodors. Ober- oder apikalen Unterlappen; Ausgangspunkt phthisischer Entwicklung (evtl. Einschmelzung zur Initialkaverne), entweder in zeitl. Zusammenhang mit der Primär-Tbk (= **früher** oder **subprim. I.**) oder nach längerem Intervall (= **später I.**); s. a. ASSMANN* Frühinfiltrat.

Initial|körper(chen): *virol* aus Virionen entstandene Vermehrungsform (⌀ > 1 μm) der PLT-Erreger in der infizierten Zelle, die zum Einschlußkörper wird. – **I.komplex**: *kard* ↑ Kammeranfangsschwankung. – **I.krampf**: ↑ Fieberkrampf.

Initialphase: 1) *serol* die nach Kontakt (bzw. Einverleibung) des AG mit Immunzellen beginnende 1. Phase der AK-Bildung. – 2) *psych* Turbulenzphase: die oft durch vegetat. Krisen u. paradoxe Wirkung gekennzeichnete Phase im Beginn einer psychotherap. Behandlung. – 3) *onkol* Initialvorgang, Initiation: in der Karzinogenese das zelluläre Ereignis, das den Umbau der Normalzelle zur Krebszelle einleitet; vgl. Realisationsphase.

Initial|schmerz: s. u. Initialsymptom. – **I.schrei**: Aufschreien (ton. Krampf der Atem- u. Kehlkopfmuskeln) im Beginn eines großen epilept. Anfalls. – **I.schwankung**: *kard* ↑ Kammeranfangsschwankung. – **I.sklerose**: *vener* s. u. syphilit. ↑ Primäraffekt.

Initial|symptom: zu Beginn einer Krankheit(sphase) auftretendes – evtl. pathognomon. – Sympt., z. B. das **epilept. I.s.** eines – zunächst – partiellen Anfalls, das (meist) eine Lokalisierung der zugrundeliegenden

Initial|syndrom

neuronalen Entladung ermöglicht; oder der – oft typische, evtl. blitzart. – I.schmerz, z. B. bei Spontanpneumothorax, Ruptur einer Extrauteringravidität, plötzl. Verschluß einer Extremitätenarterie. – **I.syndrom**: *neurochir* die Symptomatik unmittelbar nach Schädel-Hirntrauma: v. a. Bewußtseinsstörung, retro- u. anterograde Amnesie, Kopfschmerz, Übelkeit, Schwindel, bei Hirnsubstanzläsion ferner Herdzeichen, Hemiparesen, psych. u. EEG-Veränderungen, evtl. Mittelhirnsympte. (bei Hirnstammläsion); meist Übergang in / Durchgangssyndrom. – **I.vorgang**: *onkol* / I.phase.

Initial|wärme: *physiol* bei der Muskelkontraktion die von Beginn der Latenzzeit bis zum Ende der Erschlaffung freigesetzte W., unterteilt in Aktivierungs-, Verkürzungs- u. Erschlaffungswärme. – **I.zacke**: *kard* im EKG die 1. Zacke (Q oder R) der Kammeranfangsschwankung.

Initiation: *onkol* / Initialphase.

Initiative: die konstitutionell bedingte Spontaneität des Verhaltens im Wollen, Denken u. Handeln (sog. Eigenerregbarkeit); aufgehoben od. herabgesetzt z. B. bei Stirnhirnschaden, Schizophrenie, seniler Demenz, krankhaft gesteigert v. a. bei man. Psychose.

Injectio: (lat.) / Injektion; i. w. S. (*pharm*) auch die Injektionslösung (z. B. I. insulini zinci globinati u. protaminati *WHO*).

Injektion: 1) kapilläre I.: *path, ophth* / Gefäßinjektion; – 2) das – im Unterschied zur / Infusion u. / Instillation – rel. schnelle Einbringen (»Einspritzen«) einer Flüssigkeit (Arzneimittel-, Infusionslösung, Blut) unter asept. Kautelen in den Körper unter Umgehung des Magen-Darmkanals, meist mittels Kanüle oder – bei Hohlorganen – mittels Katheters; s. a. Injektionsspritze, -kanüle, -schaden. Bekannteste Applikationsformen (in alphabet. Folge): **epi-** oder **extradurale I.** in das Cavum epidurale, meist an typ. Stelle in Höhe BWS oder LWS bei Periduralanästhesie oder aber durch den Hiatus sacralis (= kaud. Anästhesie); **epifasziale I.** in das der Faszie aufliegende lockere Bindegewebe, v. a. zur Vermeidung einer ungünstigen Reaktion des Fettgewebes bei chron. Medikation (Insulin z. B. abwechselnd über Fascia lata, Gesäß- u. lat. Bauchwandfaszien); **intraarterielle I.** (»i.a.«) eines wasserlösl. Präp. (oder O₂) nach Punktion einer größeren Arterie am Ort der Wahl (z. B. Femoralis unterh. des Leistenbandes), bestätigt durch pulssynchrone Entleerung hellroten Blutes; für diagnost. (Arterio-, Aorto-, Kardiographie) oder für therap. Zwecke (Anästhesie, Vasodilatation, Blutersatz) im Versorgungsgebiet; Gefahren: Nachblutung, Embolie, Gangrän; bei fälsch. i.a. Inj. (z. B. bei Steroidnarkose, Lokalanästhesie) gefährl. Früh- u. Spätkomplikationen, v. a. Vasospasmen, Kollaps, Atemstörungen, Nekrosen bzw. Gangrän, im Extremfall Exitus; **intraartikuläre I.** nach typ. / Gelenkpunktion, für diagnost. (Arthrographie) oder therap. Zwecke (Antiphlogistika, Antibiotika, Lokalanästhetika); **intradurale I.** in den Duralsack, d. h. in den Subarachnoidalraum; z. B. als / intralumbale I.; **intrakardiale I.** nach typ. perkutaner / Herzpunktion (bestätigt durch pulssynchrone Blutentleerung) oder – im Verlauf einer Thorakotomie – unter dir. Sicht (u. dann stets in den li. Ventrikel; v. a. zur Reanimation; **intrakonchale I.** (im Notfall anstelle einer i.v. Inj.) nach Oberflächenanästhesie langsam (!) in die submukösen Räume der unt. Nasenmuscheln (1–2 cm tief; bei Erwachsenen bis zu 500 ml innerhalb ½–1 Std.); **intrakutane** (»i.c.«), **en-** oder **intradermat. I.** möglichst nur ins Korium (dünne Kanüle, fein graduierte Spritze; s. a. Hautquaddel); v. a. für / Intrakutantest u. Injektionsimpfung; **intralumbale I.** nach Lumbalpunktion durch Punktionsnadel, im allg. als / intradurale I.; Anw. zur Spinalanästhesie im Lumbalbereich, ferner bei Myelographie u. für Therapie; **intramuskuläre I.** (»i.m.«) möglichst tief in einen Muskel (nach Aspirationsversuch zum Ausschluß einer Gefäßpunktion); meist **intraglutäal** (am Liegenden senkrecht in den oberen-äuß. Quadranten oder als ventrogluteale Inj. nach v. HOCHSTETTER, / Abb. a); Wirkung später als bei i.v. Inj., aber protrahiert, bes. bei Depotpräp.; geeignet für wasser- u. fettlösl. Mittel, auch für Impfstoffe (meist M. deltoideus); **intranervale, intra-** oder **endoneurale I.** eines Lokalanästhetikums in – u. gleichzeitig meist an – einen Nerv bzw. Nervenstamm bei Leitungs- oder Plexusanästhesie; zunächst Gefühl eines elektr. Schlages (»I. sitzt«), dann Parästhesien u. Ausfälle im Ausbreitungsgebiet.; als **intraganglionäre I.** auch zur Ausschaltung peripherer sympath. Bahnen, z. B. bei Durchblutungsstörung (im Rahmen einer Grenzstrangblockade; s. a. paravertebrale / Injektion); **intraossale** oder **-ossäre I.** (z. B. KM, Anästhetikum, Infusions-Lsg., Blut) in die Spongiosa eines Knochens (nach Periostanästhesie, evtl. Trepanation), v. a. in das Sternum (= **intrasternale I.**; in Höhe 2. oder 3. ICR, / Sternalpunktion), ferner in Beckenschaufel, Tibia, Kalkaneus; Wirkungseinritt etwa wie bei i.v. Applikation; **intraperitoneale I.** von Gas (/ Pneumoperitoneum) oder Flüssigkeit (z. B. Proteinaseinhibitor, Blut, Dialysierflüssigkeit) nach Punktion der freien Bauchhöhle; **intratendinöse I.** meist in den Sehnenansatz oder -ursprung (einschl. angrenzender Muskeln); v. a. zur Infiltrationsther. bei Epicondylitis humeri (Extensoren bzw. Flexorenansatz), Psoas-Syndrom (Ansatz am Trochanter minor), HAGLUND* Ferse (Achillessehne am Übergang zum Muskel); **intrathekale I.** in das von den Hirn- u. Rückenmarkshäuten gebildete (äuß.) Hohlraumsystem des ZNS (s. a. intradurale, -lumbale, -zisternale / Injektion); **intravenöse I.** (»i.v.«) wasserlöslicher Präpe. (einschl. Blut u. Blutersatz-Lsg.) durch typ. Venenpunktion (meist V. mediana cubiti oder cephalica [/ Abb. b], beim Säugling oberfläch. Schädelvenen; im Notfall V. brachiocephalica); da direkt in den Kreislauf eingebracht, sofort. Wirkung ohne Resorptionsverlust; Gefahren: Intimaläsion mit Thrombosegefahr (s. aber Sklerother. bei Varizen), Gefäßspasmen, paravenöses Infiltrat (evtl. mit Abszeß- oder Nekrosebildung), unbeabsichtigte i.a. Inj.; **intrazisternale I.** in eine der Liquorzisternen, i. e. S. in die Cisterna cerebellomedull. nach / Subokzipitalpunktion; Inj. z. B. von physiol. NaCl-Lsg. zur Auffüllung des Systems, Antibiotika bei bakterieller Entzündg., Luft zur Hydrozephalus-Diagnostik, Analeptika bei Atemstillstand); kontraindiziert bei Hirndruck u. bei Kindern unter 5 J.; **parasakrale I.** eines Anästhetikums an die Foramina sacralia ventr. nach Durchstechen der Junctura sacrococcygea (/ Parasakralanästhesie); **paravenöse I.** z. B. von Hyaluronidase zur Beschleunigung der Resorption eines paravenösen Hämatoms (oder eines unbeabsichtigt dort applizierten Medikaments); **paravertebrale I.** lateral u. ventral des Wirbels (einschl. Zwischenwirbelscheibe) zur Infiltrationsbehandlg. (Novocain®) dieser Weichteile u. der zugehör. Interkostal- bzw. Lumbalnerven (dicht am For. intervertebrale) oder – bei tieferem Eindringen – des Grenzstrangs zwecks ⌐ Paravertebralanästhesie bzw. paravertebraler Blockade. Technik bei ⌐ Grenzstrangblockade: Einstich 4 cm seitlich der Dornfortsatzlinie parasagittal auf den Querfortsatz zu, der dann kranial oder kaudal umfahren wird; Kippung der Kanüle um ca. 20° zur Mittellinie; erneutes Vorschieben um ca. 3 cm bis zum WK; **periarterielle I.** mit Novocain® (oder ähnl. Substanzen) zur sympath. Denervierung bei peripherer Durchblutungsstörung (z. B. der Femoralis mit subinguinalem Einstich); **peridurale I.** eines Anästhetikums in das Cavum epidurale, i. e. S. (u. im Gegensatz zur epiduralen I. bei der CATHELIN* Epiduralanästhesie) im Bereich des Duralsackes, d. h. durch die Foramina intervertebralia der BWS u. LWS (⌐ Periduralanästhesie); **sakrale I.** durch den Hiatus sacralis in den unt. Epiduralraum (z. B. für Sakralanästhesie; im Unterschied zur transsakralen I. durch die Foramina sacralia dors.); **subkutane** (»s.c.«) oder **hypodermat. I.** in das Unterhautgewebe; nur wasserlösl. Mittel, Wirkung rel. schnell (jedoch langsamer als i.v.).

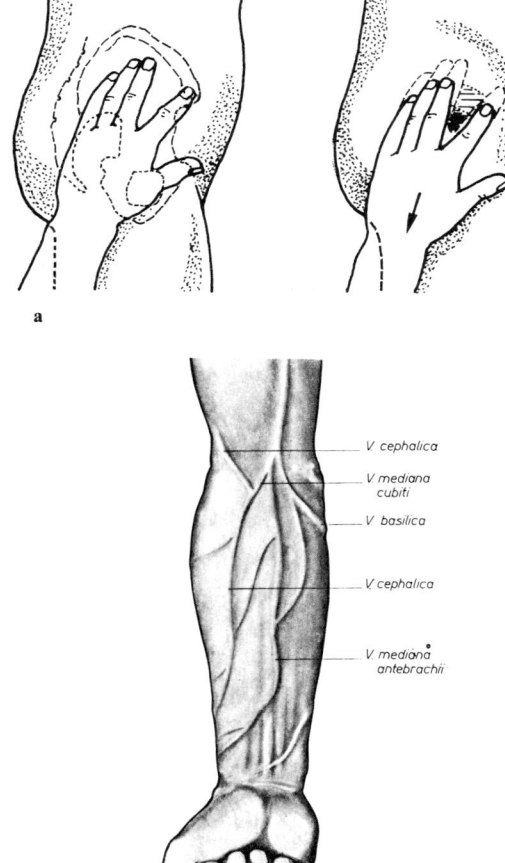

Injektionstechnik: a) Bestg. des Einstichortes für die intragluteale Injektion. – **b)** Die oberflächl. Venen des Unterarmes.

Injektions|allergen: A. (v. a. Arzneimittel- u. Insekten-AG), das durch Einstich, d. h. unter Umgehung der physiolog. Schutzmechanismen der Haut u. Schleimhaut in den Organismus gelangt. Trifft bei s.c. u. i.m. Inj. auf Unterhautzellgewebe bzw. Muskulatur u. löst hier das ARTHUS* Phänomen aus (u. U. Nekrose); diffundiert z. T. mit u. ohne lokale Reaktion (Angiitis) in die Blutgefäße (= 2. Schranke) u. gelangt – soweit nicht durch neutralisierende AK inaktiviert – nach Durchbrechen dieser 3. »humoralen« Schranke an die sessilen Reagine (u. bewirkt hämatogene Fernreaktion; da diese Schranke am schwächsten, i.v. Inj. bes. gefährl.). – **I.apparat:** von Hand oder maschinell betriebenes, evtl. automatisch druckreguliertes u. auf best. I.zeit einstellbares Pumpsystem, entweder zur protrahierten Inj. (z. B. für die Lymphographie, aber auch Infusion u. Bluttransfusion) oder zur Schnellapplikation (als ⌐ Druckinjektion; s. a. Hochdrucklokalanästhesie).

Injektions|epithelisierung: (RESCHKE) Behandlung von Epitheldefekten der Haut durch multiple Einspritzung von Epithelbrei in die Granulationen; nach 10–14 Tg. sichtbare Epithelisierung (in Form kleiner Krater). – **I.granulom:** lipophages G. (reichlich granulierte Entzündungs- u. Wabenzellen) als Reaktion auf die i. m. Inj. öliger Mittel bzw. den dadurch ausgelösten Gewebsuntergang; meist mit Schwielenbildung (= sklerot. Typ) u./oder Entwicklung einer „Ölzyste" (= zyst. Typ).

Injektionskanüle: Hohlnadel (versch. Stärke u. Länge) für die Inj. von Flüssigkeiten oder Gasen, z. T. auch für Punktion geeignet (⌐ Punktionskanüle, Kanüle); meist aus rostfreiem Stahl, biegsam u. bruchsicher, außen-, evtl. auch innenpoliert (»IPO-Kanüle«), mit lang- oder kurzgeschliffener Spitze u. Spritzenansatz (neg. Konus, z. B. Rekord®-, LUER-Lock-, Weichmetallansatz mit Überwurfmutter. Als Verweilkanüle evtl. Doppelkanüle mit stumpfer Außen- u. spitzer Innenkanüle. Häufig nur für Einmalgebrauch. Als Stärke gilt der Außen-⌀ (eingeprägt im Spritzeneinsatz). – Spez. Modelle z. B. für Arteriographie (Vertebralis-, Karotiskanüle), flexible als Zusatzausstattung für Endoskopiegeräte.

Injektionsnarkose: durch Inj. eines narkotisch wirkenden Präp. hervorgerufene Allg.narkose, i. e. S. die i.v. Narkose (z. B. mit N_1-substituierten u. Thiobarbituraten; s. a. Kurznarkose).

Injektionsschaden: unmittelbar oder mittelbar auf eine arzneilich falsche (Verwechslung, Mischung inkompatibler Stoffe) oder technisch nicht einwandfreie (z. B. fälschlich intravasale) Inj. zurückzuführender Schaden, entweder nur lokal (z. B. paravenöses Infiltrat, Hämatom, Spritzenabszeß, Nervenläsion, Injektionsgranulom, Nekrose bzw. Gangrän infolge Gefäßspasmen oder -obliteration) oder aber als tox.-infektiöse, entzündl.-allerg., zentralnervöse u./oder periphere Allg.reaktion (Kollaps, Schock, Herzstillstand, Atemdepression, Serumhepatitis etc.).

Injektionsspritze: (PRAVAZ 1851) luftdicht schließende Spritze, als Standardausführung (⌐ LUER*, Rekordspritze) mit graduiertem Klarglaszylinder, daran endständig (zentrisch oder exzentrisch) angebrachtem pos. Konus (als Kanülenansatz) u. luftdicht eingepaßtem Kolbenteil. Als spez. Modelle z. B. Augen-, Tonsillen-, Kehlkopf-, Uterus-, Blasenspritze, Tropf-, Tuberkulin-, Insulinspritze; s. a. Injektionsapparat

injizieren

(u. a. für ↑ Druckinjektion), Einwegspritze, Manole, Carpule.

injizieren: einspritzen (↑ Injektion). – **injiziert**: *path* blutüberfüllt (s. u. Gefäßinjektion).

Inkabein, -knochen: ↑ Os interparietale; s. a. Interparietale.

Inkarnation: *path* ↑ Incarnatio.

Inkarzeration: *path* ↑ Incarceratio. – Der **Inkarzerationsileus** ist zunächt ein mechanischer, sehr bald aber infolge Darmwandschädigung ein paralytischer. Ther.: Op.; im »mechan.« Frühstadium, d. h. bei Lebensfähigkeit des Darms (rosige Farbe, spiegelnde Oberfläche, guter Turgor, kein kot. Geruch, sichtbare Pulsationen der Darmwandgefäße, mind. nach Kneifen oder Berieselung mit heißer NaCl-Lsg. eintretende Peristaltik) Lösen der Einklemmung (= blut. Reposition); bei Gangrän Resektion im Gesunden, evtl. Entlastungspunktion der zuführenden Schlinge; bei schlechtem AZ zweizeitig (Darmvorverlagerung, Dränage).

Inklination: Neigung, Neigungswinkel.

Inklusion: Einschluß, Einengung (z. B. der Diagnose). – 1) *zytol* intrazellulärer Einschluß phagozytierter oder von der Zelle gebildeter Stoffe als Plasma- oder als Kerneinschluß; z. B. bei Virusinfektion (↑ Tab. »Einschlußkörperchen«). – 2) **fetale I.**: *path* ↑ Fetus in fetu. – **intraossale I. (Teneff*)**: op. Behandlung von Stumpfneuromen am Finger durch Neurolyse, Neuromabtragung u. abschließ. Versenkung des Nervenstumpfs in phalangealem Bohrkanal.

inkohärent: ohne Zusammenhang; z. B. **i. Denken** (als ↑ Denkstörung), **i. Streuung** (*radiol* Streustrahlung ohne feste Phasenbeziehungen zwischen einfallender Anregungs- u. emittierter Streuwelle; s. a. COMPTON* Effekt).

inkompatibel: unverträglich. – **Inkompatibilität**: Unverträglichkeit; z. B. von Blutgruppen (↑ AB0-, Rh[esus]-Inkompatibilität) oder Geweben (↑ Histoinkompatibilität) oder aber einer in vitro unerwünscht miteinander reagierenden bzw. sich in vivo unerwünscht beeinflussenden Arzneimischung.

Inkompensation: Zustand zwischen Kompensation u. Dekompensation.

inkomplett, incompletus: unvollständig, mit eingeschränkter Funktion; z. B. ink. (= monovalenter) ↑ Antikörper.

Inkongruenz: Deckungsungleichheit. – *ophth* **binokulare** oder **retinale I.**: ↑ Disparation.

Inkonkomitanz: *ophth* Ungleichheit des prim. u. sek. Schielwinkels beim ↑ Lähmungsschielen.

inkonstant: nicht feststehend, unbeständig, nur unregelmäßig vorkommend.

Inkontinenz: *klin* ↑ Incontinentia. – **I.plastik**: *chir* ↑ Kontinenzplastik.

Inkoordination: *neur* mangelhafte oder fehlende ↑ Koordination (= Koordinationsstörung), z. B. der Bewegungskombination (= **muskuläre I.**), evtl. infolge Störung des EPS (= **extrapyramidale I.**); s. a. intrapsychische ↑ Ataxie.

inkorporal: im Körper befindlich (= intrakorporal), einverleibt (↑ Inkorporation).

Inkorporation, Inkorporierung: Einverleibung, Aufnahme eines Stoffes in das Körperinnere; z. B. das Eindringen offener radioakt. Stoffe in den Körper (unabhängig von den nachfolgenden physiol. Vorgängen; Gefahr der »Strahlenexposition von innen«); s. a. kritisches Organ, vgl. Dekorporation.

Inkrement: Wachstum, Zuwachs; *physik* Betrag, um den sich eine »Größe« (z. B. Amplitude, Potential) erhöht; *klin* ↑ Stadium incrementi.

Inkret: die von der endokrinen Drüse »nach innen«, d. h. an Blut- oder Lymphgefäßsystem oder direkt ans Gewebe abgegebene Substanz, das ↑ Hormon.

Inkretion: »inn. Sekretion«, d. h. die Abgabe von Inkret (Hormon) in die Blutbahn; s. a. endokrines Organ, e. ↑ Drüse. – **inkretorisch**: die inn. Sekretion (↑ Inkretion) betreffend; s. a. endokrin, hormonal.

Inkrustation: Einlagerung von Salzen (v. a. Kalksalzen) in bzw. auf ein – nekrot. – Gewebe oder einen Fremdkörper.

Inkubation: 1) *labortechn* Einbringen u. Belassen (»Bebrüten«) eines biol. Untersuchungsobjektes in einem Inkubator. – 2) *päd* Aufzucht im Inkubator. – 3) Kurzform für ↑ Inkubationszeit.

Inkubations|enzephalitis, Früh-E.: bereits während der Inkubation eines viralen Infektes (z. B. Masern, Vaccina) auftretende »parainfektiöse« Enzephalitis, wahrsch. aufgrund dir. Viruswirkung, mit schwerem klin. Verlauf u. häufig Dauerschaden. – **I.impfung**: aktive spezif. Immunisierung während der I.zeit. Kann z. B. bei Tbk, Typhus, Keuchhusten einen schweren Krankheitsverlauf zur Folge haben. – **I.keimträger**: Infektionskranker während der I.zeit; scheidet u. U. bereits Keime aus »**I.ausscheider**«).

Inkubations|resistenz: *hämat* die nach 24stünd. Inkubation (37°) bestimmte osmot. ↑ Erythrozytenresistenz. – **I.zeit**, Latenzperiode: bei Infektionskrankhn. die Zeitspanne zwischen der Ansteckung (Eindringen der Erreger in den Körper) u. dem Auftreten von Sympt.; für die einzelnen Erkrn. innerhalb gewisser Grenzen charakteristisch (↑ Tab.); s. a. Präpatentperiode. – **äuß. I.z.**: die Entwicklungszeit eines Krankheitskeimes oder Parasiten in seinem Zwischenwirt.

Inkubationszeit

Adenovirus-Infektion	7–11 Tg.
Amöbenruhr	7–21 Tg. (abhängig von zusätzl. Noxen)
Aspergillose	unsicher (je nach äußeren Faktoren)
AUJESZKY* Krankheit	12–24 Std.
BANG* Krankheit	5–30 (14) Tg.
Bartonellose	15–40 Tg. (evtl. mehrere Mon.)
Blastomykose, nordamerikanische	1–4 Wo.
Blastomykose, südamerikanische	unsicher (Tierversuch 8–10 Tg.)
Bornholmer Krankheit	2–14 Tg.
Botulismus	18–36 Std. (längstens 14 Tg.)
Candidosis visceralis u. cutanea	2 Tg. u. länger (Beginn nach Überschreiten der Toleranzgrenze)
Cholera asiatica	wenige Std. bis 5 Tg.
Coxsackie-Infektion	2–14 Tg.
Dengefieber	5–8 Tg.
Dermatophytie	3–16 Tg.
Diphtherie	3–5 Tg.

Donovanosis	wenige Tg. bis 3 Mon.
Dysenterie (Bazillenruhr)	1–7 Tg.
Dyspepsie-Koli-Enteritis	3–12 Tg.
Encephalitis epidemica	2–10 Tg.
Erythema infectiosum	7–14 Tg.
Fleckfieber	5–21 Tg.
Gelbfieber	3–6 Tg. (auch subklin. Fälle)
Gonorrhö	2–5 Tg.
Histoplasmose	5–10 Tg.
Influenza (Grippe)	Std. bis einige Tg.
Kala-Azar	10–14 Tg.
Keuchhusten	7–14 Tg.
Kokzidioidomykose	wenige Tg. bis 3 Wo.
Kryptokokkose	1–4 Wo.
Leishmaniase	10–14 Tg. (evtl. primär Latenz über viele Mon.)
Lepra	Mon. bis Jahre
Leptospirose	2–20 Tg.
Lymphozytose, akute infektiöse	12–21 Tg.
Malaria quartana	23–42 Tg.
Malaria tertiana	11–16 Tg. (evtl. 7–10 Mon. bes. in gemäßigten Zonen)
Malaria tropica	8–12 Tg.
Maltafieber	8–21 Tg.
Masern	11 Tg.
Maul- u. Klauenseuche	3–6 Tg.
Meningitis cerebrospinalis epidemica	1–4 Tg.
Milzbrand	1–3 Tg.
Mononucleosis infectiosa	7–21 Tg. (bis 7 Wo.)
Mumps	12–25 (18) Tg.
Pappatacifieber	3–7 Tg.
Paratyphus	1–10 Tg.
Pest	3–5 Tg. (selten 8–10 Tg.)
Phykomykose	unsicher
Pityriasis versicolor	unbekannt
Pocken	11–13 Tg.
Poliomyelitis epidemica	7–20 (12) Tg.
Psittakose	7–14 Tg.
Q-Fieber	10–26 Tg.
Rattenbißkrankheit	2–12 Tg. (evtl. 3–7 Wo.)
Rifttalfieber	5–6 Tg.
Röteln	14–21 Tg.
Rotlauf (Erysipeloid)	1–5 Tg.
Rotz	4–8 Tg.
Rückfallfieber	5–7 Tg.
Scharlach	2–5 Tg.
Sporotrichose	1 Wo. u. länger
Syphilis	14–28 Tg.
Tetanus	wenige Tg. bis mehrere Mon.
Tollwut	12–60 Tg. (bis 2 Jahre)
Toxoplasmose	3 Tg. (oft primär Latenz)
Trachom	5–7 Tg. (künstl. Infektion)
Tularämie	3–5 Tg.
Typhus abdominalis	7–14 Tg.
Ulcus molle	1–2 Tg.
Varizellen	14 (bis 21) Tg.
Wolhynisches Fieber	3–60 Tg.

Inkubator: 1) *bakt* ↑ Brutschrank. – **2)** *päd* Säuglings-Frühgeborenen-I., Brut-, Wärmekasten: geschlossenes Aufzuchtgerät für unreife Frühgeborene, mit regulierbarer Temp. (bis 37°), Luftfeuchtigkeit (bis 85–100%) u. O$_2$-Zufuhr (wobei die O$_2$-Konz. sorgfältigst zu beachten ist wegen Gefahr der retrokristallinen Fibroplasie); irisblendenart. Durchgriffsöffnungen ermöglichen Versorgung des Kindes (einschl. Gewichtskontrolle mittels eingebauter Waage) unter konst., durch Kontroll- u. Warnvorrichtungen gesicherten Bedingungen. Spezialausführungen als Intensivpflege-, Transport-I. (für postop. Behandlg. u. Untersuchung) etc.; s. a. Couveuse.

Inkudektomie: *otol* Amboß-Exstirpation im Rahmen einer Tympanoplastik bei Bogengangsfensterung.

Inkudopexie (Ruedi*): *otol* fixierende Umhüllung des artifiziell dislozierten Ambosses mit einem tympanomeatalen Lappen (SOURDILLE) bei Bogengangsfensterung.

inkurabel: unheilbar.

Inlay: (engl.) ↑ Einlage(füllung), Implantat, Knochenspan. – **I.plastik:** plast.-chir. Eingriff unter Verw. eines Einlegespans (im Unterschied zum Onlayspan) oder eines anderen biol. »**I.transplantats**« (z. B. Nerv bei traumat. Fazialisdefekt), wobei das auto- oder heterologe Inlay in ein künstl. »Bett« versenkt wird; z. B. ↑ Verriegelung, Bolzung, Zystenfüllung; ferner die **I.-Scheidenplastik**, wobei die 2teil. Plastikprothese bis zur völl. Epithelisierung der neuen Scheide in loco bleibt.

INN: *pharm* International Non-proprietary Name (↑ Denominatio communis internationalis).

Innenband: 1) Binnenband: im Gelenkinnern (= Lig. intraarticulare, s. a. Gelenkbänder). – **2)** Band an der med. (tib. oder uln.) Seite eines Gelenks; i. e. S. das des Kniegelenks (Lig. collat. tib.). – **I.schaden:** Zerrung des tib. Seitenbandes des Kniegelenks als typ. Schaden bei Fußballspielern (80%) u. Skifahrern, hervorgerufen durch Rotation u. Abduktion des Unterschenkels mit plötzl. Hemmung; oft mit subperiostalem Einriß des Bandansatzes am med. Femurepikondylus (umschriebene Druckschmerzhaftigkeit: MOCK* »Skipunkt«). Bei Abriß oder Zerreißung med. Gelenkspalt bei gestrecktem Knie aufklappbar, Gelenk instabil; vgl. Meniskusverletzung.

Innendrehaufnahme: *röntg* zur Diagnostik von Hüftleiden (z. B. Bestg. des wahren Schenkelhalswinkels bei der kongenit. Luxation) Beckenübersichtsaufnahme bei max. Innenrotation der Beine (LANGE-II-Stellung) in leichter Abduktionsstellung.

Innen|fäulnis: s. u. Leichenfäulnis. – **I.fräse:** *chir* langschäft. elektr. Fräse für intramedulläre Fräsung an langen Röhrenknochen (u. für geschlossene Gelenkzerstörung bei Arthrodose).

Innenknöchel: ↑ Malleolus medialis.

Innenkörper: 1) Zentralkörper: *virol* die elektronenoptisch dichte – infektiöse – Nukleinsäurekomponente im Zentrum des Virus (umgeben vom Kapsid; ↑ Abb. »Virion«). – **2)** ↑ HEINZ* Innenkörper (s. a. Erythrozyteninnenkörper). – **I.anämie:** s. u. HEINZ*.

Innen|kolben: *histol* Gebilde im Zentrum des VATER*-PACINI*-Körperchens, in dem sich die marklose Nervenfaser in ein lockeres Fibrillennetz auflöst. – **I.meniskus:** ↑ Meniscus medialis; s. a. Meniskusverletzung.

Innenohr: ↑ Auris interna. – **I.arterie:** ↑ Arteria labyrinthi. – **I.entzündung:** ↑ Labyrinthitis. – **I.schwerhörigkeit**, Labyrinthschwerhörigkeit: die »kochleare« oder »labyrinthäre Sch.« (Schallempfindungsstörung; soweit nur Alteration von Labyrinthwasser u. Basilarmembran oder Fraktur des CORTI* Organs, von manchen Autoren als Schalleitungsstörung ange-

Innenohr|schwerhörigkeit

sehen), die alle Frequenzen betreffen kann, als Presbyakusis v. a. die mittl. u. hohen Töne (s. a. Gesellschaftstaubheit); häufig mit – hohen, klingenden – Ohrgeräuschen verbunden; von retrokochlearer ↗ Hörstörung (»Nervenschwerhörigkeit«) nicht streng zu trennen; im Audiogramm übereinstimmende Senkung der Luft- u. Knochenleitungskurven. Erworben pränatal durch Embryopathie (z. B. Röteln), postnatal v. a. durch chron. Lärmbelastung, Trauma (Schädelbasisfraktur, Labyrinthblutung etc.), Labyrinthitis, Zirkulationsstörung (Arteriosklerose, MENIÈRE* Krankh., Angiopathie diabetica etc.), Infekt (Typhus, Mumps, Diphtherie etc.), chem.-toxisch (Chinin, Streptomyzin etc.), Endolymphestörung (z. B. als akuter Hörsturz). Hereditäres Vork. bei ALPORT*, GRÄFE*, SJÖGREN*, PENDRED* Syndrom; ferner als **hereditär-degenerat. I.sch.** (dominant-erbl.), angeboren oder – häufiger – in der Jugend manifest, meist mit schleichendem Beginn u. oft jahrelangem Stillstand, evtl. in Taubheit übergehend; anat.: Dislokation des CORTI* Organs, Verdünnung (= Typ SCHEIBE) oder hochgrad. Mißbildung (= Typ MONDINI) von Modiolus u. Skalensepten, Proliferation des Neuroepithels.

Innen|plasma: *zytol* ↗ Endoplasma. – **I.rotation**: »Einwärtsdrehung« einer Gliedmaße um ihre Längsachse in einem Kugelgelenk, wobei lat. Teile des Gelenkkopfes nach vorn-medial verlagert werden. An Radgelenken als Pronation bezeichnet; s. a. Abb. »Neutral-Null-Methode«, »Augenbewegungen«. – **I.säge**: *chir* »intramedulläres Osteotom« (elektrisch betrieben) mit Federschaft, lenkbarem Kreissägeblatt u. biegsamem Führungsrohr; für Osteotomie von Röhrenknochen vom Markraum aus.

Innenschicht|block: *kard* ↗ Arborisationsblock. – **I.infarkt**: ↗ Myokardinfarkt in den subendokardialen Wandschichten der li. Kammer (einschl. Septum); oft nur als Ischämie (»**I.schaden**«). Im EKG keine infarkttyp. Veränderungen des QRS-Komplexes, häufig nur muldenförm. ST-Senkung u. T-Abflachung in der zuständ. Abltg.; Folgestadium nicht zu beobachten.

Innenschielen: ↗ Strabismus convergens.

Innere oder **Interne Medizin**: zentrales Teilgebiet der Humanmedizin, befaßt mit der Pathophysiologie, Prophylaxe, Erkennung, konserv. Behandlung u. Rehabilitation der Erkrn. von Atmungsorganen (= Pulmonologie), Herz u. Kreislauf (= Kardiologie bzw. Angiologie), Magendarmtrakt u. Leber (= Gastroenterologie, Hepatologie), Nieren u. ableitenden Harnwegen (= Nephrologie, Urologie), Blut u. blutbildenden Organen (= Hämatologie), Stoffwechsel u. inn. Sekretion (= Endokrinologie), Stütz- u. Bewegungsapparat (soweit nicht orthop.-chir.; = Rheumatologie), der Infektionskrankhn., Vergiftungen (= klin. Toxikologie) u. Alterskrankhn. (= Geriatrie).

innere Krankheit: Krankh., die in den Bereich der ↗ Inn. Medizin fällt. – **i. Organe**: die im Brust- u. Bauchraum gelegenen »Eingeweide« (Viscera). – **i. Sekretion**: ↗ Inkretion, s. a. endokrine ↗ Drüse.

Normale u. abweichende **Innervation**

Muskel	normale Innervation	doppelte Innervation	abnorme Innervation
Platysma	N. facialis	3. und 4. Halsnerv	–
M. trapezius	N. accessorius (Radices spinales)	3. und 4. Halsnerv	–
M. sternocleidomastoideus	N. accessorius spinalis	2. und 3. Halsnerv	–
M. levator scapulae	N. dorsalis scapulae	3. und 4. Halsnerv	–
Diaphragma	N. phrenicus	N. subclavius	Nn. intercostales (?)
M. deltoideus (Pars anterior)	N. axillaris	Nn. thoracici ventrales	–
M. subscapularis	N. subscapularis	N. axillaris	–
M. teres minor	N. axillaris	N. suprascapularis	–
M. infraspinatus	N. suprascapularis	N. axillaris	–
M. serratus anterior (Pars sup.)	N. thoracicus longus	N. dorsalis scapulae	–
M. pectoralis major (Pars clavicularis)	Nn. pectorales medialis u. laterales	N. axillaris	–
M. latissimus dorsi	N. thoracodorsalis	N. axillaris	N. radialis
M. biceps brachii	N. musculocutaneus	N. medianus	–
M. brachialis	N. musculocutaneus	N. medianus	N. radialis
M. triceps brachii (Caput mediale)	N. radialis	N. ulnaris	–
M. pronator teres	N. medianus	N. musculocutaneus	N. ulnaris
M. flexor carpi radialis	N. medianus	N. musculocutaneus	–
M. palmaris longus	N. medianus	N. musculocutaneus	–
M. flexor digitorum superficialis	N. medianus	N. musculocutaneus	N. ulnaris
M. flexor digitorum profundus	N. medianus	N. musculocutaneus	N. ulnaris
M. flexor pollicis longus	N. medianus	N. musculocutaneus	–
M. flexor pollicis brevis (Caput superficiale)	N. medianus	N. ulnaris	N. musculocutaneus
M. opponens pollicis	N. medianus	N. ulnaris	N. musculocutaneus
Mm. lumbricales I u. II	N. medianus	–	N. musculocutaneus
M. flexor carpi ulnaris	N. ulnaris	N. medianus	–
M. flexor digit. prof. (IV u. V)	N. ulnaris	N. medianus	–
M. flexor pollicis brevis (Caput profundum)	N. ulnaris	N. medianus	–
M. adductor pollicis	N. ulnaris	N. medianus	–
Mm. lumbricales III u. IV	N. ulnaris	N. medianus	–
Mm. interossei	N. ulnaris	N. medianus	–
Hypothenarmuskeln	N. ulnaris	N. medianus	–
Bauchmuskeln, seitliche (unterster Abschnitt)	Nn. intercostales	N. iliohypogastricus	N. ilioinguinalis
M. iliopsoas	Plexus lumbalis (kurze Äste)	N. femoralis	–
M. pectineus	N. femoralis	N. obturatorius	N. obturatorius accessorius
M. adductor magnus	N. obturatorius	N. tibialis	–
übrige Adduktoren	N. obturatorius	N. obturatorius accessorius	–
M. tensor fasciae lateralis	N. gluteus superior	N. femoralis	–

Innervation: 1) Aktivierung neuraler Elemente. – 2) die somat. u. autonome nervale Versorgung eines Körperorgans oder Gewebes, wobei afferente Fasern die Rezeptoren mit dem ZNS, efferente das ZNS mit dem Erfolgsorgan verbinden; ermöglicht die Zusammenarbeit der Organe bzw. ihrer Teile als einheitl. Ganzes u. regelt die Beziehung zwischen Organismus u. Umwelt. – Die »segmentale I.« der Myo- u. Dermatome erfolgt über die Wurzeln (»**radikuläre I.**«) eines oder mehrerer RM-Segmente; s. a. HEAD*, MACKENZIE* Zonen. – Eine **abweichende I.** von Muskeln (Faseraustausch zweier Nerven oder »Doppel-I.« durch 2 Nerven oder durch »abnorme« Äste) ist von Bedeutung für die Diagnose atypischer Lähmungen u. für die op. Denervierung (↑ Tab.). – **reziproke I.**: *physiol* steuerbares Innervationsschema mit wechselnd nebeneinander ablaufender Erregung u. Hemmung in funktionell gegensätzlich arbeitenden Neuronensystemen, z. B. Flexor- u. Extensormotoneuronen; wird ermöglicht durch Interneurone, die auch Erregungen u. Hemmungen anderer funktioneller Herkunft integrieren.

Innervations|apraxie: *neurol* gliedkinet. ↑ Apraxie. – **I.dichte:** *physiol* Anzahl sensor. Nervenelemente pro Flächen- oder Vol.einheit der peripheren Rezeptorgewebes. Entspricht meist auch der Größe der zentralen Repräsentation. – **I.muster:** *physiol* s. u. Bewegung, Präzisionsbewegung. – **I.tremor:** »Aktionszittern«, das – im Unterschied zum Intentions- u. Bewegungstremor – vom jeweil. Kraftaufwand abhängig ist. Vork. bei Paresen, aber auch bei tox. u. psychogenen Zuständen.

Innidation: Einnistung des Eies (↑ Nidation).

innocens, innocuus: (lat.) unschädlich, harmlos.

Ino: ↑ Inosin.

Inokulation: Pfropfung; *med* die mit einem Pfropfmechanismus erfolgende Einbringung (Übertragung) von Erreger- oder Zellmaterial (»**Inokulum**«) in einen Organismus oder Nährboden, auch i. S. von Impfung (insbes. Variolation), Beimpfung, Trans- u. Implantation. – Zur **Inokulations|infektion** kommt es v. a. bei Punktion (z. B. I.meningitis, I.hepatitis = Serumhepatitis) oder Hautläsion (z. B. I.-Tbk der Pathologen u. Chirurgen, I.herpes); ferner: **I.adenitis** oder **I.lymphoretikulose (benigne):** ↑ Katzenkratzkrankheit.

inoperabel: ohne Lebensgefährdung des Kranken nicht erfolgversprechend operierbar. **Inoperabilität** beruht entweder auf der techn. Unmöglichkeit (z. B. Entfernung lebensnotwendiger, durch Transplantat nicht ersetzbarer Organe, universelle Ausbreitung des Prozesses) oder auf der hochgrad. Schwäche vitaler Organ(system)e, die eine op. Belastung ausschließt.

Inosämie: ↑ Inositämie.

Inosin, I, Ino, Hypoxanthosin: Hypoxanthin-9-D-ribofuranosid (↑ Formel), ein Purinnukleosid; Intermediärprodukt des Nukleotidstoffwechsels (Vork. im Fleisch als »Karnin«); entsteht beim Abbau des AMP über Adenosin oder I.monophosphat u. wird mit Phosphat zu Hypoxanthin u. Ribose-1-phosphat umgesetzt. Therap. Anw. als Kardiotonikum u. Leberschutzstoff. – **I.säure:** ↑ Inosin-5'-monophosphat.

Inosin|-5'-monophosphat, IMP, (Muskel-) Inosinsäure: aus Hypoxanthin, Ribose u. Phosphorsäure aufgebautes, im Muskel frei vork. Nukleotid (Hypoxanthinribosid); erstes u. intermediär zentrales Purinderivat bei der Biosynthese der Purine aus Ribose-5-phosphat (über zahlreiche Zwischenprodukte), das mit Asparaginsäure u. GTP zu AMP, mit H_2O u. NAD zu XMP bzw. GMP umgesetzt wird; ferner Bildung im Muskel durch Abbau von AMP, in der Leber aus Hypoxanthin u. PRPP. Kann Koenzymfunktionen anderer Nukleotide übernehmen. – Zykl. Inosin-3', 5'-monophosphat (c-IMP, zIMP) hemmt im Tierversuch – ebenso wie c-AMP u. c-UMP – Tumorwachstum (Lymphosarkom der Maus) während der Behandlungsdauer. – **I.-5'-triphosphat,** ITP: aus Hypoxanthin, Ribose u. 3 Phosphatresten aufgebaute energiereiche Verbdg. (Mononukleotid); entsteht aus IDP durch Phosphatübertragung oder bei der oxidat. Dekarboxylierung von α-Ketoglutarat zu Sukzinat (s. a. Zitratzyklus); kann statt ATP oder GTP als Phosphat- oder Energiedonator wirken. Normalwert im Blut 3 µmol/l.

Inosit, meso-, myo-, i-Inosit(ol). Antialopezie-Vitamin: ein Hexahydroxyzyklohexan (↑ Formel: 8 Isomere); 6wert. zykl. Alkohol (kein Zucker); natürl. Vork. in Tieren, Pflanzen u. Mikroorganismen, frei z. B. im Serum (↑ Inositämie), Harn (↑ Inositurie), Liquor, Sperma (0,6 g/l), Muskel u. ZNS, ferner gebunden (Phosphorsäureester; ↑ Inositphosphatide, Phytin). Zum Vit.-B_2-Komplex gerechneter Wuchsstoff (bei Mangel Haarausfall, Wachstumsstillstand, Dermatitis; lipotrope Wirkung fraglich); therap. Anw. bei progress. Muskeldystrophie u. Hepatopathien. Nachweis: Oxidation mit HNO_3 (zu Rhodizon- u. Krokonsäure; SCHERER), mit $Hg(NO_3)_2$ (GALLOIS), quant. mit HJO_4 oder alkal. $HgCl_2$-KJ-Lsg. (jodometr. Best. des HJO_4-Überschusses bzw. des freigesetzten Hg), papierchromatographisch; ferner mit Saccharomyces carlsbergensis oder Sacch. cerevisiae als Testkeim.

Inos(it)ämie: vermehrter Gehalt des Blutes an Inosit (Serumwerte > 0,76 mg/100 ml), physiol. beim Feten u. jungen Säugling, pathol. bei Diabetes inositus (zus. mit Inositurie).

Inositolnikotinat WHO: meso-Inosit-hexa-nikotinsäureester; Anw. bei Durchblutungsstörung, Hypercholesterinämie u. zur Thromboseprophylaxe.

Inositphosphatide: zur Gruppe der ↑ Glyzerinphosphatide zählende Lipoide (s. a. Phosphatide); Vork.

Inositurie
bei Mensch u. Tier (z. B. in Hirn, Leber u. Herz) u. Pflanze (Weizenkeimlinge, Sojabohnen, Erdnüsse) v. a. als 1-Phosphatidylinosit (je 1 Mol. Inosit u. Phosphatidsäure; sehr stoffwechselakt. Komponenten der Myelinscheiden, an Neurokeratin u. alaninhalt. Peptide gebunden (»Phosphatidopeptide«).

Inos(it)urie: vermehrte Ausscheidung von Inosit mit dem Harn (> 85 mg/l); s. a. Diabetes inositus.

Inoskopie, Fibrinoskopie: (JOUSSET 1903) histor. Baktn.-Nachweis in Körperflüssigkeiten durch künstl. Gerinnung, Auflösung des Gerinnsels (mit Magensaft) u. Färbung der so angereicherten Keime.

inotrop: mit Änderung der Muskelkraft. – Die **pos. Inotropie** des Herzmuskels (Zunahme der Kontraktilität) wird bewirkt durch Frequenzsteigerung, Doppelstimulation (postextrasystolische Potenzierung), Ca^{2+}-Ionen, sympath. Überträgerstoffe u. best. Pharmaka (z. B. Herzglykoside); eine **neg. I.** (für Säugerherz umstritten) v. a. durch Azetylcholin, Verkürzung des Aktionspotentials, Lockerung der elektromechan. Koppelung.

Inozyt: / Fibrozyt.

INPEA: N-**I**sopropyl-p-**n**itro**p**henyl-**ä**th**a**nol**a**min (/ Nifenalolum).

Insalivation: Einspeichelung.

Insania: (lat.) Wahnsinn; z. B. **I. circularis** s. **cyclica** (/ man.-depressive Erkrn.), **I. alcoholica** (/ Alkoholpsychose), **I. polyneuritica** (/ KORSAKOW* Syndrom), **I. puerperalis** (/ Wochenbettpsychose), **I. senilis** (/ Altersdepression, -manie, senile Demenz), **I. toxica** (/ Intoxikationspsychose).

Inscriptio: (lat.) Inschrift, Eintrag; **1)** *pharm* der Teil des Rezeptes, der Namen u. Mengenangaben der Rezepturbestandteile enthält. – **2)** *anat* / Intersectio.

Insekten, Hexapoda: die Klasse »Kerbtiere« der Arthropoden (mit > 750 000 Arten), charakterisiert durch Gliederung des Körpers in 3 Segmentkomplexe (Kopf, Brust, Hinterleib) u. 3 Beinpaare.

Insektenallergie: Überempfindlichkeit gegen antigene Bestandteile oder Produkte von Insekten (i. w. S. auch von anderen Arthropoden), d. h. gegen Insektenstaub (als Inhalationsallergen, z. B. im Hausstaub) oder gegen das »Gift« bzw. Speichelsekret (als Injektionsallergen), das bei Biß oder Stich zur lokalen Sofortreaktion führt (Schmerz, Rötung, Schwellung durch histaminähnl. oder Histamin-freisetzende Substanzen), evtl. mit Schockfragmenten (Urtikaria, QUINCKE* Ödem, Asthma etc.); bei weiterer Exposition entweder hochgrad. Sensibilisierung (anaphylakt. Reaktion vor Hautreaktion, / PRAUSNITZ*-KÜSTNER* Reaktion pos.) oder aber – häufiger – Desensibilisierung (z. B. bei Imkern); s. a. Gifthaare.

Insekten|schutzmittel: / Repellent. – **I.stich**: Hautaffektion durch Stich (bzw. Biß) von Wanze, Floh, Laus, Fliege, Mücke, Biene etc., i. w. S. auch von anderen Arthropoden wie Skorpion, Spinne, Milbe, Zecke; meist örtliche Quaddelbildung (evtl. mit zentralem Bläschen) u. örtl. Reizzustand, beim sogen. »**tox. I.**« (Biene, Wespe, Hummel, Hornisse) mit heft., u. U. auch Allg.erscheinungen (s. a. I.allergie).

Insektizide: natürl. oder synthet. Chemikalien zur Insektenbekämpfung; Gruppe der / Pestizide, unterschieden als Kontakt-, Fraß- u. Atemgifte, Niederschlagsmittel, Akarizide, Ovizide u. System-I. (s. a. Repellent, Attractants). Neben pflanzl. (Pyrethrum, Rotenon, Nikotin; meist Kontakt-I.) u. anorgan. I. (S-, Pb-, Hg-, Se-, Tl-, B-, Sb-, As- u. F-Verbindungen; Fraßgifte) sowie Teer- u. Mineralölen v. a. Chlorkohlenwasserstoffe (z. B. DDT®, Metoxychlor, Hexachlorzyklohexan, Aldrin), Phosphorsäureester, (z. B. Parathion = E 605® u. Methylparathion, Diazinon, Dichlorvos, Dipterex; v. a. Kontakt- u. System-I.), Karbamidsäureester, Dinitrophenole (z. B. 4,6-Dinitro-o-kresol) u. organ. Thiozyanate (z. B. Lethane®, Thanite®. Haben hohe Warmblütertoxizität (/ Halogenkohlenwasserstoff-, Azetylcholinvergiftung); in Lebensmitteln nur in Mengen zulässig, die die Gesundheit des Verbrauchers nicht schädigen (LMG; Höchstmengen-VO vom 30.11.1966), v. a. nicht als dir. Zusatz (Fremdstoff).

Insel: *anat* / Insula. – Auch Kurzform für / LANGERHANS* Inseln.

Insel|adenom: / I.zelladenom – **I.epilepsie**: auf neuronaler Entladung oder Läsion in der I.region (oder Umgebung) beruhende epilept. Anfälle mit sehr komplexen Erscheinungen, v. a. gustator. Symptn. (illusionär oder halluzinatorisch) u. vegetat. Störungen (insbes. abdominal). – **I.hormon**: / Insulin. – **I.krankheit, -fieber**: / Tsutsugamushi-Krankheit. – **I.lappen**: **1)** *anat* / Insula. – **2)** *chir* Flügellappen mit schmalem (neuro)vaskulärem Stiel, z. B. für Fingerplastik (erzielt Stereognosie). – **I.organ**: / LANGERHANS* Inseln; als »zweites I.o.« das insuläre / Gangorgan. – **I.schwelle**: *anat* / Limen insulae. – **I.skotom**: *ophth* umschrieb. ‚nicht randständ. / Skotom. – **I.syndrom (zerebrales)**: / Leitungsaphasie. – **I.zellen**: die A-, B- u. D-Zellen der / LANGERHANS* Inseln; s. a. I.zell....

Insel(zell)|adenom, gutart. Insulom oder Nesidioblastom, Adenoma insulocellulare: benignes Neoplasma der B-Zellen des Inselorgans (ca. 50% im Schwanzteil); Ø bis 10 cm, derb, oft von Kapsel umgeben; Zellen strangförmig angeordnet, von Gefäßsinusoiden begrenzt, dazwischen eosinophil-hyalines Material, evtl. Verkalkung; im allg. »hormonakt.«, d. h. Insulin-produzierend (klin.: spontane Hypoglykämie mit anfallsart. Schwäche, Zittern, Schwitzen, evtl. auch psych. Symptn.). – Ferner A-Zellen-Adenome mit Glukagonproduktion (»Glukagonom«; histol.: α-Granula), sowie solche, die Gastrin (/ Gastrinom) oder VIP produzieren (»Vipom«, / VERNER*-MORRISON* Syndrom). – Vork. auch bei Polyadenomatose (/ WERMER* Syndrom u. a.). – **I.hyperplasie**: diffuse hormonakt. H. der B-Zellen des Inselorgans; i. e. S. die beim Feten bzw. Neugeb. einer diabet. Mutter (wahrsch. Anpassung an die mütterl. Hyperglykämie), seltener im Rahmen einer fetalen Erythroblastose; evtl. Urs. einer / Neugeborenenhypoglykämie. – **I.karzinom**, bösart. Insulom oder Nesidioblastom, Carcinoma insulocellulare: seltenes Malignom des Inselorgans, hormonaktiv wie das I.adenom, von diesem nur durch örtliche u. Fernmetastasierung unterschieden. – **I.system**: Sammelbegriff für die / LANGERHANS* Zellen (einschl. der interazinären Einzelzellen) u. das FEYRTER* insuläre / Gangorgan. Einschläg. Adenome bzw. Syndrome sind: Insulinom, Glykagonom, Karzinoid, Facettentumor, ZOLLINGER*-ELLISON*, VERNER*-MORRISON*, WERMER* Sy.

Insemination: das natürl. (bei Kohabitation) oder artifizielle Einbringen des Samens (Sperma) in den ♀

Genitalapparat. Bei **künstl. I.** (als ultima ratio) wird das durch Masturbation oder Punktion gewonnene Sperma durch den Arzt in Scheide oder Gebärmutterhöhle (bzw. mittels Portiokappe vor den Zervikalkanal) appliziert; **homologe I.** mit Sperma des Ehemannes, **heterologe I.** mit fremdem.

insensibilis: (lat.) unempfindlich, nicht spürbar (z. B. ↑ Perspiratio ins.).

Inserter: Instrument zum Applizieren von Einlagen (z. B. Intrauterinpessar) in Körperhöhlen.

Insertio(n): (lat.) Hineinfügen; *anat* Ansatz, z. B. eines Muskels (= **I. musculi** = Muskelansatz), *gyn* der Nabelschnur an der Plazenta (= **I. chordae umbilicalis**), unterschieden als **I. centralis, lat.** u. **marginalis**; ferner als **I. velamentosa** (an den Eihäuten statt an der Plazenta, mit Gefahr der Gefäßzerreißung u. des kindl. Verblutens beim Blasensprung in Nähe der Insertionsstelle).

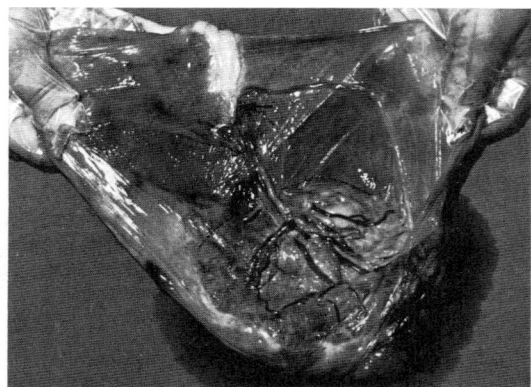

Insertio velamentosa

Insertions|potentiale: nach Einstich einer EMG-Elektrode kurzzeitig als »injury discharge« auftretende Aktionspotentiale der – normal erregbaren – Muskelzellen. – **I.tendopathie, -ligamentopathie**: Tendoperiostose (s. u. Tendopathie).

Insertosom, Insertionssegment, IS(-Element): *genet* s. u. Transposon.

insidiös: hinterlistig, heimtückisch, mit schleichendem Verlauf.

insipidus: (lat.) fade, geschmacksfrei. – **Insipidus-Syndrom**: ↑ Diabetes insipidus.

in situ: (lat.) am Ort, in natürl. Lage (innerhalb des Körpers); z. B. **In-situ-Bypass** (unter Verw. eines benachbarten Gefäßes), **In-situ-Pilzkultur** (unter Verw. nicht zerkleinerten Materials). – s. a. Carcinoma in situ.

Inskription: *pharm* ↑ Inscriptio.

Insolatio(n): Sonnenbestrahlung (i. e. S. deren Horizontalbeleuchtungsstärke). – *path* Die – intensive – Sonnenexposition insbes. des Kopfes, i. w. S. auch die dadurch bedingte Schädigung (↑ Sonnenstich), unterschieden als **I. asphyxialis** (mit Schocksympt.: kleiner Puls, kalte Haut, niedr. Körpertemp.) u. als **I. hyperpyrexalis** (mit Temp.erhöhung, Kapillarstauung, evtl. Koma); evtl. **Insolations|enzephalitis** (OPPENHEIM; »kalor. Enzephalitis«, mit Blutungen vorw.

in Marklager, Hirnstamm u. Kleinhirn) u. **I.psychose** (klin. Bild der Ödempsychose).

insolubilis: (lat.) unlöslich.

Insomnie: ↑ Schlaflosigkeit.

Inspektion: *med* kunstgerechte Betrachtung des Pat. zur Feststellung des körperl. Habitus u. evtl. krankhafter äuß. Veränderungen.

Inspiration: **1)** *biol* »Einatmung« als Teilvorgang des Atemzyklus, bei dem mit Hilfe der Atemmuskulatur (↑ dort. Tab.) durch Vergrößerung des Thoraxinnenraums der Lunge Außenluft (beim ♂ Erwachsenen ca. 500 ml, = Atemvolumen) angeboten wird (↑ Inspirationsluft); s. a. Inspirium. – **2)** *psych* Eingebung.

Inspirations|kapazität: ↑ Atemvolumen. – **I.reservekapazität**: s. u. Reservevolumen. – **I.luft**: die gegen Ende des Inspiriums in den zuführenden Atemwegen zum Gasaustausch angebotene u. vorbereitete atmosphär. Luft, die, auf Körpertemp. erwärmt u. mit Wasserdampf gesättigt, bei mittlerem atmosphär. Druck (760 mm Hg) an Gasspannungen (mm Hg) aufweist:

O_2	CO_2	N_2	H_2O
149,2	0,2	563,6	47,0

Inspirations|versuch: ↑ MÜLLER* Atemversuch. – **I.zentrum**: s. u. Atemzentrum.

inspiratorisch: die Einatmung betreffend, im ↑ Inspirium.

Inspirium: **1)** die dem Exspirium vorausgehende Phase der Atmung, in der die Einatmung (↑ Inspiration) erfolgt. – **2)** klin. Bez. für das Einatmungsgeräusch; z. B. gemischtes I., sakkadiertes I., vesikuläres I. (s. u. Atmen).

Inspissation: *pharm* Eindickung, insbes. von Pflanzenextrakten, durch Wasserentzug.

inspissatus: (lat.) eingedickt. – **Inspissated bile**: ↑ Syndrom der »eingedickten Galle«.

Instabilität: mangelnde Festigkeit, z. B. einer Fraktur; *psych* mangelnde Willensfestigkeit u. affektive Unbeständigkeit des Verhaltens, z. B. psychomotor. Hemmungslosigkeit der »instabiles infants«, gekennzeichnet durch Unruhe u. Bewegungsdrang, Konzentrationsschwäche, Gefühlsflachheit. – **hydrosaline I.**: *päd* ↑ Hydrolabilität. – **Instabilitas choreiformis**: Muskelunruhe (insbes. bei FRIEDREICH* Ataxie). – **I. oculorum**: ↑ Nystagmus. – **Instabilitätsreaktion**: *hämat* ↑ Blutkörperchensenkungsreaktion.

INSTAND: Institut. für **Stand**ardisierung u. Dokumentation im medizin. Laboratorium.

Instasis: *psych* innerl., im Ggs. zur Ekstase nicht nach außen projiziertes Erlebnis.

Instillation: tropfenweise Einbringen einer Flüssigkeit in den Körper, z. B. in Körperhöhle, Blutgefäß (meist i.v.), Hohlorgan (Darm, Harnblase), Unterhaut.

Instinkt: vererbbare, artspezif. angeb. Verhaltensbereitschaft u. Handlungsweise, die nach festgelegtem Muster ohne bewußte Einsicht automatisch oder durch äuß. Anreiz (»Schlüsselreiz«) ausgelöst wird. Auf »**I.formeln**« beruhen nach E. KRETSCHMER beim Menschen z. B. Saugen des Neugeb., Geschlechtsakt, hyponoische u. hypobul. Mechanismen (nach K. LORENZ noch zahlreiche andere); nach S. FREUD primär

instinktiv

nur Lebens- (»Eros«) u. Todestrieb, zwischen denen das Leben als Konflikt oder als Kompromiß abläuft.

instinktiv: unbewußt aus angeb. Erfahrungskoordination innewerdend (*/* Instinkt), unwillkürlich.

Institutionalismus: Auftreten von Verhaltensanomalien (Autismus, Bewegungsstereotypien etc.) u. sonst. sek. psychosozialen Störungen beim stationär behandelten psychisch Kranken (v. a. Schizophrenie).

Instruktionstheorie (Pauling*): *immun* */* Matrizentheorie.

Instrumenten|sieb, -schale: *chir* flache Metallschale mit siebartig perforiertem Boden zur Lagerung von Instrumenten während der Sterilisation u. für die Op. (auf dem Instrumentiertisch) oder als Vorratssieb zum Einsatz im Notfall; unterschieden als Grund- (mit den allgemein benötigten Instrumenten) u. als Spezialsieb (Schädel-, Thorax-, Bauch-, Knochensieb etc., auch asept. u. sept. Sieb). – Die **I.sterilisation** (getrennt asept./septisch) erfolgt – nach Säuberung (fließendes Wasser) u. evtl. Desinfektion u. Eintauchen in 2%ige Soda-Lsg. (Rostschutz; nicht bei Kanülen, Spritzen, Skalpellen) – im Autoklaven (15 Min. bei 120° u. 1,1 atü oder 5 Min. bei 134° u. 2,1 atü) oder Heißluftschrank (30 Min. bis 1 Std.; Skalpelle bei 160°–180°). Aufbewahrung in mitsterilisierten Tüchern oder sofort. Auflegen mit **I.zange** in festgelegter Ordnung auf den **I.tisch** (fahrbarer Über- oder Anstelltisch, höhenverstellbar). – Für Sterilisation der Hilfsmittel oder Geräte aus Plastik oder Gummi sowie von Bürsten, Puder, Endoskopen, Handschuhen etc. bes. Methoden erforderlich.

Instrumentier|schwester: *chir* für die vorschriftsmäß. Bereitstellung der Op.-Instrumente u. -Hilfsmittel (Naht- u. blutstillendes Material, Injektions-Lsgn. etc.) verantwortliche Op.-Schwester, die während des Eingriffs allein oder mit Assistenz instrumentiert u. die Asepsis des Instrumentiertisches garantiert; trägt auch wesentl. Mitverantwortung für vollzähl. Entfernung von Tupfern, Kompressen, Tüchern etc. aus dem Op.gebiet. – **I.tisch**: */* Instrumententisch.

Insudation: vermehrtes Eindringen von Blutflüssigkeit (Trans- oder Exsudat) aus der Blutbahn in die gefäßlose Intima, wo es – als »**Insudat**« – evtl. zu Faserneubildung, Verfettung u. Verkalkung führt (s. a. Atherosklerose).

Insufficientia, Insuffizienz: ungenügende Funktion bzw. Leistung eines Organ(system)s; z. B. **brachiobasiläre I.** (s. u. Anzapfsyndrom), **I. cardiae** (*/* Kardiainsuffizienz), **I. cordis** (*/* Herzinsuffizienz, Herzklappen-I.), **I. hepatis** (*/* Leberinsuffizienz), **hypophysäre I.** (*/* Hypopituitarismus), **immunisator. I.** (*/* Immunitätslücke), **I. pedis** (*/* Fußinsuffizienz), **pluriglanduläre I.** (*/* FALTA* Syndrom), **renale I.** (*/* Niereninsuffizienz), **I. thyreoidalis** (*/* Hypothyreose), **I. vertebrae** (SCHANZ 1907; */* Wirbelsäuleninsuffizienz), **zerebrale** oder **zerebrovaskuläre I.** (*/* Hirnischämie, ischämischer zerebraler Anfall).

Insuffizienz|geräusch: *kard* s. u. Herzgeräusch. – **I.welle**: *kard* synchron mit dem 1. Herzton beginnende, gegen die c-Welle meist scharf abgesetzte hohe spitze Zacke der */* Venenpulskurve bei rel. oder organ. Trikuspidalinsuffizienz. – **I.zyste**: *path* */* Geröllzyste.

Insufflatio(n): »Einblasen« flüssiger (tröpfchenförm.), gas- oder pulverförm. Materie in Körperhöhlen, Gewebsspalten, Hohlorgane etc. (vgl. Persufflation), wobei das – komprimierte – Gas (meist Luft, O_2, CO_2, N_2) als Treibmittel (Pulverbläser, Spray), Vehikel (»Trägergas« bei Insufflationsnarkose) oder Rö-Kontrastmittel (z. B. Pneumenzephalographie) dient oder aber der Dilatation (z. B. Darmblähung bei Rektoskopie, »Luftdusche« bei gynäk. Pertubation, POLITZER*, VALSALVA* Versuch); ferner – als **I. pulmonis** – die respirator. */* Reanimation bzw. künstl. Beatmung durch Einbringen von Luft u./oder O_2 mit oder ohne Geräteeinsatz in die – oberen – Luftwege, z. B. mittels EMERSON* Gerät, RUBEN* Beatmer, als Atemspende (= */* Mund-zu-Mund-, Mund-zu-Nase-Beatmung), oder aber – über einen bis an die Karina vorgeschobenen Trachealkatheter – in die tiefen Atemwege, z. B. bei Pneumothorax, Schlafmittel-, Gasvergiftung, Schock, ferner bei Narkose u. Tetanus mit druck- (z. B. Spiropulsator®, Poliomat®, BIRD* Respirator) oder volumengesteuertem Insufflationsgerät (z. B. Pulmomat®, ENGSTRÖM* Respirator); s. a. */* Sauerstoffinsufflation.

Insufflations|brille: hohles Brillengestell für die permanente endonasale O_2-Insufflation. – **I.narkose**: offenes Verfahren der Inhalationsnarkose (v. a. für Op. in Nase-Rachen), bei der das Narkosegemisch (meist Äther/O_2) über Katheter oder Mundtubus mit Drücken von 10–20 mm Hg in die oberen Luftwege geblasen wird (z. B. KAYE*, BRAUN*, JUILLARD* Narkoseapparat); in Notsituationen als **krikoidale** (ROSENTHAL; Trokar oberhalb des Ringknorpels) oder als **tracheale I.** (MELTZER, AUER, ELSBERG; Katheter via transtrachealem Trokar bis zur Karina, dadurch geringer Totraum).

Insula *PNA*, **I. Reili**: die urspr. an der Oberfläche gelegene, später von den Opercula des Stirn-, Scheitel- u. Schläfenlappens bedeckte u. dadurch in der Fissura lat. verborgene »Insel« der Großhirnrinde (s. a. Gyri insulae), begrenzt vom Sulcus circularis insulae; als Assoziationszentrum für akust. Denken diskutiert.

Insulae pancreaticae: */* LANGERHANS* Inseln.

Insulin, Inselhormon: (Isolierung BANTING u. BEST 1920; Reindarstg. ABEL 1926; Primärstruktur SANGER 1949/50; Synthese ZAHN 1963) Peptidhormon aus zwei durch 2 Disulfidbrücken verknüpften Peptidketten (*/* Formel); MG je nach Herkunft 5700–5800; I.P. 5,3–5,4 (Säugerinsuline); in wäßr. Lsg. Assoziation; mit bas. Proteinen (Protamin, Histon) Komplexbildung (Depotinsuline). Besitzt Antigeneigenschaften (einschläg. AK können zu erhöhtem I.bedarf oder zur I.resistenz führen; eine **I.allergie** betrifft oft nur die nichtartspezif. Begleitkörper). Biosynthese (aus 1kett. */* »Proinsulin«; ca. 50 IE/Tag u. Speicherung (granuläre Form) in den B-Zellen der LANGERHANS* Inseln (Gesamtmenge im Pankreas ca. 250 IE = 10 mg); Abbau vorw. in der Leber (Spaltung der Disulfidbrücken durch Proteindisulfidreduktase, Proteolyse der A- u. B-Kette), ferner in Niere, sonst. Geweben u. Blut (biol. HWZ ca. 30 Min.); z. T. Ausscheidung mit dem Harn (ca. 5 mIE/24 h). Im Serum unterschieden: IRI (= **immunoreaktives I.**; auch: IMI = **immunolog. meßbares I.**) u. ILA (= insulin-like activity, **insulinähnliche** */* **Aktivität**; Herkunft unbekannt, wahrsch. größeres Protein). Wirkt direkt oder indir. auf alle Stoffwechselreaktionen: senkt Blutzuckerspiegel durch Steigerung der Glukoseverwertung in Muskulatur (Glukosetransport u. Glykogen-

Insulinomanie

Regulation der **Insulinsekretion** und **Insulinwirkung** (nach *E. Buddecke*)

	Stimulierung der Insulinsekretion	Hemmung der Insulinsekretion	kontrainsuläre Wirkstoffe
Hormone	Enteroglukagon, Gastrin, VIP, Pankreozymin	Adrenalin, Nordadrenalin, Somatostatin	Glukagon, STH, STH-Releasing-Hormon, Glukokortikoide
physiologische Wirkstoffe	Glukose, Aminosäuren (Leu, Arg), Xylit		freie Fettsäuren, Insulin-bindende Plasmaproteine, Insulin-Antikörper
Pharmaka	Sulfonylharnstoffe, α-Rezeptorenblocker, Theophyllin	β-Rezeptorenblocker, Heptulosen, Diazoxid, 2-Desoxyglukose	

aufbau; Aminosäurenaufnahme u. Proteinbiosynthese vermehrt), Fettgewebe (Glukosetransport u. -oxidation; Fettbiosynthese vermehrt, Freisetzung von Fettsäuren vermindert) u. Leber (Glukosephosphorylierung, Glykolyse, Glykogenaufbau; Fett-, Eiweiß- u. RNS-Biosynthese vermehrt, Glukoseabgabe vermindert). Bestimmung (1 IE ≈ 0,04167 mg des 4. internat. Standardpräp.; reinstes I. ca. 28 IE/mg) heute meist radioimmunologisch (↗ RIA, wobei akt. u. teildenaturiertes I. nicht unterschieden, I.-ähnl. Aktivitäten nicht erfaßt werden); klinisch v. a. im Rahmen der ↗ Glukosebelastung (s. a. Kaninchen- u. Mäuseeinheit); histochem. Nachweis mit schwefelsaurer KMnO₄-Lsg. u. Färbung mit Pseudoisozyanin (Metachromasie orange → blaurot). – ther ↗ Insulinpräparate.

Insulin (Humaninsulin-Struktur)

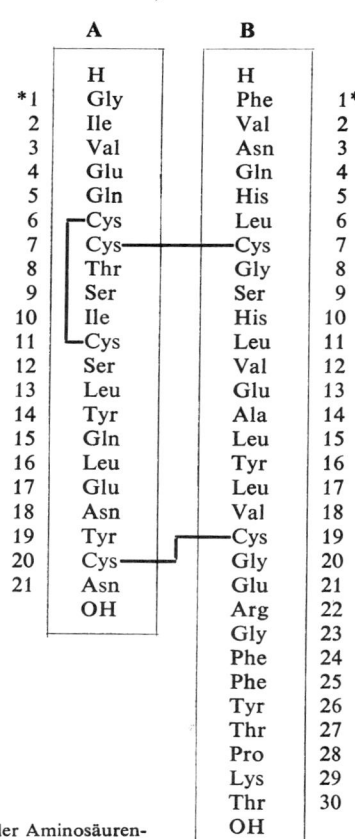

* lfd. Nr. der Aminosäuren-Kettenglieder

Insulinantagonisten: Substanzen mit einer dem Insulin entgegengesetzten Wirkung im Stoffwechsel, z. B. Synalbumin.
Insulinase: Enzymsystem der Leber, das Insulin durch Aufspaltung in A- u. B-Kette (↗ Proteindisulfidreduktase) u. Proteolyse abbaut.
Insulin|-Azidität-, -Hypoglykämietest: ↗ Hollander* Test. – **I.einheit**: s. u. Insulin, Kaninchen-, Mäuseeinheit. – **I.-Glukosebelastung**: ↗ Himsworth* Test; s. a. I.nüchternverusch. – **I.immunität**: s. u. I.resistenz.
Insulinismus: ↗ Hyperinsulinismus.
Insulinkoma: durch vermehrte Insulinausschüttung (bei Insulom, Sulfonylharnstoff-Ther.) oder überhöhte Insulingabe bewirkter schwerer hypoglykäm. Schock mit Koma; s. a. Insulinschock.
Insulin|-like activity: insulinähnliche ↗ Aktivität. –
I.lipodystrophie: lokaler Schwund des Unterhautfettgewebes nach Insulininjektionen.
Insulin|mangeldiabetes: Diabetes mellitus mit rel. oder absol. I.mangel infolge Insuffizienz der B-Zellen des Inselorgans; v. a. bei jugendl. (vor dem 25. Lj.), mageren Diabetikern mit labiler Stoffwechsellage »asthen. ↗ Diabetes«; früher häufig mit dem juvenilen Diabetestyp identifiziert). – **I.-Motilitätstest**: s. u. Hollander* Test.
Insulin|nüchternversuch (Radoslav*): Prüfung der I.empfindlichkeit durch Blutzuckerbestg. nüchtern sowie ½, 1, 1½, 2, 3–6 Std. nach s.c. Inj. von 16 IE Insulin bei Bettruhe u. Nahrungskarenz. Bei I.resistenz nur geringer, bei Überempfindlichkeit (Hypophyseninsuffizienz) sehr schneller Blutzuckerabfall um > 50% (bei hypoglykäm. Symptn. sofort abbrechen!). – **I.ödem**: allg. Ödembildung als Folge hochdosierter I.gaben, z. B. nach Behandlung eines diabet. Komas; Pathogenese umstritten.
Insulinom: s. u. Insulom.
Insulinomanie: sücht. Verlangen nach kleinen Insulindosen wegen der konsekutiven Hypoglykämie mit rauschart. Zustand.
Insulin|präparate: Injektionspräp. mit kristall. oder amorphem Insulin aus Schweine- oder aus Rinderpankreas (auch aus beiden: »zweiphas. I.« *WHO*; meist 40 IE/ml); gem. DAB mit Zusatz von 0,3–10% Zn; (s. a. Tab.). Zur parenteralen Anw. (s.c., i.m., i.v.; oral wirksam) bei allen I.-bedürft. Diabetesformen sowie zur I.schockther.; als Altinsulin bis zu 8 Std. wirksam (MED 28 IE, MTD bis 80 IE), als Depotinsulin (Lsg. bzw. Suspension mit Zink/Protamin/Humanglobin/Isophan, Aminochinurid etc.) für 12–24 Std. (»Intermediärinsuline«) bzw. > 24 Std. (MED bis 48 IE, MTD bis 80 IE). Als Nebenwirkun-

Insulinpräparate

Insulin-Präparate
1923	Insulin (»Altinsulin«)
1936	Umstellung auf kristallines Insulin
1936/37	Protamin-Zink-Insulin
1938	Surfen-Insulin
1940	Isocyanat-Insulin
1950	NPH-Insulin
1951	Komb-Insulin
1954	Long-Insulin
1954	Lente-Insuline
1962	HG-Insulin®, Rapitard®-Insulin
1967	Monospezies-Insuline
1973/74	chromatografierte u. MC-Insuline

gen lokale oder allgemeine Unverträglichkeitserscheinungen (Allergie; s. a. Monokomponent-I.). Bei Überdosierung Glukagongaben. – **I.purpura**: lokale Manifestation einer I.allergie in Form eines hämorrhag. Exanthems, evtl. mit Nekrosen (↑ ARTHUS* Phänomen).

Insulin|resistenz: starke Minderung oder Ausbleiben der therapeutischen I.wirkung; häufig Folge einer AK-Bildung gegen das artfremde Begleitprotein (= I.immunität), ferner bei endokrinen Störungen (Thyreotoxikose, CUSHING* Syndrom) sowie bei »I.unempfindl. Diabetes« (z. B. bei Leberzirrhose oder Hämosiderose, Alters- u. Gegenregulationsdiabetes), der aber oft auf Sulfonylharnstoff gut anspricht; als »**absol. I.r.**« bei tägl. I.bedarf von 200 IE, als »**rel. I.r.**« bei 60–200 IE. – **psych. I.r.** (H. FUHRY 1938): das Unwirksamwerden der Hypoglykämie bei der I.schocktherapie durch psych. Widerstand des Pat.

Insulinschock, glykoprive Intoxikation: durch inadäquate Insulinzufuhr oder Mobilisierung endogenen Insulins (z. B. durch Sulfonylharnstoff) ausgelöste akute (nach Altinsulin) oder schleichend beginnende (»latente«) ↑ Hypoglykämie mit Schocksymptomatik (↑ hypoglykämische Reaktion). – Die **I.therapie** (»I.komabehandlung«) von Geisteskrankhn., insbes. der jugendl. Schizophrenie, durch i. m. Altinsulingaben erfolgt in 3 Phasen: Anlaufphase (Dosissteigerung bis zum Koma), Schockphase (an ca. 30–40 Tg. je ein Koma mit 80–200 IE; Beendigung nach 30–45 Min. durch Glukose i. v.), Nachphase (rascher Abfall der Dosen). Gefahr der hypox. Hirnschädigung; evtl. Kombination mit Psychopharmaka oder Elektrokrampftherapie.

Insulin|sucht: ↑ Insulinomanie. – **I.toleranztest**: ↑ I.nüchternversuch, HIMSWORTH* Test. – Die von SMITH u. FRASER angegebene Prüfung der I.überempfindlichkeit z. B. beim Dumping-Spätsyndrom gilt als pos., wenn nach i.v. Inj. von 0,1 IE/kg Körpergew. die Summe der nach 30, 60 u 90 Min. abgelesene Blutzuckerwerte (= hypoglykäm. Index) unter 100 mg/100 ml liegt.

Insulitis: auf die LANGERHANS* Inseln beschränkte Pankreatitis; z. B. beim akut-tödl. kindl. Diabetes.

Insulom: ↑ Inselzelladenom bzw. -karzinom (i. e. S. das Insulin-produzierende: »Insulinom«). – Die dabei auftret. **I.fettsucht** ist Folge der zur Unterdrückung des Heißhungers verstärkten KH-Zufuhr.

Insult: (lat.) plötzlich eintretendes Ereignis, ↑ Anfall; i. e. S. der apoplekt. I. (↑ Apoplexie) u. der transitor. I. (↑ ischämischer zerebraler Anfall).

int.: ↑ internus.

in tabula: (lat.) auf dem Sektions- oder Op.tisch; z. B. Exitus in tabula.

intactus: (lat.) unberührt.

Integral|dosis: *radiol* integrale ↑ Energiedosis. – **I.vektor**: Begr. der Elektrokardiographie für den »Summationsdipol« aus sämtl. Vektoren der erregten Herzmuskelfasern, abhängig vom Erregungsablauf u. von der Lage des Herzens im Thorax; s. a. Vektorkardiographie, Flächenvektor.

Integration, Integrierung: Vervollständigung, Vereinigung, Einfügen, Wiederherstellung, Erneuerung, *biol* ↑ Assimilation. – **Integrationszentrum, -kern**: *physiol* ZNS-Strukturen mit der Funktion, unterschiedl. Funktionsabläufe (z. B. Wahrnehmung u. Erinnerung, motor. u. vasomotor. Aktivität) zusammenzufassen.

Integrität: ↑ Unversehrtheit.

Integritätstest (Tien*): *psych* ↑ OIT.

Integument: Bedeckung, Hülle; *anat* das **Integumentum commune** *PNA*, die aus Epidermis, Corium u. Tela subcutanea bestehende äuß. Haut als Körperhülle. – **I.knochen**: ↑ Bindegewebsknochen.

Intellekt: Fähigkeit, aus Wahrnehmungselementen durch krit. Analyse u. Synthese Einsichten u. Erkenntnisse zu bilden.

Intelligenz: die dem Menschen eigene geist. Begabung u. Beweglichkeit, die ihn befähigt, sich schnell in ungewohnten Situationen zurechtzufinden, Sinn- u. Beziehungszusammenhänge zu erfassen u. neuen Gegebenheiten u. Anforderungen durch Denkleistungen sinnvoll zu entsprechen. Neben dem allg. **I.faktor** (Fähigkeit zur kombinatorischen u. abstrahierenden Vereinheitlichung als der gemeinsamen Grundlage aller Denkvollzüge) noch spez. Faktoren, die die individuellen Begabungsschwerpunkte verleihen. Ein **I.mangel** (↑ Oligophrenie, Demenz) kann auf best. Bereiche beschränkt sein.

Intelligenz|abbau: Verlust angeborener u. erworb. intellektueller Fähigkeiten durch Alter oder Krankh.; charakterist. Störung bei Demenz (neben Gedächtnisstörungen). – **I.alter**, IA: (BINET 1908) der an der normalen Altersentwicklung gemessene individuelle Reifestatus der Intelligenz. – **I.quotient**, IQ: (W. STERN) Quotient aus Intelligenz- u. Lebensalter als Maß für den I.grad; »1,0« bzw. »100« bezeichnet altersentsprechend durchschnittl. I.reife, niedere Werte eine darunter, höhere eine darüber liegende Differenzierung des intellektuellen Leistungsvermögens (↑ Tab.).

IQ	Intelligenzgrad
über 126	hervorragend
118–126	sehr gut
110–117	gut
91–109	durchschnittlich
79–90	schwach
63–78	Debilität
unter 62	Schwachsinn

Intelligenz|test: testpsychol. Untersuchungsverfahren zur Feststellung von I.niveau u./oder I.struktur anhand von Aufgaben u. Problemstellungen verschiedener Qualität u. Schwierigkeit, z. B. ↑ BINET*-SIMON*, ↑ Hamburg-WECHSLER* Test, ferner der **analyt. I.test** (»AIT«, n. MEILI; faktorenanalytisch aufgebaut, um Komplexität, Plastizität, Ganzheit u. Flüssigkeit der Intelligenz zu erfassen), der **charakterolog. I.test** (»CIT«, modifiz. WARTEGG* Zeichentest), der **I.strukturtest** (»IST«, nach AMTHAUER; 9 in sich zunehmend schwierige Aufgabengruppen zur Abklärung von Merkfähigkeit, Vorstellungsvermögen, sprachl.-begriffl. u. rechner.-math. Leistungsqualitäten).

intendiert: beabsichtigt.

Intensität: 1) *physik* allg. Bez. für die Stärke einer Größe (z. B. Licht-, Stromstärke); quantitativ meist angegeben als Energiemenge, Teilchenzahl etc., die pro Zeiteinheit eine Flächeneinheit durchströmt oder von ihr emittiert wird. – 2) *statist* Häufigkeit eines Ereignisses während einer Zeitstrecke bzw. zu einem Zeitpunkt (z. B. Sterbeintensität, unterschieden von Sterbeziffer u. -wahrscheinlichkeit). – 3) **kritische I.**: *otol* in der Audiometrie die Lautstärke, die bei Beschallung des tauben Ohres vom Normalhörenden (durch »Überhören«) gerade noch wahrgenommen wird; für Luftleitung ca. 50, für Knochenleitung ca. 10–15 dB.

Intensitätsfaktor: *genet* »Intensivierungsgen«, das die quant. Ausprägung einer von anderen Genen ermöglichten Eigenschaft steigert; s. a. Suppressor-, Modifikationsgen.

Intensivbestrahlung: *radiol* Bestrahlungsschema mit hohen Einzeldosen (ca. 500–1000 rd pro Sitzung bei übl. Dosisleistung) u. großen Pausen (ca. 3–10 Tg); angebl. Vorteile: größere Vernichtungsrate für Tumorzellen bei geringerer Schädigung des vaskulären Systems.

Intensivierungsgen: ∫ Intensitätsfaktor.

Intensiv|(pflege)station: spez. Betteneinheit für die intensive (erweiterte) Diagnostik u. Behandlung in bedrohl., meist akuter Notsituation oder krit. Erkrankungsphase (Kardiopathien, Mehrfachverletzung, Nieren- u. Atmungsinsuffizienz, akute Stoffwechseldekompensation, Blutung aus Verdauungstrakt, schwere Intoxikation u. Verbrennung, Tetanus, best. Ileussituation, Schädel-Hirntrauma, Elektrounfall, Schock). Hauptaufgaben: Wiederherstellung bzw. Erhaltung der Vitalfunktionen, exakte Dauerüberwachung, fundierte Sofortdiagnostik, rasche Kausaltherapie. Auch als »Wachstation« einer Fachabteilung oder als übergreifender »I.bereich« mit Schwerpunktaufgaben (z. B. Infarkt-, Intoxikations-, Dialyse-, Reanimationszentrum). Benötigt außer bestmögl. Besetzung an Pflegepersonal bes. techn. u. räuml. Ausstattung: Beatmungs-, Absauge-, Infusions-, Transfusions-, Aerosol-, Dialysegeräte, Ultraschallvernebler, Intubationsbesteck, Sauerstoffzelt, Notfallbronchoskop, Defibrillator, Herzschrittmacher, transportables Rö.gerät, »künstl. Nase«, Harnbeutel, automat. Blut- u. Atemgasanalysator, Monitor für Puls, Blut- u. Venendruck, Temp., EKG-, EEG-Gerät; Stickstoff-, Blutzucker-, Elektrolytlabor, spez. Op.raum (für Tracheotomie, Herz- u. Gefäßkatheterismus, Pleurapunktion, Notthorakotomie bzw. -enterotomie, Ösophago- u. Bronchoskopie), evtl. Überdruckkammer (für hyperbare O$_2$-Therapie).

Intention: Anspannung psychischer Kräfte auf ein Ziel, Streben, Absicht (z. B. sich zu bewegen).

Intentions|krampf: vorw. ton. Muskelkrampf im Augenblick der Intention einer Bewegung, z. B. bei Tetanie u. Myotonia congenita. – **I.psychose**: psych. Störung, bei der beabsichtigte (»intendierte«) Handlungen aufgrund unüberwindl. Gegenantriebe nicht ausgeführt werden können; z. B. Platzangst. – **I.tremor, -zittern**: s. u. Bewegungstremor.

inter: (lat.) Präposition bzw. Präfix »zwischen«, »in der Mitte zwischen...« (vgl. intra); z. B. **inter cibos** (»i. c.« = zwischen den Mahlzeiten), **i.arcualis** (= zwischen den Wirbelbögen).

Interaktion: Aufeinandereinwirken von Personen, Medikamenten (s. u. Wechselwirkung) etc.

Inter-Alphaglobulin: die Serumproteine, die bei der Elektrophorese zwischen α$_1$- u. α$_2$-Globulinen wandern, insbes. G$_1$c-Globulin, Inter-α-Trypsininhibitor u. Thyreoglobulin.

interanuläres Segment: *histol* ∫ RANVIER* Segment.

interartikuläre Portion, Interartikularabschnitt: *anat* ∫ Zwischengelenkstück.

interatrial(is): zwischen beiden Herzvorhöfen.

Interazetabular|ebene: ∫ Beckenweite. – **I.linie**: kürzeste geradlin. Verbindung zwischen den Azetabula der Hüftgelenke; Querdurchmesser der sogen. Beckenweite.

intercalatus: (lat.) zwischengeschaltet. – **Intercalatum**: *anat* ∫ Substantia nigra.

intercarpeus, -carpicus, -carpalis: zwischen den Knochen der Handwurzel (Carpus), interkarpal.

inter|cerebralis: zwischen den Hirnhälften (= interhemisphaericus). – **i.costalis**: zwischen 2 Rippen; s. a. I.kostal....

Inter|chromatingranula: *zytol* Ribonukleoproteid (?)-Körnchen (ca. 250 nm) im Karyoplasma. – **I.chromomere**: *zytol* die im Zygotän oder Pachytän der Meiose zwischen den Chromomeren erkennbaren – scheinbar achromatischen – Filamentstücke. – **I.chromosomaleffect**: (engl.; SLATIS 1955) durch Strukturumbau im homologen Chromosom ausgelöster Positionseffekt auf das entsprech. Gen (mit konsekut. Merkmalsänderung).

Interdentium: der keilförm. »**Interdentalraum**« zwischen 2 benachbarten Zähnen, durch den Kontaktpunkt unterteilt; im unt. (»zervikalen«) Teil von der **Interdentalpapille** des Zahnfleisches ausgefüllt.

interdigital(is): zwischen 2 Fingern oder Zehen.

Interdigital|geschwür: Ulzeration im Bereich einer Zwischenfinger- oder – meist – Zwischenzehenfalte, häufig bei Intertrigo oder als typ. Dekubitalgeschwür durch »inn.« Hühnerauge. – **I.membran, -falte**: die in den I.raum ragenden »Schwimmhäute« zwischen benachbarten Fingern oder Zehen (∫ Plica interdigit.). Häufig Ort von Erosion u. Ulzeration, z. B. bei Intertrigo, bei **I.mykose** (Dermatophyten, Hefen, Schimmel; s. a. Erosio interdigitalis). – Die **I.phlegmone** als Sonderform des s.c. Panaritiums (klin.: verstrichene I.falte, Handrückenödem, Finger gespreizt u. leicht gebeugt) greift rel. oft auf Streckseiten über; evtl. als typ. »Kragenknopfpanaritium«.

Interessentest: *psych* Test zur Abklärung der Grundinteressen anhand der Wahl aus alternativen Tätigkeitsvorschlägen oder Buchtiteln, z. B. Persönlichkeitsinteressentest (POLMAN-MITTENECKER), Berufsinterssentest (IRLE), Berufswahlmodellversuch (GRENB), Bücherkatalogtest (BAUMGARTEN-TRAMER).

Interferenz: 1) *physik* Erscheinungen am Ort der Überlagerung zweier kohärenter Wellenzüge (aller

Interferenz, chromosomale

Art); keine energet. Wechselwirkung, nur Folge von Phasenüberlagerung, so daß getrennt weiterlaufende Strahlenbündel keine Anzeichen der vorangegangenen I. erkennen lassen (im Gegensatz zur Streuung). – **I.erscheinungen** im sichtbaren Bereich des elektromagnet. Spektrums (max. Helligkeit bei Überlagerung gleicher Phasen, max. Dunkelheit bei Phasendifferenz von ½ λ oder ganzzahl. Vielfachen davon) werden u. a. für Präzisionsmessung genutzt; s. a. I.filter, Interferometer. – 2) *genet* **a) chromosomale I.**: Beeinflussung (meist Verminderung) der Häufigkeit weiterer Crossover im Chromosom durch ein bereits erfolgtes. – Im gleichen Sinne auch die »Chiasma-I.« (zwischen 2 Chromatiden des Bivalents) im Pachytän der Meiose. – **b) chromatidale I.**: Einschränkung der Beteiligungsmöglichkeit aller 4 Chromatiden eines meiot. Bivalents am Crossover. – 3) *virol* ↑ Virusinterferenz, Interferon. – 4) *kard* ↑ I.dissoziation. – 5) *pharm* die quant., seltener auch qual. Änderung der Wirkung gleichzeitig oder nacheinander verabreichter Arzneimittel; Antagonismus z. B. zwischen Arsenverbindgn. u. Chinonen oder Vit. C (s. a. Gegengift), Synergismus (Potenzierung) z. B. zwischen Psychopharmaka u. Alkohol. Weitgehend ident. mit »Interaktion« (↑ Wechselwirkung).

Interferenz|dissoziation: *kard* Nebeneinanderbestehen zweier Automatiezentren unterschiedl. Frequenz (eines im Sinusknoten, das andere – fast immer höherfrequente – meist im Av-Knoten), die sich in der Myokarderregung abwechseln, wobei das schnellere die Kammer erregt, während die Vorhöfe, durch eine retrograde Blockierung geschützt, ausschl. dem Sinusknoten folgen. Vork. meist nur flüchtig u. mit starker Abhängigkeit von neurovegetat. Faktoren, aber auch bei tox. (Digitalis) u. infektiös-tox. Einflüssen (Rheumatismus, Diphtherie) sowie als Folge einer Koronarinsuffizienz. – **I.filter**: *opt* Metall- (Mehrfachreflexion an bedampften Oberflächen) oder Polarisationsfilter, das aus einem polychromat. Licht einen oder mehrere Bereiche durch Interferenz auslöscht u. nur solche Wellenlängen durchläßt, deren Amplituden sich verstärken; maximale Durchlässigkeit 10–50%.

Interferenz|immunität: Unempfindlichkeit nichtimmuner Individuen für eine best. virale oder parasitäre Erkr. auf Grund von Interferenz (↑ Virusinterferenz, Interferon). – **I.mikroskop**: s. u. Interferometer. – **I.muster**: im EMG das Erregungsmuster des Skelettmuskels bei kräft. tetan. Kontraktion, gekennzeichnet durch sich überlagernde Entladungen zahlreicher motor. Einheiten. – **I.phänomen**: *virol* ↑ Virusinterferenz. – **I.ströme**: s. u. NEMEC* Therapie.

Interferometer: *opt* Gerät zur Erzeugung von Interferenzen (durch Einfach- oder Mehrfachreflexion) für meßtechn. Zwecke (Bestimmg. von Wellenlängen u. -geschwindigkeiten, Brechungsindizes, Gasdichten etc.). In Kombination mit einem Mikroskop zur Untersuchung von Oberflächenstrukturen, wobei mit neuesten Verfahren (POLANSKY; Mehrfachreflexion durch Verspiegelung der Oberfläche, s. a. Interferenzfilter) Stufen von wenigen Å meßbar sind.

Interferon: (ISAACS u. LINDENMANN 1957) von kernhalt. tier. Zellen (v. a. T-Lymphozyten) in vivo u. in vitro nach Infektion mit akt. u. inaktiviertem Virus gebildetes Protein (mit geringen KH-resten), das im Blut transportiert wird (Speicherung im RNS) u. als Teil der allg. Abwehr an der ↑ Virusinterferenz (bei RNS- u. DNS-Viren) beteiligt ist. MG $2,5-16 \times 10^4$: relativ hitze- u. pH-stabil; lysierbar durch proteolyt. Enzyme u. Äther. Bewirkt – streng speziesspezifisch – zelluläre Resistenz gegen die »Herausforderungsviren« durch Hemmung der Virussynthese (Vork. von TIP = Translation inhibitory protein?). Max. Bildg. bei Fieber; induzierbar auch durch Baktn. u. deren Endotoxine, Polysaccharide mit doppelsträng. RNS (Helenin), Phytohämagglutinin, synthet. anion. (»Pyran-«)Kopolymere, Zykloheximid. Erfolgreiche therap. Anw. von exogenem I. (aus Humanleukozyten, -fibroblasten) bisher v. a. bei ulzerativer Keratitis herpetica, chron.-akt. Hepatitis B u. Zoster (aber auch bei verschied. Malignomen).

intergenesisch: *gyn* zwischen 2 Geburten.

Interglobulardentin: ↑ TOMES* Körnerschicht.

Interims|knoten: *chir* bei entscheidend wicht. fortlaufender Naht (z. B. Magen-Darmanastomose) routinemäßig zur Nahtsicherung anzubringender »Zwischenknoten« (evtl. mit zusätzl. Einzelknopfnaht). – **I.prothese**: zwischenzeitlich bis zur definitiven orthopädietechn. Versorgung zu tragende Prothese, z. B. Behelfsbein (zur Gehschulung), Zahnersatz. – Provisor. Epithese auch zur Verträglichkeitstestung von Halterungsdruck, Klebstoff, Material etc.

interior, -ius: (lat.) innere(r), inneres.

Interkalarstaphylom: Staphylom zwischen Ziliarkörper u. Kornea.

interkalative Stoffe: Substanzen (z. B. Akridine, Ethidiumbromid, Daunomycin), deren Moleküle die Zwischenräume zwischen den Basenpaaren der DNS-Doppelhelix besetzen u. dadurch deren ident. Reproduktion mutativ stören können.

Interkarpalgelenk: ↑ Articulatio intercarpea.

Inter|karyokinese: *zytol* ↑ Intermitose. – **I.kinese**: *zytol* zwischen 1. u. 2. Teilung der Meiose evtl. eingeschaltetes kurzes Ruhestadium, in dem die Chromatiden spiralisiert u. an ihren Zentromeren verbunden bleiben; Reduplikation findet nicht statt. – Aus der 1. Reifeteilung der Ei- u. Samenzellen geht durch Äquationsteilung der diploide »I.kinesekern« hervor; vgl. Interphasekern.

interkondyläre Aufnahme: *röntg* Sagittalaufnahme des Kniegelenks zur Darstg. von Fossa u. Eminentia intercondylaris, u. zwar kaudoanteroposterior (mit Knietunnel u. flexibler Kassette) oder aber entgegengesetzt (Bauchlage, Zentralstrahl in Kniekehle senkrecht zum 45°-gebeugten Unterschenkel, Normalkassette).

interkostal: zwischen den Rippen; s. a. Hernia, Musculus, Nervus intercostalis, Spatium intercostale (= ICR). – **I.anästhesie, -block**: (BRAUN, SAUERBRUCH, HEIN, BRUNNER) Leitungsanästhesie für Brust- u. Bauchwand (einschl. parietalem Brust- u. Bauchfell) durch – meist »serienmäß.« – Novocain®-Infiltration um die Nn. intercostales distal der Rr. communicantes (hinter Rippenunterrand; für Thoraxeingriff am Angulus costae, für Abdominal-Op. in der vord. Axillarlinie, für Unterbauch mit zusätzl. Blokkade der Nn. iliohypogastricus u. ilioinguinalis). – **I.neuralgie**: gürtelförm. Schmerzen entlang einem oder mehreren Zwischenrippenräumen mit typ. Druckpunkten paravertebral, in der Axillarlinie u. paramedian-vorn. Sympt. bei RM- u. WS-Prozessen,

Zoster, Aortenisthmusstenose (erweiterte Kollateralgefäße), Bronchial- u. Mediastinaltumor, Pleuraendotheliom, Taucherkrankheit; rel. häuf. Komplikation nach Thorakotomie u. -zentese (daher evtl. prophylakt. Resektion).

Interkrikothyreotomie: op. Spaltung des Kehlkopfes mit Durchtrennung des Schild- u. Ringknorpels.

Interkristallinie: geradlin. Verbindung zwischen den höchsten Punkten beider Cristae iliacae.

interkritisch: zwischen zwei Krankheitsschüben, (i. w. S.) beschwerdefrei.

interkurrent: zwischenzeitlich auftretend; z. B. ein **i. Fieber** im Verlauf einer fieberfreien Erkr.

Interlabialmykose: Mundwinkelrhagaden durch Candida albicans (↑ Angulus infectiosus).

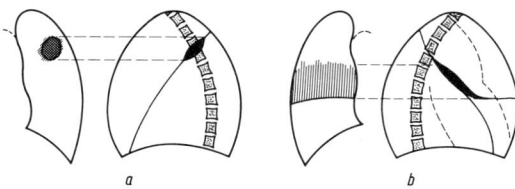

Röntgenbilder bei **Interlobärerguß**: a) Erguß im oberen li. Hauptspalt erscheint p.-a. als Rundschatten; b) Erguß im re. Haupt- u. Mittellappenspalt zeigt glatt-horizontale untere Begrenzung.

interlobär, interlobaris: *anat* zwischen 2 (Lungen-)Lappen. – **I.erguß:** wandständig oder zentral im Interlobärspalt abgekapselter Pleuraerguß (s. a. Pleuritis interlobaris), meist serofibrinös (z. B. metapneumonisch), aber auch hämorrhagisch (Lungen-Tbk oder -infarkt, Bronchial-Ca.) oder eitrig (= **I.empyem**). Nachweis v. a. röntgenol. (Aufnahme in 2 Ebenen, evtl. in Kreuzhohlstellung n. FLEISCHNER; scharf begrenzter keil-, kugel-, spindel- oder streifenförm. Schatten) u. durch Punktion. Nach Ausheilung evtl. **I.schwarte** (bis 3 mm stark). – **I.linie:** *röntg* haarfeine Linie als Abbild des – tangential getroffenen – I.spaltes; bei I.erguß oder -schwarte strangförmig verdickt. – **I.pleuritis:** ↑ Pleuritis interlobaris. – **I.spalte:** Fissura interlobaris *JNA* (↑ Fissura horizontalis, F. obliqua pulmonis; s. a. Abb. »Pleura«).

interlobulär: zwischen 2 Organläppchen (Lobuli), z. B. Ductulus interlobularis.

Interlocking: *genet* **1) meiotisches I.:** während des Konjugationsvorgangs der Meiose auftretender »Einschluß« eines nichthomologen Chromosoms oder bd. bereits konjugierter Chromosomen eines anderen Paares (= falsches I.) zwischen ein Paar konjugierender homologer Chromosomen durch Chiasmen. Sonderfall: internales meiot. I. (durch Schleifenbildung innerhalb eines Chromosomenarms zwischen Zentromer u. subterminalem Chiasma). – **2) mitot. I.:** schleifenart. Ineinanderhängen zweier Chromosomen in der Anaphase der Mitose, wenn die Chromatiden eines dizentr. Chromosoms in der Metaphase zwischen den bd. Zentromeren um etwa 360° umeinandergewunden waren u. die bd. Zentrosomen des einen Chromatids nach dem einen, die des anderen nach dem anderen Pol gezogen werden.

intermammär: zwischen den Brüsten (Mammae).

intermaxillaris: 1) zwischen den Hälften der Maxilla (z. B. Sutura i.). – **2)** zwischen OK u. UK (z. B. *kieferorth* i. Gummizüge). – **Intermaxillare:** ↑ Os incisivum.

intermediär: zeitlich, räumlich (= intermedius) oder sachlich dazwischen liegend; z. B. das **intermed. A** (= A_i, ↑ AB0-Blutgruppen), **i. Koronarsyndrom** (↑ Angina pectoris gravis), **i. Krankheitsbild** (K. KLEIST; Sammelbegr. für hyper- u. akinet., Stupor- u. Verwirrtheits-, Trieb-, Drang- u. Zwangszustände, Halluzinosen, Konfabulose etc., die möglicherweise nur graduell von normalpsych. Erscheinungen abweichen). – s. a. Intermediär....

Intermediär|blutung: *gyn* Blutung (Metrorrhagie) zwischen 2 Menstruationen, meist hormonell bedingt. – **I.insulin:** Insulin-Präp. mit mittl. Wirkungsdauer (12–24 Std); vgl. Depotinsulin. – **I.kallus:** provisor. Knochenkallus bei Frakturheilung. – **I.körper:** (FLEMMING) Kerntrümmer in Milzfollikeln, PEYER* Plaques u. LK, bei Di auch in pathol. veränderten Retikulumzellen. – **I.produkt:** bei mehrstufig. chem. Reaktion auftret. Zwischenprodukt.

Intermediär|sinus: das retikuläre Bindegewebe längs der LK-Trabekeln, durch dessen Maschenräume die Lymphe vom Randsinus in die Marksinus strömt. – **I.stadium:** *path* Krankheitsstadium zwischen akutem u. Intervallstadium (mit Abklingen aller entzündl. Erscheinungen); bei Appendizitis ca. 48–72 Std. – **I.stellung:** *laryng* unbewegl. »Kadaverstellung« der Stimmbänder etwa in Mitte zwischen Phonations- u. Respirationsstellung (↑ Abb. »Laryngoskopie«); meist bei bds. vollständ. Rekurrenslähmung. Bewirkt einseitig Heiserkeit, beidseitig Phonationsausfall. – **I.stoffwechsel:** die Gesamtheit der Zwischenstufen des Körperstoffwechsels. – **I.streifen:** *röntg* die queren »Wachstumslinien« in der Metaphyse eines Röhrenknochens (v. a. Tibia) nach Wachstumsstörung mit »schubweisem« Ablauf der enchondralen Ossifikation (Rachitis, chron. Mangelernährung, juveniles Rheuma, MÖLLER*-BARLOW* Krankh., Bleivergiftung). Meist auch Höhenminderung u. Verdichtung der Epiphyse, well. Knorpelfuge.

Intermediär|typ: 1) *onkol* durch Parakeratosen, atyp. Zellen im Stratum basale, Basalzellproliferation u. häuf. atyp. Mitosen gekennzeichneter Typ des Carcinoma in situ der Haut. – **2)** *allerg* s. u. Reaktionstypen. – **I.zellen:** epitheliale Zellen (z. B. im Vaginalepithel) von längl. oder elliptoider Form, größer als Parabasalzellen (ca. 20–30 μm), mit meist basophilem Protoplasma; Zellkern etwa 6–9 μm, länglich, häufig peripher; vgl. Intermediazellen.

Intermediazellen: die α-, β-, γ- u. undifferenzierten Zellen der Pars intermedia der Adenohypophyse.

Intermedin: *endokrin* ↑ Melanotropin.

Intermedium: Zwischenstadium; *histotechn* »Zwischenflüssigkeit« (z. B. Methylbenzoat, Benzol, Chloroform, Schwefel- oder Tetrachlorkohlenstoff, Zedernöl) zur Entfernung von Wasser- u. Alkoholspuren aus dem fixierten Präp. vor der Paraffineinbettung.

intermedius: (lat.) in der Mitte (zwischen 2 vergleichbaren Objekten) gelegen. – Kurzbez. für N. intermedius. Eine **I.neuralgie** (= Genikulatumneuralgie) ist v. a. Sympt. des ↑ Zoster oticus u. des ↑ MELKERSSON*-ROSENTHAL* Syndroms.

Intermedius|stämme: *bakt* ↑ Parakoli-Gruppe. – **I.typ:** *bakt* Typus intermedius des ↑ Corynebact. diphtheriae.

intermeningeal: zwischen den Hirn- bzw. RM-Häuten, d. h. ↑ subdural.

intermenstruell: zwischen 2 Regelblutungen, im »Intermenstruum«; z. B. der **Intermenstrualschmerz** (etwa in Zyklusmitte, kurzdauernd, evtl. streng einseitig), wahrsch. durch den Follikelsprung hervorgerufen (bei verdickter Tunica albuginea?); s. a. intermenstruelle ↑ Krise.

intermeta|carpeus, -carpicus, -carpalis: zwischen den Mittelhandknochen (↑ Ossa metacarpalia). – **i.tarsalis, -tarseus, -tarsicus:** zwischen den Mittelfußknochen (↑ Ossa metatarsalia).

Intermission: 1) *path* erscheinungsfreies Intervall zwischen 2 Fieber- oder Krampfanfällen, Krankheitsschüben etc. – 2) *kard* gelegentl. av. Blockierung mit Ausfall der Kammererregung.

Intermitose, Interkaryokinese: *zytol* Zeitraum zwischen 2 ↑ Karyokinesen, der der differentiellen Zellfunktion dient; in meristemat. Geweben u. allen sich rasch bildenden Zellen mit der Interphase praktisch identisch.

intermittens: (lat.) zeitweilig aussetzend; s. a. intermittierend. – Kurzform für Febris intermittens.

Intermittent-flow-System: *anästh* sogen. »lungenautomat.« Narkosesystem, bei dem das Narkosegemisch atmungssynchron durch ein sich inspiratorisch öffnendes Ventil aus dem Mischbeutel in den Zufuhrschlauch strömt; vgl. Continuous-flow-System.

intermittierend: zeitweilig aussetzend (s. a. intermittens); z. B. **i. Dysbasie** oder **Hinken** (↑ Claudicatio intermittens, s. a. Akinesia interm. angiosclerotica), **i. Katheterismus** (der Harnblase bei Querschnittlähmung oder längerer absol. Harnverhaltung, des Herzens präop. bei VSD zwecks probator. Defektblockade), **i. Thrombus** (aus graugelben »Kopfteilen« = Agglutinationsthrombus u. – dazwischen – roten »Schwanzteilen« = Koagulationsthrombus; v. a. in den Beinvenen, bis zu 40 cm lang).

intern: *klin* die Innere Medizin betreffend; s. a. internus. – **Interna:** *chir* ↑ Lamina interna ossium cranii.

Internal wiring fixation: *chir* »inn. Fixierung« von OK-Fragmenten mit Drahtschlingen von einer OK-Schiene durch die Weichteile um den Jochbogen oder durch artifizielle Knochenlöcher am Orbitarand; gleichzeitig intermaxilläre Verschnürung.

internatal: zwischen den Gesäßbacken (Nates), d. h. in der ↑ Crena ani.

International Classification of Diseases, Injuries and Causes of Death, ICD: von der WHO aufgestellter 5stell. Diagnoseschlüssel; vom Statist. Bundesamt Wiesbaden 1968 veröffentlicht u. für die BRD als verbindlich erklärt.

Internationale Einheit, IE, IU (»Unit«): durch Standard- u. Referenzpräparate (z. B. im Statens Seruminstitut Kopenhagen, National Inst. for Med. Research London) reproduzierbar gemachte Meßgrößen für medizinisch verwend. Wirkstoffe u. Präparate, v. a. Antibiotika, Vitamine, Hormone, Drogeninhaltsstoffe, immunol. Präpe. etc.

International non-proprietary name, INN: *pharm* ↑ Denominatio communis internationalis.

Inter|neuron, Zwischen-, Schaltneuron: zwischen prim. Afferenz u. efferentes Neuron geschaltete Nervenzelle (evtl. einschl. Ursprungszellen der langen intrazentralen Bahnverbindungen), die – u. U. in Funktionskreisen oder -ketten angeordnet – hemmende u. erregende Zuströme integriert, möglicherweise auch verstärkt. Im RM laufen z. B. die oligo- u. polysynapt. Reflexe sowie die RENSHAW-Hemmung über Schaltneurone. – **I.neuronengifte:** Stoffe (z. B. Strychnin, Tetanustoxin), die die I.neuronen (bzw. die ↑ RENSHAW* Zellen) blockieren u. dadurch zu unkoordinierten Reflexkrämpfen führen; vgl. Synapsengifte.

internodales Segment, Internodium: *histol* ↑ RANVIER* Segment.

Internum: *zytol* s. u. GOLGI*.

internus, int.: (lat.) innen gelegen, der innere. – Kurzform für M. obliq. int. abdominis, M. obturatorius int., M. sphincter ani int. u. a. m.; s. a. Interna.

Internus|hochstand: *chir* abnorm hoher Urspr. des M. obl. int. abdominis vom lat. Leistenband (meist bds.); klin.: »weiche Leiste«. – **I.lähmung:** *laryng* die durch Ausfall der Mm. vocales (früher: Mm. thyreoarytaenoidei int.) bedingte häufigste Form der Stimmbandlähmung (Glottisspalt bei Phonation elliptisch: »Knopfloch«); v. a. bei stimml. Überbeanspruchung, chron. Laryngitis; s. a. Abb. »Laryngoskopie«.

interofektiv: (CANNON) adj. Bez. für Funktionen, die der Steuerung des vegetativen NS unterstehen; vgl. exterofektiv.

Intero|rezeptor, Entero(re)zeptor: Propriorezeptor im Körperinnern, der auf die dort. »i.zeptiven« Reize anspricht u. so als »Steuerkörper« über vegetat. System u. Thalamus der – unbewußten – Regelung zahlreicher Körperfunktionen (Biotonus) dient, aber auch zu Schmerz u. Dehnungsempfindungen u. zu den sogen. Gemeingefühlen beiträgt. Wahrsch. viel zahlreicher als bisher als Dehnungs-, Pressor- u. Chemorezeptoren bekannt. – **I.zeption:** die von ↑ I.rezeptoren vermittelten Zuströme zum ZNS, i. w. S. auch die dadurch ausgelösten Regelfunktionen (z. B. **i.zeptive** ↑ **Reflexe**).

interosseus, -ossär: zwischen zwei Knochen. – Kurzform für M. interosseus.

interpapillaris, -papillär: zwischen zwei Papillen.

interparietal(is): 1) zwischen 2 Wänden oder Schichten (z. B. **I.hernie** = Hernia i.). – 2) zwischen den Scheitelbeinen (Ossa parietalia). – 3) zwischen Lobulus pariet. inf. u. L. pariet. sup. gelegen. – **Interparietale:** *embryol* variabler Deckknochen am hint. Ende der Pfeilnaht, aus dem sich – nach frühzeit. Verschmelzung mit dem knorpelig präformierten Supraokzipitale – die Squama occipit. bildet. Bei Nichtverschmelzen: »Inkabein« (↑ Os interparietale).

Interpedikulärabstand: *röntg* Abstand der bd. Bogenwurzeln eines Wirbels (im a.p. Bild).

interpelviabdominale Amputation: Absetzen eines Beines einschl. der Beckenhälfte; i. w. S. die Amputatio interileoabdominalis (↑ Hemipelvektomie).

Interphalangealgelenke: ↑ Articulationes interphalangeae.

Interphase: *genet* der Zeitabschnitt zwischen 2 Mitosen, unterteilt in »G₁« (engl. gap = Lücke; an die Telophase anschließ. Massenzunahme der Zelle unter Proteinsynthese u. H₂O-Aufnahme), »S« (»Synthesephase«, reduplizierende Synthese von neuer DNS u. Histonen), »G₂« (Individualisierung der alten u. neuen Nukleoproteinstrukturen zu Chromatiden, RNS-Synthese, Neubildung der Nukleolen, Vorbereitung zur Mitose bzw. Beginn der Differenzierung; s. a. Zellzyklus, vgl. Interkinese. – **I.kern**: der von einer (Doppel-)Membran umgebene Zellkern zwischen 2 Mitosen (s. a. Interphase). I. w. S. auch der »normalerweise – nicht mehr in Teilung tretende ⁄ »Arbeitskern« (fälschlich: »Ruhekern«) differenzierter Zellen, der meist phänogenet. Aktivität besitzt u. durch Endomitosen polyploid werden kann; vgl. Interkinese. – **I.tod**: s. u. Mitosetod.

Interplazentarkreislauf: die sehr langsame Blutströmung im intervillösen Raum (»Hindurchsickern zwischen den Zotten«) der Plazenta, aufrechterhalten durch mütterl. Kreislauf, Zottenpulsation, Uteruskontraktionen; Abflußregulierung durch Klappen in Plazentavenen. – vgl. Plazentarkreislauf.

interpleural(is): ⁄ intrapleural.

interpoliert, interponiert: *path, chir* eingeschoben, zwischengeschaltet (s. a. Interpositio).

Interpositio(n), Zwischenschaltung, -lagerung: **1)** *path* spontanes Sichzwischenschieben (evtl. Einklemmen) eines Körpergewebes oder Organs in einen Defekt (z. B. Weichteil-I. in Frakturspalt) oder zwischen andere Organe (z. B. I. coli = ⁄ CHILAIDITI* Syndrom). – **2)** *chir* Methode der Form- u. Funktionsplastik mit Zwischenschaltung bzw. -lagerung eines Transplantats oder alloplast. Implantats (z. B. Gelenk-, Gefäßprothese) oder eines Organs (⁄ Dünndarm-, Dickdarmzwischenschaltung), auch als Umkleidung, Abdeckung etc. der Wundfläche bei Arthroplastik (z. B. Fettlappen-, Faszien-I.); vgl. Transposition. – *otol* zur Rekonstruktion der Schalleitungskette bei Stapedektomie die I. eines Polyäthylenröhrchens, Tantal- oder Stahldrahtes, Knochenspans (ZÖLLNER) etc. zwischen Reststeigbügel bzw. Amboß u. ovales Fenster bzw. (bei Amboß-Steigbügeldefekt) des Hammers zwischen Steigbügelfußplatte u. Trommelfelltransplantat. – *gyn* **I. uteri**: op. (vaginale) Verlagerung des Uterus **a)** in das Spatium rectovaginale (= hint. I.) als Radikalop. der DOUGLAS-Hernie, **b)** ins Spatium vesicovaginale (= vord. I.) bei funktioneller Harninkontinenz (oder Gebärmutter-Scheidenprolaps; auch als Nachblutungs- u. Portiorezidiv-Prophylaxe), mit Fixierung an Blasenperitoneum u. zusätzlicher, bds. Levator, Schambeinperiost u. Uterusvorderwand fassender **Interpositionsnaht** (mit retrosymphysealer »Muskelpelotte« für Blase u. Urethra). In bd. Fällen obligate Kürettage u. Sterilisation.

Interpositum: **1)** das bei der Interposition spontan oder operativ »Zwischengelagerte«. – **2)** Velum interpositum (⁄ Tela choroidea ventriculi tertii).

Interpupillardistanz: ⁄ Pupillardistanz.

interrenal, -renalis: (lat.) **1)** zwischen den Nieren (Renes), z. B. Corpus interrenale (= Nebenniere). – **2)** das **Interrenalorgan** (= NNR) betreffend, z. B. **Interrenalismus** (⁄ adrenogenitales Syndrom), **i. Intoxikation** (adrenogenitales ⁄ Salzverlustsyndrom), **I.system** (⁄ Adrenalsystem).

Interrenin: (GOLDZIEHER) »Nebennierenrindenhormon«. – **Interrenotropin**: ⁄ Kortikotropin.

Interruptio: (lat.) Unterbrechung, i. e. S. die **I. graviditatis** (⁄ Schwangerschaftsabbruch).

Intersectiones tendineae *PNA*, Inscriptiones t.: die 3–4 queren, mit dem tiefen Blatt der Rektusscheide verwachsenen Zwischensehnen des M. rectus abdom. (von denen 2 stets oberhalb des Nabels liegen).

Intersegmentärbahn: propriospinale Verbindungsbahn, deren Fasern aus Interneuronen entspringen, an der Grenze zur grauen Substanz gekreuzt u. ungekreuzt auf- u. absteigen u. ein oder mehrere RM-Segmente verbinden.

Intersex(us): Individuum, dessen geschlechtl. Ausbildung zwischen bd. Geschlechtern steht oder eine Vermischung beider darstellt; s. a. Hermaphrodit (»I.typus«). – **Intersexualität**: Zustand eines Individuums mit widersprüchl. Ausbildung von äuß. Habitus, genitaler Entwicklung u. chromosomalem Geschlecht (⁄ Tab. S. 1208/09).

Interskapularlinie: **1)** geradlin. Verbindung der bd. vertebralen Enden der Schulterblattgräten. – **2)** vertikale Orientierungslinie etwa in der Mitte zwischen dors. Median- u. Skapularlinie.

interspinal(is), -spinosus: zwischen den Dornfortsätzen zweier benachbarter Wirbel.

Interspinal|arthrose: ⁄ BAASTRUP* Syndrom. – **I.-ebene**: ⁄ Beckenenge. – **I.linie**, Spinallinie: *gyn* geradlin. Verbindung beider Spinae ischiadicae (Länge 10–10,5 cm); fungiert unter der Geburt als Bezugslinie für den vorangehenden Teil.

interstitialis: (lat.) ⁄ interstitiell.

Interstitial|raum: der von interstitiellem Bindegewebe ausgefüllte Raum. – **I.zellen**: **1)** ⁄ Hodenzwischenzellen. – **2)** interstitielle ⁄ Eierstockzellen.

Interstitialzellen-stimulierendes Hormon (ICSH, IZSH), Luteinisierungshormon (LH), Gonadotropin II oder B, Gelbkörperbildungs- oder -reifungshormon, Prolan B: in den △-Zellen des HVL gebildetes Gonadotropin (⁄ dort. Tab.); Glykoprotein (ca. 17% KH) mit MG 16–17 × 10³. Sekretion gesteuert durch den hypothalam. LH-releasing-Faktor; Normalwerte im Serum (♂, ♀) 4,8–26 mIE/ml, in Zyklusmitte u. nach Menopause erhöht; Ausscheidung renal (mittl. Clearance 0,14 ml/Min.), erhöhte Harnwerte häufig beim STEIN*-LEVENTHAL* Syndrom. Stimuliert die interstitiellen ⁄ Eierstockzellen (»Eierstockdrüse«), die Ovulation (unter Einstellung der Östrogensekretion; durch hohe Östrogen- u. Progestagenblutspiegel aufhebbar; s. a. Ovulationshemmer), ferner die Corpusluteum-Bildung u. die Testosteronproduktion in den LEYDIG* Zellen; fördert (zus. mit FSH) Follikelwachstum u. -reifung, Östrogensekretion (s. a. Genitalzyklus). – Bestg. an juvenilen hypophysektomierten Ratten (Gewichtsanstieg der Prostata), durch Ovar-Askorbinsäure- oder -Cholesterin-Test, Immunelektrophorese, Radioimmunassay, Agglutinationshemmung. 1 IE ≙ 0,2295 mg des 2. internat. Referenzpräp. für Humanmenopausengonadotropin.

interstitiell, interstitialis: dazwischenliegend, ein interstitielles Gewebe (Bindegewebe, Hodenzwischenzellen, Eierstockzellen) betreffend; z. B. **i. Flüssigkeit** (s. u. Körperflüssigkeit), **i. Schwangerschaft** (⁄ Graviditas tubarica interstit.).

Intersexualität

Intersexualität (Intersextypen)

Karyotyp	Chro-matin	Go-nade	Besonderheiten der Gonaden	Geni-tale*	Besonderheiten des Genitale	Men-ses	allgemeines	Diagnose
46,XX	+	♀	keine	♀	keine	—		gesunde Frau
46,XX 46,XY Mosaik XX/XY (sehr selten)	+ bzw. —	⚥	Testis u. Ovar bzw. Ovotestis a) lateral alternierender Typ (1 Seite Hoden, 1 Seite Ovar) b) unilateraler Typ (1 Seite Ovar oder Testis, andere Seite Ovotestis) c) bilateraler Typ (bds. Ovotestis)	⚥	Typen der Urogenitalentwicklung: a) überwiegend weiblich b) gemeinsames Orifizium von Urethra u. Vagina c) Sinus urogenitalis d) Sinus urogenitalis internus e) überwiegend männlich; auf der Seite des Ovars Tube, auf der Seite des Testis Ductus deferens Infertilität	bei ca. 2/3 vor-han-den	bei ca. 80% der Fälle 46,XX	Hermaphroditismus verus
46,XX	+	♀	keine	♂	Uterus u. Vagina ausgebildet; Vulva: a) Merkmale der Typen des Hermaphroditismus verus, evtl. Ausbildung eines Phallus b) wie a) u. Ausbildung einer penilen Urethra c) wie a) u. zusätzl. extragenitale Mißbildungen Genitale je nach Zeitpunkt der vermehrten Androgenwirkung verändert d) kongenitaler Pseudohermaphroditismus mit Ausprägung wie a) e) Virilisierung	— (+)	normale Ketosteroidausscheidung vermehrte Ketosteroidausscheidung, Makrosomie; Komplikationsformen: Hypertoniesyndrom, Salzmangelsyndrom	Pseudohermaphroditismus femininus a) nichtadrenale Form b) adrenale Form (weibliches adrenogenitales Syndrom)
47,XXX 48,XXXX 49,XXXXX	++ +++ ++++	♀ ♀ ♀		♀		+	häufig fertil, frühe Menopause; Debilität (mit X-Zahl zunehmend)	Triplo-X-Syndrom Tetra-X-Syndrom Penta-X-Syndrom »Superfemale«
45,X0	—	♀	rudimentär	♀	Genitale hypoplastisch		Minderwuchs mit sex. Infantilismus; Mißbildungen: Cubitus valgus, Schildbrust, Pterygium colli u.a.; Häufigkeit ca. 1:3000 Normalgeb.	TURNER* Syndrom (Gonadendysgenesie i.e.S.)
46,XXiq	+		rudimentär	♀	Genitale hypoplastisch	—	Isochromosom (»i«) des langen Armes (»q«) eines X-Chromosoms	TURNER* Syndrom mit X-Isochromosom
46,XXp⁻	(+)		rudimentär	♀	Genitale hypoplastisch	—	Fehlen des kurzen Armes (»p«) eines X-Chromosoms	TURNER* Syndrom mit Deletion des kurzen X-Armes
46,XX	+	♂	Testis (Ovotestis)	♂		—	Genaustausch zwischen X- u. Y-Chromosom	»XX-Mann«

* = phänotypisches Geschlecht

Fortsetzung →

Intersextypen (Fortsetzung)

Karyotyp	Chromatin	Gonade	Besonderheiten der Gonaden	Genitale*	Besonderheiten des Genitale	Menses	allgemeines	Diagnose
46,XY	−	♂	keine	♂	keine		−	gesunder Mann
46,XY	−	⚥	Hermaphroditismus verus (s. oben)					
46,XY	−	♂	geringe Ausdifferenzierung	⚥	intersexuell vorwiegend männlich (Hypospadieformen, Pseudovagina, Kryptorchismus)		Eunuchoidismus	Pseudohermaphroditismus masculinus
					vorwiegend weiblich Ausbildung der Urogenitaltypen des Hermaphroditismus verus		u. a. bei Mangel an 10-21-Desmolase (autosomal-rezessiv), kongenitaler NNR-Hyperplasie	
46,XY	−	♂	(beim Erwachsenen häufig) Vermehrung der LEYDIG* Zellen des Testis; infantile Tubuli seminiferi	♀	kurze Scheide, kein Uterus, oft Leistenhernie u. »Kryptorchismus« (evtl. mit Bauchtumor infolge Neoplasie)	−	bis Adoleszenz wenig auffällig; Entwicklung anmutig weiblich; voll entwickelte Mammae; Fehlen der sekundären Behaarung; Androgenresistenz!	testikuläre Feminisierung (Hairless women)
47,XYY	−	♂	Tubulusdegeneration, mangelhafte Spermiohistogenese	♂	meist keine		Hochwuchs, unter sozial Auffälligen gehäuft	XYY-Syndrom
47,XXY (Grundtyp)	+	♂	Gonaden klein; Tubulussklerose, Basalmembran hyalinisiert; unterschiedliche Tubulusweite; LEYDIG* Zellen hervortretend	♂	Penis u. Testes hypoplastisch	−	bis Pubertät relativ unauffällig; spärl., evtl. spät auftretende Schambehaarung; eunuchoider Hochwuchs, Gynäkomastie, Osteoporose; immer infertil; Häufigkeit ca. 1:1000 Neugeborene Gonadotropin-Ausscheidung erhöht; mit zunehmender X-Zahl zunehmender Schwachsinn (u. Mißbildungen)	»echtes« KLINEFELTER* Syndrom (testikuläre Dysgenesie)
48,XXXY	++			♂♂				
49,XXXXY	+++			♂♂				
48,XXYY	+		wie bei XXY-Form des KLINEFELTER* Syndroms					XXYY-Form des KLINEFELTER* Syndroms
(?,XY)	(−)	∅	Entwicklung der Keimanlage unterbleibt bei »echtem« Agonadismus völlig	∅	hypoplast. bis aplast. Genitale bei völlig fehlenden oder funktionsuntüchtigen Gonaden	−		Agonadismus
(?,XX)	(+)		evtl. Rudiment; »Gonade« makroskop. evtl. unauffällig	(♂)	durch fehlerhafte Chromosomenanlage bedingtes Fehlen der Gonaden bzw. rudimentäre Ausbildung	−	Teile der genetischen Information des Y-Chromosoms transloziert (?)	Gonadendysgenesie (i. w. S.)
**Mosaikkonstellationen** (häufigste Beispiele)								
46,XX/ 47,XXX	+/ ++							Frau mit zystischem Ovar
46,XX/ 45,X0	+					+		chromatinpositives TURNER* Syndrom
45,X0/ 46,XY	−		unilateraler Testis, kontralat. Ovar		Klitorishypertrophie bzw. Phallus		Neigung zu Neoplasie	gemischte Gonadendysgenesie
46,XY/ 47,XXY	+				männlicher Hypogonadismus			männlicher Hypogonadismus (selten: fertiles KLINEFELTER* Syndrom)

* = *phänotypisches Geschlecht*

interstitielles Segment: *genet* im Translokationschromosom der Abschnitt zwischen Zentromer und Austauschpunkt.

Interstitium: 1) Zwischenraum zwischen Körperorganen oder -geweben; z. B. **I. interosseum antebrachii** (s. u. Spatium), **I. thyreohypoepiglotticum** (vom Corpus adiposum laryngis ausgefüllter Raum zwischen Zungenbein, Epiglottis u. Schildknorpel als Schutzpolster des Kehlkopfeinganges). – 2) das interstitielle ↑ Bindegewebe. – 3) *opt* Abstand des dingseit. vom bildseit. Hauptpunkt als eine der Kardinalstrecken.

Intersystole: *kard* die kurze Zeitspanne zwischen Ende der Vorhof- u. Beginn der Kammerkontraktion.

intertarsal(is), -tarseus, -tarsicus: zwischen den Fußwurzelknochen (Ossa tarsi); z. B. Articulationes intertarseae.

Interterritorien: *histol* die Bezirke zwischen den »Territorien« des hyalinen Knorpels, bestehend aus zellfreier, schwach basophiler bis azidophiler Interzellularsubstanz (»**Interterritorialsubstanz**«).

intertragicus: zwischen Tragus u. Antitragus.

intertransversalis, -transversarius: zwischen benachbarten Wirbelquerfortsätzen.

intertriginös: *derm* in Form oder mit der Lokalisation einer ↑ Intertrigo.

Intertrigo, Hautwolf: hochrotes, nässendes Erythem (ohne Krusten oder Schuppen) an Berührungsstellen der Haut, v. a. in Achseln u. Leisten, an Damm (= **I. perinealis** = »Wolf« i. e. S.), Analspalte, Nabel, unter den Brüsten, zwischen Fingern u. Zehen, retroaurikulär (evtl. Übergang in Seborrhoea capitis); entweder infolge Mazeration mit nachfolgender bakterieller oder mykot. Infektion oder – insbes. bei Fettleibigen – als ekzematisiertes seborrhoisches Ekzem (beim pastösen Säugling evtl. als dessen Ausgangspunkt). – Die **I. candidamycetica** (v. a. genitoinguinal, submammär u. umbilikal; oft mit papulovesikulösen oder -pustulösen Satelliten) ist rel. häufig beim Diabetiker u. – als Dermatitis ammoniacalis – beim schlecht gepflegten Wickelkind. – Die **I. sporotrichotica** (BENEDEK, durch Sporotrichon lipsiense) ist rein epidermal, Trichophytie-ähnl., seborrhoisch.

intertrochanter, -trochantericus: zwischen Trochanter major u. minor.

Inter-α-Trypsin-Inhibitor: Serumprotein des Inter-α-Globulinbereichs (Normalplasmawerte 10–30 mg/100 ml: Sedimentationskonstante $S_{20w} = 6,4$ mit der biologischen Funktion der Trypsinhemmung.

Intertuberallänge: Metopion-Opisthokranion-Abstand als Hirnschädellänge.

intertubercularis, -tuberkulär: zwischen Tuberculum majus u. minus.

Interturbinalia: *embryol* die durch Spaltung regulärer Turbinalia oder durch sek. Neubildung entstehenden Siebbeinmuscheln (↑ Ethmoturbinalia), aus deren einer beim Menschen die Bulla ethmoidalis hervorgeht.

Intervall: Zeitabstand, Zwischenraum; *path* das symptomfreie oder -arme Stadium eines Krankheitsverlaufs (zwischen Anfällen, Schüben, Rezidiven etc.) bzw. das »**freie I.**« zwischen Initialstörung u. (komplizierenden) Folgeerscheinungen, z. B. zwischen Karotisthrombose u. hypox. Hirnschädigung, als »Dreiphasensyndrom« (Bewußtlosigkeit – freies I. – Bewußtlosigkeit) bei Compressio cerebri. – *immun* das »**schutzlose I.**« nach Simultanimpfung, in dem die passiv übertragenen AK geschwunden sind, der akt. Schutz aber noch nicht ausgebildet ist.

Intervall|geräusch: *kard* s. u. diastol. ↑ Herzgeräusch. – **I.operation**: Op. (»Op. der Wahl«) im entzündungs- oder beschwerdefreien Intervall einer chron.-rezidivierenden Krankh. (z. B. Appendizitis). – **I.training**: Trainingsmethode zur Verbesserung der körperl. Leistungsdauer (Vergrößerung des Herzschlagvol.) durch regelmäßig mehrmals wöchentlich durchzuführende körperl. Belastung (bis >60% Leistungsmax., meist als Lauf) für 1–2 Min. mit nachfolgender Pause (45–90 Sek.), bis zu 20mal wiederholt. – **I.therapie**: in einer Pause der streng spezif. Behandlung angew. andersart. (weniger spezif.) Ther.

Intervallum lucidum: *psych* das »freie Intervall«, in dem Geisteskranke scheinbar symptomfrei sind.

Intervention: *chir* Eingriff.

interventricularis, -ventrikulär: zwischen zwei Herz- bzw. Hirnkammern.

intervertebral: zwischen 2 Wirbeln; z. B. **I.ganglion** (↑ Gangl. spinale), **I.gelenke** (↑ Juncturae zygapophyseales), **I.loch** (↑ Foramen intervertebrale), **I.scheibe** (↑ Discus interv.; s. a. Bandscheiben . . .).

Interview: *med* vom Arzt mit best. Zielsetzungen (z. B. Anamnese, Diagnose) durchgeführte method. Befragung des Pat.; s. a. Exploration.

intervillöse Räume: *embryol* die von mütterl. Blut durchströmten Räume zwischen den Plazentarzotten; s. a. Interplazentarkreislauf.

interzellulär: zwischen den Zellen, im Interzellularraum gelegen, die Interzellularsubstanz betreffend.

Interzellular|brücke: ↑ Desmosom, Zonula adhaerens. – **I.pathologie**: Lehre von einer pathogenet. Rolle der extrazellulären Substanzen (in Erweiterung der VIRCHOW* Zellularpathologie), insbes. i. S. der ↑ Permeabilitätspathologie. – **I.spalten, -lücken**: kapilläre Spalträume zwischen den Gewebezellen; i. e. S. die meist nur 15–20 μm weiten, selten auch lichtmikroskopisch erkennbaren, von Mukopolysaccharid-halt. Kittsubstanz ausgefüllten Spalten zwischen den Epithelzellen, die deren Zusammenhalt u. Ernährung dienen; s. a. Zonula adhaerens u. occludens. – **I.substanz**: von Körperzellen gebildete u. in den **I.raum** ausgeschiedene, dem Gewebeaufbau dienende Stoffe, die sich z. T. zu retikulären, kollagenen u. elast. Fasern zusammenfügen (= **geformte I.s.**), teils strukturlos bleiben u. als Grund- oder Kittsubstanz (= **ungeformte I.s.**) das Binde- bzw. Einschlußmittel für die Fasern bilden. Geformte u. ungeformte I.s. treten stets gemeinsam auf, am reichlichsten im Knorpel- u. Knochengewebe.

interzerebral: zwischen den Hirnhälften (= interhemisphärisch).

intestinal(is): den Darmkanal, i. w. S. auch den Verdauungstrakt (»**I.trakt**«) betreffend; s. a. Darm . . ., Abdominal . . . .

Intestinal|dialyse: (1923) intrakorporale ↑ Dialyse durch intermittierende Spülung (1–2 Std.) des Dünndarms (auf 1,5–2,5 m Länge, optimale Leistung im Jejunum), evtl. nur des Magens, mit hyperton. Lsg. unter Ausnutzung der Resorptions- u. Sekretionsvorgänge der Darmschleimhaut; Applikation (3–4 l/Std.) durch doppelläuf. Ballonsonde; obsolet (nur noch Behelfsmethode). – **I.hormone:** ↑ Gastrin, Enterogastron, Enteroglukagon, Enterokrinin, Cholezystokinin; s. a. Gewebshormone. – **I.krisen:** anfallsweise kolikart. Schmerzen im Verdauungstrakt, i. e. S. die bei Tabes dors. (↑ Darm-, ↑ gastrische Krisen).

Intestinal|saft: der von den LIEBERKÜHN* Drüsen (in Jejunum u. Ileum) erzeugte dünnflüss., plasmaisotone ↑ Darmsaft, der neben Muzin v. a. Amylase u. Enterokinase (ferner Erepsin, Invertase, Lipase) sowie Elektrolyte. (v. a. Na^+, K^+, HCO_3^-, Cl^-) enthält. Sekretion angeregt v. a. durch lokale chem. u. mechan. Faktoren, möglicherweise über Freisetzung von Enterokrinin; wahrsch. keine wesentl. nervöse Steuerung. – Bei größerem Verlust Gefahr des K-, Na- u. Cl-Mangels sowie der metabol. Azidose (v. a. HCO_3-Defizit). – **I.sender:** kapselart., verschluckbares Analysegerät mit eingebautem Mikrosender zur drahtlosen Übermittlung der im I.trakt gemessenen chem. u. physikal. Werte; z. B. die ↑ Endoradiosonde (für pH).

Intestinum: (lat.) Eingeweide, i. e. S. (*PNA*) der Darm; letzterer unterteilt in: **1) I. tenue** (s. angustum s. gracile), der vom Pylorus des Magens bis zum Zäkum (BAUHIN* Klappe) reichende, stark gewundene »Dünndarm« (Duodenum, Jejunum u. Ileum), 3–5 m lang, im Vergleich zum Dickdarm rel. dünn, mit Ausnahme der Partes descendens, horizontalis u. ascendens des Duodenums intraperitoneal gelegen u. mit langem Gekröse (daher große Beweglichkeit); Oberfläche glatt, im Innern Plicae circulares, Glandulae u. Villi intestinales; Funktion: Bildung enzymhalt. Verdauungssekrete, Resorption u. Weiterleitung der aufgeschlossenen Nahrungsstoffe auf dem Venen- u. Lymphwege; s. a. Abb. »Darmwand«. – **2) I. crassum** (s. amplum), der vom der Valva ileocaec. bis zum Anus reichende »Dickdarm«, mit Zäkum (einschl. Appendix vermiformis), Kolon u. Rektum (einschl. Canalis analis), etwa 1,5 m lang, rel. weit; Funktion: Umwandlung des Darminhalts in Fäzes durch Gärungs- u. Fäulnisvorgänge, Wasser- u. Salzresorption (Rückresorption der Darmsäfte, Eindickung des Dünndarmbreies, Fäulnishemmung), Formung u. Speicherung des Kotes, u. U. Vit.-K-Synthese, Ausscheidung von Kationen (Mg, Fe, Bi, Hg, As).

Intima: *histol* ↑ Tunica intima vasorum.

Intima|fibrose: bindegeweb. Verdickung u. hyaline Umwandlung der Gefäßintima (↑ Tunica intima) im Rahmen der Angiofibrose. Eine »**physiol.**« **I.f.** beginnt frühzeitig v. a. an den großen Gefäßen; als **path. I.f.** verstärkt, mit Bildung breiter, kernarmer Bindegewebsbänder, evtl. auch fibröser Umwandlung der Tunica media; fließende Übergänge zur ↑ Intimasklerose. – **I.ödem:** durch Insudation von Plasma aus der Blutbahn u. Störung des Rückflusses bedingte Flüssigkeitsansammlung in der Gefäßintima (evtl. polsterart. Auftreibung). Im Frühstadium reversibel; bei anschließ. Ablagerung von Fibrin u. Lipoiden Initialstadium der ↑ Atherosklerose; kann als Komplikation der Koronarsklerose zum frühzeit. Infarkt führen. – **I.sklerose:** reparator. beetart. Vermehrung des faserigen Bindegewebes der Intima (s. a. I.fibrose) von weißlich-gelbl. Aussehen im Initialstadium der ↑ Atherosklerose, frühzeitig v. a. in den Seitenästen der Aorta. – **I.tuberkel:** bei Übergreifen einer Organ-Tbk (v. a. Primärherd der Lunge, verkäster LK) auf eine Arterie oder Vene (= Endarteriitis bzw. Endophlebitis tuberculosa) in der Intima auftretendes, in das Lumen hineinragendes leukozytäres Infiltrat mit LANGHANS* Riesenzellen u. zentraler Nekrose (s. a. Tuberkel). Evtl. Ausgangspunkt für miliare Streuung. – **I.verletzung:** dir. (z. B. bei Punktion) oder indir. (starke Zerrung) Läsion der Gefäßintima. Prim. Deckung durch Abscheidungsthrombus; Heilung durch zell. Intimawucherung u. subendotheliale Bildung elast. Fasern, evtl. Einwandern von Muskelzellen aus der Tunica media. – Spontane Mikroläsionen der Intima werden für die Pathogenese der Atherosklerose diskutiert.

Intimektomie: ↑ Endarteriektomie.

Intimitis: »Intimaentzündung«, s. u. Endarteriitis, Endophlebitis. Als **I. proliferativa** kleiner Hautgefäße mit Bildung von braunroten Flecken u. Ulzera.

intimus: (lat.) der innerste; s. a. Intima.

Intoleranz: *psych* Unduldsamkeit (i. w. S. auch die darauf beruhende Abneigung); *biol* Unverträglichkeit, Widerstandslosigkeit des Organismus gegen best. äuß. Schädlichkeiten.

Intorsion: *ophth* »Einwärtsrollung« des Augapfels um die sagittale Achse; s. a. Torsionswinkel.

in toto: (lat.) im ganzen, vollständig; vgl. En-bloc-.

Intoxikation: »Vergiftung«; die schädl. Einwirkung pflanzlicher, tier., bakterieller (Endo- u. Ektotoxine), chem. oder sonst – auch endogener – Giftstoffe auf den Organismus; i. w. S. auch das darauf beruhende Krankheitsbild. Ther.: s. u. Gegengift, Vergiftung sowie bei den einzelnen Giftstoffen. – s. a. ↑ Säuglingsintoxikation, Lebensmittelvergiftung (= **alimentäre I.**).

Intoxikations|nephropathie: renale Sympte. als Folge der Einwirkung von ↑ Nierengiften, meist als akute toxische ↑ Nephrose. – **I.psychose:** körperlich begründbare Ps. (vom exogenen Reaktionstyp) durch unmittelbare Einwirkung von Alkohol, Nikotin, Arsen, Thallium, Pilzgift, Medikamenten (Digitalis, Amphetamin, Isoniazid, Metaldehyd, ACTH, Kortison, Streptomyzin, Penizillin, Sulfonamide, Brom, Schlaf- sowie Weckmittel etc.). – I. w. S. auch die Modellpsychosen durch Halluzinogene.

Intoximeter: Gerät zur Alkoholbestg. in der Ausatemluft: Der in einem Röhrchen zusammen mit der Luftfeuchtigkeit an Magnesiumperchlorat absorbierte Äthylalkohol wird abdestilliert u. mit der Bichromatmethode (ähnlich WIDMARK* Methode) quantitativ bestimmt; gleichzeitige CO_2-Bestimmung. – vgl. Drunkometer.

intra: Präposition bzw. Präfix »innerhalb«, »in – hinein« (s. a. endo...); z. B. **intra partum** (= sub partu, »während der Geburt«), **i. vitam** (»während des Lebens«; s. a. Vital...), **i.abdominal** (in der oder in die Bauchhöhle; s. a. Abdominal...).

intraalveolär: in den (Lungen-)Alveolen.

intraaortale Gegenpulsation: temporäre mechan. Kreislaufunterstützung (z. B. bei Herzinsuffizienz, kardiogenem Schock) durch herzsynchrones Füllen (Helium) u. Entleeren eines in die Brustaorta via A. femoralis eingeführten Ballonkatheters (verhindert diastol. Abfluß in die Peripherie, verbessert koronare Perfusion).

intraarteriell, endarteriell: in einer oder in eine Arterie; z. B. **i. Angiographie** (↑ Arteriographie), i. ↑ Injektion.

intraartikulär: in einem oder in ein Gelenk; z. B. **i. Körper** (freier ↑ Gelenkkörper), **i. Arthrodese** (nach Gelenkeröffnung durch breite Aufklappung mit Luxation oder von kleiner Inzision aus; als Anfrischungsarthrodese mit Fixierung durch Seidenfaden, Nägel, Doppelspannbügel, Bolzen, Verschiebespan oder als einfache Bolzungs- oder Verriegelungsarthrodese, Verblockung, Nagelung etc.; evtl. in Kombination mit extra- oder paraartikulären Methoden).

intraatrial: in einem oder in einen (Herz-)Vorhof.

intraaural: ↑ endaural.

intrabulbär: innerhalb eines oder in einen (Augen-)Bulbus.

intra|dermal, i. d.: in der oder in die Haut (↑ intrakutan). – **i.duktal**: in einem oder in einen Ductus (= intrakanalikulär).

Intraduodenaldivertikel: in das Duodenallumen ragende sackförm. Ausstülpung einer teilweise persistierenden Membran (mit bds. Muskularis u. Mukosa). Bei Ruptur »akuter Oberbauch« mit – evtl. profuser – Blutung.

intradural: zwischen beide(n) Blätter(n) der Dura mater (z. B. I.blutung); s. u. subdural, intrathekal.

intraepidermal: in der oder in die Oberhaut (Epidermis); z. B. **intraepidermales** oder **-epitheliales Ca.** (= Carcinoma in situ).

intrafetal: während der Fetalperiode; s. a. Fetal.... – **Intrafetation**: ↑ Fetus in fetu.

intrafokal: im oder in den Herd (Fokus); z. B. die **i. Injektion** von Novocain® (↑ HUNEKE* Sekundenphänomen), von Kortikosteroiden (u. Hyaluronidase) in frische Keloide oder sklerot. Herde (Induratio penis plastica, DUPUYTREN* Kontraktur), bei Alopecia areata.

intragastral: im oder in den Magen; z. B. **i. pH-Messung** (s. u. Aziditätsbestg.).

intragenische Suppression: Unterdrückung der phänogenet. Auswirkung einer Mutation in einem Genlocus als Effekt einer 2. Mutation im selben Locus (sogen. scheinbare Rückmutation).

intragluteal: innerhalb der oder in die Gesäßmuskeln; z. B. **i.** ↑ **Injektion** (Abb.).

intrahepatisch: innerhalb der Leber; z. B. der i. ↑ Block.

intrakanalikulär: in einem Kanal(system); z. B. die i. (= ↑ kanalikuläre) Infektionsausbreitung.

intrakapsulär: in einer oder in eine Organkapsel (z. B. Gelenkkapsel); chir unter Eröffnung (u. Erhaltung) der Kapsel, z. B. die i. Prostataenukleation.

intrakardial, endokardial: in einer oder in eine Herzhöhle; z. B. **i.** ↑ **Injektion**.

intrakavernös: 1) in einer Kaverne. – 2) im Sinus cavernosus.

intrakavitär: in einer oder eine (Organ-)Höhle; z. B. **i. Bestrahlung** (mit Körperhöhlenrohr, Radium etc.).

intrakonjunktival: im oder in den Bindehautsack; s. a. Konjunktival....

intrakorporal: 1) im oder in das Körperinnere (s. a. Inkorporation). – 2) im Korpusteil eines Organs.

intrakranial, -kraniell: in der oder in die Schädelhöhle (↑ intrazephal), z. B. **i. Drucksteigerung** (↑ Hirndruck), **i.** ↑ **Blutung** (s. a. Hirnblutung).

intrakutan, i.c.: in der oder in die Haut (= intradermal). – **I.impfung**: i.c. ↑ Injektion eines Impfstoffes i. e. S. die »intradermale« Pockenschutzimpfung mit 0,1–0,3 ml einer 20- bis 100fachen Impfstoffverdünnung (ausdrückl. Vermerk im Impfschein erforderlich, da keine typ. Impfnarbe; Impfschutz rel. kurz). – **I.naht**, intradermale Naht: v. a. bei kosmet. Op. bevorzugte Wundnaht mit parallel zur Oberfläche ins Korium versenktem reizlosem (synthet.) Faden; Enden mit Bleikugel armiert; s. a. HALSTED*, CHASSAIGNAC* Naht.

Intrakutan|probe, -test, Intradermaltest: diagnost. ↑ Hautprobe durch i.c. Inj. (0,1–0,2 ml) oder andersart. i.c. Applikation (z. B. mit Impfbohrer n. PIRQUET) des AG, die beim Sensibilisierten eine lokale AAR hervorruft (↑ I.reaktion), u. zwar als Frühreaktion (ca. 10 Min.) oder Spätreaktion (ca. 24 Std.). Empfindlicher als Epikutanprobe, jedoch Gefahr von Allg.erscheinungen i. S. des anaphylakt. Schocks (deshalb Ausführung v. a. am Arm, so daß durch Abschnüren Hemmen weiterer Einschwemmung möglich). Anw. v. a. zur Feststellung von Allergie (z. B. mit Gruppenextrakten), Immunitätslage für best. Krankh.; n. nach CASONI-BOTTERI (Echinokokkose), DICK (Scharlach), SCHICK (Diphtherie), FREI (Lymphogranuloma inguinale), MONTENEGRO (Leishmaniase), MENDEL-MANTOUX (Tbk). – **I.reaktion**: s. u. I.probe; i. e. S. die durch AAR bedingte Hautveränderung (Quaddelbildung, Erythem, Schwellung, Induration, im Extremfall Nekrose) am Ort der i.c. Inj. (z. B. Tuberkulin, Allergen, Serum, Impfstoff). Oft unspezifisch pos. (daher Kontrolle durch kontralat. Leerversuch mit NaCl-Lsg.).

intralaryngeal, endolaryngeal: im oder in das Kehlkopflumen; z. B. **i. Karzinom** (in Stimmlippen, MORGAGNI* Ventrikel, Petiolus epiglottidis, Larynxhinterwand, subglottisch). – chir nach Spaltung des Kehlkopfes, z. B. **i. Op.-Verfahren** bei Kehlkopflähmung (n. RÉTHI, WITTMAACK, KRAINZ).

intraligamentär: in einem Band; i. e. S. im Lig. latum uteri (z. B. **i.** ↑ **Myom).**

intra|lobär, -lobaris: in einem (Lungen- oder Leber-) Lappen; s. a. Lobär... . – **i.lobulär, -lobularis**: in einem Läppchen (Lobulus); s. a. Lobulär....

intralumbal: im oder in den lumbalen Wirbelkanal (=intrathekal) bzw. das lumb. RM; s. a. Lumbal....

intraluminal: im oder in das Lumen eines Hohlorgans.

intramammär: in der Mamma (im Unterschied zu retromammär).

intramedullär: 1) im oder in das RM (einschl. Medulla oblongata). – 2) im oder in das Knochenmark,

z. B. die **i. Osteosynthese** (mittels Marknagels), **i. Osteotomie** (mittels Innensäge).

intramural: 1) in einer Organwand; z. B. **i.** ↑ **Myom,** Ganglien, Harnleiterabschnitt. – 2) das **i. System** (parasympath. Nervenzellen u. Ganglien in der Wand von Verdauungskanal, Herz, Gebärmutter, Scheide, Harnblase; ↑ Plexus myentericus, Pl. submucosus) betreffend; z. B. **i. Reflexblase** (↑ Blasenautonomie).

intramuskulär, i.m.: 1) in einem oder in einen Muskel; z. B. **i.m.** ↑ **Injektion.** – 2) durch i.m. Applikation bewirkt; z. B. **i.m.** ↑ **Narkose.**

intranasales postoperatives Schmerzsyndrom: durch chem. oder therm. Reize auslösbare, anhaltende Schmerzen im Nasenbereich infolge Irritation der örtl. Trigeminusäste durch Narben u. Verwachsungen nach intranasalem Eingriff.

Intranasaltest: Nachweis bzw. Ausschluß der allerg. Genese einer Rhinitis durch Einbringen des verdächt. Allergens in die Nase; bei pos. Test nach 10–15 Min. Niesreiz, Schleimhautschwellung u. -verfärbung (v. a. untere Muschel), Sekretion (mit Eosinophilie).

intranerval: 1) in einem oder in einen Nerv (= intraneural; z. B. **i.** ↑ **Injektion.** – 2) innerhalb des NS.

intraneural, endoneural: in einer oder in eine Nervenzelle u. ihre Fortsätze (= intranerval).

In-transit-metastasis: Metastase (z. B. eines Melanoms) zwischen Primärtumor u. regionalen LK.

intraokulär, -okular: im Augeninnern (= intrabulbär); z. B. **i. Druck** (↑ Augendruck), **i. Flüssigkeit** (↑ Humor aqueus, Corpus vitreum), **i. Fremdkörper**: bei perforierendem Trauma in Sklera, Kornea oder tiefere anatom. Strukturen eingedrungener FK; klin.: Keratitis, Skleritis, Konjunktivitis, u. U. Irisloch u. Wundkanal in der Linse, Netzhautriß, -blutung (später charakterist. Pigmentierung); evtl. Orbital-, Nebenhöhlen-, Schädelbasis- oder Gehirnverletzung; Diagnose: Inspektion, Rö-Aufnahme (skelettfrei) oder – bei best. metall. FK – elektromagnetisch (z. B. Lokalisator n. BERMAN); Komplikationen: sept. (Hypopyon, End- oder Panophthalmitis, Iridozyklitis) oder asept. Entzündung (s. a. Chalcosis, Siderosis bulbi), Iris-Glaskörperprolaps; Ther.: Op., evtl. Magnetextraktion (HAAB, HIRSCHFELD); Prognose bei Verletzung nur der vorderen Augenabschnitte rel. gut.

intraoperativ: während der Operation.

Intraoralschiene: *dent* s. u. Schienenverband.

intraorbital: in der Augenhöhle; s. a. Orbital....

intraossal, -ossär, endostal: 1) im oder in den Knochen, z. B. i. ↑ Blutungszyste, i. ↑ Injektion. – 2) *chir* mit Eröffnung (Trepanation) des Knochens.

intraovulär: 1) im Ei (Ovulum). – 2) innerhalb der Eihäute (Fruchtblase, Amnionhöhle).

intraparietal: 1) in der Wand (Paries) eines Organs (= intramural). – 2) im Scheitellappen des Großhirns (Lobus parietalis) bzw. in der Parietalregion.

intrapelvin, -pelvisch: im (Nieren-)Becken.

intraperikardial: im Herzbeutel (Perikard bzw. perikardialer Raum); s. a. Perikard(ial)....

intraperitoneal: 1) von Bauchfell umhüllt. – 2) in der bzw. in die freie Bauchhöhle; z. B. **i. Blutung** (bei Leber-, Milz-, Tubarruptur etc.), **i. Lufteinblasung** (↑ Pneumoperitoneum); s. a. Peritoneal....

intrapleural: vom Brustfell umhüllt, in der oder in die Pleurahöhle, z. B. **i.** ↑ **Druck, i. Lufteinblasung** (↑ Pneumothorax).

intrapulmonal: in(nerhalb) der Lunge, im Lungenparenchym; vgl. pulmonal.

intrarektal: im Lumen des Mastdarms; s. a. rektal, Rektum....

intrarenal: in(nerhalb) der Niere, im Nierenparenchym.

Intrasegmentärbahn: neuronale Verbindung innerhalb eines RM-Segments als anatom. Korrelat des monosynapt. Reflexes.

Intrasegmentalspalte: *embyrol* ↑ Sklerotomspalte (s. a. Skleromit).

intrasellär: in der Sellahöhlung des Keilbeinkörpers.

intrasinös: 1) in einem Hirn- oder Gefäßsinus. – 2) in einer Nasennebenhöhle.

intraskrotal: im Hodensack.

intrasphinktär, -sphinkter: im Bereich eines Schließmuskels (Sphincter); z. B. die i. Analfistel.

intraspinal: 1) in der WS (Vertebra spinalis), d. h. im Wirbelkanal gelegen. – 2) in einen Dornfortsatz (Proc. spinosus).

intrasternal: im oder in das Brustbein (Sternum), z. B. **i.** ↑ **Injektion.**

intratemporal: im oder in das Schläfenbein (Os temporale), in der Schläfengegend (Regio temp.), im Schläfenlappen (Lobus temp.); s. a. Temporal....

intratendinös: in eine Sehne; z. B. **i. Sehnenverpflanzung** (n. HOHMANN).

intratestikulär: im oder in den Hoden (Testis).

intrathekal: 1) in der Theca folliculi. – 2) innerhalb der harten RM-Haut (Theca medullae spinalis), d. h. im bzw. in den Duralsack (= intradural).

intrathorakal: im oder in den Brustkorb (Thorax); s. a. Thorakal....

intratonsillar, -tonsillär: in eine(r) Mandel (Tonsilla); s. a. Tonsillar....

intratracheal: im oder in das Lumen der Luftröhre (Trachea); z. B. **i. Narkose** (↑ Intubationsnarkose); s. a. Endotracheal..., Tracheal....

intratubar: 1) in der Ohrtrompete (Tuba auditiva). – 2) im Eileiter (Tuba uterina).

intratubulär: im oder in den (Nieren-)Tubulus.

intratympanisch: in der Paukenhöhle (Cavum tympani).

intraurethral: in der oder in die Harnröhre (Urethra).

intrauterin: im oder in das Cavum uteri; während der Fruchtentwicklung im Uterus; z B. **i. Transfusion** (s. u. Bluttransfusion; s. a. fetomaternale u. fetofetale Transfusion).

intrauterine Asphyxie: unter der Geburt eintret. Erstickungszustand des Kindes; v. a. infolge Plazentarinsuffizienz (bei Spätgestose, Übertragung), mütterl. Anämie (Placenta praevia, vorzeit. Lösung), Anoxie (Störung der Nabelschnurzirkulation, Uterushypertonie nach übermäß. Wehenmittelapplikation), Hirndruck (lange Geburtsdauer), Schockwirkung (geburtshilfl. Op.); oft durch postnatale Faktoren kompliziert (s. a. Risikokind). Diagnose: regelmäß. Kontrolle von Wehentätigkeit u. kindl. Herztönen, Fetalblutanalyse.

intrauteriner Fruchttod: Absterben der Leibesfrucht in der 2. Schwangerschaftshälfte, evtl. erst – als Folge intrauteriner Asphyxie – intra partum. Urs.: v. a. Toxikose (Gestose), Übertragung (mit Plazentarinsuffizienz), mütterl. u./oder fetale Erkr. (Diabetes, Syphilis, chron. Nephritis, Hypovitaminose, Morbus haemolyticus neonatorum), Mißbildung, exogene Vergiftung (Pb, As), vorzeit. Plazentalösung, Nabelschnurvorfall. Sympte.: Fehlen der Herztöne u. Kindsbewegungen, fortschreitende Abnahme des Leibesumfangs, vorzeit. Absinken des Fundus; im Rö.bild sogen. ↑ Schädelzeichen, als »WS-« oder »Spätzeichen« (KIRCHHOFF 12–14 Tg. p. m.) abnorme Krümmung bis Knickung der WS (»Wendehals«; ↑ SCHIEMANN* Zeichen), ferner ↑ »Knochensalat« der Extremitäten, Sistieren des Knochenwachstums (3- bis 4wöchentl. Kontrollen); Mazeration der Frucht, evtl. mütterl. Fibrinogenmangelblutung (s. a. Verbrauchskoagulopathie). – Meist spontane Fruchtausstoßung nach ca. 2 Wo. (sonst Geburtseinleitung!); s. a. verhaltener ↑ Abort (Missed abortion).

intrauteriner Schrei, Vagitus uterinus: schreiartige Laute des Feten(?) kurz vor oder unter der Geburt. Genese ungeklärt (Luft in der Uterushöhle?).

Intrauterin|bestrahlung: intrakavitäre Strahlenther. der Gebärmutter (v. a. bei Korpus-Ca.) mit radioakt. Substanzen (↑ Radiumtherapie); Applikation entweder im ↑ I.stift oder in Spezialträgern (z. B. Spreitzträger) oder aber nach der ↑ Packmethode (mit ↑ »Radiumeiern«, ^{60}Co-Kugeln etc.). – **I.pessar**, IUP, IUD (= intrauterin device): zur Empfängnisverhütung ganz oder teilweise in das Uteruskavum einzuführender Fremdkörper, z. B. Hartgummistift, NASSAUER* »Fructulet«, Spreiz-, Silkworm-, PUST* Seidenfadenpessar, GRÄFENBERG* Ring (Spirale) sowie zahlreiche neuere Modelle (↑ Abb.), darunter das – etwa 2 J. zu tragende – »Kupfer-T« mit Cu als akt. kontrazeptivem Agens (s. a. Progestasert®). Wirkungsmechanismus ungeklärt (Nidationshemmung? chron. Endometritis?); kanzerogener Effekt nicht bewiesen. Zyklusablauf normal; eine dennoch eintretende Schwangerschaft (PEARL* Index 0,5–1,6) muß bei rechtzeit. Entfernung des IUP nicht unbedingt abgebrochen werden (Gefahr der Fruchtschädigung bei T-Pessar wahrsch. bes. gering).

Intrauterin|sonde: ↑ Uterussonde; s. a. Vakuum-Intrauterinsonde. – **I.stift**: radiol Metall-Hohlstift (gerade oder gekrümmt, versch. Stärken u. Längen) zur Aufnahme der Ra-Zellen (in einfacher Lage oder im Bündel) für die intrauterine Ra-Therapie; meist für mechan. Vereinigung mit Portioplatte (zum »Pilz«) oder Kraterfilter eingerichtet. Bei prolongierter Anw. Gefahr der mechan. Reizung u. Sekretverhaltung.

intravaginal: in einer Nerven-, Gefäß- oder Sehnenscheide; i. e. S. in der oder in die weibl. Scheide (Vagina), z. B. **i. Bestrahlung** (radiol mit Körperhöhlenrohr, Radium etc.); s. a. Vaginal....

intravasal, -vaskulär: in einem oder in ein Blut- oder Lymphgefäß; z. B. **i. Gerinnung** (s. u. Gerinnungsthrombus, latente ↑ Blutgerinnung), **i. Pool der Granulozyten** (bestehend aus den zirkulierenden u. den nichtzirkulierenden randständigen).

intravenös, i.v.: **1)** in einer oder in eine Vene; z. B. **i.v. ↑ Injektion**. – **2)** durch i.v. Applikation bewirkt, z. B. **i.v. ↑ Narkose, Urographie**.

intraventrikulär: **1)** in einen bzw. in einem Hirnventrikel; z. B. **i. Blutung** (↑ Haematocephalus int.). – **2)** in einer oder in eine Herzkammer bzw. in deren Wand; z. B. **i. ↑ Block**. – **3)** im Magen (Ventriculus).

intravesikal: im Innern oder in das Innere der Harn- (oder Gallen)blase; s. a. Blasen....

intravital: während des Lebens (»intra vitam«); s. a. Vital.... – **I.fluoreszenz**: Eigenschaft best. Substanzen u. Strukturen lebender Materie, im UV- oder

Intrauterinpessare

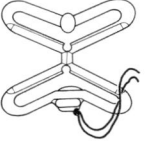
BIRNBERG-Schleife (Plastik, rö.-pos.)

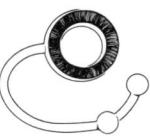
Comet (Stahl, Silastik-verkleidet)

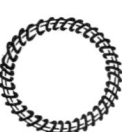
HALLSTONE-Stahlring

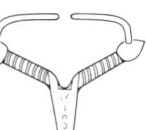
KS-Flügel (Plastik)

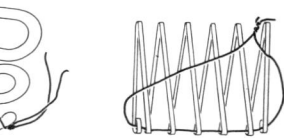
LIPPES-Schleife (Polyäthylen, rö.-pos.)

MAJZLIN-Feder (Stahl oder Gold)

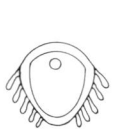
DALKON-Schild

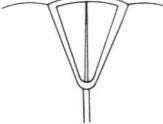
MASSOURAS-Entenfuß

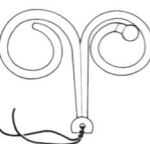
Saf-T-Spirale (Polyäthylen, rö.-pos.)

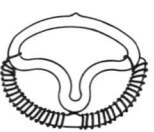
YUSEI-Pessar (Plastik)

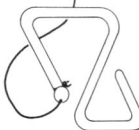
SOONAWALA-Pessar (Indien; Polyäthylen, rö.-pos.)

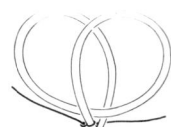
SZONTAGH-Pessar (Ungarn; Nylon)

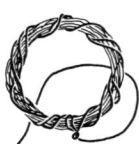
ZIPPER-Silk(worm)pessar (in Ägypten modifiz. RAGAB Ring)

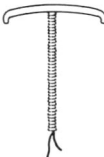
Kupfer-T

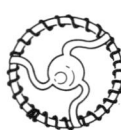
OTA-Ring (Metall oder Plastik)

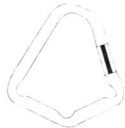
Antigon (Plastik)

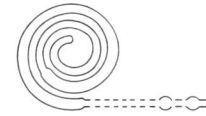
MARGULIES-Spirale (»Gynekoil«; Polyäthylen, rö.-pos.)

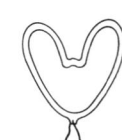
Kairoer Herz

Blaulicht zu fluoreszieren (= prim. oder Eigenfluoreszenz; z. B. Porphyrine rosa bis rot, Proteine weißblau, Lipofuszin gelbbraun, Karotinoide u. Riboflavin gelbgrün). Ferner die Sekundärfluoreszenz nach ↗ Fluorochromierung. Eine **I.f.markierung** dient z. B. zum Nachweis von Autoimmun- sowie von zell-(struktur)ständ. AG; s. a. intravitale ↗ Zellfluorochromierung.

intrazellulär: im Innern einer Zelle, den Intrazellularraum betreffend. – **I.flüssigkeit** (IZF, ICF), **i. Wasser**: die flüss. Bestandteile der biol. Zelle; i. e. S. der Flüssigkeitsinhalt der ges. Zellmasse eines Individuums als Medium des zellulären Stoffwechsels. Beträgt (altersabhängig) etwa 60% des Gesamtkörperwassers u. ca. 33 (jüngere ♂) bzw. 24% (♀) des Körpergew.; Ionenzusammensetzung ↗ Schema »Wasser-Elektrolythaushalt«.

Intrazellular|pathologie: in Fortführung der VIRCHOW* Zellularpathologie auf die inn. Zellstruktur von V. SCHILLING (1926) entwickelte Krankheitslehre. – **I.raum**, IZR: 1) der von der Zellmembran (Plasmalemm) begrenzte Zellraum. – 2) der von der ges. ↗ I.flüssigkeit eingenommene Raum.

intrazephal: in der Schädelhöhle (= intrakranial).

intrazerebellar: im Kleinhirn (Cerebellum).

intrazervikal: in der Cervix uteri, im Halskanal; s. a. Zervikal....

intrinsic: (engl.) innerhalb, innerlich, endogen, konstitutionell; z. B. *kard* i. **deflection** (↗ Umkehrpunkt).

Intrinsic-Asthma: (RACKEMANN) das weder atopische noch exogen-allerg. ↗ Asthma bronchiale, z. B. als Folge chron. Atemwegsinfektion in Verbindung mit konstitut., neurovegetat. u. hormonellen Faktoren; Beginn meist im mittl. LA; häufig mit Extrinsic-Form kombiniert. – **I.-Faktor**, CASTLE* F.: (1929) in der Magenschleimhaut (vorw. Korpus-Fundus) wahrsch. von den Belegzellen gebildetes thermolabiles, wasserlösl. Mukoprotein, das mit Vit. B_{12} eine lose, für Darmbaktn. unangreifbare Verbindung eingeht u. so die B_{12}-Resorption im unt. Ileum ermöglicht. Fehlen des Faktors bewirkt perniziöse Anämie; vgl. Extrinsic-Factor. – **I.-F.-Autoantikörper** sind häuf. pathogenet. Faktoren der perniziösen Anämie. – **I.-Gerinnungssystem**: das ohne Gewebsthromboplastin arbeitende »bluteigene« G., das v. a. durch Berührung mit blutfremden Oberflächen aktiviert wird (Umwandlung des inakt. Faktors XII in die akt. Form), um bei Gegenwart von Ca^{2+} Blutthrombokinase zu bilden (»intrinsic thromboplastic activity«). Beteiligung anderer Faktoren (z. B. FLETCHER*, TATSUMI* Faktor) noch ungeklärt; vgl. Extrinsic-System.

intro...: Präfix »einwärts«, »hinein«, »herein«; vgl. intra....

Intro|duktor: Hilfsinstrument (z. B. Zange, Hohlsonde, Mandrin) für das Einführen in eine Körperöffnung (»**I.duktion**«).

Introitus: (lat.) Eingang; i. e. S. *gyn* als **I. vaginae** der »Scheideneingang« (= Ostium vaginae; einschläg. Entzündung [»**Introitis**«] s. u. Vulvitis, Vulvovaginitis, Kolpitis).

Introjektion: *psych* s. u. Narzißmus (2).

Introspektion: *psych* Selbstbeobachtung.

intro|vertiert: *psych* (C.G. JUNG) »innengerichtet« als Neigung eines psych. Grundtyps, seine Interessen mehr der Innenwelt, dem geist. Leben u. dem Abstrakten zuzuwenden; vgl. extravertiert. – Zu unterscheiden vom **i.versiven Erlebnistyp** (H. RORSCHACH), der vorw. von innen heraus erlebt, mehr zum Denken als zum Handeln neigt, eher schöpferisch tätig u. affektiv mehr stabil ist.

Introzision: Inzision am Scheideneingang (Introitus), i. e. S. die des Hymens als ritueller Brauch bei vielen Naturvölkern.

Intubation: Einführung eines Tubus (Hohlsonde etc.) in eine natürl. Körperhöhle oder ein Hohlrorgan; s. a. Pertubation. I. e. S. die **I. der Atemwege** als wichtigste Inhalationshilfe (evtl. zur Instillation von Medikamenten, Narkotika u. Rö-Kontrastmitteln; s. a. Intubationsnarkose); im Hypopharynx mit Oro- oder Nasopharyngealtubus (z. B. MAYO*, GUEDEL* Tubus) v. a. bei Larynxödem, Di, Pseudokrupp u. zum Fernhalten der Zunge von der Rachenhinterwand; in den tiefen Luftwegen mit spez. Tubus, stets bei Oberflächenanästhesie (bis zum Kehlkopf) oder i. v. Narkose, kombin. mit raschwirkender Muskelrelaxierung u. – bei endobronchialer I. – mit kurzer intensiver O_2-Beatmung. Als **endobronchiale I.** (oral) bis in einen Hauptbronchus (s. a. CARLENS* Tubus) zur selektiven Beatmung einer Lungenhälfte (bei Blockierung der anderen) bzw. zur getrennten Ventilation u. Aspiration beider Lungen; Einführung meist durch Intubationsbronchoskop oder unter laryngoskop. Sicht (mit röntgenol. u./oder auskultator. Plazierungskontrolle); v. a. für Einlungenanästhesie bei Pneumektomie mit Hauptbronchusstenose, Plastik an kontralat. Bronchus oder Bifurkation, Op. an feuchter Lunge (Aspirationsprophylaxe), Seitendiagnostik bei Lungenblutung, Bronchospirometrie. Als **endotracheale I.** (blind oder unter laryngoskop. Kontrolle) mit ↗ Endotrachealtubus, u. zwar nasotracheal (Tubus mit flötenschnabelart. Spitze in den unt. Nasengang) oder – meist – orotracheal (abgeschrägte Tubusspitze, elast. Führungssonde, evtl. kombiniert mit Bronchusblockade oder -tamponade, ferner als »tiefe I.« via Tracheostoma nach Tracheotomie; Fixierung durch aufblasbaren Haftballon u. äuß. Haltevorrichtung (z. B. n. MESSNER, LOCHINGER); v. a. für Intubationsnarkose, respirator. Reanimation, Tracheobronchialtoilette. – Komplikationen: örtl. Läsion, Glottisödem, Laryngospasmus, Atemwegsinfekt. Intubationsgranulom (v. a. hint. Stimmbanddrittel). – Ferner die **Gefäß-I.** mit silikonisiertem Schlauch für die Hämodialyse (z. B. SRIBNER*, CIMINO* Shunt).

Intubations|bronchoskop: kurzes, dünnwand. Führungsbronchoskop (z. B. nach MAGILL, JACOB; ∅ 4–9 mm; meist mit Lichtleitstab) zur gezielten Einbringung u. Plazierung eines – strumpfartig über den Schaft gezogenen – Endobronchialtubus. Für kleinkalibr. Tuben auch spez. Bronchoskopieteleskop mit terminaler »Geradeausoptik«. – **I.narkose**: Inhalationsnarkose (nach Prämedikation, meist auch initialer i. v. Narkose) mit Zufuhr des Anästhesiegemischs über einen Endotracheal- oder -bronchialtubus, meist mit Muskelrelaxation u./oder künstl. Hypotension kombiniert. Vorteile: optimale Freihaltung der Luftwege, Aspirationsprophylaxe, Verkleinerung von Totraum u. Atemwiderstand, Muskelentspannung auch bei oberflächl. Narkose, Steuerung des intrapulmonalen Drucks, Ruhigstellung des Op.feldes bei Lungen-Op., Möglichkeit der assistierten u. kontrollierten Beatmung u. der außergewöhnl. Lagerung

intumeszent

u. a. m.; Anw. v. a. für offene Thoraxchirurgie, langdauernde Schädel-, Hals-, Oberbauch-, Nieren-Op. sowie bei schlechtem AZ.

intumeszent: sich aufblähend, an Vol. zunehmend; z. B. (*ophth*) **i. Linse** (bei Katarakt).

Intumescentia, Intumeszenz: Anschwellung (s. a. intumeszent); *anat* die durch die Vielzahl der Neuriten für die Arm- bzw. Beinnerven bedingte **I. cervicalis** u. **lumbalis** des RM in Höhe C_3-Th_2 bzw. L_5-S_2.

Inturgeszenz: ↑ Turgeszenz.

Intus|suszeption: Einstülpung; *path* (J. HUNTER 1789) ↑ Invagination. – **I.suszeptum**, Invaginat: bei der Invagination die in das I.suszipiens ein- oder mehrfach eingestülpten Darmzylinder. – **I.suszipiens**, Invaginans: bei der Invagination der das I.suszeptum aufnehmende u. einscheidende äuß. Darmzylinder.

Inulin: stärkeart. Polysaccharid aus ca. 30 β-glykosidisch verknüpften Fruktoseeinheiten (MG ca. 5000); in Knollen u. Wurzeln zahlreicher Kompositen (z. B. Alant, Dahlie, Topinambur); Bestg. direkt polarimetrisch sowie photometr. mit Anthron oder Resorzin (z. B. nach FRANK-SCHEIFFARTH). – Klin. Anw. u. a. zur renalen Clearance (gleichmäß. Infusion in 10%ig. Lsg.), u. zwar, da es weder tubulär sezerniert noch resorbiert wird, speziell zur Bestg. des Glomerulusfiltrats; gilt, da unabhängig von Plasma-Konz., als Bezugsstandard für alle anderen Clerancesubstanzen. – **I.raum**: andere Bez. für den extrazellulären Flüssigkeitsraum (auf den sich infundiertes Inulin nach Eintreten eines Zufuhr-Ausscheidung-Gleichgewichts gleichmäßig verteilt, ohne in die Zellen einzudringen).

...inum: Suffix für Alkaloide u. organ. Basen.

Inunctio, Inunktion: (lat.) Einreibung, Einsalbung.

InV-System: (ROPARTZ) dominant u. unabhängig von den Gm-Gruppen vererbliche Serumgruppen, unterschieden als InV 1, a u. b bzw. 1, 2 u. 3 (mit der Häufigkeit 0,12, 5,9 u. 93,97%). Vork. bei Europäern bis ca. 20%, bei Negroiden knapp 50%. – Nachweis u. a. mit spez. Agglutinationshemmtest.

Invaginans: ↑ Intussuszipiens. – **Invaginat**: ↑ Intussuszeptum; s. a. Abb.

Invaginatio(n): 1) Intussuszeption, Indigitation: *path* Einstülpung eines Hohlorgans in sich oder in ein Nachbarorgan; i. e. S. die – meist akute – **axiale I.** eines Darmabschnitts (einschl. Gekröse) ins Lumen des oral (= aszend. I.) oder – häufiger – aboral anschließenden Abschnitts, meist von Dünn- in Dickdarm (u. U. mit Invaginationsspitze im Anus). Vork. bevorzugt beim – v. a. ♂ – Säugling (ca. 60% der Fälle, meist in Abstillzeit) u. Kleinkind, evtl. durch MECKEL* Divertikel, Darmpolyp oder -zyste begünstigt; oft durch Stauungsödem, Infarzierung u. Gangrän kompliziert, infolge sek. Spasmen u. Serosaverklebung irreversibel. Meist **einfache I.** mit 3 ineinandergeschobenen Darmzylindern (↑ Abb.), entweder mit – bei Fortschreiten – wechselndem Kragen (»Collet mobile«) u. konst. Spitze (»Tête fixe«) oder – bei **I. ileocolica** – als Hernia intraintestin. mit »Collet fixe« u. »Tête mobile«, ferner Mischformen. – Sympte.: akuter, intermittierender Obturations-, später Strangulationsileus mit paradoxer Diarrhö, evtl. initial Blutabgang (s. a. OMBRÉDANNE* Formel), oft tastbarer Tumor; bei **chron. I.** (mit kurzem Invaginat)

keine Wandschädigung u. Strangulation (auch nach Wochen noch leicht reponibel). – Ther.: Frühop. (Desinvagination oder Abtragung des Invaginationstumors, transzäkale Ileostomie, zweizeit. Vorlagerungssektion mit Katheterfistel), selten konservativ (Kontrasteinlauf). – **artifizielle I.**: *chir* ↑ Invaginationsanastomose. – **I. uteri**: s. u. Inversio. – **2) nodöse I.**, Trichorrhexis invaginata: *derm* Knotenbildung der Haare (molekulare Schädigung des Strukturgerüstes) beim NETHERTON* Syndrom, mit allmähl. scheidenförm. Einstauchung des peripheren Haaranteils in den aufquellenden distalen. – **3)** *zytol* die kryptenförm. Einstülpung der Zelloberfläche bei der ↑ Pinozytose.

Invagination

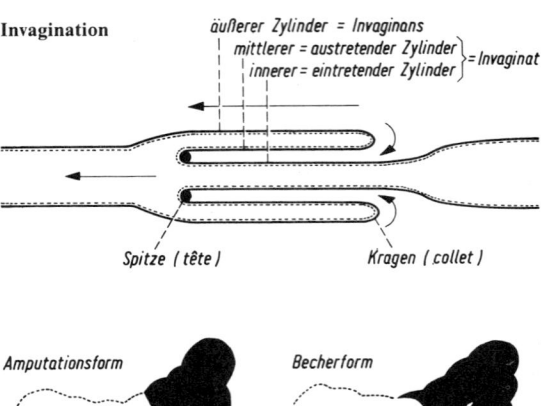

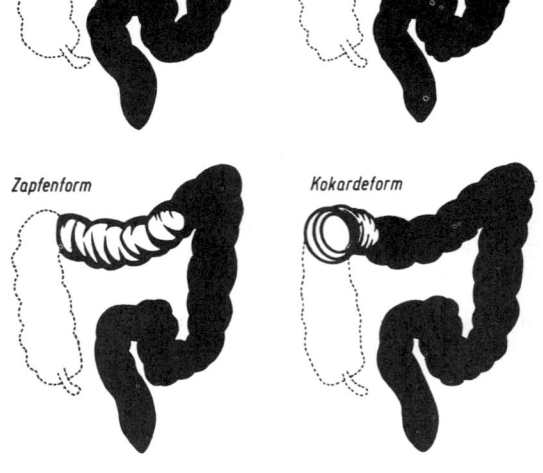

Invaginationsanastomose: *chir* kombin. Kontakt- u. Nahtanastomose mit teleskopart. Ineinanderschieben der Stümpfe z. B. des Harnleiters (n. POGGI, ALKSNE), einer Arterie (n. SOLOWJEW). Ferner die I. bei kontinenzerhaltender transanaler Kolon-Rektumresektion mit intra- oder extraspinktärer Anastomosierung nach endorektaler Invagination u. Durchzug des prox. Darmstumpfes durch den evertierten dist. Mastdarmstumpf (HOCHENEGG, WELCH, LOCKHART-MUMMERY, HOLLENBACH, SWENSON u. a.); sowie die **valvuläre I.** als kontinente ösophagogastrale I. (LORTAT=JACOB, SAUERBRUCH u. a.) mit portioart. Einstülpung des Ösophagus ins Magenlumen (Ventilmechanismus) bei

Refluxösophagitis u. Hiatusinsuffizienz; s. a. Glokkenschwengelanastomose, Teleskopnaht.

Invaginatum: ∫ Intussuszeptum.

Invakzination: 1) ∫ Vakzination (Pockenschutzimpfung). – 2) Sekundärinfizierung bei Pockenimpfung.

Invalidität: dauerhafte körperl. Behinderung, meist in Prozentleistungsminderung ausgedrückt. – Als Begriff in der Kranken- u. Rentenversicherung der BRD nicht bzw. (seit 1957) nicht mehr enthalten.

Invasion: *path* Eindringen von Krankheitserregern, insbes. Parasiten, in den Makroorganismus (vgl. Infektion, Infestation) bzw. von Zellverbänden in Nachbargewebe oder -organe (= invasives Wachstum).

Invasions|allergen: nach Invasion tierischer Parasiten (z. B. Askariden) aus deren Zerfalls- oder Reaktionsprodukten entstehendes Allergen. – **I.keim**: (HILGERS) zunächst saprophytär auf der Haut vegetierender Keim, der unter best. Milieu- u. Virulenzveränderungen pathogen wird u. in die Tiefe eindringt, z. B. Staphylococcus aureus, hämolysierende Strepto-, Pneumokokken. – **I.krankheit**: Erkr. durch tier. Parasiten (Protozoen, Würmer etc.), deren Nachkommen den Wirtsorganismus wieder verlassen. – **I.test**: *gyn* ∫ KURZROK*-MILLER* Test.

invasiv: *path* eindringend (s. a. Invasion; vgl. infiltrierendes Wachstum).

invers(us): umgedreht (s. a. Inversion), z. B. ∫ Situs inversus, i. ∫ Steal-Effekt, **Inversbrille** (∫ Wendebrille).

Inversio(n): Umkehrung; 1) *chem* bei optisch akt. Verbdgn. die Änderung der Drehrichtung des polarisierten Lichts (Vorzeichenwechsl) im Verlauf einer chem. Reaktion. – 2) *path* körperseitenverkehrte Lage von Organen (= **I. viscerum**; ∫ Situs inversus, Inversionsdextrokardie) oder nur Verdrehung (z. B. **I. testis**; ∫ Hodeninversion) oder aber Umstülpung eines Hohlorgans, z. B. die **I. appendicis** (bei Invaginatio ileocaecalis), **I. uteri** (partiell oder total durch die Scheide nach außen; nur unter der Geburt, v. a. bei unsachgemäßer Leitung der Nachgeburt), **I. vesicae** (bei Blasenekstrophie, Zystozele). – 3) *genet* Chromosomenaberration mit Umkehrung eines Abschnitts eines Chromosoms oder Chromatids nach Bruch oder Neuverknüpfung, entweder nur bei einem Segment (= **einfache I.**) oder bei mehreren Segmenten eines oder bd. Chromosomenarme (= **komplexe I.**). Folgen: Änderung der Kopplungs- u. Austauschwerte. – 4) *psych* **sexuelle I.**: ∫ Homosexualität. – 5) *serol* in der immunol. Diagnostik (z. B. Intradermaltestung) der Umschlag einer neg. Reaktion in eine positive (= Konversion) oder umgekehrt (= Reversion). – 6) *orthop* Bewegung des Rückfußes um eine von vorn-medial oben nach hinten-lat.-unten verlaufende Achse, wobei die Auftrittsfläche des Fersenbeins medianwärts angehoben wird; als Teilbewegung im unt. Sprunggelenk (s. a. Pro-, Supination).

Inversions|dextrokardie: die bei Situs inversus vork. Rechtslage des Herzens mit völl. Seitenverkehrung (»Spiegelbild-D.«): Spitzenstoß u. Aorta re., Pulmonalis vor Aorta, venöse Kammer li. vorn, arterielle re. hinten (auch EKG spiegelbildlich). – **I.fraktur**: »Mediorotationsfraktur« durch Einwärtsdrehung der Extremität bei fixiertem Körper (z. B. als ∫ Supinations-Adduktionsfraktur des Knöchels; s. a. Inversion

6) oder des ganzen Körpers bei fixierter Extremität. Meist spiral- oder schraubenförmig, mit Bruchspalt gleichsinnig zur Rotationsrichtung.

Invertase, Invertin: ∫ β-Fruktofuranosidase.

invertiert: umgekehrt, verdreht (s. a. Inversion); z. B. das **i. Auge** der Wirbeltiere, dessen Netzhaut aus der eingestülpten Augenblase (»Augenbecher«) hervorgeht u. dessen Sinneszellen dadurch dem Licht abgewandt sind.

Invertose: ∫ Invertzucker.

Invert|seifen, Kationseifen: grenzflächenakt. Substanzen, die – im Ggs. zu den echten Seifen (mit anion. Fettsäureresten) – langkett. Alkylreste mit quart. Ammonium-, Sulfonium- oder Phosphoniumgruppe enthalten (z. B. Benzalkoniumchlorid = Zephirol®). Wirken desinfizierend (Eiweißfällung u. -denaturation), jedoch kaum reinigend. – **I.zucker**, Invertose: optisch linksdrehendes Gemisch von Trauben- u. Fruchtzucker āā, entstanden aus Rohrzucker durch Hydrolyse (∫ Fruktofuranosidase); Hauptbestandteil des Honigs.

inveteriert: lange bestehend, veraltet, »verschleppt«.

invisibel: unsichtbar.

in vitro: (lat.) »im (Reagenz-)Glas«, d. h. im Versuch außerhalb des Organismus. – **in vivo**: »im Leben«, im lebenden Organismus; s. a. Vital..., Intravital....

Involucrum: (lat. = Hülle) *chir* Tuchverband, z. B. **I. manus** u. **pedis** als Behelfsverband (Dreiecktuch) der Hand bzw. des Fußes, ferner **I. digitorum** als Bindenverband einzelner Finger mit Kreistouren ums Handgelenk.

Involutio(n): 1) *biol* der funktions- u./oder altersbedingte physiol. Rückbildungsprozeß (u. U. als **Involutionsatrophie**) einzelner, v. a. tachytropher Organe; z. B. die **postpubertale I.** des Thymus, die **postpartale I.** des Uterus (in den ersten 6–8 Wo., mit Gewichtsrückgang von ca. 1000 auf 50–70 g, Fundusabsinken um tgl. ca. 1 QF), die **postmenopaus. I.** der weibl. Geschlechtsorgane (vgl. Involutio uteri), die generalisierte Altersinvolution (physiol. im höheren LA, irreversibel, meist mit vermind. Organleistung; s. a. Altersatrophie). – 2) *chir* mit Kreistouren beginnender u. endender Bindenverband (in Dolabra-, Spika-, Stapes- oder Testudogängen) mit lückenloser Einhüllung der Extremität oder eines Gliedmaßenabschnitts.

Involutions|depression, -melancholie: *psych* involutive ∫ Depression. – **I.form**: *bakt* atyp. (Fäden, Knospung) erzeugte, oft nicht lebensfäh. Form von Baktn. in sehr alten Kulturen.

Involutionsosteoporose: gynäkotrope Osteoporose des älteren Menschen, als **präsenile I.** (um das 50 Lj.) mit Bevorzugung des Stammskeletts (WS, Rippen; mit rheumatoiden Beschwerden, WK-Einbrüchen, Fischwirbelbildung), als **senile I.** des gesamten Skeletts (kaum Beschwerden, Frakturen der langen Röhrenknochen, v. a. des Schenkelhalses).

Involutions|periode: der Lebensabschnitt der physiol. Altersinvolution; i. e. S. das ∫ Klimakterium. – **I.psychose**: umstritt. Begr. für eine im 5.–6. Ljz. ausbrechende Schizophrenie (∫ Spätschizophrenie) oder man.-depressive Erkr. (involutive ∫ Depression), Paranoia (mit Beeinträchtigungsvorstellungen u. Größenwahn, evtl. akust. Halluzinationen, ohne Bewußt-

involutiv

seinszerfall u. Demenz; Schizophrenie?) sowie eine zur Demenz führende Psychose unbekannter Ätiol.

involutiv: durch ↑ Involution bedingt.

Inzest: Blutschande. – Der **I.wunsch**, das Verlangen nach sexuellem Verkehr mit Blutsverwandten (insbes. gegengeschlechtl. Elternteil), besteht nach S. FREUD in der Kindheit normalerweise u. persistiert beim Neurotiker – **I.zucht**: *genet* engste ↑ Inzucht, z. B. Bruder-Schwesterpaarung, Rückkreuzung mit der Elterngeneration; führt schnell zur Reinerbigkeit.

Inzidenz: Einfallen (z. B. eines Strahlenbündels), Vorkommen (z. B. einer Eigenschaft); in der Epidemiologie die Anzahl neuer Erkrankungsfälle in der Zeiteinheit.

inzipient, icipiens: beginnend.

inzisal: *dent* die Schneidezähne (Dentes incisivi), i. w. S. auch das Abbeißen betreffend; z. B. der **i. Rhombus** (in Rö-Bild des kindl. Kiefers die von den divergierenden Wurzeln der oberen mittl. Milchschneidezähne u. den zugehör. Zahnkeimen umrandete Figur).

Inzision: 1) *chir* Einschneiden, Einschnitt (Suffix: »-tomie«); meist als schichtweise Gewebsdurchtrennung, aber auch Eröffnung eines Hohlorgans (z. B. Gastro-, Enterotomie), Abszesses etc. mit einem schneidenden Instrument (Skalpell oder elektr. Messer) unter asept. Kautelen, meist in typ. Schnittführung (z. B. als Bauchdeckenschnitt, ↑ dort. Abb.). – 2) *anat* ↑ Incisura.

Inzisur: *anat* Einschnitt (↑ Incisura).

Inzucht: Befruchtung zwischen Individuen einer genetisch heterogenen Population, die miteinander genealogisch am nächsten verwandt u./oder einander genetisch sehr ähnlich sind. Fortgesetzte I. hat bei polyheterozygoter Population Zunahme der Homozygotie in der Nachkommenschaft u. deren Aufsplitterung in genetisch verschied. homozygote »I.linien« zur Folge (**I.stämme** von Versuchstieren für biol. u. medizin. Forschung wichtig), meist mit **I.depression** (verminderte Wachstumsleistung, Vitalität, Fertilität) oder gar **I.schäden** (z. B. Erbkrankh., Konstitutionsschwäche, Sterilität).

Inzyklo|phorie: *ophth* s. u. Zyklophorie. – **I.vergenz**: *ophth* ↑ Konklination, s. a. Zyklovergenz.

Io: *chem* ↑ Ionium. – **Io...**: s. a. Jo....

i.o.: 1) intraokular. – 2) intraoral.

Iobenzaminsäure *WHO*: N-(3-Amino-2,4,6-trijodbenzoyl)-N-phenyl-β-alanin; RKM zur oralen Cholezysto-cholangiographie.

Iocarminsäure *WHO*: 5,5'-Adipoyldiamino-bis-(2,4,6-trijod-N-methyl)-isophthalamsäure; Anw. als Dimeglumin-iocarmat zur lumbosakralen Myelographie (z. B. Dimer-X®).

Iocetaminsäure *WHO*: N-Azetyl-N-(3-amino-2,4,6-trijodphenyl)-2-methyl-β-alanin; orales RKM (Anw. wie Iobenzaminsäure, mit zusätzl. Reizmahlzeit).

Iodamid *WHO*: 3-Azetamido-5-(azetamido-methyl)-2,4,6-trijodbenzoesäure; RKM (verschied. Injektionslösgn.; z. B. Uromiro®) mit breitem Anw.gebiet.

Iodoxaminsäure *WHO*: Hexajod-3,3'-(tetraoxahexadekandioyldiamino)-dibenzoesäure; als Dimeglumin-iodoxamat zur Cholezysto- u. Cholangiographie.

Ioglycaminsäure *WHO*: N,N'-Oxydiazetyl-bis-(3-amino-2,4,6-trijodbenzoesäure); als Meglumin-ioglycamat zur i.v. Cholezysto-cholangiographie.

Iokaste-Komplex: *psych* s. u. Jokaste-.

Ion: (FARADAY) Sammelbez. für die submikroskop. Ladungsträger, wobei das pos. I. (↑ Kation; z. B. H^+ oder H·) Elektronenmangel, das negative (↑ Anion, z. B. OH^- oder OH') Elektronenüberschuß hat. Unterschieden als Atom-, Molekül-, Radikal-, Haufen-Ionen (»Clusters«); je nach Zahl der überschüss. bzw. fehlenden Elektronen ein-, zwei- oder mehrfach geladen (in der Chemie »1wertig« etc.); s. a. Base, Säure, Dissoziation, Ionisation.

Ionen|adsorption: die »Äquivalentadsorption« von Elektrolyten (v. a. an biol. Grenzflächen); wobei äquivalente Mengen An- u. Kationen vom Adsorbens gebunden werden. – **I.aktivität**: die in konz. Elektrolyt-Lsgn. tatsächlich gemessene, nach außen wirksame Ionenkonz., die infolge der gegenseit. Anziehung der Ionen geringer ist als die wahre Ionenkonz. u. sich aus dieser durch Multiplikation mit dem Aktivitätskoeffizienten (<1) ergibt. – **I.antagonismus**: die entgegengesetzte Wirkung der Plasmakationen, die z. T. quellend (v. a. K^+), z. T. entquellend wirken (v. a. Ca^{2+}, Mg^{2+}).

Ionenaustauscher, Austauschharze: feste u. unlösl. Substanzen (Polyelektrolyte), die aus Elektrolyt-Lsgn. Ionen im Austausch gegen eigene Ionen gleicher Ladung aufnehmen (u. sich mit geeigneten Salz-Lsgn. regenerieren lassen). Aufgebaut aus – hochmolekularer – »Matrix« u. fest gebundenen »Ankergruppen«, d. h. aus entweder bas. oder sauren (in An- bzw. Kationenaustauschern) u. bas. (= amphotere I.) »Festionen« u. aus den heteropolar gebundenen, austauschbaren »Gegenionen«. Anw. finden neben Al-Silikaten solche auf Basis Kohle, Zellulose oder Dextran, v. a. die Kunstharz-I. (Polykondensations- u. Polymerisationsharze), u. zwar zur Wasserentsalzung u. -enthärtung, zur Reinigung von Abwasser (auch Dekontamination) u. pharmazeut. Lsgn., für Säulenchromatographie, präparative Anreicherung u. Isolierung von Natur- u. Wirkstoffen, sondenlose Magenfunktionsprobe sowie als Therapeutika bei Ödemen, Hyperazidität, Pruritus, Dermatitis, Leberkoma (Senkung des NH_4-Blutspiegels).

Ionen|azidität: aktuelle ↑ Azidität. – **I.dichte**: ↑ Ionisationsdichte. – **I.dosis**: *radiol* ↑ Tab. »Strahlungsfeldgrößen«, s. a. J. – **I.gleichgewicht**: Zustand, in dem Ein- u. Austritt von Ionen durch eine Membran gleichgroß sind, da gerichtete Diffusion durch entgegengesetzte Potentialdifferenz (»Gleichgewichtspotential«) gerade kompensiert ist. – **I.kammer**: *radiol* ↑ Ionisationskammer.

Ionen|permeabilität: die Durchlässigkeit einer Membran für Ionen. Biol. wichtig v. a. die **selektive I.** der Erythrozytenmembran, z. B. für die Erhaltung von pH-Wert u. osmot. Druck; s. a. I.pumpe. – **I.produkt**: für dissoziierende Stoffe bei praktisch konst. Konz. des undissoziierten Stoffes geltende Spezialform des Massenwirkungsgesetzes. So ergibt sich für das nur wenig dissoziierte Wasser (bei konst. Wert für $C_{H_2O} = 55,6$ Mol/l) die Gleichung:
$$C_{H^+} \cdot C_{OH^-} = K \cdot C_{H_2O} = K_w = 10^{-14}$$
(C = Konz.; K = Dissoziationskonstante). – Bei schwerlöslichen Salzen »Löslichkeitsprodukt« genannt. – **I.pumpe**: *physiol* der akt., unter Verbrauch

von Energie verlaufende Ionentransport durch eine Membran, meist entgegen einem pass. Konzentrationsgefälle; kann Diffusionsvorgänge kompensieren u. von passiv-physikochem. Systemen abweichende Gleichgewichtszustände schaffen, z. B. als gekoppelte Natrium-Kaliumpumpe; s. a. Ionentheorie der Erregung.

Ionen|reihen: chem ↑ HOFMEISTER* Reihen. – **I.strahlen:** Oberbegr. für die aus schnell bewegten Ionen (nackten Atomkernen) bestehenden ↑ Protonen-, Deuteronen- u. α-Strahlen (nicht aber Neutronenstrahlen, die keine Ladung transportieren). – **I.substitution:** ther s. u. I.therapie.

Ionen|theorie der Erregung (von Nerv u. Muskel): (HODGKIN-HUXLEY-KATZ 1952) Bei Vorliegen eines – durch I.pumpe aufrechterhaltenen – Ruhepotentials ist die Zellmembran permeabel für K^+ (Ausstrom), kaum aber für Na^+ (Einstrom); beim Aktionspotential (= Erregungszustand) tritt selektive und autoregenerative Permeabilitätssteigerung für Na^+ ein, der rasche Inaktivierung des Na^+-Trägersystems u. – später – Permeabilitätssteigerung für K^+ folgen (= Wiedereintritt des Ruhepotentials). Experimentell gesichert. – **I.therapie:** ↑ Iontophorese. – Ferner die gezielte Anw. von ↑ I.austauschern, insbes. die Substitution von – retiniertem – Na^+ im Darm durch H^+, K^+ oder NH_4^+.

Ionisation: 1) Ablösen von Elektronen aus einem Atom oder Molekül durch Zuführung der Ionisationsenergie, i. w. S. auch die Erzeugung von Ionenpaaren aus einem neutralen Atom oder Molekül. – 2) der durch Vorhandensein von Ionen hervorgerufene Zustand eines Gases. – Als **spezif.** od. **differentielle I.** gilt die Zahl der von einem einzelnen bewegten, geladenen Teilchen je cm Bahnlänge in Normalluft erzeugten Ionenpaare; abhängig von Art u. Dichte des Gases, von Ladung u. Geschwindigkeit des stoßenden Teilchens; zu bestimmen mit Ionisationskammer u. Proportionalzählrohr.

Ionisations|dichte: die »räuml. Ionendichte«, d. h. die Zahl aller Ionenpaare pro Vol.einheit (meist Luft), die durch eine ionisierende Strahlung entstehen. – Gelegentl. auch die pro Zeit- u. Vol.einheit des Adsorbers. – **I.dosimeter:** radiol D., dessen Strahlendetektor eine ↑ I.kammer ist.

Ionisationskammer: radiol Strahlungsdetektor, bei dem die Strahlenabsorption zur Bildung freier elektr. Ladung führt; mit Luft oder anderem Gas gefülltes Gehäuse, in dem 2 isoliert eingebrachte Elektroden (eine davon meist das leitfähig gemachte Gehäuse) mittels Gleichspannung das die Ladungsträger trennende elektr. Feld erzeugen (Soll gemessene Ionisation dosisproportional sein, muß Sättigungsfeldstärke erreicht werden); Verw. v. a. für Gleichgewicht- u. Hohlraum-Ionendosis, häufig auch als »Monitorkammer« für reine Relativmessungen sowie in Belichtungsautomaten. Form, Abmessungen u. Wandmaterial je nach Verwendungszweck: »luftäquivalente« u. »nichtluftäquivalente« Kammern, »Flachkammern« (Meßvol. ≤2 ml) u. »Kompaktkammern« (Meßvol. ≤5 ml, größte Abmessung höchstens 2mal kleinste) in Kugel-, Zylinder- oder Fingerhutform, »Kondensatorkammern« (während Exposition nicht mit Meßinstrument verbunden), »Faß-« u. »Parallelplattenkammern« (fast ausschließlich für Standarddosimetrie).

Ionisations|strom: elektr. Strom, der **a)** in einer I.kammer beim Eintreten ionisierender Strahlung zustande kommt, **b)** in einem ionisierten Medium (meist Gas) durch Anlegen eines elektr. Feldes entsteht. Da Stromstärke unmittelbar von Ionenzahl im Vol. abhängig, zu Druckmessung, Rö-Dosimetrie etc. genutzt. – **I.zähler:** radiol Strahlenmeßgerät, z. B. ↑ I.kammer.

ionisierende Strahlung: Wellen- oder Korpuskularstrahlung, die beim Durchgang durch Materie ↑ Ionisation bewirkt.

Ionisierung: ↑ Ionisation. – **Ionisierungsarbeit, -energie:** die notwend. Mindestenergie (in eV) zur Ionisation eines Atoms oder Moleküls, d. h. zur Abtrennung eines Elektrons aus der Elektronenhülle (um so größer, je näher Elektron am Atomkern). Ist I_M die I. eines neutralen Moleküls, I_A die eines ihm angehör. neutralen Atoms, so gilt

$$I_M - I_A = D_n - D_i,$$

wobei D_n die Dissoziationsenergie des neutralen, D_i die des ionisierten Moleküls ist.

Ionium, Io: ein Thorium-Isotop mit OZ 90 u. Massenzahl 230; α-Strahler (HWZ $8 \cdot 10^4 a$); s. a. Schema »Radioakt. Zerfall«.

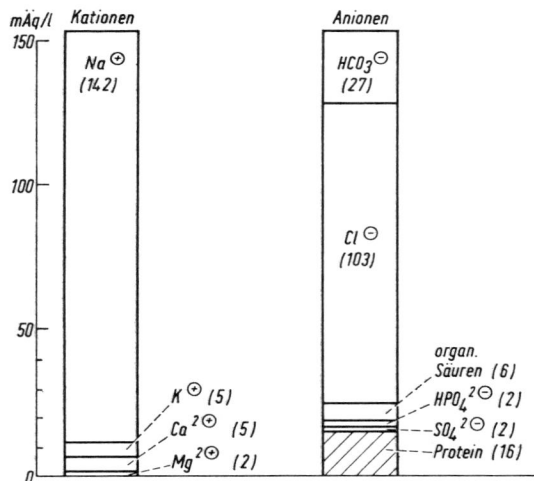

Säuren - Basen - Gleichgewicht

Iono|gramm: graph. Darstg. der Konz. von Kat- u. Anionen einer Elektrolyt-Lsg. (z. B. Blutplasma; ↑ Abb., mit Normalwerten). – **I.graphie** radiol s. u. Elektroradiographie. – **I.metrie:** Messung der Ionenkonzentration, i. e. S. des ↑ pH. Geeignete **I.meter** z. T. mit Registriervorrichtung (= **I.graph**). – **I.phorese:** 1) die Wanderung kleiner anorgan. Ionen (im Ggs. zu Makromolekülen) im elektr. Feld (s. u. Elektrophorese). – 2) ↑ Iontophorese.

Ionosphäre: Schicht der Hochatmosphäre (ca. 100 km über Erdboden) mit bes. großer elektr. Leitfähigkeit infolge starker Ionisation durch Sonnen- u. kosm. Strahlung; unterteilt in Schichten E u. F (HEAVISIDE* Schicht), die sich durch Höhe, Ionenkonz. u. Abhängigkeit vom Tages- u. Jahresrhythmus unterscheiden.

Iontophorese: Einführung von Ionen (oder undissoziierten Wirkstoffen) mit Hilfe von Gleichstrom durch die Haut in den Körper, wobei die Ionen von der in-

Iopansäure

akt. Elektrode (Metallelektrode über einer mit der – meist 1–2%ig. – Lsg. getränkten Gaze-, Watte- oder Filtrierpapierschicht) in die unt. Hautschichten eindringen u. in den Blutkreislauf gelangen. Eingeführte Wirkstoffmenge abhängig von Größe der akt. Elektrode, Stromstärke (max. 0,5 mA/cm^2) u. Einwirkungsdauer (bis 30 Min.). Anw. v. a. zur Ther. von Haut-, Schleimhaut-, Gelenk- u. Augen-Erkrn.; geeignete Medikamente z. B. KJ u. Zinksalze (bei Narben), Chinin, Akonitin, Natriumsalizylat, Ca- u. J-Salze (bei Neuralgien, Ichias), Histamin (0,002%ig bei Muskel- u. Gelenkrheuma, Arteriosklerose), Mg-Salze (bei Angina pectoris), ferner Hydrokortison, Antibiotika, Sulfonamide.

Iopansäure *WHO*: 2-Äthyl-3-(3-amino-2,4,6-trijodphenyl)-propionsäure; orales RKM zur Cholezystocholangiographie.

Iophobie: zwanghafte Angst vor Gift oder Vergiftung.

Iopydon *WHO*: 3,5-Dijod-4-pyridon; RKM.

IOS: International Organization of Standardization (Sitz in Genf; früher: ISO).

Iotalaminsäure *WHO*: 5-Azetamido-2,4,6-trijod-N--methyl-isophthalamsäure; RKM (z. B. Conray®).

Iotroxinsäure *WHO*: 3,3'-(3,6,9-Trioxa-undekandioyl-diimino)-bis-(2,4,6-trijodbenzoesäure); RKM (Meglumin-iotroxinat) zur Cholezysto-cholangiographie.

Iowa|-Einheit: diejen. Menge Thrombin, die bei 28° 1 ml standardisierte Fibrinogen-Lsg. in 15 Sek. zur Gerinnung bringt. – **I.-Typ** (der amyloiden Polyneuropathie): / VANALLEN* Syndrom.

Ioxitalaminsäure *WHO*: 5-Azetamido-N-(2-hydroxyäthyl)-2,4,6-trijodisophthalamsäure; RKM (Na- oder Meglumin-ioxitalamat) zur Angio- u. Urographie.

I.P.: isoelektrischer Punkt. – **i.p.**: / intraperitoneal.

IPC: / Isopropylchlorid.

Ipecacuanha: *botan* / Uragoga Ipecacuanha. – **I.vergiftung**: s. u. Emetismus.

IPM: / Impulsiv-Petit-mal.

IPPB, IPPR, IPPV: Intermittent Positive Pressure Breathing bzw. Respiration bzw. Ventilation (/ Druckbeatmung, intermittierende).

IPPM: idiopath. paroxysmale paralyt. / Myoglobinurie.

Ipratropiumbromid *WHO*: N-Isopropyl-atropiniumbromid; Bronchospasmolytikum.

IPS: / Intensivpflegestation.

Ipsation, Ipsismus: Selbstbefriedigung (/ Masturbation, Onanie).

Ipsen* Reaktion (CARL I., 1866–1927, Gerichtsmediziner, Innsbruck): CO-Nachweis im Blut mit KOH u. Glukose (Karboxy-Hb hellrot). – Eine **I.* Regel** betrifft die Abhängigkeit der Hautfarbe von Hauttemp., Füllungszustand der Kapillaren u. Weite der Arteriolen (dargestellt im I.* Schema mit neun Feldern).

ipsilateral: auf derselben Seite; vgl. kontralateral.

Ipsiversivkrise: nicht-generalisierter epilept. Anfall mit Drehbewegungen zur Seite der gestörten Hemisphäre; s. a. versive / Epilepsie.

IPSP: inhibitorisches postsynapt. / Potential.

IQ: / Intelligenzquotient.

IR: Infrarot (/ Ultrarot).

Ir: *chem* / Iridium.

IRA: immun-regulatory α-Globulin (s. u. Tumorimmunologie).

Iracundia (morbosa): (lat.) Jähzorn; krankhafte Reizbarkeit u. Erregbarkeit, z. B. bei zorn. Manie.

I-Retina: Begr. der Elektroretinographie für die »inhibitor.« Netzhaut, bei deren Reaktion auf intermittierendes Licht die Zapfenfunktion überwiegt.

IRG: immunreaktives Glukagon.

IRI: immunreaktives / Insulin.

Iridektomie, Korektomie: Teilresektion der Iris, u. zwar zur Verbesserung des Sehens (= opt. I. = Koremorphose) oder als Glaukom- oder Entzündungsther.; **periphere I.** eines basalen Abschnitts unter Schonung von Sphinkter u. Pupillenrand, **totale I.** (v. GRAEFE, sogen. Glaukom-I., auch als **präparator. I.** bei Star-Op.) mit Exzision eines ganzen Segments (schlüssellochähnl. Pupille).

Irid|ektropium: *ophth* / Ektropium uveae. – **I.enkl(e)isis**, Korenklisis, Iriseinklemmung: als Glaukomther. totale Iridektomie mit abschließ. Einlegen eines oder bd. Irisschenkel in die Sklerawunde (ständ. Abfluß von Kammerwasser unter die Konjunktiva). – **I.entropium**: *ophth* / Entropium uveae.

Iridium, Ir: meist 3- u. 4wert. Platinmetalle-Element, OZ 77, Atomgew. 192,2. 20 Isotope (^{182}Ir–^{198}Ir), sämtlich außer ^{191}Ir u. ^{193}Ir radioaktiv; ^{192}Ir (β- u. γ-Strahler, HWZ 74 d) für interstitielle Strahlenther. u. als Telecurie-Quelle angewendet.

Iridochorioiditis: gleichzeit. Entzündung von Regenbogen- u. Aderhaut (s. u. Uveitis). – **I. sympathica**: sympathische / Ophthalmie.

iridodentales Syndrom (Weyers*): seltene erbl. Anomalie (Chromosomopathie) mit Irisdysplasie, Zahnbildungsstörungen (Oligo- u. Mikrodontie, Schmelzhypoplasie) u. – bei ♀♀ – Maskulinisierung (nicht selten auch ♂ Chromatingeschlecht); ferner Minderwuchs, myoton. Dystrophie, Hypotrichose. – vgl. RIEGER* Syndrom.

Iri(do)desis: op. Fixation einer Irisfalte an der Kornea zur Bildung einer künstl. Pupille.

Irido|diagnose: / Augendiagnose. – **I.dialysis**: traumat. (z. B. Contusio bulbi) oder op. Ablösung (Durchtrennung des Lig. pectinatum iridis) der Iris vom Ziliarkörper. Sympte.: kalottenförm. Lücke an der Irisbasis, Entrundung der Pupille, evtl. monokulare Diplopie. – **I.diastase**: 1) angeb. Iriskolobom am ziliaren Rand (ohne Verbindung zur Pupille). – 2) / Irismulde. – **I.donesis**: / Irisschlottern.

Irido|kapsulitis: exsudat. / I.zyklitis mit Synechien zur Linsenvorderkapsel. – **I.keratitis**: Hornhautentzündung (v. a. Keratitis parenchymatosa) mit Irisbeteiligung. – **I.kinese**: das »Spiel« der Pupille (s. a. Iris), – **I.lyse**: das op. Lösen vorderer oder hint. Irissynechien.

Irido|paralysis, I.parese: s. u. I.plegie. – **I.pathie**: entzündl. oder degenerat. Affektion der Iris. – **I.periphakitis**: proliferat. / I.zyklitis mit Exsudation in die hintere Augenkammer bzw. den perilentikulären Raum; Gefahr des Sekundärglaukoms. – **I.planie**

Abflachung der Irisvorderfläche (Vertiefung der Augenvorderkammer) bei Fehlen der Linse; meist mit Irisschlottern. – **I.plegie**: teilweiser oder totaler Beweglichkeitsverlust der Iris (= Iridoparese bzw. -paralyse) infolge Lähmung des M. sphincter pupillae; s. a. Pupillenstarre.

Irid|opsie: »Regenbogenfarbensehen« als Sympt. des Glaukoms (Epithelödem der Hornhaut).

Irido|rrhexis: Ruptur der Iris oder nur Abreißen von ihrer Basis (/ Iridodialyse), v. a. bei Contusio bulbi. – **I.schisis, -schisma**: progress. bds. Ablösung des Irisvorderblattes von der Pigmentepithelschicht; meist senil-atrophisch (7. Ljz.) in der unt. Irishälfte; in ca. 50% mit Glaukomentwicklung. – **I.sklerotomie**: Kombination von Iridektomie u. Sklerotomie; z. B. bei der kombin. Glaukom-Op. n. ELLIOT-LAGRANGE.

Iridotasis: op. »Irisdehnung« (Einklemmen in eine Inzision am Hornhautlimbus) als antiglaukomatöse Maßnahme.

Iri(do)tomie, Koretotomie: Inzision oder Durchtrennung der Iris (ohne Resektion) als Teilmaßnahme einer Katarakt- oder Glaukom-Op. oder zur Schaffung einer künstl. Pupille.

Irido|zele, Irisprolaps, -hernie: hernienart. Vorwölbung einer Irispartie durch einen Hornhautdefekt (perforiertes Ulcus corneae, Trauma). – **I.zyklitis**: Iritis mit sofort. oder späterer Beteiligung des Ziliarkörpers (= Uveitis ant.). Verlaufsformen u. Sympte. wie bei Iritis, ferner Glaskörpertrübung u. (bei 15–20%) tox. Begleitneuritis. Komplikationen (Seclusio u. Occlusio pupillae, Sekundärglaukom, Katarakt, Phthisis bulbi) häufiger als bei Iritis. – **I.zyklose**: (MATTEUCI) chron. Entzündung der vord. Uvea mit sek. Cataracta complicata; häufig in Kombin. mit FUCHS* Heterochromie (Sympathikusläsion in Höhe des Centrum ciliospinale?).

Iris PNA: die »Regenbogenhaut« als regulierbare Blende des Auges; die vord. Augenkammer hinten abschließender Teil der Uvea in Form einer frontal gestellten, in der Mitte vor der Pupille durchbrochenen gefäßreichen Ringscheibe, mit Endothel (lückenhaft) u. Stroma (= **vord. I.blatt**; mesodermal) u. Epithel (= **hint. I.blatt**; Retina- u. Pigmentepithel, bd. einschichtig), durch die I.krause (arkadenart. Gefäße an der Grenze mittl./inn. Drittel) in pupillaren u. ziliaren Anteil (= Anulus iridis minor bzw. major) getrennt. Die Pigmentierung des Stroma (= KOELLIKER* Schicht; kollagenes Bindegewebe mit zellulärem Retikulum, in vord. u. hinteres Blatt geteilt durch die FUCHS* Spalte) bestimmt die Augenfarbe; seine Struktur v. a. ist wichtig für erbbiol. Begutachtung. »Pupillenspiel« durch vegetativ innervierte Mm. sphincter u. dilatator pupillae. – **I. bicolor**: I. mit kleinfleck. (»Tigerung«) oder sektorenförm. Pigmentherden (»Scheckung«); vgl. Heterochromie. – **I. bombans s. bombata**: / Napfkucheniris. – **I. tremulans**: / Irisschlottern.

Iris|ablösung: / Iridodialyse. – **I.aplasie**: angeb. / Aniridie; fließende Übergänge zur Irisdysplasie; evtl. nur als **mesodermale I.a.** (meist dominant-erbl.) mit sektoriellem (/ Irismulde) oder totalem Fehlen des vord. Irisblattes (Freiliegen der Pigmentschicht); s. a. RIEGER*, iridodentales Syndrom.

Iris|basis, -wurzel: / Margo ciliaris iridis. – **I.blendenphänomen**: der langsame Rückstrom zyanotischen venösen Blutes vom Rande her in eine zuvor druckanämisierte Hautpartie; z. B. bei Erythrocyanosis crurum puellarum. – **I.blinzeln**: *ophth* / Hippus. – **I.block**: *ophth* Verlegung des Kammerwinkels (Blockierung des Kammerwasserabflusses) durch Vorverlagerung der I.wurzel.

Iris-Clip-Linse: *ophth* nach Star-Op. sofort in die Pupille einzusetzende, dort durch lebenslange Miotika-Medikation fixierte Plexiglaslinse.

Iris|defekt: s. u. Irismulde. -kolobom, Polykorie. – **I.diagnostik**: Augendiagnose. – **I.diastase**: / Iridodiastase. – **I.dysplasie**: / RIEGER*, / iridodentales Syndrom.

Iris|hernie: / Iridozele. – **I.kolobom**: angeb., meist nach unten gerichteter (mangelhafter Verschluß des Augenbechers) oder erworb. (Entzündung, Op.) Defekt der Iris, häufig mit Birnen- oder Schlüssellochform der Pupille. – **I.krause**: *anat* s. u. Iris. – **I.lähmung**: / Iridoplegie. – **I.mulde, I.diastase**: meist nasal-unten gelegene, bräunlich verfärbte Vertiefung (inkomplettes Kolobom) durch Fehlen des vord. I.blattes bei sektorieller mesodermaler I.dysplasie.

Iris|opsie: / Iridopsie. – **I.prolaps**: / Iridozele. – **I.reflex**: / Pupillenreaktion. – **I.ruptur**: / Iridorrhexis.

Iris|schlagschatten: der bei schräger Beleuchtung vom Pupillenrand auf die Linsenhinterfläche oder auf eine Linsentrübung geworfene Schatten; gestattet Tiefenlokalisation der Trübung; fehlt bei reifer Katarakt. – **I.schlottern**: bei Augen- u. v. a. Kopfbewegungen bes. ausgeprägtes »Zittern« der nicht der Linse aufliegenden Iris (z. B. bei Aphakie, Linsenluxation). – **I.schlüssel**: s. u. Augendiagnose.

Iris|tumoren: meist angeb. Pigmentnävus (mit evtl. maligner Entartung, v. a. zwischen 50. u. 60. Lj.); selten Angiom oder metastat. Leiomyom. – **I.vorfall**: / Iridozele. – **I.winkel**: / Angulus iridocornealis. – **I.wurzel**: / Margo ciliaris iridis. – **I.zittern**: / Irisschlottern. – **I.zyste** angeboren durch Verlagerung von Epithelkeimen aus dem Augenbecher, erworben durch posttraumat. Einwandern von Binde- oder Hornhautepithel.

Iritis: akute oder (sub)chron. Entzündung der Regenbogenhaut, meist als / Iridozyklitis. Exogen durch Perforation (Trauma oder Ulkus) oder sek. bei Horn-, Leder-, Netzhautaffektion, nach schwerer Verbrennung, Verätzung, Insektenstich; endogen entweder metastatisch (z. B. Tbk, Go, Bruzellose, Mumps, Varizellen) oder als hypererg. Reaktion (Oberflächen-I.) v. a. bei Zweitstreuung, ferner bei Syphilis (II), Lepra, Aktinomykose, Herdinfekt, BOECK*, HEERFORDT* Syndrom, Rheuma, Toxoplasmose, Diabetes (Neigung zu Glaukom), Heterochromie. – **I. serosa** mit Exsudationen in die vord. Augenkammer, **I. fibrinosa** mit TÜRK* Linien (von Hornhautmitte abwärts) u. Präzipitatniederschlag an Hornhauthinterfläche, evtl. auch Synechien (= **I. plastica**); eitr. I. (meist akut; s. a. Hypopyoniritis) v. a. als exogen-prim. u. endogen-hypererg. Form; **I. granulomatosa** (v. a. bei hypererg. Form) mit milchig transparenten oder gelb-braunen Knötchen (= **I. follicularis, nodularis, nodosa**) i. S. des Granuloma allergicum; **hämorrhag. I.** (v. a. bei Herpes-Infektion) mit spontaner Rhexis- oder Diapedeseblutung in die vord. Augenkammer, als Hyphäma oder als rotbraune Prä-

Iritis rheumatica

zipitate an der Hornhautrückseite. – Bes. Formen: **I. rheumatica** (ein- oder doppelseitig) bei chron. Polyarthritis, Prototyp der Oberflächen-I. mit heftigsten Reizerscheinungen, oft mit ausgeprägten hint. Synechien des Pupillarrandes, Knitterfalten der DESCEMENT* Membran, Präzipitaten auf Hornhauthinterfläche (schwere Sehstörungen). – **I. tuberculosa,** beim Kleinkind (Primärstadium) metastatisch, meist akut bis foudroyant, mit verkäsenden Tuberkeln; beim Erwachsenen (v. a. 4.–5. Ljz.) mit herabgesetzter allg. Resistenz allerg.-hyperergisch durch »tuberkulotox. Stoffe«, meist bds. (jedoch verschieden schwer), chron.-rezidivierend, mit knötchenförm. Infiltraten oder disseminierten Tuberkeln am Pupillarsaum.

Iritomie: *ophth* ↑ Iridotomie.

Irkintja: endem. ↑ Syphilis in Australien.

Irradiation: (PFLÜGER) *physiol* Ausbreitung einer Nervenerregung vom Reizort über das ZNS (wo sie nach PAWLOW den Erregungs- u. Hemmungsprozessen des Kortex unterliegt); i. e. S. die »Ausstrahlung« eines Reizzustandes oder Schmerzes über den normalen Bereich hinaus (s. a. HEAD* Zone), z. B. die **Irradiationsotalgie** bei Affektion von Zähnen, Speicheldrüsen, Zunge, Tonsillen, Kiefergelenk. – I. w. S. auch die Ausbreitung einer (Schädel-)Fraktur über den Ort der Gewalteinwirkung hinaus.

irreduktibel: ↑ irreponibel.

irregulär: *serol* nur gelegentlich u. ohne Gesetzmäßigkeit auftretend.

irreparabel: nicht wiederherstellbar, nicht heilbar.

irreponibel: nicht an die frühere (normale) Stelle verlagerbar; s. a. Reposition.

Irresein: allg. Bez. für eine ↑ Psychose, z. B. **akutes halluzinator. I.** (= Amentia), **degeneratives I.** (= Degenerationspsychose), **epilept. I.** (= Epilepsie), **gemeinschaftl. I.** (= konformer Wahn), **halluzinator. I.** (i. e. S. die Wochenbettpsychose), **induziertes I.** (Folie à deux), **kompulsives** oder **impulsives I.** (mit unbezähmbarem Impuls, z. B. Pyromanie), **moralisches I.** (= Moral insanity), **period. I.** (= period. Psychose oder man.-depressive Erkr.), **präseniles I.** (= KRAEPELIN* Krankh.), **religiöses I.** (= Theomanie), **zirkuläres** oder **zykl. I.** (= man.-depressive Erkr., i. e. S. die mit regelmäß. Phasen ohne Zwischenzeiten).

irrespirabel: nicht einatembar (z. B. Gase, die durch starken lokalen Reiz reflektor. Larynxverschluß bewirken).

irreversibel: nicht umkehrbar, nicht rückgängig zu machen, nur in einer Richtung ablaufend. – **Irreversibilitätsgesetz (Dollo*):** *biol* Phylogenetisch einmal verlorengegangene Organe werden nie wieder in der urspr. Form angelegt. – Einwand: Auftreten von Rückmutationen.

Irrigation: Aus-, Durchspülung, Eingießung; i. e. S. die Spülbehandlung (Infusion) unter Verw. eines **Irrigators** (graduierter Behälter, 1–3 l, mit Schlauchansatz am tiefsten Punkt), durch dessen Höheneinstellung Druck, Geschwindigkeit, Menge u. Richtung des Zu- u. Abflusses der Spül-Lösung (»**Irrigans**«) regulierbar sind. Dauer-I. z. B. der Pleurahöhle mit Eiswasser als physikal. Hypothermie.

Irrigo(radio)skopie: *röntg* Durchleuchtungsbeobachtung des Dickdarms während eines Kontrasteinlaufs, meist mit gezielten Aufnahmen, evtl. als ↑ Doppelkontrastverfahren.

irritabel: reizbar, erregbar; z. B. ↑ Colon irritabile, **irritable bladder** (engl.: ↑ Reizblase), **irritables Gewebe** (s. u. Erregung [2]). – **Irritabilität:** Reizbarkeit; z. B. **psychomotor. I.** (s. u. Labilität).

Irritantia (remedia): *pharm* hautreizende Mittel (die bei lokaler Anw. Hyperämie hervorrufen), z. B. Kantharidin, Senföl, Capsaicin, äther. Öle, Kampfer, Nikotinsäure-Derivate.

Irritation: Reizung (meist unspezif., ohne definierte Parameter), Gereiztsein, phys. oder psych. Erregungszustand.

Irritations|dermatose: (LINSER) ↑ Abnutzungsdermatose. – **I.feld, -zentrum:** Störfeld (↑ Belastungsfeld).

Irritationssyndrom: 1) ↑ aurikulotemporales Syndrom. – 2) ↑ REILLY* Syndrom. – 3) **mesodienzephales I.:** durch Intoxikation oder Mangeldurchblutung hervorgerufener Reizzustand der Hirnformationen um III. Ventrikel u. Aquädukt: Koma, Einnässen u. Einkoten, CHEYNE*-STOKES* oder KUSSMAUL* Atmung, Kreislaufkollaps, Hypo- oder Hyperthermie. – 4) **psychisch-vegetat. I.:** neurovegetat. Dystonie mit vorw. psych. Veränderungen (Angst, inn. Unruhe, Gespanntheit, Reizbarkeit, Konzentrationsstörung).

Irritationstheorie: *path* die VIRCHOW* Reiztheorie, derzufolge jegl. Krebsentstehung auf einen langzeit. örtl. Reiz (mechan., chem., unspezif.) zurückzuführen ist. Für die Neoplasmen des Menschen wahrsch. nur in Sonderfällen (z. B. Fistelkarzinom) zutreffend.

irritativ: als Reiz wirkend, erregend.

Irrwirt: *parasit* ↑ Fehlwirt.

IRV: inspiratorisches ↑ Reservevolumen.

Irwin* Operation: 1) Opponensplastik (bei Medianuslähmung) durch Transplantation der oberflächl. Beugersehnen des Ring- oder Mittelfingers auf die Daumengrundphalanx oder aber – unter Verw. der Mm. extensores carpi – ulnarseitig in Höhe des Os pisiforme. – 2) Aufrichtungsosteotomie eines Genu recurvatum durch Keilosteotomie (mit Kortikaliszapfen) des Tibiakopfes u. Fibulaosteotomie distal des Köpfchens; Hyperextension des Tibiakopfes nach vorn (KIRSCHNER* Draht mit Transfixationsgipsverband), Abknickung des Unterschenkels nach hinten.

IS: *genet* Insertionssegment (s. u. Transposon).

Isatin: Oxidationsprodukt des Indigo, orangefarbene, in heißem Wasser u. Alkohol lösl. Kristalle; Reagens auf Cu u. Thioalkohole, in der Chromatographie auf Aminosäuren u. Phenyläthylderivate.

Ischämie: reversible oder irreversible, temporäre oder dauernde »Blutleere« eines Gewebes infolge unzureichender oder fehlender arterieller Zufuhr (= **rel.** bzw. **absol. I.**), die organisch (einschl. ↑ Druck-I. oder aber funktionell-spastisch bedingt sein kann. Führt zu Hypoxie mit Abblassung, Abkühlung u. Volumenabnahme der Gewebe, bei längerem Bestehen oder hohem Hypoxiegrad zur Nekrose; s. a. Ischämietoleranz. – **retinale I.:** plötzl., vorübergehender teilweiser Gesichtsfeldausfall durch Spasmus der A. centralis retinae bei JACKSON* Epilepsie. – **zerebrale I.:** ↑ Hirnischämie; s. a. ischämischer zerebraler Anfall.

Ischämie|phase: *gyn* durch Konstriktion der Spiralarterien der Funktionalis gekennzeichneter Abschnitt

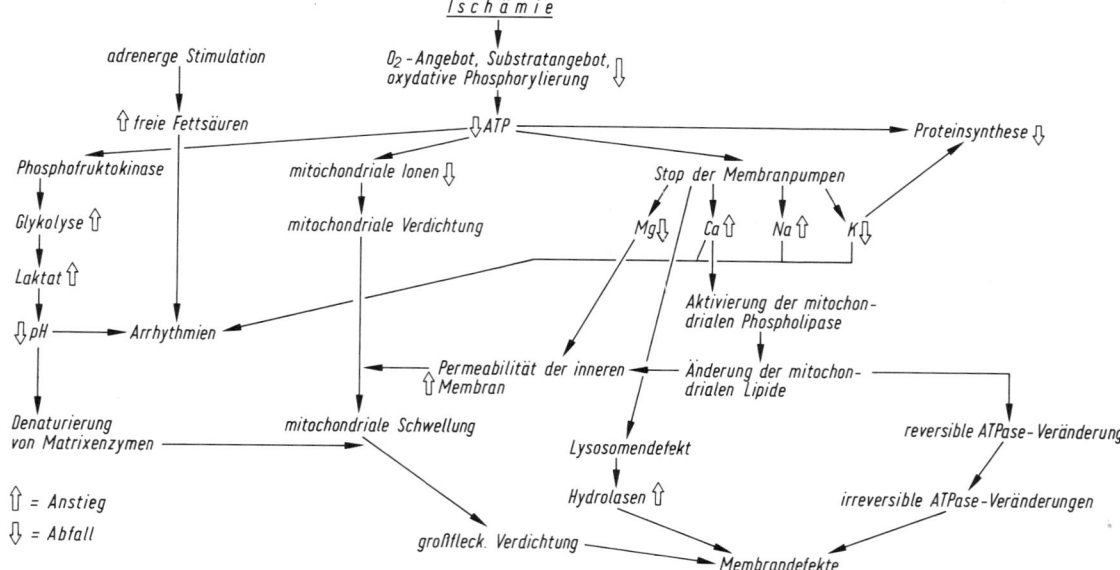

Zellveränderungen bei **Ischämie** (nach Trump u. M.)

der Desquamationsphase des Menstruationszyklus. – **I.syndrom**: Symptomatik der arteriellen Durchblutungsstörung; i. e. S. das »**komplette I.s.**« wenige Stdn. nach embol. Verschluß einer Extremitätenarterie: Blasenbildung, beginnende Demarkierung, zunehmender Sensibilitäts- u. Motilitätsverlust (s. a. Griffith* Zeichen). – **intermittierendes I.s.**: (Bodechtel) ↗ Arteria-carotis-int.-Syndrom.

Ischämietoleranz: *chir* Fähigkeit eines Organs oder Gliedmaßenabschnitts etc., eine Ischämie (z. B. Esmarch* Blutleere, induzierter Herzstillstand) ohne das Auftreten einer irreversiblen anoxischen, autotox. Schädigung zu ertragen, abhängig von der – differenten – Empfindlichkeit der betr. Gewebe (z. B. Ganglienzellen ≈ 6 Min., Hautepithel viele Std.). I. e. S. die eines Organtransplantats, d. h. die maximal verträgl. Ischämiedauer zwischen Entnahme u. Einpflanzung; am kürzesten bei normothermer Konservierung (z. B. Leber < 30 Min., Niere ≈ 1, Herz ≈ 1½, Magen u. Darm ≈ 2, Lunge ≈ 2–3 Std.), zu verlängern durch Perfusion, Immersion, Unterkühlung, Gefrieren, O_2-Überdruck, Ganzkörperbestrahlung.

ischämisch: mit Ischämie einhergehend, durch I. bedingt; z. B. **i. Muskelkontraktur** (↗ Volkmann* Lähmung), **i. Herzkrankheit** (↗ Koronarsklerose).

ischämischer zerebraler Anfall, transitor. Insult: nicht-epilept. Anfall (»Attacke«, »Episode«) bei akuter Durchblutungsstörung des Gehirns; entweder **generalisiert**, meist im Rahmen einer akuten kardiovaskulären Störung (z. B. Asystolie, Blutdruckabfall bei orthostat. oder psych. Reaktion, Kardioinhibition oder Vasodepression vom Karotissinus), mit plötzl. Bewußtseinsverlust, Muskelhypotonie (Synkope), nach 20–30 Sek. Übergang in kurze, ton. oder klon. Krämpfe, evtl. Harn- u. Stuhlabgang; oder nur **partiell** (= **lokaler i. A.**), meist infolge Hypotonie bei örtl. Gefäßwandalteration, z. B. als Karotis-ant.-Typ (Parästhesien an Hand u. Gesicht, Muskelhypotonie einer Körperseite, Bewußtseinsminderung etc.) oder als Basilaris-post.-Typ (visuelle Störungen, Schwindel, Übelkeit, Bewußtseinsminderung).

Ischesis: »Verhaltung« einer Ex- oder Sekretion.

Ischiadelphus: *path* ↗ Ischiodidymus.

ischiadicus: (lat.) das Sitzbein (Os ischii) bzw. das Gesäß (Ischion) betreffend. – **Ischiadikus**: Kurzform für N. ischiadicus. – **I.dehnung**: *chir* digitale »blut.« Dehnung des – meist unterhalb der Glutealfalte freigelegten – N. ischiadicus bei schwerem therapieresistentem Ischiassyndrom; evtl. (bei Verwachsung) mit Neurolyse. – **I.lähmung**: ↗ Tab. »Ischiassyndrom«.

Ischi|agra: anfallsweise – rheumat. oder gicht. – Schmerzen im hüftnahen Bereich des N. ischiadicus. – **I.algie**: Schmerzen im Bereich des N. ischiadicus (s. u. Ischiassyndrom).

Ischias: Kurzbez. für **1)** ↗ Nervus ischiadicus; **2)** ↗ I.syndrom. – **I. anterior**: ↗ Femoralisneuralgie. – **I. scoliotica**: ↗ Brissaud* Skoliose. – **I. varicosa**: ↗ Phlebalgia ischiadica.

Ischias|neuralgie: ↗ Ischialgie (eine echte Neuralgie, jedoch nicht bekannt!). – **I.phänomen, -zeichen**: ↗ Lasègue* Zeichen. – Ferner als »**gekreuztes I.ph.**« (Fajersztajn 1901) beim I.syndrom durch kräft. Vorschwingen des gesunden Beines ausgelöste Schmerzen im kranken Standbein; spricht für Sitz der ursächl. Läsion im Wirbelkanal.

Ischiassyndrom, Lumbago-Ischias-, Cotunnius* Syndrom: ein lumbosakrales Wurzelreizsyndrom mit Druck-, Spontan- u. Dehnungsschmerzen im Ausbreitungsgebiet des N. ischiadicus, Sensibilitäts-, Reflex- u. motor. Ausfällen (↗ Tab. S. 1224), vegetat. Sympte. (Ödem, vasomotor. Störungen), Muskelhartspann, WS-Starre; Eiweiß, evtl. auch Zellzahl im Liquor vermehrt. Urs.: v. a. Bandscheibenprolaps u. andere mechan. (s. a. Putti* Syndrom), aber auch tox. u. infektiöse Noxen. Große Rezidivneigung; in ca. 20% chir. Intervention nötig.

Ischidrosis: ↗ Anhidrosis.

Ischiassyndrom

sensible Ausfälle					Kennmuskel →	motorische Ausfälle				
S₃	S₂	S₁	L₅	L₄		L₄ M. quadriceps femoris / M. tibialis anterior	L₅ M. ext. hallucis longus	S₁ Mm. peronei	S₂	S₃
Steißbein-gegend / Anus / Perineum / Genitale			Glutealreflex erloschen	Patellarsehnen-reflex erloschen	Gesäß					Mm. perinei
	Achillessehnenreflex erloschen			außen	Hüfte	M. tensor fasciae latae				
						Mm. gluteus medius et minimus				
						M. quadratus femoris				
							Mm. gemellus superior et inferior			
						M. gluteus maximus				
								M. obturatorius internus		
								M. piriformis		
Reithosen-form	Rückseite Mitte	Rückseite Mitte	Rückseite lateral	außen bis Vorderseite Mitte	Oberschenkel	M. gracilis				
						M. adductor brevis				
						M. quadriceps femoris				
						M. adductor magnus				
						M. obturatorius externus				
						M. articularis genu				
							M. semitendinosus			
							M. semimembranosus			
							M. biceps femoris			
	Rückseite medial	Rückseite lateral	Vorderseite lateral	Vorderseite medial	Unterschenkel	M. tibialis anterior				
						M. extensor digitorum longus				
							M. extensor hallucis longus			
						M. popliteus				
						M. plantaris				
						M. soleus				
						M. gastrocnemius				
							Mm. peroneus longus, brevis et tertius			
							M. tibialis posterior			
							M. flexor hallucis longus			
							M. flexor digitorum longus			
			Fußaußen-kante / Fußsohle lateral	Fuß-rücken / Fußsohle medial	Innenseite	Fuß	M. extensor hallucis brevis			
						M. extensor digitorum brevis				
							M. flexor digitorum brevis			
							M. flexor hallucis brevis			
							Mm. lumbricales			
								M. abductor hallucis / M. adductor hallucis		
								M. abductor digiti minimi		
								M. flexor digiti minimi brevis		
								M. quadratus plantae		
								Mm. interossei dorsales et plantares		

ischio...: Wortteil »Sitzbein« (Os ischii).

Ischiodidymus, Ischiadelphus: *path* autositäre Doppelmißbildung mit seitl. Verbindung der Zwillinge im Beckenbereich; vgl. Ischiopagus.

ischio|krurale Muskelgruppe: die Mm. biceps femoris, semitendinosus u. semimembranosus, die gemeinsam am Tuber ischii entspringen u. am prox. Unterschenkel ansetzen (Strecker des Hüft-, Beuger des Kniegelenks). – **i.kruraler Reflex**, FOIX*-THÉVENARD* Zeichen: (1923) sicht- u. tastbare Anspannung der ischiokruralen Muskulatur bei pass. Beugung u. Streckung des Beines in Bauchlage; frühes Pyramidenzeichen.

Ischion: (griech.) Gesäß, Hüfte, Hüftbein (Os coxae); i. e. S. das Sitzbein (Os ischii).

Ischiopagus: *path* autositäre Doppelmißbildung mit »spiegelsymmetr.« Verbdg. der Zwillinge am unt. Rücken (WS längs verwachsen, Beinpaare kreuzförmig am Doppelrumpf); vgl. Ischiodidymus. – Beim **I. truncatus s. parasiticus** sitzt der Parasit dem Autositen in Höhe des Sitzbeins auf.

Ischi(o)phthisis: / Coxitis tuberculosa.

Ischiopub(i)otomie: *geburtsh* Pelviotomie durch s.c. Durchsägung des Sitz- u. Schambeinastes 5–10 mm lat. der Symphyse zur Erweiterung des Beckenringes unter der Geburt; vgl. Hebeosteotomie.

Ischiorektal|abszeß: von infizierter Proktodealdrüse oder Analkrypte ausgehender Abszeß in der Fossa ischiorect. – **I.grube**: / Fossa ischiorectalis. – **I.hernie**: / Hernia ischiorectalis. – **I.schnitt**: (VOELCKER) Paramedianschnitt (in »Bauchreitlage«) von der Kreuz-Steißbeingrenze bis neben den Anus; dann Freilegung der Fossa ischiorectalis u. stumpfes Ablösen des Rektums von der Prostata.

Ischiothorakopagus: / Iliothorakopagus.

Ischiozele: / Hernia ischiadica.

Ischium: / Ischion.

ischno...: Wortteil »vermindert«, »schwach«.

Ischurie: / Harnsperre. – Als **Ischuria paradoxa** das ständ. Harntröpfeln bei chron. mechan. Entleerungsstörung (v. a. Prostatahypertrophie, Harnröhrenstriktur), mit Abgang kleiner Portionen, wie sie, aus dem Ureter kommend, die Blasenkapazität (Restharn) überschreiten (»Überlaufblase«, »falsche Incontinentia urinae«); meist starke Blasendilatation, evtl. Hydroureter u. -nephrose, erhöhte Rest-N- u. Kreatininwerte im Blut.

ISDN: / Isosorbid**di**nitrat.

IS-Element: *genet* Insertosom (s. u. Transposon).

Iselin* Methode (MARC HENRI I., geb. 1898, französ. Chirurg): *chir* aufgeschobene / Dringlichkeit. – **I.* Operation**: 1) Daumenersatz durch den volar gestielten Zeigefinger (auf den Stumpf des Metakarpale I, bei Totaldefekt des 1. Strahles auf das Os trapezium). – 2) bei Klinodaktylie keilförmig. Resektionsosteotomie der betroffenen Fingergelenkabschnitte, temporäre Fixation mit intramedullärem KIRSCHNER* Draht, Deckung durch dorsal gestielten Fahnenlappen. – 3) prim. Fingerbeugersehnennaht im BUNNELL* Niemandsland (Op. mit aufgeschobener / Dringlichkeit), nachdem bei der 1. Wundrevision die Sehnenstümpfe ober- u. unterhalb der Wunde durch 2 Nadeln fixiert (u. adaptiert) wurden. – 4) plast. Ersatz einer Fingerstrecksehne durch schlingenartig unter die Aponeurose (Mittelphalanx) eingezogenes freies Sehnentransplantat; Fixierung der – überkreuzten – Sehnenenden an der Endphalanx durch 2 Ausziehdrähte. – 5) plast. Ersatz einer Fingerbeugesehne im BUNNELL* Niemandsland: Interposition des – umgeschlagenen – freien Sehnentransplantats zwischen die prox. Sehnenstümpfe des oberflächl. u. tiefen Fingerbeugers (»Sandwichanastomose«), Einscheidung der Ersatzsehne mit dem M. lumbricalis, Verankerung am Endglied durch Ausziehdraht. – **I.* Schiene**: biegbare Fingerschiene aus quergerieftem Aluminiumstreifen. – **I.* Schnitt**: 1) hohe Freilegung des N. ischiadicus durch Bogenschnitt vom hint. Darmbeinkamm um die lat. Glutealpartien, mit Verlängerung bis unterhalb der queren Gesäßfalte; Umklappen des Gluteus max. medialwärts nach (temporärer) Durchtrennung seiner Sehne hinter dem Trochanter major. – 2) Freilegung der Pars infraclavicul. des Armplexus: leicht S-förm. Schnitt im Sulcus deltoideopectoralis (Klavikula bis Axilla) mit Verlängerung im Sulcus bicipitalis, Umklappen der Mm. pectorales major u. minor medialwärts (nach temporärer Durchtrennung ihrer Sehnenansätze). – **I.* Schultereinrichtung**: Selbsteinrichtung der vord. Schulterluxation: Pat. (sitzend) faßt mit der Hand des verletzten, rechtwinklig gebeugten u. mit der des gesunden, an den Rumpf gepreßten Armes einen unverrückbaren Gegenstand (z. B. Tischbein); bei ruckweiser Körperdrehung zur gesunden Seite (Außenrotation des Humerus) »Spontanreposition«. – **I.*-Streller* Syndrom**: asept. Knochennekrose des Metatarsalköpfchens.

Island-Krankheit: / Akureyri-Krankheit.

iso...: Präfix »gleich«, »gleichartig«, »entsprechend«; bei chem. Namen zur Kennz. (auch: »i-«) von Isomeren.

ISO: International Standardization Organization (jetzt: / IOS).

Isoagglutinin: s. u. Isoantikörper, -hämagglutinin.

Isoaggressionskrankheit: durch die Reaktion von Iso-AK mit Iso-AG ausgelöste zytotox. Schädigung (»pathogenes Immunphänomen«), z. B. Transfusionsschaden durch inkompatibles Blut, fetale Erythroblastose, transitor. Granulozytopenie der Neugeborenen, Transplantat-Wirt-Reaktion.

Isoalloxazin: das / Flavin. – **Isoaminilum** *WHO*: 4-Dimethylamino-2-isopropyl-2-phenylvaleronitril; zentral wirkendes Antitussivum. – **Isoamylalkohol**: 3-Methylbutanol (s. u. Amylalkohol). – **Isoandrosteron**: / Epiandrosteron.

Isoantikörper: angeb. oder erworb., spezifisch gegen ein **Isoantigen** (= arteigenes, aber körperfremdes AG) gerichteter AK; z. B. die natürl. Isoagglutinine gegen Blutgruppen-AG, Iso-AK nach Sensibilisierung (z. B. durch Bluttransfusionen oder Transplantation immunaktiver Zellen).

Isoaskorbinsäure: / D-Askorbinsäure.

Isobuttersäure: das Isomer der / Buttersäure $(CH_3)_2CH-COOH$; Anw. als Riechstoff, Desinfiziens. – **Isochinolin**: heterozykl. Base; Isomer des Chinolins; Grundgerüst zahlreicher Alkaloide (bes. des Opiums).

isochrom: gleichmäßig gefärbt, gleichfarbig, / chromatisch. – **isochromozentrisch**: *zytol adj*. Bez. für

isochron

Kerne, die in der Interphase oder in differenzierten Zellen ebenso viele Chromozentren zeigen, wie Chromosomen mit heterochromat. Segmenten oder total heterochromat. Chromosomen vorhanden sind.

isochron: gleichzeitig, von gleicher Dauer, mit gleicher Chronaxie.

Isodaktylie: Formanomalie der Hand mit gleicher Länge aller Finger.

Isodens-Technik: (DOBRETSBERGER) *röntg* weichteildiagnost. Aufnahmetechnik, bei der zwischen dem zu untersuchenden Objekt u. seiner Umgebung ein »isodens. Kontrastausgleich« vorgenommen wird, z. B. bei der Mammographie durch Eintauchen der Brust in einen mit 80%ig. Alkohol gefüllten Plexiglasbehälter.

Isodontie: *zool* ↑ Homodontie.

Isodose: *radiol* Kurzbez. für **Isodosenfläche** bzw. **Isodosenkurve** oder -linie. Erstere ist eine – meist gekrümmte – Fläche, die alle Punkte gleicher Energie- oder Ionendosis in einem räuml. Bereich enthält; letztere enthält alle Punkte gleicher Dosis in einer Ebene; Bezifferung in rel. Dosiseinheiten. Gibt Aufschluß über die strahlentherapeutisch zu erreichende Dosisverteilung im Körper (↑ Abb.); angestrebt wird, die »80%-Isodose« mit dem Rand des Herdgebietes zur Deckung zu bringen. – s. a. Abb. »Bestrahlungsplan«, »Nahbestrahlung«.

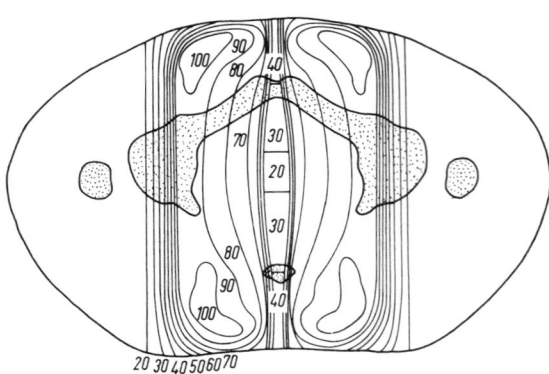

Isodromie: *physiol* gleichzeit. Erregungsleitung in beiden Richtungen. – **Isodynamie:** Gleichheit einer Energie bzw. Intensität; i. e. S. die energet. Gleichwertigkeit verschiedener Nahrungsmittel (↑ RUBNER* Gesetz, isodynamisches ↑ Äquivalent).

isoelektrischer Punkt, I.E.P., I.P.: in der wäßr. Lsg. amphoterer Stoffe der pH-Wert, bei dem diese infolge gleichstarker Dissoziation ihrer Säuren u. bas. Gruppen elektrisch neutral scheinen, als Zwitterionen vorliegen, im allg. ihr Löslichkeitsminimum erreichen u. ausfallen; wicht. Kennzahl für Kolloide, bes. Eiweiße (meist pH < 7).

Iso(en)zyme, isodynam., Homoioenzyme: multiple molekulare Formen einer Enzymspezies (»Enzymmultiplizität«; z. B. >80 Glukose-6-phosphat-dehydrogenasen beim Menschen, ferner mitochondriale u. zytoplasmat. Malat-dehydrogenase, Laktat-dehydrogenase etc.) mit ähnl. oder gleichen katalyt. Eigenschaften, jedoch verschied. Proteinstruktur. Ihr Auftreten in organspezif. Mustern bzw. die Musterverzerrung ist offenbar von der Gewebsanpassung an Stoffwechselbedingungen abhängig u. kann diagnostisch genutzt werden.

Isoergin: ↑ Ergin (1).

Isoetarinum *WHO* 2-Isopropylamino-1-[3,4-dihydroxyphenyl]-butanol-(1); Bronchodilatans.

Isogamie: Fortpflanzung durch die Vereinigung zweier morphologisch gleicher – bipolarer – Gameten (»Anisogameten«) bzw. Gametangien; vgl. Anisogamie.

isogen: *genet, immun* ↑ syngen.

Isognathie: gleiche Weite des OK- u. UK-Bogens, z. B. bei Raubtieren.

Isohämagglutinin: durch Sensibilisierung (Gabe Isoantigen-besetzter Ery) erworbener, spezifisch hämagglutinierender Iso-AK (IgM); ferner die natürl. Blutgruppen-AK. – **Isohämolysin:** durch Sensibilisierung (Bluttransfusion, Schwangerschaft) erworbener, spezifisch hämolysierender Iso-AK; ferner die natürl. Blutgruppen-AK mit gleichem Effekt.

Isohydrämie: der konst. (d. h. normale) Wassergehalt des Blutes (ca. 90%). – **Isohydrie:** die pH-Konstanz der extra- u. intrazellulären Flüssigkeit.

Isoikonie: Übereinstimmung der Netzhautbilder beider Augen.

Isoimmun|aggressionskrankheit: ↑ Isoaggressionskrankheit. – **I.granulozytopenie:** transitor. ↑ Granulozytopenie der Neugeborenen.

Isoimmunität: s. u. Isosensibilisierung.

Isoimmun|reaktion: Reaktion zwischen Iso-AG u. Iso-AK, z. B. bei ↑ Histo- u. bei ↑ Blutgruppeninkompatibilität. – **I.serum:** bei geeigneten Spendern durch Immunisierung mit einem Iso-AG gewonnenes Serum mit spezif. Iso-AK; therap. Anw. z. B. zur Desensibilisierung, diagnostische z. B. zur Bestg. der individuellen Iso-AG in Blutzellen.

Isoimpulskurve: *nuklearmed* im Szintigramm die Verbindungslinie der Punkte gleicher Impulszahl (Aktivität).

Isoionie: Konstanz des – für Homoiosmie, Isohydrämie etc. notwend. – zellulären Ionenverhältnisses; s. a. DONNAN* Verteilung, Isotonie, Alkalireserve.

Isokorie: Pupillengleichheit beider Augen.

Isokortex: die strukturell nahezu gleichen (6- bis 7schicht.) Areale des Neokortex. unterschieden als **homo-** u. **heterotyp. I.** (mit deutl. bzw. undeutl. Schichtung).

Isolat: *biol* die »Fortpflanzungsgemeinschaft«, eine geographisch etc. isolierte Population mit uneingeschränktem Genaustausch.

isolateral: in derselben Körperhälfte (= homolateral).

Isolation: Absonderung, Getrennthaltung, ↑ Isolierung; *psych* ↑ Deprivation. – **Isolationsdystrophie:** die nach Spinalisierung erfolgende Degeneration von RM-Nervenzellen, wahrsch. als Folge direkter Zellschädigung (u. nicht der Isolierung des RM).

Isoleukozytose, Normoleukozytose: Leukozytose mit normalem Differentialblutbild.

Isoleuzin, Ileu: $H_3C \cdot CH_2 \cdot CH(CH_3) \cdot CH(NH_2) \cdot COOH$, α-Amino-β-methyl-n-valeriansäure (mit stereoisomerem Allo-I.); essentielle α-Aminosäure (empfohlene tägl. Zufuhr 1,4 g); Normwerte im Blut ca. 7 mg/l, im Harn 10–15 mg/24 Std. (bis 10fach vermehrt bei Ahornsirupkrankh.; / Hyperaminoazidurie); Abbau über Fettsäurestoffwechselweg. Bestimmung chromatograph. (Papier, Säule) u. mikrobiol. (Lactobac. arabinosus u. helveticus, Leuconostoc mesenteroides, Streptococcus faecalis). – **I.aminotransferase**: Aminotransferase, die – z. B. im Herzmuskel – aus L-Isoleuzin mit α-Ketoglutarat das α-Keto-β-methyl-valerat u. L-Glutamat bildet (reversibel).

Isolieren: / Isolation, Isolierung; *bakt* Überimpfen zur Gewinnung von Reinkulturen.

Isolierrapport: der auf den behandelnden Arzt beschränkte gefühlsmäß. Rapport in tiefer Hypnose.

Isolierung: Absonderung, Getrennthaltung, s. a. Isolation; 1) Unterbringung eines unruh., gefährl. oder störenden psychisch Kranken in einer **Isolierzelle** (»Gummizelle«; obsolet), eines Infektionskranken in **Isolierzimmer, -station, -abteilung**. – 2) *psych* (S. FREUD) bes. Form der Abwehr, bei der unliebsame Denkinhalte zwar erinnert u. nicht verdrängt, aber vom begleitenden Affekt getrennt werden.

isolog: *genet, immun* / syngen.

Isolysin: gegen zelluläre AG in Blut (/ Isohämolysin) oder Gewebe (/ Histokompatibilitäts-AG) gerichteter Iso-AK mit spezif. lysierender Aktivität.

I.S.O.M.: International Standard Orthopaedic Measurements (Standardmaße mit Ausgangslage = 0°; / Neutral-Null-Methode).

Isomaltose, Dextrinose: 6-α-Glukosidoglukose; Disaccharid als Stärkebaustein u. als antibiotisch wirksame Substanz aus Streptomyces albus.

Isomerasen: Enzyme, die die reversible Umwandlung eines Substrats in ein Isomeres katalysieren; v. a. Razemasen, Epimerasen, cis-trans-I., Transferasen u. Lyasen.

Isomerie: 1) *chem* die bei Verbindungen gleicher elementarer Zusammensetzung (Summenformel, Mol.-gew.) vorhandenen, durch Struktur (= Struktur- oder Konstitutions-I.) oder räuml. Anordnung (= Raum- oder Stereo-I.) bedingten stoffl. Verschiedenheiten. Stereo-I. mit 4 Typen: / cis-trans-I., / Enantiometrie (= opt. oder Spiegelbild-I.), / Diastereomerie (s. a. Epimerie) u. Rotations-I. (= Konformations- oder Konstellations-I.); s. a. optische / Aktivität, Tautomerie. – 2) *opt* s. u. Enantiomerie. – 3) *physik* die Existenz von Atomkernen mit gleicher Anzahl Protonen u. auch Neutronen, aber in verschied. Anordnung (d. h. gleiche Massenzahl, aber verschied. Energiezustand). Es gibt keine Kernart mit mehr als 2 Isomeren, von denen immer mind. eines instabil ist.

Isomentheptenum *WHO*, **Isomethepdrinum**: 6-Methylamino-2-methylhepten; Spasmolytikum (glatte Muskulatur).

Isometrie: 1) *biol* zum Gesamtwachstum kongruentes Wachstum von Organen oder Organsystemen. – 2) *röntg* s. u. Radiometrie (1). – **I.regel**: *röntg, dent* s. u. CIESZYNSKI*-DIECK* Technik.

isometrisch: s. u. Isometrie. – *physiol* adj. Bez. für eine Muskelkontraktionsform, bei der die – an bd. Enden fixierte – Muskelfaser sich nicht verkürzt, sondern nur ihre Spannung erhöht (vgl. isotonisch); z. B. ist die Herzmuskelfunktion während der Anspannungszeit weitgehend isovolumetrisch (d. h. auch ohne Änderung des vom Hohlmuskel umschlossenen Volumens). – Ein **i. Krafttraining** besteht in regelmäßig durchzuführenden »Halteübungen« (ohne oder mit Gewicht, Feder etc.) mit Muskelanspannung – evtl. auch der Antagonisten – über 4–6 Sek.; bewirkt Vergrößerung des Muskelquerschnitts nur bei >60% der Kontraktionskraft.

Isometropie: *ophth* »Gleichsichtigkeit«, d. h. gleiche Brechkraft beider Augen. – vgl. Anisometropie.

Isomorphie, -morphismus: Übereinstimmung in Form (»**isomorph**«), Aussehen, Zusammensetzung (z. B. des Blutes); *physik* Fähigkeit chemisch verwandter Verbindungen, in ähnl. Gittern zu kristallisieren. – **isomorpher Reizeffekt**: *derm* / KÖBNER* Effekt.

isomuskulärer Reflex: / Eigenreflex.

Isoniazid(um) *WHO*, **Isonikotinsäurehydrazid**, INH: Pyridin-4-karbonsäurehydrazid; synthet. Tuberkulostatikum (oral, i. m.; auch bei Lepra); Serummaximalwerte nach 1–2 Std., gute Liquorpassage; zahlreiche Abwandlungen. – Nebenwirkungen: i.v. die INH-Arthropathie (/ Algodystrophie-Syndrom) sowie die INH-Polyneuropathie (infolge Störung des Pyridoxinstoffwechsels nach hohen Dosen, d. h. >10–15 mg/kg/Tag über 6–8 Wo.) mit distal betonten Paresen u. Sensibilitätsstörungen, Ausfall der Eigenreflexe, Eiweißvermehrung im Liquor, nur langsamer Restitution.

Isonitrile, Isozyanide: gift., widerlich riechende Verbindungen der allg. Formel

$$[R-\overset{+}{N}\equiv C^-]$$

(vgl. Nitrile). Ihr Geruch ist Indiz beim qual. Nachweis primärer aliphat. u. aromat. Amine durch Erhitzen mit KOH u. Chloroform.

Isonormozytose: *hämat* normale Zellformen (/ Normozyt) u. -zahlen im Blutbild; vgl. Isoleukozytose.

Isoonkie: Konstanz bzw. Übereinstimmung des onkot. Drucks.

iso(o)smotisch: mit gleichem oder konst. osmot. Druck (u. damit isoton). – **Isoosmie**: / Isotonie.

Isoparorchis hypselobagri, I. trisimilitubis s. tandani, Leptolecithum eurythremum: in Indien, Fernost u. Australien vork. endoparasit. Trematoden in Süßwasserfischen. Beim Menschen vereinzelt in Pharynx u. Darm nachgewiesen (Infektion vermutlich durch rohen Fisch).

Isopathie, -pathotherapie: (J. J.W. LUX 1833) aus der Homöopathie hervorgegangene Behandlung von Infektionskrankhn. mit deren potenzierten Ausscheidungsprodukten; später auch mit Potenzen aus anderen Krankheitsprodukten (Konkremente), aus Bakterienkulturen (z. B. bei Tbk); s. a. Nosode. – **isopathisches Phänomen**: bei Lepra lepromatosa die Umwandlung klinisch gesund aussehender Haut in (prä)lepromatöses Gewebe durch i.c. Inj. von Tuberkulin, BCG, Leishmanin etc.; vgl. MEDINA* Reaktion.

Isopentenylpyrophosphat: »akt. Isopren«, wicht. Intermediärprodukt der Biosynthese von / Isoprenoidlipiden. – **I.isomerase**: an der Steroid-Biosynthese beteiligtes Enzym (Umwandlung von Dimethylallylpyrophosphat zu I.).

isoperistaltisch: mit gleichgerichteter Peristaltik.

Isophänie

Isophänie: *genet* gleicher phänotyp. Effekt nicht-alleler Gene (Ggs.: Heterophänie).

Isophasen: *physiol* s. u. Phasenanalyse.

Isophonie: übereinstimmende subj. Lautstärkeempfindung verschiedener Geräusche (einschl. Sprache). Die für eine I. erforderl. Schallenergien sind stark frequenzabhängig, betragen z. B. (dargestellt als **Isophonkurve**) für 20 Hz etwa 10^{-4}, für 2000 Herz 10^{-16}, für 10 000 Hz 10^{-10} W/cm^2.

Isophorie: *ophth* parallele Stellung der Blicklinien (bei idealem Gleichgew. der äuß. Augenmuskeln).

Isopie: übereinstimmende Sehschärfe beider Augen.

Isoplastik: syngene / Transplantation.

Isopren: 2-Methylbutadien, $H_2C=C(CH_3)-CH=CH_2$; Grundkörper vieler Naturstoffe (Kautschuk, Karotinoide, Vit. A u. K, Terpene); s. a. Isoprenoid-, Formel »Ubichinon«.

Isoprenalin(um), Isoproterenol, -propylnoradrenalin; DL-1-(3,4-Dihydrophenyl)-2-isopropylaminoäthanol; Sympathikomimetikum mit broncholyt. u. schleimhautabschwellender Wirksamkeit; Anw. (v. a. als Sulfat) bei Bronchialasthma u. Herzüberleitungsstörungen.

Isoprenoidlipide: die über die Vorstufe »biol. Isopren« biosynthetisierten Steroide u. Karotinoide.

Isopropamidjodid *WHO*: ein Anticholinergikum u. Spasmolytikum.

Isopropylalkohol, Isopropanol(um), Alcohol isopropylicus: $CH_3 \cdot CH(OH) \cdot CH_3$, einer der bd. Propylalkohole, mit Äthanol-ähnl. Verhalten u. Azeton-ähnl. Geruch; brennbar, explosiv. Anw. zur Händedesinfektion, für Pinselungen. Berufskarzinogen (Adeno- u. anaplast. Ca. in NNH, Kehlkopf, Lunge); MAK 980 mg/m^3 (= 400 ppm).

Isopropylchlorid pro narcosi, IPC: bes. reines $CH_3 \cdot CHCL \cdot CH_3$ als Inhalationsanästhetikum.

2-Isopropylmalat-synthase: an der Leuzin-Biosynthese beteiligtes Enzym mit der Reaktion: Azetyl-CoA + 2-Oxoisovalerat = 2-Isopropylmalat + CoA.

Isopropylnoradrenalin, -proterenol: / Isoprenalin.

Isopteren: *ophth* Verbindungslinien der Netzhautpunkte gleicher Sehschärfe (etwa konzentrisch um die Macula lutea).

Isosensibilisierung: Immunisierung eines Organismus gegen Iso-AG, d. h. Ausbildung von Iso-AK, so daß Isoimmunität besteht. – **Isoserum**: / Isoimmunserum. – **isosexuell**: gleichgeschlechtlich.

isosmotisch: / isoosmotisch.

Isosorbiddinitrat *WHO*: 1,4:3,6-Dianhydrosorbit-2,5-dinitrat, ein organ. Salpetersäureester; Koronarvasodilatans.

Isospora: Sporozoen der Gattg. Coccidia (/ Tab. »Protozoen«); reife Oozyste enthält 2 Sporen mit je 4 Sporozoiten (DD gegen Eimeria); ubiquit. Darmparasit bei Haus- u. Nutztieren, selten (v. a. in Tropen) auch des Menschen (/ Isosporiasis). – **Isosporiasis, Isosporose**, / Kokzidiose durch Isospora-Spezies, beim Menschen v. a. durch I. hominis (= I. bigemina der Karniovoren?), seltener durch I. belli (rundl.-ellipt. Sporen in längl. Oozyste; s. a. Sarcocystis!), fraglich durch I. natalensis. Verlauf meist subklinisch mit Spontanheilung; evtl. ruhrähnl. Erscheinungen (Zerstörung des Darmepithels bei der Schizogonie); Diagnose durch mikroskop. Oozystennachweis im Stuhl.

Isostalakturie: in den Tageswerten gleichbleibende – meist reduzierte – Oberflächenspannung des Harns (abhängig von der – rel. – Konz. der Schutzkolloide, gemessen mit dem Urotensiometer), z. B. bei Ca., Tbk, Schizophrenie.

Isosterie: die Übereinstimmung im Aufbau der Elektronenhülle voneinander verschiedener Atomgruppen (Elemente), Ionen u. Moleküle, die dadurch – bei gleicher Gesamtladung – sehr ähnl. physikochem. Eigenschaften aufweisen. Erklärt u. a. die Zusammenhänge von Konstitution u. Wirkung von biol. Stoffen (z. B. isoster. Enzyminhibitoren) u. Arzneimitteln.

Isosthenurie: Ausscheidung eines Harns mit »fixiertem«, d. h. von der zugeführten Flüssigkeitsmenge nicht beeinflußtem spezif. Gew. um 1010 (max. Harnosmolarität < 850 mosm/kg H_2O) als Folge mangelnder Konzentrationsfähigkeit der – insuffizienten – Niere.

Isostruktur: gleichbleibende bzw. übereinstimmende Struktur oder chem. Zusammensetzung (z. B. Isohydrie, -tonie u. -ionie des Blutplasmas).

Isotache: Verbindungslinie der Punkte gleicher Strömungsgeschwindigkeit.

Isotherapie: / Isopathie.

Isothermie: / Homoiothermie.

Isothipendylum *WHO*: ein Azaphenothiazinderivat mit breiter Antihistaminwirkung.

Isotonie: *chem* Zustand gleicher mol. Konz. (u. isoosmot. Druckes) bei »äquilibrierten« Flüssigkeiten oder Lsgn.; im Falle von Blutersatzmitteln: »blutisoton«. – **isoton(isch)**: s. u. Isotonie. – Ferner die **i. Muskelkontraktion**, bei der sich die Muskelfasern unter konst. Kraftentwicklung verkürzen (die Spannung sich also nicht wesentlich erhöht). Kombination mit isometr. Kontraktion ergibt die / auxotone K. sowie die / Unterstützungs- u. / Anschlagszuckung; Funktion des Herzmuskels während der Austreibungszeit ist weitgehend iso- bis auxoton.

Isotope: Atomarten eines Elements mit gleicher Ordnungs-, aber verschiedener Massenzahl, die im Kern also die gleiche Anzahl an Protonen (nicht aber an Neutronen) aufweisen u. damit die gleiche Elektronenhülle u. das gleiche chem. Verhalten. Vork. als **natürl.** u. als **künstl.** oder **induzierte** I. (nur durch Kernreaktion in Reaktor, Zyklotron etc. zu erzeugen), wobei letztere stets, erstere nur vereinzelt instabil, d. h. radioaktiv sind (s. a. Schema »radioaktiver Zerfall«), indem sie nach statist. Gesetzen α- oder β-Teilchen, meist von γ-Strahlung begleitet, aussenden u. so in das Isotop eines anderen Elements übergehen, u. zwar mit jeweils charakterist. Zerfallsart u. Folgesubstanzen. Künstl. **radioaktive** I. werden als **offene** I. (Flüssigkeit, die in die Körperflüssigkeiten eingeht) insbes. in der / Nuklearmedizin, als **umschlossene** I. (mit dichter Hülle, so daß keine Resorption mögl.) in der Strahlenther. angewendet; s. a. Radionuklid. – Kurzzeichen nur mit Massenzahl (z. B. ^{131}J, J-132), korrekt auch mit Ordnungszahl (z. B. $^{1}_{1}H$, $^{2}_{1}H$, $^{3}_{1}H$).

Isotopen|angiographie: szintigraph. Darstg. eines Venenstammes bzw. Darstg. der Aktivitätsverteilung über einem arteriellen Versorgungsgebiet (z. B. Extremität) nach zweckmäß. Inj. z. B. von ^{99m}Tc. – **I.-Generatorsäule:** kleine, strahlengeschützte Vorrichtung zur medizin. I.labor zur Erzeugung eines rel. kurzleb. Nuklids (z. B. ^{99m}Te [HWZ 6 h], ^{113m}In [1,7 h], ^{87m}Sr [2,8 h]), das aus einer rel. langleb. Muttersubstanz (z. B. ^{99}Mo [HWZ 67 h], ^{113}Sn [119 d], ^{87}Y [80 h]) durch Eluierung unter sterilen Bedingungen gewonnen wird.

Isotopen|lymphographie: heiße ∫ Lymphographie; s. a. Lymphknotenszintigraphie. – **I.nephrographie:** ∫ Radioisotopennephrographie. – **I.nummer:** *physik* die Differenz der Neutronen- u. Protonenzahl, sogen. »Neutronenüberschuß«.

Isotopen|verdünnungsmethode: qual. u./oder quant. Bestg. des Stoffwechsels einer Substanz (z. B. Steroidhormon, Aminosäure, Elektrolyt), indem aus der bekannten Menge eines verabreichten – meist radioakt. – Isotops u. dessen Verdünnungsrate der Verteilungsraum des zugehör. Elements errechnet wird. – s. a. Indikator-, Farbstoffverdünnungsmethode (Abb.). – **I.zirkulographie:** s. u. Indikatorverdünnungsmethode, Radiokardiographie.

Isotransplantation, isologe Tr.: syngenet. ∫ Transplantation; z. B. Nierentransplantation in einen monozygoten Zwilling.

Isotropie: Eigenschaft aller amorphen Stoffe (Gase, Flüssigkeiten, Gläser), daß die Größe der vektoriellen Eigenschaften (z. B. Lichtbrechung, Wärmeleitung, elektr. Leitfähigkeit) nicht von der Richtung im Körper abhängt; z. B. die **opt. I.** der »einfach lichtbrechenden« (»**isotropen**«) I-Bande der ∫ Myofibrille; vgl. Anisotropie.

Isotypie: *serol* s. u. Immunglobuline.

isovolumetrisch: s. u. isometrisch.

Isoxsuprin *WHO:* (2-phenoxy-1-methyläthyl)-[2-hydroxy-1-methyl-2-(4-hydroxyphenyl)-äthyl]-amin; ein Vasodilatans.

isozentrisch: *radiol* adj. Bez. für eine Pendelbestrahlungstechnik mit konst. Pendelradien (im Gegensatz zur ∫ KOHLER* Technik).

Isozitrat-dehydrogenase, ICD: Enzym des Zitratzyklus; dehydriert (Mg^{2+} oder Mn^{2+} obligat) Isozitrat durch Bildung von α-Ketoglutarat u. CO_2. Serumwerte (normal 1–4 mU/ml) diagnost. verwertbar bei Hepatitis, Plazentarinfarkt, infekt. Mononukleose, Blut- u. Muskelkrankhtn.

Isozitronensäure: natürl. Hydroxytrikarbonsäure in Pflanzen sowie als Intermediärprodukt im Zitronensäure- u. Glyoxylatzyklus.

Isozyanate: organischer Ester der Isozyansäure (O=C=NH; Tautomeres der Zyansäure). Einatmen der Dämpfe bewirkt primär-tox. Schädigung der Bronchien (Bronchiolitis oblit., evtl. Lungenödem); ggf. entschädigungspflichtige BK. – **Isozyanide:** ∫ Isonitrile.

isozygot: *genet* in allen Loci homozygot.

Isozykloheximid: Antibiotikum aus Streptomyces griseus.

Isozyme: (MARKERT u. MØLLER 1959) ∫ Isoenzyme.

Isozytose: *hämat* **1)** etwa gleiche Größe vergleichbarer Zellen (im normalen Blutbild). – **2)** (ARNETH) das normale Kernbild der Granulozyten.

ISR: Interskapularraum (= Regio interscapul.).

Israel* (JAMES ADOLF I., 1848–1926, Chirurg, Berlin) **Operation: 1)** zweizeit. Deckung eines Wangendefekts mit gestieltem seitl. Halshautlappen (Epidermis bildet Mundschleimhaut), später Umklappen des Stiels als Außenhautersatz. – **2)** dreizeit. Nasenplastik (modifiz. Italien. Methode) mit proximal gestieltem Haut-Periost-Knochenlappen aus der ulnaren Unterarmmitte; Septumbildung aus dem – verlängerten – Lappenstiel. – **I.* Palpation:** bimanuelle Nierenpalpation (Seitenlage mit angezogenen Knien), indem die eine Hand von der Lende her die Niere gegen die am äuß. Rektusrand unter dem Rippenbogen angreifende andere Hand drückt. – **I.* Schnitt:** s. u. Flankenschnitt.

ISRCM: (1967) International Study Group for Research in Cardiac Metabolism.

IST: ∫ Intelligenz(struktur)test.

Isthmektomie: *kard* s. u. Isthmusplastik. – **isthmicus:** (lat.) einen Isthmus betreffend. – **Isthmorrhaphie:** *gyn* ∫ SHIRODKAR* (1), LASH*-PALMER* Operation. – **isthmozervikale Verschlußschwäche:** *gyn* ∫ Zervixinsuffizienz.

Isthmus: (lat. = Landenge) *anat* rel. enger Abschnitt eines Hohlorgans (Kanalsystems etc.) bzw. schmale Gewebsbrücke; z. B. (*PNA*) **I. aortae** (»Aortenenge« am Übergang des Bogenteils in die absteigende Aorta in Höhe des Lig. arteriosum), **I. cartilaginis auris** (Knorpelbrücke zwischen Ohrmuschel u. äuß. Gehörgang), **I. faucium** (»Rachen-, Schlundenge« in Höhe der Gaumenbögen), **I. glandulae thyr(e)oideae** (das die Seitenlappen verbindende inkonst. Mittelstück der Schilddrüse vor der Luftröhre), **I. gyri cinguli** (der schmale, in den Gyrus parahippocampalis übergehende Endabschnitt des Gyrus cinguli hinter dem Balkenwulst), **I. prostatae** (der die Seitenlappen verbindende »Mittellappen« der Prostata dorsal von der Pars prostatica der Harnröhre), **I. rhombencephali** (beim Embryo nach Schluß des Medullarohres auftretende Engstelle zwischen Mes- u. Rhombenzephalon, die beim Erwachsenen den oberen Teil der Rautengrube, die Pedunculi cerebri u. cerebellares sup. u. das Velum medullare bildet), **I. temporalis** (s. u. Syndrom des I. t.), **I. tubae auditivae** (zwischen knöchernem u. knorpel. Teil der Ohrtrompete), **I. tubae uterinae** (zwischen Ampulla u. Pars uterina des Eileiters), **I. uteri** (etwa 1 cm lange Enge am Übergang des Zervikalkanals in die Uterushöhle).

Isthmus|atresie: *kard, neurol* s. u. I.stenose. – **I.gravidität:** ∫ Graviditas tubarica isthmica. – **I.kanal:** ∫ Isthmus uteri. – **I.plastik:** Erweiterungs- oder Umgehungsplastik einer Aortenisthmusstenose: bei kurzer Koarktation Resektion u. End-zu-End-Anastomosierung (CRAFOORD, GROSS) oder Längsinzision bzw. Keilresektion u. Quervernähung, evtl. Abtragung eines Intimasporns (VOSSSCHULTE, WALKER); bei längerer Stenose, prä- u. poststenot. Aneurysma etc. Resektion u. Defektüberbrückung durch Arterientransplantat (SHUMAKER, SWAN), Gefäßprothese (HEBERER, MORRIS, CRAWFORD), Einnähen eines ovalären Kunststoffstreifens (VOSSSCHULTE) oder aber Bypass mittels A. subclavia (BLALOCK, CLAGETT, BERNHARD) oder Gefäßprothese (MORRIS, HOLSWADE, QUIN).

Isthmusraffung

Isthmus|raffung: *gyn* ↑ SHIRODKAR*, LASH*-PALMER* Operation. – **I.stein**: »steckengebliebenes« Harnkonkrement in der Pars prostatica oder membranacea der Harnröhre. – **I.stenose**: 1) *kard* ↑ Aortenisthmusstenose; »umgekehrte I.s.«: ↑ Aortenbogensyndrom. – 2) *neurol* ↑ Aquäduktstenose (Atresie, Septumbildung etc.) mit nicht-kommunizierendem Hydrocephalus int.

I-Streifen: *kard* I-Bande (der ↑ Myofibrille).

Istwert: der tatsächl. Wert einer physikal. oder laborklin. Größe (der mit der Ist-Anzeige des Meßinstruments nicht übereinzustimmen braucht); vgl. Sollwert, s. a. Regelkreis.

Isurie: *urol* period. Ausscheidung annähernd gleicher Harnmengen bei Innervationsstörung der Blase.

I-System: (WIENER 1956, MARSH u. JENKINS 1960) Blutgruppensystem (wahrsch. in Zusammenhang mit AB0) mit den Eigenschaften I (fast universell, mit unterschiedl. Stärkegraden) u. i_1 (selten bei Weißen) bzw. i_2 (selten bei Negern), wobei die antigene Stärke mit 18 Mon. voll entwickelt ist. Seltenes Anti-I entweder Auto-AK oder – ganz vereinzelt – natürliches Iso-AK vom Kältetyp.

Itai-Itai-Krankheit: (japan. itai = schmerzhaft) auf der Insel Hondo endem. Osteomalazie ausschließlich bei multiparen Frauen in der Menopause; wahrsch. chron. Cd-Vergiftung, oft tödlich.

Italienfieber: endemisches ↑ Q-Fieber.

Italienische Methode: die – schon im 15. u. 16. Jh. geübte – dreizeit. Nasenplastik mit granulierendem Vollhaut-Brückenlappen aus dem Oberarm. Heute wenig gebr. (auffäll. Pigmentkontrast); vgl. Indische Methode.

Itaqui-Virus: ARBO-Virus C, das in Äquatorialamerika, durch Mücken übertragen, eine fieberhafte Erkr. hervorruft (Kopf- u. Muskelschmerzen, Schwindel, evtl. Asthenie); bewirkt AK-Bildung.

Iteration: *psychiatr* ↑ Stereotypie.

iterativ: sich – mehrfach – wiederholend; z. B. die **i. Beschäftigungsunruhe** (KLEIST; bei ALZHEIMER* Krankh. ständiges, aber ineffektives Kramen, Suchen von Gegenständen etc., sogen. **I.bewegungen**), **i. Reiz** (s. u. Iterativität), **i. Verhalten** (↑ Perseveration).

Iterativität: *physiol* Eigenschaft von ZNS-Strukturen, nur durch wiederholte (»iterative«) Reize erregbar zu sein; s. u. Summation.

Iteratur: *pharm* Erneuerung bzw. Wiederholung einer Arzneiverordnung (Rezeptformel: »iteratur«, »reiteretur«).

Ithy(o)lordosis, -kyphosis: die physiol. Lordose bzw. Kyphose der HWS u. LWS bzw. der BWS.

... itis: Suffix »Entzündung«.

ITN: ↑ Intubations-, Intratrachealnarkose.

Ito*-Reenstierna* Reaktion (HAYAZO I., geb. 1865, japan. Pathologe; JOHN R., geb. 1882, schwed. Dermatologe): Intradermalprobe auf Ulcus molle, entweder durch Inj. des spezif. AG (ausgewählte abgetötete DUCREY-Bazillen, Dmelcos-AG) oder durch Einreiben von Ulkuseiter in die skarifizierte Bauchhaut. Ab 8. Tag post infectionem lebenslang pos. (Papel nach 48 Std. bzw. erhabene Rötung bds. des Impfstriches).

Ito* Syndrom, Naevus achromians: (1952) dominanterbl. (?), angeb. oder frühmanifeste Pigmentinkontinenz mit bilat.-systematisierten streifenförm. oder wirbelart. Hautdepigmentierungen (bei Vorliegen zu kleiner, numerisch normaler Melanozyten), kombin. mit Skelettfehlbildungen (v. a. Dyskranie, mit Gaumen-, Ohranomalien, Wirbel- u. Hüftdysplasien) u. Irisnävus.

ITP: 1) ↑ Inosintriphosphat. – 2) idiopathische ↑ Thrombozytopenie.

Iturine: Antibiotikum aus Bacillus subtilis.

I.U.: International Unit (↑ Internationale Einheit).

IU(C)D: Intrauterine (contraceptive) device (↑ Intrauterinpessar).

5-IUDR: ↑ Idoxuridin.

IUFB: Intrauterine foreign body (↑ Intrauterinpessar). – **IUP**: ↑ Intrauterinpessar.

i.v.: ↑ intravenös (s. a. ↑ Injektion).

Ivanissevich* Zeichen (OSCAR I., geb. 1895, argent. Chirurg): bei Varikozele nach Ausstreichen des Plexus pampiniformis (am Liegenden) u. digitaler Samenstrangkompression im äuß. Leistenring beim Aufrichten oder Pressen Ausbleiben der Wiederfüllung; oder aber rückläuf. Füllung des Venenkonvoluts (aus der V. spermatica) bei Aufhebung des Fingerdrucks. Indikation für hohe Unterbindung der V. spermatica.

Ivemark* Syndrom (BJÖRN I., schwed. Pädiater), Milzagenesie-Syndrom: (1955) angeb., wahrsch. embryopath. (31.–36. Tag), kombin. Mißbildungskomplex mit Milzagenesie (oder -dextroposition) u. Kardiopathie (Transposition der großen Gefäße, Pulmonalatresie oder -stenose, Septumdefekte, Dextrokardie etc.); evtl. abnorme Lungenlappung, Malrotation, körperl. u. geist. Retardierung; im Blutbild HOWELL*-JOLLY* u. HEINZ* Körperchen; Androtropie; nicht selten Schwachformen.

Iversen*-Roholm* Nadel: *klin* Biopsienadel (18 cm, Innen-⌀ 2 mm) mit Mandrin, 3 scharf angeschliffenen Zähnen u. Stopperplatte (Tiefeneinstellung) für gezielte oder blinde Leber-, Nieren- u. Prostatabiopsie (Ausstanzung u. Aspiration).

Ives* Rastertafeln: *ophth* 2 entgegengesetzt drehbare transparente Scheiben mit Linienraster zur Prüfung von Sehschärfe u. Augenmuskelgleichgewicht.

Ives*-Fansler* Spekulum: röhrenförm. Mastdarmspekulum (⌀ 21 mm, Nutzlänge 80 mm; sogen. Anuskop) mit rinnenartig auslaufendem Schaft, gefenstertem Haltegriff u. Hartgummiobturator.

Ivy* Einheit: (1928) am Hund (Pankreasfistel) ermittelte biol. Meßzahl für die Cholezystokinin-Aktivität; 1 E. (~ 20 HAMMARSTEN* E.) vermehrt die ausfließende alkal. Sekretmenge um den Titrationswert von 0,1 ml $^n/_{10}$ HCl.

Ivy* Methode: (1935) modif. DUKE* Blutungszeitbestimmung am Unterarm (Stauung mit 40 mmHg, 5 mm tiefe Schnitte, Absaugen alle 30 Sek.); Normalwerte: 1–9 Minuten.

Iwanoff* (WLADIMIR P. I., geb. 1861, russ. Ophthalmologe, Irkutsk) **Muskel**: s. u. Augenmuskeln (2). – **I.* retinales Ödem**: ↑ BLESSIG* Zysten. – **I.* Theorie**: Die Nachtmyopie beruht auf chromat. Aberration, dem PURKINJE* Phänomen u. einem willkürl.

Akkommodationsbestreben, um die sphär. Aberration zu beseitigen.

Ixodes: parasitäre Schildzecken-Gattung [↗ Ixodidae]; Erreger der **Ixodiasis** (↗ Zeckenlähmung) u. Überträger von Infektionskrankhtn.

Ixodidae, Haft-, Schildzecken: ubiquitäre (v. a. Tropen), blutsaugende Ektoparasiten [Acarina] von Tieren, seltener des Menschen. Zahlreiche Gattungen (Ixodes, Amblyomma, Boophilus, Dermacentor, Haemaphysalis, Hyalomma, Rhipicephalus u. a. m.), deren Arten z. T. Erreger von Zeckentoxikosen (↗ Zeckenlähmung) u./oder Überträger von Piroplasmose, Anaplasmose, Rickettsiose u. ARBO-Virus-Erkrn. sind (↗ Tab. »Zecken-übertragene Krankhtn.«).

Ixophrenie: (E. STRÖMGREN) die epilept. Wesensänderung. – Als deren leichte Form die **Ixothymie** oder **Ixoidie**, etwa dem »viskösen Temperament« nach KRETSCHMER (schwerfällig, wenig wendig) entsprechend.

Iyomycin: Peptidantibiotika-Komplex (A_1, B_1–B_5) aus Streptomyces phaeoverticullatus; wirksam gegen Tumorzellen u. grampos. Keime (B_1 bes. gegen Baktn., Aszitestumor, Sarkom 180 u. Leukämie; B_4 gegen HeLa-Zellen).

I-Zacke: *kard* **1)** ↗ Initialzacke. – **2)** oberer ↗ Umkehrpunkt des QRS. – **I-Zahl**: ↗ Identitätszahl.

I-Zell-Erkrankung: ↗ LEROY*-DEMARS* Syndrom.

IZF: ↗ Intrazellulärflüssigkeit.

Izikowitz* Reaktion: eine Syphilis-Flockungsreaktion (ähnl. MKR II) mit nur 0,2 ml Blut (Fingerbeere). – **I-Zone**: *histol* ↗ I-Bande.

IZR: ↗ Intrazellularraum. – **IZS**: Insulin-Zink-Suspension.

IZSH: ↗ Interstitialzellen-stimulierendes Hormon.

Izumi-Fieber: 1927 in Kanazawa (Japan) beobachtetes Fieber mit scharlach- oder masernförm. Exanthem.

J

J: Kurzzeichen für *chem* Jod; *physik* Joule, Wärmeäquivalent (↑JOULE* Äquivalent), Enthalpie; *kard* J-Punkt; *radiol* Ionendosis (J_a = Kammer-Gleichgew.-Ionendosis; J_c = Hohlraum-I., J_o = Oberflächendosis; J_s = Gleichgew.-I.); *serol* Antigen J (= Jk^a). – **j**: *serol* Antigen j (= Jk^b); *kard* j-Punkt.

Jaboulay* (MATHIEU J., 1860–1913, Chirurg, Lyon) **Inzision**: modifiz. ↑ LENNANDER* Kulissenschnitt. – **J.* Knopf**: Anastomosenknopf zur Seit-zu-Seit-Anastomosierung von Darmschlingen. – **J.* Operation**: 1) ↑ Hemipelvektomie. – 2) J.*-BRIAN*-Methode: End-zu-End-Gefäßanastomosierung mit evertierenden Matratzen-Einzelknopfnähten. – 3) ↑ WINKELMANN* Op. (der Hydrocele testis). – 4) Anastomosierung der großen Magenkurvatur mit der kleinen des Duodenum bei Ulcus duodeni der Hinterwand (sogen. Umgehungs- oder Pyloromyoplastik).

Jaccoud* (SIGISMOND J., 1830–1913, Arzt, Paris) **Arthritis**, fibröser Rheumatismus: akutes rheumat. Fieber mit symmetr. Deviationen der Finger u. Zehen als – erscheinungsfreie – Dauerveränderung (periartikuläre Schrumpfung) – **J.* Zeichen**: 1) systol. interkostale Einziehung im Bereich einer adhäsiven Perikarditis. – 2) bei Pleuritis diaphragmatica Husten u. Erbrechen bei Druck auf die rippenbogennahe Bauchdecke. – 3) Klangwechsel der Stimme (Druckparese des N. recurrens) bei Aneurysma der Brustaorta.

Jacketkrone, Mantelkrone: (engl. jacket = Mantel) *dent* Hohlkrone (Porzellan oder Kunststoff), die dem – entsprechend präparierten – natürl. Zahn aufgesetzt wird; auch als Anker für kleine Brücke oder Interimsersatz.

Jackson* (JOHN HUGHLINGS J., 1834–1911, Neurologe, London) **Anfall**: (1863) epilept. Anfall, der von einem Hirnrindenbezirk in der Zentralregion ausgeht u. entspr. der Ausbreitung des Rindenherdes einen best. Ablauf aufweist (»**J.* Marsch**« in der Reihenfolge der somatotop. Repräsentation im Kortex). Als **(somato)motor.** Anfall (Präzentralregion) beginnend – meist ohne Bewußtseinseinschränkungen – mit Zuckungen des zugehör. Segmentes einer Körperseite, dann faziobrachiale, brachiofaziale oder pedobrachiale Ausbreitung (sek. Generalisation mögl.); als **(somato)sensibler** Anfall (Postzentralregion) mit Dys- oder Parästhesien im Segment einer Körperseite. – **J.* Epilepsie**: Rindenepilepsie mit J.* Anfällen; auch als epilept. Status = **J.*-Status** (bei Bestehenbleiben lokalisierter Myoklonien zwischen den Anfällen Übergang in Epilepsia partialis continua KOJEWNIKOW). – **J.* Regel**: Bei komplexen ZNS-Erkrn. (einschl. Psychosen) fallen die phylogenetisch jüngsten Funktionen als erste aus u. setzen ggf. als letzte wieder ein.

Jackson* (CHEVALIER J., 1865–1958, Laryngologe, Philadelphia) **Dreieck**: das von der Basislinie des Ringknorpels u. den Mm. sternocleidomastoidei begrenzte Dreieck, in dem eine Tracheotomie rel. gefahrlos ist. – **J.* Haltung**: Intubationshaltung des Kopfes mit Reklination bei gebeugtem Hals (Kissen unter Hinterhaupt) u. flach aufliegenden Schultern. – **J.* Ulkus**: chron. Stimmbandgeschwür (evtl. als Kontaktulkus) am Proc. vocalis, v. a. nach exzessivem Stimmaufwand.

Jackson* Formel: (M. J. 1960) *gyn* Kürzester Menstruationszyklus minus 15 u. minus 4 (d. h. –19) ergibt den 1., längster Zyklus minus 15 u. plus 4 (d. h. –11) ergibt den letzten Tag der »Fruchtbarkeitsperiode« (gerechnet vom 1. Tag der Menses).

Jackson* Membran, Schleier (JABEZ NORTH J., 1868–1935, Chirurg, Kansas City): zarte, spinnwebenart., oft gefäßreiche »Adhäsionen« zwischen Zäkum u. parietalem Peritoneum (anlagebedingte Bauchfellduplikatur? membranöse Perikolitis?), die Beschwerden i. S. einer Appendizitis oder einen Ileus hervorrufen können.

Jackson* Syndrom, Lähmung, SCHMIDT* Syndrom, Hemiplegia alternans infima s. hypoglossica: (1864/72) »paramedianes Oblongata-Syndrom« durch paramediane Herde (meist Gefäßverschluß) in der Medulla oblongata; Hirnstammsyndrom mit homolat. Hypoglossuslähmung u. kontralat. Hemiparese u. -hypästhesie (mit Ataxie). – Auch Bez. für AVELLIS* Syndrom mit einseit. Hypoglossuslähmung.

Jacksonismus: *neurol* der sogen. ↑ JACKSON*-Marsch.

Jacob* Ödem: *neurol* ↑ Ödemnekrose.

Jacob* Ulkus (ARTHUR J., 1790–1874, Ophthalmologe, Dublin): ↑ Ulcus rodens. – s. a. J.* Zeichen (1).

Jacob* Zeichen: 1) (ARTHUR J.) Gefäßinjektion der Conjunctiva bulbi im äuß. Augenwinkel als Frühzeichen des Keuchhustens. – 2) Ausfall der Achselhaare bei Leberzirrhose. – 3) bei akuter Appendizitis Loslaßschmerz im li. Unterbauch als Hinweis, daß die begleitende Peritonitis nicht mehr auf den Ileozäkalbereich beschränkt ist.

Jacob*-Monod* Modell (FRANÇOIS J., geb. 1920, Genetiker, Paris; JACQUES M., 1910–1976, Biologe, Paris; bd. 1965 Nobelpreis für Medizin): (1961) Modell der induziblen u. repressiblen Enzymsynthese, mit 4 Komponenten: 1) zusammengehör. Gruppe von Strukturgenen, die eine best. biochem. Synthesekette kontrollieren; 2) Operator-Gen, das über Induktion oder Repression der Transskription oder -lation der Strukturgene entscheidet; 3) zwischen (1) u. (2) eingeschaltete Promotor-Region, an der die Transskription der DNS bzw. Translation der messenger-RNS der Strukturgene beginnt; 4) das topisch davon un-

Jacobovici* Methode

abhäng. Regulator-Gen, das eine spezif. Repressor-Substanz produziert. – Regulation der Proteinsynthese durch Zusammenwirken von Repressor, Operator u. spezif. Induktoren (Effektoren): Im repressiblen System inaktiviert die Verbindung der – evtl. durch Korepressor freigesetzten oder aktivierten – Repressor-Substanz mit dem Operator dessen Funktion u. verhindert dadurch Transskription oder Translation der Strukturgene u. Proteinsynthese; im induziblen System inaktiviert die Verbindung des spezif. Induktors (Substratmolekül oder Metabolit) mit dem Repressor diesen u. setzt dadurch Transskription, Translation u. Enzymsynthese frei (= Derepression; s. a. dort. Schema).

Jacobovici* Methode: Schleimhautverschorfung (»Mukoklase«) im Magenantrum als zusätzl. Maßnahme bei Ausschaltungsresektion.

Jacobsohn* Inzision: kreuzförmige Parazentese des Trommelfells hinter dem Hammergriff.

Jacobson* (LUDVIG LEVIN J., 1783–1843, Anatom, Kopenhagen; später Militärarzt in engl. u. französ. Diensten) **Anastomose**: die vom N. tympanicus (= **J.* Nerv**) u. N. petrosus minor hergestellte Verbindung zwischen Ganglion inf. n. glossopharyngei u. Ggl. oticum. – **J.* Geflecht**: / Plexus tympanicus. – **J.* Knorpel**: / Cartilago vomeronasalis. – **J.* Organ**: / Organum vomeronasale.

Jacobson* Operation: (1960) Marsupilisation einer BARTHOLIN*-Zyste bzw. eines -Pseudoabszesses.

Jacobson* Retinitis (JULIUS J., 1828–1889, Ophthalmologe, Königsberg): / Retinitis syphilitica.

Jacobson* Phänomen: *röntg* / Mediastinalpendeln.

Jacobsthal* Reaktion (ERWIN WOLFGANG JAKOB J., geb. 1879, Serologe, Hamburg): **1)** modifizierte WaR mit Komplementbindung bei niedr. Temp. (»kalte Bindung«). – **2) J.*-Kafka* Reaktion**: Modifikation der Original-Mastixreaktion (EMANUEL-CUTTING) für den Nachweis (Flockung) von akut- bzw. chron.- entzündl. ZNS-Prozessen.

Jacoby* Linie (ABRAHAM J., 1830–1919, Pädiater, New York): geradlinige Verbindung zwischen den höchsten Punkten der Crista iliaca bds.; schneidet normalerweise den Dornfortsatz des 4. LW.

Jacod*(-Negri*) Syndrom, Trias, petrosphenoidales Syndrom: durch einen die Schädelbasis durchwuchernden Epipharynxtumor verurs. »Syndrom der mittl. Hirnnervengruppe« mit gleichseit. Ausfall der Nerven I–VI (Ophthalmoplegie, Amaurose, Sensibilitätsstörungen, Schmerzen im Gesicht, Kaumuskellähmung).

Jacquelin* Zeichen: durch Druck auf die Hautäste des letzten Interkostalnervs auslösbarer örtl. Schmerz bei Cholelithiasis.

Jacquemier* Handgriff (JEAN MARIE J., 1806–1879, Arzt, Paris): *geburtsh* Lösung der nach Durchtreten des Kopfes retinierten Schultern durch Zug am hint. Arm (Umwandlung des biakromialen Durchmessers der Schulterbreite in einen axilloakromialen). – s. a. CHADWICK* Zeichen.

Jacques* Operation: Eröffnung der Stirnhöhle oberhalb des Tränenbeins (bei chron. eitr. Sinusitis).

Jacquet* (LÉONARD MARIE LUCIEN J., 1860–1914, Dermatologe, Paris) **Alopezie**: / Anhidrosis hypotrichotica SIEMENS. – **J.* Erythem**: **1)** Reflexerythem nach längerem Druck, z. B. sogen. Faulenzererythem. – **2)** / Erythema glutaeale infantum (»Windeldermatitis«). – **3)** »posterosives Pseudosyphilid« (/ Dermatitis ammoniacalis). – **J.*-Tremolières* Zeichen**: bei NN-Insuffizienz persistierende, stark pigmentierte Hautflecken am Ort der Applikation eines Revulsivums.

Jactatio, Iactatio, Jaktation: rhythm. Sichhinundherwerfen des Kranken (z. B. im Delirium) oder ein entsprech. »Kopf«- oder »Gliederwerfen« (DD: Tic, Spasmus nutans). – I. e. S. die **J. capitis** (ZAPPERT) als Verhaltensstörung der Säuglinge u. Kleinkinder (bei ca. 1,5%; ♂ : ♀ = 2 : 1), meist im Einschlafstadium (= **J. nocturna**), in Form eines unabläss. Hin- u. Herrollens des Kopfes; von mach Autoren zu den Lustgewohnheiten gerechnete Bewegungsstereotypie, v. a. bei vernachlässigten, in ihren sozialen Beziehungen gestörten u. frustrierten Kindern; mit zunehmendem Alter als **J. diurna** (»Wachstereotypie«) von vermehrter pathol. Bedeutung, nach der Pubertät äußerst selten. Als Extremform die **J. corporis** (»Körperwerfen«) mit Hin- u. Herwälzen, evtl. Anschlagen an die Wand; ferner beim Sitzenden ein entsprech. Vor- u. Rückbeugen des Oberkörpers (»Pagodenwakkeln«).

Jadassohn* (JOSEF J., 1863–1936, Dermatologe, Bern, Breslau) **Dermatitis**: Pityriasis lichenoides chronica. – **J.* Krankheit**: **1)** J.*-FRANCESCHETTI* Syndrom: / BLOCH*-SULZBERGER* Sy. – **2)** / Granulosis rubra nasi. – **3)** J.*-DÖSSEKER* Krankheit: / Myxoedema tuberosum. – **4)** J.*-LEWANDOWSKY* Anomalie: / Pachyonychia congenita. – **5)** J.*-PELLIZZARI* Krankh.: / Anetodermie. – **J.*(-Tièche*) Nävus**: / Naevus caeruleus. – **J.*-Lewandowsky* Regel** (FELIX L.): Liegt im Organismus eine ausreichende AK-Menge vor, so reagiert er auf bakterielle Infektion mit banaler Entzündung; bei reichlich AK kommt es zu – spezif. – granulomatösen bzw. tuberkuloiden Wucherungen (als Zeichen der allerg. Reaktionslage). – s. a. J.* Test (1).

Jadassohn* Test: **1)** (JOSEF J.) Untersuchung des unmittelbar nach Säuberung der vord. Harnröhre gelassenen Spontanurins zum Nachweis einer Urethritis post. bzw. – bei fraktionierter Miktion – einer Zystitis. – **2)** (WERNER J., 1897–1973, Dermatologe, Genf) / BLOCH* Ekzemprobe.

Jadelot* Linien, Furchen (JEAN FRANÇOIS NICOLAS J., 1766–1830, Arzt, Paris): charakterist. Gesichtslinien, die beim Kleinkind auf best. Krankhtn. hinweisen sollen, z. B. Linea nasalis (Nasenflügel/Augenhöhle) auf Abdominal-, L. labialis (vom Mundwinkel abwärts) auf Atemwegs-, L. ocularis (Augenwinkel/Kiefergelenk) auf Nervenleiden.

Jaeger* Apparat (WOLFGANG J., geb. 1917, Ophthalmologe, Heidelberg): (1952) 2 planparallele Plättchen, die zur Tiefenmessung der vord. Augenkammer frontal in die Visierlinie des Hornhautmikroskops gebracht werden; oberes Plättchen um vertikale Achse drehbar, bis Hornhaut- u. Linsenbild übereinstimmen.

Jäger* Diplokokken: (HEINR. J., 1856–1930, Bakteriologe, Königsberg i. Pr.) / Neisseria meningitidis.

Jaeger* Sehprobe (EDUARD J., RITTER VON JAXTTHAL, 1818–1884, Ophthalmologe, Wien): Drucktexte mit verschied. Schriftgrad (ab 3-Punkt »Brillant«) zur Prüfung der Nahsehschärfe.

Jaeggy*-Lanz* Pulver: Gemisch von α-Naphthylamin, Sulfanil- u. Zitronensäure zum Nitritnachweis im Harn.

Jaffé* (MAX J., 1841–1911, Internist, Königsberg i.Pr.) **Glukoseprobe**: die erst bei Erwärmen auftretende Rotfärbung des Harns bei der J.* Kreatininprobe; gilt auch als unspezifisch. – **J.* Probe**: **1)** (1886) Nachweis von »präformiertem Kreatinin« in Harn, enteiweißtem Blut etc. anhand der in der Kälte (10–25°) auftretenden Gelb- bis Dunkelrotfärbung beim Alkalisieren (wäßr. HaOH) der mit Pikrinsäure-Lsg. versetzten Probe; rel. unspezif. (Färbung auch durch andere chromogene Substanzen; ggf. Anw. von LLOYD* Reagens, das nur Kreatinin absorbiert); mehrfach modifiziert, u. a. photometr. Bestg. des roten Farbstoffes (Additionskomplex aus je 1 Mol. Kreatinin u. Pikrinsäure) bei 500–550 nm, Miterfassung des Kreatins nach hydrolyt. Umwandlung. – **2)** Indikan-Nachweis durch Überführen in blaues Indigo (chloroformlösl.) mittels gesätt. Chlorkalk-Lsg. (tropfenweise) in der 1 + 1 mit Salzsäure gemischten Harnprobe.

Jaffé*-Bitto* Reaktion: kolorimetr. Androgen-Nachweis (blauviolett) mit alkal. m-Dinitrobenzol-Lsg.

Jaffé*-Lichtenstein*(-Uehlinger*) Syndrom (HENRY L. J. u. LOUIS L., Ärzte, New York; ERWIN UE.), Osteodystrophia fibrosa unilat., nicht-ossifizierendes juveniles Osteofibrom, halbseit. v. RECKLINGHAUSEN* Krkht.: (J. 1935) im 5.–15. Lj. beginnende, schubweise progred. Skelettdysplasie mit Ersatz des KM durch faserreiches Bindegewebe, exzentr. Atrophie der Kompakta, fibrozyst. Umbau (»Pseudozysten«) u. Auftreibung der platten u. der langen Röhrenknochen (Meta-Diaphyse, mit Verkrümmung). Ausbreitungstypen: mono-, diostisch, monomel (»Achsentypus«, einschl. zugehör. Schulter- bzw. Beckengürtel), unilat.-bimel (»Halbseitentypus«), bilat.-polyostisch. Klin.: Knochenschmerzen, Spontanfrakturen (v. a. Femur); evtl. leichte Vermehrung der alkal. Phosphatase. Häufig auch Pigmentverschiebung u. endokrine Störungen (↗ ALBRIGHT* Krkht.). – **J.* Osteoidosteom**: ↗ BERGSTRAND* Syndrom.

Jagdhundlage: *neurol* ↗ Chien-de-fusil-Stellung.

Jahn* Plastik: *chir* Opponens-pollicis-Ersatz durch Fesselung (freier Faszienstreifen) der um den 3. Mittelhandknochen nach volar geleiteten Mittelfingersehne des Extensor digitorum comm. an den 1.Mittelhandknochen.

Jahres|beule: die – max. ca. 12 Mon. bestehende – Orientbeule (↗ Hautleishmaniase). – **J.zeitkrankheit**: ↗ Saisonkrankheit (Tab.).

Jakob*-Creutzfeldt* Syndrom (ALFONS J., 1884 bis 1931, Neurologe, Hamburg; HANS GERHARD C., 1885–1964, Neurologe, Kiel), (spast.) Pseudosklerose, kortikostriatospinale Degeneration: (1921) seltene, zwischen dem 35. u. 55. Lj. beginnende ZNS-Erkr. mit fortschreitender Demenz, evtl. deliranten u. psychot. Bildern sowie extrapyramidalen, pyramidalen u. zerebellaren Ausfällen (u. a. Muskelstarre, Dysarthrie, Schluckstörungen); gelegentl. kombiniert mit Pigmentanomalien, Hyperkeratosen, Durchfällen (Pellagra?); nach ½–2½ Jahren Exitus let.; histol.: unspezif. kortikale, subkortikale, zerebellare u. spinale neuronale Degeneration mit lebhafter reaktiver Astrozytose (»Rosetten«, »Totenladen«). Slow-virus-Infektion durch Kuru-Kuru-Virus?

Jakobi* Regel: *zytol* s. u. Verdoppelungswachstum.

v. Jaksch* Probe, Reaktion (RUDOLF RITTER VON JAKSCH-WARTENHORST, 1855–1947, Internist, Prag): **a)** Glukose-Nachweis mit modifiz. FISCHER* Zuckerprobe (Phenylglukosazon-Bildung). – **b)** Harnsäure-Nachweis mit modifiz. Murexidreaktion (Chlorwasser statt HNO_3). – **c)** Magensäure-Nachweis (Grünfärbung) mit verdünnter wäßr. Malachitgrün-Lsg. (normal: blau). – **d)** Melanin- u. Melanogen-Nachweis (Schwärzung, Niederschlag) im Harn mit verdünnter $FeCl_3$-Lsg. – **e)** Blei-Nachweis im Harn (Pb-Vergiftung) wie ↗ ABRAM* Probe. – **v. J*.-Hayem*(-Luzet*) Anämie, Syndrom** (GEORGES H.): histor. Begr. (»Anaemia pseudoperniciosa«) für ein frühkindl. Syndrom mit gestörter körperl. Entwicklung, Hepato-Splenomegalie, evtl. auch LK-Schwellungen, erhebl., meist hyperchromer Anämie mit Makro- u. Megalozytose, kernhalt. roten Vorstufen im peripheren Blut, Thrombozytopenie u. »pseudoleukäm.« Leukozytose (path. Linksverschiebung). Entspricht – neben Fällen beginnender Leukose, Hämoglobinopathie, Kala-Azar etc. – weitgeh. der ↗ Ziegenmilchanämie.

Jakson* Syndrom: (1954) fam., wahrsch. v. a. autosomal-dominant erbl., kraniometaphysäre Dysplasie mit Leontiasis ossea u. Plumpheit der langen Röhrenknochen im Metaphysenbereich; oft Schwerhörigkeit, Optikusatrophie, periphere Fazialislähmung, Dentitionsanomalien, Intelligenzminderung.

Jaktation: ↗ Jactatio.

Jalaguier* Zeichen (ADOLPHE J., 1853–1924, französ. Chirurg): bei Appendizitis **1)** Druckschmerz etwa in der Mitte zwischen Spina iliaca ant. sup. u. Symphyse

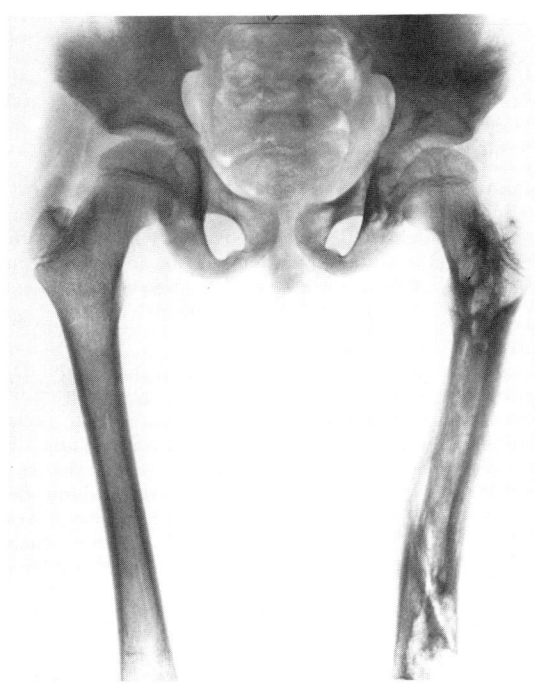

Jaffé*-Lichtenstein* Syndrom (9jähr.); Dysplasie des li. Femur (außer Epiphysen) mit typ. Verbiegung (extrem als »Hirtenstab«)

Jalapenknollen

(= **J.*** **Punkt**); 2) Zunahme der Pulsfrequenz bei normaler oder nur leicht erhöhter Temp. als Frühzeichen einer Abszedierung; 3) Erweiterung der Hautvenen oberhalb des Leistenbandes bei örtl. Peritonitis.

Jalapen|knollen, -wurzeln: die Wurzelknollen (Tubera Jalapae) von Exogonium purga [Convolvulaceae]; enthalten wie das extrahierte **J.harz** (Resina Jalapae) als Drastikum wirkende Glykoside.

Jalousieplastik: / HELLER* Operation (2).

Jamaika|-Brechkrankheit: chron. Intoxikation (Riboflavin-Defizit?) durch das Hypoglyzin der Ackee-Frucht (in Nigeria: »Isin«). – **J.-Herz**: (STUART u. HAYES 1963) auf Jamaika v. a. bei Negern ärmlicher Klassen vork. letale Kardiopathie (Nährschaden?); 3 klin. Grundtypen: Stenokardie, Av-Versagen; konstriktive Perikarditis, Stauungsleber, Aszites, erhöhter Venendruck; Bild der Pulmonalstenose. Histol.: Hypertrophie, interstitielle Fibrose, geringe zelluläre Infiltrate. – Eine **J.-Neuropathie** (MONEKOSSO 1962; ähnl. auch in Nigeria) v. a. im 5. Ljz. bei ♂ ♂ u. ♀ ♀ bevorzugt der ärml. Klassen ist wahrsch. syphilit. Genese (histol.: spezif. Meningovaskulitis): Schwäche in Extremitäten, spast. Sympte., Blasenstörungen.

Jamais-vu: (franz.) *psych* Entfremdungserlebnis (»noch nie gesehen«), d. h. Nichterkennen der vertrauten Umgebung, insbes. als Anfallssympt. bei partieller Epilepsie (Temporalrinde); Grundlage der epilept. Traumillusionen. – Vork. auch als **Jamais-entendu** (»nie gehört«) oder **Jamais-vécu** (»nie erlebt«); vgl. Déjà-vu.

James* Box-Test: modifiz. / HUGH JONES* Stufentest (mit quaderförm. Kastenstufe).

James* Bündel, Bypass: *kard* Leitungsfasern des Vorhofmyokards, die – mit Querverbindgn. zum mittl. u. vord. Bündel – den Av-Knoten erst im dist. Teil erreichen; s. a. Abb. »Präexzitation«.

James*-Lange* Theorie (WILLIAM J., 1842–1910, Psychologe, Cambridge/Mass.; KARL GEORG L., 1834–1900, Neurologe, Kopenhagen): (1888 bzw. 1885) Gefühle sind Folge u. Begleiterscheinung vegetativer Vorgänge, d. h. Rückempfindung körperlicher, v. a. vasomotor. Veränderungen: »Wir weinen nicht, weil wir traurig sind, sondern wir sind traurig, weil wir weinen«.

Jamin* Glossitis (FRIEDRICH J., 1872–1951, Internist, Erlangen): etwa alle 3 Mon. einsetzende oberflächl. Glossitis mit Depapillation des Zungenrückens.

Jamison*-Hopkins* Syndrom: / Bagassosis.

Jammerecke: *chir* bei BILLROTH* Magenresektion I (u. Modifikationen von II) der Kontaktpunkt der Naht zur Einengung (bzw. Teilverschluß) des Magenstumpfes u. der ringförm. Anastomosennaht.

Jamshedpur-Fieber: bei Kindern der ind. Industriestadt J. (Staat Bihar) beobachtete fieberhafte Erkr. (Virose?) mit Parallelen zur Poliomyelitis; in ca. 10% letal.

Janbon* (choleriformes) Syndrom (MARCEL J., geb. 1898, Arzt, Montpellier): tox. Enteritis nach Antibiotika-Medikation infolge Überwucherung der normalen Darmflora durch die resistenten Keime; klin.: rapider Gewichtsverlust, Exsikkose, Kollaps; Prognose ernst (Vit.-B-Mangel?).

Janet* (JULES J., 1861–1940, Urologe, Paris) **Kanüle**: 1) an einen Irrigatorschlauch anzuschließende Glaskanüle zur Spülung der hint. Harnröhre u. Blase. – 2) aufschraubbare kurze Kanüle (spitzkon. oder kugelig auslaufendes Ende) für JANET* Spritze. – **J.* Spritze**: kalibrierte Glasspritze (50–200 ml) mit bügelart. Handgriff u. Spezialkonus zum Aufschrauben von **J.*** Kanülen (2); v. a. zur Blasenspülung (evtl. über Katheter), ursprüngl. für die **J.* Spülung** (Druckspülung via äuß. Harnröhrenöffnung) mit antisept. Lsgn. bei Gonorrhö.

Janet* (PIERRE J., 1859–1947, Psychologe, Paris) **Krankheit**: / Psychasthenie. – **J.* Test**: Ein gemäß Anweisung jedesmal zu bestätigender Berührungsreiz wird vom funktionell Sensibilitätsgestörten häufig ausdrücklich negiert, vom organisch Kranken aber überhaupt nicht bemerkt.

Janeway* Flecken (EDWARD GAMALIEL J., 1841–1911, Internist, New York): (1899) purpuraähnl., z. T. knötchenförm., indolente, nach wenigen Tagen ulzerierende Flecken (infizierte Embolie, ähnl. den OSLER* Knötchen) an Handflächen u. bes. Fußsohlen bei bakterieller Endokarditis. – s. a. progress. septische / Granulomatose.

Jangtse-Fieber: / Katayama-Krankheit.

Janiceps, »Januskopf«: *path* in der oberen Körperhälfte verschmolzene Doppelmißbildung (Kraniothorakopagus disymmetros) mit 2 vollständ., diametral zur Seite gerichteten Gesichtern (Köpfe okzipital zusammengewachsen); s. a. Diprosopus.

Janik* Methode (BERNHARD J., Chirurg, Berlin): op. Behandlung der schultergelenknahen Oberarmfraktur durch Einstauchen des angespitzten dist. Fragments in den Humeruskopf.

Janin* Tetanus (JOSEPH J., geb. 1864, Arzt, Paris): (1870) / Tetanus facialis.

Janischewski* Zeichen: reflektor. Zugreifen, wenn ein Gegenstand in die Hohlhand gelegt wird, als – nur bei einseit. Vork. verwertbarer – Hinweis auf Stirnhirnläsion (insbes. Tumor).

Janouschek* Verfahren: frühzeit. Punktion des sich nach Apikolyse (SEMB) bildenden Hämatoms u. anschließ. extrapleurale Luftfüllung.

Janowski* Zeichen (LADISLAUS MAXIMILIAN J., geb. 1866, Internist, Warschau): 1) flücht. Kongestion der Augenbindehaut bei Fleckfieber. – 2) Dysphagie für Flüssigkeiten als Frühzeichen bei Aortendilatation im Bogenabschnitt.

Jansen* Operation (ALBERT J., 1859–1933, Otologe, Berlin): 1) im Anschluß an Radikalop. des Mittelohres Abtragen des hint. Schenkels des horizontalen Bogengangs u. Eröffnung der Schnecke am Promontorium vor dem ovalen Fenster u. unter dem Fazialisnerv (»Jansen I«) oder aber nach Freilegung der Dura der mittl. u. hint. Schädelgrube (»Jansen II«). – 2) **J.*-RITTER* Op**.: (1893, 1906) Verbindung der Stirnhöhle zur Nase hin (partielle Entfernung von Proc. front. maxillae, lamina papyracea, vord. Siebbeinzellen, Stirnhöhlenboden) u. anschließ. Schleimhautkürettage.

Jansen* (MURK J., 1863–1935, Orthopäde, Leiden) **Fußgeschwulst**: nach langem Marsch schmerzhafte Fußrückenschwellung durch Spasmen der Mm. interossei u. venöse Stase; später evtl. Periostose (v. a. an II u. III). – **J.* Probe**: indir. Nachweis einer Koxarthrose anhand der Unmöglichkeit, den zugehörigen

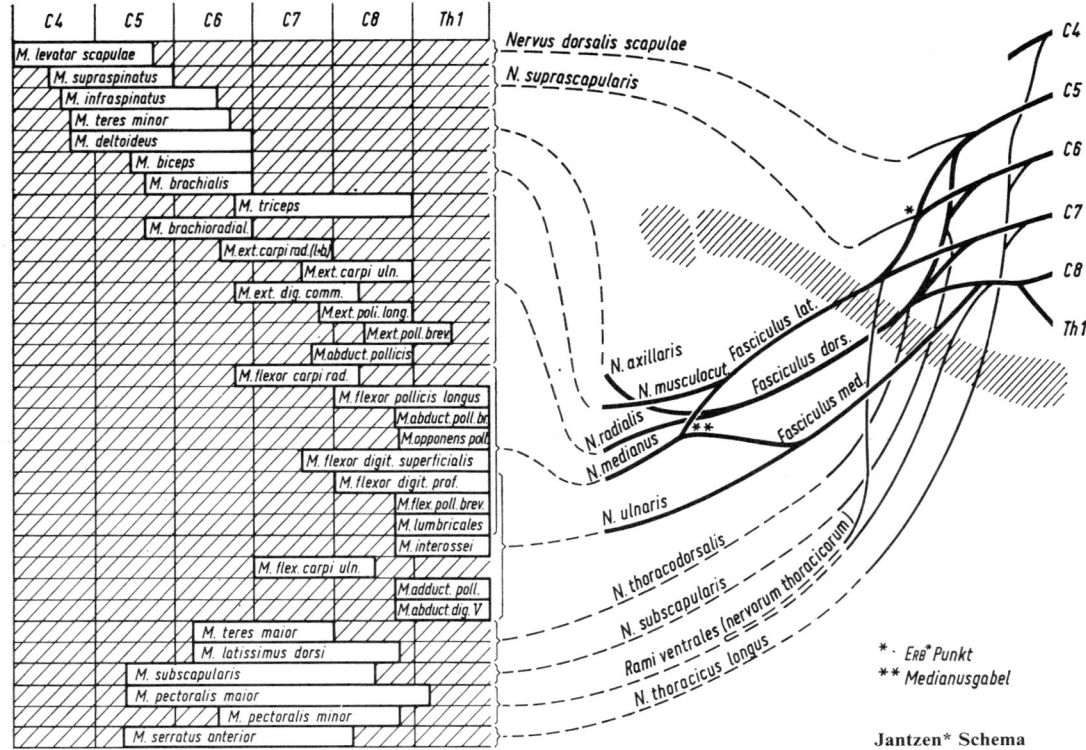

Jantzen* Schema

Oberschenkel auf das kontralat. Knie aufzulegen. – **J.* Syndrom**: / Dysostosis enchondralis metaphysaria Typ MURK JANSEN.

Jansky* Syndrom (JAN J., 1873–1921, Serologe, Prag, Baltimore): / DOLLINGER*-BIELSCHOWSKY* Syndrom.

Jantzen* Schema: (P.M. J. 1961) Darstg. des Plexus brach. u. der von ihm versorgten Muskeln (geordnet nach peripherer Innervierung) zur Analyse u. top. Diagnostik von Plexuslähmungen (/ Abb.). Durch Tönung der Muskelfelder je nach Lähmungsgrad ergibt sich eine Farbkonz. auf der Abszisse (= zentrale Läsion der Primärstränge) oder auf der Koordinate (= periphere Läsion der Sekundärstränge).

Jantzky*-Bielschowsky* Typ: *neurol* s. u. Zeroidlipofuszinose.

Janus|(kopf): *path* / Janiceps. – **J.rot**: Monoazofarbstoff zur Vitalfärbung von Mitochondrien. – **J.schwarz**: Diäthylsafranin-azo-phenol; Monoazofarbstoff zur Vitalfärbung von Mitochondrien. – **J.-Syndrom**: *röntg* BRET* Syndrom (s. u. SWYER*-JAMES*).

Japan-B-Enzephalitis: / Encephalitis japonica. – **J.-B.-E.-Virus**, JBE-, Japonica-B-Virus: in Japan, Südostasien u. Indien verbreitetes ARBO-Virus B, Erreger der / Encephalitis japonica bei Mensch u. Pferd. Natürl. Reservoir: Wildvögel; Übertrager: Stechmücken (Culex tritaeniorhynchus u. a. Culicidae); Infektionsnebenzyklen durch infizierte Haustiere denkbar. – Vakzinationsversuche mit inaktiviertem Virus erfolgversprechend.

Japanisches Fieber: 1) Japan. / Herbstfieber. – 2) Siebentagefieber: die durch Leptospira hepdomadis hervorgerufenen kurzfristige Leptospirosen wie Akiyami B, Nanukayami, Saku- u. Feldfieber (2). – 3) Überschwemmungs-, Flußfieber: / Tsutsugamushi. – **J. Nadel**: *röntg* / Chiba-Nadel. – **J. Pärchenegel**: / Schistosoma japonicum. – **J. Sommerdiarrhö**: / Ekiri.

Japanwachs: »Cera japonica« aus den Steinfrüchten von Rhus succedanea u. R. verniciflua [Anacardiaceae].

Japonica B: / Encephalitis japonica; s. a. Japan-B-Enzephalitis-Virus.

Jarcho* Syndrom: Anämie, Thrombozythämie, Knochenschmerzen, respirator. Insuffizienz u. evtl. Rechtsherzversagen als klin. Bild bei szirrhös wachsendem Magen-, seltener bei Sigma-Ca., das oft nicht erkannt wird, jedoch zeitig in Knochenmark u. Lymphbahnen (v. a. Lunge) metastasiert.

Jargon|aphasie, Kauderwelschaphasie: bes., initiale Form der sensor. Aphasie mit erhaltener Sprachmelodie (»Jargonparaphasie«), während die einzelnen Wörter verstümmelt u. unverständlich sind. – Analog **J.agraphie, J.apraxie**.

Jarisch* (ADOLF J., 1891–1965, Physiologe, Innsbruck) **Effekt**: (1939) / BEZOLD*-JARISCH* Reflex. – **J.* Epitheliom**: / Epithelioma adenoides cysticum. – **J.* Reaktion**: / HERXHEIMER*-J.* Reaktion.

Jarjavay* (JEAN FRANÇOIS J., 1815–1868, Chirurg u. Anatom, Paris) **Band**: / Plica rectouterina. – **J.* Fraktur**: Nasenscheidewandfraktur mit Luxation zwischen Knorpelteil u. Vomer. – **J.* Frenulum colliculi seminalis**: der vord. Abschnitt der Crista urethralis. – **J.* Musculus depressor urethrae et vaginae**: / Musc. ischiobulbosus.

Jaroslawl-Fieber: ein nördlich von Moskau endemisches hämorrhag. Fieber.

Jarvis-Antikörper: Anti-CE' (= Anti-rh^i des / Rhesus-Systems).

Jasper*(-Penfield*) Schema: (1954) / Homunkulus.

Jassinowski* Technik: Intima-schonende Gefäßanastomosennaht mit Einzelknopfnähten durch Adventitia u. Media.

Jastrowitz* Zeichen (MORITZ J., 1839–1912, Psychiater, Berlin): **1)** / Moria bei Stirnhirnaffektion. – **2)** Fehlen des Kremasterreflexes als Hinweis auf organ. Genese einer einschläg. Lähmung.

Ja-Tremor: Kopftremor mit nickenden (»ja-sagenden«) Bewegungen, z. B. als seniler Tremor u. beim PARKINSON* Syndrom.

Jatrophon: ein Diterpen aus Jatropha gossypifolia [Euphorbiaceae]; hemmt malignes Wachstum.

jauchig: klin / putrid, mit / fötidem Geruch.

Jaudon* Syndrom: adrenogenitales / Salzverlustsyndrom.

Jaunde-Fieber, Yaoundé-Fieber: virusbedingtes, dem Rifttal-Fieber ähnl. 5-Tage-Fieber Westafrikas.

Java-Fieber (kurzes), Java-(Pseudo-)Denguefieber, VAN DER SCHEER* 5-Tage-Fieber: grippeart. Erkr. mit plötzl. Fieberanstieg am 1., erneut am 3. oder 4. Tag u. rascher Entfieberung am 5.–6. Tag.; Kopf- u. Gelenkschmerzen, Magenbeschwerden, disseminiertes Erythem, gerötete Mundschleimhaut; verzögerte Genesung. Leptospirose (L. bataviae) oder – wahrscheinlicher – Virusinfekt.

Javal* (LOUIS EMILE J., 1839–1907, Ophthalmologe, Paris) **Perimeter**: Instrument zur Prüfung von Gesichtsfeld (mit übl. Reizmarken) u. Schielwinkel (punktförm. Lichtquelle, die sich, entlang des Perimeterkreises bewegt, auf der Hornhaut spiegelt). – **J.* Theorie**: Schielen beruht weniger auf einer Störung der äuß. Augenmuskeln, als vielmehr auf einer funktionellen Anomalie des Binokularsehens (obsolet).

Javanica: Serogruppe von Leptospira interrogans (/ dort. Tab.).

Javelle-Lauge, J.-Wasser: / Liquor Kalii hypochlorosi.

Javert*-Clark* Operation: Unterbindung der Vv. spermaticae (unterer Leistenschnitt) bei Varikozele.

Jaworski* Körperchen (WALERY J., 1849–1925, Internist, Krakau): »freie Kerne« von Leukozyten (deren Zelleib durch das proteolyt. Potential verdaut wurde) im Magensaft bei starker Hyperchlorhydrie.

Jay-Antigen, -Faktor: / Antigen Tj^a.

Jayle* Katheter (FÉLIX LÉON J., 1866–1945, französ. Gynäkologe): zangenförm. Instrument (eine Branche hohl) zur Dilatation des Zervikalkanals (mit Möglichkeit der Uterusspülung).

Jayle*-Mossé* Kampimeter, Adaptokampimeter: Planperimeter zur Gesichtsfeldbestg., wobei weiße Kügelchen (∅ 1–3 mm) – auf einem schwarzen Stab beweglich – einer stufenweise veränderl. Beleuchtung ausgesetzt sind. – Von J.* u. BLET* ferner Universaluntersuchungsgerät für Adaptometrie, Kampimetrie u. Bestg. der Flimmerverschmelzungsfrequenz angegeben.

JBE, JE: Japan-B-Enzephalitis (/ Encephalitis japonica, Japan-B-Virus).

Jeanselme* (ANTOINE EDOUARD J., 1858–1935, Dermatologe, Paris) **Achromie**: / Achromie parasitaire. – **J.* Knoten**: die »juxtaartikulären / Knoten« beim LUTZ*-J.* Syndrom.

Jecur, Iecur: (lat.) Leber.

Jedda(h)-Beule: / Hautleishmaniase in Saudi-Arabien (Dschiddah).

Jedlička* Operation: Zystogastrostomie (an Magenhinterwand) bei Pseudozyste des Pankreas.

Jefferson* (G. J., brit. Chirurg) **Fraktur**: (1919) seltene Luxationsfraktur des Atlas (bds. Ringsprengung) mit Einriß des Lig. transversum. – **J.* Syndrom**: / Foramen-lacerum-Syndrom.

Jeger* Klemme: dreiteil., leicht gekrümmte weiche Doppelklemme zur Adaptation der Gefäße bei Seit-zu-Seit-Anastomosierung.

jejunal(is): das / Jejunum betreffend; s. a. Jejunal..., Jejunum..., Dünndarm....

Jejunal|atresie: angeb. Jejunum-Verschluß mit den klin. Symptn. des frühkindl. Ileus (um so eher u. stürmischer, je höher der Verschluß); Erbrechen in hohem Strahl (gallig, später Mekonium-halt.), Exsikkation, zunehmende Blähung im Ober- u. Mittelbauch bei »Stille« im Unterbauch; typ. Rö-Befund (Leeraufnahme aufrecht): große Magenblase (li.), Blähung von Duodenum (re.) u. weiteren Darmschlingen im li. Oberbauch; übr. Abdomen luftleer. – **J.fistel**: chir / Jejunostomie. – **J.geschwür**: / Ulcus pepticum jejuni. – Ferner – selten – isoliertes Ulkus beim ZOLLINGER*-ELLISON* Syndrom (infolge Säureüberproduktion) oder nach oralen Kaliumgaben (lokale Hyperkaliämie).

Jejunal|phlegmone: schwerste, stets fortschreitende Form der Jejunitis (v. a. bei Kachexie, Alkoholismus) mit Fibrinbelägen der Serosa, subserösem Ödem Mukosanekrose (u. Blutung); klin.: akutes Abdomen mit Schock, blut. Diarrhöen. Ther.: Wasser- u. Elektrolytbilanzierung, Antibiotika, parenterale Ernährung, evtl. protrahierte Ausschaltung des Plexus coeliacus; bei Perforation Resektion. – **J.plastik**: plast.-chir. Ersatz eines Organs (v. a. Ösophagus u. Magen) durch ein ausgeschaltetes Jejunumsegment; s. a. Jejunuminterposition. – **J.syndrom**: / Dumping-Frühsyndrom.

Jejunitis: / Enteritis im Bereich des Jejunum; häufig als sogen. Sommerdiarrhö, evtl. viraler Genese.

Jejuno|-dermato-ösophagoplastik: / ROUX*-LEXER*-WULLSTEIN* Op. – **J.gastroplastik**: s. u. Jejunumersatzmagen. – **J.ileostomie**: op. Anastomosierung von Jejunum u. Ileum; u. a. als – nicht risikolose – gewichtsreduzierende Maßnahme (»ilealer / Bypass«; s. a. Abb. »Ileumausschaltung«). – **J.jejunostomie**: op. Anastomosierung zweier Jejunumsegmente; End-zu-End v. a. zur Kontinenzherstellung nach Resektion, Seit-zu-Seit z. B. bei Sandwichanastomose, End-zu-Seit bei ROUX* Y-Anastomose.

Jejuno|rrhaphie: Naht (z. B. als Übernähung, Verschluß) der Jejunumwand. – I. w. S. die op. Einengung z. B. der zu- u. abführenden Schlinge des Jejunummagens (TOMODA) mit dem Ziel, den Mageninhalt in Richtung Duodenum zu leiten. – **J.segmentoduodenostomie**: op. Anastomosierung von Duodenum u. ausgeschaltetem Jejunumsegment im Rahmen einer Interpositionsplastik (/ Jejunumersatzmagen). – **J.stomie**: op. »Jejunalfistel« (s. a. Enterostomie), möglichst hoch (1. Schlinge), u. U. als »doppelte J.stomie«; provisorisch als Ernährungs- u. Entlastungsfistel, bei Nahtinsuffizienz nach Magenresektion, Ileus; definitiv v. a. bei inoperablem Ösophagus-, Kardia-, Magen-Ca. zur Sicherstellung der Ernährung (anfangs Dauertropfinfusion, später 6–8 Applikationen pro die). – **J.zäkostomie**: / Abb. »Ileumausschaltung«.

Jejunum *PNA*: der »Leerdarm« als mittl. Abschnitt (ca. 2/5) des Dünndarms zwischen Duodenum (ab Flexura duodenojejun.) u. Ileum; mit rel. dicker Wand, hohen KERCKRING* Falten, Zotten u. LIEBERKÜHN* Krypten. – s. a. Jejunal..., Jejuno...

Jejunum|ersatzmagen: plast. Magenersatz durch Vereinigung von Jejunum u. Ösophagus oder durch Interposition einer J.schlinge. – **J.fistel**: chir / Jejunostomie. – **J.ileumduplikatur**: häufigster Lokalisationstyp der / Darmduplikation. – **J.interposition**: op. Zwischenschaltung eines Jejunumsegmentes (meist oberste Schlinge, einläufig u. isoperistaltisch; aber auch mehr- u. doppelläufig) zwischen 2 Hohlorgane (bzw. Stümpfe) zur Wiederherstellung der Ingestpassage nach Resektion im Bereich von Speiseröhre (TOREK), Kardia u. Magen, nach Antrum-erhaltender Magenresektion (NISSEN-BANDURSKI); s. a. Abb. »Antirefluxplastik«.

Jelks* Methode: bei narb. Rektumstenose Durchtrennung des perianal-perirektalen Bindegewebes beiderseits.

Jellinek* Spirale (STEFAN J., geb. 1871, Pathologe, Wien, Oxford): (1932) für elektrotherm. Einwirkung charakterist. Veränderung am – makroskopisch intakten – Skelettmuskel (v. a. am Grund der Strommarke; evtl. angedeutet auch am Herzmuskel) in Form einer »regelmäßig-rhythm. Gewindebildung« der Muskelfaser, bei Niederspannungsunfall mit Drehung der Fibrillen um ca. 45°.

Jemen-Beule: / Hautleishmaniase in Südwestarabien.

Jemma* Operation: seitl. Arthrorise des oberen Sprunggelenks bei Pes valgus u. varus durch Verlängerungsosteotomie des lat. bzw. med. Knöchels.

Jena-Bazillus: / Salmonella enteritidis.

Jenaer Nomenklatur: s. u. Nomina anatomica.

Jendrassik* (ERNÖ J., 1858–1921, Internist, Budapest) **Handgriff**: (1885) die Auslösung des Patellarsehnenreflexes erleichternder – wahrsch. nur ablenkender – »Kunstgriff«, indem Pat. seine ineinander verhakten Hände kraftvoll auseinanderzuziehen versucht. – **J.* Zeichen**: Augenmuskelschwäche bei endokrinem Exophthalmus.

Jenner*, Edward J.: 1749–1823, Arzt in Berkeley/Gloucestershire; erprobte 1796/98 die / Kuhpockenvakzination als Schutzmaßnahme gegen Pocken (»**J.* Impfung**«); veröffentlichte 1798 »An inquiry into the causes and effects of the variolae vaccine«.

Jenner* (LOUIS LEOPOLD J., 1866–1904, Arzt, London) **Emphysem**. / Altersemphysem. – **J.* Färbung**: / MAY-GRÜNWALD* Färbung.

Jenning* Probe: Farbsinnprüfung (modifiz. HOLMGREN* Test) unter Verw. einer Prüfkarte mit Farbfeldern, die vom Probanden zu lochen sind.

Jensen* Blutzuckerbestimmung: s. u. HAGEDORN*.

Jensen* Fissur (JULIUS J., 1841–1891, Neurologe, Kiel): vor dem hint. Ende des Sulcus temp. sup. gelegene Hirnfurche (»Sulcus intermedius Jenseni«).

Jensen* (CARL OLUF J., 1864–1934, Tierpathologe, Kopenhagen) **Karzinom**: (1903) Transplantationstumor (Maus) mit rundl., polygonalen oder unregelmäßig geformten Zellen, großen runden oder ovalen Kernen, wenig Bindegewebe; Befall 40–50%, keine Metastasen. – **J.* Sarkom**: (1901) aus spontanem Spindelzell-Sa. (Ratte) durch Adaptierung modifizierter Transplantationstumor (i. c., i. p.); Befall 98%, nach 3–4 Wo. Exitus.)

Jensen* Klassifikation: s u. ORLA=JENSEN*.

Jensen* Retinitis (EDMUND ZENSTEN J., 1861–1950, Ophthalmologe, Kopenhagen): / Chorioretinitis juxtapapillaris.

Jentzer* Besteck (ALBERT-RENÉ J., geb. 1886, Chirurg, Genf): Drillbohrer, Achsenbohrer u. zylindr. Kronentrepan für Schädeltrepanation (Gewinnung replantierbarer Knochenscheiben). – Von J.* ferner eine / Nephropexie-Methode angegeben.

Jericho-Beule: Hautleishmaniase in Jordanien.

Jerne* (NIELS KAJ J., Immunologe, Frankfurt/M.) **Technik**: In-vitro-Nachweis immunkompetenter Zellen anhand proportionaler Plaquebildung (hämolyt. Höfe von ca. 0,25 mm ⌀): Lymphknotenzellen von mit Schaf-Ery immunisierten Kaninchen werden in Gewebekultur-Nährlsg. ohne Serum suspendiert, gewaschen, mit Schaf-Ery u. Agar-Lsg. in Petrischalen gegeben u. nach Inkubation (1 Std. bei 37°) mit Komplement überschichtet. – **J.* Theorie**: (1955) *immun* s. u. Selektionstheorie.

Jersild* Syndrom (OLAF J., 1867–1950, Dermatologe, Kopenhagen): (1930) / Elephantiasis genitoanorectalis.

Jervell*-Lange=Nielsen* Syndrom: (1957) sehr seltene fam. Kombination von Taubstummheit u. Kardiomegalie (vorw. Li.hypertrophie, oft ohne sonst. anatom. Befund): im EKG verlängerte Q-T-Dauer, pathol. T-Zacke; synkopale Anfälle, plötzl. Tod. – s. a. ROMANO*-WARD* Syndrom.

Jeryl-Lynn-Vakzine (aus abgeschwächtem Virus des gleichnam. Stammes, benannt nach Vornamen eines Mädchens) für Schutzimpfung gegen / Mumps.

Jesberg* Endoskop: schlankes Broncho- bzw. Ösophagoskop (letzteres oval u. distal verbreitert) mit Endbeleuchtung, ohne Absaugvorrichtung; bes. geeignet für Kinder u. Jugendliche.

Jeschke* Gitter: Drahtgitter (je 6 koordinatenförmig u. 2 diagonal) als einfaches Zielgerät für Schenkelhalsnagelung.

Jessen* Kammer: spez. Zählkammer für Liquorzellen, mit 25 mm^2 Gesamtfläche u. 0,4 mm Kammertiefe (= 10 mm^3 Rauminhalt).

Jesset* Methode: intraabdominelle Resektion des ileozäkalen Invaginats nach Fixierung von außen (Serosaknopfnähte) u. Enterotomie; Vereinigung der Resektionsränder, entlastende Katheterfistel an der zuführenden Schlinge.

Jessner*-Cole* Syndrom: (1921 bzw. 1941) / GORLIN*-GOLTZ* Syndrom. – s. a. lymphozytäre / Infiltration (JESSNER).

Jeßner*-Gocht* System: *orthop* s. u. GOCHT*.

Jet: (engl.) Strahl, Düse; z. B. **J.-injector** (/ Impfpistole), **J.-lesion** (*kard* fleckförm. Fibrose der einer erhebl. hämodynam. Belastung ausgesetzten Wandabschnitte distal einer kurzen Lumeneinengung bei Pulmonal-, Aorten[isthmus]-stenose, Kammerseptumdefekt), **J.-phenomenon** (*röntg* bei der Uroskopie die forcierte strahlförmige KM-Entleerung in die Harnblase mit scheinbarer Medialverlagerung der Ureterer als – umstrittenes – Zeichen einer Pyelonephritis), **J.-wash-Methode** (*gyn* Uterusspülung im Unterdruckverfahren zur Diagnostik des symptomlosen Korpus-Ca.).

Jeune* Krankheit (M. J., Pädiater, Grenoble): 1) (1954) / Dystrophie thoracique asphyxiante familiale. – 2) J.*-TOMMASI*-FREYCON*-NIVELON* Syndrom: (1963) wahrsch. erbl. (autosomal-rezessiv?), progred. Innenohrschwerhörigkeit mit zerebellarer Ataxie (Intentionstremor) u. Oligophrenie; ferner Minderwuchs, PSR-Abweichung, Pigmentanomalien, Hepatomegalie, Myokardsklerose.

Jewett* Instrumente (EUGENE LYON J., geb. 1900, amerik. Chirurg): 1) »Schränkhebel« (Leichtmetall) mit Längs- u. Querbohrung zum schonenden Biegen von Marknägeln. – 2) Vorschlaginstrument u. Nagelzieher für Knochennägel mit Gewindekopf. – 3) durch Schrauben zu fixierender Dreikantlaschennagel für Schenkelhalsnagelung u. extraartikuläre Hüftarthrodese.

Jewett* Klassifizierung (HUGH JUDGE J., geb. 1903, Urologe, Baltimore): (1946/47) klin.-chir. Einteilung des Blasen-Ca.: Infiltrierung der Wand nicht über Mukosa hinaus (I), bis in die Muskelschicht (II), bis ins perivesikale Gewebe (III). I u. II können elektroreseziert werden; III erfordert Blasenexstirpation. – Von J.* auch zweizeit. Harnleiter-Dickdarm-Anastomosierung angegeben.

Jezler* Reaktion (ADOLF J., Arzt, Basel): (1929) die heute gebr. Modifikation der / TAKATA* Reaktion.

J-Faktor: *serol* / Antigen Jk^a.

Jhin-Jhinia, Thartharia: erstmals 1935 in Kalkutta beobachtete Massenneurose (?) mit Kribbeln in den Füßen, Zittern, Körpersteife, Augenrötung, Blutandrang zum Kopf, evtl. Bewußtlosigkeit; Anfall für Min. bis Stdn.; Ähnlichkeit mit / Latah.

JH-Virus: früher als ECHO-28-, jetzt als Rhinovirus klassifizierter Erreger eines Schnupfens.

Jirásek*-Zuelzer*-Wilson* Syndrom (ARNOLD J., 1887–1960, Chirurg, Prag; WOLF Z.; JAMES L.W.), neurogener Ileus: (1925) klin. Variante des kongenit. aganglionären Megakolon (HIRSCHSPRUNG* Krkht.) mit schwerem Ileuszustand bereits in den ersten Lebenstagen oder -wochen.

Jirgl* Reaktion (VLADIMIR J., Biochemiker, Prag): (1957) Zusatz von FOLIN*-CIOCALTEU* Phenolreagens zum mit KOH, Sulfosalizyl- u. Phosphorsäure vorbehandelten Serum; Flockung spricht für Verschlußikterus.

Jirout* Syndrom (JAN J., tschech. Neuroradiologe): (1959) / Syndrom der Kaudalverschiebung des Hirnstammes.

Jírovec*-Peter* Kulturmedium (1948) zur Züchtung von Trichomonas vaginalis: Fleischbouillon mit Maltose auf pH 5,8–6 einstellen u. sterilisieren; nach Zugabe von Humanserum in Röhrchen abfüllen u. 3mal bei 65° inaktivieren; vor Gebrauch jedem Röhrchen Penizillin u. Streptomyzin zusetzen. – Von J.* u. RODOVÁ bereits 1940 einfacher Nährboden zur Haltung von Trichomonas angegeben: RINGER* Lsg. mit 5% Human- oder Pferdeserum, in Röhrchen 3mal sterilisiert; nach Inokulation mit Paraffinöl überschichten.

Jk: / Antigen Jk^a, Jk^b.

JNA: Jenaer / Nomina Anatomica.

JnV: *serol* inkorrekt für / InV.

Jo...: s. a. Io....

Joachimsthal* Zeichen (GEORG J., 1863–1914, Orthopäde, Berlin): »Höherstehen« eines Beins des liegenden Säuglings bei Abduktion (90°) u. Außenrotation als Hinweis auf kongenitale Hüftluxation.

Joachimsthaler (Lungen-)Krankheit: im St. Joachimsthaler Bergbaugebiet (Nordwestböhmen) seit langem bekanntes, wahrsch. vorw. strahleninduziertes (Radon) Bronchial-Ca.; weitgehend übereinstimmend mit der Schneeberger Lungenkrankheit.

Job's dermatitis: (S. D. DAVIS 1966) nach dem Hiob des Alten Testaments benannte Kombination von artifizieller Dermatitis (MATZENAUER-POLLAND) u. psych. Depression.

Jobbins-Faktor: / Antigen Jobbins.

Jobert* Grube (ANTOINE JOSEPH J. DE LAMBALLE, 1799–1867, Chirurg, Paris): die bei stark außenrotiertem Oberschenkel u. gebeugtem Knie auftretende Weichteilgrube zwischen den Mm. adductor magnus (oben), sartorius u. gracilis. – J.* hat 1827 die »Invaginationsmethode« für Darmanastomosierung angegeben: Einführung der oralen in die – nach innen eingeschlagene – aborale Schlinge, U-Naht durch sämtl. Wandschichten.

Jochbein: / Os zygomaticum; s. a. Jochbogen....
J.leiste: Crista infrazygomatica (*JNA*) an der Außenseite des OK-Körpers vom Proc. zygometicus zum 1. Molaren.

Jochbogen: / Arcus zygomaticus. – **J.abszeß**: abszedierende / Zygomatizitis. – **J.fortsatz**: / Proc. zygomaticus. – **J.fraktur**: meist Impressionsfraktur des Arcus zygomaticus, isoliert oder in Verbindung mit Mittelgesichtsverletzung (z. B. Jochbein-Kieferhöhlenfraktur); s. a. Abb. »LE FORT* Frakturlinien«. Ther.: möglichst bald Wiederaufrichtung (extraoraler Zug mit scharfem Haken, intraoral Druck durch die Weichteile; extraoraler Zugverband). – **J.zellen**: mit den Cellulae mastoideae in Verbindung stehende, individuell ausgeprägte Pneumatisationszellen im Proc. zygomaticus des Schläfenbeins. Oft an Mastoiditis beteiligt (s. a. Zygomatizitis).

Joch|fortsatz: / Processus zygomaticus (maxillae, ossis frontalis, ossis temporalis). – **J.pilze**: / Zygomycetales. – **J.zellen**: *anat* / J.bogenzellen.

Jockey's itch: die – bei Rennreitern häuf. – intertriginöse Epidermophytie im Leisten-Schenkelbereich.

Jod...: s. a. Iod....

Jod, Jodum, J.: Element der Halogengruppe, Nichtmetall; meist 1-, ferner 3-, 5- u. 7wert.; Atomgew. 126,9044, OZ 53; 24 Isotope (^{117}J – ^{139}J); wenig lösl. in Wasser (stärker bei Zusatz von KJ, NaCL; s. a. LUGOL* Lsg.), gut lösl. in Äthanol, Äther (braun), Chloroform, Benzin (violett). Für menschl. Organismus als Spurenelement essentiell (Gesamtbestand 20 bis

40 mg), v. a. zum Aufbau der ↑ Schilddrüsenhormone; tägl. J-Bedarf 25–350 µg (s. a. jodiertes Speisesalz, Jodmangelkrankheit, Jodprophylaxe); Zufuhr mit Nahrung, Atemluft u. Wasser; s. a. Jodstoffwechsel. Therap. Anw. (elementar, Tct. Jodi, LUGOL* Lsg., Jodide, Jodate, organ. Substanzen) als äußerl. u. innerl. Desinfizienz, zur Wundbehandlung, J-Substitution (↑ Jodbehandlung), Schnupfenprophylaxe (sogen. Bier* Jodtropfen), in Rö-KM. – *toxik* Haut- u. Schleimhautschäden bes. durch Dämpfe (MAK 1 mg/m^3); J-Verbindungen v. a. hauttoxisch (↑ Jodismus). – Nutzung der verschied. Oxidationsstufen (Jodat-Jodid-Jod) für qual. u. quant. Bestg. (↑ Jodometrie; s. a. Jod-Stärkereaktion). – **Jod-131**, ^{131}J: künstl. J-Isotop, ein β- u. γ-Strahler mit 0,2 (max. 0,61; 0,81) bzw. 0,36 u. 0,6–0,72 MeV; HWZ 8,09 d; krit. Organ Schilddrüse. Vielfält. diagnost., therap. u. biochem. Anw.: Schilddrüsenfunktion (↑ Radiojod-, T_3-, T_4-Test), Geschwülste (Lokalisierung u. ↑ Radiojodtherapie), Leber-, Nieren-, Darmfunktion (mit ^{131}J-Diatrizoat, -Biligrafin, -Hippuran, -Triolein), Plasmavol., Albuminumsatz (↑ IHSA). – Ähnl. Anw. von ^{125}J (HWZ 60 d), ^{132}J (HWZ 2,3 h) u. ^{123}J (HWZ 13 h). – **eiweiß- oder proteingebundenes Jod**: die im Blut vorherrschende Bindungs- u. Transportform der Schilddrüsenhormone (↑ PBI).

Jodaffinität: Fähigkeit eines Organs, Jod selektiv aufzunehmen, anzureichern u. zu speichern; i. e. S. die ↑ **Jodavidität** der Schilddrüse. – I. w. S. auch die Jodophilie der Leukozyten (färber. Verhalten je nach Glykogengehalt, verändert, z. B. bei Septik- u. Anämie) u. Mikroorganismen. – **Jodakkumulationsstörung**: Unfähigkeit der Schilddrüse (u. auch Speicheldrüsen), Jodid aus dem Blut anzureichern; Form der Jod-Fehlverwertung, wobei die vermind. J-Aufnahme durch TSH nicht stimuliert werden kann; s. a. WOLFF*-CHAIKOFF* Phänomen. – **Jodakne**: nach innerl. Anw. von J-Salzen aufschießende düsterrot-entzündl., papulo-pustulöse, z. T. karbunkelart. Follikulitiden (v. a. an Gesicht u. Rücken) mit tiefer Induration, ohne oder mit sonst. Erscheinungen des Jodismus. – **Jodalbumin**: das im Blut an Albumin gebundene Monojodid; s. u. Jodstoffwechsel, Thyroxin (-bindendes Globulin).

Jodamoeba bütschlii: sehr oft apathogene Darmamöbe beim Menschen; häufigste Amöbe des Schweines (20–50%), seltener des Affen. Vegetat. Form (10–20 µm) träge beweglich; Kern mit großem Binnen- u. dicht angelagerten Chromatinkörpern; Baktn. enthaltende Nahrungsvakuolen. Zyste (8-15 µm) einkernig, unregelmäßig; große, glykogenhalt. Vakuole (bei Jodzusatz dunkelbraun).

Jodase: ↑ Jodidpermease; vgl. Jodinase.

Jodate: Salz der ↑ Jodsäure.

Jodausschlag: die Hauterscheinungen infolge Überempfindlichkeit gegen Jodsalze: generalisiertes Exanthem, Jodakne, -purpura, -ekzem, bullöses u. nodöses Jodexanthem, evtl. Jododerma tuberosum. – **Jodavidität**: »Jodhunger« eines Organes, insbes. der Schilddrüse (nachweisbar im Radiojodtest: hohe J.a. bei Jodmangelstruma u. Hyperthyreose, niedrige bei exogener Jodverseuchung u. Hypothyreose; ↑ Schema).

Jodbad: Bad in jodhalt. Heilwasser (↑ Jodquelle) oder nach Zusatz von Kal. jodatum u./oder element. Jod (= **künstl. J.**).

Jodbasedow: (TH. KOCHER 1910) im Anschluß an eine J-Verabreichung auftret. Hyperthyreose. Voraussetzung ist eine bereits länger bestehende Jodmangelstruma, der in kurzer Zeit eine erheblich über dem tägl. J-Bedarf (150–200 µg) liegende J-Menge angeboten wird; s. a. Basedowinfizierung. – **Jodbehandlung**: Verabreichung organ. oder anorgan. J-Verbindgn. zur Ther. u. Prophylaxe von Schilddrüsenfunktionsstörungen. Hohe Dosen (bis 1 g J/Tag) wirken thyreostatisch u. werden als KJ vor der Strumektomie (↑ Plummern) u. bei thyreotox. Krise verabreicht; zur Strumaprophylaxe in endem. Kropfgebieten (z. B. Schweiz) jodiertes Speise- oder Meersalz (10 bzw. 0,2 mg/kg).

Joddermatitis: tox., entzündl.-ödematöse Kontaktreaktion der Haut (mit oder ohne Blasenbildung u. lamellöser Abschälung) am Ort einer – wiederholten – Einpinselung mit Jodtinktur; beim Sensibilisierten bereits nach einmaliger Anw. u. verstärkt. – **Joddiarrhö**: Jargon für den hochgradig gesteigerten J-Umsatz (verkürzte Verweildauer in der Schilddrüse), v. a. bei Hyperthyreose; erkennbar an vermehrtem Serum-J. u. verkürzter effektiver HWZ des Radiojod über der Thyreoidea.

Jodeisen: ↑ Ferrum jodatum. – **Jodekzem**: 1) reines **Jodexanthem** nach Einnahme von J-Salzen. – 2) lokale tox. Ekzemreaktion der Haut nach – längerem – Kontakt mit Jod (z. B. Zahnpaste) oder Jodoform. – **Jodessigsäure**: ↑ Acidum monojodaceticum.

Jodfehlverwertung: Unvermögen des Organismus, das im Blut zirkulierende Jodid in die biologisch akt. Schilddrüsenhormone einzubauen, indem es entweder als Folge eines angeb. oder erworb. (Thyreostatika) Enzymdefekts nicht in die Schilddrüse aufgenommen (↑ Jodakkumulations- bzw. Jodinationsstörung) oder nicht zu elementarem Jod oxidiert (↑ Jodisationsstörung) oder an abnorme (path.) Proteine gebunden wird. Meist resultiert Hypothyreose mit »**Jodfehlverwertungsstruma**« (im Radiojodtest niedr. Speicherung u./oder beschleunigter intrathyreoidaler Umsatz; nach TSH keine Speicherungszunahme; im Serum Gesamtaktivität erhöht, jedoch nur wenig radioakt. T_3 u. T_4).

Jodgorgosäure: 3,5-Dijodtyrosin (↑ Schema »Jodstoffwechsel«). – **Jodhunger**: ↑ Jodavidität.

Jodid: Salz der Jodwasserstoffsäure HJ; vgl. Jodat. – **J.clearance**: die renale Cl. des endogenen Jodids (das nach glomerulärer Filtration zu etwa 70% tubulär rückresorbiert wird), errechnet aus Plasmakonz. u. Urinausscheidung; normal 30–35 ml/Min.; bei Hyperthyreose u. Akromegalie erhöht, bei prim. u.

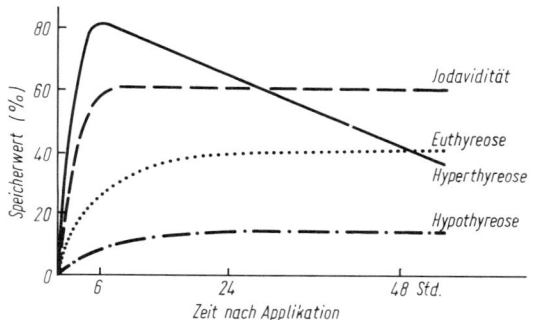

Speicherwerte bei Radiojodtest.

Jodid|permease

sek. Hypothyreose u. bei eingeschränkter Nierenfunktion vermindert. – **J.permease**, Jodase: Enzym, das die Jodidanreicherung in der Schilddrüse katalysiert. – **J.peroxidase**: ↗ Jodinase. – **J.phase**: im ↗ Radiojodtest vom Beginn der thyreoidalen Radiojodaufnahme bis zum Speicherungsmaximum. – **J.pumpe**: Begr. für die Aufnahme von Jodid aus dem Blut ins Gewebe entgegen einem Konzentrationsgefälle. Gradient (normal 20–50) sinkt mit steigender Jodid-Konz. im Serum u. ist bei Werten <30 µg% nicht mehr nachweisbar.

jodiertes Speisesalz, Jodsalz: Kochsalz mit künstlich erhöhtem – deklarationspflicht. – Jodgehalt (in der BRD <3,8 µg J/g NaCl). Anw. nur bei diagnostiziertem Jodmangel u. zur Strumaprophylaxe in endem. Kropfgebieten.

Jodimprägnation: *protozool* Zusatz von verstärkter LUGOL* Lsg. zum Nativpräparat zwecks Darstg. von Amöben (v. a. Zysten) u. deren Kernstrukturen.

Jodinase: Enzym, das Jodid zu Jod oxidiert. – Inkorrekt auch für Jodidpermease u. Tyrosin-jodinase.

Jodination: (SALTER) die enzymatisch gelenkte Jodidanreicherung im Schilddrüsenepithel (↗ Schema »Jodstoffwechsel«). – Im Englischen Bez. für den J-Einbau in organ. Moleküle (s. a. Jodisation).

Jodipin-Test: 1) *gastr* ↗ HEICHELHEIM* Probe. – 2) modifiz. ↗ Lipiodol®-Test zur Diagnostik der Mukoviszidose anhand der exkretor. Pankreasleistung (Lipasesekretion), die aus der J-Abspaltung aus oral verabreichtem Jodipin® (0,5 ml/kg Körpergew.; max. 10 ml), d. h. aus dem J-Gehalt des Harns (4 × 6-Std.-Portion) bestimmt wird.

Jodisation: die intrathyreoidale Oxidation von Jodid zu elementarem Jod durch die Jodinase; s. a. Schema »Jodstoffwechsel«.

Jodismus: chron. Jodtoxikose – mit Schnupfen, Konjunktivitis, Bronchitis, Asthma, Kopfschmerzen u. Jodausschlägen, evtl. Kachexie – nach längerer innerl. oder äußerl. Anw. von Jod(salzen).

Jodjodkalium: J_2-KJ-Gemisch, das Jod wasserlöslich macht. – Als LUGOL* Lsg. (KJ, Tct. Jodi 5 + 20, Aq. dest. ad 200), u. a. zum Azetonnachweis.

Jodkali(um): ↗ Kalium jodatum. – **J.-Stärkepapier** dient zum Nachweis oxidierender Substanzen (z. B. Halogene, Ozon) anhand der Blaufärbung.

Jodkochsalzquelle: ↗ Jodquelle mit NaCl-Gehalt von mind. 1 g/kg Wasser; s. a. Jodsolquelle. – **Jodkropf**: ↗ Jodstruma.

Jodmangel|krankheit: durch länger bestehenden absol. (tägl. Bedarf 150 bis 200 µg) oder rel. Jodmangel (Mehrbedarf v. a. in Pubertät, Gravidität, bei Laktation) bedingter krankhafter Zustand; im allg. nur als **J.struma** (euthyreote Hyperplasie infolge reaktiv vermehrter TSH-Sekretion), bei schwerem Mangel aber Hypothyreose (↗ Kretinismus), dabei evtl. **J.kardiopathie** (»Kropfherz«, ohne histol. Befund) mit Bradykardie, Dilatation, Niedervoltage, PQ-, evtl. QT-Verlängerung, aber auch tachykarde Form (von Hyperthyreose durch niedr. PBI-Werte, Hypercholesterinämie, Fehlen akzentuierter Herz- u. Gefäßgeräusche etc. zu unterscheiden). – **J.-Theorie**: Die endem. - euthyreote - Struma ist u. a. auf einen Jodmangel zurückzuführen; krit. Minimum ist eine tägl. Jodaufnahme von 2 µg/kg. Begründung: in Struma-

gebieten ist Jodgehalt von Trinkwasser u. Nahrung niedrig, in kropffreien Gegenden jedoch hoch; im Experiment lassen sich durch jodarme Ernährung Strumen erzeugen u. durch Jodzufuhr beheben; bei Kropfträgern Jodgehalt von Harn u. Struma niedrig; prophylakt. Jodgaben normalisieren Strumahäufigkeit. – Einwände: nicht alle Menschen in Endemiegebieten erkranken; es gibt kropffreie Jodmangelgebiete; andere kropferzeugende Substanzen sind bekannt (z. B. ↗ Brassica-Faktoren).

Jodnephropathie: tox. Nierenschädigung (v. a. bei präexistenter Nieren- oder Leberkrankh.) mit Zerstörung von Glomeruli u. Tubulonekrose (mit kristall. Ablagerung in Epithelzellen). Ferner als Überempfindlichkeitsreaktion (Urtikaria, Glottisödem, evtl. anaphylakt. Schock).

Jododerm: ↗ Jodtoxikodermie. – Als Sonderform das **Jododerma tuberosum** (erbs- bis taubeneigroße, blaue bis blaurote, schwammigweiche, mit Blasen, Krusten u. Borken bedeckte, z. T. übelriechende, sehr leicht verletzl. Wucherungen) auf dem Boden einer Jodakne oder eines bullösen Jododerms (s. a. Jodpemphigus) nach längerer Einnahme von Jodsalzen.

Jodoform, Trijodmethan: CHJ_3; gelbes kristall. Pulver mit durchdringendem Geruch; äußerlich stark antisept. u. sekretionshemmend; als tox. Nebenwirkungen (»**Jodoformismus**«) Unruhe, Schlaflosigkeit, Angstgefühl, Delirien, Halluzinationen, Krämpfe, Lähmungen, Hauterscheinungen (Jodakne), Jodschnupfen etc.; ganz selten **J.psychose** (akute, körperlich begründbare Psychose mit ausgeprägten Affektstörungen).

Jodo|metrie: maßanalyt., oxidimetr. Bestg. reduzierender ($J \to J^-$; Titration mit J-Lsg. bis zur Blaufärbung von Stärke-Lsg. durch unverbrauchtes freies J) u. oxidierender Substanzen ($J^- \to J \to J^-$; Titration des aus KJ äquivalent freigesetzten Jods mit reduzierender Maßlsg., z. B. Na-thiosulfat, bis zur Entfärbung von Jodstärkeblau); z. B. von Chlorat-, Bromat-, Jodat-, Zyanid-, Rhodanid- bzw. As-, Sb-, Sn-, Hg-, Cu-, Zn-Ionen. – s. a. Jodzahl. – **J.philie**: s. u. Jodaffinität.

Jodopsin: (WALD 1937; aus Kükennetzhaut isoliert) für violettes Licht empfindl., schnell regenerierendes Sehpigment (λ_{max} 5620 Å) in Netzhautzapfen; ein Karotinoidprotein (mit Retinal als farb. Gruppe u. Photopsin.

Jodothyreoidismus: ↗ Jodbasedow.

Jod-oxychinolin-sulfonsäure: ↗ Acidum jod-oxychinolinsulfonicum (= Chiniofonum *WHO*).

Jodpemphigus: Jododerma bullosum mit bes. großen, einzelstehenden Blasen. – **Jodphase, anorganische u. organische**: im ↗ Radiojodtest die Jodid- bzw. Jodeinbauphase (»Hormonphase«).

Jodprobe: s. u. ROSIN* (Gallenfarbstoff), FOERSTER* (Blut-Liquorschranke), SCHILLER* (Portio-Karzinom), MISISCHIA*, SCHLÖR* (Schwangerschaftsnachweis); s. a. Jodreaktion. – **Jodprophylaxe**: prophylakt. Verabreichung von Jodsalz in Kropfendemiegebieten (z. B. Schweiz), durch die sich der Neugeborenenkropf weitgehend vermeiden, zumindest sein Auftreten in höheres LA verschieben läßt (während die Auswirkung auf den bereits bestehenden Kropf problematisch ist). – **Jodproteine**: die ↗ Schilddrüsenhormone u. ihre Vorstufen (↗ Schema »Jodstoffwech-

Jodstoffwechsel

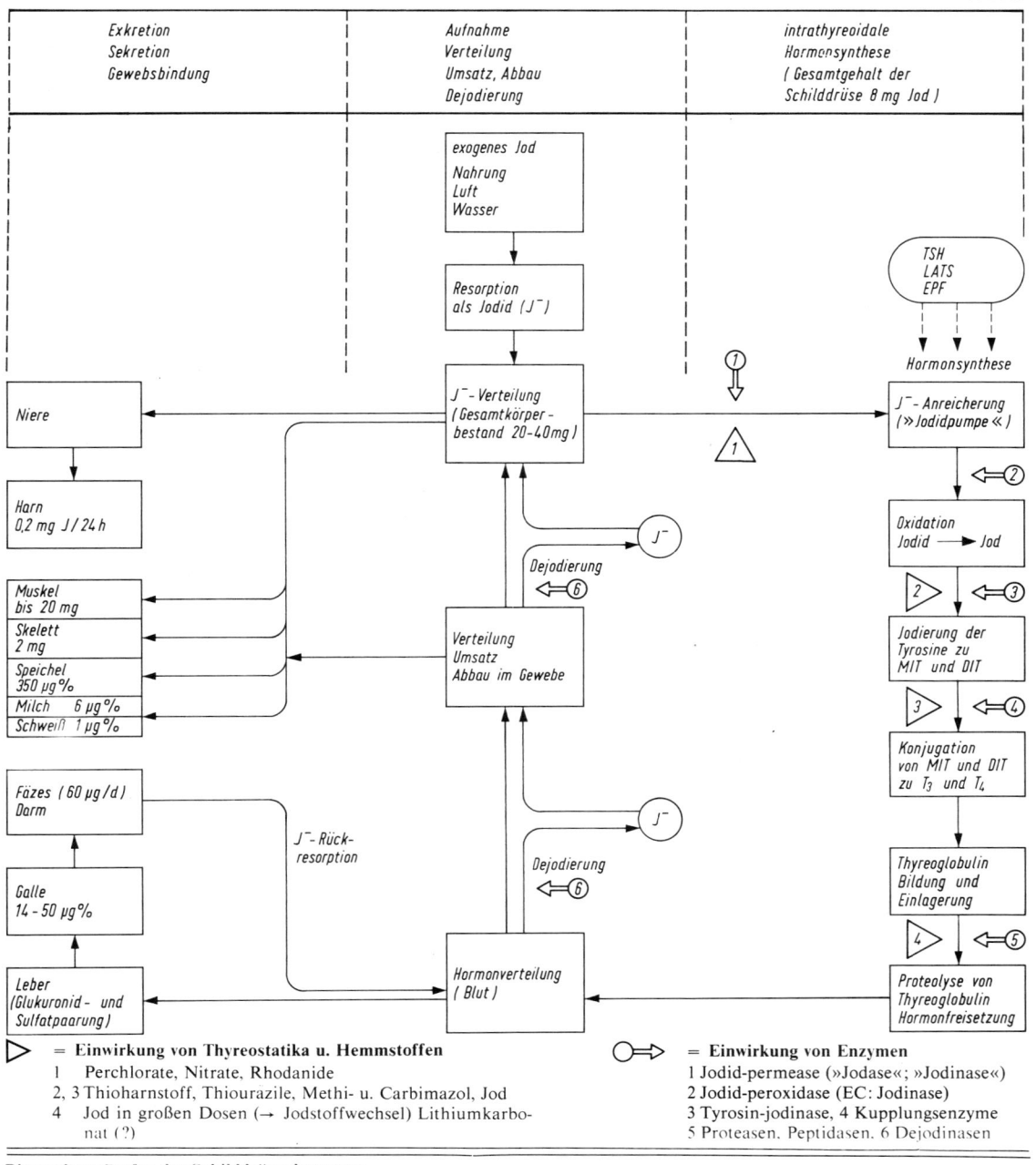

| Exkretion Sekretion Gewebsbindung | Aufnahme Verteilung Umsatz, Abbau Dejodierung | intrathyreoidale Hormonsynthese (Gesamtgehalt der Schilddrüse 8 mg Jod) |

▷ = Einwirkung von Thyreostatika u. Hemmstoffen
1. Perchlorate, Nitrate, Rhodanide
2, 3 Thioharnstoff, Thiourazile, Methi- u. Carbimazol, Jod
4. Jod in großen Dosen (→ Jodstoffwechsel) Lithiumkarbonat (?)

⊃ = Einwirkung von Enzymen
1. Jodid-permease (»Jodase«; »Jodinase«)
2. Jodid-peroxidase (EC: Jodinase)
3. Tyrosin-jodinase, 4 Kupplungsenzyme
5. Proteasen, Peptidasen, 6 Dejodinasen

Biosynthese-Stufen der Schilddrüsenhormone

1. Jodidanreicherung (»Jodination«; »trapping«)
2. Jodidoxidation (»Jodisation«) $J^- \rightarrow J$
3. Jodierung (»Jodination«) = Bildung der Jodtyrosine MIT u. DIT
   $J + \text{Tyrosin} \rightarrow \textbf{MIT}$ (= 3-Monojodtyrosin)
   $2 J + \text{Tyrosin} \rightarrow \textbf{DIT}$ (= 3,5-Dijodtyrosin)

   Tyrosin (= 4-Hydroxyphenylalanin)

4. Konjugation (Kondensation) = Bildung der Jodthyronine T_2, T_3, T_4

   $2 \text{ MIT} \rightarrow T_2$ (= 3,5-Dijod- u. 3,3'-Dijodthyronin) + Alanin
   $\text{MIT} + \text{DIT} \rightarrow T_3$ (= 3,5,3'-Trijodthyronin; daneben Bildung von 3,3',5'-Trijodthyronin) + Alanin
   $2 \text{ DIT} \rightarrow T_4$ (= Thyroxin = 3,5,3',5'-Tetrajodthyronin) + Alanin

   Thyronin (= 4-[4'-Hydroxyphenoxy]-phenylalanin)

5. Thyreoglobulinbildung
6. Freisetzung von T_3 u. T_4 durch Proteolyse von Thyreoglobulin

Jodpurpura

sel«). Bei abnormer Struktur des / Thyreoglobulins resultiert / Jodfehlverwertung. – **Jodpurpura**: punktförm. bis gangränisierende hämorrhag. Vaskulitis beim Hochsensibilisierten nach Einnahme eines Jodsalzes; selten kombiniert mit anderen Jodausschlägen.

Jodquelle: natürl. Heilquelle mit mind. 1 mg Jod/kg Wasser; z. B. in Kreuznach, Tölz, Heilbrunn, Wiessee, Hall (Oberösterreich). Anw. v. a. als Bade- u. Inhalationskur bei Herz-Kreislauf-, Atemwegs- u. Augenerkrankungen des alternden Menschen. – **Jodreaktion**: *histol* J-Nachweis (unspezif.) in Zellen u. Geweben anhand der charakterist. Braunfärbung durch Jodjodkali-Lsg. (LUGOL* Lsg. s. u. Glykogenfärbung, GENDRÉ* Jodreaktion); intravital z. B. als SCHILLER* Jodprobe. – s. a. Jodprobe, Jod-Stärkereaktion.

Jodsäure, Acidum jodicum: HJO_3, leicht wasserlösl.; starkes Oxidationsmittel. – Salze: Jodate (latein.: jodicum). – **Jodsalz**: / jodiertes Speisesalz. – **Jodschnupfen**: verstärkte Nasenschleimhautsekretion nach therap. Jodgaben. – **Jodsolquelle**: / Jodkochsalzquelle mit NaCl-Gehalt >15 g/kg Wasser (= 260 mval Na u. 260 mval Cl). – **Jodspeisesalz**: / jodiertes Salz.

Jod-Stärkereaktion: 1) intensive Blaufärbung durch Umsetzung zwischen freiem Jod u. Stärke (intramolekulare J-Addition); zum Nachweis beider Stoffe geeignet; s. a. Jodometrie. – 2) / MINOR* Test (auf Schweißsekretion).

Jodstoffwechsel: / Schema, s. a. Jod. – 6 Phasen: 1) Resorption u. Verteilung im Blut als Jodid (ges. J 2–9 µg%; Jodidraum ca. 25 l; Quotient Ery/Plasma 0,67); reguliert durch Konkurrenz zwischen Exkretion (²⁄₃ renal) u. »jodhungr.« Organen. Im Blut neben freiem J^- (0,1–0,6 µg%), T_3 (bis 2 ng%), T_4 (2,5–4,5 ng%) u. Jodtyrosinen zu ca. 98% proteingebunden (/ PBI, / Thyroxin-bindendes Globulin u. Albumin); diagnostisch auswertbar ist außer dem PBI (mit »fällbarem Jod« identisch; enthält 80% des T_4; normal 4–8 µg%; Abnahme bei Nephrose, Hypothyreose, Belastung; Zunahme bei Hyperthyreose) das mit T_3 u. T_4 spezif. angereicherte BEI (»Butanol-extractable iodine«; normal 3–6,7 µg%); 2) blutspiegelabhängige Jodidkonzentrierung (»Jodination«; 25–500fach) in den Epithelzellen der Schilddrüse (Enzym: Jodid-permease); 3) Hormonaufbau in 3 Stufen (/ Formeln): Oxidation zu Jod (»Jodisation«; (durch / Jodid-peroxidase), organ. J-Bindung an Thyrosin, Bildung von MIT u. DIT (= Mono- bzw. Dijodtyrosin; durch Tyrosin-jodinase, TSH-stimuliert), Konjugation zu T_3 u. T_4 (tägl. 150 µg T_4; Kupplungsenzyme, TSH-stimuliert; nur L-Formen); s. a. Schilddrüsenhormone, Jodfehlverwertung; 4) Bildung von Thyreoglobulin durch Bindung von T_3 u. T_4 sowie kleinen Mengen MIT, DIT u. niedermolekul. Jodproteinen an zytoplasmat. Glykoporteid des Follikelepithels (Kolloid mit 97% des thyreoidalen J; MG 680 000; zu 50–80% extrahierbar); 5) Hormonfreisetzung (tägl. 80–100 µg T_4) durch enzymat. Proteolyse des Thyreoglobulins, verbunden mit MIT- u. DIT-Dejodierung (Dejodinase) u. J-Rückführung an Synthesebeginn; 6) Hormoneintritt ins Blut, Verteilung, Um- u. Abbau, J-Exkretion oder -Rückführung; J-Anreicherung in Speichel u. Milch (40- bzw. 30fach).

Jodstruma: bei Überangebot von Jodid (Blutkonz. >30 µg%) reaktive Kropfbildung infolge Bremsung der Hormonsynthese u. dadurch gesteigerter TSH-Inkretion. – I. w. S. auch die Struma congenita nach hochdosierten Jodgaben an die gravide Mutter. – **Jodtest**: / Jodprobe, -reaktion, -titrationstest. – **Jodthyreoidismus**: / Jodbasedow. – **Jodthyronin(e)**: s. u. Thyronin; s. a. Schema »Jodstoffwechsel«. – **Jodtinktur**: »Tinctura Jodi«, Lsg. von J u. KJ in Wasser u. 90%igem Äthanol (2,5 āā + 28,5 + 66,5); Antiseptikum.

Jodtitrationstest: (PISCHINGER 1966, KELLNER-KLENKHART 1970) Bestg. des sogen. Jodverbrauchswertes (zur Beurteilung der Reaktionslage u. Belastungsfähigkeit des Organismus im Rahmen der Herdtestung), d. h. des quant. Verhaltens der ungesättigten Fettsäuren (u. anderer reduzierender Substanzen) nach dosierter Belastung (Stich der 1. Blutentnahme, Applikation reaktivierender Pharmaka), gemessen als / Jodzahl im methanol. Serumextrakt. – **Jodtoxikodermie**: die Hauterscheinungen nach örtl. Einwirkung von Jod oder Jodsalzen (durch kutane Ausscheidung z. B. / Jodakne) u. nach chron. Einnahme von Jodsalzen (Zeichen der Überdosierung; / Jodismus); s. a. Jododerma. – **Jodtyrosine**: / Schema »Jodstoffwechsel«.

Jodverbrauchswert: s. u. Jodtitrationstest. – **Jodvergiftung**: / Jodismus. – **Jodverwertungsstörung**: / Jodfehlverwertung.

Jodzahl: analyt. Kennzahl für Fette u. Öle, gemessen als Additionsvermögen der ungesätt. Fettsäuren für Jod (oder Brom) pro 100 g; vgl. HÜBL* Jodzahl. – **Jodzyklus**: / Jodstoffwechsel (Schema); s. a. Radiojodtest.

Joel* Ejakulatfixierung: (1939) Zentrifugieren der Samenflüssigkeit (20 Min.), Fixieren des Sedimentes in Formol; Wiederholung nach 24 Std., dann mehrtäg. Entwässerung in aufsteigender Alkohol-Xylol-Reihe, Paraffineinbettung. – Ferner mit POLLAK 1938 »Spermienbelebung« durch Einbringen von Ejakulat in 5,42%ige Dextrose- u. n/8-Magnesiumchlorid-Lsg. (4+1).

Jötten*-Haarmann* Färbung: (CARL J., 1886–1958, Bakteriologe, Münster): modifiz. ZIEHL*-NEELSEN* Methode mit Entfärbung in 15%ig. Salpetersäure u. Gegenfärbung in STENGLER* Pikrinsäure-Alkohol; Farbkontrast stärker.

Joffroy* Zeichen (ALEXIS J., 1844–1908, Neurologe, Paris): 1) bei Hyperthyreose Ausbleiben des Stirnrunzelns beim Blick nach oben (Starre des Musc. front.). – 2) bei spast. Lähmung u. Ischiassyndrom reflektor. Kontraktion der Glutealmuskulatur bei seitl. Druck gegen das Gesäß.

Joghurt, Yoghurt: aus Milch durch Vergärung (Einwirkung von Streptobact.-thermophilus- u. Lactobac.-bulgaricus-Kulturen) hergestelltes Sauermilchprodukt (unterschieden als Trinkmilch- u. Magermilch-J.), das feinverteiltes Kasein, organ. Säuren (Milch-, Zitronen-, Essig-, Ameisen-, Bernsteinsäure) u. aromatisierenden Azetaldehyd enthält. Vielseit. Diätmittel.

Johannisbeergeleestuhl: rosa tingierter Schleimstuhl bei Invagination.

Johanson* Methode: (1953) Schlitzung der strikturierten Urethra (einschl. Corpus cavernosum), Eversion der Schleimhaut u. Beseitigung der artifiziellen

Hypospadie nach DENIS BROWNE; bei Stenose der Pars membranacea zusätzl. Bildung einer s. c. Harnröhre aus Skrotalhaut.

Johansson* (SVEN CHRISTIAN J., geb. 1880, Chirurg, Göteborg) **Aufnahme:** *röntg* modifiz. / LAUENSTEIN* Aufnahme des Hüftgelenks. – **J.* Methode** (1932) extraartikuläre Nagelung der frischen Schenkelhalsfraktur mit längsdurchbohrtem Dreikantlamellennagel (»**J.* Nagel**«; ⌀ 11 mm) über Führungsdraht. – **J.*-Larsen* Syndrom:** s. u. LARSEN*.

Johimbin: / Yohimbin.

Johne* Bazillus: Mycobacterium paratuberculosis; Erreger der »pseudotbk. Enteritis der Rinder« (= **J.* Krankht.**).

Johnson* Medium: Kulturmedium für Trichomonas vaginalis aus Blutserum, Leberinfus. (Rinderleber mit Wasser 1 + 1 unter Dampfdruck 2 Std. erhitzt u. filtriert), RINGER* Lsg., Pepton, Agar, Zystein u. Methylenblau.

Johnson* Syndrom: 1) (LORAND V. J., Ophthalmologe, Cleveland/Ohio; 1946/50) meist angeb. Stellungsanomalie der Augen (v. a. Einwärtsschielen wie bei kongenit. Abduzenslähmung) infolge Adhäsion zweier Muskelscheiden (Entwicklungshemmung? Entzündungsfolge?). – 2) / STEVENS*-JOHNSON* Syndrom. – 3) / DUBIN*-JOHNSON* Syndrom.

Johnson* Virus: (HARALD J. 1939) aus Gehirnsuspension (eines Mädchens »Flury«) isoliertes Lyssa-Virus; nach 136 Hühnchenpassagen als abgeschwächter »Flury-Stamm« für die Herstg. von Tollwut-Lebendvakzine verwendet.

Johnson*-Kirby* Operation: bilat. transpleurosternale Perikardektomie nach transversaler Sternotomie (in Höhe 5. ICR).

Johnston* Alopezie: / Alopecia areata.

Johnston*-Ogston* Effekt: (1946) bei der Ultrazentrifugierung die – substanzunabhäng. – Beeinflussung der Sedimentation der niedrigmolekularen Komponente durch die hochmolekulare.

Joining enzymes: engl. Bez. für Enzyme, die Oligo- u. Polynukleotide zusammenfügen (»DNS-Ligasen«).

Jokaste-Komplex: (RAYMOND DE SAUSSURE; benannt nach Iokaste, der Mutter des Ödipus) *psych* neurot. Bindung der Mutter an den Sohn.

Jolles* Probe (ADOLF J., 1863–1944 [?], Biochemiker, Wien): im Harn 1) Eiweiß-Nachweis **a)** mit wäßr. Lsg. von HgCl$_2$, Zitronensäure u. HCl (Trübung), **b)** durch Mischen (1 + 1) mit konz. HCl u. Überschichten mit gesätt. Chlorkalk-Lsg. (weißer Ring); 2) Gallenfarbstoff-Nachweis mit modif. GMELIN* Probe (Gemisch der Bariumsulfatfällung u. des Trockenrückstandes vom Chloroformextrakt); 3) Indikan-Nachweis (nach Bleiazetatfällung) mit äthanol. Thymol-Lsg. u. OBERMAYER* Reagens (2) oder rauchender HCl + 5% FeCl$_3$ (nach Ausschütteln mit Chloroform rotviolett; auch als Serumprobe).

Jolliffe* Syndrom (NORMAN J., Arzt, New York): (1938/40) »Nikotinsäuremangel-Enzephalopathie« (histol.: Vakuolisierung von Ganglienzellen u. Markscheiden) als bes. Form der Pellagra, mit Bewußtseinstrübung, Rigor (Zahnradphänomen), Hyperkinesen (Bewegungsautomatismen), Haut- u. Schleimhautveränderungen.

Jolly* Dilatator: *gyn* Zervixdilatator ähnl. dem HEGAR* Stift, aber hohl (so daß ein ganzer Satz ineinandergesteckt werden kann).

Jolly*(-Howell*) Körper(chen) (JULES JUSTIN MARIE J., 1870–1953, Histologe, Paris): mit GIEMSA* Lsg. rotviolett anfärbbare, feulgenpos. Chromatinreste (»Kernkugeln«, bis 3 μm) im Erythrozyten. Vork. obligat bei Milzaplasie, nach Milzexstirpation, bei / Dyssplenismus, evtl. bei überstürzter Ery-Regeneration (z. B. nach hämolyt. Krise). – Nach J.* u. STINI ist die Kernlosigkeit der Säugetier-Ery Ergebnis einer phylogenet. Ausstoßung der Kerne.

Jolly* (FRIEDRICH J., 1844–1904, Neurologe, Würzburg, Berlin) **Reaktion:** / myasthenische Reaktion. – **J.* Zeichen:** Unfähigkeit, den Arm zu adduzieren u. zu strecken, bei Schädigung des 7. Zervikalsegments.

Jonas* Zeichen (SIEGFRIED J., geb. 1874, Internist, Wien): **1)** Retroperistaltik des Magens bei hypertroph. Pylorusstenose des Säuglings. – **2)** anhaltender Pylorospasmus bei Lyssa. – **3)** lageunabhäng. örtl. Druckschmerzpunkt bei Duodenalulkus.

Jones* Eiweißkörper: s. u. BENCE=JONES*.

Jones* Einteilung: 5 Schweregrade der Omphalozele: I–III Bruchpforte <2,5, <5 bzw. >5 cm; IV vesikointestinale Spalte; V Gastroschisis, Ruptur.

Jones* Farbtest: *ophth* s. u. Tränenwege.

Jones* Kriterien (DUKETT T. J., zeitgen. Kardiologe, Boston/Mass.): von der American Heart Association als verbindlich anerkannte Kriterien für die Diagnostik des rheumat. Fiebers (/ Tab.; 2 Haupt- oder aber 1 Haupt- u. 2 Nebenkriterien machen Diagnose sehr wahrscheinlich).

Jones* Methode (SIR ROBERT J., 1858–1933, Chirurg, Liveroool): bei med. perkondylärer Humerusfraktur Immobilisierung des Armes in extremer Flexion.

Jones* Operation: 1) *ophth* V-förm. Hautexzision unterhalb des Unterlides u. Naht der Wundränder in

Jones* Kriterien

Hauptkriterien	Nebenkriterien	andere Erscheinungen
1. Karditis 2. Polyarthritis 3. Chorea minor 4. subkutane Knötchen 5. Erythema anulare LEINER-LEHNDORFF	1. Fieber 2. Gelenkschmerzen 3. verlängertes P-R im EKG 4. erhöhte BSG, C-reaktives Protein oder Leukozytose 5. Hinweis auf vorausgegangene Infektion mit β-hämolysierenden Streptokokken (Scharlach-Anamnese, Streptokokkennachweis, erhöhter Antistreptolysintiter) 6. bereits durchgemachtes rheumat. Fieber, inaktive rheumat. Herzerkr.	Gewichtsverlust, leichte Ermüdbarkeit, Unwohlsein, Schwitzen, Blässe oder Anämie, Tachykardie im Schlaf, Nasenbluten, Erythema nodosum, präkordiale Schmerzen, Bauchschmerzen, Kopfschmerzen, Erbrechen

Jones* Rahmen

Y-Form (»V-Y-Op.«) bei Ektropium. – 2) Korrektur der Fallhand (irreparable Radialislähmung) durch multiple Sehnenverpflanzung (Pronator teres auf Extensor carpi rad. longus, Flexor carpi uln. auf Extensor digitorum IV u. V, Flexor carpi rad. auf Extensor pollicis longus u. Extensor indicis). – 3) bei Lähmungsklumphohlfuß dorsale Keilarthrodese des CHOPART* u. laterale des oberen Sprunggelenks.

Jones* Rahmen: Metallrahmen zur Immobilisierung des Hüftgelenkes.

Jones* Reaktion, Test: 1) nephrol ↑ MACLEAN*-DE WESSELOW* Probe. – 2) pulmon ↑ HUGH J.* Stufentest. – 3) J.*-HINSON* Reaktion (RICHARDSON A. J., Pädiater, London): modifiz. Hämagglutination n. MIDDLEBROOK u. DUBOS zum Nachweis inkompletter AK gegen Tbk (je mehr inkomplette AK, desto aktiver der Prozeß); frische menschl. Ery (0/d) werden 1 + 10 mit Tuberkulin-Verdünnung inkubiert, ebenso eine Ery-Suspension mit Pat.-Serum (1:2 verdünnt), anschließend das Ery-Sediment mit 1 Tr. Antihumanglobulin-Lsg. versetzt. – 4) ↑ NAFFZIGER* Test (bei radikulären Schmerzen). – **J *-Thompson* Test**: (1958) Serumlabilitätsprobe mit 12%ig. p-Toluol-sulfonsäure-Lsg. in Eisessig (0,2 ml mit 0,1 ml Serum) zum – unspezif. – Nachweis (Trübung) des Lupus erythematodes.

Jonges* Lagerung (C. JONGES, 1867–1943, Gynäkologe, Haarlem): geburtsh bei Trichterbecken Rückenlage der Kreißenden mit senkrecht gestreckten Beinen.

Jonnesco* (THOMA J., 1860–1926, Chirurg, Bukarest) **Falte**: embryol »Plica parietoperitonealis« des Bauchfells vom med. Colon ascendens zur re. Bauchwand. – **J.* Grube**: ↑ Recessus duodenalis. – **J.* Nadel**: gestielte, halbkreisförm. Hohlnadel für Drahtnaht.

Jonston* Alopezie: ↑ Alopecia areata.

Jonxis* Syndrom (JEAN HENRI PIERRE J., geb. 1917, Biochemiker, Groningen): (1955) Hyperaminoazidurie in Kombin. mit Hyperphosphaturie u. renaler Rachitis als Teilkomplex des DEBRÉ*-DE TONI*-FANCONI* Syndroms.

Joplin* Operation: bei Spreizfuß Verlagerung der Strecksehne der 5. Zehe durch die Grundgelenkkapsel nach plantar ans Metatarsale I (Umschlingung der Sehnen des Abductor hallucis u. Extensor longus u. brevis; Fixierung an Grundgelenkkapsel) u. der Adductor-hallucis-Sehne durch das Metatarsale I (Knochenkanal) an die med. Seite des Grundgelenks.

Joppich* Methode: päd ↑ Nabelarterien-Nabelvenenmethode.

Jordan*(-Baker*) Lösung: histol (1953) der klare Überstand nach Zentrifugieren von Natrium-p-hydroxy-benzoat, 0,9%ig. NaCl-Lsg. u. Hühnereiweiß; zur Präparateindeckung.

Jordan* Reaktion: Farbnachweis (rot) von Fruktose mit Skatol.

Jordan* Theorie: (P. J. 1940) immun der strahlenbiol. Treffertheorie angeglichene Theorie der AK-Genese: Aus dem fermentativ angegriffenen AG bildet sich eine Verbindung, die in der gegebenen chem. Umgebung (zus. mit körpereigenen Molekülen) die Eigenschaft der autokatalyt. Selbstvermehrung hat u. als AK fungiert; ein einziges an richt. Stelle einwirkendes AG kann also die AK-Produktion in Gang setzen (Immunität als Alles-oder-Nichts-Phänomen).

Jordan* Operation: Amputations-Exartikulation des Oberschenkels, bei der das Bein hoch abgesetzt (Zirkelschnitt) u. der Femurstumpf (samt Hüftgelenk) exartikuliert wird. – Von KOCHER durch prim. typ. Gelenkresektion u. nachfolgende Amputation modif.

Jordanienfieber: asiat. ↑ Rückfallfieber (durch Borrelia persica).

Jordans* Anomalie: (1953) Lipide enthaltende Plasmavakuolen als fam. Leukozytenanomalie in Kombination mit progr. Muskeldystrophie.

Jores* Konservierungsflüssigkeiten (LEONHARD J., 1866–1935, Pathologe, Marburg, Kiel): I) Fixierungsflüssigkeit aus Karlsbader Salz, Formaldehyd, wäßr. Chloralhydrat-Lösung. – II) Aufbewahrungsflüssigkeit aus Kaliumazetat, Glyzerin u. Wasser. – Ferner Konservierung ganzer Leichen durch i.a. Inj. (Femoralis) einer wäßr. Lsg. von NaCl, Mg- u. Na-sulfat u. Formaldehyd.

Jorissenne* Zeichen: (1882) Ausbleiben des Pulsfrequenzanstiegs beim Aufrichten aus der Horizontallage als Frühzeichen einer Schwangerschaft.

Josamycin: Antibiotikum aus Streptomyces narbonensis; hemmt grampos. Baktn. in vitro u. in vivo.

Joseph* Operation (JAQUES J., 1865–1933, Chirurg, Berlin): 1) ringförm. freies Faszientransplantat über Proc. coracoideus u. durch subkapitalen Bohrkanal als Hemmungsband bei habitueller Schulterluxation. –2) mehrzeit. Nasenplastik unter Verw. gestielter Lappen aus Nachbarschaft u. Stirn (»Ind. Methode«) bzw. Oberarm (»Ital. Methode«), später Bildung des Nasendaches durch Spanimplantation u. des Septums aus Oberlippenlappen.

Joseph* Syndrom: (1958) Sonderform der renalen ↑ Iminoglyzinurie mit Eiweißvermehrung im Liquor u. frühzeit. Krampfanfällen, evtl. auch weiteren Störungen (z. B. Ahornsirupharn).

Josephs* Anämie (HUGH WILSON J., geb. 1892, Pädiater, Baltimore): ↑ DIAMOND*-BLACKFAN* Syndrom.

Josephssyndrom: s. u. XXY.

Josserand* Zeichen: 1) ↑ NOVÉ=JOSSERAND* Zeichen (bei Lux. cox. congen.). – 2) Akzentuierung des 2. HT über der Pulmonalis bei beginnender rheumat. Endokarditis. – 3) dem Reibegeräusch vorangehendes lautes metall. Geräusch bei akuter Perikarditis.

Jost* Effekt (ALFRED J., geb. 1916, Endokrinologe, Paris): beim ♂ Kaninchenfeten durch Dekapitation (Hypophysenausschaltung) am 19. Tg. bewirkte Atrophie des Hodenzwischengewebes, unvollständ. Rückbildung der MÜLLER* Gänge u. Feminisierung des äuß. Genitale, die bei Gonadotropin-Substitution unterbleiben.

Jostes*-Abbott* Arthrodese: (1926) »Abspreizarthrodese« durch Resektion von Schenkelhals u. Hüftkopf (einschl. Gelenkkapsel), Entknorpelung der Pfanne u. modellierende Anfrischung des in Abduktion (50°) u. leichter Beugung in die Pfanne einzustellenden Trochantermassivs; in 2. Sitzung Adduktionsosteotomie.

Josué* Syndrom (OTTO J., 1869–1923, Internist, Paris): (1921) Albuminurie, Oligurie u. Azotämie im Rahmen einer Herzinsuffizienz.

Joule: nach JAMES PRESCOTT J. (1818–1889) benannte SI-Einheit der Arbeit, Energie u. Wärmemenge: 1 J = 1 N · m = 1 m^2 · kg · sec^{-2} = 10^7 erg = 0,1019716 m · kp. – Das **J.* Äquivalent** (mechan. Wärmeäquivalent) dient der Umrechnung von mechan. Energieeinheiten u. Kalorien: 1 J = 1 N · m = 10^7 erg = 1 Watt · sec (= Ws = Wattsekunde) = 0,23892 cal; 1 cal = 4,1855 J. – **J.* Wärme**: die dem Produkt aus Stromstärke, Spannung u. Zeit entsprechende »Stromwärme«.

Jousset* Zeichen: 1) durch Druck auf Sternummitte ausgelöster Schmerz bei subphren. Abszeß. – 2) durch Druck in den 5. ICR parasternal ausgelöster Schmerz bei Phrenikusneuralgie.

Joxapinum *WHO*: 2-Chlor-11-(4-methyl-1-piperazinyl)-dibenz [bf] [1,4]oxazepin; Psychosedativum.

Joyet=Lavergne* Glutathionnachweis: (1928) *histochem* Farbreaktion (rotviolett) von –SH– u. –S–S– Gruppen mit Nitroprussidnatrium-Lsg. bei alkal. pH. – Ferner modif. CARR*-PRICE* Reaktion (gelbgrünl. Fluoreszenz mit SbCl$_3$) als Vit.-A-Nachweis.

Joyeux* Zeichen: *orthop* / Rollzeichen.

j-Punkt, J: *kard* »junction-point«, im EKG der Beginn der S-T-Strecke.

J-Reflex: »juxta-alveolärer R.« der Lunge, der bei Reizung der **J-Rezeptoren** (im Interstitium) durch Embolie, Serotonin etc. Atemfrequenz u. -minutenvol. steigert.

Js: *serol* / Antigen Js^a, Js^b.

JSE: *endokrin* / JUNKMANN*-SCHOELLER* Einheit.

Juanico*-Perez (del Pulgar Marx)* Reflex: beim Neugeb. durch kaudokranialen Fingerstrich über die Dornfortsätze auslösbare Flexion der Extremitäten, WS-Krümmung, Anheben des Kopfes, Weinen, anschließ. Dyspnoe, Stuhl- u. Harnabgang (nutzbar zur Gewinnung von Mittelstrahlurin). Baldig. Rückbildung; Fehlen Hinweis auf ZNS-Defekt.

Juberg*-Hayward* Syndrom (RICH. C. J., JAMES R. H., Pädiater bzw. Kieferorthopäde, Ann Arbor/ Mich.): (1969) spez. fam. Biotyp (autosomal-rezessiv erbl. mit variabler Penetranz?) multipler oral-kranialdigitaler Mißbildungen (z. B. Lippen-Kieferspalte, Epikanthus, Hypodontie; Mikrozephalie; verkürzter Radius, Klinodaktylie 4. Zehe).

Juck|blattern, -flechte: / Prurigo HEBRA. – **J.empfindung, J.reiz, Jucken**: / Pruritus. – **J.seuche**: / AUJESZKY* Krankheit.

Judd* Operation: vord. Duodenosphinkterektomie (modifiz. HEINECKE*-MIKULICZ* Pyloroplastik) mit längsellipt. Ulkusexzision u. Quervernähung.

Judet* (ROBERT J., zeitgen. französ. Orthopäde) **Gipsverband**: entlastender Beckenbeingips bei Schenkelhalsfraktur (modifiz. WHITMAN* Methode); Bein leicht gebeugt, abduziert u. innenrotiert. – **J.* Prothese**: (zus. mit J. J. 1947) Hüftkopfendoprothese aus Methakrylat; ursprüngl. dem Schenkelhals aufzusetzen, später mit kreuzförm. Metallstift (Implantation in Markhöhle) u. schiefem Kopfteil. – Ferner Kopf-Halsprothese, am Stift mit flügelförmig mehrfach gefensterter Platte (für einsprossende Spongiosa). –

J.*-Kliszowski* Operation: (1966) doppelte, aszendierende Fibularistransplantation (M. fib. longus auf Tib.-ant.-Sehne, M. fib. brevis auf Longussehne) zur Korrektur des poliomyelit. Spitzfußes.

Judine*-Mayo*-Finochietto* Methode: Gastroduodenostomia terminotermin. oralis partialis inf. als Modifikation der / BILLROTH* Op. I (u. a. nach WÖLFLER).

Jüngling* Krankheit: s. u. PERTHES*-JÜNGLING*.

Jürgens* (RUDOLF J., 1898–1961, Hämatologe, Berlin, Basel) **Kneifphänomen**: örtl. Hämatombildung nach Kneifen im Subjugulargebiet als Sympt. reduzierter Kapillarresistenz. – **J.* Syndrom**: (1933) konstitutionelle (dominant-erbl.) Thrombopathie i. S. der Angiohämophilie (/ WILLEBRAND*-JÜRGENS* Syndrom). – **J.* Methode**: / Rotationsthrombelastographie.

Juga: s. u. / Jugum.

Jugendformen, Jugendliche: *hämat* die nicht ausgereiften Zellen der granulozytären Reihe (/ Granulozytopoese). Vork. im peripheren Blut stets pathologisch.

Jugend|halbirresein: (KAHLBAUM) / Heboid. – **J.irresein, -schwachsinn**: / Dementia praecox, i. e. S. die / Hebephrenie. – **J.kropf**: / Juvenilenstruma.

Juglon: Inhaltsstoff der grünen Walnußschale (Juglans regia), 5-Hydroxy-1,4-naphthochinon; antibiotisch wirksam gegen Epidermo- u. Trichophyten, Mikrosporien, grampos. u. -neg. Baktn.

Jugular|bulbus: / Bulbus venae jugularis (inferior). – **J.ganglion**: / Ganglion sup. nervi vagi.

jugularis: (lat.) das Jugulum bzw. die Drosselgrube (Fossa jugularis), i. w. S. auch die Vena jugularis (»**Jugularvene**«, »**Jugularis**«) betreffend.

Jugularis|druckversuch: / QUECKENSTEDT*, KENNEDY*-KAPLAN* Test, KINDLER* Zeichen. – **J.puls**: die herzsynchronen Druck- u. Durchmesserschwankungen der V. jugul. als Abbild der – entgegen der Blutströmung übertragenen – Druckverläufe im re. Herzvorhof; häufigst registrierter / Venenpuls (s. a. dort. Abb.) mit großer diagnost. Bedeutung (wesentl. ver-

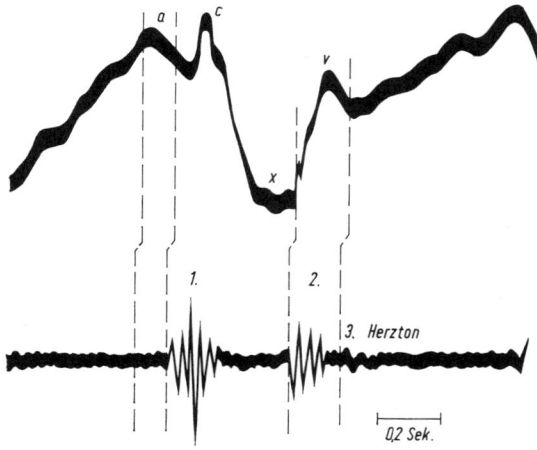

a = »Vorhofswelle« (durch Vorhofkontraktion); c = Welle durch Kammer-Anspannung; x = Ansaugung durch Ventilebenenverschiebung während Kammer-Austreibung (»systol. Kollaps«); v = Welle bei Öffnen der Segelklappen.

Jugularisthrombose

stärkt v. a. bei Trikuspidalinsuffizienz). – **J.-, Jugularvenenthrombose**: der – meist einseit. – thrombot. Verschluß der V. jugul. ext., v. a. bei Peritonsillitis (Peritonsillarabszeß). Sympte.: derber, druckschmerzhafter Strang, pos. QUECKENSTEDT* Zeichen. Sepsisgefahr (chir. Intervention!).

Jugulum: (lat. = kleines Joch) *PNA* die Verbindung beider Schlüsselbeine (über das Brustbein), i. w. S. die angrenzende vord. Halspartie (»Drosselgrube«, »Kehle«).

Jugum: (lat. = Joch, Gebirgskamm) *anat* leistenförm. Erhebung; z. B. **Juga alveolaria** (*PNA* »Alveolarhöcker« an der Außenseite des Proc. alveol. von OK u. UK), **Juga cerebralia** (*JNA*; die kammförm. Erhebungen an der Innenfläche des Hirnschädels, jeweils zwischen 2 Impressiones digitatae), **J. sphenoidale** (*PNA*; die kleinen Keilbeinflügel verbindende Platte des Os sphenoidale vor dem Sulcus chiasmatis).

Juhel=Renoy* Syndrom (1886) bilat. ↑ Nierenrindennekrose bei schwerer Eklampsie oder vorzeit. Plazentalösung.

Juillard*-Piquet* Syndrom: prognostisch günstigeres Teilbild des DE TONI*-DEBRÉ*-FANCONI* Syndroms mit Hyperaminoazidurie u. renaler Glukosurie.

(Julien) Marie* Syndrom: s. u. MARIE*.

Julimycin B-II: Antibiotikum aus Streptomyces shiodaensis; wirksam gegen Poliovirus, HeLa-Zellen u. EHRLICH-Aszitekarzinom, FRIEND-Virus-Leukämie.

Juliusberg*-Kaposi* Syndrom (FRITZ J., geb. 1872, Dermatologe, Braunschweig; MORITZ KOHN K.): ↑ Ekzema herpeticatum.

Junctio: (lat.) Verbindung; s. a. Junctura.

Junction-point: *kard* ↑ j-Punkt.

Junctional gastric ulcer: das ↑ Übergangszonengeschwür. – **Junctional naevus**: ↑ Junktionsnävus.

Junctura: (lat.) Verbindung; 1) Junctio: *gyn* »Schloß« einer geburtsh. Zange, z. B. Ju. per axim, per contabulationem; s. a. BRÜNNINGHAUSEN*, Englisches, Französisches Schloß. – 2) *PNA* Verbindung zweier Knochen (= **J. ossium**), i. w. S. auch das echte Gelenk (**J. synovialis**, ↑ Articulatio); mit den bes. Formen **J. cartilaginea** (»Knorpelhaft«, Oberbegr. für Synchondrosis u. Symphysis), **J. fibrosa** (»Bandhaft«, Synarthrosis; straffe kollagene oder aber elast. Bandverbindung zweier Gelenk- oder Schädelknochen), **J. zygapophysealis** (Zwischenwirbel-, Intervertebralgelenk, »kleines Wirbelgelenk« zwischen den Gelenkfortsätzen benachbarter Wirbelbögen).

Jung* Muskel (KARL GUSTAV J., 1794–1864, Anatom, Basel): **1)** ↑ Musculus pyramidalis auriculae. – **2)** M. incisurae helicis, die seltene kaud. Fortsetzung des M. transv. auriculae über die Fissura intertragica.

Jung* (CARL GUSTAV J., 1875–1961, Psychologe u. Psychiater, Zürich, Basel) **Theorie**: s. u. analytische Psychologie. – **J.* Typen**: 2 grundlegende Einstellungstypen (Extra- u. Introvertierte) u. 4 Funktionstypen (je nach Vorherrschen der Denk-, Gefühls-, Intuitions- bzw. Empfindungsfunktion).

Jungbluth* Vasa propria (HERMANN J.): amnionnahe Gefäße für die Ernährung des frühen Embryo.

Jungbrunnen: *baln* ↑ Akratotherme.

Jungfern|häutchen: ↑ Hymen. – **J.zeugung**: ↑ Parthenogenese. – **Jungfrau**: ↑ Virgo.

Junin-Fieber: in Südamerika (v. a. Argentinien) endem., von wilden Nagern (durch Milben?) übertragenes hämorrhag. Fieber durch ARBO-Viren der Gruppe Tacaribe (in Bolivien: Machupo-Virus); mit Häufigkeitsgipfel Mai/Juni, v. a. bei Landarbeitern; akuter Beginn, schwere Myalgien, Konjunktivitis, Petechien, evtl. ZNS-Sympte., am 8. Tag hypotone (evtl. letale) Krise.

Juniperus communis: »Wacholder« [Cupressaceae]; vielfält. (volks)medizin. Anw. des Holzes (Lignum Juniperi; Blutreinigungsmittel, Diuretikum), der Beeren (Fructus oder Baccae J.; v. a. in Tees als Diuretium, Harndesinfiziens, Magen- u. Rheumamittel) u. des äther. Öles aus Holz (zum Einreiben) u. Früchten (Diuretikum, in Spiritus Juniperi). – Ähnl. Verw. auch von J. oxycedrus (»span. Zeder«), J. sabina (»Sadebaum«), J. virginiana.

Junius*-Kuhnt* Syndrom (PAUL J., geb. 1871, Ophthalmologe, Königsberg i. Pr.; HERMANN K.): s. u. Makuladegeneration.

Junker* Methode: der KADER* Fistel ähnl. Modifikation der COFFEY-II-Methode; im geschlitzten Ureterstumpf liegender (u. befestigter) Katheter wird nach Enterotomie u. präliminarer Tabaksbeutelnaht anal ausgeleitet u. so der Ureter etwa 2 cm ins Darmlumen gezogen; Anastomosensicherung durch Serosa-Knopfnähte, Spontanabstoßung des Katheters nach ca. 8 Tagen.

Junkmann*-Schöller* Einheit, JSE: (1932) die kleinste Menge thyreotropen Hormons, die nach 3täg. Verabfolgung beim Meerschweinchen (100–150 g) eine histologisch deutl. Proliferation des Schilddrüsenepithels bewirkt; 1 JSE = ca. 0,1 IE.

Junktionsnävus, epidermokutaner Übergangs-, Grenzflächennävus: ↑ Nävuszellnävus mit gut umschriebenen Zellnestern in der unt. Epidermis (Übergang zur Lederhaut); sehr oft als ↑ Kombinationsnävus.

Jurasz*-Kerschner* Anastomose: transgastrale bzw. -duodenale Anastomosierung des Magens bzw. Duodenums mit einer entzündlich daran fixierten Pseudozyste des Pankreas.

Juster* Reflex (EMILE J., zeitgen. Neurologe, Paris): durch Bestreichen des Kleinfingerballens der gestreckten Hand ausgelöste Adduktion des Daumens, evtl. mit Beugung der Grund- u. Streckung der Endphalanx (»BABINSKI* Reflex der Hand«) als Pyramidenzeichen.

Jutedermatitis: follikuläre Dermatitis als Folge der Bearbeitung von Jute mit Kaliumhydroxid u. Ölen; oft kombin. mit Bronchitis (durch Jute-Staub).

Juvans, Juvantia: (lat.) Heilmittel, therapeut. Maßnahme(n); z. B. ↑ Diagnosis ex juvantibus.

Juvara* Naht: Serosa u. Muskularis fassende Kreuzstichnaht mit fortlaufendem Faden zur Stumpfversenkung (Blindverschluß) am querdurchtrennten Magen oder Darm. – **J.* Peritonealfalte**: *embryol* ↑ JONNESCO* Falte.

juvenil(is): (lat.) jugendlich, im Jugendalter auftretend; s. a. Adoleszenten..., Pubertäts..., Jugend....

Juvenilenstruma, juvenile oder Pubertätsstruma; in der (Prä-)Pubertät – meist nur vorübergehend – auftretende geringfüg., hypo- oder hyperthyreote Struma, bei ♀♀ rel. häufiger; nicht selten ↗ Jodfehlverwertungsstruma. – vgl. Adoleszentenstruma.

Juvenilismus: psychischer ↗ Infantilismus.

Juvin* Zeichen: Mikrodontie, Schmelzdefekte, gelbl. Verfärbung u. andere Minderwertigkeitssympte. am bleibenden Gebiß bei konnat. Syphilis.

juxta...: (lat.) Präfix »dicht daneben«, »nahe bei«; z. B. **j.artikuläre** ↗ Knoten, **j.alveolärer** Reflex (↗ J-Reflex), **j.bulbäre** Neuritis (↗ Neuropapillitis optica), **j.epiphysäre** Osteoporose (↗ BATY*-VOGT* Bänder), **j.medullär** (= intradural), **j.mural** (nahe einer Organwand), **j.orales** Organ (↗ CHIEVITZ* Organ), **j.pylorisch** (pylorusnahe = parapylorisch).

juxtaglomerulärer Apparat, GOORMAGHTIGH* Sokkelplasmodien: in die Tunica media des Vas afferens vor dessen Eintritt in das Nierenkörperchen eingelagerte mehrfache Schicht dicht granulierter epitheloider Zellen (»Polkissen«), die das Renin bilden (s. a. GOORMAGHTIGH* Zellen). – Der davon ausgehende – meist kleine – **juxtaglomerulärzell. Nierentumor** (mit BOWIE-pos. Granula im Zytoplasma) ist selten (v. a. bei Jugendl.) u. gutartig, klin. mit Hypertonie, Na-resistenter Hyperreninämie, sek. Aldosteronismus. Bei Hyperplasie oder -trophie ↗ BARTTER* Syndrom.

Juxtaposition: ↗ Apposition.

JVP: ↗ Jugularvenenpuls.

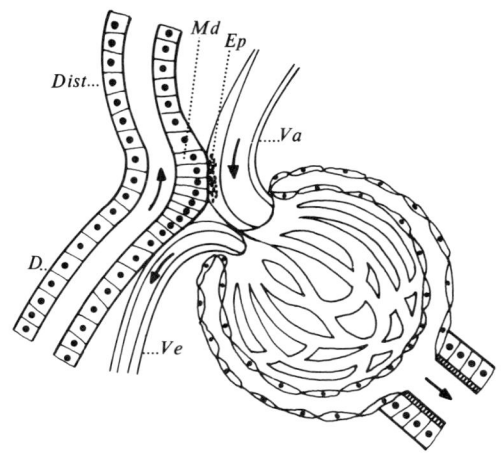

Juxtaglomerulärer Apparat. Dist = dist. Konvolut, D = aufsteigender dicker Teil der HENLE-Schleife, Md = Macula densa, Va = Vas afferens, Ve = Vas efferens, Ep = epitheloide Zellen.

K

K: Kurzzeichen für *chem* Kalium; *physik* Kathode, Gleichgewichtskonstante, Kerze, Kelvin; *serol* Antigen K (s. a. Kell-System). – **k**: *serol* Antigen k (s. a. Kell-System); *physik* kilo... (= 1000fach).

K. κ: griech. Buchstabe Kappa; s. a. Kappa....

KA: **K**älte**a**gglutination.

Kabat* Methode: Rehabilitation nach Hirnapoplexie mit Bewegung von Muskelgruppen nebst Antagonisten.

Kabatschnik* Hörtest: Aufsetzen der noch schwingenden – vor dem Ohr aber nicht mehr wahrgenommenen – Stimmgabel auf den Nagel des den Gehörgang verschließenden Zeigefingers; bewirkt bei normalem Gehör eine erneute Wahrnehmung.

Kabeltransplantat: (BUNNELL, SEDDON) *neurochir* autologes, als Bündel angeordnetes (2, 3 u. mehr Stränge) freies Nerventransplantat aus sensiblen, meist rel. kurzen Nervenstücken; einzufügen mit separater Vernähung oder Plasmaverklebung.

Kabure: (japan.) papulovesikulöses Exanthem im Initialstadium der / Schistosomiasis japonica.

kachektisch: i. S. der / Kachexie verändert, »ausgezehrt«.

Kachexie: »Auszehrung«, universelle Atrophie des Organismus infolge tiefgreifender Störung aller Organfunktionen: starke Abmagerung, Appetitlosigkeit, Apathie, weitgehender Kräfteverfall. Endogen v. a. bei Geschwulstleiden (»Tumorkachexie«), chron. Infektionskrankh. (Tbk, Syphilis, Malaria), Stoffwechselstörung (v. a. endokrin), Leber- u. Nierenerkr. (v. a. terminal), als Alterserscheinung (= **Kachexia senilis**), exogen bei Vergiftung (v. a. Hg, Pb), Unter- u. Mangelernährung (s. a. Hungeratrophie, -ödem); z. B. **K. amyotrophica** (SÉZARY 1909; ADDISON* Krankh. mit Myatrophie), **anoxäm. K.** (bei chron. O_2-Defizit, z. B. im Finalstadium des Morbus caeruleus), **K. aquosa s. oedematosa** (mit Ödem u. Hydrops, z. B. als Hungerödem, ASKANAZY*-ROCH* K., bei Ancylostomiasis), **K. hypophysalis s. pituitaria** (/ SIMMONDS*, SHEEHAN* Syndrom), **K. ovaripriva** (mit vorzeit. Alterung u. Klimakterium als Folge der Ausschaltung beider Ovarien), **psychogene K.** (bei Anorexia nervosa), **K. puerperalis** (/ SHEEHAN* Syndrom), **K. saturnina** (Bleikachexie, / Bleivergiftung), **K. strumipriva** (OSWALD 1949; Vollbild des postop. Myxödems beim Erwachsenen), **K. suprarenalis** (/ ADDISON* Krankheit). – **melano(derma)tische K. (Tritsch*-Kiessling*),** Reticuloendotheliosis cutanea cum melanodermia (WOLFRAM-FRÜHWALD, BACCAREDA): Melanoerythrodermie mit universeller, pityriasiformer Schuppung, Haarausfall u. Nagelveränderungen u. mit Kachexie u. general. Lymphknotenschwellung, Eosinophilie, subfebr. Temp., Hypalbuminämie; mit zunehmender Kachexie Exitus let.; *histol* gitterfaserbildende retikuläre Granulomatose, dermopath. Lymphadenose.

Kadaverin: 1,5-Diamino-pentan; dickflüss. Fäulnisbase (biogenes / Amin), die bei bakterieller (Coli, Proteus) Eiweißzersetzung aus Lysin entsteht; essentiell für einige Mikroben (in Ribosomen vork.).

Kadaver|reaktion: *neurol* schwerste Form der / Entartungsreaktion (bei Schädigung des peripheren motor. Neurons) mit Erlöschen der dir. u. indir. farad. u. galvan. Erregbarkeit. – **K.stellung**: *laryng* / Intermediärstellung.

Kadavertransplantat: möglichst sofort nach dem Tode (Vermeidung von Ischämieschäden u. intravasaler Gerinnung) unter sofort. intrakardialer Heparinisierung, geschlossener Herzmassage u. O_2-Beatmung entnommenes vitales Organtransplantat. Bei längerdauernder Präparation (Dünndarm, Pankreas, Leber etc.) zuvor selektive (hypotherme) Organperfusion oder aber Ganzkörperperfusion (Herz-Lungenmaschine).

Kadechol: **K**ampfer**des**oxy**chol**säure.

Kader*Fistel (BRONISLAW K., 1863–1937, Chirurg, Breslau): (1896) Kathetergastrostomie (meist li.-obere transrektale Laparotomie oder Rippenbogenrandschnitt) als temporäre Nährfistel mit vertikaler, serosaausgekleideter Kanalbildung aus der Magenvorderwand (3–4 etagenartig einstülpende Tabaksbeutelnähte um das eingeführte Rohr).

Kadmium, Cadmium, Cd: 2wert., leicht verformbares Metall; Atomgew. 112,40, OZ 48. Vork. im menschl. Körper mit ca. $4,3 \times 10^{-5}$%. In allen chem. Verbindgn. u. Zustandsformen giftig (Hemmung der oxidativen Phosphorylierung, Blockade SH-haltiger Enzyme): Intoxikation durch Einatmen (Staub, Rauch) oder Verschlucken von metall. oder anorganisch gebundenem Cd (MAK-Wert 0,1 mg/m³; orale DL 30–40 mg); bei akuter Form nach einigen Std. Kopfschmerzen, Schwindel, Übelkeit, Trockenheit im Hals, nach 24 Std. Bronchitis u. Bronchopneumonie (evtl. akutes Lungenödem), Übergang in Pneumonitis (proliferativ, peribronchiale u. -vaskuläre Fibrose), evtl. Schüttelfrost (unspezif. Gießfieber?), bei oraler Aufnahme Erbrechen u. Durchfall (Ther.: Magenspülung, H_2S-Präp., Leberschutzmittel, ÄDTA, BAL). – Bei chron. Form (*WHO*-Limit 60–70 µg/Tag) Anosmie (Frühsympt.), Schnupfen (mit Ulzerationen u. Atrophie), Cd-Saum (durch Cd-Sulfid goldgelber Ring am Zahnhals – auch künstlicher Zähne), später Emphysem (prognostisch ungünst.), starke Proteinurie (»**K.-Niere**«, »**K.-Nephropathie**«: interstit. Nephritis oder akute Tubulusnekrose; oft aber jahrelang ohne weitere Funktionsstörung; Eiweiß wandert in α-Globulin-Fraktion, durch Kochen nicht ausfäll-

Kadmiumsulfatreaktion

bar); in fortgeschrittenen Fällen Kachexie, Anämie, Gangstörungen (Osteoporose, Dauerfissur bzw. -fraktur); Cd-Ablagerung in Niere, Leber, Pankreas u. Schilddrüse; ggf. entschädigungspflicht. BK.

Kadmium|sulfatreaktion: (WUNDERLY-WUHRMANN) Schnelltest auf γ-Globulin-Vermehrung als Serumlabilitätsprobe (Leberfunktionsprobe); Fällung durch Zugabe von 0,4%ig. Cadmium sulfuricum zum Serum (0,2 ml auf 4 ml) u. Nephelometrie nach 5 Min. – **K.sulfid**: CdS; Verw. – wie auch Cd-wolframat – für Rö.leuchtschirme (s. a. Zinksulfid), als Photohalbleiter in Bildverstärkern, in Kristalldosimetern (v. a. Dosisleistungsmessung bei Radiumpräp.).

KAE: biochem / KING*-ARMSTRONG*-Einheit.

Kälber|lymphe: / Pockenlymphe (2). – **K.(para)typhus**: akute (evtl. septikäm.) oder chron. Salmonellose (Salmonella typhi-murium, enteridis u. dublin) beim jungen Rind. Kontagiös für den Menschen durch erregerhalt. oder sek. kontaminierte Lebensmittel.

Kaelin* Test: Krebstest (»kapillardynam. Bluttest«) durch Aufsteigenlassen frischen, mit einem Mistelpräp. behandelten Blutes in Filterpapierrollen.

Kälte...: s. a. Kalt..., Kryo..., Psychro....

Kälte|agglutination, -agglutinin: s. u. Kältehämaggl...: s. a. K.globulin. – **K.albuminurie**: / K.proteinurie. – **K.allergie**: durch lokale oder allg. Kälteeinwirkung ausgelöste allerg. Manifestation (z. B. Urtikaria, Lippen-, Zungen-, Pharynxödem, Ösophagospasmus, Asthma bronchiale, evtl. mit konsekut. »Kälteschock«. Nachweis durch Kontakt mit Eisstückchen; wahrsch. physikalisch vermittelte Histaminfreisetzung (sek. AK-Bildung, aber nicht i. S. der Kälte-Reagin-Theorie).

Kälte|anämie: s. u. K.hämagglutinationskrankheit. – **K.anästhesie**: Lokalanästhesie durch K.applikation (für oberflächl. Stichinzision z. B. Beutel mit Eis-Kochsalzgemisch, Äther-, Chloräthylspray). Ferner / Hypothermie ganzer Gliedmaßen (ca. +10 bis +15°) durch 2- bis 3stünd. Eispackung (obligate Blutleere), meist zur Amputation im Senium oder zu deren Hinausschieben im Schock. – **K.angiitis**: (KILLIAN, JUDMAIR) in örtl. Zusammenhang mit einer K.schädigung (evtl. schon II. Grades) auftretende funktionelle oder organ. Störungen der Endstrombahn oder der größeren Arterien (i. S. der Endangiitis oblit.); zentripetales Fortschreiten umstritten.

Kälte|antikörper: erst bei niedr. Außentemp. (10–4°) wirksam werdender, gegen das I-Antigen der Ery gerichteter inkompletter Auto-AK (19-S-Makroglobulin, durch indir. COOMBS* Test nachweisbar), der eine Störung der Gefäßinnervation bewirkt (»**K.anaphylaxie**«; s. a. Akrozyanose, RAYNAUD* Krankheit); i. e. S. die / Kältehämagglutinine u. -hämolysine. – **K.autoantikörper**: s. u. K.antikörper.

Kälte|bakterien: psychrophile / Bakterien. – **K.behandlung**: therap. Anw. kalter Medien (z. B. Wasser, Lehm u. andere Peloide, Eis, Kohlensäurereschnee, Luft etc.); s. a. Eisbeutel, -krawatte, Kryotherapie). Wirkung örtlich antiphlogistisch u. hämostyptisch, bei wiederholter Anw. hyperämisierend u. Verspannungen lösend (z. B. bei spast. Lähmung); s. a. Kältereiztherapie, Hypothermie, Kryochirurgie. – **K.bindungen**: serol (KOLMER) Komplementbindungstechnik, bei der die prim. Bindung von Komplement u. spezif. AG-AK-System nach 15- bis 18stündiger Kühlschranklagerung (+4° bis +6°) erfolgt. – **K.chirurgie**: / Kryochirurgie. – **K.dilatation**: bei stärkerer Unterkühlung – nach anfängl. Konstriktion – auftretende Dilatation der Hautgefäße, im präkapillaren Bereich rhythmisch (d. h. mit Konstriktion wechselnd), im venösen permanent (vermehrte Blutfülle; Kältehyperämie).

Kälte|-Druck-Test: / Coldpressure-Test. – **K.dysurie**: bei neuroveget. Dystonie unter Kälteeinwirkung auftretender starker Harndrang (reflektor. Kontraktion der Blasenmuskulatur) mit gehäuften Miktionen (aber auch i. S. des paradoxen Harnzwangs), ohne Nykturie.

Kälte|empfindung: s. u. Temperaturempfindung. – Eine **paradoxe K.e.** bei Hauttemp. > 45° beruht auf der fälschl. Entladung der Kaltrezeptoren. – **K.enzephalopathie**: durch langanhaltende Kälteeinwirkung verurs. schwere Schädigungen des ZNS (z. B. massive Extravasate): ton.-klon. Krämpfe, apoplektiforme Zustände, Hirnnervenlähmung, Stammhirnsymptome. – **K.erythem**: / Erythema a frigore. – **K.zeit**: die nach K.einwirkung auf die Haut (z. B. Eisstückchen) gemessene Zeit bis zum Auftreten eines reakt. Erythems. Bei endogenem Ekzem u. Ichthyosis verlängert.

Kälte|gangrän: / Erfrierungsgangrän. – **K.globulin**, Kryoglobulin: die in vitro bereits bei Temp. um 4° das Blutserum präzipitierende bzw. agglutinierende (= K.hämagglutinin) oder verfestigende (= K.gelglobulin) unspezif. Serumkomponente; vermehrt v. a. bei Neoplasma (insbes. Plasmozytom), Viruserkr. (primär-atyp. Pneumonie, infektiöse Mononukleose etc.), rheumat. Polyarthritis, Lupus erythematodes; s. a. Kältehämoglobinurie. – Nachweis in Serumverdünnungsreihe (bei 4°); Titer (d. h. die noch eben präzipitierende Verdünnung) normal 1 : 64 (Erhöhungen bis 1 : 1 Mill.). – Ferner der **K.globulintest** nach SVARTZ u. SCHLOSSMANN (1955) durch Mischen des Probandenserums mit eiskaltem Wasser, so daß ein Präzipitat ausfällt, das den – nachzuweisenden – Rheumafaktor enthält (höhere Treffer- u. geringere Fehlerquote).

Kälte(häm)|agglutination: Agglutination homo- oder heterologer Ery in vitro bei Temp. von 0–5° durch K.agglutinin-halt. Sera; bei 25–37° reversibel. – s. a. Kältehämagglutinationskrankheit. – **K.agglutinationskrankheit**, CLOUGH*(-RICHTER*) Syndrom: erworb., durch K.agglutinine (IgM-Auto-AK) bedingte Hämolyse, die nur bei niedr. Umgebungstemp. (<20°) bzw. örtl. Unterkühlung manifest wird; akute Form v. a. nach Virusinfektion oder Mykoplasmen-Pneumonie, meist passager; chron. Form (v. a. 5.–8. Ljz.) auch symptomatisch (z. B. bei malignen Lymphomen). Klin.: Ery-Agglutinationsbereitschaft bereits bei Zimmertemp., mäß. normochrome Anämie, Hämolysezeichen, Akrozyanose; Ther.: Schutz vor Kälte, bei akuter Form Kortikosteroide, evtl. Zytostatika, Immunsuppressiva. – **K.agglutinin**: zu den Kälte-AK zählendes, homo- u. heterologe Ery bei niedr. Temp. (in vitro 0–5°, in vivo <20°) reversibel verklumpendes unspezif. Autohämagglutinin (18–20S-Makroglobuline); als 19S-Globulin mit bevorzugter Spezifität gegen das I-Antigen normaler Erwachsenen-Ery, sonst auch gegen i-, H(O)-, M- u. B-Antigene. Physiol. Vork. in geringer Konz. u. mit kleiner Wärmeamplitude (= Isohämagglutinin); stark vermehrt bei chron. ↑ K.agglutinationskrankh., Virusinfektion (v. a. primär-atyp. Pneumonie), Trypanosomiasis, hämolyt. Anämie, systematisiertem Erythematodes. Bewirkt bei Temp. unter dem krit. Wert spontane intravasale Autoagglutination im Kapillarbereich; s. a. Autohämagglutinin.

Kälte|hämoglobinurie: bei Wiedererwärmung nach Kälteeinwirkung einsetzende paroxysmale Hämoglobinurie durch Wirkg. bithermischer ↑ K.hämolysine (Typ DONATH-LANDSTEINER), als chron. Form häufig mit pos. WaR, akut v. a. bei Kindern (z. B. im Anschluß an Masern); selten auch sek. bei ↑ K.hämagglutinationskrankh. mit hämolyt. Krise. – **K.hämolyse**: s. u. K.hämagglutinationskrankheit, -hämoglobinurie. – **K.hämolysin**: antierythrozytärer, hämolysierender Kälte-AK, als **monotherm**. oder Säurehämolysin mit AK-Bindung u. komplementabhäng. Hämolyse bei gleicher Temp. (optimal 22° bei pH 6,3), als **bitherm.** oder biphas. »Typ DONATH-LANDSTEINER« (s. a. Kalt-Warm-Hämolysine) mit AK-Bindung optimal bei 0° u. Hämolyse bei 15–40°; s. a. Kältehämoglobinurie.

Kälte|hyperpathie: durch längere K.einwirkung hervorgerufene (zonale) Sensibilitätsstörung mit herabgesetzter Schmerzreizschwelle, v. a. bei Tabes dors.; eine generalisierte **K.hyperästhesie** ferner bei funikulärer Spinalerkr. u. myatroph. Lateralsklerose. K.schmerzen an den exponierten Akren beruhen wahrsch. auf Metabolitenanhäufung infolge Vasokonstriktion. – vgl. K.neuritis.

Kälte|immunhämagglutinin: s. u. Kältehämagglutinin. – **K.knötchen**: weißl. Kalkknötchen an den Ohrrändern als Kältespätschaden. – **K.koma**: ↑ Erfrierungskoma. – **K.marmorierung**: ↑ Cutis reticularis e frigore.

Kälteneuritis: akute Polyneuritis mit Spontanschmerzen der Nervenstämme u. Störung der Motorik, Oberflächen- u. Tiefensensibilität nach allg. Kälteeinwirkung; ferner Motilitäts- u. Sensibilitätsstörungen im Ausbreitungsgebiet eines peripheren Nervs (z. B. als BERNHARDT*-ROTH* Syndrom) nach lokaler Erfrierung, evtl. mit – nach proximal fortschreitender – abnormer Kälteempfindlichkeit.

Kälte|parästhesie: unangenehme K.gefühle (Reizzustand des Tractus spinothalamicus oder Tr. spinalis n. trigemini) bei Encephalomyelitis disseminata. – **K.plasma**: das beim Auffangen von Blut im engen, in einer K.mischung stehenden Glasgefäß über den geformten Bestandteilen stehende ungeronnene Plasma, das beim Erwärmen sofort gerinnt. – **K.proteinurie**: durch K.einwirkung ausgelöste Proteinurie; reversibel u. harmlos. – **K.punkt**: umschrieb. kleiner Hautbezirk mit oberflächlich gelegenen Gruppen von K.rezeptoren (↑ Thermorezeptor); bes. dicht stehend in Gesicht u. Mundhöhle (ca. 10–15/cm²). – **K.purpura**: an akroasphykt. Extremität (v. a. bei ♀♀) unter Kälteeinwirkung auftretende, bis linsengroße, z. T. follikulär gebundene, netzförmig angeordnete petechiale Blutungen (durch K.agglutinin? K.globuline?).

Kälte|reiztherapie: systemat. therapeut. Anw. von K.reizen, insbes. von kaltem Wasser (Waschung, Abreibung, Wickel, Packung, Guß, Dusche, kurzdauerndes Teil- oder Ganzbad etc.). Durch wiederholte Beanspruchung der Gegenregulation Verbesserung von Funktion u. Koordination wichtiger Funktionssysteme (v. a. Kreislauf), daher Anw. zur Abhärtung, Rekonvaleszenz etc., v. a. in Form der KNEIPP* u. PRIESZNITZ* Kur. – **K.resistenz**: angeb. oder erworb. Widerstandsfähigkeit des Organismus gegen K.einwirkung; abhängig u. a. vom Wassergehalt (groß bei geringem Wassergehalt). – **K.rezeptor**: s. u. Thermorezeptor.

Kälte|schaden: s. u. Erfrierung; s. a. Immersions-Kälte-Nässeschaden. – **K.schlag**: durch plötzl., starke K.einwirkung ausgelöster Schock, z. B. als ↑ Erfrierungskollaps, -koma (evtl. mit Exitus let., z. B. als Badetod), s. a. K.allergie. – **K.schmerz**: s. u. K.hyperpathie.

Kälte|sonde, Kryosonde: chir Hypothermiesonde (ca. 22–28 Charr) mit Verdampfungskammer (u. Kälteauslaß) unter der subterminalen Gefrierfläche oder im Gefrierkopf (u. mit Thermoelement an Sondenspitze) als auswechselbarer Teil eines Kryochirurgiegerätes (z. B. Rektoskop-, Zystoskop-, Trokar-K.); zum Einfrieren (–180° durch flüss. Stickstoff) u. Auftauen (spez. Heizsystem) von Tumorgewebe. – **K.syndrom des Neugeborenen**: Unterkühlungssyndrom beim – noch thermolabilen – Neu- u. Frühgeb. (rektal 31–32° bzw. 33–34°): Trinkschwäche, Apathie, Rötung von Gesicht u. Akren, Blutungsbereitschaft (bes. Lungen), Blutzuckersenkung, Azidoseneigung; bei Überleben Gefahr des Hirnschadens (10%).

Kälte|therapie: ↑ K.behandlung. – **K.tod**: ↑ Erfrierungstod. – **K.trocknung**: ↑ Gefriertrocknung.

Kälte|urobilinogen: das mit der Aldehydprobe n. EHRLICH im kalten Harn nachgewiesene U.; spricht für vermehrte U.-Ausscheidung. – **K.urticaria**: »Urticaria e frigore« als Ausdruck einer K.allergie, häufig verbunden mit Porphyrie oder Magenstörungen; mögl. Urs. eines Badetodes. – **K.verdünnungsmethode**: kard ↑ Thermodilution (LUTHY).

Kältezittern, Shivering: bei allgem. Unterkühlung mit Absinken der Körperkerntemp. um 1–2° auftret. – vom hint. Hypothalamus extrapyramidal gesteuertes – rhythm. Muskelzittern (zunächst Arrectores pilorum, dann Skelettmuskulatur) als reflektor. Gegenregulation des Wärmeverlustes mit Steigerung von Stoffwechsel (ca. 7- bis 8fach), O_2-Verbrauch, HMV, Blutdruck u. Pulsfrequenz.

Kärber* Formel: (1931) virol Rechengrundlage für den Neutralisationsindex bzw. ↑ Neutralisationstest (Bestg. virusneutralisierender AK im Tierversuch): s. a. REED*-MUENCH* Methode.

Kaes* (THEODOR K., 1852–1913, dtsch. Neurologe) **Linie**: dünne Nervenfaserschicht in der supraradiären Zone der weißen Großhirnrinde. – **K.* Synzytium**: das aus Einzelfasern gebildete grobe Geflecht in der ↑ v. BECHTEREW* Schicht (= **K.* Streifen**) der Großhirnrinde, bes. ausgeprägt im Hinterhauptlappen.

Käse: path s. u. Verkäsung.

Käse|schmiere: embryol ↑ Vernix caseosa. – **K.vergiftung**, Tyrotoxikose: gelegentl. Hochdruckkrisen nach Genuß bes. Amin-reicher Käsesorten bei gleichzeit. Medikation eines MAOH. – **K.wäscherkrankheit**: rezidivierende allerg. Bronchitis mit klin. Symptn. wie bei Farmerlunge. Im Serum spezif. AK vom Typ IgM; AG wahrschl. aus dem auf der Oberfläche des Käses sich entwickelnden Schimmel (Peni-

Käse|zyste

cillium). — Als echtes Asthma entschädigungspflicht. BK. — **K.zyste**: (KONJETZNY) / Butterzyste.

käsig: *path* mit »käs. Degeneration« (/ Verkäsung).

Kätzchentest: *bakt* / DOLMAN*-WILSON* Test.

Ka-Faktor: (YADA u. YAMASAWA, KLEIN u. KLOSE 1963) wahrsch. rezessiv erbl. Serummerkmal; Nachweis in spez. Hämagglutinationssystem.

Kaffee|kohle: / Carbo Coffeae. — **K.löffel**, Teelöffel: *pharmaz* zur Arzneibemessung übl. Mengenangabe von etwa 5 ml. — **K.probe**: *ophth* / Koffeinprobe (bei Glaukom).

kaffeesatzartiges Erbrechen: / Hämatemesis dunkelbrauner Blutmassen.

Kaffein: / Coffeinum.

Kaffernpocken: / Alastrim.

Kafindo(findo): *trop* 1) Kapfuro: in Zentralafrika (Burundi) vork. Krkht.; mit Pharyngitis, dicken Zungenbelägen, Meningitis. — 2) Onyalai (trop. / Thrombozytopenie).

Kafka* (VIKTOR K., 1881–1955, Neurologe u. Serologe, Hamburg) **Dissoziation**: *neurol* albuminokolloidale / Dissoziation. — **K.* Einheit**: s. u. Liquoreiweiß. — **K.* Reaktion**: 1) quant. volumetr. Bestg. von Gesamteiweiß (mit ESBACH* Reagens) u. Globulin (mit NONNE*-APELT* Reagens) im Liquor, einschl. Albumin-Globulinquotient. — 2) / JACOBSTHAL*-K.* Reaktion (s. a. Normomastix-Reaktion). — 3) / WEIL*-K.* Reaktion.

Kagaminestsu-Fieber: intermitt. Fieber in Japan.

K-Agglutination: Agglutination von / K-Antigen durch spezif. AK (K-Agglutinin) zur serol. Differenzierung kapseltragender Enterobacteriaceae.

Kager* Dreieck: *röntg* das von Achillessehne, tiefen Flexoren u. Kalkaneus begrenzte Dreieck, das bei Achillessehnenruptur eingeengt, deformiert u. verschleiert ist.

Kahlbaum* Krankheit (KARL LUDWIG K., 1828–1899, Psychiater, Görlitz): / Katatonie.

Kahler* (OTTO K., 1849–1893, Internist, Prag, Wien) **Gesetz**: Im Hinterstrang sind die Faserbündel des nächsthöheren Segmentes jeweils dem tiefer eingetretenen lateral angelagert. — **K.*(-Bozzolo*) Krankheit**: (1889) / Plasmozytom.

Kahlmeter* Syndrom: (1941) »allerg. Polyarthritis« v. a. junger Frauen mit period. (zyklusabhäng.?) Gelenkschwellungen, Urtikaria, Migräne, Asthma etc.; umstrittenes Krankheitsbild.

Kahmhaut: auf Hefe- u. Bakn.kulturen schleim., evtl. fadenziehende Haut aus schleimverklebten Mikroorganismen. — Solche **Kahmhefen** (v. a. Candida-, Hansenula, Pichia-Spezies) können techn. Gärungsabläufe u. -produkte verunreinigen.

Kahn* Flockungsreaktion (REUBEN LEON K., geb. 1887, amerikan. Bakteriologe): Seroreaktion zum Nachweis flockender Lipoid-AK bei Syphilis: 0,05, 0,025 u. 0,0125 ml des gereiften **K.* Extraktes** (cholesterinisierter Rinderherzextrakt) werden mit je 0,15 ml inaktiv. Pat.serum gemischt; nach 10 Min. Inkubation (37°) u. 3 Min. Schütteln Zugabe von physiol. NaCl-Lsg. (1,0 bzw. 0,5 ml). Pos. (+ + + +) bei makroskopisch deutlich erkennbarer Flockung in allen 3 Röhrchen.

Kahnbauch: kahnförm. Einziehung (Muskelspasmus) der Bauchdecken; oft Zeichen einer Meningitis.

Kahnbein: 1) (der Hand) / Os scaphoideum. — 2) (des Fußes) / Os naviculare. — **K.pseudarthrose**: rel. häuf. Komplikation einer Skaphoid-Fraktur, meist infolge ungenügender Ruhigstellung u. asept. Knochennekrose (v. a. prox. Fragment); im Rö-Bild häufig zentrale Resorptionshöhle (»Siegelringform«).

Kahn|brust, -thorax: »Kielbrust« (Pectus carinatum) mit Prominenz des Sternums; s. a. HARRENSTEIN* Thoraxdeformität. — **K.schädel**: / Skaphozephalie.

Kahr* Operation (HEINRICH K., 1888–1948, Gynäkologe, Wien): (1937) subtotale Kolpoperinokleisis (vereinfachte LABHARDT* Plastik) bei Uterusprolaps im Senium; Mobilisierung der hint. Scheidenwand, zirkuläre Raffung u. Verlagerung des Vaginalrohrs unter die Urethra (Vernähung der Mm. bulbocavernosi), hohe Dammplastik.

Kain-Komplex: *psych* Rivalität, Neid u. aggress. Verhalten gegenüber einem Bruder (oder mehreren Geschwistern) beim Kind, das sich durch Geschwister aus der Liebe der Eltern verdrängt fühlt.

Kainogenese: (HAECKEL 1874) Abweichen der Embryonalentwicklung durch Auftreten phylogenetisch neuer Organe oder Eigenschaften.

Kairivirus: RNS-halt., in Äquatorialamerika durch Zecken übertragenes ARBO-Virus der Bunyamwera-Gruppe; Erreger einer fieberhaft. Erkr.

Kairobeule: / Hautleishmaniase in Nordostafrika.

Kairoer Herz: *gyn* / Abb. »Intrauterinpessar«.

Kairophobie: / Situationsangst.

Kaiser*-Ponsold* Test (WOLFRAM K.; WERNER P., geb. 1920; Internist bzw. Pharmakologe, Halle/Saale): Nebenschilddrüsenfunktionsprobe; Normalisierung der nach EDTH-Gaben (14 mg/kg) abgesunkenen Plasma-Ca-Werte innerhalb 12 Std. bleibt bei Insuffizienz aus.

Kaiserling* Methode (KARL K., 1869–1942, Pathologe, Königsberg i. Pr.): Konservierung anatom. Präp. mit Erhaltung der Eigenfarbe; nach Fixation in Gemisch aus Formol, Wasser, Kaliumnitrat u. -azetat Einlegen in 80%ig. Alkohol (bis zur Wiederherstellung der Blutfarbe) u. Konservierung in Gemisch aus Wasser, Glyzerin, Kaliumazetat u. Karbolsäure. — Ferner Konservierung ganzer Leichen durch Inj. (A. femoralis) einer Formalin-Glyzerin-Alkohol-Lsg.

Kaiserschnitt: / Schnittentbindung, / Sectio caesarea. — **K.syndrom**: *päd* die erhöhte Disposition der schnittentbundenen »Risikokinder« zur / Membrankrankh. (3–10 auf 1 Vaginalgeborenes). Pathogenetisch entscheidend ist wahrsch. die perinatale Hypoxie, ferner wohl tracheobronchiale Fruchtwasserfülle (Fortfall der natürl. Geburtskompression) u. »Hypovolämie« (Fehlen der »Übertransfusion« unter der Geburt). Postpartale Kontrolle mit APGAR System erforderl., ggf. Azidoseausgleich etc.

kak(o)...: Wortteil »schlecht«, »falsch«.

Kakaobutter, -fett, -öl: / Oleum Cacao.

Kakergasie: Begr. der Ergasiologie (ADOLF MEYER) für gestörte, jedoch noch nicht krankhafte somat. oder psych. Funktionen (etwa i. S. der Neurose).

Kakerlake: 1) / Blatta orientalis. — 2) Jargonbez. für / Albino.

Kak(h)idrosis: ∫ Bromhidrosis.

kakké: japan. Bez. (kaku = Bein; ke = Dampf) für ∫ Beriberi.

Kakocholie, -chylie: in der Humoralpathologie die anomale Zusammensetzung der Galle bzw. der Körpersäfte.

Kakodyl: Tetramethyldiarsin; gift., selbstentzündl. Flüssigkeit mit widerl. Geruch. – Als Präfix alte Bez. für die Dimethylarsino-Gruppe $(CH_3)_2As$.

Kako|genese: ∫ Degeneration. – **K.geusie**: »schlechter Mundgeschmack«, evtl. als Sympt. einer Stoffwechsel- oder Magen-Darmstörung. – **K.lalie**: unsauber artikulierte Aussprache, z. B. bei manchen Formen schwerer Demenz.

Kakon: (v. MONAKOW) abnorme Reaktion bei Angstneurosen.

Kakosmie: 1) obj. **K.**: Wahrnehmung eines stinkenden Geruchs aus dem eigenen Körper, z. B. bei Sinusitis, chron. Tonsillitis, Gastritis (s. a. Foetor ex ore). – 2) subj. **K.**: ∫ Parosmie.

Kakostomie: ∫ Foetor ex ore; vgl. Kakosmie (1).

Kakothelin: 4-Nitrobrucichinonsäurenitrat; Reagens auf zahlreiche Metallionen u. Askorbinsäure (TEGELHOFF* Reagens), Redox-Indikator.

Kakotrophie: Fehlernährung, ∫ Dystrophie.

Kala-Azar, Dum-Dum-Fieber, Splenomegalia tropica: (Hindi: schwarze Krankheit) durch Leishmania donovani verurs. chron. endem. Erkr. v. a. in (sub)trop. Ländern (∫ Karte »Leishmaniase«), im Mittelmeerraum u. in Brasilien bevorzugt bei Kindern (= **infantile** oder **Kinder-K.-A.**). – Übertrager(reservoir) ∫ Tab.; Infektion durch Fliegenstich mit oder ohne Hautaffektion (indurierte Papel); Einwandern der Leishmanien in RES, Ausbildung freier, sich vermehrender (infizierter) Makrophagen, dadurch hämatogene Ausbreitung der Parasiten über ges. Organismus (v. a. Milz, Leber, KM) u. starke prolif. Reaktion des RES. Klin. Erscheinungen (nach 10–14 Tg. bis mehreren Mon.) schleichend mit unspezif. Allg.beschwerden oder aber akut mit remittierendem Fieber; im Frühstadium erhebl. Spleno-, Hepatomegalie, Leukopenie (evtl. < 1000), hyperchrome makrozytäre Anämie, Thrombopenie, Blutgerinnungsschwäche; BSG u. γ-Globulin(IgM)-Werte erhöht; im Spätstadium Myokardschaden (Dilatation), Bronchitis, Enterokolitis, progred. Kachexie, trockene, rauhe, schwärzlich pigmentierte Haut. Ohne Behandlung Exitus in 7–9 Mon. (längstens 2 J.); evtl. Rückfälle; Hautleishmanoid im Früh- oder Spätstadium oder aber als Post-Kala-Azar-Leishmanoid (∫ Tab.). Diagnose: Parasitennachweis (Sternal-, Leber-, Milzpunktat; histol. Blutkultur); MONTENEGRO* Reaktion stets neg., KBR mit WKK-AG rel. empfindlich, übr. serol. Reaktionen (Serumlabilitäts-, NAPIER*-, Antimon-Test) nur bedingt verwertbar.

Kalabar|beule: s. u. Calabar-. – **K.bohne**: Semen Calabar (s. u. Physostigmin).

Kaliämie: ∫ Hyperkaliämie.

Kalialaun: Aluminium-Kalium sulfuricum (∫ Alaun).

kaliarme Diät: meist betont kochsalzreiche Kost mit max. K-Gehalt von 2 g/24 Std., v. a. bei NNR-Insuffizienz (Einsparung von Hormongaben): Kaffe, Tee, Pfeffer, Essig verboten, Butter u. Zucker reichlich; nur fein ausgemahlenes Weißmehl; Gemüse, Fleisch u. Fisch nur nach K-Entzug durch Kochen in Salzwasser.

Kaliberschwankung: röntg im Angiogramm der ungleichmäß. (regellose) Füllungszustand der Gefäße, v. a. als Rö-Zeichen für malignes Wachstum; s. a. Gefäßabbruch. – Ferner die abrupte Kaliberabnahme der Lappenarterien zu den Segment- u. Subsegmentarterien hin als Kriterium der pulmonalen Hypertonie (z. B. in den basalen Partien bei Mitralstenose).

Kalifornische Krankheit: ∫ Kokzidioidomykose.

Kalii: Wortteil der älteren WHO-Nomenklatur für K-Salze; z. B. **K. canrenoas** (der 17-Hydroxy-3-oxo-17α-pregna-4,6-dien-21-karbonsäure = »Canrenoinsäure«; Aldosteron-Antagonist); jetzt meist durch dtsch. INN-Namen ersetzt (s. u. Kalium ...).

Kalik|ektasie: kongenit. (∫ Kelchdivertikel) oder – häufiger – erworb. Ektasie eines Nierenkelches, z. B. als Hydrokalix bei Kelchstenose (»Steinnest« in Papillenbasis, Kelchausgußstein, Achalasie der Kelchmuskulatur), multipel bei Hydronephrose. – **K.ektomie**: totale oder partielle Entfernung eines oder mehrerer Nierenkelche, z. B. im Rahmen einer Nierenbeckenplastik (mit Resektion eines Polkelches, z. B. nach BISCHOFF, bei intrarenaler Hydronephrose); evtl. mit Konkrementextraktion (= **Kalikolithotomie**).

Kaliko|papillitis: herdinfektions- oder allergiebedingte, meist afebrile unilat. Entzündung des papillären Markabschnitts u. der Kelchenden als Sonderform der Pyelonephritis, evtl. mit Dysfunktion des

Kala-Azar-Formen

	Indien	Mittelmeerraum	China	Rußland	Ostafrika	Sudan	Südamerika
Übertrager (Phlebotomus)	Phl. argentipes	Phl. papatasi	Phl. chinensis	Phl. arpaklensis	Phl. martini	Phl. orientalis u. clydei	Phl. longipalpis u. intermedius
Reservoir	Mensch	Mensch, Hund	Mensch	Schakal	Eichhörnchen, Schakal, Hund	Hund, Eichhörnchen, Schakal	Mensch, Hund, Fuchs
Erkrankungsalter	Jugendliche	Kinder	alle Altersklassen	Kinder	Kinder, Jugendliche	Erwachsene	Kinder (85%)
Hautläsion	keine	keine	keine	–	häufig an unt. Extr.	gelegentlich an unt. Extr.	selten
Erreger im Blut	oft	oft	oft	–	selten	selten	selten
Post-Kala-Azar-Hautleishmanoid	nach 1–2 J., bei 5–10%	–	–	–	schnell, bei 30%	nach 5–9 Mon., selten	sehr selten (1 Fall)
Rückfall	selten	–	–	–	häufig	häufig	selten
Ansprechbarkeit auf Antimon	gut	gut	–	–	gering	mäßig	sehr gut

Kaliko|spasmie

Hohlsystems i. S. der / Kalikospasmie (= Pyelonephritis incipiens). Klin.: vasofunktionelle, evtl. massive Hämaturie (sogen. unilat. Nierenpurpura), Bakteri- u./oder Leukurie; ziehende oder kolikart. Schmerzen. – **K.spasmie**: uni- oder bilat. Pyelospasmie, bevorzugt im Halsbereich aller oder einzelner Kelche als dynam. Störung des Nierenhohlsystems mit Hyperperistaltik (Sturzentleerung), mit oder ohne morphol. Befund (z. B. / K.papillitis). Im Ausscheidungsurogramm fehlende Kelchhalsfüllung, bei Solitärpapillitis evtl. »Restfleck«; bei retrograd. Füllung u. U. pyelovenöser oder -parenchymatöser Reflux.

Kalilauge: wäßr. KOH-Lsg. (/ Kalium hydroxydatum).

kaliopenische Nephropathie: sek. tubulär-degenerat. Nierenerkr. (vakuoläre Degeneration; evtl. schaum. Schwellung mit Tubulusobliteration) infolge anhaltenden K-Mangels (Plasmawerte < 2,5 mval/l; / Kaliumverlustniere), meist aber als Folge großer K-Verluste über Niere oder Darm (Laxantienabusus). Klin.: Konz.schwäche (Polyurie), später auch Verdünnungsschwäche. – Typisch für Kaliopenie (außer nach Mineralokortikoid-Exzeß) ist Ersatz der tubulären K^+-Sekretion (trotz metabol. Alkalose) durch H^--Ionen mit resultierender »paradoxer« Azidurie.

Kalischer* Krankheit: / STURGE*-WEBER* Syndrom.

Kalium, K: Alkalimetall, das mit Sauerstoff sowie Wasser heftig reagiert (Aufbewahrung unter Paraffinöl oder Petroleum); Atomgew. 39,102, OZ 19; 1wertig. 4 Isotope: $^{39-42}$K. Pflanzl. Vork. (0,1–1,0 g%) v. a. in Hülsenfrüchten, Getreide, Nüssen, Tee, Kakao, Spargel, Pilzen; Bestand im menschl. Körper (/ Schema) ca. 140 g (= 51 mval/kg), zu 2% auf ECF u. 98% auf ICF verteilt, überw. frei (Rest an Proteine, Glykogen oder Phosphate gebunden); wird rasch resorbiert (bis oberer Dünndarm), verteilt u. bis zu 95% renal ausgeschieden (/ Kaliurese), etwa 10% in Fäzes, Schweiß u. Speichel; Serumwerte normal 3,6–5,6 mval/l (14–22 mg%), bei Hypokaliämie (s. a. K.mangelsyndrom) < 3,5, bei Hyperkaliämie > 5,5 mval/l. Wichtigstes intrazelluläres Kation (Elektroneutralität, Osmolarität, Hydratation, Nerven- u. Muskelarbeit, Enzymreaktionen, Eiweiß- u. Glykogenstoffwechsel); Passage der Zellmembran (s. a. K.quotient, K.pumpe) unter Austausch von 3 K gegen 2 Na + 1 H; bei Austritt aus ICF wird Energie frei u. zellinneres pH azidot., zelläußeres alkalot. verändert; s. a. K.intoxikation. *therap* Anw. (K.salze in Substanz oder Lsg.; s. a. Kalii) zur Substitution, bei Digitalisüberdosierung u. Bariumvergiftung. – *analyt* Bestg.: violette Flammenfärbung; Ausfällung mit Platinchlorid, Weinsäure, Tetraphenylborat; als Kaliumnatriumhexanitritokobaltat; ferner flammenphotometr. (766,5 u. 769,9 nm), Kolorimetrie, Elektrometrie (pH), Rö-Spektrographie, als / LEULIER*-VELLUZ* Methode sowie Tracer-untersuchg. mit ^{42}K (β-; γ; HWZ 12,5 h; krit. Organ: Muskel). – Wicht. Salze: **K. bicarbonicum** (doppeltkohlensaures K., als Antazidum bei K-Mangelzuständen), **K. bioxalicum** (bei Enteritis), **K. bitartaricum** (Tartarus depuratus, Weinstein; natürl. Vork. in Früchten; selten als Laxans u. Diuretikum), **K. bromatum** (Bromkali, K.bromid, KBr; Sedativum), **K. carbonicum crudum** (/ Pottasche), **K. chloratum** (Chlorkalium, KCl; früher bei Fieber u. Epilepsie, heute bei K-Mangel, i.c. bei Herzflimmern), **K. chloricum** ($KClO_3$; früher als O_2-abgebendes Mund- u. Rachen-Antiseptikum; tox. Dosis > 1g; Methämoglobinbildung), **K. citricum** (»Trikaliumzitrat«; früher bei Fieber, Gicht, Uratsteinen, heute bei K-Mangel, tubulärer Azidose mit Kalziumphosphatkonkrementen), **K. cyanatum** (»Zyankali«; unter HCN-Abgabe zersetzl. Kristalle; sehr starkes Gift, DL ab 50 mg; cave Resorption durch Hautwunden! *bakt* / KCN-Empfindlichkeitstest), **K. dichromicum** (»K.bichromat«, $K_2Cr_2O_7$; wäßr. Lsg. stark oxidierend; giftig; / Chromvergiftung, Chromatgeschwür, -krebs), **K. dijodparaphenolsulfonicum** (Sozojodol®-K.; Kaliumsalz der 2,6-Dijodphenol-4-sulfonsäure [Acidum sozojodolicum]; Anw. als antisept. Hautschutz- u. -pflegemittel, Strahlenschutzmittel), **K. ferrocyanatum flavum** (»gelbes / Blutlaugensalz«, $K_4[Fe^{II}(CN)_6]$), **K. fluoratum** (»Fluorkalium«; zur Kariesprophylaxe), **K. hydroxydatum** (»Ätzkali«, KOH; kräft. Ätzmittel bei Warzen, etc.; wäßr. Lsg.: »Kalilauge«), **K. hypophosphorosum** (KPH_2O_2; selten bei Knochenerkrn., Lungenleiden, Erschöpfungszuständen), **K. jodatum** (»Jodkali«; Expektorans u. zur Jodsubstitution, bei Herz- u. Gefäßerkrn., Arteriosklerose, Skrofulose, Mykosen; äußerl. in Ungt. Kalii jodati), **K. nitricum** (Salpeter, KNO_3; Antipyretikum, Diuretikum, Asthmamittel [in Charta nitrata]); **K. nitrosum** (KNO_2; selten als Vasodilatans), **K. perchloricum** ($KClO_4$; starkes Oxidationsmittel, *therap* bei Hyperthyreose), **K. permanganicum** (»K.permanganat«, »übermangansaures Kali«, $KMnO_4$; starkes Oxidationsmittel; in wäßr. Lsg. 1 zu 2000 bis 1:5000 adstringierend, desodorierend u. antisept., zur Wundbehandlung, als Gurgelmittel; Antidot bei Morphin-, Phosphor- u. Blausäurevergiftung; bei Schlangenbissen Inj. um die Bißstelle; Letaldosis ca. 10 g, Antidot Milch), **K. phosphoricum acidum** (KH_2PO_4; zur Harnsäurerung bei Phosphat- u. Oxalatsteinleiden), **K. rhodanatum** (»Rhodankalium«, KSCN, Sekretolytikum in Gurgelmitteln, früher auch Antihypertonikum), **K. silicicum** (K_2SiO_3, $K_2Si_2O_5$; äußerl. bei Insektenstichen u. Hauterkrn.), **K. sulfoguajacolicum** (Sulfoguaiaco-

Kaliumstoffwechsel

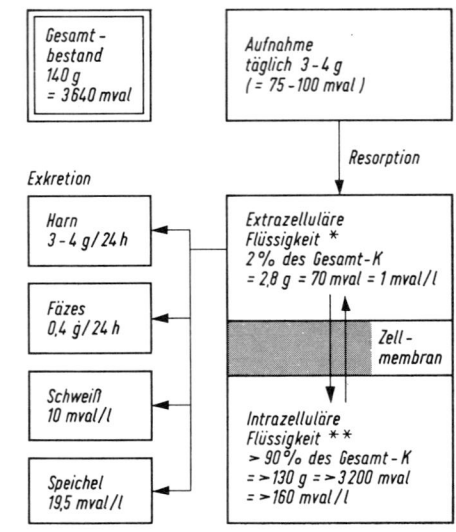

* Serum-K ca. 5 mval/l (14–22 mg%)
** Muskel-K ca. 104 g (2600 mval; ≥ 70% des Gesamt-K)

lum WHO, Expektorans), **K. sulfuratum pro balneo** (»Badeschwefel«, »Schwefelleber«; wechselnde quant. Zus. aus K. trisulfid, -polysulfid, -thiosulfat u. -sulfat; für dermatol. Bäder), **K. sulfuricum** (K_2SO_4; Laxans u. in Mineralsalzpräp.), **K. tartaricum boraxatum** (»Boraxweinstein« als Laxans u. Diuretikum).

kaliumarme Diät: s. u. kaliarm.

Kalium|asystolie: diastol. Herzstillstand als extremer Effekt einer Hyperkaliämie bzw. Kaliumintoxikation (die bei geringerer Ausprägung zu Störungen des Sinusrhythmus u. Kammerflimmern führt). – Auch artifiziell i. S. des induzierten Herzstillstands angewandt. – **K.batterie**: Begr. der Zellphysiologie, der auf eine gewisse Analogie zwischen dem Ruhezustand der Nerven- oder Muskelfasermembran u. einem galvan. Element hinweisen soll (Spannungsdifferenz von 70 mV, mit K^+ als Innenleiter). – **K.canrenoat** WHO: / Kalii canrenoas.

Kalium|defizit: neg. K-Bilanz (infolge K-Mangels). Nachweis z. B. (KÜHNS u. HOSPES) durch Ermittlung der K-Ausscheidung im Urin nach Einnahme von 6 g Kaliumphosphat in 2 Std. (normal 6–8 g K/24-Std.-Harn). – **K.differenzpotential**: *physiol* Teilerscheinung des Membranpotentials (/ Ruhemembranpotential).

Kaliumersatztherapie: orale (z. B. Fruchtsäfte) oder i.v. K^+-Substitution zur Prophylaxe (z. B. bei Kortikosteroidmedikation) oder Ther. von K^+-Mangelzuständen; z. B. bei Azidose als BUTLER*, bei Alkalose als DARROW*-PRATT* Lsg. Da Gefahr der K-Intoxikation Beschränkung auf 150–200 mval/Tg. (12,5 mval/Std.); Wirkungskontrolle u. a. an K^+-Gehalt der Ery oder – indirekt – an N-Bilanz.

Kaliumintoxikation: durch (sub)akute Hyperkaliämie, evtl. auch durch forcierte Normalisierung einer Hypokaliämie (Infusion) bedingte allg. Elektrolytstörung mit vorw. Hyperkaliämie-Symptomatik, die nicht nur von den Serumwerten abhängig ist (bei > 7 mval/l Plasma Prognose ungünstig, bei > 10 mval infaust), sondern auch von Anstiegsgeschwindigkeit, / K-Quotient u. a. Membranfaktoren (z. B. Steigerung der K-Toxizität bei Na-Mangel. Urs.: K-Retention durch Tubulusschädigung u./oder gleichzeit. K-Überangebot, z. B. bei Glomerulonephritis, Gestose, Crush-Syndrom, massiver Hämolyse, nach großer Transfusion. Ther.: Kationenaustauscher, Ca^{2+}-Glukonat, Mg^{2+}-Salze, Glukose-Insulin-Infusion, evtl. Hämodialyse; laufende EKG-Kontrolle. – s. a. Kaliumulkus.

Kalium-Kalzium-Quotient: das für zahlreiche Funktionen (Isotonie, Reizleitung, Nierentätigkeit) wicht., diff.diagnostisch verwertbare Elektrolytverhältnis K^+/Ca^{2+} in Körperflüssigkeiten u. -geweben; normal um 2,0, erhöht v. a. bei Tetanie u. Urämie. – vgl. Kaliumquotient.

Kaliummangel: / Hypokaliämie. – Das **K.syndrom** infolge akuten oder chron. K^+-Verlustes bzw. -Mangels (akutes Defizit bis 130, chron. bis 1000 mval, u. zwar zunächst im Intra-, später im Extrazellularraum u. Plasma) ist eine komplexe Elektrolytstörung mit vorw. K-Beteiligung. Urs.: vermehrte renale Ausscheidung (Tubulopathie, Hyperaldosteronismus, Hyperkortizismus, Langzeitbehandlung mit Sulfonamiddiuretika oder PAS, Erholungsphase nach An- bzw. Oligurie), unzureichende Zufuhr bzw. Resorption, enterale Verluste (z. B. Laxantienmißbrauch), Transmineralisationsprozesse, protrahierte Infusionsther. mit K^+-freien Lsgn. Intrazellulärer Verlust zunächst zu Lasten des Muskel-K (kompensiert durch Na^+-Einstrom u. -Retention; mit Dehydratation einhergehend), daher Adynamie (Muskelschwäche bis -lähmung, aufgehobene Sehnenreflexe), paralyt. Ileus, Störung der Herztätigkeit (energet.-dynam. Insuffizienz, / Hypokaliämie-EKG); ferner – kaliopen. Nephropathie, metabol. Alkalose, hypokaliäm. Koma.

Kalium|pumpe: (LING) der dem pass. Auswärtsdiffusionsfluß des Zell-K entgegengerichtete akt. K^+-Transport; / Ionenpumpe. – **K.quotient**: Verhältnis des intra- zum extrazellulären Kalium (K^+i/K^+e). Verkleinerung des Konz.gefälles infolge Zunahme des K^+e führt – über Veränderung des Membranpotentials – zu schweren Störungen der Muskel-, Nerven- u. Herz-Kreislauffunktion (/ Kaliumintoxikation).

Kalium|seife: Sapo kalinus, »Weiche Schmierseife« aus Leinöl, Kalilauge u. Äthanol. – **K.substitution**: / Kaliumersatztherapie. – **K.sulfid**: K_2S; *therap* Anw. zur Bindung des Nahrungs-Cu bei WILSON* Syndrom u. a. Cu-Metallosen.

Kalium|ulkus: durch dünndarmlösl. K-Präp. induziertes Ulkus in Ileum oder Jejunum, oft multipel u. zu stenosierender Ileitis führend. – **K.urat**: saures harnsaures K; rötl. (Uroerythrinadsorption), amorphes Sediment im sauren Harn. – **K.vergiftung**: / Kaliumintoxikation.

Kalium|verlustniere, K.-verlierende Nephropathie: Tubulopathie (Schädigung K^+-konservierender Mechanismen, Aufhebung oder Einschränkung der NH_4^+- u. H^+-Ionensekretion, prim. Hyperaldosteronismus) mit sek. K^+-Mangel. Vork. u. a. bei chron. Pyelo- u. interstitieller Nephritis sowie bei sonst. Tubulusalteration (Thyreotoxikose, BUTTLER*-LIGHTWOOD*-ALBRIGHT*, DEBRÉ*-DE TONI*-FANCONI* Syndrom, nach Karboanhydrasehemmern u. a. Diuretika); s. a. kaliopenische Nephropathie.

Kaliurese: von der oralen Zufuhr unabhängig. renale K^+-Ausscheidung: freie Filtration, fast vollständ. proximal-tubuläre Rückresorption, distaltubuläre Sekretion (gemeinsam mit Cl, im Austausch gegen Na^+). Tagesmenge ca. 75 bis 100 mval (bis zu 4 g; etwa 90% der ges. K^+-Ausscheidung); vermehrt z. B. bei gesteigertem KH- u. Eiweißkatabolismus (bis 300 mval/Tg.); vermindert erst bei K^+-Verarmung.

Kalk* (HEINZ K., 1895–1973, Internist, Berlin, Kassel) **Dauersonde**: (1948) 5- bis 6täg. Absaugen des Duodenalsaftes (Entfernung tox. Zerfallsprodukte) bei akuter Hepatitis u. drohender akuter Leberdystrophie. – **K.* Krankheit**: »intermittierende Hyperbilirubinämie« (indirekt) nach Hepatitis als Ausdruck einer Insuffizienz der Leberzellen u. Neigung zu gesteigerter Hämolyse. – **K.*-Wildhirt* Probe**: Modifik. der FRANKE* semiquant. Harnbilirubin-Bestg. durch Zusetzen von 2 Tr. ¼%ig. Methylenblau-Lsg. zu 5 ml Harn (pos. bei Grünfärbung).

Kalk: Kalziumkarbonat (Calcium carbonicum), s. a. Calcaria. – **K.ablagerung**, »Verkalkung«: Ablagerung von Ca-Salzen (Phosphat, Karbonat) in »kalkaffinen« Körpergeweben, i. w. S. auch in präformier-

Kalkaneitis

ten oder path. Hohlräumen (abgestoßene Gewebspartikeln als Kristallisationskern), durch Ausfällung des ubiquitär in Körperflüssigkeiten vorhand. Kalziums. Physiol. bei der Knochenbildung (Osteoidverkalkung); pathol. infolge Brady-, Dystrophie, Degeneration, Nekrose, Hyperkalziämie (mit Minderung der Gewebssäuerung), z. B. bei verkäsender Tbk, fibrinöser Exsudation, Sekreteindickung, Lithiasis, Atherosklerose, Parasitenbefall, D-Hypervitaminose; s. a. Calcinosis, Kalziphylaxie, Lithopädion.

Kalkaneitis: unspezif., seltener spezif. (Tbk, Lues, Go) Osteomyelitis des Fersenbeins; i. w. S. auch die zugehör. periostalen Reizzustände (vgl. Kalkaneodynie).

Kalkaneodynie: ätiol. vielfält. (Trauma, Entzündung, Apophysennekrose etc.) Schmerzen in der Fersengegend, s. a. Achillodynie, HAGLUND* Syndrom).

Kalkaneus: Fersenbein (/ Calcaneus). – »Hoher K.« (mit spitz auslaufender oberer-hint. Ecke im seitl. Rö-Bild) z. B. beim HAGLUND* Syndrom.

Kalkaneus|exostose: / HAGLUND* Ferse. – **K.fraktur**: entweder isolierte Fraktur eines Fersenbeinabschnitts (z. B. hint.-oberer Kantenabbruch [/ Entenschnabelbruch], an Tuber, Sustentakulum) oder aber Körperfraktur (ohne oder mit plantarer Luxation, evtl. als intraartikulärer Trümmerbruch). Meist bedingt durch Stauchung, seltener durch extreme Plantar- oder Dorsalflexion des Fußes (Ausriß-, Abriß-, Abscherfraktur). Sympt.: Fersenverbreiterung, Druck- u. Belastungsschmerz, Sohlenschwellung, Abflachung des Fußgewölbes, evtl. Knöcheltiefstand; s. a. Tuber-Gelenkwinkel. – **K.nekrose, aseptische**: / Apophysitis calcanei.

Kalkaneussporn: 1) **hint. K.**: dornart. Ausziehung am bzw. vor dem Ansatz der Achillessehne; mit örtl. Druckschmerz u. Schmerzzunahme bei pass. Dorsalflexion. – 2) **oberer K.**: / HAGLUND* Ferse. – 3) **unt. oder plantarer K.**: nach vorn gerichtete dornart. Ausziehung an der Unterseite des Tuber (Urspr. der kleinen Fußmuskeln) unter der Plantaraponeurose (»Aponeurosensporn«) oder weiter distal (»Ligamentsporn«). Überlastungsschaden infolge Senkung des Fußgewölbes; Sympt.: Druckschmerz, evtl. stat. Beschwerden.

Kalkarinarinde: die Großhirnrinde im Bereich des Sulcus calcarinus; sek. Sehzentrum (/ Sehrinde). Sie bietet in der Area 17 (BRODMANN) eine Hauptvariante der Rindenstruktur (»Kalkarina-«, »Okzipitaltypus«) mit doppelter inn. Körnerschicht u. GENNARI* Streifen.

Kalkariurie: / Hyperkalziurie; s. a. Kalkdiabetes.

Kalk|avidität: / Kalkhunger. – **K.diabetes**: 1) (SCHÜPBACH) Hyperkalziurie als Gegenregulationseffekt bei hyperparathyreogener Hyperkalziämie; führt zu chron. interstitieller Nephritis mit vorw. tubulärer Symptomatik. – 2) (transitor.) idiopath. Hyperkalziurie: (ALBRIGHT et alii) häufigste hyperkalziur. Stoffwechselstörung mit Kalziumausscheidung unabhängig von Kalkzufuhr; Hyperphosphatämie, Serum-Ca. u. -Cl sowie Rest-N normal. Vork. u. a. bei Anorexie im Säuglingsalter, Pyelonephritis.

Kalk|fänger: Gewebe, das aufgrund seines hohen Kolloidgehaltes (Knorpel, Knochen) oder infolge path. Veränderungen (Nekrose, Degeneration) vermehrt Kalksalze aufnimmt. – **K.galle**: 1) (CHURCHMAN 1911) / Kalkmilchgalle. – 2) **Kalkgallenblase**: / Porzellangallenblase. – **K.gicht**: 1) (MÜNCHMEYER) / Chondrokalzinose-Syndrom. – 2) (M. B. SCHMIDT) Sammelbegr. für Calcinosis universalis u. interstitialis progress., PROFICHET* Syndrom, Diabetes phosphatique TEISSIER, Tendofasciitis calcarea rheumatica, Rheumatismus nodosus, Akrocalcinosis (subcutis et cutis), nach NAEGELI auch THIBIERGE*-WEISSENBACH* Syndrom u. Myositis ossificans.

Kalkhunger, Kalkavidität: erhöhter Ca-Bedarf des Körpers (Skelett), entweder infolge anhaltender Kalkverluste (bei Versagen der vom Parathormon geförderten tubulären Rückresorption, die bei Serumwerten < 7 mg% subtotal ist; Antagonismus zu Phosphaten) oder bei physiologisch erhöhtem Ca^{2+}-Bedarf in der Gravidität (hierbei von 0,006 g bis 0,6 g/Tg. ansteigend).

Kalk|infarkt: bei Hyperkalziämie Kalkablagerung in nicht vorgeschädigtem Nierengewebe (Markkegel) infolge örtl. Alkalose (gesteigerte saure Sekretion). Papillen weiß gestreift, K.kristalle in Tubuli u. Sammelröhren, Kalkkörnchen im Interstitium. – I. w. S. auch / K.metastasen in der Rinden-Markzone (Gefäße, Bindegewebe). – **K.infiltration**: / Kalkablagerung (im Gewebe).

Kalk|knorpel: der von der perichondralen Knochenhülse umschlossene, schon vor Beginn der enchondralen Ossifikation verkalkende hyaline Knorpel der präparator. Verkalkungszone. – **K.konkrement**: Ca-Salze (Phosphat, Karbonat, Sulfat, Oxalat) enthaltender Harn-, Gallen-, Pankreas- oder Prostatastein. – Ferner der physiol. »Hirnsand« (Acervulus) u. die »Kalkkugeln« in den Leptomeningen. – **K.lunge**: / Chalicosis pulmonum.

Kalk|mangel: s. u. Kalzium, Hypokalziämie. – **K.metastase**: (VIRCHOW 1855) umschrieb. K.ablagerung (Knoten, Platte) an atyp. Stelle (Subkutis, Lunge, Niere, Magen) bei Hyperkalziämie (evtl. auch Hyperphosphatämie) infolge erhöhter Ca-Mobilisierung aus dem Skelett (bei Osteomalazie, osteolyt. Metastasierung, Hyperparathyreoidismus, chron. Niereninsuffizienz mit Phosphatretention, Vit.-D-Intoxikation, Milch-Alkali-Syndrom); s. a. Calcinosis (metastatica). – vgl. K.infarkt. – **K.milch**: 10%ige wäßr. Aufschwemmung von Calcium oxydatum hydricum (»gelöschter Kalk«) zur Stuhldesinfektion (2 Teile K. auf 1 T. Stuhl, 6 Std.). – **K.(milch)galle**: (VOLKMANN 1926) extrem kalkhalt. Galle als Folge einer bisher unklaren Stoffwechselstörung. Klin.: Cholezystitis u. -lithiasis; pos. Gallenblasenbild bereits auf Rö-Leeraufnahme.

Kalknephrose: akute Nephrose mit Ablagerung von Ca-Salzen in Parenchym u. Tubuli (Kalkzylinder) infolge Schädigung der Hauptstücke u. dadurch bedingter Verhaltung harnpflichtiger Stoffe (äquimolar gegen NaCl). Vork. bei hypochloräm. Alkalose (mit Dehydratation), Sublimatvergiftung, Nierenhypoxie (z. B. im Schock); s. a. Nephrokalzinose.

Kalkosphäriten: / TOMES* Körnerschicht.

Kalk|panzerhaut: subkutane u. epidermale K.ablagerungen u. pellagroide Veränderungen infolge Gewebsalkalose bei hyperparathyreogener Hyperkalziämie. – **K.räuber**: Stoffe (v. a. Phytin u. Oxalsäure), die die enterale Ca-Resorption hemmen.

Kalk|seifenstuhl, Seifenstuhl: grau-weißer, Glaserkitt-ähnl., faulig riechender, alkalisch reagierender Stuhl, der reichlich Ca- u. Mg-Seifen (z. T. Kristallin-nadelförm.) enthält; Vork. beim einseitig mit Kuhmilch u. KH-arm ernährten Säugling, s. a. Milch-, Mehlnährschaden. – **K.spritzer**: die – etwa hanfkorngroßen – verkalkten Nekroseherde (Verbindung von Ca-Salzen mit Fettsäuren) im Pankreas u. an Mesenterium u. Peritoneum bei Pankreatitis.

Kalk|star: *ophth* ↑ Cataracta calcarea. – **K.staublunge**: ↑ Chalicosis pulmonum. – **K.stickstoff**: $N \equiv CN = Ca$; Schädlingsbekämpfungs- u. Düngemittel; therap. Anw. zus. mit Zitronensäure als Adjuvans bei Alkoholentziehung. Toxizität bei gleichzeit. Alkoholgenuß etwa 30fach, Vergiftungsbild (nach Staubinhalation) klin. ähnlich dem durch Antabus® u. Faltentintling (↑ Azetaldehydsyndrom): kapuzenförm. hochrote Verfärbung von Gesicht, Hals u. Oberkörper (»Mal rouge«), Kopfschmerzen, Atemnot, Pulsbeschleunigung, Dyspnoe, Zittern, Blutdruckabfall; im allg. in wenigen Std. abklingend. Gegenmittel: Zystein i.m. – **K.stoffwechsel**: ↑ Kalziumstoffwechsel.

Kalk|therapie: therap. – bzw. prophylakt. – Gaben von Ca-Salzen bei K.mangel (z. B. Gravidität, Laktationsperiode; ca. 1,0 g/Tg.), ferner zur Minderung der neuromuskulären Reizbarkeit, Förderung der Knochenverkalkung, Stimulierung von Herzreaktion u. Blutgerinnung, als antiallerg. u. gefäßabdichtende Maßnahme. – **K.urie**: ↑ Hyperkalziurie; s. a. K.diabetes.

Kalk|wasser: ↑ Aqua Calcariae. – **K.zylinder**: *urol* zylindr. Ca-Salz-Ablagerungen in den Tubuli bei K.nephrose (s. a. K.infarkt, Harnsediment).

Kalleon: ein Pankreashormon; therap. Anw. als Vasospasmolytikum bei peripheren arteriellen Spasmen.

Kallidin, K. II oder 10, Kinin-10, Lysyl-bradykinin: (WERLE et alii 1961) ein Gewebshormon (Dekapeptid; H-Lys-Arg-Pro-Pro-Gly-Phe-Ser-Pro-Phe-Arg-OH), durch Einwirkung von Kallikrein aus gleicher Vorstufe (»**Kallidinogen**«; ↑ Schema) wie andere ↑ Kinine freigesetzt. Biol. Wirkungen wie ↑ Bradykinin (= K. I oder 9), jedoch mit 2- bis 3mal stärkerem Blutdruckeffekt. – **Kallidinogenase**: s. u. Kallikrein.

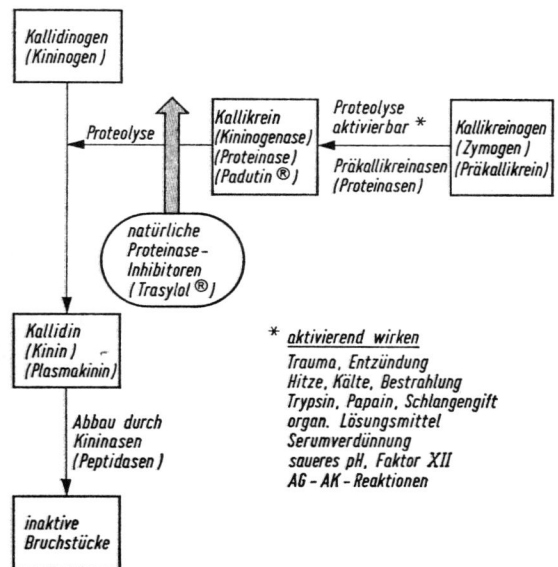

Kallikrein: aus inakt. Vorstufe (»Kallikreinogen«) durch Einwirkung insbes. von Trypsin (↑ Schema Kallidin) gebildete, durch Inaktivatoren (↑ Kallikrein-Inhibitor) hemmbare Protease, die im – für die Lebensäußerungen zuständ., maßgeblich am Energiestoffwechsel beteiligten – **K.-Kinin-System** des menschl. Organismus ↑ Kinine freisetzt. Bisher 5 Typen mit herkunftsabhäng. Spezifität: die aus Organen (Speicheldrüse, Pankreas) bilden nur Kallidin, die aus Serum oder Harn auch Bradykinin; lt. EC ein Enzym (»Kininogenase«), das Kallidinogen in Kallidin verwandelt. Erregt glatte Muskulatur, erweitert periphere u. Koronargefäße (»Kreislaufhormon«; *therap* Anw. als Kallidinogenase WHO (gewonnen aus tier. Bauchspeicheldrüse oder Säugerharn) als Hypotensivum u. bei Kreislauferkrn.; fördert Spermienreifung, -beweglichkeit u. -penetrationsfähigkeit. – Biol. Bestg. am Karotisdruck des Hundes. – **K.-Inhibitor, -Inaktivator**: polyvalente Proteinase-Inhibitoren (Peptide) in Pflanzen (Leguminosen, Kartoffeln etc.), Mikroben, Eiklar, Milch, Blutserum u. tier. u. menschl. Organen; wesentl. Faktor im **K.-Kinin-System** (↑ Schema), der K. (sowie Trypsin, Chymotrypsin, Plasmin) hemmt u. die K.-katalysierte Freisetzung von Plasmakininen bedingt. Therap. Anw. (Präp. aus Rinderlunge, -pankreas, -parotis) v. a. bei Zuständen mit Kininvermehrung: Schock, Karzinoid-Flush, Hyperfibrinolyse, Pankreatitis.

Kallmann* Syndrom (FRANZ J. K., 1897–1965, Psychiater, Berlin, München, New York): (1944) hypogonadotroper Hypogonadismus (Fehlen von FSH, ICSH u. LEYDIG* Zellen; testikuläre Reifungshemmung) mit Eunuchoidismus, sexuellem Infantilismus, Anosmie (infolge Aplasie des Bulbus olfactorius), evtl. auch Farbenblindheit.

kallös, callosus: kallusartig, schwielig; Knochenkallus oder eine Callositas betreffend.

Kallotomie: op. Durchtrennung des Corpus callosum; i. w. S. auch der ↑ Balkenstich.

Kallus: 1) ↑ Knochenkallus (s. a. Callus). – 2) *derm* ↑ Hornschwiele (s. a. Schwiele).

kalmierend: beruhigen, lindernd.

Kalmusbad: Vollbad mit Zusatz von Kalmuswurzel (Rhiz. Calami; 250 g in 3 l Wasser kalt angesetzt, aufgekocht, durchgeseiht) als hyperämisierendes Kräuterbad bei Rachitis, tetan. Zuständen, Asthenie, eiternden Wunden u. a. m.

Kalomel: ↑ Hydrargyrum chloratum. – **K.elektrode**: unpolarisierte Ag-Elektrode mit Kalomelüberzug, z. B. für pH-Bestg. – **K.krankheit, -allergie**: allerg. Reaktion (v. a. im Kleinkindalter) auf Kalomel-Medikamente (z. B. Anthelminthika). Nach 8- bis 9täg. Sensibilisierungsphase morbilliform-urtikarielles, später megaloerythematöses Exanthem (evtl. Purpura) mit hohem Fieber u. LK-Schwellungen (oft generalisiert), evtl. Splenomegalie; rel. Eosinophilie (bis 30%), evtl. Agranulozytose; AK-Bildung (Zweiterkr. selten).

Kalon: ein wachstumsregulierender Stoff in der Epidermis.

Kalorie: *physik* Einh. der Energie; definiert als die notwend. Wärmemenge, um 1 g Wasser von 14,5° auf 15,5° zu erwärmen (= 15°-, kleine oder Gramm-K. = cal_{15}; für 1 kg Wasser: **große** oder **Kilo-K.** = kcal = Cal) bzw. als $1/100$ der Wärmemenge für Erwär-

Kalorienbedarf

mung von 0° auf 100° (= **mittl. K.**). Im SI-System abgelöst durch ∫ Joule. – *physiol* Meßgröße für die quant. Beschreibung energetischer Vorgänge. – *physiol* Als **Kalorien|bedarf** (in kcal) gilt der durchschnittl. Nahrungsbedarf pro Tag zur Deckung des Energieaufwands der atmenden u. arbeitenden Plasmamasse. Der pro kg Körpergew. (oder m^2 Oberfläche) empirisch ermittelte »**K.faktor**« (für Multiplikation mit dem Ges.gew.) schwankt in Abhängigkeit vom Tätigkeitszustand (ca. 30–35 kcal bei Bettruhe, 32–35 bei Zimmerruhe, 35–40, 40–50 oder 45–60 bei leichter, mittlerer bzw. schwerer körperl. Arbeit) u. von weiteren exo- u. endogenen Faktoren, z. B. spezif.-dynam. Wirkung der Nahrung, Luxus- bzw. Mangelkonsumption, Alter, Geschlecht, Allg.zustand. – Als **K.quotient** (C. OPPENHEIM) gilt das Verhältnis der Energie- (in kcal) zur N-Ausscheidung im Harn; normal ca. 8, bei Glykosurie bis zu 14.

Kalorienwert: die bei vollständ. Verbrennung einer Substanz frei werdende Wärme (in kcal/g). Bei Nahrungsmitteln Maßstab für die Energieaufnahme durch den Organismus, unterschieden als – durch dir. Kalorimetrie ermittelter – **physikal. K.** u. als – durch Ausnutzungsverlust (unvollständ. Abbau; bei Eiweiß mit 8% am größten) bedingter – **physiol. K.**, woraus sich ein **korrigierter K.** von 4,0 für KH u. Eiweiß u. von 9,0 für Fett ergibt (∫ Tab.); s. a. kalorischer Wert.

kalorigen: Wärme (lat.: calor) bzw. Erwärmung bewirkend; z. B. als **k. Effekt** das Ansteigen von Körpertemp. u. O_2-Verbrauch bei Kälteeinwirkung (chem. ∫ Wärmeregulation über β-Rezeptoren).

Kalorimeter: Apparat zur Messung der spezif. Wärme von Körpern bzw. zur Bestg. der Wärmemengen, die bei (bio)chem. u. physikal. Prozessen als Brennwert, Reaktions-, Schmelz-, Verdampfungswärme etc. frei bzw. aufgewendet werden; s. a. Kalorimetrie. – **K.sonde**: ∫ HENSEL* Sonde.

Kalo(ri)metrie: Messung (Thermoelement, Thermistor, Kalorimeter) der durch physikal. oder chem. Prozesse freigesetzten oder gebundenen Wärmemengen in wärmeisolierten luftdichten Gefäßen (z. B. DEWAR* Gefäß); entweder direkt (z. B. als Temp.-Differenz einer durchfließenden Wassermenge) oder indirekt aus den volumetrisch bestimmten O_2- u. CO_2-Werten (unter Annahme einer vollständ. Verbrennung u. einer stöchiometr. Beziehung zwischen verbrannter Substanz, CO_2-Bildung, O_2-Verbrauch u. freiwerdender Energie); z. B. zur Bestg. des Energieumsatzes.

Kalorisation: *otol* ∫ kalorische Prüfung.

kalorisch: durch Wärmeeinwirkung bedingt (»e calore«), mit Wärme bzw. Nahrungskalorien zusammenhängend, z. B. kalor. Quotient (∫ Kalorien-Quotient). – **kalor. Nystagmus**: *otol* durch Erwärmung oder Abkühlung des Promontoriums (bei ∫ kalor. Prüfung, beim Tauchen, d. h. durch die resultierende Endolymphströmung ausgelöster Horizontalnystagmus zur gereizten oder zur Gegenseite (= ampullopetal bzw. -fugal). – **kalor. Prüfung**: *otol* seitengetrennte »therm. Prüfung« der peripheren Gleichgewichtsorgane durch Einbringen von Luft oder Wasser unterschiedlicher Temp. (> 37° bzw. > 20°, = warm- bzw. kaltkalor. Prüfung) in den äuß. Gehörgang (bei rückwärtsgeneigtem Kopf, d. h. vertikalgestellten lat. Bogengängen); dadurch ausgelöster ∫ kalor. Nystagmus (zus. mit Fallneigung, Gangabweichung u. Vorbeizeigen) spricht für intakte Kupulaorgane u. Reflexbahnen. Methoden z. B. nach HALLPIKE (30° bzw. 44°, 30 Sek.), KOBRAK (= »Schwachreizprüfung«, 27° bzw. 47°, 5–10 ml, 5 Sek.), BÁRÁNY (»Starkreizprüfung«, 15° bis zum Nystagmus). – **kalor. Wert**: 1) ∫ Kalorienwert. – 2) kalor. Äquivalent eines Nahrungsmittels – bei vollständ. Verbrennung – pro 1 O_2-Verbrauch oder CO_2-Bin-

Kaloriengehalt der wichtigsten Nahrungsmittel (kcal/100 g eßbarer Anteil bzw. Rohware)

Nahrungsmittel	Wert	Nahrungsmittel	Wert	Nahrungsmittel	Wert
Kuhmilch, Vollmilch	67,7/ 65,2	Huhn (gebraten)	144 /138	Blumenkohl	28,3/ 22,3
Trinkmilch, 3% Fett	60,8/ 58,9	(Brust)	109 /106	Feldsalat	21,1/ 16,8
Buttermilch	35,9/ 34,9	Rehkeule	106 /103	Grünkohl	45,9/ 36,1
Emmentalerkäse (45%)	417 /399	Heilbutt	131 /126	Rosenkohl	51,8/ 41,0
Schmelzkäse (45%)	305 /293	Hering	255 /244	Rotkohl	27,3/ 22,2
Speisequark, mager	88,3/ 85,6	Kabeljau	77,7/ 75,4	Weißkohl	24,8/ 20,1
Butter	755 /718	Seelachs	88 / 85	Wirsingkohl	33,0/ 26,0
Schweineschmalz	947 /900	Rotbarsch	112 /108	Sauerkraut	26 / 20
Kokosfett	925 /878	Thunfisch	242 /232	Gurke	9,7/ 7,8
Maisöl	930 /885	Aal	299 /285	Paprika	28 / 23
Margarine	733 /698	Forelle	104 /100	Tomate	18,8/ 16,8
Hammelfleisch, mager	199 /191	Karpfen	151 /144	Bohnen, Schnitt-	33,4/ 30,4
Hammelfleisch, fett	323 /308	Ölsardinen	240 /231	Bohnen, weiß	352 /322
Kalbfleisch, mager	142 /136	Haferflocken	402 /376	Erbsen, grün	92,9/ 84,2
Kalbfleisch, fett	207 /199	Hirse	382 /365	Erbsen, reif	370 /338
Kalbsherz	129 /124	Reis, poliert	368 /359	Pfifferling	22,6/ 20,4
Rindfleisch, mager	213 /204	Gerstengrütze	368 /340	Steinpilz	33,9/ 30,8
Rindfleisch, fett	345 /329	Weizengrieß	370 /358	Apfel	52,4/ 47,1
Schweinefleisch, mager	395 /370			Apfel, getrocknet	279 /252
Schweinefleisch, fett	566 /539	Roggenmehl (815)	363 /336	Birne	58,9/ 53,1
Schweineleber	147 /142	Weizenmehl (405)	368 /356	Pfirsich	45,7/ 41,0
Schweineschinken, gekocht	282 /269	Kartoffelstärke	361 /346	Pflaume	52,9/ 47,5
Schweineschinken, ger.	395 /377			Erdbeere	39,3/ 35,4
Speck, durchwachsen	658 /625	Zwieback, eifrei	403 /388	Weintrauben	74 / 66
Corned beef, amerik.	225 /216	Corn-flakes	388 /375	Apfelsine	54,4/ 48,7
Corned beef, deutsch	153 /147	Roggenbrot	253 /222	Banane	90,3/ 81,0
Mettwurst	541 /516	Brötchen	278 /269	Kokosnuß	399 /362
Frankfurter Würstchen	256 /244	Weißbrot	259 /249	Walnuß	705 /626
Wiener Würstchen	264 /252	Knäckebrot	383 /341		
Weißwurst	255 /241	Eierteigwaren	390 /373	Traubensaft	74 / 67
Leberkäse	271 /258			Honig	305 /298
Leberwurst	449 /428	Möhren	34,8/ 32,4	Zucker	394 /386
		Kartoffeln	85,0/ 79,9	Vollbier	47 bis 48
Gans	364 /347	Kohlrabi	26,0/ 22,6	Bierhefe	344 /276

dung; beträgt 4,48 bzw. 5,56 kcal für Eiweiß, 4,68 bzw. 6,62 für Fett u. 5,05 für KH.

Kalotte: *anat* Schädelkalotte (/ Calvaria).

Kalotten|blutung: / Ringblutung. – **K.kopfschmerz:** Druck- u. Schweregefühl im Schädeldach; v. a. bei Neurasthenie (»Casque neurasthénique«) sowie bei Myalgie u. Myositis im Okzipitalbereich. – **K.nahtresektion:** v. a. bei dekompensierter Stenozephalie Resektion der konvexialen Schädelnähte (neuerdings mit abschließ. Duraeversion bzw. Einlage einer Kunststoffolie (Rezidivprophylaxe). – Als Pfeilnahtresektion heute durch bilat. parasagittalen Eingriff ersetzt.

Kalt* Nähte: limbusnahe Sicherheitsnähte durch oberste Hornhautschichten u. Bindehaut zur Prophylaxe eines Glaskörperprolapses bei Star-Op.

kalt: 1) mit niedr. Temp. (z. B. ka. / Abszeß), *chir* unter Anw. von Kälte (/ Kryo...) bzw. / Kaltkaustik. – 2) *radiol* adj. Bez. für Teile einer nuklearmedizin. Anlage, in denen kein künstl. Strahlungspegel besteht (vgl. heiß). – Ferner als **k. Knoten** im Radiojod-Szintigramm der Schilddrüse der umschriebene Bezirk signifikant verminderter Aktivität als Korrelat des hormoninakt. Adenoms (mit potentieller Malignität bis zu 32%).

Kalt|auszug: *pharm* / Maceratio. – **K.bad,** Balneum frigidum: Voll- oder Teilbad mit Temp. < 20°; s. a. Badetemperaturen, Abkühlungsbad. – **K.blüter:** / poikilotherme Tiere. – **K.empfindung:** s. u. Temperaturempfindung.

Kaltenbach* Schema: *gyn* zu Viererblöcken zusammengefaßte, in »schwach«, »mittel« u. »stark« unterteilte Kolumnen zur Registrierung der Menses-Anamnese.

Kalt|front: *meteor* Linie innerhalb eines Tiefdruckgebietes, längs derer sich die kältere Luft der sog. Zyklonenrückseite keilförmig unter wärmere schiebt. K.-Durchzüge gelten als biotrop: gehäufter Beginn oder Verschlimmerung von Krankhn., Spasmen u. Schmerzattacken. **K.fußdysurie:** / Kältedysurie.

kaltkalorische Prüfung: *otol* s. u. kalorisch.

Kaltkaustik: (WERNER) / Elektrokoagulation (bei der die akt. Elektrode kalt bleibt).

Kaltlicht: Lichtstrahlung ohne oder mit nur geringem UR-Anteil, erzeugt durch Gasentladung oder unter Verw. von Wärmeabsorptionsfiltern. Bei der **K.endoskopie** wird restl. Wärme von den Glasfasern des Fiberinstruments absorbiert.

Kaltluftsee: *meteor* Ansammlung kalter Luft in einem Tal durch nächtl. Wärmeabstrahlung. Gegenindikation für die Einrichtung eines heilklimat. Kurortes.

Kaltmesseroperation: / Kryochirurgie.

Kalt|parese: Kältelähmung (/ Kälteneuritis). – **K.polymerisation:** / Autopolymerisation. – **K.punkt, -rezeptor:** *physiol* s. u. Kälte... . **K.spülung:** *otol* / kalor. Prüfung mit Kaltwasser. – **K.sterilisation:** für thermolabiles Material geeignete / Sterilisation bei niederen Temp. (meist Zimmertemp.); außer mit Alkohol oder Formalin (eigentlich nur eine / Desinfektion) v. a. die Strahlen- (UV- u. ionisierende Strahlen, schnelle Elektronen) u. Gassterilisation (z. B. Äthylen).

Kalt-Warm-Hämolysine: bei paroxysmaler Kältehämoglobinurie auftretende biphas. oder bitherm., als Erythrozyten-Auto-AK (7 S) aufgefaßte Hämolysine (im DONATH*-LANDSTEINER* Versuch nachweisbar), die auf Grund von Strukturveränderungen am Ery nach Infektion (insbes. Treponema pallidum, Viren) oder unbekannter Schädigung gebildet werden.

Kalt-Warm-Prüfung: *otol* / kalorische Prüfung.

Kaltwasser|behandlung: *baln* / Kältereiztherapie. – **K.test:** 1) (BOHRS) intravesikale Instillation von kaltem Wasser zur Prüfung der reflektor. Harnblasenentleerung u. damit der Funktion des Conus medullaris. – 2) / Coldpressure-Test.

Kalymma: (HEITZ 1935) die Matrix des Chromosoms. – Eine **Kalymmauxose** (RÖSSLE 1926) äußert sich als Kernsegmentierung u. -fragmentierung ähnlich wie bei Amitose.

Kalzergen: (SELYE 1962) Substanz (z. B. Bleiazetat, $PbCl_2$, $BiCl_2$) mit selektiver Affinität zu best. Geweben, in denen sie dann – ohne vorangehende »Sensibilisierung« des Kalkstoffwechsels – nach sek. Reiz (z. B. Histamin-Inj.) eine lokalisierte oder system. Verkalkung hervorruft; s. a. Kalzergie, Kalziphylaxie.

Kalzergie: (SELYE 1962) experimentelle lokale (z. B. Leberhilus, Zäkum) oder system. Ca-Thesaurismose – ohne Mastzellenbeteiligung – als biol. Reaktion auf die Verabfolgung eines / Kalzergens u. eines nachfolgenden Stimulus.

Kalziferol: / Vitamin D_2.

Kalzifikation, Kalzifizierung: / Kalkablagerung.

kalzigen: Kalk bildend, mit Verkalkung einhergehend.

Kalzikose: histor. Bez. für eine Kalkstaub-Pneumokoniose (die aber nur eine chron. Bronchitis, evtl. mit Emphysem, ist). – vgl. Chalcicosis pulmonum.

Kalzinose: / Calcinosis. – **dystroph., metalipoidot.** oder **tumoröse K.** (THOMSEN-TANNER): / TEUTSCHLÄNDER* Syndrom; s. a. KRST-Syndrom. – **K.faktor:** / Dihydrotachysterolum.

Kalzipexie: Ausfällung u. Einlagerung von Ca-Salzen im Körpergewebe; / Ossifikation, Calcinosis.

Kalziphylaxie: (SELYE 1962) im Tierexperiment durch Verabfolgung eines »Sensitizer« (Parathormon, Vit. D_2, D_3, Dihydrotachysterin) hervorgerufener Überempfindlichkeitszustand, in dem Gewebe auf einen mechan. oder chem. Reiz (»Provokator«, »Challenger«) hin selektiv verkalken. **Lokale K.** nach dir. Angriff des Provokators (mechan. Reiz, i.m. Inj.); **system K.** nach Verteilung des Provokators im Organismus (i.v. Inj. etc.), mit selektiver Kalkablagerung in den Organen, in denen sich der Provokator bevorzugt anreichert. – »umgekehrte K.«, Anakalziphylaxie: Verhinderung einer Ca-Konz. in einem best. Gewebe durch Langzeitverabfolgung des Provokators in kleinen Dosen.

kalzi|priv: mit bzw. durch Kalkarmut. – **k.protektives Gesetz:** *path* / ERDHEIM* Gesetz.

Kalzitonin, Calcitoninum *WHO,* Ct, Thyreocalcitonin, hypokalzäm. Faktor: (COPP u. CAMERON 1961) in den C-Zellen der Schilddrüse (u. Nebenschilddrüse) gebildetes Hormon (lipophiles Polypeptid; 32 Aminosäuren; MG 5000–8000), Antagonist des Parathormons (senkt im Rahmen der Kalziumhomöostase den durch PTH erhöhten Ca-Spiegel zur Norm). Plasmakonz. ca. 54 (30–85) ng/ml; vermindert nach chirurg. oder Radioresektion der Schilddrüse.

Kalzium

Kalzium, Calcium, Ca: (DAVY 1808) weiches Erdalkalimetall, das intensiv mit O_2, H_2O u. Halogenen reagiert; Atomgew. 40,18; OZ 20; 2wert.; radioakt. Isotope: ^{45}Ca (β^-; HWZ 165 d) u. ^{47}Ca (β^- u. γ; HWZ 4,7 d); bd. für Knochen-Szintigraphie u. Ca-Stoffwechseluntersuchung. Für Tier u. Mensch essentiell (↑ K.stoffwechsel). Therap. Anw. zur Substitution (↑ K.salze, Kalktherapie; s. a. Calcii), bei hämorrhag. Diathesen, Tetanie, Schwermetallvergiftung; als Antiallergikum; *toxikol* Lähmung nach hohen i.v. Gaben; Ätzwirkung von gebranntem Kalk. *analyt* Nachweis anhand ziegelroter Flammenfärbung (Photometrie), Ausfällung schwerlösl. Salze (Oxalat, Pikrolonat, Sulfat etc.), durch dir. (Turbidimetrie) u. indir. quant. Bestg. (Glühen zu Karbonat u. Azidimetrie; Titration mit Cersulfat oder $KMnO_4$), Reaktion mit Silbernitrat (KOSSA), Lackbildung mit Alizarin (GRANDIS-MAININI; auch histochem.), Anfärbung mit Phthalozyaninen (PEARSE), dir. komplexometr. Titration mit EDTA (u. Indikator), biologisch an isolierten Froschherzen. – s. a. Kalziumsalze. – **aktives K.**: der ionisierte Anteil des Plasma-Ca (etwa 55% des Gesamt-Ca; 4,9–5,5 mg% = 2,45–2,85 mval/l); weitgehend konstant; Absinken bewirkt überschießende Parathormonaktivität mit Hyperkalziämie (sowie Hyperphosphatämie u. -urie), die ihrerseits durch Kalzitonin schnell behoben wird; ↑ Diagramm u. Schema »Kalziumstoffwechsel«. – **kolloidales K.**: der an Plasmaproteine (Albumine, α- u. γ-Globuline) gebundene, nicht filtrierbare Ca-Anteil, ca. 40% des Gesamt-Ca, 4,4 mg% = 1,4 bis 2,2 mval/l (s. a. Hyper- u. Hypokalziämie); bei Konz. unter 3 mval/l tetan. Erscheinungen.

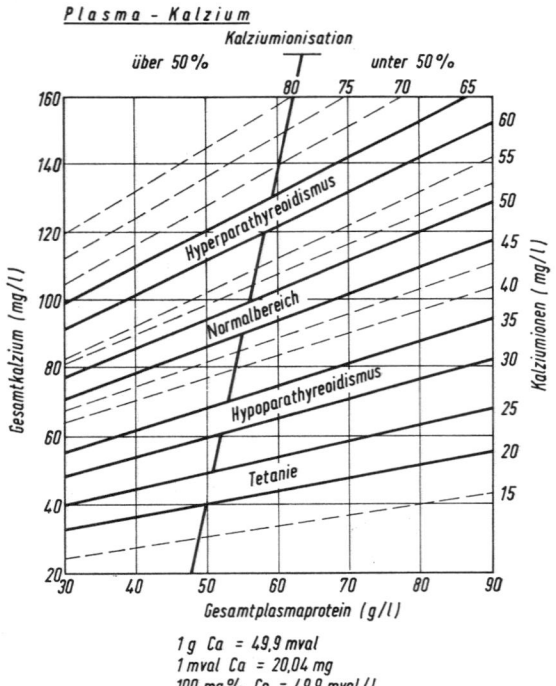

1 g Ca = 49,9 mval
1 mval Ca = 20,04 mg
100 mg% Ca = 49,9 mval/l

Kalzium|avidität: ↑ Kalkhunger. – **K.belastungstest**: dosierte Gabe von Kalzium (u. Phosphor) mit anschließ. Kontrolle der Blut- u. Harnwerte; zur Beurteilung der Nebenschilddrüsenfunktion (bei intakter Niere); s. a. Kalziumstoßtest. – **K.bilanz, abgekürzte**: bei Skelettaffektionen Kontrolle der renalen Ca^{2+}-Ausscheidung nach 3täg. Karenz (150 mg/Tg.), innerhalb der sich normalerweise renale Ausscheidung (ca. 100 mg/Tg.) u. enterale Resorption adaptieren. Verzögerte Adaptation (<150 mg/Tg.) zus. mit Hyperkalziurie spricht – bei fehlender Hyperkalziämie – für vermehrten Knochenabbau, Werte <50 mg für vermind. Ca-Mobilisierung.

Kalzium-Chlorid-Quelle: ↑ erdmuriatische Quelle. – **K.gicht**: ↑ Kalkgicht. – **K.hyperabsorber, -hyperexkretor**: s. u. ↑ K.verlustsyndrom. – **K.intoxikation**: s. u. Kalzium.

Kalziumkarbonat: Calcium carbonicum (s. u. Kalziumsalze). – **K.stein**: farbloses bis graues, sandart.-weiches rö.pos. Harnkonkrement vorw. aus kohlensaurem Kalk ($CaCO_3$; Aragonit), meist zus. mit amorphen Phosphaten. Nachweis: nicht verbrennbar, bei Betupfen mit HCl aufbrausend (CO_2), in verdünnter Essigsäure oder HCl – unter Gasentwicklung – löslich. – Auch Zahnstein besteht vorw. aus Kalziumkarbonat.

Kalzium-Magnesium-Hydrogenkarbonat-Quelle: ↑ erdige Quelle.

Kalziumoxalat|nephritis: kongen. Enzymopathie (Störung des Glyoxylsäure-Abbaus) mit progress. renaler Insuffizienz (»**K.schrumpfniere**«, ↑ Oxalosesyndrom). – **K.stein**: kleines (gelb, glatt, hanfsamenähnl.) oder großes (höckr.-stachl., dunkelbraun bis schwarz: »Maulbeerstein«), hartes, rö.pos. Harnkonkrement aus Kalziumoxalatmono- oder -dihydrat (härter). Vork. mit oder ohne Apatit (meist als isolierter Ureterstein) bei ständ. reichl. Oxalatzufuhr, Oxalose, Hyperparathyreoidismus, idiopath. Hyperkalziurie, Glyzinurie, Osteoporose u. osteoklast. Metastasierung, CUSHING*, BURNETT*, BOECK*, PAGET* Syndrom, D-Hypervitaminose. Nachweis: in Mineralsäuren gut, in Alkalien, Essigsäure, Alkohol, Azeton u. Äther schwer- bis nichtlösl.; im Sediment u. als Auflage »Riesenbriefumschlag-Kristalle«, Monohydrat (Whewellit) in Hantel- oder Biskuitform.

Kalziumphosphatstein: weiß-grau-braunes, geschichtetes, weiches bis mäßig hartes, rö.pos. Harnkonkrement (oft Ausgußstein), in reiner Form aus Apatit (etwa 3% aller Harnsteine; auch Beimengung von Tripelphosphat, Oxalat, Phosphatdihydrat = Brushit). Vork. bei Glyzin-, Phosphat-, Hyperkalziurie u. anderen Erkr. mit Oxalatsteinbildung; lösl. in Essig- u. Salzsäure, nicht in Ammoniak u. Laugen; durch Harnsäuerung günstig beeinflußbar. – s. a. Struvitstein.

Kalzium-Phosphor-Quotient: Verhältnis der Ca- u. P-Plasmawerte; normal um 2,0; z. B. bei Rachitis auf etwa 3,0 erhöht (infolge P-Mangels).

Kalziumsalze: Calcium aceticum: Kalziumazetat; orales Kalkpräp. – **C. amygdalicum**: mandelsaures Kalzium; Harnantiseptikum. – **C. bisulfurosum**: Kalziumbisulfit, $Ca(HSO_3)_2$; Antiseptikum u. Gurgelwasser, Konservierungs-, Desinfektions- u. Lösungsmittel. – **C. bromatum**: Bromkalzium, $CaBr_2$ + ca. 6 H_2O; Sedativum wie Kalium bromatum. – **C. carbonicum**: kohlensaures Kalzium, $CaCO_3$; MAK (Staub) 1700 Teilchen/ml; Antazidum, zur Neutralisation von Formol, in Pudern u. Zahnpasten; s. a. Kalziumkarbonatstein. – **C. chloratum**: Chlorkalzium, $CaCl_2 + n\ H_2O$; natürl. Vork. in Mineralquellen u. Meerwasser. Anw. als Hexahydrat bei anaphylakt. u. allerg. Zuständen, Kalkmangel, Tetanie, 2%ig in Augentropfen u. Salbe; wasserfrei (»fusum«) als mikroskop. Einschlußmittel. – **C. citricum**: Kalziumzitrat; bes. zur pädiatr. Kalziumther. – **C. fluoratum**: Fluorkalzium, CaF_2; in mg-Dosen gegen Karies u. bei Knochenbrüchen. – **C. gluconicum**, Calcinol: Kalziumglukonat; zur oralen, i.m. u. i.v. Kalziumther. – **C. lacticum**: milchsaures Kalzium; zur Kalkther., als Hämostatikum. – **C. mesoxalicum**: Ca-Salz der Mesoxalsäure; perorales Antidiabetikum. – **C. oxalicum**: s. u. Kalziumoxalat... – **C. oxydatum (causticum)**: gebrannter oder Ätzkalk, Calcaria usta, CaO; mit 4 Teilen Wasser unter starker Wärmeentwicklung in Kalziumhydroxid übergehend; Ätzmittel, zur Herstg. von Aqua Calcariae, Trocken- u. Konservierungsmittel. – **C. oxydatum hydricum**: Kalziumhydroxid, gelöschter Kalk: $Ca(OH)_2$, das aus der Luft CO_2 absorbiert; Antazidum (Aqua Calcariae) u. Antidot bei Säurevergiftungen, äußerl. bei Verbrennungen, Ekzemen u. a. – **C. permanganicum**: übermangansaures Kalzium, $Ca(MnO_4)_2 + 4H_2O$; oral bei Darmkrankh. (in Gelatinekapseln mit Ol. Paraffini); äußerl. wie $KMnO_4$ als Desodorans u. Desinfiziens. – s. a. Calcii...

Kalzium-Schnellinfusionstest: ↑ GOLDSMITH*-FORLAND* Test.

Kalziumstoffwechsel: der sogen. »Kalkstoffwechsel« (↑ Schema). Tägl. Minimalbedarf an – essentiellem – Ca 0,3 g, bei Schwangeren u. im Wachstumsalter wesentlich höher; Gesamtbestand 1,5–2,2% vom Körpergew., zu 95% im Skelett, zu 5% in Körperflüssigkeiten enthalten. Beteiligt an: Knochenstoffwechsel u. -mineralisation (Fluor-Hydroxyl-, Karbonat-apatit; geregelt durch Parathormon-Kalzitonin-System, gekoppelt mit Phosphatstoffwechsel, Beteiligung der alkal. Phosphatase), Muskelkontraktion (↑ Aktomyosin), Blutgerinnung (Faktor IV), Kapillar- u. Membranpermeabilität, Wasser-Elektrolythaushalt (Osmose, Säure-Basen-Gleichgew.), Nervenleitung, Enzymreaktionen (Lipase, Sukzinyldehydrogenase, ATP; Zitratsystem). – Darmresorption (Duodenum u. Jejunum) beeinflußt durch Vit. D, Parathormon, Ca/P-Quotient, gehemmt durch alimentäre Begleitstoffe (Phytin, Oxalat, Eisen, Seifenbildner; ↑ BUR-

NETT* Syndrom); Plasma-Ca (Ery Ca-frei!) in 3 Fraktionen: a) ionisiertes Ca (↑ Diagramm »akt. ↑ Kalzium«), b) komplex- oder säuregebundenes, auch interionisches Ca (Zitrat, Phosphat; ca. 5%), c) eiweißgebundenes Ca (kolloidales ↑ Kalzium). Ausscheidung im Harn nach Parathormon-beeinflußter Rückresorption (99%) etwa 1/6 der Aufnahme; in Fäzes 15–65 mval/24 Std. (davon endogen ca. 10 mval, bei Ca-Mangel bis 75 mval), im Speichel 3,1 mval/l, Magensaft 3,6 mval/l.

Kalziumstoßtest, oraler: (BARR, FORFAR 1969) Nachweis der idiopath. Hyperkalziämie beim Kleinkind (u. Effektivitätskontrolle der einschläg. Ther.) anhand der pathol. hohen Ca-Blutwerte (13–18 mg%) nach Verfüttern von 385 mg Kalziumlaktat/kg. – vgl. GOLDSMITH*-FORLAND* Test.

Kalziumsulfatwasser: Mineralquelle (»Gipsquelle«) mit mind. 1 g fester gelöster Stoffe pro kg Wasser, wobei Ca^{2+} u. SO_4^{2-} wenigstens 20 mval% ausmachen.

Kalzium|test: 1) ↑ K.stoßtest. – 2) (KALK 1946) bei krisenhaftem Blutdruckverhalten i.v. K.gabe, die bei Phäochromozytom Blutdrucksenkung bewirkt. – 3) BARNEY*-SULKOWITCH*-FENNEL* Test (s. u. SULKOWITSCH*). – 4) abgekürzte ↑ K.bilanz. – 5) ↑ GOLDSMITH*-FORLAND* Test. – 6) ↑ K.belastungstest.

Kalziumtherapie: ↑ Kalktherapie. – **K.verlustsyndrom**: angeb., idiopath., tubuläre Hyperkalziurie mit Neigung zu Nephrolithiasis (u. nur hochnormalen Blutwerten). Ständ. Ca^{2+}-Verlust (»Hyperexkretor«) bedingt kompensator. Parathormon-Überproduktion, die zus. mit gesteigerter Ca^{2+}-Resorption (»Hyperabsorber«) der Ca-Homöostase dient.

Kalzium|zyanamid: ↑ Kalkstickstoff. – **K.zyanid-Verfahren**: Raumdurchgasung u. Entwesung mit Blausäure, die sich – unter dem Einfluß der natürl. Luftfeuchtigkeit – aus $Ca(CN)_2$ entwickelt.

Kalziurie: ↑ Hyperkalziurie; s. a. Kalkdiabetes.

Kamala: Haarkleid der Früchte von Mallotus phillipinensis [Euphorbiaceae] mit Phlorogluzin-Derivaten (v. a. Rottlerin); Bandwurmmittel (rotes Pulver).

Kambiumschicht: *histol* aus der Botanik (Kambium zwischen Holz u. Bast) übernommener Begr. für die durch größeren Zellgehalt u. Kapillarreichtum ausgezeichnete tiefe Schicht des Periosts, von der das Dickenwachstum des Knochens ausgeht.

Kamelozyt, kameloider Erythrozyt: ↑ Elliptozyt.

Kamerun-Schwellung: ↑ Calabar-Beule.

Kamille (echte): ↑ Chamomilla. – Ein **Kamillenbad** (mit Flores Chamomillae; 800–1000 g) wirkt durch das ↑ Azulen antiphlogistisch, z. B. als Teilbad bei Fisteln u. Wunden, Ekzemen, als Augenbad bei Konjunktivitis, als Sitzbad bei Erkr. des äuß. Genitale.

Kaminkehrerkrebs: ↑ Schornsteinfegerkrebs.

Kammeinheit: *endokrin* ↑ Kapaunenkammeinheit.

Kammer: *anat* ↑ Herz-, Augen-, Hirnkammer, *radiol* ↑ Ionisationskammer, *allerg* ↑ Klimakammer, *histol* ↑ feuchte Kammer.

Kammer|anarchie: *kard* ↑ Anarchie cardiaque. – **K.anfangsschwankung, -anfangsgruppe**, Initialschwankung: *kard* der der Erregungsausbreitung in den Ventrikeln entsprechende ↑ QRS-Komplex des EKG. – **K.automatie, -automatismus**: *kard* ↑ Au-

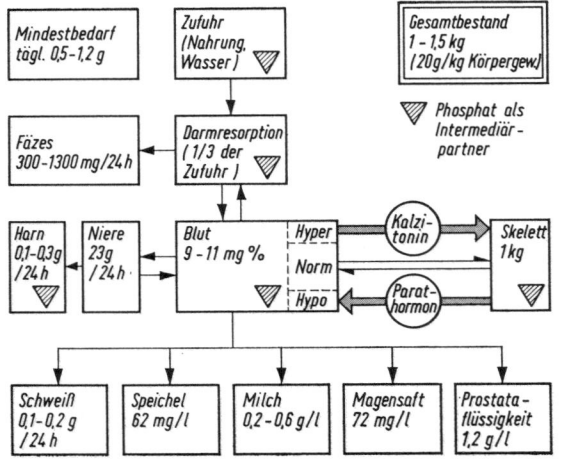

Kalziumstoffwechsel

Kammerblock

tomatie des Herzens, bei der der rhythm. Kontraktionsreiz vom Kammermyokard ausgeht (= idioventrikuläres Zentrum, tert. Reizbildung); entweder Folge einer totalen Av-Blockierung (Frequenz je nach Lage des Automatiezentrums 20–60/Min.) oder als ventrikuläre Tachykardie (100–200/Min.).

Kammer|block: *kard* intraventrikulärer ↑ Block, ↑ Schenkelblock (s. a. Links-, Rechtsschenkel-, Hemiblock). – **K.bucht:** *ophth* ↑ Angulus iridicocornealis.

Kammer|diastole: *kard* s. u. Diastole; s. a. Herzzyklus. – **K.druckkurve:** *kard* ↑ Abb. »Herzzyklus«.

Kammer|echo: *kard* ↑ Umkehrextrasystole. – **K.endschwankung, K.endgruppe:** *kard* der der Erregungsrückbildung in den Ventrikeln entsprechende EKG-Abschnitt: ST-Strecke, T-Zacke u. U-Welle. – **K.extrasystole:** *kard* vom Kammermyokard ausgehende »ventrikuläre Extrasystole«, mit entweder mehr apikalem (überwieg. neg. QRS, pos. T, in Brustwand-Abltgn. frühzeit. Negativitätsbewegung über li. Ventrikel) oder mehr basalem Urspr. (pos. QRS, diskordantes T, V_{1-6} überwiegend pos.).

Kammerfärbung: (V. SCHILLING) *hämat* Einbringen eines frischen Blutausstrichs auf einem mit alkohol. Brillant-Kresylblau-, Nilblau- oder Sudan-Lsg. vorbehandelten Objektträger in eine feuchte Kammer für 3–10 Min.; nach Trocknen an der Luft Nachfärben n. PAPPENHEIM-GIEMSA. Als Supravitalfärbung bes. geeignet für Retikulozyten; ohne Nachfärbung gute Darstg. der Innenkörper.

Kammer|flattern: *kard* Herzrhythmusstörung, im EKG charakterisiert durch die schnelle (ca. 250/Min.), regelmäß. Aufeinanderfolge deformierter Kammerkomplexe mit sehr weiter Amplitude, wobei QRS u. T häufig nicht zu identifizieren sind. Von ventrikulärer Tachykardie oft nicht zu unterscheiden. – Fließende Übergänge zum **K.flimmern:** als unkoordinierte Aktion des Myokards (»kreisende Erregung«) im EKG charakterisiert durch sogen. Flimmerwellen (300/Min.; wühlende Bewegungen). Vorbedingung ist außer Neigung zu ektop. Erregungsbildung eine Verkürzung des Aktionspotentials u. der diastol. Refraktärzeit des Arbeitsmyokards (Instabilität des diastol. Ruhemembranpotentials). Vork. bei Klappenfehler, Myodegeneratio, entzündl. oder tox. Schädigung, Infarkt, akuter Stauung, Lungenembolie, Starkstromunfall etc.; oft tödl. Ausgang (hämodynamisch wie Herzstillstand); Ther.: Elektrodefibrillation.

Kammer|hypertrophie: *kard* s. u. Herzhypertrophie. – **K.knoten:** *kard* ↑ Atrioventrikularknoten. – **K.komplex, -schwankung:** *kard* ↑ Elektroventrikulogramm. – **K.puls:** *kard* pathol. überhöhte V-Welle im ↑ Venenpuls. – **K.scheidewand, -septum:** *kard* ↑ Septum interventriculare; s. a. Ventrikelseptum.... – **K.systole:** *kard* s.u. Systole; s.a. Herzzyklus. – **K.tachykardie:** *kard* ventrikuläre ↑ Tachykardie.

Kammerungssyndrom: *neurol* s.u. NONNE*-FROIN*.

Kammerwasser: *ophth* ↑ Humor aqueus. – **K.venen:** *ophth* (K. W. ASCHER 1941) biomikroskopisch sichtbare »Gefäße«, die vom SCHLEMM* Kanal Kammerwasser in die (sub)konjunktivalen Venen ableiten. Enthalten farblose Flüssigkeit oder verdünntes Blut oder aber beides in parallelen Schichten (»Laminarvenen«).

Kammerwinkel: *ophth* ↑ Angulus iridicornealis.

Kammwachstumstest: ↑ Kapaunenkammtest (auch mit Küken durchgeführt).

Kampfer: ↑ Camphora. – **K.säure:** ↑ Acidum camphoricum. – **K.spiritus:** ↑ Spiritus camphoratus.

Kampfphase: *hämat* ↑ Abb. »biol. Leukozytenkurve«.

Kampimetrie: *ophth* Prüfung des monokularen Gesichtsfeldes mittels **Kampimeters** (schwarzer Schirm mit Sektoren von je 30° u. konzentr. Kreisen von je 10°), indem Weiß- oder Farbmarken von der Peripherie zum Zentrum geführt werden, bis das Auge sie wahrnimmt.

Kamptodaktylie: (LANDOUZY 1906) kongenit. (dominant-erbl., gynäkotrop, aktiv u. passiv nicht korrigierbare hakenförmige Beugekontraktur des 5. (selten auch 4. u. 3.) Fingers im Mittelgelenk bei Hyperextension im Grundgelenk, bis zur Pubertät zunehmend; meist bilat. u. symmetrisch. Wahrsch. Hypoplasie des volaren Weichteil-Bandapparates mit sek. Knochen-Gelenkdysplasie.

Kamp(t)omelie: (1971) Gliedmaßenverkrümmung. Angeboren Leitsympt. des **K.syndroms,** eines autosomal-rezessiv oder heterogen erbl., meist frühletalen mesomelen Zwergwuchses; mit diaphysärer winkl. Verbiegung von Femur u. Tibia (konvexseitig Kortikalisverdünnung), Fibulahypo- bis -aplasie, mesomeler Gliedmaßenverkürzung, Schädel- (v. a. Gesichts-), oft auch Becken- u. Radiusdysplasie; evtl. Hirndysplasie, Aortenisthmusstenose, Nierenfehlbildung.

Kamptopsie: »welliges Sehen« (gerade Linien geknickt) bei Erkr. der Netzhautmitte (z. B. Ablatio).

Kanada-Balsam: ↑ Balsamum canadense.

Kanadisches Rückfallfieber: im Westen der USA u. Kanadas u. in Brit.-Kolumbien endem. R. durch Borrelia hermsii; übertragen von Ornithodorus hermsii, mit Zwischenschaltung wilder Nager als Erregerreservoir.

Kanal: *anat* ↑ Canalis, Ductus. – **K.becken:** *geburtsh* Typ III des langen Beckens, mit assimiliertem letztem LW, fehlender Kreuzbeinhöhlung u. Hochstand des Promontoriums. Dadurch verlängerter Geburtsweg kann Eintritt des kindl. Kopfes (path. hint. ↑ Scheitelbeineinstellung) u. Drehung in Beckenmitte erschweren (Querstand mit Geburtsstillstand).

kanalikulär: einen – kleinen – Kanal betreffend, auf dem Kanalwege (s. a. Kanalmetastase, -tuberkulose).

Kanalikulo|rhinostomie: *ophth* op. Wiederherstellung des Tränenabflusses bei Stenose des Ductus nasolacrimalis: nach Abtragen der Crista nasolacrimalis Einnähen der nasalen Tränengangswand bzw. des Tränensackes (= Dakryozystorhinostomie) in einen Nasenschleimhautschlitz. – **K.tomie:** *ophth* op. Eröffnung des – stenosierten – Tränennasenganges durch Längsinzision vom Tränenpünktchen aus.

Kanalisationsikterus: hepatischer ↑ Ikterus infolge Störung des Bilirubintransports von der Leberzelle in die Gallenkapillare.

Kanal|metastase: de- oder aszendierende Impfmetastase durch abgelöste vitale Tumorpartikeln bzw. Infektionserreger innerhalb eines Hohlorgan- oder Gangsystems (sogen. duktogene = kanalikuläre Metastase). – **K.naht:** einengende Naht des Bruchkanals bei op. Versorgung einer Leisten- oder Schenkelhernie. Beim kongenit. Leistenbruch des Säuglings (nach Reposition) häufig allein ausreichender Eingriff.

Kanal|operation: (SCHLOFFER) ein- oder beidseit. Entdachung des Canalis opticus zur Sehnervendekompression (v. a. bei akuter ödematöser Neuritis optica. Karotisaneurysma, spezif.-meningit. Stauungspapille). – **K.tuberkulose**: durch kanalikuläre Ausbreitung entstandene sek. Tbk (z. B. Epididymoorchitis).

Kanamycin(um *WHO*): aus Streptomyces kanamyceticus isoliertes Aminoglykosid-Antibiotikum (↑ Formel); als Sulfat gut wasserlöslich (645–770 mg/ml bei pH 3–6). A wirksam gegen Tbk- u. einige atyp. Mykobaktn., grampos. u. -neg. Baktn. (v. a. Staphylokokken, weniger gut Pseudomonas, gar nicht Streptokokken); B (»Bekamycinum WHO«) in vitro 2- bis 5mal wirksamer als A (außer gegen Mykobaktn.), jedoch wesentl. toxischer; C wirksam wie A (außer gegen Mykobakterien).

	R_1	R_2	Summenformel
Kanamycin A	–OH	–NH$_2$	C$_{18}$H$_{36}$N$_4$O$_{11}$
Kanamycin B	–NH$_2$	–NH$_2$	C$_{18}$H$_{37}$N$_5$O$_{10}$
Kanamycin C	–NH$_2$	–OH	C$_{18}$H$_{36}$N$_4$O$_{11}$

Kanavel* Schnitt (ALLEN BUCKNER K., 1874–1938, Chirurg, Chikago): 1) bei Sehnenscheidenpanaritium Längsinzision der volaren Fingerkante vom Endgelenk bis zur dist. Hohlhandquerfalte. – 2) Eröffnung einer tiefen Hohlhandphlegmone durch Längsinzision an der Daumen- u. Kleinfingerinnenseite bis Handgelenkmitte (evtl. bis zum PARONA* Raum) u. Spaltung des uln. u. rad. Sehnenscheidensackes im dist. Unterarmdrittel.

Kanchanomycin: (1962) Antibiotikum aus Streptomyces-Stamm; wirksam gegen Staphylokokken, Hefen u. HeLa-Zellen.

Kandaharbeule: ↑ Hautleishmaniase in Afghanistan.

Kandelaberarterien: Verzweigungstyp der Endarterien in Subkutis u. Großhirnrinde.

Kandida: ↑ Candida. – **K.mykose, Kandidose, Kandidiasis**: ↑ Candidosis (s. a. Tab. »Mykosen«).

Kandidid: ↑ Candida-Mykid.

Kangri-Krebs: in Kaschmir auf Langzeiteinwirkung strahlender Hitze (eines unter den Kleidern getragenen Holzkohlenöfchens) zurückgeführter Hautkrebs.

Kanikolafieber: ↑ Leptospirosis canicola.

Kaninchen|blutagar: Blut-Dextrose-Zystin-Agar für die Züchtung von Bartonella bacilliformis. – **K.einheit**, K.E.: 1) Torontoeinheit: die s. c. injizierte Insulinmenge, die den Blutzucker eines 24 Std. fastenden 2-kg-Tieres in etwa 4 Std. auf krampfauslösende Werte (etwa 45 mg%) herabsetzt; obsolet. – 2) ↑ CORNER*-ALLEN* Einheit (für Gestagene). – 3) eine Choriongonadotropin-Einh.; 1 K.E. = 6,8 IE. – 4) die Menge LTH, die bei pseudograviden Tieren nach 7 Tg. eine Milchdrüsenreaktion bewirkt. – 5) eine Vagotonin-Einh.; 1 K.E. (~ 10 µg/kg Tier) verstärkt eben meßbar die Vagusreflexerregbarkeit.

Kaninchen|rhythmus: *kard* s. u. Spechtschlagphänomen. – **K.-Rückenhauttest**: 1) DD von Influenza-Baktn. A u. Haemophilus pertussis durch Inj. von 1 ml Aufschwemmung in die rasierte Rückenhaut eines weißen Kaninchens; bei Pertussis (bzw. Typ B) nach 24 Std. örtliches Infiltrat u. Erythem. – 2) ↑ SABIN*-OLITZKY* Test (auf Toxoplasmose).

Kankroid: verhorntendes ↑ Plattenepithelkarzinom. – **K.perlen**: ↑ Hornperlen.

Kankrophobie: ↑ Karzinophobie.

Kannabismus: ↑ Haschischsucht.

Kann-Aerobier: fakultative ↑ Aerobier.

Kanner* Syndrom (LEO K., 1894, dtsch. Psychiater, Baltimore): frühkindlicher ↑ Autismus.

Kanonenschlag: *kard* durch vorzeit. Aortenklappenschluß verstärkter 1. HT bei av. Dissoziation, v. a. bei totalem Block; s. a. Doppelkanonenschlag.

Kanten|absprengung: meist epiphysennahe Absprengung einer Knochenkante (als Stauchungs-, Riß-, Abscherungsbruch), z. B. des VOLKMANN* Dreiecks bei Knöchelfraktur. I. e. S. der Vorderkantenabbruch eines WK mit oder ohne Bandscheibenbeteiligung bzw. Kompression der oberen Deckplatte, häufig als Hyperflexionsfraktur, im Röntgenbild: verminderte WK-Höhe vorn, Vorstehen der Randleiste, Verschmälerung der kran. Bandscheibe. – **K.abtrennung**: schleichende Isolierung der – meist oberen – Vorderkante eines LWK (»lumb. Scheuermann«) infolge degenerat. Rißbildung in der Bandscheibe mit Eindringen von Bandscheibengewebe in Schwachstellen der Deckplatte (evtl. SCHMORL* Knötchen); im Rö.bild: WK-Höhe u. Kalkdichte des Fragments normal, keine Verdichtungszone, fehlende Kallusbildung; s. a. Abb. »Osteoporose«.

Kanten|schmerz: *geburtsh* durch die Bauchdecken auszulösender Druckschmerz an den Uteruskanten bei Endometritis puerperalis. – **K.stellung**: *hepat* Drehung der Leber um die front. Achse bei Druckerhöhung im Bauchraum (z. B. Aszites, Blähungen), wodurch eine Lebervergrößerung der Palpation entgehen kann.

Kanter* Zeichen (AARON ELIAS K., geb. 1893, Gynäkologe, Chikago): *geburtsh* Ausbleiben von Kindsbewegungen bei Druck auf den Schädel als Zeichen für Fruchttod.

Kanthariden: ↑ Cantharides. – **K.blase**: etwa 12 Std. nach Auflegen eines K.pflasters auftret. schlaffe, intraepidermale, akantholyt. Blase (Aktivierung eines SH-Gruppen-abhäng. Enzyms?), die ohne Narbenbildung abheilt. Anw. als unspezif. Reiztherapie (ASCHER), aber auch diagnostisch: 1) (GÄNSSLEIN) nach Auflegen eines K.pflasters spricht vorzeit. Blasenbildung (< 12 Std.) für Steigerung (z. B. bei Vasoneurose, hämorrhag. Diathese, Thyreotoxikose), verspätete für Verminderung der Kapillardurchlässigkeit (z. B. bei Hypothyreose). – 2) Prüfung des Säftestromes in der Haut anhand der Konz. einer i. v. verabreichten Tracer-Substanz (z. B. Sulfonamid) im Blut u. in der K.blase. – 3) ↑ KAUFFMANN* Probe. – **K.pflaster**: Emplastrum Cantharidum (ordinarium).

Kantharidin: ↑ Cantharidinum. – **Kantharidismus**: akute Vergiftung mit ↑ Cantharidinum.

Kantho|plastik: *ophth* Erweiterungsplastik des Lidspalts (v. a. bei Blepharophimose, -spasmus, Lidschrumpfung, Ankyloblepharon) durch lat. (auch Z-förm.) ↑ K.tomie bzw. keilförm. Lidwinkelexzision (= **Kanthektomie**) mit Umschlagen u. Einnähen eines gestielten Konjunktival- u./oder Epidermislappens. – **K.(r)rhaphie**: *ophth* ↑ Tarsorrhaphie. – **K.tomie**: *ophth* horizontale Spaltung des – temp. – Lidwinkels (meist durch Scherenschlag unter digitaler Spreizung) mit Durchtrennung der Aa. palpebrales lat.; typ. Hilfsschnitt zur Darstg. der hint. Orbita (Exenteration, plast. Erweiterung, Fremdkörper-, Tumorentfernung) oder – evtl. modifiziert – bei Kanthoplastik.

Kanthus: Augen- oder Lidwinkel (↑ Angulus oculi).

K-Antigene: *bakt* die »Kapselantigene« an der Oberfläche (s. a. O-Antigen) bestimmter Baktn. (Enterobakteriazeen, Pneumokokken etc.), die zu deren Typendifferenzierung herangezogen werden: ↑ A-, B-, L-, Vi-Antigen, s. a. Abb. »Bakterienantigene«.

Kantor* Zeichen (JOHN LEONARD K., 1890–1947, Gastroenterologe, New York): *röntg* »segmentale« Verengung des unt. Ileums (Spasmus, Ödem) mit starren, durch Ulzeration ausgefransten Konturen als Frühsympt. der Enteritis regionalis; s. a. String-sign.

Kanüle: Hohlnadel oder Rohr (Stahl, Silber, Spiraldraht, Kunststoff, Glas; evtl. flexibel, meist mit Mandrin, Steckkonus, evtl. Hahn, auch als ↑ Flügel-K.) zum Applizieren, Ablassen, Aspirieren etc. von Medikamenten, Flüssigkeiten, Gasen, zum Ausstanzen von Gewebsteilen oder aber zum Einbringen eines weiteren Instruments (z. B. Katheter), d. h. als Injektions-, Spül-, Punktions-, Implantations-, Biopsie-, Tracheal-, Sprech-, Zyklodialyse-K. etc. – **Kanülenentfernung**: ↑ Dekanülierung.

Kanyemba: andere örtl. Bez. für ↑ Chiufa.

Kanzer(is)ierung: Umwandlung gesunder Körperzellen in Krebszellen (↑ Karzinogenese).

kanzero… : ↑ karzino… – **kanzerogene Viren**: ↑ Tumorviren. – **Kanzeroid** ↑ Karzinoid. – **Kanzerologie**: Krebsforschung, ↑ Onkologie.

Kanzler* Methode: *histotechn* Mikroglia-Darstg. in formolfixierten Schnitten mit der HORTEGA* Methode nach Vorbehandlg. in Antiformin-Alkohol (5–6 Sek.).

Kaolin: ↑ Bolus alba. – **K.absättigung**: *serol* Adsorption gelöster AG an K.partikeln, an die dann nach Zugabe des Immunserums eine Bindung des homologen AK erfolgt. – **K.lunge, Kaolinosis (pulmonum)**: Mischstaubsilikose durch – oft mit freiem SiO_2 untermischten (bis 70 %) – K.staub. Uncharakterist. Symptomatik, Verlauf ungünstiger als bei reiner Silikose; im Rö-Bild: allg. vermehrte Netzzeichnung, feinfleckige Schneegestöber. Entschädigungspflicht. Berufskrankheit.

Kapaunenkamm|test, Hahnenkammtest: (MOORE, GALLAGHER, KOCH 1929) Androgen-Nachweis anhand der Wachstumswirkung auf den Kamm des kastrierten Hahnes. – 1 **K.-Einheit** (KE) ruft eine Flächenzunahme um 20 % hervor u. entspricht der Wirkung von 100 μg reinen Androsterons.

Kapazität: *physik* Fassungsvermögen, Speicherungsfähigkeit; i. e. S. die elektr. K. des Kondensators, definiert als Verhältnis der Ladung zur hervorgerufenen Spannung (Einheit: Farad).

Kapazitätssystem: *physiol* ↑ Niederdrucksystem.

Kapazitation: (C. R. AUSTIN 1951; latein. capax = geeignet) *gyn* der zum Durchdringen der Eihüllen notwend. Reifungsprozeß der Spermien (vesikulärer Zerfall des Akrosoms) im ♀ Genitaltrakt (Uterus, Tube); von Östrogenen stimuliert, von Progesteron inhibiert; s. a. Dekapazitationsfaktor.

Kapeller=Adler* Einheit: *enzym* Maßzahl für Histaminase; 1 K.=A.* E. entspricht der Oxidation von 11,1 μg Histamin bei 24 Std. Inkubation (37°, pH 7,2) eines Histaminase-halt. Präp. mit 1 mg Histamin-HCl. – Von K.=A.* auch Histidin-Nachweis im Harn als Schwangerschaftszeichen angegeben.

Kapfuro: *trop* Kafindo (1).

kapillär, kapillar: haarfein, die Kapillarität bzw. die Kapillargefäße betreffend.

Kapillar|aneurysma: *path* Erweiterung des arteriellen Schenkels der Kapillaren, z. B. bei der RAYNAUD* Krankheit. – **K.apoplexie**: punktförm. Blutung bei K.ruptur bzw bei K.thrombose (sogen. Infarkthämorrhagie). – **K.atonie**: Tonusverlust bis Lähmung u. damit Erweiterung von Kapillaren durch dir. Toxineinwirkung oder als Folge einer Stase (Sludge, Thrombozytenagglomerat etc.).

Kapillarbett: die in den einzelnen Organen sehr unterschiedlich gestaltete ↑ Endstrombahn, die außer den muskelfreien Kapillaren die terminale Arteriole (bzw. Metaarteriole) u. die abführende Venole (bzw. kleine Sammelvene) einbezieht (letztere für Gasaustausch vernachlässigbar, für Flüssigkeits- u. Stoffaustausch u. insbes. Lymphbildung von größter Bedeutung). Anatom. Besonderheiten: dichotome Teilung, a.-v. Kurzschlußverbindungen u. »Brückengefäße« (von letzter Kapillare nicht unbedingt unterscheidbar, bevorzugt a.-v. Strömung). Erhebl. Zunahme der Permeabilität für großmolekulare Stoffe in Venolen u. vorgeschalteten Kapillarabschnitten.

Kapillar|blut: das aus Fingerbeere, Ohrläppchen oder – beim Säugling – Ferse (n. DRUCKER) durch Einstich gewonnene Blut für Blutausstrich, Blutzuckerbestg., Kapillarhämatokrit u. blutchem. Mikromethoden. – **K.blutung**: kapillare ↑ Blutung (einschl. der parenchymatösen). – **K.bronchitis**: ↑ Bronchiolitis. – **K.brüchigkeit**: ↑ K.fragilität.

Kapillar|diagnostik: klin. Funktionsdiagnostik im K.bereich (↑ Tab. n. KÜCHMEISTER).

Kapillardruck: der Blutdruck in den Kapillaren, der – vom phas. arteriellen Druckwechsel ziemlich unbeeinflußt – im Verlauf der Kapillare von ca. 30 auf ca. 12 mm Hg absinkt; gemessen direkt (nach Punktion) oder indirekt (äuß. Kompression mit Gewichten u. mikroskop. Beobachtung des Durchflußstopps im Nagelfalz). Als **effektiver K.** gilt der hämodynamisch wirksame Druckabfall entlang einer Kapillarstrecke, im Unterschied zum – die Kapillarwand belastenden – transmuralen Druck (P_{trans} = $P_{intrakapillär}$ – $P_{interstitiell}$), der zus. mit dem kolloidosmot. u. interstitiellen Druck den effektiven Filtrationsdruck bestimmt.

Kapillare: *anat* ↑ Vas capillare; *techn* Kapillarröhre (s. u. Kapillarität).

Kapillar|ektasie: sackart. oder mehr diffuse Erweiterung einer Blutkapillare (z. B. erworb. oder angeb. Teleangiektasie) oder kleinen Arteriole (z. B. bei diabet. Mikroangiopathie). – **K.embolie**: Verschluß von Blutkapillaren durch verschleppte Fett-, Parenchym-, Tumorzellen oder Baktn.

Kapillarfragilität: Brüchigkeit der Kapillarwand (s. a. Kapillarresistenz); i. e. S. die herabgesetzte Resistenz der »gealterten« Kapillare mit verändertem Aufbau des Grundhäutchens (hydrolyt. Spaltung der Mukopolysaccharide durch Hyaluronidase?) u. Ery-Diapedese (Petechien, Exanthem); vgl. Kapillarpermeabilität. Ät.path.: angeb. Anomalie, infektiöse oder allerg. Einwirkungen, Vitaminmangel, Stoffwechselstörung u. a. m.; ferner die **isolierte K.** (SOULIER 1950) mit dominantem X-chromosomalem Erbgang (u. Gynäkotrophie).

Kapillar|grundhäutchen: die das K.endothel außen bedeckende homogene, polarisationsoptisch ein Fibrillengerüst aufweisende Lamelle (hohe Festigkeit, reversible Dehnbarkeit) aus Protein-Mukopolysaccharidkomplexen (v. a. Hyaluronsäure). Störung ihres Aufbaus hat Steigerung der Permeabilität u. ↑ K.fragilität zur Folge. – **K.hämangiom**: der vorwieg. aus gewucherten K.sprossen, evtl. auch aus undifferenzierten Endothelzellen bestehende »Blutschwamm« (Haemangioma capillare).

Kapillarisierung: Eröffnung normalerweise verschlossener Kapillaren oder aber echte Kapillarneubildung zur Erhöhung der Durchblutungsgröße eines Organs oder Gewebes bei vermehrter Leistung (z. B. der Muskulatur bei Krafttraining, als Folge physikal. Ther.); vgl. Vaskularisation.

Kapillarität: Erscheinung, die durch die Oberflächenspannung hervorgerufen wird, wenn eine Röhre mit geringem ⌀ (»Kapillare«, im allg. < 1 mm) in eine Flüssigkeit eintaucht; bei Benetzung der Innenwand (z. B. H_2O in Glas) Ansteigen, bei Nichtbenetzung (z. B. Hg) Absinken des Meniskus; Steig- bzw. Fallhöhe umgekehrt proportional zum Durchmesser, dir. proportional zur Oberflächenspannung.

Kapillaritis: ↑ Capillaritis.

Kapillar|knäuel: ↑ Glomerulus renis. – **K.mikroskopie**, Kapillaro-, Angioskopie: Betrachtung oberflächennaher Blutkapillaren (Nagelbett, Epidermis, Lippenschleimhaut, Bindehaut, Augenhintergrund) mit spez. »**K.mikroskop**« (meist Auflicht) zur morphol. oder funktionellen ↑ K.diagnostik; evtl. mit **K.photographie**.

Kapillar|nävus: ↑ Naevus flammeus. – **K.netz**: s. u. Endstrombahn, K.bett. – **K.neurose**: Angioneurose im K.bereich, z. B. Erythrozyanose, Erythralgie, Cutis marmorata. – **K.niere**: kleindimensionierte »künstl. Niere« mit gebündelten feinsten Kunststoffkapillaren (Zelluloseazetat) als blutführendem System; Vorteil: große Dialysierfläche bei geringem Füllvolumen.

Kapillaro|pathie: Erkr. des Blutkapillarsystems, z. B. Kapillarektasie, -neurose, Störungen von Kapillarresistenz bzw. -permeabilität; i. e. S. die Mikroangiopathia diabetica (s. u. Angiopathie). – **K.skopie**: ↑ Kapillarmikroskopie.

Kapillar|permeabilität: die Durchlässigkeit der K.wand für Wasser mit echt oder unecht gelösten Stoffen (i. w. S. auch für kolloide Plasmaeiweißkörper). Kann durch Störung im Aufbau des ↑ K.grundhäutchens erhöht sein, u. zwar exogen infolge therm., mechan. (Über-, Unterdruck) oder chem.-tox. Einflüsse (Kapillargifte, H-Substanz, Peptose, Albumose, artfremdes Eiweiß) oder aber endogen bei Stoffwechselstörung (v. a. Diabetes mellitus), Zirkulationsstörung (Stagnation, Stase, kapillarvenöse Hyperämie), Vitaminmangel (v. a. Vit. A). Klin.: akutes Ödem, Exsudat, Quaddelbildung, bei gleichzeit. Fragilität auch Petechien. – **K.puls**, QUINCKE* Zeichen: schon bei leichtem Druck auf den Fingernagel sichtbarer herzsynchroner Wechsel von Blässe u. Röte des Nagelbetts bei Aorteninsuffizienz. – **K.punktion**: urol ↑ Mikropunktion.

Kapillar|resistenz: *physiol* Widerstand der K.wand, mit dem sie mikroskopisch kleine korpuskuläre Elemente in der Blutbahn hält; bestimmt im allg. anhand der Durchlässigkeit für Ery (künstl. Purpura) bei Über- oder Unterdruck mittels Blutdruckmanschette (↑ RUMPEL*-LEEDE* Zeichen, GÖTHLIN* Test) bzw. Saugglocke (z. B. **K.resistometer** n. KÜCHMEISTER; als Maß gilt der für 10 Petechien in 60 Sek. erforderl. Druck) oder als ↑ JÜRGENS* Kneifphänomen; s. a. K.fragilität.

Kapillar|stigma: Vork. von Archikapillaren jenseits des Säuglingsalters als allgem. Degenerationszeichen. – **K.thrombose**: Konglutination von Erythro-, Thrombo-, Leukozyten u. Fibrin im K.lumen, evtl. mit späterer Homogenisierung (= hyaliner Thrombus); bei Kreislaufstörung u. tox.-infektiösen oder allerg. Prozessen (z. B. thrombot. Mikroangiopathie, thrombopen. Purpura, MOSCHKOWITZ* Syndrom). – **K.toxikose**: ↑ Purpura rheumatica. – **K.zentrifugiermethode**: *bakt* Keimzahl-Bestg. in einer Flüssigkeit anhand der Sedimentationshöhe in einer mit der Probe beschickten Kapillare nach Zentrifugieren; Fehlerbreite ca. 10%. – **K.zirkulation**: ↑ Mikrozirkulation.

Kapillardiagnostik

A) Wasserhaushalt

1. allgemein:
   a) VOLHARD* Verdünnungsversuch
   b) KAUFFMANN* Wasserversuch
   c) Bestg. der extrazellulären Flüssigkeit
   d) Bestg. der zirkulierenden Blutmenge
   e) Bestg. des kochsalzretinierenden Faktors

2. speziell:

Blutstrombahn	a) klin. Kapillardruckmessung
	b) klin. Arteriolendruckmessung
	c) Messung des onkot. Druckes
Kapillarwand	a) LANDIS*-Methode
	b) Kantharidenblasenmethode
	c) Fluoreszeinuntersuchung
	d) Gewebssaftsbestimmung n. BARTELHEIMER
	e) Radioproteinpassage
	f) Globulinantikörperpassage
Interstitium	a) Quaddelresorptionszeit
	b) Gewebsclearance mit ^{24}Na
	c) Gewebsinnendruckmessung
	d) Strömungswiderstandsmessung im Gewebe
Lymphbahn	Bestimmung der Lymphstromgeschwindigkeit

B) Erythrozyten-Kapillarwandpassage

1. Überdruckmethode
   a) RUMPEL*-LEEDE* Versuch
   b) REY* Methode
   c) GÖTHLIN* Methode

2. Unterdruckmethode
   a) v. BORBELY* Methode
   b) Kapillarresistometrie (KÜCHMEISTER-SCHÄRFE)

Kapistration: s. u. Phimose. – **Kapistrum**: chir ↑ Capistrum (»Kopfhalfterverband«).

Kapitatum: ↑ Os capitatum. – **Kapitium**: chir ↑ Capitium (»Kapuzenverband«).

Kaplan* Syndrom: 1) K.*-KLATSKIN* Syndrom: (H. KA. 1960) ätiolog. ungeklärte Sarkoidose, Psoriasis u. Gicht bei Hyperglobulin- u. Hyperurikämie, gelegentl. auch Hyperkalzi- u. Hyperphosphatämie. – 2) ↑ ZUELZER*-K.* Syndrom.

Kaplan*-Silah* Test: (1963) DD renovaskulärer u. essentieller Hypertonieformen anhand des vasopressor. Effektes einer Angiotensin-II-Infusion (von 4,2 bis 10,5 ng/kg/Min. ansteigend); diastol. Blutdruckanstieg um 20 mm Hg nach 6,5 ng spricht für Angiotensin-»Sensibilität«, d. h. gegen eine vaskuläre Hypertonie.

Kapnographie: graph. Aufzeichnung des mittels Ultrarot-Analysators gemessenen CO_2-Gehaltes der Ausatmungsluft.

Kaposi* (MORIZ KOHN K., 1837–1902, Dermatologe, Wien) **Dermatitis**: 1) K.*-JULIUSBERG* Syndrom: ↑ Ekzema herpeticatum. – 2) ↑ Dermatitis diabetica papillomatosa. – Ferner sind nach K.* benannt: Akne necroticans et exulcerans serpinosa nasi, Endothelioma capitis, Erysipelas perstans faciei, Herpes tonsurans maculosus, Impetigo parasitaria, Impetigo herpetiformis, Lupus erythematodes, exanthematicus u. profundus, Lichen ruber acuminatus u. moniliformis, Molluscum giganteum, Pemphigus malignus, Xeroderma pigmentosum. – **K.* Syndrom**: 1) K.* Sarkomatose, Angioreticulomatosis CAZAL-RONCHESE-KERN, Granuloma multiplex haemorrhagicum KÖBNER, Pseudosarcomatosis haemorrhagica pigmentosa, Retikuloangiomatose, Sarcoma idiopathicum multiplex haemorrhagicum: v. a. bei ♂♂ jenseits des 50. Lj. multilokulär-symmetrisch an den Füßen (u. Händen) schmerzhafte, bläulich-rot-violette, derbelast. Knötchen u. Knoten (zellreiche, granulomatöse Wucherung bindegewebiger Zellen, reichl. Gefäßneubildung) mit Blutung u. Hämosidereineinlagerung. Ausbreitung durch Wachstum u. neue Knoten; selten Ulzeration, nach jahrelangem Bestehen auch Metastasierung. – 2) K.*-SPIEGLER* Sy.: ↑ BÄFVERSTEDT* Syndrom. – 3) K.*-LIBMAN*-SACKS* Sy.: ↑ Endokarditis LIBMAN-SACKS.

Kappa-Faktor: 1) serol ↑ Faktor VII (der Blutgerinnung). – 2) zytol (SONNEBORN 1943) feulgenpos. Partikel (ca. 0,4 μm, Rickettsien-artig) im Plasma von Paramezien, die sich wie ein gutart. infektiöses Agens verhält, bei »Killer-Stämmen« aber den Zelltod bewirkt.

Kappazismus, Kappatismus: Stammeln (Dyslalie) mit Fehlbildung des Lautes »k« (griech.: Kappa), der ausgelassen oder durch »t« oder »d« ersetzt wird.

Kappeler* (ALEXANDER OTTO K., 1841–1909, Chirurg, Konstanz) **Handgriff**: (1880) Kunstgriff (Daumen bilat. hinter aufsteigendem UK-Ast, 2.–5. Finger unter Kinnspitze) zur Freihaltung der hypopharyngealen Atemwege bei Narkose, Ohnmacht, Schock etc. durch Vorschieben des UK (u. damit des Zungenbeins u. der Epiglottis). – **K.* Naht**: Aufsteppen der zuführenden Jejunumschlinge bei der BILLROTH* Resektion II auf die Naht des oberen Magenquerschnitts u. die kleine Kurvatur als »hohe Aufhängung« zur Refluxprophylaxe. – Analoges Prinzip bei antekol. GE ohne Magenresektion: spitzwinkl. Fixierung des oralen Jejunumschenkels an die Magenvorderwand.

Kappen|pessar: ↑ Schalenpessar. – **K.stopp**: neurol im Myelogramm konvexer KM-Stopp, meist durch extramedullären Prozeß. – **K.verschluß**: Verschlußkappe aus Metall, Glas (»Jenaer Glaskappe«) oder Gummi für eine mikrobiol. Kultur; evtl. in Kombination mit dem übl. Wattverschluß.

Kappis* Operation (MAX K., geb. 1881, Chirurg, Hannover): (1921) Hüftarthrodese mit Technik der ↑ ALBEE* Op. (1). – Ferner von K.* angegeben »Kipplappenplastik« ähnl. dem LEXER* Rollappen u. paravertebrale Splanchnikusanästhesie.

Kaprinsäure, Acidum capri(ni)cum, n-Decylsäure: $CH_3\text{-}(CH_2)_8\text{-}COOH$, höhere gesättigte Fettsäure in natürl. Fetten u. pflanzl. Ölen (v. a. als Ester). – **Kapronsäure**, Acidum capro(n)icum s. capronatum, Butylessig-, n-Hexylsäure: $CH_3\text{-}(CH_2)_4\text{-}COOH$, höhere gesättigte Fettsäure in tier. u. pflanzl. Ölen u. Fetten.

Kaprylsäure, Acidum caprylicum, Octylsäure: $CH_3\text{-}(CH_2)_6\text{-}COOH$, höhere gesättigte Fettsäure in pflanzl. u. tier. Fetten; therap. Anw. als Antimykotikum (Na- oder Zn-Salz). – Die **K.zahl** (»CZ«, »KZ«), d. h. ml 0,01 n-Kaprylsäure pro 0,5 g Fett, ist analyt. Maßzahl für Fette (max. bei Kokosfett 17,4–21,8).

Kapsaizin: ↑ Capsaicinum.

Kapsel: anat, pharm ↑ Capsula; bakt s. u. Kapselbakterien.

Kapsel|antigen: ↑ K-Antigen. – **K.bakterien**: eine Schleimkapsel (mit Polysacchariden aus Galakturonsäure, Azetylhexosamin, Glukose; s. a. K.färbung) bildende Baktn.; i. e. S. die Klebsiella-Gruppe (**K.bazillus** PFEIFFER: ↑ Haemophilus influencae). – **K.band**: anat s. u. Gelenkbänder (1). – **K.blutung**: traumat., entzündl. oder apoplekt. Blutung in das Innere einer anatom. Kapsel, z. B. in die Capsula int. (Massenblutung der Aa. lenticulostriatae, meist mit Hemiplegie) oder als ↑ Hämarthros bei Gelenkkapselruptur oder -quetschung.

Kapsel|doppelung: chir s. u. K.plastik. – **K.entzündung**: ↑ Capsulitis. – **K.epithelstar**: ↑ Kapselstar (2). – **K.brille**: ↑ Okklusionsbrille.

Kapsel|färbung: färber. Darstg. der Baktn.kapsel, u. zwar negativ (z. B. Tuscheaustrich) oder pos. (nach HISS, JOHNE, OLT, FOTH, MUIR, KAUFMANN); s. a. GRAM* Substanz. – **K.fett**: 1) ↑ Capsula adiposa renis. – 2) in der Gelenkkapsel die Trennschicht zwischen Membrana fibrosa u. synovialis; entweder vereinzelte Fettzellen in den Maschen der Synovia oder ins Gelenkinnere vorspringende Plicae alares; s. a. HOFFA* Fettkörper (des Kniegelenks). – **K.fliete**: (v. GRAEFE*) ophth kleiner, dreieck.-spitzer Haken zum Zerschneiden der Linsenkapsel. – **K.häutchen**: ophth Epithel der Linsenkapsel. – **K.hernie**: mit dem Gelenkspalt kommunizierende hernienart. Ausstülpung einer Gelenkkapsel; v. a. in der Kniekehle bei chron. Polyarthritis.

Kapsel|isthmus: orthop s. u. K.schlauch. – **K.katarakt**: ↑ Cataracta capsularis; s. a. Kapselstar. – **K.körper**: hämat ↑ HEINZ* Innenkörper. – **K.lähmung**: s. u. K.blutung.

Kapsel|phlegmone: chir ↑ Gelenkkapselphlegmone. – **K.plastik**: Rekonstruktion, Straffung oder Verstärkung einer überdehnten oder rupturierten Gelenkkapsel (v. a. bei habitueller Luxation, zur Korrektur einer Gliedmaßenfehlstellung) durch spez. **K.naht, -raffung, -doppelung,** Aufsteppen von Muskulatur (HOHMANN), Kutis-Subkutislappen (REHN), Faszie oder Periost. – **K.quellungstest, -schwellungstest:** *bakt* Reaktion zwischen K.polysacchariden von ↑ K.-bakterien (z. B. Pneumokokken, Haemophilus influenzae) u. spezif. Antiserum zur Typendifferenzierung (scheinbare Schwellung der Kapsel durch Änderung des Brechungsindexes).

Kapsel|schlauch: *orthop* bei kongenit. Hüftluxation die Ausziehung der Gelenkkapsel infolge Lateralisation oder Kranialverschiebung des Femurkopfes, meist mit sogen. »K.isthmus« durch Pfannenrand, Iliopsoassehne (= DEUTSCHLÄNDER* Knopflochmechanismus) oder Verwachsungen mit Lig. teres. – **K.star:** ↑ Cataracta capsularis; ferner der K.epithelstar im dichter, glas. Masse aus degenerierten Linsenepithelzellen unter der Linsenkapsel; evtl. inselförm. Kalkablagerungen u. starke Schrumpfungstendenz. – **K.streifen:** *ophth* im Spaltlampenbild helle Diskontinuität der Augenlinse, hervorgerufen durch die vord. bzw. (schwächer) hint. Linsenkapsel. – **K.streptokokken:** die Pneumokokken (↑ Diplococcus pneumoniae). – **K.zange:** *urol* Faßzange zur Fixierung (u. Blutstillung) der Prostatakapsel bei retropub. Prostatektomie.

Kapsid, Kapsomer: *virol* s. u. Virion (s. a. dort. Abb.).

kapsuläre Lähmung: Kapsellähmung (bei ↑ Kapselblutung).

Kapsularisplazenta: in der Decidua capsularis persistierendes Plazentagewebe, das bei weiterem Eiwachstum mit der Decidua vera verwächst. Selten, meist zur Fehlgeburt führend; evtl. klin. Bild der Placenta praevia secundaria.

Kapsulektomie: 1) *ophth* (in)komplette Entfernung **a)** der Linsenkapsel (bei Kapselstar), **b)** der Capsula bulbi. – **2)** *chir* Exstirpation oder Exzision einer Nieren-, Leber- oder Gelenkkapsel, i. w. S. auch einer Pseudomembran (Hämatom, Abszeß).

Kapsulitis: ↑ Capsulitis.

Kapsulotomie: Spaltung einer Linsen-, Bulbus-, Nieren-, Tumor-, Abszeßkapsel etc.; i. e. S. die Gelenkkapselinzision bei Arthrotomie oder zur Mobilisierung einer bindegeweb. Ankylose; ferner Durchtrennung des vord. Schenkels der Capsula int. bei Parkinsonismus.

Kaptation: *gyn* ↑ Eiabnahme.

Kaptavität: (SCHULTZ=HENCKE) Tendenz des Säuglings in der oralen Phase, ebenso wie die Mutterbrust alle Dinge der Umgebung in den Mund u. damit in Besitz zu nehmen. Kann beim Erwachsenen als »**kaptatives Verhalten**« (Bedürfnis, in Besitz genommene Gegenstände oder Menschen völlig zu beherrschen) erhalten bleiben.

Kapuzen|muskel: ↑ Musculus trapezius. – **K.verband:** ↑ Capitium.

Karaffenstopfenepiphyse: ↑ Zapfenepiphyse.

Karamel: glasig geschmolzener, durch Zersetzungsprodukte braun gefärbter Zucker. – **K.reaktion:** ↑ KLEEBERG* Probe.

Karapetsan* Medium: Kulturmedium für Lamblia intestinalis.

Karaya-Gummi: mit Wasser emulgierbare Ausscheidung trop. Bäume der Gattung Sterculia mit hohem Polysaccharidgehalt; Anw. als unverdaul. Digestivum, für Schleimsalben, als Dichtungsring an Kunstafterpelotten.

Kara Yara, Pleube yara: 1955 in der südöstl. Türkei aufgetretene toxische Hautporphyrie (mit Koproporphyrinurie), hervorgerufen durch das Fungizid Hexachlorbenzol (bei Genuß von Saatgut).

Karb...: s. a. Carb....

Karbamat: Salz der Karbaminsäure. – Auch Trivialbez. für Muskelrelaxantien der Gruppe Karbaminsäureester (z. B. Carbacholum).

Karbamid: ↑ Harnstoff. – **K.säure, Karbaminsäure,** Acidum carbamicum: H_2N-COOH; als Karbamoylphosphat wesentl. Intermediärprodukt im Harnstoffzyklus. – Salze: **Karbam(in)ate.** – Säurerest: ↑ Karbamoyl... – **K.äthylester:** ↑ Urethan.

Karbamoyl...: s. u. Karbamidsäure. – **K.asparaginsäure:** Ureidobernsteinsäure; Zwischenprodukt der Pyrimidinbiosynthese. – **K.phosphat-synthase:** an der Harnstoffbildung beteiligtes Enzym (u. a. in der Leber), das aus NH_3 u. CO_2 mit ATP Karbamoylphosphat bildet (Kofaktoren: Mg^{2+}, K^+ u. L-N-Azetylglutamat; s.a. Schema »Harnstoff«). – **K.phosphorsäure:** gemischtes Anhydrid von Karbamin- u. Phosphorsäure (s.a. K.phosphat-synthase). Die energiereich gebundene K.-Gruppe kann enzymatisch auf die Aminogruppe von Ornithin u. Asparaginsäure übertragen werden, wobei ↑ Zitrullin u. ↑ K.asparaginsäure entstehen.

Karbazidometer: s. u. WOLPERT*.

Karbenizillin: ↑ Carbenicillin.

Karbhämoglobin: (HENRIQUES 1927) Hb, das 8–10% des Blut-CO_2 an Karbaminsäurevalenzen bindet (Hb-NH-COOH; mit Beteiligung der ↑ Karbonat-dehydratase).

Karbinol: ↑ Methylalkohol (u. dessen Radikal).

Karboanhydrase: ↑ Karbonat-dehydratase. – **K.hemmer** (z. B. Azetazolamid = Diamox®) blockieren den Austausch von H^+ u. Na^+ u. die Rückresorption von HCO_3^- im prox. Tubulus u. führen eine verstärkte Diurese (evtl. mit Alkalisierung des Harns u. Azidose des Blutes) herbei.

Karbohydrase: ↑ Karbonat-dehydratase.

Karbol: ↑ Phenolum. – **K.fuchsin:** 10%ige alkohol. Fuchsin-Lsg. u. 5%ig. Aq. phenolata (1+9) zur Baktn.färbung, bes. für säurefeste Stäbchen (↑ ZIEHL*-NEELSEN*, PASCHEN* Färbung). – **K.gentianaviolett:** Lsg. aus krist. Karbolsäure, Aq. dest. u. gesättigter Gentianaviolett-Lsg. in 96%ig. Alkohol für die ↑ GRAM* Färbung.

Karboligasen: Enzyme (z. B. Azetyl-CoA-karboxylase), die CO_2 unter Mitwirkung von Biotin u. ATP auf ein Substrat übertragen u. so die Kohlenstoffkette verlängern.

Karbolismus: akute Vergiftung durch Trinken von ↑ Phenol (Karbolsäure): brennender Schmerz bis zum Magen, typ. Atemgeruch, weiße bis braune Flecken an Lippen u. Mund, Schwäche, Übelkeit, Schwindel, ZNS-Ausfälle; Schwarzwerden des Urins, Albumin-, Hämat-, Oligurie; Blutdruck- u. Temp.-Abfall, Kollaps, Koma, Atemversagen. Ther.: Magenschlauch

Karbolsäure

(Kalkwasser, MgSO₄, Eieralbumin), Coff. natr. benz. in Dextrose-Lsg. i.v., künstl. Beatmung, Wärmezufuhr. – Bei chron. äußerl. Karbol-Anw. evtl. örtl. Gangrän, Marasmus.

Karbolsäure: ∕ Phenol(um). – **K.vergiftung**: ∕ Karbolismus. – **Karbolwasser**: ∕ Aqua phenolata.

Karbonat: Salz der ∕ Kohlensäure (H₂CO₃); entweder als neutrales (z. B. Na₂CO₃) oder als **saures K.** (= Bi- oder Hydrogenkarbonat, z. B. NaHCO₃).

Karbonat-dehydratase, Karb(o)-, CO₂- oder Kohlensäureanhydr(at)ase: Enzym (Zn-halt., MG 3 × 10⁴), das die Reaktion CO₂ + H₂O ↔ H⁺ + HCO₃⁻ katalysiert; hemmbar durch Azide, Zyanide u. die als Diuretika u. Antiepileptika therap. genutzten ∕ Karboanhydrasehemmer. **Erythrozytäre K.** am CO₂-Transport beteiligt, tritt bei best. Erkrn. ins Serum über u. wird im Harn nachweisbar (Aktivität bei Anämie verringert); **gastroenterale K.** beeinflußt Magensäuresekretion; **renale K.** setzt in der Tubuluszelle H⁺ frei, das im Austausch gegen Na⁺ ins Lumen wechselt (bei therapeut. Hemmung Sekretion von Na, K, HCO₃ u. Wasser verstärkt, von NH₄⁺ verringert: Azidose als Mechanismus der antiepilept. Wirkung?).

Karbonatstein: weiches, sek. (v. a. infektiöses) Harn- oder Gallenkokrement aus kohlensaurem Kalk; als Harnblasenstein im allg. mit Phosphaten gemischt (Karbonat-Apatit). Prophylaxe: Aluminiumgele, Einschränkung von Karbonaten (v. a. Mineralwasser) u. Phosphaten (Eidotter, Nüsse, Milch, Hülsenfrüchte), ausreichend Flüssigkeit.

Karbonisation: *path* Verkohlung des Gewebes bei ∕ Verbrennung IV. Grades.

Karbonsäure: organ. Säuren (aliphat. u. aromat.) mit einer oder mehreren Karboxylgruppen (-COOH; s. a. Karboxy-).

Karbonylgruppe: die funktionelle »Oxogruppe« ⟩CO in Aldehyden u. Ketonen.

Karborundsilikose: v. a. bei der Herstg. u. Bearbeitung von Karborund (Siliziumkarbid) durch dessen Quarzverunreinigungen hervorgerufene Silikose mit bes. schwerem u. raschem Verlauf. – Dagegen bewirkt das langdauernde Einatmen von K.-halt. Schmirgelstaub rel. harmlose Lungenveränderungen (sogen. Smyrinose).

Karboxyhämoglobin: ∕ Kohlenmonoxidhämoglobin.

Karboxylasen: CO₂-fixierende oder -aktivierende Enzyme (mit Biotin als prosthet. Gruppe). Reaktion (Mg² erforderl.!) mit energielieferneder ATP-Spaltung gekoppelt. Bei **K.mangel** ∕ Ahornsirupkrankheit.

Karboxyl|esterase, Aliesterase: Hydrolase in Plasma, Gehirn u. Leber, die best. Ester (z. B. Tributyrin, Phenylazetat, Ätylbutyrat) spaltet u. durch DFP inhibiert wird (außer im Gehirn). – **K.säuren**: ∕ Karbonsäuren.

Karboxy|methylzellulose, CM-Zellulose, CMC: Zelluloseglykolsäure (ein Zelluloseäther), der hochvisköse Lsgn. bildet; Anw. (meist Na-Salz) als Laxans, Antazidum, Dickungsmittel. – **K.metrie**: Messen der CO₂-Spannung. – **K.peptidase A**, Kathepsin IV: Exopeptidase (MG 34 × 10³) im Pankreassaft, die – nach Aktivierung durch (Chymo-)Trypsin – in Peptiden u. Proteinen die endständ. Aminosäure bei freier Karboxylgruppe abspaltet. – Ähnlich hydrolysiert die **Karboxypeptidase B** (»Protaminase«) entständ. bas. Aminosäuren (z. B. Lysin).

Karbunkel: tiefe follikuläre u. perifollikuläre Staphylodermie mit sehr schmerzhafter, nicht abgegrenzter u. fortschreitender, bretthartner entzündl. Infiltration der Haut u. Unterhaut mit – im Gegensatz zum ∕ Furunkel – multiplen eitr. Einschmelzungen (evtl. epifasziale Phlegmone) u. siebart. Durchbrüchen (aus tiefen Nekrosen) sowie Lymphangitis u. fieberhaften Allg.erscheinungen; v. a. an Nacken u. Rücken bei ♂ ♂ jenseits des 40. Lj. – Auch Bez. für Organinfiltrationen mit Nekrose (z. B. Milzbrand-, Nieren-K.).

kard... : s. a. card...

Kardamomen: ∕ Fructus Cardamomi.

Kardenfieber: ∕ Byssinose (durch Arbeiten an der Karde).

Kardia: ∕ Pars cardiaca ventriculi; s. a. K.mechanismus. – Eine »**mobile**« K., d. h. in den Thorax gleitende K., ist angeb. (∕ kardiofundale Fehlanlage) oder erworb. Fixationsstörung (gleitende ∕ Hiatushernie).

Kardia|achalasie: ∕ Ösophagusachalasie. – **K.chalasie**: ∕ Kardiainsuffizienz, -klaffen. – **K.dehnung**: bei Kardiospasmus unter Rö-Kontrolle **prograde** (= orogastr.), schrittweise Bougierung (»Sprengung«) des termin. Ösophagus mit quecksilber-, wasser- oder luftgefüllter Ballonsonde, Filiformbougie (REHBEIN) oder Metalldilatator (STARCK), u. zwar synchron mit den Schlingbewegungen; ferner **retrograde** (= transgastr.) K.d. nach MIKULICZ. – **K.ersatz**: s. u. K.plastik. – **K.gleitbruch**: gleitende ∕ Hiatushernie. – **K.insuffizienz, -inkontinenz,** kardioösophageale Relaxation: Partial- oder Totalinsuffizienz der ösophagokardiafundalen Übergangszone (s. a. K.mechanismus) mit Reflux von Magen-, evtl. auch Dünndarminhalt; v. a. bei Hiatushernie oder -insuffizienz, Brachyösophagus, K.tumor, nach örtl. Eingriff oder Vagotomie, bei vermind. Ansprechbarkeit auf Gastrin, als Nikotineffekt. Sympte.: Dysphagie, epigastr. u. retrosternaler Schmerz, Dyspnoe, Hämatemesis, Refluxösophagitis. – vgl. K.klaffen.

Kardiaka: *pharm* die »Herzmittel«, mit spezif. Einfluß auf Herzmuskel (insbes. Herzglykoside), Herzrhythmus (Antifibrillantien, Antiarrhythmika; insbes. Chinidin, Procain) u. Koronargefäße (Koronardilatantien; v. a. Nitrite, Nitrate, Aminophyllin, Dipyridamol etc.), ferner indirekt oder unspezif. wirkende Substanzen (Katecholamine, Purine, β-Rezeptorenblocker).

Kardia|karzinom: prim. (ca. 10%; meist Adeno-Ca.) oder sek. (im allg. vom Ösophagus her submukös übergreifend; meist Plattenepithel-Ca.) Malignom am Mageneingang. – **K.klaffen**: altersphysiol. Inkontinenz des K.verschlußmechanismus beim Säugling (bis 9 Mon.).

kardial: das Herz betreffend (auch i. S. von »kardiogen«), z. B. **k. Insuffizienz** (∕ Herzinsuffizienz), **k. Reanimation** (∕ Herzwiederbelebung).

Kardialasthma: ∕ Asthma cardiale.

Kardialgie: 1) Magenkrampf (nervös, bei Gastritis oder Ulkus) mit epigastr. u. retrosternalen Schmerzen. – 2) ∕ Herzschmerzen (∕ Tab.), i. e. S. das sensitive ∕ Herzsyndrom.

Kardiamechanismus: Regelung der Ingestpassage in der »ösophagokardiofundalen Übergangszone«, wobei im wesentl. der Verschluß des termin. Ösophagus (2 funktionell verschiedene Segmente: epiphren. Ampulle, Antrum cardiacum) außerhalb des Schluckaktes resultiert, d. h. ein gastroösophagealer Reflux verhindert wird. Der basale Druck im Sphinkter hängt von α-adrenergen Stimulatoren ab, die Relaxation wird jedoch nicht adrenergisch vermittelt. Der angiomuskuläre Dehnverschluß beruht auf dem schraubenförm. Verlauf u. der terminal horizontalen Einordnung der Muskelfasern sowie auf der Längsspannung des Ösophagus (die beim Schlucken durch Verkürzung abnimmt), unterstützt durch subepitheliale Venen; eine atmungssynchron alternierende endösophageale Hochdruckbarriere erschlafft (Ausbildung der epiphren. Ampulle) reflektor. ca. 2–7 Sek. nach Schluckbeginn. Für die Feinregulation des Tonus ist Gastrin von großer Bedeutung; Cholezystokinin-Pankreozymin (auch Glukagon, Fett) senken den Sphinkterdruck, Sekretin reduziert den Tonus der dist. Speiseröhre.

Kardia|plastik: 1) Erweiterungsplastik bei Kardiospasmus durch extramuköse ↑ Kardiomyotomie oder – selten – durch Längsspaltung u. Quervernähung (MARWEDEL-WENDEL). – **2)** nach Resektion (s. a. Kardiektomie) sogen. **K.mundplastik** mit Rekonstruktion des Verschlußmechanismus (Refluxprophylaxe), entweder durch »valvuläre« Invaginationsanastomose (ähnlich Fundoplicatio) oder durch Interposition eines Jejunum- oder Dickdarmsegmentes oder durch Interposition eines Antrum-Pylorussegmentes (McGANNON, WILLIAMS u. FRIESEN; ↑ Gastrojejunostomie) oder eines tubulären, gestielten Kleinkurvatursegmentes (SOM). – **K.reflex** der durch den Reiz der peristaltisch fortbewegten Nahrung ausgelöste, über N. vagus u. Wandplexus des Ösophagus laufende Öffnungsreflex des sogen. inn. **K.sphinkters** (d.h. des ca. 2–5 cm langen terminalen Ösophagus) ca. 1,5 bis 7 Sek. nach Beginn des Schluckaktes; s. a. K.mechanismus. – **K.sprengung:** ↑ K.dehnung.

Kardiektomie: abdomin. u./oder thorakale (transdiaphragmale) Entfernung der Kardia mit anschließ. Ösophagogastrostomie, evtl. als indir. Anastomose durch Jejunum oder Koloninterposition; ferner im Rahmen einer prox. Magenresektion (↑ Fundektomie, z. B. bei kardianahem Tumor oder Ulkus) sowie bei Kardiospasmus als zylinderförm. Resektion des – ganglienzellfreien – Serosa-Muskularismantels.

Kardinalelemente: *opt* die für die Gesetzmäßigkeiten einer opt. Abb. wesentl. Punkte, Strecken u. Ebenen des opt. Systems: Brenn-, Bild-, Objekt-, Haupt-, Knoten-, opt. Mittelpunkt; Brenn-, Bild-, Objekt-, Schnittweite, Interstitium; Bild-, Objekt-, Hauptebene; Bezugsstrahl, opt. Achse.

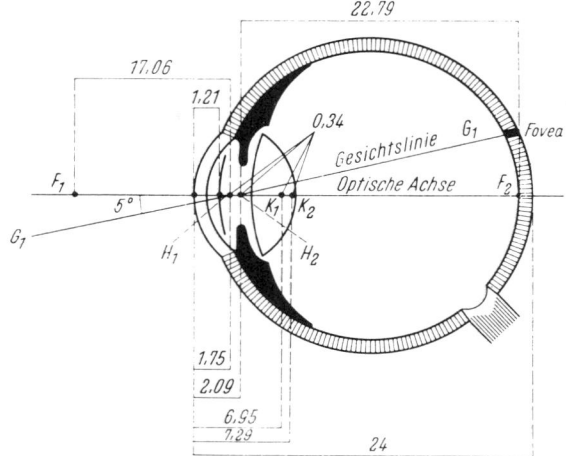

Die **Kardinalpunkte** des Auges. H_1, H_2 = Hauptpunkte; K_1, K_2 = Knotenpunkte; F_1, F_2 = Brennpunkte; Entfernungsangaben in mm.

Kardinalszunge: hochrote, »geglättete« Zunge (evtl. mit langen Papillen) als atyp. Sympt. der Pellagra.

Kardinalvenen: *embryol* ↑ Venae cardinales.

kardio...: Wortteil »Herz« bzw. »Kardia« (s. a. cardio..., Kardio...); z.B. **k.auditives Syndrom** (↑ JERVELL*-LANGE=NIELSEN* Sy.), **k.elektrisches Feld** (s. u. Elektrokardiographie), **k.fundale Fehlanlage** (↑ Hiatusinsuffizienz, Malposition), **k.fundaler Winkel** (↑ HIS* Winkel).

kardiogen: 1) vom Herzen ausgehend. – **2)** an der Bildung des Herzens beteiligt; z.B. (*embryol*) die **k. Platte** (der Splanchnopleura, aus der sich Epi- u. Myokard bilden; s.u. Herzentwicklung).

Kardiographie: Aufzeichnung der mit dem Herzzyklus verbundenen mechan. u. elektr. Abläufe. ↑ Ballisto-, Elektro-, Phono-, Ultraschall-, Vektorkardiographie; i. e. S. die ↑ Mechanokardiographie.

kardiokutanes Syndrom: (1969) angeb. kombinierte Anomalien von Herz, Haut u. Innenohr mit multiplen Lentigines (v. a. Nacken, oberer Rumpf), EKG-Veränderungen (Schenkelblock), okulären (Hypertelorismus; evtl. auch Prognathie) u. Herzfehlbildungen

Differentialdiagnose des Herzschmerzes (nach KLEPZIG)

	Angina pectoris	Herzinfarkt	funktionell
Intensität	stark	unerträglich	lästig
Dauer	1–30 Min.	30 Min. und länger	Min. bis Std. bis Tage
Lokalisation	li. Arm, li. Hals, retrosternal, re. Hals, re. Arm	li. Arm, li. Hals, retrosternal, Oberbauch, re. Hals, re. Arm	Herzspitze, li. Arm
Auftreten des Schmerzes	nach Belastung, Aufregung, Kälte	ohne erkennbare Urs.	ohne erkennbare Urs., Besserung unter körperl. Belastung
Schilderung	Neigung zur Bagatellisierung	wortarm	ausführlich
Nitroglycerin	Besserung	unverändert	unverändert
EKG	ST-Senkung nur im Anfall	typ. Veränderungen 6–8 Std. nach Beginn	normal

Kardiolipin

(i. S. der Pulmonalklappenstenose). Anomalien des Genitale (Hypospadie, Kryptorchismus, Ovarial- bzw. Hodenhypoplasie), retardiertem Wachstum (ferner Pectus excavatum oder carinatum, Scapulae alatae, Gelenküberstreckbarkeit, BWS-Kyphose) u. Innenohrtaubheit (engl.: deafness; daher Akronym: LEOPARD-Syndrom).

Kardio|lipin: / Cardiolipin. – **K.logie**: Teilgebiet der Inn. Medizin, das die Diagnostik u. Ther. (einschl. Prophylaxe u. Rehabilitation) der Erkrn. von Herz u. Kreislauf umfaßt. – **K.lyse**: op. Lösung des Herzens (u. der großen Gefäße) aus Verwachsungen mit den Nachbarorganen; i. w. S. auch die / Dekortikation bei Panzerherz.

Kardio|megalie: Vergrößerung des Herzens durch Hypertrophie u./oder Dilatation einer oder mehrerer Höhlen bei angeb. (z. B. / KUGEL*-STOLOFF* Syndrom) oder erworb. Herzerkr.; s. a. Cardiomegalia. – **K.myopathie**: / Myokardiopathie. – **K.myopexie, -omentopexie, -perikardiopexie**: s. u. BECK* Operation, s. a. Koronarchirurgie. – **K.(myo)tomie**: (GOTTSTEIN 1901; HELLER 1913) abdomin. oder transthorakale extramuköse Längsinzision der Seromuskularis der Vorderwand (seltener auch Hinterwand) der Magenkardia u. des abdomin. Ösophagus beim sogen. Kardiospasmus; meist kombin. mit Ösophagofundopexie oder Fundoplicatio. – **K.neurose**: / Herzneurose.

kardioösophageales Syndrom: / Kardiainsuffizienz, Kardiospasmus.

Kardio|palmus: / Palpitation. – **K.pathie**: Oberbegr. für die angeb. u. erworb. Krkhtn. des Herzens u. der herznahen großen Gefäße (= Angiokardiopathie): / Herz(klappen)fehler, Endo-, Myo-, Peri-, Pankarditis, Myokardiopathie, Endokardfibrose, Koronarinsuffizienz u. a. m. – **K.pexie**: / BECK* Op., Koronarchirurgie; s. a. Myokardiopexie. – **K.phobie**: (C. KULENKAMPFF, A. BAUER 1960) anfallsweise »Herzangst« (elementare Todesangst, belastungsunabhängig. Präkordialschmerz, Gefühl des Nichtdurchatmenkönnens) bei unauffäll. Herzfunktion (einschl. EKG); stets psychogen, z. B. bei neurot. Entwicklung, endogener Depression; evtl. einziges Sympt. einer Temporallappenepilepsie; weitgehend identisch mit / DA COSTA* Syndrom; s. a. Herzneurose. – **K.phono...**: s. u. Phonokardio... – **K.plastik**: / Kardiaplastik. – **K.plegie**: 1) »Herzschlag« (i. S. des / Herztodes). – 2) künstl. / Herzstillstand. – **K.pneumopexie**: (LEZIUS) Aufsteppen des li. Lungenunterlappens oder der Lingula auf die Vorder- u. Seitenwand des Herzens zur Revaskularisation des Myokards; zuvor Ligierung der A. u. V. mammaria int., Perikardfensterung sowie Epikardhyperämisierung durch Betupfen mit Trypaflavin-Lsg. – **K.ptose**: fast stets mit Zwerchfelltiefstand u. Enteroptose vergesellschafteter »Herztiefstand«, v. a. bei asthen. oder stark abgemagerten Personen.

kardio|pulmonaler Bypass: s. u. Herz-Lungenmaschine. – **k.pulmonaler Reflex**: bei Lungenembolie reflektor. Widerstandserhöhung in den Lungenarteriolen mit Verminderung des HMV (Hypotonie, evtl. kardiovaskulärer Schock). – **k.pulmonales Syndrom** des Adipösen: / Pickwickier-Syndrom – **K.pulmonalindex**: »KP-Index«, errechnet aus – vor, sofort nach u. 5 Min. nach Belastung gemessener – Pulsfrequenz (PF), systol. u. diastol. Blutdruck (SD, DD), Vitalkapazität (VK), max. Exspirationsdruck (MED, in mm Hg), max. Atemanhaltezeit (MZL, in Sek.) u. Lebensalter (Lj.):

$$\frac{VK + MZL + MED + Lj.}{SD + DD + PF}$$

	gesunde Jugendliche	Sportler	Herzinsuffiziente
vor Belastung	0,8–0,9	1,0	0,4
Rückgang nach Belastung	15–30%	1–5%	35–65%

kardio|respiratorischer Reflex: 1) der beim ausgereiften, weniger leicht beim prämaturen Neugeborenen durch den Wechsel vom intrauterinen zum atmosphär. Außendruck (u. damit Druckänderung in den intrakraniellen Gefäßen) ausgelöste Atemreflex. – 2) Änderung von Herzrhythmus u. Blutdruck bei plötzl. Einatmung kalter Luft oder reizender Dämpfe. – **k.respirator. Syndrom**: (DELIUS) nervöses / Atmungssyndrom; s. a. DA COSTA* Syndrom.

Kardio|rrhexis: / Herzruptur. – **K.sklerose**: 1) Myokardfibrose durch fortschreitende Vernarbung kleiner Nekrosen in späten Stadien der Hypertrophie, bei chron.-entzündl. Prozeß oder infolge koronarer Mangeldurchblutung. – 2) / Koronarsklerose. – **K.skop**: / Elektrokardioskop.

Kardiospasmus: (v. MIKULICZ 1888) v. a. im 2.–4. Ljz. bei ♀♀ vork. neuromuskuläre Motilitätsstörung (/ Achalasie) des termin. Ösophagus mit Aperistalsis oder nur kleinen, unkoordinierten Kontraktionen, erhöhtem Sphinkter-Ruhetonus u. Störung des Öffnungsreflexes, so daß die Kardiapassage behindert ist (im Rö.bild trichterförm. Stenose); später prästenot. Elongation u. bis armstarke Dilatation u. (»ideopath. Megaösophagus«) mit Wandverdünnung konsekut. Atonie oder aber Arbeitshypertrophie (Spindelform) u. Hyperperistaltik; Dysphagie, Regurgitation, Retrosternalschmerz, Inanition, Kompression von Herz (Rythmusstörung), Trachea u. Bronchien (Husten, Dyspnoe). Ätiol.: meist / aganglionäres Segment. Ther.: Sprengung (STARCK* Dilatator) oder pneumat. Dehnung, HELLER* Myotomie. – **scheinbarer K.**: »hypertensiver gastroösophagealer Sphinkter« (erhöhter Ruhetonus) ohne Peristaltikstörung im tubulären Abschnitt. – **trop. K.**: / Dysphagia spasmodica tropicalis.

Kardiosphygmograph: modifiz. Sphygmograph (z. B. n. MAREY, JAQUET) für die / Mechanokardiographie.

Kardio|tachometer, -graph: Gerät für die laufende Messung der Herzfrequenz, meist als Kurvenschreiber (umgekehrt-proportional zum R-R-Abstand des EKG). – **K.thymie**: (LILIENSTEIN) nervöse Herzbeschwerden bei oder im Gefolge einer organ. Herzkrankheit. – **K.thyreotoxikose**: / BASEDOW-Herz. – **K.tokograph**: *geburtsh* Gerät zur gleichzeit. Registrierung der fetalen Herztöne (Pulsfrequenz) u. der Wehentätigkeit. Zeitl. Abhängigkeit beider Werte wichtig für Beurteilung der kindl. Kreislaufsituation. – **K.tomie**: 1) op. Herzeröffnung. – 2) / K.myotomie. – **K.tonika**: s. u. Kardiaka – **k.tonische Ösophagusdilatation**: (STARCK) / Kardiospasmus.

kardiovaskulär: Herz u. Gefäße (Kreislauf) betreffend; z. B. **k. Reflex** (Anpassung von Schlagfrequenz, Blutdruck, Gefäßtonus etc. an veränderten intravaskulären Druck, Blutgaszusammensetzung, Blut-pH etc.; z. B. / BAINBRIDGE* Reflex), **k. Syndrom** (/ GORLIN*, DA COSTA* Syndrom), **k. System** (das »Herz-Kreislaufsystem« für den konvektiven Stofftransport im Organismus).

Kardio|version: / Elektrokonversion. – **K.virus**: Picornavirus (RNS-halt.) mit den Stämmen SK, MM, EMC u. Mengo; Erreger einer fieberhaften Erkr. (bis zur schweren / Enzephalomyokarditis); Tierreservoir v. a. Nager, aber auch Affen, Schweine. – **K.zele**: / Ektokardie. – **K.zentese**: / Herzpunktion.

Karditis: »Herzentzündung« als Oberbegr. für / Peri-, Myo- u. Endokarditis; s. a. Pankarditis.

Karell* Milchkur (PHILIPP JAKOB K., 1806–1886, Arzt, Petersburg): (1865/66) Diätkur (v. a. NaCl-arm) mit 800–1000 ml Milch/Tag in 4–5 Portionen über 4–5 Tage, dann allmähl. Zulage anderer Nahrungsmittel; bei Herz- u. Nierenkrkhtn., zur Gewichtsreduktion.

Karenz: Entbehrung, Ausschaltung. – **K.diät**: von der allergisierenden Nahrungskomponente freie Kostform zur Ther. alimentärer Allergien. – **K.probe**: Allergenanalyse, indem nach Allergenkarenz probatorisch Allergenextrakte i. c., inhalativ oder enteral (s. a. Eliminationsdiät) zugeführt werden. – **K.zeit**: Sperrfrist.

Karezza-Methode: / Coitus reservatus.

Karies: / Zahnkaries, / Knochenkaries (s. a. Caries).

Karina: / Carina. – **K.reflex**: stärkerer Husten-, evtl. auch Vagusreflex bei Berührung der Carina tracheae (auch in nur oberflächl. Narkose).

kariös: von / Karies befallen.

Karlinski* Nährboden: Eiweiß von Eiern, die 14 Tg. in 10–20%ig. KOH gelegen haben.

Karlsbader Salz: / Sal Carolinum.

Karlsruher Hahn: *labor* 120°-Dreiwegehahn an Gasbüretten.

Karman*(-Potts*) Kanüle: *gyn* Spezialkatheter (Polyäthylen) für die / Saugkürettage.

Karmen* Methode: (1955) GOT-Bestg. im Serum mit Asparaginsäure u. α-Ketoglutarat als Substrat.

Karmin: roter Farbstoff aus / Cochenille, lösl. in Alkalien (tiefrot-violett); Farbumschlag gelb/violett bei pH 4,8–6,2; enthält als färbendes Prinzip die an Ca u. Al komplexgebundene K.säure. – **K.essigsäure**: *zytol* Kernfarbstoff (v. a. Mitose-Darstg.) aus gekochtem u. filtriertem Gemisch von Eisessig, Aqua dest. u. pulv. Karmin. – **K.probe**: Bestg. der Magen-Darm-Passagezeit durch orale Gabe von 0,3 g Karmin (normal nach 24–48 Std. im Stuhl). – **K.zelle**: 1) Karmin phagozytierende Zelle des RES. – 2) karminophile Z.: die »typ.« azidophile Z. des HVL, deren Granula sich mit Azokarmin färben; vgl. E-Zelle.

Karminativa: *pharm* blähungstreibende Mittel aus pflanzl. Drogen (mit äther. Ölen, gallenwirksamen Substanzen, Bitter- u. Scharfstoffen), die im Magen-Darm gärungswidrig, verdauungsfördernd u. spasmolyt. wirken).

karn...: Wortteil »Fleisch«; s. a. carn...

Karnbaum*-Schnur* Methode: (1959) Gastrektomie mit anisoperistalt. Ösophagoduodeno- u. Duodenojejunostomie (sogen. α-Anastomose).

Karnifikation, Karnisation: *path* / Hepatisation.

Karnitin, Novain, Vit. B_T: ein Trimethylbetain (/ Formel) in allen Körpergeweben (bei Vertebraten Biosynthese, v. a. im quergestreiften Muskel; beim Menschen 20–50 mg%); Blutwerte 8–13 mg/l, Harnexkretion 80–130 mg/24 Stdn.; beteiligt an – mitochondrialer – Fettsäureoxidation, Transmethylierung u. Thyroxinwirkung.; appetit- u. gewichtsfördernd. – **K.azetyltransferase**: am Fettsäurestoffwechsel beteiligte

$$[CH_3]_3 \overset{+}{N} - CH_2 - CH[OH] - CH_2 - COO^-$$

Karnitin

Azetyltransferase (v. a. im inn. mitochondrialen Kompartiment), die – reversibel – den Acylrest kurzkettiger Fettsäuren vom Acyl-CoA auf Karnitin überträgt.

Karnivoren: *zool* / Carnivora.

Karnosin: β-Alanyl-L-histidin; ein Peptid im Wirbeltiermuskel (s. a. Anserin). – Das **K.ämie-Syndrom** (T. L. PERRY 1967) als autosomal-rezessiv (?) erbl. Schwachsinnsform beruht wahrsch. auf verminderter Aktivität der **Karnosinase** (Hydrolase, die L-Histidinpeptide spaltet): im 2.–3. Mon. myoklon. Zuckungen, Verlust statischer Funktionen, epilept. Anfälle, geist. u. körperl. Retardierung; vermehrt K. im Harn, Homo-K. im Liquor; path. EEG. – **K.synthetase**: Enzym (im Muskel) mit der Reaktion (Mg^{2+} obligat): β-Alanin + L-Histidin (L-N-Methylhistidin) ↔ Karnosin (Anserin) + AMP + PP.

Karotiden: Kurzform für Arteria carotis int. u. ext.; z. B. **K.drüse** (/ Glomus caroticum), **K.hüpfen** (am Hals gut sichtbarer Pulsus altus – evtl. auch an Brachialis u. Femoralis – bei Aorteninsuffizienz, persistierendem Ductus Botalli, a.-v. Fistel), **K.schlagen** (pulsator. Weitung der Carotis ext. infolge Tonusverlustes der Arterienwand bei Kreislaufkollaps), **K.syndrom** (/ FORSSMAN*-SKOOG*, Arteria-carotis-int.-, Karotis [torsions] syndrom).

Karotidodynie, HILGER* Syndrom: durch Druck auf die A. carotis comm. (v. a. Karotisgabel) ausgelöste Schmerzen, in Nacken, Kieferwinkel u. Auge ausstrahlend.

Karotin, Provitamin A: in grünen Pflanzen entstehende, vom Menschen mit der Nahrung aufgenommene Hauptgruppe der Karotinoide, im wesentl. α-, β- u. γ-K. nebst Derivaten (alle fettlösl.). Empfohlene Zufuhr tägl. 3–5 mg; bei Resorption u. in der Leber Aufspaltung in Vit. A (/ Karotinase); Serumwerte ca. 850 μg/l, Speicherung im Fettgewebe: 1 IE = 0,6 μg β-K. (wirkgleich mit 1 IE Vit. A); Nachweis mit CARR*-PRICE* Reaktion oder spektrophotometrisch. – **K.ämie**, Hyperkarotinämie: vermehrtes Vork. von Karotin im Blutplasma (beim Erwachsenen > 240 mg/100 ml); s. a. K.ikterus.

Karotinase: / Lipoxygenase, die die Provitamine A (Karotine) in Vit. A aufspaltet.

Karotinikterus, Karottenikterus: nach längerem übereichl. Genuß von Karotten (evtl. auch Orangen)

Karotinoide

v. a. beim Säugling gelbrötl. Verfärbung der Haut (»Xanthodermie«, bes. Nase, Handflächen, Fußsohlen, nicht aber Skleren) durch Karotineinlagerung. Vork. auch beim Diabetiker infolge ungenügenden Abbaus.

Karotinoide, Lipochrome: (M. Tswett) etwa 100 pflanzl., fettlösl. gelbe bis rotviolette Polyenfarbstoffe (Kw.stoffe u. Derivate), strukturell vom Lycopin ableitbar; z. B. ↑ Karotine, Zeaxanthin, Xanthophyll.

Karotinose: ↑ Karotinikterus.

Karotis: ↑ Arteria carotis; s. a. Karotiden...

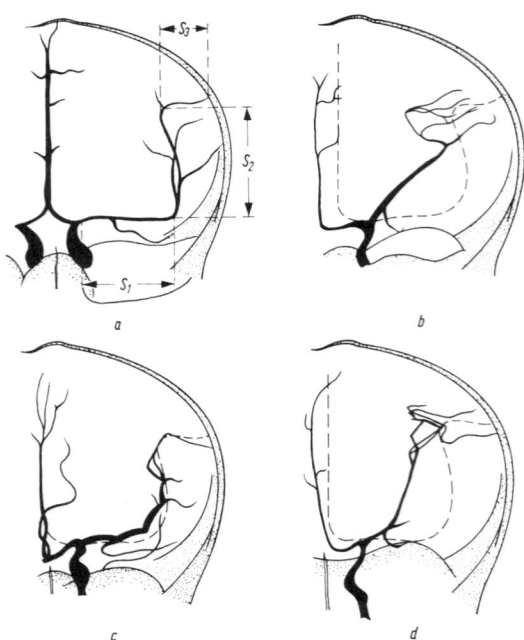

Karotisangiogramm (a.-p.): **a)** Normalbefund (S_1, S_2, S_3 = horizontale, vertikale bzw. terminale Verlaufsstrecke); **b)** bei extraduralem, subtemporalem Hämatom; **c)** Kontusion des Temporalpols; **d)** Kontusion des ganzen Temporallappens.

Karotis|angiographie: (Moniz, Lima 1927) *röntg* Darstg. des Karotidensystems nach Inj. eines wasserlösl. KM (3 × 6–8 ml), meist perkutan in die A. carotis comm. (Prämedikation, Lokalanästhesie), evtl. über Seldinger* Katheter (selektive Darstg. von Externa u. Interna). Aufnahmen in 2 Ebenen, mind. je eine für arterielle, kapilläre u. venöse Phase, evtl. schnelle Serie oder Kinematographie, auch vollautomatisiert (einschl. Inj.). Indiziert v. a. für vaskuläre Hirnerkr. u. intrakranielle raumfordernde Prozesse. – **K.dreieck: 1)** oberes K.d.: ↑ Trigonum caroticum. – **2)** unteres K.d.: ↑ Fossa supraclavicul. major. – **K.druckversuch**: *angiol* ↑ K.sinusdruckversuch. – **K.drüse, -knötchen, -körper**: ↑ Glomus caroticum. – **K.gabel**: Teilungsstelle der A. carotis comm. (in Externa u. Interna); mit Presso- u. Chemorezeptoren in der Wandung – **K.insuffizienz**: s. u. K.verschluß.

Karotis-Kavernosus-Aneurysma, -Fistel: (Hunter 1757) meist traumat. (v. a. Schädelbasisfraktur) a.-v. Aneurysma zwischen A. carotis int. u. Sinus cavernosus; Sympte.: (pulsierender) Exophthalmus, Chemosis, pulssynchrones Blasegeräusch (durch Karotis-kompression unterdrückbar), Doppeltsehen, Druckatrophie des N. opticus, Trigeminusneuralgie.

Karotis|pulskurve, CPK: Aufzeichnung (meist zus. mit EKG u. PKG) der pulsator. Druckabläufe in der A. carotis. Intervall zur Kammersystole 0,06–0,16 Sek.; Druckanstieg etwa synchron mit C-Welle des Jugularispulses. Indiziert (Form- u. Zeitanalyse) v. a. bei valvulärer Aortenstenose, obstrukt. Myokardiopathie, Aorteninsuffizienz. – **K.rücklaufsyndrom**: ↑ Karotistorsionssyndrom. – **K.schlag**: Boxschlag auf den Plexus caroticus; durch Reizung der Blutdruckzügler reflektor. Drosselung der Blutzufuhr zum Gehirn mit Bewußtlosigkeit für Sek. bis Min. (»Reflex-K.o.«); infolge Absinkens des arteriellen Drucks evtl. oligäm. Koronarinsuffizienz mit reflektor. Hemmung der Herztätigkeit, u. U. Exitus. – vgl. aber Karotidenschlagen.

Karotissinus: ↑ Sinus caroticus. – **hypersensitiver** oder **hyperaktiver K.**: ↑ Charcot*-Weiss*-Baker* Syndrom; s. a. K.reflex. – **K.druckversuch**: (Hering*) Auslösen des ↑ K.reflexes durch intensiven Druck auf die Karotisgabel; zur Erkennung eines hypersensit. K.-Syndroms; s. a. Czermak* Versuch. – **K.nerv**, Hering* Blutdruckzügler, Sinusnerv: der R. sinus carotici des N. glossopharyngeus für die Pressorezeptoren des Sinus caroticus (s. a. Karotissinusreflex), wahrsch. (Meurer) auch mit hormonalchem. Funktion (Anteile aus Glomus caroticum mit Beziehungen zu NN u. Hypothalamus). – **K.reflex**: reflektor. Herzfrequenz- u. Blutdruckabfall durch Erregung der Pressorezeptoren des Karotissinus (afferent R. sinus carotici des N. glossopharyngeus; medulläre depressor. Gefäßzentren, dors. Vaguskerne; efferent Rr. cardiaci des N. vagus). Zus. mit Afferenzen aus aortalen Paraganglien (= sinuaortales System) wichtigster Regelkreis zur Stabilisierung des zentralen arteriellen Blutdrucks (Durchblutung von Myokard u. Gehirn). Neg.-chronotrope Wirkung kann zu langdauerndem, evtl. lebensbedrohl. Herzstillstand führen (↑ K.druckversuch). Ist als sogen. »hypersensitiver« K.r. bereits durch Drehen oder Rückwärtsneigen des Kopfes, leichten Druck auf den Sinus oder bds. des Kehlkopfes auslösbar, evtl. mit Kollaps u. Herzstillstand (↑ Charcot*-Weiss*-Baker* Syndrom). – Therap. genutzt beim elektron. **K.-Stimulator**, der über den Reflex Arbeitsleistung u. O_2-Verbrauch des Myokards herabsetzen u. pektanginöse Schmerzen mindern soll. – **K.-Syndrom (hypersensitives)**: ↑ Charcot*-Weiss*-Baker* Syndrom.

Karotis|siphon: (Moniz) die vor, im oder oberhalb des Sinus cavernosus gelegene Omega-, U- oder V-förm. Schleife der A. carotis int. zwischen Eintritt in den K.kanal u. Abgang der A. cerebri ant. bzw. media. – **K.syndrom: 1)** ↑ Arteria-carotis-int.-Syndrom. – **2)** K.torsionssyndrom, -rücklaufsyndrom: Symptomatik von (1) bei Abknickung u. Torsion (= Typ II) oder abnormer Schleifenbildg. (= Typ I) der A. carotis int.; oft mit Kopfschmerzen als Initialsympt.; sek. häufig Atheromatose u. Thrombosierung, evtl. mit ↑ K.verschluß. – **K.verschluß**: komplette oder inkomplette (= »K.insuffizienz«) Obturation, v. a. durch traumat., entzündl. (Otitis, Meningitis, Hals-, Kehlkopf-, Tonsillenabszeß, -phlegmone) oder aber atherosklerot. (v. a. 40.–60. Lj., häufiger li. u. bei ♂♂) Thrombose, insbes. der A. carotis int. im Bereich des Sinus cavernosus. Folgen: Ganglienzelluntergang, Grenzflächeninfarkte, u. U. ausgedehnte

Enzephalomalazie. Symtpe. (abhängig von Lokalisation, Vollständigkeit u. Verschlußtempo; freies Intervall bis 24 Std.): flücht. Bewußtseinstrübung, Paresen, Parästhesien, »Carotis dolorosa«, Dysphasien, Verwirrtheitszustände; Hemiplegie, homolat. Pupillenerweiterung, Hirnnervenausfälle, fokale oder generalisierte epileptiforme Anfälle, hirnorgan. Abbausyndrom, evtl. schwerer Defekt vom Typ WERNICKE-MANN.

Karotten|ikterus: / Karotinikterus. – **K.-Schleimdiät**: bei Säuglingsenteritis Einstelldiät mit / MORO* Karottensuppe u. 6–8%ig. Schleim (Reis o. ä.) āā.

karpal: die Handwurzel (Carpus) betreffend.

Karpal|bogen: / Ramus carpeus (der A. radialis). – **K.gelenk**: / Articulatio intercarpea.

Karpalia: / Ossa carpi.

Karpaltunnel: / Canalis carpi. – **K.syndrom**: akute bis chron. Kompressionsneuropathie des N. medianus (mit sensiblen, motor. u. troph. Störungen) infolge mechan. Irritation im Canalis carpi; symptomatisch v. a. nach Deformitätsheilung (meist perilunäre Luxation oder Radiusfraktur), durch Rheumaknoten oder Tenosynovitis; idiopathisch (Bindegewebswucherung?) häufig bilateral, mit deutl. Gynäkotropie. Sympte.: Lokalschmerz, evtl. bis in die Schulter ausstrahlend (v. a. bei Dorsalflexion der Hand), Hyp- u. Parästhesien, später Abduktor-Opponens-Atrophie; evtl. spindelförm. Medianusauftreibung.

Karpektomie: Exstirpation von Handwurzelknochen, meist im Rahmen einer Handgelenkarthrodese oder -arthroplastik, oder als Karpusosteotomie bei Handfehlstellung (lineare Teilresektion der oberen Reihe).

Karpenmaul: *klin* / Fischmaul.

Karphologie: (GALEN) *psych* / Flockenlesen.

Karplus* Phänomen: bei Pleuritis u. Pneumonie Änderung des auskultator. Klangcharakters der gesprochenen Vokale »i« (zu »e«) u. »a« (zu »o«).

Karpo|kyphose: »Carpus curvus« bei / MADELUNG* Deformität. – **k.metakarpaler Reflex**: / v. BECHTEREW*-JACOBSOHN* Reflex.

Karpo|pedalspasmen: bei kalzipriver Tetanie typ. spast. Kontraktur der Füße u. Hände (sogen. Geburtshelfer- oder Pfötchenstellung: Handgelenk gebeugt, Daumen adduziert, Finger im Grundgelenk gebeugt, sonst gestreckt). – **K.radiogramm**: Rö-Bild der Handwurzelknochen (i. e. S. beim Kinde zur Beurteilung des Knochenalters; s.a. Abb. »Knochenkerne«).

Karpose: (R. HESSE) Zusammenleben zweier Organismen mit Vorteil für den einen u. ohne Nachteil für den anderen Partner.

Karpüle: *pharmaz* Sonderform der Ampulle.

Karpus: / Carpus. – **K.osteotomie**: / Karpektomie.

Karrageen: *pharm* / Carragheen.

Karrer*-Gasser* Syndrom: (1948) hämolyt. / Frühgeborenenanämie.

Karroo-Syndrom: in der Kap-Provinz (Südafrika) unter den weißen Kindern – oft familiär gehäuft – vork. Erkr. (Mischinfektion mit Tbk?) mit hohem Fieber, Durchfällen, perlschnurart. Schwellungen von Hals-, Nacken-, seltener auch Leisten- u. Bauch-LK; häufig Rückfälle.

Kartagener* (MANES K., geb. 1897, Internist, Zürich) **Lungeninfiltrat**: (1942) chron. (mehrmonat.) Form des eosinophilen / Lungeninfiltrats. – **K.* Syndrom**: (1933) angeb. Mißbildungskomplex mit der Trias: Situs inversus, Bronchiektasie, Polyposis nasi; evtl. Thoraxanomalien, Herzfehler, Oligophrenie, pluriglanduläre Insuffizienz, chron.-rezidivierende Pneumonie u. Sinusitis.

Karten|blattsklerodermie: kleinfleck., straffe, weißl. Hautatrophie bei zirkumskripter Sklerodermie oder als / Weißfleckenkrankh. (bzw. Lichen sclerosus et atrophicans). – **K.herzbecken**: infolge Osteomalazie (z. B. durch Schwangerschaft, Senium) kartenherzförmig deformiertes, d. h. im Bereich des Beckeneingangs bds. eingeengtes knöchernes Becken.

kartilaginär: knorpelig (/ Cartilago).

Kartoffel: / Solanum tuberosum. – **K.-Ei-Diät**: (KLUTHE) bei fortgeschritt. Niereninsuffizienz zur Senkung des Kreatin- u. Harnstoffspiegels eiweißarme (ca. 20 g tgl.) Diät mit ca. 80 g Fett, ausreichend KH (v. a. Kartoffeln) u. Vit.-B-Komplex (Teigwaren, Obst, Gemüse). – **K.hilus**: der röntgenol. vergrößerte u. verdichtete Lungenhilus bei BESNIER*-BOECK* Sarkoidose. – **K.leber**: Leber mit grobknot. Zirrhose (Regeneratknoten nach ausgedehnten Gewebsuntergang, z. B. bei akuter Leberdystrophie). – **K.nährböden**: Baktn.-Pilznährböden aus Kartoffeln, z. B. roh (in Scheibenform), nach Autoklavierung (in Stückchen oder Keilform für Petrischalen- bzw. Röhrchenkultur) oder als Brei mit Zusätzen (Glyzerin, Agar, Karotten, Eier etc.); z. B. / BORDET*-GENGOU* Agar, Kartoffel-Zystin-Agar (CLAUBERG; zur Typenbestg. von Corynebact. diphtheriae). – **K.schälerkrankheit**: Leptospirose bei beruflich in dumpfen Kellerräumen oder Futterküchen Tätigen. Gefahr der anhaltenden Verseuchung solcher Räume durch Einnisten von Nagetieren als Erregerreservoir.

Kartographie: *nuklearmed* Methode der Gamma-Enzephalographie, bei der die wiederholt am best. Punkten der Schädeloberfläche gemessene Impulszahl als Differenz zur anderen Hälfte in eine »Hirnkarte« eingetragen wird oder in das einschläg Rö.bild (»Photokartographie«).

Karunkel: *anat* / Caruncula (i. e. S. die Caruncula lacrimalis); *embryol* s. u. Plazentom; *pathol* warzenförm. Weichteilgebilde (»Fleischwärzchen«) wie Polyp, Varix, Angiom, Papillom (evtl. auch Ca.), z. B. nach chron. Entzündung als anale (v. a. bei Fissur) oder / Harnröhren-K.

Karyaster: die Äquatorialspindel (/ Spindel [3]) bei der Karyokinese.

karyo...: Wortteil »Kern«, »Zellkern«.

Karyo|blast: *hämat* unreife Zelle der Ery-Entwicklungsreihe; mit rundem, Nukleolen enthaltendem Kern u. Hb-freiem Zytoplasma. – **K.desma**, Nukleodesma: (SCOTT 1950) feine Plasmafäden zwischen Kernraum u. Zytoplasma. Entsprechen wahrsch. den elektronenmikroskop. Verbindungskanälen zwischen Kernmembran u. endoplasmatischem Retikulum. – **K.gamie**: Vereinigung der Kerne bzw. Chromosomenbestände beider Gameten bei der Befruchtung. – **K.gene**: die / Gene in den Chromosomen des Zellkerns (im Unterschied zu den »Plasmagenen«). – **K.gonade**: der Kern einer Geschlechtszelle (im Unterschied zum Trophonukleus).

Karyogramm

Karyogramm, Idiogramm: zeichner. oder photograph. Darstg. des Chromosomenbestandes eines Organismus (↑ Abb.; s. a. Denver-Klassifikation) unter Berücksichtigung möglichst aller morphol. u. färberisch differenzierbaren Details (Chromosomenlänge, Ort des Zentromers u. Nukleolusorganisators, Stellung von Satelliten u. sek. Einschnürungen etc.). Bez. der Chromosomen, nach Lage des Zentromers bzw. der rel. Armlänge:

Zentromer	rel. Armlänge	Symbol	Chromosom
median i.e.S.	1	M	metazentrisch
median	bis 1,7	m	
submedian	1,7.3	sm	submetazentrisch
subterminal	3 – 7	st	subtelozentrisch
terminal	über 7	t	akrozentrisch
terminal i.e.S.	kein erkennbarer kurzer Arm	T	telozentrisch

Karyoid: (BRINGMANN 1952) ↑ Nukleoid.

Karyo|kinese: die mitot. Kernteilung (↑ Mitose); vgl. Zytokinese. – Der sogen. **k.kinet. Index** (Zahl der Mitosen auf 100 Zellen, insbes. KM-Zellen) dient u. a. zur Beurteilung der Wachstumsgeschwindigkeit maligner Tumoren. – **K.klasie**: die »Zerbrechlichkeit« des Zellkernes bei den Ery-Vorstufen (↑ Entkernung der Erythrozyten). – **k.klastischer Schock**: (DUSTIN) durch »k.klast.« Gifte – oder ionisierende Strahlen – ausgelöste pyknot. Kernzerstörung (Beginn ½–2 Std. nach Applikation, Ende nach ca. 24 Std.), häufig gefolgt von K.kinesewelle.

Karyo|lymphe, Kernsaft, -wasser: *zytol* klare, nicht färbbare, auch elektronenmikroskopisch strukturlose, schwach visköse Flüssigkeit zwischen Kernmembran u. -gerüst, die Proteine u. Enzyme enthält u. die die Chromosomen u. Nukleolen umgibt; Solphase des ↑ K.plasma. – **K.lyse**: letale Auflösung des Interphase- oder Ruhekerns u. seiner Strukturen (Kernmembran, Chromatinbruchstücke, Verlust der Färbbarkeit) unter Einwirkung schädlicher Noxen, meist als Endstadium der ↑ Karyorrhexis. – **K.metrie**: Messung des Zellkerns, meist zur Vol.berechnung, aber auch für quant. biochem. Untersuchungen (Aktivität, Reproduktion, Kernphasenwechsel, Kern-Plasmarelation). – **K.mitose**: ↑ Mitose.

Karyotyp

Symbol	Stellung	Bedeutung
(z.B.) 45,46	an 1. Stelle	Gesamtzahl der Chromosomen (inkl. Geschlechts-Chr., exkl. azentrische Fragmente)
X, Y	nach Gesamtzahl	Geschlechtschromosomen
A.....G	nach Geschlechtschromosomen	Autosomen; Gruppenbez. (nur bei Aberrationen)
1.....22	nach Geschlechtschromosomen	Autosomen; Nummernbez. nach Denver-System
?	vor Bez. eines Chromosoms oder Chr.arms	Identifizierung unsicher
mat	nach Bez. eines Chromosoms oder Chr.arms	mütterlicher Herkunft
pat	nach Bez. eines Chromosoms oder Chr.arms	väterlicher Herkunft
p	nach Bez. eines Chromosoms oder Chr.arms	kurzer Arm des Chromosoms
q	nach Bez. eines Chromosoms oder Chr.arms	langer Arm des Chromosoms
cen	nach Bez. eines Chromosoms oder Chr.stückes	Zentromer vorhanden
h	nach Bez. eines Chromosomenarms	sek. Einschnürung oder nicht-färbbare Stelle
s	nach Bez. eines Chromosomenarms	Besitz eines Satelliten
/	zwischen Bez. zweier Karyotypen	trennt bei Mosaik Zellinien verschiedenen Karyotyps
+	nach Bez. eines Chromosoms	Überzähligkeit dieses Chromosoms
–	nach Bez. eines Chromosoms	eines der beiden homologen Chromosomen fehlt
end	vor Gesamtzahl	endoreduplizierter Chromosomenbestand (in Metaphasen)
Wiederholung von Symbolen	–	Struktur ist (1mal, 2mal) überzählig vorhanden
+	nach Bez. eines Chromosomenarms	Arm ist länger als normal
–	nach Bez. eines Chromosomenarms	Arm ist kürzer als normal
?	zwischen Bez. eines Chromosoms u. dem Symbol + oder –	Verlängerung oder Verkürzung eines Arms eines mediozentr. Chromosoms
ace	meist am Schluß	azentr. Fragment (wird nicht zur Gesamtzahl gerechnet)
dic	meist am Schluß	dizentr. Chromosom (wird als 1 Chr. gezählt)
tric	meist am Schluß	trizentr. Chromosom (wird als 1 Chr. gezählt)
i	nach Bez. eines Chromosoms oder Chr.arms (p, q)	Isochromosom aus 2 genetisch gleichen Armen
inv	vor Klammer mit Bez. eines Chromosoms	Inversion in diesem Chromosom
inv(p+q–) inv(p–q+)	vor Klammer mit Bez. eines Chromosoms	perizentr. Inversion (an veränderter Armlänge erkennbar)
r	nach Bez. eines Chromosoms	Ringchromosom
t	vor Bez. zweier Chromosomen	Translokation zwischen beiden Chromosomen
(z.B.)t(Bp+;Dq–)	vor Bez. zweier Chromosomen	balancierte reziproke Translokation zwischen den bezeichneten Chromosomen (bd. Translokationschromosomen nachweisbar)
(z.B.)t(DqGq)	vor Bez. zweier Chromosomen	Translokation des »centric fusion«-Typs (nur 1 Translokationschromosom nachweisbar)
mar	meist am Schluß	»Marker«-Chromosom (nicht identifiziertes aberrantes Chromosom)

Karyon: (HAECKEL 1891) ↑ Zellkern.

Karyonkose: (SCHMIEDT) ↑ Kernschwellung (im Gegensatz zum echten ↑ Kernwachstum).

karyophag: Zellkerne phagozytierend.

Karyo|plasma: (FLEMMING 1882) die protoplasmat. Substanz innerhalb der Kernmembran (u. außerhalb des Nukleolus); mit ↑ K.lymphe als Sol- u. ↑ Chromatin als Gelphase. – **K.plast:** (STRASBURGER 1905) der ↑ Zellkern; i. e. S. der artifiziell (z. B. zwecks Transplantation) aus der Zelle isolierte (s. u. Zytoplast).

Karyopyknose: *zytol* ↑ Pyknose. – *gyn* Der **K.-Index** (Verhältnis der karyopyknot. Oberflächenzellen der Vagina; im nach PAPANICOLAOU gefärbten Vaginalabstrich das Zahlenverhältnis der karyopyknot. Zellen zu denen mit flächenförm. Kern) dient der Diagnostik von Zyklusstörungen (zuverlässig nur bei ungestörter Biologie der Scheide): hoher K.-I. spricht für hohe Östrogenwerte (physiol. kurz vor der Ovulation, pathol. bei Follikelpersistenz oder Östrogen-akt. Tumor).

Karyo|(r)rhexis: Fragmentation (unregelmäß. Stücke u. Granula) des Chromatins innerhalb der Kernmembran als degenerat. Vorgang, meist von ↑ K.lyse gefolgt. – **K.som:** (PLATNER 1896) ↑ Chromosom. –

K.sphäre: umschriebene Chromatinanhäufung in Kernen mit extrem viel Karyolymphe (z. B. Eizelle). – **K.stase:** »Ruhekernphase« (↑ Interphase).

karyotrop: mit Affinität zum Zellkern, z. B. **k. Viren** (= Herpes-simplex-Virus).

Karyo|typ: 1) der normale oder – im Zusammenhang mit pathogenen Vorgängen – charakteristisch abnorme Phänotyp des Interphase- bzw Arbeitskerns. – 2) der für ein best. Individuum, Gruppe oder Art charakterist. Phänotyp des Chromosomensatzes in der Metaphase der Mitose (darzustellen als sogen. ↑ K.gramm; Symbole ↑ Tab. S. 1276). – **K.zyt:** kernhalt. Zelle, ↑ Normoblast.

karzino...: s. a. kanzero..., onko...

karzinoembryonales Antigen, KEA, CEA: spezif. Glykoprotein (↑ Tab. »Plasmaproteine«). Blutspiegel nicht nur bei Dickdarm- (100%), Pankreas-, Magen-, Lungen- u. Mamma-Ca. (wichtig für Rezidivkontrolle!), sondern auch bei chron. Bronchitis, Lungenemphysem u. Leberzirrhose erhöht (sicherer Malignom-Hinweis erst bei 20 ng/ml).

karzinogen, kanzerogen: »krebsauslösend«, adj. Bez. für exogene Stoffe (Noxen), die insbes. bei längerer Einwirkung eine maligne Geschwulst induzieren

Berufskarzinogene (n. HUEPER)

Genereller Typ	Spezifischer Typ	Einwirkungsart	Erfolgsorgan
Organ.-chem. Karzinogene			
a) aromatische, poly- u. heterozykl. Verbindungen	Benzol	inhalativ kutan	blutbildende Organe (Leukämie, Lymphosarkom, Myelom)
	β-Naphthylamin, Benzidin, 4-Aminodiphenyl (Gummiantioxidationsmittel), Auramin	kutan inhalativ oral	Urogenitalorgane (Harnblase, Ureter, Niere; andere Organe?)
	Kohlenteer, Pech, Ruß, Asphalt Teer-, Kreosot-, Anthrazenöl, Lampenruß, Braunkohlenteer, Paraffinöl, Öl u. Wachse von Ölschiefer	kutan inhalativ	Haut Lunge
	Synthet. Kohlenöl u. Teer (BERGIUS* Verfahren)	kutan	Haut
	Petroleumkraftstoff-, Diesel-, Schmieröl, Schmierfett, Bohröl, Ruß, Asphalt, Teer, Koks, Rohparaffinöl, Diesel- u. Benzinmotorabgase	kutan inhalativ	Haut Lunge
b) aliphat. Verbindungen	Isopropylöl (roher Isopropylalkohol)	inhalativ	Larynx, Lunge, Nasennebenhöhlen
	Senfgas	inhalativ	Lunge, Larynx
Anorgan.-chem. Karzinogene	Arsen	kutan oral inhalativ	Haut Lunge, Nasennebenhöhlen Leber
	Nickel	inhalativ	Nasen- u. Nasennebenhöhlen, Lunge
	Chrom	inhalativ	Lunge, Nasen- u. Nasennebenhöhlen
	Asbest	inhalativ	Lunge, Pleura, Peritoneum
Physikal. Karzinogene	UV-Strahlen	kutan	Haut
	Röntgenstrahlen	kutan transkutan	Haut Bindegewebe, Knochen, blutbildende Organe
	α-, β-, γ-Strahlen	kutan transkutan inhalativ oral parenteral	Haut Bindegewebe, blutbildende Organe Nasennebenhöhlen, Lunge Knochen Milz Leber
Parasiten	Schistosoma, Hämatobium	kutan	Harnblase

karzinogene Substanz

können; z. B. **k. Substanz** (↗ Karzinogen), **k. Viren** (↗ Tumorviren); s. a. Karzinogenese.

Karzinogen: Noxe oder Substanz physikalischer (v. a. ionisierende Strahlung), chem. (exogen ↗ Tab. S. 1277, endogen z. B. Oxidationsprodukte des Cholesterinstoffwechsels) oder belebter Natur (z. B. ↗ Tumorviren), die am Ort der Einwirkung (Haut, Lunge, Magen-Darm) oder fern davon (z. B. Leber, Gehirn, Niere) eine maligne Geschwulst auslöst (= **lokales** bzw. **resorptives K.**); s. a. Karzinogenese.

Karzinogenese: durch exogene (↗ Karzinogene) oder endogene Faktoren (z. B. Keimversprengung, Mutation) – oft erst nach langer Latenz (größte Krebshäufigkeit im höheren LA) – ausgelöste »krebs. Umwandlung« (Transformierung) von Zellen (= Tumorkeimanlage). Im allg. zunächst ohne Wachstumstendenz (↗ Initialphase, Carcinoma in situ, Präkanzerose); erst bei weiterer Einwirkung von Karzinogenen oder unspezif. Noxen (↗ Ko- u. Synkarzinose) erhöhte Mitoserate (= Realisationsphase), u. U. auch Absiedlung; s. a. Tumorzelle. – Neben den klass. Krebstheorien (Reiztheorie n. VIRCHOW, Keimversprengungstheorie n. COHNHEIM) v. a. die Virustheorie, Vorstellungen über insbes. exogene Karzinogene chem. Natur, die Summationstheorie n. DRUCKREY (s. a. Experimentalkarzinogen, Synkarzinogenese), Mutationstheorie n. STRONG u. BAUER (irreversible Änderungen des genet. Verhaltens als Folge von Veränderungen am Zellgenom, z. B. an Basen von RNS oder DNS), Deletionshypothese n. MILLER (Verlust regelnder spezif. plasmat. Proteine); bzgl. Wachstums- u. Vermehrungstendenz wird eine »Korrelationstaubheit« der Tumorzellen gegenüber den die Mitose regelnden Einflüssen diskutiert.

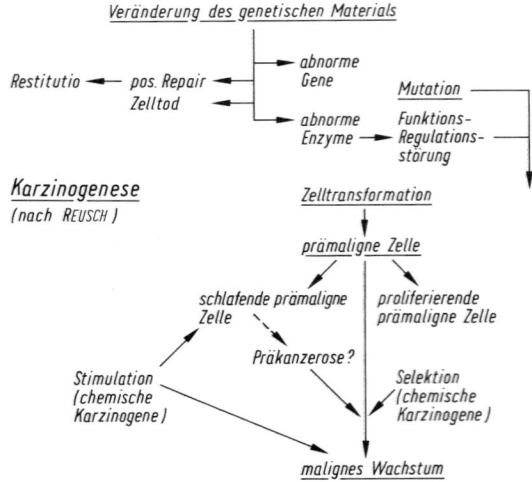

Karzinogenese (nach REUSCH)

Karzinoid, enterochromaffiner Tumor: (LUBARSCH) meist in soliden Nestern oder Strängen (z. T. mit filigranart. Struktur) infiltrierend wachsendes, im allg. semimalignes Neoplasma aus argentaffinen Zellen (»Argentaffinom«), die Lipide u. argophile Granula enthalten, prim. Fluoreszenz zeigen (Gehalt an Polyphenolen) u. häufig reichlich Serotonin bilden. Vork. v. a. in Appendix, Dünndarm (ausgehend von enterochromaffinen Zellen der LIEBERKÜHN* Drüsen, evtl. in regionale LK u. Leber metastasierend), Bronchus, seltener in Gallenblase, Magen, Rektum, Hoden, Ovar. Evtl. mit ↗ K.syndrom. – **K.syndrom**, **Karzinoidose**, BIÖRCK-THORSON*, CASSIDY*-SCHOLTE*, STEINER*-VOERNER* Syndrom: die v. a. beim malignen Karzinoid des unteren Ileum, soweit es in die Leber metastasiert (sonst ausreich. Serotoninabbau!), infolge Störung des Tryptophanstoffwechsels mit vermehrter Produktion von Serotonin u. a. vasoakt. Substanzen auftretende Symptomatik: anfallsweise ziegelrot-orangefarbenes Erythem (»Flush«), das sich vom Gesicht über Rumpf u. Extremitäten ausbreitet, heft. Diarrhöen, asthmaart. Anfälle, Endocarditis fibrosa des re. Herzens (↗ HEDINGER* Syndrom), Spontanhypoglykämie, erhöhte Ausscheidung von Hydroxyindolessigsäure im Urin, später Gewichtsverlust, Teleangiektasien (↗ VOERNER*-STEINER* »miliare Angiomatose«), pellagroide Hautveränderungen; trotz Metastasierung häufig langjähr. Verlauf.

Karzino|kolyse: Hemmung eines malignen Wachstums durch – möglichst selektive – Einwirkung von chem. Stoffen (Zytostatika, in Ruhekern- u. Mitosegifte unterschieden; gegengeschlechtl. Hormone, z. B. bei Prostata-, Mamma-Ca.), ionisierender Strahlung etc. auf die rel. labile Tumorzelle; s. a. Synkarzinokolyse, vgl. K.lyse. – **K.logie**: Krebsforschung; s. a. Onkologie. – **K.lyse**: Zerstörung von Tumorzellen; i. e. S. deren Auflösung durch die ↗ ABDERHALDEN* Abwehrfermente (obsolet) s. a. **K.lytika** (im Serum des Gesunden vork. Proteinasen; s. a. FREUND*-KAMINER*, ABDERHALDEN* Reaktion).

Karzinom: bösart. Neoplasma (↗ dort. Tab.) epithelialer Herkunft (s. u. Carcinoma; s. a. Tumor...). – **intraepitheliales** oder **präinvasives K.**: ↗ Carcinoma in situ; s. a. HINSELMANN* Stadien.

karzinomatös, carcinomatosus: ein Malignom (i. e. S. ein Ca.) betreffend, in Form eines Karzinoms.

Karzinomatose: ↗ Karzinose.

Karzinom|fieber: ↗ Cancer pyreticus. – **K.kachexie**: ↗ Tumorkachexie. – **K.neuropathie**: paraneoplast. Syndrom mit neurol. Symptomatik, z. B. zerebelläre Ataxie, Lähmung der Rumpf-, Schulter- u. Beckengürtelmuskulatur (z. T. reversibel), sensible u. motor. Ausfälle mit Degenerationen in Pyramidenbahn, Hintersträngen u. -wurzeln, Polyneuritis- u. Myopathie-ähnl. Bilder. – **K.test**: ↗ Krebstest.

Karzino|phobie: die – krankhaft übertriebene – Befürchtung, an einer »Krebskrankh.« zu leiden. – **K.sarkom**: seltener, bösart., meist wenig differenzierter Mischtumor, in dem mesenchymales Stroma u. epitheliales Parenchym geschwulstartig wuchern, u. zwar als ↗ Kompositions-, ↗ Kombinations- oder ↗ Kollisionstumor; v. a. in Uterus, Schilddrüse, Magen, Larynx, Pharynx; vgl. Carcinoma sarcomatodes.

Karzinose, Kanzerose, Karzinomatose: Durchsetzung des ges. Körpers, eines oder mehrerer Organe (z. B. Lungen-K.) oder der serösen Auskleidung einer Körperhöhle (z. B. Peritoneal-K.) mit multiplen Krebsmetastasen (evtl. als Miliar-K.).

Karzinostatikum: in der Krebsther. eingesetztes Zytostatikum; i. w. S. jede das Wachstum der Tumorzelle schädigende Substanz wie Hormone (z. B. Östrogene, Androgene), Mitosegifte (Colchicin), best. alkylierende Substanzen (Alkylantien, z. B. N-Lost, Äthylenimin-Derivate), Antimetabolika (Folsäure-Purinantagonisten), radioakt. Nuklide (^{131}J, ^{32}P,

^{198}Au), Antibiotika (Mitomycin, Actinomycin, Bleomycin, Rubidomycin, Mithramycin, Doxorubicin).

Kasabach*-Merritt* Syndrom: (1940) ätiol. unklare Erkr. des frühen Säuglingsalters mit Riesenhämangiomen, Anämie, Thrombozytopenie (Verbrauchskoagulopathie, Purpura), evtl. Fibrinogenopenie. Nach Entfernung der Hämangiome Heilung. – vgl. Purpura fulminans.

Kaschin*-Beck* Syndrom: (1861/1906) im Transbaikal (»Urow-Krankh.«), Korea u. Mandschurei endem. chron. Osteoarthrose; beginnend im frühen Kindesalter (5. Lj.) mit schmerzhaften symmetr. Gelenkschwellungen, später Epiphysennekrose, Schlottergelenk (keine Ankylose), Wachstumshemmung, Siderose aller Organe, greisenhaftes Aussehen, evtl. Struma; Stillstand meist im 30. Lj.; Ätiol. ungeklärt (Überangebot an Eisen? Vitamin-mangel? alimentäre Pilzinfektion?).

Kaschmirkrebs: ∫ Kangri-Krebs.

Kasein(ogen): »Käsestoff« als Hauptanteil (ca. 80%) des Milcheiweißes; Phosphoproteid mit >20% Glutaminsäure, ca. 16% N u. je 0,7% P u. S (methioninarm, zysteinfrei). Fällt bei pH 4,6 als Säure-K., bei pH 5–6 zus. mit Lab als Para-K.-Ca-Salz aus (Rest = Molke); wird enzymatisch, (z. B. Trypsin) zu Peptonen abgebaut (= Caseinum e peptone). Bes. zus. mit Milcheiweiß diätetisch wertvoll (Quark, Käse, »aufgeschlossenes Milcheiweiß« als Zusatz in Brot, Wurst, Teigwaren, Kindernahrung); *therap* in antiphlogistischen Kühlsalben, injiziert zur Reizkörpertherapie.

Kaseinmilch: ∫ Eiweißmilch (FINKELSTEIN).

Kashida* Zeichen: Par- oder Hyperästhesie, evtl. sogar Krampfanfall bei therm. Hautreizung als Tetaniezeichen.

Kashiwado* Probe: s. u. SCHMIDT*-STRASBURGER* Probekost.

Kaskaden|magen: umschrieb. Überhang eines erweiterten Magenabschnitts nach vorn oder hinten; klin.: Völlegefühl (v. a. bei Dorsalverlagerung u. spitzwinkl. Abknickung), u. U. erhebl. Speisenretention im Liegen. Ät.path.: gestörte mesenterioaxiale Drehung (6.–12. Fetalwoche), bei vord. Kaskade Einschnürung durch das Lig. hepatogastricum, postop. oder peritonit. Adhäsion, Vagotomie. – **K.ösophagus:** in gegeneinander verlagerte Erweiterungen – u. dazwischengeschaltete Engen – unterteilte Speiseröhre, durch die der Speisebrei stufenweise abfließt. Sehr funktionell, meist organ. Stenosen infolge Ösophagitis bei Achalasie. – **K.theorie:** ∫ Abb. »Blutgerinnung« (Schema n. MACFARLANE). – **K.regulation:** das schrittweise Zusammenwirken mehrerer Regelkreise bei der Realisation von Erbanlagen bzw. bei der Proteinbiosynthese.

Kaspar-Hauser-Syndrom: körperl.-seel.-geist. Entwicklungsrückstand infolge schwerer frühkindl. Vernachlässigung; Form der psych. Hospitalismus.

Kassette: röntg ∫ Filmkassette. – **Kassetten|wechsler:** *röntg* von Hand oder (automat.-) motorisch betriebene Vorrichtung (Trommel- oder Verschiebeanordnung) zum schnellen Wechsel der – zuvor strahlengeschützt bereitliegenden (z. B. in einem **K.tunnel**) – Filmkassetten für Aufnahmeserien (mind. 1 Bild/Sek.), z. B. nach PÄSSLER-WENTZLIK, LUDIN). – vgl. Filmwechsler.

Kassowitz* Kratztest (KARL E. K., geb. 1886, Pädiater, Wien): (1924) modifiz. SCHICK* Test, indem mit Glyzerin versetztes Diphtherietoxin mit PIRQUET* Bohrer in die Unterarmhaut eingebracht wird; Ablesung nach 48 Std.

Kassowitz* Regel (MAX K., 1842–1913, Pädiater, Wien): ∫ DIDAY* Gesetz.

Kasten|system: *ophth* Maßsystem für Brillenanpassung, dessen Meßlinien u. -punkte sich auf ein das Brillenglas umschließendes Rechteck (»Kasten«) beziehen, z. B. Scheibenmittelpunkt (Schnittpunkt der Diagonalen), -breite (Länge der horizontalen Seite), -höhe. – **K.wirbel:** durch Abflachung der – normalerweise leicht konkaven – Vorderwand deformierter W. als Frühsympt. der BECHTEREW* u. SCHEUERMANN* Krkht.; vgl. Trommelwirbel.

Kastle*-Meyer* Reaktion: kolorimetr. Blutnachweis anhand der Rötung einer zunächst farblosen Phenolphthalein-Lsg. in Gegenwart von H_2O_2.

Kastoröl: (»Oleum castoris«; irrtümlich abgeleitet von Vitex agnus-castus?) ∫ Oleum Ricini.

Kastrat: Individuum nach prä- oder postpuberaler Kastration (= Früh- bzw. Spätkastrat); s. a. Eunuch.

Kastratenstimme: hohe, jünglinghafte »eunuchoide« Stimme des Mannes (mit vollentwickeltem Kehlkopf) bei Eunuchoidismus, aber auch bei thyreogener oder hypophysärer Spätreife, Kretinismus, Hyperthyreose sowie Störung der Nebenschilddrüsen-, NN- oder Hypophysenfunktion; vgl. Knabenstimme.

Kastration: prä- oder postpuberale op. Entfernung der Gonaden, i. w. S. auch deren Funktionsausschaltung mit ionisierenden Strahlen oder Hormonen (s. a. temporäre K.). Therap. Anw. (Malignom, Tbk) nur bei fehlender Alternative u. mit Einwilligung des Pat.; bei Triebverbrechern freiwill. K. (meist hormonell; s. a. Kastrationsdosis, gegengeschlechtliche ∫ Hormontherapie). – Bewirkt als präpuberale K. Eunuchismus, als postpuberale K. Feminisierung bzw. – bei der Frau – Virilisierung.

Kastrations|bestrahlung: s. u. Strahlenkastration. – **K.dosis: 1)** *radiol* die für eine Dauermenolyse erforderl. Strahlendosis, bei Rö.strahlen ca. 300 R/Herd, bei Kobalt-60 höher (bis 1200 R). – **2)** *endokrin* Hormondosis, die die endokrine – u. damit gametogene – Funktion der Keimdrüsen völlig unterdrückt (durch Bremsung der Hypophyse, Umstimmung, Stoffwechselwirkung); z. B. > 50 mg Testosteronpropionat pro Tag oder > 200 mg 17-Hydroxy-9-19-nor-progesteronkapronat pro Wo. oder > 5 mg Östradiolbenzoat bzw. > 0,2 mg Äthinylöstradiol pro Tag. Anw. von Gestagenen v. a. bei Endometrium- u. Mamma-Ca., Prostatahypertrophie u. -Ca., von Östrogenen bei Mamma-Ca. (nach der Menopause) u. bei fortgeschrittenen Prostata-Ca. – **K.hypophyse:** s. u. Kastrationszellen. – **K.komplex:** (S. FREUD 1908) aus der Entdeckung des körperl. Geschlechtsunterschiedes sich entwickelnder Komplex (oft eng mit Ödipuskomplex verbunden), wobei der Knabe ein Abschneiden des Penis durch den Vater als Strafe für sexuelle Aktivität befürchtet, während das Mädchen das Fehlen eines Penis als Mangel empfindet u. dies zu leugnen oder »reparieren« versucht. – **K.syndrom, funktionelles präpuberales:** Sonderform des ♂ prim. Hypogonadismus (angeb. oder frühpostpartaler Gonadenverlust) mit dem klin. Bild des Frühkastraten. –

Kastrations|zellen

K.zellen: nach Ausfall der Gonadenfunktion in der sogen. K.hypophyse auftretende vermehrte u. vergrößerte, zu schaumig-schwammart. Komplexen zusammengelagerte β-Zellen mit reichlich basophilen Granula (bei gleichzeit. Vermehrung u. Vergrößerung der α-Zellen).

Kasuistik: *med* Beschreibung von Krankheitsfällen.

Kat: *botan* / Catha, edulis.

kata...: Präfix »hinab«, »unter«, »gegen«; s. a. Cata...

Kata|biose: Verbrauch lebender Substanz im Rahmen der physiol. Involution. – **K.bolikum**: die Abbauprozesse des Stoffwechsels fördernde (»katabole«) Substanz; vgl. Anabolikum. – **K.bolismus**: Abbaustoffwechsel, / Dissimilation (1). – **K.bolit**: Abbauprodukt. – **K.repression**: / Enzymrepression.

Katadidymus: / Duplicitas incompleta posterior (nach anderen Autoren: anterior!).

Katadynsilber®: katalyt.-oligodynamisch wirkendes Feinsilber-Präp. (2% Ag) mit bes. Oberflächenstruktur; Anw. *hyg* zur Wasseraufbereitung.

katagen: die Rückbildungsphase betreffend. – s. a. Katagenese.

Kata|genese: *psych* (J. J. LOPEZ, U. SPIEGELBERG 1965) Auslösung körperlicher Krankheitsvorgänge (z. B. Torsionsdystonie, MS, Colitis ulcerosa) durch starke, konflikthafte Gefühlserlebnisse. Symptomatik anfangs mit Symbolcharakter, später krankheitsgemäß. – **K.grad, K.index**: s. u. Katathermometer.

Kata|klasis, -kleisis: *ophth* Verschluß der Lidspalte durch Spasmus oder Adhäsionen; i. w. S. auch das Ek- u. Entropium. – **K.krotie**: Mehrgipfeligkeit der Pulswelle, / Polykrotie.

Katal, kat: (IUB 1973) internat. Einh. für die katalyt. Aktivität (»Enzymmenge«; = Umwandlung von 1 Mol Substrat pro Sek.). Ersetzt die bisher. Einh. »U« (»Unit« der EC 1964: Umwandlung von 1 μmol pro Min.); 1 U = $^1/_{60}$ μkat.

Katalase: Peroxidase in tier. Geweben (bes. Leber, Niere, Ery), Pflanzen u. Baktn.; rel. stabiles Häminproteid (4 Ferriprotoporphyrin-Gruppen/Mol.; MG 80–248 × 10^3). Reaktionen: $2 H_2O_2 \rightarrow O_2 + H_2O$ (= katalat. Wirkg.), $ROOH + XH \rightarrow ROH + H_2O + X$ (= peroxidat. Wirkg.; oxidiert H-Donatoren [z. B. Säuren] anstelle des 2. Moleküls H_2O_2 u. übt als H_2O_2-Konsument Schutzfunktion für Hb u.a. SH-Proteine aus). Normalwert (absol. Konz.) 3–4,5 × 10^{-9} Mol/ml Ery (s. a. Akatalasämie). – Bestg. anhand der O_2-Bildg. bzw. H_2O_2-Zerlegung (z. B. n. FEINSTEIN als Perboratmethode), UV-spektrophotometr. (240 nm), photometrisch nach Reaktion mit Titan- oder Vanadinsalzen, durch Immunpräzipitation, Gelelektrophorese (O_2-Bläschen), Siebtest (Schaumbildg. in Polyakrylblock). – Einheiten: 1 IU setzt pro Min. 1 μMol H_2O_2 frei, 1 BERGMEYER* E. in 100 Sek. die Hälfte des Peroxid-Sauerstoffes aus ca. 0,01 ml Lsg. 1 KELL* E. zerlegt 1 g H_2O_2 in 10 Min. (jeweils bei 25°). – Die **K.zahl** der Milch (angegeben in ml O_2 oder H_2O_2) ist bei bakterieller Verunreinigung (Mastitis) erhöht.

Katalepsie: übermäßig langes Verharren in einer Körperhaltung mit Erhöhung des Muskeltonus (»Halbstarre« i. S. der / Attonität), mit oder ohne Willensstörung (auch i. S. der Flexibilitas cerea); v. a. bei Katatonie u. postenzephalitisch. I. w. S. auch absol. Passivität mit Unfähigkeit zu Spontanbewegungen (bei sonst intakten Funktionen). Ferner katalept. Bewegungsunfähigkeit ohne Erhöhung des Muskeltonus bei dissoziiertem Erwachen u. als Hysterokatalepsie sowie in Hypnose (mit entsprechender Suggestion).

kataleptische Totenstarre: im Augenblick des Todes eintretende Enthirnungsstarre; selten.

Katalysator, Akzelerator: fester, flüss. oder gasförm. Stoff, der – bereits in kleinster Menge u. ohne sich dabei (bleibend) zu verändern – die chem. Umsetzung größerer Mengen von Reaktionspartnern durch Einfluß auf die Reaktionsgeschwindigkeit ermöglicht (»**Katalyse**«); s. a. Enzyme, Biokatalysator. Häufig Metalle (u. Salze), deren Wirkg. durch sogen. Aktivatoren (= Promotoren, synerget. Verstärker) noch erhöht, durch **K.gifte** (HCN, CO, S-, P-, As-Verbindgn. etc.) reduziert bis aufgehoben wird (= Anti- oder **neg. K.**); s. a. Autokatalyse. – **neg. Katalyse**: / Hemmung (s. a. Enzymhemmung).

Kata|menien: / Menstruation. – **K.mnese**: krit. Beschreibung eines Krankheitsfalles nach Ablauf der Erkr. u. Abschluß der Behandlung, evtl. einschl. Prognose. – **k.mnestische Hautreaktion**: pos. Ausfall einer Intrakutanprobe nach AG-Karenz als allergol. Phänomen bei chron. Nahrungsmittelallergie (nachdem vor der Karenz Proben stets neg., vermutlich infolge Antianaphylaxie).

Kata|phase: Telophase der Mitose einschl. Übergang zur Interphase. – **K.phasie**: verbale / Perseveration. – **K.phorese**: elektrokinet. Erscheinung, daß bei Berührung einer nichtleitenden Flüssigkeit mit einem nichtleitenden Feststoff eine Ladungstrennung auftritt, wobei letzterer (z. B. Kolloidteilchen, Gasblase) im allg. eine neg. Umhüllung bekommt, so daß er im elektr. Feld auch gegen die Schwerkraft wandert. Anw. *therap* zur Einführung geladener Teilchen oder Ionen in Körpergewebe. – **K.phorie**: / Hypophorie. – **K.phylaxie**: **1)** (WRIGHT) Transport phylaktischen Materials (Leukozyten, AK) an den Ort einer Infektion. – **2)** Virulenzsteigerung gewisser Bakteriensporen – u. Auftreten einer lebensbedrohl. Infektion – bei Applikation zus. mit einem ionisierten Kalziumsalz. – **3)** (BULLOCK, CRANNER) Zusammenbruch der natürl. Abwehrkraft des Organismus gegenüber einer Infektion. – **K.plasie**: rückläuf. Umbildung eines Körpergewebes, d. h. Herabsetzung der Differenzierung, evtl. mit Auftreten embryonaler Formen u. Eigenschaften. Bei Neoplasmen die Atypie des Gewebes als Kennzeichen der Malignität. – **K.plasma**: »Breiumschlag« mit pastenart. Medien pflanzlicher Herkunft oder mit Tonerde oder anderen antiphlogistisch wirksamen breiigen Massen, die im allg. möglichst heiß appliziert werden (aber auch kalt, z. B. Lehm-K. bei Thrombophlebitis, Rachendiphtherie etc.).

kataplektisch-halluzinatorisches Angstsyndrom: / ROSENTHAL* Syndrom (I).

Kataplexie, -plegie: *neurol* **1)** Tonusverlust-Syndrom: plötzl., kurzdauernder Verlust des Posturaltonus der gesamten oder eines Teils der Körpermuskulatur; z. B. nach Affekterlebnis (Überraschung, Freude, als »Schrecklähmung«, »Lachschlag«), meist aber als Sympt. der Narkolepsie. – **2)** Schreckstarre: plötzl. Erhöhung des Muskeltonus als seltene Form der bes. heftigen Schreckreaktion.

Katarakt: *ophth* alle Formen des Durchsichtigkeitsverlustes der Augenlinse oder ihrer Kapsel (»grauer Star«), s. u. Cataracta, s. a. Star...

Katarrh, katarrhal. Entzündung: einfachste Form der Schleimhautentzündung mit vermehrter Absonderung eines serösen (z. B. Rhinitis) oder mukösen (z. B. Bronchitis) Sekrets, evtl. mit Abschilferung von Epithelzellen (= Desquamativ-K.). – **eosinophiler K.** (TEICHMÜLLER): s. u. Bronchitis. – **epidem. K.**: ↑ Grippe. – **postgonorrhoischer K.**: abakterieller, evtl. chemisch (bei Übertr.) oder mikrobiell (z. B. Mykoplasma) unterhaltener Harnröhrenausfluß als Nachkrankheit einer geheilten Go.

katarrhalisch: einen ↑ Katarrh betreffend, mit Sympt. eines Katarrhs; z. B. k. Infekt (= akuter Schnupfen = Erkältungsinfekt).

Katarrhbad: Heilbad mit Kochsalz- oder Solewässern, in dem vorw. Affektionen der oberen Luftwege behandelt werden.

Katastalsis, -staltik: zum natürl. Ausgang des Hohlorgans hin verlaufende Peristaltik.

Katastrophen|hormon: das – in Streßsituationen vermehrt freigesetzte – ↑ (Nor-)Adrenalin. – **K.reaktion**: (K. GOLDSTEIN 1942) *psych* durch plötzl. Katastrophe ausgelöste Erlebnisreaktion, bei Angehörigen des westl. Kulturkreises mit typ. Sympt.: Flucht vom Ort der Gefahr, verdutzte Unbeweglichkeit (Emotionsstupor, Apathie, Lethargie, Pessimismus, evtl. Depression u. Selbsttötungsneigung), willenlose Beeinflußbarkeit, Reizbarkeit (insbes. gegen Außenseiter einer Gruppe).

Katathermometer (Hill*): Stabthermometer mit großem Flüssigkeitsgefäß, bei dem nach Erwärmen die Zeit des Temp.abfalles von 38° auf 35° ein Maß für die Abkühlungsgröße gibt. »Trockenes« K. erfaßt v. a. Lufttemp. u. Wind, »feuchtes« K. (mit wassergetränkter Hülle) auch Abkühlung durch Verdunstung. – Der so ermittelte »Katawert« soll möglichst 6 mcal/cm^2/sec betragen.

katathym: dem emotionalen Lebensgrund entspringend, außerhalb der rationalen Einsicht liegend. – **Katathymie**: 1) (H. W. MAIER) durch Erlebnisse, die starke Affekte wecken, hervorgerufene Verfälschung von Wahrnehmungen, Erinnerungen u. Denkvorgängen unter dem Einfluß von Wunschbildern oder Ängsten. – 2) (FENOUS 1955) anfallsart. Gefühlsumschwung zum Depressiven, seltener von verzagter, apath. Stimmung in Fröhlichkeit u. Euphorie.

Katatonie: »Spannungsirresein« als psych. Krankheitsbild mit Störung der Willkürbewegungen; von KRAEPELIN (1899) als bes. Form der Dementia praecox, von BONHOEFFER als akuter exogener Reaktionstyp angesehen: **a)** »**katatoner Sperrungszustand**«, d. h. völl. Starre des hellwachen Kranken, der auf nichts reagiert, sich völlig von der Umwelt zurückzieht u. gefüttert werden muß; oft Katalepsie u. Automatismen, meist auch Sinnestäuschungen, Gefühls- u. Denkstörungen. – **b)** »**katatoner Erregungszustand**« (evtl. aus dem Stupor unvermittelt durchbrechend, oft nur für ganz kurze Zeit), mit sinnlosem Umsichschlagen, evtl. brutaler Selbstverstümmelung u. Suizidversuch. – Vork. v. a. bei katatoner Schizophrenie, aber auch bei Infektionskrkhtn. (Thyphus, Paratyphus, Kolibazillose, Tbk), Hirntumor, endogener Depression. Ther.: Elektrokrampf (oft lebensrettend), Psychopharmaka. – Bes. Formen: **akute tödl.** oder **perniziöse K.** (K. H. STAUDER), meist ungeklärter Genese, mit schrankenloser motor. Unruhe (bis zur Selbstvernichtung): schwerste Akrozyanose, feucht-kalte Extremitäten, flächenhafte Blutaustritte, später absinkender Blutdruck, Kreislaufkollaps, oft Bewußtseinstrübung, Temp. bis 40° (bei kalter Haut), **manierierte K.** (KLEIST u. LEONHARD), wobei Bewegungsverarmung zunimmt, wenn Unterlassungsmanieren (Nahrungsverweigerung, beharrl. Schweigen, Stehen auf best. Platz) vorherrschen; Denken u. Affektivität wenig gestört; unvermutet impulsive Handlungen; **negativist. K.** (LEONHARD), d. h. Aufträge werden nicht befolgt, Antworten nicht gegeben; Denken rel. wenig gestört, Triebhaftigkeit erhalten; **parakinet.** oder **faxenhafte K.** (KLEIST u. LEONHARD) mit fehlender Erregung u. andauernder Verzerrung der Motorik; erst bei äuß. Anregung auch Unruhe. **period. K.** (KLEIST u. LEONHARD) als Verlaufsform der Schizophrenie mit katatonen Zuständen u. rel. symptomfreien Intervallen; nach mehreren Schüben schizophrener Defekt (mit jedem Schub zunehmend); **proskinet. K.** (LEONHARD) mit abnormer Bereitschaft zu automat. Bewegungen: Nesteln an Gegenständen, sterotypes Wiederholen von Redensarten, Mitgehen u. Gegengreifen bei passiven Bewegungsversuchen, sprachl. »Murmeln«. – Ferner (nach LEONHARD) die ausgeprägt »**sprachträge**« u. die »**sprechbereite**« **K.**

Katatropie: *ophth* »Abwärtsschielen« (s. u. Strabismus verticalis).

Katawert: s. u. Katathermometer.

Katayama-Krankheit, Yangtse-Fieber: (KATSURADA 1904; benannt nach dem ersten Fundort von Schistosomen-Eiern) das Anfangsstadium der ↑ Schistosomiasis japonica, mit Fieber, allg. Mattigkeit, Erythem, Durchfall, Milz- u. Leberschwellung.

Katayama* Reaktion: CO-Nachweis im Blut durch Zugabe von Schwefelammonium zur verdünnten, schwach essigsauren Probe (Graugrün-Verfärbung bleibt aus).

Katechin(säure): pflanzl. Tetrahydroxyflavanol-3; Grundkörper der die kondensierten Gerbstoffe bildenden Katechine; Anw. als Desinfiziens in Gurgelmitteln u. Pudern. – Auch – inkorrekt – Bez. für Brenzkatechin.

Katechol|amine, (Brenz-)Katechinamine: Gruppenbez. für die adrenergisch wirksamen aromat. Amine Adrenalin u. Noradrenalin u. ihre – ebenfalls vom Brenzkatechin abstammenden – aktiven Derivate; s. a. Sympathikomimetika, Alpha-, Betarezeptoren. – **K.östrogene**: (GELBKE u. M. 1977) natürl. Ö. (Östradiol u. Östron-Metaboliten) mit analyt. Bestg. ermöglichenden – Chinon-/Hydrochinon-Gruppen, die im Zusammenhang mit dem K.amin-Stoffwechsel als mögl. Regulative (z. B. bzgl. Schwangerschaftshochdruck) diskutiert werden. – **K.oxidase**: ↑ o-Diphenol-oxidase.

Katechu: ↑ Catechu.

Katelektro|tonika: (FLECKENSTEIN) Stoffe mit depolarisierender, einem ↑ Katelektrotonus ähnl. Wirkung auf erregbare Membranen; z. B. Kaliumsalze, Azetyl-, Sukzinylcholin. – **K.tonus**, KET: bei Gleichstromdurchfluß im Bereich der Kathode auftretende Zustandsänderung erregbarer Membranen (insbes. am

Katelektro|tonus, depressiver

peripheren Nerv): Depolarisation, Widerstandsverminderung, Erregbarkeitssteigerung; bei exzessivem oder langdauerndem K.t. Erregungsminderung oder Blockierung (»Kathodenblock«) durch Inaktivierung des Na⁺-Systems (= **depressiver K.t.**). – vgl. Anelektrotonus, s. a. PFLÜGER* Zuckungsgesetz.

Kater: (Eindeutschung von »Katarrh«) Zustand körperlicher Hinfälligkeit u. trauriger Verstimmung (mit Selbstvorwürfen etc.) nach Alkoholgenuß, beim chron. Trinker evtl. zur Selbsttötung führend. – *radiol* ↑ Strahlenkater.

Katgut, Catgut: (J. L. LISTER 1869) »Katzendarm« als resorbierbares chir. Naht- u. Unterbindungsmaterial, heute meist gewonnen aus Submukosa des Ziegen- oder Schaf-Dünndarms. Zwirnung zu Fäden (Nr. 6/0 = ca. 0,1 mm, Nr. 6 = ca. 0,8 mm ⌀), die vor- u. nachsterilisiert werden. Resorptionszeit je nach Stärke u. Imprägnierung 8–20 Tg. (bei Chrom-K.).

Kathämoglobin: ein Hämochrom, das nach Hb-Spaltung durch Wiedervereinigung des Häm mit dem durch die Prozedur denaturierten Globin entsteht.

Kathärese: 1) milde Form der Chemokaustik (s. u. Chemokoagulation). – 2) ↑ Prostration.

Katharsis: *psych* geistig-seel. Läuterung; in der Psychoanalyse das Abreagieren u. Agieren von Gefühlen zum Zwecke der Befreiung von krankmachenden Affekten etc.; als **kathart. Methode** (BREUER, FREUD 1895) das Zurückverfolgen der neurot. Sympte. unter Hypnose (»Hypnokatharsis«) oder durch »freie Assoziation«, um traumatisierende Erlebnisse wieder zu wecken u. neu durchleben zu lassen u. dadurch begleitende Affekte abzureagieren. – **Kathartika:** *pharm* ↑ Abführmittel.

Kathepsin: (WILLSTÄTTER u. BAMANN 1928) Sammelbez. für in Magensaft u. Lysosomen (Deponierung?) u. allg. intrazellulär weit verbreitete Proteasen (»Endopeptidasen«, »Proteinasen«), die neben Pepsin wesentl. an der gastralen Eiweißverdauung beteiligt sind (pH-Optima bei pH 5–7). Wirken nach Zelltod autolysierend; vermehrt bei Ca., vermindert bei Hungerzuständen u. Muskeldystrophie.

Katheter: röhrenförm. Instrument (Weichgummi, Metall, Glas, flexibler Kunststoff, Spiralrohr; ein- oder mehrläufig; ggf. graduiert u. rö.dicht) mit endständ. u./oder subterminalem Fenster (»K.auge«; häufig multipel); zur Einführung in natürl. Körperhöhlen oder Hohlsysteme zwecks Entleerung, Spülung, Instillation, Passagewiederherstellung, künstl. Ernährung, respirat. Reanimation etc.; z. B. als Blasen-, Harnleiter-, Nephrostomie-, Herz-, Gefäß-, Bronchial-, Ohr-, Eihautstich-, Tamponadekatheter. – Auch Bez. für Kanülen, Tubus (z. B. Trachealkatheter), Hohlsonde (z. B. Duodenal-, Embolektomiekatheter). – **K. ohne Ende:** *urol* s. u. posteriorer ↑ Katheterismus. – **K.angiographie:** *röntg* ↑ SELDINGER* Methode. – **K.biopsie:** s. u. Biopsiesonde, s. a. FRIEDEL* Biopsie. – **K.enterostomie:** meist temporäre Enterostomie mit Einlegen eines bis zur Körperoberfläche reichenden Katheters, meist zwecks künstl. Ernährung (z. B. WITZEL* Fistel) oder Darmentlastung (Ileus, Anastomosensicherung). – **K.fieber:** *urol* akutes Fieber nach – wiederholtem – Blasenkatheterismus, Zystoskopie, Bougierung etc. infolge Keimverschleppung in die Harnwege, meist schon nach wenigen Std. oder 1–2 Tg. als typ. Febris intermittens (mit Schüttelfrost, Kollaps, Schweißausbruch); v. a. nach Entfernen eines Dauerkatheters (z. B. nach Prostatektomie); schnell abklingend oder aber in Urosepsis übergehend. – **K.gastrostomie:** meist temporäre Ernährungsfistel mit Einnähen eines PEZZER*, NÉLATON* oder FOLEY*-Katheters oder eines Gummirohrs in den schrägen (MARWEDEL, WITZEL) oder vertikalen, manschettenartig invaginierten Magenwandkanal (STAMM, KADER, FRANK, HANS, MARION).

Katheterismus, Katheterung: Einführen eines Katheters in ein Hohlorgan oder Kanalsystem zu diagnost. oder therap. Zwecken, blind oder aber unter endoskop. oder – v. a. in Blutgefäß, Herz, Bronchialbaum, evtl. auch Ureter – röntgenol. Sicht; s. a. intermittierender Katheterismus. – **hinterer, posteriorer** oder **retrourethraler K.:** »prograder Blasen-K.« (v. a. bei Striktur, Harnröhrenverletzung, -plastik) durch ein suprapub. Zystostoma mit Ausleitung des – meist mehrfach gefensterten – Dauerkatheters aus der Harnröhre; im allg. als »Katheter ohne Ende«, d. h. mit – evtl. monatelang – wiederholter Erneuerung des Katheters, der am oberen Ende des alten fixiert u. so durchgezogen wird.

Katheter|purin®: (CASPER) asept. Katheter- u. Instrumentengleitmittel aus Quecksilberoxyzyanid, Traganth, Glyzerin u. Aqua dest. – **K.pyelographie:** retrograde ↑ Pyelographie. – **K.zeichen:** *geburtsh* ↑ LÖNNE* Zeichen.

Kat(h)ode: bei Elektrolyse, Gasentladung, Hochvakuumröhre diejen. Elektrode, aus der der neg. Strom aus- u. in die der pos. Strom eintritt; bei galvan. Elementen, Akkumulatoren, Gleichstromgeneratoren im allg. als »neg. Pol« bezeichnet; s. a. Glühkathode.

Kathoden|bad: hydroelektr. Bad mit Gleichstrom, wobei die Kathode im Hand-, Arm- oder Fußbad liegt, die Anode in Form einer großfläch. Plattenelektrode am Körperstamm angebracht ist. Erregende Wirkung. – **K.block:** s. u. Katelektrotonus.

Kathodenöffnungs|zuckung: bei Gleichstromreizung eines Nervs im Augenblick des Ausschaltens auftretende Muskelzuckung, die einer Öffnungserregung an hyperpolarisierten, zur Anode hin gelegenen RANVIER* Schnürringen entspricht u. nur scheinbar genau unter der Kathode entsteht. – Bei erhöhter Erregbarkeit als **K.klonus** oder **-tetanus.**

Kathoden(schließungs)|zuckung: bei Nervenreizung in situ oder am Nerv-Muskelpräp. mit dem Einschalten des Gleichstroms unter der Reizkathode auftretende Einzelzuckungen des Muskels (s. a. PFLÜGER* Zuckungsgesetz). – Bei erhöhter Reizbarkeit als **K.klonus** oder **-tetanus.**

Kathoden|strahlen: die von der Kathode einer Glimmentladung ausgehenden Elektronenstrahlen; i. w. S. auch solche aus der Glühkathode einer Rö.röhre oder aus der Kathode einer Photozelle (= Photoelektronen), die sich um so ungestörter ausbreiten, je besser das Vakuum. – **K.strahloszillograph:** spez. Weiterentwicklung der BRAUN* Röhre (»K.strahlröhre.«) zur Aufzeichnung rasch veränderlicher Vorgänge. Ein eng ausgeblendeter Elektronenstrahl aus einer Glühkathode wird durch ein Plattenpaar, an das eine der zu messenden Größe proportionale Spannung angelegt ist, charakteristisch abgelenkt u. hinterläßt auf dem – nachleuchtenden – Leuchtschirm eine kontinuierl. Kurve.

Kathrein* Reaktion: Gallenfarbstoffnachweis im Harn mit Jodtinktur (Grün- statt Rotbraunfärbung).

Kation: das pos. Ion eines Elektrolyten (insbes. H$^+$ u. Metalle), das in der pos. Stromrichtung, d. h. zur Kathode hin wandert.

Kationen|austauscher: Kunststoffe (»Katresine«; v. a. Polystyrolharze), die im Austausch äquivalente Mengen fremder Kationen aus Flüssigkeiten aufnehmen; therap. Anw. z. B. zur Na-Ausschwemmung bei Hydrops. – **K.pumpe**: der aktive K.transport durch Membranen hindurch, v. a. als / Kaliumpumpe.

Katochus: / Katalepsie. – **Katode**: / Kathode.

Katophorie: *ophth* / Hypophorie. – **Katoptrik**: Lehre von den opt. Erscheinungen bei Spiegelung u. Reflexion.

Katralglas®: stark sammelndes Brillenglas, das den bei schrägen Blickrichtungen auftretenden Astigmatismus durch die Kombination einer sphär. Vorder- u. einer asphär. Hinterfläche ausgleicht.

Kastresine: / Kationenaustauscher.

Katsch* Methode (GERHARDT K., 1887–1962, Internist, Greifswald): »kinet. Methode« der fraktionierten Magenaushebung, bei der zunächst die Nüchternsekretion, dann nach Reizmahlzeit (300 ml 5%ige Alkohol-Lsg. oder K.*-KALK* Probetrunk [lauwarmes Wasser mit 0,2 g Coffein], bd. mit Methylenblau) die stimulierte Sekretion ermittelt wird. Völl. Farblosigkeit zeigt Ende der Entleerungszeit (60–80 Min.) u. Beginn der Nachsekretion an.

Katsura* Operation: (1958) Ösophagusplastik (nach Teilresektion des mittl. oder oberen Drittels) durch Interposition einer gestielten Jejunumschlinge, komb. mit Pyloroplastik u. bilat. Vagotomie; v. a. bei Refluxösophagitis mit Ulkus u. Stenose.

Katsura*-Hosor* Methode: Immunfluoreszenz-Verfahren zum Nachweis des Übertritts kindlicher Ery (mit fetalem Hb) in den mütterl. Kreislauf.

Katz*, Sir Bernard: geb. 1911, Physiologe, London; 1970 Nobelpreis für Medizin (zus. mit ULF V. EULER u. JULIUS AXELROD) für »Entdeckungen auf dem Gebiet der flüss. Übertragungssubstanzen in den Nervenenden«.

Katz*-Wachtel* Symptom: bei hohem Kammerseptumdefekt häufiger EKG-Typ mit hohen diphas. Ausschlägen in II, III u. mittl. Brustwand-Abltgn. sowie mit tiefem S$_I$ u. Q$_{III}$.

Katzen|auge: *ophth* / amaurotisches Katzenauge. – **K.bandwurm**: / Hydatigera taeniaeformis. – **K.bißkrankheit**: / Katzenkratzkrankheit. – Ferner die nach Biß einer infizierten Katze auftretende Pasterellose mit akut fieberhafter Phlegmone (Panaritium), mit oder ohne Lymphadenitis; bei chron. Verlauf Gelenkbeteiligung. – **K.dosis, K.einheit**: / HATCHER* Dosis. – **K.egel**: / Opisthorchis felineus. – **K.hakenwurm**: Ancylostoma tubaeforme.

Katzenkratzkrankheit, Felinose, Inokulationsadenitis, -lymphoretikulose (benigne): (PETZETAKIS 1935) von Katzen durch Biß oder Kratzen übertragene, meist sporad. Zoonose des Menschen (v. a. Kinder) durch einen – noch unsicheren – Erreger der PTL-Gruppe (Chlamydien). Inkubation für Primärläsion wenige Tg., für Lymphadenitis weitere 10–30 Tg.; kutaner PA (Papel, Ödem, Rötung) gefolgt von fieberhafter graulomatöser Lymphadenitis (mit Epitheloid- u. Riesenzellen, evtl. nekrotisierend oder abszedierend); gelegentlich flücht. morbilliformes Exanthem, als Spätkomplikation Enzephalitis. Diagnose: Intradermaltest (Hitze-inaktivierter Lymphknoteneiter), KBR (nicht spezif.).

Katzen|leberegel: / Opisthorchis felineus. – **K.ohr**: *path* Anomalie der menschl. Ohrmuschel mit klappenartig nach vorn umgeschlagenem Helixwulst. – **K.pupille**: die schlitzförmig verzogene Pupille beim RIEGER* Syndrom u. a. Mißbildungen der Iris. – **K.räude**: *vet* durch Akarusmilben verurs. Räude. Kann auf den Menschen übertragen werden, wo sie nach wenigen Tagen an den Kontaktstellen stark jukkende Papeln hervorruft (meist keine Generalisierung). – **K.schnurren**, Frémissement cataire: weiches, diastol. Schwirren als auskultator. Phänomen, z. B. bei Mitralstenose; evtl. präsystolisch nochmals akzentuiert: »Rumpeln«. – **K.schreisyndrom**, Cri-du-chat-, LEJEUNE* Syndrom: (1963) autosomale Chromosomenaberration (partielle Deletion von B 5) mit kraniofazialer Dysmorphie: Mikrozephalus, Hypertelorismus, schräge Lidspalten, Epikanthus, Mondgesicht, Larynxdysplasie (u. dadurch »miauende« Stimme); ferner Vierfingerfurche, stat. u. motor. Retardierung. – **K.spulwurm**: / Toxocara cati.

Katzenstein* (MORITZ K., 1872–1932, Chirurg, Berlin) **Kanüle**: hantelförmige Mastdarmkanüle (mit Schlauchansatz) für rektale Tropfinfusion. – **K.* Operation**: 1) bei Kryptorchismus Orchidopexie in einer Hauttasche an der Oberschenkelinnenseite – nach 2–3 Wo. – Verlagerung des Hodens ins Skrotum. – 2) Plattfußkorrektur durch frei transplantierten Periostlappen (dist. Tibiadrittel) zwischen Innenknöchel u. Kalkaneusunterrand in Supinationsstellung. – **K.* Zeichen**: Blutdrucksenkung (nicht Steigerung) durch Kompression beider Femoralarterien bei Herzinsuffizienz.

Katzen|test: *bakt* / DOLMAN*-WILSON* Test. – **K.tuberkulose**: *vet* vorw. durch Typus bovinus des Mycobact. tuberculosis verurs. chron. Tbk bei Katzen, mit Lokalisation an Haut oder inn. Organen. Bei engem Kontakt Übertragung auf Menschen möglich.

Kauakt: teils reflektorisch, teils willkürl. Vorgang zur Zerkleinerung u. Einspeichelung der Nahrung (Bildung eines schluckfäh. Bissens). 3 Grundbewegungen des UK: Öffnung u. Schließung, Vor- u. Rückschub, Seitwärtsbewegung; bei normalem Okklusionstyp als Rundbiß (»Masseterkauer«), bei dysfunktionellem als Hackbiß (»Temporaliskauer«) ablaufend.

Kauda: Schwanz(ende); *anat* / Cauda equina.

kaudal, caudal: *anat* schwanz-, steißwärts, unten.

Kauda(l)anästhesie, Hiatusanästhesie: (CATHELIN, LÄWEN) tiefe epidurale Sakralanästhesie (3.–5. Sakralsowie Kokzygealsegmente: »Reithosenanästhesie«, »Saddle-Block«); nach Durchstoßen des Lig. sacrococcygeum transhiatal ca. 4 cm tiefe Punktion des Sakralkanals u. Inj. von ca. 20 ml Lokalanästhetikum (Wirkung für ca. 1–3 Std.; vgl. aber Dauerkaudalanästhesie).

Kaudal|variante: numer. WS-Variante (häufig rezessiv erblich) mit kaud. Verschiebung der Abschnittsgrenzen: kurze Querfortsätze C7, voll ausgeprägte 12. Rippen, voll ausgeprägte Querfortsätze L 4, Lumbalisation von S 1, Sakralisation des 1. Steißbeinwir-

Kaudal|verschiebung

bels. – vgl. Kranialvariante. – **K.verschiebung des Hirnstammes**: s. u. Syndrom.

Kaudasyndrom: *neurol* Symptomatik durch Läsion (Trauma, Tumor, Bandscheibenprolaps, chron. Arachnitis) der Cauda equina des RM: unter heft. Schmerzen einsetzende schlaffe Lähmung der unt. Extremitäten mit Areflexie u. radikulär verteilten Störungen aller sensiblen Qualitäten (»Reithosenanästhesie«), Blasen- u. Mastdarmstörungen; evtl. ↑ Konussyndrom.

Kaudatum: *anat* ↑ Nucleus caudatus.

Kauerstellung: *kard* ↑ Hockstellung.

Kauffmann* (FRITZ K., geb. 1899, Serologe, Berlin, Kopenhagen) **Antigen-Tabelle**: (1947) diagnost. Schema der Escherichia-coli-Gruppe anhand der H- (bisher 40), O- (> 140) u. K-Antigene (mit 26 A-, 31 L- u. 22 B-AG, von denen jeder Stamm nur eines besitzt). Reihenfolge in der Antigenformel: O-K-H. – **K.* Nährlösung**: Natriumtetrathionat-Bouillon (s. u. Natriumthiosulfuricum). – **K.* Platte**: Brillantgrün-Phenolrot-Laktose-Agar. – **K.* Serodiagnostik**: Typenspezifizierung von Salmonellen mit Faktoren-Sera (auf Objektträger) zur Eingliederung in das K.*-WHITE* Schema (u. Aufdeckung epidemiolog. Zusammenhänge). – **K.*-White* Schema**: Übersicht über die bisher bekannten Stämme der Gattung Salmonella (u. Subgenera), eingeteilt nach der serol. Struktur (↑ K.* Antigen-Tab.); bisher 47 Gruppen mit 1080 Serotypen (A über Z bis Gruppe 61), wobei das somat. O-AG (1–61) für die Gruppenzugehörigkeit maßgebend ist. Kenntnis der stammspezif. AG-Struktur ermöglicht Herstg. von mono- u. polyvalenten Faktoren-Sera (Absättigungsversuch); s. a. Tab. »Salmonella«.

Kauffmann* (FRIEDR. K., geb. 1893, Internist, Berlin, Wiesbaden) **Probe**: Prüfung der RES-Reaktionsfähigkeit anhand der Zus. des Exsudats einer ad hoc erzeugten Kantharidenblase. – **K.*-Wollheim* Versuch**: (1921) indir. Nachweis latenter Ödeme im Wasserversuch (150 ml stündl.) anhand der bei Hochlagerung der Beine rel. größeren Harnportionen.

Kaufmann* Schema (CARL K., geb. 1900, Gynäkologe, Köln): *gyn* (1932) alternierende Gaben von Östrogenen u. Gestagenen (Dosierung mehrfach modifiziert) zum systemat. Aufbau des endometrialen Zyklus nach lang anhaltender sek. Amenorrhö, bei Funktionslosigkeit oder Insuffizienz der Ovarien. Als »Aufbaudosis« gelten 25 mg Östradiolbenzoat in 14 Tagen.

Kaufmann*-Parrot* Krankheit (EDUARD K., geb. 1860, Pathologe, Göttingen): ↑ Chondrodystrophia fetalis.

Kaukasisches Rückfallfieber durch Borrelia caucasica; Überträger: Ornithodoros verrucosus.

Kaukrampf: mastikator. ↑ Gesichtskrampf.

Kaulich* Säge: zweiseit. Gipssäge mit auswechselbarem Blatt (eine Schneide gerade, die andere leicht konvex; Zähne bds. geschränkt).

Kaulischisis: Mißgeburt mit ventr. Rumpfspalte, so daß Brust- u. Bauchorgane freiliegen.

Kaulquappeneinheit: biol. Meßgröße für Schilddrüsenhormone anhand der Metamorphoseförderung bei Kaulquappen von Rana- u. Xenopus-Arten; s. a. d'ANGELO*, Axolotl-Einheit.

Kaumuskel|geräusch: bei Anspannung der Kaumuskulatur mit einer Latenz von ca. 3,2 msec hörbares Geräusch (125–130 Hz). – **K.krampf**: mastikator. ↑ Gesichtskrampf. – **K.lähmung**: als Mono- oder als ↑ Diplegia masticatoria.

Kaumuskulatur: die am UK ansetzenden oder entspringenden, am Kauakt beteiligten Muskeln: Mm. masseter u. temporalis (= **oberflächl. K.**) u. Mm. pterygoidei lat. u. med. (= **tiefe K.**), motorisch versorgt von Zweigen des 3. Trigeminusastes (»N. masticatorius«; s. a. Diplegia masticatoria.). Unterstützend wirkt der ventr. Anteil der oberen Zungenbeinmuskulatur, der bei fixiertem Zungenbein den UK senkt u. den Mund öffnet.

Kaup* Gesetz (IGNAZ K., geb. 1870, Hygieniker, Wien, Berlin): Beim Erwachsenen sind: 1) das Körpergew. als kub. Maß proportional zur Körperlänge, 2) der Körperquerschnitt als quadrat. Maß proportional zu Körperlänge u. -oberfläche, 3) die Körperumfänge als lineares Maß proportional zur Quadratwurzel aus den Körperlängen. – Der **K.* Index** nach der Formel:

$$\frac{Q \text{ (Körperquerschnitt)}}{L \text{ (Körperlänge)}}$$

hat den Normalwert 2,3 (Werte ab 2,0 sprechen für ungenügende Querschnittsentwicklung).

kausal: die Ursache betreffend, z. B. die **K.prophylaxe** u. **K.therapie** (s. u. Prophylaxe bzw. Therapie).

Kausalgie: (WEIR MITCHELL 1864) seltenes Schmerzsyndrom in der Extremität nach Nerven(schuß)verletzung (insbes. N. medianus, N. tib.): qualvolle, glühend-brennende Schmerzen, die schon durch leiseste Berührung (evtl. auch entfernter Körperstellen: »Synästhesalgie«), durch opt. oder akust. Reize, Trockenheit (»Xerosalgie«), Wärme, affektive Erregung oder bloße Schmerzvorstellung (»Sympsychalgie«) ausgelöst oder verstärkt werden; meist auch vasomotor. u. troph. Hautstörungen; Schmerzausbreitung unabhängig vom Innervationsgebiet, evtl. auch auf kontralat. Extremität (= Alloparalgie); Linderung durch Befeuchten oder Kühlen, spontanes Abklingen nach Monaten. Ther.: Sympathikotomie oder Sympathektomie.

Kausalität: ursächlicher Zusammenhang.

Kau-Schmeck-Hör-Trias: ↑ BÖRNSTEIN* Trias.

Kauschwitzen: ↑ aurikulotemporales Syndrom.

Kaustik: *chir* ↑ Kauterisation. – Auch Kurzbez. für ↑ Thorakokaustik.

Kaustikum: *pharm* ↑ Ätzmittel.

Kautelen: Vorsichtsmaßregeln.

Kauter: *chir* »Brenneisen« (s. u. Kauterisation).

Kauterisation, Kaustik: *chir* Gewebszerstörung (Verkochung, Verschorfung, Abtragung, Durchtrennung), Blutstillung, Verödung etc. unter Anw. eines Kauters (z. B. Glüheisen, PAQUELIN* Brenner, Messer, Schlingen-, Nadel-, Kugelelektrode; s. a. Diathermie, Galvanokaustik, Elektrokoagulation u. -chirurgie) oder von Ätzmitteln, i. w. S. auch durch Kälteverbrennung (↑ Kryokauter).

Kautschuk: der geronnene Milchsaft (Latex) tropischer Pflanzen der Fam. Euphorbiaceae (v. a. Hevea brasiliensis); zu 94% Isopren-Hochpolymere, lösl. in

Benzin, Benzol, chlorierten Kw.stoffen u. niedr. Fetten. Anw. als Gummi elasticum depuratum (für Kautschukpflaster, als Dentalwerkstoff), nach Vulkanisation (Umsetzung bei 150° mit N- u. S-halt. Chemikalien) als Weich- oder Hartgummi (mit 5–10 bzw. 40–50% S). – Bei künstl. oder **synthet. K.** werden unterschieden: Polybutadiene (z. B. Buna), Polychlorbutadiene (bes. hart u. thermostabil), Polyisoprene, Butyl- u. Silikon-K., Thioplaste u. a. modifiz. K.sorten (»Elaste«).

Kautschuk|becken: *path* ∕ Gummibecken. (bei Malazie). – **K.haut**: ∕ Cutis hyperelastica. – **K.(heft)pflaster**: ∕ Collemplastrum adhaesivum. – **K.mensch**: ∕ EHLERS*-DANLOS* Syndrom. – **K.schädel**, -kopf, Caput membranaceum: die nur noch einzelne Inseln harter Knochensubstanz aufweisende Schädeldecke bei ∕ Osteogenesis imperfecta Typ VROLIK; Knochenränder im Rö.bild scharf begrenzt (im Unterschied zur Kraniotabes).

Kava: ∕ Vena cava. – **K.dreieck**: (WOLFF 1932) *röntg* der li. Thorax-Seitenbild bes. bei Inspiration erkennbare Schatten der V. cava inf. oberhalb des Zwerchfells an der Rückseite des li. Ventrikels.

Kavain: Inhaltsstoffe aus der Kavawurzel (Rhizom von Piper methysticum); neben Methysticin v. a. eine Substanz mit muskelrelaxierender, endoanästhet. (ähnl. Procain) u. psychotrop-ataakt. Wirkweise (therap. Anw. in geriatr. Präpn.).

Kavakatheter: über die V. saphena magna oder V. femoralis in die untere oder – häufiger – über die Kubitalvene in die obere Hohlvene eingeführter »zentraler Venenkatheter« (ca. 125 cm; ⌀ mind 5–7 Charr); für zentrale Venendruckmessung (z. B. zur Kreislaufüberwachung), Kavographie, Dauerinfusion (rel. geringe Phlebitisgefahr; für parenterale Ernährung, rasche Zufuhr auch stark visköser Flüssigkeiten) u. a. m.

Kava-Kava: der »Rauschpfeffer« Piper methysticum; s. a. Kavain.

Kava|klip(p): *chir* s. u. K.plikatur. – **K.-Kompressionssyndrom**, klinostat. Sy.: bei der Hochschwangeren in Rückenlage (»supine-hypotensive-Sy.«) infolge Kompression der V. cava durch den Uterus auftretender hypovoläm. Schock mit Blutdruckabfall, Pulsanstieg, Blässe u. Schweißausbruch, evtl. Einschränkung der Nierenfunktion u. Beeinträchtigung der kindl. Herztöne. – **K.ligatur**: trans- oder extraperitoneale, meist doppelte u. mit Embolektomie kombin. Ligierung der V. cava inf. dicht oberhalb der Bifurkation als Rezidivprophylaxe bei Iliakal- u. Femoralvenenthrombose; auch bei intraoperat. K.ruptur (als Notmaßnahme) oder Radiokalop. eines Nierentumors. – Ligatur der oberen Hohlvene bei ∕ K.-Pulmonalis-Anastomose. – **K.plikatur**: *chir* »Fältelung« der Hohlvene mit sogen. »K.klip« (implantierbare, lumeneinengende Klemme) bei rezidivierender tiefer Thrombose mit Embolien. – vgl. Vena-cava-Filter.

Kava|-Pulmonalis-Anastomose: (W. W. GLENN 1954) *chir* Palliativmaßnahme zur Verbesserung des Lungenkreislaufs bei Trikuspidalatresie mit Septumdefekt: terminolat. Anastomosierung der durchtrennten re. Pulmonalarterie mit der oberen Hohlvene, Ligierung oder Nahtverschluß der letzteren herzwärts davon. – **K.syndrom**: ∕ Kava-Kompressions-, Vena-cava-superior-Syndrom. – **K.trichter**: die trichterförm. muskuläre Einmündung beider Hohlvenen in den re. Herzvorhof. – **K.-Typ**: *path* (WALTHER) hämodynam. Metastasierungstyp von Malignomen (v. a. extraintestinale sowie prim. Lebertumoren), bei dem nach Transport durch die obere bzw. untere Hohlvene die Lunge das prim. Blutfilter für die Geschwulstembolie bildet (∕ Lungenmetastase).

Kavawurzel: *botan* s. u. Kavain.

Kaverne: solitäre oder multiple (dann häufig konfluierende) path. Hohlraumbildung in einem soliden Körpergewebe infolge Einschmelzung u./oder Sequestrierung u. Spontanausstoßung einer sept. (meist Tbk) oder asept. Nekrose (z. B. ∕ Infarktkaverne). Entstehung ferner durch Zerfall indurierten (Pneumokoniose) oder tumorösen Gewebes (Bronchial-Ca.) sowie durch Narbenzug (z. B. bronchiektat. K.); s. a. Optikuskaverne. Bei Tbk mit obligater Bildung einer ∕ Kavernenwand u. ausgefüllt mit käs. Eiter, Detritus u. Baktn. oder aber leer (»gereinigt«), starr (rigide) oder elastisch, evtl. mit Tendenz zu chron. Progredienz durch Wandeinschmelzung (s. a. Restkaverne). – **ballonierte** oder **geblähte K.**: ∕ Blähkaverne.

Kavernen|aneurysma: in eine Lungenkaverne vorgewölbtes Arrosionsaneurysma einer intramural oder in einem strangartigen »**K.balken**« verlaufender Arterie. Darauf beruhende – intermittierende – **K.blutung** häufig erstes klin. Zeichen der Phthise; bei Ruptur eines großen K.a. stets tödl. »sprudelnde« Hämoptoe. – **K.dränage**: »offene K.behandlung« (Eiterableitung, Dauersog zur Hohlraumverkleinerung bzw. -obliteration, Chemotherapeutika-Instillation etc.) bei – solitärer – tbk. Lungen- (s. a. MONALDI* Saugdränage), Nieren-, Prostata- oder Samenblasenkaverne. – **K.geräusch**: *pulmon* s. u. Kavernenzeichen. – **K.juchzen, -knarren, -quietschen**: kurzes, grobgiemendes Geräusch am Ende des Inspiriums bei chron. tbk. Kaverne im Lungenmantel (mit verengtem Ableitungsbronchus). – **K.karzinom**: Bronchialkrebs, der sich in der chron.-ulzerierten, epithelialisierten Wand einer tbk. Kaverne oder des Dränagebronchus entwickelt. Lange Latenz; ursächl. Zusammenhang umstritten. – **K.plombierung**: s. u. Plombe.

Kavernen|saugdränage: ∕ MONALDI* Saugdränage. – **K.sepsis**: häufig tödl. (durch akute Myokarditis komplizierte) Septikopyämie infolge Einbruchs einer mischinfizierten tbk. Kaverneneiterung in die Blutbahn (v. a. bei Sekretstauung). – **K.symptom**: ∕ Kavernenzeichen. – **K.tamponade**: transthorakale (∕ Kavernostomie) oder endobronchiale (mit Spezialkatheter) Tamponade einer tbk. Lungenkaverne mit Einbringen von Desinfizientien, Antibiotika oder Tuberkulostatika.

Kavernen|wand: die eine tbk. Kaverne (v. a. in Lunge u. Niere) je nach Erregervirulenz, Prozeßdauer etc. demarkierende bis komplett abkapselnde Wand, entweder aus käs., von Baktn. massenhaft durchsetztem Zerfallsmaterial (= ungereinigte oder frische Kaverne) oder – bei chron. Verlauf – mit typ. Dreischichtung: innen Käsemassen mit Baktn., Mitte Epitheloidtuberkel u. Rundzellinfiltrate, außen gefäßreiches Granulationsgewebe mit Bindegewebssaum (= chron.-progred. Kaverne). Bei Prozeßstillstand u. Ausstoßung des Kaverneninhalts Glättung der Innenfläche (evtl. Epithelisierung) u. Umwandlung in schrumpfendes – in der Lunge meist schiefrig induriertes – Narbengewebe (= gereinigte oder stationäre

Kavernen|zeichen

Kaverne). – **K.zeichen**: die auskultator. oder perkutor. Phänomene bei Lungenkaverne, z. B. umschrieb. Tympanie, amphor. Atemgeräusch, metallisch klingende RG, K.juchzen, Schallwechsel, Bruit de pot fêlé, Münzenklirren (Signe du sou) u. a. m.

Kavernitis, Cavernitis: umschrieb., meist posttraumat. (Katheterismus, Zystoskopie, Strikturdehnung etc.), mit Periurethritis kombin. Entzündung des Corpus spongiosum penis (evtl. abszedierend); oder aber mehr diffuse, auch die Corpora cavernosa befallende hämatogene Infektion (v. a. bei Fleckfieber, Sepsis, Variola, Typhus), u. U. mit raschem Übergang in Schwellkörperphlegmone mit thrombot. Priapismus u. Penisgangrän.

kavernös: mit Kavernenbildung.

Kavernom, Cavernoma (capillare), Hämangioma (simplex) cavernosum: Hämangiom mit weiten, dünnwand., endothelausgekleideten Gefäßräumen (/ Cavernoma); solitär oder multipel v. a. in Haut u. Schleimhaut, aber auch in inn. Organen (z. B. Knochen, Leber), evtl. mit Blutbildungsherden (= hämatoplast. Endotheliom); i. w. S. auch das Haemangioma capillare mit sekundär erweiterten Kapillaren.

Kavernoskopie: / Speleoskopie.

Kavernosographie: röntg Urethrographie mit Darstg. des Corpus spongiosum penis (= C. cavernosum urethrae); KM-Instillation (ca. 20 ml) in die Harnröhre (u. Penisabklemmung) oder aber Inj. in die Corpora cavernosa (= Penogramm, mit Teildarstellung der Beckenvenen).

Kavernostomie, Speleostomie: breite, unblut. (durch Punktion, z. B. MAURER* Speleostomie) oder blut. Eröffnung (/ Kavernotomie) für tuberkulostat. Lokalbehandlung, Dauerdränage, Speleoskopie etc.

Kavernosus: Kurzform für / Sinus cavernosus; vgl. aber Kavernoso...

Kavernotomie, Speleotomie: op. Eröffnung einer (tbk.) Kaverne, meist durch Resektion peripherer Wandbezirke (= Kaverno- oder Speleostomie), zwecks / Speleoskopie, »offener Kavernenbehandlung« (Exkochleation, Dränage, Absaugung, Spülung, Antibiotika-Anw.) oder radikaler Herdausräumung (v. a. im Wirbel). Indiziert z. B. an der Lunge (evtl. mit Thoraxsterung) bei Unmöglichkeit von Resektion oder Kollapsther., unzureichender Thorakoplastik oder MONALDI* Dränage.

Kavität: vor- oder neugebildete »Höhle« in einem Gewebe oder Organ (/ Kaverne); *dent* bei / Zahnkaries der – nach Einbruch der Schmelzdecke oder nach Präparation nach außen offene – Defekt in der Hartsubstanz.

Kavitation: »Hohlsog«, Entstehung luftleerer Hohlräume (Blasen) in einer strömenden Flüssigkeit, deren Zusammenfallen lokal sehr hohe Drücke bewirkt. Eine mögl. Gewebsschädigung bei Ultraschall-Ther. mit Überdosen gilt als **Kavitationseffekt**, ebenso postop. Hämolyse u. Nahtinsuffizienzen im Bereich einer – anatomisch korrekt sitzenden – Herzklappenprothese.

Kavographie: röntg Darstg. der Vena cava inf. nach Inj. eines pos. KM, meist nach Punktion beider Femoralvenen (evtl. mit Katheter nach J.S. SELDINGER) oder retrograd (GANSAU), ferner nach intraossärer Inj. (Trochanter major, Tuber ischii); v. a. zum Nachweis abdominaler u. retroperitonealer Neoplasmen (Lymphom, Seminommetastase, Nierentumor), von Kavathrombose, retrokavalem Harnleiterverlauf etc.; evtl. mit zusätzl. Aufnahme 10 Min. p. i. als **Kavourogramm**. – I. w. S. auch die Darstg. der V. cava sup. nach Punktion einer Kubitalvene oder der re. V. brachiocephalica (parasternal).

kavopulmonale Anastomose: / Kava-Pulmonalis-A.

Kawa-Kawa: / Kava-Kava; s. a. Kavain.

Kawasaki* Fieber: (1960) in Japan seit 1955 – neuerdings auch in Europa – beobachtetes »mukokutanes lymphonodales Syndrom« (MLNS) der Kleinkinder: 4–5täg. Fieber (bis 40°, Antibiotika-resistent), Konjunktivitis, Pharyngitis, erythematöses Exanthem, (später Palmar- u. Plantardesquamation), Extremitäten- (induratives Ödem) u. LK-Schwellungen, evtl. Karditis, Diarrhöen, Arthralgien; Spontanheilung nach 2–3 Wo., Letalität < 1,5%. Erreger: Rikkettsien (?; bisher nicht isoliert).

Kay* Einheit: Maßzahl für alkal. Phosphatase; 1 E ~ 1 mg P, freigesetzt in 48 Std. bei 37–38° durch 1 ml Plasma.

Kay* Histamintest: *gastr* fortlaufende Bestg. der Basalsekretion (4- bis 15-Min.-Portionen) u. dann der durch Betazol-Inj. (2 mg/kg) stimulierten 1-Std.-Maximalsekretion des Magens (= PAO, in mval/Std.; Gesamtdauer 135 Min.).

Kay*-Cross* Oxygenator: (1956) Modell eines / Scheibenoxygenators. – Von K.* ferner zus. mit SHILEY eine Herzklappenprothese angegeben.

Kayser* (HEINRICH K., 1876–1940, Bakteriologe, Kaiserslautern) **Bazillus**: / Salmonella paratyphi. – **K.* Färbung**: modifiz. HERMANN* Färbung (ohne Gegenfärbung); Tbk.-Baktn. tiefviolett. – **K.* Fixation**: Fixieren (2–3 Min.) eines Ausstriches in einem mit 5 ml Osmiumsäure u. 10 Tr. Eisessig beschickten Dampfraum (Petrischale) u. Übergießen mit sehr dünner wäßr. $KMnO_4$-Lsg.

Kayser*-Fleischer* Ring (BERNHARD K., 1869–1954; BRUNO FL.): *ophth* bräunl.-grünl., limbusnaher Hornhautring (1–3 mm breit) durch Hämosiderineinlagerung in den tieferen Schichten. Vork. (auch bds.) bei WILSON* Syndrom (pathognomon.), seltener bei Keratokonus, Chalkosis. DD: Arcus senilis.

Kazda* Zeichen (FRANZ K., geb. 1888, Chirurg, Wien): (1932) bei stoßweiser Betätigung der Bauchpresse dem leicht komprimierenden Finger wahrnehmbares Schwirren an einem Varix aneurysmaticus im Hiatus saphenus (nicht aber bei Schenkelhernie).

Kaznelson* Syndrom: (Paul K., Arzt, Prag) / FABER* Anämie. – Ferner der **Typ. K.*-Baar*** der kongenit. / Erythroblastophthise.

KBR: / **K**omplement**b**indungs**r**eaktion.

KB-Zellen: permanenter Zellkulturstamm aus einem Plattenepithel-Ca. des Mundbodens (benannt nach den Initialen des Patienten).

kcal: Kilocalorie (s. u. Kalorie).

KCN-Empfindlichkeitstest: (BRAUN, GUGGENHEIMER 1922) biochem. Differenzierung gramnegativer Baktn. anhand der Empfindlichkeit ihres aeroben Stoffwechsels gegenüber Kaliumzyanid (Endkonz. im Medium ca. 1/13000). Fehlende Wachstumshemmung im KCN-halt. Medium = »KCN-pos.« (z. B. Klebsiella, Citrobacter, Cloaca, Hafnia, Proteus, Erwinia, Serratia); Hemmung = »KCN-neg.« (z. B. Salmonella, Arizona, Shigella, Escherichia).

KDS: / klinischer Diagnosenschlüssel.

KE: »Katzeneinheit« (/ HATCHER* Dosis), / Kanincheneinheit, / Kafka* Einheit, / KELL* Einheit.

KEA: / karzinoembryonales Antigen.

Kearns*-Sayre* Syndrom: (1958) in der Regel autosomal-dominant erbl., progress., myopath., externe / Ophthalmoplegie mit Pigmentdegeneration der Retina (u. nachfolg. Hemeralopie, Visusverlust u. Optikusatrophie) sowie Reizleitungsstörungen des Herzens, Kardiomegalie u. Herzinsuffizienz.

Kebokephalie: *path* / Cebocephalia.

Kedani-Fieber: / Tsutsugamushi-Krankheit auf der Malakka-Halbinsel.

Kedde* Reaktion: kolorimetrisch-chromatograph. Nachweis von Digitalisglykosiden mit 3,5-Dinitrobenzoesäure.

Keegan* Dermatome (DENIS FRANCIS K., 1840–1920, brit. Chirurg): die beim Bandscheiben-Syndrom von Sensibilitätsstörungen betroffenen Dermatome, die mehr axial verlaufen als die von HEAD u. FOERSTER angegebenen.

Keen* (WILLIAM WILLIAMS K., 1837–1932, Chirurg, Philadelphia) **Linie**: dem Verlauf der A. femoralis entsprechende Hilfslinie von Leistenbandmitte zum Condylus med. femoris (bei auswärts rotiertem, in Hüft- u. Kniegelenk leicht gebeugtem Bein). – **K.* Punkt**: Punktionsstelle (3 cm hinter u. oberhalb des Ohrmuschelansatzes) für die transtemporale Punktion des Seitenventrikel-Hinterhorns.

Kefir, Kefyr: mit spezif. Gärungserregern (z. B. Streptococcus lactis, Lactobac. caucasicus, Bac. kefir u. esteriformis, Saccharomyces kefir u. fragilis, Torula kefir) aus Kuh- oder Stutenmilch gewonnenes Sauermilchgetränk (ursprüngl. in Kaukasus u. Vorderasien). Alkoholgehalt bis 1%, Fett u. Eiweiß je ca. 3%; süßsauer (Milchsäure), prickelnd (CO_2). Anw. als Diätmittel.

Kegel|epiphyse: / Zapfenepiphyse. – **K.kugelhandgriff**: (LIEPMANN) *geburtsh* bei Geburtsstillstand Umfassen u. Herausziehen des kindl. Kopfes mit 3 Fingern einer Hand (»Dreifingerhandgriff«). – **K.nasen**: *entom* / Panstrongylus. – **K.sonde**: *gyn* fein gestielter kon. Dilatator zur schrittweisen Aufdehnung des Zervikalkanals.

Kehldeckel: / Epiglottis. – **K.sporn**: / Carina epiglottica. – **Kehlgrube**: / Fossa jugularis.

Kehlkopf: / Larynx. – **künstl. K.**: apparativer Tongeber für Kehlkopflose, die eine Ersatzstimme nicht ausreichend erlernen; entweder als mechan. K. (an das Tracheostoma anzusetzender Gummibandvibrator) oder als / Elektrolarynx. – **K.abszeß**: meist aus peritonsillärer oder parapharyngealer Entzündung sich entwickelnder Abszeß v. a. an der lingualen Epiglottis (im sogen. Corpus adiposum). Bei Übergreifen auf die Umgebung Gefahr des Erstickens, der Mediastinitis u. der sept. Pneumonie. – **K.chorea**, Chorea laryngis: choreat. Hyperkinesen im Kehlkopfbereich, mit Phonationsstörung. – **K.diphtherie**: meist vom Rachen her übergreifende Lokalisationsform der – insbes. schweren – Di, mit Heiserkeit, Husten, Laryngospasmus u. Atemnot (evtl. Tracheotomie!). – **K.drüsen**: / Glandulae laryngeae.

Kehlkopf|entzündung: / Laryngitis. – **K.epilepsie** / Hustensynkope. – **K.erweichung**: / Laryngomalazie. – **K.exstirpation**: / Laryngektomie, s. a. Hemilaryngektomie. – **K.fraktur**: meist erst im mittl. LA v. a. durch stumpfes Trauma verurs. Frakturierung des – spröden – Larynxskeletts, im allg. als Längsbruch des Schildknorpels in der Linea intermedia, oder aber – v. a. bei Erhängen – als Abriß der großen Schildknorpel- u. Zungenbeinhörner. Komplikationen: Luxation des Ringknorpels, Durchtritt der Fragmente ins Kehlkopfinnere, Mediastinalemphysem, als Spätfolgen Stenose, Atresie (daher Sofort-Op. angezeigt).

Kehlkopf|husten, laryngealer H.: mit Heiserkeit u. Schmerzen einhergehender bellender, sich steigernder H. bei Laryngitis mit Stimmbandschwellung. – **K.intubation**: orale oder nasale Einführung eines (Tracheal-)Tubus zur Freihaltung der Atemwege bei entzündl. Larynxstenose oder Glottisspasmus; s. a. Larynxkatheterismus.

Kehlkopf|karzinom: meist Plattenepithel-Ca. (im allg. verhornend), als **inn. K.k.** (mit rel. später Metastasierung) an Stimmbändern (60–70%), in MORGAGNI* Ventrikel u. subglott. Raum, als **äuß. K.k.** an Taschenbändern, Ringknorpel, Epiglottis, i. w. S. auch im Hypopharynx. Sympte. je nach Lokalisation (als Frühsympt. des Stimmbandkarzinoms Heiserkeit!). – **K.krampf**: / Laryngospasmus. – **K.krise**, Larynxkrise: anfallsart., quälender Hustenreiz mit Erstickungsgefühl u. Stridor bei Tabes dors.; s. a. Hustensynkope. – **K.krupp**: / Krupp.

Kehlkopf|lähmung: vollständ. (= Laryngoplegie, -paralyse) oder unvollständ. Lähmung (= Laryngoparese) der ges. K.muskulatur (Intermediärstellung des Stimmbandes) oder nur der Mm. vocales (/ Internuslähmung) oder der Glottisschließer (/ Adduktorenlähmung) bzw. -öffner (/ Postikuslähmung) infolge Störung des zentralen Vagus (= **bulbäre K.l.**, z. B. bei MS, Bulbärparalyse, myatroph. Lateralsklerose, Blutung, Abszeß, Tumor, Gumma bzw. des N. laryngeus recurrens (= **periphere K.l.**; / Rekurrenslähmung). – **K.massage**: elektr. Reizbehandlung (z. B. Faradisation) der K.innenmuskulatur, z. B. bei Phonasthenie oder Stimmbandlähmung.

Kehlkopfödem: im allg. sek., entzündl. (meist kollat. bei peritonsillärem oder parapharyngealem Prozeß, Fremdkörper, äuß. Verletzung, Fraktur, Verbrennung, Verätzung, Perichondritis) oder nicht-entzündl. Ödem (Insektenstich, Jodallergie, renale oder kardinale Stauung, meist als / Glottisödem. Klin.: Fremdkörpergefühl, Reizhusten, bei Befall von Stimmbändern oder Aryknorpeln Heiserkeit, evtl. Atemnot mit Stridor, Erstickungsanfälle. Laryngoskop. Befund: wasserhelle oder glas.-gelbl.-rötl. Schwellung mit glatter, glänzender Schleimhaut (außer beim REINKE* Ödem meist mit Ausnahme der Stimmbänder).

Kehlkopf|phlegmone: primäre Laryngitis phlegmonosa bei akuter Grippelaryngitis, häufiger sek. bei peritonsillärer oder parapharyngealer Entzündung; klin.: hohe, evtl. sept. Temp., plötzl., heft., zum Ohr ausstrahlende Schmerzen beim Schlucken, Husten u. Sprechen, Heiserkeit (Fixation der Aryknorpel), evtl. Atemnot (Begleitödem). Laryngoskop. Befund wie

Kehlkopf|polyp

bei Ödem, aber hochgerötete Schleimhaut. Komplikationen: Abszedierung, Sepsis, Mediastinitis. – **K.polyp**: gestielte oder breitbasig aufsitzende, meist einseit., gutart., entzündl. Bindegewebshyperplasie am mittleren Stimmbandabschnitt, wahrsch. als Folge stimmlicher Überlastung (vgl. Nodulus vocalis). – **K.prothese**: künstlicher / Kehlkopf.

Kehlkopf|reflex: durch Kehlkopfreizung ausgelöster Schluß der Stimmritze mit anschließ. Husten (evtl. Laryngospasmus); verhütet Fremdkörperaspiration (auch bei oberflächl. Narkose u. im Aufwachstadium). – Ferner als **physiol. K.r.** der Schluß des Kehlkopfeingangs (Senken der Epiglottis) beim Schluckakt u. die inspirator. Erweiterung u. exspirator. Verengung der Glottis bei der Atmung. – **K.resektion**: / Laryngektomie, Hemilaryngektomie.

Kehlkopf|schlag, -schwindel: / Epilepsia laryngealis; s. a. Hustensynkope. – **K.schock**: / Commotio laryngis. – **K.spiegel**: an Stiel winklig (120–125°) angesetzter kleiner Planspiegel (Glas oder Metall, ∅ 10–20 mm) für die indir. / Laryngoskopie. Wird, um Beschlagen zu vermeiden, vor Benutzung angewärmt. – **K.spritze**: graduierte Spritze mit abgewinkeltem Rohransatz zur indir. Applikation von Medikamenten auf die Kehlkopfschleimhaut. – **K.stenose**: entzündlich, traumatisch oder durch Neoplasma bedingte Einengung der Glottis (oder Krikoidebene), die u. U. zu Heiserkeit u. Atemnot führt, bei langsamer Progredienz zu sogen. Stenoseatmung, evtl. (akuter Katarrh, körperl. Anstrengung, Aufregung) mit Erstickungsgefahr.

Kehlkopf|tasche: / Ventriculus laryngis. – **K.tonsille**: / Tonsilla laryngea. – **K.tuberkulose**: fast stets sek., als häufigste – aber heute relativ seltene – u. schwere Komplikation einer offenen Lungen-Tbk oder einer kindl. Miliar-Tbk kanalikulär (Sputum) oder hämatogen entstandene spezif. Entzündung im – meist hint. – Larynx (Stimm- u. Taschenbänder); im allg. ulzerierend (lentikulär oder ausgedehnte zerfallende Geschwüre mit Lymphangitis u. Ödem), seltener infiltrativ (submuköse Infiltrate, intaktes Epithel) oder tumorös (= Tuberculosis laryngis hypertrophica). Klin.: Heiserkeit u. Schluckschmerzen; als Frühsympt. graurötl., bei der Phonation sich in grobe Falten legende Schwellung der Kehlkopfhinterwand.

Kehlstammeln: / Gammazismus.

Kehr* (HANS K., 1862–1916, Chirurg, Berlin) **T-Dränage**: (1898) gleichzeit. äuß. u. inn. Choledochusdränage (/ dort. Abb.) mit T-förm. Weichgummischlauch (»T-Drain«, ∅ 3–8 mm; Querschenkel, ca. 4–5 cm, gefenstert oder – meist – rinnenförmig, darf kaudal nicht ins Duodenum reichen u. Papille blockieren!); v. a. zur Leberparenchym-Gallenwegs- u. Nahtentlastung nach Choledochotomie bei durchgäng. Papille. Dränentfernung nach probator. Abklemmung, evtl. auch nach Cholangiographie durch den Drän (Passagekontrolle). – **K.* Operation**: Cholezystektomie mit Choledochusresektion (samt Papille) u. abschließ. Hepatikoduodenostomie (terminolat., mukomuköse Neoimplantation des Stumpfes oder der Bifurkation). – **K.* (Wellen-)Schnitt**: (1903) oberer Laparotomieschnitt zur Freilegung der Gallenblase (s. a. Abb. »Bauchdeckenschnitt«). – **K.* Zeichen**: in die li. Schulter ausstrahlender Schmerz mit Hauthyperästhesie bei Milzruptur.

Kehrer* (FERDINAND ADOLPH K., 1837–1914, Gynäkologe, Heidelberg) **Messer**: gekröpftes Messer für die Symphyseotomie. – **K.* Operation**: (1873) bei Hohlwarze zirkuläre Exzision des Warzenhofs u. Naht des Hautrandes an die Mamillenbasis; Anhebung der Warze durch Saugenlassen des Kindes oder Nachbehandlung mit Saugglas.

Kehrer* (FERDINAND ADALBERT K., 1883–1966, Neurologe, Münster) **Reflex**: / akustischer Lidreflex. – **K.* Syndrom**: 1) (1951) gyn / Fünfersyndrom. – 2) / ADIE* Syndrom. – **K.* Zeichen**: Druckschmerz über den Austrittspunkten des N. occipit. maj., meist mit ruckart. Seit- oder Rückwärtsbewegung des Kopfes, Anspannung der Gesichtsmuskeln u. Heben der Schultern, als Hirndruckzeichen (oft Frühsympt. eines gleichseit. intrakraniellen Tumors).

Keil: 1) *anat* / Cuneus. – 2) *path* / Infarkt.

Keilarthrodese: Anfrischungsarthrodese mit keilförm. Resektion meist beider Gelenkabschnitte zum Deformitätsausgleich; bei Klump-, Hohl-, Platt-, Hakenfußkorrektur häufig gleichzeit. K. mehrerer Gelenke.

Keilbein: 1) / Os sphenoidale. – 2) / Os cuneiforme.

Keilbein|flügel: / Ala major bzw. minor ossis sphenoidalis. – **K.fontanelle**: / Fonticulus anterolateralis. – **K.höhle**: / Sinus sphenoidalis. – **K.meningiom**: meist breitbas., Teile des kleinen Keilbeinflügels einnehmendes, äußerst blutreiches (Äste der A. meningea media u. A. cerebri media) M. des Schläfenlappens, oft mit ausgedehnten Hyperostosen u. Progredienz v. a. in die vord. u. mittl. Schädelgrube (evtl. in Orbita oder Flügelgaumengrube eindringend). Sympte.: homolat. Sehstörung, KENNEDY* Syndrom, nichtpulsierender Exophthalmus; bei med. Sitz Okulomotorius-, seltener Trochlearislähmung u. Unzinatusanfälle; bei lat. Sitz kontralat. Fazialislähmung u. Pyramidenzeichen, bei li.seit. Sitz motor. Aphasie. – **K.-Syndrom**: bei raumforderndem Prozeß im Bereich des Sphenoids u. der vorderen Schädelgrube (s. a. K.meningiom): Gesichtsfeldausfälle, fortschreitende Optikusatrophie, einseit. Exophthalmus, Augenmuskel- u. Fazialislähmung, Kopfschmerzen, später Vorwölbung der Jochbein- u. Schläfenregion, psych. Störungen.

Keil|epiphyse: *path* / Zapfenepiphyse. – **K.filter**: *radiol* keilförm. Ausgleichsfilter, in der Diagnostik (»K.blende«) v. a. zum Kontrastausgleich bei großem Objektumfang, in der Ther. (z. B. ^{60}Co- u. Elektronen-Ther.) zur Erzielung asymmetrischer Isodosen (»K.feld«). – **K.osteotomie**: im allg. gelenknahe, quere oder schräge Knochenresektion in Keilform zur Deformitäts- oder Fehlstellungskorrektur einer Extremität; z. B. als varisierende oder valgisierende Osteotomie, am Fuß auch multipel, oft als / K.arthrodese. – **K.schädel**: / Trigonozephalus. – **K.wirbel**: keilförmig deformierter WK (mit resultierender WS-Verkrümmung), entweder als angeb. Defektbildung (/ Halbwirbel) oder erworben durch Entzündung (Tbk, Osteomyelitis), Trauma (Fraktur), Neoplasma, Osteomalazie, -porose, stat. Fehlbelastung. Knochenstrukturen auf der vermehrt belasteten Seite verdichtet, auf der anderen atrophisch.

Keim: 1) *mikrob* apathogener oder pathogener Mikroorganismus. – 2) *embryol* das befruchtete Ei u. dessen erste Entwicklungsstadien (bis etwa Ende der

3. Wo.). – **3)** *physik* **a)** Kondensationskern; **b)** Kristallisationskern; **c)** »Luftkeim« (↑ Aerosolraumluftdes-infektion); **d)** »Entwicklungskeim« in einer photograph. Schicht nach Belichtung. – **4)** *path* versprengter K.: ↑ Choristie.

Keimabsiedlung: *path* Verschleppung pathogener Keime aus einem (Primär-)Herd mit Ausbildung einer mikrobiellen ↑ Metastase.

Keim|bahn, Germen: (WEISMANN 1865) *genet* die Zellfolge, die der ontogenet. Entwicklung von der befruchteten Eizelle zum generativen Gewebe der Gonaden u. zu den Gameten des aus ihr entstehenden Individuums führt; häufig zyto- oder histologisch vom umgebenden somatischen Gewebe unterscheidbar. – vgl. K.plasma. – **K.bläschen**: *embryol* ↑ Blastozyste. – **K.blase**: *embryol* ↑ Blastula.

Keimblatt, Blastophyll: (K. F. WOLFF 1768) *embryol* der im Anschluß an die Furchung in der Gastrulationsphase entstehende flächenhafte Zellverband, aus dem sich Ektoderm (= **äuß. K.**), Entoderm (= **inn. K.**) u. – bei Tieren mit Leibeshöhle – Mesoderm (= **mittl. K.**) entwickeln. – **K.-Theorie**: **1)** *embryol* histor. Theorie, daß die Keimblätter für die ges. Tierreihe homologe »Primitivorgane« mit best. organ- bzw. gewebsspezif. Aufgabe sind. – **2)** (FROMME 1947) *onkol* Krebsentstehung basiert auf einem Widerstreit der Keimblätter (Gewebsgruppen); chron. Reize schwächen die Abwehrfunktion des Mesenchyms u. stärken die Wachstumstendenz der Epithelzellen, so daß eine Disposition des Gesamtorganismus für die Krebskrankh. entsteht.

Keim|darmblase: *embryol* ↑ Gastrula. – **K.dichte**: *bakt* Zahl der Keime in einer Baktn.suspension (z. B. für Agglutinationsreaktionen); vgl. K.gehalt, -zahl. – **K.dislokation**: *path* ↑ Choristie.

Keimdrüsen: Oberbegr. für Ovar u. Testis (↑ Gonade). – Die **K.entwicklung** erfolgt in einem indifferenten (aus Mesenchym u. Epithel bestehende Genitalfalte an der med. Seite des Mesonephros, Einwanderung von Epithelzellen zus. mit Urkeimzellen in das Mesenchym u. Zusammenschluß zu prim. Keimsträngen) aus einem differenten Stadium: Bei den Hoden (etwas zeitiger) werden prim. Keimstränge in je 2–4 sekundäre längszerlegt (spätere Tubuli seminiferi), die zus. ein Hodenläppchen bilden, während sich Urkeimzellen zu Samen-, Epithelzellen zu SERTOLI* Zellen entwickeln; bei den Ovarien werden aus prim. Keimsträngen Eiballen, aus Urkeimzellen Ureier, um die sich Epithelzellen zum einschicht. platten Follikelepithel zusammenschließen. – s. a. Gonaden... – **K.hormone**: ↑ Andro-, Gesta-, Östrogene. – **K.insuffizienz**: ↑ Hypogonadismus. – **K.ligament**: *embryol* paar., sich aus der Urniere entwickelnde »Falte«, deren kran. Teil (»Zwerchfellband«) beim ♂ verstreicht u. beim ♀ zum Lig. suspensorium ovarii wird, während der kaudale (»Inguinalband«) zum Gubernaculum testis bzw. Lig. teres wird.

Keim|epithel: *embryol* das sich aus dem Zölomepithel entwickelnde, die Gonaden bedeckende »Epithelium germinale«, das beim ♂ die Vorderseite der Gonade überzieht, beim ♀ in der Tiefe wuchert (↑ Eiballen). – **K.fleck**: *embryol* ↑ Macula germinativa.

keimfrei, aseptisch: keine lebenden Mikroorganismen enthaltend (s. a. Asepsis, Sterilisation); z. B. **k. Aufzucht** (↑ Gnotobiose, -phor), **k. Filtration** (mit ↑ Bakterienfilter).

Keim|gehalt: *bakt* Anzahl der mit einem best. Kulturverfahren in einer best. Menge Untersuchungsmaterial festgestellten Mikroorganismen; Richtwert für Güteanforderungen (z. B. für Trinkwasser < 100 Keime/ml auf Nähragar nach 48 Std. bei 37°). – vgl. K.dichte. – **K.gewebe**: *embryol* ↑ Blastem.

Keimhaut: *embryol* ↑ K.scheibe. – **K.hof**: *embryol* »Area germinativa«, Teil der K.scheibe um die Area embryonalis, beteiligt am Aufbau des Embryonalkörpers.

Keimplasma: *genet* (WEISMANN 1887) der die Erbanlagen enthaltende u. an die nächste Generation weitergegebene Anteil des Protoplasmas der Zellen der Keimbahn u. der Keimzellen, der nie zu einer vegetat. Funktion verwendet wird. – Nach der **K.-Theorie** (1892) ist es ein Gefüge für best. Körperteile zuständiger »Determinanten«, deren räuml. Anordnung mit dem anat. u. histol. Entwicklungsgefüge des Körpers korrespondiert. – s. a. Idioplasma.

Keimpunkt: *embryol* ↑ Macula germinativa.

Keim|schädigung: **1)** mutagene, qual. oder quant. Veränderung des Erbguts mit schädl. Auswirkung, induziert durch endo- oder exogene Noxen; s. a. Erbschädigung. – **2)** teratogene Entwicklungsstörung des Embryo oder Feten mit pathogenem oder letalem Effekt, evtl. mit genet. Schädigung. – **K.scheibe**, K.haut, Blastoderm, Einarbe: *embryol* der den Embryo bildende Teil des Eies; s. a. K.schild, -hof. Beim oligolezithalen Ei (Säuger, Mensch) rel. groß, den Boden der Amnionhöhle u. das Dach der Dottersackhöhle bildend; Furchung äqual bis adäqual; s. a. Blastoderm. – **K.schicht**: **1)** *embryol* die ↑ K.scheibe. – **2)** *histol* ↑ Stratum germinativum der Haut. – **K.schild**, Embryonalschild: *embryol* der aus der K.scheibe hervorgegangene, ovale »Embryonalanlage« (Ektoderm u. Entoderm), mit Primitivrinne, -grube u. -knoten. – **K.stränge**: *embryol* im Mesenchymkern der Gonaden (Genitalleiste) teils vor, teils nach Einwanderung der Urgeschlechtszellen (beim Menschen im 15-mm-Embryo) auftretende Stränge aus epithelähnl. Zellen, die beim ♂ später die Tubuli seminiferi bilden, beim ♀ in die Tiefe verlagert werden (↑ Eiballen).

Keim|träger: *hyg* Person, die – evtl. ohne zu erkranken – vorübergehend pathogene Keime ausscheidet; vgl. Dauerausscheider. – **K.verlagerung, -versprengung**: *path* ↑ Aberration (3), Choristie; s. a. *onkol* ↑ COHNHEIM* Theorie (2). – **K.wechsel**: (REBER 1970) Änderung der – normalen oder pathol. – mikrobiellen Besiedlung infolge Verletzung (Epitheldefekt) oder Chemother. (Antibiotika, Zytostatika, Kortikoide, Immunsuppressiva) mit Zerstörung der körpereigenen Flora u. Selektion resistenter Mutanten; ferner bei Störung der natürl. Abwehr sowie als bakterielle Besiedlung eines virusgeschädigten Gewebes (z. B. Hämophilus- oder Streptokokkenpneumonie im Anschluß an Virusgrippe oder Masern).

Keim|zahl: *bakt* Zahl der in einer Untersuchungsprobe enthaltenen Baktn., bezogen auf untersuchte Menge u. Nährmedium. Wesentlich für Beurteilung von Trink- oder Brauchwasser, Milch, Lebensmitteln. Bestg. direkt mit Zählkammer oder im Ausstrich (WRIGHT), indir. durch Zählen der Kolonien (↑ Plattenkultur), volumetrisch (↑ Kapillarzentrifugiermethode) oder gravimetrisch (»Wägemethode«). – **K.zelle**: ↑ Gamet, Gonade (ferner die asexuellen For-

Keim|zentrum

men wie Aplanospore, Zoospore, Konidie). – I. w. S. jede Zelle der ↑ Keimbahn. – **K.zentrum**: *histol* das von einem dichten Lymphozytenwall umgebene helle Zentrum des sek. Lymphfollikels mit großen, plasmareichen Zellen (Lymphoblasten, Makrophagen, Plasmazellen); Ort der Lymphozytenbildung, Reaktionszentrum gegen Infektionen (AK-Bildung, Phagozytose); s. a. Abb. »Nodus lymphaticus«.

Keiner* Theorie: *ophth* Das Einwärtsschielen beruht auf einer Retardierung der Myelinscheidenbildung in den Sehbahnen u. damit auch des binokularen Sehens (als Impuls für die Parallelstellung der Sehachsen).

Keirospasmus: Handkrampf als Beschäftigungsneurose bei Friseuren; s. a. Schreibkrampf.

Keith*-Flack* Bündel: (SIR ARTHUR K., 1866–1955, Anatom, London): vom Sinusknoten (»**K.*-F.* Knoten**«) ausgehendes Faserbündel in der Vorhofwand des Herzens zwischen den Einmündungen der oberen u. unteren Hohlvene.

Keith*-Wagener*-Barker* Klassifikation: *ophth* Schweregrade der Netzhautveränderungen bei Hypertonie: I) Arterien wenig verengt, Venen mäßig dilatiert; II) Aa. kontrahiert (»Kupferdrahtarterien«), Vv. erweitert, GUNN* Zeichen pos., evtl. kleine Thrombosen u. Hämorrhagien; III) Aa. sehr eng (»Silberdrahtarterien«), fokale Spasmen, streifen- oder flammenförm. Blutungsherde, »wattige« Exsudate, Sternfiguren; IV) wie III mit zusätzl. Papillenödem (»maligner Fundus«).

Kelch: *anat* Calix (s. u. Calyces). – **K.atonie**: Kontraktionsschwäche eines oder mehrerer Nierenkelche bzw. deren Ektasie als Folge einer Achalasie, v. a. im Bereich des – kalikozervikalen – DISSE* Sphinkters; meist Sekundärschaden bei Hydronephrose oder Kelchhalsstenose. – **K.divertikel**: (PRATHER) mit dem Nierenkelch schmal kommunizierende, glattwand., epithelausgekleidete Höhle im Nierenparenchym mit eigenen Sammelrohren; kongenit. Dysplasie (↑ Kalikektasie); meist symptomlos u. unilat. (im Unterschied zur Nierenzyste). – **K.ektasie**: ↑ Kalikektasie. – **K.geschwür**: Defekt der Nierenkelchwand am Ort der Perforation eines Nierenabszesses oder – häufiger – eines intrarenalen tbk. Einschmelzungsherdes, dann meist mit breiter Kommunikation zwischen Nierenkaverne u. ableitendem Harntrakt (d. h. »offene« Nieren-Tbk.). – **K.hals**: der rel. enge, röhrenförm., nierenbeckenseit. Abschnitt eines Calyx major oder minor. – Die komplette oder inkomplette **K.halsstenose** (meist mit progred. Kalikektasie u. intrarenaler Hydronephrose) ist häufig Endstadium einer obliter. Pyelonephritis oder einer narbig-schrumpfenden Tbk (mit margeritenförm. Pseudokavernen), v. a. aber Folge – u. Urs. – intrarenaler Steinbildung. – **K.stein**: Harnkonkrement im Nierenkelchsystem (Prädilektionsort primärer Harnsteinbildung, evtl. aber nur Retentionsort), beweglich oder »fest steckend«, als K.hals- oder als K.nischenstein, solitär (meist Ausgußstein, oft symptomlos) oder multipel (evtl. »Steinnest«); meist im unt. Nierenpol, re. häufiger. – Ther. (bei > Bohnengröße, Arrosionsblutung, Koliken, Pyelonephritis, v. a. Hydronephrose): Nephro-, Pyelolithotomie, evtl. Polresektion.

Kell(-Cellano)-System: nach den bei 2 Frauen namens Kellacher (COOMBS et al. 1946) u. Cellano (LEVINE et al. 1949) festgestellten u. als antagonistisch erkannten Antikörpern K u. C benanntes Blutgruppensystem, das bei Transfusion u. Schwangerschaft zu Inkompatibilitätsreaktionen führen kann (↑ Tab. nach L. H. RASCH); s. a. Antigen K, k.

Anti-Kell	Genotyp	Anti-Cellano
89,83%	kk CC	91,2%
9,90%	Kk cC	8,6%
0,27%	KK cc	0,2%

Kell* Einheit: Maßzahl für Katalaseaktivität; 1 K.E. = Enzymmenge, die 1 g H_2O_2 in 10 Min. bei 25° zersetzt.

Keller* Malzsuppe (ARTHUR K., 1868–1935, Pädiater, Berlin): als eiweiß- u. fettarme Säuglingsheilnahrung (bei Milchnährschaden, Obstipation, exsudat. Diathese) Drittelmilch aus Löflunds Malzsuppenextrakt mit Zusatz von Kalium carbonicum (ca. 800 Kal. pro l). Kontraindikation: Enteritisneigung.

Kellgren* Krankheit: prim.-chron. ↑ Polyarthrosis.

Kelling* (GEORG K., 1866–1945, Chirurg, Dresden) **Operation**: 1) (1911) Ösophagusersatz durch isoperistalt. Interposition von Querkolon u. angrenzendem Aszendens (soweit vom li. Ast der A. colica med. versorgt). – 2) **K.*-Madlener* Op.**: (1905 bzw. 1923) dist. $^2/_3$-Resektion des Magens (Reduktion der Säurebildung) unter Zurücklassung eines technisch nur schwer entfernbaren kardianahen Ulkus (als Palliativresektion). – **K.* Probe**: Nachweis u. Lokalisation von Ösophagusdivertikeln anhand der Plätschergeräusche beim Schlucken von Flüssigkeit. – **K.* Milchsäurenachweis** (als Hinweis auf Ca.) in ausgeheberten u. mit Wasser verdünnten Magensaft durch Zusatz von 1–2 Tr. einer 5%ig. Eisenchlorid-Lsg. (grüngelbl. Verfärbung).

Kellog* Operation (JOHN HARVEY K., 1852–1943, amerikan. Chirurg): plast. Einengung des dilatierten Zäkums (mit Insuffizienz der BAUHIN* Klappe) bei chron. Obstipation: zirkuläre, einstülpende Knopfnaht, darüber longitudinale, seroseröse Raffnaht der Vorderwand in Klappenhöhe (Straffung der Habenula caeci).

Kellog* Probe: Diphtherie-Antitoxin-Nachweis durch Inj. von $^1/_{300}$ L+-Dosis Di-Toxin u. 0,1 ml Probandenserum in die Meerschweinchenhaut; bei < $^1/_{30}$ IE Antitoxin/ml Serum örtl. Nekrose.

Kelly* Operation: 1) (HOWARD ATWOOD K., Gynäkologe, Baltimore; 1911) bei ♀ Harninkontinenz (Urethralinsuffizienz) quere Raffung des Blasenhalses (U-förm. Matratzennaht nach longitudinaler Kolpotomie über eingelegten PEZZER* Katheter). – 2) (JOSEPH DOMINICUS K., Laryngologe, New York; 1941) bei bds. Postikuslähmung unilat. extralaryngeale Arytänoidektomie (nach seitl. Fensterung des Schildknorpels) u. Lateralfixation des hint. Stimmbanddrittels an der Schildknorpelinnenwand.

Kelly*(-Paterson*) Syndrom (ADAM BROWN K.): (1919) ↑ PLUMMER*-VINSON* Syndrom.

Keloid, Wulstnarbe, Knollenkrebs: bei rass., hormoneller, altersmäß. oder fam. Disposition (»fibroplast. Diathese«) spontan (bei dunkelhäut. Rassen oft multipel = **Keloidose**) oder auf kleinen Narben (= **falsches K.** = Narben-K.) entstehende knot., bandförm. oder unregelmäß. geformte, derbe, gutart. Bindegewebswucherung (hartes Fibrom) mit »scherenart.« Ausläufern u. glatter, von Teleangiektasien durchsetzter Oberfläche. – **K.akne**: ↑ Akne scleroticans nuchae. – **K.blastomykose**: ↑ Blastomycosis queloidana.

Kelvin, K.: nach dem schott. Physiker LORD K. OF LARGS (1824–1907; bis 1892: WILLIAM THOMSON) benannte SI-Basiseinheit der Größe »thermodynam. Temp.«; der absol. Nullpunkt liegt bei 0 K, der Tripelpunkt des Wassers bei 273,15 K, der Dampfpunkt bei 373,15 K (d.h. = °C + 273,15).

Kemerovo-Viren: früher zu den ARBO-, jetzt zu den REO-Viren gezählte Gruppe (zus. mit Lipovnik- u. Tribec-Virus), die – durch Zecken übertragen – in Osteuropa (aber auch Ägypten u. Sudan) eine fieberhafte Erkr. ähnlich dem Colorado-Zeckenfieber (evtl. Meningoenzephalitis) hervorruft.

Kempner* Reisdiät (WALTER K., geb. 1903, dt. Internist, Durham/N. Carol.): eiweiß- u. natriumarme Diät (etwa 2000 Kal.) mit Reis (ca. 300 g), Fruchtsäften oder Obst (ca. 1000 g) u. Zucker (100 g, bei Bedarf mehr) u. zusätzl. Vitamingaben; bei chron. Nierenerkr., Herzinsuffizienz. Hypertonie.

Ken...: s. a. Cen..., Zen...

Kendall*, Edward Calvin: geb. 1886, Biochemiker, Rochester/Minn.; 1950 Nobelpreis für Medizin (zus. mit T. REICHSTEIN u. P. S. HENCH) für die »Entdeckung von Struktur u. biolog. Wirkungen bei Hormonen der Nebennierenrinde«; s. a. Compound.

Kendall* Agar, Nährboden (ARTHUR ISAAC K., 1877–1959, Bakteriologe, Chicago): Mannit, Saccharose u. Phenolrot (als Indikator) enthaltender Nährboden zur Differenzierung von Salmonellen (Wachstum in rosa Kolonien) u. Shigellen (keine Gasbildung).

Kenenzephalozele: (*gr* kenos = leer) Enzephalozele ohne Liquorräume.

Kennedy* (FOSTER K., 1884–1952, Neurologe, New York) **(-Gowers*-Patten*) Syndrom**: (1911) Optikusatrophie (bis zur Erblindung) auf der Herd- u. Stauungspapille auf der Gegenseite bei raumforderndem Prozeß in der vord. Schädelgrube (Stirnhirn). – **K.*-Kaplan* Test**: lumb. Messung des Liquordrukkes bei Kompression der V. jugularis u. verschied. Kopfhaltungen u. anschließ. Myelographie unter den gleichen Bedingungen. Liquorblock bei überstreckter HWS, der bei Beugung wieder schwindet, spricht für RM-komprimierenden WS-Prozeß (= **K.*-K.* Zeichen**).

Kennedy*-Elvehjem* Methode (ROBERT PH. K., geb. 1890, Pathologe, New York; CONRAD A. E., geb. 1901, amerik. Biochemiker): kolorimetr. Eisen-Bestg. im Urin mittels Rhodanid.

Kennmuskel: ein – möglichst monoradikulär innervierter – Muskel, dessen isolierte Lähmung auf den Sitz der ursächl. Läsion hinweist; z. B. der M. tib. ant. bei Wurzelläsion L_4 (s. a. Tab. »Ischiassyndrom«).

Kenny* Behandlung (ELIZABETH K., 1886–1952, Krankenschwester, Brisbane/Australien): bei akuter Poliomyelitis Umwickeln der gelähmten Muskeln mit feuchtheißen Tüchern, bei Nachlassen der Schmerzen pass. Bewegungsübungen.

Kenny*-Linarelli* Syndrom: (FREDERIC K. u. LOUIS L. 1966) erbl. (autosomal-rezessiv?), stoffwechselbedingte (Hypokalzi-, Hyperphosphatämie) Minderwuchs mit Kortikalisverdickung der langen Röhrenknochen; ferner »altkluges Gesicht«, Neugeborenentetanie; normale geist. Entwicklung.

Kennzeit: *physiol* 1) ↑ Chronaxie. – 2) **K. des Auges**: ↑ Chronopsie.

Keno...: s. a. Kaino... – **K.phobie**: zwanghafte Furcht vor leeren Räumen u. Plätzen.

Kent*(-Paladino*) Bündel (ALBERT FRANK STANLEY K., 1863–1958, Physiologe, Bristol, London): (1913/14) akzessor. muskuläre Überleitungsbündel zwischen re. Herzvorhof u. re. Kammer unterhalb des Av-Knotens (nur bei manchen Tieren u. in frühen Embryonalstadien des Menschen physiol.), die eine vorzeit. Erregung der Kammern (Antesystolie) vom Sinusknoten her ermöglichen (↑ WOLFF*-PARKINSON*-WHITE* Syndrom = **K.* Syndrom**; s. a. Abb. »Präexzitation«).

Kent* Test (GRACE HELEN K.): psychodiagnost. Test, indem 100 »Reizworte« mit dem zuerst einfallenden Wort assoziert werden müssen. Beurteilung nach Bedeutungsträchtigkeit der Assoziationen.

Kentianismus: auf JAMES TYLOR KENT (1849–1916) zurückgehende Methode der Homöopathie, basierend auf seinem »Repertorium« der hom. Arzneimittel (mit allen seinerzeit bekannten Symptn.).

Kentomanie: (MOREL=LAVALLÉE 1911) krankhafter Wunsch nach Injektionen ungeachtet des pharmakol. Effektes.

Kent(r)otomie: stufenweise instrumentelle (mit **Kentrotrib**) oder op. Beseitigung des Sporns (»Stachel«) eines doppelläuf. Anus praeter.

Kenya-Fieber, -(fleck)typhus: in Ostafrika endem. ↑ Boutonneuse-Fieber.

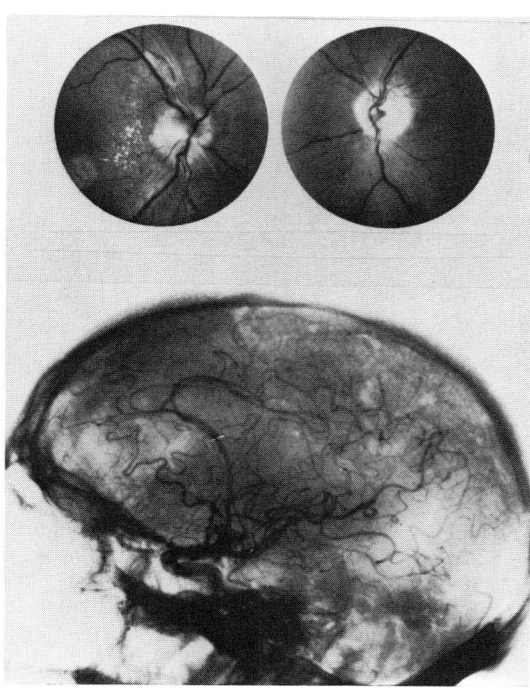

(Foster) **Kennedy* Syndrom** bei Olfaktoriusmeningeom (im Karotisangiogramm bogenförm. Verdrängung der A. cerebri ant., Tumorgefäße).

kephal...

kephal...: Wortteil »Kopf«, i. w. S. »Schädel«; s. a. cephal..., zephal..., cranio..., kranio...

Keph(al)algie: ↑ Kopfschmerz; s. a. Cephalaea.

Kephalhämatom: *geburtsh* Bluterguß an der Konvexität des Neugeborenenschädels zwischen Knochen u. Periost, meist streng auf einen Knochen begrenzt (DD Geburtsgeschwulst!).

Kephalin, Cephalin: (FRÉMY 1841) die zu den Phospholipiden zählenden Glyzerinphosphatide vom Typ des Phosphatidyl-äthanolamins u. -serins (= Kolamin- bzw. Serin-K.), beide mit N/P-Relation 1 : 1, jedoch unterschiedl. Fettsäureresten (Stearin- bzw. Ölsäure; ↑ Formel); Vork. (Hirn, Blut, Liquor) u. Biosynthese wie Lezithin; Kolamin-K. gilt als gerinnungsakt. u. thrombokinaseart. Substanz (im Serum 2,4 mg%) u. ist bei Erkrn. mit Myelinabbau im Liquor vermehrt. – **K.-Cholesterin-Flockungstest**: s. u. HANGER*. – **K.gerinnungszeit**: in Gegenwart eines Lipoid (Kephalin-)Extraktes aus ZNS oder Thrombozyten bzw. aus Pflanzen (Soja) bestimmte Plasmagerinnungszeit zum Nachweis (mittel)schwerer Vorphasengerinnungsstörungen. Auswertung einer verlängerten K.g. setzt normale Titer der Faktoren II u. X im Plasma bzw. normale QUICK-Zeit oder eine Verlängerung allein durch Faktor-VII-Defekt voraus; bei Thrombopenie u. Thrombozytenfaktor-3-Defekt K.g. normal. – Auch ↑ PTT genannt.

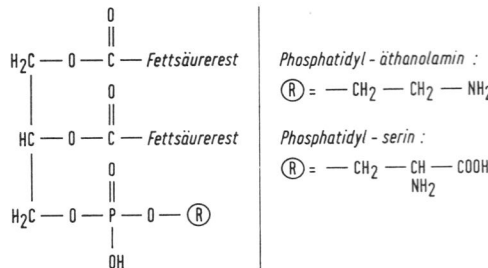

Kephalodynie: Kopfschmerz, i. e. S. die ↑ Cephalae.

Kephalo|gramm: *anthr* Zusamenstellung kephalometrischer Ergebnisse. – **K.hydrozele**: Ansammlung von Zerebrospinalflüssigkeit unter der Kopfschwarte nach (geburts)traumat. oder op. Läsion des Schädeldaches. – **K.metrie**: *anthrop* Erfassung der Kopfformen am Lebenden nach metr. Merkmalen; vgl. Kraniometrie (Abb.).

Kephalon: der Kopf (s. a. Caput); i. w. S. (VIRCHOW) der abnorm große Kopf mit Störung der Hirnarchitektur u. Gliavermehrung, ohne Hydrozephalus (↑ Makrozephalie). – **Kephalonie**: ↑ Makrozephalie.

Kephalo|pagus, Kraniopagus: im Schädelbereich zusammengewachsene Doppelmißbildung; s. a. Iniopagus, Epicomus. – **K.spor(i)ose**: ↑ Cephalosporiosis; s. a. Tab. »Mykosen«. – **K.syndaktylie**: 1) ↑ Akrozephalosyndaktylie. – 2) ↑ WAARDENBURG* Syndrom. – **K.thorakopagus**: Doppelmißbildung (↑ Abb. »Duplicitas«), vom Nabel (Becken) an aufwärts ventral verwachsen ist; i. e. S. der K. diprosopus (= **K.thorakoileopagus**; Gesichter median gespalten u. hälftenweise aufeinandergelegt). – **K.thrypsie, -tripsie, -thryptor, -triptor**: *geburtsh* ↑ Basiotripsie, -triptor. – **K.tomie**: *geburtsh* bei totem Kind Schnittperforation des Schädels u. Herausspülen des Gehirns zur Verkleinerung des Schädelumfangs bei engem Becken. – **K.traxie**: *geburtsh* ↑ Kraniotraxie. – **K.zele**: ↑ Enzephalozele.

Kephir: ↑ Kefir.

Kepler*-Robinson*-Power* NNR-Funktionsprobe: nach Sammeln des Nachturins u. neuerl. Blasenentleerung Trinkenlassen von 20 ml Wasser/kg u. Messen der nächsten 4 Urin-Stdn.-Portionen; wenn Tagesmenge kleiner als Nachtmenge (= pos. Test), Verdacht auf NNR-Insuffizienz; dann Bestg. von Harnstoff (Ü) u. Chlorid in Nachtharn u. Blutserum zur Berechnung des Index A (der bei Werten < 25 die Insuffizienz wahrscheinl. macht):

$$\frac{\text{Urin-Ü (in mg\%)}}{\text{Serum-Ü}} \cdot \frac{\text{Serum-Cl}^- \text{ (mg\%)}}{\text{Urin-Cl}^-} \cdot \frac{\text{größte Tagesportion (ml)}}{\text{Nachtharnmenge}}$$

Keramikersilikose: Mischstaubsilikose durch kieselsäurehaltige Keramikmassen (Porzellan, Steingut, Schamotte etc.). Neigung zu Schrumpfungsprozessen in den Obergeschossen; nur geringe Knötchenbildung.

Keramikfilter: bakteriendichte Filter (meist Kerzenform) aus Kieselgur-Silikat-Gemisch in versch. Feinheitsgraden; zur Sterilisation von Gasen u. Flüssigkeiten.

Kérandel* Zeichen (JEAN FRANÇOIS K., 1873–1934, französ. Tropenarzt): bei Afrikan. Trypanosomiasis starker, evtl. verzögert einsetzender örtl. Schmerz nach Drücken oder Beklopfen der langen Röhrenknochen (bes. Tibia).

Kerangal* Zeichen: v. a. in Rechtsseitenlage auslösbarer örtl. Druckschmerz bei retrozökaler Appendizitis.

Keratalgie: *ophth* oft von Lichtscheu, Tränenfluß u. Fremdkörpergefühl begleitete Schmerzen im vord. Auge, z. B. plötzlich Tage bis Wochen nach einer Augenverletzung (häufig rezidivierend), ferner bei Keratoconjunctivitis phlyctaenularis (= **Keratalgia ekzematosa**), Xerosis corneae, rezidivierender Hornhauterosion.

Kerasin: ↑ Zerebrosid aus D-Galaktose, Sphingosin u. Zerebronsäure; s. a. GAUCHER* Syndrom.

Keratonsulfat: Glykosamino-glykan-Komponente in Proteoglykanen (der Bindegewebe). Abbaustörung bei den Mukopolysaccharidosen MORQUIO* Syndrom u. N-Azetyl-glukosamin-6-sulfat-sulfatase-Defizienz.

Keratektasie: ↑ Hornhautstaphylom.

Keratin, Hornstoff: hochpolymeres Gerüst- u. Stützprotein (Skleroprotein mit 18 Aminosäuren, stabilen Disulfidbrücken) in den Hornsubstanzen der tier. Epidermis (einschl. Federn, Haaren, Hörnern, Hufen, Nägeln, Schuppen); unlöslich in Wasser, Säuren, Laugen, enzymresistent (außer Keratinase); enthält als »Eukeratin« bis zu 16% Zystin. 2 Formen: α-K. mit Helix-, β-K. mit Faltblattstruktur.

Keratinieren: *pharmaz* das Überziehen von Pillen etc. mit sogen. »lösl. Keratin« (dünndarmlöslich).

Keratinisation: *histol* die in den durch Kontakt mit der Luft austrocknenden Epidermislagen eintretende »Verhornung«, d. h. Imprägnation der Zellen mit Keratin nach vorhergehendem Kernzerfall u. Bildung von Keratohyalinkörpern im Stratum granulosum. – *derm* ↑ Hyper-, Parakeratose.

Keratino|myces: monotyp. (K.myces ajelli) Formgattung der Moniliaceae; seltene Erreger einer Dermatophytie (»K.mykose«; s. a. Tab. »Mykosen«). – **K.somen**: die – z. T. als Viruspartikeln verkannten submikroskop. »(Selby*-)Odland Körperchen« in verhornenden Geweben. – **K.zyten**: die Keratin-bildenden Zellen der Epidermis (Stachel- oder Malpighi* Zellen); s. a. Schema »Pigmentsystem«, Abb. »Melanozyt«.

Keratitis: 1) *derm* mit Verhornung einhergehende – entzündl. – Hautveränderung, s. a. Keratodermitis, Keratosis. – 2) *ophth* Keratoiditis, Korneitis: Krankheitsbilder der Kornea, die durch ziliare Inj., Ödem, Infiltrat oder Geschwür, Gefäßneubildung, Präzipitat, Hypopion, Pupillenverengerung u. Irishyperämie gekennzeichnet sind; s. a. Keratoconjunctivitis. Klin.: örtl. Schmerzen, Tränenfluß, Lichtscheu, Lidkrampf, Sehstörungen; Restitutio ad integrum, aber auch völl. Erblindung. Unterschieden als **K. superficialis** (mit limbusnaher subepithelialer Infiltration; selten als K. s. centralis im Pupillarbereich) u. als **K. profunda** (mit Uveabeteiligung u. Übergang in Iridozyklitis; v. a. bei Virusinfektion, Trypanosomiasis, Allergie), letztere wiederum als **K. interstitialis** u. als **K. parenchymatosa** mit diffuser oder knötchenförm. Infiltration (Trübung), besenreiserart. Vaskularisation u. Uveitis (z. B. bei Syphilitis, Boeck* Sarkoidose, Lepra). – Bes. Formen: **K. actinica** (durch kurzwell. Licht [s. a. K.photoelectrica] oder ionisierende Strahlen), **K. anularis**: (tiefe K. parenchymatosa mit ringförm. Zell- u. Fibrinniederschlägen an der Hinterfläche u. mit Vossius* Ring), **K. bullosa s. vesiculosa** (degenerativ, mit Ödem u. limbusnahen Bläschen; bei prim. oder sek. Glaucoma absolutum, Iridozyklitis, Fuchs* Dystrophie), **K. dendritica** (/ Keratoconjunctivitis), **K. disciformis** (zentrales Infiltrat mit trübem, vom Limbus abgegrenztem Diskus; nach Herpes corneae, Kontusion etc.), **K. ekzematosa** (Reaktion auf ein Ekzem an Lid, Nase etc.), **K. epidemica** (s. u. Keratoconjunctivitis), **K. fascicularis s. fasciculosa** (Wanderphlyktäne, die unter Nachziehen eines »Gefäßbändchens« gegen die Hornhautmitte vorrückt), **K. filamentosa s. filiformis** (/ Fädchenkeratitis), **K. gonorrhoica** (beim Neugeb. mit fortschreitendem, häufig perforierendem Geschwür oder dichter u. tiefer Trübung; als Spätfolge Staphyloma corneae), **K. guttata** (meist virogen; mit fleckenförm., in Gruppen angeordneten Infiltraten, die sich mit Fluoreszein grün färben), **K. e lagophthalmo** (durch Eintrocknen bei mangelndem Lidschluß, mit halbmondförm. Epitheldefekt im unt. Lidspaltenbereich, später tiefem, oft progredientem Geschwür u. K. xerotica; bei Fazialislähmung [s. a. Ker. neuroparalytica], Narbenektropium, malignem Exophthalmus im Koma), **K. maculosa** (Kirk=Patrik; bes. Form der einseit. viralen K. punctata mit Läsionen bis in Bowman* Membran u. oberflächl. Parenchym; sehr langwierig u. schwer beeinflußbar; s. a. Dimmer* Keratitis), **K. mycotica** (v. a. durch Aspergillus fumigatus u. Verticillium graphii; in allen Hornhautschichten, mit zentralem Geschwür oder Hypopyon u. konsekut. Leukom), **K. neuroparalytica** (infolge fehlenden Lidschlusses bei Läsion des Ggl. Gasseri oder des R. ophthalmicus n. trigemini, mit charakterist. Abschilferung des Epithels im Lidspaltenbereich, torpiden Ulzerationen bis in die tieferen Schichten, sogen. Gaule* Flecken; Hornhaut gefühllos, keine entzündl. Reaktion, Schmerzen oder Tränenfluß; schlechte Heilungstendenz), **K. nummularis** (1) / Dimmer* Keratitis. – 2) / K. punctata superf. Fuchs mit 10–20 Infiltraten unter der Bowman* Membran; Prognose im allg. günstig. – 3) sek., oberflächennahe scheibenförm. Infiltrate im Anschluß an eine Keratoconjunctivitis epidemica), **K. pannosa s. vascularis** (/ Pannus), **K. photoelectrica** (durch Schweiß-, Quarzlampen-, UV-Licht nach Latenzzeit von ca. 6–8 Std., im allg. oberflächl., mit feinen inselförm. Infiltraten u. Ödem der tiefen Epithelschichten; spontane Restitutio ad integrum nach 24–48 Std.), **K. punctata** (mit disseminierten punktförm. Infiltraten v. a. in der Descemet* Membran = Deszemitis; als K. p. superfic. z. B. nach aktin. Reizen, bei troph. Störung, chem. Schädigung durch H_2S, Butanol u. a., bei Virusinfektion, im Anfangsstadium des Herpes corneae; sowie [Fuchs 1889] meist einseit. bei grippalem Infekt, zunächst als Konjunktivitis, ca. 8 Tg. nach Abklingen in der – oft hyposensiblen – Hornhaut verzweigte subepitheliale Infiltrate, mit im allg. günst. Verlauf, nur selten Irisbeteiligung), **K. purulenta s. suppurativa** (/ Ulcus serpens corneae), **K. rosacea** (/ Rosazeakeratitis), **K. sicca** (insbes. bei / Sjögren* Syndrom), **K. stellata** (/ Buchstabenkeratitis), **K. syphilitica** (parenchymatöse K., bei Lues connata als allerg. Reaktion zwischen 7. u. 20. Lj. v. a. bei ♀♀ im Rahmen der Hutchinson* Trias, mit matter Trübung oft der ganzen Hornhaut, ohne entzündl. Epithelläsion; bei erworb. Syphilis meist gleichzeitig mit papulösem Exanthem u. Iridochorioiditis, mit porzellanart. Trübung; auch als **K. punctata prof.** Mauthner), **K. trachomatosa** (anfangs eine K. superficialis, später in den trachomatösen Pannus übergehend), **K. traumatica** (meist infolge Infektion einer Erosion; häufig mit rezidivierenden Keratalgien), **K. tuberculosa** (meist einseitig u. als Komplikation einer Iridozyklitis oder Skleritis), **K. ulcerosa** (/ Ulcus corneae), **K. vaccinalis** (/ Pockenophthalmie), **K. zonularis** (/ Bandkeratitis). – s. a. Abb. »Hornhautreflex«.

kerato…: Wortteil 1) »Hornhaut« (Cornea), 2) »Verhornungsprozeß«.

Kerato|akanthom, Molluscum sebaceum s. pseudocarcinomatosum, Verrucoma: in wenigen Wo. v. a. bei ♂♂ an unbedeckten Körperstellen (bes. Gesicht) auftretende, spontan wieder abheilende, meist solitäre, knotenförm., rosarote Epithelwucherung mit zentralem Hornpfropf (Grundgewebe äuß. Haarwurzelscheide?). Ätiol. unbekannt (an Zoster erinnernde Virusteilchen nachgewiesen). – **K.chromatose**: *ophth* Hornhautpigmentation, z. B. als korneale Melaninablagerung, Chalkose.

Keratoconjunctivitis: »Ophthalmia ext.« mit enzündl. Erscheinungen an Kornea u. Konjunktiva (/ Keratitis, Conjunctivitis); i. e. S. die – hochinfektiöse – **K. epidemica** durch Adenoviren (Typ 8, selten 19 u. a.): nach Inkubation von 5–10 Tg. Rhinopharyngitis, hochgrad. Bindehauthyperämie, Chemosis, Lidödem, starker Tränenfluß, geringe Eiterabsonderung, Schwellung der präaurikulären LK; am 3.–6. Tg. evtl. fibrinöse Pseudomembranen u. subkonjunktivale Blutungen; am 7.–20. Tg. / Keratitis punctata (∅ bis 0,3 mm), guttata oder nummularis (∅ bis 1 mm), evtl. wochenlange Sehstörungen; größere Anfälligkeit bei Vorschädigung des Auges durch Fremdkörper. – Ferner die **K. epizootica** (durch Moraxella bovis; sub-

Keratoconjunctivitis herpetica

akut, v. a. bei ländl. Bevölkerung), **K. herpetica** (Herpes corneae simplex, Keratitis dendritica s. arborescens: »Gitter-« oder »Furchenkeratitis« durch Herpesvirus, oft im Anschluß an fieberhafte Erkr., häufig rezidivierend; mit ziliarer Injektion, zu verzweigten, schmalen Geschwüren zusammenfließenden Effloreszenzen [deutl. Fluoreszeinfärbung] u. Hyposensibilität; unbehandelt sehr schlechte Heilungstendenz, rel. dichte Narben; evtl. Keratitis metaherpetica), **K. phlyctaenularis** s. **phlyctaenulosa** (v. a. bei Jugendl. mit exsudativ-lymphat. Diathese vork. tuberkuloallerg. ↑ Conjunctivitis scrophulosa mit kleinen knötchenförm. lymphozytären Hornhautinfiltraten, Pusteln u. subepithelialen Phlyktänen, reichl. Gefäßeinsprossung, Pannusbildung; bes. starker Blepharospasmus, Lichtscheu, Tränenfluß; Verlauf langwierig, Ausheilung mit Hornhautnarben), **K. sicca** (v. a. beim ↑ SJÖGREN* Syndrom).

Kerato|dermatose, -derm(i)a, -dermie: die mit übermäß. Verhornung einhergehenden angeb. oder erworb. (idiopath., symptomat. oder artifiziellen) Veränderungen der Haut, i. e. S. die Hyperkeratosen der Handteller u. Fußsohlen; s. a. Keratom, Keratose, Erythrokeratodermie, Tylose; z. B. **K.derma climactericum** (↑ HAXTHAUSEN* Syndrom 1), **K.d. erythematosum in placibus disseminatum** (DUBREUILH, BROCQ; nicht-fam., örtlich nicht gebundene, scharf begrenzte Erytheme u. braune, gefurchte Hyperkeratosen als Sonderform der progress. Erythrokeratodermie), **K.d. maculosum disseminatum symmetricum palmare et plantare** s. **punctatum** MANTOUX (↑ Porokeratosis papillomatosa), **K.d. tylodes palmare progressivum** (endokrin ausgelöste Palmoplantarkeratose bei Schwangeren oder menstruationsgestörten geschlechtsreifen Frauen). – **K.dermitis follicularis decalvans**: auf die Follikelmündungen beschränktes LITTLE* Syndrom (2) mit eruptivem Beginn u. progress. Verlauf (follikuläre Atrophie, Alopezie).

Kerato|ektasie: *ophth* ↑ Hornhautstaphylom. – **K.elastosis verruciformis**: *derm* warzenart. Hornauflagerungen auf aktin.-degenerat. Haut u. bei Elastosis senilis im Bereich des Daumenrückens oder des I. Mittelhandknochens.

keratogen: *histol* die Verhornung (↑ Keratinisation) fördernd.

Kerato|globus: *ophth* angeb. kugel. Vorwölbung der zu großen Hornhaut (Megalokornea; $\varnothing > 13$ mm) mit starker Brechungsmyopie u. Gefahr der Austrocknung. – **K.graphie**: *ophth* ↑ Photokeratoskopie. – **K.helkose**: *ophth* ↑ Ulcus corneae. – **K.hyalin**: komplexer, säure- u. alkalilösl. Eiweißkörper (Histidin u. Mineralien, aber keine Sulfhydryl- bzw. Disulfidgruppen enthaltend) in den sogen. **K.h.granula** (ODLAND 1964), die als basophile Körnchen bei Beginn der Verhornung in den Zellen des Stratum granulosum zwischen den Tonofibrillen lichtmikroskopisch sichtbar werden u. wahrsch. in die interfibrilläre Substanz der abgeschlossenen Keratinschicht eingehen (↑ Eleidin).

Keratoiditis: *ophth* ↑ Keratitis.

Keratoiritis: ↑ Keratitis profunda mit Irisbeteiligung.

Kerato|konjunktivitis: *ophth* ↑ K.conjunctivitis. – **K.konus**: *ophth* meist bds. (verschieden starke) zentrale kegelförm. Ektasie der – an der Spitze verdünnten – Hornhaut, wahrsch. auf der Basis einer hereditären Entwicklungsstörung (oft kombin. mit Retinitis pigmentosa, Mikrokornea, Optikusatrophie etc.), gefördert durch endokrine Faktoren (gynäkotrop, meist postpubertal), selten als Komplikation bei endogenem Ekzem. Klin.: Myopie mit zunehmendem unregelmäß. Astigmatismus, evtl. Trübung der Kegelspitze, KAYSER*-FLEISCHER* Ring. Nachweis durch K.skopie oder Ophthalmometrie.

Kerato|leukom: *ophth* ↑ Leukom (1). – **K.lyse**: *derm* **1)** die Ablösung der epidermalen Hornschicht, entweder als physiol. Abschuppung oder aber krankhaft als **K.lysis bullosa hereditaria** (s. u. Epidermolysis), **K.l. exfoliativa** (↑ Dyshidrosis lamellosa sicca), **K.l. neonatorum** (↑ Dermatitis exfoliativa neonatorum). – **2)** die Auflösung (Erweichung) der epidermalen Hornsubstanz, z. B. durch ↑ K.lytika, oder der Haarkutikula durch Myzeten (Keratinabbau z. B. durch Trichophyton rubrum) oder deren Perforationsorgane (z. B. Mikrosporum gypseum). – **K.lytikum**: *pharm* Substanz, die die Hornschicht der Haut oder des Haares erweicht oder auflöst, z. B. Salizylsäure 3–10(–30)%ig, Resorzin 5–20%ig, Schwefel 2–10%ig, Natronlauge, Alkali- u. Erdalkalipersalze, Peroxide, Phenolderivate; i. e. S. nur die Thioglykolsäure-Derivate (in Dauerwellpräparaten) u. die Sulfide (in Depilatoren).

Keratom(a): umschriebene, geschwulstförm. Verhornungsstörung der Haut (i. w. S. aber auch die »universellen« Formen ↑ Keratosis, Ichthyosis); z. B. das **K. (post)climactericum** (↑ HAXTHAUSEN* Syndr. 1), **K. dissipatum palmare et plantare** (↑ Keratosis palmoplantaris papulosa), **K. excentricum** (↑ Porokeratosis MIBELLI), **K. hereditarium mutilans Vohwinkel*** (↑ Keratosis palmoplantaris mutilans PARDO=CASTELLO), **K. malignum** (↑ Ichthyosis congenita gravis), **K. palmare et plantare** (s. u. Keratosis palmoplantaris; als K. atypicum Sonderform des SCHÄFER*-SIEMENS* Syndroms mit Hyperkeratosen auch an anderen Körperstellen, Nagelstörungen, Kolbenfingern u. Imbezillität; ferner eine dominanterbl. Form [BRÜNAUER] mit ausgeprägter Hyperhidrosis u. hohem Gaumen), **K. periporale** (kleinherd. Verhornungsstörungen der Schweißdrüsenausführungsgänge), **K. senile** (↑ Keratosis senilis).

Kerato|malazie: *ophth* »Hornhauterweichung« als Teilerscheinung einer schweren allg.-troph. Störung, v. a. bei Vit.-A-Mangel; klin.: Austrocknung, Trübung, Infiltration, keine wesentl. entzündl. Reaktion, in schweren Fällen völl. Einschmelzen in wenigen Tagen; als Vorstufe häufig BITOT* Flecken. – Ähnl. Bild auch als – seltene – Masernkomplikation. – **K.megalie**: *ophth* ↑ Megalokornea. – **K.metrie**: *ophth* Messung von Hornhautdurchmesser u. -krümmung, z. B. mit PLACIDO* Scheibe, **K.meter** (Diopter mit Sammellinse, deren Vorderfläche eine mm-Einteilung aufweist), Ophthalmometer. – I. w. S. auch die ↑ Ophthalmometrie.

Keratomie: ↑ Keratodermia.

Kerato|mykose: **1)** *ophth* ↑ Keratitis mycotica. – **2)** *derm* mit Verhornung einhergehende Dermatomykose, z. B. **K.mycosis nigricans** (↑ Tinea nigra). – **K.myleusis**: (J. BARRAQUER 1964) *ophth* refraktive K.plastik (bei Hyper-, Myopie, Aphakie) mit einer in tiefgefrorenem Zustand entsprechend verformten Lamelle der eigenen Hornhaut. – **K.nosen**: **1)** *derm* die erbl. u. erworb. Erkrn. der Hornschicht der Haut, z. B. seborrhoische, senile oder aktin. Keratose, Ichthyosis, Keratoma palmare et plantare, follikuläre Keratosen, DARIER* Krankheit. – **2)** *ophth* die degenerat. Veränderungen der Kornea (/ Hornhautdystrophie). – **K.nyxis:** *ophth* Durchstechen der Kornea, z. B. als Vorderkammerpunktion oder Discisio cataractae.

Kerato|papilloma seborrhoicum: / Alterswarze. – **K.pathie:** entzündl. oder (i. e. S.) degenerat. Erkr. **1)** *derm* des Stratum corneum der Haut (/ Keratose), **2)** *ophth* der Kornea; z. B. die **K.pathia vitreogenes** (bei Lücken in Endothel oder DESCEMET* Membran) durch Kontakt mit dem rel. hypertonen Glaskörper: Quellung, Trübung u. Vaskularisation der tiefen Schichten, bullöses Epithelödem. – **K.phytie: 1)** *ophth* / Keratitis mycotica. – **2)** *derm* mit Verhornung einhergehende Dermatophytie, z. B. **K.phytia nigricans** (/ Tinea nigra).

Keratoplastik: *ophth* totaler oder partieller Ersatz der Kornea, entweder zur Besserung oder Wiederherstellung des Sehvermögens bei Hornhauttrübung oder -narbe (= **opt.** oder **refraktive K.**) oder zur Deckung eines Hornhautdefektes (= **tekton. K.**, z. B. bei Keratokonus). K. kann die ganze Dicke der Hornhaut ersetzen (= **penetrierende K.**) oder nur einige Schichten (= **lamelläre** oder **superfizielle K.**). Verwendet werden im allg. allogenet. Transplantate (vom enukleierten oder Leichenauge) oder Kunststoffe (= Keratoprothese, z. B. / CARDONA* Brücke; Abstoßungserwartung ca. 20% in 10 J.); Einheilung meist ohne Komplikation (künstl. Verzögerung durch Kortikosteroide).

Kerato|protein: Eiweißanteil der Hornsubstanz von Haut, Haaren u. Nägeln. – **K.prothese:** *ophth* s. u. K.plastik. – **K.schwefelsäure, K.sulfat:** v. a. aus Knorpel, Knochen, Hornhaut, Aorta u. Zwischenwirbelscheiben isoliertes Mukopolysaccharid (äquimol. Mengen Galaktose, N-Azetyl-D-glukosamin u. Schwefelsäure); vermehrte Ausscheidung z. B. bei MARFAN* Syndrom I. – vgl. Keratansulfat.

Keratosis, Keratose: 1) *ophth* / Keratitis. – **2)** *derm* die Verhornungsstörungen der Haut, die zu Horn- u. Schuppenauflagerung führen, d. s. / Keratodermie u. -dermatose (s. a. Keratoma, Hyper- u. Dyskeratosis, Keratoakanthom). Erbl. Formen (dominant, intermediär-geschlechtsgebunden, autosomal-rezessiv) unterschieden als diffuse (Ichthyose, Erythrodermia ichthyosiformis), regionale (Palmoplantarkeratose, Erythrokeratodermie), follikuläre (Lichen pilaris albus et ruber, Ulerythema ophryogenes, K. follicularis spinulosa decalvans, Pityriasis rubra pilaris) u. umschriebene ohne follikuläre Beziehungen (Porokeratosis), Dys- u. Parakeratosen (Dyskeratosis follicularis DARIER, D. intraepithelialis benigna hereditaria, D. congenita, Pemphigus benignus chronicus familiaris HAILEY-HAILEY) u. dysplastische K. (Akrokeratosis, Epidermodysplasia verruciformis). Als erworbene K. gelten auch die Hyperkeratosen (z. B. nach Arsen-, Chlor-, Paraffin-, Naphthalin-, Teereinwirkung bei Ekzemen aller Art, nach Strahlenexposition, bei Vit.-A-Mangel, Trichophytie, Syphilis u. Tbk, ferner die senile K., seborrhoische Warze, Akanthosis nigricans u. Xeroderma pigmentosum) sowie Leukoplakie, Lupus erythematodes chronicus discoides, Psoriasis inversa u. keratot. Nävus. – Bes. Formen: **K. areolae mammae naeviformis:** schmutzig-bräunl., hornig-warz. Bildungen an Mamille u. Warzenhof als bes. Lokalisationsform des Naevus verrucosus. – **K. arsenicalis s. arsenicosa:** / Arsenhyperkeratose. – **K. blennorrhagica:** / Hyperkeratosis gonorrhoica. – **K. extremitatum hereditaria transgrediens et progrediens dominans** GREITHER (1952) dominant erbl., fam. Verhornungsanomalie der Handflächen u. Fußsohlen (Palmoplantarkeratose) mit Übergreifen auf Fußränder, Ellbogen, Knie, Hand- u. Fußrücken, Knöchel- u. Achillessehnengegend, ferner Hyperhidrosis; Manifestation bis zum 8. Lj., evtl. Progredienz bis zum 4. Ljz., dann Spontaninvolution. – Eine ähnl. K. mit rezessivem bzw. unklarem Erbgang u. ohne Spontaninvolution wurde erstmals 1826 von STULLI auf der Adriainsel Mljet (auch: Meleda) beobachtet.

Keratosis follicularis: »K. pilaris alba et rubra« mit in die Follikelmündung eingelassenen u. diese knopfförmig überragenden gelben bis bräunröil. Hornpfröpfen, z. B. bei / K. pilaris, Lichen ruber, Pityriasis rubra pilaris, Lupus erythematodes chron. discoides, DARIER*, FOX*-FORDYCE* Krkht., Mykosis fungoides, follikulären Nävi, Mucinosis follicularis, aber auch bei Pyodermie, tox. Hautschädigung (Chlor, Paraffin, Naphthalin, Mineralöl), Avitaminosen. – Als **K. f. acneiformis** (SIEMENS) eine dominant erbl., im 1.–2. Lj. auftretende, nicht rückbildungsfähige follikuläre, trichterförm. Parakeratose an Ellbogen, Knie, Streckseite der Extremitäten, Glutäal- u. Perioralregion (s. a. K. multiformis idiopathica); als – äußerst seltene, fam. – **K. f. contagiosa Typ Morrow*-Brooke*** vorw. bei Kindern an Gesicht, Hals, Rumpf u. Streckseiten der Extremitäten in Schüben exanthemartig aufschießende u. spontan wieder verschwindende rötl. Papeln mit zentralem, stachelförm. Hornpfropf (wahrsch. exogen durch Staub oder Teer; ident. mit Akne cornea OPPENHEIM?); als **K. f. epidemica** SCHUPPLI (»Basler Krankh.«) vorw. bei Kindern im Gesicht, weniger am Rumpf komedoart. Hornpfröpfe, reibeisenart. Hornstacheln oder gelbl.-weißl. Hornzysten neben Granuloma-anulare-art. Veränderungen, die nach Mon. abheilen (Schädigung durch Nahrungsmittel oder Wachs-Paraffingemische? Infektion?); als **K. f. spinulosa decalvans** SIEMENS eine unvollständig-dominant erbl. (androtrop), v. a. an unbedeckten Körperstellen, mit Augenbeteiligung (Keratitis superficialis punctata, Pannus) u. Zurückbildung in der Pubertät (narb. Atrophie der Follikel u. Haarausfall); später teleangiektatische Chloasma an Wangen u. Schläfen. – **K. mucosae oris** KAPOSI: / Leukoplakia oralis. – **K. multiformis idiopathica,** SIEMENS' Syndrom II: dominant erbl., lebenslange Form, mit / K. follicularis acneiformis, palmoplantaren Keratosen (u. Hyperhidrose), Leukoplakie der Mundschleimhaut, Pachyonychie, Onychogryposis, Oligophrenie (Phänotyp des Pachyonychia-congenita-Syndroms).

Keratosis palmoplantaris: erbl. Verhornungsstörungen mit erhebl. Hautverdickung an Handtellern u. Fußsohlen (als Leitsympt. oder nur fakultativ assoziiert), z. B. / Ichthyosis congenita, Erythrodermia congenit. ichthyosiformis, Pityriasis rubra pilaris, Erythrokeratodermie, DARIER* Krankh., hidrot. Ektodermalsyndrom, hereditäre Epidermolyse, Nävobasaliomatose, VAN BOGAERT*-HOZAY*, BERLIN*, FISCHER*(-BUSCHKE*) Syndrom, als **K. p. diffusa circumscripta** THOST-UNNA (dominant-erbl., meist im 1. Lj. beginnend, ohne assoziierte Sympte., nicht pro-

Keratosis palmoplantaris

gred.), auch in Komb. mit Hypotrichie (HUDELO-RABUT 1928), mit Uhrglasnägeln u. Knochenhypertrophie (↑ BUREAU-BARRIÈRE-THOMAS 1929; beide autosomalrezessiv), mit ektodermaler anhidrotischer Dysplasie (FRANCESCHETTI 1953; intermediär-geschlechtsgebunden), mit Hautpigmentation (= NÄGELI*-BLOCH*-JADASSOHN* Syndrom), mit Hyperkarotinämie u. A-Hypovitaminose (GEISER-FRENK 1965), mit Hypodontie u. Hyperhidrosis (↑ BÖÖCK* Syndrom), mit Ösophaguskarzinom (dominant erbl., im 7. Ljz. bei 95% Pflasterzell-Ca.), als **K. p. mutilans** PARDO=CASTELLO (VOHWINKEL* Syndrom, wahrsch. autosomal-dominant, im 1.–2. Lj. beginnend mit Verruca-plana-art. Hyperkeratosen an Ellbogen u. Knien u. Ainhum-art. Mutilationen der Finger), mit Periodontopathie (PAPILLON-LEFÈVRE 1924; autosomal-rezessiv, evtl. Debilität u. körperl. Unterentwicklung), als **K. p. varians** (WACHTERS 1963; dominant erbl., mit papierart. **K. membranacea** oder – interfamiliär variierend – streifen- oder inselförm. Palmarkeratose, verdickten Nagelhäutchen, Kraushaarigkeit, dünner oder körniger, rötl. bis stahlgrauer K. an Ellbogen, Knien, Fußrükken u. Knöcheln). – **K. pilaris:** 1) **K. p. rubra atrophicans faciei:** ↑ Ulerythema ophryogenes UNNA-TAENZER. – 2) **K. p. simplex:** bei jungen Mädchen (Pubertät u. später) meist zus. mit Erythrocyanosis crurum hautfarbene bis blauröll., spitzkegel., follikuläre K. auf trockener Haut an Oberarmen, Unterschenkeln u. in der Glutäalregion. – 3) ↑ Lichen scorbuticus. – **K. senilis:** auf entzündlich.-degenerat. Altershaut oder auf senilen Altersflecken einzelne oder multiple, rundl., erythematöse, dann hyperkeratot. (horn- u. warzenart.), schmutzig-braune Wucherungen (»Keratoma senile«) mit Übergang in Spinaliom. – **K. suprafollicularis:** ↑ Keratosis pilaris simplex. – **K. universalis:** 1) ↑ Ichthyosis congenita. – 2) K. u. multiformis: ↑ Lichen ruber planus acuminatus. – **K. vegetans:** ↑ DARIER* Krankheit. – **K. verrucosa** WEIDENFELD: keratot. Papeln bei ♂ ♂ Erwachsenen mit Lichen ruber u. corneus, Neurodermitis verrucosa, Urticaria perstans verrucosa; Reaktion auf Kratzen oder wiederholtes stumpfes Trauma bei neurovegetat. Labilität?.

Kerato|skop: *ophth* ↑ PLACIDO* Scheibe. – **K.sulfat:** ↑ Keratoschwefelsäure. – **K.tomie,** Korneotomie: *ophth* op. Durchtrennung der Hornhaut bei Ulcus serpens oder – am oberen Limbus – im Rahmen einer Star-Op. – **K.zele,** Descemetozele: *ophth* hernienart. Vorwölbung der DESCEMET* Membran bei entzündl. oder traumat. Zerstörung des Hornhautstromas, meist mit anschließ. Perforation, Fistelbildung, Irisprolaps. – **K.zentese:** *ophth* Punktion der vord. Augenkammer.

Kerauno|paralyse: (CHARCOT) Lähmung durch Blitzschlag. – **K.phobie:** übermäß. Angst vor Gewitter.

Kerckring* (THEODORUS K., 1640–1693, Anatom, Amsterdam, Hamburg) **Falten:** die etwa 8 mm hohen, zirkulär etwa ⅔ des Darmlumens umgreifenden Plicae circulares in Duodenum u. Jejunum, in die die Tela submucosa einbezogen ist. – **K.* Knöchelchen,** Os tricuspidale: im 4.–5. Fetalmonat auftretender Knochenkern median im Hinterrand des For. occipit. magnum, der normalerweise wenige Wo. vor der Geburt mit der Squama verschmilzt u. als **K.* Processus** imponiert. – **K.* Knoten:** ↑ Noduli valvularum semilunarium.

Kerektasie: *ophth* ↑ Hornhautstaphylom.

Kerion: *derm* von Pusteln, Abszessen u. Fisteln durchsetzte entzündl.-tumoröse Verdickung der Haut, z. B. bei tiefer Trichyphytie von Bart (= **K. barbae**) u. Kopfhaut (= **K. Celsi**).

Kerkomonas intestinalis: *protozool* ↑ Chilomastix mesnili.

Kerl*-Urbach* Krankheit (WILHELM K., geb. 1880, Dermatologe, Wien): extrazelluläre ↑ Cholesterinose.

Kerley* Linien: (1951) *röntg* 2–15 horizontale Streifenschatten im basalen Lungenuntergeschoß oder parahilär (= B- bzw. A-Linien) als Abbild verstärkter Lymphgefäße u./oder verdickter Interlobulärspalten bei chron. Lungenstauung (z. B. Mitralstenose).

Kern: 1) *anat* ↑ Nucleus. – 2) *zytol* ↑ Zellkern (s. a. Arbeits-, Interphase-, Ruhe-, Mitosekern, ferner polymorph-, stabkernig usw.). – 3) *protozool* ↑ Makro-, Mikronukleus. – 4) *physik* Kurzbez. für Atom-, Kondensations-, Kristallisationskern, Eisenkern in Elektromagneten etc. – **freie Kerne:** *gastrol* ↑ JAWORSKI* Körperchen. – **graue Kerne:** durch Vermehrung, Wanderung u. Zusammenschluß von Neuroblasten entstandene, überwiegend aus Neurozyten bestehende umschrieb. Bezirke im Gehirn; als **motor. K.** (aus Motoneuronen bestehend) z. B. die der motor. Hirnnerven (III, IV, V, VI, VII, IX, XI, XII); als **subkortikale K.** im Endhirn Claustrum, Corpus amygdaloideum (Teil des Riechhirns), Putamen u. Nucleus caudatus (die mit der Rinde nur im Bereich des Gyrus parahippocampalis u. der Substantia perforata ant. in Verbindung stehen), im Kleinhirn ↑ Nucleus fastigii, dentatus, emboliformis u. globosus; als **subthalam. K.** (des EPS oder mit vegetat. bzw. neurosekretor. Funktionen) im Zwischenhirn: Globus pallidus, Nucleus subthalamicus, paraventricularis u. supraopticus, Zona incerta.

Kern|äquivalent: *zytol* Karyoid (↑ Nukleoid). – **K.analyse:** s. u. BARR*, DAVIDSON*-SMITH*. – **K.anhang:** *zytol* ↑ Drumstick. – **K.anomalie:** *hämat* dominant oder rezessiv erbl., angeb. A. der Leukozytenkerne, insbes. ↑ PELGER*, DAVIDSON* Anomalie, Hypersegmentation; vgl. Granulationsanomalie. – **K.aplasie:** *neurol* infantiler ↑ Kernschwund. – **K.atypie:** *zytol* regelwidr. Abweichung von Form, Größe u. Chromatingehalt des Zellkerns u. der Nukleolengestalt bei Dysplasien, Neoplasmen, Polyploidie etc.; s. a. Kernanomalie. – **K.auflösung:** *zytol* ↑ Karyolyse. – **K.ausstoßung:** (MAXIMOW) *hämat* ↑ Entkernung (1).

Kernbildner: *biochem* s. u. Kernstein.

Kern|degeneration: Oberbegr. für letale Zellkernveränderungen wie ↑ Karyorrhexis, Karyolyse, Pyknose. – **K.differenzierung:** 1) Bestg. des ↑ Karyotyps. – 2) die gewebsspezif. Aktivierung bzw. Blockierung der phänogenet. Potenzen von Chromosomen(anteilen) oder Genen als Grundvorgang der ontogenet. Zell-, Gewebs- u. Organdifferenzierung. – 3) *histotechn* ↑ Kernfärbung.

Kern|echtrot: Na-Salz der Sulfosäure eines Oxyaminoanthrachinons als Gemisch mit 5%ig. wäßr. Ammoniumsulfat-Lsg. (0,1 + 100) zur histol. Kernfärbung. – **K.einschluß:** *zytol* allseits von Zellkernmaterial umschlossene Substanz, die nicht zur Kernstruktur gehört u. entweder im Kern entstanden (Stoffwechselstörung) oder vom Zytoplasma in den Kern gelangt ist (u. dann Ergastoplasma u. Mitochondrien enthält): »K.invagination«); s. a. K.kugel.

Kerner* Krankheit (JUSTINUS K., 1786–1862, Arzt, Weinsberg b. Heilbronn): ⁄ Botulismus.

Kern|faden: *zytol* ⁄ Chromosom. – **K.färbung**: *histol* elektive Anfärbung der Zellkerne im Gewebeschnitt oder Ausstrich durch Behandlung mit **K.farbstoffen**: a) basische Farbstoffe (z. B. Fuchsin, Gentianaviolett, Methylenblau, Methylgrün, -violett, Thionin, Toluidinblau) zur Darstg. der sauren Nukleoproteide der Chromosomen sowie von Chromatinnetz, Chromozentren des Interphasekerns, Nukleolarsubstanz, Zentriol; b) die Fluorochrome (⁄ Fluorochromierung); c) das ⁄ SCHIFF* Reagens. – **K.falte**: *zytol* s. u. K.fortsatz. – **K.feld**: *opt* s. u. Blickfeld. – **K.fortsatz**: *zytol* v. a. in der zytostatisch behandelten Tumorzelle fingerförm. Ausstülpung des Kernes ins Zytoplasma, das hier eine auffallende RNS-Konz. aufweist. – Als Gegenstück die Kernfalte Hochaktiver Zellen. – **K.fragmentation**: *zytol* 1) ⁄ Karyorrhexis, -lyse. – 2) (ARNOLD 1883) ⁄ Amitose. – **K.fraktion**: *zytol* ⁄ Schema »subzelluläre Fraktionierung«.

Kern|gerüst: *zytol* feinkörnig-netz. Gerüstform des Chromatins in fixierten u. gefärbten Interphasekernen. – **K.geschlecht**: 1) das der Ausstattung der Zellkerne mit Geschlechtschromosomen entsprechende »chromosomale ⁄ Geschlecht« des Individuums, s. a. XX-XY-Mechanismus, Chromosomenaberration (Tab.). – 2) der auf der Zahl der ⁄ BARR* Körperchen beruhende »K.phänotyp«; s. a. Drumstick, zellkernmorphol. ⁄ Geschlechtsbestimmung. – **K.gift**: ⁄ Mitosegift. – **K.gruppe**: *psychiatr* die bes. charakterist., »stilreinen« Bilder der Schizophrenie im Unterschied zu Randpsychosen, atyp. u. Prozeßschizophrenien.

Kernig* Zeichen (VLADIMIR K., 1840–1917, Arzt, Leningrad): »Dehnungszeichen« bei Reiz- u. Entzündungszuständen an Hirn- u. RM-Häuten u. Hinterwurzeln (dem LASÈGUE* Zeichen entsprechend): Beim Sitzenden läßt sich das Bein im Kniegelenk nicht strecken, beim Liegenden das gestreckte Bein in der Hüfte nicht beugen bzw. das in der Hüfte gebeugte nicht strecken (Schmerzen u. heft. reflektor. Widerstand).

Kernikterus: Degeneration der Ganglienzellen u. intensive gelbe Pigmentierung (meist prim. Bilirubin) der Kerne von Medulla obl., Hirnstamm u. grauem Kortex als path.-anat. Substrat der Bilirubinenzephalopathie bzw. eines »K.-Syndroms« (SCHMORL) im Rahmen eines Icterus neonatorum gravis; s. a. Frühgeborenenikterus, CRIGLER*-NAJJAR* Syndrom, Morbus haemolyticus neonatorum.

Kern|index: *hämat* ⁄ K.verschiebungsindex. – **K.invagination**: *zytol* s. u. K.einschluß.

Kern|kette: *histol* reihenförm. Anordnung von Sarkolemmkernen bei Myatonia dystrophica. – **K.knospung, -sprossung**: (MAXIMOW 1908) Bildung einer oder mehrerer (»K.lappung«) Ausstülpungen der K.membran, die u. U. nur noch durch feinste Fäden mit dem Hauptkern in Verbindung bleiben (⁄ K.segmentierung), als Form der ⁄ Amitose; physiolog. bei den segmentkern. Leukozyten; pathol. z. B. beim Lymphosarkom (mit kleinsten einkernigen Zellen). – **K.körperchen**: ⁄ Nukleolus. – **K.kugel**: flüssigkeitsgefüllte kugel. Blase im Zellkern; Entstehung u. Bedeutung unklar.

Kern|ladungszahl: *physik* ⁄ Ordnungszahl. – **K.lähmung**: auf Schwund (z. B. inbantiler ⁄ K.schwund) oder Läsion des Kerns eines oder mehrerer Hirnoder RM-Nerven beruhende »nukleäre« Lähmung (im Ggs. zur supra- u. infranukleären ⁄ Lähmung). – **K.läsion**: *neurol* s. u. K.lähmung. – **K.lappung** s. u. K.knospung.

Kern|matrix: *zytol* ⁄ Karyoplasma. – **K.membran, K.hülle, -wand**: die Grenzstruktur zwischen dem K.raum u. dem Zytoplasma; elektronenmikroskopisch Doppelmembran mit hellem Zwischenraum, die mit dem endoplasmat. Retikulum (ER) in Zusammenhang steht, durchsetzt von zahlreichen K.sporen. Sie bricht zu Beginn von Mitose u. Meiose in Schollen auf u. wird in der Telophase wieder aus dem ER regeneriert. – s. a. K.wandhyperchromatose.

Kern|neurose: *psych* N., bei der tiefere Schichten der Persönlichkeit betroffen sind. Entspricht weitgehend der »charakterogenen Neurose« u. umfaßt einen großen Teil der »Psychopathien«. Ther. bes. schwierig u. wenig aussichtsreich.

Kernödem: *zytol* s. u. Kernschwellung.

Kern|paralyse: *neurol* ⁄ Kernlähmung; s. a. infantiler ⁄ Kernschwund, MOEBIUS* Syndrom (1). – **K.phasen**: s. u. Mitose, Meiose, Zellzyklus. – **K.plasma**: s. u. Zellkern. – **K.-Plasma-Relation**: das korrelierte Vol.-Verhältnis von Kern u. Gesamtzelle (bzw. Zellplasma), abhängig von Chromosomenmasse, Funktionszustand u. Differenzierung. Variiert während der Ontogenese gesetzmäßig; bei Malignomzellen zugunsten des Kerns verändert. – **K.phänotyp**: ⁄ K.geschlecht (2).

Kern|polymorphie: die vielfält. – im allg. nach der Zelle ausgerichtete – Gestalt des Zellkerns: kugelig in runden, kub. u. polygonalen Zellen, kurz- bis langoval in hochprismat. Zellen, plattoval in flachen Epithelzellen, spindel- bis stäbchenförmig in glatten Muskel- u. kollagenen Bindegewebszellen, gelappt in Granulo- u. Megakaryozyten, gebuchtet in Monozyten (»Buchtkern«). Ferner die Größen- u. Formabweichungen als Zeichen überstürzter Mitose (v. a. beim Malignom). – **K.pore**: elektronenopt. Unterbrechung der K.membran (∅ ca. 500 Å), an der die inn. u. äuß. Membranschicht ineinander übergehen u. über die die Karyolymphe mit dem Zytoplasma in Verbindung steht. – **K.probe**: *enterol* s. u. SCHMIDT*-KASHIWADO*. – **K.pyknose**: *zytol* ⁄ Pyknose.

Kern|reihe: *histol* ⁄ Kernkette. – **K.reste (im Erythrozyten)**: meist punktförmige (»K.stäubchen«) basophile Substanzen im Zellplasma, fast stets pathol. (überstürzte Blutneubildung, Bleiintoxikation, Milzverlust etc.), z. B. ⁄ JOLLY* Körper, basophile Tüpfelung, CABOT*-SCHLEIP* Ringe.

Kern|saft, -wasser: ⁄ Karyolymphe. – **K.schatten**: 1) *hämat* Kernscholle: im Blut-, Knochenmark- oder zytol. Gewebsausstrich schwach baso- oder eosinophiles Gebilde, das einer zerquetschten Zelle bzw. deren Kern entspricht. Gehäuftes Vork. bei – bes. leicht verletzl. – Megaloblasten, Sarkomzellen etc.; s. a. GUMPRECHT* Kernschatten. – 2) *opt* Bereich, in dem eine flächenhafte Strahlenquelle durch ein strahlenundurchläss. Objekt völlig verdeckt wird. – **K.schizophrenie**: s. u. K.gruppe; i. e. S. (E. KRETSCHMER 1948) die Schizophrenie beim Leptosomen. – **K.schleife**: ⁄ Chromosom. – **K.scholle**:

Kern|schwellung

hämat ↑ Kernschatten (1). – **K.schwellung**: *zytol* Größenzunahme des Zellkerns a) durch DNS-Vermehrung vor der mitot. Teilung; b) durch Wasseraufnahme u. RNS-Bildung bei erhöhtem Zellstoffwechsel. – **K.schwund**: *zytol ↑* Karyolyse. – **infantiler K.schw.**: Oberbegr. für Agenesie, Hypoplasie u. frühzeit. Atrophie bestimmter motor. Ganglienzellen (insbes. Hirnnervenkerne); klin. Bild: ↑ MOEBIUS* Syndrom (1).

Kern|segmentierung: *hämat* bei Granulozyten am Ende der Zellreifung Aufteilung des Kerns in Segmente (»segmentkerniger Leukozyt«. s. a. ↑ Kernknospung). – **K.sporen**: *zytol* s. u. Kernmembran. – **K.spindel**: *zytol ↑* Spindel (3); s. a. Amphiaster. – **K.sprossung**: *zytol ↑* Kernknospung. – **K.stäubchen**: *hämat ↑* Kernreste; s. a. Chromatinstäubchen. – **K.star**: ↑ Cataracta nuclearis. – **K.stein**: aus Kristallisationskern u. allmählich angelagerten chemisch gleichart. Substanzen bestehendes Konkrement, meist prim.-metabolisch entstanden aus sogen. K.bildner (v. a. Urat, Oxalat, Kalziumphosphat, Zystin, Cholesterin, Pigment). Bei Retention evtl. sek. Anschichtung zum ↑ Kombinationsstein. – **K.strahlung**: *physik ↑* Protonen-, Neutronenstrahlung.

Kern|teilung: *zytol* Teilung des Zellkerns, im allg. mit dem Ziel der Zellvermehrung; unterschieden als dir. oder amitot. K.t. (↑ Amitose), indir. K.t. (↑ Mitose u. Meiose), homöo- u. heterotyp., äquationelle u. reduktionelle K.t. (s. u. Meiose), allotypische K.t. (↑ Meiose), ferner (bei Pflanzen) die »freie K.t.« ohne sofortige Plasmateilung oder Querwandbildung, so daß mehrkern. Zellen entstehen. – **K.temperatur**: die Körpertemp. im – homoiothermen – Innern von Rumpf u. Kopf (»Körperkern«); beim gesunden Menschen ca. 37,0–37,5°, mit gleichmäßigerer Temp.-verteilung als in der Körperschale (↑ Tab.); s. a. Basaltemperatur.

Temperaturdifferenzen (°C) im menschlichen Körper
(n. ASCHOFF-KRAMER)

Differenz gegen Rektum		*Differenz gegen A. femoralis*	
Sternalmark	– 2,5	V. subclavia	– 0,35
Mundhöhle	– 0,4	V. cava cran.	– 0,1
Ösophagus	– 0,25	V. cava caud.	± 0
Aorta	– 0,25	Re. Ventrikel	± 0
Magen	± 0	A. pulmonalis	± 0
Leber	± 0	V. jugularis	+ 0,25
Hypothalamus	+ 0,3	V. hepatica	+ 0,25
Uterus	+ 0,3	Rektum, tief	+ 0,25

Kern|tropfen: *hämat* s. u. Abbauformen der Leukozyten. – **K.typ**: ↑ Karyotyp.

Kern|vakuole: *mikrobiol ↑* Nukleoid. – **K.verschiebung**: *hämat ↑* Links-, Rechts-, degenerative Kernverschiebung. – Als **K.verschiebungsindex** (V. SCHILLING) gilt das Verhältnis von Myelo- u. Metamyelozyten (stabkern. u. jugendl. Granulozyten) zu segmentkern. Granulozyten im peripheren Blut (normal etwa 1:16).

Kern|wachstum, rhythmisches: (JAKOBJ 1925) auf dem Abwechseln von Reduplikations- u. Funktionsphase des Chromosomenbestands beruhende period. Zunahme des Kernvol. (v. a. bei Endomitose u. Endopolyploidisierung). – **K.wand**: *zytol ↑* K.membran. – **K.wandhyperchromatose**: membrannahe Chromatinverdichtungen als Zeichen beginnender K.auflösung bzw. Zellunterganges; s. a. Abbauform

der Leukozyten. – Auch eine hefeart. »K.sprossung« zeigt Karyorrhexis an. – **K.wasser**: *zytol ↑* K.saft.

Kern|zähler: (AITKEN 1888) Instrument zur Bestg. der Kondensationskerne in einer Luftprobe nach Übersättigung mit Wasserdampf, so daß die zur Anlagerung von Wasser fäh. Aerosolpartikeln (»AITKEN-Kerne«) sedimentieren u. gezählt werden können (Lupe, Streulicht). – **K.zerfall**: *physik ↑* radioaktiver Zerfall. – **K.zertrümmerung**: *physik* Zerlegung eines Atomkerns durch Beschuß mit einem Nukleon hoher Energie in einige große Bruchstücke (meist 1 oder 2) u. mehrere leichte Kerntrümmer (α-Teilchen, Nukleonen [= Protonen u. Neutronen]). Erforderl. Energien geringer als bei Kernexplosion. – **K.zone**: *ophth* der im spaltlampenmikroskop. Bild durch eine Diskontinuitätszone von der Rinde abgegrenzte zentrale Teil der Augenlinse, d. h. Alterskern mit inn. u. äuß. Embryonalkernzone.

Kerosis: *derm ↑* DARIER* Krankheit.

Kerr* Operation: (1951) Radikal-Op. des Aortenaneurysmas i. S. der ↑ Endoaneurysmorrhaphie.

Kerr*-Parker* Anastomose: (HARRY HYLAND K., 1908) geschlossene (»asept.«) terminoterm. Darmanastomose durch zirkuläre seroseröse Knopfnähte nach temporärem Verschluß der Stümpfe (fortlaufende CUSHING* Heftnaht über Quetschklemme); Desinvagination der eingekrempelten Lefzen nach Ziehen des Heftfadens.

Kerrisson* Stanze: selbstöffnende, kniegebogene, halbkreisförmig »aufeinanderschneidende« Knochenstanze (ca. 8–10 cm Nutzlänge).

Kershner*(-Adams*) Syndrom: (1947/48) chron. interstitielle Pneumonie unbekannter Ätiol. (v. a. bei ♀♀ im 4. u. 5. Ljz.), mit schleichendem Beginn, mikropurulentem Auswurf, Hämoptysen, rel. gutem Allg.befinden (meist ohne Fieber). DD: Bronchial-Ca.

Kerze: *physik ↑* Candela, HEFNER* Kerze.

Kerzen|tropfen-Phänomen: *derm* Zerfall von Hautschuppen in feinste, weißlich schimmernde, asbestart. Partikeln beim Darüberstreichen mit dem Fingernagel als Zeichen für Psoriasis. – Ähnlich das **K.span-Phänomen** mit Auftreten bröckeliger oder spanförm. Hautschuppen.

Keshan, Kokuzan-Krankheit: 1935 bei mandschur. Bauern erstmals beobachtete nekrotisierende Myokarditis im Versorgungsbereich der Endäste der – nicht arteriosklerotisch veränderten – Koronarien mit multiplen Infarkten; Ätiol. ungeklärt, Prognose ernst.

Kessel* (FRANZ KARL K., zeitgenöss. Neurochirurg, München) **Schnitt**: Vertikalschnitt in der Mitte zwischen Hinterhaupthöcker u. Warzenfortsatz für die »osteoklast.« Eröffnung der hint. Schädelgrube bei Kleinhirn-Brückenwinkeltumor. – Von K.* auch Osteotomie-**Knochenplatte** angegeben (5 Schraubenlöcher, an der anderen Hälfte cm-Graduierung u. terminale, der Verankerung im Knochen dienende Zähnelung).

Kestenbaum* Zeichen: *ophth* rel. geringere Engstellung beider Pupillen bei Fixation einer Lichtquelle mit dem sehschwachen Auge.

Kestler* Operation: (1950) plast. Korrektur des arthritisch veränderten Fingergrundgelenks u. Verkürzungsosteotomie des Metakarpale (quere scheibenförm. Resektion der dist. Metaphyse zur Entspannung der retrakten Weichteile).

KET: *physiol* ↑ **K**atelektrotonus.

Ketaminum *WHO*: 2-o-Chlorphenyl-2-methylaminozyklohexanon; Anästhetikum (i.v., i.m.) für kurzdauernde Eingriffe u. zur Narkoseeinleitung.

Keten: Karbomethylen, $H_2C=C=O$; stechend riechendes, farbloses Gas (MAK 0,9 mg/m³ = 0,6 ppm), das Hustenreiz, Bronchitis, Geruchs-, Geschmacks- u. Sehstörungen bewirkt, u. U. auch Phosgen-Sympte. (v. a. bei starker Vergiftung Lungenödem).

Ketoazidose: ↑ Azetonämie.

Keto-Enol-Tautomerie: bes. Isomerieform mit Protonenwanderung zwischen C- u. O-Atomen, wobei zwischen Keto- u. Enolform ein dynam. Gleichgew. besteht (↑ Formel); im Stoffwechsel enzymatisch gesteuert.

ketogen, ketoplastisch: *chem* die Bildung von Ketonen fördernd, zur Ketonämie (= ↑ Azetonämie) führend.; z. B. **17-ketogene Steroide** u. a. die PORTER*-SILBER*. Chromogene.

α-Ketoglutarsäure, α-Oxoglutarat: eine α-Ketopentan-dikarbonsäure; Intermediärprodukt im Zitratzyklus u. Aminosäurestoffwechsel (Lysinabbau; Auf- u. Abbau von Glutaminsäure, Prolin, Hydroxyprolin, Arginin, Ornithin, Zitrullin). Normalwerte im Blut 0,13 bis 0,21 mg% (bei Ca. u. Leberkr. bis 0,55 mg%), im Harn 9,3 (Kind) – 12 (♂) – 18,7 mg (♀)/ 24 Std. (erniedrigt bei chron. Niereninsuffizienz).

Keto(hexo)kinase, Fruktokinase: Phosphotransferase in Leber, Niere u. Dünndarmmukosa; Schlüsselenzym des Fruktosestoffwechsels, das mit Hilfe von ATP Fruktose zu Fruktose-1-phosphat phosphoryliert (Mg^{2+} obligat).

Ketohexosen: Hexosen mit Ketogruppe, z. B. Fruktose, Sorbose, Allulose; vgl. Aldosen.

Ketol: »Ketonalkohol«, z. B. der Ketozucker ↑ Fruktose.

Ketolyse: metabol. Abbau der ↑ Ketonkörper.

Keton: Kw.stoff-Derivate mit einer oder mehreren **Ketogruppen** ($>C=O$); z. B. $CH_3\text{-}CO\text{-}CH_3$ (= Propanon = Azeton); s. a. K.körper

Ketonämie, -urie: s. u. Azeton.

Keto(n)|körper: Sammelbegr. für ↑ Azetessigsäure, β-Hydroxybuttersäure u. Azeton, die beim Fettsäureabbau entstehen u. normalerweise im Zitratzyklus abgebaut werden. Ihre Persistenz im Blut führt zur ↑ Azetonämie (Plasmanormalwerte für Azetessigsäure 0,08–0,28, für β-Hydroxybuttersäure 0,3–0,9 mg%). –

K.zucker: ↑ Ketosen (2).

Ketopentosen: Monosaccharide mit Ketogruppe, z. B. Ribulose, Xylolose.

ketoplastisch: ↑ ketogen; z. B. k. ↑ Aminosäuren.

Ketoprofen *WHO*: 3-Benzoylphenyl-α-methyl-2-phenyl-essigsäure; Analgetikum, Antirheumatikum.

α-Ketopropionsäure: ↑ Brenztraubensäure.

3-Ketosäure-CoA-transferase: am Zitratzyklus beteiligte Transferase in Mitochondrien.

Ketose: 1) Keton-, ↑ Azetonämie. – 2) Keto(n)zucker: Monosaccharid mit einer Ketogruppe (z. B. ↑ Ketopentose, -hexose, -heptose).

Ketose-1-phosphat-aldolase, 1-Phosphofruktaldolase: ↑ Aldolase in Leber, Niere u. Dünndarmmukosa, die Fruktose-1-phosphat u. -1,6-diphosphat etwa gleichschnell spaltet. Ihre Aktivität im Serum wird zur Leberdiagnostik genutzt.

Ketosid: Glykosid mit einem Ketozucker.

Ketosis: Keton-, ↑ Azetonämie.

17-Ketosteroide, 17-KS, 17-Oxosteroide: zu den C_{19}-Steroiden zählende Androgene u. Kortikosteroide (nebst Metaboliten) mit charakterist. Ketogruppe am C_{17} (↑ Formel u. Tab.); je nach OH-Stellung am C_3 Untergruppe der 3α- u. 3β-Hydroxy-17-ketosteroide, mit geschlechtsspezif. Herkunft. Art u. Menge in Plasma u. Harn (vorw. als Konjugate der Glukuron-

17-Ketosteroide (KS)	männl.	weibl.
Harn Gesamt-KS (mg/24 Std.)		
Kindheit (Anstieg ab 8. Lj.)	–	2–5
Pubertät	–	5–10
Geschlechtsreife	5–25	10–15
Postmenopause	–	5–10
gesunder Erwachsener	5–25	5–15
α-KS (% der Gesamt-KS)	70	80
β-KS (% der Gesamt-KS)	30	20
α-KS (mg/24 Std.)	12	10,4
β-KS (mg/24 Std.)	4,4	1,7
Herkunft (% der Gesamt-KS)		
aus NNR	50	>90
aus Keimdrüsen	50	<10
Einzel-KS (mg/24 Std.)		
α-KS Ätiocholanolon	3,9	3,0
Androsteron	3,4	3,8
11-Hydroxyandrosteron	0,7	0,8
11-Oxoätiocholanolon	0,5	0,5
11-Hydroxyätiocholanolon	0,4	0,3
11-Oxoandrosteron	0,4	0,2
β-KS Dehydroepiandrosteron	1,5	1,0
Plasma Gesamt-KS (μg%)	40–180	10–120

Fortsetzung →

Ketosurie

Harn-spiegel der 17-KS	physiol.	pathol.
erhöht	Pubertät, Gravidität, ACTH-Gaben, Gonadotrophin-Gaben, Androgen-Gaben, körperl. Arbeit	nach Op., bei best. Erkrn., v. a. NNR-Hypoplasie u. -Tumor (überwiegend β-KS), androgenbildender Tu bei der Frau (Arrhenoblastom, Ovarialhypernephrom, Hiluszell-Tu, Dysgerminom), STEIN*-LEVENTHAL* Syndrom (hoher ovarieller KS-Anteil).
erniedrigt	Alter	HVL- u. Hodeninsuffizienz, NNR-Hemmung durch Kortikosteroide
wechselnd	Tag-Nacht-Rhythmus (max. morgens), Klimaschwankungen	

oder Schwefelsäure) erlauben Aussage über Abwehrsituation u. NNR- u. Keimdrüsenfunktion (s. a. ACTH-Test, Kortison-Bremstest, Dexamethason-Blockade). Bestg. (gesamt oder Einzelsubstanzen) meist im 24-Std.-Harn, z. B. nach ZIMMERMANN (m-Dinitrobenzol), GRAEF (Dansylhydrazin), ↑ PORTER-SILBER.

Ketosurie: ↑ Azetonurie. – **Ketozucker**: ↑ Ketose (2).

Ketten: *biochem* Aminosäureketten (↑ Proteine) als Bausteine von Biosubstanzen, z. B. des Globins (↑ Hämoglobin), der ↑ Immunglobuline (als »leichte« bzw. »schwere K.«; s. a. FRANKLIN* Syndrom).

Ketten|-Coombs*-Test: *immun* ↑ Super-COOMBS*-Test. – **K.haken**: (PAYR) durch Gewichtszug an herunterhängender Gliederkette selbsthaltender Wund- oder Bauchdeckenhaken. – **K.kokken**: ↑ Streptokokken. – **K.reaktion**: 1) *chem* Reaktion, bei der sich die Reaktionspartner durch die Reaktion selbst immer wieder neu bilden. – 2) *physik* Kernumwandlung, bei der die zur Auslösung der Reaktion notwendigen Teilchen (meist Neutronen) durch die Reaktion entstehen. – **K.reflex**: polysynaptischer ↑ Reflex. – **K.säge**: (AITKEN) *geburtsh* Drahtsäge mit längl. stechapfelförm. Gliedern (u. einhakbaren Zuggriffen) für die Dekapitation.

Kettler* Transposition (LOUIS-HEINZ K., geb. 1910, Pathologe, Berlin): angeb. Kardiopathie mit Transposition der großen Gefäße, Li.position des re. Herzohres, Pulmonalstenose, Septumdefekt u. offenem For. ovale; evtl. weitere Mißbildungen.

Kety*-Schmidt* Methode: (1948) Durchblutungsmessung für einzelne Organe (z. B. Herz, Gehirn) durch Einatmenlassen eines Gemisches von 15% N_2O in Luft, Aufzeichnung der arteriellen u. venösen Blut-N-Werte (aus 5–6 innerhalb von 10 Min. entnommenen Blutproben) u. Bestg. der a.-v. Differenz durch Integration der Fläche zwischen bd. Kurven.

Keuchhusten, Pertussis, Tussis convulsiva: endemische (zeitweise epidemische), hochkontagiöse Infektionskrankh. (bes. Disposition bis zum 10. Lj.) durch Bordetella pertussis (Tröpfcheninfektion); Inkubation 7–14 Tg., Ansteckungsfähigkeit 4–6 Wo.; Zweiterkr. selten. Nach unspezif. Stadium catarrhale (1–2 Wo.) typ. Hustenanfälle für 3–6 Wo. (»Stadium convulsivum«): nach tiefer Inspiration Stakkato- ähnl., von hörbaren Inspirationen unterbrochener Husten mit Herausstrecken der Zunge, Erbrechen zähen Schleims u. – auf der Höhe des Anfalls – Glottis- u. Bronchialkrampf (Apnoe, Zyanose); Lösung mit keuchendem Inspirium; oft unmittelbar folgender, meist leichterer 2. Anfall (»Reprise«). Dann über Stadium decrementi Rekonvaleszenz; bei neurolabilen Kindern längerer, bei – v. a. rachit. – Säuglingen bes. schwerer Verlauf, bei Geimpften u. Zweiterkrankten abortive Form. Katarrhal. Laryngotracheobronchitis mit Nekrosen u. lymphozytärer Infiltration der Epithelbasis, hilifugale Peribronchitis, Emphysem, Atelektasen, Exsudation; evtl. eitr. Bronchitis, Bronchopneumonie, Enzephalopathie (Konvulsionen, spast. Paresen; nekrobiot. Herde in Ammonshorn, Stirn- u. Inselrinde; hohe Letalität, Dauerschäden), Otitis; als Spätfolge Bronchiektasie, Leistenhernie, Rektalprolaps. Diagnose: typ. Hustenanfälle, Facies pertussica, rel. u./oder absol. Lymphozytose, ferner pos. Hustenplatte (↑ CHIEVITZ*-MEYER* Methode), KBR, Agglutinationsprobe; im Rö-Bild Volumen pulmonum auctum, »Grippe-Dreieck«, Streifenatelektasen. – Prophylaxe durch akt. Immunisierung mit **K.-Impfstoff** (Fluid-, besser Adsorbatimpfstoff, d. h. abgetötete u. entgiftete Bordetella bzw. AG-Extrakt), meist als Mehrfachimpfung im frühen Säuglingsalter (↑ Impfkalender); schützt für 2–3 J. in 60–80%; öfters Lokal- u. Allgemeinreaktion, auch Fieberkrämpfe, Enzephalopathie, sogen. Impfpoliomyelitis (daher von vielen Pädiatern abgelehnt!). Zur prophylaktischen u. therapeut. Anw. ferner **K.-Gammaglobulin** (Hyperimmunglobulin), mit Schutzwirkung für ca. 8–10 Tage, bes. sicher gleich nach Exposition (im katarrhal. Stadium evtl. noch verlaufmildernd). – **K.tic**: Auftreten von K.anfällen über das Stadium decrementi hinaus bei psychisch labilen oder neurot. Kindern, wobei jeder kleine Reiz auf den eingefahrenen Hustenbahnen zum Anfall »ausgebaut« u. oft zur Willenserpressung eingesetzt wird.

Keulen|haar: *derm* kurzes, leicht ausziehbares, am peripheren Ende verdicktes oder ausgefasertes Haar mit hellem, verschmälertem Wurzelende; z. B. am Rande einer Alopecia areata. – **K.pessar (Menge*)**: *gyn* Schalenpessar mit keulenförm. – ein Kippen u. Herausgleiten verhinderndem – Fortsatz; bei Descensus uteri.

Key* Operation: 1) (BEN WITT K., 1883–1940, Ophthalmologe, New York; 1929) bei paralyt. Strabismus convergens Transplantation der temp. Hälften der Mm. recti sup. u. inf. auf den M. rectus lat. – 2) (JOHN ALBERT K.) Druckarthrodese mit transkutan in bd. Gelenkabschnitte eingebrachten STEINMANN* Nägeln (im Kniegelenk z. B. meist 4), die dann mit zwingenartiger Gestängeschraube zusammengedrückt werden.

Key*-Liston* Schere (JOHN ALBERT K.): selbstöffnende S-förm. Knochenschere mit doppelter Übersetzung u. kurzen keilförm. Klingen.

Key*-Retzius* (ERNST AXEL HENRIK K., 1832–1901, Arzt, Stockholm; ANDERS ADOLF R.) **Fibrillenscheide**: der äuß. Teil der Endoneuralscheide, aus längsverlaufenden kollagenen Fasern; vgl. PLENK*-LAIDLAV* Scheide. – **K.*-R.* Foramen**: ↑ Apertura lateralis ventriculi quarti.

K-Faktor, k-Faktor: 1) *serol* ↑ Antigen K bzw. k; s. a. Kell-Cellano-System. – 2) *biochem* ↑ Glukoseassimilationskoeffizient.

KFD: **K**yasanur **f**orest **d**isease (s. u. Kyasanurwald-).

K-8-Fieber: ↑ Kobe-8-Fieber.

KGS: 1) ↑ **K**etoglutarsäure. – 2) ↑ 17-**k**etogene **S**teroide.

KH: ↑ **K**ohlenhydrat.

Khaini(-Krebs): in Indien häufigeres Haut-Ca. der Unterlippe, wahrsch. durch Tabakkauen.

Khairat* Reaktion: (1952) Modifikation der KAHN* Flockungsreaktion ohne Zusatz von NaCl-Lsg.

Khellin, Ammivin, Visammin: 2-Methyl-5,8-dimethoxy-furano-chromon (↑ Formel); synthetisch zugängl. Furochromon-Derivat in den Früchten von Ammi visnaga; wirkt spasmolytisch u. gefäßerweiternd; Anw. (wie das schwächer wirksame **Khellinin** oder **Khellosidum**) bei Stenokardie, spast. Bronchitis etc.

	①	②	③
Khellin	—CH$_3$	—O—CH$_3$	—O—CH$_3$
Khellosidum	—CH$_2$—O—glukose	—O—CH$_3$	—H

Khi-Huen, Khittuen: *derm* ↑ Tinea albigena in Thailand.

Khorana*, H. Gobind: geb. 1922, Arzt (Enzymologe), Madison/Wisc.; 1968 Nobelpreis für Medizin (zus. mit R. W. HOLLEY u. M. W. NIRENBERG) für die »Arbeit auf dem Gebiet der Proteinbiosynthese«.

KHV: 1) *neurol* ↑ Knie-Hacken-Versuch. – 2) ↑ Kilham-Rattenvirus.

KI: *röntg* ↑ Beckenkippungsindex.

Kibengi, Buaki, Mbwagi: im Kongogebiet v. a. bei Kindern u. alleinstehenden Frauen vork. Eiweiß- u. Vitaminmangelschaden mit Pigmentverlust (»Weißwerden«) der Haare u. der trockenen, abschilfernden Haut, Gewichtsabnahme, allg. u. Kreislaufschwäche, Milz- u. Lebervergrößerung, Atrophie des Zahnfleisches mit Blutungen, Ödemen; Letalität ca. 15%.

Kichererbsenvergiftung: ↑ Lathyrismus.

Kidd-Faktor: *serol* ↑ Antigen Jk^a u. Jk^b.

KIE: Kallikrein-Inhibitor-Einheit.

Kiefer|aktinomykose: zervikofaziale Form der Aktinomykose, die sich vorw. in den Weichteilen der Kiefer abspielt; ferner – i. e. S. – die seltene aktinomykot. Ostitis v. a. des UK, meist als Aktinomykom. – **K.aussatz**: *derm* s.u. Kiefern...

Kieferbogen: *embryol* der ↑ Arcus mandibularis. – **K.-Syndrom**: ↑ Dysostosis mandibulofacialis.

Kiefer|fortsatz: ↑ Processus maxillaris. – **K.fraktur**: spontane oder – häufiger – traumat., dir. oder indir. Fraktur des OK oder des UK (3:7) innerhalb (meist kompliziert, da Gingiva am Alveolarfortsatz fest aufsitzt; oft kombiniert mit Alveolen- u./oder Zahnfraktur) oder außerhalb der Zahnreihe. Am OK oft mit typ. Bruchlinien (↑ Abb. »LEFORT* Fraktur«), am UK vorw. an Kollum, Kieferwinkel, Eckzahnalveole u. in der Mittellinie. Dislokation meist nach innen; Komplikationen durch Verletzung von Kiefer- u. Augenhöhle, Gefäßen, Nerven (Fazialis). Ther.: manuelle oder apparative Reposition u. Fixierung mit intraoraler Schiene (Gleitschiene, Drahtligatur, schiefe Ebene, SAUER* Schiene), Knochennaht, Pin-Fixation.

Kiefergaumenspalte, Gnathopalatoschisis: sehr häufige Kombin. einer ein- oder beidseit. ↑ Kieferspalte mit einer ↑ Gaumenspalte.

Kiefergelenk: ↑ Articulatio temporomandibularis. – Als **prim. K.** (*embryol*) das bei Amphibien, Reptilien u. Vögeln zeitlebens bestehende zwischen Quadratum u. Articulare (Ersatzknochen des hint. Anteils von Palatoquadratum bzw. Mandibulare), das beim Säuger zum Hammer-Amboßgelenk wird. – **K.arthrose**: chron. Arthropathie eines oder bd. Kiefergelenke, wahrsch. stets nach prim. Schädigung des Gelenkknorpels (habituelle Luxation, Trauma, Entzündung). Klin.: meist schmerzlose Behinderung der Mundöffnens (v. a. morgens) mit Abweichen des UK u. Gelenkknacken (meist intermediär). – **K.entzündung**: fortgeleitete (Otitis media, Parotitis, Osteomyelitis der Umgebung) oder hämatogene (pyogene Allg.infektion), selten traumatisch bedingte akute oder chron. Arthritis; mit Schmerzen, Bewegungseinschränkung, BONNET* Stellung. Ausheilung bei Jugendl. häufig mit Ankylose, bei Erwachs. mit Einschränkung einzelner Bewegungskomponenten. – **K.fraktur**: meist indir., ein- oder beidseit. Fraktur des Proc. articul. mandibulae (häufig im Kollum), mit u. ohne Dislokation. Klin.: offener Biß im Frontzahnbereich bei Verkürzung des aufsteigenden Astes, eingeschränktes Mundöffnen mit Abweichen zur kranken Seite, Druckschmerz vor dem Ohr. – s. a. Abb. »PARMA* Aufnahme«.

Kiefer|(hand)griff: ↑ KAPPELER*, ↑ ESMARCH*-HEIBERG* Handgriff. – **Kieferhöhle**: ↑ Sinus maxillaris.

Kieferhöhlen|empyem: eitr. ↑ Sinusitis maxillaris mit Retention; klin.: starker örtl. Druckschmerz, gestörtes Allg.befinden, evtl. Fieber. – **K.entzündung**: ↑ Sinusitis maxillaris. – **K.fistel**: rhino- oder dentogene Fistel zwischen Kiefer- u. Mundhöhle (z. B. nach Seitenzahnextraktion, Tumor-Op., Osteomyelitis), selten nach außen. Klin.: pos. Nasenblasversuch, Abfließen von Flüssigkeit aus der Nase beim Trinken. Ther.: Verschluß durch doppelte Lappenplastik oder – nach Radikalop. – durch vestibulären Lappen. – **K.karzinom**: von der Schleimhaut ausgehendes, meist verhornendes Plattenepithel-Ca. (häufigstes Ca. des OK) mit starkem invasivem Wachstum (Augenhöhle, Schädelbasis, Siebbeinzellen, Keilbeinhöhle, umgebende Weichteile) u. frühzeit. Metastasierung; klin.: nach anfängl. Symptomenarmut dumpfer Schmerz am Jochbogen, einseitig verstopfte Nase, evtl. leichtes Nasenbluten, später Lockerung benachbarter Zähne (schlechte Wundheilung nach Extraktion), Exophthalmus. – **K.spülung**: diagnost. oder therapeut. Spülung (evtl. auch Instillation von Antibiotika) entweder »stumpf« durch das natürl. Ostium im mittl. Nasengang oder »spitz« nach Punktion (Durchstechen der med. knöchernen Höhlenwand von unt. Nasengang aus). – **K.zyste**: entweder zystenart. Ausweitung (Mukozele) der verschlossenen Höhle oder

Kieferkamm

aber von der Schleimhaut ausgehendes (= Schleimdrüsen- oder Lymphdrüsenretentionszyste) oder dentogenes zyst. Gebilde, das sich in die Höhle vorwölbt (= radikuläre, follikuläre, parodentale oder Milchzahnzyste). Oft symptomlos; im Rö.bild Verschattung der ganzen Höhle oder scharf umgrenzter Schatten (am Boden).

Kiefer|kamm: / Proc. alveol. – **K.klemme**, Ankylostoma: Behinderung des Mundöffnens durch auf die Kaumuskeln fortgeleiteten entzündl. Prozeß (z. B. Dentitio difficilis, Aktinomykose, Parotitis), Kiefergelenkveränderung, Trauma (Fraktur, Luxation) oder aber neurogen (mastikatorischer / Gesichtskrampf). – vgl. K.sperre. – **K.köpfchen**: / Caput mandibulae.

Kiefer-Lidphänomen: neurol / GUNN* Zeichen (2). – **inverses K.-L.**: / MARIN=AMAT* Syndrom.

Kiefer|-Lippen(-Gaumen)spalte: s. u. Lippen-Kiefer-. – **K.luxation**: meist bds. L. des UK-Köpfchens (Trauma, Arthropathie, habituell, z. B. bei schlaffer Kapsel), im allg. nach vorn über das Tuberculum articulare (bei Subluxation nur vor den Discus articul.), seltener nach lat. (evtl. bds. divergierend) oder hinten (meist Boxtrauma); stets ohne Kapselriß. Klin.: federnd fixierte Stellung des zur gesunden Seite verschobenen UK, Unmöglichkeit der Okklusion. Ther.: Reposition durch bds. Zug (Daumen) am UK nach unten.

Kiefern|aussatz: derm 1) gruppierte oder strichförmig konfluierende, evtl. juckende Quaddeln durch Kontakt mit den Raupen des »K.prozessionsspinners« (Cnethocampa pinivara). – 2) vulgäres Ekzem (Hände, Hals, Gesicht) durch Kontakt mit K.holz (bzw. dessen Harzen oder Staub).

Kiefernekrose: umschrieb. bis totale Osteonekrose des OK oder – häufiger – UK; außer bei purulenter Osteomyelitis als chron. sklerosierende Ostitis mit Sequesterbildung (z. B. Phosphornekrose), als asept. Nekroseostitis durch zu lange liegende As-halt. Einlagen, als Konchiolin-Ostitis bei Perlmuttschleifern (häufig mit zementharter Restgeschwulst).

Kiefern|nadelextrakt: Extractum Pini (silvestris). – **K.nadelöl**: / Oleum Pini pumilionis. – **K.öl**: Oleum Pini silvestris.

Kieferorthopädie: Teilgebiet (»Facharzt«) der Zahnheilkunde, das sich mit Gebiß- u. Kieferregulierung, d. h. mit der Beseitigung von Zahnstellungsanomalien u. Bißlagefehlern befaßt.

Kieferosteomyelitis: **a)** akute, sehr schmerzhafte O. der Maxilla oder Mandibula, fast stets mit Sequestrierung, multilokulären Abszessen u. Fisteln; entweder dentogen (apikale oder marginale Infektion), fortgeleitet von Sinusitis, Kinnfurunkel etc., posttraumatisch (Bruchspaltosteomyelitis, infiziertes Hämatom nach Anästhesie) oder hämatogen; meist perigerminal als Zahnkeimosteomyelitis (mit sek. Mikrogenie); **b)** chron. Osteomyelitis sicca (»Pseudo-PAGET«) mit jahrelangem Ab- u. Anbau von Knochen, selten Sequestrierung, meist als wenig schmerzende massive Schwellung.

Kieferreflex: / Unterkieferreflex.

Kieferspalte, Gnathoschisis: stets mit totaler Lippenspalte kombin. kongenit. Spalte des UK oder – häufiger – OK; i. e. S. die oft fam., meist komplette, bi- oder unilat. (li. doppelt so häufig) seitl. Gesichtsspalte im Bereich des Zwischenkiefers (fehlende Vereinigung mit dem Gaumenfortsatz): Anlage des 2. Schneidezahns halbiert, evtl. dünner Weichteilstrang (»hint. Brücke«; bei totaler K. meist auch Gaumenspalte); selten als **mediale K.**, am OK mit Divergenz der mittl. Schneidezähne, am UK evtl. mit Spaltung von Zunge u. Mundboden.

Kiefer|sperre: chir Unvermögen des aktiven Lippenu./oder Zahnreihenschlusses, meist bei bds. vord. oder seitlicher K.luxation als typ. federnde Gelenksperre (mit 1–2 QF breit offenstehendem Mund), ferner bei UK-Fraktur mit Dislokation nach unten. – vgl. K.klemme. – **K.sperrer**: / Mundsperrer.

Kiefer|winkel: anat der / Angulus mandibulae. – **K.zyste**: Epithel-ausgekleidete Z., entweder dentogen (radikuläre, follikuläre, parodentale Milchzahnzyste) oder ausgehend von persistierenden Teilen des Ductus nasopalatinus (dann im Schneidezahnbereich des OK) oder von versprengten Epithelkeimen (Epidermoid-, Dermoidzyste, Cholesteatom); s. a. GORLIN*-GOLTZ Syndrom. Sympte.: schmerzlose Vorwölbung an Gaumen oder Mundvorhof (DUPUYTREN* Geräusch, Eindrückbarkeit), bei großer UK-Zyste evtl. Spontanfraktur.

Kiel* Theorie: bakt Menschenpathogene Salmonellen (S. typhi, paratyphi A, B u. C, sendai) verursachen eine typhöse bzw. paratyphöse Erkr., die tierpathogenen (S. typhimurium, S. dublinensis = **K.*-Typus**) beim Menschen nur eine Enteritis, u. zwar selten durch Kontaktinfektion, sondern durch das in infizierten Lebensmitteln gebildete Endotoxin.

Kielbrust: orthop Pectus carinatum (/ Hühnerbrust).

Kieler Klassifikation: path von Expertengruppe der Universität erstmals 1973/74 angegebene (bereits 1969 von K. LENNERT entworfene) Einteilung der malignen Lymphome anhand morphol., enzym-zytochem. u. immunol. Eigenschaften (/ Tab. »Non-Hodgkin-Lymphome«). – **Kieler Knochenspan**: (MAATZ; BAUERMEISTER 1954) xenogene, durch Eiweißdenaturierung immunol. inaktive, in Ätherdampf entfettete sterile Knochenkonserve aus Spongiosa (mit oder ohne Kortikalis) von Kälbern; Lagerfähigkeit (meist Einzelverpackung in Plastiktasche) auch bei Zimmertemp. praktisch unbegrenzt. Anw. als Spongiosapackung (in Knochenhöhle) u. als Anlege-, Stift-, Keil-, Schalen-, Verriegelungs-, Verblokkungs-, Trichterbrust-, Schiffchenspan. Dauer der Substitution (»schleichender Ersatz«) bei Spongiosa wenige Wo., bei Kompakta bis zu 1 Jahr.

Kielland* (CHRISTIAN K., 1871–1941, Gynäkologe, Oslo) **Operation**: durch zusätzl. Suspension der Zervix modifizierte WERTHEIM*-SCHAUTA* Interposition bei Uterusprolaps mit funktioneller Harninkontinenz. – **K.* Zange**: (1916) Geburtszange mit Gleitschloß u. bajonettförm. Löffeln, aber ohne Bekkenkrümmung; auch am Steiß (quer oder schräg) anlegbar. Anw. v. a. als »hohe Zange«. – Modifikation n. LUIKART ungefenstert, einseitig ausgekehlt. – s. a. Abb. »NAEGELE* Zange«.

Kiel|nagel: derm / Onychogryposis mit kielförmig vorgewölbtem Mittelteil des Nagels. – **K.schädel**: / Trigonozephalus.

Kiemenbogen, Bronchial-, Schlund-, Viszeralbogen: bei allen Wirbeltieren frühembryonaler Mesenchymwulst in der Halsgegend (zwischen Herzwulst

Kiemenbogen	Skelett		Muskulatur		Arterie		Nerv		Schlundtasche	
Mandibularbogen 1	Palatoquadratum Mandibulare prim. Kiefergelenk	Amboß, Hammer, MECKEL* Knorpel Hammer-Amboßgelenk	Vormuskelmasse	Mm. pterygoideus med. u. lat., masseter, temporalis	1. Kiemenarterie = prim. Aortenbogen	Rückbildung (3. Wo.)	1. Kiemennerv	N. trigeminus	1.	Tuba auditiva Cavum tympani
Hyoidbogen 2	Hyomandibulare Hyoid	Stapes kleines Zungenbeinhorn, Proc.styloides, Lig. stylohyoideum	Vormuskelmasse, M.sphincter colli superf. u. prof., Platysma	Mm.zygomaticus major u. minor, buccinator, orbicularis oris u. oculi, levator veli palatini, palatoglossus, stylopharyngeus, biventer; Pars frontalis m. occipitofrontalis	2. Kiemenarterie	Rückbildung (4. Wo.)	2. Kiemennerv	N. facialis	2.	Tonsillarbucht
Branchialbogen 3	je 1 Pharyngo-, Epi-, Kerato-, Hypobranchiale	Zungenbeinkörper großes Zungenbeinhorn		Mm. constrictor pharyngis sup., tensor veli palatini, palatoglossus, stylopharyngeus	3. Kiemenarterie = Karotisbogen	Anfangsteil der A. carotis int.	3. Kiemennerv	N.glossopharyngeus	3.	dorsal: untere Epithelkörperchen ventral: Thymus
Branchialbogen 4		Anlagematerial für Schildknorpel		M.constrictor pharyngis inf., Kehlkopfmuskulatur	4. Kiemenarterie = Aortenbogen	links: Arcus aortae; rechts: Anfangsteil der A. subclavia dextra	4. Kiemennerv	N.vagus	4.	obere Epithelkörperchen
Branchialbogen 5					5. Kiemenarterie	Rückbildung (4. Wo.)	5. Kiemennerv		5.	ultimobranchialer Körper
Branchialbogen 6		Anlagematerial für Ringknorpel		Mm.trapezius, sternocleidomastoideus	6. Kiemenarterie = Pulmonalisbogen	links: A. pulmonalis, Ductus arteriosus; rechts: R. dexter a. pulmonalis	6. Kiemennerv			

Rautenhirn; jeweils zwischen 2 Kiementaschen, innen von Entoderm, außen von Ektoderm überzogen), der Knorpel, Knochen, Muskulatur, Bindegewebe u. Schleimhaut bildet u. je 1 Nerv, Arterie, Vene u. Kapillarnetz besitzt (s. a. Schema). – **K.syndrome**: **1)** (1. Bogen) ↑ Dysostosis mandibulofacialis. – **2)** (3. u. 4. Bogen) ↑ Thymusaplasie.

Kiemendarm, Schlund-, Kopfdarm: bei den Chordaten der dorsoventral abgeplattete, mit seitl. Ausstülpungen (»Kiementaschen«) versehene Darmabschnitt zwischen Mund- u. Rumpfdarm, der bei den niederen Formen dem Gasaustausch u. der Nahrungsaufnahme dient u. bei den Säugern zum Pharynx wird.

Kiemen|gang: ↑ K.spalte. – **K.gangs|fistel**: lat. ↑ Halsfistel. – **K.karzinom**: ↑ branchiogenes Karzinom.

Kiemen|spalten: bei Wassertieren die nach Durchbruch der – von Schlundtaschen u. K.furchen zwischen den K.bögen gebildeten – Membranae branchiales entstehenden Spalten, an die die Kiemen angrenzen. Bei Säugerembryonen nur gelegentl. Durchbruch der 2. Spalte (führt bei unzureichender Rückbildung zur ↑ branchiogenen Zyste bzw. Fistel). – **K.tasche**: ↑ s. u. K.bogen, -darm. – **K.zyste**: lat. ↑ Halszyste.

Kienböck* (ROBERT K., 1871–1953, Röntgenologe, Wien) **Atrophie**: (1901) akute symptomat. Knochenatrophie (einschl. SUDECK* Syndrom = K.*-MEISEL* Krankh.). – **K.* Dislokation**: isolierte Luxation des Os lunatum. – **K.* Lendensyndrom**: postmenopaus. »trophostatische« Osteoarthrose des lumbosakralen Übergangs mit diffuser Osteoporose, Höhenminderung der Zwischenwirbelscheiben, Deformierung der kleinen Gelenke, evtl. Subluxation L_4. – **K.* Malazie, K.*-Preiser* Krankheit**: ↑ Lunatummalazie. – **K.* Zeichen, Phänomen, Wippe**: röntg paradoxe Zwerchfellbewegung (inspirator. aufwärts, exspiratorisch abwärts) der erkrankten Seite – unter forcierter Atmung als deutl. »Waagebalkenphänomen« – bei Phrenikuslähmung, (Sero-)Pneumothorax, Bronchusstenose, Relaxatio diaphragmatica etc. – **K.*-Meisel* Krankheit**: ↑ SUDECK* Syndrom.

Kienle* Elektrode (FRANZ K., geb. 1911, Internist, Karlsruhe): kard ↑ Funktionselektrode.

Kiernan* Raum (FRANCIS K., 1800–1874, Chirurg, London): histol ↑ GLISSON* Dreieck.

Kiesel|algen: ↑ Diatomeen; s. a. Terra silicea. – **K.fluorwasserstoffsäure, -flußsäure**: Hexafluorokieselsäure, H_2SiF_6; stark giftig, ätzend. Anw. in Lsg. als Herbizid, Insektizid u. techn. Chemikalie; *toxik*

Kieselgur

s. a. Fluorvergiftung (DL 1–2 g), Acidum hydrofluoricum.

Kieselgur: ∫ Terra silicea; s. a. BERKEFELD* Filter. – Die – entschädigungspflichtig. – **K.silikose** je nach mineral.-chem. Beschaffenheit des Staubes mit unterschiedl. Bildern, meist als Mischform von reiner Quarzsilikose u. diffuser Lungenfibrose.

Kiesel|lunge: ∫ Silikose. – **K.mehl**: ∫ Terra silicea.

Kieselsäure, Acidum silicicum: die Orthokieselsäure Si(OH)$_4$) u. ihre Kondensationsprodukte, i. w. S. (inkorrekt) auch das Anhydrid SiO$_2$ (∫ Siliziumdioxid). Wasserreiches Gel, das sich beim Trocknen in pulvr. »Xerogel« umwandelt (Anw. als Trockenmittel). Salze sind Bestandteil von Bindegewebe, Haaren, Leber, Niere, Blut, Harn etc. u. spielen als lösl. Umwandlungsprodukte eingeatmeter SiO$_2$-Partikeln in der Pathogenese der Silikose eine wesentl. Rolle. Therap. Anw. als Streupuder, Mg-Silikate als Antazida (cave Steinbildung!). – **K.gel**: ∫ Silikagel. – **K.granulom**: bei oberflächl. Hautabschürfung durch eindringendes SiO$_2$ hervorgerufenes Knötchen (Fk-Riesenzellen mit Säurepartikeln, sarkoide Reaktion), das unter Bildung einer hellen Narbe abheilt.

Kieselstaub: Siliziumstaub; i. w. S. auch die – arbeitsmedizinisch bedeutenderen – Stäube der Si-Verbindungen Quarz, Kieselgur, Porzellan, Glas, Keramik, Zement, Siliziumkarbid, Silikone, Ferrosilizium etc. – **K.lunge**: ∫ Silikose.

Kieselsteinhoden: der große, harte u. glatte Hoden bei der tertiärsyphilit. Orchitis fibrosa.

Kiesselbach* Ort (WILHELM K., 1839–1903, Otologe, Erlangen): ∫ Locus Kiesselbachii.

Kietz* Hörtheorie: s. u. Wippwelle.

Kif, Kiffi: nordafrikan. Bez. für Stamm u. Zweige der Haschischpflanze, die, pulverisiert u. mit Tabak gemischt, als Zigarette oder in der Pfeife geraucht werden. – **Kifomanie**: ∫ Haschischsucht.

Kiil*(-Scribner*) Niere: (1960) pumpenlos arbeitende Plattenniere für extrakorporale Hämodialyse, mit ultradünnen Austauschmembranen u. rel. kleinem Füllvol. (ca. 300 ml); Blut u. – körperwarme – Spülflüssigkeit (140 bzw. 500 mg/Min.) im Gegenstrom aneinander vorbeigeleitet (»single pass«).

Kilham-Rattenvirus, KRV: Picodna-Virus, das experimentell bei Baby-Hamstern u. -Ratten mongoloiden Zwergwuchs auslöst.

Kilian* (HERMANN FRIEDRICH K., 1800–1863, Gynäkologe, Bonn) **Becken**: ∫ Exostose- bzw. Stachelbekken (als Geburtshindernis). – **K.* Linie**: die vom Promontorium des Kreuzbeins gebildete waagerechte »Linea prominens«, die sich bds. als Linea termin. fortsetzt.

Killerzelle: immun ∫ Tab. »Lymphozyten«.

Killgren* Behandlung: krankengymnast. Übungen in Kombin. mit pass. Bewegungsübungen, Friktionen u. Vibrationsmassagen.

Killian* (GUSTAV K., 1860–1921, Otorhinolaryngologe, Freiburg, Berlin) **Divertikel**: (1908) am Oberrand des M. constrictor pharyngis inf. nach dorsal austretendes, bis faustgroßes Ösophagus-Pulsionsdivertikel (ca. 2 cm oberhalb der Austrittsstelle der ∫ ZENKER* Grenzdivertikel), wahrsch. im Bereich eines Venendurchtritts. – **K.* Instrumente**: 1) spreizbares Nasenspekulum mit halbrinnenförm. Branchen. – 2) geknöpfte Spül- u. Absaugkanüle für Stirn- u. Kieferhöhle, mit Griffplatte u. Rekordansatz. – 3) biegsame Stirnhöhlenkanüle (∅ 1,5 mm) mit Mandrin u. Rekordansatz. – 4) doppelnd. Septum-Periostelevatorium mit flach aufgebogenen oder meißelförm. Blättern. – 5) bajonettart. Septum-Hohlmeißel mit konvexer Schneide. – 6) bajonettförm. Septum-Schwingmesser mit subterminaler zweischneid. Klinge. – **K.* Mitbeobachtung** bei der Laryngoskopie über einen planen Kehlkopfspiegel, der vor den Stirnreflektor des Untersuchers gehalten wird. – **K.* Muskel**: der unterste Abschnitt (Pars fundiformis) des M. constrictor pharyngis inferior. – **K.*** ∫ **Ösophagusmund**. – **K.* Operation**: 1) (1892) transfrontal-orbitale Radikalop. der Stirnhöhle (mit Ausräumung der Siebbeinzellen) mit Teilobliteration u. breiter Verbindung zur Nasenhöhle; unter Belassung einer Orbitalrandbrücke (»**K.* Knochenspange**«) als Weichteilstütze. – 2) (1904) submuköse Septumresektion mit Abtragen der unt. Lamina perpendicularis u. vorderer-oberer Vomeranteile. – **K.* Polyp**: ∫ Choanalpolyp. – **K.* Punkte**: asthmogene Punkte im Bereich der Nasenschleimhaut. – **K.*** ∫ **Schwebelaryngoskopie**. – **K.* Haltung**: der besseren Sichtbarmachung der hint. Kehlkopf- u. Luftröhrenabschnitte bei der Laryngoskopie dienende aufrechte Stellung des Pat. mit nach vorn geneigtem Kopf, während der vor ihm sitzende oder kniende Arzt von unten her in den waagerecht gehaltenen u. gegen den weichen Gaumen drängenden Spiegel blickt.

Killian* (HANS K., geb. 1892, Chirurg, Freiburg) **Schnitt**: (1948) »Mediastinotomia sternoclavicularis« zur Freilegung des oberen Mediastinums; Aufklappen des vord. Schultergürtels (einschl. Sternoklavikulargelenk) nach keilförm. Osteotomie des Brustbeins in Richtung 1. Rippe (Incisura jugul.) u. Durchtrennen des M. pectoralis. – **K.* Stellplatte**: (1933) in einen Doppeldrahtgips einzubauende runde Metallplatte (∅ ca. 3,5 cm, mit radiärem Schlitz u. exzentr. Kopfschraube) zum Einkeilen der Extensionsdrähte.

Killian* Test (JOHN ALLEN K., geb. 1891, Biochemiker, New York): (1920) Zuckerbelastung durch Standardkost mit zusätzlich 1,75 g Glukose pro kg Körpergewicht.

Kilner* (THOMAS POMFRET K., geb. 1890, Chirurg, London) **Instrumente**: 1) feiner atraumat. Einzinkerhaken, v. a. für Hautläppchen u. Dura. – 2) aufgebogene stumpfe Präparierschere für Hautunterminierung. – 3) feine Arterienklemme mit kurzen, quergeriefen Branchen. – 4) **K.*-Daughty* Spatel**: selbsthaltender Mundsperrer für Intubationsnarkose; starrer, li. offener U-Rahmen mit 2 verschiebl. Zahnplatten am oberen Bügel, Handgriff mit Federsperre zur Aufnahme eines rechtwinkl. Zungendrückers (mit Aushkehlung für Tubus).

kilo-: Präfix bei Maßeinheiten mit der Bedeutung des 10^3-fachen.

Kilogramm, kg: SI-Basiseinheit der Masse. 1 kg = 10^3 g; 1 Mg = 10^6 g = 10^3 kg = 1 Tonne; 1 mg = 10^{-3} g = 10^{-6} kg - **K.rad**: radiol Einh. der integralen Energiedosis; 1 kg · rad = 10^{-2} Joule.

Kiloh*-Nevin* Syndrom: Symptomatik bei Läsion des N. interosseus antibrachii.

Kilopond, kp: Einh. der Kraft im mechan. Dreiersystem; 1 kp = 9,80665 m · kg · sec^{-2} = 9,80665 N = 0,980665 · 10^{6}dyn.

Kimbarowski* Reaktion (J. A. K., zeitgen. sowjet. Arzt): (1962) unspezif. »Harnsediment-Farbreaktion« (HSFR) zur Erkennung u. Aktivitätsbestg. von Krankhn. mit Eiweißstoffwechselstörung bzw. endogenem Eiweißzerfall (z. B. Typhus, Ruhr, Hepatitis, Tbk, Polyarthritis etc.; aber auch essentielle Hypertonie, Gravidität u. a.); frischer Urin (je 1 ml) wird in 3 Reagenzgläsern mit 1,0, 0,75 bzw. 0,5 ml 5%ig. AgNO$_3$-Lsg. kurz gekocht, dann das Sediment an Farbwert-Tab. eingestuft (ab 30%: »pos.«).

Kimmelstiel*-Wilson* Syndrom (PAUL K., geb. 1900, Pathologe, Hamburg, Boston; CLIFFORD W., geb. 1906, Arzt, London), diabet. (extrakapilläre) Glomerulohyalinose: (1936) fast nur im Rahmen des diabet. Spätsyndroms (oft zus. mit Retinopathie) beobachtete »extrakapilläre Glomerulosklerose«, klin. mit Proteinurie oder mit vollem nephrot. Syndrom (Hypertonie, Niereninsuffizienz, schließlich Azotämie). Nieren makroskop. oft unauffällig, evtl. blaß u. fein gekörnt; bei »nodulärer« Form in der Gefäßwand »Hyalinkugeln« (oft gegenüber Gefäßpol) sowie »fibrinoide Schlingenkappen« (wahrsch. abgewandelte Arteriosklerose), ferner unspezif. Verbreiterung des Mesangiums u. Verdichtung der Basalmembran; bei »diffuser« Form PAS-pos. eosinophile Ablagerungen im Mesangium.

Kimmerle* Anomalie: (1930) das – bei ca. 10% der Menschen vork. – »For. arcuale« des Atlas (dorsal zum Ring geschlossener Sulcus arteriae vertebr.).

Kimmig* (JOSEF K., geb. 1909, Dermatologe, Heidelberg, Hamburg) **Agar:** Pilzzährboden (insbes. für Dermatophyten u. Hefen) aus Glukose, Pepton, Glyzerin, NaCl, Standard-II-Nährbouillon, Fadenagar u. Aq. dest.; an 3 Tagen je 30 Min. zu sterilisieren; für Primärkulturen evtl. Antibiotikazusatz. – **K.* Lichtband:** bei Lichtdermatose-Kranken im Urin nachweisbare bas. Stoffwechselprodukte mit starker Lichtabsorption bei 480 u. 520 nm.

Kinäde: männl. Prostituierter der Antike, der pass. Partner bei päderast. Homosexualität.

Kinästhesie: Empfindung von Bewegungen des Körpers, aber auch seiner Teile gegeneinander (s. u. Bewegungssinn, / Tiefensensibilität), i. w. S. auch von Körper- u. Gelenkstellung, Muskel- u. Kraftleistung. Koordinierte Sinnesleistung mit Beteiligung zahlreicher Rezeptortypen: zentripetale Erregung in Hintersträngen u. spinozervikalem Trakt (Herabsetzung der K. klinisch meist als Hinterstrangsymptom aufgefaßt). – Quant. Messung mit **Kinästhesiometer,** meist durch Bestg. der kleinsten noch wahrgenommenen Muskelbewegung bzw. Gelenkstellungsänderung u. (MICHOTTE) durch Wiederholenlassen einer willkürl. Bewegung unter Leitung nur des Muskelsinns.

Kinasen: Enzyme, die von Nukleotidtriphosphaten den endständ. Phosphatrest auf Substrate übertragen (»Phosphotransferasen«).

Kindberg* Probe (MICHAEL-LÉON K., 1883–1945, Internist, Paris): Leberfunktionsprobe (obsolet) durch Nüchterngabe von 50 g Gelatine in heißer Schokolade (nach mehrtäg. Eiweißkarenz); bei Hepatitis Anstieg der Aminosäureproduktion, bei Stauungsleber nicht.

Kindbett: / Puerperium; s. a. Puerperal..., Wochenbett...

Kinder-Angsttest: Persönlichkeitstest (v. a. in der Schule bei Leistungs- u. Verhaltensstörungen) anhand von 19 Fragebogen-Feststellungen (ja/nein).

Kinder-Apperzeptionstest, Children's Apperception Test (CAT): (BELLAK 1949) Variante des TAT-Motivdeutetests, wobei anthropomorphisierte Tierszenen bestimmte Lebensbereiche u. Konfliktstoffe des kindl. Verhaltens ansprechen u. verdeutlichen sollen.

Kinder|atrophie: / Pädatrophie, Säuglingsatrophie. – **K. audiometrie:** die spez. für – jüngere – Kinder geeigneten Audiometrieverfahren, v. a. Reflex-, Spiel-, EEG-Audiometrie (s. a. Hörprüfung).

Kinderberiberi: / Säuglingsberiberi.

Kinderdosis: therapeut. Arzneidosis im Kindesalter, meist berechnet als Bruch- oder %-Teil der Erwachsenendosis, z. B. nach der Formel:

$$\frac{\text{Alter (in Jahren)}}{\text{Alter} + 12}$$

[gültig bis zum 12. J., danach ½ – ¾, ab 18. J. ¾ – ¹⁄₁] oder nach AUGSBERGER:

$$(4 \cdot \text{Lebensjahre}) + 20;$$

oder aber – zuverlässiger, v. a. bei stark wirkenden Mitteln – unter Bezug auf Körperoberfläche, Körpergew., Wasserumsatz etc. (spez. Tabellen). Eine amtlich festgelegte Kindermaximaldosis darf bei der Abgabe vom Apotheker nur überschritten werden, wenn der Arzt es ausdrücklich anordnet (Ausrufezeichen, Wiederholung der Dosis in Worten).

Kinderfratt: *derm* / Amorpha infantilis, Intertrigo infantum.

Kinderheilkunde: die »Pädiatrie« als Fachgebiet der Humanmedizin (u. seit 1918 Prüfungsfach), das die Erkennung u. Behandlung (einschl. Prävention, Schutzimpfungen u. Fürsorge) der körperl. u. seel. Erkrn. des Kindes bis zum Ende der gesetzl. Schulpflicht umfaßt. Spezialgebiete: Kinderchirurgie, -psychiatrie, -psychologie etc.

Kinder|-Kala-Azar: / K. leishmaniase. – **K. krämpfe:** amorphe / Neugeborenenkrämpfe; s. a. Spasmophilie, Epilepsie. – **K. krankheiten:** Krankheiten, die ausschl. im Kindesalter vorkommen u. an best. Entwicklungsphasen gebunden sind, z. B. Ernährungsstörungen des Säuglings, Rachitis, Lipoidnephrose, rheumat. Fieber etc., ferner Infektionskrkhtn., die infolge noch fehlender Immunität überw. bei Kindern auftreten. – **K. krippe:** von einer K. krankenschwester geleitete Einrichtung der Säuglings- u. Kleinkinderfürsorge zur halboffenen Pflege.

Kinderlähmung: 1) **aton.-astat. K.:** / FOERSTER* Syndrom (1). – 2) **epidem. spinale K.:** / Poliomyelitis anterior acuta. – 3) **halbseit. spast. K.:** / Hemiplegia spastica infant. – 4) **zerebrale K.,** infant. Zerebralparese (»CP«): Folgezustände frühkindlicher Hirnschädigung (Narben, Zysten, ischäm. Defekte etc.) mit progredienten motor. Störungen (aber auch Schwachsinn u. Anfällen), die in den ersten 3 Lj. manifest werden. Neben hereditären Formen (Agenesie oder Hypoplasie einzelner Hirnteile) solche mit prä- (ca. 20%) oder perinataler Urs. (ca. 70%). Frühsymptome. (z. T. diskret): verzögerte stat. Entwicklung,

Kinderleishmaniase

Persistieren des MORO* Reflexes, asymmetr. Halsreflex etc., spast. u. extrapyramidal-motor. Sympte., verzögerte Koordination visueller, taktiler u. propriozeptiver Reize. Einteilung in mono-, di-, tetra-, hemi- (↑ Hemiplegia spastica infantilis) u. parapleg. Formen (↑ LITTLE* Syndrom), ferner – nach Hauptsymptn. – in spast., athetot. (↑ Athetosis duplex), atakt. u. hypo- bis atonische (z. B. FOERSTER* Syndrom); meist Kombination pyramidaler Spastizität mit extrapyramidalen Zeichen. – s. a. Syndrom des Minimalhirnschadens.

Kinder|leishmaniase, infantile oder K.-Kala-Azar: das bevorzugt Kinder befallende unregelmäß. »Milzfieber« des Mittelmeerraumes, 1904 von CATHOIRE als Leishmaniase erkannt u. heute als trop. Splenomegalie angesehen (↑ Kala-Azar).

Kindermalaria: Malaria im Kindes- oder Jugendalter (abzugrenzen von konnat. u. Säuglingsmalaria); in Tropen u. Subtropen eine der häufigsten Erkrn. u. Todesursachen (v. a. Ma. tropica, aber auch andere bei Komplikation, zusätzlicher Infektion, Mangelerscheinungen); größte Gefährdung mit u. nach dem Abstillen (bis zum Erwerb der Immunität). Krankheitsbild atypisch: unregelmäßiges Fieber, neurol. Sympte. (Kopfschmerzen, Erbrechen, febrile Enzephalitis mit meningealer Reizung), Magen-Darmstörungen, Gewichtsverlust, Spleno-Hepatomegalie, oft hochgrad. Anämie. – Auch leichte Fälle mit Parasitämie u. Splenomegalie epidemiologisch von Bedeutung (↑ Milzindex).

Kinder|maximaldosis: s. u. K.dosis. – **K.mehl**: durch wiederholtes Backen teilweise aufgeschlossenes, dadurch dextriniertes u. zuckerhalt. »Zwiebackmehl« als 2. KH-Form in der Säuglingsernährung (Mehlabkochung, Schleim). Vorteile: gute Löslichkeit, leichte Verdaulichkeit, adäquater Geschmack. – **K.neurose**: ↑ Kindheitsneurose.

Kinder|psychiatrie: Teilgebiet der Jugendpsychiatrie für die psych. Störungen des Kindesalters; z. T. in Konkurrenz mit der **K.psychologie**, die sich mit dem seel. Entwicklungsgeschehen von der Geburt bis zum Eintritt der Pubertät befaßt. – **K.psychose**: im Kindesalter auftretende psych. Krkht., die der betreff. Erwachsenenpsychose entsprechen kann, allerdings mit altersgemäßer Symptomatik. Man.-depressive Erkr. selten u. oft als Schizophrenie verkannt; kindl. Schizophrenie jetzt allg. anerkannt; symptomat. Psychosen häufig, jedoch meist flüchtig; s. a. frühkindl. ↑ Autismus.

Kinder|rotlauf: ↑ Erythema infectiosum. – **K.skorbut**: ↑ MOELLER*-BARLOW* Krankheit. – **K.sprache**: ab 4.–6. Wo. unartikuliertes Lallen, dann (↑ Tab.) Entwicklung zur dinghaft-gegenständl. Weltauffassung in der Nennfunktion.

Sprachentwicklung

ab 3. Monat	Lallsprache aus eigener Initiative, Modulation des Schreiens
3. Quartal	Nachahmung der Laute (Echolalie)
4. Quartal	Einzelne Wörter (Ende des 1. J. ca. 7)
3. Halbjahr	Verbindung des Wortes mit einem Sinn
4. Halbjahr	Namenseroberung
Ende 2. J.	Zwei- u. Dreiwortsätze
1. Hälfte 3. J.	Fragen nach Wo u. Wann
2. Hälfte 3. J.	Über- u. Unterordnen einzelner Satzteile
4. Jahr	Bedürfnis nach zeitl. Orientierung, konditionales Denken, Gebrauch des Konjunktivs

Kindersterblichkeit: Mortalität im Kindesalter (zweckmäßigerweise ohne die – wesentlich höhere – Säuglingssterblichkeit). Sinkt jenseits des 1. Lj. rasch ab, um zwischen 10. u. 15. (11.–13.) Lj. mit 0,5‰ ihr Minimum zu erreichen. Als Todesurs. in hochentwickelten Ländern an 1. Stelle der Unfall, gefolgt von Malignomen (einschl. Leukämie).

Kindes...: s. a. Kinds..., Kinder... . – **K.alter**: ↑ Kindheit. – **K.mißhandlung**: häuf. Delikt mit bes. hoher Dunkelziffer; dient vorgeblich der Erziehung u. Züchtigung, in Wahrheit aber oft dem Ausleben aggressiver Tendenzen (evtl. bei herabgesetzter Intelligenz oder schweren psychopath. oder asozialen Charakterzügen). Klin. Bild des »Battered-child-Syndroms«: Hautblutungen, Weichteilwunden u./oder -narben, subdurale Hämatome, frische u. geheilte Frakturen, Epiphysenlösungen; ferner Zeichen mangelnder Pflege, Unterernährung etc.; s. a. Kaspar-Hauser-Syndrom.

Kindheit: die Lebensjahre des Menschen von der Geburt bis zum Beginn der Pubertät (ca. 12. bzw. [♂] 14. Lj.), mit Neugeborenen (1.–4. Wo.), Säuglings- (bis 12. Mon.), Kleinkindes- oder Spiel- (1.–6. J.) u. Schulalter; gefolgt von der ↑ Adoleszenz. Unterteilt n. HELLBRÜGGE in Kriech-, Sitz-, Lauf-, Greif-, Perzeptions-, Sprech-, Sprachverständnis- u. Sozialalter; n. SCHMEING in **neutrale** (2.–7. Lj., mit 1. ↑ Fülle u. 1. ↑ Streckung) u. **bisexuelle K.** (8.–14. Lj., mit 2. Fülle u. 2. Streckung).

Kindheitsneurose: im Kindesalter manifeste Neurose, fast stets zurückzuführen auf in früher Kindheit aus dem Verhältnis zu Vater u./oder Mutter entstehende unbewußte Konflikte beim Auftreten sexueller u. aggressiver Triebimpulse, die verdrängt werden: **a)** kindl. Verhaltensstörungen (Wutanfälle, aggress. Verhalten oder Stehlen, Lügen u. a. Formen gestörten Sozialverhaltens), **b)** scheinbar organ. Störungen (Tics, Stottern, Einnässen, Magen-Darmstörungen), **c)** neurot. Störungen wie bei Erwachsenen (hyster. Reaktionen, Konversionssympte., Zwangserscheinungen, akute oder chron. Angst, Phobien, Depressionszustände, Selbstbestrafungs- u. Selbsttötungstendenzen).

Kindler* Zeichen (WERNER K., geb. 1895, Otologe, Heidelberg): (1926) ↑ TOBEY*-AYER* Zeichen (bei Jugularis- bzw. Sinusthrombose). – s. a. ZANGE*-K.* Syndrom.

Kinds...: s. a. Kindes.... – **K.adern**: in der Gravidität manifest werdende prim. (Unterschenkel-)Varizen. – **K.bewegungen**: *geburtsh* die von Erstgebärenden meist um die 20., von Mehrgebärenden zwischen 16. u. 20. Schwangerschaftswoche wahrgenommen – aber sicher schon früher bestehenden – Bewegungen der Leibesfrucht (insbes. unt. Extremitäten). Auskultator. oder palpator. Nachweis (durch Betasten der Uteruswand reflektorisch auslösbar) gilt als sicheres Schwangerschaftszeichen. dient zur Berechnung des Geburtstermins. – **K.lage**: *geburtsh* ↑ Fruchtlage. – **K.pech**: ↑ Mekonium. – **K.teile**: *geburtsh* die palpatorisch (vaginal oder durch die Bauchwand) u. im Rö.bild erkennbaren Körperteile des Feten, unterschieden als »**große**« (= Schädel, Beckenende) u. »**kleine Teile**« (= Extremitäten). Nachweis gilt als sicheres Schwangerschaftszeichen. – **K.wasser**: ↑ Amnionflüssigkeit.

Kine|densigraphie: *röntg* s. u. Densigraphie, Elektrokymographie. – **K.gastroskopie**: ∤ Gastroskopie mit kinematograph. Erfassung des endoskop. Bildes, v. a. zum Studium der Bewegungsabläufe.

Kinematisation: *chir* ∤ Kineplastik.

Kinemato|graph: Gerät zur fortlaufende Aufzeichnung (Aufnahme, Registrierung: »**K.graphie**«) bewegter Objekte, z. B. Filmgerät (»Kinokamera«); s. a. Röntgenkinematographie.

Kine(mato)skopie, HOLTH* Methode: *ophth* (1902) »subj. Refraktionsbestg.« anhand der bei Hin- u. Herbewegen einer senkrechten Spaltblende oder eines dünnen Stäbchens vor dem Auge vom Probanden angegebenen Erscheinungen. – 1921 von TRANTAS als ∤ Belonoskiaskopie weiterentwickelt.

Kinemometer: ∤ LAWSON* Kinemometer.

Kine|pathie: ∤ Kinetose. – **K.plastik**: *chir* Funktionsplastik am Amputationsstumpf zur Nutzung erhaltener Armmuskeln, bei Oberarmkurzstumpf oder nach Schultergelenkexartikulation auch des M. pectoralis für willkürl. Bewegungen der Prothese (Kunsthand); s. a. SAUERBRUCH* Stumpf. Ferner die myoplast. Umgestaltung des Unterarmstumpfes in ein scherenart. Greiforgan (∤ KRUKENBERG* Arm). – **K.pyelographie**: (HANLEY) Ausscheidungsurographie mit kinematograph. Erfassung der Bewegunsabläufe im Nierenhohlsystem u. des KM-Abflusses.

Kinesalgie: durch akt. oder pass. Bewegung ausgelöster Schmerz (z. B. in einem Gelenk).

Kinesia paradoxa: die »paradoxe Beweglichkeit« akinet.-rigider PARKINSON-Kranker, die sich im Affekt oder in lebensbedrohl. Situationen plötzlich normal bewegen, anschließend aber rasch wieder in ihre Starre zurückfallen. – Auch i. S. von Brachykinesie (z. B. ∤ Brachybasie).

Kinesie: 1) **Kinesis**: Bewegung. – 2) ∤ Kinetose.

Kinesi(o)|meter: 1) Gerät zur quant. Messung einer Körperbewegung. – 2) (MICHOTTE) ∤ Kinästhesiometer. – **K.pathie, -therapie**: ∤ Bewegunstherapie (s. a. Krankengymnastik).

Kineskopie: *ophth* ∤ Kinematoskopie.

kinesodisch: *physiol* Bewegungen bzw. Bewegungsempfindungen übertragend.

Kinesophobie: Angst vor Bewegungen.

Kinetherapie: ∤ Bewegungstherapie.

Kinetik: Lehre von den Bewegungen durch Kräfte; i. w. S. (inkorrekt) der Bewegungsablauf.

Kinetin: 6-Furfuryladenin; ein Auxin-antagonistisches Pflanzenhormon.

kinetisch: Bewegung(sabläufe) betreffend, mit Bewegung einhergehend oder im Zusammenhang stehend; z. B. kinet. ∤ Energie, **k. Kette** (∤ Bewegungskette), **k. Tremor** (∤ Bewegungs-, Intentionstremor).

Kineto|chor: *zytol* (SCHRADER 1938) ∤ Zentromer. – **K.kardiographie**: Aufzeichnung niederfrequenter Schwingungen der präkordialen Thoraxwand als Form der ∤ Mechanokardiographie. – **K.plasma**: ∤ Ergastoplasma. – **K.plast, K.nukleus**, Blepharoplast: *zool* der »lokomotorische« oder »Geißelkern« der Trypanosomidae; FEULGEN-pos. (DNS-haltiger, mit dem Basalkörperchen nicht ident. Körper nahe der Geißelbasis, wahrsch. Stoffwechselorganell (DNS, für Mitochondrienbildung?).

Kinetose: die durch Einwirkung von Progressiv-, Zentrifugal-, Winkel-, CORIOLIS-Beschleunigungen etc. über eine Reizung des Vestibularapparates u. vegetativer Stammhirnzentren hervorgerufenen »Bewegungs- oder Reisekrankheiten« (Auto-, Eisenbahn-, Luft-, Seekrankh.), mit Blässe, Schwindel, Erbrechen, Durchfällen oder Verstopfung, Blutdrucksenkung, Schweißausbruch; völl. Schlaffheit, Teilnahmslosigkeit, Apathie oder aber gesteigerte nervöse Erregbarkeit.

Kineto|skopie: *ophth* ∤ Kinematoskopie. – **K.som**: *zytol* 1) ∤ Basalkörperchen. – 2) (SCHRADER 1930) Feulgen-pos. Körperchen in der Zentromerregion, an dem Zugfasern der Spindel ansetzen. – **K.therapie**: ∤ Bewegungstherapie; s. a. Krankengymnastik. – **K.zentren**: *zytol* hypothet. Zellbestandteile, die bei der Kernteilung Richtung u. Ausmaß der Chromosomenbewegung bestimmen; mit den »Mitosezentren« (MAZIA) weitgehend identisch.

King* Einheit (EARL J. K., 1901–62, Biochemiker, Toronto): Meßgröße der enzymat. Aktivität der alkal. Phosphatase anhand der Spaltung von 1) Phenol (= K.*-ARMSTRONG* E.) bzw. 2) p-Nitrophenol (= K.*-DELORY* E.).

King* Nährböden zur Identifizierung von Pseudomonas aeruginosa: »A« (Bakto-Pepton, Glyzerin, Kaliumsulfat, Magnesiumchlorid, Agar u. Aq. dest.) begünstigt die charakterist. Pyozyaninbildung, »B« (Proteose-Pepton, Glyzerin, Kaliumphosphat, Magnesiumsulfat, Agar u. Aq. dest.) die Bildung eines grün fluoreszierenden Pigments.

King* Operation: 1) (BRIAN THAXTON K., geb. 1886, Chirurg, Seattle): (1939) bei bds. Postikuslähmung Erweiterung der Glottis durch extralaryngeale Lateralfixation des – von dorsal her mobilisierten – Arykorpels an den oberen-hint. Schildknorpelrand u. den gekürzten vord. Bauch des M. omohyoideus. – 2) (TH. KING 1953) bei habitueller hint. Ellenbogenluxation tunnelartig. Durchzug der abgetrennten Hauptsehne des Bizeps durch den M. brachialis u. Fixierung am Proc. coronoideus mit einem am Olecranon ausgeleiteten Ausziehdraht.

Kingsley* Lösung: hämatol. Färbelsg.; I: Methylenblau u. Azur A in wäßr. Glyzerin-Methanol (pH 6,9); II: Eosin-Methylenviolett-Lsg.

Kinin: Gewebshormone, die aus einem in der γ-Globulinfraktion enthaltenen Kininogen enzymatisch freigesetzt werden (∤ Abb., s. a. Kallikrein). Erhöhte

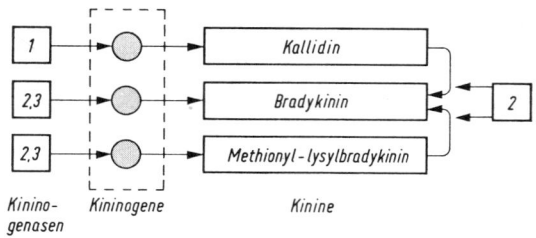

1 Kallikrein; 2 Trypsin; 3 Schlangengifte

Kinin-Molekül: ®-Arg-Pro-Pro-Gly-Phe-Ser-Pro-Phe-Arg-OH	
	®
Bradykinin (»Kinin-9«)	H-
Kallidin (»Kinin-10«)	H-Lys-
Met-lys-bradykinin (»Kinin-11«)	H-Met-Lys-

Kinin|wirkungen

Blutwerte bei anaphylakt. Schock, Pankreatitis, Karzinoidsyndrom; erniedrigte bei Schock, Fieber, unter der Geburt. – Typ. **K.wirkungen**: Blutdrucksenkung, Kontraktion der glatten Muskulatur, verstärkte Darmmotilität u. Resorption für Glukose, Eiweiße, Na u. K, beschleunigte Wundheilung u. DNS-Synthese u. a. m.

Kinkian-Fieber: die / Schistosomiasis japonica im Jangtse-Gebiet.

Kinking (der Aorta): (engl. = Knickung) / Pseudocoarctatio aortae. – 1971 wurde auch ein **K. der Karotis** beschrieben.

Kinn, Mentum: die mediane Gesichtspartie auf dem vord.-unteren Teil des Mandibulabogens s. a. Genio...

Kinn|abszeß: meist odontogener perimandibulärer Abszeß mit derber, v. a. subperiostaler Weichteilinfiltration. Evtl. Durchbruch in Kieferknochen (Osteomyelitis); Einschmelzungszentrum meist am Unterrand der Mandibula. – **K.arm**: *neurophysiol* beim sogen. Grundversuch (pass. Drehung des Kopfes bei geschlossenen Augen) der in Richtung Kinn gelegene Arm (im Gegensatz zum »Scheitelarm«), der dabei im allg. ansteigt. – **K.backenkrampf**: mastikatorischer / Gesichtskrampf.

(Kinnier) Wilson* Syndrom: s. u. WILSON*.

Kinn|lage: *geburtsh* extreme mentoanteriore / Gesichtslage. – **K.-Munddreieck**: *klin* s. u. Mund-Kinn... – **K.muskelkrampf**: / Geniospasmus. – **K.phlegmone**: meist odontogene Perimandibularphlegmone, mit brettharter submuköseperiostaler Infiltration; im Unterschied zum K.abszeß häufig rasch fortschreitend (v. a. bei anaeroben u. Fäulniskeimen), mit – evtl. schwerer – Allg.intoxikation. – **K.reflex**: *anästh* das / HUMAN* Zeichen. – **K.schleuder**: / Funda mentalis. – **K.-Sternum-Abstand**, KSA: der bei max. Re- u. Inklination des Kopfes gemessene Abstand als Maß für die sagitt. Beugungsfähigkeit der HWS.

Kino* Reflex: (F. K., zeitgenöss. Neurologe, Frankfurt/M.): 1) / TRÖMNER* Reflex. – 2) / »stumme Sohle«.

Kinoauge: / Conjunctivitis actinica bzw. photoelectrica nach Tätigkeit im Filmatelier.

Kino|zentrum: *zytol* / Zentrosom; s. a. Kinetozentren. – **K.zilie**: *zool* / Flagellum; s. a. Flimmerepithel, Abb. »Stereozilien«.

Kinsbourne* Syndrom: (1962) frühinfantile myoklon. Enzephalopathie, mit – nach harmlosem respirator. Infekt auftret. – Myoklonien der Kopf-, Rumpf-, Extremitäten- u. – bes. auffällig – der Augenmuskeln (»tanzende Augen« = Opsoklonus; im Ggs. zu den übr. Myoklonien im Schlaf nicht sistierend). Protrahierter Verlauf mit Remissionen u. Exazerbationen. Nach der Erstmanifestation – oft mit sehr langem Intervall – häufig Neuroblastom-Bildung.

Kinsey* Reports (ALFRED CHARLES K., 1894–1956, Zoologe, Indianapolis): 1948–54 durchgeführte statist. Untersuchungen zum sexuellen Verhalten der ♂ u. ♀ US-Amerikaner nach Befragung von über 20 000 Personen.

Kinyoun* Färbung: Kaltfärbung säurefester Stäbchen (nach Fixieren in wäßr. Formalin-Lsg.) mit alkoholisch gelöstem bas. Fuchsin (in Aq. dest., mit verflüssigtem kristall. Phenol versetzt); Entfärben mit 3%ig. Salzsäurealkohol, Nachfärben mit verd. wäßr. Methylenblau-Lsg.

Kionitis: Entzündung der Uvula.

Kiotomie: Resektion bzw. Exstirpation der Uvula.

Kipp|beatmung: / EVE* Kippbeatmung. – Auch Bez. für ähnl. Reanimationsmaßnahmen beim asphykt. Neugeborenen in Form von Lagewechsel (z. B. Kopftiefhang) u. rhythm. Thoraxkompression. – **K.lappenplastik**: s. u. KAPPIS* Operation. – **K.leber**: um die Sagittalachse gedrehte Leber; Lagevariante ohne klin. Bedeutung.

Kipp|reaktion: Ablauf eines biol. Vorgangs wie beim sogen. »labilen / K.system«; z. B. die **endokrine K.r.** auf abrupten Entzug von Ovarial-, Testes- oder Schilddrüsenhormon sowie nach Abort, Entbindung, Menopause, Strumektomie etc., gekennzeichnet durch erhöhte Zwischenhirn-Hypophysentätigkeit mit konsekutiven vegetat. Störungen (Gallenbeschwerden, Colon irritabile etc.). – **K.rezidiv**: Rezidiv i. S. des / K.schwingungsprinzips (SELBACH), v. a. bei Depression oder Schizophrenie nach Wechsel oder Dosisreduktion eines als optimal ermittelten Psychopharmakons.

Kippschaft: *orthop* unterteilter, durch Gleit-Bremsgelenk verbundener, passiv abkippbarer O'schenkelschaft eines Kunstbeins für kontrakten Kurzstumpf; gewährleistet unverrückbaren Tubersitz der Prothese beim Hinsetzen u. Bücken.

Kipp|schwingung(sprinzip): (H. SELBACH 1949) aus der Regeltechnik (K.schaltung) abgeleitetes Modell zur Erklärung von biol. Vorgängen: Aus einer »Ruhepause« kommt es »in zunehmender assimilator. Spannungsbildung über eine Zone gesteigerter Labilität kurz vor Erreichen eines Spannungsmaximums ('Zündspannung') zum Umschlag in eine dissimilator. Tätigkeitsphase u. nach erreichter Entspannung (unter die 'Löschspannung') ebenso ruckartig in die Ruhepause mit nachfolgender neuer Spannungsbildung«. Anw. u. a. zur Erklärung der vegetat. Selbststeuerung (zwischen trophotrop-parasympath. Spar- u. ergotrop-dissimilator. Leistungsphase), des epilept. Anfalles (als krisenhafte Notfallreaktion), der Wirkung von Psychopharmaka (/ K.rezidiv).

Kippsystem, labiles: physikochem. Modellsystem mit stabilem Ruhezustand u. labilem Zustandspunkt, bei dessen Erreichen die Reaktion autoregenerativ beschleunigt wird. In der Physiologie kann z. B. die Nervenerregung als l. K. aufgefaßt werden.

Kirchenfensterlunge: *röntg* die mit kleinen opaken Herden durchsetzte Lunge bei Bronchiektasie.

Kircher* Versuch: *histor* / Experimentum mirabile.

Kirchner* Divertikel (WILHELM K., 1849–1935, Otologe, Würzburg): kleine Wandaussackung in der unteren Tuba auditiva.

Kirchner* Substrate: (1932) *bakt* 3 Salz-Lsgn. für die Kultivierung von Tbk-Baktn.: a) synthet. Nährflüssigkeit mit Serum (»Sy-Ser«, für rasches Tiefen-, sek. Oberflächenwachstum; s. a. HERRMANN* Substrat); b) Mineralsalz-Lsg. mit Serum (»Min-Ser«; geringes Oberflächenwachstum); c) Mineralsalz-Asparagin-Lsg. mit Serum (»Minas-Ser«; starkes Oberflächenwachstum).

Kirchturm-T: *kard* das – hohe, spitze – / Erstickungs-T im EKG.

Kirk* Amputation (NORMAN THOMAS K., 1888–1960): **1)** Oberschenkelamputation im dist. Drittel mit tendoplast. Stumpfdeckung durch vord., die Quadrizepssehne u. Aponeurose der Mm. vasti enthaltenden Haut-Weichteillappen. – **2)** Unterschenkelamputation im mittl. Drittel mit vord. u. hint. Hautlappenbildung, zirkulärer Muskeldurchtrennung u. fasziotendinöser Knochenstumpfdeckung durch proximal gestielte Gastroknemius-Aponeurose.

Kirk* Eiweißprobe: Proteinnachweis (Trübung, Niederschlag) mit 5%ig. Chromsäure-Lsg.

Kirkaldy=Willis* Operation: (1952) vord., ischiofemorale Spanarthrodese des Hüftgelenks nach SMITH=PETERSEN* Schnitt; entweder paraartikulär mit kräft. Knochenspan (Darmbeinkamm) in einem am hint. Sitzbeinast u. vor dem Trochanter minor ausgemeißelten Lager oder intraartikulär (mit Anfrischung des Femurkopfes).

Kirkland* Krankheit (THOMAS K., 1721–1798, Chirurg, Ashby): akute Pharyngitis mit regionärer Lymphadenitis.

Kirklin*-Ellis* Operation: (1955) bei Aortengabelthrombose transperitoneale Resektion der Bauchaorta (unterhalb der Nierenarterien) u. Ersatz durch allogenes Transplantat (nach retrograder Aushülsung bis proximal der Obstruktion).

Kirmisson* Zeichen: (1912) streifenförm. Hautblutungen quer in der Ellenbeuge bei supra- oder perkondylärer Humerusfraktur mit Dislokation zur Beugeseite. – Von K.* ferner op. Korrektur der inveterierten Lux. cox. congenita durch subtrochantere Osteotomie angegeben.

Kirner* Deformierung: (1937) autosomal-dominant erbl., sich über Jahre entwickelnde Krümmung der Endphalanx beider Kleinfinger (beginnend im Metaphysenbereich) bei normaler Knochenstruktur.

Kirrhonose: *päd* s. u. LOBSTEIN*.

Kirschner* (MARTIN K., 1879–1942, Chirurg, Heidelberg) **Anästhesie**: **1)** / Hochdrucklokalanästhesie. – **2)** / K.* Spinalanästhesie. – **K.* Blutleere**: künstliche arterielle Blutleere durch Anlegen einer pneumat. Manschette nach zentripetalem Ausstreichen der elevierten Extremität. – **K.* Draht(spieß), Nagel**: halbstarrer Bohr- oder Einschlagdraht für knochenchir. Eingriffe; mit Lanzen- oder Trokarspitze, abgeflachtem oder dreikant. Einspannschaft. Anw. v. a. für perkutane / Drahtextension, -spickung, -schienung, offene u. geschlossene Markraumdrahtung, Fragmentanheftung, Druckosteosynthese sowie als Führungsdraht bei Schenkelhalsnagelung. – **K.* Instrumente**: **1)** selbsthaltendes Rahmenspekulum für Bauchop. mit 4 auswechsel- u. verstellbaren sattel- oder rinnenförm. Valven. – **2)** Führungshohlsonde für DESCHAMPS* Nadel. – **3)** »Drahtnagler« (längsgefensterte drehrunde Hülse mit einschraubbarem Stempel u. Führungsrohr) für perkutanes Einschlagen eines K.* Drahtes. – **K.* Knochenaufsplitterung**: (1923) mehrfache axiale, meist subperiostale Aufspaltung der Frakturstümpfe (einschl. interponierten Narbengewebes) bei Kontaktpseudarthrose zur Anregung der Kallusbildung. – Auch als Osteotomie bei Deformitätskorrektur. – **K.* Operation**: **1)** sakrale **Kontinenzresektion** des Rektums mit Aushülsung der Analschleimhaut u. extrasphinktärer Anastomosierung des Kolonstumpfes mit dem – temporär evertierten – Rektum- oder Ampullenstumpf (u. U. Analring) nach transanalem Durchzug. – **2)** einzeit. abdominoperineale **Proktokolektomie** (Pat. in TRENDELENBURG* Lage) durch 2 Op.-Teams; nach Unterbindung beider Aa. iliacae int. Anlegen eines Ileumafters im re. Epigastrium. – **3)** (1918) **Hernioplastik** (modifiz. BASSINI* Op.) durch Verlagerung des inn. Leistenringes in den lat.-oberen Wundwinkel der Externusaponeurose, Aponeurosennaht unter dem S-förmig in die Subkutis verlagerten Samenstrang u. vollständ. Verschluß des äußeren Leistenringes. – **4) Bruchpfortenverschluß** durch freies Fascia-lata-Transplantat, das bei Inguinalhernie auf die Mm. obl. int. u. rectus aufgesteppt (Naht des lat. Randes ans Leistenband), bei Femoral- u. Obturatorhernie als Tampon in den Bruchkanal gestopft wird. – **5)** (1920) einzeit. **Ösophagusersatzplastik** mit dem in toto antethorakal oder intrapleural verlagerten Magen (Pylorus in Höhe des Xiphoids; isoperistaltische terminoterminale Ösophagogastrostomie). – **6)** (1921) Plombierung einer hochsitzenden Pleuraempyresthöhle durch Einschlagen eines lateral gestielten Lappens aus den Mm. pectorales major u. minor nach Thoraxfensterung. – **7)** (1922) »schlauchförm.« **Magenresektion** bei kardianahem Tumor oder Ulkus der kleinen Kurvatur: schrittweise longitudinale Exzision der Magenwand, sofortige etappenweise Wiedervernähung, ab Magenmitte Querresektion; Abschluß wie bei BILLROTH I oder II. – **8)** (1931) bei Trigeminusneuralgie perkutane supramandibuläre Elektrokoagulation des Ganglion trigeminale durch das For. ovale; Einführung des Punktionsspießes mit spez. Zielgerät (Bügelkombination, fixiert an Gehörgangsöffnungen, Stirnmitte u. Kinnspitze), Rö-Lagekontrolle. – **9) freie Faszientransplantation** zur Einscheidung der Sehnenstümpfe bei terminoterm. Naht oder als Defektüberbrückung (Interposition des schlauchartig eingerollten Lappens). – **K.*-Klapp* Arthrotomie** aller Fußgelenke mit Aufklappung des Fußrückens (Lappenschnitt von Knöchel zu Knöchel bis proximal der Grundgelenke), Durchtrennung der Zehenstrecker, transversaler Durchsägung der Tarsometatarsalgelenke u. des Tarsus bis zu den Knöcheln, Durchmeißelung des Talus (Sprunggelenkeröffnung). – **K.* Schiene**: auf einem Brett verankerte, durch teleskopart. Auszüge hinsichtlich Länge u. Abwinkelungen variable Beinlagerungsschiene (Metallstrahmen mit Stoff- oder Mullbindenbespannung), v. a. für Extensionsverband. – **K.* Spinalanästhesie**: (1932) segmentär einstellbare (»gürtelförm.«) Lumbalanästhesie durch – fraktionierte – Inj. von 2–3 ml eines hypobaren, schwer resorbierbaren wäßr. Anästhesiegemisches (Perkain 0,125%, absol. Alkohol 11,6%, Dextrin 0,09%) in den Lumbalsack nach Absaugen von 15–20 ml Liquor u. Ersatz durch Luft (Pat. in Kopftief-Seitenlage); genaue Plazierung der Perkainplombe durch Luftnachfüllung.

kirschroter Fleck: *ophth* / Cherry-red-spot.

Kirstein* Lampe (ALFRED K., 1863–1922, Laryngologe, Berlin): elektr. Stirnlampe mit verstellbarem Reif, durch Kugelgelenk fixiertem zylinderförm. Lampengehäuse, zentral gelochtem oder geschlitztem Spiegel, evtl. auch Zusatzspiegel für Mitbeobachtung.

Kisch* Reflex (BRUNO K., 1890–1966, Physiologe u. Kardiologe, Köln, New York): reflektor. Lidschluß (evtl. auch Tränensekretion) bei taktiler oder therm. Reizung von Trommelfell u./oder äuß. Gehörgangswand. Fehlt bei Läsion des sensiblen Trigeminus- oder des motor. Fazialisanteils.

Kiss* Venen: Abflußvenen der Corpora cavernosa penis, mit trichterart. Klappenapparat; wichtig für Erektionsmechanismus.

Kissen|alopezie: mechanische Alopezie des Säuglings durch dauerndes Reiben des Hinterkopfes an der Unterlage. – **K.bohren**: Einbohren des rückwärtsgeneigten Kopfes in die Unterlage bei Opisthotonus.

kissing disease: (engl.) / Mononucleosis infectiosa (die häufig durch oralen Kontakt übertragen wird). – **k. spine**: das / BAASTRUP* Syndrom. – **k. ulcer**: / Abklatschgeschwür.

Kitahara*(-Horniker*) Syndrom, Chorioretinitis centralis serosa: (1936) meist einseit., nicht selten rezidivierender exsudativer Prozeß in Netzhautmitte (seröse Ablatio im Makulabereich) mit rasch einsetzendem zentralem Gesichtsfeldausfall.

Kitasamycin(um): (HATA 1953) Antibiotikum aus Streptomyces kitasatoensis, ein Magnamyzin mit 6 Fraktionen (A_{1-2}, B_{1-4}; / Formel) stark wirksam (ähnlich wie Erythro- u. Carbomycin) gegen grampos. Baktn. (in vitro u. in vivo, auch bei Penizillinresistenz), einige gramneg. Baktn., Rickettsien u. größere Viren.

Kitasato* (SHIBASABURO K., 1852–1931, Bakteriologe, Tokio) **Bazillus**: (1894) / Pasteurella pestis. – **K.*-Salkowski* Probe**: Indolnachweis (Rötung) mit $KNO_2 + H_2SO_4$.

Kite* Methode (JOSEPH HIRAM K., geb. 1891, amerik. Orthopäde): (1939) Korrektur des angeb. Klumpfußes durch schrittweise, gewaltlose Redression nach Keilexzision des Gipsverbandes an der konvexen u. dors. Seite.

Kitt* Rauschbrandbazillus (THEODOR K., geb. 1858, Tierarzt, München): / Clostridium septicum.

Kitt|leiste: 1) in Kapillaren u. Venolen die »Schlußleiste« der Endothelzellen (vermutete Kittsubstanz elektronenoptisch nicht bestätigt); vgl. Silberlinien. – 2) in der Herzmuskelfaser die »Verzahnungsleiste« der Plasmalemmfortsätze im Bereich des Glanzstreifens (mit bislang unbekanntem Spaltinhalt). – **K.linien, -flächen**: den HAVERS* Systemen des Lamellenknochens aufgelagerte kollagenfreie, nur aus verkalkter Kittsubstanz bestehende dünne Schalen. –

K.niere: Spätform der käsig-kavernösen Nieren-Tbk mit stark eingedicktem grau-weißem Kaverneninhalt, v. a. nach Prozeßstillstand. Bei zusätzl. Verkalkung: »Mörtelniere«. – **K.substanz**: die ungeformte (strukturlose) u. rel. feste Interzellularsubstanz mit überwieg. KH-Anteil.

Kitzel|grenze: Schallempfindungsschwelle (ca. 10 dB unter der Schmerzgrenze), oberhalb der taktile Empfindungen im Mittelohrbereich ausgelöst werden. – **K.symptom**: otol / FRÖSCHELS* Zeichen.

Kitzler: anat / Clitoris.

Kiwisch* Verband: die weibl. Brüste stützender u. komprimierender Verband in Achtertouren (/ Stella pectoris).

Kjeldahl* (JOHAN KJ., 1849–1900, Chemiker, Kopenhagen) **Faktor**: die Zahl 6,25, mit der n. KJELDAHL ermittelte N-Werte zwecks Errechnung des Eiweißgehaltes zu multiplizieren sind; abgeleitet vom mittl. N-Gehalt (= 16%) der Proteine; kann materialabhängig zwischen 5,9 u. 12,5 wechseln, deshalb nur für orientierende u. Routineanalysen des Blutserums brauchbar. – **Kj.* Verfahren, Kjeldahlisierung, Kjeldahlometrie**: (1883) quant. Bestg. N-haltiger organ. Substanzen durch Umsetzung zu Ammoniumsalzen; »nasse Veraschung« der Probe (v. a. Serum, Harn) mit konz. H_2SO_4 im K.*-Kolben ($\frac{1}{2}$ – 2 Std.) unter Zusatz von Glasperlen (gegen Siedeverzug), Oxidantien u. Katalysatoren (Selenperlen, $CuSO_4$- oder $HgSO_4$-Lsg.), nach Abkühlen, Verdünnen u. Zusatz überschüssiger Natronlauge (»Kj.*-Lauge«) Austreiben des gasförm. NH_3 (Wasserdampfdestillation) in eine NH_3-absorbierende Säurevorlage, die austitriert (oder kolorimetriert) wird; Angabe in mg N (»Kj.*-Stickstoff«), evtl. Umrechnung in mg Eiweiß (/ Kj.* Faktor). Je nach Probemenge als »Makro-Kj.« (10–20 mg N = 1–2 ml Serum) oder »Mikro-Kj.« (<2 mg N); bei Enteiweißung der Probe (v. a. Serum) können Gesamt-, Protein- u. Rest-N nebeneinander ermittelt werden.

Kjelland*: / KIELLAND*.

KKK: / Katzenkratzkrankheit.

K-Komplex: im EEG (spontan, im Schlaf, nach plötzl. Reizung) die Kombination aus einer langsamen, steilen neg. Welle (Amplitudenmax. in Vertexnähe) mit pos. Nachschwankung (die sich dem absteigenden Schenkel der langsamen Welle überlagern kann) u. einer raschen Tätigkeit.

KLA-16-Virus: mit dem Chikumgunya-Virus antigen eng verwandtes ARBO-Virus A; Erreger des hämorrhag. Fiebers von Thailand. Bewirkt Blutungen v. a. im Verdauungstrakt, bei Kindern auch Fieber u. Purpura.

Kladiose: Pilzbefall mit / Scopulariopsis (früher: Mastigocladium).

Klado|sporiose: / Cladosporiosis. – **K.tricheen**: alte Bez. für Fadenbaktn., die mit echter Verzweigung wachsen.

Klär(ungs)faktor: / Lipoproteidlipase; s. a. Fettklärungsreaktion. – Mangel an K. hat Störung des Fetttransports aus dem Blut (mit konsekut. Hypertriglyzerid- u. Hypercholesterinämie) zur Folge; wahrsch. wesentl. Pathomechanismus der Arteriosklerose, dem prophylaktisch u. therapeutisch durch Änderung des Fettsäureangebots zugunsten der Polyensäuren durch Anw. von Heparin (Freisetzung u. Aktivierung des Klärfaktors) Rechnung getragen wird.

Klärungsreaktion: / MEINICKE* Reaktion zum Syphilis-Nachweis (nach gleichem Prinzip mit wäßr. bakteriellen AG auch zum Bruzellose-, Rotz- u. Gonorrhö-Nachweis).

Klär|verfahren: *hyg* mechan., chem. u. biol. Verfahren der Abwasserreinigung, darunter die mit natürl. oder denen nachgeahmten Mitteln arbeitenden »biologischen« Verfahren (Belebungsverfahren u. Tropfkörper für den aeroben, Faulräume für den anaeroben Abbau). – **K.wert**: *labor* s. u. Clearance.

Klammer: 1) *dent* Befestigungsmittel (Draht-, Bandu. Gußklammer) für herausnehmbare Brücken oder Teilprothesen am Restgebiß. – 2) *chir* / Extensions-, Gefäß-, Wundklammer. – **K.naht**: Verschluß einer Hautwunde durch / Wundklammern. – **K.setzer**: *chir* Pinzette oder Klemme zum Anbringen (Aufsetzen u. komprimierendes Schließen) von Wundklammer, z. B. nach HEGENBARTH, MICHEL, WACHENFELDT. In der Neurochirurgie Spezialzange mit rinnenförm., gerieften Maulteilen zum Setzen von Silberclips z. B. nach MCKENZIE.

Klang|analyse: *physiol* Zerlegung eines Klanges in seine Tonkomponenten (Teiltöne) bei der Hörempfindung, normal mit max. Unterscheidungsmöglichkeit von ca. 34 000 Tönen. – **K.farbe**: charakterist. Merkmal (neben Tonhöhe u. -stärke) eines Klanges; pysikal. bestimmt durch Art, Zahl u. Stärke der dem Grundton (= Teilton mit kleinster Frequenz) überlagerten Obertöne (nicht aber durch Phasendifferenz zwischen den Teiltönen). – **K.stab**: *otol* Vierkantmetallstab mit verstellbarer Metallmuffe (u. Anschlagklöppel) zur Erzeugung verschieden hoher Töne bei der Tonaudiometrie.

Klapp* (RUDOLF KL., 1873–1949, Chirurg u. Orthopäde, Marburg, Berlin) **Barren**: gepolsterter Barrenholm u. parallel dazu gleichhohe Sprossenwand (ca. 70 cm) für orthop. Übungen, v. a. zur Kräftigung der Bauch-, Rücken- u. Schultermuskulatur. – **Kl.* Bügel**: hufeisenförm. Drahtextensionsbügel mit 2 endständ. Spannhebeln für die / Drahtextensionsbehandlung von Frakturen (s. a. KL.* Repositionsgerät). – **Kl.* Hüfte**: (1906) / Coxa valga (sub-)luxans als Sonderform der Coxa valga congenita. – **Kl.* Inzision**: 1) multiple, kleine, seitl. Inzisionen bds. am Finger zur Eröffnung der Beugesehnenscheiden bei Sehnenscheidenphlegmone; Einlegen von Halbdräns (»**Kl.* Halbrinnen**«) oder Gummilaschen durch die korrespondierenden Inzisionen. – 2) ventralkonvexer Bogenschnitt zur Hüftgelenkfreilegung, dorsal der Spina iliaca ant. sup. beginnend, etwa handbreit unterhalb des Trochantermassivs nach hinten abbiegend. – **Kl.* Kriechübungen**: akt. Kraftwiderstandsübungen zur Ther. von WS-Krankhn. (v. a. Skoliose), die mit der aufrechten Körperhaltung in Zusammenhang stehen: Vierfüßerstand (Hände u. Knie), (tiefer) Vierfüßergang, Rutschen, Tiefkriechen (mit Arm- u. Beinstrecken u. Durchziehen), Horizontalkriechen, Kniegänge, großer Bogen, Hasensprung etc. – **Kl.* Operation**: 1) Ersatz des Tibiakopfes durch den med. Femurkondylus, der mit dem lat. Kondylus zur Artikulation gebracht wird. – 2) »Fesselung« der Patella bei habitueller Luxation durch medial an den Kniebandapparat fixierten gestielten Fascia-lata-Streifen. – 3) Daumenersatz durch Phalangisation des Metakarpale I. – 4) (1917) Deckung eines Schädeldachdefekts mit autoplast. Beckenschaufelspan. – **Kl.* Repositionsgerät**: Rohrgestell mit 2 krampenart. terminalen Bügeln, in deren Nuten die Extensionsbügel eingesetzt werden; Modell mit 4 Extensionsbügeln (2 frakturnah, 2 -fern) v. a. zur Distraktion. – **Kl.* Saugbehandlung**: dosierte lokale Hyperämisierung mittels Saugglocke.

Klappe: *anat* / Valva, Valvula; s. a. Herzklappen... .

Klappen|ebene: / Atrioventrikularebene. – **K.endokard**: valvuläres / Endokard. – **K.index**: *kard* Quotient aus Herzklappenöffnungs- u. Körperoberfläche zur Beurteilung des Schweregrades einer Mitralstenose. Der »krit. K.i.« (BAYER) von etwa 0,7 entspricht einem Schweregrad III–IV. – **K.insuffizienz**: Schlußunfähigkeit einer anat. Klappe (z. B. Venenklappe, BAUHIN* Klappe); i. e. S. die / Herzklappeninsuffizienz.

Klappen|schlußwelle (-zacke, -schwingung): *kard* durch das Schließen der zugehör. Herzklappe hervorgerufene charakterist. Welle in den Druckkurven der Herzhöhlen u. der großen herznahen Arterien. Palpatorisch evtl. wahrnehmbar als sogen. **K.stoß**. – **K.segel**: *anat* / Cuspis. – **K.stenose**: / Herzklappenstenose. – **K.symptom**: *röntg* (LICHTENBERG) bei der Ausscheidungsurographie das Leerbleiben des Harnleiterabgangs als klass. Zeichen der beginnenden Hydronephrose.

Klappen|ton: *kard* s. u. Herzton. – **K.vitium**: *kard* / Herzklappenfehler.

Klappprisma: *urol* Prismenkombination am Zystoskop, die – in situ ausgeklappt – i. S. der Rückblickoptik wirkt.

Klartonpunkt: *otol* in der Geräuschaudiometrie diejen. Lautstärke des Tons, bei der dieser gerade deutlich wahrnehmbar wird.

Klarzelltumor: 1) / Hidradenoma clarocellulare (einschl. Myoepitheliom aus **Klarzellen** der Haarwurzelscheiden). – 2) / Synovialiom. – 3) Carcinoma clarocellulare (s. u. Helle-Zellen-). – 4) Hautmetastase eines Adenokarzinoms (v. a. Blase, Magen, Nebenniere, Ovar), dessen Zellen ein großes, helles Protoplasma aufweisen. – 5) **Klarzelladenom** (mit meist glykogenreichen Zellen) v. a. der Speicheldrüsen u. Nieren.

Klasmato|dendrose (Cajal*): regressive Veränderung der Protoplasmafortsätze von Astrozyten: Umwandlung in plumpe Stummel, Zerfall in vielgestalt. Trümmer, die von Mikroglia phagozytiert werden; am Zellkörper Verklumpung, Plasmaschwellung u. granuläre Umwandlung, Kernpyknose (= ALZHEIMER* amöboide Gliazelle). – **K.zyt**: (RANVIER) / Histiozyt.

Klasmatose: an Plasma- u. a. AK-bildenden Zellen schnelle Abschnürung u. Ablösung von Zytoplasmapartikeln (mit endoplasmat. Retikulum), die dann aufgelöst werden u. so dem Transport von Zellinhalt (Immunglobuline etc.) in den Extrazellularraum dienen.

Klasse: *biol* / Tab. »Systematik«.

klasto|gen: Zerstörung bewirkend; s. a. hämo-, osteoklastisch. – **K.manie**: Zerstörungswut, z. B. bei agitierten Psychopathen.

Klatsch|massage, **Klatschen**: *physiother* Abart des Massage(grund)handgriffes »Klopfung«, ausgeführt mit der flachen Hand (kräft. Berührungsreiz mit starker Hyperämie u. Gewebstonisierung). – **K.präparat**: *bakt* ↑ Abklatschpräparat.

Klaudikation: ↑ Claudicatio. – **visuelle K.**: im Stehen auftret. Sehstörungen beim TAKAYASU* Syndrom infolge Mangeldurchblutung des Gehirns. – **Klaudikationsbecken**: ↑ Hinkebecken.

Klauen|fuß: ↑ Klauenhohlfuß. – **K.hand**, Krallenhand: bei Ulnarislähmung u. spinaler Muskelatrophie

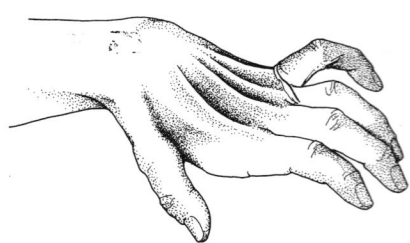

»Krallen-«, »Vogel-« oder »Affenhand« bei prox. Ulnarislähmung.

Kontrakturfehlstellung mit Hyperextension der Langfinger in den Grund- u. Beugung in den Mittel- u. Endgelenken, Abduktion des 5. Fingers, Atrophie des Kleinfinger- u. Daumenballens u. der Mm. interossei; ulnarseitige Sensibilitätsstörung, pos. ↑ FROMENT* Zeichen. – **K.hohlfuß**, Krallenhohlfuß: Kombination von Hohlfuß (v. a. Ballen-, Lähmungs-Hakkenhohlfuß) u. Krallenzehen. – **K.nagel**: ↑ Onychogryposis. – **K.zange**: *chir* Zange mit klauenförm. Maulteilen, z. B. Knochenfaß- (»Löwenmaul«), Fremdkörperfaßzange (»Hechtmaul«). – **K.zehe**: ↑ Krallenzehe. – Inkorrekt auch für ↑ Hammerzehe.

Klaus* Höhenindex: *röntg* Länge der Senkrechten vom oberen Pol des Dens axis zur modifiz. TWINING* Linie (Verbindung zwischen Tuberculum sellae u. Eminentia cruciformis) als Index für basiläre Impression; normal 40–41 mm (35–30 mm = leichte, 30 mm = ausgeprägte Form).

Klaustro|philie, -manie: krankhafte Neigung, die Wohnung nicht zu verlassen (z. B. bei Demenz aus Gleichgültigkeit), sich in einen Raum einzuschließen oder zu verbarrikadieren (z. B. bei Verfolgungswahn). – **K.phobie**: krankhafte Furcht vor geschlossenen Räumen, meist als Sympt. einer Neurose.

Klaviertastenzeichen: bei Subluxation des akromialen Klavikulaendes sofort. Wiederauftreten der zunächst auf Druck (gegen federnden Widerstand) verschwindenden Stufe.

Klavikel, Klavikula: ↑ Clavicula; s. a. Klavikula(r)..., Cleid(o)..., Kleid(o)....

Klavikula|defekt: angeb. Defekt des Schlüsselbeins entsprechend dem Ausbleiben des med. oder lat. Ossifikationszentrums (⅔ bzw. ⅓; auch vollständ. Aplasie als – evtl. einziges – Sympt. der ↑ Dysostosis cleidocranialis; ferner als Defektpseudarthrose. Sympte.: Supermobilität der Schultern, bei Pseudarthrose auch Zirkulationsstörungen (»Effort-Thrombose«) u. Parästhesien im Arm. – **K.fraktur**: meist vollständ. u. indir. Fraktur des Schlüsselbeins, bevorzugt als Biegungsbruch, meist im mittl., seltener im akromialen, sehr selten im sternalen Drittel (z. B. als traumat. Epiphysentrennung). Spez. Sympte.: sichtbare Stufe (lat. Fragment kaudal-dorsal, zentrales kranial verschoben), verkürzte Schulterbreite, Innenrotation u. scheinbare Verlängerung des Armes, Kopfneigung zur verletzten, Kopfdrehung zur gesunden Seite; Komplikationen: Nekrose, Durchblutungsstörungen am Arm, Pseudarthrose. Ther.: Reposition, ↑ DESAULT*, VELPEAU*, SAYRE* oder Rucksack-Verband (evtl. nur Armschlinge), SCHUPPLER* Schiene, evtl. Drahtnaht, RUSH* Pin, PHEMISTER* Span. – **K.luxation**: meist indir. L. des Schlüsselbeins, am akromialen Ende (= Luxatio acromioclavicul.) mit Verschiebung nach oben (= L. supraacromialis), unten (= L. infracromialis bzw. subcoracoidea) oder hinten (= L. supraspinata), am sternalen Ende (= L. sternoclavicul.) nach vorn (= L. praestern.), oben (= L. suprastern.) oder hinten (= L. retrostern.), selten als Doppel- (= L. claviculae duplex s. totalis) oder als bds. Verrenkung (= L. cl. utriusque). – **K.zeichen**: spindel- oder keulenförm. Auftreibung des Schlüsselbeins (ossifizierende Periostitis) bei Lues connata tarda.

Klavikulardrüse, VIRCHOW* Drüse: LK hinter dem li. Sternoklavikulargelenk an der Einmündungsstelle des Ductus thoracicus in die li. Jugularvene; bevorzugter Ort lymphogener Tumorfrühmetastasen v. a. aus dem Magendarmtrakt.

Klavikulektomie, Kleidektomie: Totalexstirpation des Schlüsselbeins (z. B. nach ZECÈNE), v. a. bei Osteomyelitis, Tbk, Malignom.

KLA-16-Virus: s. u. KLA.

Klavus: ↑ Clavus.

Klebephänomen: *enterol* ↑ GERSUNY* Phänomen.

Kleber(eiweiß): ↑ Gluten; s. a. Aleuron. – **k.freie Diät**: s. u. gliadinfrei.

Klebrigkeit: *psych* 1) Zähflüssigkeit des Denkens (↑ Haften). – 2) das andauernde, vom Betroffenen als lästig empfundene Sichzuwenden des Epileptikers ohne Wahrung einer Individualdistanz.

Klebs* (EDWIN KL., 1834–1913, Pathologe, u. Bakteriologe, Würzburg, Prag, Zürich, Chicago) Krankheit: ↑ Glomerulonephritis. – **Kl.* Tuberkulin**: die hochgradig gereinigten Tuberkulin-Präp. Tuberculocidin, Antiphthisin u. Selenin. – **Kl.*-Loeffler* Bazillus**: ↑ Corynebacterium diphtheriae.

Klebsiella: *bakt* Gattg. fakultativ aerober, gramneg., kurzer, dicker u. endständig abgerundeter, während der Schleimphase bekapselter Stäbchen (»Kapselbaktn.«) in Fäkalien von Mensch u. Tier. Pathogen v. a. der »FRIEDLÄNDER-Baz.« **K. pneumoniae** (dick, bekapselt, unbewegl., von wechselnder Größe) als Erreger eitriger Infektionen (Bronchopneumonie, Bronchitis, Pleuritis, Prostatitis), das »FRISCH-Bakt.« **K. rhinoscleromatis** (einzeln, in Paaren, kurze Ketten) als wahrsch. Erreger des Rhinoskleroms, der »ABEL-LOEWENBERG-Baz.« **K. ozaenae** als fragl. Erreger der Stinknase. – **K. inguinalis**: ↑ Calymmatobact. granulomatis (Erreger der Donovanosis).

Kleeberg* Probe: Schnellverfahren zum Hyperglykämienachweis (bei Koma) durch Kochen des Blutfiltrats mit KOH (gelbbraune Verfärbung u. Karamelgeruch).

Kleeblatt|bulbus: *röntg* durch Ulkusnarben verzogener Bulbus duodeni. – **K.schädel-Syndrom**, HOLTERMÜLLER*-WIEDEMANN* Sy.: sehr seltene fortschreitende Hemmungsmißbildung des Schädels (Vortreibung der Scheitelhöhe nach oben u. der Schläfenpartien zur Seite, konsekut. Tiefstand der Ohren) als Folge von Nahtanomalien, Hirnmißbildungen u. Hydrozephalus (permagnus irregul.); ferner Dysplasie von Nase, Kiefer, Orbita, evtl. Spina bifida, Mikromelie u. a. m.

Klee|säure: / Acidum oxalicum. – **K.salz**: reines Kaliumtetraoxalat oder Gemisch von Kaliumbi- u. -tetraoxalat; Anw. u. a. als maßanalyt. Urtitersubstanz; *toxik* s. u. Acidum oxalicum.

Kleesattel* Methode: (1963) Ther. einer tbk. Lungenkaverne durch offene Dränage (Speleostomie) mit Antibiotika- oder Sulfonamidapplikation unter straffer Tamponade.

Kleidektomie: / Klavikulektomie.

Kleiderbügelanastomose: s. u. Koronarchirurgie.

Kleider|desinfektion: meist als Schlußdesinfektion (nach Infektionskrankh.) Behandlg. der koch- u. hitzefesten Kleider in Desinfektionswaschmaschine bzw. mit Heißdampf oder -luft, der übrigen mit Formaldehyddampf (50–60°). – **K.laus**: / Pediculus humanus humanus.

kleido...: Wortteil »Schlüsselbein« (/ Clavicula); s. a. Klavikula(r)....

Kleido|tomie, Klavikotomie: *geburtsh* die Durchtrennung eines oder bd. Schlüsselbeine (samt bedeckenden Weichteilen) mit starker Schere am toten Kind zur Verkleinerung der Schulterbreite bei Mißverhältnis zum Beckenein- oder -ausgang. Analog auch die **K.tripsie** (instrumentelles Brechen).

Kleie: die beim Mahlen abgetrennten Schalenanteile der Getreidekörner samt Keimling; mit rel. hohem Gehalt an Eiweiß, Mineralstoffen u. Vitaminen (bes. B-Gruppe). – Bei ausschließ. Genuß kleiefreier Getreideerzeugnisse evtl. Mangelerscheinungen (z. B. Beriberi). – **K.bad**: medizin. Bad mit Zusatz von Weizenkleie (2 kg im Beutel 30 Min. kochen, Beutel mit Dekokt dem Bad beigeben); auch als heißer **K.wickel** (beide antipruriginös).

Kleiengrind, -flechte: / Pityriasis (mit kleieförm., d. h. weißl., fein lamellöser Schuppung).

Kleihauer*-Betke* Methode: (1958) Hämatoxylinfärbung äthanolfixierter u. mit MCILVAINE* Zitronensäurephosphat-Puffer (pH 3,3) eluierter Blutausstriche u. Nachfärben in 0,1%ig. wäßr. Erythrosinlsg. (3 Min.) oder GIEMSA* Lsg.; zum Nachweis von fetalem Hb (leuchtend rot), v. a. bei DD kongenitaler Anämien. – Modifikation von B.-NIERHAUS: statt Elution u. Färbung Behandlung mit salzsaurer Eisenchlorid-Hämatoxylin-Lsg.

Klein* Färbung (ALEXANDER KL., 1865–1946, Bakteriologe, Groningen): Sporen-Darstg. (blau) durch Behandlung mit Karbolfuchsin, Flammenfixierung, Entfärben mit H_2SO_4 u. Nachfärben mit verd. Methylenblau.

Klein* Nabelschnurzeichen (GUSTAV KL., 1862–1920, Gynäkologe, München): Tiefertreten der Nabelschnur beim Pressen u. kein Zurücktreten nach Sistieren der Bauchpresse als Zeichen erfolgter Plazentalösung.

Klein* Syndrom (DAVID KL., Ophthalmologe, Genf): 1) KL.*-CHAMPION*-CREGAN* Sy.: / FÈVRE*-LANGUEPIN* Syndrom. – 2) KL.*-FRANCESCHETTI* Sy.: / WILDERVANCK* Syndrom. – 3) BAMATTER*-FRANCESCHETTI*-KL.*-SIERRO* Sy.: / Gerodermia osteodysplastica hereditaria. – 4) KL.*-WAARDENBURG*(-VAN DER HOEVE*-GUALDI*-HALBERTSMA*) Sy.: dominant erbl. Leiden mit kongenit. Innenohrtaubheit, Leukismus (weiße mediane Haarsträhne, Pigmentmangel des Irisstroma), Pseudohypertelorismus (Lateralverlagerung des Innenkanthus), Blepharophimosis, Synophrys, Nasenhyperplasie, Brachyzephalie, Hyperopie, Kiefer- u. Zahnanomalien, Minderwuchs, evtl. Mikrophthalmie, Cheiloschisis, Aurikularanhänge etc. – Bei leichter Ausprägung: »/ MENDE* Syndrom«.

klein, Klein...: s. a. Minder..., Zwerg..., Minor... – **kleiner Anfall**: *neurol* / Petit mal. – **kleine Teile**: *geburtsh* s. u. Kindsteile.

Kleinberg* Mieder (SAMUEL KL., geb. 1885, Orthopäde, New York): redressierendes Gipskorsett zur Korrektur der WS-Skoliose durch Zug u. seitl. Druck (3-Punkt-System).

Kleine*-Levin* Syndrom: (1925 bzw. 1936) period. Schlaf- u. Heißhungerzustände mit erhöhten oder stark schwankenden Blutzuckerwerten, Bradykardie, muskulärer Hypotonie u. Dysphorie; meist bei jungen Männern (später mit kürzeren u. selteneren Perioden). Ätiogenese unklar (Narkolepsie? dienzephale Störung?).

Kleinenberg* Fixierungsmittel: *histol* Gemisch aus gesättigter wäßr. Pikrin- u. konz. Schwefelsäure (n. MAYER Salpetersäure) 100+2, mit Zusatz des 3fachen Vol. Wasser nach Abfiltrieren.

Kleiner* Reaktion: Nachweis von Östrogenen (Phenolsteroiden) mit Phthalsäureanhydrid; Ausschütteln des fluoreszierenden Farbstoffes mit Chloroform, dann Photometrie (538,6 nm).

Kleinfinger|ballen: / Hypothenar. – **K.daumen**: *chir* (ZRUBECKY) »Auswechslung« des neurovaskulär gestielten 5. Fingers auf den 1. Mittelhandstrahl. – **K.ersatz**: *chir* Aufstocken des Metakarpale V durch einen – mit zentralem Tibiaspan armierten – Rundstiellappen aus der Hypothenarhaut; s. a. LAUENSTEIN* Op. (1). – **K.zeichen**: *päd* / DUBOIS* Zeichen.

Kleinheits|ideen: *psych* krankhafte Vorstellung von der Bedeutungslosigkeit der eigenen Person. Stärker ausgeprägt (v. a. bei Depression) als Nichtigkeits- oder **K.wahn** (auch Versündigungs-, Verarmungs-, hypochondr. Wahn u. s. w.).

Kleinhirn: das / Cerebellum; s. a. Cortex cerebelli (Abb.), K.mark. – Funktionen: im Neozerebellum reflektor. Regulation des Muskeltonus (Exaktheit, Stetigkeit, Symmetrie u. Kombination gezielter Bewegungsabläufe), im Paläozerebellum die der unwillkürl. Bewegungen (einschl. Körperstellung; s. a. Stellreflexe), u. zwar durch Koordination sensibler u. sensor. Impulse von Vestibularapparat (zum Archizerebellum), Muskel- u. Hautrezeptoren, Hirnnervenkernen u. Großhirnrinde über efferente Bahnen der Willkürmotorik u. des EPS (v. a. zu Großhirnrinde, Thalamus, Nuclei ruber u. reticularis tegmenti). Ausfälle führen zu pathognomon. Sympt. (/ K.zeichen, -syndrom), können aber z.T. durch Großhirnrinde u. Thalamus kompensiert werden; s. a. Abb. S. 1314.

Kleinhirnabszeß

Kleinhirn|abszeß: meist otogener (per continuitatem), seltener metastat. oder traumat., eitr.-einschmelzender Prozeß, akut oder schleichend-chronisch; mit Kopfschmerz, Schüttelfrost u. Fieber, Erbrechen bei Lagewechsel, Fazialisparese, Schluck- u. Atemstörungen, Nystagmus zur Herdseite, Nackensteife, raschem Verfall. – **K.agenesie**: heredit. oder durch frühembryonalen Prozeß bedingtes Fehlen des Kleinhirns. Fließende Übergänge zur Aplasie (Hemmungsmißbildung, heredodegenerat. Erkr., frühkindl. Hirnschaden); entweder als bds. völl. Mangel (selten) oder nur halbseitig mit kompensator. Hyperplasie der kontralat. med. Schleife, oder nur das Neo- oder Archizerebellum betreffend; ferner Hypoplasie u. angeb. system. Rindenatrophie. Sympte.: herd- oder beidseit. ↑ K.ataxie (stationär oder fortschreitend), kongenit. ↑ K.syndrom. – **K.anfall**: plötzl., heftigste Nacken- u. Hinterkopfschmerzen, Rückwärtsbeugung des Kopfes, Streckhaltung der Extremitäten, Erbrechen im Strahl, meist auch Bewußtseinsverlust; wahrsch. Folge akuter infratentorieller Drucksteigerung mit Einklemmungs- u. Kompressionserscheinungen an Hirnstamm u. Kleinhirn. – **K.arm**: Brachium cerebelli (↑ Pedunculus cerebell. sup.).

Kleinhirn|ataxie: zerebellare ↑ Ataxie; vgl. LUCIANI* Syndrom. – Ferner die **kongenit. K.a. (Batten*)** infolge verspäteter Entwicklung der K.funktionen, mit z.T. bleibender – Ataxie (vorw. Rumpf u. Beine), Sprachstörungen, Muskelhypotonie, Verkleinerung der hint. Schädelgrube; Ätiol.: Aplasie, fokale oder geburtstraumat. Schädigung. – **K.atrophie, angeborene**: neben sporad. Hemmungsmißbildungen oder frühkindl. Hirnschädigung (mit entsprech. ↑ K.syndrom) die fam., zum Formenkreis der spinopontozerebellaren Heredoataxien oder zum DOWN* Syndrom gehörende Degeneration (s. a. THOMAS* Syndrom). – Ferner **diffuse k.a.** (R. BROUWER) als system. Rindenatrophie bei Karzinomatose, allg. Resorptionsstörung u.a. Grundkrkht.; sowie **progressive Formen**, z.B. zerebellare Heredoataxie NONNE u. MARIE, **symptomat. K.a.** nach Trauma, Intoxikation, Entzündung, als senile Rindenatrophie.

Kleinhirnbahnen: die – meist doppelläuf. – afferenten (= zerebellopetalen) u. von den PURKINJE* Zellen mit oder ohne Umschaltung zu den Kernen des Mittel-, Zwischen- u. Rautenhirns u. zur motor. Großhirnrinde ziehenden efferenten (= zerebellofugalen) Bahnen als integraler Bestandteil des reflektor. Koordinationssystems »Kleinhirn«. Afferent: zum Archi- u. Paläozerebellum die Tractus vestibulo-, bulbo-, olivo-, nucleo-, reticulo-, tecto-, parolivo-, spinocerebellaris (ant. u. post.), vestibulofloccul., zum Neozerebellum Tr. cortico-ponto-, cortico-, olivocerebellaris; efferent: Tr. flocculo-vestibul., -reticul., -nuclearis, nodulovestibul., embolothalamicus, cerebellorubr., -tect.-olivaris bzw. Tr. dentatothalamicus, -tegmentalis.

Kleinhirn-Brückenwinkel: der oben von Brücke u. Brückenarm, unten von der Tonsilla cerebelli begrenzte Angulus pontocerebellaris seitlich der Medulla oblongata. Austrittsstelle der Hirnnerven VII, VIII u. des N. intermedius; eng benachbart den Hirnnerven IX, X u. XI. – Bei **K-B.tumor** (Akustikusneurinom, seltener Meningiom, Epidermoid, Cholesteatom, Neoplasmen von N. facialis, Trigeminuswurzel oder Felsenbein; im Rö.bild Erweiterung des Porus acust. int., Destruktion der Pyramidenspitze, Verlagerung des Aquädukt, Ausfüllung der Kleinhirn-Brückenwinkelzisterne) – ebenso wie bei örtl. Arachnitis – charakterist. **Syndrom**: Hörverlust (frühzeitig), herdseit. Vestibularisausfall, Schmerzen u. Sensibilitätsausfälle im Trigeminusbereich, gleichseit. periphere Fazialislähmung, Abduzenslähmung, später auch Kleinhirn- (Adiadochokinese, Hypotonie, Gangabweichung zur befallenen Seite) u. Pyramidenzeichen, kontralat. Reflexsteigerung.

Kleinhirndruckkonus: durch infratentoriellen Hirndruck (Blutung, sub- oder epidurales Hämatom) u. nachfolgende Hernia tonsillaris ausgelöster zerebellarer Druckkegel, mit Nackensteife, Zyanose, Benommenheit bis Bewußtseinsverlust, evtl. akutem Atemstillstand; evtl. auch Einklemmung von Oberwurm- u. Hemisphärenteilen im Tentoriumschlitz (= Hernia tentorialis).

Kleinhirn|entzündung, -enzephalitis: ↑ Zerebellitis. – **K.kerne**: ↑ Nucleus dentatus, fastigii, globosus u. emboliformis. – **K.mark**: die von den langen u. kurzen Assoziationsfasern (Girlanden- bzw. U-Fasern) u. den die Pedunculi cerebellares aufbauenden Projektionsfasern (einschl. Kommissurenfasern) gebildete weiße Substanz des Zerebellum. – **K.meningitis**: ↑ Meningitis serosa der hint. Schädelgrube; klin.: ↑ BÁRÁNY* Syndrom.

Kleinhirn|nystagmus: periodisch alternierender, rel. grobschläg. Nystagmus bei Kleinhirnprozeß, verstärkt beim Blick zur betroffenen Seite (»Rucknystagmus«), bei Führung des Blickes aus der Ruhestellung (mit Déviation conjugée von 10–30°) oft mit Intentionstremor der Hände (über den DEITERS* Kern funktionelle Verbindung von Kleinhirn u. Bogengangssystem mit dem Längsbündel). – **K.olive**: ↑ Nucleus dentatus. – **K.pyramide**: ↑ Pyramis vermis. – **K.-Pyramidenbahn**: ↑ Tractus corticocerebellaris.

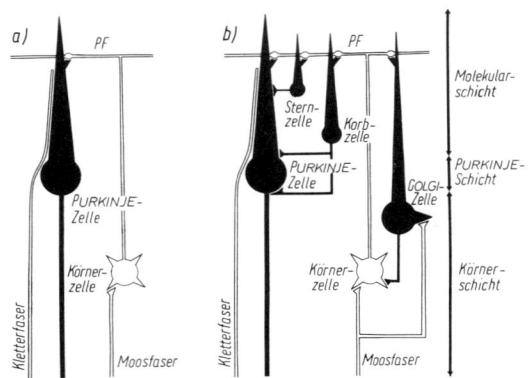

Neuronverschaltung im Cortex cerebelli, **a)** als einfachster, **b)** als komplexerer Funktionskreis (exzitatorische Elemente weiß, hemmende schwarz; Pf = Parallelfasern).

Kleinhirn|rinde: ↑ Cortex cerebelli; s.a. Abb. – **K.rindenatrophie, systemische**: ↑ THOMAS* Syndrom; s.a. K.atrophie.

Kleinhirn|schenkel: ↑ Crus cerebelli. – **K.schwindel**: zerebellarer ↑ Schwindel. – **K.-Seitenstrangbahn**: ↑ Tractus spinocerebellaris posterior. – **K.-Seitenstrangsystem**: afferentes Fasersystem im Dienste der Tiefensensibilität, das dem Vermis cerebelli Erregungen aus Muskeln u. Gelenken zuleitet; bestehend aus Tractus spinocerebell. post. (FLECHSIG) u. ant. (GOWERS) sowie deren Fortsetzung in Pedunculus cerebellaris inferior u. Brachia conjunctiva. – **K.sichel**: ⁄ Falx cerebelli. – **K.stiel**: ⁄ Pedunculus cerebellaris.

Kleinhirn|syndrom: als K.wurm-Sy. (= medianes K.s., paläozerebelläres oder ⁄ Mittellinien-Sy.; meist Unterwurm-Sy., mit Ataxie von Rumpf u. Beinen, Falltendenz nach vorn oder hinten), **K.hemisphären-Sy.** (= lat. K.s., neozerebelläres Sy.; homolat. Störung von Adiadochokinese, Metrie u. Tonus; bei Massen u. Einzelbewegungen Abweichen zur Herdseite) oder **K.vorderlappen-Sy.** (deutlich auf eine Körperregion beschränkte Ataxie, zerebelläre Sprachstörung); entweder erworben (traumat. oder entzündl. = GOLDSTEIN*-REICHMANN*: Syndrom) oder aber konnatal (Aplasie, Defekt, Mißbildung) u. dann mit typ. Symptn.: zerebellare Ataxie, z. T. auch Pyramidenzeichen, Nystagmus, Head-drop-Sympt., Hypertonie der unt. Extremitäten, Hyperkinesen, Schluckstörungen, Entwicklungsrückstand, Verdikkung der Hinterhauptsschuppe, Kleinhirnatrophie, Veränderungen am 4. Ventrikel, Erweiterung der Cisterna interpeduncularis u. der Cella media; langsame Besserung durch Entwicklung der Großhirnfunktionen. – s. a. K.zeichen, Syndrom der hint. Schädelgrube, LOUIS=BAR*, LUCIANI*, (PIERRE) MARIE*, HERTWIG-MAGENDIE* Syndrom.

Kleinhirn|tonsillen: ⁄ Tonsillae cerebelli; s. a. Hernia tonsillaris, K.druckkonus. – **K.tremor**: rel. grobschläg. Tremor bei Zerebellarschädigung, im allg. nur bei akt. Innervation auftretend, bei Zielbewegungen häufig als Intentionstremor; keine Besserung bei Augenschluß. – **K.tumoren**: bevorzugt bei Kindern – u. dann häufiger als im Großhirn – auftretendes Medullo-, Hämangio-, Spongioblastom, Ganglioneuroma myelinicum (»Purkinjeom«) oder Karzinommetastase; Sympte.: Hirndruckzeichen, Nacken-Hinterkopfschmerz; bei Sitz im Vermis Rumpfataxie, bei Sitz in der Hemisphäre herdseit. Gliedataxie, Fall- u. Abweichtendenz.

Kleinhirnwurm: ⁄ Vermis cerebelli; s. a. K.syndrom. – **K.syndrom**: zerebelläres ⁄ Mittelliniensyndrom; s.a. Kleinhirnsyndrom (medianes).

Kleinhirn|zeichen: klin. Sympte. bei Erkr. des Zerebellums u. seiner Bahnen: Koordinationsstörungen (Ataxie, Gleichgewichtsstörung, Adiadochokinese, Hypermetrie), Muskelhypotonie (Überstreckbarkeit der Gelenke, fehlendes Rebound-Phänomen, gestörte Schwereempfindung, Abweichreaktionen zur Herdseite, abnorme Stütz-, Halte-, u. Stellreflexe), Hyper- u. Akinesen (Intentionstremor, »K.katalepsie«, choreat. Hyperkinesen); s. a. K.syndrom.

Kleinkindalter: das Kindesalter vom 2.–6. Lj. (d. h. zwischen Säuglings- u. Schulalter), gekennzeichnet durch Verlangsamung der körperl. u. rasche Zunahme der psychomotor. Entwicklung: intensive Kommunikation mit der Umwelt durch freies Gehen u. Erlernen des Sprechens, Erwachen des Ich-Bewußtseins (ab 3. Lj., in Ergänzung zum Gegenstandsbewußtsein; Höhepunkt in 1. Trotzphase), »Phase der irrealen Phantastik« (Spielen als wichtigster Ausdruck). Schlafbedürfnis 13 ½ – 11 ½ Std. (einschl. Mittagsschlaf).

Kleinkindertest: der BÜHLER*-HETZER* Test (für 1.–5. Lj.) zur Verhaltensdifferenzierung (sinnl. Rezeption, Körperbeherrschung u. Motorik, sozialer Kontakt etc.); s.a. Weltspiel. – Ähnlich der GESELL* K.

Kleinkindkrämpfe: s. u. infantile ⁄ Epilepsie, Blitz-Nick-Salaam-Krämpfe, WEST* Syndrom.

Kleinkind-Megaloblastenanämie: ⁄ GERBASI* Anämie.

Kleinklima: ⁄ Mesoklima. – Weniger korrekt auch für ⁄ Mikroklima (»Kleinstklima«).

Klein|mutation: (E. BAUR 1924) M., die nur geringfügige Auswirkungen auf den Phänotyp des homozygoten Trägers hat u. keine deutl. Senkung von Vitalität oder Fertilität verursacht. – **K.niere**: path ⁄ Nierenhypoplasie. – Auch Bez. für die kleindimensionierte künstl. Niere (⁄ Kapillarniere).

Kleinraumbestrahlung: Verfahren der Strahlenther., bei der durchstrahlter Raum u. damit Volumendosis möglichst klein gehalten werden; i. e. S. die intravaginale Anw. des Körperhöhlenrohrs (MARTIUS; s. a. Göttinger Methode) bzw. die CHAOUL* Nahbestrahlung.

Kleinschmidt* Drüsen (AUGUST KL., geb. 1818, dt. Arzt): ⁄ Glandulae conjunctivales.

Kleinschmidt* Plastik (OTTO KL., geb. 1880, Chirurg, Wiesbaden): Defektdeckung nach Mammaamputation durch großen, axillär gestielten, am freien Ende kranialwärts eingeschlagenen (»aufgerichteten«) Hautlappen; Deckung des sek. Hautdefekts durch Bauchhaut-Verschiebelappen (mit BUROW* Dreieck).

Kleinschmidt* (HANS KL., geb. 1885, Pädiater, Göttingen) **Nahrung**: päd ⁄ Buttermilcheinbrenne. – **Kl.* Syndrom**: Haemophilus-influenzae-Infektion beim Kind mit bes. klin. Verlaufsform: Beginn mit Fieber, Halsschmerzen, Nackensteifigkeit; nach kurzer Zeit Trachealstenose, Perikarditis, Pleuritis, häufig eitr. Meningitis; Prognose dubiös, v. a. bei Hirnhautbeteiligung.

Kleinstklima: ⁄ Mikroklima.

Kleinwuchs, Mikrosomie: alimentär, neurohormonal oder genetisch (= **primordialer K.**) bedingter ⁄ Minderwuchs mit Längenalter unter der Perzentile P_{10}, d. h. mit Unterschreiten des chronologischen Alters um 20–40%; oder nach DE RUDDER mit Standardabweichung 1–3 σ vom Altersdurchschnitt; vgl. Zwergwuchs, s. a. Infantilismus. – **Ovarialer K.** (Endgröße < 140 cm) z. B. bei – östrogenbildendem – Granulosa-Thekazelltumor, mit Pubertas praecox u. prämaturem Schluß der Epiphysenfugen (K.formen beim TURNER* Syndrom etc. nicht ovariell, sondern genetisch bedingt!).

Kleinzehe: Digitus minimus pedis. – **Kleinzehenreflex**: ⁄ PUUSEPP* Reflex.

kleinzystische Degeneration: Parenchymschwund mit Ausbildung kleiner Zysten, z. B. in der Schilddrüse; i. e. S. die polyzyst. Umwandlung der Eierstöcke mit multiplen, kleinen Retentionszysten (mit typ. Cumulus oophorus, mit oder ohne epitheliale Wandauskleidung) nach Oophoritis, bei Uterusmyomatose oder infolge Hyperluteinisation beim STEIN*-LEVENTHAL* Syndrom.

Kleis...: Wortteil »Schlüsselbein«; ⁄ Kleid(o)....

Kleister|auswurf: hochvisköses, klebr., weißl.-farbloses oder graues Sputum bei Bronchitis sicca u. Asthma bronchiale. – **K.verband**: s. u. Stärkebinde.

Klemm* Tetanus (PAUL KL., 1861–1921, Chirurg, Riga): ⁄ Tetanus facialis.

Klemm* Zeichen: *röntg* Gasansammlung in der Ileozäkalgegend – u. entsprechende Tympanie – bei chron. Appendizitis.

Klemme: *chir* fixierendes, hin- oder weghaltendes Op.instrument (meist zangenart, sperrbar, hart- oder weichfassend); Branchen gerade oder gebogen bzw. abgeknickt (kniegebogen), glatt oder gerieft, spitz oder halbrund, auch mit ein- oder mehrzink. Greifspitze (= Haken- oder Faßzange), Ring, Löffel etc.; als Tuch-, Gefäß-, Branchen-, Nierenstiel-, Magen-, Darm-, Moskito-, Scheidenverschluß-, Parametrien-, Appendix-, Pylorusquetsch-, Penis-, Pulmonalisklemme. Modelle nach KOCHER, PÉAN, ALLIS, DUVAL, MUSEUX(-COLLIN), MIKULICZ, BABCOCK, HALSTED, HÖPFNER, POTTS u. a.; s. a. Klemmzange.

Klemm|naht: *chir* ↑ Klammernaht. – **K.zange**: bes. kräft., stumpfe oder scharfe Klemme zur Massenquetschung von Gewebe mit Abklemmen größerer Blutgefäße; z. B. Parametrienklemme.

Klemperer* (GEORG KL., 1865–1946, dt. Arzt) **Krankheit**: ↑ BANTI* Krankheit. – **Kl.* Magenfunktionsprobe**: Bestg. der Magenentleerung durch Instillation von 100 ml Olivenöl in den leergesaugten Magen u. Messen des 2-Std.-Restes (normal max. 20 bis 40 ml Öl) durch Sondenaspiration.

Klepto|manie: triebhaftes, vom Besitzwert des Objektes oft unabhäng. Stehlen, wobei dem Delikt im allg. eine psych. Auseinandersetzung zwischen dem – stets obliegenden – Stehlwunsch u. der rationalen Persönlichkeit vorangeht. – **K.phobie**: krankhafte Angst, bestohlen zu werden oder selbst zu stehlen.

Kles(e)asthenie: durch Überbeanspruchung bedingte ↑ Phonasthenie der Rufstimme.

Klestadt* Zysten (WALTER KL., geb. 1883, dtsch. Otorhinologe): schleimgefüllte Zysten im harten Gaumen, entstanden in der nicht durch Mesenchym ersetzten Epithelplatte zwischen Riechgrube bzw. -sack u. OK-Fortsatz. Durchbruch in Nasen- oder Mundhöhle möglich.

Klett* Reaktion: (1900) Indikannachweis (Blaufärbung) im Harn durch Zusetzen von 25%ig. HCl u. eines Ammoniumpersulfatkristalls.

Klettenzelle: *hämat* ↑ Burr cell.

Kletter|fasern: *anat* an den Dendriten der PURKINJE* Zellen des Kleinhirns aufsteigende u. endende Neuriten, die wahrsch. der Vestibularis- oder der Brücken-Kleinhirnbahn angehören; s. a. Abb. »Cortex cerebelli«, »Kleinhirn«. – **K.fuß**: *orthop* ↑ Abb. »Pes«. – **K.haken**: *chir* scharfer Zweizinkerhaken mit spatelförm. Blatt zum schrittweisen Vorziehen des darzustellenden Gebildes, z. B. des Uterus bei vaginaler Korpusamputation; auch als Fistelhaken (SIMON, ULRICH u. a.). – **K.kurve**: ↑ Abb. »Azidiätskurve«; v. a. bei Duodenalgeschwür. – **K.naht**: *chir* schrittweises Anlegen von Einzelknopfnähten als Haltefäden bei fortschreitender Darstg. eines Organs. – **K.puls**: stufenförm. Anstieg der Pulsfrequenz, z. B. als ↑ MAHLER* Zeichen.

Kletter|test (Kaltenbach*-Klepzig*): hämodynam. Funktionsprüfung mit dosierter Belastung des Herzens an der **K.stufe** (um jeweils 5 cm verstellbares Trittbrett an kleiner Sprossenwand, mit auf Kopfhöhe einstellbarem Anschlag), die im Takt eines Metronoms alternierend mit dem re. u. li. Bein erstiegen werden muß.

Klick: *kard* ↑ Click.

Kligler* Agar (ISRAEL J. KL., 1889–1943, Bakteriologe, New York): »Eisen-Agar« zur Prüfung der Laktose- u. Dextrosefermentation u. zum H_2S-Nachweis (Schrägagar u. tiefe Stichkultur; mit Phenolsulfonphthalein als Indikator). Zus.: RUSSELL* Zwei- oder KRUMWIEDE* Dreizuckeragar mit Zusatz von Natriumthiosulfat (5‰) u. Eisenammoniumzitrat (0,5‰) bzw. Natriumsulfat (0,3‰) und Eisen-(II)-sulfat (0,2‰). – Ebenfalls für TPE-Diagnostik **Kl.* Nährbodenpulver** (Difco) mit Harnstoffzusatz. – Ferner **Kl.* Lösung** (mit physiol. NaCl-Lsg. 2:1 versetztes Pferde- oder Kaninchenserum mit Zusatz von 10%ig. Pepton) als Nährsubstrat für Borrelien.

Klima* Zelle (RUDOLF KL., geb. 1896, Hämatologe, Wien): Vorstufe der STERNBERG* Riesenzelle bei Lymphogranulomatose; groß, rund bis ovalär, mit grobnetz. Chromatinstruktur u. großen, dunkelblau bis violett gefärbten Nukleolen.

Klima: Gesamtheit der meteorologischen Erscheinungen (»K.elemente«), die den mittl. Zustand der Atmosphäre an irgendeiner Stelle der Erdoberfläche in einem gegebenen Zeitraum charakterisieren; i. w. S. (A. v. HUMBOLDT) »alle Veränderungen in der Atmosphäre, die unsere Organe merklich affizieren...«. Als **kontinentales K.** (durch die Einflüsse größerer Landmassen geprägt) mit Tendenz zu großen Temp.gegensätzen im Tages- u. Jahresablauf u. zu unterdurchschnittlich feuchter Luft; als **maritimes K.** (vom Einfluß des Meeres wesentlich geprägt) mit gemilderten Temp.gegensätzen des Jahres- u. Tageszeiten bei überdurchschnittl. Luftfeuchte u. -bewegung (daher günst. Küsten- u. Insellagen für Heliother. bes. geeignet); als **subtrop.** oder **warmgemäßigtes K.** das zwischen 20. u. 43. Breitengrad, mit jahreszeitl. Unterschieden, untergliedert z. B. in **mediterranes K.** (feuchte Winter u. trockene Sommer), Halbwüsten- u. Wüsten-K. (ohne Niederschläge), Steppen-, Grasland-K.; als **trop. K.** (zwischen etwa 20° nördlich u. 25° südlich des Äquators) mit geringen oder fehlenden jahreszeitl. Temp.unterschieden, unterteilt in trop. Regenklima, wechselfeuchtes Tropenklima u. trop. Wüstenklima. – Ferner das **künstl. K.** mittels ↑ Klimaanlage. – »**K.elemente**« heißen die einschläg. Zustands- oder Meßgrößen wie Lufttemp., rel. Luftfeuchte, Wind (als Einzelelemente), Abkühlungsgröße (als komplexes K.element), »**K.faktoren**« die Gestaltungs- oder Einflußgrößen wie Bodenbeschaffenheit, Höhenlage, geograph. Position, Entfernung zum Meer; s. a. klimat. ↑ Reizfaktoren.

Klima|allergene: allergene Bestandteile (»Miasmen«) des Aeroplanktons, z. B. Schimmelpilzsporen, Pollen. – **K.anlage**: Lüftungsanlage mit selbstregelnder Einhaltung der gewünschten Temp. u. Feuchtigkeit der Raumluft (z. B. als Behaglichkeitsklima), u. zwar unabhängig vom Wetter, von Raumbesetzung etc. – **K.heilkunde**: s. u. Klimatherapie. – **K.kammer**: Raum (Kabine), in dem die künstliche Veränderung einzelner oder mehrerer K.elemente möglich ist, meist als Luftdruckverminderung entsprechend einer Höhe bis zu 2 500 m ü. N. N., oft kombiniert mit UV-Bestrahlung. Therap. Anw. im allg. < 1 Std. (Ausnützung kurzfristiger physiol. Umstellungsreaktionen, v. a. bei Keuchhusten u. Asthma bronchiale; s. a. Klimatherapie.

klimakterisch: in den Wechseljahren auftretend, mit dem ↑ Klimakterium zusammenhängend, z. B. **k. Psychose** (↑ Involutionspsychose).

Klimakterium, Klimax: die Übergangsphase von der Geschlechtsreife zum Senium, i. e. S. die bei der ♀ bis zur Menopause (bzw. deren einjähr. Bestehen). **Physiol.** (»natürl.«) K. zwischen 40. u. 50. Lj., aber auch vorzeitig (= **Climacterium praecox**, 25.–35. Lj.) oder stark verzögert (= **Climax tarda**). Sympte. infolge Störung des endokrinen Gleichgew. (Wegfall der Follikelreifung, Fehlen der Bremswirkung auf den HVL, vermehrte FSH-Produktion) u. resultierender Labilität des autonomen NS: unregelmäß. Blutungen, Hitzewallungen, Stimmungswechsel u. Depressionen, Schlafstörungen, Tachykardie, Dyspareunie, Pruritus vulvae, Osteoporose; s. a. Menopausesyndrom. – Beim **künstl.** oder **induzierten K.** (durch op. oder Strahlenkastration) neben den typ. vasomotor. Symptn. v. a. erhebl. psych. Störungen, z. T. auch schwere somat. Veränderungen (Schrumpfung des Genitale, Dyspareunie, Arthropathien, Osteoporose). – Als umstrittener Begr. **Climacterium virile**, die im 45.–60. Lj. infolge Rückganges der gonadalen Hormonproduktion (Verringerung u. Degeneration der LEYDIG* Zellen, FSH-Anstieg; »Andropause«) einsetzenden »Wechseljahre des Mannes«, mit komplexen, z. T. neurasthen. Symptn.: vegetat. Labilität, Psychasthenie, Herz- u. Kreislaufbeschwerden, Rückgang von Potenz u. Libido. Objektivierbar nur ein »männl.-klimakt. Syndrom« (NIKOLEWSKI) bei Ejakulat-Vol. < 1,5 ml, mit Fruktose-Werten < 1 200 µg/ml u. vermind. Phosphatase-Aktivität.

Klimakurort: Kurort mit therapeutisch anwendbarem, von schädigenden Einwirkungen (Luftverunreinigung, Nebel, Schwüle) freiem Klima sowie mit ausreichenden Einrichtungen zur Durchführung ärztlich verordneter u. überwachter Klimakuren (z. B. für Tbk in geschützten Höhenlagen, Ekzem im Hochgebirge, kindl. Bronchialasthma im Meeresklima, ferner zur Gesundheitsvorsorge). Als K. gelten (gem. Deutschem Bäderverband): heilklimat. Kurort, Luftkurort u. – mit Einschränkungen – Erholungsort.

Kliman*-Peterson* Methode: (1960) selektive, quant. Aldosteron-Bestg. in biol. Extrakten (einige ml Plasma oder Urin) durch Behandlung mit ^{3}H-Azetanhydrid (quant. Überführen in ^{3}H-Aldosterondiazetat) u. Versetzen mit ^{14}C-Aldosterondiazetat; nach chromatograph. Reinigung ergeben ^{14}C-Werte die Verluste bei Reinigung, ^{3}H-Werte die Aldosteronmenge im ursprüngl. Extrakt.

Klima|reaktion: bei Wechsel des klimat. Milieus eintretende Umstellung vegetativer Funktionen, evtl. mit Störungen des Allg.befindens (Schlaflosigkeit, Kopfschmerzen etc.) oder mit Verschlimmerung von Krankhtn.; erstmals meist zwischen 3. u. 7. Tag, oft mit 4 bis 14 Tg. Abstand von weiteren reaktiven Phasen gefolgt (bis zur Adaptation nach mind. 3 Wo.). – **K.therapie**: langzeit. Anw. bestimmter K.eigenschaften, z. B. Entfernung aus Heimatklima zur Vermeidung schädlicher Einflüsse (Luftverunreinigungen Allergene, Wärmestau), Förderung der Rekonvaleszenz in Schonklima (↑ K.kurort), Umstimmung oder Abhärtung durch progrediente Beanspruchung des Wärmehaushalts. Typ. Verfahren: Freiluftliegekur, Bewegungs- u. Terrainkur, Heliotherapie. – Auch inkorrekt für die rel. kurzfrist. Ther. in der ↑ K.kammer; s. a. Klimatisierung.

Klimatik: ↑ Bioklimatik.

Klimatisierung: künstl. Einstellung wesentlicher Klimaelemente (Lufttemp. u. -feuchte, evtl. Luftdruck, Strahlungsbedingungen, luftelektr. Milieu) auf konstante oder programmiert veränderl. Werte (↑ Klimaanlage), z. B. zur Herstg. eines der Heilung förderl. Raumklimas (z. B. Austrocknung oder Feuchthaltung der Atemwege), zur Fernhaltung belastender Klimasituationen (in Op.saal, Intensivstation etc.).

Klimato|biologie: ↑ Bioklimatologie. – **K.therapie**: ↑ Klimatherapie.

Klimax: ↑ Klimakterium.

Klimmer*-Schönberg* Bouillon (MARTIN KL., geb. 1873, Bakteriologe, Dresden, Leipzig): auf pH 7,1–7,2 eingestelltes Substrat (Fleischwasser, Pepton WITTE, Natriumphosphat u. -hippurat, Dextrose) zum Nachweis der Hippursäurespaltung.

Kline*(-Young*) Test (BENJAMIN SCHOENBRUN KL., geb. 1886, Pathologe, Cleveland/Ohio): (1926) auf dem Nachweis flockender Lipoid-AK basierender hochempfindl. Objektträgertest auf Syphilis; Mischen von 0,05 ml Untersuchungsmaterial (möglichst inaktiviert) mit 1 Kapillartropfen AG (Kardiolipin-Lezithin-Gemisch) im Paraffinring, Ablesen nach 5 Min. (120fache Vergrößerung).

Klinefelter*-Reifenstein*-Albright* Syndrom, puberales Versagen der Tubuli seminiferi: (ALTMANN 1895, BERBLINGER 1934, K.-R.-A. 1934) prim., hypergonadotroper Hypogonadismus des ♂ mit Manifestation im Pubertätsalter; Urs.: XXY- oder XXXY-gonosomale-Trisomie durch Nondisjunction (chromatinpositiv; pathogenet. Bedeutung des Antigens Xg^a?). Sympte.: meist eunuchoidaler Habitus, Testishypoplasie mit Sklerohyalinose der Tubuli, Azoo-Oligospermie (Sterilität), fehlende Brust-, Achsel- u. Bartbehaarung, Haargrenzen vom ♀ Typ; erhöhte Gonadotropin-, erniedrigte Testosteron- u. 17-Ketosteroidwerte; evtl. endokrines Psychosyndrom bis zur Oligophrenie; s. a. Tab. »Intersexualität«, Abb. »Eunuchoidismus«, GRUMBACH* Dysplasie; vgl. KLOTZ* Syndrom.

Klingelbeutelform des Schädels: röntg auf der Schwangerschaftsaufnahme die durch Zusammenrücken der Schädelknochen bedingte »Spitzform« als Zeichen des intrauterinen Fruchttodes (↑ Abb. »Schädelzeichen«).

Klingelknopf|form: urol ↑ Malakoplakie. – **K.griff**: zur Reponierung einer Paraphimose (nach Entödematisierung) Fassen des Penisendes zwischen 2. u. 3. Finger u. Zurückdrücken des Glans durch die Präputialöffnung mit dem Daumen. – **K.phänomen**: tiefe Eindrückbarkeit weicher Fibrome in die Haut mit spontaner Wiederherstellung der ursprüngl. Vorwölbung; z. B. bei Neurofibromatose, Anetodermie.

Klinger*-Churg* Syndrom: ↑ WEGENER* Granulomatose.

Klinik: 1) Krankenhaus mit bes. hochwert. apparativer u. personeller Ausstattung, i. e. S. die Universitätsklinik. 2) die klin. Charakteristika (Sympte., Verlauf etc.) einer Krankheit. – 3) die 2. Hälfte des Medizinstudiums (nach Ärztl. Vorprüfung; im Ggs. zur Vorklinik).

klinisch: die ↑ Klinik betreffend; z. B. **k. Diagnosenschlüssel** (»KDS«, IMMICH 1966; unter Verw. von

klinische Medizin

5stell. Zahlenkombinationen, mit Gegenüberstellung des ICD), die **k. Medizin** (patientenbezogene Ausübung der Heilkunde einschl. klin. Grundlagenforschung), **k. Pathologie** (vergleichende Gegenüberstellung der klin. Sympte. u. des anatomisch faßbaren Substrats), **k. Psychologie** (angewandte Psychologie, die sich mit Verhaltensänderungen des kranken Menschen, Diagnose u. Ther. psychischer Fehlhaltungen u. einschläg. Rehabilitationsfragen befaßt).

Klinner* Anastomose: *chir* künstl. Ductus Botalli durch Vereinigung der A. subclavia mit der A. pulm. unter Zwischenschaltung einer Kunststoff-Gefäßprothese.

klino...: Wortteil 1) »Bett«, 2) »Klinik«, »klinisch«, 3) »Proc. clinoideus«, 4) Abknickung, Verbiegung. – s. a. Clino....

Klino|daktylie: ossär bedingte seitl.-winklige Abknickung eines Fingerglieds (= **K.phalangie**, u. zwar als K.baso-, K.meso- u. K.telephalangie) oder aber eines Fingers (= Digitus varus bzw. valgus). Vork. als Verletzungsfolge oder aber – bds., oft symmetrisch – als angeb. Mißbildung (v. a. radiale Deviation des 4. u. 5. Fingers bei Brachymesophalangie). – **K.mobil:** ↑ Clinomobil. – **K.parietallinie:** (CHASE u. TAVERAS 1963) *röntg* Gerade zwischen Proc. clinoideus ant. u. dem Ende der A. gyri angul.; wichtig für die Diagnostik der Cerebri-media-Gefäßgruppe bei der Karotisangiographie. – **K.phalangie:** s. u. Klinodaktylie.

klinostatisches Syndrom: *gyn* ↑ Kava-Kompressionssyndrom.

Klino|telephalangie: s. u. Klinodaktylie. – **K.zephalie:** Formanomalie des Schädels mit querer sattelförm. Eindellung (evtl. nur extremer Abflachung) infolge vorzeit. Synostose der Sutura sphenopariet. (evtl. auch S. sphenosquamosa).

Klip(p): *chir* ↑ Clip.

Klippel* (MAURICE KL., 1858–1942, Neurologe, Paris) **-Feil* Syndrom:** (HUTCHINSON 1893, KL.-F. 1912) fam., dominant erbl. (?) Dysrhaphie mit »Kurzhals« (»Froschhals«, »homme sans cou«) infolge frühembryonaler Verschmelzung von Halswirbeln, evtl. mit Spaltbildung; ferner Tiefstand der Ohren u. Nackenhaargrenze, evtl. Schulterhochstand (= **Kl.* Deformität**), Rundrücken, Faßthorax u. weitere Skelettmißbildungen, Dentitions- u. Hörstörungen, Gaumenspalte. Klin.: Bewegungseinschränkung der HWS, migräneart. Kopfschmerzen, Parästhesien an Armen u. Händen, progressive spast. Paraplegie (»Pseudoparalyse«) mit Sphinkterstörungen, Arthropathia neurotrophica. – **Kl.*-Feldstein* Sy.:** (1913) fam.-erbl. »kraniomandibulofaziale Dysmorphie« mit übermäß. Dicke von Schädelknochen u. Schlüsselbein, vorspringendem Gesichtsprofil, Akro- oder Oxyzephalie, Brachydaktylie. – **Kl.*-Trenaunay* (-Weber) Sy.,** partieller angiektat. Gigantismus, Naevus osteohypertrophicus: (GEOFFROY SAINT HILAIRE 1832, KL.-TR. 1900, W. 1907) embryonale Entwicklungsstörung mit umschrieb. Riesenwuchs, meist einseit. flächenhaften Hämangiomen der Haut (v. a. Beine), varikösen Venektasien, Weichteil- u. Skeletthypertrophien; ferner Störungen der Hauttrophik u. Schweiß- u. Talgsekretion, Dermatosen, Ödeme. Evtl. nur als »Forme fruste« (näviform, avarikös). – **Kl.*-Weil* Zeichen:** reflektor. Beugen oder Einschlagen des Daumens bei pass. Streckung des 2.–5.

Fingers als Pyramidenzeichen; vgl. WARTENBERG* Reflex (1).

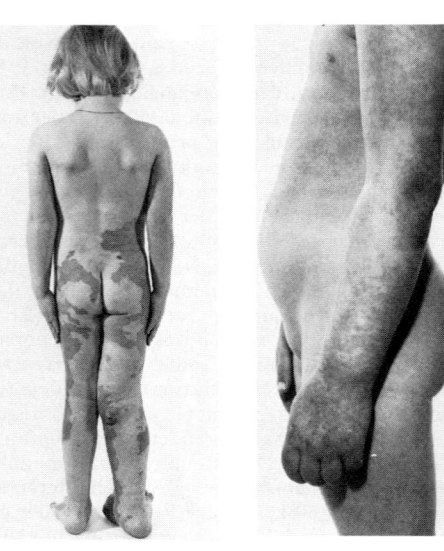

Klippel*-Trenaunay* Syndrom: plane Angiome, halbseitiger Nävus, Riesenwuchs des rechten Beines.

Klippung: *chir* Anw. von ↑ Clips.

Klistier, Klysma, (Darm-)Einlauf: peranales Einfüllen einer Flüssigkeit in den Mastdarm mittels Darmrohr (u. Irrigator) oder spez. **K.spritze** (Ballonspritze, z. B. nach HIGGINSON; vgl. Klysopomp) zum Abführen u. Erweichen des Darminhaltes (präop., vor Rektoskopie, Rö-Untersuchung; evtl. mit Zusatz laxierender Mittel wie Seife, NaCl), zur künstl. Ernährung oder zur Medikamentenapplikation (einschl. rektaler Narkose). Irrigatorhöhe ca. 0,5 m; Flüssigkeitsmenge (auch beim »hohen« [= höher vordringenden] Einlauf) ca. 100–200 ml, größere Mengen beim subaqualen ↑ Darmbad; s.a. Bleibeklistier, Heber-, Tropfeinlauf.

Klitoridektomie: op. Entfernung der Klitoris bei Neoplasma, Elephantiasis, Pseudohermaphroditismus femininus ext.; ferner als Initiationsritual bei der weibl. Beschneidung (Vord. Orient).

Klitoriomanie: ↑ Nymphomanie.

Klitoris: ↑ Clitoris.

Klitoris|hypertrophie: penisartige K.vergrößerung bei adrenogenit. Syndrom, NNR-Hyperplasie, hormonal akt. NN-Tumor, best. Intersextypen (↑ Tab. »Intersexualität«), virilisierendem Ovarialtumor. Ther.: evtl. op. »K.reduktion«, Klitoridektomie. – **K.karzinom:** Plattenepithel-Ca. als Lokalisationsform des Vulva-Ca.; klin.: frühzeitig starkes Brennen u. Jucken. – **K.krisen:** anfallsweise K.erektionen, evtl. mit Orgasmus u. vulvovaginaler Schleimabsonderung, bei beginnender Tabes dors. – **K.riß:** mit u. U. gefährl. Blutung einhergehender Einriß, z. B. als Pfählungsverletzung oder unter der Geburt.

Klitorismus: 1) ↑ K.hypertrophie. – 2) verlängerte, schmerzhafte Erektion der Klitoris. – 3) ↑ Tribadie.

Klivus: *anat* ↑ Clivus. – **K.kantensyndrom:** einseit. Mydriasis u. – später – partielle bis totale Okulomotoriusparese bei raumforderndem Prozeß an der

Schädelbasis. Pathomechanismus unklar (Kompression des Nervus III an der K.kante? Hirndruck?).

Kloake: 1) *anat* bei Amphibien, Vögeln etc. der gemeinsame Raum für die Einmündung von Enddarm u. Allantois; beim menschl. Embryo später durch Septum urorectale in Sinus urogenit. u. – dorsal – Enddarmanlage unterteilt. – 2) *path* eiterableitende Knochenfistel der / Totenlade.

Kloaken|bucht: *embryol* / Afterbucht; s. a. K.membran. – **K.höcker**: / Genitalhöcker. – **K.membran**: *embryol* vom Nabel bis zum Steiß reichende ekto-entodermale Epithelmembran, die die K.bucht u. den Sinus urogenit. von der Kloake trennt. Nach Einreißen Anschluß der K.bucht an den Enddarm bzw. Bildung des primitiven Urogenitalostiums. Einschläg. Entwicklungsstörungen führen z. B. zu Analatresie, Epi- u. Hypospadie. – **K.spalt, -gang**: *embryol* Lücke im Septum urorectale, durch die der vord. u. hint. K.abschnitt zunächst miteinander kommunizieren. Bei Persistenz Darm-Harnröhrenfistel.

Klobusitzky* Einheit (D. v. KL., zeitgen. Toxikologe, Sao Paulo): diejen. Aktivität einer gereinigten Fraktion des Giftes der Klapperschlange (Bothrops jararaca), die 5 ml Pferde-Oxalatblut bei 20–22° in 9–10 Min. zur vollständ. Gerinnung bringt.

Klöppelnaht: *chir* Einzelknopfnahtreihe, wobei die korrespondierenden Fadenenden zunächst in Klemmen gefaßt u. erst nach Anlegen aller Nähte verknotet werden.

Klon: (WEBER 1903) genetisch einheitl. Nachkommengruppe, die sich von einem Mutterorganismus durch vegetat. Vermehrung ableitet; z. B. / Zellklon; s. a. Selektionstheorie.

klonisch: mit ruckart. (»sakkadiertem«) Ablauf, einen / Klonus betreffend; z. B. **k. Krämpfe** infolge unkoordinierter Kontraktur aller oder einiger Körpermuskeln (als »k. Phase« Teilerscheinung des epilept. Anfalls; s. a. tonisch-klonische Krämpfe), **k. Tremor** (Muskelzuckungen in kurzen, regelmäß. Abständen beim myoklon. Syndrom u. bei der Epilepsia partialis continua).

Klonograph: (ROSSOLIMO) Apparat zur Aufzeichnung klonischer Krampfbewegungen u. Sehnenreflexe.

Klonorchiasis: / Clonorchiasis.

Klon-Selektion *immun* s. u. Selektionstheorie.

Klonus: durch raschen Dehnungsreiz auslösbare rhythm. Kontraktion von Muskelgruppen (/ klonisch), die sich über den monosynapt. (Eigen-)Reflexbogen selbst unterhält. Unerschöpfbarer (d. h. in Rhythmus u. Stärke konstanter) u. seitendifferenter erschöpfbarer K. gelten als Pyramidenbahnzeichen; s. a. Fuß-, Hand- u. Patellarklonus.

Klopf|massage: M.technik mit / Klopfungen. – **K.schall**: s. u. Perkussion. – **K.test**: *psych* (WHIPPLE) möglichst schnelles Klopfenlassen auf eine Unterlage zur Prüfung der manuellen Impulsgebung u. des psych. Tempos (z. B. zur Objektivierung einer Antriebshemmung). – s. a. GOLTZ* K.versuch. – **K.ton, systolischer**: *kard* / Gefäßton; s. a. DUROZIEZ* Geräusch, TRAUBE* Doppelton.

Klopfung, Tapotement: Grundhandgriff der Massage, indem mit der Ulnarkante der Hände bei gleichmäß. Rhythmus u. Druck geschlagen, geklopft u. gehackt wird (/ Hackung). Bewirkt starke Hyperämisierung,

Verschiebung von Gewebeflüssigkeiten, Tonisierung der getroffenen Muskeln.

Klopf|versuch: 1) *physiol* s. u. GOLTZ*. – 2) *psych* / Klopftest. – **K.zeichen**: *neurol* s. u. HOFFMANN*-TINEL*.

Klopp* Methode: *chir* (1951) li.seit. zervikale Ösophagostomie als Ernährungsfistel bei Unmöglichkeit oder Unverträglichkeit einer nasalen Sondenernährung. Ausleitung lat. des M. sternocleidomastoideus (d. h. ohne Alteration von A. carotis u. Halsnerven).

Klopper* Methode: (1956) quant. Pregnandiol-Bestg. im Harn durch doppelte Chromatographie nach vorheriger Säurehydrolyse.

Klose*-Vogt* Syndrom (HEINRICH KL., geb. 1879, Chirurg, Frankfurt, Danzig, Berlin): »Idiotia thymica«.

Kloßgefühl: / Globussyndrom.

Klostridien: / Clostridium.

Klotz* Syndrom (O. KL., 1878–1936, dtsch. Pathologe): Intersexualität bei ♀ Phänotyp u. ♂ chromosomalem Geschlecht; prim. Amenorrhö, Hypogenitalismus, häufig multiple Mißbildungen.

Klownismus: / Clownismus.

KLT: / Konzentrations-Leistungs-Test.

Klüver*(-Barrera*) Färbung: (1953) *histol* Markscheiden-Darstellung mit Luxol-Fast-Blue-MBS (in 95%ig. Alkohol, Zugabe von 10%ig. Essigsäure; 12 Std. bei 60°) u. Kernfärbung mit HARRIS*-Hämatoxylin.

Klüver*-Bucy*(-Terzian*) Syndrom (HEINRICH KL. u. P. C. BUCY, Neurologen, Chicago): (1937) nach Entfernen beider Temporallappen (einschl. Ammonshorn) beim Rhesusaffen Unfähigkeit des opt. u. taktilen Erkennens, extreme orale Tendenzen, sofort. Hinwendung zu neuen Reizen ohne ausdauernde Aufmerksamkeit, Zahmheit, Furchtlosigkeit, Hypersexualität. – Teilsymptomatik (v. a. orale Schablone) beim Menschen in Zusammenhang mit Hirnatrophie im Bereich der Ammonshörner (/ Temporallappensyndrom).

Kluge* Schwangerschaftszeichen (KARL ALEXANDER FERDINAND KL., 1782–1844, Chirurg, Berlin): / CHADWICK*-JACQUEMIER* Zeichen.

Klump(en)|niere: unförm., gefurchte Niere als Anomalie infolge fehlerhafter Rotation (abnorme Gefäßversorgung der Nierenanlage) oder aber als / Verschmelzungsniere; im Pyelogramm meist intrarenales Becken; Gefahr der Harnstauung (Infektion, Steinbildung). – **K.zelle**: *ophth* runde, große, stark pigmentierte Zelle im Irisstroma oder M. sphincter pupillae. – vgl. Clumping cells.

Klump|fuß, Pes equinovarus adductus (congenitus): angeb. (meist bds.; bei ♂ ♂ doppelt so häufig; Erbfehler oder intrauterine Belastungsdeformität), seltener erworb. (Weichteil- oder Gelenkerkr., v. a. spast. oder paralyt. Lähmungen) Inversionskontraktur des Fußes mit Spitzfußstellung im oberen Sprunggelenk, Varusstellung des Rückfußes, Adduktion des Vorfußes, hohlfußartig verstärkter Fußlängswölbung, verkürzten Sehnen von Tibialis ant. u. post., Atrophie der Wadenmuskulatur (»Streichholzwade«), Außenrotation des Ober- u. Innenrotation des Unterschenkels; s. a. Abb. »Pes«. Konservativ nur Frühestbe-

Klump|hand

handlung (manuelle Redression, Retention mit fixierenden Verbänden, redressierenden Apparaten, Nachtschienen) aussichtsreich; später muß plantigrade Auftrittsfläche durch gedeckten (Redressement forcé) oder offenen Eingriff (Arthrolyse, med. Fußrandentflechtung, Achillessehnenverlängerung) erreicht werden. – **K.hand**: die Seitenabweichungen der Hand gegen den Unterarm; meist angeboren bei Radius- bzw. Ulnafehlbildungen, häufig mit Begleitmißbildungen. – **K.hüfte**: ∕ Coxa vara.

Klumpke* Lähmung (AUGUSTA DÉJERINE=KLUMPKE, 1859–1927, Neurologin, Paris): s. u. Armplexuslähmung.

Klump|niere: ∕ Klumpenniere. – **K.zehe**: ∕ Hammerzehe; s. a. Krallenzehenplattfuß.

Klupanodonsäure: ungesättigte C_{22}-Fettsäure vom Linolsäuretyp (benannt nach der japan. Sardine Clupanodon); Vork. u. a. in Glyzerinphosphatiden des menschl. Gehirns u. im Dorschlebertran (ca. 10%; bewirkt den Fischgeruch).

Klupein: einfacher Eiweißkörper der Protamin-Gruppe (MG ca. 4. – 5.000) aus Samenzellen des Herings (Clupea harengus); reich an bas. Aminosäuren; bildet mit Insulin schwerlösl. (protahiert wirksames) Salz; Reagens auf prosthet. Enzymgruppen.

Klysma: ∕ Klistier.

Klysopomp: Ventilspritze (Gummiballon mit 2 Ansätzen zur Spülung von Hohlorganen; z. B. nach HIGGINSON (Darm, Scheide), BROICH (Nase).

Klystron: Elektronenröhre (Triftröhre mit Hohlraumresonatoren als Schwingkreise) zur Erzeugung, Verstärkung, Modulation u. Gleichrichtung von dm- u. cm-Wellen.

Klytämnestra-Komplex: (benannt nach der griech.-mythol. Gattin des Agamemnon) Begr. der Psychoanalyse für den unterdrückten Wunsch der Frau, den Ehemann zu töten u. einen seiner männl. Familienangehörigen zu heiraten.

KM: 1) Kontrastmittel. – 2) Kontraktionsmahlzeit. – 3) Kanamycin. – 4) Knochenmark.

Knaben|liebe: ∕ Päderastie. – **K.stimme, persistierende**: beim erwachsenen ♂ eine in Stimmlage, Klang u. Umfang dem Knabenalter entsprechende Stimme als funktionelle Störung (bei normal großem Kehlkopf u. fehlenden endokrinen Symptn.); vgl. Kastratenstimme. – **K.übersterblichkeit**: s. u. Kindersterblichkeit. – **K.wendigkeit**: ∕ Androtropie.

Knäuel|arterien: gyn ∕ Spiralarterien. – **K.drüsen**: ∕ Glandulae glomiformes. – **K.filarie (Afrikanische)**: ∕ Onchocerca volvulus. – **K.stadium**: zytol ∕ Spirem.

Knalltrauma: durch Staudruckwellen (mit beträchtl. hochfrequenten Spitzen) hervorgerufenes akutes akust. Trauma (c_5-Senke bis pantonaler Abfall) ohne wesentl. Läsion der schallzuleitenden Organe (leichte Trommelfellrötung im Kutisstreifen, evtl. feinste Membranblutungen). – Ähnl. Schädigung u. U. bei stumpfem Schädeltrauma durch ossale Schalleitung.

Knapp* Bougie: zur Geburtseinleitung extrachorial (ohne Blasensprengung) in den Uterus einzuführende flexible Metallbougie.

Knapp* (HERMANN JAKOB KN., 1832–1922, Ophthalmologe, Heidelberg, New York) **Gesetz**: Die Größe des Netzhautbildes entspricht der des emmetropen Auges, wenn vor einem achsenametropen Auge ein Korrektionsglas so lokalisiert wird, daß seine 2. Hauptebene mit dessen vord. Brennpunkt übereinstimmt. – **Kn.* Operation**: 1) Star-Op. ohne Iridektomie, mit seitl. Skleraschnitt unmittelbar hinter der Iris. – 2) Schiel-Op. durch Vorlagerung u. Raffen des zuständ. Muskels. – **Kn.*-Streifen**: pigmentierte, gefäßähnl. Linien als Reste einer Netzhautblutung.

Knapp* (KARL KN., dt. Chemiker, Ende 19. Jh.) **Glukosenachweis**: Nachweis reduzierender Zucker mit einer Quecksilbercyanid-NaOH-Lsg. u. Schwefelammon als Indikator (= **Kn.* Lösung**). – **Kn.* Magensäurebestimmung**: halbquant. Bestg. ätherlöslicher organ. Säuren im Magensaft durch Kolorimetrie des Ätherauszugs nach Fe^3-Zusatz.

Knapp*-Masshoff* Krankht.: ∕ Pseudotuberkulose.

Knarren: klin ∕ Crepitatio, BRIGHT* Knarren.

Knaus*(-Ogino*) Methode (HERMANN KN., 1892–1970, Gynäkologe, Graz, Prag, Wien; Kynsaku O., 1882–1975, japan. Gynäkologe): auf der Annahme einer Befruchtungsfähigkeit der Eizelle von 10 Std. u. der Spermien von 36 Std. sowie einer konstant vom 15. Zyklustag an 14 Tg. dauernden Corpus-luteum-Aktivität basierende Berechnung des Ovulationstermins (Periodizität ermittelt durch Basaltemp.-Messungen) u. damit der Konzeptionsfähigkeit (15. Tag sowie 3 Tage davor u. 1 Tag danach), die z. B. bei Zyklusdauer von 25–31 Tg. mit dem 7. Zyklustag beginnt (= 25 – 15 – 3) u. mit dem 17. endet (= 31 – 15 + 1). – s. a. Abb. »Basaltemperatur«.

Knebel* (RUDOLF KN., geb. 1896, Gynäkologe, Siegen) **Fingerhut**: geburtsh am Mittelfinger zu tragende Tasthilfe zur Messung der Conjugata vera. – **Kn.* Handgriff**: intra partum Umfassen des Uterusfundus mit der äußeren, Touchieren des vorangehenden Teils mit rektal eingeführtem Finger der anderen Hand; bei noch frei bewegl. Kopf bewirkt Druck gegen Stirn Nickbewegung (»Kopfnickerhandgriff«). – **Kn.* Symphysenpendeln**: in WALCHER* Hängelage extremes Beugen u. Spreizen oder Strecken u. Schließen der Beine (»Hoch-« bzw. »Tiefpendeln«) zur Erweiterung des Beckenmittel- bzw. Beckeneingangsraums für die Kopfeinstellung (Symphyse wandert am Kopf in die Höhe). Anw. auch bei Extraktion mit **Kn.* Drehgriffzange** (»Symphysenpendeln am trahierten Kopf«).

Kneif|massage: Abart des Knetens, wobei Haut u. hautnahe Gewebe etwas aus ihrem Lager herausgehoben u. gekniffen werden. Wirkt je nach Intensität u. Dauer tonisierend oder detonisierend. – **K.phänomen**: 1) hämat s. u. JÜRGENS*. – 2) physiol Abwandlg. des ∕ GOLTZ* Klopfversuches.

Kneipp* Anwendung (SEBASTIAN KN., 1821–1897, Pfarrer, Wörishofen): von KN. – oder später von **Kneippärzten** – angegebene Behandlungsform der Hydro-Thermotherapie, v. a. ∕ Waschung, Wickel (z. B. K.* Strümpfe bei entzündl. Unterschenkel-Fußkrankhn.), (Blitz-)Guß, Dusche, Bad, Dampf, Tau- u. Wassertreten. Meist im Rahmen einer **K.* Kur** in Kombin. mit dosierter Bewegungsbehandlung, spezif. Phytother., vorw. pflanzl. Diät u. sogen. Ordnungsther. unter psychosomat. Aspekten (v. a. als Abhärtungs- u. Vorbeugungskur sowie bei Herz- u. Kreislauf- u. »Zivilisationskrankhn.« in einem

Kneipp-Heilbad (z. B. Bergzabern, Berneck, Iburg, Lauterberg, Marienberg, Münstereifel, Wörishofen) oder **Kneipp-Kurort** (z. B. Aulendorf, Füssen-Faulenbach, Mölln, Oberstdorf, Villingen, Ziegenhagen).

Kneise* (OSKAR KN., 1875–1952, Urologe, Halle/Saale) **Blasenpfütze**: *röntg* ∤ Abrodilpfütze. – **Kn.*-Stolze* Methode**: Modifikation der COFFEY* Harnleiter-Darmanastomose durch Aufspalten des Ureterostoma in 2 Lippen, die mit isolierter Naht am Darm fixiert werden.

Knemidokoptes: Milben-Gattung, Erreger einer »Räude« bei Tier (»Kalkbeine« des Geflügels) u. Mensch (entzdl. Papeln an Händen u. Unterarmen).

Knetmassage, Knetung, Petrissage: hyperämisierender Grundhandgriff der Massage, indem die Weichteile (Muskeln u. a. Gewebe) etwas angehoben u. auf der Unterlage verschoben werden.

Kniaskoff* Methode: Nachweis tryptischer Aktivität im Stuhl (DD der zyst. Pankreasfibrose) anhand des Transparentwerdens der Gelatine eines belichteten u. entwickelten Filmstreifens nach Auftragen von Stuhlsuspenison u. Inkubation in der Feuchtkammer. – Ferner quant. Trypsin-Bestg. mit Kasein oder Hb als Substrat.

Knick der Persönlichkeit: auffäll., unerwartete Änderung des sozialen Verhaltens (Verlust an Aktivität, Zielsetzung, Affektivität) als – oft zunächst einziges, evtl. erst katamnestisch in seiner Bedeutung faßbares – Sympt. einer (subklin.) Schizophrenie.

Knick|bein: ∤ Genu valgum. – **K.bruch**: ∤ Infraktion; s. a. Grünholzfraktur.

Knick|fuß, Pes pronatus s. valgus: erworb. Fußfehlstellung mit Pronation des Rückfußes, Senkung des Fersenbeines, Plantarverlagerung u. Valgisierung des Sprungbeines; Vorstadium des ∤ K.-Plattfußes, v. a. im Kindesalter, infolge Insuffizienz des Stützapparates oder als Überlastungsschaden. Ther. wie bei Plattfuß; im Kindesalter Detorsionseinlagen (HOHMANN) u. Training der Rückfußsupination (z. B. im Zehenballenstand). – **K.-Hackenfuß**: 1) s. u. Hackenfuß. – 2) angeb. Fehlhaltung als intrauterine Belastungsdeformität; ausgleichbar durch Training der Plantarflektion, u. U. Redression mit Retention. – **K.-Plattfuß**, Pes planovalgus: 1) häuf., meist statisch bedingte Fußdeformität (Überlastungsschaden), deren Vollbild (Abflachung des Fußgewölbes, Spreizung des Mittelfußes) in den K.-Senk-Spreizfuß mündet. Ther. konservativ u. nur bei Beschwerden. – 2) angeb. Fußdeformität mit Steilstellung von Talus u. Kalkaneus, Dorsalverlagerung des Vorfußes im CHOPART* Gelenk, Konkavität des Fußrückens (»Schaukel-«, »Tintenlöscherfuß«); häufig Begleitmißbildungen. Frühbehandlung (meist operativ) erforderlich. – 3) muskulär-kontrakter »Lehrlingsplattfuß« infolge Änderung der Belastungsverhältnisse (Überdehnung der Bänder u. Gelenkkapseln, Überlastung der Muskeln u. Sehnen); entzündl. Reizzustand, der sich unter Ruhe u. Antiphlogistika zurückbildet (u. durch langsam gesteigerte Belastung, Teilentlastung durch Fußstützen etc. vermeidbar ist). – s. a. Abb. »Pes«.

Knickung, bajonettförmige: s. u. Bajonettfraktur. – **Knickungsfraktur**: ∤ Abknickungs-, Grünholzfraktur, Infraktion.

Knidarien, Cnidaria: *zool* Nesseltiere.

Knidosis: (HIPPOKRATES) Jucken, Brennen, Urtikaria.

Knie, Genu: 1) jede bog. Abknickung eines anat. Gebildes, z. B. äuß. u. inn. Fazialiskniе, K. des Geburtskanals (am Beckenboden mit Übergang in den aufsteigenden Muskelschlauch). – 2) die von Kniegelenk (∤ Articulatio genus) u. Kniescheibe (∤ Patella) gebildete Vorwölbung des distalen Oberschenkels. – **federndes** (schnellendes, schnappendes) **K.**: plötzl. federnde Hemmung des Kniegelenks mit ruckart. (evtl. hörbarer) Überwindung des Widerstandes; bei Meniskus-, Kreuzbandriß, Kapselschlaffheit, angeb. Tibiasubluxation etc.

Knieabsinktest: *neurol* in Rückenlage Anziehenlassen der auf einer glatten, gepuderten Unterlage aufliegenden Beine; bei latenter oder leichter Lähmung sinkt das betroff. Bein wieder ab (durch Wegziehen der Unterlage provozierbar).

Knie|beugereflex, Periostreflex des Kalkaneus (RAVA): durch dorsalseit. Schlag auf den Kalkaneus (bei rechtwinklig gebeugtem Knie u. Seitenlage), aber auch auf Tuberositas tibiae, Capitulum fibulae, Epicondylus femoris, Trochanter major oder Fußsohle auslösbarer Eigenreflex der Kniebeuger. Erlischt bei Tabes dors. oft früher als der PSR. – s. a. Bizeps-femoris-Reflex. – **K.bohrergang**: für bds. Genu valgum typ. Gang mit Aneinanderstoßen u. -reiben der Kniepartien.

Knie-Ellenbogenlage, Genukubital-, ∤ SIMS* Lage: Knien unter Vorwärtsbeugung u. Aufstützen auf die Unterarme; günstig für best. Untersuchungen (z. B. Douglaso-, Rektoskopie) u. Eingriffe. – Die noch stärker beugende **K.-Brustlage** dient z. B. zur Aufrichtung des graviden Uterus bei Retroversioflexio.

Kniegelenk: ∤ Articulatio genus; s. a. Genu, Gon... – **K.ankylose**: Gelenksteife durch Verwachsen der Knochen mit der Kapsel oder untereinander, u. zwar fibrös (extra- u. intraartikulär, mit Bindegewebseinbau in Gelenkspalt) oder ossär (nach destruierender Gonitis, meist ∤ Strecksteife). – **K.arthrodese**: op. Versteifung des Kniegelenks bei Schlottergelenk, poliomyelit. Lähmung, Arthrose etc.; entweder als – intraartikuläre – Anfrischungsarthrodese (mit Faden-, Draht-, Nagelfixierung, z. B. nach GOCHT, BÖHLER, GALLOWAY) oder durch Verriegelung (HIBBS, ROEREN), Bolzung, Spaneinpflanzung (DELAHAYE u. a.), als Druckarthrodese (CHARNLEY). – **K.arthrorise**: op. Anschlagsperre, z. B. durch Eintreiben eines Tibiaspans zwischen Tibiakopf u. Patella (MAYER-TAVERNIER). – **K.arthrotomie**, Gonarthrotomie: therapeut., seltener diagnost. (evtl. nur Stichinzision; ∤ K.punktion) op. Eröffnung des Kniegelenks, z. B. durch kaud. U-Schnitt (TEXTOR), lat. Bogenschnitt (KOCHER), transpatellaren Medianschnitt, schrägen bzw. S-förm. parapatellaren Schnitt (LANGENBECK-PAYR), Schrägschnitt (SCHAER); bei Eiterung auch kleine Inzisionen von hinten-med. u. -lat. (KROH).

Kniegelenk|dränage, innere: (LAEWEN, CHANDLER) Ableitung eines chron. Kniegelenkgusses in die Streckmuskulatur des Oberschenkels durch Inzision u. Spreizung des oberen Rezessus (nach parapatellarer Arthrotomie). – **K.entzündung**: ∤ Gonitis. – **K.erguß**: akute oder chron. – evtl. intermittierende – Exsudation ins Kniegelenk (s. a. Hämarthros) durch Trauma, Entzündung, Gelenkmaus etc., auch »sympathisch« bei gelenknahem Prozeß. Sympte.: Schmerzen, Schwellung (längs-oval, mit lat. u. kran.

Kniegelenk|fraktur

Wulstung), Fluktuation, Tanzen der Patella, Funktionshemmung. Diagnose durch Probepunktion. Ther.: Punktion, (inn.) Dränage, evtl. Synovektomie. – **K.fraktur**: das Kniegelenk einbeziehende Fraktur der dist. Femurepiphyse (auch als Epiphysiolyse), des Tibiakopfes (einschl. Eminentia intercondylica u. Tuberositas) oder der Patella. – **K.kontraktur**: Beuge-, Streck- oder Adduktionskontraktur im Kniegelenk, u. zwar dermatogen (Narbe), myogen (Narbe, troph. Störung, Inaktivität), neurogen (spastisch bei Spinalparalyse, Kompressionsmyelitis; paralytisch nach Poliomyelitis) oder arthrogen (Weichteilschrumpfung).

Knie(gelenk)luxation, Luxatio genus s. tibiae: meist erworb., vollständ. oder unvollständ., evtl. offene (»komplizierte«) Verrenkung des Schienbeins, u. zwar als Luxatio ant., post., lat. (medial- oder fibularwärts) oder als Rotationsluxation. Sympte.: federnde Gelenksperre, charakterist. Konturen (abnorme Stellung von Femurkondylen, Unterschenkelknochen u. Patella einschl. Sehne), Verlagerung der »Semi-Muskel«-Sehnen in die Kniekehle, ggf. Zeichen für Bänderläsionen u. Frakturen (v. a. Randbrüche), Gefäßrisse oder -kompressionen, Nervenläsion (N. peroneus). Ther.: Reposition in Allgemeinbetäubung (evtl. Op.). – Selten die **angeb. lat. (Sub-)Luxation** mit Genu recurvatum, Kapselerschlaffung, Verkürzung von Quadrizeps u. Tractus iliotib., evtl. Patellaaplasie.

Kniegelenk|punktion: diagnost. (Arthrographie, Probepunktion einschl. Biopsie) oder therapeut. (Ergußentfernung, Spülung, Instillation) Punktion unter streng asept. Kautelen (Kanüle, Trokart, evtl. Stichinzision) etwa 1 QF oberhalb der oberen lat. oder med. oder in Höhe der unteren lat. Patellarecke bei gestrecktem Knie oder (WITT) von vorn durch das Lig. patellae. Anschließend Kompressionverband, ggf. Nahtverschluß, Ruhigstellung. – **K.resektion**: partielle (= »sparsame«) bis totale (= »große«) Resektion (nach typ. ⨍ K.arthrotomie; mit nachfolgender Arthrodese), v. a. bei destruierendem Gelenkprozeß (Tbk, nicht beherrschbare Eiterung); ferner die sogen. intraartikuläre Resektionsosteotomie (HELFERICH) bei Ankylose in Beugestellung sowie die **K.toilette** (MAGNUSSON*; Entfernung von degenerierten Knorpelarealen, Osteophyten, freien Gelenkkörpern u. Patella) bei K.arthrose.

Kniegelenk|steife: ⨍ K.ankylose, -kontraktur. – Ferner die fibrös-muskuläre Strecksteife (PAYR) nach längerer Immobilisierung (Bewegungsrest max. 30°) durch Quadrizepsatrophie, Kapsel- u. Bänderschrumpfung, periartikuläre u. -tendinöse Schwielenbildung, Ankylosierung der Patella etc. – **K.tuberkulose**: ⨍ Gonitis tuberculosa.

Knieguß: kalter KNEIPP* Guß, der den Unterschenkel mit einem Wassermantel umhüllt. Vorwiegend therm. Effekt mit Rückwirkung auf Herz-Kreislauf.

Knie|-Hacken-Versuch: in Rückenlage u. bei geschlossenen Augen akt. Auflegen der Ferse des einen auf die Patella des anderen – gestreckten – Beines u. Rückführung in die Ruhelage als Taxie- u. Koordinationstest. – **K.höcker**: ⨍ Corpus geniculatum.

Kniekehle: ⨍ Fossa poplitea. – Ein **K.kehlen|abszeß** durch eitr. Einschmelzung regionaler LK kommt vor bei Zehen-Fußentzündung, Phlebitis, Osteomyelitis; ein **K.ganglion** (zyst. Erweiterung der Bursa des M. popliteus oder semimembranosus) hat stets Gelenkverbindung.

Knieküßphänomen: *neurol* bei meningealer Reizung (im Kindesalter) die Unmöglichkeit, das Knie an den Mund zu führen u. zu küssen.

Knie|lage: *geburtsh* rel. seltene ⨍ Beckenendlage, bei der die angewinkelten Beine vor dem Steiß liegen. – **K.phänomen, -reflex**: ⨍ Patellarsehnenreflex; s. a. GORDON* Reflex (2), ERB*-WESTPHAL* Zeichen.

Knies* Zeichen (MAX KN., Ophthalmologe, Freiburg): ungleichmäß. Pupillenerweiterung bei hyperthyreot. Exophthalmus.

Kniescheibe: ⨍ Patella; s. a. Patellar...

Kniescheiben|band: ⨍ Ligamentum patellae. – **K.fissur**: 1) Infraktion der Patella. – 2) ⨍ Patella partita. – **K.phänomen**: ⨍ Patellarklonus.

Knie|schlottergelenk: s. u. Schlottergelenk. – **K.sehnenreflex**: ⨍ Patellarsehnenreflex. – **K.seitenband**: Ligamentum collaterale fib. u. tib. – **K.stich**, Reitweh: Periostitis der Patella durch fehlerhafte Reithaltung oder zu enge Reithosen. – **K.versteifung**: ⨍ Kniegelenksteife, -arthrodese.

Kniest* Syndrom (WILH. KN., Pädiater, Naumburg/S.): (1952) autosomal-dominant (?) erbl., zu disproportioniertem Zwergwuchs führende spondylo-epi--metaphysäre Dysplasie; mit kurzem Rumpf, Platyspondylie u. Keilwirbeln, Kyphose u. Thoraxskoliose, verkürzten Extremitäten, Gelenkdysplasien; evtl. hochgradige Myopie. Ursächl. Metabolismusstörung noch unbekannt.

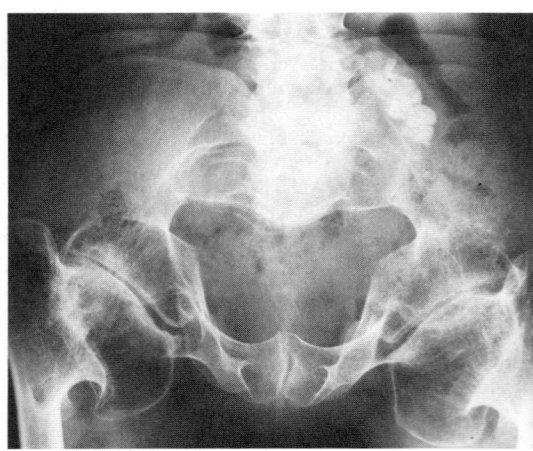

Kniest* Dysostose; hochgradige Becken- u. Hüftgelenkdeformierung bei 28jähriger.

Knipping* Apparat (HUGO WILHELM KN., geb. 1895, Internist, Köln, Düsseldorf): Gerät zur Bestg. des Stoffumsatzes in Ruhe (Grundumsatz) u. bei mäß. Arbeitsleistung; geschlossenes Kreislaufsystem mit O_2-gefülltem Spirometer (O_2-Verbrauch an Absinken der Glocke bzw. angeschlossenem Kymographen ablesbar), Umwälzpumpe für Atemluft, Waschflasche mit Kalilauge (für CO_2-Absorption; Bestg. des respirator. Quotienten).

Knips|biopsie: Gewebsentnahme mit stanzendem Zangeninstrument für die histol. Untersuchung. – **K.reflex**: ⨍ HOFFMANN* Reflex (1).

knismogen: Kitzelgefühl hervorrufend.

Knisterrasseln: *pulmon* sehr feinblas. Rasselgeräusche über Lungenfiltrationen als »Entfaltungsknistern« verklebter Alveolen; s. a. Crepitatio indux u. redux.

Knoblauch: ↑ Allium sativum.

Knochen: die festen, biegungselast. Teile des Skeletts (↑ Os, Ossa), unterschieden als lange oder Röhren-K. (der Gliedmaßen), kurze, würfel- oder zylinderförm. K. (Hand-, Fußwurzelknochen, WK), platte, breite K. (Hüft-, Brustbein, Schulterblatt, Schädeldach) sowie Mischformen (bes. am Schädel). Lagerstätte des blutbildenden KM; Ursprungs- u. Ansatzorte für die Skelettmuskeln. – Bildung als Bindegewebs- oder als Ersatz-K. (↑ Ossifikation); strukturell unterschieden als Bälkchen- u. als Lamellen-K., bd. bestehend aus Osteozyten u. Interzellularsubstanz (kollagene Fibrillen, Kittsubstanz, Kalksalze); s. a. Trajektorien.

Knochen|abbau: ↑ Osteoklasie, Osteolyse. – **K.abszeß**: eitrige Einschmelzung von Knochenmark (↑ Osteomyelitis) u./oder Spongiosa, seltener auch Kortex u. Periost (↑ Ostitis purulenta, Panaritium ossale subperiostaler ↑ Abszeß); i. e. S. der – abgekapselte – K.a. bei sklerosierender Osteomyelitis u. der ↑ BRODIE* Abszeß; s. a. K.sequester. – **K.alter**: ↑ Abb. »K.kerne«. – **K.atrophie**: »ossäre Atrophie«, die unter Verlust verkalkten K.gewebes (Matrix) zu einer Änderung der Makrostruktur führt (»quant. Regulationsstörung«), entweder bei erhaltener Gesamtform (↑ Osteoporose, sogen. Strukturatrophie, in der Spongiosa als Porosierung oder Rarefizierung, in der Kompakta als Spongiosierung) oder mit lokaler Defektbildung (↑ Osteolyse; sogen. Formatrophie, z. B. Karies, Usur, Kaverne). Erfolgt von außen oder von der Markhöhle her (= **kon-** bzw. **exzentr. K.a.**), u. zwar durch verminderte Regeneration oder durch vermehrten Abbau (= **hypoplast.** bzw. **resorptive K.a.**). – Als Sonderform die »**hypertroph. K.a.**«, das Ausheilungsbild einer **diffusen K.a.** (z. B. beim SUDECK* Syndrom) mit Wiederaufbau einzelner, funktionell bes. wichtiger Bälkchenzüge, die dann stärker als normal erscheinen.

Knochenasche-Test: s. u. Vitamin D.

Knochen|bank: Institution für die Herstg. u. Konservierung von Knochentransplantaten, v. a. aus infektionsfreien Menschen- (Leichenknochen, Amputations- oder Resektionsmaterial) u. Kälberknochen (s. a. Kieler Knochenspan). Gewinnung unter asept. Kautelen; Bildung von Standardtransplantaten (Kortikalisspan, Spongiosawürfel oder -stückchen, Keile, Bolzen etc.); Konservierung in steriler Doppelflasche durch Kühlschrank- oder Tiefkühlung (Trockeneis, nach Kälteschock von –22 bis –35° oder mehr, Dauertemp. –15°), Gefriertrocknung, Suspension in Merthiolat, Cialit etc., Extraktion mit Äthylendiamur. – **K.bildung**: ↑ Ossifikation; s.a. Knochenregeneration. – **K.biopsie**: Entnahme von Knochengewebe (meist Darmbeinkamm, seltener WK, Rippe, Tibia etc.) durch Osteotomie (Meißel, oszillierende Säge) oder Punktion (BARTELHEIMER* Punktionskanüle, BURCKHARDT* Gerät) für die histol. Untersuchung (entkalkt oder nicht entkalkt); v. a. zur DD kalzipenischer Osteopathien u. zur Klärung lokaler Prozesse. – Auch als K.markbiopsie (s. u. K.markpunktion).

Knochen-Boeck: die BOECK* Krankht. des Skeletts (↑ PERTHES*-JÜNGLING* Krankh.).

Knochen|bolzung: *chir* ↑ Bolzung. – **K.brand**: ↑ Knochenkaries. – **K.bruch**: ↑ Fraktur. – **K.brüchigkeit**, Fragilitas ossium: vermehrte Zerbrechlichkeit der Extremitätenknochen (s. a. pathol. ↑ Fraktur). Erworben als Osteoporosefolge, angeb. bei ↑ Osteogenesis imperfecta.

Knochen|diaphyse: ↑ Diaphysis. – **K.dysplasie**: ↑ Osteodysplasie. – **K.dystrophie**: die qual. Störungen der K.bildung mit pathol. Umbau der Strukturen (Mosaikstruktur, Osteoidbildung, Tunnellierung etc.); s. a. Osteodystrophie, -dysplasie.

Knochen|endotheliom: ↑ EWING* Sarkom. – **K.entwicklung**: ↑ Ossifikation. – **K.entzündung**: ↑ Ostitis, Osteomyelitis, Periostitis, Panaritium ossale. – **K.epiphyse**: ↑ Epiphysis; s. a. Epiphysen... . – **K.erweichung**: ↑ Osteomalazie, Halisterese.

Knochen|faktor: *radiol* Multiplikator, mit dem die nach Tabelle berechnete Dosis unter Berücksichtigung der rel. stärkeren Strahlenabsorption durch Knochen korrigiert wird; für konventionelle Rö-Strahlung z. B. 0,8. – **K.fibrillen**: ↑ Dentinfibrillen (EBNER). – **K.fibrom**: ↑ Osteofibrom, -fibrose. – **K.fissur**: Haar-, Sprung- oder Spaltbruch, d. h. unvollständ. Fraktur ohne Dislokation; symptomenarm (v. a. Schmerz, Schwellung), meist nur im Rö.bild oder an Gelenkerguß, Bewegungsbeschwerden etc. erkennbar. Oft in Kombination mit vollständ. Fraktur, v. a. im Schädelbereich u. an langen Röhrenknochen (Torsionsbruch). – **K.fixation**: artifizielle Befestigung von Knochenfragmenten (nach Trauma, Osteotomie) durch Verriegelung, Bolzung, Spantransplantation, Drahtnaht oder -spickung, Markdrahtung, Transfixation, Fixateur externe, Druckosteosynthese, Draht- oder Nagelextensionsverband, mit Krampen, Schrauben (evtl. unter Verw. von Laschen, Platten, Stäben), Nägeln; s. a. Osteosynthese, Frakturnagelung. – **K.flucht**: ↑ Osteophthise. – **K.fluorose**: ↑ Fluorosteopathie. – **K.fraß**: ↑ K.karies. – **K.fuge**: ↑ Synostose; vgl. Sutura.

Knochen|geschwulst: ↑ K.tumor. – **K.gicht**: s. u. K.tophus. – **K.granulom**: 1) eosinophiles Granulom im Knochen (häufigste Lokalisationsform, v. a. im Schädel). – 2) Riesenzellgranulom i. S. der zentralen Epulis (»Enulis«).

Knochen|hämangiom: gutart., langsam u. unter Zystenbildung endostal oder kortikal wachsende kavernöse (in Schädel, Wirbel) oder kapilläre (in platten Knochen, Metaphyse langer Röhrenknochen) Knochengeschwulst, äußerst selten auch als Hämangiomatose. – Bösartig als Hämangioendotheliom (ausgehend von der Gefäßintima). – **K.haken**: kräft. Einzinkerhaken (Rundhaken) zum Einsetzen in die Markhöhle langer Röhrenknochen, z. B. bei Stumpfglättung am Oberschenkel. – **K.haut**: ↑ Periost. – **K.höhle**: 1) *histol* ↑ Knochenkörperchen. – 2) *chir* nach op. Entfernung einer gutart. Geschwulst oder Zyste, Herdausräumung etc. zurückbleibende Höhle (Mulde); zu beseitigen durch Plombierung mit Spongiosabröckeln, Muskel- oder Haut(fett)lappen, Gips, Gelatineschwamm (als Schiene für einwachsendes Narbengewebe oder Kallus, evtl. mit Antibiotikazusatz). – 3) *path* ↑ K.kaverne. – **K.hörer**: *otol* s. u. K.leitung. – **K.hypertrophie**: K.prozesse mit überschießender Neubildung von K.gewebe (»quantitative Regulationsstörung«, auch Osteosklerose genannt)

Knocheninfarkt

bei im wesentl. unveränderter Makrogestalt: ↑ Peri-, Endostose, Spongiosasklerose.

Knocheninfarkt: durch Embolie (z. B. bei Caisson-Arbeiten, Endokarditis) oder kapilläre Thrombenbildung (bei Sichelzellanämie, Atherosklerose, Arteriitis) verurs. Infarkt mit nachfolgender Nekrose, meist epi(= Gelenkinfarkt) u. diaphysär, selten als Markinfarkt. Klin.: krisenhafter Schmerz, nach Intervall Periostabhebung (z. B. »Daktylitis« bei Hand-Fuß-Syndrom), kleine Kortikalisdefekte, Wachstumsretardierung.

Knochenkachexie: (UEHLINGER) auf extremer Kalkverarmung beruhendes osteomalaz. Syndrom, mit allg. Strukturverlust, Kartenherzbecken, Glockenthorax, WS-Verkrümmung, evtl. Watschelgang (bis völl. Gehunfähigkeit), LOOSER* Umbauzonen, MILKMAN* Frakturen. Vork. bei Phosphatdiabetes, Pankreasinsuffizienz (mit Kalkseifenbildung, D-Hypovitaminose), chron. Gastroenteritis, Zöliakie, Sprue, schwerer Hyperthyreose, nach Magenresektion.

Knochenkallus: das nach Fraktur oder Osteotomie vom zell. Keimgewebe gebildete jugendl. Knochengewebe, hervorgehend aus KM (= **myelogener K.**), Periost (= äuß. oder **periostaler K.**) Endost u. HAVERS* Kanälen (= inn. oder **endostaler K.**) u. umgebendem Bindegewebe. Zunächst nur bindegewebig, durch Kalkeinlagerung verfestigt (= **provisor. K.** = Intermediärkallus oder Osteoid), erst durch allmähl. Belastung zu Knochengewebe umgebaut (= **knöcherner K.**). Klin.: spindelförm. Auftreibung, die allmähl. modelliert u. abgebaut wird. — Gelegentl. überschieß. K.bildung (= **Callus luxurians**), Exophyten- (an Amputationsstümpfen) u. ↑ Brückenkallus, aber auch **K.schwund** (bei Minderdurchblutung, zehrender Erkr., zu früher Belastung) u. **K.fraktur**; s. a. Frakturheilung (Tab.), -kallus.

Knochen|kanälchen: die von den K.körperchen allseitig die Interzellularsubstanz durchdringenden »Primitivröhrchen«, die Zytoplasmafortsätze u. eine ernährende Flüssigkeit enthalten. — **K.karies:** rarefizierende Ostitis mit K.schwund durch Eiterung oder Granulationsgewebe; i. e. S. die tuberkulöse u. syphilit. Karies (↑ K.syphilis, -tuberkulose). — **K.kaverne:** von Granulationsgewebe ausgekleidete, mit käs. Massen gefüllte Höhle in der Spongiosa bei verkäsender tbk. Osteomyelitis bzw. Ostitis (↑ K.tuberkulose). Ther.: op. Herdausräumung, evtl. anschließ. Plombierung.

Knochen|kern: das bei desmaler Knochenbildung im embryonalen Bindegewebe, bei enchondraler in der Epiphyse gebildete Verknöcherungszentrum, meist an typischer Stelle u. mit typischem zeitlichem Auftreten (↑ Schema). **K.kittsubstanz, K.grundsubstanz:** der aus Osseomukoid (sulfathalt. Mukopolysaccharid-Proteinkomplex) u. -albumoid (Knocheneiweiß) bestehende, die kollagenen Fibrillen bindende ungeformte, feste Bestandteil der Interzellularsubstanz des Knochens, in den bei der Mineralisation Kalzium- u. Magnesiumsalze eingelagert werden. — **K.knorpel:** ↑ Ossein. — **K.körperchen:** die von Interzellularsubstanz umschlossene mikroskopisch kleine »K.höhle« oder »K.lücke«, in der der Osteozyt liegt. — **K.konserve:** s. u. K.bank.

Knochen|lade: *path* ↑ Totenlade. — **K.lakune:** ↑ HOWSHIP* Lakune. — **K.lamelle:** ↑ HAVERS* Lamelle, Generallamelle. — **K.leitung:** adäquate Erregung des CORTI* Organs über den Schädelknochen, z. B. durch Aufsetzen einer schwingenden Stimmgabel (↑ RINNE* Versuch) oder eines elektr. »K.hörers« auf das Mastoid (bei Tonaudiometrie; Kurve entspricht dem Innenohrgehör); vgl. Luftleitung. — **K.lücke:** histol ↑ K.körperchen. — **K.-Luftlücke:** otol ↑ Airbone-gap.

Knochenmark, KM: ↑ Medulla ossium; s. a. Mark... — **K.aplasie:** ↑ K.hemmung, OWREN* Syndrom. — **K.biopsie:** ↑ K.punktion. — **K.differenzierung:** s. u. Hämatomyelogramm. — **K.entzündung:** ↑ Osteomyelitis. — **K.fibrose:** ↑ Osteomyelofibrose. — **K.funktionsprobe:** Prüfung der granulozytären KM-Reserve anhand der durch i. v. Gabe pyrogener Stoffe (z. B. Pyrifer®, Pyrexal®), induzierten Ausschwemmung reifer Granulozyten aus dem Speicherpool; s. a. KOENECKE* Test.

Knochenmarkhemmung, -blockade, -sperre: *hämat* wahrsch. komplexer Zustand, gekennzeichnet durch einen »Maturations-« bzw. »Divisionsarrest« aller KM.zellen u. Linksverschiebung im zellreichen Mark (bei peripherer Panzytopenie); z. B. bei megaloblast. Anämie, als Promyelozytenmark bei Agranulozytose, als pseudohyperplast. Mark bei aplast. Syndrom; evtl. Mechanismus der splenopath. Markhemmung (↑ Hypersplenismus).

Knochenmark|implantation: *hämat* ↑ K.transplantation. — **K.insuffizienz:** *hämat* verminderte oder ungenügende Zellbildung (Erythro-, Granulo- u./oder Thrombozyten) im KM; i. w. S. die resultierende aplast. Anämie, Panmyelopathie oder -phthise. — **K.konserve:** s. u. K.transplantation. — **K.kultur:** Bakterienkultur durch Verimpfen von KM.punktat oder -exzisat (Trepanationsmaterial); Anw. bei Unmöglichkeit der Venenpunktion (z. B. beim Säugling) oder in Fortsetzung der Diagnostik bei neg. Blutkultur. — **K.punktion:** mit Spezialkanüle (z. B. nach BARTELHEIMER) perkutane Punktion des Markraumes platter Knochen (z. B. Sternum, Beckenkamm), seltener des Tibiakopfes; v. a. zur Knochen- oder KM.biopsie (bei Krkhtn. des hämatopoet. Systems, einschl. Verlaufskontrolle), ferner für intraossale Inj. oder Transfusion.

Knochenmark|riesenzelle: *hämat* ↑ Megakaryozyt. — **K.sarkom:** ↑ EWING* Sarkom. — **K.schwund:** ↑ Panmyelophthise. — **K.transplantation:** Übertragung von KM zu therapeut. Zwecken, v. a. bei aplast. Anämie (z. B. bei Strahlenschaden, idiopath. Markaplasie), u. zwar i.v. oder intrasternal; bei xenogenem Material (auch als Konserve) zusätzl. immunosuppressive Ther. erforderlich. **K.typ:** Malignom mit bevorzugter Metastasierung ins KM, z. B. Prostata-Ca. s. a. Knochenmetastase. — **K.typhus:** ↑ Typhus abdom. mit eitr. Osteomyelitis. — **K.zellen:** die normalerweise im KM vork. Vorstufen der Erythro-, Granulo- u. Thrombozytopoese. — Ferner im KM: Retikulumzellen, Gefäßendothelien, Gewebsmast- u. Plasmazellen, Lymphozyten.

Knochen|metaphyse: ↑ Metaphyse. — **K.metastase:** osteoplast. oder -klastische M. eines bösart. Tumors in das Skelettsystem, meist Prostata-, Mamma-, Bronchus-, Nieren-, Schilddrüsen- oder Magen-Ca., seltener Melanoblastome (s. a. Knochenmarktyp); i. w. S. auch die hämatogene Metastase eines infektiösen Prozesses (z. B. Typhus, Tbk).

Knochenkerne

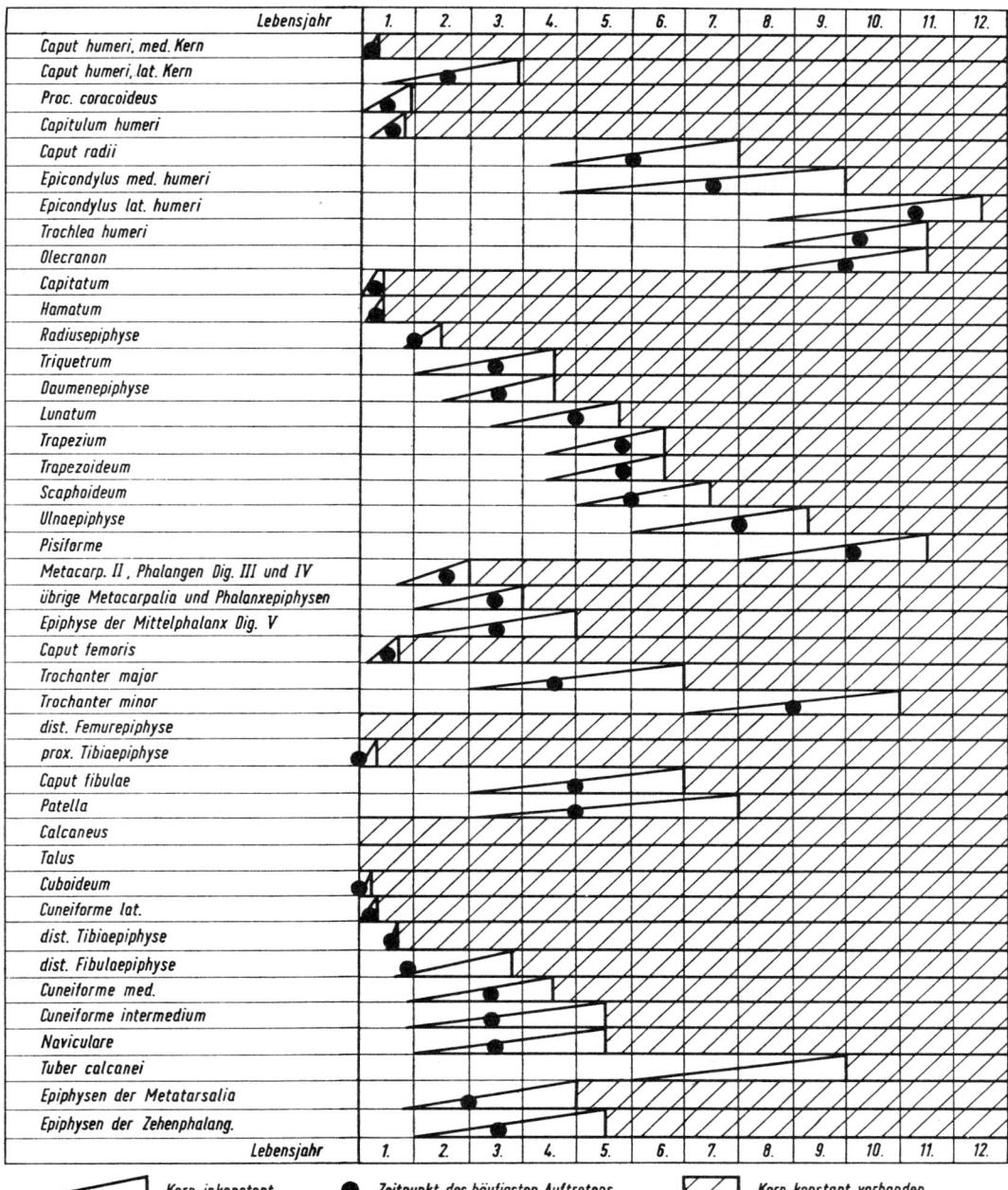

Kern inkonstant • Zeitpunkt des häufigsten Auftretens Kern konstant vorhanden

Knochennagel: Edelstahlnagel zur / Osteosynthese in Traumatologie (/ Frakturnagelung) u. orthop. Chirurgie (z. B. Derotationsosteotomie, Arthrodese) sowie als Hilfsmittel zur Extensionsbehandlung (/ STEINMANN* Nagel). Entweder Drahtstift oder -nagel (KIRSCHNER* Draht, z. B. für Bündel-, Drahtnagelung) oder aber – kräftiger – runder oder kant. Nagel zur Anheftung von Spongiosafragmenten (BÖHLER, HAHN, HOLLE) bzw. – als spez. Modell – für die Mark-(KÜNTSCHER, RUSH, HANSEN=STREET), Schenkelhals – (SMITH=PETERSEN, SVEN JOHANNSON, WITT, BÖHLER, JEWETT, MCLAUGHLIN, PUGH, s. a. Dreilamellen-, Laschennagel), Schlüsselbein- u. Trochanternagelung (KÜNTSCHER). Anw. (als offene Nagelung oder als geschlossene, d. h. von kleiner Inzision aus) in Verbindung mit verschraubbaren Platten (LANE, SHERMAN, KESSEL, EGGERS), fast immer unter Verw. spezieller Zusatzinstrumente wie Bohrspieß, Führungsstachel, Vor-, Ein- u. Nachschlaginstrument, Faßzange, Fräse, Extraktionsgerät, Schlitzhammer. – vgl. Knochenschraube.

Knochennaht: 1) *anat* / Sutura. – 2) *chir* Vereinigung zweier Stümpfe (Fragmente) mit Drahtnaht durch vorgebohrte Löcher oder als Umschlingung (/ Cerclage); Verknüpfung der Drahtenden mit spez. Klemme (n. EICKEN, KIRSCHNER, THOMSEN).

Knochennekrose: umschrieb. Absterben von Knochengewebe infolge schwerer örtl. Stoffwechselstörung durch physikal. (z. B. Radionekrose), chem.

Knochennekrose

(z. B. Phosphornekrose) oder – v. a. – bakterielle Noxe; im Extremfall (**sept. K.**) Osteomyelitis mit Sequestrierung; bei blandem Verlauf allmähl. Osteolyse u. Granulationsbildung (= **asept. K.**), oft mit ↑ Epiphysennekrose, evtl. als Osteochondritis dissecans (↑ KÖNIG* Syndrom).

Knochen|platte: *chir* s. u. Druckplattenosteosynthese. – **K.plombierung: 1)** *chir* s. u. K.kaverne, FRÜND* Gipsplombe. – **2)** intraartikuläre Arthrodese durch Einstampfen von K.spänen in den – angefrischten – Gelenkspalt (»Verblockung«) oder durch Spanüberbrückung. – **K.regeneration**: knöcherne Heilung eines K.defektes (oder -bruches), ausgehend vom angrenzenden Periost u. retikulären Bindegewebe des KM, indem sich deren Bindegewebszellen in Osteoblasten umwandeln; s. a. K.kallus. – **K.reiben**: charakterist. Krepitation der aneinanderreibenden K.fragmente als Frakturzeichen (Fehlen kein Gegenbeweis!). – **K.resorption**: ↑ Osteoklase, -lyse; s. a. GORHAM* Krankheit.

Knochen|salat: (GAUSS u. SCHMIEMANN) *geburtsh* auf der Schwangerschaftsaufnahme die regellose Anordnung der kindl. Extremitätenknochen als – unsicheres – Zeichen für ↑ intrauterinen Fruchttod. – **K.sarkom**: ↑ Osteosarkom; i. e. S. das osteoplast. ↑ Sarkom. – **K.schaber**: ↑ Raspatorium. – **K.schliff**: *histotechn* mikroskopierbar dünnes K.präparat, hergestellt durch Feilen u. Schleifen eines Sägeschnittes (aus mazeriertem u. entfettetem Knochen) mit pulverisiertem Bimsstein auf Mattglas. – **K.schraube**: für dir. oder indir. (Lasche, Platte, Fixationsgerät) Fragmentfixierung geeignete Metallschraube mit Fein- oder Grobgewinde, mit oder ohne Gegenmutter; ferner Feder(kopf)schrauben, Schraubenstifte (KNOWLES, HAGIE, ANDRESEN; mit Mutter u. Gegenmutter) sowie spez. Modelle n. SCHANZ, THOMSEN, MAATZ, EGGERS, KEY u. a. – **K.schwund**: ↑ K.atrophie. – **K.sensibilität**: s. u. Pallästhesie, Periost.

Knochensequester: bei chron. Ost(eomyel)itis durch demarkierenden Knochenabbau (Osteoklasten des Granulationsgewebes) aus dem Zusammenhang gelöstes – von End- u. Periost entblößtes – nekrot. Knochenstück. Unterhält, als **peripherer** (mit Kortikalis) oder als **zentraler K.** (Spongiosa) in eitergefüllter Abszeßhöhle liegend, chron. Fisteleiterung (↑ Kloake); ferner **totaler K.** bei Nekrose des ganzen Knochens (der dann von reaktiv neugebildetem Knochengewebe umgeben ist: »Totenlade«).

Knochen|span: frisch entnommenes oder konserviertes (s. a. K.bank), periostloses oder -gedecktes, auto- oder xenogenes K.stück für Transplantationszwecke, unterschieden als Kortikalis- (mechanisch wertvoll, fest oder biegsam; z. B. ERTL* Hobelspan) u. als Spongiosaspan (kalluslockend, weich); ferner kombinierte Kortikalis-Spongiosa-Späne, z. B. Schalenspan, T-Span; nach Spanform auch als Balken-, Stift-, Keil-, Schiffchenspan etc. bezeichnet. Verw. multipel (z. B. Spanstraße) oder – meist – einzeln für Arthrodese u. -rhise, Defekt-, Formplastik, Knochenhöhlenfüllung etc., u. zwar als freier (Inlay- oder Onlayspan) oder als gestielter Span (Knochen-Weichteillappen, evtl. mit vorgepflanztem Span für Nah- bzw. Fernplastik). Der ins – infektionsfreie! – Bett (Bohrkanal, Rinne etc.) verpflanzte Span verfällt der Nekrose u. wird – als »Schiene« – von seinem Periost u. Mark u. vom benachbarten Bindegewebe her erneuert. – **K.sporn**: kalzifizierter oder verknöcherter Sehnenersatz, z. B. der Kalkaneussporn (↑ HAGLUND* Ferse).

Knochen|sucher: *nuklearmed* ↑ Bone seeker. – **K.syphilis**: bei Lues connata v. a. Osteochondritis bzw. – später – ossifizierende Periostitis, seltener Osteomyelitis, ferner charakterist. Veränderungen der – als Spätrezidiv aufzufassenden – juvenilen Form, bes. an Epiphysenfugen u. Schädel (Höcker, Defekte, Sattelnase); bei erworb. Form im Kindesalter (selten!) gummöse Veränderungen an Periost, Endost u. KM, im Erwachsenenalter spezif. Ostitis u. Osteomyelitis (mit Karies z. B. des Schädeldaches), gummöse u. nichtgummöse Periostitis.

Knochen|tasche: *dent* s. u. Zahnfleischtasche. – **K.tophus**: umschrieb. Ablagerung von Na-urat im K.gewebe bei Harnsäuregicht (im Rö.bild zyst. Aufhellung); s. a. Tophus. – **K.trabekel**: Knochenbälkchen (↑ Knochen). – **K.transplantation**: ein-, seltener mehrzeit. Verpflanzung von strukturiertem (↑ K.span) oder gemahlenen Knochen (»K.mehl«).

Knochen|tuberkulid: ↑ PERTHES*-JÜNGLING* Krankheit. – **K.tuberkulose**: die meist hämatogene (Sekundärstadium), seltener lymphogene oder per continuitatem entstehende Ostitis tuberculosa, v. a. bei Jugendl., evtl. nach traumat. Exazerbation latenter Herde. 2 Formen: produktiv, mit schwamm. Granulationsgeweben (= Caries sicca s. fungosa) u. lakunärer Resorption; oder exsudativ-verkäsend (= Caries humida), mit Nekrotisierung, Einschluß bröckeliger Knochenmassen u. Sequester, Verflüssigung zu Eiter (kalter ↑ Abszeß), später meist Periostbeteiligung, Einbruch in die Weichteile, Fistelbildung, Senkungsabszeß (v. a. Psoasloge, Retropharyngealraum); evtl. rasche Ausbreitung in der Markhöhle (= Osteomyelitis tbc.). – Bevorzugt im spongiösen Gewebe der Epiphysen, häufig aufs Gelenk übergreifend (aber auch umgekehrt; ↑ Gelenktuberkulose). Sympte. anfangs uncharakterist. (Ermüdbarkeit, Schonhaltung, Kontraktur etc.); Diagnose: Rö.aufnahme (Atrophie, verwaschene Knochenzeichnung, Aufhellungen, Usuren, Zusammensintern), Punktion, Probeexzision. Ther.: Immobilisation, Klimather., roborierende Diät, Tuberkulostatika, evtl. Sequestrotomie, Herdausräumung, Plombierung, Verriegelung etc. – s. a. Spina ventosa, Spondylitis tuberculosa.

Knochen|tumoren: als prim. gutart. Neoplasmen v. a. brauner Tumor (↑ Osteodystrophia fibrosa RECKLINGHAUSEN), Riesenzelltumor (einschl. zentraler Epulis, Riesenzellgranulom), K.hämangiom, Osteom, Chondrom, Chondroblastom, Chondromyxo(id)fibrom, Osteoidosteom, nicht ossifizierendes Fibrom; als bösart. ↑ Osteosarkom u. Ca.metastasen, im KM ↑ Myelom u. EWING* Sarkom (i. w. S. auch die Leukämieformen). – **K.typhus**: ↑ Osteomyelitis typhosa. – **K.usur**: randständ. K.defekt i. S. der Druckatrophie (z. B. durch vermehrte Gefäßpulsation bei Aneurysma, Aortenisthmusstenose) oder als osteolyt. Prozeß bei Tbk, Tumormetastase etc.

Knochen|vorpflanzung: 4–6 Wo. vor Defektdeckung oder Ersatzplastik Einpflanzen eines K.spans in den zur Verpflanzung vorgesehenen Weichteillappen (meist Fernlappen) oder aber in die als Nahlappen vorgesehenen Weichteile. Die Lappen werden als »armiert« bezeichnet. – **K.wachstum**: s. u. Ossifikation, K.regeneration, Apposition (»appositionelles K.w.«), Längenwachstum.

Knochen|zelle: ↑ Osteozyt. – **K.zement**: *chir* Bez. für Präparate zur soliden Verankerung von Endoprothesen im Knochen. – **K.zyste**: mehr oder weniger glatt begrenzte Hohlraumbildung im Knochen, z. B. die **juvenile K.z.** (↑ MIKULICZ* Krankh. 1) in der Metaphyse langer Röhrenknochen, odontogene (follikuläre u. radikuläre) ↑ Kieferzysten, Epidermiszysten (v. a. in Schädel- u. Handknochen); s. a. Geröllzyste.

Knockout, K.o.: beim Boxen die Kampfunfähigkeit von <10 Sek. Dauer durch Schlagwirkung auf Kopf u. Körper; entweder – rel. harmlose – reflektor. Ausschaltung des NS bei Kinn-, Karotis-, Herz-, Leber-, Magen-K.o. (= Solarplexus-Schock) oder aber **zerebraler K.o.** (nach Serie von Kopftreffern), der über einen sogen. Groggyzustand zu längerem Bewußtseinsverlust führt (Sympte. der Commotio; bei Wiederholung Gefahr der chron. traumat. Enzephalopathie); evtl. mit Todesfolge.

Knöchel: ↑ Malleolus; s. a. trimalleoläre Fraktur.

Knöchel|band: *anat* ↑ Ligamentum talofib. ant. u. post., Lig. calcaneofibulare (als »dreistrahl.« **lat. K.b.**), ↑ Lig. deltoideum (als **med. K.b.**). – **K.fieber**: ↑ Dengue-Fieber (mit Schmerzen in den Sprunggelenken). – **K.fraktur**, Fractura malleolaris: vorwieg. indir. (Drehung, Biegung) Bruch eines oder beider Fußknöchel (= bimalleoläre Fraktur); meist als – geschlossene – Luxationsfraktur (Luxation des Talus), unterschieden als ↑ Supinations-Eversions- (häufigste Form), Pronations-Abduktions-, Pronations-Eversions-, Supinations-Adduktionsfraktur; mit typ. Frakturmechanik: Knöchelband(aus)riß, Bruch des zunächst betroffenen Knöchels, Abscherung bzw. Rotationsfraktur des anderen (z. B. hohe Fibulafraktur), Aussprengung eines VOLKMANN* Dreiecks (↑ trimalleoläre Fraktur).

Knöchel|gelenk: ↑ Articulatio talocruralis. – **K.ödem**: die K.konturen »verstreichendes« Ödem am dist. Unterschenkel, z. B. bei Herzinsuffizienz (oft als Frühsympt.), alimentärer Dystrophie, Status varicosus der Beine (s. a. Kulissenödem, Syndrom des aufgeplatzten Knöchels).

knöchern: ↑ ossär, ossal. – **knöcherne Heilung**: s. u. Frakturheilung.

Knöfler* Operation: (1962) Ersatzmagen durch Interposition einer Jejunumringschlinge (»großer Darmkreis«).

Knötchen, Nodulus: 1) *derm* durch Hyperplasie, Entzündung, Neubildung, Wucherung, Ein- oder Ablagerung bedingte solide, tief in der Subkutis liegende, die Haut evtl. vorwölbende Primärefflorescenz. Auch Bez. für ↑ Papel u. Tuber. – 2) ↑ Rheumaknötchen.

Knötchen|ekzem: ↑ Ekzema papulosum. – **K.flechte**: *derm* ↑ Lichen. – **K.kapillaren**: *anat* s. u. WEIDENREICH*. – **K.kopfschmerz**: ↑ Cephalaea nodul.

Knoll* Drüsen (PHILIPP KN., 1841–1900, Pathologe, Prag, Wien): ↑ Glandulae laryngeae.

Knollenblätterpilz: ↑ Amanita phalloides.

Knollen|lepra: ↑ Lepra lepromatosa. – **K.nase**: ↑ Rhinophym. – **K.niere**: bei chron. Pyelonephritis durch Narbenbildung unregelmäßig-buckelige Niere. – Inkorrekt auch für ↑ Zystenniere.

Knoop* (FRANZ KN., 1875–1946, Chemiker, Freiburg, Tübingen) **Reaktion**: qual. Nachweis von Histidin mit Bromwasser (rötl. bis dunkelweinrot bei Erwärmen). – **Kn.* Regel**: anhand der Fütterungsversuche mit phenylsubstituierten Fettsäuren aufgestellte Theorie, daß die freien Fettsäuren nach Oxidation am β-C-Atom (»Beta-Oxidation«) um jeweils zwei C-Atome verkürzt u. so abgebaut werden; s. a. Fettsäureabbau. – **Kn.*-Martius*-Krebs* Zyklus**: *biol* ↑ Zitratzyklus.

Knopf* Brei: *päd* Möhren-Milchbrei als Säuglingsnahrung.

Knopffleckfieber: ↑ Boutonneuse-Fieber.

Knopfloch|deformität: typ. Fingerdeformierung bei progressiv-chron. Polyarthritis (ähnl. auch bei örtl. Strecksehnenverletzung), mit Beugung im Mittelgelenk (am Daumen Grundgelenk) u. Überstreckung im Grund- u. Endgelenk. Pathomechanismus: Überdehnung der an der Mittelphalanxbasis ansetzenden Strecksehnen durch synoviale Schwellung, Volarverlagerung der seitl. »Streckzügel« (Mm. interossei, am Daumen M. abductor pollicis brevis) vor die Beugeachse. – **K.naht**: 1) (PULVERTAFT) Seit-zu-Seit-Vereinigung zweier Sehnenstümpfe durch Einziehen des einen in mehrere Inzisionsschlitze des anderen u. anschließ. Naht (»Einflechtungsnaht«). – 2) bei Orchidopexie die Einengung der zur Verlagerung des Hodens gelegten Inzision auf die Weite des Samenstranges. – **K.stenose**: hochgrad., schlitzförm. Einengung der Herzklappenöffnung bei angeb. Herzfehler (z. B. Pulmonalstenose) oder infolge entzündl. Verkürzung der Sehnenfäden (v. a. Mitralstenose).

Knopf|naht: chir. Naht, bei der die bd. Fadenenden nach Durchzug durch die Wundränder – diese adaptierend – seitlich oder über der Inzisionslinie geknüpft u. verknotet werden; entweder als Einzel-K.n. oder als K.n.reihe (auch mehrschichtig = »Etagennaht«), einstülpend in der Darmchirurgie (mit Fadenverknotung im Lumen). Vorteile: dosierbare Stichtiefe u. -richtung, geringere Gefahr der Wunddehiszenz. – s. a. Klöppelnaht. – **K.sonde**: steif-elast. oder flexible Sonde mit kugligem vord. Ende (»geknöpft«); v. a. für Fistel-, Stenosen-, Steinsondierung.

Knorpel, Cartilago: das biegungsfeste, schneidbare, gefäß- u. nervenlose Stützgewebe aus Knorpelzellen (↑ Chondrozyt). Interzellularsubstanz, die beim **elast. K.** (= gelber oder Netz-K.) aus kollagenen Fibrillen, elast. Fasern u. Kittsubstanz (Chondromukoid, Chondroitinschwefelsäure) besteht (in Ohrmuschel, äuß. Gehörgang, Ohrtrompete, Kehldeckel, kleinen Kehlkopfknorpeln; bes. biegsam), beim – glasigen – **hyalinen K.** aus kollagenen Fibrillen u. Kittsubstanz (als embryonaler, territorienfreier K. »Modellknorpel« für die meisten Skelettknochen; beim Erwachsenen nur noch Rippen-, Gelenk-, Nasen-, Kehlkopf-, Luftröhren- u. Bronchial-K.), beim ↑ Faserknorpel nur aus kollagenen Fasern.

Knorpelfreßzelle: ↑ Chondroklast.

Knorpel-Haarhypoplasie: ↑ MCKUSICK* Syndrom.

Knorpel|haft: ↑ Synchondrosis. – **K.haut**: ↑ Perichondrium. – **K.hof**: im hyalinen Knorpel der die – stark basophile – **K.kapsel** einer oder mehrerer K.zellen umschließende Teil der Interzellularsubstanz, der sich weniger basisch anfärbt.

Knorpel|knötchen: *path* ↑ SCHMORL* Knötchen. – **K.leim**: ↑ Chondrin. – **K.nekrose**: asept., wahrsch. auf entzündl. Exsudation in die Grundsubstanz beruhender Vorgang, der zur Demarkation eines Gelenk-

Knorpelschädel

knorpelstückchens führt (evtl. als freier Körper); s. a. Epiphysennekrose, KÖNIG* Syndrom (Osteochondritis dissecans).

Knorpel|schädel: ↑ Chondrokranium. – **K.territorium**: ↑ Chondron. – **K.transplantation**: freie Verpflanzung passend zurechtgeschnittenen – meist autogenen – K.materials aus Rippe, Ohrmuschel oder Epiphyse; mit oder ohne Perichondrium als nichtschrumpfendes Füll- oder elast. Stützmaterial, u. zwar sofort nach Entnahme oder aber nach Tiefkühl- oder chem. Konservierung. – **K.tumoren**: ↑ Chondrom, Chondroblastom, -fibrom, -sarkom, Osteochondrom. – **K.wucherungszone**: ↑ Abb. »Ossifikation«.

Knorr* Bakterionoxine (MAXIMILIAN KN., geb. 1895, Bakteriologe, Erlangen): thermostabile, filtrierbare, eiweißähnl. oder an Eiweiß gebundene Substanzen des Speichels, die die Vermehrung von grampos. (z. B. Di) u. gramneg. Baktn. (z. B. Typhus) hemmen. Herkunft aus Leukozyten (Zerfall, vitale Sekretion), evtl. auch anderen Formelementen des Speichels; wahrsch. ident. mit Endolysin bzw. Leukin.

Knospenbrust: erster, flacher Entwicklungszustand der weibl. Brust im Rahmen der Telarche; evtl. persistierend.

Knoten: 1) *anat* ↑ Nodus (z. B. Atrioventrikular-, Sinusknoten), Lymphonodus. – 2) *path* abgegrenzte, mehr oder minder derbe, bei oberflächl. Lage knollig vorspringende Gewebsbildung bzw. -verhärtung; s. a. heißer u. kalter K., Strumaknoten, Rheumaknoten, Tophus, Plazentarinfarkt. – 3) *derm* ↑ Tuber. – 4) *chir* fachgerechte – doppelte bis dreifache, unter Zug u. Festziehen erfolgende – Verschlingung des Nahtmaterials bei Nahtabschluß oder nach Umschlingung (↑ Abb.); im allg. – mit Ausnahme z. B. des ↑ Interimsknotens – als Doppelknoten. – **juxtaartikuläre K.**: (LUTZ-JEANSELME): derbe, schmerzlose, nicht einschmelzende, bis hühnereigroße, runde oder gelappte, gut verschiebl., fibröse Konglomerate über Gelenken (Ellbogen, Knie) oder Röhrenknochen (Tibia, Radius) bei Akrodermatitis chronica atrophicans, Syphilis u. Frambösie.

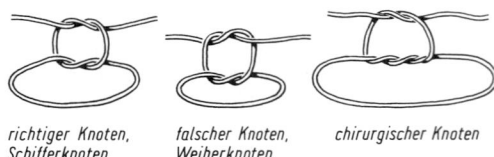

richtiger Knoten, Schifferknoten | falscher Knoten, Weiberknoten | chirurgischer Knoten

Knoten|bradykardie: s. u. K.rhythmus. – **K.extrasystole**: s. u. atrioventrikulär. – **K.gicht**: Harnsäuregicht (s. u. Gicht) mit sicht- oder tastbaren Tophi (periartikuläre, in Sehnen u. Sehnenscheiden, in Ohr- u. Nasenknorpel). – **K.leber**: Leber mit klein- oder grobknot. Zirrhose, z. B. Schuhzwecken- bzw. ↑ Kartoffelleber. – **K.lepra**: ↑ Lepra lepromatosa.

Knoten|rhythmus, Av-Rhythmus: Rhythmusstörung des Herzens, bei der die Schrittmacherimpulse allein vom Av-Knoten ausgehen; meist als K.bradykardie (45–60/Min.), selten als K.tachykardie (65 bis 100/Min.). Typ. EKG: Kammerkomplex unauffällig, P in II, III u. aVF neg., dem QRS-Komplex unmittelbar vorausgehend (0,12 Sek. oder weniger, = **oberer K.r.**) oder mit ihm zusammenfallend (= **mittl. K.r.**). Vork. bei Koronarsklerose, Hypertonie, Myo-

karditis, Digitalisierung, aber auch beim herzgesunden Vagotoniker. – **K.punkte**: *opt* ↑ Abb. »Kardinalelemente«.

Knoten|rose: *derm* ↑ Erythema nodosum (HEBRA). – **K.struma**: ↑ Struma nodosa (tox. Form ↑ PLUMMER* Krankheit). – **K.syphilid**: nodöses ↑ Syphilid. – **K.tachykardie**: s. u. K.rhythmus.

Knuckle pads: *derm* ↑ Fingerknöchelpolster, s. a. Zehen-Fingergelenkpolster-Syndrom (BART-PUMPHREY).

Knüchel* Reaktion: Trübungsreaktion zur stufenphotometr. Bestg. cholesterinhaltiger Lipoproteide. Nach Zugeben von je 5 ml 0,9%ig. NaCl-Lsg. zu 0,5, 0,25 u. 0,1 ml Serum (mit 2 ml Chloroform) u. 4mal. Schütteln in 5-Min.-Intervall Trübung, bei Arteriosklerose, Diabetes u. Hyperthyreose vermehrt, bei akt. infektiösem Prozeß u. Hypothyreose vermindert.

K. o.: ↑ Knockout.

Koadaptation: *chir* ↑ Koaptation.

Koagglutinations-Coombs*-Test: (FISCHER) modifiz. COOMBS* Test zur Ermittlung der erythrozytär gebundenen Immun-AK (beim Kind), wenn der Nachweis inkompletter Gammaglobulin-AK im Serum der Mutter z. Zt. der Geburt nicht gelingt. Möglichkeit zum Ausschluß einer AB0-Erythroblastose.

Koagulabilität: Gerinnbarkeit; i. e. S. (*serol*) das von der Blutprobe unter Testbedingungen als Folge des Zusammenspiels von Pro- u. Antifaktoren der Koagulation entwickelte Thrombinpotential (im Unterschied zur Hämostasepotenz, die auch von örtl. Gewebsfaktoren, Blutdruck etc. abhängt).

Koagulans: die Blutgerinnung auslösendes Agens.

Koagulase: enzymatisch in die Blutgerinnung eingreifendes biol. Produkt, z. B. Staphylokokken-K. (genutzt zur DD apathogener u. pathogener Kokken), K.aktivität bestimmter Schlangengifte (↑ Koagulin).

Koagulation, Koagulieren: der durch ein Enzym oder chem.-physikal. Faktoren (Elektrolyte, Wärme) in Gang gesetzte Übergang eines kolloidalen Systems aus dem Sol- in den Gelzustand; *serol* ↑ Blutgerinnung (s. a. Gerinnungs…), *chir* ↑ Elektrokoagulation. – s. a. Koagulations… .

Koagulations|band: *serol* s. u. WELTMANN* Reaktion. – **K.nekrose**: v. a. in Milz, Niere, Herz infolge Mangeldurchblutung u. konsekut. Eiweißgerinnung (Säure-, Salzeinwirkung) eintretende keilförm. »Gerinnungsnekrose«, hellgelb bis weißlich, mit trockener Schnittfläche, evtl. verkäsend. – **K.schnitt**: ↑ Elektrotomie. – **K.sonde**: *urol* S. für die endoskop. Elektrokoagulation, i. e. S. die durch's Zystoskop einzuführende (terminal als Schlinge, Nadel, Knopf, Bügel, Messer oder Pinsel gearbeitete, isolierter Draht für die endovesikale Koagulation von Polypen, Stenosen etc.). – **K.thrombus**: ↑ Gerinnungsthrombus. – **K.vitamin**: das – zur Biosynthese des Prothrombins nötige – ↑ Vitamin K.

Koagulin: hochmolekulares Protein mit Enzymcharakter u. blutgerinnungsfördernden Eigenschaften als Bestandteil des Giftes der Klapperschlange (Crotalus). – Mit der aus Crotalus-Toxin isolierten »Koagulase« identisch.

Koagulo|gramm: *hämat* ↑ Gerinnungsstatus. – **K.meter**: Gerät zur Bestg. der ↑ QUICK*-Zeit. –

Allgemeine Klassifizierung der Koagulopathien (nach R. Marx; s.a. Schema »Verbrauchskoagulopathien«)

A) Koagulopathien mit (überwiegender) Blutungstendenz („Minuskoagulopathien")

„Defektkoagulopathien"

I *angeboren:*
1. Hypoproduktion von Prokoagulationsfaktoren („Bildungsstörungen")
   a) der Vorphase der Gerinnung (plasmogen, [thrombozytogen])
   b) der 1. Gerinnungsphase
   c) der 1. und 2. Gerinnungsphase
2. Dysproduktion von Prokoagulationsfaktoren (Fibrinogen, Prothrombin, Faktoren VIII, IX, X usw.)
3. Hyperproduktion von Antikoagulans (Inhibitor) (Heparinaemia constitutionalis [Quick]? Dysprotein IX bei Hämophilie B_M)

„Defektkoagulopathien" „Umsatzstörungen"

II *erworben:*
1. Hypoproduktion von Prokoagulationsfaktoren
2. Hyperdestruktion von Prokoagulationsfaktoren
   a) Verbrauchskoagulopathien (Prokoagulationsfaktoren-Aktivierung, Thrombinämie u. Fibrinämie im strömenden Blut)
   b) hyperfibrino(geno)lyt. Koagulopathien
   c) Hyperdestruktionskoagulopathien (*ohne* Verbrauchskoagulopathie und *ohne* Hyperfibrino(geno)lyse?)
3. spezifische und unspezifische Inhibitorämien (Auto-, Iso-, Heteroantikörper, FDP)

„Umsatzeffektoren"

   a) Immunokoagulopathien
   b) Dys- u. Paraproteinämien
   c) exogene (und endogene) Heparinämien
   d) durch Hyperfibrino(geno)lyse bedingte Fibrin(ogen)-Degradations-Produkte

B) Koagulopathien mit (überwiegender) Thrombose- bzw. Fibrinationstendenz
(bisher beobachtete und mögliche Formen; Hyperkoagulabilitätsformen, „Pluskoagulopathien", „Thrombophilien")

I *angeboren:*
1. Hyperproduktion von einzelnen Prokoagulationsfaktoren? (z.B. Faktor II [R. Gross])
2. Dysproduktion von Prokoagulationsfaktoren (z. B. hyperkoagulables Fibrinogen? [Egeberg])
3. Inhibitoren-Hypoproduktion (z.B. fam. Antithrombin-III-Verminderung in Plasma [Egeberg, v. Kaulla])
4. konstitutionelle Fibrinolyse-Inhibitoren-Hyperproduktion?

II *erworben:*

Hyperkoagulabilität 1. Grades

1. Hyperproduktion von (nicht aktivierten) Prokoagulationsfaktoren I, VII, VIII, X (hormonabhängig, Gravidität)
2. (manche) Lipidämien (Vermehrung bestimmter Kephaline und Fettsäuren)
3. Hyperproduktion von Antifibrinolysefaktoren (lokal im Gewebe, z.B. in der Uterusschleimhaut)
4. Hypoproduktion von Antithrombin III (Kontrazeptiva [v. Kaulla, Semana])
5. Hypoproduktion von Profibrinolysefaktoren (?)

Hyperkoagulabilität 2. Grades

6. „latente", „unterschwellige" Entstehung aktivierter Prokoagulationsfaktoren geringen (allenfalls noch von der Nachbildung und Abräumung „ausgeglichenen") Grades, z.B. durch Schlangengifte
7. isolierte mangelhafte Clearance von aktivierten Prokoagulationsfaktoren an der Blutbahn geringen Ausmaßes

K.pathien: die durch eine Gerinnungsstörung charakterisierten hämorrhag. Diathesen infolge Verminderung von Prokoagulationsfaktoren (»Minus-K.p.«) bzw. von Koagulationshemmstoffen (»Plus-K.p.«; ↑ Tab.). – **K.tomie**: (Keysser 1931) *chir* das Schneiden mittels ↑ Elektrokoagulation; s.a. Elektrotomie.

Koagulum: ↑ Blutgerinnsel.

Koaleszenz: Zusammenwachsen zweier sich berührender Organe (↑ Coalitio). – Ein peritonealer **K.fehler** im Rahmen der Malrotation ist z. B. Urs. des ↑ Duodenum-Kolonsyndroms.

Koaptation: *chir* die adaptierende Reposition eines Trümmer- bzw. Stückbruches.

Koarktation: ↑ Coarctatio; s. a. Aortenisthmusstenose (= C. aortae), Aortenbogensyndrom (»umgekehrtes Koarktationssyndrom«). – **Koarktationsklemme**: gewebsschonend sperrbare Klemme zum passageren Abklemmen großer Gefäße bzw. des Herzohres (»Aurikelklemme«), z. B. nach Crafoord-Sellors, Satinsky).

koartativer Typ: *psych* aus dem Rorschach* Test zu erschließender Erlebnistyp mit Zügen von Pedanterie, mangelnder affektiver Resonanz u. Verschlossenheit, die aber nicht so ausgeprägt sind wie beim **koartierten Typ** (mit Steifheit, Pedanterie, Deprimiertheit u. Verschlossenheit).

Koartikulation: *anat* ↑ Junctura fibrosa.

Koazervate: (Bungenberg de Jong 1932) spontan aus verschied. Kolloiden in wäßr. Lsg. zusammentretende Tröpfchengebilde mit membranähnl. Oberflächenstruktur, vergleichbar denen lebender Zellen.

Kobalamine: ↑ Cobalamine; s. a. Corrinoide.

Kobalt, Cobaltum (metallicum), Co: zähes, hartes Schwermetall der Eisengruppe, Atomgew. 58,9322, OZ 27; 2- u. 3-, selten 1- u. 4 wertig. Essentielles Spurenelement für Pflanze, Tier (enterale Vit.-B_{12}-Biosynthese; Mangelerkrn. bei Schafen u. Rindern) u. Mensch (Enzymreaktionen, z. T. in Koenzymen enthalten; 3wert. Zentralatom im Vit. B_{12}; aktiviert Erythropoetin-Vorstufe). *toxik* Beim Einatmen bzw. Verschlucken des Staubes Verätzungen (Schmerzen, Übelkeit, blut. Erbrechen), evtl. Protein- u. Hämaturie; ferner Kontaktekzeme (Co in Zement, Glas, Futtermitteln etc.), ↑ K.myokardiopathie, -polyglobulie. Dekorporierung durch Komplexsalze wie Di-Na-Edetat, Ca-enta-Na_2 u. a.; Toxizitätsminderung durch Zitrat u. Vit. C. – *analyt* Nachweis mit Phosphorsalzperle (blau), Rhodaniden (Blaufärbung, Äther-Amylalkohol-lösl.) u. als Kaliumhexanitritokobaltat (gelbe Kristallfällg.), quant. mit α-Nitroso-β-naphthol, Nitroso-R-Salz. – Therap. Anw. der Salze (Chlorür, Nitrat, Sulfat) bei Anämien u. Durchblutungsstörungen; als **Radiokobalt** neben ^{57}Co (K, γ; max. 0,136 MeV; HWZ: 270 d) u. ^{58}Co (K, β$^+$, γ; max. 0,48 bzw. 0,81 MeV; HWZ: 71 d; beide z. B. als

Kobalti-

Cyanocobalamin-Co-58 im SCHILLING* Test) v. a. das ^{60}Co (β^-, γ; max. 0,306 bzw. 1,17 u. 1,33 MeV; HWZ 6,25 a; krit. Organ gesamter Körper, Leber) für die Strahlenther., u. zwar als Strahlenquelle in Telegammagerät oder aber in Form von Perlen, Draht, knetbarer Masse (»Plastobalt«), als Chlorid-Lsg. (für intrakavitäre Bestrahlung, z. B. der Harnblase mittels Ballonkatheters), als ^{60}Co-imprägnierter Nylonfaden.

Kobalti-, Kobalto-: Wortstamm für 3- bzw. 2wert. Co-Salze.

Kobalt|myokardiopathie: in Nordamerika u. Belgien bei Biertrinkern beobachtete Myokardose, die auf das zur Schaumstabilisierung zugesetzte Co u. eine Proteinmangelernährung zurückgeführt wird: massiver Perikarderguß, vermind. HMV, erhöhter Venendruck, Polyzythämie. – **K.polyglobulie:** durch Co-Zufuhr (auch im Experiment) ausgelöste Steigerung der Erythropoese (allg. Gewebehypoxie? vermehrte Erythropoietinbildung?).

Kobe-8-Fieber: (benannt nach Saal 8 des USA-Hospitals in Kobe/Japan) hochfieberhafte Erkr. mit Nackensteifigkeit, Exanthem, Husten (Pneumonitis), Leber- u. Milzvergrößerung, Eosinophilie u. Lymphozytose, erhöhter BSG u. pos. Kephalintest. Züchtung des Erregers nicht gelungen.

Kobelt* (GEORG LUDWIG K., 17804–1857, Anatom, Freiburg) **Colliculus:** / Corpus spongiosum penis. – **K.* Kanälchen:** Reste des WOLFF* Ganges im Paroophoron; davon ausgehend die **K.* Zyste**, ausgekleidet mit kub. Epithel, das genitalzykl. Veränderungen erfährt. – **K.* Muskel*** / HOUSTON* Muskel. – **K.* Netz:** der venöse Plexus unterhalb der Klitoris.

Kober* Methode (SALOMON K., 1903–1945, niederl. Chemiker): Erfassen der Gesamtöstrogene in der sogen. phenol. Fraktion des Harns (Salzsäurehydrolyse u. Extraktion mit Äther oder Benzol) u. quant. kolorimetr. Bestg. (rotviolett bei Erhitzen mit Phenolschwefelsäure); z. B. als Schwangerschaftsnachweis.

Kobert* Methode (EDUARD RUDOLF K., 1854–1918, Chemiker u. Arzt, Dorpat, Rostock): (1891) Hb- bzw. Methämoglobin-Nachweis durch Zusetzen von Zinkpulver oder $ZnSO_4$-Lsg. (Niederschlag, der sich mit Alkali rötet).

Koblank* Reflex: Pulsverlangsamung u. vermehrte Sekretion von Nasenschleim u. Tränenflüssigkeit nach mehrfachem Bestreichen der Nasenseptumschleimhaut.

Kobra(gift)-Therapie: Anw. von Gift der Brillenschlangen (Naja) zur Linderung schwerer Schmerzzustände.

Kobrak* (Franz K., 1880–1930, Otologe, Berlin, Breslau) **Krise:** / Oktavuskrise. – **K.* Schwachreizprüfung:** s. u. kalorische Prüfung.

Kobrak* Zeichen (ERWIN K., zeitgen. Chirurg, Berlin), Obturatoriuszeichen: (1935) ausgeprägter Druckschmerz der re. Membrana obturatoria (rektale bzw. vaginale Untersuchung in Seitenlage mit angezogenen Beinen) bei retrozäkaler Appendizitis (mit Ödem der Nervenscheide des N. obturatorius).

Koby* (FRÉDÉRIC EDOUARD K., zeitgen. französ. Ophthalmologe) **Dystrophie:** bds. progrediente Hornhautepitheldegeneration mit linienförm. Rissen der BOWMAN* Membran. – **K.* Katarakt:** / Cataracta floriformis. – **K.* Lampe:** Spaltlampe mit astigmat. Lichtbüschel.

Koch* (ROBERT K., 1843–1910, Bakteriologe u. Hygieniker, Berlin;1876 Bestätigung des Milzbranderregers, 1882 Entdeckung des Tbk.-Bakt., 1883 des Choleravibrio; 1905 Nobelpreis für Medizin) **Bazillus:** / Mycobact. tuberculosis; i. w. S. auch der **K.* Komma-** (/ Vibrio comma) u. **K.* Ödembaz.** (/ Clostridium oedematis maligni); s. a. K.*-WEEKS* Bazillus. – **K.* Grundversuch:** (1891) experimenteller Allergienachweis bei Tbk durch s. c. Applikation von Mycobact. tuberculosis am tbk. Meerschweinchen, das mit lokaler Hautnekrose (»**K.* Eruption**«) ohne Beteiligung der regionären LK regiert. Für das Nichteindringen lebender – aber auch abgetöteter – Baktn. an der Stelle der 2. Infektion (»**K.* Phänomen**«) wurden »chem. Komplemente« verantwortlich gemacht. Fortsetzung der Versuche führte zur Darstg. des Tuberkulins; prakt. Anw. als BCG-Schutzimpfung. – **K.* Kammer:** bakt hohlgeschliffener Objektträger mit Deckglas, an dem der keimhalt. Flüssigkeitstropfen hängt; für mikroskop. Untersuchung der Keimbeweglichkeit. – **K.* Krankheit:** die / Tuberkulose. – **K.* Postulate:** für die Anerkennung eines Keimes als Erreger einer best. Krankh. muß dieser.l) regelmäßig in den Läsionen nachzuweisen sein, 2) sich aus diesen in Reinkultur über mehrere Passagen anzüchten lassen u. 3) als Kultur die gleiche Krkht. beim normalen Wirt erzeugen. – **K.* Tuberkulin:** mehrere – histor. – Tuberkulinpräparate (A, O, R, BE), die nach Versagen des Alttuberkulins als Tbk-Impfstoff entwickelt wurden. – **K.*-Weeks* Bazillus:** / Haemophilus aegypticus; Erreger der akuten, bds., »mukopurulenten« **K.*-W.* Konjunktivitis**, mit Fieber, Kopf- u. Augenschmerzen, starker schleim.-eitr. Absonderung, oft unter dem Bilde der Keratoconjunctivitis epidemica; Dauer 2–3 Wo., Prognose gut.

Koch* (WALTER K., 1880–1962, Pathologe, Freiburg) **Dreieck:** das den Atrioventrikularknoten (= **K.* Knoten**) bedeckende Myokardareal des re. Vorhofs.

Koch* (FRIEDRICH E. K., geb. 1901, Pharmakologe, Köln) **Körperchen:** Zusammenballung kolloider Substanzen in den Nierenglomerula als Vorstufe der Harnsteinbildung. – **K.* Pyrogallolverfahren:** Plattenverfahren zur Züchtung obligater Anaerobier, wobei ein mit Pyrogallol, Pottasche u. Kieselgur gefülltes Filterpapiertäschchen zwischen eine beimpfte Petrischale (Öffnung unten) u. deren Glasunterlage eingeklemmt u. das Ganze luftdicht abgeschlossen wird. – **K.* Salzgemisch:** alkalisierendes Gemisch aus Calcium citr., Magnesium u. natrium biphosphoric. puriss. (7,5 + 16,5 + 6,0) zur peroralen Anw. (mit Zusatz von Milch) bei Urat- u. Oxalatkonkrementen (Litholyse). – **K.* (Platten-)Verfahren:** bakt Keimzahlbestg. durch Vermischen des Untersuchungsmaterials in geometr. Verdünnung mit verflüssigtem Agar oder Gelatine, Eingießen in Petrischalen, Erstarrenlassen, Bebrüten u. Auszählen der Kolonien.

Koch*-Babes* Granulationen (JOSEF K., geb. 1872, Bakteriologe, Berlin): / BABES* Knötchen.

Koch*(-Hess*) Probe (LEWIS ALFRED K., geb. 1900, Pädiater, New York): s. c. Nadelstiche (z. B. in die Brusthaut) zum Nachweis einer hämorrhag. Diathese anhand der auftretenden Ekchymosen.

Kochblutagar: 1) »Schokoladenagar« aus 10% defibriniertem Blut, das mit noch flüss. Agar auf 80° erhitzt u. zu Platten gegossen wird; zur Züchtung von Gono- u. Meningokokken. – 2) (LEVINTHAL) 2%iger Nähragar mit Zusatz von 5% Menschen- oder Tierblut, nach Erhitzen durch Watte filtriert; zur Anzüchtung von Haemophilus influenzae u. Meningokokken.

Kochenille: Cochenille (s. u. Coccus cacti).

Kocher* (EMIL THEODOR K., 1841–1917, Chirurg, Bern; 1909 Nobelpreis für Medizin) **Bruchsackversorgung**: bei Leisten- u. Schenkelhernie kranialwärts gerichtete Invagination ohne Abtragung, bei ersterer mit »Pfeilernaht« (Raffung der nicht durchtrennten Externusaponeurose), bei letzterer mit Ligatur des Bruchsackhalses. – **K.* Duodenalmobilisierung**: Lösung vom fixierenden Peritoneum pariet. durch dessen Inzision re. entlang der Pars descendens u. stumpfes Abschieben von der Vena cava inf. nach medial-oben. – **K.*(-Lorenz*) Fraktur**: perkondyläre Humerusquerfraktur mit Dorsalverschiebung von Caput u. Trochlea bei Sturz auf den gebeugten Arm. – **K.* Handgriff**: ↑ K.* Reposition. – **K.* Hodenreflex**: reflektor. Kontraktion der homolat. Bauchmuskulatur bei Druck auf den Hoden. – **K.* Instrumente**: 1) sperrbare Arterienklemme mit geraden oder aufgebogenen Branchen; mit Schrauben-, Durchsteck- oder Doppellappenschluß. – 2) Bauchdeckenhaken mit breiter, leicht rinnenförm. Valve. – 3) zweiblättr. Darmklemme, sehr elast., längsgerieft, mit Schrauben- oder Durchsteckschluß; Modifikation nach PAYR mit Kugeln entlang der einen Kante. – 4) Gallensteinlöffel (3 Größen) mit dickem, kant. Griff. – 5) leicht aufgebogene Hohlsonde mit 1–3 Rinnen im breit gestielten, stumpf-lanzenförmig auslaufenden Blatt. – 6) sperrbare Kropffaßzange, Branchen in Ringform, mit je 2 scharfen Zinken. – 7) Führungshohlsonde, v. a. als Kropfsonde. – 8) kniegebogene, doppelt übersetzte Magenquetschklemme, Branchenenden durch Scharnierklappe sperrbar; nach gleichem Prinzip eine Darmquetschklemme. – 9) sperrbare »Appendixquetsche«. – 10) sperrbare Nierenfaßzange, 3fach oval gefenstert. – 11) gestielte Unterbindungsnadel, distal halbkreisförmig gebogen, mit subterminalem Öhr. – Ferner Wund- oder Bauchdeckenhaken (bis 5zahnig rechenförm.) u. a. – **K.* Inzision**) 1) **Kragenschnitt**: kranialkonkaver suprajugulärer Querschnitt in den Hautspaltlinien der Halsvorderseite (zwischen den Kopfnickerwülsten in Höhe des Ringknorpels); für Strumektomie u. kollare Darstellung des Mediastinums (evtl. mit aufgesetztem Medianschnitt bis zum Jugulum). – 2) U-förm. Schnitt über dem Manubrium sterni mit querer Fortsetzung über den Klavikeln; zur temporären osteoplast. Manubriumresektion (Freilegung des vord. Mediastinums). – 3) hint.-lat. Bogenschnitt (Darmbeinkamm → Trochanter major → seitl. Oberschenkel) für Hüftgelenkresektion. – 4) am Korakoid beginnende ovaläre Umschneidung des Mammakörpers bis zum Rippenbogen. – 5) fibularseit., parapatellarer Längsschnitt zur Kniegelenkeröffnung von vorn. – 6) S-förm. Schnitt vom lat. Augenbrauendrittel entlang des äuß. Orbitarandes zum oberen Jochbogenrand für die Orbitotomia ossea. – s. a. K.* Operation sowie Abb. »Bauchdeckenschnitte«. – **K.* Kanalnaht**: s. u. K.* Bruchsackversorgung. – **K.* Naht**: 1) provisor. Steppnaht hinter der Magenquetschzange durch Vorder- u. Hinterwand des Stumpfes bei der modifiz. BILLROTH-II-Magenresektion. – 2) »zirkuläre Darmnaht«, d. h. fortlaufende seroseröse u. Schleimhautnaht der Hinterwand, deren Fäden – nach Interimsknotung – auch für die korrespondierenden Vorderwandnähte dienen. – 3) Kanalnaht: s. u. K.* Bruchsackversorgung. – **K.* Operation**: 1) (1891) Modifikation der BILLROTH-I-Magenresektion i. S. der Gastroduodenostomia laterotermin. oralis post., d. h. mit Verschluß des Magenstumpfes u. Anastomosierung an der minornahen Hinterwand. – 2) Zungenresektion (evtl. samt regionaler LK u. Unterzungendrüse) von der Basis aus; Bogenschnitt von Kieferwinkel über vord. Kopfnickerrand u. Zungenbein zur UK-Mitte. – 3) perkutane Umstechung von Unterschenkelvarizen. – 4) Hemipelvektomie neben oder in Iliosakralgelenk u. Symphysenfuge; schrittweise Gefäß- u. Nervenversorgung von 2 – später miteinander zu vereinigenden – Schnitten aus (suprainguinal u. glutäaler Schrägschnitt). – 5) BERGER*-K.* Amputation des Arms mit ovalärem Schnitt vom lat. Schlüsselbeindrittel durch die Axilla. – 6) Resektionsamputation: Hüftgelenkresektion (typ. Bogenschnitt) mit nachfolgender hoher Oberschenkelamputation. – Ferner Resektionstechniken für Sprung-, Schulter-, Ellbogen-, Handgelenk; s. a. K.* Bruchsackversorgung, Strumaoperation, Sehnenverkürzung, Inzision, KILLIAN* Op. (1). – **K.* Reposition**: Einrenkung der unt. oder vord. Schulterluxation (↑ Abb.) durch beidhänd. Ergreifen des gebeugten, adduzierten Armes an Ellenbogen bzw. Handgelenk, Außenrotieren, Elevieren u. Innenrotieren (»Rotationsmethode«). – **K.* Sehnenverkürzung** durch Falten in Längsrichtung u. bilat., alternierende Einkerbung. – **K.* Strumaoperation**: 1) halbseit. subtotale Resektion (Belassen eines Teils der Kapselrückwand zwecks Rekurrens- u. Epithelkörperchenschonung) nach Freilegung durch Bogenschnitt (»Kragenschnitt«), Vorluxieren, Unterbindung der Hauptgefäße u. Isthmuslösung. – 2) Enukleationsresektion: v. a. bei Rezidivstruma Keilexzision der Vorderwand, sukzessives Ausräumen tieferer Knoten, Blutstillung durch Parenchym- u. Kapselnähte. – 3) Exenterationsmethode: nach Strumafreilegung durch Bogenschnitt Inzision erweichter Knoten u. Auspressen der kolloidalen u. zyst. Massen, evtl. Zystenexstirpation; v. a. als Not-

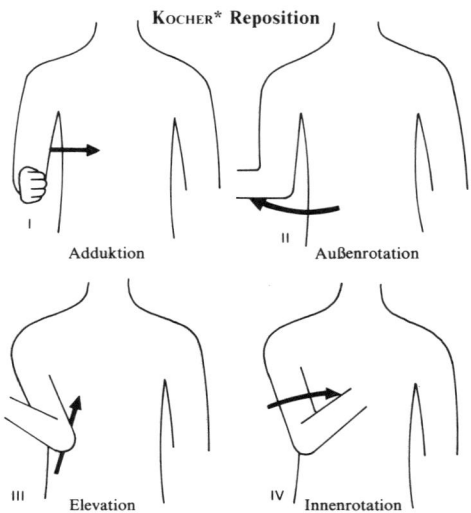

KOCHER* Reposition
I Adduktion II Außenrotation
III Elevation IV Innenrotation

Kocher* Test

op. bei Trachealkompression bei maligner Struma. – **K.* Test**: leichtes seitl. Komprimieren der Schilddrüse zur Auslösung eines Stridors bei Säbelscheidentrachea. – **K.* Ulkus**: Dehnungsgeschwür des Darmes bei Ileus. – **K.* Volvulus**: / Upside-down-stomach. – **K.* Zeichen**: bei Thyreotoxikose temporäre Maximalerweiterung der Lidspalte (der Aufwärtswendung der Augäpfel voraneilendes Hochschnellen der Oberlider), wenn ein zuvor in Augenhöhe fixiertes Objekt angehoben wird.

Kochlea: *anat* / Cochlea. – **K.effekt**: BRAY*-WEVER* Phänomen (/ Mikrophonpotentiale).

kochlear, kochleär: die Inneohrschnecke (Cochlea) betreffend.

Kochlearis: Kurzbez. für N. cochlearis (s. u. N. vestibulocochl.). – **K.kerne**: / Nuclei cochleares. – **K.reflexe**: durch akust. Reize ausgelöste (»auditor.«) Reflexe, ausgehend vom ventralen K.kern, mit Verbindung zum Fazialiskern (z. T. über die im. Vierhügel, = kochleofazialer Reflex) sowie zu Okulomotorius (= kochleopalpebraler Reflex, / akust. Lidreflex), sympath. Zentren u. tektoretikulärem System, z. B. Kochleophonations- (unwillkürl. Ausruf), Kochleopupillar- (Pupillenerweiterung; genutzt für Hörprüfung beim Kleinkind), kochleofazialer (Verziehen des Gesichts), kochleolaryngealer (Zucken der Stimmlippen), kochleotektoretikulärer Reflex (Hinwendung von Kopf u. Rumpf). – **K.schleife**: / Lemniscus lateralis. – **K.ströme**: die den im Bereich des CORTI* Organs registrierbaren Potentialerscheinungen (endokochleare u. / Mikrophonpotentiale) zugrunde liegenden Ionenströme. – **K.system**: Hörzellen des CORTI* Organs + Neurone des Ganglion spirale; s. a. Hörbahn.

Kochlea(r)reserve: *otol* bei kombin. Schalleitungs-Schallempfindungsschwerhörigkeit (v. a. Otosklerose) die noch vorhandene Leistung des Innenohrs als Grenze, bis zu der durch hörverbessernde Op. das Hörvermögen bestenfalls wiederhergestellt werden kann.

Kochleitis: / Cochleitis.

Kochleo...: s. a. Kochlearis...

kochleo|apikale Schwerhörigkeit: Innenohrschwerhörigkeit infolge Schädigung der apikalen Haarzellen der Schnecke; mit Hörverlust in den tiefen Frequenzen (im Unterschied zur **k.medialen** u. **k.basalen** mit Hörverlust in mittl. bzw. hohen Frequenzen).

Koch|probe: qual. Eiweißnachweis im filtrierten u. angesäuerten biol. Substrat durch Hitzekoagulation (Trübung, die sich bei HCl-Zusatz nicht auflöst). – s.a. BANG* Probe (2). – **K.punkt**: *physik* / Siedepunkt.

Kochsalz: / Natrium chloratum; s. a. jodiertes Speisesalz, Salz.... – **K.-Agar**: Elektivnährboden mit 5–7,5% NaCl-Gehalt zur Staphylokokkenisolierung. – **K.anreicherung**: *parasit* / FÜLLEBORN*, WILLIS* Anreicherung. – **K.antikörper**: kompletter (= bivalenter) AK, der das homologe AG sowohl im physiol. NaCl-Milieu als auch im kolloidalen Medium (Plasma, Serum) präzipitiert bzw. agglutiniert.

kochsalz|arme Diät: Kostform mit mäßig, streng oder extrem streng eingeschränktem NaCl-Gehalt (d. h <3 bzw. <1 bzw. < 0,5 g/Tg.) i. S. der Na- oder Cl-armen bzw. streng Na- oder Cl-armen Diät (max. 1,2 bzw. 0,4 g Na, 1,8 bzw. 0,6 g Cl; letztere auch »k.frei« genannt); v. a. bei Hypertonie, Ödem, Nierenerkr. (unter Beachtung des Minimalbedarfs der Tubuli für Rückresorption). Umrechnung: NaCl × 0,3934 = Na; Na × 2,542 = NaCl; Cl × 1,649 = NaCl; NaCl × 0,6 = Cl.

Kochsalz|bad: Ganz- oder Teilbad mit Zusatz von Kochsalz oder Sole (/ Solbad) oder Beschickung mit Kochsalzwässern. Wirkung: Herabsetzung der Wärme- u. Wasserabgabe durch die Haut, Hauthyperämie (u. damit Kreislaufentlastung). – **K.belastung**: nutritive Belastung mit NaCl zur DD der Polydipsie; s. a. CARTER*-ROBBINS* Test. – **K.bilanz**: / Chloridbilanz.

Kochsalz|exsikkose: auf ungenügender Na-Zufuhr u./oder vermehrtem – nicht kompensiertem – renalem u. extrarenalem Na-Verlust (NNR-Insuffizienz, Adrenalektomie, langfrist. Diuretika-Medikation, salzverlierende Nephritis, Durchfall, Fisteldränage, K-Mangel) beruhende hypotone Dehydratation mit dem Bild der Mangelhyponatriämie; s. a. Salzmangel..., Salzverlust.... – **K.fieber**: / Durstfieber.

Kochsalz|hunger: gesteigertes Verlangen nach NaCl, z. B. als Folge starker Chloridverluste (Schwitzen) oder bei K.exsikkose. – **K.infusion**: s. c. oder i. v. Infusion körperwarmer physiol. NaCl-Lsg., z. B. zur Rehydration, zum Blutersatz (nur passagerer Effekt), als Vehikel bei protrahierter Medikation (v. a. intrau. postoperativ, bei Relaxantienverabfolgung). Stets unter Beachtung der Elektrolyt- u. Flüssigkeitsbilanz (Gefahr der Wasservergiftung, v. a. bei Säugling u. Kleinkind).

Kochsalz|lösung, physiologische: die osmotisch dem Blutserum entsprech. 0,9%ige wäßr. NaCl-Lsg.; nach DAB filtriert, im Dampftopf sterilisiert u. schwebstoffrei. – **K.mangel**: / Salzmangelsyndrom, K.exsikkose.

Kochsalz|quelle, muriat. oder NaCl-Quelle: Mineralquelle mit Gesamtmineralisation von mind. 1 g fester gelöster Stoffe/kg Wasser, wobei unter den Kationen Na^+, unter den Anionen Cl^- mind. 20 mval% ausmachen; als einfache K.q. mit max. Na^+- u. Cl^--Gehalt von 260 mval%, ohne nennenswerten CO_2-Gehalt, ohne wesentl. zusätzl. Mineralisation, von hoher Temp.; als **K.solquelle** mit mind. 260 mval%; ferner als / erdmuriat. K.q., **warme K.q.** oder **K.therme** (Quellentemp. dauernd bei > 20°), **K.säuerling** (CO_2-Gehalt > 1000 mg/kg Wasser). – Anw. (Bäder, Spülungen, Trink- u. Inhalationskuren) bei Entwicklungsstörungen des Kindes, Rachitis, rheumat. u. Atemwegserkrn.

Kochsalz|stoß: *klin* / K.belastung. – **K.toleranztest**: *hämat* Zusatz von 3%ig. NaCl- u. m/40 $CaCl_2$-Lsg. zu Zitratplasma (Wasserbad 37°); verzögert die Gerinnung beim Gesunden auf etwa 4 Min., beim Bluter u. Thrombopeniekranken wesentlich mehr; vgl. K.belastung. – **K.verlust**: s. u. K.exsikkose, Salzverlust.... – **K.wässer**: / K.quelle.

Kockel* Eisennachweis (HEINZ K., Gerichtsmediziner, Leipzig): (1930) *histotechn* Demaskierung okkulten Eisens mit Gemisch von 90%ig. Alkohol u. konz. H_2SO_4 (96+4), dann TURNBULL*-Blau-Färbung.

Kockel* Färbung (RICHARD K., geb. 1865, Gerichtsmediziner, Leipzig): (1899) *histochem* Fibrinfärbung (nach Vorbehandlung mit wäßr. Chromsäurelsg.) mit

Lithiumhämatoxylin n. WEIGERT; Nachbehandlung mit wäßr. Alaun-Lsg. u. Borax-Ferrizyankalium.

KOD: / **k**olloid**o**smotischer **D**ruck.

Kodama* Syphilisreaktion: (1921) Überschichten inaktivierten Serums mit Ätherextrakt von Meerschweinchenherzen als AG (Ringbildung). – Ferner **K.* Agar** (mit Fuchsinsulfit-Serum) für Choleravibrionen.

Kode: *genet* lineares Koordinationsprinzip der 4 verschied. Nukleotide bzw. Basen in der Kette der DNS u. RNS, das bei der Gen-gesteuerten / Eiweißbiosynthese die Auswahl unter den 20 natürl. Aminosäuren sowie deren Sequenz im Polypeptid bestimmt (»**Kodierung**«): Kodons von je 3 Nukleotiden, die sich weder überlappen noch durch best. »Zeichen« getrennt sind (»kommalos«) u. vom Initiator-Kodon aus abgelesen werden; das **K.verhältnis** (Zahl der Nukleotide/Zahl der Aminosäuren) beträgt offenbar stets 3:1; s. a. Kodon, Tranlation, Transkription.

Kodehydr(ogen)ase: die Pyridinnukleotid-Kofaktoren NAD (= K. I) u. NADP (= K. II).

Kodein: / Codeinum. – Eine **K.sucht** (**Kodeinismus, Kodeinomanie**) ist wegen der nur geringen euphorisierenden Wirkung selten; bei Entziehung nur leichte Störungen: reizbare Verstimmung, fahrige Bewegungen, Angstzustände.

Kodominanz: *genet* die voneinander unabhäng. phänotyp. Manifestierung von 2 Allelen einer Serie multipler Allele im Heterozygoten; z. B. der Blutgruppengene A u. B, der Blutfaktoren M u. N.

Kodon: *genet* (CRICK 1963) kleinste spezif., aus 3 unmittelbar aufeinanderfolgenden Nukleotiden (»Triplett«) bestehende funktionelle Untereinheit einer Polynukleotidkette (DNS, RNS), die den Einbau einer best. Aminosäure in eine Polypeptidkette determiniert (/ Kode). Am »Initiator-K.« beginnt die Synthese der mes-RNS bzw. der Polypeptidkette, das »Terminal-K.« bewirkt den Abbruch der Synthese. Als Folge einer Punkt- oder **K.mutation** (= räumlich kleinster Typ der Genmutation) entweder Einbau einer anderen Aminosäure (»Missense codon«) oder aber kein Einbau mehr (»Nonsense codon«). – Die **K.erkennungsstelle** am Molekül jeder t-RNS enthält das für die spezif. Aminosäure typ. Basentriplett (Antikodon, »nodoc«), das diese t-RNS durch H-Brückenpaarung an einem komplementären Kodon der mes-RNS anheftet u. dadurch die Position der Aminosäure im Protein bestimmt. – s. a. Abb. »Eiweißbiosynthese«.

Koebner* (HEINRICH K., 1838–1904, Dermatologe, Breslau, Berlin) **Geschwülste**: »multiple beerschwammähnl. Papillargeschwülste« im Stadium III der Mycosis fungoides. – **K.* Krankheit**: (1886) / Epidermolysis bullosa hereditaria. – **K.* Phänomen**, isomorpher Reizeffekt: bei unspezif. Hautreizung örtl. Auftreten typischer Hauterscheinungen einer bestehenden Krankh. (z. B. Psoriasis, Lichen ruber, Pemphigus, DUHRING* Krkht.).

Koeffizientengesetz: *ophth* s. u. KRIES*.

Köhler* Anordnung: *opt* am Mikroskop Linsen- u. Blendenanordnung zur intensiven u. gleichmäß. Beleuchtung des Objektfeldes: Lichtquelle von Leuchtfeldlinse im lampenseit. Brennpunkt des Kondensors u. von diesem in die Eintrittspupille des Mikroskops (d. h. in unendl. Entfernung) abgebildet; gleichzeitig Leuchtfeldlinse vom Kondensor in das Objekt abgebildet, das dadurch mit der Leuchtdichte der Lichtquelle strahlt.

Köhler* Effekt (WOLFGANG K., geb. 1887, Psychologe, Göttingen, Berlin, Princeton), figuraler Nachefekt: Beeinflussung (Verzerrung) von Wahrnemungsinhalten, wenn eine vorangehende anderweit. Beobachtung über lange Zeit erfolgte.

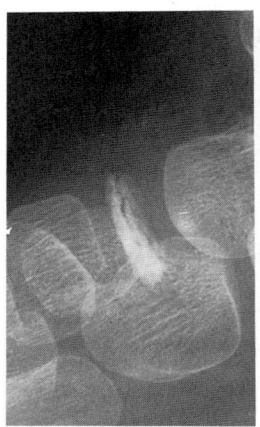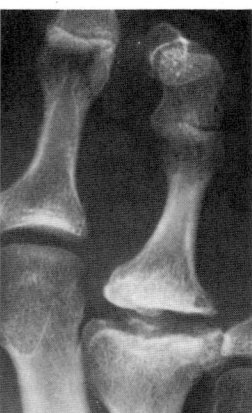

KÖHLER* Krankheit I und II.

Köhler* (ALBAN K., 1874–1947, Röntgenologe, Wiesbaden) **Krankheit**: 1) »K. I«, K.*-MÜLLER*-WEISS* Sy.: (1908) juvenile (androtrope) asept. Osteonekrose des Os naviculare; schmerzhafte Weichteilschwellung, im Rö.bild Bälkchenverschmälerung, später Strukturverdichtung, Bisquitform; nach ca. 3 J. Spontanheilung. – 2) »K. II«: / FREIBERG*-K.* Syndrom. – 3) / DIETRICH* Syndrom. – 4) / STIEDA*-PELLEGRINI* Syndrom. – 5) K.*-MOUCHET* Syndrom: / PREISER* Syndrom. – **K.* Tränenfigur**: *röntg* auf der a.-p.-Aufnahme des Beckens medial der Hüftpfanne erscheinende tropfenförm. Strichfigur aus Pfannenbodenstrukturen (stark projektionsabhängig).

Köhlmeier*-Degos* Syndrom: (1940/1942) / Papulosis atrophicans maligna.

Köle* Operation (WOLFGANG K., geb. 1919, Chirurg, Graz): (1963) bei Kardiospasmus thorakale Kardioösophagomyotomie mit spindelförm. Muskelexzision. – Von K.* auch graduierte, rö.pos., doppelläuf. Magen-Duodenalsonde (mit je 2 subtermin., gegeneinander versetzten Fenstern) angegeben.

Kölliker* (RUDOLF ALBERT V. K., 1817–1905, Anatom u. Zoologe, Zürich, Würzburg) **Drüsen**: / Grandulae olfactoriae. – **K.* Granula**: körn. Strukturen im Sarkoplasma quergestreifter Muskeln. – **K.* graues Längsbündel**: / Fasciculus longitudinalis dors. – **K.* Kern**: / Substantia gelatinosa centralis. – **K.* Kernsubstanz**: / Substantia intermedia centr. u. lat. (des RM). – **K.* Membran**: / Membrana reticularis ductus cochlearis. – **K.* Retikulum**: / Neuroglia. – **K.* Säule**: / Sarkostyle. – **K.* Schicht**: das Irisstroma. – **K.* Venektasie**: bei intraintrahepat. Pfortaderblock Ektasie u. Kollateralenbildung der Venen in der Leberkapsel; laparoskop. Frühympt. der prähepat. Stauung. – **K.* Zahnleiste**: der Abschnitt der Maxillanlage, in dem sich die Schneidezähne entwik-

Kölliker* Zellen: ↗ Spermatogonien. – **K.*-Pommer*-v. Recklinghausen* Gesetz**: Bei der Osteodystrophia fibrosa generalisata weisen die mechanisch stärker beanspruchten Skelettabschnitte einen zeitlich bevorzugten Befall auf.

Kölner Thesen: (C. WEISS 1902) die für alle homöopath. Ärzte verbindl. Leitsätze des Deutschen Zentralvereins (Köln), die die wissenschaftl. Grundsätze der Homöopathie formulieren, die Homöopathie zum vollgültigen Glied der Medizin deklarieren u. den Status einer Außenseitermedizin ablehnen.

Kölnisch-Wasser-Dermatitis: ↗ Berloque-Dermatitis.

Könästhesie: ↗ Zönästhesie.

Koenecke* Test: i.m. Inj. einer 5%ig. Lsg. von Natriumnukleinaten als Knochenmarkfunktionsprobe; Leukozytenanstieg (normal um 40–200%) bei Unterfunktion vermindert.

Koenen* Tumor (J. K., holländ. Arzt): (1932) vom Nagelfalz ausgehender derber, rötl.-hautfarbener, bis kirschgroßer, evtl. hahnenkammartiger, fibromatöser Knoten bei tuberöser Hirnsklerose.

König* Bänkchen, Keil orthop ↗ Dreikant.

König* Farbtheorie: (Arthur K., 1856–1901, Physiologe, Berlin) Sehpurpur vermittelt bei Dunkeladaptation die Erregung der Stäbchen, ist somit Träger des farblosen Sehens, bewirkt aber durch seine Zerfallsprodukte elektrochemisch auch das Farbensehen: Bei verbesserten Lichtverhältnissen vermittelt »Sehgelb« in den Stäbchen die Blauempfindung, während Rot- u. Grünsehen dann durch Lichtabsorption in den Pigmentepithelzellen ausgelöst werden, wobei die Zapfen als dioptr. Apparat wirken. – Von K.* ferner Farbendreiecke angegeben (mit Grundfarben Rot, Grün u. Blau) sowie Testfigur für Sehschärfenbestg. (2 parallele schwarze Streifen auf weißem Grund in streifenbreitem Abstand, der noch erkannt werden muß).

König* Inzision (FRITZ K., 1866–1952, Chirurg, Greifswald, Berlin): **1)** Rechtwinkelschnitt: (para)-mediane Laparotomie mit aufgesetztem Querschnitt durch den M. rectus abdominis. – **2)** Winkelschnitt zur Nierenfreilegung: Schrägschnitt vom Erector trunci (Höhe 11.–12. Rippe) u. in Nabelhöhe nach vorn, mit Durchtrennung des Latissimus dorsi. – s. a. K.* Operation (2).

König* Klangstäbe (CHARLES JOSEPH K., geb. 1868, dtsch. Otologe, USA): mit Hammer anzuschlagende Stahlstäbe; zur Prüfung der oberen Hörgrenze. – Von K.* ferner Stimmgabel mit verschiebbaren Dämpfern angegeben.

König* Operation: **1)** (FRANZ K., 1832–1910, Chirurg, Rostock, Göttingen, Berlin): **a)** Rhinoplastik bei totalem Nasenverlust; zweizeitig mit an der Stirn gestieltem Haut-Periost-Knochenlappen (»Ind. Methode«), der mit der Haut nach innen eingenäht u. mit freiem Stirnhautlappen überhäutet wird; oder 4zeitig mit gestieltem Oberarmhautlappen (»Italien. Methode«), wobei Nasengerüst u. -eingang schon am Oberarm vorgepflanzt bzw. vorgeformt werden. – **b)** Kontinuitätsresektion des UK nach Bogenschnitt Kinn/Mastoidfortsatz (evtl. auch mediane Unterlippenspaltung); Überbrückung des Defektes durch weichteilumhüllten Elfenbeinspan. – **c)** Modifikation der LANGENBECK*-KOCHER* Hüftgelenkresektion mit Bildung eines vord. u. hint. Knochen-Weichteillappens u. Abmeißelung von Trochanter u. Pfannenrand (besserer Gelenkzugang). – s. a. K.* Herzmassage. – **2)** (FRITZ K.): **a)** »osteoplast«. Resektion des oberen Sprunggelenks nach Bildung eines nach unten umzuschlagenden Weichteil-Knochenlappens (Innenknöchel). – **b)** Kaudalverschiebung der Skapula bei angeb. Schulterblatthochstand, wobei eine mediale Leiste in loco belassen wird. – **c)** bei lat. Schlüsselbeinluxation Längseröffnung der Kapsel, Reposition u. Fixierung mit einem auf die Klavikula umgeklappten sternalen Knochen-Periost-Schällappen. – **d)** K.*-BRUNS* Op.: Unterschenkelamputation im unteren Drittel mit konvexem Tibia- u. um ca. 3 cm kürzerem Fibalastumpf; Deckung durch 2 Haut-Weichteillappen, deren vorderer größer gehalten wird (Rückwärtsverlagerung der Narbe aus dem Belastungsgebiet). – **3)** (ERNST K., geb. 1892, Chirurg, Königsberg, Hildesheim): **a)** transpalatinosphenoidale Hypophysektomie. – **b)** (1946) ROUX* Anastomosierung einer Pankreaspseudozyste mit dem Darm.

König* Syndrom (FRANZ K.): **1)** K.* Sy. I: (1887) Osteochondritis dissecans (mit subchondraler asept. Knochennekrose) an der med. dist. Femurepiphyse (aber auch an dist. Humerusepiphyse, Radius-, Femurkopf, Talusrolle); oft bilat.-symmetr., mit deutl. Androtropie; meist völl. Restitution. – **2)** K.* Sy. II: (1890) entzündl. Ileozäkalstenose, meist als Tbk-Folge; Sympte.: Schmerzparoxysmen, Wechsel von Obstipation u. Diarrhö, Meteorismus, Ileozäkalgurren. – **3)** ↗ EDEN* Syndrom. – **4)** K.*-LUDLOFF*-LÄWEN* Sy.: ↗ Chondromalacia patellae.

König*(-Maasz*) Herzmassage (FRANZ K.): geschlossene Herzmassage durch kräft. rhythm. Stöße (bis 120/Min.) mit dem Daumenballen bzw. mit der flachen Hand gegen die präkordiale Brustwand.

Königstein*-Urbach* Probe (HANS K., 1878–1954, österr.-amerikan. Dermatologe; ERICH U.): allerg Nachweis passiv übertragbarer AK durch i.c. Inj. des Inhaltes einer Testquaddel (bzw. einer mit Kantharidenpflasteroder Saugglocke erzeugten Hautblase) bei einem nichtallerg. Empfänger u. 24–48 Std. später an gleicher Stelle Inj. des AG; im pos. Fall Reaktion vom Spättyp.

Koenzym, Co-: niedermolekulare, dialysable organ. Verbindung, die neben dem Enzym zur katalyt. Wirksamkeit benötigt wird u. mit ihm (»Apoenzym«) eine feste Bindung eingeht (= Holoenzym). – **K. I.**: ↗ Nikotinamid-adenin-dinukleotid (NAD). – **K. II**: das ↗ Nikotinamid-adenin-dinukleotidphosphat (NADP). – **K. F**: ↗ Tetrahydrofolsäure. – **K. L**: ↗ Biotin. – **K. Q**: ↗ Ubichinon. – **K. A**, CoA, CoA-SH: (BERTRAND 1897; LIPMANN 1945) das in jeder lebenden Zelle vorhandene K. der Acylgruppen–Übertragung (insbes. Azetylierung) u. des Fettsäurestoffwechsels, aufgebaut aus Adenosin-3'-5'-diphosphat u. Pantethein-4'-phosphat (↗ Formel »Azetyl-Koenzym A«); Pantothensäure-abhäng. Biosynthese v. a. in der Leber (↗ Schema I); vielfält. Partner enzymatischer Reaktionen (↗ Schema II) durch Bildg. aktivierter α-Methylgruppen u. von Thio-estern am Zysteamin-SH, v. a. Synthese von Zitrat, Triglyzeriden, Phospholipiden u. Cholesterin, Auf- u. Abbau von Fettsäuren, Oxidation von Pyruvat u. α-Ketoglutarat,

Koenzym A – Biosynthese

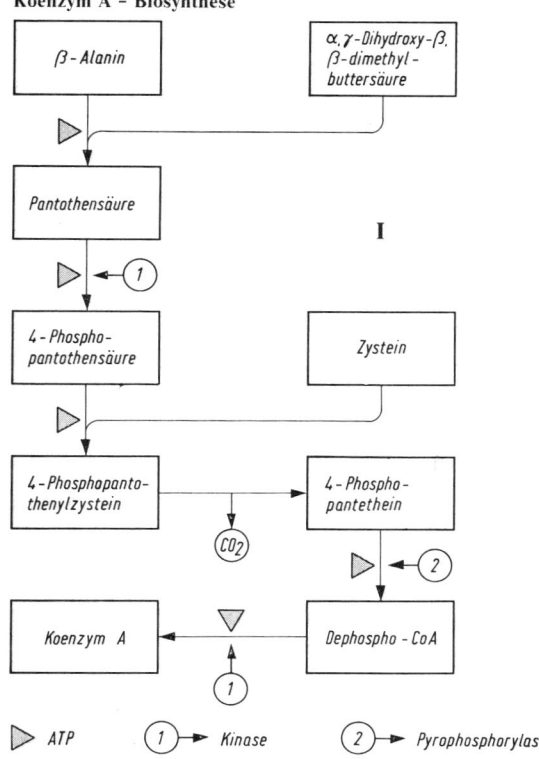

N-Azetylierung (Cholin, Amine); s. a. Schema. Gewinnung aus Hefe. – Bestg. mittels Citrate Cleavage Enzyme (CCE), Acyl-CoA-synthetase(ACS), β-Hydroxyacyl-CoA-dehydrogenase (HOADH), Phosphotransazetylase (PTA); mikrobiol. mittels Lactobacillus casei oder L. arabinosus (1 LIPPMANN* Einh. = 0,7 µg Pantothensäure = 2,4 µg CoA); biol. mittels Kükenwachstumstests.

Zentralstellung von Azetyl-CoA im Intermediärstoffwechsel

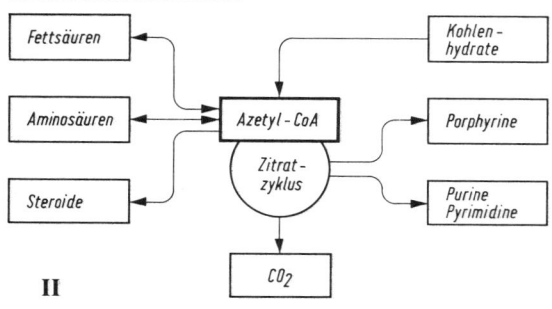

Köpfchen: *anat* ↑ Capitulum, s. a. Caput. – **K.bakterien**: Baktn. mit endständ. Sporen, z. B. Clostridium tetani, tetanoides, Bac. sphaericus u. alvei.

Köppe* (LEONHARD K., 1884–1969, Ophthalmologe, Halle/S.) **Knötchen**: ↑ BUSACCA* Knötchen. – **K.* Linse**: (1918) dicke Kontaktlinse (Ränder abgerundet, Gesamtbrechkraft – 60 dpt, Vorderfläche + 5dpt) für Untersuchung von Kammerwinkel u. Glaskörper mit dem Hornhautmikroskop. – **K.* Zeichen**: Pigmentablagerungen im Kammerwinkel bei Disposition zu chron. Glaukom.

Körber*-Salus*-Elschnig* Syndrom: Konvergenzu. Retraktionsnystagmus sowie weitere Störungen der Augenmotilität bei Hirnstammläsionen in der Area praetectalis.

Körnchen: *zytol* ↑ Granula, Corpuscula. – **metachromat. K.**: ↑ BABES*-ERNST* Körperchen.

Körnchenkugel: *histol* s. u. Fettkörnchenzelle.

Körner* (OTTO K., geb. 1858, Otologe, Rostock) **Herpes**: ↑ Zoster oticus. – **K.* Plastik**: op. Obliteration des Mastoids nach Radikalop. oder Tympanoplastik durch Einschlagen eines medial gestielten Schwenklappens aus dem hint. Gehörgangsschlauch.

Körnerkrankheit: *ophth* ↑ Trachom.

Körnerschicht: *histol* ↑ Stratum granulosum (cerebelli, ovarii, epidermidis). Im Neokortex als **äuß.** u. **inn. K.** die ↑ Lamina granularis ext. bzw. int.; in der Retina die Schicht mit den Kernen der Stäbchen- u. Zapfenzellen (= **äuß. K.** = Neuroepithelschicht) bzw. der Zellen des Stratum ganglionare (= **inn. K.**); im Zahnbein die ↑ TOMES* K.

Körner|stadium: *pulmon* die knötchenförm. Stadien der Silikose. Unterteilung nach Zahl (Stadium 1, 2, 3) u. Größe der Knötchen (s = submiliar, m = miliar, n = nodulär); Sonderformen: Schneesturm- u. Schrotkornlunge. – **K.zellen**: *histol* Zellen einer ↑ K.schicht (i. e. S. des Stratum granulosum cerebelli).

Körper: *anat* ↑ Corpus.

Körper|antigen: *bakt* ↑ O-Antigen. – **K.bedingungen** *pulmon* s. u. BTPS. – **K.behaarung**: s. u. Behaarung.

Körperchen: *zytol* ↑ Corpuscula; s. a. Körnchen, Granulum.

Körperdosis: *radiol* im Strahlenschutz die über ein krit. Vol. des Körpers bzw. über die krit. Fläche der Haut gemittelte Äquivalenzdosis. – **Höchstzugelassene K.** ist die Summe aller Körperdosen bei Exposition von außen u. innen, die nach geltenden Vorschriften für einen best. Personenkreis in einem anzugebenden krit. Organ (sonst als Ganzkörperdosen) u. innerhalb einer anzugebenden Zeitspanne nicht überschritten werden darf (↑ Tab. »Personendosis«); **rel. K.** ist die tatsächlich erreichte K. im Verhältnis zur höchstzugelassenen.

Körperersatzstück: ↑ Prothese, Epithese.

Körperflüssigkeit: ↑ Extrazellulär-, Intrazellulärflüssigkeit. – Ferner die **interstitielle K.** als der die Gewebszellen umgebende Teil der EZF (ca. 20% des Gesamtkörperwassers), der im Austausch fortlaufend auf der arteriellen Seite der Kapillaren filtriert u. auf der venösen Seite resorbiert wird (zu messen als Differenz von EZR u. Plasmavol.); sowie die **transzelluläre K.** als der durch akt. Transportvorgänge an Epithelien gebildete, von der interstitiellen durch eine Membran getrennte Teil der EZR (ca. 2,5% des Gesamtkörperwassers), z. B. Sekrete des Magen-Darmtrakts, Liquor, Kammerwasser.

Körper|fühlsphäre: das in Parietallappen bzw. sensor. Hirnrinde lokalisierte »psychästhet. Zentrum« für Druck, Wärme, Kälte, Schmerz; Ort der sensiblen Repräsentanz des Körpers. – **K.gefühl**: ↑ Leibempfindung; s. a. Zönästhesie. – **K.geruch**: die rassisch u. individuell verschied. Ausdünstung infolge – bakterieller – Zersetzung der apokrinen (»Duftdrüsen«) u. ekkrinen Schweißdrüsensekrete (in Fettsäuren, Tri-

Körpergewicht

Körpergewicht (Kinder u. Jugendliche)

Alter	Länge (cm) ♂	Länge (cm) ♀	Gew. (kg) ♂	Gew. (kg) ♀
Neugeb.	51	50	3,4	3,3
1 Mon.	54	53	3,9	4,1
2 Mon.	58	56	5,0	4,8
3 Mon.	61	59	5,8	5,6
4 Mon.	64	62	6,6	6,4
5 Mon.	66	64	7,3	7,0
1/2 J.	68	66	7,8	7,5
1 J.	75	74	10,2	9,8
2 J.	87	86	12,7	12,3
3 J.	96	95	14,5	14,1
4 J.	104	103	16,6	15,8
5 J.	110	109	18,4	17,6
6 J.	116	115	20,6	20,0
7 J.	121	120	22,7	22,5
8 J.	126	125	25,0	24,5
9 J.	131	130	27,3	27,0
10 J.	136	135	30,0	29,0
11 J.	140	140	32,3	31,5
12 J.	144	145	35,0	35,5
13 J.	149	151	38,0	40,0
14 J.	154	156	42,0	45,0
15 J.	161	160	48,0	49,5
16 J.	168	163	54,5	52,5
17 J.	172	164	59,0	54,5
18 J.	175	165	65,0	56,0
19 J.	175	165	66,5	57,0

Körpergewicht (Erwachsene)

Länge (cm)	♂ Gew. (kg)	♀ Gew. (kg)
148		46,4
149		46,8
150		47,3
151		47,8
152		48,3
153		48,9
154		49,4
155		49,9
156		50,5
157		51,0
158	56,4	51,6
159	57,0	52,1
160	57,6	52,6
161	58,2	53,2
162	58,7	53,9
163	59,2	54,5
164	59,8	55,1
165	60,3	55,8
166	60,9	56,6
167	61,5	57,4
168	62,2	58,1
169	62,9	58,8
170	63,7	59,5
171	64,4	60,2
172	65,2	60,9
173	66,0	61,7
174	66,7	62,4
175	67,4	63,1
176	68,1	63,8
177	68,9	64,5
178	69,6	65,2
179	70,4	65,9
180	71,2	66,7
181	72,0	67,4
182	72,8	68,1
183	73,6	68,8
184	74,4	69,5
185	75,2	70,2
186	76,0	
187	76,8	
188	77,6	
189	78,5	
190	79,4	
191	80,3	
192	81,2	
193	82,1	
194	83,0	
195	83,9	

methylamine etc.) sowie der Fette u. Proteine auf der Körperoberfläche; i. w. S. auch die »Pfortengerüche« (aus Mund, After, Genitale etc.).

Körper|gewicht, G: das von Geschlecht, Alter, Körpergröße, Ernährung, endokriner Funktion etc. abhäng. Gew. des nackten Körpers (↑ Tab.). Nimmt in den ersten Lebenstagen durch Wasserverlust ab, erreicht Geburtsgew. wieder nach ca. 14 Tg. – Berechnung des Sollgewichts (im Verhältnis zur Körpergröße) nach BROCA, AUGSBERGER, CLARK, BRUGSCH, QUETELET-BOUCHARD, KAUP, GOULD, ROHRER, BUFFON, BARDEEN. – **K.gleichgewicht**: die – evtl. in Kombin. mit willkürlichen Bewegungsakten – reflektorisch von ↑ Gleichgewichtssinn u. flokkulonodulärem Kleinhirnanteil gesteuerte Ausbalancierung der Haltemotorik im Rahmen der aufrechten Körperhaltung. – **K.größe**: ↑ Körperlänge.

Körperhaltung: die auf die Vertikale bezogene Lage des Körpers, u. a. als wesentl. Faktor für best. Körperfunktionen (Herz-Kreislauf, Atemfrequenz, Blut- u. Liquordruck); i. e. S. die Haltung des aufrecht Stehenden u. Gehenden im WS-Bereich; s. a. Haltungs...; vgl. Körperstellung.

Körperhöhle: *anat* natürl., von Meso- oder Epithel ausgekleideter, geschlossener oder mit einer anderen K. oder einem Hohlorgan oder der Außenwelt kommunizierender Hohlraum, ausgefüllt mit Organen (Bauch-, Brust-, Schädelhöhle), Luft (Nasen-, Mund-, Rachenraum) oder Flüssigkeit (inn. u. äußere Liquorräume, Gelenke). – vgl. Zölom (= Leibeshöhle).

Körperhöhlen|rohr: Nahbestrahlungsröhre, die für die Einführung in eine Körperhöhle (evtl. auch künstl. Öffnung) geeignet ist, meist Hohlanodenröhre mit Schräg- oder Spitzanode. – **K.strahler**: *elektrother.* Mikrowellen-Elektrode zur Einführung in Vagina oder Rektum. Energieabstrahlung radial u. axial.

Körper|kern: s. u. K.schale; s. a. Kerntemperatur. – **K.kreislauf**, großer Kreislauf: das System parallel-

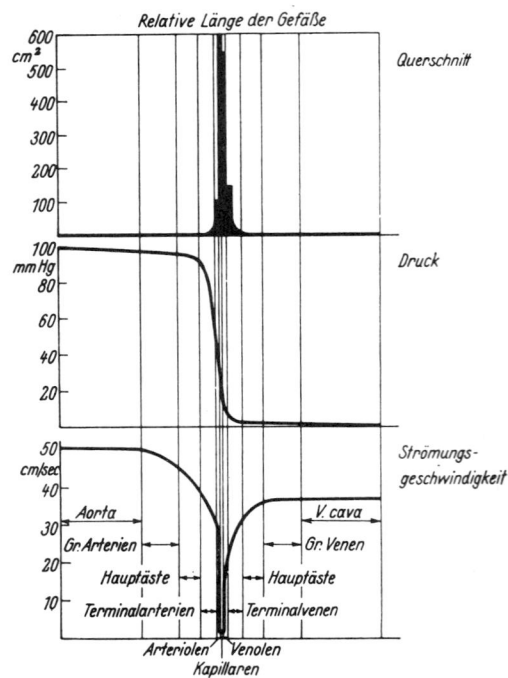

Hämodynamische Größen des **Körperkreislaufs** (nach H.D. GREEW; Arteriolen, Kapillaren u. Venolen relativ zu lang dargestellt).

geschalteter Organkreisläufe, beginnend in der Aortenwurzel u. endend mit Einmündung der Hohlvenen in den re. Herzvorhof; gebildet von ⌇ Windkessel-, Widerstands-, Austausch- u. Kapazitätsgefäßen. Mit dem ⌇ Lungenkreislauf über die Herzhohlräume in Serie zum Gesamtkreislauf geschaltet (s. a. Abb. »Blutkreislauf«).

Körperlänge, -größe: die vertikale Entfernung des Scheitels (Ohr-Augen-Ebene horizontal) vom Boden gemessen am aufrecht Stehenden (beim Neugeborenen u. Kleinkind mit gestreckten Beinen); s. a. Tab. »Körpergewicht«, Schema »Längenwachstum«.

	Männer	Frauen
Zwergwuchs	→ 129,9	→ 120,9
sehr klein	130,0–149,9	121,0–139,9
klein	150,0–159,9	140,0–148,9
untermittelgroß	160,0–163,9	149,9–152,9
mittelgroß	164,0–166,9	153,0–155,9
übermittelgroß	167,0–169,9	156,0–158,9
groß	170,0–179,9	159,0–167,9
sehr groß	180,0–199,9	168,0–186,9
Riesenwuchs	200,0 →	187,0 →

Körper|meßpunkte: *anat* ⌇ Abb. »Anthropometrie«, »Kraniometrie«. – **K.mitte:** ⌇ Abb. »Wachstumsproportionen.«

Körper|oberfläche: die von Haut bedeckte äuß. Oberfläche, wichtig als Bezugsgröße des Energiesatzes; zu errechnen nach der ⌇ DUBOIS* Formel oder aus Nomogramm (⌇ Abb.), s. a. Abb. »Neunerregel«. **K.öffnung: 1)** *anat* natürl., verschließbare oder in der Tiefe geschlossene Öffnung in der Körperoberfläche, durch die eine Körperhöhle oder ein Hohl- oder Sinnesorgan mit der Außenwelt kommuniziert: Gehörgangs-, Nasen-, Mund-, Harnröhrenöffnung, Vulva, After. – I. w. S. auch die künstl. Öffnung, z. B. Ernährungsfistel, Anus praeter. – **2)** *path* ⌇ Obduktion (Sektion). – **K.profil:** *nuklearmed* szintigraph. Kurvenbild zur groben Aktivitätslokalisation, gewonnen durch Längsführen eines Schlitzkollimators u. Registrieren der Impulsraten mittels Linienschreibers.

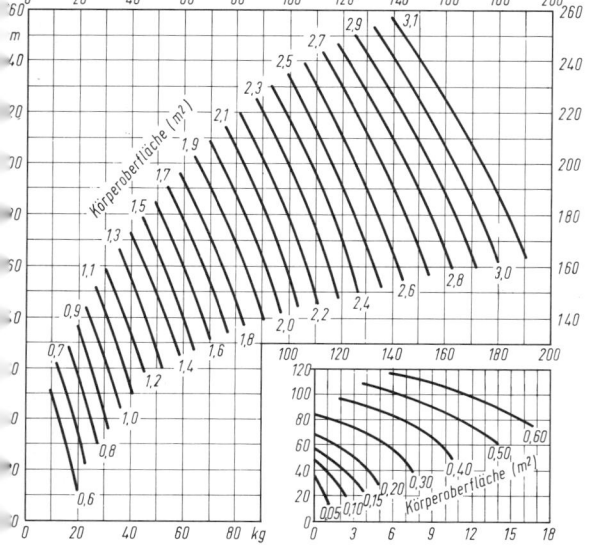

Nomogramm zur Bestimmung der **Körperoberfläche** aus Größe u. Gewicht.

Körper|schale: die äußeren Anteile des Körpers (im Ggs. zum K.kern, d. h. dem Innern von Kopf u. Rumpf), v. a. Haut u. Skelettmuskulatur (beim Menschen etwa 52% des Körpergew.); wichtig für den Wärmehaushalt, da sie in Ruhe 20%, bei körperl. Arbeit aber 75% der Gesamtkörperwärme erzeugen.

Körperschema: (A. PICK 1908) aus kinästhet., taktilen u. opt. Eindrücken gewonnenes Raumbild der eigenen Leibesgestalt, das jede körperl. Bewegung begleitet. – **K.störung: 1)** Aschematie: krankhafte Verzerrungen des K.; nach H. HEAD (1911) lokalisierbare Störung der Hirnfunktion (zentrale Repräsentation), z. B. Autotopagnosie, Fingeragnosie, Re.-li.-Störungen; nach K. POECK (1964/65) neuropsych. Sympte. infolge Orientierungsstörung, Bewußtseinsstörung, Demenz). – **2)** (P. SCHILDER 1923) Störung des Leiberlebens (⌇ Leibgefühl), z. B. als Hypochondrie, Depersonalisation.

Körperschlaf: der »desynchronisierte Schlaf«, mit – im Ggs. zum ⌇ Hirnschlaf – verringertem Tonus der K.muskulatur.

Körper|stellreflex: s. u. Stellreflexe. – **K.stellung:** räuml. Lage der einzelnen K.teile zueinander. – vgl. K.haltung. – **K.temperatur:** das komplizierte räuml. Temp.feld des Körpers, beim Menschen mit homoiothermen K.kern (⌇ Kerntemp.) u. teilweise poikilothermer K.schale. Normwerte axillar bis 36,8°, rektal bis 37,4°, sublingual bis 37,0°; s. a. Temperatur..., Wärme..., Fieber....

Körper|viertel|-Syndrom: ⌇ Quadrantensyndrom. – **K.wärme:** ⌇ K.temperatur. – **K.wasser:** ⌇ K.flüssigkeit. – **K.werfen:** *päd* ⌇ Jactatio corporis. – **K.zelle,** Somazelle: jede Z. des Organismus, die nicht Keimbahn- oder Keimzelle ist. Ihr Gesamt bildet das Soma.

Körte* (WERNER K., 1853–1937, Chirurg, Berlin) **Einteilung:** Unterteilung des Kolon nach der Gefäßversorgung zur Festlegung der mögl. Resektionsausdehnung: 1. Aszendens einschl. re. Flexur (Aa. ileocolica u. colica dextra); 2. Transversum (A. colica med.); 3. Deszendens einschl. li. Flexur (A. colica sin.); 4. Sigmoid (Aa. sigmoideae). – **K.* Instrumente: 1)** 8zink. Rechenhaken mit gebogenen Zähnen u. Fingeröse. – **2)** stumpfer rechtwinkl. Darmspatel mit ca. 4,5 cm breitem, starrem oder biegsamem Blatt. – **3)** tief ausgekehlter ovalärer Gallensteinlöffel. – **4)** nicht sperrbare, kniegebogene Gallensteinzange. – **5)** Gipsmesser mit spitzer, terminalkonvexer Klinge. – **K.* Linksappendizitis:** li.seitiger Unterbauchschmerz, Erbrechen, Übelkeit u. lokale Peritonealzeichen bei akuter Dickdarmdivertikulitis (meist Sigma), die – v. a. bei »spontanem« ROVSING* Zeichen (infolge spast. Koprostase) – zur Fehldiagnose einer Appendizitis führen kann. – **K.* Operation: 1)** äuß. Rektotomie (einschl. Sphincter ani) bei Mastdarmstriktur. – **2)** (1901) Aufpfropfen des N. hypoglossus auf den peripher gelähmten N. facialis zur Reinnervation der Gesichtsmuskulatur. – **3)** (1910) Deckung eines Duradefektes mit freiem Faszientransplantat. – **K.* Schnitt:** hockeyschlägerartiges, Rippenbogenrandschnitt re. vom Xiphoid bis ins lat. Rektusdrittel mit transrektaler Verlängerung bis Nabelhöhe; v. a. für dist. Magenabschnitte. – **K.* Symptom:** querer, walzenförm. Oberbauchtumor bei Pankreatitis.

Köster* (KARL K., 1843–1904, Pathologe, Bonn) **Färbung:** Darstg. von Brucella (rot, Begleitflora u. Untergrund blau) mit frischer alkal. Safranin-Lsg.,

Differenzieren mit 0,05%ig. H₂SO₄-Lsg., Nachfärben mit 3%ig. wäßr. Methylenblau-Lsg. – **K.* Knoten**: Tuberkel aus Riesenzelle mit doppeltem Kranz von Lymphozyten.

KÖZ: ↑ Kathodenöffnungszuckung.

Kofaktor: (HOFFMANN=OSTENHOF) Sammelbez. für niedermolekulare Substanzen, deren Anwesenheit für enzymat. Reaktionen erforderlich ist, d. h. für Koenzyme sowie enzymat. Komplemente. – **Kofaktor V**: ↑ Faktor V. ↓ Blutgerinnung).

Koferment: ↑ Koenzym.

Koffein: ↑ Coffeinum. – **K.probe**: *ophth* Bestg. des intraokulären Druckes nach Verabreichen einer wäßr. Kaffee-Lsg. (45 : 100); Anstieg um > 8 mm Hg innerhalb 1 Std. spricht für Glaukomdispositionen. – **K.probetrunk**: Reiztrunk aus 0,2 g Coffeinum pur. in 300 ml Aq. dest. (mit einigen Tr. Methylenblau) zur Stimulation der Salzsäureproduktion bei der fraktionierten Magenaushebung.

Kofferath* Syndrom: (W. KOFFERATH 1921) angeb. oder durch Geburtstrauma (Läsion der 4. Zervikalwurzel) oder Phrenikusexhairese erworb. einseit. Zwerchfelllähmung (im Rö.bild: KIENBÖCK* Phänomen) mit Atem- u. Stuhlgangstörung, evtl. Ausfallerscheinungen des Zervikalplexus (DUCHENNE-ERB*, DÉJÉRINE=KLUMPKE*, HORNER* Syndrom).

Kofoid*-Swezy* Medium: Gemisch von LOCKE* Lsg. u. inaktiviertem Kaninchen- oder Meerschweinchenserum (9 + 1) zur Züchtung von Darmtrichomonaden (bei 37°).

kognitiv: das Erkennen (Wahrnehmen, Denken) betreffend, erkenntnismäßig.

Kogoj* Syndrom (FRANJOK K., geb. 1894, Dermatologe, Zagreb): ↑ Erythrokeratodermia extremitatum symmetrica. – s. a. spongioforme ↑ Pustel.

KOH: ↑ Kalium hydroxydatum (»Kalilauge«).

Kohabitation: ↑ Beischlaf, Coitus.

Kohabitations|störung: ↑ Impotentia coeundi. – **K.verletzung**: Läsionen am Genitale durch Geschlechtsverkehr; bei der Frau v. a. im Alter, postpartal, bei anat. Abnormitäten, durch Vergewaltigung, u. zwar als – oft stark blutende – Einrisse an Hymen (Deflorationsverletzung), Introitus vaginae, Damm, Klitoris u. hint. Scheidengewölbe (DD Kontaktblutung bei Ca. oder Portioerosion!); beim ♂ gelegentl. Einriß des Frenulum, Verletzung der Schwellkörper.

Kohärenz: *physik* Eigenschaft zweier Wellenzüge, in jedem Raumpunkt eine zeitlich konstante oder sich gesetzmäßig ändernde Phasendifferenz zu haben, wobei sich die aufeinander folgenden Wellengruppen im Beobachtungsgebiet überlappen oder durchschneiden, d. h. den Beobachtungsort gleichzeitig passieren; trifft nur zu, wenn aus dem gleichen elementaren Emissionsakt stammen u. die Gangdifferenz nicht größer als die **K.länge** (größte mögl. Phasendifferenz, bei der noch Interferenz auftritt).

Kohäsion: *physik* der durch Anziehungskräfte bewirkte Zusammenhalt der Moleküle eines Stoffes; am größten bei festen Körpern.

Kohle, Carbo: stark C-halt. Zersetzungsprodukte organischer Substanzen (Braun-, Stein-K. etc.), i. w. S. auch die künstlich gebildeten (Erhitzen unter Luftabschluß) wie Blut-, Holz- oder Knochen-K. (↑ Carbo). Enthält Kanzerogene; ist Urs. der ↑ Anthrakose.

Kohle-Kotkultur: *helminth* Nematodeneier-Nachweis durch Aufbewahren des mit Kohle versetzten Kotes in feuchter Kammer bei 37°; schlüpfende Larven sammeln sich auf der Oberfläche.

Kohlenbogenlampe: ↑ Bogenlampe.

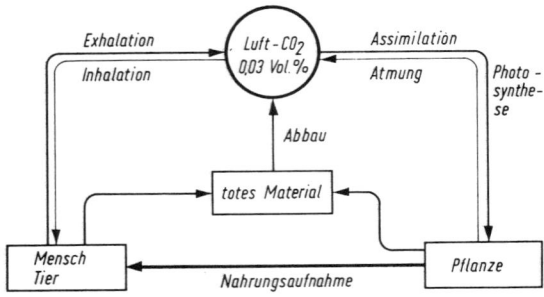

CO_2-Kreislauf in der Natur

Kohlendioxid: CO_2; weitverbreitetes (↑ Schema), farb- u. geruchloses, in Wasser – unter Bildung von ↑ Kohlensäure (H_2CO_3) – leicht lösl. Gas (schwerer als Luft); erstarrt unter Druck zu festem ↑ Kohlensäureschnee. Für die meisten Lebewesen essentiell (u. Endprodukt vieler Abbauwege, z. B. Zitratzyklus, Gärung), s. a. Alkalireserve, Bikarbonatsystem; im Blut (Plasma u. Ery) zu etwa 10% adsorbiert (gelöst, z. B. als H_2CO_3, dissoziierend in H^+ u. HCO_3^-, zu 20% chemisch gebunden, überwiegend als Bikarbonat, Rest als Karbamino-Verbdg. (mit freien Aminogruppen der Eiweißkörper u. des Hb); CO_2-Partialdruck im arteriellen Blut (u. in der Alveolarluft) etwa 40, im venösen Mischblut 44 mm Hg (ermittelt durch Blutgasanalyse u. HESSELBALCH* Gleichung oder direkt mit RILEY* Äquilibriermethode oder P_{CO_2}-Elektrode u. SEVERINGHAUS); s. a. Kohlensäure-Dissoziationskurve. Ausscheidung über die Atemluft als »Abrauchen«; Reizschwelle am Atemzentrum (↑ Atemregulation) ist in Schlaf u. Narkose u. bei chron. Hypoxie erhöht; s. a. Hyperkapnie. – Bei akuter Vergiftung (z. B. in Gärkellern, Silos, Schiffsräumen; MAK 0,5Vol.%; chron. Intoxikation bei Bronchialasthma, Emphysem, pulmonaler Globalinsuffizienz) Kopfschmerzen, Herzklopfen, Blutdruckanstieg, Erregung, ab 6 Vol.% Atemnot, Tachykardie, Taumeln, Krämpfe, Bewußtlosigkeit, Atemstillstand (bei 12% sofort. Exitus); Ther.: Frischluft, zentrale Analeptika, Trispuffer (THAM) oder Bikarbonat, O_2-Beatmung (nicht forciert!). – Medizin. Anw. als Atem- u. Narkosegas, Kältemittel, in CO_2-Bädern. – Nachweis anhand der Trübung von Baryt- oder Kalkwasser; Bestg. im Plasma durch Blutgasanalyse, Umrechnung für Vollblut mittels Nomogramms (in das auch der Hämatokrit eingeht). – s. a. CO_2-, Kohlensäure-, Karbonat-.

Kohlenhydrate, KH, Saccharide: die im allg. aus C, H u. O zusammengesetzten »Zucker« sowie deren Derivate u. monomere Bausteine (↑ Monosaccharide); chemisch als Polyhydroxy-aldehyde u. -ketone definiert. Unterliegen – als kalorisch hochwert. Energielieferanten u. Baustoffe – im Körper einer raschen, endokrin gesteuerten metabol. Verwertung (↑ Kohlenhydratstoffwechsel) u. werden z. T. in polymerer Form gespeichert (z. B. Glykogen; KH-Reserve ca.

Kohlenhydrate

einfache KH	Zucker (zuckerartige KH)	Monosaccharide[1] (irrig auch »Monosen«) 2–9 C-Atome pro Mol. = »Bi-« ... »Non-« ...; »-ose« = Zucker Triosen (C_3) Tetrosen (C_4) Pentosen (C_5)[2] Hexosen (C_6)[3] Heptosen (C_7) Nonosen (C_9)	Aldosen D-Glyzerinaldehyd D-Erythrose D-Ribose, D-Desoxyribose, D-Xylose, Arabinose, Lyxose D-Galaktose*, D-Glukose*, D-Mannose*, D-Allose, D-Altrose, D-Gulose, D-Idose, D-Talose, L-Fukose	Ketosen Dihydroxyazeton D-Erythrulose D-Ribulose, D-Xylulose D-Fruktose*, Sorbose D-Sedoheptulose (Sialinsäure)
zusammengesetzte KH		Oligosaccharide (3–12 Monosaccharid-Bausteine)	Maltosetyp (reduzierend)	Trehalosetyp (nicht reduzierend)
		Disaccharide $C_n(H_2O)_{n-1}$	Laktose, Maltose*, Zellobiose	Saccharose, Trehalose (Invertzucker*)
		Trisaccharide Tetrasaccharide	Gentianose, Melizitose, Raffinose Stachyose	
	Polysaccharide (polymere KH; Glykane; 10–90 Grundbausteine)	Homo-polysaccharide (Homoglykane; nur 1 KH-Baustein)	Araban, Dextran, Fruktosan, Galaktan, Glykogen, Inulin, Lävan, Lichenin, Mannan, Stärke, Xylan, Zellulose; (Alginsäure, Pektine) Hemizellulose	
		Hetero-polysaccharide (Heteroglykane) u. konjugierte Verbindungen	Chondroitinsulfat, Heparin, Kapselsubstanzen, Mukopolysaccharide, Mureine Glykolipide, Glykoproteide	

[1] sämtlich reduzierend (FEHLING* Probe etc.); [2] bilden mit HCl Furfurol (s. BIAL* Pentosenprobe); im allg. mit Hefe nicht vergärbar; [3] bilden mit HCl Hydroxymethylfurfurol; * mit Hefe vergärbar (s. Gärungsprobe).

400 g = 1600 Kcal). Polysaccharide wenig lösl., rel. stabil, Mono- u. Oligosaccharide gut löslich, von süßem Geschmack; s. a. die einzelnen Zucker u. – als **proteingebundenen K.« –** Glykoproteine, Proteoglykane u. Mukopolysaccharide, ferner / Zucker..., Stärke.... – Als **KH-Mangelsyndrom** ist beschrieben eine hormonelle Dysregulation mit starker Hinfälligkeit, Adynamie, vasomotor. Störungen, geringgrad. Polyglobulie (wahrsch. durch Milzkontraktion infolge erhöhter Adreanlinausschüttung).

Kohlenhydrat|belastung: s. u. Blutzucker-, Glukosebelastung, Fruktose-, Galaktose-, Glukosetoleranztest, ALTHAUSEN* Probe. – **K.phosphorsäuren**: Pentosemono-, Hexosemono- u. -diphosphate als wicht. Zwischenprodukte des KH-Stoffwechsels, entstanden in Leber, Niere, Muskel u. Darmmukosa durch enzymat. Phosphorylierung (Kinasen) mit ATP, aus Stärke u. Glykogen durch Phosphorylasen, durch Isomerase- u. Transferasereaktionen; ferner Ribose- u. Desoxyribosephosphate in RNS, DNS u. Nukleosiden.

Kohlenhydrat|stoffwechsel: Aufnahme, Resorption, Ab-, Um- u. Aufbau der KH im Organismus (endokrin gesteuert insbes. von Insulin, Glukagon u. STH) als höchstwichtiger Vorgang der Energieversorgung (ATP, NADPH) der Zelle, bei der Glukose (/ dort. Schema) u. Glukose-6-phosphat zentrale Funktionen besitzen (s. a. Betriebsstoffwechsel). Wesentl. biochem. Schritte: 1) hydrolyt. Spaltung von Di- u. Poly- zu Monosacchariden u. deren Resorption in der Darmwand (KH-Verdauung); 2) aerobe u. anaerobe Glykolyse, dir. Oxidation im Pentosephosphatzyklus; über glykolyt. u. Zitratzyklus-Metabolite Zugang zum Stoffwechsel der Aminosäuren (Transaminierung von Brenztraubensäure, α-Ketoglutarsäure, Oxalessigsäure zu Alanin, Glutaminsäure, Asparaginsäure) u. Lipide (über α-Glyzerophosphat u. Azetyl-CoA; s. a. Glukoneogenese); 3) Speicherung als Glykogen (v. a. in Leber u. Muskulatur) oder Glykogenabbau (Phosphorylasen) mit Glukosefreisetzung. Path. Störungen s. u. / Diabetes mellitus, Galaktosediabetes, Galaktosämie, Fruktose-, Laktose- u. Saccharoseintoleranz, Fruktos-, Pentosurie, Favismus, Glykogenose. – Die sog. **K.translokation** aus Körperflüssigkeiten durch lipophile Zellmembranen (Beteiligung von Trägermolekülen mit enzymähnl. Eigenschaften?) erfolgt entweder als »geförderte Diffusion« oder – gegen Konz.gradienten unter Energieverbrauch – als »akt. Transport« (an Na^+-Transport gekoppelt, evtl. unter Bildung phosphorylierter Zwischenstufen). Glukosetransport im Darm durch Dinitrophenol, Phlorizin u. Herzglykoside gehemmt, im peripheren Muskel u. am Herzen durch Insulin erhöht u. durch Glukokortikoide gehemmt. – Die Aufbereitung (Spaltung der Nahrungs-KH: »**K.-Verdauung**« als Voraussetzung für die Resorption u. Verwertung) erfolgt im Mund durch α-Amylase (»Ptyalin« des Speichels), im Magen z. T. nichtenzymatisch (v. a. Disaccharide), im Intestinaltrakt durch Karbohydrasen aus Pankreas u. Dünndarm (Amylase, α-Glukosidase, β-Galaktosidase) u. Dickdarmflora; nach Resorption gelangen die Monosaccharide via Pfortader zur Leber; am schnellsten werden Glukose, Fruktose, Galaktose, langsamer Mannose u. Pentosen resorbiert.

Kohlenhydratwerte, KH-Wert: die 10 g Zucker entsprechende Menge eines KH-halt. Nahrungsmittels (wichtig v. a. für Diabetikerkost):

Kohlenmonoxid

1 KH-Wert	= 10 g Zucker = 1 Brotwert = 1 Gemüsewert = 1 Obstwert
1 Brotwert	= 12 g Reis, Mehl, Spaghetti = 1½ Scheiben Knäckebrot = 15 g Weißbrot oder Haferflocken = 20 g Schwarzbrot = 50 g Kartoffeln
1 Gemüsewert	= 20 g Dörrbohnen = 70 g frische Erbsen = 80 g Karotten = 100 g Schwarzwurzeln = 160 g frischer Blumenkohl, Bohnen, Salat, Gurken, Tomaten, Spinat etc.
1 Obstwert	= 15 g Rosinen = 50 g Weintrauben = 60 g Kirschen = 80 g Äpfel = 100 g Aprikosen = 250 g Grapefruit.

Kohlen(mon)oxid, CO; farb- u. geruchloses, brennbares (CO_2-Bildg.) u. äußerst giftiges Gas (MAK 55 mg/m^3 = 50 ppm), z. B. in Gruben- u. Vulkangasen, in Wasser- (40%), Generator- (bis 30%), Misch- (30%), Leuchtgas (5–22%), in Auspuffgasen (4–6%) u. Ofenrauch; an der Smog-Bildung beteiligt. Bestg. im Blut nach 20stdg. Kontakt mit alkal. Na-Ag-sulfamidbenzoat-Lsg. (nach Einwirkg. von Ferrizyankali u. Saponin), qual. mit Natronprobe n. HOPPE=SEYLER, Formalin n. WACHHOLZ u. LIEBMANN, Zephirol n. LAVES, Pyrogallol n. KRAULAND, Natriumdithionit (auch spektroskopisch), quant. spektroskopisch n. WOLFF (Essigsure-Azetat-Puffer), manometr. n. VAN SLYKE, ferner n. PREYER (spektroskop.), RUBNER (Bleiessig), SALKOWSKI (H_2S), WELZEL (Tannin), ZALESKI ($CuSO_4$), GOLFFON, IPSEN (Glukose) – Bei **Intoxikation** v. a. Hemmung der schwermetallhalt. Enzyme; dadurch verminderter O_2-Transport (↑ K.hämoglobin), Anoxämie, zentrale Störung der KH-Regulation mit Hyperglykämie (bis 290 mg%), Leukozytose (s. a. Tab.; bei chron. Vergiftg. evtl. neurol. Spätschäden); Ther.: Verbringen in frische Luft, künstl. Beatmung (möglichst O_2 mit 2% CO_2-Zusatz; ↑ Diagramm), Inj. CO-umsetzender Redoxmittel (Methylenblau, Thionin), Aderlaß, Bluttransfusion, Glukose i.v., Analeptika; evtl. Überdruckbeatmung (nach Sedierung u. Intubation), hyperbare Oxygenierung, Osmotherapie Blutaustausch, Hämodialyse.

Kohlen(mon)oxyd|hämoglobin, CO-, Karboxy-Hb: Hb, an dessen 2wertigem Häm-Eisen CO angelagert ist (300fache Affinität im Vergl. zu O_2); zerfällt ca. 10 000mal langsamer als O_2Hb (jedoch durch Lichteinwirkung leicht zu spalten); spektroskop. erkennbar an λ_{max} bei 568 u. 538 nm. Geringe Mengen im Blut durch Tabakrauch, Auspuffgase etc., (s. Diagramm-Tabellen) ganz geringe (0,72–1,13%) auch aus physiol. Blutabbau, etwas höhere Werte bei hämolyt. Anämie, stark erhöhte bei Intoxikation. – **K.-Methode**: *physiol* Bestg. der ↑ Diffusionskapazität unter Verw. von CO, z. B. nach der Single-breath-Methode (bei bekanntem Residualvol.): nach tiefer Exspiration Einatmen eines Gasgemisches mit 0,3% CO, auf der Höhe der Inspiration Anhalten der Luft für 10 Sek., Untersuchung der Ausatemluft auf CO-Gehalt; Norm: 25 ml/min/mm Hg.

Kohlenoxychlorid: ↑ Phosgen.

Kohlensäure, Acidum carbonicum: H_2CO_3; schwache, durch Lösung von CO_2 in Wasser entstehende Säure mit 2 Salzformen: Karbonate (z. B. $CaCO_3$ = Kalziumkarbonat) u. Bikarbonate (z. B. $NaHCO_3$ = Na-bikarbonat, doppeltkohlensaures Natron, saures kohlensaures Na). – Auch inkorrekte Bez. für ↑ Kohlendioxid (= **K.anhydrid**); s. a. aktive K., CO_2... – **K.anhydr(at)ase**: ↑ Karbonat-dehydratase.

Kohlenmonoxid

CO-Hb-Gehalt des Blutes in %	Symptome*
I. bis 15%	keine momentanen Symptome
bis 3%	kein Sofortbefund
bis 10%	(Vork. bei starken Rauchern)
über 10%	(Vork. bei Morbus haemolyticus neonatorum)
10–15%	evtl. Kurzatmigkeit bei körperl. Anstrengung
II. ab 20%	deutliche Vergiftungserscheinungen; kirschrote Haut
15–25%	Schwindel u. Kopfschmerz; sonst wie bei 10–15%
25–35%	außerdem erhöhter Puls, Erbrechen, Reizbarkeit, leichte Ermüdung, gestörte Urteilsfähigkeit
35–45%	Symptome verstärkt, ferner Verwirrtheit (Gaswerkarbeiter ertragen z. T. 30–40% ohne Sofortbefunde)
45–55%	Bewußtsein stark eingeschränkt bis aufgehoben; bei längerer Einwirkung Todesgefahr
III. über 65%	unmittelbare Todesgefahr

* Faustregel n. HAGGARD u. HENDERSON: Einwirkungszeit (Std.) × CO-Gehalt pro 10000 = Vergiftungsgrad n; bei n = 3 kein Effekt zu erwarten; bei n = 6 leichte, bei n = 9 deutl. Vergiftungssymptome; bei n = 15 im allg. Exitus letalis.

CO-Toxizität in Abhängigkeit von Einwirkungszeit u. CO-Konz.

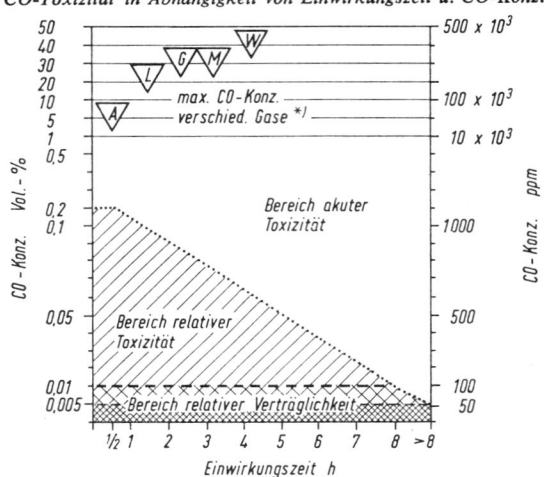

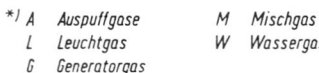

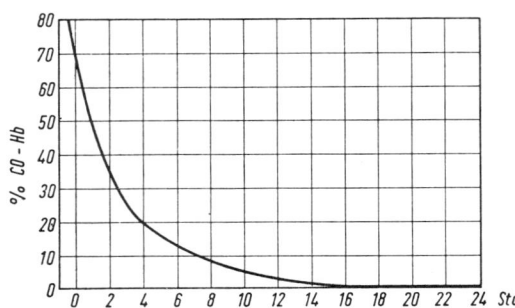

Ausscheidung des Kohlenmonoxids aus Blut (n. BREITENECKER)

Kohlensäurebad: Teil- oder Vollbad mit kohlensäurehalt. Quellwasser (= **natürl. K.**) oder mit einem durch Zuleitung von CO_2-imprägnierten bzw. durch

Zusatz von Chemikalien aufbereiteten Wasser (= **künstl. K.**); ferner **trockenes K.** oder **Kohlensäuregasbad** (ohne hydrostat. Wirkung), u. zwar als indifferentes Gasbad, heißes Trockengasbad oder Kohlensäuregas-Dampfbad. Heilanzeigen: Herz-Kreislaufkrkhtn.

Kohlensäure|bindungsvermögen: ∫ Alkalireserve; s. a. Kohlensäuredissoziationskurve. – **K.clearance**: *pulmon* ∫ Nettoventilation. – **K.dehydratase**: ∫ Karbonat-dehydratase. – **K.dissoziationskurve**: Darstg. der Beziehung zwischen CO_2-Druck u. -Gehalt einer Flüssigkeit. Kurvenverlauf – infolge unterschiedl. Abpufferung der bei Bikarbonatbildung entstehenden H-Ionen – bei Vollblut steiler als bei Plasma (u. wesentl. steiler als bei Wasser); CO_2-Gehalt bei gleichem

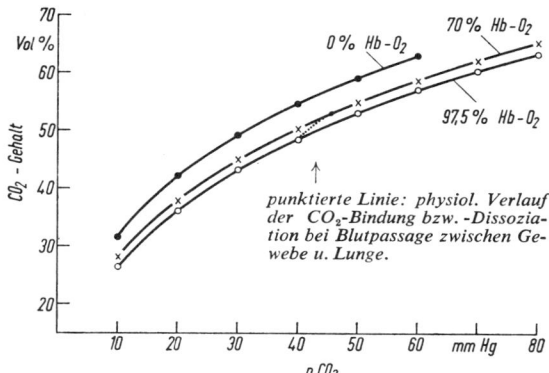

punktierte Linie: physiol. Verlauf der CO_2-Bindung bzw. -Dissoziation bei Blutpassage zwischen Gewebe u. Lunge.

CO_2-Druck von O_2-Sättigung abhängig (sogen. HALDANE* Effekt; s. a. Alkalireserve, Blut-pH). – **K.druckgradient**: Kohlensäuregradient. – **K.eis**: festes CO_2 (»Trockeneis«), ∫ Kohlensäureschnee. – **K.gradient**, alveolo-kapillärer CO_2-Gradient: Differenz der CO_2-Partialdrücke in Alveolarluft u. arteriellem Blut; normal 1–3 Torr zugunsten des letzteren. – **K.hämoglobin**: ∫ Karbhämoglobin. – **K.narkose**: Bewußtseinstrübung bei CO_2-Retention. – **K.reizschwelle**: s. u. Kohlendioxid. – **K.retention**: Ansteigen der CO_2-Konzentration im Blut, z. B. infolge Ventilationsstörung (respirator. Azidose) oder bei CO_2-Akkumulation; s. a. Kohlendioxidvergiftung, Kohlensäurenarkose. – **K.rückatmung**: 1) *anästh* erneutes Einatmen CO_2-haltiger Ausatmungsluft im halboffenen Narkosesystem mit Atembeutel (möglichst niedrig gehalten durch hohe Frischgaszufuhr) oder im (halb)geschlossenen mit mangelhafter ∫ CO_2-Absorption. – 2) *pulmon* klin. Lungenfunktionsprobe am Spirometer ohne CO_2-Absorption; Messen des Atemvol. (das etwa 80% der VK betragen soll!) bei max. tolerierbarer CO_2-Belastung. – **K.schnee**: festes CO_2 (Schmelzpunkt –80°). Anw. zur Kältether. oberflächlicher Hautveränderungen (Warze, Naevus flammeus, Pigmentnävus, Akne, Lymphangiom, chron. Erythematodes, Prurigo nodularis, Alopecia areata, Chloasma, Keratosis senilis); Wirkung abhängig von Druck u. Dauer: nach 6–10 Sek. weißgefroren, 20 Sek. Blasenbildung, 40–60 Sek. Nekrose (Abheilung evtl. unter Depigmentierung); als Gemisch mit Azeton milder wirkend (hyperämisierende Hautmassage bei Rosazea etc.). – **K.wasser**: ∫ kohlensaure Quelle.

kohlensauer: adj. Bez. (»bicarbonicus«) für Salze der ∫ Kohlensäure. – **k. Quelle**, Säuerling: Mineralquelle mit mind. 1 g gelöstem freiem CO_2 in 1 kg Wasser; Heilanzeigen: Herz-Kreislaufkrankheiten; s. a. erdige Quelle. – Ferner die k. ∫ Kochsalzquelle (Kochsalzsäuerling).

Kohlenstaublunge: ∫ Anthracosis pulmonum.

Kohlenstoff, Carboneum, C: nichtmetall. Element mit 2 natürl. Modifikationen (Diamant, Graphit); Atomgew. 12,01115, OZ 6; 4-, selten 2- u. 3wertig. Isotope ^{10}C–^{15}C, darunter das radioakt. ^{14}C (0,155 MeV; HWZ 5568 a, biol. u. effektive HWZ 35 d), nuklearmed. Tracer für Untersuchungen des KH-, Fett- u. Eiweißstoffwechsels; s. a. Radiokarbontest. Weitverbreiteter Stoff (Mensch 18%), wobei die organ. Verbindungen (aliphat., aromat., hetero- u. karbozykl.; insges. > 10^6) als bes. formenreicher (u. a. durch Asymmetrie des C-Atoms u. metabolisch akt. Hauptbestandteil der Naturstoffe zentrale Bedeutung für alle Lebensvorgänge haben. – **K.assimilation**: Bindung des atmosphär. CO_2 durch autotrophe Pflanzen, wobei via Photosynthese Kohlenhydrate entstehen.

Kohlenwasserstoffe, KW-, Kw.stoffe: die Klasse der C-H-Verbindgn. (∫ Tab. S. 1342); meist wasserunlösl., brennbar, ab C_5 flüssig/fest, angereichert in Kohle (u. Produkten) u. Erdöl. Angew. v. a. als Heiz- u. Treibstoffe, Schmier- u. Lösungsmittel (Benzin, Benzol, Anilin, Petroläther); darunter viele tox. Substanzen (z. B. Halogen-K.) u. Kanzerogene (z. B. Benzpyren).

Kohler* Pendelgerät (ALBERT K., 1890–1960, Radiologe, München): *radiol* Ther.gerät für Bewegungsbestrahlung um eine horizontale Drehachse am Liegenden u. am Sitzenden (z. B. bei Hirntumor; mit jeder belieb. Pendelachsrichtung zum Schädel); Pendelradius von 40–67 cm variabel.

Kohl|fieber: ∫ Feldfieber (1). – **K.kropf**: s. u. Brassica-Faktoren.

Kohlrausch* Biegung, Knick (ARNT K., 1884–1969, Physiologe, Tübingen): *ophth* der den Übergang von Zapfen- zu Stäbchenadaptation anzeigende Knick in der Adaptationskurve bei zunehmender Dunkeladaptation.

Kohlrausch* (OTTO LUDWIG BERNHARD K., 1811–1854, Arzt, Hannover) **Falte**: die mittlere u. größte der ∫ Plicae transversales des Mastdarmes. – **K.* Muskel**: 1) M. syndesmo-pharyngeus: die vom Lig. thyrohyoideum entspringenden Fasern des Constrictor pharyngis medius. – 2) die Längsmuskulatur des Rektum. – **K.* Venen**: von der Unterseite auf das Dorsum penis übertretende Venen, die in die V. dors. penis münden.

Kohlrausch* Schüttelmassage (WOLFGANG K., geb. 1888, Sportarzt, Straßburg, Berlin): Variation der Vibrationsmassage mit detonisierender Wirkung.

Kohn* (ALFRED K., geb. 1867, Histologe, Prag) **Körperchen**: ∫ chromaffine Zellen. – **K.* Färbung**: Darstg. des Pigments frischer HHL-Präparate mit Neutralrot.

Kohn* Nährboden: Gelatine mit pulverisierter Kohle zur Prüfung der bakteriellen Proteolyse (Kohle sinkt bei Gelatineverflüssigung zu Boden).

Kohnstamm* Phänomen (OSKAR K., 1871–1917, dtsch. Arzt): die vor u. nach einer anstrengenden Muskelkontraktion trotz subjektiv gleicher Span-

Koilonychie

Kohlenwasserstoffe			
azyklische KW-Stoffe (Aliphaten, aliphat. oder kettenförmige KW-Stoffe)	Paraffine (gesättigte aliphat. KW-Stoffe, Alkane, Grenz-KW-Stoffe) Endung -an C_nH_{2n+2}	unverzweigte Paraffine	
		Isoparaffine (verzweigte Paraffine**) ab Butan (C_4)	
	ungesättigte*,** aliphat. KW-Stoffe	Olefine (Alkene, Alkylene) mit Doppelbindungen* Endung -en C_nH_{2n} Polyene (Verbindungen mit zahlreichen Doppelbindungen)	
		Azetylene (Alkine) mit Dreifachbindungen Endung -in C_nH_{2n-2}	
zyklische KW-Stoffe (ringförmige KW-Stoffe)	Isozyklen (isozykl., karbozykl., homozykl. KW-Stoffe) Ring nur aus C-Gliedern	Alizyklen (Zykloaliphaten, Zyklane, alizykl., zykloaliphat. KW-Stoffe) Ringe mit 3–30 C-Atomen mit Einfach- oder unsymmetr. verteilten Doppelbindgn.	1. Zykloparaffine (Zykloalkane, Ringparaffine, Naphthene) gesättigte Verbindungen C_nH_{2n} 2. Zykloolefine (Zykloalkene) ungesättigte Verbindungen mit Doppelbindungen 3. Hydroaromaten (hydroaromatische KW-Stoffe; z.B. Zyklohexan) ungesättigte Sechsringe
		Aromaten (aromat. KW-Stoffe) Verbindungen mit Benzol-bezogener Struktur	1. Benzol und Derivate monozyklische Verbindungen 2. reine Aromaten (kondensierte, anellierte aromat. KW-Stoffe mit Mehrfachringstruktur; z.B. Naphthalin, Anthrazen, Phenanthren)
	Heterozyklen (heterozykl. KW-Stoffe) Ring enthält Heteroatome (N, O, S etc.)	Heteroatom	O	S	N	2 N
		Fünfring Sechsring	Furan Pyran	Thiophen Thiopyran	Pyrrol Pyridin	– Pyrazin Pyridazin Pyrimidin

* **Doppelbindungen:** kumuliert C=C=C; konjugiert C=C–C=C; isoliert C=C–C–C=C.
** **C-Bindungen:** »primäres C«: C–C; sek. C: C–C–C–C; C=C; tert. C: H–C≡C; C–C=C; C–C̲–C (mit H);
quart. C: C=C=C; C–C≡C; C\C=C; C–C̲–C (mit C).

nungsempfindung unterschiedl. physikal. Kraftentwicklung.

Koilonychie, Eierschalen-, Hohl-, Löffel-, Schüsselnagel: (HELLER 1898) angeb. oder erworb. (mechan. oder chem. Irritation, Eisenmangel, Sprue, Pellagra, RAYNAUD* Krkht.) schüsselförm. Einsinken der Nagelplatte (v. a. Finger) mit vermehrter Brüchigkeit u. lamellenartiger Aufsplitterung; beim Säugling u. U. reversibel.

Koinzidenz: Zusammenfallen, gleichzeit. Auftreten. – *physik* in der Strahlungstechnik das Ansprechen mehrerer Zählrohre innerhalb eines sehr kleinen Zeitintervalls (10^{-4} bis 10^{-9} Sek.), wenn sie vom selben Teilchen oder dessen Sekundärteilchen durchsetzt wurden. Die sogen. **K.schaltung** mehrerer Sonden gibt nur dann einen Meßimpuls weiter, wenn alle Sonden innerhalb einer definierten Zeitspanne gemeinsam ansprechen (während bei Antikoinzidenzschaltung solche K. gerade nicht gezählt wird).

Koitalgie: *gyn* / Dyspareunie.

Koitus: / Beischlaf; s. a. Coitus, Kohabitations....

Kojewnikow* Epilepsie (ALEXEI K., 1836–1902, Moskau): / Epilepsia partialis continua corticalis.

Kojisäure: (SAITO 1907) Antibiotikum (5-Hydroxy-2-hydroxymethyl-γ-pyron) aus Acetobacter- u. Aspergillus-Spezies u. Penicillium chrysogenum; in vitro wirksam gegen grampos. u. -neg. Baktn.

Kok* Krankheit: (1962) autosomal-erbl., angeb. muskuläre Hypertonie (im Schlaf schwindend) mit Hyperreflexie (v. a. Kopfretraktionsreflex) u. epilept. Zuständen.

Koka: / Erythroxylum coca, Coca-Alkaloide, Folia Cocae; s. a. Kokaismus.

Kokain: / Cocainum (s. a. Betäubungsmittel). – **K.versuch:** beim HORNER* Komplex Einträufeln einer K.-Lsg. in den Bindehautsack zur Lokalisierung der Sympathikusläsion: bei Sitz im prä- oder postganglionären Neuron Fehlen der K.reaktion (Pupillenerweiterung, leichter Exophthalmus, Akkomodationsminderung) bei erhaltener Atropinwirkung, bei dienzephaler Störung beide erhalten.

Kokainisierung: *anästh* Anw. einer Kokain-Lsg. (Pantocain®, Xylocain®) zur Lokalanästhesie, meist als Schleimhautanästhesie (0,5–10%ig), seltener als intra- oder peridurale Leitungsanästhesie.

Kokainismus: chron. Kokainvergiftung (s. u. Cocainum); i. e. S. der chron. Mißbrauch von Kokain mit sücht. Verlangen: Dosen von 1–30 g/Tag, meist durch »Schnupfen«; sofort nach Einnahme lebhafte Euphorie mit Rededrang (»Geselligkeitsrauschgift«), bei höheren Dosen »Kokainschwips«, dann Apathie; nach längerer Anw. starke Abmagerung, Wahrnehmungsstörungen, Sinnestäuschungen, Verfolgungswahn, MAGNAN* Zeichen; ggf. Reizerscheinungen u. Epitheldefekte der Nasenschleimhaut, Septumperforation. – Bei akuter Intoxikation (evtl. auch nach Anw. als Schleimhautanästhetikum) zentrale Erregung, Pupillenerweiterung, Halluzinationen, Angst, Atemnot, Kreislaufkollaps, Atemlähmung. Ther.: Analeptika, Hydrokortison, O_2-Beatmung, Kalziumglukonat, Evipan-Natrium-Narkose, Megaphen (kein Morphin!); ggf. Magenspülung ($KMnO_4$), Tierkohle, Abführmittel.

Kokaismus: gewohnheitsmäß. Kauen von Kokablättern bei südamerikan. Indios (»Coqueros«), das die Empfindung für Hunger u. Müdigkeit herabsetzt u. die körperl. Leistungsfähigkeit auch in großen Höhen wesentlich verstärkt.

Kokarboxylase: / Thiamin-pyrophosphat; s. a. Vitamin B_1.

Kokarden|leber: fortgeschrittene Form der Stauungsleber mit konzentr. Gliederung des Leberläppchens: Zentrum mit Stauung, u. Verfettung, mittlere Zone mit Stauung u. Atrophie, Peripherie normal. – **K.purpura (Seidlmayer*)**: Sonderform der postinfektiösen allerg. P. beim Kleinkind, mit kreisförm.-konzentr. Hautblutungen an Gesicht u. Extremitätenstreckseiten, oft auch Ödemen u. Muskelschmerzen. – **K.reaktion**: / ARTHUS* Phänomen mit kokardenähnl. Bild: hypererg. Entzündung mit exsudativzellulärer Reaktion am Gefäß-Bindegewebe, Zirkulationsstörung u. zentraler Nekrose. – **K.syphilid**: korymbiformes / Syphilid. – **K.zeichen**: *röntg* typ. Bild bei ileokol. / Invagination (Abb.!). – **K.zelle**: *hämat* / Targetzelle; s. a. Abb. »Erythrozyten«.

Kokarzinogenese: Karzinogenese, bei der nach der Initialphase eine unspezif. Noxe (= **Kokarzinogen**, z. B. Entzündung, Trauma, Alkalien, Netzmittel, Nebel) die Realisationsphase auslöst. – vgl. Synkarzinogenese.

Kokkelskörner: / Fructus Cocculi.

Kokken: kugelförm. / Eubacteriales, z. B. / Staphylo-, Strepto-, Pneumokokken, Neisserien. – **K.rheumatismus**: / Streptokokkenrheumatismus.

Kokkobazillus: / Pasteurella; s. a. Coccobacillus.

kokkoid: kokkenähnlich (*bakt* z. B. längl.-runde Kurzstäbchen).

Kokkothrix: grampos., nicht säurefeste Granula im Untersuchungsmaterial Tbk-Kranker; wahrsch. Zerfallsprodukte von Mykobaktn. nach Verlust der säurefesten Membran (mit MUCH* Granula identisch?).

Kokon: *derm* Jargonbez. für die ausdrückbaren, talgig-horn. Massen in erweiterten Follikelausführungsgängen der Schweißrinne beim Status seborrhoicus.

Koktigen: durch Kochen in Salz-Lsg. suspendierter Mikroorganismen hergestellte Vakzine.

Kokubumycin: (1961) Antibiotikum aus dem Streptomyces-Stamm 59-42; in vitro wirksam gegen grampos. Baktn., Hefen u. Pilze (auch pathogene).

Kokuzan-Krankheit: *kard* / Keshan.

Kokzidien: *protozool* / Coccidia.

Kokzidioidin-Test: *mykol* Intrakutantest mit einer aus Kulturmedium von Coccidioides immitis gewonnenen Substanz (Polysaccharid?); zum Nachweis einer Kokzidioidomykose (Tuberkulin-ähnl. Reaktion beweist Kontamination, nicht aber akt. Prozeß).

Kokzidioidomykose, Tal- oder Wüstenfieber: in den südwestl. USA u. in der UdSSR vork. hochinfektiöse – aber nicht kontagiöse – Mykose (/ dort. Tab.) durch Coccidioides immitis. Meist nur Befall der Atemwege (Staubinhalation) mit grippeart. Symptn., wenig gestörtem Allg.befinden u. guter Prognose; selten die progress. Form (als Sekundärstadium, metastasierend in Haut, Skelett, ZNS, innere Organe) mit granulomatösen, ulzerierenden u. Tbk-ähnl. Prozessen, häufig letal. Diagnose: Kultur, Tierversuch, Hauttest, KBR, Präzipitation.

Kokzidiose, Coccidiosis: Infektion mit den Kokzidien Isospora belli u. I. hominis (s. a. Sarcocystis); meist symptomlos, leichte Durchfälle klingen nach 3 Wo. spontan ab. – Bei jugendl. Nutz- u. Haustieren durch andere Arten die sogen. »rote Ruhr« mit Anämie, Kachexie, häufig tödlich. – Neuerdings zählt auch Toxoplasma zu den Kokzidien (/ Toxoplasmose).

Kokzygealfistel: / Fistula coccygealis; s. a. Pilonidalfistel. – **Kokzygektomie**: Resektion oder Totalexstirpation des Steißbeins, z. B. bei perinealer Rektumamputation.

Kokzyg|odynie: (SIMPSON 1859) v. a. nachts auftret. Schmerzkrisen an Steißbein u. terminalem Mastdarm; deutl. Gynäkotropie. Urs. oft unklar (schwere Entbindung, Kontusion, Fraktur, Neuralgie des Plexus sacralis oder coccygeus, chron. Obstipation, paraproktit. Prozeß); evtl. Insertionstendopathie der Mm. coccygeus, levator ani u./oder piriformis (mit derbem, intermuskulärem Schleimbeutel), dann oft kombin. mit Zervikal- u. Lumbalsyndrom.

Kokzygotomie: bilat. Umschneidung des Steißbeins zur Ausschaltung des schmerzhaften Muskelzuges.

Kolamin: / Äthanolamin. – **K.phosphatide**: / Kephalin.

Kolanuß, -samen: Semen Colae (s. u. Cola).

Kolben|finger: 1) kolbig deformierte Finger bei / Brachytelephalangie. – 2) / Trommelschlegelfinger. – **K.haar**: das beim physiol. Haarwechsel von der Papille abgelöste, am unt. Ende kolbig erweiterte, aber noch im Haarbalg steckende Haar. – Zu vermehrter K.bildung (infolge Verkürzung der Anagenphase) kommt es z. B. bei seborrhoischer oder androgenbedingter Alopezie der Frau. – **K.körperchen**: *histol* / Corpuscula lamellosa. – **K.schimmel**: *myk* / Aspergillus.

Kolchizin: / Colchicinum. – **K.mitose**, C-Mitose: durch K. – u. sonst. »C-mitot.« Stoffe – in ihrem Ablauf spezifisch gestörte Mitose: Inaktivierung der Kernspindel, ausgeprägte Chromosomenkontraktur, evtl. »C-Paare«.

Kol|ektasie: / Megakolon. – **K.ektomie**: Totalexstirpation des Dickdarms (v. a. bei Polyposis, Colitis ulcerosa, multiplem Ca.), meist als Prokto-K.e. mit endständ. Ileumafter im re. Epigastrium oder als kontinenzerhaltende Ileoanostomie; bei Rektumteilresektion Blindverschluß der Ampulle oder Ileoproktostomie, evtl. Interpositionsplastik mit Ileumsegment (FINSTERER u. a.). Bei **subtotaler K.e.** Belassen von Zäkum u. Rektum u. Dreh- oder Invaginationsanastomose der Stümpfe; s. a. Hemikolektomie.

Kolff*-Watschinger* Niere (WILLEM K., holländ. Internist, Salt Lake City/Utah; B. W., zeitgen. Internist, Linz): (1956; erste künstl. Niere bereits 1943 von K.* entwickelt) mit Blutpumpe (200 ml/Min.) arbeitende Spulenniere für extrakorporale Hämodialyse; »twin coil« (Einmalgebrauch) mit rel. großem Füllvol. (1200–1500 ml) u. Ultrafiltration von Blut u. Dialysat (bedingt v. a. durch große Fläche der Austauschmembran, rasches Durchpressen der Wasch-Lsg. rechtwinklig zum Blutstrom u. häuf. Dialysatwechsel).

Koli|(bakterien): / Escherichia coli. – **K.bakteriurie, -bazillurie**: / Koliurie. – **K.bazillose**: Sepsis durch Escherichia coli; s. a. GILBERT* Syndrom (1). – **K.-Bestimmung**: *hyg* / K.-Nachweis.

Koli|-Enteritis, -Dyspepsie, Escherichiose: epidem., hochkontagiöse, akute Enteritis (Inkubation 5–10 Tg.) bei Säuglingen u. Kleinkindern mit Neigung zu tox. Verlauf (v. a. bei Früh- u. Neugeb.), hervorgerufen durch best. E.-coli-Stämme (»Dyspepsiekoli«, v. a. O_{111}, O_{26}, O_{55}, O_{25}, O_{41}, O_{42}). Da gesunde Keimträger häufig, Expositionsprophylaxe von entscheidender Bedeutung. Ther.: Antibiotika, Chemotherapeutika. – **K.-Gruppe**: Escherichia coli u. Alkaleszenz-Dispar-Gruppe als wichtigste Darmbaktn. des Menschen.

Kolik: spast. Kontraktionen eines Abdominalorgans (ursprünglich nur des Kolon), mit wehenart. Leibschmerzen, evtl. Übelkeit, Erbrechen, Schweißausbruch, Schocksymptomatik; z. B. / Gallen-, Nieren-, Darm-, Magen-, Tuben-, Nabelkolik; s. a. Colica, Coliques étagées.

Koli|-Nachweis: Nachweis von E. coli in Wasser, Milch u. Lebensmitteln als Indikator fäkaler Verunreinigung, z. B. durch Laktose-halt. Differenzierungsnährböden mit Farbindikatoren, IMVC-Test, EYKMAN* Trinkwasserprobe, Koli-Antiseren. – **K.-Nährböden**: Laktose-halt. Nährböden zur Kultur von E. coli, z. B. / ENDO*, MACCONKEY*, DRIGALSKI* Agar, Brillantgrün-Galle-Laktose-Bouillon. – **K.-Phagen**: die Bakteriophagen von E. coli; s. a. T-Phagen. – **K.-Probe**: / EYKMAN* Trinkwasserprobe; s. a. Koli-Nachweis. – **K.-Pyelitis**: bevorzugt bei Frauen (Schwangerschaft, gynäkol. Erkr., Menopause, Greisenalter) vork. Pyelonephritis durch E. coli (auf- oder absteigende Infektion); vgl. Koliurie.

Kolika-Zellen: bei / Colica mucosa im glas. Schleim massenhaft vork. charakterist. Abbauformen des Darmepithels (histol. Äquivalent nicht bekannt).

Koli|-Schluckvakzine: 1) Präp. zur oralen Substitution »fermentschwacher« durch lebende »fermentstarke« Kolibaktn. (sogen. **K.-Substitution** bei Dysbakterie, z. B. nach Strahlenther., längerer Antibiotika-Medikation). – 2) oraler Impfstoff aus abgetöteten Baktn. bestimmter Serotypen (v. a. Dyspepsie-Koli) zur Prophylaxe der / Koli-Enteritis. – **K.-Sepsis**, K.bazillose: Sepsis durch E. coli, v. a. im Gefolge von Cholezystitis, Cholangitis, Pyelitis, Pylephlebitis. – **K.-Serum**: 1) agglutinierendes Faktorenserum zur serol. Typendifferenzierung von E.-coli-Stämmen (v. a. Dyspepsie-Koli); s. a. Escherichia-Serotypen, KAUFFMANN* Antigentabelle. – 2) antitox. Heilserum (meist Pferd) zur Ther. von Koli-Infektionen (insbes. Peritonitis); obsolet.

Kolisko* Erweichungsherd (ALEXANDER K., 1857–1918, dtsch. Pathologe): Hirnruptur – insbes. Balkenriß – als Folge einer Blutung (u. nicht als deren Urs.); obsolet.

Kolitis: / Colitis. – **segmentierte** oder **ischäm. K.**: / Segmentkolitis.

Koli|-Titer, -Zahl: *hyg* kleinste Wassermenge (in ml), in der noch E. coli nachweisbar ist. Grenzwert für Trinkwasser: 100 ml. – **K.-Toxine**: 1) bei einigen E.-coli-Stämmen bereits in 2- bis 4täg. Kulturen auftretendes thermolabiles, neurotropes Ektotoxin von eiweißart. Charakter, das bei empfindl. Menschen zu sensiblen u. motor., evtl. auch psych. Störungen führen kann (die sich auf Gaben von Koli-Antitoxin bessern). – 2) bei der Bakteriolyse von E. coli aus der Zellwand freigesetztes thermostabiles Endotoxin (Lipopolysaccharidkomplex mit Proteinanteil), das enterotrop (Kapillarwandschädigung?) u. allg.-toxisch wirkt (Schwächeanfälle, Blutdruckabfall, Schläfrigkeit, evtl. letaler Schock). – **K.-Toxämie** v. a. bei tox. Koli-Enteritis oder -Kolitis. – **K.urie**: Ausscheidung von E. coli im Urin ohne entzündl. Sedimentbefund (im Gegensatz zur K.-Pyurie mit Leukozyten). Häufig bei Störungen im Magen-Darmtrakt (v. a. Obstipation); bei Keimzahl $< 10^5$/ml ohne Krankheitswert. – **K.-Zystitis**: Harnblasenentzündung durch E. coli; ca. 70% der bakteriellen Zystiden, meist bei Frauen.

Kolizine: / Colicine.

Kolizit®-Probe: Nachweis von E. coli im Urin (Rotfärbung) durch Vermischen eines Tropfens Urin mit einigen Körnchen der Naphthol-Verbindung K.®

Kolla: Leim (/ Colla).

kollabieren: zusammenfallen (/ Kollaps).

Kollämie: vermehrte Viskosität des Blutes.

kollagen: leimgebend (d. h. Gelatina alba enthaltend), aus / Kollagenen bestehend; z. B. die **k. Fibrillen** (0,3–0,5 μm, elektronenmikroskopisch segmentiert), die – von Kittsubstanz zusammengehalten – die **k.** / **Faser** aufbauen u. im Knorpel, Knochen u. Zahnbein der geformte Teil der Interzellularsubstanz sind.

Kollagen: sogen. Skleroproteine (Gelatina alba enthaltend; prolinreich, gegen enzymat. Angriff stabil) als interzellulärer Hauptbestandteil mesenchymaler Stützsubstanzen (Bindegewebe, Knorpel, Knochen); elektronenmikroskopisch 3 linksläuf. α-Helixketten, verdrillt zur rechtsdrehenden Tripelhelix mit Länge 2.800 Å. – **K.-Antikörper**: durch Immunisierung mit löslichem K. erhaltener Spezies-spezif. AK, der sowohl mit nativem als auch mit schonend denaturiertem K. (»Parentgelatine«) reagiert; s. a. Gelatineantikörper. Vork. als Auto-AK bei pcP (40 bis 60%), FELTY* u. SJÖGREN* Syndrom, Sklerodermie, Erythematodes; Nachweis durch Hämagglutinationshemmung, Präzipitation, KBR oder Antiglobulin-Konsumptionstest.

Kollagenase: Kollagen spaltendes Enzym, ident. mit Clostridiopeptidase A; auch im Pankreas vermutet.

Kollagen|band: *chir* steriles Nähmaterial (bis ca. 1 cm breit) aus tier. K.sol (resorbier- oder unresorbierbar); v. a. für Organsuspension (z. B. Nephropexie), Massenligatur parenchymatöser Organe (v. a. Leber), Einscheidung von Sehnen-, Nerven-, Gefäßanastomosen. – **K.folie**: aus tier. Hautkollagenen hergestellte poröse Dreischichtfolie (nicht resorbierbare Trägerfolie außen) als temporärer biol. Hautersatz bei

Rö-, Unterschenkel-, Dekubitalgeschwür, Verbrennung etc.; Vorteile: gute Reepithelisierung, Anw. auch bei Infektion (bakterizid), geringer Flüssigkeits. Eiweißverlust, geringere Narbenschrumpfung (Platzhalterfunktion). – **K.-Hydroxyprolisinmangel-Syndrom**: ∫ EHLERS*-DANLOS* Syndrom, Typ VI. – **K.krankheit**: ∫ Kollagenose.

Kollagenom: kleiner, weicher, rosafarbener (Haut-) Tumor aus hypertroph. kollagenen Bündeln (ohne Zellen).

Kollagenosen, Kollagenopathien: (KLEMPERER 1943) Oberbegr. für Erkrn. mit systematisierten Bindegewebsveränderungen u. LE-Zellen-Bildung (obligat oder fakultativ), evtl. mit SJÖGREN* Syndrom u. Immunthyreoiditis (fibrinoide Degeneration nicht mehr Kriterium!); n. LEMMEL die »Krankhn. des rheumat. Formenkreises i. e. S.«: Erythematodes disseminatus, systematisierte Sklerodermie, Eosinophilia infectiosa, Polymyositis-Dermatomyositis, Arteriitis nodosa, prim. chron. Polyarthritis, WEGENER* Granulomatose.

Kollagenphase: das 2. (= proliferative, fibroblast., anabole) Stadium der Wundheilung zwischen Substrat- u. Differenzierungsphase (ca. 5.-15. Tag), charakterisiert durch argyrophile kollagene Fasern, max. Granulationen, zunehmende »Reißfestigkeit« u. Schrumpfung.

Kollaps: das akt. oder pass. »Zusammensinken« eines Organs oder Organteils (i. e. S. der ∫ Lungen-K.) oder der Blutzirkulation (∫ Kreislaufkollaps, i. e. S. der ∫ Schock).

Kollaps|atelektase: reversible oder irreversible Lungenatelektase mit Kollaps des betroffenen Abschnitts, entweder als Entspannungs- (mit »Minimalluft« in den Alveolen) oder als Kompressionsatelektase, meist mit späterer K.induration; i. e. S. die im Rahmen der ∫ K.therapie. – **K.delir**: (H. WEBERS 1866) symptomatische Psychose bei Fieberanfall, mit Benommenheit, hochgradiger Verwirrtheit, Sinnestäuschung, Ideenflucht u. lebhafter motor. Erregung. Akuter exogener Reaktionstyp, als klin. Einheit nicht allg. anerkannt. – **K.feld**: *hepat* Nekrose mit bindegeweb. Proliferation (»dunkle Leberzellen« mit starker Eosinophilie u. pyknomorphem Kern) im Zentrum des Leberläppchens infolge Zirkulationsstörung oder Einwirkung tox. oder infektiöser Noxen, durch sog. K.straßen (von den Periportalfeldern ausgehende Septen) mit benachbarten Läppchen verbunden; Ausheilungszustand bei Stauungsleber u. Hepatitis.

Kollaps|induration: *pulmon* derbe, zellreiche, meist schiefr. Lungeninduration als Residuum einer chron. Kollapsatelektase (meist Kompressions- oder Resorptionsatelektase bei Tbk); Alveolen obliteriert. – **K.luft**: *pulmon* der Anteil der ∫ Residualluft, der bei Lungenkollaps (Pneumothorax) aus der Lunge entweicht oder resorbiert wird; normal ca. 400 ml; vgl. Minimalluft. – **K.milz**: die kleine – blutentleerte – Milz mit blassem Parenchym u. runzeliger Kapsel nach großem akutem Blutverlust u. bei Peritonitis. – **K.niere**: ∫ Schockniere.

Kollaps|pneumonie: exsudativ-entzündl. Prozeß im kollabierten Lungenbezirk infolge bronchogener Infektion, gefördert durch verminderte bronchiale Strömungsgeschwindigkeit u. Sekretstase. Gefahr der Abszedierung u. Induration. – **K.straßen**: s. u. Kollapsfeld. – **K.syndrom**: ∫ CHARCOT*-WEISS*-BAKER* Syndrom.

Kollaps|test: Kreislauftest nach Blutverlust; deutl. Absinken des systol. Druckes, evtl. mit Präkollaps-Sympt., bei Manschettenstau beider Beine (mit diastol. RR) spricht für größeren Verlust. – **K.therapie**: temporäre oder definitive Ruhigstellung erkrankter Lungenabschnitte (v. a. bei tbk. Kaverne, Lungenabszeß oder -blutung) durch artifiziellen Retraktions- oder Kompressionskollaps; intrapleurale Verfahren: Pneumo-, Oleothorax, Thorakokaustik; extrapleurale: Pneumolyse mit Luft- oder Fremdkörperfüllung, Thorakoplastik; ferner Phrenikusausschaltung, Pneumoperitoneum, sympath. Denervierung. – **K.volumen**: *pulm* 1) ∫ Kollapsluft. – 2) Vol. der vollständig kollabierten Lunge.

Kollastin: senil-degenerative Abwandlung des Kollagens der Haut mit starker Affinität zu saurem Orzein; vgl. Kollazin.

kollateral: seitlich gelegen, nebenständig, benachbart. – **K.anämie**: s. u. K.hyperämie.

Kollateralen: 1) Vasa collateralia: vom Hauptblutgefäß abzweigende, mit anderen in Verbindung stehende Nebenäste, die bei Strombehinderung als Ersatzblutbahn in Funktion treten; entweder als **prim. (präexistente) K.**, die die Kollateralfunktion sofort voll übernehmen können (z. B. Aa. vertebrales) oder als **sek. K.**, die erst Produkt eines spezif. Gefäßwachstumsprozesses sind, oft in Form eines weitläuf. Gefäßnetzes (= **indir. K.**). Dieser **Kollateral|kreislauf** ist für die Versorgung des hypoxiegefährdeten Organs oder Körperabschnitts von wesentl. Bedeutung, z. B. der intra- (Kapillaren u. Präkapillaren distal der Stenose) u. extrakardiale (proximal zu Vorhofgefäßen, Aorta u. Pulmonalis) bei Kranzgefäßverschluß, der hepatofugale bei intrahepat. Block (über Magenfornix-, Ösophagusvenen, V.-azygos-System), der zwischen tiefen u. oberflächl. Gefäßen bei Embolie, Thrombose oder Stenose einer Extremitätenarterie. Eine sogen. **K.brücke** tritt nur bei Erhöhung des Druckgradienten (z. B. Stenose) in Funktion. – **künstl. K.**: ∫ Bypass, Shunt, s.a. Prothesenshunt (Abb.). – 2) von im RM verlaufenden Neuriten rechtwinklig abzweigende Ästchen, die mit Telodendrien an anderen Nervenzellen enden.

Kollateral|hyperämie: 1) kollaterale ∫ Hyperämie. – 2) Blutfülle in einem Teil des Organismus infolge vermind. Durchblutung eines anderen (= K.anämie).

Kollazin: senil-degenerat. Abwandlung des Kollagens der Haut mit nur geringer Affinität zu Orzein; vgl. Kollastin.

Kolle* (WILHELM K., 1868–1935, Serologe, Bern, Frankfurt/M.) **Halter**: Metallhandgriff (mit Klemmschraube) für Impfgeräte (Öse, Häkchen, Impfnadel). – **K.* Schale**: flacher Flaschenkolben für Bakterienzüchtung. – **K.* Serum**: (1906) Immunserum (Pferd) gegen Neisseria meningitidis. – **K.* Vakzine**: 1) (1896) Cholera-Impfstoff aus hitzeinaktivierten Vibrionen mit 0,5% Phenol; modifiziert noch heute gebräuchlich. – 2) K.*-STRONG* Vakzine: Pest-Impfstoff aus abgeschwächten (avirulenten) Bakterien (Ma V); obsolet.

Kollektiv|nährboden: *bakt* Grundsubstrat mit wachstumsfördernden Zusätzen. – **K.neurose**: ∫ Massenneurose.

Koller* (FRITZ K., zeitgen. Hämatologe, Basel) **Faktor**: ∫ Faktor X der Blutgerinnung. – **K.* Test**: Le-

Kollern berfunktionsprüfung bei verkürzter Prothrombinzeit durch parenterale Vit.-K-Gabe; Ausbleiben eines Prothrombinanstiegs spricht für Parenchymschaden.

Kollern: *gastr* ↑ Borborygmus.

Kollidon®-Test: (HUMMEL 1949) *serol* empfindl. Nachweis inkompletter AK (Hämagglutinine) mit K.® als Konglutinin (evtl. kombin. mit Trypsin); wichtig v. a. für die Diagnose der Erythroblastose.

Kollifixur: *gyn* s. u. BUMM*.

Kollikulitis: Entzündung des ↑ Colliculus seminalis.

Kollimator: 1) an opt. Geräten Beleuchtungsrohr mit Spalt- u. Sammellinse zur Erzeugung paralleler Lichtstrahlen; z. B. für Meßzwecke. – 2) in der Strahlenmeßtechnik dem Zähler vorzusetzender Bleitubus (zylindr. oder konisch, auch vielkantig = Waben-K.) zur Ausblendung des Strahlenkegels bzw. zur Abschirmung von Streustrahlung.

Kolliquation: *path* Verflüssigung eines Gewebes; meist i. S. der **Kolliquationsnekrose** unter Aufquellung u. reaktionsloser Einschmelzung, insbes. im Gehirn bei ischäm. Infarkt mit autolyt. Zerfall (Überwiegen nicht-koagulierbarer Fettsubstanz), breiiger Erweichung u. Entstehung von Resorptionszysten (»zyst. Infarkt«); ähnl. K. der Haut u. Schleimhäute bei Laugenverätzung (weißlich), Verbrennung, Pokken, im NNM, bei sek. Auflösung eines geronnenen pneumon. Exsudats, bei Umwandlung von tbk. Käse in dünnflüss. Eiter. – vgl. Koagulationsnekrose.

kolliquativ: *path* mit Verflüssigung einhergehend; *klin* durch Flüssigkeitsverluste (Erbrechen, Durchfälle) erschöpfend.

Kollision: *virol* erster Kontakt von Virus u. Zelle aufgrund BROWN* Molekularbewegung; 1. Phase der Virusinfektion.

Kollisions|tumor: »Vermischungsgeschwulst« aus 2 primär unabhäng. Neoplasmen, die ineinander wuchern; vgl. Kompositions-, Kombinationstumor. – **K.wellen**: *kard* ↑ Pfropfungswellen.

Kollman* Dilatator (ARTHUR K., 1858–1941, Dermatologe, Leipzig): Harnröhrensonde mit Hohlschaft, 4 seitl. Spreizbalken (durch Gewindeschraube verstellbar) u. Anschlußkonus (für Spülung). – Ferner kon. Bougie für vord. Urethra.

Kollodiaphysenwinkel: *orthop* CD-Winkel (s. u. CCD-Winkel).

Kollodium: ↑ Collodium. – **K.baby**: Neugeb. mit hochroter, zellophan-, pergament- oder ölpapierart. Haut, fischmaulart. Mundöffnung, ektropionierten Lidern u. wulst. oder eingerollten Ohren, bei dem sich später eine Ichthyosis congenita entwickelt. – vgl. K.haut. – **K.haut (kongenitale)**, Seborrhoea oleosa bzw. squamosa univers. neonatorum, Exfoliatio lamellosa, Ichthyosis sebacea: passager hochrote, ölpapierart. Haut des Neugeb., deren glattglänzende, z. T. gelbl.-bräunl., starre Epidermis sich nach Tg. in großen Lamellen abstößt (↑ Desquamatio lamellosa neonatorum); harmlose Anomalie, wahrsch. auf exzessiv gesteigerter Bildung von Vernix caseosa beruhend (»V.c. persistens«; Variante der Peridermbildung?); vgl. K.baby. – **K.-Membran**: s. u. BECHTHOLD*. – **K.-Präzipitationsreaktion**, KPR: (CANNON u. MARSHALL 1940) Nachweis von Auto-AK, wobei an K.teilchen adsorbierte Präzipitogene als AG dienen.

Kolloid: (TH. GRAHAM 1861) Bez. für aus 10^3 bis 10^9 Atomen zusammengesetzte, in einem Dispersionsmittel kolloiddispers (»kolloidal«) verteilte Moleküle oder Aggregate (Ø 10^{-4} bis 10^{-7} cm), die im allg. nicht durch tier. Membranen diffundieren; unterteilt in Dispersions- oder Phasen-K. (↑ Tab. »disperses System«), Assoziations- oder Mizell-K. (z. B. grenzflächenakt. Stoffe wie Seife) u. Molekül-K. (biol. bes. wichtig, z. B. Blut, Milch, Protoplasma, Leim). – s. a. Gel, Dispersions-K., k.osmot. Druck, *anat* ↑ Schilddrüsen-K., *path* kolloide ↑ Degeneration.

kolloidal: im Zustand des ↑ Kolloids. – **k.dispers**: s. u. Kolloid, Dispersionskolloid. – **K.-Goldreaktion (Lange*)**: ↑ Goldsolreaktion.

Kolloid|bad: s. u. Peloide. – **K.entartung**: *path* kolloide ↑ Degeneration. – **K.filter**: Kolloid-undurchläs. Membranen mit Porenweiten zwischen 5×10^{-6} u. $0,14 \times 10^{-7}$ cm, z. B. solche aus Kollodium, Schweinsblase. – **K.knoten**: 1) *derm* ↑ Pseudomilium colloidale. – 2) *endokrin* ↑ Struma colloides. – **K.körperchen**: ↑ KOCH* Körperchen. – **K.krebs**: ↑ Carcinoma mucoides. – **K.kurve**: graph. Darstg. der Ergebnisse von Liquor-Kolloidreaktionen; Haupttypen (nicht pathognomonisch): Linkskurve (»Paralysekurve«; Fällungszacke li.verlagert durch γ-Globulin-Vermehrung, z. B. bei MS, Polyneuritis u. -radikulitis, Neurolues), Mittelkurve (Gesamteiweiß u. β-Globulin vermehrt, z. B. durch Serumbeimengungen), Rechtskurve (»Meningitiskurve« durch Albumine u. β-Globulin). – **K.milium**: ↑ Pseudomilium colloidale.

Kolloidoklasie: *hämat* ↑ Hämoklasie (1).

kolloidosmotischer Druck, KOD: osmot. Druck einer kolloidalen Lsg; wegen der Größe der Kolloide (z. B. Eiweißkörper) verhältnismäßig gering, jedoch im Organismus mit rel. großen Druckdifferenzen: z. B. Blutplasma 25, interstitielle Flüssigkeit 2 mm Hg (Differenz wesentlich für Flüssigkeitsaustausch zwischen Blut u. Gewebe).

Kolloid|reaktion: 1) zur quant. Erfassung von Gesamteiweiß u. Globulin-Albuminvermehrung im Liquor anhand der Verschiebung des Dispersitätsgrades (Trübung, Ausflockung, Farbumschlag) bei gegenseit. Einwirkung zweier K.systeme (I: Metall-, Farb-, Kieselsäuresol, Mastix oder Paraffin, Teilchengrößen 0,01–0,1 μm; II: Liquor in abgestuften Konz.). Verdünnungsstufe mit Flockungsmax. ergibt Verhältnis von Globulin zu Albumin (↑ Kolloidkurve). Bekannteste Methoden: Goldsol-, (Normo-)Mastix-, Salzsäure-Kollargol-, Paraffin-, Benzoe-, JACOBSTHAL*-, KAFKA*Reaktion; vgl.K.test.–2)*path*↑K.syndrom.

Kolloid|struma: ↑ Struma colloides. – **K.syndrom**: sofort nach i.v. Applikation von Fettstoffen (»makromolekulares Syndrom«) auftretende Brust- u. Lendenschmerzen, Dyspnoe, Zyanose, Blutdruckabfall, Schüttelfrost, Übelkeit, Erbrechen, evtl. urtikarielles Exanthem. Pathomechanismus unklar (allerg.?). – vgl. Fettüberladungssyndrom. – **K.test**, Supplementtest: *serol* Nachweis höchst inkompletter AK (sogen. Aggloide) unter Verw. einer halb- oder vollsynthet. K.lösung; z. B. Kollidon-, Gelatine-, Konglutinationstest. – vgl. K.reaktion. – **K.therapie**: Schockbekämpfung durch Volumenersatz mit kolloidalen Lsgn. (PVP-, Dextran-, Gelatinepräp.), die länger als kristalloide in der Blutbahn verweilen. – **K.zyste**: 1) ↑ Ependymzyste (gefüllt mit grünl.-gelbl. Gallerte). – 2) s. u. Struma colloides.

Kollonema: diffus-schleimig degeneriertes Lipom.

Kollum: ↑ Collum; i. e. S. der Halsteil eines Knochens bzw. des Uterus (↑ Cervix uteri).

Kollumfraktur: oft intraartikuläre Fraktur im »Halsteil« (anat. Schwachpunkt) eines Knochens (Femur, Mandibula, Scapula, Radius); i. e. S. die – meist quere – subtuberkuläre Humerusfraktur (v. a. bei Sportlern u. Greisen) durch Sturz auf Schulter, Ellenbogen, Hand, evtl. nur durch Muskelzug (Hieb, Wurf), u. zwar als Adduktions- (oft eingekeilt) oder – häufiger – Abduktionsfraktur, meist mit Dislocatio ad axim et longitudinem u. keilförmig. Heraussprengung des Tuberkulamassivs; s. a. Abb. »Humerusfraktur«.

Kollumkarzinom, Zervix-Ca.: Plattenepithel- (95%) oder Adeno-Ca. (5%), das exo- oder endophytisch von der Plattenepithel-Zylinderepithel-Grenze der Cervix uteri nach außen (= Portio-Ca., ca. 90%) oder in den Halskanal wächst (= Zervixhöhlen-Ca., ca. 10%), Häufigkeitsgipfel im 40.–49. Lj. – Stadien: 0 = Ca. in situ; I: infiltratives Wachstum auf Uterus begrenzt; Ia: präklin. Ca. (Mikro-Ca.) bis zu 1 cm ⌀; 1 b: 1–5 cm ⌀, nur Portiooberfläche; 1 c: > 5 cm ⌀, ins Korpus reichend; II a: auf obere ⅔ der Vagina übergreifend; II b: Infiltration des Parametriums (nicht bis Beckenwand); III: Befall des unt. Vaginadrittels u./oder knot. Infiltration der Beckenwand; IV: Befall von Blase u./oder Rektum (= IV a) bzw. Fernmetastasierung (= IV b). – Frühdiagnose durch Kolposkopie (↑ HINSELMANN* Stadien); Zellabstrich (95%), später Palpation, Inspektion (Niveaudifferenz, brüch. Gewebe, SCHILLER* Jodprobe), Ring- u. Keilbiopsie. – Sympte.: fleischwasserfarbener Ausfluß, azykl. (Kontakt-)Blutungen; Schmerzen im allg. erst ab IV. – Ther.: bei I–II abdominale (WERTHEIM) oder vaginale Op. (SCHAUTA) u./oder Strahlenther. (5-J.-Heilung 80–90%); bei III u. IV nur Strahlenther. (54 bzw. 10% 5-J.-Heilung).

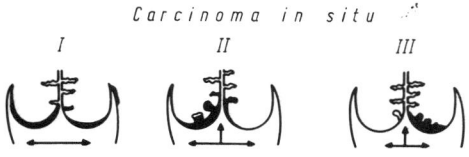

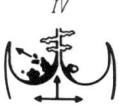 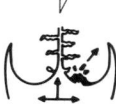

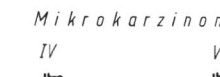

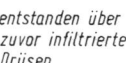

Formale Genese u. Malignitätsgrade des **Kollumkarzinoms** (nach H. G. HILLEMANNS). Malignität steigt von I (lange Latenz) zu V (kurze Latenz) an.

Kollumwinkel: *orthop* ↑ CD-Winkel (s. u. CCD).

Kollyrium: *pharm* »Augenwasser« (↑ Collyrium).

Kolmer* Gemisch (WALTER K., 1879–1931, Physiologe, Wien): *histotechn* Fixierungsgemisch aus 13%ig. Kaliumdichromat-Lsg., 10%ig. Formalin, Eisessig u. gesätt. Sublimat-Lsg.

Kolmer* Reaktion (JOHN ALBERT K., 1886–1962, Pathologe, Philadelphia): *serol* Syphilis-KBR mit Auswertung von Ambozeptor u. Komplement (in Anwesenheit des AG) unter Verw. von 2 Komplement- u. 2 Hämolyse-Einhn. (zur Sensibilisierung der Schaf-Ery). – Weiterentwickelt (1922) zur **quant. K.* Technik** (als AG z. B. REITER* Protein, »KRP«) mit Serumabstufung, Komplement-Titrierung, Kältebindung.

Kolo...: Wortteil »Colon«, »Dickdarm«.

Kolobom, Coloboma: angeb. oder erworb. Spaltbildung (z. B. Gesichts-, Ohrläppchenspalte); i. e. S. die Verschlußstörungen im Bereich der fetalen Augenspalte (↑ Lid-, Iris-, Linsen-, Netzhaut-, Makula-K.).

Kolo|gastroplastik: *chir* Ersatzmagen (↑ dort. Abb.) durch isoperistalt. Interposition eines bds. ausgeschalteten Querkolonsegments oder des Ileokolons zwischen Ösophagus- u. Duodenalstumpf. – **K.kolostomie**: isoperistalt. Anastomosierung zweier Dickdarmschenkel bei Kontinuitätsresektion; anisoperistaltisch bei Transversosigmoideostomie als Umgehungsanastomose.

Kolon: ↑ Colon; s. a. Dickdarm.... – **aganglionäres K.**: ↑ Megacolon congenitum. – **spastisches K.**: ↑ Colon irritabile.

Kolon|bewegung, große: (HOLZKNECHT) normalerweise nur 2–3mal in 24 Std. auftretende, für den Transport des Darminhalts wesentl. Dickdarmbewegung in Form einer – v. a. in Aszendens u. Transversum – kontinuierlich fortlaufenden Kontraktion mit Verstreichen der Haustren. – **K.blase**: *chir* ↑ Dickdarmblase. – **K.divertikel**: ↑ Dickdarmdivertikel. – **K.faltung**: *chir* ↑ Coloplicatio. – **K.fixation**: *chir* ↑ Colofixatio. – **K.flexur**: ↑ Flexura coli (dextra u. sinistra).

Kolonie: *mikrobiol* auf festem Nährboden makroskopisch erkennbare umschrieb. Zellgemeinschaft, oft mit charakterist. Lage (Oberfläche oder Tiefe), Form, Größe, Höhe (flach, erhaben, konvex, kegel-, terassenförmig), Rand, Farbe, Konsistenz; unterschiedl. K.-Typen auch in Abhängigkeit von der Phase (↑ Tab.); s. a. Keimzählung.

Morphologie der Kolonie	*Morphologie der Einzelzelle*
1. S-Form (engl. smooth): mit glatter Oberfläche	B-(= Bakterien-)Form: Stäbchen
2. R-Form (engl. rough): mit rauher Oberfläche	F-(= Faden-)Form: Stäbchenkette oder längere Fäden; entstehen aus der B-Form
3. M-(= mukoide)Form: schleimige Entwicklung	Verschleimung der Zellwände
4. G-(= Gonidien-)Form: langsam wachsend, daher kleiner als S- u. R-Form; Wachstum in flüss. Nährböden ohne deren sichtbare Veränderung	C-(= kokkoide)Form: Wachstum in Kokken- oder granulärer Form
5. V-(= Virus-)Form	kleine filtrierbare Formen

Kolon|interposition: 1) *path* ↑ CHILAIDITI* Syndrom. – 2) *chir* ↑ Dickdarmzwischenschaltung. – **K.karzinom**: s. u. Dickdarm... – **K.massage**: s. u.

Kolon|melanose

Darmmassage. – **K.melanose:** ∕ Melanosis coli. – **K.neurose:** ∕ Colon irritabile. – **K.polyp(osis):** s. u. Dickdarm.... – **K.resektion:** ein- oder mehrzeit. Teilentfernung des K. mit Kontinuitätswiederherstg., z. B. Resectio flexurae coli sin., Segmentresektion des Transversum; bei Malignom möglichst mit Abtragung eines > 10 cm langen intakten Stückes bds. des Tumors, meist als Radikalop. eines der 4 Abschnitte oder – häufiger – als ∕ Hemikolektomie. – **K.vorlagerung:** (MIKULICZ, PAUL) Eventeration der erkrankten Schlinge im Rahmen einer zweizeit. extraperitonealen Kontinuitätsresektion (bei Malignom einschl. Mesokolon u. regionaler LK); nach Anlegen einer Kotfistel (MIXTER* Rohr) Abtragung des anteponierten Kolons am 2.–3. Tag, meist mit temporärem doppelläuf. Anus praeter. Rel. risikoarmer Eingriff bei Dickdarmgangrän oder -perforation, bei Kolon-Ca. mit akutem Ileus im Senium, hochgrad. Arteriosklerose, kardiorespirator. Insuffizienz, schlechtem AZ. – **K.wäsche:** subaquales ∕ Darmbad.

Kolo|pexie: op. Fixierung (Naht, Faszienstreifen etc.) eines abnorm bewegl. oder operativ verlagerten Dickdarmabschnitts an Peritoneum parietale, Lig. gastrocolicum, WS oder Beckenwand. – **K.proktostomie, -rektostomie:** meist intraperitoneale (vgl. aber SWENSON* Op.) Anastomosierung des Kolon- u. Rektumstumpfes, z. B. Transversorektostomie nach li. Hemikolektomie. I. w. S. auch die indir. K.p. durch Interposition eines Ileumsegments. – **K.ptose:** »Dickdarmsenkung«, meist im Rahmen einer allg. Enteroptose, wobei v. a. das Transversum bis ins kleine Becken durchhängen kann. Oft Urs. einer Obstipation.

Koloquinte: ∕ Fructus colocynthidis; s. a. Colocynthidismus.

Kolori|meter: Apparat zur quant. Bestg. einer gefärbten Substanz bzw. einer solchen mit Absorptionsspektrum im sichtbaren oder UV-Licht; z. B. **visuelles K.m.** (mit Glühlicht), Photo- (mit gefiltertem Licht u. Photozelle), Spektro-K.m., Fluori-, Nephelometer, Komparator. – **K.metrie:** Bestg. der Konz. einer Farblsg. aus der Stärke der Färbung (gemäß LAMBERT*-BEER* Gesetz); als Absolut-K.m. durch Ermittlung des Extinktionskoeffizienten.

Kolorit: *klin* Hautkolorit (∕ Haut).

Kolorszintigraphie: ∕ Farbszintigraphie.

Kolo|skopie: peranale Endoskopie des Kolon mit flexiblem Instrument. Ferner die intraop. (sterile) diagnost. K.s. nach K.tomie (Sigma, re. u. li. Flexur), auch zur Kontrolle verbleibender Dickdarmsegmente vor der Reanastomosierung (z. B. zum Ausschluß eines Zweittumors). – **K.stomie:** temporäre oder definitive Ausleitung des Dickdarms zur Körperoberfläche (meist im seitl. Hypogastrium), entweder als lat. Kotfistel oder endständ., ein- oder doppelläuf. Anus praeter. – Ferner die **feuchte K.st.** als künstl. Harnableitung durch Implantation der Ureteren ins Kolon u. Anlegen eines Dickdarmafters (s. a. Dickdarmblase).

Kolostrokinin: darm- u. uterusaktives Globulin im Kolostrum; mit Plasmakinin-ähnl. Wirkung.

Kolostrum: die in der Schwangerschaft ab 4. Wo. (= C. gravidarum) bis wenige Tg. post partum (= C. puerperarum) gebildete eiweißreiche, wenig kaseinhalt., gelbl. »Vormilch« (mit Fettkörnchenkugeln, Leukozyten, ∕ DONNÉ* Körperchen u. freien Fettkügelchen), die bereits Iso-AK enthält u. sich progressiv in definitive Milch umwandelt. – Nachweis von K. (bei Druck auf die Mamille) gilt als Schwangerschaftszeichen (unzuverlässig, insbes. bei Multipara).

Kolo|tomie: diagnost. oder therapeut. op. Eröffnung (auch Durchtrennung) des Dickdarms (v. a. Transverso- oder Sigmoideotomie), z. B. zwecks Abtragung eines Solitärpolypen, für K.skopie, Ureterimplantation. Meist Längsinzision in der freien Tänie, unter ständ. Absaugen; Wiederverschluß durch zweireih. seröse Einstülpnaht. – **K.typhus:** Typhus abdomin., bei dem die Dickdarmsymptomatik im Vordergrund steht.

Kolozynthidismus: ∕ Colocynthidismus.

Kolp...: Wortteil »weibl. Scheide«; s. a. Kolpo..., Scheiden..., Vaginal....

Kolp|aporrhexis: Ruptur des Scheidengewölbes, z. B. bei ∕ Uterusruptur. – **K.ektomie:** Exzision der Scheidenwand, z. B. dreieck.-, rauten- oder streifenförmig bei plast. Korrektur eines Descensus uteri, zylindrisch bei vaginaler Uterusexstirpation; i. e. S. die partielle oder totale K.e. (mit vord. u. hint. Scheidenbzw. hoher Dammplastik, evtl. Bildung eines kohabitationsfäh. Scheidenrudiments) bei Zervix- oder Scheidenstumpfprolaps. – **K.eurynter:** mit Flüssigkeit (300–500 ml) aufzufüllende Gummiblase zur Tamponade der Scheide (»K.euryse«), z. B. bei Wehenschwäche, Gefahr des vorzeit. Blasensprungs, engem Scheidenlumen.

Kolpitis: Wandentzündung der weibl. Scheide; selten **prim. K.** bei Infektionskrkht. (z. B. Typhus, Scharlach, Di, Cholera, Dysenterie, Windpocken; bei Go oft unspezif., s. a. Vulvovaginitis gonorrh.), durch mechan. Schädigung (Pessar, Fremdkörper) oder unverträgl. vaginale Medikation (pH-ändernde Noxen). Häufiger die **sek. K.** durch aszendierenden (ungenügender Scheidenverschluß) oder deszendierenden (Zervizitis, Endometritis, verjauchendes Ca.) massiven Erregerbefall (Strepto- u. Staphylokokken, Haemophilus vagin., Kolibaz., Trichomonaden, Candida etc.), durch Änderung des Scheidenmilieus (Abweichen des pH vom Normwert 4, z. B. bei Menstruation, Schwangerschaft, Hypersekretion der Zervix, erschöpfender Krankh., Östrogenmangel, Verletzung) oder durch mechan. oder chem. Irritation. Sympte.: Rötung u. Schwellung, verdickte Columnae rugarum (im akuten Stadium), Fluor, Juckreiz, brennende Schmerzen (u. U. auch bei der Miktion). **Akute** Form (oft nach Verletzung mit mass. Keimeinbruch) häufig eitrig werdend; **chron.** Form v. a. durch sulfonamidoder antibiotikaresistente Erreger (einschl. Trichomonas, Candida) u. bei hormoneller Dysfunktion; s. a. Vaginitis ulcerosa. Als **adhäsive K.** (mit teilweiser oder vollständ. Verklebung) meist Restzustand einer akuten K. (mit Epitheldefekten) oder als Strahlenschaden, evtl. in Hämato- oder Pyometra übergehend; als **diphther. K.** (v. a. bei Kindern u. Wöchnerinnen) mit pseudomembranösen, glänzend weißen bis grauen Belägen; als **emphysematöse K.** (Emphysema vaginae; selten v. a. bei Hochschwangeren) mit bläul.-grauen, durchscheinenden, keimfreien Gaszysten bis zu Linsengröße (klinisch bedeutungslos); als **granuläre** oder **noduläre K.** (v. a. des Greisenalters) mit zahlreichen stecknadelkopfgroßen, rötl. Knötchen (Leukozyteninfiltrate), die evtl. in Erosionen übergehen; oder aber grießkorngroße Knötchen u. Bläschen ohne Krankheitswert bei der Schwangeren (post partum spontan heilend); als Alters- oder **senile K.** Folge der durch Östrogenmangel bedingten Atrophie u. Abnahme der Glykogen- u. Milchsäurebildung mit konsekut. Abwehrschwäche) entweder granulär oder diffus (mit glatter, geröteter Wand); als **zyst. K.** akut, mit Bläschen v. a. im hint. Scheidengewölbe. Ferner atroph., erosive, phlegmonöse Formen (evtl. Übergang in ↗ Parakolpitis).

Kolpo|diaphanoskopie: (E. KLAFTEN) *gyn* Einführen einer Lichtquelle (Kaltlichtleuchtstab) in die Scheide u. Bewertung der Transparenz der Bauchdecken; orientierende Untersuchung auf Tumor im kleinen Becken. – **K.odynie:** meist stechende oder bohrende Spontanschmerzen in der weibl. Scheide bei Kolpitis, Kraurosis oder funktionell bedingt (↗ Dyspareunie).

Kolpo|episiokleisis: s. u. Kolpokleisis. – **K.hysterektomie:** vaginale Uterusexstirpation oder – seltener, z. B. bei Totalprolaps in der Menopause – supravaginale Amputation mit partieller bis subtotaler Kolpektomie. – **K.hysteropexie:** Nahtvereinigung von Uterus u. Scheidenwand, i. e. S. die bei der ↗ Interpositio uteri vesicovaginalis. – **K.hysterotomie:** vaginale Längsinzision des Uterus (u. Eröffnung seiner Höhle) nach – gerader oder bogenförm. – Kolpotomie, meist als vaginaler Kaiserschnitt (mit Spaltung der Zervixvorderwand u. des unt. Uterussegments), ferner zur Abtragung großer Polypen oder submuköser Myome, zur Fremdkörperentfernung; als totale vord. u. hint. Aufspaltung (= Hemitomia uteri) beim vaginalen Morcellement eines Uterus myomatosus.

Kolpokeratose: Verhornung des Scheidenepithels, v. a. bei Vitamin-A-Mangel. – **K.test:** (HOHLWEG) Nachweis von Vitamin A durch Verfütterung an zuvor A-frei ernährte Ratten, deren Kolpokeratose daraufhin abklingt (Verschwinden der Schollen im Vaginalabstrich innerhalb 24 Std.).

Kolpokleisis, -klasie: partieller bis totaler Nahtverschluß der Scheide nach Anfrischung durch Schleimhautexzision, z. B. bei Blasen-Scheidenfistel zwecks Umbildung zum Harnreservoir, nach Zystovaginorektostomie als »**erweiterte K.**« (zusätzl. Plombierung des dist. Bulbokavernosuslappens), als »**hohe K.**« bei der LATZKO* Fistelplastik; i. e. S. die als Palliativverfahren bei Genitalprolaps (meist mit subtotaler Obliteration, z. B. die sogen. Kolpoepisiokleisis mit Querverriegelung des dist. Drittels).

Kolpo|laparoskopie: ↗ Kuldoskopie. – **K.laparotomie:** transvaginale Eröffnung der Bauchhöhle durch das vord. oder hint. Scheidengewölbe. – **K.metrie:** ↗ Kolpotonometrie. – **K.mikroskopie:** (ANTOINE u. GRÜNBERGER 1949) Inspektion der Portio vaginalis (evtl. nach Anfärben mit 1%ig. Toluidinblau) mit eingeführtem spez. Auflichtmikroskop (Vergrößerung bis 280fach); v. a. zur Frühdiagnostik des Portio-Ca. – **K.myiasis:** s. u. Urogenitalmyiasis.

Kolpo|perineoplastik: plast. Einengung von Vagina u. Hiatus genit. bei Uterusprolaps durch hint. Kolporrhaphie u. Wiederaufbau eines tragfäh. Dammkeils durch quere Raffung der Levatorschenkel u. Naht des muskulären u. häut. Dammes; bei Harninkontinenz u. defektem Levator u. U. gestieltes Transplantat aus dem Gluteus max. (HALBAN-TANDLER); s. a. K.plastik. – **K.photographie:** Photokolposkopie (s. u. Photoendoskopie). – **K.plastik:** vord. u./oder hint., meist mit Blasenboden-Beckenboden-Dammplastik kombinierte (↗ K.perineoplastik) Raffplastik der Scheide bei Genitalprolaps; ferner die Bildung einer kohabitationsfäh. Vagina bei Partial- oder Totaldefekt (Verätzung, Trauma, Strahlenschaden, Aplasie), z. B. als Wundkanal zwischen Blasenboden u. Rektum (blind oder mit Scheidenrudiment bzw. Portio kommunizierend), der mit Verschiebelappen, Epidermistransplantat oder Amnionscheide ausgekleidet wird; s. a. Dickdarm-, Dünndarmscheide. – **K.ptose:** ↗ Descensus vaginae. – **K.(r)rhagie:** ↗ Fluor vaginalis. – **K.(r)rhapie:** plast. Einengung der Scheide i. S. der partiellen ↗ K.kleisis bei Genitalprolaps durch vord. u./oder hint. quere Raffnaht (nach Anfrischung). – **K.(r)rhexis:** ↗ Scheidenriß.

Kolpos: (griech.) Scheide (↗ Vagina).

Kolpo|skopie: *gyn* Inspektion der Scheiden-Zervixschleimhaut, v. a. am äuß. Muttermund (Grenze zwischen Platten- u. Zylinderepithel), mit einem **K.skop** (10- bis 20fache Lupenvergrößerung; HINSELMANN 1924). – Befunde am Deckepithel: »originär« (= O), d. h. normales Plattenepithel: »Ektopie« (= E), d. h. Verdrängung des Platten- durch Zylinderepithel (z. B. nach Entbindung, Fehlgeburt, bei Endometritis, Adnexitis); »Umwandlungszone« (= U), d. h. von Plattenepithel überwuchertes ektop. Zylinderepithel, evtl. als »atyp. Epithel« (s. a. HINSELMANN* Stadien). Bei Atypie gelten als Ca.-verdächtig: a) Leukoplakie (verhorntes Plattenepithel), b) mit »Grund« (Basis der Leukoplakie) u. c) mit »Felderung« (rötlich durchschimmernder Leisten gefäßführender Papillen, u. U. atyp. Gefäße, korkzieherart. Kapillaren), d) das Ca. in situ (glas., gelbl., höckr. Oberfläche, wirre Gefäße, Niveaudifferenz, evtl. wallart. Rand). Verdeutlichung des Befundes durch Betupfen mit 2%ig. Essigsäure (Quellung u. rötl.-weißl. Verfärbung, bei Erosion traubenförm. Hervortreten der Papillen), ↗ SCHILLER* Jodprobe, ↗ Diaphanokolposkopie.

Kolpospasmus: ↗ Vaginismus.

Kolpostat: *radiol* Instrument zur langzeit. intravaginalen Fixierung von geschlossenen Strahlern; z. B. als Ring-K. (Kunststoff) oder als – gleichzeitig distanzierender – Spreiz- oder Universal-K.

Kolpo|tomie: Spaltung der Scheidenwand mit nachfolgendem Wiederverschluß, meist als vord. u. hint. mediane Längsinzision, im Scheidengewölbe auch bogenförm. (vorn), quer (hinten) oder zirkulär (meist als ↗ k.zöliotomie). – **K.tonometrie:** (SEMM, PENNING 1960) Bestg. von Volumen u. Binnendruck der weibl. Scheide (mit intravaginalem Pertubationsgerät, Kondom etc.) unter willkürl. Afteranspannung; zur Beurteilung der Beckenbodenmuskulatur.

Kolpo|zele: 1) von Rudimenten des GARTNER* Ganges herrührende »Scheidenzyste« in der seitl. Wand; bei größerem Umfang schmerzhaft, u. U. Kohabitations- u. Geburtshindernis. – **2)** ↗ Hernia vaginalis. – **K.zöliotomie:** transvaginale Eröffnung der Peritonealhöhle durch vord. u. hint. K.tomie (im Scheidengewölbe) u. Spaltung der Plica vesico- u. rectouterina, z. B. bei vaginaler Uterusexstirpation; als **hint. K.z.** auch diagnost. oder therap. Eingriff bei Tubergravidität, Ovarialtumor, retrozervikaler Endometriose, DOUGLAS*-Abszeß. – **K.zystotomie:** transvaginale Eröffnung der Harnblase. – **K.zytodiagnostik:** mikroskop. Beurteilung des speziell gefärbten Vaginal-

Kolumbien-Fieber

abstrichs; enweder zum Zwecke der Krebsfrüherkennung (PAPANICOLAOU), wobei die Diagnose aus dem Aussehen mehrerer Zellen mit zieml. Wahrscheinlichkeit (beim Zervix-Ca. ca. 95%) gestellt werden kann, oder zur Beurteilung der hormonalen Verhältnisse bei der Diagnostik von Sterilität u. Zyklusstörungen.

Kolumbien-(Zecken-)Fieber: in Südamerika endem. Felsengebirgsfleckfieber (durch Rickettsia rickettsi).

Kolumnotomie: Osteotomie der WS; i. e. S. die op. Korrektur einer BECHTEREW-Kyphose durch Abtragen von 2 oder 3 benachbarten Dornfortsätzen sowie Teilen der Gelenkfortsätze u. der hint. Längsbänder (SMITH=PETERSEN) oder durch Keilresektion zweier benachbarter WK (meist L I u. II) einschl. Bandscheibe u. – nach Aufrichten – Anlegespanung mit den abgetragenen Dornfortsätzen (LANGE, VIERNSTEIN).

Kolzaöl: / Oleum Rapae.

Koma: 1) *path* / Coma. – 2) *opt* / Asymmetriefehler.

Komatherapie: / Insulinschocktherapie.

komatös: in tiefer Bewußtlosigkeit (/ Coma), mit Koma einhergehend.

Komazylinder: im Coma diabeticum (v. a. bei Jugendl.) auftretende auffallend kurze, granulierte Harnzylinder.

Kombinanzwirkung: (HADORN 1955) *genet* Erzeugung eines best. Phänotyps als Novum (nicht als Additionsoder Überlagerungsprodukt) durch geordnete, qual.-kombinante Wirkung mehrerer nichthomologer Gene. – Ein bestimmter Phänotyp (z. B. Hämophilie) kann also auf Mutation verschiedener Gene beruhen.

Kombinations|hinken: meist von kompensator. Haltungs- u. Bewegungsatypien des Rumpfes u. der Arme begleitetes Hinken bei mehreren pathogenet. Faktoren; z. B. kombin. Gleit- u. Schmerzhinken bei kongen. Hüftluxation. – **K.ileus:** gemischter / Ileus. – **K.impfstoff:** »Misch-« oder »Mehrfachimpfstoff« mit mehreren AG zur gleichzeit. Immunisierung gegen verschied. Erreger bzw. deren Toxine, im allg. sogar mit verstärktem Effekt. Häufigste Kombination: Diphtherie-Pertussis-Tetanus. – **K.insulin:** Präp. mit Alt- u. Depot-Insulin (z. B. 1:2). – **K.lappen:** *chir* aus benachbarten Geweben bestehendes (z. B. Haut-Faszie-Muskel-Periost) oder op. zusammengesetztes (z. B. Rundstiellappen mit vorgepflanztem Knochenspan) Transplantat.

Kombinations|nävus, Compound-Nävus: Junktionsnävus mit ins Korium »abgetropften« Nävuszellen, d. h. mit epidermalem u. kutanem Anteil. – »Compound-Phase« eines Nävuszellnävus, d. h. Verbindung der Nävusnester mit der Epidermis, beim älteren Menschen oft Zeichen beginnender Malignität. – **K.narkose:** (BÜRGI, BILLROTH) Lokalanästhesie oder Allg.narkose durch mehrere, nacheinander oder gleichzeitig applizierte Mittel (außer dem Anästhetikum bzw. Narkotikum Prämedikationsmittel, Hypnotika, Analgetika, Muskelrelaxantien). Summationsbzw. Potenzierungseffekt ermöglicht Dosisverminderung u. damit Ausschaltung störender Nebenwirkungen (v. a. Erbrechen, Kreislauf-Atemdepression, Darmatonie). – **K.präparat,** Mischpräp.: Arzneimittel, das 2 oder mehr Wirkstoffe enthält. – **K.regel:** 1) *genet* / MENDEL* Gesetze (3). – 2) *pharm* / BÜRGI* Regel.

Kombinations|schaden: *path* Folge des Zusammenwirkens äuß. u. innerer Schädlichkeiten, z. B. einer Erfrierung beim Diabetiker. – vgl. Kumulationsschaden. – **K.schlag:** *kard* Pararrhythmie mit gleichzeit. Erregung der Herzvorhöfe vom Sinus- u. Av-Knoten (= Vorhof-K.s.) oder der Kammer von einem Vorhof- u. einem tertiären Zentrum (= Kammer-K.s.). – **K.schwäche:** *psych* vermind. geist. Fähigkeit, Denk- u. Vorstellungsinhalte sinnvoll miteinander zu verknüpfen. Als formale Denkstörung z. B. bei Zerebralsklerose.

Kombinationsstein: mehrschicht., aus – auch pathogenetisch – verschied. Formationen aufgebautes / Konkrement, entweder als Schicht(Schalen-, Strahlen-) oder als Konglomeratstein; vgl. Kernstein. – **K.systole:** *kard* sowohl supraventrikulär als auch von tert. Zentrum erregte Systole. DD: Parasystolie. – **K.tumor:** / Mischtumor aus verschied. blastomatösen Bestandteilen bzw. Differenzierungen, die aber einen gemeinsamen Organ- oder Gewebsursprung haben; z. B. das Adenosarkom der Niere. – vgl. Kompositions-, Kollisionstumor. – **K.verletzung:** / Mehrfachverletzung; s. a. Schwerverletzter. – **K.ulkus:** gleichzeit. Ulcus ventriculi u. duodeni; evtl. als / DRAGSTEDT* Ulkus.

kombinierte Untersuchung: *gyn* bimanuelle Untersuchung des inn. Genitale von der Scheide her u. durch die Bauchdecken (mit »inn.« bzw. »äuß.« Hand).

Kombustion: / Verbrennung (s. a. Combustio).

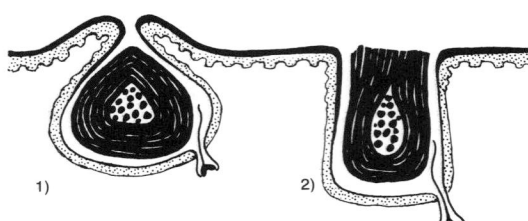

Komedonen: 1) geschlossener Komedo (»whitehead«). – 2) offener Komedo (»blackhead«).

Komedo, Comedo: den Follikelausführungsgang pfropfenartig verschließender weißlich-gelbl. »Mitesser« aus Hornlamellen u. Talg (an der Oberfläche durch Oxidation schwärzlich, in Würmchenform ausdrückbar). Verhindert Talgabfluß; sek. Besiedlung durch Bakterien u. Milben möglich. Massiertes Vork. v. a. an mittl. Gesichtspartien, Nacken, Rücken u. Brust bei der **Komedonenakne** (/ Akne vulgaris). – **K.karzinom:** (BLOODGOOD) Mamma-Ca. (verschied. Typs), bei dem auf Druck aus der Schnittfläche Komedo-art. Pfröpfe austreten. I.e.S. das reine Milchgang-Ca., dessen atyp. Wucherungen durch Nekrose zu einem Zelldetritus werden. – **K.mastitis:** Stauungsmastitis mit Komedo-art. Sekretverhärtungen in den Drüsenausführungsgängen.

Komedonennävus: / Naevus comedonicus.

Komma|bahn, -traktus: SCHULTZE* Komma (/ Fasciculus semilunaris). – **K.bakterium, -bazillus:** / Vibrio comma. – **K.haar:** *derm* / Keulenhaar.

Kommandogang: *neurol* diagnost. / Blindgang, bei dem der Richtungswechsel durch Tippen auf die

Schulter befohlen wird; zur Prüfung auf ↑ Kompaßgang.

Kommensale, Paraphage: Lebewesen in Gemeinschaft mit einem Wirt, von dem es nur Abfallstoffe oder Substanzen, deren Entzug den Wirt nicht schädigt, beansprucht. – Solcher **Kommensalismus** (s. a. Mutualismus) besteht als ↑ Ekto- u. als ↑ Endo-K.

Kommerell* Divertikel (BURKHARD K., zeitgen. Internist, Berlin): (1936) Gefäßwandausstülpung am Urspr. einer aberrierenden A. subclavia dextra (A. lusoria); wahrsch. Rudiment der re. 4. Kiemenbogenarterie; rel. häufig (ca. 60%).

Komminutivfraktur: ↑ Trümmer- oder Splitterfraktur mit bis zu völl. Zermalmung des Knochens; meist dir. – u. offene – Fraktur durch Schlag, Quetschung (Maschinenverletzung), Nahschuß, Überfahrung.

Kommissur: *sanat* ↑ Commissura. – **graue u. weiße K.**: ↑ Commissura post. bzw. ant. medullae spinalis.

Kommissuren|fasern: markhalt. Nervenfasern, die im Corpus callosum u. in den Commissurae ant., post., habenularum u. fornicis beide Großhirnhemisphären doppelläufig verbinden u. koordinieren. – **K.sprengung**: *kard* ↑ Herzklappensprengung. – **K.zellen**: ↑ Cellulae commissurales.

Kommissurotomie: scharfe Durchtrennung narbig verschmolzener Herzklappenkommissuren in Richtung ihrer physiol. Spalten mit spez. Valvulo- oder **Kommissurotom** (geknöpft, mit lanzenförm., geballter oder konkaver Klinge, flexiblem Schaft, subtermin. Fingerring, als Guillotinemesser, 3faches Spreizmesser u. a. m.), entweder »blind« (v. a. bei Mitralstenose, meist transaurikulär) oder »offen« unter Einsatz der Herz-Lungenmaschine (v. a. bei Aorten- u. Pulmonalstenose); s. a. Herzklappensprengung.

Kommotion: ↑ Commotio; i. e. S. die Commotio cerebri.

Kommotions|neurose: Allg.- u. Herderscheinungen nach Gehirnerschütterung, z. B. Halbseitenschwäche, Aphasie, Delirien, Kleinhirnstörung. – **K.psychose**: inkorrekt für ↑ Kontusionspsychose.

Kommunikation: Verbindung (z. B. zweier Hohlräume). – In der ↑ Informationstheorie Begr. für schriftl. oder mündl. Mitteilungen (insbes. Zahlen, Daten), aber auch für Reize, Nervenimpulse etc.; i. w. S. auch der Aufbau sozialer Kontakte durch Geben u. Empfangen von Informationen. **Kommunikationskette** ist Sammelbegr. für Nachrichtenquelle, Sender, Übertragungskanal, Empfänger u. Bestimmungsorgan.

kommunizierter Wahnsinn: ↑ Folie à deux.

Kompakta: 1) *derm* Kompakt(puder): gepreßte oder mit Hilfe von Gips gegossene »Pudersteine« für Kosmetik u. Körperpflege. – 2) Kurzform für Substantia compacta *histol* des Knochens, *gyn* der ↑ Funktionalis. – **K.insel**: bis linsengroßer, scharf begrenzter Bezirk aus Substantia compacta innerhalb der Spongiosa (solitär oder multipel) eines Knochens; ohne Krankheitswert.

Kompaktpuder: *pharm* ↑ Kompakta (1).

Komparator: Gerät für mikroskop. Längenmessung (Vergleich mit Normalmaßstab) bzw. zur vergleichenden Auswertung von Farbreaktionen.

Kompartiment: Abteil, Abschnitt; *zytol* der submikroskop. Reaktionsraum in einer Zelle (meist Teil eines Organells), der Enzyme u. Reaktionspartner für einen best. biochem. Prozeß enthält; vom K. anderer Prozesse strukturell getrennt, aber mit dem K. gemeinsamer Prozesse funktionell verbunden. – *pharm* das oder die Körpergewebe, in denen sich ein Pharmakon homogen verteilt u. gleichen kinet. Gesetzen unterliegt. Einteilung stoffabhängig; einziges räumlich umschlossenes K. ist das Blutgefäßsystem. – *virol* Zellenabschnitt, in dem die Virusreplikation erfolgt.

Kompaßgang: *neurol* für einseit. Vestibularis- oder Kleinhirnläsion typ. ↑ Blindgang mit Abweichtendenz (bei letzterer meist zur Herdseite).

Störungen des **Komplement-Systems** (nach *Opferkuch* u. *Schmidt*)

I. Komplementsynthesedefekte
  A. hereditäre Formen
    1. mit Erkrankung
      a) auf Grund von Aktivierung:
        C1-Inaktivator   hereditäres angioneurotisches Ödem
        C3b-Inaktivator gehäufte Infektionen
      b) Fehlen wichtiger biologischer Funktionen:
        C3, C5   gehäufte Infektionen
      c) ohne erkennbaren Zusammenhang:
        C1r, C4, C2   Lupus erythematodes und LE-ähnl. Erkrn., Glomerulonephritis, Dermatomyositis usw.
    2. ohne klinische Symptome:
        C2, C6, C7
  B. erworbene Formen
    C4, C3   bei Leberzirrhosen
    Komplementsystem insgesamt bei Mangelernährung, Urämie usw.

II. Erkrankungen mit Komplementverbrauch
  A. infolge Aktivierung des klass. Ablaufs (durch Ag-AK-Komplexe):
    1. immunhämolyt. Anämien
    2. akute Glomerulonephritis
    3. subakute u. chron. Glomerulonephritis mit zirkulierenden Immunkomplexen
    4. Kryoglobulinämie
    5. Lupus erythematodes
    6. rheumatoide Arthritis
    7. generalisierte Vaskulitiden (z.B. bei LE, rheumatoider Arthritis)
    8. Pemphigus vulgaris
    9. bullöses Pemphigoid
    10. Hepatitis (akute, chron.-aktive)
    11. trop. Splenomegalie-Syndrom
    12. Denguefieber mit hämorrhag. Schock
    13. Malaria
    14. Frühphase der Transplantatabstoßung
  B. infolge Aktivierung des Properdinsystems:
    1. hypokomplementämische, membranoproliferative Glomerulonephritis
    2. Taubenzüchterkrankheit
    3. Herpes gestationis
    4. Dermatitis herpetiformis
    5. Shwartzman*-Sanarelli* Syndrom (Endotoxinschock)
    6. paroxysmale nächtliche Hämoglobinurie (?)

III. Komplementerniedrigung mit ungeklärter Ursache
    1. C4   bei α_1-Antitrypsinmangel
    2. C1q   bei Agammaglobulinämie

IV. Erhöhung des Komplementspiegels
    1. unspezifisch bei Infektionen
    2. C3 und C5 bei Mukoviszidose

Kompatibilität: Verträglichkeit, Vereinbarkeit (z. B. ↑ Histokompatibilität); vgl. Inkompatibilität.

Kompensation: Ausgleich; z. B. die K. einer mangelhaften Organfunktion durch Mehrleistung anderer Funktionspartner (vgl. De-, In-, Rekompensation), die **Kompensationsneurose** (A. ADLER) mit übersteigertem Geltungs- u. Leistungsstreben als Ausgleich für Minderwertigkeitsgefühle.

kompensatorisch: ausgleichend, kompensierend; z. B. *kard* k. ↑ Pause, *genet* **k. Mutation** (↑ Suppression).

kompetitiv: auf Wettbewerb beruhend; z. B. **k. Antagonist** (↑ Analogstoffe), **k. Bindungsanalyse** (z. B. ↑ RIA); vgl. Konkurrenz...

Komplement: *serol* (EHRLICH) in menschl. u. fast allen tier. Seren in unterschiedl. Menge, Wirksamkeit u. Zus. vorhandener, durch AG-AK-Komplexe aktivierter thermolabiler Komplex, der je nach Spezies Lyse oder Konglutination eingedrungener Fremdzellen (v. a. Mikroorganismen) bewirkt, aber auch unspezif. Resistenzmechanismen komplettiert (↑ Opsonin, Komplement-Properdin-System). Bei starkem Verbrauch sehr rasche Neubildung, vermutlich in der Leber. Besteht aus 9 Komponenten (C1–C9), die in best. Reihenfolge miteinander reagieren: Zunächst wird durch Bindung an das Fc-Stück von IgG oder IgM C1 (Proenzym) zu C'1 (Esterase) aktiviert, die das C4 spaltet; das Fragment C4b wird am AG-AK-Komplex verankert und bindet bei Mg^{2+}-Präsenz C2, das durch die C1-Esterase ebenfalls gespalten wird; C2a verbindet sich mit C4b zum $\overline{4\text{-}2}$-Enzym (»C3-Konvertase«), das C3 u. C5 spaltet. Die freigesetzten Fragmente C3a u. C5a sind Entzündungsmediatoren (anaphylakt. u. chemotakt. Aktivität); C3b u. C5b bilden mit dem $\overline{4\text{-}2}$-Enzym einen biol. akt. Komplex (Immunadhärenz, Opsonierung, Konglutination); Aktivierung von C6–C9 nicht enzymatisch, sondern durch Anlagerung; der fert. Komplex führt über Zellmembranschädigung zur Zytolyse. – Pathogenet. Bedeutung ↑ Tab. (Seite 1351) u. K.schwund. – **K.ablenkung**: s.u. K.bindung.

komplementär: ergänzend. – **K.blutung**: vikariierende ↑ Blutung. – **K.farben**: das aus einer best. Spektralfarbe (Vollfarbe) u. dem Rest des Spektrums bestehende Farbenpaar, das bei additiver Mischung reines Weiß ergibt. – **K.luft**: *pulmon* inspirator. ↑ Reservevolumen. – **K.raum**: *anat* der Pleuraspalt unten-vorn im Bereich des Recessus costodiaphragmaticus bzw. -mediastinalis, in den sich die Lunge normalerweise bei Inspiration ausdehnt.

Komplementation: *genet* phänogenet. Ergänzung der Wirkung zweier verschied. Defektmutanten zum Normalphänotyp nach Kombination nicht-alleler Gene oder von Allelen mit nicht-ident. mutierten Untereinheiten.

Komplement|bindung: *serol* »Fixation« (u. damit Verbrauch = Ablenkung) der Komponenten C 1, 2 u. 4, fraglich auch C3 eines Komplements bei Reaktion eines AG mit dem spezif. AK. – **K.bindungsreaktion**, KBR: (BORDET, GENGOU 1901) serol. Standardmethode, um mit Hilfe eines AG-AK-Systems (= I im ↑ Schema) u. eines hämolyt. Systems (= II, als Indikator) unter Zugabe von Komplement (meist Meerschweinchen- oder Kaninchenserum) bei bekanntem AG den AK oder bei bekanntem AK das AG zu bestimmen. Bei erfolgter AAR wird das Komplement (C1, 2 u. 4, fragl. auch C3) gebunden (»fixiert«, »abgelenkt«), so daß keine Hämolyse eintritt. Hochempfindl. Test, z. B. spezif. für die meisten Virusinfektionen; (nicht aber als ↑ WASSERMANN* Reaktion für Syphilis); s. a. WESTPAHL* KBR, TERASAKI* Test (»zytol. KBR«).

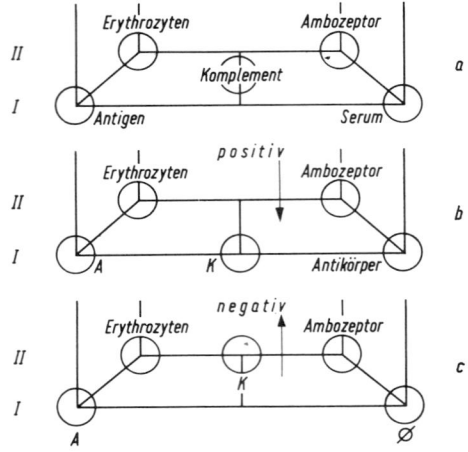

I = bakteriolyt. System,
II = hämolyt. System,
a) beide Systeme unvollständig; Komplement nicht fixiert,
b) bakteriolyt. System durch Komplementfixierung vervollständigt, Erythrozyten nicht gelöst: KBR positiv,
c) hämolyt. System durch Komplementfixierung vervollständigt, Erythrozyten gelöst: KBR negativ

Komplement|-Properdin-System: (PILLEMER 1954) biol. System aus K., ↑ Properdin u. Mg^{2+}, das im Rahmen der unspezif. Resistenz Baktn. tötet u. Viren inaktiviert, ohne in spezif. Abwehrmechanismen oder in die Blutgerinnung einzugreifen; neuerdings bestritten. – **K.schwund**: Absinken des K.gehaltes des Serums, v. a. bei Gelbfieber, rheumat. Polyarthritis, Endokarditis, akuter Glomerulonephritis, anaphylakt. Schock, Vit.-C-Mangel, nach Strahlenther.

Komplet(t)ine: (R. BERG) histor. Bez. für Vitamine (als »Ergänzungsstoffe«).

Komplex: 1) *physiol* Gruppe zusammengehöriger Einzelerscheinungen; z. B. im EKG Kammer- u. Vorhofkomplex (↑ Elektroventrikulogramm, -atriogramm), im EEG ↑ SW-Komplex, *serol* ↑ Immunkomplex. – 2) (S. FREUD u. BREUER 1895; C. G. JUNG: »affektiver K.«): *psych* in gegenseit. Verbindung stehende, wegen ihrer peinlich-konflikthaften Art größtenteils verdrängte Vorstellungen (im allg. aus Situationen der frühesten Kindheit), die unter Ausschaltung einer bewußten Kontrolle Denken, Fühlen u. Handeln beeinflussen; z. B. Ödipus-, Elektra-, Griselda-, Phädra-, Kastrationskomplex.

Komplex|bewegungen, Gemeinschafts-, Prinzipalbewegungen: die phylogenetisch alten, angeb. oder früh erlernten Bewegungen wie Schlucken, Gehen, Hinsetzen oder -legen, deren geordneter Ablauf vom koordinierten Agieren mehrerer, z. T. räumlich entfernter Muskelgruppen abhängt (Koordination subkortikal, aber vielfach mit Antrieben der Großhirnrinde). Einübung solcher K. als Ther. motorischer Koordinationsstörungen. – **K.bildner**: *chem* ↑ Chelatbildner. – **K.epidemie**: gleichzeit. epidem. Auftreten zweier

Seuchen mit gleichem Übertragungsmodus (meist aber verschied. Inkubationszeit).

Komplexion: (MARTIN) die Übereinstimmung der Pigmentierung von Haut, Iris u. Haaren, z. B. **rötl. K.** (↑ Erythrismus), **helle K.** (als Leitsympt. der Oligophrenia phenylpyruvica).

Komplexon: (G SCHWARZENBACH) ↑ Chelatbildner.

Komplex|präparat, K.mittel: *hom* Mischung einer größeren oder kleineren (»Oligoplex«) Zahl homäopath. Mittel in einer Flasche. – **K.salze, innere**: ↑ Chelate.

komplexvermittelte Überempfindlichkeit: durch AG-AK-Komplexe ausgelöste ↑ Immunreaktion (Typ III), wobei der Effekt auch von der AG/AK-Relation abhängt.

Komplikation: Verwicklung, Erschwerung; *klin* jedes außerordentl. Sympt., das den Verlauf der Grundkrankh. ungünstig gestaltet (»kompliziert«). – **komplizierter Bruch**: offene ↑ Fraktur.

Kompositionstumor: ↑ Mischtumor durch sek. Entartung von Parenchym oder Stroma eines Neoplasma.

Kompositum: *pharm* ↑ Kombinationspräparat.

Kompoundnävus, -phase: ↑ Kombinationsnävus.

Kompresse: 1) *physiotherap* »Auflage«, zusammengefaltetes Tuch, das nach Eintauchen in kaltes oder heißes Wasser u. Auswringen aufgelegt wird (anschließend Einhüllen in warme Decken). – Auch Auflegen von Säckchen mit heißer Moorerde, Heublumen, Kartoffelbrei etc. – 2) *chir* steriles quadrat. Mullkissen ohne Schnitträndern; Verw. gefaltet als großer Tupfer, gesteppt als Mullplatte (ca. 45 × 45 cm; mit Eckfaden für Klemmen- oder Metallperlenarmierung: »Perltuch«), zum intraop. Abdrängen von Organen, mit Zellstoffeinlage als Wundverband.

Kompression: *chir* ↑ Compressio. – s. a. Kompressions....

Kompressions|arthrodese: ↑ Druckarthrodese. – **K.-atelektase**: Lungenatelektase durch raumfordernden Prozeß (einschl. Gas- u. Flüssigkeitsansammlung im Pleuraraum, Zwerchfellhochstand), vorwiegend i. S. der Entspannungsatelektase (d. h. nicht als reiner K.effekt). – **K.atmen**: abgeschwächtes bronchiales Atemgeräusch über der k.atelektat. Lunge am Oberrand eines größeren Pleuraergusses. – **K.atrophie**: ↑ Druckatrophie.

Kompressions|federbinde: *chir* ↑ HENLE* Binde. – **K.fraktur**: komplette oder inkomplete F. insbes. spongiöser Knochen durch Stauchung oder Zusammenquetschung, z. B. von Fersenbein i. W. durch Sturz auf Füße, Gesäß oder Kopf. An langen Röhrenknochen evtl. als eingekeilte Fraktur (Schaft in Epiphyse), bei Jugendl. als Wulst- oder Faltungsbruch (Aufwerfen der Kortikalis).

Kompressions|ileus: mechan. ↑ Ileus. – **K.lähmung**: ↑ Drucklähmung. – **K.liquor**: ↑ Sperrliquor; s. a. FROIN* Symptom. – **K.myelitis**: herdförm. M. infolge mechan. Druckes auf das RM (v. a. bei Wirbelfraktur, extramedullärem Tumor, syphilit. Karies, tbk. Gibbus) mit Unterbrechung der Leitungsbahnen, Druckischämie u. Kolliquationsnekrose (evtl. des ges. Markquerschnitts), sek. zentrifugaler u. -petaler Strangdegeneration (gemäß WALLER* Gesetz); s. a. NONNE*-FROIN* Syndrom.

Kompressions|nagel: (KAESSMANN) *chir* spezieller intramedullärer Rillennagel zur belastungsstabilen Druckosteosynthese langer Röhrenknochen. – **K.naht**: *chir* tief durchgreifende N. (meist Flaschenzug-, Matratzen- oder U-Naht) mit zur Blutstillung flächenhafter Wunden (v. a. an parenchymatösen Organen) genutzter Druckwirkung; bei Leberruptur z. B. über Magnesiumplatten oder Fibrinschwamm geknüpfte Katgutnaht. – **K.neuritis**: ↑ Druckneuritis. – **K.nystagmus**: ↑ Drucknystagmus.

Kompressions|osteosynthese: ↑ Druckosteosynthese. – **K.probe**: *ophth* nach Gewichtsbelastung oder Massage des Bulbus Bewertung von Geschwindigkeit u. Stärke der intraokulären Drucksenkung als Kriterium für das Abflußvermögen des Kammerwassers. – **K.syndrom**: 1) ↑ Crush-Syndrom. – 2) ↑ NONNE*-FROIN* Syndrom. – 3) ↑ Vertebralsyndrom als K.effekt. – 4) die fast alle Hirnverletzungen begleitende Symptomatik i. S. der ↑ Compressio cerebri.

Kompressions|tonometrie: *ophth* Impressionstonometrie (s. u. SCHIÖTZ* Tonometer). – **K.trepanation**: (PIA 1959) *plast.* Verkleinerung der Schädelkalotte durch bilat.-parasagittale, streifenförm., osteoklast. Trepanation u. Resektion der Kranznaht (ca. 1–1,5 cm breit) zur Herstellung bzw. Sicherung normaler intrakranieller Druckverhältnisse nach Durasackverkleinerung bei ausgedehntem subduralem Erguß (posttraumat.-enzephalit. etc.) u. sek. Makrozephalie im Säuglings- u. Kleinkindalter. – **K.tubus**: *röntg* Blendentubus (an Röhrenhaube oder Zielgerät) mit geschlossener – strahlendurchläss. – Stirnseite, so daß eine Kompression (Verminderung von Streustrahlung u. Absorption) u. Fixierung der betr. Körperpartie ausgeführt werden kann.

Kompressionsverband: mit exakt dosiertem Druck angelegter, meist zirkulärer Bindenverband (Zinkleim-, Trikot-, Ideal-, Elastoplastbinde etc.), v. a. an der unt. Extremität bei Varikosis, Thrombophlebitis (z. B. ↑ FISCHER* Druckverband), Distorsion, Hämatom; mit unterlegtem Druckpolster (Mull, Schaumstoff etc.) als Rezidivprophylaxe nach Punktion eines Hämarthros, zum »Andrücken« eines Hauttransplantats, bei »Einwickelung« des aton. Uterus mit T-Binde u. s. w.

Kompressorium: 1) *chir, gyn* Gerät für indirekte – temporäre – Blutstillung oder künstl. Blutleere durch Gefäßdrosselung, z. B. ESMARCH* Binde, Stahlbügel (SEHRT; für Oberschenkel), Aortenkompressorium, BLAKEMORE*-SENGSTAKEN* Sonde. – 2) *röntg* Gerät zur Kompression oder Abdrängung von Körperpartien, um Belichtungszeit u. Streustrahlung herabzusetzen bzw. den KM-Abfluß zu verzögern (↑ Nierenkompressorium).

kompulsiv: nötigend, zwingend, z. B. **k. Bewegung** (↑ Zwangsbewegung), **k.** (= impulsives) ↑ **Irresein**.

Komputer-: ↑ Computer-.

Koncho|skop: Nasenspekulum für die vord. u. mittl. bzw. Nasenrachenspiegel für die hintere Rhinoskopie. – **K.tomie**: Teilresektion einer Nasenmuschel (im allg. als ↑ Mukotomie); bei diffuser oder höcker. Hyperplasie oder chron. Schleimhautschwellung mit Verlegung der Nasenatmung meist nur des hint. Abschnitts der unteren, bei Blockade der Nebenhöhlenostien auch des vorderen der mittl. Muschel (dann evtl. einschl. Knochen). Als **K.tom** dienen z. B.

Kondensation

»kalte« Drahtschlinge (wie Tonsillenschnürer), kniegebogene scharfe Nasenzange mit scherenart. Branchen oder gefensterten Maulteilen.

Kondensation: 1) *physik* Übergang von der dampfförm. Phase eines Stoffes in die flüssige oder – bei sublimierenden Stoffen – in die feste; s. a. Destillation. – **Kondensations|temp.** nur vom Druck abhängig u. während der K. konstant; dabei frei werdende **K.wärme** ist gleich der Verdampfungs- bzw. Sublimationswärme. – 2) *chem* Vereinigung von 2 Molekülen unter Austritt eines 3. (z. B. Ringbildung); s. a. kondensierte Ringsysteme. – 3) *zytol* a) die mit DNS-Beladung u. Spiralisation verbundene Verkürzung der Chromosomen von der Prophase bis zum Höhepunkt der Metaphase. – b) **marginale K.**: beim Zelltod vork. Anlagerung von Chromatin an die Kernmembran.

Kondensator|feldmethode: Applikationsform der Kurzwellenther., bei der sich der Körperteil im hochfrequenten elektr. Feld eines Kondensators (d. h. zwischen 2 Elektroden) befindet. Effekt abhängig von der Feldverteilung (d. h. Abstand, Form u. Stellung der Elektroden, Leitfähigkeit des Gewebes etc.); bei Querdurchflutung starke therm. Belastung der Fettgewebe. – **K.kammer:** *radiol* s. u. Ionisationskammer. – **K.reiz:** *physiol* durch Entladung eines Kondensators – evtl. über Reiztransformator – erzeugter Reiz an erregbaren Membranen.

kondensierte Ringsysteme: *chem* zykl. Kohlenwasserstoffe (↑ dort, Tab.) aus mehreren, jeweils an einer Molekülkante miteinander verknüpften iso- oder heterozykl. Grundmolekülen. – **k. Milch, Kondensmilch:** durch Evaporieren hergest. Milchdauerware, als ungezuckerte Vollmilch mit mind. 7,5% Milchfett u. 17,5% fettfreier Trockenmasse (als Magermilch 26%).

Kondensor: in opt. Instrumenten sammelndes Linsensystem zur gleichmäß. Beleuchtung des Gesichtsfeldes oder zur Anpassung der Lichtquelle an die Apertur des Objektivs (in dessen Eintrittspupille die Lichtquelle durch den K. abgebildet wird).

Kondition: Bedingung, Beschaffenheit; *mediz* die Gesamtverfassung eines Menschen, i. e. S. die körperl. Leistungsfähigkeit.

Konditionierung: 1) *physiol* die Verknüpfung des unbedingten mit dem unspezif. (»bedingten«) Reiz bei der experimentellen Erzeugung eines ↑ bedingten (»konditionierten«) Reflexes. – s. a. Reflextherapie. – 2) *chir* Behandlung des Empfängers (↑ Immunosuppression). u./oder des Transplantats (Rö-Bestrahlung, elektr. Durchströmung zwecks Eiweißdenaturierung, Manipulation der Antigensynthese) zur Ausschaltung unerwünschter Immunreaktionen bei Organ- oder Gewebsübertragung.

Kondo* Test: (1935) empfindl. Mikroreaktion auf Phenole (orange bis rot) mit Echtrotsalz B u. Lithiumkarbonat.

Kondoleon* Operation (EMMANUEL K., 1879–1939, Chirurg, Athen): (1912) bei Elephantiasis des Beines »Faszienfensterung« durch ausgedehnte ellipt. Exzision von Haut, Unterhaut u. Faszie (ca. 3fache Ausdehnung) u. weitere Unterminierung der Fett- u. Faszienschicht (ohne Naht der letzteren).

Kondom, Präservativ: über den Penis zu streifende vulkanisierte Gummihaut (Sackform) als konzeptionsverhütendes Mittel u. Schutz vor vener. Infektion. – Eine **K.dermatitis** (an Präputium oder Glans; evtl. mit Urethritis) beruht auf Sensibilisierung gegen Kautschuk-Stabilisatoren oder Puderzusätze. – Ein **K.ejakulat** ist für die Fertilitätsdiagnostik ungeeignet, da Gummi- u. Puderbestandteile die Beweglichkeit der Spermien beeinträchtigen können.

konduktil: *physiol* mit der Fähigkeit, bioelektr. Signale fortzuleiten; z. B. **k. Membran** (die Aktionspotentiale bildet u. fortleitet).

Konduktion: ↑ Wärmeleitung (s. a. Wärmeabgabe).

Konduktor: *genet* Individuum, das, ohne ein best. Merkmal phänotypisch aufzuweisen, das zugeordnete rezessive Gen besitzt u. an seine Nachkommen weitergeben kann; i. e. S. die – praktisch gesunde – Überträgerin von Hämophilie u. Farbenblindheit (s. a. X-chromosomaler ↑ Erbgang, Abb. »Translokationsmongolismus«). – *path* ↑ Überträger.

Kondurango: *botan* ↑ Condurango.

Kondylen: »Gelenkknorren« (↑ Condylus). – **K.fraktur:** diakondyläre ↑ Fraktur. – **K.schraube:** *chir* bolzen- oder spiralförm. Stift-, Kopf- oder Madenschraube (auch mit längselast. Spongiosafeder) für die perkutane Druckosteosynthese bei diakondylärer Fraktur oder Epikondylusabsprengung.

Kondylom: ↑ Condyloma. – **K.virus:** ↑ Warzenvirus.

Kondylus: ↑ Condylus.

Konfabulation: Erzählen von Vorgängen, die nur in der Phantasie existieren oder aber in keinem Zusammenhang mit der gegebenen Situation stehen, wobei der Erzählende von der Richtigkeit fest überzeugt ist (vgl. Pseudologia phantastica). Vork. als Situationsangleichung (Ausfüllen von Gedächtnislücken) bei organ. Hirnkrkhtn. (v. a. KORSAKOW* Syndrom = »blühende K.«), ferner bei »konfabulator.« ↑ Schizophrenie, Paraphrenia confabulans. u. sogen. **Konfabulosen** (z. B. Fleckfieber, abkling. Typhus.

Konfiguration: 1) *mediz* die – mehr oder minder typ., evtl. path. – äuß. Form eines Organs, z. B. die Aorten- (↑ Aortenherz) u. ↑ Mitral-K. des Herzens. – 2) *chem* die räuml. Anordnung der Atome oder Atomgruppen in einem Molekül (D-, L-Konf.); vgl. Konformation.

Konfliktreaktion: abnorme seel. Reaktion als Antwort auf einen psych. Konflikt (z. B. Widerstreit zwischen Triebwunsch u. den seiner Realisierung entgegenstehenden Prinzipien).

Konfluenz: Zusammenfluß, z. B. von (»konfluierenden«) Hauteffloreszenzen; *anat* ↑ Confluens.

Konformation, Konstellation: (W. N. HAWORTH 1929) Begr. der Stereochemie zur Kennz. der räuml. Anordnung eines Moleküls mit drehbaren Bindungen um eine oder mehrere (C–C-)Achsen, z. B. Ketten-K. der Proteine, Ring-K. der Steroide.

Kongelation: ↑ Erfrierung (s. a. Congelatio).

Kongelationsthrombus: ↑ Abscheidungsthrombus.

kongenital: »angeboren« (↑ congenitalis).

Kongestion: Anhäufung, *path* ↑ Blutandrang, Anschoppung, Hyperämie; s. a. Congestion-.

Kongestions|abszeß: ↑ Senkungsabszeß. – **K.prostatitis:** (POSNER) abakterielle Prostatitis durch chron. Kongestionierung (v. a. Reiten, Auto-, Motorradfahren, chron. Unterkühlung, übermäß. Genuß alkoholischer oder CO_2-haltiger Getränke, Masturbation). Sympte.: örtl. Hyperästhesie (»Prostataneurose«), Fremdkörpergefühl im Rektum, intermittierender, nachts meist verstärkter Kreuzbein-Dammschmerz, Ejaculatio praecox, Potenzschwäche, mangelnde Libido (»Sexualneurasthenie«). – **K.syndrom, genitales**: / Orchialgie ohne örtl. Krankheitsbefund.

Konglobat(ion): Zusammenballung; *biol* Ansammlung von Individuen einer Art auf Grund äußerer Gegebenheiten.

Konglomerat(ion): Zusammenballung, / Agglomeration. – **Konglomerat|niere**: / Verschmelzungsniere. – **K.stein**: durch viskösen Schleimkörper zur Einheit verbundene Gallen- oder Harnkonkremente. – **K.tuberkel**: / Solitärtuberkulom. – **K.tumor**: entzündl. Tumor mit Verklebung mehrerer Organe, z. B. von Tube, Ovar, Dünndarmschlinge u. Netz bei Hydrosalpinx, als appendizit. Ileozäkaltumor.

Konglutination: Agglutination sensibilisierter, durch angeheftete Glutinine blockierter Erythrozyten in einem kolloidalen Milieu (Albumin- oder Gelatine-Lsg.) durch Vermittlung des Proteins.

Konglutinations|mittel, Supplement: makromolekulare organ. Verbindung (z. B. Kollidin, Dextran, Gelatine), in deren kolloidaler Lsg. inkomplette AK mit Erythrozyten konglutinieren. – **K.test**: serol. Methode zum Nachweis inkompletter Hämagglutinine (/ Blutgruppenbestimmung) u. AK, z. B. als Konglutinin-(mit Plasma oder Serum), / COOMBS*, Kolloidtest (mit Gelatine, Dextran, Kollidon; ähnl. mit Trypsin, Papain, T-Ferment), WIENER* K.t. (für Rh-System; Test-Ery mit AB-Plasma inkubiert, dann zentrifugiert). – **K.thrombus**: / Abscheidungsthrombus.

Konglutinin: 1) Stoff, der inkomplette in komplette AK umwandelt (/ Konglutinationstest). – 2) thermostabiler Stoff im Serum von Wiederkäuern, der in Gegenwart von Komplement Hammel-Ery zusammenklumpt u. auflöst.

Kongo|fieber: 1) / Bakandya. – 2) Afrikan. / Trypanosomiasis. – 3) **K.-Krimfieber**: / Krimfieber. – **K.-Myiasis**: / Congo floor maggot. – **K.rot**: Azofarbstoff (karminrot); Anw. als pH-Indikator (pH 5,2/3,0 = rot/blau), als Reagens auf freie HCl im Magensaft, i. v. zur Blutmengenbestg. n. HEILMEYER, zur Leberfunktionsprüfung, als Hämostyptikum (1%ig), ferner als histol. Farbstoff (Keratin, elast. Fasern, Amyloid [/ BENNHOLD* Probe]) u. als Nährbodenzusatz.

Kongression: *zytol* das Einwandern der Chromosomen(paare) in die Äquatorialplatte der Mitose; s. a. Non-congression. – **Kongressus**: / Beischlaf.

Konidie, Konidiospore: asexuelle, exogene Nebenfruchtform zahlreicher Pilzarten (z. B. Aspergillus, Penicillium), der – fadenförm. – **Konidiophore** aufsitzend (/ Abb. »Sporangien«).

Konigsmark*-Hollander*-Berlin* Syndrom: (1967) autosomal-rezessiv (?) erbliche, nicht progred., bds. Innenohrschwerhörigkeit (ab spätestens 5. Lj.), kombin. mit atroph. Dermatitis (v. a. Ellenbeugen, Unterarme, Hände; ab 9.–11. Lj. manifest; evtl. mehr ichthyosiform).

Koniin: / Coniinum.

Konikotomie: / Koniotomie.

Koniofibrose: / Pneumokoniose durch anorganischen Staub.

Koni(o)meter: Meßgerät für Staubkonz. 40–5000/cm^3 (Korngröße 0,5–10 μm), indem die durch Düse oder elektrostatisch auf einer Prallplatte abgeschiedenen Teilchen mikroskop. gezählt werden. Auch automatisch registrierende Modelle.

Koniose: Erkr. durch Staub(ablagerung), z. B. / Entero-, Pneumokoniose.

Koniosporose: durch den Schimmelpilz Coniosporium verursachte, der Farmerlunge ähnl. Erkr. bei Holzarbeitern, v. a. nach Entrinden von Ahornbäumen.

Koniotomie: nach Hautinzision in der Medianlinie Querspaltung (evtl. Taschenmesser) oder Durchstoßen (Trokar) des Lig. cricothyroideum (s. conicum) u. Einlegen einer Trachealkanüle; Noteingriff bei Erstickungsgefahr (/ Abb.).

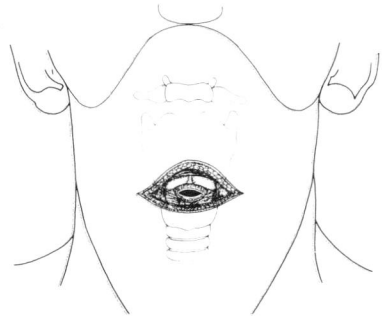

Konisation: *gyn* therap. oder – meist – krebsdiagnost. Exzision eines breitbasig-kurzen oder mehr zylindr. Gewebskegels aus der Portio vagin. unter partieller bis subtotaler Entfernung der Zervikalkanalschleimhaut. Zirkuläre Umschneidung (spitzes Skalpell, Konusmesser oder Konisationselektrode) stets im Gesunden, mind. 1 cm vom äuß. MM. (/ Abb.). – vgl. Zervixamputation.

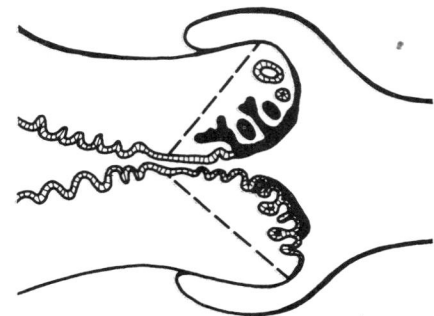

Konisation (schwarze Partien maligne entartet).

Konjetzny* (GEORG ERNST K., 1880–1957, Chirurg, Hamburg) **Operation**: Korrektur der habituellen UK-Luxation durch Verlagerung des Diskus vor das Gelenkköpfchen u. Fixierung an die Mm. pterygoideus lat. u. masseter. – **K.* Syndrom**: / Linitis plastica. – **K.*-Steinmann* Symptom**, »STEINMANN I«: bei Läsion des äuß. Meniskus Schmerz im lat. Kniegelenkspalt durch Innenrotation (bei gebeugtem Knie), bei Läsion des inn. Meniskus Schmerz im med. Spalt durch Außenrotation.

konjugal: ehelich. – **Konjugase**: ↗ Folsäurekonjugase.

Konjugat: *chem* Verbindung eines niedrigmolekularen Haptens mit einem hochmolekularen Träger (meist Protein), wobei ersteres zum Voll-AG wird (in vivo mit Bildung von Reagintyp-AK) oder sich die antigene Spezifität des Proteins ändert. Protein-AG bzw. -AK als K. mit Fluoreszenzfarbstoffen dienen zum Nachweis der AG-AK-Reaktion in der Serohistologie.

Konjugata: *anthrop, gyn* ↗ Conjugata.

Konjugation: 1) *genet* a) ↗ Chromosomenkonjugation. – b) ↗ Karyogamie. – c) das Sichaneinanderlegen zweier Baktn. unter Bildung einer Plasmabrücke, über die das Chromosom (oder ein Teil) von der Donor- in die Rezeptorzelle wandern u. mit dem dort. Chromosom rekombinieren kann. – 2) *chem* ↗ konjugierte Bindung.

Konjugationsikterus: ↗ Resorptionsikterus. – Auch weniger korrekt für konjugierte ↗ Hyperbilirubinämie u. LUCEY*-DRISCOLL* Syndrom.

konjugiert: zugeordnet, gepaart; z. B. **k. Augenlähmung** (= assoziierte ↗ Augenabweichung), **k. Säuren** (s. u. gepaart), **k. Steroide** (mit Glukuron- oder Schwefelsäure u. Proteinen gepaart; als Entgiftungsreaktion), **k. Punkte** (*opht* Dingpunkt u. korrespondierender Bildpunkt). – *chem* Als **k. Bindung** (in organ. Verbindgn.) die mesomeriestabilisierte Anordnung von Doppel- oder Dreifachbindgn. im Wechsel mit 1 Einfachbindung; wichtig bei Farbstoffen.

Konjunktiva: *anat* die Bindehaut (↗ Tunica conjunctiva, Conjunctiva).

Konjunktival|abszeß: ↗ Phlyktäne. – **K.diphterie**: ↗ Conjunctivitis diphtherica. – **K.drüsen**: ↗ Glandulae conjunctivales. – **K.flecken**: ↗ BITOT* Flecke. – **K.injektion**: konjunktivale Injektion (↗ Gefäßinjektion). – **K.ödem**: ↗ Chemosis. – **K.plastik**: plast. Deckung eines Horn- oder Lederhautdefektes mit freipräpariertem Bindehautlappen; z. B. nach KUHNT. – **K.reflex**: ↗ Blinzelreflex. – **K.sack**: der »Bindehautsack« zwischen Conjunctiva bulbi u. C. palpebrarum.

Konjunktivaltest, -probe: allergol. Schleimhautprobe zum Nachweis spezif. AK durch Einbringen einer verdünnten AG-Lsg. oder trockener AG-Substanz (z. B. Pollen) in den Bindehautsack (bei AAR Hyperämie, Tränenfluß, Chemosis); v. a. als »Ophthalmotest« zur Vortestung von Rö-Kontrastmitteln u. Seren sowie zur Tbk- (mit Alttuberkulin n. WOLFF=EISNER u. CALMETTE) u. Typhusdiagnostik (n. CHANTEMESSE).

Konjunktivitis: ↗ Conjunctivitis; s. a. unter MORAX-AXENFELD, PARINAUD, WIDMARK. – **K. der Neugeborenen**: s. u. Einschlußkörperchen-K., Gonoblennorrhö.

konjunktivo|glanduläres Syndrom: ↗ PARINAUD* Konjunktivitis. – **K.keratitis**: ↗ Keratoconjunctivitis. – **k.palpebrale Rhagade**: oberflächl. Einriß im lat. Lidwinkel, v. a. bei der Keratoconjunctivitis phlyctaenularis u. impetiginosa kleiner Kinder (ständ. Reiben bei Lichtscheu) u. beim SJÖGREN* Syndrom. – **k.urethrosynoviales Syndrom**: ↗ REITER* Syndrom.

konkav: hohl, vertieft, nach innen gewölbt.

Konkav|linse: sphär. Linse, deren Mitte – infolge Konkavität einer oder beider Flächen – dünner ist als die Randpartien; unterschieden als Bikonkav-, Plankonkav- u. Konvexkonkavlinse (= neg. Meniskus). Bewirkt Divergenz der Lichtstrahlen (»Zerstreuungslinse«); Anw. z. B. zur Korrektur der Myopie (»Minusglas«). – **K.spiegel**: »Hohlspiegel«, mit vom Licht weg gewölbter Fläche; reflektiert sammelnd (»Sammelspiegel«, mit Verkleinerungseffekt).

Konklination, pos. Zyklovergenz: *ophth* das unwillkürl. Einwärtsdrehen beider Augen (Konvergenz der vertikalen Hornhautmeridiane nach oben) beim Blicksenken; physiologisch.

konkomitierendes Schielen: ↗ Strabismus concomitans.

Konkordanz: *biol* »Übereinstimmung« bestimmter Eigenschaften, z. B. bei eineiigen (»**konkordanten**«) Zwillingen.

Konkrement, Stein: in Körperhohlraum oder -gewebe durch Abscheidung gelöster Substanzen (Kalk, Harnsäure, Oxalat, Cholesterin etc.) entstandenes festes Gebilde, meist um einen Kern aus toten organ. Massen (Zellen, Haare, Schleim, Kot etc.) oder um einen Fremdkörper; entweder als reiner ↗ Kern- oder als ↗ Kombinationsstein (Schicht-, Schalen-, Strahlenstein); z. B. ↗ Gallen-, Harn- (Blasen-, Harnleiter-, Nieren-), Kot-, Speichel-, Bronchialstein, Phlebolith, Psammonkorn.

Konkreszenz: *anat* ↗ Concrescentia.

Konkretion: *path* ↗ Concretio.

Konkurrenz der Antigene: bei Kombinationsimpfung die fördernde oder hemmende Wirkung der AG auf die Entwicklung der Einzelimmunität; im allg. synergist. Effekt (Zusammenwirken verstärkt Wirkung der schwächeren AG).

Konkurrenzgifte: Wirkstoffe, die im Organismus miteinander konkurrieren u. dadurch entweder tox. Effekte aufheben (meist i. S. der kompetitiven Hemmung; z. B. N-Allylnormorphin u. Morphin) oder aber auslösen; s. a. Analogstoffe.

Konkussionspsychose: ↗ Kontusionspsychose.

konnatal: angeboren (↗ connatalis).

Konnektivitis: Entzündung des Bindegewebes (engl.: connective tissue).

Konnektor: 1) *physiol* ↗ Interneuron. – 2) *anästh* Verbindungsrohr zwischen Endotrachealtubus bzw. Narkosemaske u. Gasschlauch des Narkoseapparates.

Konno* Niacintest (KIYOSHI K., zeitgen. japan. Bakteriologe): DD zwischen humanem u. bovinem Typ des Mycobact. tuberculosis anhand der Nikotinsäurebildung: ersterer färbt beimpftes u. 2–4 Wo. inkubiertes HERRMANN* oder KIRCHNER* Nährmedium nach Zugabe von 4%ig. alkohol. Anilin- u. 10%ig. Bromzyan-Lsg. kanariengelb.

Konogen: ↗ Östrogen.

Konophthalmus: ↗ Hornhautstaphylom.

Konrich* Färbung (FRIEDRICH K., geb. 1878, Bakteriologe, Berlin): Darstg. von Mycobact. tuberculosis (rot) durch Vorfärben mit heißem Karbolfuchsin, Entfärben mit 10%ig. wäßr. Natriumsulfit-Lsg. u. Gegenfärben mit Malachitgrün.

Konsanguinität: ↗ Blutsverwandtschaft.

konsensuelle Reaktion: reflektorisch – als Regelvorgang – ausgelöste R. auf der Körpergegenseite, z. B. lokalisierte Vasokonstriktion bzw. -dilatation bei Kalt- oder Warmreiz (↗ Erwärmungsversuch), Lichtreaktion der Pupille (über gekreuzte Fasern der pupillomotor. Bahn; fehlt bei absol. u. reflektor. Pupillenstarre, bei Amaurose des belichteten Auges).

konservativ: bewahrend, *therap* nicht operativ (s. u. Therapie).

Konserve: *therap* ↑ Blut-, Plasmakonserve; s. a. Knochenbank, Gewebekonservierung.

Konservenvergiftung: bakterielle Lebensmittelvergiftung (↑ Botulismus) nach Genuß von Fleisch, Wurst, Fisch oder – v. a. – Gemüse aus Konservengläsern oder -dosen, die vor Gebrauch nicht erneut gekocht wurden.

konservierende Zahnheilkunde: ältere Bez. für die Zahnerhaltungskunde (s. u. Zahnheilkunde).

Konservierung: Erhaltung eines stoffl. Zustandes durch Haltbarmachen, meist i. S. des Schutzes organ. Materials vor Zersetzung; z. B. bei Lebensmitteln durch Sterilisieren, Pasteurisieren, Kühl- u. Gefrierverfahren, Trocknen, Eindicken, Einwirkung von Hochfrequenz, IR-, UV- u. ionisierenden Strahlen, Lagerung unter Schutzgasen, Evakuieren, Salzen, Pökeln, Räuchern, enzymat. Säuerung, Konservierungsstoffe. – *anat* Haltbarmachen eines anatom. Präparats (irreversible Fällung des Gewebseiweißes), z. B. einer ganzen Leiche durch Inj. von **Konservierungsflüssigkeit** (Formol, Formolalkohol, JORES*, KAISERLING* Gemisch u. a., meist von der A. femoralis aus), einzelner Organe durch Einlegen in solche Flüssigkeit. – *therap* ↑ Gewebekonservierung.

Konservierungsstoff-Verordnung: VO über die Zulassung von ↑ Fremdstoffen zur Konservierung von Lebensmitteln.

Konsiliarius: vom behandelnden Arzt zur Beratung hinzugezogener Arzt. Darf erbetenen Beistand ohne zwingenden Grund nicht ablehnen. – **Konsilium**: Beratung zwischen 2 oder mehr Ärzten über die Diagnose u. Behandlung eines Kranken.

Konsistenz: Festigkeitsgrad eines Stoffes (z. B. flüssig, fest, teigig).

Konsolenbildung: *path* 1) nach volar vorspringendes dist. Radiusende bei Abortivformen der MADELUNG* Deformität. – 2) ↑ RAUBER* Zeichen.

Konsolidierung: Festigung, *klin* Ausheilung bzw. Nichtweiterfortschreiten eines Krankheitsprozesses, knöcherne Heilung einer Fraktur.

Konsonanz: als Wohlklang (u. nicht als Dissonanz) empfundener Zusammenklang von Einzeltönen (Frequenzverhältnis bis 1:7).

Konstantinowitsch* (VINKENTIS BONIFATIEWITSCH K., geb. 1845, russ. Chirurg) **Arterie**: der das Rektum versorgende Ast der A. rect. sup. – **K.* Vene**: der den Anus versorgende Teil des Plexus haemorrhoidalis.

Konstanzphänomen: *psych* Gestalt-, Größen-, Farbenkonstanz (s. u. Adaptation des Auges).

Konstipation: ↑ Obstipation.

Konstituens: *pharm* der indifferente, Form u. Verhalten (»Vehikulum«) prägende Bestandteil eines Arz-

Konstitutionstypen (nach v. ROHDEN)

Autor	*I. Schmaler Typ*	*II. Mittlerer Typ*	*III. Breiter Typ*
HIPPOKRATES	Habitus phthisicus	–	Habitus apoplecticus
HALLÉ (1797)	Kephaler Typ	Muskulärer Typ	Abdominaler Typ
WALKER (1823)	Mentaler Typ (Minerva)	Bewegungstyp (Diana)	Ernährungstyp (Venus)
ROSTAN (1826)	Type cérébral (respiratoire)	Type musculaire	Type digestif
CARUS (1856)	Zerebrale, sensible, asthenische Konstitution	Athletische Konstitution (bei CARUS noch nicht von I getrennt)	Plethorische Konstitution mit bevorzugter Entwicklung der Ernährungsorgane
A. DE GIOVANNI (1877)	Phthisischer oder langliniger Habitus	Athletischer oder thorakaler Habitus	Plethorischer oder abdominaler Habitus
BENEKE (1878)	Skrofulöse, phthisische Konstitution	Normale Konstitution	Karzinomatös-rachitische Konstitution
HUTER (1880)	Empfindungsnaturell	Bewegungsnaturell	Ernährungsnaturell
MANOUVRIER (1902)	Makroskeler Typ	Mesoskeler Typ	Brachyskeler Typ
STILLER (1907)	Asthenischer, atonischer Habitus	–	Apoplektischer, arthritischer, hypertonischer Habitus
SIGAUD (1908)	Type respiratoire (cérébral)	Type musculaire	Type digestif
VIOLA (1909)	Longitypus, mikrosplanchnischer Typ	Normotypus, normosplanchnischer Typ	Brachytypus, makrosplanchnischer Typ
STERN (1912)	Hochwuchs	–	Breitwuchs
TANDLER (1913)	Hypotonische Konstitution	Normaltonische Konstitution	Hypertonische Konstitution
BRYANT (1913)	Karnivorer Typ	Normaler Typ	Herbivorer Typ
MILLS (1917)	Hyposthenischer Typ	Sthenischer Typ	Hypersthenischer Typ
BRUGSCH (1918)	Engbrüstiger Typ	Normalbrüstiger Typ	Weitbrüstiger Typ
BAUER (1919)	Asthenischer Habitus	–	Arthritischer Habitus
KRETSCHMER (1921)	Leptosom	Athletiker	Pykniker
PENDE (1922)	Katabolischer, hypovegetativer Biotypus	–	Anabolischer, hypervegetativer Biotypus
HELLPACH (1922)	Fränkisches Gesicht	–	Schwäbisches Gesicht
DAVENPORT (1923)	Slender biotype (schlank, dünn)	Medium biotype	Fleshy biotype (dick, fett)
STOCKARD (1923)	Längstyp, linearer Typ	–	Quertyp, lateraler Typ
BEAN (1923)	Hyperontomorpher Typ (Epitheliopathen)	–	Meso-ontomorpher Typ (Mesodermopathen)
ASCHNER (1924)	Schmale Individuen	Mittlere Individuen	Breite Individuen
MATHES (1924)	Zukunftsform	–	Jugendform
JAENSCH (1924)	T-Typ (tetanoid)	–	B-Typ (basedowoid)
MAC AULIFFE (1925)	Type plat	–	Type rond
FRIEDENTHAL (1925)	Hirtentypus	Jägertypus	Bauerntypus
WEIDENREICH (1927)	Leptosom	–	Eurysom
BOUNAK	Stenoplastischer Typ	Mesoplastischer Typ	Euryplastischer Typ
GALANT (1927)	Stenosome Gruppe	Mesosome Gruppe	Megalosome Gruppe
RAUTMANN (1928)	Hyposthenischer oder leptosomer Typ	Mesosthenischer oder mesosomer Typ	Hypersthenischer oder pyknosomer Typ

Konstitution

neimittels, z. B. Pillenmasse, Lösungsmittel, Salbengrundlage.

Konstitution: 1) *biol* anlagebedingte individuelle Ganzheit (Erscheinungs-, Funktions-, Leistungsgefüge) des einzelnen Menschen (s. a. Diathese, Habitus), i. w. S. die in der Erbanlage begründete u. unter Einbeziehung der Umwelt verwirklichte Gesamtverfassung eines Organismus, einer Art oder Rasse. – Außer den Normaltypen (↑ Tab. S.1357) unterschieden: enechetische, epileptische, hyper- u. hypoadrenale, -pituitäre, -thymische, -parathyreoide, -thyreoide, vago- u. sympathikotrope, ferner (s. a. Diathese) allerg., exsudative, iktaffine, lymphat., neuropath., reizbare (KLARE), depressive (konstitutionelle ↑ Depression), explosive (= explosible ↑ Psychopathie), psychopath. (↑ Psychopathie), reflexhysterische (MAUZ; zur iktaffinen Diathese gehörig), emotionale (DÉJERINE; mit übermäß. unbewußter Reaktion auf emotionale Reize), zyklothyme (mit raschem, häuf. Stimmungsumschwung), hämolyt. K. (↑ Kugelzellenanämie, hämat. ↑ Infantilismus) u. a. m.; s. a. Konstitutionstherapie. – 2) *chem* Bauprinzip eines Moleküls, darstellbar durch die Strukturformel.

konstitutionell: anlagebedingt; z. B. **k. Anämie** (↑ BENJAMIN*, Kugelzellenanämie), **k. Nervosität** (↑ Neuropathie), **k. Ekzem** (= endogenes ↑ Ekzem).

Konstitutions|therapie: 1) *derm* »konstitutionelle« Allg.behandlung des Ekzems mit Diät (starke Einschränkung von Fett, Eiern u. Milch, reichl. Salat, Obst, Gemüse bzw. ungegorene Rohsäfte). – 2) *baln* von der psychophys. Konstitution bestimmte Hydrother., indem für ruhige, sachl. A-Typen (mit großer Kälteempfindlichkeit) warme, für lebhafte B-Typen kühle Teilbäder bevorzugt werden. – **K.typ**: *anthrop* aus der Zusammenfassung ähnlicher individueller Konstitutionen entwickelter »Leittyp« (↑ Tab.).

Konstriktion: Zusammenziehen (eines Muskels), Zusammenschnürung (z. B. eines Hohlorgans durch Narbenzug).

Konstriktionsübung: *physiother* ↑ Spannungsübung.

Konstriktor: ↑ Musculus constrictor (i. e. S. der M. c. pharyngis).

konstruktiver Metabolismus: ↑ Anabolismus.

Konsuloff* Reaktion: Schwangerschafts-Schnelltest anhand der dunkelgrünen Verfärbung (Melanophoren) des hypophysektomierten Frosches Rana esculenta 1½ Std. nach Inj. von Probandenurin; große Fehlerbreite.

Konsultation: *mediz* die ärztl. Beratung (auch i. S. des Konsiliums), aber auch das Sichberatenlassen durch einen Arzt (als Form der »Inanspruchnahme«).

Konsumption: »Auszehrung«, d. h. Kräfteverfall u. Kachexie, z. B. bei anhaltendem hohem Fieber (mit Inappetenz u. toxogener Proteolyse) oder chron. »**konsumierender**« Erkr. wie Tbk, Malignom.

Konsumptionstest: *serol* ↑ Antiglobulin-, Prothrombinkonsumptionstest.

kontagiös: ↑ ansteckend.

Kontagionsindex, Infektionsindex: in der Epidemiologie die »Krankheitshäufigkeit«, d. h. die Zahl der an einer Infektionskrkht. erkrankten (nicht-immunen) Personen, bezogen auf 100 der Infektion ausgesetzte »Kontaktpersonen«. Beträgt z. B. bei Masern u. Pok-

ken 95, Keuchhusten 70, Scharlach 40, Di 10–20, Röteln 15–20, Poliomyelitis < 1. – Je kleiner der K., um so häufiger sind abortive u. »stumme« Formen.

Kontagiosität: ↑ Infektiosität.

Kontagium: ↑ Contagium.

Kontakt: Berührung, *psych* affektive Zuwendung, *epidem* ↑ Kontaktinfektion.

Kontakt|allergen: Substanz (↑ Tab.), die durch Epidermiskontakt – u. perkutane Invasion – eine **K.allergie** auslöst, meist mit Hautmanifestation (z. B. Ekzem), aber auch als ↑ K.asthma. – **K.anastomose**: *chir* bei kontinenzerhaltender Rektum-Sig-

Berufliche Kontaktallergene (nach RAJKA)

Maschinenbau:	Terpentin, Öle, Nickel, Chrom
Galvaniseure:	Chrom, Nickel, Kupfer, Zyanide
Bauindustrie:	Zement (Chrom!), Terpentin, Chromfarben, Anilinfarben, Arsen, Teer
Maler:	Terpentin, Chrom, Leinöl, Harze, Farben
Elektroindustrie:	Gummi, Formalin, Kunstharze, Öl, Teer, Terpentin
Glas- u. keram. Industrie:	Terpentin, Arsen, Kobalt, Chrom, Farbstoffe, Fluoride, Beryllium
Textilindustrie:	Azo-, Naphthol- u. sonst. Farbstoffe, Beiz- u. Appreturmittel
Hutindustrie:	Anilinfarben, Chrom, Formaldehyd, Lorbeeröl, Schellack, Terpentin
Schuh- u. Lederindustrie:	Chrom, Anilinfarben, As- u. Hg-Verbindungen, Terpentin, Tannin, Formalin, tier. Allergene
Holzverarbeitende Industrie:	Beizmittel, Chrom, Formalin, Pyrogallol, Terpentin, Holzarten (bes. exotische), Teerderivate, Harze, Schellack, Hg-Verbindungen, japan. u. indochines. Lacke (Rhus-Arten)
Landwirtschaft:	Sträucher, Gräser, Tiere, Pflanzenschutz- u. Düngemittel (Hg- u. As-Verbindungen, $CaCN_2$ etc.)
Nahrungsmittelindustrie, Bäcker:	Gewürze, Mehlschönungsmittel (Persulfate, Bromate etc.), Aromen
Druckereibetriebe, Buchbinder:	Chrom, Formalin, Leim, Terpentin, Farbstoffe, Öle, Tinten, Schellack
Friseure, Kosmetikindustrie:	Kaltwell-, Haarfärbemittel, Seifen, Parfüme, Gummihandschuhe, Resorzin, Haarwasser
Photographen, Filmindustrie:	Hydrochinon, Brom-, Chrom- u. Hg-Verbindungen, Diäthylparaphenylendiamin, Pyrogallol
medizin. Personal:	Lokalanästhetika, Antibiotika, Formalin, Hg-Verbindungen, Chrom, Morphin-, Phenothiazin-Derivate, Sulfonamide, Jod, Gummihandschuhe
Hausangestellte, Hausfrauen:	Seifen, Schuhcreme, Wasch- u. Putzmittel, Obst, Gewürze, Pflanzen, Mottenpulver etc.
Gummiindustrie:	Hexamethylentetramin, Aldehyde, Guanidine, Thiazole u.a. Beschleuniger, Phenylendiamine, Aminobenzole, Chinolin-, Hydrochinon-Derivate u.a. Antioxidantien, Weichmacher, Farben
Kunststoffindustrie:	Phenol- u. Aminoplaste, Epoxidharze, Härter, ungenügend polymerisierte Polystyrole u. Polyvinyle, „Softeners" (Phthalate, Rizinoleate), Farben, Stabilisatoren (Phosphate etc.)
Sprengstoffindustrie:	TNT, Tetryl, Hexanitrodiphenylamin, Pikrate, Pentaerythroltetranitrat
Kunstdüngerindustrie:	Hg-, As-, Naphthalin-Verbindungen, Chlorbenzolderivate, DDT, Hexachlorzyklohexan, $CaCN_2$
Zündholzfabrikation:	Phosphorsesquisulfid, Chrom
Chem. Reinigung:	synthet. Reinigungsmittel, Terpentin

maresektion mit Durchzugsverfahren die nahtlose Anastomose durch präanale, flächenhafte Spontanverklebungen des invaginierten Kolonschenkels mit dem – temporär evertierten – Mastdarmstumpf. – **K.asthma**: Bronchialasthma durch wiederholte Berührung – bes. der Haut – mit K.allergenen wie v. a. Bettfedern, Tierhaare, gewerbl. Substanzen, Medikamente (Penicillin, Streptomycin, Sulfonamide, Salben, Einreibemittel). – **K.aufnahme**: Rö-Aufnahme mit möglichst geringem FHA (Strahlenaustrittsfenster der Körperoberfläche anliegend), wodurch filmnahe Objektpartien (z. B. Patella, Sternum, Kieferköpfchen) scharf, filmferne dagegen verprojiziert u. unscharf abgebildet werden. – **K.augenglas**: ↑ K.linse.

Kontakt|bestrahlung: *radiol* ther. Anw. von Radium oder Radioisotopen, bei der der Strahler dem kranken Gewebe möglichst unmittelbar anliegt (Prinzip der Kleinraumbestrahlung); i. w. S. auch die Rö-Nahbestrahlung (CHAOUL). – **K.blutung**: *gyn* durch Kohabitation oder Scheidenspülung ausgelöste vaginale Blutung; Leitsympt. des Kollum-Ca. – **K.dermatitis**: entzündl. Hautreaktion (Rötung, Knötchen-, Bläschenbildung) durch äußerl. Kontakt mit einem schädl. Agens (z. B. Arzneimittel); i. e. S. das ↑ K.ekzem. – vgl. K.reaktion.

Kontakt|ekzem: hochakut-entzündl., hypererg. Reaktion der sensibilisierten Haut nach Berührung mit einem K.allergen (s. a. Tab.; insbes. Chrom, Nickel, Kobalt, Formalin, Terpentin, Benzocain, Nipaester u. ä.), häufig als ↑ Berufsekzem; s. a. Ekzema vulgare. – **K.epidemie**: s. u. Epidemie. – **K.epilepsie**: ↑ Tap epilepsy. – **K.gift**: ↑ K.insektizid. – **K.glas**: *ophth* 1) ↑ K.linse. – 2) »Fundus-K.glas« zur Ausschaltung der Hornhautbrechkraft bei der Fundoskopie.

Kontakt|infektion: I. von Mensch (bzw. Tier) zu Mensch, meist nach Berührung mit den Händen (= **dir. K.i.**), i.w.S. auch durch Vermittlung der unbelebten Außenwelt oder belebter Wesen (= **indir. K.i.**). – **K.inhibition**: *zytol* in Zellkulturen Hemmung der Zellteilung bei Kontakt mit Nachbarzellen, so daß Schichten gebildet werden. Bei neoplastisch transformierten Zellen gestört. – **K.insektizid**: Nervengift, das bei Berührung in den Insektenkörper eindringt; z. B. DDT, HCH, Chlordan. – **K.karzinom**: ↑ Abklatschkarzinom. – **K.laxans**: Abführmittel, das praktisch nicht resorbiert wird u. allein durch Kontakt mit der Darmschleimhaut wirkt, z. B. Bisacodylum.

Kontaktlinse, -glas, Haftschale: *opth* Sehhilfe in Form einer dünnen, uhrglasförm., randgeschliffenen Linse aus starrem oder flexiblem (neuerdings auch quellfäh.) Kunststoff oder aus Glas (»hart«, »halbweich«, »weich«, »ultradünn«), deren volle korrigierende Wirkung sich aber erst in situ, d. h. zus. mit der Brechkraft der »Tränenlinse« zwischen K. u. Hornhautoberfläche ergibt; entweder als Skleral- (mit zusätzl. hapt. Teil) oder als Korneal- bzw. Pupillarlinse (»schwimmende Linse«, ⌀ 10 mm u. kleiner). Anw. v. a. bei stärkerer Myopie (z. B. Aphakie nach Star-Op.), irregulärem Astigmatismus, Keratom. Verträglichkeit auch individuell verschieden (evtl. Hornhauterosionen, Lidödem, Blepharospasmus, Epitheldefekte). – vgl. COMBERG* Haftschale.

Kontakt|metastase: ↑ Abklatschkarzinom. – **K.person**: *epidem* 1) Person, die, ohne selbst klinisch krank zu sein, eine Krkht. überträgt. – 2) Person, die mit einer höchst kontagiösen Person oder Materie verdächt. räuml. Kontakt (auch ohne körperl. Berührung) hatte. Muß für die Dauer der Inkubation isoliert werden (s. u. Quarantäne). – **K.präparat**: *bakt* ↑ Abklatschpräparat. – **K.prothese**: *ophth* ↑ COMBERG* Haftschale. – **K.punkt**: *nephrol* ↑ Macula densa.

Kontaktreaktion, toxische: Hautschädigung (Akantholyse, Kernpyknose, Pseudospongiose, subkorneale bzw. subepitheliale Blasenbildung, spärl. Rundzellinfiltration im Korium) durch Berührung mit der Noxe (membranschädigender KW.stoff, Farbstoff, Schwermetall, sonst. Kapillar-, Spindel-, Mitochondriengifte), abhängig auch von peristatischen Faktoren (Hornschichtdicke, Einwirkungsdauer, Durchblutung, Irritabilität der Endstrombahn). Bei Ekzem oft »Leitschiene« der Sensibilisierung u. damit der **allerg. K.** (epidermotrope Lymphozytenansammlung, herdförm. basale Spongiose u. Vesikulation, Exsudation, Ödematisation).

Kontakt|regel: *allerg* s. u. HANSEN*. – **K.schale**: *ophth* große ↑ K.linse. – **K.schanker**: ↑ Abklatschschanker. – **K.störung**: *psych* path. Hemmung oder Unausgewogenheit der zwischenmenschlichen K.fähigkeit, z. B. bei Neurose, Psychose, Psychopathie, (Stirn-)Hirnschädigung. – **K.stoff**: *chem* ↑ Katalysator. – **K.thermometer**: Quecksilberthermometer mit eingeschmolzenen Kontakten, so daß durch den Hg-Faden ein Stromkreis in Abhängigkeit von der Temp. gesteuert werden kann. – **K.ulkus**: ↑ Abklatschgeschwür. – **K.urtikaria**: auf die Berührungsstelle mit dem auslösenden Stoff (Brennessel, Apfelsinenschale, Raupe, Insektenstich etc.) beschränkte, unmittelbar entstandene Urtikaria, meist asymmetr. u. nur kurzdauernd. – **K.wahn**: ↑ Folie à deux.

Kontamination: Vermischung, Verschmutzung; *mikrobiol, radiol* Verunreinigung von Räumen, Wasser, Gegenständen oder Personen durch Mikroorganismen oder radioaktive Stoffe (s. a. Desinfektion, Dekontamination); *psych* sprachl. Verschmelzung mehrerer Wörter zu einem unverständl. Wortgebilde, v. a. bei Ermüdung, im Traum, bei Schizophrenie.

Kontentivverband, Fixationsverband: Schienen- oder erhärtender zirkulärer Bindenverband zur Ruhigstellung eines Körperteils, v. a. bei Fraktur u. Luxation (Schmerzbekämpfung, Verhütung von Blutung, Nebenverletzung, Infektion etc.), zur Sicherung eines Korrekturergebnisses (z. B. Redressionsverband), bei Entzündung.

Kontiguität, Contiguitas: *anat* enge Berührung von Zellen oder Organteilen ohne lückenloses Ineinanderübergehen (vgl. Kontinuität); *path* s. a. per contiguitatem. – *psych* zeitl. Zusammenfallen mehrerer Erlebnisse.

Kontiguitäts|resektion: s. u. Resektionsarthrodese. – **K.theorie**: ↑ Neuronentheorie.

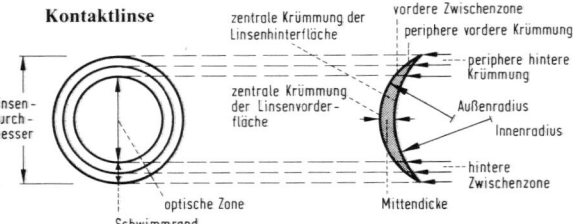
Kontaktlinse

Kontinenz: Fähigkeit, etwas zurückzuhalten; i. e. S. die Harn- u. Stuhlkontinenz (vgl. Harn-, Stuhlinkontinenz). – **K.organ**: funktioneller Begr. für Analkanal (s. a. Abb. »Canalis analis«) u. angrenzenden Beckenboden. – **K.plastik**: *chir op.* Wiederherstellung oder Verbesserung einer Kontinenzfunktion, z. B. ↑ Grazilisplastik. – **K.resektion**: s. u. Rektum....

Kontinua: ↑ Febris continua.

kontinuierlich: zusammenhängend, fortdauernd.

Kontinuität, Continuitas: Zusammenhang, Unmittelbarkeit; *anat* Verbindung von Zellen oder Organteilen mit lückenlosem Ineinanderübergehen (vgl. Kontiguität); *path* s. a. per continuitatem. – *genet* auf ident. Reduplikation u. äqualer Verteilung der genet. Struktureinheiten beruhende genet. Gleichheit aller Zellen einer Zellfolge.

Kontinuitäts|resektion: Teilresektion eines Hohlorgans, Knochens, Nervs etc. mit Wiedervereinigung der Stümpfe (direkt oder durch Interpositionsplastik). – **K.trennung**: *path* komplette oder inkomplete Unterbrechung des natürl. Zusammenhanges innerhalb eines Körpergewebes, z. B. Sequestrierung, Fraktur.

Kontorsion: 1) *chir traumat.* Verdrehung als Vorstufe der Distorsion oder Luxation. – 2) *psych* »Verdrehungen« als motor. Willkürbewegung beim großen hyster. Anfall.

kontra...: Präfix »gegen«, »entgegen«.

Kontra|extension: *chir therap.* Streckung eines Körperteils durch Zug u. Gegenzug in Richtung Längsachse (↑ Extension, Distraktion). – **K.indikation**: »Gegenanzeige«, d. s. die Umstände (z. B. Lebensalter, Schwangerschaft, Krkht., Medikation), die eine – v. a. therap. – Maßnahme verbieten. – **k.insuläres Hormon**: (FALTA) das dem Insulin entgegenwirkende ↑ ACTH. – **K.inzision**: ↑ Gegeninzision.

kontrakt: zusammengezogen, verkrümmt. – **kontraktil**: fähig, sich zu kontrahieren (↑ Kontraktilität), die Muskelkontraktion betreffend; z. B. **k. Protein** (↑ Aktin, Myosin).

Kontraktilität: *biol* Eigenschaft von Zellstrukturen (v. a. Muskelfibrillen), sich auf einen adäquaten Reiz hin zusammenzuziehen; s. a. Kontraktion, Kontraktur. – *kard* die – durch die Gleichgewichtskurven eines Druck-Vol.-Diagramms quantifizierte – Arbeitskapazität des Herzens aufgrund der Fähigkeit des Myokards, von gleichen Ausgangslagen unterschiedl. Kräfte zu entfalten (↑ inotrop).

Kontraktilitätsneurose: (AUSPITZ 1883) verstärkte reakt. Kontraktionsbereitschaft der Pilomotoren als pathognomon. Erscheinung bei Hautkrkhtn. der Prurigo-Gruppe (einschl. endogenem Ekzem).

Kontraktion: »Zusammenziehen«, d. h. Verkleinerung von Vol. u./oder Länge durch Abkühlung, Austrocknung, Nachlassen einer elast. Spannung; i. e. S. (*biol*) die ↑ Muskelkontraktion (s. a. Herzzyklus), z. B. als **auxoton**. (s. u. isotonisch), **fibrilläre** (↑ faszikuläre Zuckungen), **frustrane** (s. u. Herzzyklus), ↑ idiomuskuläre, ↑ isometr., ↑ isoton., **klon.** (↑ Klonus), ↑ phas., ↑ tetan., ↑ ton. K., ferner die **baryogene K.** (enddiastol. Füllungsabnahme des Herzens bei erhöhtem Auswurfwiderstand); vgl. Kontraktilität, Kontraktur.

Kontraktions|atelektase: nerval-reflektor. »aktive« Lungenatelektase durch spast. Kontraktion der Bronchial- u. Bronchiolenmuskulatur nach Reizung örtlicher vegetativer Rezeptoren, z. B. bei zentraler Bronchusblockade (Schleimpfropf, Blutgerinnsel), Pneumothorax, Pleuraerguß, Herzkrkht., nach Oberbauch-Op. etc., auch idiopathisch (↑ Plattenatelektase), evtl. als »akuter massiver Lungenkollaps« (v. a. nach Lungen-Op. u. Thoraxkontusion). – **K.-energie**: *physiol chem.* Energie, v. a. aus ATP u. Kreatinphosphat, deren Freisetzung für die Muskelkontraktion Voraussetzung ist. – **K.mahlzeit**: *röntg* ↑ Reizmahlzeit.

Kontraktionsring: *geburtsh* s. u. BANDL*, BUMM*. – Eine **K.dystokie** (mit unzureichender Eröffnung der Zervix) ist Folge unkoordinierter Wehentätigkeit.

Kontraktions|wärme: die bei der Muskelkontraktion gebildete »Verkürzungswärme«. Bei iso- u. auxoton. Kontraktion größer als bei isometrischer. – **K.wulst**: s. u. idiomuskuläre Kontraktion.

Kontraktur: 1) unwillkürl., nicht von normalen (rhythm.-tetan.) Aktionspotentialen begleitete Dauerverkürzung eines Muskels (reversibel oder irreversibel, aktiv oder passiv, myo-, desmo-, oder tendogen, ischämisch, paralytisch etc.), mit anhaltender Gelenkzwangsstellung (↑ Gelenkkontraktur, Arthrogryposis); s. a. VOLKMANN*, DUPUYTREN*, KRUKENBERG*, Finger-, Hüft-, Kniegelenk-, Reflexkontraktur. – 2) *neurol* erhöhter Widerstand der Skelettmuskulatur gegen pass. Bewegung. – **K.hinken**: Hinken infolge Gelenkkontratur (WS, Becken, unt. Extremität); i. e. S. das bei kongenit. Hüftluxation; evtl. zunächst durch Beckenschiefstand »kompensiert«; bei stärkerer Flexionskontraktur als sogen. Verbeugungs- oder ↑ Kotauhinken.

kontralateral: an der entgegengesetzten Körperseite (-hälfte), »gekreuzt«; vgl. homolateral.

Kontrapunktion: *chir* zusätzl. Punktion i. S. der Gegeninzision zur restlosen Entleerung eines Hämatoms, Abszesses, Exsudats etc., auch als Kontrollpunktion sowie zur röntgenol. Fremdkörperlokalisation.

kontrasexuell: gegengeschlechtlich (s. u. Hormontherapie).

Kontrast: Gegensatz; *opt* Verhältnis der Leuchtdichten (in cd/m^2; kleinere an 2. Stelle) zweier angrenzender Flächen nach der Formel $(B_1-B_2): B$; *physiol* als **funktioneller K.** (Wahrnehmungs-K.) der an der Grenze zweier Farbflächen akzentuiert – u. stets beidäugig – empfundene Leuchtdichten- oder Farbgegensatz (komplementäres Ansprechen benachbarter Netzhautareale). s. u. Grenz-, Flor-, Simultan-, Sukzessivkontrast, s. a. Nachbild; *röntg* ↑ Bildkontrast.

Kontrast|anfärbung: *röntg* diffuse Anreicherung des in die Blutbahn applizierten Kontrastmittels im Bereich eines Neoplasma (Füllung vermehrter oder gestauter Kapillaren) oder des Nierenparenchyms bei Ausscheidungsstörung. – **K.aussparung**: *röntg* bei KM-Untersuchungen der durch einen lumeneinengenden Prozeß (z. B. Tumor) bewirkte Füllungsdefekt, evtl. als »Kontrastmittelabbruch«. – **K.brei**: *röntg* ↑ Bariumbrei. – **K.einlauf**: *röntg* ↑ Irrigoskopie; s. a. Einlaufreposition, Abb. »Doppelkontrast«. – **K.färbung**: *histol, bakt* Färbung mit 2 oder mehr Farbstoffen, um die verschied. Bildfaktoren farblich zu unterscheiden; z. B. GRAM*, GIEMSA*, ZIEHL*-NEELSEN

Färbung. – **K.gedanken, K.ideen**: zwanghafte, dem eigenen Denken entgegengesetzte Gedanken bei Zwangskrankh. u. Schizophrenie.

Kontrastierungsmittel: (MÜLLER 1942) in der Elektronenmikroskopie gebräuchl. Schwermetallsalz-Lsg. (z. B. Osmiumtetroxid, Uranylazetat, Natriumuranat, Ammoniummolybdat, PWS), die die Streuung der Elektronen erhöht.

Kontrastmahlzeit: *röntg* perorale KM-Einnahme (meist Bariumbrei) für die Ösophagus-Magen-Darmpassage.

Kontrastmittel, KM, RKM: *röntg* Substanz, von der Rö.strahlen stärker (= **pos. K.**, v. a. Bariumsulfat u. – meist wasserlösl. – Jodverbindungen, z. T. mit Organspezifität) oder schwächer (= **neg. K.**, v. a. Luft, O_2, CO_2, NO_2, Edelgase) absorbiert werden als von den benachbarten Körpergeweben u. die damit für die röntgenol. Sichtbarmachung von Körperstrukturen geeignet ist (/ Kontrastuntersuchung). – Ein sofort oder einige Zeit nach Inj. auftretender **KM-Schaden** bzw. **-Zwischenfall** äußert sich bei wasserlösl. jodhalt. KM lokal als Gefäßschmerz u. -wandschädigung, als radikuläres Reizsyndrom (bei Myelographie), Bronchospasmen (bei Bronchographie), ebenfalls organgebunden als Nierenschaden, ZNS-Ausfälle (v. a. bei hoher Konz. u. langer Einwirkungsdauer), ferner als allerg. Allg.reaktion (Mol.-Komplex als Allergen; respirator., kardiovaskuläre u./oder konvulsive Symptomatik; auch in Form einer Hyperthyreose). Bei Jodölen: Ölembolie, örtl. Reizerscheinungen, Exazerbation eines entzündl. Prozesses (z. B. Lungen-Tbk), Ölgranulom; bei $BaSO_4$ nur ganz selten – v. a. bei Säuglingen – Darmperforation oder ileusart. Bilder; bei neg. KM Gefahr der Gasembolie; s. a. Thorotrastose. – Der Wert der prophylakt. Testung (Teilinjektion, Konjunktivalprobe) ist umstritten; wichtiger sind: Allergie-Anamnese, strenge Indikation, Inj. durch Arzt, Vorbereitung aller Gegenmaßnahmen (O_2, Antihistaminika, Kortikosteroide, Sedativa).

Kontrast|umfang: *röntg* / Schwärzungsumfang. – **K.untersuchung**: Rö-Untersuchung unter Verw. eines pos. oder neg. K.mittels (evtl. als / Doppelkontrast); s. a. Angio(kardio)-, Arterio-, Arthro-, Broncho-, Cholezysto-, Enzephalo-, Fistulo-, Hysterosalpingo-, Lympho-, Myelo-, Pyelo-, Phlebo-, Urographie, Irrigoskopie, Magen-Darmpassage etc.

Kontraversivkrise: *neurol* nicht generalisierter epilept. Anfall (s. a. Adversivepilepsie) mit Drehbewegung von Blick, Kopf, evtl. Rumpf von der gestörten Herdseite weg; vgl. Ipsiversivkrise.

Kontra|zeption: / Konzeptionsverhütung. – **K.zeptiva (K.zipientia)** sind entweder in die Scheide einzubringende Spermagifte (Chinin, Aluminiumazetat, Paraformaldehyd, Methylaldehyd, Alkylester der p-Oxybenzoesäure, Silber-Glykokoll, schaumbildende Substanzen) oder / Ovulationshemmer oder mechan. Mittel (Kondom, Okklusiv-, Intrauterinpessar); ferner die sog. »Hausmittel«: mit Alaun etc. getränkte Schwämme u. Tampons, Pisum sativum (Metaxylohydrochinon) u. a. m. – Im Versuchsstadium auch immunol. Verfahren (z. B. Impfung mit HCG-Teilstück).

Kontrektationstrieb: (MOLL) der Drang, sich einander zu nähern u. zu betasten, als Grundelement des Sexualtriebes.

Kontreschock: (SELYE) die sympath. Gegenregulation im Schockablauf, gekennzeichnet u. a. durch verkleinerte Blutdruckamplitude bei etwa normalen systol. Druckwerten.

Kontrollbereich: *radiol* s. u. Strahlenschutzbereiche.

kontrollierte Atmung: künstl. Beatmung nach Ausschaltung bzw. Sistieren der Spontanatmung (bei voll relaxierten bzw. zentral-atemgelähmten Pat.). Das Gasgemisch wird durch Kompression mit dosiertem Überdruck (z. B. Atembeutel) durch einen Tubus in die Lunge gepreßt; Exspiration durch künstl. neg. Druck im Narkosesystem (u. Lungenelastizität). Gefahr der Lungenüberblähung; evtl. Störung des venösen Rückflusses zum Herzen. – **k. Blutdrucksenkung**: s. u. Hypotension.

Kontrollzwang: *psych* zwanghaftes, wiederholtes Kontrollieren einer bereits durchgeführten Handlung als zwangsneurot. Symptom.

Konturschuß, Ringelschuß: *forens* Schußverletzung, bei der das Geschoß an einem Knochen (z. B. Schädel, Rippe) entlanggleitet u. auf der anderen Körperseite erscheint, ohne die dazwischenliegende Körperhöhle eröffnet zu haben.

Kontusion: / Contusio.

Kontusions|glaukom: traumatisches / Glaukom. – **K.katarakt, -star**: / Cataracta traumatica nach stumpfer Gewalteinwirkung. – **K.pneumonie**: homo- oder kontralat. oder bilat. Pneumonie nach Thorax- oder Gesamtkörperprellung (auch ohne offene Brustkorbverletzung oder Rippenfraktur); Pathomechanismen: Gewebsblutung, Bronchospasmen, Kapillarschädigung mit Exsudation, Kontraktionsatelektase, evtl. bronchogene Sekundärinfektion. – **K.psychose**: nach Contusio cerebri infolge organ. Hirnschädigung zurückbleibendes psychot. Bild mit Bewußtseinsstörung, motor. Unruhe, deliranten Erscheinungen, Dämmrigkeit, Bettflüchtigkeit, Neigung zu Aggressionshandlungen. – **K.ring, -saum**: *forens* / Brandsaum. – **K.rosette**: *ophth* / Abb. »Contusio bulbi«. – **K.trübung**: *ophth* Trübung der brechenden Augenmedien (Ödem; s. a. BERLIN*, CASPAR* Trübung, BALLANTYNE* Ringe) infolge / Contusio bulbi; in der Hornhaut reversibel, in der Linse irreversibel.

Konus: s. a. Conus. – **K.biopsie**: *gyn* / Ringbiopsie, s. a. Konisation. – **K.stenose**: *kard* als **K.eingangsstenose** die infundibuläre / Pulmonalstenose; als **muskuläre** oder **intravalvuläre K.** die subvalvuläre / Aortenstenose.

Konussyndrom: *neurol* **1)** durch Läsion (raumfordernder Prozeß, Trauma, Entzündung) des Conus medullaris verursachte Empfindungsstörung ab S_3 (Reithosenanästhesie, evtl. dissoziiert), Blasen-, Mastdarm-, Genital- u. troph. Störung (Dekubitus), evtl. motor. Parese; meist mit Kaudasyndrom kombiniert. – **2)** s. u. Kleinhirndruckkonus; bei Tumoranhebung des basalen Hirnstammes auch als »neg. K.«, d. h. ohne Einklemmung im For. occipit. u. ohne Hirndruckzeichen.

Konvektion: »Mitführung«; *physik* molare Strömungen in Gasen oder Flüssigkeiten, bewirkt durch Pumpen etc. oder aber durch äuß. Felder, z. B. in Temp.feldern als Wärme-K., (eine der Möglichkeiten der Wärmeübertragung bzw. / Wärmeabgabe).

Konvektionstransport: *physiol* Stofftransport im Körper durch ein Medium (Luft, Flüssigkeit), dem

Konvergenz

kinet. Energie mitgeteilt wird; z. B. O_2-Transport durch Lungenventilation u. Blutkreislauf, Wärmetransport durch den Blutkreislauf.

Konvergenz: Zusammenlaufen (z. B. von Strahlen), Annäherung; *ophth* beim Nahsehen die Vereinigung der Gesichtslinien vor den Augen als Auswirkung positiver Fusionsbewegungen (v. a. für Tiefenwahrnehmung; mit ↑ Akkommodation gekoppelt); s. a. Fusionsbreite, K.exzeß, -lähmung usw.

Konvergenz|bestrahlung: *radiol* Bewegungsbestrahlung, bei der der auf einen festen Punkt ausgerichtete Zentralstrahl auf einer Kugelkalotte innerhalb eines best. »**K.winkels**« eine Spiralbahn beschreibt, so daß ein Strahlenkegel mit Spitze im – vom Brennfleck gleichbleibend entfernten – »**K.punkt**« resultiert; s. a. Pendelkonvergenzbestrahlung.

Konvergenz|exzeß: *ophth* durch verstärkte Akkommodationsimpulse willkürlich oder unwillkürlich ausgelöste übermäß. Konvergenz mit Einwärtsschielen, evtl. als sog. **K.krampf**. Vork. bei Refraktionsfehlern (v. a. Hypermetropie), psychogen bei Kindern. – **K.lähmung**: *ophth* bei Erkr. des Mittelhirns Unvermögen zur Konvergenz; klin.: gekreuzte Doppelbilder beim Nahsehen. – **K.miose, -reaktion, -reflex**: die mit der Konvergenz – u. Akkommodation – gekoppelte Pupillenverengung (s. u. Pupillenreaktion); fehlende Reaktion (= **K.starre**) ohne gleichzeit. Lichtstarre z. B. bei epidem. Enzephalitis. – **K.schwäche**: *ophth* ungenügende Konvergenz beim Nahsehen (Impulsmangel bei fehlender Fusion), v. a. infolge Anisometropie, einseit. Schwachsichtigkeit, bei zu weitem Pupillenabstands (Hypertelorismus, Exophthalmus: ↑ MOEBIUS* Zeichen); klin.: rasche Ermüdbarkeit beim Lesen. – **K.zentrum**: im Mittelhirn (PERLIA* Kern der Okulomotorius-Gruppe?) gelegenes Koordinationszentrum für die K.bewegungen der Augen.

Konversion: Umkehrung; **1)** *immun* das Umschlagen (↑ Inversion) der neg. Reagibilität in eine pos., z. B. nach Impfung oder Erkr.; s. a. Konvertor. – **2)** *psych* (S. FREUD 1894) Umwandlung nicht realisierbarer Triebenergie durch einen psych. Konflikt in körperl. Erscheinungen als Entstehungsmechanismus neurotischer Sympte. (zugleich Lösungsversuch des Konflikts); als **Konversionssympte.** gelten z. B. hyster. Blindheit, funktionelle Lähmung, Abasie-Astasie, Analgesie, umschriebene Schmerzen.

Konversivanfall: *neurol* ↑ Ipsiversivkrise.

Konvertin: *serol* aktiviertes Prokonvertin (↑ Faktor VIIa), gebildet im Ablauf der Blutgerinnung oder – in gewissem Umfang – bei Fremdoberflächenkontakt. – **K.mangel**: ↑ Hypoprokonvertinämie.

Konvertor: Person, die nach wiederholtem neg. Testbefund (z. B. Tuberkulinprobe) jetzt positiv reagiert (↑ Konversion [1]).

konvex: nach außen gewölbt.

Konvexitäts|meningitis: *neur* ↑ Haubenmeningitis. – **K.syndrom**: *psych* Störung durch Läsion der äuß., d. h. an der Konvexität gelegenen Partien des Stirnhirns mit Antriebsmangel (Vernachlässigung der Kleidung, »Wurstigkeit«) u. Denkstörungen (Denkprozeß verkürzt, vereinfacht, Schilderungen dürftig u. einfallsarm), aber erhaltener Fremdanregbarkeit; evtl. reversibel.

Konvex|linse: sphär. Linse, deren Mitte – infolge konvexer Wölbung einer oder beider Flächen – dicker ist als die Randpartien, unterschieden als Bikonvex-, Plankonvex- u. Konkavkonvexlinse (= pos. Meniskus). Bewirkt Konvergenz der Lichtstrahlen (»Sammellinse«); Anw. z. B. zur Korrektur der Hyperopie (»Plusglas«). – **K.spiegel**: Sp. mit nach vorn (zum Licht) gewölbter Fläche; reflektiert zerstreuend (Vergrößerungseffekt).

Konvexobasie: ↑ Basilarimpression.

Konvolut: *path* »Knäuel« miteinander verklebter oder verwachsener Darmschlingen oder Blutgefäße (v. a. Varizen).

Konvulsion: unwillkürl. ton. oder klon. Muskelkontraktion, die sich mit kurzen Intervallen wiederholt (= Myoklonus) oder aber länger anhält u. von weitgehender Erschlaffung gefolgt ist (= klon. Krämpfe). Ursprung in zerebralem Krampfzentrum oder spinal als Folge von ischäm. (↑ Synkope), tox. (Strychnin), psych. (z. B. hysterisch) oder epilept. Störungen, ferner als ↑ Fieberkrampf.

Konvulsionstherapie: ↑ Krampftherapie.

konvulsiv: krampfartig, krampfend (↑ Konvulsion).

Konzelmann* Probe (FRANK WILLIAM K., geb. 1894, Arzt, Philadelphia): (1940) quant. Bestg. des Urobilinogens in Urin u. Stuhl als Leberfunktionsprobe.

Konzentration: **1)** *physik* Mengenangabe eines gelösten Stoffes in einem Lösungsmittel. – **2)** *nephrol* ↑ Konzentrationsversuch. – **3)** *psych* Aufmerksamkeitsbindung an ein vorgegebenes Ziel. Ein Konzentrationsmangel besteht bei willensschwachen, asthen., ermüdeten, aber auch hirnorganisch abgebauten Menschen, bei Schulkindern oft als Folge unbewältigter Reizüberflutung; eine K.schwäche (so daß störende Nebengedanken nicht ausgeblendet, Gedanken nicht fixiert werden können) bei Ermüdung, nach aufwühlenden Erlebnissen oder Überforderung, path. bei Koffein- oder Amphetamin-Intoxikation, Manie (↑ Ideenflucht), posttraumat. Hirnleistungsschwäche u. a. – **maximal zulässige K.**: maximale ↑ Arbeitsplatzkonzentration.

Konzentrations|gifte: s. u. Gifte; vgl. Summationsgift. – **K.leistungstest**, KLT: (DÜKER) Prüfung der konzentrativen Belastungsfähigkeit (z. B. Fahrtüchtigkeit nach Psychopharmaka) anhand ineinander verzahnter Additions- u. Subtraktionsaufgaben. – **K.mangel**: s. u. Konzentration (3). – **K.schwäche**: **1)** *nephrol* ↑ Hyposthenurie. – **2)** s. u. Konzentration (3). – **K.starre**: *nephrol* ↑ Isosthenurie. – **K.verlaufstest**, KVT: *psych* (ABELS 1954) Prüfung der konzentrativen Belastungsfähigkeit (Arbeitsverlauf) mit 60 Zahlenkärtchen, die nach dem Vorkommen oder Fehlen zweier best. Zahlen (43/63) zu ordnen sind. – **K.versuch**: *nephrol* s. u. VOLHARD*. – Ähnl. Test 1922 von ADDIS angegeben.

konzentrisch: mit gemeinsamem Mittelpunkt, um das Zentrum herum; z. B. **k. Sklerose** (*neurol* ↑ BALÓ* Krankheit).

Konzeption: *biol* Empfängnis, d. h. Vereinigung von Ei- u. Samenzelle, beim Menschen meist im Eileiter, in den das Ei nach dem Follikelsprung u. die Spermien (ca. 5% des Ejakulats) einige Std. nach der Kohabitation via Uterus gelangt sind; nach Auflösung der Zona pellucida durch spermieneigene Hyaluronidase Eindringen einer Spermie unter Verlust des Schwanzteils in die Eizelle; schließlich Wanderung des Spermienkopfes zur Eizellmitte u. Vereinigung mit dem haploiden Eizellkern zu diploiden Zygote. – Als **Konzeptionsoptimum** gilt der Zeitpunkt der Ovulation (bei 28tg. Zyklus etwa 12.–13. Tg.), als **K.pessimum** die Tage vor u. nach der Menstruation.

Konzeptionsverhütung, Anti-, Kontrazeption: *gyn* Verhinderung einer Empfängnis, »biol.« durch Vermeiden des Geschlechtsverkehrs während des Ovulationstermins (/ KNAUS*-OGINO* Methode), ferner durch / Kontrazeptiva oder / Sterilisation.

Konzertina-Effekt: (ÖHNELL 1941) beim WPW-Syndrom das Hinein- u. Herausrücken der sog. Deltawelle in den bzw. aus dem QRS-Komplex (zeitl. Verschiebung der bd. Erregungsanteile gegeneinander).

Konzo, Kahemba, Kitondji: im Kongo v. a. bei Kindern nicht-familliär, manchmal epidemisch, meist mit Fieber u. Kopfschmerz auftretende schlaffe Lähmung der unt. Extremitäten mit Reflexabweichungen, spast. Kontraktur der Beuger u. Strecker, temporaler Papillenabblassung; Liquor unauffällig; evtl. Exitus letalis.

Koordination: *biol* geordnetes Zusammenwirken von Organen oder Organteilen im Ablauf der Gesamtfunktion; z. B. die **lokomotor. K.** von Muskel(gruppe)n bei Bewegung u. aufrechter Körperhaltung, für die als Zentren (in denen die sensiblen u. sensor. Afferenzen in motor. Impulse umgewandelt werden) v. a. Kleinhirn, Formatio reticularis (Nucl. ruber, DEITERS* Kern), Stirn-, Schläfen-, Scheitellappen, Vierhügelplatte u. Stammganglien gelten. Störungen dieser K. bei stat. u. motor. Leistungen beruhen meist auf Störung von Kleinhirnfunktion, Tiefensensibilität oder Sinneswahrnehmung, ferner bei motor. Paresen; Sympte.: Ataxie, Tremor (bes. Intentions-Tr.), gestörte Diadochokinese u. Synergie, Rückschlagphänomen. – s. a. visuomotorische Koordination.

Koordinator: *ophth* (CÜPPERS) in der Pleoptik gebr. Gerät, mit dem unter Verw. eines HAIDINGER* Büschels die foveale Fixation geübt wird.

Koordinometer: (HESS) Rasterschirm mit leicht nach außen gekrümmten Linien (Ausschaltung des Tangentenfaktors) zur Prüfung der Koordination der Augenstellung in den Hauptblickrichtungen. Heute meist projiziertes Schema u. farb. Marken (während Proband Rot-Grünbrille trägt).

Kopaczewski* Reaktion: biochem. Krebstest anhand der beschleunigten Gelierung des Serums (infolge Vermehrung von Globulin u. Myxoproteinen?); in 85% pos., nicht spezifisch.

Kopenhagener Methode: Prinzip der künstl. Beatmung (z. B. bei Poliomyelitis) über eine Tracheostoma-Dauersonde, die an ein rhytmisch-druckschwankendes geschlossenes O_2-N_2-Gemisch-System angeschlossen ist.

Kopf: / Caput, Kephalon.

Kopf|biß: *dent* »Kantenbiß«. – **K.darm**: *embryol* / Kiemendarm. – **K.drehsymptom**: (NADOLECZNY) bei einseit. Gaumenlähmung Verstärkung des »Näselns« durch Kopfdrehen zur gesunden Seite u. Verminderung durch entgegengesetztes Drehen. – **K.einstellung**: *geburtsh* s. u. Synklitismus, Asynklitismus. – **K.ekzem, -flechte**: / Ekzema capitis. – **K.endlage**: *geburtsh* / Kopflage. – **K.favus**: / Favus capillitii.

Kopf|ganglienleiste: *embryol* / Neurallleiste. – **K.gelenk**: 1) oberes K.: / Articulatio atlanto-occipitalis. – 2) unteres K.: / Articulatio atlantoaxialis. – **K.geschwulst**: *geburtsh* / Geburtsgeschwulst; vgl. Kephalhämatom. – **K.grind**: / Flechtengrind; s. a. Impetigo contagiosa, Favus, Achor granulatus. – **K.grippe**: / Encephalitis epidemica.

Kopf|haar, Capilli: das Langhaarkleid (/ Haar) des oberen-hinteren Kopfes (u. angrenzenden Nackens; / Kopfhaut), das beim ♂ seitlich in die Bartbehaarung übergeht. – **K.halfterverband**: / Capistrum. – **K.haltung**: *geburtsh* s. u. Kopflage. – **K.haube**: *orthop* bei kompletter kongenit. Lux. coxae der dem dislozierten Femurkopf straff aufliegende, schlauchartig ausgezogene Teil der Gelenkkapsel (deren unt. Teil sich trommelfellartig über die leere Gelenkpfanne spannt: »Pfannentasche«). – **K.haubenverband**: kappenart. Binden- oder Tuchverband zur Abdeckung der konvexen Kopfpartien, z. B. Mitra Hippocratis, Capitium.

Kopf|haut: die behaarte Haut des Kopfes (ca. 600/cm^2), mit tiefreichenden Talg- u. großen Schweißdrüsen (ca. 300/cm^2), verhältnismäßig dünner Epidermis (ca. 50 μm) u. einem Gitterwerk im Korium, das, fest mit der Galea aponeurotica verbunden, eine nur geringe Verschiebbarkeit (sowie Ödemresistenz) bewirkt. – **K.herd**: Fokus im Kopfbereich (insbes. Tonsillen, Kiefer, NNH, Zähne); möglicherweise für Herdkrankhtn. von vorrang. Bedeutung. – **K.höcker**: *path* bei der Dermoidzyste (z. B. Ovar) in die Lichtung vorspringender Wandbezirk, der u. a. Haare enthält. – **K.höhenstand, -hochstand**: *geburtsh* bei engem Becken hoher Geradstand des kindl. Kopfes, der keine Beziehungen zum mittl. kleinen Becken aufnimmt. – **K.hörgerät**: hinter der Ohrmuschel (»HdO«) bzw. am Bügel der Hörbrille oder aber im Gehörgang (»IdO«) getragener / Hörapparat. – **K.höhlen**: *embryol* s. u. Muskulatur. – **K.hülle**: 1) *zytol* K.kappe (/ Abb. »Spermium«). – 2) *geburtsh* / Glückshaube.

Kopfkappe: 1) *zytol* / Abb. »Spermium«. – 2) *anat* die halbkugel. Epiphyse des Oberschenkelkopfes (isoliert z. B. bei Epiphysiolysis capitis femoris). – 3) *chir* die Konvexität des Kopfes (einschl. Stirn u. Ohren) bedeckende feste Filz-, Kunststoff- oder Lederkappe (mit verstellbaren Haltegurten) zur Fixierung von Wundverbänden u./oder als mechan. Schutz nach Kranioplastik.

Kopf-Knie-Test, CYRIAX* Zeichen: beim Ischiassyndrom Wiederauftreten von Schmerzen im – am Liegenden in eine eben noch schmerzfreie Beugung gebrachten – Kniegelenk der erkrankten Seite bei Kopfbeugung u. Aufhören des Schmerzes bei weiterer Kniebeugung.

Kopf|krümmung: *geburtsh* die dem kindl. Schädel angepaßte Krümmung des Zangenlöffels. – **K.lage, K.endlage**: *geburtsh* / Längslage des Kindes mit dem Kopf als führendem Teil; häufigste Fruchtlage (96%), je nach Haltung des Kopfes als / Deflexions-, Flexions-, Gesichts-, Vorderhaupts-, Hinterhauptslage; s.a. Abb. S. 1364. – **K.laus**: / Pediculus humanus capitis. – **K.nerven**: / Hirnnerven.

Kopfnicker: / Musculus sternocleidomastoideus. – Eine ab 2. Lebenswoche auftretende derbe, olivenförm. **K.geschwulst** im kaud. Drittel (geburtstraumat. Hämatom oder Muskelriß?; häufig nach Beckenend-

Kopflagen (2–5 sehr selten).

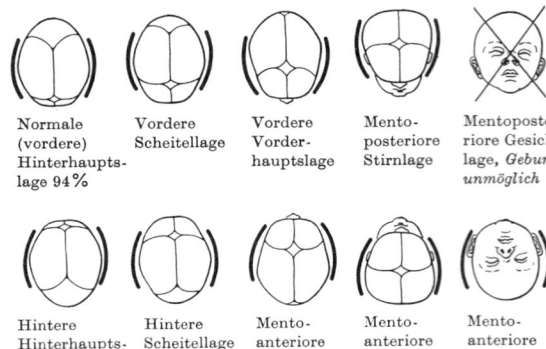

Normale (vordere) Hinterhauptslage 94% — Vordere Scheitellage — Vordere Vorderhauptslage — Mentoposteriore Stirnlage — Mentoposteriore Gesichtslage, *Geburt unmöglich*

Hintere Hinterhauptslage — Hintere Scheitellage — Mentoanteriore Vorderhauptslage — Mentoanteriore Stirnlage — Mentoanteriore Gesichtslage

lage) kann ursächl. Faktor des muskulären Schiefhalses sein. – **K.handgriff**: *geburtsh* ↑ KNEBEL* Handgriff.

Kopf|pilz: ↑ Trichophytie bzw. ↑ Favus des behaarten Kopfes. – **K.retraktionsreflex**: (WARTENBERG 1941) reflektor. Zurückziehen des – etwas nach vorn geneigten – Kopfes bei leichtem Schlag auf den infranasalen OK als Enthemmungsphänomen bei diffusem Hirnprozeß, aber auch bei hochgrad. vegetat. Übererregbarkeit. – **K.rose**: ↑ Erysipel des behaarten Kopfes. – **K.scheibe**: *zytol* ↑ Abb. »Spermium«. – **K.schimmel**: *mykol* ↑ Mucor, Rhizopus. – **K.schinnen**: *dermat* ↑ Pityriasis capitis. – **K.schleuder**: *chir* ↑ Funda, Capistrum.

Kopfschmerz, Kephalea: »Kephalgie« als Leit- oder Begleitsympt. zahlreicher allg. (akute Infektions-, Stoffwechselkrkht., Hypertonie) oder lokaler Erkrn. von Gehirn (raumfordernder Prozeß, Zerebralsklerose, Enzephalitis, Meningitis u. a.), Augen (v. a. Glaukom), Nase (einschl. Nebenhöhlen), Ohren, HWS (= **vertebragener K.** bei Zervikalsyndrom) etc., aber auch als neurasthen. Sympt. (bei nervöser Erschöpfung), als psychogener oder Spannungs-K. (Konversionssympt. oder Folge verdrängter Affekte, meist als Migräne). Beruht auf Reizung schmerzempfindlicher Kopforgane (Schädeldecke, Arterien der Hirnbasis u. Dura, intrakraniale Sinus, Dura mater, 5., 9., 10. Hirn- u. obere Zervikalnerven; s. a. Abb.), als **vasomotor. K.** mit Dilatation oder Konstriktion von Hirngefäßen einhergehend. – s. a. Cephalea. – **Russ. K.fieber**: s. u. Zeckenenzephalitis (Tab.).

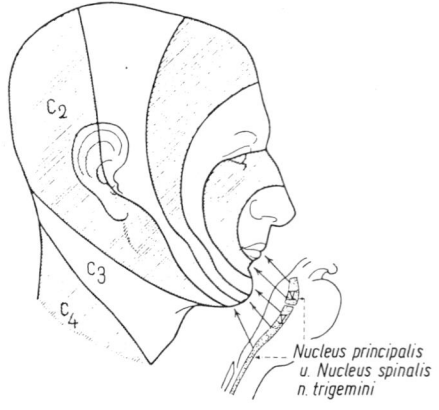

Nucleus principalis u. Nucleus spinalis n. trigemini

Kopf|schräglage: *geburtsh* ↑ Schräglage. – **K.schuppen**: kieieförm. Hautschuppung des behaarten Kopfes, insbes. bei ↑ Seborrhoea capitis. – **K.schwarte**: ↑ Epikranium.

Kopfschwarten|hämatom: durch stumpfe Verletzung auf (v. a. bei schräg auftreffender Gewalteinwirkung) oder unter der Galea aponeurotica in der Kopfschwarte entstehendes Hämatom, oft bei erhebl. Gefäßzerreißung; s. a. subgaleatisches ↑ Hämatom, Kephalhämatom. – **K.zange**, Galeazange: *geburtsh* an der Kopfschwarte des Feten angreifende sperrbare Krallenzange mit Langöse in Schloßhöhe (Angriffspunkt eines – über Rollen laufenden – Gewichtszuges für kontinuierl. Extraktion des Geburtsobjektes).

Kopf|senkversuch, BRAASCH* Versuch: (1951) *kard* schnelles Senkenlassen von Rumpf u. Kopf in die Waagerechte u. nach 15 Sek. Wiederaufrichten; Veränderungen von Pulszahl u. -qualität (u. EKG) sowie verlängerte Gesichtsröte, Kopfdruck u. Schwindel sprechen für vegetat. Dystonie. – **K.skoliose**: ↑ Gesichtskoliose. – **K.stellreflex**: ↑ Halsstellreflex; s. a. MAGNUS* Reflexe. – **K.stellungsnystagmus**: ein ↑ Lagenystagmus. – **K.stimme**: Stimmregister (zwischen Mittelstimme u. Falsett) mit Tonhöhen von 330–900 Hz. – **K.tetanus**: ↑ Tetanus capitis. – **K.verletzung**: ↑ Schädel-Hirntrauma.

Kopf|wackelpuppen-Syndrom: s. u. Bobble-head-doll. – **K.wendereflex**: 1) reflektor. Kopfdrehung (richtungsgleich mit Nystagmus) bei starker Reizung des Kupuloorgans durch Rotation bzw. deren abrupte Beendigung. – 2) tonischer ↑ Halsreflex. – **K.werfen, -wackeln**: *päd* ↑ Jactatio capitis.

Kopholalie: die undeutlich-verwaschene Sprache der Spätertaubten. – **Kophosis**: ↑ Taubheit.

Kopierstiftverätzung: Läsionen durch Tintenstiftpartikeln, z. B. als Hautverletzung oder durch in den Konjunktivalsack geratene Tintenteilchen; neben Entzündungserscheinungen auffallende Blaufärbung, in Partikelnähe evtl. Nekrose. Ther.: Exzision, bei Konjunktivalläsion Borwasserspülung, nach Elimination gezieltes Betupfen mit 10%ig. Tannin-Lsg.

kopiös: massenhaft, massig.

Kopits* Parallelogramm: *orthop* (1939) das im Rö.-bild des Hüftgelenks durch geradlinige Verbindung beider Enden der Pfannendachlinie mit denen der Femurepiphysenlinie normalerweise gebildete fast rechtwinkl. Viereck, in das sich der Hüftkopf etwa mittelständig projiziert. Bei Hüftluxation mehr rhomboide Form mit exzentrischer Lage des Kopfes. – **K.*-Matolscy* Syndrom**: ↑ FÈVRE*-LANGUEPIN* Syndrom.

Koplik* (HENRY K., 1858–1927, Pädiater, New York) **Degenerationszeichen**: höckerart. Vorsprung am Os pisiforme bei sporad. Kretinismus. – **K.* Flecken**, FILATOW*, FLINDT* oder REUBOLD* Flecken: bei Masern ca. 1–2 Tg. vor dem Exanthem auftretende zartrote, punktförm. Flecken mit weißem Zentrum an der Wangenschleimhaut in Höhe der Molaren.

Kopp* Asthma (JOHANN HEINRICH K., 1777–1858, Arzt, Hanau): ↑ Asthma thymicum.

Kopp(e)lung: 1) *chem* ↑ Kupplung, Konjugation. – 2) *genet* gemeinsamer Erbgang von Genen infolge Lokalisation im selben Chromosom; s. a. Kopplungsgruppe, Crossing-over. – 3) *physiol* als »**elektrofunktionelle K.**«, die Umwandlung von elektr. Erregung in ein nachgeschaltetes biochem. Ereignis (z. B. Ausschüttung eines Überträgerstoffs), wobei Ca^{2+} eine bes. Rolle spielt. – Ferner die »**elektromechan. K.**«, d. h. Umwandlung des Aktionspotentials der Muskelfasermembran – über Ausschüttung von Ca^{2+} aus den Vesikeln des sarkoplasmat. Retikulums – in die mechan. Energie der Muskelkontraktion.

Kopplungs|allergie: Sensibilisierung durch gemeinsam auftretende (Halb-)Antigene in einem antigenen Substrat (z. B. Ni, Co, Cd in Zement). – **K.gruppe:** *genet* Gengruppe, die strukturell an ein best. Chromosom gebunden ist u. daher außer nach **K.bruch** (Stückaustausch zwischen homologen Chromosomen in Meiose I) oder **K.wechsel** (reziproke Änderung der Kopplung zweier Genloci durch reziproken Stückaustausch zwischen 2 Chromatiden eines homologen Chromosomenpaars in der Prophase der Meiose I) einen gemeinsamen, von freiem Austausch statistisch unterscheidbaren Erbgang zeigt.

Koprämie: durch Zersetzungsvorgänge in stagnierendem Darminhalt (mit bakterieller Durchdringung der Darmwand u./oder Resorption kotpflichtiger Substanzen) ausgelöste Autointoxikation (Fieber, Kopfschmerzen, gestörter AZ), z. B. bei lang dauernder Obstipation, als »tox. Megakolon«.

Kopragoga: *pharm* Abführmittel, die durch voluminöse Darmfüllung wirken, z. B. Agar-Agar.

Kopratin: / Deuterohämin.

Kopremesis: / Koterbrechen.

Kopro|antikörper: nach oraler Impfung gegen Cholera, Typhus, Poliomyelitis u. a., vereinzelt auch bei nicht geimpften Gesunden in den PEYER* Plaques gebildete AK (im Stuhl nachweisbar). Bedeutung für Immunität unklar (Dauerausscheider?). – **K.chrome:** »Kotfarbstoffe«, Gemische aus Sterko- u. Urobilin (bzw. Vorstufen). Vermindert oder fehlend bei achol. Stuhl, vermehrt bei erhöhtem Hb-Abbau (z. B. hämolyt. Ikterus). – **K.kultur: 1)** *bakt* mit Kotproben beimpfter Nährboden zum Erregernachweis. – **2)** *helminth* Züchtung (Nachweis) von Nematodenlarven, meist in mit Wasser angerührter Paste aus Kot u. Medizinalkohle ā̄a, die in Petrischale 5–7 Tg. bei 26–28° bebrütet wird; Abschwemmen der Larven oder Anw. des BAERMANN* Apparates; s. a. Kohle-Kotkultur.

Kopro|lagnie: sexuelle Erregung durch Kotlecken etc.; Form des / Masochismus. – **K.lalie:** »Kotsprache«, Neigung zu Redensarten aus dem Bereich der Verdauungsvorgänge; Vork. außer beim Kleinkind (Beschäftigung mit analen Vorgängen) u. beim Jugendl. (Protest gegen Gesellschaftsnormen) in »explosiver« Form beim TOURETTE* Syndrom. – vgl. K.phemie. – **K.lith:** / Kotstein.

Koprom, Fäkulom, Sterkorom: durch die Bauchdekken tastbare »Kotgeschwulst« aus eingedickten Fäzes; Diagnose: veränderl. Lokalisation, Verschwinden nach Stuhlentleerung.

Kopro|manie: *psych* krankhafte Neigung, Fäkalien an Wände, Bett oder Kleidung zu schmieren. – **K.phagie**, Kotessen: Verzehren der eigenen Exkremente. Bei best. Tieren (»**K.phagen**«, z. B. Mistkäfer, Rundwürmer, Hausschwein) physiol. – **K.phemie:** Gebrauch obszöner Worte, u. a. B. gegenüber Frauen als sexuelle Anomalie; vgl. K.lalie.

Kopro|philie: *psych* bes. Interesse an den Exkrementen; bedeutsam für Psychoanalyse (Zusammenhänge zwischen Sauberkeitserziehung, frühkindl. Haltung zu den Exkrementen u. neurot. Symptn.); die **K.phobie** wird als Reaktion auf die – uneingestandene – Tendenz zur Koprophilie gedeutet.

Kopro|porphyrin: (H. FISCHER 1915) Porphyrin-Gruppe mit den Isomeren I–IV; Zwischenprodukte des Hämstoffwechsels; samt Präkursoren (Porphobilinogene, δ-Aminolävulinsäure), Vor- u. Zwischenstufen (**K.porphyrinogene**, Metallporphyrine) sowie Uro- u. Protoporphyrinen wichtig für DD von Porphyrinurien u. Porphyrien. Normalwerte (methodenabhängig) in Urin bis 160 (K. I 15–80, II 1,5–35), Fäzes bis 422 μg/24 Std., Galle bis 1 mg/24 Std., Ery bis 20 μg/100 ml.

Kopro|praxie: *psych* / Exhibitionismus. – **K.stan:** dem Cholestan isomeres Sterin. – **K.stanol:** / K.sterin. – **K.stase:** »Kotstauung« im Dickdarm (z. B. bei Ileus, Megakolon, im Senium). Dadurch vermehrter Wasserentzug führt zur Bildung von / Skybala, die wiederum die Entleerung behindern (evtl. bis zum Ileus). – **K.sterin:** (BONDZYNSKI) Sterin in den Fäzes von Mensch u. Karnivoren; aus Cholesterin durch Darmbaktn. gebildet.

Koprowski* Stämme (HILARY K., geb. 1916, amerikan. Mikrobiologe): ab 1952 für die orale Lebendimpfung entwickelter Stamm (Typen 1, 2 u. 3) des Poliomyelitis-Virus. Von der WHO nicht empfohlen (zugunsten des SABIN* Impfstoffes).

Koprozoen: im Kot vork. Protozoen (meist der Bodenfauna); können – als Darmpassanten oder nach Ansiedlung in Stuhlproben – mit echten Darmparasiten verwechselt werden.

Kopsch* (FRIEDRICH K., 1868–1955, Anatom, Berlin) **Bleichung:** *histol* Entfärben des Zytoplasmas – nach Osmierung der Zelle – mit H_2O_2 zur Darstg. des GOLGI* Apparats. – **K.* Silbermethode:** Imprägnierung der Ganglienzellen mit 0,75%igem $AgNO_3$ nach Fixation in Kaliumdichromat-Formol-Gemisch u. Einlegen in 3,5%ig. Kaliumdichromat (24 Std.). – **K.*-Kolatschev* Osmiummethode:** Darstg. des GOLGI* Apparats (schwarz auf gelbl. Grund) durch Fixieren mit CHAMPY* Gemisch u. Osmierung (1%ige Osmiumtetroxyd-Lsg., bei 35°). – **K.*-Regaud* Gemisch:** Fixierungsmittel für Mitochondrien u. Zytoplasma aus 4%ig. Kaliumdichromat u. Formol.

Kopulation: / Begattung.

Korakoid: / Processus coracoideus. – Eine **Korakoiditis** (Reizzustand des Periosts am Ansatz von M. coracobrachialis u. kurzem Bizepskopf; mit örtl. Druckschmerz u. Bewegungseinschränkung im Schultergelenk) ist Teilerscheinung der Periarthritis humeroscapularis.

Korallen|star: *ophth* / Cataracta coralliformis. – **K.stein:** korallenförmig gestalteter Ausgußstein des Nierenhohlsystems (vorwiegend Kelche).

Koranyi* (FRIEDRICH v. K., 1829–1913, Internist, Budapest) **Dreieck:** / GROCCO*-RAUCHFUSS* Dreieck. – **K.* Zeichen: 1)** bei Pleuraerguß verstärkte paravertebrale Resonanz bei Perkussion der BWS-Dornfortsätze. – **2)** *pulmon* / CAMP* Zeichen.

Korazidium: *helminth* Larvenstadium von Zestoden (z. B. Diphyllobothrium). Schlüpft im Wasser aus der Eischale; entwickelt sich im 1. Zwischenwirt zum Prozerkoid.

Korbfasern: *histol* s. u. Korbzelle.

Korbhenkel|arm: *path* ∫ Henkelarm. – **K.lappen**: doppelt gestielter ∫ Rundstiellappen. – **K.methode**: *path* ∫ Bügelschnitt (1). – **K.riß**: (KRÖMER) partielle bis subtotale Längsruptur eines Kniegelenkmeniskus (meist parallel zum Seitenrand) mit Verlagerung des med. Anteils ins Gelenkinnere (»bucket-handle«) als häufigster traumat. Meniskusschaden, v. a. bei Überbelastung mit gleichzeit. Torsion (Fußballspiel, Skilaufen, Arbeit in Hockstellung).

Korb|hülse: *chir* ∫ Extensionshülse. – **K.kürette**: Endometrium-Biopsiekürette mit »Fänger«; z. B. Münchener Modell mit Schneidefenster u. rinnenförm. Auskehlung, GUSBERG* Kürette mit stanzenart. Hohlkegel.

Korbzelle: 1) sternförm. Nervenzelle in der Molekularschicht des Kleinhirns, deren sich reichlich verzweigende Neuriten (»Korbfasern«) – zus. mit anderen – die PURKINJE* Zellen korbartig umflechten; s. a. Abb. »Kleinhirn«. – 2) kontraktile »Myoepithelzelle« im Endstück einer ektodermalen Drüse (Speichel-, Schweiß-, Tränen-, Brustdrüse) mit unterstützender Funktion bei der Sekretabgabe.

Kore...: Wortteil »Pupille«, »Iris«; s. a. Koreo..., Korio..., Irido....

Koreafieber: ∫ Tab. »Fieber, hämorrhag.«.

Korediastase, -diastole, -ektasie: ∫ Mydriasis.

Kor|ektomie: ∫ Iridektomie. – **K.ektopie**: ∫ Ektopia pupillae.

Korelyse: ∫ Iridolyse.

Koremien: bei Fadenpilzen die zu einem gemeinsam wachsenden Strang verbundenen Myzelfäden.

Korenkl(e)isis: ∫ Iridenkleisis.

Koreo|meter: ∫ Pupillometer. – **K.praxie**: Schaffung einer künstl. Pupille durch Lochbildung (z. B. Lichtkoagulation) in der Iris.

Koreto...: s. u. Kore...

Korff* Fasern (KARL V. K., geb. 1867, Anatom, Kiel, Rosario/Argentinien): in der Zahnpulpa zu Beginn der Dentinablagerung auftretende argyrophile (prä-)kollagene Fasern von der Zahnpapille zur Membrana praeformativa.

Korieren: (KEYSSER 1931) Elektrodesikkation oberflächlicher Hautbezirke (z. B. Nävus-, Warzenbeseitigung) mit monopolarem Hochfrequenzstrom (»Blitzbehandlung«).

Kořínek*-Paluska* Methode: (1959) *serol* Kombin. von Immunoelektrophorese u. radialer Doppeldiffusion; Vergleich der getrennten AG multipler präzipitierender Systeme mit einem bekannten AG anhand der Hemmwirkung auf das präzipitierende System.

Korinthenprobe: (STRAUSS) Prüfung der Magenentleerung durch Gabe von Korinthen (oder Preiselbeeren) am Abend u. Magenspülung am nächsten Morgen (Fruchtreste sprechen für Entleerungsstörung).

Koriometer: ∫ Pupillometer.

Korium: ∫ Corium, Abb. »Haut«. – **K.karzinom**: ∫ Basalzellenkarzinom, Basaliom. – **K.lappen**: aus bd. Schichten der Lederhaut bestehendes freies, autologes Hauttransplantat (nach Abtragung von Epidermis u. Subkutis); z. B. zum Verschluß großer Bruchpforten (LEZIUS) oder Zwerchfelldefekte, als Sehnen- u. Bänderersatz (v. a. Kniegelenk), zur Unterfütterung (eingesunkene Narbe, kleine Mamma etc.) u. Aneurysmaeinscheidung, für Scheiden-, Bronchus-, Trachealplastik (mit Stahldrahtgeflecht armiert n. GEBAUER).

Korkenverband: Kontentivverband (meist Heftpflaster) zur Retention einer reponierten Nasenbeinfraktur oder einer osteoplast. Nasenkorrektur mit 2 längshalbierten Flaschenkorken als Druckpolster.

Kork(en)zieher|speiseröhre: s. u. BÁRSONY* Pseudodivertikel. – **K.ureter**: gewundener Harnleiter infolge Persistierenz des – bis zum 4. Embryonalmonat physiol. – adventitiellen Gewebes, mit konsekut. Harnstauung; Rückbildung möglich. – **K.gefäße**: geschlängelte, meist auch erweiterte (gestaute) Blutgefäße (v. a. Venen), z. B. in Binde- u. Netzhaut, Prostata.

Korkstaublunge, Suberosis pulmonum: vorw. gutart. Pneumokoniose (nur selten fibröse Veränderungen) durch Einatmen von Holzstaub der Korkeichenrinde (v. a. in Portugal); akutes katarrhal. Bild; bei Beseitigung der Exposition reversibel.

Kornährenverband: ∫ Spica.

Kornberg*, **Arthur**: geb. 1918, Biochemiker, Palo Alto/Cal.; 1959 Nobelpreis für Medizin (zus. mit OCHOA) »für die Entdeckung des Mechanismus in der biol. Synthese der DNS u. RNS«. – **K.* Enzym**: DNS-nukleotidyl-transferase.

Kornblumenphänomen: *ophth* entopt. Erscheinung in Form bläul.-weißer Sterne, z. B. bei Digitalisintoxikation.

Kornea: ∫ Cornea; s. a. Hornhaut..., Kerato....

Korneal|herpes: ∫ Keratoconjunctivitis herpetica. – **K.linse**: s. u. Kontaktlinse. – **K.plastik**: ∫ Keratoplastik. – **K.reflex**: 1) durch mechan., chem. oder Kältereizung der Hornhaut ausgelöster Blinzelreflex mit verstärktem Tränenfluß; afferenter Schenkel: N. trigeminus; efferenter: N. facialis. Störung des K. gilt als eines der sogen. Augenzeichen bei Narkose. – 2) *ophth* ∫ Hornhautreflex.

Korneal|ring: *ophth* ∫ KAYSER*-FLEISCHER* Ring. – **K.schale**: ∫ Kontaktlinse. – **K.test, -versuch**: 1) *virol* ∫ Tollwut-K.test, PAUL* Versuch. – 2) *bakt* Bestg. kleinster Mengen von Diphtherietoxin (u. -antitoxin) an der Kaninchenkornea: 24–72 Std. nach Toxinapplikation entsprech. großes Ulkus (bereits in vivo durch Fluoreszein nachweisbar).

Korneitis: *ophth* ∫ Keratitis.

Korneo|mandibularreflex, k.pterygealer Reflex: Kontralateralbewegung des UK bei Berühren der Kornea. – **K.skleralkapsel**: ∫ Tunica fibrosa bulbi. – **K.skleralwinkel**: ∫ Angulus iridocornealis.

Korngröße: 1) Durchmesser von Staubteilchen (1–280 µm = Staub, < 1 µm = Aerosol oder Schwebstoff); K. zwischen 1 u. 5 µm lungengängig. – 2) Größe der Ionenkristalle einer photograph. Schicht oder der Leuchtschicht einer Verstärkungsfolie. Mit steigender K. nehmen Empfindlichkeit bzw. Verstärkung zu, jedoch Bild- bzw. Zeichenschärfe ab (»**Körnigkeit**«).

Kornhauser* Vierfachfärbung: *histol* gleichzeitige Darstg. von Zellkernen (mit azetatgepufferter Säure-Alizarinblau-Lsg. in Ammoniak), Zytoplasma

(Orange G), kollagenen (Fast Green FCF) u. elast. Fasern (Orcein).

Kornifikation: *derm, physiol* ⌇ Keratinisation.

Kornilow* Reflex: s. u. SHUKOWSKI*.

Korn|krätze: ⌇ Acarodermatitis urticarioides. – **K.öl**: Maiskeimöl. – **K.zange**: gerade oder gebogene, sperrbare oder offene scherenart. Z. mit meist ovalären, quergerieften Maulteilen (voll oder gefenstert); v. a. zum Einführen von Dräns, Zureichen steriler Instrumente, als Stieltupfer-, Präpariertupfer-, Polypenzange, zur stumpfen Spreizung von Abszessen etc. (auch für Gegeninzision).

Kornzweig* Syndrom: (1950, 1957) ⌇ Abetalipoproteinämie.

Koro: (VAN BRERO) zuerst bei Malaien, später auch vereinzelt bei Europäern beobachtete neurot. Furcht, der Penis ziehe sich in den Leib zurück.

koronal: die Zahnkrone (Corona dentis) bzw. die Kranznaht (Sutura coronalis) betreffend.

koronar, coronarius: kranzförmig, die Herzkranzgefäße (Aa. coronariae) betreffend. – **koronares T**: im EKG die gleichschenkelig-spitze, terminal-neg. T-Welle als Zeichen koronarer Mangeldurchblutung (v. a. nach Myokardinfarkt). – **koronar-digestiver Symptomenkomplex**: vago-vagal-reflektor. Symptomatik i. S. der Angina pectoris bei intestinaler Störung (z. B. RÖMHELD* Komplex, Leber-Galleerkr.); evtl. mit echter Koronarinsuffizienz.

Koronarangiitis: ⌇ Koronariitis.

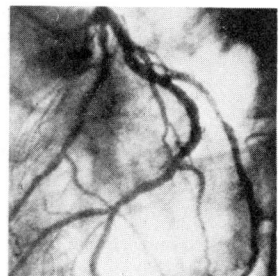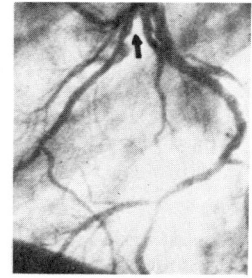

Koronarangiogramm (vor u. nach Nitrat-Medikation).

Koronarangiographie, Koronarographie: *röntg* die Kontrastdarstg. der Herzkranzgefäße (schnelle Aufnahmeserie in mehreren Ebenen), entweder nach dir. Sondierung der Koronarostien (= **selektive K.**) mit spez. Katheter über die – meist – freigelegte A. brachialis (SONES) oder A. femoralis (JUDKINS) oder aber nach KM-Inj. in die Sinus Valsalvae mittels ringförm. auslaufenden »Koronarstrahlkatheters« (= **semiselektive K.** nach PAULIN, HETTLER). Mögl. Komplikationen: akute Koronarinsuffizienz, Myokardinfarkt, Rhythmusstörungen.

Koronar|arterien: die ⌇ Aa. coronariae dextra u. sinistra einschl. ihrer Äste (⌇ Abb.); s. a. Koronar.... – In ca. 20% ist der R. posterolat. dexter stärker u. länger (bis auf Hinterwand des li. Ventrikels), in ca. 10% der hint. Ast des R. circumflexus (»Rechts-« bzw. »Linksversorgungstyp«). – Wichtigster Typ der Abgangsanomalien ist das BLAND*-WHITE*-GARLAND* Syndrom. – **K.arteriitis**: ⌇ Koronariitis.

Koronar|chirurgie: op. Verbesserung der Myokarddurchblutung bei K.obstruktion (indiziert bei ca. 75%ig. Lumeneinengung); z. B. ⌇ Endarteriektomie (CANNON, BAILEY, evtl. als Gasendarteriektomie v. a. der re. Äste n. SAWYER, DEBAKY), Erweiterungsplastik (autoplast. Venenwand- oder Perikardstreifen auf den längsinzidierten Stenosebezirk n. EFFLER, SENNING, SONES, kombin. mit transluminaler Dilatation), dir. Anastomosierung mit der Mammaria int. (KOLESSOV), aortokoronarer Shunt durch interponiertes Venensegment (Implantation in K.sinus [BECK, BAILEY] oder -arterie [FAVAROLO, EFFLER, GROVES], evtl. als doppelter Bypass = »Kleiderbügelanastomose«); i. w. S. auch die indir. Revaskularisation durch intramurale Implantation der A. mammaria int. (VINEBERG), ferner Kardiomuskulopexie etc. (⌇ Myokardrevaskularisation).

Koronar|durchblutung: Blutversorgung des Herzmuskels, passiv reguliert vom intramyokardialen u. Aortendruck (deshalb phas. Einströmen des Blutes mit ca. 80% während der Diastole, bei hohen Frequenzen u. Myokardinsuffizienz zur Systole hin verschoben), aktiv – über Widerstandsänderung – v. a. durch O_2-Verbrauch, Katecholamine, Azetylcholin (synthet. **K.dilatantien** teils mit blutdrucksenkender, teils mit weiteren sympathikolyt. Nebenwirkungen). Normalwerte ca. 60 bis 120 ml/100 g Muskel/Min., unter körperl. Belastung bis zum 3- bis 5fachen ansteigend; s. a. Koronarreserve.

Koronar|embolie: meist Thromb- (bei Endokarditis, aber auch nach Ablösung eines muralen Thrombus aus dem li. Herzen oder von künstl. Herzklappe), Fremdkörper- (nach Herz-Op.) oder Fettembolie (nach Trauma), seltener Verschluß durch mobilisierte arteriosklerot. Auflagerungen (bei selektiver K.angiographie), ganz selten paradoxe Luft- oder Gasembolie. Klin.: Angina pectoris, Myokardinfarkt, Herzrhythmusstörungen, oft Sekundenherztod. – **K.fistel**: angeb. oder – sehr selten – posttraumat. abnorme Verbindung einer K.arterie (60% re.) mit einer Herzhöhle (= koronarokardiale Fistel), V. cava (zus. mit re. Herzen 90%) oder Lungenvene; häufig mit weiteren Herzmißbildungen kombin. (z. B. ⌇ BLAND*-GARLAND*-WHITE* Syndrom). Klin.: aneurysmat. Ausweitung der Fistel, Li.-re.-Shunt, pulmonale Hypertonie, K.insuffizienz durch Blutentzug (»coronary steal«), Angina pectoris, evtl. Myokardinfarkt, Ruptur.

Koronarien: ⌇ Arteriae coronariae, Koronararterien.

Koronar(i)itis, Koronarangiitis, -arteriitis: Manifestation einer Periarteriitis nodosa, Thrombangiitis obliterans, rheumat. oder rheumatoiden Arteriitis etc.

koronariko...: Wortteil »V. coronaria ventriculi«.

Koronararterien

A. coronaria dextra
R. nodi sinuatrialis
R. coni arteriosi
R. ventricularis dexter
R. atrialis dexter
R. nodi atrioventricularis
R. marginalis dexter
R. interventricularis posterior
Rr. septales posteriores
R. posterolateralis dexter

A. coronaria sinistra
R. circumflexus
R. interventricularis anterior
R. coni arteriosi
Rr. atriales sinistri
R. diagonalis
Rr. septales anteriores
R. marginalis sinister
Rr. posterolaterales sinistri
R. atrioventricularis

Koronarinfarkt
an den Herzkranzgefäßen; klin.: Angina pectoris, Myokardinfarkt, Rhythmusstörung, Herzinsuffizienz.

Koronarinfarkt: ↑ Myokardinfarkt.

Koronarinsuffizienz, koronare Mangeldurchblutung: Mißverhältnis zwischen Koronararteriendurchblutung u. Nährstoffbedarf (O_2, Milchsäure, Brenztraubensäure, Glukose, Fettsäuren etc.) des Herzmuskels; entweder bei stenosierender Gefäßerkr. (Koronarsklerose, -ostienstenose, -thrombose, -embolie, Koronariitis, toxische Alteration durch Schwermetalle, Mutterkornalkaloide etc.) oder aber als **relative K.** bei normaler Durchblutung, jedoch vermind. O_2-Gehalt des Blutes (Anämie, Hypoxämie, CO-Vergiftung, BLAND*-WHITE*-GARLAND* Syndrom) oder erhöhtem Blutbedarf (Herzmuskelhypertrophie, Hyperthyreose, Hyperzirkulation etc.) oder aber bei anderweitig verminderter Durchblutung (Schock, Klappenfehler, Rhythmusstörung etc.). Bewirkt am Herzmuskel (je nach Dauer u. Ausmaß der Mangeldurchblutung): Kristolyse u. Homogenisierung der Mitochondrien, Partialnekrosen der Muskelfilamente, Aktivierung der Mesenchymzellen, Vakuolenbildung, Verfettung oder Nekrosen der Muskelzellen, disseminierte feinherd. Narbenfelderung, ausgedehnte Nekrotisierung, Infarktnarben; Abfall der energiereichen Phosphate mit Glykogenschwund, Laktatanstieg. Häufig noch ausreichende Ruhedurchblutung (»**latente K.**«) u. erst bei Belastung typ. Symptomatik: Herzinsuffizienz, Angina pectoris, Myokardinfarkt (bei akuter K.), im EKG Rhythmus- u. Repolarisationsstörungen, Veränderungen der Kammeranfangsschwankung. – **akute K.** (MASTERS): ↑ Angina pectoris gravis.

Koronar|kreislauf: s. u. K.arterien (Abb.), -venen, -durchblutung. – **K.naht:** **1)** *anat* ↑ Sutura coronalis. – **2)** *chir* terminoterm. Naht einer K.arterie (nach penetrierendem Trauma) mit feinstem atraumat. Nahtmaterial; bei Teileinriß Aufsteppen eines frei transplantierten Muskelstreifens oder Venensegments.

Koronaro|graphie: ↑ Koronarangiographie. – **k.kardiale Fistel:** s. u. Koronarembolie.

Koronar|ostien: die bd. Abgänge der Aa. coronariae im Sinus aortae. Entzündl.-narb. Stenose (v. a. bei Mesaortitis luica) bewirkt K.insuffizienz. – **K.perfusion:** bei induziertem Herzstillstand normo- oder hypotherme Perfusion der Herzkranzgefäße (bei nicht vorgeschädigtem Myokard ca. 5 Min. mit 20- bis 25minüt. Intervall; meist bds. u. prograd) direkt aus dem arteriellen Schenkel der Herz-Lungenmaschine (nach Kanülement beider Koronarostien), u. zwar 100–500 ml/Min., mit 40 bis 80 mm Hg Druck. – Ähnl. Technik bei Herzverpflanzung.

Koronar|reserve: Differenz zwischen max. O_2-Angebot u. tatsächl. O_2-Aufnahme des Herzens; bei max. K.durchblutung u. 90%iger Ausnutzung etwa das 7fache der Ruhe-Aufnahme. – Nach SCHIEMERT die Differenz zwischen max. u. Ruhedurchblutung der Koronarien; beim Gesunden ca. das 3- bis 4fache des Ruhewertes. – **K.schnitt:** *neurochir* ↑ Bügelschnitt – **K.sinus:** ↑ Sinus coronarius.

Koronarsklerose: Arteriosklerose der Herzkranzgefäße; häufigste Urs. der Koronarinsuffizienz (Stenosierung, Verschluß, Thrombose). Als banale **seneszente K.** des älteren Menschen diffus, longitudinal ausgebreitet, vorw. wandstarr-dilatativ, höchstens 2/3 der Gefäßzirkumferenz umfassend; als **juvenile K.** der jüngeren Männer diskontinuierlich, nummulär, v. a. in prox. Gefäßabschnitten, mit Neigung zu Ödemnekrosen u. rasch zunehmender Stenosierung (häufigste Urs. des Sekundenherztodes); ferner die **hyperton. K.**, bis weit in die kleineren Äste vordringend; s. a. Abb. »Atherosklerose«. – **frühkindl. K.:** ↑ Arteriopathia calcificans infantum.

Koronar|spasmus: über die normale Regulation der Herzdurchblutung hinausgehende, evtl. nur umschrieb. Tonussteigerung der koronaren Gefäßmuskulatur als mögl. pathogenet. Faktor der K.insuffizienz (zwar bei selektiver K.angiographie beobachtet, wahrsch. aber durch Manipulation ausgelöst). – **K.stenose:** s. u. K.insuffizienz, -sklerose. – **K.strahlkatheter:** (HETTLER) s. u. K.angiographie.

Koronarsyndrom: ↑ Angina pectoris, K.insuffizienz. – **intermediäres K.:** ↑ Angina pectoris gravis.

Koronarvene: **1)** ↑ Vena cordis. – **2)** V. coronaria ventriculi (= Vv. gastricae dextra u. sinistra, V. praepylorica).

Korophilie: lesbische Liebe zu jungen Mädchen.

Koroskopie: *ophth* ↑ Skiaskopie.

Korotkow* (NIKOLAI SERGEJEWITSCH K., geb. 1874, Chirurg, Moskau, Leningrad) **Ton:** (1905) das bei der auskultator. Blutdruckmessung mit Sinken des Manschettendrucks auftretende pulssynchrone Strömungsgeräusch distal der Manschette, das die obere Grenze des systol. Drucks anzeigt. – I. w. S. auch ein entsprech. Spontangeräusch am arteriosklerot. Gefäß. – **K.* Zeichen:** Blutdruck von mind. 30 mm Hg distal eines durch Kompression ausgeschalteten Aneurysmas als Kriterium für ausreichenden Kollateralkreislauf.

Korownikow* Syndrom: zum BANTI* Syndrom zählende androtrope Erkr. v. a. bei Kindern: akuter Beginn mit massiven Darm-, später auch Magenblutungen, Splenomegalie, mäß. Thrombozyto-, evtl. Leukopenie, Aszites; Perisplenitis, Hyperplasie von Milzstroma u. -pulpa (Follikelverminderung).

korporal: das Corpus (uteri) betreffend.

Korpuskarzinom: vom Endometrium (Basalis oder Funktionalis, v. a. in Fundus u. Tubenwinkel) ausgehendes Adeno-Ca. (nur in 10% Plattenepithel-Ca.) mit anfangs exophyt., diffus kontinuierl. oder multizentr. Wachstum; Altersgipfel 55.–65. Lj. (etwa 25% bei Nulliparae). Einteilung: Stadium I: auf Korpus beschränkt, I_1 = operabel; II: Mitbeteiligung der Zervix; III: Ausbreitung im kleinen Becken; IV: Befall von Blase u. Darm, Fernmetastasen. Klin.: Metrorrhagie (meist postmenopausisch), blut. Fluor, evtl. weicher, vergrößerter Uterus, selten wehenartige Schmerzen. Diagnose histol. aus Abrasionsmaterial (Zellabstrich nur in 70% pos.). Ther.: Totalop. (5-J.-Heilung bis 80%), Strahlenther. (intrakavitär, z. B. Packmethode; Fernbestrahlung).

Korpuskel: »Körperchen«, *physik* Masseteilchen.

korpuskulär: in Form kleiner Körper oder Teilchen; z. B. **k. Elemente** des Blutes (↑ Blutkörperchen).

Korpuskularstrahlen: Strahlen, deren Energieträger aus Masseteilchen bestehen, z. B. Atom-, Molekular-, Elektronen-, Neutronenstrahlen. Zeigen ebenso wie Wellenstrahlung den Dualismus von Welle u. Teilchen, haben jedoch – mit Ausnahme der Neutrinos –

eine von Null verschiedene Ruhemasse (Geschwindigkeit kleiner als die des Lichts).

Korpus-luteum-Hormon: ↑ Progesteronum *WHO.* – **K.-l.-Persistenz**: s. u. Luteinzyste. – **K.-l.-Phase**: ↑ Lutealphase.

Korpuspolyp: in die Uterushöhle ragendes gestieltes Adenom (das evtl. im MM erscheint). Altersgipfel kurz nach der Menopause; maligne Entartung selten, jedoch histol. Untersuchung stets angezeigt. Klin.: Metrorrhagie, blut. Fluor, wehenartige Schmerzen. Ther.: Abrasio.

Korrektionsübung: *ophth* ↑ Orthoptik. – Auch in der Pleoptik dient ein »**Korrektor**« (BANGERTER) zur Monokularschulung bei Schielamblyopie (mit »Kontaktstift« Zahlen oder Buchstaben nachzuzeichnen).

Korrekturplastik: Form-, Funktions- oder Ersatzplastik zur Beseitigung (Minderung) eines erworb. oder kongenit. Leidens; i. e. S. die plast. Korrektur eines ungenügenden Op.erfolges.

Korrelation: Wechselbeziehung; *physiol* funktionelle Beziehung zwischen Organen, die hormonal (= **humorale** oder **chem. K.**) oder durch Vermittlung des Nervensystems (= **nervöse K.**) erfolgt; *genet* gegenseit. Abhängigkeit oder Koinzidenz zweier Entwicklungsvorgänge oder Eigenschaften, auf gleichen (z. B. bei Polyphänie oder Pleiotropie einer Genwirkung) oder verschied. genet. Ursachen (z. B. Kopplung) beruhend; *statist* s. u. Korrelationskoeffizient.

Korrelations|gewicht: das aktuelle Körpergew. als %-Wert des Sollgewichts. – **K.koeffizient**: *statist* Maß für den linearen Zusammenhang zwischen den entsprech. Werten zweier Variablen. Liegt zwischen −1 u. +1; ist pos., wenn den hohen (bzw. niedr.) Werten einer der Variablen jeweils hohe (bzw. niedr.) Werte der anderen entsprechen; neg. im umgekehrten Falle. Wert um so näher bei +1, je straffer die Beziehung; Wert 0 läßt auf Fehlen einer linearen Beziehung, nicht aber eines statist. Zusammenhanges überhaupt schließen.

Korrelations|pathologie (Siegmund*): Krankheitslehre, die die gegenseit. Abhängigkeit der Körperteile u. die Störung ihrer Beziehungen zueinander u. zur Außenwelt als pathogenet. Faktoren hervorhebt. – **K.regel**: *genet* das 3. ↑ MENDEL* Gesetz.

korrespondierend: *physiol* einander entsprechend, (funktionell) zusammengehörend; z. B. ko. ↑ Netzhautpunkte.

Korrigentien: *pharm* ↑ Corrigentia.

Korrosion: von der Oberfläche ausgehende Veränderung durch chem., elektr. oder biochem. Angriff; *path* die durch Entzündungsprodukte oder Ätzmittel bewirkte langsame, oberflächl. Gewebszerstörung, an der Gefäßwand u. U. mit konsekutiver Korrosionsblutung.

Korrosionspräparat: *anat* das »Ausgußpräp.« eines Hohlorgans (Nierenbecken, Bronchialbaum, Blutgefäße etc.), hergestellt durch Füllen mit flüss. Vinylverbindung (u. Katalysatoren) u. – nach Polymerisation – Korrosion des Wandgewebes mit 30%ig. Kalilauge.

Korrugation: Faltenbildung der Haut.

Korsakow* Psychose, Syndrom, Zeichengruppe (SERGEI SERGEJEWITSCH K., 1854–1900, Psychiater, Moskau): (1887) amnest. Psychosyndrom (Merkschwäche bei erhaltenem Altgedächtnis, örtl. u. zeitl. Desorientiertheit, Konfabulationen) bei Enzephalitis, Hirnkontusion, Hypoxie (CO-Intoxikation, Strangulation), Hirntumor (basaler Schläfenlappen), seniler Demenz; i. e. S. (MEGGENDORFER 1928) das bei chron. Alkoholismus (stets mit Polyneuritis kombiniert).

Korsett: *orthop* meist nach Gipsabdruck in Überkorrektur angefertigter, auf einen fest angepaßten Beckenkorb aufgebauter miederart. Rumpfapparat (evtl. mit Kopf- u. Armstützen) zur Ruhigstellung, Entlastung, Abstützung oder – redressierenden – Korrektur einer WS-Deformität (v. a. Skoliose, Kyphose, Schiefhals, allg. Haltungsfehler u. -schaden, tbk. Spondylitis). Als **(teil)akt. K.** z. B. der Geradehalter (»Mahnbandage«), als **pass. K.** (mit Ausleger-, Pelotten-, Federstahldruck, Gurtenzug) z. B. Hebel-, Redressions-, Detorsions-, Extensions(quengel)-, Stütz-, Reklinationskorsett. – **K.furche**: ↑ LIEBERMEISTER* Furche (I) – **K.neuralgie**: ↑ Meralgia paraesthetica.

Korsika-Fieber: örtl. Bez. für ↑ Pappatacifieber.

Kortektomie: ↑ Kortikektomie.

Kortex: ↑ Cortex. – I. e. S. die Großhirnrinde, der ↑ Cortex cerebri (s. a. Tab. »Neokortex«, Abb. »Homunkulus«), der v. a. bedingt-reflektor. u. analysator. Funktionen ausübt u. damit auf sämtl. Organfunktionen u. auf die zentralen (einschl. der vegetativen) einwirkt; funktionell ein System aus zahlreichen, in best. Rindengebieten lokalisierten Analysatoren (↑ Abb. S.1370), das mit den Assoziationsfeldern in Verbindung steht: Der **akust.** oder **auditor. K.** wird unterschieden als prim. (1. Temporalwindung an der Unterseite der Fissura Sylvii, Areae 24, 41, 42 n. BRODMANN) mit ipsi- u. kontralat. Affenrenzen aus der Kochlea des Innenohrs (u. zwar in anteropost. Anordnung, d. h. tiefe Frequenzen vorn) u. als sek. (Gyrus medius, Areae 21, 22 n. BRODMANN, der mit dem Corpus geniculatum in Verbindung steht u. nur bei stärkerem Reiz zusätzlich aktiviert wird (s. a. Hörzentrum). – Den prim. **motor. K.** bilden Gyrus praecentralis u. Area 4 n. BRODMANN (elektr. Reizung bewirkt kontralat. Muskelkontraktionen); die eigentl. Funktion davon getrennter – kleinerer – sek. m. K. an der Medianfläche (mit dichtgedrängter ipsi- u. kontralat. motor. Repräsentation des ganzen Körpers) innerhalb der Motorik ist unbekannt; ferner der **prämotor. K.** (etwa Area 8 n. BRODMANN) für Augenbewegungen u. Hemmung phylogenetisch alter Reflexe (z. B. Greifreflex). – Der **olfaktor. K.** ist beim – mikroosmat. – Menschen nur gering ausgebildet (↑ Rhinencephalon). – Der **opt.** oder **visuelle K.** (»Sehrinde«) besteht aus Area striata bzw. 17 n. BRODMANN (= prim. v. K.) mit ipsilateral temporalen u. kontralateral nasalen Afferenzen aus der Retina (↑ Sehbahn), in den kaudalen Abschnitten v. a. aus der Fovea centralis (daher keine Erblindung bei umschrieb. Rindenläsion), aus der Area parastriata bzw. 18 n. BRODMANN (= sek. v. K., das primäre umgebend u. funktionell mit ihm verknüpft) u. aus der Area peristriata (= tert. v. K.). – Auf den prim. **(somato)sensiblen K.** (»Körperfühlsphäre«, Gyrus postcentr., Area 1,2,3 n. BRODMANN) projizieren proprio- u. exterozeptive Afferenzen der Gegenseite (nach Umschaltung im Thalamus), wobei die Repräsentation der Peripherie jeweils der Innervationsdichte entspricht (↑ Abb.; motorische Felder ↑ Abb. »Homunculus«). Auf den sek. (»sensorischen«, in der Tiefe der Fissura Sylvii) projiziert die ipsi- u. kontralat. Peripherie. – s. a. limbischer Kortex.

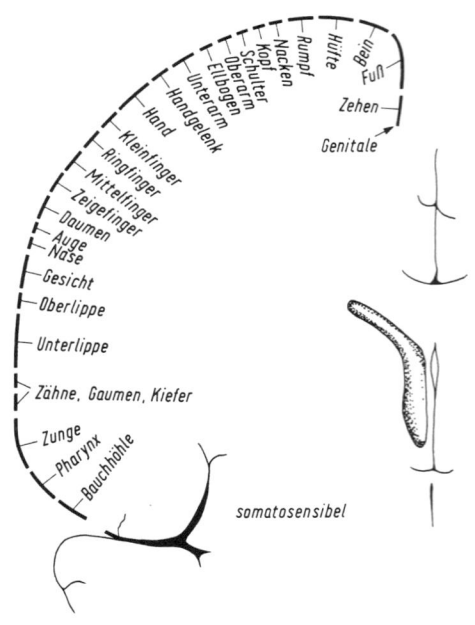

Korthof* Bouillon: *bakt* optimales Nährsubstrat für Leptospiren; aus Pepton WITTE, NaCl, NaHCO$_3$, KCl, CaCl$_2$, KH$_2$PO$_4$, Na$_2$HPO$_4$, Aqua dest. u. inaktiviertem Kaninchenserum.

kortikal: eine »Rinde« – i. e. S. die Hirnrinde – betreffend, z. B. **k. Demenz** (= organ. ↑ Psychosyndrom), **k. Pupillenreflex** (↑ HAAB* Reflex), **k. Anfall** (↑ JACKSON* Anfall).

Kortikalis: ↑ Substantia corticalis (des Knochens). – **K.osteoid**: ↑ BERGSTRAND* Syndrom.

Kortikektomie: (PENFIELD 1947) korrektere Bez. für die ↑ Hemisphärektomie (da Hypothalamus, Dienzephalon u. meist auch Stammganglien zurückbleiben). – s. a. Topektomie.

kortikofugal: von der Großhirnrinde weg.

Kortikogramm: ↑ Elektrokortikogramm.

Kortikoid: ↑ Kortikosteroid. – **K.-Test**: ↑ Prednisolon-Test.

Kortikolyse: *chir* ↑ Zerebrolyse.

kortiko|metaboles Syndrom: beim reinen CUSHING* Sy. die aus der antianabolen bzw. katabolen Einstellung des Stoffwechsels resultierende Eiweißverarmung mit Gewebsschwund. – **k.petal**: zur Großhirnrinde hin. – **k.priv**: einer anatom. »Rinde« beraubt, i. e. S. nach Ausfall (Schädigung, op. Entfernung) der NNR. – **k.spinal**: von der Großhirnrinde zum RM.

Kortiko|statika: *pharm* ↑ Adrenokortikostatika. – **K.steroiddiabetes**: metasteroidaler ↑ Diabetes.

Kortikosteroide, (Adreno-)Kortikoide: in der NNR unter ACTH-Steuerung aus Progesteron gebildete (tägl. 15–30 mg) ca. 50 Steroidhormone (21 C-Atome, Pregnanskelett, 3-Ketogruppe), aus denen sich als Gluko- u. Mineralokortikoide i. e. S. hervorheben: ↑ Aldosteron, 11-Desoxykortisol (↑ Cortodoxonum), 11-Desoxykortikosteron (↑ Desoxycortonum), ↑ Kortikosteron, Kortisol (↑ Hydrocortisonum), Kortison (↑ Cortisonum) u. 11-Dehydrokortikosteron; daneben andro- u. östrogene Steroide wie 11β-Hydroxyandrostendion, ↑ 17α-Hydroxyprogesteron, ↑ Pregnenolon, ↑ Progesteron, ↑ Testosteron. In Blut (s. a. kortikosteroidbindendes ↑ Globulin) u. Harn unverändert oder metabolisiert vorkommend; einzeln oder in Gruppen (z. B. als 17-Ketosteroide, PORTER*-SILBER* Chromogene) analytisch erfaßbar (s. a. Tab. »Nebennierenrinde«). Therap. Anw. sowohl der natürl. (u. nachsynthetisierten) K. als auch deren synthet. Derivate (↑ Glukokortikoide, Adrenokortikostatika, Cortisonum); bei Überdosierung (oder endogener Überproduktion) evtl. Magen-Duodenalulzera (Störung des Gleichgewichts zwischen protektiven u. aggressiven Schleimhautfaktoren), Ödembildung (evtl. auch Aszites) u. Osteoporose (bd. infolge Eiweißmangels; s. a. Kortisonismus); bei Entzug ↑ SLOCUMB* Syndrom. – s. a. Steroid . . .

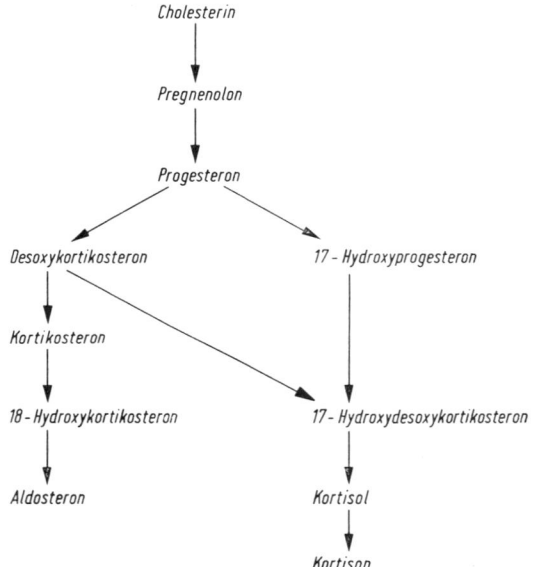

Biosynthese der Mineralo- und Glukokortikoide.

Kortikosteron: 1) ↑ Kortikosteroid. – 2) Compound B, Substanz H: wicht. NNR-Hormon (↑ Kortikosteroide), vorwiegend Mineralokortikoid.

kortikostriato|spinale Degeneration: ↑ JAKOB*-CREUTZFELDT* Syndrom. – **k.zerebelläres Syndrom**: fam. Systemerkr. mit Pyramidenbahn- (Reflexausfall, spast. Zeichen), Gleichgewichts- u. Koordinationsstörungen (Dysmetrie, -diadochokinese, -arthrie), choreoathetot. Bewegungen, Intelligenzdefekt, körperl. Retardierung, Stoffwechselstörung.

kortikotrop: die NNR stimulierend.

Kortikotropin, (adreno)**kortikotropes Hormon**, ACTH, Adreno(kortiko)tropin, Corticotrophinum: einkett. Peptidhormon (39 Aminosäurereste), gebildet in den basophilen (u./oder chromophoben ?) Zellen der Adenohypophyse (u. in HHL u. Plazenta ?), gesteuert vom zuständ. hypothalam. Releasing-Faktor (s. u. Corticotropin-) sowie von Tageszeit, Streß u. neg.

Feed-back-Mechanismus des Kortikosteroidspiegels. Stimuliert v. a. die NNR (Wachstum, Sekretion, Vitamin-C-Spiegel), wirkt auf Fett- (Freisetzung freier Fettsäuren aus Fettgewebe, »adipokinet. Wirkg.«) u. KH-Stoffwechsel (Hypoglykämie, verbesserte Glukosetoleranz, Glykogenzunahme im Fettgewebe) ein u. besitzt melanotrope Aktivität. Normalwerte im Blut 1–10 mE/l; erhöht bei Streß, NNR-Insuffizienz, CUSHING* Syndrom sowie durch Metopiron® (Funktionstest; s. a. ACTH-Test). Therap. Anw. (natürl. K. von Schwein u. Schaf, synthet. K. wie Synacthen®) etwa wie Kortison, d. h. bei NNR-Dysfunktion, Allergie, Kollagenosen, Verbrennungen, Leukämie, Agranulozytose. – I.E. ist die Aktivität von 1 mg des internat. Standardpräp. = 1 mg des Armour-Präp. La-1-A; klin. Einhn. höher: 1 SAYERS* E. = 2–3 IE; 1 mg reines K. A = 100–125 IE; 1 mg reines K. B = 150 IE.

Kortine: ↑ Cortine.

Kortisol: ↑ Hydrocortisonum.

Kortison: ↑ Cortisonum. – **K.akne, K.arthropathie**: s. u. Kortisonismus. – **K.-Bremstest**, CBT: DD des Hyperkortizismus anhand der 17-Ketosteroid-Ausscheidung nach 3- bis 5täg. Gabe von je 2 mg Dexamethason (Hemmung der ACTH-Produktion); Abfall der Werte spricht für hypophysäre Genese. – Vgl. Metopiron®-Test. – **K.glaukom**: s. u. Kortisonismus. – **K.-Glukosetoleranztest**: s. u. Prednison-.

Kortisonismus: iatrogenes Syndrom durch langdauernde – auch niedrig dosierte – Steroid-Medikation (insbes. bei Bronchialasthma u. chron. Polyarthritis); mit reaktiver NNR-Hypofunktion, später -atrophie, so daß der Organismus auf Substitution angewiesen ist. Im ausgeprägten Fall transitor. CUSHING* Syndrom (»Cushingoid«) mit Büffelnacken, Stammfettsucht, Muskelschwäche, Ekchymosen, diabet. Stoffwechsellage, Osteoporose, Spontanfrakturen etc., oft irreparabel (»**Kortisonkrüppel**«), ferner Kortisonakne (an Gesicht u. Stamm, meist mit Vollmondgesicht u. Rosazea), -arthropathie (Schmerzen, evtl. Schwellung), -glaukom (erhöhter Abflußwiderstand im Kammerwinkel durch Elektrolytverschiebung), -psychose (hypochondr., phob.-anankast., ängstl.-depressiv, aber auch depressiv-maniform, schizophreniform; selten voll reversibel) sowie Neigung zu Phlegmonen (Mesenchymhemmung?).

Kortison|psychose: s. u. Kortisonismus. – **K.reduktase**: Enzym (in Lebermikrosomen u. Streptomyzes), das Kortison u. 17, 21-Dihydroxysteroide reduziert.

Korund: kristallines Mineral (90–95% Al_2O_3) mit MOHS* Härte 9. Verw. als Schleifmittel; bewirkt die entschädigungspflichtige Berufskrankhtn. **K.schleifersilikose** (Mischstaubsilikose durch keram. u. mineral. Bindemittel des Schleifkörpers nach sehr langer Exposition) u. **K.(schmelzer)lunge** (SHAVER* Syndrom) als der Aluminosis ähnl. Lungenfibrose ohne Granulombildung, oft mit Emphysem oder Spontanpneumothorax (Inhalation beim Schmelzprozeß auftretender γ-Tonerde oder fein disperser Kieselsäure?).

korymbiform: adj. Bez. für große »Muttereffloreszenz« mit umgebenden kleineren »Tochter-« (»Trabanten-«, »Satelliten-«)Effloreszenzen.

Korynebakterien: ↑ Corynebacterium.

Koryza: ↑ Coryza.

Kosa* Formel: approximative Bestg. des Grundumsatzes (unter Ruhe-Nüchternbedingungen, in %): (Pulszahl + Blutdruckamplitude) · 1,28–116.

Koschenille: zool, pharm s. u. ↑ Coccus cacti.

Koschuraschoff* Probe, Laktotest: Objektträger-Nachweis einer Verfälschung von Frauenmilch anhand der Gerinnung eines mit 4 Tr. Antitiermilch-Serum verrührten Tropfens (nach Entfettung).

Koshewnikoff* Syndrom: ↑ Epilepsia part. continua.

Kosmetik: Begr. der ↑ ästhet. Medizin für alle (auch chir.-plast.) Maßnahmen zur Erhaltung, Herstellung oder Wiederherstellung der Schönheit des menschl. Körpers (**kosmetische Korrektur**«); i. e. S. die Haut- u. Körperpflege mit Lsgn., Salben, Ölen, Pudern, Desodorantien, Reinigungsmitteln etc. (»**Kosmetika**«).

kosmische Strahlung: ↑ Abb. »Strahlung«.

Kosmo|pathologie: 1) Lehre von den Einflüssen des Wetters auf Entstehung u. Verlauf von Krankheiten. – 2) Pathologie im Rahmen der **K.medizin** (↑ Luft- u. Raumfahrtmedizin). – **K.polit**: biol ubiquitäre Tier- u. Pflanzenart.

Kosoblüten: ↑ Flores Koso.

Kossa* Färbung (GUYLA V. K., geb. 1865, Pharmakologe, Budapest): (1901) histol Darstg. von Kalk (schwarz) durch Imprägnieren des Gefrierschnittes in 5%ig. Silbernitrat-Lsg. (im Dunkeln), Übertragen in 1%ig. Pyrogallussäure u. – nach Fixieren – Gegenfärbung mit Kernechtrot.

Kossel* (ALBRECHT K., 1853–1927, Physiologe, Straßburg, Berlin, Marburg, Heidelberg; 1910 Nobelpreis für Medizin) **-Fischer* Probe** zum qual. Nachweis von ↑ Hypoxanthin. – **K.*-Kutscher* Aminosäurentrennung**: in eiweißfreiem Material Fällung der Basen in 5%ig. H_2SO_4 mit ca. 40%ig. PWS, nach Lösen des Rückstandes mit Bariumhydroxid Fällung der Purine in schwefelsaurem Milieu mit lösl. Ag-Salz; nach erneuter stufenweiser Zugabe von $Ba(OH)_2$ zunächst Histidin-, dann Arginin- u. Lysinfraktion.

Kost: ↑ Diät (s. a. einzelne Kostformen). – **K.gerüst**: ↑ UMBER* Grundkost.

kostal, kostal...: die Rippe(n) betreffend; z. B. **K.atmung** (↑ Thorakalatmung), **K.stigma** (die frei bewegl. 10. Rippe beim STILLER* Syndrom). – s. a. Kosto....

Kostmann* Syndrom (ROLF K., Kinderarzt, Norrköping): (1956) infantile hereditäre ↑ Agranulozytose.

Kosto|brachialsyndrom: ↑ K.klavikularsyndrom. – **K.chondrose**: 1) durch Mikrotraumen (muskuläre Überbeanspruchung) bedingte Schmerzhaftigkeit der Rippenknorpel ohne Rö-Befund (histol.: Schwielen im Perichondrium). – 2) ↑ TIETZE* Syndrom. – **K.klavikularsyndrom**, FALCONER*-WEDELL* Syndr. bei angeb. oder erworb. Schultertiefstand Verschwinden des Radialispulses sowie Parästhesien u. Neuralgien in den Händen (v.a. Ulnarisbereich) durch Rückwärts-Abwärtsbewegung der Schultern (Kompression des Gefäß-Nervenbündels zwischen Klavikula u. 1. Rippe).

kosto|pektoraler Reflex (Noto*): normal nur schwacher Dehnungsreflex des M. pectoralis: bei Schlag auf die 7. Rippe (zwischen vord. u. mittl. Axil-

Kosto|perichondrose

larlinie) Adduktion u. Innenrotation des abduzierten u. leicht supinierten oder über den Kopf gelegten Armes. – **K.perichondrose**: ↑ Kostochondrose (1). – **K.pleurektomie**: Rippenresektion mit – meist ausgieb. – Abtragung der parietalen u./oder viszeralen (verschwarteten) Pleura, v. a. im Rahmen einer Thorakoplastik, ferner nach Lungenresektion, bei Empyemresthöhle. – **K.tomie**: meist quere, subperiostale Durchtrennung einer oder mehrerer Rippen, v. a. zwecks Rippenresektion (bei Pleuraempyem, zur Thoraxfensterung).

Kostotransversektomie: Resektion eines Wirbelquerfortsatzes u. des zugehör. Rippenköpfchens u. -halses (bis Tuberculum) zur Eröffnung eines paravertebralen Abszessen (v. a. bei tbk. Spondylitis mit Wurzelreiz- u. Lähmungssymptn.); als **erweiterte K.** (DOTT) mit Teilresektion des Wirbelbogens zur Dekompression des RM.

Kostovertebral|gelenk: ↑ Articulatio costovertebralis. – **K.syndrom**: ↑ ERDHEIM* Syndrom (2).

Kostozervikalsyndrom: ↑ Skalenussyndrom.

Koszewski* Syndrom: (1949) sehr seltene, angeb., generalisierte Hyperostose (endostal, bei erhaltener Spongiosa u. normalen Epiphysen) mit Muskelhypertonie, Konvulsionen, weiteren Fehlbildungen; Prognose infaust.

Kot: ↑ Fäzes; s. a. Kopr....

Kotabszeß: durch transmuralen Austritt von Fäzes aus dem Darm (i. e. S. aus Kolon u. Rektum) entstandener oder mischinfizierter jauch. Abszeß in Bauch- oder extraperitonealer Beckenhöhle, Bauchdecken, Leistenbeuge oder Damm, oft mit Fistelverbindung zum Darmlumen; v. a. infolge Perforation (Tumor, Wandgangrän, inkarzerierte Hernie), Nahtinsuffizienz (häufig präsakral u. klinisch stumm), Anorektalfistel, Divertikulose.

Kotälchen: ↑ Strongyloides stercoralis.

Kotauhinken: (LORENZ) durch bewegungssynchrones Rumpf- u. Kopfbeugen nach vorn-unten charakterisiertes Verkürzungshinken bei hochgrad. Beugekontraktur des Hüftgelenks.

Kot|ballen: ↑ Skybala. – **K.einklemmung**: meist subakute bis chron. Inkarzeration einer Darm enthaltenden Hernie durch Auffüllung des zuführenden Schenkels bei Kompression oder Abknickung des abführenden, evtl. mit kompletter Kotstauung (= Obstructio herniae); v. a. bei altem Gleitbruch mit rel. weiter Bruchpforte; häufig gefolgt von – irreversibler – elast. Einklemmung mit komplettem Ileus u. Wandgangrän. – **K.entleerung**: ↑ Defäkation. – **K.erbrechen**, fäkulentes oder sterkorales Erbrechen, Kopremesis: das Erbrechen von Dickdarminhalt, i. w. S. auch das der Ingesta mittlerer u. unterer Dünndarmabschnitte. Vork. v. a. – als Signum mali ominis (»Miserere«) – bei komplettem Ileus (Retroperistaltik oder aber Rücklauferbrechen infolge Magen-Darmatonie), ferner als Frühsympt. einer Magen-Darmfistel. – **K.essen**: ↑ Koprophagie.

Kot|fieber: (NOTHNAGEL) Anstieg der Körpertemp. infolge Resorption kotpflichtiger Substanzen bei längerer Stuhlverhaltung. – **K.fistel**, Fistula stercoralis: 1) *path* spontane (postperforativ-traumat., kongenital etc.) kotführende Fistel, z. B. anorektal, rektovaginal, umbilikal (bei kindl. tbk. Peritonitis; s. a. Abb. »Ductus omphaloentericus«). – 2) *chir* Enterostomie zur – meist temporären – Ableitung von Darminhalt nach außen unter Aufrechterhaltung der eigentl. Darmpassage (Entlastungsfistel bei Ileus, Peritonitis etc.); meist als Katheterenterostomie (z. B. nach WITZEL, KADER), im allg. pararektal im mittl. Hypogastrium oder als »seitl. Auslaß« (z. B. Ileo-, Zäko-, Kolostomie). – **K.fressen**: ↑ Koprophagie. – **K.geschwulst**: ↑ Koprom.

Ko-Thromboplastin: ↑ Faktor VII (der Blutgerinnung).

kotig: fäkulent.

Kot|knollen: ↑ Skyballa. – **K.kultur**: *bakt, helminth* ↑ Kopro-, Kohle-kultur. – **K.phlegmone**: kotig-eitr., meist jauchige Phl. nach posttraumat. oder postperforativem Austritt von (Dick-)Darminhalt in die Weichteile; z. B. Paratyphlitis der Fossa iliaca, evtl. mit subperitonealer Ausbreitung bis Niere, Leber, Pleura, Damm, Skrotum; oder in der vord. Bauchwand als postop. Früh- oder Spätkomplikation bei Kotfistel oder Anus praeter.

Kotschinchina-Geschwür: ↑ Hautleishmaniase in Vietnam.

Kot|schmieren: *psych* ↑ Enkopresis. – **K.stauung**: ↑ Koprostase. – **K.stein**, Koprolith: bis über kirschgroßer Enterolith aus eingedicktem Kot (als Kern), konzentrisch umhüllt von inkrustiertem Schleim, oft von Härchen, unlösl. Nahrungsteilen etc. durchsetzt. Vork. in Wurmfortsatz (ca. 60% bei akuter Appendizitis), Dickdarmdivertikel u. Ampulla recti, hier evtl. als reiner Kotknollen (↑ Skybala), v. a. im Senium, bei chron. Obstipation, Bauchdeckenerschlaffung. Komplikationen: Ileus, Dekubitalulkus (Durchwanderungsperitonitis, Darmperforation), Kotabszeß. – **K.tumor**: ↑ Koprom.

Kotyledon: *anat, embryol* ↑ Cotyledon.

Kousa* Diät (ARGYRIS K., zeitgen. Arzt, Thessaloniki): Schleimdiät mit »Vollweizengel« bei Magen-Darmstörung u. Übergewicht.

Kouwenhoven* Herzmassage: (WILLIAM BENNET K., 1960) extrathorakale ↑ Herzmassage, nach 8–15 Stößen alternierend mit Atemspende (4–5 Impulse).

Kováts* Syndrom: (1937) ↑ Paprikaspalterlunge.

Kowalesky* Reagens (NIKOLAUS V. K., gest. 1891, Physiologe, Kasan): (1885) 2%ige Uranylazetat-Lsg. zum Eiweißnachweis im Harn (gelber Niederschlag).

Kowalewsky* Kanal (ALEXANDER O. K., 1846–1901, russ. Anatom): *embryol* ↑ Canalis neurentericus.

Kowarski* Probe (ALBERT K., Arzt, Berlin): 1) (1902) Glukosenachweis im Harn mit ↑ Phenylhydrazin. – 2) Harnstoff-Bestg. im Serum nach der ↑ Bromlaugenmethode im spez. Ureometer (U-Rohr mit Hahn im oberen Drittel des graduierten u. im unteren des nichtgraduierten Schenkels). Nach Vorlegen einer Sperrflüssigkeit (Salzlsg.) Einfüllen des enteiweißtem Serums in den einen u. von Bromlauge in den anderen Schenkel; nach Ablassen der Salzlsg. Messen des N-Volumens.

Koxalgie: Schmerzen im Bereich von Hüfte oder Hüftgelenk (s. a. Coxalgia). – **K.becken**: ↑ Koxitisbecken.

Koxarthrolisthesebecken: quer verengtes Becken infolge – bds. – genuiner Protrusio acetabuli (Hüftkopf

»vogelnestartig« umschlossen); stets postpubertal u. mit deutl. Gynäkotropie (z. T. auch fam. gehäuft) u. Neigung zu Progredienz. Sympte. (meist erst ab 4. Ljz. u. gering): schmerzhaftes Hinken, Streck- u. Beugebehinderung, stärkere Dreh- u. Spreizeinschränkung; evtl. Geburtshindernis.

Koxarthrose: chronisch-progrediente degenerative Osteoarthropathie des Hüftgelenks; **primär** (idiopath.) meist erst jenseits des 4.–5. Ljz., v. a. bei Schwerarbeitern u. als — konstitutionell oder endokrin bedingtes — Aufbrauchleiden (= Malum coxae senile); **sek**. nach Trauma (Halsfraktur, Luxation, Epiphysenlösung), Entzündung (Tbk, Rheuma, Osteomyelitis), kongenit. Dysplasie (v. a. Coxa plana, vara, valga luxans), inkongruenter Belastung (X-Bein, Klump-, Plattfuß), PERTHES* Krkht., Osteochondrosis dissecans. Anat.: osteophyt. Randzacken an Hüftpfanne u. -kopf, walzen- oder pilzförm. Kopfdeformität, Zerstörung von Gelenkknorpel u. Lig. capitis, Geröllzysten, Zottenhypertrophie, evtl. Protrusio acetabuli. Sympte.: Schmerzen (v. a. nachts), Bewegungseinschränkung, Schonungshinken; später fixierte Adduktions- u. Flexionskontraktur mit Außenrotation (scheinbare Beinverkürzung), Kreuz-Lendenschmerz, Beckenschiefstand, Lumbalskoliose. Ther.: medikamentös, evtl. varisierende oder valgisierende Osteotomie, Arthroplastik oder Arthrodese.

Koxiellenpneumonitis: / Q-Fieber-Pneumonie (hervorgerufen durch Coxiella burneti).

Koxitis: / Coxitis. – **K.becken**: Deformität des knöchernen Beckens infolge abnormer Belastung bei Hüftgelenkentzündung (v. a. während der Skelettentwicklung); häufig mit Kontraktur u. Ankylose der Hüft-, evtl. auch Versteifung der Sakroiliakalgelenke. Bei langdauerndem Krankenlager oft a.-p. Abplattung (»Liegebecken«), bei einseit. Prozeß evtl. typ. Asymmetrie (kontralat. Verengung).

Koyanagi* Krankheit, Operation: s. u. VOGT*-K.*

Koza* Syndrom: s. u. PRASAD*-KOZA*.

Kozlowski*(-Maroteaux*-Spranger*) Syndrom: / Dysplasia spondylometaphysaria.

Kozymase: (HARDEN u. YOUNG 1904) der dialysable, niedermolekulare (u. a. NAD enthaltende) Anteil des Hefepreßsaftes. Nach NEUBERG u. EULER (1931) Teil des Enzymsystems der alkohol. Gärung (Zymase = Holozymase = Apo- + Kozymase) u. letztlich aller Enzyme (Holoferment = Ko- + Apoferment). – Auch Syn. für NAD (obsolet).

Kp: Kochpunkt (/ Siedepunkt).

Kp^a, Kp^b: / Antigen Kp^a, Kp^b (s. a. Kell-System).

KP-Index: / Kardiopulmonalindex.

K.P.R.: / Kollodium-Präzipitationsreaktion.

Kr: / Krypton.

Kraatz* (HELMUT KR., geb. 1902, Gynäkologe, Berlin) **Filter**: bei der Kolposkopie verw. Grünfilter, das die Gefäße der Endstrombahn besser erkennen läßt. – **K.* Rollenplastik**: (1953) Korrektur der ♀ funktionellen Harninkontinenz mittels einer aus der vord. Vaginalwand gebildeten, von Scheidenepithel ausgekleideten Gewebsrolle (ca. 1,5 × 5 cm), die durch Raffnaht der lat. Vaginalwundränder in die Blasen-Urethra-Faszie versenkt wird (Pelotteneffekt).

Krabbe* Syndrom (KNUD H. KR., 1885–1961, Neurologe, Kopenhagen): 1) CHRISTENSEN*-KR.*, ALPERS* Syndrom, Leukodystrophia cerebri progressiva hereditaria: (1916) rezessiv-erbl., androtrope, frühkindl. (4.–6. Mon.) diffuse Hirnsklerose mit charakterist., reichlich Glykolipoid (Abbauprodukt der zerstörten Markscheiden) enthaltenden Globoidzellen (s. a. Schema »Sphingolipid-Stoffwechsel«); klin.: zunehmende Rigidität, extrapyramidale Hyperkinese, ton. Krämpfe, Erblindung durch Optikusatrophie, Enthirnungsstarre. – 2) Hypoplasia musculorum generalisata congenita: (1946) frühkindl., generalisierte Myatonie bei herabgesetzter Muskelmasse (aber fast normaler Erregbarkeit), mit Störung des Kreatinstoffwechsels (herabgesetzte Ausscheidung), körperl. Ermüdbarkeit, spätem Laufenlernen (3. Lj.); spontane Besserung möglich. – 3) / STURGE-WEBER* Syndrom.

Krabbenfüße: *röntg* / Besenreiser.

Krämpfe: s. u. Krampf.

Kraepelin* (EMIL KR., 1856–1926, Psychiater, Heidelberg, München) **Krankheit**: 1) »präseniles Irresein« mit zerfahrener Erregbarkeit, Unruhe, Wahnideen, Sinnestäuschungen, organisch-psych. Ausfällen (Schrift-, Denkstörung, verwaschene Sprache). Ätiol. unbekannt; histol.: Schwund der NISSL* Substanz in den 3 oberen Rindenschichten, Quellung der Zellen in den unteren sowie in Corpus striatum u. Nucleus amygdalae. – 2) **Kr.* Syndrom**, Emotions- oder Schreckneurose: (1915) unmittelbar nach den Aufregungen eines Unfalls psychogene depressiv-mürr. Verstimmung, allg. Verlangsamung, vegetat. Übererregbarkeit, Schlafstörung. Von der Unfallneurose OPPENHEIM ausdrücklich unterschieden (aber nicht allg. anerkannt). – **Kr.*-Pauli* Test**: Modifikation der / Addiermethode mit Ausdehnung über 1 Std. u. Unterteilung in 3minüt. Abschnitte, so daß Leistungsverlaufsanalyse möglich.

Krätze: durch Milben hervorgerufener Hautausschlag, i. e. S. die / Skabies; s. a. Acarodermatitis, Scabies norwegica. – **K.milbe**: / Sarcoptes scabiei.

Kräuter: *pharmaz* / Herba. – **K.bad**: warmes oder kaltes »aromat.« Voll- oder Teilbad mit Zusatz von Kräuterextrakt oder -abkochung (Fichtennadel, Melisse, Kamille, Heublumen).

Kraft, K: physikal. Erscheinung mit den Merkmalen eines Vektors, die nur an ihrer Wirkung (Beschleunigung bzw. Deformation materieller Körper) beobachtet werden kann. Nach NEWTON definiert als Urs. der zeitl. Änderung eines Impulses p: $\vec{K} = d\vec{p}$. – Einheit: Newton (früher auch Dyn u. Kilopond)

Kraft|sinn: Sinnessystem (Bahnen in den Hintersträngen des RM aufsteigend) für die Empfindung u. Abschätzung der Muskelkraft; s. a. Tiefensensibilität. – **K.zug**: *orthop* an der Armprothese Stoffgurt, Nylon-, Perlon- oder Stahlseil, Spiralfeder, Bowdenzug etc. zur Übertragung der Muskelkraft (z. B. Schulterstoß, Ellbogenbeugung, Pro- oder Supination) auf die Kunsthand oder Greifklaue. – Bei Schulterexartikulationsprothese als **K.-Schultergurtbandage** (dorsalseitig sich kreuzende Walklederurte mit 1–3 K.zügen).

Kragenknopf|abszeß: zweikammeriger, durch engen Gang kommunizierender Abszeß; z. B. transfaszial kommunizierendes Panaritium subcutaneum u. articulare. – **K.stein**: *urol* / Hantelstein. – **K.symptom**:

Kragenknopf|thrombose

röntg kleine, gestielte Profilnische als Kontrastbild eines unterminierenden Schleimhautulkus, v. a. – multipel – bei Colitis ulcerosa. – **K.thrombose**: tiefe Unterschenkelthrombose (in intrafaszialer Vene), die über eine Perforansvene auf das extrafasziale (Saphena-)Netz übergreift.

Kragenschnitt: ↑ KOCHER* Inzision (1).

Krainz* Operation (WILFRIED KR., 1895, Laryngologe, Innsbruck): (1939) intralaryngeale (bei Stütz- oder Schwebelaryngoskopie) Teilresektion des kontrakten M. arytaenoideus transv. zur Beseitigung der Luftnot bei bds. Postikuslähmung.

Krajian* Methode: (1940) *histol* Kombinationsfärbung mit Kongorot u. Anilinblau-Orange-G-Phosphormolybdänsäure-Resorzin am AlCl$_3$-gebeizten Gefrierschnitt zur Darstg. von elast. Fasern, Fibrin u. Bindegewebe.

Krallen|hand: *orthop* ↑ Klauenhand. – **K.hohlfuß**: ↑ Klauenhohlfuß. – **K.nagel**: *derm* ↑ Onychogryposis. – **K.zehe**, Klauenzehe, Digitus flexus: Zehendeformität ähnlich der Hammerzehe (als deren Initialstadium), jedoch mit Überwiegen der Beugekontraktur im Mittel- u. Endgelenk; s. a. Hallux flexus. – Ein **K.zehenplattfuß** ist häufiger Sekundärform eines länger bestehenden, nicht korrigierten Pes plan(oval-g)us infolge Kontraktur der Flexorensehnen, meist an der 2.–5. Zehe als Hyperextension der Grund- u. zunehmende Plantarflexion der Mittel- u. Endglieder (im Extremfall Bodenkontakt der Streckseite der Endphalangen).

Kramer* Krankheit (RICHARD KR., Ophthalmologe, Wien): (1921) ↑ Episkleritis metastatica furunculiformis.

Kramer*-Pollnow* Syndrom (FRANZ KR., HANS P., Psychiater, Berlin): (1932) hyperkinet. Syndrom des Kleinkind- u. Schulalters mit Intelligenzstörung; nach normaler Entwicklung im 3. bis 4. Lj. – meist nach fieberhaftem Infekt – epileptiforme Krampfneigung, Hirnschädigung (wahrsch. unspezif. Enzephalitis): schwere motor. Unruhe, Wutanfälle, psychomotorisch bedingter Scheinschwachsinn oder echter Intelligenzdefekt. Ab 7. Lj. Abklingen, z. T. Restitutio ad integrum.

Krampf: ↑ Spasmus, Muskelkrampf; s. a. (»Krämpfe«) Anfall, Epilepsie, Eklampsie, Konvulsion, Tetanus, Trismus.

Krampf|ader: ↑ Varize (i. e. S. die der unt. Extremität); s. a. Varikose, Varikozele (»**K.a.bruch**«), Ösophagusvarizen, Hämorrhoiden. – **K.äquivalent**: epilept. ↑ Äquivalent. – **K.anfall**: ↑ Anfall, Epilepsie.

Krampf|fokus: *neurol* umschrieb. Gehirnregion, in der Gruppen von Neuronen mit einer epilept. Entladung zur Entstehung von Krämpfen führen; bei sek. Generalisierung diejen. Neuronen, die als erste entladen u. den Ausgangspunkt der abnormen Erregung darstellen. – **K.gift**: zentral erregender Wirkstoff, der in hohen Dosen über diesen Effekt oder durch Lähmung zentraler Hemmungsbahnen Krämpfe auslöst. Kann, richtig dosiert, eine herabgesetzte ZNS-Funktion verbessern bzw. normalisieren (↑ Analeptikum) u. wirkt dabei oft nur auf Atem-, Vasomotorenzentrum etc.; auch Alkaloide, äther. Öle, Neuroplegika, Antihistaminika u. a. können in tox. Dosen Krampfeffekte haben (z. B. als ↑ Cardiazol®-K.therapie). – **K.husten**: trockener Husten ohne Expektoration, mit Stridor, Bronchospasmus, Luftmangel; i. e. S. der ↑ Keuchhusten.

krampflösende Mittel: ↑ Antispasmodika, Antikonvulsiva, Spasmolytika.

Krampf|neurose: ↑ Crampussyndrom. – **K.potential**: im EEG generalisierte oder lokalisierte Potentialschwankungen, wie sie während epilept. Krämpfe oder im Intervall auftreten, aber auch als uncharakterist. abnorme Erregungsausbreitung. – Zu unterscheiden vom **paroxysmalen K.strompotential** (Spitzen, rhythm.-steile Wellen, S/W-Komplexe) durch Simultanaktivation einer großen Anzahl von Neuronen v. a. beim epilept. Anfall. (Aber nicht jede epilept. Entladung ist als K.s registrierbar!).

Krampf|schwelle, Myoklonusschwelle: *neurol* Maß zur Bestg. der K.bereitschaft, definiert durch das Auftreten eines Myoklonus oder best. EEG-Zeichen (Spitzen, Paroxysmen) bei dosierter physikal. (z. B. Flimmerlicht) oder chem. Aktivation (Cardiazol®, Megimid®). – **K.therapie**: *psych* ↑ Cardiazol®-, Elektrokrampftherapie. – **K.urämie**, eklampt. oder Pseudourämie: metabolische Epilepsie bei Urämie. – **K.wehe**: ↑ Clonus uteri. – **K.wellenvariante**: *neurol* die ↑ S∠W-Variante des EEG.

Kramptokormie: plötzl. krampfhaftes Vorwärtskrümmen des Körpers.

Krampus: Krampf; s. a Crampus-Syndrom.

kranial: den Schädel betreffend, schädel- oder kopfwärts, am oberen Körperende.

Kranialvariante: numer. Variante der WS (häufig dominant erbl.) durch kran. Verschiebung der Abschnittsgrenzen: lange Querfortsätze oder Halsrippen C 7, kurze oder fehlende 12. Rippen, kurze Querfortsätze L 4, Sakralisation L 5. – vgl. Kaudalvariante.

Kraniektomie: rinnen- oder streifenförm. Exzision der Schädelkalotte oder -basis (i. S. der osteoklast. Trepanation), v. a. zur Hirndekompression u. plast. Verkleinerung des Schädeldaches (z. B. Kompressionstrepanation n. PIA). Seltener als Hemi-K., meist bilat.-parasagittal (häufig mit Kranznahtresektion).

kranio...: Wortteil »Schädel«, i. w. S. auch »Kopf«; s. a. cranio...; vgl. cephalo..., kephalo...

kraniobulbäres Nervensystem: der Teil des autonomen NS, dessen Fasern in den Bahnen des 3., 7., 9. u. 10. Hirnnervs verlaufen.

Kranio-Ektodermaldysplasie: ↑ SENSENBRENNER* Syndrom.

Kranio(enzephalo)meter: *neurochir* Meßgerät für die Übertragung markanter Hirnstrukturen auf die Schädeloberfläche (s. a. KRÖNLEIN* Schema).

kranio|faziale Dysostose: ↑ CROUZON* Syndrom. – **k.hypophysäre Dysostose**: ↑ HAND*-SCHÜLLER*-CHRISTIAN* Krankheit. – **k.karpotarsale Dystrophie**: ↑ FREEMAN*-SHELDON* Syndrom.

Kranio|klast(er): *geburtsh* ↑ Basiotriptor. – **K.metrie**: Anw. von Meßmethoden zur Erfassung der knöchernen Schädelformen nach metr. Merkmalen; dabei dienen best. »**k.metrische**« (bzw. am weichteilbedeckten Kopf des Lebenden »kephalometr.«) **Punkte** der Auswertung von Gebiß-, Gesichts- u. Schädelbeziehungen (↑ Abb.).

Kranio|neuralgie: Neuralgie der Kopfhautnerven. – **K.pagus**: ↑ Kephalo-, Iniopagus, Abb. »Duplici-

Kraniometrische Punkte

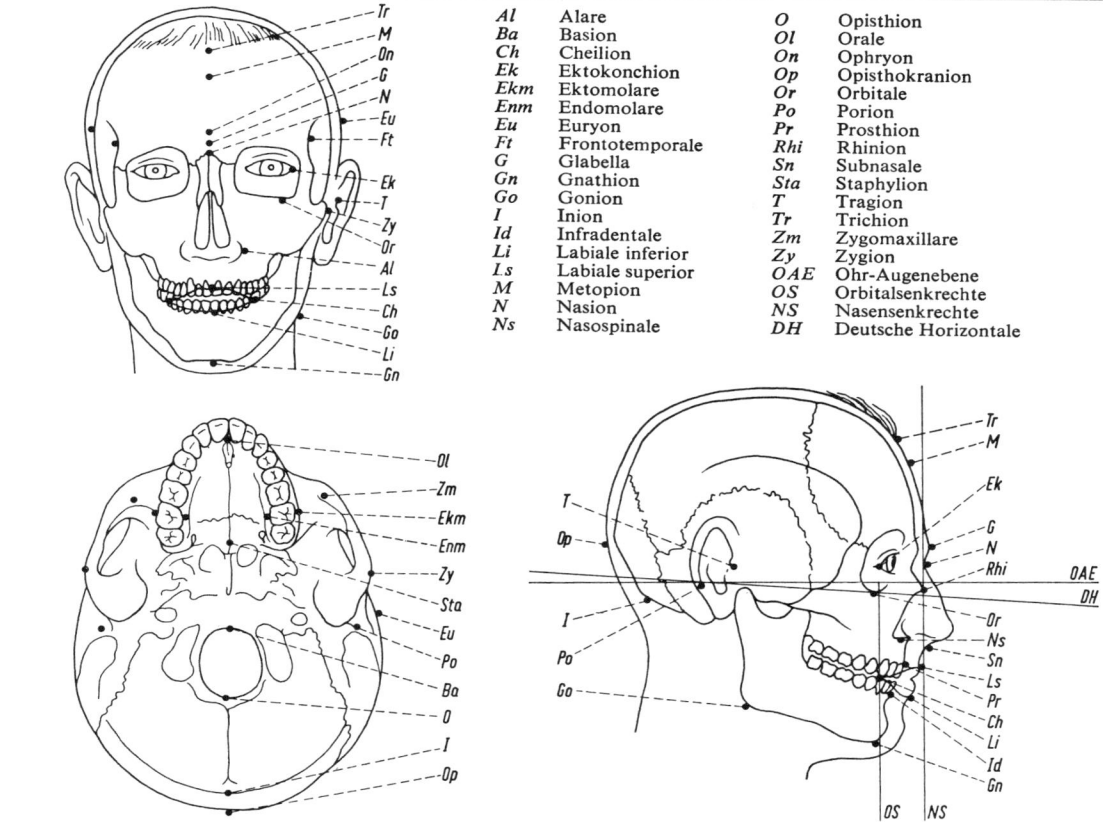

Al	Alare	O	Opisthion
Ba	Basion	Ol	Orale
Ch	Cheilion	On	Ophryon
Ek	Ektokonchion	Op	Opisthokranion
Ekm	Ektomolare	Or	Orbitale
Enm	Endomolare	Po	Porion
Eu	Euryon	Pr	Prosthion
Ft	Frontotemporale	Rhi	Rhinion
G	Glabella	Sn	Subnasale
Gn	Gnathion	Sta	Staphylion
Go	Gonion	T	Tragion
I	Inion	Tr	Trichion
Id	Infradentale	Zm	Zygomaxillare
Li	Labiale inferior	Zy	Zygion
Ls	Labiale superior	OAE	Ohr-Augenebene
M	Metopion	OS	Orbitalsenkrechte
N	Nasion	NS	Nasensenkrechte
Ns	Nasospinale	DH	Deutsche Horizontale

tas«. – **K.pharyngiom**, ERDHEIM* Tumor: intrakranielles (meist suprasellär), von Plattenepithelresten des Hypophysenganges u./oder der RATHKE* Tasche ausgehendes solides oder zyst., langsam intrakapsulär oder invasiv wachsendes (Einbruch in Sella turcica u. Keilbeinhöhle), selten metastasierendes Neoplasma (histol. dem Adamantinom ähnl.) v. a. des Kindes- u. Jugendalters. Klin. (je nach Lokalisation): bitemp. Hemianopsie mit Optikusatrophie, Verdrängung des 3. Ventrikels, hypophysäre Sympte. – **K.plastik**: *chir* Deformitätskorrektur der Schädelkalotte bei K.stenose (v. a. auch als prophylakt. Eingriff im 1. Lj.); i. e. S. die Verkleinerungsplastik (v. a. bei Hydrozephalus ext., z. B. nach PIA) sowie die (re)konstruktive Defektplastik mit auto-, xeno- oder alloplast. Material; s. a. K.tomie, Kraniektomie.

Kranio|rhachischisis: angeb. Spaltbildung von Schädel u. WS (↑ Rhachischisis) mit schweren Mißbildungen von Gehirn u. RM (Anenzephalie, Hemizephalie, Myelozele etc.). – **K.schisis**, Cranium bifidum: angeb. totale oder partielle – v. a. mediane – Spaltbildung des Schädels, meist mit Anenzephalie. – **K.sklerose**: 1) Leontiasis cranii: Verdickung (bis 4 cm) der Diploë des Schädeldaches, meist auch des Gesichtsschädels i. S. der Facies leontina; bei Ostitis deformans. Knochensyphilis. – 2) prämature ↑ Kraniosynostose. – **K.skopie**: Betrachtung der Schädelform u. anderer – nicht meßbarer – Merkmale zur Bestg. des »Schädeltypus«, z. B. nach der tassonom. Methode (SERGI) oder unter Gesichtspunkten der ↑ Phrenologie. – **K.stenose**, Stenozephalie: Dyszephalie infolge Ossifikationsstörung mit prämaturer

↑ Kraniosynostose. Führt je nach Lokalisation zu ↑ Turri-, Trigono-, Skapho-, Oxy-, Plagio-, Mikrozephalie; Vork. ferner beim CROUZON* u. APERT* Syndrom.

Kraniosynostose: Verschluß der Schädelnähte, i. e. S. als **prämature K.** (»K.sklerose«), die u. U. zur Dyszephalie führt (↑ K.stenose); s. a. Abb. »Akrozephalosyndaktylie«.

Kranio|tabes: anfangs scharf umschrieb., später größere u. zusammenhängende, federnde bis pergamentart. Erweichungspartien am Hinterhaupt (bes. bds. der Lambdanaht) als wicht. Sympt. der Rachitis u. A-Hypervitaminose. – vgl. Kuppenweichschädel. – **K.tomie**: 1) *geburtsh* ↑ Kephalotomie; s. a. Basiotripsie. – 2) *chir* lineare oder osteoplast. Trepanation des Hirnschädels; i. e. S. die spaltförm. Osteotomie der Schädelkalotte (mit GIGLI* Säge o. a. **K.tom**, z. B. WILLIAMS* oder DAHLGREEN*-STILLE* Schneidezange, Turbinenfräse) zwecks Hirndekompression. – **K.traxie**: *geburtsh* Extraktion des kindl. Kopfes nach K.tomie.

kranio|tympanale Leitung: *otol* ↑ Knochenleitung. – **k.zervikales Nervensystem**: s. u. kraniobulbär.

Kranium: der ↑ Schädel (s. a. Cranium).

Kranken|geschichte: die durch Arzt u. Hilfspersonal vom Pat. u. seinen Angehörigen in Erfahrung gebrachten Informationen über bisher. Gesundheitszustand (einschl. bekannter Diagnosen, Ther. etc.; ↑ Anamnese) u. aktuelle Gesundheitsstörung; i. w. S. das Gesamt der in den ↑ K.unterlagen, Arztbriefen

Kranken|gymnastik

etc. dokumentierten Daten des Pat. (evtl. einschl. aktuellen Vorgangs u. Epikrise). – Auch weniger korrekt für **K.blatt**. – **K.gymnastik**: planmäß. körperl. Bewegungsübungen mit dem Ziel, Schäden an den Bewegungsorganen zu begegnen; i. w. S. auch die Bewegungsbehandlung bei inn. Erkr. zur Steigerung der Leistungskraft, zur Prophylaxe, Rehabilitation etc.; im allg. unter Anleitung u. Aufsicht eines **K.gymnasten** (in 2jähr. Lehrgang ausgebildete u. geprüfte ärztl. Hilfsperson; Tätigkeitsmerkmale: Massagen, Kranken-, Schwangeren-, Wochenbett-, Säuglings-, Atemgymnastik, Haltungsschulung Jugendlicher, Anw. von Hydro-, Elektro-, Licht- u. Wärmether.).

Krankenhaus: (gem. *WHO*) öffentl. oder private Einrichtung mit der spez. sozialen Aufgabe, der Gesundheit der Bevölkerung im Rahmen eines straff organisierten Betriebes durch stationäre Pflege u. vollständ. ärztl. Behandlung von Kranken zu dienen, evtl. auch durch deren ambulante Betreuung sowie durch ärztl. Beratung u. Mitarbeit bei prophylakt. Maßnahmen bis in die Familie hinein wirksam zu werden; darüber hinaus Zentrum medizinischer Ausbildung u. Stätte sozialmediz. Forschung. – **K.träger** sind kommunale, gemeinnütz. (karitative) oder private Institutionen (oder Personen).

Krankenkassen: Träger der gesetzl. Krankenversicherung; in der BRD die RVO- (z. B. Orts-, Innungs-, Land-, Betriebs-K.), See-, Knappschafts- u. Ersatzkassen, die als Regelleistungen im Falle der Krankh. »Krankenhilfe« sowie »Wochen-«, »Familienhilfe« u. Sterbegeld gewähren. – Ferner die **privaten K.**, die auf Grund eines privatrechtlichen Vertrages ganzen oder teilweisen Ersatz für die aus Anlaß einer Krankh. entstehenden Kosten sowie Wochen- u. Sterbegeld gewähren (Gesetz von 1908, zuletzt geändert am 5. 4. 1965).

Krankenkost: die hinsichtlich Menge, Zusammensetzung u. Form auf die Bedürfnisse des Kranken ausgerichtete ↑ Ernährung (s. a. Diät), z. B. Brei, Schonkost, Gallen-, Leber-, Magen-, Nierendiät.

Kranken|pflege: 1) von ungeschultem oder geschultem Personal durchgeführte Pflege eines Kranken. – 2) Teil der von der gesetzl. Krankenversicherung als Pflichtleistung zu gewährenden **K.hilfe** (§ 182 RVO): ärztl. Behandlung, Versorgung mit Arzneien u. kleinen Heilmitteln. – **K.pflegepersonal**: die in der K.pflege tätigen ärztlichen Hilfspersonen (»Heilhilfsberufe«, die nach § 300 StGB der Schweigepflicht unterliegen). Gesetzlich geschützte Berufsbez. sind: **K.schwester** bzw. -pfleger (einschl. Kinderkrankenschwester; 3jähr. Ausbildung u. abschließ. Prüfung; Tätigkeitsmerkmale: Grund- u. Behandlungspflege einschl. Diätplan u. Medikamentenverteilung nach Anweisung des Arztes, bei entsprechender Ausbildung u. laufender Überwachung auch Injektionen, Blutentnahmen, Beteiligung an Narkosen, Operationsassistenz), **K.pflegehelfer** bzw. **-helferin** (1jähr. Ausbildg., Abschlußprüfung; Grundpflege).

Krankenstand: der von den gesetzl. Krankenkassen ermittelte Prozentsatz der erkrankten Kassenmitglieder; i. w. S. auch die Zahl der Arbeitsunfähigen in einer Population (Betrieb etc.). – Auch allg. Bez. für die Arbeitsunfähigkeit infolge Krankheit.

Kranken|unterlagen: die gem. Berufsordnung anzufertigenden – u. aufzubewahrenden – Aufzeichnungen des Arztes über Untersuchung u. Behandlung eines Pat. (einschl. Rö-Aufnahmen, EKG, EEG, Befundberichten etc.). Unterliegen in einem Strafverfahren gegen den Pat. nicht der Beschlagnahme (§ 97 StPO). – **K.versicherung**: ↑ Krankenkasse.

Krankheit: 1) subj. u./oder obj. Bestehen von körperl. u./oder seel. Störungen bzw. Veränderungen (vgl. Gesundheit). In Arbeitsrecht u. Sozialversicherung der regelwidr. Verlauf leiblicher, seel. oder geist. Lebensvorgänge, der Krankenpflege notwenig macht u. Arbeitsunfähigkeit zur Folge haben kann; in der Rentenversicherung die eingeschränkte Erwerbsfähigkeit; s. a. Berufs-, Geschlechts-, Infektions-, anzeigepflicht., gemeingefährl., übertragbare Krankheiten usw. – 2) der **Krankheitsbegriff** als »Etikett« für eine aus ätiolog., morphol., typol. o. a. Gründen zusammengefaßte Gruppe von Krankheitsabläufen, die als Entität mit mehr oder weniger typ. Symptn. aufgefaßt wird (vgl. Syndrom, Symptomenkomplex); s. a. Vierte Kr., Fünfte Kr. (↑ Erythema infectiosum acutum). – In der Psychiatrie als Ordnungsprinzip (KAHLBAUM, KRAEPELIN) mit 3 Typen (K. JASPERS): 1) körperl. Prozeß: Hirnkankheit, -abbauprozeß, Begleiterscheinung einer Allgem.krkht.; 2) seelenveränderndes Geschehen, bei dem ein körperl. Prozeß vermutet wird: endogene Psychose, Schizophrenie, man.-depressive Erkr.; 3) Variation des Menschseins in weitem Abstand vom Durchschnitt: Psychopathie, Neurose, Intelligenztiefstand.

Krankheits|bewußtsein: 1) ↑ K.gefühl. – 2) ↑ K.einsicht. – **K.disposition**: ↑ Disposition. – **K.einsicht**: Ich-Bewußtsein für die eigenen körperl. Vorgänge. Fehlt nicht selten bei endo- u. exogenen Psychosen. – **K.erreger**: ↑ Erreger. – **K.gefühl**: der subj. Eindruck, nicht mehr gesund zu sein. Kann bei – v. a. endogenen – Psychosen anfangs sehr ausgeprägt sein, sich aber später verlieren. – **K.lehre**: ↑ Nosologie; s. a. Pathologie.

Krankheits|maske: K.bild, das dem klass. Typ einer anderen Gesundheitsstörung gleicht, mit dieser aber nicht in Zusammenhang steht; z. B. Bild der akuten Appendizitis bei Pneumonie, der Magenperforation bei Herzinfarkt. – **K.mitigierung**: Abwandlung eines typ. K.bildes i. S. der Abortivform, z. B. bei Masern durch γ-Globulin-Gaben. – **K.überträger**: ↑ Überträger, Konduktor. – **K.ursache**, Ätiologie: der eine Krkht. bedingende endogene (Anlage, Disposition) oder exogene Faktor (z. B. chem. Noxe, Gift, Klima, ionisierende Strahlen, Trauma, Parasit, Mikroorganismus); oft erst in Kombin. wirksam, häufig nicht (sicher) zu verifizieren. – vgl. Pathogenese. – **K.verhütung**: ↑ Prophylaxe, Prävention.

Kranz|arterie: ↑ Arteria coronaria; s. a. Koronar... – **K.furche**: ↑ Sulcus coronarius (cordis bzw. penis).

Kranznaht: ↑ Sutura coronalis. – **K.resektion**: v. a. bei Turmschädel mit manifestem Hirndruck indizierte bilat., ca. 1–1,5 cm breite Exzision (↑ Kraniektomie) der prämatur geschlossenen K. bis in Höhe Schädelbasis, häufig kombin. mit subtemporaler Entlastungstrepanation (CUSHING) oder Abtragung des Orbitaldaches (TÖNNIS).

Kranzstar: ↑ Cataracta coronaria.

Krapp* Schiene (HEINRICH KR., geb. 1900, Chirurg, Werne): vielfältig verstellbare Beinlagerungs- u. Extensionsschiene mit flach-rinnenförm. Ober- (2teilig, ausziehbar) u. Unterschenkelteil (auf fixiertem Rahmen verschiebbar), die gegeneinander abgeknickt werden können.

Krasenlehre: (ROKITANSKY) histor. Krankheitslehre auf dem Boden der Hippokratischen Humoralpathologie, die eine Abhängigkeit lokaler path. Vorgänge (Exsudation, Hypertrophie, Degeneration, Geschwulstbildung) von der Mischung (»Krasis«) der Körpersäfte postulierte.

Kraske* Operation (PAUL KR., 1851–1930, Chirurg, Freiburg/Br.): (1885) einseit., sakrale Rektumexstirpation nach Umschneidung des Afters, Steißbeinexstirpation, partieller lat. Kreuzbeinresektion u. hoher Darmmobilisierung; Abschluß durch Sakralafter. – Von GOETZE i. S. der erweiterten Ausräumung modifiziert.

Krater|filter, -kegel: *radiol* kon. Radiumträger zur Einlage in das kraterförmig zerfallene Kollum-Ca.; meist mit Portioplatte u. Intrauterinfilter vereinigt. – **K.panaritium**: s. u. Panaritium subcutaneum.

Krato|meter: in der Orthoptik verw. Prismenleiste zur subj. Best. des Schielwinkels am MADDOX* Kreuz. – Ferner der **Kratokulator**, mit dem ein Fixationsobjekt auf einen Schirm projiziert u. dort bewegt wird. – **K.therme**: Thermalquelle mit > 1 g fester gelöster Bestandteile pro kg Wasser. – vgl. Akratotherme.

Kratschmer*(-Holmgren*) Reflex (FLORIN KR., RITTER VON FORSTBURG, 1843–1922, Physiologe, Wien): über den Trigeminus ausgelöster reflektor. Stillstand der Atmung (u. Herztätigkeit) nach Einwirkung stark reizender Stoffe (Äther, Chloroform, Essigsäure) auf die Nasenschleimhaut.

Kratzer: *helminth* / Acanthocephala.

Kratz|test, Skarifikations-, Scratchtest: (C. H. BLACKLEY 1873) *allerg* Aufbringen einer AG-halt. Lsg. auf eine mittels Feile, Impflanzette oder PIRQUET* Bohrer skarifizierte – nicht blutende – Hautstelle. Bei Allergien nach 5–20 Min. urtikarielle Reaktion vom Soforttyp (große Quaddel mit spinnenfußart. Ausläufern u. rotem Hof). – s. a. KASSOWITZ* K.test. – **K.würmer**: / Acanthocephala.

Kraupa* Dystrophie: (E. KR., 1920) / FUCHS* Hornhautdystrophie.

Kraurosis: atrophisierend-sklerosierender Schrumpfungsprozeß der Halbschleimhäute mit starkem Juckreiz; insbes. die **K. penis** (Balanitis xerotica obliterans STÜHMER) mit straffer Atrophie von Vorhaut u. Glans (spontan, postop. oder entzündl.), die bis zum narb. Verschluß des Harnröhreneingangs führen u. in ein Ca. übergehen kann; sowie die **K. vulvae** (BREISKY* Krankh., 1885) v. a. im Klimakterium u. Senium, mit Spannungsgefühl, evtl. Verengung des Scheideneingangs u. völl. Schwund der Schamlippen (Schleimhaut weißl. oder rot, glatt, glänzend, trocken; ebenso wie Leukoplakie als Präkanzerose geltend).

Kraus* Färbung: *histol* Anfärben des Schilddrüsenkolloids mit polychromem Methylenblau, Differenzieren in Tannin-Lsg., Nachfärben in Säurefuchsin u. Differenzieren in Phosphormolybdänsäure.

Kraus*(-Minnich*) Herz (FRIEDRICH KR., 1858 bis 1936, Internist, Graz, Berlin): / Kropfherz.

Krause* (KARL FRIEDRICH THEODOR KR., 1797–1868, Anatom, Hannover) **Band**: / Ligamentum transvers. pelvis. – **K.* Drüsen**: / Glandulae conjunctivales. – **K.* Klappe, Falte**: / Valvula sacci lacrimalis inferior. – **K.* Ventrikel**: der Ventriculus termin. des RM-Kanals.

Krause* (WILHELM JOHANN FRIEDRICH KR., 1833–1910, Anatom, Berlin) **Bündel**: / Tractus solitarius. – **Kr.* (End)kolben, Körperchen, Organ**: / Corpuscula bulboidea. – **Kr.* Färbung**: modifiz. Triazidfärbung mit 20%ig. Rubin-, 8%ig. Orange-G- u. 8%ig. Methylgrün-Lsg. – s. a. KRAUSE* Neurosekretdarstellung. – **Kr.* Membran**: / Z-Streifen.

Krause* Neurosekretdarstellung: (ERNST KR. 1960) modif. GOMORI* Aldehydmethode; nach Fixation in Susa-Gemisch, Einbetten u. Entparaffinieren Entfernen des Sublimats in Jodalkohol; vor dem Färben mit Paraldehydfuchsin Einbringen in Natriumbisulfat. Sekret rotviolett, Plasma hellgrün, Kerne grünschwarz.

Krause* Operation (FEDOR KR., 1857–1937, Chirurg, Berlin): 1) (1909) s. c. Dränage zerebraler Wundhöhlen (nach Zysten- oder Tumorexstirpation) bzw. der Hirnventrikel bei Hydrozephalus durch röhrenförmig vernähten Durallappen. – 2) Deckung von Hautdefekten durch frei transplantierten Kutislappen (/ WOLFE*-KR.* Lappen). – 3) bei Trigeminusneuralgie extradurale Exstirpation des Ggl. trigeminale nach temporaler Freilegung (gestielter Haut-Periost-Muskellappen). – 4) (1909) Hypophysektomie nach frontaler Freilegung (kaudal gestielter Haut-Periost-Knochenlappen unter Schonung der Stirnhöhle); nach Darstg. des Sehnervs Duraninzision am Keilbeinflügelrand. – 5) Exhairese des 3. Trigeminusastes am For. rotundum nach Darstg. der Fossa pterygopalatina (kranialkonkave Inzision zwischen Augenbraue u. Ohr, kaudale Jochbogenverlagerung).

Krause* Reagens: (1884) 5%ige wäßr. Ammoniummolybdat-Lsg. für histol. Fixierung. – s. a. KRAUSE* Färbung.

Krause*- Heine* (-Uthoff*) Symptom, Zeichen (PAUL KR., geb. 1871, Internist, Jena, Bonn, Münster; LEOPOLD H.): Hypotonie der Augäpfel im Coma diabeticum: Bulbi zurückgesunken, wie eingedrückt; Streifentrübung der Hornhaut (»zerknittertes Seidenpapier«).

Kraushaar, Kräusel-, Wollhaar: kurzes, schafwollartig oder zick-zackförmig gekräuseltes Haar (DD: Locken-, Negerhaar). Vork. bei Wollhaarnävus u. in Kombination mit Keratosis UNNA-THOST, dominanterbl. Palmoplantarkeratosen, Dyskeratosis congen. SCHÄFER, hidrot. ektodermaler Dysplasie, Alopezie TOURAINE-LAMBERGEON sowie als / MENKES* Syndrom (»K.syndrom«).

Kreatin: Methylglykozyamin, $C_4H_9O_2N_3$; Zwischenprodukt des intermediären Stoffwechsels, das in nahezu konst. Menge in der Leber aus Glyzin, Arginin u. Methionin gebildet wird (/ Schema). Zu ca. 95% im Muskel abgelagert (bis 20 mMol/kg), wo es in reversibler Reaktion mit ATP als Energieakzeptor wirkt (Aufbau der energiereicheren / K.phosphorsäure) oder für Regenerierung der verbrauchten ATP als Energiedonator dient. Plasmaspiegel weitgehend konstant (ca. 1,0 mg/100 ml; s. aber Hyperkreatinämie u. -urie). Abbau zu Kreatinin, das renal ausgeschieden wird. – Nachweis mit Diazetyl u. alkal. α-Naphthollsg. (auch bei gleichzeit. Ausschaltung von SH-Verbindungen durch p-Chlorquecksilberbenzoat)

Kreatinin

oder durch Erhitzen mit HCl u. Bestg. als Kreatinin; ferner durch Umsetzen mit ATP u. K.kinase zu K.phosphat u. ADP u. Reduktion des entstehenden Pyruvats mit LDH u. NADH.

Kreatinphosphat

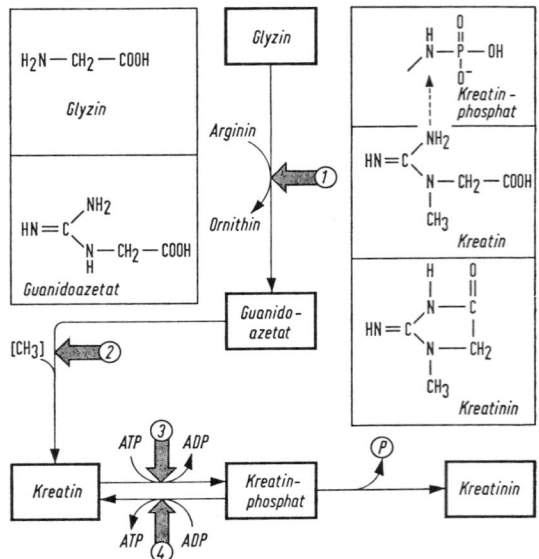

① Arginin-Glyzin-transamidinase ③ ATP-Kreatintransphosphorylase
② Methyltransferase ④ Kreatinkinase

Kreatinin: 1-Methylglykozyamidin, $C_4H_7ON_3$; harnpflicht., stark bas. Stoffwechselprodukt, das im Muskel irreversibel aus Kreatin entsteht (als dessen Anhydrid; / Schema). Plasmaspiegel bei 1,07 mg/100 ml (s. a. Hyperkreatininämie). Renale Ausscheidung ziemlich konstant (1,0–1,5 g/24 h), größtenteils glomerulär (/ K.-Clearance), bei hohen Plasmawerten z. T. auch aktiv tubulär, bei Hyperkreatininurie evtl. mit Konkrementbildung. – Analyt. Erfassung des (»präformierten«) K. durch meist unspezif. Reaktionen, die Begleitstoffe mit einschließen (Eliminierung durch Oxidation, Ätherextraktion, Adsorption an LLOYDS* Reagens, Ausfällung mit FEHLING* Lsg., NESSLER* Reagens oder K-Hg-rhodanid); ferner kolorimetrisch nach Oxidation (o-Nitrobenzaldehyd) zu Methylguanidin durch SAKAGUCHI* Reaktion, nach Umsetzung mit 1,4-Naphthochinon-2-sulfosäure (Bestg. bei 540 nm), 3,5-Dinitrobenzoesäure (Rötung in alkal. Lsg.), Nitroprussidnatrium (Rötung; bei Erwärmen grün, dann blau; Aufhebung durch Essigsäure), mit JAFFÉ* Reaktion (Rötung mit alkal. Pikrinsäure-Lsg.) sowie – als klass. Methode – nach FOLIN. – **K.-Clearance**: durch Bestg. des Exkretionskoeffizienten des endogenen Plasmakreatinins ermittelte renale / Clearance, mit Normalwert 160–180 ml/Min.; entspricht beim Menschen nicht der Inulin-Clearance. – Als **exogene K.-Cl.** die / REHBERG* Probe. – **K.koeffizient**: diejenige Menge Kreatinin (einschl. Kreatinin-N; in mg), die in 24 Std. je kg Körpermasse ausgeschieden wird; beträgt beim Mann 20–26, bei der Frau 14–22; nimmt im Lauf des Lebens ab.

Kreatin|kinase, K.phosphokinase, CK, CPK: ATP-spezif. Kinase (v. a. in Gehirn, Skelett- u. Herzmuskel), die die LOHMANN* Reaktion katalysiert (Mg^{2+} bzw. Mn^{2+} ogligat):

$$\text{Kreatin} + \text{ATP} \underset{II}{\overset{I}{\rightleftharpoons}} \text{Kreatinphosphat} + \text{ADP}.$$

MG 81 000; pH-Optimum 9,8 bzw. (II) 7,0. 3 Isozyme mit unterschiedl. elektrophoret. Beweglichkeit: BB = Gehirn-, MB = Herzmuskel-, MM = Muskeltyp. Diagnost. Leitenzym für Herzinfarkt (nach 24 Std. 100–1250 statt normal 50 mU/ml Serum) bzw. beim Neugeb. u. Kleinkind für die infantile Form der progress. Muskeldystrophie (»CK-Suchtest«).

Kreatin|phosphat, K.phosphorsäure, CP, Phosphokreatin, Phosphagen: jederzeit verfügbarer Energiespeicher (u. Ⓟ-Donator) für energiereiche Phosphatverbindungen im Muskel, bes. für das ATP (Phosphatübertragung ohne Energieverlust; / Schema). Nachweis im gemischt-opt. Test mit K.kinase u. ADP. – **K.urie**: / Hyperkreatinurie.

Kreatorrhö: Ausscheidung unverdauter Fleischfasern im Stuhl infolge hochgradig beschleunigten Transports u./oder ungenügender enzymat. Aufschließung (bei Pankreasinsuffizienz, chron. Pankreatitis).

Krebs* (SIR HANS ADOLF KR., geb. 1900, Biochemiker, Sheffield; 1953 Nobelpreis für Medizin) **Zyklus**: *biochem* **1)** / Zitratzyklus. – **2)** Ornithinzyklus. – **3) K.*-Kornberg* Zyklus**: Glyoxylatzyklus. – **4) K.*-Henseleit* Zyklus**: Harnstoffsynthese, bei der aus bas. Aminosäuren stammende Aminogruppen an 1 Mol. CO_2 gebunden werden (/ Schema »Harnstoff«). Bei Störung (z. B. Mangel an bas. Aminosäuren bei Ornithintranskarbamylase-Mangel, Zitrullin-, Argininosukzinurie) massiver Anstieg des Blutammoniaks.

Krebs* Leukozytenindex: (MARTIN KR. 1923) Quotient der %-Zahlen der neutrophilen Granulo- u. der Lymphozyten im Blutbild zur Schnellorientierung über die Differentialverteilung der Leuko: Mittelwert 2,8 (1,9–3,3), ansteigend z. B. in der Kampfphase akuter Infektionen, abfallend bei chron. Erkrn. u. Leukopenie; steigender Index bei gleichbleibender oder sinkender Leukozahl gilt als prognostisch ernst.

Krebs: *path* allg. Bez. für ein / Malignom, i. e. S. das epithelialer Herkunft (/ Carcinoma, Karzinom, Tab. »Neoplasmen«); s. a. Tumor...

Krebs|angst: / Karzinophobie. – **K.disposition**: auf dem Vork. von sogen. »K.familien« basierende hypothet. Disposition des Organismus für Krebs. Beim Menschen in der Mehrzahl der Fälle statist. nicht beweisbar; tierexperimentell dagegen nachgewiesen, daß best. Stämme einer Spezies auf best. Karzinogene empfindlicher reagieren als andere (Unterschied aber nur quantitativ). – **K.ekzem (der Brust)**: / PAGET* Krebs. – **K.entstehung**: / Karzinogenese. – **K.füße**: *röntg* / Besenreiser. – **K.härte**: die palpator. »Härte« eines Organs bzw. Gewebes als charakterist. Sympt. für eine – maligne – Neoplasie (neben Unebenheit u. höckr. Beschaffenheit der Oberfläche sowie mangelhafter bis aufgehobener Verschieblichkeit gegen die unmittelbare Umgebung).

krebsig: / karzinomatös.

Krebs|kaverne: durch Kolliquationsnekrose u. Entleerung (z. B. Expektoration) des nekrot. Gewebes entstandene Höhle im Zentrum eines Malignoms, i. e. S. eines Bronchialkarzinoms. – **K.keim**: das wegen seiner Kleinheit (nach 10 Zellteilungen der mutierten Primärzelle erst ca. 1000 Zellen) mit den derzeit. diagnost. Methoden nur selten – am ehesten bei oberflächl. Neoplasmen – faßbare frühe Substrat einer Krebsgeschwulst.

Krebs|milch: *path* milchart. Absonderung aus der Schnittfläche eines Karzinoms infolge – fettiger – Degeneration u. Zellzerfalls. – **K.milchfaktor**: s. u. BITTNER* Virus.

Krebs|nabel: *path* Einziehung etwa in der Mitte eines größeren Tumorknotens infolge zentraler Degeneration u. Schrumpfung. – **K.noxe**: ↑ Karzinogen. – **K.perle**: *path* ↑ Hornperle.

Krebstest: biochem. Untersuchungsverfahren zur Diagnostik maligner Tumoren, z. B. als enzymat. (ABDERHALDEN* Abwehrreaktion, Lipase-Reaktionen n. BERNHARD u. KÖHLER, Phosphatase-, Nuklease-Reaktion n. DANNMEYER), Eiweiß- (LEHMANN-FACIUS, BENDIEN, FUCHS, KOPACZEWSKI, HUGGINS-MILLER-JENSEN, WITTING), karzinolyt. (FREUND-KAMINER), polarograph. (WALDSCHMIDT-LETZ), Fällungs- u. Trübungs- (BENDIEN, KAHN), Komplementbindungs- (HIRSCHFELDT), immunol. (z. B. MAKARI) oder Lyse-Reaktion (KELLING). Treffsicherheit max. 90% (falsch-pos. 15–20%).

Krebs|theorien: s. u. Karzinogenese. – **K.viren**: ↑ Tumorviren. – **K.zapfen**: 1) im endoskop. oder Rö.bild eine zapfenartig gegen das Lumen eines Hohlorgans (v. a. Magen-Darmtrakt) vorspringende maligne Wucherung. – 2) die durch Druck ausquetschbaren weißl.-gelben Nester beim Plattenepithel-Ca. – **K.zelle**: ↑ Tumorzelle.

Kreibig* Optikusmalazie (WILHELM KR., 1900, Ophthalmologe, Homburg): Sehnervenschwund in Kombination mit Arteriitis temporalis.

Kreidebad: Ganz- oder Teilbad mit Zusatz von Kreideschlamm (2–4 kg pro Vollbad); v. a. bei Hauterkrn., Rheuma.

Kreisatemsystem: *anästh* ↑ Kreissystem.

Kreiselgeräusch: *kard* ↑ Nonnensausen.

Kreiselmann* Gerät: einfaches Wiederbelegungsgerät für Insufflationsbeatmung mit Frischluft; Gesichtsmaske mit handbetriebenem Gummibalg (Ventil auf Maximaldruck 17 mm Hg eingestellt).

Kreislauf: 1) ↑ Blutkreislauf; s. a. kardiovaskuläres System sowie Körper-, Lungenkreislauf (= **großer** bzw. **kleiner K.**). – 2) K. eines Stoffes im Körper, z. B. ↑ enterohepatischer K.; s. a. Zyklus. – **extrakorporaler K.**: Blutumleitung außerhalb des Körpers zur temporären Ausschaltung des Herzens oder eines Gefäßabschnittes bei op. Eingriffen; entweder als pumpenloser arterio-arterieller ↑ Shunt nach Ausklemmen des erkrankten Abschnitts; oder als venoarterielle Umleitung des Gesamtkreislaufs mittels Herz-Lungenmaschine (= kardiopulmonaler ↑ Bypass); ferner als ↑ Doppelpumpenprinzip (DREWS). – **fetaler K.**: die den ↑ Dottersack- u. ↑ Allantois-K. ablösende (s. a. Abb. »Allantois« u. »Venae cardinales«), mit dem ↑ Plazentar-K. (über die Nabelschnurgefäße) verbundene Blutzirkulation bis zur Geburt (↑ Kreislaufumstellung), bei der bd. Herzhälften nur für den Körper-K. arbeiten (»artieriell« u. »venös« nur entsprechend Strömungsrichtung): Das in der Plazenta arterialisierte Blut tritt durch die Nabelvene ein u. fließt z. T. – gemischt mit geringen Mengen Pfortaderblut – zur Leber, z. T. durch den Ductus venosus an der Leber vorbei u. weiter in die V. cava inf., wo es sich mit dem venösen Blut der unt. Körperhälfte mischt u. dann über re. u. – via For. ovale – li. Vorhof (u. Ventrikel) in den großen K.; das Blut der oberen Hohlvene geht über re. Herz, Pulmonalis u. Ductus arteriosus (d. h. an den noch nicht funktionierenden Lungen vorbei) in die Aorta descendens; aus der Aorta großenteils Ableitung durch die Nabelschnurarterien zur Regeneration in der Plazenta (s. a. Interplazentar-, Umbilikalkreislauf).

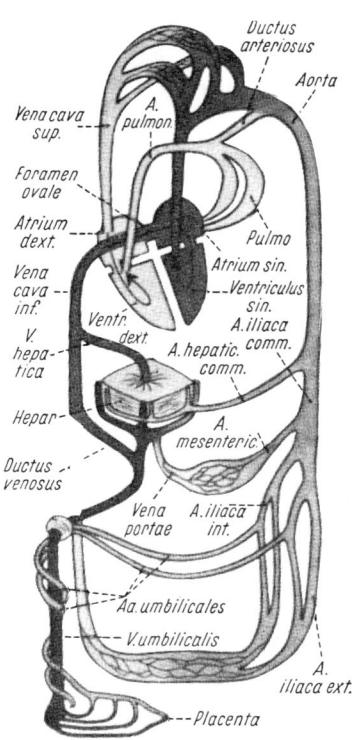

Fetalkreislauf (O_2-Gehalt des Blutes wie Bildtönung abnehmend).

Kreislauf|analeptika: s. u. K.mittel. – **K.dekompensation**: ↑ Schock, Herzdekompensation. – **K.dysregulation**: s. u. Regulationsstörung. – **K.entlastungsreflex**: ↑ BEZOLD*-JARISCH* Karotissinusreflex.

Kreislauffunktionsproben: Testung der Herz-Kreislauffunktion in Ruhe u. unter Belastung (physikal. mit Treppensteigen, Orthostase, Ergometrie etc., pharmakodynam. mit Veritol®, Ajmalin, Regitin® etc.); Parameter: arterieller u. venöser Blutdruck, Puls, Atemfrequenz, EKG etc.; z. B. nach SCHMIDT-VOIGT, SCHELLONG, DITTMAR-MECHELKE, BACHMANN, DELIUS-REINDELL, CRAMPTON, BÜRGER (Preßdruckprobe), HÖGLER, FLACK, BICKENBACH, MASTER (Stufentest), KALTENBACH-KLEPZIG (Klettertest), als Atemanhalteversuch, Histamin-, Coldpressure-Test, Belastungs-EKG u. a. m.

Kreislaufinsuffizienz: ↑ Schock, Herzinsuffizienz.

Kreislaufkollaps: ↑ Schock. – Auch abgrenzender Begr. für die kurzfristig u. fragmentarisch auftretenden Formen des Schocks, insbes. als **orthostat. K.** u.

Kreislaufmittel

als Folge einer hypotonen ⌐ Regulationsstörung (s. a. Hypotonie, Orthostasesyndrom).

Kreislaufmittel: die sich am Blutkreislauf auswirkenden Pharmaka (Kardiaka einschl. koronarerweiternder Mittel, Antihypertonika etc.); i. e. S. die sogen. K.analeptika, fast durchweg Sympathikomimetika, die entweder zentral angreifen u. gefäßerweiternd wirken (z. B. Pentatrazol = Cardiazol®) oder aber peripher, u. zwar mit gefäßverengendem (z. B. Effortil®, Novadral®, Sympatol®) oder – erweiterndem Effekt (z. B. Aludrin®, Alupent®).

Kreislauf|regulation: die reflektor. Beeinflussung der Herz- u. Gefäßfunktion i. S. der **K.homöostase**: Afferenzen insbes. aus den sinuaortalen Rezeptorfeldern gelangen zu den medullären u. hypothalam. ⌐ K.zentren; zentralnervöse Efferenzen – über vegetative Nerven – bewirken pressor. u. depressor. Reaktionen (s. a. Blutdruckregelung, Herzregulation, Karotissinus-, BEZOLD*-JARISCH* Reflex). Die **periphere K.r.** erfolgt als lokale u. autonome Reaktionen der Gefäßmuskulatur durch Metaboliten, vasoakt. Substanzen (CO_2, Azetylcholin, Histamin u. a.), pH, Temp.- u. Dehnungsreize (⌐ BAYLISS* Effekt); die **zentrale** als – durch Afferenzen bestimmte – integrative Funktion v. a. des limb. Systems u. des rostr. u. kaud. Hypothalamus, mit Beeinflussung auch von Herztätigkeit u. Blutvol. Heute als System von Regelkreisen aufgefaßt mit der Funktion, je nach Aktivität des Gesamtorganismus oder einzelner Organe eine den O_2-Bedarf deckende optimale Durchblutung – bei kollateraler Vasokonstriktion in ruhenden Geweben – zu gewährleisten. – s. a. Regulationsstörung.

Kreislaufumstellung, postpartale: die alsbald nach der Geburt einsetzenden Veränderungen des kindl. Blutkreislaufs, bedingt durch Fortfall des ⌐ Plazentarkreislaufs (mit konsekut. Druckerniedrigung im re. Vorhof u. Kollabieren von V. umbilic. u. Ductus venosus, die anschließend obliterieren) u. Entfaltung der Lungen (Druckerhöhung im kleinen Kreislauf, Ventilverschluß des Foramen ovale, Kollaps des Ductus arteriosus); s.a. fetaler ⌐ Kreislauf (Abb.).

Kreislauf|versagen: s. u. Schock, Herzinsuffizienz. – **K.widerstand**: Quotient aus Blutdruck u. Herzminutenvolumen. Als totaler peripherer Strömungswiderstand (etwa $1600 \text{ dyn} \cdot \text{sec} \cdot \text{cm}^{-5}$) zusammengesetzt aus der Summe der hintereinandergeschalteten u. den Kehrwerten der parallelgeschalteten Gefäßwiderstände, wobei der – als reziproker Wert der 4. Potenz wirksame – Gefäßradius wichtigste Bestimmungsvariable ist (daher Arteriolen u. Präkapillaren Ort des größten Strömungswiderstands: »Widerstandsgefäße«); s.a. Widerstand (2).

Kreislaufzeit: die intravasale Reisegeschwindigkeit eines Indikators zwischen Applikations- u. Meßort. Von prakt. Wert nur für Teilstrecken, u. zwar als **kürzeste K.** (= Erscheinzeit, d. h. bis zum Eintreffen der ersten meßbaren Indikatormenge), **häufigste K.** (= Gipfelzeit, d. h. bis zum Konzentrationsmaximum des Indikators) u. **mittlere K.** (bis zu demjen. Abszissenwert der Zeit-Konzentrationskurve, der deren Schwerpunkt entspricht); s. a. Äther-, Decholin-, Arm-Ohr-Zeit, Farbstoffverdünnungsmethode (Abb.).

Kreislaufzentralisation: ⌐ Zentralisation.

Kreislaufzentrum: 1) **spinales K.**, d. s. präganglionäre, orthosympath. Neurone in der thorakolumb. Seitensäule des RM; Wirkung vasokonstriktorisch, nur geringe Autonomie, durch medulläres K. dominiert. – 2) **medulläres** oder **bulbäres K.** in der kaud. Formatio reticularis; lat. Partien mit pressor. Wirkung (hohe Autonomie), mediale mit depressor. (geringe Autonomie, durch periphere Afferenzen, v. a. aus sinuaortalen Rezeptoren, aktiviert). – 3) **dienzephales** oder **hypothalam. K.**: übergeordnet, kaudal pressorisch, rostral depressorisch wirkend, beeinflußt vom limb. System u. motor. Kortex.

Kreißen: (von kreischen = schreien) Gebären. – **Kreißende**: Gebärende (s. a. Geburt).

Kreiß|bett, Gebär-, Entbindungsbett: am Übergang zum Fußdrittel geteiltes u. auseinanderschiebbares Bett mit stufenlos verstellbarer Klemmrücklehne u. Beinstützen; ermöglicht – ohne Umlagerung – Zangenanwendung, Vakuumextraktion, Episiotomienaht etc. – **K.saal**: Entbindungsraum eines Krankenhauses, aseptisch betrieben, mit K.betten, geburtshilflichem Instrumentarium, Reanimationsgerät etc. ausgestattet.

Kreissystem: (WATERS) *anästh* am Narkosegerät zwischen Pat. u. Frischgaszufuhr geschaltetes Rückatmungssystem (In- u. Exspirationsschenkel, mit Ventilen, Verdampfer, CO_2-Absorber, Atembeutel im Seitenschluß); angew. meist als **halbgeschlossenes K.** (wobei der den effektiven Verbrauch übersteigende Gaszufluß über Überdruckventil entweicht). – Vorteile: höherer Wasserdampfgehalt im eingeatmeten Gemisch, Einsparung von Narkosemitteln (aber großer techn. Aufwand u. komplizierte Wartung).

Kremaster|reflex: durch Hautreize an der Innenseite des Oberschenkels ausgelöste Kontraktion des gleichseit. M. cremaster (Aufsteigen des Hodens) als polysynapt. Fremdreflex (unterster Bauchhautreflex: afferent über R. femoralis, efferent über R. genitalis des N. genitofemor., Umschaltung in L_1–L_2). – Zum wiederholten, meist schmerzhaften **K.spasmus** kommt es v. a. als Neurose u. bei Paraplegie.

Krenotherapie: ⌐ Balneotherapie.

Krenozyt: Erythrozyt mit gezähneltem (»kreneliertem«) Rand infolge Schrumpfung; vgl. Burr-cells, Stechapfelform.

Krentz* Sonde: 5läufige Doppelballonsonde aus Weichgummi.

Kreosol: Homobrenzkatechin-monomethyl-äther; stark lichtbrechende, antiseptisch wirksame Flüssigkeit; in Kreosot enthalten.

Kreosot, Creosotum, Buchenholzöl: Destillationsprodukt aus Buchenholzteer; brennend schmeckende Flüssigkeit, mit Guajakol, Kreosol u. Kresolen als antiseptisch wirksamen Hauptbestandteilen. Anw. früher bei Lungen-Tbk, als Expektorans, Darmantiseptikum.

Krepitation, Krepitieren: *pulmon* ⌐ Crepitatio, Knisterrasseln.

Krescendogeräusch: *kard* kontinuierlich an Intensität zunehmendes Herzgeräusch, v. a. präsystolisch bei Mitral- u. Trikuspidalstenose (mit Sinusrhythmus); s. a. Abb. »Phonokardiogramm«.

Kresofuchsin: *histol* Farbstoff (Fuchsin u. Bikresole gekocht, Niederschlag in essigsaurem Alkohol gelöst) für elast. Bindegewebsfasern.

Kresol: ↗ Cresolum crudum. – Ferner m- u. p-Kresol (= 3-Hydroxytoluol bzw. 4-Methylphenol). – Bei unsachgemäß. Umgang mit **K.-Desinfizientien** oder **K.seifenlösung** (↗ Liquor Cresoli saponatus; z. B. Lysol) evtl. Intoxikation: zentrale Lähmungserscheinungen, lokale Verätzungen, Hämoglobinurie (Ther.: peroral Eiweiß u. Schleim, bei Bewußtlosigkeit u. Kollaps zentrale Analeptika). – **o-K.-glyzerinäther:** ↗ Mephenesin. – **o-K.phthalein:** volumetr. Indikator (farblos/rotviolett: pH 8,2/9,8). – **m-K.purpur:** volumetr. Indikator (rot/gelb: pH 1,2/2,8; gelb/purpur: pH 7,4/9,0). – **K.rot:** volumetr. Indikator (rot/gelb: pH 0,2/1,8; gelb/purpur: pH 7,2/8,8). – **K.schwefelsäure:** Schwefelsäureester des p-Kresols; normaler Harnbestandteil (als Alkalisalz), entstanden in der Leber durch Veresterung des durch Darmfäulnis aus Tyrosin gebildeten Kresols.

p-Kresot(in)säure, Acidum p-cresotinicum: »Homosalizylsäure«, angew. als Antipyretikum, -rheumatikum, -septikum.

Kresyl|blau: ↗ Brillantkresylblau. – **K.echtviolett:** histotechn Oxazinfarbstoff zur Darstg. von Zellkernen, Mastzellgranula, Muskelquerstreifen u. Baktn.; s. a. HOMBERGER* Färbung.

Kreszendo...: ↗ Krescendo....

Kretafieber, -pneumonie: ↗ Q-Fieber.

Kretin: an ↗ Kretinismus Leidender, Schwachsinniger.

Kretinismus: gemeinsames Vork. einer bereits fetal ungenügenden Schilddrüsenfunktion (bzw. Hormonversorgung) u. bestimmten irreversibler Entwicklungsstörungen des Skelett- u. Nervensystems (wobei die thyreoidalen Störungen nicht mehr nachweisbar zu sein brauchen). Als **endem. K.** – ohne oder mit Struma (↗ Kropfkretinismus) – in den sogen. Kropfgebieten (z. B. Alpen): dysproportionierter Minderwuchs, Brachyzephalie, Prognathie, Oligophrenie, häufig Schwerhörigkeit; meist hypothyreote Stoffwechsellage (Hormonther. wenig erfolgreich); als **sporad. K.** (ebenfalls z. T. »kropfig«) infolge der Schilddrüsendys- oder -agenesie (z. B. Zungengrundstruma), angeb. Jodfehlverwertung, im Kindesalter erworb. Unterfunktion: Störung der Skelettreifung (z. B. Dysgenesie der prox. Femurepiphyse: »**Kretinhüfte**«), Intelligenzdefekt, spast. Gang etc. (Prophylaxe durch Hormonbehandlung der hypothyreoten Graviden).

kretinoid: mit äußerl. Aspekt eines Kretins (aber ohne psych. Sympte.), mit nur gering ausgeprägten Merkmalen des Kretinismus.

Kretschmann* Raum (FRIEDRICH KR., 1858–1934, Otologe, Magdeburg): im Mittelohr der Raum zwischen Hammer, Amboß u. Seitenwand der Paukenhöhle (oberhalb des PRUSSAK* Raums).

Kretschmer* (ERNST KR., 1888–1964, Psychiater, Marburg, Tübingen) **Konstitutionstypologie:** auf Korrelationen zwischen »Körperbau u. Charakter« (einschl. Geisteskrankhtn.) basierende Klassifikation menschl. Körperbautypen (unter Berücksichtigung von Rumpfproportionen, Oberflächenrelief, Form von Extremitäten, Kopf u. Hals, Behaarung), wobei zum pykn. Typ der zyklothyme Charakter gehört (mit fließenden Übergängen zwischen der abnormen zykloiden Charaktervarianten u. manisch-depressiver Erkr.), zum leptosomen die Schizothymie (mit Schizoidie als Abnormitätsvariante u. Schizophrenie als krankhafter Steigerung), zum athletischen der schizothyme Charakter (mit Affinität zu Schizophrenie u. Epilepsie), zum dysplast. ebenfalls die Schizothymie. – **Kr.* Syndrom:** 1) zerebrales ↗ Gefäßsyndrom. – 2) psych. Basalsyndrom: v. a. nach traumat. Läsion (z. B. Schädelbasisbruch) des Orbitalhirns organ. Psychosyndrom mit Störung des Taktgefühls, hypomanieähnl. Enthemmung, in schwereren Fällen Störung der eth. Regulative (ähnl. einer beginnenden Paralyse oder Hebephrenie). – s. a. Bückversuch.

Kretz* Paradoxon: (RICHARD KR., 1865–1920, Pathologe, Prag, Würzburg, Wien): Ein exakt neutralisiertes Toxin-Antitoxin-Gemisch ruft beim nicht vorimmunisierten Tier keine krankhaften Erscheinungen hervor, wohl aber beim aktiv immunisierten.

Kreuz* Operation (LOTHAR KR., 1888–1926, Orthopäde, Berlin, Tübingen): 1) Spalthandbildung (»Metakarpolyse«) durch Phalangisation des Metakarpale I (Verlagerung der Daumenadduktoren, Deckung mit vol. u. dors. Schwenklappen). – 2) modifiz. KRUKENBERG* Plastik (Greifarmbildung), bei der die Mm. carpi rad. longus u. brevis u. – teilweise – M. extensor digitorum comm. am Radius, die übrigen an der Ulna verbleiben (Ulnadeckung mit gestieltem Bauchlappen). – s. a. GOCHT*-KREUZ* Wickelschiene.

Kreuzallergie: ↗ Überkreuzungsempfindlichkeit.

Kreuzband: *anat* 1) ↗ Ligamentum cruciatum (ant. u. post. des Kniegelenks). – 2) ↗ Lig. cruciforme atlantis. – 3) Lig. cruciatum cruris: ↗ Retinaculum mm. extensorum inferius. – 4) Pars cruciformis vaginae fibrosae digitorum. – **K.riß:** oft mit Tibiakopfbruch (schalenförm. Absprengung) u. Seitenbandriß kombin. Ruptur (meist Abriß) eines Lig. cruciatum des Kniegelenks, beim vord. Band infolge Überstreckung mit Stoß, beim hinteren infolge Vorschnellens des kniegebeugten Beins bei fixiertem Unterschenkel; v. a. als Sportverletzung (Fußball, Hoch- u. Stabhochsprung, Boxen, Ringen). Leitsymptom: Schubladenphänomen (nach vorn pos. bei Vorderband-, nach hinten bei Hinterbandriß). Ther.: evtl. **K.plastik,** vorn z. B. durch transkondyläre Befestigung des rupturierten Bandes am Tibiakopf (LEE) oder lat. Femurkondylus (PERTHES), Ersatz durch freien (PERTHES) oder gestielten Faszienstreifen (GROVES), durch muskulär gestielte Grazilis- (LINDEMANN) oder Semitendinosussehne (AUGUSTINE), hinten als Ersatzplastik mit Semitendinosussehne (GALLIE u. LeMÉSURIER) oder Patellarligament (AUGUSTINE; nur bei intaktem Quadrizeps).

Kreuzbein: ↗ Os sacrum. – **K.after:** ↗ Anus praeternaturalis sacralis. – **K.-Darmbeingelenk:** ↗ Articulatio sacroiliaca. – **K.flügel:** ↗ Pars lateralis ossis sacri. – **K.fraktur** (häufiger bei Beckenbruch) meist nur Fissur (v. a. Vertikalbruch, evtl. durch die Foramina sacralia), seltener komplette Fraktur, v. a. Querbruch in Höhe L 3, oft mit seitl. Dislokation oder winkl. Abknickung (u. konsekut. Mastdarmquetschung, evtl. Reithosenanästhesie).

Kreuzbein|geflecht: ↗ Plexus sacralis. – **K.hernie:** ↗ Hernia sacralis. – **K.kanal:** ↗ Canalis sacralis. – **K.luxation:** ↗ Iliosakralgelenkruptur. – **K.neigung:** Winkel, den die Kreuzbeinachse beim Stehenden gegen die Horizontale bildet. – **K.zyste:** (KLEINER) Spina bifida ant. incompleta im Sakralbereich mit Prolaps der RM-Häute in den Wirbelkörperspalt. – **K.syndrom, lipomatöses:** in Rücken, Bauch u.

Kreuzbiß

Beine austrahlende neuralg. Schmerzen, ausgelöst durch derbe, druckschmerzhafte Lipome in Nähe der oberen Iliosakralfugen (mit begleitender Vaskulitis u. Periarteriitis).

Kreuzbiß: *dent* v. a. durch einseit. Gewohnheiten (z. B. Schlaflage) hervorgerufene Bißanomalie mit Kreuzung der Zahnreihen (meist Eckzahnbereich) so, daß die unt. Seitenzähne von den oberen nicht mehr transversal umfaßt werden; je nach Ort der Abweichung unterschieden als mandibulärer (↑ Abb.), alveolärer u. koronaler K. (durch Zahnkippung).

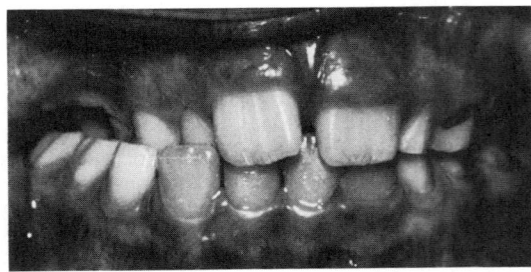

Mandibulärer Kreuzbiß

Kreuzdorn: ↑ Rhamnus catharticus. – Ein sogen. **K.-Syndrom** (bis zur Medulla oblong. aszendierende Polyneuropathie mit Demyelinisierung) wird aber durch Früchte von Karwinskia humboldtiana hervorgerufen.

Kreuzdreieck: beim ♂ das der MICHAELIS* Raute entsprech. inkonst. Dreieck in der Regio sacralis, begrenzt von den Wülsten der bds. Glutealmuskulatur u. des Erector spinae.

Kreizfeuermethode: (H. HOLFELDER) *radiol* Technik der Tiefenther. mit fraktionierter Bestrahlung von mehreren – möglichst herdgerecht, aber nicht zu nahe beeinanderliegenden – Stehfeldern aus, wobei der Herd jeweils im Zentralstrahl liegt. Vorteil: hohe rel. Herddosis.

Kreuzfuchs* (SIEGMUND KR., geb. 1878, Röntgenologe, Wien) **Messung**: *röntg* s. u. Aortendurchmesser. – **Kr.* Phänomen**: *röntg* ↑ Hustenphänomen.

Kreuz|griff: *orthop* s. u. STODDARD*. – **K.gurtspange**: *orthop* über dem Kreuzbein durch Gurt fixierte, ledergepolsterte Federstahlspange (in der Mitte konvex, an den Enden konkav); Anw. bei Beckenringlockerung, Kreuzschmerzen etc. – **K.hohlstellung**: *röntg* hyperlordot. Haltung des Pat. bei der Thoraxuntersuchung, um die Interlobärpleura (Hauptspalt) strahlenparallel darzustellen.

Kreuzigungshaltung: auf unerwartete Geräusche etc. hin reflektorisch eingenommen als motor. Sympt. bei amaurot. Idiotie TAY-SACHS.

Kreuz|immunität: erworb. I. nicht nur gegen das homologe, sondern auch gegen mit diesem verwandte Antigene (↑ K.reaktion). Prakt. Nutzung bei Impfung z. B. mit Vaccinia-Virus gegen Variola, mit Masernvirus gegen Hundestaupe. – **K.infektion**: die gegenseitige Ansteckung zweier an verschied. Infektionskrankhn. Erkrankter.

Kreuz|kopf, -schädel: 1) Metopismus: Schädel mit ↑ K.naht. – 2) die für Kraniotabes typische Kopfdeformität mit Stirn- u. Scheitelhöckern u. dazwischen furchenförmig eingesunkene Suturen. – **K.-Lendensteife**: ↑ Hüft-Lendenstreckssteife. – **K.naht**: *anat* Variante der Schädelnähte, indem die persistierende Sutura front. (»S. metopica«) mit der – normalen – Pfeil- u. Kranznaht ein vollständ. Kreuz bildet.

Kreuzotter, Vipera berus: im nördl. u. mittl. Europa u. Asien verbreitete Giftschlange [Viperidae], ♂ bis 60, ♀ bis 85 cm lang. Biß meist in die Hand (nicht immer mit charakterist. 2 nebeneinanderliegenden Bißpunkten), frühe lokale (Lymphangitis) u. allg. Sympte. (durch hämo- u. proteolyt. Gifte); Letalität ca. 2%; Ther.: Abschnüren, Antiserum, Ausschneiden der Wunde (evtl. Finger- bzw. Zehenamputation).

Kreuz|pelottenbandage: *orthop* gummigepolsterte K.beinpelotte (mit Konterfedern u. Stützgurtverbindung) u. Drell-Leibbinde (mit eingearbeitetem Stützgurt) zur Aufrichtung des nach vorn gekippten Beckens. – **K.pocken**: ↑ Nebenpocken.

Kreuzprobe: *hämat* In-vitro-Prüfung der Blutgruppenverträglichkeit von Spender- u. Empfängerblut, indem Empfänger-Ery mit Spenderserum (= Minorprobe) oder Empfängerserum mit Spender-Ery (beides zus. = Majorprobe) in Reagenzglas oder auf Objektträger zusammengebracht u. 20 Min. bei 37° gehalten werden; Ablesen makroskopisch u. mikroskopisch (80fache Vergrößerung): Agglutination (»pos.«) zeigt Inkompatibilität – u. damit absolute Kontraindikation – an; falsch-pos. Agglutination (komplette, agglutinierende u. inkomplette, konglutinierende AK) kann durch NaCl- (bei Raumtemp.) u. Albumin-Milieu (37°) ausgeschlossen werden; als 3. Stufe indir. COOMBS* Test (Anti-K, -Fy^a u. a. inkomplette Wärme-Auto-AK). – vgl. biologische Vorprobe.

Kreuz|reaktion: *immun* in vitro oder (bei Allergie) in vivo ablaufende AAR im Falle der ↑ K.immunität (oder bei ähnlich zusammengesetztem AG). Erfolgt bei verwandten Bakterienspezies, wenn best. Untereinheiten innerhalb des »AG-Mosaiks« ident. sind; Vork. ferner bei Eiweißen verwandter Tierspezies sowie bei künstlich konjugierten AG (Strukturähnlichkeiten der angekoppelten Haptene). – **K.resistenz**: *pharm* »Übergreifen« der gegen ein best. Antibiotikum erworbenen Resistenz auf andere – im allg. chemisch nahe verwandte – Substanzen, z. B. Terramyzin/Aureomyzin, Erythromyzin/Magnamyzin. Mechanismus für chemisch verschiedene Stoffe bisher nicht geklärt.

Kreuz|schädel: *anat* ↑ K.kopf. – **K.schmerzen**: ein- oder beidseitig im Sakralbereich (evtl. einschl. mittl. LWS u. K.-Darmbeingelenke) dumpfe, drückende Schmerzen, oft mit ventr. oder ischialgiformer Ausstrahlung. Vork. bei örtl. Muskelinsuffizienz (Ermüdungsschmerz, v. a. bei Haltungsstörung), Störung im Bewegungssegment (Zerrung, Block, Wirbelgleiten, entzündl. u. nichtentzündl. Wurzelirritation) sowie bei gynäkol. Affektionen (z. B. graviditätsbedingte Instabilität von WS u. Becken).

Kreuz|sensibilisierung: *immun* mit einem best. AG erzielte Sensibilisierung gegen einen anderen Stoff (z. B. bei 2 verschied. Antibiotika); evtl. unter Beteiligung sogenannter Neutralisatoren, deren Absinken unter einen best. Schwellenwert dann erst die Überempfindlichkeitsreaktion zuläßt. – **K.shunt**: bei Transposition der großen Gefäße die den Blutaustausch zwischen arteriellem u. venösem Kreislauf garantierende intra- oder extrakardiale Shunt-Verbindung über offenes For. ovale, persistierenden Ductus arteriosus, erweiterte Bronchialarterien, Vorhof- oder Ventrikelseptumdefekt, reitende Pulmonalarterie, Fehlmündung der Lungenvenen etc. – vgl. K.zirkulation.

Kreuzungsphänomen: *ophth* s. u. GUNN*; s. a. SALUS* Zeichen.

Kreuz|verband: aus Achtergängen gebildeter V. zur Versorgung von Extremitätengelenken; bei beugeseit. Kreuzung der Bindentouren als »Schildkröten-«, bei dorsalseit. als »Kornährenverband« bezeichnet. – **K.versuch:** *hämat* / Kreuzprobe. – **K.zirkulation:** dir. / Austauschtransfusion durch Anschluß des Blutkreislaufs an den eines Primaten; z. B. zur Clearance endogener Giftstoffe bei Leberkoma. – vgl. K.shunt.

Kribbelkrankheit: / Ergotismus convulsivus.

Kriblüren: (französ. crible = Sieb) kleine, malazische Gewebslücken bei Hirnarteriosklerose.

kribriform: mit siebartiger Struktur.

Kriebel|korn: / Secale cornutum. – **K.mücke:** / Simulium.

kriechender Ausschlag: *dermat* / Creeping eruption.

Kriech|lappenplastik: *chir* Fernplastik (/ Wanderplastik) mit einem zunächst an einer Zwischenstation implantierten u. – nach Anheilen – in das endgült. Transplantatbett verpflanzten Hautlappen. – **K.übungen:** *orthop* s. u. KLAPP*.

Krieg* Operation (ROBERT KR., 1848–1933, HNO-Arzt, Stuttgart): (1889) Korrektur der septumbedingten Schiefnase durch Resektion der Cartilago quadrangularis.

Kriegbeschädigter: durch anerkannte Kriegseinwirkung an der Gesundheit Beschädigter (§§ 1,2 Bundesversorgungsgesetz). Feststellung der Schädigung in Zehnerprozenten (ab 50%: »Schwerkriegsbeschädigter«). Als Schadensausgleich Abfindung, sonst Grundrente u. – bei zu geringer Berufstätigkeit – zusätzl. Ausgleichsrente, ferner Zuschläge bei Pflegebedürftigkeit oder spez. Gesundheitsschäden (einschl. Berufsschäden); auch Sach- u. Barleistungen (z. B. Kuren, Zuschüsse zu Kfz. u. orthop. Hilfsmitteln), Sondervergünstigungen gem. Schwerbeschädigtengesetz (z. B. Kündigungsschutz bzw. Anhörpflicht, Anrecht auf Arbeitsmittel, Erleichterung bei Prüfungen, bevorzugte Berufszulassung).

Kriegs|melanose, RIEHL* Melanose: in Kriegszeiten beobachtete chloasmaart., schiefergraue Pigmentierung der seitl. Gesichtspartien u. des Halses (Mangelsyndrom? Vaselinoderm bzw. Melanodermitis toxica?). – **K.nephritis:** / Feldnephritis. – **K.neurose:** in unmittelbarer Folge von Kriegseinwirkungen auftretende neurot. Erscheinungen, meist als Konversionsneurose.

Kriegs|ödem: / Hungerödem. – **K.opferversorgung:** die Versorgungsmaßnahmen, auf die gem. Bundesversorgungsgesetz Personen Anspruch haben, die durch Militär- oder ähnl. Dienst, unmittelbare K.einwirkung, K.gefangenschaft usw. eine gesundheitl. Schädigung erlitten haben (bzw. deren Hinterbliebene, wenn Tod an den Folgen der Schädigung eintrat). Leistungen (durch Versorgungsämter): u. a. Heilbehandlung, Rente, Pflegezulage, Bestattungs- u. Sterbegeld. – **K.typhus:** epidemisches / Fleckfieber.

v. Kries* (JOHANNES ADOLF V. KR., 1853–1928, Physiologe, Freiburg) **Koeffizientengesetz:** *ophth* Die Unterschiedsschwellenempfindlichkeit der Netzhaut ist – in Abweichung vom WEBER*-FECHNER* Gesetz – entscheidend abhängig sowohl vom Adaptationszustand des Auges als auch vom Umfeldleuchtdichte. – **Kr.* Nachbild:** *ophth* das 2. pos. / Nachbild. – **Kr.* Zonentheorie:** *ophth* Farben- u. Schwarz-Weiß-Sehen kommen durch 2 verschied. Rezeptorensysteme zustande. – vgl. Duplizitätstheorie.

Krikoarytänoidarthritis: *laryng* seröse, evtl. eitr.-nekrotisierende (auch spezif.) Arthritis der Articulatio cricoarytaenoidea, oft nach örtl. Schleimhautentzündung. Sympte.: Schmerzen (evtl. zum Ohr ausstrahlend), Druckgefühl; Rötung u. Schwellung der Umgebung, Intermediärstellung der Stimmbänder.

Kriko|karyozyt, Schollenleukozyt: vom Mesenchym abstammende Zelle mit ringförm. Kern; im KM Zwischenstufe zwischen Myelozyt u. segmentkern. Neutrophilen, sonst (in Milz, LK) Aktivierungsform der polyblast. Mesenchymzelle bei extramedullärer Leukozytopoese. – **K.tomie:** *laryng* mediane Spaltung des Ringknorpels bei einschläg. Kehlkopfstenose, evtl. erweitert als K.thyreo-, -tracheo- oder -thyreotracheotomie.

Krimfieber, hämorrhagisches: auf der Krim, aber auch in Bulgarien, Zentralrußland u. -afrika (»Kongo-Krimfieber«) durch ein ARBO-Virus (CHF-Virus?) hervorgerufenes akutes hämorrhag. Fieber mit Glieder- u. Kopfschmerzen, Gesichtsrötung u. später hämorrhag. Enanthem u. masernart. Exanthem mit Petechien (infolge Verbrauchskoagulopathie); Übertrager: Zecken der Gattg. Hyalomma.

krimineller Abort: / Abortus criminalis.

Kriminose: umstrittener Begr. für eine Neurose, die sich in strafbaren Handlungen äußert.

Krimsky* Methode: *ophth* Bestg. des Schielwinkels anhand der Prismenkompensierung der Hornhautreflexbildchen.

Krinome: *zytol* basophile Granula, die nach Intoxikation im Regenerationsprozeß aus dem Zellkern ausgeschleust werden.

Krise, Krisis: plötzl. Störung, die einen anscheinend Gesunden befällt oder ein chron. Leiden akut verschlechtert (= Anfall, Attacke, Schock; s. a. Crisis, Crise); i. w. S. die Phase im Ablauf einer Krkht., in der sich diese plötzlich u. entscheidend zum Guten oder Schlechten wendet; z. B. / BASEDOW*-, Blutdruck-, Fieber-, Pubertäts-, Thrombozytenkrise, ferner: **aplast. K.** (OWREN; Hypo- bis Aplasie der Hämatopoese bei hämolyt. Anämie, best. Infektions- oder Tumorerkrn., als tox.-allerg. Reaktion; s. a. hämatische, hämoklas., hämolyt. K.), **cholinerg. K.** (bei Überdosierung von Prostigmin u. ä. in der Myasthenie-Ther. durch exzessive Anhäufung von Azetylcholin an der motor. Endplatte bzw. durch Depolarisationsblock rasch zunehmende Muskelschwäche mit Faszikulationen u. schmerzhaften Krämpfen, Miosis, Nausea, Erbrechen, Schwitzen, Darmspasmen, vermehrter Tränen- u. Bronchialsekretion, Angst, Unruhe, Reizbarkeit, drohender Atemlähmung), **granulozyto- oder neutropenische K.** (meist passagere Granulozytopenie bis Agranulozytose im Verlauf eines schweren – v. a. virogenen – Infekts sowie durch knochenmarktox. Substanzen, Zytostatika, Strahlenin-

Krise, hepatische

sult etc.), **hepat. K.** (Zusammenbruch der Leberfunktion bei Knollenblätterpilzvergiftung, akuter Leberinsuffizienz etc.), **hypopituitäre K.** (akute Störung der Vitalfunktionen infolge HHL-Versagens, insbes. nach Ausfall von ACTH u. TSH, bei Infekt, Op. etc., evtl. akut exazerbierend durch sek. NNR-Unterfunktion mit Adynamie, Hypoglykämie, Koma; auch Hypothyreose-Sympte.), **intermenstruelle K.** (um den 15. Zyklustag für 1–2 Tg. Allg.störung mit sogen. Mittelschmerz, »Spotting«, fadenziehendem Fluor, evtl. subfebriler Temp.), **myasthen. K.** (bei Myasthenia gravis pseudoparalytica nach Thymektomie, bei Unterdosierung von Prostigmin u. Mestinon etc. akute Zunahme der Muskelschwäche mit oft tödl. Ausgang infolge Lähmung der Atem- u. Schluckmuskulatur), **nitritoide K.** (im Zusammenhang mit der allerg. Schockreaktion nach best. Arzneimitteln wie Jod, Salvarsan etc. als allerg. Schockfragmente auftretende Allg.erscheinungen ähnl. denen bei Nitrovergiftung: Gesichtszyanose, Dyspnoe u. Blutdrucksenkung als 5–10 Min. anhaltende Frühreaktion, Erbrechen, Durchfall, Fieber, Schüttelfrost; evtl. Urtikaria als Spätreaktion nach 30–60 Min., länger anhaltend), **sympathikohypertone** oder **-vasale K.** (Beklemmungsgefühl, Atemnot, Herzklopfen u. Herzangst, später Schüttelfrost, Tachykardie, Blutdrucksteigerung, vertiefte u. beschleunigte Atmung, Mydriasis, Trockenheit der Haut, erhöhte Temp., evtl. kurze Bewußtlosigkeit i. S. der »autonomic epilepsy« / PENFIELD), **vagohypertone** oder **-vasale K.** (Beklemmungsgefühl, Schwindel, Übelkeit, Magen-Darmerscheinungen, Hitzewallungen, Frösteln u. Schwitzen, evtl. vermehrtes Schlafbedürfnis, depressive Stimmung, synkopale Anfälle, Blässe, Bradykardie mit Extrasystolen, verlangsamte Atmung, Hypothermie u. -tonie), **vegetat. K.** (= vegetat. / JACKSON* Anfall bzw. / PENFIELD* Epilepsie) sowie die **tabischen Krisen**: bei Tabes dors. auftretende heft., mit motor. u. sekretor. Reizerscheinungen einhergehende, oft kolikart. Schmerzattacken, z. B. / Klitoris-, Augen-, Nasen-, Pharynx-, Oblongata-, Pons-, Herzkrise (als Angina pectoris), v. a. aber als viszerale oder intestinale K. an Ösophagus (evtl. mit anhaltendem Singultus: »Zwerchfell-K.«), Magen (/ gastr. K.), Gallenblase, Dünn- u. Dickdarm (Obstipation oder – evtl. blut. – Durchfälle), Rektum.

Krisenulkus, Streßulkus: 24–48 Std. nach Op., ausgedehnter Verbrennung, berufl. Anspannung etc. auftretende intestinale Schleimhauterosion oder -ulzeration, oft mit Blutung oder Perforation (Prognose wenig günstig). – vgl. Steroidulkus.

Krista: anat / Crista (i. e. S. die Cr. iliaca). – **K.bohrung**: / Beckenkammpunktion.

Kristall: fester Körper, dessen Atome oder (meist) Ionen 3fach-periodisch, d. h. raumgittermäßig angeordnet sind, so daß seine – ungestörten – Oberflächen innerhalb eines best. Temp.- u. Druckbereiches die Grenzflächen mit der geringsten Oberflächenenergie darstellen; vgl. Kristalloid, Kristallit. – 6 **K.systeme**: außer dem regulären (kub.) das rhomb., mono- u. trikline (mit je 3 senkrecht aufeinanderstehenden optischen Hauptachsen) tetra- u. hexagonale (optisch einachsig).

Kristalldosimeter: radiol »Festkörperdosimeter« mit kristall. Detektor (z. B. CdS); kleindimensioniert, speziellen Aufgaben bes. gut anzupassen.

Kristallin: Protein in der Augenlinse; 6 Komponenten, davon α-, β- u. γ-K. rein dargestellt.

kristallin(isch): adj. Bez. für den i. S. des / Kristalls geordneten Zustand fester Materie, so daß die äuß. Form aller Partikeln ähnl. u. regelmäß. ist.

Kristallinse: anat / Augenlinse.

Kristallisations|probe: 1) forens s. u. TEICHMANN* Kristalle. – 2) onkol / Blutkristallisationsprobe. – 3) gyn / Farnkrautphänomen. – **K.wärme**: die bei der Kristallisation einer Flüssigkeit freiwerdende Wärme; sie ist gleich dem neg. Betrag der Schmelzwärme.

Kristallit: kristalliner Bereich, der in eine amorphe Matrix eingebettet bzw. von ungeordneten Bereichen unterbrochen ist (/ Mizelle); i. w. S. jeder durch ein einheitl. Gitter ausgezeichnete Teil eines Kristallaggregats.

Kristalloid: kristallisierbarer Stoff, der – im Gegensatz zum Kolloid – in gelöstem Zustand durch Membranen diffundiert. – Auch Bez. für feste oder flüss. Stoffe, die kristallähnl. Formen haben oder sich wie flüssige Kristalle kugelförmig zusammenziehen. – **K.körper,** REINKE* Kristalle: zytol längl. Eiweißeinschlüsse in der Nähe des Zellkerns reifer LEYDIG* Zellen.

Kristallo|konus: ophth / Lentikonus. – **K.mycin**: (1957) Antibiotikum aus Actinomyces violaceoniger var. crystallomycini; hemmt fakultativ grampos. Baktn. (auch penizillinresistente) in vitro u. vivo.

Kristall|star: ophth / Cataracta cristalliformis. – **K.suspension**: pharmaz in Wasser oder Öl suspendierte schwerlösl. Kristalle eines zu injizierenden Medikaments (z. B. Hormon) zur Erzielung eines Depoteffekts (abhängig v. a. von Teilchengröße). – **K.urie**: s. u. Harnkristalle.

Kristallviolett: bas. Farbstoff mit hohem Blaugrad; Anw. zur Chromosomenfärbung, photometr. Tellur-Bestg. sowie als Nährbodenzusatz: **K.-Agar** nach CHURCHMAN (85% Farbgehalt; zur Trennung von grampos. u. gramneg. Baktn.: hemmt bis $1:10^5$ grampos. völlig, bei $1:6 \cdot 10^5$ selektiv), **K.-Lsg.** n. NEISSER (zus. mit Methylenblau u. Chrysoidin für NEISSER* Polkörperchenfärbung; ferner für GRAM* Färbung), **K.-Rindergalle** n. LITTMANN (Spezialagar – mit Pepton, Dextrose u. Streptomyzin – zur Pilzzüchtung).

Kristall|wulst (Soemmering*): ophth kissenförm. glas. Ring anstelle des Linsenäquators nach extrakapsulärer Linsenextraktion (bes. bei Jugendl.). – **K.zähler**: radiol K.anordnung (meist Diamant, Ag, CdS) zum Nachweis einzelner Teilchen bzw. Quanten einer Korpuskular- oder Wellenstrahlung; Prinzip: durch Freisetzung von Elektronen reicht die momentane Leitfähigkeit aus, bei angelegter Spannung einen meßbaren Stromimpuls zu liefern. – vgl. Szintillationszähler.

Kristapunktion: / Beckenkammpunktion.

Kristeller* (SAMUEL KR., 1820–1900, Gynäkologe, Berlin) **Handgriff,** »Kristellern«: (1867) geburtsh äußerl. Umfassen des Fundus mit bd. Händen zur »Expression« der Frucht während einer Wehe; Expressionsdauer 5–8 Sek., danach Pause von 1–3 Min.; nach 8–10 Versuchen Zange indiziert. – **K.*** **Schleimpfropf**: der im Zervixkanal angesammelte leicht alkal. / Zervixschleim, der außer in der Ovulationsperiode sehr zähe ist und ein Eindringen von Keimen und Spermien erschwert; s. a. Farnkrautphänomen. – **K.* Spekulum**: Vaginalspekulum mit schmalem vorderem u. breitem hint. geradem, rinnenförm. Blatt u. hakenförm. Handgriff.

Kristolyse: Fragmentierung u. Auflösung der Cristae mitochondrales der Herzmuskelzelle (zus. mit Mitochondrienschwellung u. Matrixaufhellung) als Folge chron. Hypoxie (Koronarinsuffizienz).

...krit: *hämat* Suffix mit der Bedeutung einer Separierung von Zellen oder Partikeln durch Zentrifugieren; z. B. Hämato-, Lipokrit.

Kritchewsky*(-Séguin*) Nährboden: halbkoaguliertes Pferde- u. Rinderserum mit frischer Kaninchenniere zur Isolierung kommensaler Spirochäten.

Kritikschwäche: Mangel an Kritikfähigkeit sich selbst u. der Umwelt gegenüber; v. a. bei Schwachsinn, emotionaler Entwicklungsstörung (Infantilismus), hirnorg. Abbau (Dementierung).

kritisch: 1) eine ↑ Krise betreffend, krisenhaft (z. B. die k. Entfieberung). – 2) streng prüfend, bedenklich; z. B. **k. Gewicht** (*kard* s. u. Herzgew.), **k. Winkel** (*ophth* ↑ Grenzwinkel), ferner der **k. Blutdruck** (bei dessen Unterschreiten ZNS-Funktionsstörungen eintreten: a.-v. Druckdifferenz an der Schädelbasis von etwa 45 oder Mitteldruck in der A. brach. von etwa 50–60 mm Hg, so daß die Hirndurchblutung von normal ca. 55 auf ca. 30 ml pro 100 g/Min. absinkt [bei zerebraler Gefäßsklerose i. S. des Erfordernishochdrucks evtl. höher]), *radiol* **k. Organ** (in dem die rel. Körperdosis den höchsten Wert erreicht), *embryol* **k. Phase** (der Ontogenese, in der Induktoren, Körperteile oder Organanlagen gegen exo- u. endogene Noxen bes. empfindlich sind; ↑ Schema »Embryopathie«), *toxik* **k. Höhe** (die Aufstiegshöhe von 6000–8000 m, in der Ausfälle lebenswichtiger ZNS-Funktionen auftreten, die nur durch sofort. O₂-Gabe reversibel sind).

Krömer* (KARL KR., zeitgenöss. Chirurg, Wien) **Schnitt**: für Nachamputation des Fingers halbringförm. dors. u. distalbogenförm. vol. Inzision zur Bildung eines gestielten Weichteillappens. – **Kr.* Meniskuszeichen**: bei Umfassen des Kniegelenks (Daumen vor, Zeige- oder Mittelfinger hinter Gelenkspalt) u. anschließ. Beugung u. Streckung Schmerzen im hint. bzw. vord. Gelenkspalt (bei Streckung außerdem deutl. Vortreibung) als Hinweis auf zungenförm. Meniskusabriß (infolge Degeneration). – **Kr.* Schema**: 1) Einteilung der Meniskusschäden: a) traumat.-unfallbedingt, ein- oder mehrzeitig, b) berufsbedingt, c) auf abnormer Disposition beruhend degenerativ. – 2) optimale Höhe einer Fingernachamputation bei Handarbeitern (Phalangenköpfchen gelten als hinderlich, dist. Drittel als entbehrlich).

Krönchen: *derm* ↑ Coronella.

Krönig* (GEORG KR., 1856–1911, Internist, Berlin) **Schall-, Spitzenfeld**: die bandförm. supraklavikuläre Perkussionszone (»Isthmus«) mit Lungenschall; verbreitert bei Lungenemenphysem, verschmälert bei Spitzen-Tbk. – **Kr.* Stufe, Treppe**: treppenförm. Verbreiterung des re.-unt. Randes der absol. Herzdämpfung bei Rechtshypertrophie bzw. -dilatation.

Krönlein* (RUDOLF ULRICH KR., 1847–1910, Chirurg, Zürich) **Hernie**, BRUGGISER* Hernie: (1876) bi-, evtl. sogar multilokuläre Interparietalhernie, entweder als indir. Leistenhernie mit lat. (z. B. paringuinaler) Ausstülpung des – dadurch zwerchsackförm. – Bruchsakkes zwischen Beckenfaszie u. parietalem Peritoneum; oder als Schenkelhernie mit med. Ausstülpung, evtl. durch das Lig. lacun. (= K.*-LAUGIER* Hernie). – **Kr.* Operation**: **1)** temporäre Resektion (»Aufklappung«) der lat. Orbitawand bei intraorbitalem Fremdkörper oder Tumor; ventralkonvexer Bogenschnitt von der Linea semicircularis entlang dem Orbitarand zum Oberrand des Jochbogens. – **2)** (1887) Modifikation der BILLROTH* Magenresektion II i. S. der Gastrojejunostomia terminolat. oralis totalis. – **3)** (1884) bei Trigeminusneuralgie retrobukkale Freilegung des 2. u. 3. Astes bis zum For. rotundum u. ovale. – **Kr.* Schema**: Lokalisationsschema für die klass. temp. u. pariet. Trepanationspunkte bei Blutung aus der A. meningea media bzw. für Zentralregion u. SYLVIUS* Furche (s. a. Rolando* Fissur) bei stereotakt. Eingriff (↑ Abb.). – vgl. MATTI* Methode. – **Kr.* Schuß**: (1899) Nahschußverletzung mit weitgehender Zertrümmerung der Schädelkapsel u. Exenteration des – häufig fast ungeschädigten – Gehirns.

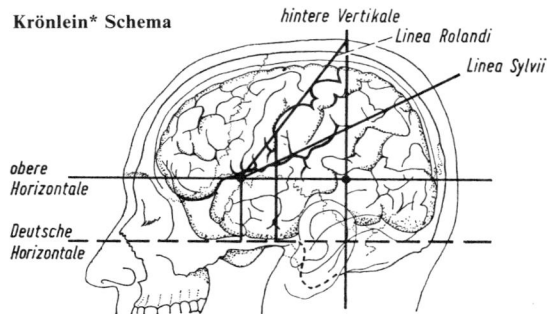

Krönlein* Schema

Kröten|einheit: ↑ Bufo-Einheit. – **K.gifte**: ↑ Bufotoxine. – **K.haut**: *derm* ↑ Phrynoderm. – **K.kopf**: *path* ↑ Anenzephalie, Akranie. – **K.test**: *gyn* ↑ GALLI=MAININI* Test; vgl. HOGBEN* Test.

Krogh* (SCHACK AUGUST STEENBERGER KR., 1874–1919, Tierphysiologe, Kopenhagen; 1920 Nobelpreis für Medizin) **Apparat, Spirometer**: ↑ Respirationskalorimeter. – **K.* Mikrotonometer**: (1926) Gerät zur Äquilibrierung von Gasblasen (1–7 mm³) mit Blutproben; nach Analyse durch Zusatz von Lauge u. Pyrogallol (CO_2- bzw. O_2-Absorption) Bestg. des %-Anteils anhand der Vol.abnahme u. Errechnen des Partialdruckes (in Torr) nach Formel:

$$\frac{C}{100} \cdot (B - pH_2O)$$

(C = Konz., B = Barometerdruck, pH_2O = Wasserdampfspannung [bei 37° = 47 Torr]).

Krogius* Plastik (FRANS ALI BRUNO KR., 1864–1939, Chirurg, Helsinki): **1)** pass. Fesselung der Patella bei habitueller Luxation durch zentral gestielten, von der Tibial- zur Fibularseite in einen Gelenkkapselschlitz verlagerten Kapselstreifen. – **2)** Verpflanzung des Ureters an den tiefsten Punkt des ektat. Nierenbekkens bei Ausgangsstenose.

Krokodil|chagrin: (A. VOGT 1930) *ophth* seltene Atrophie der BOWMAN* Membran mit fast zentraler Trübungszone (ca. ⅓ des Hornhaut-Ø) aus grauen,

Krokodil|haut

durch dunklere Streifen getrennten Chagrinfeldern. Meist im Senium, aber auch nach Trauma u. als **jugendl. K.ch.** (hereditär?). – **K.haut,** Sauroderm: polygonale, groß- u. dicklamellöse, schwarz-braune Hornauflagerungen bei Ichthyosis (»I. cornea«).

Krokodilstränenphänomen, BOGORAD* Syndrom: »gustator. Weinen« nach Defektheilung der peripheren Fazialislähmung (oberhalb Gangl. geniculi), d. h. übermäß. – v. a. homolat. – Tränensekretion bei Geschmacksreizung der zuvor von Ageusie betroffenen Zungenhälfte (neuronale Fehlschaltungen? Ephapsen?).

Kromayer* Lampe (ERNST LUDWIG FRANZ KR., 1862–1933, Dermatologe, Halle, Berlin): wassergekühlte Hg-Hochdrucklampe (sog. Quarzlampe) für UV-Kontaktbestrahlung der Haut (z. B. bei Psoriasis vulg.) u. des behaarten Kopfes (bei Alopezie). – **Kr.* Stanze:** scharfer Metallzylinder (verschiedene Größen) für Probeexzision der Haut.

Krompecher* Krebs (EDMUND KR., 1870–1926, Pathologe, Budapest): **1)** (1903) / Basaliom. – **2)** Carcinoma disseminatum: Skirrhus (v. a. in Mamma, Magen) mit Streunestern in derbfaserigem kollagenem Bindegewebe.

Krone: *dent* **1)** die natürl. Zahnkrone (/ Corona dentis). – **2)** »**künstl. K.**«, d. h. Kronenersatz aus Metall, Kunststoff oder Porzellan; unterschieden als Hülsen-, Stift- u. Teilkronen, erstere wiederum als Voll-, Verblend-, Fingerhut-, Doppel- (z. B. Teleskop-, Konus-) sowie als – nichtmetall. – Mantel- oder Jacketkronen.

Kronecker* (KARL HUGO KR., 1839–1914, schweiz. Pathologe, Leipzig, Bern) **Zentrum:** das »Hemmungszentrum« für die Herztätigkeit, wahrsch. ident. mit dem dors. Vaguskern. – **Kr.*-Lichtenstein* Serum:** Natriumchlorid u. -karbonat enthaltende Flüssigkeit für Zellsuspension.

Kronen|fortsatz: / Processus coronoideus (ulnae bzw. mandibulae). – **K.katheter:** *urol* Dauerkatheter mit kronenförm., subterminaler Ausweitung (als Widerlager), z. B. nach CASPER, PEZZER. – **K.naht:** *anat* / Sutura coronalis. – **K.sequester:** *path* kronenförm. Knochensequester an Röhrenknochen; insbes. bei Infektion im Amputationsgebiet (aber auch nach Fraktur), wobei v. a. Periostentblößung u. ausgedehnte Exkochleation (Schädigung des Markraumes) von pathogenet. Bedeutung sind. – **K.zyste:** *dent* follikuläre / Zyste.

Kronfeld* Test: *ophth* fortlaufende Augendruckmessung im Anschluß an Vorderkammerpunktion (Druckentlastung) als Glaukomtest; erneuter Anstieg auf > 40 mm Hg suspekt.

Kronglas: opt. Glas mit schwacher Brechung (n = 1,523) u. geringer Dispersion (v = 52,2).

Kropf: / Struma. – **K.asthma:** Dyspnoe u. inspirator. Stridor durch mechan. Einengung der Trachea bei – evtl. intrathorakaler – Struma; Gefahr der Tracheomalazie. – **K.brummen:** bei Hyperthyreose über der vergrößerten u. stark vaskularisierten Schilddrüse nachweisbares niederfrequentes Geräusch.

Kropff* Rohr: (1955) endoskopisch einzuführende Ösophagusprothese (Polyäthylentubus).

Kropf|gebiet: Lebensraum mit gehäuftem Vork. von »endem.« / Strumen; in Europa v. a. Schwarzwald-, Alpen- u. Pyrenäengebiete. Zusammenhänge sind insofern wahrsch., als der Jodgehalt von Boden, Trinkwasser u. Nutzpflanzen gering, der Jodstoffwechsel bei den Menschen erniedrigt ist. – **K.geräusch:** / K.-brummen.

Kropfherz: 1) thyreotox. K.: das – im Rö.bild meist unauffällige – BASEDOW-Herz mit Sinustachykardie, fehlender inspirator. Spaltung des 2. Tones, hohem T u. rel. hohem P in Abltg. II. – **2) mechan., dyspnoisches** oder **pneum. K.:** das bei – v. a. retrosternalem – Knotenkropf infolge chron. Trachea- u. Bronchusstenose (mit konsekutiven Atelektasen, Emphysem, Widerstandserhöhung im kleinen Kreislauf etc.) re.hypertrophierte Herz, evtl. als Cor pulmonale. – **3)** / Jodmangelkardiopathie.

Kropf|kretinismus: angeb. Schilddrüsenunterfunktion mit K.bildung (meist knotige, seltener diffuse parenchymatöse Struma) durch überhöhte TSH-Stimulierung (im Ggs. zum / Kretinismus mit Aplasie oder Hypoplasie der Schilddrüse). Häufig noch geringe Hormonbildung, daher rel. leichtes Krankheitsbild. – **K.noxe:** die Schilddrüse schädigendes Agens, das zur K.bildung führt, indem es die Jodbindung bzw. Hormonbiosynthese hemmt oder die Hormonausscheidung über den Darm verstärkt; z. B. Kohlsorten, Sojabohnen, weiße Rüben, p-Aminosalizylsäure, Phenylbutazon, Kobalt, Resorzin. – **K.tod:** plötzl. Erstickungstod eines Kropfträgers, z. B. durch Einknicken (Malazie) oder Kompression (Tauchkropf, mass. Zystenblutung) der Luftröhre, Stimmritzenkrampf (Druck auf Kehlkopfnerven); i. w. S. auch der Tod infolge Thyreotoxikose.

Krotonbetain, Apocarnitin: aus Muskelfleisch isoliertes Betain, das in Konz. von 0,2–0,5% die Wirkung von Azetylcholin steigert, ab 1–2% die Herztätigkeit stört.

Krotonöl, Oleum crotonis: fettes Öl aus den Samen von Croton tiglium [Euphorbiaceae]; Anw. als starkes Laxans, Hautreizmittel (tox. Kontaktekzem, u. U. in allg. pustulösen Ausschlag übergehend). – Bei peroraler Intoxikation (»**Krotonismus**«, max. ED 1 Tr. = 0,05 g) Brennen im Mund, Rachen u. Magen, Übelkeit, Durchfall, Kollaps; Ther.: Magenspülung (mit Kohle), Eiereiweiß, Schleimstoffe, Na_2SO_4, Analeptika, Rehydratation.

Kroup: *laryng* / Krupp.

Krozidismus: *psych* / Flockenlesen.

KRP: / KOLMER* Test mit / REITER* Proteinantigen.

KRST-Syndrom: Kalzinosis-RAYNAUD*-Sklerodaktylie-Teleangiektasie-Syndrom, eine quoad vitam benigne Variante der progress. Sklerodermie.

Krückenlähmung: partielle Armplexuslähmung (v. a. Nn. rad. u. axill.) infolge chron. Druckes einer Achselkrücke (v. a. auf den Fascic. post.). In der Regel ohne Folgen abheilend.

Krückstockosteotomie: (SCHEDE) quere Osteotomie des Femur knapp unterhalb des Trochanter major mit Medialverschiebung des Schaftes u. Varisierung des Schenkelhalses; bei Hüftlähmung (zur Straffung der Glutealmuskeln u. des Tensor fasciae latae).

Krümelnagel: *derm* Finger- oder Zehennagel, der infolge tiefgreifender Psoriasis krümelig zerfällt.

Krümmerströmung: *angiol* die bes. Strömungsverhältnisse im aufsteigenden u. Bogenteil der Aorta: Konz. der schnellsten – axialen – Stromfäden an der

Außen-, der langsamen an der Innenkurve (mit anschließ. segmentförm. Totwasserzone), begleitet von hohen bzw. geringen Schubspannungen (durch Geschwindigkeitsabfall); resultierendes Druckgefälle (von innen nach außen) setzt eine doppelschraubenförm. Sekundärströmung in Gang, die, zwischen schneller Hauptströmung u. Totwasserzone gelegen, erstere wie ein Kugellager fördert. In Totwasserzonen erhöhte Neigung zu Intimaproliferation, Sedimentation, Thrombenbildung.

Krümmungsametropie: auf zu starker oder zu schwacher Krümmung der brechenden Medien des Auges beruhende Myo- bzw. Hyperopie (vgl. Achsenametropie).

Krüppel: lt. Gesetz der durch ein angeb. oder erworb. Knochen-, Gelenk-, Muskel- oder Nervenleiden oder durch das – auch teilweise – Fehlen eines wicht. Gliedes im Gebrauch des Rumpfes oder der Gliedmaßen dauerhaft derart Behinderte, daß seine Erwerbstätigkeit wesentlich beeinträchtigt ist.

Krugatmen, Krukenatmen: ↑ Amphorophonie.

Krukenberg* (HERMANN KR., 1863–1935, Chirurg, Elberfeld) **Arm**: *chir* aus rad. u. uln. Strahl gebildeter zangenart., aktiv bewegl. u. gefühlsintakter Greifarm (dessen rad. Branche ab- u. adduziert u. gegen die Ulna gebeugt u. gestreckt u. dessen ulnare gegenüber der – fixierten – radialen bewegt werden kann). Bei Stumpflänge von mind. 16 cm Spaltung entlang des N. medianus (Mm. biceps, brachioradialis, extensor carpi rad. longus u. brevis u. humeraler Kopf des Pronator teres als Zangenöffner, Bizeps, Supinator u. uln. Pronatorkopf als Zangenschließer); Hautdeckung des rad. Strahls durch Unterarm-, des uln. durch Bauchhaut. – Modifikationen nach K. H. BAUER (Opferung nicht unbedingt nötiger Muskeln) u. L. KREUZ (Erhaltung sämtl. Muskeln). – **Kr.* Kontraktur**: rheumat. Streckssteife der End- u. Mittelgelenke der Finger, kombin. mit Beugesteife u. Ulnarabduktion im Grundgelenk. – **Kr.* Plastik**: 1) ↑ KR.* Arm. – 2) Ersatz des gelähmten Gluteus max. durch den mobilisierten Obliquus abdominis ext., der nach hinten umgerollt u. durch einen s.c. Tunnel gezogen wird. – 3) Ersatz des M. opponens pollicis durch Spaltung der Superfizialissehne des Mittelfingers u. – nach Durchzug unter dem Retinaculum flexorum – Insertion an der Radialseite des Metakarpale I. – **Kr.* Prothese**: Unterarmprothese für KR.* Arm; kurze Oberarm- u. schienengelenkverbundene Unterarmhülse, mit 2 sog. **Kr.* Tassen** deren eine beweglich u. mit einer HÖFNER* Hand (Zughand) verbunden ist. – **Kr.*-Thomsen* Handschuhbandage**: Modifikation des – 5fingr. – KR.* Handschuhquengels durch Verlängerung der Züge bis zu einer Manschette oberhalb des Ellbogens (vermehrte Fingerbeugung bei Unterarmstreckung).

Krukenberg* (FRIEDRICH ERNST KR., 1871–1946, Pathologe, Marburg) **Pigmentspindel**, AXENFELD*-KR.* Spindel: (1899) vertikale Melaninablagerung im Pupillenbereich der Hornhauthinterfläche; einseitig bei chron. Uveitis, bds. als kongenit. Anomalie, seltener präsenil. – **Kr.* Tumor**, Fibrosarcoma ovarii mucocellulare carcinomatodes: (1895) metastat. Verkrebsung beider Ovarien bei Magen-(Darm-)Ca.; Eierstöcke vergrößert, meist normal geformt; histol.: Siegelringzellen (Schleimbildung).

Krukenberg* Vene (ADOLF KR., 1816–1877, Anatom, Braunschweig): ↑ Vena centralis hepatis.

Krumm|darm: *anat* ↑ Ileum. – **K.finger**: ↑ Kampto-, Klinodaktylie, s. a. Fingerkontraktur. – **K.säbel-Syndrom**: ↑ Scimitar-Syndrom.

Krumwiede* Agar (CHARLES KR., 1879–1930, Bakteriologe, New York): »Dreizucker-Eisen-Agar« zur Differenzierung gramneg. Darmbaktn.; Gemisch aus Fleischextrakt, NaCl, Pepton e carne, Agar u. Aqua dest., dem Laktose, Saccharose u. Dextrose, wäßr. $FeSO_4$-, Na_2SO_3- u. $Na_2S_2O_3$-Lsg. sowie 1%ig. Phenolrot zugegeben werden (pH 7,2–7,3).

Kruor(gerinnsel): ↑ Cruor sanguinis (2), s. a. Speckhautgerinnsel.

Krupp* Sediment: (1943) ↑ Telescoped sediment.

Krup(p), Cr(o)up: (FRANCIS HOME 1765; schottisch kropan = schreien) entzündl. Kehlkopfstenose mit – vorw. inspirator. – Stridor u. bellendem »K.husten«; als »echter« oder **diphther. K.** sich allmähl. entwickelnd, mit Aphonie; als »falscher« oder **spast. K.** bei Grippe, Masern etc. (↑ Pseudokrupp; s. a. Laryngotracheobronchitis maligna), ferner der **psychogene K.**, z. B. nach dem Decanulement.

Krupp|angina: ↑ Angina crouposa. – **K.membran**: die Pseudomembran bei Kehlkopfdiphterie. I. w. S. auch die oberflächl. Auflagerung aus unspez. Entzündung, die sich – im Unterschied zur diphther. – ohne Substanzverlust abziehen läßt (↑ Pseudokrupp).

kruppös, crouposus: durch Krupp bedingt (z. B. **k. Husten** = ↑ Krupphusten), pseudomembranös (i. S. der ↑ Kruppmembran), entzündl.-fibrinös (z. B. k. ↑ Pneumonie, Bronchitis plastica).

Kruppvirus: Croup-associated Virus (↑ Parainfluenza-Virus Typ 2).

krural: einen Schenkel, i. e. S. den Oberschenkel betreffend.

Krural(is)|neuralgie: neuralg. Schmerzen im Bereich des N. femoralis (s. cruralis), insbes. seines R. cutaneus ant. (Oberschenkelvorderseite). Ätiogenese: mechan. Irritation von Nerv, Wurzel oder Plexus lumbosacr. (WS-Alteration, Trauma, Tumor, Aneurysma etc.), entzündl. oder tox. Schädigung. – **K.phänomen**: streckseit. Oberschenkelschmerzen durch Beugung im Knie- u. Dorsalflexion im Hüftgelenk (in Bauchlage) als Hinweis auf Erkr. des N. cruralis s. femoralis (n. SCHOBER: des Iliosakralgelenks, n. GROSS: der örtl. Muskulatur).

Krurotomie: 1) *otol* »monokrurale Mobilisation« als gehörverbessernde Op. bei Otosklerose; Resektion des – meist vord. – Stapesschenkels u. Frakturierung der Fußplatte hinter dem Herd (Schallübertragung über freien Stapesteil). – 2) *chir* ↑ Pedunkulotomie.

Kruse*-Shiga* Bakterium (WALTHER KR., 1864 bis 1943, Bakteriologe, Bonn, Königsberg): ↑ Shigella dysenteriae; Erreger der ↑ Bakterienruhr (»Kr.*-Sh.* Ruhr«). – **Kr.*-Sonne* Bakterium**: ↑ Shigella sonnei; Erreger der E-Ruhr (»Kr.*-So.* Ruhr«).

Kruste, Borke, Crusta: *derm* Auflagerung eingetrockneten Sekrets mit Einschluß korpuskulärer Elemente bei Impetigo contagiosa, Ekzem, Epidermophytie, u. zwar serös, eitrig oder blutig (aber auch als ↑ Schuppenkruste); s. a. Abb. »Effloreszenzen«.

Krustenkrätze

Krustenkrätze: / BOECK* Skabies.
KRV: / Kilham-Rattenvirus.
Kryästhesie: Kälteempfindung (s. u. Temperaturempfindung); s. a. Hyperkryästhesie, Kälteanästhesie. –
Kryalgesie: Kälteschmerz (s. u. Kältehyperpathie).
Kryo...: Wortteil »Kälte«, »Frost«, »Eis«; s. a. Frigo..., Psychro..., Kälte....
Kryoagglutinine: / Kältehämagglutinine.
Kryo|chirurgie: op. Gewebszerstörung durch induzierte Kältenekrose (hämorrh. Koagulationsnekrose nach Eiskristallbildung, Eiweißdenaturierung, Zerreißung der Zellmembranen, Kälteangiitis etc.) mittels vakuumisolierter Kanüle oder Kältesonde oder mittels K.skalpells, indem flüss. N ($-196°$) oder CO_2 ($-160°$) verdampft wird. Vorteile: geringe bis fehlende Blutung, Schmerzarmut, geringe Demarkierungstendenz. Anw. v. a. in Urologie (Prostata-Ca., -adenom, Strikturen), Dermato- u. Ophthalmologie (s. u. K.therapie), ferner als K.tonsillektomie u. als K.thalamotomie (COOPER 1961, z. B. bei Paralysis agitans).
Kryode: der kühlende Ansatz eines Kryochirurgie-Gerätes; s. a. Kryokauter.
Kryo|desikkation: / Gefriertrocknung im Vakuum. – **K.extraktion:** *ophth* bei Katarakt intra- oder extrakapsuläre Extraktion der an der Spitze einer CO_2-Kryode ($-7°$) angefrorenen Linse.
Kryofibrinogen: in vitro kältelabile, fibrinogenart. Plasmakomponente mit nach Wo. einsetzender Präzipitation. Vork. (als Endotoxin-, Virus-, Pharmakon-, Hormoneffekt) bei der **kryofibrinogenäm. Kryopathie** mit Gefäßverschlüssen durch Eiweißthromben (u. K.bildung nur als Nebenprodukt?) u. oberflächl. Vaskulitiden (v. a. Unterschenkel), im allg. leichter verlaufend als bei Kryoglobulinämie.
Kryogelglobulinämie, -proteinämie: / Paraproteinämie, bei der es im Zitratplasma bei Eisschranktemp. zu gerinnungsähnl. Gelbildung kommt; vgl. Kryoglobulinämie.
Kryoglobulin: (BUNSENDERNER, WATSON) / Kälteglobulin. – **K.ämie:** (LERNER u. WATSON 1947) Kälteüberempfindlichkeit, Neigung zu reversiblen (Akrozyanose) oder irreversiblen akralen Durchblutungsstörungen (RAYNAUD* Syndrom mit Gangrän der Akren, Infarkten an inn. Organen, Thrombose der Netzhautgefäße), örtl. oder allg. Überempfindlichkeitsreaktionen sowie Purpura-ähnlichen Haut- u. Schleimhautblutungen, beruhend auf Kälteglobulinen mit konsekut. Hyperviskosität des Blutes, Ery-Verklumpung, Irritation von Thrombozyten, Gefäßwänden u. Gerinnungsfaktoren. Außer **prim.** (= **idiopath., essentieller**) Form auch **sek.** (= **symptomat.**) bei multiplem Myelom, paroxysmaler nächtl. Hämoglobinurie, Makroglobulinämie WALDENSTRÖM, Plasmozytom, bakterieller Endokarditis, Lues. – vgl. Kryogelglobulinämie.
Kryo|kauter: spez. Kryode (durch Versprühen von CO_2 u. Azeton gekühlte Kupferhülse) für die Kryokoagulation der Haut, Netzhaut etc. – **K.koagulation:** 1) s. u. K.chirurgie. – 2) bei Eisschranktemp. nach 24. Std. eintretende echte Fibrinbildung (Gerinnung) durch End-zu-End-Polymerisation bestimmter Fibrinmonomeren; z. B. tierexperimentell nach Inj. von Schlangengift-Thrombin.

Kryo|pathie: *derm* örtl. oder allg. Krankheitszustand nach echter Kälteschädigung (Erfrierung, Immersions-Kälte-Nässe-Schaden) oder infolge – konstitutioneller – Kälteintoleranz; als **k.proteinäm.** Form z. B. die / k.globulinäm. u. / k.fibrinogenäm. K.p., Kältehämagglutinationskrkht., paroxysmale Kältehämoglobinurie (mit Kältehämolysin); als **nicht-k.proteinämische** z. B. Panniculitis e frigore HAXTHAUSEN (mit Pernio-ähnl. Bild), Kälteurtikaria (fam. u. sporad.), -purpura, -ekzem, -erythem, Perniones, Erythrocyanosis crurum puellarum.
Kryo|pexie: *ophth* / K.retinopexie. – **K.präzipitat:** (POOL u. SHANNON) Niederschlag von Fibrinogen u. Faktor VIII im tiefgefrorenen, langsam wiederauftauenden Zitratplasma; zur therap. Anw. (Substitution) bei Hämophilie u. Angiohämophilie A. – **K.protein...:** s. u. K.fibrinogen... u. K.globulin.... – **K.(retino)pexie:** *ophth* Ther. der Netzhautablösung durch umschrieb. Applikation von Kohlensäureschnee auf die Sklera (Bildung chorioretinaler Narben).
Kryo|skalpell: s. u. K.chirurgie. – **K.skopie:** Bestg. des Gefrierpunktes einer Lsg. (mittels **K.skops**), um so – gem. RAOULT* Gesetz – das MG des gelösten Stoffes zu ermitteln. – **K.sonde:** / Kältesonde. – **K.stat:** Gerät (Tiefkühlkammer mit Mikrotom) zur Anfertigung unfixierter Gefrierschnitte (z. B. für Enzymhistochemie). – **K.thal(am)ektomie:** (I. S. COOPER 1961) s. u. K.chirurgie.
Kryo|therapie: / K.chirurgie, vgl. aber Kältebehandlung. – *derm* Gefrierbehandlung (oberflächl. Nekrotisierung) von Warzen, Angiomen, Teleangiektasien oder Nävi mit Kohlensäure(azeton)schnee, flüss. Luft oder flüss. Stickstoff. – *ophth* umschrieb. Kälteanw. am Auge, v. a. als / K.extraktion u. / Kryoretinopexie, ferner bei Glaukom, kleinen Netzhauttumoren u. retinalen Gefäßanomalien.
Kryptagglutinoide: v. a. in Immunsera vork. imkomplette Hämagglutinine, z. B. gegen A- u. B-Gruppeneigenschaft, Rh-, Le^a-, Le^b-, P-, S- u. Kell-Cellano-Faktor; ferner die inkompletten Kälte- u. Autoagglutinine bei erworb. hämolyt. Anämien.
Krypte: *histol* seichte, meist von Schleimhaut ausgekleidete Epithelgrube, z. B. LIEBERKÜHN*, Anal-K. (/ Sinus analis), Crypta tonsillaris.
Krypten|linie: *anat* / HILTON* Linie. – **K.tonsillitis:** nach J. ZANGE einfachste Form der chron. Tonsillitis: Tonsille weich, luxierbar; entzündl. Veränderungen nur in den Krypten (Parakeratosen, Leukozytenauswanderung, Schuppenpfröpfe, Pilzdrüsen). – Zu unterscheiden von der **K.-Parenchym-Tonsillitis** (Tonsille noch luxierbar, aber verhärtet; erhebl. Parenchymbeteiligung) u. der **K.-Parenchym-Paratonsillitis** (Tonsillen hart, nicht mehr luxierbar; zusätzl. kleine Eiterherde bzw. Abszesse). Gelten alle als potentieller Fokus.
Kryptitis (rektale): Entzündung der Analkrypten (/ Sinus anales) als lokalisierte Proktitis, meist bei Erkrn. mit Sphinkterspasmus; dumpfer Dauerschmerz, Neigung zur Abszedierung u. Fistelbildung, oft mit Papillitis kombiniert, evtl. Analpolypen u. -fissuren, Hämorrhoiden.
Krypto|didymus: *path* / Fetus in fetu. – **K.gen:** (LANDAUER) Gen, das normalerweise nicht zum abweichenden Phänotyp führt, aber die Anfälligkeit ge-

genüber exogenen Noxen (z. B. während Gravidität) erhöht u. so zu vermehrten Mißbildungen führt.

kryptogen(etisch): ohne nachweisbare Urs., ohne bekannte Pathogenese; teilsynonym mit essentiell, genuin, idiopathisch.

Krypto|kokken: ∤ Cryptococcaceae, Cryptococcus. – **K.kokkose**, Torulose, Europäische Blastomykose, BUSSE*-BUSCHKE* Krankh.: Mykose (∤ dort. Tab.) durch den Hefepilz Cryptococcus neoformans, meist als Sekundärerkr. infolge Resistenzminderung (bei Neugeb. Infektion über mütterl. Genitaltrakt), mit vorwiegendem Befall von ZNS (metastat. Meningoenzephalitis, granulomatös oder gelatinös), Lungen (∤ Pneumomykose) u. Leber (Granulome, evtl. Leberzellnekrosen), seltener Haut (∤ Hautblastomykose), Nieren u. Knochen; s. a. Torulom. Prognose weitgehend infaust.

Krypto|lith: Konkrementbildung in einer Krypte. – **K.menorrhö**: infolge Gynatresie nicht nach außen gelangende Menstruationsblutung. – **K.merie**: *genet* Vorhandensein eines Allels (»kryptomeres Gen«), das sich wegen Fehlens eines anderen, komplementär wirkenden phänotypisch nicht auswirken kann. – **K.mnesie**: neg. Erinnerungstäuschung, indem Tatsachen, ihres Erinnerungsgehaltes beraubt, bei erneutem Eintreten ins Bewußtsein als eigenes Denkergebnis erlebt werden.

Krypton, Kr: reaktionsträges Edelgas mit OZ 36 u. Atomgew. 83,80. Anw. u. a. als neg. Rö-KM u. in der Narkosetechnik, ^{85}Kr (β-Strahler, HWZ 10,6 a) zur Untersuchung des Gasaustauschs u. Bestg. des AMV.

Krypt|ophthalmus: Mikrophthalmus mit rudimentärem Bulbus bzw. fehlender Lidspalte. – **K.orchismus, -orchidie**: ursprüngl. jede Form der abdomin. ∤ Hodenretention (»Bauchhoden«); i. e. S. nur die mit prim. Atrophie (einseitig auch Aplasie) als Folge einer Störung der Geschlechtsdifferenzierung (Intersex mit Impotentia generandi). Ther.: zeit. Versuch mit Choriongonadotropin, sonst präpubertal (möglichst 1.–3. Lj.) Orchidolyse u. Verlagerung ins Skrotum.

Krypto|skop: *röntg* am Kopf des Untersuchers zu befestigender lichtdichter Kasten mit Leuchtschirm für die Rö-Kontrolle bei Op., Frakturreposition etc.; wegen zu großer Strahlenbelastung nicht mehr zugelassen. – **K.spermie**: im Ejakulat Spermienzahl < 1 Mill/ml, so daß nur noch im Zentrifugat Spermien gefunden werden. – **K.xanthin**: gelbl. Karotinoid mit Provit.-A-Eigenschaften; macht 20% der Serumkarotinoide aus.

Kryspin*- Exner* Färbung: *histol* Ganglienzell-Darstg. mit einem Gemisch aus Eisen- u. Chromalaun, Antrazenblau u. Aqua dest., das nach Aufkochen u Erkalten mit HCl versetzt, filtriert u. vor Gebrauch ää mit Wasser verdünnt wird.

Krystall...: ∤ Kristall....

KS: ∤ 17-**K**etosteroide.

KSD: **K**ammer**s**eptum**d**efekt (s. u. Ventrikel...).

KST: ∤ **K**athodenschließungstetanus.

K-Strahlung: *physik* inverse ∤ Betastrahlung.

K-Substanz: *bakt* ein Polysaccharid-halt. Gonokokkenantigen.

KSZ: ∤ **K**athodenschließungszuckung.

Ktanine: s. u. Bakterienktanine.

Kuba-Pocken: ∤ Alastrim.

Kubebismus: Vergiftung durch das äther. Öl der Früchte von Piper cubeba; Sympte.: Übelkeit, Pyrosis, Erbrechen, Koliken, Fieber, Urtikaria, Hypotonie, Miosis, Gliederschmerzen, Pollakisurie, evtl. Delir u. Koma.

Kubisagari: die in Japan beobachtete Form (»Mann mit fallendem Nacken«) des ∤ GERLIER* Syndroms.

kubital, cubitalis: Ellenbogen bzw. -beuge (Cubitus) betreffend; z. B. **K.drüsen** (Nodi lymphatici cubitales), **K.tunnel** (der lat. vom Sulcus n. uln., unten vom Lig. collat. uln. u. oben von der Aponeurose des Flexor carpi uln. begrenzte Raum, dessen Einengung zu einem Reizzustand des Nervs [»**K.tunnel-Syndrom**«] führt: örtl. Druckempfindlichkeit, Verminderung der groben Handkraft, Atrophie der Interossei, ulnarseit. Par- u. Dysästhesien der Hand).

Kubo* Mukozele (INO K., geb. 1874, japan. HNO-Arzt, Okada, Freiburg): (1958) Zylinderepithel-ausgekleidete Wangenzyste als Komplikation nach Kieferhöhlen-Op.

Kuboid: ∤ Os cuboideum. – **kuboidodigitaler Reflex**: ∤ BECHTEREW*-MENDEL* Reflex.

Kuchenniere, Schildniere, Ren scutulatus: ∤ Verschmelzungsniere in Form einer rundl., etwa median gelegenen, evtl. kaudaldystopen Scheibe (Nierenbecken ventral).

Küchmeister* - Schärfe* Kapillarrestometer (HEINRICH K., Internist, Hamburg): Saugglocke (dosierter Unterdruck) zur Bestg. der Kapillarresistenz anhand der in best. Zeit auftretenden Petechienzahl bzw. anhand der Zeit bis zum Auftreten der ersten 2–3 Petechien.

Kühl|apparat: 1) *anästh* Kühl-Wärmeaggregat (s. a. Wärmeaustauscher) mit Pumpsystem zur Senkung der Körpertemp. – im Anschluß an pharmakol. Hibernation u. Spontanabkühlung (ca. 35°) – auf Werte von ca. 33–32° (= Vollhibernation), indem entspr. kalte Flüssigkeit durch einen **K.anzug** (K.weste, K.matte) geleitet wird. Anw. v. a. in der offenen Herzchirurgie (s. a. hypotherme ∤ Koronarperfusion) u. bei Eingriffen, die eine größere Toleranz für Kreislaufunterbrechung bzw. Hypoxie benötigen. – 2) **K.gerät**: *physiother* von Kaltwasser durchflossene Vorrichtung zur umschrieb. Abkühlung, z. B. **K.kappe** (bei Hirnblutung, Kongestionen, Neuralgien etc.), **K.sonde** (z. B. für Harnröhre n. WINTERNITZ, SCHÜTZE), Mastdarmkühler (ARZBERGER u. a.).

Kühlebakterien: mesotherme ∤ Bakterien.

Kühl|hormon: ∤ Thermothyrin A. – **K.mittel**, Refrigerantium: *pharm* Externum, das durch Zusammensetzung u. Konsistenz eine örtl. hautkühlende Wirkung erzielt; z. B. **K.salbe** (meist Öl-in-Wasser-Emulsion) durch Entzug von Verdunstungswärme. – **K.sonde**: s. u. K.apparat (2); s. a. Gastric cooling, Gastric freezing.

Kühl(ungs)zentrum: *physiol* s. u. Wärmeregulation.

Kühne* (WILHELM FRIEDRICH K., 1837–1900, Physiologe, Heidelberg) **Endplatte**: die Endverzweigungen des sensiblen Axons beim Eintritt in die (»K.*«)Muskelspindel. – **K.* Phantom**: wassergefülltes Augenmodell mit Irisblende u. Linse zu Übungszwecken.

Küken|-Antidermatitisfaktor: ∤ Pantothensäure. – **K.-Einheit**, Chick unit: biol. Einh. für Pantothen-

Kümmel*-Beck* Methode

säure (Wachstum nach Mangeldiät); 1 K.-E. = 14 µg des Vitamins.

Kümmel*-Beck* Methode (WERNER K., 1866–1930, Otolaryngologe, Breslau, Wien, Heidelberg): (1921) Probepunktion der Stirnhöhle oberhalb des Orbitarandes etwa 0,5 cm paramedian.

Kümmell* (HERMANN K., 1852–1937, Chirurg, Hamburg) **Operation**: 1) (zus. mit PEMBERTON u. BORCHERS) abdomin. Kolopexie – nach Längsraffung von Sigma u. Mastdarm – an li. Beckenwand u. Promontorium u. zusätzlich am Uterus. – 2) (1920) abdomino-linksthorakale Resektion des Magens bei Neoplasma des kardioösophagealen Übergangs. – **K.* Punkt**: (1910) Appendizitisdruckpunkt ca. 2 cm unterhalb eines ca. 2 cm seitlich des Nabels auf der Verbindungslinie zur re. Spina iliaca ant. sup. gelegenen Punktes. – **K.*-Verneuil* Syndrom, Buckel, Kyphose**, Spondylopathia traumatica: (1895) meist erst Wo. bis Jahre nach – geringem – WS-Trauma auftretender Gibbus (v. a. unt. BWS, obere LWS) fraglicher Genese (zweizeit. oder Dauerfraktur? sept. Epiphysennekrose?); zunehmende heft. Spontan- u. Druckschmerz, plötzl. »Wirbelkollaps« (zunächst Deckplatteneinbruch, schließlich Keil- oder Biskuitform, Sklerosierung, Bandscheibenverbreiterung).

Kümmerwuchs, Hyposomie: *anthrop* die Minusvarianten des Längenwachstums mit Körperhöhe von 136–150 bzw. (♀) 124–136 cm; vgl. Minder-, Klein-, Zwerg-, kümmernder ↑ Hochwuchs.

Künlen* Tubus (HERMANN K., zeitgen. Radiologe, München): *radiol* Siebtubus mit abgeschrägter Bodenplatte (für Einstrahlung schräg zur Körperoberfläche).

Künstlertyp: Begr. der PAWLOW* Lehre für menschl. Verhaltensformen mit Überwiegen der subkortikalen Funktionen (1. Signalsystem); Ggs.: »Denkertyp«.

künstlich: ↑ artifiziell (... artificialis, ... factitius), s. a. Kunst...; z. B. **k. After** (↑ Anus praeternaturalis), **k. Heilwässer** (durch Zusatz von Salzgemischen, CO$_2$ oder Radon), **k.** ↑ **Klimakterium** (durch op. oder Strahlenkastration), **k. Niere** (Gerät für die extrakorporale ↑ Hämodialyse; z. B. nach KOLFF, ALWALL, MOELLER), **k. Speiseröhre** (endoösophagealer Tubus zur Sicherung des Schluckaktes bei inoperabler Ca.-Stenose), **k. Winterschlaf** (↑ Hibernation).

Küntscher* (GERHARD K., 1900–1972, Chirurg, Kiel) ↑ **Marknagelung**: (1939) inn. Schienung langer Röhrenknochen i. S. der stabilen Osteosynthese (bei Quer- u. Schrägfraktur) durch formschlüss. Eintreiben eines **K.* Nagels** (Stahlnagel ohne Kopf, mit V- oder Kleeblattprofil) in die Markhöhle; **geschlossene M.**, indem die jeweils typ. – frakturferne – Einschlagstelle durch Inzision freigelegt, die Markhöhle eröffnet u. der Nagel über einen ins dist. Fragment eingeführten Führungsspieß eingeschlagen wird; als **offene M.** (bei schwer reponibler Fraktur) mit Darstg. des Frakturspalts, retrograder Einführung des Spießes ins prox. Fragment u. Nageleintreibung zunächst unter dir. Sicht-, später unter Rö-Kontrolle, stets mit Epiphysenschonung. – Nägel gerade (für Oberschenkel, Fibula, Unterarm; als Trochanternagel mit Querbolzen) oder gebogen (Oberarm, Unterschenkel, evtl. als Doppelnagel mit Krempe am kürzeren); ferner Spezialmodelle: Klavikula- (mit langem u. kurzem Ausläufer), Y- (für kombin. Schenkelhals- u. -schaftfraktur), Schenkelhals- (mit Gewindelöchern für Fixationsschrauben). Hilfsinstrumente: Pfriem (Vorbohrer), Fräser, Handbohrer für Markkanal, Führungsspieße u. -geräte, Bieger, Vor- u. Fertig- oder Nachschläger. – **K.* Syndrom**: asept. Epiphysennekrose (↑ dort. Abb.) des Os cuneiforme I.

Kürbissamen: s. u. Cucurbita pepo.

Kürettage, Kürettement, Curettage: Gewinnung bzw. Entfernung eines biol. Substrates von der Innenfläche eines Hohlorgans oder einer path. Höhle (z. B. Fistel) mittels Kürette (stumpfer oder scharfer chir. Löffel, voll oder gefenstert), u. zwar als **diagnost.** (↑ Strich-K., Biopsie) oder **therapeut. K.** (z. B. Entfernung von Abortresten); s. a. Abrasio uteri (evtl. als **fraktionierte K.**, d. h. getrennt an Zervikalkanal u. Cavum uteri zur Lokalisation eines Ca.), Abb. »Saugkürette«. – **hormonale** oder **medikamentöse K.**: die Abstoßung des Endometrium im Rahmen der ↑ Entzugsblutung.

Kürschner|krankheit ↑ Panaritium subunguale. – **K.naht**: *chir* fortlaufende Naht im Magen-Darmtrakt mit Fadenführung Serosa/Mukosa/Mukosa/Serosa u. Schleimhauteinstülpung (mittels Pinzette) vor Anziehen des Fadens; vgl. MIKULICZ*, Matratzennaht.

Küss* Prüfung (EMIL K., 1815–1871, dt. Physiologe): *pharmak* tierexperimentelles Einbringen eines tox. Präp. in die Harnblase zum Nachweis der Impermeabilität des Blasenepithels anhand des Nichtauftretens der typ. Symptome.

Küss* Syndrom (GEORGES K., 1867–1936, Internist, Paris): (1909) Einengung des Sigma-Rektum durch perikol. Adhäsionen nach Entzündung im kleinen Becken (z. B. Salpingitis). Sympte.: postprandialer Meteorismus, Obstipation, fortschreitender tiefsitzender Ileus.

Küstenerysipel: ↑ Erisipela de la costa.

Küster* (ERNST GEORG FERDINAND K., 1839–1930, Chirurg, Marburg, Berlin) **Haken**: rechenförm. Wundhaken (»scharfer Vierzinker«). – **K.* Hernie**: (1887) interparietale, evtl. bilokuläre Leistenhernie, die zwischen Subkutanfaszie u. Obliquus-ext.-Aponeurose vordringt u. in der Leistenbeuge s. c. sicht- u. tastbar wird. – **K.* Lagerung**: Bauchlagerung des wegen Peritonitis Laparotomierten zur Förderung der Bauchhöhlendränage. – **K.* Methode**: 1) (1891) Resektion eines stenosierten nierenbeckennahen Ureterabschnitts u. Anastomosierung des – längsgeschlitzten oder ovalär zugeschnittenen – kran. Stumpfendes mit dem Nierenbecken über ein Schienungsrohr. – 2) Resektion der freien Wand einer oberflächl. Nierenzyste zur Minderung der progred. Druckatrophie. – 3) (1891) abdominoperineale Totalexstirpation von Harnblase u. Prostata; Harnableitung in den Dickdarm. – 4) ↑ DESAULT*-KÜSTER* Op. – 5) abdominolat., paraperitoneale Nierenfreilegung mit Flankenschnitt längs des Rippenbogens. – **K.* Zeichen**: Abschwächung bis Fehlen des inspirator. Vorwölbung des Abdomens als Appendizitiszeichen.

Küster* Schale: *bakt* spez. Glasschale für Anaerobierzüchtung: im Boden rinnenförm. Vertiefung für Pyrogallol-Wattebausch u. Soda-Lsg.; oben runde Öffnung, über die eine beimpfte Petrischalenhälfte gestülpt u. mit Zeresin abgedichtet wird.

Küstner* (OTTO ERNST K., 1849–1931, Gynäkologe, Dorpat, Breslau) **Gesetz**: *gyn* Ein linksseit. Ovarialtumor erfährt eine rechtsgerichtete Stieldrehung u. umgekehrt. – **K.* Handgriff**: *geburtsh* kräft. Druck (gestreckte Finger) oberhalb der Symphyse kranialwärts gegen den Uterus; bewirkt bei noch nicht gelöster Plazenta Zurücktreten, bei gelöster unveränderte Lage oder gar Tiefertreten der Nabelschnur (»Lösungszeichen«). – **K.* Instrumente**: *gyn* 1) kräft. Hakenzange mit 2 × 3 Zähnen. – 2) Uterusfaßzange (»Korpuszange«) mit ringförm., stumpf-gezahnten Branchen (gewebsschonend). – 3) *geburtsh* Haken für Extraktion am Steiß (Einhängen in vord. Leistenbeuge), v. a. bei totem Kind. – 4) Kugelzange zur Aufrichtung des Uterus bei Retroflexio. – **K.* Milchprobe**: *geburtsh* Probe auf Vollständigkeit der Plazenta durch Injizieren von Milch in eines der Nabelschnurgefäße; austretende Milch spricht für Riß in Zottengefäß oder fehlen eines Lappens. – **K.* Operation**: 1) ∫ Promontoriofixur. – 2) Dammplastik mit hint. Kolporrhaphie u. querer Inzision der Frenulumgegend, die – längs verzogen – in 2–3 Etagen vereinigt wird. – **K.* Zeichen**: bei bimanueller Uteruspalpation die sofort. Rückkehr eines manuell verdrängten anteuterinen Gebildes an seine ursprüngl. Stelle als Hinweis auf Dermoidzyste des Ovars. – s. a. K.* Handgriff, K.* ∫ Reifezeichen.

Küstner* Eichstandgerät (HANS K., 1887–1946, Radiologe, Göttingen): (1927/28) »Sekundärstandarddosimeter« für Rö-Strahlen von 30–40 kV; kleine Faßkammer (Ø 13,5 cm) mit Fadenelektrometer. Prinzip: Vergleich der Skalenablaufzeit mit der durch ein Standardpräp. bewirkten. Anzeige weitgehend energieunabhängig; Empfindlichkeitsbereich durch Blendeneinsätze variabel. Moderne Erweiterung (PYCHLAU) durch fernbedientes elektromechan. Meßsystem. – Von K.* auch Tab. der Massenschwächungskoeffizienten des Fett- u. Muskelgewebes für Rö-Weichteildiagnostik.

Küstner* Phänomen: *allerg* ∫ PRAUSNITZ*-KÜSTNER* Reaktion.

Küttner* (HERMANN K., 1870–1932, Chirurg, Marburg, Breslau) **Ganglion**: großer LK an der Jugularis int. neben dem hint. Digastricus-Bauch; »Hauptganglion« für die Zungenlymphe. – **K.* Granulom**: teleangiektat. G. im Bereiche einer vernachlässigten Stich- oder Schnittwunde, v. a. an der Greiffläche von Hand u. Fingern. – **K.* Methode**: 1) (1910) sakrale Vorlagerung des Mastdarms als Präliminarop. der 1–2 Tg. später unter prim. oder sek. (Spornquetschung) Kontinenzherstellung erfolgenden Rektumexstirpation (modifiz. KRASKE* Methode). – 2) Gefäßplastik mit Türflügellappen aus dem Halsbereich des Aneurysmasackes; Nahtsicherung durch freien Faszienlappen oder aufgestepptes Bindegewebe aus der Nachbarschaft. – 3) Defektdeckung am Schädeldach mit frei transplantiertem Knochenspan (Periost nach innen). – 4) Eröffnung einer Halsphlegmone bzw. Darstg. der großen Halsgefäße durch Inzision entlang des vord. Kopfnickerrandes u. – nach Durchtrennung des Muskels nahe dem Mastoid – entlang der Haargrenze bis zum Trapeziusrand. – **K.* (Pseudo-)Tumor**: chron.-interstitielle, unspezif. Sialadenitis mit Verwachsung der vergrößerten Submandibular- bzw. Sublingualdrüse mit Haut, Schleimhaut u. benachbarten Organen.

Küvette: (französ. cuvette = Napf) trogförm. Gefäß (Glas, Porzellan) für die Tauchfärbung von Objektträgerpräparaten bzw. – aus Spezialglas – für die Photometrie (z. B. **Küvettenoximeter**).

Kufs* Syndrom (HUGO K., 1871–1955, Neurologe, Leipzig): (1924) der sich erst im Erwachsenenalter manifestierende Typ des DOWN* Syndroms. Meist uncharakterist. Sympte. (rasch fortschreitender Intelligenzabbau, epilept. Anfälle, extrapyramidale Dyskinesien, Sehstörungen), daher Diagnose nur anhand fam. Vorkommens.

Kugel*-Stoloff* Syndrom: (1933) eine sich bereits im frühen Säuglingsalter manifestierende Herzhypertrophie unbekannter Ätiol. (mit Fettspeicherung im Myokard); klin.: Dyspnoe, paroxysmale Tachykardie, Lungenstauung, EKG-Niedervoltage. Prognose infaust.

Kugel|bakterien: ∫ Kokken. – **K.bauchmilben**: s. u. Pyemotes.

Kugelberg*-Welander* Syndrom, Typ: (1952) unregelmäß.-dominant erbl., juvenile (2.–17. Lj.) Form der progress. spinalen Muskelatrophie, mit Paresen u. Atrophie der prox. Bein-, später auch Schultergürtel-, Arm- u. Handmuskulatur (v. a. Infraspinatus, Hand- u. Fingerbeuger), Erlöschen von PSR u. ASR, Faszikulationen der Muskulatur; keine bulbären oder Pyramidenzeichen. EMG u. Muskelbiopsie: neurogene Atrophie. Verlauf über 5–20 J.

Kugel|blutung: je nach Gefäßkaliber punkt- bis kugelförm. intrazerebrale Hämorrhagien im Kortex bei Apoplexia cerebri, auch als multiple Diapedeseblutung (Purpura cerebri, v. a. der weißen Substanz) bei Fettembolie, Sonnenstich, Urämie, Leukämie, Pilzvergiftung etc. – **K.einlage**: *orthop* (SPITZY) »Mahneinlage« mit hinter dem Fußgewölbescheitel angreifender Kugel zur akt. Aufrichtung eines Pes planovalgus. – **K.fräse**: kugel- (DOYEN) oder kugelförm. (MURPHY) fräsender Bohreinsatz, z. B. für Schädeltrepanation. – **K.gelenk**: ∫ Articulatio sphaeroidea.

Kugel|hammer: Op.-Hammer mit kugelförm. Kopf für feinere Meißelarbeiten in Otologie u. plast. Chirurgie. – **K.herz**: das durch konzentr. Hypertrophie u. Dilatation annähernd kugelförm. Herz des Kleinkindes, i. e. S. das beim POMPE* Syndrom.

Kugelkallus: den Bruchspalt kugelförmig umgreifender periostaler Kallus v. a. bei Jugendl. an langen Röhrenknochen infolge ungenügender Ruhigstellung. – Ferner der oft schon vor Eintritt der eigentl. Fraktur vorhandene K. eines Ermüdungsbruches.

Kugel|kern: ∫ Nucleus globosus. – **K.kopfspermien**: ∫ Globozoospermie. – **K.lagerzeichen**: (FORESTIER) *orthop* gestörte Drehbeweglichkeit im Hüftgelenk (geprüft am Bauchliegenden mit gebeugtem Knie) bei Koxarthrose. – **K.linse**: *ophth* ∫ Sphärophakie.

Kugel|myom: großes, intramurales Myom, das den Uterus kugelig deformiert. – **K.sonde**: ∫ Knopfsonde. – **K.test**: *physiol* s. u. BRÜNER*. – **K.thrombus**: (LAËNNEC*) frei flottierender Herzthrombus (meist im li. Vorhof), der durch den Blutstrom Kugelform angenommen hat. Kann u. U. diastol. Einfluß behindern.

Kugel|(ventil)klappe: *chir* Herzklappenprothese (v. a. für Aortenklappe), bestehend aus Verankerungsreif (zugleich Ventilsitz; meist Teflonfilz) u. aufmontiertem Metalldrahtkäfig mit bewegl. Silikonkugel; z. B. nach STARR-EDWARDS, CUTTER-SMELOFF (∫ Abb.

»Herzklappenprothese«), MAGOVERN. – **K.wade**: ↑ Gnomenwade. – **K.zange**: 1) Hakenzange mit gegeneinander gebogenen einzink. Greifspitzen (für rundl. Gebilde, v. a. als Zungen-, Portio-, Uteruszange). – 2) Faßzange mit kugelsegmentförm. Maulteilen.

Kugelzelle: hämat mikrosphärozytärer Erythrozyt (Ø <6 μm, Dicke bis 4 μm, bis 0,6 erhöhter sphär. Index) mit verkleinerter Oberfläche, erhöhter mittlerer Hb-Konz., fast normalem Einzelvol. u. Hb-Gehalt. Vork. bei ↑ Kugelzellenanämie (u. anderen schweren Anämien), wahrsch. auch als prähämolyt. Phase des normalen Ery. – Ferner die **basophile K.** mit starker Polychromasie bei überstürzter Blutneubildung nach hämolyt. Krisen.

Kugelzell(en)anämie, konstitutionelle hämolytische, heredit. Sphärozytose, fam. hämolyt. Ikterus, MINKOWSKI* - CHAUFFARD* - GÄNSSLEN* - ERB* Syndrom: autosomal-dominant erbl., pathogenetisch ungeklärte (Membrandefekt?) korpuskuläre, hämolyt. Anämie, meist ab 1.–3. Ljz., mit oft schubweisem Verlauf u. – bes. nach therap. Milzexstirpation – rel. guter Prognose. Leitsympte.: Mikrosphärozytose, hämolyt. Ikterus, Splenomegalie (in 90%), herabgesetzte osmot. Resistenz u. Lebensdauer der Ery (verstärkter Abbau in der Milz), hyperplast. Erythropoese im KM, li.verschobene PRICE*-JONES* Kurve. Häufig kombin. mit Schädel- u. Zahnanomalien, lienalem Infantilismus.

Kuhäugigkeit: ↑ Boopie.

Kuhlmann* Test (FREDERIK K., 1876–1941, amerikan. Psychologe): Variante des ↑ BINET*-SIMON* Tests für Säuglinge (ab 4. Mon.).

Kuhmilch...: s. a. Milch.... – **K.allergie**: nutritive Sensibilisierung mit Manifestation an Magen-Darmtrakt, Haut, seltener Atemwegen, v. a. im Säuglingsu. Kleinkindalter: Erbrechen, Spasmen, Diarrhö oder Obstipation, Milchschorf (exsudat. Ekzem). – **K.anämie**: hypochrome, eisenrefraktäre Kupfermangelanämie beim nur mit K. ernährten Säugling. – **K.stuhl**: der feste, hellgelbe bis lehmbraune, meist geformte, alkalisch reagierende u. faulig riechende Stuhl des mit K. ernährten Säulings; s. a. Kalkseifenstuhl, Milchnährschaden.

Kuhn*, Richard: 1900–1967, Biochemiker, Heidelberg; 1938 Nobelpreis für Chemie »für seine Arbeiten über Karotinoide u. Vitamine«.

Kuhn* (FRANZ K., 1866–1929, Chirurg, Kassel, Berlin) **Tubage**: (1902) laryngoskop. Intubation mit flexiblem Metallschlauch für »pulmonale« Chloroformnarkose. – Weiterentwickelter **K.* Tubus** schwach S-förmig (nach Glottispassage um 180° zu drehen), mit Ballonmanschette.

Kuhn* Maske (ERNST K., 1873–1920, Arzt, Berlin): »Lungensaugmaske« für die Endopneumother. durch dosierte Erschwerung u. Verlängerung des Inspiriums (dadurch Hyperämie u. Bindegewebsvermehrung in der Lunge etc.; obsolet).

Kuhnt* (HERMANN K., 1850–1925, Ophthalmologe, Jena, Bonn) **Bindehautplastik**: Deckung von Kornea- u. Skleradefekten durch Unterminieren der Bindehaut an der halben Zirkumferenz u. Nahtfixation der Bindehautschürze (oder eines ausgeschnittenen Lappens). – **K.* Meniskus, Zwischengewebe**: die mehr oder weniger dicke, ring- oder sichelförm. Lage von Neuroglia im Bereich der Optikuspapille. – **K.* Raum, Spalte**: der Rezessus der hint. Augenkammer zwischen Iris u. Ziliarkörper. – **K.* Vene**: Ast der V. centr. retinae, der noch hinter deren Austrittsstelle im Zentrum des Sehnervs verläuft. – **K.*-Junius* Krankheit**: senile scheibenförm. ↑ Makuladegeneration.

Kuhpockenvirus: DNA-Virus der Untergruppe »Vaccinia« der ↑ Pockenviren; experimentell übertragbar auf viele Versuchstiere, embryoniertes Hühnerei, Gewebekultur; Erreger einer milden Euterinfektion des Rindes, die (Übertragung beim Melken) im allg. schwerer verläuft als der Vaccinia-Infekt (DD: Pustelinhalt bei letzterem nie hämorrhagisch): Lymphadenitis, -angitis, Fieber, sehr selten Meningoenzephalitis mit tödl. Ausgang. – Die meisten Stämme des ↑ Vaccinia-Virus sind wahrsch. Varianten des K.; eine Vakzination mit »originärer« (später auch »humanisierter«) Kuhpockenlymphe war bereits in der Volksmedizin des 18. Jh. bekannt u. wurde durch EDWARD JENNER (ab 1796) wissenschaftl. untermauert.

Kuldo|skopie, Douglaso-, Kolpolaparoskopie: transvaginale Endoskopie (Kaltlicht-**K.skop**; Knie-Ellenbogen- oder Steinschnittlage) des DOUGLAS* Raumes bzw. des inn. Genitale nach Durchstoßen (Trokar) des hint. Scheidengewölbes u. Anlegen eines Pneumoperitoneums; v. a. bei Sterilität (evtl. zugleich Tubendurchblasung oder intrauterine Applikation einer Farb-Lsg.), Verdacht auf Extrauteringravidität, Ovarial-, Uterus-, Sigmatumor etc. – **K.tomie**: transvaginale hintere Kolpozöliotomie zur diagnostischen (↑ K.skopie) oder therapeut. Eröffnung des DOUGLAS* Raumes; auch als **K.zentese** (mit Trokar, Lanzette, Punktionskanüle etc.).

Kulenkampff* (DIETRICH K., geb. 1880, Chirurg, Zwickau) **Plexusanästhesie**: (1912) für Arm-Op. (bis Oberarmmitte) supraklavikuläre Leitungsanästhesie des Plexus brach. (perineural 10–15 ml 2- oder 4%ig. Novocain®-Suprarenin-Lsg. in ca. 1 cm Tiefe) nach Einstich lat. der Subklavia; meist zugleich Blockade des N. phrenicus (unilat. Zwerchfellähmung) u. des zervikalen Grenzstrangs (HORNER* Zeichen). – **K.* Zeichen**: Druckschmerzhaftigkeit der Nackenmuskulatur als Frühsympt. der otogenen Meningitis.

Kulenkampff*-Tarnow* Syndrom: (1956) ↑ zerviko-linguo-mastikatorisches Syndrom.

Kulissen|ödem: (H. BISGAARD 1941) die beim varikösen Symptomenkomplex praktisch stets- u. initial- nachweisbare Infiltration der Regio calcaneo-malleolaris (»Kulisse«), von wo sie sich auf die Nachbargewebe (insbes. Fesseln) ausbreitet. – **K.schnitt**, Falltürschnitt: Bauchdeckenschnitt mit Durchtrennung der einzelnen Muskelschichten in verschied. Ebenen u. Richtungen, so daß sich bei Verschluß die einzelnen Nahtreihen nicht decken oder zurückverlagerte Muskulatur dazwischen liegt.

Kullerstein: (VAHLENSIECK 1960) locker im Nierenbecken liegendes Konkrement, das in den aton. Harnleiter rollen u. eine Kolik auslösen kann, sich durch entsprech. Lagerung aber evtl. zurückbringen läßt.

Kulp* Agar: Nährboden für Laktobazillenkultur, außer Agar u. Pepton 40% Tomatensaft u. 1% peptonisierte Milch enthaltend; pH 5,0.

Kultschitzky* (NICHOLAS K., 1856–1925, Histologe, Krakau) **Tumor**: ↑ Argentaffinom, Karzinoid. – **K.* Zelle**: ↑ enterochromaffine Zelle.

Kultur: *biol* Züchtung von Organismen oder Zellen (i. w. S. auch das dabei erfolgende Wachstum) durch Schaffen geeigneter Milieubedingungen; s. a. Bakterien-, Organ-, Gewebs-, Zellkultur, Pilznährböden, Viruszüchtung, Züchtung.

Kultur|aufschwemmung: Suspension von Mikroorganismen oder Zellen in Nährsubstrat o. a. geeignetem Medium. – **K.begleiter**: Tiere u. Pflanzen, die sich im Gefolge des Menschen mit steigender Kultur ausgebreitet haben; z. B. Ratte, Bettwanze, Bakterien. – **K.hefe**: durch Zuchtverfahren veränderte, in der Natur nicht vork. ↑ Hefe. – **K.typen**: *bakt* bei Kultur auf Differentialnährböden anhand bakteriologisch feststellbarer Merkmale (z. B. Zuckervergärung) unterschiedene Typen einer Baktn.-Spezies (v. a. Salmonellen); vgl. Serotypen.

Kumaon-Fieber: ↑ Kyasanurwald-Fieber.

Kumarin, Cumarin: innerer Ester der Kumarinsäure (o-Hydroxyzimtsäure; ↑ Formel), ein α-Pyronderivat; Duftstoff in Pflanzen. Anw. als Aromastoff u. Fluoreszenzindikator; Baustein synthetischer Antikoagulantien (z. B. ↑ 4-Hydroxykumarine; Gefahr hämorrhag. Nekrosen) u. von Antibiotika (z. B. Coumamycinum, Novobiocinum) u. Rodentiziden. – Mit **K.-Präpn.** (z. B. Marcumar®, Sintrom®, Coumadin®, Dicumarol®) behandeltes Plasma ist an Faktoren VII (im allg. zuerst), II, IX u. X verarmt u. dadurch hypokoagulabel.

Kumalin (= α-Pyron)   Kumarin (= 5,6-Benzokumalin)   Kumaron (= Benzofuran)

Kumba-Virus: ↑ Semlikiwald-Virus.

Kumer*-Loos* Syndrom (LEO K., geb. 1886, Dermatologe; JOHANN L., geb. 1863, Pädiater; bd. Innsbruck): Palmoplantarkeratose mit Nageldystrophien u. Leukoplakien.

Kummer* Operation (ERNST K., 1861–1933, Chirurg, Genf): femorale Radikalop. der Schenkelhernie ohne Verlagerung des ligierten Bruchsackstumpfes, mit transkanalikulärer U-Naht der Mm. obliquus int. u. transversus an das Periost des Schambeinkammes (Kulissenbildung hinter dem Leistenband).

Kummersyndrom: resignierte Unterwürfigkeit (ohne Aggressivität oder Negativismus) als psych. Hospitalismus bei Kindern von ca. 6 Mon. bis 4 Jahren.

Kumulation: 1) *pharmak* Anreicherung von Wirkstoffeinzelgaben im Körper aufgrund verzögerter Umsetzung u. Ausscheidung; bedingt tox. Wirkg. der sogen. **Kumulationsgifte** (↑ Summationsgifte; z. B. Digitalis). – 2) *radiol* die Summe der Strahlenwirkungen einzelner, zu verschied. Zeitpunkten erhaltener Strahlendosen (wobei aber der kumulative Effekt durch Elimination u. Reparation geschädigter Zellen starken Schwankungen unterliegt).

Kumulations|dosis: Einzeldosis, die, konstant gegeben, zur Kumulation führt. – **K.schaden**: Schädigung durch wiederholtes Einwirken der gleichen – als Einzelreiz tolerierten – Schädlichkeit; vgl. Kombinations-, Summationsschaden (s. u. Summationsgift).

Kumys(s), Kumiß: durch Vergärung gewonnenes u. dem Kefir ähnl., leicht verdaul. Milchgetränk (ursprüngl. aus Stuten- oder Eselsmilch), das bis 1% Alkohol u. 1–4% Milchsäure enthält.

Kundrat* (HANS K., 1845–1893, Pathologe, Graz, Wien) **Becken**: nur im Eingang schräg verengtes ankylot. Becken; vgl. NAEGELE* Becken. – **K.* Defekt**: angeb. ein- oder beidseit. (teilweises) Fehlen des Kreuzbeinflügels. – **K.* (-Paltauf*) Krankheit**: ↑ Lymphosarkomatose.

Kundrymycin: (1966) Antibiotikum aus Streptomyces metachromogenes; in vitro wirksam gegen HeLa-Zellen (schwächer gegen einige grampos. Baktn.), in vivo gegen WALKER* Ca.

Kundt* Asymmetrie (AUGUST ADOLF EDUARD EBERHARDT K., 1838–1894, Arzt, Berlin): *ophth* die häufigere Form der einäug. Wahrnehmungstäuschung, die den temp. bzw. unt. Gesichtsfeldanteil rel. größer einschätzt (Halbierungspunkt nach nasal bzw. oben verschoben); vgl. MÜNSTERBERG* Asymmetrie.

Kunjin-Fieber: in Nordaustralien von Stechmücken übertragene fieberhafte Erkr. (evtl. Meningoenzephalitis) durch ein ARBO-Virus B; Antikörper auch bei Gesunden nachgewiesen.

Kunkel* Test (HENRY K., amerikan. Biochemiker): 1) (1948) photometr. Bestg. einer Hyperlipidämie im Serum nach Einbringen in eine NaCl-Phenol-Mischung (Trübung). – 2) Serumlabilitätsprobe durch Einbringen in eine Mischung aus Veronalpuffer- u. Zinksulfat-Lsg. u. Vergleich mit Trübungsstandard.

Kunst|after: ↑ Anus praeternaturalis. – **K.arm**: ↑ Arm-, Hand-, Heidelberger Prothese. – **K.auge**: dem vorhandenen Auge weitgehend nachgebildete schalenförm. Glas- oder Kunststoffprothese als kosmet. Ausgleich u. Schutz der Augenhöhle (also Heilmittel!). Geringe Beweglichkeit ist bei intakten Muskeln gegeben u. kann durch postop. eingelegte »Plombe« (z. B. nach BANGERTER) verstärkt werden (gleichzeitig verbesserter Sitz).

Kunst|bein: Beinprothese (↑ Ober-, Unterschenkelprothese). – **K.fehler**: diagnost. oder therap. Eingriff, der entweder nicht medizinisch indiziert ist oder nicht fachgerecht durchgeführt wird u. durch den ein Schaden hervorgerufen wird. Gilt nach §§ 222, 230 StGB als Fahrlässigkeit (Beurteilung durch ärztl. Sachverständige); bei Straflosigkeit evtl. zivilrechtl. Haftung (§§ 249, 276, 823 BGB). – **K.glied**: Ganz- oder Teilprothese als epithet. (z. B. Schmuckhand, Kunstfinger an Handprothesen) oder als funktionstücht. Gliedmaßenersatz (z. B. Arm-, Oberschenkelprothese). – **K.hand**: ↑ Handprothese.

Kunstharz: allg. Bez. für künstl. Materialien, die sich wie natürl. ↑ Harze verwenden lassen; inkorrekt auch für die ↑ Kunststoffe. – **K.ekzem**: als Kontaktdermatitis durch Polyester, Polyurethan, Epoxyd, Akrylat, Formaldehyd-Polymerat u. deren Monomere; u. U. entschädigungspflichtig. BK.

Kunst|hilfe: Oberbegr. für ärztl. Maßnahmen, die nicht als Unterstützung der natürl. Heilungsvorgänge anzusehen sind, z. B. geburtsh. u. chir. Eingriffe, Strahlen-, Substitutionsther. – **K.nase**: ↑ Nasenepithese. – **K.ohr**: ↑ Ohrmuschelepithese. – **K.sprache**: die durch Krkht. (insbes. Schizophrenie) stark veränderte »Privatsprache« (Neologismen etc.), die da-

Kunststoff: vollsynthet. oder aus Kautschuk, Kasein, Zellulose etc. hergestellter makromolekularer Werkstoff; unterschieden als Plaste (Thermo- u. Duroplaste), Elaste (»gummielast. K.«), Fluidoplaste (bei 20° flüss. Polymere, z. B. Silikonöl), ferner Chemiefaserstoffe, Kleb- u. Lackrohstoffe. Vielseit. Verw. auch in der Medizintechnik (z. B. Prothesen, Implantate, Füllungen, Wundabdeckung). – **K.kleber**: chir ↑ Gewebekleber. – **K.linse**: ophth Brillenglas oder Kontaktlinse aus Hart- oder Weichplastik; i. e. S. der intraokuläre alloplast. Linsenersatz (meist Polymethylmethakrylat) nach – v. a. unilat. – Star-Op., heute meist elastisch verankert in der vord. Augenkammer.

Kuntzen* Operation (HEINRICH K., geb. 1893, Chirurg, Chemnitz, Jena): (1957) transpleurale Versorgung der kongenit. para- u. retrosternalen Zwerchfellhernie durch U-Naht des Zwerchfells an die vord. Thoraxwand.

Kupfer, Cuprum, Cu: metall. Element (1-, 2-, seltener 3wert.) mit OZ 29 u. Atomgew. 63,546 (Schwer-, Halbedelmetall). Bioelement in Pflanze, Tier (↑ Hämozyanine) u. Mensch (ca. $1,4 \cdot 10^{-4}$ % des Gesamtgew.), Bestandteil vieler Enzyme (v. a. Oxidasen). Serumspiegel 0,5–1,4 bzw. (♀) 0,8 bis 1,6 mg/ml (bei Graviden um > 100% vermehrt; Serum-Cu zu 94% im Coeruloplasmin, Ery-Cu 60% im Erythrocuprein); erhöht bei Infektionen, Erythematodes, Myokardinfarkt, Glomerulonephritis, Hämochromatose, biliärer Zirrhose, HODGKIN* Krkht., akuter Leukämie, aplast. Anämie, Thyreotoxikose, nach Östrogengaben; erniedrigt bei gestörter Cu-Resorption, Kwashiorkor, WILSON* Syndrom, idiopath. Hypoproteinämie, nephrotischem Syndrom (Harnausscheidung normal 50 μg/24 Std.). Tägl. Bedarf 1,5 bis 2, bei Kindern u. Säuglingen 0,04–0,14 mg/kg. Therap. Anw. der Salze als Emetikum (↑ K.sulfat), Desinfiziens (Augen- u. Gurgelwässer, Umschläge) u. äußerl. Ätzmittel; Cu-Verbindungen im allg. toxisch (↑ K.vergiftung); diagnost. Anw. von ^{64}Cu (β^-, β^+, γ; HWZ 12,8 h), von K.salzen als Reagensbestandteil (z. B. TROMMER*, FEHLING* Lsg.). Nachweis photometr. nach Reaktion mit Bathocuprein, Vit. C, MDCM (Morpholin-Derivat), ferner durch Neutronenaktivierung.

Kupfer|alaun: Cuprum aluminatum; Anw. als Ätzmittel in Stäbchenform (»Augenstein«) oder 2%ig. Lsg. v. a. bei Trachom. – **K.azetat**: Cuprum aceticum; Anw. als Adstringens u. mildes Ätzmittel, innerl. (zus. mit Fe) bei Anämie.

Kupferchlorid: als Cuprum bichloratum ($CuCl_2$) Anw. als Tonikum, als Cuprum chloratum (CuCl) für Gasanalyse (CO) sowie AsH_3- u. SbH_3-Nachweis. – **K.probe**: onkol ↑ Blutkristallisationsprobe.

Kupferdrahtarterie: ophth die prall gefüllte u. stärker geschlängelte Netzhautarterie mit breitem, goldgelbem Reflexstreifen bei Fundus hypertonicus.

Kupfer|finnen: derm ↑ Couperose. – **K.gleichwert**, CuGW: radiol Filterwert eines – im Strahlengang liegenden – Körpers, ausgedrückt in mm Dicke eines Cu-Filters gleicher Wirkung. – **K.halbwertsschicht**: radiol die mit Cu als Filtermaterial bestimmte (u. in mm Cu ausgedrückte) HWS als Maß der Strahlenqualität bei harter Rö.strahlung (> 90 kV).

Kupfer|mangelanämie: nur beim Säugling unter reiner Milchdiät (↑ Kuhmilchanämie) vork. hypochrome, mikrozytäre u. eisenrefraktäre Anämie, klinisch mit Adynamie, Osteoporose u. Pigmentverlust. Durch Cu-Gaben zu beheben. – **K.nephropathie**: tox. Tubulusdegeneration u. -nekrose durch $CuSO_4$-Aufnahme. – **K.oleat**: Cuprum oleinicum; Anw. in Lsg. u. Salbe gegen Ektoparasiten. – **K.oxid**: als Cuprum oxydatum (CuO) Anw. als Anthelminthikum (insbes. Bandwürmer) u. Adstringens (in Salben), als C. oxydulatum (Cu_2O) Schädlingsbekämpfungsmittel.

Kupferron: Phenylnitrosohydroxylamin; Reagens auf zahlreiche Metall-Ionen (darunter Cu u. Fe).

Kupfer|rose: derm ↑ Rosacea. – **K.saum**: Zahnfleisch- bzw. Zahnhalsverfärbung bei chron. Cu-Aufnahme, s. a. CORRIGAN*, CLAPTON* Linie. – **K.seifetest**: Lipasenachweis anhand blaugrüner Kupferseifenflecken in $CuSO_4$-Neutralfett-Agar. – **K.speicherkrankheit**: ↑ WILSON* Syndrom (1). – **K.star**: ↑ Chalcosis lentis.

Kupfersulfat, -vitriol: Cuprum sulfuricum ($CuSO_4$); Anw. bei Anämie (mit Fe; obsolet), als Emetikum, Adstringens u. Ätzmittel, Glukosereagens (z. B. n. FEHLING), Katalysator bei KJELDAHL* Veraschung. – **K.methode**: labor ↑ PHILLIPS*-VAN SLYKE* Methode.

Kupfer-T: T-förm. ↑ Intrauterinpessar aus Kupfer.

Kupfer|vergiftung, Kuprismus: bei oraler Aufnahme von Cu-Salzen (v. a. ↑ K.sulfat; bas. Azetat = Grünspan) akute Intoxikation mit örtl. Verätzung, Erbrechen (blau-grüne Massen), Darmkolik, blutig-wäßr. Durchfall, evtl. Kollaps; bei Überleben Leberschädigung, Ikterus, Hämolyse, Hämoglobinurie. – Einatmen von metall. Cu (K.staub oder K.rauch; MAK 1,0 bzw. 0,1 mg/m³) führt zum ↑ Gießerfieber, länger dauernde Staubexposition zu Grünfärbung von Haut, Haaren, Zähnen (↑ K.saum), bei höherer Konz. zu Nasen-Rachen-Hyperämie u. Konjunktivitis (evtl. Septum- bzw. Hornhautulzerationen); s. a. K.nephropathie. Gewerblicher Kuprismus meist durch Beimengungen (As, Pb); bei Splitterverletzung des Auges Gefahr der Bulbuszerstörung (vgl. Chalcosis). Ther.: Magenspülung (Zusatz von Milch, Eiweiß, gelbem Blutlaugensalz, durch letzteres Ausfällung von unlösl. Kupferferrozyanid), BAL, Bluttransfusionen, Lävulose- u. Plasmainfusion mit Noradrenalin- u. Hydrokortison-Zusatz, Hämodialyse. – **K.zitrat**: Cuprum citricum: Anw. (0,5%ige Lsg., 5%ige Salbe) als Adstringens u. Antiseptikum bei Konjunktivitis u. Trachom.

Kupffer* (KARL WILHELM V. K., 1829–1902, Anatom, Kiel, München) **Reagens**: histol dichromsaure $AgNO_3$-Lsg. zur Darstg. von Gallenkapillaren. – **K.* Sternzelle**: histiozytär umgewandelte, phagozytosebereite Endothelzelle der Lebersinusoide mit langen sternförm. Zytoplasmafortsätzen, die sich in den Blutstrom erstrecken u. dem Pfortaderblut körpereigene u. -fremde Stoffe entnehmen. Wichtiges Element des RES; evtl. sarkomatös entartend.

kupieren: abschneiden; therap den Verlauf einer Krkht. unterbrechen, ihren Ausbruch verhindern.

Kuppelraum: ↑ Recessus epitympanicus. – **K.entzündung**: ↑ Otitis media epitympanica.

Kuppenweichschädel: angeb. (v. a. bei Frühgeborenen) Nachgiebigkeit der Scheitelbeine bds. der Sagittalnaht infolge ungenügender Verkalkung (wahrsch. begünstigt durch Druck des mütterl. Beckens).

Kupplung: *kard* zeitl. Bindung einer Extrasystole an die nachfolgende Herzaktion, als »**fixe K.**« mit gleichbleibendem (»gekoppelte / Extrasystole«), als »**gleitende K.**« mit stark schwankendem Intervall.

Kupressow* Zentrum (1870) RM-Strukturen (L_{3-5}) für die Innervation des Harnblasensphinkters.

Kuprismus: / Kupfervergiftung.

Kuprotherapie: Behandlung mit Cu(-Verbindgn.).

Kuprurese: vermehrte renale Cu-Ausscheidung (>0,07 mg/24 Std.), v.a. beim WILSON* Syndrom.

Kupula: / Cupula ampullaris. – **K.organ:** die Cupula ampullaris mit den eingebetteten Zilien der Sinneszellen als der für Drehbeschleunigungen zuständ. Teil des / Vestibularapparats; s. a. Bogengangsapparat.

Kupulometrie: *otol* / Vestibularisprüfung (mit dem »Vestibulogramm« als Ergebnis).

kurabel: heilbar.

Kurare, Curare: amerikan. Pfeilgift aus Strychnos-, Chondodendron- u. a. Pflanzenarten, unterschieden (nach den indian. Vorratsgefäßen) in Calebassen-, Topf- u. Tubo-kurare. Medizin. Anw. s. u. Kurarisierung. – **K.antagonisten:** Substanzen, die dekurarisierend wirken, z. B. Prostigmin, Diisopropylfluorphosphat, Tensilon®, verschiedene Farbstoffe. – **K.test:** *pharmak* z. B. / Head dropping.

Kurarimimetika: kurareähnlich wirkende Muskelrelaxantien (z. B. Benzochinoniumchlorid).

Kurarisierung: Anw. von / Kurare(-Hauptalkaloiden) oder synthet. Nachbildgn. (z. B. Myanesin, Dekamethonium) als / Muskelrelaxans, so daß auch bei oberfläch. Narkose ausreichende Muskelerschlaffung besteht. Optimale Dosis zur Voll-K. abhängig von Konstitution u. Narkosetiefe; Intubation mit künstl. Beatmung notwendig; abschließ. Aufhebung des kompetitiven Blocks an der Muskelendplatte durch Prostigmin. – Kontraindikation: Myasthenia gravis, schwerer Nierenschaden.

Kurarzt: / Badearzt in einem Kurort.

kurativ: heilend, auf Heilung ausgerichtet; z. B. die k. Medizin (neben adaptiver u. präventiver).

Kurella* Brustpulver (ERNST G. K., 1725–1799, Arzt, Berlin): / Pulvis Liquiritiae compositus.

Kurier|freiheit: *histor* Recht zur unbeschränkten Ausübung der Heilkunde gem. Gewerbeordnung von 1869; 1939 durch das sogen. Heilpraktikergesetz aufgehoben. – **K.pflicht:** / Behandlungspflicht.

Kurine: schwach relaxierende Wirkstoffe in Kurare.

Kurkuma: / Curcuma. – **K.papier:** mit K.tinktur getränktes Filtrierpapier als Reagens auf NH_3, Alkalien u. Borsäure (Braunfärbung).

Kurloff*(-Foa*) Körper (MICHAIL GEORGEWITSCH K., 1859–1932, Internist, Tomsk): (1889) paranukleäre, lichtbrechende Sekretvakuolen (bei panopt. Färbung n. PAPPENHEIM homogen rot) in Lymphozyten u. lymphoiden Zellen; Kern evtl. sichelförmig, an den Rand gedrängt. Bei – v. a. graviden – Meerschweinchen stets vorhanden; humanmedizin. Bedeutung unklar.

Kur|ort: behördlich genehmigte Bez. für einen Ort(steil), der bes. natürl. Gegebenheiten (Heilmittel des Bodens, Meeres oder Klimas) u. zweckentsprech. Einrichtungen für die Heilung, Linderung oder Vorbeugung menschlicher Krankhn. aufweist u. Kurortcharakter hat (Kur- oder Badeärzte, Unterkünfte u. Verpflegung, allg.hygien. Bedingungen, Unterhaltungseinrichtungen etc.). – **K.reaktion:** / Badereaktion.

Kursivanfall: *neurol* / Prokursivanfall.

Kurto(r)rhachie: lordot. Krümmung der LWS mit ant.-post. WK-Index von 98,0.

Kurtzahn* (HANS FRIEDRICH K., 1890–1944, Chirurg, Königsberg) **Operation:** Exzision (meist ca. 1/3) eines Unguis incarnatus einschl. Nagelbett u. Matrix durch türflügelart. Ablösung (von med. nach lat.) nach Längsspaltung u. Rechtwinkelschnitt bis auf den Knochen. – **K.*-Haecker* Methode:** verschlußfäh. Anus praeter (iliacus oder sacralis) mit Vorlagerung einer kurzen prox. Sigma- oder Deszendensschlinge, Durchleiten eines türflügelartig gestielten Hautschlauches durch den Mesokolonschlitz u. Hautvernähung über der Darmschlinge; nach ca. 4 Wo. sicherheitsnadelart. Verschlußklammer in den Hautschlauch.

Kuru(-Kuru), Lach-, Schüttelkrankheit: (papuan. = zittern) unter den Eingeborenen Westguineas (v.a. jungen Frauen) seit etwa 1910 beobachtete endem., der myatroph. Lateralsklerose ähnl. Slow-Virus-Infektion (histol.: ausgedehnte Degenerationen in Kleinhirn u. EPS). Nach uncharakterist. Initialstadium zunehmende lokomotor. Ataxie, Tremor, Strabismus, Dysphagie, Dysarthrie; progred. Verlauf, Exitus nach 6–9 Mon.; daneben subklin. Verläufe (Schwäche u. Atrophie der Hände bei bis zu 10% der Bevölkerung). – s. a. JAKOB* - CREUTZFELDT* Sy.

Kurvatur: Krümmung, *anat* / Curvatura.

Kurz* Syndrom (JAROMÍR K., geb. 1895, Prag): (1951) erbl.-fam., angeb., hochgrad. Achsenhypermetropie (prakt. Blindheit) mit Hypoplasie der – evtl. nur temp. – Orbita, Enophthalmus, Pendelnystagmus.

Kurz|atmigkeit: / Dyspnoe. – **K.auge:** Plathymorphie des Auges (mit resultierender Hyperopie).

Kurz|darm-Syndrom: *path* / Short-bowel-Syndrom. – **K.distanzbesdtrahlung:** *radiol* Rö-Oberflächenther. mit FHA 10–25 cm; vgl. Nahbestrahlung.

Kurz|fingrigkeit: / Brachydaktylie. – **K.händigkeit:** / Brachycheirie. – **K.hals, kongenit.:** / KLIPPEL*-FEIL* Syndrom. – **K.köpfigkeit:** / Brachyzephalie.

kurzlebig: *radiol* s. u. Radionuklide.

Kurznarkose: meist nach Prämedikation (Vagolytikum, Muskelrelaxans) u. durch rel. hoch dosiertes Anästhetikum erzielte Allg.narkose von kurzer Dauer (ca. 3–4 Min.; als »Ultra-K.« nur 20–30 Sek.), mit schnell abklingender postnarkot. Phase (d. h. bald Transport- oder Straßenfähigkeit). Als Inhalationsnarkose mit Stickoxydul oder Halothan, häufiger i. v. mit Thiobarbituraten, Phenoxyacetylamin-, Steroidderivaten. Anw. v. a. bei geburtshilfl. Eingriff, Abszeßspaltung, Reposition von Frakturen u. Luxationen, Endoskopie, Verbands- u. Dränwechsel.

Kurzrok*-Miller* Test (RAPHAEL K., 1895–1961, österr. Gynäkologe, New York), Invasions-, BARTON*-WIESNER* Test: (1932) »gekreuzter Spermienpenetrationstest« (Objektträger) zur Sterilitäts-DD, indem sicher fertiles Sperma mit präovulator. Zer-

Kurzschädeligkeit

vixsekret der Probandin, dann das Sperma des Ehemannes mit dem Sekret einer sicher fertilen Frau zusammengebracht werden. Pos. Test (= Invasion der Spermien in bd. Fällen) spricht – zus. mit neg. SIMS*-HUHNER* Test – für »Unverträglichkeit« von Sperma u. Zervixsekret der Probanden.

Kurzschädeligkeit: ∕ Brachykranie.

Kurzschluß (vaskulärer): ∕ Bypass, Shunt(operation). – **K.blut**: das dem arterialisierten Blut auch normalerweise intrapulmonal zufließende venöse oder unvollständig arterialisierte Blut, das die alveolar-arterielle O_2-Druckdifferenz von ca. 5–8 mm Hg bewirkt. Patholog. Vermehrung (in ungenügend ventilierten Lungenabschnitten, bei vermehrter Bronchial-Lungenvenen-Verbindung, a.-v. Fistel) ändert bei Lungenfunktionsprüfung diese Differenz charakteristisch, d. h., sie wird durch Hyperoxie größer, durch Hypoxie kleiner als bei Außenluftatmung (bei Diffusionsstörung umgekehrt). – **K.handlung**: unter starkem Affektstau stehendes Tatverhalten, bei dem die affektiven Impulse sich unter Umgehung des steuernden Willens unmittelbar in – z. T. geplante u. vorbereitete – Handlungen umsetzen; vgl. Affekthandlung. – **K.syndrom**: durch portokavalen Shunt ausgelöstes ∕ hepatozerebrales Syndrom. – **K.volumen**: kard ∕ Shuntvolumen.

Kurz|sichtigkeit: ∕ Myopie. – **K.stäbchen**: Baktn., deren Länge geringer ist als die doppelte Breite.

Kurzwellen: der elektr. Wellenbereich zwischen 10 u. 100 m ($3 \cdot 10^6$ bis $2 \cdot 10^7$ Hz). – Als **K.therapie** gilt die Hochfrequenzther. (∕ dort. Abb.) mit Strömen von 10–300 MHz (3–30 m), entweder im Kondensator-(SCHLIEPHAKE* Elektroden) oder im Spulenfeld; mit fast nur therm. Effekt; angezeigt v.a. bei akut-entzündl. (Karbunkel, Abszeß etc.) u. sonst. auf Wärme ansprechenden Prozessen.

Kurzzeit|folie, höchstverstärkende Folie: *röntg* ∕ Verstärkungsfolie mit größtmögl. Verstärkungseffekt (bei entsprech. verkürzter Belichtungszeit), aber geringer Zeichenschärfe; v. a. als ∕ Hartstrahlfolie. – **K.gedächtnis**, unmittelbares Gedächtnis (WEINSCHENK): die individuelle Fähigkeit, einen Sachverhalt für kurze Zeit (ca. 10 Sek.) zu »behalten«, ohne das eigentl. Gedächtnis zu belasten (s. a. Fluoreszenzgedächtnis). Kann bei schweren Gedächtnisstörungen (z. B. senile Demenz) erhalten sein, aber auch isoliert fehlen. – vgl. Langzeitgedächtnis.

Kuskokwim-Krankheit: (1969) Erkr. bei den Eskimos des südl. Alaska, wahrsch. autosomal-rezessiv erbl., ähnlich der Arthrogryposis multiplex, jedoch ohne myo- oder neurogene Komponente: multiple Gelenkkontrakturen (v. a. Knie- u. Fußgelenke, Watschelgang), Zysten in prox. Röhrenknochen.

Kußhand: *neurol* ∕ Fallhand.

Kussmaul* (ADOLF K., 1822–1902, Internist, Heidelberg) **Alexie**: kortikale ∕ Alexie. – **K.* Aphasie**: 1) totale sensor. ∕ Aphasie. – 2) psychogener ∕ Mutismus. – **K.*(-Kien*) Atmung**: »große« ∕ Atmung. – **K.* Koma**: (1874) ∕ Coma diabeticum. – **K.* Lackrachen**: lackart. Kupfer- bis Brandröte der Rachen- u. Gaumenschleimhaut bei akuter Hg-Vergiftung. – **K.* Paralyse**: ∕ LANDRY* Paralyse. – **K.* Puls**: ∕ Pulsus paradoxus. – **K.*(-Meier*) Krankheit, Syndrom**: ∕ Periarteriitis nodosa. – **K.*(-Tenner*) Versuch**: tierexperim. Auslösung eines Krampfanfalls durch bds. Subklavia- u. Karotisunterbindung.

Kusso(blüten): ∕ Flores Koso.

kutan: die Haut (Cutis) betreffend. – **K.probe, -reaktion, -test**: ∕ Hautprobe, -reaktion, Dermoreaktion (s. a. Epi-, Intrakutanprobe, Prick-, Kratztest).

kutaneo-: Wortteil »Haut«; z. B. **k.-mandibuläre Polyonkose** (∕ GORLIN*-GOLTZ* Synd.), **k.-mukointestinales Syndrom** (∕ Papulosis atrophicans), **k.-muko-okulo-epitheliales Sy.** (SCHRECK); a) erythematöse Form: Erythema exsudativum multiforme majus, s. a. FUCHS* Syndrom I; b) bullöse Form: Schleimhautpemphigus des Auges), **k.-muko-uveales Sy.** (s. u. BEHÇET*), **k.-ossales Sy.** (s. u. MIESCHER*-BURCKHARDT*).

Kutanpupillarreflex, ziliospinaler Reflex: gleichseit. Pupillarerweiterung bei Reizung der Haut des Halses. Reflexbogen über N. transversus colli, Plexus cervic., Sympathikus (C_8–D_1).

Kuthy* Symptom: rel. Tiefstand des akromial. Klavikelendes auf der erkrankten Thoraxseite (bes. in der Inspiration) bei akt. Lungen-Tbk; nicht pathognomonisch.

Kutikula: *histol* ∕ Cuticula. – **Kutikularsaum**: an der Epitheloberfläche von Darm (ca. 200 Mill./mm^2), Nierenhauptstücken, Plazentarzotten u. Peritoneum von den parallelen ∕ Mikrovilli (Länge 1–4 μm, ⌀ 80–100 nm) gebildete Struktur zur Vergrößerung der Resorptionsoberfläche.

Kutis: ∕ Cutis. s. a. Haut. – **K.blatt**: *embryol* ∕ Dermatom (1). – **K.fissur**: bis in die Lederhaut (Cutis) reichender Einriß der Oberhaut; vgl. Rhagade.

Kutislappen: *chir* Hauttransplantat aus Epidermis u. Korium oder nur einer gewünscht dicken Koriumschicht (= Voll- bzw. Spalthautlappen); ferner der – evtl. samt dünner s. c. Fettschicht entnommene – K. mit abgetragener Epidermis (LOEWE, REHN) zur s. c. Verpflanzung. Kosmetisch u. funktionell (Pigmentdifferenz, Belastbarkeit, Schrumpfungstendenz) dem ∕ Epidermislappen überlegen. – s. a. K.plastik.

Kutis|nabel: ∕ Hautnabel. – **K.plastik**: (mit freitransplantierten – autologen – K.lappen) v. a. zur Hautdefektdeckung (insbes. an Fingerbeere, Hohlhand, Gesicht, Hals, Gelenkbeuge u. Ferse), mit LOEWE*-REHN* lappen v. a. zum Bruchpfortenverschluß, als Sehnen-, Ligamentersatz, Interpositum bei Arthroplastik, Unterfütterung oder -polsterung (Mammahypoplasie, Blaseninkontinenz, eingesunkene Narbe), Aneurysmaeinscheidung, Wandverstärkung.

Kutitis, Cutitis: Entzündung der Lederhaut (Cutis); s. a. Dermatitis, vgl. Hypodermitis.

kutiviszeral: von der Haut auf die inn. Organe einwirkend; z. B. k. Reflex (an der Haut [∕ HEAD* Zonen] auslösbarer R. mit Auswirkung auf innere Organe bzgl. Motorik, Sekretion etc.).

Kutor: *chir* ∕ Cutor.

Kutscher* Agar (KARL HEINRICH K., geb. 1872, Hygieniker, Magdeburg): Plazenta-Rinderserum-Agar für Meningokokkenkultur.

Kutschera* Impfung (HANS K.=AICHBERGEN, geb. 1890, Internist, Wien): i.c. Impfung mit virulenten/ Tbk-Baktn. zur Abwehrsteigerung bei aktiver Tbk; obsolet.

Kutter* Testpulver: Reagens auf Zystin im Harn (Tüpfelprobe). – Ferner **K.* Teststreifen** zum Nitrit-Nachweis (GLIESS*-ILOSVAY* Reaktion).

Kux* Operation (ERHARD K., geb. 1905, Chirurg, Wien): (1948) transpleurale – meist totale – definitive Ausschaltung des thorakalen Sympathikus (Zugang 4. oder 5. ICR in der Axillarlinie, endoskop. Sicht) durch Elektrotomie des Grenzstranges einschl. prä- u. postganglionärer Fasern, evtl. auch des thorakalen Ggl. stellatum u. der Nn. splanchnici.

Kuzdas*-Morse* Nährboden: Selektivnährboden (Agar, Actidion, Polymyxin-B-sulfat, Bacitracin u. Äthylviolett) zum kulturellen Nachweis von Brucella abortus.

KV: 1) Kernverschiebung. – 2) Krankenversicherung. – 3) Kassenärztl. Vereinigung. – 4) *pharm* **K**aiserliche **V**erordnung.

Kveim*(-Nickerson*) Test (MORTEN ANSGAR K., geb. 1892, Arzt, Oslo): (1935) spezif. Intrakutantest mit steriler Aufschwemmung zermahlenen menschl. Sarkoidosegewebes (z. B. Milz, Lymphknoten) für die Diagnose der BOECK* Krankh.; nach frühestens 8 Tg. schmerzlose, bräunl.-rote Impfpapel (∅ 2–6 mm) mit typ. epitheloidzelliger Proliferation. Treffsicherheit 80–90%.

KVI: *hämat* Kernverschiebungsindex.

Kvittingen* Syphilisreaktion: modifiz. MKR (Mikrotest) mit 1 Tr. Serum u. 2 Tr. AG-Verdünnung (in Paraffinring auf Glasplatte); nach 30 Min. Bebrütung Ablesen mit 40- bis 50facher Vergrößerung.

KVT: *psych* Konzentrationsverlaufstest.

Kwas, Kwaß: in Osteuropa durch Gärung von verdünntem Gerstenmalzbrei, Zucker, Hefe, Weizenmehl oder Brot hergestelltes bierähnl. Erfrischungsgetränk mit ca. 1,5% (max. 6%) Alkohol u. 0,5% Milchsäure.

Kwashiorkor: (westafrikan. = roter Knabe) schwerer, weitgehend dem Mehlnährschaden ident. Eiweiß- u. Vit.-Mangelzustand (»Polykarenz-Syndrom«) bei älteren Säuglingen u. Kleinkindern der trop. Entwicklungsländer als Folge einseit. Fütterung mit schwerverdaulicher, hochgewürzter Nahrung: Dystrophie, Wachstumsstörung, Anorexie, Apathie, Ödeme, pellagroide Dermatose mit Depigmentierung von Haut u. Haaren (rötl. Färbung), Leberschaden, Hypoglyk-, -protein- u. -elektrolytämie, Eisenmangelanämie, Osteoporose, Muskelatrophie, hypokalziäm. Tetanie, großer Bauch.

Kwint* Test: (1931) Nachahmung von 26 ein- oder beidseit. mim. Bewegungen zunehmender Schwierigkeit als Entwicklungstest für das 4. bis 16. Lj.; Modifikationen v. GOLLNITZ (1952) u. STAMBAK (1960).

KW.stoff, Kw.stoff: ↑ Kohlenwasserstoff.

Kyan...: ↑ Cyan..., Zyan....

Kyasanur|wald-Fieber, K.-forest disease (KFD), Kumaon-Fieber: (1957) in Indien in den regenfreien Mon. Jan. bis Juni von Zecken (v. a. Haemophysalis spinigera) übertragene Erkr. durch das gleichnam. ARBO-Virus B. Inkubation 5–8 Tg.; hämorrhag. Fieber über ca. 10 Tg. (mit Omsk-Fieber weitgeh. ident.), evtl. Rückfall nach fieberfreiem Intervall (1–3 Wo.); Letalität ca. 10%. Virus im Blut, AK durch Neutralisationstest u. KBR nachweisbar.

Kybernetik: (N. WIENER 1948) Wissenschaft von abstrakten, hochkomplexen Systemen, die innerhalb eines Stabilitätsbereichs mit Hilfe von Rückkopplung einem Gleichgewichtszustand zustreben; versucht auf allg. Eigenschaften wie Regelung, Selbstorganisation u. -reproduktion, Informationsverarbeitung u. -speicherung etc. zurückzuführen, d. h. diejen. Prinzipien aufzufinden, die der Funktion automatischer Maschinen u. menschlicher Gehirne gemeinsam sind.

Kyborg, Cyborg: der »**ky**bernet. **Org**anismus« als funktionelle Einheit von Mensch u. Maschine nach unmittelbarer Verbindung letzterer mit dem zentralen oder peripheren NS (einfaches Beispiel: elektron. Prothese).

Kyemato...: Wortteil »Leibesfrucht«; z. B. **K.genese** (= Oberbegr. für Blasto-, Embryo-, Feto- u. Plazentogenese; i. e. S. die Embryogenese), **K.pathie** (V. PFAUNDLER; Oberbegr. für Blasto-, Embryo-, Feto- u. Plazentopathie; i. e. S. die Embryopathie).

Kyle* Test: Suppression der Nebenschilddrüsenfunktion durch i. v. Ca-Infusion (10 mg/kg); Abfall der Phosphat-Clearance um <25% spricht für prim. Hyperparathyreoidismus (Adenom).

Kymatismus: ↑ Myokymie.

Kymbozephalie: ↑ Skaphozephalie. – Nach anderen Autoren eine – artifizielle – Schädelform mit tiefer Depression der Sagittalnaht.

Kymograph(ion): (LUDWIG) *physiol* Apparat zur fortlaufenden Registrierung von Zustandsänderungen (Blutdruck, Atmung, Muskelkontraktion etc.); ursprünglich als Ruß- oder Trommel-K., dessen Trommel rotiert, während sich ein Schreibhebel im Ausmaß der »Änderung« an ihm quer zur Drehrichtung bewegt; neuere Modelle mit Farbschreiber oder als Photo-K. (mit Lichtstrahl u. Photopapier).

Kymo|graphie: *physiol* mechan. Aufzeichnung von Zustandsänderungen in Kurvenform (»**K.gramm**«) mittels ↑ K.graphions. – *röntg* ↑ Flächen-, Stufen-, Elektrokymographie. – **K.kassette**: *röntg* Spezialkassette (meist 24 × 30 cm) für die Flächenkymographie, indem ein eingebautes Schlitzraster mit Schalten der Aufnahme durch Federzug in variabler Geschwindigkeit um Rasterbreite bewegt wird. – **K.skopie**: Betrachtung eines Rö-Kymogramms bei opt. Rückwandlung in ein Bewegungsbild (Umkehrung des Aufnahmeverfahrens, Auge des Betrachters anstelle des Röhrenbrennflecks).

Kynanche: (HIPPOKRATES) histor. Bez. für Engegefühl im Rachen-Kehlkopfbereich.

Kyniklokardie: *kard* »Kaninchenrhythmus« (s. u. Spechtschlag).

Kyn|orexie: »Wolfshunger« (↑ Bulimie). – **Kynospasmus**: Krampf des M. caninus mit Anheben der Mundwinkel u. Sichtbarwerden der Zähne (wie beim wütenden Hund); v. a. bei Tetanus (ähnl. dem Risus sardonicus).

Kynurenin, a$^+$-, v$^+$-Stoff: Zwischenprodukt beim Tryptophanabbau (↑ Schema). – **K.-aminotransferase**: Aminotransferase (in Mikroorganismen, Leber), die in reversibler Reaktion die Aminogruppe von L-Kynurenin auf 2-Oxyglutarat unter Bildung von o-Aminobenzoylpyruvat u. L-Glutamin überträgt (Pyridoxal obligat). – **K.-3-hydroxylase**: Enzym des

Kynureninase

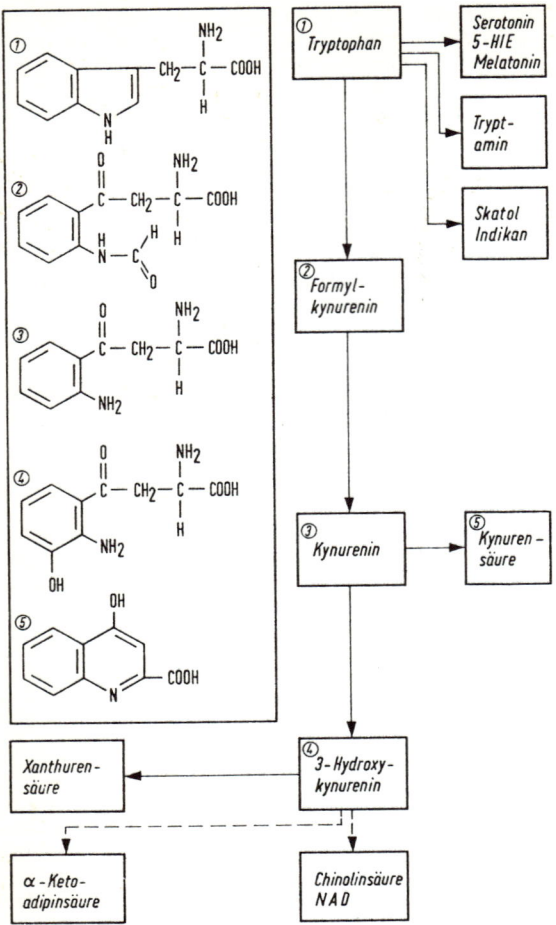

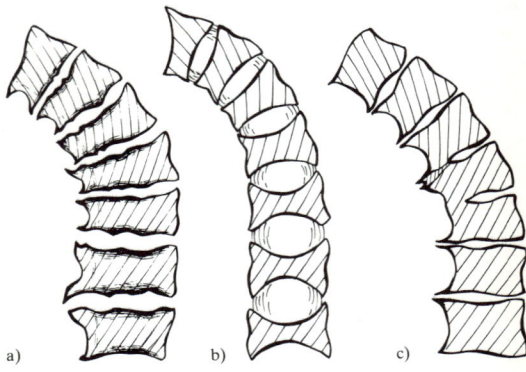

Tryptophanstoffwechsels in der Leber; hydroxyliert ↑ L-Kynurenin mit NADP u. O₂ zu 3-Hydroxy-L-kynurenin; bei Mangel ↑ PRICE* Syndrom.

Kynureninase: Hydrolase (in Mikroorganismen, Leber), die L-Kynurenin zu L-Alanin u. Formylanthranilat hydrolisiert.

Kynurensäure: (LIEBIG 1853) Intermediärprodukt des Tryptophans (↑ Schema »Kynurenin«); im Harn des Menschen ca. 3 mg/24 Std.

kyogen: schwangerschaftsbedingt.

Kyphose: dorsal-konvexe Krümmung eines Körperabschnitts, i. e. S. die der WS (evtl. als ↑ Kyphoskoliose). An der BWS in geringem Ausmaß physiol., an HWS u. LWS stets pathol.; z. B. bei Rachitis als frühkindl. »Sitzbuckel«, bei WK-Minderwertigkeit als **juvenile** oder Adoleszenten-K. (↑ SCHEUERMANN* Krkht.), bei Elastizitätsverlust der Haltemuskulatur u. Degeneration der Bandscheiben als **senile** oder ↑ Alters-K., ferner bei Systemerkrn. des Skeletts (z. B. Chondrodystrophie, enchondrale Dysostose, endokrine Störung, Osteoporose -malazie, prim. Myopathie) sowie angeb. (Halb-, Blockwirbel) oder erworben bei Osteomyelitis, Wirbel-Tbk, asept. Nekrose, Trauma, evtl. spitzwinkelig (↑ Gibbus). – **K.becken**: abgeflachtes u. trichterförm. knöchernes B. als Folge tiefsitzender Lumbalkyphose (nach Wirbel-Tbk, Rachitis), mit längs u. quer verengtem Beckenausgang (u. stark gekrümmtem Geburtskanal); bei Senkung des oberen Gibbusschenkels über den Beckeneingang absol. Geburtshindernis.

Wirbelsäulenkyphose a) bei SCHEUERMANN* Krankheit, **b)** bei Osteoporose, **c)** als Alterskyphose.

Kyphoskoliose: gleichzeit. Bestehen von WS-Kyphose (oft durch torsionsbedingten Rippenbuckel nur vorgetäuscht) u. -Skoliose, v. a. der BWS (z. B. nach Poliomyelitis, bei BECHTEREW* Krkht.), oft mit starker Thoraxdeformierung (= **K.thorax** LOESCHKE) u. dadurch Verminderung der Atemkapazität, Verlagerung von Herz u. Lungenstrombahn, pulmonaler Hypertonie einschl. Rechtsherzbelastung u. -hypertrophie (= **K.Herz**).

Kyrle* Krankheit (JOSEF K., 1880–1926, Dermatologe, Wien): ↑ Hyperkeratosis follicularis et parafollicularis in cutem penetrans.

Kyst...: ↑ Cyst..., Zyst....

KZ: 1) **K**räftezustand. – 2) **K**onzentrationszeit.